Ärzte in Mecklenburg im Dritten Reich
Band 1

Michael Buddrus · Angrit Lorenzen-Schmidt

Ärzte in Mecklenburg im Dritten Reich

Biographisches Lexikon sowie Studien zu Gesundheitsverhältnissen und Medizinalpolitik 1929 bis 1945

BAND 1
Studien

EDITION TEMMEN

Die vorliegende Veröffentlichung ist eine Gemeinschaftsarbeit des Instituts für Zeitgeschichte München-Berlin und der Geschichtswerkstatt Rostock e.V.

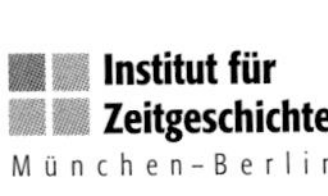

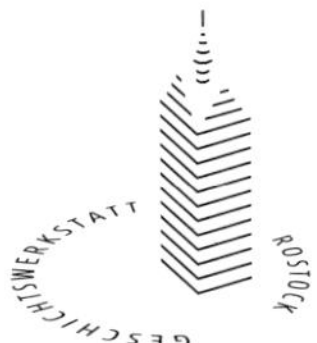

Das Buchprojekt wurde in Kooperation mit der Landeszentrale für politische Bildung Mecklenburg-Vorpommern und der Stiftung Mecklenburg realisiert. Finanziell gefördert wurde es von der Ärztekammer Mecklenburg-Vorpommern und von Dr. Jan Ulrich Lichte, Stavenhagen. Wir danken für die großzügige Unterstützung.

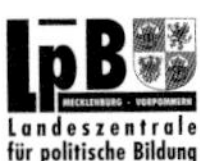

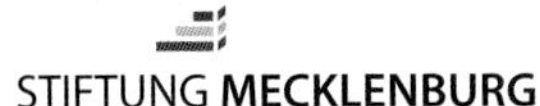

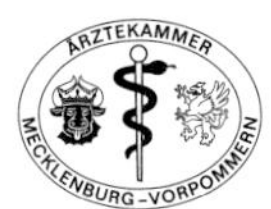

Die Deutsche Bibliothek verzeichnet diese Publikation in der Deutschen Nationalbibliographie; detaillierte bibliographische Daten sind im Internet unter www.dnb.de abrufbar.

Die Titelfotos zeigen: Staatliches Gesundheitsamt Güstrow, Reichsärzteführer Gerhard Wagner, Kreiskrankenhaus Hagenow, Arzneimittel-Werbeanzeige von 1937, medizinische Instrumente aus Hagenow, Heinrich Günther beim Röntgen, Sprechzimmer der Praxis von Hans Wilbrandt in Bad Doberan, Universitäts-Hautklinik Rostock, Lungenheilstätte Amsee (von links oben nach rechts unten).

Hohenlohestraße 21, 28209 Bremen
Telefon: +49 421 348430
E-Mail: info@edition-temmen.de
www.edition-temmen.de

Layout: Marten Lau Grafikdesign, Rostock
Satz: Andreas Günther, Geschichtswerkstatt Rostock e.V

Printed in Shanghai.

ISBN: 978-3-8378-4072-8

Inhaltsverzeichnis

Einleitung

Idee und Ausgangspunkt – ja, in gewisser Hinsicht auch unser Vorbild – für die vorliegende Veröffentlichung war die hinsichtlich ihres Ansatzes und ihrer Materialfülle bis heute Maßstäbe setzende Arbeit von Gustav Willgeroth (1865-1937), zunächst vor allem für den biographisch-lexikalischen Teil (den zweiten Band) unserer Arbeit. Basierend auf der Pionierarbeit des Schweriner Arztes Dr. August Blanck (1823-1890) und deren Fortführung durch dessen Berufskollegen Dr. Axel Wilhelmi (1857-1928), hat der aus Wismar stammende, zuletzt als Leiter des dortigen Kirchensteueramtes tätige, daneben aber auch als Journalist und Verleger sowie vor allem als Regionalhistoriker und Genealoge wirkende Gustav Willgeroth 1929 ein biographisches Ärzteverzeichnis vorgelegt,[1] das schon zu seiner Entstehungszeit einmalig war und auch bis heute als unübertroffen gelten kann.[2] So merkwürdig es auch erscheinen mag: Trotz zahlreicher, thematisch durchaus breit und verschiedenartig angelegter biographischer Lexika zu Medizinern gibt es bis heute keine Arbeit, die die komplette Ärzteschaft eines ganzen deutschen Landes über einen so langen Zeitraum in den Blick nimmt. Was haben Willgeroth[3] und seine Vorgänger vollbracht und geleistet?

Sie haben insgesamt 1.979 Mediziner ermittelt, die zwischen 1240 und 1928 (mithin in fast 700 Jahren) zumeist als niedergelassene Ärzte in Mecklenburg praktizierten, und haben diese Mediziner – je nach Materiallage – unterschiedlich ausführlich biographisch porträtiert. Eine für die damalige Zeit – und angesichts der zur Verfügung stehenden Quellen und Hilfsmittel – absolut herausragende Leistung, hat doch Willgeroth allein die meisten der 1928 noch lebenden und amtierenden mecklenburgischen Ärzte angeschrieben und auf einem Fragebogen um Auskünfte gebeten. Analysiert man die Veröffentlichung Willgeroths allein statistisch, wird deutlich, daß die 1.979 von ihm und seinen Vorgängern ermittelten Ärzte im Verlauf von fast 700 Jahren[4] in 117 mecklenburgischen Orten praktiziert haben, darunter in 60 Städten[5] und in immerhin 57 Landgemeinden beider Mecklenburg. Die mit Abstand meisten Ärzte waren – wenig verwunderlich – bis 1928 in Rostock ansässig (453 = 22,9 Prozent), gefolgt von Schwerin (234), Wismar (112), Güstrow (98) und Neubrandenburg, wo 54 Ärzte tätig waren; in allen anderen Orten des Landes haben im Verlauf des Untersuchungszeitraums bis 1928 jeweils weniger als 50 Ärzte gewirkt.[6] Unter den 1.979 von Willgeroth bis 1928 ermittelten Medizinern befanden sich lediglich 18 Frauen (0,9 Prozent), was insofern kaum erstaunen kann, weil ein Medizinstudium für Frauen in einigen deutschen Staaten erst ab 1900, in Mecklenburg ab 1909 möglich war.[7] Bis heute existiert – außer für Mecklenburg – für kein anderes deutsches Land ein derart epochenübergreifendes, biographisch-genealogisch angelegtes Verzeichnis der dort tätigen Ärzte.

Nicht zu ermitteln war, ob Gustav Willgeroth noch erleben mußte, daß sein 1929 veröffentlichtes Werk zeitgenössisch offenbar auf ein vergleichsweise geringes Interesse gestoßen ist – und dies selbst

---

1) Vgl. dazu Willgeroth: Die mecklenburgischen Ärzte. Ein Teilnachlaß von Gustav Willgeroth, der seine akribische Arbeitsweise bei der Erstellung des von ihm erarbeiteten Ärzteverzeichnisses dokumentiert, befindet sich im Stadtarchiv Wismar, Abt. VIII. Rep. 4.3, Bd. 9.

2) Blancks Studie umfaßte 255 Seiten, die Fortsetzung Wilhelmis kam auf 288 Seiten, während Willgeroths Kompendium aus 577 Seiten besteht. Willgeroth hat in ähnlicher Weise ein biographisch-genealogisches Lexikon über die mecklenburgischen Pastoren vorgelegt.

3) Eine biographische Miszelle, in der die herausragende Leistung Willgeroths bei der biographisch-genealogischen Porträtierung der mecklenburgischen Ärzteschaft verkannt und nur en passant erwähnt wird, findet sich bei Jandausch: Willgeroth, S. 314-317. Willgeroths Witwe und seine Tochter kamen bei einem Luftangriff auf Wismar im August 1944 ums Leben.

4) Willgeroth und seine Vorgänger konnten die ersten Ärzte in Mecklenburg für 1240 in Schwerin, für 1271 in Rostock und für 1281 in Wismar ermitteln.

5) Darunter sechs Fleckengemeinden (Dargun, Dassow, Klütz, Lübtheen, Neukloster und Zarrentin), die erst 1938 mit Stadtrecht versehen, sowie zwei „Kunststädte", die durch die Zusammenlegung mehrerer Gemeinden zu Städten „erhoben" wurden (Kühlungsborn und Rerik).

6) Allein in den fünf Städten Rostock, Schwerin, Wismar, Güstrow und Neubrandenburg hatten in den 689 betrachteten Jahren insgesamt 951 Ärzte praktiziert, mithin rund 48 Prozent aller mecklenburgischen Ärzte.

7) Blanck und Wilhelmi, Willgeroths Vorgänger, konnten also keine Ärztinnen in Mecklenburg dokumentieren, weil es keine gab. Mit Ausnahme vom Martha Schammer und Hedwig Pickert, die in Herrnburg bzw. in Rastow tätig waren, hatten alle von Willgeroth bis 1928 registrierten Ärztinnen in Städten, und zwar in Ludwigslust, Neubrandenburg, Parchim und Stavenhagen (je 1), in Rostock (6), in Schwerin (4) und in Wismar (2), praktiziert.

bei der damaligen Ärzteschaft, die in der beginnenden Weltwirtschaftskrise möglicherweise andere Sorgen und Interessen hatte. Auf jeden Fall ist es traurig und beschämend zugleich, registrieren zu müssen, daß sein einmaliges Kompendium vom Mecklenburgischen Ärztevereinsbund und der Verwaltungsstelle Mecklenburg der Kassenärztlichen Vereinigung Deutschlands (KVD) im Frühjahr 1935 geradezu verramscht wurde. Zu dieser Zeit erlebte die Ahnenforschung in Deutschland auch deshalb eine Konjunktur, weil für viele Posten im Staats- und Parteidienst nunmehr die sogenannten Ariernachweise obligatorisch wurden, die Willgeroth – ohne sich dessen bewußt zu sein – mit seinen genealogisch angelegten Ärztebiographien implizit vorbereitet hatte. Beide Einrichtungen – der Mecklenburgische Ärztevereinsbund und die Verwaltungsstelle Mecklenburg der KVD – annoncierten in der medizinischen Standespresse, daß sie das Buch „,Die Mecklenburgischen Ärzte' in breitestem Umfange den Sippenforschern zugänglich machen" wollten und deshalb den Preis des Werkes von 16 auf vier Reichsmark gesenkt hätten.[8]

In einem im regionalen Ärzteblatt 1937 veröffentlichten Nachruf hieß es, daß „die Mecklenburgische Ärzteschaft" dem „an den Folgen eines Schlaganfalls" verstorbenen Gustav Willgeroth „zu großem Dank verpflichtet" sei. „Als sich im Jahre 1929 der vormalige Mecklenburgische Ärztevereinsbund entschloß, das Buch ,Die mecklenburgischen Ärzte von den ältesten Zeiten bis zur Gegenwart' ... neu herauszubringen, war es Willgeroth, der in völlig uneigennütziger Weise seine reichen Erfahrungen zur Ergänzung dieses in Deutschland einzigartigen Werkes zur Verfügung stellte." Er habe sich – angeblich „in vorausschauender Weise" – nicht darauf beschränkt, „das Werk in bisheriger Weise fortzuführen, sondern er wußte durch genealogische Mitteilungen den Wert des Buches noch zu erhöhen und es so zu einer wichtigen Quelle für die Ahnenforschung zu machen ... Die Mecklenburgische Ärzteschaft in ihrer Gesamtheit wird dem Namen dieses tüchtigen und uneigennützigen Forschers allzeit ein ehrendes Gedenken bewahren".[9] Dieses 1937 gegebene Versprechen hat „die mecklenburgische Ärzteschaft" zumindest bis 2023 nicht gehalten. Allein die bloße Existenz dieses Werkes war und ist den meisten Ärzten des Landes überhaupt nicht bekannt; lediglich wenige Regionalhistoriker kennen und benutzen diese einmalige Studie.

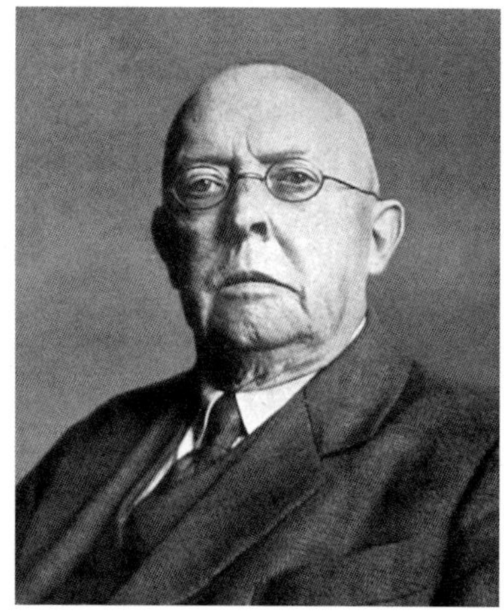
Gustav Willgeroth

Was hat Gustav Willgeroth nicht geleistet bzw. unterlassen? Wenn man – bei aller unbedingt notwendigen Würdigung – Fehlstellen im Willgerothschen Meisterwerk benennen wollte, so ist zunächst zu bemerken, daß dieser eben längst nicht alle mecklenburgischen Ärzte erfaßt, sondern sich – mit Ausnahme einiger professoraler Universitätsmediziner – vor allem auf die niedergelassenen Ärzte beschränkt hat, die zwar die Kerngruppe der mecklenburgischen Ärzteschaft bildeten, aber keineswegs die einzigen oder alleinigen Mediziner waren, die in Mecklenburg Kranke behandelten. Bedauerlich ist auch, daß Willgeroth keine sozialstatistischen Auswertungen seines reichhaltigen Materials vorgenommen hat, wodurch sein Kompendium eine noch größere Aussagekraft gewonnen hätte. Und schließlich wäre kritisch anzumerken, daß es scheint, als hätten die von ihm porträtierten Ärzte in einem „luftleeren Raum" agiert. Man kann allenfalls anhand der erwähnten Jahreszahlen erahnen, daß das Arbeitsumfeld der bei Willgeroth erwähnten Ärzte im Mittelalter, in der Zeit der Landesmonarchie oder schließlich in der beginnenden Endphase der Weimarer Republik gelegen haben muß, ohne jedoch zu wissen, unter welchen Rahmenbedingungen die Ärzte dort gewirkt haben. Ohne Kenntnis der zeitgenössischen Verhältnisse, der gesellschaftlichen Bedingtheiten, der politischen, rechtlichen, wirtschaftlichen und sozialen Konstellationen der dort handelnden Mediziner, immerhin Vertre-

8) Die mecklenburgische Ärzteschaft wurde gebeten, auch „nichtärztliche Kreise, die sich mit Sippenforschung beschäftigen, auf die günstige Gelegenheit, ein für die Sippenforschung wichtiges Buch zu erwerben, hinzuweisen". Ärzteblatt für Pommern, Mecklenburg und Lübeck, 1934, S. 68, 210.

9) Ärzteblatt für Pommern und Mecklenburg, 1937, S. 101.

ter einer der größten Gruppe der akademischen und der sogenannten Freien Berufe, fällt es jedoch schwer, sich die berufliche Lebensleistung der Porträtierten vorzustellen. Aber das war möglicherweise auch nicht Willgeroths Absicht.

Was wollten wir mit der vorliegenden Arbeit erreichen? Ein Hauptanliegen bestand darin, möglichst alle Ärzte zu erfassen und biographisch zu porträtieren, die in der Zeit des Dritten Reiches, also im nationalsozialistisch beherrschten Deutschland, in Mecklenburg tätig gewesen sind.[10)] Wenn wir eine Veröffentlichung über die „Ärzte in Mecklenburg im Dritten Reich" präsentieren, im Untertitel unserer Publikation jedoch erwähnen, daß der von uns behandelte Zeitraum sich auf die Jahre von 1929 bis 1945 erstreckt, so ist dies zwar erläuterungsbedürftig, aber leicht zu erklären: Obwohl der Schwerpunkt unserer Arbeit eindeutig auf der Zeit der NS-Diktatur liegt, die im Deutschen Reich Ende Januar 1933 begann, während in Mecklenburg schon seit Juli 1932 eine von der NSDAP geführte Landesregierung amtierte, haben wir uns – um eine zeitliche Lücke zu vermeiden – entschlossen, mit unserer Studie nahtlos an Gustav Willgeroth anzuknüpfen, der seine Arbeit 1928 abgeschlossen hat. Dadurch, daß wir mit der Erfassung der mecklenburgischen Ärzte bereits 1929 beginnen, haben wir mit unserer Veröffentlichung chronologisch unmittelbar an die Arbeit von Gustav Willgeroth anschließen und auch die Endphase der Weimarer Republik in den Blick nehmen können.[11)]

Als Ärzte werden von uns diejenigen Personen bezeichnet, die nach einem regulären Studium der Humanmedizin ordnungsgemäß „bestallt", also approbiert worden waren und damit die staatliche Zulassung zur ärztlichen Tätigkeit, also zur berufsmäßigen Ausübung der Heilkunde erlangt hatten.[12)] Wenn im Verlauf der nachfolgenden Darstellungen undifferenziert und geschlechtsneutral von Ärzten oder der Ärzteschaft gesprochen wird, sind die 314 Ärztinnen, die in unserem Untersuchungszeitraum in Mecklenburg gewirkt haben, die 13,7 Prozent der mecklenburgischen Medizinerschaft ausmachten und auf die bei Bedarf gesondert eingegangen wird, in die Betrachtungen und Berechnungen stets mit eingeschlossen.

Um welche Größenordnungen handelte es sich bei der Berufsgruppe der Ärzte im Vergleich zu anderen Professionen? Die höchste Zahl von praktizierenden Medizinern innerhalb unseres Untersuchungszeitraums gab es im Jahr 1933, als in Deutschland 51.067 Ärzte registriert wurden; das waren 0,08 Prozent der Bevölkerung bzw. 0,16 Prozent der damaligen Erwerbspersonen, also der beruflich tätigen Menschen. Um Relationen deutlich zu machen: Es gab – nur eine Auswahl – 1933 mehr Dachdecker (51.242), Tapezierer (53.952), Hausierer und Straßenhändler (55.077), Buchdrucker (57.139), Lokomotivführer (59.165), Binnenschiffer (60.325), Sattler (70.068), Ziegeleiarbeiter (76.250), Stellmacher (80.977) oder Melker (93.640) als Ärzte, und auch die Zahl der Buchbinder (46.682), Fachschullehrer (47.793) oder Hausdiener (48.724) lag nur wenig unter der Zahl von Medizinern. Dagegen war die Zahl der Zigarrenmacher (114.705) mehr als doppelt so hoch wie die der Ärzte, deren Zahl zum Beispiel nur etwa ein Viertel der Zahl der Zugschaffner (200.148) oder 2,4 Prozent der Zahl der selbständigen Landwirte ausmachte.[13)] Angesichts der breiten Palette dieser und anderer – auch

---

10) Die Hansestadt Lübeck gehörte zwar im Hinblick auf den Zuschnitt der Reichstagswahlkreise und – davon abgeleitet – bis zum April 1937 auch in parteiorganisatorischer Hinsicht zum damaligen Gau Mecklenburg-Lübeck der NSDAP, jedoch nie im Bereich der staatlichen Verwaltung. Auch hinsichtlich der Ärzteschaft gehörten die in Lübeck tätigen Mediziner nur kurzzeitig zur Mecklenburgischen Ärztekammer und deren Bezirksstellen. Der Stellvertreter des Reichsführers der Kassenärztlichen Vereinigung Deutschlands hatte im Zuge der Verreichlichung der Medizinalstrukturen der Länder zwar angeordnet, daß ab dem 1. April 1935 „das Arztregister der bisherigen Landesstelle Lübeck von der Verwaltungsstelle Mecklenburg mitgeführt" werden solle, aber zugleich bestimmt, daß „Lübeck kein besonderer Teilbezirk" sei. Ärzteblatt für Pommern, Mecklenburg und Lübeck, 1935, S. 67. Diese lediglich zur Vereinheitlichung und Vereinfachung der Verwaltung des Medizinalwesens erlassene und nur zwei Jahre gültige Anordnung wurde nach der Abspaltung Lübecks aus dem Gau Mecklenburg der NSDAP im April 1937 wieder aufgehoben. Die in Lübeck tätigen Ärzte wurden schon von Gustav Willgeroth nicht erfaßt und werden auch von uns nicht betrachtet. Die 201 in der Reichsärztekartei ermittelten Lübecker Ärzte, die in der NS-Zeit in der Hansestadt tätig waren, gehörten nunmehr zur Bezirksstelle Lübeck der Landesstelle Schleswig-Holstein der Reichsärztekammer. Auch deshalb konzentrieren wir uns in der vorliegenden Arbeit nur auf diejenigen Ärzte, die zwischen 1929 und 1945 auf dem mecklenburgischen Staatsgebiet tätig geworden sind.

11) Dabei konnten wir 37 in Mecklenburg tätige Ärzte ermitteln, die zwar noch von Willgeroth erfaßt wurden, die aber vor der Machtübernahme der Nationalsozialisten gestorben sind.

12) Vgl. dazu ausführlich die Einleitung zum zweiten Band dieser Darstellung.

13) Zusammengestellt nach: Statistisches Jahrbuch für das Deutsche Reich, 1935, S. 20-25. Nachdem die meisten der 1933 noch rund 5.500 jüdischen Ärzte „von der Ausübung der Heilkunde" ausgeschlossen worden waren, wurden

„lebenswichtiger" – Berufe könnte es erstaunen, daß der relativ geringen Zahl von Ärzten in der Gesellschaft eine hohe Bedeutung beigemessen wurde und Mediziner sowohl zeitgenössisch als auch in der Forschung nach 1945 eine vergleichsweise große Aufmerksamkeit erringen konnten und nach wie vor erregen. Das lag und liegt offenbar am spezifisch menschenbezogenen Arbeitsgebiet des Arztberufs, der erst seit 1935/36 offiziell kein „Gewerbe" mehr war.

Neben den Ärzten gab es auch im Dritten Reich eine Reihe von weiteren Berufsgruppen auf dem großen Feld des Heil- bzw. Gesundheitswesens, die wir im Rahmen dieser Arbeit nicht oder nur sporadisch behandelt haben. Dazu zählen etwa Homöopathen und Heilpraktiker, Zahnärzte, Dentisten und Zahntechniker, Apotheker und ihre Gehilfen, Hebammen, Heilbehandler, Heilgehilfen, Masseure, Kranken- und Heilgymnastinnen sowie das umfangreiche, vielfältig strukturierte Schwestern- und Krankenpflegepersonal, Säuglings- und Kleinkinderschwestern, technische Assistentinnen und Assistenten in universitären Kliniken, Krankenanstalten oder bei heilberuflich Tätigen, Wochenbettpflegerinnen, Desinfekteure, Gesundheitsaufseher, Schädlingsbekämpfer und Kammerjäger, deren Betrachtung eigenen Darstellungen vorbehalten werden sollte.

Wenn in dieser Darstellung in einem gewollt übergreifenden Sinn von der deutschen oder der mecklenburgische „Ärzteschaft" gesprochen wird, ist dies ein scheinbar praktikabler Sammelbegriff, der jedoch die erhebliche Fraktionierung und Differenzierung der Berufsgruppe des „Ärztestandes" übertünchen und beträchtliche Unterschiede der verschiedenen Ärztekategorien verdekken kann.

So ist es zwar einerseits sinnvoll, andererseits aber auch irreführend, von „der" mecklenburgischen Ärzteschaft zu sprechen. Zutreffend ist diese Bezeichnung, weil man alle in unserem Untersuchungszeitraum in Mecklenburg agierenden Mediziner generalisierend und zusammenfassend als „die mecklenburgische Ärzteschaft" bezeichnen kann; ungenau ist dies jedoch, weil es „die" oder „eine" mecklenburgische Ärzteschaft nie gegeben hat, sondern die in Mecklenburg tätigen Mediziner in verschiedenen Kategorien und Statusgruppen sowie in diversen Handlungsfeldern agierten, die oft miteinander kaum in Berührung kamen.

Wenn man von den „Ärzten in Mecklenburg" spricht oder über sie schreibt, ist stets zu bedenken, daß es „die mecklenburgischen Ärzte" als berufsständische Einheit, als „die Ärzteschaft" eigentlich nicht gegeben hat. Zwar scheinen der Arztberuf ein klar zu definierendes Berufsfeld und die Ärzteschaft eine eng zu umreißende Berufsgruppe zu sein – aber diese Annahme trügt. Bei genauerer Betrachtung ist zu beobachten, daß die nur scheinbar monolithische Medizinerschaft nicht nur aus verschiedenen Generationen mit völlig differierenden Erfahrungshorizonten, sondern auch aus verschiedenen Fraktionen, aus unterschiedlichen Statusgruppen bestand, die zum Teil vollkommen verschiedene Interessenslagen, Existenzbedingungen, Alltagserfahrungen, Karriereverläufe und Berufsauffassungen aufwiesen.

Unter den 2.300 von uns betrachteten Ärzten, die im Zeitraum von 1929 bis 1945 in Mecklenburg praktiziert haben, stellten die 778 niedergelassenen, also freiberuflich tätigen Ärzte die „Kerngruppe" der mecklenburgischen Ärzteschaft dar, die die Hauptlast der medizinischen Versorgung der Bevölkerung getragen hat. Die zahlenmäßig größte Fraktion bildeten jedoch die 899 angestellten, zumeist nicht- oder unterbezahlten Volontärassistenten, Assistenz- und Oberärzte an den Krankenhäusern, Kliniken und Heilanstalten sowie die Arztvertreter und Landarztassistenten, von denen die meisten – mangels Karriereaussichten – nur eine kurze Zeit in Mecklenburg verblieben; hinzu kamen 158 Mediziner, die als Leitende bzw. Chefärzte, als Klinikdirektoren oder Vorstände in Krankenanstalten und Kliniken tätig waren. Eine zahlenmäßig große Gruppe bildeten die 426 Mediziner, die zwischen 1939 und 1945 kriegsbedingt, zumeist durch Evakuierung, Umsiedlung, Flucht und Vertreibung oder durch Dienstverpflichtungen nach Mecklenburg gelangt waren und die dort allen Arztkategorien angehören konnten. Zu berücksichtigen sind auch die 165 Militärärzte bzw. Sanitätsoffiziere der Reichswehr bzw. der Wehrmacht, die in Mecklenburg stationiert waren, die 69 Medizinprofessoren, die zumeist an der Universität Rostock gewirkt haben, und die 84 im Staatsdienst

---

nach dem „Anschluß" Österreichs im Mai 1939 im nunmehrigen Großdeutschen Reich sogar 57.708 Ärzte gezählt, eine Zahl, die sich schon bis zum Mai 1940 kriegsbedingt auf 40.003, also um 30,7 Prozent verringern sollte. In der Friedensphase des Dritten Reichs agierten in Deutschland im Durchschnitt zwischen 47.000 und 49.000 Ärzte (ohne Militärärzte bzw. Sanitätsoffiziere). Zu den genauen Zahlen der Ärzte vgl. das Kapitel: Die Ärzteschaft im Deutschen Reich und in Mecklenburg. Zahlenmäßige Entwicklung 1800-1945, S. 266 ff.

stehenden beamteten Ärzte, die größtenteils das Leitungspersonal der zwölf Staatlichen Gesundheitsämter ausmachten. Hinzu kamen 23 hauptamtliche Betriebs- und Werksärzte in mecklenburgischen Großbetrieben sowie 30 KZ-Ärzte, die im Konzentrationslager Ravensbrück an Medizinverbrechen beteiligt waren. Zu berücksichtigen waren auch diejenigen Mediziner, die hauptberuflich oder nebenamtlich als Ärzte in NS-Organisationen tätig geworden sind, vornehmlich in der NSDAP, der SA, der SS, der HJ, dem BDM, dem NS-Ärztebund, der NS-Frauenschaft, der NS-Volkswohlfahrt, der Deutschen Arbeitsfront, dem Reichsarbeitsdienst oder der Organisation Todt.[14)]

Winfried Süß hat in einer 2011 erschienenen Forschungsbilanz zur Medizingeschichte im Dritten Reich ein wichtiges Desiderat angesprochen: „Weniger gut erforscht als die generellen Berufsverhältnisse sind die Auswirkungen der NS-Herrschaft auf Lebensmuster und Karriereverläufe von Medizinern. Hier fehlt es an Biographien ‚ganz normaler Ärzte', die die Zäsuren 1933 und 1945 überwölben."[15)] Wir waren mit unserer Arbeit bemüht, genau diese Lücken zu füllen. Zu allen der eben erwähnten Arztkategorien erfolgen am Ende des ersten Bandes detaillierte sozialstatistische Auswertungen; der zweite Band enthält je nach Quellenlage mehr oder weniger umfangreiche biographische Beiträge zu den Lebensverläufen der in Mecklenburg tätigen Ärzte.

Damit kommen wir zu einem weiteren Ausgangspunkt und Beweggrund der hier vorgelegten Arbeit, mit der wir das Ärztelexikon von Gustav Willgeroth für die Zeit des nationalsozialistisch beherrschten Mecklenburg nicht nur chronologisch und biographisch fortgeführt haben: Dies sind die oben skizzierten „Fehlstellen" in dessen Kompendium. Wir wollten zum einen nicht nur die niedergelassenen, sondern eben alle Ärzte erfassen und dokumentieren, die – egal, wie lange – im Dritten Reich in Mecklenburg praktiziert haben, also an der Behandlung, Heilung, Verstümmelung oder am Tod der ihnen anvertrauten Patienten beteiligt waren. Zum anderen bestand unser Anliegen darin, mögliche gruppenspezifische Gemeinsamkeiten und Unterschiede in den einzelnen Arztkategorien oder Statusgruppen zu entdecken, die von uns ermittelten Ärzte also auch sozialstatistisch zu betrachten.

Und schließlich bestand unser Anspruch, unser zweites Hauptanliegen, darin, den „luftleeren Raum", in dem die von Willgeroth porträtierten Ärzte zu schweben schienen, mit zeitgenössischen Kontexten zu füllen, also zu zeigen, unter welchen historischen Rahmenbedingungen, unter welchen politischen, beruflichen, rechtlichen und auch wirtschaftlichen Konstellationen die von uns ermittelten Ärzte und Ärztinnen gewirkt haben. Erst dadurch – so unsere Überzeugung – wird es möglich, die im zweiten Band präsentierten Ärztebiographien in einem *zeitgeschichtlichen Umfeld* zu sehen, ohne das viele dieser Lebensverläufe historisch kaum zu kontextualisieren und zu verstehen sind. Dieses *historische Bedingungsgefüge*, also der eigentliche Untersuchungszeitraum der vorliegenden Arbeit, sind sowohl die Endphase der Weimarer Republik als auch das Dritte Reich, also das nationalsozialistisch beherrschte Deutschland, sowie die unmittelbare Nachkriegszeit im sowjetisch besetzten Mecklenburg.

Zum Wirken von Ärzten, zur Gesundheitspolitik oder zum Medizinalwesen in der Zeit der NS-Diktatur in Deutschland ist in den letzten Jahrzehnten eine auch für Spezialisten kaum mehr zu überschauende Vielzahl von Überblicksdarstellungen und Einzelstudien erschienen, die sowohl reichsweite als auch regionale und kommunale Aspekte der ärztlichen Tätigkeit und der nationalsozialistischen Medizinalpolitik in den Blick nehmen.[16)] Eine unserer Beobachtungen bei der Betrachtung dieser reichhaltigen Forschungsliteratur ist, daß hinsichtlich der dort behandelten Themen ein

---

14) Nicht immer waren die hier skizzierten Statusgruppen klar voneinander zu trennen; ein Mediziner konnte in unserem Untersuchungszeitraum zunächst als Volontärassistent an einer mecklenburgischen Krankenanstalt oder als Assistenzarzt an einer Rostocker Universitätsklinik tätig gewesen sein, bevor er sich als praktischer Arzt oder als Facharzt niederließ oder als Arzt in einer NS-Organisation praktizierte oder hauptberuflich als Militärarzt/Sanitätsoffizier tätig wurde.

15) Süß: Sozialgeschichte, S. 180.

16) Hinsichtlich des Forschungsstandes ist zu konstatieren, daß die Ärzte – nicht nur die in der NS-Zeit praktizierenden – zu den am besten untersuchten Berufsgruppen gehören. Für Mecklenburg liegen jedoch nur wenige Spezialstudien zu ausgewählten Themenbereichen, zu einigen ärztlichen Personengruppen, zu Ärzten in einzelnen Ortschaften und zu einer geringen Zahl von Krankenanstalten vor. Eine Zusammenschau über die Gesundheitsverhältnisse, die Medizinalpolitik und über die in Mecklenburg während des Dritten Reichs praktizierenden Ärzte gab es bislang nicht. Die von uns benutzten Quellen und die von uns ausgewertete Forschungsliteratur sind dem Quellen- und Literaturverzeichnis im Anhang zu entnehmen. Außerdem erhielten wir Auskünfte von mehr als 1.500 Archiven, Ämtern und Personen, die in der Danksagung am Ende dieses Bandes aufgeführt sind.

erhebliches Ungleichgewicht vorherrscht: Betrachtet man sowohl die zahlreichen wissenschaftlichen Veröffentlichungen als auch die umfangreiche populärwissenschaftliche Literatur zur Geschichte der Medizin, zur Medizinalpolitik und zur Ärzteschaft in der Zeit des Dritten Reichs, so behandeln „gefühlt" etwa 90 Prozent dieser Publikationen vorrangig einige zentrale Aspekte der nationalsozialistischen Medizinverbrechen und hier besonders die Zwangssterilisationen nach dem Gesetz zur Verhütung erbkranken Nachwuchses, die Euthanasie genannten Massenmordaktionen an psychisch und physisch kranken Personen, die zumeist in den Konzentrationslagern erfolgten Menschenversuche und die aktive Mithilfe von Ärzten bei der Selektion und Tötung von Menschen in Vernichtungslagern.[17)]

Bereits vor 30 Jahren hat der Medizinhistoriker Alfons Labisch postuliert: „Die historische Rolle der Medizin im Nationalsozialismus aufzuklären, wird nicht nur durch die Angst vor der Wahrheit behindert." Die „Forschung zur Medizin im Nationalsozialismus" werde „nach wie vor durch die Greueltaten einzelner Forscher [Ärzte], Disziplinen oder Institutionen bestimmt". Dagegen gerieten „die der Medizin im Nationalsozialismus zugewiesenen Aufgaben" sowie „die alltägliche Arbeit der Ärztinnen und Ärzte ... erst allmählich in den Blick". Der der Medizin „im nationalsozialistischen Gesellschaftsmodell zugewiesene Handlungsspielraum", ihre „spezifische Aufgabe" und die „daraus zwingend folgende Tätigkeit der Ärzte" würden hingegen erst zögerlich betrachtet.[18)] Daran hat sich offenbar jahrelang nicht viel geändert. Wie der Medizinhistoriker Robert Proctor noch vor 20 Jahren zu recht kritisch hervorhob, habe sich mittlerweile „eine Erzählweise etabliert, in der die Medizin jener Zeit als Abfolge ständig sich steigernder Greueltaten beschrieben wird – von der Rassenhygiene, Sterilisationsprogrammen und dem Ausschluß der Juden über die Euthanasie, mißbräuchliche Experimente bis hin zur sogenannten Endlösung".[19)]

Diese und weitere Aktionsfelder ärztlichen Wirkens und medizinalpolitischer Aktivitäten stellten aber auch in der Zeit der NS-Diktatur weder die Kernbereiche noch die Hauptinhalte ärztlichen Handelns dar, und deren exklusive und extensive Beschreibung in der Forschungsliteratur bildet die medizinische Alltagsrealität des Dritten Reiches nur unzureichend ab. So wichtig es auch ist, nationalsozialistische Medizinverbrechen zu untersuchen und zu dokumentieren und deren Akteure auf allen Ebenen eindeutig zu benennen, auf denen das Ungeheuerliche und das Alltägliche oft dicht beieinanderlagen, so führt diese oft spezifisch-interessengeleitete, lediglich auf Verbrechen konzentrierte und somit letztlich eindimensionale sowie einseitige Betrachtungs- und Darstellungsweise zu einer nicht unerheblichen Wahrnehmungsverzerrung der tatsächlichen Medizinalverhältnisse selbst im Dritten Reich, die – zumindest in Mecklenburg und wiederum „gefühlt" – zu 90 Prozent aus normalärztlicher Tätigkeit bestanden.

Das ärztliche Alltagshandeln, die normalärztliche Tätigkeit im Dritten Reich sind immer noch Forschungsdesiderata. Der Medizinhistoriker Winfried Süß hob zu recht hervor, daß „ohne eine Analyse der Alltagspraktiken medizinischen Handelns das Bild der medikalen Kultur im Dritten Reich unvollständig bleiben" müsse. Aber schon allein die Begrifflichkeiten wie „Alltag" oder „normal"

---

17) Dies spiegelt sich auch in den Titeln vieler Publikationen wider: Kindereuthanasie; Tödliche Wissenschaft; Tödliche Medizin im Nationalsozialismus; Furchtbare Ärzte; Medizinische Verbrechen in Dritten Reich; Zwangssterilisation im Nationalsozialismus; Euthanasie in Deutschland; Hippokrates in der Hölle; Von der Rassenhygiene zum Massenmord; Die Verbrechen der KZ-Ärzte; Uni unterm Hakenkreuz; Die Verbrechen der anderen; Alltag und Praxis der Zwangssterilisation; Heilen und Vernichten; Vernichten und Heilen; Medizin in der NS-Diktatur; Medizinverbrechen vor Gericht; Dienstbare Medizin; Verbrechen an psychisch Kranken; Zwangssterilisationen und „Euthanasie"; Der Weg in die Gleichschaltung; Ärzte als Hitlers Helfer; Die „Vernichtung lebensunwerten Lebens"; Arzt in den Höllen; Zwangssterilisation und Ärzteschaft; Tatkomplex: NS-Euthanasie; Medizin ohne Menschlichkeit; Der Geist von Alt-Rehse; Aussondern – Sterilisieren – Liquidieren; Die Ärzte der Nazi-Führer; Die „Reinigung des Volkskörpers"; Rassenhygiene, Nationalsozialismus, Euthanasie; Transport in den Tod; „Euthanasie" im NS-Staat; Die „Vernichtung lebensunwerten Lebens"; Die Belasteten. „Euthanasie" 1939-1945; Domjücher Schicksale; Medizin gegen Unbrauchbare; Medizin im Dienste der Rassenideologie; Die „Reinigung des Volkskörpers". Vgl. dazu im Detail das Quellen- und Literaturverzeichnis, S. 707 ff.

18) Labisch: Der Gesundheitsbegriff Adolf Hitlers, S. 150.

19) Proctor: Blitzkrieg, S. 13. Deutlich weniger in den Blick genommen werden dagegen andere Bereiche nationalsozialistischen Unrechtshandelns im Medizinbereich, wie etwa die Gleichschaltung der Ärzteorganisationen, die Bestrebungen, die Ärzteschaft auf die jeweiligen Anforderungen des NS-Staates zu verpflichten, die Indienstnahme und Pervertierung von Forschungsschwerpunkten einzelner medizinischer Fachbereiche für die NS-Bevölkerungs- und Rassenpolitik sowie die Kriegführung, die Entrechtung und Vertreibung jüdischer und politisch mißliebiger Mediziner, aber auch die Folgen der klaglosen Duldung der Aufhebung der ärztlichen Schweigepflicht.

werfen „jenseits ihrer umgangssprachlichen Bedeutungen generelle Fragen auf“, gehe es doch „um ein professionelles Umfeld, das in wachsendem Maße durch patientenfeindliche Praktiken und politisch gesetzte Außeralltäglichkeit geprägt war und in dem ‚Normalität‘ und Verbrechen nicht zwei entgegengesetzte Seiten einer Medaille waren, sondern ineinander verflochtene und aufeinander bezogene Ausprägungen derselben medikalen Kultur“. Und was war „normal“ in einer Zeit, in der die vielfältigen Auswirkungen der NS-Diktatur und die deutsche Kriegsgesellschaft „alltäglich“ geworden waren? Seit der Vertreibung der jüdischen Mediziner und erst recht, seit der für die Zivilbevölkerung zur Verfügung stehende Ärztebestand durch die Einziehungen zur Wehrmacht auf rund die Hälfte der Ärzteschaft der Vorkriegszeit gesunken war, hatte sich die medizinische Versorgung kontinuierlich verschlechtert. Gesundheitsbezogene Güter und Ressourcen wurden tendenziell immer stärker nach „rassischen Wertigkeitskriterien“ und „gesellschaftlichen Nützlichkeitskalkülen“ verteilt.[20] Diese Tendenzen und Entwicklungen konnten wir auch für Mecklenburg feststellen.

Ungeachtet dessen kommt Süß mit Blick auf die Gesamtlage im Deutschen Reich zu dem Befund, daß die Mehrzahl der in freier Praxis tätigen Ärzte im Dritten Reich „im Zweifelsfall weiterhin im Sinne ihrer kranken Patienten und nicht im Sinne eines imaginären ‚Volkskörpers‘ und den Vorgaben der NS-‚Gesundheitsführung‘ behandelte ... Eine Mehrheit der Ärzte behandelte Patienten auch dann, wenn sie wie Juden und Zwangsarbeiter am unteren Ende der von den Nationalsozialisten aufgestellten Wertigkeitshierarchie standen, weiterhin nach den traditionellen Regeln ärztlicher Heilkunst, so daß Normalität unter den eingeschränkten Bedingungen von Diktatur und Krieg die meisten Arzt-Patienten-Kontakte prägte“.[21] Während sich ein erheblicher Teil der Ärzte an der Durchsetzung der nationalsozialistischen Erbgesundheitspolitik beteiligte, „entzogen sich viele Mediziner den Versuchen des Regimes, den Zugang zur Gesundheitsversorgung nach rassistischen Wertigkeitskriterien zu hierarchisieren“, und „zahlreiche Ärzte ... behandelten ihre jüdischen Patienten auch nach der nationalsozialistischen Machtergreifung teilweise bis in die Kriegsjahre hinein“, wie umgekehrt auch „viele nichtjüdische Patienten an ihren jüdischen Ärzten“ festhielten; nicht selten „bildeten langfristig gewachsene Bindungen zwischen Ärzten und Patienten eine Barriere gegen das Eindringen nationalsozialistischer Maximen in das medizinische Alltagshandeln“.[22]

Allerdings gelte das für den öffentlichen Gesundheitsdienst, also die Staatlichen Gesundheitsämter, und das im Kriege stark ausgebaute Betriebsgesundheitswesen nur in sehr eingeschränktem Rahmen. Beide ärztliche Tätigkeitsgebiete waren „Einfallstore für patientenfeindliche Praktiken“. Hinzu komme, daß gerade in den letzten Kriegsjahren „vor allem produktionsferne Gruppen wie Alte und chronisch Kranke“ von „massiven Beschränkungen beim Zugang zur Krankenhausbehandlung und Arzneimittelversorgung betroffen waren“. Süß konstatiert „ein widersprüchliches Gesamtbild, das weitere Untersuchungen, vor allem in regionaler und lokaler Vertiefung, wünschenswert erscheinen läßt“.[23] Auch dieser Aufforderung wollten wir mit der vorliegenden Arbeit entsprechen.

Das von Süß diagnostizierte Desiderat scheint wohl in erster Linie ein „Quellenproblem“ zu sein, dem die Forschung durch die Erschließung von Alltagsquellen zur ärztlichen Regelversorgung und zur normalärztlicher Tätigkeit oder die Quellennutzung aus anderen Blickwinkeln noch nicht beigekommen ist. Studien zum Hauptaspekt ärztlichen Wirkens, zur medizinischen Regelversorgung von Patienten oder zum Alltagshandeln von Ärzten, stellen auch deswegen eine Seltenheit dar, und Arbeiten zur Sozialgeschichte der Medizin oder zu einer Gesellschaftsgeschichte der Ärzte im Nationalsozialismus sind bislang kaum versucht worden. Auch autobiographische Aufzeichnungen von Ärzten, die in der Zeit des Nationalsozialismus praktiziert haben, sind höchst selten und – wie wir in Bezug auf Mecklenburg erfahren haben – zumeist hagiographisch überformt.

Auch wir können mit der vorliegenden Arbeit die bestehenden Ungleichgewichtigkeiten nicht ändern oder gar beheben, wollen aber einleitend zumindest darauf hinweisen und die von uns für Mecklenburg empirisch belegbare Tatsache betonen, daß der Großteil des täglichen medizinischen Alltagshandelns dort aus der sogenannten ärztlichen Regelversorgung bestand. Nicht Selektionen, Menschenversuche und ärztliches Tötungshandeln in Konzentrationslagern, nicht Euthanasie- und

20) Süß: Sozialgeschichte, S. 183.
21) Ebenda, S. 181-184.
22) Süß: Der „Volkskörper“ im Krieg, S. 373 f.
23) Ders.: Sozialgeschichte, S. 181-184.

andere Massenmorde, nicht die Vernichtung „lebensunwerten Lebens“ standen hier im Mittelpunkt oder gar im Vordergrund medizinischen Wirkens, sondern die Erkennung, Verhinderung und Bekämpfung von Krankheiten sowie die Heilung und medizinische Versorgung von erkrankten Menschen.

Nichts liegt uns ferner als eine Relativierung von medizinischem Fehlverhalten oder gar eine Exkulpation von unethisch oder verbrecherisch handelnden Ärzten. Zu beachten ist jedoch, daß wir nachweisen konnten, daß von den 2.300 von uns ermittelten und porträtierten Ärzten, die in der Zeit der NS-Herrschaft in Mecklenburg gewirkt haben, etwa 100 Mediziner an konkreten Medizinverbrechen beteiligt waren (4,3 Prozent), wobei – und das kommt hinzu – immer genau zu definieren ist, was ein tatsächliches Medizinverbrechen war und wer als „Medizintäter“ zu betrachten ist.[24] Denn es genügt unseres Erachtens nicht, pauschal zu insinuieren, daß jeder Arzt, der in dem unbestreitbar verbrecherischen Regime des nationalsozialistisch beherrschten Deutschlands medizinisch tätig gewesen ist, auch ein Medizinverbrecher war, der allein schon durch seine ärztliche Tätigkeit im Dritten Reich zur Errichtung, Festigung und zum Erhalt des NS-Regimes beigetragen hat. Ein Beispiel kann die Problematik einer derart globalen Einschätzung verdeutlichen: Wenn man etwa die Beteiligung von Ärzten an der Durchführung des Gesetzes zur Verhütung erbkranken Nachwuchses als Verbrechen beurteilen sollte, dann wäre der Großteil der Ärzte in Deutschland wie in Mecklenburg, die alle gesetzlich zur Meldung von vermeintlich erbkranken Personen bei den Staatlichen Gesundheitsämtern verpflichtet waren, als NS-Täter oder als Medizinverbrecher zu bezeichnen.

Das Problem liegt tiefer und ist angesichts der doppelgesichtigen, spezifisch nationalsozialistischen Ausprägungen des Gesundheitswesens des NS-Staates komplexer, so daß einfache Antworten und Erklärungen nicht möglich sind. Mit der Machtergreifung der Nationalsozialisten hatte sich nicht nur die bis dahin verwandte Bezeichnung für medizinisches Handeln geändert – an die Stelle von Gesundheits*fürsorge* war die Gesundheits*führung* getreten –, sondern hinter dieser Umbenennung verbarg sich ein gänzlich neues, weitreichendes Konzept. Das Programm der Gesundheitsführung stellte der traditionellen Auffassung von Fürsorge den Begriff der Vorsorge entgegen, die auf einer den nationalsozialistischen Ansprüchen entsprechenden gesundheitspolitischen Zweckideologie gründete und sich immer stärker totalitärer Verwaltungs- und Anwendungspraktiken bediente.[25] Hinzu kam ein „doppelter wissenschaftlicher Paradigmenwechsel“, der zwei verwandten Strömungen Geltung verschaffte, dem Aufschwung einer „kostenbewußten Präventivmedizin“ und der Etablierung semiwissenschaftlich unterfütterter, auf eine „Sanierung der Gesellschaft“ gerichteter sozial- und rassenhygienischer Konzepte, die beide die bisherigen Formen traditionellen medizinischen Wirkens außer Kraft zu setzen drohten.[26] Ausgehend von der als Kernbestand im Mittelpunkt der NS-Ideologie stehenden sozialbiologistischen Forderung nach einer reinrassigen Volksgemeinschaft,[27] etablierte sich die NS-Gesundheitspolitik nicht zuletzt als Politik einer rassischen „Aufartung“ der Bevölkerung mit den komplementären Komponenten der „positiven Auslese“ und der „negativen Ausmerze“. Die prägnanteste Ausprägung erfuhr letztere durch die als Euthanasie bezeichnete, staatlich sanktionierte und systematisch betriebene Tötung von Menschen.

Diese pointierte und fokussierende Betrachtungsweise signalisiert ein zentrales Problem der Erforschung, Darstellung und Bewertung der Medizinalpolitik des Nationalsozialismus: Der mit vermeintlich humanitären und positiven Konnotationen versehene Sachverhalt „Gesundheit“ ist seit dem Dritten Reich keineswegs mehr nur als „Wert an sich“ oder gar systemunabhängig zu betrachten. Die Frage: Gesundheit warum, wofür und für wen? schloß dort immer auch die Problematik: Gesundheitspolitik gegen wen? ein. Wenngleich konstatiert werden kann, daß die Geschichte der Medizin und der Gesundheitspolitik des Dritten Reiches durch die Euthanasiepraktiken vom „Schatten eines singulären Grauens verdunkelt“ wird – wobei festzustellen ist, daß das Euthanasieprogramm der Kriegszeit zwar letztlich logische Konsequenz, zunächst aber „weder Ausgangs- noch Zielpunkt

24) Vgl. dazu die Kapitel: Medizinverbrechen oder ärztliche „Unrechtshandlungen in medizinischen Kontexten“, S. 575 ff.; Das Gesetz zur Verhütung erbkranken Nachwuchses und seine Anwendung im Deutschen Reich und in Mecklenburg, S. 585 ff.; Euthanasiemorde in Mecklenburg, S. 635 ff.; Ärzte und Menschenversuche im Konzentrationslager Ravensbrück, S. 651 ff.

25) Vgl. dazu Kater: Gesundheitsführung, S. 349 ff.

26) So Frei: Einleitung, in: Medizin und Gesundheitspolitik, S. 7.

27) Vgl. dazu Labisch: Der Gesundheitsbegriff Adolf Hitlers.

nationalsozialistischer Gesundheitspolitik“ war, der man nicht zuviel Planrationalität und zielgerichtete Konstruktivität unterstellen sollte[28] –, muß zugleich festgehalten werden, daß der medizinische und gesundheitspolitische Alltag, allein schon quantitativ, überwiegend durch eine „ärztliche Normaltätigkeit“[29] charakterisiert wurde.

Zwar ist der Auffassung zuzustimmen, daß durch die „Gleichzeitigkeit“ von traditioneller medizinischer Regelversorgung und rassenhygienischen „Gesundheits“programmen auf nahezu allen Ebenen medizinischen Handelns die „harten Konturen“ der nationalsozialistischen Gesundheitspolitik verwischt werden könnten, wodurch aus dem Blick geraten würde, daß die NS-Gesundheitspolitik Bestandteil eines „grenzenlosen sozialbiologischen Reinigungsprozesses“ mit „genozidalen Konsequenzen“ war;[30] eine Tatsache, die nur wenigen Eingeweihten der Ärzteschaft bekannt gewesen sein dürfte. Dennoch sollten die NS-Medizinalpolitik und der gesundheitspolitische und -praktische Alltag des Dritten Reiches trotz mehrerer hunderttausend Menschen, die etwa Zwangssterilisationen und Euthanasieverbrechen zum Opfer gefallen sind, nicht ausschließlich im letztlich ahistorischen Kontext des „Zusammenhangs von Vernichtung und Politik“ gesehen werden; das Wirken der Mediziner konzentrierte sich keineswegs nur auf die „Vernichtung lebensunwerten Lebens“, und die deutsche Bevölkerung war keinesfalls nur „Gegenstand eines monströsen Programms völkischer Sanierung“.[31] Dieser Eindruck könnte entstehen, würde man die quantitativen Verhältnisse in der Literatur für ein Abbild der gesundheitspolitischen Realität des Dritten Reiches halten. Die hier unter der Bezeichnung Euthanasie zusammengefaßten zahlreichen medizinischen Verbrechen des Dritten Reiches waren nicht der einzige Gegenstand von dessen Medizinalpolitik, und die Aufgabe des NS-Gesundheitswesens bestand nicht nur in der Ermordung physisch und psychisch Kranker, „Andersartiger“ und „Gemeinschaftsfremder“, wenngleich dies die extremste Ausprägung medizinischen Handelns und eine in Ansätzen verwirklichte logische Konsequenz der ideologischen Prämissen des Nationalsozialismus war. Dabei ist in diesem Zusammenhang die Tatsache aufschlußreich und bedeutsam, daß – als die Euthanasiepraktiken größeren Stils in Deutschland im Frühjahr 1939 begannen und im April 1945 endeten – es jeweils Kinder und Jugendliche waren, die zu den ersten und zu den letzten Opfern dieser Tötungsaktionen gehörten.[32]

Diese radikalste und exzessivste Facette nationalsozialistischer Gesundheits- und Bevölkerungspolitik, die Intentionen und Visionen der extremsten Fraktion nationalsozialistischer Sozialingenieure und Selektionsmediziner, aber auch Spekulationen über die Frage: Was wäre gewesen, wenn? sollten nicht den Blick dafür verstellen, daß die Inhalte der Medizinaltätigkeit des Dritten Reiches in ihrer überwiegenden Mehrheit ganz banaler, normaler Gesundheitsdienst waren, wenngleich nicht außer acht gelassen werden darf, daß dieser zur Stützung und Stabilisierung eines Systems eingesetzt wurde, das letztlich insgesamt als verbrecherisch zu charakterisieren ist. Zu beachten sind auch die verschiedenen Erfahrungs- und Bezugsebenen der Akteure und Subjekte der Medizinalpolitik sowie die dialektischen Konsequenzen, die der im Vergleich zu früher verbesserten medizinischen Normalbetreuung innewohnten. Was den einzelnen medizinisch Behandelten zugute kam, diente immer auch den Interessen der Führung des Regimes und umgekehrt: Der letztlich generelle Mißbrauch des Gesundheitswesens durch das NS-System hat sich unter Umständen für den Einzelnen, der diesen Mißbrauch gar nicht bemerkte, auch positiv ausgewirkt, wenngleich dies nicht das vorrangige Ziel der NS-Gesundheitspolitik war. Deren Bestreben richtete sich auf eine möglichst perfekte Mobilisierung und Funktionalisierung der Bevölkerung für die Zwecke des Systems; dazu mußten diese gesund und also arbeits-, wehr- und fortpflanzungsfähig sein, und dies alles nach den Vorgaben der ideologischen Kriterien des Nationalsozialismus.

---

28) Frei: Einleitung, in: Medizin und Gesundheitspolitik, S. 7 ff.
29) Kudlien: Fürsorge und Rigorismus, S. 99 f.
30) So Frei: Einleitung, in: Medizin und Gesundheitspolitik, S. 7 ff.
31) Ebenda, S. 14 f.
32) Speziell zum medizinisch indizierten und verbrämten Mord an Kindern und Jugendlichen vgl. Klee: Euthanasie im NS-Staat, S. 295 ff.; Bromberger/Mausbach: Feinde des Lebens; Lutzius: Der Euthanasie-Mord an behinderten Kindern; Orth: Kindereuthanasie; Wunder: Euthanasie in den letzten Kriegsjahren; Bracker: Die Kinder vom Bullenhuser Damm; Beddies: Im Gedenken der Kinder.

Den hier skizzierten Überlegungen folgen Struktur und Gliederung der vorliegenden Arbeit. Deren erster Band besteht aus zwei größeren Blöcken.

In einem ersten Teil, den **Überblicksdarstellungen**, werden die Medizinalverhältnisse, die gesetzlichen Grundlagen sowie die politischen und beruflichen Rahmenbedingungen für das Wirken der mecklenburgischen Ärzteschaft beschrieben.

Dabei haben wir in zwei Fällen den zeitlichen Rahmen unseres eigentlichen Untersuchungszeitraums (1929-1945) überschritten: Weil für die Frühzeit des erst im 17. Jahrhundert beginnenden neuzeitlichen Medizinalwesens in Mecklenburg bislang keine konzisen Darstellungen vorliegen, haben wir uns zum einen entschlossen, das medizinische Geschehen seit 1683 – dem Zeitpunkt des Erlasses der ersten mecklenburgischen Medizinalordnung – bis 1928 zu skizzieren, dem Jahr, in dem die mecklenburgische Ärzteordnung erlassen wurde, die für den Anfang unseres „eigentlichen" Untersuchungszeitraums von Bedeutung war.[33] Damit soll die Vorgeschichte unseres Untersuchungsgegenstandes beleuchtet werden. Schon weiter oben haben wir erklärt, warum wir mit unseren Betrachtungen bereits mit dem Jahr 1929 beginnen, weshalb wir auch das medizinalpolitische Geschehen in Deutschland und in Mecklenburg in der Endphase der Weimarer Republik als Vorgeschichte unserer Untersuchungen mit in den Blick nehmen.[34] Und ausgehend von der – sich als richtig herausstellenden – Annahme, daß der Mai 1945 keine Stunde Null in der (mecklenburgischen) Medizingeschichte bildete, haben wir zum anderen das mecklenburgische Medizinalwesen unter sowjetischer Kontrolle bis in das Jahr 1949 hinein verfolgt.[35] Ungeachtet dieser „Vor- und Nachgeschichte" liegt der Schwerpunkt des ersten Bandes auf der Zeit der NS-Diktatur in Deutschland.

Dazu haben wir zunächst die Bedingungen untersucht, wie man in Deutschland – und in Mecklenburg – Arzt werden konnte. Diese Modalitäten haben sich seit dem Ende des 19. Jahrhunderts bis zum Beginn des Dritten Reichs kaum geändert. Analysiert wurden Kosten, Verlauf und Studieninhalte eines Medizinstudiums, ebenso die Approbations-, Promotions- und Zulassungsordnungen, die erst in der Zeit des Nationalsozialismus zum Teil gravierende Modifizierungen erlebten und auf einen systemkonformen Medizinernachwuchs zielten.[36]

In zwei aufeinanderfolgenden Kapiteln analysieren wir die gesetzlichen Grundlagen und die beruflichen Rahmenbedingungen für das Wirken der deutschen und speziell der mecklenburgischen Ärzteschaft in den Friedensjahren des NS-Regimes und dann in der Kriegszeit des Dritten Reichs. In diesen Zusammenhängen werden erstmals auch detaillierte und konkrete Darstellungen der Gesundheitsverhältnisse der mecklenburgischen Bevölkerung präsentiert, die zumeist auf den Beobachtungen und Berichten der Staatlichen Gesundheitsämter basieren.[37] Deutlich sichtbar werden hier die weiter oben skizzierte Doppelgesichtigkeit und die spezifisch nationalsozialistischen Ausprägungen des Gesundheitssystems des Dritten Reichs. Zur Gesundheits*vorsorge* als Voraussetzung der „Rassenpflege" trat als zweite Komponente die Gesundheits*erhaltung* als Mittel zur Steigerung der menschlichen Arbeitsleistung. Schon 1934 hatte der Reichsärzteführer Dr. Gerhard Wagner in einer Grundsatzrede über das Gesundheitswesen im Dritten Reich erklärt: Zwar sei es „für jeden deutschen Arzt höchstes sittliches Gebot, menschliches Leben zu schützen ... Noch höher" stehe aber bei den „völkisch bewußten Ärzten die Pflicht, die am ganzen Volkskörper zehrenden Schäden zu beseitigen. Wir wollen lebensuntüchtiges und unwertes Leben gar nicht erst entstehen lassen, die Fortpflanzung Erbkranker verhüten und die kommenden Geschlechter von der furchtbaren Gefahr zunehmender Verderbnis des Erbgutes befreien".[38]

---

33) Vgl. dazu das Kapitel: Medizinalverhältnisse, gesetzliche Grundlagen und berufliche Rahmenbedingungen für das Wirken der mecklenburgischen Ärzteschaft 1683-1840, S. 27 ff., sowie das Kapitel: Medizinalverhältnisse, gesetzliche Grundlagen und berufliche Rahmenbedingungen für das Wirken der mecklenburgischen Ärzteschaft 1869-1929, S. 53 ff.

34) Vgl. dazu das Kapitel: Medizinalverhältnisse, gesetzliche Grundlagen und berufliche Rahmenbedingungen für das Wirken der mecklenburgischen Ärzteschaft 1929-1932, S. 66 ff.

35) Vgl. dazu das Kapitel: Das Medizinalwesen in Mecklenburg unter sowjetischer Kontrolle 1945-1949, S. 208 ff.

36) Vgl. dazu das Kapitel: Berufswege. Wie wurde man Arzt in Deutschland und in Mecklenburg?, S. 81 ff.

37) Vgl. dazu das Kapitel: Gesundheitsverhältnisse, gesetzliche Grundlagen und berufliche Rahmenbedingungen für das Wirken der mecklenburgischen Ärzteschaft 1933-1939, S. 103 ff., und das Kapitel: Gesundheitsverhältnisse, gesetzliche Grundlagen und berufliche Rahmenbedingungen für das Wirken der mecklenburgischen Ärzteschaft 1939-1945, S. 143 ff.

38) Zitiert nach Frei: Einleitung, in: Medizin und Gesundheitspolitik, S. 8.

In diesem Zusammenhang scheinen einige Bemerkungen zur singulären Spezifik des nationalsozialistischen Gesundheitswesens unabdingbar. Die Entwicklung und Ausgestaltung der nationalsozialistischen Gesundheitspolitik ist ohne Hitlers zwar inkonzise, vor allem rassistisch motivierte, aber dessen ungeachtet letztlich wirkungsmächtige Programmatik – falls man diesen Ausdruck denn gebrauchen will – nicht zu verstehen. Hitler hat sich – wenn man sein Hauptwerk „Mein Kampf",[39] seine Reden und Schriften aus der „Kampfzeit"[40] sowie seine Ansprachen, Befehle, Anordnungen und Erlasse aus der Zeit Dritten Reiches[41] und besonders des Zweiten Weltkriegs[42] betrachtet – im Vergleich zu anderen Politikbereichen erstaunlich wenig zu konkreten medizinischen Problemen, zu Fragen der Gesundheitspolitik, zu einzelnen Krankheiten oder zu Ärzten geäußert.

Das zentrale Dokument für seine gesundheitspolitischen Vorstellungen, „die maßgebliche Quelle, ist Adolf Hitlers ‚Mein Kampf'. Das [1920 verkündete, seit 1926 als unabänderlich geltende] Parteiprogramm der NSDAP war für die nationalsozialistische Politik nach 1933 belanglos". „Mein Kampf" galt im Dritten Reich als „das stets aktuelle Rezeptbuch des nationalsozialistischen Regimes", in dem alles „einmal und für immer festgelegt worden ist"[43] und aus dem sich alle bei Bedarf bedienen konnten.

Hitler, der sich kaum zu konkreten medizinalpolitischen Themen äußerte, verfolgte statt dessen einen weitgefaßten Gesundheitsbegriff. Zu seinem übergeordneten Gesundheitsverständnis gehörten die Erringung der „Rassenreinheit" des deutschen Volkes und die zu schaffende „arische Volksgemeinschaft". Gesundheitspolitik in diesem Sinne war für Hitler stets Rassenpolitik. Die Rasse, „der Kampf und die Auslese *unter* den Rassen" und dann „der Kampf um die Auslese *innerhalb* einer Rasse" bestimmten Hitlers „Diagnose über den Zustand des deutschen Volkes und die daraus abzuleitenden Maßnahmen".[44]

Dazu gehörte, „sowohl die Quantität als auch die rassische Qualität" des Volkes zu fördern. „Medizinische Maßnahmen im engeren Sinne" sollten erst dann eingesetzt werden, wenn die „vorgelagerten rechtlichen und sozialen Möglichkeiten ausgeschöpft" waren. Ziel des gesundheitspolitischen Denkens Hitlers war, „das deutsche Volk rassisch zu erneuern". Als Grundvoraussetzung hierfür galt ihm „die Rassenentmischung von den Juden", und auf „die verbleibende Volksgemeinschaft der Deutschen" sollten sich dann „die rassenhygienischen Maßnahmen im engeren Sinne" richten. Ziel der Gesundheitspolitik Hitlers war, „auf lange Sicht ein rassisch reines und erbgesundes arisches Volk zu schaffen, das sowohl in der Qualität als auch in der Quantität den Anforderungen des Rassenkampfes" standhalten könne. Der „Idealtypus eines nationalsozialistischen Gesundheitsbegriffs" und „die Vorstellungen Hitlers zur Gesundheit und Gesundheitssicherung des deutschen Volkes" bestanden also darin, einen „rassenreinen und erbgesunden ... arischen Volkskörper von großer Zahl" zu schaffen. Der Weg dahin sollte „über die rassische Entmischung des deutschblütigen Volkes von rassisch fremden und rassisch minderwertigen Elementen durch ein rassisch orientiertes Staatsbürgerrecht", über „den Ausschluß der Träger kranken oder minderwertigen arischen Erbgutes von der Fortpflanzung" führen und schließlich „durch die Förderung erbgesunden arischen Nachwuchses bei ständig wirkender Auslese durch forcierten Lebenskampf innerhalb des arischen Volkskörpers" erreicht werden.[45]

Die vom Medizinhistoriker Alfons Labisch als „Kernsatz" des Hitlerschen Gesundheitsbegriffs identifizierte Passage lautet: „Wenn die Kraft zum Kampfe um die eigene Gesundheit nicht mehr vorhanden ist, endet das Recht zum Leben in dieser Welt des Kampfes."[46] Hitlers Vision: „Eine nur sechshundertjährige Verhinderung der Zeugungsfähigkeit und Zeugungsmöglichkeit seitens körperlich Degenerierter und geistig Erkrankter würde die Menschheit nicht nur von einem unermeßlichen Unglück befreien, sondern zu einer Gesundung beitragen, die heute kaum faßbar erscheint."[47]

---

39) Vgl. dazu Hitler: Mein Kampf, hier die Ausgabe von 1933, und die kritische Edition von Hitler: Mein Kampf von 2016.
40) Vgl. dazu Hitler: Reden, Schriften, Anordnungen.
41) Vgl. dazu Domarus: Hitler. Reden und Proklamationen.
42) Vgl. dazu Moll: Führer-Erlasse; vgl. auch die edierten Reden Hitlers in: Der Großdeutsche Freiheitskampf, Bd. I-III (September 1939 bis März 1942), sowie Zitelmann: Hitler.
43) Labisch: Der Gesundheitsbegriff Adolf Hitlers, S. 151.
44) Ebenda, S. 153.
45) Ebenda, S. 156.
46) Hitler: Mein Kampf, 1933, S. 282.
47) Sein Ziel sei, „gerade den rassisch wertvollsten Kern des Volkes und gerade seine Fruchtbarkeit zu steigern, um

Aus diesen „idealtypischen Vorstellungen" von Hitlers Gesundheitsbegriff folgte im Dritten Reich die anschließende „normative Ebene" der nationalsozialistischen Gesundheitspolitik. Die aus Hitlers Ideenwelt resultierende NS-Gesundheitsgesetzgebung stellte „gewissermaßen den harten Kern der nationalsozialistischen Gesundheitspolitik" dar.[48)] Dazu gehörten etwa das „Gesetz zur Wiederherstellung des Berufsbeamtentums" vom 3. April 1933,[49)] das „Gesetz über den Widerruf von Einbürgerungen und die Aberkennung der deutschen Staatsangehörigkeit" vom 14. Juli 1933,[50)] das durch das „Reichsbürgergesetz" vom 15. September 1935[51)] abgelöst wurde und durch das „Gesetz zum Schutze des deutschen Blutes und der deutschen Ehre", das „Blutschutzgesetz",[52)] vom gleichen Tage ergänzt wurde.

All diese Gesetze dienten dazu, Juden zu identifizieren, sie von jeder Berufsausübung sowie der Mitwirkung an öffentlichen Angelegenheiten auszuschließen[53)] und die Arbeitsmöglichkeiten der verbliebenen Deutschen mit besonderen rassischen Anforderungen zu verbinden. Auf diese „rassisch entmischte und nach rassischen Gesichtspunkten durchleuchtete deutsche Bevölkerung" richteten sich in der Folgezeit dann „diejenigen Maßnahmen, die einerseits das kranke und minderwertige arische Erbgut ausschalten bzw. andererseits die Träger guter arischer Erbanlagen fördern" sollten. Auf die intentionale Ebene (Hitler) folgte also die normative Phase (Gesetzgebung) und auf diese wiederum die exekutive Phase (Ärzte). In dieser wurden sowohl „fördernde Maßnahmen"[54)] als auch „ausmerzende Maßnahmen" ergriffen.[55)] Zu letzteren zählten sowohl die um das „Gesetz zur Verhütung erbkranken Nachwuchses" vom 14. Juli 1933 zentrierten Regelungen[56)] als auch die im Kontext des „Gesetzes zum Schutze der Erbgesundheit des deutschen Volkes" vom 18. Oktober 1935[57)] ergriffenen Aktivitäten. Sowohl das Sterilisierungs- als auch das Ehegesundheitsgesetz fielen in den Verantwortungsbereich des Gesundheitswesens, hier vor allem in die Zuständigkeit der neu errichteten Staatlichen Gesundheitsämter.[58)]

Mit Ausnahme der Forderung nach der Sterilisierung vermeintlich „Erbkranker", der Stigmatisierung der Geschlechtskrankheit Syphilis und vor allem des sich durch sein gesamtes Werk ziehenden rassistischen Antisemitismus im Sinne einer „Gesundung des Volkskörpers" hat Hitler – obwohl medizinalpolitisch nur selten konkret werdend – dennoch wegweisende Impulse für eine praktische nationalsozialistische Gesundheitspolitik gegeben. Die konkrete Ausgestaltung seiner gesundheits- und also rassenpolitischen Visionen, die Übertragung des erahnten „Führerwillens" in festumrissene Gesetzestexte und Exekutivmaßnahmen überließ Hitler zumeist den höheren nationalsozialistischen Medizinalfunktionären, unter denen sich etwa neben Dr. Gerhard Wagner, Dr. Arthur Gütt, Dr. Leonardo Conti sowie Dr. Karl Brandt mit Dr. Hans Reiter und Dr. Kurt Blome auch zwei frühere mecklenburgische Ärzte befanden.[59)] Durch diese und andere Mediziner kam es im Laufe des Dritten Reichs zu durchaus richtungweisenden Weiterführungen des wirkungsmächtigen Hitlerschen Konzepts der Volksgesundheit bzw. der Volksgesundung.

---

endlich das gesamte Volkstum des Segens eines hochgezüchteten Rassengutes teilhaftig werden zu lassen". Ebenda, S. 448.

48) Labisch: Der Gesundheitsbegriff Adolf Hitlers, S. 157.

49) Vgl. dazu: RGBl., T. I, 1933, S. 175-177.

50) Vgl. ebenda, S. 480.

51) Vgl. ebenda, 1935, S. 1146.

52) Vgl. ebenda, S. 1146 f.

53) Vgl. dazu etwa die „Verordnung über die Zulassung von Ärzten zur Tätigkeit bei den Krankenkassen" vom 22.4.1933, in: RGBl., T. I, 1933, S. 222.

54) Dazu gehörten etwa Ehestandsdarlehen, Maßnahmen zur Bekämpfung der Arbeitslosigkeit und zur Förderung der Wirtschaft, der Landbevölkerung, der kinderreichen Familien, wie Kinderbeihilfen, Schulgeld, Ausbildungsbeihilfen sowie eine modifizierte Gesetzgebung zu Steuern, Besoldung, Sozialversicherung und Fürsorgemaßnahmen.

55) Labisch: Der Gesundheitsbegriff Adolf Hitlers, S. 160 f.

56) Vgl. RGBl., T. I, 1933, S. 529-531, sowie die ausführliche Darstellung im Kapitel: Das Gesetz zur Verhütung erbkranken Nachwuchses und seine Anwendung im Deutschen Reich und in Mecklenburg, S. 585 ff.

57) Vgl. RGBl., T. I, 1935, S. 1246.

58) Vgl. dazu das Kapitel: Die Staatlichen Gesundheitsämter in Mecklenburg, S. 518 ff.

59) Der „ewige Stellvertreter" Kurt Blome war u.a. Stellvertreter des Reichsärzte- bzw. des Reichsgesundheitsführers, stellvertretender Leiter des NS-Ärztebundes und stellvertretender Leiter des Hauptamtes für Volksgesundheit der NSDAP sowie zuletzt auch Reichsbevollmächtigter für Krebsforschung. Der NS-Multifunktionär Hans Reiter war u.a. Präsident des Reichsgesundheitsamtes, Mitglied des Sachverständigenbeirates für Volksgesundheit sowie des Reichsausschusses für Volksgesundheitsdienst beim Reichsministerium des Innern.

Der frühere Rostocker Dermatologe Kurt Blome, vormaliger Gauärzteführer Mecklenburgs und nunmehriger Stellvertreter des Reichsgesundheitsführers, hielt im Herbst 1939 – als die deutsche Bevölkerung bereits weitgehend „rassisch entmischt" und „erbgesundheitlich gesäubert" war – in einem programmatischen Aufsatz fest, was unter nationalsozialistischer Gesundheitspolitik zu verstehen sei, wobei er wiederum die von Hitler geprägte NS-medizinische Trias von Körper, Seele und Geist bemühte: „Der Begriff ‚Gesundheitsführung' kennzeichnet das nie erlahmende, ewig strebende, dem Volke restlos dienende Wirken für den Höchststand körperlicher, seelischer und geistiger Gesundheit des einzelnen wie der Gesamtheit. *Gesundheitsführung ist Sozialismus der Tat.*" Noch nie in der Geschichte sei „in einem Volk eine so einmalige Zusammenfassung aller Kräfte, ein so eingehendes Überprüfen aller Möglichkeiten, ein so restloser Einsatz einzelner wie des gesamten Volkes und Staatsapparates erfolgt wie jetzt im nationalsozialistischen Deutschland". Auf dieser „*Konzentration aller Kräfte*" ruhe „*das Fundament nationalsozialistischer Gesundheitsführung*". Im Zuge dieser „Kräftekonzentration" sei es „die Aufgabe des deutschen Arztes, als Berater und Führer an erster Stelle zu stehen. Gesundheitsführer sein heißt, seinem Volke dienen, eine politische Aufgabe allererster Ordnung erfüllen". Dabei finde die Gesundheitsführung „ihre größte Stütze in dem vom Führer gegebenen nationalsozialistischen Programm. Sie ist interessiert an allem ... Nicht nur der Fortschritt der medizinischen Wissenschaft, der Technik, die Entwicklung der Bevölkerungsbewegung, der Ernährung und der sozialen Gesetzgebung interessiert die Gesundheitsführung, nein – alles ... Aufbauend auf der vom Schöpfer gegebenen Tatsache von der körperlichen und seelischen Ungleichheit der einzelnen Rassen, fußend auf der Ausmerze des Schwachen und Unwürdigen in der Natur, sich bedienend der den Menschen von Gott gegebenen schöpferischen Anlagen", so Blome quasireligiös, habe die Gesundheitsführung einen umfassenden Anspruch: „In dem heutigen Leben" gebe es „nur wenige Maßnahmen, nur eine beschränkte Zahl von Gesetzen, die nicht irgendwie von Bedeutung für die Volksgesundheit sind". Das von Blome vorgestellte Konzept der Gesundheitsführung beinhaltete den Anspruch, „das ganze Volk [zu] führen [und] jeden einzelnen Volksgenossen zu freudiger Mitarbeit [zu] erziehen".[60] Gesundheitsführung bedeutete demnach also Volksführung; damit traten das Konzept und die Institutionen der nationalsozialistischen Gesundheitsführung neben die Partei, die NSDAP, als den großen politischen Volksführer.

Natürlich sollten die zu Gesundheitsführern mutierten Ärzte nach wie vor erkrankte oder verunglückte Personen behandeln und heilen; zugleich aber sollten sie die Bevölkerung „zur Gesundheit führen", diese also so erziehen und anleiten, daß sie gar nicht erst behandlungsbedürftig wurden und damit die Krankenkassen und die Wirtschaft belasteten. Für die potentiellen Patienten bedeutete dieses Konzept der Gesundheitsführung auch, daß sie zu „gläsernen Patienten" werden sollten, denn vorgesehen war, daß die meisten ihrer Gesundheits- und Sozialdaten bei den Staatlichen Gesundheitsämtern oder bei den nationalsozialistisch ausgerichteten Ärzten registriert und gespeichert wurden. Der „gesundheitsführende" Arzt im Nationalsozialismus hatte die Bevölkerung zu einer vermeintlich gesunden Lebensweise anzuhalten, auch dazu, daß sie die gerade einsetzenden Kürzungen der Lebensmittelrationen und die zahlreichen Ersatzprodukte akzeptierte. Ärzte sollten sich der Sorgen und Nöte der Menschen annehmen und ihre familiären Verhältnisse kennen, sie für rassen- und bevölkerungspolitisch konformes Verhalten sensibilisieren, Einfluß auf ihre Berufs- und Partnerwahl nehmen. Es galt also – ausgehend von dem Konzept der Gesundheitsführung –, die Menschen paßfähig für ein Leben im Nationalsozialismus zu machen.

Wie der Medizinhistoriker Alfons Labisch forderte, sei durch eine „historisch-empirisch [orientierte] Forschung" zu ermitteln, was etwa „die verbindenden Glieder zwischen Hitlers Vorstellungen, einzelnen Formulierungen von Gesetzen und ihrer tatsächlichen Durchführung samt deren Auswirkungen darstellten oder was der tatsächliche Handlungsspielraum von Ärztinnen und Ärzten im Nationalsozialismus war".[61] Auch dem haben wir uns in vorliegender Arbeit ausführlich gewidmet.

Betrachtet man abseits der gesellschaftsverändernden Visionen den engeren Gesundheitsbegriff Hitlers, ist zu beobachten, daß die Wörter „Arzt" oder „Ärzte" in seiner „Kampfschrift" nur ein einziges Mal gebraucht werden – im Zusammenhang mit der Erkrankung des jungen Hitler an einem

---

60) Blome: Gesundheitsführung und Politik, S. 37 f. (Hervorhebungen im Original).
61) Labisch: Der Gesundheitsbegriff Adolf Hitlers, S. 157.

Lungenleiden. Die Begriffe „Medizin", „Mediziner" oder „medizinisch" wurden kaum oder nicht verwandt, und „Gesundheit" kommt zumeist nur in Verbindung mit „Gesundheit des Volkskörpers" bzw. „des Volkes" oder in Bezug auf Geschlechtskrankheiten oder auch nur in der Form vor, daß sich „ein gesunder, kraftvoller Geist auch nur in einem gesunden und kraftvollen Körper finden" lasse. Zu den Ausnahmen gehören Hitlers Ausführungen zu eugenischer Sterilisation von vermeintlich erbkranken Personen[62)] und seine geradezu obsessive Beschäftigung mit der Geschlechtskrankheit Syphilis.[63)] Nur selten erwähnt werden von ihm die damals wichtigste Volkskrankheit, die auch Schwindsucht genannte Tuberkulose,[64)] sowie das Kindbettfieber, aber auch dieses nur in Hinblick auf seine bevölkerungspolitische Bedeutung.[65)]

Die von einer neuen Generation von „Sozialingenieuren" sowie technokratisch und funktionalistisch agierenden Medizinern begründete betriebsbezogene Arbeits- und Leistungsmedizin bildete das „wirkungsgeschichtlich bedeutsamste Feld nationalsozialistischer Gesundheitspolitik".[66)] Die angestrebte Erhöhung der Arbeitsleistung – seit Kriegsbeginn ergänzt durch Bemühungen zur Steigerung der Wehrfähigkeit[67)] – sollte zum einen durch eine über gesundheitserhaltende Maßnahmen zu bewirkende Erhöhung der Lebenserwartung und damit der Verlängerung der produktiven Lebensphase durch eine Ausweitung des Leistungsalters erreicht werden[68)] und zum anderen – am unteren Ende der Lebensskala – durch eine Mütterfürsorge sowie eine Säuglings- und Kleinkinderpflege, die nicht nur die Sterblichkeit der Neugeborenen senkte, sondern auch rassen- und bevölkerungspolitisch unerwünschten Nachwuchs gar nicht erst entstehen ließ. Zwischen beiden Altersgruppen standen die Bemühungen um die Jugendgesundheitspflege. Diese die Jugend betreffenden Maßnahmen stellten einen wesentlichen Bestandteil der nationalsozialistischen Gesundheitspolitik jener Zeit dar. Denn zahlreiche gesundheitspolitische Maßnahmen im Jugendbereich können nicht nur als paradigmatisch für auf die Gesamtgesellschaft gerichtete Aktivitäten gelten, sondern wirkten – bislang zu wenig beachtet – oftmals geradezu antizipativ, prädisponierend und präjudizierend auf die allgemeine Medizinalpolitik.[69)] Das Vorgehen auf dem Feld der Jugendmedizin war gewissermaßen ein Testfeld für die für unabdingbar gehaltenen Maßnahmen zur medizinischen Kontrolle und sozialen Mobilisierung der Gesamtbevölkerung. Im Zuge der Schaffung der Staatlichen Gesundheitsämter waren die Reihenuntersuchungen für die Angehörigen der Hitlerjugend eingeführt worden, in deren Fol-

62) Vgl. dazu Hitler: Mein Kampf, 1933, S. 445-447; in der vorliegenden Arbeit ausführlich zitiert im Kapitel: Das Gesetz zur Verhütung erbkranken Nachwuchses und seine Anwendung im Deutschen Reich und in Mecklenburg, S. 585 ff.

63) Vgl. dazu die kommentierte Ausgabe, die kritische Edition von Hitler: Mein Kampf, 2016, S. 651-655, 661, 665, 669-673. Dort heißt es auf S. 671 u.a.: „Der Kampf gegen die Syphilis und ihre Schrittmacherin, die Prostitution, ist eine der ungeheuersten Aufgaben der Menschheit ..., weil es sich dabei nicht um die Lösung einer einzelnen Frage an sich handelt, sondern um die Beseitigung einer ganzen Reihe von Schäden, die eben als Folgeerscheinungen zu dieser Seuche Veranlassung geben. Denn die Erkrankung des Leibes ist hier nur das Ergebnis einer Erkrankung der sittlichen, sozialen und rassischen Instinkte."

64) Vgl. etwa ebenda, S. 619. „Der Mensch wurde nicht durch Zufall der Pest leichter Herr als der Tuberkulose. Die eine kommt in schrecklichen, die Menschheit aufrüttelnden Todeswellen, die andere in langsamem Schleichen; die eine führt zur entsetzlichen Furcht, die andere zur allmählichen Gleichgültigkeit. Die Folge aber ist, daß der Mensch der einen mit der ganzen Rücksichtslosigkeit seiner Energie entgegentrat, während er die Schwindsucht mit schwächlichen Mitteln einzudämmen versucht. So wurde er der Pest Herr, während die Tuberkulose ihn selbst beherrscht."

65) Hier lobte Hitler die von Ignaz Semmelweis (1818-1865), dem „Retter der Mütter", gewonnenen Erkenntnisse: „So wie es möglich wurde, im Laufe einer jahrzehntelangen sorgfältigen Arbeit infektionsfreie Reinlichkeit bei der Geburt zu erzielen und das Kindbettfieber auf wenige Fälle zu beschränken, so muß und wird es möglich sein, durch gründliche Ausbildung von Schwestern und der Mütter selber, schon in den ersten Jahren des Kindes eine Behandlung herbeizuführen, die zur vorzüglichen Grundlage für die spätere Entwicklung dient." Ebenda, S. 1045.

66) Frei: Einleitung, in: Medizin und Gesundheitspolitik, S. 21; vgl. dazu auch Knödler: Von der Reform zum Raubbau, und Karbe: Das Betriebsarztsystem.

67) Die mit sozialrassistischen Komponenten verbundene „unbarmherzige Leistungsideologie" führte vor allem im Kriege zu einer „Verkopplung von Gesundheits- und Arbeitseinsatzpolitik", basierend auf der Gleichsetzung einer „rassereinen, erbgesunden Volksgemeinschaft" mit einer „unbesiegbaren Leistungs- und Kampfgemeinschaft"; Frei: Einleitung, in: Medizin und Gesundheitspolitik, S. 10.

68) So forderte Werner Bockhacker, Leiter des Amtes für Volksgesundheit der Deutschen Arbeitsfront, die Zeitspanne der beruflichen Leistungsfähigkeit einer Arbeitskraft möglichst bis zu deren Tod hinauszuschieben: „Ein erstrebenswertes Ziel für die Gesundheitsführung ist aber erst der Zustand, wenn der Zeitpunkt des allmählichen Kräfteschwundes kurz vor dem Eintritt des physiologischen Todes liegt und der endgültige Kräfteverfall mit ihm zusammenfällt." Zitiert nach Labisch: Der Gesundheitsbegriff Adolf Hitlers, S. 167.

69) Vgl. dazu Buddrus: Totale Erziehung für den totalen Krieg, S. 903-950, und Beddies: „Du hast die Pflicht, gesund zu sein".

ge für jeden Jugendlichen ein Gesundheitspaß ausgestellt wurde, der diesen – fortlaufend ergänzt – ein Leben lang begleiten sollte. Daraus resultierte die Vision der nationalsozialistischen Funktionsträger: „Dadurch, daß jeder Jungvolkjunge und jedes Jungmädel einen Gesundheitspaß bei seiner Aufnahme bekommt, haben wir in einiger Zeit die ärztliche Kontrolle über die deutsche Jugend und eines Tages über das ganze Volk."[70)] Auch vier Jahre später, in der Zeit des Krieges, bestimmte ein Diktum das Arbeitsgebiet der „Gesundheitsführung" genannten Medizinalpolitik der Hitlerjugend, das klarer und eindeutiger nicht hätte ausfallen können: „Der Jugendliche von heute ist der Arbeiter und Soldat von morgen. Die Gesunderhaltung der deutschen Jugend muß daher als vordringlich angesehen werden."[71)]

Den Abschluß dieses Teils der Überblicksdarstellungen in unserer Untersuchung bildet ein Kapitel, in dem erstmals der quantitative Umfang und die zahlenmäßige Entwicklung der deutschen und der mecklenburgischen Ärzteschaft zwischen 1800 und 1945 dargestellt werden – ein Zeitraum, für den vielfach verläßliche Quellen vorliegen. Sichtbar werden hier der teilweise dramatische Rückgang der Zahl der Ärzte und die Verschlechterung der Gesundheitsversorgung der Zivilbevölkerung in der Zeit des Zweiten Weltkriegs.[72)]

Sowohl in den Überblicks- als auch in den danach folgenden Einzeldarstellungen waren wir bestrebt, die mecklenburgischen Zustände immer mit den zeitgleichen Verhältnissen des Deutschen Reichs zu vergleichen, vor allem, um zu zeigen, ob die Entwicklungen, die sich in Mecklenburg vollzogen, etwas Besonderes waren oder ob sich die landestypischen Gegebenheiten in die großen Reichstrends einordneten. Stets waren beide Möglichkeiten zu beobachten; die mecklenburgischen Medizinalverhältnisse waren vielfach schlechter als im Reichsdurchschnitt, gelegentlich belegte das Land aber auch Spitzenpositionen und war Vorreiter oder Pionier der medizinischen Entwicklung in Deutschland.

Den zweiten Teil des ersten Bandes bilden die **Einzeldarstellungen**, in denen wir uns gleichermaßen zentralen wie spezifischen Aspekten der Medizinalpolitik sowie des ärztlichen Lebens und Wirkens widmen. Betrachtet wird zunächst die soziale Lage von Ärzten, die auch deren bislang weitgehend unbekannte Verdienstmöglichkeiten einschließt; sichtbar wird, daß es ein großes finanzielles Gefälle in der Einkommenssituation der verschiedenen Ärztekategorien gab und daß Ärzte steuerlich stark belastet wurden.[73)]

Es folgt eine Darstellung der im November 1929 geschaffenen, im April 1933 auf nationalsozialistischen Druck de facto aufgelösten und im April 1936 wieder errichteten Mecklenburgischen Ärztekammer, die auch deren Führungspersonal und finanzielle Ausstattung einschließt. Die Ärztekammer war den meisten Medizinern in Mecklenburg vor allem deshalb eine mißliebige Einrichtung, weil sie die bislang individuell geregelte Alterssicherung der Ärzte zentralisieren wollte.[74)]

Mit der Tätigkeit und der Spruchpraxis der mecklenburgischen Ärztlichen Ehrengerichte beschäftigt sich eine weitere Studie: Als Organe der Ärztekammer hatten die vier mecklenburgischen Ehrengerichte und der in letzter Instanz urteilende Ärztliche Ehrengerichtshof außerhalb der ordentlichen Gerichtsbarkeit „standesrechtliche Verfehlungen" der mecklenburgischen Ärzte zu untersuchen und gegebenenfalls zu ahnden. Aus heutiger Sicht wurden vor diesen berufsständischen Gerichten zumeist Petitessen und persönliche Querelen verhandelt.[75)]

Einem bislang weitgehend unerforschten Aspekt widmen wir uns in dem Kapitel zu den im Deutschen Reich und in Mecklenburg bestehenden Krankenanstalten. Erstmals werden hier die Orte erwähnt, in denen in Mecklenburg Krankenhäuser bestanden; neben der Zahl der Krankenanstalten werden hier vor allem deren Spezialisierung, die Leistungspalette und die Bettenkapazität sowie der

70) Aus einem Vortrag der BDM-Reichsreferentin Jutta Rüdiger, in: Reichs-Jugend-Pressedienst. Sonderdienst, 17.1.1938.
71) Nicht veröffentlichter Runderlaß des Reichsministers des Innern, 3.12.1942; hier zitiert nach: Vorschriften-Handbuch der Hitler-Jugend, S. 3046 f.
72) Vgl. dazu das Kapitel: Die Ärzteschaft im Deutschen Reich und in Mecklenburg. Zahlenmäßige Entwicklung 1800-1945, S. 266 ff.
73) Vgl. dazu das Kapitel: Die soziale Lage der Ärzte, S. 300 ff.
74) Vgl. dazu das Kapitel: Die Mecklenburgische Ärztekammer, S. 317 ff.
75) Vgl. dazu das Kapitel: Die Ärztlichen Ehrengerichte und der Ärztliche Ehrengerichtshof, S. 342 ff.

Umfang der dort betreuten Patienten in den Blick genommen. In einem Exkurs gehen wir auch auf das Krankenpflegepersonal ein.[76]

In einer damit korrespondierenden Studie werden Art und Umfang der breiten Palette der in Deutschland auftretenden Krankheiten beleuchtet und die daraus vielfach resultierenden Todesfälle behandelt. Zu den Haupttodesursachen gehörten Erkrankungen der Kreislauforgane, Krebs und Infektionskrankheiten, weniger dagegen jedoch Todesfälle wegen Altersschwäche. Sichtbar wird, daß im Verlauf des Dritten Reichs die Zahl der Erkrankungen sowie die Zahl der krankheits- und unfallbedingten Todesfälle signifikant anstiegen – nicht zuletzt als Folge des gerade in der Kriegszeit zunehmenden Mangels an Ärzten, Krankenhausbetten und Medikamenten. Zwei Fälle von Todesursachen werden gesondert betrachtet: zum einen die Todesursache Suizid – 1939 etwa nahmen sich in Deutschland mehr als 22.000 Personen das Leben (fast 20 Prozent mehr als noch 1933) –, zum anderen das breite Spektrum der Todesursache Verunglückungen – 1939 kamen im Reich fast 38.000 Personen durch Unglücksfälle ums Leben, vielfach durch Arbeitsunfälle (fast 80 Prozent mehr als noch 1933). In diesem Kapitel werden außerdem ausführlich zwei der gefährlichsten Krankheiten in Deutschland – Krebs und Tuberkulose – betrachtet und deren Bekämpfung geschildert. Auffällig und erstaunlich ist, daß sich Mecklenburg durch die Erstellung des ersten landesweiten Krebsregisters zu einem führenden Akteur in der deutschen Krebsforschung entwickelte und daß Mecklenburg durch die 1939 erfolgte Gauröntgenaktion, bei der die gesamte erwachsene Bevölkerung untersucht wurde, zum deutschlandweiten Vorreiter bei der Tuberkulosebekämpfung avancierte.[77]

Das Gegenstück zu den Todesfällen bilden die Geburten, bei denen auch im Dritten Reich die Hebammen eine dominierende Rolle spielten, die sie aber langsam an die geburtshilflich tätigen Ärzte zu verlieren drohten. Die Zahl der zumeist unterbezahlten und nicht selten betagten Hebammen ist im Deutschen Reich wie in Mecklenburg beständig zurückgegangen. Sichtbar werden in diesem Abschnitt die im Dritten Reich geführten Auseinandersetzungen um die Frage Haus- oder Klinikgeburt, wobei von NS-offizieller Seite einerseits die Entbindungen im häuslichen Umfeld favorisiert wurden, während andererseits zugleich anerkannt werden mußte, daß die Säuglingssterblichkeit in speziell dafür ausgerichteten Geburtskliniken deutlich geringer war. Um aber die Bettenkapazität in den Krankenhäusern vor allem für verwundete Wehrmachtsangehörige vorzuhalten, wurde dennoch auf Hausgeburten orientiert. Den Geburtenzahlen – die im Dritten Reich gesteigert wurden – und der Säuglingssterblichkeit – die bis in die Kriegszeit hinein gesenkt werden konnte – haben die NS-Funktionäre aus „volksbiologischen", also bevölkerungspolitischen Gründen stets eine hohe Aufmerksamkeit zugewandt; ebenso den Schwangerschaftsabbrüchen, die über ein ausgefeiltes Beobachtungs- und Meldesystem verfolgt und zum Teil drakonisch bestraft wurden, während Abtreibungen bei ausländischen Zwangsarbeiterinnen gefördert und forciert wurden.[78]

Ein bis in die Gegenwart anhaltend vieldiskutiertes Thema war und ist die Mitgliedschaft und die Rolle von Ärzten in NS-Organisationen, hier vor allem in der NSDAP. Generell wurde bislang kolportiert, daß die Ärzte zu denjenigen Berufsgruppen gehörten, die sich am stärksten in der NS-Partei und deren Suborganisationen engagiert haben – vielfach ohne dies konkret zu belegen. Das Interesse an diesem Sachverhalt rührt auch daher, daß sich Ärzte sowohl vor 1933 als auch nach 1945 nur in geringem Maße (partei)politisch betätigt haben, warum also in der Zeit des Dritten Reichs? Gab es gerade unter der Medizinerschaft eine besonders hohe NS-Affinität, eine außergewöhnlich starke Neigung, sich mit den oben skizzierten medizinalpolitischen Vorstellungen der Nationalsozialisten zu identifizieren und sich für deren Durchsetzung einzusetzen? Wir haben im Unterschied zu anderen Vergleichsstudien und teilweise problematischen Hochrechnungen erstmals die gesamte Ärzteschaft eines Landes bzw. NSDAP-Gaues in den Blick genommen und sowohl untersucht, wieviele Mediziner tatsächlich der NS-Partei und ihren Gliederungen beigetreten sind, als auch analysiert, wieviele von ihnen dort Funktionen übernommen haben. Das Ergebnis ist ambivalent. Immerhin mindestens 955 der 2.300 zwischen 1929 und 1945 in Mecklenburg tätigen Ärzte und Ärztinnen

76) Vgl. dazu das Kapitel: Die Krankenanstalten im Deutschen Reich und in Mecklenburg, S. 352 ff.
77) Vgl. dazu das Kapitel: Krankheiten, Todesfälle und Todesursachen im Deutschen Reich und in Mecklenburg, S. 387 ff.
78) Vgl. dazu das Kapitel: Geburten, Säuglingssterblichkeit, Schwangerschaftsabbrüche und Hebammen im Deutschen Reich und in Mecklenburg, S. 430 ff.

haben der NSDAP angehört (41,5 Prozent),[79] was im Umkehrschluß zu der Aussage verleiten könnte, daß wenigstens 58 Prozent, also mehr als die Hälfte der mecklenburgischen Mediziner nicht der NS-Partei angehört haben. Zu beachten ist auch, daß es innerhalb der verschiedenen Kategorien bzw. Statusgruppen der Ärzteschaft erhebliche Unterschiede des NS-Engagements gegeben hat. Erstaunlicherweise haben – zumindest in Mecklenburg – nur 445 Ärzte und Ärztinnen ihrer berufsständischen Organisation, dem NS-Ärztebund, angehört; das waren gerade einmal 19,3 Prozent aller in unserem Untersuchungszeitraum tätigen Mediziner. Dagegen konnten wir belegen, daß es gerade Ärzte waren, die in den Rassenpolitischen Ämtern und in den Ämtern für Volksgesundheit der NSDAP eine führende Rolle eingenommen haben.[80]

Im Rahmen unserer Einzeldarstellungen haben wir uns auch denjenigen Medizinern gewidmet, die als Militärärzte bzw. Sanitätsoffiziere der Reichswehr und der Wehrmacht sowohl im Reich als auch in Mecklenburg tätig waren. Hatte es schon im Ersten Weltkrieg deutlich zu wenig Militärärzte gegeben, so gestaltete sich die Situation im Zweiten Weltkrieg noch dramatischer. Waren im Ersten Weltkrieg mehr als zwei Drittel aller in Frage kommenden mecklenburgischen Ärzte zum Kriegseinsatz einberufen worden, so waren es im Zweiten Weltkrieg immer noch mehr als die Hälfte. Ohne die aus dem zivilärztlichen Bereich rekrutierten Mediziner wäre das Sanitätswesen der Wehrmacht und der Waffen-SS funktionsunfähig gewesen. Wie wir belegen konnten, hat die radikale Einziehungspraxis gerade der Wehrmacht zu einer erheblichen Einschränkung der zivilärztlichen Versorgung an der Heimatfront geführt, was von der NS-Führung fast bedenkenlos akzeptiert wurde.[81]

Im Rahmen des im nationalsozialistischen Deutschland forcierten Bereichs der Arbeits- und Leistungsmedizin führte das Konzept der Gesundheitsführung zu einer vielseitigen Erschließung von menschlichen Leistungsreserven. Ziel war hierbei weniger eine Gesundheitspolitik zur Erhöhung des Lebensalters als vielmehr gesundheitspolitische Maßnahmen zur Steigerung des produktiven Leistungsalters der in der Wirtschaft tätigen Menschen. Derartige Bestrebungen rückten im Zusammenhang mit der durch den Vierjahresplan begonnenen Phase der konzentrierten Vorbereitung auf einen Krieg ebenfalls in den Mittelpunkt der Gesundheitspolitik. Über ein System von Betriebs- bzw. Werksärzten sollten auch präventiv Bedingungen geschaffen werden, unter denen die Ausbeutung der menschlichen Arbeitskraft erhöht werden konnte. Zudem wurden Ärzte von den Gauamtsleitern für Volksgesundheit der NSDAP mit Approbationsentzug, Geld- und Freiheitsstrafen bedroht, wenn sie bei der Ausstellung von Attesten und Krankschreibungen nicht die „notwendige Härte" walten ließen.[82]

Nachdem Medizinerinnen schon seit der ab 1900 erfolgten Zulassung von Frauen zum Studium in Deutschland von ihren männlichen Kollegen zumeist aus Konkurrenzgründen nicht gern gesehen und auf allen Ebenen behindert worden waren, waren Ärztinnen im Dritten Reich eigentlich nicht mehr vorgesehen. 1909 sind in Deutschland erstmals Ärztinnen registriert worden. Unter den damals 30.588 Medizinern machten die 82 Ärztinnen gerade einmal 0,3 Prozent aus. Danach stieg die Zahl der approbierten Medizinerinnen deutlich an. 1933 waren in Deutschland bereits 2.309 Ärztinnen in eigener Praxis tätig (6,5 Prozent der niedergelassenen Mediziner), und 1939 hat es im Deutschen Reich schon 3.636 praktizierende Ärztinnen gegeben. Der Frauenanteil an der gesamten praktizierenden Ärzteschaft lag zu diesem Zeitpunkt im Reichsdurchschnitt bei 7,6 Prozent, während die 27 praktizierenden Ärztinnen in Mecklenburg lediglich einen Anteil von 5,1 Prozent an der dortigen Ärzteschaft ausmachten. Vor allem im Zusammenhang mit dem sich seit Kriegsbeginn verstärkenden Ärztemangel wurde versucht, Ärztinnen mit einer Dienstverpflichtung zu reaktivieren. 1942 wurden im Großdeutschen Reich insgesamt 9.426 approbierte Ärztinnen gezählt; damit waren – formal gesehen – im Reichsdurchschnitt rund 12,4 Prozent der Ärzteschaft Frauen, wenngleich zu diesem Zeitpunkt nur 78 Prozent von ihnen auch ärztlich berufstätig waren. Die meisten der Frauen arbeiteten nunmehr als angestellte Ärztinnen in Kliniken und Krankenanstalten sowie in Behörden

79) Der Anteil der 1.986 Ärzten unseres Untersuchungszeitraums, die der NSDAP beigetreten sind, lag bei 44,6 Prozent, der Anteil der 314 Ärztinnen bei 22 Prozent.
80) Vgl. dazu das Kapitel: Ärzte als Mitglieder und Funktionäre in NS-Organisationen, S. 455 ff.
81) Vgl. dazu das Kapitel: Militärärzte bzw. Sanitätsoffiziere der Reichswehr/Wehrmacht im Deutschen Reich und in Mecklenburg, S. 469 ff.
82) Vgl. dazu das Kapitel: Werks-, Betriebs- und Revierärzte im Deutschen Reich und in Mecklenburg, S. 491 ff.

und Staatlichen Gesundheitsämtern, während innerhalb der weiblichen Medizinerschaft der Anteil der niedergelassenen Ärztinnen in eigener Praxis von 1935 (68 Prozent) über 1939 (33 Prozent) bis 1942 (23 Prozent) deutlich zurückgegangen ist. In unserem gesamten, von 1929 bis 1945 reichenden Untersuchungszeitraum konnten wir für Mecklenburg 314 approbierte Ärztinnen aller Kategorien ermitteln; das waren 13,7 Prozent der gesamten Medizinerschaft des Landes. Lediglich 48 der 314 Medizinerinnen in Mecklenburg haben als niedergelassene Ärztinnen in eigener Praxis gewirkt (15,2 Prozent).[83)]

Im Frühjahr 1933, kurz nach der nationalsozialistischen Machtübernahme, sind im Deutschen Reich 5.557 jüdische Ärzte gezählt worden, die damit einen Anteil von 10,9 Prozent aller deutschen Ärzte ausmachten; dagegen stellten Juden zu dieser Zeit nur 0,74 Prozent aller in Deutschland tätigen Erwerbspersonen. Diese Diskrepanz machten sich die Nationalsozialisten zunächst propagandistisch, dann gesetzgeberisch zunutze, um jüdische Ärzte aus dem Medizinalbereich zu verdrängen. Über einen umfassenden Maßnahmenkatalog wurden bis 1938 nahezu alle jüdischen Mediziner aus dem Arztberuf verdrängt; lediglich wenige hundert jüdische Ärzte durften in Deutschland seitdem als sogenannte Krankenbehandler für die immer weiter sinkende jüdische Bevölkerung ärztlich tätig sein. In Mecklenburg wirkten 1933 noch 35 jüdische Ärzte; das waren 5,9 Prozent der im Lande registrierten Mediziner. 1937 gab es nur noch acht niedergelassene jüdische Ärzte im Lande, und schon Ende 1938 praktizierte kein jüdischer Mediziner mehr in Mecklenburg; „Krankenbehandler" gab es hier nicht.[84)]

Nach dem Erlaß des Gesetzes über die Vereinheitlichung des Gesundheitswesens wurden 1935 im Deutschen Reich die Staatlichen Gesundheitsämter errichtet, die weit mehr waren als eine bloße Fortsetzung der bisherigen Institution der Kreisärzte. Mit den neu etablierten Gesundheitsämtern gewann das staatlich kontrollierte öffentliche Gesundheitswesen erheblich an Bedeutung. In einem speziellen Abschnitt wird der umfangreiche, mindestens 27 sachliche Teilbereiche umfassende Aufgabenkatalog der Staatlichen Gesundheitsämter bei der „Förderung der allgemeinen Gesundheitspflege" dargestellt, zu dem die „Ortschaftshygiene", darunter die Überwachung der Wasser-, Boden-, Luft- und Lebensmittelhygiene, ebenso gehörte wie etwa das Bade- und Bestattungswesen, der Gas- und Luftschutz oder die Schwangeren- und Mütterfürsorge, aber auch die Seuchenbekämpfung, die Durchführung der Schutzimpfungen oder der Reihenuntersuchungen und die Ausstellung von Ehetauglichkeitsbescheinigungen. Zur Hauptaufgabe der Gesundheitsämter aber avancierte die „Förderung der quantitativen und qualitativen Bevölkerungspolitik", die vor allem die „Mitwirkung bei der Durchführung des Gesetzes zur Verhütung erbkranken Nachwuchses" betraf. Die Gesundheitsämter entwickelten sich zu den zentralen Sammel- und Begutachtungsstellen bei der Erfassung vermeintlich „erbkranker" Personen. Dort wurden die von den Ärzten und anderen Medizinalpersonen eingehenden Meldungen über „Erbkranke" erfaßt, gesammelt, beurteilt und mit präjudizierenden Gutachten an die Erbgesundheitsgerichte weitergeleitet, die über die Zwangssterilisierungen der betroffenen Personen entschieden. Nach den dort gefaßten Beschlüssen beaufsichtigten und erfaßten die zu Zentralbehörden der rassistischen NS-Gesundheitspolitik avancierten Gesundheitsämter die daraufhin erfolgten „Unfruchtbarmachungen".[85)]

Ein Kapitelkomplex behandelt die von Ärzten begangenen „Unrechtshandlungen in medizinischen Kontexten". Nach einleitenden Überlegungen, welche Handlungen denn als Medizinverbrechen zu bezeichnen sind und wer als ärztlicher Medizintäter anzusehen ist,[86)] behandeln wir drei medizinspezifische Tat- bzw. Verbrechenskomplexe. Zunächst beschreiben wir den Entstehungszusammenhang des im Juli 1933 erlassenen Gesetzes zur Verhütung erbkranken Nachwuchses und untersuchen dann, wie dieses Gesetz und seine Durchführungsverordnungen im Deutschen Reich und in Mecklenburg angewandt wurden. Dies erfolgte in einem vierstufigen Prozedere: eine zumeist von Ärzten ausgelöste *Anzeige* von vermeintlich erbkranken Personen bei den Staatlichen Gesundheitsämtern, eine Begutachtung durch die dortigen Amtsärzte, die danach *Anträge* auf Sterilisierung bei

---

83) Vgl. dazu das Kapitel: Ärztinnen im Deutschen Reich und in Mecklenburg, S. 504 ff.
84) Vgl. dazu das Kapitel: Jüdische Ärzte im Deutschen Reich und in Mecklenburg, S. 513 ff.
85) Vgl. dazu das Kapitel: Die Staatlichen Gesundheitsämter in Mecklenburg, S. 518 ff.
86) Vgl. dazu das Kapitel: Medizinverbrechen oder ärztliche „Unrechtshandlungen in medizinischen Kontexten", S. 575 ff.

den zuständigen Erbgesundheitsgerichten stellten, die mit einem Juristen und zwei Ärzten besetzt waren, die dann einen *Beschluß* faßten, der in den meisten Fällen eine Unfruchtbarmachung der als „erbkrank" Verdächtigen vorsah, und schließlich die operative *Ausführung* der Urteile der Erbgesundheitsgerichte durch spezialisierte Ärzte. Auf allen vier Handlungsebenen agierten Ärzte; Zentralstelle waren die Staatlichen Gesundheitsämter. Die ungefähren Dimensionen der im Reich sowie in den eroberten und eingegliederten Gebieten sterilisierten Personen sind bekannt; bislang nicht bekannt waren die Zahlen der in Mecklenburg unfruchtbar gemachten Männer und Frauen. Während von einer Gesamtzahl von rund 400.000 sterilisierten Personen auszugehen ist, konnten wir für Mecklenburg mindestens 5.324 unfruchtbar gemachte Menschen ermitteln. Trotz dieser vermeintlich geringen Größenordnung ist zu konstatieren, daß in den ersten Jahren des Wirksamwerdens des Gesetzes in Mecklenburg – bezogen auf die dortigen Einwohnerzahlen – die reichsweit meisten Personen angezeigt und sterilisiert worden sind. Mecklenburg war also Spitzenreiter bei der Umsetzung des Gesetzes zur Verhütung erbkranken Nachwuchses.[87)]

Die seit 1939 unter dem euphemistischen Begriff „Euthanasie" erfolgten Mordaktionen zur Tötung von geistig behinderten und psychisch kranken Menschen gehören zu den radikalsten, augenfälligsten – und am besten erforschten – Medizinverbrechen des NS-Regimes. Mindestens 196.000 Patienten aus deutschen Heil- und Pflegeanstalten, 80.000 Menschen in polnischen, sowjetischen und französischen Anstalten sowie wenigstens 20.000 in „Euthanasie"-Anstalten ermordete KZ-Häftlinge waren Opfer einer vom NS-Herrschaftsapparat initiierten, planrational durchgeführten, tendenziell vollständigen Vernichtung einer festumrissenen Gruppe von Menschen, die damit alle Kriterien eines Genozids erfüllte. In Mecklenburg entwickelte sich die Heil- und Pflegeanstalt Sachsenberg in Schwerin sowohl zu einer Durchgangsstation für die vor allem in der Euthanasieanstalt Bernburg ermordeten Psychiatriepatienten als auch zu einer eigenständigen Tötungsstelle, zum „regionalen Tötungszentrum" in Mecklenburg. Allein hier sind – durch aktives Handeln bzw. durch bewußtes Unterlassen von Ärzten – mindestens 1.900 Patienten durch Medikamente und Gifte, durch gezielte Nichtbehandlung, durch Hunger und Kälte ums Leben gekommen.[88)]

Ein dritter Tatkomplex von Medizinverbrechen erfolgte in dem damals auf mecklenburgischem Staatsgebiet liegenden Konzentrationslager Ravensbrück. Wir konnten mindestens 27 Ärzte und drei Ärztinnen namhaft machen, die hier sowohl Menschenversuche an Häftlingen vorgenommen und dabei deren Verstümmelung und Tod bewußt in Kauf genommen haben als auch an der Selektion und der direkten Tötung von den im Konzentrationslager internierten Personen beteiligt waren.[89)]

In einem weiteren Kapitel betrachten wir die Ärzte, die in der Zeit des Kaiserreichs, der Weimarer Republik oder im Dritten Reich mit den dort herrschenden Gesetzen „in Konflikt" geraten sind. Dabei war die Deliktlage im Prinzip dieselbe wie bei der nichtärztlichen „Normalbevölkerung". Uns sind mindestens 143 Mediziner bekanntgeworden, die wegen Verbrechen wie Totschlag, fahrlässiger Tötung und Körperverletzung, aber auch wegen Delikten der „normalen Kleinkriminalität" wie etwa Beleidigung, Verleumdung, Meineid, Betrug und Steuerhinterziehung, Alkoholismus, Trunkenheit am Steuer, Disziplinlosigkeit und Befehlsverweigerung oder unterlassener Hilfeleistung verurteilt wurden. Hinzu kamen justizielle Verfolgungen wegen Sittlichkeitsvergehen und Sexualdelikten, wie etwa Homosexualität, sexueller Mißbrauch, Vergewaltigung oder Inzest. Im Zweiten Weltkrieg kamen die sogenannten Kriegswirtschaftsverbrechen, Heimtückefälle oder Wehrkraftzersetzung hinzu. Medizinerspezifische Delikte waren absichtlich falsche Liquidationen oder grobe ärztliche Kunstfehler. Fast die Hälfte der im Dritten Reich bei Ärzten verfolgten Straftatbestände betrafen drei Deliktgruppen: illegale Schwangerschaftsabbrüche, Drogendelikte und Verstöße gegen die Reichsärzteordnung.[90)]

Ärzte wurden jedoch nicht nur verfolgt, sondern staatlicherseits auch ausgezeichnet und anderweitig geehrt, so etwa mit Titeln wie Sanitätsrat oder Medizinalrat, die in der Zeit des Kaiserreichs, der Weimarer Republik und im Dritten Reich verliehen wurden. Ausführlich beleuchtet werden die

---

87) Vgl. dazu das Kapitel: Das Gesetz zur Verhütung erbkranken Nachwuchses und seine Anwendung im Deutschen Reich und in Mecklenburg, S. 585 ff.

88) Vgl. dazu das Kapitel: Euthanasiemorde in Mecklenburg, S. 635 ff.

89) Vgl. dazu das Kapitel: Ärzte und Menschenversuche im Konzentrationslager Ravensbrück, S. 651 ff.

90) Vgl. dazu das Kapitel: Ärzte im Konflikt mit dem Gesetz. Art und Umfang der Strafverfolgung, S. 658 ff.

Auszeichnungen, die die in unserem Untersuchungszeitraum tätigen Ärzte nach Kriegsende in der Bundesrepublik und in der DDR erhalten haben. Auffällig ist, wie wenig in den beiden deutschen Nachfolgestaaten dabei ein früheres Bekenntnis der geehrten Ärzte zum Nationalsozialismus und deren Engagement für die Durchsetzung der NS-Gesundheitspolitik eine Rolle spielten. Bei Straßenbenennungen und der Verleihung von Ehrenbürgerschaften wurden sowohl ehemalige „NS-Ärzte" als auch verfolgte und ermordete jüdische Mediziner berücksichtigt.[91)]

Mindestens 2.189 der 2.300 von uns erfaßten Ärzte, die zwischen 1929 und 1945 in Mecklenburg tätig waren, trugen im Untersuchungszeitraum den medizinischen Doktortitel (95,2 Prozent); während von den Ärztinnen 85 Prozent promoviert waren, lag die Promotionsrate der Ärzte bei fast 97 Prozent. Wir haben die Promotionsthemen, die in den Ärztebiographien im zweiten Band dieser Arbeit jeweils aufgeführt werden, in den Blick genommen und daraus ein zeitgeschichtlich interessantes Ranking ermittelt.[92)]

Im letzten Kapitel unserer Einzeldarstellungen haben wir versucht, eine statistische Auswertung der zwischen 1929 und 1945 in Mecklenburg tätigen Ärzte vorzunehmen; dabei haben wir uns auf erfaß-, meß- und vergleichbare Kategorien konzentriert. Analysiert wurden zunächst die einzelnen Arztkategorien bzw. Statusgruppen der zwischen 1929 und 1945 in Mecklenburg tätigen Mediziner; deutlich wurde – wie schon weiter oben erwähnt –, daß von einer einheitlichen, monolithischen Ärzteschaft nicht gesprochen werden kann, sondern von einem hohen Differenzierungsgrad auszugehen ist, der sowohl für die konkreten Berufspraktiken als auch für den sozialen Status der einzelnen Mediziner eine wichtige Rolle spielte; bedeutsam und zu beachten waren und sind auch die unterschiedlichen generationellen Prägungen der Ärzte.

Neben der vielfältigen geographischen Herkunft und einer großen Mobilität – lediglich ein gutes Fünftel der in Mecklenburg tätigen Ärzte wurde auch im Lande geboren – haben wir uns erstmals ausführlich mit der sozialen Herkunft der mecklenburgischen Ärzteschaft beschäftigt. Durchaus überrascht hat uns die Tatsache, daß lediglich gut 14 Prozent der Väter der von uns betrachteten Ärzte auch Humanmediziner gewesen sind, sich die mecklenburgische Ärzteschaft also keineswegs aus sich selbst rekrutiert hat. Die Väter der meisten mecklenburgischen Ärzte waren Beamte aller Rangstufen, Angestellte aller Hierarchieebenen und Gewerbetreibende jedweden Grades; aus Arbeiter- und Handwerkerhaushalten stammten nur wenige Ärzte.

Eine hohe Mobilität der späteren Ärzte ist auch bei der Wahl ihrer Studienorte festzustellen. Auch hier hat uns erstaunt, daß die reichsweit zu den kleinsten Hochschulen gehörende Universität Rostock der mit Abstand wenn schon nicht beliebteste, so doch am häufigsten gewählte Studienort für diejenigen Medizinstudenten war, die später als Ärzte in Mecklenburg tätig wurden.

Die 2.300 von uns ermittelten Ärzte, die in der NS-Zeit in Mecklenburg praktiziert haben, sind zwischen 1840 und 1922, also in einem Zeitraum von 82 Jahren geboren worden, gehörten also mindestens drei Generationen an. Diese breite zeitliche Schichtung hatte erhebliche Auswirkungen auf ihr medizinisches Wirken im Dritten Reich. Mehr als die Hälfte der während der Kriegszeit in Deutschland praktizierenden Ärzte hatte das 50. Lebensjahr überschritten und war noch im Kaiserreich und in den Jahren der Weimarer Republik professionell und politisch sozialisiert worden. Gerade bei diesen „älteren Herren" ist eine geringere Eindringtiefe nationalsozialistischen Gedankengutes in die ärztliche Praxis zu beobachten als bei ihren jüngeren Berufskollegen.

Die mecklenburgischen Ärzte sind in einem Alter zwischen 24 und 108 Jahren gestorben, wobei am kürzesten und am längsten jeweils eine Ärztin lebte. Die durchschnittliche Lebenserwartung der in Mecklenburg tätigen Mediziner lag bei 70,8 Jahren, angesichts der Arbeits- und Lebensbedingungen in unserem Untersuchungszeitraum ein vergleichsweise hohes Lebensalter. Mindestens 70 der von uns betrachteten Mediziner haben ihr Leben durch einen Suizid selbst beendet, und mindestens 88 Ärzte sind im Zweiten Weltkrieg gefallen oder ihren dort erlittenen Verwundungen erlegen.

Uns hat auch interessiert, wen die Ärztinnen und Ärzte als Ehepartner gewählt haben, wieviele sich haben scheiden lassen, wieviele sich danach wiederverheiratet haben und wieviele Kinder aus diesen Ehen entstanden sind, aber auch, wieviele ein Leben lang unverheiratet geblieben sind; wäh-

91) Vgl. dazu das Kapitel: Staatliche Auszeichnungen und anderweitige Ehrungen für Ärzte, S. 663 ff.
92) Vgl. dazu das Kapitel: Promotionen und Dissertationsthemen der Ärzte, S. 676 ff.

rend nur knapp vier Prozent der Ärzte niemals geheiratet haben, blieben immerhin mehr als 27 Prozent der Ärztinnen lebenslang ledig. In den Blick genommen haben wir auch die Lebenswege der mecklenburgischen Ärzte nach dem Kriegsende und der damit verbundenen Zerschlagung des NS-Regimes. Ein erheblicher Teil der Ärzte hat die SBZ bzw. die DDR verlassen, nahezu ebenso viele sind in Mecklenburg bzw. in der DDR geblieben.[93)]

Zum Ende unserer Arbeiten an dieser Veröffentlichung haben wir eine Übersicht zusammengestellt, in der die langjährig – mindestens 15 Jahre – in Mecklenburg tätigen Ärzte und ihre Wirkungsorte genannt werden. Diese Mediziner – zumeist niedergelassene Ärzte und damit Angehörige der von uns als „Kerngruppe" der mecklenburgischen Ärzteschaft bezeichneten Ärzte und Ärztinnen – haben in unserem Untersuchungszeitraum die Hauptarbeit bei der gesundheitlichen Versorgung der mecklenburgischen Bevölkerung geleistet.

Den Abschluß des ersten Bandes bilden das Quellen- und Literaturverzeichnis, in dem die für diese Darstellung verwandten Publikationen und ungedruckten Unterlagen aufgeführt werden; hinzu kommen ein Abkürzungsverzeichnis und ein Fotonachweis.

Das Ortsregister enthält die Namen von 469 Städten und Gemeinden; nicht aufgenommen wurden Kontinente, Länder, Regionen und Landschaften. Mit diesem Register sollen – wie im zweiten Band, in dessen Ortsregister 3.878 Ortschaften erfaßt wurden – weitere regionale Forschungen angeregt und erleichtert werden.

In der Rubrik „Danksagung" haben wir diejenigen Institutionen und Dienststellen, Ämter und Behörden, Universitäten und Institute, Archive und Bibliotheken sowie diejenigen Personen zusammengestellt, die uns im Laufe der vergangenen Jahre bei der Arbeit an der vorliegenden Publikation mit zahlreichen Auskünften und Informationen, Unterlagen und Fotos, mit großen und kleineren Hilfestellungen sowie durch vielfältige logistische Mitarbeit unterstützt haben.

Beide Autoren dieser Arbeit bekennen sich zur alten, traditionellen deutschen Rechtschreibung, weshalb diese durchgängig für die vorliegende Darstellung verwandt wurde.

Berlin/Rostock, Dezember 2022

Wir würden uns freuen, wenn aufmerksame Leser und Leserinnen uns auf sachliche Fehler hinweisen sowie Berichtigungen und Ergänzungen beisteuern könnten. Entsprechende Mitteilungen sind zu richten an:

Dr. Michael Buddrus
Institut für Zeitgeschichte München-Berlin
Finckensteinallee 85-87
12205 Berlin
buddrus@ifz-muenchen.de

Angrit Lorenzen-Schmidt
Geschichtswerkstatt Rostock e.V.
Kröpeliner Tor
18055 Rostock
kontakt@geschichtswerkstatt-rostock.de

93) Vgl. dazu das Kapitel: Ärzte in Mecklenburg 1929-1945. Inhaltlich-statistische Auswertungen, S. 678 ff.

Medizinalverhältnisse, gesetzliche Grundlagen und berufliche Rahmenbedingungen für das Wirken der mecklenburgischen Ärzteschaft 1683-1840

Georg Heinrich Masius kommt – neben vielem anderen – das große Verdienst zu, die Anfänge der mecklenburgischen Medizinal*gesetzgebung* umfassend dokumentiert und kommentiert zu haben. Bei seinen Bemühungen hat er sich – gewissermaßen nebenbei und implizit – auch der Darstellung der Medizinal*verhältnisse* in Mecklenburg vom Ende des 17. bis zum Beginn des 19. Jahrhunderts gewidmet. Für diese bislang von keinem Historiker oder Mediziner in einem derart großen Umfang übernommene Aufgabe war Masius nicht zuletzt aufgrund seiner Berufsbiographie besonders prädestiniert, die ihm ermöglichte, die wichtigsten Wirkungsgebiete eines damaligen Mediziners zu erleben. Hinzu kam sein großes Interesse – man könnte es auch Sendungsbewußtsein nennen –, den verschiedenen Kategorien der mecklenburgischen Medizinalpersonen die rechtlichen Grundlagen für ihr Wirken zu präsentieren. Dies tat er in mehreren einschlägigen Veröffentlichungen, in denen er die oft verstreut überlieferten und für einen Nichtfachmann nur schwer zu erreichenden Vorschriften penibel zusammenfaßte.[1)]

Georg Heinrich Masius, am 3. Dezember 1771 in Schwerin geborener Sohn eines herzoglichen Hofarztes, war nach einem Theologie- und einem Medizinstudium zunächst als praktischer Arzt in Schwerin und in Gnoien tätig, amtierte dann als Kreisphysikus in Laage, Lübz, Tessin und Gnoien, wurde als Hofmedicus nach Schwerin berufen, bevor er 1806 als ordentlicher Professor für Medizin und Arzneiwissenschaft an die Universität Rostock ging, wo er nach 17jährigem Wirken am 24. August 1823 im Alter von nur 51 Jahren als designierter Rektor dieser Hochschule im Amt verstarb.[2)]

Neben seinen universitären Aufgaben war Masius auch ein eifriger Autor medizinischer, medizinalpolitischer und medizinhistorischer Schriften, hatte im Jahre 1811 selbst eine Zusammenstellung aller zu diesem Zeitpunkt gültigen mecklenburgischen „Medizinalgesetze" herausgegeben[3)] und im Jahre 1814 eine Zustandsbeschreibung des mecklenburgischen Medizinalwesens veröffentlicht. In dieser vermerkte er, daß im Lande zwar eine herzogliche „Medizinalgesetzgebung" existierte, daß bei der „medizinischen Gesetzgebung jedoch die Landstände mit Gutachten und Erinnerungen" mit dieser höchstamtlichen Legislatur „concurriren" würden, woraus sich – so Masius vorsichtig, diplomatisch und medizinische Begrifflichkeit bemühend – „ungesunde" Dualitäten ergäben.[4)]

„Die Geschichte der Medizinalgesetzgebung Mecklenburgs" lasse sich, so Masius, „nicht bis auf frühere Jahrhunderte zurückführen". Denn „beym gänzlichen Mangel früherer Spuren von medizinischen Verfügungen und Anstalten" könne „unsere Medizinalzeitrechnung erst mit dem Jahre 1683 anfangen". Und bei der Betrachtung der Situation zum Ende des 17. Jahrhunderts kam Masius zu dem Schluß, „daß der Medizinalzustand des Landes um diese Zeit höchst traurig und barbarisch" war; „die Arzneikunst" hatte „beinahe gar keinen Einfluß auf die Regierung". Lediglich „beim Toben pestilenzialischer Krankheiten, von welchen das Land im 16ten und 17ten Jahrhundert häufig heimgesucht" worden war, seien „einige, dem Zeitalter entsprechende Verordnungen veranlaßt" worden. Mit Ausnahme der Stadt Rostock seien „noch keine öffentlichen Aerzte bestellet" gewesen, und „die Medicinalpersonen" agierten „gänzlich frei von dem Zwange verbietender oder beschränkender Medizinalgesetze, und ohne Aufsicht. Nur einige der größeren Städte hatten promovirte Aerzte", und „die Heilkunde befand sich größtentheils in den Händen eigentlicher Bader, die den Namen Chirur-

1) Vgl. dazu neben zahlreichen Aufsätzen etwa die von Masius verfaßten oder herausgegebenen Schriften: Medizinischer Kalender für Ärzte und Nichtärzte; Allmanach für Ärzte und Nichtärzte; Bruchstücke einer Geschichte der Medicinalgesetzgebung im Herzogthum Mecklenburg-Schwerin; Handbuch der Medicinal-Polizei-Gesetzgebung im Großherzogthum Mecklenburg-Schwerin; Uebersicht der Medizinalverfassung und Medizinalverwaltung in den Herzogthümern Schwedisch-Pommern und Mecklenburg; Mecklenburg-Schwerinsche Medizinal-Gesetze.

2) In einem Nachruf hieß es u.a.: „Seine schriftstellerische Thätigkeit ist bekannt, weniger vielleicht der rastlose Eifer, mit welchem er in den Medizinalangelegenheiten seines Vaterlandes eine bessere Ordnung herbei zu führen strebte." Neuer Nekrolog der Deutschen, Bd. 1/1823, S. 859 f.

3) Vgl. dazu Masius: Mecklenburg-Schwerinsche Medizinal-Gesetze.

4) Vgl. ders.: Uebersicht der Medizinalverfassung, S. 19-40, hier S. 29 ff.

gen führten, und wurde daneben von einheimischen und fremden Marktschreiern in den kleinen Städten, von Schulmeistern, Scharfrichtern, Schmieden und Hirten auf dem Lande ausgeübt. Selbst bedeutende Städte waren ohne Apotheken, und die an einigen Orten vorhandenen ohne legale Aufsicht. Mit dem Hebammenwesen sahe es nicht besser aus".[5)]

Bei seinen Versuchen, die mecklenburgische Medizinalgeschichte zu erforschen und zu systematisieren, bemerkte Masius schon 1811 nicht ohne Stolz, „nicht bloß eine Sammlung, sondern eine vollständige Sammlung der Medizinalgesetze des hiesigen Landes geliefert und dadurch einem von mehreren Medizinalbeamten gefühlten Bedürfnisse abgeholfen zu haben". Sein chronologisches Verzeichnis der mecklenburgischen Medizinalgesetze begann mit der im März **1683** von Herzog Gustav Adolf (1633-1695) erlassenen **„Medizinal- und Apothekerordnung"**.[6)] „Bey einem so überaus traurigen Zustande des Medizinalwesens, wo pestilenzialische Krankheiten im Lande wüteten und eine Menge von Menschen wegraften, ... konnte die höchste Nothwendigkeit der Abhülfe wenigstens der schreiendsten Mängel und Bedürfnisse ohnmöglich länger übersehen werden." Herzog Gustav Adolf habe „nicht lange nach seinem Regierungsantritt diesem bisher gänzlich vernachlässigten Zweige der Staatspolizey seine höchste Aufmerksamkeit" gewidmet und damit „für das Medizinalwesen seines Landes mehr" getan „als in dem Jahrhunderte, wo die Aufklärung über Manches, was auf physische Gesetzgebung Bezug hat, noch sehr weit zurück war, sich erwarten" ließe. „Nicht bloß, daß dieser Regent den Medicinalpersonen ihre bestimmten Gränzen anwies und durch sehr ernsthafte Verfügungen der Pfuscherei in die Heilkunde zu steuern suchte"; er habe auch „mehrere Theile des Medicinalwesens in eine gesetzliche Form gebracht", sein „Augenmerk auf die Bildung der Medicinalpersonen" gerichtet und durch „positive Gesetze" dafür gesorgt, „daß der Unterthan in Krankheiten bessere Hülfe erhalten konnte".[7)]

In dieser so gelobten herzoglichen Medizinal- und Apothekerordnung, der ersten neuzeitlichen mecklenburgischen Ärzteordnung überhaupt, formulierte der Herzog, man habe „Unsere Landesväterliche Vorsorge dahin angewendet, daß ein jeder in Unserm Lande, er sey arm oder reich", den „vorfallenden Krankheiten nicht hülflos gelassen werden möge". Dazu sollte über die bereits in Rostock, Neubrandenburg, Güstrow, Boizenburg und Malchin bestehenden Apotheken nunmehr „jeglichen Orths eine besondere Apotheke angeleget und mit aller dazu gehörigen Nothdurft, seyn es Simplica oder Composita, wohl versehen und versorget" sowie und die „Medicamenta den vermögenden Leuten um einen billigen Werth, den armen aber umsonst ... ausgefolget werden".

Zudem wurde „ein jeglicher Prediger, sowohl in den Land-Städten als auch insonderheit auf den Dörfern" verpflichtet, „sich mit allem Fleiß jederzeit bei seiner anvertrauten Gemeinde und untergebenen Pfarrkindern" darüber zu unterrichten, „ob und was für Patienten darunter vorhanden" waren und sich bei „denselben oder deren Zugehörigen und Anverwandten nach der Krankheit des Patienten" zu erkundigen; dann sollten die Geistlichen „die Krankheit mit allen Umständen aufschreiben und mit solchem Verzeichniß die Patienten oder deren Angehörige an den Medicum, der in den besagten vier Städten [Boizenburg, Güstrow, Malchin und Neubrandenburg] den Patienten am nächsten [wohnte], verweisen". Aus heutiger Sicht ist zunächst erstaunlich, daß die Pfarrer angewiesen wurden, sowohl krankheitsvorbeugend zu wirken als auch die Medikamenteneinnahme der Erkrankten genau zu überwachen. So sollte „ein jeder Prediger, sowohl öffentlich als daheim, einen jeden zur Pflegung seiner Gesundheit und [zum] Gebrauch der Medicamenten anmahnen, und vor muthwilliger Versäumnis ihrer selbst in Krankheit und anderen Fällen getreulich warnen" sowie eine „solche Verwahrlosung seiner selbst" verbieten. Die Geistlichen sollten dabei darauf achten, daß die Kranken „stracks zu Anfangs sich der Medicamenten bedienen, und nicht bis aufs letzte dasselbe verschieben sollen, dann im Anfange durch geringe Mittel das vorzubeugen, was hernach schwerlich zu wenden und wohl gar nicht zu ändern" sei. Daß vor allem Geistliche in die gesundheitliche Überwachung und Behandlung von Kranken eingebunden wurden, lag zum einen sicherlich daran, daß es im Lande einfach mehr Seelsorger als Ärzte gab; zum anderen unterstanden die Geistlichen der weltlichen Obrigkeit, waren also weisungsgebundene Aufsichtspersonen auch im nichtkirchlichen

5) Masius: Bruchstücke einer Geschichte, S. 3 f.
6) Gefolgt von einem im November desselben Jahres verfügten „Hebammenedict".
7) Masius: Bruchstücke einer Geschichte, S. 5 f.

Leben. Darüber hinaus waren Pastoren in der Regel anerkannte Personen und hatten Einfluß auf den Alltag der Menschen in ihren Gemeinden.

Dem vorbeugenden Gesundheitsschutz diente auch die Anweisung, wonach „die mittelbare Obrigkeit in den Städten und auf dem Lande ... ermahnet und befehligt“ wurde, „gleichfalls dahin zu sehen, daß ihre Bürger und Unterthanen nicht versäumet und in ihren Krankheiten trostlos gelassen werden“. Insbesondere sollten „der Adel und andere Landbegüterte ihre Unterthanen und Bauern verpflegen, versorgen, auch sie dahin halten, daß sie in vorstoßenden Krankheiten sofort von Anfangs, weil dadurch mancher kann gerettet werden, ihre Krankheit offenbaren, den Arzt suchen und darin nichts verabsäumen sollen“. Die ländliche Obrigkeit, also vor allem die gutsbesitzenden Angehörigen der Ritterschaft, wurden nachdrücklich ermahnt, sich im Krankheitsfall um die medizinische Versorgung ihrer Untertanen zu kümmern, zumal die Kranken bei Bedürftigkeit diese „Kraft Unserer Verordnung umsonst haben können“. Die Ritterschaft wurde „ernstlich befehligt, ihre Unterthanen, Dienstbothen, Verwanten und Freunde nicht rathlos zu lassen, widrigenfalls sie des versäumten nächste Schuld auf sich tragen, und es vor Gottes Gericht schwer zu büßen haben, nach der bekannten Regel: ‚Die du nicht gespeiset, oder ihrer Krankheit geätzet hast, die hast du getödtet‘“. Aber gedroht wurde nicht nur mit göttlicher, sondern auch mit weltlicher Strafe: „Wir werden auch diejenigen, so hierin nachläßig und säumig, ... mit scharfer Strafe zu belegen nicht vergeßen.“

Während die späteren deutschen Approbationsbestimmungen und Zulassungsordnungen zahlreiche in Paragraphen gegossene Bestimmungen enthielten, bestand die damalige Berufserlaubnis aus zwei Sätzen: Als Ärzte, Apotheker und Chirurgen durften in Mecklenburg nur diejenigen Personen tätig werden, wenn sie „zuvor von Unsern Leib- und andern verordneten Medicis allhier examiniret und für tüchtig erkannt worden“ sind. Dagegen sollten „alle anderen Ärzte in ... den Städten Unseres Landes, insonderheit aber und vor allen Dingen die Quacksalber, Empirici, alten Weiber und was dem mehr anhängig, ganz abgeschafft und verbothen seyn, wie denn auch kein Apotheker [oder] Barbirer“ außer den zugelassenen Chirurgen, Badern und Scharfrichtern „Leute zu curiren oder Recepte zu verordnen befugt seyn, sondern die Übertreter dieses mit Verweisung aus Unserem Land gestrafet werden sollen“.

Für die Tätigkeit der Ärzte wurde verordnet, daß sie „nicht allein auf benöthigten Fall und Erfordern sowol zu den Armen als Reichen hinausreisen, sondern auch von selbsten und ungefordert die armen unvermögenden Patienten besuchen“ sollten, wobei ihnen „die Obrigkeit eines jeden Orths die nöthige Fuhr zu verschaffen sich nicht weigern“ werde. „Damit aber Niemand aus Furcht großen Kostens scheuen möge, der Arzneimittel sich zu gebrauchen, so sollen sowol die hierzu verordneten Medici als [auch die] Apotheker jeden Orths gehalten seyn, den Armen auf Vorzeigung eines von der Obrigkeit und dem Prediger habenden Zeugnißes ihrer Dürftigkeit die Medicamente umsonst und ohne Abforderung einiger Bezahlung zu verschreiben, zu prepariren und abfolgen zu lassen.“ Auch die bestellten, also „approbierten“ Ärzte sollten die Armen und Bedürftigen „vergebens verbinden und heilen, von vermögenden Leuten aber sollen die Medici, Apotheker und Chirurgi für die Recepte und ihre Mühe ein mehreres ... fordern“.

In den Apotheken durften „keine verlegenen alten Waaren zu den verschriebenen Medicamenten verbraucht“ werden, sondern für die Arzneiherstellung durften nur „jederzeit gute frische sowol einheimische als ausländische Simplicia zu rechter Zeit gesammlet und eingekaufet werden“. Dies werde durch „Unseren Leibmedicus“ in jährlich zwei Inspektionen kontrolliert und „visitiret und alle untüchtigen und alten Materialien“ würden, „sey es was es wolle, ab- und hinweggeschafft“.

Abschließend betonte Herzog Gustav Adolf, daß er „an dem gemachten Text in allen Punckten und Articuln steif und fest halten“ und darauf sehen werde, „daß denselben befohlenermaaßen von einem jeden ... gehorsamst nachgelebet und dawider in keinerleyweise gehandelt werde“.[8)]

Wie kam es zu dieser scheinbar generösen Regelung, wonach die nichtvermögenden Landesbewohner unentgeltlich medizinisch versorgt werden sollten? Die Hauptursache dafür lag in den gesellschaftlichen und wirtschaftlichen Verhältnissen nach dem Dreißigjährigen Krieg. 1683, zum Zeitpunkt des Erlasses dieser „Medizinal- und Apothekerordnung“, lag der Dreißigjährige Krieg weniger als 40 Jahre, also gerade einmal eine Generation zurück. Durch Kampfhandlungen und Plünderungen, durch Hunger und Seuchen war die Einwohnerzahl Mecklenburgs von etwa 300.000 auf rund

8) Zitiert nach Masius: Mecklenburg-Schwerinsche Medizinalgesetze, S. 3-5.

50.000 Menschen zurückgegangen (-83 Prozent); weite Teile des Landes waren entvölkert, verwüstet und ausgeplündert, Städte und Dörfer niedergebrannt und geschleift. In dieser Situation wurden die schon 1607 begonnenen Bemühungen der Ritterschaft zur Enteignung der Bauern forciert. Nach dem Krieg versuchten die mecklenburgischen Herzöge, die (Land-)Wirtschaft des Landes wieder aufzubauen; allerdings konnte nur etwa ein Viertel der verwüsteten, verlassenen und verwaisten Bauernstellen wieder besetzt und bewirtschaftet werden, so daß sich die Gutsherren leicht gegen den stark dezimierten und wirtschaftlich ruinierten Bauernstand durchsetzen konnten. Im weitgehend entvölkerten Land kam es hinsichtlich der noch verbliebenen Landbevölkerung zu einem Bauernlegen, zu einer Enteignung bäuerlichen Besitzes größten Umfangs, in deren Folge die Bauernhöfe durch die ritterschaftliche Gutsherrschaft eingezogen und deren Gutsbesitz einverleibt wurden; die einstmals freien Bauern verloren ihren seit Jahrhunderten bearbeiteten Boden und ihre überkommenen Rechte. Mit der 1646 erlassenen und 1654 erweiterten mecklenburgischen Gesindeordnung kam es zur rechtlichen Verankerung der Leibeigenschaft. Nunmehr durfte kein Bauer seine Arbeitsstelle verlassen, ohne Genehmigung des Gutsherrn heiraten, und er hatte neben Natural- und Geldabgaben auch Fron- und Spanndienste zu leisten. Die unentgeltliche medizinische Behandlung und kostenlose Medikamentenversorgung der herzoglichen und ritterschaftlichen Untertanen resultierten vor allem aus dem Bestreben, die nach dem Dreißigjährigen Krieg stark reduzierte Bevölkerung nicht noch kleiner werden zu lassen. Leibeigene waren ein wichtiger wirtschaftlicher Faktor, um dessen Erhaltung und Mehrung man sich bemühen mußte.

Ungeachtet der für die leibeigenen Bauern katastrophalen Situation im damaligen Agrarland Mecklenburg kam Masius – ohne deren Lage und Schicksal weiter zu thematisieren – zu dem Schluß, daß es sich Herzog Gustav Adolf „ganz vorzüglich angelegen seyn“ ließ, „die traurige Lage des Landmanns und der ärmeren Volksklassen überhaupt bey eintretenden Krankheiten zu verbessern. Der Ritterschaft und den Städten wurde es zur unnachläßlichen Pflicht gemacht, ihrer kranken Bürger und Unterthanen sich anzunehmen, sie zu pflegen und für ärztlichen Beistand zu sorgen. Für die Domainen waren schon ... besondere Aerzte (Amtsmedici) bestellet, welche die Bauern und Kossaten, denen auch freie Arzney gegeben wurde, unentgeldlich behandeln mußten. Die Prediger“ hatten den Auftrag erhalten, „die zeitige Anwendung der ärztlichen Hülfe zu empfehlen und diejenigen, welche die Herbeikunft eines Arztes zu hintertreiben suchten, bei [der] Obrigkeit anzuzeigen, mit allem Fleiße die Kranken ihres Sprengels zu besuchen, ihren Zustand dem nächsten Arzt zu berichten und, von diesem belehrt, den Leidenden mit Rath und That an die Hand zu gehen“.[9)]

Doch auch wenn Masius diesen ersten und zwangsläufig rudimentären Versuch des Herzogs Gustav Adolf, die Medizinalverhältnisse im notleidenden Land zu verbessern und zu ordnen, noch so euphorisch zu begrüßen schien, wenn auch ohne zu prüfen, ob und wie diese erste mecklenburgischen Medizinalgesetzgebung praktisch umgesetzt wurde, mußte er kurz darauf konstatieren, daß dies wohl nur ein Strohfeuer gewesen war. „Nachdem auf diese Art die ersten Schritte für die Cultivirung des Medizinalwesens in Mecklenburg gethan waren“, schwieg „die vaterländische Geschichte wieder länger als ein halbes Jahrhundert von Allem, was nur entfernt Bezug auf die Medizinalgesetzgebung“ hatte. „Sey es nun, daß die Aufmerksamkeit des Landesherren durch die mancherley innern Unruhen während jener langen Periode von diesem Gegenstande abgelenkt wurde, oder daß man die Wichtigkeit desselben würklich nicht erkannte: wir haben aus dem ganzen Zeitraume [zwischen 1683 und 1751] nicht eine einzige, das Medizinalwesen angehende öffentliche Verordnung aufzuweisen.“[10)]

Diese düstere Bilanz suchte Masius zu erklären und zu entschuldigen, um dann ein ‚Licht am Ende des Tunnels‘ zu entdecken: „Erwägt man den damaligen Zustand des Landes unpartheiisch, bedenkt man, wie viele Gegenstände die Aufmerksamkeit der Landesregierung beschäftigten und mitunter dringend forderten, und sieht man dabey zugleich auf das Zeitalter selbst, in welchem man von dem wohlthätigen Einflusse eines gut geordneten Medizinalwesens auf den Staat und seine Bewohner noch nicht die Ueberzeugung hatte“, so müsse man „dasjenige, was unter der beglückenden Regierung Herzog Christian Ludwigs von Mecklenburg für die Verbesserung des Medizinalwesens

9) Masius: Bruchstücke einer Geschichte, S. 7.
10) Ebenda, S. 7 f.

geschahe, mit allem Rechte bewundern." Zwar werde man „mit unsern Kenntnissen und mit unserer Erfahrung manche diesen Gegenstand betreffende Anordnung mangelhaft finden"; man müsse sich „aber immer erinnern, wann und unter welchen Umständen sie gemacht wurden" und „auf welcher Stufe der Cultur damals die Heilkunde und alle mit ihr verwandten Wissenschaften standen. Alles dies" müsse „uns bey der Beurtheilung der von Christian Ludwig geschaffenen Medizinalverfassung leiten".[11]

Festzuhalten bleibt: Erst fast siebzig Jahre nach der ersten, von Herzog Gustav Adolf verfügten mecklenburgischen Ärzteordnung von 1683 erließ Herzog Christian Ludwig II. im Juli **1751** die mit einer Taxordnung verbundene **zweite mecklenburgische Medizinalordnung**. Nach dem Hamburger Vergleich von 1701 in zwei Mecklenburg geteilt, suchte Christian Ludwig II. (1683-1756)[12] als Regent des nunmehrigen Mecklenburg-Schwerin das rückständige Medizinalwesen u.a. durch die Etablierung von vereidigten Medizinalbeamten zu verbessern und zu modernisieren. Der Herzog hatte es in seiner Medizinalordnung „zum Besten Unsrer Unterthanen" für „nöthig gefunden, in Unsren Herzogthümern und Landen besondere Kreis-Physicos gnädigst zu ernennen, welche das Medicinal-Wesen beobachten, dessen bisherige Mißbräuche, Unordnungen und Fehler abstellen und überhaupt was zur Erhaltung oder Ersetzung der Gesundheit der Einwohner Unsrer Landen gefordert werden möchte, getreulich besorgen" sollten. Um „diesen Endzweck desto zuverlässiger zu erreichen", habe man „nachfolgende Medicinal-Ordnung abfassen und, damit keiner mit der Unwissenheit sich entschuldigen könne, durch den Druck allgemein werden lassen".

Diese „Kreis-Physici", also Kreisärzte, sollten „ihren Bestallungen und Eyden gemäß sich äußerst angelegen seyn lassen, dasjenige zu beobachten und allenthalben ins Werk zu setzen, was sowohl ihnen, als den übrigen Doctoribus Medicinae, Apothekern, Chirurgis, Badern und Hebammen in dieser Unsrer Verordnung vorgeschrieben worden" ist.

Diese hatten „also dahin zu sehen, daß es an keinem gebreche, welches zur Beförderung der Gesundheit der Einwohner sowohl in Städten als auf den Dörfern gereichet". Neben dieser allgemeinen Aufgabe galt eine weitere Sorge dem Seuchenschutz. Den „Kreis-Physici" oblag es, „genaue Achtung zu haben, daß, wann epidemische Krankheiten und Seuchen sowohl bey den Menschen als beym Vieh sich ereignen, solche Anstalten vorgekehret werden, wodurch der Fortgang und [das] Wachsthum der Seuchen baldmöglichst gehemmet werden möge". Sobald sich „ansteckende Krankheiten an Menschen oder auch am Vieh äußern", war dieses „sogleich dem Physico Circuli anzuzeigen, damit dem Uebel schleunig so viel wie möglich vorgebeuget werden möge". Um die Ausbreitung von Krankheiten und Seuchen zu verhindern, „sind die Physici verpflichtet, unter sich eine collegialische Freundschaft und fleißige Correspondence zu unterhalten, sobald sich etwas ansteckendes oder sonst außerordentliches" ergibt.

Hinsichtlich der „Apotheker, Chirurgorum, Bader und Hebammen" hatten die „Physici dahin zu sehen, daß keine anderen als tüchtige Subiecte darzu angenommen werden". Zu diesem Zweck hatten die Kreis-Physici „alle angehenden Apotheker, Chirurgos, Bader und Hebammen, bevor diese ihr Metier exerciren dürfen, in dem zu ihrem Beruf und Amt gehörigen Stücken genau und umständlich [zu] examinieren". Um den wohl bei Berufszulassungen üblichen Bestechungen vorzubeugen, ist verfügt worden, sich „durch keine Freundschaft, Recommendation, Geschenke oder andere Ursachen [bewegen zu lassen], unwissenden und untüchtigen Personen durchzuhelfen". Werde ein „Kreis-Physicus" erwischt, „welcher untauglich befundenen Personen ein Gezeugniß der Geschicklichkeit gegeben hat", so habe sich dieser „des Physicats und anderer willkührlicher Strafe würdig gemacht".

Bezüglich der medizinischen Aus- und Weiterbildung hatte Christian Ludwig II. verfügt, daß die „angehenden Medici, Chirurgi und Hebammen ... in der zu ihrem Amt und Werk gehörigen anatomischen Wissenschaft unterrichtet und zugleich zur chirurgischen Operationibus angeführet werden" sollten. Um das dazu benötigte ‚Unterrichtsmaterial' zu erhalten, sollten – „auf jedesmahlige unterthänigste Anzeige und Bitte" – „alle mit dem Schwerdt und Strange bestraften Missethäter, die todt

11) Ebenda, S. 10 f.
12) Zum Ende seiner Amtszeit sah sich Christian Ludwig II. 1755 gezwungen, den Landesgrundgesetzlichen Erbvergleich abzuschließen, der erheblich zur Festigung der Macht der Ritterschaft und zur Schwächung der mecklenburgischen Herzöge und Großherzöge beitrug.

gefundenen Vagabonden" sowie die „aus öffentlichen Fonds begrabenen" Personen „Unserem Professori Anatomiae nach der Anatomie-Cammer eingeliefert werden".

Wie schon in der Medizinalordnung von 1683 ist auch in dieser Verordnung von 1751 die Überwachung der Apotheken besonders erwähnt worden; die „Visitationes" sollten „alle Jahre und zwar im Julio und Augusto oder höchstens im September geschehen, weil um solche Zeit die Simplicia und Vegetablia mehrentheils eingesammlet werden". Wenn die beauftragten Kreis-Physici „etwas mangelhaftes und einer Correction bedürfendes antreffen", so waren sie „gehalten, selbiges schriftlich demjenigen, bey welchem solcher Mangel befunden wurde", mitzuteilen, „damit es aufs fordersamste ersetzet oder geändert werde". Im Wiederholungsfalle „soll der Physicus solches bey Unsrer Regierung melden".

Auch auf „das Betragen der Chirurgorum und Hebammen sollen die Physici ... ein wachsames Auge haben, damit selbige in ihren Schranken bleiben und keine schädlichen, verwegenen und gewissenlosen Curen unternehmen". Wenn bei diesen „einige Fehler entdeckt" werden, so seien diese entweder „durch eine Privat-Correction abzuthun" oder „mit bescheidenem Unterricht die Irrenden eines Bessern zu belehren". Sollten aber bei Chirurgen oder Hebammen „strafbare Handlungen oder gewissenlose Curen" entdeckt werden, „so hat der Physicus solches an Unsre Regierung zur gerechten Ahndung anzuzeigen".

Bei den gerichtlich angeordneten Sektionen und Besichtigungen sollten sich die Physici „aller möglichsten Vorsichtigkeit befleißigen und ihre ausführlich und umständlich einzusendenden Berichte, weil es öfters Leib und Leben anbetrifft, nach ihrer Überzeugung und nach ihrem Gewissen abfassen, so wie sie es vor Gott und Uns zu verantworten sich getrauen". Die „Reisekosten, Vorspann- und Sections-Gebühren" wurden den Physici „aus Unsren Amts-Gerichts-Revenuen" erstattet.

Nachdem der Wirkungskreis und die Befugnisse der aufsichtführenden Kreisärzte bestimmt worden waren, folgten die Verfügungen zu den praktischen Ärzten. Präferiert wurden einheimische Mediziner mit einer möglichst gleichen Ausbildung: „Alle Unsre eingebohrenen Landes-Kinder, welche Praxin Medicam in Unsren Herzogthümern und Landen zu exerciren gedenken, sollen von nun an und fernerhin auf Unsrer Universität zu Rostock den Gradum Doctoris oder Licentiati annehmen, damit man von derselben Fähigkeit zu diesem wichtigen Officio desto zuverlässiger überzeuget seyn möge." Auswärtigen und „auf einer anderen Academie promivirten" Ärzten aber, die „in Unsren Landen Praxin zu treiben den Vorsatz haben", sollte es „nicht eher zu practiciren vergönnet seyn, als sie bei Unsrer Medicinischen Facultät zu Rostock sich gemeldet" und dort geprüft worden sind. Erst danach könne man ihnen „die Freyheit einräumen, die erlernte Wissenschaft bey denen, die sich ihnen anvertrauen wollen, in Uebung bringen zu können". Für dieses nach einem bestandenen „Colloquio" zu erteilende „Attestatum" hatten die von auswärts kommenden Mediziner „sechszehn Reichsthaler zu erlegen". Es stehe „keinem frey, Praxin clinicam zu treiben, er mag seyn, wer er wolle, falls er kein würklich beeydigter Doctor" sei. Damit sollte „der unerlaubten, zum unausbleiblichen Nachtheil der armen Patienten gereichenden Pfuscherey nach Möglichkeit gesteuret werden".[13]

Nach seinem „Doctor-Eyd"[14] war jeder praktische Arzt gehalten, „gegen Arme sowohl als Reiche gleich willig sich finden zu lassen, keine Patienten ohne dringende Ursache zu verlassen oder vorsetzlich zu versäumen, die ihm anvertrauten geheimen Mängel und Krankheiten keinem Menschen zu offenbaren, in Reichung starker Arzneyen alle Behutsamkeit" walten zu lassen, „vor unanständiger Verunglimpfung anderer Medicorum sich zu hüten ... und überhaupt seinen ganzen Lebens-Wandel und alle Handlungen so einzurichten, wie er es dermahleins vor dem strengen Richter-Stuhl Gottes zu verantworten sich getraue".

Dem Schutz der privilegierten Apotheken diente die Vorschrift, daß sich die Ärzte „allen Dispensierens enthalten, folglich die Medicamenta aus den Apotheken verschreiben" und den Arzneien „keine anderen als gebräuchlichen Namen geben" sollten, „damit man wissen könne, was jedem Patienten gebraucht", also verabreicht worden sei. Darüber hinaus hatte sich „ein jeder Medicus aller Partheylichkeit in Erwählung der Apotheken, Chirurgorum und Hebammen zu enthalten".[15]

---

13) Masius: Mecklenburg-Schwerinsche Medizinalgesetze, S. 7-22.

14) Zu den Eidesformeln der Kreisärzte, der Ärzte, der Chirurgen, der Bader, der Hebammen und der Apotheker vgl. ebenda, S. 18-20.

15) Ebenda, S. 7-11.

Eine Stufe niedriger als die Chirurgen, die ihrerseits wiederum eine Stufe unter den approbierten und promovierten Ärzten standen, rangierten die Barbiere und Bader. Für diese Berufsgruppen galt, daß „ein jeder Barbier und Bader, welcher sich ... in einer Stadt oder an einem andern Ort ... zum Betrieb seiner Profession“ niederlassen wollte, „bey dem Crayß-Physico sich melden, demselben gültige Attestate, wo er ausgelernet, an welchen Oertern er als Geselle gedienet und wie sein übriges Verhalten gewesen“ sei, vorzulegen habe. Daraufhin hatte er sich bei den Kreisphysikern „Examini ... in Anatomicis et Chirurgicis“ zu „unterwerfen, und, wann er tüchtig befunden worden, das von dem Physico ihm zu gebende Attestatum an gehörigem Ort vorzuzeigen“. Jeder Bader und Barbier hatte sich „eines mäßigen und nüchtern Lebens zu befleißigen, damit er bey unvermutheten und schleunige Hülfe erfordernden Zufällen allemal imstande sey, dem Patienten mit gehöriger Geschicklichkeit assistiren zu können“. Kein „Chirurgos“ dürfe sich weigern, egal um welche Zeit, „sogleich zu erscheinen und nach äußerstem Vermögen Hülfe zu leisten“. Wie bei den Ärzten galt auch bei den rangniederen Medizinern die ärztliche Schweigepflicht: Gefordert wurde, daß jeder Chirurg sich „der Bescheidenheit und Verschwiegenheit zu befleißigen“ habe, besonders „in solchen Fällen und Krankheiten beyderley Geschlechts, welche die Ehrbarkeit verborgen zu halten befiehlet“. Da man beobachtet habe, daß einige Chirurgen manche weniger ernsten Krankheiten „in die Länge zu ziehen trachten, damit ihnen nur mehrere Gänge bezahlet und durch unnöthiges Mediciniren ihre Rechnung vergrößert werde“, wurde ihnen „ernstlich anbefohlen, sich dieses zu enthalten“. Falls Chirurgen aber einer solchen Beutelschneiderei „überführet werden“ sollten, „daß sie mit ihren Patienten so unverantwortlich zu Werke gegangen“ waren, hatten sie nicht nur den „Verlust des Arzt-Lohnes“, sondern auch eine „nahmhafte Strafe“ zu gewärtigen. Wenn einem Chirurgen bei einem Patienten „eine gefährliche und einen tödtlichen Erfolg nach sich zu ziehen vermögende Wunde“ auffalle, hatte er dieses „sogleich der Obrigkeit des Ortes anzuzeigen, damit diese bey Zeiten des Thäters sich zu versichern imstande seyn möge“. Den Chirurgen waren „nur die Manual-Operationes, der Gebrauch der nöthigen Instrumentorum“ und die Anwendung „äußerlicher Arzeney-Mittel“ gestattet; dagegen war ihnen „der innerliche Gebrauch aller Medicamente aufs nachdrücklichste untersagt“, der ausschließlich „den Medicis promotis privative“ erlaubt war. Lediglich in den kleinen Städten, „wo kein Medicus vorhanden“, werde „solches im Nothfall zwar vergönnet“, jedoch unter der „Bedingung, daß sie sich aller heftigen Medicamente enthalten und, wo eine Apotheke befindlich, die Arzeneyen aus selbiger nehmen sollen“. Dagegen durften „Salivations-Curen“ und „Aderlasse“ nur durchgeführt werden, wenn man vorher „bey einem Medico Nachfrage“ gehalten habe. Offenbar betätigten sich zu dieser Zeit auch andere, medizinisch nicht ausgebildete Personen im Heilgewerbe, deren Dienste von der Bevölkerung zwar toleriert und angenommen, von der Obrigkeit jedoch strikt verboten wurden. So war es nach der 1751 von Christian Ludwig II. erlassenen Medizinalordnung „den Scharfrichtern, Schäfern, Pferdeärzten und dergleichen Personen aufs schärfste und bey nahmhafter Strafe untersagt“, Behandlungen durchzuführen, „welche den Chirurgis zukommem“, und nicht erlaubt war auch, „einem Patienten innerliche Medicamente zu reichen“. Die „Obrigkeiten in den Städten“ und „Unsere Beamten auf dem Lande und wem sonst die nähere Aufsicht Unsrer Domainen anvertrauet“ war, hatten „mit Ernst und Nachdruck darauf zu halten, daß diesem so eingerissenen Uebel gesteuert werde“.[16)]

Abschließend wurde die Bezahlung der Ärzte thematisiert und erstmals eine einheitliche Gebührenordnung erlassen.[17)] „Damit aber inskünftige aller Streit wegen Bezahlung der Physicorum und Doctorum Medicinae gehoben werden, finden Wir nöthig, eine Taxe beyzufügen, wonach man sich in allen Fällen zu richten“ habe; dennoch bleibe es „jedem Patienten unbenommen, gegen seinen Medicum für die von ihm etwa bewiesene besondere Sorgfalt und Mühe nach Gefallen sich über das gesetzte freygiebig zu bezeigen“.[18)]

In seiner fast 30jährigen Regierungszeit erließ der Sohn Christian Ludwigs II., Friedrich der Fromme (1717-1785), mindestens 18 die Medizinalpolitik betreffende Verordnungen. Aus heutiger Sicht bemerkenswert sind etwa die „Verordnung wegen Verhütung der Hereinschleppung und Ausbreitung ansteckender Krankheiten“ vom Februar **1772**, die „Verordnung, eine hinlängliche Anzahl

16) Ebenda, S. 15 f.
17) Ebenda, S. 21 f.
18) Ebenda, S. 11.

wohlunterrichteter und geprüfter Hebammen zu bestellen" vom September **1774** oder sein „Befehl an die Kreis-Physicos" vom April **1778**, „bey den Curen der Amts-Unterthanen den unnöthigen Kostenaufwand zu vermeiden".[19]

Eher skurril anmutend ist das von Friedrich im Januar **1776** erlassene „Verbot aller injuriösen Anzüglichkeiten oder nach Handwerksneid schmeckenden Verläumdungen der Aerzte untereinander". Offenbar bestand aus herzoglicher Sicht jedoch die Notwendigkeit zu betonen, man habe „mit ungnädigem Mißfallen" vernommen, daß „unter den hiesigen practicirenden Aerzten ein niederträchtiger Handwerksneid und die so böse als unchristliche Gewohnheit mehr und mehr überhand zu nehmen beginnet, daß einer des andern Person, Wissenschaft und Curen hinter dessen Rücken zu critisiren und verdächtig zu machen" und „mit pöbelhaften Ausdrücken zu verläumden" sucht. Man wolle zwar keinem Arzt das Recht nehmen, sich „mit pflichtmäßiger Freymüthigkeit nach Überzeugung und Gewissen" vor anderen Ärzten zu äußern oder „seine Meinung mündlich oder schriftlich mit Bescheidenheit" kundzugeben; dies habe jedoch „mit gänzlicher Enthaltung von allen Anzüglichkeiten oder beißenden oder injuriösen Personalien" zu geschehen. Man müsse „von jedem öffentlich bestellten Arzt vielmehr erwarten und verlangen", daß er „in dem unverhofften Fall, da er von einem neben ihm practicirenden Arzte eine solche unrichtige und schädliche Curart oder einen solchen unzeitigen und unmäßigen Gebrauch gefährlicher Mittel" bemerkt, „wodurch Menschen um Gesundheit und Leben gebracht werden" könnten, er „solches ohne Ansehen der Person Uns und Unsrer nachgeordneten Regierung unterthänigst anzeigt". Derartige Kunstfehler dürfe er jedoch nicht zum Gegenstand „seiner allgemeinen Gespräche mit jedem Privato machen"; auch ginge es nicht an, „sich zum Richter über einen anderen Arzt aufzuwerfen, selbigen hinter seinem Rücken zu verkleinern oder ihn mit Anzüglichkeiten und Grobheiten über die Zunge springen" zu lassen.[20]

Nachdem Friedrich Franz I. (1756-1837) schon im Dezember **1786** angeordnet hatte, „die unverhältnißmäßige Anzahl der Wundärzte und Hebammen" einzuschränken, befahl er seinen Beamten im Juni **1788**, darauf zu achten, daß seine „Unterthanen nicht von Pfuschern und Afterärzten, sondern von examinirten und praktizirenden würklichen Doctoren curirt" würden. „Damit die Gesundheit und das Leben Unsrer Unterthanen nicht, wie oft geschiehet, der Gewinnsucht oder der Unwissenheit unberufener Afterärzte preisgegeben werden", hatten die herzoglichen Beamten darauf zu sehen, „daß in Unserm euch anvertrauten Amte nirgends Schmiede, Scharfrichter, Quacksalber oder andere einheimische oder herumziehende fremde Empiriker ... mit selbst verordneten oder verfertigten Arzeneymitteln oder Rathschlägen ... in die Cur und Behandlung der Kranken, sey es gerufen oder ungerufen, sich einmischen und zur Hülfe genommen werden dürfen". Die Pächter und Schulzen seien anzuweisen, „daß sie bey entstehenden Krankheiten" sich „sofort an einen ordentlichen Arzt" zu wenden hatten, „dessen medizinische und diäterischen Vorschriften" einzuhalten seien.[21]

Und um die mecklenburgischen Standards der Krankenbehandlung durchzusetzen, ordnete Friedrich Franz I. im März **1798** für „sämmtliche Kreisphysicos" an, daß „von jedem fremden Doctore medicinae, ehe derselbe in euerm Physicatsdistricte Praxis zu treiben befugt ist, ein Zeugniß des wohlüberstandenen Colloquii bey der medicinischen Facultät zu Rostock zu fordern" sei; bevor er diese Bescheinigung nicht vorweisen könne, sei „ihm das Practiciren nicht zu gestatten".[22] Zwischen 1683 und 1811 ergingen in Mecklenburg insgesamt 43 das Medizinalwesen betreffende Verordnungen, darunter 19 von Herzog Friedrich und 20 von Herzog Friedrich Franz I.[23]

Im Jahre **1800** sind in Mecklenburg-Schwerin insgesamt 71 „ausübende Ärzte" registriert worden, darunter zehn in Rostock und sieben in Schwerin.[24] Unter diesen 71 Ärzten – dies hatte der auch als Statistiker reüssierende leitende Arzt der damaligen Irrenheilanstalt Sachsenberg Carl Flemming (1799-1880) ermittelt – befanden sich zwölf Kreis- und Amtsphysici, vier Professoren, zwei Herzogliche Leibärzte, vier nichtpromovierte Medicinae practici und ein Doktorand. In Mecklenburg-Strelitz

19) Ebenda, S. 28 ff., 36.
20) Ebenda, S. 34 f.
21) Ebenda, S. 40 ff.
22) Ebenda, S. 46.
23) Berechnet nach Masius: Mecklenburg-Schwerinsche Medizinalgesetze, passim.
24) In den Ortschaften Brüel, Crivitz, Dassow, Doberan, Klütz, Krakow, Kröpelin, Lübtheen, Lübz, Malchow, Schwaan, Sülze, Warin, Wismar und Zarrentin gab es zu dieser Zeit keine Ärzte.

praktizierten im Jahre 1800 immerhin 17 Ärzte, so daß zu diesem Zeitpunkt insgesamt 88 Ärzte in beiden Herzogtümern tätig waren.[25)]

Ungeachtet aller inzwischen ergangenen Medizinalgesetze stellte Masius noch im Jahre **1812** fest, es sei „ohnstreitig", daß „uns vor Allem die am 20. Juli 1751 publicirte Medizinalordnung" von Herzog Christian Ludwig II. „interessiren" müsse, „weil sie bis auf unsere Zeiten der Medizinal-Codex des Landes ... geblieben" sei und „noch in ihrer vollen Kraft und Würkung bestehet". Selbst „wenn wir bey der Beurtheilung dieser Medizinalordnung auch noch so strenge verfahren" müßten, „so können wir ihr das gerechte Zeugniß doch nicht versagen, daß sie ihrem Zeitalter Ehre macht ... Ja, sie würde auch selbst noch jetzt in manchen Stücken zur Grundlage dienen können, wenn die Verfassung eines den Zeiten angemessenern medizinischen Gesetzbuches für nöthig erachtet werden sollte".[26)]

Wie kam es dazu, daß noch im zweiten Dezennium des 19. Jahrhunderts eine mehr als 60 Jahre alte Medizinalordnung zwar kritisch betrachtet, aber dennoch überschwenglich gelobt wurde? Und was sagt das über die Gesundheits- und Medizinalverhältnisse in Mecklenburg aus? Kurz: Es gab nichts Besseres, so daß man unter Berücksichtigung der zeit- und ortsbezogenen Verhältnisse in Mecklenburg die wenigen und kleinen als Fortschritte gepriesenen Regelungen dieser Medizinalgesetzgebung von 1751 auch in der Regierungszeit von Herzog Friedrich Franz I. weiterhin als bahnbrechend loben mußte. Die Medizinalordnung von 1751 gab nach den Worten des führenden mecklenburgischen Medizinhistorikers auch noch 1812 „mit großer Klarheit und Präzision eine Uebersicht alles dessen, was zur Verbesserung des Medizinalwesens bereits geschehen ist und noch geschehen soll; sie lehret den Gang der Medizinalpflege kennen; sie setzt die Pflichten der Medizinalpersonen, ihre Verhältnisse unter einander und ihre Verbindlichkeit zur activen und paßiven Theilnahme an das Medizinalwesen treflich auseinander; sie bestimmt die Fälle, in welchen, und die Art, wie die Contravenienten belangt und bestraft werden sollen; sie erkläret manche, das Verhältniß des Arztes und des Wundarztes zu den Kranken und dieser zu jenen angehenden Punkte; sie setzt die Regulative zur Vereidigung der Medizinalpersonen fest und bestimmt die (der damaligen Zeit sehr angemessene) Taxe derselben". Als positiv hervorzuheben sei auch, daß sich die Medizinalordnung „in ihrer Würkungskraft nicht blos auf die Domainen [also auf die herzoglichen Begüterungen], sondern auf das ganze Land" erstrecke, also auch für die Ritterschaft, die Landstände und die Städte „die Kraft eines für alle Stände verbindlichen Gesetzes" entfalte.[27)]

Eine Verbeugung vor dem derzeit regierenden Landesherrn Friedrich Franz I. war Masius' Eloge, daß unter dessen Herrschaft hinsichtlich des Medizinalwesens „ungleich mehr aber noch als unter der vorigen Regierung" geschehen sei. „Mehr als bisher wurde dasselbe einer genauen Aufsicht gewürdigt; die Medizinalverwaltung wurde vollkommener, die Handhabung der Medizinalgesetze strenger. Mehrere zu große Physicatsdistricte, welche die Aufsicht über die Medizinalpersonen und das Aufsuchen der Mängel erschwerten, wurden in kleinere getheilt, so daß schon ... 1804 zwölf Kreisphysicate gezählt wurden. Die Physici selbst erhielten über manche Gegenstände ihrer Aufsicht genauere Instructionen, und mehrere bey anerkannten Verdiensten um die Medizinalpflege ihres Districts öffentliche Aufmunterungen und Belohnungen. Die Medizinalpersonen wurden strenger angehalten, den gesetzmäßigen Prüfungen sich zu unterwerfen", und gegen die „zahllosen Pfuscher und Quacksalber" wurde „durch nachdrückliche Bestrafung" vorgegangen.

Auch die medizinische Versorgung der ärmeren Bevölkerung sei unter Herzog Friedrich Franz I. verbessert worden: „Die beinahe mit jedem Jahr zunehmende Anzahl der Aerzte, welche an einigen Orten die Bedürfnisse würklich übersteig (in Rostock sind gegenwärtig zehn, in Schwerin sieben)" habe es möglich gemacht, „daß die Krankenpflege der Armen beinahe im ganzen Lande besser eingerichtet werden konnte". Auch „in den Herzoglichen Domainen" sei darauf „vorzüglich Rücksicht genommen" worden; hier wurden „für jedes Amt, nach der Größe desselben und der Entlegenheit der Dorfschaften, ein oder mehrere Amtsmedici und Chirurgi angestellet", und „für langwierige Kranke wurde in Schwerin ein besonderes Domanial-Hospital eingerichtet" und „fast aller Orten ein besonderer Armenarzt bestellet".

25) Vgl. dazu Flemming: Zur medizinischen Statistik, S. 66, 68.
26) Masius: Bruchstücke einer Geschichte, S. 11.
27) Ebenda, S. 11 f.

Ungeachtet der hier gepriesenen Errungenschaften könne man anhand der Fehlstellen „sehr leicht den Rang bestimmen, den unsere Medizinalverfassung unter den übrigen deutschen" einnehme. Daß die mecklenburgische Medizinalordnung „manche Lücken" aufweise und „einer völligen Reform bedarf, wenn sie dem Ideale einer Medizinalverfassung sich nähern soll", sehe „jeder frey urtheilende Sachverständige wohl ein". Masius wies darauf hin, daß es zwar seitens der „Regierungshäuser zu Schwerin und Strelitz ... Entwürfe zu einer neuen Medizinalordnung" gegeben habe und durch die Medizinische Fakultät der Universität Rostock sowie durch ihn selbst „ein vollständiger Plan zu einer neuen Medizinalverfassung ausgearbeitet" worden sei. Alle diese Vorhaben seien aber – so das deprimierte Fazit – auf den in Malchin und Sternberg tagenden Landtagen von der Ritterschaft blockiert worden.[28)]

Im Jahre **1814** unternahm Masius erneut den Versuch einer Darstellung der mecklenburg-schwerinschen Medizinalverhältnisse, wobei seine Bewertung in manchen Bereichen diesmal kritischer ausfiel. Die einstmals nur für segensreich gehaltene Praxis der Ernennung von „Kreis- und Stadtphysici" als oberste staatliche Medizinalaufsichtsbehörden erfuhr insofern einen Dämpfer, als Masius nun erkannte, daß diese „ohne besondere voraufgegangene Prüfung von dem Landesherren bestellet" worden waren und daß auch die Angehörigen der Ritterschaft für ihre Herrschaftsbereiche einen ihnen genehmen Kreisphysicus auswählen konnten. Neben gelegentlichen Zweifeln an deren medizinischer Kompetenz sei auch deren zweifelhafte medizinalpolitische Unabhängigkeit in Frage zu stellen und zu kritisieren, daß die Kreisärzte „kein fixes Gehalt" erhielten, sondern „auf Sporteln, welche durch die Medizinalordnung bestimmt" wurden, „angewiesen" waren.[29)] Denn zu den dienstlichen Obliegenheiten eines Kreisphysicus' gehörten zum einen „alle medizinisch-gerichtlichen, nach der Medizinalordnung ausschließlich ihnen zukommenden Untersuchungen", zum andern aber „die Aufsicht über das Medizinalwesen ihres Districts, und zwar besonders über die Wundärzte, Bader, Apotheker und Hebammen" sowie „über die auswärts promovirten, noch nicht approbirten Ärzte, daß sie nicht gesetzwidrig die Heilkunde ausüben". Zu dieser Aufsichtstätigkeit gehörten „die Prüfungen der Wundärzte, Apotheker und Hebammen, die Vereidigung der Apotheker und deren Provisoren"[30)] sowie „die Visitationen der Apotheken und der Arzneien der hausirenden Arzneihändler". Darüber hinaus hatten die Kreisärzte ihre „Aufmerksamkeit auf die epidemischen und epizootischen Krankheiten" zu richten, eine „Mitaufsicht über die medizinische Polizei ihres Districts" auszuüben und darüber „sowohl an die Höchste Behörde [die herzogliche Landesregierung], als auch an die Polizei-Collegien zu referiren".[31)]

Das Herzogtum Mecklenburg-Schwerin war in medizinalverfassungsmäßiger Hinsicht zu Beginn des 19. Jahrhunderts in zwölf „Physicats-Districte" gegliedert. Dazu gehörten der Wittenburger, der Schwerinsche, der Malchinsche, der Ludwigsluster, der Parchimsche, der Gnoiensche, der Warensche, der Bützowsche, der Neubukowsche, der Gadebuscher, der Ribnitzer und der Güstrower District. In den Städten Rostock, Wismar, Parchim und Güstrow waren die jeweiligen „Magistrate im Besitz des Rechts, ihre eigenen Stadtphysici zu bestellen".[32)] Sehr umfangreich kann die Aufsichtstätigkeit der zwölf amtlichen Kreis- und der vier Stadtärzte nicht gewesen sein. In 46 Städten und Flekken von Mecklenburg-Schwerin gab es 1814 insgesamt nur 79 Ärzte, darunter die meisten in Rostock (11) und in Schwerin (7); dagegen praktizierte in Ortschaften wie Brüel, Dargun, Klütz, Krakow, Laage, Lübtheen, Schwaan oder Warin kein einziger Arzt.[33)]

Für die Niederlassung als Arzt in Mecklenburg-Schwerin wurde gefordert, daß dieser „in der Regel den Gradum Doctoris haben" mußte, „und nur an solchen Orten, wo keine promovirten Ärzte sich befinden, sollen Medicinae Practici die Erlaubnis zur Ausübung der Heilkunde erhalten". In „allen das Medizinalwesen selbst betreffenden Angelegenheiten" unterstanden beide Gattungen der Ärzte „direkt der H. H. Regierung"; wegen „Contraventionen [Zuwiderhandlungen] gegen die Medizinal-

28) Ebenda, S. 22-27.
29) Sporteln waren Gebühren oder Entgelte, die Personen für bestimmte (hier ärztliche) Dienstleistungen an den Leistungserbringer (hier den Arzt) zu zahlen hatten.
30) Provisoren waren Leiter oder Verwalter einer ihnen nicht gehörenden Apotheke.
31) Masius: Uebersicht der Medizinalverfassung, S. 29 f.
32) „In Rostock ist das sogenannte Weinamt, welches aus zwei Ratsherren besteht, mit Zuziehung des Stadtphysicus das eigentliche Medizinal-Departement." Ebenda, S. 30 f.
33) Ebenda, S. 32 f. In diesen Gemeinden waren lediglich ein oder zwei Wundärzte tätig.

gesetze können sie aber auch bei einem der Landesgerichte belangt werden".[34] Neben den 79 approbierten und teilweise auch promovierten Medizinern wirkten 1814 in Mecklenburg-Schwerin jedoch auch 110 Wundärzte, die zwar eine Stufe unter den ‚richtigen' Ärzten rangierten, aber auch anerkannte Heilbehandler – zumeist auf chirurgischem Gebiet – waren.

Diejenigen unter den Wundärzten, die Kreischirurgen, die „bloß für gerichtlich-medizinische Fälle bestellet sind", wurden „von der Landesregierung ernannt", jedoch nicht von dieser besoldet; auch sie waren „bloß auf Sporteln angewiesen". Dagegen wurden die als Domanial- bzw. Amtschirurgen fungierenden Wundärzte auch von der Landesregierung ernannt und von der herzoglichen Kammer besoldet. Die wenigen Rats- bzw. Stadtchirurgen erhielten ihre Anstellung und Besoldung dagegen von den Magistraten der Städte. „Die übrigen Wundärzte sind entweder Zunftgenossen (Mitglieder einer Baderinnung) oder haben eine Landesherrliche Concession erhalten. Bloß in dem erstern Falle haben sie Barbierstuben." Die Wundärzte und die Bader unterstanden in Medizinalangelegenheiten „der Ortsobrigkeit", aber auch sie konnten „bei Contraventionen gegen die Medizinalgesetze ... bei einem Oberlandesgerichte belangt werden".[35] Zu den Aufgaben der Wundärzte und Bader gehörten vor allem „die niederen chirurgischen Verrichtungen" wie „Aderlassen, Schröpfen, Blutigelsetzen, Klystieren, Zahnausziehen, Verbinden einfacher Wunden und Geschwüre und Hülfe bei Bädern", aber auch – und „nur auf Anordnung approbirter Ärzte" – die „Assistenz bei Operationen und Verbänden sowie die Wartung schwerer Kranken und Operirten". Daneben war den Badern „erlaubt, ein Barbiergeschäft zu betreiben".[36]

Einen Überblick über die staatlich zugelassenen und kontrollierten Medizinalpersonen des Herzogtums Mecklenburg-Schwerin zu gewinnen war 1814 noch relativ leicht: Dazu zählten neben den 79 Ärzten und den 110 Wundärzten bzw. Badern auch 117 Hebammen, 36 Geburtshelfer und fünf Zahnärzte, insgesamt also 347 Personen.[37]

Die Ausbildung der mecklenburgischen Ärzte oblag in der Regel der Medizinischen Fakultät der (Groß-)Herzoglichen Landesuniversität in Rostock. „Sie besteht aus vier Mitgliedern. Drei ordentlichen [Professoren] ... und einem außerordentlichen [Professor]. Außerdem ist ein ordentlicher Professor der Naturgeschichte und Botanik und ein außerordentlicher Professor der Chemie und Pharmazie ... angestellet, und von einem Privatdocenten werden Vorlesungen über mehrere Theile der Arzneiwissenschaft gehalten." Masius, selbst einer dieser ordentlichen Professoren, bedauerte, „daß bei einem so ansehnlichen Personale so wenige Collegia wirklich gelesen werden, und daß es an einem Klinikum und Entbindungs-Hospitale fehlet".[38] Die Ausbildung der Medizinstudenten – also der künftigen Ärzte – erfolgte neben dem Hörsaal an vier weiteren Stellen, und zwar in der Anatomie: „Leider ist aber das sonst vortreffliche anatomische Theater schon seit fünf Jahren zu einem Lazareth für fremde Krieger umgeschaffen worden"; im „Botanischen Garten, welcher jetzt durch erfolgte Höchste Unterstützung erweitert wird"; im „Museum, um welches der verehrungswürdige Senior unserer Universität, Vicekanzler und Ritter [Oluf] Tychsen [1734-1815], so große Verdienste hat", und in der „Bibliothek, die besonders in dem naturhistorischen, weniger in den eigentlich medizinischen Theilen, am wenigsten in den Fächern der Physiologie, Pathologie und Therapie, reichhaltig, in der medizinischen Journalistik hingegen wahrhaft arm ist".[39]

Die Prüfungen dieser aus heutiger Perspektive allenfalls dürftig ausgebildeten „Medizinalpersonen" erfolgten vor der Medizinischen Fakultät in Rostock, und zwar entweder als Examina pro gradu Doctoris oder als „Colloquia mit auswärts promovirten Ärzten"; möglich waren auch „Examina solcher Kandidaten, die bloß Medicinae Practici werden wollten. In allen drei Fällen geschehen sie sowohl schriftlich (indem nämlich der Kandidat in dem Hause des Decans mehrere Ausarbeitungen machen muß), als [auch] mündlich, und die Colloquia werden aus erheblichen Gründen zu Protocoll genommen. Über die Fähigkeit des Kandidaten entscheidet die Mehrheit der Stimmen, und im Falle

34) Ebenda, S. 34.
35) Ebenda, S. 35.
36) Die „Befähigung zu den niederen chirurgischen Leistungen" hatten die Bader „in einer Prüfung vor dem Kreis-Physicus darzulegen". Zitiert nach: Vorschläge zur Reform des Medicinalwesens, S. 13.
37) Berechnet nach Masius: Uebersicht der Medizinalverfassung, S. 32 f.
38) Ebenda, S. 37.
39) Der Grund für die dürftige Ausstattung der medizinischen Bibliothek liege „ohne Zweifel in dem zu geringen Fonds für eine so weit umfassende Wissenschaft, wie die Medizin sie mit allen ihren Zweigen ist". Ebenda.

diese gleich sind, thut der Decan den Ausspruch".[40] Dagegen mußten die Prüfungen der Wundärzte, Apotheker und deren Provisoren sowie der Hebammen nicht an der Universität, sondern vor den Kreis- bzw. Stadtphysicis abgelegt werden, wobei bei der Hebammenprüfung „ein mit der Geburtshilfe erfahrener Arzt" hinzugezogen werden sollte.[41]

Betrachtet man die Krankenanstalten, die zu Beginn des 19. Jahrhunderts existierten, ergibt sich ein aus heutiger Sicht erschreckend armseliges Bild: Unter der Rubrik „Hospitäler" wurden das 1792 geschaffene „Hospital für die Herzoglichen Domanialunterthanen zu Schwerin" aufgeführt, das „Militärhospital zu Rostock sowohl für fremde als für die Herzoglichen Truppen", das „Zucht- und Arbeitshaus zu Rostock", in dem „auch Gemüthskranke zu behandeln sind", das „Hospital für städtische arme Kranke" in Schwerin, das „Hospital für arme Kranke in Parchim" sowie das „Zucht- und Werkhaus in Dömitz", in dem „auch Gemüthskranke behandelt werden". Daneben bestanden mehrere „Städtische Armen-Kranken-Anstalten", in denen die Patienten „auf Kosten des Armen-Instituts jedes Ortes die nöthige Arznei" erhielten und „von dem Armenarzte unentgeldlich behandelt" wurden, sowie die „Domanial-Kranken-Anstalten" in „jedem Domanialamt", in denen „die unvermögenden Domanialunterthanen unendgeldlich behandelt ... sowie auch die Arznei aus der Amtscasse bezahlt" wurden.[42]

Im Herzogtum Mecklenburg-Strelitz herrschten „in Hinsicht der obersten Medizinal-Behörde und der Districts-Physiker dieselben Verhältnisse wie im Herzogtum Mecklenburg-Schwerin". Die „im Lande sich etablierenden Ärzte, Wundärzte, Apotheker, Provisoren und Hebammen" mußten sich jedoch nicht einem Examen an einer Universität stellen, über die das Ländchen nicht verfügte, sondern einer „Prüfung bei der Medizinal-Examinations-Commission in Neu-Strelitz" unterziehen, die aus drei Mitgliedern bestand. Das Herzogtum Mecklenburg-Strelitz war hinsichtlich seiner Medizinalverfassung zu Beginn des 19. Jahrhunderts in sechs „Physicats-Districte" gegliedert, und für den Landesteil Ratzeburg war ein Landphysikus bestellt. In acht mecklenburg-strelitzschen Städten hatten sich 1814 jedoch nur 19 Ärzte niedergelassen (so daß auf jeden Physikats-District bzw. Medizinalbezirk durchschnittlich drei Ärzte entfielen); hinzu kamen immerhin 20 Wundärzte, zehn Apotheker und 15 Hebammen.[43] Zusammenfassend ist festzustellen, daß in den beiden Herzogtümern Mecklenburg-Schwerin und Mecklenburg-Strelitz im Jahre 1814 insgesamt 98 approbierte Ärzte tätig waren.

Sechs Jahre nach seinem resignativen Fazit von 1812 unternahm Prof. Dr. Georg Heinrich Masius einen erneuten Versuch und veröffentlichte im April **1818** ein „Handbuch der Medizinal-Polizei Gesetzgebung im Großherzogthum Mecklenburg-Schwerin", das er „Seiner Königlichen Hoheit", dem nunmehrigen Großherzog Friedrich Franz I., seinem „allergnädigsten Fürsten und Herrn in tiefster Unterthänigkeit" widmete.[44] Bemerkenswert an diesem Handbuch war nicht nur eine neuerliche Zusammenstellung der derzeit gültigen Medizinal*gesetze*, sondern – implizit daraus hervorgehend – wiederum auch eine Darstellung der mecklenburgischen Medizinal*verhältnisse* gut einhundert Jahre vor dem Beginn unseres eigentlichen Untersuchungszeitraums im Jahre 1929.

---

40) Ebenda, S. 38. „Die Promotionen geschehen zur Zeit ohne öffentliche Feierlichkeiten; Disputationen fanden schon seit mehreren Jahren nicht mehr statt, hauptsächlich deßhalb, weil das zu öffentlichen Universitätsfesten ursprünglich bestimmte Gebäude zu anderen Zwecken von anderen Behörden gebraucht worden ist."

41) Ebenda.

42) Ebenda, S. 39 f. Hinzu kamen das unter Leitung des herzoglichen Leibmedicus Dr. Samuel von Vogel (1750-1837) im Jahre 1794 eingerichtete „Seebad zu Doberan an der Ostsee", also in Heiligendamm, sowie die „Röbelsche Wasserquelle", die „vor 90 Jahren [zwar] sehr berühmt" war, bei der aber „neuere Untersuchungen bewiesen haben, daß sie nichts als ein reines und leichtes Wasser enthält", so daß eventuelle Heilerfolge nicht auf die chemische Zusammensetzung des Wassers zurückgeführt werden könnten. Ebenda.

43) Masius: Uebersicht der Medizinalverfassung, S. 40. Die meisten der 19 Ärzte gab es in Neubrandenburg (8); in Wesenberg hatte sich kein Arzt niedergelassen, hier war lediglich ein Wundarzt tätig.

44) Friedrich Franz I. war der erste deutsche Fürst, der sich für die rechtliche Gleichstellung der Juden einsetzte, in dem er im Februar 1813 die landesherrliche „Constitution zur Bestimmung einer angemessenen Verfassung der jüdischen Glaubensgenossen in den herzoglichen Landen" erließ, die jedoch im September 1817 nach empörtem Widerstand der mecklenburgischen Ritterschaft wieder aufgehoben werden mußte. Neben seinem Engagement für eine Verbesserung des Rechtswesens und der Justizverwaltung, des Schulwesens und der Kirchenverfassung sorgte Friedrich Franz I. 1820 für die Aufhebung der Leibeigenschaft, wodurch große Teile der Landbevölkerung zwar ihre persönliche Freiheit erlangten, jedoch als nunmehrige Lohnarbeiter weiterhin wirtschaftlich abhängig von der Gutsherrschaft blieb; für die Gutsbesitzer entfiel aber gleichzeitig die Obhutspflicht für ihre bisherigen Untertanen, wodurch sie u.a. nicht mehr für deren Kranken- und Altersversorgung zuständig waren.

Einleitend stellte Masius fest, es sei „die Pflicht eines jeden Arztes, daß er sowohl mit der Medizinal-Polizei-Verfassung als [auch] mit den Medizinal-Polizei-Gesetzen des Landes, in welchem er lebt, sich bekannt mache". Letztere seien „aber gewöhnlich in den verschiedenen Gesetzes-Sammlungen so zersteuet, daß es beim Mangel eines General-Repertoriums schwer fällt, selbige herauszufinden". Dies habe ihn „bewogen, das vorliegende Handbuch für die Polizei- und Medizinalbeamten sowie für die Medizinal-Personen meines Vaterlandes auszuarbeiten", damit diese sich „eine gründliche Kenntniß" von der „vaterländischen Gesetzgebung erwerben können". Mit seiner Darstellung sei nunmehr „mit einem Blicke zu übersehen, was bisher für die Medizinal-Gesetzgebung geleistet worden [ist], welche Lücken etwa auszufüllen, welche Verbesserungen, welche Modificationen zu machen sind".[45)]

Im ersten Teil seines Handbuches widmete sich Masius der „Direction", also der Leitung des Medizinalwesens, und stellte fest: „Die Großherzogliche Regierung in Schwerin ist in allen das Medizinal- und Sanitätswesen des Landes betreffenden Angelegenheiten die höchste Instanz. Von diesem höchsten Landescollegio werden alle Medizinal- und Sanitäts-Verordnungen erlassen, die Kreisphysici und Kreischirurgi bestellet, die Privilegien der Apotheker ertheilet und confirmiret, die Concessionen zur Ausübung der inneren Heilkunde der Medizinae Practicis und zur Ausübung der Wundarzneikunst den nicht in einem Amte befindlichen Badern sowie den Zahnärzten ... verliehen". An diese Behörde, also an das medizinische Landescollegio, das spätere Ministerium für Medizinalangelegenheiten, mußten „alle das Medizinal- und Sanitätswesen des Landes angehenden Anzeigen, Bitten, Vorschläge, Berichte, Beschwerden sowohl von allen anderen Kollegien, als [auch] von den Ortsobrigkeiten, Kreisphysicis, Medizinal-Personen und sämmtlichen Landes-Einwohnern überhaupt gerichtet" werden. Einschränkend stellte Masius fest: „Zur medizinischen Gesetzgebung concurriret jedoch verfassungsmäßig das Corps der Landstände", ein Zustand, der bis 1918 anhalten sollte.

In der Rangfolge nach dem Medizinal-Collegio rangierten die Kreisphysici, also die Kreisärzte, die von der großherzoglichen Regierung für bestimmte Distrikte, die sich an den Domanialämtern orientierten, „nach vorheriger Prüfung und Approbation bestellet" wurden. Dagegen wurden die Stadtphysici in den Städten Rostock, Wismar, Parchim und Güstrow von den dortigen Magistraten ernannt. Im Großherzogtum Mecklenburg-Schwerin bestanden im Jahre 1818 insgesamt 16 „Physicats-Districte": der „Schwerinsche District" (umfassend die Ämter und Städte Schwerin, Crivitz, Grevesmühlen, Mecklenburg, Redentin, Rehna und Walsmühlen), der „Ludwigsluster District" (umfassend die Stadt Ludwigslust und die Ämter Dömitz, Eldena, Grabow und Neustadt), der „Plauer District" (umfassend die Ämter und Städte Plau, Lübz und Marnitz), der „Gnoiensche District" (umfassend die Städte Gnoien, Tessin, Laage und Sülze), der „Bützower District" (umfassend die Ämter und Städte Bützow, Doberan, Kröpelin, Rossewitz, Rühn und Schwaan), der „Gadebuscher District" (umfassend das Amt und die Stadt Gadebusch), der „Ribnitzer District" (umfassend die Ämter und Städte Ribnitz, Marlow und Toitenwinkel), der „Güstrower [Land-]District" (umfassend die Ämter und Städte Brüel, Güstrow, Krakow, Sternberg, Tempzin und Warin), der „Güstrower [Stadt-]District" (umfassend die Stadt Güstrow und deren Landgüter), der „Warensche District" (umfassend die Ämter und Städte Goldberg, Malchow, Röbel, Waren und Wredenhagen), der „Hagenower District" (umfassend die Ämter und Städte Bakendorf, Boizenburg, Wittenburg, Hagenow, Toddin und Zarrentin), der „Malchinsche District" (umfassend die Ämter und Städte Dargun, Malchin, Neukalen, Penzlin, Stavenhagen und Teterow), der „Neubukower District" (umfassend die Ämter und Städte Neubukow, Neukloster und Poel), der „Rostocker District" (umfassend die Stadt Rostock mit Einschluß des Fleckens Warnemünde und der Stadtgüter), der „Parchimsche District" (umfassend die Stadt Parchim und deren Güter) und der „Wismarsche District" (umfassend die Stadt Wismar und deren Landgüter).

Neben ihren sonstigen Aufgaben waren die Kreis- und Stadt-Physici sowohl Polizei- als auch Gerichtsärzte. Als Polizeiärzte waren die Kreisphysici Medizinalbeamte, die direkt der Landesregierung unterstellt waren; sie konnten aber auch „von den Polizei-Obrigkeiten in allen die Medizinal-Polizei betreffenden Angelegenheiten requiriret werden". Ihre Berichte und Gutachten an die großherzogliche Regierung hatten sie „ex officio", also von Amts wegen zu erstatten; waren sie aller-

45) Masius: Handbuch der Medizinal-Polizei-Gesetzgebung, S. V-VII.

dings von einer Polizeibehörde angefordert worden, so hatten sie „von derselben die taxmäßig ihnen zukommenden Gebühren zu erwarten". In ihrer Eigenschaft als Gerichtsärzte hatten die Kreisphysici „von den Obergerichten des Landes Befehle zu ihren Amtsverrichtungen" entgegenzunehmen.

Zu den Hauptaufgaben der Kreisärzte zählte jedoch die „Aufsicht über das öffentliche Gesundheitswohl, zu dessen Beförderung sie aus allen Kräften mitwürken sollen". Sie waren „daher verpflichtet, den Ursprung und Gang epidemischer Krankheiten genau zu beobachten und deren Fortgang und Zunahme möglichst zu verhindern". Darüber hinaus hatte „jeder Kreisphysicus die Aufsicht über das Medizinalwesen seines Districts", war „verpflichtet, dasselbe zu beobachten, Mißbräuche, Unordnungen und Fehler möglichst abzustellen, auf die Befolgung der Medizinalgesetze zu wachen und alle gegen dieselben Contravenirenden bey der Großherzoglichen Regierung anzuzeigen". Außerdem hatten die Kreisphysici „auch darauf zu achten, daß unbefugte Personen in ihrem Districte die Heilkunde nicht ausüben", sie mußten „die Arzneiwaaren der Olitätenhändler" untersuchen und darüber hinaus die „Leitung der Schutzpocken-Impfung" übernehmen. Wundärzte, Apotheker und Hebammen waren der „besonderen Aufsicht" der Kreisärzte „untergeordnet"; dagegen hatten sie gegenüber den Ärzten „keine besondere Aufsicht" auszuüben, wenngleich sie deren Verfehlungen der Regierung zu melden hatten.

Für all diese Tätigkeiten wurden die Kreisphysici – immerhin „Organe der Landesregierung in Medizinalsachen" – nicht bezahlt. Die Kreisärzte agierten in der Regel unbesoldet und waren auf Sporteln bzw. Emolumente angewiesen. So erhielten sie etwa für die Prüfung eines Apothekers sechs bis zehn Reichsthaler, für die Prüfung eines Wundarztes vier bis sechs Reichsthaler, für die Visitation einer Apotheke sechs Reichsthaler, für eine gerichtlich angeordnete Obduktion vier Reichsthaler, für die Ausfertigung des Sektionsberichtes zwei Reichsthaler; ebenfalls jeweils zwei Reichsthaler Besoldung erfolgte für eine bloße Besichtigung, für eine Untersuchung epidemischer Krankheiten sowie „für die Besichtigung der Leichen jüdischer Glaubensgenossen".[46)]

Trotz ihrer Nichtalimentierung hatten die Kreisärzte einen Eid auf den sie nicht besoldenden Landesherrn abzulegen sowie zu „geloben und zu schwören", daß „ich dem allerdurchlauchtigsten Großherzoge ... sowie auch Allerhöchstdero Fürstlichen Successoren getreu, hold, gehorsam und gewärtig sein, Dero Bestes befördern und nach Vermögen Schaden abwenden, insbesondere der publizirten Medizinalordnung in allen Stücken nachleben und insgemein alles thun will, was einem getreuen Kreisphysiko eignet und gebühret".[47)]

Im zweiten Teil seines Handbuchs über die mecklenburgischen Medizinalverhältnisse beschäftigte sich Masius zunächst mit den wenigen Ärzten des Landes. Im Jahre **1818** waren in Mecklenburg lediglich 85 zugelassene Ärzte tätig, was bedeutete, daß bei einer Gesamtbevölkerung von rund 380.000 Einwohnern – statistisch gesehen – 4.471 Einwohner auf einen Arzt entfielen. „Alle eingeborenen Landeskinder" mußten, „wenn sie in dem Großherzogthume die Heilkunst ausüben" wollten, „den Grad eines Doctors oder Licentiaten der Medizin" erworben haben, der zwingend an der Universität Rostock zu erlangen war. Generell galt, daß „nur diejenigen Aerzte in dem Großherzogthume Praxin medicam et chirurgicam treiben" durften, die „entweder die Doctorwürde auf der Universität Rostock gesetzmäßig, d.h. nach voraufgegangener rigoröser Prüfung und eingereichter, zum Druck genehmigter Inaugural-Dissertation erhalten haben" oder – man traute wohl der Qualität auswärtiger Hochschulabschlüsse nicht – „die, wenn sie Ausländer sind, [und] auf auswärtigen Universitäten promoviret haben", ein extra eingeführtes „Colloquio der medizinischen Facultät zu Rostock wohl bestanden" haben. Eine ärztliche Tätigkeit durften – ausnahmsweise – auch diejenigen nicht promovierten Personen ausüben, die „als Medicinae Practici an einem Orte, wo kein Arzt sich befindet, sich niederlassen wollen"; Voraussetzung war aber, daß diese „in einer weniger rigorösen Prüfung bey der medizinischen Facultät zu Rostock gute praktische Kenntnisse gezeigt haben". Den „nicht graduirten Aerzten" war jedoch nur eine „beschränkte Praxis" gestattet. Sie mußten „nach erfolgter Approbation vor der medizinischen Facultät derselben eidlich geloben, in allen schwierigen und lebensgefährlichen Krankheitsfällen den Kreisphysikus oder einen andern gesetzmäßigen Arzt

46) Ebenda, S. 1-18.

47) Ebenda, S. 18 f. Eine Sonderrolle in der medizinalpolitischen Hierarchie nahmen die Magistrate der Städte Rostock und Wismar sowie die diesen nachgeordneten Departements ein. Diese konnten eigenständig Medizinal- und Sanitätsverordnungen erlassen, Stadt-Physici und Raths-Chirurgis ernennen, Zulassungen für Apotheker, Wundärzte, Bader und Zahnärzte erteilen sowie Hebammen bestellen. Vgl. dazu ebenda, S. 2-4.

zu Rathe zu ziehen". Diese Ärzte niederen Grades führten darüber hinaus ein beruflich ziemlich unsicheres Leben, denn es galt: „Diese Lizenz zur Ausübung der Heilkunst ohne den Doctorgrad höret aber überhaupt auf, sobald ein gesetzmäßig promovirter Arzt an demselben Orte sich niederläßt."[48]

Ziel dieser relativ strikten Begrenzung war sicherlich, möglichst hohe medizinische Standards zu setzen und zu erhalten, wenngleich diese – aus heutiger Sicht – eher bescheiden wirken, zumal dann, wenn Masius bekennen mußte, daß die universitären „Unterrichts-Anstalten" ein recht dürftiges Ausbildungsprogramm offerierten und die über die Zulassung zur medizinischen Praxis in Mecklenburg entscheidende „medizinische Facultät" lediglich „aus drey ordentlichen Mitgliedern, einem außerordentlichen Mitgliede ... und einem außerordentlichen Assessor der Chemie und Pharmazie" bestand. In der Regel wurden die Vorlesungen von diesem kleinen Kreis gehalten; „aber nicht bloß die Professoren, sondern auch die Doctoren der Medizin, sie mögen zu Rostock oder auf einer andern Universität promoviret sein", hatten „das Recht, öffentliche oder Privat-Vorlesungen zu halten". Dieses „Recht" wurde allerdings kostenträchtig ‚verkauft'. Denn „die auswärts promovirten Aerzte bezahlen für die Erlaubniß, Vorlesungen zu halten, 20 Thaler, falls sie aber vorher in Rostock studiret haben, das Doppelte"; und sie waren darüber hinaus verpflichtet, ihre „zum Druck bestimmten Schriften", also das Lehrmaterial, „vorher der Censur des Decans der Facultät" zu „unterwerfen". Zwar sollten „von den Lehrern bey der medizinischen Facultät alle Wissenschaften, welche in näherer Beziehung zur Medizin stehen, vorgetragen werden". Dabei stand es jedem Lehrenden jedoch frei, „diejenige Wissenschaft vorzutragen zu welcher er besondere Neigung fühlt", und „die Wahl der zu den Vorlesungen bestimmten Stunden" hing „einzig und allein von den Professoren ab". Man kann sich vorstellen, welche Breite die von lediglich vier Medizinprofessoren abgehaltenen Lehrveranstaltungen aufwiesen, möglicherweise ergänzt durch eine unbekannte Anzahl enthusiastischer und sendungsbewußter Ärzte, die für ihre Lehrbemühungen noch zuzahlen mußten. Denn für die von ihnen durchgeführten Lehrveranstaltungen bekamen die Dozierenden kein Gehalt; der Lohn der Lehrenden, die Sporteln, bestand allein aus den für die Teilnahme an den Lehrveranstaltungen zu zahlenden Gebühren der Studenten. Wollten diese sich in ihrem Fach – neben den Vorlesungen – weiterbilden, so stand ihnen zwar „die medizinische Bibliothek bey der Universität zu Rostock" zur Verfügung, aber diese war nur „Mittwochs und Sonnabends Nachmittag von 2 bis 4 Uhr geöffnet" war und konnte von den Studenten „nur gegen einen Cautionsschein eines ordentlichen Professors benutzt werden".[49]

Da sich die „Jura doctoralia auf alle Theile der Heilkunst" bezogen, war den „approbirten Aerzten auch die Ausübung der Wundarznei- und Entbindungskunst gestattet", sofern sie „in dem Examine rigoroso oder Colloquio nicht so mangelhafte Kenntnisse in einem der gedachten Zweige bewiesen haben, daß die Approbation zur Ausübung derselben ihnen von der Facultät versagt" wurde. Neben einer also fast umfassenden Befugnis, die gesamte Bandbreite der noch kaum differenzierten Heilkunst auszuüben – Fachärzte für bestimmte Disziplinen gab es noch nicht –, hatte „jeder approbirte Arzt das Recht, selbst in die Apotheken zu gehen, diejenigen Arzneien, welche er verordnen will und an deren Aechtheit er etwa zweifelt, sich zeigen zu lassen" und, „im Fall befundener Mängel oder Fehler, den Apotheker bescheidentlich zu erinnern" und „dem Kreisphysikus hiervon die Anzeige zu machen". Auch an besoldungsrechtliche Aspekte war gedacht; so konnte „der bisherige Arzt eines Kranken, wenn letzterer, statt seiner, einen anderen Arzt annimmt, darauf dringen, daß ihm, ehe der neue Arzt seine Funktion antritt, zuvor das Honorar für seine Bemühungen gezahlet werde".[50]

Neben diesen „allgemeinen Rechten" gab es auch „allgemeine Pflichten der Aerzte". Zu diesen zählten die „treue und fleißige Versorgung der Kranken, sowohl der Armen wie der Reichen"; die „Geheimhaltung der ihnen anvertrauten körperlichen Mängel und Krankheiten";[51] eine „Behutsam-

48) Masius: Handbuch der Medizinal-Polizei-Gesetzgebung, S. 20-22. Der sonst sachlich argumentierende und die Rechtslage objektiv darstellende Masius machte aus seiner Abneigung gegen diese ‚Ärzte zweiter Klasse' keinen Hehl: „Wenn ich meine individuelle Meinung hier abgeben soll, so bekenne ich es frei, daß ich solche Routiniers nicht liebe. Der Staat darf nur gute vorzügliche Aerzte anerkennen und niemals Halbwisser. Daher auch die Idee von Landärzten wie in Baiern ... durchaus meinen Beifall nicht hat." Ebenda.

49) Ebenda, S. 45-49, 54. Der Etat der medizinischen Bibliothek lag jährlich bei 675 Reichsthalern, „zu deren Verwendung die medizinische Facultät dem ältesten Bibliothekar Aufträge" gab.

50) Ebenda, S. 22 f.

51) Diese zu den Pflichten eines Arztes zählende ärztliche Schweigepflicht könne sich – so Masius – „unmöglich ... auf den Fall beziehen, wenn in gerichtlichen Angelegenheiten der Arzt als Zeuge aufgerufen" werde; „denn in solchen

keit in Anwendung heroischer Mittel"; die „Vermeidung unanständiger Verunglimpfung ihrer Kollegen und Unterlassung aller Versuche, einen anderen Arzt zu verdrängen"; die „schleunige Anzeige an den Kreisphysikus von allen ansteckenden, sowohl epidemischen, als auch epizootischen Krankheiten";[52] eine „Enthaltung aller Partheilichkeit in Erwählung der Apotheken, Wundärzte und Hebammen" sowie eine „strenge Befolgung der Medizinalgesetze".[53]

Zusätzlich zu den „allgemeinen Pflichten" kamen auf mecklenburgische Ärzte aber noch „besondere Obliegenheiten" hinzu, die die Berufsethik betrafen. So war es ihnen „in Fällen, wo sie mit einem oder mehreren Aerzten eine Krankheit gemeinschaftlich behandeln, zur strengen Pflicht gemacht, ihre von deren abweichende Meinung mit Bescheidenheit und ohne Animosität zu äußern". Es stehe jedem Arzt zwar frei, „die in Erfahrung gebrachten Versehen und Fehler" von Kollegen, „selbst auch die Beweise von Unwissenheit und verkehrten Kurarten", bei der großherzoglichen Regierung anzuzeigen; „nie aber sollen sie selbige zum Vorwurf der Verleumdung oder allgemeiner Gespräche in Privatzirkeln machen, noch weniger sich zum Schiedsrichter ihrer Nebenärzte unberufen aufwerfen". Ein derartiges unkollegiales Verhalten konnte mit „200 Reichsthalern Strafe" oder mit „Suspension" geahndet werden. Darüber hinaus dürfe sich kein Arzt weigern, „im Verhinderungsfalle seines Kollegen dem Kranken auf dessen Verlangen Hülfe zu leisten" – bei „Strafe von 10 bis 50 Reichsthaler nach Maaßgabe der aus der Weigerung entstandenen Kosten". Im Wiederholungsfalle einer Weigerung sollte „ein solcher Arzt der Ausübung der Heilkunde [für] unwürdig erkläret werden".

Ärzte sollten die „von ihnen selbst verfertigten Arzneien den Apothekern nicht aufdrängen". Besitze ein Arzt jedoch „ein wirkliches Arcanum", also ein Geheimmittel, „welches etwa eine vorzügliche Kraft in irgend einer besonderen Krankheit durch zuverlässige Proben" bewiesen habe, so stehe ihm der „Verkauf desselben auf den Apotheken zwar frei, jedoch unter der Voraussetzung, daß kein übermäßiger Preis dafür gefordert werde". Unter Androhung des „Verlustes der medizinischen Praxis" durften die mecklenburgischen Ärzte „die schon auswärts als höchst schädlich bezeichneten und nach mehreren Erfahrungen für die menschliche Gesundheit äußerst nachtheiligen und gefährlichen sogenannten Fiebertropfen weder verfertigen noch verkaufen"; gemeint waren damit „arsenikatische Tropfen, die von gewinnsüchtigen Leuten bereitet und verkauft" wurden, wobei „hiermit keineswegs ... den approbirten Ärzten die Anwendung des Arseniks selbst untersagt" war.[54] Aus heutiger Sicht eher skurril anmutend war die Forderung, daß die Ärzte, „werden sie zur Besichtigung der Leichen jüdischer Glaubensgenossen gerufen, bey der Prüfung und Beurtheilung der Kennzeichen des Todes die größtmögliche Vorsicht" walten lassen sollten, „damit der Gefahr der zu frühen Beerdigung vorgebeuget werde"; Hintergrund dieses Appells waren die Vorschriften des jüdischen Begräbnisrituals, wonach Gestorbene in der Regel schon einen Tag nach ihrem Ableben beerdigt werden mußten.

Zu den „Obliegenheiten" der Ärzte gehörte auch, daß sie bei ihren „Curen der Amtsunterthanen allen unnöthigen Kostenaufwand vermeiden", bei „Rezepten die Arzneien mit den gebräuchlichen Namen benennen" und sich „in allen Fällen genau nach der Medizinaltaxe richten" sollten. Zudem hatten sie, „wenn sie von Pfuschereien der Wundärzte in die innere Heilkunde Kenntniß bekommen", entsprechende „Anzeige" zu erstatten. „Wenn die Aerzte aller Orten dies Gesetz gehörig be-

---

Fällen ist er gleich jedem anderen Zeugen verpflichtet, die Wahrheit auszusagen, wenn die auch zum Nachtheil seines Kranken ausfallen sollte". Ebenda, S. 24.

52) „Eine Unterlassung dieser wichtigen Pflicht sollte", so Masius, mehr gerügt werden. „Ein Kreisphysikus ist nicht allwissend und kann daher keine zeitigen Vorkehrungen gegen ein solches Uebel treffen, wenn es ihm erst bekannt wird, nachdem es sich bereits in einem großen Umkreise ausgebreitet hat". Ein „sehr großer Theil der Aerzte" halte es „aber unter seiner Würde, in einer gewissen Beziehung zu dem Kreisphysikus zu stehen", dessen „Wirkungskreis" so beschränkt und gelähmt werde. Um die Kompetenzen der Kreisärzte zu stärken, meinte Masius, man solle „sie als Medizinalbeamte höher wie gewöhnlich taxieren", also besser bezahlen. „Denn was ist in den mehrsten deutschen Staaten der Physikus anders, ... was kann er nach den Medizinalverfassungen mehr sein als [ein] Aufseher und Denunziant?" Wolle man „aber von ihm wahren Nutzen haben, so muß er thätiger Medizinalbeamter sein, wie dies in Baiern der Fall ist". Ebenda, S. 24.

53) Ebenda, S. 23-25.

54) Dies knüpfte an die Lehre des Arztes und Alchemisten Theophrastus von Hohenheim (1453-1541), genannt Paracelsus, an; dieser verwandte den Begriff „Arcanum" im medizinischen Sinne, als Maß der richtigen und wirksamen Dosierung eines Präparates, dessen ausgewogene Bestandteile den Übergang von einer Heil- zu einer Giftwirkung bestimmten.

folgten, so würden auch ihre eigenen Klagen über Eingriffe der Wundärzte in die innere Heilkunde bald aufhören."[55]

Hinsichtlich ihrer Ausbildung, ihres Ansehens und ihrer medizinischen Kompetenzen rangierten die Wundärzte und Bader deutlich hinter den approbierten und promovierten Ärzten, wenngleich sie von einem Großteil der Bevölkerung häufig in Anspruch genommen wurden.[56] Eigentlich ein Ärgernis der arrivierten Medizin, waren sie angesichts der geringen Ärztedichte vielfach die erste und einzige Wahl besonders der nicht vermögenden Einwohner; sie wurden von der „Obrigkeit" auch deshalb toleriert, weil sonst eine medizinische Betreuung der Bevölkerung gar nicht möglich gewesen wäre. Alle Wundärzte mußten, „ehe sie in dem Großherzogthume ihre Kunst ausüben" durften, „von dem competirenden Kreis- oder Stadt-Physikus geprüft und approbiret" werden. Sie hatten dem jeweiligen Kreisarzt ihre „gehörigen Zeugnisse darüber, wo sie die Chirurgie erlernt", wo sie sich danach „aufgehalten haben", und über ihre dortige „Aufführung" vorzulegen; darüber hinaus waren sie „besonders in der Anatomie und Chirurgie zu prüfen". Falls sie dann „tüchtig befunden" wurden, hatten sie das „ihnen auszustellende Zeugniß der Obrigkeit des Orts, wo sie sich niederlassen wollen und von welcher sie auf die Medizinalgesetze vereidigt werden, vorzulegen". Ihre „allgemeinen Pflichten" bestanden in der „strengen Erfüllung der Medizinalgesetze". Von den Wundärzten und Badern wurde eine „unverdrossene Erfüllung ihrer Berufspflichten zu jeder Zeit" erwartet, ebenso „Bescheidenheit und Verschwiegenheit, zumahl in Krankheiten, welche die Ehrbarkeit geheim zu halten befiehlt". Bei Androhung „nahmhafter Strafe" und Verlust ihrer Zulassung waren sie gehalten, „leichte Schäden nicht in die Länge zu ziehen, um bey ihrer Rechnung zu gewinnen". Wundärzte und Bader galten als Mediziner minderer Qualifikation, weshalb sie „in allen wichtigen, zu ihrer Competenz gehörenden Krankheitsfällen ..., den Kreisphysikus oder einen anderen promovirten Arzt ... zu Rathe" zu ziehen hatten. Dennoch war das erst später zur ‚Königsdisziplin' der Medizin avancierende Fachgebiet der Chirurgie damals weniger eine Domäne der approbierten Ärzteschaft, sondern vielmehr eine fast ausschließliche Angelegenheit der Wundärzte. Diese durften sich „im Allgemeinen bloß mit der operativen Chirurgie und der Anwendung äußerer Mittel befassen". Dagegen war ihnen „in kleineren Städten, wo kein Arzt vorhanden" war, „im Nothfalle die Anwendung innerer, nur keiner heroischen Mittel gestattet". Zwar war ihnen „an Orten, wo eine Apotheke befindlich, das Dispensiren der Arzneimittel durchaus untersagt"; aber da, „wo diese fehlet, können sie sich das für ihre Praxis nöthige Corpus pharmaceuticum im Hause halten". Sie durften die zum zeitgenössisch üblichen Behandlungsprozedere gehörenden „Salivationscuren und Aderlässe bei bedenklichen und hitzigen Fiebern" nicht vornehmen, „ohne vorher das Gutachten eines Arztes gehöret zu haben". Zudem waren Wundärzte gehalten, „jede gefährliche Wunde, die möglicherweise den Tod nach sich ziehen kann, der Obrigkeit anzuzeigen". Außerdem durften sie „Legal-Sektionen niemals allein, sondern nur unter Direction eines Kreis- oder Stadt-Physikus" vornehmen.[57]

Strafbewehrt untersagt waren zudem pseudomedizinische Heilpraktiken, die nicht ins Raster der universitären Medizinlehre paßten. So waren das „sogenannte Böthen und andere abergläubische Dinge, welche noch unter dem gemeinen Manne im Schwange sind, bey schwerer Leibes- und nach Befinden [eines Gerichts sogar] Lebensstrafe verboten".[58] Das jahrhundertelang – und bis heute – praktizierte „Besprechen" von Krankheiten galt im 19. Jahrhundert als auszurottender Aberglaube. Zu den zu überwindenden abergläubischen Volksmythen, die den wissenschaftlichen Fortschritt im Medizinalbereich zu behindern drohten, gehörten aber auch andere Verhaltensweisen, die deshalb strikt untersagt wurden. So war es „durchaus verboten, diejenigen für unredlich zu erklären und zu halten, welche einen Hund oder eine Katze todt werfen oder schlagen oder ertränken oder ein Aaß anrühren". Nicht stigmatisiert werden durften hingegen die Personen, die „mit Abdeckern getrun-

55) Masius: Handbuch der Medizinal-Polizei-Gesetzgebung, S. 25-27.

56) Bader waren „in Mecklenburg Wundärzte, die zugleich eine Barbierstube haben"; ebenda, S. 29.

57) Ebenda, S. 29-32. Ausweislich der „Tax-Ordnung" gehörten zum Tätigkeitsumfang der Wundärzte etwa der „Verband einer frischen, wenig bedeutenden Wunde", die Behandlung „einer gewöhnlichen Fleischwunde", einer „großen und gefährlichen Wunde", einer „Stichwunde", einer „Kopfwunde, mit oder ohne Fissur", die „Application eines Trepans" (also die Durchbohrung der knöchernen Schädeldecke), Arm- und Beinbrüche, „die Einbringung eines verrenkten Gliedes", Amputationen, Aderlässe und Obduktionen.

58) Ebenda, S. 99. Als Böthen oder Besprechen bezeichnete man eine spirituelle Heilart, bei der durch das Aufsagen bestimmter heilender Sprüche und Gebete Krankheiten wie Gürtelrose, Schuppenflechte oder Neurodermitis, aber auch Warzen einfach „weggesprochen" werden sollten.

ken haben oder mit ihnen gefahren oder gegangen sind", ebensowenig diejenigen, „die einen Menschen, der sich aus offenbarer, von den Gerichten dafür erkannter Melancholie erhenkt hat, abschneiden, aufheben und zu Grabe tragen"; und nicht zu ächten waren auch diejenigen, die „zu Kriegs- und Pestzeiten in Ermangelung eines Abdeckers oder sonst bei den großen Viehseuchen das gefallene Vieh aus den Städten schaffen und vergraben". Generell galt ein „Verbot abergläubischer Mittel"; keine Person sollte sich „abergläubischer Mittel, weder in Krankheiten noch in andern Fällen, unter irgend einem Schein oder Vorwand bedienen". Diejenigen, die es getan und nicht der Obrigkeit angezeigt haben, „sollen hart bestraft werden". Und wer sich durch Scharlatane und Wunderheiler „ums Geld bringen läßt, soll sich keines gerichtlichen Beistandes zu dessen Wiedererhaltung" bedienen dürfen, „sondern zu gewärtigen haben, daß sein Geld, wenn es den Betrügern wieder abgenommen wird, dem Gerichte anheimfalle und er überdies bestraft werde". Allgemein galt, daß „wer sich mit abergläubischen Curen abgibt, in Verhaft" geraten und „zum Vestungsbau und zur Zuchthausstrafe nach Dömitz abgeführet werden" solle.[59] All diese Bestimmungen bildeten die Grundlage für die späteren Zulassungsordnungen, die Verhaltenskodizes und die Berufsordnungen der Ärzte.

Der dritte Teil der Zusammenstellung der zu Beginn des 19. Jahrhunderts in Mecklenburg gültigen Medizinalgesetze beschäftigte sich mit dem Bereich der „Gesundheitspflege" und hier – für das Jahr 1818 einigermaßen erstaunlich – zuerst mit der „Sorge für die Reinheit der Luft und gesunde Wohnungen". Zum Bereich der heute Kommunalhygiene genannten Sachverhalte gehörte aber weniger die Vermeidung von schadstoffhaltigen Emissionen als vielmehr die Beseitigung der Ursachen des über den Gemeinden liegenden unerträglichen Gestanks. Die Magistrate der Städte hatten darauf zu achten, „daß die Gassen und öffentlichen Plätze rein erhalten werden"; sie sollten „den Einwohnern bey einer namhaften Strafe auferlegen, wöchentlich zweimahl vor den Thüren und Häusern zu kehren, und zwar Abends vor beiden Tagen, wo der Straßendung weggefahren wird", und „denselben auf einem Haufen zusammen[zu]bringen". Neben der Beseitigung der menschlichen Fäkalien sollten auch die von tierischen Ausscheidungen herrührenden „Misthaufen von den Straßen weggeschafft werden und nicht über zwey Monate liegen bleiben". Es dürfe „nicht geduldet werden, daß thierischer Unrath, sey es bey Tage oder bey Nacht, auf die Straße oder auf Kirchhöfe geschüttet" werde, und ebensowenig „soll es geduldet werden, daß menschliche Excremente zum Eckel des Publicums auf die öffentlichen Gassen fließen oder abgespühlt werden, sondern sie sollen so lange, bis der Dreckwagen kommt, mit dem Auskehricht in eignen Tobben, Balgen und sonstigen Behältern im Hause und auf den Höfen behalten und sodann mit einander vermengt oder bedeckt aus dem Behälter in den Wagen gestürzt werden". Der „Pferdeunrath" solle „zusammengefegt und auf einen Haufen gebracht" sowie „Schweine, Hammel, Hühner und Gänse, welche die zusammengekehrten Haufen auseinander wühlen, auf den Gassen und öffentlichen Plätzen nicht geduldet werden".

Speziell für die Stadt Rostock galt die Verordnung, wonach „niemand stinkenden Unrath und Menschenkoth auf die Straße werfen" dürfe, sondern jeder müsse „dergleichen faule Auswürfe auf seinem Hofe in eine tiefe Grube" verbringen, die „mit ungelöschtem Kalke stark bestreuet" werden müsse. Wenn jemand aber über keinen Hof verfüge, seien „solche Unreinigkeiten an entfernten Orten zu verscharren oder so wegzubringen, daß dadurch alle nachtheiligen und der menschlichen Gesundheit gefährlichen Ausdünstungen vermieden werden". Personen, die dagegen verstießen, seien „mit Geld-, Gefängnis- und nach Befinden [mit] harter Leibstrafe unabbittlich" zu belegen. Zur Kommunalhygiene gehörte auch, daß „niemand seinen Nachbarn zum Eckel über 14 Tage lang Mist in seinem Hofe liegen lassen" dürfe, und „wer aus seinem Stalle Mist ausfahren will", dürfe „denselben nicht über 24 Stunden auf der Gasse liegen lassen". Außerdem durften Viehställe „nicht näher als fünf Fuß" von Straßen und Kirchen errichtet werden. „Schwere Strafe" hatten auch diejenigen zu gewärtigen, die „in die Stadtgrube, welche die Altstadt von der Neustadt scheidet, Koth, Unrath von crepirtem Vieh, Mist und sonstige faulenden Unreinigkeiten" einbrachten.

Vorsicht galt auch bei der Behandlung von Menschen, die an ansteckenden Krankheiten gestorben waren. „Alle Leichen der an Faulfiebern, an der Ruhr oder anderen ansteckenden Krankheiten Gestorbenen" sollten, „sowohl in den Städten als auf dem platten Lande, nach erhaltener ungezweifelter Gewißheit des würklich erfolgten Todes" spätestens „am dritten Tage nach dem Tode, und zwar

---

59) Masius: Handbuch der Medizinal-Polizei-Gesetzgebung, S. 99-101.

ohne Ausstellung, Gesang, Gefolge und Trauergelag ... zur Erde bestattet werden". Die „zugeschleißten Gräben, Ströme, Bäche und Fuhrten" sollten „gesäubert und gereinigt werden", und besonders „in den Kanale bey der Wadewiese (zu Schwerin)" durften „keine todten Hunde, Katzen u.a. Unreinigkeiten" geworfen werden – „bey Vermeidung willkürlicher Geld- oder Leibesstrafe". Statt dessen solle „alles verreckte Vieh von den Frohnknechten in hinlänglicher Entfernung von den menschlichen Wohnungen so tief in der Erde verscharrt werden, daß es weder von Schweinen aufgewühlt, noch von Hunden aufgekratzt werden" könne.[60)]

Schon damals widmete man sich bei der ärztlich zu überwachenden Kommunalhygiene auch den konkreten Wohnverhältnissen der Bevölkerung, zumindest in den Städten; verfügt wurde, daß „bey neuen, zwey Stockwerke hohen Häusern, daß unterste Stockwerk wenigstens elf Fuß, daß oberste zehn Fuß im Lichte gebauet" werden müsse,[61)] und „kleinere Häuser von einem Stockwerke" durften „nur in den Nebengassen geduldet werden". Daneben bestanden Regeln für den (städtischen) Verkehr. So sollten „die engen Straßen in den Städten durch Gallerien und Querbänke nicht noch mehr verengt werden, weil dadurch sowohl für die fahrenden als für die Fußgänger [eine] nicht geringe Gefahr" entstehe. Und das „Pflanzen der Bäume" war „in Schwerin nur in hinlänglich breiten Straßen gestattet"; in Güstrow dagegen „sollen für die Zukunft gar keine Bäume, weder vor den Häusern, noch vor den Nebengebäuden in den Straßen mehr gepflanzt werden".[62)]

Motiviert „von der Sorge für gesunde Nahrungsmittel" waren unter anderem die Vorschriften für „gesundes Brod": „Die Bäcker sollen den Rocken und Waizen waschen, den Teig tüchtig ankneten, das Brod gut und rein ausbacken, ohne Alaun oder andere Sachen hinzuzufügen; aus drei Pfund Mehl sollen sie vier Pfund gut ausgebackenes Brot liefern und alle Tage frisches Waizen- und Rockenbrod im Scharren zum Verkauf haben." Andere Vorschriften betrafen die Herstellung von „gesundem Bier" oder das Verbot, „geschlachtetes Fleisch in die Städte zu bringen" – gemeint war vor allem „die eckelhafte und vielen Mißbräuchen unterworfene Gewohnheit, todte und abgepflückte Gänse zur Stadt zu bringen"; statt dessen sollten „alle zur Stadt kommenden Verkäufer ihre Gänse lebendig zur Stadt bringen". Verboten war auch das offenbar verbreitete und „der Gesundheit entgegenstehende Aufblasen des geschlachteten Viehes", und gefordert wurde eine allgemeine „Reinlichkeit beim Fleischverkauf ... besonders bey warmer Witterung". Geschlachtet werden durfte nur gesundes Vieh, was die „verordneten Aufseher in den Städten" zu kontrollieren hatten; die Milch von „seuchenkrankem Viehe" durfte weder verkauft noch genossen, sondern [mußte] in die Erde geschüttet werden". Weitere medizinalpolizeiliche Verordnungen betrafen das Verbot des Verkaufs von „Eyer- oder Hundepflaumen", von unreifen Haselnüssen sowie von unreifem Hopfen. Es durfte „keine andere als gute und untadelhafte Butter verkauft werden", und sogenannte „Hakwaaren, als Heeringe, Dorsche, Lachse, Käse, Hirse, Speck und dgl. mehr sollen gut und frisch sein". Die Verordnung, wonach „den Schlächtern, Brauern, Brennern und Bäckern ihr Vorrath von schlechtem Fleisch, Brod, Bier und Branntwein weggenommen" werden sollte, ist zwar nachvollziehbar, einigermaßen irritierend wirkt jedoch die Anordnung über deren Verbleib; derartige verdorbene Waren sollten entweder „sofort vernichtet oder unter die Armen vertheilet werden".[63)] Den lebensmittel-medizinischen Teil abschließend, erläuterte Masius die Maßnahmen zur „Vorkehr gegen [eine] Hungersnoth". So sollten „bey minder ergiebigem Ertrage der Erndte die Guthsbesitzer, Pächter und überhaupt die Landleute zur Verhütung eigner Noth mit dem Kornverkauf nicht zu sehr eilen", und „die Stadtobrigkeiten" sollten „darauf Bedacht nehmen, daß in den Städten bey Zeiten ein bis zur nächsten Ernte hinreichender Vorrath von Getraide nicht fehle". Ungeachtet dessen sollten sich „die Guthsbesitzer und Pächter aber nicht entziehen, auf Ansuchen der benachbarten Städte oder einzelner Einwohner einen Theil des vorräthigen Korns zu einem [vorher] verabredeten Preise liegen zu lassen" und bei Bedarf zu liefern. „Wucher und Aufkäuferei" waren dagegen „nachdrücklich untersagt"; dies betraf „namentlich Butter, Schlachtvieh, Kartoffeln und sonstige Victualien". Diese Güter sollten „unaufge-

60) Ebenda, S. 61-65.

61) Die Fußgröße war in den deutschen Staaten unterschiedlich. Ein mecklenburgischer Fuß entsprach einer Länge von 29 Zentimetern. Das untere Stockwerk mußte also mindestens 3,20 Meter, das obere wenigstens 2,90 Meter hoch sein. Ab 1868 galt in Mecklenburg die vom Norddeutschen Bund beschlossene Norddeutsche Maß- und Gewichtsordnung, und erst ab 1872 konnte das metrische System im gesamten Deutschen Reich durchgesetzt werden.

62) Masius: Handbuch der Medizinal-Polizei-Gesetzgebung, S. 66-68.

63) Ebenda, S. 68-75.

halten zu Markte gebracht werden", und „kein Kornhändler" dürfe das „zur Stadt kommende Korn vorweg kaufen".[64)]

Im Abschnitt über die „Sicherung vor mancherley zum Theil zufälligen Gefahren" behandelte Masius unter anderem die Verbote „des Jagens [und Schießens] auf den Landstraßen und in den Städten", Verordnungen „zur Ausbesserung der Landstraßen und Brücken" sowie zur „Ausbesserung des Steinpflasters"; hierdurch war „jeder Einwohner gehalten, die schadhaften Stellen in dem Pflaster der Gassen, soweit sein Haus, seine Bude, sein Keller usw. geht, bis an den breiten Stein ausbessern und in guten Stand setzen zu lassen". Weitere Verordnungen betrafen die „Verhinderung von Gefahren in den Straßen bey eintretendem Frostwetter", die „Verhinderung nächtlicher mechanischer Verletzungen auf den Gassen", die Einfriedung von Brunnen, das „Verbot des Zeugaushängens", das für Kinder gedachte Verbot des Schlittenfahrens und „des Werfens mit Schneeballen" sowie – interessant – das erste Verbot von Kinderarbeit, zumindest im Bauwesen: „Da durch den Gebrauch der Kinder beym Richten der Gebäude so häufiges Unglück veranlaßt wird", wurde „befohlen, zu einer solchen Arbeit ... nicht mehr Kinder, sondern Erwachsene zu nehmen".[65)]

Unter dem Oberthema „Gesundheitspflege" subsumierte Masius auch die Maßnahmen zur „Sorge für gesunde Fortpflanzung, für Schwangere, Gebährende und Wöchnerinnen". Dabei ging er bezeichnenderweise als erstes auf das „Verbot der Hurerei" ein. Danach sollten „Hurerei und Kuppelei sowie alle unziemlichen Beiwohnungen ... nicht geduldet, sondern ernstlich bestraft werden". Für die Stadt Rostock galt zudem, daß „oeffentlichen Huren von Gerichtswegen nachgespüret" werden solle. Für den Fall, daß diese „gefunden werden, sollen sie ins Gefängnis gebracht und wenigstens für immer aus der Stadt gebracht, mitunter auch körperlich gezüchtigt werden". Keinesfalls durften „Häuser, in welchen Unzucht getrieben wird, geduldet" werden, und diejenigen, „die dergleichen Gelegenheitsorte halten, sollen körperlich gezüchtigt werden".

Uneheliche Schwangerschaften und Geburten galten als Straftatbestand, die „mit Gefängniß oder sonst ernstlich bestraft" wurden. Bei einer zweiten unehelichen Schwangerschaft sollten „solche Personen [sowohl Frauen als auch Männer] auf fünf Jahre, bey einer dritten für immer aus der Stadt verwiesen werden". Auch Abtreibungen waren strafbar und wurden drakonisch verfolgt. So sollten sich die Hebammen bei Androhung „harter Leibes- und sogar Lebensstrafe nicht verleiten lassen, eine Frucht im Mutterleibe zu tödten und abzutreiben", und „auch keine Gelegenheit geben, daß solches geschehe". Die Apotheker durften „keine sogenannten Abortivmittel verkaufen". Wenn eine Hebamme zu einer „unehelich Geschwängerten gerufen" wurde, hatte sie „solches der Obrigkeit anzuzeigen". Die Aufforderung zur Denunziation ging aber noch weiter, denn „jeder Einwohner" war gehalten, „so oft sich eine schwangere Person bey ihm einmiethen will, solches der competirenden Obrigkeit oder dem Armen-Collegio anzuzeigen".

Während also ledig gebärende Frauen hart zu bestrafen waren, sollten die „Vorurtheile gegen uneheliche Kinder" aufgehoben und nicht weiter genährt werden. Verfügt wurde, daß kein „Unterschied zwischen unehelichen und vor oder nach der priesterlichen Copulation geborenen wie auch den legitimirten Kindern" zu machen sei. Diesen nicht ehelichen Kindern dürfe „die Zulassung zum Handwerk nicht verweigert" werden. Und den Handwerkern, die „von anderen [Männern] im ledigen Stande geschwängerte Frauenzimmer heirathen" und deren Kinder dadurch „legitimiren", dürfe „nichts vorgeworfen werden".

Zur „Sorge für die Gebährende" sollten in den Städten und auf dem Lande „eine hinlängliche Anzahl wohlunterrichteter, geprüfter und beeidigter Hebammen angestellet" werden. Die staatlichen und Domanialbeamten, die örtlichen Obrigkeiten und die Kreisärzte hatten „die Pflicht", darauf zu achten, „daß eine jede Stadt nach Verhältniß ihrer Größe mit einer, zwey oder mehreren Hebammen versehen werde", und „besonders dafür zu sorgen, daß für zwey, drei, vier oder mehrere Dörfer, [je] nach Beschaffenheit der Größe und Entlegenheit derselben, gleichfalls eine Hebamme bestellet werde, jedes Domanialdorf einen bequemen Geburtsstuhl habe ... und für jede Hebamme das Hebammenbuch des Professors [Wilhelm] Josephi [1763-1845] als Inventarienstück aus der Amtscasse angeschafft werde". Um einen ausreichenden Berufsnachwuchs zu sichern, war „den lehrbegierigen

64) Ebenda, S. 76.
65) Ebenda, S. 77-82.

Frauen durch die Dorfschulzen oder auf andere zweckdienliche Weise bekannt zu machen, daß sie den Hebammenunterricht in einer der Hebammen-Schulen des Landes erhalten" könnten.[66]

Im vierten, die „Krankheitspflege" betreffenden Teil des Masiusschen Kompendiums der Medizinalgesetze waren die Verordnungen zusammengefaßt, die seit 1751 zur „Sorge für Kranke" erlassen wurden und noch 1818 gültig waren. Im Kapitel zum „Verbot aller Quacksalberei" wurde daran erinnert, daß „kein Zweig der Arzneikunde von andern als gesetzlich approbirten Medizinal-Personen ausgeübt werden" dürfe. „Die Beamten und Obrigkeiten in den Städten" und diejenigen, „denen die Aufsicht über die Domainen anvertrauet" war, wurden nochmals darauf hingewiesen, daß keine „Prediger, Schmiede, Scharfrichter, Quacksalber oder andere einheimische oder herumziehende fremde Empiriker ... mit selbst verordneten oder verfertigten Arzneimitteln oder mit Rathschlägen ... in die Cur und Behandlung der Kranken sich einmischen und zur Hülfe genommen werden" dürften. Besonders restriktive Vorgaben betrafen die sogenannten Olitätenträger, ungarische Wasserhändler, Gewürzkrämer oder Materialisten; dies waren zumeist Heilmittelhänder, die mit speziellen Öl-, Kräuter-, Mineralien- oder Wasserzubereitungen hausieren gingen. Unter ihnen befanden sich sowohl echte Naturpharmazeuten als auch den Aberglauben der Bevölkerung ausnutzende Betrüger. Die Olitätenträger hatten „ihre Waaren von einem Kreisphysicus untersuchen zu lassen", und deren Produkte wurden „mit einem Zeugnisse von der befundenen Güte versehen". Die Materialisten und Gewürzkrämer durften „unter keinem Vorwande die von den privilegirten Apothekern ausschließlich zu debitirenden, bereiteten und zusammengesetzten Arzneimittel führen und verkaufen"; dies galt nicht nur der Qualitätssicherung der Medikamente, damit „das Publicum nicht in Gefahr gesetzt werde", sondern auch dem wirtschaftlichen Schutz der Apotheken. Und „die Einwohner, besonders auf den Dörfern", wurden vor „den unächten Waaren gewisser Betrüger, die den Namen Olitätenkrämer führen, gewarnt", womit ein ganzer Berufszweig – möglicherweise zu Recht – unter Generalverdacht gestellt wurde. Auch die „die Jahrmärkte besuchenden fremden Zahnärzte" sollten „zur Verhütung der daraus für die Gesundheit besorglichen schädlichen Folgen und [der] oft sehr unglücklichen Operationen nicht geduldet werden".[67]

Ausführlich widmete sich Masius den Verordnungen und Gesetzen, die – zwei Jahre vor der endgültigen Aufhebung der Leibeigenschaft – die „Sorgfalt der Obrigkeiten für erkrankte Einwohner" thematisierten: Die „Obrigkeiten sowohl in den Städten als auch auf dem Lande" waren „verpflichtet, dahin zu sehen, daß ihre Bürger und Unterthanen in Krankheiten nicht hülflos bleiben und sie sich zeitig genug an einen Arzt wenden" konnten. Die großherzoglichen Domanialbeamten waren gehalten, „die Amts-Pächter und Dorfschulzen dahin anzuweisen, daß sie bey entstehenden Krankheiten der untergebenen Hauswirthe, Einlieger oder Dienstboten selbige sofort an einen approbirten Arzt" verwiesen; die Dorfobrigkeiten waren anschließend „auch zur sorgfältigen Befolgung dessen medizinischer und diätetischer Vorschriften" verpflichtet. Verklausuliert auch die Verantwortung der Ritterschaft ansprechend, ermahnten die großherzoglichen Verordnungen auch den landständischen Adel: „So wie es unnachläßige Pflicht vermögender Unterthanen ist, ihren kranken Untergebenen, Dienstboten, Verwandten und Freunden gehörige Pflege und ärztliche Hülfe zu Theil werden zu lassen, so sind die Obrigkeiten sowohl in den Städten wie auf dem Lande verpflichtet, die ihnen angehörigen armen Kranken zu erhalten und zu verpflegen." Die Obrigkeiten aller Art waren gehalten, „alle Ungesunden und Gebrechlichen, die ihr Brod gar nicht mehr verdienen oder dazu keine ihren Kräften angemessene Gelegenheit finden können, aufzuzeichnen, und selbige durch Hülfe ihrer vermögenden Orts-Einwohner und Verwandten mit den sowohl für ihre Unterhaltung als für ihre Wartung und Arznei nöthigen Bedürfnissen zu versorgen". Die Sorge für Kranke hatte aber nicht nur den „eingeborenen Landeskindern" zu gelten: „Fremde (unvermögende) Durchreisende aller Religionen, welche schnell erkranken, bleiben mit allen nothwendigen Kosten ihrer Cur, Verpflegung und des Begräbnisses dem Orte zur Last, wo sie befallen werden"; es sei also „nie verstattet, sie vor ihrer Genesung auf den sogenannten Schub zu geben" – offenbar eine zeitgenössisch durchaus übliche Praxis. Wenn kranke Auswärtige dennoch abgeschoben wurden, so blieb der Ort, „von wo es geschehen, zur Erstattung aller, mithin auch der gerichtlichen und Sectionskosten verpflichtet". Doch die Kostenübernahme sollte die Gemeinden auch nicht überfordern; sowohl die städtischen Armenärz-

66) Ebenda, S. 84-87, 100.
67) Ebenda, S. 104-106; zu diesem Komplex vgl. auch Probst: Fahrende Heiler und Heilmittelhändler.

te als auch die Domanial-Amtsärzte waren „verpflichtet, bey den Curen der Amtsunterthanen eben unnöthigen Kostenaufwand zu vermeiden" und „theure Arznei ... nicht unnütz" zu verschreiben.[68]

Die Notwendigkeit der medizinischen Behandlung von unvermögenden und arbeitsunfähigen Bürgern und ‚Unterthanen' hatte offenbar einen nicht mehr zu ignorierenden Umfang angenommen, so daß zunächst in den Städten ein eigener Medizinalzweig etabliert wurde, die „Krankheitspflege der Armen". In Schwerin etwa sollte, „bis man auf Einrichtung eigner Hospital-Anstalten Bedacht nehmen" könne, „für die bestmögliche Unterbringung, Verpflegung, Wartung und Cur der armen Kranken gesorgt werden". Zwar war „für die Kranken der Armen-Anstalt ein Arzt und ein Wundarzt angenommen", also angestellt worden, doch erwartete man „von den dortigen [niedergelassenen] Aerzten", daß sie sich „geneigt finden lassen, den armen Kranken, welche sich zu ihnen wenden mögen, soviel es die Umstände erlauben, unentgeldlich beizustehen". Der „bey dem Armen-Institut angestellte Arzt" war „verpflichtet, alle armen Kranken ... in die Cur zu nehmen [und] dabey stets die wohlfeilsten Arzneien zu nehmen". Die diese liefernden Apotheker mußten sich „einen Abzug von 15 Prozent von ihren Rechnungen gefallen lassen". Um schon damals auftretende ‚Drückeberger' und ‚Simulanten' zu enttarnen, war der Arzt der Armenanstalt verpflichtet, „ihm aufgetragene Untersuchungen des Gesundheitszustandes angeblich ungesunder und zur Arbeit unfähiger Personen zu übernehmen und ein medizinisches Gutachten darüber dem Armencollegio zu übergeben". Darüber hinaus hatte der Armenarzt „bey den mittwochentlichen Versammlungen des Armen-Collegii gegenwärtig" zu sein, „um über die Krankheits-Angelegenheiten des Instituts zu referiren". Die beiden Wundärzte der Schweriner Armenanstalt – „einer für die Neustadt, ein anderer für die Altstadt" –, „die eigentlich nur die äußeren Krankheiten zu behandeln haben", hatten sich „jeden Morgen" beim Armenarzt der Anstalt einzufinden; dort hatten sie „zu rapportiren und erhalten Instructionen".[69]

Etwas anders gestalteten sich die Verhältnisse in Rostock. Dort wurden „die recipirten Kranken, deren Verhältnisse eine Aufnahme in das Krankenhaus nothwendig" machten, „in dasselbe aufgenommen, curiret und verpfleget". Das Krankenhaus stand unter Leitung zweier Vorsteher, die zugleich „Mitglieder des Armen-Collegii" der Stadt waren; sie hatten „die Aufsicht über alles, was im Krankenhaus vorgeht, über dessen Einrichtung, über die Pflege der Kranken". Sie brachten Anregungen über „zweckdienliche Verbesserungen in ihren Ausschuß zur Prüfung und durch denselben an das Armen-Collegium zur Beschlußnahme". Der städtische Ausschuß hatte „dafür zu sorgen, daß die Kranken die erforderliche Hülfe des Arztes und Wundarztes sowie alle nöthigen Heilmittel zur Herstellung ihrer Gesundheit erhalten". Das Rostocker Krankenhaus wurde „wöchentlich von dem Administranten [Vorsteher] und monatlich von dem ganzen Ausschusse [Armen-Collegium] einmal besucht ..., bey welcher Gelegenheit alle nur erdenklichen Erkundigungen nach dem, was die Kranken erhalten und was verfassungsmäßig mehr zur Milderung ihres Schicksals beigetragen werden kann, anzustellen sind". Bei diesen Visiten war auch „jeder Unterbedienstete an seine Pflichten und deren Wichtigkeit zu erinnern". War das Krankenhaus belegt, so wurden die dort nicht aufgenommenen Kranken „in ihren eignen Wohnungen gelassen oder bey andern Leuten hingegeben". Hier sollten sie „vom Arzte oder Wundarzte gehörig besucht [und] mit Arzneien versehen" werden. Auch diese außerhalb des Krankenhauses versorgten Patienten wurden „von dem administrirenden Vorsteher wenigstens alle 14 Tage und von dem ganzen Ausschuß quartaliter einmahl besucht", wobei „alle dienlichen Erkundigungen so wie im Krankenhause angestellet" wurden.[70]

Der Seuchenprävention und der allgemeinen Gesundheitsvorsorge diente die Bestimmung, wonach „sämtlichen Obrigkeiten des Landes ernstlich befohlen" wurde, „bey sich äußernden epidemischen Krankheiten sogleich dem Physico circuli hievon die Anzeige zu machen (wozu auch die Ärzte verpflichtet sind) und bey jeder als ansteckend auch nur verdächtigen Krankheit, die sich unter ihrer Gerichtsbarkeit äußert, nicht allein einem zuverlässigen Arzte die Behandlung aufzutragen, sondern auch zur Verhütung der weiteren Verbreitung des Uebels alle mögliche Vorkehr zu treffen". Be-

68) Masius: Handbuch der Medizinal-Polizei-Gesetzgebung, S. 106-108.

69) Ebenda, S. 109 f.

70) Ebenda, S. 110-112. Masius stellte fest, daß neben Schwerin und Rostock wohl „aehnliche Einrichtungen in den übrigen Städten des Landes" bestünden; „da aber hievon öffentlich nichts bekannt geworden, so kann das Nähere auch nicht mitgetheilet werden. Eben so wenig Kenntniß hat man von der Krankheitspflege in dem Hospital für die Domanial-Unterthanen in Schwerin und in den Lazarethen für das Militair und für die Armen in Rostock und Wismar".

sondere Furcht hatte man vor dem „gelben Fieber“, einer zumeist aus tropischen und subtropischen Gegenden stammenden, vor allem durch Stechmücken übertragenen Viruskrankheit. Das Gelbfieber bzw. die Gelbsucht galten im 19. Jahrhundert als eine der gefährlichsten Infektionskrankheiten und führten – da noch keine Impfmöglichkeiten bekannt waren – nicht selten zum Tode. So sollten „die Obrigkeiten an der Seeküste gegen etwaige Landung mit dem gelben Fieber behafteter Schiffe ... sorgfältig auf ihrer Huth sein und den etwaigen Landungsversuchen der Mannschaft, ehe und bevor ihr Gesundheitszustand untersucht und für unverdächtig befunden worden [war], auf alle Fälle sich wiedersetzen und sofort an die Landes-Regierung berichten“. Falls Seeleute jedoch bereits an Land gegangen waren, so war diesen „ein entfernter Ort zur Haltung ihrer Quarantaine anzuweisen“ und „jede Berührung ihrer Effecten sorgfältig zu verhüten“. Ebenso waren „alle Obrigkeiten und Behörden“ gehalten, „ihre ganze Aufmerksamkeit gegen die Entstehung und weitere Verbreitung der ansteckenden Nervenfieber“ zu richten. Mit dieser zeitgenössisch auch als Fleckfieber bezeichneten Krankheit war zumeist eine Typhuserkrankung gemeint, die durch Läuse übertragen wurde. Auch bei „Ruhrepidemien“ sollte „gehörige Vorkehr“ getroffen werden, „sowohl zur Hülfeleistung der Kranken wie zur möglichen Abwendung der weiteren Verbreitung dieser gefährlichen Krankheit“. Über den Ausbruch solcher Erkrankungen war in jedem Fall der Ortsobrigkeit, den Kreisärzten und der Regierung zu berichten. Das galt auch und besonders für das Verhalten die zeitgenössisch „Menschenblattern“ genannte, heute als Pocken bezeichnete Infektionskrankheit mit hoher Letalität; „jeder Hausvater, unter dessen Angehörigen oder Hausgenossen ein Individuum von den Menschenblattern ergriffen“ wurde, hatte hiervon „sofort der Orts-Obrigkeit“, und jeder Arzt, der Kenntnis von einem Pockenfall erlangte, hatte „bey dem Kreisphysicus die Anzeige zu machen“. Nichtmeldungen wurden mit „einer Strafe von zehn Reichsthalern“ belegt. War ein „Ausbruch der Menschenblattern gewiß“ und sicher belegt, „wurden die Häuser und Zimmer, worin dergleichen Kranken liegen, von der Ortsobrigkeit mit dem Anschlage ‚Hier Pockenvergiftung‘ ausgezeichnet“. Der Hausvater oder „ein anderer zuverlässiger Hausgenosse“ waren „für die Bewachung dieser Inschrift verantwortlich zu machen“, und dieses Schild war „nicht eher abzunehmen, als bis ein ärztliches Certificat über die gänzliche Heilung des Kranken ausgestellt“ wurde oder – wahrscheinlicher – „acht Tage nachdem dieser verstorben ist“. Die „Hausgenossen solcher Blatter-Kranken“ wurden unter „Hausarrest“ gestellt, hatten „jede Gesellschaft, sowie alle öffentlichen Zusammenkünfte“ und deren „Kinder die Schulen [zu] meiden“. An Pocken Erkrankte wurden, „wenn sie sich außer dem Hause sehen lassen“, verhaftet und „in Sicherheit gebracht“. Die Leichen der an Blattern Gestorbenen waren zu versiegeln und „ohne Gefolge spät Abends oder früh Morgens“ zu beerdigen; „ihre in der Krankheit getragenen Kleidungsstücke sind mit einzugraben oder zu verbrennen, die gebrauchten Betten vier Wochen hindurch zu lüften“.[71)]

Schutzimpfungen gegen Pocken waren weltweit längst bekannt; in Indien oder in China wurden Menschen schon seit mehreren hundert Jahren auf verschiedene Art gegen Pocken immunisiert. In Europa hatte der englische Landarzt Edward Jenner (1749-1823) im Jahre 1796 den ersten erfolgreichen Versuch zur Impfung gegen Pocken durch den Einsatz von Sekret von mit Pocken befallenen Kühen unternommen. Dieses Verfahren setzte sich in der Folge rasch durch. Im August 1807 wurde in Bayern als weltweit erstem Land eine Impfpflicht eingeführt, Mecklenburg folgte – für die sonstigen Landesverhältnisse ungewöhnlich schnell – nur zehn Jahre später. Und erst nachdem in Deutschland 1870/71 mehr als 125.000 Personen einer Pockenepidemie zum Opfer gefallen waren, wurde 1874 im gesamten Deutschen Reich eine Impfpflicht für Kinder eingeführt.

Angesichts der mecklenburgischen Medizinalverhältnisse geradezu revolutionär war die Einführung einer „Schutzpocken-Impfung“, die „als sicheres Mittel zur Tilgung des Pockenelends im Großherzogthum Mecklenburg-Schwerin gesetzlich anerkannt“ war. Für die Städte des Landes war vorgeschrieben, daß eine „allgemeine Impfung der Schutzblattern vorgenommen“ werden mußte. Ab dem Sommer 1817 galt eine allgemeine Impfpflicht: „Niemand, ohne Unterschied des Standes oder Alters, [durfte] zur Erlernung irgend eines Handwerks oder Betriebes, noch zu irgend einer Bedienung oder Beförderung, noch zur Confirmation oder Copulation zugelassen werden, bevor er nicht den Schein eines approbirten Arztes dahin, daß er Menschenblattern gehabt oder sich der Kuhpockenimpfung unterworfen habe“, vorweisen konnte; „für jeden solchen Schein sind vier Schilling an Gebühren zu

71) Ebenda, S. 114-117.

entrichten". Auf den Dörfern war die Impfpflicht hingegen nicht so leicht durchzusetzen. Verfügt wurde lediglich, daß „die gesammten Obrigkeiten auf dem Lande unter Leitung eines approbirten Arztes dafür sorgen" sollen, „daß Niemand, auch der Unvermögende nicht, ungeimpft bleibe". Leichter war dies auf den großherzoglichen Domänen durchzusetzen. Hier hatten die Beamten „unter Leitung der Amtsärzte, welche sich der Schutzpockenimpfung schon rühmlichst angenommen haben, zur allgemeinen Verbreitung derselben gehörige Vorkehr [zu] treffen". Dabei sollten die Kinder „auf Kosten der Gemeinden an dem Wohnort des impfenden Arztes zusammenkommen, mithin demselben keine Fuhrkosten" verursachen, und der „Kostenaufwand für die Impfung der würklich Hülfsbedürftigen" sollte „aus dem Amtscassen bestritten" werden.

Bemerkenswert waren auch die Überlegungen zur „Errichtung von Schutzpocken-Impfanstalten". In allen Städten sollte „der Magistrat mit dem Kreisphysikus und dem Kreischirurgus, und an Orten wo mehrere Aerzte wohnen, mit einigen derselben ... zusammentreten, um eine besondere Schutzpocken-Impfanstalt anzuordnen". Der „Zweck dieser Anstalten" war die „Empfehlung der Schutzpocken-Impfung und [die] Beseitigung der Vorurtheile gegen dieselbe", eine „beständige Unterhaltung ächter Materie", also eine dauerhafte Vorratshaltung wirksamen Impfstoffs, die „Bestellung verpflichteter Impfärzte oder Wundärzte", die „Sorge für unentgeldliche Impfung der Unvermögenden" sowie die „gehörige Impfung aller, die derselben bedürfen". Um die Idee einer allgemeinen Volksimpfung zu verbreiten und die Existenz der ‚Impfzentren' bekanntzumachen, wurden „sämmtliche Prediger des Landes" aufgefordert, „die Schutzimpfung nach allen Kräften [zu] befördern" und „durch eine eigene Predigt den Eltern, Vormündern oder Familienoberhäuptern die Pflichten für die Erhaltung der Ihrigen und die Verantwortlichkeit ein[zu]schärfen, welche durch Vernachlässigung der Schutzpockenimpfung oder gar Widersetzlichkeit gegen dieses wohlthätige Sicherungsmittel Gesundheit und Leben der Ihrigen in Gefahr bringen". Und von allen „Unterthanen" wurde „aber erwartet, daß sie mit gutem Willen und Ernst die Sache der Menschheit unterstützen".[72)]

Setzte man bei der Pockenimpfung noch auf Einsicht und Verständnis der Bevölkerung und bemühte Appelle an deren Verantwortung, so waren die **1816** erlassenen Vorschriften zum Umgang mit geschlechtskranken Personen radikaler. Zu den „Vorkehrungen gegen die Verbreitung venerischer Krankheiten" gehörte die Verordnung, wonach „die ausschweifenden Weibspersonen durch Sachkundige augenblicklich untersucht, an einem isolirten Orte curirt und nicht eher entlassen werden, bis der Arzt bezeugt, daß sie völlig genesen sind". Und nur eine zusätzliche Zahlung von „20 bis 100 Reichthaler Strafe" konnte verhindern, „daß sie nicht vertrieben werden". Daß hier nicht etwa eine nur ‚frauenfeindliche' Regelung praktiziert und exekutiert wurde, geht aus dem Verordnungstext hervor, wonach „diese Vorschrift zugleich auf alle mit dergleichen Krankheiten befallenen Subjecte, ohne Unterschied des Geschlechts, angewandt werden" sollte.[73)]

Noch drakonischer wurde gegen „simulierende Kranke" und gegen „sich verstümmelnde Militair-Personen" vorgegangen. So wollte man ‚Sozialschmarotzer' bestrafen und verhindern, daß arbeits- oder militärdienstunwillige Personen das für Unvermögende kostenlose Gesundheitssystem ausnutzten. „Menschen, die sich für gebrechlich und ungesund ausgeben und bey vorzunehmender Besichtigung nicht so gefunden werden, sollen an der Stirne gebrandmarkt und des Landes verwiesen oder zur Arbeit in Eisen verurtheilt werden." Und wer „zum Militairdienste verpflichtet" war und allein „den Versuch macht, sich durch Verstümmelung zum Militairdienste unbrauchbar zu machen", hatte – auch ohne daß dieses Vorhaben geglückt war – einen „vierwöchentlichen Arrest bis sechsmonatliche Vestungshaft zu erwarten". War eine Verstümmelung jedoch geglückt und „jemand durch Ausführung des Versuchs zum Militairdienste unfähig geworden", so wurde er „mit ein- bis zweijähriger Vestungsstrafe belegt". Für bereits offiziell eingezogene Rekruten galt hingegen, daß wenn „dieses Verbrechen von einem im Militairdienste befindlichen Soldaten begangen" wurde, sich „die Strafe verdoppelt".[74)]

Der Sinn und die grundsätzlichen Regelungen der schon 1784 erlassenen Vorschriften zur „Sorge für Rettung Verunglückter" haben sich bis heute kaum geändert. So war jedermann, „er sey wes Standes er wolle", der einen „Verunglückten antrifft", verpflichtet, diesen „ohne Zögerung und ohne

72) Ebenda, S. 117-121.
73) Ebenda, S. 123.
74) Ebenda, S. 123 f.

erst die obrigkeitliche Verpflichtung abzuwarten, ... sogleich aufzunehmen und nach Verwandniß der Umstände in das erste beste Haus zu bringen". Hier solle „sogleich alles angewandt werden, um den Verunglückten ins Leben zurück zu rufen". Niemand dürfe sich „weigern, einen solchen Verunglückten in sein Haus aufzunehmen". Was heute als unterlassene Hilfeleistung gewertet würde, wurde schon damals hart bestraft: „Wer gegen diese Vorschrift handelt, soll als Theilnehmer eines solchen gewaltsamen Todes angesehen und mit einer schweren willkührlichen Strafe belegt werden." Eine „Rettungsprämie", die im Dezember 1782 für die Rettung Verunglückter ausgelobt worden war, wurde im Oktober 1810 mit der Begründung wieder aufgehoben, daß „eine solche Handlung, welche die Religion und [die] Menschenliebe von selbst gebietet, ... ihren Lohn schon in sich selbst" habe und „nicht noch bezahlt werden solle".[75)]

War ein Mensch gestorben, mußte er beerdigt werden. Dies ist offensichtlich in nicht wenigen Fällen auch mit Personen geschehen, die zwar für tot gehalten wurden, es aber (noch) nicht waren. Sichere Methoden zur eindeutigen Bestimmung eines tatsächlich eingetretenen Todes existierten noch nicht, denn Masius meinte selbst 1818, es sei „durch traurige Erfahrung außer Zweifel gesetzt, daß es außer der schon eingetretenen Fäulniß gar keine untrüglichen sicheren Zeichen des Todes" gebe. Deshalb sollte „in keinem Falle, wie es bey den Juden wohl zu geschehen pflegte, mit der Beerdigung geeilt werden".[76)] Klar wird, daß man sich mit der Erklärung des Todeszustands Zeit lassen sollte; unklar bleibt aber, ob man die Leichen erst in einen Fäulnisprozeß übergehen lassen sollte, um den Tod sicher diagnostizieren zu können. Auf jeden Fall wurde den Ärzten, „auf deren Beurtheilung hier alles beruhet, alle Vorsicht empfohlen, ehe sie einen Menschen für todt erklären und dadurch die Angehörigen zur baldigen Beerdigung berechtigen". Ein besonderes Verfahren galt für die Juden: „Zur Verhütung des lebendigen Begrabens der Juden" sollte „keine jüdische Leiche begraben werden, ehe und bevor von einem approbirten Arzte die Besichtigung des angeblichen Todten geschehen und ein gewissenhaftes Zeugniß von dem würklich erfolgten Tode abgegeben" worden ist. Für eine „unterlassene gesetzliche Todten-Besichtigung" waren „die Vorsteher der Judengemeinden den Ortsobrigkeiten verantwortlich. Die Gebühren für diese Besichtigung" waren „von den Hinterbliebenen Angehörigen der Verstorbenen oder ... von der Judengemeinde zu vergüten".[77)]

Nicht mehr zu den eigentlichen ärztlichen Obliegenheiten gehörte die Beurkundung der zuvor jedoch ärztlich zu bestätigenden Todesfälle. Bis zur Einführung der standesamtlichen, also staatlichen Sterberegister im Jahre 1876 wurde bei der Erfassung von Verstorbenen zwei-, eigentlich sogar dreigleisig verfahren. Zum einen hatten die Prediger, also die Pastoren, „von jedem in ihrer Gemeinde Verstorbenen den Tag des Todes und des Begräbnisses, das Alter, die Krankheit oder den Zufall, woran jeder gestorben, in die Kirchenbücher ein[zu]tragen". Aus diesen Verzeichnissen sollten dann „die jährlichen Geburts-, Copulations- und Sterbelisten nach einem allgemeinen Schema angefertigt und selbige sogleich nach dem 1. Dezember an die Superintendenten" weitergeleitet werden, „von welchen sie zur Regierung zu befördern" waren.[78)] Zum anderen – und parallel dazu – wurden die jeweiligen Orts-„Obrigkeiten" von „vereideten Todtenkleiderinnen" über Sterbefälle in ihrem Sprengel informiert. Diese „Todtenkleiderinnen" hatten „der Obrigkeit eines jeden Ortes die Anzeige eines jeden ihnen bekannt gewordenen Sterbefalles sogleich und binnen einer Stunde nach ihrem Empfange" mitzuteilen. Interessanterweise waren es Frauen, denen diese ‚staatlichen' Sterbebeurkundungen vorbehalten waren. Frauen schenkten also nicht nur Leben, sondern beurkundeten auch dessen Ende. Wenn aber diese Frauen, die die Verstorbenen beider Geschlechter zu waschen und mit einem „Leichenkleid" zu versehen hatten, gerade nicht greifbar waren, hatte „jeder Einwohner" die Pflicht, „längstens innerhalb drei Stunden nach einem erfolgten Todesfall der bestellten Leichenfrau die Anzeige des Todes [zu] machen". Selbst wenn sich jemand dieser „Todtenkleiderinnen" nicht „zum Ein-

75) Ebenda, S. 124 f.

76) Gestorbene Juden wurden zumeist schon an ihrem Todestag, spätestens am Tag darauf beerdigt. Bis zur Bestattung wurden sie jedoch nicht allein gelassen, sondern Angehörige, Freunde und Bekannte wechselten sich mit der Totenwache ab.

77) Masius: Handbuch der Medizinal-Polizei-Gesetzgebung, S. 127 f. Unklar bleibt, warum nicht auch jüdische Ärzte den Tod ihrer Glaubensgenossen bestimmen und attestieren durften, hatten sich doch zwischen 1766 und dem Zeitpunkt der Herausgabe des Masiusschen Handbuches im Jahre 1818 mindestens 23 jüdische Ärzte in Mecklenburg niedergelassen. 1820 lebten rund 3.100 Juden in Mecklenburg.

78) Ebenda, S. 128. „Auch die Judengemeinden" hatten „solche nach dem allgemeinen Schema gefertigten Listen durch den Oberrabbiner an die Regierung [zu] senden". Ebenda.

kleiden" der verstorbenen Person bedienen wollte, so hatte „die Leichenfrau den Leichnam doch zu besichtigen und sich von dem würklich eingetretenen Tode und von der Unverdächtigkeit desselben zu überzeugen".[79] Im Unterschied zu den Geburten wurden die Todesfälle also dreifach festgestellt und beurkundet: durch einen weltlichen Arzt, durch einen geistlichen Prediger und durch eine kommunale Leichenfrau.

Die von Masius zusammengestellten gesetzlichen Bestimmungen für das mecklenburgische Medizinalwesen[80] der 135 Jahre von 1683 bis 1818 offenbaren zum einen eine aufgeklärt, menschenfreundlich, sozial und – zeitgenössisch gesehen – modern erscheinende (Für-)Sorge um den Menschen, die jedoch keineswegs nur humanistisch und ethisch bedingt war, sondern den gesund zu erhaltenden Menschen immer auch als Humankapital, als Produktivkraft, als Steuerzahler und als Soldaten sah, dessen Arbeitskraft und Reproduktionsfähigkeit möglichst lange zu erhalten war. Auch daraus erklären sich die teils drakonischen Strafen, die bei Verstößen gegen die Medizinalordnung zu verhängen waren. Damit im Zusammenhang standen die Bestrebungen, das Medizinalwesen und die praktische Heilkunde einer staatlichen und kommunalen Aufsicht zu unterstellen. Zum anderen werden aus den medizinalpolitischen und -praktischen Gesetzen und Verordnungen die Bemühungen um ein einheitliches Medizinalwesen mit hohen Standards und klaren Regeln sichtbar. Eigentlich wurden nur die studierten und staatlich approbierten Ärzte als ernsthafte Vertreter einer heilenden Medizin angesehen, während etwa Chirurgen, Wundärzte oder Bader als Medizinalpersonen niederen Ranges galten, die jedoch für die Volksheilkunde geduldet und toleriert werden mußten.

Im Vergleich zu unserer Ausgangssituation im Jahre **1800** (71 Ärzte) hatte sich schon vier Dekaden später die Zahl der in Mecklenburg-Schwerin tätigen Mediziner mehr als verdoppelt, denn im Jahre **1840** gab es im Lande bereits 182 praktische Ärzte, unter ihnen sechs Professoren, vier Leib- und Hofmediziner sowie drei nichtpromovierte Medicinae practici. Die meisten Ärzte praktizierten 1840 – wenig verwunderlich – in den größeren Städten des Landes, so in Wismar (10), Güstrow (11), Schwerin (18) und in Rostock (26). Die medizinische Versorgungssituation hatte sich innerhalb weniger Jahre – zumindest numerisch – deutlich verbessert. Entfielen 1800 noch 4.562 Einwohner auf einen Arzt,[81] so hatte ein Arzt im Jahre 1840 – ungeachtet eines Bevölkerungszuwachses um mehr als 50 Prozent – durchschnittlich nur noch 2.681 Personen zu betreuen.[82]

Soweit ein Überblick über die Entwicklung und den Stand des mecklenburgischen Medizinalwesens bis zur Mitte des 19. Jahrhunderts, einschließlich der Darstellung aller zeitbedingten Unzulänglichkeiten sowie der aus heutiger Sicht vielfach als unvollkommen und defizitär zu bewertenden Regelungen. Etwas Anderes gab es in Mecklenburg jedoch nicht. Wie aber gestaltete sich die Entwicklung des dortigen Medizinalwesens im 1871 begründeten Deutschen Reich?

79) Ebenda, S. 128 f.
80) Ein fünfter Teil des Masiusschen Handbuches behandelt das hier nicht berücksichtigte Veterinärwesen.
81) Das entsprach einer Versorgungsquote von durchschnittlich 2,2 Ärzten auf 10.000 Einwohner.
82) Berechnet nach Flemming: Zur medizinischen Statistik, S. 66. Die Zahl der Wundärzte ist dagegen im gleichen Zeitraum von 110 auf 86 um fast 22 Prozent zurückgegangen; vgl. ebenda.

Medizinalverhältnisse, gesetzliche Grundlagen und berufliche Rahmenbedingungen für das Wirken der mecklenburgischen Ärzteschaft 1869-1929

Noch vor der Gründung des Deutschen Reichs galt für die meisten deutschen Ärzte die im Sommer **1869** eingeführte Gewerbeordnung des Norddeutschen Bundes.[1] Bis dahin durfte die Heilkunde nur ausüben, wer zu einer der bestehenden Klassen des Heilpersonals gehörte, so zu den akademisch gebildeten Ärzten, zu den Wundärzten oder den Chirurgen, deren Berufsstand sich wiederum in eigene Klassen aufteilte. Ein einheitliches Berufsrecht für ärztliches Handeln war bislang nicht kodifiziert worden; jeder (Bundes-)Staat hatte seine eigenen Regeln.

Auch nach der neuen Gewerbeordnung bestand eine keineswegs eng geregelte Zulassungsordnung, sondern die Praxis, wonach die Ausübung der Heilkunde, „sofern nicht gleichzeitig eine unbefugte Titelbeilegung stattfindet, freigegeben ist und von einer Prüfung oder Konzession nicht abhängig gemacht werden" könne.[2] Damit entfiel auch das bislang gültige Kurpfuschereiverbot, und es galt eine allgemeine Kurierfreiheit; geschützt war lediglich noch die Berufsbezeichnung „Arzt", die nur im Falle einer staatlichen Approbation verwandt werden durfte. Ab 1869 galt also in den Staaten des Norddeutschen Bundes, so auch in beiden Mecklenburg, eine weitgehende Freizügigkeit der ärztlichen bzw. medizinischen Berufsausübung und – damit verbunden – eine Niederlassungsfreiheit für Ärzte und andere sich in der Heilkunde betätigende Personen.

Mit der Gründung des Deutschen Reichs wurde das Geltungsgebiet der Gewerbeordnung ab **1871** auf das gesamte Reichsgebiet ausgeweitet. Wenn auch einzelne Aspekte ärztlichen Handelns in der Gewerbeordnung kodifiziert wurden, kann daraus nicht eindimensional der Schluß gezogen werden, daß die Ausübung der Heilkunde als bloße gewerbliche Tätigkeit wie etwa jeder Handwerksberuf angesehen wurde. Die Tätigkeit eines Arztes zählte nach herrschender Meinung zu den Dienstleistungen höherer Art, die eine höhere Bildung erforderten, und war deshalb nicht automatisch mit den klassischen Gewerbeberufen auf eine Stufe zu stellen. In der Verfassung des Deutschen Reichs vom 16. April 1871[3] behielt sich die Reichsregierung hinsichtlich des Medizinalwesens durch Artikel 4 Absatz 15 lediglich die Beaufsichtigung und die Gesetzgebung hinsichtlich der „Maßregeln der Medizinal- und Veterinairpolizei" vor.[4] Die Beschränkung der Reichsgesetzgebung auf medizinalpolizeiliche Bestimmungen verhinderte eine allgemeine Regelung des Arztrechts; man begnügte sich mit der Approbationspflicht und schrieb die Vorbildung der Ärzte vor. Dieses generelle staatliche Desinteresse an einer spezifischen Festlegung der Rahmenbedingungen für ärztliches Handeln setzte sich in den folgenden Jahrzehnten fort.

Durch die in den 80er Jahren des 19. Jahrhunderts verabschiedeten „Bismarckschen Sozialgesetze" gelangten die niedergelassenen Ärzte in eine völlig neue Rechtslage.[5] So sah das neue Krankenversicherungsgesetz von 1883 einen Versicherungszwang für einen erheblichen Teil der (arbeitenden) Bevölkerung vor und bestimmte, daß von Beginn einer Krankheit an eine freie ärztliche Behandlung als Krankenunterstützung durch die Krankenkassen, in der Regel durch die Ortskrankenkassen, zu gewähren war. Das Gesetz enthielt jedoch keine Regelung darüber, wie die Beziehungen der Ärzte zu den Krankenkassen zu gestalten seien und wie diese ihre Verpflichtung gegenüber den Krankenversicherten zu erfüllen hatten. Der Gesetzgeber hatte die Ordnung der jeweils beiderseitigen Verhältnisse zunächst der privatrechtlichen Vereinbarung überlassen. Ein erst 1892 erlassenes Änderungsgesetz[6] führte zu einer Klärung der Rechtslage, die die Rechtspositionen der Ärzte

---

1) Vgl. dazu: BGBl., 1869, S. 245-282. Die Gewerbeordnung für den Norddeutschen Bund avancierte 1883 zur Gewerbeordnung für das Deutsche Reich; vgl. dazu: RGBl., 1883, S. 177-240.
2) So der zeitgenössische Gesetzeskommentar von Kandmann/Rohmer: Die Gewerbeordnung, S. 229.
3) Vgl. dazu: RGBl., 1871, S. 63-85.
4) Aus dieser Bestimmung resultierten das Impfgesetz vom 8.4.1874, das Nahrungs- und Genußmittelgesetz vom 14.5.1879 sowie das Seuchengesetz vom 30.6.1900.
5) Gemeint sind hier das Gesetz betreffend die Krankenversicherung der Arbeiter (Krankenversicherungsgesetz) vom 15.6.1883 (RGBl., 1883, S. 73-104), das Unfallversicherungsgesetz (ebenda, 1884, S. 69 ff.) und das Gesetz zur Invaliditäts- und Altersversicherung (ebenda, 1889, S. 97 ff.).
6) Vgl. dazu: RGBl., 1892, S. 379 ff.

gegenüber den Krankenkassen deutlich verschlechterte. Nunmehr konnten die Kassen bestimmen, welche Ärzte sie zur Kassenpraxis zuließen – und welche sie ablehnten –, und außerdem bestimmten die Kassen die Höhe der Honorare der von ihnen zur Kassenpraxis zugelassenen Ärzte; dabei hielten sie sich in vielen Fällen nicht an die in den verschiedenen Ländern in Gebührenordnungen festgesetzten Mindesttaxen,[7] sondern unterschritten diese zumeist und regelmäßig. Die Krankenkassen besaßen also ein Vertragsmonopol. Nach den Bestimmungen der Reichsversicherungsordnung konnten sie allein Einzelverträge mit den somit von ihnen weitgehend abhängigen niedergelassenen Ärzten schließen und diesen durch ein solches Privileg die Behandlungsbedingungen und Vergütungshöhen diktieren. Dieser Zustand, der sowohl die freie Arztwahl der Versicherten aushebelte als auch die Verdienstmöglichkeiten der Ärzte reglementierte, brachte viele Mediziner in wirtschaftliche Notlagen, hing doch die Existenz ihrer Praxis vielfach von einer Kassenzulassung ab, da zum Betreiben einer ausschließlichen Privatpraxis eine ausreichende Zahl von solventen Patienten notwendig war.

Interessenvertretungen der Ärzte

Angesichts dieser existenzbedrohenden Lage begann ein erheblicher Teil der zumeist als Solisten tätigen Ärzte sich zu organisieren. Kurz nach der Bildung des Deutschen Reichs wurde auf Initiative des Dresdner Arztes Dr. Hermann Eberhard Richter (1808-1876) im Jahre **1872** der **Deutsche Ärztevereinsbund** als „Gesamtverband der wirklich approbierten Ärzte“ gegründet. Zu den in der Satzung beschlossenen Zielen des Vereins gehörte die „gemeinsame Betätigung auf dem Gebiete der wissenschaftlichen, praktischen und sozialen Beziehungen des ärztlichen Standes“;[8] dazu zählten die Durchsetzung der freien Arztwahl der Versicherten und der Abschluß von Kollektivverträgen zwischen ärztlichen Vereinigungen und den Krankenkassen. Dieser Ärztevereinsbund gewann bald zahlreiche regionale Untergliederungen, so auch in Mecklenburg, wo am 25. Mai 1877 – mit dem landestypischen Nachtrab – der **Allgemeine Mecklenburgische Ärzteverein e.V.** gebildet wurde, der am 1. Juli 1911 in den **Mecklenburgischen Ärztevereinsbund e.V.** umgewandelt bzw. umbenannt wurde. Dies war die erste selbständige Organisationstruktur der mecklenburgischen Ärzteschaft, die die Mediziner aus beiden mecklenburgischen Freistaaten umfaßte und deren Interessen zu vertreten suchte.[9]

Der Mecklenburgische Ärztevereinsbund bestand auch noch im Jahre 1929, dem eigentlichen Beginn unseres Untersuchungszeitraums, und zwar aus sieben regionalen Bezirksvereinen:

1. dem Rostocker Ärzteverein e.V. (umfassend die Amtsgerichtsbezirke Rostock, Doberan, Kröpelin, Ribnitz, Schwaan, Sülze und Tessin) mit der Geschäftsstelle in Rostock (Kaiser-Friedrich-Straße 2), der von Prof. Dr. Ernst August Franke (Rostock) geleitet wurde; dieser Bezirksverein hatte im Januar 1929 insgesamt 137 Mitglieder;
2. dem Verein der Schweriner Ärzte e.V. (umfassend die Amtsgerichtsbezirke Schwerin, Crivitz, Gadebusch, Rehna und Sternberg) mit der Geschäftsstelle in Schwerin (Blücherstraße 4), der zunächst von Dr. Carl Pöhlmann, ab 1930 von Dr. Hans Brauns (beide Schwerin) geleitet wurde; dieser Bezirksverein zählte im Januar 1929 insgesamt 77 Mitglieder;
3. dem Ärztlichen Bezirksverein Wismar e.V. (umfassend die Amtsgerichtsbezirke Wismar, Grevesmühlen, Brüel, Warin, Neubukow, Schönberg und Ratzeburg-Domhof) mit der Geschäftsstelle in Wismar (Beguinenstraße 2), der von Dr. Heinrich Gronau (Neubukow), ab 1930 von Dr. Otto Eggers (Neuburg) geleitet wurde; dieser Bezirksverein bestand im Januar 1929 aus insgesamt 56 Mitgliedern;
4. dem Güstrower Ärztlicher Bezirksverein e.V. (umfassend die Amtsgerichtsbezirke Güstrow, Bützow, Laage, Malchin, Neukalen, Teterow, Stavenhagen, Gnoien, Dargun und Penzlin) mit

7) In Mecklenburg orientierte man sich dabei an der Mai 1896 erlassenen, später mehrfach novellierten Preußischen Gebührenordnung für approbierte Ärzte und Zahnärzte (Preugo).

8) Ärztliches Vereinsblatt, 1899, Sp. 160.

9) Zuvor hatte der „Verein der Ärzte und Apotheker Meklenburgs“ bestanden, dem neben Humanärzten auch Zahnärzte, Tierärzte und Apotheker angehörten. Vgl. dazu Mettenheim: Zur Geschichte des ärztlichen Vereinswesens in Mecklenburg, S. 36-52.

der Geschäftsstelle in Güstrow (Markt 35), der von Dr. August Kluge (Güstrow) geleitet wurde; dieser Bezirksverein umfaßte im Januar 1929 insgesamt 55 Mitglieder;

5. dem Südostmecklenburgischen Ärzteverein e.V. (umfassend die Amtsgerichtsbezirke des Landes Mecklenburg-Strelitz, ohne Schönberg und ohne Ratzeburg-Domhof) mit der Geschäftsstelle in Neubrandenburg (Stargarder Straße 12), der von Dr. Walter Krause (Neubrandenburg) geleitet wurde; dieser Bezirksverein hatte im Januar 1929 insgesamt 52 Mitglieder;
6. dem Südwestmecklenburgischen Ärzteverein e.V. (umfassend die Amtsgerichtsbezirke Ludwigslust, Boizenburg, Dömitz, Grabow, Hagenow, Lübtheen, Neustadt-Glewe, Parchim und Wittenburg) mit der Geschäftsstelle in Ludwigslust (Schloßstraße 13), der von Dr. Hermann Seeliger (Vellahn) geleitet wurde; dieser Bezirksverein zählte im Januar 1929 insgesamt 54 Mitglieder; und
7. dem Südmecklenburgischen Ärzteverein Krakow e.V. (umfassend die Amtsgerichtsbezirke Malchow, Plau, Röbel, Goldberg, Waren, Lübz und Krakow) mit der Geschäftsstelle in Plau (Stadtkrankenhaus), der von Dr. Johannes Nahmmacher (Malchow) geleitet wurde; dieser kleinste Bezirksverein verfügte im Januar 1929 über insgesamt 31 Mitglieder.

Zusammenfassend läßt sich feststellen, daß 1929 insgesamt 462 Ärztinnen und Ärzte – und damit alle approbierten mecklenburgischen Mediziner – im Ärztevereinsbund organisiert waren.[10)]

Der Deutsche Ärztevereinsbund konnte in der Folge jedoch kaum eines der von ihm verfolgten wesentlichen Ziele verwirklichen und sich nur in Teilbereichen als wirkliche berufsständische Interessenvertretung der Ärzteschaft etablieren. Auch wegen dieses Versagens des Ärztevereinsbundes veröffentlichte der in Connewitz bei Leipzig praktizierende Arzt und Geburtshelfer Dr. Hermann Hartmann (1863-1923) am 25. Juli 1900 einen offenen Brief an die deutsche Ärzteschaft, mit der Aufforderung und Anregung, sich in einem „Schutzverband der Ärzte Deutschlands zur Wahrung ihrer Standesinteressen“ zusammenzuschließen.[11)] Hauptgrund für Hartmanns Initiative war die schlechte Entlohnung der Ärzte, die durch ihre Einzelverträge mit den örtlichen Krankenkassen finanziell beliebig geknebelt werden konnten. Der von Hartmann initiierte Verband wurde am 13. September **1900** als „Verband der Ärzte Deutschlands zur Wahrung ihrer wirtschaftlichen Interessen“ gegründet, der bis 1923 in der Kurzform als „Leipziger Verband“ firmierte und nach dem Tode seines Initiators seit 1924 als Verband der Ärzte Deutschlands e.V. kurz als **Hartmannbund** bezeichnet wurde.[12)]

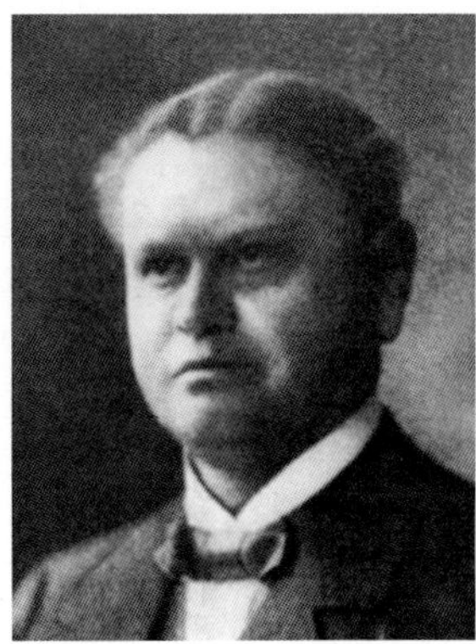
Hermann Hartmann

Mit dem Hartmannbund suchten die bislang jeweils auf sich gestellten und allein agierenden Ärzte sich für Kollektivverträge, für eine Honorierung nach Einzelleistungen, für eine Behandlungsfreiheit und für eine freie Arztwahl zu engagieren. In der Folgezeit eskalierten die Konflikte zwischen dem Hartmannbund und den Kassenfunktionären, so etwa in Leipzig, wo die Ärzte 1904 die Verträge mit der örtlichen Krankenkasse kündigten und die Behandlung der bei der Leipziger Krankenkasse Versicherten einstellten. Daraufhin etablierte die Krankenkasse ein System von ärztlichen Beratungsstellen, sogenannten Polikliniken, zu deren Betrieb sie auswärtige Ärzte als ‚Nothelfer‘, also ‚Streikbrecher‘ anwarb und diese zu ei-

10) Zusammengestellt und berechnet nach: Mitteilungen des Mecklenburgischen Ärztevereinsbundes e.V. und des Gauverbandes Mecklenburg des Hartmannbundes, 1929, S. 8-22. Im Januar 1929 sind nur 454 Ärzte in Mecklenburg tätig gewesen; die Differenz zu den 462 Mitgliedern im Mecklenburgischen Ärztevereinsbund e.V. ergibt sich durch außerordentliche und Ehrenmitgliedschaften sowie durch die Mitgliedschaft von nichtpraktizierenden Ärzten.

11) Darin hieß es: „Sehr geehrte Collegen! Laßt uns eine feste, zielbewußte Organisation schaffen zum Zwecke einer energischen Vertretung unserer auf's äußerste gefährdeten Interessen! Schließen wir uns fest zusammen, der Einzelne ist Nichts, alle zusammen sind wir eine Macht. Dann soll man nicht mehr mit dem einzelnen Arzt, sondern mit der Gesamtheit rechnen. Überall sehen wir die Angehörigen der einzelnen Berufsstände sich zusammenschließen, um ihre Ziele durch die Wucht gemeinsamen Vorgehens zu erreichen: Handeln wir ebenso, der Erfolg kann nicht ausbleiben! Einer für Alle, Alle für Einen! Ärzte aller Deutschen Staaten, organisiert Euch.“

12) Voller Wut auf die Krankenkassenfunktionäre hatte Hartmann im März 1901 erklärt, daß „der Stand der Ärzte ... immer stolz auf seine Freiheit“ war, aber „jetzt durch die Entwicklung des Kassenwesens abhängig geworden“ sei „von Leuten, welche an Bildung meist hinter ihnen und in sozialer Beziehung weit unter ihnen stehen“. Ärztliches Vereinsblatt, 1901, Sp. 225.

nem festen Jahresgehalt von bis zu 8.000 Mark anstellte. Auseinandersetzungen wie in Leipzig wiederholten sich in den Folgejahren auch an anderen Orten, und die Verbandszeitungen der Ärzte veröffentlichten eine sogenannte Cavete-Liste[13] der betreffenden Städte. Die im Juli 1911 vom Reichstag verabschiedete Reichsversicherungsordnung (RVO) und ihr Einführungsgesetz[14] brachten keine Entspannung der Situation. Zur Regelung der Beziehungen zwischen den Ärzten und den Krankenkassen bestimmte die RVO nach wie vor den schriftlichen Einzelvertrag, und die Kassen konnten die Bezahlung der nicht von ihnen konzessionierten bzw. lizensierten Ärzte ablehnen.[15] Zudem war gegen die Einwände der Ärzteorganisationen die Versicherungspflichtgrenze auf 2.500 Mark Jahreseinkommen angehoben worden, was weitere Bevölkerungsgruppen der Privatpraxis der Ärzte entzog. Die Reichsversicherungsordnung sah außerdem vor, daß „allgemeine Ortskrankenkassen für örtliche Bezirke" errichtet werden mußten, während bislang die Ortskrankenkassen von den Gemeinden nach Gewerbezweigen gebildet worden waren.

Die Vorstellungen der Vorstände der Krankenkassen und der Ärzteverbände, besonders des Leipziger Verbands, des späteren Hartmannbundes, divergierten in zentralen Fragen. So wurde auf der Jahresversammlung des Verbandes der Deutschen Ortskrankenkassen im August 1913 eine Entschließung angenommen, in der es hieß, die vom Leipziger Ärzteverband erhobene Forderung nach freier Arztwahl widerspreche den „Grundsätzen der Selbstverwaltung" der Kassen, und „die Berechnung des Arzthonorars nach Einzelleistungen" sei „mit dem Wesen der Krankenversicherung unvereinbar". Kritisiert wurde die Ärzteschaft für ihr „unsoziales Verhalten" hinsichtlich der Ausdehnung der Versicherungspflicht, würden „doch gerade damit solche Kreise der Bevölkerung der Versicherung zugeführt, die ob ihrer Armut bisher meist auf ärztliche Hilfe wie auch auf Heilmittel verzichten mußten". Daraufhin konterten die Vorsitzenden des Ärztevereinsbundes und des Hartmannbundes mit der Erklärung, die „Hauptverbände der Krankenkassen" hätten „es abgelehnt, mit uns Frieden zu schließen. Sie wollen nichts wissen von der Mitwirkung unserer Organisation bei Verhandlungen und bei dem Abschluß von Verträgen, sie zeigen keinerlei Verständnis für die ... Notwendigkeit, gemeinsam mit uns die freie Arztwahl allmählich weiter auszubauen und die Honorare den jetzigen Verhältnissen anzupassen. Das ist der Krieg".[16]

Zur Untermauerung ihrer Haltung hatten die Spitzenorganisationen der Ärzteschaft Ende Oktober 1913 zu einem außerordentlichen Ärztetag nach Berlin eingeladen. Anwesend waren 596 Delegierte aus 395 Ärztevereinen, die 27.151 organisierte Ärzte vertraten.[17] In seinem Grundsatzreferat stellte der Vorsitzende des Leipziger Verbandes, Hermann Hartmann, nochmals die rechtliche Lage und die Auffassungen eines Großteils der Ärzteschaft heraus: „Die Gewerbeordnung sichert uns die völlige Freizügigkeit, volle Niederlassungsfreiheit, den unbeschränkten Anspruch auf den ganzen für uns in Betracht kommenden Arbeitsmarkt und das Recht zu, unsere Honorare frei zu vereinbaren. Ohne jede Rücksicht auf diese unsere Rechte hat das Krankenversicherungsgesetz den Krankenkassen, d.h. den Zwangskoalitionen derjenigen, denen wir im wesentlichen unsere Arbeit anbieten, die uneingeschränkte Selbstverwaltung und damit die Übermacht verliehen, uns unsere Rechte zu nehmen. Und an diesem Zustand hat die Reichsversicherungsordnung nichts geändert! Wer möchte es uns daher verdenken, daß wir unsere viel älteren Rechte bis aufs Äußerste verteidigen! Besonders da wir es doch wahrlich nicht in erster Linie tun aus materiellen Gründen – obwohl auch diese für uns nicht minder wertvoll und nicht minder berechtigt sind."[18] In einer Entschließung verpflichteten sich die ärztlichen Delegierten, künftig „mit keiner Kasse einen Vertrag abzuschließen ... Die Kranken werden die Hilfe ihres Arztes nach wie vor finden, uneingeschränkt, nur ohne die Einmischung einer Kassenverwaltung".[19]

---

13) Von lateinisch cavere → sich hüten.
14) Vgl. RGBl., 1911, S. 509 ff., 839 ff.
15) Im § 368 der Reichsversicherungsordnung vom 19.11.1911 hieß es lapidar: „Die Beziehungen zwischen den Krankenkassen und den Ärzten werden durch schriftlichen Vertrag geregelt; die Bezahlung anderer Ärzte kann die Kasse, von dringenden Fällen abgesehen, ablehnen."
16) Zitiert nach Naser: Hausärzte, S. 26 f.
17) Legt man die Gesamtzahl von 34.136 Ärzten im Deutschen Reich zugrunde, so repräsentierte dieser Ärztetag 1913 immerhin 79,5 Prozent der damaligen deutschen Ärzteschaft.
18) Ärztliches Vereinsblatt, 1913, Sp. 653.
19) Ebenda, Sp. 661.

Dieser faktische Aufruf zu einem Generalstreik der Ärzteschaft drohte die medizinische Versorgung in ganz Deutschland erheblich zu beeinträchtigen, so daß sich die Reichsregierung veranlaßt sah, vermittelnd und regulierend einzugreifen. Die nur zweitägigen Verhandlungen endeten am 23. Dezember **1913** mit einem später das Berliner Abkommen genannten Vertrag. Unterzeichner waren der Deutsche Ärztevereinsbund und der Verband der Ärzte Deutschlands zur Wahrung ihrer wirtschaftlichen Interessen (Hartmannbund) auf der einen und der Verband der Deutschen Betriebskrankenkassen, der Gesamtverband der Deutschen Krankenkassen sowie der Hauptverband Deutscher Ortskrankenkassen auf der anderen Seite. Mit dem Berliner Abkommen wurden die Anfänge einer gemeinsamen Selbstverwaltung von Krankenkassen und Kassenärzten geschaffen, erstmals gültige Rahmenbedingungen für Verträge zwischen Krankenkassen und niedergelassenen Ärzten fixiert sowie die (vor allem finanziellen) Modalitäten der Beziehungen zwischen Ärzten und Krankenkassen geregelt. Vorgesehen war die Einrichtung eines Arztregisters beim jeweiligen Versicherungsamt, in das sich jeder Arzt eintragen konnte, der eine Kassenpraxis betreiben wollte. Festgelegt wurde, daß grundsätzlich jeder im Arztregister eingetragene Arzt zur Kassenpraxis zuzulassen war, wobei auf 1.350 Versicherte (bzw. bei Familienbehandlung auf 1.000 Versicherte) ein Arzt kommen sollte. Die Art der Vergütung der ärztlichen Leistungen wurde einer Einzelvertragsregelung überlassen, wozu jedoch ein Vertragsausschuß gebildet werden sollte, der die Vorbereitung der Arztverträge zu übernehmen hatte. Bei fehlender Einigung beim Abschluß neuer Verträge sollte ein paritätisch besetztes Schiedsamt schlichten, und bei Streitigkeiten aus bereits bestehenden Verträgen war ein paritätisch besetztes Schiedsgericht zuständig. Die Laufzeit des Berliner Abkommens wurde auf zehn Jahre, bis zum Dezember 1923 festgesetzt. Allerdings kamen schon bald der Erste Weltkrieg und in seiner Folge die Änderung der deutschen Staatsform sowie die damit verbundene veränderte Art der Gesetzgebung dazwischen; dazu später mehr.

Das Berliner Abkommen wurde von der Ärzteschaft und den Krankenkassenverbänden als Kompromiß gewertet, mit dem beide Seiten gleich (un)zufrieden waren. Für die Ärzteschaft nicht erreicht wurde die angestrebte Kollektivvertragsregelung, die es den örtlichen Ärzteorganisationen ermöglicht hätte, mit den Kassen Verträge zur Anstellung von Kassenärzten zu vereinbaren; ebenso enthielt das Berliner Abkommen keine Bestimmungen zur generellen Einführung bzw. Beibehaltung einer freien Arztwahl und ebenso keine Regelung zur Honorarberechnung nach Einzelleistungen. Aber immerhin bestand nunmehr eine rechtlich verbindliche und staatlich sanktionierte Arbeitsgrundlage.

Betrachtet man die Entwicklung der letzten 30 Jahre, also den Zeitraum vom Erlaß des Krankenversicherungsgesetzes 1883 bis zum Abschluß des Berliner Abkommens 1913, so ist festzustellen, daß die niedergelassenen Ärzte in dieser Zeitspanne eine „Verrechtlichung" ihres Berufs(standes) erlebten. Hatten die Ärzte zunächst den Rechtsstatus von Privatärzten, der sich allein auf das Arzt-Patienten-Verhältnis bezog, so kamen für die Ärzte mit dem Inkrafttreten des Krankenversicherungsgesetzes die Krankenkassen als neue Vertragspartner hinzu. „Der Vollzug des KVG machte aus dem Privatarzt einen Kassenarzt", und für den Bereich des Kassenarztes gab es keine vollkommene Niederlassungsfreiheit mehr, weil ohne die Krankenkassen eine Niederlassung als Kassenarzt nicht mehr möglich war und das Berliner Abkommen Bestimmungen über Mindestzulassungszahlen enthielt.[20)]

Mit der Gründung des Leipziger Verbands (Hartmannbund) hatten die beteiligten Ärzte eine Organisationsform übernommen, die sich etwa an der Industriearbeiterschaft und den von ihr geschaffenen Gewerkschaften orientierte. Hatte der Reichstag, also der Gesetzgeber, den Arztberuf im Jahre 1883 weiter in dem von der Gewerbeordnung bestimmten Rechtsstatus belassen, verbunden mit der in diesem Gesetz garantierten Niederlassungsfreiheit, so deutete sich mit dem Berliner Abkommen von 1913, das durch die Einschaltung der Reichsregierung zustande gekommen war, eine Entwicklung hin zu einer öffentlich-rechtlichen Einbindung der Kassenärzte an.

Das weiter oben an Hand der Reichsverfassung von 1871 skizzierte Desinteresse des Staates an einer umfassenden Regelung des Medizinalwesens und an der Festlegung von Rahmenbedingungen für das ärztliche Handeln setzte sich nach der durch die Novemberrevolution erfolgten Abschaffung der Monarchie fort. In der neuen Verfassung des Deutschen Reichs vom 11. August 1919 hieß es in

---

20) Vgl. dazu Naser: Hausärzte, S. 29.

Artikel 7 Absatz 8 zwar, daß das Reich die Gesetzgebung über „das Gesundheitswesen, das Veterinärwesen und den Schutz der Pflanzen gegen Krankheit und Schädlinge“ ausübe,[21] aber praktisch geschah dazu nur wenig, zumindest nichts, was im Interesse der Ärzteschaft gelegen hätte.[22]

Die erste Nachkriegsregelung der aus der deutschen Kriegsniederlage hervorgegangenen Revolutionsregierung auf gesundheitspolitischem Gebiet erging schon am 22. November **1918** mit dem Erlaß der Verordnung über die Ausdehnung der Versicherungspflicht und der Versicherungsberechtigung in der Krankenversicherung.[23] Darin wurde verfügt, daß die Versicherungsgrenze von 2.500 auf 5.000 Mark des Jahresarbeitsverdienstes zu erhöhen sei, wovon vor allem Beamte und gehobene Angestellte betroffen waren bzw. profitieren sollten. Die damit verbundene Erweiterung des Kreises der Krankenkassenversicherten bezeichnete der Leipziger Verband/Hartmannbund als „Enteignung der Privatpraxis“, da nunmehr nur noch die Personen mit einem Einkommen von über 5.000 Mark zwangsversicherungsfrei seien. Und mit der vom Rat der Volksbeauftragten am 23. Dezember 1918 erlassenen Verordnung zur Sicherung der ärztlichen Versorgung bei den Krankenkassen[24] wurde festgelegt, daß die Krankenkassen den Ärzten bei dem fälligen Abschluß von Neuverträgen ein Angebot machen mußten, das im allgemeinen 20 Prozent über den alten Vergütungssätzen liegen sollte.

Die Position der Krankenkassen verdeutlichend, meinte Julius Fräßdorf (1857-1932), Vorsitzender des Verbandes der Deutschen Ortskrankenkassen, im November 1919: „Den Ärzten ist eine angemessene Honorierung durchaus zu gönnen, aus der Krankenversicherung darf aber keine Ärzteversicherung werden.“ Da eine gesetzliche Regelung der Beziehungen zwischen Ärzten und Kassen derzeit aber kaum zu erwarten sei, solle eine „tarifliche Regelung“ geschaffen und das Berliner Abkommen zu einer „Tarifgemeinschaft“ ausgebaut werden. Ungeachtet dessen sollten die Kassen aber das Recht haben, weiterhin „beliebig Ambulatorien, Polikliniken, diagnostische Institute, Fabriksprechstunden und so weiter errichten“ zu dürfen, in denen dann bei den Kassen angestellte Ärzte praktizieren würden.[25] Sofort erhob sich starker Widerstand der Ärzteschaft gegen diese „wilden Polikliniken, ... die sich bisher nirgends bewährt haben, Stätten, in denen die allgemein beklagte Ramschbehandlung wahre Orgien feiern wird und die infolge ungenügender Untersuchung und falscher Diagnose zu einer großen Gefahr für die Gesamtheit werden müßten. Wir zerbrechen uns die Köpfe, wie man die minderwertige Massenbehandlung der Versicherten verhüten kann; die Kassen setzen alles daran, sie im Großen auszubauen“.[26]

Aber erst im Inflationsjahr **1923** fühlte sich die Reichsregierung erneut bemüßigt, in das Privatrechtsverhältnis zwischen den niedergelassenen Ärzten und den Krankenkassen einzugreifen. Anlaß für diese Intervention waren das Auslaufen des Berliner Abkommens und das Drohen eines vertragslosen Zustandes zwischen Ärzten und Kassen. Unter Bezugnahme auf das Ermächtigungsgesetz vom 13. Oktober 1923[27] erließ die Reichsregierung am 30. Oktober 1923 die **„Verordnung über Ärzte und Krankenkassen“**. Darin wurde verfügt, daß ein „Reichsausschuß für Ärzte und Krankenkassen“ zu bilden sei, dem jeweils fünf Vertreter der Krankenkassen und der Spitzenverbände der Ärzteschaft sowie drei vom Reichsarbeitsministerium zu benennende Vertreter angehören sollten. Dieser gemeinsame Reichsausschuß war künftig zuständig für die Aufstellung von Richtlinien für die „Zulassung der Ärzte zu den Krankenkassen“, „die Art und Höhe der Vergütung für die ärztlichen Leistungen“ und „den allgemeinen Inhalt der Arztverträge“. Darüber hinaus hatte der Reichs-

21) Vgl. dazu: RGBl., 1919, S. 1383-1418, hier S. 1384.

22) „Das Reich selbst hat seine Aufgabe lediglich darin gefunden, einzugreifen, wo das allgemeine Interesse an der Erhaltung der Menschen, z.B. durch Schutz vor Seuchen, einen Eingriff als notwendig erwies. Wie der Einzelne sich gegen Krankheiten schützt oder nicht schützt, war dessen eigene Angelegenheit. Die wenigen Vorschriften im Interesse des Militärdienstes durch Bestrafung der Selbstverstümmelung, gegen Vernichtung des keimenden Lebens sind Ausnahmen, die an dem Standpunkt der Gesetzgebung nichts geändert haben. Das Reich dieser Zeit beschränkte sich auf Vorschriften über ungesunde Wohnungen und Wasserverhältnisse, die Fortentwicklung der Lebensmittelgesetzgebung sowie derjenigen zur Erhaltung derer, die sich vermöge ihres körperlichen Zustandes nicht selbst erhalten können.“ Coermann/Wagner: Deutsches Ärzterecht, S. 11 f.

23) Vgl. dazu: RGBl., 1918, S. 1321 f.

24) Vgl. ebenda, S. 1454 ff.

25) Zitiert nach Naser: Hausärzte, S. 35.

26) Ärztliches Vereinsblatt, 1920, Sp. 236.

27) RGBl., T. I, 1923, S. 943. Darin hieß es, die Reichsregierung werde „ermächtigt, die Maßnahmen zu treffen, welche sie auf finanziellem, wirtschaftlichem und sozialem Gebiete für erforderlich und dringend erachtet. Dabei kann von den Grundrechten der Reichsverfassung abgewichen werden“.

ausschuß zu prüfen, „wie auf eine planmäßige Verteilung der Kassenärzte über das Reichsgebiet hingewirkt werden" könne.[28)] Am gleichen Tag, dem 30. Oktober 1923, erging die **„Verordnung über Krankenhilfe bei den Krankenkassen"**, die erhebliche – jedoch eigentlich vernünftige – Einschnitte in die freie ärztliche Tätigkeit vorsah. So waren die bei einer Krankenkasse zugelassenen Ärzte „verpflichtet, eine nicht erforderliche Behandlung abzulehnen" und „die erforderliche Behandlung, insbesondere hinsichtlich Art und Umfang der ärztlichen Verrichtungen sowie der Verschreibung von Arznei, Heil- und Stärkungsmitteln, auf das notwendige Maß zu beschränken" sowie „alles zu vermeiden, was eine unnötige und übermäßige Inanspruchnahme der Krankenhilfe herbeiführen" könne. Die jeweiligen Kassenvorstände waren „berechtigt, ... bei wiederholter Verletzung dieser Verpflichtungen [den Ärzten] fristlos zu kündigen" und sie bis zu zwei Jahren von der Kassenpraxis auszuschließen. Außerdem wurde ein Zulassungsschlüssel festgelegt, wonach „auf je 1.350 Versicherte, bei Familienbehandlung auf je 1.000 Versicherte" ein Arzt entfallen sollte oder konnte; die Kassen bekamen das Recht, weiteren Ärzten die Zulassung „bei der Kasse zu versagen". Diese Verordnung war auch deshalb eine Bestimmung ausschließlich zu Gunsten der Krankenkassen, weil vorgeschrieben war, daß die Versicherten „von den Kosten für Arznei, Heil- und Stärkungsmittel ... in allen Fällen 10 vom Hundert selbst zu tragen" hatten; und gefährdeten nach Ansicht des Kassenvorstandes die Ausgaben die „Leistungsfähigkeit der Kasse", so konnte dieser „beschließen, daß die Kassenmitglieder die Kosten bis 20 vom Hundert selbst zu tragen haben".[29)]

Die Reichsregierung hatte mit diesen beiden Verordnungen anstelle des privatrechtlichen Berliner Abkommens erstmalig eine öffentlich-rechtliche Grundlage für die Rechtsbeziehungen der Krankenkassen zu den Kassenärzten geschaffen, die beim Hartmannbund, der von einer „Entrechtung des deutschen Ärztestandes" sprach, auf fundamentale Kritik stieß.[30)] Daraufhin kündigten die Kassenärzte ihre Verträge mit den Krankenkassen zum Dezember 1923 und riefen zum allgemeinen Ärztestreik auf. Die nun folgenden Maßnahmen waren jedoch kein Streik im gewerkschaftlichen Sinne, denn die Ärzte behandelten ihre Patienten weiterhin, jedoch zu den Kostensätzen der Privatpraxis. Die Krankenkassen nahmen die Kündigungen an – und den Kampf auf, indem sie begannen, Ambulatorien einzurichten und – nach großangelegten Werbekampagnen – die dafür notwendigen Ärzte fest einzustellen. Diese fungierten nicht als Kassenärzte, sondern als angestellte Ärzte der Krankenkassen. Die Proteste der organisierten Ärzteschaft – sie hatte die Ambulatorien u.a. als „Konzentrationslager der Krankenversorgung" bezeichnet – hatten keinen Erfolg; die Reichsregierung nahm die „Verordnung über Krankenhilfe bei den Krankenkassen" nicht zurück.

1924 gab der Hartmannbund die **„Allgemeine Deutsche Gebührenordnung für Ärzte"** (Adgo) heraus, die als privatrechtliche Vertragsgrundlage zwischen Arzt und Patient bis in die 80er Jahre Gültigkeit hatte. Die Adgo sollte an die Stelle der verschiedenen staatlichen Gebührenordnungen der Ärzte treten und als Grundlage für alle ärztlichen Honorarforderungen dienen.[31)] Neben zahlreichen länderspezifischen staatlichen Gebührenkatalogen bestand die 1896 erlassene **„Preußische Gebührenordnung für approbierte Ärzte und Zahnärzte"** (Preugo), die 1924 aktualisiert wurde und nunmehr für das gesamte Deutsche Reich galt.[32)] Die Preugo trug aus Sicht des Hartmannbundes jedoch „weder in wissenschaftlicher Beziehung noch in materieller Hinsicht den Bedürfnissen der Ärzteschaft hinreichend Rechnung", dies auch, weil in der Agdo deutlich höhere Gebührensätze festgesetzt waren als in der Preugo.

Wie schon beim Ärztevereinsbund, also wiederum mit mecklenburgspezifischer Verzögerung, wurde **1923**, im Jahr des Erlasses der beiden eben skizzierten reichsrechtlichen Regelungen, der Landesverband Mecklenburg-Lübeck des „Verbandes der Ärzte Deutschlands zur Wahrung ihrer wirtschaftlichen Interessen" ins Leben gerufen, der ab 5. Juni 1926 als „Gauverband Mecklenburg des Hartmannbundes" firmierte und drei Jahre später, am 17. Juni 1929, in den **„Landesverband Mecklenburg des Hartmannbundes"** umgewandelt wurde.

---

28) RGBl., T. I, 1923, S. 1051-1054.
29) Ebenda, S. 1054-1057.
30) Ärztliche Mitteilungen, 1923, S. 406.
31) Vgl. dazu: Allgemeine Deutsche Gebühren-Ordnung für Ärzte, hrsg. vom Verband der Ärzte Deutschlands, Leipzig 1928.
32) Vgl. dazu: Die Preugo. Preußische Gebührenordnung für approbierte Ärzte und Zahnärzte vom 1. September 1924, hrsg. und erl. von Dr. med. [Johannes] Hardt, 3Leipzig 1931.

Während der Mecklenburgische Ärztevereinsbund aus sieben regionalen Bezirksvereinen bestand, setzte sich der Gauverband Mecklenburg des Hartmannbundes 1929 aus fünf, ab 1930 aus vier Gauen zusammen:

1. dem Gau Schwerin-Südwestmecklenburg, der vom Vertrauensmann Dr. Gustav Lewerenz (Schwerin) geleitet wurde;
2. dem Gau Rostock-Wismar, der vom Vertrauensmann Dr. Hermann Schultz (Rostock) geleitet wurde;
3. dem Gau Güstrow-Südmecklenburg, der vom Vertrauensmann Dr. August Kluge (Güstrow) geleitet wurde;
4. dem Gau Mecklenburg-Strelitz, der vom Vertrauensmann Dr. Walter Buhtz (Neubrandenburg) geleitet wurde; und
5. dem Gau Lübeck, der vom Vertrauensmann Dr. Otto Rissom (Lübeck) geleitet wurde.[33)]

Der Mecklenburgische Ärztevereinsbund und der Gau- bzw. Landesverband Mecklenburg des Hartmannbundes traten für gewöhnlich gemeinsam auf und wurden zumeist in Personalunion geleitet. Vorsitzender des Mecklenburgischen Ärztevereinsbundes und des Landesverbandes Mecklenburg des Hartmannbundes wurde nunmehr der Rostocker Augenarzt Dr. Wilhelm Schmidt, sein Stellvertreter der Allgemeinpraktiker Dr. August Kluge aus Güstrow. Leiter der Landesgeschäftsstelle des Mecklenburgischen Ärztevereinsbundes und des Gauverbandes Mecklenburg des Hartmannbundes, die ihren Sitz in der Schweriner Blücherstraße 13 hatte, war Dr. Max Raspe aus Schwerin, der auch zugleich als Schrift- und Kassenführer amtierte.[34)]

Zu den gemeinsamen Einrichtungen des Mecklenburgischen Ärztevereinsbundes und des Gauverbandes Mecklenburg des Hartmannbundes gehörte etwa die Kurpfuschereikommission. Als Kurpfuscher galten Personen, die ohne ausreichende medizinische Ausbildung – jedenfalls ohne ein akademisches Medizinstudium und ohne staatlich approbiert zu sein – Kranke behandelten. Zwar konnten diese Laienbehandler oder Naturheilkundigen – zumal wenn sie über langjährige Erfahrungen verfügten – bei einfacheren medizinischen Behandlungen durchaus Heilerfolge vorweisen und waren deshalb, aber auch aus Kostengründen, in weniger solventen Bevölkerungsschichten durchaus beliebt. Aber die von ihnen praktizierten, gelegentlich unorthodoxen und nicht der ‚reinen Lehre' entsprechenden Therapiemethoden waren der akademisch ausgebildeten Ärzteschaft – um im Bild zu bleiben – ein „Dorn im Auge". Dies nicht nur, weil die vielfach mobil agierenden Kurpfuscher die von ihnen behandelten Personen in Gefahr brachten oder bringen konnten, sondern auch, weil sie die ärztlichen Einkommens- und Verdienstmöglichkeiten zu gefährden drohten. Deshalb engagierten sich die ständisch organisierten Ärzte für ein Verbot oder zumindest für eine gesetzlich regulierte Einschränkung des Kurpfuscherwesens. Vor allem seit dem Beginn des 20. Jahrhunderts kämpfte die organisierte Ärzteschaft in Kurpfuschereikommissionen für die Aufhebung der durch die Gewerbeordnung garantierten Kurierfreiheit, die das Handeln der Kurpfuscher erst ermöglichte. Die zentrale Dachorganisation für die regionalen Kommissionen war die 1903 gegründete „Deutsche Gesellschaft zur Bekämpfung des Kurpfuschertums". Sie sah ihre Aufgabe darin, in Flugblättern, Anzeigen, Broschüren oder mit Vorträgen die Bevölkerung vor nicht approbierten Laienheilern, Naturärzten, Homöopathen oder Wundärzten zu warnen und ihnen – in Anspielung auf die Gewerbeordnung – „das Handwerk zu legen".[35)] Die Versuche der Kurpfuschereikommissionen, die Laien-

33) Zusammengestellt nach: Mitteilungen des Mecklenburgischen Ärztevereinsbundes e.V. und des Gauverbandes Mecklenburg des Hartmannbundes, 1929, S. 8-22. Die Lübecker Ärzteschaft, die bis 1930 formal und organisatorisch dem Mecklenburgischen Ärztevereinsbund und dem Landesverband Mecklenburg des Hartmannbundes angehörte, bleibt hier und im folgenden außer Betracht, weil deren Angehörige ausschließlich in Lübeck, nicht jedoch in Mecklenburg, unserem Untersuchungsgebiet, als Ärzte praktizierten.

34) Ausschußmitglieder des Mecklenburgischen Ärztevereinsbundes und des Gauverbandes Mecklenburg des Hartmannbundes waren zwischen 1928 und 1930 Dr. Hermann Schultz (Rostock), Dr. Gustav Lewerenz (Schwerin), Dr. August Kluge (Güstrow), Dr. Otto Eggers (Neuburg/Wismar), Dr. Hermann Weishaupt (Plau), Dr. Walter Buhtz (Neubrandenburg), Dr. Hermann Seeliger (Vellahn), Dr. Otto Wolter (Rostock) und Dr. Max Raspe (Schwerin).

35) In den regionalen Bezirksvereinen des Mecklenburgischen Ärztevereinsbundes und im dortigen Hartmannbund agierten Beauftragte zur Bekämpfung des Kurpfuschereiwesens, so im Bezirksverein Rostock: Dr. Heinrich Strauß, im Bezirksverein Schwerin: Dr. Wilhelm Wiegels und Dr. August Jahn, im Bezirksverein Wismar: Dr. Johann-Heinrich Kleiminger, im Bezirksverein Güstrow: Dr. Paul Hellfritz, Dr. Adolf Krome und Dr. Johannes Bätcke, im Bezirksverein Südostmecklenburg: Dr. Kurt Falckenberg und im Bezirksverein Südwestmecklenburg: Dr. Wilhelm Metzenthin.

behandler von der medizinischen Praxis auszuschließen, blieben lange ohne Erfolg. Erst in dem im Februar 1939 erlassenen Heilpraktikergesetz ist verfügt worden: „Wer die Heilkunde, ohne als Arzt bestellt zu sein, ausüben will, bedarf dazu einer Erlaubnis.“[36)]

Zusammenfassend läßt sich feststellen, daß **1929** – dem Beginn unseres Untersuchungszeitraums – insgesamt 454 Ärztinnen und Ärzte dem Mecklenburgischen Ärztevereinsbund angehörten, von denen 418 Personen zugleich Mitglieder des Gauverbands Mecklenburg des Hartmannbundes waren.[37)] Und vier Jahre später, 1933, bestand die Mitgliedschaft des Mecklenburgischen Ärztevereinsbundes aus 465 Ärztinnen und Ärzten, von denen 449 Mediziner zugleich dem Landesverband Mecklenburg des Hartmannbundes angehörten.[38)] Der Organisationsgrad der mecklenburgischen Ärzte war also erheblich und in den Krisenjahren zwischen 1929 und 1933 im wesentlichen gleichgeblieben.

Neben diesen beiden zentralen Ärzteorganisationen bestanden in Mecklenburg noch der von Dr. Axel Wilhelmi (1857-1928) und Prof. Dr. Carl Dugge geleitete „Mecklenburgische Medizinalbeamtenverein“ sowie der „Landesverband beamteter Irrenärzte beider Mecklenburg“, als dessen Vorsitzende die Anstaltsärzte Dr. Johannes Fischer und Dr. Karl Schmidt aus der Heil- und Pflegeanstalt Sachsenberg fungierten. Diesen beiden Vereinen gehörten nur wenige beamtete Ärzte an.

Die mecklenburgischen Medizinalbezirke

Ende Dezember 1923 hatte der Landtag des Freistaates Mecklenburg-Schwerin beschlossen, die großherzogliche Verordnung vom 7. Dezember 1893 aufzuheben, mit der 30 Jahre zuvor die bislang gültige Einteilung des Landes in Medizinalbezirke verfügt worden war. Unter den neuen, demokratischen Verhältnissen sollte auch eine neue Struktur des staatlichen Medizinalwesens etabliert werden. Dazu wurde das Territorium von Mecklenburg-Schwerin mit Wirkung vom 1. Januar 1924 in folgende neun Medizinalbezirke eingeteilt:

1. den Medizinalbezirk Bützow, umfassend die Ämter Bützow und Warin;
2. den Medizinalbezirk Güstrow, umfassend das Amt und die Stadt Güstrow;
3. den Medizinalbezirk Ludwigslust, umfassend die Ämter Boizenburg, Grabow und Hagenow;
4. den Medizinalbezirk Malchin, umfassend die Ämter Dargun und Stavenhagen;
5. den Medizinalbezirk Parchim, umfassend die Ämter Lübz und Neustadt(-Glewe);
6. den Medizinalbezirk Rostock, umfassend die Ämter Doberan und Rostock sowie die Stadt Rostock;
7. den Medizinalbezirk Schwerin, umfassend das Amt und die Stadt Schwerin;
8. den Medizinalbezirk Waren, umfassend die Ämter Röbel und Waren; und
9. den Medizinalbezirk Wismar, umfassend die Ämter Grevesmühlen und Wismar sowie die Stadt Wismar.[39)]

Unabhängig davon wurde im November 1925 auch die staatliche Verwaltungsstruktur des Landes Mecklenburg-Schwerin mit dem „Gesetz über die Neueinteilung des Freistaates in Ämter“ gesetz-

---

36) RGBl., T. I, 1939, S. 251 (Gesetz über die berufsmäßige Ausübung der Heilkunde ohne Bestallung, 17.2.1939).

37) Zusammengestellt und berechnet nach: Mitteilungen des Mecklenburgischen Ärztevereinsbundes e.V. und des Gauverbandes Mecklenburg des Hartmannbundes, 1929, S. 8-22. Das bedeutet, daß 1929 alle mecklenburgischen Ärzte im Ärztevereinsbund organisiert waren.

38) Der Rostocker Ärzteverein e.V. hatte 134 Mitglieder, von denen 115 auch dem Hartmannbund angehörten. Von den 79 Mitgliedern des Vereins Schweriner Ärzte e.V. gehörten 74 dem Hartmannbund an. Der Ärztliche Bezirksverein Wismar e.V. verfügte über 63, der dortige Hartmannbund über 66 Mitglieder. Im Güstrower Ärztlichen Bezirksverein e.V. waren 55 Mitglieder organisiert, der dortige Hartmannbund hatte 57 Angehörige. Im Südostmecklenburgischen Ärzteverein e.V. waren 50, im dortigen Hartmannbund 51 Mitglieder organisiert. Der Südwestmecklenburgische Ärzteverein e.V. wies 54 Mitglieder auf, von denen alle auch im Hartmannbund erfaßt waren, während der Südmecklenburgische Ärzteverein e.V. 30 Mitglieder zählte und der dortige Hartmannbund sogar auf 32 Mitglieder kam. Zusammengestellt und berechnet nach: Mitteilungen des Mecklenburgischen Ärztevereinsbundes e.V. und des Gauverbandes Mecklenburg des Hartmannbundes, 1933, S. 11-23. Im Januar 1933 sind immerhin 591 Ärzte in Mecklenburg tätig gewesen; die Differenz zu den 465 Mitgliedern im Mecklenburgischen Ärztevereinsbund e.V. ergab sich – neben außerordentlichen und Ehrenmitgliedschaften – vor allem durch die Zunahme der Zahl der angestellten Ärzte, vor allem im universitären und kommunalen Bereich, die vom Mecklenburgischen Ärztevereinsbund nicht erfaßt wurden.

39) Vgl. dazu: Regierungsblatt für Mecklenburg-Schwerin, 1923, S. 949.

lich neu geregelt.[40] Zum „Zwecke der kommunalen Selbstverwaltung" wurde Mecklenburg-Schwerin nunmehr in zehn Ämter eingeteilt: Grevesmühlen, Güstrow, Hagenow, Ludwigslust, Malchin, Parchim, Rostock, Schwerin, Waren und Wismar.[41] Den gerade erst geschaffenen neun Medizinalbezirken standen nunmehr zehn staatliche Verwaltungseinheiten bzw. Ämter gegenüber. Nicht nur wegen der territorialen Überschneidungen waren Unklarheiten und Kompetenzstreitigkeiten vorprogrammiert, weshalb sich wiederum ein Neuzuschnitt der Medizinalbezirke erforderlich machte. Ende März 1926 erließ das damalige Ministerium für Medizinalangelegenheiten deshalb eine Bekanntmachung für die zum 1. April 1926 neu zu bildenden, nunmehr zehn Medizinalbezirke und bestimmte zugleich die dort verantwortlichen Kreisärzte bzw. Kreismedizinalräte:

1. der Medizinalbezirk Grevesmühlen, der durch die Bahnlinie Kleinen-Grevesmühlen-Schönberg geteilt wurde; waren für den nördlichen Teil der kommissarisch eingesetzte Kreismedizinalrat Dr. Ludwig Klipstein in Wismar und für den südlichen Teil der kommissarisch berufene Dr. Hans Kölzow in Schwerin zuständig;
2. der Medizinalbezirk Güstrow mit dem Kreismedizinalrat Dr. Otto Elfeldt;
3. der Medizinalbezirk Hagenow mit dem kommissarischen Kreismedizinalrat Dr. Heinrich Viereck;
4. der Medizinalbezirk Ludwigslust mit dem regulär amtierenden Dr. Heinrich Viereck;
5. der Medizinalbezirk Malchin mit dem Kreismedizinalrat Dr. Hans Rohwedder;
6. der Medizinalbezirk Parchim mit dem Kreismedizinalrat Dr. Walter Buschmann;
7. der Medizinalbezirk Rostock mit dem Kreismedizinalrat Prof. Dr. Carl Dugge;
8. der Medizinalbezirk Schwerin mit dem Kreismedizinalrat Dr. Hans Kölzow;
9. der Medizinalbezirk Waren mit dem Kreismedizinalrat Dr. Karl Scheven; und
10. der Medizinalbezirk Wismar mit dem kommissarisch eingesetzten Kreismedizinalrat Dr. Ludwig Klipstein.[42]

Die zur Leitung der zehn Medizinalbezirke eingesetzten acht Amtsärzte entstammten, was ihr Lebensalter betraf, zwei Generationen; während etwa die Kreismedizinalräte Dr. Elfeldt und Dr. Klipstein bei ihrer Berufung 62 bzw. 63 Jahre alt waren, wiesen die Dres. Rohwedder, Scheven und Kölzow bei ihrer Amtsübernahme ein Lebensalter von 36, 38 bzw. 39 Jahren auf, hätten also gut die Söhne ihrer älteren Amtskollegen sein können.

Das kleine Ländchen Mecklenburg-Strelitz war in drei Medizinalbezirke eingeteilt worden:

1. Im Land Stargard gab es den Medizinalbezirk Neustrelitz, der die Städte Neustrelitz, Strelitz-Alt, Wesenberg, Fürstenberg, Mirow und Feldberg sowie die Gemeinden des Amtes Strelitz umfaßte und der seit 1916 dem Kreisarzt Dr. Wilhelm Stein unterstand.
2. Der Medizinalbezirk Neubrandenburg, umfassend die Städte Neubrandenburg, Friedland, Stargard, Woldegk sowie die Gemeinden des Amtes Stargard, wurde seit 1918 vom Medizinalrat Dr. Julius Müller als Kreisarzt geleitet.
3. Der Strelitzer Landesteil Ratzeburg machte den Medizinalbezirk Schönberg aus, der aus der Stadt Schönberg sowie aus den Gemeinden des Amtes Schönberg bestand.[43]

Die Verhältnisse in beiden mecklenburgischen Freistaaten hatten nun einige Jahre Bestand. Nach der zum Januar 1934 erfolgten staatlichen Vereinigung von Mecklenburg-Schwerin und Mecklenburg-Strelitz wurde – neben einer neuen Amts- bzw. Kreiseinteilung – auch ein Neuzuschnitt der Medizinalbezirke notwendig. Am 30. Mai 1934 erging vom Ministerium für Medizinalangelegenheiten des

---

40) Die nach der Revolution von 1918 neugeschaffene staatliche Verwaltungsstruktur des nunmehrigen Freistaates Mecklenburg-Schwerin, die auch neue Zuschnitte und Bezeichnungen der Ämter der staatlichen Verwaltung vorsah, ist erstmals am 3.12.1920 gesetzlich verfügt worden; vgl. dazu ebenda, 1920, S. 1333 ff.

41) Vgl. dazu ebenda, 1925, S. 407-410 (Gesetz über die Neueinteilung des Freistaates in Ämter und Änderung der Amtsordnung, 11.11.1925).

42) Vgl. dazu: Regierungsblatt für Mecklenburg-Schwerin, 1926, S. 150 f.; Amtliche Beilage zum Regierungsblatt für Mecklenburg-Schwerin, 1926, S. 125 f. Schon bald bemerkte man im Ministerium für Medizinalangelegenheiten, daß man wieder etwas vergessen bzw. übersehen hatte und ergänzte die Verfügung vom 29.3.1926 durch eine Bekanntmachung vom 13.4.1926, in der es hieß, daß zu den Medizinalbezirken Güstrow, Rostock, Schwerin und Wismar natürlich auch die selbständigen Stadtbezirke Güstrow, Rostock, Schwerin und Wismar gehörten; vgl. Regierungsblatt für Mecklenburg-Schwerin, 1926, S. 159.

43) Vgl. dazu: Mecklenburg-Strelitzsches Staatshandbuch für 1929, S. 41, 177-184. Die Leitung des Medizinalbezirks Schönberg blieb zunächst unbesetzt.

nunmehrigen Landes Mecklenburg eine erneute Bekanntmachung, wonach das Land in jetzt elf Medizinalbezirke zu gliedern sei;[44] danach bestanden:

1. der Medizinalbezirk Schönberg (ehemals Grevesmühlen) aus dem Kreis Schönberg,
2. der Medizinalbezirk Güstrow aus dem Land- und Stadtkreis Güstrow,
3. der Medizinalbezirk Hagenow aus dem Kreis Hagenow,
4. der Medizinalbezirk Ludwigslust aus dem Kreis Ludwigslust,
5. der Medizinalbezirk Malchin aus dem Kreis Malchin,
6. der Medizinalbezirk Parchim aus dem Kreis Parchim,
7. der Medizinalbezirk Rostock aus dem Land- und Stadtkreis Rostock,
8. der Medizinalbezirk Schwerin aus dem Land- und Stadtkreis Schwerin,
9. der Medizinalbezirk Waren aus dem Kreis Waren,
10. der Medizinalbezirk Wismar aus dem Land- und Stadtkreis Wismar und
11. der Medizinalbezirk Stargard aus dem Kreis Stargard sowie den selbständigen Stadtbezirken Neustrelitz und Neubrandenburg.[45]

Diese staatlich-administrative Struktur des mecklenburgischen Medizinalwesens hatte im wesentlichen bis zum Mai bzw. bis zum Juli 1945 Bestand, wenn auch mit der Einführung der Institution der Staatlichen Gesundheitsämter im Jahre 1935 der Medizinalbezirk Rostock wegen seiner großen Bevölkerungszahl in die Bezirke Rostock-Stadt und Rostock-Land aufgeteilt wurde.

In den zehn bzw. (ab 1934) elf bzw. (ab 1935) zwölf staatlichen Medizinalbezirken wirkten als ärztliche Interessenvertretungen – bis zu ihrer Auflösung bzw. Gleichschaltung – im wesentlichen also sieben regionale Bezirksvereine des Mecklenburgischen Ärztevereinsbundes und vier Gaue des Landesverbandes Mecklenburg des Hartmannbundes; die territorialen Überschneidungen von staatlichen und Verbandsstrukturen sorgten nicht selten für Konflikte.

Die mecklenburgische Ärzteordnung von 1928

Die rechtlichen Grundlagen für das medizinische Wirken der approbierten Ärzte, die ab 1929 – also dem Beginn unseres Untersuchungszeitraums – in Mecklenburg tätig waren, bildeten zum einen die im Juli 1911 erlassene, seitdem mehrfach novellierte und im Dezember 1924 neu gefaßte Reichsversicherungsordnung im Allgemeinen[46] und die im Sommer 1928 erlassene mecklenburgische Ärzteordnung im Besonderen. Am 5. Juli 1928 hatte der Landtag des Freistaates Mecklenburg-Schwerin die als „Gesetz“ bezeichnete Ärzteordnung erlassen, die „für die im Freistaat Mecklenburg-Schwerin wohnenden oder [dort] beruflich tätigen Ärzte“ Gültigkeit hatte.[47] Diese Ärzteordnung bestand aus drei Teilen, die sich mit den approbierten Ärzten, der zu bildenden Ärztekammer und der ärztlichen Ehrengerichtsbarkeit befaßten.

Die Ärzte

In der Ärzteordnung war vorgeschrieben, daß Ärzte, die dauerhaft in Mecklenburg-Schwerin tätig waren, oder Ärzte, die auch nur vorübergehend im Lande beruflich tätig werden wollten, sich bei dem für ihren Wohnort zuständigen Kreismedizinalrat „persönlich anzumelden“ hatten. Bei der An-

44) Dabei sind die bisherigen strelitzschen Medizinalbezirke Neustrelitz und Neubrandenburg zum Medizinalbezirk Stargard zusammengefaßt worden, und der bisherige Medizinalbezirk Schönberg des vormaligen strelitzschen Landesteils Ratzeburg ist mit dem bisherigen Medizinalbezirk Grevesmühlen zum nunmehrigen Medizinalbezirk Schönberg vereinigt worden.

45) Vgl. dazu: Regierungsblatt für Mecklenburg, 1934, S. 248, sowie Ärzteblatt für Pommern, Mecklenburg und Lübeck, 1934, S. 168.

46) Vgl. dazu: RGBl., 1911, S. 509 ff. und ebenda, T. I, 1924, S. 779-961. Die RVO umfaßte auch in ihrer Neufassung 1.805 Paragraphen und war – nach dem BGB – das umfangreichste Gesetz des Deutschen Reichs.

47) Regierungsblatt für Mecklenburg-Schwerin, 1928, S. 259-274; danach auch die folgenden Angaben. Von den Bestimmungen der Ärzteordnung ausgenommen waren beamtete Ärzte, also etwa die Kreisärzte und die staatlichen bzw. kommunalen Amtsärzte, die in amtlicher Eigenschaft in Mecklenburg beruflich tätig wurden; die Ärzteordnung betraf ebenso nicht „die im Lande wohnenden Ärzte, die ihre berufliche Tätigkeit aufgegeben hatten“ oder nach einer Berufsaufgabe nach Mecklenburg übergesiedelt waren. Ebenda, § 1 Abs. 2-4. Für Mecklenburg-Strelitz galten bis 1933/34 analoge Regelungen.

meldung waren Nachweise über den Geburtstag, den Geburtsort und eine etwaige frühere ärztliche Tätigkeit vorzulegen, ebenso die Approbationsurkunde und das Doktordiplom. Meldungen waren auch dann erforderlich, wenn der Arzt innerhalb Mecklenburgs seinen Wohnort verlegte oder seine berufliche Tätigkeit im Lande aufgab. Der Kreismedizinalrat hatte über die An-, Um- oder Abmeldungen jeweils eine Bescheinigung auszustellen, die der betreffende Arzt dem Vorstand der noch zu bildenden Ärztekammer vorzulegen hatte. Außerdem war der Arzt verpflichtet, dem Vorstand der Ärztekammer „diejenigen Mitteilungen zu machen, deren der Vorstand zur Erfüllung seiner Aufgaben bedarf". Mit diesem Prozedere sollte sichergestellt werden, daß die staatlichen Medizinalbehörden und die ärztlichen Standesorganisationen jederzeit einen aktuellen Überblick über die im Lande tätigen Mediziner erhielten.

Zu den generellen, verpflichtenden Aufgaben eines Arztes in Mecklenburg gehörte, „seinen Beruf gewissenhaft und unter Beachtung der für die ärztliche Berufstätigkeit erlassenen Gesetze und Verordnungen auszuüben und durch sein Verhalten in- und außerhalb des Berufs sich der Achtung und des Vertrauens würdig zu zeigen, die der ärztliche Beruf erfordert" (§ 3).[48)] Die mecklenburgische Ärzteordnung von 1928 sah weiterhin vor, daß Ärzte über die ihnen bekannt werdenden Fälle von übertragbaren Krankheiten und Gewerbekrankheiten dem Ministerium für Medizinalangelegenheiten Bericht zu erstatten hatten. Außerdem waren sie verpflichtet, den zuständigen Kreismedizinalrat „bei Nachforschungen über die Natur der Verbreitung einer übertragbaren Krankheit" zu unterstützen und geeignete „Maßnahmen gegen die Weiterverbreitung der Krankheit anzuleiten" (§ 6). Darüber hinaus hatten die Ärzte die staatliche Medizinalverwaltung bei deren Aufgaben zu unterstützen und „im Volke etwa auftauchenden Mißbräuchen, die eine Gefahr für seine Gesunderhaltung und kraftvolle Entwicklung bedeuten, entgegenzutreten". Dazu zählten Meldungen von „besonderen Vorkommnissen" sowie von Krankheiten, bei denen „gesundheitspolizeiliche Maßnahmen ergriffen werden müssen", aber auch die Auskunftserteilung an die Medizinalverwaltung zu fachlichen Fragen von Krankheitsfällen, die Lieferung von „Angaben für medizinalstatistische Erhebungen" sowie Anzeigen über Mißstände und Mängel in den „Apotheken des Landes" (§ 7).

Außerdem waren die Ärzte zur Zusammenarbeit mit den Polizeibehörden, den Staatsanwaltschaften oder den Amtsgerichten verpflichtet, etwa durch Anzeigen von „Todesfällen nicht natürlicher Art", durch Meldungen über „lebensgefährliche Körperverletzungen, einer Vergiftung oder eines Verbrechens gegen das Leben" (§ 8). Bei natürlichen Todesfällen galt eine detaillierte Dokumentationspflicht, wonach jeder Arzt gehalten war, „die Todesursache von Personen, die er in der dem Tode vorausgegangenen Krankheit behandelt hat, ... in das Todeszeugnis einzutragen und dem mit der Führung der Medizinalstatistik beauftragten Landesgesundheitsamt ... Auskunft zu erteilen" (§ 9). Zuwiderhandlungen gegen diesen Pflichtenkanon konnten, sofern nicht nach anderen gesetzlichen Bestimmungen eine höhere Strafe vorgesehen war, „mit Geldstrafe bis zu 150 Reichsmark bestraft werden" (§ 10).

Die Ärztekammer

Nach der gesetzlichen Fixierung der Aufgaben der Ärzte folgten Angaben zu den Obliegenheiten der erst noch zu bildenden Mecklenburgischen Ärztekammer.[49)] Nach dem Gesetzestext war vorgesehen, daß für den Freistaat Mecklenburg-Schwerin „eine Ärztekammer errichtet" werden solle. Diese habe ihren Sitz in der Landeshauptstadt Schwerin zu nehmen und als „die staatlich anerkannte Vertretung der in Mecklenburg-Schwerin wohnenden Ärzte" zu gelten. Die Ärztekammer solle über „die Rechte einer Körperschaft des öffentlichen Rechts" verfügen und ihre Geschäfte „unter der Bezeichnung ‚Mecklenburg-Schwerinsche Ärztekammer'" führen (§ 11).

Die zu errichtende Ärztekammer wurde verpflichtet, „die Interessen des ärztlichen Standes wahrzunehmen, bei den Aufgaben der öffentlichen Gesundheitspflege, der sozialen Hygiene und dem Ausbau des ärztlichen Aus- und Fortbildungswesens mitzuarbeiten und Wohlfahrtseinrichtungen

48) Es folgten Vorschriften über die Abgabe von Arzneimitteln an Patienten aus der ärztlichen Haus- oder Notapotheke, über die Ausstellung von Rezepten (leserlich, mit Namen des Kranken, dem Tag der Ausstellung und einer Gebrauchsanweisung für die Einnahme der Arznei); vgl. dazu ebenda, S. 259 ff.

49) Vgl. dazu detailliert das Kapitel: Die Mecklenburgische Ärztekammer, S. 317 ff.

für Ärzte und deren Hinterbliebene zu schaffen". Außerdem hatte die Ärztekammer „bei der Durchführung der Reichsversicherungsordnung und des Angestelltenversicherungsgesetzes mitzuwirken" (§ 12).

Die Ärztekammer bekam das Recht, „Anträge ... aus ihrem Wirkungskreis an die Regierung zu stellen", die ärztlichen Mitglieder der Ehrengerichte und des Ehrengerichtshofs[50] zu wählen, „Verwaltungs- und Gerichtsbehörden um Auskunftserteilung zu ersuchen" und zur Deckung der aus diesem Aufgabenkreis entstehenden Kosten bei den Ärzten „Umlagen zu erheben", also Beiträge einzuziehen (§ 13).

Im Gegenzug war die Ärztekammer verpflichtet, „auf Ersuchen der Regierung Gutachten zu erstellen", alljährlich „den Plan über die Höhe der Umlagen und über die Festsetzung des Beitragsfußes dem Ministerium für Medizinalangelegenheiten vorzulegen" und ebenso „alljährlich einen Geschäftsbericht über ihre Tätigkeit und über die Tätigkeit der Ehrengerichte ... zu erstatten" (§ 14).

Die Mecklenburgische Ärztekammer war jedoch keine im luftleeren Raum agierende, sich lediglich selbstverwaltende berufsständische Organisation, sondern der Dienstaufsicht des Ministeriums für Medizinalangelegenheiten unterstellt, deren Vertreter jederzeit an den Gremiensitzungen teilnehmen durften und denen „jederzeit das Wort zu erteilen" war (§ 16). Die Ärztekammer sollte aus acht von den Ärzten des Landes zu wählenden Mitgliedern bestehen; hinzu kam ein von der medizinischen Fakultät der Landesuniversität in Rostock zu bestimmendes Mitglied. Die Zahl der von den mecklenburgischen Ärzten zu wählenden Mitglieder der Ärztekammer bestimmte sich nach einem Schlüssel, wonach auf fünfzig wahlberechtigte Ärzte ein Kammermitglied entfallen sollte. Die Ärztekammer hatte eine Geschäftsordnung auszuarbeiten, in der alle Pflichten und Rechte der Kammermitglieder sowie das Finanzgebaren enthalten sein sollten (§ 18).

Die Ärztekammer durfte „jeder in Mecklenburg-Schwerin wohnende und die deutsche Staatsangehörigkeit besitzende Arzt" wählen, der sich bei dem für ihn zuständigen Kreismedizinalrat angemeldet hatte und in die Wählerliste eingetragen war. Ärzte, die den staatlichen Medizinalbehörden angehörten, durften weder wählen noch gewählt werden. Die Wahl zur Kammer war „allgemein, gleich, unmittelbar und geheim", wobei die Mitglieder der Ärztekammer für eine Dauer von fünf Jahren gewählt wurden und eine Wiederwahl zulässig war (§§ 23, 24).

Der Vorstand der Ärztekammer war aus dem Vorsitzenden, dem Schriftführer (der zugleich stellvertretender Vorsitzender war) und dem Kassenführer (der zugleich stellvertretender Schriftführer war) zu bilden (§ 28). Die Kammer sollte sich und ihre Tätigkeit selbst finanzieren. Der Jahresbeitrag, den die Ärzte für ihre Mitgliedschaft in der Ärztekammer zahlen mußten, sollte ein Prozent ihres steuerpflichtigen Einkommens aus der ärztlichen Tätigkeit nicht übersteigen (§ 31).[51]

Die Ehrengerichte

Die mecklenburgische Ärzteordnung sah darüber hinaus vor, daß neben der Ärztekammer ab 1928 auch ärztliche Ehrengerichte, also ärztliche Standesgerichte zu bilden waren, die – als Organe der Ärztekammer – außerhalb der ordentlichen Gerichtsbarkeit standesrechtliche Verfehlungen der mecklenburgischen Ärzte zu untersuchen und gegebenenfalls zu ahnden hatten. Dabei hatten Ärzte, die die sich aus § 3 der Ärzteordnung ergebenden und dort recht schwammig formulierten Pflichten verletzt hatten, eine „ehrengerichtliche Bestrafung zu erwarten". Dagegen sollten „politische, religiöse und wissenschaftliche Betätigungen und Meinungsäußerungen sowie Meinungsäußerungen über wirtschaftliche Fragen als solche nicht Gegenstand eines ehrengerichtlichen Verfahrens sein".[52]

Die ab 1928 zunächst für Mecklenburg-Schwerin, ab Anfang 1934 auch für Mecklenburg-Strelitz und damit für das vereinigte Mecklenburg verbindliche Ärzteordnung galt formal bis zum April 1936, als die im Dezember 1935 erlassene Reichsärzteordnung in Kraft trat.[53]

---

50) Vgl. dazu im Detail das Kapitel: Die Ärztlichen Ehrengerichte und der Ärztliche Ehrengerichtshof, S. 342 ff.

51) Regierungsblatt für Mecklenburg-Schwerin, 1928, S. 259-274 (Ärzteordnung vom 5.7.1928). Zur Bildung, Tätigkeit, Auflösung und Wiederbelebung der Ärztekammer vgl. das Kapitel: Die Mecklenburgische Ärztekammer, S. 317 ff.

52) Regierungsblatt für Mecklenburg-Schwerin, 1928, S. 259-274 (Ärzteordnung vom 5.7.1928). Zur personellen Zusammensetzung und zur Tätigkeit der Ehrengerichte vgl. das Kapitel: Die Ärztlichen Ehrengerichte und der Ärztliche Ehrengerichtshof, S. 342 ff.

53) Vgl. dazu die Ausführungen im Kapitel: Gesundheitsverhältnisse, gesetzliche Grundlagen und berufliche Rahmenbedingungen für das Wirken der mecklenburgischen Ärzteschaft 1933-1939, S. 103 ff.

Medizinalverhältnisse, gesetzliche Grundlagen und berufliche Rahmenbedingungen für das Wirken der mecklenburgischen Ärzteschaft 1929-1932

Neue gesetzliche Grundlagen am Ende der Weimarer Republik

Der seit 1923 andauernde Schwebezustand, also die weitgehend vertragslose Zeit der Beziehungen zwischen Ärzten und Krankenkassen, wurde erst Ende **1931** beendet. Die im Zuge der Weltwirtschaftskrise von Paul von Hindenburg (1847-1934) erlassene „Vierte Verordnung des Reichspräsidenten zur Sicherung von Wirtschaft und Finanzen und zum Schutz des inneren Friedens" vom 8. Dezember 1931 bestimmte, daß jeder Kassenarzt eines Bezirks Mitglied der örtlich zuständigen kassenärztlichen Vereinigung werden mußte. Mit dieser Bestimmung begann im Deutschen Reich zunächst auf Bezirksebene die **Zwangsmitgliedschaft der Kassenärzte** in kassenärztlichen Vereinigungen; dies war zugleich der erste Schritt zu einer Zwangsmitgliedschaft auf Reichsebene.

Die „Vierte Verordnung" sah zudem den Abschluß von Gesamtverträgen zwischen den Krankenkassen und den kassenärztlichen Vereinigungen vor. Darin hieß es: „Der kassenärztliche Dienst wird durch schriftlichen Vertrag der Krankenkassen und Ärzte geregelt. Zu diesem Zwecke schließen die Krankenkassen und die beteiligten kassenärztlichen Vereinigungen Gesamtverträge. Einen unmittelbaren Bestandteil der Gesamtverträge bildet der von den Parteien für allgemein gültig erklärte Teil der Verträge (Mantelverträge), welche die Spitzenverbände der Krankenkassen und Ärzte oder ihre bezirklichen Unterverbände über die kassenärztliche Versorgung schließen. Für das Zustandekommen des Einzelvertrages ist die schriftliche Erklärung des Kassenarztes, daß er dem Gesamtvertrag beitritt, erforderlich und genügend. Für die Dienste der Ärzte – mit Einschluß der Sachleistungen und Wegegebühren – gewährt die Krankenkasse eine Gesamtvergütung, deren Höhe sich nach dem durchschnittlichen Jahresbedarf für ein Kassenmitglied bestimmt (Kopfpauschale) ... Die Kasse entrichtet die der durchschnittlichen Mitgliederzahl entsprechende Gesamtvergütung ... an die kassenärztliche Vereinigung. Die Vereinigung verteilt die Gesamtvergütung unter die Kassenärzte und wendet dabei den Maßstab an, den sie im Benehmen mit der Krankenkasse festgesetzt hat." Festgeschrieben wurde auch, daß „die kassenärztliche Vereinigung die Erfüllung der den Kassenärzten obliegenden Verpflichtungen" nicht nur zu „überwachen" hatte, sondern diese übernahm „den Krankenkassen gegenüber [darüber hinaus auch] die Gewähr dafür, daß die kassenärztliche Versorgung der Kranken ausreichend und zweckmäßig, die Verordnung von Heilmaßnahmen, insbesondere von Arznei und Heilmitteln, nach Art und Umfang wirtschaftlich ist und daß die Bescheinigungen über die Arbeitsunfähigkeit und ihre Dauer unter gewissenhafter Würdigung der maßgebenden Verhältnisse ausgestellt werden".[1)]

Durch diese im Kontext der Brüningschen Notverordnungen erlassenen Regelungen und Bestimmungen begann der Hartmannbund seine Bedeutung als ärztlicher Interessenvertreter und als Verhandlungspartner mit den Krankenkassen zu verlieren; der mühsam geschaffene Bund wurde zunehmend marginalisiert und quasi-verstaatlicht, und seine bisherigen Kompetenzen gingen sukzessive auf die kassenärztlichen Vereinigungen über, die ab 1932 immer stärker als öffentlich-rechtliche Partner der Krankenkassen fungierten. Andererseits aber wurden die kassenärztlichen Vereinigungen als echtes Gegengewicht zu den Krankenkassen etabliert. Durch das Instrument der kassenärztlichen Vereinigungen erhielten die Kassenärzte auf der einen Seite mehr Rechte wie etwa Selbstverwaltung, Beitritt zu Kollektivverträgen oder die Möglichkeit zur Aushandlung von Honoraren und Zulassungsbestimmungen; andererseits mußten sie dem staatlich fixierten Auftrag zur Sicherstellung der medizinischen Versorgung der Bevölkerung entsprechen und auf ein Streikrecht verzichten. Allerdings waren die Aushandlungsbedingungen für Kassenarzthonorare in der Krise deutlich reduziert. Die Notverordnung sah vor, daß „bis zu einer anderweiten gesetzlichen Regelung die Leistungen aus der Krankenversicherung auf die Regelleistungen beschränkt" zu bleiben hatten.

1) RGBl., T. I, 1931, S. 699-745, hier S. 718 f.

Eine „Wiedergewährung von Mehrleistungen" war „unzulässig", wenn sie die Grundvergütung um mehr als fünf Prozent überstieg.[2)]

Die avisierte „anderweite gesetzliche Regelung" kam bald, zunächst am 30. Dezember **1931** in Gestalt einer neuen Zulassungs- und Vertragsordnung für Ärzte. In der neuen **Zulassungsordnung** hieß es apodiktisch: „Zur Ausübung der Kassenpraxis sind nur Kassenärzte berechtigt. Nicht zugelassene Ärzte sind ... von der kassenärztlichen Tätigkeit ausgeschlossen. Die in Eigenbetrieben der Krankenkassen angestellten Ärzte sind als solche nicht Kassenärzte und bedürfen für diese Tätigkeit keiner Zulassung. Ein Arzt, der zugelassen werden will, muß im Arztregister eingetragen sein", das bei den jeweiligen Oberversicherungsämtern geführt wurde. „Die Eintragung in das Arztregister erfolgt auf Antrag des Arztes ... Die Eintragung ist nur zulässig, wenn der Arzt deutscher Reichsangehöriger ist, sich im Besitze der bürgerlichen Ehrenrechte befindet und seit mindestens zwei Jahren ärztliche Tätigkeit ausübt." Neben den bei den regionalen Obersicherungsämtern geführten Arztregistern sei von den Spitzenverbänden der Ärzte ein „Reichsarztregister" zu führen.[3)] Auch der bisherige Verteilungsschlüssel wurde erneuert. Nunmehr galt, daß „auf je 600 Kassenmitglieder ein Kassenarzt zugelassen" werden sollte; weil nach dem bisherigen Zulassungsschlüssel ein Arzt für 1.350 Versicherte vorgesehen war, konnte die Neuregelung tendenziell zu einer größeren Zahl von Zulassungen von Kassenärzten führen. Waren jedoch in einem Zulassungsbezirk mehr Ärzte zugelassen, als es dieser Verhältniszahl entsprach, so durfte künftig solange „nur jede dritte frei werdende Stelle besetzt werden", bis dieses Verhältnis erreicht war. Eine Zulassung als Kassenarzt wurde erst dann wirksam, „wenn der Arzt einen von der kassenärztlichen Vereinigung im Benehmen mit den Kassen veranstalteten Vorbereitungskursus für die Kassenpraxis besucht" hatte. Um der zunehmenden „Spezialarztschwemme" zu begegnen, wurde außerdem verfügt, daß „in Bezirken, in denen die Zahl der Fachärzte mehr als 50 vom Hundert der Kassenärzte beträgt, nur praktische Ärzte zugelassen werden" durften; „eine durch Ausscheiden eines praktischen Arztes frei gewordene Stelle" durfte „durch einen Facharzt nur in besonders begründeten Fällen besetzt werden", und „beim Ausscheiden eines Facharztes" sollte „in der Regel ein Vertreter des gleichen Sonderfaches zugelassen werden".

Darüber hinaus waren „Ärzte, die ein festes dienstliches Einkommen von mindestens fünfhundert Reichsmark monatlich beziehen", also die beamteten oder anderweitig festbesoldeten Mediziner, in der Regel nicht zur Kassenpraxis zuzulassen. Die Zulassung eines Arztes hatte „unabhängig von der innerdeutschen Staatsangehörigkeit" zu erfolgen. Neu und hinsichtlich der weiblichen Berufstätigkeit geradezu revolutionär war die – im Dritten Reich jedoch wieder aufgehobene – Bestimmung, wonach „verheiratete Ärztinnen nicht lediglich im Hinblick auf die Tatsache ihrer Verheiratung hinter anderen Ärzten zurückgestellt werden" durften.[4)]

In der am 30. Dezember **1931** gleichzeitig mit der Zulassungsordnung ergangenen **Vertragsordnung** war festgelegt worden, daß die Spitzenverbände der Ärzte und der Krankenkassen „über die ärztliche Versorgung der Kassenmitglieder und ihrer Angehörigen ... Mantelverträge" vereinbarten, zu deren konkreter regionalspezifischer „Ausführung und Ergänzung" die beiden beteiligten Vertragspartner „Gesamtverträge" abzuschließen hatten. Durch die Zulassung als Kassenarzt erwarb ein Arzt „das Recht auf Abschluß eines Einzelvertrags", wobei „für das Zustandekommen des Einzelvertrags die schriftliche Erklärung des Arztes, daß er dem Gesamtvertrag und seinen Durchführungsbestimmungen beitritt und die endgültigen Entscheidungen der nach der Vertragsordnung zuständigen Stellen als verbindlich anerkennt, erforderlich" war. Hinsichtlich der versicherten Kassenmitglieder galt, daß diese zwar formal „die freie Wahl zwischen den Kassenärzten" hatten. Bei der „Behandlung in seiner Wohnung" hatte der Kranke jedoch „zwischen den Kassenärzten [zu] wählen, deren Arztsitz nicht mehr als zwei Kilometer von seiner Wohnung" entfernt lag, eine für

2) Ebenda, S. 719.

3) RGBl., T. I, 1932, S. 8-12. Bis zum Frühjahr 1934 wurde das Reichsarztregister noch von der Statistischen Abteilung des Verbandes der Ärzte Deutschlands (Hartmannbund) geführt und verwaltet; im Mai 1934 ging die Zuständigkeit auf die Kassenärztliche Vereinigung Deutschlands (KVD) über. Zu Beginn des Jahres 1933 waren im Reichsarztregister bereits 35.000 Ärzte erfaßt. Zuletzt umfaßte die ab 1936 neu angelegte Reichsärztekartei 97.087 Karteikarten, darunter gelegentlich zwei oder mehrere Karten für eine Person, so etwa in den Fällen, in denen eine Ärztin sowohl unter ihrem Mädchennamen als auch unter ihrem Ehenamen erfaßt wurde, so daß aus der Anzahl der Karteikarten nicht automatisch auf die Zahl der erfaßten Ärzte geschlossen werden kann.

4) RGBl., T. I, 1932, S. 8-12.

das ländliche Mecklenburg und die geringe Arztdichte auf dem platten Lande kaum erfüllbare Voraussetzung. „Die Behandlung in der Wohnung des Kranken“ konnte – und mußte – der Kassenarzt jedoch dann ablehnen, „wenn die Wohnung außerhalb seines Tätigkeitsbereichs“ lag.

Zu den Pflichten eines Kassenarztes gehörte es, „die Kranken ausreichend und zweckmäßig zu behandeln“, wobei jedoch die Behandlung „das Maß des Notwendigen nicht überschreiten“ durfte; und was „notwendig“ war, bestimmten in der Regel die Krankenkassen nach ihrer Kassenlage. „Der Arzt hat eine Behandlung, die nicht oder nicht mehr notwendig ist, abzulehnen“; er war gehalten, „die Heilmaßnahmen, insbesondere die Arznei, Heil- und Stärkungsmittel, nach Art und Umfang wirtschaftlich zu verordnen“ und „bei Erfüllung der ihm obliegenden Verpflichtungen die Kasse vor Ausgaben insoweit zu bewahren, als die Natur seiner Dienstleistungen es zuläßt“. Dazu gehörte auch, „Bescheinigungen über die Arbeitsunfähigkeit [eines Patienten] und ihre Dauer“ nur „unter gewissenhafter Würdigung der maßgebenden Verhältnisse auszustellen“. Wenn bei einer Krankenkasse „die Zahl der Arbeitsunfähigen den durchschnittlichen Bestand um mehr als zehn vom Hundert“ überstieg, so bedurfte jede weitere „Bescheinigung des Kassenarztes über die Arbeitsunfähigkeit der Bestätigung durch den Vertrauensarzt“. Dies war aus Sicht der Krankenkassen zwar vernünftig und wirtschaftlich, bedeutete jedoch einen nicht unerheblichen Einschnitt in die bisherige ärztliche Praxis. Auch die Vergütung für ärztliche Leistungen war in der kassenärztlichen Praxis nunmehr eindeutig geregelt, konnte jedoch von Region zu Region und abhängig von den dort tätigen Krankenkassen nicht unerheblich variieren. Gesetzlich vorgesehen war: „Für die ärztlichen Leistungen gewährt die Krankenkasse eine Gesamtvergütung, deren Höhe sich nach der Kopfpauschale und der durchschnittlichen Mitgliederzahl [der Krankenkasse] bestimmt.“ Dabei wurden „ärztliche Sachleistungen nicht in die Gesamtvergütung einbezogen“.[5] Hatte eine Krankenkasse aber „Grund zu der Annahme, daß der Kassenarzt die Richtlinien ... nicht beachtet, insbesondere Kranke nicht ausreichend und zweckmäßig behandelt oder das Maß des Notwendigen überschreitet“, so konnte die Kasse von der kassenärztlichen Vereinigung, also der Zwangsorganisation der Ärzte, „Maßnahmen zur Beseitigung der Mängel verlangen“.[6]

Ergänzt wurden die neue Vertrags- und Zulassungsordnung durch eine am 14. Januar **1932** vom Reichsarbeitsminister erlassene **„Verordnung über die kassenärztliche Versorgung“**. Diese sah noch einmal detailliert vor, daß „über die ärztliche Versorgung der Kassenmitglieder und ihrer Angehörigen ... [allein] die Krankenkassen und die beteiligten kassenärztlichen Vereinigungen Gesamtverträge“ abschließen durften. Die dazu notwendigen „Mantelverträge werden von den Spitzenverbänden der Ärzte und Krankenkassen oder ihrer bezirklichen Unterverbände geschlossen“, und für „das Zustandekommen des Einzelvertrages“ eines Arztes mit der kassenärztlichen Vereinigung war die „schriftliche Erklärung des zur kassenärztlichen Tätigkeit zugelassenen Arztes (Kassenarztes), daß er dem Gesamtvertrage beitritt, erforderlich und genügend“.

Alle Kassenärzte hatten derjenigen kassenärztlichen Vereinigung anzugehören, die für den jeweiligen Bezirk zuständig war. Nur durch seine Zulassung im jeweiligen Arztbezirk erwarb der betreffende Arzt „die Berechtigung zum Abschluß des Einzelvertrags“. Die Zulassung eines Arztes zur Kassenpraxis erfolgte nicht etwa generell für ganz Deutschland, sondern nur für einen bestimmten „Zulassungsbezirk“. Um einerseits eine adäquate medizinische Versorgung der Bevölkerung sicherzustellen und andererseits ein wirtschaftliches Auskommen der im jeweiligen Zulassungsbezirk tätigen Ärzte zu gewährleisten, war – wie schon in der Zulassungsordnung von 1931 verfügt – vorgesehen, daß für „die kassenärztliche Versorgung so viele Ärzte“ zuzulassen seien, „daß auf je sechshundert Versicherte im Zulassungsbezirk ein Arzt trifft“. Diese planwirtschaftliche Vorgabe (ein Kassenarzt auf 600 Kassenmitglieder) wurde bis 1945 beibehalten, wenngleich sie – zumindest in Mecklenburg – niemals erreicht wurde; dazu später mehr. Wenn in einem Zulassungsbezirk mehr Ärzte zugelassen waren, als es dieser Verhältniszahl entsprach, so durfte nach wie vor „bis zur Erreichung dieser Zahl nur jede dritte frei werdende Stelle [neu] besetzt werden“.

---

5) Als Sachleistungen galten etwa Röntgen- und Radiumbehandlungen, Licht-, Wärme-, Strahlen- und sonstige elektrophysikalische Behandlungen, orthopädische und medico-mechanische Behandlungen, Bäder und Inhalationen, Röntgenuntersuchungen, Elektrokardiogramme und Laboratoriumsuntersuchungen einschließlich Farblösungen und Reagenzien.

6) RGBl., T. I, 1932, S. 2-8.

Die Ärzte waren zwar „verpflichtet", „den Kranken ausreichend und zweckmäßig zu behandeln"; dabei war ihrem ärztlichen Ermessen aber ein enger Spielraum gesetzt. Im Zuge der allgemeinen, nicht nur krisenbedingten Einsparungspolitik wurde vorgeschrieben, daß ein Arzt „das Maß des Notwendigen nicht überschreiten" dürfe; er habe „eine Behandlung, die nicht oder nicht mehr notwendig" sei, „abzulehnen, die Heilmaßnahmen, insbesondere die Arznei, die Heil- und Stärkungsmittel nach Art und Umfang wirtschaftlich zu verordnen und auch sonst bei der Erfüllung der ihm obliegenden Verpflichtungen die Kasse vor Ausgaben so weit zu bewahren, als die Natur seiner Dienstleistungen es zuläßt". Eine „Bescheinigung über die Arbeitsunfähigkeit und ihre Dauer" war nur „unter gewissenhafter Würdigung der maßgebenden Verhältnisse auszustellen". Gedroht wurde, daß ein Arzt, „der die nach den Umständen erforderliche Sorgfalt außer acht läßt, der Kasse den daraus entstehenden Schaden zu ersetzen" habe.

Auch das Verfahren der freien Arztwahl ist durch diese Verordnung erheblich eingeschränkt worden: Nur „soweit es die Kasse nicht erheblich mehr belastet, soll sie den Versicherten die Auswahl zwischen mindestens zwei Ärzten freilassen"; und nur „wenn der Versicherte die Mehrkosten selbst" übernehme, solle ihm „die Auswahl unter den zur Tätigkeit bei der Kasse zugelassenen Ärzten frei" stehen. Dies wurde auch kontrolliert, denn die Krankenkassen waren „verpflichtet, für jeden Erkrankten eine Krankenkarte anzulegen, in der die Art der Krankheit und die Dauer der mit ihr verbundenen Arbeitsunfähigkeit vermerkt" wurde. Diese „Krankenkarte" konnte auch „andere den Zwecken der Krankenversicherung dienende Angaben tatsächlicher Art enthalten".[7)]

Die Verordnung von 1923 erneuernd, wurde in der jetzigen Verfügung vom Januar 1932 außerdem bestimmt, daß „zur Regelung der Beziehungen zwischen Krankenkassen und Ärzten ... ein Reichsausschuß für Ärzte und Krankenkassen gebildet" werden solle, der aus 13 Mitgliedern bestand, von denen zehn jeweils zur Hälfte von den Spitzenverbänden der Ärzte und Krankenkassen auf die Dauer von fünf Jahren gewählt sowie drei vom Reicharbeitsminister bestimmt werden sollten. Dieser „Reichsausschuß für Ärzte und Krankenkassen" entwickelte sich für kurze Zeit zum eigentlichen Regulierungsorgan der Medizinalpolitik des Reiches. So hatte er die detaillierten „Ausführungsbestimmungen" zu essentiellen Problemen zu „erlassen", wie zum „allgemeinen Inhalt der Arztverträge und ihrem Zustandekommen", zur „Kopfpauschale", zur „Bildung der kassenärztlichen Vereinigungen", zur Gewährleistung „für ausreichende und zweckmäßige wirtschaftliche Versorgung der Kranken", zur „Schlichtung von Streitigkeiten aus Arztverträgen", über die „Zulassung von Ärzten zur Tätigkeit bei den Krankenkassen" und zur „Sicherung gegen eine übermäßige Inanspruchnahme der Krankenkassen".

Analog zum Reichsausschuß konnten „Verbände von Ärzten und Krankenkassen, die für den Bezirk eines Landes die Mehrheit der Ärzte und Krankenkassen umfassen", die „Bildung von Landesausschüssen für Ärzte und Krankenkassen" vereinbaren. Die Besetzung dieser Landesausschüsse sollte analog zu der des Reichsausschusses erfolgen, und jeder Landesausschuß konnte in Anlehnung an die Bestimmungen des Reichsausschusses „für seinen Bezirk Richtlinien aufstellen", die den „besonderen Verhältnissen des Landes" entsprachen. Parallel zu den regionalen Richtlinienorganen der Landesausschüsse war für jeden Bezirk, in dem ein Arztregister bestand, ein Schiedsamt zu bilden, das aus dem Vorsitzenden des jeweiligen Oberversicherungsamtes sowie je zwei Vertretern der örtlichen Krankenkassen und der regionalen kassenärztlichen Vereinigungen bestand. Zu den Aufgaben dieser Schiedsämter, den Vorläufern der späteren ärztlichen Ehren- und Berufsgerichte, gehörte die Schlichtung von Streitigkeiten aus Einzel- und Gesamtverträgen, aus Zulassungsangelegenheiten und den Eintragungen in die Arztregister. Am Ende dieser Verordnung wurde ohne direkte Nennung des Hartmannbundes ausdrücklich vermerkt, daß das „Berliner Abkommen vom 13. Dezember 1913" zwischen dem Leipziger Verband (Hartmannbund) und den großen Kassenverbänden „aufgehoben" werde.[8)] Damit war der Hartmannbund lange vor seiner endgültigen Liquidierung im Jahre 1935 schon ab 1932 von vielen Möglichkeiten der ärztlichen Interessenvertretung ausgeschlossen.

---

7) RGBl., T. I, 1932, S. 19-25.
8) Ebenda, hier S. 25.

In Mecklenburg, wo seit Juli 1932 – gestützt auf eine knappe Mehrheit von Abgeordneten der NSDAP – eine nationalsozialistische Alleinregierung im Amt war, änderte sich hinsichtlich der Medizinalpolitik und der beruflichen Rahmenbedingungen für die ärztliche Tätigkeit zunächst nichts.

Die staatlichen Strukturen des Medizinalwesens

Ein eigenständiges Gesundheitsministerium hat es in unserem Untersuchungszeitraum (1929-1945) weder auf Reichsebene noch in Mecklenburg-Schwerin oder in Mecklenburg-Strelitz gegeben – und auch dann nicht, als beide mecklenburgischen Freistaaten im Jahre 1934 zum Land Mecklenburg vereinigt wurden.[9)] Im Deutschen Reich lag die Leitung des staatlichen Medizinalwesens in unterschiedlicher Gewichtung stets beim Reichsinnenministerium.[10)] Im Kaiserreich und in der Weimarer Republik ressortierten die Gesundheitsangelegenheiten in der kleinen Abteilung IIa der Reichsinnenbehörde, deren Befugnisse jedoch im wesentlichen auf die Vorbereitung und Kontrolle der wenigen gesundheitspolitischen Reichsgesetzgebungsakte beschränkt blieb.[11)] Die eigentliche Organisation und Durchführung der Gesundheitspolitik und der Gesundheitspflegemaßnahmen lagen dagegen bis 1934 bei den Ländern. Nach der Machtübernahme der Nationalsozialisten gehörte die Gesundheitsabteilung des Reichsinnenministeriums mit zu den am stärksten ausgebauten Teilbereichen der inneren Verwaltung.[12)] Als mit dem Gesetz über den Neuaufbau des Reiches im Januar 1934 verfügt worden war, daß die Hoheitsrechte der Länder auf das Reich übergehen und die Landesregierungen der Reichsregierung unterstehen sollten,[13)] erlangte die Gesundheitsabteilung des Reichsinnenministeriums direkte Zugriffsmöglichkeiten, also Anordnungs- und Exekutivbefugnisse, auf die ihr nun unterstellten Medizinalverwaltungen der Länder und preußischen Provinzen. Zum Geschäftsbereich der nunmehrigen Abteilung IV (Volksgesundheit) des Reichsinnenministeriums, die bis 1939 von Dr. Arthur Gütt (1891-1949) geleitet wurde, gehörten die Sicherstellung der medizinischen Versorgung der Zivilbevölkerung, die durch den öffentlichen Gesundheitsdienst erbrachten Leistungen der Gesundheitsfürsorge, die Bekämpfung von Seuchen und ansteckenden Krankheiten, die Aufsicht über die Kranken-, Heil- und Pflegeanstalten, der Arzneimittelverkehr sowie die nichtärztlichen Heilberufe.

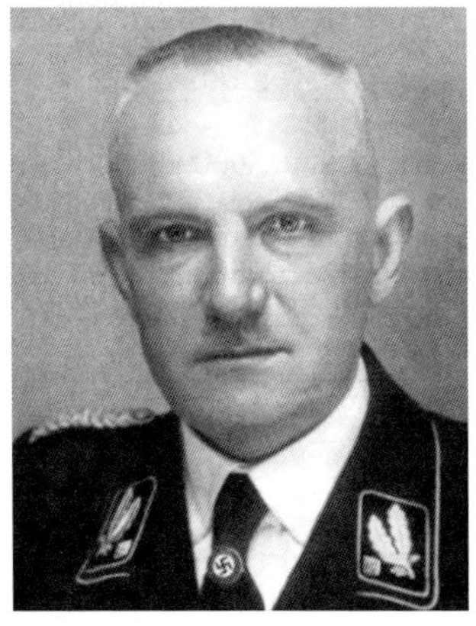
Arthur Gütt

Zu diesen klassischen Aufgabenfeldern des staatlichen Gesundheitswesens trat ab 1934 die Durchführung der nationalsozialistischen Erbgesundheitspolitik. Daß sich dennoch keine einheitliche Reichsmedizinalverwaltung – etwa in Gestalt eines Reichsgesundheitsministeriums – entwickeln konnte, lag daran, daß wichtige Bereiche der Gesundheitspolitik und -verwaltung bei anderen Ressorts angesiedelt blieben. So unterstand „das wichtige Feld der Krankenversicherung und damit ein Großteil der Wirtschaftsverhältnisse des Gesundheitswesens dem Reichsarbeitsministerium, die Ärzteausbildung war ebenso wie die Be-

9) Vgl. dazu Buddrus/Fritzlar: Landesregierungen und Minister in Mecklenburg, S. 18 ff. Ein eigenständiges Ministerium für Gesundheitswesen bestand erst in der DDR ab 1950, das aus dem 1949 gebildeten Ministerium für Arbeit und Gesundheitswesen hervorgegangen war. Erster Gesundheitsminister der DDR war der gelernte Landwirt und spätere Oberst der Wehrmacht Luitpold Steidle (1898-1984). In der Bundesrepublik wurde das erst 1961 gebildete Bundesministerium für Gesundheit 1969 in das Bundesministerium für Familie und Jugend eingegliedert und agierte ab 1991 wieder als eigenständiges Ministerium; erste Bundesgesundheitsministerin war die Juristin Dr. Elisabeth Schwarzhaupt (1901-1986).

10) Zu Struktur und Aufgabenfeldern der staatlichen Gesundheitsbürokratie des Deutschen Reichs vgl. Süß: Der „Volkskörper“ im Krieg, S. 44-52, sowie Gütt: Der Aufbau des Gesundheitswesens.

11) So etwa das Reichsimpfgesetz vom April 1874, das Gesetz zur Bekämpfung gemeingefährlicher Krankheiten vom Juni 1900 oder das Gesetz zur Bekämpfung der Geschlechtskrankheiten vom Februar 1927.

12) Verfügte die Gesundheitsabteilung des Reichsinnenministeriums 1933 über lediglich sieben Beamte im höheren Ministerialdienst, so waren es 1939 bereits 26, und Ende 1942 waren in den 40 Referaten der Gesundheitsabteilung bereits allein 50 höhere Medizinalbeamte tätig.

13) Vgl. dazu: RGBl., T. I, 1934, S. 75.

rufungsangelegenheiten der medizinischen Fakultäten" dem Reichsministerium für Wissenschaft, Erziehung und Volksbildung zugeordnet, „und der für die Umsetzung der nationalsozialistischen Bevölkerungspolitik wichtige Bereich der ‚hygienischen Volksaufklärung'" mußte zusammen mit dem Reichsministerium für Volksaufklärung und Propaganda bearbeitet werden.[14] Hinzu kam, daß das „zentrale Handlungsfeld der ärztlichen Standespolitik" der Gesundheitsabteilung des Reichsinnenministeriums entzogen war, weil die 1936 errichtete Reichsärztekammer in Personalunion mit dem Hauptamt für Volksgesundheit der NSDAP vom Reichsärzteführer Dr. Gerhard Wagner (1888-1939) geleitet wurde.[15]

Am bedeutsamsten waren die gesundheitspolitischen Einflußmöglichkeiten des Reichsarbeitsministeriums, „denn der gesamte gesundheitspolitisch relevante Bereich der Sozialversicherung, einschließlich der Zuständigkeit für die Kassenärzte, fiel in seinen Kompetenzbereich". Schon im Juni 1931 waren die Aufsichtsrechte des Reichsarbeitsministeriums gegenüber der Selbstverwaltung der Sozialversicherungsträger erheblich erweitert worden, „so daß es über die ihm unterstellten Landesversicherungsanstalten auch die Finanzen der Ortskrankenkassen" kontrollieren konnte. Hinzu kam, daß den Landesversicherungsanstalten neue Gemeinschaftsaufgaben übertragen wurden; zu diesen neuen Wirkungsfeldern der praktischen Gesundheitsfürsorge zählten etwa der Betrieb von Heilanstalten und Genesungsheimen, die vorbeugende Gesundheitspflege und der Vertrauensärztliche Dienst. Und auch die Gewerbehygiene und der Vertrauensärztliche Dienst, die sich zu stark expandierenden Bereichen der nationalsozialistischen Gesundheitspolitik entwickelten, gehörten nicht zum Zuständigkeitsbereich der Gesundheitsabteilung des Reichsinnenministeriums. Wenngleich ein Großteil der „Geldverhältnisse" im Gesundheitswesen des Deutschen Reichs dem Einflußbereich des Reichsarbeitsministeriums unterlag, war die tatsächliche gesundheitspolitische Bedeutung dieser Reichsbehörde, die vor allem für die finanzielle Konsolidierung der Sozialversicherung zuständig war, eher marginal.[16]

Die Leitung der staatlichen Medizinalpolitik und des Gesundheitswesens lag in Mecklenburg-Schwerin bei einem Querschnittsministerium, das zwischen November 1918 und Dezember 1934 als „Ministerium für Unterricht, Kunst, geistliche und Medizinalangelegenheiten" firmierte[17] und danach als ministeriumsähnliche „Abteilung für Unterricht, (Kunst), geistliche und Medizinalangelegenheiten" beim Mecklenburgischen Staatsministerium bzw. Staatsminister bestand. Im Oktober 1943 ist das Sachgebiet Medizinalpolitik aus dieser Abteilung herausgelöst und der Abteilung Allgemeine und Innere Verwaltung beim Mecklenburgischen Staatsminister zugeschlagen worden. Schon dadurch wird sichtbar, daß das Medizinalwesen sowohl in diesem Querschnittsministerium als auch in der Reihenfolge der Hierarchieordnung der Fachabteilungen nicht etwa eine herausgehobene, auch keine durchschnittliche, sondern eine deutlich untergeordnete Rolle spielte. Das Medizinalwesen nahm im staatlichen Regierungshandeln Mecklenburgs stets einen geringen Platz ein. Dies wird nicht zuletzt in den gesetzblattähnlichen Verlautbarungsorganen der mecklenburgischen Staatsregierungen sichtbar. Betrachtet man etwa das „Regierungsblatt für Mecklenburg" oder auch die „Amtliche Beilage zum Regierungsblatt", fällt auf, daß nur ein Bruchteil der dort veröffentlichten Gesetze, Verordnungen, Anweisungen und Bekanntmachungen dem Medizinal- oder Gesundheitswesen des Landes galt und daß innerhalb der das Gesundheitswesen betreffenden legislativen Akte das Veterinärwesen eine wesentlich größere Rolle spielte als die Humanmedizin.[18]

An der Spitze der Medizinalverwaltung des Landes Mecklenburg-Schwerin (später Mecklenburg) stand zu Beginn unseres Untersuchungszeitraums (1929) also das Ministerium für Unterricht, Kunst, geistliche und Medizinalangelegenheiten. Zwischen 1929 und 1945 waren insgesamt acht Minister

---

14) Süß: Der „Volkskörper" im Krieg, S. 45.

15) Zur weiteren Entwicklung und zum Dualismus von staatlichem Gesundheitswesen und der Gesundheitspolitik der NSDAP vgl. das Kapitel: Gesundheitsverhältnisse, gesetzliche Grundlagen und berufliche Rahmenbedingungen für das Wirken der mecklenburgischen Ärzteschaft 1933-1939, S. 103 ff.

16) Süß: Der „Volkskörper" im Krieg, S. 51 f.

17) Zwischen Januar 1871 und November 1918 war das Ressort Medizinalangelegenheiten dem Justizministerium zugeordnet gewesen.

18) Die Zahl der gesetzlichen Regelungen und amtlichen Anweisungen für den Bereich der Veterinärmedizin war etwa zehn- bis zwölfmal höher als die Zahl der die Humanmedizin betreffenden Bestimmungen.

bzw. ministerähnliche Abteilungsleiter bei den Mecklenburgischen Staatsministerien für das staatliche Gesundheitswesen in Mecklenburg zuständig:

- zwischen März 1927 und Juli 1929 Richard Moeller (DDP),
- zwischen Juli 1929 und Juni 1932 Hermann Haack (parteilos),
- zwischen Juli 1932 und Juli 1933 Friedrich Scharf (NSDAP),
- im Juli 1933 Walter Granzow (NSDAP),
- zwischen August und Dezember 1933 Hans Egon Engell (NSDAP) und
- zwischen Dezember 1933 und September 1940 Wilhelm Bergholter (NSDAP),[19)]
- zwischen Oktober 1941 und September 1943 Rudolf Krüger (NSDAP), und
- zwischen Oktober 1943 und Mai 1945 ressortierten die Angelegenheiten des Medizinalwesens in der Abteilung Allgemeine und Innere Verwaltung des Mecklenburgischen Staatsministeriums, die von Friedrich Wilhelm Studemund (NSDAP) geleitet wurde.

Allen für das mecklenburgische Medizinalwesen zuständigen Ministern und Fachabteilungsleitern war gemeinsam, daß sie hinsichtlich ihrer fachlichen Qualifikation weder eine Ahnung von der praktischen ärztlichen Tätigkeit hatten noch mit der Medizinalpolitik oder dem Gesundheitswesen näher in Berührung gekommen waren.[20)] Innerhalb des Ministeriums bzw. der späteren ministeriumsähnlichen Abteilung für Unterricht, Kunst, geistliche und Medizinalangelegenheiten fungierte das dort angesiedelte Dezernat/Referat IV (Medizinalwesen) – wie auch aus dem amtlichen Kopfbogen ersichtlich – bis 1934 gelegentlich auch als scheinbar eigenständiges „Ministerium für Medizinalangelegenheiten", das es de facto in dieser Form allenfalls in den Außenbeziehungen des (Gesamt-)Ministeriums gegeben hat. Zwischen 1934 und September 1943 existierte das staatliche Medizinalwesen als relativ eigenständiges Ressort in der Abteilung Unterricht, Kunst, geistige und Medizinalangelegenheiten des Mecklenburgischen Staatsministeriums, und von Oktober 1943 bis Kriegsende waren die mecklenburgischen Medizinalangelegenheiten in der Abteilung Allgemeine und Innere Verwaltung des Mecklenburgischen Staatsministers angesiedelt.

Die eigentliche medizinalpolitische Arbeit, die faktische Leitung des Medizinalwesens, lag zwischen 1929 und Anfang 1945 in den Händen und in der Verantwortung des in diesem Zeitraum nie beförderten Ministerialrats Dr. Karl-Erich Marung, der immerhin einmal Arzt gewesen war und als eigentlicher Leiter und Lenker des mecklenburgischen Gesundheitswesens anzusehen ist.

Ähnlich sah es im Freistaat Mecklenburg-Strelitz aus, der zum Januar 1934 mit dem bisherigen Freistaat Mecklenburg-Schwerin zum Land Mecklenburg zwangsvereinigt wurde und in diesem (Neu-)Land lediglich zwölf Prozent der Einwohnerschaft stellte. Im Ländchen Mecklenburg-Strelitz besaß die staatliche Gesundheitsverwaltung allerdings einen noch geringeren Stellenwert als beim größeren Nachbarn. Hier bestand bis zur staatlichen Vereinigung mit Mecklenburg-Schwerin lediglich eine Abteilung für Gesundheitswesen im Ministerium des Innern bzw. eine Unterabteilung für Medizinalangelegenheiten in der Abteilung des Innern des einzigen strelitzschen Staatsministeriums. Die ministerielle Zuständigkeit für das Medizinalwesen lag hier

- zwischen März 1928 und Dezember 1931 bei Kurt von Reibnitz (SPD), zugleich alleiniger Staatsminister,
- zwischen Dezember 1931 und Mai 1933 bei Heinrich von Michael (DNVP), zugleich alleiniger Staatsminister, und
- zwischen Mai und Dezember 1933 bei Fritz Stichtenoth (NSDAP), zugleich alleiniger Staatsminister.

Auch die „Gesundheitsminister" von Mecklenburg-Strelitz konnten hinsichtlich ihrer fachlichen Vorbildung keinerlei Kenntnisse auf den Gebieten der Medizinalpolitik und des Gesundheitswesens vorweisen.[21)] Wie in Mecklenburg-Schwerin, so lag auch in Mecklenburg-Strelitz die praktische Arbeit

19) Zwischen Oktober 1940 und Oktober 1941 war die Leitung dieser Ministerialabteilung nicht besetzt.

20) Moeller war von der Ausbildung her Studienrat, Haack Verwaltungsjurist, Scharf Jurist, Granzow Landwirt, Engell abgebrochener Jurist und Landwirt, Bergholter Jurist, Krüger Mittelschullehrer und Studemund Jurist. Zu den auch für das Gesundheitswesen zuständigen Ministern vgl. Buddrus/Fritzlar: Landesregierungen und Minister in Mecklenburg, passim.

21) Von Reibnitz war Verwaltungsjurist, von Michael war Jurist ohne zweites Staatsexamen und Landwirt, und Stichtenoth war Volkswirt und berufsständischer Lehrgangsleiter. Zu den auch für das Gesundheitswesen zuständigen Ministern vgl. ebenda.

der Leitung des staatlichen Gesundheitswesens faktisch in den Händen eines Mannes, der immerhin Arzt war, wenngleich die von Ministerialrat Dr. Wilhelm Stein geleitete Abteilung bzw. Unterabteilung für Medizinalangelegenheiten aus lediglich zwei Personen bestand.

Gesundheitsverhältnisse in Mecklenburg 1929-1932

Wie war die gesundheitliche Situation der mecklenburgischen Bevölkerung zum Ende der Weimarer Republik, das nicht zufällig mit der Weltwirtschaftskrise zusammenfiel, und wie gestalteten sich die Gesundheitsverhältnisse in Mecklenburg im ersten Jahr nach der reichsweiten Machtübernahme der NSDAP, also zum Beginn des Dritten Reichs?[22)] Zwei ausgewählte Berichte können dies eindrucksvoll illustrieren:

Im Ministerium für Medizinalangelegenheiten des Landes Mecklenburg-Schwerin wurde seit 1922 jährlich eine detaillierte Übersicht über die allgemeinen „Gesundheitsverhältnisse" im Lande verfaßt. Dazu sind die obligatorischen Meldungen der einzelnen Amtsärzte bzw. Kreismedizinalräte vom damaligen Landesmedizinalrat und späteren Leiter der Abteilung Medizinalangelegenheiten des Mecklenburgischen Staatsministeriums, Dr. Karl-Erich Marung, analysiert, redigiert und zu einem Gesamtbericht zusammengefaßt worden. Aus dieser Gesamtschau werden die Aufsichtsbereiche und die Erkenntnisinteressen der staatlichen Gesundheitsaufsicht deutlich: In diesen Jahreslageberichten referierte Marung klar strukturiert und mit jeweils anlaßbezogenen Schwerpunktsetzungen über den allgemeinen Gesundheitszustand der Bevölkerung, über die Ernährungslage und die Wohnverhältnisse, über die Zahl und den Verlauf der anzeige- bzw. meldepflichtigen Infektionskrankheiten,[23)] die Arbeitsfähigkeit der erwachsenen Bevölkerung, die persönliche und die Wohnraumhygiene der Bevölkerung, über die gesundheitliche Lage der Kinder und Jugendlichen, aber auch über den Stand der illegalen Abtreibungen und das Ausmaß des Rauschgift-, Alkohol- und Tabakkonsums, also über Aspekte, die den Staat als Träger des öffentlichen Gesundheitsdienstes und Verantwortlichen für die „Volksgesundheit" besonders interessieren mußten.

Für das Jahr 1929, das nicht nur den Beginn unseres Untersuchungszeitraums markiert, sondern auch den Auftakt der Weltwirtschaftskrise bildete, beschrieb Marung äußerst detailreich eine Situation, über die bislang noch nie berichtet wurde.

In seiner **„Übersicht über die gesundheitlichen Verhältnisse in Mecklenburg-Schwerin im Jahre 1929"**[24)] hieß es:

„I.

Der Gesundheitszustand der Bevölkerung wurde durch die außergewöhnliche, lang anhaltende Kälte des Winters ungünstig beeinflußt, so daß der Stand der als arbeitsunfähig krank gemeldeten Kassenmitglieder zeitweise über das Doppelte der Durchschnittszahlen betrug. In Rostock wiesen bis in den Mai hinein die standesamtlichen Todesfallmeldungen erheblich über dem Durchschnitt liegende Zahlen auf, besonders bezüglich der Erkrankungen der Atmungsorgane. In der zweiten Hälfte des Jahres war der Gesundheitszustand dagegen überall befriedigend bis gut.

Die Wohnungsverhältnisse haben sich gegenüber dem Vorjahr anscheinend etwas gebessert. Für die größeren Städte des Landes, insbesondere für Rostock, ist aber trotz reger Bautätigkeit durch den dauernden starken Zuzug vom Lande eine wesentliche Entlastung nicht erkennbar.

---

22) In Mecklenburg-Schwerin hatte die „Machtergreifung" der NSDAP schon im Sommer 1932 stattgefunden. Seit der regulären Landtagswahl vom Juni 1932 verfügte die NSDAP über die Mehrheit der Parlamentssitze. Damit war Mecklenburg-Schwerin – nach dem Freistaat Oldenburg – das zweite deutsche Landesparlament, in dem die NSDAP über die absolute Mehrheit verfügte; Ministerpräsident wurde Walter Granzow (NSDAP). In Mecklenburg-Strelitz regierte seit der Landtagswahl vom März 1932 eine vom deutschnationalen Politiker Heinrich von Michael geführte Koalitionsregierung aus DNVP und NSDAP. In dem im April 1933 nach den Ergebnissen der Reichstagswahl vom März 1933 neu gebildeten Landtag von Mecklenburg-Strelitz verfügten die nunmehr ernannten, nicht mehr gewählten „Abgeordneten" der NSDAP über die absolute Mehrheit; Staatsminister wurde Fritz Stichtenoth (NSDAP). Vgl. dazu Buddrus/Fritzlar: Landesregierungen und Minister in Mecklenburg, S. 38 f., 41, 362 f., 379.

23) Vgl. dazu im Detail das Kapitel: Krankheiten, Todesfälle und Todesursachen im Deutschen Reich und in Mecklenburg, S. 387 ff.

24) Dieser und die nachfolgend wiedergegebenen Berichte sind zitiert nach: LHAS, 5.12-7/1, Nr. 9601; zu beachten ist, daß diese Berichte immer zu Beginn des jeweils nächsten Jahres erstattet wurden, also das ganze Jahr umfassen, über das berichtet wurde.

Die Hygiene des täglichen Lebens ist in den Städten immer besser geworden, läßt aber auf dem Lande noch viel zu wünschen übrig. Die Ergebnisse der schulärztlichen Untersuchungen bezüglich der Sauberkeit der Kinder sind im allgemeinen durchaus befriedigend. Ausnahmen finden sich nur immer wieder bei denselben der Fürsorge schon bekannten Familien, in denen meist durch Schuld einer unordentlichen und untauglichen Hausfrau Unsauberkeit herrscht.

II.

Es wurden folgende anzeigepflichtigen Krankheiten amtlich gemeldet:[25)]

Diphtherie 239 (412)
Gehirnentzündung (Encephalitis) 4 (0)
Genickstarre, übertragbare 9 (13)
Kindbettfieber 33 (44)
Kinderlähmung, spinale 9 (10)
Malaria 0 (2)
Paratyphus 115 (110)
Ruhr 84 (41)
Scharlach 1.129 (939)
Tuberkulose 1.229 (1369)
Trachom 24 (29)
Typhus 128 (233)

Die Zahl der Diphtherieerkrankungen, die im Vorjahr auffallend hoch war, ist wieder erheblich abgesunken; sechs Prozent der Erkrankten starben. Die Gehirnentzündung ist [erst] seit Januar des Jahres 1929 meldepflichtig. Besondere Erfahrungen über die Auswirkung der Meldepflicht konnten allerdings erst im Laufe des Jahres 1930 gesammelt werden in dem Sinne, daß die Diagnose recht oft angezweifelt werden muß, insbesondere bei den nachträglich wegen Störungen an den peripheren Nerven als Encephalitis gemeldeten Erkrankungen. So wurden von einem Nervenarzt plötzlich 23 derartige Fälle nachträglich gemeldet. Die Kreismedizinalräte sind angewiesen worden, zur Klärung der Sachlage nach Möglichkeit in jedem gemeldeten Todesfalle auf Vornahme der Leichenöffnung zu dringen.

Die Kindbettfiebererkrankungen sind weiterhin zurückgegangen. Die Erkrankungszahlen liegen erheblich unter dem Reichsdurchschnitt. Die spinale Kinderlähmung, die im Vorjahr ganz ausgesprochen den Südwesten des Landes bevorzugt hatte, trat nur in Einzelfällen, über das ganze Land verteilt, auf.

Der Paratyphus zeigt wie auch sonst im Deutschen Reiche eine weitere deutliche Zunahme. An drei Orten kamen gehäufte Erkrankungen mit 7, 9 und 17 Fällen vor, sonst handelte es sich durchweg um Einzelfälle oder Vorkommnisse in derselben Familie. Die 17 Erkrankungen traten in den staatlichen Strafanstalten in Bützow auf und sind durch den Genuß von Blutwurst hervorgerufen worden, deren Aufbewahrung in Folge des Umbaues der Anstaltsküche nicht einwandfrei war. Die eigentliche Ursache des Ansteigens der Paratyphuserkrankungen konnte bisher nicht festgestellt werden. Wegen der im Gegensatz zum Typhus auffallend starken Beteiligung der Landbevölkerung bleibt die Vermutung, daß die Übertragung durch paratyphuskranke oder Paratyphusbazillen ausscheidende Tiere eine Rolle spielt, weiter bestehen und die Ermittlungen werden auch in dieser Richtung fortgesetzt werden.

Die Zahl der gemeldeten Fälle von Ruhr hat sich verdoppelt. Es sind aber anscheinend mehr die Zahlen der Meldungen als die der Erkrankungen gestiegen. Früher als Darmkatarrhe wenig beachtete Erkrankungen werden jetzt durch bakteriologische Untersuchungen, die z.B. in der Universitäts-Kinderklinik auch bei jeder anscheinend harmlosen Darmerkrankung regelmäßig ausgeführt werden, als Ruhr festgestellt. Der Verlauf ist durchweg sehr leicht und klinisch als Ruhr gar nicht erkennbar.

Die Scharlacherkrankungen haben wiederum erheblich zugenommen, sie traten vom Herbst bis Ende des Jahres an verschiedenen Orten epidemisch auf. Ihr Verlauf war fast stets leicht. Auf 1.129 Erkrankungen kommen nur sieben Todesfälle.

Erkrankungen an Trachom wurden fast nur bei polnischen Schnittern beobachtet. Findet sich unter den Meldungen einmal ein deutscher Name, so ergeben die Nachforschungen meistens, daß eine

25) Die Zahlen in Klammern beziehen sich auf das Vorjahr, also auf 1928.

teilweise polnische Abstammung vorhanden ist. Die einheimische Bevölkerung dagegen ist auffallend wenig für Trachom empfänglich.
Die Typhuserkrankungen gingen fast um die Hälfte zurück. Die Erkrankungsziffer, die schon in den letzten drei Jahren erheblich abgefallen war, hat jetzt den niedrigsten Stand seit 20 Jahren erreicht, wie die nachstehende Kurve zeigt.[26] Die Erfolge der seit Jahren mit besonderer Sorgfalt durchgeführten verschärften Typhusbekämpfung treten immer mehr hervor. Das unablässige Aufsuchen der Bazillenausscheider, ihre Herausnahme aus Betrieben, in denen sie eine Gefahr bedeuten, und ihre dauernde Überwachung haben sich bestens bewährt. Es wurden im Laufe des Jahres wieder 24 Dauerausscheider (14 Typhus- und 10 Paratyphusbazillenausscheider) neu festgestellt.
Die Meldungen von Tuberkuloseerkrankungen haben weiterhin abgenommen. Die Beantwortung der Frage, ob damit eine tatsächliche Abnahme der Erkrankungen Hand in Hand gegangen ist, ist in den Berichten der letzten Jahre noch offen gelassen worden. Man darf aber wohl nun, nachdem auf Grund des Mecklenburg-schwerinschen Tuberkulosegesetzes vom 19. Februar 1924 sechs Jahre lang eine sorgsame Statistik geführt wurde, die Frage bejahen. Bei den gemeldeten 1.229 Erkrankungen handelte es sich in 617 Fällen um offene Lungen- oder Kehlkopftuberkulose, in 404 Fällen um geschlossene Lungentuberkulose. Drüsentuberkulose wurde in 73, Knochen- und Gelenktuberkulose in 68, Darm- und Bauchfelltuberkulose in 20, Gehirntuberkulose in 16, Tuberkulose der Harn- und Geschlechtsorgane in 11, Miliartuberkulose in acht, Hauttuberkulose in sieben und Rippenfelltuberkulose in fünf Fällen gemeldet. Die folgenden Angaben des Kreismedizinalrats in Malchin [Dr. Hans Rohwedder] über die Aussichten der Dauerabsonderung von Kranken mit ansteckender Lungentuberkulose und die im dortigen Bezirk für einige Fälle gefundene befriedigende Lösung der Frage in einfachsten ländlichen Verhältnissen erscheinen beachtenswert und verdienen mitgeteilt zu werden: ‚Die größten Sorgen machen uns, ganz abgesehen von den hohen Kosten, die Dauerisolierungen, weil die Leute für längere Zeit in den Anstalten nicht zu halten sind. In dem letzten, ansteckendsten Stadium erhalten wir sie gewöhnlich wieder, und dann sind sie meistens zum zweiten Male nicht mehr aus ihrer Häuslichkeit herauszubekommen, weil sie den ganzen Leidensweg über ein oder mehrere Krankenhäuser in die Anstalten schon kennen. In einem Falle ist uns eine glückliche Lösung gelungen. Nach persönlicher Rücksprache mit dem Grafen [Walther von] Hahn in Basedow hat sich dieser bereit gefunden, in Seedorf eine Wohnung für ansteckende Ledige aus seinen Begüterungen zur Verfügung zu stellen. Wir haben diese vom Wohlfahrtsamt mit Betten, Tischen, Tellern, Besen und allem, was dazu gehört, eingerichtet und zwei schwindsüchtige Knechte dort untergebracht. Sie erhalten ihre Verpflegung vom Hofe, wofür das Wohlfahrtsamt die übliche Deputatentschädigung, nämlich eine RM pro Kopf und Tag, zahlt. Dabei kommen wir täglich um etwa zwei RM billiger davon, als wenn wir sie in den Anstalten der LVA [Landesversicherungsanstalt] hätten ... Wir haben Seedorf gewählt, weil es kein Wirtschaftsgut ist. Es sind also keine Dienstmädchen im Orte, die angesteckt werden könnten; und die Nachbardörfer zu besuchen, halten die Kranken gesundheitlich nicht mehr aus.‘
Es wurden fünf Fälle von Bang-Infektionen[27] gemeldet, drei ländliche Arbeiter und zwei Schlachter betreffend. Die Zahl der gemeldeten Geschlechtskrankheiten hat sich mit 6.435 ungefähr auf der Höhe der vorjährigen (6.489) gehalten. Daß bei der von Jahr zu Jahr vollständiger werdenden Erfassung der Kranken durch die Bezirkspflegeämter die Zahl nicht gestiegen, sondern sogar noch etwas zurückgegangen ist, darf als ein günstiges Zeichen im Sinne des Rückgangs der Erkrankungen bewertet werden.
III.
Von sonstigen Erkrankungen ist vor allem die Grippe zu erwähnen, die im Beginn des Jahres fast überall im Lande herrschte. Der Verlauf war aber im Allgemeinen ein leichter, es starben fast nur alte Leute. Masernepidemien mit zum Teil schwerem Verlauf traten in mehreren Medizinalbezirken gegen Ende des Jahres auf. Während früher Masern als harmlose, Scharlach aber als sehr gefährliche

---

26) In dieser graphischen Darstellung ist die Zahl der jährlichen Typhuserkrankungen seit 1910 dargestellt worden. Daraus einige Zahlen: 1910: 523, 1913: 358, 1916: 416, 1917: 1.275, 1919: 589, 1920: 1.045, 1922: 246, 1923: 787 und seitdem beständig rückläufig bis 1929: 128.

27) Durch Brucellabakterien ausgelöste, mit Fieberschüben begleitete Infektionskrankheit bei Tieren, vor allem bei Rindern, die Aborte auslöst, aber auch bei Menschen auftreten kann.

Krankheit galt, hat sich der Charakter dieser Krankheiten inzwischen entschieden geändert, so daß das Verhältnis jetzt umgekehrt ist.
In einigen ländlichen Schulen des Medizinalbezirks Rostock wurde das gehäufte Auftreten von Impetigo[28] beobachtet. Es gelang dem energischen Eingreifen des Kreisarztes und der zuständigen Fürsorgerin die Erkrankung in verhältnismäßig kurzer Zeit zum Erlöschen zu bringen.
Die Zahl der Abtreibungen ist weiterhin sehr hoch, wenn auch statistisch nicht annähernd erfaßbar.
IV.
a. Der Ernährungs- und Kräftezustand der Säuglinge und Kleinkinder war durchweg gut. Es kamen mehr in unzweckmäßiger Weise überernährte als unterernährte Kinder zur Beobachtung.
Die Erkrankungen an Rachitis zeigen einen merklichen Rückgang, wenn sie auch auf dem Lande nicht selten noch zu finden sind. Blutarmut bei Säuglingen und Kleinkindern wurde selten, Tuberkulose nur ausnahmsweise beobachtet. Scharlach, Masern und Keuchhusten kamen bei Kleinkindern ebenso wie bei den Schulkindern gehäuft vor.
b. Der Ernährungs- und Gesundheitszustand der Schulkinder war befriedigend bis gut ... Es traten außer den erwähnten Kinderkrankheiten auch Erkältungskrankheiten wie bei den Erwachsenen im Winter in sehr erheblichem Maße auf.
Über mangelnde Sauberkeit wurde nur vereinzelt geklagt. Auch Verlausung kommt eigentlich nur noch in den Schulen vor, in denen viele polnische Schnitterkinder vorhanden sind, die auch sonst ein Hemmnis für Unterricht und Erziehung bilden. Die Krätze ist so gut wie ganz verschwunden.
Tuberkulose unter den Schulkindern wurde nicht häufig beobachtet, Blutarmut kam verhältnismäßig selten zur Beobachtung. Kropf fand sich hin und wieder bei Mädchen in den Entwicklungsjahren. Die Zahnpflege in den Schulen macht erfreuliche Fortschritte. Wenn auch noch wenig Schulzahnärzte angestellt sind, so wird doch der vom Schularzt gegebene Rat, den Zahnarzt aufzusuchen, in steigendem Maße befolgt.
In einer Reihe von Städten wurden Schulspeisungen vorgenommen. Die Verschickung zu Kur- und Erholungszwecken und die Aufnahme in Waldschulen wurde vielfach in erheblichem Umfange durchgeführt. Schulwanderungen fanden regelmäßig statt, dem Schulturnen wurde auch auf dem Lande besondere Beachtung geschenkt. Sport wurde sehr viel getrieben.
c. Der Ernährungs- und Gesundheitszustand der Jugendlichen war im Allgemeinen gut. Von Alkohol- und Nikotinmißbrauch wurde in einigen Fällen berichtet. Im ganzen aber kann unter der günstigen Auswirkung der erfreulicher Weise weiter steigenden Beteiligung an Sport und Leibesübungen darüber nicht geklagt werden. Geschlechtskrankheiten sind unter den Jugendlichen nicht häufig bekannt worden."

All diese – und später auch andere – Aspekte werden uns bei der Betrachtung der mecklenburgischen Gesundheitsverhältnisse der folgenden Jahre noch häufiger begegnen; diese – soviel sei schon vorweggenommen – werden sich zum größten Teil erheblich verschlechtern. 1929 noch wurden die Zunahme von mit Arbeitsausfällen verbundenen Krankheiten und die überdurchschnittlich hohe Zahl von Todesfällen als wetterbedingt interpretiert. Beklagt wird – wie in den folgenden Jahren noch stärker – der erhebliche Wohnungsmangel, vor allem deshalb, weil die vielfach unzureichenden Wohnverhältnisse die Ausbreitung gerade von Infektionskrankheiten förderten. Von den anzeigepflichtigen Krankheiten hatten substantiell nur Ruhr (+105 Prozent) und Scharlach (+20,2 Prozent) zugenommen; dagegen waren die Zahlen bei Typhus (-45 Prozent), Diphtherie (-42 Prozent), Kindbettfieber (-25 Prozent) und Tuberkulose (-10,2 Prozent) deutlich rückläufig. So konnte der Gesundheitszustand der Bevölkerung 1929 noch „überall [als] befriedigend bis gut" bezeichnet werden. Das sollte sich langsam ändern.

Schon zwei Jahre später, 1931 und inmitten der Weltwirtschaftskrise, von der Mecklenburg in Teilbereichen weniger stark betroffen war als der Durchschnitt des Reiches,[29] hielt Marung in seiner

28) Impetigo contagiosa ist eine auch als Borkenflechte bezeichnete, vor allem bei Kindern auftretende hochinfektiöse bakterielle Hauterkrankung.

29) Die regionalen Unterschiede bei den Arbeitslosenzahlen waren 1931 beträchtlich. Die beiden mecklenburgischen Freistaaten gehörten zu den Ländern mit der geringsten Arbeitslosenquote. Vgl. dazu etwa den Wochenbericht des Instituts für Konjunkturforschung, Nr. 15, 8.7.1931, S. 64 ff.

„Übersicht über die gesundheitlichen Verhältnisse in Mecklenburg-Schwerin im Jahre 1931“[30] fest:

„I.

Der Gesundheits- und Ernährungszustand der Bevölkerung kann auch im abgelaufenen Berichtsjahre noch als befriedigend bezeichnet werden, wenn auch die Ernährungsverhältnisse bereits schlechter geworden sind.

Die Wohnungsverhältnisse sind auf dem Lande jetzt wohl überall ausreichend, in den Städten zum Teil noch nicht genügend. In Rostock, der größten Stadt des Landes, macht sich die Flucht aus größeren in kleinere Wohnungen immer mehr bis weit in die bisher wohlhabenden Kreise und in die Kreise der mittleren und höheren Beamten hinein geltend.

Die Hygiene des täglichen Lebens hat nach übereinstimmendem Bericht der Kreismedizinalräte unter dem Mangel an Wäsche und brauchbarer Kleidung offenbar gelitten. Der auf die öffentliche Unterstützung angewiesene Teil der Bevölkerung leidet in dieser Beziehung besonders Not.

II.

Folgende anzeigepflichtigen Krankheiten wurden amtlich gemeldet:[31]

Diphtherie 474 (445)
Fleisch-, Fisch- und Wurstvergiftungen 8 (21)
Gehirnentzündung (Encephalitis) 31 (24)
Genickstarre, übertragbare 11 (11)
Kindbettfieber 51 (59)
Kinderlähmung 19 (20)
Malaria 2 (9)
Paratyphus 67 (96)
Ruhr 89 (75)
Scharlach 1.345 (1.228)
Trachom 22 (52)
Tuberkulose, insgesamt 942 (1053)
davon
a. offene Lungen- und Kehlkopftuberkulose 531
b. geschlossene Lungentuberkulose 239
c. andere Formen der Tuberkulose 172
Unterleibstyphus 139 (132)

Die Zahl der Diphtherieerkrankungen ist gegenüber dem Vorjahr weiterhin gestiegen. Die Sterblichkeitsziffer dagegen war mit 4,5 Prozent etwas geringer (1930 5 Prozent), obwohl einzelne Fälle durch ihre Schwere und den schnellen tödlichen Verlauf auffielen.

Die acht Erkrankungen an Fleischvergiftung traten nach Genuß von Hühnerfleisch auf, in dem paratyphusähnliche Bazillen nachgewiesen wurden. Den Ausgangsherd der Infektion bildeten offenbar Ratten, die an den Tagen vorher zahlreich tot aufgefunden wurden.

Zu der verhältnismäßig hohen Zahl der Erkrankungen an Gehirnentzündung muß wie im letzten Bericht gesagt werden, daß die Diagnose nicht immer genügend gesichert erscheint und daß deshalb auf Klärung durch Leichenöffnungen, soweit möglich, besonderer Wert gelegt wird.

Die Erkrankungen an Kindbettfieber sind wieder etwas zurückgegangen, auch die Sterblichkeit ist von 27 Prozent auf 23,5 Prozent gesunken.

Die Erkrankungen an Kinderlähmung haben mit 19 Fällen fast die für das hiesige Staatsgebiet hohe Zahl des Vorjahrs wieder erreicht. Während sich die Erkrankungen im Jahre 1928 überwiegend auf den Südwesten des Landes erstreckten und im Vorjahr ziemlich gleichmäßig über das ganze Land verteilt waren, war im Berichtsjahr fast ausschließlich der Medizinalbezirk Rostock und insbesondere sein an die Ostseeküste grenzender Teil befallen. Über die Entstehungsursache dieser sich vom Juli bis in den Oktober erstreckenden Fälle lassen sich nicht einmal vermutungsweise Angaben machen.

30) Zitiert nach: LHAS, 5.12-7/1, Nr. 9601.
31) Die Zahlen in Klammern beziehen sich auf das Vorjahr, also auf 1930.

Die Zahl der Paratyphuserkrankungen ist nicht unwesentlich zurückgegangen, ihr Verlauf war durchweg leicht ohne Todesfall. Die nachfolgenden Bemerkungen des auf diesem Gebiet besonders erfahrenen Kreismedizinalrats in Rostock [Dr. Carl Dugge] anläßlich des gehäuften Auftretens von Paratyphuserkrankungen dürften von allgemeinem Interesse sein: Der Paratyphus machte uns besonders auf dem Fischlande (Wustrow, Dändorf) zu schaffen. Alle Fälle verliefen leicht und günstig (30 Fälle im Landgebiet ohne Todesfall). Es wäre aber, glaube ich, falsch, nun ausgerechnet diese Gegend als besonders verseucht anzusehen. Vielmehr glaube ich, daß diese besonders gehäufte Anzahl von Meldungen der besonders lebhaften und dankenswerten Aufmerksamkeit des jetzigen Ortsarztes in Wustrow, Dr. G[ünther] Meyer, zu danken ist, der mit großem Eifer und Geschick den einzelnen Fällen nachging und sie zur bakteriologischen Untersuchung brachte. Ein Verdacht, daß etwa die Molkerei mit im Spiele sei, und bei dessen Aufklärung ich dankbar die Mitwirkung des Arztes und des Gemeindevorstehers anerkenne, bestätigte sich nicht. Es kamen ja um dieselbe Zeit auch Fälle in dem preußischen Ahrenshoop vor, das nur zum Teil, und in Dändorf und Ribnitz, das gar nicht von der Molkerei Wustrow versorgt wird. Wegen der nahen Grenzbeziehungen habe ich einmal persönlich an Ort und Stelle mit dem Stralsunder Kreisarzt Professor Walter mich besprochen, ohne daß es uns beiden gelang, die Sache zu klären. Ich zweifle überhaupt nach meinen Erfahrungen der letzten Jahre, ob wirklich der Paratyphus einen einheitlichen Begriff darstellt, ob die Entstehungs- und Verbreitungsart des Paratyphus ohne weiteres der des Typhus gleichzustellen und ähnlich ist, oder ob es sich wenigstens in manchen Fällen, nicht mehr um Nebenbefunde handelt, um zufällige Nebenbefunde bei anders gearteten Darmstörungen, und ob man, wenn man grundsätzlich und systematisch bei allen, noch so harmlosen, Darmkrankheiten Blut- und Ausscheidungen untersuchte, nicht noch viel häufiger Keime der Paratyphus- und Coli-Gruppe finden würde. Für die Ruhr ist das ja erwiesen; ich habe schon in früheren Jahresberichten darauf hingewiesen, daß z.B. aus der Universitätskinderklinik bei systematischer Durchuntersuchung aller Kinder, auch solcher, die gar keine Magen-Darm-Erscheinungen haben, oft Ruhrbazillen als Nebenbefund festgestellt wurden. Ich glaube, daß das Verhältnis der Coli-, der Typhus- und der Paratyphus-Keime zu einander noch in mehreren Punkten der Klärung bedarf.
Bestärkt wurde ich in meinen Zweifeln durch einen Aufsatz des Berliner Arztes, Dr. E[rich] Schweitzer, der in der ‚Medizinischen Welt', 1932, Nr. 7, einen Aufsatz veröffentlicht [hat]: ‚Gibt es eine Inselkrankheit?' Dieser Arzt praktiziert seit Jahren in dem benachbarten Ahrenshoop. Er beobachtete zahlreiche Fälle von Gastro-Enteritis, die bestimmt nicht durch Trinkwasser erzeugt seien. Auch die Bewohner erkrankten ‚nicht selten'. In den einzelnen Jahren waren Häufigkeit und Intensität verschieden. Ein infektiöser Charakter sei nicht unbedingt abzusprechen. In manchen Jahren sei es sogar zu kleinen Epidemien gekommen. Bei bakteriologischen Untersuchungen seien Stäbchen, der Coli-Gruppe nahestehend, gefunden.
Die Zahl der Ruhrerkrankungen ist weiter angestiegen, nur ein Fall endete tödlich. Die Scharlacherkrankungen haben von Jahr zu Jahr zugenommen und sind auch im letzten Jahre noch weiter angestiegen. An vielen Orten trat eine epidemische Ausbreitung auf. Der Verlauf der Erkrankungen war aber fast überall ein leichter, nur in 0,8 Prozent endeten sie tödlich.
Die Trachomfälle betrafen bis auf eine Ausnahme aus dem Ausland Zugereiste. Die Mehrzahl dieser und der im Bericht des vorigen Jahres aufgeführten Fälle fiel auf deutschrussische Flüchtlinge, die von Reichs wegen in der Siedlung Schossin seßhaft gemacht wurden.[32] Die Kranken werden aus Reichsmitteln von einem Schweriner Augenarzt regelmäßig behandelt und überwacht. Übertragungen auf Gesunde sind bisher nicht vorgekommen.
Trotz des weiteren Rückgangs der Krankheitsmeldungen an Tuberkulose lauten die Berichte der Kreismedizinalräte in dieser Beziehung nicht günstig. In der Tuberkulosefürsorge besteht keineswegs der Eindruck des Rückgangs der Erkrankungen. Es wird auch über die geringen Erfolge der Fürsorge aus Mangel an Mitteln geklagt. Die Zahl der Sterbefälle erscheint einigen Fürsorgeärzten bereits angestiegen zu sein. Tatsächlich übertrifft auch die Zahl der gemeldeten Todesfälle (229) die des Vorjahres (226) um drei, obwohl die Zahl der Erkrankungen um 111 zurückgegangen ist. Die Meldungen gliederten sich in 531 Fälle von offener und 239 Fälle von geschlossener Lungentuberkulose, sowie 172 Erkrankungen an Tuberkulose anderer Organe. Das Verhältnis des Auftretens der Er-

32) Gemeint war das 586 ha große Allodialgut Schossin im Kreis Schwerin mit rund 240 Einwohnern.

krankungen beim männlichen und weiblichen Geschlecht ist wie im Vorjahre 10 : 9 geblieben. Auch die Erkrankungszahlen von Stadt und Land erhalten sich ziemlich gleichbleibend in den beiden letzten Berichtsjahren wie 10 : 9.

Das Auftreten des Unterleibstyphus ist bei der einheimischen Bevölkerung im Berichtsjahr weiter ganz erheblich zurückgegangen, nirgends kam es zu epidemischen Anhäufungen. Daß trotzdem die Zahl die des Vorjahres noch überschreitet, lag an der starken Beteiligung der polnischen Schnitter, auf die 35,5 Prozent sämtlicher Typhuserkrankungen des Jahres fielen. Wie so häufig, wurde in der Person der Frau des Vorarbeiters, die für die Schnitter das Essen kocht, für fast die Hälfte der Fälle wieder der Ausgangsherd gefunden. Leider finden sich gerade unter diesen Wanderarbeitern verhältnismäßig viele Bazillendauerausscheider, und so ist es immer wieder zu epidemischer Ausbreitung des Typhus unter den eng zusammenwohnenden polnischen Schnittern gekommen. Das für dieses Jahr wegen der Arbeitslosigkeit bereits ausgesprochene Zuzugsverbot seitens des Reiches wird auch das beste Mittel zur Herabsetzung der Zahl der Typhuserkrankungen für die Länder und Provinzen werden, die bisher auf diese Wanderarbeiter angewiesen waren.

14 Fälle von Bang-Infektionen wurden gemeldet. In zehn Fällen konnte Berührung mit Abortus-Rindern[33)] festgestellt werden.

Von den Geschlechtskrankheiten scheinen die Trippererkrankungen wieder zugenommen zu haben, während die Erkrankungen an Syphilis zurückgegangen sind.

III.

Die Erkrankungen an Krebs fallen weiterhin durch ihre Häufigkeit auf, die Todesfälle an Krebs betragen etwa $^1/_9$ sämtlicher Todesfälle.

Die Zunahme nervöser Störungen wird aus städtischen Bezirken bejaht, aus ländlichen verneint.

Über Alkoholmißbrauch ist nichts bekannt geworden.

Der Rauschgiftmißbrauch scheint durch die verschärfte Gesetzgebung zurückgegangen zu sein.

Bezüglich der statistisch kaum zu erfassenden Abtreibungen ist eine Besserung der Verhältnisse bisher nicht anzunehmen.

IV.

a. Der Ernährungs- und Kräftezustand der Säuglinge und Kleinkinder war im allgemeinen unverändert gut. In den weitaus meisten Fällen wurden die Säuglinge von der Mutter gestillt. Ein weniger günstiger Befund wird allerdings aus der Stadt Wismar gemeldet, wo nach den Beobachtungen der Fürsorgestelle die unehelichen Kinder durchschnittlich weit gesunder und kräftiger als die ehelichen Kinder waren; von letzteren wurde $^1/_4$ als schwächlich und gefährdet bezeichnet. Die wirtschaftlichen Verhältnisse liegen in der Stadt Wismar besonders schlecht.

Blutarmut, Tuberkulose und Rachitis wurden bei Säuglingen und Kleinkindern nur vereinzelt beobachtet.

b. Der Ernährungs- und Kräftezustand der Schulkinder war durchweg befriedigend. Insbesondere betont der die größten Erfahrungen in Mecklenburg besitzende hauptamtliche Schularzt der Stadt Rostock [Prof. Dr. Walter Brunn] immer wieder, daß bisher noch kein Beweis für eine nennenswerte Verschlechterung des Ernährungs- und Kräftezustandes vorliege.

Leider liegen bereits einige Beobachtungen dafür vor, daß die Sauberkeit unter den schlechten wirtschaftlichen Verhältnissen bereits gelitten hat. Kopfläuse und Krätze wurden aber doch nur ausnahmsweise festgestellt. Sie sind besonders infolge des geringeren Zuzugs von ausländischen Wanderarbeitern seltener geworden.

Faden- oder Springwürmer (Oxyuren) sind immer noch häufig.

Kropferkrankungen sind sehr selten und haben für Mecklenburg-Schwerin keine Bedeutung.

Die Zahnpflege war besonders auf dem Lande noch nicht in befriedigender Weise durchgeführt.

Örtliche Epidemien von Masern, Keuchhusten, Mumps und Windpocken traten an verschiedenen Orten auf und zeigten überall einen leichten Verlauf.

Die Verschickungen zu Kur- und Erholungszwecken wurden infolge der schlechten wirtschaftlichen Verhältnisse im Berichtsjahre erheblich eingeschränkt. Die Kinderheime an der Ostsee sind bedauerlicher Weise der Not der Zeit in hohem Maße zum Opfer gefallen. So ist das große Heim der Ham-

---

33) Dies waren Rinder, die über die Ausscheidungen von Hunden infiziert wurden, die zuvor Nachgeburten von infizierten Tieren gefressen hatten.

burger Ortskrankenkasse in Heiligendamm das ganze Jahr über geschlossen geblieben, während andere Heime entweder die Besucherzahl herabgesetzt oder die Betriebszeiten sehr beschränkt haben. Einem weiteren Abbau auf diesem Gebiete kann vom Standpunkte der öffentlichen Gesundheitspflege nur mit schwersten Bedenken entgegengesehen werden.
Über die Entwicklung von Schulwanderungen, Schulturnen und Sport ist auch aus dem letzten Jahre nur günstiges zu berichten.
c. Der Ernährungs- und Kräftezustand der Jugendlichen kann als befriedigend bezeichnet werden. Es werden aber bereits einzelne Fälle von schlechterem Ernährungszustand bei Erwerbslosen gemeldet. Blutarmut, Tuberkulose und Geschlechtskrankheiten wurden nicht häufiger als in früheren Jahren beobachtet. Alkoholmißbrauch ist nicht bekannt geworden, von Tabakmißbrauch kann man dagegen schon eher sprechen, die wirtschaftlichen Verhältnisse wirken allerdings einem stärkeren Mißbrauch zwangsläufig entgegen. Sport wurde in ausgiebigem Maße getrieben."

Vergleicht man diese Lagebeschreibung mit dem ein Jahr später, auf dem Höhepunkt der Weltwirtschaftskrise für 1932, erstatteten Bericht,[34] fallen zwar in einzelnen Punkten nicht unwesentliche Unterschiede auf, aber die Gesamtsituation der Volksgesundheit wurde noch keineswegs als bedrohlich empfunden.

34) Vgl. dazu: LHAS, 5.12-7/1, Nr. 9601.

Berufswege. Wie wurde man Arzt in Deutschland und in Mecklenburg?

Die Modalitäten, in Deutschland Arzt zu werden, haben sich seit dem Ende des 19. bzw. dem Anfang des 20. Jahrhunderts[1] bis zum Beginn des Dritten Reichs kaum und bis kurz vor Auslösung des Zweiten Weltkriegs nur in Teilbereichen geändert.

Voraussetzung für die Aufnahme eines Medizinstudiums war das Reifezeugnis, das als Abitur an einem humanistischen Gymnasium, einem Realgymnasium oder einer Oberrealschule[2] des Deutschen Reichs erworben werden konnte bzw. mußte. Das Zeugnis der Reife einer gleichgearteten Anstalt außerhalb des Deutschen Reiches ist nur in Ausnahmefällen akzeptiert worden.[3]

Nach der Immatrikulation an einer frei zu wählenden deutschen Universität mußten sich die Studierenden zunächst fünf Halbjahre (Semester) dem medizinischen Studium widmen; dabei konnten diese Pflichtsemester durchaus an verschiedenen Universitäten absolviert werden. Eine Immatrikulation oder Einschreibung an der Rostocker Universität hatte für die Sommersemester bis zum 15. Mai, für die Wintersemester bis zum 15. November zu erfolgen. Mit der Immatrikulation, die durch Eintragung in die Matrikel (Stammrolle) erfolgte, bewirkte die Universitätsverwaltung die Aufnahme der betreffenden Person als Student und Mitglied der Hochschule, wodurch diese das Recht erwarb, an Lehrveranstaltungen und Prüfungen teilzunehmen sowie Einrichtungen der Universität wie Bibliotheken, Labore oder Mensen zu besuchen. An der Universität Rostock war von den dort erstmals Studierenden eine Immatrikulationsgebühr von 18 Mark zu zahlen. Für diejenigen, die bereits an einer anderen Universität studiert hatten und nun nach Rostock kamen, betrug die Einschreibegebühr zwölf Mark; und diejenigen, die nach in Rostock begonnenem, dann auswärts fortgesetztem Studium nach Rostock zurückkehrten, hatten vier Mark zu entrichten.

Bei diesem medizinischen Grundstudium, den fünf sogenannten vorklinischen Semestern, hatten die Studierenden mindestens je eine Vorlesung über Anatomie, Physiologie, Physik, Chemie, Zoologie und Botanik zu hören sowie nachzuweisen, daß er (oder sie)[4] zwei Halbjahre an den Sezier- bzw. Präparierübungen und ein Halbjahr an den mikroskopisch-anatomischen Übungen sowie an einem physiologischen Praktikum und einem chemischen Praktikum regelmäßig teilgenommen hatte.[5] Wie die Immatrikulation war auch die Teilnahme an den Lehrveranstaltungen nicht kostenlos. Man hatte sich spätestens eine Woche nach der Immatrikulation beim Vortragenden anzumel-

1) Maßgeblich waren hier die vom Bundesrat beschlossenen Regelungen zur ärztlichen Prüfungsordnung vom 28.5.1901.

2) Inhaber des Reifezeugnisses einer Oberrealschule hatten nachzuweisen, daß sie in der lateinischen Sprache diejenigen Kenntnisse besaßen, die für die Versetzung nach Obersekunda eines Realgymnasiums erforderlich waren. Als Nachweis hierfür mußte entweder ein mindestens genügendes Urteil im Lateinischen im Reifezeugnis einer Oberrealschule mit wahlfreiem Lateinunterricht beigebracht oder ein aufgrund einer Prüfung ausgestelltes Zeugnis des Leiters eines Gymnasiums oder Realgymnasiums innerhalb des Deutschen Reiches vorgelegt werden.

3) Die nachfolgende Darstellung orientiert sich in ihren grundsätzlichen und allgemeinen Ausführungen an der Arbeit von Dreger: Die Berufswahl im Reichs- und Staatsdienste, S. 234-237. Die spezifisch die Universität Rostock betreffenden Ausführungen basieren auf der Darstellung von Schröder: Das Studium der Medizin auf den Universitäten Deutschlands; Otto Schröder war langjähriger Sekretär der Universität Rostock.

4) Bei den hier und im folgenden verwandten Bezeichnungen handelt es sich aus sprachökonomischen Gründen um das generische Maskulinum, bei dem die weibliche Form immer mitgedacht wird. Frauen sind in Mecklenburg erst im Jahre 1909 zum regulären Studium zugelassen worden. Vgl. dazu Beese: Reguläres Frauenstudium in Rostock, S. 83-90; Dies.: Frauenstudium an der Universität Rostock. 1913 gab es an allen deutschen Universitäten insgesamt 2.988 Studentinnen, von denen sich 680 dem Medizinstudium zugewandt hatten (22,8 Prozent). Ihnen standen 54.060 männliche Studierende gegenüber, darunter 12.604 Medizinstudenten (23,3 Prozent). An der Universität Rostock gab es im Sommersemester 1913 insgesamt 993 männliche und zwölf weibliche Studierende, unter ihnen 397 männliche und drei weibliche Medizinstudenten. Vgl. dazu Schröder: Das Studium der Medizin, S. 7 ff., 27, 29. Zu Beginn des Dritten Reichs waren 1933 in Rostock 1.487 Medizinstudenten eingeschrieben, darunter 308 Frauen (20,7%), und im Wintersemester 1943/44 gab es in Rostock noch 518 Medizinstudenten, darunter 110 Frauen (21,2%). Die Medizinstudenten stellten zu dieser Zeit das Gros der 648 Studierenden in Rostock (79,9%). Die Mecklenburgische Landesuniversität hatte sich im Dritten Reich hinsichtlich ihrer Studentenzahlen immer mehr zu einer medizinischen Hochschule entwickelt; waren 1932 immerhin schon mehr als die Hälfte aller Studierenden in Rostock Studenten der Medizin, so waren es 1937 fast zwei Drittel und 1941 nahezu drei Viertel aller Studenten. Vgl. dazu Buddrus/Fritzlar: Die Professoren der Universität Rostock im Dritten Reich, S. 31, 498 ff.

5) In Ausnahmefällen durfte diejenige Studienzeit ganz oder teilweise angerechnet werden, die vor oder nach der Erlangung des Reifezeugnisses in einem dem medizinischen verwandten Universitätsstudium oder gleichwertigen Hochschulstudium absolviert bzw. an einer ausländischen Universität zurückgelegt worden war.

den und ein Vorlesungshonorar von fünf Mark pro Wochenstunde und Semester zu zahlen; die Anmeldung und die Teilnahme an den Lehrveranstaltungen wurden lange Zeit in einem Anmeldebuch festgehalten. Hinzu kamen je Semester ein Auditoriengeld von vier Mark, ein Krankenkassenbeitrag von 2,50 Mark, für Studierende der Medizin ein spezieller Versicherungsbeitrag von 1,70 Mark und Praktikantenbeiträge von 15 Mark für jedes Vollpraktikum.

Nach Absolvierung dieser fünf vorklinischen Semester konnte sich der Kandidat zur ärztlichen Vorprüfung anmelden, die die sechs Fächer Anatomie, Physiologie, Physik, Chemie, Zoologie und Botanik umfaßte.[6] Über den Erfolg der ärztlichen Vorprüfung – für die 100 Mark zu zahlen waren[7] – wurde den Studierenden ein schriftliches Zeugnis ausgestellt. Bis dahin durften die Kliniken der Universität von ihnen nicht betreten werden.

Nun wurde es ernst: Nach einer vollständig bestandenen ärztlichen Vorprüfung hatte sich der angehende Arzt in der Regel sechs weitere Halbjahre (Semester) dem eigentlichen medizinischen Studium zu widmen. In dieser Phase der sogenannten klinischen Semester mußte der nunmehrige Praktikant mindestens je zwei Halbjahre hindurch an der Ausbildung in der Medizinischen, der Chirurgischen und der Geburtshilflichen Klinik regelmäßig und mit Erfolg teilgenommen und vier Kreißende in Gegenwart eines Lehrers oder Assistenzarztes selbständig entbunden haben; darüber hinaus waren je ein Halbjahr die Klinik für Augenkrankheiten, die Medizinische Poliklinik, die Chirurgische Poliklinik, die Kinderklinik oder -poliklinik, die Psychiatrische Klinik sowie die Spezialkliniken oder -polikliniken für Hals-, Nasen- und Ohrenkrankheiten sowie für Haut- und syphilitische Krankheiten regelmäßig und mit Erfolg zu besuchen. Zu den Pflichten gehörten auch der praktische Unterricht in der Impftechnik und der Nachweis, die zur Ausübung der Impfung erforderlichen technischen Fähigkeiten und Kenntnisse über Gewinnung und Erhaltung der Lymphe erworben zu haben. Hinzu kam der Besuch je einer Vorlesung über allgemeine Pathologie und pathologische Anatomie, spezielle Pathologie, topographische Anatomie, Pharmakologie der organischen und anorganischen Heilmittel, Hygiene, Orthopädie und gerichtliche Medizin. Zum Studium gehörte weiterhin die erfolgreiche Teilnahme an einem pathologisch-anatomischen Demonstrationskursus, einem Sektionskursus sowie an einem bakteriologischen Kursus.

Waren alle diese Ausbildungsschritte erfolgreich absolviert, konnte sich der Medizinstudent zur ärztlichen Hauptprüfung anmelden, die vor jeder ärztlichen Prüfungskommission bei einer Universität des Deutschen Reiches oder vor dem Prüfungsausschuß der Medizinischen Akademie in Düsseldorf bzw. der Kaiser-Wilhelm-Akademie für das militärärztliche Bildungswesen in Berlin abgelegt werden konnte. Dafür gab es in jedem Jahr zwei Prüfungsperioden, die jeweils am 15. Oktober bzw. am 1. April begannen.

Die Gesuche um Zulassung zur ärztlichen Hauptprüfung waren bei der jeweils zuständigen obersten Landesbehörde, in Mecklenburg also beim Ministerium für Medizinalangelegenheiten bzw. beim Ministerium für Unterricht, Kunst, geistliche und Medizinalangelegenheiten, bis zum 1. Oktober oder bis zum 15. März jedes Jahres einzureichen. Der Anmeldung zur ärztlichen Hauptprüfung waren die Geburtsurkunde, ein eigenhändig geschriebener Lebenslauf, das Reifezeugnis, das Zeugnis über die vollständig bestandene ärztliche Vorprüfung, sämtliche Testate über die absolvierten Stationen und Ergebnisse des Hauptstudiums sowie ein polizeiliches Führungszeugnis jeweils im Original beizufügen. War die Anmeldung von den Ministerialinstanzen genehmigt worden, erging eine Zulassungsverfügung, mit der sich der Kandidat beim Vorsitzenden der universitären Prüfungskommission persönlich zu melden hatte.

Die ärztliche (Haupt-)Prüfung umfaßte in der Regel 14 Einzelabschnitte; geprüft wurde in den Fächern Pathologische Anatomie und Allgemeine Pathologie, Topographische Anatomie, Pathologische Physiologie, Pharmakologie, Innere Medizin, Chirurgie, Geburtshilfe und Frauenheilkunde, Augen-

6) Wer an einer Universität des Deutschen Reichs aufgrund einer Prüfung in den Naturwissenschaften bereits die Doktorwürde erworben hatte, wurde in Physik, Chemie, Zoologie und Botanik nur dann geprüft, wenn diese Fächer nicht Gegenstand der Promotionsprüfung gewesen waren. Zu den Details der Anforderungen und Aufgaben, die in der ärztlichen Vorprüfung zu absolvieren waren, vgl. Schröder: Das Studium der Medizin, S. 51-53. Wer nach einem Mißerfolg in der ersten Prüfung auch die zwei möglichen Wiederholungsprüfungen nicht bestand, wurde zu weiteren Prüfungen nicht mehr zugelassen und mußte sein Medizinstudium beenden.

7) Ab 1939 betrug die Prüfungsgebühr nur noch 80 Reichsmark; vgl. dazu: RGBl., T. I, 1939, S. 1303 (Verordnung über die Gebühren der ärztlichen Vorprüfung und Prüfung, 17.7.1939).

heilkunde, Hals-, Nasen und Ohrenkrankheiten, Kinderheilkunde, Haut- und Geschlechtskrankheiten, Irrenheilkunde, Hygiene und Gerichtliche Medizin.[8)] Die Gebühren für die Hauptprüfung lagen im Jahr 1928 bei 252 RM[9)] und waren ebenfalls vom Studierenden zu tragen.[10)]

Nach vollständig bestandener ärztlicher Hauptprüfung und im Regelfall im unmittelbaren Anschluß an diese hatte sich der angehende Arzt und nunmehrige Medizinalpraktikant ein Jahr lang an einer Universitätsklinik, einer Universitätspoliklinik oder an einem dazu besonders ermächtigten Krankenhaus innerhalb des Deutschen Reichs unter Aufsicht und Anleitung des dortigen Direktors oder ärztlichen Leiters im realen Klinikalltag fortzubilden und praktisch zu betätigen. Dabei stand die Wahl der Anstalt dem Kandidaten frei.[11)] In dieser einjährigen Zeit am Ende seiner universitären Ausbildung hatte sich der Medizinalpraktikant mindestens vier Monate der Behandlung von inneren Krankheiten zu widmen.[12)]

Otto Schröder, der mit der Medizinerausbildung bestens vertraute langjährige Sekretär der Universität Rostock, stellte schon im Jahre 1913 warnend fest, „daß die Kosten des Studiums der Medizin nicht gerade sehr geringe sind, sondern im Gegenteil recht hohe. Das Medizinstudium ist eines der teuersten. Ganz abgesehen von den teureren Honoraren für Kollegien, Übungen und Praktika, kommen die teureren wissenschaftlichen Hilfsmittel und die lange Dauer des Studiums hinzu“. Zwar würde ein angehender Jurist bis zu seiner zweiten Staatsprüfung ebensolange studieren wie ein angehender Arzt, „doch die Ausgaben des Mediziners für Kolleggeld und wissenschaftliche Hilfsmittel sind entschieden größer als die des Juristen für diese Sachen“.

Und Schröder, der den wachsenden Zustrom von Medizinstudenten an die Universitäten ob deren unsicheren beruflichen Zukunftsaussichten – und auch wegen der hohen Zahl der Studienabbrecher – mit Sorge betrachtete, offerierte 1913 in einem Studienführer einen „genauen Kostenüberschlag“ für ein Medizinstudium. Danach waren für die „Allgemeine Lebenshaltung“ zu zahlen: monatlich 30 Mark Miete für die Unterkunft zuzüglich der Kosten für „Aufwartung, Morgenkaffee und Feuerung“ in Höhe von zehn Mark. Für die „Beköstigung mittags und abends mit Getränk“ setzte Schröder für ein Sommersemester 400, für ein Wintersemester 500 Mark an, was für den Zeitraum der Mindeststudiendauer von fünf Sommer- und sechs Wintersemestern den Betrag von 5.000 Mark ergab. In den fünf theoretischen, vorklinischen Semestern bis zur Ablegung der ärztlichen Vorprüfung waren pro Semester 150 Mark, insgesamt also 750 Mark an „Kolleggeldern“ zu bezahlen. In den mindestens sechs klinischen Semestern bis zur ärztlichen Hauptprüfung fielen pro Semester „Kolleggelder“ in Höhe von 250 Mark, mithin 1.500 Mark an. Für „Bücher und Instrumente“ seien wenigstens 1.000 Mark zu veranschlagen, und für „Examensgelder“ müßten 300 Mark berücksichtigt werden, darunter 100 Mark Gebühren für die ärztliche Vor- und 200 Mark für die ärztliche Hauptprüfung. Für „Reisen, Immatrikulations- und andere Gebühren“ sowie für „Taschengeld“ fielen in elf Semestern 1.700 Mark an, und für „Kleidung und Wäsche“ würden bei einem elfsemestrigen Studium immerhin 2.000 Mark fällig. Rechne man noch die rund 1.000 Mark hinzu, die während des – unbezahlten – Praktischen Jahrs als Medizinalpraktikant bestritten werden mußten, so komme man auf die Summe von insgesamt 13.000 Mark.[13)] Berücksichtigt man die „Kaufkraftäquivalente“ sowie den „aktuellen Verbraucherpreisindex“ (Stand 2018) und läßt die „Veränderungen des all-

---

8) Zu den Details der Anforderungen und Aufgaben, die in Rostock im Verlauf einer ärztlichen Hauptprüfung zu absolvieren waren, vgl. Schröder: Das Studium der Medizin, S. 62-67.

9) 1913 waren es noch 200 RM gewesen, 1939 dagegen 240 RM; vgl. dazu: RGBl., T. I, 1939, S. 1303 (Verordnung über die Gebühren der ärztlichen Vorprüfung und Prüfung, 17.7.1939).

10) Zu den Gesamtkosten eines Medizinstudiums vgl. weiter unten.

11) In Mecklenburg-Schwerin waren folgende zehn medizinische Einrichtungen zur Aufnahme und Ausbildung von Medizinalpraktikanten ermächtigt: das Stiftskrankenhaus Bethlehem in Ludwigslust, die Privat-Frauenklinik von Prof. Dr. Otto Büttner in Rostock, das Landesgesundheitsamt in Schwerin, das Stadtkrankenhaus in Schwerin, das Anna-Hospital in Schwerin, das Kinderheim Lewenberg für geistesschwache Kinder in Schwerin, die Heil- und Pflegeanstalt Sachsenberg in Schwerin, das Beobachtungskrankenhaus der LVA Mecklenburg in Schwerin-Lankow, das Genesungsheim Amsee bei Waren und das Stadtkrankenhaus in Wismar. Vgl. dazu: Amtliche Beilage zum Regierungsblatt von Mecklenburg-Schwerin, 1929, S. 169; ebenda, 1930, S. 206.

12) Zur Situation der Stellen für Medizinalpraktikanten vgl. weiter unten. Falls der Betreffende sich nicht als Allgemeinpraktiker, sondern als Spezial- oder Facharzt niederlassen wollte, mußte er in der Regel ein weiteres, also ein zweites Jahr als Medizinalpraktikant an einer Spezialklinik seiner ausgewählten Fachrichtung tätig sein und sich dort weiterbilden. Nach dieser Ausbildung erhielt er eine amtliche Anerkennung als Facharzt für sein Gebiet.

13) Schröder: Das Studium der Medizin, S. 10 f.

gemeinen Wohlstandsniveaus" außer Betracht, so entsprechen die für ein Medizinstudium um 1913 mindestens aufzuwendenden 13.000 Mark nach heutigen Maßstäben einem Wert von mindestens 67.600 Euro.[14)]

Diese Summe von 13.000 Mark sei – so der Rostocker Hochschulverwaltungsbeamte Schröder – „also erforderlich, wohlverstanden, wenn alles glatt geht, wenn der Kandidat nicht etwa mit ein paar ‚Schwänzen' hängenbleibt (wodurch leicht noch ein bis zwei Semester hinzu kommen können), bzw. wenn der Mediziner den zweiten Abschnitt seines Studiums in der vorgeschriebenen Semesterzahl bezwingt und nicht etwa erst nach 12 bis 15 Semestern ‚in das Examen steigt'". Zwar könnten „Einzelne die oben angegebene Summe auch noch vermindern, sei es durch besondere Veranlagung zur Sparsamkeit, sei es durch Stipendien oder Stundengeben etc. Aber sehr viele" würden mehr als die vorgeschriebenen elf Semester „zum Studium gebrauchen". Dies seien „in erster Linie Verbindungsstudenten, die durch das Korporationsleben in Anspruch genommen" würden, „in zweiter Linie solche ‚Bummelfritzen', die abends nicht zur rechten Zeit ins Bett und morgens nicht zur Kollegstunde wieder aus dem Bett herausfinden können. Gebummelt" werde „viel von den Studenten, aber ganz besonders viel, soviel ich in den 20 Jahren meiner Amtstätigkeit habe beobachten können, von den Medizinern". Und Schröder sah sich aus langjähriger Praxis genötigt, diese „verbummelten Studenten" zu warnen, den Lockungen ihrer älteren Kommilitonen, den „alten Sumpfhühnern", zu widerstehen: „Mancher, der hier und da mal bummelt, findet nachher recht spät, oft zu spät, mancher gar nicht wieder aus dem Bummelleben heraus." So sollten auch die Eltern „auf ihre Söhne gerade hier gut aufpassen, sie vor dem Schuldenmachen bewahren und sie so halten, daß sie jedes Semester Rechenschaft zu geben haben, wo sie mit dem Geld geblieben sind, welches ihnen zur Verfügung stand. Bei der gegenseitigen Liebe zwischen Eltern und Kindern" werde „diese Rechenschaftsabgabe, richtig verstanden, manchen guten Sohn den Eltern erhalten. Des Übels Anfang beim Studio" sei und bleibe „das Schuldenmachen". Damit komme „dann nachher auch alles andere Ungemach, Sünde und Laster, die die Söhne den Eltern entfremden und verderben".[15)]

Welche Eltern konnten ihren Söhnen oder Töchtern ein Medizinstudium finanzieren? Was eine solche Ausbildung für die Eltern bedeutete, die vielleicht nicht nur ein Kind zu versorgen und ins Berufsleben zu entlassen hatten, können folgende Zahlen veranschaulichen. Im Jahre 1891 verdiente ein Arbeitnehmer im Deutschen Reich durchschnittlich 700 Mark im Jahr; ein gutes Vierteljahrhundert später, 1918, im letzten Jahr des Kaiserreichs, betrug das jährliche Durchschnittseinkommen bereits 1.700 Mark. Dieser rasante Anstieg um mehr als 140 Prozent, der hier alle Branchen betraf, setzte sich in den Folgejahren nicht fort. Der durchschnittliche Jahresverdienst eines Handwerkers, also etwa eines Malers, Bäckers, Schuhmachers, Maurers, Tischlers oder Schlossers, lag in den 1930er Jahren zwischen 1.664 RM und 2.028 RM. Ein verheirateter Landarbeiter in Mecklenburg bekam 1937 einen durchschnittlichen Jahresbruttolohn von 1.451 RM. Ein Facharbeiter in der metallverarbeitenden Industrie erhielt in den 30er Jahren in Mecklenburg einen Stundenlohn von 62 Reichspfennigen, was einem durchschnittlichen Jahreslohn von 1.548 RM entsprach, und der Stundenlohn eines Facharbeiters im mecklenburgischen Baugewerbe lag zwischen 68 und 91 Reichspfennigen, was einem Jahreseinkommen zwischen 1.687 und 2.271 RM gleichkam. Das monatliche Durchschnittsgehalt eines verheirateten Reichsbeamten lag 1940 bei Ministerial- und Oberregierungsräten zwischen 453 und 817 RM (was einem Jahresgehalt von 5.220 bis 9.804 RM entsprach), bei Regierungs-, Amtsgerichts- und Studienräten in der Ortsklasse A zwischen 709 und 801 RM (was einem Jahresgehalt von 8.508 bis 9.612 RM entsprach).[16)]

Auch zehn Jahre nach Schröders analysierender Zustandsbeschreibung hatte sich die Situation nicht wesentlich verbessert. Wie der Amtliche Deutsche Hochschulführer 1924 feststellte, gebe es im Reich einfach zu viele Medizinstudenten und zu viele Ärzte. Während etwa 1905 auf 10.000 Einwohner ein Medizinstudierender entfiel, kam 1919 ein Medizinstudent auf nur noch 2.700 Einwohner; 1923 hatte sich das Verhältnis auf 1 : 6.300 eingependelt. Auch für den derzeitigen Ärztebestand

---

14) Für diese Berechnung wurde zugrunde gelegt, daß der Wert von einer 1913 gültigen Mark dem heutigen Wert von 5,20 Euro entspricht; eine Reichsmark des Jahres 1933 hätte einen heutigen Wert von vier Euro, 1944 nur noch einen Wert von 3,30 Euro. Vgl. dazu: https://de.wikipedia.org./wiki/Deutsche_Währungsgeschichte.

15) Schröder: Das Studium der Medizin, S. 11-13.

16) Zusammengestellt und berechnet nach: Statistisches Jahrbuch für das Deutsche Reich, 1941/42, S. 384, 386, 391, 393, 407.

sei zu konstatieren, daß „der jährliche Bedarf Deutschlands an Ärzten zur Zeit noch weit geringer ist als das Angebot ... Wieweit der Wendepunkt zu einer Besserung der Verhältnisse bereits überschritten ist", lasse sich „nicht überblicken". Angesichts der derzeitigen Ärzteschwemme wurde auch noch 1924 von einem Studium der Medizin abgeraten. Denn „für die wirtschaftliche Lage des Arztberufes" seien „neben den Fragen der Konkurrenz noch andere Umstände maßgebend". So seien „die Kosten der Ausbildung während des Studiums höher als für die anderen akademischen Berufe ... Dazu kommt noch, daß das ärztliche Studium länger dauert als irgend ein anderes Studium ... Auf das Studium folgt dann die praktische Ausbildung. Wie weit in dieser dem Praktikanten eine Entschädigung für seine Dienste gewährt wird, hängt ganz vom Willen des Krankenhauses ab".[17)]

Die meisten approbierten Jungärzte würden zunächst Assistenzärzte an Krankenhäusern oder Universitätskliniken, und erst danach würde „die Zuschußwirtschaft für die jungen Mediziner aufhören". Für die sich niederlassenden Ärzte bestehe deren Praxis aus der Kassenpraxis und der Privatpraxis. „Kassenpraxis bedeutet Behandlung von Personen, die einer Krankenversicherung angehören, die die Arztkosten bezahlt, Privatpraxis Behandlung von Personen, die die Arztkosten selbst bezahlen." Allerdings sei „die Grenze der Versicherungspflichtigkeit ... bei Krankenkassen jetzt [1923] so hoch, daß ein bedeutend größerer Teil der Bevölkerung in Krankenkassen versichert ist als 1912". Aber „mit der Zunahme der Zahl der Krankenkassenversicherten geht die Privatpraxis an Umfang zurück. An Stelle der Privatpraxis tritt großenteils Kassenpraxis. Kassenpraxis ist aber finanziell bedeutend weniger ertragreich als Privatpraxis. Das jährliche Einkommen wird also für den Arzt bei gleicher Anzahl von Krankheitsfällen bei Kassenpraxis kleiner als bei Privatpraxis. Die wirtschaftliche Lage des Ärztestandes wird hierdurch gedrückt". Hinzu kämen die Auswirkungen der inflationsbedingten Krisen, in denen die Krankenkassen „hart um ihre Existenz ringen" und versuchen, sowohl „die Zahl der Krankheitsfälle herabzusetzen" als auch „die Ärzte in Abhängigkeit von sich zu bringen". Das habe zur Folge, „daß ein Arzt, selbst wenn der Umfang der Personenkreise, die für seine Praxis in Betracht kommen, derselbe geblieben ist wie 1913, im Jahr 1923 bedeutend weniger Einkommen hat als zehn Jahre vorher". Die Betrachtung der wirtschaftlichen Situation der Ärzteschaft schließt mit einer einigermaßen fatalistischen Warnung an künftige Medizinstudenten: „Wer sich für den Arztberuf entscheidet, soll also nicht auf Reichtümer hoffen, sondern auf innere Befriedigung."[18)]

Aber auch noch zu Beginn des Dritten Reichs beklagte der 1882 geborene, seit 1910 niedergelassene Allgemeinpraktiker Dr. Anton Graf eine „Überfüllung des Ärztestandes und ihre schlimmen Folgen", die sich zumeist in dramatischen Einkommensverlusten äußern würden. Allein in den letzten zehn Jahren, zwischen 1923 und 1932, sei die Zahl der Ärzte in Deutschland von 35.500 auf 52.518, also um fast 48 Prozent gestiegen. Und diese Ärzteschwemme resultiere aus der Zunahme der Zahl der Medizinstudenten, die zwischen 1925 und 1930 von etwa 7.700 auf rund 18.500, also um mehr als 140 Prozent angewachsen ist.[19)]

Auch Graf riet indirekt von der Aufnahme eines Medizinstudiums ab; zum einen wegen der deshalb auftretenden Ärzteschwemme, weshalb mittelfristig eine weitere Verelendung dieses Berufsstandes zu befürchten sei. Er erläuterte dies an drastischen Beispielen und tatsächlich vorgekommen Fällen und fragte: „Wer erinnert sich nicht, von Selbstmorden gelesen zu haben, zu denen im Berufsleben stehende Ärzte aus wirtschaftlicher Not kamen? ... Wie viele mögen nur knapp diese Klippe umschifft haben?" Zum anderen aber sei ein Medizinstudium auch deshalb kaum zu empfehlen, weil mit dem „Anschwellen der Zahlen" der Studenten eine Verflachung der Ausbildung einhergehe, mit der Folge, „daß die Ausbildung der Medizinstudierenden nicht mehr so gründlich sein kann, als sie früher war". Es sei schon jetzt „fast unmöglich, daß der Schüler mit dem Lehrer in persönlichen Verkehr kommt, daß der Lehrer seinem Schüler wirklich etwas persönlich vermitteln kann". Beim heutigen Studienbetrieb im Fach Medizin handele es sich „nur mehr um eine *geistige Massenabfütterung*, die jeder Eigenart und jedes persönlichen Eingehens entbehren" müsse. „Ein Kennenlernen und Verstehenlernen, eine Beurteilung darüber, ob der Schüler alles verstanden und verdaut hat, ob er sich für den Beruf eignet oder nicht, ist bei einem solchen Massenbetrieb völlig ausgeschlossen."

17) Köhler: Academicus, S. 181 f.
18) Ebenda, S. 182-184.
19) Graf: Die Stellung des Arztes, S. 61 f.

Solcherart Studium führe etwa dazu, so ein von Graf erlebtes Beispiel, daß ein fertig approbierter Arzt, „als es sich in seiner eigenen Praxis darum handelte, einen Mastdarmeinlauf zu machen, vor der Tatsache stand, daß er nicht wußte, wie dieser zu machen sei, und daß er bei der Behandlung einer eiterigen Ohrenerkrankung zum erstenmal in seinem Leben eine Ausspülung des Gehörganges selbst vornahm".[20] Es wird nie zu ermitteln sein, wieviele Abiturienten sich durch derartige Schilderungen und Warnungen wie die von Schröder, Köhler oder Graf haben abschrecken lassen, ein Medizinstudium zu beginnen; sieht man sich die weiteren Zahlen der in Deutschland praktizierenden Ärzte an, offenbar nicht viele.

Nach Ableistung des Praktischen Jahres als Medizinalpraktikant mußte bzw. konnte der Kandidat die Erteilung der Approbation beantragen. Zur Erteilung der Approbation als Arzt, die Gültigkeit für das gesamte Reichsgebiet besaß, waren die zuständigen obersten Landesbehörden derjenigen Länder befugt, die über eine Universität verfügten. Eine Approbation konnte nur derjenige beantragen und erhalten, der die ärztliche Vor- und Hauptprüfung vollständig bestanden und das Praktische Jahr regelkonform absolviert hatte. Diesem neuerlichen Antrag auf Bestallung waren die Zeugnisse über die Ableistung des Praktischen Jahrs, ein selbstgeschriebener Bericht über die Betätigung während der Praktikantenzeit und ein polizeiliches Führungszeugnis für die Zeit seit Ablegung der ärztlichen Prüfung beizufügen. Darüber hinaus hatte der Kandidat nachzuweisen, daß er nach vollständig bestandener ärztlicher Prüfung an mindestens zwei öffentlichen Impf- und ebenso vielen Wiederholungsimpfterminen teilgenommen hatte. Außerdem war der Nachweis zu erbringen, daß er während des Praktischen Jahres über einen Krankheitsfall aus dem Gebiete der Versicherungsmedizin oder des Versorgungswesens ein schriftliches, von dem Direktor oder Leiter oder von einem beamteten Arzte als genügend befundenes Probegutachten ausgearbeitet hatte, in dem der von dem Kranken erhobene Rechtsanspruch (Unfallrente, Invalidenrente, Versorgungsrente usw.) gewürdigt wurde.

Betrachtet man die Approbationen der zwischen 1929 und 1945 in Mecklenburg tätigen 2.300 Ärzte und Ärztinnen, so ist festzustellen, daß wir für den Großteil dieser Bestallungen (97,7 Prozent) einen konkreten zeitlichen Nachweis erbringen können. Von den von uns untersuchten Ärzten erhielten 535 ihre Approbationen in den 44 Jahren zwischen 1875 und 1918.[21] In den 14 Jahren der Weimarer Republik zwischen 1919 und 1932 erhielten 680 der von uns betrachteten Ärzte ihre Approbation.[22] In den gut zwölf Jahren des Dritten Reichs wurden 1.032 Approbationen für in Mecklenburg tätige Mediziner vergeben.[23] Allein in den fünf Jahren zwischen 1935 und 1939 sind 628 Approbationen verliehen worden, darunter 138 für Frauen (22 Prozent); in der sechsjährigen Kriegszeit zwischen 1940 und 1945 sank die Zahl der Approbationen auf 246, darunter 73 für Frauen (29,7 Prozent).

Die erste Approbation für einen in unserem Untersuchungszeitraum tätigen Arzt erfolgte 1875; sie galt für den 1847 in Hagenow geborenen Otto Meltzer, der von 1880 bis 1932 als niedergelassener Arzt in Laage gewirkt hat. Die ersten beiden Approbationen für die in unserem Untersuchungszeitraum tätigen Ärztinnen wurden 1914 verliehen; bis Ende 1918, dem Ende des Kaiserreichs, wurden nur vier Frauen approbiert; in der Weimarer Republik erhielten lediglich 76 Frauen ihre Approbation, während es im Dritten Reich immerhin 226 waren. Hinzu kommen 81 nichtdeutsche Ärzte und Ärztinnen, die, nachdem sie bereits in ihren Herkunftsstaaten approbiert worden waren, nach ihrer Um- bzw. Übersiedlung ins Deutsche Reich eine deutsche Approbation erhielten, darunter 13 Frauen (16 Prozent).

Nach erfolgter Bestallung bzw. Approbation durch die obersten staatlichen Medizinalbehörden des Landes, über die ebenfalls eine amtliche Urkunde ausgestellt wurde,[24] konnte sich der Betreffende als Arzt bezeichnen, sich als solcher freipraktizierend niederlassen (was wiederum erhebliche Kosten verursachte), als angestellter Volontärassistent oder Assistenzarzt an einer – auch universitären – Klinik oder einem Krankenhaus, aber auch an einer Heil- und Pflegeanstalt oder einem Sanato-

20) Ebenda, S. 62, 65 (Hervorhebung im Original).

21) Das waren 23,8 Prozent aller von uns ermittelten Approbationen; dies entsprach durchschnittlich zwölf Approbationen im Jahr.

22) Das waren 30,3 Prozent aller von uns ermittelten Approbationen; dies entsprach durchschnittlich 49 Approbationen im Jahr.

23) Das waren 45,9 Prozent aller von uns ermittelten Approbationen; dies entsprach durchschnittlich 86 Approbationen im Jahr.

24) Dafür wurde eine Gebühr von zehn Reichsmark erhoben; vgl. dazu: RGBl., T. I, 1939, S. 1303 (Verordnung über die Gebühren der ärztlichen Vorprüfung und Prüfung, 17.7.1939).

rium tätig werden, sich als Betriebs- oder Militärarzt verdingen oder auch versuchen, im staatlichen Gesundheitsdienst unterzukommen. Nicht wenige der von uns untersuchten Jungmediziner waren wegen der schlechten Situation auf dem Arbeitsmarkt zunächst als Schiffsärzte auf großer Fahrt tätig, um die Zeit zu überbrücken, bis sich an Land eine geeignete Stelle fand.

Der Großteil der von uns untersuchten Ärzte versuchte, das Studium mit einer Promotion abzuschließen – natürlich auch aus Prestigegründen. Denn als „richtiger Arzt" galt man – so nicht nur die damalige Auffassung – erst als „Herr Doktor". Bei den von uns betrachteten 2.300 mecklenburgischen Ärzten hatten mindestens 2.189 eine Promotionsschrift verfaßt (95,2 Prozent) und den Doktortitel erhalten, der natürlich nicht nur an der mecklenburgischen Landesuniversität erworben worden war. Die Doktorarbeiten entstanden zumeist schon in der Zeit der Tätigkeit als Medizinalpraktikant und basierten nicht selten auf den dort gemachten Erfahrungen, ausgeübten Tätigkeiten und dem vorhandenen klinischen Material.[25)] In den meisten Fällen erfolgte die Promotion in kurzem zeitlichen Abstand nach der Approbation, in manchen Fällen aber auch schon davor, gelegentlich auch einige Jahre danach. An der Medizinischen Fakultät der Universität Rostock sind in unserem Untersuchungszeitraum, also zwischen 1929 und 1945, mindestens 1.269 Promotionsschriften als Dissertationen angenommen worden, in jedem Jahr also durchschnittlich 75 Arbeiten bzw. an jedem fünften Tag eine.[26)]

Auch für die medizinische Doktorprüfung galten genau kodifizierte formale Vorgaben – die nicht immer eingehalten wurden. So durfte der medizinische Doktorgrad eigentlich nur aufgrund einer im Druck veröffentlichten Dissertation und einer mündlichen Prüfung verliehen werden. Eine medizinische Dissertationsschrift war in der Regel in deutscher Sprache abzufassen,[27)] wobei am Ende der Arbeit jeweils ein Lebenslauf des Kandidaten anzufügen war.[28)] Nach der Vorlage, Annahme, Begutachtung und Bewertung der schriftlichen Arbeit erfolgte je nach örtlichen Praktiken eine mündliche Prüfung, die entweder in einem einfachen Kolloquium, einem dissertationsbezogenen Fachgespräch, oder in einem Examen Rigorosum, einer „strengen Prüfung", zu absolvieren war. Die Zulassung zur mündlichen Prüfung erfolgte in der Regel erst dann, wenn der Kandidat die Approbation als Arzt für das Reichsgebiet erlangt hatte. Die einfache mündliche Prüfung beschränkte sich im allgemeinen auf ein Kolloquium vor dem Dekan oder seinem Vertreter als Vorsitzenden und zwei gewählten Mitgliedern der Fakultät. Jeder der drei Examinatoren hatte den Kandidaten in der Regel eine Viertelstunde zu prüfen. Dabei sollte eher die wissenschaftliche als die praktische Seite der Medizin betont werden. Es konnte aber auch ein Examen Rigorosum als mündliche Prüfung verlangt werden, die aus einem theoretischen und einem praktisch-klinischen Teil bestand. Dabei umfaßte die theoretische Prüfung die Fächer Anatomie, Physiologie, pathologische Anatomie einschließlich der allgemeinen Pathologie und das Gebiet der Hygiene. In den beiden ersten Fächern wurde der Kandidat mindestens eine Stunde, in den übrigen jeweils eine halbe Stunde geprüft. In der Woche vor dem theoretischen Prüfungsgespräch war die praktisch-klinische Prüfung in der Inneren Medizin, in der Chirurgie, in der Geburtshilfe und Gynäkologie zu bestehen. Diese Prüfung umfaßte u.a. die Stellung von ein oder zwei Diagnosen direkt am Krankenbett, an die sich wie bei der ärztlichen Hauptprüfung weitere Fragerunden anschließen konnten.[29)]

Der eigentliche Promotionsakt, der mit der Aushändigung der Doktorurkunde bzw. des Doktordiploms endete, durfte eigentlich erst nach der gedruckt veröffentlichten Dissertationsschrift und nach bestandener mündlicher Prüfung erfolgen. In zahlreichen Fällen konnten wir jedoch feststellen, daß Doktorarbeiten – besonders in unmittelbarer Folge des Ersten Weltkriegs, in der Inflationszeit und während der Weltwirtschaftskrise, aber auch im Zweiten Weltkrieg ab 1942 – lediglich als Schreibmaschinenmanuskripte vorgelegt und als Dissertationsschriften akzeptiert wurden. Ursächlich für

25) Über Inhalte, Qualität und Umfang dieser zumeist dünnen und thematisch oft schmalspurigen Arbeiten wird an anderer Stelle zu berichten sein; vgl. dazu das Kapitel: Ärzte in Mecklenburg 1929-1945. Inhaltlich-statistische Auswertungen, S. 678 ff.

26) Nur ein Teil dieser Promotionen betraf die von uns betrachteten Ärzte; ein Großteil der in Rostock Promovierten war später nicht als Arzt in Mecklenburg tätig.

27) Mit ausdrücklicher Genehmigung der jeweiligen Medizinischen Fakultät war auch die Verwendung einer anderen Sprache möglich; ein derartiger Fall ist uns jedoch nicht begegnet.

28) Bei etwa 20 Prozent der von uns untersuchten Dissertationen war kein Lebenslauf vorhanden.

29) Wenn ein Kandidat die mündliche Prüfung nicht bestanden hatte, mußte er sie in Gänze wiederholen, bei einem mißlungenen Kolloquium bzw. bei einem durchgefallenen Rigorosum jedoch nicht vor drei bzw. sechs Monaten.

diese von den Vorschriften abweichende „Publikationspraxis“ waren zumeist die begrenzten finanziellen Mittel des Promovenden, aber auch kriegsbedingt reduzierte Papierkontingente oder nicht mehr oder noch nicht wieder vorhandene Druckkapazitäten.[30)]

Nur ein geringer Teil der approbierten und promovierten Ärzte suchte oder fand nach dem Studium den Weg in die Wissenschaft, weder in Mecklenburg noch anderswo im Reich; Stellen für Hochschulassistenten waren finanziell wenig attraktiv, und Professuren kaum erreichbar. Wie der SD noch 1938 feststellte, habe sich gezeigt, daß „auch beim Freiwerden von Lehrstühlen im Altreich ... der wirklich wertvolle Hochschulnachwuchs nur außerordentlich gering“ sei. Dies habe auch Gründe, die außerhalb der Qualifikation der möglichen Kandidaten zu suchen seien: „Die wirtschaftliche Lage der Hochschulassistenten und der jüngeren Dozenten ist nach wie vor so schlecht, daß es im allgemeinen nur von Haus aus wirtschaftlich gut gestellten Ärzten möglich ist, die Hochschullaufbahn zu ergreifen. Hierunter leidet selbstverständlich die Qualität des Nachwuchses.“[31)]

Die Bedingungen und Modalitäten, unter denen man in Deutschland Arzt werden und als solcher tätig sein konnte, änderten sich zwischen 1900 und 1938 kaum,[32)] wenn auch das eigentliche Berufsbild des Arztes in der Zeit der NS-Herrschaft einem erheblichen Wandel unterworfen wurde. War der Arzt bis 1933 vor allem mit der Heilung von kranken Individuen befaßt, sollte er nach der Machtübernahme der NSDAP sowohl „Krankenbetreuer“ und „Volksarzt“ als auch „Rassenpfleger und Bevölkerungspolitiker“ sowie „Gesundheitserzieher“ bzw. „Gesundheitsführer“ sein. „Dreifacher Art ist der Auftrag der nationalsozialistischen Gesundheitsführung an den Arzt. Er erstreckt sich auf 1. Die Betreuung und Behandlung der Kranken, 2. Die Rassenpflege und Erbhege unseres Volkes und 3. Die Gesundheitserziehung des deutschen Menschen. So alt wie die Heilkunde selbst ist die Aufgabe des Arztes, dem kranken und schwachen Menschen in seinen körperlichen und seelischen Leiden beizustehen und ihm nach Kräften zu helfen. Ebenso wichtig ist vom Standpunkt der Volkspflege die Reinerhaltung des Blutes durch Verhinderung der Bastardisierung durch minderwertige oder rassefremde Elemente sowie die Erbhege, der die Erhaltung und Vermehrung der guten Erbanlagen und die Ausmerze schlechter Erbmasse obliegt. Gleichwertig“ mit diesen beiden Aufgaben sei „die Gesundheitserziehung als Teil der Menschenführung, deren Sinn die Steigerung der Leistungsfähigkeit durch Entwicklung der im Einzelmenschen vorhandenen guten Anlagen und deren Ziel die höchstmögliche Stärkung der seelischen und körperlichen Kraft des gesamten Volkes ist“.[33)]

Maßgeblich für unseren Untersuchungszeitraum und das von uns betrachtete Untersuchungsgebiet waren zunächst die im Sommer 1928 erlassene mecklenburgische Ärzteordnung, eine im Dezember 1931 reichsweit verfügte neue Zulassungs- und Vertragsordnung, die im Januar 1932 ergangene Verordnung über die kassenärztliche Versorgung und die im März 1933 in Kraft gesetzte Verordnung über die Krankenversicherung.

Mit der im April 1933 erlassenen Verordnung über die Zulassung von Ärzten zur Tätigkeit bei den Krankenkassen begann der Erlaß von deutlich NS-spezifischen Richtlinien und Bestimmungen über das Medizinalwesen, gefolgt von der im August 1933 verfügten Verordnung über die Schaffung einer Kassenärztlichen Vereinigung Deutschlands (KVD), der im Mai 1934 erlassenen neuen Zulassungsordnung für Kassenärzte, dem Gesetz über die Vereinheitlichung des Gesundheitswesens vom Juli 1934 und der im Dezember 1935 erlassenen, im April 1936 in Kraft getretenen Reichsärzteordnung. Auf diese folgten im September 1937 eine Neufassung der Zulassungsordnung, im November 1937 die Berufsordnung für die deutschen Ärzte, die auch eine neue Facharztordnung enthielt, und im Juli 1939 eine neue Bestallungsordnung für Ärzte. Und schließlich ist die in der Reichsärzteordnung von 1935 verfügte Disziplinarordnung 1941 noch einmal erneuert und konkretisiert worden.[34)]

---

30) Vgl. dazu die in den Biogrammen der von uns vorgestellten Ärzte erwähnten Dissertationsschriften mit dem Kürzel MS = maschinenschriftlich. Von den von uns ermittelten 2.189 Dissertationen lagen 465 nur als Schreibmaschinenmanuskripte vor (21,2 Prozent).

31) Meldungen aus dem Reich, S. 110 (Jahreslagebericht 1938).

32) Zu den rechtlichen Grundlagen für die Tätigkeit von Ärzten in Deutschland vgl. die Kapitel: Medizinalverhältnisse, gesetzliche Grundlagen und berufliche Rahmenbedingungen für das Wirken der mecklenburgischen Ärzteschaft 1869-1929, S. 53 ff.; Medizinalverhältnisse, gesetzliche Grundlagen und berufliche Rahmenbedingungen für das Wirken der mecklenburgischen Ärzteschaft 1929-1932, S. 66 ff.; Gesundheitsverhältnisse, gesetzliche Grundlagen und berufliche Rahmenbedingungen für das Wirken der mecklenburgischen Ärzteschaft 1933-1939, S. 103 ff.

33) Vgl. dazu Ramm: Ärztliche Rechts- und Standeskunde, S. 78 ff., 98 ff., 130 ff., 147 ff.

34) Vgl. dazu das Kapitel: Gesundheitsverhältnisse, gesetzliche Grundlagen und berufliche Rahmenbedingungen für

Der eben erwähnten neuen Approbations- bzw. Bestallungsordnung vom Juli 1939 war eine zeitliche und inhaltliche Reduzierung des Medizinstudiums vorausgegangen. Im Juli 1938 hatte der Reichsinnenminister „aus bevölkerungspolitischen und wirtschaftlichen Gründen ... die Gesamtdauer des medizinischen Studiums [von elf] auf zehn Semester verkürzt“.[35] Ziel war, „die gesamtärztliche Ausbildung mehr als bisher auf die Tätigkeit des praktischen Arztes abzustellen und dementsprechend das theoretisch-wissenschaftliche Studium durch praktische Tätigkeit (Krankenpflegedienst, Luftschutzsanitätsdienst, Fabrik- oder Landdienst und Famulatur)“ zu ergänzen. Diese mit Hinblick auf den geplanten Krieg getroffene Regelung machte eine neue Studienordnung und einen neuen Studienplan erforderlich, die im Februar 1939 erlassen wurden.[36]

In den „Richtlinien der Medizinischen Studienordnung“, die im April 1939 in Kraft traten, hieß es, „das medizinische Studium“ erfordere „eine Studienzeit von zehn Halbjahren sowie während dieser fünf Studienjahre sechs Wochen Fabrik- oder Landdienst sowie eine Famulus-Tätigkeit von insgesamt sechs Monaten. Wehruntaugliche und Frauen haben sich nach Ableistung des Arbeitsdienstes und vor Beginn des Studiums einer Ausbildung im Krankenpflege- und Luftschutz-Sanitätsdienst von insgesamt vier Monaten zu unterziehen“. Für die Vorlesungen und Kurse – die neben medizinischem Basiswissen stärker als bislang auf Aspekte der NS-Ideologie und der Kriegführung ausgerichtet waren – war ein detaillierter „Studienplan“ aufgestellt worden, und den Studierenden wurde „dringend empfohlen“, ihr Studium „nach diesem Plan durchzuführen“. War bisher eine freie Wahl der einzelnen Studienfächer, der Pflichtvorlesungen, Kurse und Übungen möglich, galt nunmehr, daß diese „einem bestimmten Semester“ zugeordnet waren. Die Vorlesungsverzeichnisse der Universitäten hatten sich nach dem ministeriell verfügten Studienplan zu richten. Zu absolvieren waren vier Semester in der vorklinischen Ausbildung (mit 103 Stunden) und sechs Semester (mit 166 Stunden) im klinischen Studium.

Laut Studienplan gehörten zum ersten Semester Vorlesungen und Übungen in Anatomie, Physik, Chemie, Zoologie, Botanik, Histologie, ein histologisch-mikroskopischer Kurs und eine Heilkräuterexkursion. Im zweiten Semester gab es weitere Lehrveranstaltungen in Anatomie, Physik und Chemie, darüber hinaus auch in Vererbungslehre und Rassenkunde, ein physikalisches und ein chemisches Praktikum, einen Präparierkurs und einen Überblick über die Geschichte der Medizin. Im dritten Semester standen Physiologie, Embryologie, Arbeits-, Sport- und Wehrphysiologie, Bevölkerungspolitik, physiologische Chemie und Wehrchemie sowie anatomische Topographie auf dem Studienplan. In den sich anschließenden Semesterferien war der sechswöchige Fabrik- oder Landdienst zu absolvieren. Im vierten und letzten vorklinischen Semester standen Physiologie, ein physiologisches Praktikum, ein weiterer Präparierkurs und ein physiologisch-chemisches Praktikum sowie weitere Lehrveranstaltungen in Arbeits-, Sport- und Wehrphysiologie (einschließlich Luftfahrt) auf dem Studienplan. Dr. Rudolf Ramm (1887-1945), Arzt und mehrfacher nationalsozialistischer Medizinalfunktionär, äußerte in seiner Eigenschaft als Beauftragter des Reichsärzteführers für das ärztliche Fortbildungswesen große Genugtuung über die „Einschränkung des naturwissenschaftlichen Lehrstoffes“; statt dessen seien „in diesen Teil des Studiums Bevölkerungspolitik [und] Rassenhygiene ... als neue Fächer aufgenommen“, mithin Gebiete, „ohne deren Kenntnis der Arzt seiner neuen Aufgabe als Erbpfleger und Eheberater nicht nachkommen“ könne. In den ersten beiden Semestern sollte „sich der junge Student selbst überprüfen, ob er genügend Neigung und Liebe zum ergriffenen Studium aufzubringen imstande ist und ob seine Fähigkeiten den gestellten Anforderungen entsprechen“. Doch diese Selbstprüfung allein reichte nicht aus, denn „zugleich“ wurde „in dieser Zeit von der Fachgruppe Volksgesundheit im Einvernehmen mit dem Dekanat der medizinischen Fakultät eine Entscheidung darüber getroffen, ob der junge Mediziner in charakterlicher, geistiger und ethischer Hinsicht den Anforderungen, die Volksgemeinschaft und Ärztestand an ihn stellen müssen, gewachsen ist“. Mit dieser Begutachtung – so hoffte man – werde „eine gewisse Auslese des Nachwuchses gewährleistet“.[37]

---

das Wirken der mecklenburgischen Ärzteschaft 1933-1939, S. 103 ff. Die besonders gegen jüdische Mediziner gerichteten Verordnungen werden im Kapitel: Jüdische Ärzte im Deutschen Reich und in Mecklenburg, S. 513 ff., behandelt.

35) RMBl., 1938, S. 549 (Verordnung vom 21.7.1938).

36) Ärzteblatt für Norddeutschland, 1939, S. 237 ff. (Runderlaß des Reichsinnenministeriums betreffend Studienordnung für Ärzte, 27.2.1939). Vgl. dazu auch Bach: Das Studium der Medizin, S. 156-161.

37) Ramm: Ärztliche Rechts- und Standeskunde, S. 34 f.

Nach vollständig bestandener Vorprüfung begann das klinische Studium. Das fünfte Semester sah Vorlesungen und Übungen in chirurgischer, medizinischer und geburtshilflich-gynäkologischer Propädeutik, in allgemeiner und Wehrpathologie, medizinischer Strahlenkunde sowie Kurse in klinischer Chemie, Perkussion und Auskultation vor. Im sechsten Semester waren Lehrveranstaltungen zu medizinischer und chirurgischer Klinik, spezieller Pathologie, Pharmakologie und Hygiene zu besuchen sowie ein bakteriologisch-serologischer Kurs, ein weiterer Kurs in Perkussion und Auskultation sowie ein geburtshilflich-gynäkologischer Kurs zu absolvieren. Das siebte Semester sah Vorlesungen zu medizinischer und chirurgischer Klinik (einschließlich Wehrmedizin und Wehrchirurgie), geburtshilflich-gynäkologischer Klinik, zu Pharmakologie und Toxikologie (einschließlich Wehrtoxikologie) sowie Hygiene (einschließlich Wehr- und Gewerbehygiene) vor, ergänzt durch Übungen zur chirurgisch-klinischen und medizinisch-klinischen Visite sowie durch einen pathologischen Demonstrationskurs und einen Impfkurs. In den darauf folgenden Semesterferien war der erste, dreimonatige Teil der Famulatur zu absolvieren. Das achte Semester beinhaltete Vorlesungen zur geburtshilflichen Klinik, zur Kinderheilkunde und -fürsorge, zur chirurgischen Poliklinik, zur topographischen Anatomie, zur Naturheilkunde, zur Hautklinik und zur Pathologie der Zähne und ihres Halteapparates, begleitet von einem Augen- und einem Ohrenspiegelkurs, einem pathologisch-histologischen Praktikum und einem geburtshilflichen Operationskurs. Das neunte Semester bestand aus Lehrveranstaltungen zu psychiatrischer und Nervenklinik (einschließlich Wehrpsychologie), medizinischer Poliklinik, menschlicher Erblehre als Grundlage der Rassenhygiene, zur Naturheilkunde, Kinderheilkunde, Klinik der Hals-, Nasen- und Ohrenkrankheiten, Augenklinik sowie Poliklinik der Zahn-, Mund- und Kieferkrankheiten, ergänzt durch einen Rezeptier- und einen Sektionskurs; Vorlesungen zu Berufskrankheiten wurden durch dreimalige Betriebsbegehungen und -besichtigungen mit betriebsärztlichen Vorträgen praxisnah unterfüttert.

In den Semesterferien war der zweite, wiederum dreimonatige Teil der Famulatur vorgesehen, bevor im zehnten und letzten Semester Lehrveranstaltungen zur gerichtlichen Medizin, zur pathologischen Physiologie, zur Unfallheilkunde und -begutachtung, zur Sozialversicherung, zur orthopädischen Klinik, zur Poliklinik der Augenkrankheiten, der Hautkrankheiten sowie der Hals-, Nasen- und Ohrenkrankheiten an der Reihe waren, ergänzt durch geburtshilflich-gynäkologische Visiten und ein chirurgisches Praktikum mit Behandlung von Frakturen, gefolgt von Vorlesungen zur Rassenhygiene sowie zur ärztlichen Rechts- und Standeskunde.[38)] Wiederum kommentierte Ramm die Reduzierung des medizintheoretischen Ausbildungsstoffes in der Phase des klinischen Studiums durchweg positiv; dieses habe insofern eine „Umgestaltung erfahren, als die praktischen Übungen am Krankenbett mehr in den Vordergrund gerückt worden sind". Das klinische Studium verlange heute – neben dem verstärkten Praxisbezug – „eine Vertiefung der Kenntnisse auf manchem Wissensgebiet und sieht die Beschäftigung mit neuen Fächern wie Erblehre, Rassenhygiene, Sozial- und Wehrhygiene vor".[39)]

Parallel zum Kriegsbeginn wurde durch den Reichsminister für Wissenschaft, Erziehung und Volksbildung für den Medizinstudiengang 1939 die Semesterregelung abgeschafft und statt dessen die Trimestereinteilung des Studienjahres eingeführt, was vor allem für die wehrpflichtigen Medizinstudenten von Bedeutung war, deren Studienzeit durch Kriegseinsätze unterbrochen wurde; nunmehr war in zwei Trimestern der Lehrstoff zu absolvieren, für den vorher zwei Semester zur Verfügung standen. Dabei galt, daß „die Entscheidung darüber, wer von den Studenten sein Studium in der Kriegszeit fortsetzen darf, … nicht die Hochschulen, sondern allein die militärischen Dienststellen" trafen. Und es wurde für „selbstverständlich" gehalten, „daß bei der Trimestereinteilung die sonst für die theoretische häusliche Weiterbildung vorhanden gewesene unterrichtsfreie Zeit während des Krieges in Wegfall kommen" würde und „daß jeder einzelne Studierende durch zusätzliche Leistungen die erhöhte Konzentration des Lehrstoffes ausgleichen" müsse.[40)]

Die Beobachter und Analysten des SD sahen sowohl die Verkürzung als auch die thematische Neuausrichtung des Medizinstudiums durchaus kritisch. In Bezug auf die neu in den Studienplan aufge-

---

38) Ärzteblatt für Norddeutschland, 1939, S. 237 ff. (Runderlaß des Reichsinnenministeriums betreffend Studienordnung für Ärzte, 27.2.1939). Vgl. auch Bach: Das Studium der Medizin, S. 156-161.

39) Ramm: Ärztliche Rechts- und Standeskunde, S. 35.

40) Deutsches Ärzteblatt, 1939, S. 736.

nommenen Gebiete wie „Naturheilkunde, Rassenkunde, Bevölkerungspolitik und Gewerbehygiene" seien „an vielen Hochschulen für diese Fächer keine Lehrkräfte vorhanden", so daß nunmehr „Dozenten und Männer aus der Praxis den Unterricht abhalten" müßten; „in Fachkreisen" würde „an dem Erfolg dieser Methode gezweifelt". Während „die Studentenschaft und die praktischen Ärzte die Verkürzung des Medizinstudiums günstig" aufgenommen hätten, könne dies „von der Dozentenschaft nicht gesagt werden". So würden die Dozenten „Bedenken" gegen diese Neuregelung mit dem Hinweis erheben, „daß die Güte der Staatsexamina in letzter Zeit ohnehin [schon] nachgelassen" habe. Außerdem sei „der Eindruck" entstanden, „daß die Verkürzung des Medizinstudiums einen Leistungsrückgang im Gefolge haben müsse".[41)] Kurz darauf sah sich der SD bestätigt: „Die bisher abgehaltenen Notexamina" hätten „bei den Medizinstudenten teilweise eine erhebliche Unkenntnis gezeigt", und medizinische Fachkreise würden befürchten, „daß mit der Verkürzung des medizinischen Studiums [und] den neuen Prüfungsbestimmungen für das Physikum die Gefahr einer ungenügenden ärztlichen Ausbildung nicht mehr von der Hand zu weisen" sei.[42)]

Zeitlich korrelierend mit der neuen Studienordnung gab das Reichsinnenministerium am 13. Dezember 1938 einen Erlaß heraus, in dem es hieß, daß „die Verkürzung des medizinischen Studiums auf zehn Halbjahre den Bedarf an geeigneten Anstalten zur Ausbildung von Medizinalpraktikanten noch erheblich ansteigen lassen" werde. Es sei „daher erforderlich, daß alle zur Verfügung stehenden Stellen restlos und ununterbrochen ihrem bestimmungsmäßigen Zwecke nutzbar gemacht" würden.[43)] Schon bislang war es in Mecklenburg nicht leicht – wenn nicht sogar unmöglich –, die Ausbildung zum Arzt mit einer Tätigkeit als Medizinalpraktikant zu beenden. Dort standen 1930 – also faktisch zu Beginn unseres Untersuchungszeitraums – lediglich 16 freie Stellen zur Verfügung. Zur Annahme und Ausbildung von Medizinalpraktikanten waren ab 1930 folgende Einrichtungen in Mecklenburg ermächtigt: Die Heil- und Pflegeanstalt Sachsenberg in Schwerin stellte fünf Stellen zur Ausbildung von Medizinalpraktikanten bereit; jeweils zwei Praktikantenstellen offerierten das Stiftskrankenhaus Bethlehem in Ludwigslust, das Stadtkrankenhaus in Schwerin und das dortige Anna-Hospital, und jeweils eine Stelle für Medizinalpraktikanten fand sich in der Privatfrauenklinik von Prof. Dr. Otto Büttner in Rostock, am Landesgesundheitsamt in Schwerin, am Kinderheim Lewenberg in Schwerin, am Beobachtungs- und Tuberkulosekrankenhaus in Schwerin-Lankow, im Genesungsheim Amsee bei Waren und am Stadtkrankenhaus in Wismar.[44)] 1931 bestanden dieselben Ausbildungskrankenhäuser mit derselben Zahl (16) von Praktikantenstellen.[45)] Im April 1932 kam das Standortlazarett der Reichswehr in Schwerin mit zwei Praktikantenstellen als Ausbildungsstätte für Medizinalpraktikanten hinzu, so daß in Mecklenburg an nunmehr elf medizinischen Anstalten 18 Ausbildungsplätze zur Verfügung standen.[46)] 1933 war die Situation dieselbe wie im Vorjahr.[47)] Angesichts der Zahl von 247 Medizinstudenten, die 1933 an der mecklenburgischen Landesuniversität in Rostock ihre ärztliche Prüfung bestanden hatten,[48)] war dies weniger als ein Tropfen auf den heißen Stein und ein weiterer Grund, das Land zu verlassen. Nach der Vereinigung beider Mecklenburg kamen ab April 1934 zwei ehemals mecklenburg-strelitzsche Anstalten hinzu: das Landeskrankenhaus Carolinenstift in Neustrelitz mit zwei und die Landes-Heil- und -Pflegeanstalt in Domjüch mit einer Stelle für Medizinalpraktikanten. Somit gab es nun im vereinigten Mecklenburg insgesamt 13 medizinische Einrichtungen mit 21 Ausbildungsstellen für Medizinalpraktikanten.[49)]

Ab 1936 sind die Zahl der Ausbildungsstätten und die Kapazität der dort auszubildenden Medizinalpraktikanten zunächst deutlich erhöht worden, vor allem durch die Einbeziehung der Kliniken und Institute der Universität Rostock. Ab August 1936 standen für die Ausbildung der Medizinalpraktikanten in Mecklenburg folgende Einrichtungen zur Verfügung: Die meisten Stellen außerhalb der Universität Rostock boten die Heil- und Pflegeanstalt Sachsenberg in Schwerin mit fünf Plätzen

---

41) Meldungen aus dem Reich, S. 271 (1. Vierteljahreslagebericht 1939).
42) Ebenda, S. 525 (Bericht vom 4.12.1939).
43) Runderlaß des Reichsministeriums des Innern, 13.12.1938; hier zitiert nach: Amtliche Beilage zum Regierungsblatt für Mecklenburg, 1939, S. 8 f.
44) Vgl. dazu: Amtliche Beilage zum Regierungsblatt für Mecklenburg-Schwerin, 1930, S. 205 f.
45) Vgl. ebenda, 1931, S. 140 f.
46) Vgl. ebenda, 1932, S. 170 f.
47) Vgl. ebenda, 1933, S. 141.
48) Vgl. dazu: Reichsgesundheitsblatt, 1935, S. 142.
49) Vgl. dazu: Amtliche Beilage zum Regierungsblatt für Mecklenburg, 1934, S. 233.

und das Stadtkrankenhaus in Schwerin mit drei Plätzen. Jeweils zwei Plätze für Medizinalpraktikanten hielten das Stiftskrankenhaus Bethlehem in Ludwigslust, Landeskrankenhaus Carolinenstift in Neustrelitz und das Landesgesundheitsamt in Rostock bereit, während am Städtischen Krankenhaus in Neubrandenburg, am Stadtkrankenhaus in Parchim, am Elisabethheim (Krüppelanstalt und Orthopädische Klinik) in Rostock, an der Privatfrauenklinik von Prof. Dr. Otto Büttner in Rostock, am Kinderheim Lewenberg in Schwerin, am Beobachtungs- und Tuberkulosekrankenhaus in Schwerin-Lankow, an der Heil- und Pflegeanstalt Domjüch in Neustrelitz, am Genesungsheim/Tuberkulosekrankenhaus Waldeck bei Schwaan, am Genesungsheim Amsee bei Waren und am Stadtkrankenhaus in Wismar jeweils ein Medizinalpraktikant ausgebildet werden konnte. Zu diesen 15 medizinischen Anstalten mit 24 Plätzen für Medizinalpraktikanten kamen folgende neun Universitätskliniken und fünf Universitätsinstitute hinzu, an denen insgesamt 52 Medizinalpraktikanten ihre Ausbildung absolvieren konnten: Augenklinik (drei), Chirurgische Klinik (neun), Frauenklinik (sieben), Ohrenklinik (vier), Hautklinik (fünf), Kinderklinik (drei), Medizinische Klinik (sechs), Medizinische Poliklinik (drei), Mund- und Zahnklinik (drei), Anatomisches Institut (ein), Hygienisches Institut (zwei), Pathologisches Institut (drei), Pharmakologisches Institut (zwei) und Physiologisches Institut (ein). Insgesamt gab es 1936 in Mecklenburg also 76 Ausbildungsplätze für Medizinalpraktikanten an 29 verschiedenen medizinischen Einrichtungen.[50)]

An „Vergünstigungen“ erhielten die Praktikanten in vielen Fällen „freie Station“, was bedeutete, „daß sie im Krankenhaus wohnen durften“, gelegentlich auch „freie Verpflegung“, was die Teilnahme an der Krankenhausverpflegung bedeutete, und eine Barvergütung zwischen 35 RM (Stadtkrankenhaus Schwerin) und 75 RM monatlich (Genesungsheim Amsee), wenngleich nicht wenige Ausbildungsstätten (etwa Sachsenberg und Lewenberg oder das Landesgesundheitsamt) keine „freie Station“ boten und darüber hinaus gar nichts zahlten.[51)] An die kostenträchtige Durststrecke des Medizinstudiums schloß sich also der Hungerlohn als Medizinalpraktikant an.

In dem Erlaß zur Erweiterung und planmäßigen Verteilung der Stellen für Medizinalpraktikanten vom 13. Dezember 1938 wurden die „zur Annahme von Praktikanten ermächtigten Krankenhäuser und medizinisch-nichtklinischen Institute“ nachdrücklich dazu aufgefordert, „jede freie oder freiwerdende Medizinalpraktikantenstelle ... *sofort* der für das gesamte Reichsgebiet amtlich zugelassenen Stellenvermittlung bei der Reichsführung der Kassenärztlichen Vereinigung Deutschlands in Berlin“ zu melden. Neben dieser neuen Erfassung der Ausbildungsplätze und der zentralen Lenkung der Medizinalpraktikanten auf diese Stellen wurde verfügt, daß bereits „bestallte Ärzte in Medizinalpraktikantenstellen nicht beschäftigt werden“ dürften, eine bis dahin offenbar gängige Praxis. Außerdem sei es „unerwünscht, daß Medizinalpraktikantenstellen unangemessen lange Zeit vorher den Bewerbern zugesagt und für sie offengehalten werden“. Darüber hinaus sei „dahin zu wirken, daß möglichst viele neue Stellen für Medizinalpraktikanten eingerichtet werden“.[52)]

Dieser Appell ging an Mecklenburg offenbar ungehört vorbei, denn in dem 1939 veröffentlichten „Verzeichnis der zur Annahme von Medizinalpraktikanten ermächtigten Krankenhäuser und medizinisch-wissenschaftlichen Institute“ finden sich für Mecklenburg nur noch 16 Einrichtungen, an denen 26 Stellen zur Ausbildung von Medizinalpraktikanten vorhanden waren.[53)] Die Kliniken und Institute der Universität Rostock sind 1939 offenbar wieder aus dem Ausbildungspool für Medizinalpraktikanten herausgenommen worden.

---

50) Berechnet nach: Amtliche Beilage zum Regierungsblatt für Mecklenburg, 1936, S. 222 f.

51) Vgl. dazu ebenda.

52) Runderlaß des Reichsministeriums des Innern, 13.12.1938; hier zitiert nach: Amtliche Beilage zum Regierungsblatt für Mecklenburg, 1939, S. 8 f. (Hervorhebung im Original).

53) 1939 bestanden Stellen für Medizinalpraktikanten an folgenden Einrichtungen: Heil- und Pflegeanstalt Sachsenberg in Schwerin (5), Stadtkrankenhaus in Schwerin (3), Stiftskrankenhaus Bethlehem in Ludwigslust, Städtisches Krankenhaus in Neubrandenburg, Landeskrankenhaus Carolinenstift in Neustrelitz und Medizinaluntersuchungsamt in Rostock (jeweils 2), Stadtkrankenhaus in Parchim, Elisabethheim/Landeskrüppelanstalt in Rostock, Privatfrauenklinik Prof. Dr. Büttner in Rostock, Kinderheim Lewenberg für geistesschwache Kinder in Schwerin, Beobachtungs- und Tuberkulosekrankenhaus in Schwerin-Lankow, Heil- und Pflegeanstalt Domjüch in Neustrelitz, Genesungsheim und Tuberkulosekrankenhaus Waldeck bei Schwaan, Genesungsheim Amsee bei Waren, Stadtkrankenhaus in Wismar und Staatliches Gesundheitsamt in Güstrow (jeweils 1). Zusammengestellt nach: Amtliche Beilage zum Regierungsblatt für Mecklenburg, 1939, S. 136.

Nach der neuen Studienordnung vom Februar 1939 und der neuen Approbationsordnung vom Juli 1939 erging gut sechs Wochen vor dem deutschen Überfall auf Polen und der damit verbundenen Auslösung des Zweiten Weltkriegs in Europa unter Bezugnahme auf die im Dezember 1935 erlassene Reichsärzteordnung am 17. Juli **1939** mit der „Fünften Verordnung zur Durchführung und Ergänzung der Reichsärzteordnung" eine neue **„Bestallungsordnung für Ärzte"**,[54] die natürlich nur für diejenigen Jungmediziner galt, die ab Sommer 1939 ihre Approbation erstrebten. Was war neu an dieser Bestallungsordnung, die selbstverständlich auch Einfluß auf die gerade neu erlassene und nunmehr erneut modifizierte Studien- und Approbationsordnung hatte?

Bislang waren zur Erteilung einer Approbation die zuständigen obersten Landesbehörden derjenigen Länder befugt, die über eine Universität verfügten. Dieses Recht wurde nach der Verreichlichung der meisten Landeszuständigkeiten nunmehr zentralisiert und vorgeschrieben, daß eine „Bestallung als Arzt" ab dem 1. April 1940 ausschließlich durch den Reichsinnenminister zu erfolgen habe. Voraussetzung für die Erteilung einer Approbation war nach wie vor, daß der Bewerber die ärztliche Prüfung abzulegen hatte. Um diese bestehen zu können, war eine medizinische Ausbildung zu durchlaufen, die aus einem wissenschaftlichen und einem praktischen Teil bestand. Als Ziel der ärztlichen Ausbildung wurde „die Heranziehung eines in seinem Fach gut vorgebildeten" und „zur Erfüllung der ihm nach der Reichsärzteordnung obliegenden Aufgaben befähigten Arztes" definiert.

Die wissenschaftliche Ausbildung richtete sich nach der vom Reichsministerium für Wissenschaft, Erziehung und Volksbildung in Verbindung mit dem Reichsinnenministerium erlassenen Studienordnung. Im Vergleich zu früheren Regelungen wurde das Medizinstudium nunmehr auf ein zehnsemestriges Universitätsstudium verkürzt und bestand jetzt nur noch aus vier vorklinischen und sechs klinischen Halbjahren. „Vor, neben und nach der wissenschaftlichen Ausbildung erfolgt die praktische Ausbildung." Diese bestand aus einem „Krankenpflegedienst von mindestens sechs Monaten", aus einem „Fabrik- oder Landdienst von sechs Wochen" und einer „Tätigkeit als Famulus von insgesamt sechs Monaten".

Vorgesehen war, daß „wehrfähige" junge Männer „ihrer Verpflichtung zur Ausbildung in der Krankenpflege ... vor Beginn des Studiums im Sanitätsdienst der Wehrmacht oder der bewaffneten Teile der SS" nachzukommen hatten; wehrunfähige und weibliche Studierende hatten ihren sechsmonatigen Krankenpflegedienst „vor Beginn des Studiums in einer Universitätsklinik oder einem ... Krankenhaus unter Aufsicht des Deutschen Roten Kreuzes" abzuleisten. Mit dieser Regelung sollten Personalengpässe im staatlichen Krankenpflegedienst, aber auch in der größten Gliederung der NSDAP, der Hitlerjugend, überbrückt werden.[55] Gleichzeitig sollte dieser Einblick in die vermeintlichen „Niederungen" der Krankenpflege auch dem Kennenlernen des nichtärztlichen Teils der medizinischen Alltagspraxis dienen und die Jungakademiker mit der Wirklichkeit des medizinischen Alltags vertraut machen. Letzteres galt auch für den Fabrik- oder Landdienst, der „in der vorlesungsfreien Zeit am Ende des dritten Studienhalbjahres geleistet" werden sollte.

Der dritte Teil der praktischen Ausbildung des Medizinstudiums, die sechsmonatige Tätigkeit als Famulus, erfolgte in den vorlesungsfreien Zeiten am Endes des siebten und neunten Studienhalbjahres zumeist in Universitätskliniken, in Kranken- und Entbindungsanstalten, in Lazaretten der Wehrmacht oder der SS, aber auch bei selbständigen niedergelassenen Ärzten, die von der Reichsärztekammer benannt wurden.

Bevor eine Zulassung als Arzt erfolgen konnte, waren die ärztliche Vorprüfung und die eigentliche ärztliche Prüfung zu absolvieren, die vor dem Prüfungsausschuß einer deutschen Universität abzulegen war. Mit dem Antrag auf die Zulassung zur ärztlichen Vorprüfung waren neben dem Reifezeugnis, dem Zeugnis über Lateinkenntnisse und die über Studienbücher zu erbringenden Nachweise über ein „ordnungsgemäßes Studium der Medizin" auch ein Staatsangehörigkeitsausweis, die eigene Geburtsurkunde, ein ausgefüllter Fragebogen, die Heiratsurkunde der Eltern, die Geburtsur-

54) RGBl., T. I, 1939, S. 1273-1302. Diese Bestallungsordnung löste die am 25.3.1936 ergangene, am 21.7.1938 novellierte Bestallungsordnung für Ärzte ab; vgl. dazu: RMBl., 1938, S. 549 ff.

55) RGBl., T. I, 1939, S. 1273-1302, hier S. 1274. Während ihrer gesamten Studienzeit gehörten die wehrunfähigen männlichen und die weiblichen Studierenden „einer Bereitschaft des Deutschen Roten Kreuzes oder dem Gesundheitsdienst der Hitlerjugend an". Sie hatten die dort „vorgeschriebene Aus- und Fortbildung durchzumachen und Einsatzdienst gemäß der Dienstvorschrift Nr. 1 für das Deutsche Rote Kreuz oder der Gesundheitsdienstvorschrift der Hitlerjugend zu leisten".

kunden der Eltern und Großeltern, aus denen „die Abstammung und die Religionszugehörigkeit" hervorging, jeweils „in Urschrift", also im Original vorzulegen.[56] Eine Teilnahme an der ärztlichen Prüfung war etwa dann zu versagen, „wenn sich aus Tatsachen ergibt, daß dem Antragsteller die politische oder sittliche Zuverlässigkeit fehlt". Außerdem hatte der Kandidat zur Vorprüfung nachzuweisen, daß er mindestens vier vorklinische Semester studiert sowie den Krankenpflege- bzw. den Fabrik- oder Landdienst abgeleistet hatte. Die ärztliche Vorprüfung bestand aus den Fächern Anatomie, Allgemeine Physiologie und physiologische Chemie, Physik, Chemie sowie Zoologie und Botanik. Für die ärztliche Vorprüfung hatte der Kandidat eine Gebühr in Höhe von 80 RM zu entrichten.[57]

Für die eigentliche ärztliche Prüfung hatte der Kandidat anhand der Abgangszeugnisse bzw. der Anmeldebücher der Universitäten nachzuweisen, daß er nach den vorklinischen Semestern mindestens sechs weitere Halbjahre „ordnungsgemäß Medizin studiert hat". Außerdem hatte er neben den schon für die ärztliche Vorprüfung eingereichten Unterlagen sowie den Bescheinigungen über die Teilnahme an einem Impfkurs, über durchgeführte Entbindungen und über die Tätigkeit als Famulus nunmehr auch einen eigenhändig geschriebenen Lebenslauf und ein polizeiliches Führungszeugnis beizubringen.

Die medizinische (Haupt-)Prüfung umfaßte 19 Sachgebiete und beinhaltete „Pathologische Anatomie und Allgemeine Pathologie, Topographische Anatomie, Pathologische Physiologie, Pharmakologie, Innere Medizin, Kinderheilkunde, Naturgemäße Heilmethoden, Chirurgie, Geburtshilfe und Frauenheilkunde, Augenheilkunde, Ohren-, Hals- und Nasenkrankheiten, Haut- und Geschlechtskrankheiten, Irrenheilkunde, Erkrankungen des Zahnes und seines Halteapparats, Berufskrankheiten, Begutachtung in der Sozialversicherung und Unfallheilkunde, Gerichtliche Medizin, Hygiene [und] Rassenhygiene".[58] Für die ärztliche Prüfung hatte der Kandidat eine Gebühr von 240 RM zu entrichten.

War es dem Kandidaten gelungen, in der ärztlichen Prüfung „mindestens das Urteil ‚genügend'" zu erreichen, so hatte er „der zuständigen obersten Landesbehörde durch die Hand des Vorsitzenden des Prüfungsausschusses den Antrag auf Bestallung als Arzt vorzulegen", und diese leitete dann das Gesuch „mit ihrer Stellungnahme an den Reichsminister des Innern weiter". War der Kandidat zum Zeitpunkt der Prüfung bereits verheiratet, so hatte er seinem Antrag auf Approbation „die Heiratsurkunde und die für den Abstammungsnachweis des Ehegatten erforderlichen Unterlagen beizufügen". Für die Ausstellung der Bestallungsurkunde hatte der Kandidat eine Gebühr von zehn Reichsmark zu entrichten.

Mit diesem umfangreichen Prozedere sollte sichergestellt werden, daß nur fachlich ausreichend qualifizierte, politisch zuverlässig und systemkonforme sowie „rassisch" einwandfreie Kandidaten die Erlaubnis zur beruflichen Ausübung der Heilkunde erhielten. Ziel der neuen Studien- und Bestallungsordnung war „die Sauberhaltung des Ärztestandes". Um den „Ärztestand von ungeeigneten, unlauteren und rassefremden Elementen freizuhalten", waren dabei umfangreiche „Vorsichtsmaßnahmen" eingebaut worden, zu denen auch die politische Indoktrinierung gehörte. Als ein „Ziel dieses Ausbildungsganges" galt zwar „die Ausrüstung des jungen Arztes mit einem festumrissenen theoretischen und praktischen Können auf rein ärztlichem Gebiet", gleichzeitig aber sorgte „die Reichsfachgruppe Volksgesundheit der Reichsstudentenführung während der Studienzeit für die Vermittlung von weiterem Wissen, um an der Lösung der Aufgaben mitwirken zu können, die dem Arzt als Gesundheitsführer des deutschen Volkes gestellt sind. Durch enge Zusammenarbeit dieser Reichsfachgruppe mit allen Dienststellen des Reichsgesundheitsführers ist Gewähr dafür geboten, daß der junge Student der Medizin bereits während des Studiums in die Grundfragen der Gesundheitspolitik des Hauptamtes für Volksgesundheit der NSDAP eingeführt wird".[59] Deutlich wird, daß bei der Ausbildung der neuen – und politisierten, auf „Rassefragen" und wehrmedizinische Aspek-

56) RGBl., T. I, 1939, S. 1273-1302, hier S. 1275, 1293.

57) Ebenda, S. 1276 ff., 1303.

58) Ebenda, S. 1281. Bei letzterem Prüfungsschwerpunkt hatte der Kandidat „nachzuweisen, daß er erbbiologisch und rassenhygienisch zu denken versteht, daß er die Grundzüge der Lehre von der Erblichkeit, Erbänderung und Auslese beherrscht, daß er die wichtigsten Tatsachen der menschlichen Erb- und Rassenlehre, der Erbpathologie und der Bevölkerungsbewegung nach ihrer quantitativen und qualitativen Seite kennt und daß er über die wichtigsten Maßnahmen und Forderungen der praktischen Rassenhygiene, insbesondere über die Verhütung erbkranken Nachwuchses, Eheberatung und rassenhygienische Bevölkerungspolitik unterrichtet ist".

59) Ramm: Ärztliche Rechts- und Standeskunde, S. 36-38.

te orientierten – Ärzteschaft auf eine Verkürzung des wissenschaftlichen und eine Ausdehnung des praktischen Teils orientiert wurde.

Auch die Ärzteschaft des Gaues Mecklenburg und die Rostocker Medizinstudenten wurden Ende August 1939 darüber informiert, daß im Hinblick auf den gestiegenen Medizinerbedarf in einem künftigen Krieg sowie „aus bevölkerungspolitischen und wirtschaftlichen Gründen" verfügt worden war, „die Ausbildungszeit so kurz wie möglich" zu halten. „Der Verkürzung der Ausbildungsdauer dient ferner der Wegfall des praktischen Jahres"; das bedeutete, daß die Ausbildungsphase als Medizinalpraktikant abgeschafft wurde. „Die Bestallung als Arzt wird ... unmittelbar nach Beendigung der ärztlichen Prüfung erteilt."[60] Aber selbst nach erfolgter Approbation durfte man noch keinesfalls als niedergelassener oder angestellter Arzt tätig werden. Statt dessen wurde der junge Arzt verpflichtet, ein Jahr lang als Assistenzarzt (Pflichtassistent) an Krankenhäusern oder Entbindungsanstalten zu arbeiten und sich außerdem drei Monate in der Landpraxis als Assistent oder Vertreter von Kassenärzten zu betätigen.[61] Mit der Volontär- und Pflichtassistenz „an einer Kranken-, Heil- oder Entbindungsanstalt oder an einer Universitätsklinik oder hilfsweise bei einem selbständig tätigen Arzt" sollten zunächst praktische Kenntnisse im Klinikalltag erworben werden, und mit der mindestens dreimonatigen Tätigkeit als Landarztassistent sollte einerseits dem Ärztemangel auf dem flachen Lande begegnet, andererseits der Kandidat mit der Lebenswirklichkeit ärztlichen Wirkens außerhalb der Städte bekanntgemacht und eventuell sogar für eine spätere Tätigkeit als Landarzt motiviert bzw. begeistert werden. Erst nach der durch Nachweise und Bescheinigungen dokumentierten Absolvierung der Pflicht- und Landarztassistenz bekam der bereits approbierte Arzt die Genehmigung zur selbständigen Ausübung einer ärztlichen Tätigkeit.[62] Oft konnten die Bestimmungen dieser neuen Bestallungsordnung nicht vollständig eingehalten werden, weil ein Großteil der gerade frisch approbierten Mediziner direkt zum Kriegseinsatz eingezogen wurde.

Nach einem Jahr Kriegführung stellte der stellvertretende Reichsärzteführer Dr. Kurt Blome „die zeitliche Verkürzung des Medizinstudiums seit Sommer 1939 auf vier vorklinische und sechs klinische Semester" als eine zwar aus der Not geborene, dennoch erfolgreiche Maßnahme dar; zudem hätte man seit Juli 1939 eine „neue Bestallungsordnung und den Fortfall des Medizinalpraktikantenjahres. Verkürzt wurden die Naturwissenschaften zugunsten der Biologie. Neu aufgenommen wurden in das vorklinische Studium Bevölkerungspolitik, Rassenhygiene und Geschichte der Medizin. Wenn der Arzt Gesundheitsführer sein soll, dann muß er auch mit den Problemen der Bevölkerungspolitik vertraut sein", zumal angesichts des Einflusses, „den der Arzt gerade in diesen Dingen auf den Patienten ausüben kann", denn nach der nationalsozialistischen Medizindoktrin würde der Arzt „den Kranken nicht nur körperlich, sondern auch seelisch" betreuen. Und in der Phase des klinischen Studienabschnitts seien „die praktischen Übungen am Krankenbett in den Vordergrund gerückt"; außerdem seien hier „neue Fächer eingebaut worden: Erblehre, Rassenhygiene, Sozial- und Wehrhygiene". Mit der Einführung der neuen Studienordnung sah sich die Reichsärzteführung 1939/40 unerwartet mit einem „Massenandrang zum Studium der Medizin" konfrontiert, der aus ihrer Sicht zwei Gründe hatte: So konnte man nun schneller als früher Arzt werden und sich möglicherweise zumindest teilweise dem Militärdienst oder dem Kriegseinsatz entziehen. Darauf habe man reagiert, und es stehe fest, „daß ein Teil dieser neuen Studenten nicht das Ideal für unseren Arztnachwuchs" darstelle, weshalb man „Einrichtungen geschaffen" habe, „die dafür sorgen, daß nur der wirklich Berufene weiter im Medizinstudium bleiben" könne; „ungeeignete Elemente" würden „rücksichtslos entfernt". Eine weitere, „nicht leicht zu lösende Frage" sah Blome in der „Weiterbildung der notapprobierten Ärzte", also derjenigen Studenten, die aus Gründen des dringenden militärischen Kriegseinsatzes von Medizinern eine vorzeitige Bestallung erhalten hatten, jedoch keineswegs fertig ausgebildet waren; diese „Notapprobationen" erfolgten bereits nach dem vierten von sechs klinischen Semestern. Hier seien „in Zusammenarbeit mit der Wehrmacht besondere Regelungen getroffen worden", die der Weiter- und Fortbildung dieser jungen „Ärzte" dienen sollten, deren

60) Ärzteblatt für Norddeutschland, 1939, S. 476.

61) „Jeder nach dem 17. Mai 1932 approbierte Arzt hat nach § 14,2 der Zulassungsordnung eine dreimonatige Landarzttätigkeit zu absolvieren. Eine Zulassung [als Kassenarzt] kann nicht erfolgen, wenn nicht eine dreimonatige Landarzttätigkeit bei den Ärzten, die hierzu die Genehmigung ... erhalten haben, nachgewiesen wird." Ärzteblatt für Pommern, Mecklenburg und Lübeck, 1935, S. 145.

62) Ebenda.

Ausbildungsstand den bestehenden Vorschriften nicht entsprach. Und Blome ging sogar noch einen Schritt weiter und meinte, „wichtig ist für die Notapprobierten die Ablegung des Doktorexamens"; dieses würde sich „von dem bisherigen Rigorosum dadurch unterscheiden, daß es den Anforderungen des medizinischen Staatsexamens angeglichen" wurde. Damit entfalle „für die Zukunft die Sorge der Notapprobierten, kein ordnungsgemäßes Examen bestanden zu haben und später nicht als vollwertiger Arzt zu gelten".[63] Die sonst so peinlich exakt und bürokratisch sowie buchstabengetreu agierende Reichsärztekammer, die etwa bei jeder Facharztanerkennung ein pedantisches Reglement praktizierte, hatte nach nur einem Kriegsjahr – von dem das Gros der deutschen Bevölkerung bislang kaum etwas bemerkt hatte – keine Skrupel und kaum Bedenken, nicht vollständig ausgebildete Studenten auf Verlangen der Wehrmacht als „notapprobierte Ärzte" auf die Menschheit loszulassen; und die medizinischen Fakultäten der Universitäten machten dieses Verfahren offenbar auch noch klaglos mit, indem sie die Anforderungen für medizinische Dissertationsschriften auf das Niveau von Semesterarbeiten senkten – was bei der Durchsicht der in der Kriegszeit verfaßten Doktorarbeiten vielfach deutlich sichtbar wird. Sofern die so ausgebildeten und promovierten Jungärzte den Krieg überlebten, waren sie die Mediziner, mit denen die Patienten der deutschen Nachkriegsgesellschaft zu tun hatten.

Offenbar waren die zahlreichen gesetzlichen Vorschriften und die durch Erlasse sowie Verordnungen geregelten und in Teilen wieder veränderten Studien-, Approbations- und Bestallungsordnungen so unübersichtlich geworden, daß sich der Reichsgesundheitsführer und Staatssekretär Dr. Leonardo Conti sowie der Gauleiter, Reichsstatthalter und Reichsstudentenführer Dr. Gustav-Adolf Scheel 1943 veranlaßt sahen, einen fast 200seitigen „Studienführer" für „Das Studium der Medizin" herauszugeben.[64] Zu den 25 Kapiteln, in denen bekannte deutsche Hochschullehrer die Inhalte und neuen Anforderungen der einzelnen Fachgebiete des medizinischen Studiums (von der Anatomie bis zur Zahnheilkunde) ausführlich erläuterten, gehörten etwa Ausführungen zur Chirurgie, der Inneren Medizin, der Hygiene oder der Pathologie, in deren Ausbildung „die für den späteren Truppenarzt so notwendigen Ergänzungen aufgenommen" worden seien.[65] Darüber hinaus hat der Bearbeiter des Bandes die aktuell gültigen rechtlichen Grundlagen und Inhalte des medizinischen Studiums bis hin zur Approbation und Promotion auf dem letzten Stand ausführlich erläutert und kommentiert. Besonderen Wert legte er auf die dem „deutschen Arzttum" gestellten „neuen, notwendigen und dem Volksganzen nützenden Aufgaben" und postulierte, daß „schon während des Studiums eine entsprechende Vorbereitung für diese neuen Aufgaben erfolgen" müsse. Dazu zählten etwa die neuen, in die verbindlichen Studienpläne eingefügten Fächer wie „Bevölkerungspolitik, menschliche Erblehre, naturgemäße Heilmethoden, Berufskrankheiten, betriebsärztliche Unterrichtung, Rassenhygiene, ärztliche Rechts- und Standeskunde", mithin Disziplinen, die bislang nicht oder nur in geringem Maße zum Standardrepertoire der akademischen Medizinerausbildung gehört hatten. Nach mittlerweile fünf Kriegsjahren sei ein Paradigmenwechsel sowohl im Medizinstudium als auch in der praktischen ärztlichen Tätigkeit unabdingbar, „so daß der nun geltende Studienplan rein äußerlich schon all das enthält, was in Zeit und Gegenwart für die Berufsausbildung unbedingt notwendig ist. Je mehr dieses an der Hochschule erworbene Wissen durchglüht ist von einem starken Deutschtum, desto mehr wird jeder dem Ziel des wahren Arztes sich nähern: einmal Führerpersönlichkeit zu werden auf dem Gebiet des Heilens und Helfens". Bereits die Gegenwart, „aber noch viel mehr die Zukunft" würde „dem jungen Arzt ein Betätigungsfeld wie wohl noch nie in der deutschen Geschichte eröffnen. Er kann in einem Reich mit weitgesteckten Grenzen in seinem Beruf wie kaum ein anderer Pionierarbeit leisten" und habe „beste Aussichten in der Laufbahn des Sanitätsoffiziers".[66]

Der stellvertretende Reichsgesundheitsführer Dr. Kurt Blome verteidigte die neue Studienordnung, „bei der im Gegensatz zu der früheren das Schwergewicht nach der praktischen Seite hin verlagert" worden ist; „der junge Student soll möglichst bald an das Krankenbett herangeführt werden,

63) Blome: Der ärztliche Nachwuchs, S. 163-169.

64) Vgl. dazu Bach: Das Studium der Medizin.

65) Darüber hinaus wurde etwa das bisherige Gebiet der Physiologie ergänzt durch die Fächer der Arbeits-, Sport- und Wehrphysiologie, die bisherige Physiologische Chemie um die Wehrphysiologische Physiologie bereichert; neu eingeführt wurden Vererbungslehre und Rassenhygiene, aber auch Berufskrankheiten, Medizinische Strahlenkunde und Naturheilkunde.

66) Bach: Das Studium der Medizin, S. 2.

um hier die Aufgaben der Praxis kennenzulernen ... Im Fabrik- und Landdienst soll jeder zukünftige deutsche Arzt aus eigenem Erleben heraus die Arbeitsbedingungen und die Lebensweise des deutschen Arbeiters und Bauern kennenlernen", um keinerlei „Standesdünkel" aufkommen zu lassen. Zudem müsse sich „jeder Arzt verantwortlich fühlen für die Wehrgesundheit seines Volkes", weshalb „Wehrchemie, Wehrpathologie und -Pharmakologie sowie Luftfahrtmedizin zu den neuen Pflichtfächern gehören"; und „der Einbau weiterer Wissensgebiete wie Berufskrankheiten und Gewerbehygiene soll in die heutigen gesundheitspolitischen Aufgaben hineinführen".

Wenn trotz der Vermehrung der Lehrfächer das Studium abgekürzt wurde, „so war dies bedingt durch die Forderung unserer Zeit, neue zusätzliche Kräfte für den erhöhten Einsatz im Gesundheitsdienst zu erhalten". Dennoch dürfe „unter keinen Umständen durch die Verkürzung der Studienzeit das ärztliche Können eine Einbuße erleiden". Angesichts der Tatsache, daß durch die Einziehung zahlreicher Ärzte vor allem zur Wehrmacht ganze Regionen ohne medizinische Versorgung auskommen mußten, legten Blome und damit die Reichsärzteführung besonderen Wert auf „den Landarzt, den wir heute besonders nötig brauchen". Dessen Prestige müsse trotz der widrigen Arbeits- und Lebensbedingungen erhöht werden. „Meilenweit muß der Landarzt bei schlechten Wegeverhältnissen, bei Unwetter und Schneegestöber, von Hof zu Hof fahren. Er ist in seinem Kampf gegen Krankheit und Tod ganz auf sich gestellt; das Wohl und Wehe der Kranken hängt oft allein von seinen Entscheidungen und schnellem Handeln ab, denn es stehen ihm kein Facharzt und keine Klinik wie dem Großstadtarzt ... zur Verfügung ... Ohne idealistische Berufseinstellung ist eine Landarztpraxis eine Unmöglichkeit. Für alle Mühen wird der Landarzt aber auch ideell besonders belohnt; er hat das Bewußtsein, an vorderster Front zu stehen."

Generell habe man es heute mit einem erweiterten Anforderungsprofil, mit einem neuen Arztbild zu tun: „Es ist ihm eine Führungsaufgabe zuteil geworden; es obliegt ihm die seelische, körperliche, rassische und oft auch geistige Führung von Millionen von Volksgenossen". Dabei heiße „führen nicht kommandieren, sondern Menschen innerlich erfassen, sie auf ein bestimmtes Ideal hinlenken und sie in diesem Sinne, d.h. in unserer Weltanschauung zu erziehen". Wer aber „führen und erziehen will, muß gelernt haben, sich selbst unterzuordnen und muß vor allem selbst erstmal erzogen sein".[67] Angesichts des neuen Arztbildes und des dahin führenden Ausbildungsganges kann die Auffassung aufkommen, daß der Nationalsozialismus hinsichtlich der Medizin eine Zeit ohne Ethik gewesen sei, jedenfalls einer Ethik, wie sie vor 1933 und nach 1945 grundlegend war. Tatsächlich waren es aber ausgerechnet die Nationalsozialisten, die mit der „Ärztlichen Rechts- und Standeskunde" erstmals einen verpflichtenden Ethikunterricht im Medizinstudium etabliert haben. Dieser Ethikbegriff war jedoch ein anderer als bislang praktiziert; er diente der Indoktrinierung der Studierenden und sollte die Auslese-, Leistungs- und Vernichtungsmedizin in den Köpfen der künftigen Ärzte verankern. Auch in den Fächern Geschichte der Medizin und der Hygiene wurden die traditionellen ärztlichen Moralbegriffe umgedeutet und in den Dienst der nationalsozialistischen Politik gestellt.[68]

Die Mindestkosten des neugestalteten Medizinstudiums wurden im Jahr 1943 auf folgende Beträge geschätzt: Die Studiengebühren für ein Halbjahr lagen bei durchschnittlich 210 RM, bei zehn Semestern also bei 2.100 RM. Zu den reinen Studienkosten zählten etwa Immatrikulations- und Institutsgebühren, Kolleg-Gelder, soziale Abgaben, Studentenschaftsbeiträge usw. Während der ersten vier (vorklinischen) Semester seien Lehrbücher und Atlanten für mindestens 120 RM erforderlich; ein Präparierbesteck für die anatomischen Kurse kostete 21 RM. Für die ärztliche Vorprüfung nach vier Semestern waren Gebühren in Höhe von 80 RM sowie 4,80 RM an Staatsgebühren zu veranschlagen. Für den klinischen Teil des Studiums sei es jedoch unmöglich, eine genaue Summe für die weitere Literatur anzugeben. „Bei den 19 Fächern, die der Student während des klinischen Studiums bearbeitet, sei es kaum möglich für alle Fächer die großen Speziallehrbücher anzuschaffen." Man solle jedoch mindestens 500 RM „für die notwendigsten und wichtigsten Lehrbücher" einplanen. Für Instrumente wie Hörrohr, Augenspiegel, Ohrenspiegel und Reflexhammer seien weitere rund 60 RM notwendig. Für die ärztliche (Haupt-)Prüfung, also das Staatsexamen, würden 240 RM fällig, das Ausstellen der Approbationsurkunde kostete 10 RM, und für die Promotionsgebühren seien 210 RM zu zahlen (nicht eingeschlossen waren hier die Druckkosten).

---

67) Ebenda, S. 4-8.
68) Vgl. dazu Bruns: Medizinethik im Nationalsozialismus.

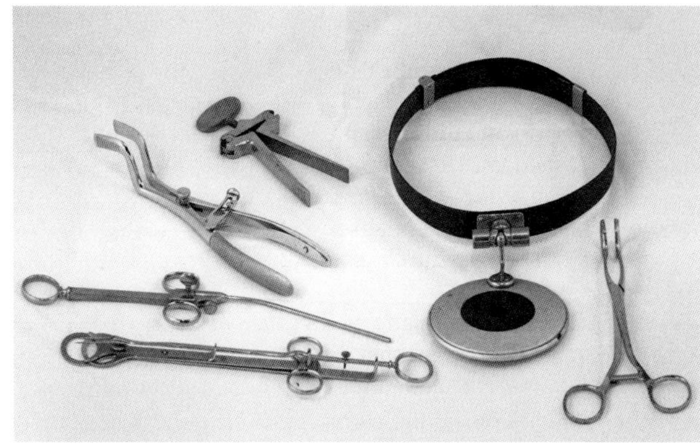

Medizinische Instrumente aus einer Arztpraxis in Hagenow

Zu diesen Minimalausgaben von rund 3.400 RM für reine Ausbildungszwecke kamen aber noch die Lebenshaltungskosten hinzu. Diese fielen naturgemäß sehr verschieden aus und waren abhängig davon, ob man das Medizinstudium tatsächlich in zehn Semestern bewältigen konnte und in welchen Städten man seine Ausbildung absolvierte; kostenbeeinflussend war auch, ob man am Wohnort der Eltern studierte oder ob man auswärts ein Zimmer mieten und sich selbst verpflegen mußte. Im letzteren Fall, „bei bescheidenen Ansprüchen" und sparsamster Lebensführung sowie bei nur wenigen Wechseln des Studienortes, fielen monatlich etwa 120 RM, jährlich also rund 900 RM an Lebenshaltungskosten an,[69] so daß in fünf Jahren also mit 4.500 RM gerechnet werden müsse; nimmt man Studiengebühren, Kleidung, Fahrtkosten, die Anschaffungskosten für Instrumente und Bücher sowie Prüfungsgebühren hinzu, so seien für ein zehnsemestriges Medizinstudium im günstigsten, kaum zu erreichenden Fall mindestens 7.900 RM zu veranschlagen.[70]

Im Verlauf des Krieges suchten immer mehr Medizinstudenten und Medizinstudentinnen, ihre Studienzeit hinauszuzögern oder die Prüfungsperiode zu verlängern, um dem Kriegseinsatz oder den ärztlichen Notdienstverpflichtungen zu entgehen, die sich im Regelfall nunmehr unmittelbar an das Studium anschlossen, da Neuniederlassungen im Krieg kaum noch genehmigt wurden. Im Sommer 1943 stellte die Gesundheitsabteilung des Reichsinnenministeriums fest: „Während der Bedarf an Ärzten immer größer wird, hat die durchschnittliche Dauer der ärztlichen Prüfungen in den letzten Jahren beträchtlich zugenommen." So gebe es eine nicht geringe „Zahl von Studierenden, die die Prüfung absichtlich in die Länge ziehen, um dem Einsatz im Wehrdienst oder der Notdienstverpflichtung möglichst lange aus dem Wege zu gehen"; darüber hinaus „verstoßen zahlreiche Kandidaten der Medizin fahrlässig gegen die Pflicht, die Prüfungsdauer den Kriegserfordernissen anzupassen, indem sie z.B. die Prüfung durch mehrwöchige Erholungsurlaube unterbrechen oder monatelang an der Doktorarbeit tätig sind, obwohl es zur Ausübung des ärztlichen Berufs ausschließlich der Bestallung, nicht aber der Promotion zum Doktor der Medizin" bedürfe. „Um diesem Mißstand ein Ende zu machen", wies das Reichsministerium des Innern in einem geheimen Erlaß im Juli 1943 die „Bestallungsbehörden und die Vorsitzenden der ärztlichen Prüfungskommissionen" an, „die Prüfungskandidaten zu einer möglichst schnellen Beendigung der Prüfung zu zwingen". Außerdem wurde gedroht, daß „Kandidaten, die sich außerstande zeigen, die Prüfung nicht innerhalb einer angemessenen Frist zu Ende zu führen, für den Arbeitseinsatz zur Verfügung zu stellen" seien, „sofern sie nicht von der Wehrmacht in Anspruch genommen werden". Verfügt wurde auch eine „Beschleunigung des Bestallungsverfahrens nach Abschluß der Prüfung", denn „der Einsatz der Jungärzte in ihrem Beruf" dürfe „nicht durch ein langwieriges Verfahren bei der Bestallungserteilung verzögert werden".[71]

---

69) Der Bearbeiter ging davon aus, daß die Studenten die Semesterferien, die Oster-, Sommer- und Weihnachtsferien im Elternhaus oder in Krankenhäusern verbrachten, so daß in dieser Zeit keine Lebenshaltungskosten anfielen.

70) Bach: Das Studium der Medizin, S. 168-170. Das wären nach heutigem Wert 27.650 Euro. Für diese Berechnung wurde zugrunde gelegt, daß der Wert von einer Reichsmark des Jahres 1943 einem heutigen Wert von 3,50 Euro entspricht. Vgl. dazu: wikipedia.org./wiki/Deutsche_Währungsgeschichte. „Für begabte Studenten, die aus eigenen wirtschaftlichen Kräften ein Studium nicht durchführen können, besteht die Möglichkeit, bei charakterlicher, politischer und geistiger Eignung durch Förderung des Reichsstudentenwerkes betreut zu werden sowie Ermäßigung der Studiengebühren ... zu erhalten. Kriegsteilnehmer genießen ohne Rücksicht auf Bedürftigkeit Sondervergünstigungen." Bach: Das Studium der Medizin, S. 170. Das Jahresdurchschnittseinkommen eines Arbeitnehmers lag 1943 in Deutschland bei 2.324 RM; vgl. dazu: wikipedia.org/wiki/Durchschnittsentgelt.

71) Runderlaß des Reichsministeriums des Innern, 2.7.1943; hier zitiert nach: Informationsdienst des Hauptamtes für

Es ist angesichts der politischen, wirtschaftlichen und militärischen Situation, in der sich Deutschland im Herbst 1944 befand, kaum vorstell- und noch weniger nachvollziehbar: Mitte Oktober 1944 verfügten der Reichsinnenminister Heinrich Himmler und der Reichsminister für Wissenschaft, Erziehung und Volksbildung, Bernhard Rust, in einem gemeinsamen Erlaß vom 13. Oktober **1944** eine **„Neuordnung des medizinischen Studiums"** und der „ärztlichen Prüfungen". Die aus dem Erlaßtext hervorgehenden Ursachen für die „Neuordnung des medizinischen Studiums" lagen zum einen in der bombenkriegsbedingten Zerstörung von Lehrgebäuden und der immer stärkeren Inanspruchnahme von Krankenhäusern und Kliniken durch die Wehrmacht begründet und resultierten zum anderen aus dem durch die Einziehung zahlreicher Hochschullehrer bedingten Fortfall mancher Vorlesungsgebiete.

Für eine Reihe von bislang essentiell notwendigen Vorlesungen und Übungen wurden nun Ersatzveranstaltungen angeboten. So trat etwa „an die Stelle des Besuchs der Vorlesungen über Vererbungslehre, Rassenkunde und Bevölkerungspolitik der Besuch der Vorlesungen über menschliche Erb- und Rassenlehre", und „an die Stelle des Besuchs der Vorlesungen über menschliche Erblehre als Grundlage der Rassenhygiene [trat] der Besuch der Vorlesungen über Rassenbiologie". Aber nicht nur auf dem Gebiet der NS-Rassenlehre und anderer Vorlesungen gab es Veränderungen, sondern auch in der Ausbildungspraxis. So trat „an die Stelle der Teilnahme an der chirurgisch-klinischen, der medizinisch-klinischen und der geburtshilflich-gynäkologischen Visite der Besuch der entsprechenden Kliniken während des dritten [eigentlich vorklinischen] Semesters", und „an Stelle des Besuchs der Hautklinik und der Poliklinik für Hautkrankheiten" erfolgte nun „die Teilnahme an der Vorlesung für Dermatologische Propädeutik"; an die Stelle „des Besuchs der Vorlesungen über Pathologie des Zahnes und seines Halteapparates" trat nunmehr „die Teilnahme an der Vorlesung über Pathologie der Kauorgane" usw.[72)]

Zur inhaltlichen Ausgestaltung dieser „Neuordnung" hatte der Reichsminister für Wissenschaft, Erziehung und Volksbildung im August 1944 eine neue „Medizinische Studienordnung" erlassen, die die bisherige Studienordnung vom 21. Februar 1939 ablösen und am 1. Oktober 1944 in Kraft treten sollte. Danach waren für ein Medizinstudium nach wie vor mindestens zehn Semester zu absolvieren; die einzelnen Lehrveranstaltungen, Vorlesungen, Übungen und Visiten umfaßten insgesamt einen Zeitaufwand von 267 Stunden.[73)] Nach wie vor waren während des Studiums sechs Wochen Fabrik- oder Landdienst, sechs Monate Famulatur und anschließend eine einjährige Pflichtassistenzzeit vorgesehen. Vor Beginn des Studiums waren die Arbeitsdienstpflicht und ein viermonatiger Krankenpflegedienst abzuleisten.

Bei den abgespeckten, also inhaltlich reduzierten ärztlichen Prüfungen hatten die Prüfer „bei sich bietender Gelegenheit [nur noch] festzustellen, ob der Kandidat die in der vorklinischen Studienzeit erworbenen Kenntnisse in der Anatomie und Physiologie festgehalten und während des klinischen Studiums zu vertiefen gelernt hat". Die Prüfer hatten sich darüber hinaus auch „zu vergewissern", daß der Prüfling „ausreichende Kenntnisse und Fähigkeiten auf den Gebieten der Medizin (Topographische Anatomie, Pathologische Physiologie, Berufskrankheiten, Begutachtung in der Sozialversicherung und Unfallheilkunde) besitzt", also in Prüfungsfächern, die nach einer früheren Verfügung des Reichsministeriums für Wissenschaft, Erziehung und Volksbildung vom 26. Januar 1944 „weggefallen sind".[74)] Angesichts des Zeitpunktes ihres Erlasses erlangte diese Neuordnung des Medizinstudiums sicherlich nur noch eine geringe Bedeutung für wenige Medizinstudenten.

Was die Kriegsbestallungen betrifft, ist für Mecklenburg festzustellen, daß in den 32 Monaten zwischen August 1942 und März 1945 in Mecklenburg mindestens 151 Medizinstudenten nach erfolgreich abgeschlossener Vorprüfung und Hauptprüfung ihre Approbation, d.h. die Genehmigung zur Ausübung ärztlicher Tätigkeit erhalten haben.[75)] Unter diesen 151 frisch Bestallten befanden sich er-

---

Volksgesundheit der NSDAP, Juni-Juli 1943, S. 59 f.

72) MBliV., 1944, S. 1025 f. (Runderlaß des Reichsministers des Innern, 13.10.1944); hier zitiert nach: Reichsgesundheitsblatt, 1944, S. 485 f.

73) Damit war die für die einzelnen Lehrveranstaltungen geplante Zeit nicht wesentlich kürzer als in der Studienordnung von 1939; hier waren für die einzelnen Vorlesungen und praktischen Tätigkeiten insgesamt 269 Stunden vorgesehen. Vgl. den detaillierten Stundenplan in ebenda, S. 486 f.

74) Ebenda, S. 486.

75) Die folgenden Angaben sind berechnet nach: LHAS, 5.12-3/1, Nr. 25032 (Übersendung von Verzeichnissen der Kandidaten, denen in Mecklenburg die Bestallung als Arzt erteilt worden ist, an das Reichsinnenministerium und die

staunlicherweise nur 19 Frauen (12,6 Prozent), darunter 15, die zwischen 1915 und 1921 geboren worden waren. Die Älteste der ‚Jungärztinnen' wurde 1897 geboren und war bei Erteilung der Approbation bereits 45 Jahre, die jüngste Approbandin war 23 Jahre alt. Die geringe Zahl von Approbationen weiblicher Kandidatinnen erstaunt angesichts der Tatsache, daß 1941 immerhin 24 Prozent der in Rostock Medizin Studierenden Frauen waren.[76)] Von den 132 männlichen Approbanden war der Großteil, nämlich 118, zwischen 1915 und 1920 geboren worden; der älteste war bei seiner Approbation 38, der jüngste 24 Jahre alt. Insgesamt ist davon auszugehen, daß ein großer Teil dieser Zulassungen zum Arztberuf Notapprobationen waren.

Eine zweite Besonderheit resultiert aus der Tatsache, daß von den 151 in der zweiten Hälfte des Krieges in Mecklenburg approbierten Jungmedizinern nur 24 ihre ärztliche Tätigkeit als Volontärassistenten oder Assistenzärzte auch in Mecklenburg begannen, obwohl mindestens 38 von ihnen im Lande geboren worden waren. Offensichtlich kehrten die meisten nach ihrer Bestallung an ihre Heimatorte zurück bzw. wurden – in vielen Fällen erneut – zum Kriegseinsatz eingezogen. Nur 58, also ein gutes Drittel dieser 151 frisch approbierten Jungmediziner wurden überhaupt noch in der Reichsärztekartei erfaßt, über die der Einsatz und die Verteilung der Ärzte reichsweit geplant und gelenkt wurde, 93 dagegen nicht mehr, so daß anzunehmen ist, daß diese entweder nicht mehr als Ärzte im Heimatkriegsgebiet tätig wurden oder – was wahrscheinlicher ist – die Reichsärztekartei nicht mehr bis zuletzt penibel geführt worden ist.

Der Eid des Hippokrates

Abschließend gilt es, mit einer Legende aufzuräumen, nämlich mit der Annahme oder dem Glauben, daß die Ärzte – etwa im Zusammenhang mit ihrer Approbation – den sogenannten Eid des Hippokrates schwören mußten. Eine 1981 durchgeführte systematische Untersuchung der entsprechenden Praktiken an den deutschen Universitäten hat nämlich ergeben, daß der hippokratische Eid wahrscheinlich niemals an einer deutschen medizinischen Fakultät abgelegt worden ist.[77)]

Was hat es mit diesem Eid, diesem Gelöbnis oder auch diesem Schwur auf sich? Neben einer Reihe von mißverständlichen und vielfältig interpretierbaren Passagen (etwa zu chirurgischen Eingriffen, Abtreibungen, Suiziden oder der Verwendung von Giften) lautete bei Hippokrates die zentrale Botschaft, Ärzte sollten ihre Maßnahmen „zum Nutzen der Leidenden" treffen und „Schädigung und Unrecht von ihnen abwehren" sowie über alle bei der Behandlung von Patienten erlangten Kenntnisse schweigen.[78)]

Das Einzige, was dank kurzer Hinweise von Platon und Aristoteles über Hippokrates, über dessen Leben und Wirken als sicher gelten kann, ist die Tatsache, daß dieser auf der griechischen Insel Kos im Übergang vom fünften zum vierten Jahrhundert vor unserer Zeitrechnung als Arzt und Lehrer tätig war. Beim sogenannten Corpus Hippocraticum handelt es sich um eine aus etwa 60 Schriften bestehende Textsammlung, deren einzelne Bestandteile jedoch im Zeitraum zwischen dem fünften Jahrhundert vor und dem zweiten Jahrhundert nach unserer Zeitrechnung entstanden und in der berühmten Bibliothek von Alexandria ab dem dritten Jahrhundert vor unserer Zeitrechnung unter dem Namen dieses lange zuvor tätigen Arztes registriert und verzeichnet worden sind. Die Stilisierung von Hippokrates zu einer medizinischen Autorität und die Zuschreibung, er sei der zentrale, wenn nicht gar der alleinige Autor dieser sehr heterogenen, aus sieben Jahrhunderten stammenden Schriften, die im zweiten Jahrhundert unserer Zeitrechnung einsetzten und bis heute in Laienkreisen anhalten, sind von der Geschichtswissenschaft unmißverständlich widerlegt worden.

Reichsärztekammer, 1942-1945). Verteilt auf die einzelnen Jahre, waren dies 23 Personen in den fünf letzten Monaten des Jahres 1942, 46 Personen im Jahr 1943, 59 Personen im Jahr 1944 und 23 Personen allein in den ersten drei Monaten des Jahres 1945.

76) Auch 1943/44 waren es noch 21,2 Prozent; vgl. dazu Buddrus/Fritzlar: Die Professoren der Universität Rostock im Dritten Reich, S. 499.

77) Vgl. dazu Nolte: Der hippokratische Eid, S. 91. Auch im Rahmen des an vielen Universitäten üblichen Promotionseides wurde in der Regel nicht der hippokratische Eid geschworen, sondern ein Fakultätseid abgelegt, in den gelegentlich Versatzstücke des Hippokrates-Textes eingefügt wurden.

78) Vgl. den übersetzten Text des Eides u.a. bei Leven: Geschichte der Medizin, S. 106.

Eine dieser 60 Schriften ist der später als Eid des Hippokrates bekannt gewordene Text, der sich zu einzelnen Fragen der medizinischen Ethik äußerte, wenngleich zu konstatieren ist, daß dieser Text in der griechischen Antike weitgehend unbekannt war und dort keine Bedeutung erlangte.[79)]

Erst im Laufe der Renaissance bekam dieser sogenannte Eid den Status eines klassischen Textes, „den Rang des universalen, zeitlos gültigen ethischen Maßstabs für ärztliches Handeln", der jedem Medizinstudenten und jedem Arzt bekannt sein sollte. Und noch im 20. Jahrhundert herrschte vielfach die Anschauung vor, es handele sich bei diesem Eid um einen „zeitlos gültigen Kodex der medizinischen Ethik". Statt dessen hatte die Forschung längst belegt, daß der Hippokrates zugeschriebene Text „ein Dokument unbekannter Herkunft und unbekannter Abfassungszeit" ist.[80)] Hinzu komme, daß die scheinbar „ungebrochene Gültigkeit des Hippokratischen Eids" sich „nur durch die Leugnung der Interpretationsprobleme" einzelner dort vorhandener Textpassagen bzw. durch eine „Ausblendung einzelner Teile behaupten" lasse.[81)]

Ungeachtet dieser Erkenntnisse wurde der sogenannte Eid des Hippokrates zu allen Zeiten ideologisch instrumentalisiert. Das gilt auch für unseren Untersuchungszeitraum. Auch in den 20er Jahren und vor allem in der Zeit der NS-Diktatur wurde versucht, durch eine selektive Interpretation und eine ideologisch fundierte Vereinnahmung das Bild einer ununterbrochenen Tradition ärztlicher Moral und Ethik zu zeichnen; so auch in der mit einem Vorwort des Reichsführers SS Heinrich Himmler eingeleiteten Publikation angeblich hippokratischer Texte, die 1942 unter dem Titel „Ewiges Arzttum" erschien,[82)] zu einer Zeit also, als etwa die nationalsozialistischen Euthanasie-Morde oder die Menschenversuche in den Konzentrationslagern längst immanente Bestandteile des ärztlichen Handelns in Deutschland geworden waren. Derartige Publikationen sagten jedoch wenig über antike Medizin zu Zeiten des Hippokrates als vielmehr einiges über die Gesinnung und Wirkungsabsichten der Herausgeber aus.

Insgesamt gesehen habe „der Hippokratische Eid seinen wichtigsten Test nicht bestanden. Im Nürnberger Ärzteprozeß beriefen sich sowohl Anklage wie Verteidigung auf ihn, in der Urteilsbegründung wurde er aber nicht mehr erwähnt". Selbst angesichts der schon damals bekannten nationalsozialistischen Medizinverbrechen habe sich gezeigt, „daß der Eid keine Formel lieferte, um das ethische Verhalten des modernen Arztes zu beurteilen".[83)] Ungeachtet dessen ist festzustellen, daß der sogenannte hippokratische Eid „in seiner vieldeutigen Kürze bislang allen medizinischen Kulturen als Spiegel gedient" habe, „um darin das eigene idealisierte Gesicht zu sehen. Als ein altes, mit einem ehrwürdigen Namen belegtes Dokument, noch dazu aus der Mitte der Ärzteschaft selbst entsprungen, erfüllt der hippokratische Eid tief liegende Bedürfnisse von Ärzten. Gegen den mythisch umklärten hippokratischen Eid, der sich zugleich weltlich-professionell gibt und keiner Religion direkt zuzuordnen ist, fallen moderne, von Rechtswissenschaftlern, Medizinern und Politikern konstruierte Ethikkodizes in ihrer öffentlichen Wirkung stark ab".[84)] Den hippokratischen Eid aber „in seinem originalen Wortlaut heute noch als gültige ethische Richtlinie zu benutzen", erscheine „vor dem Hintergrund der geschilderten historischen Verhältnisse als geradezu absurd".[85)]

Wohl auch deshalb wurde im Anschluß an den Nürnberger Ärzteprozeß (1946/47) auf der Generalversammlung des Weltärztebundes in der Schweiz im September 1948 das „Genfer Gelöbnis" verfaßt, das – inzwischen mehrfach revidiert – zuletzt im Oktober 2017 auf der 68. Generalversammlung des Weltärztebundes in Chicago als „Deklaration von Genf" erneuert und bestätigt wurde:[86)]
„Als Mitglied der ärztlichen Profession
gelobe ich feierlich, mein Leben in den Dienst der Menschlichkeit zu stellen.
Die Gesundheit und das Wohlergehen meiner Patientin oder meines Patienten werden mein oberstes Anliegen sein.

79) Vgl. dazu Steinke: Der Hippokratische Eid; vgl. auch Seidler/Leven: Geschichte der Medizin, S. 52 ff., 72 ff.
80) Seidler/Leven: Geschichte der Medizin, S. 52 ff., 72 ff., hier S. 73.
81) Steinke: Der Hippokratische Eid.
82) Der vollständige Titel lautete: Ewiges Arzttum. Gedanken ärztlicher Ethik aus dem Corpus Hippocraticum; vgl. dazu auch Frewer/Bruns: „Ewiges Arzttum", S. 313-336.
83) Steinke: Der Hippokratische Eid.
84) Seidler/Leven: Geschichte der Medizin, S. 74.
85) Steinke: Der Hippokratische Eid.
86) Die deutsche Fassung des Genfer Gelöbnisses ist seit 1950 Teil der ärztlichen Berufsordnung.

Ich werde die Autonomie und die Würde meiner Patientin oder meines Patienten respektieren.
Ich werde den höchsten Respekt vor menschlichem Leben wahren.
Ich werde nicht zulassen, daß Erwägungen von Alter, Krankheit oder Behinderung, Glaube, ethnischer Herkunft, Geschlecht, Staatsangehörigkeit, politischer Zugehörigkeit, Rasse, sexueller Orientierung, sozialer Stellung oder jeglicher anderer Faktoren zwischen meine Pflichten und meine Patientin oder meinen Patienten treten.
Ich werde die mir anvertrauten Geheimnisse auch über den Tod der Patientin oder des Patienten hinaus wahren.
Ich werde meinen Beruf nach bestem Wissen und Gewissen, mit Würde und im Einklang mit guter medizinischer Praxis ausüben.
Ich werde die Ehre und die edlen Traditionen des ärztlichen Berufes fördern.
Ich werde meinen Lehrerinnen und Lehrern, meinen Kolleginnen und Kollegen und meinen Schülerinnen und Schülern die ihnen gebührende Achtung und Dankbarkeit erweisen.
Ich werde mein medizinisches Wissen zum Wohle der Patientin oder des Patienten und zur Verbesserung der Gesundheitsversorgung teilen.
Ich werde auf meine eigene Gesundheit, mein Wohlergehen und meine Fähigkeiten achten, um eine Behandlung auf höchstem Niveau leisten zu können.
Ich werde, selbst unter Bedrohung, mein medizinisches Wissen nicht zur Verletzung von Menschenrechten und bürgerlichen Freiheiten anwenden.
Ich gelobe dies feierlich, aus freien Stücken und bei meiner Ehre."

Gesundheitsverhältnisse, gesetzliche Grundlagen und berufliche Rahmenbedingungen für das Wirken der mecklenburgischen Ärzteschaft 1933-1939

Die in der Weimarer Republik praktizierten Eingriffe des Staates in die Rechtsbeziehungen der Ärzte mit den Krankenkassen erreichten mit dem Machtantritt der NSDAP eine neue Qualität. Wenige Wochen nach der Übernahme der staatlichen Gewalt durch die Nationalsozialisten verfügte Reichspräsident Paul von Hindenburg unter Bezugnahme auf den Absatz 2 des Notverordnungs-Artikels 48 der Reichsverfassung in einer **„Verordnung über die Krankenversicherung"** am 1. März **1933**, daß „die Reichsregierung ermächtigt" werde, „zur Verbilligung und Vereinfachung und zur Sicherstellung der Wirtschaftlichkeit in der Krankenversicherung Vorschriften zu erlassen".[1)]

Der erste Teil dieser Vorschriften erging wenige Wochen später, war jedoch weniger wirtschaftlich intendiert – wie eigentlich vorgesehen – als vielmehr politisch determiniert. Schon am 22. April 1933 trat die vom Reichsarbeitsminister Franz Seldte (1882-1947) unterzeichnete **„Verordnung über die Zulassung von Ärzten zur Tätigkeit bei den Krankenkassen"** in Kraft. Darin hieß es, daß „die Tätigkeit von Kassenärzten nicht arischer Abstammung und von Kassenärzten, die sich im kommunistischen Sinne betätigt haben, beendet" werde und „Neuzulassungen solcher Ärzte nicht mehr" stattfänden.[2)] In Mecklenburg waren nur wenige Ärzte von dieser Regelung betroffen.

Ein zweiter Teil der angekündigten „Vorschriften" erging wenige Monate später; auch diese Bestimmungen waren nicht aus wirtschaftlichen Erwägungen heraus erlassen worden, sondern basierten eindeutig auf machtpolitischen Intentionen und Bemühungen zur Gleichschaltung des Medizinalwesens. In der **„Verordnung über die Kassenärztliche Vereinigung Deutschlands"** legte das damals noch ressortmäßig zuständige Reichsarbeitsministerium am 2. August 1933 fest: „Träger der Beziehungen der Kassenärzte zu den Krankenkassen ... ist *die* Kassenärztliche Vereinigung Deutschlands."[3)] *Eine* „Kassenärztliche Vereinigung Deutschlands" hatte es bis dahin noch nicht gegeben, sondern sie wurde mit dieser Verordnung erst implizit geschaffen und zugleich festgelegt, daß die „bisher den kassenärztlichen *Vereinigungen* obliegenden Aufgaben und Befugnisse auf *die* Kassenärztliche Vereinigung Deutschlands" übergingen.[4)]

Durch diese Verordnung über die Schaffung *einer* Kassenärztlichen Vereinigung Deutschlands (KVD) wurden die bislang in den einzelnen Ländern und Medizinalbezirken bestehenden, vielfach noch vom Hartmannbund dominierten kassenärztlichen Vereinigungen de facto aufgelöst und in einem zweiten Schritt zu nunmehr gleichgeschalteten regionalen „Verwaltungsstellen" der *einen*, jetzt zentralisierten Vertretung der deutschen Kassenärzte herabgestuft bzw. als solche neu errichtet.[5)]

Die bisherigen kassenärztlichen Vereinigungen der Länder wurden ihrer einstmaligen Rolle als – ohnehin schon ziemlich beschränkte – Interessenvertretungen der Ärzte beraubt und in ein quasistaatliches Exekutivorgan umgewandelt, dessen Leitung dem „Reichsführer der Kassenärztlichen Vereinigung Deutschlands", Dr. Gerhard Wagner, übertragen wurde, der in dieser Eigenschaft wiederum dem Reichsarbeitsministerium unterstand. Die bisher wirkungsmächtigste Interessenvertretung der Ärzte, der Hartmannbund, wurde mit einem Federstrich zunächst in die neu geschaffene KVD eingegliedert: „Der Reichsführer der Kassenärztlichen Vereinigung Deutschlands ist der Vorsitzende des Verbandes der Ärzte Deutschlands (Hartmannbund)." Der KVD gehörten per Verordnung nunmehr alle „im Reichsarztregister eingetragenen Ärzte" an; da zu den Voraussetzungen für eine Kassenzulassung die Eintragung der Ärzte in das Arztregister gehörte, wurden nunmehr alle bis-

1) RGBl., T. I, 1933, S. 97.
2) Unter Änderung der bisherigen Zulassungsordnung vom 30.12.1931 wurde ergänzend verfügt, daß „Ärzte nicht arischer Abstammung", also zumeist Juden, weiterhin als Ärzte tätig sein dürften, wenn sie „am Weltkrieg an der Front für das Deutsche Reich ... gekämpft haben oder an der Front oder in einem Seuchenlazarett tätig gewesen sind oder wenn ihre Väter oder Söhne im Weltkriege gefallen sind". Für Ärzte, die sich „im kommunistischen Sinne betätigt" hatten, galt dieses Frontkämpferprivileg nicht. RGBl., T. I, 1933, S. 222 f.
3) Ebenda, S. 567 (Hervorhebung durch die Verfasser).
4) Ebenda (Hervorhebung durch die Verfasser).
5) So hieß es in der Verordnung: „Zur Durchführung ihrer Aufgaben errichtet die Kassenärztliche Vereinigung Deutschlands Landes- und Bezirksstellen nach Bedarf als Verwaltungsstellen." Ebenda.

herigen Kassenärzte und alle diejenigen, die es künftig werden wollten, Zwangsmitglieder der Kassenärztlichen Vereinigung. Die Hauptaufgabe der durch die zwangsweise Zusammenfassung der regionalen Kassenärztlichen Vereinigungen entstandenen KVD bestand in der Regulierung der Wirtschaftsangelegenheiten der Ärzte, insbesondere in der Verteilung der Honoraraufkommen sowie in der Zulassung zur Kassenpraxis. Darüber hinaus oblag der KVD „auch die Regelung der im Reichsversorgungsgesetz vorgeschriebenen ärztlichen Behandlung".[6]

Dies war ein – faktisch ohne ernsthafte Gegenwehr bleibender – Generalangriff auf die Autonomie des Hartmannbundes, der bisherigen kassenärztlichen Vereinigungen und der dort organisierten bzw. erfaßten Ärzte. Proteste blieben aus – wahrscheinlich aus Furcht vor Repressalien oder beruflichen Konsequenzen, aber auch in der Hoffnung, durch eine Neuordnung des Gesundheitswesens alte Positionen wiederzuerlangen. Mit dieser Verordnung vom August 1933 fand der 1931 begonnene Umwandlungsprozeß der – noch – privatrechtlich organisierten kassenärztlichen Vereinigungen in *eine* öffentlich-rechtliche, auf Zwangsmitgliedschaft beruhende Organisationsstruktur der Kassenärzte auf Reichsebene seinen vorläufigen Abschluß, der Ende 1933 komplettiert wurde: Mit der **„Verordnung über die kassenärztliche Vergütung"** vom 19. Dezember 1933 wurde verfügt, daß „die von den Krankenkassen ... zu entrichtenden Gesamtvergütungen" ab dem 1. Januar 1934 „nur noch an die Kassenärztliche Vereinigung Deutschlands ... abzuführen" seien; und nur „die Kassenärztliche Vereinigung Deutschlands ist berechtigt, den aus den Gesamtvergütungen aufkommenden Betrag auf die Kassenärzte zu verteilen".[7]

Die Bildung der Kassenärztlichen Vereinigung Deutschlands war nicht nur eine zwangsweise Zusammenfassung der Kassenärztlichen Vereinigungen, die bis 1933 auf Länderebene existierten; vielmehr wurde mit ihr „das demokratische Machtgleichgewicht zwischen den Krankenkassen als Interessenvertreter der Patienten und den Ärztevereinigungen zerstört und eine Neuordnung zu Gunsten letzterer vorgenommen";[8] daraus resultierte „die Annullierung des Mitspracherechts der Krankenkassen als legitime Interessenvertreter der Patienten zu Gunsten einer unumschränkten Macht der Kassenärztlichen Vereinigung".[9] Das war politisch so gewollt, nicht nur, weil die Führung der Krankenkassen sich bis 1933 mehrheitlich in der Hand von Vertretern der SPD und Gewerkschaften befunden hatte.

So resümierte noch zehn Jahre nach der Bildung der KVD deren faktischer Leiter Dr. Heinrich Grote (1888-1945) zufrieden: „Die Jahrzehnte vor der Machtergreifung durch den Nationalsozialismus haben gezeigt, daß über das Schicksal des deutschen Arztes auf dem Boden der deutschen Krankenversicherung entschieden wurde ... Der Nationalsozialismus befreite den Arzt endlich von den Fesseln, unter denen das deutsche Arzttum Jahrzehnte gelitten hatte. Mit der Errichtung der KVD durch Verordnung vom 2. August 1933 wurde die erste sich über das ganze Reich erstrekkende ärztliche Selbstverwaltungskörperschaft verwirklicht." Tatsächlich war es mit der ärztlichen Selbstverwaltung nicht weit her, denn auch Grote stellte 1943 fest, daß die KVD „ein Werkzeug geworden" sei, „dessen sich die Reichsgesundheitsführung bedient. Sie steht mit allen maßgeblichen Stellen der Partei und des Staates in Verbindung und führt im Zusammenwirken mit ihnen aus, wo es auf dem Gebiet der ärztlichen Versorgung etwas durchzuführen gibt".[10]

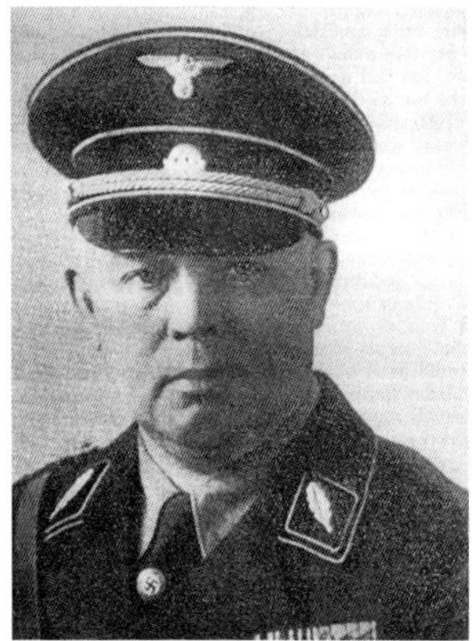
Heinrich Grote

Wie gestaltete sich die Situation der zunehmend entmachteten Krankenkassen, und wie hoch war eigentlich die Zahl ihrer Mitglieder? 1933 gab es in Deutschland 1.985 reichsgesetzlich zugelas-

6) Ebenda, S. 567 f. Wenig später, am 17.7.1934, ordnete der Reichsärzteführer Gerhard Wagner an, daß auch die „angestellten Ärzte bis spätestens 1. Oktober 1934 in die Kassenärztliche Vereinigung Deutschlands ... als Mitglieder überführt" werden sollten. Ärzteblatt für Pommern, Mecklenburg und Lübeck, 1934, S. 173.
7) RGBl., T. I, 1933, S. 1103.
8) Dick: Haus der Deutschen Ärzte.
9) Dick: Komplizenschaft.
10) Deutsches Ärzteblatt, 1.8.1943.

sene Ortskrankenkassen, 413 Landkrankenkassen, 3.184 Betriebskrankenkassen, 762 Innungskrankenkassen und 33 Knappschaftskrankenkassen. Diesen insgesamt 6.378 Krankenkassen gehörten 1933 lediglich 16.779.000 Kassenmitglieder an. Von der rund 66.030.000 Personen zählenden Gesamtbevölkerung des Deutschen Reichs waren also lediglich 25,4 Prozent versicherungspflichtige und versicherungsberechtigte Angehörige einer Krankenkasse, darunter 37,1 Prozent Frauen.[11)]

In Mecklenburg bestanden im Jahr 1933 insgesamt 33 reichsgesetzlich sanktionierte Ortskrankenkassen mit 93.002 Mitgliedern und 20 Landkrankenkassen mit 109.323 Mitgliedern; hinzu kamen 15 Betriebskrankenkassen mit 9.473 Mitgliedern und drei Innungskrankenkassen mit 560 Mitgliedern, zusammen also 71 Krankenkassen mit 212.358 Mitgliedern, darunter 67.198 Frauen (31,6 Prozent). Legt man auch hier die in der Volkszählung vom Juni 1933 für Mecklenburg ermittelte Wohnbevölkerung von 805.213 Personen zugrunde, so ist davon auszugehen, daß lediglich 26,4 Prozent der Einwohnerschaft Mitglied einer gesetzlichen Krankenkasse waren. Mit anderen Worten: Von 1.000 Einwohnern gehörten lediglich 264 Personen einer Pflichtkrankenkasse an; hinzu kamen aber nicht selten die mitversicherten Ehepartner und Kinder.[12)]

Schon Mitte April 1933 hatte das Organ der Gauleitung Mecklenburg der NSDAP unter der Überschrift „Nationalsozialistische Leitung an beiden mecklenburgischen Krankenkassen“ verlautbart, daß Hans Otto Freiberg, bislang Leiter der Kreiswaltung Rostock-Stadt der NS-Betriebszellen-Organisation, zum kommissarischen Leiter des Landesverbandes der Krankenkassen Mecklenburgs ernannt worden war.[13)] Und kurz darauf hieß es in einer Meldung der NSDAP-Gauzeitung, daß der neu ernannte Reichsarbeitsminister Franz Seldte mit einem Erlaß vom 19. April 1933 den „Parteigenossen Freiherr von Ascheberg beauftragt“ habe, „die Geschäfte des Mecklenburgischen Landkrankenkassenverbandes bis auf weiteres zu führen und zugleich die Aufgaben der Verbandsorgane zu übernehmen“.[14)] Daraufhin hatte Ascheberg „mit sofortiger Wirkung den Vorstand und den Verbandsgeschäftsführer von ihren Ämtern abgesetzt und mit der Verwaltung als kommissarischen Vorstand den Rittergutsbesitzer Herrn [Albert] von Boddien-Brüsewitz und als kommissarischen Verbandsgeschäftsführer den Geschäftsführer der Landkrankenkasse Schwerin Pg. [Max] Hiller beauftragt“.[15)] Die auch in Mecklenburg bislang vorwiegend in den Händen von Angehörigen der SPD und der Gewerkschaften liegende Leitung der Krankenkassen wurde sowohl auf Landesebene als auch in den einzelnen Orten Mecklenburgs also bereits im Frühjahr 1933 von NSDAP-Funktionsträgern übernommen.[16)]

Mit der reichsweit gültigen Verordnung über die Schaffung einer Kassenärztlichen Vereinigung Deutschlands waren auch die bisherigen mecklenburgischen Ärztevertretungen obsolet geworden. Als im August 1933 die Kassenärztliche Vereinigung Deutschlands geschaffen und der Hartmannbund in diese eingegliedert wurde, avancierte der 39jährige Rostocker Hautarzt Dr. Kurt Blome zum Amtsleiter sowohl der neugebildeten Landesstelle Mecklenburg der Kassenärztlichen Vereinigung Deutschlands als auch zum Vorsitzenden des Landesverbandes Mecklenburg des Hartmannbundes.

Die faktische Leitung der Tätigkeit der Landesstelle Mecklenburg der Kassenärztlichen Vereinigung Deutschlands wurde neben der lediglich nominellen Führung durch Kurt Blome in den ersten Jahren des Dritten Reichs vor allem vom ärztlichen Multifunktionär Mecklenburgs, dem nunmehr 68jährigen Allgemeinpraktiker Dr. Max Raspe, wahrgenommen, der der in Schwerin (Blücherstra-

11) 1929 – zu Beginn unseres Untersuchungszeitraums – hatte es im Deutschen Reich noch 7.329 Krankenkassen mit 20.173.408 Mitgliedern gegeben. In den vier Jahren bis 1933 ist die Zahl der Krankenkassen also um 13 Prozent, die Zahl der dort Versicherten um fast 17 Prozent zurückgegangen. Berechnet nach: Statistisches Jahrbuch für das Deutsche Reich, 1935, S. 5, 396 f.; Gesundheitsstatistisches Auskunftsbuch, S. 39-41.

12) Ein anderer Blickwinkel: Von jeweils 100 versicherten Einwohnern gehörten in Mecklenburg 43,8 einer Ortskrankenkasse, 51,5 einer Landkrankenkasse, 4,5 einer Betriebs- und 0,2 einer Innungskrankenkasse an. Zusammengestellt und berechnet nach ebenda.

13) Niederdeutscher Beobachter, 11.4.1933.

14) Der westfälische Jurist, Amtsverwalter und Rittergutsbesitzer Matthias von Ascheberg (1869-1945) war seit 1930 (und bis 1938) Vorsitzender bzw. Leiter des Reichsverbandes der Landkrankenkassen und Beauftragter des Reichsarbeitsministers für diesen Verband sowie seit 1933 Leiter der Arbeitsgemeinschaft der Krankenkassen-Spitzenverbände und Leiter des Ausschusses für ländliche Sozialpolitik der NSDAP.

15) Niederdeutscher Beobachter, 22.4.1933.

16) Zur weiteren Entwicklung der mecklenburgischen Krankenkassen im Dritten Reich vgl. die ausführliche Darstellung weiter unten. Zur Frühgeschichte der Krankenkassen vgl. Sieber: Die Mecklenburgischen Ortskrankenkassen, S. 9-99.

ße 13) befindlichen Geschäftsstelle der Landesstelle Mecklenburg der KVD vorstand, in der auch das mecklenburgische Arztregister geführt wurde. Raspe war schon im Kaiserreich und in der Weimarer Republik *der* mecklenburgische Ärztemultifunktionär gewesen. Er war Geschäftsführer des Mecklenburgischen Ärztevereinsbundes,[17] Geschäftsführer der Landesstelle Mecklenburg des Hartmannbundes und Geschäftsführer der 1929 errichteten, 1933 aufgelösten und dann wiederbelebten Mecklenburgischen Ärztekammer. Und nach seinem Beitritt zur NSDAP schaffte er den Sprung ins Dritte Reich und avancierte nunmehr auch zum Geschäftsführer der Landesstelle Mecklenburg der KVD.

Die Landesstelle Mecklenburg der KVD untergliederte sich – in Anlehnung an die sieben Bezirksvereine des Mecklenburgischen Ärztevereinsbundes – in zunächst ebenfalls sieben regionale Bezirksstellen, so in die

- Bezirksstelle Rostock der KVD, die von Dr. Robert Jacobs (Rostock, Kaiser-Wilhelm-Straße 8) geleitet wurde,
- Bezirksstelle Schwerin der KVD, die von Dr. Gustav Lewerenz (Schwerin, Blücherstraße 4) geleitet wurde,
- Bezirksstelle Wismar der KVD, die von Dr. Otto Lübcke (Wismar, Adolf-Hitler-Straße 36, Breite Straße 10) geleitet wurde,
- Bezirksstelle Güstrow der KVD, die von Dr. Ernst Ladisch (Güstrow, Hindenburgwall 7) geleitet wurde,
- Bezirksstelle Neubrandenburg der KVD, die von Dr. Walter Krause (Neubrandenburg, Augustastraße 6) geleitet wurde,
- Bezirksstelle Ludwigslust der KVD, die von Dr. Wilhelm Metzenthin (Ludwigslust, Schloßstraße 13) geleitet wurde, und
- in die Bezirksstelle Plau der KVD, die von Dr. Wilhelm Breßler (Waren, Lange Straße 7) geleitet wurde.[18]

Als Folge der oben zitierten „Verordnung über die kassenärztliche Vergütung" vom 19. Dezember 1933, wonach „die von den Krankenkassen ... zu entrichtenden Gesamtvergütungen" ab dem 1. Januar 1934 „nur noch an die Kassenärztliche Vereinigung Deutschlands ... abzuführen" seien, hatte die Landesstelle Mecklenburg der KVD ein Schema erarbeitet und festgelegt, mit welchen der 71 mecklenburgischen Krankenkassen die Ärzte der sieben Bezirksstellen der KVD abzurechnen hatten. Aus dieser Übersicht geht auch hervor, welche Krankenkassen im Land überhaupt bestanden. Abzurechnen hatten die in der **Bezirksstelle Rostock der KVD** erfaßten Ärzte mit den Allgemeinen Ortskrankenkassen (AOK) in Rostock, Warnemünde, Ribnitz, Schwaan, des Amtes Rostock und des Amtes Bad Doberan, mit der Ritterschaftlichen Landkrankenkasse in Rostock, mit der Landkrankenkasse Rostock, mit der Amtslandkrankenkasse Bad Doberan, mit der Betriebskrankenkasse der Zuckerfabrik in Tessin, der Betriebskrankenkasse der Brauerei Mahn & Ohlerich in Rostock und der Betriebskrankenkasse der Firma Wertheim in Rostock sowie mit der Bäcker-Innungskrankenkasse in Rostock und der Landwirtschaftlichen Betriebskrankenkasse in Hohen Luckow; die Ärzte der **Bezirksstelle Schwerin der KVD** mit der AOK Schwerin, der AOK Gadebusch-Crivitz, der Amtslandkrankenkasse Schwerin und der Landkrankenkasse Schwerin; die Ärzte der **Bezirksstelle Wismar der KVD** mit der AOK Wismar, der AOK Grevesmühlen und der AOK Schönberg, mit der Amtslandkrankenkasse Wismar, der Landkrankenkasse Grevesmühlen und der Landkrankenkasse Schönberg sowie mit den Betriebskrankenkassen der Waggonfabrik Wismar und der Maschinenfabrik Podeus (die unter Zwangsverwaltung stehende Firma war schon Mitte 1933 von Claude Dornier erworben worden, der dort im Dezember 1933 die Dornier-Werke Wismar begründete); die Ärzte der **Bezirksstelle Güstrow der KVD** mit der AOK Bützow, der AOK Gnoien-Dargun-Neukalen, der AOK Güstrow-Krakow-Laage, der AOK Malchin-Stavenhagen und der AOK Teterow, mit den Landkrankenkassen Güstrow, Stavenhagen und Teterow, mit den Amtslandkrankenkassen Bützow und Dargun, mit der Landwirtschaftlichen Betriebskrankenkasse Alt-Vorwerk und der Betriebskrankenkasse der Zuckerfabrik Stavenhagen; die Ärzte der **Bezirksstelle Neubrandenburg der KVD** mit der

17) Schon am 21.3.1933 hatte sich der Deutsche Ärztevereinsbund – und mit ihm automatisch auch der Mecklenburgische Ärztevereinsbund – dem von Hitler ernannten Reichskommissar für die ärztlichen Spitzenverbände, Dr. Gerhard Wagner, unterstellt; kurz darauf erfolgte der zwangsweise Zusammenschluß des Deutschen Ärztevereinsbundes mit dem Nationalsozialistischen Deutschen Ärztebund (NSDÄB).

18) Zusammengestellt nach: Ärzteblatt für Pommern, Mecklenburg und Lübeck, 1934, S. 9 ff.

AOK Neubrandenburg-Stargard-Woldegk, der AOK Neustrelitz, der AOK Feldberg, der AOK Wesenberg, der AOK Mirow-Mirow Dorf, der AOK Strelitz, der AOK Friedland und der AOK Fürstenberg, mit der Landkrankenkasse Neustrelitz sowie den Betriebskrankenkassen der Mecklenburgischen Friedrich-Wilhelm-Eisenbahn in Neustrelitz, der Mecklenburg-Pommerschen Schmalspurbahn AG in Friedland und der Neubrandenburg-Friedländer Eisenbahn in Berlin; die Ärzte der **Bezirksstelle Ludwigslust der KVD** mit der AOK Ludwigslust-Dömitz, der AOK Neustadt-Glewe, der AOK Parchim, der AOK Grabow, der AOK Boizenburg, der AOK Hagenow-Lübtheen und der AOK Wittenburg-Zarrentin, mit den Amtslandkrankenkassen Grabow und Hagenow, mit der Landkrankenkasse Dömitz, der Ritterschaftlichen Landkrankenkasse Wittenburg sowie den Betriebskrankenkassen der Boizenburger Plattenfabrik, der Firma Schoeller & Bausch in Neu Kaliß und der Firma Heinsius in Grabow; die Ärzte der **Bezirksstelle Plau der KVD** mit der AOK Waren, der AOK Malchow-Röbel, der AOK Plau-Goldberg und der AOK Lübz, den Landkrankenkassen Waren und Parchim-Lübz sowie der Betriebskrankenkasse Greven-Lindeneck bei Lübz. Zu diesen 71 kamen noch drei weitere Krankenkassen hinzu, „die zentral durch die Verwaltungsstelle Mecklenburg [der KVD] verrechnet“ wurden.[19)]

Die Landesstelle Mecklenburg der KVD bestand 1935 aus noch sechs und ab 1936 nur noch aus fünf regionalen Bezirksstellen. Als Leiter der Landesstelle Mecklenburg der KVD fungierte nunmehr der Allgemeinpraktiker Dr. Wilhelm Breßler, der Blome bislang in dieser Funktion vertreten hatte.[20)] Dieser Gliederung der Landesstelle Mecklenburg der KVD in fünf Bezirks*stellen* entsprach auch die Struktur der Mecklenburgischen Ärztekammer in fünf Bezirks*vereinigungen*. Die territorial dekkungsgleichen fünf Bezirksstellen der KVD und die fünf Bezirksvereinigungen der Ärztekammer wurden in Personalunion von deren Leitern (den Dres. Cassebaum, Lewerenz, Lübcke, Weishaupt und Lange) geführt. Beide Organisationskomplexe wurden in der Spitze von Dr. Wilhelm Breßler geleitet.[21)]

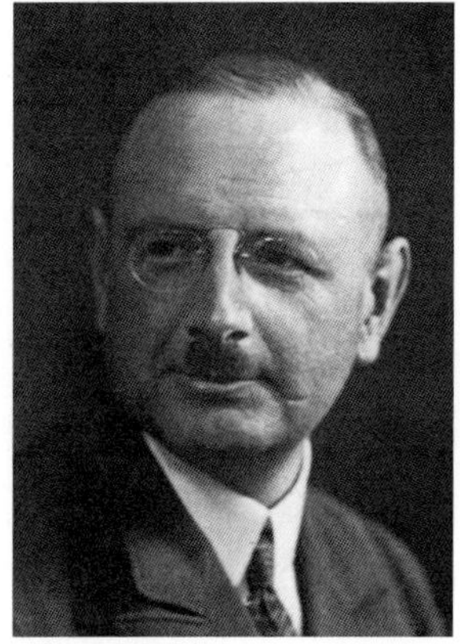
Wilhelm Breßler

Trotz dieser Gleichschaltungsbemühungen bestand hinsichtlich der Organisation der Ärzteschaft in Mecklenburg in den 30er Jahren wenn nicht ein organisatorisches Chaos, so doch zumindest ein erhebliches Durcheinander. Neben den *Verbands*strukturen der Mecklenburgischen Ärztekammer und der Landesstelle Mecklenburg der KVD mit jeweils fünf Bezirksvereinigungen bzw. Bezirksstellen bestanden die elf *staatlichen* Medizinalbezirke, die zwölf *Staatlichen* Gesundheitsämter sowie die *parteipolitischen* Ämter für Volksgesundheit bei den damals 14 Kreisleitungen der NSDAP.

In einer Hinsicht war das sonst den – auch medizinalpolitischen – Entwicklungen hinterherhinkende Mecklenburg Vorreiter: Lange bevor im November 1937 in der „Berufsordnung für die deutschen Ärzte“ ein Werbeverbot für medizinische Leistungen und ein Reklameverbot für medizinische Heilmittel, Heilverfahren oder Gerätschaften verfügt werden sollte,[22)] erließ das Mecklenburgische Staatsministerium unter Bezugnahme auf das Vorläufige Gesetz über die Gleichschaltung der Länder mit dem Reich – sicher nicht ohne Grund – schon am 13. Dezember 1933 ein detailliertes **„Gesetz über öffentliche Ankündigung auf dem Gebiete des Heilwesens“**. Darin hieß es, daß „die öffentliche Ankündigung oder Anpreisung von Gegenständen, Vorrichtungen, Mitteln, Verfahren oder Behandlungen, die zur Verhütung, Linderung oder Heilung von Menschen- oder Tierkrankheiten bestimmt sind“, in den Fällen verboten war, „wenn den Gegenständen, Vorrichtungen, Mitteln, Verfahren oder Behandlungen besondere, über ihren wahren Wert hinausgehende Wirkungen, insbesondere durch prahlerische Versprechungen über Heilerfolge, beigelegt werden“.[23)]

---

19) Dies waren die Reichsbahn-Betriebskrankenkasse in Schwerin, die Post-Betriebskrankenkasse in Schwerin und die Betriebskrankenkasse der Mecklenburgischen Depositen- und Wechselbank ebenfalls in Schwerin. Zusammengestellt nach: Ärzteblatt für Pommern, Mecklenburg und Lübeck, 1934, S. 10 f., 34.

20) Vgl. dazu: Reichs-Medizinal-Kalender, 1935, S. 39 ff.; ebenda, 1937, S. 47.

21) Vgl. dazu ebenda, S. 47; vgl. auch: Ärzteblatt für Pommern und Mecklenburg-Lübeck, 1936, S. 164.

22) Vgl. dazu weiter unten.

23) Regierungsblatt für Mecklenburg, 1933, S. 338; abgedruckt auch in: Reichsgesundheitsblatt, 1934, S. 228.

Nach diesem Gesetz, das einerseits dem „Verbraucherschutz" dienen, andererseits zugleich „unlauteren Wettbewerb" innerhalb der Ärzteschaft verhindern und darüber hinaus unseriösen Heilbehandlern, Quacksalbern oder Kurpfuschern das Handwerk legen sollte, war jegliche Werbung generell verboten, „wenn die Art der Ankündigung oder Anpreisung geeignet" schien, „irrezuführen, zu belästigen oder zu beunruhigen, wenn die Gegenstände, Vorrichtungen, Mittel, Verfahren oder Behandlungen ihrer Beschaffenheit nach geeignet sind, die Gesundheit zu schädigen", oder „wenn Mittel empfohlen werden, die nur auf ärztliche ... Anweisung verabfolgt werden dürfen oder dem freien Verkehr außerhalb der Apotheken entzogen sind, sofern die Ankündigung oder Anpreisung die Abgabe außerhalb der Apotheken bezweckt".[24] Darüber hinaus war jede Reklame im Medizinalbereich untersagt, „wenn mit der Ankündigung eine Veröffentlichung von Empfehlungen, Danksagungen [oder] Bestätigung von Heilerfolgen verbunden" war, „wenn eine Behandlung, die nicht auf Grund eigener Wahrnehmung an dem zu Behandelnden erfolgt, angeboten wird (Fernbehandlung)" oder „wenn zur Täuschung und Irreführung geeignete Angaben über Vorbildung und Befähigung des Anzeigenden gemacht werden". Dabei stand es öffentlichen Ankündigungen gleich, wenn in diesen „auf Druckschriften oder sonstige Mitteilungen verwiesen wird, die eine Ankündigung oder Anpreisung der ... genannten Gegenstände, Vorrichtungen, Mittel, Verfahren oder Behandlungen enthalten". Zuwiderhandlungen gegen dieses gesetzliche Werbeverbot wurden „mit Geldstrafe bis zu 150 RM oder mit Haft bestraft", wobei es keines Gerichtsverfahrens bedurfte, weil die Strafe „durch polizeiliche Strafverfügung festgesetzt werden" konnte.[25]

Ein Jahr nach der reichsweiten Machtübernahme der NSDAP und der Etablierung des Dritten Reichs hatte sich die wirtschaftliche Situation in Mecklenburg in Teilbereichen durchaus verbessert. So war die Arbeitslosigkeit in Mecklenburg im Verlauf des Jahres 1933 wesentlich stärker zurückgegangen als im Reichsdurchschnitt.[26] Die daraus resultierende Aufbruchsstimmung spiegelte sich auch in der Berichtszusammenfassung des obersten mecklenburgischen Medizinalbeamten Karl-Erich Marung wider, der inzwischen auch als Mitglied des Reichsgesundheitsrates berufen und zum Direktor des Mecklenburgischen Landesgesundheitsamtes ernannt worden war. Es ist aus heutiger Sicht erstaunlich, wie detailliert, kleinteilig und umfassend die Beobachtungen beim Auftreten von Infektionskrankheiten waren, was auf eine hohe Aufmerksamkeitsspanne bei den praktischen Ärzten und den Kreisgesundheitsbehörden hindeutet.[27]

„Übersicht über die gesundheitlichen Verhältnisse in Mecklenburg-Schwerin im Jahre 1933
I.
Der Gesundheits- und Ernährungszustand der Bevölkerung ist als befriedigend, teilweise sogar als gut zu bezeichnen.
Auch die Wohnungsverhältnisse haben sich weiterhin gebessert, so daß nur noch ausnahmsweise berechtigte Klagen laut werden. Die Bautätigkeit hat zugenommen, es sind eine große Anzahl von Kleinwohnungen neu geschaffen worden. Die Aufteilung von Gütern und die Seßhaftmachung von Siedlern wurde im Berichtsjahre in Mecklenburg mit besonderem Eifer in großem Umfange durchgeführt.
Die Hygiene des täglichen Lebens hat nach den Berichten mehrerer Kreismedizinalräte auch auf dem Lande in Folge der unablässigen Aufklärungsarbeit der beamteten Ärzte und ihres Hilfspersonals gute Fortschritte gemacht. Bettennot und Mangel an Wäsche und Kleidung wird leider noch auf dem Lande stellenweise beobachtet. Es steht aber zu hoffen, daß wie zunächst schon in den Städten auch hier durch die weitere Tätigkeit des Winterhilfswerks bald Abhilfe geschaffen wird.

---

24) „Ankündigungen in wissenschaftlichen Zeitschriften werden hierdurch nicht betroffen." Ebenda.
25) Ebenda.
26) Im Januar 1933 waren in Mecklenburg offiziell 46.161 Personen arbeitslos gemeldet, im gesamten Deutschen Reich dagegen 6.013.612. 1933 lag die Arbeitslosenquote der Erwerbspersonen in Mecklenburg bei 10,2 Prozent, im Reichsdurchschnitt dagegen bei 17,4 Prozent. Schon im Dezember 1933 wurden in Mecklenburg nur noch 9.219 Arbeitslose registriert, was einem Rückgang von 80 Prozent in nur zwölf Monaten entsprach. Im Reichsmaßstab ist die Arbeitslosenzahl im gleichen Zeitraum um nur 57 Prozent zurückgegangen. Berechnet nach: Statistisches Jahrbuch für das Deutsche Reich, 1935, S. 27, 319.
27) Folgender Bericht ist zitiert nach: LHAS, 5.12-7/1, Nr. 9601.

II.
Es wurden folgende anzeigepflichtige Krankheiten gemeldet:[28]

Diphtherie 209 (214) Fälle
Fleisch-, Fisch- und Wurstvergiftungen 8 (0) Fälle
Gehirnentzündung 6 (4) Fälle
Genickstarre, übertragbare 14 (14) Fälle
Kindbettfieber 20 (45) Fälle
Kinderlähmung 15 (32) Fälle
Malaria 3 (1) Fälle
Paratyphus 35 (54) Fälle
Ruhr 96 (94) Fälle
Scharlach 1.897 (1.729) Fälle
Trachom 30 (16) Fälle
Tuberkulose, insgesamt 910 (1.065) Fälle
davon
a. offene Lungen- und Kehlkopftuberkulose 539 (572) Fälle
b. geschlossene Lungentuberkulose 207 (290) Fälle
c. andere Formen der Tuberkulose 164 (203) Fälle
Unterleibstyphus 117 (88) Fälle

Mecklenburg blieb im verflossenen Jahr von dem in Westdeutschland beobachteten Ansteigen der Diphtheriekurve noch verschont, es war sogar – besonders in der südlichen Hälfte des Landes – ein noch weiteres geringes Absinken der Erkrankungsziffern auf 209 Fälle zu verzeichnen. Im Vergleich zu den Untersuchungszahlen von 1918 – damals wurden aus 22.723 Rachenschleimproben 6.360 positive Kulturen gewonnen! – erscheinen die Ergebnisse von 1933: bei im ganzen 5.808 Einsendungen 316 positive Befunde (nicht Erkrankungsfälle) – erstaunlich gering ... Von 1928 an schien ein neuer Anstieg zu beginnen, der aber nur vorgetäuscht war durch einige kleine Epidemien in Kinderheimen mit sehr vielen Bazillenträger-Untersuchungen; das letzte Jahr brachte jedenfalls wieder einen bedeutenden Rückgang der Erkrankungsziffern. Nur das Essener Kindererholungsheim in Graal wurde wiederholt von Erkrankungen heimgesucht, im ganzen 15 Fälle, alle leichter Art, aber sehr hartnäckig im Bazillentragen. Eine der Kinderpflegerinnen, in deren Gruppe die ersten Fälle vorkamen, erwies sich als Keimträgerin.

Die größte Zahl der Aufnahme- und Umgebungsuntersuchungen im Landesgesundheitsamt stellte mit 2.348 Proben wieder das Landeskinderheim in Güstrow. Die ständig wechselnde Belegschaft der Anstalt, die gewissermaßen eine große Herberge für meist polnische Wanderarbeiterkinder darstellt, bedarf strenger gesundheitlicher Überwachung. Früher herrschte durch Jahre hindurch eine immer wieder aufflackernde Diphtherieepidemie, die jetzt dank der regelmäßig durchgeführten Aufnahmeuntersuchungen überwunden zu sein scheint. Eine Reihe von Bazillenträgern – 19 im Laufe des Berichtsjahres – konnte festgestellt und abgesondert werden.

Das Landesgesundheitsamt machte es sich seit Jahren zur Regel, bei jeder diagnostischen Untersuchung auf Diphtheriebazillen auch Blutplattenkultur und mikroskopische Prüfung eines Ausstrichpräparates anzuwenden. So wurde manche nicht vermutete Plaut Vincent Angina entdeckt, oder der Befund einer Reinkultur von hämolytischen Streptokokken oder anderem dem Arzt als Anhaltspunkt für Beurteilung und Behandlung des Falles übermittelt. Die verwertbaren Ergebnisse der diesjährigen Untersuchungen waren:

87 mal die fuso-spirilläre Symbiose der Plaut Vincent Angina,
604 mal hämolytische Streptokokken,
157 mal vergrünende Streptokokken,
96 mal Staphylokokkus pyogenes aureus,
7 mal Pneumokokken,
1 mal Streptokokkus mucosus,

28) Die Zahlen in Klammern beziehen sich auf das Vorjahr, also auf 1932.

5 mal Influenzabazillen,
12 mal Oidium albicans,
3 mal Leptothrix.

Die eigenartige Leptothrixangina, eine chronische Tonsillenerkrankung mit hartnäckigen weißen Belägen, bei der das mikroskopische Bild des Ausstriches ganz beherrscht erscheint vom Geflecht der Leptothrixfäden, wurde in drei Fällen beobachtet. Auffällig war es wieder, wie häufig bei klinischem Befund von Membranen in Rachen und Nase – oder auf Wunden – in den Kulturen auch bei wiederholten Untersuchungen nur Staphylokokkus pyogenes aureus zur Entwicklung kam. Die Streptokokkenfunde stammten zum Teil aus Kontrolluntersuchungen von 180 Scharlachfällen. Nur eine kleine Zahl von Ärzten legt allerdings noch Wert auf diese Untersuchungen.

Vier zum Teil schwere Erkrankungen an Botulismus kamen in einer Ortschaft des Medizinalbezirks Waren in Folge des Genusses von ‚Preßkopf' zur Beobachtung. Eine dieser Erkrankungen endete tödlich.

Die Erkrankungen an Kindbettfieber sind fast um die Hälfte zurückgegangen. Ob etwa ein Zurückgehen der Fehlgeburten mit ihren heimlichen, oft zur Erkrankung führenden Eingriffen die Ursache hierfür ist, wird sich erst nach einer längeren Beobachtungszeit feststellen lassen. Diese Vermutung hat aber im Hinblick auf die bevölkerungspolitische Einstellung des Dritten Reiches, das Eheschließung und Wille zum Kinde tatkräftig fördert, viel für sich.

Die Zahl der Erkrankungen an Kinderlähmung, die im Vorjahr ungewöhnlich hoch war, hielt sich im Berichtsjahre mit 15 Fällen in den gewohnten Grenzen.

Bei den drei Malaria-Erkrankungen handelte es sich um alte, wieder zur Behandlung gekommene, in den Tropen erkrankte Fälle.

Der Paratyphus ist weiterhin wieder ganz erheblich zurückgegangen. Zu einer Familienerkrankung von sechs Personen kam es unter dem Bilde einer Wurstvergiftung in der Ortschaft Jabel. Bakteriologisch wurde der Breslau-Bazillus festgestellt.

Die Zahl der Ruhrerkrankungen belief sich nur auf $^{2}/_{3}$ des Vorjahres. Im Landeskinderheim in Güstrow traten zehn zusammenhängende Fälle von E-Ruhr auf. Im Kinderheim der Berliner Verkehrsgesellschaft im Ostseebad Graal erkrankten 14 Kinder an Y-Ruhr, bei weiteren 47 Kindern wurden außerdem Y-Ruhrbazillen festgestellt.

Die Scharlacherkrankungen haben weiterhin zugenommen, nur in der Stadt Rostock ist die Zahl der Erkrankungen wesentlich gesunken. Während die große Scharlachwelle, die das dünn bevölkerte Land Mecklenburg erst später als das übrige Reich getroffen hat, sich somit noch auf dem Höhepunkte der Erkrankungszahlen befindet, hat die sich an Einwohnerzahl der Großstadt nähernde Stadt Rostock den Gipfel der Durchseuchung bereits hinter sich. Es ist danach anzunehmen, daß auch die Erkrankungszahlen in den anderen Teilen des Landes nun allmählich wieder zurückgehen werden. Der Verlauf der Erkrankungen war durchweg sehr leicht. Die Sterblichkeit betrug etwa ein Prozent.

Auffallend ist die hohe Zahl der Trachomerkrankungen, die sich seit dem Vorjahr fast verdoppelt hat. Unter den 30 Erkrankungen betreffen 20 Wanderarbeiter, die aus den osteuropäischen Ländern stammen und meist auf Gütern im Medizinalbezirk Waren arbeiten. Vier Fälle mit deutschen Namen werden als Verdachtsfälle gemeldet. Immerhin aber bleiben noch sechs Fälle, die Einheimische betreffen, eine hier ungewohnte Beobachtung, da Trachom bei den Einheimischen sonst kaum vorkommt. Lassen sich aus dieser kleinen Zahl auch noch keine Schlüsse ziehen, so ist doch erhöhte Aufmerksamkeit erforderlich. Die Kreismedizinalräte sind deshalb angewiesen worden, jede Meldung der Erkrankung eines Einheimischen nachzuprüfen und bei Bestätigung der Diagnose sorgfältig nach der Ansteckungsquelle zu forschen.

Die Meldungen der Erkrankungen an offener und geschlossener Lungentuberkulose sind etwas zurückgegangen. Das dürfte auch wohl dem tatsächlichen Stand der Krankheit entsprechen. Ist aber schon die Spalte ‚geschlossene Lungentuberkulose' eine unsichere Angabe, so ist es die Spalte ‚andere Formen der Tuberkulose' noch mehr. Wohl sind einige der hierunter fallenden Formen der Tuberkulose wie Knochen-, Gelenk- und Hauttuberkulose leidlich gut faßbar, andere dagegen wie die Drüsentuberkulose sehr umstritten. Wenn der größte Medizinalbezirk des Landes, Rostock, bei 177 Meldungen von offener Lungentuberkulose 95 Fälle von Tuberkulose anderer Organe (darunter 61 Fälle von Drüsentuberkulose) meldet, der zweitgrößte Bezirk Schwerin dagegen bei 93 Meldungen von offener Lungentuberkulose nur sechs Fälle von Tuberkulose anderer Organe (darunter nur ein Fall von Drüsentuberkulose), so zeigen diese Unterschiede deutlich die verschiedene Beurteilung der Krankheitsfälle und die Unsicherheit der Statistik. Wenn auch diese durch das mecklenburgische Tuberkulosegesetz geforderte weitgehende Meldepflicht in der praktischen Bekämpfung der Tuberkulose gute Dienste leistet, so gibt sie in statistischer Beziehung doch keine zuverlässigen Ergebnisse.

Die Zahl der Erkrankungen an Unterleibstyphus ist in Mecklenburg im Vergleich mit den anderen deutschen Ländern trotz des sehr erheblichen Rückganges in den letzten Jahren immer noch sehr hoch. Im Berichtsjahre wurden wieder sieben Typhus- und drei Paratyphusbazillendauerausscheider aufgefunden. Es befanden sich darunter neun Frauen, die zu 75 Prozent im Großmütteralter waren. Ihre Opfer waren die Enkelkinder oder im Haushalt beschäftigte junge Leute. Es sind z. Zt. 174 Dauerausscheider im Lande bekannt, die regelmäßig von den Kreismedizinalräten überwacht werden. Zu gehäuften Typhuserkrankungen kam es in den Ortschaften Jabel (8 Fälle), Uelitz (7 Fälle) und dem altbekannten Typhusort Gülzow (11 Fälle). Die in Gülzow ansässige polnische Schnitterin Warcziniak, die seit Jahren als Keimträgerin bekannt ist, wurde auf Grund der letzten Typhusvorkommnisse als lästige Ausländerin ausgewiesen. Auch in dem Dorfe Lüssow, das zwei Dauerausscheider beherbergt, kamen wieder zwei Erkrankungen vor. In den beiden letztgenannten Ortschaften werden seit Beginn des Berichtsjahres alle Einwohner gegen Typhus schutzgeimpft. Die Gemeindevorstände müssen auf Anordnung des Landrats fortlaufend und vierteljährlich alle neu Zugezogenen und die Kinder, die das erste Lebensjahr überschritten haben, dem Kreismedizinalrat melden, der dann alsbald die Impfungen vornimmt. Impfungsverweigerungen sind bisher nicht vorgekommen oder konnten leicht behoben werden. In manchen Fällen wurde eine Schutzimpfung schon von Einwohnern selbst gefordert.

Regelmäßig werden alljährlich in den letzten Jahren eine Reihe von Bang-Infektionen gemeldet, und zwar wurden seit 1928 im Landesgesundheitsamt festgestellt, 7, 15, 19, 20, 26 und im Berichtsjahre 21 Erkrankungen. Die Krankheit tritt auf an den verschiedensten Orten, über das ganze Jahr verteilt, zu 80 Prozent auf dem Lande, wo die Berührung mit krankem Vieh größere Gelegenheit zur Übertragung bietet. Zwei Frauen und drei Kinder waren diesmal unter den Kranken, die sich im übrigen hauptsächlich aus den Landarbeiter- und Ackerbürgerkreisen zusammensetzten. Bei manchen Kranken traten mehrfach Rückfälle auf, und die wiederholten Nachuntersuchungen des Blutes ergaben oft über Jahresfrist hinaus hohe Agglutinationswerte. Zur Behandlung der Krankheit wurde mehrmals Vaccine aus Brucella hominis hergestellt.

III.

Von Januar bis März herrschte eine Grippeepidemie, deren Verlauf durchweg leicht war, doch mußten in Rostock einzelne Schulklassen geschlossen werden. Die Sterblichkeit war sehr gering und betraf hauptsächlich nur Greise.

Auch im übrigen traten die Alterskrankheiten als Todesursache bei der fortschreitenden Überalterung der Bevölkerung immer mehr in den Vordergrund. Der hohe Prozentsatz der hochbetagt Verstorbenen an den Gesamtsterbefällen ist geradezu erstaunlich.

Weitere bemerkenswerte Beobachtungen über sonstige Erkrankungen und bedrohliche Erscheinungen sind im Berichtsjahre nicht zu verzeichnen.

IV.

a. Der Ernährungs- und Gesundheitszustand der Säuglinge und Kleinkinder ist als befriedigend bis gut zu bezeichnen. Die meisten Mütter stillten ihre Kinder selbst.

Skrophulose und Rachitis kommen kaum noch vor. Blutarmut ist selten. Eine Zunahme der Tuberkulose im Säuglings- und Kleinkindesalter wurde nicht beobachtet.

Ein großes Angebot verhältnismäßig guter Pflegestellen hat mehr und mehr zur Unterbringung gesunder Kinder in Familienpflege statt in Kinderheimen geführt.

b. Der Ernährungs- und Kräftezustand der Schulkinder ist seit Jahren unverändert günstig geblieben. Das betont auch wieder der Rostocker Stadtschularzt [Prof. Dr. Walter Brunn], der dieser Frage durch sorgsame Feststellungen seit vielen Jahren seine besondere Aufmerksamkeit zugewandt hat. Skrophulose, Rachitis und Blutarmut wurden selten beobachtet und sind offenbar weiter im Rückgang.

Impetigo wurde wie im Vorjahre häufiger beobachtet. Dagegen gehörten andere Schmutzkrankheiten, wie Kopfläuse und Krätze zu den Seltenheiten.

Von den akuten Infektionskrankheiten standen Masern und Scharlach bei weitem im Vordergrund, so daß in einigen Landschulen zeitweise Schulschließung erforderlich wurde.
Die Verschickung zu Kur- und Erholungszwecken war durch die wirtschaftlichen Verhältnisse stark beschränkt. Solbadekuren und Aufenthalt in Waldschulen traten nach Möglichkeit an ihre Stelle.
Die körperliche Ausbildung und Kräftigung durch Turnen und Sport, Übungen und Wanderungen wurde in erhöhtem Maße gefördert.
c. Der Ernährungs- und Kräftezustand der Jugendlichen kann als voll befriedigend bezeichnet werden.
Überall zeigte sich der günstige Einfluß der nationalsozialistischen Jugendbewegung im Zurückgehen der Vergnügungssucht und sittlichen Verwilderung. Auch der Alkohol- und Tabakmißbrauch soll abgenommen haben. Zu Turnen und Sport wird reichlich Gelegenheit gegeben und fleißig davon Gebrauch gemacht."[29]

Die von Dr. Karl-Erich Marung zu einer Gesamtbilanz des Landes zusammenzustellenden Berichte der einzelnen Kreisärzte stimmten mit dem Selbstverständnis und den Wahrnehmungen des obersten mecklenburgischen Medizinaldezernenten anscheinend nicht überein. In einem Aufsatz in der „Zeitschrift für Medizinalbeamte" versuchte Marung 1933, die Mecklenburg betreffenden Zustände zu relativieren und in einem besseren Licht erscheinen zu lassen. Er begann recht persönlich: „Fünfundzwanzig Jahre bin ich in Mecklenburg-Schwerin als praktischer Arzt und während des größten Teils dieses Zeitraums gleichzeitig auch als stellvertretender Kreisarzt tätig gewesen und habe während dieser Zeit immer den Eindruck gehabt, in einem verhältnismäßig gesunden Lande zu leben, dessen Bevölkerung sich durchweg einer guten Gesundheit erfreut und für Infektionskrankheiten keineswegs besonders anfällig ist. Ein ganz anderes Bild bietet sich mir in den letzten sechs Jahren, seitdem ich als Sachbearbeiter für das Medizinalwesen Mecklenburg-Schwerins in das Ministerium für Medizinalangelegenheiten berufen wurde, wenn ich auf die mir vorliegenden und von mir zu beachtenden Statistiken des Reichsgesundheitsblattes sehe. Sie schauen mich fast vorwurfsvoll an und scheinen nicht abgeneigt, Anklage gegen die Medizinalverwaltung des Landes wegen der hohen Zahlen der meisten wichtigeren Infektionskrankheiten für Mecklenburg-Schwerin zu erheben. Haben sie wirklich recht, diese toten Zahlen? Muß man sich nur an sie halten, und darf man auf seine langjährigen persönlichen Erfahrungen gar nichts geben?" Marung war „nicht der Meinung" und versuchte, „den Gründen nachzugehen, die unsere Statistik der meldepflichtigen Krankheiten so hoch erscheinen lassen".[30]

Zunächst konnte er befriedigt feststellen, daß die Zahl der Diphtherieerkrankungen in Mecklenburg „erheblich unter dem Reichsdurchschnitt" lag (im Reich elf auf 10.000 Einwohner, in Mecklenburg dagegen 6,4). Dies sei „aber auch der einzige statistische Lichtblick", denn „bei den übrigen häufiger auftretenden meldepflichtigen Krankheiten schneidet die Landesstatistik [von Mecklenburg-Schwerin] sehr schlecht ab". So seien die Erkrankungen an Genickstarre doppelt so hoch wie der Reichsdurchschnitt, bei Scharlach nehme Mecklenburg die zweithöchste Erkrankungsrate im Reich ein, „die Erkrankungsmeldungen an Unterleibstyphus betragen mit 1,9 fast das Zweieinhalbfache, die Paratyphuserkrankungen mit 1,4 das Doppelte und die Ruhrerkrankungen mit 1,1 sogar fast das Dreifache des Reichsdurchschnitts ... Und die Zahl für Gehirnentzündung (Encephalitis epidemica) übersteigt mit 0,4 gar das Zehnfache der preußischen Statistik ... Also anscheinend furchtbare Gesundheitsverhältnisse". Dennoch ergebe ein Blick „in die Wirklichkeit ein wesentlich anderes Bild". Nunmehr untersuchte Marung für jedes einzelne Krankheitsbild die scheinbar hohen Mortalitätszahlen und fand für Mecklenburg letztendlich zwei Ursachen für die dort nur scheinbar hohen und tatsächlich keineswegs alarmierenden Werte. Einen Grund sah er in den – im Unterschied zu anderen deutschen Staaten – strengen Regelungen der mecklenburgischen Meldepflicht und der Sorgfalt der dort tätigen Mediziner. „Die praktischen Ärzte arbeiten durchweg in ausgezeichneter Weise mit den Kreismedizinalräten zusammen, sie kennen die beamteten Ärzte in unseren kleinen, leicht

29) Für das damalige Land Mecklenburg-Strelitz, in dem 1925 rund 15 und 1933 fast 17 Prozent der Einwohner beider Mecklenburg lebten, liegen leider keine entsprechenden Lageberichte vor; zu vermuten sind jedoch ähnliche Zustände.

30) Marung: Zur Bewertung der Statistik, S. 255 f.

übersehbaren Verhältnissen persönlich gut und würden darum nicht nur aus Gründen der Berufspflicht, sondern auch aus persönlicher Rücksicht auf den Kreismedizinalrat und seine Arbeit in der Seuchenbekämpfung die Meldung nicht unterlassen." So würden „nicht selten auch Verdachtsmeldungen von Krankheiten gemacht, für die der Verdacht gar nicht meldepflichtig ist. Wird die Diagnose im Laufe der Krankheit nicht sicherer, so bleiben diese Fälle gemeldet und werden der Statistik zugezählt. So erhöhen sich die Zahlen nicht unbeträchtlich, ... so daß jeder einzelne Fall die Statistik eines kleinen Landes nicht unerheblich belastet". In Mecklenburg würden eben nicht nur akute oder bereits virulente Krankheiten registriert, sondern seit 1928 auch die Verdachtsfälle auf eine solche Krankheit. Die „strenge Durchführung der Meldepflicht" trage so „wesentlich zum Zustandekommen der hohen Zahl der Krankheitsanzeigen für ... Infektionskrankheiten bei". Im Unterschied zu anderen Ländern würden in Mecklenburg „selbst die leichtesten Erkrankungen und Verdachtsfälle zur Meldung kommen. Wir nehmen diese Belastung der Statistik gern in Kauf, denn die sorgfältige Meldung auch der leichten Erkrankungen und Verdachtsfälle ermöglicht uns in erster Linie eine erfolgreiche Bekämpfung". Beispielhaft dafür seien etwa „die Verhältnisse für die Erkrankungen und Todesfälle an Ruhr". Hier haben die Meldungen „infolge der erhöhten Aufmerksamkeit der Ärzte auf diese Krankheit und der dadurch veranlaßten vermehrten bakteriologischen Untersuchungstätigkeit in den letzten Jahren erheblich zugenommen". Und auch bei den Gehirnentzündungen liege die Ursache „der außerordentlich hohen Zahl von Erkrankungsmeldungen in Mecklenburg-Schwerin offenbar in dem Umstande, daß die Ärzte des Landes zum Teil ihre Aufmerksamkeit der Encephalitis epidemica in besonderem Maße zugewandt haben". Als letztes von weiteren Beispielen führte Marung die Tuberkulose an, die in anderen deutschen Ländern nur in ihrer ansteckenden Form gemeldet würde. Aber das mecklenburg-schwerinsche Gesetz zur Bekämpfung der Tuberkulose vom Februar 1924 verlange „von den Ärzten [nicht nur] die Meldung jeder Erkrankung und jedes Todesfalls an Tuberkulose", sondern „auch die nichtansteckungsfähigen Erkrankungen an Lungentuberkulose und die Tuberkulose anderer Organe" seien hier „im Interesse einer umfassenden Bekämpfung der Seuche meldepflichtig gemacht worden". Auch das „bedeutet eine Vermehrung der Meldungen".[31)]

Den zweiten Grund für die scheinbar hohen Erkrankungszahlen sah Marung in der Anwesenheit von ausländischen, vor allem polnischen Arbeitskräften, die ja eigentlich nicht zur mecklenburgischen Bevölkerung zu zählen seien, deren Erkrankungen jedoch die mecklenburgischen Statistiken belasten würden. So konnten etwa vermehrt „Typhuserkrankungen bei polnischen Wanderarbeitern" festgestellt werden; unter den in Mecklenburg registrierten Typhusfällen befände sich „eine unverhältnismäßig große Zahl von Erkrankungen dieser Arbeiter ... Nachdem der Zuzug der Polen für das Jahr 1932 völlig gesperrt war, ist die Zahl der Typhuserkrankungen, der Erwartung entsprechend, erheblich zurückgegangen". Hinzu komme, daß sich „sämtliche Medizinalbeamte des Landes darin einig" seien, „daß die mecklenburgische Bevölkerung eine außerordentlich geringe Neigung zum Trachom hat". Und „tatsächlich betreffen die Meldungen [zu Trachomerkrankungen] fast ausnahmslos polnische Schnitter". Zusammenfassend stellte Marung heraus, daß die nur scheinbar hohen Zahlen von meldepflichtigen Erkrankungen in Mecklenburg auf die hier strenger als anderswo gehandhabte Gesetzgebung, die Sorgfalt der dortigen Ärzte und die von auswärts eingeschleppten Infektionen zurückzuführen seien. Die mecklenburgischen Zahlen sprächen „nicht für mangelhafte Kultur und ungünstige gesundheitliche Verhältnisse, wie man auf den ersten Blick annehmen könnte, sondern sind vielmehr zu bewerten als Zeichen einer sorgsamen Arbeit der Ärzte und Kreismedizinalräte des Landes auf dem Gebiete der Gesundheitsfürsorge".[32)]

Ein Jahr nach der reichsweiten Machtübernahme der NSDAP erließ Dr. Kurt Blome in seiner Eigenschaft als Leiter der Verwaltungsstelle Mecklenburg der Kassenärztlichen Vereinigung Ende Januar 1934 eine Anordnung an die mecklenburgische Ärzteschaft. Darin hieß es: „Jeder arische Kassenarzt ist verpflichtet, abwesende SA-, SS- und HJ-Ärzte auf Anforderung zu vertreten, soweit die dienstliche Inanspruchnahme dieser Ärzte es erfordert." Diese Vertretungen waren von den Vertretenen in der Regel zu vergüten; ohne Vergütung blieb die Vertretung jedoch, wenn der zu Vertretende „an Sitzungen der ärztlichen Standesorganisation oder der Kassenärztlichen Vereinigung Deutschlands" teilnahm. „Es wird von jedem arischen Kollegen erwartet, daß er auf alle Fälle dieser Vertretung ent-

31) Ebenda, S. 257-262.
32) Ebenda, S. 258, 260, 263.

spricht. [Die] Ablehnung einer solchen Vertretung verstößt gegen die Standespflicht der Ärzte."[33] Aus dieser Anordnung, die nicht zuletzt den bereits in Berlin tätigen und deshalb in Mecklenburg ständig zu vertretenen Blome selbst betraf, wird darüber hinaus zweierlei deutlich: zum einen, daß es mittlerweile eine erhebliche Zahl von Ärzten gegeben haben muß, die haupt- oder nebenamtlich in NS-Organisationen tätig war, und zum anderen, daß es bereits vor Erlaß der erst im April 1936 in Kraft tretenden Reichsärzteordnung ein tatsächlich bestehendes Befehls- und Unterstellungsverhältnis der Kassenärzte unter die Kassenärztliche Vereinigung und deren Funktionäre gegeben hat.

Zeitlich parallel zu den Querelen um die im Mai 1929 gebildete und im April 1934 vorerst aufgelöste Mecklenburgische Ärztekammer[34] war mit der Verordnung vom 2. August 1933 über die Etablierung der Kassenärztlichen Vereinigung Deutschlands die Voraussetzung für den Erlaß einer neuen **Zulassungsordnung** für Kassenärzte geschaffen worden. Diese, das bisherige Kassenarztrecht weiter erheblich verändernde Verordnung erging am 17. Mai **1934**. Die Zuständigkeit für die Zulassung eines Kassenarztes lag danach nunmehr bei dem für jede Verwaltungsstelle der KVD einzurichtenden „Zulassungsausschuß" des jeweiligen Arztbezirkes. Die Mitglieder dieser regionalen Zulassungsausschüsse – jeweils ein Vorsitzender und zwei Beisitzer – wurden vom Reichsführer der KVD berufen und abberufen. Eine Beteiligung von Vertretern der Krankenkassen war nicht mehr vorgesehen.[35] Nicht mehr die Krankenkassen befanden also ab jetzt über die Zulassung eines Arztes, sondern allein die KVD und ihre regionalen Filialen, die in kurzer Zeit mit NS-konformen Medizinern besetzt wurden. Reichsärzteführer Gerhard Wagner begrüßte das neue Zulassungsrecht und meinte, daß „die neue Zulassungsordnung den weltanschaulichen Grundlagen des Nationalsozialismus gebührend Rechnung" trage. Nunmehr sei „die Unabhängigkeit des Arztes von den Trägern der Sozialversicherung" erreicht, der „Frieden zwischen Krankenkassen und Ärzten gesichert" und die „Zulassung zur kassenärztlichen Tätigkeit in die Hände des Berufes selbst gelegt" worden.[36] In Mecklenburg wurde der Zulassungsausschuß zunächst von Dr. Kurt Blome und seinem Stellvertreter Dr. Max Raspe aus Schwerin geleitet, denen Dr. Otto Lübcke aus Wismar und Dr. Robert Jacobs aus Rostock als Beisitzer assistierten.[37]

Was war neu an der neuen Zulassungsordnung? Zunächst die Einrichtung von insgesamt 33, territorial das gesamte Deutsche Reich abdeckenden Arztregisterbezirken, deren Verwaltungsstellen mit der Führung der regionalen Arztregister beauftragt wurden. Die Landesstelle Mecklenburg wurde nominell von Dr. Kurt Blome geleitet, der jedoch nach seinem Wechsel in das Hauptamt für Volksgesundheit der NSDAP nach Berlin seit September 1934 ständig von Dr. Wilhelm Breßler vertreten wurde.

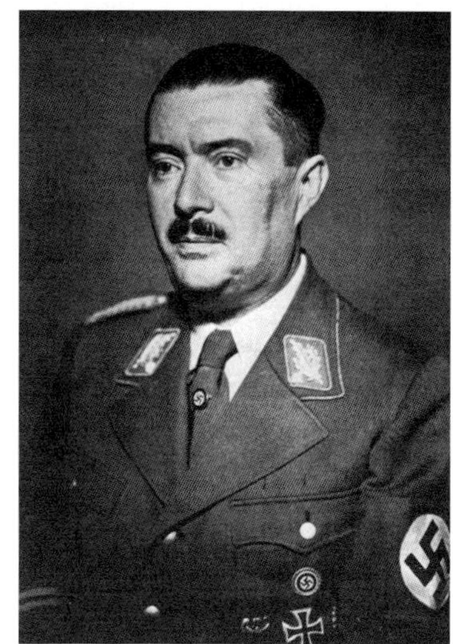
Gerhard Wagner

Vorgesehen war, daß „ein Arzt, der zugelassen werden will, im Arztregister eingetragen sein" mußte. Die Arztregister wurden in den regionalen Verwaltungs- bzw. Landesstellen der KVD geführt. Das Zulassungsverfahren gestaltete sich in Mecklenburg dergestalt, daß „die im Arztregister stehenden, [noch] nicht zugelassenen Ärzte nicht mehr automatisch zugelassen werden, sondern daß es dazu eines besonderen Antrages bedarf ... Vor jeder Zulassungssitzung des Zulassungsausschusses erfolgt eine Bekanntgabe der freien Arztsitze im Zulassungsbezirk mit der Aufforderung um Bewerbung um Zulassung. Die Bewerbung um Zulassung für

33) Ärzteblatt für Pommern, Mecklenburg und Lübeck, 1934, S. 33 f.
34) Vgl. dazu das Kapitel: Die Mecklenburgische Ärztekammer, S. 317 ff.
35) Vgl. dazu: RGBl., T. I, 1934, S. 399-410 (Verordnung des Reichsarbeitsministers über die Zulassung von Ärzten zur Tätigkeit bei den Krankenkassen – Zulassungsordnung, 17.5.1934).
36) Deutsches Ärzteblatt, 1934, S. 560.
37) Stellvertretende Beisitzer des Zulassungsausschusses waren Dr. Wilhelm Breßler aus Waren und Dr. Hans Rößler aus Laage. In Mecklenburg sind „auf Grund der Zulassungsordnung vom 17. Mai 1934 das Arztregister und die Geschäfte des Zulassungsausschusses vom Oberversicherungsamt Schwerin auf die KVD, Verwaltungsstelle Mecklenburg, Schwerin, Blücherstraße 13, übergegangen". Ärzteblatt für Pommern, Mecklenburg und Lübeck, 1934, S. 167.

die freien Arztsitze erfolgt ebenso wie das Gesuch um Eintragung ins Arztregister formularmäßig". Diese Formulare waren in doppelter Ausführung „mit Schreibmaschine auszufüllen und die [darin enthaltenen] Fragen genau zu beantworten" und – nebst fünf Reichsmark – an die Verwaltungsstelle nach Schwerin einzusenden. „Der Zulassungsbezirk ist der Arztregisterbezirk, also ganz Mecklenburg. Die bisherigen Verteilungs- oder Teilbezirke entfallen. Am Anfang jeden Vierteljahres wird das Verhältnis der Zahl der Kassenärzte zur Zahl der Kassenmitglieder im Deutschen Ärzteblatt ... veröffentlicht."[38)] Auch nach der neuen Zulassungsordnung war vorgesehen, daß „auf je sechshundert Kassenmitglieder ein Arzt zugelassen" werden sollte.[39)] In Mecklenburg lag das Zahlenverhältnis etwa im dritten Quartal 1934 – also kurz nach dem Erlaß der neuen Zulassungsordnung für Kassenärzte – bei „1 : 635 (376 zugelassene Ärzte und 238.763 Kassenmitglieder)".[40)] Die gesetzlich vorgeschriebene Quote von einem zugelassenen Kassenarzt auf 600 Kassenmitglieder wurde in Mecklenburg nie erreicht, und das Zahlenverhältnis Kassenarzt pro Kassenmitglieder verschlechterte sich beständig.

Dem Antrag auf Eintragung in das Arztregister und auf Zulassung als Kassenarzt waren die „Geburtsurkunde sowie Urkunden, aus denen hervorgeht, ob der Antragsteller und gegebenenfalls auch sein Ehegatte arischer Abstammung sind, die Approbationsurkunde, [die] Bescheinigung über die seit der Approbation ausgeübte ärztliche Tätigkeit [und] ein behördliches Führungszeugnis" beizufügen. Laut der neuen Zulassungsordnung war eine Eintragung in das Arztregister „nur zu versagen, wenn der Arzt nicht deutscher Staatsangehöriger ist oder sich nicht im Besitz der bürgerlichen Ehrenrechte befindet". Trotz dieser scheinbar fast alles zulassenden Generalklausel wurden jedoch weitere Personengruppen „von der Zulassung ausgeschlossen", so etwa „Ärzte, gegen deren Zulassung ein in ihrer Person liegender wichtiger Grund vorliegt" (was auch immer das sein mochte), aber auch „Ärzte nicht arischer Abstammung und Ärzte, deren Ehegatten nicht arischer Abstammung" waren. Nach der Zulassungsordnung galt ein Arzt oder dessen Ehepartner als „nicht arisch", wenn er von „jüdischen Eltern oder Großeltern abstammt". Es genüge schon, „wenn ein Elternteil oder Großelternteil nicht arisch ist". Dies sei bereits „dann anzunehmen, wenn ein Elternteil oder Großelternteil der jüdischen Religion angehört hat".[41)] Schon in dieser Zulassungsordnung für Ärzte vom Mai 1934 wurden also diejenigen Kriterien definiert, nach denen die erst im September 1935 erlassenen Nürnberger Gesetze den Grad des Jüdischseins von Personen ‚amtlich' bestimmten. Von einer Zulassung zur Kassenpraxis ausgeschlossen waren aber auch diejenigen Ärzte, „die nicht die Gewähr dafür bieten, daß sie jederzeit rückhaltlos für den nationalsozialistischen Staat eintreten". Damit wurde – erstmals in Deutschland – ein positives politisches Bekenntnis der Ärzte zum Staat, hier zum NS-Staat, verlangt und zu einem ausschlaggebenden Kriterium für die berufliche Eignung von Medizinern erhoben. Während also tatsächlich oder vermeintlich jüdische Ärzte, die auf Grund des religiösen Bekenntnisses ihrer Vorfahren zu Angehörigen einer „Rasse" stilisiert wurden, ebenso einfach von einer Zulassung ausgeschlossen oder aus der Kassenpraxis entlassen wurden wie etwa kommunistisch oder sozialdemokratisch eingestellte Mediziner auf Grund ihrer politischen Einstellung, konnten auch ‚unpolitische', aber eben nicht als nationalsozialistisch zuverlässig geltende Ärzte von einer Kassenzulassung ausgeschlossen werden, wenn sie sich nicht „jederzeit" und „rückhaltlos" für den NS-Staat einsetzten.[42)]

Von einer Kassenzulassung auszuschließen waren darüber hinaus aber auch „verheiratete weibliche Ärzte, wenn die Ausübung der kassenärztlichen Tätigkeit zur wirtschaftlichen Sicherstellung der

38) Ebenda.
39) RGBl., T. I, 1934, S. 399-410, hier S. 400.
40) Ärzteblatt für Pommern, Mecklenburg und Lübeck, 1934, S. 167.
41) RGBl., T. I, 1934, S. 399-410, hier S. 401, 404.
42) Hinsichtlich ihrer „politischen Zuverlässigkeit" hatte die mecklenburgische Ärzteschaft schon ein Jahr zuvor ein deutliches Signal ausgesandt. Am 9.5.1933 hatte in Güstrow eine gemeinsame Tagung der Ärzte und Apotheker beider Mecklenburg stattgefunden. In Anwesenheit des Gauleiters Friedrich Hildebrandt, des damaligen Kommissars des Ärzte-Spitzenverbandes für beide Mecklenburg Dr. Kurt Blome, des Kommissars für die Krankenkassen beider Mecklenburg Dr. Hans Otto Freiberg sowie der Regierungsvertreter von Mecklenburg-Schwerin und Mecklenburg-Strelitz hatte die mecklenburgische Ärzteschaft ein öffentliches „Bekenntnis zur nationalen Erhebung und zum Führer Adolf Hitler" abgelegt, in dem sie sich „restlos zur nationalen Erhebung" bekannte, „die große Aufgabe" anerkannte, „die ihr in der völkischen Erhebung gestellt" wurde und „ihrem Führer" dafür dankte, daß dieser „diese Aufgabe ausgesprochen und gestellt" hatte. „Die Tagung schloß mit einem dreifachen Sieg-Heil auf den Volkskanzler Adolf Hitler." Niederdeutscher Beobachter, 9.5.1933.

Familie nicht erforderlich erscheint". Wer dieses Erfordernis nach welchen Maßgaben feststellen sollte, wurde nicht gesagt; deutlich wird jedoch der Versuch des Ausschlusses von Frauen aus der Ärzteschaft. Dies war eine dezidierte Rücknahme der Bestimmung in der früheren, weiter oben skizzierten Zulassungsordnung vom Dezember 1931,[43] die Anfang 1934 – nach dem Entzug der Kassenzulassung für jüdische Mediziner und dem daraus resultierenden Ärztemangel – teilweise und halbherzig wieder zurückgenommen werden mußte. Reichsärzteführer Gerhard Wagner verfügte im Februar 1934, daß „bei der Zulassung zur Kassenpraxis ... für die schon zugelassenen Ärzte und Ärztinnen vorgesehen" sei, „daß die Kassenzulassung ruht, wenn der betreffende Arzt bzw. die betreffende Ärztin oder deren Ehegatte ein anderweitiges Einkommen von mindestens 500 RM ... haben ... Bei Neuzulassungen zur Kassenpraxis sollen aus bevölkerungspolitischen Gründen in erster Linie verheiratete [männliche] Bewerber zugelassen werden". Im übrigen sei „die Zulassung der Frauen zum medizinischen Studium ebenso wie deren ärztliche Approbation und Niederlassung Sache der zuständigen amtlichen Stellen. Die ärztlichen Organisationen haben darauf keinen Einfluß" – was nicht zutraf. Zudem könne „von einer beabsichtigten Ausschaltung der Frauen von jeder ärztlichen Tätigkeit also gar keine Rede sein"; es handele sich „vielmehr um Maßnahmen, die für jeden Nationalsozialisten verständlich" seien.[44] Nach Kriegsbeginn wurden allerdings schon ab 1939/40 die Maßnahmen zur Ausschaltung von Frauen aus der Ärzteschaft wieder stillschweigend zurückgenommen, als zum Ausgleich für die massenhaft zum Kriegseinsatz eingezogenen männlichen Ärzte zahlreiche nicht oder nicht mehr praktizierende Ärztinnen notdienstverpflichtet wurden.[45]

Zu den „Grundsätzen für die Zulassung" von Kassenärzten gehörte nunmehr auch, daß „in Orten, in denen die Zahl der Fachärzte unter den Kassenärzten mehr als vierzig vom Hundert aller Kassenärzte beträgt, nur [noch] praktische Ärzte zugelassen werden" konnten. Dies war ein Versuch zur Zurückdrängung oder wenigstens zur Eindämmung der Fachärzteschaft, verbunden mit dem Bestreben, die immer weiter um sich greifende Niederlassung von Spezialärzten zu stoppen, die den Allgemeinpraktikern vermeintlich nicht unerhebliche Einnahmeverluste bescherten.[46] In Mecklenburg fanden derartige regulatorische Eingriffe kaum statt, obwohl sich hier innerhalb eines Jahrzehnts die Zahl der Fachärzte fast verdoppelt hatte. Gab es etwa 1929 erst 77 Fachärzte im Lande (17 Prozent der gesamten Ärzteschaft), so machten – zehn Jahre später – die 142 Fachärzte des Jahres 1938 immerhin schon 26,4 Prozent der mecklenburgischen Ärzteschaft aus.

Aber statt die Zahl der – andererseits dringend benötigten – Fachärzte gezielt zu reduzieren, wurden bereits niedergelassene oder niederlassungswillige Allgemeinpraktiker besonders gefördert und unter ihnen besonders die Landärzte protegiert und geschützt: „Würde die Zulassung eines Arztes auf dem Lande die Existenz eines bereits zugelassenen Arztes ernstlich gefährden", konnte der „Vorsitzende des Zulassungsausschusses bestimmen, daß innerhalb der von ihm bezeichneten räumlichen Grenzen bis auf weiteres kein Arzt mehr zugelassen wird".[47]

Der planwirtschaftlichen Verteilung der Ärzteschaft und dem Versuch, eine möglichst gleichmäßige medizinische Versorgung der Bevölkerung zu gewährleisten bzw. zu erreichen, diente auch die folgende Regelung der neuen Zulassungsordnung: Wenn in einem bestimmten Ort kein Kassenarzt vorhanden war, die „Niederlassung und Zulassung eines Arztes zur Sicherstellung der ärztlichen Behandlung der Versicherten und ihrer behandlungsberechtigten Angehörigen [aber] notwendig" erschien, so konnten „Zulassungen für den gesamten Zulassungsbezirk so lange abgelehnt werden, bis für den vordringlich zu besetzenden Ort ein Arzt zugelassen ist".[48]

Bislang waren die Bemühungen des NS-Regimes, eine an Region und Bevölkerungszahl ausgerichtete gleichmäßige Verteilung der Ärzteschaft zu erreichen, stets gescheitert. Aus Sicht der NS-Medizinalfunktionäre und der Beobachter des Sicherheitsdienstes der SS (SD) lag dies an der „nach wie vor" bestehenden „materialistischen Einstellung einer Reihe von Ärzten. Diese Einstellung" zeige sich „insbesondere an der unzureichenden Besetzung freier Arztstellen auf dem Lande. Trotz al-

43) Vgl. dazu: RGBl., T. I, 1932, S. 8-12.
44) Ärzteblatt für Pommern, Mecklenburg und Lübeck, 1934, S. 41.
45) Von einer Zulassung als Kassenarzt ausgeschlossen waren darüber hinaus „Ärzte, die auch die Approbation als Zahnärzte besitzen, solange sie als Zahnärzte zugelassen" waren. RGBl., T. I, 1934, S. 399-410, hier S. 401 f.
46) Zu den Kontroversen zwischen Allgemeinmedizinern und Fachärzten vgl. die Ausführungen weiter unten.
47) RGBl., T. I, 1934, S. 399-410, hier S. 401.
48) Ebenda.

ler Bemühungen der Reichsärzteführung ist es noch nicht gelungen, hier einen entsprechenden Ausgleich zu finden", so daß besonders einige Regionen im Norden und Osten Deutschlands „einen ganz erheblichen Ärztemangel" zu verzeichnen hätten. Nunmehr werde versucht, durch die „Festsetzung einer Einkommensmindestgrenze von 1.000 RM pro Vierteljahr aus Krankenkassenbehandlungen, die von der Kassenärztlichen Vereinigung Deutschlands garantiert" sei, „insbesondere jüngere Ärzte zur Niederlassung auf dem Lande zu veranlassen".[49)]

Voraussetzung für die Zulassung als praktischer oder als Facharzt war „eine mindestens zweijährige Vorbereitung auf die Kassenpraxis". Während dieser Vorbereitungszeit mußte der niederlassungswillige Arzt mindestens „drei Monate als Vertreter oder Assistent von Kassenärzten mit überwiegend auf dem Lande ausgeübter Allgemeinpraxis tätig" gewesen sein. Neben dieser verbindlichen Landarztassistenzzeit gehörten zur Zulassungsvoraussetzung eine „praktische Tätigkeit als Assistenz- oder Volontärarzt an Krankenhäusern, Privatkliniken, Heilstätten, Sanatorien oder Polikliniken bis zu 21 Monaten", eine „ärztliche Tätigkeit in vom Reichsführer der Kassenärztlichen Vereinigung Deutschlands bezeichneten Lagern bis zu zwölf Monaten", eine „Tätigkeit als Assistent oder Vertreter von Kassenärzten bis zu neun Monaten", eine „praktische ärztliche Tätigkeit an ärztlich-wissenschaftlichen Instituten bis zu sechs Monaten" und/oder die „Teilnahme an einem vom Reichsführer der Kassenärztlichen Vereinigung Deutschlands anerkannten Lehrgang".[50)] All diese Ausbildungsschritte und Tätigkeitsstationen finden sich bei den von uns erfaßten Medizinern, die ihre Zulassung und Niederlassung in der Zeit des Dritten Reichs beantragt haben.

War unter mehreren Bewerbern um eine Zulassung oder Niederlassung auszuwählen, so galt es, „alle für die Zulassung in Frage kommenden Umstände gegeneinander abzuwägen", wobei „insbesondere folgendes zu beachten" war: „Kriegsteilnehmer ... sind zu bevorzugen. Bei der Auswahl unter mehreren Kriegsteilnehmern sind Schwerkriegsbeschädigte zu bevorzugen"; auch „verdrängte und vertriebene Ärzte" sollten „bei ihrer ersten Zulassung bevorzugt werden".[51)] Darüber hinaus waren „verheiratete Ärzte vor ledigen zu bevorzugen", und „ein Arzt, der Kinder hat, die auf den Unterhalt durch ihn angewiesen sind", war „vor anderen Ärzten zu bevorzugen. Handelt es sich um die Auswahl unter mehreren Ärzten mit Kindern, so gebührt in der Regel dem Arzte der Vorzug, der die meisten Kinder zu unterhalten hat". Außerdem hatten „Ärzte mit Kindern gegenüber anderen Ärzten Anspruch auf bevorzugte Zulassung in Orten mit besseren Ausbildungsmöglichkeiten für ihre Kinder", und „ein Arzt, der die elterliche Kassenpraxis übernehmen will, [hatte] gegenüber anderen Ärzten, die die Zulassung am gleichen Orte begehren, Anspruch auf bevorzugte Zulassung". Neben diesen unbestreitbar sozialen Aspekten galten aber auch politische Auswahlkriterien. Denn das ‚Frontkämpferprivileg', die Heirats- und die Kinderklauseln hatten keine Bedeutung mehr, wenn es darum ging, NS-affine Ärzte unterzubringen. So waren bei ihrer ersten Zulassung vorrangig Ärzte zu berücksichtigen, „die vor dem 30. Januar 1933 mindestens zwei Jahre der SA, der SS, dem Stahlhelm oder der NSDAP angehört und sich um die nationale Erhebung Verdienste erworben" hatten.[52)]

Die Zulassung zur Kassenpraxis endete in der Regel „mit dem Tod" oder mit „der Erklärung des Arztes, daß er die Zulassung nicht annimmt"; sie konnte aber auch nachträglich – und dauerhaft – entzogen werden, wenn der Arzt nicht „jederzeit" und „rückhaltlos" für den NS-Staat eintrat oder nach dem 1. Juli 1933 einen „Ehegatten nicht arischer Abstammung" geheiratet hatte. Weitere Gründe für den Entzug einer Kassenzulassung waren etwa die Nichtausübung der Kassenpraxis für mehr als drei Monate, der Verlust der deutschen Staatsangehörigkeit oder der bürgerlichen Ehrenrechte.[53)]

Ein weiterer Schritt zur Erhöhung des staatlichen Einflusses auf das gesamte Medizinalwesen erfolgte am 3. Juli **1934** mit dem Erlaß des **„Gesetzes über die Vereinheitlichung des Gesundheits-**

---

49) Aber auch in einigen Großstädten seien durch den Entzug der Approbationen für jüdische Mediziner „Schwierigkeiten in der Ärzteversorgung" aufgetreten, die „auch jetzt noch nicht restlos behoben" werden konnten. Meldungen aus dem Reich, S. 111 (Jahreslagebericht 1938).

50) Als Bestandssicherung für die bereits praktizierenden Ärzte galt, daß „Ärzte, die länger als seit dem 10. Januar 1932 niedergelassen" waren, „von der Vorbereitungszeit auf die Kassenpraxis befreit" waren. RGBl., T. I, 1934, S. 399-410, hier S. 401.

51) Mit „verdrängten und vertriebenen Ärzten" waren zumeist Mediziner gemeint, die aus Gebieten stammten, die von Deutschland in der Folge des Ersten Weltkrieges abgetreten werden mußten.

52) RGBl., T. I, 1934, S. 399-410, hier S. 402.

53) Ebenda, S. 403 f.

wesens".[54] Vom Gesetzestext her – scheinbar – zunächst weniger auf die niedergelassenen Ärzte zielend, legte dieses Gesetz in erster Linie die Bildung von Staatlichen Gesundheitsämtern fest. Unter dem vorgeblichen Ziel einer „einheitlichen Durchführung des öffentlichen Gesundheitsdienstes" wurde bestimmt, daß in allen „Stadt- und Landkreisen in Anlehnung an die untere Verwaltungsbehörde Gesundheitsämter einzurichten" seien, deren Leitung „ein staatlicher Amtsarzt" übernehmen sollte. Als Tätigkeitsfelder dieser Staatlichen Gesundheitsämter wurden zunächst folgende Arbeitsgebiete festgelegt: die „ärztlichen Aufgaben der Gesundheitspolizei, der Erb- und Rassenpflege, einschließlich der Eheberatung, der gesundheitlichen Volksbelehrung, der Schulgesundheitspflege, der Mütter- und Kinderberatung, der Fürsorge für Tuberkulöse, für Geschlechtskranke, körperlich Behinderte, Sieche und Süchtige", aber auch die „ärztliche Mitwirkung bei Maßnahmen zur Förderung der Körperpflege und Leibesübungen" sowie die „amts-, gerichts- und vertrauensärztliche Tätigkeit". Zum vorrangigen Arbeitsgebiet der Staatlichen Gesundheitsämter avancierten in der Folge jedoch die Maßnahmen, die sich aus dem „Gesetz zur Verhütung erbkranken Nachwuchses" und seinen Durchführungsbestimmungen ergaben – und in die die gesamte regionale Ärzteschaft zwangsweise eingebunden wurde.[55]

Hatte der NS-Staat in seiner kurzen Existenzzeit schon mehrfach regulatorisch in die Arbeit von privat agierenden oder angestellten Ärzten, aber auch von Ärzteverbänden und Krankenkassen eingegriffen, so etablierte er – in inhaltlicher Anknüpfung an bisherige, in den Ländern des Reiches bereits praktizierte Maßnahmen zur öffentlichen Gesundheitsfürsorge – hiermit zusätzlich ein medizinisches Tätigkeitsgebiet, das als „öffentlicher Gesundheitsdienst" bezeichnet wurde. Dieser ausschließlich staatlichem Einfluß unterliegende öffentliche Gesundheitsdienst trat – neben seiner auch in Mecklenburg schon früher praktizierten reinen Aufsichtstätigkeit – nunmehr direkt *neben* das privatärztliche Wirken, das – wie gezeigt – auch immer stärker den staatlichen Regulierungs- und Normierungsbestrebungen ausgesetzt war. Wie zu zeigen sein wird, sind in die Tätigkeit der Staatlichen Gesundheitsämter nach deren Errichtung auch die niedergelassenen, also privat agierenden Ärzte einbezogen worden, wodurch die privatärztlich ausgeübte Heilkunde und staatliches Medizinalhandeln in wichtigen Teilbereichen miteinander verschmolzen. Weil – was den Initiatoren des Gesetzes durchaus bekannt war – zur Einrichtung und zum Betrieb der staatlichen Gesundheitsämter weder die personellen noch die finanziellen und baulichen Voraussetzungen vorhanden waren, wurde verfügt, daß dieses Gesetzt erst am 1. April 1935, also acht Monate nach seinem Erlaß in Kraft treten sollte.[56]

Kurz darauf hatte Hitlers Stellvertreter Rudolf Heß in seiner Ansprache zur Eröffnung der im mecklenburgischen Dorf Alt Rehse errichteten Führerschule der deutschen Ärzteschaft im Mai 1935 das derzeit gültige nationalsozialistische Leitbild, das Anforderungsprofil an die Mediziner des Dritten Reiches umrissen und „die Stellung des Arztes innerhalb des Volksganzen" mit den Worten beschrieben: „Im Mittelpunkt seiner Lebensaufgabe steht das Volk; dessen Gesundheitszustand zu bessern oder gut zu erhalten, ist sein Streben. Im Patienten sieht er selbstverständlich seinen Volksgenossen und nicht so sehr [!] ein medizinisches Problem oder eine Einnahmequelle. An seinem Teil unterstützt der Arzt das nationalsozialistische Denken nach rassischer Sauberkeit des Volkes. Seine wissenschaftliche Fachbildung ergänzt er durch eine weltanschauliche und charakterliche Haltung, die sich aus der nationalsozialistischen Idee ergibt."[57]

Die Gauamtsleiter für Volksgesundheit sind im April 1935 vom Reichsärzteführer Dr. Gerhard Wagner anläßlich der ersten sechs Kurse über den Zweck der „Führerschule der Deutschen Ärzteschaft" unterrichtet worden. Danach bestehe die „Aufgabe der ärztlichen Führerschule nicht in erster Linie in der weltanschaulichen Schulung. Die Kursteilnehmer sollen vielmehr – nachdem sie vorher schon durch die weltanschauliche Schulung der Partei hindurchgegangen sind – zusätzlich auf den Gebieten geschult werden, die sie als ärztliche Führer unbedingt beherrschen müssen", wobei

54) Vgl. dazu RGBl., T. I, 1934, S. 531 f.

55) Ebenda. Vgl. dazu im einzelnen das Kapitel: Die Staatlichen Gesundheitsämter in Mecklenburg, S. 518 ff., und das Kapitel: Das Gesetz zur Verhütung erbkranken Nachwuchses und seine Anwendung im Deutschen Reich und in Mecklenburg, S. 585 ff.

56) RGBl., T. I, 1934, S. 531 f. Zur Tätigkeit der Gesundheitsämter vgl. das Kapitel: Die Staatlichen Gesundheitsämter in Mecklenburg, S. 518 ff.

57) Deutsches Ärzteblatt, 1935, S. 562.

„nicht besonders betont werden“ müsse, „daß die Grundlage auch dieser Schulung selbstverständlich die nationalsozialistische Weltanschauung sein“ werde. In den ersten sechs Kursen wurden zwischen Mai und August 1935 in Alt Rehse die 576 führenden regionalen NS-Medizinalfunktionäre, also die Gauamtsleiter und die Verwaltungsstellenleiter der Ämter für Volksgesundheit der NSDAP, geschult, und zwar „in allen Fragen, die sie unbedingt für ihr Amt beherrschen müssen“. Ein Kurs erfaßte jeweils 96 Teilnehmer. Ab Mitte August 1935 fanden dann „die Kurse für die jungen Ärzte laufend statt, die natürlich auf einer anderen Schulungsgrundlage aufgebaut“ waren.[58)]

Zurück zur mecklenburgischen Ärzteschaft: Am 7. September 1935 – mehr als zweieinhalb Jahre nach der reichsweiten Machtübernahme der NSDAP – fand in Rostock die erste als „Vollversammlung“ deklarierte Tagung der mecklenburgischen Ärzte statt, die nunmehr in der im August 1933 gebildeten Kassenärztlichen Vereinigung Deutschlands (KVD) zwangsorganisiert waren. An dieser in den Räumen der Tonhalle abgehaltenen Versammlung nahm in Vertretung des verhinderten Reichsärzteführers Dr. Gerhard Wagner dessen Stellvertreter, Dr. Heinrich Grote, teil.

Der „1. Mecklenburgische Ärztetag“[59)] bestand aus zwei Teilen: Um 17 Uhr begann eine „Tagung des NS-Ärztebundes“, und schon um 18 Uhr folgte dann die „Tagung der gesamten Ärzte des Gaues“. Während in Mecklenburg zu dieser Zeit allein 549 niedergelassene Ärzte praktizierten, nahmen an dieser Tagung tatsächlich weniger als ein Drittel von ihnen, nämlich lediglich 172 Ärzte aus dem Bereiche der Verwaltungsstelle Mecklenburg der KVD, teil. Diese Ärzte kamen aus 45 Städten und acht Landgemeinden Mecklenburgs.[60)] 80 der 172 teilnehmenden Ärzte und Ärztinnen (46,5 Prozent) gehörten bereits zum Zeitpunkt der Tagung der NSDAP an, darunter 14, die schon vor 1933 Mitglied der Partei geworden waren; 37 weitere Tagungsteilnehmer traten der NSDAP ab 1937 bei. An der ersten Ärztetagung Mecklenburgs beteiligten sich nur vier Frauen, von denen drei Parteimitglieder waren.[61)] Der Großteil der Tagungsteilnehmer waren niedergelassene Ärzte, aber überraschenderweise hat auch fast die gesamte Rostocker Medizinerprofessorenschaft an dieser Tagung teilgenommen.

Den ersten, internen Teil der Ärzteversammlung, eine geschlossene Veranstaltung des NS-Ärztebundes, hatte Dr. Wilhelm Breßler, der neue „starke Mann“ der mecklenburgischen Ärzteschaft, eröffnet und ausgeführt, daß er „zum ersten Male nach der Machtübernahme im Gau Mecklenburg-Lübeck des NS-Ärztebundes seine Mitglieder und Anwärter in so stattlicher Anzahl versammelt“ sehe. Was Breßler als staatliche Anzahl der Teilnehmer empfand, waren jedoch weniger als einhundert Personen, denn nach einer parteiinternen Statistik verfügte der NS-Ärztebund 1935 in Mecklenburg über lediglich 98 Mitglieder; unbekannt ist, wieviele von ihnen an dieser Veranstaltung teilnahmen.

Der auf dieser Tagung offiziell zum neuen Leiter der Verwaltungsstelle Mecklenburg der KVD ernannte Breßler gab den teilnehmenden Ärzten „einen Überblick über die Bestrebungen des NSD-Ärztebundes und die Aufgaben des Amtes für Volksgesundheit“, behandelte also weniger staatliche oder medizinalverbandsbezogene Aspekte als vielmehr parteispezifische Belange. Breßler betonte, daß im Dritten Reich „eine Umstellung des ärztlichen Denkens“ erforderlich sei, nämlich eine „Abwendung von materieller Ausübung der Praxis“ hin zu „einer Betätigung des Arztes in der Volksgemeinschaft“. Der NS-Ärztebund sei „keine Berufsvertretung der Ärzte oder eine Wirtschaftsorganisation“ wie etwa der Hartmannbund, sondern „eine Kampftruppe der Partei, deren Ziele im wesentlichen auf rassenpolitischem Gebiet“ lägen. Darüber hinaus sei der NS-Ärztebund „berufen, mitzuarbeiten an den Aufgaben des Amtes für Volksgesundheit, das auf dem Gebiete des Gesundheitswesens die allein zuständige Stelle für sämtliche Gliederungen der Partei“ sei. Die „Hauptarbeit des Amtes für Volksgesundheit“ bestehe neben „der Beratung der Dienststellen der Partei“ vor allem im „Anlegen der Gesundheitsstammbücher, die zunächst nur für einen beschränkten Perso-

---

58) Führer- und Amtsblatt des Gaues Mecklenburg, 1935, S. 67. Zur Geschichte der Führerschule der deutschen Ärzteschaft vgl. Maibaum: Die Führerschule; Peters: Der Geist von Alt-Rehse; Stommer: Medizin im Dienste der Rassenideologie.

59) Weitere „Mecklenburgische Ärztetage“ konnten in der Zeit des Dritten Reichs bislang nicht ermittelt werden.

60) Vgl. die namentliche Teilnehmerliste in: Ärzteblatt für Pommern, Mecklenburg und Lübeck, 1935, S. 229 ff. Hinzu kamen laut Teilnehmerliste 15 Ärzte aus Lübeck und Travemünde sowie einige Apotheker aus Mecklenburg.

61) 1935 praktizierten in Mecklenburg 19 Frauen als niedergelassene Ärztinnen.

nenkreis, später für das ganze Volk gedacht" seien. Außerdem müsse „unser Blick [weg] vom erbbiologischen Minderwertigen auf das rassisch Wertvolle, [auf] die Förderung des Gesunden" gerichtet werden.

Im Anschluß an den Vortrag seines Nachfolgers Breßler machte Kurt Blome „Ausführungen über die Stellung des Arztes im heutigen Staate, die sich gegenüber früher prinzipiell geändert" habe. Auch Blome „wies nochmals darauf hin, daß der NS-Ärztebund keine Wirtschaftsorganisation sei, und daß daher keine Verquickung mit Angelegenheiten der KVD erfolgen dürfe", die eine allgemeine Ärzteorganisation sei, wenngleich beide Organisationen in der Spitze in Personalunion geführt würden. Blome betonte, auf die Aufgaben des Amtes für Volksgesundheit der NSDAP eingehend und damit spätere Entwicklungen vorwegnehmend, daß dieses Amt „keine Fürsorge treibe, sondern Vorsorge". Abschließend wies Blome darauf hin, daß am 1. Januar 1936 die lange erwartete Reichs-Ärzteordnung in Kraft treten würde.[62)]

In der sich um 18 Uhr anschließenden Vollversammlung der in der Verwaltungsstelle Mecklenburg der KVD erfaßten Ärzte referierte in „großangelegter Rede der Stellvertreter des Reichsführers der KVD, Pg. Dr. Grote". Der Berichterstatter hielt es für erwähnenswert, daß Grote „von derselben Stelle aus seine Ansprache an die Ärzte richtete, an der seinerzeit [Dr. Hermann] Hartmann auf dem Rostocker Ärztetag stand und zu den deutschen Ärzten sprach".[63)] Damit suchte Grote eine Kontinuität und eine Stafette anzudeuten, die es in der Realität nicht gab. „Ausgehend von den neuen Aufgaben des Arztes im Dritten Reich führte der Redner [Grote] aus, daß es, neben den politischen Aufgaben des NS-Ärztebundes und den Bestrebungen des Amtes für Volksgesundheit, gelte, das organisatorische Gut der Ärzteschaft zu verwalten. Dies sei Zweck und Ziel der Kassenärztlichen Vereinigung Deutschlands. Dr. Grote entwickelte unter besonderer Hervorhebung der Verdienste Hartmanns die Entstehung und das Werden der Organisation bis auf den heutigen Tag, wo die Kassenärztliche Vereinigung Deutschlands als Körperschaft des öffentlichen Rechts die alleinige Wirtschaftsorganisation der Ärzteschaft darstelle, in der allein der Wille des Reichsführers der KVD [Dr. Gerhard Wagner] maßgebend sei. Die Gliederung der Organisation in Landes- bzw. Provinzstellen und Bezirksstellen mit einem verantwortlichen Amtsleiter an der Spitze habe sich durchaus bewährt. Im einzelnen legte Dr. Grote dar, vor welche neuen Aufgaben der heutige Staat den Arzt stelle und in welch maßgebender Weise er ihn heranziehe bei der Gestaltung der sozialen Versicherung und der Gesetzgebung. Auch hinsichtlich der Zulassung zur kassenärztlichen Tätigkeit sei es gelungen, den Einfluß der Kassen auszuschalten und das Bestimmungsrecht über die Zulassung allein in die Hand der Ärzteschaft zu legen. Weiterhin bezeichnete Dr. Grote es als wünschenswert und möglich, bei der Abrechnung der einzelnen Quartale konstante Quoten auszuschütten durch Schaffung eines Honorarausgleichskontos. Schließlich beantwortete Dr. Grote in eingehender Weise verschiedene Fragen, die im Zusammenhang mit seinen Ausführungen aus der Versammlung an ihn gestellt wurden.

Nachdem Pg. Dr. Blome noch einen Rechenschaftsbericht über die Zeit seiner Tätigkeit als Amtsleiter der Verwaltungsstelle Mecklenburg gegeben hatte, nahm er Gelegenheit, sich von der mecklenburgischen Ärzteschaft zu verabschieden."[64)] Denn zum Abschluß dieser Tagung wurde Dr. Kurt Blome, bisher Gauobmann des NS-Ärztebundes, Amtsleiter der Landesstelle Mecklenburg der Kassenärztlichen Vereinigung Deutschlands und Leiter des Amtes für Volksgesundheit in der Gauleitung Mecklenburg-Lübeck der NSDAP, offiziell und endgültig nach Berlin verabschiedet, wo er bereits als Geschäftsführer der Reichsärztekammer amtierte und als Beauftragter des Reichsärzteführers für das ärztliche Fortbildungswesen agierte.[65)] „Darauf schloß Dr. Breßler die Tagung un-

62) Tagungsbericht nach: Ärzteblatt für Pommern, Mecklenburg und Lübeck, 1935, S. 229 ff. Blomes Ankündigung war doppelt falsch: Die Reichsärzteordnung wurde am 13.12.1935 erlassen und sollte – wie aus dem Gesetzestext hervorging – erst zum 1.4.1936 in Kraft treten. Zu den Aufgaben des Amtes für Volksgesundheit und des NS-Ärztebundes vgl. das Kapitel: Ärzte als Mitglieder und Funktionäre in NS-Organisationen, S. 455 ff.

63) Gemeint war offenbar der mehr als 30 Jahre zuvor, am 23./24.6.1904 in Rostock durchgeführte Deutsche Ärztetag.

64) Tagungsbericht nach: Ärzteblatt für Pommern, Mecklenburg und Lübeck, 1935, S. 229 ff.

65) Blomes bisheriger Stellvertreter und nunmehriger Amtsnachfolger, der derzeitige Leiter der Verwaltungsstelle Rostock der KVD, Dr. Wilhelm Breßler, sprach Blome seinen Dank aus und betonte, daß „die mecklenburgische Ärzteschaft ihren bewährten Führer" verliere, „dessen Energie als altem Kämpfer es gelungen" sei, „nach der Machtübernahme die mecklenburgischen Ärzte voll für die Ziele des Dritten Reiches zum Einsatz zu bringen. Wir sehen ihn mit Bedauern scheiden und hoffen, daß er uns, wenn nötig, weiter mit Rat und Tat unterstützt". Ebenda.

ter dem Gelöbnis treuer Mitarbeit an den großen Zielen des Dritten Reiches mit einem dreifachen Sieg-Heil auf den Führer."[66]

Den vorläufigen Abschluß des normativen Gestaltungsprozesses des ärztlichen Berufsrechts bildete die am 13. Dezember **1935** erlassene, zum 1. April 1936 in Kraft getretene **Reichsärzteordnung**, mit der die ärztliche Tätigkeit nunmehr auch rechtlich aus der bisherigen Gewerbeordnung herausgenommen wurde. Nach dem Postulat „Der Arzt ist zum Dienst an der Gesundheit des einzelnen Menschen und des gesamten Volkes berufen" wurde definitiv erklärt: „Der ärztliche Beruf ist kein Gewerbe" mehr.[67] In der von Hitler und Reichsinnenminister Wilhelm Frick[68] unterzeichneten, mit Gesetzeskraft erlassenen Reichsärzteordnung wurden die wichtigsten medizinalpolitischen Bestimmungen des Dritten Reichs zusammengefaßt und teilweise neu bzw. prononcierter formuliert.

Neu waren etwa die legislatorische Rollenzuschreibung und das Aufgabenspektrum für die deutschen Mediziner: „Die deutsche Ärzteschaft ist berufen, zum Wohle von Volk und Reich für die Erhaltung und Hebung der Gesundheit, des Erbguts und der Rasse des deutschen Volkes zu wirken." Nicht mehr der einzelne Patient und seine spezifischen Leiden standen also nunmehr im Mittelpunkt der ärztlichen Tätigkeit, sondern Volk und Reich sowie Erbgut und Rasse. Und der Arzt sei nicht mehr Heiler einer Privatperson, sondern erfülle „eine durch dieses Gesetz geregelte öffentliche Aufgabe", habe also quasi-hoheitliche Befugnisse.[69] Dadurch wurde „das einzig und allein ethischen Normen gehorchende Arzt-Patienten-Verhältnis aufgelöst und unversehens zur Beute einer ‚öffentlichen Aufgabe', die von einer Art ärztlicher Ordensgemeinschaft, der Reichsärztekammer, in treuer Komplizenschaft mit der Kassenärztlichen Vereinigung Deutschlands zu bewältigen sei. In dieser ‚öffentlichen Aufgabe' verschwindet der Patient mit seinem individuellen Körper zu Gunsten eines übergeordneten ‚Volkskörpers', dessen Gesunderhaltung die deutsche Ärzteschaft zu sichern hat".[70]

„Zur Ausübung des ärztlichen Berufs" war jetzt „im Deutschen Reich nur befugt, wer von der zuständigen deutschen Behörde als Arzt bestallt ist". Und nur diese „Bestallung berechtigt zur Ausübung der Heilkunde unter der Bezeichnung als Arzt". Eine Bestallung war jedoch zu versagen, „wenn der Bewerber die bürgerlichen Ehrenrechte nicht besitzt", wenn „dem Bewerber die nationale oder sittliche Zuverlässigkeit fehlt", wenn „der Bewerber durch berufsgerichtliches Urteil für unwürdig erklärt" wurde, „den ärztlichen Beruf auszuüben", wenn „dem Bewerber infolge eines körperlichen Gebrechens oder wegen Schwäche seiner geistigen oder körperlichen Kräfte oder wegen einer Sucht die ... erforderliche Eignung oder Zuverlässigkeit fehlt", aber auch, wenn „der Bewerber wegen seiner oder seines Ehegatten Abstammung nicht Beamter werden könnte". Eine bereits erteilte Approbation konnte zurückgenommen werden, wenn einem Arzt die Staatsangehörigkeit aberkannt oder seine Einbürgerung widerrufen worden war. Die Bestallung wurde ebenfalls zurückgenommen, wenn einem Arzt die bürgerlichen Ehrenrechte aberkannt worden waren, außerdem bei schweren strafrechtlichen oder sittlichen Verfehlungen, aber auch nach einem berufsgerichtlichen Urteil.[71]

Wenn einem Arzt die Bestallung entzogen oder ihm die Ausübung des ärztlichen Berufs zeitweise oder dauerhaft versagt worden war oder er auf sie verzichtet hatte, war es ihm „verboten, die Heilkunde gewerbs- oder gewohnheitsmäßig auszuüben"; andernfalls konnte er mit Gefängnis bis zu einem Jahr und/oder mit Geldstrafen sanktioniert werden. Dieselbe Strafandrohung bestand für den Fall, bei dem eine Person, „ohne eine Bestallung als Arzt zu besitzen, eine Bezeichnung führt, durch die der Anschein erweckt werden kann, er sei zur Ausübung der Heilkunde unter der Bezeichnung als Arzt befugt".

Zum Pflichtenkanon eines Arztes gehörte, „seinen Beruf gewissenhaft auszuüben und sich bei seinem Verhalten innerhalb und außerhalb des Berufs der Achtung und des Vertrauens würdig zu zeigen, die der ärztliche Beruf" erfordere. Dazu gehörte zunächst auch die Einhaltung der ärztlichen Schweigepflicht: „Ein Arzt, der unbefugt ein fremdes Geheimnis offenbart, das ihm bei Ausübung

66) „Ein geselliges Beisammensein, an dem auch die Damen teilnahmen, vereinigte die Gäste noch einige Zeit in den Räumen der Tonhalle." Tagungsbericht nach: Ärzteblatt für Pommern, Mecklenburg und Lübeck, 1935, S. 229 ff.

67) RGBl., T. I, 1935, S. 1433-1444, hier S. 1433.

68) Die Zuständigkeit für die Heilberufe ist – nachdem der Arztberuf nicht mehr als Gewerbe galt – in den meisten Bereichen vom Reichsarbeits- auf das Reichsinnenministerium übergegangen.

69) RGBl., T. I, 1935, S. 1433-1444 (Reichsärzteordnung, 13.12.1935).

70) Dick: Komplizenschaft.

71) RGBl., T. I, 1935, S. 1433-1444 (Reichsärzteordnung, 13.12.1935).

seines Berufs anvertraut oder zugänglich geworden ist", hatte „Gefängnis bis zu einem Jahr" oder/ und eine Geldstrafe zu erwarten, eine Regelung, die später aufgehoben wurde. In der Reichsärzteordnung war darüber hinaus vorgesehen, daß der Reichsinnenminister nach Anhörung der Ärztekammer eine „Gebührenordnung für Ärzte" erlassen sollte, deren Höchstsätze nur mit Genehmigung der Reichsärztekammer überschritten werden durften.

In einem zweiten Teil der Reichsärzteordnung ging es um den Status, die Aufgaben, Befugnisse und die Mitglieder sowohl der neu gebildeten Reichsärztekammer als auch um die Zuständigkeiten und Personalien ihrer regionalen Untergliederungen, der Ärztekammern der Länder.[72] Zunächst ist bestimmt worden: „Die Reichsärztekammer ist die Vertretung der deutschen Ärzteschaft" und dann festgelegt worden: „Sie ist eine Körperschaft des öffentlichen Rechts."[73] Der Leiter der Reichsärztekammer (Reichsärzteführer) werde „vom Führer und Reichskanzler berufen" und nehme „die Befugnisse der Reichsärztekammer wahr". Zu den Mitgliedern der Reichsärztekammer zählten deren Leiter und dessen ständiger Stellvertreter, darüber hinaus ein vom Leiter zu berufender Beirat, der ständige Stellvertreter des Reichsführers der Kassenärztlichen Vereinigung Deutschlands und je ein Vertreter einer regionalen Ärztekammer. Außerdem bestand „innerhalb der Reichsärztekammer" und ebenfalls „als Körperschaft des öffentlichen Rechts die Kassenärztliche Vereinigung Deutschlands" (KVD); dabei war der Reichsärzteführer „zugleich Leiter der Kassenärztlichen Vereinigung".

Die Befugnisse der Reichsärztekammer waren umfassend. Analog zu militärischen Hierarchieverhältnissen ist apodiktisch verfügt worden: „Der Reichsärztekammer *unterstehen* alle Ärzte im Deutschen Reich", mit Ausnahme der aktiven Sanitätsoffiziere der Wehrmacht. „Die *Anordnungen* der Reichsärztekammer sind für die Ärzte *bindend*", wenngleich derartige Anordnungen nicht in die dienstlichen Tätigkeiten von ärztlichen Beamten oder ärztlichen Angestellten des Reichs, der Länder oder Gemeinden eingreifen durften. „Die Reichsärztekammer kann Ärzte zur Befolgung ihrer Anordnungen durch Erzwingungsstrafen bis zu eintausend Reichsmark anhalten." Ähnliches galt für die neu zu errichtenden oder weiterzuführenden regionalen Verwaltungsstellen der Reichsärztekammer, die Ärztekammern der Länder; diese fungierten und agierten als „Untergliederungen" der Reichsärztekammer. Die Leiter und die Mitglieder der regionalen Ärztekammern[74] wurden von der Reichsärztekammer berufen. Den regionalen Ärztekammern wiederum unterstanden „alle Ärzte, die einer der ärztlichen Bezirksvereinigungen des Kammerbezirks" angehörten.[75] Neben diesem quasi-militärischen Unterstellungsverhältnis ist auch das in vielen Bereichen bereits geltende Führerprinzip noch einmal prononciert hervorgehoben worden; danach waren „der Leiter der Reichsärztekammer und der Leiter einer [regionalen] Ärztekammer nicht an die Stellungnahme der Kammer, der Leiter einer ärztlichen Bezirksvereinigung nicht an die Stellungnahme der ärztlichen Bezirksvereinigung gebunden"; sie konnten „ihr Amt im Rahmen der gesetzlichen Bestimmungen nach pflichtgemäßem Ermessen" ausüben, also relativ eigenständig agieren.[76]

Angestrebt war nicht nur die totale Erfassung, sondern auch eine daraus resultierende systematische Lenkung aller Mediziner: „Jeder Arzt hat sich bei der ärztlichen Bezirksvereinigung, der er angehört, anzumelden ... Die ärztliche Bezirksvereinigung hat die Anmeldung unverzüglich der übergeordneten Ärztekammer, der Reichsärztekammer und dem [territorial zuständigen] Gesundheitsamt mitzuteilen. Bei den Ärztekammern [der Länder] und den ärztlichen Bezirksvereinigungen sind Ärzteverzeichnisse, bei der Reichsärztekammer ist ein Reichsärzteverzeichnis zu führen." Ein

72) Zur Geschichte der Ärztekammer in Mecklenburg vgl. das Kapitel: Die Mecklenburgische Ärztekammer, S. 317 ff.

73) RGBl., T. I, 1935, S. 1433-1444 (Reichsärzteordnung, 13.12.1935). Körperschaften des öffentlichen Rechts waren staatlicherseits mit öffentlichen Aufgaben betraute juristische Personen, die über hoheitliche Befugnisse verfügten.

74) Dies waren neben dem Leiter und seinem ständigen Stellvertreter ein Beirat sowie je ein Vertreter der der Ärztekammer nachgeordneten ärztlichen Bezirksvereinigungen und der medizinischen Fakultät der Landesuniversität; außerdem hatte jeder Ärztekammer ein Amtsarzt, also der Leiter eines Staatlichen Gesundheitsamtes, anzugehören. Vgl. dazu: RGBl., T. I, 1935, S. 1433-1444 (Reichsärzteordnung, 13.12.1935; Hervorhebungen im Original).

75) Daß tatsächlich „alle" und nicht nur die niedergelassenen Ärzte gemeint waren, machte Reichsärzteführer Wagner wenige Tage vor Inkrafttreten der Reichsärzteordnung noch einmal deutlich und ordnete am 27.3.1935 an: „Jeder Arzt gehört der ärztlichen Bezirksvereinigung an, in deren örtlichem Bereich er seinen Wohnsitz hat ... Angestellte Ärzte, insbesondere auch leitende Krankenhausärzte, Ober- und Assistenzärzte, Volontäre und Medizinalpraktikanten gehören der ärztlichen Bezirksvereinigung an, in deren Bereich sie überwiegend tätig sind." Deutsches Ärzteblatt, 1936, S. 379 (Anordnung Nr. 2 des Reichsärzteführers).

76) RGBl., T. I, 1935, S. 1433-1444 (Reichsärzteordnung, 13.12.1935).

Verstoß gegen die Anmeldepflicht konnte mit bis zu 1.000 RM geahndet werden.[77] Reichsärzteführer Wagner ordnete wenige Tage vor Inkrafttreten der Reichsärzteordnung ergänzend an, daß der erstmaligen Anmeldung „ein ausgefüllter Fragebogen und ein ausgefüllter Abstammungsbogen" beizufügen sei; zu letzterem habe der Arzt „die Geburtsurkunden bis zu den Großeltern einschließlich vorzulegen". Und beabsichtigte ein Arzt zu heiraten, so hatte er „seiner ärztlichen Bezirksvereinigung unverzüglich die Urkunden über die Abstammung des Ehegatten" zu unterbreiten. „Die Abgabe der Meldungen gehört zu den Pflichten jedes Arztes und Medizinalpraktikanten. Die Ärztekammern und ärztlichen Bezirksvereinigungen überwachen die Einhaltung der Meldepflicht."[78] In einer weiteren ergänzenden Anordnung erläuterte Reichsärzteführer Wagner das System der aufzubauenden Ärzteverzeichnisse sowie der Reichsärztekartei und ordnete an: „Die Reichsärztekammer, die Ärztekammern [der Länder] und die ärztlichen Bezirksvereinigungen führen Ärzteverzeichnisse ... In die Verzeichnisse sind ausnahmslos alle Ärzte und Medizinalpraktikanten aufzunehmen" und auch solche Ärzte zu registrieren, „deren Bestallung zurückgenommen ist; ferner Ärzte, die auf die Bestallung oder die Ausübung des ärztlichen Berufs verzichtet haben; schließlich Ärzte, denen die Ausübung des ärztlichen Berufes vorläufig verboten ist oder deren Befugnis zur Ausübung des ärztlichen Berufs ruht". Neben den regionalen Registern kam dem Reichsärzteverzeichnis eine besondere Bedeutung zu, in das „alle Ärzte und Medizinalpraktikanten aufgenommen wurden", so daß auf der Reichsebene jeder bereits tätige Arzt und jeder Jungmediziner erfaßt war und die Medizinalpolitik personell planbar gemacht werden konnte. Die Ärztekammern und die ärztlichen Bezirksvereinigungen hatten ein Exemplar der Anmeldefragebogen mit den ursprünglichen Stammdaten aus ihren Verzeichnissen und die eintretenden Änderungen laufend an die Reichsärztekammer zu melden, wo die „hauptsächlichen Angaben über die Ärzte bzw. Medizinalpraktikanten ... auf Karteikarten übertragen" wurden, die in ihrer Gesamtheit die Reichsärztekartei bildeten. Außerdem war „über jeden Arzt eine Personalakte anzulegen, in der Fragebogen und alle Vorgänge, die den Arzt persönlich betreffen, enthalten sein müssen".[79]

Die Reichsärztekammer und die regionalen Ärztekammern erhoben von jedem Arzt Beiträge auf der Grundlage einer Beitragsordnung: „Nicht freiwillig gezahlte Beiträge" und Geldstrafen für unterlassene Anmeldungen wurden „nach den Vorschriften über die Beitreibung öffentlicher Abgaben beigetrieben", also gepfändet.[80] Selbst ein halbes Jahr nach dem Erlaß der Reichsärzteordnung hatte man sich noch nicht auf eine einheitliche Beitragsordnung verständigen können – zu unterschiedlich waren die in den einzelnen Ländern bislang erhobenen Beiträge. Deshalb wurde im Juni 1936 vorerst vorläufig verfügt, daß der pro Vierteljahr zu zahlende Grundbetrag für niedergelassene Ärzte bei 20 RM (im Jahr also bei 80 RM) liegen solle.[81] Angestellte Ärzte mit festem Einkommen hatten 7,50 RM pro Quartal zu zahlen, ärztliche Beamte ohne Zusatzeinnahmen aus behandelnder ärztlicher Tätigkeit wurden mit sechs Reichsmark veranschlagt. Für Medizinalpraktikanten, Volontärassistenten und selbst für Ärzte, die auf die Ausübung des ärztlichen Berufs verzichtet hatten, waren vierteljährlich drei Reichsmark vorgesehen.[82]

Zu den Aufgaben der Reichsärztekammer gehörte auch, „für das Vorhandensein eines sittlich und wissenschaftlich hochstehenden Ärztestandes Sorge zu tragen, über die Wahrung der ärztlichen

---

77) Ebenda.

78) Deutsches Ärzteblatt, 1936, S. 379 (Anordnung Nr. 3 des Reichsärzteführers). Ebenfalls wenige Tage vor dem Inkrafttreten der Reichsärzteordnung hatte der Reichsärzteführer am 27.3.1936 das „Deutsche Ärzteblatt" zum offiziellen Amtsblatt der Reichsärztekammer und der Kassenärztlichen Vereinigung Deutschlands erklärt. Für die mecklenburgische Ärzteschaft blieb zunächst weiterhin das „Ärzteblatt für Pommern, Mecklenburg und Lübeck. Nachrichtenblatt der Kassenärztlichen Vereinigung Deutschlands, Verwaltungsstellen Pommern, Mecklenburg, Lübeck und der Ärztekammern für Pommern, Mecklenburg und Lübeck" gültig. Deutsches Ärzteblatt, 1936, S. 379 (Anordnung Nr. 1 des Reichsärzteführers).

79) Ebenda (Anordnung Nr. 4 des Reichsärzteführers, 27.3.1936). Zuletzt umfaßte das Reichsarztregister 97.087 Karteikarten, darunter gelegentlich zwei oder mehrere Karten für eine Person (zumeist in den Fällen, in denen eine Ärztin sowohl unter ihrem Mädchennamen als auch unter ihrem Ehenamen erfaßt wurde), so daß aus der Zahl der Karten der Reichsärztekartei nicht auf die Zahl der erfaßten bzw. tatsächlich tätigen Ärzte geschlossen werden kann.

80) RGBl., T. I, 1935, S. 1433-1444 (Reichsärzteordnung, 13.12.1935).

81) Den niedergelassenen Ärzten gleichgestellt waren ärztliche Beamte und angestellte Ärzte, die neben ihren festen Bezügen Einnahmen aus behandelnder ärztlicher Tätigkeit hatten.

82) Deutsches Ärzteblatt, 1936, S. 685 (Anordnung vom 25.6.1936). Drei Reichsmark pro Quartal hatten auch diejenigen Ärzte zu zahlen, „über die ein vorläufiges Verbot der Ausübung des ärztlichen Berufs verhängt ist oder bei denen die Befugnis zur Ausübung des ärztlichen Berufs ruht".

Berufsehre und die Erfüllung der Berufspflichten zu wachen", also eine „Berufsaufsicht" wahrzunehmen, „die ärztliche Ausbildung zu fördern, für Schulung und Fortbildung der Ärzte zu sorgen und hierfür erforderliche Einrichtungen zu schaffen". Außerdem wollte die Reichsärztekammer „für ein gedeihliches Verhältnis der Ärzte untereinander sorgen" und „Fürsorgeeinrichtungen für Ärzte schaffen".

Eine zentrale Aufgabe sah die Kammer darin, „auf eine den Belangen der Bevölkerung oder der Ärzteschaft entsprechende Verteilung der Ärzte auf das gesamte Reichsgebiet hinzuwirken". Im Rahmen dieser planwirtschaftlichen Regulierungsfunktion konnte die Kammer „anordnen, daß die Niederlassung von Ärzten in einzelnen Orten oder Gebietsteilen nur mit ihrer Zustimmung zulässig" war. Damit war die lange umkämpfte, faktisch schon im Mai 1934 suspendierte Niederlassungsfreiheit für Ärzte endgültig obsolet geworden.

Gewissermaßen ‚durch die Hintertür' ermächtigte sich die Reichsärztekammer, „über die Beteiligung der Ärzte an den Aufgaben zur Erhaltung und Hebung des Erbguts und der Rasse des deutschen Volkes besondere Vorschriften [zu] erlassen", womit zu dieser Zeit vor allem die Einbindung der Ärzteschaft in die Maßnahmen zur Durchführung des Gesetzes zur Verhütung erbkranken Nachwuchses gemeint war, was später dann in einer im Einzelfall zwar differenzierten, jedoch allgemeinen Beteiligung der gesamten Ärzteschaft an den Zwangssterilisationen mündete – und in der Mitwirkung einzelner Ärzte an den Euthanasiemorden kulminierte. Dazu diente auch die ebenfalls noch verschwommen formulierte Passage, wonach es Aufgabe der Reichsärztekammer sei, „die Dienststellen des Reichs, der Länder und der Gemeinden und die sonstigen öffentlichen Einrichtungen sowie die nationalsozialistische Deutsche Arbeiterpartei und deren Einrichtungen in allen die Volksgesundheit und den Ärztestand betreffenden Fragen ... zu unterstützen".

Zwar blieb „die ärztliche Behandlung in der öffentlichen Fürsorge, abgesehen von der Anstaltsbehandlung, der freiberuflichen ärztlichen Tätigkeit vorbehalten", aber die Reichsärztekammer war nach ihren Festlegungen „allein berechtigt, mit den Trägern der öffentlichen Fürsorge Verträge über die Tätigkeit der Ärzte abzuschließen. Sie bestimmt die Bedingungen, unter denen die Ärzte zur Behandlung zuzulassen sind, und regelt das Zulassungsverfahren". Außerdem konnte die Reichsärztekammer „für die Ärzte bindende Vorschriften darüber erlassen, wie sie bei ihren Behandlungs- und Verordnungsmaßnahmen die im Interesse der öffentlichen Gesundheitspflege gebotene Wirtschaftlichkeit zu wahren haben". Wenn also die Reichsärztekammer für die ärztliche Versorgung in der öffentlichen Gesundheitspflege zuständig war – und das war sie fast immer –, konnte sie die „Ärzte zur Teilnahme [daran] verpflichten" und „für die Ärzte verbindliche Vorschriften und Verträge erlassen", nach denen „ein einzelner Arzt oder mehrere Ärzte in der öffentlichen Gesundheitspflege ... die ärztliche Behandlung" zu übernehmen hatten.[83]

Hatte ein Arzt seine „Berufspflichten" verletzt und somit ein „Berufsvergehen" begangen, konnte er nach einer abgestuften Skala von Sanktionsmöglichkeiten bestraft werden. Neben einer Verwarnung und dann einem Verweis war dies eine „Geldbuße bis zu zehntausend Reichsmark". Bei schwereren Delikten kam ein „Ausschluß von weiterer behandelnder Tätigkeit ... auf Zeit oder für die Dauer" in Betracht, und die Höchststrafe – faktisch ein Berufsverbot – war die „Feststellung, daß der Beschuldigte unwürdig ist, den ärztlichen Beruf auszuüben". Zur Ahndung von Berufsvergehen wurden ärztliche Berufsgerichte gebildet, die vor, neben, mit oder nach der ordentlichen Gerichtsbarkeit aktiv werden konnten. In der Nachfolge der bislang bestehenden Ärztlichen Ehrengerichte und der letztinstanzlich agierenden Ärztlichen Ehrengerichtshöfe in den Ländern[84] wurden mit der Reichsärzteordnung ab 1936 „als Berufsgerichte der deutschen Ärzteschaft für jeden Ärztekammerbezirk ein ärztliches Bezirksgericht und für das Reichsgebiet ein Ärztegerichtshof gebildet". Die ärztlichen Bezirksgerichte bestanden aus „einem zum Richteramt befähigten Vorsitzenden und zwei Ärzten als Beisitzern"; der Jurist wurde vom Reichsjustizministerium, die ärztlichen Mitglieder von der Reichsärztekammer für die Dauer von fünf Jahren berufen. Juristische Grundlage der Verfahren vor den ärztlichen Bezirksgerichten, die aus einem Ermittlungsverfahren und der Hauptverhandlung bestan-

83) RGBl., T. I, 1935, S. 1433-1444 (Reichsärzteordnung, 13.12.1935).

84) In Mecklenburg ist die Tätigkeit der vier Ehrengerichte und des Ehrengerichtshofes im April 1933 mit der Auflösung der Mecklenburgischen Ärztekammer eingestellt worden; vgl. dazu das Kapitel: Die Ärztlichen Ehrengerichte und der Ärztliche Ehrengerichtshof, S. 342 ff.

den, waren die Vorschriften über das Dienststrafverfahren gegen Reichsbeamte; dabei hatten alle öffentlichen Behörden, so auch Polizei und Gerichte, den ärztlichen Berufsgerichten Amts- und Rechtshilfe zu leisten.[85)]

Spätestens im Frühjahr 1936, also mit dem Wirksamwerden der Reichsärzteordnung, verloren alle noch bestehenden medizinalpolitischen Bestimmungen Mecklenburgs ihre Gültigkeit – so auch die letzte mecklenburgische Ärzteordnung von 1928; die bisherigen länderspezifischen Medizinalgesetze wurden „verreichlicht", also reichseinheitlich geregelt. Mit der Reichsärzteordnung wurden „die landesrechtlichen Bestimmungen über den ärztlichen Berufsstand und über die ärztliche Ehrengerichtsbarkeit aufgehoben". Darüber hinaus wurden „die durch Landesrecht vorgeschriebenen ärztlichen Standesvertretungen aufgelöst".[86)] Mit dem Inkrafttreten der Reichsärzteordnung am 1. April 1936 wurden darüber hinaus auch „der Deutsche Ärztevereinsbund e.V. und der Verband der Ärzte Deutschlands (Hartmannbund) sowie deren Untergliederungen aufgelöst ... Rechtsnachfolgerin des Deutschen Ärztevereinsbundes e.V. und seiner Untergliederungen ist die Reichsärztekammer, Rechtsnachfolgerin des Verbandes der Ärzte Deutschlands (Hartmannbund) und seiner Untergliederungen ist die Kassenärztliche Vereinigung Deutschlands".[87)] Damit gab es keine standesrechtlichen Ärztevertretungen mehr; diese waren verstaatlicht, und nunmehr galt die Reichsärztekammer als die „Vertretung der deutschen Ärzteschaft".

Betrachtet man die wesentlichen Aspekte der Neukodifikation des ärztlichen Berufsrechts unter nationalsozialistischen Herrschaftsbedingungen, wird sichtbar: Die Reichsärzteordnung brachte eine Zwangserfassung fast aller deutschen Ärzte in einer nach dem Führerprinzip strukturierten autoritären Einheitsorganisation mit hierarchischen Befehlsbefugnissen; politisch mißliebige oder jüdische Ärzte wurden aus der „deutschen Ärzteschaft" ausgeschlossen. Die ohnehin schon marginalisierten Niederlassungs-, Vertrags- und Behandlungsfreiheiten der Ärzte wurden endgültig aufgehoben; statt dessen wurde eine zwangsweise Einbindung der Ärzte in die sozial- und bevölkerungspolitischen Maßnahmen des NS-Staates ermöglicht. Verstöße gegen die bewußt vage definierten und weit auslegbar formulierten ärztlichen Berufspflichten waren mit Strafandrohungen belegt, die bis hin zum mit Approbationsentzug verbundenen Berufsverbot reichten.[88)]

In den am 2. Juli **1936** erlassenen **Ausführungsbestimmungen** zur Reichsärzteordnung sind in umfänglicher Weise alle denkbaren Möglichkeiten und Varianten behandelt, unter denen ein Arzt seine Bestallung verlieren konnte, und die Gründe und Szenarien erläutert worden, nach denen sie ihm entzogen werden mußte.[89)] Als erster Grund für einen *automatischen* Entzug der Approbation galt der Verlust der deutschen Staatsangehörigkeit durch amtliche Aberkennung.[90)] Dies betraf vor allem jüdische Ärzte und politische Gegner des NS-Regimes, die ins Ausland emigriert waren bzw. dahin flüchten mußten. Zur Gruppe der Gründe, nach denen eine Zurücknahme der Bestallung *zwingend erforderlich* war, gehörten auch die Fälle, in denen einem Arzt die bürgerlichen Ehrenrechte aberkannt worden waren, in denen „durch eine schwere strafrechtliche oder sittliche Verfehlung des Arztes erwiesen ist, daß ihm die für die Ausübung des ärztlichen Berufs erforderliche Eignung oder Zuverlässigkeit fehlt", oder wenn ein Arzt „durch berufsgerichtliches Urteil für unwürdig erklärt ist, den ärztlichen Beruf auszuüben".

---

85) Am 8.5.1937 ergingen in der „Zweiten Verordnung zur Durchführung und Ergänzung der Reichsärzteordnung" Bestimmungen über die Auswahl und Tätigkeit der Mitglieder der ärztlichen Bezirksgerichte; vgl. RGBl., T. I, 1937, S. 585-588. Und am 15.7.1937 hatte das Reichsinnenministerium die „Geschäftsordnung für die ärztlichen Berufsgerichte" erlassen; vgl. dazu: RMBliV., 1937, S. 449-451.

86) RGBl., T. I, 1935, S. 1443.

87) Ebenda, S. 1443 f. In einer ergänzenden Anordnung des Reichsärzteführers hieß es am 30.4.1936 zynisch erläuternd: „Das bedeutet, daß das Vermögen und die sonstigen Mittel der aufgelösten Stellen auf die Rechtsnachfolger übergegangen sind."

88) Zur komplexen Prozeß der (Selbst-)Gleichschaltung der ärztlichen Spitzenverbände vgl. Jäckel: Die Ärzte und die Politik, S. 58-96.

89) Vgl. dazu: RMBliV., 1936, S. 176 ff.

90) Grundlage war hier das „Gesetz über den Widerruf von Einbürgerungen und die Aberkennung der deutschen Staatsangehörigkeit" vom 14.7.1933. Danach konnten zwischen 1918 und 1933 vorgenommene Einbürgerungen „widerrufen werden, falls die Einbürgerung nicht als erwünscht anzusehen" war. Außerdem konnten „Reichsangehörige, die sich im Ausland aufhalten, der deutschen Staatsangehörigkeit für verlustig erklärt werden, sofern sie durch ein Verhalten, das gegen die Pflicht zur Treue gegen Reich und Volk verstößt, die deutschen Belange geschädigt haben". RGBl., T. I, 1933, S. 480.

Zu den Gründen, nach denen einem Arzt die Approbation entzogen werden *konnte*, gehörten die Fälle von erwiesenen Tatsachen, nach denen einem Arzt „die nationale oder sittliche Zuverlässigkeit" fehlte oder wenn einem Arzt „infolge eines körperlichen Gebrechens oder wegen Schwäche seiner geistigen und körperlichen Kräfte oder wegen einer Sucht die für die Ausübung des ärztlichen Berufs erforderliche Eignung oder Zuverlässigkeit" fehlte. Generell hatte die Zurücknahme, also der Entzug der Bestallung „stets eine zeitlich unbefristete Wirkung, eine Zurücknahme für eine bestimmte Zeit ist demnach unzulässig".

Wegen des „hohen ideellen und wirtschaftlichen Wertes, den die Bestallung für einen Arzt" habe, hatten die mit dem Entzug der Approbation befaßten Behörden und Dienststellen „besonders sorgfältig zu prüfen, ob die von ihr festgestellten Tatsachen eine Zurücknahme rechtfertigen". Nicht immer sei ein endgültiger Entzug der Approbation notwendig; bei nicht dauerhaften körperlichen Gebrechen, vorübergehenden seelischen Beeinträchtigungen oder einer behandelbaren Sucht käme auch ein „Ruhen der Befugnis zur Ausübung des ärztlichen Berufs" in Betracht. „Der Arzt darf dann während der Geltung des Verbots den ärztlichen Beruf nicht ausüben", behielt aber seine Bestallung.[91)]

Nachdem die am 17. Mai 1934 erlassene „Verordnung über die Zulassung von Ärzten zur Tätigkeit bei den Krankenkassen (Zulassungsordnung)" durch eine Reihe von Novellierungen verändert, ergänzt und damit ziemlich unübersichtlich geworden war, erging am 8. September **1937** aus dem Reichsarbeitsministerium eine **Neufassung der Zulassungsordnung**,[92)] die neben zahlreichen kleineren Änderungen vor allem folgende, für wesentlich gehaltene Ergänzungen enthielt. So wurde in der Neufassung in jedem Fall der in der alten Zulassungsverordnung enthaltene und seit 1869 verwandte lateinische Begriff „Approbation" nunmehr durch das Wort „Bestallung" ersetzt.[93)] Neben dieser ‚Entlatinisierung' bzw. ‚Germanisierung' oder ‚Verdeutschung' schien der Reichsministerialverwaltung wichtig, im Hinblick auf die an den medizinischen Fakultäten zunehmenden Absolventenzahlen und angesichts der Politisierung des ärztlichen Wirkens neue Kriterien und eine neue Rangfolge für die Zulassung von Ärzten aufzustellen. War bei der Zulassung eine Auswahl unter mehreren Bewerbern zu treffen, so waren nunmehr „zu bevorzugen: 1. Ärzte, die seit mindestens zwei Jahren ununterbrochen beim Hauptamt für Volksgesundheit der NSDAP tätig" waren, „2. Ärzte, die eine Dienstzeit von mindestens einjähriger Dauer im Wehrdienst und im Arbeitsdienst oder in einem dieser Dienstzweige nachweisen" konnten, nunmehr erst „3. Schwerkriegsbeschädigte, sonstige Kriegsteilnehmer und Kriegswaisen, 4. verdrängte und vertriebene Ärzte ..., 5. verheiratete Ärzte und unter ihnen solche mit höherer Kinderzahl, 6. Ärzte, die mindestens fünf Jahre auf dem Lande oder in einer Kleinstadt Kassenärzte gewesen sind ..., 7. Ärzte, die keine regelmäßig wiederkehrenden Bezüge wie Gehalt, Ruhegehalt oder Rente haben", sowie „8. Ärzte, die die elterliche Kassenpraxis übernehmen wollen". Dieser Rangfolge und allen diesen Gruppen waren jedoch bei einer Erstzulassung ab jetzt diejenigen Ärzte vorzuziehen, „die sich um die nationale Erhebung besondere Verdienste erworben haben und der Nationalsozialistischen Deutschen Arbeiterpartei, einer ihrer Gliederungen oder dem Stahlhelm am 30. Januar 1933 angehört haben und seit dieser Zeit ununterbrochen angehören". Bevorzugt zugelassen werden sollten auch diejenigen Ärzte, „die mindestens drei Jahre im Ausland eine ärztliche Tätigkeit ausgeübt haben, die der Förderung des Deutschtums oder der deutschen Wissenschaft diente".

Nach wie vor galt die Vorgabe, wonach „Ärzte, die nicht die Gewähr dafür bieten, daß sie jederzeit rückhaltlos für den nationalsozialistischen Staat eintreten", von einer Zulassung als Arzt ausgeschlossen waren; neu eingefügt wurde jedoch der Passus, daß dieses auch von den Dienststellen der NSDAP zu kontrollieren sei: „Bestehen Zweifel an der politischen Zuverlässigkeit des Arztes, so hat der Vorsitzende des Zulassungsausschusses von dem zuständigen Hoheitsträger der Nationalsozialistischen Deutschen Arbeiterpartei ein politisches Unbedenklichkeitszeugnis einzuholen."[94)]

---

91) RMBliV., 1936, S. 176 ff.

92) Vgl. dazu: RGBl., T. I, 1937, S. 973-976 (Dritte Verordnung über die Zulassung von Ärzten zur Tätigkeit bei den Krankenkassen, 8.9.1937).

93) Gleichfalls nicht mehr verwandt wurden die Worte „arischer Abstammung", die durch „deutschen oder artverwandten Blutes" ersetzt wurden, und statt „behördlich" hieß es nunmehr „polizeilich". Ebenda.

94) RGBl., T. I, 1938, S. 976-988 (Bekanntmachung der neuen Fassung der Verordnung über die Zulassung von Ärzten zur Tätigkeit bei den Krankenkassen [Zulassungsordnung für Ärzte], 8.9.1937).

Als wären im Dritten Reich nicht schon genügend gesetzliche Bestimmungen zur Art der Berufsausübung, zur Kontrolle und Normierung ärztlichen Handelns, zur politischen Ausrichtung und Mobilisierung, zur Überwachung oder auch zur Sanktionierung der Medizinerschaft verfügt worden, ließ es sich der regelungs- und formalisierungswütige Reichsärzteführer im November **1937** nicht nehmen, auch noch eine **„Berufsordnung für die deutschen Ärzte“** zu erlassen. Deren Vorschriften deckten sich zwar sinn- und teilweise wortgleich mit den Bestimmungen in der Reichsärzteordnung und anderen Gesetzen, gingen jedoch in manchen Bereichen über diese hinaus und suchten sowohl die Art und Weise der Ausübung berufsspezifisch-ärztlichen Handelns den Erfordernissen des NS-Staates anzupassen als auch eine verstärkte politische Bindung der Ärzteschaft an das Dritte Reich zu erreichen.

So hieß es in der Präambel, daß „der Arzt zum Dienst an der Gesundheit des einzelnen Menschen und des gesamten Volkes berufen“ sei, und „mit ihm“ – dem einzelnen Arzt – sei die gesamte „deutsche Ärzteschaft“ aufgefordert, „zum Wohle von Volk und Reich für die Erhaltung und Hebung der Gesundheit, des Erbgutes und der Rasse des deutschen Volkes zu wirken“. Damit erfülle der Arzt eine „durch die Reichsärzteordnung geregelte öffentliche Aufgabe“. Dabei müsse verlangt werden, daß der Arzt „seine Aufgabe im Sinne der nationalsozialistischen Weltanschauung und Gesundheitsführung“ erfülle. „Er hat sich in die Ordnung der berufenen Körperschaften seines Standes, der Reichsärztekammer und der Kassenärztlichen Vereinigung Deutschlands einzufügen und ihren Weisungen ... Folge zu leisten.“[95] Man könnte aus diesen Formulierungen leicht den Eindruck gewinnen, der Reichsärzteführer wollte sich mit der Berufsordnung ein Korps verschworener, disziplinierter und Befehle ausführender Ärzte, quasi eine Arztarmee schaffen. Einzelindividuen waren nicht mehr vorgesehen; ein Arzt könne „seine Pflichten gegenüber der Volksgemeinschaft und dem Staat nur gerecht“ werden, „wenn er sich als Diener seines Volkes fühlt“.

Hinsichtlich der noch in der Reichsärzteordnung festgeschriebenen, jedoch dort schon relativierten Verschwiegenheitspflicht hieß es in der Berufsordnung nunmehr, daß es keinen Bruch der ärztlichen Schweigepflicht darstelle, wenn der Arzt „ein solches Geheimnis zur Erfüllung einer Rechtspflicht oder sittlichen Pflicht oder sonst zu einem nach gesundem Volksempfinden berechtigten Zweck“ offenbare. Daß man diese Generalentlastung von der Schweigepflicht, einem Kernpunkt ärztlichen Wirkens, an prominenter Stelle, im § 2 der ärztlichen Berufsordnung, veröffentlichte, hing ganz offensichtlich damit zusammen, daß man im Dritten Reich gewissermaßen „Jagd“ auf solche Personen machte, die nach dem Gesetz zur Verhütung erbkranken Nachwuchses zu sterilisieren waren, wobei die Ärzte aufgefordert waren, solche ihnen im Rahmen ihrer Tätigkeit einschlägig bekannt werdenden Personen zur „Unfruchtbarmachung“ zu melden. In einem Kommentar zum generell gerechtfertigten Bruch der ärztlichen Verschwiegenheitspflicht hieß es: „Wenn jedoch die Krankheit, das Verhalten oder die erbliche Anlage des Einzelwesens eine Gefährdung der Volksgesamtheit in sich birgt, dann sind das höhere Gesichtspunkte, die die Schweigepflicht aufheben, die Meldepflicht einführen und dadurch dem Schutze der Gemeinschaft dienen. Wir denken hier an die Anzeige übertragbarer Krankheiten an die Gesundheitsbehörde und die Meldung der Erbkranken zum Zwecke ihrer Sterilisation.“[96] Gleich nach dieser impliziten Aufforderung, an der Ausmerzung von „Minderwertigen“ mitzuwirken, erging die Anweisung, die „Volkskraft“ zu stärken: So hatte ein Arzt „allen Bestrebungen entgegenzutreten, die geeignet sind, die Volkskraft und Volkszahl herabzusetzen. Er soll den Willen zum Kind stärken und in seiner ärztlichen Tätigkeit ohne zwingenden Grund keine Maßnahmen treffen, die der Empfängnisverhütung dienen“.[97]

Nach diesen „Generalia“, zu denen auch die Forderung gehörte, daß der Arzt „bei jedem Krankheitsfall“ bestrebt sein müsse, „auf einfachstem Wege den besten Heilerfolg zu erzielen“, also kostengünstig zu arbeiten, folgten einige „Spezialia“, die aus heutiger Sicht teilweise skurril anmuten mögen, jedoch zeitgenössische Problemlagen sichtbar machten und zu regeln suchten. So durfte „in einem Haus, in dem bereits ein Allgemeinarzt Praxis ausübt, ein anderer Allgemeinarzt keine Praxis

95) Berufsordnung für die deutschen Ärzte, S. 2.
96) Ramm: Ärztliche Rechts- und Standeskunde, S. 101.
97) In einem Kommentar zu diesem Passus hieß es 1942 mit eindeutigem Bezug auf die im September 1939 erlassene Volksschädlingsverordnung (RGBl., T. I, 1939, S. 1679), deren Straftatbestände alle mit dem Tode bestraft werden konnten: „Wer die Volkskraft durch Abtreibung der Leibesfrucht schwächt, ist als Volksschädling mit dem Landes- und Volksverräter auf die gleiche Stufe zu stellen.“ Ebenda, S. 102.

gründen"; das gleiche galt „für Fachärzte gleicher oder sich überschneidender Fächer". Dies sollte offenbar vor Konkurrenz schützen, ebenso die Vorschrift, daß, wenn ein Arzt innerhalb seines Praxisbereichs verzog, „in dem Haus seiner bisherigen Praxisstelle für die Dauer eines halben Jahres kein anderer Arzt des gleichen Faches eine Praxis gründen" durfte. Außerdem konnte die Ärztliche Bezirksvereinigung bestimmen, daß – „wo es zur Versorgung der Bevölkerung erforderlich" schien – „bei Allgemeinärzten, Frauenärzten und Chirurgen Praxisstelle und Wohnung nicht getrennt sein" durften. Im übrigen war die „Ausübung des ärztlichen Berufs im Umherziehen untersagt", und Ärzte durften ihre Patienten nicht brieflich oder fernmündlich „oder auf andere Weise nur aus der Ferne" behandeln.

Aus heutiger Sicht selbstverständlich war die Forderung, daß „über wichtige Befunde und Behandlungsmaßnahmen, insbesondere bei Unfällen, Operationen und Strahlenbehandlung", Aufzeichnungen gemacht werden mußten, und diese Aufzeichnungen, Krankengeschichten und Röntgenbilder „mindestens fünf Jahre" aufzubewahren seien. Bei der „Ausstellung ärztlicher Gutachten und Zeugnisse" – gemeint waren u.a. Bescheinigungen über Ehetauglichkeit, Arbeitsunfähigkeit oder Wehrtauglichkeit – habe der Arzt „mit der größten Sorgfalt zu verfahren ... Die Ausstellung von Gefälligkeitszeugnissen ist verboten".

Hinsichtlich der Liquidationspraxis sah die Berufsordnung einerseits vor, daß die Ärzte sich an die von der Reichsärzteordnung verfügte Gebührenordnung zu halten hatten, deren Höchstsätze „nur mit der Genehmigung der Reichsärztekammer überschritten werden" durften. Andererseits stand es den Ärzten frei, „unbemittelten Kranken sowie Verwandten, nahen Befreundeten, Berufsgenossen und ihren Angehörigen die Zahlung ganz oder teilweise zu erlassen"; keinesfalls dürften sie jedoch „unter die üblichen Sätze herabgehen".

Eher das Standesrecht – und das Vertrauen der Patientenschaft – betreffend war die Forderung, daß jeder Arzt seinen „Berufsgenossen ... durch rücksichtsvolles und kollegiales Verhalten" Achtung zu erweisen habe; „jede unbefugt herabsetzende Äußerung über die Behandlungsweise oder das berufliche Wissen eines anderen Arztes ist standesunwürdig". Ebenfalls berufsständisch bzw. berufsrechtlich motiviert und auf Wahrung der Einkünfte bedacht war die Anweisung, wonach ein Arzt einen bereits von einem anderen Arzt behandelten Patienten nur dann behandeln durfte, wenn der Kranke oder dessen Angehörige ausdrücklich auf die weitere Behandlung durch den zuerst zugezogenen Arzt verzichtet hatten, wovon diese den ersten Arzt zu unterrichten hatten. Außerdem sollten Ärzte „grundsätzlich zur gegenseitigen Vertretung bereit sein".

Ständig wurde befürchtet, daß sich – ungeachtet der strengen Zulassungspraxis – Ärzte gegenseitig Konkurrenz machen könnten; eine Anzahl von Vorschriften in der Berufsordnung sollte dies verhindern. So konnte die Praxis verstorbener Ärzte für deren Witwe oder Kinder nur mit Genehmigung der Ärztlichen Bezirksvereinigung und lediglich für die Dauer eines Vierteljahres durch einen anderen Arzt fortgeführt werden. Niedergelassene Ärzte durften „Assistenten nur mit Genehmigung der Ärztekammer anstellen", und Arztvertretern und Assistenten war es verboten, sich „vor Ablauf eines Jahres nach Beendigung ihrer Tätigkeit im gleichen Praxisbereiche nieder[zu]lassen". Die Berufsordnung sah weiterhin vor, daß „die in der Gesundheitsfürsorge tätigen Ärzte", also vor allem die beamteten und angestellten Ärzte der Gesundheitsämter, sich „jeder Behandlung zu enthalten" hätten und „die von ihnen betreuten Personen nicht ihrem Hausarzt entfremden" dürften. „Ärzte in Kur- oder Badeorten" hatten „die Behandlung auswärtiger Kranker nach Beendigung der Kur einzustellen"; die Weiterbehandlung durfte nur durch die ursprünglich überweisenden Hausärzte erfolgen. Im Umkehrschluß galt es als „unzulässig, Kranke einem anderen Arzt oder einer Krankenanstalt gegen Entgelt, auch in verschleierter Form zuzuweisen".

Die in der Weimarer Republik verschiedentlich etablierten Polikliniken durften nicht mehr fortgeführt werden, selbst wenn dies medizinisch möglicherweise sinnvoll war: „Die Errichtung einer Gemeinschaftspraxis ist nicht zulässig"; Ausnahmen galten nur für „größere medizinische Einrichtungen" wie etwa Röntgenpraxen, die „nur mit Genehmigung der Ärztekammer gemeinsam betrieben werden" durften. Außerdem war „jede Werbung und Anpreisung" von Ärzten oder für Ärzte untersagt; so war insbesondere verboten, „die Besprechung von Heilmitteln oder Heilverfahren in Veröffentlichungen oder auf anderem Wege, wie in Vorträgen, im Rundfunk oder Film, mit einer Werbung für die eigene Praxis zu verbinden". Untersagt war auch, „Krankengeschichten und Operationen in anderen als fachwissenschaftlichen Schriften bekanntzugeben", und nicht erlaubt war es ebenso, „unentgeltliche oder briefliche Behandlung anzukündigen". Gegen all diese Bestimmungen, die Konkurrenz zwischen Ärzten ausschalten bzw. vermeiden sollten, wurde auch in Mecklenburg nicht selten verstoßen, was dann wiederum – oft nach Anzeige von mißgünstigen oder sich benachteiligt fühlenden Berufskollegen – zu Verfahren vor den ärztlichen Berufsgerichten führte.

Darüber hinaus war den Ärzten „die geschäftliche Auswertung von Erfindungen oder Entdekkungen auf dem Gebiete des Heilmittelwesens nur auf Grund einer schriftlichen Genehmigung der Reichsärztekammer gestattet", und diese Kammer konnte bereits erteilte Genehmigungen jederzeit „zurückziehen, wenn sich herausstellt, daß die Auswertung den Arzt in Widerstreit zu seinen Berufspflichten" bringe. Überdies war es „dem Arzte verboten, seinen Namen in Verbindung mit einer ärztlichen Berufsbezeichnung für gewerbliche Zwecke, z.B. für einen Firmentitel oder zur Bezeichnung eines Mittels (auch nicht in der Form ‚nach Prof. XY') herzugeben". Generell untersagt war „die Ausstellung von Gutachten und Zeugnissen über Heilmittel zur Verwendung für die Werbung bei Laien". Nicht erlaubt war auch, „für die Verordnung oder Empfehlung von Heilmitteln irgendwelche Vergütungen oder sonstige Vergünstigungen ... zu fordern oder sich gewähren zu lassen".

Auf der anderen Seite war es „dem Arzte verboten, Vorteile irgendwelcher Art zu gewähren oder in Aussicht zu stellen, um sich einen beruflichen Nutzen zu verschaffen". Damit im Zusammenhang stand die Bestimmung, daß „Ärztemuster nur in einem für die Kenntnis oder Erprobung des Mittels notwendigen Umfang angefordert und verwendet werden" sollten und diese Musterpackungen „nicht gegen Entgelt weitergegeben werden" durften. Es war auch „unstatthaft, Kranke ohne hinreichenden Grund an bestimmte Apotheken oder medizinische Fachgeschäfte zu verweisen", um von diesen möglicherweise Provisionen zu kassieren.

Hinsichtlich des Arzneimittelumgangs verlangte die Berufsordnung, daß die Ärzteschaft „an der Bekämpfung des Heil- und Heilmittelschwindels mitzuwirken" habe. Und „bei der Auswahl seiner Heilmittel" hatte jeder Arzt „den volkswirtschaftlichen Erfordernissen, die von der Reichsärztekammer aufgezeigt werden, Rechnung zu tragen".[98)]

Hatte der erste Teil der „Berufsordnung für die deutschen Ärzte" vor allem Bedeutung für die niedergelassenen Allgemeinpraktiker, so ging es im **zweiten Teil der Berufsordnung**, der **„Facharztordnung"**, vor allem um den nach wie vor umstrittenen und stetig wachsenden Stand der Spezial- oder Fachärzte. Diese wurden zur spezifischen Versorgung und spezialisierten Behandlung der Patienten zwar dringend benötigt, aber man stand deren zahlenmäßiger Zunahme mit einiger Skepsis gegenüber, nicht zuletzt deshalb, weil man das „Treiben" der Fachärzte für geeignet hielt, die Einkünfte der Allgemeinmediziner zu schmälern.

Die alteingesessene, vielfach mit traditionellen Mitteln der Schulmedizin praktizierende Hausärzteschaft wetterte fast unisono gegen den mit der Facharztentwicklung „besonders in unseren Tagen" eintretenden „Geschäftsgeist der Ärzte", der „die tollsten Blüten" treibe. So beklagte der seit 1907 niedergelassene Allgemeinpraktiker Dr. Anton Graf 1933, daß unter dem „Anschein der Wissenschaftlichkeit und der Besorgtheit um das Wohl der Kranken" eine Technisierung und „Entseelung" des Medizinalwesens eingesetzt habe; hier sei „in erster Linie an die zahlreichen Apparate zu denken, mit denen heutzutage der Arzt sich ausstaffiert, um ‚Erfolg' zu haben. Von den Lampen in allen Spektralfarben bis zum Diathermie- und Röntgenapparat wird das Auge des Kranken ‚geblendet'. Kaum daß die ach so rührige Industrie etwas Neues auf den Markt gebracht hat, kommt schon ein Reisender der betreffenden Firma und zeigt bereits bestätigte Aufträge von Doktor A-Z vor, die alle, ohne die Neuerfindung weiter zu kennen, nur auf den ‚Vortrag' des Herrn Ingenieurs hin, ja eigentlich nicht so sehr deswegen, sondern weil der Nachbarkollege sich auch einen zugelegt hat, den neuen Apparat kaufen. Wieder andere stürzen sich sofort auf jede neue Methode, sei es nun eine Einspritzerei oder Impferei, und rühmen den ersten Behandelten oder zu Behandelnden gegenüber schon ihre großen und guten Erfahrungen auf diesem Gebiet. Zieht das nicht mehr und kommt gerade eine noch so laienhafte Sache in die Mode, so wird ‚gezeileist',[99)] geht das nicht mehr, so wird ‚abgeschirmt' und, gibt es gerade einmal nichts Neues unter der ‚Höhen'sonne, so wird etwas Altes

98) Berufsordnung für die deutschen Ärzte, S. 2-10.

99) Valentin Zeileis (1873-1939), Begründer und Verfechter der medizinischen Anwendung von elektrophysikalischen Therapieformen mit hochfrequenten Wechselströmen, galt in Teilen der Zunft der Schulmediziner als Kurpfuscher und Scharlatan. Nach dessen Tod setzte sein Sohn Fritz Zeileis (1898-1978) die Tätigkeit im 1929 in Österreich begründeten „Institut Zeileis" fort.

modernisiert und drauflos ‚gependelt' ... In diese Serie gehören die ‚Modernopathen' aller Schattierungen und die Augendiagnostiker unseres Standes ... Sie sind für mich Leute, die der Überfüllung ihres Berufes und der Unfähigkeit wegen sich sonst hervorzutun oder wenigstens ihr Brot zu verdienen, solch ausschweifende Richtungen vertreten und auf die Dummheit ihrer Mitmenschen spekulieren". Dies müsse „bei Ärzten als Vergehen, wenn nicht als Verbrechen an der Gesundheit des Volkes wie des einzelnen bezeichnet und gebrandmarkt werden".[100)]

Auch ein Jahr später, 1934, plädierte der damals 38jährige niedergelassene Allgemeinpraktiker Dr. Edgar Schmoldt aus Stettin in dem auch für Mecklenburg zuständigen Ärzteblatt nachdrücklich für eine „Begrenzung der Facharztgebiete" und beklagte, daß „die Aufsplitterung der ärztlichen Tätigkeit in Fachgebiete in den letzten Jahren einen bedauerlichen Umfang angenommen" habe. „In zunehmendem Maße" würden „einzelne Organe des menschlichen Körpers in Anspruch genommen, um die Begründung neuer Fachgebiete in die Wege zu leiten", und die „Grenze einer vernünftigen und objektiv berechtigten Entwicklung" sei dabei „bereits überschritten". Dadurch sei die „Gefahr" gewachsen, „daß der Facharzt den unbedingt erforderlichen Zusammenhang mit dem Gesamtgebiet der Medizin mehr und mehr" zu verlieren drohe. Hinzu komme, daß mit der zunehmenden Zahl von Fachärzten eine „steigende Überbesetzung der einzelnen Fachgebiete" einhergehe, und selbst „die Großstadt bietet den zahlreichen Fachärzten keine Existenzmöglichkeit" mehr.

In dieser Situation würden immer mehr Fachärzte ihre Tätigkeit auch auf die allgemeinmedizinische Behandlung von Patienten ausdehnen, anstatt sich – „wie das früher selbstverständlich war – streng auf ihr Fachgebiet [zu] beschränken". Richtig und angemessen wäre, wenn die Fachärzte innerhalb ihres Fachgebietes nur diejenigen Fälle behandeln würden, „welche wegen besonderer diagnostischer oder therapeutischer Schwierigkeiten in die Hand des Facharztes gehören". Statt dessen würde sich heute „ein nicht geringer Teil der Fachärzte nicht mehr als Konsiliarius und Operateur" betätigen, sondern übernehme „ganz einfach die Tätigkeit eines praktischen Arztes" und weise „höchstens diejenigen Fälle ab, welche sich auch bei allerweitherzigster Begriffsauslegung nicht mehr in seinem Fachgebiet unterbringen" ließen. Auch deshalb sei „das Ansehen, auf welches der Facharzt früher einen gut begründeten Anspruch erheben konnte, bei den sachverständigen Berufskollegen bereits weitgehend verlorengegangen", und es werde „nicht allzulange dauern, bis auch die Patienten zur gleichen Erkenntnis" gelangen würden. Ungeachtet des angeblichen Ansehensverlustes und des wirtschaftlich bedingten Wilderns in fremden Gebieten sei „das Geltungsbedürfnis gestiegen"; ein Facharzt würde sein Spezialistentum überall herausstellen, „um ja nicht in den Verdacht zu kommen, er könnte nur ein simpler Landarzt oder Vorstadtpraktiker sein".

Diesen Übelständen und „ungesunden Verhältnissen" müsse „unbedingt Einhalt geboten werden". Schmoldt lobte die von der Reichsärzteführung erlassenen Bestimmungen, wonach „jeder Arzt eine gewisse Zeit sich in der Landpraxis zu betätigen" habe. Dort werde er „am ehesten einsehen, wie abwegig eine Unterschätzung derjenigen Kollegen" sei, „die dort unter schwierigsten Verhältnissen die Bevölkerung zu versorgen" hätten. Sinnvoll wäre auch, daß in der Zulassungsordnung vom August 1934 bestimmt worden sei, „daß die zugelassenen Fachärzte in den Städten einen gewissen Prozentsatz nicht überschreiten" dürften.

Es müsse von seiten der Ärzteführung bzw. der Reichsärztekammer darauf hingewirkt werden, „daß das fachärztliche Kassenlöwentum schärfstens beschnitten wird. Die ‚fachärztliche' Versorgung von täglich einigen Dutzend Patienten" sei „ein grober Unfug". Eine „gesunde Beschränkung der Betätigung" der Fachärzte werde „auch dadurch zu erreichen sein, daß sehr viel schärfer als bisher darauf gesehen" werde, „daß der Facharzt die Grenzen seines Gebietes strengstens" einhalte. „Rechnungsprüfung, Rezeptprüfung, Sachleistungsvorgenehmigung und vertrauensärztliche Tätigkeit" würden „ganz sonderbare Einblicke in die zurzeit eingerissene Auffassung" gewähren.

Nicht selten werde „als Entschuldigung für diese Grenzüberschreitungen angeführt, daß es sich doch nur um einmalige gelegentliche Verordnung irgendeines Mittels handele, und daß es nicht verlohne, den Patienten deshalb einem Kollegen zu überweisen". Wenn solche Vorkommnisse wirklich selten wären, könnte man darüber hinweggehen. Dieses „grenzüberschreitende" Wildern in fremden Zuständigkeiten würde sich „aber bedenklich" häufen, so daß es „auf die Dauer nicht geduldet werden" könne. Derartige „Gefälligkeitsverordnungen" seien „in vielen Fällen" auch deshalb

100) Graf: Die Stellung des Arztes, S. 66 f.

bedenklich, „weil sie in der Regel ohne gehörige Untersuchung oder sonstige Feststellung der objektiven Notwendigkeit" erfolgten.

Zwar würden diese Praktiken „erfreulicherweise nicht auf alle Fachärzte" zutreffen, und es gebe „auch heute noch Kollegen, die ihre Facharztstellung im guten alten Sinne zu halten suchen, was naturgemäß sehr schwierig ist, wenn die engeren Fachkollegen alles tun, um ihr Arbeitsfeld mit allen Mitteln zu erweitern". Aber damit sich in Deutschland keine Verhältnisse etablierten wie im „roten Rußland" oder „im warenhausartigen Betrieb amerikanischer Großkliniken", müsse erreicht werden, „daß die Überbewertung des Medizinisch-Technischen allmählich wieder zugunsten der verdienten Anerkennung des Ärztlichen eingedämmt" werde.[101)]

Tatsächlich ging es Schmoldt – und zahlreichen seiner Kollegen aus der Zunft der Allgemeinmediziner – weniger um die von ihnen als gefährlich dargestellte Spezialisierung der medizinischen Wissenschaft, sondern seine Motive waren eindeutig Futterneid, also befürchtete oder bereits erlittene Einnahmeverluste, resultierend aus der Tatsache, daß immer mehr Patienten mit spezifischen Leiden die darauf spezialisierten Fachärzte aufsuchten. Tatsächlich hatten die seit der Mitte des 19. Jahrhunderts in den deutschen Ländern und im Deutschen Reich zunehmende Spezialisierung der bislang noch wenig differenzierten Heilkunde, die Etablierung neuer, eigenständiger medizinischer Fachgebiete und das interdisziplinäre Arbeiten von medizinischen Spezialisten beträchtlich dazu beigetragen, erhebliche Fortschritte bei der Vermeidung und Heilung von bislang selten erkannten und deshalb kaum behandelbaren Krankheiten zu erzielen.[102)] Diese eigentlich begrüßenswerten, zum Teil geradezu revolutionären Innovationen stießen bei den vielfach traditionell ausgebildeten und konventionell arbeitenden allgemeinpraktischen Hausärzten vor allem deshalb auf Widerstand, weil sie sowohl ihre Bedeutung als regional bislang unangefochtene Instanzen der Heilkunde als auch ihre Pfründe bedroht sahen. Hinzu kam die zumindest moralische Unterstützung durch die staatliche Medizinalpolitik des Dritten Reichs und die Ärztekammern; diese propagierten trotz aller erreichten – und benötigten – Leistungen der modernen Medizin weiterhin das überkommene Leit- und Idealbild der Heilkunde, als dessen Inbegriff der niedergelassene Hausarzt galt.

Um die seit Jahren von der Allgemeinmedizin beklagte „Facharztschwemme" einzudämmen, wurden 1937 erstmals die derzeit gültigen 14 Facharztbezeichnungen klar benannt – und damit implizit die Verwendung anderer Spezialarztbenennungen verboten. Danach waren im Deutschen Reich folgende Facharztbezeichnungen zugelassen: Facharzt für Innere Medizin, Facharzt für Magen-, Darm- und Stoffwechselkrankheiten, Facharzt für Lungenkrankheiten, Facharzt für Kinderkrankheiten, Facharzt für Chirurgie, Facharzt für Frauenkrankheiten und Geburtshilfe, Facharzt für Krankheiten der Harnwege, Facharzt für Nerven- und Geisteskrankheiten, Facharzt für Orthopädie, Facharzt für Augenkrankheiten, Facharzt für Hals-, Nasen- und Ohrenkrankheiten, Facharzt für Haut- und Geschlechtskrankheiten, Facharzt für Zahn-, Mund- und Kieferkrankheiten sowie Facharzt für Röntgenologie und Strahlenheilkunde. Verfügt wurde darüber hinaus, daß „die Führung mehrerer Facharztbezeichnungen und die Verbindung einer fachärztlichen mit einer allgemeinärztlichen Bezeichnung unzulässig" sei.[103)]

Wie wurde man Facharzt, und wer durfte sich Facharzt nennen? Im Anschluß an das reguläre, zu dieser Zeit noch elfsemestrige Studium der Medizin war – nach erfolgter Approbation – für die Anerkennung als Facharzt für die Disziplinen Innere Medizin, Magen-, Darm- und Stoffwechselkrankheiten, Lungenkrankheiten, Kinderkrankheiten, Chirurgie, Frauenkrankheiten und Krankheiten der Harnwege eine weitere Ausbildungszeit von vier Jahren, bei den übrigen sieben Disziplinen von drei Jahren erforderlich. Außerdem war zur Facharztanerkennung eine einjährige allgemeinärztliche Tätigkeit notwendig und nachzuweisen.[104)] Obwohl man Fachärzte dringend benötigte, machte man den Weg dahin schwer und steinig. So war eine Ausbildungszeit, die in der „eigenen Praxis ausge-

101) Ärzteblatt für Pommern, Mecklenburg und Lübeck, 1934, S. 251 f.

102) Zur Differenzierung und Professionalisierung der Ärzteschaft und der medizinischen Wissenschaft vgl. die instruktiven Ausführungen bei Huerkamp: Der Aufstieg der Ärzte, und Solbrig: Das Entstehen der modernen Medizin.

103) Berufsordnung für die deutschen Ärzte, S. 10. Mit einer „Änderung der Berufsordnung für die deutschen Ärzte" wurde am 1.6.1940 eine weitere Facharztgattung zugelassen bzw. anerkannt, der „Facharzt für Pathologische Anatomie"; Deutsches Ärzteblatt, 1940, S. 277.

104) Für die Anerkennung als Facharzt für Zahn-, Mund- und Kieferkrankheiten war außerdem die erfolgreiche Ablegung der Prüfung als Zahnarzt notwendig.

übt" wurde, „in der Regel nicht anrechnungsfähig". Angehende Fachärzte mußten sich also darüber im Klaren sein, daß sich an ein fünf- bis sechsjähriges Medizinstudium noch eine mindestens vier- bzw. fünfjährige Facharztausbildung anschloß, eine Zeit also, in der man neben dem dürftigen Assistenzarztgehalt keine Einkünfte erzielen konnte.[105]

Die fachärztliche Ausbildung sollte ausschließlich „an reichsdeutschen Universitäten oder Krankenanstalten stattfinden" und mußte „von Fachärzten geleitet werden". Für die Ausbildung waren „nur größere Krankenanstalten geeignet, in denen Kranke verschiedener Art betreut" wurden. Diese Häuser mußten über „alle Einrichtungen wissenschaftlicher Art" verfügen, „die für eine gründliche und umfassende Ausbildung in dem betreffenden Fach erforderlich" waren. Die Ausbildung mußte sich „auf alle Gebiete des Faches erstrecken" und durfte „nicht nur auf Sonderabteilungen stattfinden".

Die eigentliche „Anerkennung als Facharzt" erfolgte durch diejenige Ärztekammer, der der Bewerber unterstand; diese Kammer entschied nach Prüfung der erforderlichen Unterlagen „über das Bestehen oder Nichtbestehen einer Facharzteigenschaft". War man als Facharzt für eine bestimmte Disziplin anerkannt, so war man ab 1937 – zumindest nach den Bestimmungen der ärztlichen Berufsordnung – gleichzeitig und „grundsätzlich von der Ausübung einer allgemeinen ärztlichen oder allgemeinen vertrauensärztlichen Tätigkeit ausgeschlossen" – obwohl man natürlich über mehr als die dazu notwendige Qualifikation verfügte. Diese Regelung diente dem Schutz der niedergelassenen Allgemeinpraktiker und sollte „Mitnahmeeffekte" bei der Patientenbehandlung verhindern sowie Konkurrenz mit den Allgemeinärzten ausschließen. „Der Facharzt darf seine Besuchspraxis nicht zu einer allgemeinen hausärztlichen Tätigkeit entwickeln", und er durfte die von ihm behandelten Patienten „nicht ihrem Hausarzt entfremden". Fachärzte mußten sich also „im wesentlichen auf ihr Fach beschränken und über die notwendigen Einrichtungen zur Ausübung ihrer fachärztlichen Tätigkeit verfügen"[106] – was logischerweise zum Teil erhebliche Investitionen erforderte.

Betrachtet man für **1937**, den Zeitpunkt des Erlasses der hier skizzierten Berufsordnung, das reale Zahlenverhältnis von Allgemeinmedizinern zu Fachärzten, so ergibt sich für Mecklenburg folgendes Bild: Unter den 556 tatsächlich praktizierenden Ärzten[107] befanden sich 418 niedergelassene Allgemeinpraktiker und 138 niedergelassene oder angestellte Fachärzte (24,8 Prozent).[108] Ungeachtet der verfügten Restriktionen hatte sich schon ein Jahr später dieses Verhältnis weiter zugunsten der Fachärzte geändert. **1938** sind in Mecklenburg 538 Ärzte gezählt worden; darunter befanden sich 396 Allgemeinmediziner und 142 Fachärzte (26,4 Prozent). Und von den 533 im Jahre **1939** in Mecklenburg praktizierenden Medizinern firmierten bereits 150 als Fachärzte (28,1 Prozent). Unter diesen Spezialärzten befanden sich 24 Chirurgen, 15 Fachärzte für Frauenkrankheiten und Geburtshilfe, 15 Fachärzte für Augenkrankheiten, 14 Fachärzte für Hals-, Nasen- und Ohrenkrankheiten, zwölf Fachärzte für Haut- und Geschlechtskrankheiten sowie Urologie, 18 Fachärzte für Nerven- und Geisteskrankheiten, 16 Fachärzte für Innere Medizin, neun Fachärzte für Kinderkrankheiten sowie insgesamt 27 Fachärzte für Röntgenkunde, für Magen-, Darm- und Stoffwechselkrankheiten, für Orthopädie, für Zahn-, Mund- und Kieferkrankheiten sowie für Lungenkrankheiten.[109]

Zumindest in Mecklenburg hatten die Lenkungsbemühungen und Zulassungsbeschränkungen offenbar keinen Erfolg. Während der Umfang der in Mecklenburg tätigen Ärzte zwischen 1930 und 1939 im wesentlichen gleichgeblieben ist, hat sich die Zahl der Allgemeinpraktiker in diesem Jahrzehnt um mehr als 15 Prozent verringert, wogegen die Zahl der Fachärzte im gleichen Zeitraum um

---

105) Die bereits vor dem Inkrafttreten dieser Berufsordnung als Fachärzte anerkannten und als solche tätigen Mediziner waren von diesen Regelungen nicht betroffen; sie durften selbst alte, bislang verwandte Facharztbezeichnungen weiterführen.

106) Berufsordnung für die deutschen Ärzte, S. 12 f.

107) Der Reichs-Medizinal-Kalender, 1937, S. 84 f., verzeichnete für 1937 zwar 659 Ärzte in Mecklenburg (darunter 47 Frauen), von denen allerdings 57 als „Ärzte ohne Berufsausübung" und 46 weitere als niedergelassene Ärzte ohne Kassenpraxis registriert waren, woraus sich eine Zahl von 556 tatsächlich praktizierenden Ärzten ergibt.

108) Von den 138 Fachärzten waren 25 Internisten, 22 Chirurgen, 18 Gynäkologen, 17 HNO-Ärzte, 18 Augenärzte, 13 Ärzte für Haut- und Geschlechtskrankheiten, elf Ärzte für Nerven- und Geisteskrankheiten, zehn Kinderärzte sowie jeweils zwei Urologen und Orthopäden.

109) Zusammengestellt nach: Statistisches Jahrbuch für das Deutsche Reich, 1941/42, S. 614; vgl. dazu auch die Übersicht im Kapitel: Die Ärzteschaft im Deutschen Reich und in Mecklenburg. Zahlenmäßige Entwicklung 1800-1945, S. 266 ff.

fast 90 Prozent gestiegen ist. Zwar lag die Facharztquote in Mecklenburg unmittelbar vor Kriegsbeginn bei 28,1 Prozent aller dort tätigen Mediziner; damit rangierte das Land aber noch unter dem Reichsdurchschnitt: Denn unter den 47.832 im Januar 1939 im Altreichsgebiet registrierten Ärzten befanden sich immerhin 15.003 Fachärzte (31,4 Prozent).[110)]

Der **dritte Teil der ärztlichen Berufsordnung** vom November **1937** betraf die Modalitäten der Niederlassung von Allgemeinpraktikern und Fachärzten. Wollte man sich – nach erfolgter, streng regulierter Genehmigung – mit einiger Aussicht auf beruflichen Erfolg als Arzt niederlassen, so konnte man sich nicht nur auf die ‚Mundpropaganda' verlassen, sondern mußte dieses Ereignis der Bevölkerung, also der zukünftigen ‚Kundschaft', erst einmal bekanntmachen. Dafür galten genaue Regeln: Die Niederlassung durfte „nicht auf andere Weise als durch Anzeigen in Zeitungen" bekanntgegeben werden. Dabei hatten sich „Form und Größe der Anzeigen nach den örtlichen Gewohnheiten zu richten". Die Anzeige einer Niederlassung durfte außer der Wohnungsangabe nur die Angaben enthalten, die auch auf dem Praxisschild des Arztes standen; und die Annonce durfte „nur dreimal in der gleichen Zeitung veröffentlicht werden". Bei einer etwa durch Urlaub oder Krankheit bedingten und länger als zwei Wochen dauernden Abwesenheit durften der Beginn und das Ende der Nichtverfügbarkeit des Arztes nur durch jeweils eine Anzeige in der Presse angekündigt werden.

Das am Haus anzubringende Praxisschild hatte nur den Namen des Arztes, seine Titel (Dr. med., Sanitätsrat), die Bezeichnung als Arzt oder eine Facharztbezeichnung, die Angabe der Sprechstunden und die Fernsprechnummer zu enthalten. Werbende Zusätze waren auch hier verboten.[111)] Das Praxisschild des Arztes sollte „der Bevölkerung lediglich die Wohnung oder die Sprechstelle des Arztes anzeigen". Es durfte „nicht in aufdringlicher Form ausgestaltet oder angebracht sein", und seine Größe durfte „das übliche Maß (etwa 35x50 cm) nicht überschreiten". Dagegen mußten „Schilder an der Privatwohnung des Arztes, in der Sprechstunden nicht abgehalten werden, den sonst bei Privatwohnungen üblichen Schildern entsprechen".[112)]

Waren im Zuge des Inkrafttretens der Reichsärzteordnung bereits 1935/36 der Deutsche Ärztevereinsbund und der Hartmannbund aufgelöst und in die Reichsärztekammer bzw. die Kassenärztliche Vereinigung Deutschlands überführt worden, so folgte im Frühjahr **1938** ein weiteres Verbot der letzten noch bestehenden überregionalen Ärzteorganisation. Am 19. April 1938 ordnete Reichsärzteführer Wagner an, daß auch der „Verband der Krankenhausärzte Deutschlands e.V." mit sofortiger Wirkung als aufgelöst zu betrachten sei. „Durch die Zusammenfassung der Ärzteschaft in der Reichsärztekammer" sei „das Bestehen eines selbständigen Verbandes der Krankenhausärzte überflüssig geworden ... Die Belange der Krankenhausärzte werden in Zukunft ausschließlich von der

---

110) Analysiert man die Fachärztestruktur des Reiches genauer, so ergibt sich folgenden Bild: Anfang 1939 befanden sich unter den 15.003 Spezialärzten 2.455 Chirurgen, 2.348 Fachärzte für Innere Medizin, 1.802 Fachärzte für Frauenkrankheiten und Geburtshilfe, 1.457 Fachärzte für Hals-, Nasen- und Ohrenkrankheiten, 1.404 Fachärzte für Nerven- und Geisteskrankheiten, 1.367 Fachärzte für Haut- und Geschlechtskrankheiten, 1.252 Augenärzte, 1.048 Fachärzte für Kinderkrankheiten, 572 Fachärzte für Lungenkrankheiten, 390 Fachärzte für Orthopädie, 372 Fachärzte für Röntgen- und Lichtheilkunde, 209 Fachärzte für Zahn-, Mund- und Kieferkrankheiten (hierfür war auch eine Approbation als Zahnarzt erforderlich), 196 Fachärzte für Erkrankungen der Harnorgane (Urologen) sowie 131 Fachärzte für Magen-, Darm- und Stoffwechselkrankheiten. Zusammengestellt und berechnet nach: Statistisches Jahrbuch für das Deutsche Reich, 1941/42, S. 614 f.

111) Wenige Ausnahmen waren zugelassen, so etwa der Zusatz „Geburtshelfer" bei Allgemeinärzten, die auch Geburtshilfe ausübten, der Zusatz „Naturheilverfahren" bei Ärzten, die diese Verfahren anwandten, der Zusatz „Homöopathie" bei Allgemeinärzten, die eine entsprechende Ausbildung nachweisen konnten „und sich im wesentlichen auf die Anwendung dieses Heilverfahrens beschränken", der Zusatz „Tropenkrankheiten" bei Ärzten, die eine entsprechende Ausbildung nachweisen konnten, der Zusatz „Röntgeninstitut" bei Fachärzten für Röntgen- und Strahlenheilkunde, „die eine ausreichende Röntgeneinrichtung für Diagnostik und Therapie besitzen", sowie der Zusatz „Medizinisch-diagnostisches Institut" bei Ärzten, „die eine entsprechende Ausbildung und Einrichtung besitzen und eine andere ärztliche Tätigkeit weder ankündigen noch ausüben". Berufsordnung für die deutschen Ärzte, S. 13.

112) Für Briefbögen, Rezeptvordrucke und Stempel galten „die Bestimmungen über die Schilder sinngemäß". Ebenda. Noch am selben Tag, an dem auch die „Berufsordnung für die deutschen Ärzte" erlassen wurde, also am 5.11.1937, sah sich Reichsärzteführer Wagner genötigt, eine eigene „Anordnung über die Abgabe oder Übernahme einer Praxis" zu erlassen, eigentlich eine Petitesse, die in der Berufsordnung offenbar vergessen worden war. Darin hieß es, daß der neue Betreiber einer aufgegebenen oder beendeten Arztpraxis dem Vorbesitzer oder seinen Erben nur den Wert der übernommenen Gegenstände oder den des übernommenen Arzthauses oder der Arztwohnung erstatten durfte; damit sollte einem „Patientenkauf" vorgebeugt und verhindert werden, daß der neue Arzt über die Patientenakten automatisch auch den Patientenstamm seines Vorgängers erwarb. Alle Verträge über die Abgabe oder Übernahme einer Praxis bedurften der Genehmigung der Ärztlichen Bezirksvereinigung. Deutsches Ärzteblatt, 1937, S. 1037.

Reichsärztekammer wahrgenommen."[113] Diese Verfügung betraf deutschlandweit mehrere tausend Ärzte an Krankenhäusern, Kliniken, Heilstätten und Sanatorien,[114] die nunmehr ebenfalls der Weisungsbefugnis der Reichsärztekammer unterworfen waren.

Für die „Entwicklung eines regen Standeslebens", als „Informationsorgan für den gesamten Ärztestand" und zur Ausübung der Befehlsgewalt über die bislang noch nie – und erst im Dritten Reich – in eine quasimilitärische Weisungskette eingebundene und in sich sehr heterogene Ärzteschaft benötigten der Reichsärzteführer und sein Stab ein Mitteilungs-, Verlautbarungs- und Befehlsorgan. Bis zur Machtübernahme der NSDAP war das „Ärztliche Vereinsblatt" als reichsweites Organ des Deutschen Ärztevereinsbundes erschienen, und der Hartmannbund hatte die „Ärztlichen Mitteilungen" herausgegeben. Mit der Eingliederung der beiden Ärzteorganisationen in die NS-Medizinalorganisation wurden die beiden Zeitschriften unter dem Namen „Deutsches Ärzteblatt" zusammengelegt. Dieses neue Organ fungierte nunmehr als Amtsblatt der Reichsärztekammer und der Kassenärztlichen Vereinigung Deutschlands und diente angeblich „der Vertretung der ideellen und materiellen Interessen der deutschen Ärzteschaft".[115] Parallel zu den beiden zentralen Ärztezeitschriften der Weimarer Republik hatten die Ärztekammern der deutschen Länder und Provinzen sowie die dortigen Berufsorganisationen der Ärzte ihre eigene Verbandspresse herausgegeben, in der sie neben reichsweit Bedeutung beanspruchenden Regelungen vor allem regionalspezifisch relevante Nachrichten veröffentlichten. In Mecklenburg etwa war das im August 1923 inflationsbedingt eingestellte „Korrespondenzblatt des Mecklenburgischen Ärztevereinsbundes" im April 1924 als „Mitteilungen des Mecklenburgischen Ärztevereinsbundes e.V. und des Landesverbandes Mecklenburg des Hartmannbundes" wiederbelebt worden, wobei Dr. Max Raspe aus Schwerin bis zum Dezember 1933 die Schriftleitung übernahm und das Blatt ab 1929 zugleich auch als Verlautbarungsorgan der Mecklenburgischen Ärztekammer redigierte.[116]

Nach der Machtübernahme der Nationalsozialisten und den damit verbundenen Gleichschaltungsbestrebungen auch im Medizinalbereich hatte der Reichsärzteführer im Januar 1934 eine „Neuordnung der ärztlichen Standespresse" verfügt. Dabei waren die regionalen Ärztezeitungen „nach dem Umbruch" einer „kritischen Siebung" unterworfen worden und wurden – wenn sie diesen Prozeß überstanden hatten – „einer einheitlichen Ausrichtung unterzogen".[117] Nunmehr durften nur noch 13 vom Reichsärzteführer Gerhard Wagner „genehmigte provinzielle Standesblätter erscheinen". Er verfügte, daß „jegliche Beziehungen mit nicht von mir genehmigten ärztlichen Standeszeitschriften abzubrechen" seien.[118] Auch deshalb wurden die bislang ausschließlich mecklenburgspezifischen „Mitteilungen ..." Anfang 1934 auf Anweisung des Reichsärzteführers mit dem „Ärzteblatt für Pommern" (früher für Brandenburg und Pommern) vereinigt, wobei die Schriftleitung auf die größere Landesstelle der KVD Pommern überging, die vom Stettiner Allgemeinpraktiker Dr. Robert Spanuth (*1892) verantwortet wurde. Das neue Organ firmierte nunmehr unter dem Titel „Ärzteblatt für Pommern, Mecklenburg und Lübeck. Nachrichtenblatt der Kassenärztlichen Vereinigung Deutschlands, Verwaltungsstellen Pommern, Mecklenburg, Lübeck und der Ärztekammern für Pommern, Mecklenburg und Lübeck". In einer neuerlichen Verfügung des Reichsärzteführers vom Oktober 1938 hieß es dann, daß sich „innerhalb der ärztlichen Standespresse Zusammenlegungen als zweckmäßig erwiesen" hätten. Nunmehr galt, daß „für die Ärztekammern und die ihnen nachgeordneten

113) Deutsches Ärzteblatt, 1938, S. 319.

114) 1933 sind in Deutschland 15.691 „in abhängiger Stellung" tätige Ärzte registriert worden, von denen ein Großteil in Kranken- und Heilanstalten sowie in Sanatorien angestellt war. 1939 wurden bereits 28.595 abhängig beschäftigte Ärzte gezählt (+82,2 Prozent). Berechnet nach: Statistisches Jahrbuch für das Deutsche Reich, 1935, S. 25; ebenda, 1941/42, S. 52.

115) Ramm: Ärztliche Rechts- und Standeskunde, S. 173.

116) Zur Vorgeschichte: Im Juni 1877 hatte der Ausschuß des Allgemeinen Mecklenburgischen Ärztevereins beschlossen, ein Mitteilungsorgan zu gründen, das allen mecklenburgischen Ärzten kostenlos zugestellt werden sollte. Dieses „Korrespondenzblatt des Allgemeinen Ärztevereins" wurde bis 1883 von Dr. Friedrich Dornblüth und dann von Dr. Franz Rede (beide aus Rostock) geleitet. Zwischen 1898 und 1908 lag die Schriftleitung bei Dr. Theodor Schröder aus Wismar, der die Redaktion dann an Dr. Friedrich Oertzen aus Rostock übergab. Nach der Umwandlung des Allgemeinen Mecklenburgischen Ärztevereins in den Mecklenburgischen Ärztevereinsbund e.V. erschien das Blatt ab Juli 1911 als „Korrespondenzblatt des Mecklenburgischen Ärztevereinsbundes" und wurde 1923 vorübergehend eingestellt.

117) Ramm: Ärztliche Rechts- und Standeskunde, S. 173.

118) Ärzteblatt für Pommern, Mecklenburg und Lübeck, 1934, S. 16.

Bezirksvereinigungen sowie für die Landesstellen der KVD folgende [elf von einstmals 21] Amtsblätter Geltung“ hatten.[119)] Für unsere Region bedeutete dies, daß die für die mecklenburgische Ärzteschaft wichtigen Nachrichten und Mitteilungen ab Herbst 1938 im nunmehrigen „Ärzteblatt für Norddeutschland“, mit dem Untertitel „Nachrichtenblatt der Reichsärztekammer, [der] Ärztekammern Hamburg, Schleswig-Holstein, Pommern und Mecklenburg, sowie der Kassenärztlichen Vereinigung Deutschlands, Landesstellen Hamburg, Schleswig-Holstein, Pommern und Mecklenburg“ veröffentlicht wurden.[120)] Die publizistische Zusammenlegung mehrerer Medizinalbezirke und die damit verbundene Reduzierung der Zahl der in Deutschland veröffentlichten regionalen Ärztezeitungen erfolgten eindeutig aus kriegsvorbereitenden Sparsamkeitsgründen. So war es dann auch folgerichtig, daß – „im Hinblick auf die Erfordernisse der Zeit“ – das „Ärzteblatt für Norddeutschland“ nach nur zweieinhalb Jahren sein Erscheinen einstellen mußte; die letzte Nummer wurde im Mai 1941 veröffentlicht, einen Monat vor dem deutschen Überfall auf die Sowjetunion.[121)] Neben dem Zentralorgan der Reichsärztekammer und der KVD, dem „Deutschen Ärzteblatt“, gab der Reichsausschuß für Volksgesundheitsdienst ab 1935 das Blatt „Der öffentliche Gesundheitsdienst“ heraus, das vor allem für die im Staatsdienst stehenden Ärzte, insbesondere an den Staatlichen Gesundheitsämtern, konzipiert war. Daneben war die NSDAP schon früh bemüht, „sich eine eigene Presse auf dem Gebiete der Gesundheitspolitik zu schaffen“. Dazu wurde schon seit 1931 die Zeitschrift „Ziel und Weg“ des NS-Ärztebundes, die „als Kampfblatt der Verbreitung der nationalsozialistischen Weltanschauung in den Gesundheitsberufen“ dienen sollte, herausgegeben; hier bildeten „Fragen der Rassenpflege, Erbgesundheitspflege, Bevölkerungspolitik und der allgemeinen Volksgesundheit den wesentlichen Inhalt“. Nach der Gründung des Hauptamtes für Volksgesundheit in der Reichsleitung der NSDAP avancierte „Ziel und Weg“ auch zum Presseorgan dieses Amtes. Neben diesem Blatt existierte nach der Machtübernahme der NSDAP auch noch die Zeitschrift „Die Volksgesundheitswacht“, die sich „mit den Mißständen im Gesundheits- und Heilmittelwesen“ befaßte. Kurz vor dem Tod des Reichsgesundheitsführers Wagner wurde vom Hauptamt für Volksgesundheit der NSDAP das Blatt „Die Gesundheitsführung des deutschen Volkes“ gegründet, das vom neuen Reichsgesundheitsführer Leonardo Conti im Oktober 1938 mit den Zeitschriften „Ziel und Weg“ und „Die Volksgesundheitswacht“ zur Monatsschrift „Die Gesundheitsführung – Ziel und Weg“ zusammengelegt wurde; diese fungierte nunmehr als gemeinsames Organ des Hauptamtes für Volksgesundheit der NSDAP, des Sachverständigenbeirats und des NS-Ärztebundes.[122)]

Am Ende all dieser Normierungsbestrebungen durch die Reichsärzteordnung, die Zulassungsordnung und die Berufsordnung stand die Utopie eines neuen, nationalsozialistisch geprägten Berufsbildes, das 1938 von Dr. Werner Bockhacker, damals Mitarbeiter im Hauptamt für Volksgesundheit der NSDAP, ausführlich dargelegt und interpretiert wurde. Um dieses Arztbild, das in der Folgezeit eine ganze Medizinergeneration prägen und formieren sollte, zu verstehen und nachvollziehen zu können, sei ausführlich aus Bockhackers programmatischen Ausführungen im Zentralorgan der deutschen Ärzteschaft zitiert: „Wenn auf allen Gebieten des menschlichen Lebens der Nationalsozialismus ein Umlernen erfordert, ein Denken in den großen gemeinschaftlichen Belangen der Volksgemeinschaft, so könne dieses Denken auch an den Auffassungen von den neuen Pflichten des Arz-

119) Deutsches Ärzteblatt, 1938, S. 758.

120) Ab April 1939 erschien das „Ärzteblatt für Norddeutschland“ ohne Meldungen aus bzw. ohne Anweisungen für Pommern. Zur Geschichte der mecklenburgischen Ärzteblätter vgl. die von Dr. Wilhelm Breßler zusammengestellte Chronik in: Ärzteblatt für Norddeutschland, 1938, S. 19.

121) Der Hauptschriftleiter des „Ärzteblatts für Norddeutschland“, der Hamburger Internist Dr. Theodor Matthies, schrieb zur Begründung für die Einstellung des Blattes am 25.5.1941: „Die Kriegswirtschaft erfordert stärkste Konzentration aller Kräfte. Diese Zusammenfassung macht es notwendig, daß unser ‚Ärzteblatt für Norddeutschland‘ mit dem heutigen Tage bis auf weiteres sein Erscheinen einstellt, um Menschen und Material für andere kriegswichtige Zwecke freizumachen.“ Auch „die übrigen lokalen Standesblätter“ in ganz Deutschland würden „vorläufig nicht mehr erscheinen“. Die Ärztekammern und KVD-Landesstellen Hamburg, Schleswig-Holstein und Mecklenburg würden künftig „ihre Bekanntmachungen und Anordnungen auf dem Wege des Rundschreibens an die Ärzte ihres Bezirkes weiterleiten“. Lediglich die „beiden großen Reichszeitschriften des Ärztestandes, das ‚Deutsche Ärzteblatt‘ und ‚Die Gesundheitsführung‘“, würden „nach wie vor bestehen“ bleiben. Ärzteblatt für Norddeutschland, 1941, S. 207.

122) Darüber hinaus verfügte das Rassenpolitische Amt der NSDAP seit 1933 über die sich auch an die Ärzteschaft richtende Monatszeitschrift „Neues Volk“, die sich „die Verbreitung rassischen und erbbiologischen Denkens in volkstümlicher Form als Aufgabe gestellt hat“. Ramm: Ärztliche Rechts- und Standeskunde, S. 174 f.

tes nicht ohne tiefgreifende Rückwirkung vorübergehen. Die Notwendigkeit, die rein individuelle Krankenbehandlung nicht mehr als die alleinige ärztliche Tätigkeit zu betrachten, sondern umzudenken in die Sphäre der großen Gemeinschaftsmaßnahmen, erfordere vom deutschen Arzt mehr vielleicht als von vielen anderen Berufen die Fähigkeit, seine innere Haltung grundlegend zu ändern. Die äußere Voraussetzung" dazu sei vom Reichsärzteführer geschaffen worden, „als er den deutschen Arzt aus dem Stande der Gewerbetreibenden heraushob und ihn gesetzlich zu einem Berufsträger mit öffentlich-rechtlichen Aufgaben machte. Das war der Wendepunkt im Berufsleben des Arztes und bedeutete die äußere und innere Verpflichtung, sein Handeln auf große volksgesundheitliche Belange umzustellen und vom rein wirtschaftlichen Denken abzurücken". Eine „logische Folge dieses neuen Denkens" war, „daß nunmehr neben der Krankenbehandlung ... der neue Begriff der *Gesundheitsführung* geschaffen wurde".[123)]

Bockhackers Argumentation, warum nunmehr weniger die Behandlung eines erkrankten Individuums im Mittelpunkt der ärztlichen Tätigkeit stehen sollte, sondern das Wirken der Ärzteschaft als Gesundheitsführer einer größeren Einheit, der Volksgemeinschaft, dienen sollte, hatte eindeutig umfassendere, volkswirtschaftliche und „volksbiologische" Hintergründe. So sei es „der ärztlichen Wissenschaft und Forschung" seit der Jahrhundertwende gelungen, „daß zwar das Lebensalter des deutschen Menschen mit allen Mitteln moderner Diagnose und Therapie um zehn Jahre und mehr" verlängert werden konnte – „eine im Leben des Einzelmenschen erfreuliche Tatsache"; es sei jedoch nicht erreicht worden, *„daß die Leistungs- und Arbeitsfähigkeit mit diesem Älterwerden Schritt gehalten"* hat. „Im Gegenteil, die Beanspruchung jeglicher Art des heutigen Menschen, die körperliche, geistige und seelische Belastung, führte dazu, daß der Verschleiß schon in relativ jungen Jahren sichtbar wurde und zum vorzeitigen Ausscheiden aus dem Arbeitsleben häufig schon um die Wende des 40. Lebensjahres zwang." Diese „ungeheure *Divergenz zwischen dem Lebens- und dem Arbeitsschicksal* des deutschen Menschen" sei „für den Einzelnen und das Volk ein tragisches Schicksal". Aus dieser volkswirtschaftlich bedeutsamen Diskrepanz resultiere „die Notwendigkeit, eine biologische Lösung" zu finden und den *„Arzt als Biologen"* in den „Vordergrund" zu stellen. Hier müsse eben „der Fachmann in die Front, der das naturwissenschaftliche biologische Rüstzeug" besitze, „also der Arzt".

Die einzige „sozial gerechte Bewertung des Menschen" sei die nach dem „Leistungsprinzip"; nicht mehr „Klassen und Stände", nicht mehr „Gesellschaftsordnung und Geldmacht" seien ausschlaggebend, sondern in der scheinbar egalisierten Volksgemeinschaft bemesse sich der Wert eines Menschen allein an seiner Leistungsfähigkeit. „Leistung und ihre Bewertung" seien aber „ein biologischer Wert und seine Bemessung ... Sache des Biologen", also des biologisch denkenden und handelnden Arztes. Und es könne *„nicht bestritten werden, daß eine naturwissenschaftlich richtige Erkenntnis des Leistungstyps eines Menschen weitgehend Angelegenheit des nationalsozialistischen Arztes als Fachmann"* sei. Erst dessen „richtige Bewertung der körperlichen, geistigen und auch charakterlichen Haltung eines Menschen sowie seines Erbganges" könnten zu „sicheren Rückschlüssen führen". Hierin liege „die neue Aufgabe des deutschen Arztes als *Gesundheitsführer seines Volkes*".[124)]

Der neue, „national" und „sozialistisch" wirkende Arzt dürfe „nicht mehr warten, bis der deutsche Mensch krank zu ihm" komme, sondern er müsse „zum deutschen arbeitenden Menschen gehen, um jeglichen Schaden rechtzeitig zu erkennen und abzustellen; denn Frühschaden ist leicht beseitigt, Spätschaden häufig unheilbar". Aber damit nicht genug, ein „Gesundheitsführer" müsse sein „Volk" kennen. Deshalb dürfe „der Arzt beim rein Körperlichen nicht stehen bleiben", er müsse „das Vertrauen des von ihm betreuten Volksgenossen gewinnen, um seine seelischen Kräfte kennenzulernen, denn die seelische Dynamik ist häufig stärker als die körperliche; und er muß schließlich auch die geistige und charakterliche Haltung kennen, um Berater und Freund, kurz *Hausarzt* im besten Sinne des Wortes sein zu können".

Das Wunschbild bestand also darin, den gläsernen Patienten und den allwissenden Arzt zu schaffen, der auch gesellschaftliche, politische und soziale Steuerungsfunktionen übernehmen sollte. Dieser durch den Nationalsozialismus „neu auferstandene und doch ewige alte Hausarzt des deutschen Menschen" dürfe „eben nicht nur wissenschaftlicher Diagnostiker und Behandler in kranken Tagen"

123) Bockhacker: Der Arzt als Gesundheitsführer, S. 115.
124) Ebenda (Hervorhebungen im Original).

sein, sondern habe „die Familie, die ihm vertraut, auch in gesunden und glücklichen Tagen" zu „begleiten". Er kenne „die Vorfahren und ihr Leben", er sehe „die Entwicklung der heranwachsenden Kinder", er kenne „die sozialen Verhältnisse", er sei „Freund und Berater bei der Gattenwahl", er kenne „das Berufsleben, seine Sorgen und Belastungen, er berät mit bei der Berufswahl", weil er „mit der Intuition des guten Arztes den Leistungstyp des heranwachsenden Menschen" erkenne. Durch all diese Einblicke und Lenkungsbemühungen werde der nationalsozialistische Arzt – von seiner Patientenschaft „unbemerkt – zum echten Volksführer", und der einstige „Nurmediziner" avanciere so *„zum politischen Menschen* ... Die Technik und Organisation dieser neuen nationalsozialistischen Arztaufgabe und die Schulung der Ärzteschaft zu diesen Aufgaben ist dann Sache der Ärzteführung ... Der deutsche Arzt hat seine Stunde begriffen", sollte wissen, „daß von seinem Handeln nicht etwa das Schicksal seines Berufsstandes" abhänge, sondern müsse erkennen, „daß von der Erhaltung und Förderung der biologischen Kräfte für jetzt und auch in Zukunft das Schicksal des deutschen Volkes" abhänge.[125)]

Der NS-Ärztebund stellte unmittelbar nach der reichsweiten Machtergreifung der NSDAP zwar fest, „daß amtliche Zahlen über die rassische Zusammensetzung [der Ärzteschaft] bis zur Machtübernahme nicht vorgelegen haben"; dennoch meinten die NS-Funktionäre schon 1933, insgesamt 6.480 Ärzte identifiziert zu haben, die nach den erst ab 1935 fixierten Kriterien der NS-Rassenpolitik als Juden zu gelten hatten; in dieser Zahl waren auch „jüdische Mischlinge" und „jüdisch verheiratete" Ärzte enthalten.[126)] Nach den amtlichen Ergebnissen der Volkszählung vom Juni 1933 gab es zu Beginn der NS-Herrschaft tatsächlich 5.557 Ärzte in Deutschland, die sich selbst als Juden bezeichnet hatten; das waren 10,9 Prozent aller Ärzte im Deutschen Reich (51.067).[127)] Die meisten von ihnen praktizierten in wenigen deutschen Großstädten, der Großteil in Berlin; von den 6.588 in der Reichshauptstadt tätigen Ärzten waren 3.423 Juden (52,2 Prozent). Diese hohe Zahl wurde von den Nationalsozialisten oft zur Begründung für ihre antijüdischen Maßnahmen im Medizinalbereich propagandistisch verwertet.[128)] In Mecklenburg wirkten im Juni 1933 noch 34 jüdische Ärzte, das waren 5,8 Prozent der 591 im Lande tätigen Mediziner.[129)]

Nachdem bereits im Frühjahr 1933 ein Großteil der jüdischen Ärzte ihre Anstellungen im öffentlichen Gesundheitswesen, so in Universitäten, Krankenhäusern, Heilanstalten oder Medizinalverwaltungen, verloren hatte[130)] und kurz darauf den meisten niedergelassenen jüdischen Ärzten die Kassenzulassung aberkannt wurde und diese also nur noch Privatpatienten behandeln durften,[131)] sind 1937 noch 4.220 jüdische Ärzte in Deutschland gezählt worden, von denen 3.784 als niedergelassene Privatärzte ihr Dasein fristen mußten.[132)] Nach dem Erlaß der Nürnberger Gesetze wurde in der Reichsärzteführung begonnen, die dort fixierten „rassischen" Kriterien für die Medizinalpolitik und das praktische Medizinalwesen handhabbar zu machen. Im Februar 1936 gab der Reichsärzteführer Dr. Gerhard Wagner bekannt, wie in Zukunft mit den jüdischen Ärzten oder mit Juden, die Arzt werden wollten, zu verfahren sei. In seiner Anordnung hieß es, daß nach Erlaß der Nürnberger Gesetze nicht mehr mit den Begriffen „Arier" und „Nichtarier" zu operieren, sondern

125) Ebenda (Hervorhebung im Original).

126) Grote: Bestallungsentziehung der jüdischen Ärzte, S. 546.

127) Berechnet nach: Statistik des Deutschen Reichs, Band 451/5, S. 26.

128) Zum Komplex der zahlreichen Maßnahmen gegen jüdische Mediziner vgl. Doetz/Kopke: Die antisemitischen Kampagnen und Verfolgungsmaßnahmen, S. 36-57.

129) Berechnet nach: Vierteljahrsberichte des Mecklenburgischen Statistischen Landesamts, April-Heft 1938, S. 5 ff.

130) Grundlage war das Gesetz zur Wiederherstellung des Berufsbeamtentums vom 7.4.1933, das nach § 15 auch für Angestellte und Arbeiter galt; RGBl., T. I, 1933, S. 175-177. In § 3 hieß es: „Beamte, die nicht arischer Abstammung sind, sind in den Ruhestand zu versetzen." Vorerst nicht betroffen waren jüdische Beamte und Angestellte, die bereits vor dem 1.8.1914 verbeamtet oder angestellt waren bzw. „im Weltkrieg an der Front für das Deutsche Reich ... gekämpft haben oder deren Väter oder Söhne im Weltkrieg gefallen sind".

131) RGBl., T. I, 1933, S. 222 (Verordnung über die Zulassung von Ärzten zur Tätigkeit bei den Krankenkassen, 22.4.1933). Darin hieß es: „Die Tätigkeit von Kassenärzten nicht arischer Abstammung und von Kassenärzten, die sich im kommunistischen Sinne betätigt haben, wird beendet. Neuzulassungen solcher Ärzte zur Tätigkeit bei den Krankenkassen finden nicht mehr statt." Eine später aufgehobene Ausnahmeregelung sah zunächst vor, daß jüdische Mediziner weiterhin als Kassenärzte tätig sein konnten, „wenn die Ärzte am Weltkriege auf Seiten des Deutschen Reichs ... teilgenommen haben oder wenn ihre Väter oder Söhne im Weltkriege gefallen sind".

132) Vgl. dazu Leibfried: Berufsverbote für Ärzte im Deutschen Reich, S. 11, sowie Schwoch: Zum Verhungern verurteilt, S. 85 f.

„in Zukunft zwischen jüdischen und nichtjüdischen Ärzten zu unterscheiden" sei. Als „jüdische Ärzte" galten nunmehr „die Volljuden (mit vier jüdischen Großelternteilen), die Dreivierteljuden (mit drei jüdischen Großelternteilen)" sowie „die Halbjuden (mit zwei jüdischen Großelternteilen)", wenn diese „am 16. September 1935 [dem Tag des Erlasses der Nürnberger Gesetze] der jüdischen Religionsgemeinschaft angehört haben" oder zu diesem Zeitpunkt „mit einem Juden verheiratet gewesen sind". Dagegen hätten „sämtliche anderen Ärzte als nichtjüdische Ärzte" zu gelten, „also auch die jüdischen Mischlinge (Viertel- und Halbjuden [wenn diese nicht der jüdischen Religion angehörten]) und die jüdisch verheirateten nichtjüdischen Ärzte". Wo bisher „Verzeichnisse von nichtarischen Ärzten" geführt worden sind, „fallen diese fort. Es sind nur noch Verzeichnisse von jüdischen Ärzten" anzufertigen und zu verwenden. „In diesen Verzeichnissen dürfen also nur [wirklich] jüdische Ärzte aufgeführt werden. Jüdisch Versippte und jüdische Mischlinge dürfen nicht mehr kenntlich gemacht werden", und diese Listen seien „nur für den Dienstgebrauch" zu verwenden, dürften also nicht veröffentlicht werden.

Nach dieser „Definition" des Jüdischseins bestimmte der Reichsärzteführer: „Nichtjüdische Ärzte dürfen sich nicht durch jüdische Ärzte vertreten lassen", und „jüdische Ärzte dürfen sich nur von jüdischen Ärzten vertreten lassen". Ausnahmen seien nur „im Einzelfall" zulässig, „falls dies zur Sicherstellung der ärztlichen Versorgung erforderlich ist". Außerdem dürften fortan „nichtjüdische Ärzte ihre nichtjüdischen Patienten nur nichtjüdischen Fachärzten, Krankenhaus-, Sanatoriums- usw. Ärzten überweisen und umgekehrt". Da nach der Reichsärzteordnung die Approbation als Arzt zu versagen sei, „wenn der Bewerber wegen seiner oder seines Ehegatten Abstammung nicht Beamter werden" könne, gelte auch, daß „– von Härtefällen abgesehen – kein Jude und auch kein jüdischer Mischling als Arzt bestallt werden" könne, „ebensowenig ein Deutscher, der mit einer Jüdin oder einem jüdischen Mischling verheiratet ist". Ebenso seien „nach wie vor Juden und jüdische Mischlinge, ebenso jüdisch Versippte zur Kassenpraxis nicht zuzulassen".[133)]

Ab Sommer 1938 war es der Mehrzahl der verbliebenen 3.670 jüdischen Ärzten (6,7 Prozent der deutschen Ärzteschaft) kaum mehr möglich, als Mediziner tätig zu sein. Mit dem Erlaß der Vierten Verordnung zum Reichsbürgergesetz vom 25. Juli 1938 wurde den meisten jüdischen Ärzten mit Wirkung vom 30. September 1938 die Approbation entzogen; ihre Bestallung galt als „erloschen", und ihnen war „es verboten, die Heilkunde auszuüben".[134)] Von diesem faktischen Berufsverbot waren in Deutschland 3.152 noch praktizierende jüdische Ärzte betroffen. In Mecklenburg gab es 1937 – also noch vor dem reichsweiten Entzug der Approbationen – nur noch acht niedergelassene jüdische Ärzte.[135)]

Der Leiter der KVD, Dr. Heinrich Grote, frohlockte: „Damit ist festgelegt, daß sämtliche Juden, die heute noch in der Privatpraxis und in der Kassenpraxis tätig sind, mit dem 30. September 1938 aufhören, Arzt zu sein. Diese Verordnung stellt den Schlußstein einer Entwicklung dar, die es sich zum Ziele gesetzt hatte, die Ausschaltung der Juden aus jeglichen ärztlichen Tätigkeiten herbeizuführen." Die deutsche Ärzteschaft müsse es „dankbar begrüßen, daß der Führer hier eine Regelung getroffen hat, die aus dem ärztlichen Berufe die Ausschaltung des Judentums für alle Zeiten sichergestellt" habe. „Wir können stolz darauf sein, daß mit dem 1. Oktober 1938 die Ausschaltung des Judentums aus dem ärztlichen Berufe hundertprozentig durchgeführt ist. Der Weg ist frei für die Aufgaben der Gesundheitsführung des deutschen Arztes. Der deutsche Volksgenosse wird in Zukunft nur mehr durch den deutschen Arzt betreut werden ... In Deutschland gibt es in Zukunft nur noch deutsche Ärzte."[136)]

Eine Ausnahmeregelung sah vor, daß Juden „die Ausübung des Arztberufes widerruflich" und „unter Auflagen" gestattet werden konnte. Von dieser Regelung ‚profitierten' in der Folge – zumindest zeitweise – insgesamt 709 jüdische Ärzte, die als „Krankenbehandler" neben ihren Ehepartnern und ehelichen Kindern „nur Juden behandeln" durften.[137)] Von 1933 einstmals 5.557 praktizierenden jüdischen Ärzten durften ab Ende 1938 nur noch 589 „Judenärzte" unter entwürdigenden Bedingun-

---

133) Ärzteblatt für Pommern, Mecklenburg und Lübeck, 1936, S. 59 f.
134) RGBl., T. I, 1938, S. 969.
135) Das waren 1,4 Prozent der 556 dort tätigen Ärzte. Vgl. dazu: Reichs-Medizinal-Kalender, 1937, S. 595 ff.
136) Grote: Bestallungsentziehung der jüdischen Ärzte, S. 546 f.
137) RGBl., T. I, 1938, S. 969 f. Schon Ende 1938 waren nur noch 589 jüdische Ärzte als Krankenbehandler zugelassen; vgl. dazu: Meldungen aus dem Reich, S. 28 (Jahreslagebericht 1938 des Sicherheitshauptamtes).

gen als „Krankenbehandler“ tätig sein. Damit war fast 90 Prozent der jüdischen Ärzte das Ausüben ihres Berufs verboten.[138)]

Nach dem frühen, leukämiebedingten Tod des Reichsärzteführers Dr. Gerhard Wagner wurde der bisherige Berliner Stadtmedizinalrat Dr. Leonardo Conti (1900-1945) im Frühjahr 1939 zunächst zum Leiter des Hauptamtes für Volksgesundheit in der Reichsleitung der NSDAP sowie zum Führer des NS-Ärztebundes berufen und kurz darauf, im September 1939, auch zum Staatssekretär und Leiter der Gesundheitsabteilung des Reichsinnenministeriums ernannt.[139)] Mit dieser Personalunion sollten der bislang bestehende Dualismus zwischen dem staatlichen Gesundheitswesen und den gesundheitspolitischen Kompetenzen und Ambitionen der NS-Partei beseitigt und die zahlreichen daraus resultierenden Friktionen überwunden werden. Mit diesem Wechsel in der Führerschaft der NS-Medizinalpolitik war auch eine Änderung der Titulatur verbunden, die zugleich eine Erweiterung des Aufgabenkreises andeutete: Aus der Dienststelle des bisherigen Reichs*ärzte*führers (Wagner) wurde nunmehr das Amt eines Reichs*gesundheits*führers (Conti).

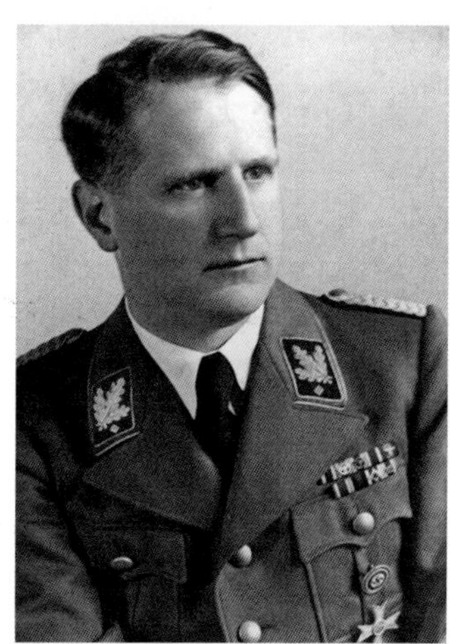

Leonardo Conti

Bis zum September 1939 waren die Bemühungen der Gesundheitsabteilung des Reichsinnenministeriums auf den Ausbau des öffentlichen Gesundheitswesens und die Durchsetzung der nationalsozialistischen Erbgesundheitspolitik gerichtet; beide Vorhaben waren 1939 weitgehend abgeschlossen. Mit Kriegsbeginn erfolgte „einerseits eine Schwerpunktverlagerung der Arbeit der Gesundheitsabteilung zurück zu den traditionellen Aufgabenfeldern Gesundheitsfürsorge und Seuchenbekämpfung, die im Zeichen des militärischen Konflikts an Bedeutung gewannen. Ein Großteil der rassenhygienisch motivierten Maßnahmen wurde bei Kriegsbeginn drastisch eingeschränkt, da die Arbeitskraft der Ärzte im öffentlichen Gesundheitsdienst anderweitig benötigt wurde“.[140)] So ist nach einer Anweisung des Reichsinnen- und des Reichsjustizministers vom 31. August 1939[141)] die Durchführung des Ehegesundheitsgesetzes (Untersuchungen auf Ehetauglichkeit) drastisch eingeschränkt worden, auch die Zwangssterilisierungen nach dem Gesetz zur Verhütung erbkranken Nachwuchses wurden erheblich zurückgefahren.[142)] Andererseits übernahm die zunächst Conti unterstellte Unterabteilung für Erb- und Rassenhygiene des Reichsinnenministeriums einen „maßgeblichen Anteil an der sektoralen Radikalisierung der Erbgesundheitspolitik, die schließlich in den Krankenmord mündete“. Denn im Verlauf dieser Radikalisierung erfolgte eine Schwerpunktverlagerung „vom präventiven Antinatalismus der Zwangssterilisationen auf die organisatorische Zuarbeit zum Krankenmord“, wenngleich die Gesundheitsabteilung des Reichsinnenministeriums „aus der Entscheidungsbildung zur Erwachsenen-

138) Zum Schicksal der jüdischen Ärzte in Mecklenburg vgl. das Kapitel: Jüdische Ärzte im Deutschen Reich und in Mecklenburg, S. 513 ff. Betroffen waren neben den Ärzten auch die Angehörigen des medizinischen Hilfspersonals, so etwa die in der Krankenpflege oder Gesundheitsfürsorge tätigen Jüdinnen. Als Voraussetzung für eine „Erlaubnis zur berufsmäßigen Ausübung der Krankenpflege“ galt nach dem Gesetz zur Ordnung der Krankenpflege und der dazugehörigen Krankenpflegeverordnung vom 28. September 1938 der „Nachweis, daß der Antragsteller deutschen oder artverwandten Blutes“ war. „Juden dürfen die Krankenpflege nur an Juden oder in jüdischen Anstalten ausüben.“ RGBl., T. I, 1938, S. 1309-1313. Zu Beginn der NS-Zeit waren in Mecklenburg lediglich zwölf jüdische Frauen in der Kranken- bzw. Säuglingspflege tätig, das entsprach 0,4 Prozent aller 1.338 in diesem Sektor beschäftigten Personen. Berechnet nach: Vierteljahrsberichte des Mecklenburgischen Statistischen Landesamts, April-Heft 1938, S. 5 ff. Sieben von ihnen konnten erfolgreich emigrieren, zwei überlebten in privilegierter Mischehe, zwei wurden in Vernichtungslager deportiert und ermordet, eine verübte Suizid.

139) Der bisherige Leiter der Abteilung Volksgesundheit im Reichsinnenministeriums, Dr. Arthur Gütt, wurde nach einer unfallbedingten (Verlust eines Auges) Rekonvaleszenz aus dem Amt gedrängt und mit einem Rittergut in Westpreußen abgefunden.

140) Süß: Der „Volkskörper“ im Krieg, S. 48 f. In der Arbeit der seit 1935 zumeist vollständig ausgebauten Gesundheitsämter erfolgte eine veränderte Schwerpunktsetzung. Vgl. dazu das Kapitel: Die Staatlichen Gesundheitsämter in Mecklenburg, S. 518 ff.

141) Vgl. dazu: RGBl., T. I, 1939, S. 1560 f.

142) In Mecklenburg von 1.532 Personen im Jahr 1934 auf 201 Personen im Jahr 1939; vgl. dazu das Kapitel: Das Gesetz zur Verhütung erbkranken Nachwuchses und seine Anwendung im Deutschen Reich und in Mecklenburg, S. 585 ff.

‚Euthanasie'" bereits seit Beginn der organisierten Tötungen von Kranken herausgedrängt worden ist. „Zur Durchführung der Krankenmorde schuf das NS-Regime mit dem T4-Komplex eine Sonderbehörde, die sich zwar der Instanzenzüge der Gesundheitsverwaltung bediente, aber der Dienstaufsicht Contis nicht unterstand. Als Scharnier zwischen der Gesundheitsverwaltung und dem Euthanasiekomplex fungierte der Leiter der Unterabteilung Erb- und Rassenpflege im Reichsinnenministerium, Ministerialdirigent Herbert Linden", der nach seiner Ernennung zum Reichsbeauftragten für die Heil- und Pflegeanstalten im Herbst 1941 dem Reichsinnenministerium – und damit dem Reichsgesundheitsführer Conti – „nur noch nominell" unterstand.[143)]

Trotz dieser Kompetenzbeschneidung „blieb die Gesundheitsabteilung des Reichsinnenministeriums das Zentrum der staatlichen Gesundheitsbürokratie, und viele ihrer in Friedenszeiten eher randständigen Tätigkeitsgebiete, z.B. die Seuchenprophylaxe, wurden durch den Krieg in ihrer Bedeutung gesteigert. Sie konnte sich auf den Instanzenzug der inneren Verwaltung und die damit verknüpften Dienstleistungseinrichtungen des öffentlichen Gesundheitswesens stützen. Ihre Stärke lag im sachkundigen, verwaltungserfahrenen Personal und vor allem in ihrem dichten Netz nachgeordneter Dienststellen [die Medizinaldezernenten der Länder und die Staatlichen Gesundheitsämter], das bis Kriegsende – trotz aller Kompetenzverluste – die einzige flächendeckend arbeitsfähige Organisationsstruktur des Gesundheitswesens blieb". Während also ihr Mitspracherecht bei gesundheitspolitischen Richtungsentscheidungen immer stärker beschnitten wurde, prägte die Gesundheitsabteilung des Reichsinnenministeriums „durch ihre vor Ort präsenten Mittel- und Unterinstanzen der Gesundheitsfachverwaltung und ihre Fähigkeit, per Verwaltungsanordnung Recht zu setzen, die erfahrbare Wirklichkeit der nationalsozialistischen Gesundheitspolitik weiterhin in hohem Maße".[144)]

Die „Friedenszeit" des Dritten Reiches abschließend, sollen einige Betrachtungen die weitere Entwicklung des bislang ‚größten Feindes' zumindest der niedergelassenen Ärzte, der Krankenkassen, illustrieren, deren monopolartige Stellung etwa bei der Zulassung von Kassenärzten oder bei der Festlegung von deren Honoraren jedoch im Dritten Reich weitgehend neutralisiert worden ist.

Die Zahl der Krankenkassen hat sich im Deutschen Reich zumeist durch Zusammenlegungen und Fusionen beständig verringert. Gab es 1929, dem Beginn unseres Untersuchungszeitraums, noch 7.415 Krankenkassen in Deutschland, so waren es 1936 nur noch 4.726, was einem Rückgang von 36,3 Prozent entsprach.[145)] Parallel zur Abnahme der Zahl der Krankenkassen ist eine deutliche Vergrößerung der Zahl der Kassenmitglieder zu beobachten, was vor allem durch die zunehmende Industrialisierung und die Anhebung der Jahresarbeitsverdienstgrenzen bedingt war. Die Ortskrankenkassen und die Knappschaftskrankenkassen hatten jeweils eine Verdreifachung des Mitgliederbestandes, die Innungskrankenkassen eine Verfünffachung, die Ersatzkassen sogar eine Verzehnfachung und die Betriebskrankenkassen eine Verdopplung ihres Mitgliederbestandes zu verzeichnen.[146)]

Wie bereits weiter oben skizziert, agierten in Mecklenburg 1933/34 insgesamt 71 reichsgesetzlich zugelassene Orts-, Land-, Betriebs- und Innungskrankenkassen. Deren Zahl sollte sich bald ändern. Hatten 1935 in Mecklenburg noch 32 Ortskrankenkassen bestanden, so sind Anfang Januar 1936 immerhin 18 von ihnen mit anderen Krankenkassen zusammengelegt worden, wodurch sie ihre Eigenständigkeit verloren.[147)] Seit 1936 gab es in Mecklenburg also nur noch 14 Ortskrankenkassen, deren

143) Süß: Der „Volkskörper" im Krieg, S. 49. Vgl. dazu das Kapitel: Euthanasiemorde in Mecklenburg, S. 635 ff.

144) Süß: Der „Volkskörper" im Krieg, S. 49 f.

145) Die erste Zahl bezeichnet die Zahl der Krankenkassen im Jahr 1929, die zweite Zahl die Zahl der Krankenkassen im Jahr 1936: Ortskrankenkassen 2.133 – 933; Landkrankenkassen 423 – 377; Betriebskrankenkassen 3.840 – 3.099; Innungskrankenkassen 932 – 306; Knappschaftskassen 33 – 35; Ersatzkassen 54 – 36; zusammengestellt nach: Deutsches Ärzteblatt, 1938, S. 79.

146) Vgl. dazu ebenda.

147) Folgende 29 Kassen sind mit Wirkung vom 1.1.1936 zu nunmehr elf Ortskrankenkassen zusammengelegt worden: AOK Schönberg und AOK Grevesmühlen zusammengelegt bzw. vereinigt zur Allgemeinen Ortskrankenkasse des Kreises Schönberg, Sitz Grevesmühlen; AOK Schwaan, AOK Bützow und AOK Güstrow zur Allgemeinen Ortskrankenkasse Güstrow; AOK Wittenburg, AOK Hagenow und AOK Boizenburg zur Allgemeinen Ortskrankenkasse des Kreises Hagenow; AOK Neustadt-Glewe, AOK Grabow und AOK Ludwigslust zur Allgemeinen Ortskrankenkasse des Kreises Ludwigslust; AOK Teterow, AOK Malchin und AOK Gnoien zur Allgemeinen Ortskrankenkasse des Kreises Malchin, Sitz Teterow; AOK Neustrelitz und AOK Fürstenberg zur Allgemeinen Ortskrankenkasse Neustrelitz; AOK Friedland und AOK Neubrandenburg zur Allgemeinen Ortskrankenkasse Neubrandenburg; AOK Plau, AOK Parchim und AOK Lübz zur Allgemeinen Ortskrankenkasse des Kreises Parchim; AOK Ribnitz, AOK Bad Doberan und AOK des Amtes Rostock zur Allgemeinen Ortskrankenkasse des Kreises Rostock; AOK Gadebusch-Crivitz und AOK Schwerin zur Allgemeinen Ortskrankenkasse des Kreises Schwerin; AOK Malchow und AOK Waren

Zuständigkeitsbereich sich zumeist auf ein Kreisgebiet erstreckte; zu ihnen gehörten die AOK Brüel, die AOK des Kreises Schönberg in Grevesmühlen, die AOK des Kreises Güstrow, die AOK des Kreises Hagenow, die AOK des Kreises Ludwigslust, die AOK des Kreises Malchin in Teterow, die AOK Neustrelitz, die AOK Neubrandenburg, die AOK des Kreises Parchim, die AOK Rostock, die AOK des Kreises Rostock, die AOK des Kreises Schwerin, die AOK des Kreises Waren und die AOK des Kreises Wismar.

Neben diesen 14 Ortskrankenkassen bestanden 1936 wie schon 1933 immerhin 20 Landkrankenkassen, darunter die Amtslandkrankenkassen Bützow, Dargun, Bad Doberan, Grabow, Schwerin und Wismar, die Landkrankenkassen Dömitz, Grevesmühlen, Güstrow, Neustrelitz, Rostock, Schwerin, Stavenhagen, Teterow und Waren sowie die Landkrankenkasse Parchim in Lübz und die Landkrankenkasse des Landes Ratzeburg in Schönberg, die Kreislandkrankenkasse Hagenow sowie die Ritterschaftlichen Landkrankenkassen Rostock und Wittenburg.

Hinzu kamen neben den drei Innungskrankenkassen (der Innungskrankenkasse der Maurer und Zimmerer in Boizenburg, der Innungskrankenkasse des Metall- und Bäckergewerbes in Grevesmühlen und der Krankenkasse der Bäckerinnung Rostock) noch 17 Betriebskrankenkassen; zu ihnen zählten die Reichsbahn-Betriebskrankenkasse Altona, die Betriebskrankenkasse der Duensing-Bicheroux-Werke in Boizenburg, die Betriebskrankenkasse der Mecklenburg-Pommerschen Schmalspurbahn in Friedland, die Betriebskrankenkasse der Firma Th. Heinsius in Grabow, die Landwirtschaftliche Betriebskrankenkasse Greven-Lindenbeck in Lübz, die Betriebskrankenkasse der Firma Schoeller & Bausch in Neu Kaliß, die Landwirtschaftliche Betriebskrankenkasse in Hohen Luckow, die Betriebskrankenkasse der Mecklenburgischen Friedrich-Wilhelm-Eisenbahn in Neustrelitz, die Betriebskrankenkasse der Firma Mahn & Ohlerich in Rostock, die Betriebskrankenkasse der Firma A. Wertheim in Rostock, die Betriebskrankenkasse der Mecklenburgischen Depositen-Bank in Schwerin, die Post-Betriebskrankenkasse und die Reichsbahn-Betriebskrankenkasse in Schwerin, die Betriebskrankenkasse der Zuckerfabrik Stavenhagen, die Betriebskrankenkasse der Zuckerfabrik Tessin, die Landwirtschaftliche Betriebskrankenkasse in Alt-Vorwerk und die Betriebskrankenkasse der Waggonfabrik Wismar. Im Vergleich zum Jahr 1933, als in Mecklenburg noch 71 Kassen bestanden, existierten 1936 also nur noch die eben erwähnten 54 Krankenkassen; diese Reduzierung war vor allem eine Folge der aus Kostengründen und wegen einer Verwaltungsvereinfachung erfolgten Zusammenlegung von Ortskrankenkassen.[148)]

Hatte es – wie ebenfalls weiter oben beschrieben – in Deutschland 1933 noch 6.378 Krankenkassen gegeben, denen rund 16.779.000 Mitglieder angehörten (25,4 Prozent der Reichsbevölkerung), so bestanden 1939 in Deutschland (auf dem Gebiet des Altreichs) 890 Ortskrankenkassen, 356 Landkrankenkassen, 2.854 Betriebskrankenkassen und 287 Innungskrankenkassen. Das heißt, im Jahr des Kriegsbeginns waren auf dem Gebiet des Altreichs insgesamt 4.436 Pflichtkrankenkassen zugelassen,[149)] denen 24.372.002 Mitglieder angehörten. Im Vergleich zur Situation des Jahres 1933 bedeutete dies, daß durch Zusammenlegungen und Fusionen die Zahl der Kassen um mehr als 30 Prozent zurückgegangen war, während die Zahl der Kassenmitglieder um mehr als 45 Prozent gestiegen ist. Nunmehr gehörten fast 35 Prozent der Bevölkerung des Altreichs (70.021.172) einer Pflichtkrankenkasse an.[150)]

Durch die im Zuge der Aufrüstungspolitik erreichte faktische Vollbeschäftigung waren immer mehr Menschen sowohl in der Lage als auch verpflichtet, einer gesetzlichen Krankenkasse anzugehören, also krankenversichert zu sein. Bei der Krankenversicherung zahlte ein Mitglied einer gesetzlichen Krankenkasse im Jahr 1939 durchschnittlich 77,30 RM an Beiträgen und erhielt Leistungen im Wert von durchschnittlich 72,80 RM. Die geringsten Beiträge (47,43 RM) und die geringsten Leistungen (39,92 RM) fielen bei den Landkrankenkassen an. Parallel zur Zunahme der Zahl der Kas-

zur Allgemeinen Ortskrankenkasse Waren. Zusammengestellt nach: Ärzteblatt für Pommern, Mecklenburg und Lübeck, 1936, S. 226 f.

148) Zusammengestellt nach ebenda.

149) Ohne knappschaftliche Kassen, Ersatzkassen und Seekrankenkassen. Diese und alle nachfolgenden Zahlen wurden zusammengestellt und berechnet nach: Statistisches Jahrbuch für das Deutsche Reich, 1941/42, S. 510-539.

150) Darüber hinaus waren im Deutschen Reich 1939 insgesamt 2.238 und 1941 noch 2.224 Privatversicherungsgesellschaften registriert, bei denen 33.102.893 Deutsche und 146.873 Ausländer versichert waren. Die deutsche Beamtenversicherung zählte 1939 insgesamt 1.302.877 Mitglieder.

senmitglieder und dem – höhere Kosten verursachenden – medizinischen Fortschritt stieg auch der Umfang der von den reichsgesetzlichen Krankenkassen, den Knappschaftskassen und den Ersatzkassen zu tätigenden Ausgaben. 1935 gaben diese Krankenkassen allein für Gesundheitsmaßnahmen 997.577.000 Reichsmark aus.[151)]

1939 lagen die Einnahmen aller gesetzlichen Krankenkassen bei 1.821.188.000 RM, denen Ausgaben in Höhe von 1.772.526.000 RM gegenüberstanden, was bedeutete, daß 97,3 Prozent der Einnahmen ausgegeben wurden.[152)] Zwei Jahre später, also 1941, hatte sich die Zahl der gesetzlichen Krankenkassen im Deutschen Reich auf 4.381 leicht verringert, während die Zahl der Mitglieder auf über 30.005.000 gestiegen war.

Durch Zusammenlegungen und Fusionen waren von den 1933 einstmals 71 mecklenburgischen Krankenkassen im Jahr 1936 noch 54 und 1939 nur noch 50 gesetzliche Krankenkassen vorhanden. 1939 bestanden in Mecklenburg 14 Ortskrankenkassen mit 142.599 Mitgliedern, 19 Landkrankenkassen mit 112.038 Mitgliedern, 14 Betriebskrankenkassen mit 16.498 Mitgliedern und drei Innungskrankenkassen mit 770 Mitgliedern. Zusammengerechnet bedeutete dies, daß in Mecklenburg 1939 insgesamt 50 Pflichtkrankenkassen existierten, denen 271.905 Mitglieder angehörten, darunter 85.299 Frauen (31,4 Prozent). Damit war der Bezirk der Landesversicherungsanstalt Mecklenburg vor Braunschweig, Pfalz und Mainfranken der viertkleinste Versicherungsbezirk im Reich. Von der 900.417 Personen zählenden mecklenburgischen Gesamtbevölkerung des Jahres 1939 gehörten somit 30,2 Prozent einer gesetzlichen Krankenkasse an. Die finanzielle Lage der mecklenburgischen Krankenkassen war längst nicht so günstig wie die im Reichsdurchschnitt: Die mecklenburgischen Krankenkassen hatten im Rechnungsjahr 1939 Einnahmen in Höhe von 18.895.000 RM zu verzeichnen, denen Ausgaben von 18.593.000 RM gegenüberstanden, was bedeutet, daß 98,4 Prozent aller Einnahmen für Gesundheitsleistungen ausgegeben werden mußten.

Ein nicht unerheblicher Ausgabeposten waren 1.829.000 RM für Verwaltungskosten. Zu den die eigentliche Gesundheitsfürsorge betreffenden Ausgaben gehörten 4.602.000 RM für die Krankenbehandlung durch approbierte Ärzte, 3.462.000 RM für Krankengeld, 3.063.000 RM für Krankenhauspflege und Kuraufenthalte, 1.841.000 RM für Arznei- und Heilmittel, 1.788.000 RM für Wochenhilfe, 1.132.000 RM für Zahnbehandlung und 206.000 RM für vertrauensärztliche Tätigkeiten. Außerdem zahlten die Kassen 192.000 RM als Sterbegeld und 147.000 RM für „sonstige Sachleistungen der Krankenhilfe", darunter „Aufwendungen zur Verhütung erbkranken Nachwuchses".

1941 hatte sich die Zahl der gesetzlichen Krankenkassen in Mecklenburg auf 45 weiter verringert, denen nunmehr jedoch rund 300.000 Mitglieder angehörten. Die mecklenburgischen Krankenkassen hatten im Rechnungsjahr 1941 Einnahmen in Höhe von 20.310.000 RM zu verzeichnen, denen Ausgaben in Höhe von 18.680.000 RM gegenüberstanden (92 Prozent). Das bedeutete, daß die Einnahmen im Vergleich zu 1939 um 7,5 Prozent gestiegen, die Ausgaben dagegen im wesentlichen gleichgeblieben waren.

Parallel zu den 50 bzw. 45 gesetzlichen Krankenkassen existierten in Mecklenburg sowohl 1939 als auch 1941 jeweils 13 der Staatsaufsicht unterstellte Privatversicherungsunternehmen. Die Zahl der dort versicherten Personen konnte nicht ermittelt werden. Neben der Kranken- bestand auch noch die Invalidenversicherung. 1939 wurden durch diesen Versicherungszweig in Mecklenburg Einnahmen in Höhe von 24.859.000 RM erzielt, denen Ausgaben in Höhe von lediglich 16.784.000 RM gegenüberstanden, darunter allein 14.133.000 RM für Rentenleistungen. 1939 gab es in Mecklenburg 31.018 Invalidenrentner, 1941 waren es immer noch 30.911.[153)] Darüber hinaus wurden 1941 im Lande 10.772 Witwen- und Witwerrenten sowie 4.979 Waisenrenten gezahlt.[154)]

Bald sollte es in Mecklenburg Witwen und Waisen in weit größerem Umfang geben.

---

151) Ohne Barleistungen, ohne Sterbegeld und ohne Verwaltungskosten. Darunter 461.131.000 RM für ärztliche Behandlung, 324.000.000 RM für Arznei- und Heilmittel, Krankenhauspflege und Genesendenfürsorge, 96.913.000 RM für Familienangehörige, 109.972.000 RM für Wochenhilfe und 5.561.000 RM für Krankheitsverhütung und Gesundheitsfürsorge; vgl. dazu: Deutsches Ärzteblatt, 1938, S. 14.

152) Ungeachtet dessen betrug das Vermögen aller gesetzlichen Kassen im Jahr 1939 immerhin 1.230.789.000 RM, denen lediglich Verpflichtungen in Höhe von 207.903.000 RM gegenüberstanden (17 Prozent).

153) Im Deutschen Reich sind 1941 immerhin 2.669.371 Invalidenrentner gezählt worden, darunter 1.780.889 Männer (66,7 Prozent).

154) Alle vorstehenden Zahlen wurden zusammengestellt und berechnet nach: Statistisches Jahrbuch für das Deutsche Reich, 1941/42, S. 510-539.

Gesundheitsverhältnisse, gesetzliche Grundlagen und berufliche Rahmenbedingungen für das Wirken der mecklenburgischen Ärzteschaft 1939-1945

Parallel zum **Kriegsbeginn** erging ab September **1939** eine Reihe von Gnadenerlassen Hitlers, die für große Teile der Bevölkerung und für spezielle Berufsgruppen amnestieähnliche Begnadigungen vorsahen. Zu den wichtigsten dieser spezifischen Verfügungen gehörten der Gnadenerlaß des Führers und Reichskanzlers für die Wehrmacht am 1. September, für die Zivilbevölkerung am 6. September, für Beamte am 21. Oktober sowie für Rechtsanwälte und Notare am 30. November 1939. Offenbar auch durch den kriegsbedingt weiter zunehmenden Ärztemangel an der „Heimatfront" motiviert,[1] gab es sieben Monate nach Kriegsbeginn einen Straferlaß auch für ärztliche Berufsvergehen: In dem **„Gnadenerlaß des Führers für Ärzte, Zahnärzte, Tierärzte und Apotheker"** vom 6. April **1940** hieß es u.a.: „Ich gewähre für Ärzte und die nach § 83 der Reichsärzteordnung der Reichsärztekammer unterstehenden Personen[2] ... in den durch die Berufsordnung geregelten Verfahren Straffreiheit für Berufsvergehen, die vor dem 1. September 1939 begangen sind ... Noch nicht vollstreckte Geldbußen werden erlassen. Gegen Ärzte unterbleibt auch die Vollstreckung einer rechtskräftig erkannten, aber noch nicht oder erst teilweise vollstreckten Strafe des zeitweisen oder dauernden Ausschlusses von weiterer behandelnder Tätigkeit ... Warnungen, Verweise, Geldbußen ... werden wegen Berufsvergehen, die vor dem 1. September 1939 begangen sind, nicht mehr verhängt. Hält eines der ... Berufsgerichte in einem bei ihm anhängigen Verfahren die Höchststrafe [Unwürdigkeit, den ärztlichen Beruf auszuüben] nicht für gerechtfertigt, so hat es das Verfahren einzustellen." Zudem habe die Reichsärztekammer alle Verfahren, die bei ihr „wegen eines vor dem 1. September 1939 begangenen Berufsvergehens anhängig sind, einzustellen".[3]

Noch im September 1939 schien man sich in der mecklenburgischen Ärzteführung wegen des Kriegsbeginns keine Sorgen zu machen. Dr. Wilhelm Breßler teilte der Ärzteschaft des Landes mit, daß „die Arbeit der Ärztekammer Mecklenburg und der Landesstelle Mecklenburg der KVD unter meiner Leitung nach wie vor ungestört weiter" gehe. „Die Erledigung aller Angelegenheiten ist sichergestellt."[4] Das sollte sich jedoch schon bald als Illusion herausstellen. Schon wenige Tage später mußte Breßler verkünden, daß „die Bestimmungen der Landesstelle Mecklenburg der KVD über den Sonntagsdienst hiermit einstweilen bis auf weiteres außer Kraft gesetzt" werden müßten; es sei „unter den gegenwärtigen Umständen nicht möglich, einen reibungslosen Sonntagsdienst aufrecht zu erhalten".[5]

---

1) Noch im Mai 1939 hatte die Reichsmedizinalverwaltung insgesamt 57.708 in Deutschland praktizierende Ärzte gezählt. Genau ein Jahr später, im Mai 1940, als nach dem „Polenfeldzug" der „Westfeldzug" noch gar nicht begonnen hatte, waren bereits 19.178 Mediziner (33,2 Prozent) zur Wehrmacht eingezogen worden, die also dem zivilen Gesundheitswesen nicht mehr zur Verfügung standen.

2) Nach § 83 der Reichsärzteordnung unterstanden der Reichsärztekammer nicht nur die approbierten (Zivil-)Ärzte, sondern auch „Personen, welche die ärztliche Prüfung bestanden haben, aber noch nicht als Arzt bestallt sind", also vor allem die Medizinalpraktikanten. Nicht der Reichsärztekammer unterstellt waren dagegen „die Unterärzte der Wehrmacht". RGBl., T. I, 1935, S. 1433-1444, hier S. 1443 (Reichsärzteordnung, 13.12.1935).

3) RGBl., T. I, 1940, S. 643 f. Vgl. auch die Ausführungsbestimmungen zum Gnadenerlaß vom 16.4.1940 in ebenda, S. 646. Wieviele Mediziner von diesem Gnadenerlaß profitierten, konnte bislang nicht ermittelt werden; in Mecklenburg waren es mindestens drei. Bereits ein gutes Jahr zuvor hatte der Reichsärzteführer und Leiter des NS-Ärztebundes, Dr. Gerhard Wagner, Ende Mai 1938, „im Anschluß an die Amnestie des Führers vom 27. April 1938 für die Parteigerichtsbarkeit", eine Amnestie für die von Ehrengerichtsverfahren des NSDÄB betroffenen Ärzte erlassen, die vorsah, daß ehrengerichtliche Verfahren „wegen Handlungen, die vor dem 10. April 1938 begangen worden sind, nicht eingeleitet werden, wenn es sich um Verfehlungen handelt, für die eine geringere Strafe als die Amtsenthebung oder der Ausschluß aus dem NS-Ärztebund zu erwarten" war; „in demselben Umfange werden anhängige Verfahren eingestellt und erkannte Strafen erlassen und gelöscht". Außerdem – und das ist angesichts der restriktiven Praxis in der NSDAP erstaunlich – waren „Verfahren gegen Logenangehörige, die einen höheren Grad als den dritten nicht erreicht oder ein wesentliches Amt in der Loge nicht innehatten, einzustellen". Deutsches Ärzteblatt, 1938, S. 391 f.

4) Ärzteblatt für Norddeutschland, 1939, S. 524.

5) Ebenda, S. 537.

Parallel dazu wies der Staatssekretär und Reichsgesundheitsführer Dr. Leonardo Conti „die Reichsärztekammer an, für die ihr angehörenden freipraktizierenden Ärzte verpflichtend anzuordnen, daß sie *auf jedem ärztlichen Aufgabengebiet* Aufgaben zu übernehmen haben". Der von Conti ermächtigte Dr. Heinrich Grote verlautbarte kurz darauf, daß die Reichsärztekammer „für alle ihr unterstehenden Ärzte verpflichtend angeordnet" habe, „daß sie *alle ärztlichen Aufgaben*, die ihnen von einer Ärztekammer zugewiesen werden, zu übernehmen haben. Nach dieser Anordnung können die Leiter der Ärztekammern und Landesstellen der KVD jeden in ihrem Bezirk freipraktizierenden Arzt zur Tätigkeit auf allen ärztlichen Arbeitsgebieten verpflichten ... Ein Rechtsmittel gegen diesen Bescheid ist nicht gegeben".[6] Das bedeutete, daß jeder niedergelassene Arzt aus seiner Praxis herausgezogen und überall dort eingesetzt werden konnte, wo es die Reichs- oder die jeweilige regionale Ärztekammer für sinnvoll und notwendig hielt. Bislang befand sich das Deutsche Reich nur im Krieg gegen Polen, und trotzdem wurden aktionistisch kurzschlüssig Maßnahmen ergriffen, als wenn es „um alles" ginge. So ordnete der faktische Leiter der KVD, Dr. Heinrich Grote, an, daß „Neuniederlassungen von Ärzten während des Krieges grundsätzlich nicht stattfinden" sollten[7] – was später wegen des kriegsbedingten Ärztemangels zum Teil wieder revidiert werden mußte. Diese „sofort nach Kriegsausbruch" verfügte Niederlassungssperre geschah aus standespolitischen und wirtschaftlichen Gründen mit dem Argument, daß man „Rücksicht auf die zur Wehrmacht einberufenen Ärzte" nehmen müsse, damit diesen während ihres Kriegseinsatzes keine Konkurrenz erwuchs und sie mit Einnahmeverlusten zu rechnen hatten.[8] Außerdem wurde es den Ärzten „verboten, in ärztlichen Bescheinigungen irgendwelche gutachtlichen Äußerungen über Wehrmachtsverwendungsfähigkeit zu bringen"; entsprechende „Ansinnen dieser Art" seien „stets zurückzuweisen, schon weil sie völlig zwecklos sind".[9]

Hinzu kam, daß die „augenblicklich bestehende Notwendigkeit, Krankenbetten aufnahmereit zu halten oder sie für Zwecke der Wehrmacht zur Verfügung zu stellen", bedinge, „daß nur solche Kranken in Krankenhäuser gebracht werden, die auch wirklich der Krankenhausaufnahme bedürftig sind". Dies gelte „in besonderem Maße für Frauen, die zur Entbindung in Krankenhäuser gehen. Nach einer Anordnung des Reichsministers des Innern" solle „daher darauf geachtet werden, daß Entbindungen, bei denen voraussichtlich ein normaler Verlauf zu erwarten ist, wenn irgend möglich, im Hause bleiben"; es werde dabei „von der Erkenntnis ausgegangen, daß die Durchführung der Entbindung auch unter dürftigen Wohnverhältnissen unter der Einzelbetreuung der Hebamme weit bessere Ergebnisse für Mutter und Kind zeitigt, als die Entbindung in gegebenenfalls überfüllten oder mit Erkrankten verschiedenster Art überfüllten Krankenanstalten".[10]

Deutlich wird, daß schon zu Beginn der kriegerischen Expansionen des Dritten Reichs, von denen noch kaum jemand ahnen konnte, daß sie sich zu einem Weltkrieg ausweiten würden, die tatsächlichen oder vermuteten Belange der Wehrmacht in der Folge stets im Mittelpunkt der Gesundheitspolitik des Dritten Reichs stehen würden, hinter denen die medizinischen Bedürfnisse der Zivilgesellschaft zurückzustehen hatten. Dies kommt auch in der Haltung und der Politik der Reichsgesundheitsführung zum Ausdruck. Eine Woche nachdem die letzten polnischen Truppen am 6. Oktober 1939 kapituliert hatten (und bis zum Frühjahr 1940 keine weiteren Kampfhandlungen stattfanden),[11] umriß Gesundheitsstaatssekretär Conti Mitte Oktober 1939 in einem programmatischen Aufsatz die „Aufgaben und den Einsatz der Ärzteschaft an der inneren Front" und offenbarte darin zugleich einige der Vorbereitungen, die die deutsche Gesundheitsverwaltung für den Kriegsfall getroffen hatte. Darin hieß es, daß „die Anforderungen, die durch die Kriegszeit an die deutsche Ärzteschaft gestellt werden, groß" seien. „Sicherzustellen war zunächst die ärztliche Versorgung der Armee. Darüber hinaus mußten die Anforderungen der verschiedenen Organisationen, NSV, Rotes Kreuz, Reichsluftschutzbund ... befriedigt werden. Zu regeln war weiter die ärztliche Versorgung der

6) Ebenda, S. 531 (Hervorhebungen durch die Verfasser).
7) Ebenda.
8) Kann: Die Zahl der Ärzte 1942, S. 302.
9) Ärzteblatt für Norddeutschland, 1939, S. 531.
10) Ebenda, S. 532.
11) Am 9.4.1940 begann mit dem Unternehmen „Weserübung" die deutsche Invasion in Dänemark und Norwegen, und am 10.5.1940 begann der Westfeldzug, der die Besetzung der Niederlande, Belgiens, Luxemburgs und Nordfrankreichs zum Ziel hatte.

Flüchtlinge und Volksgenossen aus den geräumten Gebieten. Zu all dem aber mußte dafür gesorgt werden, daß vor allem die Heimat ärztlich ausreichend betreut wird."[12)]

Wider besseren Wissens behauptete Conti, „es ist alles bestens vorbereitet worden, so daß es nach menschlichem Ermessen nirgends im Reich größere Stockungen in der ärztlichen Versorgung geben kann ... Wir haben von den insgesamt 38.000 praktizierenden Ärzten ungefähr ein Drittel [an die Wehrmacht] abgegeben, so daß heute in der Heimat noch zwei Drittel der praktizierenden Ärzte die Zivilbevölkerung betreuen",[13)] und man habe „dabei Vorsorge getroffen, daß sich diese zwei Drittel gleichmäßig auf die einzelnen Gebiete des Reiches verteilen". Außerdem habe man „eine Arztreserve von mehr als 1.200 Ärzten" geschaffen, „die dort eingesetzt wird, wo in besonderen Fällen die vorhandene Ärzteschaft nicht ausreichen sollte". Darüber hinaus habe die NS-Gesundheitsführung „eine Niederlassungssperre erlassen, die einer planmäßigen Aufteilung der Neuzulassungen dient und eine Übersetzung irgendwelcher Wohngegenden verhindert". Diese Niederlassungssperre und die nunmehr nicht länderweise, sondern zentral gelenkten Neuzulassungen sollten „dabei gleichzeitig zum Schutze der gegenwärtig an der Front befindlichen Ärzte dienen, die ihre Praxis [gegenwärtig] nicht ausüben" könnten. „Der Kreis der für die Volksgemeinschaft tätigen Ärzte wurde weiterhin dadurch vermehrt, daß den Medizinalpraktikanten und Medizinstudenten im vierten klinischen Semester die Approbation erteilt wurde. Durch diese Maßnahme stehen weitere 2.400 Ärzte zur Verfügung, die als Assistenten in Krankenhäusern und Lazaretten eingesetzt werden ... Ferner haben sich auch viele verheiratete Ärztinnen zur Verfügung gestellt und ihre Tätigkeit aufgenommen."

Conti informierte die Ärzte auch darüber, daß bei der „Zurverfügungstellung von Krankenhausplätzen ... selbstverständlich auch hier zunächst die Anforderungen der Wehrmacht befriedigt werden" müßten. Für die Zivilbevölkerung seien „in genügender Zahl Hilfskrankenhäuser vorgesehen, die zum Teil schon bestehen, zum anderen Teil zur Zeit eingerichtet werden". Vielleicht würden diese aber gar nicht benötigt, denn es sei „erfreulich zu berichten, daß die deutsche Volksgemeinschaft sich zur Zeit in einem besonders guten Gesundheitszustand befindet, daß nirgends Seuchen auftreten". Wenn hier und da gelegentlich Mängel in der medizinischen Versorgung vorkämen, sollten die „Volksgenossen" daran erinnert werden, „daß die Versorgung eine kriegsmäßige ist". So sei es jetzt „nicht unbedingt notwendig, wegen einer geringfügigen Angelegenheit in diesen Zeiten gleich ärztliche Hilfe in Anspruch zu nehmen"; außerdem sei es „erforderlich, Hausbesuche nach Möglichkeit einzuschränken und den Arzt ... selbst aufzusuchen". Um mögliche soziale Spannungen zu verhindern, „haben wir als nationalsozialistische Gesundheitsführung darüber hinaus ganz besonderen Wert darauf gelegt, daß keine unterschiedliche Versorgung nach finanziellen Gesichtspunkten eintreten kann. Der Minderbemittelte wird genauso versorgt wie der finanziell besser gestellte Volksgenosse".[14)]

Wie von Conti noch einigermaßen zurückhaltend angedeutet, besaß die Wehrmacht mit Kriegsbeginn auch in allen Fragen der medizinischen Versorgung (Ärzte, Krankenhausbetten Arzneien, Verbandmaterial) uneingeschränkte Priorität und nahm dabei – wie weiter unten zu zeigen sein wird – keinerlei Rücksicht auf das zivile Gesundheitswesen.[15)] Die Wehrmacht berief ein, wen sie wollte. In direktem Zusammenhang mit dem Kriegsbeginn im September 1939 sind innerhalb von wenigen Monaten mindestens 19.178 bislang im zivilen Gesundheitsbereich tätige Ärzte zu den bewaffneten Formationen des NS-Regimes eingezogen worden. Damit war dem medizinischen Zivilbereich

---

12) Ärzteblatt für Norddeutschland, 1939, S. 545.

13) Ebenda. Tatsächlich gab es im Mai 1939 insgesamt 57.708 zivile Ärzte im Deutschen Reich, von denen jedoch nur 35.391 freipraktizierende Ärzte waren; vgl. dazu das Kapitel: Die Ärzteschaft im Deutschen Reich und in Mecklenburg. Zahlenmäßige Entwicklung 1800-1945, S. 266 ff.

14) Ärzteblatt für Norddeutschland, 1939, S. 545.

15) Schon Ende November 1939 ordnete die Reichsärzteführung an, daß „kassenärztlich tätige Ärzte ohne Genehmigung des Leiters der Bezirksstelle [der KVD] nicht in Urlaub gehen" durften, und die zeitgleich erlassene „Arzneiverordnung während des Krieges" schrieb den Ärzten vor, daß der Einsatz von „Verbandstoffen und Arzneien, bei deren Herstellung oder Verarbeitung Deutschland auf die Einfuhr vom Auslande angewiesen ist, möglichst zu vermeiden" sei; „deutsche Stoffe sind zu bevorzugen". Arzneimittel seien „in der wohlfeilsten und wirtschaftlichsten Form und Menge zu verschreiben"; Spiritus sollte möglichst nicht mehr verordnet werden, und auch „die Verordnung von Betäubungs-, Schlaf- und euphorischen Mitteln ist ... nicht statthaft". Auch „die Verordnung von Nähr-, Stärkungs- und diätischen Mitteln" war „nur in Ausnahmefällen zulässig"; „mit Verbandmaterial" sei „auf das sparsamste umzugehen", und „auf die Wiederverwendung gebrauchter Arzneigefäße ist besonders zu achten". Ebenda, S. 585.

der nunmehrigen Heimatfront schon bis zum Mai 1940 ein Drittel der gesamten Ärzteschaft entzogen worden.[16] Dies hatte in kurzer Zeit erhebliche Auswirkungen. Die Beobachter des Sicherheitsdienstes der SS hatten schon im Dezember 1939 – zu einer Zeit, in der gar keine Kampfhandlungen stattfanden – registriert und gemeldet, „daß die zur Betreuung der Zivilbevölkerung eingesetzten [verbliebenen] Ärzte auf die Dauer die starke und fast übermäßige Anspannung ihrer Kräfte körperlich nicht aushalten könnten". Zu überlegen sei, ob die zwar eingezogenen, bisher aber „wenig beschäftigten Ärzte" nicht als „Entlastung für die Heimatärzte" zumindest zeitweise beurlaubt werden könnten. Wegen der ablehnenden Haltung der Wehrmachtsführung blieb dies ein frommer Wunsch. Außerdem regte der SD an, daß die Öffentlichkeit „in stärkerem Maße darauf hingewiesen werden" müsse, daß ein „Arzt nur in begründeten Fällen in Anspruch genommen werden" dürfe. Die „Volksgenossen seien darüber zu belehren, daß es eine Rücksichtslosigkeit" sei, „einen Arzt nachts zu bemühen, wenn man ihn ebenso gut bei Tage herbeirufen oder sogar in der Sprechstunde selbst aufsuchen" könne.[17]

Schon wenige Tage später sah sich die SD-Zentrale in ihrer Funktion als Frühwarnsystem des Regimes veranlaßt, die zuständigen Führungsstellen des Reichs mit einem alarmierenden Bericht aufzuschrecken. Nach Mitteilungen der Reichsärztekammer hätten „die Einberufungen von Ärzten zur Wehrmacht weiterhin zugenommen, und zwar so stark, daß nach den Meldungen die Sicherstellung der ärztlichen Betreuung der Zivilbevölkerung als gefährdet angesehen" werden müsse. So seien „im Durchschnitt zur Zeit etwa 50 Prozent der verfügbaren Ärzte im Dienst der Wehrmacht tätig. Verglichen mit der Zahl der ärztlich zu versorgenden Zivilbevölkerung und in Anbetracht des Umstandes, daß größere Kampfhandlungen bisher nicht begonnen" hätten, müsse „dieser Prozentsatz als zu hoch bezeichnet" werden.[18]

Bis zum Kriegsbeginn war es üblich, daß, „wenn ein Arzt von seiner Praxis abwesend war, sei es wegen Urlaubs, Krankheit oder Wehrmachtsübungen", er sich einen Vertreter organisierte. Dieses einfache Verfahren war im Krieg aus mehreren Gründen nicht mehr durchführbar. „Auf der einen Seite sind so viele Ärzte von ihrer Praxis für lange Zeit abwesend, daß nicht genügend Ärzte zur Verfügung stehen, als daß jeder abwesende Arzt sich einen Vertreter nehmen könnte." Und auf der anderen Seite handele es sich „bei der Besetzung der verwaisten Arztpraxen um eine Angelegenheit, die nicht dem einzelnen Arzt oder dem Zufall überlassen bleiben" könne. Da „die ärztliche Versorgung der Zivilbevölkerung unter allen Umständen gesichert werden" müsse, sei „die Sicherstellung der ärztlichen Versorgung eine Aufgabe des Staates, die von der inneren Verwaltung in Zusammenarbeit mit der Reichsärztekammer durchgeführt" werde. „Zur Durchführung dieser hoheitlichen Aufgabe beruft der Staat die notwendigen Ärzte – gegebenenfalls auch niedergelassene Ärzte – auf Grund der Notdienstverordnung ein.[19] Diese notdienstverpflichteten Ärzte werden als Hilfskassenärzte bezeichnet, wenn sie in freier Praxis auch kassenärztlich tätig sind. Sie werden da eingesetzt, wo ohne ihren Einsatz die ärztliche Versorgung der Zivilbevölkerung nicht gewährleistet wäre. Wünsche des einzelnen aus seiner Praxis abwesenden Arztes können im Krieg nicht ... berücksichtigt werden ... Der notdienstverpflichtete Hilfskassenarzt steht zum Staat in einem wehr-

16) Waren 1939 noch 57.708 Ärzte in Deutschland registriert worden, so waren es – selbst nach dem Zugang von 1.473 neuapprobierten Ärzten – im Mai 1940 nur noch 40.003; dabei hatte nach dem beendeten „Polenfeldzug" der „Westfeldzug" noch gar nicht begonnen, in dessen Kontext weitere Ärzte eingezogen wurden. Vgl. dazu im Detail das Kapitel: Die Ärzteschaft im Deutschen Reich und in Mecklenburg. Zahlenmäßige Entwicklung 1800-1945, S. 266 ff.

17) Meldungen aus dem Reich, S. 557 f. (Bericht vom 11.12.1939).

18) Ebenda, S. 577 (Bericht vom 15.12.1939). Offensichtlich ist eine Anweisung an die die regionalen Berichte zusammenstellende SD-Zentrale ergangen, künftig von alarmistischen Berichten abzusehen. Denn obwohl sich die Verhältnisse ein Vierteljahr später nicht geändert hatten, hielten die Analysten des SD im März 1940 plötzlich fest, daß „nach vorliegenden Meldungen die ärztliche Betreuung der Zivilbevölkerung unter Berücksichtigung der Kriegsverhältnisse z.Zt. im großen und ganzen als zwar sehr angespannt aber noch gesichert zu betrachten" sei. Denn bei der „Beurteilung der Lage der ärztlichen Versorgung im Kriege sei zu bedenken, daß auch in normalen Zeiten Fälle vorkämen, in denen ärztliche Hilfe nicht immer rechtzeitig zur Stelle sein könne". Ebenda, S. 914 (Bericht vom 20.3.1940).

19) Petersilie: Die Honorarverteilung, S. 26. Gemeint war die auch als „Notdienstverordnung" bezeichnete „Dritte Verordnung zur Sicherstellung des Kräftebedarfs für Aufgaben von besonderer staatspolitischer Bedeutung" vom 15.10.1938, in der es hieß: „Zur Bekämpfung öffentlicher Notstände sowie zur Vorbereitung ihrer Bekämpfung können Bewohner des Reichsgebiets für eine begrenzte Zeit zu Notdienstleistungen herangezogen werden ... Der Notdienstpflichtige hat die Pflicht ..., Sachen die sich in seinem Besitz oder Gewahrsam befinden, auf Verlangen des Leistungsberechtigten bei der Dienstleistung zu verwenden." RGBl., T. I, 1938, S. 1441 f.

machtsähnlichen Verhältnis. Er ist gewissermaßen Soldat in Zivil."[20] Damit befand sich praktisch jeder Arzt und jede Ärztin in einem Zustand der Wehrpflicht, dem man sich nicht entziehen und wovon nicht desertiert werden durfte. Auch durch diese Verordnung ist die im Dritten Reich schon mehrfach beschnittene Berufs- und Niederlassungsfreiheit der Ärzte weiter einschränkt worden. Mindestens 250 der von uns betrachteten Ärzte sind zwischen 1939 und 1945 – zum Teil mehrfach – dienstverpflichtet worden.

Obwohl die deutsche Ärzteschaft zeitgleich mit dem Kriegsbeginn einen nicht unerheblichen Teil ihrer Angehörigen an die Wehrmacht abgeben mußte, bekam sie 1939 zugleich den Auftrag, deren Kriegsgefangene – zu dieser Zeit ausschließlich Polen – medizinisch zu betreuen. In einem Abkommen zwischen dem Oberkommando der Wehrmacht und der Kassenärztlichen Vereinigung Deutschlands ist Ende 1939 festgelegt worden, daß die „ärztliche Behandlung erkrankter Kriegsgefangener …, die sich außerhalb der Gefangenenlager auf Arbeitskommandos befinden, … wenn möglich durch die Standortärzte der Wehrmacht" erfolgen solle. „Für die Fälle, in denen solche nicht vorhanden" waren – und das war in Mecklenburg nicht selten der Fall – „stellt die Kassenärztliche Vereinigung Deutschlands die ärztliche Behandlung sicher. Die Behandlung erfolgt in diesen Fällen durch die nächstwohnenden Kassenärzte. Wenn Arbeitsunfähigkeit besteht oder mit einer längeren Dauer der Behandlungsbedürftigkeit zu rechnen ist, sind die Kriegsgefangenen durch den behandelnden Arzt in das Stammlager (Stalag) einzuweisen". War dieses nicht möglich – in Mecklenburg bestanden überhaupt nur zwei Stalags –, „so erfolgt Überweisung in das nächstgelegene Reservelazarett, bei lebensbedrohenden Zuständen in das nächstgelegene Zivilkrankenhaus".[21]

Betrachtet man die **Lageberichte der Staatlichen Gesundheitsämter**, so spiegelte sich die vom Sicherheitsdienst der SS diagnostizierte beginnende Notlage des Gesundheitswesens bis **Ende 1939** in Mecklenburg noch nicht in dieser Schärfe wider. Beim Vergleich beider Berichtskategorien ist allerdings zu beachten, daß den jeweiligen Lageberichten zum Teil verschiedenartige Frage- bzw. Aufgabenstellungen zugrunde lagen, weshalb in ihnen auch nicht immer dieselben Facetten, sondern eher unterschiedliche Kategorien der Gesundheitsverhältnisse analysiert und abgebildet wurden. Da sie für verschiedene Adressaten verfaßt wurden, dienten sie auch differierenden Erkenntnisinteressen. Die Jahresberichte der Staatlichen Gesundheitsämter gingen direkt an die Vorgesetzten der berichtenden Kreis- bzw. Amtsärzte (die dies auch bleiben und so wenig wie möglich Unangenehmes aus ihrem Zuständigkeitsbereich melden wollten), während die anonym bleibenden Verfasser der Lageberichte des SD an eine Reihe von Obersten Reichsbehörden und Parteidienststellen berichteten, die ihnen nicht unmittelbar vorgesetzt waren. Dennoch basierten beide Berichtsarten vielfach auf den gleichen Quellen; die meisten Informationen stammten von in Deutschland praktizierenden Ärzten und Medizinalfunktionären unterschiedlichster Ebenen. In den Berichten und Situationsbeschreibungen der staatlichen mecklenburgischen Medizinalbehörden wurden – und das durchgehend bis 1945 – zwar vielfach die unzureichende Wohnungssituation und die mangelnde persönliche Hygiene eines Teils der Bevölkerung beklagt, beides Ausgangspunkte nicht nur für die detailliert betrachteten und ausführlich geschilderten Infektionskrankheiten; dennoch hieß es 1939 unisono, daß der Gesundheitszustand der Bevölkerung ausreichend, teilweise gut und keinesfalls gefährdet sei.

Wie der Amtsarzt des Kreises **Waren**, Dr. Hans Rohwedder, dem Ministerium berichtete, sei „die Sauberkeit immer noch gering. Kopfläuse findet man gar nicht selten". Die Zunahme der Zahl der Geschlechtskrankheiten auf 390 Erkrankungen ließe sich „mit dem starken Steigen der Bevölkerung in Waren und Malchow durch die beiden Rüstungsbetriebe erklären".[22] Daraus resultiere auch, daß „der Alkoholismus" zunehme; „der höhere Lohn und die Verführung durch Arbeitskameraden sorgen dafür". Die aus Süd- und Westdeutschland nach Waren und Malchow verpflichteten auswärtigen Arbeiter, „die allerlei auf dem Kerbholz haben", würden „das Fehlen von Kaffee" mit Alkohol kom-

20) Petersilie: Die Honorarverteilung, S. 26 f.
21) Deutsches Ärzteblatt, 1939, S. 739.
22) Gemeint waren die Mecklenburgische Metallwarenfabrik (MEMEFA) in Waren, die ab 1936/37 als Zulieferbetrieb für die Flugzeugindustrie arbeitete, und die zur Dynamit Nobel AG gehörende, 1938 errichtete Munitionsfabrik in Malchow, wo „die Einwohnerzahl durch den Ausbau der Munitionsfabrik etwa auf das Doppelte gestiegen ist". Vgl. dazu u.a. Buddrus: Mecklenburg im Zweiten Weltkrieg, S. 129 f., 241 f.

pensieren. Ansonsten aber lasse „der Gesundheitszustand der Jugendlichen und Erwachsenen kaum etwas zu wünschen übrig".[23)]

Im Arztbezirk **Burg Stargard** wurde über die „drückende Wohnungsnot in Neustrelitz, Neubrandenburg, Mirow und Wesenberg" geklagt. „Bei der Landbevölkerung" lasse die Sauberkeit „noch sehr zu wünschen übrig", und „auf dem Lande ist vielfach der Zustand der Zähne schlecht". Zwar konnte die Säuglingssterblichkeit etwas gesenkt werden, aber beim „Vorhandensein eines ärztlich geleiteten Säuglingsheims in Neustrelitz" oder anderswo im Kreisgebiet „wären im Berichtsjahr etwa zehn bis 15 Säuglinge aller Voraussicht nach mehr am Leben geblieben", ohne daß man „erst die lange Reise zu den Universitätskliniken Rostock oder Greifswald" hätte unternehmen müssen. Darüber hinaus konstatierte der Amtsarzt Dr. Johannes Zwar eine „Zunahme des Scharlachs und der Diphtherie", die durch die „Wohnungsenge", aber auch durch „Gleichgültigkeit der Bevölkerung und Nichtbefolgung der Absonderungsmaßnahmen" begünstigt würden. Oft käme es zur „Verheimlichung von Erkrankungen aus Angst vor Entseuchungskosten und Absperrmaßnahmen".[24)]

Aus dem Medizinalbezirk **Rostock-Stadt** berichtete der Kreismedizinalrat Dr. Walter Buschmann über den Gesundheitszustand der untersuchten Kinder und Jugendlichen, daß der „Allgemeinzustand bei 123 sehr gut, bei 1.165 gut und bei 2.589 genügend" gewesen sei. In der Rüstungsproduktion hätten „Erscheinungen von Nervosität und erhöhter Reizbarkeit" zugenommen; sogar „jüngere Männer, die in der Industrie tätig sind, beantragen Heilverfahren und dergleichen wegen Überarbeitung, Nervenzusammenbruch und ähnlichen Beschwerden". In der größten Stadt des Landes Mecklenburg seien die Krankheiten begünstigenden Wohnverhältnisse katastrophal; der Bedarf stehe „in keinem Verhältnis zu den vorhandenen Wohnungen. Jeder an sich nicht bewohnbare Raum wird daher zu Wohnzwecken verwandt. Dadurch gibt es Wohnungen, die als völlig ungenügend anzusprechen sind und unzureichende Licht-, Heiz-, Koch- und Abortverhältnisse haben. Wenn es gelingt, Familien aus solchen Elendswohnungen herauszubringen, werden diese Wohnungen trotzdem sofort wieder bezogen. Ein großer Übelstand sind die möblierten Wohnungen für Familien. Die Hausfrau kann weder die Wäsche waschen, noch ausreichend Essen für die Familie kochen". Hinzu komme eine ungenügende Sauberkeit bei „asozialen und unwirtschaftlichen Familien". Sorge bereitete dem Amtsarzt der hohe Verbrauch von Phanodorm, das als Schlaf- und Beruhigungsmittel verwandt wurde; „Leute die nervös sind und nicht schlafen können", nähmen Phanodorm „in großen Mengen", woraus „schließlich eine Phanodormsucht" entstehe. An Lohntagen sei eine „Zunahme der Trunksucht" zu beobachten, und der „Rauschgiftmißbrauch" sei „durch die verschärften Vorschriften" zurückgegangen, allerdings wurde „ein Arzt wegen Rezeptfälschung auf richterlichen Beschluß in einer Heilanstalt untergebracht", und „zwei Ärzte wurden [wegen Abtreibungen] verurteilt, einer zu Zuchthaus, der andere zu einer Gefängnisstrafe".[25)]

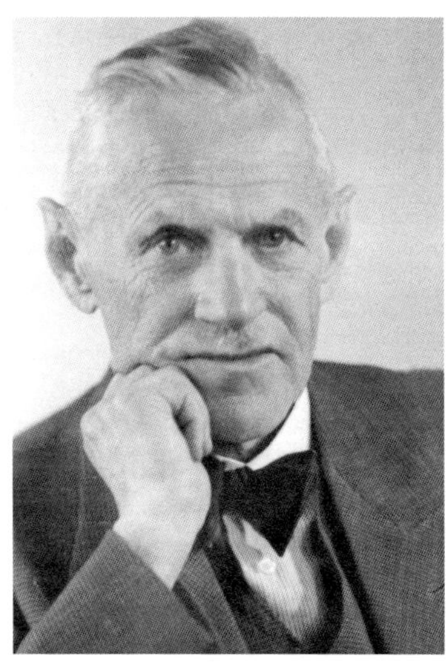
Walter Buschmann

Aus dem Kreis **Ludwigslust** hieß es, daß „mit dem wirtschaftlichen Wiederaufstieg" eine „Zunahme der Sauberkeit und der vermehrten Körperpflege" verbunden sei. „Ungünstige Gesundheitszustände" seien kaum mehr anzutreffen, und die „Zunahme der Tuberkulosefälle" sei nur auf „die im Gau durchgeführte Röntgen-Reihenuntersuchung" zurückzuführen.[26)] Allerdings sei „in den Familien der kleinen Landwirte, namentlich bei den Frauen", ein „vorzeitiger Verfall der Körperkräfte ... immer wieder beobachtet" worden. Von den 1.087 Geburten im Kreisgebiet seien 128 Fehlgeburten

23) LHAS, 5.12-7/1, Nr. 9680 (Jahresbericht des Staatlichen Gesundheitsamtes Waren für 1939).
24) Ebenda (Jahresbericht des Staatlichen Gesundheitsamtes Burg Stargard für 1939).
25) Ebenda (Jahresbericht des Staatlichen Gesundheitsamtes Rostock-Stadt für 1939, 25.1.1940).
26) Zur Gau-Röntgenaktion vgl. das Kapitel: Krankheiten, Todesfälle und Todesursachen im Deutschen Reich und in Mecklenburg, S. 387 ff.

gewesen, von denen wiederum elf Fälle durch die Staatsanwaltschaft wegen „Verdachts krimineller Handlungen“ angezeigt wurden.[27)]

Der Amtsarzt Dr. Gerhard Rohde berichtete für 1939 für den Kreis **Schönberg**, daß der „Gesundheits- und Ernährungszustand bei allen Altersklassen der Bevölkerung in dem fast ausschließlich ländlichen Bezirk als mittel bis gut zu bezeichnen“ sei. Allerdings seien „die Wohnungsverhältnisse in den Dörfern bei den Arbeitern noch recht häufig als schlecht zu bezeichnen“. Dadurch lasse „die Sauberkeit in manchen Familien viel zu wünschen übrig“; dies betreffe „in der Regel die Familien, welche dem Gesundheitsamt als erbbiologisch minderwertig bekannt“ seien. Als rauschgiftsüchtig bekannt seien der Tierarzt Dr. Hans Cordshagen aus Dassow, der Krankenhausverwalter Franz Köppen und der praktische Arzt Dr. Bruno Steffens aus Rehna.[28)]

Für den Stadt- und Landkreis **Güstrow** hielt der Kreismedizinalrat Dr. Carl Radmann fest, daß in Güstrow selbst und den „kleinen Landstädten“ Krakow, Laage, Schwaan und Bützow „durch das Stillegen der Bautätigkeit die Wohnungsnot gegenüber 1938 noch vermehrt worden“ sei. Zwar habe sich „allmählich die hygienische Lebensweise durchgesetzt“, wenn auch hinsichtlich der Versorgung mit Kleidung, Wäsche und Betten „infolge der Bezugsschwierigkeiten eine Wandlung zum Besseren“ nicht eingetreten sei. Auch deshalb schliefen „in vielen Haushaltungen mehrere Personen in einem Bett“. Zu einem „gehäuften Auftreten von Infektionskrankheiten“ sei es „nur einmal in einer Strafanstalt [Bützow-Dreibergen]“ gekommen, wo „65 Ruhrfälle“ an einem Tag zu verzeichnen waren. Außerdem forderte „die Tuberkulose viele Opfer, die Geschlechtskrankheiten nahmen wegen der lokkeren Auffassung über geschlechtliche Dinge, wie sie unter der Jugend herrscht, zu“. An Diphtherie seien 1939 insgesamt 84 Personen erkrankt (im Vorjahr waren es 72 gewesen), und von Scharlach wurden 117 Personen befallen (gegenüber 155 im Jahr 1938). An Scharlach, Diphtherie, Keuchhusten und Genickstarre seien insgesamt neun Personen gestorben; hinzu kamen 46 Todesfälle wegen Krebserkrankungen und 106 Neuzugänge an Krebskranken. „Durch die große seelische Anstrengung, die alle Menschen im Berichtsjahr erlitten“ hatten, „traten vielfach nervöse Überreizungszustände in Erscheinung“. Außerdem sei „die Zahl der Erkrankungen an Herz- und Gefäßleiden, wie sie sich besonders in den Todesfällen an solchen Krankheiten ausdrückt, ... recht hoch“. 1939 seien insgesamt 247 Fehlgeburten registriert worden, und der Amtsarzt Carl Radmann berichtete voller Stolz: „Eine gewerbsmäßige Abtreiberin aus dem Stadtkreis wurde zu einer hohen Zuchthausstrafe und Sicherungsverwahrung verurteilt. Beim Herausfinden dieses Volksschädlings war das Gesundheitsamt maßgeblich beteiligt.“[29)]

Auch Dr. Hans Kölzow mußte für seinen Amtsbezirk, den Stadt- und Landkreis **Schwerin**, schon Ende 1939 feststellen, daß die „Tuberkuloseerkrankungen und -sterbefälle eine Zunahme“ aufwiesen; „eine erhebliche Zunahme haben Diphtherie und Scharlach erfahren“, und auch die Herz- und Gefäßkrankheiten „zeigen weiterhin eine von allen Ärzten beobachtete Zunahme“. Obwohl „die Hygiene des täglichen Lebens besonders auf dem Lande immer noch zu wünschen übrig“ lasse, was auch „durch die Beschränkung des Seifenverbrauchs“ bedingt sei, könne der Gesundheitszustand der Bevölkerung dennoch „als gut bezeichnet werden“.[30)]

Im Zuständigkeitsbereich des Staatlichen Gesundheitsamtes **Wismar** waren die Unterschiede zwischen Stadt und Land bei den gesundheitlichen und hygienischen Verhältnissen besonders groß. Auf dem Land lasse die Körperpflege „mitunter recht zu wünschen übrig“, und dasselbe treffe „für die Sauberkeit in den Haushaltungen zu“. Auf dem Lande herrsche „Bettenmangel“, es fehlten Kleidung und Wäsche, und es gebe dort eine „Läuseplage“, alles Defizite, die im Stadtgebiet Wismar nicht zu beobachten waren. Insgesamt seien durch die Röntgen-Reihenuntersuchung viele neue Tuberkulosefälle entdeckt worden, auch „Keuchhusten ist im Jahre 1939 sehr gehäuft und z.T. schwer aufgetreten ... Ebenso haben die Scharlacherkrankungen erheblich zugenommen: 152 Fälle 1939 gegen 84 im Jahre 1938“. Eine Ursache für die zunehmende Verbreitung übertragbarer Krankheiten sei in vielen Fällen die nicht erfolgte „Absonderung“ der Kranken. „Aus Ärztekreisen“ seien „oft Klagen“ erhoben worden, „daß sie ihre Infektionskranken nicht mehr unterbringen können. Besonders machte sich

27) LHAS, 5.12-7/1, Nr. 9680 (Jahresbericht des Staatlichen Gesundheitsamtes Ludwigslust für 1939).
28) Ebenda (Jahresbericht des Staatlichen Gesundheitsamtes Schönberg für 1939).
29) Ebenda (Jahresbericht des Staatlichen Gesundheitsamtes Güstrow für 1939).
30) Ebenda (Jahresbericht des Staatlichen Gesundheitsamtes Schwerin für 1939).

dies bei der Unterbringung von Tuberkulösen bemerkbar". So mußte die Aufnahme einer an „offener Lungen- und Kehlkopftuberkulose leidenden Frau" in Rostock erfolgen, „nachdem die Krankenhäuser Wismar, Lübeck, Lankow, Amsee und Boizenburg die Aufnahme verweigert hatten". Das Gesundheitsamt in Wismar habe „immer wieder auf die Unzulänglichkeit des hiesigen Krankenhauses hingewiesen". Der Amtsarzt Dr. Walter Hindenberg meinte, daß „aus der Zunahme der Selbstmorde vielleicht auch auf eine Zunahme der Gemütserkrankungen geschlossen werden" könne, und berichtete, daß die Zahl der Fehlgeburten von 186 (1938) auf 221 (1939) gestiegen sei.[31)]

Aus dem Kreis **Hagenow** berichtete Dr. Ernst Grote lapidar, daß „die Zahl der an Tuberkulose Erkrankten zugenommen" habe, was aber noch nicht bedrohlich erscheinen müsse, sondern lediglich auf die erstmalige „Erfassung der gesamten Bevölkerung durch die Röntgen-Reihenuntersuchung zurückzuführen" sei.[32)]

Dr. Karl Scheven konnte für den **Landkreis Rostock** „eine beträchtliche Abnahme von Diphtherieerkrankungen" und einen Rückgang der krebsbedingten Todesfälle vermelden, mußte jedoch eine Zunahme von Tuberkuloseerkrankungen um fast 23 Prozent konstatieren.[33)]

Der Jahresbericht für den Kreis **Malchin** von Dr. Fritz Brandenburg war inhaltsarm und nichtssagend, dagegen beklagte Dr. Ulrich Pfautsch für den Kreis **Parchim**, daß „in den Städten die Zahl der Elendswohnungen noch sehr zahlreich" sei, „besonders in Lübz und Plau". Selbst wenn Betten vorhanden waren, konnten diese „teilweise wegen Raummangels nicht aufgestellt werden". Nachprüfungen hätten ergeben, „daß immer noch eine größere Anzahl der Kinder das morgendliche Waschen nicht kennt" und daß auch bei Erwachsenen „eine ausreichende Körperpflege in sehr vielen Fällen nicht getrieben" werde. Übertragbare Krankheiten habe es nicht mehr als sonst gegeben, allerdings „72 Sterbefälle an Krebs". Für „auffallend" hielt Pfautsch „die zunehmenden Herzbeschwerden der Älteren", die sich zum einen „in Verkalkungen der Gefäße", zum anderen aber – und das schien wichtiger – „in starker Abnahme der Arbeitsfähigkeit äußern" würden.[34)]

War schon in der Zulassungsordnung für Ärzte vom Mai 1934 verfügt worden, daß diejenigen Ärzte von einer Zulassung zur Kassenpraxis ausgeschlossen waren, „die nicht die Gewähr dafür bieten, daß sie jederzeit rückhaltlos für den nationalsozialistischen Staat eintreten",[35)] womit erstmals in Deutschland ein positives politisches Bekenntnis von Ärzten zum Staat verlangt und zu einem ausschlaggebenden Kriterium für die berufliche Eignung von Medizinern erhoben wurde, wuchsen mit Kriegsbeginn der Grad der Beeinflussung und die Intensität der Instrumentalisierung der Ärzteschaft, die nicht nur Krankheiten heilen, sondern auch das möglicherweise angekränkelte Bewußtsein der Bevölkerung kurieren sollte. Ein Beispiel: Im Herbst 1939 veröffentlichte der damals 38jährige, in Hamburg niedergelassene Allgemeinmediziner Dr. Hermann-Henrich Meier in dem auch für Mecklenburg zuständigen Ärzteblatt für Norddeutschland einen mit „Deutsches Arzttum in der Front der Heimat" überschriebenen Aufsatz. Meier, der später in der von Dr. Rudolf Ramm (1887-1945) geleiteten Abteilung für ärztliche Fortbildung in der Reichsärzteführung tätig war und noch im Januar 1945 zum Referenten in der Pressestelle des Reichsgesundheitsführers avancierte, hielt sich offenbar für schriftstellerisch begabt und erging sich in für anspielungsreich gehaltenen Wortspielen.

Zunächst bedauerte er, „daß wir [Ärzte] zu der Zeit, wo andere ihr höchstes einsetzen und hergeben, daheim geblieben sind im alten, unveränderten Alltag ... Da wir nun aber einmal dazu bestimmt sind, die ja schließlich auch notwendigerweise zu haltenden Plätze in der Heimat auszufüllen", müsse man sich darüber klar werden, „wie wir sie ausfüllen können und müssen". Auch in der Heimat sei man jetzt praktisch ein Soldat. Denn der „moderne Krieg" werde ja nicht ausschließlich „‚an der Front' geführt, ... auch die ‚Heimat' wird in zunehmendem Maße von den Wirkungen des Krieges in Mitleidenschaft gezogen", und schon Generalfeldmarschall Hermann Göring habe „von der ‚Front' der Heimat gesprochen ... Im modernen Kriege ist die Heimat bezüglich der Kriegführung ein vollauf gleichwertiges und gleich wichtiges Moment wie die Front gegen den Feind selber. Und an dieser Front", so der selbsternannte Heimatkrieger Dr. Meier, „stehen wir Ärzte in der Hei-

31) Ebenda (Jahresbericht des Staatlichen Gesundheitsamtes Wismar für 1939, 19.1.1940).
32) Ebenda (Jahresbericht des Staatlichen Gesundheitsamtes Hagenow für 1939).
33) Ebenda (Jahresbericht des Staatlichen Gesundheitsamtes Rostock-Land für 1939).
34) Ebenda (Jahresbericht des Staatlichen Gesundheitsamtes Parchim für 1939).
35) RGBl., T. I, 1934, S. 399-410, hier S. 401, 404.

mat im vordersten Graben". Und die Ärzte in der Heimat hätten „auf den Verlauf der Ereignisse [sogar] mehr Einfluß, als das Arzttum an der Front"; man müsse eben nur seine Aufgaben kennen.[36)]

„Zunächst sind uns natürlich die üblichen und alltäglichen Aufgaben geblieben, die wir erfüllen müssen." Dazu gehöre jetzt auch, „daß wir unsere Tätigkeit so einrichten, daß unsere an der Front befindlichen Kameraden nach ihrer Heimkehr keine ‚fortgelaufene Praxis' vorfinden ... Wichtiger und wesentlicher" als das eigentliche ärztliche Wirken nach innen seien „aber die Aufgaben und Pflichten, die sich für uns nach *außen* hin ergeben. Die Heimat muß unter allen Umständen festbleiben, einen zweiten Dolchstoß darf es nun und nimmermehr geben". Wenn auch „das Volk" insgesamt „eine beispiellose Haltung" einnehme, „so müssen wir dennoch heute schon Einzelfälle feststellen, bei denen die Haltung weniger vorbildlich ist". Schon seien „Hamsterer zu beobachten, die sich Dutzende von Schuhen" holten oder „die mit beiden Armen voll Persilpaketen die Läden verließen". Außerdem könne man Gespräche hören, „die durchaus nicht *der* Linie entsprechen, wie sie nun einmal notwendig ist, wenn wir den Kampf siegreich bestehen wollen".

Nach dem Motto „Wehret den Anfängen" postulierte Meier: „Hier hat gerade der Heimat-Arzt eine ungeheuer wichtige Aufgabe. Der ‚alte' Arzt konnte es sich noch erlauben, ‚ohne Politik' zu sein, aber der moderne Arzt *darf* nicht ohne Politik sein." Wie „schon in der Kampfzeit" stehe auch jetzt „der Arzt ‚im vordersten Graben': Er kommt täglich in zahlreiche Familien hinein und hat hundertfach Gelegenheit, eine kleine ‚Anamnese' der politischen Stimmung zu erheben und hiernach auch ‚politische Therapie' zu treiben. Dies zu tun darf nicht nur seinem *Interesse* anheimgestellt bleiben, sondern muß nun endlich auch einmal zu seiner unabdingbaren ärztlichen *Pflicht* erhoben werden". Es dürfe nicht sein, „daß der Arzt Mißstände auf diesem Gebiet sieht, ohne daß er sie zu ‚heilen' versucht". Wenn ihm eine derartige stimmungsmäßige „Heilung" nicht gelinge, müsse er „die ihm bekannten Amtswalter der Bewegung auf die Stimmung aufmerksam machen", damit diese eine entsprechende „Gegenwirkung" entwickeln könnten. Es müsse „jedem Arzt eindringlich klar sein, daß Miesmacherei und Mutlosigkeit im Kriege eine Volkskrankheit ist, die wie ein bösartiger Tumor langsam aber sicher um sich greift. Wenn so ein ‚Tumor' erst ‚Symptome' macht, dann ist es meistens zu spät, das haben wir 1918 zu erleben bekommen". Deshalb ist es „eine der vornehmsten und daher auch dankbarsten Aufgaben der Heimat-Ärzte, wachsam zu sein und rechtzeitig derartige bösartige Meinungs-‚Mißbildungen' herauszuschneiden, *ehe* sie weiter um sich greifen können. Kein anderer als der Arzt" könne „besser und rechtzeitiger mit der notwendigen ‚Therapie' einsetzen, und *ihm* ist der Erfolg sicherer, als jedem anderen". Der Arzt müsse „sorgsam das Vertrauen rechtfertigen, das der Staat in sein Arzttum" setze. Dies war eine kaum verhüllte Aufforderung, „stimmungsmäßig" schwankende „Volksgenossen" zu denunzieren und unschädlich zu machen.

Dem Arzt komme aber auch die Aufgabe zu, „die Haltung der Allgemeinheit in der ‚Magenfrage' richtig zu führen und zu beeinflussen"; gemeint war, die Mißstimmungen abzufedern und zu kanalisieren, die aus den mit der Einführung von Bezugsscheinen verbundenen Kürzungen der Lebensmittelrationen resultierten. Nur das Volk, das gelernt habe und bereit sei, „länger und intensiver *willig* zu entbehren", bleibe „der Sieger. Wir aber wollen und müssen siegen, denn wenn wir nicht siegen, dann hat unser Volk endgültig abzutreten". Mit kaum zu überbietendem Pathos rief Meier die „Heimat-Ärzte" auf, an „unsere große, verantwortungsschwere Aufgabe" heranzugehen, „die nicht mehr und nicht weniger ist als die, einer der Hauptträger der heimatlichen Front zu sein".[37)]

Immer mehr „Hauptträger der Heimatfront" wurden jedoch zur – noch nicht wieder – kämpfenden, jedoch bestens versorgten Truppe eingezogen, und neben den Ärzten fehlten auch Medikamente, was wiederum die medizinische Behandlung und Versorgung der Zivilbevölkerung zu beeinträchtigen drohte. Wie der SD Anfang **1940** feststellte, sei „durch die bei Beginn des Krieges erfolgte Einfuhrsperre eine Verknappung verschiedener zur Herstellung von Arzneien notwendiger Rohstoffe" eingetreten. „Während die Industrie bereits Jahre vor dem Krieg durch Planung ihren Bedarf an Rohstoffen" festgestellt, Vorräte angelegt und Ersatzstoffe gesucht habe, seien – so rügte der SD – im Bereich „der Arzneimittelversorgung derartige Vorbereitungen in nennenswerter Weise nicht getroffen" worden. So seien „Rohstoffe, die aus dem Ausland eingeführt werden mußten, vor dem Krieg

36) Ärzteblatt für Norddeutschland, 1939, S. 557 f.
37) Ebenda (Hervorhebungen im Original).

teilweise für obskure Mittel des Hausiererbetriebes verwendet worden, während diese Rohstoffe heute für wichtige klinische Zwecke fehlen" würden. Aufgezählt wurde eine Reihe von Beispielen: So habe die Verwendung von Jod „vor dem Kriege keiner Kontrolle unterstanden" und sei etwa „zur Herstellung von Jod-Bonbons" oder „als Zusatz zu künstlichen Mineralsalzen unsinnigerweise verbraucht worden. Heute mache sich bereits eine wesentliche Verknappung des Jods bemerkbar". Auch Kakao-Öl, das „als *die* Grundlage zur Bereitung der Arzneimittel enthaltenden Zäpfchen" verwandt werde, sei kaum mehr vorhanden, da es von der Schokoladenindustrie verbraucht würde; nunmehr könne der erforderliche „Bedarf für die Zäpfchenherstellung" nicht mehr „sichergestellt werden". Außerdem seien vor dem Krieg „Chinarinde und Condurangorinde für minderwertige Teekombinationen verwendet" worden, in der Folge sei „heute Chinin zur Behandlung von Lungenentzündung, Malaria und anderen Krankheiten bereits stark verknappt". Darüber hinaus bestehe „Mangel an folgenden Stoffen: Tanninsäure, Dermantol, Bismutum subnitricum, Coffein und dessen Salze, Peru-Balsam, Theobromin, Gummi arabicum, Salbengrundlagen, Zimt, Kümmel, Nelken, Pfeffer, Borsäure und Myrrhe". Als Reaktion auf die vermeintlich mangelnde Kriegsvorbereitung im Arzneimittelwesen habe „die Industrie" versucht, „Ersatzstoffe" herzustellen. So wären bereits „Kohlenwasserstoffe verschiedener Art als Salbengrundlagen, Postonal für Kakao-Öl, Tylose oder Pektinquellstoffe für Gummi arabicum, Sepsotinktur für Jodtinktur u.a." vorhanden.[38)] Zudem versuche die Pharmaindustrie in mehrfacher Weise vom Krieg zu profitieren. So hatten die SD-Informanten aus „Apothekerkreisen" berichtet, daß in „letzter Zeit eine große Menge neuer Heilmittel aufgetaucht seien, die im Grunde genommen nichts anderes darstellen würden als längst bekannte alte Präparate". Zum einen würden Apotheker und Ärzte dadurch den Überblick verlieren, weil in der sogenannten „Spezialitätenliste mitunter Präparate in fast gleicher Zusammensetzung über hundert Mal erscheinen"; zum anderen aber würden „viele der neuen Präparate meist zu stark überhöhten Preisen herausgebracht". Darüber hinaus sei zu berichten, „daß die schon seit längerer Zeit beobachtete Tatsache der Abgabe von Arzneimitteln nur in den kleinsten Verpackungen zur Erzielung eines höheren Gewinnes an Umfang zugenommen habe".[39)]

Ende April **1940** scheint die SD-Zentrale in ihrer Funktion als Seismograph der Volksstimmung die verordnete Zurückhaltung aufgegeben zu haben. In einem ausführlichen Bericht über die Lage zur ärztlichen Versorgung hieß es nunmehr, daß „zahlreichen Meldungen aus fast allen Teilen des Reiches zu entnehmen" sei, „daß die Lage auf dem Gebiete der ärztlichen Versorgung der Zivilbevölkerung weiterhin als stark angespannt bezeichnet werden" müsse. So werde gemeldet, „daß die zur Verfügung stehenden Ärzte nach übereinstimmenden Äußerungen ein mehrfaches der normalen Patientenzahl zu betreuen hätten", und die Ärzte „glaubten, die Arbeit nicht mehr lange bewältigen zu können". Dies wurde mit zahlreichen Beispielen unterfüttert: In Reichenberg seien nur noch fünf praktische Ärzte vorhanden, auf die jeweils „14.000 Volksgenossen" entfielen, während es „zu normalen Zeiten", also vor Kriegsbeginn, nur 1.500 gewesen seien. Im gesamten Kreisgebiet Fulda stehe nach der letzten Einberufungswelle „kein einziger Augenarzt mehr für die Zivilbevölkerung zur Verfügung". Aus dem Rhein-Wupper-Kreis werde gemeldet, daß der bislang für „rund 100.000 Einwohner tätige Frauenarzt inzwischen ebenfalls einberufen" sei; „die von ihm unterhaltene Klinik, in der sich zahlreiche Wöchnerinnen und schwere Fälle befänden, müsse von einem mit der Gynäkologie

38) Meldungen aus dem Reich, S. 729 (Bericht vom 5.2.1940; Hervorhebung im Original).

39) Ebenda, S. 980 f. (Bericht vom 10.4.1940). Auch Monate später wurde weiterhin über „die andauernde Überschwemmung des Marktes mit neuen Fertigfabrikaten" geklagt, die „als Ärztemuster den Ärzten zugeschickt" würden, die sie dann verschreiben würden. „So seien vor allem die kleineren Apotheken auf dem Lande gezwungen, eine Unzahl von Spezialitäten zu führen, die, da sie sich durch langes Lagern zersetzen, weggeworfen werden müßten." Dem Landapotheker entstehe „bei dieser ‚Spezialitäten-Sintflut' ein doppelter Schaden: durch die Verärgerung des Kunden, wenn das verlangte Heilmittel nicht zu erhalten sei, und durch den wirtschaftlichen Verlust infolge des Verderbens unverkaufter Medikamente". Zahlreiche Ärzte und Apotheker würden eine „Einschränkung der unproduktiven Massenherstellung immer neuer Fertigfabrikate" fordern, zumal diese sich „in der Wirkung von den bisher gebrauchten nicht unterscheiden" würden". Ebenda, S. 1286 f. (Bericht vom 20.6.1940). Auch zwei Jahre später beklagte das Hauptamt für Volksgesundheit die „übersteigerte Vielfältigkeit unserer Arzneimittelproduktion"; hier müsse „eine Reduzierung … systematisch durchgeführt werden … Im Deutschen Arzneibuch, der amtlichen Vorschriftensammlung für den deutschen Arzneimittelverkehr, sind 731 Arzneimittel angeführt; es ist auch nicht die geringste Notwendigkeit dafür vorhanden, daß weiterhin 50.000 verschiedene Arzneispezialitäten auf dem deutschen Arzneimittelmarkt im Verkehr sind". Informationsdienst des Hauptamtes für Volksgesundheit der NSDAP, Juli 1942, S. 11.

nur wenig vertrauten jüngeren Arzt verwaltet werden". In Göttingen werde befürchtet, „daß durch weitere Einberufungen besonders in der Besetzung der Universitätskliniken erhebliche Lücken entstehen" werden. Aus Hannover werde berichtet, daß „ein Teil der älteren Ärzte, die zu Beginn des Krieges als vollwertige Kräfte wieder mit herangezogen wurden, nicht mehr voll einsatzfähig seien" und „ihre Arbeit hätten niederlegen müssen".[40] Bei der Einschätzung und Bewertung all dieser Berichte aus dem Frühjahr 1940 ist zu bedenken, daß der „eigentliche" Krieg, mit Ausnahme des dreiwöchigen „Polenfeldzuges" im September 1939, noch gar nicht begonnen hatte. Erst im April 1940 begann Deutschland mit dem Einfall in Dänemark und mit dem Überfall auf das gleichfalls neutrale Norwegen wieder mit großen, raumgreifenden Annexionen.[41]

Zeitlich parallel zu diesen Lagebeschreibungen kam es im Frühjahr **1940** zu einem Wechsel in der mecklenburgischen Ärzteführung. Der bisherige Leiter der Landesstelle Mecklenburg der Kassenärztlichen Vereinigung Deutschlands und Leiter der Ärztekammer Mecklenburg, Dr. Wilhelm Breßler, wurde nach parteiinternen Querelen nach München versetzt. An seine Stelle trat nunmehr der neue Gauärzteführer Dr. Friedrich Focke, der darüber hinaus auch zum Leiter des Amtes für Volksgesundheit in der Gauleitung Mecklenburg der NSDAP ernannt wurde. Anläßlich der Amtseinführung Fockes – an der auch der Reichsgesundheitsführer Dr. Leonardo Conti teilnahm – betonte Gauleiter Friedrich Hildebrandt, an Focke gerichtet: „Es wird Ihre Aufgabe sein, den guten Gesundheitszustand meiner Mecklenburger zu erhalten und auch dafür zu sorgen, daß eine vorbeugende Gesundheitspflege den höchsten Grad von Leistungsfähigkeit jedem einzelnen sichert."[42] Gesunderhaltung wurde also keineswegs als Selbstzweck oder humanitäres Anliegen betrachtet, sondern als Voraussetzung für ein effektives Funktionieren der Kriegs- und Rüstungswirtschaft. Ungeachtet dessen konnte aus Sicht des Gauleiters von einem guten Gesundheitszustand „seiner Mecklenburger" zu dieser Zeit, also im April 1940, in wichtigen Teilbereichen tatsächlich noch gesprochen werden. Vergleicht man die das gesamte Reichsgebiet umfassenden Lageberichte des SD mit den zeitgleich erstatteten regionalen Situationsbeschreibungen der Staatlichen Gesundheitsämter in Mecklenburg, wird – wie gleich zu zeigen sein wird – deutlich, daß die wichtigsten Parameter der Gesundheitsverhältnisse der dortigen Bevölkerung deutlich besser bzw. noch längst nicht so schlecht waren wie im Durchschnitt des Reiches.

Einen Monat nach Beginn des „Westfeldzuges", also des Überfalls der Wehrmacht auf die Niederlande, Belgien, Luxemburg und Frankreich im Mai **1940**, bei dem Deutschland in 141 Divisionen rund 3,4 Millionen Soldaten einsetzte, von denen fast 50.000 ums Leben kamen und mehr als 110.000 verwundet wurden, meldete der SD für das Reichsgebiet erstmals eine „Behinderung der ärztlichen Tätigkeit durch Treibstoffmangel". Dies sollte sich in der Folgezeit zu einem Dauerthema und zu einem sich ständig verschärfenden Problem ausweiten; schon im Juni 1940 hatte sich „der Mangel an Benzin stark hemmend auf die ärztliche Versorgung in den ländlichen Bezirken" ausgewirkt. So werde aus vielen Teilen des Reichs gemeldet, „daß die Brennstoffzuteilung für die Kraftwagen der praktischen Ärzte zur Durchführung der Krankenbesuche in keiner Weise ausreiche". Auch den wegen der Einziehung der Ärzte mobilisierten Arztvertretern, zumeist frisch approbierten Jungärzten, sei es „wegen der unzureichenden Benzinzuteilung nicht möglich", in den „weit abgelegenen Bezirken die notwendigen Besuche durchzuführen". Und selbst die noch vorhandenen „Ärzte in den Landbezirken" sähen sich „durch die neuerlichen Kürzungen der Brennstoffrationen gezwungen, Krankenbesuche abzulehnen". Außerdem werde „auch die Arbeit der Hebammen auf dem Lande durch unzureichende Benzinversorgung fast bis zur Unmöglichkeit erschwert"; ihnen bleibe oft „nichts anderes übrig, als sich in den Landkreisen mit Pferdefuhrwerken zu behelfen". Der SD schätzte ein, „daß aufgrund der unhaltbaren Verhältnisse die Frage der Benzinzuteilung für die in den Landbezirken tätigen Ärzte dringend einer Überprüfung" bedürfe.[43]

---

40) Meldungen aus dem Reich, S. 1039 f. (Bericht vom 22.4.1940); dort weitere Beispiele.

41) Von den rund 120.000 dabei eingesetzten deutschen Soldaten kamen rund 1.300 ums Leben; neben fast 2.400 Vermißten waren 1.600 Verwundete zu verzeichnen.

42) NS-Gaudienst Mecklenburg, 23.4.1940.

43) Meldungen aus dem Reich, S. 1225 f. (Meldung vom 6.6.1940). Der weitere Kriegsverlauf sollte jedoch die Lage auf dem Treibstoffsektor im Reichsgebiet weiter verschlechtern. Anfang November 1941, der Feldzug der Wehrmacht gegen die Sowjetunion war erstmals ins Stocken geraten, hatte Hermann Göring in seiner Eigenschaft als Beauftragter für den Vierjahresplan angekündigt, daß „die Durchführung der siegreichen Kämpfe an der Ostfront für die nächsten Monate außergewöhnliche Maßnahmen bei der Bewirtschaftung der Kraftstoffe" erfordere. „Um die

Die Mecklenburgische Ärztekammer gab im Mai 1940 bekannt, daß – „um Kraftstoff zu sparen" – „den auf dem Lande tätigen Ärzten die Möglichkeit gegeben" werde, „ein Hilfskraftrad (Saxonette) zum Preis je nach Ausführung zwischen 250 und 350 RM auf Antrag bewilligt zu erhalten. Die Verwendung eines solchen Hilfskraftrades ist dringend erwünscht und bei gutem Wetter hervorragend möglich". Und den Stadtärzten wurde „die Beschaffung eines Fahrrades" empfohlen; „Anträge hierauf" seien ebenfalls „an die Ärztekammer zu richten", die einen Bezugsberechtigungsschein ausstelle.[44)]

Nach dem Abschluß der Kriegshandlungen und dem erzwungenen Waffenstillstand in Frankreich hatte die deutsche Luftwaffe im Juli 1940 begonnen, Städte im Süden Großbritanniens zu bombardieren. Die deutsche Rüstungsindustrie lief seit Monaten auf Hochtouren, was erhebliche, bislang nicht bekannte gesundheitliche Auswirkungen auf die dort beschäftigte Arbeiterschaft hatte; Erkrankungen und Betriebsunfälle häuften sich. In dieser Situation hatten die Beobachter und V-Leute des SD festgestellt, daß sich in vielen Teilen Deutschlands die „Betriebsführer, vor allem aus der Rüstungsindustrie", darüber beklagten, „daß durch die ungünstige zeitliche Lage der Sprechstunden der Kassenärzte die Arbeiter gezwungen seien, bei Inanspruchnahme des Arztes mehrere Arbeitsstunden dem Betrieb fernzubleiben", weil die Wartezeit in den Praxen nicht selten „fünf bis sechs Stunden" betrage. Ungeachtet der „vollen Würdigung der in der Kriegszeit außerordentlich starken Beanspruchung der für die Zivilbevölkerung zur Verfügung stehenden [immer weniger werdenden] Ärzte" wurde im August 1940 angeregt, die Sprechstunden an mindestens „drei Tagen in der Woche reichseinheitlich auf den späten Nachmittag (etwa die Zeit von 17 bis 20 Uhr)" zu legen.[45)]

Wenn kein Arzt zur Verfügung stand oder erreichbar war, behalfen sich viele Betroffene mit Schmerzmitteln, und das in einem Ausmaß, das die Beobachter des SD als „Mißbrauch" interpretierten. Zudem werde „durch die ungeheure Reklame der Herstellerfirmen ... ein starker Anreiz zum Gebrauch derartiger Mittel geschaffen, zumal in den Anzeigen in Tageszeitungen, illustrierten Blättern, Magazinen usw. immer wieder die Unschädlichkeit der angepriesenen Tabletten oder Pulver betont" werde, was aber nicht der Fall sei. So hätten Fachleute festgestellt, „daß der häufige Gebrauch derartiger, fast immer Salze der Acetyl-Salicylsäure enthaltenden Mittel sehr leicht chronische Magenkatarrhe hervorrufen" könne. Die große Zahl der Schmerzmittel, „die sogar Koffein enthalten" und zum Teil in „Winkelbetrieben" produziert würden, machen es der Bevölkerung leicht, diese rezeptfrei zu erwerben. Schmerzmittel würden nicht nur in Apotheken abgegeben, sondern auch in Kolonialwarenläden, Friseurgeschäften und Materialwarenhandlungen verkauft oder könnten sogar direkt von den Herstellerfirmen bezogen werden. Der SD vertrat die Auffassung, daß „dem Volke durch

---

Kraftstoffversorgung der kämpfenden Truppe zu sichern, müssen die Zuteilungen für die Heimat ... rücksichtslos gekürzt werden", so daß – das war Göring bewußt – „die Aufrechterhaltung des Wirtschaftslebens und des Dienstes der Verwaltung nur noch unter ernsten Schwierigkeiten möglich sein" werde. Die verordneten Kontingentierungen seien „unter allen Umständen" einzuhalten, „auch wenn sich hieraus schwerwiegende Auswirkungen auf das Wirtschaftsleben und den Dienst der Partei und der Verwaltung ergeben" würden. Künftig sei Kraftstoff „nur für kriegswichtigste Zwecke im eigentlichen Sinne einzusetzen". In einer siebenstufigen Rangfolge rangierte zwar die „Versorgung der Bevölkerung mit Lebensmitteln und Brennstoffen" eingedenk der Erfahrungen des Ersten Weltkrieges ganz vorn, aber selbst die Versorgung der „kriegsentscheidenden Betriebe und Bauvorhaben" sowie die „Versorgung der Rüstungs- und sonstigen kriegsentscheidenden Erzeugung" fielen in dieser Prioritätenliste auf den vorletzten Platz. Der Personenkraftwagen-Verkehr sei „in allen Zweigen der Verwaltung und der Wirtschaft rücksichtslos einzuschränken", die PKW-Nutzung habe selbst dann „zu unterbleiben, ... wenn hierdurch die Erfüllung der gestellten Aufgaben wesentlich behindert" werde. Akten der Partei-Kanzlei, MF 107.01152 f. (Erlaß Görings zur Kraftstoffbewirtschaftung, 4.11.1941). Als Hitler am 7.11.1941 intern erklärt hatte, daß die Besetzung der sowjetischen Ölquellen im Kaukasus bis 1942 zurückgestellt werden müsse, wurde der Göring-Erlaß wenige Tage später als „Geheime Reichssache" auch den Spitzen der NSDAP bekanntgegeben. Darin forderte Martin Bormann „alle Dienststellen der Partei, ihrer Gliederungen und angeschlossenen Verbände" nachdrücklich auf, „daß alle nicht unbedingt dienstwichtigen Fahrten zu unterbleiben" hätten, „auch Fahrten [der Parteiführer] von und zur Wohnung". Die „der Partei zur Verfügung stehenden Kraftstoffmengen" dürften „nur noch für die partei- und staatspolitisch wichtigsten Aufgaben Verwendung finden". Ebenda, MF 107.01151 (Rundschreiben 28/41 gRS., Bormann an Reichsleiter, Gauleiter und Verbändeführer, 16.11.1941). Auch Joseph Goebbels hatte in seiner Eigenschaft als Gauleiter von Berlin Ende Dezember 1941 festgestellt, „daß die Dinge auf dem Gebiet der Treibstoffversorgung außerordentlich traurig" aussehen. „Der Ostfeldzug hat so viel Treibstoff verschlungen, daß wir nun in der Heimat Einsparungen enormen Ausmaßes vornehmen müssen. Das wird zum Teil auch unsere Wirtschaft stärkstens betreffen." Goebbels: Tagebücher, T. II, Bd. 2, S. 427 (Eintragung vom 4.12.1941).

44) Ärzteblatt für Norddeutschland, 1940, S. 199.

45) Meldungen aus dem Reich, S. 1467 f. (Bericht vom 12.8.1940).

die ungeheure Reklameflut und durch das Zur-Schau-Stellen der Mittel in Schaufenstern" überhaupt erst das „Vorhandensein von Kopfschmerzen suggeriert" werde, und wandte sich gegen die massive Werbung für Schmerzmittel und deren freie Verkäuflichkeit, vor allem aus Sorge „um die Schädigung der Volksgesundheit", was wiederum das Funktionieren der Kriegswirtschaft beeinträchtigen könne.[46)]

Viele der hier angesprochenen Aspekte spielten ausweislich der Berichtslage in Mecklenburg zunächst noch keine Rolle, so daß für das Land von einem zeitverzögert eintretenden Mangel der Gesundheitsressourcen ausgegangen werden könnte, wenn nicht beachtet würde, daß der SD wesentlich freier recherchieren, analysieren und berichten konnte als die vielfach in regionale, kommunale, staatliche, parteiliche und Verbandsstrukturen eingebundenen Amtsärzte, deren Auftrag es zwar einerseits war, über Schwierigkeiten und Mißstände, Komplikationen und Problemlagen in ihrem Zuständigkeitsbereich zu berichten, die aber andererseits auch bestrebt waren, „nach oben hin" gut dazustehen. Zwar mußten auch sie erkennen, daß Heilungsbemühungen wie Bestrebungen zur vorbeugenden Gesundheitspflege vielfach an den zunehmend katastrophalen Wohn- und unzureichenden Sanitärverhältnissen, an den nicht ausreichenden Klinikkapazitäten, an kriegsbedingt zunehmenden Krankheiten, an fehlenden Medikamenten und Ärzten scheiterten. Dies wurde aber wesentlich gefälliger in amtlicherseits genehme Prosa verpackt. Nicht nur abhängig vom fachlichen „Durchblick" und vom professionellen Mut der Amtsärzte bleibt die Tatsache, daß sich für das Land Mecklenburg zumindest für das Jahr 1940 kein durchgängig einheitliches Bild feststellen läßt; die Lage in den einzelnen Gesundheitsamtsbezirken variierte – bei den zu berichtenden Parametern – nicht unerheblich.

So wurde etwa aus dem Staatlichen Gesundheitsamt **Parchim** gemeldet, daß sich „die schlechte Versorgung mit ärztlicher Hilfe während der Kriegszeit so aus[wirkte], daß in vielen Erkrankungsfällen die Hilfe erst gar nicht erbeten wurde, weil sie in vielen Fällen ja doch nicht geleistet werden" könne. Die „Zahl der sogenannten Elendswohnungen" sei in den Städten Goldberg, Lübz und Plau „noch verhältnismäßig groß", weil „während der Kriegszeit nicht [mehr] gebaut" werde. Daraus resultiere, „daß mehrere Kinder ... zwei oder sogar drei, in einem Bett schlafen müssen", dies sei „eigentlich die Regel". Zudem habe die Säuglingssterblichkeit im Kreisgebiet, die im Vorjahr noch bei 3,5 Prozent gelegen hatte, auf fünf Prozent zugenommen.[47)] Die „persönliche Hygiene" lasse „außerordentlich viel zu wünschen übrig", der „Mangel an Seife" wirke sich „sehr ungünstig" aus, und auch das Vorhandensein und die Sauberkeit „der Kleidung ist, wie nicht anders zu erwarten, in außerordentlich vielen Fällen unzureichend". Wie Dr. Ulrich Pfautsch resümierte, hatten Erkrankungen an Diphtherie und Scharlach „in den beiden letzten Jahren erheblich zugenommen", und „selbst die tödlich verlaufenden Fälle, die in den letzten Jahren kaum noch vorgekommen sind, haben sich gehäuft".[48)]

Auch im Kreis **Rostock-Land** sei „eine erhebliche Zunahme bei den Diphtherieerkrankungen festzustellen", obwohl „von uns immer häufiger Gebrauch von allgemeinen Schutzimpfungen gemacht" werde; „auch der Scharlach wies im Berichtsjahre eine sehr große Verbreitung auf". Und die Fälle von Keuchhusten seien gar nicht mehr nachzuverfolgen. Beispielhaft wurde vom Amtsarzt Dr. Karl Scheven ein Arzt zitiert, der „erklärte, es sei ihm aus Zeitmangel einfach nicht möglich, die sehr große Zahl der keuchhustenkranken Kinder zu melden". Scheven meinte resignierend: „Da uns weitere sanitätspolizeiliche Maßnahmen bei Keuchhusten nicht zur Verfügung stehen, ist die Meldepflicht bei Keuchhusten als eine überflüssige und die Ärzte und das Gesundheitsamt nur belastende Einrichtung anzusehen."[49)]

---

46) Ebenda, S. 2026 f. (Bericht vom 20.2.1941).

47) LHAS, 5.12-7/1, Nr. 9681 (Jahresbericht des Staatlichen Gesundheitsamtes Parchim für 1940, 29.1.1941). Die Säuglingssterblichkeit hatte sich in Mecklenburg kriegsbedingt deutlich erhöht. Waren dort noch 1938 nur 5,9 von 100 lebendgeborenen Kindern gestorben, so starben 1940 bereits 7,1 von 100 Neugeborenen. Der Reichsdurchschnitt lag 1940 bei 6,5 gestorbenen von 100 lebendgeborenen Kindern. Vgl. dazu: Statistisches Jahrbuch für das Deutsche Reich, 1941/42, S. 90.

48) LHAS, 5.12-7/1, Nr. 9681 (Jahresbericht des Staatlichen Gesundheitsamtes Parchim für 1940, 29.1.1941).

49) Ebenda (Jahresbericht des Staatlichen Gesundheitsamtes Rostock-Land für 1940).

Auch im Gesundheitsamt der Stadt **Rostock** machte sich schon 1940 eine resignative Stimmung breit. Die Wohnverhältnisse seien dort „ausgesprochen schlecht"; es sei „nicht selten, daß Familien mit kleinen Kindern in völlig unzureichenden Behausungen wohnen müssen. Dachkammern, ausgediente Werkstätten und Kellerräume ohne genügende Kochgelegenheit und sanitäre Einrichtungen werden aus Not zu Wohnzwecken verwandt". So sei auch „die Absonderung an offener Lungentuberkulose Erkrankter völlig unmöglich. Die Kranken wohnen mit mehreren Kleinkindern in einem Raum. Auch bei anderen ansteckenden Krankheiten" sei zu beobachten, daß „Familien auf so engem Raum zusammengedrängt wohnen, daß eine Bekämpfung der Weiterverbreitung sehr erschwert" werde. Eine weitere Folge sei das „häufige Vorkommen von Ungeziefer, Verlausung, welche auch in die Schule getragen" werde. Durch den „Zuzug von vielen Dienstverpflichteten" hätten sich „die Wohnverhältnisse noch verschlechtert". Nicht nur die Zahl der Geschlechtskrankheiten, vermeintlich „zu erklären durch stärkere Dienstverpflichtungen in der hiesigen Rüstungsindustrie", habe zugenommen; auch bei Diphtherie seien im Jahre 1940 immerhin 393 Erkrankungsfälle aufgetreten (im Vorjahr 294), die „Kinderlähmung ist vermehrt aufgetreten" (1940 36 Fälle; 1939 zwei Fälle), und „Scharlach ist gleichfalls stark vermehrt (1940 1.014 Fälle; 1939 364 Fälle). Für die medizinisch am besten versorgte Gemeinde Mecklenburgs mußte Amtsarzt Dr. Walter Buschmann schon für das Jahr 1940 eine faktische Bankrotterklärung abgeben, wenn er eine „völlige Unmöglichkeit der Unterbringung in Krankenhäusern wegen Überfüllung" bekanntgab.[50)]

Ein ähnliches Bild zeichnete Dr. Walter Hindenberg für **Wismar**: Die „Wohnungsverhältnisse im Stadtkreis Wismar sind, wie bekannt, unzureichend"; der notorische „Bettenmangel" resultiere zum einen aus „vielfachem Geldmangel" und scheitere – wenn Geld vorhanden war – zum anderen am „Raummangel", also „an der Unmöglichkeit, Bettstellen aufzustellen". Bei den „Stadtkindern wurden mehr Läuse als sonst festgestellt", außerdem herrsche „ein ganz erheblicher Mangel an Schuhwerk", so daß „Schulkinder tagelang die Schule nicht besuchen können". Erkrankungen an Scharlach haben „um annähernd das Dreifache zugenommen", und die Zahl der Diphtherieerkrankungen lag 1940 bei 142 mit zwölf Todesfällen, während es 1939 nur 81 Erkrankungs- und drei Todesfälle gegeben habe. Bei Genickstarre seien 1939 lediglich vier Erkrankungen mit zwei Todesfällen registriert worden, während 1940 bereits elf Erkrankungen und fünf Todesfälle vorgekommen seien. Die Zahlen „der Todesfälle an Krebsleiden sind auf über das Doppelte gestiegen". Im Stadtkrankenhaus in Wismar konnte immerhin „eine Baracke für 21 Betten für Isolierzwecke aufgestellt" werden. Im Stadt- und Landkreis Wismar hätten die Erwachsenen „mehr abgenommen als sonst üblich", die „Nervosität" habe „in allen Kreisen und in allen Altersstufen zugenommen" und – daraus resultierend – „die Selbstmorde haben sich verdoppelt".[51)]

Für den Kreis **Ludwigslust** berichtete der Leiter des Staatlichen Gesundheitsamtes, Dr. Arthur Radloff, daß „Scharlach erheblich" zugenommen habe, „Typhus und Keuchhusten kamen ebenfalls vermehrt" vor, und „die Zahl der Krebserkrankungen ist größer als die des Vorjahres (96 gegenüber 78)". Wegen „Geisteskrankheiten" seien 19 Personen in eine Heil- und Pflegeanstalt eingewiesen worden, und bei den 130 registrierten Fehlgeburten habe der Oberstaatsanwalt „in 15 Fällen wegen des Verdachtes strafbarer Handlungen Anzeige erstattet".[52)]

Der für den Landkreis **Stargard** und den Stadtkreis **Neustrelitz** zuständige Amtsarzt Dr. Johannes Zwar berichtete für 1940 von „durch die Kälte und Kohlenmangel" bewirkten Lungenentzündungen und einer daraus resultierenden „stark erhöhte[n] Sterblichkeit". „Infolge Ärztemangels" haben „kaum Schulkinderuntersuchungen" stattgefunden, und bei den Erwachsenen wurde als Folge des Fehlens von fett- und eiweißhaltigen Lebensmitteln eine „allgemeine Gewichtsabnahme" festgestellt. Konstatiert wurde, daß „wiederholt in der Bevölkerung Kleiderläuse gefunden" wurden, und auch „Kopfläuse traten erheblich zahlreicher als sonst auf"; deren „Bekämpfung" mache durch das „Fehlen geeigneter Mittel (Cuprex) Schwierigkeiten". Erfreulich war dagegen, daß die „Diphtherie erheblich zurückgegangen" sei, allerdings hätten „$^{1}/_{4}$ der Diphtheriefälle [einen] bösartigen Verlauf" genommen, daher auch die „hohe Letalitätsziffer"; auch bei „Tuberkulose [seien] 300 Zugänge weniger als im Vorjahre" registriert worden. Dagegen habe „Scharlach stark zugenommen"; dies sei „be-

50) Ebenda (Jahresbericht des Staatlichen Gesundheitsamtes Rostock-Stadt für 1940, 28.1.1941).
51) Ebenda (Jahresbericht des Staatlichen Gesundheitsamtes Wismar für 1940, 8.1.1941).
52) Ebenda (Jahresbericht des Staatlichen Gesundheitsamtes Ludwigslust für 1940).

dingt durch Wohnungselend", durch eine „ungenügende Arztversorgung" und die Verbreitung der Krankheit „durch die häufigen Fliegeralarme". Die „Abnahme der Geschlechtskrankheiten" sei auf eine „Verschärfung der Überwachung und zahlreiche Zwangsbehandlungen" zurückzuführen, aber auch durch die „Verbringung von offensichtlich der gewerbsmäßigen Unzucht Nachgehenden ins Frauenkonzentrationslager". Das verringerte Auftreten von „Alkoholismus" sei durch „Spirituosenmangel" bewirkt worden, auch das „dünnere Bier wirkt sich günstig aus". Bei „lange arbeitenden Frauen (Rüstungsbetriebe)" sei die Diagnose „Nervosität recht häufig ... Die Frauen sind oft von morgens fünf bis abends neun Uhr auf den Beinen"; vorgeschlagen wurde, daß Frauen „nur fünf Tage in der Woche beschäftigt" würden. Wegen der „Zunahme der Fehlgeburten" seien „zahlreiche Verdachtsfälle der Kriminalpolizei namhaft gemacht" worden.[53)]

Für die Ermittlung und Verfolgung von Abtreibungen war in Mecklenburg eine eigene Abteilung in der Kriminalpolizeistelle Schwerin zuständig, die seit Februar 1940 vom Kriminalrat Friedrich Karl Kircher (1899-1973) geleitet wurde. Kircher war bewußt, daß die Ermittlung von verbotenen Abtreibungen nur in Zusammenarbeit zwischen Kriminalpolizei und Gesundheitsämtern erfolgreich sein könne. In einem an die Abteilung für Medizinalangelegenheiten gerichteten Grundsatzpapier stellte er fest: „Bisher war es so, daß die Amtsärzte entweder direkt die Kriminalpolizei von verdächtigen Fehlgeburtsmeldungen in Kenntnis setzten, oder daß entsprechende Ersuchen auf dem Wege über die Staatsanwaltschaften nach hier gelangten." Aber bei der Durchsicht der bisher abgegebenen Fehlgeburtsmeldungen habe er Sachverhalte entdeckt, die „die Bearbeitung durch die Kriminalpolizei behindern", was ihn veranlaßte, „die Gesichtspunkte herauszustellen, ... wie ich mir in Zukunft die strafrechtliche Bearbeitung bzw. Auswahl der gemeldeten Fehlgeburten denke". Zwar würden „nach der Statistik durchschnittlich im Jahr 2.500 Fehlgeburten in Mecklenburg zur Anzeige bei den Kreisgesundheitsämtern gebracht. Die wirkliche Zahl dürfte jedoch noch höher liegen". Unter Berücksichtigung der Tatsache, „daß die Verhältniszahl der Fehlgeburten zu den Lebendgeburten erheblich über dem Reichsdurchschnitt" liege, sei „eine stärkere Beobachtung seitens der Kriminalpolizei erforderlich". Soweit die Theorie, die Analyse und das Wunschdenken. In der Praxis jedoch sei „die Nachprüfung, ob eine Fehlgeburt auf einen kriminellen Eingriff zurückzuführen ist, nicht nur für Ärzte, sondern auch für die mit der Bearbeitung beauftragten Kriminalbeamten schwierig". Hinzu komme, daß es „unmöglich" sei, „alle Fehlgeburtsmeldungen seitens der Kriminalpolizei auf den Verdacht der Abtreibung hin zu prüfen". Dafür seien weder „die dafür notwendigen Beamten vorhanden", noch stehe „die dafür erforderliche Zeit zur Verfügung", und „die beabsichtigte Ausbildung von weiteren Beamten, vor allem auch der Gemeindekriminalpolizei und Gendarmerie", lasse sich „während des Krieges nicht durchführen".[54)]

Um die Zahl und den Umfang der von ihm zu untersuchenden Abtreibungen zu reduzieren, kritisierte Kircher das bisherige Meldewesen: So sei es „nicht angängig, aus dem Umstande allein, daß eine Frau mehrere Lebendgeburten hatte, zu schließen, daß sie bewiesen habe, lebende Kinder zur Welt zu bringen und daß infolge dessen die eingetretene Fehlgeburt auf einen kriminellen Eingriff zurückzuführen sei". Und „auch das Vorliegen mehrerer Fehlgeburten allein, soweit dies bei älteren Frauen festgestellt" werde, begründe „noch keinen hinreichenden Verdacht". Außerdem seien „in vielen Fällen die Fehlgeburtsanzeigen unvollständig ausgefüllt"; so fehlten häufig die ermittlungsrelevanten Angaben darüber, „ob die betreffende Frauensperson ledig, verwitwet, verheiratet oder geschieden" sei, und in anderen Fällen „war die Zahl der voraufgegangenen Tot- oder Fehlgeburten nicht angegeben". Darüber hinaus hatte Kircher den Eindruck gewonnen, daß nicht selten „der äußerliche Eindruck der betreffenden Person Grund für die Annahme eines Verdachtes" gewesen war. In anderen Fällen seien die amtsärztlichen Ermittlungen „unter Außerachtlassung kriminalpolizeilich wichtiger Momente" geführt worden. So seien zahlreiche Frauen von den Ärzten darüber informiert worden, daß ihr Fall auch noch durch die Kriminalpolizei untersucht werden würde, wodurch „die weitere Bearbeitung durch die Kriminalpolizei so gut wie aussichtslos" werde. „Weder durch die Vernehmung noch durch eine Durchsuchung nach Beweismitteln ist dann noch irgend etwas zu

53) Ebenda (Jahresbericht des Staatlichen Gesundheitsamtes Neustrelitz für 1940, 6.2.1941).
54) LHAS, 5.12-7/1, Nr. 11240 (Staatliche Kriminalpolizei/Kriminalpolizeistelle Schwerin-Kircher an Abteilung für Medizinalangelegenheiten des Mecklenburgischen Staatsministeriums, 26.9.1940).

erreichen.“ Hinzu komme, daß die „schriftlichen Niederlegungen“ der Ärzte vielfach „nicht zu lesen“ seien.

Kriminalrat Kircher fand es zwar „durchaus lobenswert, wenn sich die Herren Amtsärzte selbst um die Entdeckung von kriminellen Fehlgeburten“ bemühten, doch dürfe hierbei neben „den medizinischen oder volkspolitischen Gesichtspunkten das Moment der kriminalpolizeilichen Ermittlungsmethoden nicht völlig außer Acht gelassen werden“. Dazu empfahl er den Leitern der Staatlichen Gesundheitsämter, „ihr Augenmerk darauf zu richten, welche Ärzte die Schwangerschaft festgestellt haben, wie diese Feststellung erfolgte und ob nicht etwa derselbe Arzt die weitere Behandlung bei einer eingetretenen Fehlgeburt übernommen“ habe. Denn es sei doch häufig so, daß „die Ausräumungen nicht von den Ärzten, Hebammen oder Anstalten vorgenommen werden, die für den Wohnort der betreffenden Frauensperson zuständig“ waren, und es sei „eine bekannte Tatsache“ und spreche sich „in der Bevölkerung sehr schnell herum, welche Ärzte bzw. Hebammen in dieser Beziehung am beliebtesten sind“.[55]

Weil es der Kriminalpolizei also „unmöglich“ sei, „alle gemeldeten Fehlgeburten von hier aus zu untersuchen“, schlug Kircher den Amtsärzten vor, „eine Sichtung der Fehlgeburtsmeldungen vorzunehmen“, wobei sich „aus kriminalpolizeilichen Erfahrungen heraus“ die folgenden Fehlgeburtsfälle als „besonders häufig und verdächtig“ herausstellen würden: „1. Fehlgeburten von ledigen Personen. 2. Fehlgeburten mit fieberhaften Komplikationen. 3. Fehlgeburten mit unvollständigem Abort, ... bei denen Verletzungen der Organe oder der Plazenta festgestellt werden. 4. Häufung von Fehlgeburtsfällen innerhalb kürzester Zeit (zwei oder mehr in einem Jahr). 5. Häufung von Fehlgeburten in kleineren Orten. 6. Fehlgeburten bei geschiedenen oder verwitweten Frauen, oder bei solchen, deren Ehemänner während der Empfängniszeit sich auf auswärtigen Arbeitsstellen, zum Militärdienst eingezogen oder sonst abwesend waren oder sich in Haft befanden. 7. Fehlgeburten kurz nach Eheschließung. 8. Fehlgeburten, bei denen nach der letzten Lebendgeburt eine längere Zeit, wie zwei Jahre verstrichen ist. 9. Fehlgeburten von solchen Frauenspersonen, die nachweislich oder vermutlich der gewerbsmäßigen Unzucht nachgehen oder die sonst einen ehelich unsoliden Lebenswandel führen.“

Kircher orientierte außerdem darauf, daß auch „durch geeignete Beobachtungen seitens der Fürsorgerinnen, Gemeinde- und NSV-Schwestern Angaben zu bekommen seien“, weil „die soziale Stellung und die Familienverhältnisse der zu beurteilenden Frauen den Ärzten weniger bekannt sein dürften“. Für „weniger wichtig“ hielt er dagegen Untersuchungen zu Fehlgeburten bei Frauen, „die vier oder mehr Lebendgeburten aufzuweisen haben, ferner Fehlgeburten bei Polen und sonstigen Ausländern“. Wenn die von ihm aufgestellten Kriterien beachtet würden, sei „eine genügende Sichtung der Geburtsmeldungen“ gegeben, „so daß somit nur die wichtigsten Fehlgeburten zur weiteren Untersuchung gelangen“.[56] Wie im folgenden aus den Berichten der Leiter der Staatlichen Gesundheitsämter ersichtlich wird, war die Zahl der ab 1940 gemeldeten Fehlgeburtsfälle mit Verdacht auf Abtreibungen relativ überschaubar und erreichte keinesfalls die von Kircher eingangs erwähnte Zahl von 2.500.

Im Stadt- und Landkreis **Schwerin** registrierte Amtsarzt Dr. Hans Kölzow, daß „die Tuberkulosetodesfälle eine zahlenmäßige Zunahme erfahren“ haben, um sogleich relativierend und die dortigen Zustände ungewollt entlarvend hinzuzufügen: „Werden bei den Todesfällen die in den Anstalten Sachsenberg und Lewenberg verstorbenen Geisteskranken ausgenommen, so ist eine Abnahme der Todesfälle eingetreten.“ Die Fälle von „Herz- und Gefäßkrankheiten zeigen eine von allen Ärzten beobachtete Zunahme“; auch „Scharlach und Diphtherie haben zugenommen“, wobei bei Scharlacherkrankungen „Ärzte häufig nicht zugezogen“ würden; „infolge dessen unterbleibt dann die Absonderung“.[57]

Die Gesundheitsverhältnisse im Kreis **Schönberg** hatten sich 1940 – zumindest ausweislich der Situationsbeschreibung des Amtsarztes Dr. Gerhard Rohde – im Vergleich zum Vorjahr nicht geändert; dennoch überrascht ein gleichlautender Text im obligatorischen Lagebericht.[58]

---

55) Ebenda.
56) Ebenda.
57) LHAS, 5.12-7/1, Nr. 9681 (Jahresbericht des Staatlichen Gesundheitsamtes Schwerin für 1940, 31.1.1941).
58) Ebenda (Jahresbericht des Staatlichen Gesundheitsamtes Schönberg für 1940).

Aus dem Stadt- und Landkreis **Güstrow** lagen kaum bedrohliche Meldungen vor. An das Thema „Wohnungsknappheit" hatte man sich gewöhnt, „Schäden durch die Kriegsernährung" seien „nicht in Erscheinung getreten", und auch „die Sauberkeit des täglichen Lebens der Menschen" sei „im allgemeinen gut", zumindest hätten die Ärzte berichtet, „daß die Knappheit an Seifen sich noch nicht störend bemerkbar gemacht" habe. Auch Wäsche und Kleidung seien genügend vorhanden, zumal „sehr viele Menschen von Angehörigen, die Soldaten im besetzten Gebiet sind, beträchtliche Mengen an Kleidungsstoffen erhalten" hätten. Dagegen berichtete der Amtsarzt Dr. Carl Radmann über die „auffällig hohe Zahl [408] an Scharlacherkrankungen" (1939 nur 117), über 111 Neuzugänge und 83 Todesfälle an Krebs, Diphtherie sei 1940 nur moderat, in 123 Fällen aufgetreten (1939 nur 84), und auch „die Anzahl der Erkrankungen an Herz- und Gefäßleiden" sei „nach wie vor hoch". Verdächtige „Verschreibungen von Rauschgiftmitteln" würden „im Zusammenwirken mit der Kriminalpolizei" und den Apotheken überprüft, und von der erheblichen Zahl der Fehlgeburten wurde „eine beträchtliche Anzahl der Kriminalpolizei zur weiteren Bearbeitung übergeben".[59)]

Dr. Hans Rohwedder hielt in weiten Teilen seines Kreisgebietes **Waren** „die schlimmsten Übelstände" bei den Wohnungsverhältnissen für „behoben"; lediglich in Waren selbst und in Malchow bestünden wegen der dort angesiedelten Rüstungsbetriebe erhebliche Mängel. Hinsichtlich der Ernährungslage registrierte er „bei den Erwachsenen allgemein etwas Gewichtsrückgang", nicht ohne – ärztlich zufrieden – zu relativieren, daß dieser „auffällig bei den Fettleibigen" auftrete, „die zum Teil erheblich an Gewicht eingebüßt" hätten. Die aufgetretenen Tbc-Fälle seien „schwerer als sonst" und hätten zu einer „Zunahme der Todesfälle geführt", wobei „die gestorben [seien], mit deren Abgang die Fürsorge schon lange rechnete". Zugenommen hätten die Geschlechtskrankheiten in den beiden Rüstungsstandorten wegen „Tausenden von fremden Arbeitern" und dort auch der Alkoholismus; einer weiteren Ausbreitung der „alkoholischen Ausschreitungen" habe „glücklicherweise der Alkoholmangel" entgegengewirkt. Rauschgiftmißbrauch sei bislang bei nur einem Arzt, bei Dr. Hans Becker aus Penzlin, beobachtet und sanktioniert worden.[60)]

Im Frühjahr 1941 konnte Kriminalrat Friedrich Karl Kircher erstmals eine Bilanz über den Stand der „Bekämpfung der Abtreibungsseuche" ziehen. Insgesamt sei die Zahl der gemeldeten Fehlgeburtsfälle zwischen 1936 (2.633) und 1940 (2.097) um mehr als 21 Prozent zurückgegangen; dies sei auch ein Ergebnis seiner Bemühungen. So seien in den 134 Tagen zwischen dem 1. November 1940 und dem 15. März 1941 der Kriminalpolizeistelle Schwerin von elf Staatlichen Gesundheitsämtern insgesamt 162 Fehlgeburtsfälle zur Überprüfung zugesandt worden.[61)] Von diesen 162 gemeldeten Fehlgeburten seien bislang 101 Fälle kriminalpolizeilich bearbeitet worden. Von diesen seien „69 Fälle wegen vollendeter oder versuchter Abtreibung bzw. wegen dringenden Verdachts der Abtreibung bei den zuständigen Strafverfolgungsbehörden zur Anzeige gebracht" worden. Bei 25 von diesen 69 Fällen „liegen Geständnisse vor, und in neun Fällen ist bereits eine Verurteilung erfolgt". Aus diesen Zahlen sei ersichtlich, so Kircher, „daß die Mehrzahl der Fehlgeburten ihre Ursache in einer kriminellen Handlung" habe. Eine „wirksame Bekämpfung der Abtreibungsseuche durch die Kriminalpolizei" sei „nur durch eine intensive Zusammenarbeit mit den Leitern der Staatlichen Gesundheitsämter in Mecklenburg möglich". Zwar hätten die meisten Amtsärzte „die Wichtigkeit dieser Zusammenarbeit erkannt", aber eben noch nicht alle. Deshalb bat Kriminalrat Kircher den Leiter der Abteilung für Medizinalwesen des Mecklenburgischen Staatsministeriums darum, „auch auf die übrigen Amtsärzte einzuwirken und sie zu veranlassen, durch Übersendung von verdächtigen Fehlgeburtsmeldungen ebenso eifrig bei der Bekämpfung der Abtreibungssucht zu helfen".[62)]

---

59) Ebenda (Jahresbericht des Staatlichen Gesundheitsamtes des Kreises Güstrow für 1940).

60) Ebenda (Jahresbericht des Staatlichen Gesundheitsamtes des Kreises Waren für 1940). Die Berichte für 1940 von Dr. Fritz Brandenburg und von Dr. Ernst Grote für die Kreise Malchin bzw. Hagenow beklagen zwar ebenfalls die unzureichenden Wohnungsverhältnisse, sind aus Sicht der geschilderten Gesundheitsverhältnisse aber nichtssagend: Lediglich für den Kreis Hagenow wurde „eine Zunahme der Fehlgeburtenzahl" festgestellt und der „starke Verdacht" geäußert, daß dies „durch Abtreibungen verursacht" worden sein könnte. Ebenda.

61) Das Staatliche Gesundheitsamt Rostock-Stadt meldete nicht an die Kriminalpolizeistelle Schwerin, sondern direkt an das Polizeipräsidium Rostock, das die Fälle für die Hansestadt selbst bearbeitete.

62) LHAS, 5.12-7/1, Nr. 11240 (Staatliche Kriminalpolizei/Kriminalpolizeistelle Schwerin-Kircher an Abteilung für Medizinalangelegenheiten des Mecklenburgischen Staatsministeriums, 17.3.1941). Während das Staatliche Gesundheitsamt Güstrow zwischen dem 1.11.1940 und dem 15.3.1941 immerhin 55 Fälle, das Gesundheitsamt Rostock-Land 22 und die Gesundheitsämter Schönberg, Waren und Hagenow jeweils 16 Fälle gemeldet hatten, kamen aus

Ebenfalls im März **1941** – der „Ostfeldzug", also der Krieg gegen die Sowjetunion, hatte noch gar nicht begonnen – sah sich die SD-Zentrale erneut veranlaßt, über die „zunehmende Verschlechterung der ärztlichen Versorgung der Zivilbevölkerung" zu berichten. Noch bevor also mit dem Überfall auf die Sowjetunion im Juni 1941 der Zweite Weltkrieg seine größte Ausdehnung erfahren und sich die Lage der medizinischen Versorgung in dem zur Heimatfront erklärten Deutschen Reich weiter dramatisch verschlechtern sollte, sah die SD-Zentrale im Frühjahr 1941 den Medizinalsektor vor einem faktischen Zusammenbruch. Nach Einzelmeldungen aus nahezu allen Teilen Deutschlands habe „die ärztliche Versorgung im Reich in der letzten Zeit eine derartige Verschlechterung erfahren, daß in den Berichten teilweise von ‚besorgniserregenden Zuständen' gesprochen" werde. Als „Hauptursache" würden „die erfolgten zahlreichen Neueinberufungen und die Einziehung bisher uk-gestellter Ärzte" bezeichnet. Der „Ausfall dieser Ärzte für die Betreuung der Zivilbevölkerung" habe „dazu geführt, daß ein Arzt in der Heimat die Versorgung von nicht weniger als 10.000 bis 20.000 Volksgenossen wahrzunehmen" habe. „Übereinstimmend" werde „von allen Seiten berichtet, daß der praktische Arzt beim besten Willen nicht einmal mehr in der Lage sei, seine dringenden Fälle rechtzeitig zu behandeln".

Zur „Illustrierung der geschilderten Lage" hatten die SD-Analysten „aus der Fülle des vorliegenden Materials einige Beispiele" herausgegriffen, unter denen sich – noch – keine Meldung aus Mecklenburg befand. So sei in der 30.000 Einwohner zählenden Stadt Hagen „der einzige praktische Arzt eingezogen und als Vertreterin eine junge Ärztin eingesetzt worden, die gerade ihr Staatsexamen abgelegt hat". In Zittau waren in Friedenszeiten 32 Ärzte tätig gewesen, die die 40.000 Einwohner der Stadt und 20.000 Bürger aus dem umgebenden Landkreis versorgt hatten. Bislang seien 16 Ärzte eingezogen worden, von den verbliebenen seien acht Fachärzte, von den Allgemeinmedizinern hätten „sechs Ärzte das 70. Lebensjahr überschritten. So bleiben lediglich zwei praktische Ärzte voll einsatzfähig". In der Stadt Jeßnitz, wo die 12.300 Einwohner bislang von drei Ärzten versorgt wurden, obliege „die gesamte ärztliche Betreuung" jetzt einem Arzt, „der schwer kriegsbeschädigt ist". In der Stadt Stendal mit 32.000 Einwohnern seien von acht Ärzten vier einberufen worden; „von den restlichen vier sind drei über 75 Jahre alt", und diese hätten neben Stendal selbst „noch 22 von dort aus zu versorgende Landorte und zehn weitere Orte infolge Einberufungen mitzubetreuen".

Es seien „Fälle bekannt" geworden, wonach „eine acht- bis zehnstündige Wartezeit in den Sprechzimmern der praktischen Ärzte etwas alltägliches" sei, oder ein Fall, wo „sechs Ärzte auf telefonischen Anruf einen Hausbesuch abgelehnt" hätten; „erst der siebte Arzt gab eine Zusage, kam aber erst nach drei Tagen zu dem Patienten, der unter Diphtherieverdacht erkrankt" war. Gerade „aus Arbeiterkreisen" kämen Klagen, daß „bei bettlägeriger Erkrankung der Arzt oft erst nach einigen Tagen zur ersten Untersuchung komme und krankschreibe, wodurch der Anspruch auf Krankengeld für die verstrichenen Tage nicht geltend gemacht werden könne"; und „Ärztekreise" wiesen darauf hin, „daß es bei ihrer derzeitigen Überlastung gar nicht verwunderlich sei, wenn ihnen in Einzelfällen unter normalen Umständen vermeidbare Fehler" unterliefen. Der SD meinte, es sei „fehl am Platze, dem Arzt in diesen Fällen mangelnde Sorgfalt oder mangelndes Verantwortungsbewußtsein vorzuwerfen", denn „die Zahl der unter ihrer Überlastung zusammenbrechenden Ärzte sei ein beredtes Zeugnis dafür, daß der deutsche Arzt seine ganze Kraft für die Gesunderhaltung des Volkes einsetze".[63)]

Auch der mecklenburgische Gauleiter Friedrich Hildebrandt meinte schon im Frühjahr 1941, die hohen Erkrankungszahlen in seinem Zuständigkeitsbereich resultierten aus der Tatsache, daß „die ärztliche Versorgung in Mecklenburg kolossal nachgelassen" habe; „wenn der aktive Arzt aus der Kleinstadt von der Wehrmacht weggenommen" werde, „ist die Betreuung der Bevölkerung … benachteiligt. Die Landbevölkerung ist schwerblütig, sie meldet nicht so leicht die Schäden, bis es zu spät ist". Durch „den großen Mangel an Ärzten im Landgebiet" könnten viele Erkrankungen nicht behandelt werden. „Das ist feststehend, daß das Landgebiet nicht richtig ärztlich betreut ist." Noch hielt der Gauleiter nicht die radikale Einziehungspraxis der Wehrmacht für die Hauptursache der schrittweise schlechter werdenden medizinischen Betreuung, sondern schuld war aus seiner Sicht

---

den Gesundheitsämtern Ludwigslust lediglich zehn, aus Parchim vier und aus Schwerin drei Meldungen. Das Gesundheitsamt Malchin hatte nur einen Fall, das Gesundheitsamt Wismar keinen Fall gemeldet.

63) Meldungen aus dem Reich, S. 2143 ff. (Bericht vom 25.3.1941).

„allein die verantwortliche Dienststelle – Dr. Marung im Ministerium. Er ist mir immer in den Arm gefallen, wenn ich so weit war, daß Reichsinnenministerium dahin zu kriegen", Mecklenburg besser mit Ärzten auszustatten; „dann hat er gesagt: Das ist nicht nötig; bis ich ihm jetzt die Verantwortung zugeschoben habe ... Nun geht es rapide abwärts."[64]

Möglicherweise wegen der häufiger und deutlicher werdenden Notstandsmeldungen versuchte die Reichsärztekammer einerseits, die verbliebenen Ärzte zu motivieren, andererseits aber auch an ihre „Pflichten" zu erinnern und zu disziplinieren. Die bereits in der Reichsärzteordnung von 1935 verfügte Disziplinarordnung ist **1941** noch einmal erneuert und konkretisiert worden.[65] Zur Präzisierung gehörte auch die genauere Definition des Kreises von Ärzten, die in die Zuständigkeit der Reichsärztekammer fielen. Danach „unterstanden" der Reichsärztekammer „alle Ärzte im Deutschen Reich mit Ausnahme der aktiven Sanitätsoffiziere der Wehrmacht, der Sanitätsoffiziere der Polizei, der Ärzte der Waffen-SS [und] der dem Reichsarbeitsdienst angehörenden Reichsarbeitsdienstärzte". Darüber hinaus ruhte „die Unterstellung unter die Reichsärztekammer für andere Ärzte, welche im Dienst der Wehrmacht stehen, für die Dauer ihrer Dienstleistung". Und „aus gegebenem Anlaß" hielt es die Reichsärzteführung für nötig, neben der schon in der Reichsärzteordnung verfügten Bestimmung, wonach ein Arzt „verpflichtet" war, „seinen Beruf gewissenhaft auszuüben und sich bei seinem Verhalten innerhalb und außerhalb seines Berufes der Achtung und des Vertrauens würdig zu zeigen, die der ärztliche Beruf" erfordere, zusätzlich festzulegen: „Zu den Pflichten gehört auch ein ordnungsgemäßes Verhalten im Verkehr mit den Dienststellen der Reichsärztekammer, der Kassenärztlichen Vereinigung Deutschlands, mit den Behörden und sonstigen staatlichen Einrichtungen."

Nach der Generalamnestie für ärztliche Vergehen vom April 1940 hielt es die Reichsärztekammer schon im Juli **1941** für nötig, eine neue Sanktionsordnung herauszugeben. Danach konnte ein Arzt, der seine „Berufspflichten verletzt" und „insbesondere gegen die Berufsordnung verstößt", in einem abgestuften Verfahren bestraft werden: Eine „Warnung" war „die mildeste Form der Maßregelung" und galt als „Mißbilligung eines bestimmten Verhaltens eines Arztes mit der Aufforderung, dies künftig zu vermeiden"; ein „Verweis" konnte als „Tadel eines bestimmten Verhaltens" verhängt werden. Dagegen galten „mißbilligende Äußerungen, Zurechtweisungen, Ermahnungen, Rügen, die auf Grund sonstiger Befugnisse der Reichsärztekammer ausgesprochen" wurden, als „keine Strafen". Geldstrafen konnten im Rahmen von zehn bis 1.000 RM (früher 10.000 RM) ausgesprochen werden. Als höchste Strafe galt der „Ausschluß von weiterer behandelnder Tätigkeit in der öffentlichen Fürsorge auf Zeit oder für die Dauer", was allerdings das Gros der niedergelassenen Ärzte nicht weiter betraf. Neu war die Erklärung des Reichsgesundheitsführers, daß die Reichsärztekammer mit der Ausübung ihrer Disziplinarbefugnisse „eine ihr übertragene öffentliche Gewalt" wahrnehme. „Sie übt damit aus der Staatsgewalt abgeleitete hoheitsrechtliche Befugnisse aus."

Aus den einstmals ehrengerichtlichen bzw. berufsständischen Verfahren wurde nun die Ausübung einer staatlichen Hoheitsgewalt. Und nicht mehr – wie seit 1935 – die ärztlichen Berufsgerichte waren Herr des Verfahrens, sondern deren Befugnisse übte nun „der Leiter der Ärztekammer aus. Sämtliche Strafen sind von ihm persönlich zu verhängen". Er könne „zu seiner Unterstützung" zwar andere Personen, etwa Ärzte oder Juristen, mit hinzuziehen und „sie mit der Bearbeitung eines Falles" etwa bei Vernehmungen von Zeugen oder Sachverständigen beauftragen, aber: „Die Entscheidung fällt ausschließlich der Leiter der Ärztekammer." Die Durchsetzung des Führerprinzips also auch hier: Dem Leiter einer regionalen Ärztekammer „unterstanden" die zivilen Ärzte seines Bezirks nicht nur in beruflicher und administrativer Hinsicht, er war bei einem vermeintlichen oder tatsächlichen ärztlichem Berufsvergehen auch alleiniger Ankläger und Richter.[66]

Der Leiter der Abteilung Medizinalstatistik beim Reichsgesundheitsführer, Dr. Franz Reichert, thematisierte den Ärztemangel im Zivilbereich, seine Ursachen und seine Folgen 1941 noch relativ offen: Angesichts der Einziehung von Millionen vom Männern würde die mit Sanitätsoffizieren zu-

64) So der Gauleiter auf der Tagung der mecklenburgischen Gauamtsleiter und Kreisleiter der NSDAP am 15.4.1941; hier zitiert nach Buddrus: Mecklenburg im Zweiten Weltkrieg, S. 148.

65) Vgl. dazu: Deutsches Ärzteblatt, 1941, S. 176 ff. und ebenda, Heft 28/29 vom 19.7.1941 (Beilage).

66) Ebenda.

nächst deutlich unterversorgte Wehrmacht zur ärztlichen Versorgung der Rekruten „einen ganz erheblichen Teil der freipraktizierenden Ärzte" benötigen; „von diesen wählt sie selbstverständlich die leistungsfähigsten, im mittleren Lebensalter stehenden aus. Als natürliche Folge bleiben zur Versorgung der Zivilbevölkerung mehr alte und nicht kriegsverwendungsfähige Ärzte übrig, denen ein weitaus größeres Arbeitspensum zugemutet werden muß, als ihnen in Friedenszeiten zufällt. In der im ungünstigsten Sinne ausgesiebten [also um die jungen und gesunden Rekruten verminderten] Bevölkerung tritt nun aus mehreren Gründen ein erhöhter Bedarf an ärztlicher Hilfe auf. Zunächst gelangen zahlreiche alte und nicht mehr voll arbeitsfähige Männer wieder in den Arbeitsprozeß; sie sind anfälliger und nehmen ärztliche Hilfe häufiger als zuvor in Anspruch. Mehrere hunderttausend Frauen sind ferner in die von den eingezogenen Männern verlassenen Arbeitsplätze eingerückt, ungelernte Kräfte müssen Facharbeiter ersetzen; auch damit ist eine vermehrte Inanspruchnahme ärztlicher Hilfe gegenüber Friedenszeiten verbunden ... Schließlich sei noch an jene Schwierigkeiten erinnert, die sich aus der Verknappung der Krankenhausbetten für die Zivilbevölkerung ergeben haben. Zahlreiche Kranke, die in normalen Zeiten klinischer Betreuung hätten zugeführt werden können, mußten in der Wohnung versorgt werden". Schon „aus diesen wenigen Hinweisen" lasse sich „ungefähr erkennen, welche riesige Arbeitslast auf den Schultern der Ärzte in der Heimat ruht". Die Wartezimmer seien überfüllt, aber doch nicht von Simulanten, „denn wer möchte denn dort stundenlang auf eine Konsultation warten, wenn es nicht unbedingt nötig ist". Man werde durch „das Milieu des Wartezimmers sehr rasch belehrt, daß nur die schwersten Fälle in diesen Zeiten ein Recht haben, des Arztes Zeit in Anspruch zu nehmen". Die Ärzte hätten durchschnittlich eine „zwölfstündige Arbeitszeit ... Der Kampf des Arztes mit äußeren Dingen, den Tücken des reparaturbedürftigen Autos, den Schwierigkeiten infolge der Verdunkelung, dem Schreibwerk der Lebensmittelatteste usw. sei ganz nebenbei erwähnt ... Nicht viel anders" sehe es „auf den Abteilungen unserer Krankenhausärzte aus, die sich mit einem Bruchteil der Zahl ehemaliger Assistenten, Schwestern, Wärter usw. behelfen" müßten.[67)]

Anfang Oktober **1941**, der Krieg gegen die Sowjetunion hatte im Juni 1941 begonnen,[68)] thematisierte der SD in seinen geheimen Lageberichten erneut die „Klagen über unzureichende ärztliche Versorgung". Die „augenblickliche Lage" sei als „sehr ernst" zu bezeichnen. Aus zahlreichen Medizinalbezirken werde über eine „*ungenügende Versorgung mit Ärzten*" und über die „*Überlastung der vorhandenen*, meist älteren Ärzte" berichtet. „In vielen Orten könne von einer ausreichenden Versorgung der Zivilbevölkerung durch die Ärzte nicht mehr gesprochen werden"; es sei „keine Seltenheit mehr, daß Patienten bereits Stunden vor der Sprechstunde erschienen und auf der Straße oder in Treppenhäusern warten" müßten. Unter den als illustrierende Beispiele herangezogenen Fällen befand sich nunmehr der Amtsbezirk Wilthan im Kreis Bautzen, wo „auf 17.000 Einwohner nur ein Arzt" komme; in der dortigen Bevölkerung sei nach zwei Todesfällen „eine erhebliche Unruhe entstanden", die „bei geeigneter ärztlicher Versorgung hätten vermieden werden können". Zwar versuche die Bevölkerung, sich „mit der geringen Zahl von Ärzten als einer kriegsbedingten, unabänderlichen Tatsache abzufinden"; gleichzeitig aber werde „immer mehr bemerkbar, daß *das Vertrauen zu den Ärzten schwindet*". Dies liege „vor allem daran, daß sich jeder darüber klar sei, daß die jetzige Form der ‚Behandlung' eben nur eine Massenabfertigung sein könne". Hinzu komme, „daß das Alter der noch vorhandenen Ärzte, der Gesundheitszustand und auch teilweise die charakterlichen und haltungsmäßigen Schwächen der z.T. notdienstverpflichteten Ärzte nicht dazu angetan" seien, „in der Bevölkerung das Vertrauen zum Arzt zu fördern". So werde aus einer Gemeinde gemeldet, daß „der einzige dort eingesetzte Arzt an epileptischen Anfällen leide, auf Grund deren es schon mehrfach zu Zwischenfällen gekommen sei", und in einem anderen Fall habe die Bevölke-

---

67) Reichert: Viele Ärzte – viel Krankheit?, S. 187.

68) Anfang Oktober stockte der bisher erfolgreiche Vormarsch der Wehrmacht auf Moskau erstmals wegen der einsetzenden Schlammperiode, wenngleich die deutsche Offensive an anderer Stelle scheinbar unaufhaltsam weiterging; am 3.10. nahm die Wehrmacht Orel ein, am 6.10. Brjansk, am 7.10. Wjasma, Berdjansk und Mariupol, am 12.10. Kaluga, am 13.10. Kalinin, am 14.10. Rschew, am 19.10. Taganrog, am 21.10. Stalino, am 24.10. Charkow und Belgorod, am 27.10. Kramatorsk, am 1.11. Simferopol, am 3.11. Kursk, und am 4.11.1941 wurde Feodosia besetzt. Diese Eroberungen waren von der Ermordung zahlreicher sowjetischer Juden zumeist durch Einsatzgruppen des SD begleitet (so am 12./13.10. Tötung von 11.000 Juden in Dnjepropetrowsk, am 16.10. von mehr als 10.000 Juden in Odessa und Kosow).

rung „erheblichen Anstoß" daran genommen, „daß ein als Morphinist bekannter Arzt noch immer" praktiziere.[69]

Zur Illustration dessen, daß „auch die Versorgung insbesondere kleiner Krankenhäuser immer schwieriger" werde, hatten die SD-Beobachter beispielhaft „das Stadtkrankenhaus **Parchim** in Mecklenburg" ausgewählt: „Dort wurde der Leiter des Krankenhauses [Dr. Karl Röper], der zugleich als einziger Chirurg tätig war, zur Wehrmacht einberufen. Die Leitung des Krankenhauses wurde daraufhin von einem Landarzt des Bezirkes übernommen, der 15 km von dem Krankenhaus entfernt wohnt und seine umfangreiche Landpraxis zu versorgen hat. Im Krankenhaus selbst ist lediglich noch ein Hilfsarzt vorhanden, der Flüchtling estnischer Volkszugehörigkeit aus dem Baltikum ist. Dieser Este [Dr. Karl Oja], der nur gebrochen deutsch spricht, hat kein deutsches Examen und auch keine deutsche Bestallung als Arzt." Die Versorgung der Patienten leide aber nicht nur durch die immer geringer werdende Zahl von Ärzten, sondern auch durch den von diesen zu bewältigenden „Papierkrieg". Die „gesamte Ärzteschaft" habe „den Wunsch", davon „befreit zu werden". So würden „von den verschiedensten Stellen nach wie vor bei Erkrankungsfällen unzählige Bescheinigungen und Atteste verlangt"; hinzu kämen „die Unzahl von Erlassen, zusätzliche Bestimmungen zu den Erlassen, Abänderungen dieser Erlasse, in denen kein Mensch sich mehr auskenne, die der Arzt aber regelmäßig zur Kenntnis nehmen müsse". Der SD empfahl dringend, „hier einmal rücksichtslos durchzugreifen"; dadurch könne „ein erheblicher Teil der Zeit für die ärztliche Behandlung eingespart werden".[70]

Zur Kompensation des Ärztemangels suchte die Reichsärztekammer 1941 zahlreiche der durch die Folgen deutscher Kriegführung „Heim-ins-Reich" geführten volksdeutschen Ärzte einzusetzen. Das betraf vor allem Ärzte aus den früheren baltischen Staaten und den Niederlanden, aber auch Mediziner aus Lothringen und Luxemburg sowie aus Wolhynien und Bessarabien. Doch alle diese Ärzte mußten erst auf ihren Einsatz in Deutschland vorbereitet und mit den Anforderungen und Doktrinen nationalsozialistischen Arzttums vertraut gemacht werden. An der Führerschule der deutschen Ärzteschaft in Alt Rehse wurden im Laufe des Jahres 1941 mindestens 1.200 „rückgeführte volksdeutsche Ärzte für den Dienst an der deutschen Volksgemeinschaft vorbereitet". Diese „Schulung und Weiterbildung" sei notwendig, um den bislang noch nicht nationalsozialistisch vorgebildeten oder sozialisierten Ärzten klarzumachen, „daß der deutsche Arzt heute nicht nur gewissenhafter Betreuer der Kranken" sei, „sondern darüber hinaus die Aufgaben eines Erbpflegers und Gesundheitsführers als höchste Verpflichtung übertragen" bekommen habe; denn schließlich seien „Biologie und Erblehre die Erkenntniswurzeln, aus denen die nationalsozialistische Weltanschauung ihre Erkenntnisse" herleite. Mit dieser „Auffassung universellen Wirkens für Gedeih und Wohl des ganzen Volkes" mußte zuerst „der schon immer im Reiche lebende Arzt vertraut" gemacht worden, „wieviel mehr" aber gelte dies für einen Arzt, „der als Volksdeutscher bisher außerhalb der deutschen Grenzen und ... außerhalb der deutschen Gedankenwelt gelebt" habe. „Ihm müssen erst recht die nationalsozialistischen Grundkenntnisse nahegebracht werden", damit er seine „ihm neu erwachsenden Aufgaben in der Volksgemeinschaft erfüllen" könne. Es ging also keineswegs um eine fachliche Weiterbildung, sondern vorrangig um die Vermittlung nationalsozialistischer Glaubenssätze und vermeintlicher Erkenntnisse der deutschen Rassenpolitik.

Tatsächlich wurden die 1.200 volksdeutschen Ärzte „in mehreren Lehrgängen ... in das nationalsozialistische Gedankengut eingeführt", wozu die Reichsärzteführung neben dem Reichsgesundheitsführer Dr. Leonardo Conti selbst „hervorragende Sachkenner, Gelehrte und Forscher" aufgeboten hatte. Nach den einleitenden Vorträgen des Beauftragten für die ärztliche Fortbildung Dr. Rudolf Ramm über „die Grundlagen des Wesens und Wirkens des Arztes im nationalsozialistischen Volksstaat" referierten etwa der stellvertretende Reichsgesundheitsführer Dr. Kurt Blome, Ministerialdirektor Dr. Fritz Cropp als stellvertretender Leiter der Gesundheitsabteilung des Reichsinnenministeriums, Prof. Dr. Eugen Fischer als Direktor des Kaiser-Wilhelm-Instituts für Anthropologie, menschliche Erblehre und Eugenik sowie dessen Nachfolger Prof. Dr. Otmar von Verschuer, außerdem Prof. Dr. Walter Groß als Leiter des Rassenpolitischen Amtes der NSDAP, Prof. Dr. Hermann Boehm als Leiter des Erbpathologischen Forschungsinstituts in Alt Rehse sowie Dr. Ernst Robert

69) Meldungen aus dem Reich, S. 2831 f. (Bericht vom 2.10.1941; Hervorhebungen im Original).
70) Ebenda, S. 2832.

Grawitz als Reichsarzt SS und stellvertretender Präsident des Deutschen Roten Kreuzes. In Alt Rehse, gelegen „an einem der herrlichsten Mecklenburger Seen", wurden die auf ihren „Reichseinsatz" vorbereiteten Ärzte nicht nur ideologisch indoktriniert, sondern erhielten „auch Gelegenheit, in Ausmärschen bestes deutsches Land kennenzulernen",[71)] so als hätten sie bislang nur in Wüsten gelebt. Wie aus den Kurzbiographien der von uns porträtierten Mediziner hervorgeht, gelangten nicht wenige der hier geschulten volksdeutschen Ärzte auch nach Mecklenburg.

Ausweislich der für **1941** erstatteten Lageberichte der regionalen mecklenburgischen Medizinalbehörden scheinen die medizinische Versorgungssituation und die gesundheitlichen Verhältnisse im Lande noch nicht so dramatisch schlecht gewesen zu sein, wie sie vom SD für das ganze Reich geschildert worden sind. Allerdings waren die Verhältnisse in den einzelnen mecklenburgischen Kreisen durchaus unterschiedlich. Während etwa in den Kreisen **Hagenow**, **Malchin**, **Schönberg** oder **Schwerin** im Vergleich zum Vorjahr keine erheblichen Unterschiede oder gar besorgniserregende Zustände aufgetreten waren,[72)] gestaltete sich die Wohnungssituation in **Rostock**, der größten Stadt des Landes, die zugleich ein wichtiger Rüstungsstandort war, katastrophal. „Nach Auskunft des Wohnungsfürsorgeamtes sind zur Zeit 7.000 Wohnungssuchende eingetragen, davon dringend 1.000." Die vorhandenen Wohnungen seien stark überbelegt, so daß sich „die Überlastung der Wohnungen allgemein ungünstig bei [der] Ausbreitung von Infektionskrankheiten" auswirke. So hätten sich die „Zugänge an ansteckender Tuberkulose der Atmungsorgane auf 153 vermehrt" (Vorjahr: 107), was zu stärkeren „Heilstätten- bzw. Krankenhausüberweisungen" geführt habe (1940: 324 Fälle, 1941: 443 Fälle). Längst nicht alle Tbc-Erkrankungen würden entdeckt, „da die Tuberkulosefürsorgestelle unzureichend mit ärztlichem und nichtärztlichem Hilfspersonal besetzt ist". Zudem hätten sich „Beschwerden durch Herz- und Gefäßerkrankungen, Angina pectoris und ähnliche Symptome erheblich vermehrt". Von den „314 Fehlgeburtsmeldungen" seien „18 Fälle von Verurteilungen wegen Abtreibung bekannt geworden".[73)]

Im Kreis **Güstrow** würden immer mehr Jugendliche berichten, „daß sie mit ihren Brot- und Aufstrichportionen nicht auskommen" und „daß sie dauernd Hunger haben ... Fast alle Erwachsenen haben an Gewicht abgenommen ... Die Wohnungsverhältnisse haben sich gegenüber dem Vorjahr noch verschlechtert". Geklagt werde über einen „Mangel an Betten" und einen „Mangel an Wäsche und Kleidung". Auffallend sei „das Ansteigen der Infektionskrankheiten ... Der Scharlach nahm weiter zu" (408 Fälle 1940, 520 Fälle 1941). Auch die Diphtheriefälle hätten sich von 133 auf 152 vermehrt, dagegen hielten sich „Typhus und Ruhr in mäßigen Grenzen". Impfen sei „bei dem Mangel an Ärzten und bei der Benzinzuteilung der noch vorhandenen" Ärzte kaum noch möglich. „Neu war im November das Auftreten von Fleckfieber", das lediglich in den Lagern mit sowjetischen Kriegsgefangenen beobachtet worden ist; „vier Russen verstarben. Die Erkrankungsherde wurden sofort energisch isoliert, ein Übergreifen auf die Zivilbevölkerung fand nicht statt". Auch die „Herzkrankheiten spielen wie im Vorjahr eine große Rolle", und „wegen Geisteskrankheiten wurden 69 Personen in Heil- und Pflegeanstalten aufgenommen". Positiv sei, daß der Alkoholismus „ganz von selbst" abnehme, „weil es kaum mehr Alkohol zu kaufen gibt"; dies sei „eine sehr segensreiche Folge des Krieges". Zwar sei an eine ernsthafte Bekämpfung der Infektionskrankheiten kaum mehr zu denken, aber Dr. Carl Radmann war sichtlich stolz darauf, daß „die Kriminalpolizei durch die Zusammenarbeit mit dem Gesundheitsamt eine Reihe von Abtreibungen" aufdecken konnte.[74)]

Im Kreis **Ludwigslust** wurden bei den Musterungen für den RAD „nur gesunde, meistens überaus kräftige und früh entwickelte Jugendliche gefunden", allerdings wurde bei „älteren und besonders bei alleinstehenden [erwachsenen] Personen mehrfach eine Abnahme des Körpergewichts und des Kräftezustandes über das übliche Maß hinaus festgestellt". Auch hier ließen „die offenen Lungentuberkulosefälle eine wesentliche Zunahme erkennen" und „die Diphtherieerkrankungen nahmen erheblich zu. Alle sieben Todesfälle hatten ihre Ursache in einem entschieden bösartigen Verlauf. Auch die Scharlacherkrankungen ließen eine starke Zunahme erkennen". Durch die Kriegsverhältnisse sei „die allgemeine Nervosität im Ansteigen begriffen", und in 43 Fällen mußte eine „Anstaltsbehand-

---

71) Ärzteblatt für Norddeutschland, 1941, S. 128.

72) Vgl. dazu: LHAS, 5.12-7/1, Nr. 9682 (Berichte der Staatlichen Gesundheitsämter Hagenow, Malchin, Schönberg sowie Schwerin-Stadt und Schwerin-Land für 1941).

73) Ebenda (Bericht des Staatlichen Gesundheitsamtes Rostock-Stadt für 1941, 30.1.1942).

74) Ebenda (Bericht des Staatlichen Gesundheitsamtes Güstrow für 1941, 23.1.1942).

lungsbedürftigkeit für notwendig erachtet werden". Mit Besorgnis wurde beobachtet, daß Herz- und Gefäßkrankheiten „die Hauptursache der notwendig gewordenen Invalidisierungen" waren. Von den 125 registrierten Fehlgeburten hatte der Amtsarzt Dr. Arthur Radloff „36 Fälle der Kriminalpolizei mitgeteilt", was zu „strafrechtlicher Verfolgung" geführt habe.[75)]

Wie der Leiter des Staatlichen Gesundheitsamtes Dr. Ulrich Pfautsch berichtete, mache sich im Kreis **Parchim** „bei den Erwachsenen, besonders bei den Einzellebenden, eine starke Unterernährung bemerkbar". Es sei augenfällig, „daß besonders bei den älteren Leuten ein auffallender Verfall der Körperkräfte" eintrete. Bei vielen lasse „die persönliche Sauberkeit sowie die Sauberkeit der Wäsche durch den Seifenmangel viel zu wünschen übrig". Zudem wurde ein „Mangel an Wäsche und Kleidung" festgestellt, „wie er sich durch die Kriegsverhältnisse nicht anders erwarten läßt". Abgesehen „von der Zunahme an Scharlach und Diphtherie" sei insbesondere die Zahl der „Kinderlähmungsfälle gestiegen. Die Ursache ist wahrscheinlich ein Mangel an Abwehrstoffen durch unzureichende Ernährung". Hinzu komme eine „auffallende Zunahme der Nervosität. Es mehren sich die Fälle von nervöser Erschöpfung". Von den 145 registrierten Fehlgeburten seien schätzungsweise „30 bis 40 Prozent durch Abtreibung" zustande gekommen.[76)]

Kriminalrat Kircher von der Kriminalpolizeistelle Schwerin hatte 1941 seine Bemühungen verstärkt, Abtreibungen auf die Spur zu kommen, und die Leiter der Staatlichen Gesundheitsämter gebeten, mit Hilfe des ihnen unterstellten Personals „bei eingetretenen Fehlgeburten die Verhältnisse der betreffenden Frauen zu erforschen, ihre Einstellung zum Kind festzustellen, weiter die Frage zu klären, ob die körperliche Konstitution der betreffenden Frau die Austragung der Schwangerschaft überhaupt zulasse, ob nach dem Grade der Schwangerschaft diese von dem eventuell häufig abwesenden Ehemann überhaupt erzeugt sein konnte, ob die Frau dazu neigt, fremde Männerbekanntschaften zu suchen und mithin nach Sachlage, um ihren Fehltritt zu verheimlichen, zum Mittel der Abtreibung gegriffen haben kann. Durch derartige Hinweise ... wäre der Kriminalpolizei außerordentlich gedient".[77)]

Im Gesundheitsamtsbezirk **Neustrelitz** wurde 1941 bei der Schuljugend eine „steigende Untergewichtigkeit" diagnostiziert, und bei den Erwachsenen lag die Gewichtsabnahme bei „durchweg fünf bis acht Prozent" des Körpergewichts. Die Bekämpfung der „zunehmenden Verlausung besonders mit Kopfläusen" sei „durch Mangel an Mitteln stark erschwert". Die Zahl der Erkrankungen an Scharlach habe „weiterhin stark zugenommen" und lasse sich „auch trotz möglichst angestrebter Krankenhausabsonderung nicht eindämmern". Auch die Diphtheriefälle seien um ein Drittel gestiegen, und die Tuberkuloseerkrankungen haben zu „etwas mehr Todesfällen" geführt als im Vorjahr. „Wenn man jeden Scharlach- und Diphtheriefall absondern wollte", fehlten „mindestens 100 Krankenhausplätze". Die „Zunahme der Geschlechtskrankheiten" sei – so der Amtsarzt Dr. Johannes Zwar – „auf die Verwilderung der Sitten in den teilweise mit Militär stark überbelegten Städten zurückzuführen"; es seien zahlreiche Fälle bekannt geworden, „wo die Ehefrau ihren in Urlaub gekommenen Mann angesteckt hat, umgekehrt allerdings ebenfalls". Durch die Kriegsverhältnisse und die ausgedehnten Arbeitszeiten wurde „allgemein [eine] zunehmende Reizbarkeit der Bevölkerung, aber auch mehr Fälle von nervöser Erschöpfung" beobachtet, was zu „mehr Selbstmorden" führe.[78)]

Im **Landkreis Rostock** seien „im Berichtsjahr 226 Tuberkulose-Erkrankungen in Zugang" gekommen, und auch „der Scharlach zeigte im Berichtsjahr eine wesentliche Zunahme" (1941: 602 Fälle, 1940: 386 Fälle). Dagegen sei bei den Diphtheriefällen „eine Abnahme" zu beobachten. „Dieser Rückgang der Diphtherieerkrankungen und Todesfälle dürfte in erster Linie auf die weiter durchgeführten Diphtherieschutzimpfungen zurückzuführen sein." Darüber hinaus seien 123 Neuzugänge an Krebserkrankungen und 77 diesbezügliche Todesfälle zu verzeichnen. Wie im Kreis Güstrow ist es auch im Kreis Rostock-Land in einem „russischen Kriegsgefangenenlager zu einer örtlichen Fleckfieberepidemie" gekommen, von der auch deutsche Wachleute betroffen waren.[79)]

---

75) Ebenda (Bericht des Staatlichen Gesundheitsamtes Ludwigslust für 1941).

76) Ebenda (Bericht des Staatlichen Gesundheitsamtes Parchim für 1941, 22.1.1942).

77) Ebenda, Nr. 11240 (Staatliche Kriminalpolizei/Kriminalpolizeistelle Schwerin-Kircher an Leiter der Staatlichen Gesundheitsämter, 21.8.1941). Berichte über derartige Spitzeltätigkeiten des Personals der Gesundheitsämter konnten bislang nicht ermittelt werden.

78) LHAS, 5.12-7/1, Nr. 9682 (Bericht des Staatlichen Gesundheitsamtes Neustrelitz für 1941, 7.3.1942).

79) Ebenda (Bericht des Staatlichen Gesundheitsamtes Rostock-Land für 1941, 30.1.1942).

Wie in anderen Gesundheitsamtsbezirken war 1941 auch im Kreis **Waren** bei Erwachsenen ein „allgemeiner Gewichtsrückgang" beobachtet worden. Die „katastrophalen Wohnungsverhältnisse" vor allem in den Städten haben zu einem bedenklichen Anstieg der Infektionskrankheiten geführt: „Scharlach und Diphtherie haben erheblich zugenommen, mehr geworden sind auch die Tuberkulosefälle", und „zugenommen hat auch die Zahl der gemeldeten Geschlechtskrankheiten[80] ... Die Zunahme der Geschlechtskrankheiten kommt fast ausnahmslos auf das Konto der Belegschaft der Dynamit-AG Malchow mit einigen Tausend z.T. ausländischen Arbeitern", aber auch „auf die von Wehrmachtsurlaubern angesteckten Mädchen". Die Fälle von Alkoholismus seien erfreulicherweise „sehr viel weniger geworden, weil der Alkohol fehlt". Für besorgniserregend hielt der Amtsarzt Dr. Hans Rohwedder dagegen die Zunahme der Fälle von nervöser Erschöpfung „von Frauen, die auf Arbeit gehen und gleichzeitig einen Haushalt haben und die heutigen Tages nicht leichten Einkäufe machen müssen".[81]

Für den Stadt- und Landkreis **Wismar** hat der Leiter des Staatlichen Gesundheitsamtes Dr. Walter Hindenberg 1941 über einen „durchschnittlich guten Ernährungs- und Gesundheitszustand der Erwachsenen" berichtet. „Dagegen hat das Ungeziefer (Flöhe, Läuse und Wanzen) ... stark zugenommen"; dessen Vertilgung sei aber „umso schwieriger, als die notwendigen Desinfektionsmittel (Cuprex, Lauto, Nißakamm) nicht zu haben sind". Für bemerkenswert hielt der Amtsarzt, daß „die Sauberkeit in den Schulräumen im Stadtkreis sowohl wie im Landkreis völlig ungenügend" sei. Die Klassenzimmer seien vollkommen „überbelegt ... Hierdurch treten manchmal bestialische Gerüche auf". Während die Zahl der Tuberkuloseerkrankungen „nicht zugenommen" habe, sei die Zahl der Diphtheriefälle von 142 im Jahr 1940 auf 179 im Jahr 1941 gestiegen, im gleichen Zeitraum die Zahl der Todesfälle der daran Erkrankten von zwölf auf 19. Und „die Zahl der Scharlachfälle ist gegenüber dem Vorjahr um 40 Prozent gestiegen", und auch „Ruhrerkrankungen traten zahlreicher auf als im Vorjahr". Wegen der ungenügenden Krankenhauskapazitäten in Wismar mußten „zahlreiche Erkrankte in auswärtigen Krankenhäusern untergebracht werden, zum Teil in Lübeck, in Rostock und sogar in Hagenow". Hindenberg bemerkte mit Sorge, „daß plötzliche Todesfälle wie Herz- und Gehirnschlag in einem gegen früher stark herabgesetzten Alter" auftraten; seien 1940 erst 114 Personen an Herz- und Gefäßkrankheiten gestorben, so waren es 1941 bereits 190, und die Zahl der Krebstoten stieg im gleichen Zeitraum von 85 auf 96. Auch die „Nervosität" habe „weiterhin zugenommen", und die Zahl der „Selbstmorde" sei von sechs im Jahre 1939 auf mittlerweile 19 im Jahr 1941 gestiegen.[82]

Generell sei zu beobachten, daß die Zahl der an Infektionskrankheiten Gestorbenen kriegsbedingt zugenommen habe: Noch 1938, im letzten gut dokumentierten Vorkriegsjahr, waren in Mecklenburg 8,6 Prozent aller krankheitsbedingten Todesfälle auf Infektionskrankheiten zurückzuführen; dagegen kamen im Reichsdurchschnitt zehn Prozent aller Gestorbenen durch Infektionskrankheiten ums Leben.[83] Alarmiert durch die Berichte der Staatlichen Gesundheitsämter seines Landes, beunruhigte Gauleiter Friedrich Hildebrandt schon im Frühjahr **1941** „eine sehr ernste Frage: Die Tuberkulose und der Krebs, vor allen Dingen die Infektionskrankheiten, kommen so stark auf in Mecklenburg, daß zusehends von Monat zu Monat die Ziffer steigt".[84] Der Gauleiter war besorgt über „die ganzen akuten Herde, die wir haben, in jeder Straße sind soviel Infektionskrankheiten, die nicht abgesondert sind". Dabei war er weniger am Gesundheitszustand der einzelnen Personen interessiert als vielmehr am Funktionieren der Rüstungsindustrie, dies vor allem in Rostock: Wenn etwa „in einem Hause ein Kind Scharlach hat, es nicht abgesondert werden kann, durch einen Umstand die Infektion des ganzen Hauses, der Hausgemeinschaft erfolgt, darüber hinaus die Kinder der gleichen Straße", könnten „tausende von Rüstungsarbeitern ausfallen in der Produktion!" Zwar hätten Ärzte „den Rat gegeben, die Partei soll durch Mundpropaganda das Volk aufklären, [aber] das können wir nicht, das ist unmöglich. Dann gibt es doch eine Panikstimmung". Und Hildebrandt konstatierte

80) Scharlachfälle 1941: 509, dagegen 1940: 181; Diphtheriefälle 1941: 215, dagegen 1940: 98; Tuberkulosefälle 1941: 93, dagegen 1940: 63; Fälle von gemeldeten Geschlechtskrankheiten 1941: 530, dagegen 1940: 462.
81) LHAS, 5.12-7/1, Nr. 9682 (Bericht des Staatlichen Gesundheitsamtes Waren für 1941, 28.1.1942).
82) Ebenda (Bericht des Staatlichen Gesundheitsamtes Wismar-Stadt und Wismar-Land für 1941, 8.1.1942).
83) Berechnet nach: Statistik des Deutschen Reichs, Bd. 587/2, S. 140 f., 158 f.
84) LHAS, 10.9-H/8, Nr. 14 (Hildebrandt auf der Tagung der Gauamtsleiter, Kreisleiter und Landräte, 15.4.1941); hier zitiert nach Buddrus: Mecklenburg im Zweiten Weltkrieg, S. 137 f.

alarmiert: „Wir haben wieder die Spitze mit den Seuchenkrankheiten erreicht. Die Zahlen, die ich amtlich kriege von der NSV, sind erschreckend.[85]

Die im Herbst 1941 vom SD beschriebene Misere des deutschen Gesundheitswesens war auch Monate später, zu Beginn des Jahres **1942**, keineswegs abgestellt; die Situation hatte sich im Gegenteil weiter verschlechtert: Der Hauptgrund für den beständig zunehmenden Ärztemangel war zwar nach wie vor die rigide und ungebremste Einziehung von Medizinern vor allem zur Wehrmacht.[86] Zur Überlastung der verbliebenen Ärzte trug aber auch ein Großteil der „Volksgenossen" selbst bei. Der SD stellte fest, daß die Bevölkerung zwar mehrfach durch die Presse aufgefordert worden war, „die Ärzte nicht unnötig aufzusuchen". Ungeachtet dessen würden die Ärzte jedoch „in zunehmender Weise von Volksgenossen" in Anspruch genommen, „die glauben, sich irgendeinen persönlichen Nutzen verschaffen zu können und unter den verschiedensten Vorwänden" versuchten, „ein ärztliches Attest herauszuschlagen", weil für manche Erwerbungen eine ärztliche Bescheinigung erforderlich war oder für notwendig gehalten wurde. Dies wiederum lag zum einen daran, daß die Wirtschaftsämter „die Erteilung eines Bezugsscheines" für kontingentierte Waren „an die Vorlage ärztlicher Bescheinigungen knüpften"; zum anderen würden Kaufleute den Kunden „den Rat geben, sich ein ärztliches Attest zu beschaffen, wenn sie z.B. eine Gummiflasche, einen Regenmantel u.a. haben wollen".[87]

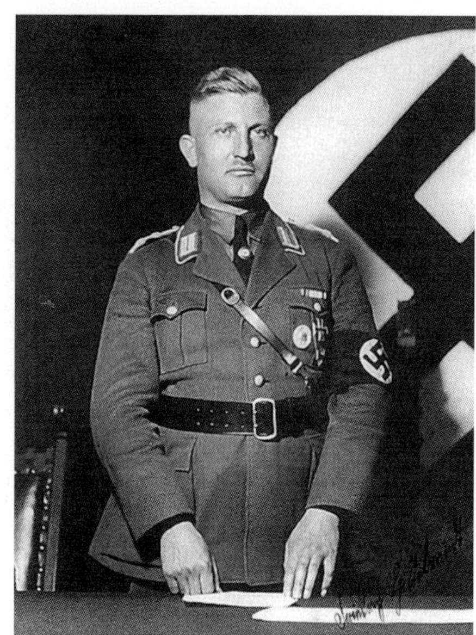
Friedrich Hildebrandt

Generell habe „mit Einbruch der kalten Jahreszeit ein wahrer Ansturm auf die ärztlichen Sprechstunden eingesetzt, nicht so sehr, um den Arzt wegen einer tatsächlichen Erkrankung aufzusuchen, als vielmehr, um eine Bestätigung oder Befürwortung vor allem für Schuhwerk aller Art wie Hausschuhe und Überschuhe zu erlangen", oft mit Begründungen, „die direkt an den Haaren herbeigezogen" seien. Die Ärzte aber würden „durch die viele Schreibarbeit oder durch die Notwendigkeit, den anfordernden Volksgenossen die Unmöglichkeit ihrer Wünsche zu erklären, so in Anspruch ge-

85) LHAS, 10.9-H/8, Nr. 14 (Hildebrandt auf der Tagung der Gauamtsleiter, Kreisleiter und Landräte, 15.4.1941); hier zitiert nach Buddrus: Mecklenburg im Zweiten Weltkrieg, S. 138 f. Daß Mecklenburg im Reichsmaßstab die „Spitze der Seuchenerkrankungen" erreicht haben soll, mag allenfalls ein subjektiver Eindruck gewesen sein, gekoppelt mit propagandistischer Wirkungsabsicht. Wie gezeigt, ist in den Jahresmeldungen der mecklenburgischen Gesundheitsbehörden zwischen 1939 und 1941 zwar über ein signifikantes Ansteigen von Infektionskrankheiten berichtet worden, aber diese vielfach sporadischen Angaben zu „Seuchenerkrankungen" gestatten keine qualifizierte Kumulierung. Von der NS-Volkswohlfahrt erhobene Zahlen über „Seuchenkrankheiten" konnten bislang nicht ermittelt werden. Die letzten amtlichen Angaben über „Seuchenkrankheiten" stammen aus dem Jahre 1938. Laut Todesursachenverzeichnis des Deutschen Reichs waren in jenem Jahr in Mecklenburg 1.688 Personen an „Infektions- und parasitären Krankheiten" (so die amtliche Bezeichnung, darunter Typhus, Fleckfieber, Pocken, Masern, Scharlach, Keuchhusten, Diphtherie, Ruhr, Pest, Tuberkulose, Malaria) gestorben; das waren 16,3% aller 1938 in Mecklenburg gestorbenen Personen (10.359). Damit lag Mecklenburg deutlich unter dem Reichsdurchschnitt, denn von den 799.220 im gleichen Zeitraum im gesamten Reich Gestorbenen sind immerhin 149.142 Personen (18,7%) an Erkrankungen der Kategorie „Infektions- und parasitäre Krankheiten" gestorben. Berechnet nach: Statistik des Deutschen Reichs, Bd. 587/2, S. 144 ff., 158 ff.

86) Dabei fiel der Rückgang der Zahl der Ärzte in Mecklenburg bis 1942 deutlich geringer aus als im Durchschnitt des Reiches; sind vor Kriegsbeginn 1939 noch 533 Ärzte in Mecklenburg registriert worden, so waren es 1942 immerhin noch 407, was einem Rückgang von 23,6 Prozent entsprach.

87) Meldungen aus dem Reich, S. 3227 f. (Bericht vom 29.1.1942); als Auswahl der zahlreich angeführten Beispiele für diese Praxis: „Eine Frau möchte gern ein Paar neue Schuhe haben und will ihrem Antrag beim Wirtschaftsamt durch ein Attest den notwendigen Nachdruck verleihen. Eine andere Frau benötigt ein Attest, um zusätzlich warme Unterwäsche zu bekommen. Ein Volksgenosse belästigt einen Arzt wegen eines Attestes für einen Schal. Eine Frau, die nicht krank ist, äußerte einem Arzt gegenüber, daß sie krank geschrieben werden müsse, damit ihr Mann, der von der Wehrmacht eingezogen ist, reklamiert würde. Die Reklamation hätte nur dann Erfolg, wenn sie eine Bescheinigung über irgendeine Krankheit besäße." Ebenda.

nommen, *daß ihnen für die Behandlung der wirklich Kranken kaum noch Zeit*" bleibe. Trotz des „Einschreitens der zuständigen Ärztekammern" habe sich „bisher dieser Mißbrauch der ärztlichen Zeit und Kraft nicht abstellen" lassen. Aber auch die Praxis der Wirtschaftsämter, die für jede „zusätzliche Bewilligung von Bezugscheinen ein ärztliches Attest verlangten", sei zu kritisieren. Werde dieses Verfahren beibehalten, könne sich „der Andrang der Volksgenossen zu den Sprechstunden zu einer Katastrophe auswirken, weil der Arzt nicht mehr zu der Betreuung der wirklich Kranken komme". Derzeit sei es „buchstäblich schon so, daß nicht jeder zweite oder dritte Volksgenosse, sondern beinahe jeder Volksgenosse eine Bescheinigung anfordere". Verlangt würden ärztliche Bescheinigungen „für die bevorzugte Abfertigung in Geschäften", für „die Belieferung mit Honig, mit zusätzlichem Brennmaterial, in einem Fall sogar für den Bezug einer blechernen Ofenröhre".[88)]

Ein Vierteljahr später hatte sich trotz „aller gutgemeinten Ermahnungen an die Bevölkerung" diese Zweckentfremdung der niedergelassenen Ärzte nicht etwa verringert, sondern eher weiter verschärft. Aus zahlreichen Gebieten des Reichs wurde weiterhin gemeldet, „daß die Überlastung der Ärzte durch das Überhandnehmen der Anforderung von ärztlichen Bescheinigungen und Attesten immer mehr" zunehme. So könne man „heute damit rechnen, daß etwa 70 Prozent der Arbeitszeit eines Arztes durch Schreibarbeit in Anspruch genommen werde". Die Schuld daran trug laut Ansicht des SD letztlich die Kriegswirtschaft des Dritten Reiches. Wie die Analysten des Sicherheitsdienstes der SS hellsichtig dokumentierten, sei „zu beobachten, daß jede kriegsnotwendige Einschränkung auf irgendeinem Gebiet sofort dazu führe, daß die Bevölkerung zur Umgehung der Einschränkung sich zwecks Ausstellung von Bescheinigungen an die Ärzte wende". Aber dies sei nur ein Teil der Ursachen. Denn „bedauerlicherweise" würden auch „*zahlreiche Dienststellen und Behörden im Verlauf des Krieges die Durchführung irgendwelcher Maßnahmen von der Beibringung eines ärztlichen Attestes abhängig* machen".[89)] So seien „allein für eine werdende Mutter zeitweise bis zu 20 Bescheinigungen notwendig". Wirtschaftsämter würden beim Vorliegen von Schwangerschaften „selbst dann noch die Vorlage eines ärztlichen Attestes" verlangen, wenn „unter dem Umstandsmantel die Schwangerschaft von jedem Laien festgestellt werden" und „die Schwangere ein Attest einer Hebamme" vorweisen könne. Wie groß die Überlastung der Ärzte durch die von den Behörden verlangte Schreibarbeit ist, gehe etwa aus dem Bericht eines Arztes hervor, der feststellen konnte, „daß eine kleine Operation bei einer Patientin *ungefähr drei Minuten* dauerte, die dafür notwendige *Schreibarbeit aber rund 30 Minuten* in Anspruch nahm". Zur Kennzeichnung der „Notlage der Ärzteschaft" zitierte der SD-Analyst abschließend einen Arzt, der in seinem Arbeitsumfeld „immer mehr *gesundheitliche Zusammenbrüche*" feststellte, „die nur deshalb nicht nach oben bekannt werden, weil die meisten Betroffenen das Letzte zur Mitwirkung am Endsieg aus sich herausholen" wollten. Wenn aber nicht endlich etwas geschehe, „um den Bürokratismus zu zügeln, dann muß in Kürze auch hieran ein Großteil der Ärzteschaft zusammenbrechen".[90)]

Das Reichsinnen- und das Reichsarbeitsministerium versuchten „auf Veranlassung der Reichsgesundheitsführung" gegenzusteuern und stellten in einem Runderlaß vom Juni 1942 fest, daß „die ärztliche Versorgung der Zivilbevölkerung infolge des Kriegsdienstes eines großen Teils der Ärzte sehr erschwert" sei und verfügten, daß „die Arbeitskraft der noch zur Verfügung stehenden Ärzte deshalb nur für die wirklich notwendigen Aufgaben in Anspruch genommen werden" dürfe. Von Ärzten seien nur noch in den Fällen Bescheinigungen auszustellen, „in denen dies ausdrücklich in Rechtsvorschriften oder in Verwaltungsanordnungen oberster Reichsbehörden vorgeschrieben" war.[91)]

Zur weiteren Belastung des Gesundheitswesens trug eine noch bestehende Vorschrift bei, wonach „vor einer Feuerbestattung eine amtsärztliche Leichenschau stattfinden" mußte. Amtsärzte beklagten diese Regelung, die „zu ernsten Mißständen geführt" habe. Gerade die Leichenbesichtigungen in den Landgebieten bedeuteten eine „große zeitliche Belastung", und wegen der „knappen Benzin-

88) Ebenda (Hervorhebung im Original).
89) Kritisiert und mit Beispielen belegt wurden hier vor allem die „friedensmäßigen" Praktiken der Wirtschaftsämter, der Krankenkassen, der Versicherungsgesellschaften, der Gesundheitsämter, der Kassenärztlichen Vereinigung, der Wehrmacht und des Reichsarbeitsdienstes. Meldungen aus dem Reich, S. 3692 ff. (Bericht vom 30.4.1942; Hervorhebung im Original).
90) Ebenda (Hervorhebungen im Original).
91) Zitiert nach: Informationsdienst des Hauptamtes für Volksgesundheit der NSDAP, Juli 1942, S. 29.

zuteilung" könne der Amtsarzt „nur schwer entfernte Orte seines Kreisgebietes" aufsuchen. Während die eigentliche Leichenschau in der Regel nur wenige Minuten dauere, sei wegen der Fahrt und der schriftlichen Dokumentation oft ein ganzer Tag notwendig. Deshalb sei aus Kreisen der Amtsärzte vorgeschlagen worden, „eine Sammelbesichtigung der einzuäschernden Leichen nach Eintreffen im Krematorium durchzuführen". Gerügt wurde auch der Formalismus, „daß selbst diejenigen Kranken, die in öffentlichen Krankenanstalten nach längerem Aufenthalt verstorben sind, ebenfalls noch einer amtsärztlichen Leichenschau bedürfen", obwohl „durch die Todesbescheinigung der behandelnden Krankenhausärzte eine genügende Sicherheit gegeben sei, um eine Leiche zur Feuerbestattung freizugeben".[92)]

Das schon zu Kriegsbeginn registrierte Fehlen von Medikamenten und Arzneidrogen hatte sich seit dem Winter 1941 dahingehend weiter verschärft, daß der SD „Mangelerscheinungen an Arzneimitteln" registrierte. Zunächst klang es noch harmlos. So würden Apotheker melden, „daß es rohstoffmäßig an *Aloe*, *Sennesblättern* und *Sennesschoten* und *Rhabarberwurzeln* fehle, wodurch den Apotheken die eigene Herstellung von Abführmitteln und -Tees, die den Ausfall zahlreicher Fertigpräparate ausgleichen könnten", unmöglich gemacht würde. Auch seien „alle Salben, die auf Schweineschmalzgrundlagen hergestellt würden, *nicht mehr zu haben*". Selbst Schweineschmalz zur eigenen Herstellung von Salben gebe es nicht. „Ebenso wie die Zinksalbe sei vor allem auch weiße *Quecksilberpräzipitatsalbe* wegen Mangel an Quecksilberchlorid und Fett nicht mehr erhältlich. ... Borsäure, Chlorkalk und essigsaure Tonerde seien fast nicht zu haben. *Flüssiges Paraffin* sei *gänzlich vom Markt verschwunden*. Sehr bedenklich sei auch der Mangel an Lebertran ... Sehr schlecht sei auch die *Belieferung mit allen Tinkturen*. So seien z.B. fast allgemein Baldriantropfen, Hoffmannstropfen, Pfefferminztropfen sowie pflanzliche Extrakte, die mit Spiritus hergestellt werden müßten, nicht mehr zu haben ... Als *völlig unzureichend wird die Belieferung mit Desinfektionsmitteln* bezeichnet." Dies führe dazu, daß Apotheken „oft mehrere Wochen lang nicht ein einziges Desinfektionsmittel mehr hätten. Infolgedessen könnten zahlreiche Rezepte nicht beliefert werden". Auch die „*Versorgung von Zuckerkranken mit Insulin*" gestalte sich „sehr schwierig", wodurch „zahlreiche Zukkerkranke sofort arbeitsunfähig würden", was zu „Ausfällen von Arbeitskräften in der Wirtschaft und in der Rüstungsindustrie" führe. Hinzu komme eine „*mangelhafte Belieferung der Krankenhäuser mit Gummihandschuhen*", was „eine einwandfreie Durchführung von Operationen" gefährde.[93)]

Monate später, im Frühherbst **1942**, hatte sich die Situation weiter verschlechtert. Nunmehr sei es „nicht möglich gewesen, bei den in den letzten Wochen stark um sich greifenden Magen- und Darmerkrankungen die notwendigen Medikamente zu erhalten". Selbst „die einfachsten Präparate wie Kohle und Wismut" seien „einfach nicht aufzutreiben". An „pharmazeutischen Fertigpräparaten, spirituösen Arzneimitteln ..., ferner an Verbandsstoffen, herrsche weiterhin ein derartiger Mangel", daß es „keine Seltenheit" sei, daß Patienten „20 und mehr Apotheken" aufsuchten, „ohne das Gewünschte zu erhalten". Die den Arzneimittelmangel beeinflussende Hauptnachfrage nach Medikamenten erstrecke sich derzeit „auf Kopfschmerzmittel, Abführmittel, Antidiarrhoemittel, Asthma- und Stärkungsmittel sowie Tropfen und Tinkturen". Hinzu komme, daß kriegsbedingt weite Bevölkerungskreise große Mengen Schmerzmittel wie Spalt-Tabletten, Eumed, Saridon und Togal konsumieren würden und tablettensüchtig geworden seien. Für die daraufhin zumindest ventilierten und „an sich berechtigten Entziehungskuren" werde der augenblickliche Zeitpunkt „nicht für günstig gehalten, da heute aufgrund der Überanstrengung sehr viele Menschen solche Mittel einnehmen" würden. Wenn heute „die Schädlichkeit dieser Arzneien herausgestellt" werden würde, „dann glaube das kein Mensch, denn dieser frage in erster Linie danach, wie er seine Schmerzen loswerde". Der Großteil der Bevölkerung stehe „auf dem Standpunkt, daß ein Mensch, der sich mit Schmerzen herumschleppen müsse, für die so dringend notwendige Leistungssteigerung [in der Kriegswirtschaft] nicht zu gebrauchen" sei.

Im Unterschied zu den Erwachsenen werde beim Arzneibedarf für die Kinder „über den Mangel an Kalkpräparaten, Lezithin, Malzextrakten und besonders Traubenzucker sehr geklagt". Darüber hinaus seien „Verbandsstoffe, besonders Zellstoff, ... selten in ausreichendem Maße zu haben", und „Zahnpasten und Zahnbürsten seien wochenlang oft gar nicht mehr vorhanden". Wolle man zur

---

92) Meldungen aus dem Reich, S. 4027 f. (Bericht vom 30.7.1942).
93) Ebenda, S. 3110 f. (Bericht vom 18.12.1941; Hervorhebungen im Original).

Selbsthilfe greifen und „Zahnpulver" selbst herstellen, werde dies durch das Fehlen von „Schlämmkreide und kohlensaurer Magnesia" verhindert. Überblicke man die Reaktionen der Bevölkerung, die „dem bestehenden Arzneimittelmangel bisher im allgemeinen Verständnis entgegengebracht" habe, so würden sich „in letzter Zeit vermehrt Stimmen der Empörung bemerkbar" machen. „Immer häufiger" würden „Klagen laut werden, daß in den Apotheken die verschiedensten vom Arzt verordneten Arznei- und Heilmittel nicht mehr zu erhalten" seien" und „die Heilbedürftigen seien genötigt, nach ihrem Mittel von Apotheke zu Apotheke zu gehen, was erhebliche Mißstimmungen" hervorrufe. Da würden auch Beteuerungen und Appelle nicht mehr helfen. Zu den „in letzter Zeit in der Öffentlichkeit bekannt gewordenen Äußerungen führender Persönlichkeiten" oder zu Presseartikeln über die angeblich „genügende Versorgung mit Arzneimitteln" hätten die „Volksgenossen" kein Zutrauen mehr, „wenn sie täglich selbst in mehrere Apotheken laufen müssen, um die vom Arzt verschriebenen Arzneimittel zu erhalten". Angesichts des bevorstehenden Winters kämen aus „Apothekerkreisen größere Bedenken bezüglich einer eventuellen Grippeepidemie"; es werde befürchtet, „daß sich ein Mangel an Medikamenten wie er derzeit herrsche, katastrophal auswirken" werde. „Mit einer erheblich gesteigerten Erkrankungsziffer müsse jedoch schon jetzt gerechnet werden, da der Gesundheitszustand und die Widerstandskraft der Bevölkerung allgemein im Absinken begriffen" seien.[94)]

Das Hauptamt für Volksgesundheit der NSDAP sah die Lage naturgemäß etwas anders als der SD, wenngleich auch die Medizinalfunktionäre der Partei durchaus Versorgungsmängel einräumen mußten: In einem gleichermaßen propagandistischen wie aufklärenden Beitrag für die deutsche Ärzteschaft hieß es Ende 1942, „daß an und für sich bedeutend mehr Arzneimittel als vor dem Krieg zur Verfügung" stünden. Die pharmazeutische Industrie habe „ihre Produktion gegenüber dem Jahr 1938 um rund 100 Prozent gesteigert"; allerdings habe „die Wehrmacht einen großen Teil mit Beschlag belegt"; außerdem müßten „die zurückgewonnenen und die besetzten neuen Ostgebiete mitversorgt" werden – als wenn die dortige nichtdeutsche Bevölkerung mit Medikamenten aus dem Reich beliefert werden würde. Die Hauptursache für die Mangelerscheinungen im Reich sei aber, daß „der Verbrauch von Arzneimitteln in einem Umfang gestiegen" sei, „der sich nicht als echter Arzneimittelbedarf erklären" lasse. Es sei „bedauerlich, daß es vor und während des Krieges nicht möglich war, das Arzneimittelgesetz in Kraft zu setzen, wodurch eine Steuerung in Erzeugung und Verkehr der Arzneimittel vom Standpunkt der Gesundheitsführung möglich gewesen wäre". Warum dies nicht möglich war, wo doch gerade ab Kriegsbeginn hunderte Gesetze und Verordnungen erlassen wurden, wird nicht erläutert. Statt dessen seien nunmehr „Hamsterkäufe an der Tagesordnung. Sie erstrecken sich insbesondere auf Stärkungsmittel, Traubenzuckerpräparate, Malzextrakte und Lezithinpräparate, aber auch auf viele andere Arzneimittel wie Antineuralgica, Abführmittel, Vitaminpräparate usw. Dieser unechte Arzneimittelbedarf" sei auch „darauf zurückzuführen, daß die Bevölkerung scheinbare [!] Mängel auf dem Ernährungsgebiet durch die erwähnten Mittel auszugleichen" suche, „wozu die auf anderen Gebieten nicht ausnutzbare Kaufkraft vorhandener Geldmittel einen besonderen Anreiz" biete. Ein „erheblicher zusätzlicher Bedarf" entstehe auch durch die Anforderungen von sogenannten „Großbedarfsträgern und Großabnehmern, wie Verbände Luftschutzorganisation, Rüstungsbetriebe usw., die mehr Arzneimittel lagern als für ihre Aufgaben notwendig sind". Wenn auch die Gesamtmenge der zur Verfügung stehenden Arzneimittel angeblich „eine größere ist als vor dem Kriege", dürfe nicht übersehen werden, „daß für gewisse Arzneimittel zwangsläufig auf Grund der Rohstoff-, Transport- und Arbeitseinsatzschwierigkeiten Verknappungserscheinungen im vierten Kriegsjahr ganz unvermeidbar" seien. Hinzu kämen die unbelehrbaren Volksgenossen: „Das arzneibedürftige Publikum hat sich an gewisse Präparate gewöhnt und verlangt immer wieder gerade diese zu erhalten. Hier wirkt noch die frühere umfangreiche Werbung der pharmazeutischen Industrie nach. Diese individuellen Wünsche können heute in zahlreichen Fällen nicht mehr erfüllt werden." Die Ärzteschaft wurde aufgefordert, „keine Gefälligkeitsrezepte auszustellen", sich „über Ausweichmöglichkeiten auf dem laufenden" zu halten und „gegebenenfalls auf einfache Mittel" zurückzugreifen.[95)]

94) Ebenda, S. 4225 f. (Bericht vom 21.9.1942).
95) Informationsdienst des Hauptamtes der NSDAP, Dezember 1942, S. 88 f.

Auch bei den „Bedarfsartikeln" für das orthopädische Gewerbe mußte eine „Mangellage" konstatiert werden. „Ein großer Teil der Waren, die von Bandagisten an die Kranken abgegeben werden", sei „heute entweder überhaupt nicht oder nur unter größten Schwierigkeiten zu beschaffen". Dies gelte „insbesondere für alle Geräte, die Eisen enthalten und nur auf Grund eines Stahl[bezugs]scheines von den Bandagisten erworben werden" könnten. Das den Orthopäden zustehende Kontingent müsse „in erster Linie" dazu verwendet werden, „um die *Prothesen* für Kriegsbeschädigte zu beschaffen". Die genehmigten Stahlscheine würden aber „nicht einmal für diesen Bedarf ausreichen". Doch nicht nur die Beschaffung des geringen Metallanteils für die Prothesen, die die bisherigen Soldaten als Ersatz der für ‚Führer, Volk und Vaterland' verlorenen Gliedmaßen benötigten, bereitete Schwierigkeiten, sondern auch das dafür benötigte Ledermaterial. „Zwar ständen den Bandagisten Lederschecks zur Verfügung, die zur Beschaffung von Ziegen- und Hirschleder" berechtigten, denn es könne „nur besonders weiches und schmiegsames Material für die Anfertigung derjenigen Teile von Prothesen verarbeitet werden, in welche die Stümpfe des betroffenen Körperteils gelagert seien". Doch trotz formal bestätigter Lederzuteilung bereite es „erhebliche Schwierigkeiten, diese Ledersorten zu beschaffen", was dazu führe, „daß bei der Anfertigung von Prothesen sehr lange Lieferzeiten" entstünden, was sich wiederum „nachteilig" auf die davon betroffenen Personenkreise „und deren Wiedereinsatz in den Arbeitsprozeß" auswirke. Darüber hinaus werde „vor allem über den Mangel an *Bruchbändern* geklagt, deren Bedarf erheblich gestiegen sei, weil die Bruchbänder, die bis jetzt getragen wurden, den Patienten nicht mehr passen", da – so die möglicherweise unterschwellige Kritik – „durch die jetzige Ernährungsweise die Fettpolster in der Bauchgegend schwinden und die Bauchwände der Patienten schwächer" würden.[96)]

Mit der Zunahme der Zahl der ausländischen Arbeitskräfte und Zwangsarbeiter im Reich traten zwei zusätzliche Probleme auf. So wurden der Kassenärztlichen Vereinigung ab **1942** die Gesundheitsfürsorge und die ärztliche Versorgung und Betreuung für die „fremdvölkischen Arbeitskräfte" übertragen, die ebenfalls von den wenigen noch vorhandenen deutschen Ärzten geleistet werden sollten, deren Zahl nach Einschätzung des SD jedoch schon für die medizinische Behandlung der deutschen Bevölkerung nicht ausreichte. Im Mai 1942 hatte Fritz Sauckel, Generalbevollmächtigter für den Arbeitseinsatz, angesichts der Tatsache, daß „der Arbeitseinsatz von Ausländern in Deutschland zur Zeit in größtem Ausmaß" erfolgt, in einer Anordnung verfügt, daß dem „Reichsgesundheitsführer, Pg. Dr. Conti, gegenüber allen mit dem Arbeitseinsatz befaßten Behörden und sonstigen Dienststellen, insbesondere Gesundheitsdienststellen, sowie für sämtliche in Deutschland befindlichen Arbeitslager deutscher und ausländischer Arbeiter das alleinige Aufsichts- und Weisungsrecht in allen gesundheitlichen Angelegenheiten" zukomme, und die Gauleiter, die als Bevollmächtigte Sauckels für den Arbeitseinsatz in ihren Hoheitsgebieten zuständig waren, gebeten, „bei allen Fragen der gesundheitlichen Betreuung deutscher und ausländischer Arbeiter die Gauamtsleiter des Amtes für Volksgesundheit hinzuzuziehen".[97)]

Bis Ende 1942 waren bereits 5,43 Millionen ausländische Arbeiter und Kriegsgefangene in den verschiedensten Bereichen der deutschen Kriegswirtschaft tätig; und zwischen 1943 und dem Herbst 1944 wurden noch einmal fast 2,5 Millionen Arbeitskräfte (davon zwei Drittel aus dem Bereich der besetzten Ostgebiete) zwangsrekrutiert, so daß im September 1944 schließlich etwa 7,9 Millionen Ausländer in der deutschen Kriegswirtschaft tätig waren. Das waren immerhin fast 27 Prozent aller im deutschen Machtbereich tätigen Arbeitskräfte.[98)] In Mecklenburg aber wurde die medizinische Versorgungslage besonders prekär, denn hier machten die ausländischen Arbeitskräfte und Kriegsgefangenen bis zum Herbst 1944 sogar mehr als 44 Prozent des gesamten Arbeitskräftepotentials des Gaues aus.[99)]

Zum anderen aber meinte der SD, „daß *in der Durchführung der ärztlichen Betreuung Gefahren* liegen, wenn die Ärzteschaft nicht die richtige volkspolitische Einstellung zu den fremdvölkischen Ar-

---

96) Meldungen aus dem Reich, S. 3694 (Bericht vom 30.4.1942; Hervorhebungen im Original).

97) Zitiert nach: Informationsdienst des Hauptamtes für Volksgesundheit der NSDAP, Juli 1942, S. 7.

98) Vgl. dazu Herbert: Fremdarbeiter, S. 237 ff., 258, 262, 270. Bezieht man die in den Konzentrationslagern internierten Häftlinge in die Statistik des „Ausländereinsatzes" ein, so waren auf dem Territorium des Großdeutschen Reiches 1942 etwa 13,5 Millionen nichtdeutsche Arbeitskräfte für die deutsche Kriegswirtschaft tätig; vgl. dazu Spoerer: Zwangsarbeit unterm Hakenkreuz.

99) Vgl. dazu Buddrus: Ausländische Arbeitskräfte in Mecklenburg, S. 86-99.

beitern" einnehme und wenn für diese keine eigenen „Krankenbaracken bzw. gesonderte Unterbringungsmöglichkeiten" vorhanden seien. Hier trat der Rassismus auch auf medizinalpolitischem Gebiet sowohl beim institutionell agierenden SD als auch in der entsprechend konditionierten Bevölkerung klar zutage. So werde „aus dem gesamten Reichsgebiet immer wieder darüber geklagt, daß *Ausländer zusammen mit deutschen Volksgenossen in den Wartezimmern* der Ärzte sich aufhalten" müßten. „Die deutsche Bevölkerung" empfinde es „nicht nur für unwürdig, oft stundenlang mit den vielfach unsauberen Ausländern in einem Zimmer sitzen zu müssen, sondern fürchtet vor allem die Gefahr von Ansteckungen". Ein „besonderer Unwille" herrsche darüber, „*daß Kriegsgefangene und Polen in der gleichen Reihenfolge wie die wartenden deutschen Patienten behandelt* werden". Auch die „*Unterbringung und Behandlung der Fremdvölkischen in Krankenhäusern*" errege „immer wieder den Unwillen der deutschen Bevölkerung".[100)]

Um beiden Problemkreisen – zu wenig Ärzte für die Ausländerbetreuung sowie Kontakte zwischen Ausländern und Deutschen in den regulären Arztpraxen – begegnen zu können, war die Ärztekammer Mecklenburg dazu übergegangen, die medizinische Versorgung der zahlreichen ausländischen Arbeitskräfte an ausländische Ärzte zu übergeben, die – nach einer Gastapprobation für Deutschland – allerdings nur unter deutscher Aufsicht tätig werden durften. So habe man etwa „in Neustrelitz auf Drängen des Herrn Oberbürgermeisters [Friedrich Heyden] und um die dort praktizierenden Ärzte zu entlasten, eine Ausländerpraxis eingerichtet. Wir haben in dieser Praxis unsere beste ukrainische Ärztin eingesetzt. Diese war vorher monatelang in Lübz bei Herrn Dr. med. [Paul] von Dessien, in der Ausländerpraxis in Gehlsheim und in Dargun tätig. Diese ukrainische Ärztin war in Lübz sehr beliebt, so daß deutsche Volksangehörige, die sie unter Aufsicht des Herrn Dr. med. von Dessien betreut hat, sie zum Bahnhof brachten. Sie ist ohne Wissen des Herrn Dr. von Dessien sehr oft des Nachts aufgestanden, um noch schwerkranke Patienten zu besuchen, die an Lungenentzündung erkrankt waren".[101)]

Der seit 1939 spürbare und sich bis 1942 zu einem Notstand ausweitende Ärztemangel bedurfte dringend einer Abhilfe; allerdings reichten das Potential der vorhandenen Mediziner und die wenigen neu hinzukommenden Ärzte kaum noch aus, um die enormen Lücken zu schließen. Im Sommer **1942**, der Mangel an Ärzten im Deutschen Reich war ein Jahr nach Beginn des „Rußlandfeldzugs" noch augenscheinlicher geworden als ohnehin schon seit Kriegsbeginn, verfügte der Reichsinnenminister in einem Erlaß über den „Notdiensteinsatz von Ärzten zur ärztlichen Versorgung der Zivilbevölkerung", daß Ärzte zur medizinischen Versorgung der Bevölkerung notdienstverpflichtet werden konnten. Zusätzlich zur Reaktivierung bereits im Ruhestand befindlicher Ärzte und neben der Mobilisierung der nicht oder nicht mehr im Beruf tätigen Ärztinnen wurde unter Bezugnahme auf die ein Jahr vor Kriegsbeginn im Oktober 1938 erlassene **Notdienstverordnung**[102)] nunmehr verfügt, daß die „Heranziehung eines Arztes zur ärztlichen Versorgung der Zivilbevölkerung ... auf Anweisung des Reichsstatthalters ... im Einvernehmen der zuständigen Stelle der Reichsärztekammer durch den Landrat [bzw. Oberbürgermeister] des Kreises" zu erfolgen habe, „in dem der Arzt seinen Wohnsitz hat ... Die zuständige Landesstelle der Kassenärztlichen Vereinigung Deutschlands (KVD) bestimmt den Sitz, von dem aus der Arzt seine Tätigkeit auszuüben" habe. Bei „Gefahr im Verzuge" bestünden „keine Bedenken", daß der betreffende Arzt „die verlangte Tätigkeit sofort aufzunehmen" habe. Vorgesehen war, daß der Reichsstatthalter „den in seinem Dienstbereich entstehenden Bedarf in erster Linie durch innerbezirklichen Ausgleich zu decken" habe. Dabei seien „vor allem ... in Krankenanstalten vorhandene Ärzte heranzuziehen und Ärzte aus besser versorgten in notleidenden Gebieten im Wege des Notdienstes einzusetzen". Es sollten also in Kliniken und Krankenhäusern tätige Ärzte als „Hilfskassenärzte in freier Praxis eingesetzt werden", um den Mangel an niedergelassenen Medizinern auszugleichen, die nicht in diese Aktion einbezogen werden sollten. Die Herausnahme von Anstaltsärzten aus Kliniken war in Mecklenburg schwerlich möglich, weil entsprechende Ärzte kaum noch zur Verfügung standen. Für diesen Fall ordnete der Reichsinnenminister an, daß – wenn

100) Meldungen aus dem Reich, S. 4026 f. (Bericht vom 30.7.1942; Hervorhebungen im Original).
101) LHAS, 5.12-7/1, Nr. 9907 (Ärztekammer Mecklenburg an Mecklenburgischen Staatsminister, 24.7.1944).
102) Gemeint war die Dritte Verordnung zur Sicherstellung des Kräftebedarfs für Aufgaben von besonderer staatspolitischer Bedeutung vom 15.10.1938; RGBl., T. I, 1938, S. 1441 f. Darin hieß es, daß „zur Bekämpfung öffentlicher Notstände sowie zur Vorbereitung ihrer Bekämpfung Bewohner des Reichsgebiets für eine begrenzte Zeit zu Notdienstleistungen herangezogen werden" können.

einem Reichsstatthalter die Bedarfsdeckung „im eigenen Dienstbereich" nicht gelang – dieser „mir hierüber (in dringenden Fällen durch Anruf, Telegramm oder Fernschreiben) zu berichten" habe, „damit ich gegebenenfalls aus der Reichsreserve einen Arzt zur Verfügung stellen kann".[103] Auf diese Weise gelangte ein Reihe von auswärtigen Ärzten nach Mecklenburg, um durch Einberufungen oder Todesfälle verwaiste Arztpraxen zu übernehmen bzw. in diesen auszuhelfen.

Reagierend auf den Mangel an Ressourcen aller Art sowohl im zivilen als auch im immer größere Mittel und Personal bindenden militärischen Bereich des Gesundheitswesens, erging Ende Juli **1942** ein Führererlaß „über das Sanitäts- und Gesundheitswesen". Nach der Feststellung, daß „der personelle und materielle Einsatz auf dem Gebiet des Sanitäts- und Gesundheitswesens eine einheitliche und planvolle Lenkung" erfordere – die es bislang also nicht gegeben hatte –, bestimmte Hitler, daß für den Bereich der Wehrmacht der bisherige Heeres-Sanitäts-Inspekteur als nunmehriger Chef des Wehrmachtssanitätswesens „mit der Zusammenfassung aller gemeinsamen Aufgaben auf dem Gebiet des Sanitätswesens der Wehrmacht, der Waffen-SS und der der Wehrmacht unterstellten oder angeschlossenen Organisationen und Verbände" beauftragt werde.[104] Der neu ernannte Chef des Wehrmachtssanitätswesens hatte die Wehrmacht „in allen gemeinsamen sanitätsdienstlichen Angelegenheiten der Wehrmachtteile ... gegenüber den zivilen Behörden" zu vertreten und dabei „die Belange der Wehrmacht bei den gesundheitlichen Maßnahmen der Zivilverwaltungsbehörden" zu wahren. Das heißt, der Wehrmacht wurde der ohnehin schon bestehende Vorrang bei der Mobilisierung und Nutzung der medizinischen Ressourcen des Landes eingeräumt.

Für den hier interessierenden „Bereich des zivilen Gesundheitswesens" machte Hitler „für alle einheitlich zu treffenden Maßnahmen" den „Staatssekretär im Reichsministerium des Innern und Reichsgesundheitsführer Dr. [Leonardo] Conti verantwortlich", was dieser eigentlich schon längst war. Conti konnte sich – und das war neu – bei dieser Aufgabe der „zuständigen Abteilungen der Obersten Reichsbehörden und ihrer nachgeordneten Dienststellen" bedienen. Eine entscheidende und in der Folge immer mehr an Bedeutung gewinnende Bestimmung war jedoch, daß Hitler seinen Begleitarzt, Dr. Karl Brandt, als Mittler und Koordinator zwischen den nicht selten widerstreitenden zivilen und militärischen Interessen einsetzte und verfügte: „Für Sonderaufgaben und Verhandlungen zum Ausgleich des Bedarfs an Ärzten, Krankenhäusern, Medikamenten usw. zwischen dem militärischen und dem zivilen Sektor des Sanitäts- und Gesundheitswesens bevollmächtige ich Prof. Dr. med. Karl Brandt, der nur mir persönlich unterstellt ist und von mir unmittelbar Weisungen erhält. Mein Bevollmächtigter für das Sanitäts- und Gesundheitswesen" war nicht nur über alle „grundsätzlichen Vorgänge im Wehrmachtssanitätswesen und zivilen Gesundheitswesen laufend zu unterrichten", sondern auch „berechtigt, sich verantwortlich einzuschalten".[105] Mit diesem Führererlaß ist nicht nur eine neue, führerunmittelbare Dienststelle geschaffen, sondern auch der Einfluß und der Zuständigkeitsbereich der bisherigen zivilen Gesundheitsführung beschnitten worden, wenngleich dieser „die zuständigen Abteilungen der Obersten Reichsbehörden und ihre nachgeordneten Dienststellen zur Verfügung" stehen sollten, was bedeutete, „daß Dr. Conti diesen Abteilungen und Dienststellen gegenüber im Rahmen seines Auftrags weisungsberechtigt" war.[106] Während Staatsekretär Conti nunmehr nur noch als „Reichsgesundheitsführer – Ziviles Gesundheitswesen" fungierte, agierte Brandt als faktischer „Reichsgesundheitsminister", wenngleich es diese Funktion offiziell nicht gab.

Ungeachtet dieses weitreichenden Führererlasses mußte der SD im Sommer 1942 zunächst ganz banal über die „Zunahme von Krätzeerkrankungen" berichten. Als Ursache für diese vor allem durch Milben verbreitete Hautkrankheit hatte man zunächst „die Hereinnahme ausländischer Arbeitskräfte" angesehen, bis schließlich in „verschiedenen Teilen des Reiches" Fälle aufgetreten waren, „in denen sich Frauen, deren Männer aus dem Osten in Urlaub" gekommen waren, „mit Krät-

103) MBliV., 1942, S. 1469 (Runderlaß vom 10.7.1942); hier zitiert nach: Reichsgesundheitsblatt, 1942, S. 676.

104) RGBl, T. I, 1942, S. 515 f. (Erlaß vom 28.7.1942). Dem Chef des Wehrmachtssanitätswesens, der zugleich als Sanitätsinspekteur des Heeres amtierte, wurden dabei „je ein Sanitätsoffizier der Kriegsmarine und der Luftwaffe" unterstellt, die die Belange ihrer Waffengattung wahrzunehmen hatten.

105) Ebenda.

106) So der Reichsminister und Chef der Reichskanzlei, Hans-Heinrich Lammers, am 12.7.1944 zur Klarstellung der Befehls- und Weisungshierarchien an die Obersten Reichsbehörden; hier zitiert nach: Informationsdienst des Hauptamtes für Volksgesundheit, April-Juni 1944, S. 37.

ze angesteckt" hatten. Krätze war eigentlich leicht mit Skabiziden zu behandeln – wenn diese denn zur Verfügung standen; dies war jedoch nicht der Fall. Wie aus „Ärztekreisen" berichtet wurde, sei die massenhafte „Zunahme der Krätzeerkrankungen" darauf zurückzuführen, „daß das für die Behandlung dieser Krankheit bewährteste Bekämpfungsmittel ‚Mitigal' nicht mehr zu haben sei". Die Wehrmacht beanspruche die gesamte Produktion. Es sei deshalb „dringend erforderlich, daß auch für den Bedarf der zivilen Bevölkerung ausreichende Mengen zur Verfügung gestellt würden", und „unter Umständen" müsse „eben von dem Wehrmachtskontingent ein gewisser Teil für die zivile Bevölkerung abgezweigt werden", denn „letzten Endes" würde „die Verseuchung der zivilen Bevölkerung mit einer ansteckenden Krankheit auch wieder auf Wehrmachtsangehörige" übergreifen.[107)]

Die ohnehin seit Jahren reduzierte Möglichkeit einer freien Arztwahl erfuhr durch die im Dezember **1942** verfügten Kürzungen der Benzinzuteilung für Ärzte eine weitere Einschränkung. Denn zahlreiche ärztliche Bezirksvereinigungen bzw. kassenärztliche Vereinigungen hatten sich wegen der dadurch weiter beschränkten Mobilität gerade der Landärzte veranlaßt gesehen, „für die praktizierenden Ärzte eine feste Bezirkseinteilung vorzunehmen und anzuordnen, daß die Ärzte diese Bezirksgrenzen bei der Ausübung ihrer Praxis nicht überschreiten" dürften.[108)] Wie die Analysten des SD mit bemerkenswerter Offenheit feststellten, habe „diese Einschränkung der freien Arztwahl und damit auch die Vernichtung [!] des Gedankens des Hausarztes nach den vorliegenden Meldungen nicht nur bei der Ärzteschaft, sondern auch in der Bevölkerung starken Unwillen hervorgerufen". Durch diese Maßnahme sei „eine in vielen Fällen schon Jahrzehnte bestehende familiäre Betreuung durch den Hausarzt, wie sie gerade auf dem Lande und in den kleinen Städten auch heute noch üblich sei, unmöglich gemacht" worden; dies beginne sich „in der Bevölkerung stimmungsmäßig äußerst ungünstig auszuwirken", denn es werde „als das selbstverständliche Recht eines kranken Menschen angesehen, sich den Arzt seines Vertrauens im Bedarfsfalle wählen zu dürfen". Die Empfänger der geheimen SD-Berichte wurden darauf aufmerksam gemacht, daß „die Zwangszuweisung eines vorgeschriebenen Arztes ... zu fortlaufenden Störungen", zu einer „unaufhörlichen Kette des Mißtrauens, der Unzufriedenheit und der Meckerei" führten und das Vertrauen in die politische Führung auch auf diesem Gebiet untergraben würden. Denn diese Maßnahmen stünden „bedauerlicherweise in schärfstem Gegensatz zu den häufigen Erklärungen des Reichsgesundheitsführers, der immer wieder zum Ausdruck gebracht habe, daß die freie Arztwahl jederzeit gewährleistet sein würde".[109)]

Auch hier ist wiederum zu prüfen, ob die teils drastischen Einschätzungen des SD eine Entsprechung in den Lageberichten der mecklenburgischen Gesundheitsämter fanden oder ob sich die hiesige Situation des Gesundheitswesens von der im Reichsdurchschnitt unterschied. Dabei ist zu bedenken, daß von dem Vier-Tage-Bombardement der Royal Air Force auf Rostock im April und einem erneuten britischen Luftangriff im Mai **1942** nicht nur die Hansestadt selbst, sondern von den Auswirkungen dieser Katastrophe nahezu das ganze Land und fast alle Städte Mecklenburgs betroffen waren, die zahlreiche aus Rostock evakuierte Personen aufnehmen mußten.[110)]

Dr. Walter Buschmann, der Leiter des Staatlichen Gesundheitsamtes **Rostock-Stadt**, stellte fest, daß sich „nach der Feindkatastrophe im April 1942 die Zahl der Wohnungen um etwa 6.000 vermindert" habe, „wodurch eine katastrophale Überbevölkerung im ganzen Stadtgebiet eingetreten" sei. Bislang hätten sich „14.000 Wohnungssuchende" gemeldet, die ihre „Wohnung durch Feindeinwirkung verloren" hatten.[111)] Die Überbelegung der noch vorhandenen Wohnungen wirke sich „außeror-

107) Meldungen aus dem Reich, S. 3877 f. (Bericht vom 25.6.1942).

108) Diese willkürlich gebildeten, kleinteiligen Bezirke waren allein nach dem möglichen Benzinverbrauch der Ärzteschaft zusammengeschnitten und entsprachen territorial nicht den traditionellen staatlichen Medizinalbezirken.

109) Meldungen aus dem Reich, S. 4579 (Bericht vom 17.12.1942).

110) Nach dem britischen Luftangriff auf Lübeck am 28./29.3.1942 war Rostock die zweite deutsche Stadt, die Ziel eines Flächenbombardements wurde. Zum Verlauf und den Auswirkungen des Bombardements vgl. im Detail Buddrus: Mecklenburg im Zweiten Weltkrieg, S. 282-474, sowie Bohl/Keipke/Schröder: Bomben auf Rostock.

111) Tatsächlich waren die Schäden weit größer. Die Stadtverwaltung Rostock registrierte 1.441 total- und 4.831 teilzerstörte Wohnhäuser, das waren rund zwei Drittel aller vorhandenen Wohngebäude. Erfaßt wurden 6.153 total- und 19.994 teilzerstörte Wohnungen, das bedeutete den Totalverlust von 17,3 Prozent und die bis zur Unbenutzbarkeit reichende Beschädigung von 56,4 Prozent der vorhandenen Wohnungen, die auch dadurch ausfielen, daß nach den Luftangriffen zahlreiche Häuser aus Sicherheitsgründen gesprengt werden mußten. Nach einem Bericht der meck-

dentlich ungünstig auf die Verbreitung von Infektionskrankheiten aller Art aus. Eine Absonderung der Tuberkulosekranken ist oft unmöglich". Angesichts der Wohn- und Versorgungssituation müsse generell „mit einer Erhöhung der Säuglingssterblichkeit gerechnet" werden. Die persönliche Hygiene lasse „trotz Aufklärung sehr zu wünschen übrig ... Das Schuhwerk der Kinder ist mangelhaft, sie kommen oft mit nassen Füßen in die Schule". Zehn Prozent aller Schulkinder seien 1942 von „ansteckender Gelbsucht" betroffen. Die Zahl der „Neuzugänge an ansteckender Tuberkulose der Atmungsorgane" habe sich auf 168 „vermehrt ... Beim Typhus trat ein Anstieg auf 111 Fälle mit elf Todesfällen ein ... Die Diphtherie zeigte bei Erwachsenen [einen] vielfach schweren Verlauf ... Die neurasthenische Reaktion im Sinne des Erschöpfungszustandes hat im Laufe des letzten Jahres entschieden zugenommen. Insbesondere sind dabei nervös Erschöpfte aufgefallen, die neben anderen nervösen Symptomen unter Hypotonien leiden". Zudem seien „immer wieder reaktive Depressionszustände beobachtet worden, die auf Schädigung durch die Bombenangriffe zurückzuführen waren". Zur deren Behandlung fehlten allerdings „Nervenstärkungsmittel oder die Möglichkeit, ausgiebige Nahrungszulagen zu gewähren". Durch „erhöhte Arbeitsleistung, Ernährungsschwierigkeiten, unzureichende Wohnverhältnisse (durch Bombenschaden noch erheblich verschlechtert)" seien „Todesfälle aller Formen vermehrt" aufgetreten. „Nach Beobachtung der Medizinischen Klinik" der Universität Rostock seien „durch die Strapazen der Rettung und Abtransportierung aus der brennenden Klinik Herz- und Gefäßkranke in besonders schwerem Maße betroffen worden, so daß in einigen Fällen der kurz darauf folgende Tod auf Auswirkung der Katastrophe bezogen werden" müsse.[112)]

Neben zahlreichen Arztpraxen sind durch das Bombardement vom Frühjahr 1942 auch mehrere medizinische Einrichtungen der Rostocker Universität zerstört oder beschädigt worden. Am 25. April 1942, nach dem zweiten von vier nächtlichen Luftangriffen, hatte Gauleiter Friedrich Hildebrandt nach Berlin gemeldet: „Privatklinik Professor Brüning vernichtet";[113)] einen Tag später hieß es in seinem Bericht: „Medizinische Klinik, Hautklinik vollständig vernichtet, Frauenklinik getroffen, Eberhardsche Kinik und Stüdemannsche Klinik vernichtet, Hilfskrankenhaus Augustenschule und Hilfskrankenhaus ‚Fürst Blücher' sowie ein Teil der Kinderklinik und das NSV-Säuglingsheim zerstört ... Zwei Reservelazarette vernichtet ... Die Evakuierung aller dieser Krankenhäuser mit Hunderten von Schwer- und Leichtkranken wurde planmäßig noch während des Angriffs durchgeführt. Alle Kranken und Verletzten sind untergebracht."[114)]

Ende April 1942 erstattete Prof. Dr. Viktor Schilling einen detaillierten Bericht über die Zerstörung der von ihm geleiteten Medizinischen Universitätsklinik. Darin hieß es: „Gleich durch den ersten Angriff in der Nacht vom 24. zum 25.4.1942[115)] hatte die Klinik den schweren Verlust zweier

---

lenburgischen Industrie- und Handelskammer waren von den rund 35.000 Wohnungen der Stadt Rostock nunmehr mehr als 26.000 zerstört (74,3%). Während des Vier-Tage-Bombardements sind 104.000 der 135.000 Einwohner Rostocks aus der Stadt evakuiert worden bzw. geflüchtet; nach dem – vorläufigem – Abschluß der Luftangriffe sind insgesamt 68.000 Rostocker monate-, z.T. jahrelang in den umliegenden Städten und Dörfern einquartiert worden oder kampierten in eilig errichteten Barackensiedlungen. Neben drei Vierteln des städtischen Wohnungsbestandes sind darüber hinaus 23 größere Privatbetriebe total und neun weitere Unternehmen weitgehend zerstört worden, außerdem das Gas- und Wasserwerk, der Haupt- und Güterbahnhof, das Hauptpost- und Telegraphenamt sowie die Zuckerfabrik. Zu den Totalverlusten gehörten auch fast alle Banken und Sparkassen, 23 Großhandelsbetriebe, alle Großkaufhäuser, 20 von 59 Textileinzelhandelsbetrieben, zwölf von 20 Schuhgeschäften, elf von 37 Drogerien, 56 von 84 Tabakeinzelhandelsgeschäften, vier Möbelgeschäfte, acht Schreib- und Papierwarenläden, 18 von 37 Handelsbetrieben der Fachgruppe Eisenwaren, Porzellan, Elektro- und Hausgeräte, 50 Lebensmittelgeschäfte, mehr als 60 Gaststätten und Hotels, neun Schulen, die Volksbücherei mit 19.000 Bänden, eine Reihe städtischer Ämter und die Ortspolizeibehörden sowie alle Gerichte. Neben dem städtischen Nahverkehr war die komplette Gas-, Wasser- und Stromversorgung ausgefallen. Gegenüber dem Bombeneinsatz und den materiellen Zerstörungen blieben die Personenschäden erstaunlich gering: Am 30.4.1942 ging man von 138 Toten aus, die Stadtverwaltung bezifferte in ihrem Abschlußbericht die Verluste auf 216 Tote; hinzu kamen etwa 200 Schwer- und rund 500 Leichtverletzte. Vgl. dazu Buddrus: Mecklenburg im Zweiten Weltkrieg, S. 284 f.

112) LHAS, 5.12-7/1, Nr. 9683 (Bericht des Staatlichen Gesundheitsamtes Rostock-Stadt für 1942, 27.1.1943). In einem Zusatzbericht über die Zahl der Krebskranken der Stadt Rostock hielt Dr. Carl-Hermann Lasch für 1942 einen Bestand von 351 wegen Krebskrankheiten betreuten Personen fest; 133 Krebskranke seien im Laufe des Jahres 1942 in die Krebsfürsorge neu aufgenommen worden, 128 Personen wurden als „Abgänge" registriert. Vgl. ebenda.

113) BA, NS 18/839 (Fernschreiben des Gauleiters an Führerhauptquartier, Partei-Kanzlei und Reichsinnenministerium, Stand: 25.4.1942, 14.45 Uhr).

114) Ebenda (Fernschreiben Nr. 1308 der Gauleitung Mecklenburg an Hitler, Bormann, Goebbels, Stuckart, Hilgenfeldt, 27.4.1942, Stand: 26.4.1942, 21 Uhr).

115) Hier irrte sich Schilling um einen Tag; der erste von vier aufeinanderfolgenden Luftangriffen fand in der Nacht vom 23. zum 24.4.1942 statt.

sehr tüchtiger Assistenten, des Ehepaares Pensky, zu beklagen, die ... unter den Trümmern begraben wurden und bis zum nächsten Nachmittage nicht aufzufinden waren.[116] In der zweiten Nacht wurde das Haus II von einer gemischten Spreng- und Brandbombe getroffen und verbrannte sofort gänzlich ... Haus I wurde für Katastrophen bereitgehalten. In der dritten Nacht wurde die Klinik in ganzer Breite von Spreng- und Brandbomben getroffen. Dazu versagte sofort das Wasser. Der Hörsaal brannte sogleich, ebenso [die] Privatabteilung und [der] Mittelbau. Da seit den ersten Angriffen alle Kranken schon abends in den Keller gebracht wurden, gelang es der aufopfernden Arbeit des Personals und der Schwestern, sämtliche Kranken in die Anatomie und das Hygienische Institut zu retten. Auch die beweglichen Apparate wurden vielfach in den Garten gerettet. Erst langsam gelang es, in den Wirrwarr der geretteten Kranken und der übermüdeten Helfer Ordnung zu bringen, zumal auch noch das Lazarett mit seinen Soldaten mitten unter den zivilen Kranken sich befand und nun Männer und Frauen, Haut- und Geschlechtskranke, innere Kranke schwerster Art zusammenlagen. Es wurde Essen improvisiert, da sich das Kellergeschoß der Hauptklinik erhalten ließ ... Mittags gab die Polizei den Befehl zur sofortigen Räumung wegen Zeitzünderbomben im Keller und auf der Straße. Die erschöpften Kranken mußten ohne Gerät und mit wenigen Helfern in die Turnhalle der Gendarmeriekaserne verlegt werden, was zuletzt ohne weitere Opfer gelang. Schwerkranke mußten zu Fuß in mangelhafter Bekleidung einige hundert Meter gehen. Inzwischen hatte ich festgestellt, daß auch das Hilfskrankenhaus ‚Blücher' völlig in Flammen aufgegangen war und durch die Tatkraft der Schwester Gertrud ebenfalls ohne Verluste in die Stadtschule mit allen etwa 100 Infektionsfällen gelangt war. Hier herrschten chaotische Zustände, da auch das Wehrbezirkskommando mit hinübergezogen war und andere Flüchtlinge aus der schwer getroffenen Friedrich-Franz-Straße dazukamen. Im Laufe des Tages gelang es besonders den Bemühungen des Herrn Ober-Inspektor Walter, die Kranken aus der Turnhalle noch rechtzeitig mit Lastwagen an einen Lazarettzug zum Bahnhof zu schaffen. Sehr ausgezeichnet hat sich auch die Oberschwester Emilie, die unermüdlich tätig war. Schwester Gertrud gelang es, ihre Kranken nach Güstrow zu schaffen. Nur in der zerstörten Augustenschule kam es zu erheblichen Verlusten, deren Höhe noch nicht feststeht ... Die Tuberkulosebaracke hatte nur leichte Fernwirkungen von Bomben. Heute gelang es, auch den Rest dieser Kranken mit [einem] Lazarettzug nach Berlin zu schicken. Sehr viele leichtere Kranke waren sofort entlassen worden oder wurden von ihren Angehörigen geholt, so daß sich die Zahl der verbliebenen Kranken aller Häuser noch nicht übersehen läßt. Unsere Kranken sollen in Waren sein. Heute gelang es, einen sehr großen Teil kostbarer Instrumente zu bergen und mit Lastwagen nach Tessin zu schaffen, um sie erst sicherzustellen. Die Röntgeneinrichtung ist ganz verbrannt. Das Krankenblattarchiv ist erhalten ... Alle Lehrmittel sind verbrannt, auch meine große private Sammlung kostbarer Buntmikroaufnahmen und Mikrofotos. Dr. [Günter] Haase und Dr. [Hans] Fabricius haben gut geholfen. Dr. Haase wird mit seinem Wagen die Außenstellen aufsuchen."[117]

Am 1. Mai 1942, wenige Tage nach dem Vier-Tage-Bombardement und eine Woche vor dem erneuten Luftangriff auf die Stadt Rostock am 8. Mai, hob Gauleiter Hildebrandt in einer Rede vor mehreren tausend Teilnehmern in Schwerin hervor: „Die Chirurgische Klinik [der Universität Rostock] ist durch den Lebenseinsatz eines Franzosen gerettet worden." Da war „eine Brandbombe, die in das Kesselhaus fiel, und eine Schwester, die [bereits] 6-7 Brandbomben beseitigt hatte, konnte es nicht schaffen, diese hineingefallene [Bombe] konnte sie nicht holen. Da warf sich mit seinem eigenen Leib der Franzose auf die Brandbombe, erstickte sie, er wird entlassen werden aus der Gefangenschaft.[118]

116) Gemeint waren Dr. Charlotte und Dr. Peter Pensky.

117) LHAS, 5.12-7/1, Nr. 9629 (Schilling an Mecklenburgisches Staatsministerium, 28.4.1942).

118) Dies war eine möglicherweise vorschnelle Zusicherung, die die Kompetenzen des Gauleiters überstieg. Nachdem sich ausländische Arbeitskräfte offenbar mehrfach an Hilfsmaßnahmen bei Luftangriffen auch auf andere Orte beteiligt hatten, rügte die Partei-Kanzlei im August 1942, daß „Parteidienststellen Kriegsgefangenen wiederholt als Belohnung für hervorragenden Einsatz bei der Rettung deutscher Staatsangehöriger die baldige Freilassung in Aussicht gestellt" hätten, und stellte fest, „daß Kriegsgefangenen, die sich bei der Rettung deutscher Staatsangehöriger hervorgetan haben, keine Zusagen oder Versprechungen auf vorzeitige Entlassung aus der Kriegsgefangenschaft gemacht werden" dürften. Eine Entscheidung in dieser Frage treffe „nur das Oberkommando der Wehrmacht, Chef Kriegsgefangenenwesen"; Anträge auf Entlassung seien „unter eingehender Begründung von den zuständigen militärischen Dienststellen auf dem Dienstwege dem OKW einzureichen". Vertrauliche Informationen der Partei-Kanzlei, 57/766, 18.8.1942.

Die Franzosen haben tüchtig angepackt, ich werde daher einen besonderen Nachruf diesen französischen Kameraden gegen die englische Mordlust widmen".[119)]

Wie gestaltete sich die Lage in den anderen Gesundheitsamtsbezirken? Dr. Karl Scheven, Leiter des Staatlichen Gesundheitsamtes für den Kreis **Rostock-Land**, berichtete für 1942 über eine Zunahme der Zahl der an Tuberkulose Erkrankten und der daran Gestorbenen (262 Neuzugänge und 61 Todesfälle). Dagegen hätten sich Erkrankungen an Scharlach, Keuchhusten, Typhus, Ruhr, Kinderlähmung und Genickstarre geringer gezeigt als im Vorjahr.[120)]

Im Kreis **Parchim** treffe man „unter den Schulkindern häufiger sogenannte nervöse Kinder mit allen Zeichen der Neuropathie wie auch unterernährte Kinder" an, und anläßlich einer Musterung für die Wehrmacht fiel „bei den Jugendlichen der hohe Prozentsatz der Unterentwickelten auf (23,7 Prozent)". Die persönliche Hygiene leide „unter der fehlenden Wäsche und Seife. Krätze ist ... wiederholt festgestellt worden, zum Teil in ganz erheblichem Umfange mit starken Ekzemen. Desgleichen sind Kopfläuse ... festgestellt" worden. Durch fehlendes Schuhwerk sei „zu fürchten, daß die Fußanomalien noch zunehmen werden", da zahlreiche Personen „auf Holzschuhen oder sandalenähnlicher Fußbekleidung herumlaufen müssen". Dies hätte erhebliche Auswirkungen auf die neu einzuziehenden Rekruten. Erfreulich sei, daß Tuberkulose und Geschlechtskrankheiten „nicht zugenommen" haben, „dagegen jedoch Diphtherie und Scharlach". Gab es 1939 im Kreis Parchim bei Diphtherie erst 19 Krankheitsfälle und keinen Todesfall, so waren es 1942 „bereits 189 Krankheits- und 18 Todesfälle". Ähnlich war die Lage bei Scharlacherkrankungen, wo 1939 erst 34 Krankheitsfälle und kein Todesfall, 1942 jedoch schon 354 Krankheits- und acht Todesfälle registriert wurden. Bemerkenswert sei, daß „sämtliche im Kreis Parchim an Diphtherie erkrankten Kinder nicht schutzgeimpft waren"; der Amtsarzt Dr. Ulrich Pfautsch vermutete, daß diese Kinder von ihren Eltern „von der Schutzimpfung fern gehalten" worden sind. Vermutet wurde ebenfalls, daß „die erheblich auftretenden Hautkrankheiten Urtikaria und Prurigo, Ekzeme und Quinckensche Ödeme auf einen Ernährungsfaktor zurückzuführen" seien. „Auffallend" war und als sicher galt dagegen „die hohe Anzahl der an Hypertonie leidenden Frauen", was bei „Fabrikuntersuchungen" ebenso bemerkt worden ist wie der „Verfall der älteren Jahrgänge".[121)]

Für den Kreis **Güstrow** hielt der Amtsarzt Dr. Carl Radmann die „Klagen" für bemerkenswert, daß „die größeren Kinder nicht recht satt" würden, und bemerkte darüber hinaus, „daß wohl alle Erwachsenen ... an Gewicht abgenommen haben". Außerdem habe „nach Mitteilungen der Ärzte und nach eigenen Beobachtungen die Krätze stark zugenommen". Ebenfalls „auffallend" sei „das Ansteigen der ansteckenden Krankheiten", aber auch „Herzkrankheiten kommen nach wie vor zahlreich vor". Man könne „des Scharlachs nur Herr werden, wenn man sämtliche Erkrankte in Krankenhäusern isoliert. Dies ist heute aber völlig unmöglich". Die Diphtherieerkrankungen hätte sich von 1941 (152 Fälle) zu 1942 (371 Fälle) „also mehr als verdoppelt ... Von einer Wirkung der Diphtherieschutzimpfung im Sinne einer Abnahme der Erkrankten" könne also „nicht die Rede sein". Zudem seien 40 Typhuserkrankungen mit vier Todesfällen und 65 Erkrankungen an und 19 Todesfälle wegen Ruhr gemeldet worden. Im Herbst 1942 habe „die durch Ostarbeiter eingeschleppte" Ruhr „außerordentlich bösartig" gewütet, sie „befiel ganze Familien und forderte zahlreiche Todesopfer". Das Gesundheitsamt habe es „in seinem Bestreben, die Erkrankten als Ansteckungsherde unschädlich zu machen, durch den Mangel an Betten und Krankenhäusern sehr schwer"; eine Lösung konnte zumindest temporär dadurch erreicht werden, „daß eine für seuchenkranke Ausländer bestimmte Baracke ... mit deutschen Kranken belegt wurde".[122)]

Auch der Amtsarzt des Kreises **Ludwigslust** traute sich noch nicht von Mangelernährung oder gar Hunger zu sprechen; statt dessen berichtete er vorsichtig darüber, daß bei dem „regelmäßig durch-

119) In seiner Rede auf der feierlichen Totenehrung für die bei den Bombardements auf Rostock ums Leben Gekommenen hatte der Gauleiter hervorgehoben: „Wir verneigen uns vor unseren Toten. Unter ihnen liegen auch einige französische Kriegsgefangene, die sich in den vier Bombennächten gegen die scheußliche Kriegführung der Briten einsetzten und deutsches Blut und Gut um den Preis ihres Lebens bewahrten. Einer holte ein Kind aus einem brennenden Haus. Ein anderer schützte mit seinem Leib die Chirurgische Klinik. Als Soldaten erkennen wir ihre Haltung mit Dank und Achtung an." Rostocker Anzeiger, 18.5.1942.

120) LHAS, 5.12-7/1, Nr. 9683 (Bericht des Staatlichen Gesundheitsamtes Rostock-Land für 1942, 26.1.1943).

121) Ebenda (Bericht des Staatlichen Gesundheitsamtes Parchim für 1942, 27.1.1943).

122) Ebenda (Bericht des Staatlichen Gesundheitsamtes Güstrow für 1942, 13.1.1943).

geführten Wiegen aller zur Untersuchung ... gelangten Erwachsenen bei der großen Mehrheit derselben [eine] Abnahme des Körpergewichts" festgestellt worden sei; zudem kamen die „die Arbeitsfähigkeit beeinflussenden erheblichen Körpergewichtsverluste mehrfach zur Beobachtung". Zudem wurden „mehr als vordem Verschmutzungen an Körper und Kleidung, Zunahme der Schmutzkrankheiten Krätze, Impetigo u.a. beobachtet"; auch „der Mangel an Zahnbürsten" mache „sich bemerkbar". Als positiv vermerkte Dr. Arthur Radloff, daß „Diphtherie-, Scharlach- und Keuchhustenerkrankungen sämtlich erheblich weniger gemeldet" wurden, auch die „Typhusanzeigen waren ... fast die gleichen wie 1941". Allerdings müßten Herz- und Gefäßkrankheiten „als die Hauptursache der hier festgestellten Invalidität" gelten. Von den 98 gemeldeten Aborten habe er „acht Fälle der Kriminalpolizei mitgeteilt wegen des dringenden Verdachts der Abtreibung".[123)]

Auch Dr. Johannes Zwar, Leiter des Staatlichen Gesundheitsamtes in **Neustrelitz**, konstatierte im vierten Kriegsjahr bei Erwachsenen „durchweg [eine] Gewichtsabnahme von zehn Prozent des Vorkriegsgewichtes"; ein „rapides Absacken" sei gerade bei älteren Menschen zu beobachten, „die nach Monaten nicht [mehr] wiederzuerkennen" seien. Über die Hygienesituation gab er sich keinen Illusionen oder Hoffnungen mehr hin: „Die Wohnbevölkerung ist schon immer nicht übertrieben sauber gewesen"; paradox erschien ihm jedoch die Beobachtung, wonach man „teilweise äußerst saubere Zimmer bei starker Verschmutzung des Körpers" finde. Der Amtsarzt berichtete über ein „gehäuftes Auftreten von Durchfällen, ... wahrscheinlich leichte Ruhr", was zu einem „Mangel an Stopfmitteln in den Apotheken" geführt habe. Außerdem würden „noch zu reichlich Betäubungsmittel verschrieben", gerade derzeit laufe „ein Verfahren gegen eine dienstverpflichtete Ärztin wegen Übertretung der Verschreibungsverordnung". Bedenklich erschienen Zwar die „auffallend vielen Fälle von hohem Blutdruck, besonders auch bei Frauen". Weiterhin seien ihm „viel offenbar infektiöse Gelbsucht" aufgefallen, außerdem „erheblich mehr Diphtherie und Scharlach, ferner viel Impetigo", und auch „Tuberkulose [sei] eher mehr" aufgetreten; demzufolge waren auch die „Todesfälle bei Tuberkulose höher".[124)]

Wie Dr. Hans Kölzow berichtete, hatte sich auch bei der Bevölkerung des Stadt- und Landkreises **Schwerin** der „Ernährungszustand verschlechtert". Daraus resultiere ein „Nachlassen der Abwehrkräfte", weshalb „die Erkrankungen an offener Tuberkulose ... zugenommen" haben; „eine Zunahme weisen auch die Geschlechtskrankheiten, insbesondere Syphilis, Keuchhusten, Unterleibstyphus und Paratyphus" auf.[125)]

Ebenso konstatierte Dr. Hans Rohwedder für den Medizinalbezirk **Waren** einen „allgemeinen Gewichtsrückgang", darüber hinaus „Seifennot", „Bettenmangel" sowie „Wäsche- und Kleidungsmangel", und auch der „Schuhmangel" mache sich „schon unangenehm bemerkbar". Die Zahl der Scharlachfälle habe sich gegenüber dem Vorjahr um elf Prozent, die der Diphtherieerkrankungen um 30 Prozent erhöht. Dagegen sei die Zahl der Tuberkuloseerkrankungen um 31 Prozent zurückgegangen; allerdings seien 60 Menschen an Tbc gestorben, 76 Prozent mehr als im Vorjahr. „Hier macht sich die schlechte Ernährung zweifellos bemerkbar", und eine Abnahme der „Widerstandsfähigkeit ist wohl anzunehmen, weil wir so viele Infektionskrankheiten haben". Indirekt auf die gerade erfolgte Kapitulation der 6. deutschen Armee bei Stalingrad Bezug nehmend, bemerkte Rohwedder eine „zunehmende Nervosität, da die ... Ereignisse an der Front eine erhebliche seelische Belastung der Bevölkerung bedeuten".[126)]

Die weitere Kürzung der Lebensmittelrationen habe auch im Stadt- und Landkreis **Wismar** dazu geführt, daß „der Ernährungs- und Kräftezustand bei Männern und Frauen im Allgemeinen zurückgegangen" sei; dies zeige „sich immer wieder besonders deutlich bei den Untersuchungen für das Arbeitsamt", bei denen ein „vorzeitiger Verbrauch der Körperkräfte vielfach festgestellt" wurde. Wie seine Kollegen, so bemerkte auch der Amtsarzt Dr. Walter Hindenberg, daß „die Ungezieferplage (Flöhe und Kopfläuse) überall zugenommen" habe. Während „die Sauberkeit auf dem Lande und in den kleinen Städten" Brüel, Neubukow, Warin, Neukloster und Sternberg „häufig zu wünschen übrig" lasse, falle „auch die Zunahme der Krätze in ordentlichen Familien auf". Eine „Zunah-

---

123) Ebenda (Bericht des Staatlichen Gesundheitsamtes Ludwigslust für 1942).
124) Ebenda (Bericht des Staatlichen Gesundheitsamtes Neustrelitz für 1942, 1.3.1943).
125) Ebenda (Bericht des Staatlichen Gesundheitsamtes Schwerin für 1942).
126) Ebenda (Bericht des Staatlichen Gesundheitsamtes Waren für 1942).

me der offenen Tuberkulose [sei] nicht nachzuweisen", und die Zahl der Scharlachfälle wäre um 28 Prozent zurückgegangen, dagegen sei die Zahl der Diphtherieerkrankungen um 46 Prozent gestiegen, darunter auch 16 Todesfälle. Notwendige Isolierungsmaßnahmen ließen sich im Kreisgebiet kaum durchführen, „Infektionskranke mußten vielfach in auswärtigen Krankenhäusern untergebracht werden", und die „Heilstätten für Lungenkranke" seien „dauernd überbelegt". Ebenso wie die Zahl der Selbstmordfälle (-20 Prozent) sei auch die Zahl der krebsbedingten Todesfälle zurückgegangen (-13 Prozent).[127)]

Mit der Ausweitung des Krieges kamen weitere Probleme auf die deutsche und damit auch auf die mecklenburgische Ärzteschaft zu. Im Laufe des bislang noch erfolgreichen „Ostfeldzuges" waren zahlreiche sowjetische Kriegsgefangene und in den dortigen eroberten Gebieten angeworbene oder zwangsrekrutierte Arbeitskräfte nach Deutschland gelangt, die hier als Ostarbeiter bezeichnet wurden. Diese wurden in Deutschland zunächst sehr schlecht behandelt. Wie der mecklenburgische Gauleiter Friedrich Hildebrandt in einem Schreiben an die Partei-Kanzlei Ende 1941 feststellte, sei es „der größte Fehler" gewesen, „daß man anordnete, daß die russischen Kriegsgefangenen so wenig an Essen bekamen, daß sie nur so leidlich gerade das Leben aufrecht erhalten, keinesfalls aber arbeiten können". Dadurch sei bewirkt worden, daß „diese Russenkolonnen aus Schwäche nicht arbeiten konnten". Auch dem ehemaligen Landarbeiter Hildebrandt, dem keinerlei Sympathien für diese Ostarbeiter nachgesagt werden können, war klar, daß „der Mensch soviel bekommen" müsse, „daß er arbeiten kann, da sonst die Bergung der Ernte und die Bestellung des Bodens nicht möglich ist. Von den 5.000 russischen Kriegsgefangenen, die nunmehr als Arbeitskräfte nach Mecklenburg" gekommen seien, „sind bereits 1.000 verstorben. Sie kommen ... derart verhungert an, daß es einfach nicht mehr möglich ist, mit den knappen Rationen sie in einen Futterzustand zu versetzen, der ihnen das Leben erhält. Nun werden aber diese Kolonnen in einem Zustand unter der Bevölkerung gezeigt, der höchste Empörung ausgelöst hat. Die aus dem Stalag-Lager zur Bahn abtransportierten Trupps, die auf den Gütern eingesetzt werden sollen, machen einen schauderhaften Eindruck. Sie schleppen in Zeltbahnen bereits auf dem Marsch vom Lager zur Bahn Schwache mit, die dann z.T. schon tot auf dem Bestimmungsbahnhof ankommen. Andere sind in einem derartigen Zustand, daß sie unmittelbar am Tage der Ankunft auf den Gütern – also am Einsatzort – versterben".[128)] Drei Tage später meldete die mecklenburgische Gauleitung, daß „im Stalag II, Neubrandenburg, verstorbene Bolschewisten seziert worden" sind; dabei habe sich „herausgestellt, daß die Magenwände zusammengewachsen" waren, was eindeutig auf Hunger und Unterernährung zurückzuführen sei.[129)]

Galten Ostarbeiter anfangs noch als zu vernachlässigende Massen von „Untermenschen", denen man aus ideologischen und rassenpolitischen Gründen keine Aufmerksamkeit widmen mußte, sondern sie krepieren lassen konnte, gewannen diese im Kriegsverlauf eine immer größere Bedeutung für die deutsche Kriegswirtschaft. Schon ein Jahr später, als das „Kriegsglück" sich gewendet hatte, war ihr Einsatz im Reich plötzlich von „kriegsentscheidender Bedeutung". Nicht nur nach der Auffassung des Generalbevollmächtigten für den Arbeitseinsatz hatte „der Einsatz von Ostarbeitern ausschließlich zum Ziel, der deutschen Wirtschaft die zur Durchführung ihrer kriegsentscheidenden Aufgaben erforderlichen Arbeitskräfte zuzuführen. Allein von diesem Standpunkt" aus seien „auch die gesundheitlichen Maßnahmen zu beurteilen, die für Ostarbeiter getroffen werden" müßten. Diese Ende Dezember 1942 verfügten Regelungen sahen vor, „daß nur taugliche Arbeitskräfte ins Reich gebracht werden"; es sollte sichergestellt werden, daß durch sie keine „Seuchen und andere ansteckende Krankheiten eingeschleppt" werden, wodurch „die Gesundheit des deutschen Volkes

---

127) Ebenda (Bericht des Staatlichen Gesundheitsamtes Wismar für 1942, 7.1.1943). Die Jahresberichte aus den Bezirken der Gesundheitsämter **Hagenow**, **Schönberg** und **Malchin** für 1942 sind vielfach unkonkret, unergiebig und nichtssagend. In diesen drei Kreisen war der Gesundheitszustand angeblich „im allgemeinen befriedigend", „im Durchschnitt gut" oder sei „als mittel bis gut zu bezeichnen". Wesentliche Krankheitsfälle seien „nicht bekannt geworden", sie „blieben etwa in denselben Grenzen des Vorjahres" oder darüber sei „nichts Besonderes zu melden". Vgl. ebenda.

128) LHAS, 10.9-H/8, Nr. 14 (Gauleiter Hildebrandt an Partei-Kanzlei, 18.11.1941); hier zitiert nach Buddrus: Mecklenburg im Zweiten Weltkrieg, S. 198 f.

129) BA, NS 18/988, Bl. 1 (Gauleitung Mecklenburg an Reichspropagandaministerium, weitergeleitet an die Partei-Kanzlei, 21.11.1941); hier zitiert nach Buddrus: Mecklenburg im Zweiten Weltkrieg, S. 199.

gefährdet" werden könnte, und es war anzustreben, „daß die Arbeitsleistung der Ostarbeiter erhalten, wenn möglich gesteigert" werde.[130)]

Aus dieser „Zielsetzung" ergaben sich zahlreiche weitere Belastungen für die deutschen Ärzte in den besetzten Gebieten und für die heimische Ärzteschaft im Reich. So sollten „die zum Abtransport in Aussicht genommenen Ostarbeiter" schon an den Sammelpunkten ihres Herkunftsgebiets „einschließlich ihres Gepäcks entlaust bzw. entwest" werden. Jedem Transport ins Reich waren „zur Unterstützung der deutschen Ärzteschaft Ostärzte und anderes Pflegepersonal mitzugeben ... Im Grenzgebiet werden alle Osttransporte nochmals entlaust und ärztlich untersucht"; hierfür standen zwölf zivile und acht Wehrmachtseinrichtungen zur Verfügung, von denen fünf über ein Röntgenreihenbildgerät verfügten. „Die bei diesen erneuten ärztlichen Untersuchungen als einsatzunfähig festgestellten Ostarbeiter werden von hier zurückgeschickt, Leichtkranke durch kurzfristige Behandlung einsatzfähig gemacht. Nach Aussonderung der Ungeeigneten, Sanierung der Einsatzfähigen ... werden die Transporte nach den Zielorten (Durchgangslager der Arbeitsämter) in Marsch gesetzt."[131)] Wenige Wochen zuvor wurde am 4. Dezember 1942 in Parchim „das für Mecklenburg bestimmte Durchgangslager für ausländische Arbeitskräfte seiner Bestimmung übergeben". Der Vizepräsident des damals noch für Mecklenburg zuständigen Landesarbeitsamtes Nordmark, Hans Lindemann, betonte in seiner Eröffnungsansprache, das – der Deutschen Arbeitsfront unterstehende – Durchgangslager Parchim „diene dazu, ausländische Arbeitskräfte aufzunehmen, ärztlich zu betreuen, nach Berufen auszusondern und dann an die Bezirks[arbeits]ämter planmäßig weiter zu verteilen".[132)] In diesen Durchgangslagern waren die Ankömmlinge „zunächst in der unreinen Abteilung" unterzubringen; „dann erfolgt eine dritte Entlausung, ... mit der eine nochmalige ärztliche Untersuchung verbunden ist. Dabei werden akut Erkrankte in die Krankenbaracken der Durchgangslager aufgenommen, Seuchenkranke ... ausgeschieden. Die Einsatzfähigen werden nach polizeilicher und berufsmäßiger Erfassung dem Einsatz in den Betrieben zugeführt". Die Betriebe – und damit die Werks- und Revierärzte – waren „verpflichtet, innerhalb der ersten zwei Wochen – später nach Erfordernis – zwei weitere Entlausungen durchzuführen".[133)]

Die zusätzliche Belastung der heimischen Ärzteschaft wird annährend faßbar, wenn man auf die Zahlen der ausländischen Arbeitskräfte blickt: In Mecklenburg waren bereits im November 1943 – ein knappes Jahr nach dem eben zitierten Erlaß über die „gesundheitlichen Maßnahmen bei Ostarbeitern" – neben den 38.915 Kriegsgefangenen auch 113.989 ausländische Arbeitskräfte tätig, darunter 46.118 Frauen (40,5 Prozent). Den Großteil dieser ausländischen Arbeitskräfte bildeten die 38.040 Ostarbeiter aus der Sowjetunion (darunter 21.892 Frauen) und die 37.681 aus dem Generalgouvernement rekrutierten Zwangsarbeiter (darunter 13.767 Frauen). Und ein weiteres Jahr später, im November 1944, sind in Mecklenburg bereits 157.978 ausländische Arbeitskräfte gezählt worden (darunter 49.455 Frauen = 31,3 Prozent). Betrachtet man das gesamte einsatzfähige Arbeitskräftepotential des Gaues bzw. Landes Mecklenburg, so standen im November 1944 den nur noch 197.323 dort vorhandenen deutschen Arbeitskräften immerhin 158.978 Ausländer gegenüber, die somit 44,5 Prozent aller im Lande vorhandenen Arbeitskräfte ausmachten.[134)] War die Gesundheitsversorgung schon der deutschen Bevölkerung nicht ausreichend, ist leicht vorstellbar, wie die medizinische Betreuung der Ausländer ausgesehen haben mag, von denen die Mehrheit wahlweise als „jüdisch-bolschewistische Untermenschen" oder als „polnisches Untermenschentum" angesehen wurde.

Mitte Februar **1943** – gut sechs Wochen nach der Kapitulation der 6. deutschen Armee bei Stalingrad – rief die durch die Kürzung der Treibstoffkontingente bedingte Errichtung von „festen Arztbezirken" ausweislich der Berichterstattung des SD weiterhin „lebhafte Kritik" hervor. Nicht nur, daß

---

130) Vom Generalbevollmächtigten für den Arbeitseinsatz herausgegebenes „Merkblatt über gesundheitliche Maßnahmen bei Ostarbeitern", 30.12.1942; hier zitiert nach: Informationsdienst des Hauptamtes für Volksgesundheit der NSDAP, Januar/Februar 1943, S. 18.

131) Ebenda, S. 19.

132) Rostocker Anzeiger, 5./6.12.1942.

133) Vom Generalbevollmächtigten für den Arbeitseinsatz herausgegebenes „Merkblatt über gesundheitliche Maßnahmen bei Ostarbeitern", 30.12.1942; hier zitiert nach: Informationsdienst des Hauptamtes für Volksgesundheit der NSDAP, Januar/Februar 1943, S. 19.

134) Berechnet nach Buddrus: Ausländische Arbeitskräfte in Mecklenburg, S. 95 ff.

die „Lage in der ärztlichen Versorgung immer schwieriger“ geworden sei, habe „zu lebhaften Erörterungen“ in der Bevölkerung geführt; die Errichtung der neuen Arztbezirke werde „sowohl von den Ärzten wie auch seitens der Bevölkerung nach wie vor mit der Begründung abgelehnt, daß dann der Grundsatz der freien Arztwahl verlassen werde. Das Verhältnis des Patienten zum Arzt könne nur auf der Grundlage des Vertrauens aufgebaut sein und die ärztliche Behandlung könne nur dann von Erfolg sein, wenn der Kranke zu dem ihn behandelnden Arzt volles Vertrauen“ habe. Auch das staatliche Gesundheitswesen fühlte sich betroffen; so wurde „in mehreren Berichten“ kritisiert, „daß auch die Tätigkeit der Amtsärzte und die Durchführung gesundheitspolizeilicher Aufgaben im Rahmen des öffentlichen Gesundheitsdienstes unter dem Treibstoffmangel erheblich leide“. Aus allen in der SD-Zentrale eingehenden Berichten gehe „übereinstimmend“ hervor, „daß man die unzureichende Zuteilung von Treibstoffen an die Ärzteschaft nicht verstehen“ könne. Unter den vom SD angeführten Beispielen war etwa der Bericht eines Gaugesundheitsführers, in dem es hieß, es gebe „nicht nur reichlich Fälle, in denen der Arzt aus Mangel an Benzin nicht kommen konnte, oder zu spät kam, so daß für Gesundheit und Leben verhängnisvolle Auswirkungen und Folgen aus Unfällen und Krankheiten entstanden“ seien, „sondern es sind bereits nachweisbar vermeidbare Todesfälle eingetreten“. So habe etwa der Vater eines an Diphtherie gestorbenen Kindes geklagt, „daß keine tägliche ärztliche Kontrolle [mehr] möglich“ sei und gemeint, „solange hier ... regelmäßig der Bierwagen kommt, kann ich nicht an Benzinmangel für die Ärzte glauben“. Offenbar sind die Treibstoffkürzungen für den Gesundheitssektor am „grünen Tisch“ und ohne Berücksichtigung der für die politische Führung so wichtigen Stimmungslage der Bevölkerung beschlossen und formal gehandhabt worden. Dies wurde besonders dann gefährlich, wenn Soldaten als Fronturlauber nach Hause kamen. So hätten sich „Urlauber aus dem Felde bei Ärzten beschwert, daß ihre Familien nicht ausreichend versorgt würden“, und die Postzensur habe ermittelt, daß „in Briefen von Soldaten aus dem Felde die Sorge über eine unzureichende ärztliche Betreuung ihrer Angehörigen zum Ausdruck“ gebracht wurde.[135)]

Zu der bereits geschilderten reichsweiten Krätze-Epidemie des Sommers 1942 kam im Frühjahr 1943 die in Mecklenburg schon länger grassierende Läuseplage hinzu. Weniger durch das Fehlen von Ärzten und die unzureichenden Benzinkontingente als vielmehr durch „den Mangel an Körperpflegemitteln“, die „Knappheit an Seife“ sowie durch das „teilweise völlige Fehlen von Läusevertilgungsmitteln“ bedingt, war es im Frühjahr **1943** deutschlandweit zu einer „zunehmenden Verlausung der Schuljugend“ gekommen. Aus zahlreichen Berichten „aus dem gesamten Reichsgebiet“ gehe hervor – so die SD-Zentrale –, „daß sich in den letzten Monaten besonders unter der Schuljugend eine starke Verlausung bemerkbar“ gemacht habe. Es sei „dringend erforderlich“, daß diesem Problem „baldigst besondere Aufmerksamkeit geschenkt“ werde, da „die Entwicklung teilweise katastrophale Ausmaße“ annehme. Es müsse beachtet werden, „daß aufgrund der Verlausung auch die damit verbundenen Hautausschläge stark in Erscheinung treten, so daß teilweise schon von einer Bedrohung des Gesundheitszustandes der Jugend gesprochen werden“ müsse. Neben Körperpflegeartikeln fehlten auch Kämme, deren Qualität so schlecht sei, daß sie „schon beim erstmaligen Benutzen“ zerbrechen. In den Schulen gebe es keine Desinfektionsmittel und keine Reinigungsmaterialien (Besen, Wischtücher, Eimer) mehr; außerdem fehle Personal, um die Schulen und Klassenräume sauberzuhalten. Vorgeschlagen wurde allen Ernstes, „Reinigungskommandos aus Kriegsgefangenen einzusetzen, um wenigstens in bestimmten Abständen eine gründliche Reinigung der Schulräume“ vorzunehmen.[136)]

Doch nicht nur die öffentliche Hygiene litt; der SD hatte schon seit längerem über „Mangelerscheinungen an Artikeln zur Körperpflege“ berichtet. So fehle es „neben Haarwasser, Mundwasser, Kämmen, Zahnbürsten und Kopfbürsten *vor allem an Seife und Zahnpasta*“. Über die jetzt erhältliche „Einheitsseife“ werde „immer wieder“ berichtet, „daß sie bei auch nur einigermaßen empfindlicher Haut diese erheblich angreife“; und die „völlig unzureichende Belieferung mit Zahnpasta“ führe dazu, „daß gerade durch die kriegsbedingten Ernährungsschwierigkeiten besonders leicht Zahnerkrankungen auftreten“.[137)]

---

135) Meldungen aus dem Reich, S. 4809 f. (Bericht vom 15.2.1943).
136) Ebenda, S. 4899 ff. (Bericht vom 4.3.1943).
137) Ebenda, S. 3111 f. (Bericht vom 18.12.1941; Hervorhebung im Original).

Bei all den bislang geschilderten, zumeist kriegsbedingten Fehlstellen oder Mißständen des nationalsozialistischen Gesundheitswesens – dem Ärztemangel, dem Fehlen von Arzneimitteln und Verbandsstoffen oder auch den zahlenmäßig zunehmenden Infektionskrankheiten der an der Heimatfront hart arbeitenden Zivilbevölkerung, für die immer weniger der ohnehin knappen Krankenhauskapazitäten zur Verfügung standen – ist zu beachten und zu bedenken, daß der nach dem Debakel von Stalingrad vom Reichspropagandaminister Joseph Goebbels am 18. Februar 1943 ausgerufene sogenannte „Totale Krieg" noch gar nicht begonnen hatte, der die meisten der bislang aufgetretenen Probleme weiter verschärfen und zuspitzen sollte. Totaler Krieg, gekennzeichnet durch die zunehmende Egalisierung der Unterschiede zwischen den militärischen Fronten und der zum Kriegsgebiet erklärten Heimatfront, bedeutete unter anderem die Verstärkung der Rüstungsanstrengungen durch den Einsatz von Arbeitskräften aus nunmehr für nicht kriegswichtig erachteten Bereichen, den pflichtmäßigen Arbeitseinsatz von Frauen, die durchgängige Einführung von Schichtarbeit und Verlängerung der Arbeitszeit, die Einziehung von bislang nicht mobilisierten Männern für die kämpfende Truppe sowie die Nutzbarmachung aller Ressourcen und Einrichtungen für eine zunehmend totalisierte, „ganzheitliche" Kriegführung. Im Bereich des Medizinalwesens hatte dies unter anderem eine weitere Abnahme der Zahl der im Reich, also im Heimatkriegsgebiet vorhandenen Ärzte, die Umwidmung von Krankenanstalten zu Wehrmachtslazaretten und das Fehlen von Medikamenten zur Folge.

Ende Januar **1943** ordnete der Reichsgesundheitsführer unter direkter Bezugnahme auf den wenige Tage zuvor ergangenen Erlaß Hitlers „über den umfassenden Einsatz von Männern und Frauen für Aufgaben der Reichsverteidigung"[138] an, daß auch alle Angehörigen der Gesundheitsberufe und alle Institutionen des Gesundheitswesens an diesem Einsatz „mitzuwirken" hatten. So verpflichtete er „alle Ärzte, Krankenhäuser, Kliniken, Institute", den Arbeitseinsatzbehörden „Befundberichte über den gegenwärtigen Zustand und frühere Krankheiten" ihrer Patienten zu übermitteln, „die in ihrer Behandlung standen oder noch stehen", damit die Ämter entscheiden konnten, wer von den zu mobilisierenden Arbeitskräften einsatzfähig war und in welchem Bereich eingesetzt werden konnte. Außerdem verpflichtete Conti „alle Ärzte, Krankenhäuser, Kliniken ..., den Arbeitseinsatzbehörden Einsicht in die Unterlagen über frühere Behandlungen, Operationen usw. zu gewähren". Um etwaigen Einwänden zuvorzukommen, betonte der Reichsgesundheitsführer ausdrücklich: „Eine Verletzung der ärztlichen Schweigepflicht liegt bei diesen Berichten und Gutachten ... nicht vor." Und schon drei Wochen bevor der Reichspropagandaminister am 18. Februar offiziell den „Totalen Krieg" ausrufen sollte, wies Conti bereits am 29. Januar 1943 „alle Ärzte und Angehörigen der Gesundheitsberufe darauf hin, sich stets vor Augen zu halten, daß wir heute einen totalen Krieg führen, in dem die notwendige Härte ein Gebot der Stunde ist".[139]

Die Praktiken und Auswirkungen dieses totalen Krieges drohte jedoch auch einen möglicherweise totalen Ausfall des Gesundheitssystems herbeizuführen. Wegen der bislang ungehemmten Einziehungspraxis der Wehrmacht und deren immer weitergehenden Zugriffe auf die Kapazitäten der zivilen Krankenanstalten und des Arzneimittelwesens stand das deutsche Gesundheitswesen schon zu Beginn des Jahres 1943 vor einem drohenden Zusammenbruch. In dieser Situation sah sich die staatliche Gesundheitsverwaltung zu einem außergewöhnlichen Schritt genötigt. In einem Erlaß des Reichsministers des Innern an die Reichsverteidigungskommissare (das waren in der Regel die Gauleiter der NSDAP) wurden die höchsten regionalen Repräsentanten von Partei und Staat im Februar 1943 aufgefordert, bei der weiteren „Freimachung von Personal", die im Zuge des Erlasses des Führers „über den umfassenden Einsatz von Männern und Frauen für Aufgaben der Reichsverteidigung" in allen Bereichen vorzunehmen war, „darauf Bedacht zu nehmen, daß auf gesundheitlichem Gebiet die folgenden Fachkräfte wegen ihrer *hohen Kriegswichtigkeit möglichst erhalten* bleiben" sollten.[140]

Aufschlußreich ist zum einen, daß das Reichsinnenministerium und seine Gesundheitsabteilung, die sich gegenüber dem Oberkommando der Wehrmacht offensichtlich nicht gegen dessen radikale Einziehungs- und Beschlagnahmepraktiken durchsetzen konnte, nunmehr die Reichsverteidigungs-

---

138) Vgl. dazu Moll: Führer-Erlasse, S. 311 f.

139) Anordnung Nr. 2/43 des Reichsgesundheitsführers; hier zitiert nach: Die Gesundheitsführung. Ziel und Weg, 1943, S. 51.

140) Runderlaß des Reichsministeriums des Innern, 15.2.1943; hier zitiert nach: Informationsdienst des Hauptamtes für Volksgesundheit der NSDAP, März-Mai 1943, S. 30 f. (Hervorhebung im Original).

kommissare in Stellung brachten und sie aufforderten, sich ihrerseits mit der Wehrmacht auseinanderzusetzen; der Kampf um die schwindenden Ressourcen wurde also von der Reichsebene auf die regionalen Ebenen verlagert. Und interessant ist zum anderen, *welche* Fachkräfte des Gesundheitswesens wegen ihrer „hohen Kriegswichtigkeit" denn „erhalten bleiben" und nicht einberufen oder zweckentfremdet eingesetzt werden sollten; kurz gesagt, betraf dies *das Personal aus allen Berufssparten des Gesundheitswesens.* Aus Sicht des Ministerialdirektors und stellvertretenden Leiters der Gesundheitsabteilung des Reichsinnenministeriums, Dr. Fritz Cropp, waren in erster Linie zu schützen „Ärzte, Zahnärzte, Apotheker, Hebammen, Dentisten", aber auch „zur Zeit noch praktizierende Heilpraktiker, Gesundheitspflegerinnen, medizinisch-technische Assistenten und Gehilfinnen, Heilgymnastinnen und Diätassistentinnen, sämtliche in der Seuchenbekämpfung tätigen Hilfskräfte (Gesundheitsaufseher, Desinfektoren, Schädlingsbekämpfer), Volkspflegerinnen und Gesundheitspflegerinnen für den öffentlichen Gesundheitsdienst" sowie der „Bestand der Stellen der Sprechstundenhelferinnen für Ärzte, Zahnärzte und Dentisten". Nicht einberufen und nicht zweckentfremdet eingesetzt werden sollten aber auch das „Krankenpflegepersonal, Säuglingspflegerinnen, Zahntechniker, Küchenleiter(-innen), Diät-Köche und Diät-Köchinnen in Krankenhäusern und Heil- und Pflegeanstalten. Das für diese Anstalten erforderliche sonstige Küchen- und Hauspersonal muß sichergestellt werden". Hinzu kamen „Einsatzkräfte des Deutschen Roten Kreuzes ..., Sanitätspersonal, Schwestern, Schwesternhelferinnen ... Erzieher, soweit sie nicht kv sind, und Erzieherinnen in den Einrichtungen, in denen Kinder und Jugendliche auf Grund der Fürsorgepflichtverordnung und des Reichsjugendwohlfahrtsgesetzes erzogen werden. Auch hier muß das Küchen- und Hauspersonal, das zur Aufrechterhaltung der Einrichtungen unentbehrlich ist, sichergestellt werden". Gleiches galt schließlich auch für „das Aufsichtspersonal in Einrichtungen zur Bewahrung von Gemeinschaftsfremden".[141] Aus diesem Erlaß wird zum einen die gesamte Bandbreite der Gesundheitsberufe deutlich und zum anderen, welche Tätigkeitsbereiche von der Medizinalbürokratie auch im totalen Krieg für unentbehrlich gehalten wurden.

Im Rahmen einer Inspektionsreise des Reichsgesundheitsführers durch den Gau Mecklenburg sah sich Conti im März **1943** auch veranlaßt, die dortige Ärzteschaft moralisch aufzurichten, an ihre Pflichten zu erinnern und „die Stellung des Arztes im Volke" zu umreißen: „Ein Arzt kann ein Zentrum der Kraft sein, wenn er seine Aufgabe richtig erkennt, das heißt, wenn er bereit ist, am Gesamtaufbau des Volkes mitzuhelfen." Man könne sogar „von einem Gefolgschaftsverhältnis zwischen dem Patienten und seinem Arzt sprechen, denn es gibt viele Krankheiten, die nur dann heilen, wenn der Mensch unbedingt gesund sein will. Daraus folgt also, daß der Patient willensmäßig dem Arzt folgen muß ... Voraussetzung für beide, für Arzt und Patient, ist es, das Leben und die bestehende Lebensform unbedingt zu bejahen". Die bestehende Lebensform aber war das nationalsozialistisch beherrschte Deutschland. Und für dieses gelte, „daß Weltanschauung und Volksgesundheit nicht von einander zu trennen" seien. Es gebe „eigentlich nur zwei Dinge, die einen Menschen glücklich machen: die richtige Gattenwahl, die eine Schar gesunder Kinder gewährleistet, und die richtige Berufswahl, die dem Menschen Freude gibt und ihn an das Werk bindet". Dies führte Conti zur verschwurbelten Schlußfolgerung: „Durch beides, durch seine Kinder und sein Werk, ist der Mensch seinem Volkstum und damit also der Ewigkeit verbunden."

Aktuell wichtiger aber im gerade ausgerufenen Totalen Krieg war aber die Mobilisierung aller Kräfte an der Heimatfront, vor allem für die Ausweitung der Produktion in der Rüstungsindustrie. Dazu mußten unter anderem der Krankenstand gesenkt und die Geburtenzahlen erhöht werden. Conti appellierte an die mecklenburgische Ärzteschaft: „Die Pflicht zur Gesundheit ist unter den gegenwärtigen Umständen dieses Krieges geradezu eine nationale Pflicht", denn es gelte, „die guten Erbwerte unserer Rasse über eine Notzeit hinweg weiterzutragen und für die Zukunft sicherzustellen". Und der Reichsgesundheitsführer versuchte auch, auf kommende Verschlechterungen einzustimmen: „Ganz abgesehen davon, daß wir eine richtige Not bis jetzt noch nicht gespürt haben", sei es „beruhigend zu wissen, daß ein Volk in seinem Erbkern nicht verdorben wird, wenn es eine Generation lang hungert. Not führt keine Erbverschlechterung herbei". Dieser „Tatsache" sei es „zu verdanken, daß nach dem großen Aderlaß des ersten Weltkrieges 1939 trotzdem wieder eine

141) Ebenda, S. 40 (Hervorhebungen durch die Verfasser).

so große Zahl tapferer Soldaten bereitstand, um das Lebensrecht des deutschen Volkes aufs neue zu verteidigen".[142)]

Ende Mai **1943** sah sich der SD angesichts dessen, „daß zur Zeit wieder in erhöhtem Umfang eine Einziehung von Ärzten zur Wehrmacht" stattfand, erneut veranlaßt, einen alarmierenden Bericht zum Stand der „ärztlichen Versorgung der Zivilbevölkerung" zu erstatten. Darin nahm weniger die eigentliche medizinische Versorgung der Bevölkerung den Hauptteil ein, sondern eher „die Frage der langen Wartezeiten in der Sprechstunde". Es sei „keine Seltenheit", daß „vor den Häusern einzelner Ärzte Schlangenbildungen zu beobachten" seien und die „Wartezimmer bereits drei bis vier Stunden vor Beginn der Sprechstunde belagert" würden. Habe man es dann ins Wartezimmer geschafft, würden „die Wartezeiten nach vorliegenden Meldungen ... bis zu acht und sogar neun Stunden" betragen. Während dieser Zeit seien die Patienten „in den überfüllten Wartezimmern durch die zunehmende Zahl der akut Erkrankten ... dauernd einer steigenden Ansteckungsgefahr ausgesetzt". Hinzu komme „die außerordentlich ungünstige stimmungsmäßige Auswirkung, besonders auf seelisch labile Kranke, da sich in der trostlosen Langeweile der Wartezimmer immer wieder Patienten fänden", die „bereitwilligst ihre Leidensgenossen mit der eingehenden Wiedergabe ihrer Krankengeschichte" unterhielten. Die eigentliche Gefahr bestünde jedoch darin, daß „die Wartezimmer der Ärzte ideale Nährböden für Gerüchtebildung" seien, da „jede angebliche Neuigkeit von den durch das lange Warten ... reizbaren und unzufriedenen Menschen entsprechend aufgenommen" würde. Aber auch die Qualität der medizinischen Betreuung leide, da „der praktische Arzt heute in der Sprechstunde durchschnittlich nur noch rund zwei Minuten Zeit zur Behandlung eines Patienten" habe. Allerdings ließen sich volle Wartezimmer vermeiden, wenn die „ausgesprochen disziplinlosen Volksgenossen" energisch darauf hingewiesen würden, mit ihren vielfach eingebildeten Krankheiten die Praxen zu meiden, denn viele Ärzte würden berichten, „daß rund die Hälfte ihrer Sprechstundenpatienten nicht oder jedenfalls nicht so ernstlich krank seien, daß sie dringend einen Arzt aufsuchen müßten".[143)]

Auch die Parteiführung schaltete sich in die Disziplinierung der Patienten ein. Angesichts der Tatsache, daß „die ärztliche Versorgung der Zivilbevölkerung nach wie vor große Schwierigkeiten" bereite, müsse „die gegebene Lage von der Bevölkerung vor allem in den ländlichen Bezirken unbedingt berücksichtigt werden". Die Partei-Kanzlei informierte sämtliche politischen Leiter der NSDAP über das Ergebnis eines Pilotversuchs in einem Landkreis und empfahl dringend eine Nachahmung: So habe „ein Versuch, die Bevölkerung eines Landkreises zu diszipliniertem Verhalten zu erziehen, sehr günstige Ergebnisse" gezeitigt. Die Ortsgruppenleiter der Partei und die Amtsbürgermeister hätten dafür gesorgt, daß „bei Krankheitsfällen allgemeiner Art in abgelegenen Ortschaften ... erst durch die zuständige Gemeindeschwester oder sonst vertrauenerweckende Persönlichkeiten" nachgeprüft wurde, „ob die Krankgewordenen tatsächlich ärztlicher Besuche bedürfen". Dadurch seien „zahlreiche Bagatellfälle ohne ärztliche Hilfe erledigt" worden.[144)]

Volle Wartezimmer, überlastete Ärzte, kaum Zeit für die Behandlung „richtiger" Krankheiten; im SD war man der Auffassung, daß eine effektivere Praxisorganisation auch „die Beschäftigung einer Sprechstundenhilfe" voraussetzen würde, „die sehr vielen Ärzten heute nicht zur Verfügung stehe". Obwohl sich „die meisten praktischen Ärzte dagegen wehrten, auch noch ihre Sprechstunde amtlich regeln zu lassen", regte der SD an, daß es „im Hinblick auf die derzeitige Lage erforderlich" sei, „in gewissem Umfang regelnd in den technischen Ablauf der Sprechstunden" einzugreifen, da nicht wenige Ärzte „büromäßig außerordentlich rückständig seien". Der SD empfahl die pflichtmäßige Einführung von „Aufrufnummern"; diese hätten den Vorteil, daß die Patienten nach Erhalt ihrer Nummer erst einmal wieder ihrer Beschäftigung nachgehen könnten und sich dann erst zu einer bestimmten Stunde wieder beim Arzt einfinden müßten. Dringend erforderlich sei eine „allgemeine Zuteilung von Sprechstundenhilfen, die den Arzt von aller überflüssigen Schreibarbeit und sonstiger Bürotätigkeit" zu entlasten hätten.[145)]

142) NS-Gaudienst Mecklenburg, 24.3.1943.
143) Meldungen aus dem Reich, S. 5279 f. (Bericht vom 24.5.1943).
144) Informationsdienst des Hauptamtes für Volksgesundheit der NSDAP, Oktober-Dezember 1943, S. 99 f.
145) Meldungen aus dem Reich, S. 5279 f. (Bericht vom 24.5.1943). Kaum Sorgen bereitete dagegen die Lage bei den weniger frequentierten Fachärzten, die schon länger mit einem bewährten Bestellsystem den Zulauf zu ihrer Praxis geregelt hätten; hier würde „heute die Vormerkungszeit [nur] bis zu zwei Monaten" betragen. Ebenda.

Der vom SD konstatierten „trostlosen Langeweile der Wartezimmer", die „ideale Nährböden für die Gerüchtebildung" seien, wurde in Mecklenburg seit Jahren abzuhelfen versucht – unklar, mit welchem Erfolg. Die Gaupropagandaleitung der NSDAP gab schon ab März 1938 den „Wochenspruch des Gaues Mecklenburg" heraus, der „in kurzer, prägnanter Form Aussprüche des Führers oder führender Männer oder einen aktuellen Gedanken in das Volk hineintragen" sollte. Man hoffte, daß „der Wochenspruch wie kein anderes Mittel ein wirksames Instrument zur Verbreitung nationalsozialistischen Gedankengutes" sein könne. „Neben der propagandistischen Wirkungskraft" stelle er auch einen „guten und geschmackvollen Wandschmuck dar". Dieser Wochenspruch müsse „in allen Dienststellen der Partei, ihrer Gliederungen und angeschlossenen Verbänden und in allen Behörden, Betrieben, Schulen, Gemeinschaftshäusern, *Warteräumen*, Geschäften, Gaststätten usw. in der notwendigen Anzahl zum Aushang kommen".[146)]

War schon tagsüber der Zugang zu den niedergelassenen Ärzten nur noch unter größerem Zeitaufwand möglich, so lagen „aus dem gesamten Reichsgebiet" auch Beschwerden darüber vor, daß eine „Heranholung von Ärzten während der Nachtstunden" kaum mehr möglich war. So sei es „keine Seltenheit, daß man gezwungen sei, drei oder vier Ärzte anzurufen oder bei ihnen vorzusprechen, bevor man wirklich Hilfe bekomme"; und „nicht selten seien auch die Fälle, in denen es überhaupt nicht möglich sei, während der Nachtstunden einen Arzt zu erreichen". Auf dem Lande, „wo schon in normalen Zeiten nur ein Arzt vorhanden gewesen" ist, sei eine ärztliche Nachtversorgung faktisch nicht mehr vorhanden, wenn „nicht etwa alte Ärzte an Stelle der jüngeren, die zur Wehrmacht eingerückt seien, dort Dienst täten". Am „unangenehmsten" sei jedoch „die Tatsache", daß „in zahlreichen Landgemeinden der Telefondienst der Postdienststellen um 20 Uhr beendet" würde, „so daß es nicht mehr möglich sei, den Arzt nachts telefonisch zu erreichen". Außerdem sei es den das flache Land oder kleinere Städte betreuenden Ärzten „aufgrund des Treibstoffmangels sehr häufig kaum oder überhaupt nicht mehr möglich, zusätzlich zu ihren normalen Besuchsfahrten auch noch andere Besuche außer der Reihe zu übernehmen". Hinzu komme, daß die „wie allgemein bekannt unerhört überlasteten Ärzte nachts nicht mehr bereit seien, noch Besuche durchzuführen". Der SD hielt es angesichts dieser als Misere empfundenen Situation für „unbedingt notwendig, eine reichseinheitliche Regelung grundsätzlicher Art herbeizuführen, wonach überall dort, wo für einen bestimmten Bezirk mehrere Ärzte vorhanden seien, diese sich im Nachtdienst abzuwechseln" hätten. Bei dem „starken Mangel an Ärzten in der freien Praxis" sei zu überlegen, „ob man nicht beamtete Ärzte, insbesondere Betriebsärzte und Amtsärzte, mit heranziehen" sollte; „auch Krankenhausärzte", soweit diese nicht durch Nachtdienst gebunden seien, könnten so eingesetzt werden.[147)]

Die Gesundheitsverhältnisse im Reich, also die gesundheitliche Situation der immer stärker in die Kriegswirtschaft einbezogenen Bevölkerung, hatten sich auch durch die weiterhin zahlreichen Einziehungen von Ärzten zur kämpfenden Truppe und durch die einseitige Lenkung von Sanitätsmaterial und Arzneimitteln an die Wehrmacht weiter verschlechtert. Es gelang an der Heimatfront kaum noch, die vorhandenen „Löcher" zu stopfen und die kleiner und dünner werdende „Dekke" über alle auszubreiten. Um den Einsatz der immer geringer werdenden Ressourcen mit „harter Hand" zu koordinieren, brachte Hitler den von ihm vor Jahresfrist ernannten „Bevollmächtigten für das gesamte Gesundheitswesen" erneut ins Spiel und ordnete in Erweiterung seines Erlasses vom 28. Juli 1942 in einem „Zweiten Erlaß über das Sanitäts- und Gesundheitswesen" am 5. September **1943** an: „Der Bevollmächtigte für das Sanitäts- und Gesundheitswesen, Generalkommissar Professor Dr. med. Brandt, ist beauftragt, *zentral* die Aufgaben und Interessen des *gesamten* Sanitäts- und Gesundheitswesens zusammenzufassen und weisungsgemäß zu steuern." Diese Anordnung galt „sinngemäß" auch für „das Gebiet der medizinischen Wissenschaft und Forschung" sowie für „Einrichtungen, die sich mit der Fertigung und Verteilung von Sanitätsmaterial usw. befassen".[148)]
Damit avancierte Brandt zum obersten Lenker und Befehlshaber des deutschen Gesundheitswesens,

---

146) Der „Wochenspruch" konnte für 0,20 RM pro Woche abonniert werden. „Die einmalige Anschaffung für den in guter Ausführung herausgebrachten Patent-Wechselrahmen beträgt nur 1,85 RM. Durch geringen Preis ist für jeden die Möglichkeit gegeben, den Wochenspruch zu beziehen." Ärzteblatt für Pommern und Mecklenburg, 1938, S. 41 (Hervorhebung durch die Verfasser).

147) Meldungen aus dem Reich, S. 5435 ff. (Bericht vom 5.7.1943).

148) RGBl., T. I, 1943, S. 533 (Hervorhebungen durch die Verfasser).

war faktisch Reichsgesundheitsminister, der nunmehr auch Zugriff auf das Sanitätswesen der Wehrmacht hatte, das bislang weitgehend autonom agieren konnte.

Ende September **1943** registrierten die Beobachter des SD, „daß der Gesundheitszustand der Volksgenossen seit Einführung des verstärkten Arbeitseinsatzes sich ständig verschlechtere und nicht mehr als gut anzusehen" sei.[149)] Dabei seien „die Gesundheitsschäden im allgemeinen" nicht nur „auf den verstärkten Arbeitseinsatz an sich zurückzuführen", sondern diese hätten „ihre Ursachen im wesentlichen [auch] in den Kriegsverhältnissen und den dadurch bedingten Schwierigkeiten der Ernährung und Lebensführung". Gerade über den „Fraueneinsatz" werde berichtet, „daß die körperliche Umstellung derjenigen Frauen, die sich bisher noch nicht im Arbeitseinsatz befunden hätten, besondere Schwierigkeiten bereite". Besonders bei den Frauen, „die ihr bisheriges Tagewerk – die Hausarbeit – auf den Abend verlegen müßten und tagsüber im Betrieb zur stärksten Konzentration auf die neu zu erlernende Arbeit gezwungen seien", würden „häufig Erschöpfungszustände" beobachtet.[150)] Diese ungeschminkte – allerdings interne und geheime – Einschätzung widersprach dem ebenfalls „streng vertraulichen" Lagebericht, den Reichsgesundheitsführers Dr. Leonardo Conti zur selben Zeit, im Herbst 1943, den Spitzen der staatlichen Verwaltungen aus ganz Deutschland über den „Stand der Volksgesundheit im 5. Kriegsjahr" präsentierte und in dem er eine optimistische Lagebeschreibung zu vermitteln suchte.[151)]

Die Realitäten waren jedoch andere: Laut Einschätzung des SD seien nach Beobachtungen von Betriebsärzten im Zuge „der Einführung der verlängerten Arbeitszeit" vor allem folgende Krankheitsbilder aufgetreten: „1. Ständige Kopfschmerzen, besonders bei Geistesarbeitern. 2. Dauernde Müdigkeit mit schlechter geistiger Konzentration und Vergeßlichkeit. 3. Innere Unruhe, Gedankensprünge und Unklarheit bei der Rede, starke Überempfindlichkeit gegen Licht und gegen Geräusch. Besondere Empfindlichkeit gegen Temperaturunterschiede. 4. Schlaflosigkeit, Appetitlosigkeit, Sodbrennen, Aufstoßen, Gasbauch, starker Druck in der Magengegend, des öfteren Diarrhöen, starke Zunahme der Magengeschwüre. 5. Herzbeklemmung, Herzklopfen und Beengung in der Brust, Zunahme der Lungenerkrankungen, Aktivierung der Tuberkulose. 6. Starke Schweißausbrüche und Haltungsanomalien. 7. Verminderung der Leistung der Keimdrüsen bei Männern. 8. Starke Beschwerden während der Periode bei Frauen. 9. Dysfunktion der Schilddrüse, Haarausfall, Zittern der Hände, Glanzaugen (Basedow). 10. Einzelne Fälle von plötzlichen Schlaganfällen, Herztod bei verhältnismäßig jungen Menschen. 11. Blutdrucksteigerungen und starke Blutdruckerniedrigungen. 12. Verbreitung von Hauterkrankungen, besonders Furunkulose."

Nach ärztlicher Auffassung seien „diese Krankheitserscheinungen" zumeist „durch Überbeanspruchung des Nervensystems hervorgerufen" und würden sich „vielfach mit der Zeit zu schweren organischen Krankheiten entwickeln". Und „erfahrene Ärzte" seien der Ansicht, daß die „übermäßige Arbeitsleistung, welche die Kriegszeit von fast jedem im Arbeitsprozeß stehenden Volksgenossen" verlange, eine „übermäßig starke Beanspruchung des Nervensystems" zur Folge habe und „daher die Hauptursache für die Häufung der geschilderten Krankheitszeichen" bilde. Eine objektiv gesehen durchaus richtige Einschätzung der Lage, deren Ursachen jedoch aus dem zeitgenössischen Bedingungsgefüge und der daraus resultierenden systemimmanenten Sicht des NS-Regimes nicht abgestellt werden konnten. Mutig – und dennoch folgenlos – blieb die Forderung der SD-Spezialisten, die Verantwortlichen mögen „bedenken, daß die heute geltenden Anforderungen im Widerspruch stünden zu allen Grundsätzen, welche früher von maßgebenden Stellen der Gesundheitsführung in be-

149) Im März 1943 hatte Hermann Göring in seiner Eigenschaft als Vorsitzender des Ministerrates für die Reichsverteidigung angeordnet, daß die Mindestarbeitszeit der „Beamten mit sofortiger Wirkung auf 56 Stunden" wöchentlich festzusetzen sei. Jeder „Behördenangehörige" habe „in Zukunft seine Dienstgeschäfte täglich so wahrzunehmen, daß keines unerledigt" bleibe. „Am Sonnabendnachmittag und Sonntag wird soweit gearbeitet, als kriegswichtige Aufgaben zu erfüllen sind." RGBl., T. I, 1943, S. 141 f. Das Mecklenburgische Staatsministerium hatte bereits im Mai 1942 für die Landesbediensteten „während des Krieges" eine wöchentliche Mindestarbeitszeit von 56 Stunden festgesetzt; vgl. dazu: Regierungsblatt für Mecklenburg, 1942, S. 72. Ab März 1943 galt für alle Rüstungsbetriebe eine 24stündige Arbeitszeit, also ein durchgehender Schichtbetrieb. Hinzu kam eine umfangreiche Arbeitsdienstpflicht für Frauen. Ab 1944 galt eine generelle Arbeitszeit von 60 Stunden, in der Rüstungsindustrie von 72 Stunden pro Woche, verbunden mit einer weitreichenden Urlaubssperre.

150) Meldungen aus dem Reich, S. 5811 f. (Bericht vom 27.9.1943).

151) Vgl. dazu: BA, RD, Nr. 17/21, und die Auszüge aus der Rede des Reichsgesundheitsführers im Kapitel: Krankheiten, Todesfälle und Todesursachen im Deutschen Reich und in Mecklenburg, S. 387 ff.

zug auf die Notwendigkeit der Erholung, Ausspannung usw. für den schaffenden Menschen aufgestellt worden“ waren. Folgenlos blieben die Mahnungen des SD auch nach den „übereinstimmenden Feststellungen“ der „Betriebsführer“, „daß der Gesundheitszustand der Gefolgschaft in zunehmendem Maße eine Verschlechterung erfahren habe und daß diese Entwicklung zu einer akuten Gefahr für die Produktionssteigerung werden“ könne. „Sowohl von Betriebsführern wie Ärzten werde für die Zukunft mit einer weiteren Verschlechterung des Gesundheitszustandes und damit einer Minderung der Produktion gerechnet.“ Zwar sei es „richtig, daß der Gesundheitszustand hinsichtlich Seuchen und ansteckender Krankheiten noch immer recht günstig sei“. Der SD als informierter Beobachter der Volksstimmung meinte aber, „mit allem Ernst“ darauf hinweisen zu müssen, „daß das Absinken des allgemeinen Gesundheitszustandes ständige Beachtung verdiene und nicht durch Hinweise abgetan werden könne, daß objektiv nachweisbare Krankheiten ernsterer Natur vielfach noch nicht beobachtet werden“ könnten.[152] Ungeachtet dessen wurde von seiten des NS-Regimes weiterhin auf Verschleiß gefahren.

Dies betraf auch die Versorgung mit Medikamenten, Arzneien und ärztlichem Verbrauchsmaterial. Von der Bevölkerung, den Apothekern und Ärzten werden „über ein ständiges Anwachsen der Mangelerscheinungen auf dem Gebiete der Arzneimittelversorgung“ geklagt, wobei „die stimmungsmäßige Auswirkung auf die Bevölkerung nicht übersehen werden dürfe“. Wie der SD im Oktober **1943** berichtete, habe „infolge der immer größer werdenden Nervenbelastung der Volksgenossen der Bedarf an *Schlafmitteln* weiterhin stark zugenommen“. Aus Sicht der Medizinalpolitik müsse eine „bessere Belieferung mit *Adalin, Secundal, Fatigan* und ähnlichen Präparaten“ erreicht werden, „um die Bevölkerung von barbitursäurehaltigen Spezialitäten fernzuhalten“. Auch sei „derselbe Mangel bei rezeptfreien schmerzstillenden Tabletten, insbesondere *Kopfschmerzpräparaten*“, zu verzeichnen, was sich „für die Betroffenen sehr nachteilig“ auswirke. Es fehlten ferner „die notwendigen Präparate für Asthmakranke wie *Felsol, Puraeton, Taumasthman, Asthmylosin* [und] Trockeninhalatoren“, mithin Präparate und Gerätschaften, die „den Patienten die größte Linderung bringen“ würden. Die Apotheken klagten „über den Mangel an *Glyzerin, Kodein, Benzin, Essigsaure Tonerde und Wasserstoffsuperoxyd*“. Darüber hinaus würden „Verbandsstoffe und Pflaster nur in geringsten Mengen geliefert“; vollständig fehlten „*Milchpumpen, Gebläse für Tascheninhalatoren, Gummiplättchen für Zahnprothesen* sowie *Klistier- und Ohrenbällchen. Rekordspritzen und Injektionsnadeln* seien kaum erhältlich; auch *Pinzetten* fehlten. *Hormonpräparate, Bismutum subgallicum* und *Bismutum subnitricum* würden nur in geringsten Prozenten des Bedarfs zugeteilt. *Lebertran* sei auch kaum angeliefert worden ... *Menthol, Dionin, Aethylmorphin, Papaverin, Anaesthesin, Theobromin, Coffein*, alles Präparate, die täglich gebraucht würden, seien nicht mehr vorhanden ... Sehr unangenehm würde das völlige Fehlen von *Kamille* bemerkt“. Und „als besonders nachteilig“ werde „auch der Mangel an *Desinfektionsmitteln* bezeichnet“; diese seien „schon während des ganzen Krieges knapp gewesen, aber augenblicklich überhaupt nicht zu erhalten. Besonders vermisse man *Sagrotan, Lysoform* und *Chinosol* ... Durchaus unzureichend“ sei auch „die Zuteilung von *Insulin*“, die jetzt auf „50 Prozent herabgesunken“ sei; „bei einem vermehrten Arbeitseinsatz von Zuckerkranken mache sich dies besonders bemerkbar“. Das vom SD kritisierte bürokratische Antrags-, Kontroll-, Genehmigungs- und Auslieferungsverfahren bewirke „sehr oft, daß vom Tage der Antragstellung bis zur Aushändigung an den Diabetiker ... fünf bis sechs Wochen vergehen ... Unter diesen Umständen komme es sogar vor, daß der Krankheitszustand sich außerordentlich verschlimmere oder sogar der Tod eintrete, bis alle Vorschriften erfüllt“ worden sind. In der Bevölkerung sei bereits „zu hören, der Staat sorge nicht mehr genügend für kranke Menschen, denn sonst müßten längst Möglichkeiten gefunden worden seien, diese Mißstände abzustellen“.[153]

Dem versuchte die Reichsgesundheitsführung mit zwei im Sommer 1943 erlassenen Anordnungen zu begegnen. „Aus Gründen der Sicherstellung der ärztlichen Versorgung der Zivilbevölkerung“ erließ Conti ein „Verbot für Ärzte, ihren zuständigen Ärztekammerbereich zu verlassen“: „Kein Arzt darf, auch wenn er bombengeschädigt ist, ohne Genehmigung seiner zuständigen Ärztekammer deren Bereich verlassen. Zuwiderhandelnde haben mit Bestrafung zu rechnen.“ Die Kassenärztliche

152) Meldungen aus dem Reich, S. 5813 f. (Bericht vom 27.9.1943).
153) Ebenda, S. 5895 ff. (Bericht vom 19.10.1943; Hervorhebungen im Original).

Vereinigung sei „angewiesen, solchen Ärzten jegliche Unterstützung zu entziehen"; das schloß auch die Honorarzahlungen ein.[154)]

Die durch diesen Erlaß an einem Wohnortwechsel gehinderten Ärzte mußten, selbst wenn sie – was immer häufiger vorkam – ausgebombt, also ihre Praxis- oder Wohnräume zerstört waren, weiterhin ärztlich tätig sein und für ihre Beschäftigung auch honoriert werden. Das stellte sich im zunehmenden Bombenkrieg als immer schwieriger heraus: „Um in den von Luftkriegsschäden stark betroffenen Gebieten eine Sicherung sowohl der kassenärztlichen Versorgung als auch derjenigen Kassenärzte zu erreichen, deren Arztpraxen schwer beschädigt oder zerstört" waren, hatte die Reichsleitung der KVD „die Leiter ihrer Landesstellen ermächtigt, bei der Vergütungsregelung für Kassenärzte ... von den Bestimmungen des Honorarverteilungsmaßstabes abzuweichen und die kassenärztlichen Honorarzahlungen zu vereinfachen". Wenn „Kassenärzte von Luftkriegsschäden betroffen" waren oder „die Abrechnungsstelle nicht voll aktionsfähig" war, dann durfte den Kassenärzten „das kassenärztliche Honorar in Höhe des bisherigen vierteljährlichen Durchschnittshonorars weitergezahlt werden, ohne daß es einer Abrechnung nach einzelnen Leistungen" bedurfte. Dadurch sollte erreicht werden, „daß der Kassenarzt seine Vergütung auch dann erhält", wenn „die Abrechnungsunterlagen in seiner Praxis vernichtet" wurden. Damit war zugleich eine wirtschaftliche Sicherstellung „derjenigen bombengeschädigten Kassenärzte" beabsichtigt, die „in Ambulanzen, in fremden Praxen, in Hilfsstellungen tätig" wurden. Als „Grundsatz für den Einsatz bombengeschädigter Kassenärzte" galt, daß diese „nach Möglichkeit weiterhin kassenärztlich tätig bleiben" sollten. Deshalb wurde „jeder Kassenarzt, der in seinen Praxisräumen nicht weiterarbeiten kann, *verpflichtet*, dies an die für ihn zuständige Landes- oder Bezirksdienststelle der KVD alsbald zu melden. Falls er im eigenen Praxisbereich nicht in Ausweichräumen oder in der verwaisten Praxisstelle eines einberufenen Kassenarztes tätig werden kann", sollte er „in einem fremden Bezirk zur kassenärztlichen Tätigkeit eingesetzt werden ... Soweit es erforderlich ist, kann er vom Leiter seiner Ärztekammer auch in einer Ambulanz, einem Ausweichkrankenhaus oder dergleichen zur Verfügung gestellt werden". Mit der Residenzpflicht trotz luftkriegszerstörter Praxis oder mit der Möglichkeit, in einem anderen Arztbezirk eingesetzt zu werden, und der Weiterzahlung der bisherigen Honorare durch die KVD sollte „sowohl die kassenärztliche Versorgung der Zivilbevölkerung als auch die wirtschaftliche Existenz der Kassenärzte" gesichert werden.[155)]

Der schon im Herbst des Vorjahres beklagte „Mangel an Verbandsstoffen" war auch im November **1943** noch virulent. Den „aus dem gesamten Reichsgebiet" vorliegenden Berichten sei zu entnehmen, daß „der Mangel an Verbandsmaterial in ständig steigendem Maße" zunehme, die Nachfrage könne „vielerorts nicht mehr befriedigt werden". Bislang undenkbar, habe man „infolge dieser ständigen Verknappung" dazu übergehen müssen, „Verbandsmaterial nur noch gegen Rezept abzugeben", was wiederum „bei der Bevölkerung viel Ärgernis hervorgerufen" habe, weil die „Volksgenossen [doch] nicht wegen jeder Kleinigkeit einen Arzt aufsuchen" sollten. Der Mangel an Verbandsstoffen an der Heimatfront sei „durch den verstärkten Arbeitseinsatz und die dadurch bedingte Zunahme von Verletzungen" hervorgerufen worden.[156)]

Anfang **1944** erschien es der Reichsgesundheitsführung notwendig, „die Ärzteschaft über die gesamte Versorgungslage zu unterrichten" und sie immer wieder aufzufordern, bei der Reduzierung des unechten Arzneimittelbedarfs und der Beseitigung der Arzneimittelsucht tatkräftig mitzuwirken. Hinsichtlich der „Versorgung mit Arzneimitteln und sanitärem Gerät" mußte die den Mangel verwaltende und erklärende Reichsgesundheitsführung gegenüber der deutschen Ärzteschaft eingestehen, daß deren „Herstellung unter Kriegsverhältnissen von vornherein beschränkt" war, „wogegen der Bedarf erhöht ist". Die Wehrmacht benötige „ein sehr großes Kontingent" und müsse „selbstverständlich in erster Linie berücksichtigt werden". Außerdem sei „der zivile Verbraucherkreis durch den Einsatz großer fremdländischer Arbeitermassen in der deutschen Rüstungsindustrie und durch die Einbeziehung neuer Versorgungsgebiete erheblich angewachsen". Die immer weiter um sich greifenden Versorgungsschwierigkeiten entstünden darüber hinaus „infolge Rohstoffmangels, Produktions- und Lagerausfällen durch Feindeinwirkung, infolge Mangels an Verpackungsmaterial,

154) Zitiert nach: Informationsdienst des Hauptamtes für Volksgesundheit der NSDAP, August-September 1943, S. 87.
155) Zitiert nach ebenda, S. 86 (Hervorhebung im Original).
156) Meldungen aus dem Reich, S. 6055 ff. (Bericht vom 22.11.1943).

Abzugs von Arbeitskräften, apparativen und maschinellen Betriebsstörungen, Transportschwierigkeiten, Störungen des Verteilerapparates usw". Außerdem müßten „die notwendigen Vorkehrungen für den zivilen Luftschutz" getroffen, also Lagerbestände in wichtigen Großstädten angelegt, Herstellerbetriebe verlagert und nicht zuletzt aus „wichtigen wirtschaftspolitischen Gründen selbst von verknappten Arzneistoffen Ausfuhrkontingente freigegeben", also exportiert werden.[157)]

Eine Folge all dieser Maßnahmen war etwa die Einschränkung der Versorgung mit Insulin, das man ja nun wirklich nicht als „unechten Arzneimittelbedarf" bezeichnen und dessen Gebrauch keineswegs unter das Rubrum „Arzneimittelsucht" einzuordnen war. Die Reichsgesundheitsführung teilte der Ärzteschaft mit, daß wegen „Rückganges der Produktion" ab sofort die an die Diabeteskranken ausgegebenen „Insulinbezugskarten nur noch mit 70 Prozent beliefert" würden. Und auch diese „Zuteilungsquote" könne „nur aufrechterhalten werden, wenn die gesamte Ärzteschaft bei der Insulinverschreibung verantwortungsbewußt und sehr kritisch" vorgehe; „eine Belieferung der Insulinbezugskarte über 70 Prozent hinaus" dürfe „nur erfolgen, wenn die zuständige Ärztekammer die Verschreibung anerkannt" habe. Gleichzeitig war man sich bewußt, daß „der Diabetiker auf Insulin angewiesen" war, und weil „die heutige Ernährung zu einem großen Teil aus Kohlenhydraten" bestehe, könne „die Herabsetzung der Insulinmenge zu einer Leistungsminderung des Diabetikers" führen, die „nur durch eine entsprechende Krankenzulage ausgeglichen werden" könne, also durch zusätzliche, weniger Kohlenhydrate beinhaltende Lebensmittel, die wiederum in einem aufwendigen Genehmigungsverfahren beantragt werden mußten und oft gar nicht vorhanden waren. Neben Insulin fehlten auch Sera und Impfstoffe. So könnten „die hochwertigen Diphtherieseren (tausendfach) infolge des für diese Zwecke zur Verfügung stehenden ungeeigneten Pferdematerials nicht in dem gewünschten Umfang hergestellt werden", weshalb „von der Ärzteschaft erneut gefordert werden" müsse, an Stelle des hochwertigen Serums „entsprechende Mengen niederwertigere Seren anzuwenden".[158)] Nicht bekannt ist, wie die betroffenen Ärzte auf diese Zustände und Zumutungen reagiert haben.

All diese vom SD, dem Sicherheitsdienst der SS, und der Reichsgesundheitsführung detailliert geschilderten und beklagten Zustände trafen auch auf Mecklenburg zu, wo **1943** nur noch 303 Ärzte tätig waren, fast die Hälfte (48,7 Prozent) weniger als noch zehn Jahre zuvor, denn 1933 hatten noch 591 Ärzte im Lande praktiziert. Wiederum stellen die gelegentlich aussagestarken und zuweilen bildkräftigen Lageberichte der regional zuständigen Amtsärzte, also der Leiter der Staatlichen Gesundheitsämter, eine von der Forschung bislang noch nicht ausgewertete Quelle zur Illustration der medizinischen Versorgungslage und der Gesundheitsverhältnisse der mecklenburgischen Bevölkerung zur Zeit des Totalen Krieges dar. Beginnen wir im Osten des Landes und gehen dann nach Westen vor:

Für den Gesundheitsamtsbezirk **Neustrelitz** stellte der Kreisarzt Dr. Johannes Zwar bei Kindern und Jugendlichen einen auffällig „starken Befund mit Impetigo cantagiosa" fest und meinte einigermaßen sarkastisch: „Vermutlich ist hier der Seifen- und Reinigungsmittelmangel nicht ganz unbeteiligt." Hinsichtlich des Gesundheitszustandes bei Erwachsenen hieß es, „der Ernährungszustand läßt häufig zu wünschen übrig; besonders alte Leute magern zuweilen erschreckend ab". Die körperliche Sauberkeit bei allen Bevölkerungsschichten sei „erschwert durch die Mangellage bei Reinigungsmitteln". Die zahlenmäßige Zunahme der Tuberkulose-Erkrankungen sei vor allem durch die Evakuierten bedingt, wenngleich dem Amtsarzt auffiel, daß auch „verhältnismäßig viel Soldaten" von Tbc-Erkrankungen befallen waren; auch „Ostarbeiter sind auffallend wenig widerstandsfähig gegen Tbc", gerade bei ihnen sei „ein recht bösartiger Verlauf" zu diagnostizieren. Einigermaßen erschrocken reagierte Zwar auf das drastische Ansteigen der Fälle von Geschlechtskrankheiten, wobei die „Zahl der Neuerkrankungen etwa 500 Prozent über dem Vorkriegswert" liege; die Ursache dafür sei eben „in der Verwilderung der Zeiten zu suchen". Auch „Typhus nimmt erheblich zu"; Ursache dafür seien „die zahlreichen unbekannten Bazillenträger unter den Fremdarbeitern, die dann zumeist auch noch lagermäßig untergebracht" seien. Und auch die vielen Fleckfieberfälle seien „restlos den Ostarbeitern aus einem stark verlausten Transport" zuzurechnen. Bei deutschen „Langarbeitern" wurden „zahlreiche Fälle von nervöser Schwäche" und „mehr Selbstmorde" registriert,

157) Informationsdienst des Hauptamtes für Volksgesundheit der NSDAP, April-Juni 1944, S. 62.
158) Ebenda, S. 63-65.

weshalb „besonders im Klimakterium stehende Frauen dienstentpflichtet werden" mußten. Betrachte man die Herz- und Gefäßkrankheiten, so sei „auffallend viel hoher Blutdruck bei klimakterischen Frauen" registriert worden. In der Bevölkerung bestehe ein „allgemein gesteigerter Tablettenhunger, dem [schon] entgegengearbeitet" werde, etwa „indem die Apotheken zwecks sparsamer Bewirtschaftung zumeist Rezepte fordern" würden.[159)]

Der Amtsarzt Dr. Fritz Brandenburg berichtete aus dem Kreisgebiet **Malchin** über ein „stark vermehrtes Auftreten von Diphtherie-Erkrankungen mit Todesfällen", vor allem unter Kindern und Jugendlichen. Die Sauberkeit lasse „oft zu wünschen übrig, besonders auf dem Lande". Dem Mangel an Betten, Wäsche und Kleidung versuche die NSV abzuhelfen, „so gut es eben im Kriege geht". Brandenburgs Feststellung, daß die „Zunahme der Tuberkulose und der Geschlechtskrankheiten" sowie „verschiedene Todesfälle an Tuberkulose ... wohl durch den Krieg bedingt" seien, kann man sowohl als apathische, lethargische und schicksalsergebene Reaktion, aber auch als indirekte Klage über den Krieg interpretieren.[160)]

Der für den **Landkreis Rostock** zuständige Amtsarzt Dr. Karl Scheven hatte für das Berichtsjahr ebenfalls eine Zunahme der Tuberkuloseerkrankungen registriert; gab es 1942 noch 262 Fälle, seien es 1943 bereits 299 mit 47 Todesfällen gewesen (+14 Prozent). Die Zahl der erkannten Fälle von Geschlechtskrankheiten habe sich auf 309 erhöht. „Es fällt auf, daß frische Erkrankungen an Lues, vor allem bei jüngeren Frauen, zugenommen haben." Als Ursachen dafür machte Scheven die „Zunahme der Bevölkerung [im Landkreis Rostock] durch Evakuierung der gefährdeten Großstädte" und die „Zunahme des außerehelichen Geschlechtsverkehrs infolge langer Trennung der Ehegatten" verantwortlich; hinzu käme der „Einsatz ausländischer Arbeiter und Arbeiterinnen, bei denen oft gleich nach dem Arbeitseinsatz eine Geschlechtskrankheit festgestellt wird, die noch in der Heimat erworben" worden ist. Auch die Zahlen der Diphtherieerkrankungen seien im Vergleich zum Vorjahr (159) auf 355 Fälle angestiegen (+123 Prozent), ebenso die Fälle der daran gestorbenen Personen (+66 Prozent). Die Ursachen für die Zunahme der Diphtheriefälle sah der Kreisarzt in der „Zusammendrängung der Bevölkerung infolge der Evakuierungen".[161)]

Dr. Hans Rohwedder, der Leiter des Staatlichen Gesundheitsamtes für den Kreis **Waren**, registrierte 1943 bei Säuglingen das „sehr häufige" Auftreten von „Ausschlägen aller Art, und zwar Skrofulus, impetigenöse Exzeme und Milchschorf", deren Zunahme „darauf zurückzuführen" sei, „daß die Hautcreme und Salben knapp geworden" seien. Die allgemeinen „Wohnungsverhältnisse" seien „immer schlechter [geworden] durch den Zuzug der vielen Evakuierten", was wiederum Auswirkungen auf die gesamtgesundheitlichen Verhältnisse habe. So registrierte er eine „Zunahme der Tuberkulose, insbesondere der offenen Lungentuberkulose, hauptsächlich bedingt durch den Bevölkerungszuwachs, vor allem durch den Zuzug von Evakuierten und von auswärtigen Arbeitskräften in die großen Rüstungswerke des Kreises". Der Verlauf der Tbc-Erkrankungen sei „bösartiger gewesen als im Frieden", 1943 seien 40 Personen gestorben, und bei 40 weiteren sei offene Tuberkulose neu entdeckt worden. Zugenommen hätten auch die Geschlechtskrankheiten; seien im Vorjahr noch 524 Fälle registriert worden, so waren es 1943 bereits 630 (+20 Prozent), darunter 346 Frauen und 16 Kinder (zusammen 57 Prozent). Zwar hätten die Scharlacherkrankungen abgenommen, „zugenommen haben [aber] die Diphtheriefälle" von 279 im Jahr 1942 „auf 354 mit 21 Sterbefällen im Berichtsjahr" 1943.[162)]

Im Kreis **Rostock-Stadt** hatte der sonst so berichtsfreudige Dr. Walter Buschmann lediglich „häufige Erkrankungen an Krätze und Impetigo" sowie eine „starke Vermehrung des Ungeziefers (Flöhe und Wanzen)" festgestellt und „bei Diphtherie" eine „zunehmende Beteiligung der höheren Altersklassen und [eine] zunehmende Bösartigkeit" bemerkt.[163)]

Dr. Ulrich Pfautsch, der Leiter des Staatlichen Gesundheitsamtes für den Kreis **Parchim**, berichtete, daß der Ärzteeinsatz „in den letzten Monaten in den Dörfern stark eingeschränkt" werden mußte, weil „die Ärzte aus Zeit- und Benzinmangel" dazu nicht mehr in der Lage seien. Auch im ländlich geprägten Kreis Parchim, in dem nur vier Städte vorhanden waren, hätten „die Wohnungsverhältnisse selbstverständlich unter der Unterbringung der Evakuierten" gelitten. „Es befanden sich im

159) LHAS, 5.12-7/1, Nr. 9684 (Jahresbericht des Staatlichen Gesundheitsamts Neustrelitz für 1943, 9.3.1944).
160) Ebenda (Jahresbericht des Staatlichen Gesundheitsamts Malchin für 1943).
161) Ebenda (Jahresbericht des Staatlichen Gesundheitsamts Rostock-Land für 1943, 31.1.1944).
162) Ebenda (Jahresbericht des Staatlichen Gesundheitsamts Waren für 1943, 31.1.1944).
163) Ebenda (Jahresbericht des Staatlichen Gesundheitsamts Rostock-Stadt für 1943, 28.1.1944).

Jahre 1943 im Kreise 15.000 Evakuierte, deren Unterbringung zum Teil sehr eingeengt ist."[164] Trotz „weitgehender Schutzimpfung" sei „eine erhebliche Anzahl" von Personen an Diphtherie erkrankt; „Scharlachfälle sind ebenfalls in verstärktem Maße vorgekommen."[165]

Vom Staatlichen Gesundheitsamt für den Stadt- und Landkreis **Schwerin** ist 1943 eine „erhöhte Anfälligkeit für Krankheiten" ebenso registriert worden wie die Tatsache, daß sich der „Ernährungszustand im Stadtgebiet verschlechtert" hatte. Die Wohnungsverhältnisse „haben sich durch den Verfall der Altbauwohnungen, [den] Rückgang der Neubauten [und die] Unterbringung von Evakuierten verschlechtert". Bedingt durch die „Seifenknappheit", nähmen die „Schmutzkrankheiten zu", der „Mangel an Wäsche und Kleidung hat zugenommen ... Geschlechtskrankheiten, sowohl frische Lues wie Go[norrhoe] haben erheblich zugenommen. Zugenommen haben weiter Diphtherie und Keuchhusten". Generell, so der Kreisarzt Dr. Hans Kölzow, sei bei der Bevölkerung ein „Nachlassen der Abwehrkräfte" zu bemerken. Gerade „bei älteren Personen" sei ein „vorzeitiger Verfall der Körperkräfte" zu verzeichnen, „Nervosität" sowie „Herz- und Gefäßkrankheiten haben zugenommen".[166]

Aus dem Kreis **Hagenow** meldete der Amtsarzt Dr. Ernst Grote für 1943, daß bei Kindern und Jugendlichen „in zahlreichen Fällen beginnende Fußschäden festgestellt" wurden; hinzu kam eine „Zunahme der Tuberkulose und Geschlechtskrankheiten" und eine „Zunahme der Infektionskrankheiten besonders Scharlach und Diphtherie".[167]

Für den Kreis **Ludwigslust** konstatierte der Amtsarzt Dr. Arthur Radloff, daß zwar das „Streben nach Sauberkeit" in der Bevölkerung „sicher nicht nachgelassen" habe, „aber die Möglichkeit der Sauberhaltung" sei „durch den Mangel an Seife und Waschmitteln so offensichtlich geringer geworden, daß dadurch die außerordentlich häufig gewordene Krätze, impetiginöse und furunkulöse Hauterkrankungen, zum größten Teil ihre Erklärung finden. Die Beschaffung von Zahnbürsten ist sehr schwierig, die Zahnpflege dementsprechend vielfach ungenügend geworden. Die Sauberkeit in den Wohnungen leidet unter dem Mangel an Reinigungsgeräten und Reinigungsmitteln". Zu beobachten sei auch, daß „vegetative Neurosen und andere nervöse Zustände in ziemlich zahlreichen Fällen festgestellt" worden seien, „in nicht geringem Umfang bei dienstverpflichteten Frauen". Damit im Zusammenhang stehe, daß bei 999 registrierten Geburten immerhin 135 Fehlgeburten angezeigt wurden, von denen drei durch die Kriminalpolizei untersucht würden. Generell hätten „die Aborte im abgelaufenen Jahr zugenommen"; sie betrafen „120 verheiratete Frauen im Alter von 20 bis 48 Jahren und 15 ledige Mädchen im Alter von 20 bis 39 Jahren".[168]

Dr. Gerhard Rohde konnte für den Kreis **Schönberg** fast durchweg „keine besonderen Vorkommnisse" melden, außer, daß „sowohl in Land- als auch in Stadthaushalten wiederholt das Vorkommen von Läusen (Kopf- und Kleiderläuse) und Unsauberkeit festgestellt" worden ist.[169]

In der zentralen Berichterstattung des Sicherheitsdienstes der SS wurde ab Ende **1943** weder das Medizinalwesen im allgemeinen, noch die stetige Verschlechterung der medizinischen Versorgung der Zivilbevölkerung im besonderen mehr erwähnt. Dies nicht etwa deshalb, weil sich die Verhältnisse möglicherweise gebessert hätten, sondern vor allem deshalb, weil die Probleme offenkundig reichsweit bekannt, angesichts des Totalen Krieges aber nicht zu ändern waren und man in den Führungsspitzen des Reichs nichts mehr darüber hören wollte. Ungeachtet dessen ist in der regionalen Berichterstattung des SD – zumindest aus Mecklenburg – die dramatische Lage auf dem Gebiet der Volksgesundheit weiterverfolgt und thematisiert worden. Dabei konnten sich die Beobachter und Analysten des SD unmittelbar auf Informationen aus der mecklenburgischen Ärzteschaft stützen.

So berichtete die SD-Dienststelle Schwerin ihrer Zentrale im Juni **1944** erneut über den seit Jahren vorhandenen und seit Kriegsbeginn weiter zunehmenden Mangel an Ärzten. Sie gelangte zu der nicht gerade originellen Schlußfolgerung, „daß der fast überall vorhandene Mangel in der Versorgung der Zivilbevölkerung mit Ärzten nicht dadurch beseitigt werden könne, daß die Zahl der Ärzte auf dem zivilen Sektor erhöht werde, weil so viele Ärzte gar nicht vorhanden" seien. Dies zwin-

164) Im Kreis Parchim hatten 1939 insgesamt 54.942 einheimische Personen gelebt. Durch die Evakuierten aus den luftkriegsbetroffenen Städten, vor allem aus Hamburg, ist die Bevölkerungszahl also um mehr als 25 Prozent gestiegen.
165) LHAS, 5.12-7/1, Nr. 9684 (Jahresbericht des Staatlichen Gesundheitsamts Parchim für 1943, 26.1.1944).
166) Ebenda (Jahresbericht des Staatlichen Gesundheitsamts Schwerin für 1943).
167) Ebenda (Jahresbericht des Staatlichen Gesundheitsamts Hagenow für 1943, 26.1.1944).
168) Ebenda (Jahresbericht des Staatlichen Gesundheitsamts Ludwigslust für 1943).
169) Ebenda (Jahresbericht des Staatlichen Gesundheitsamts Schönberg für 1943, 31.1.1944).

ge dazu – so der Vorschlag des SD –, „nach Wegen zu suchen, die es ermöglichen, die Aufgaben in stärkstem Maße zu rationalisieren und einzuschränken, die den Arzt seiner eigentlichen heilenden Tätigkeit entziehen“. Denn es „sei heute so, daß sehr viele Ärzte, vor allem die mit ausgesprochener Stadtpraxis, eine Fülle zusätzlicher Aufgaben zu bewältigen“ hätten. Nach einem zur Illustration herangezogenen Beispiel eines praktischen Arztes aus Parchim (bei dem es sich wahrscheinlich um Dr. Hermann Wanckel handelte, der ab 1941 auch V-Mann des SD war) habe dieser „neben seiner Praxis noch folgende Aufgaben“ zu erfüllen: Er sei zudem „Betriebsarzt der Reichsbahn“, ihm obliege „die Betreuung zweier Lager des RADwJ in der Umgebung der Stadt“, die „Betreuung eines Wehrertüchtigungslagers der HJ“ und die „Betreuung des Säuglingsheims in Parchim“; hinzu komme die „Durchführung von Mütterberatungsstunden der NSV auf dem Lande. Derartige Fälle seien nicht selten. Vor allem würden von diesen Aufgaben die tüchtigsten und aktivsten Ärzte beansprucht und damit in erheblichem Maße der kranken Zivilbevölkerung entzogen“.[170)]

Dem SD war klar, daß „der größte Teil dieser Aufgaben sich allerdings nur schwer einschränken oder ganz stillegen“ lasse, „da der Arzt bei ihrer Durchführung [auch] vorbeugende Arbeit leiste und damit der Volksgemeinschaft mindestens einen ebenso wichtigen Dienst leiste, als wenn er schon Erkrankte heile“. Zur Rationalisierung ärztlichen Handelns schlug der SD jedoch eine Zusammenfassung und Zentralisierung der zahlreichen ärztlichen Reihenuntersuchungen vor. Dabei befaßten sich „die meisten Reihenuntersuchungen ... mit der heranwachsenden Jugend. So sehr es zu begrüßen sei, wenn gerade sie auf beginnende Gesundheitsschäden überprüft werde, so wenig sei es angesichts des Mangels an Ärzten“ angängig, „wenn jede Dienststelle, die sich mit diesen Jugendlichen befaßt, ihre eigene ärztliche Untersuchung durchführe, ohne zu berücksichtigen, daß der betreffende Jugendliche vielleicht in kurzer Zeit bereits mehrere Male von anderen Dienststellen untersucht worden ist“. Als Beispiel wurden die Untersuchungen des Geburtsjahrganges 1926/27 einer mecklenburgischen Mittelschule angeführt. Dort hätten die Schüler neben einer „Untersuchung für die Zahnsanierung“ in kurzer Zeit eine „allgemeine Musterungsuntersuchung“, eine „Untersuchung für den Streifendienst der HJ“, eine „Röntgenuntersuchung für die HJ“, eine „Untersuchung auf Tauglichkeit als Luftwaffenhelfer“, eine „Arbeitsuntersuchung“ und eine „Tauglichkeitsuntersuchung für die SS“ zu absolvieren, Begutachtungen also, die jeweils von den örtlichen Ärzten neben deren „normalen“ Tätigkeiten vorzunehmen waren. Es müsse erreicht werden, „die Zahl der Untersuchungen zu vermindern“, denn es bestehe „keine sachliche Notwendigkeit, innerhalb derart kurzer Zeitspanne an ganzen Jahrgängen so umfangreiche ärztliche Untersuchungen durchzuführen“. Dies führte zu dem Vorschlag, daß es „doch möglich sein“ müßte, „eine zentrale Untersuchungsstelle zu schaffen, die verbindlich für alle Formationen der Partei und des Staates Untersuchungen vornehmen könnte“, anstatt „daß jede Formation, sei es die Wehrmacht, die SS, die HJ, Arbeitsdienst, Arbeitsamt usw. eigene Untersuchungsstellen“ unterhielten.[171)]

Aber das Problem der medizinischen Unterversorgung der Zivilbevölkerung bestand nicht nur wegen des Mangels an einer ausreichenden Zahl von Ärzten und deren haupt- und nebenberuflicher Überlastung. Denn selbst die wenigen noch vorhandenen niedergelassenen Ärzte waren wegen fortwährender Reduzierung des Treibstoffkontingents in ihrer Mobilität und ihrem Aktionsradius erheblich eingeschränkt und konnten ihre Patienten immer weniger aufsuchen und behandeln. Zudem war auch das Krankentransportwesen von der Treibstoffrationierung betroffen, so daß erkrankte Personen immer seltener in die Krankenhäuser und Kliniken gebracht werden konnten.[172)] So seien in Mecklenburg „in einem [namentlich nicht genannten] Kreise mit ausgesprochen ländlicher Struktur“ allein „im nichtlandwirtschaftlichen Sektor“ zwischen Mai und Juli **1944** die Kontingente für Benzin von 4.200 auf 3.300 Liter, für Schweröl von 2.800 auf 2.030 Kilogramm und für Treibgas von 340 auf 40 Flaschen reduziert worden, was einer Kürzung von 21,4, 27,5 bzw. 88,2 Prozent entsprach.[173)] Diese Treibstoffreduzierungen würden sich „besonders bei der ärztlichen und tierärzt-

170) BA, NS 6, Nr. 406 (Bericht des SD-Abschnitts Schwerin, 27.6.1944).

171) Ebenda.

172) Ärzte gehörten zu der Berufsgruppe, deren Kraftfahrzeuge mit Kriegsbeginn zunächst nicht stillgelegt werden mußten bzw. eingezogen und der Wehrmacht, der Wirtschaft oder Parteidienststellen zur Verfügung gestellt wurden.

173) Dabei sollte gerade Treibgas als Kompensation für Benzin oder Diesel eingesetzt werden. Treibgas war ein gasförmiger Kraftstoff (z.B. Propan oder Butan), der unter anderem bei der Benzinherstellung in dampfförmigem Zustand anfiel, komprimiert in Stahlflaschen abgefüllt wurde und zum Antrieb von Verbrennungsmotoren diente; die Gas-

lichen Versorgung bemerkbar" machen. Die Bevölkerung sei der Auffassung, daß es „angesichts der Treibstofflage nicht zu verstehen" sei, „wenn der Landrat mehrere Male pro Woche mit dem PKW unterwegs sei. Das gleiche gelte auch für Dienststellen der Partei und ihrer Gliederungen. Der Kreisleiter benutze, wenn er seine Sprechstunden in den verschiedenen Orten abhalte, selbst dann den Wagen, wenn er den Ort gut mit dem Fahrrad erreichen könne. Ebenso fahre er zu den Besprechungen nach Schwerin regelmäßig mit dem Wagen"; hier könne er doch „die Bahn benutzen ... Höhere Beamte und Parteiführer könnten nur an Ansehen gewinnen, wenn sie heute ... das Fahrrad benutzen würden. Bis zu einem Umkreis von etwa 15 km ... könne man jedem zumuten, mit dem Rad zu fahren".

Vorgeschlagen wurde, daß etwa „Landwirte wie in früheren Zeiten ihre kranken Angehörigen mit dem Pferdefuhrwerk ins Krankenhaus [zu] schaffen" hätten; zudem sei es „nicht notwendig, daß Ostarbeiter mit Krankenkraftwagen zum Krankenhaus gebracht würden". Allerdings sei „auch der Mangel an Pferden sehr empfindlich". Die Kürzung der Treibstoffkontingente habe „nach Berichten mehrerer Ärzte" dazu geführt, daß „Krankenbesuche nach dem Lande zurückgestellt [werden] bzw. ganz unterbleiben mußten ... Besonders fühlbar sei der Mangel an Treibgas, da die Kraftfahrzeuge der Ärzte fast ausnahmslos auf Treibgas umgestellt seien". So sei „die ärztliche Versorgung kaum noch sicherzustellen".[174)]

Am 25. Juli **1944**, also am selben Tag, an dem der SD für Mecklenburg den bevorstehenden Zusammenbruch der medizinischen Versorgung vor allem für die Landbevölkerung diagnostizierte, erging der „Erlaß des Führers über den totalen Kriegseinsatz". Darin hieß es, daß „die Kriegslage zur vollen Ausschöpfung aller Kräfte" für die Wehrmacht und die Rüstungswirtschaft zwinge. Angeordnet wurde, „das gesamte öffentliche Leben den Erfordernissen der totalen Kriegführung in jeder Beziehung anzupassen". Dazu war der „gesamte Staatsapparat, einschließlich Reichsbahn, Reichspost und alle öffentlichen Anstalten, Einrichtungen und Betriebe mit dem Ziel zu überprüfen, durch einen restlosen rationellen Einsatz von Menschen und Mitteln, durch Stillegung oder Einschränkung minder wichtiger Aufgaben und durch Vereinfachung der Organisation und des Verfahrens das Höchstmaß von Kräften für Wehrmacht und Rüstung freizumachen".[175)] Dieser wenige Tage nach dem mißlungenen Attentat auf Hitler ergangene Mobilisierungsbefehl hatte sofort weiterreichende Folgen. Denn schon zwei Wochen später, in der ersten Augusthälfte **1944**, berichtete der SD, daß die Treibstoffzuteilungen in Mecklenburg nunmehr sogar nur noch „ungefähr die Hälfte der bisherigen [ohnehin bereits drastisch gekürzten] Zuteilungen" betragen würden. Ungeachtet weiterer umfangreicher Stillegungen der Kraftfahrzeuge von Gemüsehändlern, Kaufleuten, Wäschereibetrieben, Bierlieferanten usw. würden „nun [auch] für die Aufrechterhaltung des Transportes der kriegs- und lebenswichtigen Güter vor allen Dingen in der Rüstungsindustrie für die kommende Zeit größte Befürchtungen gehegt. Die [mecklenburgische] Rüstungsindustrie sei aufgrund der Treibstoffkürzungen gezwungen, einen Teil ihrer Werke stillzulegen". Dagegen seien die Ärzte angeblich noch vergleichsweise gut versorgt und sogar in der Lage, Privatfahrten durchzuführen, weshalb eine noch „straffere Kontingentierung" befürwortet werde. Daneben sei „das Deutsche Rote Kreuz aufgrund der weitverstreuten Dezentralisierung der Kliniken und Krankenhäuser weiterhin 100%ig mit Treibstoff versorgt" worden. Am Beispiel der „Gesundheitsführung" wurden von seiten des SD „weitgehende Verwaltungsvereinfachungen" angeregt. So gebe es in Rostock und in Schwerin jeweils „ein staatliches und ein städtisches Gesundheitsamt, das Amt Volksgesundheit der NSDAP, die Reichsärztekammer mit ihren örtlichen Zweigstellen, die Gesundheitsfürsorge der NSV, der DAF, Gesundheitsstellen der SA, SS, HJ und das Deutsche Rote Kreuz"; es sei „doch unsinnig, einen solch umfangreichen Apparat zu unterhalten, bei der jede Stelle das gleiche wolle".[176)]

---

flaschen mußten im Fahrzeug mitgeführt werden. Als weiterer Kraftstoffersatz galt Generatorgas; dafür wurden Autos auf den Betrieb mit Holzgas umgerüstet, das in mitgeführten badezimmerofengroßen Holzgasgeneratoren erzeugt wurde. Insgesamt ist das Kontingent für Benzin im Gau Mecklenburg zwischen 1941 und 1943 um 81 Prozent, das für Diesel um 74 Prozent gekürzt worden – trotz steigender Aufgaben für die Kriegswirtschaft. Vgl. dazu Buddrus: Mecklenburg im Zweiten Weltkrieg, S. 639.

174) BA, NS 6, Nr. 407 (Bericht des SD-Abschnitts Schwerin, 25.7.1944).

175) RGBl., T. I, 1944, S. 161 f.

176) BA, NS 6, Nr. 407 (Bericht des SD-Abschnitts Schwerin, 8.8.1944).

Eine weitere Woche später beschäftigte sich der SD erneut mit den Auswirkungen der Kürzungen der Treibstoffkontingente und zitierte dabei verschiedene der von ihm befragten Ärzte. So habe ein städtischer Arzt in Wismar berichtet: „Die Kürzung ist auf 40 Prozent des bisherigen Quantums zurückgegangen, ich habe bisher 75 Liter bekommen und erhalte jetzt nur 30 Liter monatlich, d.h. täglich einen Liter." Er habe jetzt „die Landpraxis fast ganz eingeschränkt", und auch „in der Stadtpraxis kann nur [ein] einmaliger Besuch gemacht werden. Der Arztanruf vom Lande" müsse jetzt durch den Ortsbauernführer oder Bürgermeister erfolgen, der auch durch Besuch des Kranken über die Schwere der Krankheiten dem gerufenen Arzt berichten soll. „Falls man einen einigermaßen intelligenten Menschen dazu auswählt, ist das ohne Gefahr möglich", jedenfalls sei „bisher noch keine Komplikation hierbei eingetreten". Medizinisch nicht ausgebildete Bürgermeister und Funktionäre der Bauernschaft sollten also durch Besuche bei und Gespräche mit den Erkrankten oder ihren Angehörigen als Vorgutachter agieren und dem Arzt mitteilen, ob seine Anwesenheit überhaupt erforderlich sei.

Als vorbildlich hingestellt wurde ein weiterer Arzt, der Leiter der Ärzteschaft in Wismar. Dieser habe „den Kollegen ganz energisch geschrieben, daß sie bei Mißbrauch des Benzins mit empfindlichen Bestrafungen zu rechnen" hätten; es gebe „nämlich einige Herren, die mit ihrem Wagen auf Jagd oder privat aufs Land fahren, allerdings unter dem Vorwand eines Krankenbesuchs". Man könne „von den Herrn wohl verlangen, daß sie in der Stadt auch einmal das Fahrrad nehmen oder sich auf Motorrad umstellen, ohne großen Schaden an der Gesundheit zu nehmen". Dieser Arzt, „ein 73jähriger Herr mit kleiner Praxis", handele aus Sicht des SD geradezu beispielhaft: „Er hat kein Auto und besucht seine Patienten mit dem Fahrrad und steht auf dem Standpunkt, daß der Feldarzt und [der] Arzt im [Ersten] Weltkrieg ganz andere Strapazen und Schwierigkeiten überwunden" hätten.[177)]

Zu ebendieser Zeit, im August **1944**, verfügte der Reichsinnenminister Heinrich Himmler, daß alle approbierten Ärzte, „die von ihrer bisherigen Tätigkeit im Zuge der jetzt eingeleiteten Vereinfachungsmaßnahmen freigestellt" würden, „unverzüglich dem Reichsgesundheitsführer – Ziviles Gesundheitswesen, Beauftragter für ärztliche Planwirtschaft – in Berlin ... zum Einsatz zu melden" seien. Dies betraf zum einen bereits im Ruhestand befindliche Ärzte sowie die zumeist wegen der Kindererziehung nicht (mehr) berufstätigen Ärztinnen, zum anderen aber auch beamtete und angestellte Ärzte in Krankenanstalten. Dieser Erlaß galt aber auch für Krankenschwestern, Gesundheitspflegerinnen, Diätassistentinnen, Krankengymnastinnen, medizinisch-technische Gehilfinnen und Assistentinnen.[178)] Auf diese Weise gelangten in der Folge neben zahlreichem medizinischem Personal auch eine Reihe von Ärzten aus den geräumten bzw. evakuierten deutschen Ostgebieten ins Altreich. Aber auch in luftkriegsbetroffenen Regionen des Ruhrgebiets oder der Reichshauptstadt wurden Ärzte „freigemacht". Zudem flüchteten aus den baltischen Staaten oder aus der Ukraine wegen des Heranrückens der Roten Armee zahlreiche Ärzte nach Deutschland und wurden – so auch in Mecklenburg – dort im Schnellverfahren für Deutschland approbiert und in der Krankenbetreuung eingesetzt.

Dafür war ein eigenes Verwaltungsverfahren für die „Ausübung des ärztlichen Berufs ohne deutsche Bestallung" etabliert worden. Da „die deutsche Bestallung ausschließlich Ärzten deutscher Staatsangehörigkeit vorbehalten" war, man wegen des bestehenden Ärztemangels aber auf jeden Arzt angewiesen war, ist verfügt worden, daß „Ärzte, die fremden Staaten angehören ... oder die als staatenlos anerkannt sind, auf Grund des § 11 der Reichsärzteordnung eine widerrufliche Genehmigung zur Ausübung des ärztlichen Berufs in Deutschland erhalten" können. Diese „sogenannte Gastapprobation" erteilte der Reichsminister des Innern nach Anhörung der Auslandsabteilung der Reichsärztekammer. „Grundvoraussetzung" für die Zulassung war, „daß der Nachweis einer abgeschlossenen Ausbildung für den ärztlichen Beruf erbracht" werden konnte. War dieser Nachweis vorhanden, hatte der betreffende ausländische Arzt, der im deutschen Herrschaftsbereich tätig werden wollte, ein entsprechendes „Gesuch an den Reichsminister des Innern" zu richten, dem ein „Lebenslauf in dreifacher Ausfertigung", eine „Erklärung über nicht-jüdische Abstammung", das „Doktordiplom in Urschrift", die bisherige „Approbationsurkunde", nach Möglichkeit eine „Empfehlung ... einer offiziellen Vertretung des Deutschen Reichs" aus dem Herkunftsgebiet, ein „Polizeiliches Füh-

177) Ebenda (Bericht des SD-Abschnitts Schwerin, 15.8.1944).

178) Runderlaß des Reichsministers des Innern, 19.7.1944, in: MBliV., 1944, S. 821; hier zitiert nach: Reichsgesundheitsblatt, 1944, S. 437.

rungszeugnis", eine „Erklärung über die Beherrschung der deutschen Sprache" sowie „zwei Lichtbilder" beizufügen waren.[179)]

Genau einen Monat nach seinem „Erlaß über den totalen Kriegseinsatz" vom 25. Juli, mit dem Hitler die „volle Ausschöpfung aller Kräfte für die Wehrmacht und die Rüstungswirtschaft" angeordnet und verfügt hatte, „das gesamte öffentliche Leben den Erfordernissen der totalen Kriegführung in jeder Beziehung anzupassen", ernannte er am 25. August **1944** seinen bisherigen „*General*kommissar für das Sanitäts- und Gesundheitswesen, Professor Dr. Brandt, für die Dauer dieses Krieges zugleich zum *Reichs*kommissar für das Sanitäts- und Gesundheitswesen" und verlieh der von Brandt geleiteten Dienststelle zugleich die Eigenschaft einer ministeriumsgleichen „Obersten Reichsbehörde". Der Reichskommissar für das Sanitäts- und Gesundheitswesen erhielt damit *alle Zugriffsrechte* auf das *gesamte Medizinalwesen* des Reichs und war nunmehr „berechtigt, den Dienststellen und Organisationen des Staates, der Partei [!] und der Wehrmacht, die sich mit Aufgaben des Sanitäts- und Gesundheitswesens befassen, Weisungen zu erteilen".[180)] War Brandt seit 1942/43 zumindest potentieller Reichsgesundheitsminister, so wurde er es nunmehr de facto. Der im Reichsinnenministerium für das zivile Gesundheitswesen zuständige Staatssekretär Dr. Leonardo Conti, zugleich Leiter des Hauptamtes für Volksgesundheit der NSDAP, verlor damit den Großteil seiner Kompetenzen, zumal auch seine Hausmacht in der Partei als Leiter des im Februar 1943 weitgehend stillgelegten NS-Ärztebundes zerbröckelt war.[181)] Als Reaktion auf die Ernennung Brandts und seine weitgehende Entmachtung trat Conti im August 1944 als Reichsgesundheitsführer, als Leiter des Hauptamtes für Volksgesundheit der NSDAP, als Führer des NS-Ärztebundes und als Staatssekretär im Reichsinnenministerium zurück.[182)]

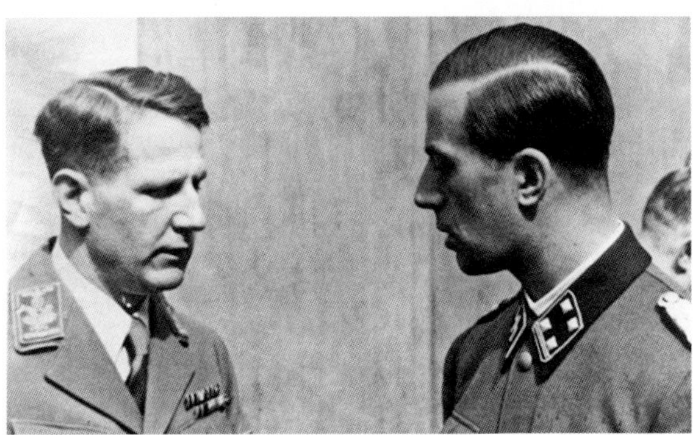
Leonardo Conti (links) mit Karl Brandt

179) LHAS, 5.12-7/1, Nr. 9907 (Zulassung von Ärzten mit Auslandsapprobation). In Mecklenburg sind mind. 85 ausländische Ärzte und Ärztinnen mit einer Gastapprobation eingesetzt worden.

180) RGBl., T. I, 1944, S. 185 (Hervorhebungen durch die Verfasser).

181) Seit Februar 1943 waren umfassende Kürzungs-, Vereinfachungs- und Stillegungsmaßnahmen im Apparat der NSDAP, vor allem in den Gliederungen, angeschlossenen Verbänden und betreuten Organisationen der Partei, in Kraft getreten, die die Wirkungsmöglichkeiten der NS-Verbände an der Heimatfront nicht unerheblich einschränkten. So war im Erlaß Hitlers „über den umfassenden Einsatz von Männern und Frauen für Aufgaben der Reichsverteidigung" vom 13.1.1943 neben den „Freimachungsmaßnahmen" in den Bereichen Handel, Handwerk und Gewerbe vorgesehen, daß „auch in der NSDAP, ihren Gliederungen und angeschlossenen Verbänden alle nicht für kriegswichtige Zwecke eingesetzten Kräfte hierfür freizumachen" sind; zitiert nach Moll: Führer-Erlasse, S. 311 f. Ausgehend von einer Anordnung des Leiters der Partei-Kanzlei vom 18.2.1943 zur „Vereinfachung der Parteiorganisationen und zur Mobilisierung aller Heimatkräfte für den Sieg", betrafen die Einschränkungs- und Vereinfachungsmaßnahmen die partielle Stillegungen (etwa durch Auflösung einzelner Ämter oder Abteilungen) die NS-Kriegsopferversorgung (19.2.1943), den Reichsbund Deutsche Familie (19.2.1943), die NS-Volkswohlfahrt (27.2.1943), den NS-Ärztebund (27.2.1943), die Hitlerjugend (10.2.1943), die NS-Frauenschaft/Deutsches Frauenwerk (22.3.1943), den NS-Rechtswahrerbund (7.5.1943), die Deutsche Arbeitsfront (3.4.1943), den NS-Dozentenbund (18.7.1943), den Reichsluftschutzbund (22.7.1943), den Volksbund für das Deutschtum im Ausland (21.4.1943) und das Deutsche Rote Kreuz (24.3.1943). Vollkommen stillgelegt wurden das Hauptamt sowie die Gau- und Kreisämter für Beamte sowie der Reichsbund der deutschen Beamten (17.2.1943), das Kolonialpolitische Amt der NSDAP sowie der Reichskolonialbund (17.2.1943), das Hauptamt sowie die Gau- und Kreisämter für Erzieher und der NS-Lehrerbund (18.2.1943) sowie der NS-Reichskriegerbund (3.3.1943). Vgl. die Zusammenstellung dieser Maßnahmen in: Vertrauliche Informationen der Partei-Kanzlei 455/36, 5.8.1943; die einzelnen Stillegungs- und Einschränkungsmaßnahmen in: VAB, Bd. 4, S. 236 ff., 252 f., 265 ff., 321 f., 324 ff., 330, 357 ff., 360 f., 370 ff., 387, 393 ff.

182) Eine der letzten Anordnungen Contis vom Sommer 1944 betraf die „Sparsamkeit im Gebrauch öffentlicher Nachrichtenmittel". Nach der nicht eben originellen Einleitung: „Rationelle Kriegssparmaßnahmen sind auf allen Gebieten notwendig" verfügte der Reichsgesundheitsführer, daß „die Dienststellen der Gesundheitsberufe ... auch den Brief-, Telegramm- und Telefonverkehr möglichst einzuschränken und jede unnötige Inanspruchnahme zu vermeiden" hätten; zitiert nach: Informationsdienst des Hauptamtes für Volksgesundheit der NSDAP, April-Juni 1944, S. 38.

Angesichts der auch durch die ungebremsten Einziehungsverfahren von Ärzten durch die Wehrmacht herbeigeführten katastrophalen Lage der medizinischen Versorgung an der Heimatfront konnten sich die Wehrmachtsführung und die zivile Medizinalverwaltung des Reiches erst ab Herbst **1944** darauf einigen, daß im Heimatkriegsgebiet stationierte Militärärzte auch bei der Versorgung der Zivilbevölkerung verwandt werden durften. In einer Vereinbarung zwischen dem Chef des Wehrmachtssanitätswesens und der Reichsgesundheitsführung ist am 9. Oktober 1944 beschlossen worden, daß die Wehrmacht „zur Sicherung der ärztlichen Versorgung der Zivilbevölkerung Sanitätsoffiziere und, falls erforderlich, auch Räume und Einrichtungen zur Verfügung" stellt. Zur „Behandlung von Zivilpersonen durch Sanitätsoffiziere außerhalb der Wehrmachtseinrichtungen" erklärte sich der Chef des Sanitätswesens der Wehrmacht bereit, daß „die Sanitätsoffiziere in erweitertem Maße zur Mitwirkung an der ärztlichen Versorgung der Zivilbevölkerung in Räumen und Einrichtungen des zivilen Gesundheitswesens ... zur Verfügung" gestellt werden. „Zu diesem Zweck werden die Sanitätsdienststellen der Wehrmacht jeweils Sanitätsoffiziere ... zur Mitwirkung an der ärztlichen Versorgung der Zivilbevölkerung veranlassen." Die Tätigkeit der Wehrmachtsärzte sollte sich „auf die zivilärztliche Behandlung von Privatpatienten und ... zugleich auf die Behandlung der Anspruchsberechtigten der gesetzlichen Krankenversicherung" erstrecken. Die so eingesetzten Militärärzte erhielten „für ihre Tätigkeit von der KVD eine Nettovergütung nach Maßgabe der bei der KVD üblichen Grundsätze". Außerdem stellte die KVD „Praxisräume, Instrumente und Praxiseinrichtungen auf ihre Kosten zur Verfügung", sie trug auch „die sonstigen Praxisunkosten" und hatte für die zivil eingesetzten Sanitätsoffiziere auch eine „Haftpflichtversicherung" abzuschließen.[183]

Aber die Sanitätsoffiziere wurden nicht nur in verwaisten oder in stillgelegten Arztpraxen verwandt, denn „soweit es erforderlich" war, „werden Sanitätsoffiziere auch als Vertreter oder Assistenten freipraktizierender Ärzte eingesetzt". Damit nicht genug: Es konnten „Sanitätsoffiziere auch zur ärztlichen Behandlung ziviler Gefolgschaftsmitglieder in kriegswichtigen Betrieben als Revierärzte eingesetzt werden. In diesem Falle stellt der Betrieb die notwendigen Räume und Einrichtungen auf seine Kosten zur Verfügung".[184]

Ein weiterer Teil dieses Abkommens sah die „Behandlung von Zivilpersonen in Lazaretten der Wehrmachtteile" vor. Verfügt wurde, daß in „Lazaretten der Wehrmachtteile zur ärztlichen Versorgung der Zivilbevölkerung ... Zivilsprechstunden eingerichtet" werden sollten. „Um eine ständige zusätzliche Arzt-Bereitschaft für die Zivilbevölkerung zu sichern, stehen die Sanitätsoffiziere der Wehrmachtlazarette für dringliche Erkrankungsfälle von Zivilpersonen auch außerhalb der Sprechstundenzeit und nachts im Lazarett zur Verfügung ... Besuche durch die Sanitätsoffiziere der Lazarette in den Wohnungen der Kranken" seien „jedoch ausgeschlossen". Auch „Verbandmittel und Arzneien sind den Wehrmachtbeständen im allgemeinen nicht zu entnehmen"; würden diese benötigt, so seien sie auf Rezept zu verordnen und durch den Kranken „aus der Zivilapotheke" zu beschaffen.[185] Inwieweit diese ein halbes Jahr vor Kriegsende vereinbarte Regelung die medizinische Versorgung der Zivilbevölkerung in Mecklenburg noch verbessert hat, konnte nicht ermittelt werden.

Als der Generalbevollmächtigte für den totalen Kriegseinsatz, Reichspropagandaminister Joseph Goebbels, am 7. März **1945** aus der bereits weitgehend zerbombten Reichshauptstadt nach Hohenlychen fuhr, um den Reichsführer SS Heinrich Himmler zu besuchen, der sich ins dortige SS-Lazarett zurückgezogen hatte,[186] nahm er zwar zahlreiche Flüchtlingstrecks wahr, bemerkte aber: „Die Fahrt durch Mecklenburg ist wie eine Erquickung. Das Land ist völlig unzerstört und atmet tiefen Frieden. Man könnte bei flüchtigem Hinschauen gar nicht bemerken, daß überhaupt Krieg ist."[187] Mit Ausnahme von einigen gezielten Luftangriffen, so am 22. Februar und am 18. März 1945 auf den Verkehrsknotenpunkt Ludwigslust (mit 140 Toten), am 7. April 1945 auf den Schweriner Güterbahnhof (dieses Ziel wurde weitgehend verfehlt)[188] und am 14./15. April 1945 auf Wismar (weitgehende Zer-

183) Vereinbarung des OKW mit dem Reichsgesundheitsführer, 9.10.1944; hier zitiert nach: Vertrauliche Informationen der Partei-Kanzlei, Folge 28, 14.11.1944.

184) Ebenda; zu den Betriebsärzten vgl. das Kapitel: Werks-, Betriebs- und Revierärzte im Deutschen Reich und in Mecklenburg, S. 491 ff.

185) Vereinbarung des OKW mit dem Reichsgesundheitsführer, 9.10.1944; hier zitiert nach: Vertrauliche Informationen der Partei-Kanzlei, Folge 28, 14.11.1944.

186) Vgl. dazu Himmlers Dienstkalender in Uhl: Die Organisation des Terrors, S. 1050-1054.

187) Goebbels: Tagebücher, T. II, Bd. 15, S. 450 (Notiz vom 8.3.1945).

188) Vgl. dazu Kasten: Bomben auf Schwerin, S. 7-25.

störung des historischen Stadtkerns),[189] sowie einer Reihe von Tieffliegerangriffen (mit zahlreichen zivilen Opfern) ist das Territorium des Gaues Mecklenburg in der Endphase des Krieges vom unmittelbar militärischen Kriegsgeschehen zunächst weitgehend unberührt geblieben.

Die Hauptprobleme des Landes resultierten im Frühjahr 1945 tatsächlich aus den unaufhaltsam zunehmenden Flüchtlingsströmen. Zu den „besonders vordringlichen Fragen“ gehörten aus Sicht des Gauleiters die Aufnahme und Unterbringung der Evakuierten, Umquartierten, Flüchtlinge oder Vertriebenen, die seit Jahresende 1944 aus den deutschen Ostgebieten nach bzw. durch Mecklenburg strömten bzw. dahin gelenkt wurden. Trotz aller kriegsbedingten Menschenverluste ist der Umfang der mecklenburgischen Bevölkerung durch diese Bevölkerungstransfers kurzfristig von 900.000 auf 2,6 Millionen Einwohner angestiegen. Schon Anfang Februar 1945 hatte das Reichsinnenministerium die „Entwicklung der Umquartierungsbewegungen“ nach dem Stand vom 28. Januar 1945 mitgeteilt und dabei festgestellt, daß die „Räumungen“ aus Danzig-Westpreußen vorerst „in die Räume Köslin, Kolberg, Belgard“ gelenkt würden; „von dort erfolgt Weiterleitung in die westlichen Teile Pommerns und nach Mecklenburg“.[190] Am 21. Februar berichtete das Reichspropagandaministerium zur „Lage in der Evakuierung“, daß zwischen Ende Januar und dem 19. Februar 1945 allein aus Pillau, Königsberg und Gotenhafen mindestens 447.990 Menschen mit Schiffstransporten nach Westen „abgeschleust“ worden seien; hinzu kämen Hunderttausende, die in Flüchtlingstrecks auf dem Landwege unterwegs seien. Dabei seien „die Trecks durch Pommern flüssig in Bewegung. Es handelt sich um rund 150.000 Menschen durchschnittlich, die nach Mecklenburg weitergeschleust werden“.[191] Und Mitte März 1945 hatte die neu etablierte polnische Regierung bereits vier Wojewodschaften errichten lassen, was zugleich den Beginn von Flucht und Vertreibung von rund neun Millionen Deutschen aus Pommern, Masuren, Nieder- und Oberschlesien markierte, von denen zahlreiche auch nach Mecklenburg gelangten.

Im Zuge der Besetzung der deutschen Ostgebiete und dann auch des Territoriums des Altreichs kam es in zahlreichen Fällen zur Vergewaltigung von deutschen Mädchen und Frauen durch Angehörige der Roten Armee.[192] Diese Tatsache war den deutschen Gesundheitsbehörden seit der im Herbst 1944 begonnenen Offensive gegen Ostpreußen bekannt und wurde von der deutschen Propaganda auch entsprechend instrumentalisiert.[193] Doch erst Mitte März 1945 erließ der im Reichsinnenministerium für Gesundheitspolitik zuständige ehemalige Reichsgesundheitsführer Dr. Leonardo Conti eine Verordnung, wonach Schwangerschaften deutscher Frauen, „die auf eine Vergewaltigung durch Angehörige der Sowjetarmee zurückzuführen“ waren, straflos unterbrochen werden konnten; allerdings nach einem streng normierten und teilweise entwürdigenden Verfahren. Denn sichtbar wird, daß es weniger um das gesundheitliche und psychische Wohl der vergewaltigten Frauen, als vielmehr noch zu diesem Zeitpunkt darum ging, das deutsche Volk vor „artfremden Erbgut“ zu schützen. So hatte das Gesundheitsamt des gegenwärtigen Aufenthaltsortes der Frau „die Vorgeschichte zu erheben und durch Untersuchung festzustellen, ob der erhobene Befund mit den Angaben der Vorgeschichte in Übereinstimmung steht. Besonders ist auf Merkmale einer stattgefundenen Vergewaltigung zu achten und zu prüfen, ob der von der Frau angegebene Tag der Vergewaltigung mit dem Alter der Schwangerschaft übereinstimmt. Auf die Möglichkeit der Ansteckung mit einer Geschlechtskrankheit ist zu achten. Die Frauen sind darüber zu belehren, daß die Schwangerschaft unterbrochen werden kann, wenn seitens der Kriminalpolizeistelle am Aufenthaltsort, der der erhobene Befund vom Gesundheitsamt zu übersenden ist, bescheinigt wird, daß mit Sicherheit oder größter Wahrscheinlichkeit ein Notzuchtverbrechen an ihnen begangen worden ist. Zwecks Vereinfachung des Verfahrens“ wurde angeregt, daß ein Beamter der Kriminalpolizei „bereits bei der Erhebung der Vorgeschichte durch den Arzt des Gesundheitsamtes zugegen ist“. Nachdem die Kriminalpolizeistelle bescheinigt hatte, „daß mit größter Wahrscheinlichkeit ein Notzuchtverbrechen eines Ange-

189) Vgl. dazu Schmidt: Bomben auf Wismar.

190) BA, R 5, Nr. 8 (RMdI an Ministerien und Oberste Reichsbehörden, 5.2.1945).

191) Akten der Partei-Kanzlei, MF 132.01459 (Aktenvermerk RMVP, 21.2.1945).

192) Zu den in Mecklenburg vorgenommenen Vergewaltigungen vgl. etwa Olschewski: Freunde im Feindesland, S. 184 ff.; Schultz-Naumann: Mecklenburg 1945; Käthow/Wurm: Das Kriegsende 1945. Interessanterweise werden Vergewaltigungen von ausländischen Frauen, die als Zwangsarbeiterinnen in Deutschland tätig waren, in der Forschung kaum und die Vergewaltigungen von Männern überhaupt nicht thematisiert.

193) Vgl. dazu Goebbels: Tagebücher, T. II, Bd. 13-15 (Eintragungen ab dem 24.9.1944).

hörigen der Sowjetarmee an einer Frau begangen worden ist", hatte „das Gesundheitsamt eine Bescheinigung darüber auszustellen, daß ... die Schwangerschaft unterbrochen werden" durfte. „Bei Minderjährigen" war „die Vornahme des Eingriffs auch ohne Zustimmung des gesetzlichen Vertreters zuzulassen".

Die Leitenden Medizinalbeamten der Länder hatten „sicherzustellen, daß in den Landesfrauenkliniken, den entsprechenden Abteilungen der Krankenhäuser oder sonstigen geeigneten Einrichtungen die Schwangerschaftsunterbrechungen durchgeführt werden können ... Der die Unterbrechung der Schwangerschaft vornehmende Arzt" hatte „die Vollziehung des Eingriffs unverzüglich dem Gesundheitsamt ... anzuzeigen". Ordnung mußte sein. Aufschlußreich ist die Anweisung, daß in den Fällen, „in denen Frauen trotz Vergewaltigung durch Angehörige der Sowjetarmee nicht zu einer Unterbrechung der Schwangerschaft bereit" waren, diese „vom Gesundheitsamt auf geeignete Weise überwacht werden" sollten, „damit eine Erfassung rassisch unerwünschter Nachkommenschaft sichergestellt" war.[194)]

Die Regelung zum Schwangerschaftsabbruch wurde schnell bekannt und gelegentlich von Frauen mißbraucht. Wie der Leiter der Ärztekammer Mecklenburg, Dr. Gerhard Rohde, schon Ende März 1945 feststellte, häuften sich „die Fälle, daß sich Frauen melden, die von Bolschewisten geschwängert sind oder sein wollen ... So meldete sich eine Frau, die einen gefährlichen Roman erzählte, der aber glaubhaft hätte sein können". Nach der Vernehmung durch die Kriminalpolizei und der Untersuchung in der Frauenklinik „stellte sich heraus, daß die Schwangerschaft nicht von den Bolschewisten erzeugt sein konnte, sondern zwei Monate älter war. Auf Vorhalt des Tatbestandes hat dann die Frau auch zugegeben, daß sie gar nicht vergewaltigt worden sei. Dieser Fall diente uns zur Warnung, allen Angaben der sich meldenden Frauen zu glauben". Doch Rohde begnügte sich nicht mit der Aufklärung dieser Angelegenheit: „In unserem Fall der bereits seit drei Monaten bestehenden Schwangerschaft habe ich bei dem Oberstaatsanwalt Strafantrag wegen Betruges gestellt. Es kann ja nicht angehen, daß Frauen die jetzige Situation benutzen, um ihre Schwangerschaft unter Vorschützen der Vergewaltigung unterbrechen zu lassen."[195)]

Wie bereits an anderer Stelle skizziert,[196)] war zum Ende des Jahres 1944 und zu Beginn des Jahres 1945 die merkwürdig anmutende Situation entstanden, daß – nach dem beständigen Rückgang der Zahl der Ärzte seit Kriegsbeginn – nunmehr mit einer scheinbaren Ärzteschwemme gerechnet werden konnte und mußte. Durch den Kriegsverlauf ausgelöste Fluchtbewegungen aus dem Osten des Reichs, aber auch durch bombenkriegsbedingte Evakuierungen innerhalb Deutschlands hatte bis zum Frühjahr 1945 nicht nur die Zahl der Menschen in Mecklenburg erheblich zugenommen, sondern mit ihnen war auch die Zahl der Ärzte deutlich angestiegen. Denn mit den Flüchtlingen, Evakuierten und später den Vertriebenen waren auch zahlreiche Mediziner nach Mecklenburg gelangt. Das spätestens seit Kriegsbeginn medizinisch erheblich unterversorgte Land war innerhalb weniger Monate mit einem – tatsächlich jedoch nur scheinbaren – Überschuß an Ärzten konfrontiert, Ärzten, die planvoll untergebracht und zweckmäßig eingesetzt werden mußten. Durch den hohen Zustrom an Flüchtlingen und durch die in Auflösung begriffenen heimischen Verwaltungen war dies nicht immer einfach – und vielfach unmöglich.

Der seit Februar 1945 als Nachfolger von Dr. Karl-Erich Marung eingesetzte neue Leiter der Abteilung Medizinalangelegenheiten des Mecklenburgischen Staatsministeriums Dr. Ernst Grote betonte Mitte April 1945 zwar ausdrücklich: „Die ärztliche Versorgung in Mecklenburg, besonders der Landbezirke, hat sich durch den großen Einsatz von rückgeführten Ärzten gebessert und kann im allgemeinen als ausreichend angesehen werden." Auch die seit Jahren durch die zunehmende Benzinkontingentierung eingeschränkte Mobilität der mecklenburgischen Ärzteschaft habe sich vorerst entspannt, denn „durch den verstärkten Ärzteeinsatz ist auch der zunehmende Treibstoffmangel der

194) LHAS, 5.12-7/1, Nr. 11240 (Reichsministerium des Innern-Conti an Reichsverteidigungskommissare, Reichsstatthalter, Landesregierungen, Leitende Medizinalbeamte usw., 14.3.1945). Die Zahl der nach dieser Verordnung vorgenommenen Schwangerschaftsabbrüche in Mecklenburg konnte in den Unterlagen der Staatlichen Gesundheitsämter bislang nicht ermittelt werden.

195) Ebenda (Ärztekammer Mecklenburg-Rohde an Abteilung Innere Verwaltung des Mecklenburgischen Staatsministers, 23.3.1945).

196) Vgl. dazu das Kapitel: Die Ärzteschaft im Deutschen Reich und in Mecklenburg. Zahlenmäßige Entwicklung 1800-1945, S. 266 ff.

Ärzte weniger fühlbar". Nicht zuletzt wird daraus sichtbar, daß die euphemistisch als „rückgeführte Ärzte" bezeichneten Mediziner vorwiegend in ländlichen Gebieten Mecklenburgs und zumeist in den dort eingerichteten Flüchtlingslagern eingesetzt wurden, was von den betroffenen Ärzten nicht immer mit Begeisterung aufgenommen wurde.[197)]

Aber die von Grote an die Reichsgesundheitsführung gesandte „frohe Botschaft" beschrieb die reale Situation nur unzureichend, sei es aus Mangel an Informationen, sei es aus der jahrelang kultivierten furchtsamen Praxis, unangenehme Sachverhalte nur indirekt zu beschreiben. Eigentlich waren Grote, bis Januar 1945 selbst Amtsarzt des Kreises Hagenow, sowohl die tatsächliche Lage als auch die Lageberichte der Leiter der Staatlichen Gesundheitsämter Mecklenburgs, also seiner ehemaligen Kollegen, durchaus bekannt. Doch um sich selbst nicht einem Defätismus-Verdacht und dem gerade in der Endphase des Krieges nicht selten tödlich endenden Vorwurf des Kapitulantentums auszusetzen, durfte selbst im April 1945 keinesfalls davon ausgegangen werden, daß das seit Jahren „im Endkampf" befindliche Dritte Reich möglicherweise seinem Ende entgegensah.

Faktisch zur selben Zeit, als die nachfolgend präsentierten Berichte der Staatlichen Gesundheitsämter verfaßt wurden, befand sich Gauleiter Friedrich Hildebrandt in Berlin. Vier Wochen, nachdem er am 24. Februar 1945 seinen Führer Adolf Hitler zum letzten Mal begegnet ist, war der Gauleiter am 28. März 1945 abermals nach Berlin gereist, um sich mit Joseph Goebbels, dem Reichspropagandaminister und Reichsbevollmächtigten für den totalen Kriegseinsatz, zu treffen, den seit Ende der 20er Jahre nicht nur eine Bekanntschaft mit dem Gauleiter, sondern auch eine enge, zum Teil sentimentale Beziehung mit Mecklenburg verband. Über diese Begegnung hat Goebbels, der knapp fünf Wochen später durch Suizid aus dem Leben scheiden sollte, notiert: „Mittags habe ich einen längeren Besuch von Gauleiter Hildebrandt aus Mecklenburg. Er trägt mir alle bekannten Sorgen vor über die Frontlage, über die innere Lage, über die Stimmung usw. Ich kann ihm nur dasselbe sagen, was ich so vielen Gauleitern in der letzten Zeit gesagt habe. Jedenfalls erreiche ich es, daß er wesentlich gestärkt und ermutigt wieder an seine Arbeit zurückkehrt. Erfreulich ist seine Mitteilung, daß die Ernährungslage von Mecklenburg ... doch wesentlich besser ist, als wir bisher vermutet hatten. Mecklenburg verfügt noch über starke Reservebestände. Sie sind allerdings einigermaßen angegriffen worden durch die Riesentrecks, die sich durch den Gau bewegt haben. Sie werden auf über vier Millionen [Menschen] geschätzt. Mecklenburg mit seinen 900.000 Einwohnern zählt jetzt 1.700.000 Evakuierte, das heißt, es hat eine fast 200prozentige Überbelegung. Man kann sich vorstellen, wie sich das in diesem wohnungsarmen Land auswirkt. Aber das sind immerhin noch die geringeren Sorgen. Ein Agrargau wie Mecklenburg wird damit schon fertig werden. Was bedeutet das auch gegenüber den Sorgen, die heute unsere Gauleiter im Westen zu meistern haben."[198)]

Im folgenden sollen hier die letzten authentischen Lageberichte über die noch nie beschriebenen Gesundheitsverhältnisse in Mecklenburg in den letzten Monaten des Dritten Reichs vorgestellt werden. In einer Situation, da der größte Teil des Deutschen Reichs bereits von den alliierten Streitkräften besetzt war, in den noch unbesetzten Gauen eine allgemeine Agonie überhand zu nehmen drohte, die Zusammenbruchsgesellschaft jedoch durch noch funktionierende Verwaltungsstrukturen sowie die Formationen und Funktionäre der NSDAP wenigstens ansatzweise mobilisiert werden konnte, war zumindest in Mecklenburg, einem der am letzten „feindbesetzten" Landstriche des Reichs, fast bis zuletzt das notweise Aufrechterhalten des „regulären" Betriebs zu beobachten.[199)] Mecklenburg wurde erst spät direkter Kriegsschauplatz; erst am 28. April 1945 erreichten Einheiten der Roten Armee bei Fürstenberg, Neustrelitz, Neubrandenburg und Friedland das Gaugebiet im Osten. Die eigentlichen militärischen Kampfhandlungen – zumeist Absetzbewegungen der Wehrmacht – dauerten nur fünf Tage. Die Stadt Rostock, die zwischen Juni 1940 und August 1944 insgesamt 21 mal Ziel von

197) Außerdem habe sich nach der Auflösung und Räumung mehrerer Großlager der Wehrmacht „die Versorgung mit Arzneimitteln ... gebessert". Es bestehe nur noch ein „Mangel an Entlausungsmitteln, Insulin und Verbandsstoffen". LHAS, 5.12-7/1, Nr. 9637 (Grote an Reichsgesundheitsführer, 18.4.1945).

198) Goebbels: Tagebücher, T. II, Bd. 15, S. 630 (Notiz vom 29.3.1945).

199) Vgl. dazu u.a. Schultz-Naumann: Mecklenburg 1945.

Bombenangriffen geworden war, wurde am 1. Mai 1945 besetzt. Und amerikanische und britische Truppen standen am 2. Mai 1945 auf der Linie Dömitz, Ludwigslust, Schwerin und Wismar.[200)]

Wie gestalteten sich also die Gesundheitsverhältnisse und die medizinische Versorgung der mecklenburgischen Bevölkerung, welche Sorgen bewegten die Leiter der Staatlichen Gesundheitsämter, und wie schätzten sie die Situation in ihren Zuständigkeitsbereichen ein? Auffallend sind die divergierenden Schwerpunktsetzungen und die unterschiedliche Ausführlichkeit der Berichterstattung, die von einer detaillierten Darstellung selbst kleinteiliger Sachverhalte bis hin zu kurzgefaßt-lakonischer und selbstzensierter Abarbeitung der vorgegebenen Berichtsstrukturen reichte. Beginnen wir mit den Lageberichten wiederum im Osten:

Drei Wochen, bevor die Rote Armee die östlichen Städte das Gaues Mecklenburg (Friedland, Woldegk, Feldberg, Neubrandenburg und Burg Stargard) erreichen sollte, hatte der Amtsarzt Dr. Johannes Zwar Anfang April 1945 aus seinem Gesundheitsamtsbezirk **Stargard/Neustrelitz** ausführlich und sorgenvoll über die „gesundheitliche Betreuung der Zivilbevölkerung" berichtet: „Das abgelaufene Vierteljahr ist wohl das schwerste gewesen, das auf dem Gesundheitssektor bisher überstanden werden mußte. Durch meinen Bezirk sind ca. zwei Millionen Flüchtlinge auf der Eisenbahn und 250[.000]-300.000 auf Trecks gegangen. Es war bei diesem Andrang nicht entfernt daran zu denken, jeden Kranken herauszunehmen und entsprechend zu behandeln. Die vorhandenen Krankenhausplätze waren im Nu belegt, oft leider mit langwierigen oder desolaten Fällen. Es mußte also weitgehendst improvisiert werden.

Zunächst wurde mit der Eisenbahn alles weitergeleitet, was nicht in einem unmittelbar bedrohlichen Zustand war. Durch Errichtung von Krankenrevieren in Neubrandenburg und Neustrelitz konnten zahlreiche Fälle, die leichter erkrankt waren, zunächst kurzdauernd untergebracht werden oder sie kamen mit ihren Angehörigen bis zur Ausheilung in Privatquartiere. In Neubrandenburg schwoll dies Revier aber allmählich zu einem richtigen Hilfskrankenhause an. Leider versagte hier die untere Verwaltungsbehörde, als die Forderung nach einem Hilfskrankenhause von mindestens 60 Betten bereits Anfang Februar gestellt werden mußte. Jetzt endlich ist es soweit, daß die aus Friedland dort aufgestellte Baracke und eine weitere Unterbringungsmöglichkeit im ehemaligen medico-mechanischen Institut des verstorbenen Dr. [Julius] Fischer, das dem Krankenhause unmittelbar benachbart ist, zur Belegung leidlich fertiggestellt ist. Es fehlt aber dringendst an Wäsche und Matratzen.

In Neustrelitz war es nicht viel besser. Es war gefordert worden, das Café Hamann am Markt als Hilfskrankenhaus einzurichten; dies wurde aber von der Wehrmacht in Anspruch genommen. Die Ausländerpraxis sollte aus der Baracke in eine andere Unterkunft verlegt werden; dadurch hätten sich etwa zwölf Betten aufstellen lassen können; das scheiterte an den notwendigen baulichen Veränderungen. Schließlich wurde ein Entbindungsheim geschaffen, in dem etwa 18-20 Wöchnerinnen leidlich untergebracht werden können. Vor allem fehlten die Plätze für Infektionskranke, so daß z.B. Scharlachkranke teilweise mit den Eisenbahntransporten weitergeleitet werden mußten.

In Friedland wurde durch die tatkräftige Mithilfe des Bürgermeisters [Hans Wiedemann] sofort in der Gewerbeschule ein Hilfskrankenhaus von 30-40 Betten allerdings ziemlich primitiv erstellt; aber es genügte seinem Zweck und ist in seiner Einrichtung langsam verbessert worden. Die Baracke in Woldegk ist erstellt; Schwierigkeiten macht die Inneneinrichtung und die Ausstattung. Dasselbe gilt für Fürstenberg; dort werden allerdings bereits Kranke aufgenommen. Die Neustrelitz zugesagte Baracke ist immer noch nicht angekommen; sie ist auf dem Transport von Wolgast nach hier einfach abhanden gekommen. Sie sollte neben dem kleinen Krankenhause in Strelitz Aufstellung finden. Durch die fast völlige Räumung des Carolinenstiftes als Lazarett und nach Inbetriebnahme der in Errichtung befindlichen zusätzlichen Krankenhausplätze müßte der Bedarf in Zukunft einigermaßen gedeckt sein.

Zur weiteren Betreuung der Flüchtlinge waren in Neustrelitz und Neubrandenburg in der Nähe des Bahnhofes Hilfsstellen errichtet worden, die dauernd mit Hilfspersonal und in Neubrandenburg ständig mit einem Arzt besetzt waren; in Neustrelitz war nur nachts ein Arzt anwesend; tags mußten die umwohnenden Praktiker in Anspruch genommen werden. Als besonders schwierig stellte sich

200) Zu den Details vgl. Buddrus: Mecklenburg im Zweiten Weltkrieg, sowie Buddrus/Fritzlar: Die Städte Mecklenburgs im Dritten Reich.

der Krankentransport heraus. Solange eine hier liegende Marineformation genügend Benzin hatte, half sie, wo sie nur konnte, indem sie auch in ihrem Revier bis zu 30 kranke Flüchtlinge kurzfristig unterbrachte. Sonst mußte jeder nicht gehfähige Kranke getragen werden. Das DRK versagte dabei allerdings völlig; es verfügt hierzu nicht mehr über genügend Männer; die einspringenden Frauen waren den Anforderungen nicht gewachsen. Schließlich wurde hier der Volkssturm und in Neubrandenburg ein Gefangenentrupp eingesetzt, nachdem die Hilfe der HJ sich als unzureichend erwiesen hatte, obwohl sie mit großem Eifer dabei war.

In den Kleinstädten und den Dörfern mußten die praktischen Ärzte die zusätzliche Arbeit mitversehen, wobei alles nur irgendwie mit leidlichen Kenntnissen versehene Hilfspersonal mit eingesetzt wurde. Die zusätzliche Flüchtlingsbetreuung konnte in Neustrelitz Ende März eingestellt werden; in Neubrandenburg wird sie am 9. April 1945 aufhören, da sie sich jetzt allmählich erübrigt.

Durch den starken Flüchtlingsstrom besteht allmählich ein empfindlicher Arzneimangel; besonders fehlen jetzt auch Sera. Mit Desinfektionsmitteln beginnen ebenfalls Schwierigkeiten. Insulin ist praktisch nicht mehr vorhanden, Leberpräparate ebenfalls kaum noch. Wo es geht, wird ausgewichen in Tees oder Rezeptur; dadurch ist in den Apotheken erheblich mehr Arbeit zu leisten; der Andrang ist überall erheblich, aber mit dem in Lebensmittel- oder Tabakgeschäften doch nicht entfernt zu vergleichen.

Die Besetzung mit Ärzten hat sich etwas gebessert; in Friedland ist nur noch ein Arztsitz unbesetzt; außerdem ist jetzt auch in Blankensee ein ländlicher Arztsitz geschaffen. In Kublank und Bredenfelde müßte noch ein Arzt eingesetzt werden, da hier die Entfernungen zu den nächsten Sitzen besonders weit sind. Stattdessen ist je ein Flüchtlingsarzt in Groß Daberkow und in Hasselförde aufhältlich, ziemlich nahe am nächsten Sitz bzw. in einer sehr dünn besiedelten Gegend. Das Gebiet hier ist wegen der Nähe der Front anscheinend unter den Flüchtlingsärzten nicht recht gefragt. Teilweise kommen Klagen besonders über dienstverpflichtete Ärzte, daß sie sich nur der Not gehorchend betätigen. Es mangelt stellenweise offensichtlich an Einsatzfreudigkeit.

Die Sterbefälle unter den Flüchtlingen waren erschreckend hoch. In Neubrandenburg sind vom 1. Januar bis zum 1. April [1945] 161 Flüchtlinge verstorben, 29 Säuglinge bis sechs Monaten, 23 Kleinkinder bis zu zwei Jahren, 109 sonstige Personen; in Neustrelitz waren die gleichen Zahlen 130 bzw. 24, 13 und 93. Eine Zusammenstellung aus sämtlichen Standesamtsbezirken war leider noch nicht möglich; es muß aber mit mindestens 600 zusätzlichen Todesfällen insgesamt gerechnet werden. Dabei waren Seuchen kaum die Ursachen, zumeist Erschöpfung, Ernährungsstörungen bei Säuglingen, Kleinkindern und alten Leuten.

Wegen der verhältnismäßig hohen Erkrankungszahlen an Diphtherie und Scharlach, die jetzt aber deutlich im Zurückgehen sind, und mit Rücksicht auf den starken Mangel an Heilserum, wird versucht, weitgehendst nochmals schutzzuimpfen. In Wesenberg und Mirow sind die Impfungen abgeschlossen; Neuerkrankungen sind dort seitdem nicht wieder aufgetreten. In Neustrelitz sind die Impfungen im Gange. Die anderen Städte sollen zunächst folgen, soweit der Impfstoff reicht. Ob wegen Fahrschwierigkeiten auch eine Durchimpfung der Dörfer möglich sein wird, ist sehr zweifelhaft. Das gleiche wird für die kommenden Pockenimpfungen gelten.

Von sonstigen Infektionskrankheiten sind hier wohl vermehrte, aber nur sporadische Typhusfälle vorgekommen; hier muß aber wohl mit einer weiteren Zunahme in der warmen Jahreszeit gerechnet werden. Einige Ruhr- bzw. darauf verdächtige Fälle gab es in Neubrandenburg, zumeist Flüchtlinge, die die Krankheit schon mitbrachten. Im Januar gab es unter den Letten elf Fleckfieberfälle, die die Krankheit offensichtlich auch schon mitgebracht hatten.

Es wird teilweise erheblich über Verlausung und Verkrätzung geklagt, besonders unter den ausländischen Arbeitskräften; es handelt sich weniger um Kleiderläuse, mehr um Kopfläuse. Durch die bevorzugte Zuweisung von Entlausungsmitteln wird hier Abhilfe geschaffen werden. Die Entlausung im Stalag Neubrandenburg[201)] scheitert leider zumeist an der Transportfrage. Die Sammelunterkünfte der Trecks sind bereits fast restlos desinfiziert worden. Eine systematische Durchsuchung auf Läuse

---

201) Gemeint war das 1939 als Stalag II A (=Stammlager) errichtete Kriegsgefangenenmannschaftslager, in dem bis 1945 mindestens 120.000 Kriegsgefangene aus Polen, den Niederlanden, aus Belgien, Frankreich, Jugoslawien, Griechenland, Italien, Großbritannien, den USA und der Sowjetunion interniert wurden. Vgl. dazu Jeske: Lager in Neubrandenburg-Fünfeichen, S. 28-101. Zur medizinischen Versorgung der Kriegsgefangenen vgl. ebenda, S. 133-144.

aller Schnitterkasernen und Unterkünfte von Fremdarbeitern ist ohne genügend Benzin nicht durchführbar. Eine Kontrolle der Trecks auf Läusebefall war bei dem Andrang völlig unmöglich; sie wäre auch zwecklos gewesen, da eine Großentlausung nur in Neubrandenburg vorhanden ist, die wegen Kohlenmangels auch nur beschränkt tätig werden kann. Jedes Anheizen kostet sechs Zentner Kohlen. Die Hygienekommissionen, die in der ersten Märzwoche zusätzlich für die Flüchtlingsbetreuung eintrafen, kamen zu spät; der größte Andrang war vorbei. Die in Neubrandenburg erschöpfte sich in der Hauptsache in organisatorischen Maßnahmen, d.h. vermeintliche Verbesserung der bereits bestehenden Einrichtungen; die in Neustrelitz leistete wenigstens praktische Arbeit, indem sie zahlreiche Entlausungen mit Delicia durchführte."[202)]

Aus dem ebenfalls im Osten Mecklenburgs befindlichen Bezirk des Staatlichen Gesundheitsamtes des Kreises **Malchin** konnte kein Lagebericht ermittelt werden, und in den weiter westlich gelegenen Gesundheitsamtsbezirken schienen der Ernst der Lage und die Gesamtsituation noch nicht richtig begriffen worden zu sein. Jedenfalls mutet die Lagebeschreibung des Amtsarztes Dr. Hans Rohwedder für den Kreis **Waren** einigermaßen unwirklich an. Er berichtete Anfang April 1945, daß „die ärztliche und zahnärztliche Versorgung des Kreises Waren ausreichend" sei. „Schwierigkeiten" könnten sich allenfalls „in Malchow ergeben, wenn Dr. [Johann] Lagemann eingezogen wird"; er, Rohwedder, habe „mit der Reichsärztekammer deswegen schon Fühlung genommen". Auch „die Arzneimittelversorgung ging bisher noch überraschend glatt, nur in der Malchower Apotheke" sei „kein Diphtherieserum zu bekommen. Dies scheint jedoch an dem Besitzer zu liegen, der offenbar nicht aufgepaßt hat, denn von der hiesigen Löwen-Apotheke wird mir versichert, daß sie reichlich Serum bekommen hätte". Auch Krankenpflegepersonal sei „in ausreichender Zahl vorhanden", dies gelte „auch für die Hebammen".[203)]

Auch der Amtsarzt des Kreises **Rostock-Land**, Dr. Karl Scheven, hatte für seinen Gesundheitsamtsbezirk Anfang April 1945 nur wenig Konkretes und zumeist Altbekanntes zu vermelden. So könne „ärztliche Hilfe in sehr vielen Fällen auf dem Lande infolge des Treibstoffmangels nicht geleistet werden", und „infolge des Treibstoffmangels stoße die Überführung von Kranken in Krankenanstalten auf größte Schwierigkeiten". Außerdem verschlechtere sich „der Mangel an Fertigwaren und Drogen immer mehr". Dagegen erweise sich „die Betreuung durch Krankenpflegepersonen in den Krankenanstalten [als] ausreichend". Die Hebammen würden „jetzt mit Pferdefuhrwerk oder Fahrrad zur Entbindung fahren ... Die Wochenbesuche mußten aber sehr eingeschränkt werden".[204)]

Auch der Amtsarzt des Kreises **Rostock-Stadt** hatte nicht viel zu berichten. So stellte Dr. Walter Buschmann zeitgleich zu seinem Kollegen Scheven fest, daß „die ärztliche Versorgung der Zivilbevölkerung kaum genügend" sei und „durch Brennstoffmangel weiter erschwert" werde; die „Versorgung mit Arzneimitteln zeigt erhebliche Verknappung".[205)]

Deutlich mutiger und wesentlich konkreter informierte der Leiter des Staatlichen Gesundheitsamtes des zentral gelegenen Kreises **Güstrow**, Dr. Carl Radmann. Er erinnerte noch einmal daran, daß „die ärztliche Versorgung der Zivilbevölkerung schon am Ende des Jahres 1944 nicht ausreichend" gewesen sei, aber „im Verlaufe des Berichtsvierteljahres [habe sie sich] in zunehmendem Maße mehr und mehr" verschlechtert. „Schuld daran" sei „einmal die Tatsache, daß in Güstrow eine große Zahl stark überalterter Ärzte Dienst" tue „und daß von den jüngeren zwei (Dr. [Ernst] Ladisch und Dr. [Hans] Prösch) sehr viel krank und arbeitsunfähig waren, daß ferner in Bützow, Schwaan, Bernitt [und] Langhagen ebenfalls überalterte und leistungsgeminderte Ärzte tätig" seien. Hinzu komme „die sich mehr und mehr verschlechternde Beförderungslage: Hierdurch wurde ganz besonders die ärztliche Versorgung der Landbevölkerung in Frage gestellt". Er, Radmann, habe sich in „engster Zusammenarbeit mit dem Kreisleiter und den Hoheitsträgern der ländlichen Ortsgruppen bemüht, diese Notstände abzustellen, Notstände, die von der zweiten Januarhälfte an durch den ganz unerwarteten ungeheuren Zustrom von Flüchtlingen aus dem deutschen Osten bedrohliche Formen anzunehmen drohten".

---

202) LHAS, 5.12-7/1, Nr. 9637 (Bericht des Staatlichen Gesundheitsamtes Neustrelitz für das erste Quartal 1945, 7.4.1945).
203) Ebenda (Bericht des Staatlichen Gesundheitsamtes Waren für das erste Quartal 1945, 7.4.1945).
204) Ebenda (Bericht des Staatlichen Gesundheitsamtes Rostock-Land für das erste Quartal 1945, 6.4.1945).
205) Ebenda (Bericht des Staatlichen Gesundheitsamtes Rostock-Stadt für das erste Quartal 1945, 6.4.1945).

Er habe „durch die Ärztekammer erreicht, daß die beiden wegen Altersgebrechlichkeit nicht mehr einsatzfähigen Ärzte in Güstrow, Dr. [Gerhard] Stubbendorff und Dr. [Carl] Schulz, durch Abordnung je eines Hilfsarztes in ihre Praxis in die Lage gesetzt wurden, die Praxis so zu führen, daß ordentliche ärztliche Arbeit gewährleistet ist. In der Praxis Dr. Stubbendorff arbeitet Dr. [Kurt] von Jarmersted, in der von Dr. Schulz Frau Dr. [Ida] Bankina. Es wurde ferner die Augenpraxis von Dr. [Erich] Schürhoff in Güstrow durch zwei Augenärzte der Wehrmacht, die aus einem Lazarett des Ostens hierher gekommen waren, besetzt, und der Facharzt für Hautleiden, Dr. [Paul] Appel, Güstrow, kehrte in seine Praxis zurück: dadurch war weiter eine ganz wesentliche Besserung der ärztlichen Versorgung erzielt. Ferner kehrte der praktische Arzt Dr. [Martin] Flach in seine Praxis zurück.

In Bützow ist eine lettische Ärztin, Dr. Trehsinsch angekommen, deren Einsatz bei der Ärztekammer beantragt ist, hier ist die Versorgung der Bevölkerung besonders ungünstig, weil zwei Ärzte überaltert sind und eine Ärztin wegen schwerer Krankheit bis auf nicht absehbare Zeit arbeitsunfähig ist. In Schwaan arbeitet in der Praxis von Dr. [Friedrich] Walter neben diesem ein Hilfsarzt [Dr. Johannes Führus]. In Laage sind zwei Hilfskassenärzte tätig (in der Praxis [des verstorbenen] Dr. [Bernhard] Roß und der von Dr. [Walter] Gosselck), dazu arbeitet am Hilfskrankenhaus ein Chirurg aus Berlin.

Da die Versorgung der Landbevölkerung immer schwieriger wurde, war es notwendig, in allen großen Landgemeinden, die dafür geeignet waren, einen Arztsitz neu zu schaffen. Hierbei half außerordentlich unterstützend die Tatsache, daß unter den Flüchtlingen sich zahlreiche Ärzte befanden. Mit Hilfe der Ärztekammer, die sich den Einsatz aller Ärzte vorbehalten hatte, gelang nun nach und nach der Einsatz einer Reihe solcher Ärzte, so daß die Lage heute am Schluß des Vierteljahres so aussieht:

Neu eingesetzt sind:

1. in Bellin die Ärztin Dr. [Ingeborg] Loepp,
2. in Groß Wokern die Ärztin Dr. Haase,
3. in Matgendorf Dr. [Rudolf] Körner,
4. in Warnow die Ärztin Dr. [Helene] Wilmanns,
5. in Jürgenshagen Dr. [Berthold] Ammer,
6. in Tarnow Dr. [Wilhelm] Möhrke,
7. in Selow Dr. [Edmund] Iwinski (der mit Pferd und Wagen und vollständigem Instrumentarium ankam).

Damit ist nun das ganze Gebiet des Landkreises mit einem dichten Netz von Arztsitzen überzogen, die Landbevölkerung hat keine weiten Wege mehr zum Arzt, und es ist viel besser als bisher möglich, daß ein Arzt zu einem Schwerkranken in die Wohnung kommt!" Dagegen mache „die Flüchtlingsbetreuung in Güstrow schwere Sorgen: hier kam an dem wichtigen Knotenpunkt eine sehr große Menge zusammen: Polizeilich gemeldet sind rund 11.000 Menschen, dazu kommen dauernd etwa 5.000 [Personen] in 18 Massenlagern und eine unbestimmte, dauernd wechselnde [Zahl] in der Treckleitstelle. Natürlich finden sich unter diesen Flüchtlingsmengen viele Kranke. In Zusammenarbeit mit der NSV, der Trägerin der Flüchtlingsbetreuung, wurde hier nun nach Möglichkeit und Kräften vorgesorgt.

In Güstrow und in allen größeren Gemeinden wurden Krankenstuben eingerichtet, in Güstrow mehrere, der dem Gesundheitsamt überwiesene Oberregierungs- und Medizinalrat Dr. [Hans] Reichel als betreuender Arzt eingesetzt. Da er allein die anfallende Arbeit nicht leisten konnte, wurde ihm der Arzt Dr. [Walter] Baggerd aus Kolberg und nach dessen Weggang der Arzt Dr. [Hans] Bahr aus Marienburg zugeteilt. Dem Gesundheitsamt wurde der estnische Arzt Dr. [Eduard] Pihlak zugeteilt und zu dessen Vertretung nach seiner schweren Erkrankung der Medizinalrat Dr. [Wilhelm] Wittek, der zuletzt in Gumbinnen tätig war. So sieht jetzt am Ende des Berichtsvierteljahres die ärztliche Versorgung ganz wesentlich besser aus als am Beginn.

Nur wenige der hierher gekommenen Ärzte haben ein Instrumentarium mitgebracht: Soweit dies nicht hier im Lande zu erstehen war, mußte aus alten Beständen Abhilfe geschaffen werden. Ich habe deswegen an alle eingesessenen Ärzte ein Schreiben gerichtet und darin gebeten, jeder Arzt möge ein Messer, eine Schere und eine Pinzette, vielleicht auch dieser oder jener eine Spritze abgeben, um aus dieser Sammelaktion wenigstens die Krankenstuben zu versorgen. Diese Aktion läuft gut an, sie verspricht Erfolg!

Mit dem Zustrom der Flüchtlinge wurde die Frage nach einer großen Zahl von Krankenhausbetten dringend. Das Stadtkrankenhaus eröffnete alsbald sein bereits geplantes und mit Betten usw. vorbereitetes Ausweichkrankenhaus in Kueß bei Güstrow, das Hilfskrankenhaus in Laage war infolge von Entlassungen imstande, 25 Frauen und 20 Männer aufzunehmen, dazu kamen die Hilfskrankenstuben, wie sie in allen Ortschaften eingerichtet sind. Besondere Sorge wurde der Schaffung von Betten für ansteckend Kranke gewidmet: Es wurde angeordnet, daß Diphtheriekranke bereits nach klinischer Genesung und einem negativen Abstrich aus der Krankenhausbehandlung und Scharlachkranke vier Wochen nach Beginn der Erkrankung entlassen werden, sofern ihr Gesundheitszustand dies zuläßt. Dadurch wurden die vorhandenen Betten schneller wieder freigemacht. Zur Aufnahme von ansteckend Darmkranken wurde dem Stadt-Krankenhaus Güstrow eine Baracke der für Ausländer bestimmten Anlage freigemacht und überstellt, es wurde ferner die ebenfalls für Ausländer bestimmte Baracke an der Danziger Straße für Flüchtlinge freigemacht. Dadurch wurden rund 50 Betten für ansteckend Darmkranke gewonnen.

Das Krankenhaus des Landesfürsorgehauses, das unter meiner ärztlichen Leitung steht, hat nach Möglichkeit immer wieder Flüchtlinge, insbesondere alte Leute, aufgenommen und ist stets helfend eingesprungen."

Hinsichtlich des „Gesundheitszustandes der Bevölkerung" konnte der Amtsarzt Dr. Radmann eine ambivalente Lage beschreiben. Mit Ausnahme einer „kleinen Typhusepidemie" im Dorf Teschow, „die sofort nach Bekanntwerden in strenge Überwachung genommen und eingedämmt werden konnte" und „inzwischen erloschen" ist, sei der „Gesundheitszustand der einheimischen [!] Bevölkerung nicht schlecht, es kamen lediglich im Januar und Februar sehr viele Erkältungskrankheiten mit Katarrhen der oberen Luftwege vor. Ganz besonders schlecht" sei es jedoch „bei den Flüchtlingen. Diese kamen alle durch die ungeheuren und ganz ungewohnten Strapazen der Flucht, die immer über mehrere Wochen gedauert hatte, in sehr schlechtem Zustande hier an. Die Erwartung, daß viele Krankheiten auftreten würden, traf ein, ganz besonders waren es die alten Menschen, die unter der Flucht zusammenbrachen. Es spielen da sowohl körperliche wie seelische Bedingungen eine Rolle: Einmal die übermäßigen Anstrengungen bei schlechter oder sogar mangelnder Ernährung und zum anderen die schwere seelische Bedrückung, die durch die Flucht bedingt war, sei es der Verlust lieber Angehöriger, oder aller Habe, oder sei es das schreckliche Erlebnis! Dies warf die Menschen um. Und ich habe gerade als Arzt des Landesfürsorgehauses, in das sehr viele alte Menschen gekommen sind, beobachtet, daß sie gar nicht eigentlich organisch krank, aber völlig gebrochen, oft bewußtseinsgetrübt ankamen, und dann entweder alsbald starben oder nach scheinbarer Erholung einige Tage später zu Grunde gingen. Ähnliches gilt auch von Kindern, besonders den Säuglingen und Kleinkindern. Die Zahl der so Gestorbenen ist sehr groß!

Zu Anfang weniger, mit jedem Tage dann jedoch fortschreitend, stellte sich eine starke Verlausung der Flüchtlinge heraus. Die vorhandenen Entlausungsanlagen konnten die Anforderungen nur mit Mühe schaffen. Mit dem Landrat [Hans-Wilhelm Wittneben] wurde eingehende Rücksprache genommen, die Bürgermeister der Landgemeinden erneut auf die Läusegefahr hingewiesen. Sie wurden aufgeklärt, auf die behelfsmäßige Einrichtung von Entlausungsanlagen (Kartoffeldämpfer, Backofen und dergleichen) hingewiesen. Bei dem obersten Hygieniker der SS [Dr. Joachim Mrugowsky] wurde eine Großentlausungsanlage angefordert. Zu allem Unglück brannte ein Teil der Entlausungsanlage im Schloß zu Güstrow ab: Es wurde deswegen die Wehrmacht, die trotz über fünf Jahre Krieg sich noch keine eigene Entlausungsanlage geschaffen hatte, sondern immer die Einrichtungen des zivilen Sektors benutzte, aufgefordert, sich aus eigenen Mitteln zu entlausen. Mit dem Schluß des Berichtsvierteljahres ist diese Trennung nun erfolgt. In Bützow und Laage arbeiten vorhandene Anlagen.

Weiter war die Krätze unter den Flüchtlingen stark verbreitet, auch hatten viele Menschen Kopfläuse. Außerordentlich erschwerend war hier, daß mit dem ungeheuren Anfall von Verlausten und von Krätzekranken die zur Bekämpfung dieser Plage notwendigen Mittel zuerst knapp wurden und dann gänzlichst fehlten! Cuprex war alsbald vergriffen, Petroleum gab es nicht, Karbolsäure war sehr knapp, Cresol ebenfalls. In Güstrow hatte ich im Schloß schon vorher größere Mengen Deliciapulver eingekauft, was jetzt gut zu statten kam."

Neben dem Fehlen von Entlausungsmitteln und Antiscabiosa bereitete die Versorgung mit Arzneimitteln große Sorgen: „Wenn die Arzneimittel zu Anfang des Vierteljahres schon knapp waren, so wurden sie es von Tag zu Tag immer mehr und mehr: Der Bedarf an Hustenmedizin war zeitweilig riesengroß, und alsbald fehlten die zur Herstellung nötigen Grundstoffe. Am Ende des Vierteljahres war die Lage so angespannt, daß die Versorgung der Kranken auch mit den wichtigsten Dingen wie z.B. Sulfonamiden und Morphin, Scophedal, Herzmitteln nicht mehr gesichert war. Da die Apotheken infolge der Bahnschwierigkeiten keinen Nachschub erhielten, ist die Versorgung allmählich ernst geworden. Sie ist es hauptsächlich auch dadurch geworden, daß sehr viele Menschen, besonders die Flüchtlinge, zu Anfang sinnlos Arzneimittel in den Apotheken aufgekauft haben. Bereits seit langem gibt es Tabletten, Hustenmedizin und dergleichen nur auf ärztliche Verordnung und nicht mehr in freiem Handverkauf. Besonders schlimm steht es mit den Verbandstoffen." Zwar habe er, Radmann, in seiner Eigenschaft „als leitender Luftschutzarzt" in seinen Depots „immerhin noch beträchtliche Mengen an Verbandstoffen", er dürfe diese anweisungsgemäß „aber auf keinen Fall freigeben". Dagegen sei bekannt, daß die Organisation Todt „hier in Güstrow ein Depot hat, in dem geradezu sagenhafte Mengen von allen nur erdenkbaren Arzneimitteln usw. lagern. Es wäre sehr dankenswert, wenn es dem Herrn Staatsminister [Dr. Friedrich Scharf] gelänge, diese Mittel der Bevölkerung zugänglich zu machen. Zur besseren Erkennung der Verlausung wurde im Gesundheitsamt eine Sprechstunde eingeführt: Jeden Morgen stehen zwei Stunden lang zwei Gesundheitspflegerinnen des Amtes zu festgesetzter Zeit in bekanntem Orte bereit, die Flüchtlinge, die von der NSV und der HJ zugeführt werden, auf Ungeziefer zu untersuchen. Die Einrichtung hat sich bewährt."

Abschließend stellte Radmann heraus, daß „die ganze Arbeit des [von ihm geleiteten Gesundheits-]Amtes in engster Zusammenarbeit mit dem Kreisleiter [der NSDAP, Wilhelm Lemm], der NSV, der HJ, in deren Händen ja die Flüchtlingsbetreuung liegt, wie auch mit Bürgermeistern, Polizeibehörden geleistet" worden sei. Dabei habe sich „ganz besonders günstig" ausgewirkt, „daß der Amtsarzt [also er selbst] gleichzeitig Kreisamtsleiter des Amtes für Volksgesundheit der NSDAP ist".[206)]

Genau 33 Tage nach diesem seinem letzten Lagebericht nahm sich der bis zuletzt engagiert agierende Leiter des Staatlichen Gesundheitsamtes des Kreises Güstrow, Dr. Carl Radmann, am 3. Mai 1945 im Alter von 57 Jahren mit Gift das Leben. Aus innerster Überzeugung Nationalsozialist, hielt er Suizid offenbar für die einzig logische Konsequenz seiner bisherigen Tätigkeit. Mit ihm gingen seine Frau und seine Tochter in den Tod. Radmann war der einzige der mecklenburgischen Amtsärzte, der sich zu Kriegsende das Leben nahm.

Im Unterschied zu seinem Güstrower Kollegen hatte der Amtsarzt des ebenfalls in der Mitte Mecklenburgs gelegenen Kreises **Parchim**, Dr. Ulrich Pfautsch, offenbar den Überblick über die in seinem Amtsbezirk vorhandenen Ärzte verloren und meinte: „Um sich einen genauen Überblick über die ärztliche Versorgung des Kreises zu [ver]schaffen, wäre es unbedingt notwendig, daß die Meldungen der Reichsärztekammer pünktlich ans Gesundheitsamt abgehen. Es entzieht sich hier völlig meiner Kenntnis, ob Ärzte und in welchen Bezirken sie eingesetzt sind. Gewöhnlich erfährt das Gesundheitsamt durch Zufall, daß in irgendeinem Ort schon lange ein Arzt sitzt. Deswegen ist ein Überblick über die ärztliche Versorgung außerordentlich erschwert". Oberes Verwaltungsversagen herausstellend und eigenes Amtsversagen kaschierend, hielt er – die medizinische Katastrophe verschleiernd umschreibend – lapidar fest: „Während der vielen Flüchtlingstransporte durch den Kreis war die ärztliche Versorgung den Umständen entsprechend ziemlich unzulänglich. Es fehlte an ärztlichen Kräften und an Medikamenten. Die ärztliche Versorgung in Plau ist ziemlich angespannt, die Zuweisung eines Arztes wäre wünschenswert. Die Infektionskrankheiten" hätten „nicht nennenswert um sich gegriffen und haben sich glücklicherweise abgesehen von einigen kleinen Typhusepidemien durch die Flüchtlingstransporte nicht vermehrt". Dagegen mache „die Unterbringung der Offen-Tuberkulösen, die alle als Flüchtlinge aus den Ostgauen kommen, große Schwierigkeiten". Es sei „unmöglich, sie auch nur annähernd hygienisch einwandfrei unterzubringen. Schwer erkrankte cavernöse Fälle liegen in einem Zimmer mit den gesunden Familienangehörigen, darunter auch Kinder. Leider können nicht genügend Betten zur Verfügung gestellt werden, um diese Kranken unterzubringen".[207)]

Nachdem der Leiter des Staatlichen Gesundheitsamtes **Wismar**, Dr. Walter Hindenberg, im November 1944 gestorben war, hatte sein bisheriger Stellvertreter, Dr. Paul Schubert, die Amtsgeschäfte übernommen. Obwohl erst kurze Zeit im Amt, kannte er die Verhältnisse in seinem Zuständigkeits-

206) Ebenda (Bericht des Staatlichen Gesundheitsamtes Güstrow für das erste Quartal 1945, 31.3.1945).
207) Ebenda (Bericht des Staatlichen Gesundheitsamtes Parchim für das erste Quartal 1945, 9.4.1945).

bereich ziemlich genau. In seinem „Lagebericht über die gesundheitliche Betreuung der Zivilbevölkerung“ hielt er Anfang April 1945 fest: „Für den Internisten, Herrn Stabsarzt Dr. [Martin] Kleeberg, der zur Zeit bei der Wehrmacht ist, wird Herr Dr. [Erich] Preiser aus Stettin halbtags die Praxis übernehmen. Zur Zeit arbeitet Dr. Preiser als Konsiliarius im Stadtkrankenhaus. In die Praxis des verstorbenen Augenarztes Herrn Dr. [Otto] Süchting ist Herr Dr. [Carl] Hussels aus Glogau eingetreten. Die Praxisräume werden vormittags von der vertrauensärztlichen Dienststelle, von ½ 2 bis ½ 5 Uhr vom Augenarzt Dr. Hussels und von 5-7 Uhr vom Augenarzt Professor Dr. [Reinhard] Braun benutzt. Herr Professor Braun ist zur Zeit krank und übt keine Praxis aus.

In der Treckleitstelle in Sternberg ist der lettische [richtig: litauische] Arzt Dr. [Vitaut] Tumasch eingesetzt worden. In Rerik ist Fräulein Dr. [Luzia] Poschmann als zweite Ärztin hinzugekommen. Sie ist aus Ostpreußen geflüchtet. In der Praxis von Herrn Dr. [Johannes] Spengler, Brüel, ist Frau Dr. [Meta] Gily, in der Praxis von Herrn Dr. [Heinrich] Gronau, Neubukow, ist Herr Dr. [Franz] Bliemel aus Danzig, im Flüchtlingslager Schimm ist die lettische Ärztin Frau Dr. [Antonija] Tiltinsch [Tiltiņš], in der Praxis von Dr. [Walther] Schultz, Bad Kleinen, ist der lettische Arzt Herr Dr. [Anton] Leja eingesetzt worden. Dem Gesundheitsamt wurde als 2. Arzt Herr Medizinalrat Dr. [Aloysius] Schmitz aus Rosenberg zugewiesen.“

Arzneimittel und Verbandsstoffe seien knapp. „Der schon am 6. Januar 1945 erwähnte Mangel hat sich noch verschärft.“ Die Abgabe von Arzneien und Verbandmaterial sei „nach Rücksprache mit den Apothekern ... [neu] geregelt worden“. Pflegepersonal sei durch die „Rückführung“ von Krankenschwestern aus den Ostgebieten „jetzt mehr als ausreichend“ vorhanden. Außerdem sei „der Desinfektor des Landkreises jetzt vom Schlachthof freigegeben worden“ und habe „auch Hilfskräfte dazu erhalten. Er kann die Desinfektionen auf dem Lande alle durchführen“.[208]

Auffallend ist, daß die Lageberichte der Amtsärzte zur medizinischen Versorgung der Bevölkerung in den westlichen Gesundheitsamtsbezirken Mecklenburgs, also für die Kreise Schwerin, Ludwigslust, Hagenow und Schönberg, deutlich knapper ausfielen und inhaltsärmer abgefaßt waren als die ihrer weiter östlich tätigen Kollegen. Dabei waren die medizinische Versorgungssituation und die damit zusammenhängenden Probleme eigentlich identisch. Ob dabei die Betrachtung des Kriegsverlaufs, wonach eine Besetzung ihrer Amtsgebiete durch anglo-amerikanische Truppen wahrscheinlicher war als durch die Rote Armee, eine Rolle spielte, muß spekulativ bleiben.

Der Amtsarzt und Leiter des Staatlichen Gesundheitsamtes des Kreises **Ludwigslust**, Dr. Arthur Radloff, berichtete Mitte April 1945, zwei Wochen vor Kriegsende, daß „die ärztliche Betreuung der Zivilbevölkerung durch den Flüchtlingszustrom sehr erschwert“ sei, „jedoch mit den vorhandenen ärztlichen Kräften gemeistert werden“ könne. Zudem sei „die Aufnahmefähigkeit des Kreiskrankenhauses durch den Bau einer Krankenhausbaracke, die zur Unterbringung ansteckend Kranker bestimmt ist, vergrößert“ worden. Außerdem seien „die Gemeindeschwestern-Stationen voll-, zum Teil durch die Einstellung von rückgeführten Schwestern [sogar] überplanmäßig stark besetzt; sie genügten den gestellten Anforderungen“. Auch die „Hebammenhilfe war immer ausreichend gewährleistet“. Dagegen seien „auf dem Gebiet der Arzneimittelversorgung durch die vermehrte Inanspruchnahme der Apotheken infolge des Flüchtlingszustroms erhebliche Verknappungserscheinungen“ aufgetreten, „die sich besonders auf dem Gebiete der Versorgung der Säuglinge mit Diät- und Arzneimitteln bemerkbar machten“.[209]

Dr. Hans Kölzow, der Leiter des Staatliches Gesundheitsamtes des Stadt- und Landkreises **Schwerin**, schätzte im April 1945 ein, daß sich „die ärztliche Versorgung in der Stadt Schwerin durch die Einsetzung bzw. Niederlassung von fünf praktischen Ärzten bzw. Ärztinnen, ferner je einem Facharzt für Augen-, Frauen-, Kinderheilkunde und innere Medizin wesentlich gebessert“ habe; zudem sei „der Hilfskassenarzt Dr. [Johann] Motzkewitsch nach Schwerin zurückgekehrt“. Die „Flüchtlingsbetreuung“ liege „in den Händen des Staatlichen Gesundheitsamtes. Im Landkreis wurden in Gadebusch und in Pampow je ein praktischer Arzt bzw. Ärztin eingesetzt. Der Einsatz weiterer Ärzte in Landgemeinden schwebt“. Auch hier sei „die Versorgung mit Arzneimitteln durch die Flüchtlinge und die Transportschwierigkeiten schwierig geworden“.[210]

---

208) Ebenda (Bericht des Staatlichen Gesundheitsamtes Wismar für das erste Quartal 1945, 9.4.1945).
209) Ebenda (Bericht des Staatlichen Gesundheitsamtes Ludwigslust für das erste Quartal 1945, 16.4.1945).
210) Ebenda (Bericht des Staatlichen Gesundheitsamtes Schwerin für das erste Quartal 1945, 3.4.1945).

Der ohnehin seit Jahren durch knappe Berichterstattung aufgefallene Dr. Gerhard Rohde, Amtsarzt des Kreises **Schönberg** und seit 1940 auch Leiter der Ärztekammer Mecklenburg, mußte für seinen Zuständigkeitsbereich einen faktischen Ausfall des Medizinalsektors konstatieren: In seinem Bericht hieß es, daß „die Versorgung der Zivilbevölkerung durch behandelnde Ärzte im Kreisgebiet infolge Benzinmangels nicht mehr ausreichend" sei. Auch „die fürsorgliche Betreuung der Zivilbevölkerung durch das Gesundheitsamt ist nicht mehr ausreichend". Die „Säuglings- und Jugendfürsorge" könne „infolge Benzinmangels nur völlig ungenügend durchgeführt werden", und auch „der Krankentransport kann infolge Benzinmangels nicht mehr befriedigend durchgeführt werden". Dagegen sei „die Versorgung mit Arzneimitteln knapp, aber ausreichend". Zu den „Veränderungen in der ärztlichen Versorgung" vermerkte Amtsarzt Rohde: „Herr Dr. [Richard] Gehr[c]ke in Klütz ist wegen Erkrankung (Oberschenkelbruch) ausgeschieden. Die Praxis übt Herr Dr. Konstantin Luns aus Lettland aus. In Grevesmühlen arbeitet die Chirurgin Frau Dr. [Hilde] Mennenga in der Praxis ihres Schwiegervaters Dr. Heyo Mennenga. Für den im Felde stehenden Arzt Fritz Plehn hat Herr Dr. [Alexander] Lane, Flüchtling aus Ostpreußen [richtig: Bromberg], die Praxis übernommen ... In Boltenhagen befinden sich folgende drei Kliniken: DRK-Krankenhaus Posen, Gaufrauenklinik Posen und Gaukinderklinik Posen mit wechselnden Ärzten."[211)]

Unter den seltsam kargen Berichten aus den westlichen Kreisen des Landes Mecklenburg war die Lagebeschreibung für den Kreis **Hagenow** noch die ausführlichste. Dr. Karl Schmidt, vormals Direktor der Heil- und Pflegeanstalt Domjüch, zuletzt kommissarischer Direktor der Heil- und Pflegeanstalt Sachsenberg-Lewenberg und nunmehr Leiter des Staatlichen Gesundheitsamtes des Kreises Hagenow, meinte im April 1945, „die ärztliche Versorgung der Stadt Hagenow ist ausreichend, da in der Stadt neben Herrn Dr. [Ulrich] Henkel [auch] Frau Dr. [Trude] Regge und Frau Dr. [Renate] Dau als praktische Ärzte tätig sind". Leider sei aus dem „Kreiskrankenhaus Hagenow nach telefonischer Auskunft ab 9.4.45 Herr Dr. med. [Arno] Müller zur Wehrmacht einberufen" worden. Statt dessen sei „der Chefarzt des Kreiskrankenhauses Hohensalza, Dr. [Paul] Gutmann, Facharzt für Chirurgie, am 11.3.45 im Krankenhaus Hagenow eingesetzt worden", und am „10.4.45 nimmt [auch] der Chefarzt des Krankenhauses Schneidemühl, Dr. med. [Paul] Neumann, Facharzt für Innere Krankheiten, seine Tätigkeit im Kreiskrankenhaus auf. Seine Frau, Dr. [Lieselotte] Neumann, wird als Assistentin tätig sein. In Wittenburg ist anstelle des erkrankten Dr. [Pranas] Mockus Herr Dr. [Otto] Heinrich als praktischer Arzt tätig. In Lübtheen wurde durch die Gauärztekammer Dr. [Reinhard] Grigat als praktischer Arzt eingesetzt ... Die Zahl des Krankenpflegepersonals genügt", und „die Schwierigkeit in der Arzneimittelversorgung ist [eben] zeitbedingt".[212)]

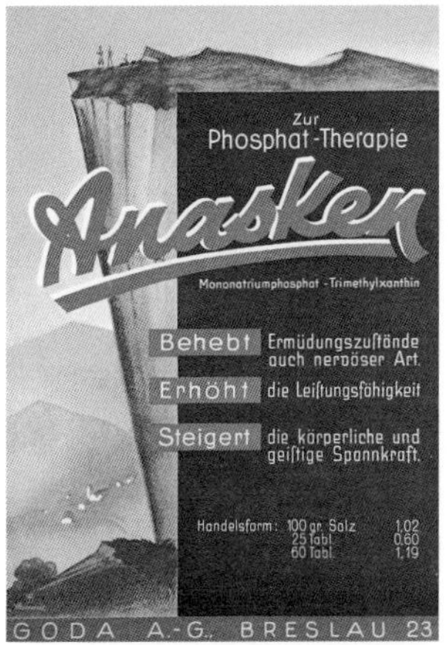

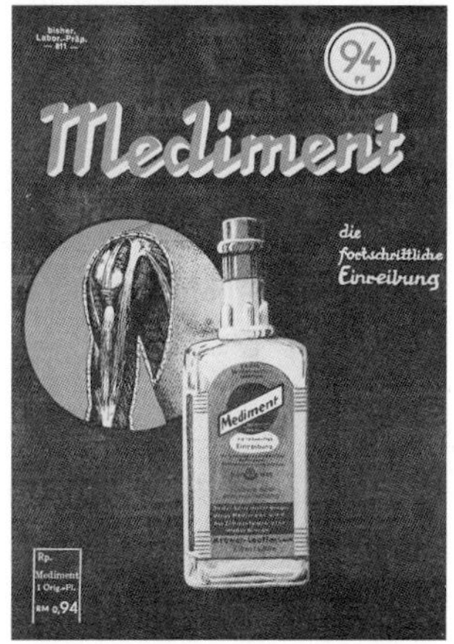

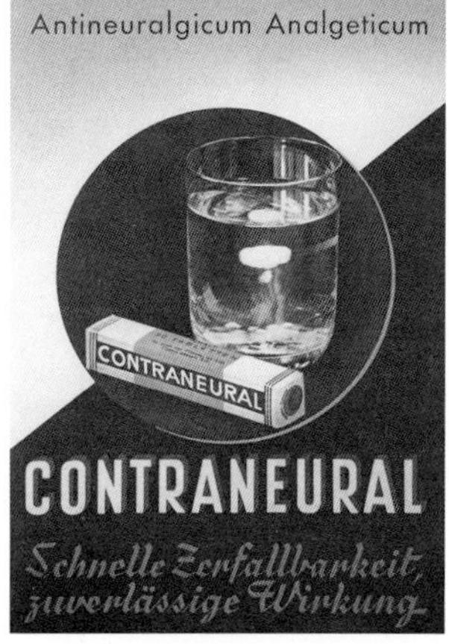

Werbeanzeigen für Arzneimittel, Ende 1930er Jahre

211) Ebenda (Bericht des Staatlichen Gesundheitsamtes Schönberg für das erste Quartal 1945, 6.4.1945).
212) Ebenda (Bericht des Staatlichen Gesundheitsamtes Hagenow für das erste Quartal 1945, 9.4.1945).

Das Medizinalwesen in Mecklenburg unter sowjetischer Kontrolle 1945-1949

Ende und Neubeginn

Ab dem 4. Mai 1945 war ganz Mecklenburg von alliierten Truppen besetzt.[1] Das Land war zunächst in zwei ungleich große Besatzungszonen geteilt. Den östlichen und größeren Teil hatte die Rote Armee erobert, hier die überkommenen deutschen Verwaltungsstrukturen zerschlagen und neben ihrem sofort etablierten Besatzungsregime zunächst noch keine neuen deutschen Verwaltungen geschaffen. Der westliche und kleinere Teil des Landes – links der Linie Dömitz, Ludwigslust, Schwerin und Wismar – war von US-amerikanischen und britischen Truppen besetzt worden. Unter amerikanischer und vor allem unter der anschließenden britischen Militärverwaltung wurde in Westmecklenburg ab dem 15. Mai 1945 eine neue deutsche Landesregierung etabliert, die an die Verwaltungsstrukturen von 1941/43 anknüpfte.[2] Diese Landesverwaltung bestand jedoch nur 52 Tage. Gemäß alliierter Übereinkunft übernahm die Rote Armee mit ihren militärischen, geheimdienstlichen und zivilen Dienststellen am 1. Juli 1945 die Herrschaft über das ganze Land Mecklenburg.

Knapp einen Monat vorher hatte der Rat der Volkskommissare der Sowjetunion am 6. Juni 1945 die Anordnung über die Verwaltung der sowjetischen Besatzungszone durch die Sowjetische Militäradministration in Deutschland (SMAD) verfügt, deren Bildung am 9. Juni mit dem Befehl Nr. 1 vom Obersten Chef der SMAD, Marschall Georgi Konstantinowitsch Schukow (1896-1974), bekanntgegeben wurde.[3] Die SMAD und ihre regionalen Instanzen bestanden aus „einer komplizierten und konfliktträchtigen Mischung ziviler und militärischer Verwaltungsstrukturen",[4] deren Zuständigkeiten sich in der Folgezeit häufig änderten und überschnitten und deren Dienststellen nicht selten miteinander konkurrierten. Mit dem Befehl Nr. 5 des Obersten Chefs der SMAD wurden ab 9. Juli 1945 die Einrichtungen der sowjetischen Militärverwaltung in den Ländern und Provinzen der Sowjetischen Besatzungszone (SBZ) geschaffen, so auch die SMA-Verwaltung für die Provinz Mecklenburg und Vorpommern.[5] Als Chefs der SMA Mecklenburg, die zunächst kurzzeitig in Parchim, dann in der Schweriner Schloßstraße residierte, fungierten zwischen Juli und Oktober Generaloberst Iwan Iwanowitsch Fedjuninski (1899-1977), anschließend Generaloberst Alexander Wassiljewitsch Gorbatow (1891-1973) und zuletzt Generalleutnant Nikolai Iwanowitsch Trufanow (1900-1982). Der Verwaltungsapparat der SMA Mecklenburg umfaßte zunächst 392 Militärangehörige und 91 Zivilbeschäftigte, 1947 waren es 356 Militärangehörige und 119 Zivilangestellte.[6]

Im Juni 1945 existierten auf dem Gebiet der gesamten SBZ 247 regionale Kommandanturen, deren Zahl sich im Verlauf des Ausbaus der Besatzungsverwaltung bis zum November 1945 auf 652 erhöh-

1) Nachdem am 7.5.1945 der Chef des Wehrmachtführungsstabes Generaloberst Alfred Jodl im Auftrag des geschäftsführenden Regierungschefs Großadmiral Karl Dönitz im französischen Reims vor den Westalliierten die Gesamtkapitulation der deutschen Streitkräfte erklärt hatte, folgte am 8.5.1945 in Berlin-Karlshorst die Unterzeichnung der Kapitulationsurkunde vor dem Oberkommandierenden der sowjetischen Streitkräfte, Marschall Georgi Schukow, durch den Chef des Oberkommandos der Wehrmacht Wilhelm Keitel; damit war der Zweite Weltkrieg in Deutschland und Europa offiziell beendet.

2) Vgl. dazu im Detail Buddrus: Prime Minister für 33 Tage, S. 295-337, sowie Buddrus/Fritzlar: Landesregierungen und Minister in Mecklenburg, S. 48-50, 385 f.

3) Die folgenden Ausführungen basieren auf den Beiträgen von Dina Nochotowitsch und Tatjana Zarewskaja-Djakina in: Foitzik/Zarewskaja-Djakina: SMAD-Handbuch, S. 446-455, 534-542.

4) Foitzik/Zarewskaja-Djakina: SMAD-Handbuch, S. 13.

5) Das Land Mecklenburg und der vorpommersche Teil der ehemaligen preußischen Provinz Pommern wurden von der SMAD zwischen 1945 und 1947 durchgängig als „Provinz" bezeichnet. Vgl. dazu auch Brunner: Die Landesregierung in Mecklenburg-Vorpommern. Daß die westlich der Oder gelegenen Teile der preußischen Provinz Pommern von der sowjetischen Besatzungsmacht als Landesteil Vorpommern dem Land Mecklenburg zugeschlagen wurden, bleibt hier außerhalb der Betrachtung, da sich die vorliegende Studie lediglich auf das historische Land Mecklenburg bezieht.

6) Das Personal der Verwaltung und der Kommandanturen der SMA Mecklenburg bestand hauptsächlich aus Angehörigen der 2. und 5. Stoßarmee sowie aus Soldaten und Offizieren der 70., 61., 47. und 33. Armee. 1948 sah der Stellenplan der SMA-Verwaltung Mecklenburg 348 Militärangehörige und 111 Zivilangestellte vor, 1949 waren es insgesamt 463. Vgl. dazu Foitzik/Zarewskaja-Djakina: SMAD-Handbuch, S. 481, 494, 509, 519, 534.

te und bis 1948 auf 178 verringerte. Kommandanturen wurden in den eroberten deutschen Gebieten zunächst in jedem Kreis, in größeren Ortschaften sowie an wichtigen Eisenbahn- und Wasserwegen eingerichtet. „Die territorialen Kommandanturen stellten als lokale und regionale Verwaltungseinheiten der SMAD das engste Bindeglied zwischen der Besatzungsverwaltung und der deutschen Verwaltung in der SBZ dar.“[7] In Mecklenburg(-Vorpommern) bestanden im Juli 1946 insgesamt 51 Kommandanturen, im Februar 1947 waren in Mecklenburg noch 21, in Vorpommern noch 13 Kreis- und Stadtkommandanturen vorhanden.[8]

In der Zentrale der SMAD in Berlin-Karlshorst wirkte seit dem 11. Juli 1945 neben zahlreichen anderen Sektoren die „Abteilung Gesundheitswesen“, die direkt dem Stellvertreter des Obersten Chefs der SMAD für Zivilverwaltung unterstellt war. Leiter der für die gesamte Sowjetische Besatzungszone zuständigen Abteilung Gesundheitswesen mit ihren 109 Planstellen waren ab 1945 Generalmajor Alexander Jakowlewitsch Kusnezow (*1892), bis dahin stellvertretender Minister für Gesundheitswesen der UdSSR, von 1946 bis zum April 1949 Oberst Andrej Jermolajewitsch Sokolow (*1904) und vom Mai 1949 bis zur Auflösung im Oktober 1949 Oberst Iwan Fjodorowitsch Firsow (*1904). Diese zentrale Abteilung für das Gesundheitswesen hatte ihr Pendant in den Abteilungen für Gesundheitswesen der fünf regionalen Militäradministrationen, so auch in der SMA Mecklenburg, wo die Gesundheitsabteilung ab 1945 von Oberstleutnant Wassili Wassiljewitsch Kropin, bis Dezember 1946 kurzzeitig von Oberst Wassili Stepanowitsch Rybkin (*1895) und von Ende 1946 bis 1949 von Oberstleutnant Michail Alexejewitsch Litwjakow (*1903) geleitet wurde. In der Abteilung Gesundheitswesen der SMA Mecklenburg waren ab 1945 zunächst 39 sowjetische Ärzte, Militärärzte und Mitarbeiter tätig.[9]

Die Aufgaben der Abteilungen für Gesundheitswesen der SMA lagen nach der am 29. August 1945 bestätigten Geschäftsordnung in zwei strikt voneinander getrennten Bereichen, dem Gesundheitswesen für die deutsche Bevölkerung sowie der medizinischen Betreuung der sowjetischen Streitkräfte und der Angehörigen der Besatzungsverwaltung. Für das Gebiet des Gesundheitswesens der deutschen Bevölkerung im besetzten Gebiet wurden folgende Hauptaufgaben markiert:

„- Aufbau der Verwaltung für die wichtigsten Bereiche des Gesundheitswesens, wobei die medizinische Hilfe für die Bevölkerung gegen die Ausbreitung von Massenerkrankungen im Vordergrund stand;
- Wiederherstellung und Entwicklung der deutschen medizinischen Industrie sowohl für den Bevölkerungsbedarf als auch zur Erfüllung des Plans der Reparationslieferungen;
- Kontrolle über die Ausbildung der medizinischen Fachkräfte in den deutschen Hoch- und Fachschulen, Kontrolle der wissenschaftlichen Institute sowie der Verlage für medizinische Literatur;
- Auflösung des Sanitätsdienstes der Wehrmacht und seiner Einrichtungen;
- Kontrolle über die personelle Besetzung des deutschen Gesundheitswesens und der Heil- und Vorsorgeeinrichtungen, insbesondere über die Ernennung von Führungskräften;
- Beteiligung an der Entmilitarisierung Deutschlands und der Auflösung der Forschungsinstitute und Labors, die für die Militärmedizin gearbeitet haben;
- Kontrolle über die Durchführung demographischer Erhebungen, insbesondere der natürlichen Bevölkerungsbewegung (Geburten, Erkrankungen, Sterblichkeit);
- Kontrolle über das Netz von Heil- und Vorsorgeeinrichtungen, des hygienischen Zustands der Wasserversorgung, der Einrichtungen der Gemeinschaftsverpflegungen sowie der Betriebe und Labors, die Mittel der medizinischen Prophylaxe für den Massenbedarf herstellen;
- Kontrolle über die Verteilung von Arzneimitteln, pharmazeutischen und bakteriologischen Präparaten, von medizinischen Geräten und Instrumenten.“[10]

---

7) Ebenda, S. 565. Die Stellenpläne sahen Kommandanturen 1. Ordnung (mit 29 Mitarbeitern), 2. Ordnung (mit 21 Mitarbeitern) und 3. Ordnung (mit 17 Mitarbeitern) vor. Für Kommandanturen besonderer Ordnung in größeren Städten waren 44 Planstellen vorgesehen. Den Kommandanturen waren Schutzmannschaften für Streifendienst, Wachdienst und Objektbewachung zugeteilt. Später wurden Bezirks- und Stadtkommandanturen gebildet, denen kleinere Kommandanturen nachgeordnet wurden.

8) Bei der Auflösung der SMAD im November 1949 gab es in Mecklenburg(-Vorpommern) noch 20 Kreiskommandanturen und fünf Hafenkommandanturen. Vgl. dazu ebenda, S. 564-594. Die Kommandanturen 1. und 2. Ordnung erhielten je einen Kommandantur-Arzt, der zugleich als Gesundheitsinspektor des Kreises tätig war.

9) Darunter 13 Bevollmächtigte für Gesundheitswesen, 13 Oberinspektoren und 13 Dolmetscher.

10) Zitiert nach Foitzik/Zarewskaja-Djakina: SMAD-Handbuch, S. 447.

Teilweise deckte sich dieser Aufgabenkreis mit den bisher von den deutschen Staatlichen Gesundheitsämtern wahrgenommenen Zuständigkeiten, ging aber in anderen Bereichen weit darüber hinaus, was in der Folgezeit zu erheblichen Friktionen führte. Unter Kontrolle der Abteilungen Gesundheitswesen der SMA konnten bis zum Sommer 1946 in der gesamten SBZ 509 Krankenhäuser wieder hergestellt und neu eröffnet werden. Im Juli 1946 standen für Deutsche 192.500 Krankenhausbetten zur Verfügung.

Der zweite große Aufgabenkreis der Abteilungen Gesundheitswesen der SMA betraf die gesundheitliche Betreuung von Angehörigen der Roten Armee und der sowjetischen Staatsbürger in der SBZ. Laut Geschäftsordnung waren die SMA-Abteilungen für Gesundheitswesen zuständig für die „Ausarbeitung und Durchführung von prophylaktischen und Heilbehandlungs-Maßnahmen zur Gesunderhaltung der sowjetischen Staatsbürger in der SBZ“. Dafür wurde eine eigene Unterabteilung in den Abteilungen für Gesundheitswesen eingerichtet. Für die stationäre medizinische Betreuung des SMAD-Personals standen der Besatzungsverwaltung im Jahr 1946 insgesamt 18 Lazarette mit einer Kapazität von 6.700 Betten sowie 23 Polikliniken zur Verfügung, in denen auch deutsche Fachärzte beschäftigt wurden. Anfang Januar 1947 arbeiteten in den medizinischen Einrichtungen der SMAD 544 sowjetische Ärzte und 890 Beschäftigte des mittleren medizinischen Personals.[11)] Zusammenfassend läßt sich feststellen, daß die Struktur der Abteilungen für Gesundheitswesen der fünf regionalen SMA den beiden Hauptarbeitsrichtungen dieser Dienststellen entsprach: der Betreuung der sowjetischen Staatsbürger in der SBZ und der Kontrolle des deutschen Gesundheitswesens.

Mit der Zerschlagung des Dritten Reichs und der nachfolgenden Machtübernahme im östlichen Teil Deutschlands durch die sowjetische Militärverwaltung trat auf dem Gebiet des Gesundheitswesens ein nahezu vollständiger Bruch mit dem überkommenen Gefüge des Medizinalwesens ein; die bisherigen Strukturen der deutschen Medizinalorganisation wurden nur dort beibehalten, wo es der pragmatischen Lösung der Aufgaben der Gesundheitsverwaltung diente, in den anderen Fällen wurden faktisch die Strukturen der Gesundheitsorgane der Sowjetrepubliken kopiert. Beim Aufbau der neuen Verwaltungen und bei der Ingangsetzung der wichtigsten Funktionsbereiche des öffentlichen Lebens hatte die Reorganisation des zusammengebrochenen deutschen Medizinalwesens zunächst weder im Westen noch im Osten des Landes eine größere Rolle gespielt.[12)] Vordringlich schienen zunächst die Versorgung der im Lande stehenden Truppen, die Verteilung der Flüchtlinge, die Bergung der Ernte und das durch die gleichzeitige Sicherung der Reparationen behinderte Wiederanlaufen der Wirtschaft. Dies sollte sich bald ändern: Nicht nur – aber auch – durch Flüchtlinge und Vertriebene waren zahlreiche Krankheiten ins Land gelangt, die sich – ausgehend von den in unzureichenden Lagern zusammengedrängt untergebrachten Menschen – seuchenartig auszubreiten drohten. Dazu später mehr.

Ende Juli und Anfang September 1945 versuchte die unter Aufsicht der SMA stehende, noch im Aufbau befindliche neue deutsche Medizinalverwaltung, sich zunächst einen Überblick über die Zahl der in der sowjetischen Besatzungszone befindlichen Ärzte zu verschaffen. Nach den Berichten aus den teils verlassenen, teils gerade wieder reaktivierten 13 Staatlichen Gesundheitsämtern des ehemaligen Landes Mecklenburg befanden sich zu dieser Zeit dort 464 Ärzte, was dem Stand von 1923 entsprach – allerdings bei einer mehr als doppelt so großen Bevölkerung.[13)]

Wie aber hatten sich die Gesundheitsverhältnisse seit der letzten Berichterstattung im Frühjahr 1945 entwickelt? Nach einem Befehl der Abteilung Gesundheitswesen der sowjetischen Besatzungsverwaltung waren die deutschen Behörden bemüht, eine Übersicht über die Lage des Medizinalwesens im Lande zu gewinnen, und wiesen die Gesundheitsämter Mitte Juli 1945 an, detailliert zu berichten. Seit der letzten, noch unter nationalsozialistischen Herrschaftsbedingungen vorgenommenen Berichterstattung Anfang April 1945 waren vier Monate vergangen, Mecklenburg stand nach Abzug der britischen Besatzungstruppen nunmehr seit zwei Wochen vollkommen unter der Befehlsgewalt der Kommandanturen der Roten Armee.

11) Ebenda, S. 448 f.

12) Vgl. dazu die Edition der entsprechenden Dokumente bei Brunner: Die Landesregierung in Mecklenburg-Vorpommern, S. 107 ff.

13) Vgl. dazu im Detail das Kapitel: Die Ärzteschaft im Deutschen Reich und in Mecklenburg. Zahlenmäßige Entwicklung 1800-1945, S. 266 ff. Nicht berücksichtigt sind hier und im folgenden die Ärzte aus den vorpommerschen Kreisen, die von der sowjetischen Besatzungsmacht dem Land Mecklenburg zugeschlagen wurden.

Beginnen wir mit der Landeshauptstadt. Von hier aus berichtete der immer noch im Amt befindliche Medizinalrat Dr. Hans Kölzow, daß „das Staatliche Gesundheitsamt des Stadt- und Landkreises **Schwerin** seine Tätigkeit seit der Besetzung durch die Amerikaner am 3. Mai [1945] ohne jede Unterbrechung fortgesetzt" habe.[14)] Leider seien durch die „Auflösung der NSV, der bis dahin die Flüchtlingsbetreuung obgelegen hatte, unhaltbare Zustände unter den Flüchtlingen entstanden". Er, Kölzow, sei „deshalb bei dem Oberbürgermeister vorstellig geworden, der daraufhin das Gesundheitsamt mit der gesundheitlichen Flüchtlingsbetreuung beauftragt" habe.[15)] In der Stadt und im Landkreis Schwerin seien daraufhin „126 Flüchtlingslager eingerichtet" worden, „die mit rund 13.000 Flüchtlingen belegt waren; daneben wurden Sonderlager und [andere] Einrichtungen geschaffen, [so] drei Kinderheime, ein Wöchnerinnen- und Säuglingsheim, ein Heim für werdende Mütter, ein Heim für kinderreiche Mütter, endlich eine Waschküche für das Wöchnerinnen- und Säuglingsheim und für die in Hotels untergebrachten Mütter und Säuglinge. Sämtliche Lager wurden ärztlich von zunächst 21 Ärzten und 211 Schwestern, Helferinnen und Helfern betreut", die zumeist „vom Roten Kreuz gestellt" wurden. „Die Zahl der in den Flüchtlingslagern eingesetzten Ärzte wurde später auf Wunsch des Oberbürgermeisters auf fünf ausschließlich und hauptamtlich in den Flüchtlingslagern tätige Ärzte herabgesetzt."

Kölzow, der offenbar seine Unentbehrlichkeit und sein Organisationstalent herausstellen wollte, berichtete, er habe zudem „die Zahl der Krankenhausbetten sehr erheblich erweitert ... Durch Hinzunahme der Schule [in der] Hospitalstraße, des Alters- und Fürsorgehauses [in der] Bornhövedstraße, des früheren Infektionshauses und des weiblichen Aufnahmehauses [der Heil- und Pflegeanstalt] Sachsenberg, der früheren RAD-Bezirksheilstube [in der] Möwenburgstraße und des früheren RAD-Lagers [im Ortsteil] Görries und der Kaufmannsschule [in der] Moltkestraße wurden 1.468 Betten geschaffen. Ferner wurden drei Unfallhilfsstellen, in denen Flüchtlinge auch sonst beraten und behandelt wurden, eingerichtet und zwar im staatlichen Gesundheitsamt, in der DRK-Kreisstelle Severinstraße 2 und in den Südgaragen [in der] Bismarckstraße 103. Die Hilfsstelle im Gesundheitsamt" sei „durchschnittlich täglich von 60-70 Patienten aufgesucht" worden.

„Von den dem Gesundheitsamt zugewiesenen auswärtigen beamteten Ärzten ist z.Zt. nur noch Frau Medizinalrätin Dr. [Margarete] Doeben vorhanden, die z.Zt. noch ausschließlich als Flüchtlingslagerärztin tätig ist. Die früher hierher zugewiesenen [Personen, so der] Oberregierungs- und Obermedizinalrat Dr. [August] Gisbertz aus Allenstein [sowie die] Medizinalräte Dr. [Gerhard] Faerber aus Insterburg [und] Dr. [Horst] Radicke aus Heydekrug, sind nicht mehr hier. Ferner ist Med.Rat Dr. [Otto] Manke, Amtsarzt in Bad Freienwalde, der hier das Behelfskrankenhaus Kaufmannsschule Moltkestraße geleitet, das Ambulatorium im Gesundheitsamt versorgt hatte und vertretungsweise Oberarzt der inneren Abteilung des Anna Kinder Hospitals war, im Zuge der Rückführung der Flüchtlinge nach dem Osten zurück. Med.Rat Dr. [Franz] Schlund ist wieder in der Heil- und Pflegeanstalt Sachsenberg tätig.

Die Besetzung des Gesundheitsamtes mit Personal ist z.Zt. folgende: Leiter Med.Rat Dr. [Hans] Kölzow, stellvertretender Leiter Med.Rat Dr. [Ernst] Grote, Med.Rätin Dr. [Margarete] Doeben (Flüchtlingslagerärztin), Dr. [Hugo] Fiechtner, Tuberkulosefürsorgearzt. Nebenamtlich tätig [waren]: Dr. [George] Reid, Schularzt (Hilfsschulkinder), Frau Dr. [Anne-Marie] Hugues, Schulärztin, Frl. Dr. [Irma] Paasch, Säuglingsfürsorge, Dr. [Paul] Scheel, Krüppelfürsorge."[16)]

Im Unterschied zu den anderen Amtsärzten konnte Kölzow berichten, daß „die Einrichtung des Gesundheitsamtes vollzählig" war. Lediglich in der Landeshauptstadt selbst könne „die Seuchenbekämpfung ... in der üblichen Weise durchgeführt" werden. „Im Landkreis ist dies wegen fehlender Beförderungsmöglichkeit und [der] Unsicherheit der Landstraßen nicht möglich. Anzeigen über Verdachts- oder Erkrankungsfälle gehen, soweit überhaupt, sehr verspätet und unvollständig ein. Eine Übersicht über die ärztliche Versorgung auf dem flachen Lande war noch nicht zu erlangen." Kölzow klagte darüber, daß die örtlichen Militärkommandanten „über die Organisation des öffentlichen

14) LHAS, 5.12-7/1, Nr. 9671 (Bericht des Staatlichen Gesundheitsamtes Schwerin, 21.7.1945).

15) Unklar ist, welcher Oberbürgermeister hier gemeint war. Bis zum 12.5.1945 amtierte Richard Crull, bis zum 24.5.1945 Dr. Jürgen Berlin (beide Mitglieder der NSDAP) und bis zum 6.8.1945 Dr. Heinz Maus.

16) LHAS, 5.12-7/1, Nr. 9671 (Bericht des Staatlichen Gesundheitsamtes Schwerin, 21.7.1945). Es folgten die – hier nicht erwähnten – Namen der technischen und Büroangestellten, der Gesundheitspflegerinnen und Fürsorgerinnen, der technischen Assistentinnen, Gesundheitsaufseher, Desinfektoren und der Reinemachfrau.

Gesundheitsdienstes nicht unterrichtet" seien und Anordnungen träfen, „die unseren Dienstanweisungen und üblichen Maßnahmen nicht entsprechen". Für eine „ordnungsmäßige Seuchenbekämpfung" sei aber „die Erlaubnis für die Benutzung des Kraftwagens, die Zuteilung von Betriebsstoff, die Sicherung, daß der Wagen nicht im Bereich anderer Militärkommandanten beschlagnahmt bzw. fortgenommen wird, unbedingt notwendig ... Die Benutzung eines Fahrrades ist bei den Entfernungen und körperlichen Anstrengungen auch schon wegen Mitnahme von Gesundheitspflegerinnen, Untersuchungsmaterial, Flaschen für Wasserproben usw. nicht möglich. Für die Aufnahme von Krankheitsverdächtigen und Infektionskranken" müsse „überreichlicher Platz vorgesehen werden". Es zeige sich „immer wieder, daß auf Anweisung der örtlichen Kommandanten auch von Bürgermeistern ohne ärztliche Diagnose Kranke ohne Weiteres in die Stadt gebracht" würden. Dort aber seien „die für Typhus und Ruhrkranke vorhandenen Betten nahezu belegt".[17]

Auch der bisherige Amtsarzt Dr. Arthur Radloff war Ende Juli 1945 noch im Amt und leitete weiterhin das Staatliche Gesundheitsamt des Kreises **Ludwigslust**. Er konnte berichten, daß „die Einrichtungsgegenstände dem Gesundheitsamt bisher alle erhalten geblieben" waren und „die Besetzung mit Personal unverändert" sei; lediglich der „dem Amtsarzt zugeteilte Amtsarzt aus Kulm/Weichsel, [Dr. Friedrich Ostendorf,] ist mit dem Fortzug der englischen Besatzung in seine Heimat Westfalen gegangen".[18] Allerdings seien einige auswärts lebende Mitarbeiterinnen „bis jetzt durch die Verkehrssperre ... daran gehindert, ihre Tätigkeit beim Gesundheitsamt auszuüben. Gehaltsanweisungen und Auszahlungen waren nicht möglich". Schwierig sei die Raumsituation; die bislang für die Mütterberatung genutzten Räume „wurden für kranke Flüchtlinge zur Verfügung gestellt ... Zwei Zimmer im Erdgeschoß wurden einem Zahnarzt überlassen. Tuberkulosen- und Säuglingsfürsorge werden, soweit es möglich ist, weiter durchgeführt. Augenblicklich sind Röntgen-Untersuchungen wieder möglich.

In der täglichen Sprechstunde werden die vielen kranken und elenden Flüchtlinge beraten und kostenlos behandelt". Diese ambulante Sprechstunde, die eigentlich nicht zum Aufgabenbereich eines Gesundheitsamtes gehörte, habe sich „zu einem umfangreichen poliklinischen Betrieb entwickelt, der meine ganze Arbeitskraft beansprucht. Vergewaltigte Mädchen und Frauen werden behandelt und nach genauer Prüfung zur Interruptio dem Krankenhaus überwiesen. Die Flüchtlingslager, zum großen Teil mit erschöpften, alten und kranken Menschen angefüllt, befinden sich augenblicklich nicht in dem erforderlichen hygienischen Zustand, weil Abgang und Zugang nicht mehr kontrollierbar und der Bürgermeister nicht in der Lage ist, Lagerleiter zu stellen. Die Lager werden regelmäßig vom Amtsarzt und den Gesundheitspflegerinnen begangen. In den Lagern und unter den Flüchtlingen, die dort nicht untergebracht sind, werden viele Schmutzkrankheiten, Skabis, Verlausungen usw. beobachtet. Behandlungsmittel hierfür" würden „dem Gesundheitsamt vom [Wehrmachts-] Lazarett zur Verfügung gestellt. Der Desinfektionsapparat des Krankenhauses ist wegen Kohlenmangels nicht in Betrieb zu setzen. Holzfeuerung genügt angeblich nicht zur Haltung der Temperatur ... Die Infektionskrankheiten haben zum Teil stark zugenommen ... Die größte Ausbreitung hat die Ruhr genommen bei allen Lebensaltern. Sehr viele blutige Stühle kommen zur Beobachtung ... Durch den Flüchtlingsstrom erfolgten viele Ansteckungen mit Typhus- und Paratyphus-Bazillen. Es wurde im Mai notwendig, ein Krankenhaus für diese Fälle zu schaffen. Erst im Laufe des Juni gelang es, das Haus mit 24 Betten zu belegen, da sämtliche Einrichtungsgegenstände fehlten und erst von der englischen Besatzungsbehörde freigegeben werden mußten. Der anhaltende Flüchtlingszustrom mit fieberhaften Erkrankungen und schweren Erschöpfungszuständen" mache „die Schaffung eines Hilfskrankenhauses nötig", die Radloff jetzt „sofort bei der russischen Kommandantur beantragen" wolle. Die bislang bekannten Erkrankungszahlen an Typhus, Diphtherie und Scharlach beträfen „fast nur die Stadt Ludwigslust und die allernächste Umgebung. Mit dem bisher russisch besetzten Gebiet besteht erst seit gestern eine Verkehrsmöglichkeit. Benzinmangel hinderte mich daran, in die Dömitzer Gegend zu reisen. Die Unmöglichkeit serologischer und bakteriologischer Untersuchungen macht die Bekämpfung der ansteckenden und Geschlechtskrankheiten besonders schwer. Dazu trägt

17) Ebenda.
18) Dies traf zu diesem Zeitpunkt noch nicht zu. Ostendorf war nach seinem Weggang als stellvertretender Leiter des Gesundheitsamtes Ludwigslust noch bis mindestens 1947 Leiter der Abteilung Gesundheitswesen der Stadt Bad Doberan.

auch der Mangel an Medikamenten erheblich bei. Sulfonamide sind nicht mehr vorrätig ... Über den Stand der Seuche und ihre Bekämpfung in dem zuerst russisch besetzt gewesenen Kreisgebiet" werde er „sobald es irgend geht informieren".[19]

Der kommissarische Amtsarzt des Kreises **Hagenow**, Dr. Karl Schmidt, berichtete Ende Juli 1945, daß das Gesundheitsamt „während der amerikanischen Besatzung längere Zeit beschlagnahmt und trotz vielfacher Bemühungen nicht freigegeben worden" war. Allein in der kurzen Zeit der amerikanischen Besatzung seien „aus dem Gesundheitsamt abhanden gekommen: ein Mikroskop, ein Brillenkasten, ein Stirnreflektor, ein Reflexhammer, ein Augenspiegel, ein Apparat zur Blutzuckerbestimmung nach Zeiß-Ikon, zwei Schlauchstethoskope, ein Gummigebläse zum Blutdruckapparat, eine Schreibtischlampe, ein Radioapparat (Volksempfänger), eine Bürouhr, drei Schreibmaschinen und eine weitere so schwer beschädigt, daß eine Reparatur unmöglich ist. Von der Haustelefonanlage fehlt ein Telefon völlig, von einem anderen Apparat sind nur Einzelteile vorhanden, Bücher, darunter das neue Hebammenlehrbuch. Ferner wurden beschädigt: der Röntgenapparat, der Schaukasten für Filme, Schreibtische und Möbel wurden ebenfalls beschädigt ... Ferner wurde die Geldkasse erbrochen und die Aprileinnahme in Höhe von 53 RM entwendet, desgleichen der ganze Vorrat an Dienstmarken". Nach Abzug der US-Besatzungstruppen sei nun das „hiesige Gesundheitsamt von der russischen Besatzungsbehörde freigegeben [worden] und im allgemeinen arbeitsfähig". Allerdings sei „die Freigabe des der Schwester Hanny Traupe gehörigen DKW-Wagens, der für die Zwecke des Gesundheitsamtes dringend benötigt wird, bis heute jedoch noch nicht erfolgt".

Hinsichtlich der „Seuchenbekämpfung" konstatierte Schmidt, daß „neben den ruhrähnlichen Erkrankungen, die allgemein verbreitet sind, ... die Zahl der Typhuserkrankungen in den letzten Monaten nicht unerheblich zugenommen" habe. Das „Ansteigen der Typhuserkrankungen [werde] nicht nur durch die Zusammendrängung der Bevölkerung auf engem Raum, sondern auch durch das Hin- und Herziehen der Flüchtlinge innerhalb des Kreises" begünstigt. Dadurch werde „die Feststellung der Infektionsquelle naturgemäß erschwert bzw. unmöglich gemacht". Erschwerend komme hinzu, „daß infolge mangelnder Fahrgenehmigung und Fahrgelegenheit ... Ermittlungen an Ort und Stelle vielfach nicht durchgeführt werden" könnten. Dabei sei doch offensichtlich, daß nur die „sofortige Absonderung der Typhuskranken und Typhusverdächtigen in den Krankenhäusern und [eine] beschleunigte Durchführung der seuchenpolizeilichen Maßnahmen der Ausbreitung des Typhus entgegen" wirken würden. „Wegen der Überbelegung des Kreiskrankenhauses [in Hagenow] war im Einvernehmen mit der englischen Besatzungsbehörde [ursprünglich] beabsichtigt, im RAD-Lazarett Dreilützow (Schloß) je eine Station für Diphtherie- und Scharlachkranke einzurichten. Das Schloß wurde jedoch nach dem Wechsel der Besatzung von den Russen beansprucht, so daß zunächst in der Schule in Dreilützow Scharlach- und Diphtheriekranke untergebracht" werden mußten. „Behandelnder Arzt ist der frühere Arbeitsarzt Dr. [Konrad] Weichert. Bei der derzeitigen Bevölkerungsdichte, bei den derzeitigen engen Wohnverhältnissen und der zahlenmäßigen Zunahme ansteckungsfähiger Tuberkulosefälle, bedingt durch den Zuzug zahlreicher Flüchtlinge aus Ost und West in den hiesigen Kreis, ist die Gefahr der Ausbreitung der Tuberkulose gegeben."

Auch eine effektive Behandlung von Tbc-Erkrankten sei „durch die Russen" zunichte gemacht worden. So sei „gelegentlich einer Besprechung mit dem Vertreter der englischen Besatzungsbehörde" vereinbart, daß das „RAD-Lager Wittenburg für die Unterbringung ansteckungsfähiger Tuberkulosekranker" genutzt werden sollte. „Die ärztliche Behandlung war gesichert und sollte von den Arbeitsärzten Dr. Weichert, der auf dem Gebiete der Tuberkulosebehandlung eingearbeitet ist, und Dr. [Carl] Schilling übernommen werden. Die Verwirklichung dieses Planes ist leider durch den Wechsel der Besatzung hinfällig geworden, da das Lager mit russischen Truppen belegt worden ist. Die Unterbringung der ansteckungsfähigen Tuberkulosekranken ist heute noch ein ungelöstes Problem, das aber gelöst werden" müsse.[20]

In **Wismar** waren die Verhältnisse noch schlechter; hier gab es faktisch kein Gesundheitsamt mehr. Anstelle des bisherigen, nunmehr jedoch verhafteten und aus dem Amt entlassenen Arztes Dr. Paul Schubert amtierte kommissarisch seit wenigen Tagen Dr. Johannes Hecker, der zuvor als Oberarzt an der Heil- und Pflegeanstalt Domjüch und als stellvertretender Leiter des Staatlichen Ge-

19) LHAS, 5.12-7/1, Nr. 9671 (Bericht des Staatlichen Gesundheitsamtes Ludwigslust, 21.7.1945).
20) Ebenda (Bericht des Staatlichen Gesundheitsamtes Hagenow, 23.7.1945).

sundheitsamtes in Neustrelitz tätig gewesen war. Hecker berichtete, daß das in der Krämerstraße befindliche Staatliche Gesundheitsamt Wismar „in einer der ersten Nächte unmittelbar nach Beginn der englischen Besetzung durch Feuer vernichtet" worden war. „Da das Feuer nachts wütete, der Amtsarzt und seine Gefolgschaft jedoch erst morgens bei Dienstbeginn von dem Brand Kenntnis erhielten, konnte von der Einrichtung und den Akten nichts gerettet werden. Die wegen der Bombengefahr nach Büroschluß regelmäßig in den Keller gebrachten Büromaschinen, insbesondere Schreibmaschinen und Vervielfältigungsapparat, waren bereits aus dem Keller gestohlen [worden], während der Brand noch schwelte." Neben dem Verlust des gesamten Inventars sei „besonders die Vernichtung des Röntgengerätes zu beklagen".

Der Vorgänger Heckers, „Herr Medizinalrat Dr. Schubert", habe „wegen der Wiederingangsetzung des Amtes mit der Stadtverwaltung und der englischen Militärbehörde Fühlung" genommen, mit dem Erfolg, daß ihm „Mitte Mai [1945] das Gebäude der früheren Kreisleitung [der NSDAP] auf dem kleinen Exerzierplatz an der Lindenstraße zugewiesen" wurde. „Tagelang hatte die Belegschaft mit Aufräumungsarbeiten zu tun, um das dort herrschende Durcheinander nebst den umfangreichen Spuren letzter vor dem Zusammenbruch abgehaltener Gelage der Parteiführer zu beseitigen. Dann konnte das mit seinen Räumen für das Gesundheitsamt passende und gerade ausreichend Platz bietende Gebäude bezogen werden. Die Inneneinrichtung stammt teils aus der ehemaligen Kreisleitung." Aber auch diese räumliche Lösung drohe sich zu zerschlagen, denn da „das Haus ehedem der NSDAP gehörte, will man jedoch dem Amt das Haus jetzt wieder nehmen und es als Kindergarten und Jugendheim für die kommunistische Partei verwenden". Er, Hecker, habe jedoch „bereits bei meiner stellvertretenden Übernahme der Geschäfte des Amtsarztes erklärt, daß ich das Haus erst dann räumen kann, wenn mir geeignete Räumlichkeiten für das Gesundheitsamt nachgewiesen sind. Dies ist bisher nicht geschehen. Um die notwendigsten ärztlichen Einrichtungen für das Amt zu erhalten", sei bereits Medizinalrat Schubert „unermüdlich unterwegs gewesen" und habe „das Notwendigste zusammenbekommen. Es fehlen jedoch insbesondere Mikroskop, Zählkammern, gynäkologischer Untersuchungsstuhl, Instrumente zur gynäkologischen Untersuchung, elektrischer Kocher, sowie alles Laboratoriumsgerät. Ein Mikroskop, einige Milchglasspekula u.a. konnten durch das Entgegenkommen des Leiters der Heilanstalt Sachsenberg vor einigen Tagen dort entliehen werden. Sehr vermißt wird auch noch ein Sektionsbesteck. Eine Reihe von Büchern konnte, z.T. leihweise, beschafft werden".

Schwierigkeiten bereite Hecker, das gesamte Kreisgebiet zu inspizieren und die Verhältnisse in seinem Zuständigkeitsbereich in Augenschein zu nehmen. „Wegen der fehlenden Reisemöglichkeiten und der immer noch bestehenden Sperre an der früheren Grenze der Besatzungszone, durch die der Kreis weiter in zwei Teile gespalten wird, werde ich, beginnend mit dem 1. August [1945], regelmäßige Sprechstunden für die Bevölkerung in Neukloster, Brüel, Warin, Sternberg, Rerik und Neubukow abhalten, und zwar vorerst einmal im Monat." Bekannt war Hecker jedoch, daß die „Typhuserkrankungen im Gesamtbezirk sehr stark zugenommen" haben. „Meldungen darüber sind aus dem Ostbezirk des Kreises noch nicht eingegangen. Da ich erst jetzt die Genehmigung erhalten habe, diesen Teil des Kreises zu bereisen, werde ich erst Anfang August genauere Zahlen erhalten. Bisher konnte ich nur Warin aufsuchen, wo mein Kommen am dringlichsten und ich daher zweimal in dieser Woche war.

In Warin herrscht auch Paratyphus. Die Erkrankungen haben von Häusern, die vorübergehend von Russen belegt waren, ihren Ausgang genommen. Bisher sind etwa 120 Erkrankungen und neun Todesfälle zu verzeichnen. Zuerst war ein völlig ausgeraubtes Hotel als Hilfskrankenhaus eingerichtet. Jetzt hat die Besatzungsmacht die frühere Bauernschule dafür freigegeben. Sie enthielt nach der Räumung durch die Besatzung jedoch nur noch einige Beleuchtungskörper ohne Glühbirnen. In dieser Woche ist dort nun ein Hilfskrankenhaus mit 120 Betten eingerichtet, das ich mit einem Arzt und genügend Personal versehen konnte. Für die Herrichtung hat die schon stark ausgeplünderte Bevölkerung erhebliche Opfer gebracht, denn mangels anderer Beschaffungsmöglichkeiten mußte u.a. die gesamte Wäsche von der Bevölkerung Warins geliefert werden.

In Neukloster besteht ein Entbindungsheim", und dort werde „jetzt im früheren Forstamt ein Krankenhaus für Seuchenkranke eingerichtet. Da in Neukloster nur ein Tbc-kranker Kollege arbeitet, benötige ich hier dringend einen Arzt, der mir im Bezirk zur Zeit nicht zur Verfügung steht. Auch brauche ich für das für 80 Betten vorgesehene Hilfskrankenhaus mindestens eine Vollschwester neben sonstigem Personal. Neukloster hat gegen 100 Seuchenfälle.

In Neubukow ist für Seuchenkranke ebenfalls ein Hilfskrankenhaus eingerichtet, Einzelheiten fehlen mir noch. Aus Brüel und Sternberg wurde gestern telefonisch vermehrtes Auftreten von Typhus gemeldet.

In Wismar selbst haben insbesondere um Baracken und Flüchtlingslager gelegene Häuser Typhusfälle zu verzeichnen. Aber auch aus den Dorfgemeinden werden in steigender Zahl insbesondere Typhusfälle gemeldet, Ruhr- und Paratyphus sind nur vereinzelt aufgetreten. Die Bekämpfung der Seuchenherde wird mit Nachdruck betrieben.

Die Schwierigkeiten sind jedoch groß. Sie beginnen bei der Einsendung des Untersuchungsmaterials, enden beim Fehlen von Benzin, um die Dörfer aufzusuchen, und von Desinfektionsmitteln. Die Besatzungsmacht wünscht Durchimpfung der gesamten deutschen Bevölkerung, mindestens gegen Typhus. Ich habe aber überhaupt keinen Impfstoff im Bezirk mehr, zumal die Besatzungsmacht von den Vorräten der Wehrmacht nichts abgibt."[21)]

Auch der Kreis **Schönberg** war zunächst von Truppen der Westalliierten besetzt worden. Dr. Johannes Wiemer, bisher Stadtarzt in Königsberg, war nach seiner Flucht aus Ostpreußen im Mai 1945 mit der Leitung des Staatlichen Gesundheitsamtes beauftragt worden. Er berichtete Ende Juli 1945, daß der bisherige Amtsarzt, Dr. Gerhard Rohde, „am 3.5.1945 das Staatliche Gesundheitsamt Schönberg geschlossen und die Angestellten entlassen" habe. „Der größte Teil von Einrichtungsgegenständen, insbesondere Möbel, wurde durch den damaligen Landrat [Walter von Lingelsheim] in das Landratsamt geschafft und dort verwendet. Dann wurde in den Räumen des Gesundheitsamtes ein amerikanisches Lazarett eingerichtet, hierbei verschwand der größte Teil von Instrumenten."

Nachdem er, Wiemer, „am 23.5.45 von Herrn Medizinalrat Dr. [Ernst] Grote", dem amtierenden leitenden Medizinalbeamten (West-)Mecklenburgs, „mit der Leitung des Staatlichen Gesundheitsamtes beauftragt worden" war, hatte im Kreis Schönberg „die Besatzung gewechselt und englische Truppen hatten die Räume des Gesundheitsamtes zu einem Wachlokal gemacht". Es sei ihm gelungen, „notdürftig einige Stühle, Tische und Schränke, die dem Gesundheitsamt gehörten, aufzufinden. Von Instrumenten war nichts mehr vorzufinden. Es waren zwar auf dem Boden des Landratsamtes einige Koffer mit Instrumenten sichergestellt worden, diese sind jedoch mit Inhalt völlig verschwunden".

Als Wiemer sein Amt als Kreismedizinalrat übernahm, standen ihm also kein Inventar, aber „auch keinerlei Räume zur Verfügung. Nach dreimaligem Umzug, aus Räumlichkeiten in den Nachbarschaften, gelang es mir, einen Teil der früher zum Gesundheitsamt gehörenden Räume zu beziehen. Ich konnte aus Spenden von Kollegen, durch Kauf aus Schwerin und mit meinen eigenen Instrumenten das Fehlen des Instrumentariums ergänzen, so daß zur Not Untersuchungen stattfinden konnten. Das Meldewesen der Infektionskrankheiten lag völlig darnieder, da weder Post noch Telefon intakt waren. Ich habe dann fast sämtliche Ärzte des Kreises persönlich aufgesucht und mit ihnen das dringendste durchgesprochen. Auch die im Kreise befindlichen Krankenhäuser sind von mir besichtigt und mit Anweisungen versehen" worden. Wiemer hatte in Schönberg und Grevesmühlen wieder „die Lungenfürsorgesprechstunden abgehalten" und dort auch „Mütterberatungsstunden eingerichtet". Langsam begannen auch „die Meldungen von Infektionskrankheiten einzulaufen". Zudem bekam Wiemer „vom Landrat einen Kraftwagen zur Verfügung gestellt und konnte auch schon Typhusermittlungen an Ort und Stelle vornehmen".

Parallel zum Abzug der britischen Besatzungstruppen rückten am 1. Juli 1945 Einheiten der Roten Armee im Kreis Schönberg ein; damit „begann die russische Besatzung ... Der russische Kommandant erklärte mir, daß die Arbeit bezüglich der Seuchenbekämpfung genau so weiterlaufen solle. Dieses war jedoch nicht möglich, da mir der Kraftwagen und auch Brennstoff fortgenommen wurde. Telefon und Post funktionierten nicht, Kurierboten wagten sich nicht auf die Straße. Mehrfach wurde des Nachts in die Räume des Gesundheitsamtes eingebrochen, alle Vorräte, die nach Alkohol aussahen, wurden entwendet, Medikamente waren sinnlos durcheinander geworfen und vernichtet. Die wenigen Instrumente, die vorhanden waren, fand ich verbogen und zerstört vor, soweit sie nicht auch verschwunden waren. Ich entschloß mich dann, in zwei Räume des Landratsamtes einzuziehen, weil das Landratsamt nachts eine Bewachung hatte, diese Räume waren seither aber nicht

21) Ebenda (Bericht des Staatlichen Gesundheitsamtes Wismar, 27.7.1945).

verschließbar. Es sind deshalb weitere Dinge abhanden gekommen. Von dem Gesundheitsamtsmobiliar befinden sich in den z.Zt. notdürftig hergerichteten zwei Räumen nur noch Tische, 14 Stühle, zwei Personenwaagen, ein Labortisch (ohne Inhalt), ein Instrumentenschrank (Inhalt Blutdruckapparat, einige Spatel, ein Stethoskop, ein Reflexhammer, ein Gummihandschuh), eine Rollwand, ein Abfalleimer, eine Schreibtischlampe. Sämtliche Fachbücher sind verschwunden, wahrscheinlich verbrannt. Alle aktenmäßigen Unterlagen sind ebenfalls fortgekommen bis auf die Registratur, die Lungenfürsorgeakten und die Krüppelfürsorgeakten [und die] Verzeichnisse der Medizinalpersonen. Von dem Röntgenapparat des Gesundheitsamtes stehen nur noch einige Trümmer. Durchleuchtungen müssen deshalb von mir im Kreiskrankenhaus vorgenommen werden. Für das Amt steht eine defekte Schreibmaschine zur Verfügung".[22]

Wiemer versuchte auch, sich einen Überblick über die in seinem Amtsbereich vorhandenen Ärzte zu verschaffen, und stellte Ende Juli 1945 fest: „Im Kreise Schönberg sind z.Zt. ungefähr 30 Ärzte tätig. Die genaue Zahl läßt sich nicht ermitteln, weil die Verbindung zu den einzelnen Orten schwer ist"; deshalb bemühe er sich nach der Beschlagnahme seines Dienstwagens, wenigstens „Pferd und Wagen zu bekommen, um wieder in den Kreis hinausfahren zu können".[23] Und die wenigen noch vorhandenen Ärzte wurden für ihre Tätigkeit nicht bezahlt. Einerseits waren „die Krankenkassen nicht in der Lage, etwas auszuzahlen, weil sie, wie alle anderen Banken, durch den russischen Kommandanten gesperrt sind". Andererseits habe „der Landrat vor einigen Wochen zusammen mit dem Herrn Kommandanten angeordnet, daß alle Patienten kostenlos zu behandeln seien, die Kosten würden von der Staatskasse getragen".

Neben diesen „Schwierigkeiten auf dem Gebiet des Arzthonorars" besorgten den Amtsarzt auch nicht vorhandene Arzneimittel: „Sämtliche Apotheker klagen über Mangel an wichtigen Medikamenten, insbesondere fehlen Alkohol absolutus, Sulfonamide, Stopfmittel und Insulin. Alle Apotheker klagten, daß von den Russen Sulfonamide in großen Mengen und auch Alkohol gekauft [!] worden seien." Im Zusammenhang mit den derzeit „im Kreise Schönberg laufenden Reihenuntersuchungen aller Personen zwischen 15 und 45 Jahren" soll „auf Befehl des Herrn Kreiskommandanten dieser Personenkreis besonders auf Geschlechtskrankheiten hin untersucht werden".

Aus dem Fehlen von geeigneten Transportmöglichkeiten resultierten „große Schwierigkeiten bezüglich der Diagnosestellung von Typhus, weil keine regelmäßige Verbindung mit dem bakteriologischen Institut in Schwerin besteht. Im Hilfskrankenhaus Dassow liegen z.Zt. ungefähr 57 typhusverdächtige Kranke, im Kreiskrankenhaus Schönberg 30 typhusverdächtige Kranke, im Kreiskrankenhaus Grevesmühlen ca. 45 typhusverdächtige Kranke", aber „nur in ganz wenigen Fällen ist Typhus in den genannten Krankenhäusern [auch] klinisch erwiesen" worden. „Der russische Kreiskommandant hat darauf gedrungen, daß alle Typhus-Verdachtsfälle hospitalisiert werden. In Schönberg ist deshalb eine Isolierbaracke für ca. 120 Betten geschaffen worden, in Grevesmühlen besteht ein ähnliches neues Hilfskrankenhaus für ca. 80 Betten, in Dassow können in einer Isolierbaracke Infektionskranke untergebracht werden, in Boltenhagen besteht die Unterbringungsmöglichkeit für 40 Infektionskranke. Die Bedingungen, unter denen ich arbeiten muß, sind äußerst schwierige, jedoch habe ich bisher immer versucht, auf irgendeinem Wege das Bestmögliche mit behelfsmäßigen Mitteln, die mir zur Verfügung stehen, zu erreichen".[24]

Diesem guten Willen und dem noch durchklingenden Optimismus waren jedoch enge Grenzen gesetzt. In einem ergänzenden Bericht hielt Amtsarzt Wiemer drei Wochen später fest, daß ihm schon bis Anfang August 1945 „262 Neuerkrankungen an Typhus bzw. typhusverdächtige [Personen] im Kreise, dazu 37 Paratyphuserkrankungen bzw. Verdachtsfälle" gemeldet worden sind. „Es fehlt fast völlig an Desinfektionsmitteln. Herzmittel sind ebenfalls äußerst knapp." Außerdem mache sich „in der Bevölkerung Verlausung, Verkrätzung und das Auftreten von Schmutzkrankheiten bemerkbar", was auf „dichteres Zusammenwohnen und auf Seifenmangel" zurückzuführen sei. „Wegen Benzin-

22) Ebenda (Bericht des Staatlichen Gesundheitsamtes Schönberg, 30.7.1945). Es folgte eine – hier nicht wiedergegebene – Aufzählung des Personals des Gesundheitsamtes, das neben dem Medizinalrat Wiemer aus zwei Gesundheitspflegerinnen, einem Gesundheitsaufseher, einer Desinfektorin und einer Stenotypistin bestand.

23) Ebenda. In einem anderen Lagebericht hatte Wiemer am 27.6.1945 festgestellt, daß sich im Kreisgebiet Schönberg 26 Ärzte aufhielten, von denen nach der sowjetischen Besetzung bis zum 25.7.1945 bereits sieben „unbekannt verzogen", also geflüchtet waren und ihre Praxen verlassen hatten. Vgl. dazu ebenda; LHAS, 5.12-7/1, Nr. 9876.

24) LHAS, 5.12-7/1, Nr. 9671 (Bericht des Staatlichen Gesundheitsamtes Schönberg, 30.7.1945).

mangel kann im ganzen Kreise nicht ein einziger Krankenwagen laufen. Im ganzen Kreise befindet sich eine einzige Entlausungsanstalt, die jedoch wegen Mangel von Betriebsstoff nicht arbeiten kann. Die praktischen Ärzte haben weder ein Auto noch Benzin. Die Arbeit im Gesundheitswesen stößt, wie jede Verwaltung, jetzt überall auf größte Schwierigkeiten dadurch, daß von Seiten der russischen Besatzungsbehörde (Kommandant) unmöglich einzuhaltende Meldetermine gestellt werden, daß Sonderstatistiken ausgearbeitet werden müssen, durch die primitive Verständigung und [dadurch,] daß die Verkehrsmittel zerstört sind. Vom 1.7. bis 15.8.[19]45 stand dem Gesundheitsamt kaum ein Telefon zur Verfügung, als Beförderungsmittel für den Amtsarzt ein für einige Tage geborgtes defektes Fahrrad. Alle Mitarbeiter des Gesundheitsamtes haben täglich Überstunden machen müssen und haben sogar des Sonntags mehrere Stunden im Amt verbleiben müssen." Und dies in einer Gesundheitsbehörde, in der durch drei aufeinanderfolgende Besatzungsmächte „das Mobiliar und sonstige Einrichtung" des Gesundheitsamtes „völlig ausgeplündert" war, weshalb seine Dienststelle nur über „notdürftig eingerichtete Räume im Landratsamt" verfügte. Aus einer Aufstellung über die Krankenhaussituation geht hervor, daß die „friedensmäßige Bettenzahl" im Kreiskrankenhaus Schönberg von 50 um 191 Betten erhöht wurde; gleiches traf auch auf das Kreiskrankenhaus Grevesmühlen zu, in dem die reguläre Bettenzahl von 45 um 300 aufgestockt wurde. Und im Kreiskrankenhaus Boltenhagen seien zu den 110 „friedensmäßigen Betten" noch 100 weitere hinzugekommen; die Zusatzbetten würden vor allem für die Isolierung von Typhuskranken genutzt. Daneben bestanden das Behelfskrankenhaus in Dassow mit 120 Betten, das Behelfskrankenhaus in Demern mit 45 Betten, die Privatfrauenklinik und die Kinderklinik in Boltenhagen mit 180 bzw. 40 Betten sowie das als „Restlazarett" genutzte Kriegsgefangenenlazarett in Schönberg mit einer Kapazität von 110 Betten.[25)]

Nun ein Blick auf die in der Mitte bzw. im Osten Mecklenburgs gelegenen Kreise, die von Anfang an von der Roten Armee besetzt waren. Nach dem Suizid des bisherigen Amtsarztes Dr. Carl Radmann mußte auch in **Güstrow** ein neuer Leiter des Staatlichen Gesundheitsamtes gefunden werden. Zunächst wurde im Mai 1945 Dr. Hans Reichel eingesetzt, der zuvor Stadtmedizinalrat und Distriktarzt in Krakau und Lublin gewesen war. Nachdem Reichel im Juni 1945 als Seuchenarzt nach Neustrelitz versetzt worden war, übernahm Dr. Wilhelm Gehrke, vormals Leiter des Städtischen Gesundheitsamtes in Stettin, die Leitung des Güstrower Gesundheitsamtes. Der mittlerweile 73jährige Gehrke berichtete Ende Juli 1945, daß das Gesundheitsamt für die Stadt und den Landkreis Güstrow „in denselben Räumen verblieben" sei, „in denen es bisher war". Allerdings reichten „die Räume für den fortgesetzt zunehmenden Betrieb nicht aus". Zudem nehme die „Tätigkeit derart zu, daß mindestens noch ein kreisärztlich geprüfter Arzt für das Amt gewonnen werden" müsse. Vom medizinischen und technischen Personal des Gesundheitsamtes „wurde in den ersten Tagen des Mai ein großer Teil entlassen". Nach der angeordneten Einstellung dieser ‚wilden Entnazifizierung' sei „inzwischen aber ein Teil wieder eingestellt bezw. neu eingestellt" worden.

Zwar sei „das Meldewesen für übertragbare Krankheiten im Laufe der Wochen in der Stadt Güstrow wieder eingeführt worden", aber aus dem Landkreis werde „ganz unzureichend gemeldet". Daraus resultiere, daß „der Stand der übertragbaren Krankheiten ungünstig" sei. Die Erkrankungen an Abdominaltyphus nahmen in bedrohlichem Umfang zu. Die Zahl der gemeldeten Erkrankungsfälle betrug im Mai fünf, vom 1. bis 28. Juni waren es 51, vom 29 Juni bis zum 26. Juli bereits 109. Irgendeine gemeinsame Ansteckungsquelle habe sich bisher nicht ermitteln lassen; es handele sich ausschließlich um Kontaktinfektionen, namentlich unter der Flüchtlingsbevölkerung. „Das Flüchtlingselend, schlechte Ernährung, Zusammengedrängtsein in engen Räumen, Mangel jeglicher Reinigungsmittel und Reinigungsmöglichkeiten [und] eine ungeheure Fliegenplage hat die Kontaktinfektionsmöglichkeiten ins ungemessene gesteigert. Die Widerstandskraft des Einzelnen ist erheblich herabgesetzt."

Für das Stadtgebiet von Güstrow „hat die rote Armee besondere Maßnahmen angeordnet, die Wohnungen nach Kranken zu durchsuchen. In Zusammenarbeit mit dem beauftragten russischen Arzt, Dr. Jelisarow, und unter bereitwilligstem und stärkstem Einsatz der Güstrower Ärzte ist ein

25) Ebenda (Bericht des Staatlichen Gesundheitsamtes Schönberg, 19.8.1945). In diesem Bericht listete Wiemer für das Kreisgebiet Schönberg namentlich 24 niedergelassene praktische Ärzte, 14 an Krankenhäusern tätige Mediziner und fünf „noch nicht eingesetzte" Ärzte auf.

Plan ausgearbeitet worden. Die Stadt ist in neun Abschnitte eingeteilt ... In jedem Abschnitt arbeitet ein Güstrower Arzt, ein russischer Arzt, zwei russische Feldschere und eine weibliche deutsche Vertrauensperson (Schwestern des Krankenhauses oder Landeskinderheims), die von einem Angehörigen der Ordnungspolizei und einem Dolmetscher begleitet werden. Aufgefundene Kranke werden in das wieder eingerichtete Schloßkrankenhaus überführt ... Bisher sind etwa 70 Kranke aufgenommen worden, die aber durchaus nicht alle Typhus- oder Ruhrkranke sind. Seit Montag, dem 23.7.[1945], läuft eine weitere von der Kommandantur angeordnete Maßnahme zur Untersuchung der weiblichen Bevölkerung im Alter von 16 bis 40 Jahren auf Geschlechtskrankheiten. Auch für diesen Zweck sind neun Untersuchungsstellen eingerichtet worden, die sich im Gesundheitsamt, in der vertrauensärztlichen Dienststelle, in der Tuberkulosefürsorgestelle und in den Praxisräumen der Ärzte befinden. An jeder Stelle arbeiten zwei Ärzte. Die in Betracht kommende Bevölkerung ist nach Buchstaben aufgerufen worden. Die Untersuchung soll nach dem aufgestellten Plan am 2.8.[1945] beendet sein. Hier arbeiten 21 Güstrower Ärzte, von denen 17 die einzelnen Personen untersuchen und das Untersuchungsmaterial entnehmen. Die entnommenen Abstriche auf Gonokokken untersuchen vier Ärzte". Hierbei sei „der Einsatz der Güstrower Ärzte neben ihrer sonstigen sehr anstrengenden ärztlichen Arbeit auf das höchste anzuerkennen". Nachdem die beteiligten Ärzte aber vor den sowjetischen Kommandanten zitiert worden waren, habe dieser das bislang erreichte Ergebnis – „2.934 untersuchte Personen" – als zu gering bezeichnet. Es sei „aber unmöglich", so Amtsarzt Gehrke, „schneller zu arbeiten ... Die Zahl der bisher festgestellten positiven Befunde beträgt 26".

Generell leide „die Behandlung aller übertragbarer Krankheiten unter dem ungeheuren Mangel an geeigneten Arzneimitteln. Von russischer Seite sind zwar Arzneimittel versprochen, bisher aber nur in ganz verschwindend geringen Mengen geliefert worden. Arzneimittel, namentlich Sulfonamide, Heilsera und Desinfektionsmittel, müssen bereitgestellt werden. Ebenso dringend muß der notwendigste Bedarf an Seife und Reinigungsmitteln zur Verfügung gestellt werden. Der Mangel an geeigneten Nährmitteln, Haferflocken, Grieß, Reis ist besonders bei der Behandlung der Darmerkrankungen, vor allem bei den Säuglingen, auf das schwerste zu beklagen. Ganz unzureichend ist die Versorgung mit Milch ... Auch der Fettmangel wirkt sich immer bedrohlicher aus. Die Fettmarken der heute ablaufenden Lebensmittelzuteilungsperiode sind bisher zum Teil noch nicht beliefert worden".

Neben dem Mangel an Medikamenten, Reinigungsbedarf und Nahrungsmitteln sei auch der Krankentransport vollkommen unzureichend: „Für die Überführung der Kranken in die Krankenhäuser fehlen die notwendigsten Transportmittel; Motorfahrzeuge sind gar nicht vorhanden. Wir waren lediglich auf Menschenkraft angewiesen. Jetzt konnte ein mit Pferd bespannter, gummibereifter Wagen eingesetzt werden."[26)]

Dr. Walter Schmidt war seit 1930 niedergelassener Facharzt für Hals-, Nasen- und Ohrenkrankheiten in **Waren.** Nach der Entlassung des bisherigen Amtsarztes Dr. Hans Rohwedder war er im Juni 1945 unter Beibehaltung seiner Praxis zum Leiter des Staatlichen Gesundheitsamtes Waren ernannt worden. Nach zwei Monaten Amtstätigkeit berichtete er Ende Juli 1945: „Als ich Anfang Juni 1945 das Gesundheitsamt übernahm, fand ich die dazugehörigen Räume im Landratsamt in einem furchtbaren Zustand. Alles war durcheinandergeschmissen, Schränke zum Teil aufgebrochen, Instrumentarium, sowie Akten und Karteiteile durcheinandergeworfen. Das Mikroskop konnte glücklicherweise sichergestellt werden ... Der Röntgenapparat ist auch beschädigt ... Bei den Aufräumungsarbeiten stellte sich dann heraus, daß auch vieles fehlte.

In den Tagen um den 7. Juni mußte das Landratsamt plötzlich geräumt werden, da die Russen dies besetzten. Der Umzug mußte sehr schnell vonstatten gehen und ging unter Verlusten vor sich. Die Bibliothek und Akten mußten nachts draußen im Freien liegen, da nur ein Wagen zum Abtransport für das ganze Landratsamt zur Verfügung stand. Zum Unglück kam in der Nacht ein wolkenbruchartiger Regen, sodaß Bücher und Akten entsprechende Beschädigungen erlitten. Nur drei kleine Rollschränke, der Instrumentenschrank und die Karteischränke konnten mitgenommen werden. Alles Übrige wurde von den Russen unter Bedrohung einbehalten. Auch der Röntgenapparat mußte dortbleiben, da er nicht so schnell abmontiert werden konnte und wir auch keinen Raum für ihn

26) Ebenda (Bericht des Staatlichen Gesundheitsamtes Güstrow, 29.7.1945). Dieser Bericht ist auch vom Bürgermeister der Stadt Güstrow, dem KPD-Mitglied Klaus Sorgenicht, „befürwortend" unterzeichnet worden.

hatten. Es war schwer, entsprechende Räume wiederzufinden, zumal, da jede Abteilung des Landratsamtes ihr Unterkommen suchte. Schließlich fanden sich im ehemaligen Zollamt, Bahnhofsstraße 6, zwei mittelgroße Räume, die nun als Gesundheitsamt dienen müssen."

Schmidt standen lediglich zwei Sekretärinnen zur Verfügung, und er meinte, „weitere Einstellungen werden nach größerem Arbeitsanfall erfolgen müssen". Auch zwei Monate nach seiner Amtsübernahme war die Tätigkeit des Gesundheitsamtes nur eine fiktive. Wie Dr. Walter Schmidt feststellte, war „ein regelrechtes Arbeiten mit dem Lande, sowie mit Röbel, Penzlin und Malchow bisher nicht möglich, da ich kein Auto bekommen konnte und es mir infolge meiner Tätigkeit als Hals-, Nasen- und Ohren-Facharzt nicht möglich ist, einen ganzen Tag über fort zu sein. So war ich auf Berichte durch die Post angewiesen. Bisher wurden aus dem Kreise 129 Typhusfälle gemeldet, von denen 20 tödlich verliefen. Hierbei ist Malchow besonders stark vertreten. Die Zahl hat sich inzwischen erhöht.

Es kamen in Waren ferner sechs Fleckfieberfälle vor, von denen einer tödlich verlief. Scharlach und Diphtherie sind verhältnismäßig wenig aufgetreten. Gemeldet wurden bisher acht Scharlach- und sieben Diphtheriefälle. Gehäuft kommen Durchfälle vor, bei denen einige für mehrere Tage Fieber aufweisen. Echte Ruhr ist nur in vereinzelten Fällen aufgetreten. Oft zeigte sich Scabies, wogegen bisher leider keine Medikamente da sind. Es fehlen fast alle Medikamente. Im Krankenhaus ist kein Äther mehr. Chloroform ist nur noch in ganz geringen Mengen vorhanden, so daß viel in Lokalanästhesie operiert werden muß. Sulfonamide fehlen ebenso wie Herzmittel und andere wichtige Medikamente. Dasselbe gilt auch für den ganzen Kreis mit Röbel, Malchow und Penzlin. Nachdem die Heilstätte Amsee durch die Rote Armee beschlagnahmt war (Lazarett für russische Offiziere), versuchte ich noch Desinfektionsmittel von dort zu bekommen, da diese vollkommen fehlen. Leider fand ich nichts mehr vor. Auch in Malchow, Röbel und Penzlin sind keinerlei Desinfektionsmittel mehr vorhanden.

Auf Veranlassung der Russen wurde hier eine Untersuchung der Frauen auf Go[norrhoe] durchgeführt. Man hatte verlangt, daß innerhalb einer Woche sämtliche Frauen Warens zwischen 15 und 50 Jahren untersucht sein sollten. Das ließ sich natürlich nicht durchführen. Nach einer Woche wurde auf Befehl der Russen die Untersuchung abgebrochen. Es wurden 3.143 Frauen untersucht, von denen 104 als Go-krank festgestellt wurden (3,3 Prozent). Eine andere zuverlässige Statistik von Herrn Dr. [Hermann] Matz ergab von den vergewaltigten Frauen 8,6 Prozent Go[norrhoe]."

Die stationäre medizinische Versorgung lag zunächst völlig am Boden. Amtsarzt Schmidt berichtete, daß „das Krankenhaus beim Einbruch der Russen von sämtlichen Schwestern verlassen" worden war, „so daß Herr Dr. [Hermann] Matz, der Leiter des Krankenhauses, vollkommen neu wieder aufbauen mußte. Er hat sich dabei große Verdienste erworben. Es wurden Rote Kreuz-Helferinnen eingestellt, die zum Teil schon im Lazarett gearbeitet hatten. Es gelang aber nicht, eine Vollschwester zu bekommen. Neben dem Krankenhaus sind noch vier Baracken in Betrieb (Entbindungsbaracke und Infektionsbaracken). Große Schwierigkeiten machte die Notwendigkeit, [die] Patienten aus Amsee aufzunehmen, das von den Russen besetzt wurde, ebenso wie das Kinderheim Ecktannen. Letzteres wurde jetzt wieder freigegeben, befindet sich aber in einem derartigen Zustand, daß lange Arbeit erforderlich ist, ehe es wieder benutzt werden kann (Wasserleitungen zerstört, Deckendurchbrüche, völlige Verschmutzung)".

Er, Schmidt, sei gerade „dabei, eine Liste derjenigen ehemaligen Soldaten aufzustellen, die Prothesenträger sind bzw. sein müßten ([wegen der] Reparaturen und Beschaffung neuer Prothesen). Es wird um Anweisung gebeten, was in dieser Richtung jetzt geschehen kann und wer die Kosten übernimmt". Außerdem fragte er bei seiner vorgesetzten Dienststelle in Schwerin an, „wie eine Lungenfürsorge wieder in Gang zu setzen ist, da hier ein Lungenarzt fehlt. Es steht nur der Röntgenapparat des Krankenhauses zur Verfügung, dessen Arbeitszeit dadurch sehr eingeschränkt ist, daß der Strom oft aussetzt oder zu schwach zum Röntgen ist. Bisher haben wir die Namen von 111 Patienten festgestellt, die für die Lungenfürsorge infrage kämen".

Bei ihm hätten sich „bisher drei Apotheker und mehrere Zahnärzte mit der Anfrage gemeldet, wie ihnen Arbeit zu verschaffen sei. Ein Apotheker wurde hier in der Löwen-Apotheke untergebracht und mit deren Leitung betraut, da Herr Apotheker [Hans] Hennecke sich leider das Leben nahm. Eine Dentistin wurde nach Penzlin zur Niederlassung geschickt, alles natürlich vorbehaltlich einer Bestätigung durch die Landesregierung. Ich wäre sehr dankbar, wenn ich bald Nachricht bekommen könnte, wohin ich die beiden Apotheker weisen kann bzw. wohin sie sich persönlich zu wenden haben".[27)]

Die „Ernährungslage" in Waren sei „sehr traurig ... Wie ich bereits berichtete, sieht man hier viele verhungerte Menschen, vor allem Kinder und Säuglinge. Das Elend wird dadurch immer größer, daß Flüchtlinge in großen Mengen hier eintreffen, die zum großen Teil in Lagern Aufnahme finden, deren Besichtigung ich jetzt gerade durchführe. Das Elend ist unbeschreiblich groß. – Die feste Zuteilung [pro Person] ist jetzt folgende: wöchentlich ein Brot, vier Pfund frische oder sieben Pfund alte Kartoffeln und ab und zu Gemüse (Langes Anstehen). Seit vier Wochen gab es kein Fleisch. Bisher gab es außerdem seit dem 1. Mai in drei Bezirken (die Stadt wurde in vier Bezirke eingeteilt) 50 g Butter, für alle zwei Zuckerzuteilungen, einmal ein Pfund Gries und einmal ½ Pfund Kartoffelwalzmehl. Kinder bis zu zwei Jahren bekommen Vollmilch, neuerdings ½ l, vorher weniger. Kinder bis zu 6 Jahren bekommen Magermilch nach Vorhandensein, aber nie mehr als ½ l, oft auch gar nichts. Der [ganzen] Stadt [Waren] stehen jetzt täglich nur 750 l Vollmilch zur Verfügung. Dieses ist derartig gering, daß Krankenzuteilungen leider vollkommen gestrichen werden mußten, leider auch für Lungenkranke. Geschähe dieses nicht, so würden die Kinder bis zu zwei Jahre in noch größerem Prozentsatz sterben als bisher. Es ist noch zu erwähnen, daß die Ernährungslage in Röbel besser sein soll. Waren ist anscheinend besonders schlimm dran. Die Kühe wurden abgetrieben, wie auch die Pferde usw. Diese Verhältnisse werden dort wohl schon durch den Landrat gemeldet sein. Es fehlt Impfstoff, so daß Impfungen seit dem 1. Mai nicht mehr durchgeführt werden konnten ... Wie ich hörte, wird in Rostock eine Durchimpfung der Bevölkerung gegen Typhus geplant. Hier fehlen Spritzen und Kanülen sowie Impfmesser, die bei der Durchräuberung des Gesundheitsamtes verloren gingen."

Schmidt war es wegen der faktisch nicht vorhandenen Kommunikationsmöglichkeiten und wegen des Fehlens jeglicher Transportmittel nicht gelungen, sich einen Überblick über die Zahl der in seinem Amtsbereich vorhandenen Ärzte zu verschaffen. So konnte er Ende Juli 1945 nur melden, daß in den vier Städten seines Amtsgebietes nur 16 Ärzte tätig waren, darunter sieben in Waren, fünf in Röbel, drei in Malchow und einer in Penzlin.[28)]

Angesichts dieser chaotischen und unlösbar erscheinenden Verhältnisse und im Interesse der Aufrechterhaltung seiner Praxis bat Dr. Walter Schmidt die mecklenburgische Medizinalverwaltung Ende Juli 1945 um seine Ablösung: „Der Pflichtenkreis des Kreisarztes erweitert sich derartig, daß es unmöglich ist, dieses neben meiner anderen Praxis durchzuführen. Da die Hals-, Nasen- und Ohrenpraxis im Herbst stark zunimmt und auch die Arbeiten des Kreisarztes weiteren Umfang annehmen, ist es mir leider völlig unmöglich, die kreisärztlichen Geschäfte weiterzuführen. Ich bitte daher dringend, daß ein beamteter Arzt hier eingesetzt wird." Als schlagendes Argument brachte Schmidt abschließend seine fehlende Qualifikation an: „Ich möchte noch erwähnen, daß ich keine kreisärztliche Ausbildung habe."[29)]

Im Staatlichen Gesundheitsamt des Nachbarkreises **Parchim** herrschten Ende Juli 1945 zunächst weitgehend unübersichtliche Zustände und vor allem unklare Zuständigkeiten. Dorthin hatte es den 44jährigen einarmigen und also schwerkriegsbeschädigten Dr. Gerhard Pruszkowski verschlagen, der – bislang Hilfsarzt am Staatlichen Gesundheitsamt im ostpreußischen Braunsberg – nach der Begleitung von rund tausend Frauen und Kindern auf der Flucht von Ostpreußen nach Pommern im März 1945 zunächst für kurze Zeit in der mecklenburgischen Medizinalverwaltung in Schwerin eingesetzt und von dort Anfang April nach Parchim beordert worden war.

Von hier aus berichtete er am 28. Juli 1945 an den reaktivierten leitenden Medizinalbeamten, Dr. Karl-Erich Marung, und gab „über den Betrieb des Staatlichen Gesundheitsamts Parchim seit der Besetzung folgenden Bericht: Kurz vor der Besetzung [durch die Rote Armee] bestand das Personal des hiesigen Amtes aus: Medizinalrat Dr. [Ulrich] Pfautsch, Amtsarzt Medizinalrat Dr. [Wilhelm] Dopheide, Medizinalrat Dr. [Hans] Heubach [und] Dr. [Günther] Riech als vollbeschäftigter

27) Daneben steht die handschriftliche Randbemerkung von Dr. Karl-Erich Marung: „Malchin."

28) Die von Schmidt erstellte Übersicht enthielt die ärztliche Besetzung in Waren im Juli 1945: Dr. Hermann Matz, Dr. Vollrath Zengel, Dr. Emil Niederhaus, Dr. Otto Häussermann, Dr. Walter Schmidt, Prof. Dr. Otto Büttner, Dr. Irmgard Fenner; ärztliche Besetzung in Röbel: Dr. Walter Voss, Dr. Alfred Kosmowski, Dr. Voldemārs Ruģēns, Dr. Hermann Klare, Frau Dr. Freund; ärztliche Besetzung in Malchow: Dr. Johann Lagemann, Prof. Dr. Jānis Schulz, Dr. Ursula Pietsch; ärztliche Besetzung in Penzlin: Dr. Walter Rollwage.

29) LHAS, 5.12-7/1, Nr. 9671 (Bericht des Staatlichen Gesundheitsamtes Waren, 27.7.1945).

Hilfsarzt[30] ... Unmittelbar vor der Besetzung kehrten Herr Dr. Dopheide und Dr. Heubach in ihren Heimatort zurück.[31] Dr. Pfautsch wurde kurz nach der Besetzung verhaftet und kehrte bisher nicht zurück. Ich übernahm die Leitung des Amtes, führte den Umzug der Amtsräume, da die ehemaligen Räume belegt wurden, in das ehemalige Zollamt durch und nahm die Arbeit im Stadtgebiet auf.

Ende Mai erklärte mir Herr Dr. [Hans] Ihlow, ein hiesiger praktischer Arzt, daß das Gesundheitsamt eine städtische Einrichtung geworden sei, er Leiter des Gesundheitswesens und Leiter des Gesundheitsamtes durch Ernennung durch den Bürgermeister sei. Wenige Tage später erschien bei mir Herr Maurermeister Rehmer, Bereitschaftsführer des DRK, und erklärte, er sei vom Bürgermeister für die Abteilung Gesundheitswesen eingesetzt. Ich wurde gefragt, ob ich als Nichtparteigenosse bereit wäre, mitzuarbeiten, was ich zusagte.[32] Im übrigen nahm ich die Erklärungen der beiden Herren zur Kenntnis und rechnete damit, bald von zentraler Stelle aus Schwerin Informationen für die Neuordnung der Gesundheitsämter zu bekommen".

Trotz der ungeklärten Zuständigkeiten behielt Pruszkowski die Nerven, arbeitete weiter – und stellte dies auch deutlich heraus: „In meiner amtsärztlichen Tätigkeit änderte sich nichts. Das Meldewesen bei Infektionskrankheiten und deren Bekämpfung brachte ich wieder in Gang, einen zweiten Desinfektor stellte ich ein, Schutzimpfungen wurden verstärkt durchgeführt. Die Lungenfürsorge, die durch Fortfall unserer Röntgeneinrichtung und Strommangel monatelang eingestellt war, nahm ich wieder auf und führte verstärkt Durchleuchtungen im hiesigen Krankenhaus mit dem Chefarzt Dr. [Eitel-Friedrich] Rißmann durch. Mütter- und Säuglingsberatung, die monatelang geruht hatte, hielt ich laufend [ab]. Besonders bemühte ich mich um die Betreuung der Flüchtlinge. Dazu trat in letzter Zeit die Begutachtung der Arbeitsfähigkeit für das Arbeitsamt, wonach jeder nicht Arbeitsfähige bis zum 65. Lebensjahr von mir (auf Anordnung des hiesigen Arbeitsamtes) untersucht werden muß sowie die Beurteilung über Bewilligung von Nahrungsmittelzulagen für Kranke, die auch nur durch das Gesundheitsamt vorgenommen werden darf."

Ein wahrer Tausendsassa; während in allen anderen Gesundheitsamtsbezirken des Landes zunächst unüberwindbar anmutende Widerstände das Ingangsetzen des öffentlichen Gesundheitswesens hemmten, schien Pruszkowski im Kreis Parchim nahezu alles zu gelingen. Doch damit nicht genug: „Dazu trat die Tätigkeit als gerichtsärztlicher Gutachter, wozu ich von der hiesigen Polizei sowie dem hiesigen Kreisrichter Herrn Dr. [Walter] Peeck eingesetzt wurde. Ferner wurde ich von der hiesigen Tuchfabrik gebeten, ihr Vertrauensarzt zu werden. Weiterhin bin ich Vertrauensarzt der wieder arbeitenden Krankenkasse. Meine Tätigkeit übe ich z.Zt. mit einer Hilfe, Schwester Anna Falk, aus, da die übrigen Angestellten auf Grund ihrer Parteizugehörigkeit vor Wochen entlassen wurden."

Als Problem blieb nur noch die Frage der Zuständigkeiten, und Pruszkowski setzte alles daran, daß er als Amtsarzt des Kreises Parchim amtlich bestätigt wurde: „Heute erfuhr ich durch Zufall, daß die Gesundheitsämter Richtlinien, Anweisungen usw. von der übergeordneten Stelle erhalten, und daß Post mit Fragen über Heilverfahren, Meldung über Infektionskrankheiten u.a. für mein Amt vorliegt. Diese Post liegt bei Herrn Rehmer unbearbeitet. Weder er noch Dr. Ihlow haben mir bisher etwas darüber mitgeteilt. Herr Rehmer äußerte kürzlich gegenüber einer ehemaligen Angestellten des Amtes, daß er das Gesundheitsamt bilde und das Amt nur eine Untersuchungsstelle sei. Als ich anläßlich der Bildung der Mecklenburgischen Landesverwaltung Herrn Dr. Ihlow sagte, daß ich nun damit rechne, wieder in ein geordnetes Vorgesetztenverhältnis mit Schwerin zu kommen, erklärte er in dem Sinne, daß jede Stadt ihr autonomes Gesundheitsamt bilde und sich daran nichts ändern würde. Die Lungentuberkulosefürsorge führe ich weiter durch, obwohl der ‚Leiter' des Gesundheitsamtes, Herr Dr. Ihlow, meinte, sie wäre jetzt sinnlos, da keine Heilstättenkuren durchgeführt werden könnten. Herr Rehmer erklärte mir, die Lungenfürsorge müßte jetzt zwei Monate unterbrochen werden, damit die Leute zum Ernteeinsatz kämen; danach könnten sie ja wieder in die Fürsorge kommen. Auch das Meldewesen über Infektionskrankheiten hielt Dr. Ihlow für überflüssig. Erst durch meine Erklärungen, daß es sich dabei um Gesetze vor 1933 handle, ging er darauf ein. Dieses sind

30) Hinzu kamen drei weibliche Angestellte und ein männlicher Angestellter.

31) Dies entsprach nicht den Tatsachen; Dopheide und Heubach waren im April 1945 in die westlichen Besatzungszonen geflüchtet.

32) Tatsächlich war Pruszkowski im Mai 1937 in die NSDAP eingetreten und auch Mitglied der SA. Dies konnten die mecklenburgischen Behörden nicht wissen oder überprüfen, da Pruszkowski aus Ostpreußen stammte und bislang nur dort tätig gewesen war.

nur einige Bespiele für die Unkenntnis der beiden Herren über Wesen und Zweck eines Gesundheitsamtes. So bin ich schon nach kürzester Zeit zu der Überzeugung gekommen, daß beide Herren kein Verständnis für das Aufgabengebiet und die Einstellung eines Amtsarztes haben. Ich betrachte mich somit nach wie vor als der rechtmäßige Nachfolger des vorigen Amtsarztes Dr. Pfautsch, zumal ich aus Überzeugung zu diesem Zweig des Arztberufes gegangen bin und seit meiner Einstellung im öffentlichen Gesundheitsdienst stets unter erschwerten Bedingungen selbständig meinen Pflichten als Amtsarzt gerecht geworden bin." Um dem Kompetenzwirrwarr und allen Querelen ein Ende zu bereiten und sich mit ihm den einzigen qualifizierten Fachmann im Amt zu sichern, bat Pruszkowski die Medizinalverwaltung in Schwerin, „mich als Leiter des hiesigen Staatlichen Gesundheitsamtes schriftlich zu bestätigen".[33)]

Nachdem der bisherige Amtsarzt des Kreises **Malchin**, Dr. Friedrich Brandenburg, im April 1945 seinen Gesundheitsamtsbezirk in Richtung Westen verlassen hatte, war der 68jährige, in Stavenhagen praktizierende Frauenarzt Dr. Max Elten als Kreisarzt eingesetzt worden. Dessen „Bericht" über die gesundheitlichen Verhältnisse im Kreis Malchin offenbart, daß Elten mit dieser Aufgabe hoffnungslos überfordert war. Er besaß weder einen Überblick über die Lage in den sechs Städten des Kreisgebiets, noch war er in der Lage, seine rudimentären Kenntnisse halbwegs verständlich zu formulieren. Nach mehrfacher Mahnung aus Schwerin und von seinem Landratsamt berichtete er Ende Juli 1945, daß im Staatlichen Gesundheitsamt Malchin „ein Kreisarzt ohne Gehalt" tätig sei, also er selbst, und: „Personal steht noch nicht zur Verfügung."

Zur Seuchenbekämpfung geeignete „Einrichtungen sind außer dem Stadtkrankenhaus nicht" vorhanden, „geplant sind Typhuslazarette in und außerhalb der Stadt". Hinsichtlich des Auftretens von Geschlechtskrankheiten wußte Elten, daß es „243 Untersuchungen" auf Gonorrhoe gegeben habe, von denen „37 positiv" ausgefallen seien. Der von ihm beauftragte „Herr Dr. [Hermann] Willebrand hat trotz Aufforderung eine Statistik nicht aufgestellt und nach telefonischer Rückfrage angegeben, daß er circa 17 Prozent positive Fälle" habe. Elten berichtete weiter, daß in 20 von 45 Fällen „auf Veranlassung des Amtsgerichts Schwangerschaftsunterbrechungen [bei] durch Russen Geschwängerten" vorgenommen worden seien. „Typhus soll hier in vielen Orten herrschen, darunter sechs Todesfälle im Krankenhaus"; allerdings sei „Typhus bakteriologisch nicht nachgewiesen, Typhusverdacht vielfach". Außerdem gebe es „sehr viele Säuglinge mit Darmkatarrh", darunter zwischen Mai und Mitte Juli 1945 insgesamt „17 Todesfälle nur in der Stadt".

Abschließend bat Elten den amtierenden Landrat: „Wegen meines hohen Alters (am Ende des 69. Lebensjahres) und wegen enormer Überlastung in der Arbeit als Arzt und Chefarzt des Krankenhauses [Malchin] bitte ich mich von der Tätigkeit als Kreisarzt zu befreien und einen entsprechenden Herren mit Kreisarztexamen in Malchin einzusetzen".[34)] Der Landrat Dr. Ott reichte den „Bericht des Kreisarztes" an die Abteilung Inneres der Landesverwaltung Mecklenburg-Pommern weiter und bemerkte dazu: „Dem Kreisarzt wurde bisher kein Gehalt gezahlt, da er sich in seinem Amt als Kreisarzt nicht sichtbar betätigt" habe. Elten sei „heute noch nicht in der Lage, einen Überblick über alle von der Landesverwaltung gestellten Fragen für den Kreis abzugeben. Seine Angabe, daß Personal noch nicht zur Verfügung steht, ist insofern unrichtig, als an verschiedenen Orten unseres Kreises von den Bezirksbürgermeistern Schwestern und Arztgehilfen eingesetzt worden sind, die m.E. schon mit gutem Erfolg gearbeitet haben". Außerdem unterstützte er die Bitte „Dr. Eltens, ihn von der Tätigkeit als Kreisarzt zu befreien", und bat „um die Einsetzung eines anderen geeigneten Herren".[35)]

Dr. Wilhelm Stein, zwischen 1925 und 1933 leitender Medizinalbeamter des Landes Mecklenburg-Strelitz und nach der Vereinigung beider Mecklenburg von 1934 bis 1935 Kreisarzt des Kreises **Neustrelitz**, ist nach dem Einmarsch der Roten Armee reaktiviert worden. In seinem erst Ende August 1945 erstatteten Lagebericht hieß es: „Das Staatliche Gesundheitsamt Neustrelitz ist am 1. Mai [1945] total abgebrannt und mit dem ganzen Inventar zerstört worden. Gerettet wurde nichts. Die Ärzte am Gesundheitsamt hatten vor dem Einmarsch der Russen Neustrelitz verlassen und sind bisher nicht zurückgekehrt ... Zum Leiter des Gesundheitswesens in Neustrelitz und später des Kreises

33) LHAS, 5.12-7/1, Nr. 9671 (Bericht des Staatlichen Gesundheitsamtes Parchim, 28.7.1945).

34) Ebenda (Bericht des Staatlichen Gesundheitsamtes Malchin an den Landrat des Kreises Malchin, 29.7.1945).

35) Ebenda (Landrat Ott an Landesverwaltung, 1.8.1945). Am Rande des Schreibens hatte der reaktivierte leitende Medizinalbeamte Dr. Karl-Erich Marung handschriftlich notiert: „Dr. [Günther] Meyer [aus] Wustrow ist in Aussicht genommen."

Neustrelitz wurde Unterzeichneter von dem Stadtkommandanten und dem Oberbürgermeister der Stadt bzw. dem Landrat des Kreises Neustrelitz nach dem Einzug der Russen eingesetzt."

Nach dieser unanfechtbaren Legitimation berichtete der 67-Jährige: „Anfang Juni [1945] ließ ich die früheren Räume der Vertrauensärztlichen Dienststelle der Landesversicherungsanstalt in dem Hause Schloßstraße 9, welches unversehrt geblieben war, beschlagnahmen und eröffnete dort Mitte Juni wieder das Gesundheitsamt. In den Räumen befanden sich nur noch die Möbel, die ärztliche Einrichtung inclusive Röntgenapparat war von der Roten Armee entfernt. Als Personal in dem Staatlichen Gesundheitsamt werden beschäftigt: Ministerialrat Dr. [Wilhelm] Stein als Leiter," und jeweils mit einer halben Stelle arbeiteten „Oberregierungs- und Medizinalrat Dr. [Hans] Reichel als Seuchen- und Gerichtsarzt" sowie „Frau Dr. [Julie] Merkel".[36)]

Zu seiner eigentlichen Tätigkeit bemerkte Stein lediglich, daß „eine Beaufsichtigung der Seuchenbekämpfung außerhalb der Stadt Neustrelitz nicht stattfinden [könne], da bei den unzureichenden Verkehrsverhältnissen hier jeder Verkehr per Bahn oder Kraftwagen ausgeschlossen ist. Ein z.Zt. für das Gesundheitsamt beschlagnahmter Kraftwagen kann bei dem Fehlen jeglichen Betriebsstoffes nicht benutzt werden". Obwohl das Gesundheitsamt an seiner regulären Tätigkeit weitgehend gehindert wurde, war Stein die Finanzfrage wichtig: „Einer Regelung des Kassenwesens muß unter Überweisung von Betriebsgeldern beschleunigt nähergetreten werden. Wir haben keinen Pfennig in der Kasse, und wissen nicht, wovon wir Porto, Copialen, Fernsprech und Telegramme bezahlen sollen. Auch hat das gesamte Personal noch keine Bezahlung erhalten und weiß nicht, wovon es leben soll. Baldige Vorschußzahlungen sind meines Erachtens unbedingt notwendig." In seinem Hilferuf an die Landesverwaltung hielt „der Leiter des Gesundheitswesens" es für „zweckmäßig, daß, wenn irgend möglich, baldigst eine persönliche Besichtigung und Besprechung eines Beamten der dortigen Medizinalabteilung hier stattfinden würde".[37)]

Schon drei Wochen vor der Erstattung dieses Lageberichts war Dr. Hermann Redetzky, der „kommende Mann" in der mecklenburgischen Gesundheitsverwaltung, in Neustrelitz gewesen und hatte sich Ende Juli 1945 zwei Tage lang einen Überblick „über die Gesundheitsverhältnisse in Neustrelitz" verschafft sowie in seinem Bericht an den Präsidenten des Landes Mecklenburg-Vorpommern eine „völlig unzureichende Ernährungslage" konstatiert, die auch vom Bürgermeister, dem leitenden Amtsarzt und dem Chefarzt des Krankenhauses Neustrelitz bestätigt wurde. Allerdings sei die Lage differenziert zu beurteilen: „Während in Neustrelitz pro Woche 20 Säuglinge sterben und diese Sterblichkeit seitens der Ärzteschaft auf ungenügende Ernährung zurückgeführt" werde, bekämen „die in der Nähe liegenden Ortschaften eine durchaus ausreichende Fett- und Eiweißzuteilung. Der Grund dieses unerträglichen Zustandes", also des Hungertodes von Säuglingen, sei „lediglich in der unzweckmäßigen Organisation zu suchen".

Nach dieser Kritik an der Lebensmittelversorgung durch die ‚örtlichen Organe' gab es für Redetzky auch Positives zu berichten. Denn hinsichtlich der „Seuchenverhältnisse" sei es „wohl nur der unermüdlichen und gewissenhaften Tätigkeit der amtsärztlichen und ärztlichen Personen und dem Verständnis der übrigen Dienststellen zu verdanken, daß bisher trotz verstärkter Aufflackerung von kleinen Seuchenherden und trotz der Unterernährung keine größere Epidemie ausgebrochen ist. Das kann sich jederzeit ändern". Redetzky mahnte eine „schleunige Einführung regelmäßiger Seuchenmeldungen" an, wozu eine „Erleichterung der Verkehrsbedingungen im Kreise ebenso dringend nötig [sei] wie [die] Motorisierung des Amtsarztes, der den ganzen Kreis von ca. 100.000 Einwohnern zu übersehen hat, und selbstverständlich auch Motorisierung der Ärzte im Kreis selbst".[38)]

Nachdem im Sommer 1945 eine ungefähre Übersicht über die Zahl der in Mecklenburg vorhandenen Ärzte[39)] und über die Gesundheitsverhältnisse in den einzelnen Kreisen des Landes erlangt

36) Hinzu kamen ein Gesundheitsaufseher, eine Arztgehilfin, eine Laborgehilfin und eine Bürogehilfin.

37) LHAS, 5.12-7/1, Nr. 9671 (Bericht des Staatlichen Gesundheitsamtes Neustrelitz, 20.8.1945).

38) Ebenda (Bericht Redetzkys an den Präsidenten des Landes Mecklenburg-Vorpommern über seine Inspektionsreise vom 30./31.7.1945, 3.8.1945). Um aus einem anderen Blickwinkel weitere detaillierte Vorstellungen über die Situation in Mecklenburg im Sommer und Herbst 1945 zu gewinnen, sei hiermit angeregt, neben den hier vorgestellten Berichten der Staatlichen Gesundheitsämter auch die nahezu zeitgleich entstandenen Lageberichte der Pastoren der einzelnen mecklenburgischen Kirchgemeinden zur Kenntnis zu nehmen. Vgl. dazu Käthow/Wurm: Kriegsende 1945.

39) Auszugehen war von 464 Ärzten; vgl. dazu das Kapitel: Die Ärzteschaft im Deutschen Reich und in Mecklenburg. Zahlenmäßige Entwicklung 1800-1945, S. 266 ff.

war, konnte die am 9. Juli 1945 errichtete Gesundheitsabteilung der SMA-Verwaltung für Mecklenburg mit der Arbeit beginnen, wenngleich sie angesichts der chaotischen Zustände und der im Unterschied zur Sowjetunion völlig anders gearteten Medizinalverhältnisse zunächst heillos überfordert war. Der Beginn einer konstruktiven Medizinalpolitik in der gesamten Sowjetischen Besatzungszone (SBZ) ist auf den 27. Juli 1945 zu datieren. An diesem Tag ordnete der Chef der Sowjetischen Militäradministration in Deutschland (SMAD), Marschall Georgi Konstantinowitsch Schukow, die Bildung von Zentralverwaltungen in der SBZ an. Die daraufhin im August 1945 gebildete „Deutsche Zentralverwaltung für das Gesundheitswesen" wurde laut dem im September 1945 genehmigten Statut „durch die Abteilung für Gesundheitswesen der sowjetischen Militärverwaltung kontrolliert" und hatte „bedingungslos die Befehle und Anordnungen der sowjetischen Militärverwaltung in Deutschland" zu erfüllen. Die zunächst von dem früheren Dresdner Allgemeinpraktiker Dr. Paul Konitzer (1894-1947) geführte Zentralverwaltung erhielt die Aufgabe, „die Organisation des Gesundheitsschutzes der deutschen Bevölkerung" zu leiten „und die Beseitigung aller antidemokratischen und rassischen Gesetze, Anordnungen und anderen Maßnahmen" vorzunehmen.[40] Zur Erfüllung dieses Auftrags erhielt die Deutsche Zentralverwaltung für das Gesundheitswesen – die faktisch ein vorweggenommenes Gesundheitsministerium darstellte – das zunächst nicht immer durchsetzbare Lenkungs- und Weisungsrecht gegenüber den deutschen Organen der Gesundheitsverwaltung in den einzelnen Ländern und Provinzen der SBZ, so auch die Anweisungsbefugnis für die mecklenburgische Medizinalverwaltung.

Die rechtliche Stellung der noch ortsansässigen Ärzte und die Wiedereingliederung der zwar ehemals niedergelassenen, zwischenzeitlich aber als Militärärzte fungierenden Mediziner gestalteten sich in den einzelnen Regionen der Sowjetischen Besatzungszone recht unterschiedlich. Während etwa in Sachsen galt, daß ein Arzt, der vor dem 8. Mai 1945 niedergelassen, inzwischen aber zum Kriegseinsatz einberufen worden war, sich bei seiner Rückkehr erneut um eine Niederlassung bemühen mußte, so war dies in Mecklenburg nicht vorgesehen.

Tatsächlich hatten die Bestandsaufnahmen des Sommers 1945 den Beleg dafür erbracht, daß Mecklenburg(-Vorpommern), das am stärksten mit Flüchtlingen und Vertriebenen belegte Land der Sowjetischen Besatzungszone, nur unterdurchschnittlich mit Ärzten versorgt war. Daraufhin verfügte die Deutsche Zentralverwaltung für das Gesundheitswesen am 22. September 1945, daß „die Anhäufung von Ärzten an bestimmten Stellen des sowjetischen Okkupationsgebietes und andererseits das Vakuum an anderen Stellen einen Ärzteausgleich zur ärztlichen Versorgung der Bevölkerung und darüber hinaus im wesentlichen zur Seuchenbekämpfung erforderlich" machten. So wurden die Länder und Provinzen zum einen aufgefordert, innerhalb ihres Territoriums einen Ausgleich herbeizuführen, und zum anderen wurde angeordnet, „den dann noch vorhandenen Überschuß an die Bedarfsgebiete abzugeben". Als „Bedarfsgebiete" wurden ausdrücklich die Provinz Brandenburg und vor allem das Land Mecklenburg genannt. Die im Rahmen von „Notdienstverpflichtungen" vorzunehmenden Umsetzungen von Ärzten sollten „in erster Linie diejenigen Mitglieder der NSDAP betreffen", denen zwar die Approbation nicht entzogen wurde, „die aber eine Bewährung durch Einsatz außerhalb ihres Niederlassungsortes unter Beweis" zu stellen hatten.[41] Innerhalb des medizinisch ohnehin unterversorgten Mecklenburg – hier fehlten nach amtlicher Einschätzung merkwürdigerweise nur „etwa 100 Ärzte" – sind solche Umsetzungen die Ausnahme geblieben; und in andere Regionen der SBZ wurden keine Ärzte aus Mecklenburg zwangsversetzt.

Offenbar waren die anderen Länder und Provinzen jedoch nicht gewillt oder in der Lage, Ärzte abzugeben. Denn ein Vierteljahr nach ihrer Anweisung vom September wandte sich die Deutsche Zentralverwaltung für das Gesundheitswesen am 28. Dezember 1945 in einem Erlaß nochmals an die Gesundheitsverwaltungen der Länder und Provinzen der SBZ und verfügte: „In der Provinz Brandenburg und im Lande Mecklenburg herrscht immer noch ein großer Ärztemangel, der durch die wachsende Zahl von Flüchtlingen, die in diesen Gebieten untergebracht werden sollen, immer fühlbarer wird." Dies erfordere „einschneidende Maßnahmen. Alle in den Ländern und Provinzen nicht unbedingt benötigten Ärzte sind im Einsatz in der Seuchenbekämpfung oder in der Flüchtlingsbetreuung [nach Brandenburg und Mecklenburg] zu verpflichten". Dabei sollten wiederum „in erster

40) Befehl Nr. 17 der SMAD vom 27.7.1945; hier zitiert nach Naser: Hausärzte, S. 57 f.

41) BA, DQ 1, Nr. 127.

Linie Ärzte verpflichtet werden, die Mitglieder der NSDAP oder einer ihrer Gliederungen waren, unter ihnen zunächst die unverheirateten. Es soll dadurch diesen Ärzten Gelegenheit zur Bewährung gegeben werden".[42)]

Parallel dazu hatte die Deutsche Zentralverwaltung für das Gesundheitswesen schon Wochen zuvor, am 13. November 1945, die „Richtlinien über die Reinigung der selbständigen Heilberufe in der sowjetischen Besatzungszone" erlassen. Danach war allen Beamten, Angestellten und Mitarbeitern der Gestapo und des SD, allen Mitgliedern der SS und allen Trägern des Goldenen Ehrenzeichens der NSDAP ohne Ausnahme die Ausübung eines Heilberufes verboten. Darüber hinaus ist differenzierend bestimmt worden, daß den lediglich nominellen Mitgliedern der NSDAP und den Angehörigen der SA, die vor dem 30. Januar 1933 in diese Organisationen eingetreten waren, sowie den übrigen Mitgliedern der NSDAP und deren Gliederungen, „die sich besonders aktiv nazistisch betätigt" oder „Parteifunktionärsstellen innegehabt" hatten, das Recht zur Ausübung eines Heilberufes befristet oder dauerhaft entzogen werden konnte. Die zwar „belasteten", aber nicht von der Ausübung eines Heilberufs ausgeschlossenen Ärzte hatten die „Pflicht, einem besonderen heilberuflichen oder sonstigen von der dafür zuständigen Dienststelle angeordneten Einsatz jederzeit nachzukommen".[43)]

Als besonders radikal trat der frühere Dresdner Orthopäde Dr. Fritz Leo auf, der als Jude und Kommunist 1935 verhaftet worden war und bis 1945 nicht nur eine Zuchthaushaft in Zwickau, sondern auch die Konzentrationslager Buchenwald, Natzweiler, Sachsenhausen und Bergen-Belsen überlebt hatte. Nach seiner Befreiung arbeitete Leo zunächst als Personalchef der Deutschen Zentralverwaltung für das Gesundheitswesen, wo er an der Ausarbeitung dieser im November 1945 erlassenen „Richtlinien über die Reinigung der selbständigen Heilberufe in der sowjetischen Besatzungszone" mitwirkte. Zur dort diskutierten „Frage der Pg.-Ärzte" äußerte Leo, „daß eine halbjährige Bewährung unmittelbar an der Seuchenbekämpfung, in den Dörfern und dergleichen, nicht genüge. Diese Ärzte, die Deutschland in Schmach und Schande gebracht hätten, müßten fünf Jahre in einer abhängigen Angestelltenstellung arbeiten, um nach dieser Bewährungsfrist dann anerkannt zu werden. Ärzte, die politisch aktiver hervorgetreten sind, sollten mit einer Entziehung ihrer Approbation bestraft werden".[44)] Derartige Forderungen waren emotional zwar verständlich, praktisch aber nicht durchsetzbar. Der Vertreter der mecklenburgischen Medizinalverwaltung, Prof. Dr. Ernst Walter, entgegnete Leo, „daß wir für die Seuchenbekämpfung unbedingt Ärzte gebrauchten, da wir Notstandsgebiet sind und zu wenig Ärzte haben. Von den 100 aus Thüringen zugesagten Ärzten wären nur zwei gekommen". Außerdem dürfe man nicht verkennen, „daß die Ärzte in Mecklenburg es ja leicht gehabt hätten, mit ihren Kraftwagen vor der Besatzung [durch die Rote Armee] nach Westen zu entweichen. Wenn solche Ärzte dageblieben wären, obwohl sie wußten, daß sie als Pg.-Ärzte nicht auf Rosen gebettet sein würden, … dann müsse man diese Ärzte anders bewerten als den Durchschnitt". Lediglich „Aktivisten sollten natürlich von leitenden Stellungen ausgenommen sein". Walter resümierte: „Viel Anklang habe ich mit diesen Anschauungen nicht gefunden."[45)]

Die am 13. November 1945 verfügten „Richtlinien über die Reinigung der selbständigen Heilberufe in der sowjetischen Besatzungszone" bildeten zwar eine in Teilbereichen nachvollziehbare Erlaßlage, kollidierten jedoch mit den aktuellen Gegebenheiten und den daraus resultierenden Anforderungen. „Ihr Expertenstatus machte Ärzte ... in den Krisenzeiten praktisch unersetzbar und erzwang ... ein Abgehen von der ganz konsequenten Durchführung der politischen Richtlinien."[46)] Der Umgang mit den „Nazi-Ärzten" stellte alle neu installierten Medizinalverwaltungen der SBZ vor erhebliche Probleme, so auch in Mecklenburg. Zum einen hatten sich die „großen Nazis", die Funktionsträger von NS-Organisationen, aber auch die an Medizinverbrechen beteiligten Ärzte, spätestens zwischen

42) Ebenda, Nr. 1615.

43) Zitiert nach: LHAS, 6.11-19, Nr. 2633, auch Nr. 2314.

44) LHAS, 5.12-7/1, Nr. 9607 (Bericht Walter über die Sitzung in der Zentralverwaltung für das Gesundheitswesen unter Teilnahme der Leiter der Landes- bzw. Provinzial-Gesundheitsabteilungen, 12.11.1945). Dr. Fritz Leo (1904-1989), der sich nach der Befreiung in Lettow umbenannte, war bis 1946 in der Deutschen Zentralverwaltung für das Gesundheitswesen, dann als Orthopäde in der Charité tätig; 1953 wurde er zum Chefarzt der Orthopädischen Klinik in Neuruppin berufen, wo er bis zu seiner Emeritierung 1974 wirkte und diese Einrichtung zu einem der größten Orthopädiezentren der DDR ausbaute.

45) LHAS, 5.12-7/1, Nr. 9607 (Bericht Walter über die Sitzung in der Zentralverwaltung für das Gesundheitswesen unter Teilnahme der Leiter der Landes- bzw. Provinzial-Gesundheitsabteilungen, 12.11.1945).

46) Moser: Das Gesundheitswesen in Mecklenburg, S. 140.

April und Juni 1945 in die Westzonen abgesetzt, zum anderen wurden die „kleinen Nazis", also die sogenannten nominellen Parteimitglieder unter den Ärzten, dringend benötigt. Das Dilemma bestand darin, daß der auch angesichts der grassierenden Seuchenlage dringend benötigte Berufsstand der Ärzte hochgradig in der NSDAP und anderen NS-Verbänden organisiert gewesen war. So geht aus einer Übersicht hervor, daß noch im Januar 1947 von den 10.801 in der SBZ registrierten Ärzten und Ärztinnen immerhin 6.502 einstmals der NSDAP oder einer ihrer Gliederungen angehört hatten; das waren immerhin 60,2 Prozent aller hier praktizierenden Mediziner.[47)]

Nach den im Frühjahr/Sommer 1945 vorgenommenen Bestandsaufnahmen der Ärzteschaft in den einzelnen Land- und Stadtkreisen Mecklenburgs wandte sich die Abteilung Innere Verwaltung beim Präsidenten des Landes Mecklenburg-Vorpommern am 27. September 1945 an die gerade neugebildete Medizinalabteilung der Landesverwaltung und stellte fest: „Die Medizinal-Abteilung hat sich bisher – bedingt durch die vordringlichen Aufgaben der Seuchenbekämpfung – wenig oder gar nicht um die Ärzte als Berufsstand gekümmert. Das ist m.E. aber unbedingt notwendig, da die Stellung der Ärzte sich durch die Verhältnisse erheblich geändert hat und noch weiter erheblich ändern wird. Ich bitte deshalb, die Fragen der Ärztekammer, der Kassenärzte und der ärztlichen Verrechnungsstellen, der Bezirksärzte, der Einrichtung von Ambulatorien, der Verwendung von faschistischen Ärzten u.a.m. zu prüfen und Entwürfe für eine Neuregelung vorzubereiten."[48)]

Die mecklenburgische Medizinalverwaltung hatte im Rahmen der Entnazifizierungswellen im ersten Überschwang zwar mehrfach den Entzug der Approbation bzw. die Aufhebung der Niederlassungsgenehmigung für diejenigen Ärzte vorgeschlagen, die der NSDAP angehört hatten. Dieser einem faktischen Berufsverbot gleichkommenden Aufforderung wurde wegen des ab Sommer/Herbst 1945 grassierenden Ärztemangels und der bis 1947 als akut empfundenen Seuchenlage jedoch nur in seltenen Fällen entsprochen. Zum Approbationsentzug kam es nur in wenigen Fällen bei einer früheren Mitgliedschaft in der SS. Lediglich die beamteten und NS-belasteten Ärzte wurden aus dem Staatsdienst entlassen. In dieser Frage hatte sich der 1. Vizepräsident der Landesverwaltung Mecklenburg-Vorpommern, der Kommunist Johannes Warnke, Ende August 1945 auf einer Tagung der Oberbürgermeister und Landräte eindeutig positioniert: Man müsse sich fragen, „was soll mit den Fachkräften werden, die wir rausgeschmissen haben. Sollen sie verhungern, soll man sie, wenn sie sonst brauchbare Kräfte sind, einfach umkommen lassen? ... Was machen wir mit dem Amtsarzt in unserer Verwaltung, dem Leiter des Gesundheitsamtes, der seit 1933 in der Partei war. Er ist ein tüchtiger Arzt. Er kennt das Gebiet, er ist tüchtig, gerade jetzt, wo die Seuchenbekämpfung bevorsteht, ist er erforderlich. Können wir ihn dann sitzen [also im Amt] lassen? Wir sagen nein! Er darf da nicht sitzen bleiben. In den Händen des Leiters des Gesundheitsamtes liegt die Gesundheit des ganzen Volkes. Da kann er nicht sitzen bleiben. Es muß die Tätigkeit von einem anderen übernommen werden. Soll er denn Steineklopfen gehen? Wir sagen, wir wollen ihm Gelegenheit geben, daß er beweist, daß er als Arzt seine Pflicht dem Volk gegenüber erfüllt, daß er auch beweist, für das neue Deutschland zu arbeiten. Darum können wir ihn als Arzt beschäftigen, aber nicht als leitenden Arzt. Wir werden ihm Gelegenheit geben, in irgendeinem Behelfskrankenhaus oder Flüchtlingslager zu arbeiten oder sonst als Arzt in der Betreuung des Volkes tätig zu sein. Dies ist eine sogenannte Bewährungsprobe".[49)]

Schon zwei Wochen später, Anfang September 1945, stellte der neue Leiter der mecklenburgischen Medizinalverwaltung, Dr. Hermann Redetzky, fest, daß „die Seuchenlage des Landes Mecklenburg-Vorpommern den Einsatz *aller* Ärzte" erfordere, und regte einen Stop der Entnazifizierung im Bereich des Medizinalwesens an: „Wenn schon die Zahl der vorhandenen Ärzte unzureichend ist, so dürfte die mancherorts durchgeführte Maßnahme, ehemalige Pg's vom Krankenhausdienst auszuschließen, letztlich zu einer Seuchenkatastrophe führen." In einem Brandbrief an seinen faktischen Chef, Johannes Warnke, versuchte der von den Nationalsozialisten aus dem Amt gedrängte Sozialde-

---

47) Berechnet nach Naser: Hausärzte, S. 69.

48) Gleichzeitig wurde angeordnet, eine „Reorganisation des Apothekenwesens vorzunehmen ... Auch die Stellung des Apothekers ist durch die tatsächlichen Verhältnisse eine andere geworden". LHAS, 5.12-7/1, Nr. 9607. Eine eigenständige Abteilung Gesundheitswesen der Landesverwaltung wurde erst im Dezember 1945 eingerichtet; diese Abteilung hatte im März 1946 schon 20, im Oktober 1946 bereits 39 Mitarbeiter. Vgl. dazu Brunner: Der Schein der Souveränität, S. 90, 399 ff.

49) Warnke am 20.8.1945; hier zitiert nach: Berichte der Landes- und Provinzialverwaltungen, S. 89.

mokrat und frühere Medizinalrat Redetzky einen Spagat zwischen der auch von ihm für notwendig gehaltenen Entnazifizierung und der Aufrechterhaltung des von ihm zu verantwortenden Zuständigkeitsbereichs. Er argumentierte, daß „nach den Potsdamer Beschlüssen“ ein „eindeutiger Unterschied zwischen einfachen Parteigenossen der Nazi-Partei und aktiven Faschisten gemacht“ werden müsse. In Mecklenburg hätten „die Aktivisten unter den Ärzten nach unserer Kenntnis entweder durch Selbstmord beim Zusammenbruch des Nazismus ihr Leben beendet“ oder seien „nach Westen geflohen“. Damit sei praktisch die Spreu vom Weizen geschieden. Aber „diejenigen, deren Parteimitgliedschaft als eine mehr unfreiwillige anzusehen“ ist, seien „am Orte geblieben“. Dazu gehöre auch „der überwiegende Teil der Ärzte“. Hier begann Redetzky aus der Not heraus die Entlastungsstrategien der NS-belasteten Ärzte aufzugreifen und zu übernehmen: Auch der „größte Teil unseres wissenschaftlichen Nachwuchses ist nun hier einbegriffen, der aus Liebe zum Beruf und zur freien Forschung die Parteiaufnahme hingenommen“ [!] habe. Und er regte beim faktischen Personalchef der mecklenburgischen Landesverwaltung an, daß es „eine großzügige Tat“ wäre, „diesen ehemaligen Parteimitgliedern des Nazismus die Möglichkeit zu geben, sich zu reinigen und sich durch eine Bewährung zu rehabilitieren. Eine solche Möglichkeit“ sei „gerade jetzt bei der Seuchenbekämpfung gegeben. Wer jetzt draußen im Kampf mit der Seuche sich einsetzt oder an einer Infektions-Abteilung sich müht, Menschenleben zu erhalten, der scheut weder Krankheit noch Tod“. Und er beweise damit, „daß ihm die Liebe zu seinem Berufe und zu seinem Volke höher steht als persönliche Vorteile“. Damit empfahl Redetzky quasi schon im Herbst 1945 eine erst zwei Jahre später erfolgende Generalamnestie: „Wer diesen Kampf durchkämpft hat, der ist geläutert, und kein Vorwurf über seine politische Vergangenheit sollte ihn mehr treffen.“[50)]

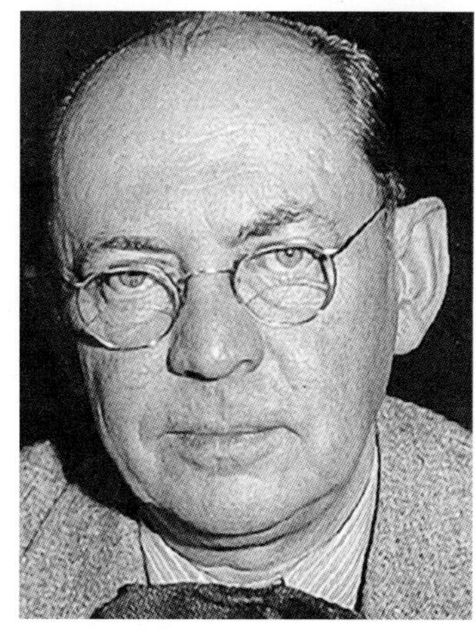

Hermann Redetzky

Zwar wurden in einer Reihe von Fällen NS-belastete Ärzte genötigt, einen Teil ihres Ärztehonorars abzuführen, zumeist aber erging die von Warnke angeregte, von Redetzky befürwortete Aufforderung, an „Bewährungseinsätzen“ bei der Flüchtlingsbetreuung oder bei der Seuchenbekämpfung teilzunehmen.

Um für diese bereits ab Sommer 1945 ohne gesetzliche Grundlagen durchgeführten Praktiken eine amtliche Regelung zu schaffen, wurde in Mecklenburg erst im Oktober 1946 eine Verordnung über die „Einberufung von Ärzten und anderen Angehörigen der Heilberufe zu fachlichen Dienstleistungen“ erlassen. Darin hieß es, daß „alle im Lande Mecklenburg-Vorpommern tätigen Ärzte ... zur Bekämpfung akuter oder chronischer Seuchen, aber auch zu Maßnahmen der öffentlichen Gesundheitsfürsorge auf allen anderen Gebieten für eine begrenzte Zeit ohne Rücksicht auf ihre bisherige Tätigkeit zu fachlichen Dienstleistungen herangezogen werden“ können.[51)] Von dieser Bestimmung wurde angesichts der katastrophalen hygienischen Verhältnisse und der in Mecklenburg grassierenden Seuchen relativ oft Gebrauch gemacht. Nicht wenige der eingesetzten Ärzte starben dabei an Fleckfieber, Typhus, Tuberkulose, Ruhr, Diphtherie und anderen Krankheiten.

Mit der in Mecklenburg üblichen zeitlichen Verzögerung kam es unter Bezugnahme auf die bereits im November 1945 verfügten „Richtlinien über die Reinigung der selbständigen Heilberufe in der sowjetischen Besatzungszone“[52)] erst im Februar 1947 zum Erlaß einer entsprechenden Durchführungsverordnung. Am 20. Februar 1947 verfügte der Landtagspräsident Karl Moltmann (1884-1960), daß bei „denjenigen Angehörigen der Heilberufe im Lande Mecklenburg, denen ... die Approbation oder die Niederlassungsgenehmigung zu entziehen“ war, die „gesamte Praxiseinrichtung einschl. aller Vorräte an Medikamenten und Verbandsstoffen der sofortigen entschädigungslosen Beschlagnahme“ unterlag. Wer „die angeordnete Beschlagnahme der Praxiseinrichtung und der Vorräte“

---

50) LHAS, 5.12-7/1, Nr. 9887 (Redetzky an Warnke, 8.9.1945; Hervorhebung im Original).
51) Amtsblatt der Landesverwaltung Mecklenburg-Vorpommern, 1946, S. 124 f.
52) Vgl. dazu: LHAS, 6.11-19, Nr. 2633, auch Nr. 2314.

hintertrieb oder dies versuchte, war „mit Gefängnis bis zu einem Jahr oder einer Geldstrafe bis zu 10.000 RM" zu bestrafen.[53] Um die möglicherweise von Berufsverbot oder Enteignung betroffenen Ärzte nicht zu einer Flucht zu veranlassen und damit den Ärztemangel nicht noch weiter zu vergrößern, wurde zugleich verfügt, daß „denjenigen Angehörigen der Heilberufe", denen die Niederlassungsgenehmigung entzogen worden war, „eine vorläufige und jederzeit widerrufliche Arbeitsgenehmigung erteilt" werden könne, „die den Betroffenen zur weiteren Berufsausübung berechtigt".[54]

Wie zu sehen war, avancierte das Argument, in Mecklenburg bestehe eine akute Seuchenlage und die sich epidemisch ausbreitenden Infektionskrankheiten bedrohten große Teile der Bevölkerung an Leben und Gesundheit, zu einer unumstößlich erscheinenden Begründung dafür, daß die eigentlich für notwendig gehaltenen Entnazifizierungen, also der Ausschluß der „Nazi-Ärzte" von der Ausübung der Heilkunde, zumindest ausgesetzt und die NS-belasteten Ärzte statt dessen zu „Bewährungseinsätzen" in der Seuchenbekämpfung herangezogen werden müßten. Wie war die Infektions- und Seuchenlage tatsächlich?

Seuchen und Infektionskrankheiten in Mecklenburg

Es ist schon wegen des hier behandelten zeitlichen Rahmens eigentlich nicht mehr Gegenstand dieser Arbeit, die mecklenburgische Infektions- und Seuchenlage *nach Kriegsende* zu betrachten. Da jedoch – wie aus den oben zitierten Berichten der Leiter der Staatlichen Gesundheitsämter zu entnehmen ist – die bereits ab Ende 1944 beobachteten Anzeichen für ein verstärktes Auftreten von Infektions- und Geschlechtskrankheiten im Frühjahr und im Sommer 1945 erheblich zunahmen, soll die zeitgenössisch als epidemisch und bedrohlich empfundene Situation dennoch unter Zugrundelegung verschiedener Quellen beschrieben werden. Außerdem war ein nicht geringer Teil der von uns im zweiten Band dieser Arbeit porträtierten Ärzte – nicht zuletzt wegen deren vermeintlicher oder tatsächlicher NS-Belastung – in der unmittelbaren Nachkriegszeit zwangsweise in die Bekämpfung der Seuchen und Epidemien in Mecklenburg eingebunden, was zu einem prägenden Bestandteil ihrer Nachkriegsbiographien wurde.

Zur Problematik liegen unterschiedliche Berichte vor. Neben den bereits zitierten kreis- bzw. stadtbezogenen Lagedarstellungen der Leiter der Gesundheitsämter vermitteln vor allem die nachfolgend präsentierten Berichte und Beschreibungen der zentralen Akteure der Medizinalpolitik der Nachkriegszeit ein überregionales, umfassenderes Bild der mecklenburgischen Gesamtlage. Allen diesen Darstellungen der Seuchenlage ist gemeinsam, daß sie sich hinsichtlich der dramatischen Schilderung der zeitgenössisch als äußerst besorgniserregend empfundenen Situation und in der Beschreibung der teilweise radikalen und drastischen Maßnahmen, die zu deren Behebung ergriffen wurden, kaum unterscheiden.

Zur Erinnerung die Ausgangslage ab Frühjahr 1945: Auf die seit Jahren medizinisch unterversorgte mecklenburgische Bevölkerung von rund einer Million Personen trafen in kurzer Zeit mindestens weitere 1,5 Millionen Menschen: Vertriebene, Flüchtlinge, Umsiedler und Evakuierte, die auf ihrem oft wochenlangen Weg nach Mecklenburg unter den ungünstigsten Lebensbedingungen vegetieren mußten und zahlreiche Krankheiten ins Land schleppten. Die katastrophalen hygienischen Verhältnisse in den Lagern für Vertriebene und Flüchtlinge, die angespannte Versorgungslage sowie der ohnehin labile Gesundheitszustand der Einheimischen und der Flüchtlinge erhöhten seit dem Jahreswechsel 1944/45 die Gefahr von Seuchen und Epidemien. Die wenigen zu Kriegsende noch verbliebenen Ärzte in Mecklenburg und die Mediziner, die es unter den verschiedensten Bedingungen ins Land verschlagen hatte, aber auch die Angehörigen der neu gebildeten deutschen Medizinalverwaltung und die der im Juli 1945 errichteten Gesundheitsabteilung der SMA Mecklenburg waren zunächst heillos überfordert.

Anfang Oktober 1945 hatte die erste Tagung der Leiter der Abteilungen für Gesundheitswesen in den einzelnen Ländern und Provinzen der Sowjetischen Besatzungszone stattgefunden, die vom Präsidenten der im August 1945 geschaffenen Deutschen Zentralverwaltung für das Gesundheitswe-

53) Regierungsblatt für Mecklenburg, 1947, S. 25 f.
54) Ebenda.

sen, dem früheren Dresdner Allgemeinpraktiker Dr. Paul Konitzer, geleitet wurde. An dieser Zusammenkunft nahm auch der damalige stellvertretende Leiter der Abteilung für Gesundheitswesen der SMAD, Oberst Andrej Jermolajewitsch Sokolow, teil, der bald Chef dieser Abteilung werden und dadurch die gesamte Gesundheitspolitik der Sowjetischen Besatzungszone prägen sollte. Aus Schwerin war der frühere Rostocker Kinderarzt Dr. George Langhans nach Berlin geschickt worden, der gerade zum Oberregierungs- und Obermedizinalrat in der Landesverwaltung Mecklenburg-Vorpommern ernannt worden war.

Aus dem Bericht von Langhans ist zu entnehmen, daß zunächst Dr. Bermann, Chefhygieniker und Abteilungsleiter bei der Deutschen Zentralverwaltung für das Gesundheitswesen, feststellte, „daß früher von uns, da große Seuchenprobleme nicht gestellt waren, hygienische Feinarbeit geleistet wurde, die so weit ging, daß wir fast den 0-Punkt der Seuchen" erreichen konnten. Nun aber habe sich „die Lage grundlegend geändert, so daß wir ganze Grobarbeit ... zu leisten haben". Ein von Bermann entwickelter „Aktionsplan" sah vor:

„1. Wir müssen die gesamte Bevölkerung durch Aufklärung zur Mitarbeit heranziehen.
2. Wir müssen die gesamte Ärzteschaft in den Kampf einspannen.
3. Wir müssen das Meldewesen [das bis 1944 einigermaßen funktioniert hatte] aufbauen, damit nicht nur örtlich alle Kranken erfaßt, isoliert und behandelt werden, sondern das Meldewesen muß auf schnellstem Wege von den Gesundheitsämtern über das Landesgesundheitsamt zur Berliner Zentrale des Gesundheitswesens gelangen." Nur so könne „auch zentral eine Steuerung des Ärzteeinsatzes, in der Arznei- und Desinfektionsmittelversorgung erreicht werden".

Als „nächste Seuche" stehe „der zu erwartende Flecktyphus" auf der Tagesordnung. Dabei gelte es, „die Kleiderläuse zu vernichten. Dazu sind viele Improvisationen notwendig. Da die Umsiedler aus dem Osten größtenteils verlaust sind", war zunächst beschlossen worden, „diese Umsiedler drei Wochen in Quarantänelagern zu belassen". Die Verwirklichung dieses Plans sei aber „wegen Unterbringungs- und Ernährungsfragen nicht möglich" gewesen, so daß nun „die sogenannte fraktionierte Entlausung dieses Flüchtlingsstroms" vorgeschlagen wurde. Beabsichtigt sei, daß „die Flüchtlinge im Aufnahmelager erstmals entlaust werden, in acht Tagen soll in einem weiter zentral gelegenen Lager die zweite Entlausung vorgenommen werden und nach weiteren acht Tagen die dritte". Dieses Verfahren gelte auch für die „neue Seuche, die ansteckende epidemische Genickstarre, die ebenfalls nur durch strenge Isolierung bekämpft werden" könne. Für derart drastische Maßnahmen brauche man hart durchgreifendes und gleichzeitig flexibel agierendes Personal. Denn es habe sich gezeigt, „daß die geeigneten Persönlichkeiten für die Bekämpfung diejenigen sind, die sich beweglich und elastisch den gegebenen Verhältnissen am besten anpassen".[55)]

Langhans, selbst noch nicht lange im Amt und mit derartigen Problemen in seiner medizinischen Laufbahn bislang nicht konfrontiert, wurde als einziger Vertreter einer Landesgesundheitsbehörde vom Obersten Sokolow gefragt, „warum in Mecklenburg die große Typhusepidemie möglich geworden sei", und er antwortete, „daß das zweifache Hin- und Herfluten von Flüchtlingen aus dem Osten und der damit verbundene Stau an gewissen Stellen Seuchenherde geschaffen" habe, „von denen mit den [von] überall einwandernden Flüchtlingen der Typhus weitergeschleppt" worden sei. Hinzu komme, „daß Mecklenburg ein Land ist, das erhebliche Verkehrsschwierigkeiten" habe „und schon immer ein Zuschußgebiet von Ärzten gewesen" sei, „so daß wenige Ärzte bei schlechter Verkehrslage große Gebiete zu versorgen haben". Und Langhans erläuterte die bislang in Mecklenburg ergriffenen Maßnahmen: So sei „zur Bekämpfung des Typhus angeordnet" worden, „daß die Ärzte sich fast ausschließlich in den Dienst der Typhusbekämpfung zu setzen und mittels Schwestern und sonst erfahrenen Personen die Kranken in den einzelnen Häusern zu ermitteln hätten". Gleichzeitig solle „eine systematische Impfung in den Seuchenzentren an der Ostgrenze vorgenommen" werden. Zur Überwachung aller Maßnahmen seien „fünf Seuchenkommissare eingesetzt" worden. Und Langhans ließ es sich nicht nehmen, die „Wünsche" der mecklenburgischen Medizinalverwaltung vorzutragen; so müßten „für den Sektor Gesundheitswesen zusätzlich Betriebsstoffe beschafft" werden, damit die Ärzte beweglich agieren könnten. Außerdem sei es nötig, „daß das [von der SMA errichtete] Sperrgebiet von Siechen und Alten in die dortigen Heime geöffnet" werde; darüber hinaus

55) LHAS, 5.12-7/1, Nr. 9607 (Langhans' Bericht über die Tagung der Leiter der Abteilungen für Gesundheitswesen am 2./3.10.1945).

sei „eine regelmäßige Stromversorgung für die Herstellung von Typhusimpfstoff notwendig". Von Sokolow nach den konkreten Zahlen der Infektionskrankheiten in Mecklenburg befragt, konnte Langhans nur mit Angaben vom Mai 1945 aufwarten. Danach gab es zu diesem Zeitpunkt in Mecklenburg 16 Fleckfieber- und 210 Tuberkulosefälle, 336 Fälle von Gonorrhoe und 479 von Paratyphus; hinzu kamen 5.691 Diphtherie- und 16.041 Typhuserkrankungen.[56] Legt man eine Bevölkerungsgröße von rund 2,5 Millionen Menschen zugrunde, machten etwa die an Typhus erkrankten Personen lediglich 0,6 Prozent der Einwohnerschaft aus; gefährlich waren also nicht so sehr die absoluten Zahlen als vielmehr die exponentielle Zunahme der Ansteckungen durch eine ständig zu- und abwandernde Bevölkerung, bei der die Krankheitsträger nicht isoliert werden konnten.

In seiner anschließenden Ansprache an die versammelten ostdeutschen Gesundheitsfunktionäre hielt sich der stellvertretende Leiter der Abteilung für das Gesundheitswesen der SMAD mit Vorwürfen keineswegs zurück und sah sich genötigt, „einige kritische Anmerkungen zu den Ausführungen ... der zentralen und provinzialen Verwaltungen des Gesundheitswesens zu machen", wobei er sich „in der Hauptsache mit Fragen des Kampfes gegen die Seuchen beschäftigen" wolle, „die in der Zivilbevölkerung der Sowjetischen Okkupationszone immer größere Ausmaße annehmen" würden. Am Beispiel des Auftretens von Abdominaltyphus suchte Sokolow den deutschen Gesundheitsfunktionären die Größe des Problems darzulegen. Seien in Mecklenburg im August 1945 erst 5.531 Fälle von Abdominaltyphus registriert worden, so waren es im September 1945 bereits 10.253 Fälle gewesen (+85,4 Prozent). Allein die in Mecklenburg aufgetretenen Fälle von Abdominaltyphus machten mehr als die Hälfte aller Typhuserkrankungen der gesamten Sowjetischen Besatzungszone aus.[57] Es sei zu ersehen, „daß in den Provinzen Mecklenburg und Brandenburg ... deutlich eine Epidemie von Abdominaltyphus" vorliege, zu der noch „Fälle von Flecktyphus hinzuzuzählen" seien. „Wenn Sie nicht sofort Maßnahmen zur Bekämpfung und Verhütung des Flecktyphus ergreifen, besonders in Anbetracht der beginnenden kalten Jahreszeit", dann würden diese Erkrankungen auch zu „Epidemien aufflackern". Zudem hielten sich „Erkrankungsfälle wie Diphtherie und Scharlach auch heute noch auf einem hohen Stand. Wie Sie sehen, haben die Seuchen ziemlich bedrohliche Ausmaße angenommen". Trotzdem habe er, Sokolow, „aus den Ausführungen der Herren Vorredner keinerlei Beunruhigung heraushören können"; deren Ausführungen „waren im Gegenteil von einer absolut unbegründeten Behaglichkeit erfüllt". Er habe von dieser Tagung erwartet, daß sowohl die „im Zentralapparat des Deutschen Gesundheitswesens Arbeitenden" als auch „die verantwortlichen Persönlichkeiten der Provinzialapparate des Gesundheitswesens eine tiefschürfende wissenschaftliche Analyse der Lage in Bezug auf die Seuchen geben und daß wirksame Maßnahmen im Kampf gegen die Seuchen vorgeschlagen und ergriffen" würden. Statt dessen sei er „sehr enttäuscht" worden. Keiner der Anwesenden habe „irgendeinen zusammengefaßten Plan für die Seuchenbekämpfung vorlegen" können. Es sei „besonders betrüblich, daß niemand von Ihnen ... die Mängel der Arbeit der deutschen Ärzte, die Mängel der unteren Behörden der Gesundheitsverwaltung sowie die Mängel des eigenen Verwaltungsapparates einer kritischen Prüfung unterzogen" habe. Er habe „den Eindruck bekommen", daß die deutschen Medizinalfunktionäre [besonders die aus Mecklenburg] „bis zum heutigen Tage noch keine klare Vorstellung von den Fragen der Seuchenbekämpfung" hätten. Wenn diese Besorgnisse äußerten und über Schwierigkeiten wie „Umsiedlung der deutschen Bevölkerung, Mangel an Arzneimitteln [oder] Einschränkung der Lebensmittelversorgung" klagten, hätten diese zu berücksichtigen, „daß die deutsche Bevölkerung diese Schwierigkeiten als unvermeidliche Folgen des verbrecherischen Kriegs" zu tragen habe, „den die frühere faschistische Regierung begonnen" habe. Die deutschen „Organe des Gesundheitswesens" hätten es „bis auf den heutigen Tag nicht verstanden, die Seuchenbekämpfung zu organisieren" und für „eine lückenlose Versorgung der ärztlichen Bezirke und Krankenhäuser mit Arzneimitteln" zu sorgen. „Vollkommen unbegründet" sei die Klage über „den Mangel an Ärzten. Ärzte gibt es genug". Auch könne „Ihre [Deutsche] Zentralverwaltung zu jedem Zeitpunkt aus den südlichen Provinzen, wo Ärzte im Überfluß vorhanden sind, Ärzte in die nördlichen Provinzen abziehen".

---

56) Ebenda.
57) In Brandenburg 4.238, in Sachsen 2.686, in Thüringen 846, in Sachsen-Anhalt 1.316 und in Berlin 1.034; zusammen: 10.120.

Anschließend listete Sokolow die aus seiner Sicht bestehenden „Grundmängel" der Arbeit der deutschen Gesundheitsbehörden auf und befahl deren Abstellung. So rügte er „eine zu späte Feststellung der Krankheitsfälle", eine „zu späte Internierung der Typhuskranken" und das Versäumnis, daß auf die dafür Verantwortlichen „kein Druck ausgeübt" werde. Er kritisierte, daß „die Desinfektion ... mit großer Verspätung, ... öfters drei bis fünf Tage nach der Internierung des Kranken", erfolge, daß die „Maßnahmen zur Bereitstellung der Krankenhausbetten zu wenig energisch durchgeführt" würden, es „keine genügende Reserve an Betten" gebe, wodurch sich „die Internierung des Kranken" verzögere. „Besonders beschämend" sei „die Nichtbeachtung einer strengen Ordnung in den Infektionsabteilungen und Krankenhäusern ... Die Aufgenommenen werden nicht sanitär behandelt. Die Behandlung und Desinfektion des Geschirrs für die Ausscheidungen des Kranken" werden „in unbefriedigender Weise durchgeführt. Das Eßgeschirr der Kranken" werde „nach der Benutzung nicht abgekocht", und es würde „der Besuch von Angehörigen bei den an Typhus Erkrankten gestattet. Eine genügende bakteriologische Kontrolle" fände „weder bei der Diagnose noch bei der Entlassung des Kranken statt". Die Leiter der Gesundheitsämter und die praktischen Ärzte kämen „nur auf Anforderung", führten jedoch selbst „keine aktiven Maßnahmen zur Feststellung der Kranken und den ganzen Komplex der für die Seuchenbekämpfung notwendigen Maßregeln durch". Außerdem hätten „die Organe der Gesundheitsverwaltung bis zum heutigen Tage" noch keinen Kontakt zu den Umsiedlungsbehörden aufgenommen, „die sich mit der Organisation der Umsiedlung und der Einweisung der Flüchtlinge beschäftigen", so daß deren „medizinische Kontrolle" nicht gewährleistet sei.

Der Oberstarzt Dr. Sokolow, der ab dem nächsten Jahr der oberste Vertreter der SMAD für die Gesundheitspolitik in der Sowjetischen Besatzungszone sein würde, verlangte von den deutschen Medizinalfunktionären im Oktober 1945 apodiktisch, „Ihre Arbeit zur Seuchenbekämpfung entscheidend zu verbessern". Unter Erinnerung an den Befehl Nr. 43 des Chefs der SMAD, Marschall Georgi Schukow, vom 11. September 1945, in dem „den Organen der deutschen Gesundheitsverwaltung die Maßnahmen der Seuchenbekämpfung innerhalb der Bevölkerung der Sowjetischen Okkupationszone Deutschlands vorgeschrieben worden" seien, konstatierte Andrej Sokolow, die neue deutsche Medizinalverwaltung habe bisher „sehr, sehr wenig getan". Ihn erstaunten die nach sowjetischen Maßstäben ungenügende Selbstkritik der deutschen Medizinalbeamten und die fehlende Radikalität ihrer bisherigen Maßnahmen zur Seuchenbekämpfung im Lande, bei denen die Selbstbestimmungsrechte der Menschen in außergewöhnlichen Situationen hinter dem angestrebten Ziel zurückzustehen hätten; ein besonderes Anliegen war Oberstarzt Dr. Sokolow sicherlich, den deutschen Medizinern mangelnde Organisationsfähigkeiten und eine unzureichende Hygiene vorwerfen zu können.

Sokolow bewegte auch „die Frage des Kampfes gegen die Geschlechtskrankheiten", dies wahrscheinlich weniger im Hinblick auf den Gesundheitszustand der davon betroffenen deutschen Bevölkerung als vielmehr wegen der befürchteten Ansteckungen von Angehörigen der sowjetischen Besatzungsmacht. Weil – so die Rüge – den deutschen Ärzten die entsprechenden Befehle der SMAD „nicht zur Kenntnis gebracht" worden seien, „haben wir im Ergebnis einen unzulässigen und ... sogar verbrecherischen Zustand, in dem eine bedeutende Anzahl von an Syphilis erkrankten Personen im ansteckenden Zustand nicht interniert wird, sondern weiterhin in Freiheit bleibt und damit Ursache zur Verbreitung dieser Krankheit wird". Er forderte „von den deutschen Organen der Gesundheitsverwaltung die allerenergischsten Schritte und die strikteste Erfüllung des Befehls des Höchstkommandierenden in dieser Angelegenheit".[58] Zum Abschluß erinnerte Oberst Sokolow die neuen deutschen Medizinalfunktionäre drohend und appellierend zugleich an die Tatsache, „daß unter der Verbreitung epidemischer und anderer Krankheiten vor allem die deutsche Bevölkerung zu leiden" habe. Aus seiner Sicht sei es „für die deutschen Ärzte und die deutschen Organe der Ge-

58) Weder hier noch an anderer Stelle wurde von sowjetischer Seite und erst recht nicht von deutschen Medizinern thematisiert, daß ein Großteil der registrierten Geschlechtskrankheiten (vor allem bei deutschen Frauen) eine Folge der Vergewaltigung durch Angehörige der Roten Armee bzw. der SMA gewesen ist. Deutsche Frauen und Mädchen waren in der ersten Zeit der sowjetischen Militärherrschaft oft Opfer derartiger Übergriffe der Besatzungstruppen. Des weiteren war klar, daß man nicht alle deutschen Personen, nicht einmal alle Frauen des Besatzungsgebietes, untersuchen oder prophylaktisch internieren konnte.

sundheitsverwaltung eine Ehrensache, einen entscheidenden Kampf zur Beseitigung dieser Krankheiten zu führen".[59]

Der nach Berlin entsandte Dr. George Langhans hatte die Ausführungen Sokolows weitgehend richtig verstanden. In seinem Bericht über die erste Zusammenkunft der neu installierten Medizinalfunktionäre im Oktober 1945 referierte er für den eigentlich zuständigen Leiter der mecklenburgischen Medizinalverwaltung, Dr. Hermann Redetzky, inhaltlich weitgehend korrekt, Oberst Sokolow habe betont, „daß die Leistungen der Hygiene bei der Bekämpfung des Typhus völlig unzureichend seien", und Sokolow eine „strikte Befolgung der Befehle des Marschalls Schukow" gefordert habe. Als „Hauptfehler" habe Sokolow „die zu späte Hospitalisierung, die ungenügenden Maßnahmen, die fehlenden Analysen der Meldungen, die ungenügenden Maßnahmen gegen säumige Ärzte" kritisiert; „auch die Desinfektion der Wohnungen erfolge zu spät. Ebenso verstriche zu viel Zeit von der Meldung der Krankheit bis zur Desinfektion. Auch sei keine genügende Bettenreserve vorhanden. Auch die Isolierung der Kranken im Krankenhaus im Aufnahmeraum und in den Sonderabteilungen sei unzureichend, wie auch die Desinfektion des am Krankenbett gebrauchten Geschirrs ... Außerdem wurde bemängelt, daß frische Lues-Erkrankungen nicht genügend zur Meldung kämen".[60]

Da aus Sicht der Gesundheitsabteilung der SMAD die deutschen Maßnahmen also unzureichend waren, wurden die Gesundheitsabteilungen der SMA-Verwaltungen in den einzelnen Besatzungsgebieten mit der Leitung der Seuchenbekämpfung beauftragt. Die Gesundheitsabteilung der SMA Mecklenburg, bis 1949 die oberste Instanz des Medizinalwesens im Lande, berichtete anläßlich ihrer Auflösung über die von ihr geleistete Arbeit:[61] „Zur Zeit der Gründung der SMA [Mecklenburg im Juli 1945] waren Erkrankungen mit Bauchtyphus, Ruhr, Diphtherie und Scharlach in Mecklenburg bereits epidemisch. Es gab keinerlei System, um die Infektionskrankheit im Land zu bekämpfen. Es gab keine Quarantänelager für Umsiedler, Infektionskranke in häuslicher Umgebung wurden nicht aktiv erfaßt, es gab sehr wenige Krankenhausbetten für Infektionskranke. Die große Mehrheit der Infektionskranken wurde zu Hause behandelt, was eine schnelle Verbreitung der Epidemie beförderte.

Die deutschen Ärzte waren völlig ratlos; die leitenden Ärzte hatten nicht die geringste Ahnung, wie man die Durchführung von antiepidemischen Maßnahmen organisiert.

Deshalb war es Aufgabe der russischen Ärzte, unverzüglich mit der Bekämpfung der Epidemien zu beginnen, die deutschen Ärzte dafür zu gewinnen und anzuleiten. Da die deutsche Landesabteilung für Gesundheitswesen noch nicht gegründet war, waren Ärzte der Abteilung Gesundheitswesen der SMA [Mecklenburg] in der ersten Zeit unter aktiver Beteiligung von Ärzten sowjetischer Truppenteile direkt in den Kreisen tätig. In den Kreisen wurden Kommissionen zur Epidemiebekämpfung gebildet. Die Mitglieder waren: der Militärkommandant, der Leiter des Sanitätsdienstes der Garnison und der Epidemiologe der Division. Diese Kommissionen halfen bei der Arbeit und kontrollierten die Durchführung der wichtigsten Maßnahmen zur Bekämpfung der Epidemien durch die deutschen Ärzte.

Wichtigste Weisung zur Durchführung der praktischen Maßnahmen im Kampf gegen die Epidemie war der Befehl Nr. 43 des Obersten Chefs der SMAD vom 11. September 1945: ‚Maßnahmen zur Bekämpfung von Infektionskrankheiten in der Bevölkerung in der sowjetischen Besatzungszone in Deutschland'. Auf diesen Befehl hin erarbeiteten die Leitung der Abteilung für Gesundheitswesen der SMA [Mecklenburg] und die Sanitätsabteilung der 2. Armee einen komplexen operativen Plan zur Beseitigung von Epidemien in Mecklenburg.

Die Realisierung dieses Plans geschah unter den Bedingungen einer sich ausbreitenden Epidemie von Bauchtyphus, Fleckfieber, Diphtherie und Scharlach. Die Lage wurde durch die ständige Ankunft neuer Massen an Flüchtlingen weiter erschwert. Ungeachtet aller Schwierigkeiten, die es zu jener Zeit im Land gab, waren die Grundlagen für die Bekämpfung von Epidemien bereits im De-

59) LHAS, 5.12-7/1, Nr. 9607 (Stenogramm der Ansprache Sokolows vor den leitenden Medizinalfunktionären der Sowjetischen Besatzungszone, 3.10.1945).

60) Ebenda (Bericht Langhans über die Tagung der Leiter der Abteilungen für Gesundheitswesen am 2./3.10.1945).

61) Der 510 Seiten umfassende Originalbericht „Geschichte der SMA im Land Mecklenburg" befindet sich im Russischen Staatsarchiv unter der Signatur: GARF, Fond P-7103, Op. 1, D2, hier Bl. 131-138. Die Übersetzung dieses Dokuments für die vorliegende Studie übernahm Jeannette Dittmar (Berlin), die Fachberatung erfolgte durch Dr. Elke Scherstjanoi (Berlin). Die nachfolgenden Angaben beziehen sich, wenn nicht anders vermerkt, in den meisten Fällen auf das historische Land Mecklenburg und auf die westlichen Teile der preußischen Provinz Pommern, die von der sowjetischen Militärverwaltung als einheitliches Territorium betrachtet wurden.

zember 1945 geschaffen worden, und dies ermöglichte beachtliche Ergebnisse. In den Gesundheitsabteilungen, die in den Landkreisen eingerichtete worden waren, wurden die Infektionskranken erfaßt; die Bettenzahl für Infektionskranke stieg von 612 auf 15.000 Betten. Es wurden fünf bakteriologische Laboratorien eingerichtet und 205.000 Impfungen gegen Bauchtyphus und Diphtherie verabreicht. In den Landkreisen arbeiteten 230 Desinfektoren, 35 mobile Desinfektionskammern waren in Betrieb. Alle Landkreise und Städte wurden zur frühzeitigen Aufdeckung von Infektionskrankheiten in häuslicher Umgebung in Bereiche eingeteilt, und es wurde ein System von Pflegeschwestern organisiert.

Außerdem wurde ein ganzes System an Maßnahmen zur medizinisch-sanitären Versorgung der Bevölkerung entwickelt. Es wurden Aufnahme- und Verteilungsstützpunkte für 18.000 Menschen gebildet, außerdem wurden Quarantänelager mit 60.000 Plätzen eingerichtet. Jedes Lager hatte eine Sanitätsstation und eine stationäre Isolierstation. Zur medizinischen Versorgung der Lager wurden 80 Ärzte (meist ehemalige Militärärzte) und 120 medizinische Fachkräfte eingesetzt.

Im Ergebnis dieser Maßnahmen konnte die Erkrankungsrate an Bauchtyphus, Diphtherie und Scharlach seit August 1945 wesentlich gesenkt werden.[62)]

Allerdings stiegen im Winter 1945/46 die Erkrankungen an Fleckfieber im Land heftig an. Gründe, die die Verbreitung beförderten, waren die Unerfahrenheit der deutschen Ärzte bei der klinischen Diagnostik und der Mangel an Mitteln zur massenhaften sanitären Versorgung der Bevölkerung in Mecklenburg. Die deutschen Ärzte hatten keine Erfahrung beim Bau einfachster Desinfektionskammern; es gab extrem wenig chemische Mittel gegen Parasiten. Die Behelfskrankenhäuser für Infektionskrankheiten entsprachen nicht den grundlegenden Anforderungen an derartige Einrichtungen und wurden somit selbst zur Infektionsquelle zur Verbreitung von Infektionskrankheiten.

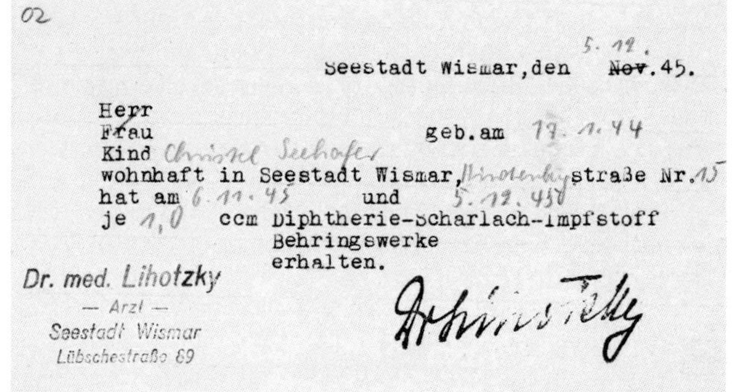
02

Seestadt Wismar, den 5. 12. ~~Nov.~~45.

Herr
Frau geb. am 17. 1. 44
Kind Christel Seehofer
wohnhaft in Seestadt Wismar, ...straße Nr. 15
hat am 6. 11. 45 und 5. 12. 45
je 1,0 ccm Diphtherie-Scharlach-Impfstoff
Behringswerke
erhalten.

Dr. med. Lihotzky
— Arzt —
Seestadt Wismar
Lübschestraße 69

Von Dr. Eduard Lihotzky ausgestellte Impfbescheinigung

Auch das Eintreffen großer Massen an Umsiedlern führte zu gehäuftem Auftreten von Fleckfieber. Unzureichender Wohnraum und Überfüllung der Lager verhinderten die Einhaltung von Quarantänefristen für alle ankommenden Umsiedler. Ungeachtet einer Reihe von Befehlen, Direktiven und Anweisungen in Sachen Epidemiebekämpfung beachteten einige Kommandanten die Argumente der Ärzte nicht und befahlen die vorzeitige Auflösung der Quarantänelager. Aus diesem Grund gab es in den Kreisen Barth, Güstrow, Rostock, Schwerin, Malchin und Schönberg im Winter 1946 epidemische Ausbrüche von Flecktyphus.[63)]

Ohne die Maßnahmen zur Bekämpfung von Magen-Darm-Krankheiten und Infektionskrankheiten bei Kindern zu verringern, richtete die Abteilung für Gesundheitswesen der SMA [Mecklenburg] die Hauptaufmerksamkeit auf die Beseitigung des Flecktyphus. Richtunggebendes Dokument in dieser Angelegenheit war der Befehl Nr. 46 des Obersten Chefs der SMAD vom 9. Februar 1946. Im Eiltempo wurden im Land 52 Brigaden zur Seuchenbekämpfung gebildet; Anleitungen zur Differentialdiagnostik von Flecktyphus wurden ausgearbeitet, in 10-Tages-Kursen wurden 90 Ärzte, 175 Krankenschwestern und 262 Desinfektoren weitergebildet. 600 Ärzte und 5.400 Pflegerinnen waren in Städten und Kreisen mit der Erfassung der infizierten Kranken und der Beseitigung der Krankheits-

---

62) Ebenda, Bl. 133. Diese Entwicklung wurde im Bericht graphisch dargestellt. Danach fiel die Erkrankungsrate (jeweils auf 10.000 Einwohner berechnet) zwischen 1945 und 1948 bei Typhus von 540,8 auf 15,7 Fälle, bei Diphtherie von 187,3 auf 8,5 und bei Scharlach von 9,2 auf 1,4 Fälle.

63) Eine Graphik illustriert, daß die Aufnahmekapazität der Quarantänelager vom dritten zum vierten Quartal des Jahres 1945 von 150.000 auf 432.000 Plätze gesteigert wurde; 1946 gab es 215.000, 1947 noch 42.000 und 1948 noch 3.369 Plätze in den Quarantänelagern; vgl. ebenda, Bl. 135.

herde befaßt. Alle Krankenhäuser erhielten die notwendige Menge an Seife, Desinfektionsmitteln und Medikamenten. In bakteriologischen Laboratorien wurden sanitär-epidemische Stützpunkte mit antiepidemischer Ausstattung eingerichtet. Es wurden 210 Badehäuser gebaut bzw. saniert sowie 783 Desinfektionskammern eingerichtet. In den Bahnhöfen wurden Sanitätsstützpunkte für Umsiedler und Reisende eingerichtet. 15.000 Angestellte des medizinischen Personals erhielten eine Impfung gegen Flecktyphus.

Im Rahmen der Gesundheitsaufklärung wurden 10.000 Plakate zur Prophylaxe von Flecktyphus gedruckt und verteilt, im Radio wurden 150 Vorträge gehalten, in den Zeitungen erschienen 15 Artikel zum Kampf gegen Flecktyphus. Die konsequente Durchführung dieser Maßnahmen führte zu stark sinkenden Erkrankungszahlen und zur Bezwingung des Flecktyphus im August 1946."[64)]

Aus der Aktenlage wie aus den Biographien der im zweiten Band dieser Darstellung porträtierten Ärzte wird sichtbar, daß ein großer Teil der 1945 in Mecklenburg vorhandenen Ärzte, vor allem derjenigen Mediziner mit einer tatsächlichen oder vermeintlichen NS-Belastung, radikal dienstverpflichtet wurden, um vor allem in Flüchtlings-, Umsiedler- und Quarantänelagern sowie in Seuchenstationen „Bewährungseinsätze" zu absolvieren. Eine Reihe von Ärzten – darunter auch solche ohne NS-Belastung – ist bei derartigen Einsätzen ums Leben gekommen.[65)]

Die unkoordinierten Flucht- und Vertreibungswellen vorwiegend aus den deutschen Ostgebieten waren Mitte 1946 weitgehend abgeebbt. Aber damit war die Zuwanderung nach Mecklenburg keineswegs beendet. Im Rahmen großflächiger Bevölkerungstransfers verteilte die sowjetische Besatzungsmacht weitere erhebliche Bevölkerungsgruppen in ihrem Einflußgebiet; zahlreiche weitere Menschen gelangten nach Mecklenburg: „Im dritten und vierten Quartal 1946 erwartete man in Mecklenburg eine große Zahl von Umsiedlern aus der Tschechoslowakei, Dänemark und Ostpreußen. In Vorbereitung ihres Eintreffens wurden 41 von den im Land vorhandenen Lagern freigehalten und hergerichtet. Sie wurden für insgesamt 66.756 Personen eingerichtet und mit medizinischem Personal ausgestattet.

Für den Empfang der Umsiedler aus Dänemark wurde im Hafen von Warnemünde eine Empfangs- und Verteilungsstelle eingerichtet. Diese Stelle durchliefen 36 Transporte mit 36.002 Menschen. Für den Empfang der Umsiedler aus Ostpreußen wurde eine Empfangs- und Verteilungsstelle am Bahnhof Pasewalk eingerichtet. Diese Stelle durchliefen in den Jahren 1947-1948 insgesamt 47 Eisenbahnzüge mit 99.238 Umsiedlern. Der Empfang von 250.000 Umsiedlern aus der Tschechoslowakei erfolgte in speziell dafür vorgesehenen Lagern.[66)]

Aufgrund der operativen und konsequenten Durchführung von vorbereitenden Maßnahmen [der SMA Mecklenburg] zum Empfang und zur Ansiedlung dieser Umsiedlergruppen gab es keine schweren Infektionen in den Lagern. Zu Beginn des Jahres 1948 verringerte sich der Flüchtlingsstrom der Umsiedler. Deshalb wurde beschlossen, die verbleibenden Lager in Wohnunterkünfte umzuwandeln. In Mecklenburg verblieben drei Quarantänelager mit 3.300 Plätzen. Anschließend wurden diese Lager für die Quarantäne von Einzelpersonen und kleineren Gruppen von Umsiedlern genutzt.

Im gesamten Verlauf der Jahre 1947 und 1948 richtete die Abteilung Gesundheitswesen der SMA [Mecklenburg] ihr Hauptaugenmerk auf die Durchführung von antiepidemischen und gesundheitlich-prophylaktischen Maßnahmen. Im genannten Zeitraum wurden zwei prophylaktische Massenaktionen durchgeführt: Impfungen gegen Bauchtyphus und Diphtherie. Trotz verdeckter Sabotage einiger deutscher Ärzte konnten ungefähr 1,5 Millionen Menschen geimpft werden. Besondere Aufmerksamkeit galt auch der Feststellung von Bazillenträgern mit Magen-Darm-Krankheiten und Diphtherie. Die Feststellung von Bazillenträgern erfolgte, indem man 100 Prozent der Mitarbeiter in den Betrieben der Lebensmittelindustrie untersuchte.

Für alle Bazillenträger wurden Kontrollkarten geführt. Es wurde eine strenge Kontrolle von Kanalisation und Wasserversorgung eingeführt. Stadtgebiete und einzelne Orte wurden regelmäßig gereinigt.

---

64) Eine Graphik illustriert die Entwicklung der Zahlen der Fleckfieberfälle in Mecklenburg. Danach gab es im September 1945 – 10 Fälle, im Dezember 1945 – 247, im Januar 1946 – 728, im Februar 1946 – 1.507, im März 1946 – 749, im April 1946 – 221, im Mai 1946 – 28 und im Juni 1946 – 4 Fleckfieberfälle. Vgl. ebenda, Bl. 136.

65) Allein in den Jahren 1945 und 1946 sind mindestens 84 Ärzte und Ärztinnen ums Leben gekommen (ohne Suizide und ohne Gefallene).

66) Das waren insgesamt 385.240 weitere Umgesiedelte.

Auf Befehl Nr. 105 des Obersten Chefs der SMAD vom 4. April 1946 wurden Maßnahmen zur Durchsetzung sanitärer Regeln in Nahrungsmittelbetrieben unternommen. In die Kontrolle der sanitären Zustände in den Lebensmittelbetrieben wurden 560 Ärzte eingebunden, die im Vorfeld speziell dafür organisierte Kurse besucht hatten. Für die Qualitätskontrolle der hergestellten Lebensmittel wurden sechs chemische Laboratorien und weitere 242 Laboratorien in den Lebensmittelbetrieben selbst eingerichtet ...

Zusammenfassend: Die Ärzte der Abteilung Gesundheitswesen der SMA des Landes [Mecklenburg] mußten unter den Bedingungen der Ausbreitung von Epidemien, der Unwissenheit deutscher Ärzte und großer Wanderungsbewegungen der Bevölkerung ein System zur Bekämpfung von Epidemien neu aufbauen. Trotz aller Schwierigkeiten wurden die Aufgaben, die sich dem Kommandostab der SMA beim Kampf gegen die Seuchengefahr stellten, erfüllt. Die erfolgreiche Erfüllung dieser Aufgaben war ein Ergebnis systematischer Kontrolle der deutschen Gesundheitsbehörden, der umfassenden Unterstützung der deutschen Ärzte sowie der Einführung von sowjetischen medizinischen Methoden bei der Bekämpfung von Epidemien in die deutsche Praxis."[67)]

Angesichts heutiger Erkrankungszahlen, etwa in der als Pandemie bezeichneten Covid 19-Situation, könnten die zeitgenössischen Reaktionen auf das kriegs- und vertreibungsbedingte gehäufte Auftreten von Fleckfieber, Tuberkulose, Diphtherie oder Typhus übertrieben und unverhältnismäßig erscheinen. Aber so war nun einmal die Wahrnehmung des Infektionsgeschehens, das von sowjetischer und – wie weiter unten noch deutlicher zu zeigen sein wird – auch von deutscher Seite als reale Gefahr empfunden wurde, weil man hier mit bislang nicht gekannten Infektionszahlen konfrontiert war.

Bereits im Dritten Reich war das Auftreten einer nur leicht gehäuften Zahl von Infektionskrankheiten schon als „Bedrohung der Volksgesundheit" empfunden worden. Ein Beispiel: 1938 wurde in einer in Rostock entstandenen Dissertationsschrift „Die Ruhrepidemie in Mecklenburg" untersucht. Was hatte es damit auf sich? Hintergrund war, daß „im Kreise Malchin insgesamt 149 Personen an Kruse-Shiga-Ruhr erkrankten, von denen 19 verstarben", was einer Mortalität von 12,8 Prozent entsprach.[68)] Allein in der kleinen Ortschaft Fahrenholz sind 87 Ruhrkranke und 13 Todesfälle registriert worden. Aus diesem Anlaß ist 1938 „vom Mecklenburgischen Landesgesundheitsamt eine Untersuchungsstelle in dem befallenen Bezirk eingerichtet worden", wodurch es „gelang, die ruhrverdächtigen Personen sofort zu untersuchen und die Erkrankten in dem inzwischen eingerichteten Ruhrlazarett in Stavenhagen, teils im dortigen Krankenhaus, teils in zu diesem Zweck aufgeschlagenen Holzbaracken zu isolieren. Die Kontrolle der Untersuchungen wurde im Landesgesundheitsamt Rostock durchgeführt". Diese „Ruhrepidemie" zeigte „einen Umfang und eine Schwere, wie sie in unseren Gegenden seit Jahrzehnten nicht beobachtet worden ist". Da eine derartige „Epidemie" in Mecklenburg bislang nicht vorgekommen war, konnten die Erreger nur von außen eingeführt worden sein. Und richtig: Die Untersuchung ergab, „daß die Ruhr durch Wanderarbeiter aus Südosteuropa eingeschleppt worden ist", denn „in Fahrenholz befanden sich vier ungarische Wanderarbeiter aus Maribor ... an der ungarisch-jugoslawischen Grenze". Zur selben Zeit wie im Kreis Malchin „traten im Stadtkreis Rostock eine große Zahl von Pseudodysentrie-Erkrankungen auf, und zwar wurden in der Zeit vom 8. Juli bis zum 25. September [1938] 93 Fälle dieser Art gezählt". In Rostock allerdings ließen sich „der Weg der Infektion und auch der genaue Herd nicht erkennen".[69)] Deutlich wird also, daß in den 30er Jahren schon eine relativ geringe Zahl von Infektionen, deren Auftreten zudem territorial deutlich abgrenzbar war, als gefährliche Epidemie empfunden wurde.

Auf diesen als exzeptionell empfundenen Fall nahm noch Jahre später auch der mecklenburgische Gauleiter Bezug, als er im April 1941 vor den versammelten Gauamtsleitern und Kreisleitern der NSDAP ankündigte, er werde künftig jedem Kreisarzt „ein Heim geben müssen als Seuchenheim"

67) GARF, Fond P-7103, Op. 1, D2 (Geschichte der SMA im Land Mecklenburg), Bl. 131-138.

68) Krüger: Die Ruhrepidemie, S. 8. Die Bakteriologen Kiyoshi Shiga und Walter Kruse hatten 1897/98 eine Gruppe Stäbchenbakterien aus der Familie der Enterobakterien entdeckt, die nach einem der Entdecker als Shigella dysenteriae/Shigellen benannt wurden und eine eigenständige Bakteriengattung bilden. Bei der hier als Kruse-Shiga- oder Shiga-Kruse-Ruhr bezeichneten Infektionskrankheit handelt es sich um eine spezifische Variante einer Bazillenruhrerkrankung, bei der die auch ohne Sauerstoff lebensfähigen Bakterien Shigella dysenteriae neben dem normalen Gift auch ein gefährliches Nervengift bilden. Häufigster Infektionsweg ist die Aufnahme über durch Fäkalien kontaminiertes Trinkwasser.

69) Ebenda, S. 6 f.

zur separaten Unterbringung von Patienten mit hochansteckenden Krankheiten. „Das beste Beispiel hat uns Malchin [19]38 gezeigt in Stavenhagen. Da sagte das Ministerium: Da können wir nicht durchgreifen [und anordnen], daß jeder, der erkrankt, ins Krankenhaus eingewiesen wird. Das Ergebnis war, daß jeder Erkrankte hineinkam, daß dann nur noch vier Neuerkrankungen waren, und mit einem Schlage war die Shiga-Kruse-Ruhr tot. Da sieht man, wie man mit einem Schlag alles machen kann.[70] Da kann ich einen Arzt hinsetzen, der kann die betreuen. Wenn sie sich verkleckern auf die vielen Orte, ist die Betreuung nicht zu schaffen, weil es zu viel und weit ist."[71]

Zurück zur Lage im Jahr 1945. Neben Fleckfieber, Tuberkulose, Diphtherie und Typhus, deren gehäuftes Auftreten damals als Seuche oder Epidemie empfunden wurde, bereitete auch das verstärkte Auftreten von Geschlechtskrankheiten vor allem den sowjetischen Besatzern große Sorgen – laut Berichtslage den deutschen Medizinalbehörden hingegen weniger. Zwar war schon in der Endphase des Dritten Reichs von den Staatlichen Gesundheitsämtern ein gehäuftes Vorkommen von Geschlechtskrankheiten registriert worden, aber erst in der Nachkriegszeit wurde – nicht zuletzt bedingt durch zahlreiche Vergewaltigungen vielfach deutscher Frauen zumeist durch Angehörige der sowjetischen Armee – das Auftreten von venerischen Krankheiten zu einem virulenten Problem vor allem der Besatzungsmacht, das die Einsatzfähigkeit ihrer Truppen zu beeinträchtigen drohte.

Die Besatzungsverwaltung griff hart durch. In ihrem Abschlußbericht stellte die Gesundheitsabteilung der SMA Mecklenburg – unter Berufung auf nicht genannte deutsche Venerologen – fest, daß „die Anzahl der Erkrankungen an Geschlechtskrankheiten im Land Mecklenburg seit 1938 unaufhörlich" zugenommen habe. Dies führten die sowjetischen Militärmediziner auf das angeblich in Deutschland blühende Prostitutionswesen zurück: „Das Gesetz von 1927, welches Prostitution und Bordelle in Deutschland verbot,[72] verlor seit Machtübernahme der Faschisten an Bedeutung; Bordelle wurden wiedereröffnet und die Prostitution blühte auf. Besonders verbreitet waren Geschlechtskrankheiten in den Kriegsjahren.

Nachdem auf Anweisung der SMA [Mecklenburg] die Prostitution offiziell verboten und Bordelle geschlossen worden waren, begann im September 1945 die planmäßige Organisation der Bekämpfung der Geschlechtskrankheiten. Die Registrierung [geschlechtskranker Personen] wurde eingeführt, und deren Behandlung war verpflichtend. In der deutschen Abteilung für Gesundheitswesen wurde ein Venerologe zur Organisation der Bekämpfung von Geschlechtskrankheiten eingesetzt.[73] Im Herbst 1945 wurden sieben Labore für Geschlechtskrankheiten und drei Einrichtungen zur Prophylaxe von Geschlechtskrankheiten eröffnet.

Zunächst führten das fest verankerte System privater Arztpraxen und das Desinteresse der Ärzte, die geplanten Maßnahmen zur Prophylaxe durchzuführen, zu einem weiteren Anstieg der Geschlechtskrankheiten. Auf Befehl Nr. 030 des Obersten Chefs der SMAD vom 12. Februar 1946, in dem energische Maßnahmen zur Bekämpfung der Geschlechtskrankheiten vorgesehen waren, wurde eine Reihe von Maßnahmen ergriffen. Im Verlauf des Jahres 1946 wurden 27 Ambulanzen für Geschlechtskrankheiten eröffnet, davon sieben der ersten Kategorie, 20 der zweiten und dritten Kategorie. In diesen Ambulanzen arbeiteten Pflegerinnen, deren Aufgabe es war, die Ursachen der Ansteckung herauszufinden. Es wurden 6-Wochen-Kurse zur Venerologenausbildung von Ärzten an den Universitätskliniken in Rostock und Greifswald organisiert. In drei Durchgängen wurden 126 Ärzte vorbereitet, die dann zusätzlich in Beratungsstellen für Geschlechtskrankheiten und in Krankenhäusern zur Behandlung von Geschlechtskrankheiten eingesetzt wurden. Es wurden [neben den 27 Ambulanzen] 25 Einrichtungen zur Behandlung vor Geschlechtskrankheiten eröffnet. Diese wurden von den venerologischen Ambulanzen kontrolliert.

---

70) Allerdings nicht für lange: Für das Jahr 1942 meldeten die Gesundheitsämter erneut eine Zunahme der Ruhrerkrankungen. So mußte Dr. Carl Radmann, Kreismedizinalrat in Güstrow, mitteilen, „daß 65 Fälle von Ruhr mit 19 Todesfällen, gleich 29%, gemeldet" wurden. Außerdem trat „im Herbst des Jahres 1942 die durch Ostarbeiter eingeschleppte Shiga-Kruse-Ruhr außerordentlich bösartig auf, befiel ganze Familien und forderte zahlreiche Todesopfer"; LHAS, 5.12-7/1, Nr. 9683 (Jahresbericht des Staatlichen Gesundheitsamtes Güstrow für 1942).

71) Zitiert nach Buddrus: Mecklenburg im Zweiten Weltkrieg, S. 143 f.

72) Gemeint war offenbar das „Gesetz zur Bekämpfung der Geschlechtskrankheiten" vom 18.2.1927, in: RGBl., T. I, 1927, S. 61-63. Dazu sind im Dritten Reich mehrere Durchführungsverordnungen erlassen worden; vgl. dazu ebenda, 1940, S. 456, 1459, 1514. Danach waren zur Behandlung von Geschlechtskrankheiten alle Kassenärzte zugelassen.

73) Als Landesvenerologe amtierte möglicherweise Dr. Friedrich Karl Schmidt.

Für an ansteckender Syphilis und an chronischer Gonorrhoe Erkrankte wurde die Pflicht zur Behandlung im Krankenhaus eingeführt. Dafür wurden in den Krankenhäusern zunächst 1.040 Betten für die Behandlung von Geschlechtskrankheiten vorgehalten. Bis Ende 1946 standen 3.308 Betten zur Verfügung.

Sämtliche Prostituierte wurden durch Razzien festgesetzt und bei der deutschen Polizei und den venerologischen Ambulanzen registriert. Mithilfe von Pflegeschwestern der venerologischen Ambulanzen und der Polizei wurden die Infektionsquellen festgestellt. Personen, die eine Pflichtbehandlung ablehnten, wurden in geschlossenen Behandlungseinrichtungen untergebracht, die unter Polizeischutz standen.

In jedem Kreis wurden Räte für die Genesung organisiert. Zu ihren Aufgaben gehörten die Durchführung sanitärer Aufklärungsarbeit, d.h. Vorträge, Gespräche, Popularisierung der Einrichtungen zur Behandlung von Geschlechtskrankheiten, Unterstützung der Polizei bei Razzien, Herausgabe von Broschüren, Flugblättern usw.

Die regelmäßige Medikamentenversorgung derjenigen venerologischen Ambulanzen, Ambulatorien und Krankenhäuser, die Menschen mit Geschlechtskrankheiten behandelten, wurde sichergestellt. Alle an Geschlechtskrankheiten erkrankten Personen wurden registriert und Wiederholungskurse zur Verhütung von Syphilis durchgeführt. Es wurden Pflichtuntersuchungen auf Geschlechtskrankheiten für Personen eingeführt, die in Lebensmittelbetrieben, Kantinen, Restaurants, Friseursalons und Hotels arbeiten.

Im Juni 1946 wurde der Befehl Nr. 0194 des Obersten Chefs der SMAD erlassen. Darin wird gefordert, daß nicht nur massenhaft Ärzte, sondern auch die breite Öffentlichkeit in die Bekämpfung der Geschlechtskrankheiten einzubinden seien. Die praktische Durchführung der Befehle Nr. 030 und Nr. 0194 stieß auf Widerstand bei den privat praktizierenden Ärzten. Diese befürchteten die Konkurrenz der venerologischen Ambulanzen und waren deshalb an der vollständigen Beseitigung der Geschlechtskrankheiten nicht interessiert. Viele praktizierende Ärzte ignorierten den Befehl Nr. 030 und behandelten auch weiterhin Kranke mit ansteckender Syphilis. Sie taten dies, obwohl in ähnlichen Fällen einigen privat praktizierenden Ärzten bereits die Erlaubnis, in eigener Praxis zu arbeiten, für unterschiedliche Zeiträume entzogen worden war bzw. Geldstrafen verhängt wurden.

Die Bekämpfung der Geschlechtskrankheiten wurde auch durch das allseits bekannte Mißtrauen der Menschen mit Geschlechtskrankheiten gegenüber Ambulanzen bzw. prophylaktischen Einrichtungen für Geschlechtskranke erschwert. Erst im Frühling 1946 konnte im Ergebnis organisatorischer Maßnahmen und der Durchführung von Aufklärungsarbeit in der Bevölkerung die Bedeutung dieser Einrichtungen bei der Bekämpfung von Geschlechtskrankheiten erhöht werden. Dies belegen die nachfolgenden Zahlen:

Ort der Behandlung von Geschlechtskrankheiten	1945	1946	1947	1948
venerologische Ambulanzen	0%	46%	89%	91%
private Arztpraxen	100%	54%	11%	9%

Die Erkrankungshäufigkeit (an Geschlechtskrankheiten) ging seit der zweiten Hälfte des Jahres 1946 zurück. Hier charakteristische Angaben: Im Jahr 1947 sank die Zahl der Geschlechtskranken im Vergleich zu 1946 auf 58 Prozent, im Jahr 1948 im Vergleich zu 1947 auf 51 Prozent (akute Gonorrhoe sank auf 48 Prozent, ansteckende Formen der Syphilis auf 55 Prozent). Das energische Eingreifen der Abteilungen der SMA und der sowjetischen Ärzte, die Einrichtung eines Netzwerks von Ambulanzen und Präventionseinrichtungen für Geschlechtskrankheiten unter Einsetzung aller Mittel führten zu einem ständigen Rückgang der Erkrankungen.“[74]

74) GARF, Fond P-7103, Op. 1, D2 (Geschichte der SMA im Land Mecklenburg), Bl. 140-143.

Erkrankungshäufigkeit an Geschlechtskrankheiten der deutschen Bevölkerung, bezogen jeweils auf 10.000 Einwohner[75)]

Geschlechtskrankheit	1946	1947	1948
Gonorrhoe	47	25	16
Syphilis	107	39	18

Die Anzahl der erfaßten Geschlechtskrankheiten lag 1946 also bei 154 Fällen pro 10.000 Einwohner und konnte bis 1948 auf 34 Fälle pro 10.000 Einwohner reduziert werden. Im Jahr 1946, d.h. in der Hochzeit des Auftretens von Geschlechtskrankheiten, waren also von 10.000 Einwohnern, durchschnittlich lediglich 1,54 Personen mit venerischen Krankheiten infiziert. Angesichts dieser vergleichsweise geringen Zahlen erstaunen der Umfang, die Vielzahl und die Radikalität der ergriffenen Maßnahmen.

Auch die von Geschlechtskrankheiten betroffenen Angehörigen der Roten Armee unterlagen einem strengen Regime. Wie die Gesundheitsabteilung der SMA Mecklenburg feststellte, hatte sie „von Beginn an auch die Aufgabe, die medizinische Versorgung des Personals der SMAD und der Militärkommandanturen zu organisieren. Bis Februar 1946 hatten die Militärkommandanturen keine eigenen Ärzte. Die Wachmannschaften [Besatzungskräfte] in den Kreisen verfügten lediglich über Feldschere der 1. und 2. Kategorie. In den Abschnittskommandanturen gab es überhaupt kein medizinisches Personal. Die gesamte prophylaktische Versorgung und die medizinische Behandlung in den Kommandanturen wurden [deshalb] vom Chef der medizinischen Verwaltung den medizinischen Einrichtungen der Armeen übertragen, die an den jeweiligen Standorten in Mecklenburg stationiert waren. Viele Kommandeure hatten praktisch keinen Zugang zu medizinischer Versorgung und ihre Soldaten mußten in Einzelfällen deutsche Ärzte um medizinische Hilfe bitten, insbesondere diejenigen Militärangehörigen, die an Geschlechtskrankheiten erkrankten und ihre Erkrankung geheimhalten wollten".

Die zunächst unzureichende medizinische Betreuung sowohl der sowjetischen Kampfeinheiten als auch der Besatzungstruppen führte – wie die SMA Mecklenburg feststellte – aufgrund eines „fehlenden Krankenregisters, eines fehlenden Überweisungssystems in sowjetische Behandlungseinrichtungen" und wegen der „fehlenden Isolierung von Kranken mit ansteckenden Krankheiten zum Anstieg von Erkrankungen, insbesondere von Geschlechtskrankheiten. Dies erschwerte die Bekämpfung amoralischer Erscheinungen und wirkte sich auf die Disziplin der Soldaten aus".

Im Laufe des Jahres 1946, „nach Ankunft der Ehefrauen von Offizieren und weiterer Mitarbeiter, wurde die medizinische Versorgung des Personals besonders dringlich. Im Zeitraum von Februar bis September 1946 wurden Stellen für aufsichtführende Ärzte in Kommandanturen der 1. und 2. Kategorie und für Feldschere in Kommandanturen 3. Kategorie eingerichtet.

In den Bezirksverwaltungen und in der Zentrale der SMA [Mecklenburg] wurden Sanitäreinheiten gebildet. Ab September 1946 wurden die Sanitäreinheiten der Bezirke in medizinische Abteilungen umgewandelt ... Auf Basis der Sanitätsabteilungen der SMA und der Bezirksverwaltungen wurden Kliniken errichtet; in den Kommandanturen wurden Sanitätsstellen eingerichtet ... Im genannten Zeitraum wurde auch das Krankenhaus der SMA des Landes [in Schwerin] eröffnet[76)] ... Per Befehl des Obersten Chefs der SMAD vom 2. August 1946 wurde das Krankenhaus endgültig der SMA Mecklenburg zugeordnet. Dieses Krankenhaus war zunächst auf die Behandlung von Haut- und Geschlechtskrankheiten spezialisiert, und erst später ... wurde es zu einem Allgemeinen Krankenhaus. Das Krankenhaus befand sich am Standort der Leitung der SMA des Landes. Auch die Poliklinik der Verwaltung der SMA wurde angeschlossen. Drei weitere Polikliniken versorgten das Personal der Militärbezirke[77)] und die ihnen direkt unterstehenden Militärkommandanturen. Für die Ausstattung

75) Zusammengestellt nach ebenda, Bl. 143.

76) Im Haupthaus der ehemaligen Heil- und Pflegeanstalt Sachsenberg, das zum Ende des Krieges auch als Lazarett genutzt wurde und über eine Kapazität von fast 300 Betten verfügte.

77) Güstrow, Schwerin und Stettin.

der Polikliniken und Sanitärstützpunkte ist Vermögen verwendet worden, das von Nazis und Militaristen konfisziert wurde".[78)]

Zurück zur deutschen Wahrnehmung der epidemischen Lage in Mecklenburg: Offenbar hatten sich die neuen deutschen Medizinalbehörden die in der oben skizzierten harschen Ansprache Sokolows vom Herbst 1945 geäußerten Anweisungen zu Herzen genommen; außerdem standen die Angehörigen der deutschen Gesundheitsverwaltung sowie die praktischen Ärzte und die Krankenhausmediziner unter ständiger Kontrolle der Gesundheitsabteilung der SMA, und auch die Ärzte in Mecklenburg waren in ihrer Tätigkeit weitgehend den Befehlen der Besatzungsmacht unterworfen. Einen ersten Bericht über die „Seuchensituation" erstattete die Abteilung Gesundheitswesen der Landesverwaltung Mecklenburg-Vorpommern im September 1946. In diesem authentischen, weil zeitgenössischen, aber auch amtlichen und deshalb erfolgsgeschwängerten Bericht werden die seit Mai 1945 initiierten Aktivitäten und ergriffenen Maßnahmen der mecklenburgischen Gesundheitsverwaltung beschrieben.

„Wie die meisten Zweige der öffentlichen Verwaltung, so war auch die ganze Organisation des Gesundheitswesens nach dem Zusammenbruch im Mai 1945 auseinandergefallen. Die meisten Amtsärzte waren geflüchtet. Die Gesundheitsämter, soweit sie nicht durch Kriegseinwirkungen zerstört waren, hatten wesentliche Teile ihres Sanitäts- und Fachpersonals eingebüßt, und die Verbindungen zu diesen Gesundheitsdienststellen waren abgerissen. Schon in den letzten Kriegsjahren, besonders in den letzten Monaten, hatten sich die seuchenhaften Erkrankungen, besonders Typhus, gehäuft. In der Zeit des Zusammenbruchs war der Überblick verlorengegangen. Die hereinströmenden Massen der Heeresrestteile und der Flüchtlinge schleppten unkontrollierbar Infektionskrankheiten ins Land, und es gab schon in einigen Wochen ein Ansteigen der seuchenhaften Erkrankungen, die zu den ernstesten Besorgnissen berechtigten, ein Bild, wie es im Laufe der Geschichte bei kriegsbedingten, von Not und Elend begleiteten Massenverschiebungen großer Bevölkerungsteile [auftaucht und somit] für den Eingeweihten von vornherein zu erwarten war. Hier setzte sofort ebenso wie in allen Kreisen und Städten so auch in der zentralen Verwaltung eine ganz besonders beschleunigte Aufbau- und Organisationsarbeit ein, zu deren unermüdlicher Fortentwicklung die täglichen Meldungen über die gesundheitlichen Verhältnisse Tag und Nacht zwangen.[79)]

Zunächst mußte durch Wiederaufnahme aller Verbindungen, Telefon und Telegraf, das Meldewesen der Erkrankungen schnellstens so gestaltet werden, daß eine klare Übersicht über das ganze Land geschaffen und so – als Eckpfeiler der Seuchenbekämpfung – eine genaue Erkrankungsziffer" ermittelt werden konnte, „die die Grundlage zu den sofortigen Anordnungen bildete. Schon hier begann die tatkräftige Unterstützung der russischen Besatzungsmacht durch Bereitstellung von Telefonapparaten für die Gesundheitsämter und Ärzte. Die Amtsarztstellen im Lande wurden neu besetzt.

Dort, wo sich durch die Bevölkerungsverschiebung Anhäufungen oder Unterbesetzungen in der ärztlichen Versorgung gebildet hatten, wurden sie durch Anweisungen der Landesverwaltung ausgeglichen. Man kann sagen, daß in kürzester Zeit, schon nach einigen Wochen, die ärztliche Versorgung und die Versorgung mit Schwestern-Personal soweit ausgeglichen war, daß überall für die notwendige Hilfe gesorgt werden konnte. Das Land stand damals in ernster Gesundheitsgefahr. Die Gesetze und Verordnungen über die ansteckenden Krankheiten aus den früheren Jahrzehnten, die sich für normale Zeiten restlos bewährt hatten, reichten nicht mehr aus, diese Verhältnisse zu steuern. Die damalige Lage zeigte, daß eine solche angespannte Gesundheitslage ohne überlegte zentrale Steuerung nicht zu beseitigen gewesen wäre. Trotzdem verdient die überall örtlich auftretende, wahrhaft demokratische Initiative und Selbsthilfe höchste Anerkennung. Die ärztliche Versorgung wurde im seuchenpolizeilichen Rahmen dadurch neuartig geändert, daß in allen Kreisen als vorgeschobene Einzelposten der Amtsärzte Bezirksärzte mit genau abgegrenzten Aufgabengebieten eingesetzt wurden, die für die hygienische Versorgung ihres Bezirks den Amtsärzten verantwortlich waren.

---

78) GARF, Fond P-7103, Op. 1, D2 (Geschichte der SMA im Land Mecklenburg), Bl. 144 f.

79) Zu beachten ist dabei, daß die mecklenburgische Gesundheitsverwaltung nunmehr auch für den vorpommerschen Landesteil zuständig war, ein Gebiet, mit dessen Bevölkerung und der dortigen Ärzteschaft sowie den Krankenanstalten sie bislang nichts zu tun gehabt hatte.

Hunderte von diesen ehrenamtlich tätigen Bezirksärzten haben monatelang opferbereit und oft unter Einsatz ihrer Gesundheit und ihres Lebens diese Kontrolle und Versorgung uneigennützig durchgeführt. Ferner mußte dazu übergegangen werden, die bettlägerigen Fieberkranken in ihren Häusern aufzusuchen, um sie schnellstens den Kranken- und Behelfskrankenhäusern zuzuführen. Etwa 3.000 Suchschwestern fanden sich, die zunächst ehrenamtlich und freiwillig ihr gefahrvolles Amt trotz Verkehrsschwierigkeiten und trotz der Unbilden des Winters versahen, und zwar mit großem Erfolg unter Berücksichtigung der Ideale ihres caritativen Berufes, anfangs ehrenamtlich, später – nach Überwindung finanztechnischer Schwierigkeiten – gegen Bezahlung. Diesen Suchschwestern gebührt für ihre erfolgreiche Tätigkeit der Dank des ganzen Landes. Das System der Bezirksärzte und Suchschwestern (Gesundheitshelferinnen) bildet auch weiterhin, wenn auch in etwas veränderter Form, ebenso die Grundlage der vorbeugenden Seuchenbekämpfung, wie exaktes Meldewesen und schnelle Hospitalisierung.

Es wurde die Arzneimittellage systematisch von Monat zu Monat etwa um das Zehnfache bis jetzt verbessert, und schon im Januar 1946 konnte mitgeteilt werden, daß 50-60 Tonnen der modernen chemischen Desinfektions- und Ungezieferbekämpfungsmittel ins Land gebracht worden waren, um die vorübergehend aufflackernde Fleckfiebergefahr verhältnismäßig rasch ... zum Erlöschen zu bringen. Auch hierfür gab es neue, allgemeine Gesundheitsverordnungen, da die bisherigen Vorschriften nicht ausreichten. Gleichzeitig wurde die ganze Bevölkerung gegen Typhus schutzgeimpft. Die Schutzimpfung wurde auch bereits im August 1946 zum zweiten Mal wiederholt und umfaßt viele Hunderttausend.

Der Erfolg aller dieser Maßnahmen ist offensichtlich. Die durch den Zusammenbruch und durch die Flüchtlingsströme hervorgerufene akute Typhus- und Fleckfiebergefahr für das ganze Land ist als beseitigt anzusehen. Es wird mit allen Mitteln an der restlichen Bereinigung der von jeder Epidemie übrig bleibenden Bazillenträger gearbeitet. Auch die Tatsache, daß in diesem Spätsommer bis zum Ende September kein neuer Anstieg zu verzeichnen ist, beweist die Richtigkeit und Konsequenz der bisher auf diesem Gebiet durchgeführten Maßnahmen, weil gerade diese Monate nach alter Erfahrung für ein Aufflackern am gefährlichsten sind.

Im Zuge dieser geschilderten Seuchenbekämpfung wurde die Zahl der Krankenhausbetten von 18.000 auf 33.000 erhöht und nach zentraler Anweisung gelenkt, und zahlreiche Gemeinden und Kommunalbehörden können stolz darauf sein, daß es ihnen gelungen ist, die hierbei bestehende Materialnot und zum Teil auch die Personalknappheit erfolgreich zu überwinden.

Zusätzlich erwachsen der Gesundheitsverwaltung große Sorgen durch die hereinströmenden Umsiedlermassen. Hier ging die Arbeit Hand in Hand mit der Umsiedlerabteilung, die sanitären Schwierigkeiten durch Versorgung der Lager mit Lagerärzten, Schwestern, Arzneimitteln und geeigneten Quarantäne- und Überwachungsmaßnahmen zu überwinden. Wenn auch hier und dort noch unbefriedigende Zustände in einzelnen Orten bestehen, so ist doch im allgemeinen unbedingt ein Erfolg durch Vermeidung weiterer Einschleppungen zu buchen.

Die meiste Sorge bereitet zur Zeit das Ansteigen der Geschlechtskrankheiten, die ihrer Art nach nicht so wie die akuten Fieberkrankheiten schnell kommen und gehen, sondern deren nachgehende Fürsorge, Verfolgung und Ausrottung Jahre in Anspruch nimmt. Trotzdem sind auch hier und gerade durch die Unterstützung der Okkupationsbehörde zahlreiche neue Bekämpfungsstellen und Maßnahmen buchstäblich aus dem Boden gestampft worden. Es bestehen zur Zeit 27 Ambulatorien und 45 Krankenhausabteilungen für Geschlechtskrankenbehandlung mit 3.683 Betten. Es werden zahlreiche neue Fürsorgerinnen ausgebildet, die die Bekämpfung dieser geheimen Krankheiten, die für die Zukunft der Bevölkerung von großer Bedeutung sind, mit aller individuellen Sorgfalt und zum Teil auch Strenge durchführen werden. Gerade hier fehlt es noch an mehreren Dutzend Fachärzten dieses Gebietes, die in unserem Lande einfach nicht vorhanden sind. Wir haben jedoch die Hoffnung, daß unsere sächsischen und thüringischen Stammesbrüder, die diese Spezialisten in reichem Maße haben, uns bald geeignete Kräfte abgeben werden. Der Erfolg auf diesem Spezialgebiet kann sich erst in längerer Zeit bemerkbar machen ...

Die Tuberkulosefürsorge wird im Lande systematisch neu aufgebaut. 22 Tuberkulose-Fürsorgestellen sind gegründet. Ihre Arbeit ist jedoch in der Intensität unterschiedlich, weil auch hier ein Dutzend Fachärzte für Tuberkulose noch fehlen, ebenso wie mindestens ein Dutzend größerer Röntgenapparate. Ihre Beschaffung ist weiterhin dringliche Sorge der Gesundheitsabteilung. Verschiedene

Tuberkulose-Heilstätten wurden wieder hergestellt, und für die durch die genauere Erfassung noch weiter ansteigende Zahl der Tuberkulose-Erkrankungen wird jetzt ein großes Tuberkulose-Krankenhaus der Sozialversicherung in Stralsund eingerichtet, das allein 800 neue Betten in Kürze bringen wird.

Die schon angedeuteten Mängel der Personalbesetzung auf sanitärem Gebiet waren im vergangenen Jahr oft schwierig zu überbrücken und machten es jetzt notwendig, eine Notdienstverordnung zu erlassen, nach der von zentraler Stelle ausgleichend, zweckmäßig und aufbauend über diese Kräfte verfügt werden kann.[80] Die Bewilligung von Etatstellen auf dem Papier, die Einrichtung von Bekämpfungs- und Fürsorgestellen am Ort können keinen Erfolg haben, wenn nicht die Möglichkeit besteht, in alle diese Stellen die geeigneten und notwendigen Fachkräfte einzusetzen. Da es sich um übergebietliche, ganz allgemeine Gesundheitsinteressen handelt, mußte dieser Weg der Notdienstverordnung beschritten werden, weil sonst alle Maßnahmen der Gesundheitspolitik nicht zur Durchführung gelangen können.

Nachdem die größte Gesundheitsgefahr niedergeschlagen war und sich die gesundheitspolitische Arbeit jetzt mehr auf die Gesundheitsfürsorge über längere Zeit hinaus erstrecken kann, konnte auch endlich die ... Frage der Kommunalisierung der Gesundheitsämter bereinigt werden. Seit September 1946 gibt es nur noch in jedem Kreis ein Kreisgesundheitsamt mit seinem Kreisarzt, und in den kreisfreien Städten ein städtisches Gesundheitsamt mit seinem Stadtarzt.[81] Trotzdem bleibt eine fachliche Lenkung und Aufsicht durch die Gesundheitsabteilung der Landesverwaltung in verstärktem Umfange vorhanden. Als nämlich vor einem Jahr die Landesverwaltung ihre Tätigkeit begann, war nur ein einziger Arzt als medizinischer Referent für das ganze Land vorhanden mit fünf Bürokräften. Die geschilderten Schwierigkeiten und die getroffenen Maßnahmen machen es jedem verständlich, daß hier schleunigst Abhilfe geschaffen werden mußte. Die Gesundheitsabteilung vergrößerte sich unter dem Zwang der notwendigen und unaufschiebbaren Tagesarbeit im Laufe der vergangenen Monate allmählich auf 24 Kräfte, davon acht Ärzte. Wir verdanken es aber nunmehr der weitschauenden Einsicht der Okkupationsbehörde, daß sie trotz aller sonstigen Sparmaßnahmen auf dem Gebiet der Verwaltung unsere Vorschläge für richtig befunden hat, so daß eine Erweiterung der Gesundheitsabteilung auf rund 40 Kräfte, davon 13 Ärzte, drei Apotheker, ein Chemiker und ein Veterinär, stattfinden konnte. Das schafft die Grundlage für eine aufbauende Gesundheitspolitik der kommenden Jahre, für eine weitere Verbesserung der Krankheitsziffern und für eine verbesserte Fürsorge für den einzelnen.

Die auf diesem Gebiet vor uns liegenden Aufgaben (z.B. Fürsorge für Körperbehinderte, Säuglingsfürsorge, Fürsorge für geistig Abnorme, für berufliche Schädigungen usw.) sind noch riesengroß und verlangen weiterhin stärkste Konzentration der Fachkräfte und kluge Planungen. Aber ebenso wie in den vergangenen, zum Teil sehr schweren Monaten dieser Aufbauarbeit die russischen Ärzte der Okkupationsbehörde mit unermüdlichem Interesse und tatkräftiger praktischer Hilfe gerade die Bemühungen dieses Gebietes unterstützt haben, so werden wir auch mit ihrer weiteren Förderung bei der erfolgreichen Regelung der weiteren gesundheitlichen Probleme die gesundheitliche Zukunft der Bevölkerung auf einen Stand bringen, der den ersehnten demokratischen Verhältnissen des neuen Deutschland würdig und angemessen ist."[82]

Äußerst aufschlußreich ist, was der wahrscheinliche Autor dieses Berichts von 1946 gut drei Jahrzehnte später in seinen Lebenserinnerungen festhielt: Dr. Hermann Redetzky, der 1945 mit 44 Jahren von deutscher Seite aus die Leitung des gesamten Gesundheitswesens in der Sowjetischen Besatzungszone von Mecklenburg-(Vorpommern) übernommen hatte, stellte 1976 rückblickend die Seuchenlage des Landes als „eine Zeit schwerster Arbeit" dar. „Ich stand nicht lange allein. Bald meldeten sich die wenigen zurückgebliebenen Ärzte, Schwestern und Hilfsschwestern. Sie arbeiteten

80) Gemeint war die bereits zitierte Verordnung des Präsidenten der Landesverwaltung Mecklenburg-Vorpommern vom 26.9.1946, betreffend die Einberufung von Ärzten und anderen Angehörigen der Heilberufe zu fachlichen Dienstleistungen; Amtsblatt Mecklenburg-Vorpommern, 1946, S. 124.

81) Dies war die Situation, die bereits von 1935 bis zum Sommer 1945 bestanden hatte, dann aber durch inflationären gesundheitspolitischen Aktionismus und die Einrichtung zahlreicher, sich für zuständig haltender Dienststellen abgeschafft worden war.

82) LHAS, 6.11-19, Nr. 2638, Bl. 54-57 (wahrscheinlich von Dr. Hermann Redetzky verfaßter Tätigkeitsbericht der Abteilung Gesundheitswesen der Landesverwaltung Mecklenburg-Vorpommern für die Zeit von Mai 1945 bis September 1946, 20.9.1946).

mit einer nicht zu überbietenden Hilfsbereitschaft und Hingabe, aufopfernde Mühen nicht scheuend, auch in den oft abgelegenen Dörfern. Die bevorstehende, nicht aufzuhaltende Fleckfieber- und Typhusepidemie schreckte sie nicht. Ihnen allen gebührt für alle Zeiten hohe Anerkennung und Dank. Ohne dieses Pflichtbewußtsein wäre es wohl nicht zu schaffen gewesen.

Die Seuchensituation war katastrophal. Die Seuchengesetze von 1900, 1905, 1934 bis 1938, 1939 waren zwar auf wissenschaftlich-epidemiologischen Kenntnissen aufgebaut, aber doch nur für normale Zivilisationsverhältnisse ausreichend. Wir standen vor einer Katastrophe, wie sie seit 100 oder gar 200 Jahren nicht vorstellbar war. Wir mußten das Äußerste aus den vorhandenen bakteriologisch-epidemiologischen Erkenntnissen, aus den Verordnungen und Gesetzen herausholen und Neues dazu schaffen. Es mußte improvisiert werden. Die Zahl der Hilfsbedürftigen stieg ins Unermeßliche; wir hatten in Mecklenburg-Vorpommern schätzungsweise eine Million Menschen mehr im Lande als Unterkunfts-, Ernährungs- und sonstige Versorgungsmöglichkeiten [bestanden]. Damit mußten wir irgendwie fertig werden. Es fehlte ja an allem, an Bekleidung, an Seife, an Milch für die Kleinsten, vor uns die drohende Gefahr der Seuchen, ganz im Vordergrund zunächst der Typhus, später hinzukommend das Fleckfieber. Wir gingen zunächst dazu über, das gesamte Meldesystem umzustellen und neu aufzubauen. Täglich mußte die Seuchensituation aus dem ganzen Land telefonisch und telegraphisch gemeldet werden. Es wurden Umsiedlerlager errichtet, Quarantänen (21 Tage) verhängt. Es war aber immer wieder problematisch, die entwurzelten Menschen zur Ruhe zu bringen, ihr Verständnis für die erforderlichen Maßnahmen zu gewinnen. Der ärztliche Einsatz mußte den gegebenen Verhältnissen angepaßt werden. Wir setzten zum Beispiel praktische Ärzte provisorisch als Kreisärzte ein; sie hatten den Vorzug, Land und Leute zu kennen. Die Zahl der bestehenden Medizinal-Untersuchungsämter reichte bei weitem nicht aus, die nötigen Stuhl- und Urinproben, Rachenabstriche, Blutproben und ähnliches zu bewältigen. So wurde ein ganzes Netz von ‚Zentralstellen für Hygiene', insgesamt etwa vierzig, im Land Mecklenburg allein sechs, gegründet. Diese Zentralstellen hatten drei Abteilungen: eine rein bakteriologische, eine nahrungsmittel-chemische und eine epidemiologisch-statistische. Schwierigkeiten entstanden verständlicherweise dadurch, daß ja die deutschen Ärzte in der Seuchenbekämpfung, in der so nötigen Frühdiagnostik gar keine praktischen Erfahrungen hatten sammeln können. So hatte zum Beispiel ein auf diesem Gebiet völlig unerfahrener Kreisarzt in einem großen Lager mit einigen hundert Insassen die Quarantäne aufgehoben in der Annahme, die dort befindlichen Kranken wären nur mit Masern befallen. Es stellte sich heraus, daß es Fleckfieberfälle waren. Das Ziel der aus dem Lager Entlassenen war unkontrollierbar; sie waren in alle Winde verstreut. Das bedeutete natürlich die höchste Alarmstufe. Bei der Suche nach Fieberkranken stellten sich weitere unvorhergesehene Schwierigkeiten ein. Die sich der großen Gefahren nicht bewußte Bevölkerung war so unverständig, ihre fiebernden Familienangehörigen zu verbergen, wenn sie eine Krankenhauseinweisung befürchteten. Es wurde ein Stamm von ‚Suchschwestern' gebildet, zum Teil auch aus dem Kreis der Rotkreuzhelferinnen gewonnen. Hunderte meldeten sich auf unseren Aufruf hin für diesen Dienst freiwillig und nahmen alle Strapazen auf sich. Sie suchten Haus für Haus, Familie für Familie gewissenhaft nach Kranken ab. Zur besseren Übersicht über die Seuchensituation haben wir das sogenannte Bezirks-Arzt-System eingeführt. Denn ein einziger Kreis- oder Stadtarzt war ja gar nicht imstande, alle Vorfälle in seinem Amtsbereich zu überschauen. Jeder Kreis und jede größere Stadt wurden in geographische Bezirke eingeteilt, in denen je einer der praktizierenden Ärzte für alle hygienischen Vorkommnisse verantwortlich war. Dieser ehrenamtlichen Opferbereitschaft solcher Ärzte, die etwa ein Jahr diese Tätigkeit ausübten, haben wir sehr viel zu verdanken. Sie unterstützten die Arbeit der jungen, zum Teil noch unerfahrenen Amtsärzte, sie erleichterten wesentlich unsere Arbeit in der Landesregierung, die seuchentaktische Lage einzuschätzen.

Bei Ausbruch der Fleckfieberepidemie im Winter 1945/46 gab es neue Probleme. Über das Ausmaß hatten wir keinen Anhalt, vermuteten nur, daß die Zahl der Erkrankten sehr hoch sein müßte. Infolge der unzureichenden hygienischen Verhältnisse war natürlich eine Verlausung der Bevölkerung nicht zu vermeiden. Ich entsinne mich einer Inspektionsfahrt gemeinsam mit dem sowjetischen Oberstarzt. Wir kamen in ein kleines mecklenburgisches Städtchen. Dort standen etwa hundert Frauen nach Brot an. Auf einen spontanen Einfall des Oberstarztes hin wurden diese Frauen in einen Tanzsaal geführt und dort auf ihren Läusebefall hin untersucht. Ihre anfängliche ängstliche Beunruhigung legte sich schnell, als der noch hinzugerufene Bürgermeister dieses Ortes den Frauen zusicherte, sie können zwei Brote mit nach Hause nehmen. Wir stellten bei dieser improvisierten Stichprobe eine Verlausung von rund fünfzig Prozent fest. Das war alarmierend. Es mußten Wege gefunden werden, diesem Übelstand beizukommen, um die Ausbreitung dieser verheerenden Krankheit einzudämmen. Sollten wir den mühsam in Gang gebrachten Eisenbahnverkehr lahmlegen, mit den Schwierigkeiten zum Beispiel auch für die Lebensmittelversorgung? Wir fanden einen anderen Ausweg. Jeder, der eine Eisenbahnfahrkarte löste, mußte eine Bescheinigung vorweisen, auf der die durchgeführte Entlausung bestätigt war; ihre Gültigkeitsdauer durfte nicht länger als drei Tage zurückliegen. Es stellte sich bald heraus, daß die bestehenden Desinfektionsanstalten und Entlausungseinrichtungen bei weitem nicht ausreichten oder wegen Brennstoffmangel geschlossen waren.

In dieser neuen Notlage gab es einen unvermuteten rettenden Ausweg. In Waren an der Müritz war in Scheunen und Speichern, bis unters Dach, ein reicher Vorrat an Gesarol entdeckt worden, wie uns der Kreisarzt telefonisch berichtete. Es war einstmals in gewaltigen Mengen zur Kartoffelkäferbekämpfung eingelagert worden. Gesarol war das DDT-Insektenkontaktgift.[83] Nun wurde schnellstens ein Abhole- und Verteilungsdienst organisiert, und in wenigen Tagen konnten alle Städte und Dörfer ausreichend mit Gesarol versorgt werden. Gleichzeitig wurde eine Landespolizeiverordnung erlassen, die jeden Bürger bei Strafandrohung verpflichtete, ein kleines Beutelchen mit Gesarol bei sich zu tragen. Durch die Bewegung des Körpers, so nahmen wir an, würde eine feine Verteilung des durch das Gewebe dringenden Pulvers auf den ganzen Körper vor sich gehen. Vorhandene Läuse würden daran zugrunde gehen und weiterer Befall vermieden werden. Eine solche Seuchenverordnung war jedenfalls erstmalig und auch einmalig ... Damals kannte man Nebenwirkungen des DDT auf den menschlichen Körper noch nicht. Das ist inzwischen wissenschaftlich bewiesen, und die Anwendung, das heißt in diesem Zusammenhang die über lange Zeiten sich erstreckende Einwirkung auf den menschlichen Körper, ist in manchen Ländern sogar gesetzlich verboten worden.[84] Es kann aber keinem Zweifel unterliegen, daß unter den damaligen beinahe hoffnungslos erscheinenden Verhältnissen die geschilderte Anwendung des DDT die Bevölkerung Mecklenburgs – und nur dort wurde es in der oben beschriebenen allgemeinen Form bei der gesamten Bevölkerung angewendet – eine Fleckfieberseuchenkatastrophe größten Ausmaßes vermieden hat. Außerdem ist dabei als ebenso wichtig zu bedenken, daß das DDT in dieser Form nur in einer kurzen Zeit von etwa einigen wenigen Monaten verabfolgt wurde ... Dieses Beispiel zeigt, wie der verantwortungsbeladene Gesundheitspolitiker zum Handeln gezwungen und verpflichtet wird! ... Wir Ärzte hatten noch eine zusätzliche Vorsichtsmaßnahme zu beachten, nämlich unsere Wäsche mit einer Gesarol- oder Duolitlösung zu tränken. So waren wir, sollten wir einmal selbst das Gesarol-Beutelchen vergessen haben, noch abgesichert ...

Die sich bei der Typhus-Epidemie in so selbstloser Weise zur Verfügung stellenden ‚Suchschwestern' wurden jetzt zu ‚Läuse-Suchschwestern'. Auch in dieser Aktion zeichneten sie sich durch große Zuverlässigkeit und Einsatzbereitschaft aus. Sie waren sich bewußt, worauf es hier ankam. Sie begnügten sich nicht allein mit der Suche nach Läusebefall; sie betrieben auch unter der Bevölkerung hygienische Aufklärung, weckten unter der Bevölkerung den Willen, gesund zu bleiben. Was während dieser Seuchenkatastrophe als Selbstverständlichkeit geleistet wurde, mag folgende Episode dokumentieren. Auf einer Kontrollfahrt entdeckten wir in einem Dorf, in einem noch in recht gutem Zustand befindlichen Gutshaus, gekennzeichnet durch die Rote-Kreuz-Fahne und durch ein Hinweisschild am Eingang, ein ‚Hilfskrankenhaus', das in den uns erstatteten Meldungen gar nicht verzeichnet war. Welcher Anblick und welche Situation boten sich uns dar: Das Haus vollgestopft mit fieberhaften Kranken, primitivste Ausrüstung, über Stroh ausgebreitete Decken – durchweg mit Fleckfieber befallene Kranke. In einem kleinen Raum, neben der großen Diele, lag der Arzt, der sich der Kranken selbstlos angenommen hatte, jetzt selbst schwer erkrankt, schon dem Tode nahe. Ungeachtet dessen war seine Ehefrau, von tatkräftiger lebhafter Natur, im Hause unterwegs mit einem

---

83) Gesarol wurde seit 1942 in Deutschland als Pflanzenschutzmittel verwandt. Ein wesentlicher Bestandteil von Gesarol war DDT (Dichlordiphenyltrichlorethan), dessen insektizide Wirkung 1939 vom Schweizer Chemiker Paul Hermann Müller entdeckt worden war, der dafür 1948 den Nobelpreis für Medizin erhielt.

84) Als in den 70er Jahren entdeckt wurde, daß DDT krebsauslösend sein kann, wurde dessen Anwendung in den meisten Ländern der Welt verboten bzw. dessen Ausbringung nur in beschränktem Maße genehmigt. In der Bundesrepublik erging bereits 1972 ein DDT-Verbot, in der DDR erst 1988. Man kann also nicht behaupten, daß 1945/46 Gesundheitsschäden bewußt in Kauf genommen wurden, um Krankheiten zu bekämpfen.

großen Tablett voller Spritzen und Ampullen. Sie verabfolgte jedem Kranken, so wie ihr Ehemann vor Tagen sie darin unterwiesen hatte, morgens eine Ampulle Digitalis, abends eine Ampulle Kampferöl, oder auch umgekehrt. Sie blieb ihrer eigenen Not gegenüber gefaßt. Ich drückte ihr in herzlicher Dankbarkeit und ehrfurchtsvoller Bewunderung die Hand.

Eine nachhaltige Belastung nach der Eindämmung und dem Rückgang der Epidemien war das Problem der Bazillenträger, die bei dem Ausmaß dieses Seuchengeschehens unmöglich erfaßt werden konnten. Die Erkrankungsfälle an Typhus lagen immerhin nach Schätzungen aus der Erinnerung in Mecklenburg allein bei etwa einhundertvierzigtausend, bei Fleckfieber etwa bei dreißig- bis vierzigtausend. An einem Abend erreichte mich die alarmierende Mitteilung vom Ausbruch einer sogenannten Explosionsepidemie in einer Kreisstadt. Es lagen schon Untersuchungsergebnisse vor; es war schon gesichert, daß Typhus, Paratyphus a und b und wohl auch Ruhr vorlagen, deren Erreger gezüchtet waren. Das war epidemiologisch ein aufregendes Ereignis. Ich glaube mich zu erinnern, daß etwa zwei- bis dreihundert Menschen erkrankt waren. Mein verehrter, kenntnisreicher und außergewöhnlich gewissenhafter Mitarbeiter, Leiter unseres Seuchendezernates, Professor Dr. [Theodor] Kima, begab sich noch in derselben Nacht an den betreffenden Ort ... Schon am nächsten Vormittag war die Gefahrenquelle durch ihn erforscht: Nach starkem Regen waren Wassermassen aus den Straßenrändern in den Käsekeller einer Molkerei eingedrungen. Man hatte den Keller zwar gereinigt, den gelagerten Käse vermutlich auch, aber ohne an eine Infektionsgefahr zu denken, verkaufte man die Lagerbestände unbekümmert. So war die Mehrfachinfektion entstanden, und durch die schnelle Erkennung der Ursache konnten sehr rasch die entsprechenden Maßnahmen eingeleitet werden.

Bei der Bemühung, die gefährlichen Auswirkungen durch unerkannte Bazillenträger einzudämmen, hatte sich damals eine besondere Methode und Anordnung bewährt: Die Einwohnermeldeämter wurden über erfaßte Bazillenträger informiert. Sie waren gehalten, auf deren Meldekarte ein rot gekennzeichnetes ‚B' anzubringen. Diese Kennzeichnung wurde bei Abmeldung des Betreffenden dem Meldeamt des neuen Wohnortes mitgeteilt, das ebenfalls die neue Meldekarte so kennzeichnen mußte."[85)]

Der in den Lebenserinnerungen von Hermann Redetzky erwähnte Dr. Theodor Kima (1899-1980), aus Estland stammend, seit 1942 niedergelassener Allgemeinpraktiker in Bromberg und durch die Kriegsereignisse nach Mecklenburg gelangt, erinnerte sich als Emeritus an die Seuchenbekämpfung in Mecklenburg, die in der frühen Nachkriegszeit von deutscher Seite aus in seinen Händen lag: „Auf den Landstraßen zogen immer noch unübersehbare Trecks von Flüchtlingen, lange Kolonnen von befreiten ausländischen Kriegsgefangenen oder Insassen von Konzentrationslagern dahin. Es herrschte Mangel an Wohnraum, auch an Seife und Waschmitteln, oft sogar an einwandfreiem Trinkwasser. Schwierigkeiten und Unregelmäßigkeiten in der Ernährung traten auf. Durchfälle im Gefolge eines Flüchtlingszuges oder -trecks wurden bald zu einem gewöhnlichen Krankheitsbild. Das alles minderte die Widerstandskraft der Menschen gegen Infektionen. Schon waren echte Ruhrfälle, die zunächst noch vereinzelt auftraten, gemeldet. Bereits im Juni [1945] hatte Dozent Dr. [Georg] Tartler in Schwerin unter den deutschen Soldaten in 61 Fällen serologische Hinweise für das Vorliegen von Fleckfieber ermittelt.

In dieser verhängnisvollen Situation war der Ausbruch umfangreicher Epidemien im bevorstehenden Sommer und Herbst gewiß. Nur eine straffe zentrale Lenkung der Seuchenverhütungs- und -bekämpfungsmaßnahmen konnte hier größeres Unheil verhüten. Jedoch die neue deutsche Verwaltung war erst im Entstehen. Das bisherige Gesundheitswesen war total zusammengebrochen. Die meisten Leiter der Gesundheitsämter hatten ihre verantwortungsvollen Posten verlassen; auch viele Chefärzte von Krankenhäusern und anderes ärztliches und medizinisches Personal. Es galt daher, von Grund auf eine neue Organisation des Gesundheitswesens aufzubauen, um die ärztliche Betreuung der Erkrankten, insbesondere auch die Erfassung, Isolierung und Behandlung der ansteckenden Kranken zu gewährleisten. Aber noch fehlte diese Organisation. Es fehlte zunächst auch eine Telefon- und regelmäßige Postverbindung und daher eine genaue Übersicht über die epidemiologische Lage in den einzelnen Kreisen und Ortschaften.

Inzwischen hatten sich hier und da verantwortungsvolle Ärzte und neue Verwaltungsstellen helfend in das entstehende Chaos eingeschaltet und die medizinische Betreuung der Kranken sowie den

85) Redetzky: Aus meinem Leben, S. 221-227.

Seuchenschutz örtlich zu organisieren versucht. Diese vorbildlichen Eigeninitiativen wurden von den Kommandanten der damaligen sowjetischen Besatzungsmacht, die von ihren Standortärzten beraten wurden, sehr wesentlich unterstützt. Diese beratend-lenkende oder kontrollierende Mitwirkung der sowjetischen Ärzte des Sanitätsdienstes beim Aufbau der ersten Anfänge unseres Gesundheitswesens war eine große Hilfe und bewährte sich auch sehr bei der Durchführung der Befehle der SMAD, aber auch bei der Verwirklichung der Weisungen der im August 1945 gebildeten Deutschen Zentralverwaltung für das Gesundheitswesen.

Zunächst übernahm aber die Sowjetische Militäradministration in Deutschland (SMAD) die dringend notwendige straffe Lenkung der zentralen Verwaltungsaufgaben in ihrem Gebiet, wobei sie sich auf die nach und nach neu entstehenden deutschen Verwaltungsstellen stützte.

In Einschätzung der epidemiologischen Lage wurden von der SMAD auf dem Gebiet des Gesundheitswesens frühzeitig (Befehl Nr. 43 vom 9. September 1945) die Hauptaufgaben und Arbeitsrichtlinien für die deutsche Gesundheitsverwaltung festgelegt. Dieser für den Aufbau unseres Gesundheitswesens bedeutsame Befehl wurde mit den besonders vordringlichen Maßnahmen des Seuchenschutzes auf dem Gebiet des Umsiedlerwesens eingeleitet. Es war naheliegend, daß die ortsfremden Zuwanderer, Umsiedler und Flüchtlinge, unter besonders primitiven hygienischen Verhältnissen bei großer Schlafdichte untergebracht waren und somit eine große potentielle Gefahr für den Ausbruch und die Ausbreitung von Epidemien darstellten. Das unorganisierte Reisen oder Wandern der Umsiedler wurde daher mit obigem Befehl verboten. An den Grenzen der damaligen Besatzungszone waren des weiteren ‚Übergabe- und Empfangsstellen' für Umsiedler und innerhalb der einzelnen Länder Umsiedler-Sammelstellen einzurichten.

In diesen Umsiedlerlagern waren Absonderungsmaßnahmen (Quarantänen) für Zugänge und eine hygienische Betreuung und ärztliche Versorgung der Insassen sicherzustellen. Unter Berücksichtigung der relativ langen Inkubationszeit (bis zu drei Wochen) bei Typhus, der zu jener Zeit unter den Infektionen an Häufigkeit hervortrat, war die systematische medizinische Überwachung der Umsiedler an ihren Ansiedlungsorten fortzusetzen, um Krankheitsverdächtige umgehend zu isolieren und andere erforderliche Schutzmaßnahmen gegen die Ausbreitung der Infektionen ergreifen zu können.

An den Bahnknotenpunkten und größeren Kreuzungen der Landstraßen, an denen Umsiedlertrecks vorbeizogen, waren auf Kosten der Selbstverwaltung Verpflegungsstätten und hygienische Kontrollpunkte einzurichten.

Die Seuchenbekämpfung wurde zur wichtigsten Aufgabe für sämtliche Gesundheitseinrichtungen erklärt. Zu diesem Zweck waren alle in Frage kommenden medizinischen Kader zu mobilisieren. Der Kampf gegen die aufkommenden Seuchen war durch aktives Vorgehen zu verwirklichen. Durch Hausbesuche bzw. -begehungen war die frühzeitige Erfassung der Krankheitsverdächtigen und ihre völlige und rechtzeitige Hospitalisierung zu sichern. Die gesamte Bevölkerung des besetzten Gebietes war gegen Typhus und Paratyphus zu impfen. In Epidemie-Gebieten waren diese Schutzimpfungen vordringlich durchzuführen und noch im Monat Oktober abzuschließen. Es wurden strenge hygienische Kontrollen in Betrieben der Lebensmittelindustrie sowie der Gaststätten verlangt. Bakteriologische Kontrollen des Trinkwassers, das gegebenenfalls zu chloren war, wurden vorgeschrieben. Auf Straßen, öffentlichen Plätzen und Stellen, wie Bahnhöfen, war für hygienische Ordnung zu sorgen, desgleichen war die Müllabfuhr zu organisieren. Es waren Maßnahmen zu treffen, um den Bedarf der Bevölkerung an Medikamenten und Desinfektionsmitteln sicherzustellen.

Zur Organisation und Anleitung aller dieser für den Seuchenschutz wichtigen Maßnahmen waren im sowjetisch besetzten Gebiet insgesamt 39 Hygienestationen zu errichten. Mit diesen Hygienestationen ... wurde eine für Deutschland vollkommen neue Organisationsform der Hygiene sowie die Verhütung und Bekämpfung von Infektionskrankheiten eingeführt. Sie bildeten den Grundstein für die spätere staatliche Hygieneinspektion mit ihren Organen in den Bezirken und Kreisen. Die bisherigen Medizinaluntersuchungsämter, zu denen eine Reihe neuer Untersuchungsstellen hinzukamen, wurden zu diesen Hygienestationen umgebildet, indem sie je eine Epidemiologische Abteilung erhielten und mit besonderen administrativen Rechten für ihre operative Tätigkeit versehen wurden ... Nach Rückgang der Zahl der Infektionskrankheiten wurde die Anzahl dieser Hygienestationen auf Empfehlung der Deutschen Zentralverwaltung für das Gesundheitswesen [bis 1947] auf 22 herabgesetzt ...

Die mit dem bereits zitierten Befehl Nr. 43 angeordneten strengen Maßnahmen des Seuchenschutzes konnten jedoch nicht verhindern, daß mit Eintritt der kalten Witterung die Verlausung einiger Teile der Bevölkerung zunahm. Infolgedessen stiegen die Erkrankungszahlen an Fleckfieber, das bekanntlich durch Kleiderläuse übertragen wird. In einigen Umsiedlerlagern hatten sich Seuchenherde dieser gefährlichen Krankheit entwickelt, die durch aus dem Lager Entlassene, besonders in Mecklenburg ..., in die Bevölkerung hineingetragen wurde. Wiederum war es die SMAD, die durch strenge Vorschriften der Ausbreitung der Infektion Einhalt gebot. Es war der Befehl Nr. 46 vom 9. Februar 1946, der sich mit Maßnahmen zur Vorbeugung von Fleckfiebererkrankungen unter der deutschen Bevölkerung beschäftigte. Der Befehl verlangte von den Organen der deutschen Selbstverwaltung sowie den Organen des deutschen Gesundheitswesens die Durchführung energischer Maßnahmen zur Bekämpfung dieser Seuche. Die Frühdiagnose, sofortige und vollständige Isolierung aller Fleckfieberkranken und von Krankheitsverdächtigen, fiebernden Personen aus der Umgebung dieser Kranken, die umgehende Entwesung ihrer Wohnräume, Einrichtung und Kleider sowie eine nachträgliche Überwachung der Kontaktpersonen im Verlaufe von 25 Tagen sollte gesichert werden. Einreisende Umsiedler und entlassene Kriegsgefangene waren einer Entlausung zu unterziehen und für 14 Tage in Quarantäne zu nehmen. Bei Bereitstellung von Wohnraum für Umsiedler und ehemalige Kriegsgefangene war die Bescheinigung über erfolgte Entlausung vorzulegen. In Fleckfieberherden waren Seuchenbekämpfungstrupps, bestehend aus je einem Arzt und drei Schwestern, einzusetzen. Im Ergebnis der gemäß Befehl vom 2. Februar 1946 angeordneten verstärkten Herstellung von Seifen und Waschpulver wurden den Ländern größere Mengen dieser Mittel zur Verfügung gestellt. In jeder größeren Ortschaft und in jedem Umsiedlerlager waren bis zum 20. Februar 1946 öffentliche Badeanstalten mit angeschlossener Entwesungsanlage zu schaffen, in denen die Bevölkerung systematisch der Entwesung zu unterziehen war. Ein Heizvorrat für 14 Tage war für diese Badeanstalten sicherzustellen. Die Entwesung war besonders sorgfältig in den Krankenhäusern zu verwirklichen. Jeder Ansteckungsfall in einem Krankenhaus war hinsichtlich des Infektionsweges genau zu untersuchen, gegen die Schuldigen war ein Gerichtsverfahren einzuleiten.

Den 37 Hygienestationen war für ihre operative Arbeit je ein Auto zuzuteilen. Schließlich forderte der Befehl 46 noch eine breitangelegte Aufklärung der Bevölkerung über das Wesen des Fleckfiebers, den Übertragungsweg dieser Infektion und Maßnahmen zu ihrer Verhütung in Presse, Funk, Kino usw., die umgehend in die Wege zu leiten waren.

Der Befehl wurde ergänzt durch die Sonderanweisung an den Präsidenten der Deutschen Transportverwaltung, der beauftragt wurde, alle Personenwagen der Eisenbahn, insbesondere diejenigen für den Transport von Umsiedlern, vor ihrem Einsatz einer Desinfektion und Entwesung unterziehen zu lassen, und an den Präsidenten der Deutschen Zentralverwaltung für das Gesundheitswesen, der eine ausreichende Herstellung von Impfstoffen und Desinfektionsmitteln sicherzustellen und eine Instruktion für Ärzte über Maßnahmen zur Verhütung und Bekämpfung des Fleckfiebers zu erarbeiten hatte. Die Chefs der SMAs in den Ländern und der Chef der Umsiedlerabteilung der SMAD wurden zugleich angewiesen, die Erfüllung der mit diesem Befehl ... erlassenen Anordnungen laufend sorgfältig zu kontrollieren. Der Erfolg der mit diesem Befehl angeordneten Maßnahmen blieb nicht aus. Bereits im Frühjahr 1946 war die Fleckfieberepidemie erloschen, vereinzelte Erkrankungen traten noch bis zum Juli/August auf. Im nachfolgenden Herbst und Winter trat Fleckfieber in der damaligen sowjetischen Besatzungszone nicht mehr auf.“[86)]

Wie aus der Darstellung der SMA Mecklenburg und dem ersten Tätigkeitsbericht der deutschen Gesundheitsabteilung der Landesverwaltung Mecklenburg-Vorpommern, aber auch aus den Schilderungen der damaligen Medizinalfunktionäre Hermann Redetzky und Theodor Kima ersichtlich wird, galten die zumeist als Umsiedler bezeichneten Flüchtlinge und Vertriebenen als Hauptursache für die Verbreitung von zu Massenepidemien führenden Infektionskrankheiten. Dr. Franz Amon, damaliger Chefarzt der Hauptabteilung Umsiedlung bei der mecklenburgischen Landesverwaltung bzw. -regierung, stellte 1957 mit Blick auf den Zeitraum von 1944 bis 1947 rückblickend fest, daß „die überstürzte Umsiedlung bzw. Rückführung von Millionen deutscher Menschen aus den ehemaligen Ostgebieten und den besetzten Ländern sowie der aus den Industriezentren Evakuierten und Ausgebombten und sonst Verschickten (Kinderlandverschickung usw.) in unser Vaterland“ das dortige Ge-

86) Kima: Maßnahmen des Seuchenschutzes, S. 265-267.

sundheitswesen vor Aufgaben gestellt hatte, „die schon unter geordneten Verhältnissen kaum hätten bewältigt werden können, zumal jegliches Vorbild und Beispiel in der Geschichte völlig fehlte. Dazu kam die Rückführung eines großen Teiles der während des Weltkrieges nach Deutschland gebrachten Ausländer und Gefangenen [in deren Heimatländer]. Alles mußte ... bei einem in seinen Ausmaßen unvorstellbaren Durcheinander geschehen.

In der ersten Zeit dieser bisher größten Völkerwanderung aller Zeiten wütete noch das furchtbare Kriegsgeschehen. Auf den Straßen wanderten unzählige Flüchtlinge. Die Brücken waren zerstört; Fliegerangriffe auf die überfüllten Schiffe und Kähne, die in schwersten Winterstürmen ihre Zuflucht über das Meer suchten, erfolgten Tag und Nacht. Die Verkehrsanlagen der Eisenbahn und die Verkehrsmittel waren größtenteils zerschossen und zerbombt. Dies alles geschah in einem unbarmherzig strengen Winter [1944/45], dessen Eis- und Schneestürme viele Menschen dem Erfrierungs- und Hungertode preisgaben. Die zur Aufrechterhaltung der primitivsten Sauberkeit notwendigen Anlagen waren zerstört oder in einem katastrophalen Zustand.

Zahlreiche Ärzte hatten ihren Amtssitz und ihre Praxis verlassen; die wenigen Krankenhäuser waren ständig überfüllt; zudem mangelte es an Verband- und Arzneimitteln sowie an Pflegepersonal. Auch Amtsärzte und Krankenhausdirektoren waren in verantwortungsloser Weise davongelaufen und hatten die Kranken ihrem Schicksal überlassen und die breiten Volksmassen der Gefahr der Massenerkrankungen ausgesetzt.

Schon in den härtesten Wintermonaten 1944 trieben Deutsche Tausende ihrer Landsleute, meist hilflose Frauen und Kinder, Alte, Sieche und Kranke – fast durchweg ausgemergelte und durch die Kriegsjahre geschwächte Menschen –, von Haus und Hof auf die Straßen; dies geschah meist völlig unvorbereitet von einer Stunde auf die andere.

Daß es unter diesen Umständen zu einem Darniederliegen der schon durch die langen Kriegsjahre herabgesetzten Widerstandsfähigkeit und allgemeinen Sauberkeit sowie zu einem mangelnden Verständnis für die hygienischen Grundforderungen kam und kommen mußte, ist in keiner Weise erstaunlich, zumal die Allerärmsten in der Eile nicht einmal die notwendigsten Gegenstände für die Aufrechterhaltung der primitivsten Reinlichkeit mit sich nehmen konnten. In endlosen Elendskolonnen, in den sogenannten Trecks zusammengepfercht, wurden Gesunde und Kranke einfach mitgeschleift. Zum Ausladen der Kranken, vielfach selbst der Toten, war oft keine Zeit. Die geschlagenen zurückflutenden Armeen schoben diese Flüchtlingskolonnen rücksichtslos vor sich her, kreuz und quer durch das ganze Land. Der Strom war unaufhaltsam. Niemand wollte diese Ärmsten der Armen haben, und so wurden sie immer wieder weitergetrieben.

Nahrungsmittelnot (lange Monate unter dem Existenzminimum und vielfach minderwertige Produkte), katastrophale Wasserversorgung (fast sämtliche Brunnen enthielten Darmbakterien), überhaupt keinerlei Waschgelegenheit und völlig fehlende Abortanlagen taten das Ihrige dazu, um Darmkrankheiten vom einfachen Durchfall bis zur schweren Ruhr als Wegbereiter für das Gespenst einer großen Typhusepidemie auftreten zu lassen.

Während der Flüchtlingsstrom sich in der ersten Zeit vorwiegend auf den Landstraßen und auf dem Wasserwege ergoß, begannen die Flüchtlingstransporte in Eisenbahnzügen in ihrer großen Masse erst zur Zeit des völligen Chaos, etwa um die Zeit der bedingungslosen Kapitulation. Bis zum Sommer 1945 kann man von einem völlig ungelenkten Flüchtlingsstrom sprechen, zu dem noch planlos in ganz Deutschland umherirrende Zehntausende von Einzelflüchtlingen kamen. Erst im Herbst 1945 kam der Übergang zu einigermaßen geordneten und gelenkten Umsiedlertransporten.

Mangelnde Bekleidung, fehlende Waschmöglichkeiten (insbesondere Seife) gepaart mit Unwissenheit, Unaufgeklärtheit und Rücksichtslosigkeit gegenüber den elementaren Erfordernissen der Hygiene brachten eine enorme Ungeziefervermehrung, besonders eine kaum vorstellbare Verlausung mit sich.

Zuerst wurden die Umsiedler einfach in die Dörfer und Städte hineingestopft, mitten hinein in die Behausungen der Ortsansässigen, dann wurden die Trecks, Eisenbahn- oder Schiffstransporte in Massenunterkünften untergebracht. Diese ständigen hochgradig überfüllten Massenunterkünfte waren Gutshäuser, Scheunen, Ställe, Tanzsäle, Gaststätten, Schulgebäude usw., bei denen so gut wie ausnahmslos die sanitären Einrichtungen für eine Massenbelegung entweder ganz fehlten oder zum mindesten völlig unzureichend waren. Die an und für sich nicht ungünstigen Wald- und Barackenlager drohten bald zu Ausbreitungsstätten für ansteckende Krankheiten zu werden, da die Voraussetzungen für Quarantänelager völlig fehlten. Erst um die Jahreswende 1945/46 entstanden Quarantänelager, die einigermaßen Anspruch an diesen Namen erheben durften. Die Zahl der Lager mußte unter den schwierigsten Verhältnissen ständig erhöht werden, um der menschenunwürdigen ständigen Überfüllung ein Ende zu bereiten. Noch Anfang 1946 lagen in den Lagern Kranke und Gesunde auf Strohschütten, die durch und durch mit Unrat durchgetränkt und beschmutzt waren.

Mit einer kleinen Schar Ärzte und Heilhilfspersonen ... mußte daran gegangen werden, die Krankheitsfälle erst einmal zu erfassen, die ansteckenden Kranken zu isolieren und die Behandlungsbedürftigen der Behandlung zuzuführen. Die Lager wurden prinzipiell in eine kleinere unreine und eine größere reine Seite geteilt. Nach Möglichkeit mußte wenigstens versucht werden, zu erreichen, daß die Umsiedlertransporte rechtzeitig angemeldet wurden. Leider war es aber in der überwiegenden Mehrzahl so, daß plötzlich, ohne jede Voranmeldung, ein überfüllter Transportzug dastand, der dann natürlich nicht sofort ordnungsgemäß abgefertigt und abgenommen werden konnte. Es gab weder ausreichendes und vor allem geschultes Personal, noch war die Verpflegung vorhanden und vorbereitet. Besonders schlimm und bedrohlich war es, wenn die Transporte überstürzt kamen, wenn die Lager überhaupt nicht frei waren und auf der anderen Seite die Neuangekommenen irgendwie untergebracht werden mußten.

Später kamen dann auch Wochen, in denen vergeblich auf einen Transportzug gewartet wurde, und es ergab sich zwangsläufig ein Verderb von Nahrungsmitteln mit den damit zusammenhängenden Gefahren. Eine große Anzahl von Lagern hatte auch keinen Eisenbahnanschluß, so daß die Züge nicht bis ins Lager geleitet werden konnten. Dadurch kam es zum Entweichen von verantwortungs- und rücksichtslosen Umsiedlern, die erst später wieder aufgefangen werden konnten, aber in der Zwischenzeit die ortsansässige Bevölkerung ernsthaft gefährdeten.

Es hatte sich bewährt, die Wagen der einlaufenden Transportzüge sofort zu numerieren, und von der zweiten Hälfte des Jahres 1946 ab wurde auch Vorsorge getroffen, daß die Insassen der Waggons, die zum Teil schon lange Tage beisammen waren, auch im Lager beisammen blieben. Durch entsprechende Gruppenunterteilung der Lager konnte erreicht werden, daß bei Ausbruch ansteckender Krankheiten die Quarantäne dann nur für die entsprechende Gruppe verlängert werden mußte.

Vor Aufnahme in die reine Seite des Lagers mußte die Untersuchung durch den Lagerarzt, dem für die Untersuchungen ein zusätzlicher Ärztestab aus den ortsansässigen Ärzten beigegeben war, stattfinden. Die Infektionskranken und -verdächtigen wurden sofort in das nächste zuständige Seuchenkrankenhaus abtransportiert. Sämtliche Personen gingen dabei durch die Hitzeentlausung, während das Gepäck – in der späteren Zeit teilweise unheimliche Mengen von Kisten – kalt entlaust wurde. Leider kamen zahllose Umsiedler nur mit dem an, was sie auf dem Leibe hatten bzw. selbst tragen konnten, während andere wiederum die unsinnigsten Sachen mitgeschleppt hatten, z.B. defekte Badewannen oder alte Nähmaschinengestelle usw. Von den Hitzeentlausungsanlagen wurden einfache Typen nach dem Backofensystem selbst hergestellt und später verschiedenartigste Heißluft- und Hochleistungsgeräte geliefert.

Für die Kaltentlausung machte ich Großversuche mit dem DDT-haltigen Pflanzenbekämpfungsmittel ‚Gesarol'. Während die Versuche im Laboratorium und am toten Material ergebnislos verliefen, hatten sie am lebenden Menschen durchschlagenden Erfolg. Auf Grund der Erfolge wurden die zur Verfügung stehenden DDT-haltigen Mittel waggonweise beschlagnahmt und der Hauptabteilung Umsiedlung zur Verfügung gestellt.

Die Kaltentlausung war um so wichtiger, da, wie erwähnt, die meisten Menschen kein zweites Hemd und keine zweite Kleidung zum Wechseln hatten, und die Hitzeentlausung oft an allen möglichen Umständen scheiterte. Ferner kamen andere DDT-haltige Mittel sowohl in Pulverform als auch in Form der Feuchtimprägnierung zur Anwendung (Certox, Duolit, Lauseto, Delicia usw.). Auch die Fliegenplage, sogar die Wanzenbelästigung wurden erfolgreich mit einem Teil dieser Mittel ausgezeichnet bekämpft. Vor der Entlassung aus der Quarantäne fand nochmalige Hitzeentlausung sowie Kaltentlausung der Kleidung und auch des Gepäcks statt. Durch die Einführung der zwangsmäßigen Kaltentlausung ... war es möglich, die Bevölkerung in weitestem Ausmaße ungezieferfrei zu bekommen. Die für ein Quarantänelager unerläßliche Umzäunung war in ausgedehnten Waldlagern (bis zu mehreren km) undurchführbar. Es mußte deshalb auf verstärkte Wachmannschaft zurückgegriffen werden, die aber nicht in der Lage sein konnte, z.B. nachts böswillige Ausbrecher zu erfassen.

Verstärktes Augenmerk wurde auf die Ausrüstung der Krankenreviere und Isolierräume gelegt. Das Vorhandensein von Desinfektionsmitteln und Läusepulver stand an erster Stelle. Von der Sanitätsabteilung der Landesregierung Mecklenburg wurden an die einzelnen Lager verschickt: 2.000 Zentner Chlorkalk, über 1.000 Zentner Läusepulver, über 500 Zentner Kresolseifenlösung, über 500 Zentner Krätzemittel usw.

Die Brutstätten für Ungeziefer aller Art, wie Müllkästen, Abortanlagen, nicht einwandfreie Kücheneinrichtungen und Vorratsräume, wurden ständiger Kontrolle unter pflichtmäßiger Mitarbeit einsichtiger Umsiedler während der Quarantänezeit ... unterzogen.

Aufklärung über die Seuchenbekämpfung und -verhütung fand in Form von Kurzlehrgängen regelmäßig statt. Schlagartige Aufklärung der Heilhilfspersonen und auch der Ärzte über die verschiedenartigsten Formen des Auftretens der Infektionskrankheiten und insbesondere auch über die praktischen Seuchenbekämpfungsmaßnahmen, die in den vergangenen Jahrzehnten überaus vernachlässigt worden waren, erwiesen sich als dringend notwendig. Verhängnisvolle Verwechslungen von Typhus, Fleckfieber, Masern, Krätze usw. mußten vermieden werden. Dazu kamen eine Anzahl Merk- und Aufklärungsblätter für die Umsiedler selbst, die vom Chefarzt der Hauptabteilung Umsiedlung [also von Amon selbst] ausgearbeitet und ausgegeben wurden.

Es wurde darauf hingewirkt, daß Veranstaltungen wie Tanzvergnügen oder auch Kindergärten für das ganze Lager nicht stattfanden bzw. nicht eingerichtet wurden, da sonst die Gruppenquarantäne, die streng durchgeführt wurde, durchbrochen worden wäre. Unmittelbar nach der Aufnahme in ein Lager erfolgte die Typhusschutzimpfung, die wöchentlich wiederholt wurde, so daß die dritte Einspritzung noch vor der Entlassung aus dem Lager verabreicht werden konnte. Die Erfolge der Typhusschutzimpfung sind als ausgezeichnet anzusehen. Nachteiliges ist bei den Hunderttausenden von Impfungen nicht bekanntgeworden.

Durch die Einführung einer planmäßig gelenkten Typhusschutzimpfung schon lange Zeit vor der angeordneten Pflichtschutzimpfung war es möglich, die in ungeahntem Ausmaße aufgetretenen Typhuserkrankungen bezüglich Schwere der Krankheit zu bekämpfen und der Ausbreitung des Typhus – ebenso des Fleckfiebers – in verhältnismäßig kurzer Zeit Herr zu werden. Mit einer kleinen Anzahl freiwilliger Helfer wurde die ganze weite Umgebung der Landeshauptstadt Schwerin durch den Chefarzt nach entsprechender Aufklärung auf freiwilliger Basis durchgeimpft. So wurden Haupteinzugsgebiete für die Landeshauptstadt saniert.

Alle Umsiedler, die auf Befragen angaben, einmal Typhus durchgemacht zu haben, wurden von vornherein isoliert untergebracht, sofort der eingehenden bakteriologischen und Blutuntersuchung unterzogen und die Ergebnisse dem für den Eingemeindungsort zuständigen Gesundheitsamt umgehend mitgeteilt. Das gesamte Stammpersonal der Lager einschließlich der Wachmannschaft wurde ebenfalls mit Erfolg gegen Fleckfieber schutzgeimpft. Das Suchschwesternsystem, d.h. das tägliche Absuchen aller Unterkünfte nach versteckten oder unbekannten Kranken, hat sich ebenso bewährt wie die täglichen Läusesuchstunden unter Kontrolle des Heilhilfspersonals.

Besonderer Wert wurde auf die Küchenhygiene gelegt. Das Küchenpersonal unterstand besonders scharfer, regelmäßiger Kontrolle. In kurzen Abständen wurden bakteriologische Stuhl- und Urinuntersuchungen vorgenommen. Es bestand die Vorschrift, daß Wasser und Milch nur in sehr gut abgekochtem Zustand verabfolgt werden durften ... Die Chlorierung des Wassers wurde in den meisten Fällen angeordnet und auch angewandt ... Nach Möglichkeit wurde Gelegenheit zum Baden, wenigstens einmal in der Woche, gegeben; desgleichen zum Waschen der Wäsche. Tägliche Waschmöglichkeit mußte, wenn auch in vereinfachter Form, gewährleistet sein.

Einheitliches, unkompliziertes Meldewesen wurde eingeführt, wonach u.a. Fälle ansteckender Krankheiten sofort telegrafisch oder telefonisch und schriftlich an den Chefarzt der Umsiedler und an den zuständigen Kreisarzt durchgegeben werden mußten.

Der Zeitpunkt der Beendigung der Quarantäne bei Auftreten von ansteckenden Krankheiten wurde jeweilig durch den Chefarzt der Hauptabteilung Umsiedlung nach Rücksprache mit dem Leiter der Hauptabteilung Gesundheitswesen festgelegt. Die enge kollektive Zusammenarbeit mit der Hauptabteilung Gesundheitswesen bewährte sich ausgezeichnet.

Enorme Schwierigkeiten bereitete der rechtzeitige Erhalt der bakteriologischen und Blutuntersuchungsergebnisse. Nur in seltenen Ausnahmefällen war trotz bereitgestellter Kuriere innerhalb von zwei bis drei Tagen ein Resultat zu erhalten. Die Verantwortung besonders bei Aufhebung der Quarantäne von jeweils 1.000 bis 2.000 Menschen war groß und schwierig. Es mußte ständig mit allem Nachdruck darauf hingewiesen werden, daß nach Ablauf der Quarantänezeit die Umsiedler auch wirklich alle umgehend entlassen wurden. Die Räumung der Lager war nun einmal dringend nötig, um sie sofort für neue Transporte empfangsbereit gestalten zu können.

Hauptanforderung war, daß jeder Verdachtsfall von Infektionskrankheiten rechtzeitig aus der Gemeinschaft herausgelöst wurde, ebenso die gründliche Hitze- und vor allem Kaltentlausung aller Umsiedler. Vor allem waren es die sogenannten wilden Umsiedler; Menschen, die aus den Transportzügen entsprungen waren oder das Lager heimlich verlassen hatten, die die Seuchen in unser Land einschleppten. Leider war diesen meist rücksichtslosen Menschen schwer beizukommen. Es gab nur allzu viele mitleidempfindende Ortsbewohner und auch Dienststellen, welche diese Personen aufnahmen, die ihnen dann zum Dank dafür die Seuchen zurückließen.

Durch das immer stärkere Hereinströmen von Einzelumsiedlern wurde es nötig, daß eigene Lager für Einzelumsiedler eingerichtet wurden, in denen wenigstens sieben abgeschlossene Wohngruppen eingerichtet sein mußten.

Die Befreiung von der Quarantäne wurde ganz besonderen Bestimmungen unterworfen und durfte nur vom Chefarzt der Umsiedler genehmigt werden. Es kamen dafür nur Alte, Sieche, chronisch Kranke, Kleinkinder usw. in Frage, die die Auflage bekamen, sich in zwei- bis dreitägigen Abständen während der Dauer von 14 Tagen (normale Quarantäne) durch den Kreisarzt überwachen zu lassen, bevor sie die Zuzugsgenehmigung bzw. Lebensmittelkarten ausgehändigt erhielten. Nur diese Art von Quarantänebefreiung der wirklich nicht ‚lagerfähigen' Personen wurde anerkannt.

Der Kampf gegen Typhus und Fleckfieber stand im Vordergrund. Seit dem Frühjahr 1946 kam kein Fall der Verbreitung dieser Seuche innerhalb dieser Lager, geschweige denn Hinaustragen in die ortsansässige Bevölkerung mehr vor. Das Ziel der Quarantäne, nämlich die sofortige Abriegelung eines Seuchenherdes, der in der Inkubationszeit in das Lager gekommen war, wurde erreicht. Kontaktübertragung in vereinzelten Fällen kam vor, doch blieb ihre Zahl weit hinter der Häufigkeit der in der ortsansässigen Bevölkerung aufgetretenen Seuchenerkrankungsfälle zurück. Eine statistische Erfassung der Typhus- und Fleckfieberfälle für das ganze Land ist für das Jahr 1945 vollkommen unmöglich gewesen; daher entsprechen die zum Teil bekanntgegebenen Zahlen nicht der Wirklichkeit.

Es muß betont werden, daß die hygienischen Verhältnisse in den geschlossenen Umsiedlerlagern im Gegensatz zu den Zuständen in den Massen- und Elendsquartieren als absolut günstig zu bezeichnen waren, ja, daß die Umsiedlerlager der Landesregierung geradezu als Inseln der Sauberkeit bezeichnet werden mußten und sich auch als solche voll bewährt haben. Während der Quarantänezeit wurden in Mecklenburg gemeldet:[87)]

Fallzahlen von Infektionskrankheiten in den Umsiedlerlagern von Mecklenburg

Infektionskrankheit	1945-1946	1947
Typhus	757	2
Fleckfieber	559	0
Ruhr	119	0
Diphtherie	205	9
Scharlach	60	3

20 bis 30 Prozent aller Angekommenen hatten Hauterkrankungen wie Krätze oder impetigo contagiosa, die während der Quarantänezeit behandelt wurden. Andere ansteckende Krankheiten spielten während der Umsiedlung in den Lagern keine besondere Rolle. Der Kampf gegen die Tuberkulose wurde durch Untersuchungen und Aufklärung ebenso geführt wie der Kampf gegen die Geschlechtskrankheiten. Alle ansteckungsfähigen Patienten wurden sofort in ein Krankenhaus überführt.

87) Die nachfolgenden Zahlen beziehen sich nur auf Infektionen in den in medizinischer Hinsicht Dr. Franz Amon unterstehenden Umsiedlerlagern, nicht auf ganz Mecklenburg.

Gegen Ende der Kriegszeit, einer der ernstesten, die Deutschland jemals gesehen hat, haben Umsiedler infolge Hoffnungslosigkeit, Rücksichtslosigkeit, Gleichgültigkeit und vor allem Unaufgeklärtheit Seuchen in unser Land gebracht, und es ist nicht von der Hand zu weisen, daß die Umsiedlerlager in der ersten Zeit ihres Bestehens durch Verkettung unglücklicher Umstände in Einzelfällen zu Brutstätten für Infektionskrankheiten geworden sind." Allerdings könne „nach Abschluß der Umsiedlung" gesagt werden, daß „nach Überwindung des ersten großen Chaos das Menschenmögliche getan wurde, so daß die Umsiedlerlager zu einem mächtigen Bollwerk gegenüber den Seuchen geworden waren, und die Umsiedler, die im Lager vielfach den ersten Eindruck von unserem neuerstehenden Deutschland bekamen, auch auf hygienisch-sanitärem Gebiet mit guten Eindrücken ihr neues Leben begonnen haben. Gewaltige Aufgaben sind durch die Umsiedlerärzte und das Sanitätspersonal unter den – wenigstens im Anfang – überaus primitiven Verhältnissen gelöst worden. Die Quarantänelager haben sich als Abwehrfilter gegenüber Seuchen voll bewährt. Seit Beginn der Umsiedlung bis Mitte 1947 sind 1,7 Millionen Umsiedler durch Mecklenburg geschleust worden".[88)]

Es fällt retrospektiv schwer, die zeitgenössische Wahrnehmung von Epidemien und die daraus vermeintlich resultierenden realen Gefahrenlagen in ein sinnvolles Vergleichsgefüge zu bringen. Auffällig – und zugleich verständlich – ist jedoch, daß sowohl die Gesundheitsabteilungen der SMA als auch die deutsche Medizinalbehörde die Führungsrolle im „Seuchenkampf" für sich beanspruchten und beide daraus eine Erfolgsgeschichte ihrer Bemühungen und Aktivitäten abzuleiten suchten. Faßt man den oben zitierten sowjetischen Abschlußbericht der SMA und die im Anschluß daran edierten deutschen Situationsbeschreibungen zusammen, ist die Seuchensituation in Mecklenburg schon im Herbst 1946 beseitigt worden, die demnach nur anderthalb Jahre bestanden hatte. Angesichts der vergleichsweise niedrigen Zahl von krankheitsbelasteten Personen könnten die damals ergriffenen Maßnahmen aus heutiger Sicht übertrieben und überzogen erscheinen. Allerdings war die zeitgenössische Wahrnehmung auch dadurch beeinflußt, daß die verantwortlichen Akteure derartige Infektionszahlen noch nicht erlebt hatten.

Entnazifizierung der Ärzteschaft[89)]

Von den in Mecklenburg verbliebenen und den im Verlauf des Kriegsendes dahin gelangten Ärzten mußten sich nur wenige den sogenannten Entnazifizierungsverfahren stellen, in denen kaum nach dem tatsächlichen Verhalten im Dritten Reich als vielmehr nach innegehabten Mitgliedschaften und gelegentlich auch nach wahrgenommenen Funktionen gefragt und geurteilt wurde. Ganz offensichtlich wurden – zumindest in Mecklenburg – die Entnazifizierungskriterien bei der Ärzteschaft nicht so eng ausgelegt wie in anderen Bereichen der Gesellschaft. Während etwa in den Ressorts der staatlichen Verwaltung, im Bildungswesen, bei der Polizei und der Justiz, aber auch bei den leitenden Funktionen in Wirtschaft und Handel ziemlich drastisch „gesäubert" und „politisch bereinigt" wurde, mußten sich die verbliebene Ärzteschaft und die aus den Ostgebieten geflüchteten Mediziner kaum Sorgen wegen ihrer politischen Vergangenheit machen.[90)]

Denn einerseits wurden in Mecklenburg Ärzte wegen des enormen, flüchtlingsbedingten Bevölkerungszuwachses und der nach wie vor akuten Seuchengefahr dringend benötigt, so daß niedergelassene Ärzte und auch Universitätsmediziner wegen ihrer Mitgliedschaft in NS-Organisationen kaum behelligt wurden;[91)] andererseits waren der tatsächliche Umfang der Medizinverbrechen und

88) Amon: Umsiedlerprobleme und Seuchenabwehr, S. 42-47. Ein regionales Beispiel für die Seuchenbekämpfung in Mecklenburg findet sich bei Wejda: Die Seuchenstation „Tannenkrug", S. 19-25. Auf die Stadt Neubrandenburg bezogen, werden hier die von ehemaligen Verantwortlichen als landesweite Erfolgsgeschichte beschriebenen Maßnahmen mit all ihren Schwierigkeiten vor Ort und im Detail skizziert; zwischen 1945 und 1950 starben in Neubrandenburg mindestens 140 Personen an Typhus sowie mindestens 240 Männer und Frauen an Tuberkulose.

89) Die folgenden Zahlenangaben sind berechnet nach: LHAS, 5.12-7/1, Nr. 2635 (Übersicht der Abteilung Gesundheitswesen über die „politische Organisation der Ärzteschaft", 17.1.1947).

90) Vgl. dazu van Melis: Entnazifizierung in Mecklenburg-Vorpommern. Radikal ausgetauscht wurden allerdings die bisherigen, zumeist NS-belasteten Leiter und stellvertretenden Leiter der Staatlichen Gesundheitsämter, weniger hingegen die dort tätigen Hilfsärzte und das untere medizinische Personal.

91) Mit einer Ausnahme; diese betraf die frühere Mitgliedschaft in der SS. So sei „bereits eine Reihe von Fällen bekannt geworden, in denen Ärzte SS-Angehörigen die Tätowierungen, die dem Nachweis der Zugehörigkeit zur SS dienen,

die daran beteiligten Personen zu diesem Zeitpunkt noch kaum bekannt. Zudem waren die meisten der an NS-Medizinverbrechen beteiligten oder in höheren NS-Funktionen tätigen, also die wirklich „belasteten“ Ärzte in die Westzonen geflohen oder hatten Suizid begangen. Außerdem standen nicht wenige Angehörige der sowjetischen Besatzungsmacht und der neu installierten deutschen Medizinalverwaltung Tatkomplexen wie der Zwangssterilisierung oder der Euthanasie zumindest ambivalent gegenüber.

Eine durchgreifende, mit einem Personalaustausch verbundene Entnazifizierung im engeren Sinne fand eigentlich nur im staatlichen Bereich des öffentlichen Gesundheitswesens statt, so in der medizinischen Ministerialbürokratie, in den Staatlichen Gesundheitsämtern und zu einem geringen Teil auch in der Universitätsmedizin und den Krankenanstalten. Die einheimischen niedergelassenen Allgemein- und Fachärzte, die zu Kriegsende in Mecklenburg befindlichen Militärärzte sowie die kriegsbedingt zumeist aus den ehemals deutschen Ostgebieten nach Mecklenburg gelangten Mediziner waren von den in anderen Gesellschaftsbereichen mitunter drakonischen Entnazifizierungsmaßnahmen kaum betroffen. Ob die Ärzte Mitglied der NSDAP oder anderer NS-Organisationen gewesen waren, ob sie an der Vertreibung jüdischer Mediziner mitgewirkt hatten, ob sie sich an Zwangssterilisierungen oder Euthanasie-Aktionen beteiligt hatten, all dies spielte vorerst – und später auch dauerhaft – kaum eine Rolle. Ärzte wurden zur Bekämpfung drohender oder bereits ausgebrochener Seuchen, zur medizinischen Versorgung der zahlreichen Flüchtlinge, Vertriebenen und Evakuierten dringend benötigt, wenn man das von nationalsozialistischer Herrschaft befreite Gebiet erhalten und verwalten wollte. Mit kranken und sterbenden Menschen konnte man keine neue Gesellschaft aufbauen.

Aus einer im Januar 1947 erstellten Übersicht über die „politische Organisation der Ärzteschaft“ im Dritten Reich ergibt sich, daß von den 771 zu dieser Zeit im mecklenburgischen Landesteil des Landes Mecklenburg-Vorpommern praktizierenden Ärzten 284 Mediziner der NSDAP angehört hatten (36,8 Prozent);[92] 32 waren Mitglieder der SA gewesen. Das lag deutlich unter dem Durchschnitt der gesamten Sowjetischen Besatzungszone (60,2 Prozent). Der prozentual größte Teil der ehemaligen NSDAP-Mitglieder unter der Ärzteschaft wirkte 1947 im Kreis Rostock-Land, wo 54,3 Prozent der dort tätigen Mediziner der NS-Partei angehört hatten, im Kreis Parchim (52,6), in der Stadt Schwerin (43), in den Kreisen Hagenow und Neubrandenburg (jeweils 40,1) und im Kreis Neustrelitz (40 Prozent). Am geringsten war die formale NS-Belastung von Ärzten an der Universität Rostock (23,3 Prozent), im Kreis Ludwigslust (25), in der Stadt Wismar (25,7), im Kreis Malchin (29,6), im Kreis Schönberg (33,3), in der Stadt Güstrow (34,3), im Kreis Waren (35,5), im Kreis Wismar (35,7), in der Stadt Rostock (36,8), im Kreis Güstrow (38,9) und im Kreis Schwerin-Land (39,1 Prozent).[93]

Aus einer im Frühjahr und erneut im Herbst 1947 in der Hauptabteilung Gesundheitswesen der Landesregierung Mecklenburg angefertigten Spezialliste über diejenigen „Professoren und hervorra-

---

entfernt haben“. Dieser ‚Selbstentnazifizierung‘ sollte ein Ende gesetzt werden. Deshalb verfügte der Leiter der Deutschen Zentralverwaltung für das Gesundheitswesen Ende November 1945 in einem Erlaß an die Landesverwaltungen und die Landesgesundheitsämter, eine „Polizeiverordnung herauszugeben“. Danach war es „allen Ärzten und übrigen Personen verboten, SS-Tätowierungen (Blutgruppe in der Achselhöhle) oder andere eintätowierte Zeichen, die zum Nachweis der Zugehörigkeit zur SS dienen können, zu entfernen“. Darüber hinaus wurden die Ärzte aufgefordert, diejenigen Personen, „die eine Entfernung von derartigen Tätowierungen wünschen, den Polizei- oder Militärbehörden zu melden“. Angedroht wurde, daß derjenige, der dieser Anordnung zuwiderhandelte, „schwerste Strafen zu erwarten“ habe. LHAS, 5.12-7/1, Nr. 9887 (Konitzer an Landesverwaltungen, 20.11.1945).

92) Die nachfolgenden Angaben sind berechnet nach: LHAS, 5.12-7/1, Nr. 2635 (Übersicht der Hauptabteilung Gesundheitswesen über die „politische Organisation der Ärzteschaft“, 17.1.1947). Registriert wurde die NS-Belastung in den Landkreisen Güstrow, Hagenow, Ludwigslust, Malchin, Neubrandenburg, Neustrelitz, Parchim, Rostock, Schönberg, Schwerin, Waren und Wismar, in den Stadtkreisen Güstrow, Rostock, Schwerin und Wismar sowie in der Universität Rostock. Die hier veröffentlichten Zahlen spiegeln den Stand der im Januar 1947 vorhandenen Ärzteschaft wider. Zu den tatsächlichen Mitgliedschaften in NS-Formationen im Mai 1945 vgl. das Kapitel: Ärzte als Mitglieder und Funktionäre in NS-Organisationen, S. 455 ff.

93) In dem in dieser Studie nicht betrachteten vorpommerschen Landesteil von Mecklenburg-Vorpommern war die formale NS-Belastung wesentlich höher bzw. stärker als im mecklenburgischen Kernland. In Vorpommern waren im Januar 1947 insgesamt 352 Ärzte tätig, von denen 171 der NSDAP angehört hatten (48,6 Prozent); 19 waren Mitglied der SA gewesen. Registriert wurde die NS-Belastung in den Kreisen Anklam, Bergen, Demmin, Greifswald, Grimmen, Randow und Usedom, in der Stadt und der Universität Greifswald sowie in der Heil- und Pflegeanstalt Ueckermünde. Berechnet nach: LHAS, 5.12-7/1, Nr. 2635 (Übersicht der Hauptabteilung Gesundheitswesen über die „politische Organisation der Ärzteschaft“, 17.1.1947).

genden Fachleute", die „im Lande Mecklenburg, als Fachärzte oder als praktizierende Ärzte ... außerhalb der Universitäten in der Privat- oder Kassenpraxis tätig" waren, geht hervor, daß im mecklenburgischen Landesteil von Mecklenburg-Vorpommern lediglich zehn Medizinprofessoren als Fachärzte wirkten; von ihnen waren fünf Mitglied der NSDAP gewesen, und fünf galten als „unbelastet".[94)]

Der Aufbruch in die neue Zeit und eine Wiederbelebung des einstmals starken politischen Engagements der Ärzteschaft verliefen schleppend. Bis Anfang 1947 waren im mecklenburgischen Landesteil von Mecklenburg-Vorpommern erst 44 der dort tätigen 771 Ärzte in die SED eingetreten (5,7 Prozent).

In den oberen Rängen des mecklenburgischen Medizinalpersonals hatte die Entnazifizierungspraxis jedoch voll durchgeschlagen. So ging aus einer weiteren, ebenfalls im Januar 1947 erstellten Übersicht über „leitende Mediziner" in Mecklenburg hervor, daß von den zehn Beamten und Angestellten der Abteilung Gesundheitswesen der mecklenburgischen Landeregierung niemand der NSDAP angehört hatte; fünf von ihnen waren nunmehr Mitglied der SED und drei der CDU. Auch von den 28 im Jahre 1947 amtierenden Leitern und stellvertretenden Leitern der Stadt- und Kreisgesundheitsämter des mecklenburgischen Landesteils von Mecklenburg-Vorpommern hatte keiner der NSDAP angehört; von den neuen Amts- oder Kreisärzten waren nunmehr fünf Personen Mitglied der SED und drei der CDU. Und von den 21 Leitenden Ärzten in den Krankenhäusern des mecklenburgischen Landesteils von Mecklenburg-Vorpommern war früher nur einer Mitglied der NSDAP gewesen.[95)]

Nachdem mit dem SMAD-Befehl Nr. 201 vom 16. August 1947 zunächst ein Schlußpunkt unter die Entnazifizierung verkündet worden war[96)] – binnen drei Monaten sollten alte und neue Fälle abgeschlossen sein –, fanden die Entnazifizierungspraktiken in Mecklenburg – aus hier nicht zu thematisierenden Gründen – Anfang 1948 ihr formelles Ende.[97)] Im Gefolge des Befehls Nr. 35 der SMAD vom 26. Februar 1948 wurden die Entnazifizierungskommissionen in der Sowjetischen Besatzungszone aufgelöst, und mit dem Befehl Nr. 43 vom 18. März 1948 erging eine allgemeine Amnestie für frühere Angehörige der NS-Organisationen.[98)]

Nach der Staatsgründung der DDR am 7. Oktober 1949 erklärte der Oberste Chef der SMAD drei Tage später, daß die Regierung der Sowjetunion beschlossen habe, „der Provisorischen Regierung der Deutschen Demokratischen Republik die Verwaltungsfunktionen zu übergeben, die bisher der Sowjetischen Militärverwaltung zustanden". Damit hörte die Sowjetische Militäradministration in Deutschland formal auf zu bestehen; an deren Stelle trat bis 1955 die Sowjetische Kontrollkommission, „deren Aufgabe die Kontrolle über die Erfüllung der Potsdamer und der anderen Deutschland betreffenden gemeinsamen Viermächtebeschlüsse" war.[99)] Anfang Oktober 1949, zum Zeitpunkt der Auflösung der SMAD, bestanden in der kurz darauf zur DDR formierten Sowjetischen Besatzungszone 1.117 arbeitsfähige Krankenhäuser mit 183.354 Betten, 319 Ambulatorien und Polikliniken, 31 Betriebspolikliniken und 1.863 Sanitätsstellen. Die 12.947 registrierten Ärzte der SBZ/DDR, von denen 1.190 der SED angehörten (9,2 Prozent), garantierten im Herbst 1949 eine Versorgungsquote von durchschnittlich 6,1 Ärzten für 10.000 Einwohner;[100)] das entsprach dem Stand von 1920.

Der Abschlußbericht der SMA Mecklenburg

Als auch die SMA in Mecklenburg im Oktober 1949 aufgelöst wurde, hatte deren Fachabteilung für das Gesundheitswesen einen Bericht über ihre vierjährige Tätigkeit zu verfassen. Die folgenden Auszüge aus dem Bericht der Gesundheitsabteilung der SMA Mecklenburg verdeutlichen vor

94) LHAS, 6.11-19, Nr. 2591 (Hauptabteilung Gesundheitswesen der Landesregierung Mecklenburg an SMA Mecklenburg, 8.5.1947 und 18.9.1947, und an Deutsche Zentralverwaltung für das Gesundheitswesen, 28.6.1947). Im pommerschen Landesteil von Mecklenburg-Vorpommern agierten 1947 sechs Professoren in Greifswald und Stralsund als Fachärzte, die alle Mitglied der NSDAP gewesen waren.
95) Berechnet nach: LHAS, 5.12-7/1, Nr. 2635 (Übersicht der Abteilung Gesundheitswesen über die „politische Organisation der Ärzteschaft", 17.1.1947).
96) Vgl. dazu: Zentralverordnungsblatt (ZVOBl.), 1947, S. 185 ff.
97) Vgl. dazu ausführlich van Melis: Entnazifizierung in Mecklenburg-Vorpommern, S. 190 ff., 313 ff.
98) Vgl. dazu: ZVOBl., 1948, S. 88, 97.
99) Zitiert nach: Errichtung des Arbeiter- und Bauernstaates, S. 40.
100) Vgl. dazu Foitzik/Zarewskaja-Djakina: SMAD-Handbuch, S. 451.

allem die Sicht des Siegers, die Lagebeurteilung der sowjetischen Besatzungsmacht und deren aufgrund dieser Lage ergriffenen Maßnahmen, kulminierend in Erfolgsmeldungen, die in zeitgenössisch typischer Funktionärssprache die unternommenen Anstrengungen deutlich machten.[101] Unter der Überschrift „Die Gründung deutscher Behörden des Gesundheitswesens" hieß es in diesem Bericht: „Zur Zeit der Einrichtung der sowjetischen Militäradministration im Sommer 1945 befanden sich die deutschen Gesundheitsbehörden infolge der Vernichtung des Hitlerregimes in einem völlig desorganisierten Zustand. Die Leiter der faschistischen Gesundheitsbehörden, viele Fachärzte und Wissenschaftler waren unter dem Einfluß faschistischer Agitation in die westlichen Zonen Deutschlands geflohen; einige wurden von englischen Truppen bei deren Abzug aus den westlichen Regionen Mecklenburgs mitgenommen.[102]

Diejenigen Ärzte, die vor Ort verblieben waren, befanden sich im Zustand totaler Verwirrung bzw. Depression. Die deutschen medizinischen Einrichtungen für Behandlung und Prophylaxe waren ohne Führung. Es gab keine Leitung der Gesundheitsbehörden.

Infolge der Kriegshandlungen war das sanitäre System an vielen Orten gestört; es gab keine Wasserversorgung, keine Kanalisation, keine medizinischen Einrichtungen. Infolge der Zerstörungen des Wohnraumbestands lebten in den Städten und Dörfern übermäßig viele Menschen auf engstem Raum. Nach Beendigung der Kriegshandlungen begannen massenhafte Binnenwanderungen von Flüchtlingen, Umsiedlern und Kriegsgefangenen.

All diese Bedingungen schufen in Mecklenburg eine außerordentlich ungünstige sanitär-epidemiologische Lage. Bereits in der Vergangenheit aufgetretene Infektionskrankheiten (Bauch- und Flecktyphus, Ruhr und Geschlechtskrankheiten) verbreiteten sich sehr schnell massenhaft in der Bevölkerung und nahmen epidemischen Charakter an.

Unter diesen Umständen standen im Juni 1945 die Einrichtungen der Sowjetischen Militäradministration vor der Aufgabe, das deutsche Gesundheitswesen komplett neu zu organisieren. Die wichtigsten Aufgaben in dieser Zeit waren folgende:

1. Gründung von deutschen Gesundheitsbehörden in Mecklenburg auf demokratischer Basis.
2. Schaffung von Einrichtungen und Durchführung prophylaktischer Maßnahmen zur effektiven Bekämpfung von Epidemien und ansteckenden Krankheiten.
3. Wiederherstellung eines Netzes von Einrichtungen zur medizinischen Versorgung der Bevölkerung.
4. Organisation der Erfassung, Ausbildung, Auswahl und Erziehung von deutschen medizinischen Kadern.
5. Bestandsaufnahme der vorhandenen Medikamente und Gewährleistung der zweckmäßigen Verteilung.

Dies waren die grundlegenden, dringlichsten Aufgaben der Abteilung Gesundheitswesen. Im Verlauf des Arbeitsprozesses ergaben sich parallel dazu weitere Aufgaben, die dringend gelöst werden mußten.

Die Organisation deutscher Gesundheitsbehörden stellte sich als kompliziert heraus und wurde von ernsthaften Schwierigkeiten begleitet. Die meisten Ärzte arbeiteten in Privatpraxen,[103] sie waren in der Vergangenheit Mitglieder der faschistischen Partei und reaktionär eingestellt. Rassentheorie und anderer faschistischer Unsinn waren tief im Bewußtsein vieler Ärzte verankert.

Ärzte mit Privatpraxis hatten wesentlich mehr Vorteile als Ärzte im Staatsdienst. Deshalb hatten sie keine besondere Lust, in den Einrichtungen des Gesundheitswesens[104] zu arbeiten. In der Anfangszeit war es nötig, das deutsche medizinische Personal zu zwingen, die geplanten Maßnahmen durchzuführen.

101) GARF, Fond P-7103, Op. 1, D2 (Geschichte der SMA im Land Mecklenburg), Bl. 116 ff.

102) Tatsächlich hatten die britischen Besatzungstruppen bei ihrem vertraglich vereinbarten Abzug aus Westmecklenburg Ende Juni 1945 den Großteil der dort internierten NS-Funktionsträger in die britisch besetzte Zone mitgeführt und in den dort errichteten Civil Internment Camps interniert. Vgl. dazu Buddrus: Prime Minister für 33 Tage, S. 295-337.

103) Dies war in der Sowjetunion nicht der Fall, hier gab es keine privat niedergelassenen Ärzte.

104) Gemeint waren hier Staatliche Gesundheitsämter, Krankenhäuser und Krankenanstalten mit Seuchenstationen, Quarantänelager sowie die neu geschaffenen Polikliniken.

Im Juni 1945 gab es in Mecklenburg 1.037 Ärzte,[105] davon arbeiteten mehr als die Hälfte in eigener Praxis. Mehr als 50 Prozent der Ärzte waren in der Vergangenheit Mitglieder der faschistischen Partei.[106] Außerdem war ein beachtlicher Teil der in der Vergangenheit parteilosen Ärzte in seinen Ansichten und Überzeugungen reaktionär. Es gab nur einige wenige demokratische Vertreter[107] unter den Medizinern.

Die Aufgabe, Führungsorgane des Gesundheitswesens im Land, in den Städten und Kreisen zu schaffen, war derart schwierig, daß für ihre Lösung ein ganzes Jahr nötig war.

Im Verlauf des Jahres 1945 und im ersten Halbjahr 1946 wurden geschaffen: die Hauptabteilung für Gesundheitswesen Mecklenburg,[108] sechs städtische und 21 Kreis-Abteilungen des Gesundheitswesens. Zu diesem Zeitpunkt wurden unter Beteiligung der Abteilung Gesundheitswesen der Leitung der SMA [Mecklenburg] Bedingungen geschaffen, die es ermöglichten, erfolgreich gegen Infektions- und Geschlechtskrankheiten anzukämpfen und die medizinische Versorgung der deutschen Bevölkerung und die Versorgung mit Medikamenten zu ermöglichen.

Zur Bekämpfung der Infektionskrankheiten wurden auf Befehl der Besatzungsmacht Quarantänelager mit eigenen Sanitätsstellen eingerichtet. Die Mehrheit des medizinischen Personals in den Lagern bestand aus ehemaligen Nazis.

Unter Anwendung sowjetischer Erfahrungen bei der Bekämpfung von Infektionskrankheiten konnten bereits Ende 1946 außerordentliche Ergebnisse erreicht werden. Es versteht sich, daß diese Arbeit unter großen Schwierigkeiten erfolgte. Erstmals wurde von einem Arzt in Deutschland verlangt, daß er nicht wartet, bis ein Kranker zu ihm kommt, sondern daß er selbst zum Kranken geht, daß er Verantwortung für die Behandlung trägt und die Prophylaxe betreibt.

Die deutsche Abteilung für Gesundheitswesen hatte im September 1945 zehn Mitarbeiter, zum Februar 1946 vergrößerte sich das Personal auf 24, im Juni 1946 auf 31 Mitarbeiter. Am 1. Juli 1948 hatte die Hauptabteilung Gesundheitswesen des Landes [Mecklenburg-Vorpommern] 61 Mitarbeiter, darunter 15 Ärzte. Neben der Erhöhung der Stellenzahl dieser Abteilung ergriff die Gesundheitsbehörde der Militäradministration Maßnahmen, um geeignetere Mitarbeiter zu gewinnen. Seit Gründung der deutschen Landesgesundheitsbehörde wurden 13 leitende Mitarbeiter ausgetauscht.

Diese Behörde entwickelte sich mehr und mehr zu einem Leitungsapparat, der die Maßnahmen zur Gesundheitsprophylaxe der deutschen Bevölkerung auf der Grundlage von Befehlen des Obersten Chefs der Sowjetischen Militäradministration und von Anweisungen der SMA des Landes Mecklenburg durchführte.

Parallel zur Erweiterung und Festigung der Abteilung für Gesundheitswesen des Landes wurden Maßnahmen zur Organisation, Demokratisierung und Stärkung der Ärzteschaft in den Kreisen betrieben. Im September 1946 (nach den Wahlen zu den Gemeinde- und Kreisvertretungen) wurden die Ärzte in den Kreisen über die Leiter der Abteilungen für Sozialfürsorge den Landratsämtern und Oberbürgermeistern unterstellt.

In den Gesundheitsbehörden wurde Leitungspersonal, welches den Aufgaben nicht gewachsen war und welches nicht an der Demokratisierung des deutschen Gesundheitswesens mitwirken wollte, durch erfahrenere Mitarbeiter ausgetauscht. Im Ergebnis der 1945 und 1946 durchgeführten Säuberungen des Leitungspersonals im Gesundheitswesen[109] wurden bis zu 60 Ärzte, ehemalige Nazis und Militaristen, abgesetzt.

---

105) Ist in diesem Bericht von Mecklenburg die Rede, so waren *immer* Ärzte in Mecklenburg *und* Vorpommern gemeint. Im eigentlichen Land Mecklenburg sind im Sommer 1945 lediglich 464 Ärzte registriert worden.

106) Die SMA Mecklenburg betrachtete hier ihr gesamtes Besatzungsgebiet. Tatsächlich gilt es zwischen den Verhältnissen in Mecklenburg und Vorpommern zu differenzieren. Von den in Mecklenburg tätigen Ärzten hatten durchschnittlich mindestens 41,5 Prozent der NSDAP angehört; die „NS-Belastung" im vorpommerschen Teil des Besatzungsgebiets war wesentlich höher. Vgl. dazu im Detail das Kapitel: Ärzte als Mitglieder und Funktionäre in NS-Organisationen, S. 455 ff.

107) „Demokratisch" meinte in diesem Bericht in sowjetischer Diktion immer „nichtfaschistisch" und „nichtreaktionär". Da das sowjetische und das deutsche Demokratieverständnis nicht kompatibel waren, konnte man unter demokratisch fast alles, „fortschrittlich", „antifaschistisch", im besten Falle auch kommunistisch oder wenigstens sozialdemokratisch, subsumieren.

108) Diese agierte zunächst unter Leitung des 1. Vizepräsidenten der Landesverwaltung Mecklenburg-Vorpommern, des Kommunisten Johannes Warnke (1896-1984), und wurde Ende 1946 in das neugeschaffene Sozialministerium der Landesregierung eingebunden.

109) Gemeint waren hier die Leiter und stellvertretenden Leiter der deutschen Staatlichen Gesundheitsämter, Leiter

Die Durchführung der Maßnahmen zur Umgestaltung und Verbesserung des Gesundheitswesens erfolgte unter der Losung des Kampfes gegen die Sabotage reaktionär eingestellter Ärzte sowie einiger Leitungsfunktionäre des deutschen Gesundheitswesens, die durch ihre Tätigkeit die Erfüllung der von der SMAD gestellten Aufgaben bremsten oder verhinderten. Es genügt zu sagen, daß in Schwerin, im Zentrum Mecklenburgs, ein gewisser Herr Kruse, ehemaliger Nazi und Agent des englischen Geheimdienstes, Leiter der Gesundheitsbehörde war.[110)] Längere Zeit war ein ‚Doktor' Krexa[111)] stellvertretender Stadtarzt in Schwerin. Wie sich dann herausstellte, war er ein ehemaliger Nazi, der unter falschem Namen lebte und keinerlei medizinische Ausbildung hatte. Dieser ‚Doktor' ließ es sich lange Zeit unter dem Schutz des Stadtarztes Schneider gutgehen.[112)] Schneider selbst wurde aufgrund von Sabotage, Zuwiderhandlung gegen Anweisungen und wegen zerstörerischer Aktionen in der Abteilung für Gesundheitswesen der Stadt und weiteren medizinischen Einrichtungen entlassen.

Derartige ‚Leitungspersonen' haben über einen bestimmten Zeitraum unter dem Deckmantel angeblicher freundlicher Billigung der ganzen demokratischen Maßnahmen die erfolgreiche Durchführung der anstehenden Aufgaben vielfach geschädigt.

Die deutsche Abteilung für Gesundheitswesen Mecklenburg stieß bei der Durchführung einzelner Maßnahmen auf ernsthafte Behinderungen seitens des Ministeriums für Sozialwesen, welchem sie unterstellt war.[113)] Der Minister für Sozialwesen und Mitglied der CDU, Burmeister, widmete den Fragen des Gesundheitswesens so gut wie keine Aufmerksamkeit und bremste durch seine Politik des passiven Widerstands die Erfüllung einer Reihe von Aufgaben. Prinzipiell wichtige Fragen, die sein Eingreifen und seine Zustimmung im Landtag erforderten, wurden von ihm nicht bearbeitet und nicht rechtzeitig entschieden.

Bis heute weigert sich der Minister, den fortschrittlichen Arzt Dr. Pietruschka als Leiter der Abteilung für Gesundheitswesen zu berufen.[114)] Somit hat die Abteilung bis heute keinen offiziell bestätigten Leiter. Mehr noch, eine gewisse Zeitlang versuchte Burmeister diesen Posten mit einem seiner Leute, auch Mitglied der CDU, Doktor Siefert,[115)] zu besetzen. Dieser war zuvor bereits Mitarbeiter der Abteilung Gesundheitswesen gewesen und ist wegen schlechter Arbeit und Sabotage entlassen worden.

Viele Landräte und Oberbürgermeister interessierten sich wenig für die Entwicklung des Gesundheitswesens in ihrem Landkreis oder ihrer Stadt. Die Dezernenten und Amtsärzte wurden bei den Ratssitzungen nicht angehört; deshalb waren die Amtsärzte häufig machtlos bei der Durchführung wichtiger Maßnahmen. Sie handelten im Alleingang ohne Unterstützung der lokalen Ärzte.

---

bzw. Chefärzte von Krankenhäusern sowie Funktionäre der Ärztekammer und der Kassenärztlichen Vereinigung Deutschlands.

110) Gemeint war Albert Kruse (*1895); Schuster; nach schwerer Verwundung im Ersten Weltkrieg 1924-1933 Gauleiter Mecklenburg des Reichsbundes der Kriegsbeschädigten; für die SPD 1927-1932 Mitglied des Landtags von Mecklenburg-Schwerin; ab 1946 Mitglied der SED; 1945-1948 Stadtrat in Schwerin, zuständig für das Sozialamt, das Gesundheitsamt und die städtischen Krankenhäuser; Kruse hatte strafbare Interna aus der Stadtverwaltung ermittelt und, als diese von der SED-Führung nicht verfolgt wurden, an einen Journalisten der in Westberlin erscheinenden Zeitung „Telegraph" weitergegeben; er galt daraufhin als Mitarbeiter des SPD-Ostbüros und als „Schumacher-Agent"; 1948 aus der SED ausgeschlossen; 1950 Flucht in die Bundesrepublik; bis 1967 Stadtrat in Bremerhaven.

111) Fritz Krexa (*1912), keine akademisch-medizinische Ausbildung; im Zweiten Weltkrieg Feldscher bei der Waffen-SS; 1945-1948 Stellvertreter des Schweriner Stadtmedizinalrates; im August 1948 verhaftet; im Oktober 1949 wegen Betrugs und unberechtigten Führens eines akademischen Grades zu zweieinhalb Jahren Gefängnis verurteilt.

112) Dr. Waldemar Schneider (1909-1996).

113) Zwischen Juli 1945 und Dezember 1946 unterstand die von Dr. Hermann Redetzky geleitete Abteilung Gesundheitswesen dem 1. Vizepräsidenten der Landes*verwaltung* Mecklenburg-Vorpommern, Johannes Warnke (KPD/SED). Ab Dezember 1946 ressortierte das Gesundheitswesen im Ministerium für Sozialwesen der Landes*regierung* Mecklenburg(-Vorpommern), das von Friedrich Burmeister (1888-1969) geführt wurde. Vgl. dazu Buddrus/Fritzlar: Landesregierungen und Minister in Mecklenburg, S. 108-111, 389.

114) Dr. Georg Pietruschka (1914-1994); Augenarzt; nach seiner Gefangennahme bei Stalingrad Mitglied des NKFD; 1945/46 Referent in der Deutschen Zentralverwaltung für das Gesundheitswesen, 1946-1950 stellvertretender Leiter des mecklenburgischen Landesgesundheitsamtes; 1950-1957 Arzt an der Augenklinik der Charité in Berlin; 1958-1979 Professor für Augenheilkunde an der Universität Rostock. Merkwürdigerweise nicht erwähnt wird der Vorgänger in diesem Amt, Dr. Hermann Redetzky.

115) Konnte nicht ermittelt werden.

Ein wichtiger Schwachpunkt der Arbeit war das Fehlen einer konkreten Leitung und tatkräftiger Unterstützung seitens der Deutschen Zentralverwaltung für das Gesundheitswesen, insbesondere durch Herrn Professor Linser.[116)]

Ein großer Schwachpunkt des deutschen Gesundheitswesens waren fehlende Überprüfungen von Kadern und eine fehlende Kaderauswahl. Die Überprüfung der Kader beschränkte sich auf das Sammeln von statistischen Angaben zur Fachrichtung und Parteizugehörigkeit der Ärzte.

Die Parteizugehörigkeit der leitenden Ärzte in Mecklenburg wird in folgender Abbildung veranschaulicht:

	1.1.1947		1.1.1948		1.1.1949	
Mitglied der SED	14	35,9%	21	53,8%	28	58,0%
Mitglied der CDU	8	20,5%	4	10,3%	4	8,0%
parteilos	17	43,6%	14	35,9%	16	34,0%
	39	100%	39	100%	48	100%

Betrachtet man die Parteizugehörigkeit der gesamten Ärzteschaft in Mecklenburg, so ergeben die Angaben vom 1. Januar 1949 folgendes Bild: Gesamtzahl - 1.220; davon SED - 140 (11,4%), CDU - 60 (5,0%), LDPD - 35 (2,8%), parteilos - 985 (80,8%).

Mitglieder der Gewerkschaft waren am 1.1.1949 insgesamt 935 Personen, d.h. 80,7 Prozent [der Ärzteschaft].

In Mecklenburg gibt es eine erhebliche Zahl ehemaliger Militärärzte, darunter auch Ärzte der Hitlerarmee: drei ehemalige Generale, vier Oberste, 20 Oberstleutnante, 39 Militärärzte mit niedrigeren Dienstgraden.

Von 646 Ärzten in Mecklenburg, die Mitglieder der NSDAP oder ihr nahestehender Organisationen waren, wurden 96 Personen durch Entnazifizierungskommissionen zur Verantwortung gezogen. Auf Entscheidung der Kommissionen konnten 70 Ärzte an ihrem ehemaligen Arbeitsplatz verbleiben, acht Ärzte erhielten eine Geldstrafe und wurden zur Tätigkeit in [Seuchen-]Krankenhäusern verpflichtet, sechs Ärzten wurde das Recht auf eine eigene Praxis entzogen, neun Ärzten wurde das Recht auf eine eigene Praxis entzogen bei gleichzeitiger Beschlagnahme ihrer medizinischen Ausrüstung, und drei Ärzte wurden verpflichtet, über einen Zeitraum von zwei Jahren jeweils den halben Arbeitstag in Krankenhäusern zu arbeiten.[117)]

Für Zuwiderhandlungen gegen Befehle des Obersten Chefs der SMAD (betreffend die Behandlung von Geschlechtskrankheiten und Tuberkulose in häuslicher Umgebung, Handel mit defizitären Medikamenten auf dem Schwarzmarkt u.a.) wurden fünf Ärzte zu unterschiedlich langen Haft- und Geldstrafen verurteilt; sechs Ärzte wurden verhaftet und Ermittlungen eingeleitet.

---

116) Prof. Dr. Karl Linser (1895-1976); Dermatologe; August 1947 bis November 1948 Präsident der Deutschen Zentralverwaltung für das Gesundheitswesen. Er wurde von der sowjetischen Besatzungsmacht abgelöst, nicht jedoch wie sein Vorgänger, Dr. Paul Konitzer, von dieser erschossen.

117) Das bedeutete, daß die Entnazifizierungsbemühungen im Bereich der Ärzteschaft nur sehr schwach betrieben wurden. Nach den Ermittlungen der SMA Mecklenburg hatten von den 1.037 im Sommer 1945 in Mecklenburg und Pommern registrierten Ärzten 646 der NSDAP, einer ihrer Gliederungen oder einem ihr angeschlossenen Verband angehört (62,3 Prozent). Von diesen 646 durch die Mitgliedschaft in einer NS-Organisation als politisch belastet angesehenen Ärzten wurden lediglich 96 Mediziner einem Entnazifizierungsverfahren unterworfen (14,9 Prozent). Und von diesen 96 Ärzten, die sich vor einer Entnazifizierungskommission zu erklären hatten, blieben 70 unbehelligt (73 Prozent). Elf Ärzte wurden zu medizinischen Tätigkeiten in Krankenhäusern dienstverpflichtet. Und von einem faktischen Berufsverbot waren lediglich 15 Ärzte betroffen; das waren 1,5 Prozent aller in Mecklenburg und Vorpommern tätigen Ärzte bzw. 2,3 Prozent aller dortigen NS-belasteten Mediziner.

Mecklenburg verfügt über ausreichend medizinisches Fachpersonal mittlerer Qualifikation. Die Parteizugehörigkeit des medizinischen Fachpersonals stellt sich am 1.1.1949 wie folgt dar:

	SED		CDU		LDPD		parteilos	
Zahnärzte	24	8,0%	21	7,0%	3	1,0%	252	84,0%
Dentisten	46	15,0%	13	4,2%	7	2,8%	239	78,0%
Apotheker	28	11,0%	20	8,0%	10	4,5%	194	76,5%
weiteres medizinisches Fachpersonal	182	6,3%	56	1,9%	14	0,5%	2.645	91,3%

Etwa 60 Prozent des mittleren medizinischen Fachpersonals sind Mitglied der Gewerkschaft. Zwischen der Abteilung für Gesundheitswesen des Landes und der Gewerkschaft sind Arbeitsbeziehungen organisiert worden. Die Gruppe der Ärzte in der Gewerkschaft beteiligt sich noch nicht im notwendigen Maß an der Demokratisierung des Gesundheitswesens. In dieser Gruppe finden politische Auseinandersetzungen zwischen den Ärzten, die die Positionen der SED vertreten, und reaktionär gestimmten Ärzten statt. Mitarbeiter der Leitung der SMA, insbesondere die Abteilung für Gesundheitswesen, haben intensiv an der Auswahl von Leitungskadern für die deutschen Behörden gearbeitet.

Unter den Medizinern wächst die Anzahl der demokratisch Gesinnten unentwegt. Gestützt auf diese Gruppe und die deutsche demokratische Öffentlichkeit, ist es den sowjetischen Ärzten in beachtlichem Maße gelungen, das deutsche Gesundheitswesen in Mecklenburg zu demokratisieren, demokratische Behörden zur Gesundheitsfürsorge zu schaffen, ein Netz von Behandlungs- und Präventionseinrichtungen wiederherzustellen und zu verbessern sowie die epidemischen Folgen des Krieges zu beseitigen.

Die vergangenen dreieinhalb Jahre seit der Gründung der SMA im Land Mecklenburg waren von bedeutenden Bewegungen in der Bevölkerungsentwicklung gekennzeichnet.

Im Bereich der sogenannten natürlichen Bevölkerungsentwicklung zeigten sich in diesem Zeitraum klare Tendenzen. So hat sich die Geburtenrate von 15-16 Geburten auf 1.000 Einwohner im Sommer 1945 nach einem Rückgang in den ersten acht Monaten des Jahres 1946 zum Oktober 1948 wieder auf das vorherige Niveau erhöht, d.h. auf 16 Geburten pro 1.000 Einwohner. Andererseits ist die Sterberate, die Ende 1945 bei 75 von 1.000 Einwohnern gelegen hatte, im Laufe der Zeit unentwegt gesunken, und im Mai 1948 waren Geburtenrate und Sterberate gleichauf (13,9 pro 1.000 Einwohner). Im weiteren Verlauf übertraf die Geburtenrate die Sterberate und erreichte im Oktober 1948 ein Plus von 3,5 Prozent ... Die angeführten Daten sind Ausdruck der verbesserten materiellen und Alltags-Bedingungen der Bevölkerung im Ergebnis der richtigen Besatzungspolitik durch die sowjetische Militäradministration und der tiefgreifenden sozial-ökonomischen Bewegungen, die in Mecklenburg und in der gesamten Sowjetischen Besatzungszone geschehen sind."

Unter der Überschrift „Organisation der Krankenversorgung für die Bevölkerung" hieß es im Abschlußbericht der Gesundheitsabteilung der SMA Mecklenburg: „Im Jahr 1938 gab es innerhalb der heutigen Grenzen Mecklenburgs [also mit Vorpommern] 76 Krankenhäuser mit 8.000 Betten.[118] Die Anzahl der Betten in den Krankenhäusern zur Versorgung der Zivilbevölkerung reduzierte sich zum August 1945 auf 6.500.

Die hohe Zahl an Infektions- und Geschlechtskrankheiten und ein großer Bedarf an stationärer Behandlung erforderten Maßnahmen zur Erweiterung des Netzes an Krankenhäusern.

Auf Vorschlag der sowjetischen Besatzungsmacht wurden leerstehende Gebäude als Krankenhäuser eingerichtet. Diese behelfsmäßigen Krankenhäuser wurden mit Hilfe von Ärzten – zumeist unter

118) Diese Zahl kann nicht stimmen. Allein im Land Mecklenburg bestanden 1939 noch 82 Krankenanstalten, in denen 6.065 Betten vorgehalten wurden. Vgl. dazu das Kapitel: Die Krankenanstalten im Deutschen Reich und in Mecklenburg, S. 352 ff.

Zwang – eingerichtet und konnten anschließend alle Bedürftigen stationär aufnehmen. Am 1. Januar 1946 umfaßte die Bettenkapazität 33.771 Betten in 280 Krankenhäusern.[119] Später konnte aufgrund der gesunkenen Infektions-, Geschlechts- und allgemeinen Erkrankungen – auf Vorschlag der Abteilung Gesundheitswesen der SMA – die Anzahl der Behelfskrankenhäuser allmählich verringert werden. Die Ausstattung dieser geschlossenen Krankenhäuser wurde benutzt, um die verbliebenen Krankenhäuser besser auszustatten.

Am 1. Januar 1947 gab es noch 174 Krankenhäuser mit 24.693 Betten, am 1. Januar 1948 145 Krankenhäuser mit 20.535 Betten. Danach blieb die Anzahl der Krankenhäuser unverändert; die Anzahl der Betten sank unwesentlich. Am 1. Dezember 1948 gab es in Mecklenburg 145 Krankenhäuser mit 20.248 Betten. Diese Anzahl war durchaus ausreichend für den Bedarf der Bevölkerung.

Es gab allerdings einen Bettenmangel für Tuberkulosekranke, Gebärende [Schwangere], Kinder und einige andere.

Die aktuell [1949] aktiven Krankenhäuser verteilen sich wie folgt:

1. Universitätskliniken – 21
2. Öffentliche Kliniken – 97
3. Krankenhäuser unter kirchlich-philanthropischer Trägerschaft – 6
4. Privatkliniken – 21

Diese Angaben beschreiben jedoch nicht den Anteil der privat praktizierenden Ärzte, die auch in den öffentlichen Krankenhäusern eine wichtige Rolle spielen. Dies bedeutet, daß die Chefärzte in den kommunalen Krankenhäusern ihre ‚Privat'betten haben. Die Einkünfte von den Privatpatienten bekommt zu 90 Prozent der Chefarzt, nur zehn Prozent bekommt das Krankenhaus. Chefärzte und Stationsleiter haben das Recht, in den Räumen der Klinik privat zu praktizieren.

In den kommunalen Krankenhäusern wird das Prinzip der ‚ärztlichen Gastfreundschaft' umfassend angewendet. Danach hat ein privat praktizierender [also niedergelassener] Arzt das Recht, seine Patienten im Krankenhaus aufzunehmen und sie persönlich zu betreuen. Dabei bekommt er 90 Prozent der Einkünfte. Am 1. Januar 1947 versorgten 78 von 174 Krankenhäusern ausschließlich derartige ‚Gäste', am 1. Dezember 1948 arbeiteten auf diese Weise 49 von 145 Krankenhäusern. Somit wurde der Anteil der Privatbehandlungen etwas verringert, und in den meisten Krankenhäusern konnte man das System, nach dem Behandlung und Pflege in Abhängigkeit von der Höhe der Bezahlung angeboten wird, beseitigen.

Ein ernstes Hindernis bei der Verbesserung der Arbeit in den Krankenhäusern war die fehlende einheitliche Leitung dieser Einrichtungen. Der Chefarzt ist verantwortlich für medizinische Belange und hat nicht das Recht, sich in wirtschaftliche Angelegenheiten, auch nicht in die Auswahl von Mitarbeitern, einzumischen. Gleichzeitig leitet der Geschäftsführer das Krankenhaus auf seine Art und Weise – er ist dem Chefarzt nicht unterstellt –, ohne die Interessen der Heilbehandlung zu berücksichtigen. Dies alles führt dazu, daß die Krankenhäuser bis heute schlecht funktionieren, daß die Qualität der Behandlung auf einem niedrigen Niveau bleibt und die Bettenkapazitäten unzureichend genutzt werden ...

Bis einschließlich 1946 wurde die ambulante medizinische Versorgung für die Bevölkerung Mecklenburgs fast ausschließlich von [niedergelassenen] Ärzten mit Privatpraxis angeboten. Ein winziger Anteil, weniger als ein Prozent, entfiel auf die Polikliniken der Universitätskliniken in Rostock und Greifswald.

Die Ausweitung eines öffentlichen Netzes an Behandlungseinrichtungen begann erst im Jahr 1946 durch die Gründung von Infektions- und Tuberkulosekliniken sowie kommunalen Polikliniken. Diese neue Organisationsform der medizinischen Hilfe rief bei den reaktionären Ärzten Ablehnung und teilweise auch aktive Gegnerschaft hervor, die zu verdeckter, aber auch offener Sabotage führten. Auch einige Bürgermeister, Landräte und Funktionäre verhielten sich dieser neuen medizinischen Behandlungsform gegenüber skeptisch. Die Lage erforderte umfassende Erklärungen der Bedeutung dieser Maßnahme.

Erst im Ergebnis langwieriger und intensiver Vorbereitung durch die Leitung der SMA [Mecklenburg] gelang es, die Leiter des deutschen Gesundheitswesens und progressive Ärzte von der Notwendigkeit der Gründung eines Netzwerkes öffentlicher Polikliniken zu überzeugen. Die gesamte Arbeit

119) Darunter die Mehrheit Behelfskrankenhäuser.

wurde im Verlauf des Jahres 1946 geleistet. Die erste Poliklinik in Mecklenburg (und in der gesamten Sowjetischen Besatzungszone) wurde im Dezember 1946 in Schwerin eröffnet.[120] Die erste Zeit war geprägt von ernsthaften Schwierigkeiten, sowohl im organisatorisch-wirtschaftlichen Bereich als auch bezüglich der Auswahl und Komplettierung des Personals. Nur aufgrund erheblicher Bemühungen konnten alle Schwierigkeiten überwunden werden, und die Poliklinik wurde zu einer echten Vorzeigeklinik und diente als überzeugendes und anschauliches Beispiel für weitere erfolgreiche Bemühungen bei der Gründung neuer Polikliniken in den Städten Mecklenburgs.

Ende 1948 gab es im Land schon elf Polikliniken (in Schwerin, Wismar, Stralsund usw.); die Anzahl der Ärzte, die in diesen Polikliniken beschäftigt waren, stieg von 58 im Jahr 1947 auf 104 zum Ende des Jahres 1948. Die Patientenzahl der Polikliniken wuchs stetig (von 142.913 im vierten Quartal 1947 auf 233.826 im dritten Quartal 1948) …

Die Leitung der SMA [Mecklenburg] und die Militärkommandanturen[121] unterstützten die deutschen Behörden des Gesundheitswesens unmittelbar und organisierten in allen Betrieben mit mehr als 200 Angestellten Erste-Hilfe-Stationen. Im größten Betrieb in Mecklenburg – der Schiffswerft ‚Neptun' in Rostock – wurde eine betriebliche Poliklinik eingerichtet. Durch die Organisation von medizinischen Einrichtungen in den Betrieben wurde der Grundstein für die planmäßige Arbeit zur Verbesserung der Gesundheitsversorgung der Arbeiter gelegt. Allerdings haben viele Betriebsärzte und Krankenschwestern ihre Rolle in der Produktion noch nicht verstanden. Deshalb steht die Entwicklung der prophylaktischen Arbeit in den Betrieben noch ganz am Anfang, und der Krankenstand und die Zahl der Arbeitsunfälle sind nach wie vor hoch.

Trotzdem sind auch einige Verbesserungen in dieser Hinsicht zu benennen. So konnten innerhalb von nur drei Monaten, von Januar bis April 1948 Krankenstand und Arbeitsunfälle mit Arbeitsunfähigkeit um 30 Prozent gesenkt werden, die Arbeitsausfälle aufgrund von Krankheiten verringerten sich um 40 Prozent. Bewirkt werden konnte dies durch die Verbesserung der materiellen Alltagsbedingungen, die Stärkung der Arbeitsdisziplin und eine Reihe von Maßnahmen zum Arbeitsschutz. Die Einrichtung von öffentlichen Polikliniken und betrieblichen Erste-Hilfe-Stationen verbesserte in wesentlichem Maße die Durchführung von prophylaktischen Maßnahmen und die medizinische Versorgung der Werktätigen."[122]

Die Errichtung von Polikliniken in der SBZ war nicht nur ein Bestandteil der Übertragung des sowjetischen Modells des Gesundheitswesens auf deutsche Verhältnisse, nicht nur „ein Ergebnis der wissenschaftlichen Entwicklung" der Medizin, „sondern auch ein Teil des Klassenkampfes".[123] Das bislang in Deutschland vorherrschende Gesundheitssystem basierte zu einem großen Teil auf der Tätigkeit der privat niedergelassenen Ärzte. Obwohl man diese gerade in der unmittelbaren Nachkriegszeit dringend benötigte, sollten sie zukünftig schrittweise verdrängt, durch die Konkurrenz mit den Polikliniken geschwächt, schließlich abgeschafft und das gesamte Gesundheitswesen verstaatlicht werden.[124] Die bislang niedergelassenen Ärzte sollten in die ambulante Versorgung der Bevölkerung in den nunmehr präferierten Polikliniken eingebunden werden.

Ein Großteil der Ärzte befürwortete das neu zu installierende System keineswegs, kam es doch aus ihrer Sicht einer Existenzvernichtung gleich. Wie schon in der Strukturdebatte der frühen 20er Jah-

---

120) In dem zuvor dem Deutschen Roten Kreuz gehörenden Marienkrankenhaus; Gründer und erster Chefarzt war Dr. Hermann Redetzky. In einem Bericht an die Deutsche Zentralverwaltung für das Gesundheitswesen hob dieser Ende 1946 hervor, daß am 2.12.1946 „eine städtische Poliklinik mit kompletter Einrichtung in Betrieb genommen wurde". In den zunächst 40 Räumen wurden „Untersuchungs-, Behandlungs- und Wartezimmer für folgende Spezialgebiete" eingerichtet: „Chirurgie, Innere Medizin, Röntgenologie, Nerven-, Frauenheilkunde, Kinderkrankheiten, Augen, Hals-Nasen-Ohren, Haut, Orthopädie. Ferner ist eine Unfallstelle eingerichtet … Für die zehn Fachgebiete sind zur Zeit 18 Spezialärzte vorhanden". LHAS, 6.11-19, Nr. 2937. Im Eröffnungsmonat Dezember 1946 begaben sich 3.920 Personen in die Schweriner Poliklinik. Kamen im ersten Quartal 1947 dann schon 29.733 Besucher in die Poliklinik, so waren es im dritten Quartal 1948 bereits 62.374 Patienten (+110 Prozent). Die Zahl der dort tätigen Ärzte stieg von 1947 (18) bis 1948 auf 27 und betrug im Jahr 1949 bereits 29. Zur Schweriner Poliklinik gehörten auch eine Apotheke, eine Diabetikerfürsorgestation, eine Diätküche und der Bahnhofssanitätsdienst. Vgl. dazu Kasten/Rost: Schwerin, S. 292.

121) In Mecklenburg(-Vorpommern) bestanden im Juli 1946 insgesamt 51 Kommandanturen der Besatzungsverwaltung; im Februar 1947 waren in Mecklenburg noch 21, in Vorpommern noch 13 Kreis- und Stadtkommandanturen vorhanden.

122) Zitiert nach: GARF, Fond P-7103, Op. 1, D2 (Geschichte der SMA im Land Mecklenburg), Bl. 116-130.

123) Fahrenbach: Die Entwicklung des Gesundheitswesens im Land Mecklenburg, S. 270.

124) Zu diesem Prozeß vgl. ausführlich Naser: Hausärzte in der DDR, S. 72 ff.

re, als einige Krankenkassen begonnen hatten, Polikliniken einzurichten – die von der niedergelassenen Ärzteschaft als „Stätten allgemein beklagter Ramschbehandlung“ bezeichnet wurden, in denen eine „minderwertige Massenbehandlung der Versicherten“ erfolgen würde[125] –, so richtete sich etwa die Berliner Ärzteschaft auch nach Kriegsende gegen diese Form von Krankenbehandlung und bezeichnete in einer von 1.500 Medizinern angenommenen Entschließung die zu errichtenden Ambulatorien und Polikliniken im August 1947 als „Rückschritt im Heilwesen. Sie sind nichts anderes als Krankenrevierstuben und Massenbehandlungsstätten, die auch von der Mehrzahl der Bevölkerung nicht gewünscht werden, weil sie einem autoritären politischen System entsprechen ... Freiheitlich gesinnte Ärzte werden unter keinen Umständen eine Stellung in Ambulatorien annehmen“.[126]

Der Prozeß des von sowjetischer Seite dominierten und vom „fortschrittlichen“ und „demokratischen“ Teil der deutschen Ärzteschaft unterstützten Kampfes um die Errichtung von Polikliniken ist nicht mehr Gegenstand dieser Arbeit. Ein Ausblick auf die frühen Ergebnisse dieser Auseinandersetzung ergibt die Tatsache, daß nach der Ende 1946 geschaffenen Schweriner Poliklinik bis zum Ende des Jahres 1947 im nunmehrigen Lande Mecklenburg-Vorpommern fünf weitere dieser Einrichtungen etabliert wurden, so in Stralsund, Grimmen, Hagenow, Ludwigslust und Neubrandenburg; 1948 kamen weitere fünf Polikliniken in Wismar, Neustrelitz, Güstrow, Ueckermünde und Schönberg hinzu; 1949 wurden weitere Einrichtungen in Waren, Bergen und Anklam eröffnet. Die Zahl der an den Polikliniken tätigen Ärzte und Ärztinnen stieg von Ende 1947 (58) bis Ende 1948 auf 97, und Mitte 1949 gab es in Mecklenburg-Vorpommern bereits 150 in Polikliniken praktizierende Ärzte. In diesen Zahlen sind die an den zehn Universitätspolikliniken in Rostock und die an den neun Polikliniken der Universität Greifswald tätigen Ärzte nicht enthalten. Die Zahl der an allen Polikliniken des Landes behandelten Patienten stieg zwischen 1947 und 1948 von 207.805 auf 512.557 um 147 Prozent.[127]

Dennoch gestaltete sich die Doppelstrategie der schrittweisen Ausschaltung der niedergelassenen Ärzte und der gleichzeitigen Etablierung von Polikliniken als ein langwieriger und widerspruchsvoller Prozeß. Auch nachdem die sowjetische Besatzungsmacht mit den Befehlen Nr. 234 und Nr. 272 vom Oktober bzw. Dezember 1947 die Länderregierungen der SBZ zur Schaffung eines staatlichen Gesundheitswesens im Bereich der ambulanten medizinischen Versorgung verpflichtet hatte, und auch nachdem im Zweijahresplan für 1949/50 festgelegt worden war, daß in jeder Stadt, in jedem Landkreis und in jedem industriellen Ballungsgebiet der Sowjetischen Besatzungszone mindestens eine Poliklinik bzw. ein Ambulatorium zu errichten war,[128] hinkte Mecklenburg(-Vorpommern) wie üblich hinterher; hier gab es noch 1950 immerhin acht Kreise ohne Polikliniken.[129]

Insgesamt gesehen, entwickelte sich der öffentliche bzw. staatliche Sektor des Gesundheitswesens in der Sowjetischen Besatzungszone jedoch recht schnell und dynamisch: Gab es 1948 erst 366 Polikliniken und Ambulatorien, so waren es ein gutes Jahr später bereits 1.116. Im Einzelnen:

Polikliniken in der SBZ[130]

Stichtag	selbständige Polikliniken	Polikliniken an Krankenhäusern und Universitäten	Ambulanzen an Krankenhäusern	Landambulanzen	Betriebspolikliniken	Sanitätsstellen in Betrieben
1.7.1948	30	47	125	0	7	157
1.9.1949	91	109	112	36	30	738

125) Ärztliches Vereinsblatt, 1920, Sp. 236.

126) Der Tagesspiegel, 7.8.1937; hier zitiert nach Naser: Hausärzte in der DDR, S. 77.

127) Berechnet nach Fahrenbach: Die Entwicklung des Gesundheitswesens im Land Mecklenburg, S. 271. Bei einer durchschnittlichen Einwohnerzahl von zwei Millionen Menschen bedeutet dies, daß 1948 etwa ein Viertel der Bevölkerung von Mecklenburg-Vorpommern die dortigen Polikliniken besucht hat.

128) Vgl. dazu Naser: Hausärzte in der DDR, S. 80-88.

129) Vgl. Fahrenbach: Die Entwicklung des Gesundheitswesens im Land Mecklenburg, S. 271. Bestanden 1950 auf dem Territorium der DDR 184 Polikliniken, so gab es 1983 immerhin schon 581 derartige Einrichtungen.

130) Zusammengestellt nach Naser: Hausärzte in der DDR, S. 114 f.

Die Zulassungsordnung von 1949

Bislang hatte die Gesundheitsabteilung der SMAD aufgrund des in der Sowjetunion bestehenden Gesundheitssystems und unter Bezugnahme auf die Befehle Nr. 234 und 272 der Obersten Führung der SMAD die Erteilung von Niederlassungserlaubnissen für Ärzte in privater Praxis abgelehnt.[131] Dem Chef der Medizinalabteilung der SMAD, Oberst Andrej Sokolow, waren noch im Herbst 1948 Berichte der Gesundheitsabteilungen der SMA in den Ländern der SBZ zugegangen, wonach „sich die frei praktizierenden Ärzte nur ungern im öffentlichen Gesundheitsdienst einsetzen lassen“, und wenn sie dort arbeiten mußten, „nur eine Scheintätigkeit ausüben und ... ihre private Tätigkeit nur stärken wollen“. Sokolow verfügte gegenüber dem Leiter der Zentralverwaltung für das deutsche Gesundheitswesen, Karl Linser, im November 1948, daß in einer künftigen Verordnung über die Niederlassung von Ärzten bestimmt werden müsse, „daß sich erst dann Ärzte in freier Praxis niederlassen dürfen, wenn keine Stellen im öffentlichen Gesundheitsdienst mehr frei sind“. Darüber hinaus solle „ein im öffentlichen Gesundheitsdienst beschäftigter Arzt keine offizielle Erlaubnis zur Privatpraxis erhalten“; dies bleibe allenfalls wenigen „Gelehrten vorbehalten“; gemeint waren Professoren an Universitätskliniken, deren schon vor 1945 bestehendes Liquidationsrecht auch in der Folge unangetastet bleiben sollte. Wenn die Polikliniken zur Versorgung der Bevölkerung ausreichten, seien keine Niederlassungsgenehmigungen mehr zu erteilen und bestehende zu entziehen.[132] Damit war der Weg vorgezeichnet, der zu der schließlich im Februar **1949** erlassenen **„Anordnung über die Niederlassung der Ärzte“** führte, die ein Lenkungsinstrument zum Auf- und Ausbau der öffentlichen Behandlungsstellen und zur Zurückdrängung der Ärzte in eigener Praxis darstellte. Wie war die Lage zum Zeitpunkt des Erlasses der neuen Niederlassungsordnung?

Zahl der Ärzte in der Sowjetischen Besatzungszone[133]

Stichtag	Gesamtzahl der Ärzte	davon Ärzte in eigener Praxis	davon Ärzte im öffentlichen (staatlichen) Gesundheitsdienst	davon Ärzte in poliklinischen Behandlungsstellen[134]
1.7.1948	10.316	6.979	3.337	1.050
1.9.1949	11.604	6.291	5.312	1.608

Waren 1948 in der Sowjetischen Besatzungszone noch 6.979 niedergelassene Ärzte in eigener Praxis registriert worden, so waren es 1961 in der DDR nur noch 2.987.[135]

Öffentlich verlautbartes Ziel der gut sieben Monate vor der Staatsgründung der DDR im Februar 1949 verfügten Anordnung über die Modalitäten einer Niederlassung von Ärzten war, „eine ausreichende und gleichmäßige Versorgung der Bevölkerung der sowjetischen Besatzungszone Deutschlands mit ärztlicher Hilfe“ zu sichern,[136] dies aber – wie gleich zu zeigen sein wird – nicht unbedingt durch niedergelassene Ärzte. In dieser erstmals in der SBZ verfügten amtlichen Zulassungsordnung sind deutliche Parallelen zur Zulassungsordnung vom Mai 1934 und deren Ergänzung vom Septem-

131) Zunächst galt die „Verordnung über die vorläufige Neuregelung der ärztlichen Approbation und Niederlassung“ vom 17.10.1945; vgl. dazu ebenda, S. 93.

132) Zitiert nach ebenda, S. 95 f.

133) Zusammengestellt nach Naser: Hausärzte in der DDR, S. 114, 332.

134) Darunter selbständige Polikliniken, Polikliniken an Krankenhäusern und Universitäten, Ambulanzen an Krankenhäusern und Landambulatorien.

135) Im Oktober 1989 praktizierten in der DDR lediglich 396 selbständige Ärzte. In gut vierzig Jahren ist die Zahl der niedergelassenen Ärzte also um 94,3 Prozent zurückgegangen. Im gleichen Zeitraum (1948 bis 1989) stieg die Zahl der angestellten Ärzte im staatlichen oder kommunalen Gesundheitsdienst von 3.337 auf 20.569 Ärzte um 516,4 Prozent. Berechnet nach Naser: Hausärzte in der DDR, S. 332.

136) ZVOBl., 1949, Nr. 16, S. 125-128 (Anordnung über die Niederlassung der Ärzte, 23.2.1949). Diese Zulassungsordnung ist von Heinrich Rau (1899-1961), dem Vorsitzenden der Deutschen Wirtschaftskommission, der zentralen deutschen Verwaltungsinstanz der Sowjetischen Besatzungszone, und dem Stellvertretenden Leiter der Hauptverwaltung Gesundheitswesen, Prof. Dr. Maxim Zetkin (1883-1965), unterzeichnet worden.

ber 1937 zu beobachten.[137)] Auch jetzt standen die planwirtschaftliche Verteilung, der Ausschluß politisch mißliebiger und die Bevorzugung politisch erwünschter Personen bei der Zulassung von Ärzten im Mittelpunkt der Bemühungen, wenngleich mit umgekehrten Vorzeichen. Dagegen wurde die restriktive Haltung des NS-Staates bei der Zulassung von Ärztinnen zur Ausübung der Heilkunde aufgegeben; ob im Zuge der proklamierten Gleichberechtigung von Frauen oder lediglich aus gesundheitspolitischen Gründen und im Interesse einer ausreichenden medizinischen Versorgung der Bevölkerung, soll und kann hier nicht diskutiert werden, weil auch dies über den zeitlichen Rahmen dieser Studie hinausgeht.

Verfügt wurde Anfang 1949, „daß die Erlaubnis zur Niederlassung" nur von dem Landesgesundheitsamt erteilt werden konnte, „in dessen Amtsbereich der Arzt sich niederlassen will". Eine Zulassung aber war „entsprechend den Bedürfnissen der Bevölkerung im Rahmen einer umfassenden Planung für das gesamte Gebiet der sowjetischen Besatzungszone und unter Berücksichtigung der Notwendigkeit" zu erteilen, „das Netz der öffentlichen Behandlungsstellen zu verstärken".[138)] Eine Erlaubnis zur Niederlassung war dann „zu versagen, wenn in dem Bezirk ... eine ausreichende ärztliche Versorgung der Bevölkerung ... bereits gesichert ist". Damit war jeder örtlichen Willkür Tür und Tor geöffnet, denn es ist nicht definiert worden, wie hoch denn der Versorgungsschlüssel für das Verhältnis „Einwohner-Arzt" zu sein hatte. Außerdem war ein Antrag auf „die erste hauptberufliche Niederlassung" immer dann abschlägig zu bescheiden, wenn „dem Antragsteller ein Arbeitsplatz im öffentlichen Gesundheitsdienst der sowjetischen Besatzungszone nachgewiesen" werden konnte – eine Regelung, die verhindern sollte, daß frisch approbierte Ärzte sich privat niederließen. Darüber hinaus konnte eine Niederlassung untersagt werden, wenn wegen „strafbarer Handlungen", „Verstößen gegen die ärztlichen Berufspflichten" oder „undemokratischen Verhaltens Bedenken bestehen, dem Antragsteller die Ausübung eigener Praxis anzuvertrauen", aber auch, „wenn die ordnungsmäßige Ausübung der Praxis nicht gesichert erscheint".[139)]

Wie schon im Dritten Reich waren bei der Entscheidung über eine Niederlassungsgenehmigung auch jetzt „die persönlichen, fachlichen und sozialen Verhältnisse des Antragstellers angemessen zu berücksichtigen", nunmehr mit umgekehrten Vorzeichen. „Bevorzugt stattgegeben" werden sollte jetzt „dem Antrag eines aktiven Kämpfers gegen den Faschismus, eines Opfers des Faschismus, eines Arztes, der sich in der Mitarbeit am demokratischen Aufbau bewährt hat", aber auch dem Niederlassungsbegehren „eines Arztes, der nach Ableistung der Pflichtassistentenzeit mehr als drei Jahre in der Gesundheitsverwaltung hauptberuflich tätig war".[140)]

Eine Niederlassungsgenehmigung konnte darüber hinaus „mit der Auflage verbunden werden, daß der Arzt eine nebenberufliche Tätigkeit im öffentlichen Gesundheitsdienst ausübt". Im Gegenzug war keine Niederlassungsgenehmigung für diejenigen Ärzte notwendig, die hauptberuflich im öffentlichen Gesundheitsdienst in einer öffentlichen ambulanten Behandlungsstelle arbeiteten und nebenberuflich „Kranke für eigene Rechnung" behandelten. Eine vollkommene Rechtsunsicherheit ergab sich durch die Verfügung, daß „die Erlaubnis zur hauptberuflichen Niederlassung ... mit dem Vorbehalt erteilt werden" konnte, „daß das Landesgesundheitsamt sie jederzeit widerrufen kann". Aber selbst die Ärzte, die „sich bereits vor dem Inkrafttreten dieser Anordnung niedergelassen haben", also bereits jahre- oder jahrzehntelang am Ort praktizierten, bedurften „gleichfalls der Erlaubnis". Angesichts der medizinischen Notstandssituation ist jedoch einschränkend verfügt worden, daß für Ärzte, die sich „bereits vor dem 1. September 1939 an ihrem gegenwärtigen Tätigkeitsort niedergelassen haben, die Erlaubnis als erteilt" gelten könne. Damit bedurften die Ärzte, die kriegsbe-

137) Vgl. dazu: RGBl., T. I, 1934, S. 399-410 (Zulassungsordnung, 17.5.1934) sowie das Kapitel: Gesundheitsverhältnisse, gesetzliche Grundlagen und berufliche Rahmenbedingungen für das Wirken der mecklenburgischen Ärzteschaft 1933-1939, S. 103 ff.

138) ZVOBl., 1949, Nr. 16, S.125-128 (Anordnung über die Niederlassung der Ärzte, 23.2.1949). In der Ersten Durchführungsverordnung zu dieser Anordnung ist am 1.6.1949 definiert worden, was als „ambulante Behandlungsstellen" anzusehen war: Dazu gehörten öffentliche Polikliniken und Ambulanzen, Betriebspolikliniken und Sanitätsstellen, Ambulatorien für Haut- und Geschlechtskrankheiten, Tuberkulosefürsorgestellen, anderweitige Fürsorgestellen des Gesundheitsamtes, Universitäts-Polikliniken und Landambulatorien. Vgl. ebenda, S. 441 ff.

139) Ebenda, S. 125-128.

140) Und anders als im Dritten Reich durften jetzt „verheiratete Ärztinnen deshalb, weil ihre wirtschaftliche Versorgung anderweitig gesichert ist, nicht hinter ihren Mitbewerbern zurückgestellt werden". Ebenda.

dingt nach Mecklenburg gelangt waren, sowie die Ärzte, die ihre Approbation und Niederlassungsgenehmigung erst in der Kriegszeit erhalten hatten, einer erneuten Praxiserlaubnis.

Jeder Arzt, dem eine Niederlassungserlaubnis erteilt wurde, war „zur Behandlung der in der Sozialversicherung Versicherten einschließlich ihrer behandlungsberechtigten Angehörigen ... verpflichtet“, sollte sich also nicht auf Privatpatienten konzentrieren dürfen. Dazu gehörte auch, daß ein Arzt „verpflichtet“ war, „seine Patienten ohne Rücksicht auf ihre soziale oder wirtschaftliche Lage sorgfältig und gewissenhaft unter Heranziehung aller bewährten Methoden der ärztlichen Wissenschaft und Praxis zu behandeln“. Und ein Arzt, dem die Niederlassungserlaubnis erteilt worden ist, war darüber hinaus „verpflichtet, seine Praxisräume mit allen erforderlichen Einrichtungsgegenständen und ärztlichen Instrumenten auszustatten und laufend für den Ersatz unbrauchbarer oder veralteter Gegenstände und Instrumente zu sorgen“. Es ist – wie weiter oben geschildert – angesichts der in der unmittelbaren Nachkriegszeit katastrophalen materiellen Lage der Ärzteschaft und ihrer mangelhaften Ausstattung mit ärztlichem Instrumentarium sehr gut vorstellbar, wie leicht man einem niedergelassenen Arzt eine Vernachlässigung dieser „Verpflichtung“ nachweisen konnte, was dann zu einem Entzug der Niederlassungserlaubnis führen konnte.

Weit stärker noch als im Dritten Reich waren ab Februar 1949 die privat niedergelassenen Ärzte der direkten Kontrolle und Überwachung durch die staatlichen Gesundheitsbehörden unterworfen. In der „Anordnung über die Niederlassung“ der Ärzte hieß es: „Der Arzt untersteht in seiner Berufstätigkeit der Aufsicht des Gesundheitsamtes. Er hat dem Gesundheitsamt auf dessen Verlangen Auskunft zu erteilen und Einblick in seine Unterlagen (Karteien, Aufzeichnungen, Gutachten usw.) zu gestatten oder diese vorzulegen. Beauftragte des Gesundheitsamtes dürfen die Räume, in denen die Praxis ausgeübt wird, jederzeit betreten und deren Einrichtung besichtigen.“ Damit war nicht nur die ärztliche Berufsfreiheit ausgehebelt, sondern auch die ärztliche Schweigepflicht im Verhältnis zur Patientenschaft faktisch aufgehoben.[141)]

In der wenige Monate später, im Juni 1949 erlassenen „Ersten Durchführungsverordnung zur Anordnung über die Niederlassung der Ärzte“ wird das Ziel dieser restriktiven Niederlassungsgenehmigung noch deutlicher. Darin hieß es: „Neue Stellen für hauptberuflich niedergelassene Ärzte werden nur dann geschaffen und frei gewordene Stellen dieser Art nur dann wiederbesetzt, wenn der betreffende Bezirk ärztlich unzureichend versorgt ist und der unzureichenden Versorgung nicht in absehbarer Zeit durch die Errichtung neuer oder die Erweiterung bestehender ambulanter Behandlungsstellen ... abgeholfen werden kann.“ Wann aber eine „unzureichende Versorgung“ vorlag, ist nicht definiert, sondern nur schwammig umschrieben worden: „Eine ausreichende ärztliche Versorgung der Bevölkerung ... liegt vor, wenn ein Arzt hauptberuflich für die ambulante ärztliche Versorgung einer bestimmten, von der Hauptverwaltung Gesundheitswesen noch festzusetzenden Zahl von Einwohnern zur Verfügung steht, einerlei, ob er in eigener Praxis niedergelassen ist oder in einer ambulanten Behandlungsstelle tätig ist.“[142)]

Erst Ende Juni 1949 legte die Hauptverwaltung Gesundheitswesen der SBZ die „allgemeinen Schlüsselzahlen“ fest. Danach bestehe eine „ausreichende medizinische Versorgung“ dann, wenn auf 3.000 Einwohner ein Allgemeinpraktiker entfalle und ein Facharzt für 6.000 Einwohner zur Verfügung stehe. Für die nur in geringer Zahl vorhandenen Fachärzte gab es je nach Disziplin noch weitere Aufgliederungen. So lautete die Schlüsselzahl etwa bei Fachärzten für Innere Medizin 1 : 35.000 und bei Urologen sogar 1 : 140.000.[143)] Zur Erinnerung und zum Vergleich: Im Deutschen Reich galt von 1932 und bis 1945 die planwirtschaftliche Vorgabe, „daß auf je sechshundert Versicherte im Zulassungsbezirk ein Arzt trifft“.[144)] Nach dem amtlichen Versorgungsschlüssel von 1949 hatte etwa ein niedergelassener Allgemeinpraktiker also fünfmal mehr Patienten zu betreuen als in der NS-Zeit.

Nicht nur diese Entwicklung in der medizinalpolitischen Gesetzgebung veranlaßte eine zunehmende Zahl vom Medizinern, die SBZ und später die DDR zu verlassen. Nach einer im Mai 1956 erstellten detaillierten Übersicht der „Kommission zu Fragen der Republikflucht“ in der Hauptverwaltung der Deutschen Volkspolizei hatten im Jahr **1954** insgesamt 173.279 Personen die DDR illegal

141) Ebenda.
142) Ebenda, S. 441 ff.
143) Vgl. dazu Naser: Hausärzte in der DDR, S. 100.
144) RGBl., T. I, 1932, S. 19-25 (Verordnung über die kassenärztliche Versorgung, 14.1.1932).

verlassen. Schon **1955** wurden 270.115 Personen als **„Republikflüchtlinge"** gezählt; dies entsprach einer Zunahme von fast 56 Prozent in nur einem Jahr. Unter den „Republikflüchtigen" des Jahres 1954 befanden sich 201 Ärzte (0,1 Prozent). Die 290 Ärzte, die die DDR 1955 verließen, machten ebenfalls nur 0,1 Prozent der Flüchtigen aus, wenngleich die Zahl der Ärzte, die der DDR zwischen 1954 und 1955 den Rücken gekehrt hatten, in nur einem Jahr um 44,3 Prozent gestiegen war.[145)]

Unter den zahlreichen Gründen, die für die weiter ansteigende Fluchtbewegung verantwortlich waren, wurden die unbefriedigenden politischen und wirtschaftlichen Verhältnisse in der DDR ausgemacht, aber auch die von verschiedenen Stellen der Bundesrepublik aktiv betriebenen gezielten Abwerbungen von ostdeutschen Fachkräften. Interessant, aber bislang ursächlich nicht geklärt ist die Tatsache, daß die aus dem Kerngebiet des vormaligen Landes Mecklenburg 1952 gebildeten nunmehrigen DDR-Bezirke Schwerin und Rostock die höchste Fluchtquoten der gesamten DDR zu verzeichnen hatten: In den Jahren 1954/55 sind aus dem Bezirk Schwerin immerhin 3,5 Prozent der dortigen Einwohnerschaft in die Bundesrepublik geflüchtet, und die Bevölkerung des Bezirkes Rostock wies im gleichen Zeitraum eine Quote von immerhin 3,3 Prozent „Republikflüchtlingen" auf.[146)]

Betrachtet man den Aspekt der „Republikflucht" von Ärzten in den Jahren zwischen 1958 und 1960, also kurz vor dem Bau der Berliner „Mauer" und der Errichtung von festen Grenzanlagen zur Bundesrepublik, wird folgende Entwicklung sichtbar: Im Jahr **1958** gab es in der DDR 13.845 Ärzte, von denen noch 3.871 in eigener Praxis tätig waren (28 Prozent). Von der gesamten Ärzteschaft der DDR verließen in diesem Jahr 907 Mediziner das Land (6,6 Prozent), darunter 235 niedergelassene und 672 Ärzte aus staatlichen Einrichtungen. Das bedeutet, daß 6,1 Prozent der niedergelassenen Ärzte und 6,7 Prozent der staatlich beschäftigten Mediziner aus der DDR geflohen sind. **1959**, zehn Jahre nach der Staatsgründung, sind in der DDR 14.276 Ärzte registriert worden; von ihnen verließen bis zum Ende des Jahres 495 das Land durch „Republikflucht" (3,5 Prozent); das waren 45 Prozent weniger Ärzte als im Vorjahr. Unter den Geflüchteten befanden sich 394 Ärzte, die in staatlichen Einrichtungen des Gesundheitswesens beschäftigt waren (79,6 Prozent), und 101 niedergelassene Ärzte, die eine eigene Praxis betrieben hatten (20,4 Prozent). Betrachtet man aus einem anderen Blickwinkel diese Entwicklung in jeweils absoluten Zahlen beider Ärztegruppen, bedeutet dies, daß 3,7 Prozent aller staatlich beschäftigten Ärzte und 2,9 Prozent aller niedergelassenen Ärzte die DDR per Flucht verlassen haben.

Geht man für das Jahr **1960** von einem Ärztebestand der DDR von 14.555 Personen aus, so ist zu konstatieren, daß in diesem Jahr 650 Ärzte das Land durch „Republikflucht" verlassen haben; das waren 31 Prozent mehr als im Vorjahr und 4,5 Prozent aller Ärzte des Landes. Unter diesen 650 Flüchtlingen befanden sich 497 Ärzte aus staatlichen Einrichtungen (76,5 Prozent), und 153 der Geflohenen waren Ärzte mit eigener Praxis (23,5 Prozent). Betrachtet man wiederum den Anteil der „Republikflüchtigen" an ihrer Statusgruppe, so ist zu konstatieren, daß im Jahr 1960 4,3 Prozent aller staatlich beschäftigten Ärzte und 4,6 Prozent aller niedergelassenen Mediziner die DDR als Flüchtlinge verlassen haben.[147)]

---

145) Die zahlenmäßig meisten „Republikflüchtlinge" waren Arbeiter und Angestellte; die prozentual größte Steigerung (+152 Prozent) war bei Ingenieuren zu verzeichnen, von 805 auf 2.028. Berechnet nach: SAPMO-BA, DY 30/J IV 2/2/483, Bl. 15-47 (Anlage Nr. 4 zum Protokoll der Sitzung des Politbüros des Zentralkomitees der SED, 19.6.1956). Veröffentlicht u.a. bei Braun: Behandelt – Beschlossen – Durchgeführt, o.S.

146) Vgl. dazu Naser: Hausärzte in der DDR, S. 100.

147) Allein von Januar bis Juli 1961, also bis zum „Mauerbau", sind 282 „republikflüchtige" Ärzte gezählt worden. Berechnet nach ebenda, S. 219, 237, 247, 253.

Die Ärzteschaft im Deutschen Reich und in Mecklenburg. Zahlenmäßige Entwicklung 1800-1945

Ärzte in Mecklenburg 1800-1929/30

Wie bereits skizziert, sind im Jahre **1800** in Mecklenburg-Schwerin insgesamt 71 „ausübende Ärzte" registriert worden, darunter zehn in Rostock und sieben in Schwerin.[1] In Mecklenburg-Strelitz praktizierten im Jahre 1800 immerhin 17 Ärzte, so daß zu diesem Zeitpunkt von insgesamt 88 Ärzten in beiden Herzogtümern auszugehen ist.[2]

In 46 Städten und Flecken von Mecklenburg-Schwerin gab es **1814** insgesamt erst 79 Ärzte, darunter die meisten in Rostock (11) und in Schwerin (7),[3] und in Mecklenburg-Strelitz sind in diesem Jahr 19 niedergelassene Ärzte in acht Gemeinden registriert worden, darunter allein acht in Neubrandenburg, so daß 1814 für beide Mecklenburg von 98 Ärzten ausgegangen werden kann.[4] Und im Jahre **1818** praktizierten in Mecklenburg-Schwerin auch erst 85 zugelassene Ärzte.

Aber schon gut zwanzig Jahre später, im Jahre **1840**, wirkten in Mecklenburg-Schwerin bereits 182 und in Mecklenburg-Strelitz immerhin 36 praktische Ärzte.[5] Das bedeutet, daß in den vier Dekaden zwischen 1800 und 1840 die Zahl der in beiden Mecklenburg tätigen Ärzte auf 218 zugenommen, sich also mehr als verdoppelt hatte. Ursachen für diesen enormen Zuwachs von immerhin 148 Prozent innerhalb von nur einer Generation könnten die verstärkte Entwicklung des Medizinalwesens, die Zuwanderung auswärtiger Mediziner, die Fortschritte der Forschung, die beginnende Ausdifferenzierung der Fachgebiete und auch der gezielt herbeigeführte Rückgang der Zahl der Wundärzte gewesen sein. Zwar ist in diesem Zeitraum auch die Zahl der mecklenburgischen Bevölkerung um 73 Prozent gewachsen, was aber nicht notwendigerweise eine Zunahme der Ärzteschaft zur Folge hätte haben müssen. Die meisten Ärzte praktizierten 1840 – wenig verwunderlich – in den größeren Städten des Landes, so in Wismar (10), Güstrow (11), Schwerin (18) und in Rostock (26). Die medizinische Versorgungssituation hatte sich innerhalb weniger Jahre – zumindest numerisch – deutlich verbessert. Entfielen 1800 noch 4.562 Einwohner auf einen Arzt, so hatte ein Arzt im Jahre 1840 – ungeachtet des Bevölkerungszuwachses – nur noch 2.681 Personen zu betreuen.[6]

1880 sind in beiden Mecklenburg 232 Ärzte gezählt worden, und zwanzig Jahre später, zur Jahrhundertwende um **1900**, praktizierten in beiden mecklenburgischen Großherzogtümern bereits 297 Ärzte. Innerhalb von einhundert Jahren, zwischen 1800 und 1900, ist die Zahl der Ärzte in Mecklenburg also um 237 Prozent gestiegen. Angesichts des wesentlich geringer ausfallenden Bevölkerungswachstums hatte sich die medizinische Versorgungssituation – zumindest statistisch gesehen – deutlich verbessert; nunmehr entfielen auf 10.000 Einwohner durchschnittlich immerhin 4,2 Ärzte. **1923** gab es 416 praktizierende Ärzte in Mecklenburg-Schwerin.[7]

---

1) Unter diesen 71 Ärzten befanden sich zwölf Kreis- und Amtsphysici, vier Professoren, zwei Herzogliche Leibärzte, vier nichtpromovierte Medicinae practici und ein Doktorand. In den Ortschaften Brüel, Crivitz, Dassow, Doberan, Klütz, Krakow, Kröpelin, Lübtheen, Lübz, Malchow, Schwaan, Sülze, Warin, Wismar und Zarrentin gab es zu dieser Zeit keine Ärzte.

2) Vgl. dazu Flemming: Zur medizinischen Statistik, S. 66, 68. Damit entfielen durchschnittlich 2,2 Ärzte auf 10.000 Einwohner; dagegen kamen statistisch gesehen sogar drei Wundärzte auf 10.000 Einwohner. Vgl. dazu: Vierteljahrsberichte des Mecklenburgischen Statistischen Landesamts, April-Heft 1938, S. 5 f.

3) Vgl. dazu Masius: Uebersicht der Medizinalverfassung, S. 32 f. Dagegen praktizierte in Ortschaften wie Brüel, Dargun, Klütz, Krakow, Laage, Lübtheen, Schwaan oder Warin kein einziger Arzt; in diesen Gemeinden waren lediglich ein oder zwei Wundärzte tätig. 1814 wirkten in Mecklenburg-Schwerin immerhin 110 Wundärzte.

4) Vgl. dazu ebenda, S. 40. In Wesenberg hatte sich kein Arzt niedergelassen, hier war lediglich ein Wundarzt tätig.

5) Unter ihnen sechs Professoren, vier Leib- und Hofmediziner sowie drei nichtpromovierte Medicinae practici. Berechnet nach Flemming: Zur medizinischen Statistik, S. 66. Die Zahl der Wundärzte ist dagegen im gleichen Zeitraum von 110 auf 86 um fast 22 Prozent zurückgegangen; vgl. ebenda.

6) Berechnet nach ebenda. Aus einem anderen Blickwinkel betrachtet: Entfielen 1800 noch durchschnittlich 2,2 Ärzte auf 10.000 Einwohner, so waren es 1840 bereits 3,8 Ärzte. Vgl. dazu: Vierteljahrsberichte des Mecklenburgischen Statistischen Landesamts, April-Heft 1938, S. 5.

7) Berechnet nach: Mecklenburg-Schwerinsches Staatshandbuch, 1923, S. 315-337.

Die amtliche Landesstatistik verzeichnete im Mai **1927** sogar insgesamt 464 Ärzte in beiden Mecklenburg,[8)] von denen jedoch 53 schon im Jahr 1929 nicht mehr in Mecklenburg praktizierten, weil sie aus dem Land weggezogen oder in den Ruhestand getreten bzw. verstorben waren. Allerdings ist bis 1929 eine Reihe von Ärzten hinzugekommen (durch neue Approbationen oder den Zuzug auswärtiger Mediziner), so daß zu Beginn des Jahres **1929** immerhin 454 Ärzte in Mecklenburg tätig waren und zur Mitte des Jahres 1929 sogar von 479 Ärzten in beiden Mecklenburg auszugehen ist.[9)] Schon ein Jahr später, **1930**, wurden dort 534 Ärzte registriert, was einer Zunahme von mehr als 17 Prozent innerhalb eines Jahres gleichkam.

Ärzte in Mecklenburg 1800-1930[10)]

Jahr	Zahl der Ärzte	Entwicklung in %	Ärzte auf 10.000 Einwohner
1800	88		2,2
1810	96	+9,1	2,3
1820	134	+39,6	2,9
1830	172	+25,4	3,2
1840	218	+26,7	3,8
1850	227	+4,1	3,6
1860	218	-4,0	3,4
1870	222	+1,8	3,4
1880	232	+4,5	3,4
1890	248	+6,9	3,7
1900	297	+19,8	4,2
1910	339	+14,1	5,2
1920	417	+23,0	6,2
1930	511	+22,5	6,6

Allein in den drei Dekaden zwischen 1900 und 1930 ist die Zahl der Ärzte in beiden Mecklenburg von 297 auf 511, mithin um 72 Prozent, gestiegen. Und nimmt man einen noch längeren Zeitraum in den Blick, so hatte sich in den fast 130 Jahren zwischen Anfang 1800 und dem Januar 1929 – dem Beginn unseres Untersuchungszeitraums – die Zahl der praktizierenden Ärzte in beiden Mecklenburg von 88 auf 454 mehr als verfünffacht (+416 Prozent).

Im Verhältnis zum Bevölkerungswachstum hatte sich die Zahl der Ärzte wesentlich schneller entwickelt, was sich in der ungefähr verdreifachten Versorgungsrate widerspiegelt: Entfielen 1800 durchschnittlich erst 2,2 Ärzte auf 10.000 Einwohner (und 1900 erst 4,2), so waren es 1929 immerhin schon 5,7 und 1930 bereits 6,6 Ärzte pro 10.000 Einwohner.[11)] Während ein Arzt zu Beginn des 19. Jahrhunderts rund 4.500 Personen zu betreuen hatte, entfielen 1930 etwa 1.500 Personen auf einen Arzt.[12)]

Hinsichtlich der medizinischen Versorgung der Bevölkerung ist darüber hinaus aber noch zu berücksichtigen, daß im Jahre 1800 immerhin noch 120 Wundärzte in beiden Mecklenburg tätig waren, also durchschnittlich drei nichtakademische Mediziner auf 10.000 Einwohner entfielen, so daß die nicht-universitär ausgebildeten, aber durch das praktische Leben geschulten Wundärzte einstmals einen nicht unerheblichen Anteil an der medizinischen Versorgung der Bevölkerung hatten. Im Zuge der Einführung der mecklenburgischen Medizinalordnungen ist die Zahl der Wundärzte (vielfach übten auch die Barbiere diese Profession aus) schnell zurückgegangen. Gab es 1850 noch

8) Darunter 38 in Mecklenburg-Strelitz; vgl. dazu: Vierteljahrsberichte des Mecklenburgischen Statistischen Landesamts, April-Heft 1938, S. 6 f.

9) Darunter bereits 66 in Mecklenburg-Strelitz. Die in untenstehender Tabelle, S. 290, veröffentlichte Zahl von 454 Ärzten in Mecklenburg bezieht sich auf den Stichtag 1.1.1929, nicht jedoch auf die hier gemeinte Jahresmitte 1929. Berechnet nach: Mecklenburg-Schwerinsches Staatshandbuch, 1927, S. 284-308; ebenda, 1930, S. 267-291; Mecklenburg-Strelitzsches Staatshandbuch, 1929, S. 177-183. Zwar ist die Zahl der in beiden Mecklenburg praktizierenden Ärzte zwischen 1927 und 1929 von 464 auf 479 nur marginal gestiegen (+3,2 Prozent), aber die Steigerungsrate lag im gleichen Zeitraum im strelitzschen Landesteil (von 38 zu 66 Ärzten) mit 73,7 Prozent bedeutend höher.

10) Die Zahlen betreffen Mecklenburg-Schwerin und Mecklenburg-Strelitz gemeinsam. Zusammengestellt nach: Vierteljahrsberichte des Mecklenburgischen Statistischen Landesamts, April-Heft 1938, S. 5. Die geringfügigen Abweichungen zu bisherigen Darstellungen und zu den untenstehenden Tabellen ergeben sich durch die unterschiedlichen Zeitpunkte der statistischen Erhebungen, mal zum Jahresanfang und mal zur Jahresmitte.

11) Berechnet nach ebenda.

12) In Mecklenburg-Strelitz entfielen 1930 bei einer Bevölkerung von 110.414 Einwohnern durchschnittlich 1.673 Personen auf einen Arzt, was eine etwas schlechtere medizinische Versorgung als in Mecklenburg-Schwerin bedeutete.

98 Wundärzte,[13)] so ist im Zuge der Professionalisierung der Medizin schon 1906 der letzte Wundarzt aus Mecklenburg-Schwerin verschwunden; in Mecklenburg-Strelitz war noch 1920 der letzte Wundarzt tätig.[14)]

Zwar außerhalb unseres Untersuchungszeitraums liegend und über unser territoriales Untersuchungsgebiet hinausgehend, sind die Entwicklungstendenzen der Ärzteschaft im gesamten Deutschen Reich dennoch von Interesse, aussagekräftig und zu quantitativen Vergleichszwecken mit den mecklenburgischen Medizinalverhältnissen nicht nur geeignet, sondern unerläßlich.

Ärzte im Deutschen Reich 1905-1932[15)]

Jahr	Zahl der Ärzte
1905	31.041
1910	32.499
1913	32.456
1919	33.232
1923	35.500
1928	48.152
1930	50.671
1932	52.518

Deutlich wird, daß die Zahl der Ärzte in den 15 Jahren zwischen 1905 und 1919, dem faktischen Ende des Kaiserreichs, um lediglich sieben Prozent zugenommen hat und sich auch durch Kriegsfolgen und die damit verbundenen Gebietsverluste nicht verringert, sondern erhöht hat. Dagegen ist allein im Jahrzehnt zwischen 1923 und 1932, also in der Hochzeit der Weimarer Republik, die Zahl der approbierten Ärzte um 48 Prozent gestiegen, was zu einer von der alteingesessenen Ärzteschaft allseits beklagten „Ärzteschwemme" in Deutschland geführt hat.

Ärzte im Deutschen Reich und in Mecklenburg 1929-1945[16)]

Ärzte im Deutschen Reich 1929[17)]

Zu Beginn unseres eigentlichen Untersuchungszeitraums, Anfang 1929, wurden im Deutschen Reich 45.948 Ärzte gezählt, darunter 2.202 Frauen (4,8 Prozent).[18)] 64 Prozent der gesamten Ärzteschaft wirkte in städtischen und 36 Prozent in ländlichen Bezirken.[19)] Somit entfielen Anfang 1929 durch-

13) Damit entfielen durchschnittlich 1,5 Wundärzte auf 10.000 Einwohner; vgl. dazu: Vierteljahrsberichte des Mecklenburgischen Statistischen Landesamts, April-Heft 1938, S. 5.

14) Die Zahl der praktizierenden Wundärzte hatte sich von 1810 (120) über 1880 (41) und 1900 (14) bis 1920 auf einen verringert. Schon 1925 gab es in Mecklenburg keine Wundärzte mehr; zusammengestellt nach ebenda. Hatte es 1909 im Deutschen Reich noch 119 Wundärzte gegeben, so waren diese ab 1927 „nunmehr ausgestorben, da dieser Berufsstand gesetzlich aufgehoben worden ist". Reichsgesundheitsblatt, 1929, S. 482.

15) Berechnet bzw. zusammengestellt nach: Academicus, S. 181, und Graf: Die Stellung des Arztes, S. 61; darunter auch Mediziner ohne ärztliche Tätigkeit, lediglich privat praktizierende Ärzte ohne Kassenzulassung, beamtete Ärzte sowie Militärärzte bzw. Sanitätsoffiziere. Die Zahlen der tatsächlich aktiven, zivilen niedergelassenen Allgemeinpraktiker und Fachärzte werden im Anschluß präsentiert.

16) Für einen Gesamtüberblick der mecklenburgischen Medizinalverhältnisse in unserem eigentlichen Untersuchungszeitraum vgl. die weiter unten stehende Tabelle „Ärzte in Mecklenburg 1929-1945/47" auf S. 290. Sofern nicht anders ausgewiesen, entstammen die nachfolgend präsentierten Zahlen zumeist zwei verschiedenen Quellen, also statistischen Ermittlungen, die zum größten Teil zwar auf gleichen, ähnlichen oder analogen Erhebungen basierten, aber je nach dem Erfassungszeitpunkt – zu Jahresbeginn, Jahresmitte oder Jahresende – und hinsichtlich der Berücksichtigung bzw. Nichterfassung verschiedener Arztkategorien mitunter punktuell voneinander abweichen können. Zum einen resultieren die Zahlenangaben aus dem von den regionalen Ärzteorganisationen mit Daten versorgten Reichs-Medizinal-Kalender, zum anderen aus dem von den regionalen Amts- und Kreisärzten (also den Gesundheitsämtern) mit Informationen versorgten Statistischen Reichsamt und dem Reichsgesundheitsamt, das das Reichsgesundheitsblatt herausgab. Gelegentlich nicht gezählt und nicht aufgeführt wurden „Ärzte, die eine ärztliche Praxis nicht ausüben, die in einem wissenschaftlichen, nicht der Krankenbehandlung dienenden Institut tätig sind, beamtete oder Fürsorgeärzte, die sich nicht mit der Behandlung Kranker befassen, im Heeres- und Marinedienst berufsmäßig tätige Heil- und Pflegepersonen [und] Personen, die ihren Heil- oder Pflegeberuf aufgegeben haben". Reichsgesundheitsblatt, 1929, S. 481.

17) Zusammengestellt und berechnet nach ebenda, S. 481-495. Erfaßt wurden „das in der Krankenbehandlung und Krankenpflege beschäftigte Personal", nicht jedoch „das in der gesundheitlichen und sozialen Fürsorge oder in der Verwaltung tätige Personal" und ebenso nicht die Sanitätsoffiziere der Reichswehr sowie die Versorgungsärzte.

18) 1909 sind in Deutschland erstmals Ärztinnen registriert worden. Unter den 30.588 Medizinern dieses Jahres machten die 82 Ärztinnen nur 0,3 Prozent aus. Zwischen 1909 und 1929 ist die Zahl der Ärztinnen von 82 auf 2.202, mithin um fast das 27fache, gestiegen.

19) Von den Ärztinnen waren nur 21 Prozent in ländlichen, dagegen 79 Prozent in städtischen Regionen tätig.

schnittlich 7,2 Ärzte auf 10.000 Einwohner; das bedeutete, daß ein Arzt für 1.389 Personen zuständig war und ein Territorium von 10,2 km² abzudecken hatte.[20] Von der 45.948 Personen zählenden gesamten Ärzteschaft firmierten 8.362 Mediziner als Fachärzte,[21] unter ihnen nur 188 Frauen (2,2 Prozent). Von den Fachärzten praktizierten 87 Prozent in den städtischen Verwaltungsbezirken. Die Ärztedichte und damit die medizinische Versorgungsqualität gestalteten sich in den einzelnen Ländern und Landesteilen sehr unterschiedlich. Die dichteste ärztliche Versorgung war in Berlin bzw. in Hamburg zu verzeichnen, wo durchschnittlich 14,1 bzw. zwölf Ärzte auf 10.000 Einwohner entfielen, während die beiden mecklenburgischen Staaten zu den neun Ländern gehörten, die unter dem Reichsdurchschnitt von 7,2 rangierten.

Ärzte in Mecklenburg 1929[22]

Anfang 1929 praktizierten in beiden Mecklenburg 454 Ärzte,[23] darunter 15 Frauen (3,3 Prozent). 77 der 454 mecklenburgischen Ärzte waren als Fachärzte anerkannt (17 Prozent).

Ärzte im Deutschen Reich 1931[24]

Anfang 1931 wirkten im Deutschen Reich insgesamt 47.208 Ärzte, darunter 2.611 Frauen (5,5 Prozent).[25] 65 Prozent aller Ärzte praktizierten in städtischen und 35 Prozent in ländlichen Bezirken. Anfang 1931 entfielen durchschnittlich 7,3 Ärzte auf 10.000 Einwohner; das bedeutete, daß ein Arzt potentiell für 1.385 Personen zuständig war und ein Territorium von durchschnittlich 9,9 km² zu versorgen hatte. Von den 47.208 Ärzten waren 8.802 Fachärzte (18,6 Prozent),[26] was die Statistiker zur Einschätzung veranlaßte: „Die Spezialisierung der Ärzteschaft schreitet fort."[27]

Ärzte in Mecklenburg 1931

Zu Beginn des Jahres 1931 sind in beiden Mecklenburg insgesamt 536 Ärzte registriert worden,[28] darunter 21 Frauen (3,9 Prozent). 83 dieser 536 Mediziner waren als Fachärzte tätig (15,5 Prozent). Im Durchschnitt entfielen in Mecklenburg-Schwerin 6,7 Ärzte auf 10.000 Einwohner, in Mecklenburg-Strelitz waren es 5,9 Ärzte. Trotz der absolut zunehmenden Zahl der mecklenburgischen Ärzte hatte jeder Arzt in Mecklenburg-Schwerin ein Gebiet von 28 km² abzudecken; in Mecklenburg-Strelitz waren es sogar 43,7 km², während im Reichsdurchschnitt ein Arzt für lediglich 9,9 km² zuständig war.

Ärzte im Deutschen Reich 1932[29]

Anfang 1932 waren in Deutschland 47.963 Ärzte tätig, darunter 2.755 Frauen (5,7 Prozent). 66,6 Prozent dieser Ärzte agierten in städtischen und 33,4 Prozent in ländlichen Bezirken.[30] Von der gesamten, 47.963 Personen zählenden deutschen Ärzteschaft praktizierten 8.938 als Fachärzte (18,6 Prozent),[31] von denen jedoch nur 13,5 Prozent auf dem Lande tätig waren. Durchschnittlich entfielen nunmehr 7,4 Ärzte auf 10.000 Einwohner, was im Umkehrschluß bedeutete, daß ein Arzt für durchschnittlich 1.351 Personen zuständig war und ein Gebiet von 9,8 km² zu bearbeiten hatte.

---

20) Noch 1876 waren durchschnittlich nur 3,2 Ärzte für 10.000 Einwohner zuständig; das hieß, daß ein Arzt potentiell immerhin 3.112 Personen und ein Gebiet von 39,3 km² zu versorgen hatte.
21) Gezählt wurden die Fachrichtungen Chirurgie, Frauenkrankheiten und Geburtshilfe, Haut- und Geschlechtskrankheiten, Augenkrankheiten, Hals-, Nasen- und Ohrenkrankheiten, die gesamte Innere Medizin, Kinderkrankheiten sowie Geistes- und Nervenkrankheiten.
22) Zusammengestellt und berechnet nach: Reichsgesundheitsblatt, 1929, S. 481-495.
23) Davon 66 in Mecklenburg-Strelitz.
24) Zusammengestellt und berechnet nach: Reichsgesundheitsblatt, 1932, S. 137-142.
25) Zwischen 1929 und 1931 ist die Zahl der Ärztinnen also um 18,6 Prozent gestiegen.
26) Hinzu kamen noch 3.500 hier nicht mit berücksichtigte Internisten sowie 1.200 Kinderärzte und 900 Ärzte für Geistes- und Nervenkrankheiten.
27) Entwicklung der Fachärzteschaft: 1928: 17,2 Prozent, 1929: 18,2 Prozent, 1930: 18,1 Prozent und 1931: 18,6 Prozent aller Ärzte.
28) Darunter 67 in Mecklenburg-Strelitz.
29) Zusammengestellt und berechnet nach: Reichsgesundheitsblatt, 1933, S. 447-452.
30) Von den Ärztinnen praktizierten nur 19,3 Prozent auf dem Lande.
31) Hinzu kamen noch 3.750 hier nicht mit berücksichtigte Internisten sowie 1.250 Kinderärzte und 1.000 Ärzte für Geistes- und Nervenkrankheiten.

Ärzte in Mecklenburg 1932

Im Jahr der Machtübernahme der NSDAP in Mecklenburg-Schwerin waren 567 Ärzte in beiden Mecklenburg tätig,[32)] darunter 26 Frauen (4,6 Prozent). In beiden mecklenburgischen Landesteilen praktizierten 84 Fachärzte, mithin 14,8 Prozent der gesamten Ärzteschaft. In Mecklenburg-Schwerin entfielen durchschnittlich 7,1 Ärzte auf 10.000 Einwohner, in Mecklenburg-Strelitz dagegen nur 6,2 Ärzte. Bei einem Reichsdurchschnitt von 9,8 km^2 war ein Arzt in Mecklenburg-Schwerin im Schnitt für ein Territorium von 26,4 km^2, in Mecklenburg-Strelitz sogar für 41,9 km^2 verantwortlich.

In den drei Jahren zwischen 1929 (dem Anfang unseres Untersuchungszeitraums) und 1932 (dem Beginn der nationalsozialistischen Herrschaft in Mecklenburg) ist die Zahl der im Lande tätigen Humanmediziner von 454 auf 567, also um fast 25 Prozent, gestiegen.[33)] Für diese ungewöhnlich erscheinende Entwicklung in der von der Weltwirtschaftskrise stark betroffenen Region gibt es bislang keine hinreichend überzeugende Erklärung.[34)] Deutlich wird der krisenbedingte Rückgang erst zeitversetzt, zwischen 1933 und 1934, als sich die Zahl der Ärzte in Mecklenburg von 591 auf 521 um 11,8 Prozent verringerte.

Ärzte im Deutschen Reich 1933

Im April 1933 trat die „Verordnung über die Zulassung von Ärzten zur Tätigkeit bei den Krankenkassen" in Kraft, in der vorgesehen war, daß „die Tätigkeit von Kassenärzten nicht arischer Abstammung und von Kassenärzten, die sich im kommunistischen Sinne betätigt haben, beendet" werde und „Neuzulassungen solcher Ärzte nicht mehr" stattfänden.[35)] Im Sommer 1933 gab es 51.067 Ärzte im Deutschen Reich, darunter 4.367 Frauen (8,6 Prozent).[36)] Der Anteil der 32.620 Kassenärzte an der gesamten Ärzteschaft lag bei 63,9 Prozent. Unter den Ärzten in Deutschland befanden sich auch 5.557 jüdische Mediziner (10,9 Prozent).[37)] Ein erheblicher Teil von ihnen verlor durch die oben erwähnte Verordnung die Zulassung als Kassenarzt, was einer faktischen Existenzvernichtung gleichkam; denn als Alternativen verblieben nur die Tätigkeit als Arzt mit Privatpraxis – was angesichts des ohnehin schon geringen dafür in Frage kommenden Patientenaufkommens zumeist illusorisch war – oder der mit einer Emigration verbundene Versuch, in der Fremde ärztlich tätig zu werden.[38)] Kurz zuvor war schon eine Reihe von jüdischen Ärzten aus ihren Anstellungen im öffentlichen Gesundheitswesen, aus Universitäten, Krankenhäusern, Heilanstalten und aus den staatlichen Medizinalbehörden entlassen worden.[39)]

32) Darunter 70 in Mecklenburg-Strelitz, davon zwei Frauen.

33) Zur speziellen Situation im Freistaat Mecklenburg-Strelitz: Hier praktizierten 1929 insgesamt 66 niedergelassene Ärzte, darunter lediglich zwei Frauen. Bis auf zwei Ausnahmen lebten diese Ärzte alle in den Städten des Ländchens, darunter allein 29 (44 Prozent) in Strelitz-Alt, Neustrelitz und Neubrandenburg. Bei einer Bevölkerung von 110.414 Einwohnern entfielen in Mecklenburg-Strelitz durchschnittlich 1.673 Personen auf einen Arzt, was einer eher unterdurchschnittlichen Versorgung entsprach. Zur medizinischen Versorgung trugen in Mecklenburg-Strelitz auch die vier staatlichen Krankenanstalten bei, so die Landesheilanstalt und das Landessäuglingsheim in Domjüch, das Landeskrankenhaus Carolinenstift in Neustrelitz und das Augusta-Elisabeth-Krankenhaus in Schönberg. Zusammengestellt und berechnet nach: Mecklenburg-Strelitzsches Staatshandbuch für 1929, S. 177-184. Die Zahl der Ärzte in Mecklenburg-Strelitz ist von 1929 (66) bis 1932 (70) um sechs Prozent gestiegen.

34) Jedem Argument *für* diesen außergewöhnlichen Zuwachs steht mindestens ein Argument *dagegen* gegenüber.

35) Ergänzend wurde verfügt, daß „Ärzte nicht arischer Abstammung", also zumeist Juden, weiterhin als Ärzte tätig sein dürften, wenn sie „am Weltkrieg an der Front für das Deutsche Reich ... gekämpft haben oder an der Front oder in einem Seuchenlazarett tätig gewesen sind oder wenn ihre Väter oder Söhne im Weltkriege gefallen sind". Für Ärzte, die sich „im kommunistischen Sinne betätigt" hatten, galt dieses Frontkämpferprivileg nicht. RGBl., T. I, 1933, S. 222 f. (Verordnung über die Zulassung von Ärzten zur Tätigkeit bei den Krankenkassen, 22.4.1933).

36) Eine derartige Quote wurde in der Friedenszeit des Dritten Reichs nie wieder erreicht. Von diesen 4.367 Ärztinnen waren 2.309 selbständig tätig, also niedergelassen, und 2.058 Frauen arbeiteten als abhängig beschäftigte, also angestellte Ärztinnen. Vgl. dazu: Statistisches Jahrbuch für das Deutsche Reich, 1935, S. 25.

37) Berechnet nach: Statistik des Deutschen Reichs, Bd. 451/5, S. 26, und Deutsches Ärzteblatt, 1936, S. 1058.

38) Von den 5.557 jüdischen Ärzten in Deutschland waren 5.308 Kassenärzte (95,5 Prozent). Berechnet nach Hadrich: Die nichtarischen Ärzte in Deutschland, S. 1243.

39) Auf der Grundlage des Gesetzes zur Wiederherstellung des Berufsbeamtentums vom 7.4.1933; vgl. dazu: RGBl., T. I, 1933, S. 175-177. Darin hieß es in §§ 3, 8 und 15: „Beamte, die nicht arischer Abstammung sind, sind in den Ruhestand zu versetzen", und in diesem Ruhestand wurde „ein Ruhegeld nicht gewährt, wenn sie nicht mindestens eine zehnjährige Dienstzeit vollendet haben". Auf Angestellte und Arbeiter des öffentlichen Dienstes fanden „die Vorschriften über Beamte sinngemäße Anwendung".

Ärzte in Mecklenburg 1933

Im Sommer 1933 praktizierten in Mecklenburg 591 Ärzte – so viele wie nie zuvor und nie wieder im Dritten Reich –, darunter 37 Frauen (6,3 Prozent) – auch dies der Höchstwert weiblicher Arzttätigkeit.[40)] In Mecklenburg wirkten im Juni 1933 noch 35 jüdische Ärzte, das waren 5,9 Prozent der im Lande tätigen Mediziner. Von ihnen waren 21 als Kassenärzte tätig (60 Prozent) und damit zumindest potentiell vom Ausschluß aus der Kassenpraxis betroffen.

Mit Blick auf das Jahr der reichsweiten Machtübernahme der NSDAP meinte die mecklenburgische Statistikbehörde eine positive Gesamtbilanz ziehen zu können. Darin hieß es für beide mecklenburgische Staaten: „Die Zahl der Erwerbstätigen in den Berufen des Gesundheitswesens und der Krankenpflege stieg von 1.244 im Jahre 1882 auf 4.845 im Jahre 1933. Die Zahl hat sich also nahezu vervierfacht. Während 1882 nur 4,5 v.T. aller Erwerbstätigen diesen Berufen angehörte, waren es 1925 [schon] 9,8 und 1933 [bereits] 13,3 v.T."[41)] Dies mag für den genannten Zeitraum stimmen, traf aber für die Zeit des Dritten Reiches nicht mehr zu, die die Statistiker ab 1938 jedoch nicht mehr dokumentieren wollten oder durften. Wie zu zeigen sein wird, ist die Zahl der in Mecklenburg wirkenden Ärzte in der Friedenszeit des NS-Regimes bis 1939 nach einem anfänglichen Rückgang zwar im Wesentlichen gleichgeblieben, aber wegen der in diesem Zeitraum nicht unerheblichen Zunahme der Bevölkerung[42)] ging der Grad der medizinischen Versorgung der Bevölkerung insgesamt zurück.

Ärzte im Deutschen Reich 1934[43)]

Vor allem als Folge der existenzvernichtenden antijüdischen Maßnahmen des NS-Regimes hatte sich die Zahl der Ärzte im Vergleich zum Vorjahr um 7,4 Prozent verringert.[44)] Zu diesem reichsweiten Rückgang hatte auch beigetragen, daß die Zahl der Approbationen von Jungärzten im Jahre 1933 (1.280, darunter 178 Frauen) auf fast denselben Stand gefallen war, wie er 1913 gewesen war (1.245, darunter 42 Frauen). Denn nach einem Nachkriegshoch von durchschnittlich 2.822 Bestallungen pro Jahr im Jahrfünft zwischen 1919 und 1925 war die Zahl der Approbationen, der „Ansturm auf den Ärzteberuf", bis 1932/33 deutlich zurückgegangen, so daß das Berufsverbot und der Exodus der jüdischen Ärzte nicht mehr ausgeglichen werden konnten.

Anfang 1934 sind im Deutschen Reich 47.275 Ärzte gezählt worden, davon nur noch 2.801 Frauen (5,9 Prozent). Nach wie vor waren rund 34 Prozent der Ärzte in den ländlichen und 66 Prozent der Ärzte in den städtischen Bezirken tätig.[45)] In Deutschland entfielen durchschnittlich 7,2 Ärzte auf 10.000 Einwohner, so daß ein Arzt im Schnitt ein Gebiet von 9,9 km^2 zu versorgen hatte. Allerdings waren die Städte deutlich besser versorgt: In städtischen Medizinalbezirken kamen immerhin 11,4 Ärzte auf 10.000 Einwohner, in ländlichen Regionen dagegen nur 4,3.

Deutlich gestiegen ist dagegen der Facharztanteil an der praktizierenden Medizinerschaft. Von den 47.275 im Deutschen Reich registrierten Ärzten sind 1934 immerhin 14.711 Mediziner, also fast ein Drittel, als Fachärzte registriert worden (31,1 Prozent).[46)] Die Fachärzte waren nur zu 17 Prozent in ländlichen Regionen aktiv. Der Anteil der Frauen an der Fachärzteschaft lag 1934 bei nur fünf Prozent, war also etwas geringer als ihr Anteil an der gesamten Ärzteschaft.

40) Von den 37 Ärztinnen des Jahres 1933 waren 21 freiberuflich tätig, also niedergelassen, und 16 Frauen waren abhängig beschäftigte, also angestellte Ärztinnen.

41) „v.T." bedeutete „von Tausend". Allerdings bezogen sich die Zahlen nicht nur auf die niedergelassenen Kassenärzte im engeren Sinn, sondern darüber hinaus auf alle selbständigen Ärzte, auf medizinische Angestellte, mithelfende Familienangehörige, medizinische Bürokräfte, Fachpersonal wie Laboranten und Arbeiter im Gesundheitswesen und sind somit in unserem, allein auf die Ärzte bezogenen Kontext nur bedingt aussagekräftig. Vgl. dazu: Vierteljahrsberichte des Mecklenburgischen Statistischen Landesamts, April-Heft 1938, S. 5-7.

42) Allein von 1933 bis 1939 von 805.213 auf 900.413 Einwohner, was einer Zunahme von fast zwölf Prozent entsprach.

43) Zusammengestellt und berechnet nach: Reichsgesundheitsblatt, 1935, S. 134-142, und nach Gesundheitsstatistisches Auskunftsbuch, S. 21.

44) Die Zahl der jüdischen Kassenärzte ist innerhalb eines Jahres, vom Frühjahr 1933 bis zum Frühjahr 1934, von 5.308 auf 3.641, mithin um fast ein Drittel (31,4 Prozent), zurückgegangen; berechnet nach Hadrich: Die nichtarischen Ärzte in Deutschland, S. 1243. Ein Teil der noch verbliebenen jüdischen Ärzte konnte eine Zeitlang vom sogenannten Frontkämpferprivileg „profitieren".

45) Die Ärztinnen waren nur zu 20 Prozent in den ländlichen Regionen aktiv.

46) Registriert wurden nunmehr die Fachrichtungen Chirurgie, Frauenkrankheiten und Geburtshilfe, Haut- und Geschlechtskrankheiten, Augenkrankheiten, Hals-, Nasen- und Ohrenkrankheiten, Innere Krankheiten, Kinderkrankheiten sowie Geistes- und Nervenkrankheiten.

Ärzte in Mecklenburg 1934

Im vereinigten Land Mecklenburg waren zu Beginn des Jahres 1934 insgesamt 521 Ärzte tätig, darunter 22 Frauen (4,2 Prozent), was deutlich unter dem Reichsdurchschnitt lag.[47)] Auch der Anteil der 124 Fachärzte (23,8 Prozent) war, reichsweit gesehen, unterdurchschnittlich. Auf 10.000 Einwohner entfielen in Mecklenburg 6,5 Ärzte, so daß ein Arzt für ein Gebiet von 30,8 km² zuständig war, also für ein mehr als dreimal so großes Territorium wie im Reichsdurchschnitt (9,9 km²).

Ärzte im Deutschen Reich 1935[48)]

Ohne die in Wissenschaft und Verwaltung tätigen Mediziner sind 1935 in Deutschland 47.419 Ärzte gezählt worden,[49)] darunter 2.928 Frauen (6,2 Prozent). Nach wie vor entfielen durchschnittlich 7,2 Ärzte auf 10.000 Einwohner, so daß ein Arzt für 9,9 km² zuständig war und im Schnitt 1.388 Personen zu betreuen hatte. Dabei waren die regionalen Unterschiede beträchtlich: So war ein Landarzt für durchschnittlich 27,6 km² verantwortlich, ein Arzt im städtischen Bereich dagegen nur für 0,4 km², also für wenige Straßenzüge.[50)] Die Facharztquote ist im Wesentlichen gleichgeblieben; von den 47.419 Ärzten Deutschlands praktizierten 14.901 als Fachärzte (31,4 Prozent), darunter 771 Frauen (5,2 Prozent).[51)] Unter den 2.989 neu approbierten Ärzten des Jahrgangs 1934/35 befanden sich immerhin 491 Frauen (16,4 Prozent); die Approbationsrate von Frauen stieg also schneller als ihr Anteil an der gesamten Ärzteschaft.

Hatte es im Frühjahr 1933 noch 51.067 Ärzte in Deutschland gegeben, so waren es 1935 nur noch 47.419. Die Gesamtzahl der Ärzte hatte sich gegenüber 1933 in nur zwei Jahren um 3.648 Personen, mithin um 7,1 Prozent, verringert. Zu den Ursachen für diesen Rückgang gehörten zum einen der Entzug der Kassenpraxis, also das faktische Berufsverbot, und die daraufhin nicht selten erfolgte Emigration jüdischer Ärzte;[52)] zum anderen ist der Schwund auf den nicht selten lukrativen Wechsel von Ärzten zur Reichswehr bzw. zur Wehrmacht oder in die Gliederungen, angeschlossenen Verbände und betreuten Organisationen der NSDAP zurückzuführen, eine Entwicklung, die sich in den Folgejahren verstärkt fortsetzte.[53)] Darüber hinaus ist der zahlenmäßige Rückgang der Ärzteschaft auch auf die Maßnahmen zur Ausschaltung des sogenannten Doppelverdienertums zurückzuführen, in deren Kontext einer nicht geringen Zahl von Ärztinnen die Zulassung entzogen wurde oder diese nach entsprechendem Druck ihre Tätigkeit aufgaben.

Ärzte in Mecklenburg 1935

In Mecklenburg waren in diesem Jahr 549 Ärzte tätig, darunter 19 Frauen (3,5 Prozent). Durchschnittlich entfielen jetzt 6,7 Ärzte auf 10.000 Einwohner, so daß das Einzugsgebiet eines Arztes nunmehr bei 29,3 km² lag. Aus einer anderen Perspektive: In Mecklenburg entfielen 1935 durchschnittlich 3,4 Ärzte auf eine Fläche von 100 km², fast der niedrigste Wert im gesamten Deutschen Reich – unterboten nur noch durch den Regierungsbezirk Niederbayern-Oberpfalz (3,1) –, während

47) Zwischen 1933 und 1934 ist die Zahl der Ärztinnen in Mecklenburg von 37 auf 22, mithin um 40,5 Prozent, zurückgegangen.

48) Zusammengestellt und berechnet nach: Reichsgesundheitsblatt, 1936, S. 57-79.

49) Die Zahl der Ärzte in Deutschland ist von 1934 zu 1935 um lediglich 0,3 Prozent gestiegen. Auch jetzt konnten die Neuapprobationen den Ausschluß der jüdischen Mediziner nicht kompensieren.

50) Aus einem anderen Blickwinkel: Auf einen Arzt im ländlichen Bereich entfielen 2.300 Menschen, dagegen bestand die Klientel eines Arztes in städtischen Bereichen aus nur 900 Einwohnern.

51) Erfaßt wurden nur die acht Facharztdisziplinen Chirurgie, Frauenkrankheiten und Geburtshilfe, Innere Krankheiten, Kinderkrankheiten, Haut- und Geschlechtskrankheiten, Geistes- und Nervenkrankheiten, Augenkrankheiten sowie Hals-, Nasen- und Ohrenkrankheiten.

52) Vgl. dazu das Kapitel: Jüdische Ärzte im Deutschen Reich und in Mecklenburg, S. 513 ff.

53) Hatte etwa zunächst die Allgemeine SS um Mediziner für ihre Formationen geworben, so offerierte das Sanitätsamt der SS ab 1938, daß „bei der kasernierten SS eine Zahl von Planstellen für Ärzte zu besetzen" sei; „in Frage kommen Parteigenossen und Parteianwärter ... Bei den SS-Totenkopfverbänden wird Verpflichtung auf mindestens zwei Jahre verlangt". Die Besoldung betrug für Berufsanfänger 300 RM, „bei solchen, die über drei Jahre approbiert sind, 400 RM"; bei den „SS-Verfügungstruppen erfolgt die Einstellung nur bei einer Mindestverpflichtung bis zum 45. Lebensjahr ... Außerdem werden Studenten der Medizin und Medizinalpraktikanten eingestellt", die „bei besonderer Eignung" eine „klinische Fortbildung" erhalten konnten. Zu den Arbeitsgebieten zählten: „Truppensanitätsdienst, klinische Tätigkeit, Amtsärztlicher Dienst, Erbgesundheitspflege und Rassenhygiene". Ärzteblatt für Norddeutschland, 1938, S. 351.

im Reichsdurchschnitt immerhin 11,1, also mehr als dreimal soviel Ärzte auf 100 km^2 tätig waren.[54)] Mecklenburg war vom Staatsgebiet her zwar das viertgrößte Land des Dritten Reiches, blieb jedoch bis 1945 das Land mit der geringsten Bevölkerungsdichte (50,1 Einwohner/km^2)[55)] und die Region mit der größten Territorialzuständigkeit eines Arztes. Innerhalb der mecklenburgischen Ärzteschaft praktizierten 128 Fachärzte (23,3 Prozent). Die 549 mecklenburgischen Ärzte machten 1935 genau 1,16 Prozent der gesamten deutschen Ärzteschaft aus; immerhin dies entsprach fast dem Bevölkerungsanteil des Landes an der deutschen Reichsbevölkerung (1,23 Prozent).

In Mecklenburg ist die Zahl der Ärzte zwischen 1933 und 1935 genau wie im Reich um 7,1 Prozent zurückgegangen. Dies resultierte nur zu einem geringen Teil aus Todesfällen oder aus einer altersbedingt bzw. wegen Wegzugs erfolgten Praxisaufgabe. Statt dessen ist diese Verringerung auch hier auf den Entzug der Kassenzulassung eines Großteils der jüdischen Ärzte zurückzuführen,[56)] aber auch auf das Ausscheiden von fast der Hälfte aller Ärztinnen.[57)]

Ärzte im Deutschen Reich 1936[58)]

Im Deutschen Reich waren 1936 insgesamt 47.844 Ärzte tätig, darunter 3.002 Frauen (6,3 Prozent). Während die Gesamtzahl der Ärzte im Vergleich zum Vorjahr um lediglich 0,9 Prozent zugenommen hatte, war die nach wie vor geringe Zahl der Ärztinnen um immerhin 2,5 Prozent gestiegen. Auf 10.000 Einwohner entfielen auch 1936 nach wie vor durchschnittlich 7,1 Ärzte. Ein Arzt hatte weiterhin ein durchschnittliches Einzugsgebiet von 9,8 km^2 zu betreuen und eine potentielle Patientenschaft von 1.402 Einwohnern zu versorgen. Unter allen deutschen Ärzten des Jahres 1936 befanden sich nunmehr schon 16.264 Fachärzte (34 Prozent), darunter 9.600 Kassenfachärzte (59 Prozent).[59)] Interessant ist, daß von den 47.844 registrierten Ärzten immerhin 37.525 als niedergelassene Ärzte praktizierten (78,4 Prozent)[60)] und von diesen wiederum 30.559 als Kassenärzte tätig waren.[61)] Noch 1933 waren in Deutschland 32.620 Kassenärzte registriert worden; als Ursachen des Rückgangs um 2.061 Mediziner bzw. um 6,4 Prozent in nur drei Jahren (bei gleichzeitiger Zunahme der Zahl der Versicherten um zwei Millionen) sind zeitgenössisch folgende Gründe identifiziert worden, und zwar die „Abwanderung von Kassenärzten in Dienststellen der Gesundheitsämter und des Heeres", die „Übernahme von Chefarztstellen an Krankenanstalten" und die „Ausschaltung nichtarischer Ärzte aus der Kassenpraxis". Von den verbliebenen deutschen allgemeinpraktischen Kassenärzten und den Kassenfachärzten wurden 1936 rund 20 Millionen Versicherte und etwa 16 Millionen mitversicherte Familienangehörige betreut.[62)] Im Studien- bzw. Zulassungsjahr 1935/36 sind 3.491 Ärzte neu approbiert worden, darunter 554 Frauen (15,9 Prozent).[63)]

Ärzte in Mecklenburg 1936

In Mecklenburg sind 1936 insgesamt 554 Ärzte aller Kategorien gezählt worden, darunter 24 Frauen (4,3 Prozent). Wie im Vorjahr waren auch jetzt durchschnittlich 6,7 Ärzte für 10.000 Einwohner zuständig, und auf einen Arzt entfiel mit 29,1 km^2 immer noch ein dreimal so großes Einzugsgebiet wie im Reichsdurchschnitt. Mit der Zahl der Spezialärzte (152) hatte sich die Facharztquote im Vergleich zum Vorjahr (23,3 Prozent) auf 27,9 Prozent erhöht. Die 444 Kassenärzte machten eine Quote von 80,1 Prozent an der gesamten mecklenburgischen Ärzteschaft aus, und von den 152 Fachärzten wa-

54) Vgl. dazu: Reichs-Medizinal-Kalender, 1935, S. 76.
55) Der Reichsdurchschnitt lag bei 139 Einwohnern pro km^2, dagegen verzeichneten Städte wie Berlin (4.801), Hamburg (2.936) und Bremen (1.442 Einwohner pro km^2) die höchste Bevölkerungsdichte Deutschlands.
56) Von 35 (1933) auf 14 (1935), also -60 Prozent; vgl. dazu ebenda.
57) Von 37 (1933) auf 19 (1935), also -48,6 Prozent.
58) Zusammengestellt und berechnet nach: Reichsgesundheitsblatt, 1937, S. 43-53.
59) Berechnet nach: Deutsches Ärzteblatt, 1936, S. 1058. Zu beachten ist die neue Facharztordnung, in der die neuen Facharztgruppen teils durch Aufteilung der früheren, teils durch Hinzunahme bislang nicht berücksichtigter Fächer aufgeführt sind, weshalb sich kein klares Bild der Entwicklung bietet.
60) Unter diesen 37.525 niedergelassenen Ärzten sollen sich angeblich zehn Prozent „Juden im Sinne der Nürnberger Gesetze", also noch etwa 3.750 jüdische Ärzte, befunden haben.
61) Unter den Kassenärzten befanden sich 9.600 Kassenfachärzte (31,4 Prozent).
62) Deutsches Ärzteblatt, 1936, S. 1058, 1060.
63) Zusammengestellt und berechnet nach: Reichsgesundheitsblatt, 1937, S. 43-53.

ren immerhin 122 Kassenfachärzte (80,3 Prozent).[64] Der im § 11 der Zulassungsordnung bestimmte Schlüssel, wonach ein Arzt für 600 Versicherte vorgesehen war, konnte weder im Reichsdurchschnitt noch in Mecklenburg erreicht werden. Während im Reichsmaßstab mit 617 versicherten Personen auf einen Arzt die Vorgabe noch annähernd eingehalten werden konnte, entfielen in Mecklenburg durchschnittlich immerhin 711 Versicherte auf einen Arzt, was schon zu diesem Zeitpunkt eine deutliche allgemeinmedizinische Unterversorgung der Bevölkerung signalisierte. Auch bei der Facharztausstattung lag Mecklenburg deutlich unter dem Reichsdurchschnitt; im Reich waren durchschnittlich 5,1 Fachärzte für 10.000 versicherte Personen tätig, während in Mecklenburg für dieselbe Klientelgröße nur 3,9 Fachärzte zur Verfügung standen.[65]

Ärzte im Deutschen Reich 1937[66]

In Deutschland praktizierten im Jahr 1937 mindestens 48.848 Ärzte,[67] darunter 3.293 Frauen (6,7 Prozent). Die Gesamtzahl der Ärzte hatte im Vergleich zum Vorjahr nur geringfügig, um zwei Prozent, zugenommen; dagegen war die Zahl der Ärztinnen um 9,7 Prozent gestiegen. Mit der marginalen Zunahme der Zahl der Ärzte war eine nur minimale Verbesserung des Arzt-Patienten-Verhältnisses verbunden. Nunmehr waren durchschnittlich 7,2 Ärzte für 10.000 Einwohner zuständig, und das territoriale Zuständigkeitsgebiet eines Arztes verringerte sich reichsweit auf 9,6 km^2. Mit 16.285 Fachärzten stagnierte die Facharztquote bei einem Drittel (33,3 Prozent),[68] unter ihnen befanden sich 892 Frauen (5,5 Prozent).[69] Ausweislich des Reichs-Medizinal-Kalenders gab es 1937 noch 4.220 jüdische Ärzte und Ärztinnen in Deutschland, die vor allem in wenigen Großstädten praktizierten; das waren 8,6 Prozent der gesamten Ärzteschaft.

Ärzte in Mecklenburg 1937

In Mecklenburg stagnierte die Ärztezahl; hier waren 1937 insgesamt 556 Ärzte tätig.[70] Bei allen erhobenen Kennziffern, also hinsichtlich des Frauenanteils (26 = 4,7 Prozent), der Ärztezahl pro 10.000 Einwohner (6,7), des durchschnittlichen Betreuungsgebiets eines Arztes (28,9 km^2) sowie der Facharztquote (148 = 22,5 Prozent), lag Mecklenburg nach wie vor deutlich unter dem Reichsdurchschnitt. Von den 659 in Mecklenburg registrierten Ärzten verfügten lediglich 368 Ärzte (55,8 Prozent) über eine Kassenzulassung, von denen wiederum 64 älter als 60 Jahre waren (17,4 Prozent).[71] Ein Blick auf die „fachliche Gliederung" sämtlicher, also auch der nichtpraktizierenden Ärzte ergibt folgendes Bild: Von den 659 im Jahre 1937 in Mecklenburg registrierten Ärzten waren 511 Allgemein-

64) Berechnet nach: Deutsches Ärzteblatt, 1936, S. 1058; unter den 122 Kassenfachärzten befanden sich 16 Frauenärzte, 23 Chirurgen, 13 Hautärzte, ein Urologe, sieben Internisten, elf Nervenärzte, 16 Augenärzte, 18 HNO-Ärzte, neun Kinderärzte, ein Orthopäde, vier Lungenfachärzte, ein Mund- und Kieferarzt sowie zwei Röntgenfachärzte.

65) Berechnet nach ebenda.

66) Zusammengestellt und berechnet nach: Reichsgesundheitsblatt, 1938, S. 45-57.

67) Wenn man die Ärzte, die keine Praxis ausübten, also „ohne Berufsausübung" waren, die nur wissenschaftlich tätigen Ärzte, die beamteten und Fürsorgeärzte sowie die aktiven Militärärzte bzw. Sanitätsoffiziere der Wehrmacht und der Polizei mit einbezieht, gab es nach den Erhebungen der Reichsärztekammer 1937 im Deutschen Reich insgesamt 55.259 Ärzte, darunter 4.185 Frauen (7,6 Prozent). Die Differenz zu den im Zivilbereich und tatsächlich praktisch medizinisch tätigen Ärzten betrug also 6.411 Personen (11,6 Prozent). Von den insgesamt 55.259 in Deutschland registrierten Ärzten waren 31.161 zur Kassenpraxis zugelassen, also Kassenärzte (56,2 Prozent); berechnet nach: Deutsches Ärzteblatt, 1938, S. 209, Reichs-Medizinal-Kalender, 1937, S. 82-85, sowie Kann: Die Zahl der Ärzte 1942, S. 300.

68) Im Unterschied zu 1935, wo nur acht Facharztrichtungen erfaßt wurden, sind jetzt 14 Facharztdisziplinen registriert worden. Erfaßt wurden nunmehr Chirurgie, Frauenkrankheiten und Geburtshilfe, Orthopädie, Augenkrankheiten, Hals-, Nasen- und Ohrenkrankheiten, Haut- und Geschlechtskrankheiten, Erkrankungen der Harnorgane (Urologie), Nerven- und Geisteskrankheiten, Röntgen- und Lichtheilkunde, Zahn-, Mund- und Kieferkrankheiten, Innere Krankheiten, Magen-, Darm- und Stoffwechselkrankheiten, Lungenkrankheiten und Kinderkrankheiten.

69) Die meisten Fachärztinnen waren Kinderärztinnen (Anteil 30,2 Prozent). Nach Angaben des Chefstatistikers der Reichsärztekammer Edmund van Kann waren „in der Gesamtzahl der Ärzte von 1937 noch 4.220 Juden enthalten". Deutsches Ärzteblatt, 1940, S. 283.

70) Der Reichs-Medizinal-Kalender, 1937, S. 84 f., verzeichnete für 1937 zwar 659 Ärzte in Mecklenburg (darunter 47 Frauen = 7,1 Prozent), allerdings wurden 57 als „Ärzte ohne Berufsausübung" und 46 weitere als beamtete Ärzte (ohne Kassenpraxis) bzw. als Sanitätsoffiziere registriert, woraus sich eine Zahl von 556 tatsächlich praktizierenden Ärzten ergibt.

71) Berechnet nach: Deutsches Ärzteblatt, 1938, S. 209.

praktiker, 25 Internisten (einschließlich der Fachärzte für Magen-, Darm- und Stoffwechselkrankheiten sowie für Lungenkrankheiten und Tuberkulose), 23 Chirurgen, 18 Fachärzte für Frauenkrankheiten und Geburtshilfe, 13 Dermatologen, 17 HNO-Ärzte, 17 Augenärzte, zehn Kinderärzte, elf Neurologen, zwei Urologen, zwei Orthopäden und zehn sonstige Fachärzte (darunter für Röntgen- und Lichtheilkunde sowie für Mund- und Kieferkrankheiten).[72)]

Betrachtet man die letzte vollständig erschienene Ausgabe des Reichs-Medizinal-Kalenders des Jahres 1937 als amtliche Quelle – was sie unzweifelhaft ist –, so ergibt sich hinsichtlich der geographischen Dislozierung der in Mecklenburg registrierten Ärzte folgendes Bild:[73)]

Stadt- und Landkreise	**Zahl der registrierten Ärzte**	**davon in den Gemeinden**	
Stadt Güstrow	27	–	
Stadt Rostock	202	–	
Stadt Schwerin	88	–	
Stadt Wismar	34	–	
Kreis Güstrow	18	Bernitt	1
		Bützow	6
		Krakow	3
		Laage	2
		Langhagen	1
		Schwaan	3
		Waldeck	2
Kreis Hagenow	16	Boizenburg	3
		Hagenow	5
		Lübtheen	2
		Picher	1
		Wittenburg	3
		Zarrentin	2
Kreis Ludwigslust	27	Eldena	1
		Dömitz	3
		Grabow	4
		Ludwigslust	16
		Neustadt-Glewe	3
Kreis Malchin	20	Dargun	2
		Gnoien	3
		Malchin	5
		Neukalen	1
		Stavenhagen	4
		Teterow	5
Kreis Parchim	25	Goldberg	3
		Kladrum	1
		Lübz	6
		Marnitz	1
		Parchim	11
		Plau	3
Kreis Rostock	40	Arendsee	1
		Bad Doberan	7
		Bad Sülze	2
		Blankenhagen	1
		Brunshaupten	2
		Gehlsheim	6
		Graal	2
		Kavelstorf	1
		Kröpelin	3
		Marlow	2
		Müritz	1
		Ribnitz	5
		Sanitz	1
		Satow	1
		Tessin	2
		Wustrow	3
Kreis Schönberg	22	Carlow	1
		Dassow	3
		Grevesmühlen	6
		Herrnburg	2
		Klütz	2
		Rehna	2
		Schönberg	6
Kreis Schwerin	16	Banzkow	1
		Crivitz	3
		Gadebusch	3
		Rastow	1
		Rugensee	1
		Sachsenberg	7
Kreis Stargard	74	Burg Stargard	3
		Feldberg	4
		Friedland	5
		Fürstenberg	5
		Mirow	2
		Neubrandenburg	21
		Neustrelitz	27
		Warlin	1
		Wesenberg	2
		Woldegk	4
Kreis Waren	34	Alt Rehse	2
		Dahmen	1
		Malchow	3
		Penzlin	3
		Rechlin	1
		Röbel	4
		Stuer	1
		Waren	19
Kreis Wismar	16	Bad Kleinen	1
		Brüel	2
		Kirchdorf	1
		Neubukow	3
		Neuburg	1
		Neukloster	3
		Sternberg	3
		Warin	2
gesamt	**659**[74)]		**308**

---

72) Zusammengestellt nach: Reichs-Medizinal-Kalender, 1937, S. 85.

73) Zusammengestellt und berechnet nach ebenda, S. 595-600.

74) Wie bereits beschrieben, befanden sich darunter auch 57 „Ärzte ohne Berufsausübung“ sowie 46 beamtete Ärzte und Sanitätsoffiziere, so daß sich eine Zahl von 556 tatsächlich praktizierenden (Kassen-)Ärzten ergibt.

Im Jahr 1937 praktizierten allein in den vier kreisfreien Städten Güstrow, Rostock, Schwerin und Wismar 351 Ärzte, mithin mehr als die Hälfte (53,3 Prozent) der gesamten Ärzteschaft des Landes Mecklenburg. Nimmt man noch die fünf nächstgrößeren Städte Neubrandenburg, Neustrelitz, Waren, Parchim und Ludwigslust mit hinzu, so ist festzustellen, daß 1937 in lediglich neun (von insgesamt 60) Städten des Landes[75] mehr als zwei Drittel (67,5 Prozent) der mecklenburgischen Ärzte konzentriert waren. In diesen neun Städten lebte zu dieser Zeit jedoch nur etwas mehr als ein Drittel (34,5 Prozent) der mecklenburgischen Gesamtbevölkerung.[76] Natürlich begaben sich erkrankte Personen vom Dorf oder aus einem der mecklenburgischen Landstädtchen zur Behandlung ihrer Leiden gelegentlich auch in die größeren Städte, und nicht selten fuhren die Stadtärzte auch aufs Land hinaus. Generell aber bleibt festzuhalten, daß sich zwei Drittel aller Ärzte dort niedergelassen hatten oder befanden, wo lediglich ein Drittel der Bevölkerung lebte.

Ein Blick auf die Lage der medizinischen Versorgung in den größeren mecklenburgischen Städten des Jahres 1937 verdeutlicht deren Sonderstellung im Lande:

In **Rostock** – bereits 1935 durch Zuzug und Geburtenüberschuß zur einzigen mecklenburgischen Großstadt geworden – lebten 1937 unter den damals 112.984 Einwohnern auch 202 Ärzte, darunter 18 Ärztinnen (8,9 Prozent). Unter diesen 202 Ärzten befanden sich 18 leitende und 80 sonstige angestellte Ärzte sowie neun beamtete Ärzte des Staatlichen Gesundheitsamtes bzw. Sanitätsoffiziere der Wehrmacht; 16 in Rostock registrierte Ärzte praktizierten nicht (mehr), waren also zum Zeitpunkt der Erfassung „ohne ärztliche Tätigkeit“. Neben der – hauptsächlich universitätsbedingt – vergleichsweise hohen Zahl von angestellten oder beamteten Medizinern gab es noch 91 frei praktizierende Ärzte. Von diesen niedergelassenen Ärzten waren 39 Allgemeinpraktiker, sieben Internisten, fünf Chirurgen, neun Gynäkologen, acht Dermatologen, vier HNO-Ärzte, sechs Augenärzte, vier Kinderärzte, drei Neurologen, zwei Urologen und jeweils zwei Fachärzte für Röntgen- und Lichtheilkunde sowie für Mund- und Kieferkrankheiten. Nimmt man alle in Rostock wohnhaften Ärzte zusammen, so entfielen durchschnittlich 21,6 Ärzte auf 10.000 Einwohner;[77] das entsprach einer vergleichsweise sehr guten Versorgung, denn der Durchschnitt von Kommunen mit mehr als 100.000 Einwohnern lag in Deutschland bei 13,4 Ärzten pro 10.000 Einwohnern.[78]

Betrachtet man die nächstgrößeren Städte Mecklenburgs, also Schwerin, Wismar, Güstrow, Neustrelitz, Neubrandenburg, Waren und Parchim – alles Kommunen mit mehr als 10.000 Einwohnern –, so ergibt sich für 1937 folgendes Bild der medizinischen Versorgung.

In **Schwerin** praktizierten 1937 insgesamt 88 Ärzte, darunter zehn Frauen (11,4 Prozent). Der Frauenanteil an der städtischen Medizinerschaft war in Schwerin – wenn auch auf niedrigem absoluten Niveau – deutlich höher als in Rostock und landesweit ein Spitzenwert. Unter den 88 Schweriner Medizinern waren jedoch nur 77 als Ärzte aktiv, weil elf als „Ärzte ohne Berufsausübung“ gezählt wurden. Von diesen 77 praktizierenden Medizinern firmierten sechs als leitende und acht als sonstige angestellte Ärzte, 15 waren beamtete Ärzte oder Sanitätsoffiziere der Wehrmacht. 52 Mediziner arbeiteten als frei praktizierende Ärzte, darunter 26 niedergelassene Allgemeinpraktiker, fünf HNO-Ärzte, jeweils vier Augenärzte und Chirurgen, jeweils drei Internisten und Gynäkologen, zwei Hautärzte sowie jeweils ein Kinderarzt, Orthopäde und Neurologe. In Schwerin entfielen durchschnittlich 16,3 Ärzte auf 10.000 Einwohner. Diese Versorgungsquote war zwar deutlich geringer als in Rostock (21,6), lag aber immer noch über dem Reichsdurchschnitt vergleichbar großer Städte (13,4).[79]

In der drittgrößten Stadt des Landes, in **Wismar**, waren 1937 insgesamt 23 niedergelassene Mediziner tätig, darunter 14 Allgemeinpraktiker, jeweils zwei Chirurgen und Augenärzte sowie ein Internist, ein Frauenarzt, ein HNO-Arzt, ein Hautarzt und ein Kinderarzt; somit entfielen durchschnittlich 1.195 Einwohner auf einen Arzt.[80]

75) Acht dieser 60 Städte firmierten 1937 noch als Flecken bzw. Gemeinden und erhielten erst im April 1938 das Stadtrecht (Dargun, Dassow, Klütz, Kühlungsborn, Lübtheen, Neukloster, Rerik und Zarrentin).

76) Berechnet nach Buddrus/Fritzlar: Die Städte Mecklenburgs, passim.

77) Damit entfielen auf einen Arzt durchschnittlich 559 Einwohner.

78) Zahlen nach: Reichs-Medizinal-Kalender, 1937, S. 88 f.

79) Zusammengestellt nach ebenda.

80) Zusammengestellt und berechnet nach ebenda, S. 91.

In **Güstrow** gab es 1937 insgesamt 17 niedergelassene Ärzte, darunter zehn Allgemeinpraktiker sowie je einen Internisten, Chirurgen, Gynäkologen, Haut-, Augen-, HNO- und Kinderarzt. Hier entfiel ein Arzt auf durchschnittlich 1.231 Einwohner.[81)]

In **Neustrelitz** praktizierten 1937 neben zwölf niedergelassenen Allgemeinpraktikern noch ein Chirurg, ein Augen-, ein HNO- und ein Nervenarzt; damit entfielen statistisch gesehen 1.213 Einwohner auf einen Arzt.[82)]

Im benachbarten **Neubrandenburg** waren sieben Allgemeinpraktiker und zwei HNO-Ärzte sowie je ein Internist, Chirurg, Gynäkologe, ein Haut- und ein Augenarzt tätig. Die Versorgungsquote lag hier bei 1.012 Einwohnern pro Arzt.[83)]

In **Parchim** sind 1937 lediglich sieben niedergelassene Allgemeinpraktiker registriert worden, so daß auf einen Arzt durchschnittlich 1.920 Einwohner entfielen.[84)]

Und in **Waren**, der achten mecklenburgischen Stadt mit mehr als 10.000 Einwohnern, gab es 1937 sieben niedergelassene Allgemeinpraktiker sowie einen Frauen- und einen HNO-Arzt, was einer Versorgungsquote von 1.285 Einwohnern pro Arzt entsprach.[85)]

Eine weitere Momentaufnahme des Jahres 1937 verdeutlicht den Anteil der einzelnen Statusgruppen an den im Deutschen Reich und in Mecklenburg zugelassenen Ärzten: Danach sind 1937 im Deutschen Reich 55.449 Ärzte registriert worden.[86)] Von ihnen waren 31.161 niedergelassene und zur Kassenpraxis zugelassene Ärzte (56,2 Prozent), 4.793 niedergelassene Ärzte ohne Kassenpraxis (8,6 Prozent),[87)] 15.506 angestellte und beamtete Ärzte sowie Sanitätsoffiziere der Wehrmacht (28 Prozent);[88)] hinzu kamen 3.989 Ärzte, die zwar in der Reichsärztekartei registriert worden waren, jedoch ihren Beruf nicht ausübten (7,2 Prozent).[89)] In Mecklenburg lagen die Verhältnisse ähnlich: Von den 659 Ärzten, die 1937 von der Landesstelle Mecklenburg der KVD gezählt worden sind, waren 368 Kassenärzte (55,8 Prozent), 46 niedergelassene Ärzte ohne Kassenpraxis (7 Prozent), 185 angestellte und beamtete Ärzte sowie Sanitätsoffiziere der Wehrmacht (28,1 Prozent) und 57 Ärzte ohne Berufsausübung (8,6 Prozent), von denen allein 33 älter als 60 Jahre waren.

Bei der Betrachtung der Altersgliederung der deutschen Ärzteschaft des Jahres 1937 fällt auf, daß die jüngsten approbierten Ärzte des Deutschen Reichs dem Geburtsjahrgang 1912 entstammten und also gerade einmal 25 Jahre alt waren. Der älteste noch 1937 tätige Arzt des Jahres war dagegen 1840 geboren und nunmehr 97 Jahre alt; insgesamt praktizierten 1937 in Deutschland noch neun

---

81) Zusammengestellt und berechnet nach ebenda, S. 92.

82) Zusammengestellt und berechnet nach ebenda, S. 93.

83) Zusammengestellt und berechnet nach ebenda, S. 95.

84) Zusammengestellt und berechnet nach ebenda.

85) Zusammengestellt und berechnet nach ebenda, S. 97.

86) Die folgenden Angaben sind zusammengestellt und berechnet nach: Deutsches Ärzteblatt, 1937, S. 208-211; ähnliche, leicht divergierende Zahlen finden sich im Reichs-Medizinal-Kalender, 1937, S. 84 f. Die weiter oben präsentierten Zahlen von 48.848 Ärzten (aus: Reichsgesundheitsblatt) und von 55.259 Ärzten (Erhebungen der Reichsärztekammer) sind für andere Zeitpunkte des Jahres 1937 und nach anderen Kriterien erhoben worden, weshalb sie von dieser Darstellung abweichen, in der es jedoch vor allem um Zahlenverhältnisse und weniger um die absoluten Zahlen geht.

87) Zu dieser Gruppe zählen etwa Chefärzte von Kliniken und Krankenanstalten oder Direktoren von medizinischen Universitätsinstituten, die zwar Privatpraxis ausüben durften, jedoch keine Genehmigung hatten, kassenärztlich tätig zu sein. Aber es gehören auch „junge Ärzte im Alter von 26 bis 35 Jahren" dazu, die „oft längere Zeit auf ihre Zulassung zur Kassenpraxis warten" mußten, sowie Ärzte „hauptsächlich in Großstädten", von denen „ein bedeutender Teil eine gute Privatpraxis" hatte. Darüber hinaus „muß berücksichtigt werden, daß die Juden der Vollständigkeit halber in dieser Statistik mitgezählt" wurden; „unter den 4.793 niedergelassenen Ärzten ohne Kassenpraxis dürften sich etwa 700 Juden befinden". Deutsches Ärzteblatt, 1937, S. 210.

88) Hierunter fielen hauptsächlich Assistenz- und Volontärärzte, Arztvertreter, wissenschaftliche Assistenten, Vertrauensärzte sowie beamtete Ärzte aller Verwaltungszweige, vor allem der Gesundheitsämter, und Militärärzte. Hinzu kamen „ungefähr 60 Juden, die an jüdischen Anstalten tätig" waren. Ebenda.

89) Zu dieser Gruppe gehörten vor allem Ärzte, die aus Alters- oder Gesundheitsgründen ihren Beruf nicht (mehr) ausübten (2.379 Ärzte waren älter als 60 Jahre, darunter allein 1.392 älter als 70 Jahre); außerdem die mehr als 700 „weiblichen Ärzte, die den ärztlichen Beruf gegen ihre eigentliche Lebensaufgabe, den Beruf der Ehefrau [und Mutter], eingetauscht haben", sowie etwa 400 jüdische Ärzte. Ebenda. Die Erfassung des „Altersaufbaus der deutschen Ärzteschaft" war für die deutsche Medizinalbürokratie von hoher Wichtigkeit. „Für eine planmäßige Verteilung und die Sicherstellung einer vollen Einsatzbereitschaft ist die Kenntnis dieser Zahlen eine selbstverständliche Voraussetzung." Deutsches Ärzteblatt, 1938, S. 208.

Ärzte, die älter als 90 Jahre waren. Im „besten Mannesalter", also zwischen 25 und 50 Jahren, standen 64,2 Prozent aller Kassenärzte; von den niedergelassenen Ärzten ohne Kassenpraxis gehörten 55,8 Prozent dieser Altersgruppe an, und bei der angestellten und beamteten Ärzteschaft machten die zwischen 25 und 50 Jahre alten Mediziner sogar 91 Prozent aus.

Von den 659 im Jahre 1937 in Mecklenburg registrierten Ärzten waren 114 Mediziner älter als 60 Jahre (17,3 Prozent), darunter allein 50 Ärzte, die über 70 Jahre alt waren. Dies veranlaßte die Reichsärzteführung zu dem Fazit: „Die Zahl der über 70 Jahre alten Ärzte ist [im Reichsmaßstab gesehen] verhältnismäßig am höchsten in Mecklenburg."[90] Der im Vergleich zum Reichsdurchschnitt in Mecklenburg weit höhere Anteil von Ärzten ohne Berufsausübung lag also vor allem an dem reichsweit höchsten Altersdurchschnitt der Mediziner im Land. 274 und damit 41,6 Prozent der 659 in Mecklenburg registrierten Ärzte waren 1937 zwischen 36 und 60 Jahre alt, also im „klassischen" Arztalter, während im Lande immerhin 179 „Jungärzte" im Alter zwischen 25 und 36 Jahren tätig waren (27,2 Prozent). Und betrachtet man nur die 368 mecklenburgischen Kassenärzte, so waren von ihnen 106 älter als 60 Jahre (28,8 Prozent), während es nur 36 kassenzugelassene Ärzte gab, die jünger als 35 Jahre waren (9,8 Prozent).[91]

Ärzte im Deutschen Reich 1938[92]

Anfang 1938 praktizierten in Deutschland 49.732 Ärzte,[93] darunter 3.503 Frauen (7 Prozent); insgesamt gesehen hatte die Zahl der Ärzteschaft im Vergleich zum Vorjahr damit um 1,8 Prozent zugenommen, wobei der Frauenanteil im Vergleich zu 1937 sogar um 6,4 Prozent gestiegen war.[94] Im Reichsmaßstab entfielen nunmehr 7,3 Ärzte auf 10.000 Einwohner, so daß ein Arzt durchschnittlich für 1.369 Personen zu sorgen hatte und im Mittel für einen Einzugsbereich von 9,5 km^2 zuständig war. Von den 49.732 Ärzten waren 16.437 als Fachärzte tätig (33,1 Prozent). Von den 3.503 praktizierenden Ärztinnen agierten immerhin 918 Frauen als Fachärztinnen (26,2 Prozent); ihr Anteil an der Fachärzteschaft lag damit aber bei nur 5,6 Prozent.

Ärzte in Mecklenburg 1938

Die Reichsärztekammer registrierte 1938 in Mecklenburg 538 Ärzte, darunter 30 Frauen (5,6 Prozent). Das potentielle Arzt-Patienten-Verhältnis hatte sich im Vergleich zu 1937 leicht verbessert (auf 10.000 Einwohner entfielen nunmehr 6,5 Ärzte), und auch der durchschnittliche Zuständigkeitsbereich für einen Arzt hatte sich etwas verkleinert, lag aber mit 29,8 km^2 noch immer fast dreimal höher als der Reichsdurchschnitt. Auch der Anteil der Spezialisten hatte sich leicht erhöht: 142 von 538 tätigen Medizinern agierten als Fachärzte (26,4 Prozent).

Eine weitere Momentaufnahme – diesmal aus dem Jahr 1938 – verdeutlicht die geographische Dislozierung der Ärzte und Ärztinnen (sowie die des bislang nicht beachteten Pflegepersonals) in den staatlichen Verwaltungsstrukturen und den nunmehr damit identischen Medizinalbezirken des Landes; auch hier fallen die bereits weiter oben skizzierten erheblichen Unterschiede ins Auge.[95]

---

90) Zitiert, zusammengestellt und berechnet nach ebenda.

91) Berechnet nach ebenda, S. 209.

92) Zusammengestellt und berechnet nach: Reichsgesundheitsblatt, 1939, S. 877-885; Ärzteblatt für Norddeutschland, 1939, S. 45 f.

93) Wenn man die Ärzte, die keine Praxis ausübten, die nur wissenschaftlich tätigen Ärzte, die beamteten und Fürsorgeärzte sowie die aktiven Militärärzte mit einbezieht, gab es nach den Erhebungen der Reichsärztekammer 1938 im Deutschen Reich insgesamt 55.443 Ärzte. Vgl. dazu: Deutsches Ärzteblatt, 1938, S. 208.

94) Eine Ursache dafür war, daß im Approbationsjahr 1936/37 insgesamt 3.880 Personen als Arzt bestallt wurden, darunter sogar 671 Frauen (17,3 Prozent).

95) Zusammengestellt nach: Vierteljahrsberichte des Mecklenburgischen Statistischen Landesamts, April-Heft 1938, S. 6 f. In dieser Tabelle divergieren die Zahlen der Allgemeinmediziner und der Fachärzte leicht von der oben skizzierten Darstellung, was auf unterschiedliche Erhebungszeitpunkte und Erfassungskriterien zurückzuführen ist, am Gesamtbild jedoch nichts ändert.

Verwaltungsbezirk	Ärzte	davon weiblich	davon Allgemeinpraktiker	davon Fachärzte[96)]	Krankenpflege-personal
Stadtkreise					
Rostock	155	12	103	52	286
Schwerin	64	6	33	31	328
Wismar	26	3	17	9	31
Güstrow	22	2	15	7	17
Neustrelitz	22	1	17	5	90
Neubrandenburg	18	1	10	8	20
Landkreise					
Güstrow	18	1	17	1	23
Hagenow	16	0	14	2	32
Ludwigslust	22	1	20	2	49
Malchin	19	0	19	0	42
Parchim	23	0	20	3	35
Rostock	35	0	32	3	133[97)]
Schönberg	21	1	21	0	34
Schwerin	12	0	9	3	18
Stargard	23	0	23	0	23
Waren	22	2	16	6	40
Wismar	20	0	19	1	5
gesamt	**538**	**30**	**405**	**133**	**1.206**

Diese letzte Ärzteerfassung des Mecklenburgischen Statistischen Landesamts vermittelt also ein ähnliches Bild wie der Reichs-Medizinal-Kalender im Jahr zuvor. Danach waren zu Beginn des Jahres 1938 in Mecklenburg 538 Ärzte tätig, von denen allein 307 (57 Prozent) in den sechs Stadtkreisen Rostock, Schwerin, Wismar, Güstrow, Neustrelitz sowie Neubrandenburg praktizierten. Dagegen waren 231 Ärzte (43 Prozent) in den elf Landkreisen Güstrow, Hagenow, Ludwigslust, Malchin, Parchim, Rostock, Schönberg, Schwerin, Stargard, Waren und Wismar tätig.[98)] Nach sechs Jahren NS-Herrschaft und den teils massiven Bestrebungen, die Zahl der Landärzte deutlich zu erhöhen, war immer noch eine starke Ungleichgewichtigkeit der medizinischen Versorgung in den mecklenburgischen Stadt- und Landkreisen zu konstatieren: Während 1938 in den mecklenburgischen Stadtkreisen rund 300.000 Einwohner des Landes lebten, die von 307 Ärzten versorgt werden konnten, waren die rund 600.000 Einwohner in den mecklenburgischen Landkreisen auf die 231 dort praktizierenden Ärzte angewiesen.

Betrachtet man allein das Verhältnis der Zahl der niedergelassenen Allgemeinpraktiker zwischen den Stadtkreisen (195) und den Landkreisen Mecklenburgs (210), so war die Bilanz lediglich numerisch relativ ausgeglichen; zu bedenken ist jedoch auch hier, daß die Landkreise eine doppelt so

96) Registriert wurden folgende Fachrichtungen: Chirurgie, Orthopädie, Gynäkologie und Geburtshilfe, Innere Krankheiten, Kinderkrankheiten, Haut- und Geschlechtskrankheiten, Geistes- und Nervenkrankheiten, Augenkrankheiten sowie Ohren-, Hals- und Nasenkrankheiten.

97) Die vergleichsweise hohe Zahl des Krankenpflegepersonals im Kreis Rostock-Land resultiert aus der Tatsache, daß sich die zur Nervenklinik der Universität Rostock gehörige Heil- und Pflegeanstalt Gehlsheim in diesem Landkreis befand, obwohl Gehlsdorf schon 1934 nach Rostock eingemeindet worden war.

98) Berechnet nach: Vierteljahrsberichte des Mecklenburgischen Statistischen Landesamts, April-Heft 1938, S. 6 f.

hohe Bevölkerungszahl wie die Stadtkreise aufwiesen, so daß in den ländlichen Regionen von einer deutlich schlechteren medizinischen Versorgung auszugehen ist. Hinzu kam noch, daß in den sechs mecklenburgischen Stadtkreisen immerhin 112 Fachärzte tätig waren, während sich in den elf Landkreisen lediglich 21 Fachärzte niedergelassen hatten.

Der Stadtkreis Rostock wies mit Abstand die höchste Zahl der dort tätigen Mediziner auf, was zum einen aus der vergleichsweise hohen Einwohnerzahl der Hansestadt resultierte, die sichere Einnahmen versprach, andererseits aber nicht zuletzt auch durch die dort ansässigen Universitätskliniken begründet war. Zwar residierten im Stadtkreis Rostock die meisten (52) Fachärzte des Landes – mehr als doppelt so viele wie in allen Landkreisen Mecklenburgs (21) zusammen. Allein von den 24 internistischen Fachärzten des Landes Mecklenburg praktizierten immerhin zehn in Rostock. Andere Facharztdisziplinen wie Augen- oder Haut- und Geschlechtskrankheiten waren ausschließlich in den Stadtkreisen des Landes anzutreffen; aber auch Kinderärzte, HNO- und Frauenärzte waren in den Landkreisen Mecklenburgs nahezu nicht vertreten. Allerdings war die Facharztquote – in Rostock 33,5 Prozent aller dort praktizierenden Ärzte – anderswo noch deutlich höher: Sie lag in den Stadtkreisen Wismar (34,6 Prozent), Neubrandenburg (44,4 Prozent) und Schwerin (48,4 Prozent) signifikant über dem Niveau der universitären Großstadt.

Während in der Stadt Rostock rund 13 Prozent der mecklenburgischen Gesamtbevölkerung ansässig war,[99)] machten die 1938 hier tätigen 155 Mediziner immerhin fast 30 Prozent der gesamten Ärzteschaft des Landes Mecklenburgs aus. Vergleicht man dies mit anderen Großstädten des Reichs im allgemeinen und mit der Situation in Mecklenburg im besonderen, so nahm Rostock hinsichtlich der allgemeinmedizinischen wie auch der fachärztlichen Versorgung eine Sonderstellung im Lande ein, die – nach zeitgenössischen Maßstäben – einer Überversorgung gleichkam. Hier entfielen durchschnittlich 15,5 Ärzte auf 10.000 Einwohner, während es in der Stadt Wismar immerhin noch 9,5 Ärzte waren.[100)] In den Landkreisen Malchin und Schwerin dagegen kamen auf 10.000 Einwohner durchschnittlich nur 3,2 Ärzte.[101)]

Generell ist zu konstatieren, daß Mecklenburg als Ganzes sowohl laut Rechtslage als auch tatsächlich mit Ärzten deutlich unterversorgt war. In der mit Gesetzeskraft im Frühjahr 1934 erlassenen Zulassungsordnung für Ärzte[102)] ist im § 11 Abs. 1 unter den „Grundsätzen für die Zulassung“ absolut eindeutig und keineswegs auslegungsfähig festgelegt worden: „Auf je sechshundert Kassenmitglieder wird ein Arzt zugelassen.“ Der für jeden Arztregisterbezirk gebildete Zulassungsausschuß hatte „das Verhältnis der Zahl der Kassenärzte zur Zahl der Kassenmitglieder für den Beginn eines jeden Kalendervierteljahres“ festzustellen und dieses „Zahlenverhältnis unverzüglich im ‚Deutschen Ärzteblatt‘ bekannt“ zu geben. Allein „dieses Zahlenverhältnis“ war „bis zur nächsten Bekanntgabe eines Zahlenverhältnisses der Beschlußfassung über Zulassungen zugrunde zu legen“.[103)] Und im § 12 Abs. 1 hieß es: „Zulassungen [müssen] erfolgen ..., bis das Verhältnis nach § 11 Abs. 1 hergestellt ist.“[104)]

Diese gesetzlichen Vorgaben wurden in Mecklenburg schon von Beginn an niemals erreicht. So hatte 1934 das Zahlenverhältnis bei „1 : 635 (376 zugelassene Ärzte und 238.763 Kassenmitglieder)“ gelegen.[105)] Auch Jahre später blieb die Kassenarztversorgung stets hinter den gesetzlichen Vorgaben zurück. So gab Dr. Wilhelm Breßler, hier in seiner Eigenschaft als Vorsitzender des Zulassungsausschusses bei der Landesstelle Mecklenburg der KVD, am 1. April 1938 das Zahlenverhältnis der Kassenmitglieder und der Kassenärzte amtlich bekannt. Danach habe es in Mecklenburg insgesamt

99) Im Kreis Rostock-Stadt lebten 1937 insgesamt 112.984, 1939 immerhin schon 122.374 Einwohner; das waren mehr als zwölf bzw. fast 13,5 Prozent der mecklenburgischen Gesamtbevölkerung.

100) In den Stadtkreisen Neubrandenburg (11,9), Schwerin (11,5) und Neustrelitz (11,3 Ärzte auf 10.000 Einwohner) bestand eine ebenfalls hohe Versorgungsquote.

101) In den Landkreisen Güstrow und Hagenow entfielen durchschnittlich 3,3 Ärzte auf 10.000 Einwohner. Der am besten versorgte Landkreis war Schönberg mit 5,4 Ärzten auf 10.000 Einwohner.

102) Vgl. dazu: RGBl., T. I, 1934, S. 399-409 (Verordnung über die Zulassung von Ärzten zur Tätigkeit bei den Krankenkassen, 17.5.1934).

103) Im § 11 Abs. 4 hieß es weiter: „Für die Berechnung des Zahlenverhältnisses sind maßgebend die von den Krankenkassen oder den zuständigen amtlichen Stellen ermittelte Zahl der Mitglieder der Krankenkassen, die in dem Zulassungsbezirk ihren Sitz haben, und die Zahl der Kassenärzte, die in dem gleichen Bezirk niedergelassen sind. Kassenärzte, deren Zulassung ruht, werden nicht mitgezählt.“ Ebenda, S. 400.

104) Ebenda.

105) Ärzteblatt für Pommern, Mecklenburg und Lübeck, 1934, S. 167.

252.875 Kassenmitglieder und 352 Kassenärzte gegeben, was einem Betreuungsverhältnis von einem Kassenarzt auf 718 Kassenmitglieder entsprach.[106)]

Auch ein Vierteljahr später verkündete Breßler in gleicher Eigenschaft das unzulässige Zahlenverhältnis der Kassenmitglieder und der Kassenärzte. Danach gab es in Mecklenburg am 1. Juli 1938 insgesamt 272.251 Kassenmitglieder und 354 Kassenärzte, was einem Betreuungsverhältnis von einem Kassenarzt auf 741 Kassenmitglieder entsprechen sollte.[107)] Und auch im nächsten Quartal gab Breßler mit Stichtag 1. Oktober 1938 das Zahlenverhältnis von Kassenmitgliedern zu Kassenärzten amtlich bekannt. Danach gab es in Mecklenburg nunmehr insgesamt 271.878 Kassenmitglieder und 346 Kassenärzte, was einem Betreuungsverhältnis von einem Kassenarzt auf 762 Kassenmitglieder entsprechen sollte.[108)]

Ungeachtet dieser hier absichtlich oder versehentlich falsch berechneten Zahlen ist zu konstatieren, daß in Mecklenburg das Verhältnis von einem (Kassen-)Arzt auf 600 Kassenmitglieder nie erreicht wurde, sondern immer deutlich ungünstiger war. Dies hatte möglicherweise zwei Ursachen. So ist es keineswegs unwahrscheinlich, daß ein Großteil der sowieso schon unterdurchschnittlich verdienenden mecklenburgischen Ärzteschaft kein Interesse daran hatte, weitere Kollegen ins Land zu lassen, mit denen man sich den ohnehin ‚kleinen Kuchen' teilen müßte, ein Beweggrund, den die dortige, aus der niedergelassenen Ärzteschaft hervorgegangene regionale Ärzteführung durchaus nachvollziehen konnte. Zum anderen ist denk- und vorstellbar, daß es nicht viele Ärzte gab, die sich auf die wenigen in den deutschen Ärzteblättern ausgeschriebenen mecklenburgischen Praxisstellen bewarben, zumal diese zumeist nur für die kleineren Orte des Landes annonciert wurden.

Zusammenfassend läßt sich feststellen, daß die mecklenburgischen Landkreise mit ihren Dörfern und Landstädten bis zum Kriegsbeginn hinsichtlich der Ärztedichte (und des medizinischen Pflegepersonals) wenn nicht eindeutig unterversorgt, dann jedoch deutlich schlechter mit Ärzten ausgestattet waren als die größeren Städte des Landes. Neben der geringen Zahl der Kleinstadt- bzw. Dorfärzte trugen auch die Verkehrsverhältnisse des Flächenlandes Mecklenburg dazu bei, daß die medizinische Versorgung von Kranken unterdurchschnittlich ausfallen mußte. Große Entfernungen zum nächsten Arzt sowie schlechte Straßen- und Bahnverhältnisse erschwerten für Kranke die Erreichbarkeit von Ärzten bzw. komplizierten die Wege von Ärzten zu den Kranken des ‚platten Landes'.

Ärzte im Deutschen Reich 1939[109)]

Anfang 1939 sind im Deutschen Reich[110)] 47.725 tatsächlich medizinisch tätige Ärzte gezählt[111)] worden, darunter 3.636 Frauen (7,6 Prozent).[112)] Die Erhöhung des Frauenanteils an der Gesamtheit aller Ärzte[113)] basierte – wie gleich zu zeigen sein wird – weniger auf der Approbation bzw. der Neu-

106) Vgl. dazu: Deutsches Ärzteblatt, 1938, S. 407.

107) Ebenda, S. 609. Diese Berechnung ist falsch. Wenn man die veröffentlichten Zahlen zugrunde legt, betrug das Verhältnis tatsächlich 1 : 769.

108) Ebenda, S. 835. Auch diese Berechnung ist falsch. Wenn man die veröffentlichten Zahlen zugrunde legt, betrug das Verhältnis tatsächlich 1 : 786. Wenn man davon ausgeht, daß 1938 insgesamt 538 Ärzte in Mecklenburg registriert waren, bedeutet dies, daß sich darunter 346 Kassenärzte befanden (64,3 Prozent), während 192 Ärzte nur zur Privatpraxis zugelassen oder an Krankenhäusern bzw. Universitätskliniken tätig waren.

109) Zusammengestellt und berechnet nach: Reichsgesundheitsblatt, 1940, S. 593-603; Ärzteblatt für Norddeutschland, 1940, S. 302-305.

110) Betrachtet wird hier zunächst nur das Altreichsgebiet.

111) Neben diesen nachfolgend präsentierten Zahlen hatte der Chefstatistiker der Reichsärztekammer Edmund van Kann eine eigene Statistik erstellt, wonach im Deutschen Reich 1939 vor Kriegsbeginn 59.454 Ärzte gezählt worden waren. In seinen Zahlen waren jedoch „sämtliche Ärzte enthalten, gleichgültig, ob sie niedergelassen oder angestellt sind, ob sie den Beruf z.Zt. überhaupt noch ausüben". Mit enthalten in Kanns Aufstellung über den „letzten Friedensstand" waren auch „die aktiven Sanitätsoffiziere der Wehrmacht, der SS, Polizei und des Reichsarbeitsdienstes"; Kann: Die Zahl der Ärzte und ihre Gliederung, S. 283; Ders.: Die Zahl der Ärzte 1942, S. 300. Da diese Zahlen von den bislang und weiterhin verwandten Arztkategorien erheblich abweichen und nicht die Zahl der tatsächlich medizinisch tätigen (Zivil-)Ärzte im Altreichsgebiet widergeben, werden sie im folgenden nicht berücksichtigt.

112) Laut Angaben des Statistischen Reichsamtes hatte es im Januar 1939 insgesamt 47.832 praktizierende Ärzte in Deutschland gegeben, darunter 3.650 Frauen; vgl. dazu: BA, R 3102, Nr. 3370 sowie Statistisches Jahrbuch für das Deutsche Reich, 1941/42, S. 614. Dies ist ein zu vernachlässigender Unterschied von lediglich 107 Ärzten (0,2 Prozent).

113) Zwischen 1938 und 1939 ist die Zahl der Ärztinnen in Deutschland von 3.503 auf 3.636, mithin um 3,8 Prozent, gestiegen.

zulassung von Medizinalpraktikantinnen zur Ärzteschaft[114] als vielmehr und vorrangig auf dem im Herbst des Vorjahres erfolgten Approbationsentzug der noch praktizierenden (zumeist männlichen) jüdischen Ärzte. Auch deshalb lag die Gesamtzahl der Ärzte 1939 um vier Prozent unter dem Wert des Vorjahres.[115] Denn schon ab dem Herbst 1938 war es für Juden kaum mehr möglich, als Mediziner tätig zu sein: Nach dem bereits im April 1933 erfolgten Entzug der Kassenzulassungen wurde mit dem Erlaß der Vierten Verordnung zum Reichsbürgergesetz vom Juli 1938 den meisten jüdischen Ärzten mit Wirkung vom 30. September 1938 nunmehr auch die Approbation entzogen; damit galt ihre Bestallung als „erloschen", und ihnen war es generell „verboten, die Heilkunde auszuüben". Von diesem faktischen Berufsverbot waren in Deutschland mindestens 3.670 noch (privat) praktizierende jüdische Ärzte betroffen. Eine Ausnahmeregelung sah vor, daß „die Ausübung des Arztberufes widerruflich" und „unter Auflagen" gestattet werden konnte. Von dieser Regelung „profitierten" in der Folge – zumindest zeitweise – insgesamt 709 jüdische Ärzte, die – nunmehr als „Krankenbehandler" tituliert – neben ihren Frauen und ehelichen Kindern „nur Juden behandeln" durften.[116] Von 1933 einstmals 5.557 praktizierenden jüdischen Ärzten durften ab Ende 1938 also nur noch 589 „Judenärzte" unter entwürdigenden Bedingungen tätig sein; damit war fast 90 Prozent der jüdischen Ärzte das Ausüben ihres Berufs verboten, wobei immer zu berücksichtigen ist, daß die meisten jüdischen Ärzte schon 1933 ihre Kassenzulassung oder ihre Anstellung – und damit ihr Einkommen – verloren hatten und viele der von Verelendung Bedrohten in der Folge emigrierten.

Die Medizinalstatistik registrierte 1939, daß die Zahl der in eigener Praxis niedergelassenen Ärzte seit 1937 „um rund 4.000 zurückgegangen" sei; „von diesem Rückgang sind fast nur die Großstädte betroffen, die früher, besonders in Berlin, mit seinen vielen jüdischen Ärzten, sämtlich überbesetzt waren".[117] Wie die Beobachter des SD fast zeitgleich feststellten, könne nach der weitgehenden Ausschaltung der jüdischen Mediziner „die ärztliche Versorgung besonders in den Großstädten des Reiches ... noch nicht als sichergestellt betrachtet werden". Vielen der verbliebenen „arischen" Ärzte sei es „infolge ihrer Überlastung ... nicht möglich, ihren Patienten die nötige Sorgfalt zuzuwenden". Hinzu komme ein „überhand nehmender Papierkrieg", der die Ärzte „von ihren eigentlichen Aufgaben" abhalte. „Ungünstiger noch" seien „die Verhältnisse bei der klinischen Versorgung", also „die Krankenhausverhältnisse", die streckenweise „als trostlos bezeichnet" werden müßten, wodurch sich „bei dem Auftreten von Epidemien oder im Ernstfall ... große Schwierigkeiten ergeben" würden.[118]

Unter den 47.725 Anfang 1939 in Deutschland registrierten Ärzten befanden sich 14.992 Fachärzte (31,4 Prozent); die Zahl der Fachärzte hatte im Vergleich zum Vorjahr also um 1.445 (8,8 Prozent) abgenommen, was vor allem auf die Berufsverbote für jüdische Ärzte und Ärztinnen zurückzuführen war. Von den 14.992 Fachärzten waren 841 Frauen (5,6 Prozent); dies bedeutete im Vergleich zum Vorjahr einen Rückgang um 8,4 Prozent der weiblichen Fachärzte.

1934 und 1939 entfielen durchschnittlich 7,2 bzw. 7,0 Ärzte auf 10.000 Einwohner. In ländlichen Regionen waren es 4,3 bzw. 4,2 Ärzte auf 10.000 Einwohner, während in städtischen Bezirken 11,4 bzw. 10,7 Ärzte für 10.000 Einwohner zuständig waren. Das bedeutete, daß sich die Versorgungsdichte in diesen sechs Jahren der NS-Herrschaft nicht nur nicht verbessert, sondern sogar leicht verschlechtert hatte; zwar war die Zahl der Ärzte größer geworden, die der Bevölkerung aber auch. Sowohl 1934 als auch 1939 (nach der Annexion von Österreich und des Sudetenlandes) war ein Arzt für ein Versorgungsgebiet von rund 9,9 km^2 zuständig; in ländlichen Gebieten hatte er 27,6 km^2 (1934) bzw. 27,3 km^2 (1939) zu betreuen, in städtischen Bezirken dagegen 0,4 km^2 bzw. 0,5 km^2.[119]

---

114) Im Jahr 1937/38 hatten 4.365 Personen ihre Approbation als Arzt erhalten, darunter 819 Frauen (18,8 Prozent).

115) Die Abnahme der Zahl der zivilen Ärzteschaft war zum Teil auch durch den Übergang einer Reihe von Medizinern in den hauptamtlichen Dienst der Wehrmacht und des Reichsarbeitsdienstes bedingt.

116) RGBl., T. I, 1938, S. 969 f. Schon Ende 1938 waren nur noch 589 jüdische Ärzte als Krankenbehandler zugelassen; vgl. dazu: Meldungen aus dem Reich, Bd. 2, S. 28 (Jahreslagebericht 1938 des Sicherheitshauptamtes). Vgl. dazu auch Leibfried: Berufsverbote für Ärzte im Deutschen Reich, S. 11, sowie Schwoch: Zum Verhungern verurteilt, S. 85 f.

117) Darunter befanden sich auch 320 jüdische Ärztinnen; Kann: Die Zahl der Ärzte und ihre Gliederung, S. 284.

118) Meldungen aus dem Reich, S. 271 (1. Vierteljahreslagebericht 1939). Obwohl nicht Gegenstand dieser Studie, sei an dieser Stelle erwähnt, daß mit der „Achten Verordnung zum Reichsbürgergesetz" vom 17. Januar 1939 ergänzend verfügt wurde, daß auch die „Bestallungen (Approbationen, Diplome) jüdischer Zahnärzte, Tierärzte und Apotheker" zum 31.1.1939 als „erloschen" zu gelten hatten. Das bedeutete: „Juden ist die Ausübung der Heilkunde einschließlich der Zahnheilkunde und der Tierheilkunde verboten." RGBl., T. I, 1939, S. 47 f.

119) Zusammengestellt und berechnet nach: Reichsgesundheitsblatt, 1940, S. 599.

Betrachtet man die Binnenstruktur der deutschen Ärzteschaft im Sommer 1939, so ist festzustellen, daß 56,1 Prozent von ihnen niedergelassene Ärzte, 24,8 Prozent Krankenhausärzte und Arztvertreter sowie 10,6 Prozent beamtete oder sonstige angestellte Ärzte waren; immerhin 8,5 Prozent der Ärzteschaft waren zur Zeit der Erhebung „ohne ärztliche Tätigkeit".[120] Auch diese derzeit nicht oder nicht mehr tätigen Ärzte und Ärztinnen wurden in der Reichsärztekartei erfaßt, weil man davon ausging, daß man sie beim Eintreten von medizinischen Notlagen, etwa bei Epidemien, oder im Kriegsfalle reaktivieren bzw. dienstverpflichten könne – was auch bald darauf geschah.

Ärzte im Deutschen Reich 1929-1939[121]

Jahresanfang	Zahl der Ärzte	Entwicklung in Prozent
1929	45.948	
1931	47.208	+2,7
1932	47.963	+1,6
1933	51.067	+6,5
1934	47.275	-7,4
1935	47.419	+0,3
1936	47.844	+0,9
1937	48.848	+2,1
1938	49.732	+1,8
1939	47.725	-4,0

Deutlich sichtbar ist der zahlenmäßige Rückgang der Ärzteschaft in den Jahren 1934 und 1939, der zunächst durch den Entzug der Kassenzulassung, dann durch den generellen Entzug der Approbationen für jüdische Ärzte bedingt war. 1939 verfügte Deutschland also über eine annähernd gleiche Zahl von Ärzten wie noch 1932.

Ärzte in Mecklenburg 1939

In Mecklenburg sind Anfang 1939 insgesamt 533 Ärzte gezählt worden, davon 27 Frauen (5,1 Prozent). Somit entfielen auf 10.000 Einwohner durchschnittlich 6,3 Ärzte, und ein Arzt hatte im Durchschnitt ein Gebiet von 29,5 km^2 medizinisch zu versorgen. Das Land profitierte durch den „Anschluß" Österreichs nicht; statt dessen hatte sich die Zahl der Ärzte weiter verringert. Allein im Zweijahreszeitraum von 1937 bis 1939 ist die Zahl der Ärzte in Mecklenburg um 4,1 Prozent zurückgegangen.[122] Betrachtet man die Binnenstruktur der mecklenburgischen Ärzteschaft, so ergibt sich folgendes Bild: 55,8 Prozent der hiesigen Mediziner waren niedergelassene Ärzte, 20,3 Prozent arbeiteten als Krankenhausärzte oder als Arztvertreter, 12,4 Prozent waren beamtete oder sonstige angestellte Ärzte und 11,5 Prozent wurden als Ärzte ohne Berufsausübung registriert.[123] Vergleicht man diese Berufsgliederung mit der Binnenstruktur der Ärzteschaft im Reichsdurchschnitt, so ist eine Übereinstimmung nur beim Anteil der niedergelassenen Ärzte festzustellen; dagegen hatte Mecklenburg prozentual deutlich weniger Krankenhausärzte, während der Anteil der beamteten Ärzte und der Ärzte ohne Berufsausübung in Mecklenburg signifikant höher war als im Reichsmittel.[124]

120) Als „Krankenhausärzte" galten Ober-, Assistenz- und Volontärärzte, und als „Arztvertreter" wurden Personen gezählt, die zum Zeitpunkt der Zählung als Vertreter von niedergelassenen Ärzten und als Assistenten von Landärzten agierten. Zur Kategorie der „beamteten" und „sonstigen angestellten" Ärzte gehörten Ärzte in Regierungsstellen und Behörden, in wissenschaftlichen Instituten und der Industrie sowie die Ärzte der Staatlichen Gesundheitsämter, der vertrauensärztlichen Dienststellen und Versorgungsämter, Gewerbeärzte, Betriebsärzte und Sanitätsoffiziere. Ärzte „ohne Berufsausübung" waren zum einen Ärzte, die wegen Alters oder Invalidität aus dem Beruf ausgeschieden waren, sowie Ärztinnen, „die den Arztberuf mit dem Beruf der Hausfrau vertauscht" hatten. Zusammengestellt und berechnet nach Kann: Die Zahl der Ärzte und ihre Gliederung, S. 284; Ders.: Die Zahl der Ärzte 1942, S. 301.

121) Die Zahlen betreffen nur das Altreichsgebiet, also Deutschland ohne Saarland, Österreich und Tschechoslowakei.

122) Nimmt man für 1937 noch die 57 als „Ärzte ohne Berufsausübung" registrierten Mediziner und die 46 niedergelassenen Ärzte ohne Kassenpraxis hinzu, so betrug der Rückgang der Ärzteschaft in Mecklenburg zwischen 1937 und 1939 sogar 19,1 Prozent.

123) Zusammengestellt und berechnet nach Kann: Die Zahl der Ärzte und ihre Gliederung, S. 284. „Eine ganze Reihe" von Angehörigen der Gruppe der zum Zeitpunkt der Zählung nichtaktiven Ärzte und Ärztinnen habe „für die Dauer des Krieges die ärztliche Tätigkeit wieder aufgenommen". Ebenda.

124) Hinsichtlich der beruflichen Gliederung bzw. der Binnenstruktur der Ärzteschaft im Reich ergab sich für 1939 folgendes Bild: 56 Prozent niedergelassene Ärzte, 24,9 Prozent Krankenhausärzte oder Arztvertreter, 10,6 Prozent beamtete oder sonstige angestellte Ärzte und 8,5 Prozent Ärzte ohne Berufsausübung. Zusammengestellt und berechnet nach ebenda.

Wie bereits angedeutet, kam es in den Jahren 1938/39 zu einer gegenläufigen Entwicklung: Zum einen hatte sich die Zahl der Ärzte im Altreichsgebiet durch den Entzug der Approbationen der noch verbliebenen jüdischen Mediziner verringert, was auch durch eine beschleunigte Zulassung von Jungärzten nicht ausgeglichen werden konnte. Zum anderen war mit dem „Anschluß" Österreichs die Zahl der Ärzte im nunmehrigen Großdeutschen Reich wieder gestiegen. Daraus ergab sich folgende Patt-Situation: Zwar hatte die NS-Regierung zum September 1938 nahezu allen der noch in Deutschland praktizierenden jüdischen Ärzten die Zulassung entzogen, und die Novemberpogrome dieses Jahres trieben einen erheblichen Teil der noch verbliebenen jüdischen Mediziner außer Landes. Die aus diesem Verlust resultierende Versorgungslücke und der Rückgang der medizinischen Versorgungsqualität in Deutschland konnten zahlenmäßig jedoch scheinbar ausgeglichen werden. Nach dem bereits im März 1938 erfolgten „Anschluß" Österreichs und der späteren Angliederung des Sudetenlandes an Deutschland ging die Reichsmedizinalverwaltung im Mai 1939 von 57.708 im nunmehrigen Großdeutschen Reich vorhandenen Ärzten aus.[125)] Allerdings war mit diesen nichtkriegerischen Annexionen nicht nur eine Vermehrung der Ärzteschaft, sondern auch ein Bevölkerungszuwachs von mindestens 9,8 Millionen Menschen verbunden, wodurch sich dieser, zudem nicht tatsächliche Zuwachs wieder relativierte.[126)]

Die scheinbar erhebliche Zunahme der Zahl der Ärzte von 1937 (48.848) zu 1939 (57.708) um mehr als 18 Prozent innerhalb von nur zwei Jahren, die – wie zu zeigen sein wird – nicht einmal temporär mit einer Verbesserung der medizinischen Versorgungslage der (groß)deutschen Bevölkerung verbunden war, hatte neben dem rein numerischen Zuwachs durch die Ärzte aus dem „angeschlossenen" Österreich und dem okkupierten Sudetenland noch eine weitere Ursache. Der Reichsmedizinalverwaltung war rückblickend durchaus bewußt: „Den Hauptzuwachs aber brachten die durch den Krieg bedingten vorzeitigen Bestallungen"; schon in Vorbereitung des Krieges sei „ein starker Zuwachs an jungen Ärzten" zu verzeichnen gewesen,[127)] von denen jedoch – wie gleich zu zeigen sein wird – ein Großteil gleich wieder zur Wehrmacht eingezogen wurde. Ähnlich wie schon im Ersten Weltkrieg die Notabiture und die Kriegsapprobationen sind auch im Vorfeld und mit Beginn des neuen Krieges unter Kürzung des medizinischen Ausbildungsganges zahlreiche Approbationen vorzeitig erteilt worden.[128)]

Um die vermeintlich gute medizinische Versorgung der deutschen Bevölkerung im ersten Kriegsjahr zu demonstrieren, griff die Reichsmedizinalstatistik **1940** zu nicht haltbaren Zahlenspielereien: So sei „durch die Einbeziehung der Ostmark [also Österreichs], des Sudetenlandes und der weiteren Ostgebiete die Gesamtzahl der Ärzte des Großdeutschen Reiches weiter gestiegen. Auf die Ostmark entfallen schätzungsweise rund 7.000 und auf das Sudetenland weitere 2.000 Ärzte", wobei unterschlagen wurde, daß mit diesen Ärzten auch Millionen andere Menschen ins Großdeutsche Reich gelangt waren. Darüber hinaus seien „die seit dem 1. September 1939 erteilten Bestallungen in Rechnung zu stellen, wobei die mit Rücksicht auf die Kriegsverhältnisse vorzeitig erfolgten Bestallungen besonders ins Gewicht fallen". Es sei „nicht zu hoch gegriffen, wenn wir diese jungen Ärzte mit 7.000 beziffern. Alles in allem kann man sagen, daß wir mit rund 75.000 Ärzten in das Jahr 1940 eingetreten sind. Damit ist, entgegen allen ausländischen Zwecklügen, eine gute ärztliche Versorgung auch der Zivilbevölkerung durchaus sichergestellt".[129)]

---

125) Vgl. dazu: BA, R 1501, Nr. 3715 (von Oberregierungs- und Medizinalrat im Reichsinnenministerium Dr. Otto Harnack zusammengestellte „Volkswirtschaftliche Kräftebilanz des Gesundheitswesens", streng vertraulich). Unter diesen 57.708 Ärzten befanden sich jedoch auch 9.983 Ärzte, die Sanitätsoffiziere der Wehrmacht, der SS, der Polizei und des Reichsarbeitsdienstes bzw. derzeit ohne medizinische Tätigkeit waren, für das zivile Gesundheitswesen also nicht zur Verfügung standen, so daß von einer Zahl von nur 47.725 Ärzten ausgegangen werden muß, die tatsächlich für die medizinische Versorgung der Zivilbevölkerung vorhanden waren.

126) Hinzu kam noch, daß von den 1939 im Deutschen Reich zugelassenen Ärzten allein in diesem Jahr 980 Mediziner (1,7 Prozent) gestorben sind; berechnet nach: Deutsches Ärzteblatt, 1941, S. 264.

127) Ebenda.

128) Dies wurde nicht nur vom SD kritisch beurteilt. Dessen Beobachter hatten ermittelt, daß „die bisher abgehaltenen Notexamina bei den Medizinstudenten teilweise eine erhebliche Unkenntnis gezeigt" hätten. Medizinische Fachkreise befürchteten, „daß mit der Verkürzung des medizinischen Studiums [und] den neuen Prüfungsbestimmungen für das Physikum die Gefahr einer ungenügenden ärztlichen Ausbildung" bestehe. Meldungen aus dem Reich, S. 525 (Bericht vom 4.12.1939).

129) Kann: Die Zahl der Ärzte und ihre Gliederung, S. 286.

Gingen die Reichsmedizinalbehörden also noch Ende Mai 1939 von 57.708 in Deutschland vorhandenen Ärzte aus,[130)] so hatte sich die Situation schon ein Jahr später erheblich verändert. Denn bis zum Mai 1940, als nach dem „Polenfeldzug" eine gewisse militärische Ruhe eingetreten war und der „Westfeldzug" noch nicht begonnen hatte, waren bereits 19.178 Mediziner (33,2 Prozent des deutschen Ärztebestandes) zur Wehrmacht eingezogen worden, die also dem zivilen Gesundheitswesen nicht mehr zur Verfügung standen.[131)] Dieser kriegsbedingte Aderlaß von einem Drittel des ärztlichen Personals des gesamten nichtmilitärischen Gesundheitswesens konnte durch marginale Zugänge von 1.473 neuapprobierten Ärzten nur geringfügig kompensiert werden.[132)]

Ende Mai 1940 wurden in Deutschland also nur noch 40.003 Ärzte gezählt.[133)] Läßt man die beamteten Ärzte an den Staatlichen Gesundheitsämtern außer Betracht und vergleicht nur die Zahl der in der medizinischen Alltagspraxis tätigen Humanmediziner zwischen Mai 1939 (54.929) und Mai 1940 (37.696), so wird deutlich, daß innerhalb nur eines Jahres die Zahl der Ärzte an der nunmehrigen „Heimatfront" um 17.233, also um 31,4 Prozent, zurückgegangen war.[134)]

Ärzte in Deutschland, Mai 1939 bis Mai 1940[135)]

Ärzte	Bestand am 31.5.1939	Bestand am 31.5.1940	Entwicklung in Prozent
an Staatlichen Gesundheitsämtern	2.779	2.307	-17,0
an Krankenhäusern	19.538	13.232	-32,3
niedergelassene Ärzte	35.391	24.464	-30,9
Ärzte gesamt	57.708	40.003	-30,7

Diese stark rückläufige Entwicklung der Zahl der tatsächlich zivil tätigen Ärzte schon unmittelbar nach Kriegsbeginn ist auch in Mecklenburg zu beobachten. Entfielen dort noch im August 1939 auf einen Arzt 41.700 Einwohner, so war schon im Juni 1940 ein Arzt für nunmehr 51.500 Einwohner

130) Darunter 2.779 Mediziner an den Staatlichen Gesundheitsämtern, 19.538 Krankenhausärzte und 35.391 freiberuflich tätige, also niedergelassene Ärzte. Vgl. dazu: BA, R 1501, Nr. 3715 (von Oberregierungs- und Medizinalrat im Reichsinnenministerium Dr. Otto Harnack zusammengestellte „Volkswirtschaftliche Kräftebilanz des Gesundheitswesens", streng vertraulich). Im Unterschied zu der in der „Volkswirtschaftlichen Kräftebilanz des Gesundheitswesens" genannten Zahl von 57.708 Ärzten ging die letzte Reichsstatistik für den Mai 1939 sogar von 65.780 Ärzten in Deutschland aus, darunter 37.185 selbständige Ärzte (65,5 Prozent). Vgl. dazu: Statistisches Jahrbuch für das Deutsche Reich, 1941/42, S. 52. Diese Zahl von 65.780 Ärzten war um 8.072 Personen höher als die der in der „Volkswirtschaftlichen Kräftebilanz" erfaßten Mediziner. Offenbar sind in der Reichsstatistik auch die nicht der zivilen Ärzteführung unterstehenden Ärzte, so Sanitätsoffiziere der Wehrmacht und hauptamtlich in NS-Verbänden praktizierende Ärzte, miterfaßt worden.

131) Darunter 559 Ärzte an den Staatlichen Gesundheitsämtern (20,1%), 7.166 Krankenhausärzte (36,7%) und 11.453 frei praktizierende Mediziner (32,4%); vgl. dazu: BA, R 1501, Nr. 3715 (von Oberregierungs- und Medizinalrat im Reichsinnenministerium Dr. Otto Harnack zusammengestellte „Volkswirtschaftliche Kräftebilanz des Gesundheitswesens", streng vertraulich).

132) Von diesen 1.473 neu hinzugekommenen Ärzten entfielen 87 auf die Staatlichen Gesundheitsämter, 860 auf die Krankenanstalten und 526 auf die Statusgruppe der niedergelassenen Ärzte; vgl. dazu ebenda. Schon im November 1939 berichtete der SD über einen „immer noch bestehenden Ärztemangel", der sich „auf die Stimmung der Bevölkerung ungünstig auswirke", zumal bekannt sei, „daß in den Reservelazaretten [der Wehrmacht] zahlreiche Ärzte ohne volle Beschäftigung vorhanden" seien. Meldungen aus dem Reich, S. 479 (Bericht vom 20.11.1939).

133) Von ihnen waren 2.307 an den Staatlichen Gesundheitsämtern, 13.232 in den Krankenanstalten und 24.464 als niedergelassene Ärzte tätig.

134) Zum 1940 registrierten „Ärzteschwund" von rund einem Drittel hatte auch eine andere, in den Statistiken ansonsten kaum beachtete Tatsache beigetragen, nämlich die, daß auch Ärzte sterben konnten. So sind 1940 ohne kriegsbedingte Todesfälle allein 1.072 Mediziner (2,7 Prozent der deutschen Ärzteschaft) gestorben, darunter lediglich 34 Frauen. Die meisten von ihnen (543 oder 50,7 Prozent) starben in einem Alter zwischen 60 und 80 Jahren, dagegen hatten 157 Ärzte (14,7 Prozent) bei ihrem Ableben das 40. Lebensjahr noch nicht vollendet. Berechnet nach: Deutsches Ärzteblatt, 1941, S. 264.

135) Zusammengestellt und berechnet nach: BA, R 1501, Nr. 3715 (von Oberregierungs- und Medizinalrat im Reichsinnenministerium Dr. Otto Harnack zusammengestellte „Volkswirtschaftliche Kräftebilanz des Gesundheitswesens", streng vertraulich).

zuständig, mithin für fast ein Viertel Personen mehr.[136] Und schon 1941 waren im Lande nur noch 411 Ärzte verfügbar, mithin 22,9 Prozent weniger als noch vor Kriegsbeginn 1939.

Nimmt man einen noch längeren Zeitraum als die Lage nach nur einem Jahr Krieg in den Blick, so wird bei der Betrachtung allein der niedergelassenen Ärzte – immerhin die Hauptprotagonisten der medizinischen Versorgung der zudem wachsenden Zivilbevölkerung – deutlich, wie stark der Rückgang der Betreuungsqualität gewesen ist:

Niedergelassene Ärzte in mecklenburgischen Stadt- und Landgemeinden 1928-1942[137]

Jahr	Ärzte in Stadtgemeinden	Ärzte in Landgemeinden	Ärzte zusammen
1928	431	35	466
1932	533	34	567
1937	533	23	556
1942	379	28	407

Das heißt: In den 15 Jahren zwischen 1928 und 1942 ist die Zahl der niedergelassenen Ärzte in Mecklenburg um fast 13 Prozent zurückgegangen, während die Bevölkerung im gleichen Zeitraum um fast 17 Prozent gewachsen ist. Dabei betrug der Rückgang bei den städtischen Ärzten rund zwölf Prozent, und die Zahl der Landärzte ging um 20 Prozent zurück.[138] Allein in den elf Jahren der NS-Herrschaft zwischen 1932 und 1942 hatte sich die Zahl der Ärzte in Mecklenburg um 12,3 Prozent reduziert. Hatte es zwischen 1929 und 1939 in Mecklenburg niedergelassene Ärzte in allen 60 Städten des Landes und in mindesten 46 größeren oder kleineren Landgemeinden gegeben, so waren im Kriegsverlauf nur noch in weniger als der Hälfte dieser Dörfer Ärzte nachweisbar, denn 1942 praktizierten 28 Ärzte nur noch in 22 von insgesamt 1.638 mecklenburgischen Landgemeinden.[139]

Zu beobachten ist also ein sukzessiver, mit Kriegsbeginn sogar sprunghafter Rückgang der ohnehin niedrigen ärztlichen Versorgungsrate in Mecklenburg wie im gesamten Deutschen Reich. Seit der Weltwirtschaftskrise und später wegen des aufrüstungs- und kriegsbedingt hohen Bedarfs an Militärärzten hat die medizinische Versorgungsqualität der (zahlenmäßig zunehmenden) Zivilbevölkerung tendenziell immer weiter abgenommen. Außerdem annoncierten die größeren Industrie- und Rüstungsbetriebe sowie die Verwaltungen, Schulen und Lager der NSDAP und ihrer Gliederungen einen erhöhten Bedarf an Ärzten, die aus ideologischen Gründen bzw. sozialen Zwängen nicht ungern in diese Berufsfelder abwanderten und somit der medizinischen Versorgung der zivilen „Normalbevölkerung" nicht mehr zur Verfügung standen.

Zusammenfassend läßt sich feststellen, daß seit der Machtübernahme der NSDAP bis zum Kriegsbeginn in September 1939 – und schon im ersten Kriegsjahr – die ohnehin nicht optimale Versorgung der Zivilbevölkerung langsam, aber stetig zurückging, aber immer noch ein ausreichendes Niveau aufwies. Denn einschränkend und den medizinischen „Notstand" an der „Heimatfront" relativierend ist festzustellen, daß zwar bereits zu Beginn und dann im Verlauf des Krieges eine große Zahl von Medizinern zu den bewaffneten Formationen des Dritten Reichs eingezogen wurde, aber gleichzeitig und parallel dazu auch die Einberufung von mehreren Millionen Männern zum Kriegseinsatz erfolgte, die dann ja an der „Heimatfront" zunächst nicht als potentielle Patienten vorhanden waren und somit dort auch kein medizinisches Personal banden. Denn wie der Leiter der Abteilung für Medizinalstatistik beim Reichsgesundheitsführer, Dr. Franz Reichert, schon 1941 feststellte, stellten „die zur Wehrmacht eingezogenen Männer in Friedenszeiten denjenigen Teil des Volkes dar, der ... den

136) Berechnet nach ebenda.

137) Zusammengestellt und berechnet nach: Vierteljahrsberichte des Mecklenburgischen Statistischen Landesamts, April-Heft 1938, S. 6 f.; ebenda, Juli-Heft 1939, S. 4; Staatshandbuch für Mecklenburg, 1939, T. III, S. 45; Statistisches Jahrbuch für das Deutsche Reich, 1941/42, S. 614 f.; Reichsadreßbuch für Handel und Gewerbe, 1928, 1932, 1937, 1942.

138) Unter den 379 niedergelassenen städtischen Ärzten des Jahres 1942 befanden sich 268 Allgemeinpraktiker und mindestens 111 Fachärzte; die Landärzte waren alle Allgemeinmediziner.

139) In Mecklenburg lebten 1941 immerhin 40,1 Prozent der Bevölkerung in Landgemeinden mit weniger als 2.000 Einwohnern. Vgl. dazu: Statistisches Jahrbuch für das Deutsche Reich, 1941/42, S. 21, 23.

geringsten Aufwand an medizinischer Betreuung erfordert. Von den in Betracht kommenden Jahrgängen werden nur die Gesündesten zum Heeresdienst herangezogen".[140)]

Zwischen 1939 und 1945 wurden insgesamt 18,2 Millionen Männer zu Kriegseinsätzen in der Wehrmacht und anderen militärisch eingesetzten Verbänden eingezogen.[141)] Ein anderer Blickwinkel: Von den rund 37,07 Millionen männlichen Einwohnern des Großdeutschen Reichs des Jahres 1938 wurden zwischen 1939 und 1945 etwa 15,64 Millionen Männer allein zur Wehrmacht (Heer, Luftwaffe, Marine) eingezogen, mithin mindestens 42,2 Prozent der männlichen deutschen Bevölkerung.[142)] Das bedeutete, daß ein Großteil der deutschen männlichen Bevölkerung als potentiell zu behandelnde Patienten im „Heimatkriegsgebiet" gar nicht vorhanden war, was den dortigen Verlust an Ärzten zumindest relativierte.[143)]

Die konkrete Einziehungsrate für Mecklenburg ist wegen der lückenhaften Überlieferungslage nur schwer zu bestimmen. Ab 1940 wurden Zahlen zur Bevölkerungsentwicklung wie auch zum Ärztebestand aus Geheimhaltungsgründen nicht mehr veröffentlicht. Legt man aber zwei nicht zusammengehörige Quellen nebeneinander, sind dennoch zumindest näherungsweise Zahlen zu gewinnen. So wies Mecklenburg im Mai 1939 einen Bestand von 457.662 männlichen Einwohnern auf, darunter 326.799 männliche Erwerbspersonen, also Männer im berufstätigen – und damit im wehrfähigen – Alter.[144)] Im November 1943 sind dagegen für Mecklenburg nur noch 114.610 männliche Arbeitskräfte registriert worden. Diese Einbuße von immerhin 212.189 Personen kam mithin einem Rückgang von fast 65 Prozent der arbeits- und wehrfähigen Männer gleich, die dem heimischen Gesundheitswesen also nicht (mehr) zur Last fielen.[145)] Wie die Lageberichte der Staatlichen Gesundheitsämter belegen, wurden der Rückgang der medizinischen Versorgung und die Zunahme der gesundheitlich bedingten Probleme in Mecklenburg auch erst ab etwa 1943 virulent und signifikant.[146)]

War – wie gezeigt – die Zahl der Ärzte in Mecklenburg zwischen 1930 und Anfang 1939 relativ stabil, so ist im Verlauf des Krieges ein drastischer Rückgang zu verzeichnen gewesen. Zwischen 1939 und 1943, dem Jahr des Beginns des „Totalen Krieges", als nur noch 303 Ärzte in Mecklenburg praktizierten,[147)] betrug der Rückgang 43,2 Prozent.

Ärzte im Deutschen Reich und in Mecklenburg 1940 und 1942

Im Verlauf des Krieges haben sich wegen der im Zivilbereich kaum noch vorhandenen personellen und sachlichen Ressourcen zur Erstellung von korrekten Statistiken auch die Erfassungskriterien im Medizinalwesen geändert. Hinzu kam, daß – nicht nur im hier analysierten Medizinbereich – aus militärischen Geheimhaltungsgründen kaum noch reale Zahlen veröffentlicht wurden. Auch deshalb sind die nachfolgend präsentierten, vom Chefstatistiker der Reichsärztekammer zusammengestellten und publizierten Angaben nicht „eins zu eins" mit den bis 1939/40 herausgegebenen Zahlen zu ver-

140) Reichert: Viele Ärzte – viel Krankheit?, S. 187.

141) Diese Rekrutierungen verteilten sich wie folgt: 1939 – 4.674.000 Männer, 1940 – 4.109.000, 1941 – 2.507.000, 1942 – 2.466.000, 1943 – 2.006.000, 1944 – 1.308.000 und 1945 – 225.000 Männer. Vgl. dazu Overmans: Deutsche militärische Verluste, S. 216 ff., bes. S. 222, 225.

142) Vgl. dazu ebenda, S. 219.

143) Von den zur Wehrmacht eingezogenen Soldaten sind zwischen 1939 und 1945 mindestens 4.826.000 Männer (27,9 Prozent) gefallen. Rechnet man noch die gefallenen Angehörigen der Waffen-SS, des Volkssturms, der Polizei und der sonstigen militärisch eingesetzten Verbände hinzu, so ist von 5.318.000 männlichen Gefallenen (30,7 Prozent) auszugehen; vgl. dazu ebenda, bes. S. 233, 239, 255. Die Todesquote betrug beim Heer 31 Prozent aller eingesetzten Soldaten, bei der Luftwaffe 17 Prozent, bei der Marine 12 Prozent und bei der Waffen-SS 34 Prozent; vgl. ebenda, S. 257.

144) Statistisches Jahrbuch für das Deutsche Reich, 1941/42, S. 7, 60 f.

145) Dieser Rückgang kann neben den Einziehungen zum Kriegseinsatz zu einem geringeren Teil auch durch Krankheiten, Todesfälle, Abordnungen oder Wegzüge bedingt gewesen sein. Diesen enormen Verlust von männlichen Arbeitskräften versuchte man in Mecklenburg durch die Beschäftigung von Frauen, vor allem aber durch den Einsatz von ausländischen Zwangsarbeitskräften und Kriegsgefangenen zu kompensieren. Im November 1943 waren bereits 42,3 Prozent aller in Mecklenburg tätigen Arbeitskräfte Ausländer, im November 1944 sogar 44,5 Prozent – reichsweit der Spitzenwert der Ausländerbeschäftigung. Vgl. dazu Buddrus: Ausländische Arbeitskräfte in Mecklenburg, S. 86-99.

146) Zu den Lageberichten der Staatlichen Gesundheitsämter vgl. das Kapitel: Gesundheitsverhältnisse, gesetzliche Grundlagen und berufliche Rahmenbedingungen für das Wirken der mecklenburgischen Ärzteschaft 1939-1945, S. 143 ff.

147) Vgl. BA, NS 18, Nr. 988, Bl. 50 (Wilke an Tießler, 12.8.1943).

gleichen, sondern sollten als Kenntnis- und Entscheidungshintergründe der Ärztekammer und der KVD begriffen werden, die jedoch wußten, daß diese Zahlen auch deshalb unrealistisch waren, weil ein Großteil der hier gezählten Ärzte dem zivilen Gesundheitswesen gar nicht zur Verfügung stand.

So habe es nach Edmund van Kann im Herbst **1940** im Großdeutschen Reich 72.740 Ärzte gegeben, wobei nunmehr „die deutsche Ostmark, das Sudetenland und der Kattowitzer Bezirk mitgezählt" worden seien, „dagegen noch nicht die Reichsgaue Danzig-Westpreußen und Wartheland. Auch die aktiven Sanitätsoffiziere der Wehrmacht, SS, Polizei und des Reichsarbeitsdienstes" seien „hier und später *nicht* mehr berücksichtigt" worden. Immerhin bemerkte er, daß, „wenn man die Zahlen von 1939 zum Vergleich heranziehen" wollte, man von diesen „2.400 Sanitätsoffiziere abziehen" müßte. Außerdem – und das ist wesentlich – schränkte van Kann den Wert und die Aussagekraft seiner Darstellung der Lage des Jahres 1940 selbst durch das Eingeständnis ein, „daß bei allen Feststellungen unberücksichtigt geblieben ist, ob Zivilärzte zur Wehrmacht eingezogen sind oder nicht. Die Zählung ist so erfolgt, als ob sie an ihren Heimatorten wären".[148] Und da befand sich ein erheblicher Teil der Ärzte eben nicht mehr. Außerdem machte dieses unrealistische Erfassungskriterium die Zahl von 72.740 Ärzten, die angeblich 1940 im Großdeutschen Reich vorhanden gewesen sein sollen, unbrauchbar für Vergleiche mit vorhergehenden Jahren, in denen die Zahl der Ärzte im Altreichsgebiet erfaßt wurde.

Eine Anfang **1942** durchgeführte Erfassung der Ärzteschaft erbrachte die illusorische und lebensfremde Zahl von 75.960 Ärzten. „Wenn man die 567 deutschen Ärzte im Protektorat Böhmen und Mähren noch hinzunimmt, kommen wir auf 76.527. In den Reichsgauen Danzig-Westpreußen und Wartheland sowie in den Regierungsbezirken Kattowitz und Zichenau zählten wir außerdem 1.023 polnische oder sonstige nichtdeutsche Ärzte (z.B. ukrainische). Ferner wären noch zu berücksichtigen die neuen Westgebiete Elsaß mit 580 Ärzten, Lothringen mit 137 Ärzten, Luxemburg mit 180 Ärzten, die aber nur zum Teil deutsch sind. Im Gebiet des Großdeutschen Reiches zählen wir somit insgesamt 78.447 Ärzte", was im Vergleich zu 1940 einer Zunahme von 7,9 Prozent entsprach. Außerdem seien „im Generalgouvernement rund 100 deutsche und in der Slowakei 90 karpatendeutsche Ärzte tätig".[149]

Deutlich wird, daß mit diesen unrealistischen und disparaten Erfassungskriterien keine adäquaten und sinnvollen Vergleiche zu vorhergehenden amtlichen Erhebungen möglich sind. Suggeriert wurde eine im Kriegsverlauf ständig zunehmende Zahl von Ärzten, wobei einerseits unberücksichtigt blieb, daß mit der allein aufgrund der territorialen Eroberungen wachsenden Zahl von Ärzten auch eine Zunahme der medizinisch zu versorgenden Bevölkerung verbunden war, und andererseits ausgeblendet wurde, daß die tatsächlich im Altreichsgebiet Deutschlands verbliebene Anzahl der Ärzte aufgrund der zahlreichen Einziehungen zur Wehrmacht wesentlich geringer war als hier dargestellt.[150]

Entsprechend vorsichtig sind auch die Aufstellungen van Kanns zu bewerten, der die berufliche Gliederung der 75.960 Anfang 1942 von der Reichsärztekammer erfaßten Ärzte analysiert. Danach gab es zu diesem Zeitpunkt 36.964 niedergelassene Ärzte, das waren 48,7 Prozent der gesamten Ärzteschaft. Zu dieser Gruppe wurden hier jedoch nicht nur die tatsächlich niedergelassenen Ärzte mit eigener Praxis gezählt, sondern „auch die Krankenhaus-Chefärzte und beamtete Ärzte, wenn sie Privatpraxis ausüben. Die niedergelassenen Ärzte, die früher nur Privatpraxis ausübten, jetzt aber daneben auch zur Ausübung kassenärztlicher Tätigkeit verpflichtet sind, sind ebenfalls hier gezählt ... Die absolute Zahl der niedergelassenen Ärzte ist 1942 um 3.641 höher als im Jahre 1939". Da „mit den neu zum Reich gekommenen Gebieten aber mindestens 6.000 niedergelassene Ärzte hinzugetreten sind", sei „in Wirklichkeit ein Rückgang zu verzeichnen". Daraus resultierte, daß der Anteil der niedergelassenen Ärzte an der gesamten Ärzteschaft von 1939 zu 1942 von 56,1 Prozent auf nunmehr 48,7 Prozent gesunken war. Diese Reduzierung war aber auch durch zwei weitere Aspekte begrün-

148) Kann: Die Zahl der Ärzte 1942, S. 301 (Hervorhebung durch die Verfasser).

149) Ebenda.

150) Zieht man von den 75.960 Ärzten, die sich 1942 nach van Kann angeblich im Großdeutschen Reich befanden, die 31.230 Ärzte ab, die 1942 als Sanitätsoffiziere allein bei den Heeresformationen der Wehrmacht waren, kommt man auf die realistischere Zahl von 44.730 Ärzten des zivilen Gesundheitswesens, von der jedoch noch die Sanitätsoffiziere der Kriegsmarine, der Luftwaffe, der Waffen-SS, der Polizei, des RAD und der Organisation Todt zu subtrahieren wären, so daß von deutlich weniger als 40.000 Ärzten auszugehen ist, die 1942 für die deutsche Zivilbevölkerung vorhanden waren.

det; zum einen durch die „durch Tod oder Invalidität ausgefallenen Ärzte" und zum anderen durch die Tatsache, daß der Leiter der Reichsärztekammer „sofort nach Kriegsausbruch mit Rücksicht auf die zur Wehrmacht einberufenen Ärzte eine Niederlassungssperre" verfügt hatte, wodurch – bis auf wenige Ausnahmen – ein Zugang zu dieser Berufsgruppe „unmöglich gemacht" wurde.[151)]

Eine zweite, insgesamt 24.143 Personen zählende Arztkategorie waren die 20.250 Krankenhausärzte, die 570 Arztvertreter und die 2.223 Hilfskassenärzte, wobei unter Krankenhausärzten hier „die angestellten Ober-, Assistenz-, Volontär- und Hilfsärzte an Krankenhäusern, Kliniken und Heilanstalten verstanden" wurden und als Hilfskassenärzte „die zur Ausübung kassenärztlicher Tätigkeit [not-]dienstverpflichteten Ärzte" galten. Der Anteil der Berufsgruppe oder Arztkategorie der Krankenhausärzte etc. an der gesamten Ärzteschaft ist von 1939 (24,8 Prozent) bis 1942 (31,7 Prozent) deutlich gestiegen. Bei den 2.300 von uns ermittelten Ärzten, die zwischen 1929 und 1945 in Mecklenburg tätig waren, konnten wir mindestens 296 Dienstverpflichtungen (nicht Dienstverpflichtete) zumeist als Hilfskassenärzte ermitteln. Eine ganze Reihe von Ärzten und Ärztinnen mußte zwischen 1939 und 1945 ihr gesamtes medizinisches Leben als Dienstverpflichtete in Mecklenburg oder außerhalb des Landes wahrnehmen.

Die 5.769 Personen zählende Gruppe der beamteten und sonstigen angestellten Ärzte umfaßte die „in Regierungsstellen und Behörden, wissenschaftlichen Instituten und der Industrie" tätigen Ärzte, aber auch „die leitenden und sonstigen Ärzte der staatlichen und kommunalen Gesundheitsämter, der vertrauensärztlichen Dienststellen und Versorgungsämter". Der Anteil dieser Arztkategorie an der gesamten Ärzteschaft ist von 1939 (10,6 Prozent) bis 1942 (7,6 Prozent) leicht zurückgegangen, „was jedoch nur eine Kriegserscheinung ist, denn viele Ärzte dieser Gruppe sind zur Zeit als Hilfskassenärzte tätig".

Zum Zeitpunkt der statistischen Erfassung wurden 1942 insgesamt 9.084 Ärzte und Ärztinnen „ohne Berufsausübung" gezählt; das waren immerhin zwölf Prozent der gesamten deutschen Ärzteschaft, während 1939 erst 5.065 Mediziner „ohne ärztliche Tätigkeit" registriert worden waren (8,5 Prozent). Zu dieser Gruppe zählten etwa Ärzte, die „wegen hohen Alters oder Invalidität" zeitweise oder dauerhaft aus der Berufstätigkeit ausgeschieden waren, aber auch 2.070 Ärztinnen, von denen mehr als die Hälfte verheiratet war und zumeist wegen der Kindererziehung nicht mehr ärztlich tätig sein wollte oder konnte, sowie „über 1.400 junge Ärzte, die, ohne erst im zivilen Leben eine Stellung bekleidet zu haben, sofort zur Wehrmacht" eingezogen worden waren, und darüber hinaus „Personen, die eine ärztliche Bestallung haben, aber einen anderen Beruf ausüben (z.B. Schriftsteller, Künstler, Fabrikanten, Landwirte)".[152)]

Von den 36.964 im Jahr 1942 im Großdeutschen Reich registrierten niedergelassenen Ärzten waren 24.917 als Allgemeinpraktiker und 12.047 als Fachärzte tätig (32,6 Prozent). Diese durchschnittliche Facharztquote wurde etwa in den Arztbezirken Berlin (45,1 Prozent) und Hamburg (43,8 Prozent) deutlich übertroffen, während Mecklenburg mit einem Anteil von lediglich 26,4 Prozent Fachärzten am unteren Rand der Skala rangierte; prozentual weniger Fachärzte als hier waren nur noch in den „Anschlußgebieten" Österreich und Sudetenland sowie in der Mark Brandenburg vorhanden.[153)]

Legt man nach den Statistiken der Reichsärztekammer für 1942 die Zahl von 36.964 niedergelassenen Ärzte zugrunde, ist festzustellen, daß 32.168 oder 87 Prozent von ihnen als Kassenärzte tätig waren. „Da seit Kriegsbeginn eine Niederlassungssperre besteht und die Zulassungsausschüsse nicht mehr tätig sind, sind auch keine Kassenärzte mehr hinzugekommen. Durch den Ausfall der Gefallenen und Verstorbenen konnte die Zahl der Kassenärzte also nur geringer werden ... Die wenigen mit Zustimmung der Reichsärztekammer erfolgten Niederlassungen fallen nicht ins Gewicht." Statt dessen versuchte man, den Rückgang der Zahl der Kassenärzte durch Notdienstverpflichtungen von Hilfskassenärzten zu kompensieren.

Von den 407 im Jahre 1942 in Mecklenburg tatsächlich tätigen Ärzten praktizierten 352 als Kassenärzte (86,5 Prozent), was ziemlich genau dem Reichsdurchschnitt entsprach. Unter den 352 Kassenärzten befanden sich jedoch nur 84 Kassenfachärzte (23,9 Prozent),[154)] was den Schluß nahelegt, daß

151) Kann: Die Zahl der Ärzte 1942, S. 302.
152) Ebenda.
153) Berechnet nach ebenda.
154) Ebenda, S. 303. Im Reichsmaßstab wurden immerhin 30 Prozent der Kassenärzte als Fachärzte registriert.

mindestens die Hälfte der mecklenburgischen Fachärzte als privat niedergelassene Ärzte ohne Kassenpraxis tätig war. Die jeweiligen Gesamtzahlen der mecklenburgischen Ärzteschaft werden aus folgender Übersicht deutlich.

Ärzte in Mecklenburg 1929-1945/47[155)]

Stichtag bzw. Jahr	Ärzte	davon weiblich	davon niedergelassene Allgemeinpraktiker	davon niedergelassene Fachärzte[156)]
1.1.1929	454[157)]	15	377	77
1.1.1930	534	15	455	79
1.1.1931	536[158)]	21	453	83
1.1.1932	567[159)]	26	483	84
1.6.1933	591	37	?[160)]	?
1.1.1934	521	22	397	124
1.1.1935[161)]	549	19	421	128
1.1.1936	554	24	402	152
1.1.1937[162)]	556	26	418	138
1.1.1938	538	30	396	142
1.1.1939	533	27	383	150
1941	411	k.A.	k.A.	k.A.
1942	407[163)]	k.A.	k.A.	k.A.
1943	303	k.A.	k.A.	k.A.
Sommer 1945	406[164)]	k.A.	k.A.	k.A.
17.1.1947	771[165)]	k.A.	k.A.	k.A.

155) Nicht berücksichtigt wurden Sanitätsoffiziere/Militärärzte, in Krankenanstalten und Kliniken tätige Ärzte sowie Mediziner ohne ärztliche Tätigkeit. Zusammengestellt und berechnet nach: Vierteljahrsberichte des Mecklenburgischen Statistischen Landesamts, April-Heft 1938, S. 6 f.; ebenda, Juli-Heft 1939, S. 4; Staatshandbuch für Mecklenburg, 1939, T. III, S. 233-258; Mecklenburg-Strelitzsches Staatshandbuch, 1929, S. 177 ff.; Statistik des Deutschen Reichs, Bd. 455/18, S. 33; Statistisches Jahrbuch für das Deutsche Reich, 1941/42, S. 614 f.; Reichsgesundheitsblatt, 1929-1944; Reichsadreßbuch, 1941/42; BA, NS 18, Nr. 988, Bl. 50 (Wilke an Tießler, 12.8.1943). Zu beachten ist, daß in der Regel hier nur Stichtagszahlen angegeben werden, während die Zahl der in einem Jahr tatsächlich in Mecklenburg tätigen Ärzte schwanken konnte.

156) Registriert wurden folgende neun Fachrichtungen: Chirurgie, Orthopädie, Gynäkologie und Geburtshilfe, Innere Krankheiten, Kinderkrankheiten, Haut- und Geschlechtskrankheiten, Geistes- und Nervenkrankheiten, Augenkrankheiten sowie Ohren-, Hals- und Nasenkrankheiten.

157) Davon 66 in Mecklenburg-Strelitz, darunter zwei Frauen.

158) Davon 67 in Mecklenburg-Strelitz.

159) Davon 70 in Mecklenburg-Strelitz, darunter zwei Frauen.

160) Für 1933 konnten keine genauen Zahlen der Allgemeinpraktiker und Fachärzte ermittelt werden. Registriert wurde in diesem Jahr lediglich, daß sich unter den 591 Ärzten 417 selbständige, also freiberuflich tätige Ärzte (davon 21 Frauen) und 174 abhängig beschäftigte, also angestellte Ärzte (davon 16 Frauen) befanden.

161) Der Reichs-Medizinal-Kalender, 1935, S. 76 f., verzeichnet für 1935 insgesamt zwar 609 Ärzte in Mecklenburg (darunter 31 Frauen), von denen allerdings 68 als „nicht praktizierend" registriert wurden, also „ohne ärztliche Tätigkeit" waren, woraus sich eine Zahl von 541 praktizierenden Ärzten ergibt, darunter 443 frei praktizierende Mediziner. Neben den 404 im Reichs-Medizinal-Kalender erfaßten Allgemeinmedizinern sind für 1935 in Mecklenburg 28 Fachärzte für Innere Krankheiten, 26 für Chirurgie, 17 für Frauenkrankheiten und Geburtshilfe, elf für Kinderkrankheiten, neun für Geistes- und Nervenkrankheiten, 15 für Augenkrankheiten, 16 für Hals-, Nasen- und Ohrenkrankheiten sowie 15 Fachärzte für Haut- und Geschlechtskrankheiten registriert worden.

162) Der Reichs-Medizinal-Kalender, 1937, S. 84 f., verzeichnete für 1937 zwar 659 Ärzte in Mecklenburg (darunter 47 Frauen), von denen allerdings 57 als „Ärzte ohne Berufsausübung" und 46 weitere als beamtete Ärzte ohne Kassenpraxis registriert worden sind, woraus sich eine Zahl von 556 tatsächlich praktizierenden (Kassen-)Ärzten ergibt.

163) Darunter 379 niedergelassene Ärzte in den Städten des Landes und 28 in insgesamt 22 Landgemeinden.

164) Nur von der mecklenburgischen Medizinalverwaltung registrierte und eingesetzte Ärzte; tatsächlich befanden sich wesentlich mehr Ärzte in Mecklenburg, die jedoch zumeist nur auf der Durchreise und vielfach auf der Flucht waren. Rechnet man noch die Ärzte an den Rostocker Universitätskliniken hinzu, so ist für Juli/August 1945 von 464 Ärzten auszugehen.

165) Hinzu kamen 352 Ärzte aus dem nunmehr zu Mecklenburg gehörenden vorpommerschen Landesteil.

Nicht Gegenstand dieser Untersuchung, aber äußerst aufschlußreich ist eine Übersicht über das nichtärztliche medizinische Personal im Jahre 1943. Danach wirkten neben den 303 Ärzten in Mecklenburg noch 969 weitere Personen als „Hilfskräfte in der mecklenburgischen Gesundheitspflege", darunter 293 Hebammen, 54 Gesundheitspflegerinnen, 79 medizinisch-technische Assistentinnen, elf medizinisch-technische Gehilfinnen, 16 Krankengymnastinnen, drei Diätassistentinnen (nur in Schwerin und Rostock), 68 Krankenpfleger, 71 Irrenpfleger (nur in Schwerin und Rostock), 107 Irrenpflegerinnen (nur in Schwerin und Rostock), 18 Wochenpflegerinnen, sieben Masseusen und 22 Masseure, 174 Sprechstundenhilfen und 46 Desinfektoren.[166)]

Ärzte in Mecklenburg 1944/45

Wie gestaltete sich das Medizinalwesen in Mecklenburg – und hier besonders die Zahl der Ärzte – in den letzten Monaten des Dritten Reichs? Und welche Entwicklung nahm die medizinische Kräftebilanz in den ersten Monaten im mecklenburgischen Teil der nunmehrigen Sowjetischen Besatzungszone? Im Unterschied zum Zeitpunkt des Kriegsbeginns und besonders während des weiteren Verlaufs des Krieges, einer Zeitspanne, in der die Zahl der Ärzte in Mecklenburg rapide abgenommen hatte,[167)] finden wir ab Herbst/Winter 1944 bis zum Sommer 1945 die zunächst merkwürdig anmutende Situation einer vermeintlichen „Ärzteschwemme" vor. Durch den Kriegsverlauf ausgelöste Fluchtbewegungen aus dem Osten des Reichs, aber auch durch bombenkriegsbedingte Evakuierungen innerhalb Deutschlands war die Zahl der Ärzte in Mecklenburg bis zum Frühjahr 1945 deutlich angestiegen, denn mit den Flüchtlingen, Evakuierten und später den Vertriebenen kamen auch zahlreiche Mediziner nach Mecklenburg. Das spätestens seit Kriegsbeginn medizinisch erheblich unterversorgte Land war innerhalb weniger Monate mit einem – tatsächlich jedoch nur scheinbaren – Überschuß an Ärzten konfrontiert, Ärzten, die planvoll untergebracht und zweckmäßig eingesetzt werden mußten. Durch den hohen Zustrom an Flüchtlingen und durch die in Auflösung begriffenen heimischen Verwaltungen war dies nicht immer einfach – und vielfach unmöglich.

Waren schon 1939/40 im Gefolge des deutsch-sowjetischen Nichtangriffspaktes vom August 1939 und der damit verbundenen Annexion von Estland und Lettland durch die Sowjetunion unter den mehr als 74.000 Umsiedlern auch zahlreiche deutschstämmige Ärzte aus diesen beiden baltischen Staaten nach Deutschland gelangt, so folgten ihnen im Frühjahr 1941 fast 50.000 weitere Personen aus Litauen, auch unter ihnen eine Reihe von Medizinern.[168)] Und nach der erneuten Besetzung des Baltikums durch die Rote Armee vergrößerte sich ab 1944/45 der Zustrom auch von Medizinern aus den baltischen Ländern nach Deutschland abermals nicht unwesentlich; nicht wenige dieser baltischen Ärzte sind von der deutschen Medizinalverwaltung nach Mecklenburg dienstverpflichtet wor-

---

166) Zusammengestellt nach: LHAS, 5.12-7/1, Nr. 9766, 9832, 9843, 9858.

167) Von 533 (1939) zu 303 (1943); dies entsprach einem Rückgang von 43,2 Prozent.

168) Im Zuge der als „Heim ins Reich" bezeichneten Volkstumspolitik des Dritten Reiches waren allein zwischen Oktober und Dezember 1939 insgesamt 12.868 Personen aus Estland und 48.641 Personen aus Lettland, die für Deutschland optiert hatten, mit 93 Schiffstransporten zunächst um-und dann zumeist in den eroberten polnischen Gebieten, vor allem in den neuen Reichsgauen Danzig-Westpreußen und Wartheland angesiedelt worden. Im Rahmen einer sogenannten Nachumsiedlung gelangten Anfang 1941 insgesamt 12.904 weitere Personen aus Estland und Lettland – darunter nur noch wenige Deutschbalten, statt dessen originäre Esten und Letten – nach Deutschland, die, wie die zwischen Januar und März 1941 ausgesiedelten 49.895 Litauer, nunmehr im Altreichsgebiet angesiedelt wurden. Rund 24.000 der mindestens 124.308 Umsiedler aus dem Baltikum wurden allein nach Mecklenburg verbracht (19,3 Prozent), die dort zunächst in 67 Umsiedlerlagern untergebracht und politisch sowie „arbeitseinsatzmäßig" überprüft wurden. Vgl. dazu Buddrus: Mecklenburg im Zweiten Weltkrieg, S. 56 ff., bes. S. 154 ff. Die baltendeutschen „Rücksiedler" sind nach vier vom Reichsführer SS bestätigten Kategorien klassifiziert worden. Eine vom SS-Sturmbannführer Andreas von Koskull geleitete Kommission der Volksdeutschen Mittelstelle inspizierte und kategorisierte die nach Mecklenburg gelangten und dort zunächst in Lagern festgehaltenen Baltendeutschen. Koskull: „Die Entscheidung, in welche Gruppe jeder einzelne Rücksiedler gehört, wurde auf Grund der aus Lettland und Estland mitgenommenen Personalakten, aufgrund von Mitteilungen der Lagerleitung und auf Grund der Angaben der Staatspolizeistelle Schwerin gefällt." Dem Abschlußbericht der SS-Überprüfungskommission ist zu entnehmen, daß neben dieser Kategorisierung eine weitere Gruppe von Personen ausgemacht wurde, die eine „Sonderbearbeitung" erfuhr: Ärzte, Offiziere, Betriebsführer und andere „Spezialisten". Insgesamt seien in Mecklenburg „700 Personen in Sonderlagern einbehalten" worden, die in Körchow und Zühr im Kreis Hagenow eingerichtet worden sind. Dabei sollten speziell die Mediziner durch die Reichsärztekammer überprüft werden, die Offiziere unterlagen einer Begutachtung durch den SD und die Abwehrstellen der Wehrmacht. Vgl. dazu: BA, R 59, Nr. 244, Bl. 3 ff. (Bericht über die Arbeit der Überprüfungskommission für die Rücksiedlerlager im Gau Mecklenburg, 20.5.1941).

den.[169] Parallel zu diesen Ärzten aus dem Baltikum wurden mit der kriegsbedingten Besetzung der deutschen Ostgebiete durch sowjetische Truppen ab **1944** darüber hinaus auch bislang in Ost- und Westpreußen, Pommern und Schlesien ansässige deutsche Ärzte nach Westen evakuiert bzw. flüchteten und sind von der Reichsmedizinalverwaltung nicht selten ebenfalls in Mecklenburg eingesetzt worden. Aber auch Ärzte aus Brandenburg und der früheren Tschechoslowakei und Mediziner, die bislang in den Westgebieten des Reichs tätig waren, sowie Ärzte aus den bombenkriegszerstörten Städten des Ruhrgebiets, aus Berlin oder aus Hamburg begaben sich in der Endphase des Krieges in das vermeintlich luftkriegssichere und Ernährung versprechende Mecklenburg und suchten dort Unterschlupf – und gelegentlich auch eine neue Existenz.

Im Gefolge des sogenannten Hitler-Stalin-Pakts und zum Ende des deutschen Eroberungskrieges waren in den Jahren 1939 und 1941 und vor allem 1944/45 fast 430 deutschbaltische, baltische sowie deutsche Ärztinnen und Ärzte zumeist aus den Ostgebieten, aber auch aus den sogenannten Freimachungsgebieten im Westen des Reiches nach Mecklenburg gelangt; darunter befand sich auch eine Reihe von ehemals niedergelassenen und zuletzt als Wehrmachtsärzte und Sanitätsoffiziere an der Ostfront eingesetzten Medizinern. Diese rund 430 allein kriegsbedingt nach Mecklenburg gelangten Ärzte entsprachen fast der Zahl der Mediziner, die 1929 in Mecklenburg praktiziert hatten, bzw. rund 80 Prozent der Zahl der Ärzte, über die Mecklenburg vor Kriegsbeginn verfügt hatte.

So stellte Dr. Ernst Grote, bislang Amtsarzt des Kreises Hagenow und nunmehr als Nachfolger von Dr. Karl-Erich Marung erst seit Januar 1945 Leiter der Abteilung Medizinalangelegenheiten des Mecklenburgischen Staatsministeriums, Mitte April 1945 fest: „Die ärztliche Versorgung in Mecklenburg, besonders der Landbezirke, hat sich durch den großen Einsatz von rückgeführten Ärzten gebessert und kann im allgemeinen als ausreichend angesehen werden. Durch den verstärkten Ärzteeinsatz ist auch der zunehmende Treibstoffmangel der Ärzte weniger fühlbar." Allerdings sei „der Krankentransport nach wie vor außerordentlich schwierig". Und ungeachtet der Tatsache, daß „die Bettenzahl durch Errichtung zahlreicher Hilfskrankenhäuser erheblich vermehrt werden konnte", reiche „der Krankenhausraum kaum aus. Besonders schwer ist die Unterbringung der Tuberkulosekranken". Dagegen sei Krankenpflegepersonal „überall in ausreichender Zahl vorhanden". Nachdem mehrere Großlager der Wehrmacht und der Organisation Todt aufgelöst und geräumt worden seien, habe sich „die Versorgung mit Arzneimitteln ... gebessert. Große Schwierigkeiten bereiten nur die Transporte der Mittel von den Lagern an die Handelsfirmen und Apotheken ... Es besteht noch Mangel an Entlausungsmitteln, Insulin und Verbandsstoffen".[170]

Zwar hatte die Zahl der in Mecklenburg ansässigen Ärzte zu Kriegsende also stark zugenommen, mit ihnen – durch Evakuierungen, Umsiedlungen, Flucht und Vertreibungen – aber auch die Zahl der vor allem aus den Ostgebieten dorthin gelangten Menschen. Betrachtet man nur den hier interessierenden mecklenburgischen Landesteil der Mecklenburg *und* Vorpommern umfassenden Sowjetischen Besatzungszone (und läßt also die neun Land- sowie die zwei Stadtkreise Vorpommerns außer Betracht), so ergab sich im Sommer 1945 folgende Situation: In den elf Land- und den sechs Stadtkreisen Mecklenburgs wurden im Juli 1945 insgesamt 824.907 Flüchtlinge registriert.[171] Das waren fast genauso viele Personen, wie 1939 überhaupt in Mecklenburg gelebt hatten (900.417), so daß überschlägig davon ausgegangen werden könnte, daß sich die Bevölkerung Mecklenburgs zwischen Sommer 1939 und Sommer 1945 nahezu verdoppelt habe. Dem war aber nicht so: Zum einen stellten die Flüchtlingszahlen vom Juli 1945 nur eine Momentaufnahme inmitten einer sich beständig

169) Die ausländischen Ärzte erhielten eine stets befristete sogenannte Gastapprobation; in dem amtlichen Bestallungsschreiben des Reichsministeriums des Innern hieß es Ende 1944 standardisiert: „Auf Grund des § 11 der Reichsärzteordnung vom 13. Dezember 1935 (RGBl. I S. 1433) gestatte ich Ihnen widerruflich die Ausübung des ärztlichen Berufs innerhalb des Deutschen Reichs. Die Erlaubnis gilt bis zum 31. Januar 1948. Sie erlischt vorher, sobald Sie das Deutsche Reich – nicht nur vorübergehend – verlassen oder Ihren Wohnsitz im Reichsgebiet aufgegeben haben. Sie unterstehen nach § 25 der Reichsärzteordnung der Reichsärztekammer und haben sich sowohl bei der jeweiligen ärztlichen Bezirksvereinigung als auch bei der Auslandsabteilung der Reichsärztekammer in Berlin-Grunewald, Königsallee 62, an- und abzumelden ... Wegen der Genehmigung zur Führung des an einer ausländischen Universität erworbenen Doktorgrades wollen Sie sich an Herrn Reichsminister für Wissenschaft, Erziehung und Volksbildung in Berlin, Unter den Linden 69, wenden."

170) LHAS, 5.12-7/1, Nr. 9637 (Grote an Reichsgesundheitsführer, Abteilung Ziviles Gesundheitswesen und Beauftragten für ärztliche Planwirtschaft, unter dem Betreff: „Mob-Maßnahmen in der Medizinalverwaltung", 18.4.1945).

171) Eine definitorisch klare Unterscheidung von Flüchtlingen, Vertriebenen, Evakuierten, Ab-, Aus- und Umsiedlern – deren Status nicht nur graduelle Unterschiede aufwies – kann und soll an dieser Stelle nicht vorgenommen werden.

ändernden und dynamisch entwickelnden Lage dar, die bis mindestens 1948 durch weitere Flüchtlingszuströme aus den Ostgebieten sowie anderen Territorien der Sowjetischen Besatzungszone und gleichzeitig durch erhebliche Absetzbewegungen und Weiterwanderungen zumeist in Richtung Westen gekennzeichnet war. Zum andern hatte sich die Zahl der ursprünglichen mecklenburgischen Bevölkerung in kurzer Zeit erheblich verringert: Hatten 1942 noch 932.431 Menschen in Mecklenburg gelebt, so befanden sich Ende 1946 nur noch 761.280 „originäre“ Mecklenburger im mecklenburgischen Landesteil von Mecklenburg-Vorpommern (-18,4 Prozent).[172)] Zu dieser Zeit hielten sich aber auch immer noch mindestens 558.167 Flüchtlinge, Evakuierte, Vertriebene und Umsiedler im mecklenburgischen Landesteil auf, so daß dort Ende 1946 von einer mecklenburgischen Gesamtbevölkerung von 1.349.447 Personen auszugehen ist.[173)]

Festzuhalten bleibt jedoch, daß sich im Sommer 1945, also dem zeitlichen Endpunkt der hier vorliegenden Untersuchung, mindestens 1.757.338 Zivilpersonen in Mecklenburg befunden haben und damit fast doppelt soviel Menschen, wie 1937 in Mecklenburg gelebt hatten. Diese sind damals von 556 Ärzten versorgt worden, so daß nunmehr – um das einstige medizinische Versorgungsniveau zumindest zu erreichen – wenigstens 1.100 Ärzte erforderlich gewesen wären. Diese waren aber nicht vorhanden, so daß es zu keiner ausreichenden, geschweige denn zu einer Verbesserung der medizinischen Versorgung der zweigeteilten Bevölkerung (Alteingesessene und Flüchtlinge) kommen konnte, zumal die Ärzte aus dem Osten zumeist kein medizinisches Instrumentarium mitbrachten, man ihnen auch nur selten Wohn- und Praxisräume zur Verfügung stellen konnte, sie zudem vielfach in die Bekämpfung der katastrophalen seuchenhygienische Zustände eingebunden wurden[174)] und für ein Großteil von ihnen Mecklenburg auch nur eine temporäre Zwischenstation auf dem weiteren Weg in Richtung Westen darstellte – nicht selten aus unterschwelliger Furcht vor „den Russen“. Da sich in diese Fluchtbewegung in die westlichen Besatzungszonen auch nicht wenige der langjährig in Mecklenburg tätigen Ärzte einreihten, war an eine ausreichende Versorgung der exponentiell gestiegenen mecklenburgischen Zivilbevölkerung nicht zu denken; es fehlten einfach Ärzte.

Aber zunächst zurück zum unmittelbaren Kriegsende. Noch Ende April 1945 sah sich die Ärztekammer Mecklenburg veranlaßt, dem Medizinalressort des Mecklenburgischen Staatsministeriums mitzuteilen: „Wir haben z.Zt. Ärzte in genügender Anzahl zur Verfügung“; außerdem „stehen uns auch eine Anzahl Jungärztinnen zum Einsatz frei“, so daß sogar eine Reihe von ins Land gelangten wehrfähigen Ärzten noch zu dieser Zeit „zur Wehrmacht eingezogen werden“ könne.[175)] Dies entsprach auch dem Bedürfnis der Wehrmacht. Denn Dr. Karl Holm, der Korpsarzt beim stellvertretenden Generalkommando des II. Armee-Korps, das seine Dienststelle kriegsbedingt von Stettin nach Schwerin-Zippendorf verlagern mußte, hatte dem Mecklenburgischen Staatsministerium schon am 1. April 1945 die Namen von 20 aus dem Osten nach Mecklenburg „rückgeführten“ und eigentlich dort einzusetzenden Ärzten mitgeteilt, „die ohne Ersatzgestellung seitens der Wehrmacht zum aktiven Wehrdienst einberufen“ würden. Noch zuvor war mit der Wehrmacht eigentlich vereinbart worden, daß Ärzte aus der zivilen medizinischen Betreuung nur noch dann zu Kriegseinsätzen eingezogen werden durften, wenn für diese eine Ersatzgestellung erfolgte, also ein bislang im militärischen Bereich tätiger Arzt uk-gestellt und für den Einsatz im Heimatkriegsgebiet freigegeben wurde. Und noch drei Wochen später – 14 Tage vor dem Ende des „Endkampfes“ – forderte der Korpsarzt beim

172) Dieser nicht unerhebliche Rückgang innerhalb von nur fünf Jahren basierte – neben kriegsbedingten Geburtenausfällen, Todesfällen und Fluchten aus dem Lande – vor allem auf zwei Ursachen: zum einen auf der Einziehung eines Großteils der männlichen Bevölkerung zu Kriegseinsätzen; zahlreiche Soldaten waren gefallen, vermißt oder befanden sich zu dieser Zeit noch in Kriegsgefangenschaft; zum anderen hatten viele der im Zuge der Aufrüstung aus anderen Gegenden Deutschlands nach Mecklenburg gelangten Arbeitskräfte zu Kriegsende mit ihren Familien die Rüstungs- und Militärzentren des Landes wieder verlassen und waren in ihre Heimatregionen zurückgekehrt. Dies galt auch für zahlreiche als „Luftkriegsgeschädigte“ nach Mecklenburg evakuierte Personen. Vgl. dazu Buddrus/Fritzlar: Die Städte Mecklenburgs im Dritten Reich, S. 31, 73.

173) Vgl. dazu ebenda, S. 74 f. Zu Zahlen und zur Situation der mecklenburgischen Bevölkerung zu Kriegsende und in den ersten Nachkriegsjahren vgl. etwa Seils: Die fremde Hälfte, und Rusche: Wirtschaftliche und soziale Eingliederung.

174) Ein nicht geringer Teil der durch Flucht und Evakuierung ins Land gelangten Ärzte wurde nicht in den Städten des Landes eingesetzt und stand somit dem Gros der heimischen Zivilbevölkerung nur selten zur Verfügung; deren Einsatz erfolgte vielfach in den in ländlichen Regionen zahlreich angelegten Flüchtlingslagern.

175) LHAS, 5.12-7/1, Nr. 9637 (Ärztekammer an Staatsministerium, 24.4.1945).

Mecklenburgischen Staatsministerium sieben weitere Ärzte an, die wiederum „ohne Ersatzgestellung zur Einberufung freigegeben werden" sollten.[176)]

Die von der Mecklenburgischen Ärztekammer behauptete, tatsächlich jedoch nur scheinbar ausreichende medizinische Versorgung hielt noch einige Zeit an, zumindest in den mecklenburgischen Westbezirken, so auch in der noch nicht durch Flüchtlinge überfüllten Landeshauptstadt.[177)] Hier verlautbarte der Schweriner Oberbürgermeister Dr. Heinz Maus Anfang August 1945, daß ihm vom Staatlichen Gesundheitsamt mitgeteilt worden sei, daß „bei den praktischen Ärzten, Augenärzten, Chirurgen und Fachärzten für innere Krankheiten [sogar] eine geringe Übersetzung" bestehe; nur „an Kinderärzten herrscht ein ausgesprochener Mangel".[178)]

Dagegen mußte der neue Leiter des Staatlichen Gesundheitsamtes für den Stadt- und Landkreis Güstrow, Dr. Wilhelm Gehrke, der bislang das Städtische Gesundheitsamt in Stettin geführt hatte und somit selbst ein „Flüchtlingsarzt" war, Mitte August 1945 feststellen, daß „die Erwartung, daß der Flüchtlingsstrom aus dem Osten auch Ärzte in großer Zahl bringen würde, sich bisher nicht bestätigt" habe. Zudem hatten viele bislang im Kreis Güstrow tätige Mediziner Mecklenburg fluchtartig verlassen. Es sei ihm [Gehrke] „trotz aller Mühen nicht gelungen, alle im Landbezirk Güstrow vorhandenen Ärzte ausfindig zu machen. Die Arztliste, die ich hier im Gesundheitsamt vorgefunden habe, war durchaus unvollständig. Es waren darin eine große Reihe von Ärzten enthalten, die längst ihre Wohnorte aufgegeben hatten. Weiter waren Ärzte da[rin enthalten], die beim Einmarsch der Russen sich mehr oder weniger freiwillig entfernt hatten und die noch nicht zurückgekehrt sind, über die sehr widersprüchliche Angaben vorliegen, ob sie überhaupt noch am Leben sind oder nicht".[179)]

Der Ärztemangel im Kreis Güstrow ließ die hilfsbedürftige Bevölkerung nahezu jedes Angebot annehmen.[180)] So habe er, Gehrke, ermitteln können, daß sich „an verschiedenen Orten mehr oder weniger verkrachte Mediziner" betätigen und „dort eine zum Teil sehr ausgedehnte Tätigkeit ausüben". Ein besonderer Dorn im Auge war ihm offenbar „der Kandidat der Medizin Althaus, der Ende April 1945 nach zweimaligem vergeblichen Versuch [lediglich] das ärztliche Vorexamen endlich mit genügend bestanden hatte".[181)] Obwohl dem Scharlatan Althaus vom Landrat „jede weitere Arbeit untersagt" worden sei, übe er „sie aber trotzdem als Krankenbehandler weiter aus und soll den besonderen Schutz des russischen Kommandanten seines Wohnortes, Bützow, genießen"; und der Leiter des Güstrower Gesundheitsamtes fragte die Abteilung Medizinalwesen des Landes: „Welche Möglichkeiten bestehen hier, [um] wirksam einzugreifen?" Offenbar nur wenige. Gehrke appellierte an die mecklenburgische Medizinalverwaltung: „Dringend notwendig sind erfahrene praktische Ärzte und Krankenhausärzte", wenn die von der Landesverwaltung im August 1945 verfügten „Anweisungen zur Seuchenbekämpfung durchgeführt werden sollen".[182)]

Die vermeintliche Ärzteschwemme in Mecklenburg hielt nur eine kurze Zeit an. Zahlreiche Ärzte aus den deutschen Ostgebieten blieben nur kurzzeitig in Mecklenburg und flüchteten – wie auch das Gros der aus dem Baltikum stammenden Mediziner – aus Furcht vor der Roten Armee und der sowjetischen Besetzung des Landes in die westlichen Besatzungszonen. Hinzu kam, daß eine nicht geringe Zahl vermeintlich oder tatsächlich NS-belasteter, ursprünglich mecklenburgischer Ärzte das Land ebenfalls in Richtung Westen verließ. Aber auch aus anderen Gebieten Deutschlands kriegsbedingt nach Mecklenburg evakuierte Ärzte kehrten nach Kriegsende wieder in ihre Heimatorte zurück. Aus all diesen Absetz-, Flucht- und Rückkehrbewegungen resultierte die Situation, daß schon ab Sommer und Herbst 1945 wieder ein erheblicher Ärztemangel zu verzeichnen war.

---

176) Ebenda (Holm an Mecklenburgisches Staatsministerium, 25.4.1945).

177) Noch 1946 befanden sich unter den 89.335 Einwohnern Schwerins 34.526 Flüchtlinge, Vertriebene und Umsiedler (38,6 Prozent); vgl. dazu Buddrus/Fritzlar: Die Städte Mecklenburgs im Dritten Reich, S. 410.

178) LHAS, 5.12-7/1, Nr. 9876 (Oberbürgermeister an Landesverwaltung, 1.8.1945).

179) Ebenda (Gehrke an Abteilung Medizinalwesen der Landesverwaltung, 18.8.1945).

180) In der Stadt Güstrow hatten 1942 noch 29.463 Menschen gelebt. Nach umfangreichen Fluchtbewegungen lebten 1948 nur noch 21.405 Güstrower Einwohner in der Stadt, was einem Rückgang von 27,4 Prozent entsprach. Hinzu gekommen sind in dieser Zeit jedoch 12.502 Flüchtlinge, Vertriebene und Umsiedler, so daß die Einwohnerzahl 1948 bei 33.907 Personen lag. Fast 37 Prozent der Güstrower Einwohner waren 1948 nichteinheimische Personen. Vgl. dazu Buddrus/Fritzlar: Die Städte Mecklenburgs im Dritten Reich, S. 216 f.

181) Hier handelte es sich um den am 29.10.1917 in Berlin geborenen Siegfried Althaus, der, von Kriegseinsätzen unterbrochen, zwischen 1940 und Januar 1945 in Rostock Medizin studiert hatte.

182) LHAS, 5.12-7/1, Nr. 9876 (Gehrke an Abteilung Medizinalwesen der Landesverwaltung, 18.8.1945).

Eine zahlenmäßige Übersicht über die genaue Zahl der Ärzte – und damit über den Stand der medizinischen Versorgung der Zivilbevölkerung zu Kriegsende in Mecklenburg zu gewinnen ist wegen der unzureichenden zeitgenössischen Registrierung nur bedingt möglich, zumal diese auch auf Grund der hohen Fluktuation wöchentlich und monatlich von neuen Gegebenheiten auszugehen hatte. Zudem waren nicht wenige Staatliche Gesundheitsämter, die „an der Basis", also in ihrem Einzugsbereich die Zahl und das Wirken der Ärzte zu registrieren und zu überwachen hatten, personell nicht oder unterbesetzt, auf jeden Fall überlastet. Und die mecklenburgische Medizinalverwaltung verfügte zwischen Kriegsende und der Besetzung des gesamten Landes durch die Rote Armee am 1. Juli 1945 nur noch für den Westteil des Landes, also für die Medizinalbezirke Schwerin, Wismar, Ludwigslust und Schönberg, über genaue Angaben.

Insgesamt ist für das Jahr **1945** eine ständige Bewegung der Zahl der mecklenburgischen Ärzteschaft zu verzeichnen, eine instabile, unübersichtliche und fluide Gemengelage, deren Konstanz lediglich in einer kontinuierlichen Fluktuation bestand. Die Situation war einerseits durch kurzzeitiges Anwachsen, andererseits durch beständige Abwanderungen und Fluchten, aber auch durch Suizide von Ärzten gekennzeichnet, so daß sich die Zahl der verfügbaren Ärzte im Wochenrhythmus änderte. Die wöchentlichen und monatlichen, nicht immer vollständigen Lageberichte der Staatlichen Gesundheitsämter können jedoch aufschlußreiche Momentaufnahmen zur Situation im Frühjahr und Sommer 1945 vermitteln.

Am 30. Juli 1945 hatte der mittlerweile fast 69 Jahre alte und reaktivierte langjährige Leiter der mecklenburgischen Medizinalverwaltung Dr. Karl-Erich Marung die Landräte und Oberbürgermeister Mecklenburgs (und Vorpommerns) per Fernschreiben aufgefordert, ihm „umgehend auf dem kürzesten Wege die Namen und Wohnorte der Ärzte und Fachärzte Ihres Kreises, bei letzteren unter Bezeichnung ihres Faches, anzugeben. Zugleich ist mitzuteilen, wo Mangel und wo Überbesetzung besteht". Offenbar hatten nicht alle Adressaten reagiert. Denn wenige Wochen später sah sich Marungs nunmehriger Vorgesetzter, der neu ernannte Leiter der Hauptabteilung Gesundheitswesen in der Abteilung Innere Verwaltung der mecklenburgischen Landesverwaltung, Dr. Hermann Redetzky, Anfang September 1945 genötigt, die Empfänger „an die beeilte Erledigung" des erwähnten Fernschreibens zu erinnern, und bat, ihm nunmehr „Namen, Vornamen, Geburtsdatum und Wohnorte der Ärzte und Fachärzte" mitzuteilen.[183)] Nach den aus diesen Aufforderungen resultierenden Berichten ergab sich hinsichtlich der Situation in den einzelnen Kreisen Mecklenburgs im Sommer 1945 folgendes Bild:

Kreis Güstrow-Stadt

Im August 1945 waren in der Stadt Güstrow 24 Ärzte tätig, davon waren 17 Allgemeinpraktiker (darunter drei Frauen) und sieben Fachärzte; hinzu kamen vier Assistenzärzte am Güstrower Krankenhaus (darunter drei Frauen). Das Durchschnittsalter der Güstrower Ärzteschaft lag bei 46 Jahren; die Jüngste, Dr. Marianne Roericht, war 24 Jahre, der Älteste, Dr. Max Hoffmann, immerhin 81 Jahre alt.

Kreis Güstrow-Land

Im Landkreis Güstrow sind 22 Ärzte registriert worden, darunter sechs in Bützow, einer in Krakow, drei in Laage und sechs in Schwaan sowie fünf in den Landgemeinden Bernitt, Klein Roge, Lalendorf, Langhagen und Mistorf sowie einer an der Lungenheilstätte in Waldeck. Das Durchschnittsalter der Güstrower Landärzte lag bei 43 Jahren, der Jüngste, Dr. Wolfram Romberg, war 34, der Älteste, Dr. Walter Friedrich, war 74 Jahre alt.[184)]

Kreis Hagenow

Hier waren Ende Mai und auch im Juni 1945 im gesamten Kreisgebiet noch 51 Allgemeinpraktiker und fünf Fachärzte tätig, darunter 16 Ärzte in Hagenow, drei Ärzte am Kreiskrankenhaus Hagenow, sieben in Boizenburg, drei in Wittenburg, zwei in Zarrentin, drei in Lübtheen und 20 in den Land-

183) Ebenda (Marung und Redetzky an 26 Landräte und Oberbürgermeister, 30.7. und 5.9.1945). Eine eigenständige Abteilung Gesundheitswesen der Landesverwaltung wurde erst im Dezember 1945 eingerichtet.

184) Berechnet nach ebenda (Leiter des Staatlichen Gesundheitsamtes Güstrow an Hauptabteilung Gesundheitswesen, 17.8.1945).

gemeinden des Kreises. Schon im August 1945 sind im gesamten Kreis Hagenow nur noch 36 Ärzte gezählt worden, darunter nur noch neun in Hagenow (von diesen allein vier am Kreiskrankenhaus), zwei in Wittenburg, drei in Zarrentin, sechs in Boizenburg und drei in Lübtheen sowie 13 in den Landgemeinden Besitz, Brahlstorf, Dreilützow, Hülseburg, Körchow, Kuhlenfeld, Neu Gülze, Neu Zachun, Neuhaus/Elbe, Picher, Schwanheide, Strohkirchen und Vellahn.[185)]

Kreis Ludwigslust

Mitte August 1945 waren im gesamten Kreis Ludwigslust 32 Ärzte (darunter drei Frauen) vorhanden. Von ihnen praktizierten allein 18 Ärzte in der Stadt Ludwigslust (darunter fünf Fachärzte). Hinzu kamen fünf Ärzte in Grabow, drei in Dömitz und zwei in Neustadt-Glewe. Außerdem waren sechs Ärzte in den Landgemeinden Eldena, Tewswoos, Zierzow, Herzfeld, Göhlen und Wöbbelin tätig.[186)]

Kreis Malchin

Der Landrat des Kreises Malchin meldete Anfang August 1945 insgesamt 13 Ärzte in seinem Zuständigkeitsbereich, darunter vier in Teterow, einen in Neukalen, zwei in Malchin, drei in Dargun und drei in Gnoien; dringend benötigt würden je zwei Ärzte für die Städte Stavenhagen und Malchin.[187)]

Kreis Neustrelitz

Basierend auf den Meldungen der Ortsbürgermeister gab es nach den Angaben des Landrates von Neustrelitz im August 1945 in seinem Zuständigkeitsbereich lediglich 16 Ärzte (darunter zwei Frauen); vier Ärzte praktizierten in Feldberg, ein Arzt in Mirow, zwei Ärzte in Wesenberg, zwei Fachärzte in Burg Stargard, zwei Ärzte in Woldegk und fünf Ärzte in Fürstenberg. Angaben über durchaus vorhandene Ärzte etwa in Neubrandenburg und in Neustrelitz sind nicht überliefert.[188)]

Kreis Parchim

Im gesamten Kreisgebiet sind im August 1945 insgesamt 28 Ärzte (davon fünf Fachärzte) registriert worden (darunter vier Frauen). Von diesen 28 Ärzten praktizierten allein zwölf in Parchim selbst, zwei in Goldberg, drei in Lübz und sechs in Plau sowie fünf in den Landgemeinden Spornitz, Kladrum, Marnitz und Mestlin. Der amtierende Landrat meinte: „Der Bezirk des Kreises Parchim ist ausreichend mit Ärzten besetzt. Für den Bezirk Plau dürften [sogar nur] drei Ärzte genügen."[189)]

Kreis Rostock-Stadt

Ende Juli 1945 befanden sich nach Angaben des Leiters des Staatlichen Gesundheitsamtes Dr. Heinrich Strauß in der Stadt Rostock insgesamt 54 niedergelassene Ärzte, darunter vier im Stadtteil Warnemünde. Unter den Rostocker Medizinern waren 23 Fachärzte und 31 Allgemeinpraktiker, allerdings davon elf bislang nur kommissarisch eingesetzt. Betrachtet man nur die 54 im Juli 1945 frei praktizierenden Ärzte in der Stadt Rostock, so fällt u.a. auf, daß sich unter ihnen neun, also überdurchschnittlich viele Frauen befanden (17 Prozent), darunter drei Fachärztinnen.

Auffallend ist außerdem die Altersstruktur. Das Durchschnittsalter der Rostocker Ärzte lag mit immerhin 54 Jahren relativ hoch. Allein sieben Ärzte waren älter als 70 Jahre, der Älteste unter ihnen zählte 81 Jahre (Sanitätsrat Dr. Karl Lange). Nur acht Ärzte waren jünger als 40 Jahre, darunter der jüngste mit 28 Jahren (Dr. Harald Nicolai).

Zur medizinischen Versorgung der Stadt Rostock und von Teilen des Umlandes trug jedoch auch das medizinische Personal in den Kliniken der Universität bei. Dieses bestand Ende Juli 1945 aus ins-

185) Berechnet nach ebenda (Leiter des Staatlichen Gesundheitsamtes Hagenow an Hauptabteilung Gesundheitswesen, 29.5. bis 19.7.1945).

186) Berechnet nach ebenda (Leiter des Staatlichen Gesundheitsamtes Ludwigslust an Hauptabteilung Gesundheitswesen, 15.8.1945).

187) Berechnet nach ebenda (Landrat des Kreises Malchin an Hauptabteilung Gesundheitswesen, 1.8.1945).

188) Berechnet nach ebenda (Landrat des Kreises Neustrelitz an Hauptabteilung Gesundheitswesen, 3.8. bis 13.8.1945). Der Landrat meinte, in Mirow würde ein Arzt fehlen, und im Amtsbereich Fürstenberg bestehe „ein großer Mangel an einem Vollchirurgen, der uns vollkommen fehlt, so daß wir fast sämtliche Operationsfälle an das Carolinenstift nach Neustrelitz überweisen müssen". Vollständig fehlten auch Tierärzte, Zahnärzte und Apotheken; ebenda.

189) Berechnet und zitiert nach ebenda (kommissarischer Landrat des Kreises Neustrelitz an Hauptabteilung Gesundheitswesen, 1.8.1945).

gesamt 49 Ärzten, zwölf Medizinalpraktikanten und fünf Famuli. So wirkten in der Medizinischen Klinik fünf Ärzte sowie zwei Medizinalpraktikanten und zwei Famuli; in der Infektionsabteilung der Medizinischen Klinik in Gehlsheim sechs Ärzte (darunter zwei nicht arbeitsfähige) sowie zwei Medizinalpraktikanten und ein Famulus; in der Medizinischen Poliklinik drei Ärzte sowie ein Famulus; in der Chirurgischen Klinik sieben Ärzte sowie zwei Medizinalpraktikanten; in der Frauenklinik vier Ärzte sowie zwei Medizinalpraktikanten; in der Kinderklinik sechs Ärzte; in der Hautklinik ein Arzt und ein Medizinalpraktikant; in der Augenklinik zwei Ärzte und zwei Medizinalpraktikanten; in der HNO-Klinik zwei Ärzte sowie ein Medizinalpraktikant und ein Famulus; in der Psychiatrischen Klinik sechs Ärzte und in der Zahnklinik sieben Ärzte.

Hinzu kamen neun an Universitäts-Instituten tätige Ärzte, darunter je ein Arzt am Physiologischen Institut und am Physiologisch-Chemischen Institut, drei Ärzte und ein Medizinalpraktikant am Pathologischen Institut, ein Arzt am Pharmakologischen Institut und drei Ärzte am Hygienischen Institut. Für den gesamten universitären Bereich ist also im Juli 1945 von einem Personalbestand von 58 Ärzten, 13 Medizinalpraktikanten und fünf Famuli auszugehen, die in die medizinische Versorgung der Bevölkerung eingebunden waren. Hinzu kamen noch elf ehemalige Militärärzte, die in den Lazaretten des Stadt- und des Landkreises Rostock im Dienst waren.[190)]

Kreis Rostock-Land

Hier wirkten im Sommer 1945 insgesamt 36 Ärzte, von denen 13 jedoch vorerst nur kommissarisch eingesetzt bzw. zugelassen waren. Unter den 36 Ärzten des Landkreises Rostock praktizierten zwei in Ahrenshoop, einer in Blankenhagen, vier in Bad Doberan, drei in Bad Sülze, einer in Cammin, einer in Dierhagen, zwei in Graal-Müritz, einer in Kavelstorf, zwei in Kröpelin, drei in Kühlungsborn, zwei in Marlow, fünf in Ribnitz, einer in Sanitz, einer in Satow, vier in Tessin und drei in Wustrow. Unter den 36 Ärzten befanden sich sechs Frauen, die aber immerhin 17 Prozent der Rostocker Landärzteschaft ausmachten, darunter eine Kinderfachärztin. Das Durchschnittsalter der Ärzte im Kreis Rostock-Land war deutlich geringer als das ihrer städtischen Kollegen und lag bei 46 Jahren. Immerhin elf Landärzte waren jünger als 40 Jahre, der jüngste war 25 Jahre alt (Dr. Karl Kühnen aus Tessin); über 70 Jahre alt war nur Dr. Paul Schultze aus Kröpelin (73).[191)]

Kreis Schönberg

Ende Juni 1945 konnte das Staatliche Gesundheitsamt des Kreises Schönberg noch melden, daß sich im gesamten Kreisgebiet 26 Ärzte aufhielten, darunter vier Frauen. Jeweils vier Ärzte praktizierten in Schönberg, in Grevesmühlen und in Rehna; hinzu kamen zwei Ärzte in Dassow, ein Arzt in Klütz sowie elf Ärzte in den Landgemeinden Boltenhagen, Carlow, Demern, Herrnburg, Selmsdorf, Bobitz, Hungerstorf, Naschendorf und Hof Mummendorf. Aber schon Ende Juli 1945 mußte der Amtsarzt berichten, daß von diesen 26 bereits sieben „unbekannt verzogen", also geflüchtet waren und ihre Praxen verlassen hatten.[192)]

Kreise Schwerin-Stadt und Schwerin-Land

In der Landeshauptstadt gestaltete sich die Situation einigermaßen unübersichtlich. Dort gab es im Juni 1945 in der Stadt zwar 61 Ärzte, von denen jedoch fünf schon im Juli flüchten sollten, und vier, die keine Praxis ausübten. Im Landkreis Schwerin sind im Juni 1945 insgesamt 33 Ärzte gezählt worden, von denen jedoch zehn ebenfalls im Juli 1945 flüchten sollten bzw. gestorben waren. Hinzu kamen hier 17 sogenannte Flüchtlingsärzte aus den Ostgebieten, die zur ärztlichen Versorgung von Flüchtlingen eingesetzt waren, von denen jedoch sechs schon im Juli 1945 die Region verließen, sowie 22 Flüchtlingsärzte, die sich zwar beim Gesundheitsamt gemeldet hatten, aber noch nicht eingesetzt waren.

---

190) Berechnet nach ebenda (Leiter des Staatlichen Gesundheitsamtes Rostock und Oberbürgermeister an Hauptabteilung Gesundheitswesen, 30.7.1945). Beide meldeten: „Rostock einschl. Warnemünde ist [mit Ärzten] wohl voll-, jedoch nicht überbesetzt."

191) Berechnet nach ebenda.

192) Dies betraf Ärzte und Ärztinnen aus Grevesmühlen, Brützkow, Köchelstorf, Rehna, Groß Hundorf und Dassow. Berechnet nach ebenda (Leiter des Staatlichen Gesundheitsamtes Schönberg an Hauptabteilung Gesundheitswesen, 27.6., 6.7. und 25.7.1945).

Im Juli 1945 sind in der Stadt Schwerin 34 Fachärzte, 33 Allgemeinpraktiker und acht Assistenzärzte an städtischen Krankenanstalten registriert worden, insgesamt also 75 tätige Mediziner. Im Landkreis Schwerin wirkten zu dieser Zeit 24 Ärzte, darunter jeweils zwei Frauen- und zwei Kinderärzte sowie ein Lungenfacharzt.[193)]

Im August 1945 sind in der Stadt Schwerin noch 61 Ärzte gezählt worden (davon zwölf Frauen = 19,7 Prozent), darunter 35 Allgemeinpraktiker und vier, die keine Praxis ausübten. Von den Schweriner Stadtärzten sollten in den nächsten Wochen mindestens neun in die Westzonen flüchten und zwei verhaftet werden.

Im Landkreis Schwerin gab es im August 1945 noch 34 Ärzte (darunter fünf Frauen), davon praktizierten acht Ärzte in Crivitz und vier in Gadebusch, während 17 Ärzte die Landgemeinden Alt Meteln, Badow, Banzkow, Boldela, Dümmer, Dümmerstück, Groß Brütz, Groß Welzin, Kaeselow, Klein Hundorf, Klein Welzin, Lübesse, Lübstorf, Lützow, Lützowhorst, Pampow, Pinnow, Plate, Raben Steinfeld, Rastow, Roggendorf, Rugensee, Schloß Wiligrad, Sülstorf, Sülten, Sukow, Uelitz, Vietlübbe, Wendelstorf und Wittenförden zu betreuen hatten, in denen vielfach Flüchtlingslager errichtet worden waren. Von diesen 34 Ärzten flüchteten mindestens zehn in den nächsten Wochen.[194)]

Kreis Waren

Im Kreis Waren praktizierten im Juli 1945 insgesamt 17 Ärzte, darunter drei Frauen. Sieben Ärzte wirkten in der Stadt Waren selbst, fünf in Röbel, drei in Malchow und zwei in Penzlin.[195)]

Kreise Wismar-Stadt und Wismar-Land

Auch im Stadt- und Landkreis Wismar wird die Fluktuation von Ärzten im Sommer 1945 deutlich sichtbar. Hatten in der Stadt Wismar im Juni 1945 noch 37 Ärzte praktiziert, so gab es schon Mitte Juli 1945 in der Stadt nur noch 25 Ärzte (darunter zehn Fachärzte, 13 Allgemeinpraktiker sowie zwei Assistenzärztinnen am Stadtkrankenhaus); im Landkreis Wismar sind nur noch neun Allgemeinpraktiker gezählt worden.

Ende Juli 1945 hatte sich die Situation etwas gebessert. In der Stadt Wismar waren nunmehr 26 Ärzte tätig (davon fünf Frauen); von ihnen praktizierten acht als Fachärzte. Im Landkreis Wismar befanden sich Ende Juli 1945 insgesamt 19 Ärzte (davon sechs Frauen), von denen einer in Brüel, jeweils zwei in Neubukow und in Neukloster, vier in Rerik, einer in Sternberg, jeweils drei in Warin und in Bad Kleinen sowie je einer in den Landgemeinden Kirchdorf/Poel und Neuburg tätig waren.[196)]

Rechnet man all diese Angaben zusammen, so hatte die im personellen Umbruch befindliche mecklenburgische Medizinalverwaltung wenigstens 406 Fachärzte und Allgemeinmediziner registriert – von denen jedoch nicht alle praktizieren konnten und nicht wenige das Land nach kurzer Zeit verließen. Damit hatte Mecklenburg wieder den Ärztestand von 1923 erreicht – bei einer allerdings erheblich angewachsenen Bevölkerung.[197)]

Angesichts der starken Fluktuation und des beständig hinterherhinkenden Meldewesens ist bei diesen Zahlen allerdings von einer hohen Volatilität auszugehen. Die hier dokumentierten Zahlen bildeten immer nur Momentaufnahmen ab, die angesichts der politischen Situation und der persönlichen Lage der Ärzte wenige Tage oder Wochen später schon ganz anders aussehen konnten. Denn wie gezeigt, verließen ein Großteil der „Flüchtlingsärzte" aus dem Osten, aber auch eine Reihe von langjährig in Mecklenburg ansässigen Medizinern unter Zurücklassung ihrer Patienten das Land, zumeist im Zuge der vollständigen Machtübernahme des Landes durch die Rote Armee im Juli 1945 oder im Kontext der darauffolgenden Entnazifizierungspraktiken. Da es noch keine (Deutsche De-

193) Von diesen 99 im Stadt- und Landkreis Schwerin praktizierenden Medizinern, sollten sich jedoch innerhalb der nächsten Wochen mindestens 23 Ärzte in die Westzonen absetzen.

194) Berechnet nach: LHAS, 5.12-7/1, Nr. 9876 (Leiter des Staatlichen Gesundheitsamtes Schwerin an Hauptabteilung Gesundheitswesen, 27.6., 5.7., 12.7., 19.7. und 25.7.1945).

195) Berechnet nach ebenda (Leiter des Staatlichen Gesundheitsamtes Waren an Hauptabteilung Gesundheitswesen, 28.7.1945).

196) Berechnet nach ebenda (Leiter des Staatlichen Gesundheitsamtes Wismar an Abteilung Innere Verwaltung und Hauptabteilung Gesundheitswesen, 17.7., 24.7. und 30.7.1945).

197) Nimmt man noch die an der Landesuniversität tätigen Ärzte hinzu, so ist von 464 Ärzten im Lande auszugehen.

mokratische) Republik gab, es also auch noch keine „Republikflucht" geben konnte, ist das Verschwinden vieler Ärzte mit dem amtlichen Terminus „unbekannt verzogen", später mit „geflüchtet" umschrieben worden. Und „verzogen" sind zahlreiche Ärzte, allerdings kamen auch neue hinzu: als bislang nicht Geflüchtete, aber später Vertriebene aus den nunmehr ehemaligen deutschen Ostgebieten, aus anderen Teilen (Ost-)Deutschlands und als junge Absolventen der Universitäten.

Wie ist es heute? Ärzte in Deutschland 2020[198)]

Von der Bundesärztekammer wurden Ende 2020 deutschlandweit 409.121 berufstätige Ärzte erfaßt;[199)] im Vergleich zum Stand von 1990 ist die Zahl der berufstätigen Ärzte in Deutschland damit innerhalb von nur 30 Jahren um rund 65 Prozent gestiegen. Parallel dazu verbesserten sich natürlich auch die Arztdichte und damit der Umfang der medizinischen Versorgung. Im Durchschnitt entfielen 2020 in Deutschland 203 Einwohner auf einen Arzt, 1990 waren es noch 335 gewesen.[200)] Der Frauenanteil an der berufstätigen Ärzteschaft, der 1990 noch bei 33,6 Prozent gelegen hatte, ist bis 2020 auf 48,2 Prozent gestiegen. Das Gros der Ärzteschaft (51,8 Prozent aller Ärzte) war im Jahr 2020 in Krankenanstalten tätig,[201)] 39,5 Prozent der Mediziner arbeiteten als ambulante Ärzte,[202)] und 8,7 Prozent aller Mediziner wirkten in Behörden, Körperschaften und staatlichen Einrichtungen. Von den 409.121 in Deutschland tätigen Ärzten bezeichneten sich 2020 lediglich 44.158 als Allgemeinmediziner (10,8 Prozent), was auf hohe Facharztzahlen hindeutet.[203)]

Ärzte in Mecklenburg-Vorpommern 2020[204)]

Ende 2020 sind im Bundesland Mecklenburg-Vorpommern 11.270 Ärzte registriert worden, von denen jedoch nur 7.902 Ärzte auch tatsächlich berufstätig waren (70,1 Prozent).[205)] Rund 44,5 Prozent der Ärzteschaft wirkten hier in den Krankenanstalten des Landes, während 49,4 Prozent im ambulanten Bereich tätig waren.[206)] In Mecklenburg(-Vorpommern) entfielen 2020 durchschnittlich 204 Einwohner auf einen Arzt, was nahezu exakt dem Bundesdurchschnitt entsprach.[207)] Aus einer anderen Perspektive betrachtet und die Entwicklung des Medizinalwesens in Mecklenburg(-Vorpommern) beleuchtend: Während 1939 hier durchschnittlich 6,3 Ärzte für 10.000 Einwohner zuständig waren, so entfielen 2020 im Schnitt 69,9 Ärzte auf 10.000 Einwohner, womit Mecklenburg-Vorpommern leicht über dem Bundesdurchschnitt lag.

---

198) Die folgenden Zahlen sind zusammengestellt oder berechnet nach: www.bundesaerztekammer.de, www.statista.com und www.aek-mv.de.

199) Daneben wurden 127.800 Mediziner „ohne ärztliche Tätigkeit" gezählt. Dies betraf sowohl Ärzte, die sich im Ruhestand, in Altersteilzeit oder in Elternzeit befanden, aber auch Ärzte, die berufsunfähig, berufsfremd tätig oder arbeitslos waren.

200) Aus einer anderen Perspektive betrachtet: Im Jahr 2020 entfielen in Deutschland auf 10.000 Einwohner durchschnittlich 64,6 Ärzte.

201) Darunter rund 16.200 als Leitende Ärzte und etwa 195.700 als Assistenzärzte etc.

202) Darunter rund 114.900 niedergelassene und etwa 46.500 angestellte Ärzte.

203) Ungeachtet dessen, daß 121.017 Ärzte (29,6 Prozent) als Mediziner ohne Fachgebietsbezeichnung registriert worden sind, ist von einer Facharztquote von mindestens 40 Prozent auszugehen.

204) Infolge der im Juli 1945 lediglich militärstrategisch und besatzungshoheitlich motivierten und durch die sowjetische Siegermacht verfügten Zusammenlegung des „urdeutschen" Landes Mecklenburg mit einem kleinen Teil der preußischen Provinz Pommern – eine Entscheidung, die nach der Wiederherstellung der deutschen Einheit 1990 aus nicht nachvollziehbaren Gründen beibehalten wurde – und durch die ebenfalls willkürlich vorgenommenen Kreisgebietsreformen der Jahre 1994 und 2011 ist es nicht mehr möglich, allein das historische Land Mecklenburg betreffende Zahlen zu erheben und zu dokumentieren.

205) Das waren 1,9 Prozent aller in Deutschland praktizierenden Ärzte. Da 2020 in Mecklenburg-Vorpommern auch 1,94 Prozent (1,61 Millionen) der deutschen Bevölkerung (83,16 Millionen) lebten, entsprach der Anteil der dort wirkenden Ärzte auch dem Bevölkerungsanteil des Landes. Dagegen gab es in Mecklenburg-Vorpommern 3.368 Mediziner „ohne ärztliche Tätigkeit", das waren immerhin 2,6 Prozent aller im Bundesgebiet nicht ärztlich tätigen Mediziner.

206) Davon 2.144 als niedergelassene Ärzte, darunter wiederum 634 Allgemeinmediziner (26,6 Prozent).

207) Die höchste Arztdichte gab es 2020 in den Stadtstaaten Hamburg, Berlin und Bremen, wo lediglich 133, 153 bzw. 157 Einwohner auf einen Arzt entfielen.

Die soziale Lage der Ärzte

Die sogenannte soziale Lage der von uns betrachteten Mediziner war auch wegen der starken Fraktionierung der Ärzteschaft sehr uneinheitlich und von einer Vielzahl von Faktoren abhängig, bestimmte sich aber nicht zuletzt auch aus der Höhe ihres Berufseinkommens. Die Antwort auf die Frage, wieviel ein Arzt denn so verdiente, gehörte nicht nur für Außenstehende zu den großen Geheimnissen dieses Berufsbildes. Während etwa die Höhe der Gehälter der beamteten Mediziner im Staatsdienst relativ klar nachvollziehbar ist und auch das Einkommen von angestellten Universitäts- oder Krankenhausärzten anhand der amtlichen Gehaltstabellen leicht zu ermitteln war und ist,[1] wurden Angaben über die Einnahmen der niedergelassenen Ärzte auch innerhalb der Ärzteschaft wie Betriebs- oder Geschäftsgeheimnisse gehütet. Und selbst in der moderneren Forschungsliteratur finden sich kaum Erwähnungen über die Höhe der Einnahmen bzw. den Umfang der Honorare der freipraktizierenden Mediziner.[2]

Was etwa ein arrivierter niedergelassener mecklenburgischer Facharzt, der zugleich eine Privatklinik betrieb, so liquidieren konnte, wird anhand einer allerdings schon vor 1918 ausgestellten Kassenanweisung sichtbar. Darin wurde die Großherzogliche Mecklenburgische Vermögensverwaltung angewiesen, daß anläßlich der „Operation Seiner Königlichen Hoheit des Großherzogs in der Klinik des Professors Dr. [Ernst] Ehrich" in Rostock folgende Beträge zu zahlen seien: an den „Pförtner zehn Mark", an das „Mädchen zehn Mark", an den „Wärter 20 Mark", für die „Nachtschwester 20 Mark und [ein] Bild", und die [Kranken-]„Schwester" erhielt „eine Bonbonniere". Weitaus höher lagen die Kosten für den Operateur und seine Klinik: „Das Honorar des Professors Dr. Ehrich betrug 1.800 Mark", und die „Klinikkosten" lagen bei „900 Mark".[3] Derartige Verdienstmöglichkeiten allein für einen operativen Eingriff waren nicht nur in Mecklenburg jedoch absolute Ausnahmen.

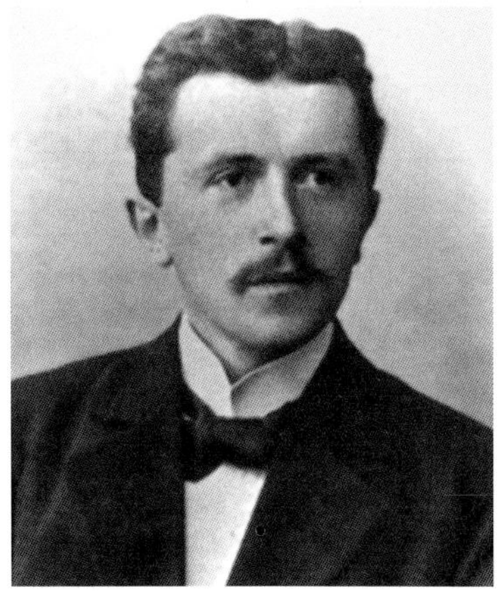

Ernst Ehrich

Die soziale Lage der Ärzte in der Weimarer Republik und im Dritten Reich läßt sich ohne einen Blick auf ihre wirtschaftliche Lage und ihre berufsständische Situation kaum beschreiben. In der Weimarer Republik waren die wirtschaftlichen Verhältnisse der Ärzte vor allem von zwei Faktoren abhängig: zum einen vom Dauerkonflikt zwischen der politisch zumeist konservativ eingestellten Ärzteschaft und ihren ebenso orientierten Berufsorganisationen auf der einen sowie den zumeist sozialdemokratisch beeinflußten und auch personell dominierten Krankenkassen und deren Spitzenverbänden auf der anderen Seite; zum anderen spielten Generations- und Statuskonflikte eine Rolle, wie etwa „die sich verschärfenden Friktionen zwischen etablierten Ärzten und den nach Berufsausübung und geregeltem Einkommen strebenden sogenannten Jungärzten". Hinzu kam „die wachsende Abneigung der zumeist männlichen Ärzte gegen die zahlenmäßig immer stärker werdenden Medizinerinnen", und nicht zuletzt gab es in der Endphase der Republik „rassistische Aversionen", in deren Folge ein Großteil der

1) Vgl. dazu: Ämter, Abkürzungen, Aktionen, S. 17-64.

2) Zwar sind etwa in der Allgemeinen Deutschen Gebühren-Ordnung für Ärzte (Adgo) oder auch in der Preußischen Gebührenordnung für approbierte Ärzte (Preugo) genaue Angaben über die Honorarhöhen für die einzelnen medizinischen Verrichtungen festgeschrieben und veröffentlicht worden, aber es ist/war ja nicht bekannt, wieviele dieser medizinischen Maßnahmen ein Arzt monatlich oder jährlich vorgenommen hatte, wie hoch seine Betriebskosten gewesen waren und wieviel er zu versteuern hatte. Zu letzterem vgl. etwa Bolte: Die Besteuerung der deutschen Ärzte.

3) LHAS, 5.12-1 (Großherzogliches Kabinett III), Nr. 5985. Der Wert von einer Mark des Jahres 1918 entspricht einem heutigen Kaufkraftäquivalent von 20 Euro; legt man allein das Arzthonorar von Prof. Dr. Ernst Ehrich zugrunde, so hatte dieser mit einer einzigen Operation 36.000 Euro liquidiert. Berechnet nach: https://de.wikipedia.org/wiki/Deutsche Währungsgeschichte.

nichtjüdischen Ärzte die Schuld für alle Schwierigkeiten, auch für ihre sinkenden Einnahmen, vor allem bei ihren jüdischen Kollegen suchte.[4)]

Da es nach dem Ersten Weltkrieg aus demographischen Gründen mehr Kassenärzte gab als vorher, die Zahl der potentiellen Patienten aber nicht entsprechend gewachsen war, sondern sich eher verringert hatte, reduzierte sich bei den niedergelassenen Ärzten das durchschnittliche Kasseneinkommen, dessen Höhe zudem die Krankenkassen diktierten. Aber auch die privatärztliche Tätigkeit bot kaum Auswege, hatten doch sowohl die Inflation zwischen 1920 und 1923 als auch die Deflation der Weltwirtschaftskrise zwischen 1930 und 1933 zu einer generellen Verarmung des Großteils der Bevölkerung beigetragen, so daß immer weniger Menschen bereit und in der Lage waren, die außerhalb des Kassenwesens praktizierenden Privatärzte zu konsultieren.

Nach der Überwindung der Inflation kam es zu einer zunächst stetigen wirtschaftlichen Aufwärtsentwicklung, von der auch große Teile der Ärzteschaft profitierten. So verdiente ein Arzt **1929** im Durchschnitt 13.471 RM pro Jahr (das waren 1.123 RM pro Monat), wobei diese Summe von lediglich rund 60 Prozent der Ärzte erreicht wurde.[5)] Der Ärztekammer und den mecklenburgischen Ärzteorganisationen war die kritische Lage der Ärzte im Lande durchaus bewußt. Zu Beginn des Jahres 1933, eine Machtübernahme durch die NSDAP im gesamten Reichsgebiet war noch keinesfalls abzusehen, klagten der Mecklenburgische Ärztevereinsbund, der Landesverband Mecklenburg des Hartmannbundes und die Mecklenburgische Ärztekammer gemeinsam über „die Verhältnisse" und die „augenblicklich trostlose wirtschaftliche Lage im neuen Jahr ... Auch wir Ärzte" hätten wegen der „schlechten wirtschaftlichen Verhältnisse im verflossenen Jahr Opfer bringen müssen. Der Rückgang an Einnahmen aus Kassenpraxis und Privatpraxis hat sich wohl bei jedem mehr oder weniger stark bemerkbar gemacht. Als Teil der Bevölkerung müssen auch wir Ärzte die Not des wirtschaftlichen Niedergangs mitmachen und teilnehmen an den Sorgen und Nöten jedes einzelnen unserer Mitmenschen. Aber trotzdem dürfen wir nicht verzagen", sondern müßten versuchen, „die nötige Ruhe zu bewahren und den Kopf oben zu behalten ... Das Schlimmste, was uns Ärzten in Mecklenburg wohl je geboten wurde, brachte uns das Jahr 1932 mit der Belastung durch eine Gewerbesteuer, die ungerecht wirkt und für die Mehrzahl unter uns untragbar ist. Aber noch unerträglicher ist die Ablehnung seitens der Behörden, bei denen unsere Kammer vorstellig wurde".[6)]

Bis zum Jahr **1933** war das ärztliche Einkommen krisenbedingt auf durchschnittlich 9.280 RM pro Arzt im Jahr gesunken (das waren 773 RM pro Monat), was im Vergleich zu 1929 einem Einkommensverlust von rund 31 Prozent entsprach.[7)] Diese 9.280 RM Jahreseinkommen waren jedoch das auch die Spitzenverdiener einbeziehende *Durchschnitts*einkommen eines Arztes; dabei gilt es zu beachten, daß 51 Prozent der Ärzte weniger als 8.000 RM und 31 Prozent der Ärzte sogar nur ein Jahreseinkommen von unter 5.000 RM erzielten. Dieser erhebliche Rückgang der Einnahmen in der Zeit der Brüningschen Notverordnungspolitik war nur zum Teil auf einen Umsatzverlust, viel stärker jedoch auf einen Anstieg der Praxisunterhaltskosten von 30 auf 47 Prozent und erhöhte Umsatzsteuern zurückzuführen.[8)] Die Folgen waren gelegentliche Praxisaufgaben von niedergelassenen Ärzten, vor allem aber eine besonders die Jungärzte betreffende Medizinerarbeitslosigkeit. Es wurde zur Regel, daß Kassenarztanwärter mindestens zwei Jahre auf eine Niederlassung warten mußten. Weil die Krankenkassen die Zulassung von weiteren Ärzten zur Kassenpraxis oft verweigerten, arbeiteten viele der frisch approbierten Jungärzte nicht selten ohne Bezahlung als Famuli an Krankenhäusern, gelegentlich als Schiffsärzte oder auch in berufsfremden Tätigkeitszweigen. Für die niedergelassenen Ärzte wurde es schwieriger, ein Auto zu unterhalten, was sich besonders auf die Landarztpraxen auswirkte, und nicht wenige Ärzte verschuldeten sich in der Deflation der Weltwirtschaftskrise gegenüber den Herstellern von Medizinapparaten und -bestecken.

In der Endphase der Weimarer Republik, die mit dem Beginn unseres Untersuchungszeitraums zusammenfällt, konnte man „kaum von einer geschlossenen deutschen Ärzteschaft und einer einheitlichen Interessenlage sprechen, und diesem heterogenen Berufsbild entsprachen auch Einkommen

4) Kater: Die soziale Lage der Ärzte, S. 51.
5) Ein Rechtsanwalt verdiente zu dieser Zeit durchschnittlich 18.313 RM pro Jahr.
6) Mitteilungen des Mecklenburgischen Ärztevereinsbundes, 1933, S. 1 (15.1.1933).
7) Auch das durchschnittliche Jahreseinkommen der Rechtsanwälte sank auf 9.490 RM.
8) Vgl. dazu Möhrle: Der Arzt im Nationalsozialismus, S. 2766.

und Sozialprestige". In Abhängigkeit von der politischen und wirtschaftlichen Gesamtsituation „haben Ärzte in der Weimarer Republik ziemlich unterschiedlich verdient", insbesondere dann, „wenn man die Spaltung der Berufsgruppe in niedergelassene Ärzte und Jungärzte, Privatärzte und Kassenärzte, Kollegen und Kolleginnen" berücksichtigt. Aber es gab auch Kassenärzte, die es virtuos verstanden, „so viele Patienten wie möglich am Fließband zu behandeln; sie verdienten unverhältnismäßig viel", weshalb man sie in der Zunft abschätzig als „Kassenlöwen" bezeichnete.[9] Hinzu kam, daß viele der in der Skala des Sozialprestige weit unten rangierenden Landärzte sich der allgemeinen Landfluchtbewegung anschlossen und versuchten, in den Städten Fuß zu fassen, was dort nicht gern gesehen wurde und die Zahl der Landärzte weiter verringerte.

Es ist davon auszugehen, „daß die deutsche Ärzteschaft, mehr vielleicht als andere Berufsgruppen, das Kommen des ‚Dritten Reiches' vor allem aus sozioökonomischen Motiven begrüßt hat". Neben den Bemühungen zur eigenen Existenzsicherung gab es auch das Bestreben, das „krakenhafte Kassenwesen zu zerschlagen", die „Quacksalber zu neutralisieren, die sich in der liberalen Ära der Republik recht breit gemacht hatten", den „Ärztinnen das Handwerk möglichst ganz zu legen", und „jüdische Kollegen waren sowieso unerwünscht". Gewünscht war dagegen, den Ärztestand durch eine straffe Zentralisierung der berufsständischen Organisationen zu einer respektablen Größe zu machen. Innerhalb der ersten Jahre des Dritten Reichs „hellte sich das Gruppenbild der deutschen Ärzte auf, hauptsächlich auf Grund einer Vollbeschäftigung, einer Steigerung des Einkommens und dem von diesen beiden Faktoren abhängigen Gewinn an Sozialprestige. Vollbeschäftigung und Einkommenswachstum wurden zu einem hohen Grad durch eine konsequente Entfernung der jüdischen Kollegen erreicht".[10]

Tatsächlich hat „kaum eine andere akademische Berufsgruppe von der nationalsozialistischen Machtergreifung so profitiert wie die deutschen Ärzte".[11] Schon **1934** stieg das Durchschnittseinkommen der deutschen Ärzteschaft auf 10.324 RM, was einem mittleren Monatsverdienst von 860 RM entsprach. Aus einer Übersicht des Statistischen Reichsamtes geht zumindest ansatzweise hervor, daß von den 34.803 in diesem Jahr steuerlich veranlagten niedergelassenen Ärzten mehr als die Hälfte in der Umsatzgrößenklasse 5.000 bis 20.000 RM rangierte, wobei diese große Spanne keine genauere Zuordnung ermöglicht.[12]

Umsatzgrößenklasse	Zahl der steuerlich veranlagten Ärzte	in Prozent
bis 5.000 RM	5.966	17,1
5.000 bis 20.000 RM	20.320	58,4
20.000 bis 50.000 RM	7.789	22,4
50.000 bis 100.000 RM	588	1,7
über 100.000 RM	140	0,4
	34.803	

Allein der Umsatz sagt noch nicht viel über das tatsächliche Berufseinkommen aus. So konnte „ein Arzt sein Wohnhaus ganz oder teilweise als Betriebsvermögen aktivieren und [steuerlich] abschreiben, wenn es vornehmlich der Ausübung der Praxis" diente. Und von den „laufenden Ausgaben" konnte ein praktischer Arzt folgende „persönliche Ausgaben" steuerlich absetzen: das Gehalt der Sprechstundenhilfe, des Chauffeurs, des Dienstmädchens, der Reinemachefrau und gegebenenfalls das Gehalt seines Vertreters, „einschließlich aller Aufwendungen wie Krankenkassen- und Angestelltenversicherung, Gratifikationen und sonstige Geldwertleistungen aller Art". Von den „sachlichen Aufwendungen" des Praxisbetriebes waren folgende Ausgaben als „Werbungskosten" steuerlich absetzbar: die Miete für die Praxisräume bzw. die anteiligen Hausunkosten, Betriebskosten wie Licht, Heizung, Gas, Wasser und Reinigungsmaterial, darüber hinaus Arzneien, Medikamente und „sich verbrauchende Materialien wie Watte, Verbandszeug, Instrumente", Schreib-

9) Kater: Die soziale Lage der Ärzte, S. 55.
10) Ebenda, S. 56 ff.
11) Süß: Sozialgeschichte, S. 179. Dies manifestierte sich auch in der Zunahme der Zahl der Medizinstudenten. Lag deren Anteil an der Gesamtzahl der Studierenden im Jahr 1932 noch bei 25 Prozent, so waren im Sommersemester 1939 schon 53 Prozent aller Studierenden für das Fach Medizin immatrikuliert.
12) Die nachfolgende, die Umsatzbesteuerung der Ärzte in den Blick nehmende Tabelle ist zusammengestellt nach Bolte: Die Besteuerung der deutschen Ärzte, S. 34.

materialien, Formulare, Telefon- und Telegrammkosten, Fachliteratur, Wäsche, Mäntel und Handtücher, Autokosten, Straßenbahn- und Eisenbahnfahrgelder, Berufsreisen zu Ärzteversammlungen, Aufwendungen für typische Berufskrankheiten, Versicherungen gegen Haftpflichtinanspruchnahme, Spenden für wohltätige und gemeinnützige Zwecke, „bei Badeärzten Geschenke an die Pensionsinhaber", Beiträge für die Ärztekammer sowie „Zeitungsinserate für den Urlaub". Insgesamt durften Ärzte bei der Ermittlung ihres beruflichen Einkommens von ihren Einnahmen bis 40.000 RM insgesamt 25 Prozent, von jeden weiteren 20.000 RM Einnahmen immerhin noch 15 Prozent als Werbungskosten und Sonderleistungen abziehen.[13)]

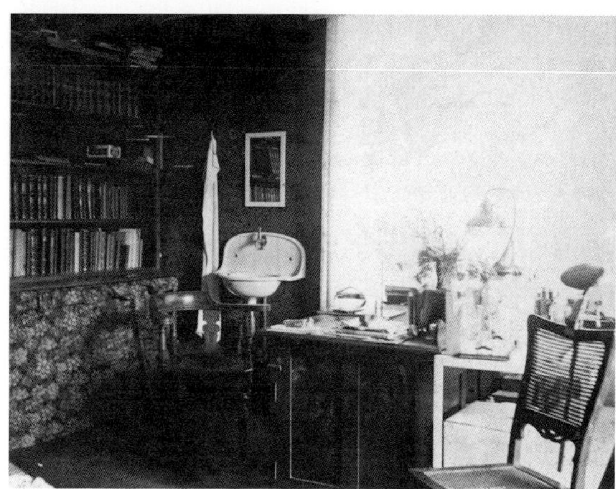

Sprechzimmer der Praxis von Hans Wilbrandt in Bad Doberan

Aus einer Übersicht über das Durchschnittseinkommen allein der Kassenärzte in Deutschland im Jahre **1935** ergeben sich für die in Mecklenburg tätigen Allgemeinpraktiker und Fachärzte einige überraschende Zahlen. Während ein Kassenarzt im Deutschen Reich durchschnittlich 8.711 RM aus der Kassenvergütung bezog und daneben im Schnitt 8.589 RM aus der Privatpraxis liquidieren konnte, was zu einer jährlichen Bruttoeinnahme von 17.300 RM führte, waren die mecklenburgischen Ärzte deutlich besser gestellt. Hier verdiente ein Kassenarzt im Mittel 10.375 RM, was zuzüglich von durchschnittlich 9.225 RM aus seiner Privatpraxis zu einem Jahresbruttoeinkommen von 19.600 RM führte.[14)] Das waren 13,3 Prozent mehr als im Reichsdurchschnitt, aber eben auch nur Bruttoeinkünfte, die – wie weiter unten zu zeigen sein wird – durch erhebliche Ausgaben und Abgaben reduziert wurden.

Aus einer vom Reichsfinanzministerium für das Jahr **1936** erstellten Analyse über die Einkommenssteuerstatistik gehen die wirtschaftlichen Verhältnisse in den beiden größten Gruppen der freien Berufe hervor: Während etwa Rechtsanwälte im Schnitt ein Honorar von 10.800 RM pro Jahr erzielten, ist bei Ärzten ein jährliches Durchschnittseinkommen von immerhin 12.546 RM registriert worden; das bedeutete, daß bei niedergelassenen Humanmedizinern mit einem Monatseinkommen von durchschnittlich 1.045 RM zu rechnen war.[15)] Wenngleich damit 1936 erst annähernd wieder der Vorkrisenstand von 1929 erreicht worden war, gehörte die Ärzteschaft damit formal zu den deutschen Top-Verdienern. Aber wie es mit den Durchschnittseinkommen eben so ist: Sie werden immer durch Einkommen von Personen gebildet, die sowohl über als auch unter diesem Mittelwert liegen. Einerseits praktizierten 1936 im Deutschen Reich immerhin 2.750 Ärzte, die weniger als 3.000 RM pro Jahr, also maximal 250 RM pro Monat verdienten. Berücksichtigt man, daß es 1936 insgesamt 47.844 niedergelassene Ärzte in Deutschland gegeben hat, ist also davon auszugehen, daß wenigstens 5,7 Prozent der praktischen Ärzte am unteren Rand der Einkommensskala rangierten. Andererseits sind von den Steuerbehörden lediglich 41 Ärzte registriert worden, die mehr als 100.000 RM jährlich, also mindestens 8.330 RM im Monat liquidiert hatten.[16)]

Derartige Fälle waren jedoch Ausnahmen, wenngleich „alle Welt", also das uninformierte Publikum, „in Verzückung auf diese Spitzeneinkommen" starre und diese „verallgemeinere". Auch das Auto täusche „Wohlhabenheit vor, wo keine ist". Der Hallenser Arzt Dr. Heinrich Kluge unternahm 1936 den Versuch, die tatsächliche wirtschaftliche Lage der Ärzte zu analysieren, und bezog dabei

13) Zusammengestellt nach ebenda, S. 19, 23.

14) Ein Berliner Kassenarzt erlöste 1935 dagegen nur 15.100 RM; zusammengestellt und berechnet nach Rüther: Ärztliches Standeswesen im Nationalsozialismus, S. 161, 163.

15) Das durchschnittliche Jahreseinkommen von Zahnärzten lag danach bei 7.300 RM, monatlich also bei 608 RM. Diese und die folgenden Zahlen sind berechnet nach Berger: Kulturspiegel des heutigen Arzttums, Bd. I, S. 114.

16) Berechnet nach ebenda.

auch weitere Faktoren ein, die bei der bloßen Fernsicht auf die scheinbar hohen Bruttoerträge aus dem Blick zu geraten drohten. Er wollte „nachweisen, daß es dem deutschen Arzte nicht gut" gehe, „jedenfalls nicht so gut, daß er getrost eine Verschlechterung seiner bisherigen Lage auf sich nehmen" könne. So böten die „Gebührenordnung und kassenärztliche Verträge außerordentlich leichte Angriffspunkte für Maßnahmen der Gesetzgebung und Verwaltung", um das Ärzteeinkommen zu regulieren. Um die Verdiensthöhe der Ärzteschaft angemessen beurteilen zu können, müsse man jedoch „das Einkommen anderer akademischer Berufsstände" heranziehen und „die Unsicherheit freiberuflicher Einkommen berücksichtigen. Die Einnahmen des Arztes" seien „schwankend und hängen, ohne daß es an ihm liegt, von seiner Inanspruchnahme ab. Eigene Krankheitsfälle können ihn unter Umständen auf kürzere oder längere Zeit einkommenslos machen".[17)]

Der erfahrene Praktiker Kluge begann mit seiner Analyse am Anfang der ärztlichen Tätigkeit: „Fast jeder Arzt geht mit einer mehr oder weniger großen Schuldenlast in den Beruf. Ausbildung und Einrichtung [der Praxis] waren teuer. Die Arbeitszeit ist wesentlich länger als die seiner akademischen Volksgenossen." Außerdem seien „die in den letzten drei Jahren gestorbenen Ärzte" durchschnittlich „nur 61 Jahre alt geworden", wodurch die Hinterbliebenen oft in wirtschaftliche Not geraten seien. Unter Berücksichtigung all dieser Umstände dürfe man „die Forderung eines Reineinkommens von 9.000 RM jährlich nicht als unbescheiden ansehen", zumal damit „noch nicht eine ausreichende Alters- und Hinterbliebenenfürsorge" bestritten werden könne. Das Bruttoeinkommen eines deutschen Arztes habe 1927 bei 15.519 RM gelegen, wovon schon einmal durchschnittlich 40 Prozent, also rund 6.200 RM, für Steuern und Unterhaltung des Autos, für Miete der Praxis, Kosten der Instrumente und Fortbildungszwecke abzuziehen seien. Die 40 Prozent reichten jedoch dann oft nicht aus, „wenn noch besonderes Personal für den Praxisbetrieb" eingestellt und bezahlt werden müsse, weil „die unendliche Schreibarbeit, die auf dem Arzt lastet, Hilfe schon in mittleren Praxen notwendig" mache. Hinzu komme, daß ein Arzt, wenn er eine ausreichende Alters- und Invalidenversicherung für sich und seine Angehörigen abschließen wolle, dafür jährlich rund 3.000 RM aufwenden müsse.[18)]

„Bestimmend für die Wirtschaftslage von mindestens 90 Prozent sämtlicher Ärzte" sei „das Kasseneinkommen. Es macht ungefähr 75 Prozent seiner Gesamteinnahmen aus". Um ein notwendiges Mindesteinkommen von 13.500 RM zu erzielen, waren nach Kluges detaillierten Berechnungen folgende Grundleistungen notwendig: „Die kassenärztliche Beratung [also das Arztgespräch in der Praxis] wird durchschnittlich mit 0,65 RM und der Hausbesuch [eines Kranken] mit 1,30 RM abgegolten. Für 10.800 RM aus Beratungen sind rund 16.600 Beratungen und für 2.700 RM aus Besuchen sind 2.070 Besuche erforderlich. Je Tag also 55 Beratungen und sieben Besuche. Dazu gehören etwa 2.250 Krankheitsfälle im Jahr oder 560 im Vierteljahr … Eine Beratung erfordert im Durchschnitt zehn Minuten, 55 Beratungen also 550 Minuten bzw. neun Stunden. Ein Besuch erfordert 20 Minuten, sieben Besuche also 140 Minuten, also rund 2,5 Stunden. Der Arbeitstag des durchschnittlich beschäftigten Arztes beträgt also bei dem als eben ausreichend gekennzeichneten Kasseneinkommen schon rund elf Stunden je Tag." Damit verdiene ein Arzt „aber erst drei Viertel seines notwendigen Lebensunterhaltes". Hinzu komme noch „die besondere Belastung der andauernden Bereitschaft bei Tag und Nacht. Ein berechtigtes Entgelt dafür in Zahlen läßt sich aber nicht ausdrücken. Die notwendige Zeit für die Privatpraxis" müsse aber – nach elf Stunden täglicher Arbeitszeit – „noch hinzukommen".

Das Einkommen der Ärzteschaft aus der Kassenpraxis hielt Kluge nach seinen Berechnungen für vollkommen unzureichend. So hätten die gesetzlichen Krankenkassen (ohne Ersatzkassen) 1935 einen Mitgliederbestand von 18.751.000 Personen gehabt. Für die ärztliche Behandlung ihrer Kassenmitglieder würden – nach Abzug der Ausgaben für die Vertrauensärzte und andere nichtkassenärztliche Ausgaben – im Jahr 262.514.000 RM ausgegeben, für jedes Kassenmitglied und seine Angehörigen also 14 RM. Im Jahr 1935 gab es in Deutschland 30.559 Kassenärzte, die sich diese Summe teilen mußten, so daß auf jeden Arzt 8.590,30 RM entfielen. Hinzu kam, daß die Ersatzkassen

17) Kluge: Die wirtschaftliche Lage der Ärzte, S. 1206.

18) Die 3.000 RM jährlich für eine Lebensversicherung einschließlich Invalidenversicherung seien notwendig, um ab dem 65. Lebensjahr eine Auszahlung in Höhe von 70.000 RM zu erhalten. Aber „mehr als 1.000 RM" könne „ein Arzt in den ersten Berufsjahren nicht ausgeben, zumal dann nicht, wenn er noch Schulen zu tilgen" habe. Ebenda, S. 1206 f., 1209.

im Jahr 1935 rund 56.547.000 RM für ärztliche Behandlungen ausgaben, die sich die rund 38.000 ersatzkassenberechtigten Ärzte teilen mußten, so daß auf jeden Arzt rund 1.580 RM entfielen. Unter Berücksichtigung der Auszahlungen der gesetzlichen und der Ersatz-Kassen entfielen auf einen Kassenarzt also rund 10.000 RM Kassenhonorar. „Somit bleibt das tatsächliche kassenärztliche Einkommen um rund 3.500 RM hinter dem erforderlichen zurück." Doch damit nicht genug: Es müsse „immer und immer wieder betont werden, daß dieses Einkommen in schwerster Arbeit erworben werden" müsse. Hinzu komme noch „die mehr oder weniger unentgeltliche Tätigkeit des Arztes im Gesundheitsdienst für Partei und Staat, die für viele besonders dazu Berufene schon einen kaum mehr erträglichen Umfang angenommen" habe. Ziehe man rund 6.000 RM für Steuern und „Berufsunkosten" sowie 3.000 RM für die notwendige „Alterssicherung" ab, dann verbleibe „dem Arzt nur noch ein durchschnittliches [Kassen-]Einkommen von 6.000 RM", also 500 RM pro Monat. Unter diesen Umständen müsse man die „ärztliche Wirtschaftslage ... mindestens als gespannt" bezeichnen. „Das durchschnittliche Einkommen mag gerade ausreichen für die Existenz eines Arztes und seiner Familie. Es ist aber leider nicht gleichmäßig verteilt. Infolge dessen bedingt jede Überschreitung des Durchschnitts durch einen Arzt eine Unterschreitung und damit eine Notlage bei einem anderen Arzt."[19]

Eine Folge der geschilderten Problematik sei: „Fast kein Arzt kann sich zur Ruhe setzen, ja nicht einmal seine Kassenpraxis aufgeben. Er stirbt in den Sielen. Und die Not unter den Witwen und Kindern ist fast immer groß." Eine zweite Folge war „der Rückgang der Zahl der Kassenärzte". Zwischen 1933 und 1936 habe sich die Zahl der Kassenärzte um rund 2.000 reduziert. Dieser Rückgang resultiere nur „zum Teil aus der Entlassung der nichtarischen Ärzte aus der Kassenpraxis", sondern „zu einem großen Teil aus dem Übergang [der Kassenärzte] in festbesoldete Stellungen", die zwar „nicht übermäßig bezahlt" würden, „aber einer großen Zahl wirtschaftlich einsichtiger Ärzte erscheint dieses geringe Einkommen mit einer erträglichen Alterssicherung doch noch verlockender als die Unsicherheit der kassenärztlichen Lebenslage".[20]

Das nur scheinbar hohe Einkommen der Ärzteschaft wurde auch von anderer Stelle öffentlich thematisiert. Wie der Reichsverband der Ortskrankenkasse **1938** feststellte, würden die Kassenärzte vorbringen, „daß ihre Leistungen heute geringer bezahlt würden als früher"; und auf der anderen Seite seien „in mehreren Tageszeitungen Aufsätze über die Einkommensverhältnisse der Ärzte erschienen, die den Uneingeweihten leicht zu falschen Schlüssen veranlassen" könnten. So müsse man bedenken, daß es sich bei den in der Tagespresse veröffentlichten Zahlen stets „um die Roheinnahmen handelt. In ihnen sind die Berufsunkosten, also die Ausgaben für die Bereitstellung und Unterhaltung der Praxisräume und des Instrumentariums, für die Kraftwagenhaltung, für die Angestellten des Arztes wie Sprechstundenhilfen, Schwestern, Kraftwagenführer, für berufliche Fortbildung usw. enthalten. Erst nach Abzug dieser Unkosten, die 25 bis 40 Prozent der Einnahmen ausmachen", erhalte man „das wirkliche Einkommen des Arztes". Aber auch dieses Einkommen könne man „nicht ohne weiteres mit dem Einkommen anderer Berufe, z.B. mit dem Gehalt der Beamten", vergleichen. So kenne „der frei praktizierende Arzt keine geregelte Arbeitszeit. Tag und Nacht, Stunde um Stunde, muß er zur Verfügung stehen. In der Regel ist er mit Arbeit sehr überlastet". Außerdem müsse er von seinem Einkommen für das Alter „Rückstellungen" vornehmen oder „Pensionsversicherungen eingehen. Der Beamte braucht das nicht zu tun, er hat sein Ruhegehalt". Außerdem sei zu berücksichtigen, „daß der Arzt wegen der lange dauernden Berufsausbildung erst spät zur eigenen Praxis und damit ans Verdienen" komme. Wenn man all dies berücksichtige, „dann erscheinen die angeblich sehr hohen Durchschnittseinkommen des Arztes in einem ganz anderen Lichte".[21]

Zwar sei einerseits „richtig, daß die Durchschnittseinnahme des Kassenarztes seit 1933 gestiegen ist", andererseits sei es auch „richtig, daß die Bezahlungen ihrer Leistung von Jahr zu Jahr gesunken ist". Die tatsächlich geringere Bezahlung der kassenärztlichen Leistungen habe ihre Ursache in dem bislang nicht novellierten Vergütungsabkommen aus dem Jahre 1932. Nach diesem bezahlten die Krankenkassen „die kassenärztliche Tätigkeit nicht nach der Zahl der behandelten Kranken oder nach dem Umfang der bei den Kassenärzten anfallenden Leistungen, sondern nach einer

19) Ebenda, S. 1207 f.
20) Ebenda, S. 1208.
21) Deutsches Ärzteblatt, 1938, S. 893.

Kopfpauschale je Kassenmitglied". Die habe zur Folge, „daß einer erhöhten Inanspruchnahme ärztlicher Hilfeleistung je Mitglied keine erhöhte Bezahlung seitens der Krankenkassen" gegenüberstehe. Daraus, daß sich zwischen 1933 und 1937 „die zur Abgeltung der kassenärztlichen Tätigkeit gezahlte Kopfpauschale nur um 7,4 Prozent [von 14,90 RM auf 16,01 RM] erhöht hat", die Zahl der „Inanspruchnahme des Kassenarztes je Mitglied" dagegen aber um 20,3 Prozent gestiegen ist, resultiere das bedauerliche Ergebnis, „daß das Kassenarzthonorar je Versicherungsfall immer geringer werden mußte. Es ist von 6,41 RM im Jahre 1933 auf 5,73 RM im Jahre 1936 gesunken", obwohl „der Umfang der kassenärztlichen Verrichtungen je Fall keineswegs geringer geworden" ist. Das „Ansteigen der Durchschnittseinnahmen je Kassenarzt trotz des gleichzeitig erfolgten Absinkens beim Honorar für die einzelne Leistung ist nur dadurch möglich gewesen, daß jeder Kassenarzt im Durchschnitt heute eine größere Zahl von Leistungen erbringen muß als früher". Hinzu komme, daß sich „die Zahl der Kassenärzte seit 1933 verringert" habe; und „wenn sich das Volumen aller kassenärztlichen Gesamtvergütungen auf eine geringere Zahl von Kassenärzten" verteile, müsse „schon aus diesem Grunde die durchschnittliche Einnahme, gleichzeitig aber auch die durchschnittliche Arbeitsbelastung des Kassenarztes steigen".[22)]

Erst **1937** stieg das jährliche Durchschnittseinkommen der Ärzteschaft auf 13.643 RM, womit nun der Vorkrisenstand von 1929, der besten republikanischen Zeit, erreicht werden konnte.[23)] Zu Vergleichszwecken ist ein Blick auf die Durchschnittsverdienste der handarbeitenden Bevölkerung hilfreich und erkenntnisträchtig: Ein verheirateter Landarbeiter in Mecklenburg erhielt 1937 einen Jahresbruttolohn von 1.451 RM, was einem Monatsverdienst von 121 RM brutto entsprach; hinzu kamen jedoch noch Deputate wie Kartoffeln und Getreide. Während der durchschnittliche Facharbeiterlohn im Deutschen Reich 1940/41 bei 79 Reichspfennigen pro Stunde lag, wurde in Mecklenburg ein Facharbeiter in der metallverarbeitenden Industrie mit lediglich 62 Reichspfennigen entlohnt, und der Stundenlohn eines Facharbeiters im mecklenburgischen Baugewerbe lag 1940/41 zwischen 68 und 91 Reichspfennigen. Die Durchschnittsbruttoverdienste im Handwerk bewegten sich auf einem ähnlichen Niveau: Ein Maler verdiente 1938 wöchentlich 38,08 RM, ein Bäcker erhielt pro Woche 32,98 RM, ein Schuhmacher wurde mit wöchentlich 32,10 RM entlohnt, ein Maurer bekam einen Wochenlohn von 39,49 RM, bei einem Tischler waren es wöchentlich 38,41 RM, und ein Schlosser verdiente in der Woche 39,55 RM. Das monatliche Durchschnittsgehalt eines planmäßigen Reichsbeamten lag 1940 bei verheirateten Ministerialräten und Oberregierungsräten zwischen 453 und 817 RM, bei Regierungsräten, Amtsgerichtsräten und Studienräten in der Ortsklasse A zwischen 709 und 801 RM.[24)]

Obwohl die Nationalsozialisten mit ihrer Blut-und-Boden-Ideologie und dem von ihnen propagierten naturalistischen Holismus vor allem die niedergelassenen Allgemeinpraktiker, und unter ihnen besonders die Landärzte, zu protegieren suchten, gelangten diese niemals an die Spitze der Einkommenspyramide. Die Spitzenverdiener unter der Ärzteschaft waren und blieben die dringend benötigten Fachärzte mit einem Durchschnittseinkommen von 19.300 RM jährlich, während ein Allgemeinmediziner auf eine Jahreseinnahme von 12.350 RM kam. Unter den Spezialärzten rangierten die Chirurgen mit Durchschnittsverdiensten von 24.100 RM jährlich ganz oben, gefolgt von den Augenärzten (23.200 RM), Gynäkologen (17.300 RM), Internisten (14.600 RM), Kinderärzten (13.400 RM) und Dermatologen (12.600 RM), während Neurologen (9.250 RM) und Urologen (7.800 RM) das Schlußlicht der Einkommensskala der Fachärzteschaft bildeten.[25)]

Betrachtet man die „Gebührenordnungen und Tarife", die die „Grundlage für die Abrechnung" der Ärzte bildeten, erblickt man auf diesem „Spezialgebiet rechtlicher Beziehungen" zwischen den Sozialversicherungsträgern und den Ärzten sowie zwischen den Ärzten und einer Reihe privater Gesellschaften einen wahren Dschungel. Da waren etwa „die allgemeinen Gebührensätze der gesetzlichen Krankenkassen"; nach den Bestimmungen der Reichsversicherungsordnung gewährte die

---

22) Ebenda, S. 894 f.

23) Das entsprach einem durchschnittlichen Monatseinkommen von 1.137 RM. Vgl. dazu Kater: Die soziale Lage der Ärzte, S. 61.

24) Die vorstehenden Verdiensthöhen sind zusammengestellt und berechnet nach: Statistisches Jahrbuch für das Deutsche Reich, 1941/42, S. 384, 386, 391, 393, 407.

25) Vgl. dazu Rüther: Ärztliches Standeswesen im Nationalsozialismus, S. 164, sowie Kater: Die Soziale Lage der Ärzte, S. 61 ff.

Krankenkasse für die Dienste der Ärzte (einschließlich der Sachleistungen und der Wegegebühren) eine Gesamtvergütung, deren Höhe sich nach dem durchschnittlichen Jahresbedarf für ein Kassenmitglied bestimmte. Die der durchschnittlichen Mitgliederzahl entsprechende Gesamtvergütung wurde von der Kasse an die Kassenärztliche Vereinigung entrichtet. Diese verteilte die Gesamtvergütung unter die Kassenärzte nach dem Maßstab, den sie mit den Krankenkassen auf der Grundlage der bestehenden kassenarztvertraglichen Bestimmungen festgesetzt hatte. Für die Bewertung der ärztlichen Leistung wurde eine der beiden großen Gebührenordnungen herangezogen, entweder die „Allgemeine deutsche Gebührenordnung für Ärzte (Adgo)" oder die „Preußische Gebührenordnung für approbierte Ärzte (Preugo)", in denen für jede ärztliche Tätigkeit ein Preis bzw. eine Preisspanne festgelegt war. Neben diesen beiden Gebührenordnungen als Honorarbemessungsgrundlage bestand aber noch für die Krankenkassen der Sozialversicherung, die Berufsgenossenschaften und die Landesversicherungsanstalten, aber auch für Kriegsbeschädigte und Wehrmachtsangehörige, für den Reichsfiskus und für die privaten Versicherungsträger sowie für die Lebensversicherungsanstalten eine Reihe weiterer vertraglich festgelegter Tarife, die besondere Gebühren oder Honorarsätze für ärztliche Verrichtungen vorsahen.[26)]

Hinzu kamen Gebühreneinnahmen für „Gutachten im Auftrage der Berufsgenossenschaften"; Ärzte, die etwa erste Hilfe bei Unfällen geleistet oder Verletzte behandelt hatten, waren verpflichtet, der Berufsgenossenschaft Auskünfte, Krankheitsberichte, Zeugnisse und Gutachten zu erstatten, deren Honorierung sich zwischen 2 RM („kurze Krankheitsauskunft") über 12,50 RM („Großes Rentengutachten") bis hin zu 30 RM für ein „Ärztliches Gutachten über eine schwere Staublungenerkrankung (Silikose) als Berufskrankheit" bewegte. Für die „Begutachtungen bei Lebensversicherungsgesellschaften" bewegten sich die Vergütungssätze zwischen 3 RM („Blutdruckmessungen") und 30 RM („Ausführliches vertrauensärztliches Zeugnis bei Versicherungen von über 100.000 RM)". Nach einem Vertrag zwischen der Deutschen Reichsbahn und der KVD „über die Mitwirkung deutscher Ärzte bei der Heilbehandlung unfallverletzter Reichsbahn-Bediensteter" konnten Ärzte auch hier Auskünfte erteilen sowie Gutachten, Zeugnisse und Krankheitsberichte erstatten, die durchschnittlich mit 8 RM vergütet wurden.[27)]

Amtsärzte hatten sowohl „Untersuchungen auf Ehetauglichkeit" als auch die Begutachtung von Anträgen auf „Ehestandsdarlehen" vorzunehmen, die pro Ehepaar mit jeweils 10 RM honoriert wurden. Die im Rahmen des Gesetzes zur Verhütung erbkranken Nachwuchses mit der „Durchführung von Unfruchtbarmachungen" beauftragten Ärzte erhielten nach einem Vertrag mit den Krankenkassen eine Pauschalvergütung von 25 RM für die Sterilisierung von Männern und von 50 RM für die von Frauen. Durch diese Beträge waren „sämtliche mit der Unfruchtbarmachung in Zusammenhang zu bringende ärztlichen Leistungen und Verrichtungen wie Voruntersuchung, operativer Eingriff einschließlich Narkose oder Betäubung und einschließlich der Assistenz, sowie die Kosten der in der Krankenanstalt notwendigen Nachbehandlung und der Gebühren des operierenden Arztes abgegolten". Für die „Alkoholuntersuchung" etwa nach Verkehrsunfällen oder bei Straftaten hatte die Reichsärztekammer „auf Grund der Tatsache, daß im Rahmen dieser Feststellung sechs Einzeluntersuchungen vorzunehmen sind", einen einheitlichen Gebührensatz von 20 RM für angemessen erachtet. Wurden dagegen ärztliche Gutachten für private Krankenversicherungsunternehmen erstellt, richtete sich das Entgelt „in erster Linie nach der Vereinbarung, die der Arzt mit der Versicherungsgesellschaft" traf, was bedeutete, daß hier frei verhandelt werden konnte.[28)]

Mit Kriegsbeginn ist die Honorarverteilung für die Kassenärzte neu geregelt worden. Bis dahin war es üblich, daß, „wenn ein Arzt von seiner Praxis abwesend war, sei es wegen Urlaubs, Krankheit oder Wehrmachtsübungen", er sich einen Vertreter organisierte. „Die Honorare, die vom Vertreter erarbeitet wurden, flossen dem Arzt zu, dem die Praxis gehörte", und „der abwesende Arzt bezahlte diesen seinen Vertreter". Dieses einfache Verfahren war im Krieg aus mehreren Gründen nicht mehr durchführbar. „Auf der einen Seite sind so viele Ärzte von ihrer Praxis für lange Zeit abwesend, daß nicht genügend Ärzte zur Verfügung stehen, als daß jeder abwesende Arzt sich einen Vertreter nehmen könnte … Am meisten würden diejenigen Ärzte benachteiligt werden, die sofort

26) Vgl. dazu Walberg: Gebührenordnungen und Tarife, S. 611.
27) Ebenda, S. 612.
28) Ebenda, S. 613.

bei Kriegsbeginn ihre Praxis verlassen mußten, zur Front gingen und gar nicht mehr die Möglichkeit hatten, sich um einen Vertreter zu bemühen." Und auf der anderen Seite handele es sich „bei der Besetzung der verwaisten Arztpraxen um eine Angelegenheit, die nicht dem einzelnen Arzt oder dem Zufall überlassen bleiben" könne. Da „die ärztliche Versorgung der Zivilbevölkerung unter allen Umständen gesichert werden" müsse, sei „die Sicherstellung der ärztlichen Versorgung eine Aufgabe des Staates, die von der inneren Verwaltung in Zusammenarbeit mit der Reichsärztekammer durchgeführt" werde. „Zur Durchführung dieser hoheitlichen Aufgabe beruft der Staat die notwendigen Ärzte – gegebenenfalls auch niedergelassene Ärzte – auf Grund der Notdienstverordnung ein. Diese notdienstverpflichteten Ärzte werden als Hilfskassenärzte bezeichnet, wenn sie in freier Praxis auch kassenärztlich tätig sind. Sie werden da eingesetzt, wo ohne ihren Einsatz die ärztliche Versorgung der Zivilbevölkerung nicht gewährleistet wäre. Wünsche des einzelnen aus seiner Praxis abwesenden Arztes können im Krieg nicht … berücksichtigt werden … Der notdienstverpflichtete Hilfskassenarzt steht zum Staat in einem wehrmachtsähnlichen Verhältnis. Er ist gewissermaßen Soldat in Zivil. Er erhält … die vom Reichsminister des Innern festgesetzten Vergütungssätze" und „daneben gegebenenfalls den staatlichen Familienunterhalt wie der zur Wehrmacht Einberufene".[29)]

Da aufgrund der zahlreichen Einberufungen nicht ausreichend Ärzte zur Verfügung standen, um die verwaisten Arztpraxen zu besetzen, suchte die Reichsärztekammer nach einer Regelung, die alle Ärzte – die einberufenen, die verbliebenen und die notdienstverpflichteten – gleichbehandelte, denn ansonsten wären erhebliche soziale Ungleichheiten die Folge gewesen, mit dem Ergebnis, „daß der eine einberufene Arzt, dessen Praxisstelle besetzt ist, weiterhin Einnahmen aus seiner Praxis haben würde, während der andere einberufene Arzt, dessen Praxisstelle nicht besetzt werden konnte, mit leeren Händen ausgehen würde, obwohl seine Patienten vielleicht von dem in der Nachbarpraxis eingesetzten Hilfskassenarzt mit betreut werden. Der erste Arzt, dessen Praxis besetzt wurde, würde also zusätzlich auch das Honorar erhalten, das für die Betreuung der Patienten des Nachbararztes durch den in seiner Praxis tätigen Hilfskassenarzt gezahlt wird". Es sei leicht zu verstehen, „daß eine solche Begünstigung des einen und Benachteiligung des anderen einberufenen Arztes nicht zugelassen werden" dürfe. Deshalb sei für die Kriegszeit eine Neuordnung des Honorarwesens „im Sinne eines kameradschaftlichen Zusammenschlusses aller Kassenärzte" vorgenommen worden, wonach die dienstverpflichteten Hilfskassenärzte „treuhänderisch für die Gesamtheit der einberufenen Ärzte tätig" würden. „Das Honorar, das sie erarbeiten, wird an die KVD abgeführt, die es an die einberufenen Ärzte nach bestimmten Grundsätzen weiterleitet … Dieser kameradschaftliche Zusammenschluß aller Kassenärzte" bewirke „auf dem Wege der Kriegs-Honorarverteilung der KVD, daß alle Honorare, die von den kassenärztlich tätigen Ärzten in der Kassen- und Privatpraxis erarbeitet werden, rechnerisch in einer großen Kasse zusammenfließen. Aus diesem ‚großen Topf' … erhält nun jeder Kassenarzt weiterhin einen Anteil, gleichgültig, ob er von seiner Praxis abwesend ist und durch die vorhandenen Hilfskassenärzte und niedergelassenen Ärzte vertreten wird, oder ob er in seiner Praxis verblieben ist". Die Aufteilung des „großen Topfes" erfolgte „aber nicht etwa nach dem Grundsatz ‚jedem das Gleiche', sondern nach dem Grundsatz ‚jedem das Seine'". Dabei ging „die Honorarverteilung der KVD während des Krieges von dem Grundsatz aus, daß jedem Kassenarzt sein bisheriger Lebensstandard im Rahmen des Möglichen gewahrt bleiben" solle. „Jeder Kassenarzt – sowohl der abwesende wie der in seiner Praxis verbliebene – erhält seine Vergütung nach Maßgabe seines Netto-Einkommens aus Kassen- und Privatpraxis, so wie er es selbst [im letzten Friedensjahr 1938] dem Finanzamt gemeldet hat".[30)]

Aus dieser Neuregelung ergaben sich in der Kriegszeit für die niedergelassenen Ärzte zum Teil beträchtliche Kürzungen des Praxisertrags. Ärzten, die etwa ab Oktober 1940 in einem Vierteljahr zwischen 4.100 und 5.000 RM Einnahmen zu verzeichnen hatten, wurden die von der Honorarverteilungsstelle der Landesstelle Mecklenburg der KVD ausgezahlten Beträge um fünf Prozent gekürzt; Ärzte, die im Quartal zwischen 8.100 und 9.000 RM erzielt hatte, mußten mit Abschlägen von 25 Prozent rechnen.[31)]

---

29) Petersilie: Die Honorarverteilung, S. 26 f.
30) Ebenda, S. 27 f.
31) Vgl. dazu: Ärzteblatt für Norddeutschland, 1941, S. 92 f.

Angesichts der Knebelverträge, die die Masse der Ärzte in republikanischen Zeiten mit den Krankenkassen schließen mußte[32] und den daraus resultierenden, nicht gerade üppigen Erstattungen für die Behandlung von Kassenpatienten sowie wegen der immer weiter schwindenden Einnahmen aus der Privatpraxis hatten sich zahlreiche niedergelassene Allgemeinpraktiker und sogar ein nicht geringer Teil der beamteten Medizinerschaft etwa der Gesundheitsämter veranlaßt gesehen, sich um weitere bezahlte ärztliche Nebentätigkeiten zu bemühen.

Zu den „klassischen“ nebenberuflichen Wirkungsbereichen gehörten die Tätigkeit als Impfarzt, als Stadtarzt oder als Schularzt, als Vertrauensarzt, ebenso die nebenamtliche Tätigkeit als Gerichts-, Gefängnis- oder Anstaltsarzt, als Arzt bei der Reichsbahn, der Reichspost und der Reichswehr, bei der Feuerwehr oder der Polizei, als Gutachter bei Gerichten oder Versorgungsämtern, bei Versicherungsämtern und Staatlichen Gesundheitsämtern oder auch als Gesellschaftsarzt bzw. als Versicherungsmediziner, die für private Versicherungsunternehmen zumeist auskömmlich honorierte Gutachten erstellten, was insbesondere bei der Einschätzung von Vorerkrankungen für den Abschluß von Lebens- oder Berufsunfallversicherungen bedeutsam war. Die Mehrzahl dieser Nebentätigkeiten wurde gut honoriert.

Im Dritten Reich kamen weitere Nebenverdienstmöglichkeiten hinzu. Hierzu zählte etwa die Tätigkeit als ärztlicher Beisitzer bei den Erbgesundheitsgerichten, aber auch der nebenamtliche Dienst in NS-Formationen wie dem Hilfswerk „Mutter und Kind“, der Hitlerjugend oder dem Reichsarbeitsdienst war begehrt. Welchen Umfang diese ärztlichen Nebentätigkeiten annehmen konnten, geht aus einem Mustervertrag zwischen dem RAD und der KVD vom März 1935 hervor. Danach war vorgesehen, daß die Kassenärztliche Vereinigung „dem Arbeitsdienst für jede Arbeitsdienststelle einen Vertragsarzt zur Verfügung“ stellen sollte. Dieser Vertragsarzt hatte „unter verantwortlicher Aufsicht des zuständigen Arbeitsgauarztes ... folgende Aufgaben zu erfüllen: 1. tägliche ärztliche Betreuung der Angehörigen des Arbeitsdienstes in den Unterkünften (Lagerkrankenstube); 2. ärztliche Untersuchung der Angehörigen des Arbeitsdienstes nach der Einstellung und vor der Entlassung; 3. Überwachung der hygienischen Verhältnisse in den Unterkünften des Arbeitsdienstes; 5. laufende Überwachung des Gesundheitszustandes der Angehörigen des Arbeitsdienstes; 6. Ausbildung geeigneter Angehöriger des Arbeitsdienstes im Krankenpflegedienst; 7. Aufklärung sämtlicher Angehöriger des Arbeitsdienstes in grundlegenden Fragen der Bevölkerungs- und Sozialpolitik; 8. Zeugnisausstellung bei Unfällen [und] 9. regelmäßige Berichterstattung über die Krankenbewegung“. Der Vertragsarzt wurde bei einer Betreuung von einer Arbeitsdienstabteilung mit drei Zügen monatlich mit 250 RM vergütet; für eine RAD-Abteilung mit nur zwei Zügen erhielt er 165 RM und für einen Einzelzug 80 RM. Hinzu kamen Wegegelder. Der Vertrag lief über zwei Jahre und konnte jederzeit verlängert werden.[33]

Der zunächst von Ludwig Schroeder geführte, im Kriege vom Generalarbeitsführer Karl Krichbaum geleitete Arbeitsgau VI (Mecklenburg) des Reichsarbeitsdienstes (RAD) betrieb im Jahr 1937 insgesamt 28 Lager für männliche Jugendliche, die von niedergelassenen Ärzten medizinisch betreut wurden.[34] Der weibliche Arbeitsdienst (RADwJ), dessen Angehörige ab 1939 ebenfalls pflichtmäßig zur Dienstleistung herangezogen wurden, verfügte im Sommer 1939 in Mecklenburg zunächst über 26 Lagerstandorte, in denen zunächst 1.200 Arbeitsmaiden kaserniert untergebracht waren. Nach Übernahme von 27 mit Kriegsbeginn freigewordenen Unterkünften des männlichen RAD und durch die Einrichtung neuer Stützpunkte für den RADwJ-Bezirk III (Mecklenburg) bestanden unter der Leitung von Johanna Trendtel im Sommer 1941 in den fünf Lagergruppen Grevesmühlen, Hagenow, Güstrow, Rostock und Neustrelitz bereits 72 Lagerstandorte mit 313 RADwJ-Kameradschaften, in denen rund 4.000 Arbeitsmaiden erfaßt waren, die überwiegend im landwirtschaftlichen Bereich eingesetzt wurden.[35]

Begehrt war auch eine temporäre Tätigkeit als Hilfsarzt für die Reihenuntersuchungen von Rekruten sowie von Angehörigen der NS-Organisationen, die jährlich zwischen Juni und August stattfan-

32) Vgl. dazu Muster eines kassenärztlichen Gesamtvertrages für den Arztregisterbezirk Mecklenburg.
33) Ärzteblatt für Pommern, Mecklenburg und Lübeck, 1935, S. 101 f.
34) Daneben existierten Ende 1937 insgesamt 21 RAD-Lager für die weibliche Jugend; vgl. dazu die Lagerlisten in ebenda, 1937, S. 41, 56 f., 272, 293.
35) Vgl. dazu Schroeter: Der Arbeitsdienst der weiblichen Jugend in Mecklenburg, S. 25-27.

den. Die Vergütung für einen Tag lag bei 16 RM; hinzu kamen Reisekosten und Übernachtungsgelder. Die Verwaltungsstelle Mecklenburg der KVD warb um die Ärzte und betonte, es sei „selbstverständlich, daß nur politisch einwandfreie, arische Ärzte in Betracht kommen“.[36)]

Aber auch eine Nebentätigkeit bei der Wehrmacht selbst bot – zumal nach Kriegsbeginn ab 1939 – zum einen die Möglichkeit, das Kassenarzthonorar erheblich aufzubessern, und war zum anderen mit der Aussicht verbunden, nicht oder zumindest nicht langfristig zum aktiven Kriegseinsatz einberufen zu werden. Aus einer Verfügung des Oberkommandos der Wehrmacht über die „Vergütung für vertraglich verpflichtete Zivilärzte“ bei Wehrmachtsdienststellen geht hervor, daß die „im Lazarett- und truppenärztlichen Dienst sowie bei Sonderdiensten“ tätigen zivilen Vertragsärzte „für jeden Tag ihrer vertraglichen Tätigkeit eine Vergütung von zwölf RM“ erhalten sollten. Wurden diese Vertragsärzte bei den Wehrersatzdienststellen des Landes eingesetzt, erhielten sie eine monatliche Pauschalvergütung von 120 RM, wenn sie eine bis zwei Stunden täglich für die Wehrmacht tätig waren, und 240 RM, wenn sie täglich zwischen zwei und vier Stunden für Wehrmachtsbelange verpflichtet wurden. Bei einer „erhöhten Inanspruchnahme“, etwa bei den im Kriegsverlauf immer zahlreicher werdenden Musterungen, bei Epidemie-Bekämpfungen oder anderen Sonderaufgaben, war eine tägliche Vergütung von 18 RM vorgesehen.[37)] Damit war gelegentlich mehr zu verdienen als bei ausschließlich kassenärztlicher Tätigkeit.

Zur wirtschaftlichen Stabilisierung für die nicht gerade üppig verdienenden Kassenärzte sind ab 1938 von den Krankenkassen „Sonderhonorare“ gezahlt worden, die im Fall von Urlaub, Krankheit, Teilnahme an Wehrmachtsübungen oder an ärztlichen Fortbildungskursen und Schulungslehrgängen gewährt werden konnten. „Urlaubsgeld wird gewährt, wenn der Arzt für mindestens sieben aufeinanderfolgende Tage von seiner Praxis abwesend ist und keinerlei berufliche Tätigkeit ausübt. Innerhalb desselben Kalenderjahres wird Urlaubsgeld höchstens 28 Tage gezahlt … Das Urlaubsgeld beträgt 12 RM je Tag für den ledigen und 15 RM für den verheirateten Arzt. Es erhöht sich um 1 RM für jedes Kind unter 21 Jahren … Verwitwete und geschiedene Ärzte erhalten den Tagessatz für Verheiratete, wenn sie Kinder unter 21 Jahren zu unterhalten haben.“ Außerdem konnte Krankengeld gezahlt werden, „wenn der Arzt wegen Krankheit während mehr als zwölf aufeinander folgenden Tagen keinerlei Praxis ausüben kann ... Im allgemeinen darf Krankengeld auch gezahlt werden, wenn ein rauschgiftsüchtiger Arzt zur Entziehungskur in eine Anstalt aufgenommen wird“. Die Höhe des Krankengeldes, das „bis zur Dauer von acht Wochen“ gezahlt werden konnte, wurde „in derselben Höhe wie Urlaubsgeld gezahlt“. Das Sonderhonorar für Ärzte, die an Wehrmachtsübungen teilnehmen mußten, lag pro Tag bei 7 RM für ledige und bei 10 RM für verheiratete Ärzte. Wenn Ärzte außerhalb ihres Wohnortes an Pflichtfortbildungskursen oder an Lehrgängen der Führerschule der Deutschen Ärzteschaft in Alt Rehse teilnahmen, wurde ihnen „eine Tagesentschädigung von 15 Reichsmark“ gewährt. Diese Sonderhonorare waren „einkommenssteuerpflichtig aber umsatzsteuerfrei“.[38)]

Flankiert wurden diese Sonderhonorare durch eine ebenfalls Ende 1938 ergangene Anordnung, wonach „den zur Kassenärztlichen Behandlung bei den Orts-, Land-, Betriebs- und Innungskrankenkassen zugelassenen Ärzten eine Mindesteinnahme von 1.000 RM vierteljährlich gewährleistet“ wurde. Auf diese Mindesteinnahme wurden die Einnahmen des Kassenarztes angerechnet, die er für gesetzliche Krankenversicherung und die sonstigen Krankenkassen erzielt hatte; „auch alle sonstigen Einnahmen des Kassenarztes und seines Ehegatten werden ohne Rücksicht auf die Art ihrer Herkunft angerechnet“. Kassenärzte, die nachweisen konnten, daß sie vierteljährlich weniger als 1.000 RM eingenommen hatten, konnten einen Antrag auf Ausgleich stellen. „Über den Antrag entscheidet der Leiter der Abrechnungsstelle [der KVD]. Ergibt die Prüfung des Antrages, daß die angerechneten Einnahmen geringer sind als 1.000 RM, dann wird der Unterschiedsbetrag nachgezahlt.“[39)] Mit der Mindesteinnahme-Garantie war den Kassenärzten ein monatliches Einkommen von rund 333 RM gewährleistet. Das war angesichts der langen und zum Teil entbehrungsreichen Ausbildungszeit nicht gerade üppig, aber deutlich mehr als das deutsche Durchschnittseinkommen.

---

36) Ärzteblatt für Pommern, Mecklenburg und Lübeck, 1935, S. 145.
37) Deutsches Ärzteblatt, 1941, S. 174 f.
38) Ebenda, 1939, S. 24 f. (Anordnung vom 28.12.1938); textgleich auch in: Ärzteblatt für Norddeutschland, 1939, S. 486 f.
39) Ebenda, S. 488.

Sind bislang vor allem die Einkünfte der niedergelassenen Ärzteschaft thematisiert worden, scheint ein Blick auf die nicht nur die Besoldung, sondern auch die alltäglichen Arbeitsbedingungen umfassende soziale Lage der größten Gruppe der deutschen Medizinerschaft, auf die Assistenzärzte, dringend notwendig; dies auch deshalb, weil sie die Hauptarbeit in den Krankenanstalten leisteten. Dazu einige Schlaglichter, die zunächst die Situation zu Beginn des Dritten Reichs beleuchten:

Im Jahre 1934 wurden in den fast 5.000 Krankenanstalten des Deutschen Reichs rund 600.000 Krankenbetten vorgehalten. Für die ärztliche Versorgung der in diesen Krankenanstalten behandelten und untergebrachten Patienten waren etwa 10.000 Ärzte tätig. Der größte Teil von ihnen, rund 7.000, waren Assistenz- und Oberärzte. Der Leiter der Statistischen Abteilung der Kassenärztlichen Vereinigung Deutschlands, Dr. Julius Hadrich, unternahm Anfang 1935 den Versuch, die soziale und wirtschaftliche Lage dieser zumeist jungen Ärzte zu beschreiben. Er kam zu dem Fazit, daß „wohl kaum ein Beruf in den vergangenen Jahrzehnten solche Wandlungen erfahren" habe wie der der angestellten Krankenhausärzte, „nicht nur in materieller, sondern auch in betrieblicher und persönlicher Beziehung".[40)]

Noch vor dem Ersten Weltkrieg seien die Angehörigen dieser Arztkategorie in der Regel „nur kurze Zeit in Krankenanstalten als Assistenzärzte tätig" gewesen. Diese strebten möglichst schnell zur Niederlassung und zur Betätigung als freipraktizierender Arzt, „und außerdem war die Bezahlung in den Krankenanstalten nicht so, daß darin ein Anreiz zu längerem Verbleiben gelegen hätte". Nach dem Krieg hätten „Veränderungen riesigen Ausmaßes auf dem Gebiet des Heilwesens, insbesondere auch bei der Ausgestaltung der Krankenanstalten", begonnen, die „eine Vermehrung des ärztlichen Personals" zur Folge hatten und auch „ein längeres Verbleiben der angestellten Ärzte erforderlich" machten. Assistenzärzte gewannen an Bedeutung, auch weil „dem leitenden Arzt Assistenten zur Seite stehen" mußten, die „die Fülle der Untersuchungen, Nachbehandlungen, Verbände usw. übernehmen, auf chirurgischen Abteilungen auch imstande sind, die alltäglichen Operationen ... selbständig zu erledigen und den Stationsdienst durchzuführen". Und dieser Dienst hatte es in sich. „Die Zahl der Betten, die auf einen Assistenzarzt fallen", werde „vielfach mit 50 angegeben", wobei betont werden müsse, daß „selbst auf inneren Stationen bei der Kompliziertheit der Diagnose schon die Zahl von 40 Betten eine recht hohe" und eigentlich „sogar zu groß" sei. Die Stellung eines Assistenzarztes habe sich im Laufe der Jahre verändert und sei „nicht mehr die eines lediglich zur reinen Ausbildung im Krankenhaus tätigen Mediziners", sondern die Assistenzärzte stellten „einen wichtigen Bestandteil der ärztlichen Anstaltsversorgung dar". Es könne „ohne Übertreibung" gesagt werden, „daß ohne einen Stamm gut ausgebildeter Assistenz- und Oberärzte kein modern geleiteter Krankenhausbetrieb aufrecht erhalten werden kann".[41)]

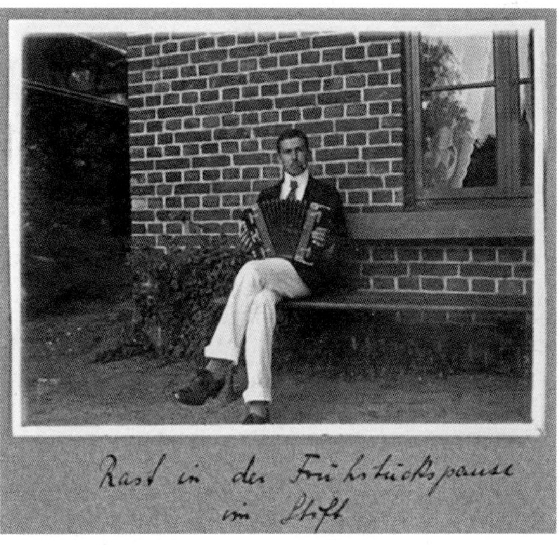

Der 28-jährige Hans Wilbrandt als Assistenzarzt am Stift Bethlehem in Ludwigslust (1914)

Soweit die Theorie und das Wunschbild; die Praxis sah aber auch im nationalsozialistischen Deutschland nicht rosig aus. Um Assistenzärzte zu gewinnen und zu halten, mußte man sie vor allem angemessen bezahlen – was nie geschah. Schon vor dem Ersten Weltkrieg hatten die „Gehaltsverhältnisse ganz im argen" gelegen. „Man bezahlte ein Taschengeld neben freier Station, ein Zu-

40) Hadrich: Zur sozialen und wirtschaftlichen Lage, S. 159.
41) Ebenda.

stand, der [nur] deshalb nicht so drückend empfunden wurde, weil die Aufenthaltsdauer [an einem Krankenhaus] in der Regel nur ein bis zwei Jahre betrug." Nach der Inflationszeit und bis zum Ende der Weimarer Republik habe sich die Lage aber vor allem wegen der Entwicklungen der medizinischen Wissenschaft und Praxis „von Grund auf" geändert. Die Krankenanstalten hätten „in diagnostischer und therapeutischer Hinsicht riesige Fortschritte" gemacht, so daß „die Anstellung und langjährige Beschäftigung qualifizierter Ärzte als Gesellen des Chefs für jeden gut geleiteten Krankenhausbetrieb zu einer zwingenden Notwendigkeit" geworden seien. Im Zuge dieser Entwicklung sei „die frühere, unwürdige Bezahlung abgelehnt" und vom Verband der angestellten Ärzte „ein Gehalt gefordert" worden, das „man auch sonst den Akademikern mit abgeschlossener Hochschulbildung zugestand".

Die unzureichenden Besoldungsverhältnisse hatten eine im Dritten Reich an Bedeutung gewinnende Problemlage zur Folge: 1925 waren erst zehn Prozent, und zu Beginn der NS-Herrschaft auch erst 30 Prozent der Assistenzärzte verheiratet; auch deshalb halte sich die Kinderzahl „in erschrekkend niedrigen Grenzen". Dies liege – neben der unzureichenden Bezahlung – auch an der „noch nicht gelösten Wohnungsfrage". Im Dritten Reich habe sich deshalb der NS-Ärztebund der Lage der angestellten Krankenhausärzte angenommen, „und zwar nicht aus materiellen Gründen, sondern aus rassenhygienischen Erwägungen". Der NS-Ärztebund strebte an, „daß die jungen Ärzte sobald wie möglich heiraten und eine Familie aus eigener Kraft erhalten" konnten, „denn die geistige Elite eines Volkes" ergänze sich „zum großen Teil aus den Familien und Schichten, die über eine gute Erbmasse verfügen, die sie dann in der Regel an ihre Kinder weitergeben".[42] Während die klinischen Praktiker also eher an die Möglichkeiten zur Bewältigung des Krankenausalltags dachten, hatte der NS-Ärztebund eher eine Steigerung der Kinderzahlen der Jungärzte im Blick. Von Sozialpolitik im bisherigen Sinn konnte hierbei keine Rede sein.

Dabei lag die Zahl der verheirateten Assistenzärzte in unserem Untersuchungszeitraum in Mecklenburg gar nicht so niedrig; von 899 Assistenzärzten waren mindestens 562 verheiratet (62,5 Prozent).[43] In diesem Zusammenhang sollen zwei Aspekte, aus denen die soziale Lage von Ärzten vor allem zu Beginn ihrer Berufslaufbahn zumindest ansatzweise abgeleitet werden kann, thematisiert werden. So schaltete etwa die Sparda-Bank in den deutschen Ärzte-Zeitschriften Anzeigen mit vermeintlich günstigen Kreditangeboten. Unter der Überschrift „Wie finanziere ich meine Niederlassung?" stellte das Bankinstitut, das seit 1924 vor allem mit der Finanzierung von Apotheken im Geschäft war, fest: „Zur Niederlassung benötigt jeder Jungarzt mindestens 8.000 bis 10.000 Reichsmark. Ein solch erheblicher Betrag steht den meisten angestellten Ärzten nicht zur Verfügung. Was liegt näher, als zu überlegen, wie man zu gegebener Zeit in den Besitz der Niederlassungskosten gelangen kann." Wieviele Jungärzte die Offerte der Sparda-Bank, die ihr „Arbeitsfeld neuerdings auf alle im Gesundheitswesen tätigen Personen ausgedehnt" hatte und bei der man einen Genossenschaftsanteil von 200 Reichsmark als „Vorbedingung zur Kreditgewährung"[44] erwerben mußte, angenommen haben, ist nicht bekannt.

Ein Indiz dafür, ob ein frisch approbierter, niederlassungs- und heiratswilliger Arzt aus einem begüterten oder aus einem eher wenig vermögenden Elternhaus stammte, war die Tatsache, ob er bei seiner zumeist im Niederlassungskontext erfolgten Eheschließung von dem Angebot der staatlichen Ehestandsdarlehen Gebrauch machte. Dieser bis zu 1.000 RM betragende staatliche Zuschuß sollte besonders bedürftigen sowie „erbgesunden" und politisch zuverlässigen Familien eine Hilfe bei der Errichtung eines eigenen Hausstandes sein. Zwischen dem Erlaß des „Gesetzes zur Förderung der Eheschließung" im Juni 1933 und dem September 1939 sind im Deutschen Reich 1.372.788 Ehestandsdarlehen ausgezahlt worden.[45] Und von den 774.163 Paaren, die 1939 in Deutschland heirateten, hatten 255.279 Ehen ein staatliches Ehestandsdarlehen erhalten (33 Prozent). Betrachtet man allein die Ärzteschaft, so könnte die Inanspruchnahme von Ehestandsdarlehen darauf hindeuten, daß sowohl der Arzt als auch seine Ehefrau nicht auf vermögende Elternhäuser zurückgreifen konnten.

42) Ebenda, S. 160 f.
43) Von den 719 männlichen Assistenzärzten waren mindestens 459 verheiratet (63,8 Prozent); von den 180 Assistenzärztinnen waren mindestens 103 verheiratet (57,2 Prozent).
44) Ärzteblatt für Pommern, Mecklenburg und Lübeck, 1935, S. 78.
45) Ärzteblatt für Norddeutschland, 1940, S. 27.

Tatsache ist jedoch, daß junge, am Anfang ihrer Tätigkeit stehende Ärzte von diesem Angebot in deutlich geringerem Maße als der Bevölkerungsdurchschnitt Gebrauch machten. Von den 2.761 Ärzten, die 1939 die Ehe schlossen, hatten nur 471 um ein Ehestandsdarlehen nachgesucht bzw. dieses erhalten (17,1 Prozent). Und von den 424 Ärztinnen, die 1939 heirateten, benötigten offenbar nur 52 diese Art von staatlicher Familienförderung (12,3 Prozent).[46)]

Trotz möglicherweise guter Absichten hatte sich die Situation in den Friedensjahren des NS-Regimes kaum geändert. Betrachtete man etwa die Einkommenssituation der Assistenzärzte, so gelange man – wie selbst das Amtsblatt der Reichsärztekammer und der KVD 1939 feststellen mußte – „zu wenig glücklichen Ergebnissen" und zu der Erkenntnis, „daß im Dritten Reiche auf diesem Gebiete ein Wandel der Auffassungen und die Beseitigung mancher Mißstände eintreten" müsse. „Die Sorgen eines erheblichen Teiles der jungen, durchschnittlich 25 bis 26 Jahre alten Menschen, die eine lange Ausbildungszeit hinter sich haben und nun gegen mangelhafte oder sogar ohne jegliche Vergütung arbeiten müssen", seien „tatsächlich sehr groß. Auf die Dauer" könnten sich so etwa „an den Hochschulkliniken nur diejenigen halten, die einen finanziellen Rückhalt vom Elternhause her haben". Aus den 1937 angestellten Erhebungen habe sich ergeben, „daß von den etwa 2.000 Medizinalpraktikanten [im Deutschen Reich] nur 750 Verpflegung, 310 freie Wohnung und 480 ein Taschengeld erhalten. Von den etwa 1.050 Volontärärzten erhalten 320 freie Verpflegung, 110 freie Wohnung und nur 100 einen finanziellen Zuschuß, der auch hier die Grenzen eines Taschengeldes in keinem Fall überschreitet ... Es ergibt sich also das Bild, daß mehr als die Hälfte der Medizinalpraktikanten und Volontärassistenten ohne jegliche Vergütung arbeiten müssen", wobei festgestellt wurde, daß von einem Medizinalpraktikanten durchschnittlich 34 Betten und von einem Volontärassistenten im Schnitt 45 Krankenhausbetten, also Patienten, zu betreuen waren. Vergleiche man die Zahl der Medizinalpraktikanten und der Volontärassistenten mit der der festangestellten Assistenzärzte, werde sichtbar, „daß den tausend bezahlten Ärzten eine mehr als doppelt so große Zahl verhältnismäßig unbezahlter Arbeitskräfte" gegenüberstehe.[47)]

Die berufliche Situation der meisten der hier betrachteten Volontärassistenten, der Assistenz- und Oberärzte war und blieb zumeist die von medizinisch-akademischen Wanderarbeitern. Von den 899 im Laufe unseres Untersuchungszeitraums in Mecklenburg tätigen Assistenzärzten sind nur 173 auch im Land geboren worden (19,2 Prozent).[48)] Daraus wird einerseits deutlich, daß für viele der jungen, nicht aus Mecklenburg stammenden Ärzte und Ärztinnen das Land zwar eine wichtige berufliche Ausbildungsetappe, andererseits aber auch nur eine Durchlaufstation war; ihr Berufsziel erreichten die meisten nicht in Mecklenburg.

Der rechtliche Status der Assistenzärzte war der von angestellten Ärzten, von denen zumindest ein Teil dem Verband der Krankenhausärzte Deutschlands e.V. angehörte. Der zuletzt von Prof. Dr. Hugo Starck geleitete Verband wurde als wahrscheinlich letzter der einstmals bestehenden Ärzteorganisationen im Frühjahr 1938 aufgelöst; die um ihr Sprachrohr beraubten Mitglieder sind in der Reichsärztekammer zwangserfaßt worden. „Die angestellten Ärzte gehören, wie alle Ärzte, kraft Gesetzes der Reichsärztekammer an." Immerhin sah die dort gebildete und von Dr. Kurt Strauß geleitete Abteilung „Angestellte Ärzte" zunächst „die wirtschaftliche Sicherstellung der an den Krankenanstalten tätigen Ärzte" als ihre Hauptaufgabe an und versuchte, den dort beschäftigten Ärzten ihr vorgebliches und teilweise tatsächliches soziales Engagement als Erfolg zu verkaufen, wohl wissend, wie hoch der reichsweite Bedarf an Krankenhausärzten war, von denen jedoch ein nicht geringer Teil nichts lieber wollte als aus den dort herrschenden Zwangslagen zu entkommen. Nach einer Anordnung des Reichsarbeitsministers vom März 1935 waren die bislang bestehenden, völlig unzureichenden Tarifverträge weiterhin gültig geblieben, und die Abteilung „Angestellte Ärzte" wollte darüber „wachen, daß die Assistenzärzte auch nach diesen Tarifordnungen besoldet werden". Darüber hinaus vertrat diese Abteilung die Assistenzärzte zumindest bei den offenbar nicht selten vorkommenden „Streitigkeiten vor den Arbeitsgerichten, die in der Regel die Höhe der Besoldung, die Gewährung von Urlaub, Zeugnisangelegenheiten, Kündigungsschutz usw. betreffen".

---

46) Berechnet nach: Statistisches Jahrbuch für das Deutsche Reich, 1941/42, S. 68, 76.

47) Deutsches Ärzteblatt, 1939, S. 158 f.

48) Von den 719 männlichen Assistenzärzten stammten lediglich 123 aus Mecklenburg (17,1 Prozent), und von den 180 Assistenzärztinnen waren 50 gebürtige Mecklenburgerinnen (27,8 Prozent).

Wie die Abteilung „Angestellte Ärzte" voller Stolz berichtete, sei es ihr gelungen durchzusetzen, daß „die Bestimmungen der Tarifordnungen auf Grund des Gesetzes zur Ordnung der nationalen Arbeit Mindestbedingungen" seien, „über die die Krankenanstalten im Einzelfalle hinausgehen können, die sie aber nicht unterschreiten dürfen".

Unter Bezugnahme auf die mit völlig unzureichender Bezahlung bzw. sogar Nichtbesoldung versehenen sowie lediglich mit Klinikunterkünften und dortiger Verpflegung abgefundenen Medizinalpraktikanten, Volontärassistenten und Assistenzärzte stellte die Abteilung „Angestellte Ärzte" der Reichsärztekammer 1938 fest: „Die Vergütung der angestellten Ärzte an den Krankenanstalten" dürfe keineswegs lediglich „in der Form von freier Station" bestehen, sondern die Ärzte müßten „ein Bruttogehalt erhalten, von dem ein bestimmter Betrag für die im Krankenhaus gewährte Wohnung und Verpflegung einbehalten" werden könne; und dieses „Bruttogehalt" habe sich „nach den jeweiligen Sätzen der für Akademiker mit abgeschlossener Hochschulbildung in Betracht kommenden Gruppe der Reichs- bzw. Landesbesoldungsordnung oder der Reichsangestelltentarifordnung bzw. Bezirkstarifordnung für kommunale Angestellte" zu richten. Dieser „Rechtsstandpunkt" habe in mehreren „Entscheidungen der Arbeitsgerichte seine Bestätigung gefunden".[49)]

Auch diese Abteilung legte „ein besonderes Augenmerk" auf die „Förderung der Frühehe unter Berücksichtigung der Einkommens- und Wohnungsverhältnisse" der Jungärzte. Unter Bezugnahme auf „das Erste Gesetz zur Förderung der Frühehe"[50)] sei eine Regelung erwirkt worden, die sich „unmittelbar auf die Höhe der Bezüge der Assistenzärzte" ausgewirkt habe. So erhielten „die verheirateten Assistenzärzte, die im ersten und zweiten Dienstjahr stehen, die Bezüge des fünften Dienstjahres, und diejenigen, die im dritten und vierten Dienstjahr stehen, die Bezüge des sechsten und siebten Dienstjahres". Es ging zwar also tatsächlich um eine wirtschaftliche Besserstellung der bislang wirtschaftlich geknebelten und ausgebeuteten Assistenzärzte, allerdings sollten nur die Jungärzte davon profitieren, die verheiratet waren und von denen in naher Zukunft Nachwuchs zu erwarten war. Außerdem habe die Reichsärztekammer durchsetzen können, „daß die Assistenzärzte für [medizinische] Gutachten, die von dritten Stellen veranlaßt und von diesen bezahlt werden, Anspruch auf die Vergütung nach Maßgabe ihrer Beteiligung" hatten, und nicht wie bisher vor allem ihre vorgesetzten Chefärzte davon profitierten; zudem habe man „durch die Einlegung von Rechtsmitten" erreichen können, „daß diese Nebeneinnahmen nicht der Umsatzsteuer unterliegen".

Überhaupt scheint sich die Reichsärztekammer im Rahmen ihrer Möglichkeiten um die jungen, am Ende ihrer Ausbildung stehenden und im Vorfeld ihrer Niederlassung befindlichen Assistenzärzte gekümmert zu haben. So habe man durchgesetzt, daß „im Falle der Kündigung ... dem Gekündigten das Recht" zustand, „gegen die Kündigung Widerrufsklage beim zuständigen Arbeitsgericht zu erheben, wenn die Kündigung unbillig und hart und nicht durch die Verhältnisse des Betriebs bedingt" war. Ausgangspunkt war ein „rechtsgültiges Urteil", in dem festgestellt worden war, „daß die Kündigung eines verheirateten Assistenzarztes, an dessen Stelle aus wirtschaftlichen Gründen ein lediger, jüngerer Assistenzarzt angestellt werden sollte, zu widerrufen ist und für den Fall einer Ablehnung des Widerrufs die vom Gericht festgesetzte Entschädigungssumme zu zahlen" sei.

Außerdem habe man der Praxis der untertariflichen Bezahlung an den Krankenanstalten dadurch ein Ende gemacht, daß man ein entsprechendes höchstrichterliches Urteil erwirkt hätte. So sei es bislang gängige Praxis gewesen, daß „die Zahlung eines Assistentengehalts vielfach dadurch umgangen" wurde, „daß in Assistentenstellen Volontärärzte beschäftigt" worden seien. Das gleiche Prozedere sei „auch häufig bei den Oberarztstellen der Fall, in denen Assistenzärzte die Oberarzttätigkeit" ausübten. Dabei wurde bislang „im ersten Falle nicht das volle Gehalt eines Assistenzarztes und im letzten Falle nicht das den Oberärzten zustehende Gehalt gezahlt". Nunmehr sei erreicht worden, daß „für die Höhe der tariflichen Vergütung nicht die Bezeichnung, unter der jemand angestellt ist, sondern die tatsächlich ausgeübte Tätigkeit maßgebend" sei. Die Folge war, daß „den Ärzten, die die Tätigkeit eines Assistenz- bzw. Oberarztes ausüben, das entsprechende Gehalt" zustand.[51)]

---

49) Deutsches Ärzteblatt, 1938, S. 151-154. Gemeint war vor allem eine Entscheidung des Reichsarbeitsgerichts vom März 1938, wonach die Krankenanstalten ihren Assistenzärzten rückwirkend zum April 1937 eine Gehaltserhöhung von 20 RM monatlich zu zahlen hatten. Zum Urteil und dessen Begründung vgl. ebenda, S. 321 f.

50) Ein solches „Gesetz" hat es nie gegeben; gemeint war offenbar der Abschnitt V „Förderung der Eheschließungen" des „Gesetzes zur Verminderung der Arbeitslosigkeit" vom 1.6.1933; vgl. dazu: RGBl., T. I, 1933, S. 323-328.

51) Deutsches Ärzteblatt, 1938, S. 153.

Trotz dieser Appelle und Bemühungen wurde die Lage nicht besser, sondern im Kriegsverlauf eher schlechter. Die an den Krankenanstalten tätigen Volontärassistenten und Assistenzärzte hatten in der Kriegszeit eine immer größere werdende Arbeitsbelastung zu (er)tragen. Nachdem ein großer Teil gerade dieser jüngeren Ärzte zur Wehrmacht einberufen worden war, herrschte an vielen Krankenhäusern ein echter Personalnotstand. Von den 719 in Mecklenburg tätigen männlichen Assistenzärzten sind mindestens 469, also fast zwei Drittel, zum Kriegseinsatz einberufen worden (65,2 Prozent); wenigstens 50 von ihnen sind gefallen, was einer Todesquote von 10,7 Prozent entspricht. Von den 180 von uns ermittelten Assistenzärztinnen machte im Dritten Reich keine eine Universitätskarriere, und nur wenige ließen sich später als praktische Ärztinnen nieder. Viele der jungen Ärztinnen gaben nach der Heirat oder nach der Geburt von Kindern ihre ärztliche Tätigkeit auf. Ein nicht geringer Teil von ihnen wurde im Zweiten Weltkrieg jedoch dienstverpflichtet, also gezwungen, zumeist als Arztvertreterin tätig zu werden.

Weil neben der Umfunktionierung von Krankenhäusern zu Wehrmachtslazaretten auch die Einziehung von Assistenzärzten die medizinische Versorgung der Zivilbevölkerung erheblich zu beeinträchtigen drohte, was Folgen für die aufmerksam beobachtete Volksstimmung haben konnte, hatten sich das Reichsinnenministerium und das Oberkommando der Wehrmacht im Juli 1942 darauf geeinigt, die ungebremste Einziehung von Assistenzärzten wenn nicht zu beenden, so doch zu reduzieren, und „Richtzahlen für die Besetzung von Krankenhäusern mit Assistenzärzten" festgelegt. Vorgesehen war etwa, daß in „allgemeinen Krankenhäusern" auf 90 innere Betten, auf 60 chirurgische Betten oder auf 120 dermatologische Betten je ein Assistenzarzt entfallen sollte.[52] Legt man einen zehnstündigen Arbeitstag zugrunde, bedeutete dies, daß einem Assistenzarzt, der sich etwa um 90 innere Betten zu kümmern hatte, weniger als sieben Minuten für jeden Patienten zur Verfügung standen; und da hatte der Arzt noch keine Pause gemacht. Für die „poliklinische Behandlung in allgemeinen Krankenhäusern" war vorgesehen, daß „ein Assistenzarzt für 120 dermatologische Fälle" und ebenfalls „ein Assistenzarzt auf 80 sonstige Fälle täglich" vorzusehen war. Der Schlüssel für die Universitätskliniken war etwas günstiger; hier sollte ein Assistenzarzt für 50 Betten in den Hautkliniken und für 40 Betten in allen übrigen Kliniken vorgehalten werden. Für die Universitätspolikliniken war nach diesen Richtzahlen vorgesehen, daß ein Assistenzarzt für täglich 50 neurologische Fälle, ein Assistenzarzt für täglich 80 dermatologische Fälle und ein Assistenzarzt für alle sonstigen Fälle pro Tag vorhanden sein mußte.[53]

Erst 1943 ist es gelungen, die Einkommenssituation der Assistenz- und Oberärzte an den Kliniken teilweise zu verbessern. Wie das Hauptamt für Volksgesundheit der NSDAP im Mai 1943 verlautbarte, habe sich der Reichsgesundheitsführer, „ausgehend von dem Gedanken, daß heute mehr denn je eine frühzeitige Familiengründung gerade innerhalb der führenden Berufe ermöglicht werden" müsse, „persönlich dafür eingesetzt, daß diese Möglichkeit für den Nachwuchs der deutschen Ärzte geschaffen" werde. „Auf Grund seiner Vorstellungen" habe „der Reichstreuhänder für den öffentlichen Dienst eine Änderung der Vergütungsordnung der Ärzte zur Krankenhaustarifordnung erlassen, die für die Assistenzärzte eine wesentliche wirtschaftliche Besserstellung" bedeute. Die „bisherige Fassung der Vergütungsordnung zur Krankenhaustarifordnung" habe der „besonderen Verantwortung der Oberärzte und Assistenzärzte, die Stationsärzte sind, nicht in jedem Falle Rechnung getragen". Nunmehr wurden auf der Grundlage von Tätigkeitsmerkmalen drei Vergütungsgruppen geschaffen. In die Vergütungsgruppe I gelangten „Oberärzte, die sich durch besondere verantwortliche Tätigkeit und hochwertige Leistung" auszeichneten, sowie Oberärzte, „denen mindestens drei Ärzte aus den Vergütungsgruppen II oder III unterstellt" waren. In die Vergütungsgruppe II wurden die Assistenzärzte aufgenommen, die „als ständige Vertreter des Leitenden Arztes" tätig waren, außerdem „Erste Assistenzärzte" sowie „Assistenzärzte, denen mindestens ein Assistenzarzt unterstellt" war

---

52) Als „chirurgische Betten" galten auch „die für geburtshilflich-gynäkologische, urologische, hals-, nasen-, ohrenärztliche, zahn-, kieferärztliche und für augenärztliche Behandlungen bestimmten Betten, soweit sie in der Regel mit chirurgisch behandelten Patienten belegt sind".

53) Ausländische Ärzte waren „je nach Arbeitsleistung und Sprachkenntnissen, spätestens aber nach sechsmonatiger Tätigkeit an einer deutschen Krankenanstalt zur Hälfte, nach einem Jahr voll auf die Richtzahlen anzurechnen". Runderlaß des Reichsministeriums des Innern vom 1.7.1942; hier zitiert nach: Informationsdienst des Hauptamtes für Volksgesundheit der NSDAP, Juli 1942, S. 28 f.

oder die „mindestens 35 Betten zu betreuen" hatten; die Vergütungsgruppe III war für alle sonstigen Assistenzärzte vorgesehen.[54)]

Eine Beschreibung der sozialen Lage der Ärzte im Dritten Reich wäre unvollständig, würde man nicht auch die Lebensverläufe der dort tätigen Ärzte betrachten. Der Medizinhistoriker Winfried Süß hebt in einer Forschungsbilanz zu Recht hervor: „Weniger gut erforscht als die generellen Berufsverhältnisse sind die Auswirkungen der NS-Herrschaft auf Lebensmuster und Karriereverläufe von Medizinern. Hier fehlt es an Biographien ‚ganz normaler Ärzte', die die Zäsuren 1933 und 1945 überwölben."[55)] Genau diesem Desiderat haben wir uns in der vorliegenden Arbeit gewidmet. Während am Ende des ersten Bandes detaillierte sozialstatistische Auswertungen zu den einzelnen Arztkategorien erfolgen, bietet der zweite Band umfangreiche biographische Beiträge zu den Lebensverläufen der in Mecklenburg tätigen Ärzte über diese zeitlichen Zäsuren hinweg.

54) Zitiert nach: Informationsdienst des Hauptamtes für Volksgesundheit der NSDAP, Juni-Juli 1943, S. 67 f.
55) Süß: Sozialgeschichte, S. 180.

Die Mecklenburgische Ärztekammer

Besaßen der Mecklenburgische Ärztevereinsbund e.V. und der Verband der Ärzte Deutschlands e.V. (Hartmannbund) – wie schon aus den Namenszusätzen ersichtlich – lediglich den Status privatrechtlicher Vereine, so war die 1929 gebildete Mecklenburgische Ärztekammer „die *staatlich anerkannte* Vertretung der in Mecklenburg-Schwerin wohnenden Ärzte". Die Ärztekammer verfügte über „die Rechte einer Körperschaft des öffentlichen Rechts" und agierte – vom Staat akzeptiert und der Dienstaufsicht des damaligen Ministeriums für Medizinalangelegenheiten unterstehend – als Vertretungskörperschaft der mecklenburgischen Ärzteschaft.[1] Die Ärztekammer war also eine staatlich sanktionierte und kontrollierte medizinische Standesorganisation, der nahezu jeder in Mecklenburg tätige Arzt angehören mußte – was jedoch nie vollständig gelang.

Die Mecklenburgische Ärztekammer wurde nach den Bestimmungen der mecklenburg-schwerinschen Ärzteordnung vom Sommer 1928 und dem im Mai 1929 zwischen beiden mecklenburgischen Freistaaten geschlossenen Staatsvertrag am 6. November 1929 errichtet, und zwar als gemeinsame „Ärztekammer für Mecklenburg-Schwerin und [Mecklenburg-]Strelitz". Im Frühjahr 1929 hatten die Landtage von Mecklenburg-Schwerin und Mecklenburg-Strelitz im Staatsvertrag vereinbart, die zu errichtende Ärztekammer als ein für beide Freistaaten gültiges Gremium zu etablieren. Am 23. Mai 1929 wurde dieser Beschluß in Form eines „Gesetzes über den Staatsvertrag, betreffend die gemeinsame Ärztekammer" rechtskräftig. Darin hieß es u.a.: „Für die Dauer dieses Vertrages gilt die ... Ärzteordnung für Mecklenburg-Schwerin ... auch für Mecklenburg-Strelitz." Das bedeutete, daß „alle in der Ärzteordnung für den Freistaat Mecklenburg-Schwerin, für die mecklenburg-schwerinschen Ärzte und für mecklenburg-schwerinsche Dienststellen gegebenen Vorschriften in Mecklenburg-Strelitz derart [gelten], als ob sie für den Freistaat Mecklenburg-Strelitz, die mecklenburg-strelitzschen Ärzte und die entsprechenden mecklenburg-strelitzschen Dienststellen gegeben wären ... Die gemeinsame Ärztekammer steht unter der alleinigen Aufsicht des Ministeriums für Medizinalangelegenheiten in Schwerin".[2]

Neben der Integration der mecklenburg-strelitzschen Ärzteschaft[3] bedeutete die Bildung der gemeinsamen Ärztekammer auch eine Vereinnahmung der Medizinalpolitik des Landes Mecklenburg-Strelitz durch die Medizinalbürokratie des größeren, schwerinschen Landesteils. Somit gab es ab Ende 1929 eine weitgehend einheitliche Medizinalpolitik in beiden Mecklenburg, die von „Schwerin" aus klar dominiert wurde, so daß zu diesem Zeitpunkt, also dem Beginn unseres Untersuchungszeitraums, von einer nahezu homogenen, beide Länder umfassenden und betreffenden Medizinalverfassung auszugehen ist.[4]

Die mecklenburg-schwerinsche Dominanz auch auf dem Gebiet des Gesundheitswesens und der Medizinalpolitik fand in der „Fünften Bekanntmachung vom 21. März 1934" zum „Gesetz über die Vereinigung von Mecklenburg-Strelitz mit Mecklenburg-Schwerin" vom 24. Oktober 1933[5] ihre sichtbare Vollendung. Denn mit dieser Verfügung wurden schließlich 60 die mecklenburg-strelitzsche Medizinalpolitik betreffende Gesetze, Verordnungen und Verwaltungsvorschriften aufgehoben, die den weiterhin gültigen mecklenburg-schwerinschen Bestimmungen nicht entsprachen; und parallel dazu wurden immerhin 81 im bisherigen mecklenburg-schwerinschen Landesteil gültige Bestimmungen im ehemaligen Mecklenburg-Strelitz in Kraft gesetzt,[6] so daß im nunmehr vereinigten Mecklenburg dieselbe medizinalpolitische Rechtslage bestand.

Am 6. November 1929, ihrem Gründungstag, war die Ärztekammer „auf Einladung des Herrn Ministerialrats Dr. [Karl-Erich] Marung zu ihrer ersten Sitzung im alten Regierungsgebäude in

1) Regierungsblatt für Mecklenburg-Schwerin, 1928, S. 259-274 (Mecklenburgische Ärzteordnung, 5.7.1928; Hervorhebung durch die Verfasser). Zu Aufgaben und Struktur der Ärztekammer vgl. die Kapitel: Medizinalverhältnisse, gesetzliche Grundlagen und berufliche Rahmenbedingungen für das Wirken der mecklenburgischen Ärzteschaft 1869-1929 sowie 1929-1932, S. 53 ff. und S. 66 ff.
2) Regierungsblatt für Mecklenburg-Schwerin, 1929, S. 165-167.
3) In Mecklenburg-Strelitz gab es 1929 ohnehin nur 66 niedergelassene Ärzte.
4) Ab 1929 sind also Unterscheidungen oder Vergleiche beider Länder bei Texten oder Statistiken kaum mehr notwendig, so daß die mecklenburgische Ärzteschaft als ein einheitliches, gemeinsames Konstrukt behandelt werden kann.
5) Vgl. dazu: Regierungsblatt für Mecklenburg-Schwerin, 1933, S. 285 ff.
6) Vgl. dazu im einzelnen ebenda, 1934, S. 96-106.

Schwerin" zusammengetreten.[7] „Die Sitzung wurde eröffnet durch Herrn Staatsminister [Hermann] Haack."[8] Zu ordentlichen Kammermitgliedern wurden insgesamt elf Personen ernannt, für die ebenfalls elf Personen zu stellvertretenden Kammermitgliedern bestimmt wurden. Obwohl in der mecklenburgischen Ärzteordnung ausdrücklich vorgesehen, hat eine Wahl der Kammermitglieder durch die Ärzteschaft des Landes nach Aktenlage nicht stattgefunden; wahrscheinlich sind die Kammermitglieder durch die Ärzteorganisationen des Landes vorgeschlagen und vom Ministerium genehmigt worden.

Die ersten Kammermitglieder waren Dr. Albert Brunk (Rostock), Prof. Dr. Hermann Brüning (Rostock), Prof. Dr. Ernst Franke (Rostock), Dr. Heinrich Gronau (Neubukow), Dr. Paul Ivens (Güstrow), Dr. August Kluge (Güstrow), Dr. Otto Pohrt (Schwerin), Dr. Max Raspe (Schwerin), Dr. Hermann Seeliger (Vellahn), Dr. Hermann Weishaupt (Plau) und Dr. Friedrich Wilda (Neustrelitz). Zu ihren Stellvertretern wurden Dr. Hans Brauns (Schwerin), Dr. Paul Crull (Rostock), Dr. Ernst Ebeling (Dobbertin), Prof. Dr. Walter Frieboes (Rostock), Dr. Emil Gerlach (Rostock), Dr. Paul Heinecke (Malchin), Dr. Hellmuth Kniepf (Güstrow), Dr. Walter Krause (Neubrandenburg), Dr. Wilhelm Metzenthin (Ludwigslust), Dr. Friedrich Prein (Schwerin) und Dr. Armin Steyerthal (Bad Kleinen) ernannt.

Die personelle Zusammensetzung der gemeinsamen Mecklenburgischen Ärztekammer offenbart auf den ersten Blick drei Auffälligkeiten: Zum einen befand sich sowohl unter den elf ordentlichen als auch unter den elf stellvertretenden Kammermitgliedern jeweils nur ein Arzt aus dem strelitzschen Landesteil, was nicht einmal dem ohnehin geringen zahlenmäßigen Anteil der dortigen Ärzteschaft an der Gesamtheit der mecklenburgischen Mediziner entsprach und eine Marginalisierung der mecklenburg-strelitzschen Medizinalpolitik festschrieb.[9] Zum anderen fällt auf, daß sich unter den 22 Kammermitgliedern immerhin 19 im weitesten Sinne „städtische" Mediziner befanden,[10] jedoch nur drei Ärzte aus Landgemeinden, was sicherlich der Dislozierung der mecklenburgischen Ärzteschaft entsprach. Außerdem waren alle Kammermitglieder männlich, was jedoch weitgehend dem Geschlechterverhältnis von 1929 gleichkam.[11]

Der eigentliche Vorstand der Mecklenburgischen Ärztekammer bestand aus drei Personen und wurde – von den Kammermitgliedern – tatsächlich gewählt: Erster Vorsitzender der gemeinsamen Mecklenburgischen Ärztekammer wurde Dr. Albert Brunk; was den 48jährigen HNO-Arzt aus Rostock für dieses Amt qualifizierte, konnte bislang nicht ermittelt werden. Brunk zur Seite stand der langjährige Leiter der Landesgeschäftsstelle des Mecklenburgischen Ärztevereinsbundes und des Gauverbandes Mecklenburg des Hartmannbundes Dr. Max Raspe aus Schwerin als Schriftführer und stellvertretender Kammervorsitzender; der bei Amtsantritt 64jährige Allgemeinpraktiker und erfahrene Ärztefunktionär erledigte in der Folgezeit den Hauptteil der organisatorischen und administrativen Tätigkeit der Ärztekammer. Das Trio wurde komplettiert durch den als Kassenführer und stellvertretender Schriftleiter fungierenden 47jährigen niedergelassenen Chirurgen Dr. Otto Pohrt aus Schwerin. Nur Raspe war gebürtiger Mecklenburger, Brunk stammte aus Baden, Pohrt aus Pommern.

Die Geschäftsstelle der Mecklenburgischen Ärztekammer wurde „mit der ausgesprochenen Absicht, dadurch die Geschäftsführung zu verbilligen", in der Schweriner Blücherstraße 13 etabliert; dies war das Wohnhaus und die Praxis von Dr. Max Raspe, in dem sich bereits die Landesgeschäftsstellen des Mecklenburgischen Ärztevereinsbundes und des Landesverbandes Mecklenburg des Hartmannbundes befanden. Als künftiger Tagungsort wurde der Ärztekammer das Sitzungszimmer des Mecklenburgischen Roten Kreuzes in der Schweriner Gustavstraße 2 „in unmittelbarer Nähe des Bahnhofs zur Verfügung" gestellt, und als Verlautbarungsorgan der Kammer diente das seit

---

7) Die nachfolgenden Ausführungen basieren auf: LHAS, 5.12-7/1, Nr. 9882 (Geschäftsbericht der Ärztekammer für Mecklenburg-Schwerin und -Strelitz für die Zeit vom 6.11.1929 bis 31.12.1930).

8) Der parteilose Jurist Hermann Hack (1876-1967) war seit Juli 1929 Finanzminister sowie Minister für Unterricht, Kunst, geistliche und Medizinalangelegenheiten im Staatsministerium von Mecklenburg-Schwerin. Vgl. dazu Buddrus/Fritzlar: Landesregierungen und Minister, S. 149-151.

9) Von den 454 Ärzten, die Anfang 1929 in beiden Mecklenburg registriert worden sind, stammten immerhin 66 aus Mecklenburg-Strelitz (14,5 Prozent). Den Strelitzer Ärzten wurde jedoch nur eine Repräsentanz von neun Prozent der Kammersitze eingeräumt; bezogen auf ihren Anteil an der Ärzteschaft hätten ihnen drei Kammersitze zugestanden.

10) Darunter allein sechs aus Rostock, vier aus Schwerin und drei aus Güstrow.

11) Anfang 1929 praktizierten in beiden Mecklenburg 454 Ärzte, darunter 15 Frauen (3,3 Prozent).

1877 bestehende und seitdem mehrfach umbenannte Blatt „Mitteilungen des Mecklenburgischen Ärztevereinsbundes e.V. und des Landesverbandes Mecklenburg des Hartmannbundes".[12)]

Schon die erste „Wahl" der Mitglieder der Ärztekammer hatte einige Schwierigkeiten bereitet, so daß diese ernannt werden mußten. Denn eine reguläre Wahl war nicht möglich gewesen, wußte man doch nicht genau, welcher Arzt in Mecklenburg überhaupt vorhanden und wahlberechtigt war und wer möglicherweise auf sein Wahlrecht verzichtet hatte. Wenn sich herausstellen sollte, daß wahlberechtigte Mediziner von der Wahl ausgeschlossen worden waren, hätte dies die Ungültigkeit der Wahl zur Folge haben können.

Kurz nach der Konstituierung der Ärztekammer wandte sich der Vorstand Ende November 1929 deshalb an alle mecklenburgischen Ärzte und an alle medizinischen Einrichtungen des Landes. Für eine korrekte Wahl „vernotwendige sich die Aufstellung einer genauen Liste der *wahlberechtigten* Ärzte". Die Erstellung eines korrekten Verzeichnisses mache „nur Schwierigkeiten in Bezug auf die in den wissenschaftlichen und klinischen Instituten der Universität Rostock und einigen größeren Krankenhäusern des Landes beschäftigten Ärzte", weil dort „ein häufiger Wechsel der Assistenz- und Volontärärzte stattfindet, deren Namen durchweg auch der ärztlichen Organisation nicht bekannt" seien. Gerade diese Einrichtungen wurden gebeten, „uns für eine erstmalige Aufstellung einer lückenlosen Liste *eine Liste sämtlicher beruflich dort tätigen Ärzte baldmöglichst zu übermitteln*, ohne Rücksicht darauf, ob sie auf ihr Wahlrecht verzichtet haben oder nicht".[13)] Deutlich wird, daß man weder im Ärztevereinsbund noch im Hartmannbund und schon gar nicht in der neugebildeten Ärztekammer einen Überblick darüber hatte, wer denn überhaupt als Arzt in Mecklenburg tätig war, hatte man sich doch bislang vor allem auf die niedergelassenen und die wenigen beamteten Mediziner konzentriert. Nunmehr forderte die neugebildete Ärztekammer vor allem die universitären Kliniken und die größeren Krankenanstalten des Landes unter direkter Bezugnahme auf die mecklenburgische Ärzteordnung auf, „alle dort neu eintretenden oder abgehenden Ärzte darauf aufmerksam zu machen", daß sie sich „alsbald beim Kreisarzt melden und sodann der Ärztekammer die Bescheinigung des Kreismedizinalrates über An- und Abmeldung vorzulegen haben".[14)]

Aber selbst ein Jahr später war immer noch „zweifelhaft, ob auch die an den wissenschaftlichen Instituten der Landesuniversität (Anatomisches, Pathologisches, Pharmakologisches, Physiologisches [und] Hygienisches Institut) und beim Landesgesundheitsamt angestellten Ärzte als beruflich tätig im Sinne des § 2, Ziffer 1 der Ärzteordnung anzusehen" seien, in dem vorgeschrieben war, daß Ärzte, die zeitweise oder dauerhaft in Mecklenburg tätig waren oder werden wollten, sich beim zuständigen Kreismedizinalrat persönlich anzumelden hatten.[15)] Als dies vom Ministerium bejaht wurde, beklagte der Vorsitzende der Mecklenburgischen Ärztekammer, Dr. Albert Brunk, schon im Januar 1931, daß vor allem die Meldungen der universitären Rostocker Assistenzärzte beim örtli-

12) Im Juni 1877 hatte der Ausschuß des Allgemeinen Mecklenburgischen Ärztevereins beschlossen, ein Blatt zu gründen, das allen Ärzten kostenlos zugehen sollte. Dieses „Korrespondenzblatt des Allgemeinen Mecklenburgischen Ärztevereins e.V." wurde bis 1883 von Dr. Friedrich Dornblüth (1849-1902) und anschließend von Dr. Franz Reder (1835-1899) geleitet. Ab 1898 lag die Schriftleitung bei Dr. Theodor Schröder und von 1909 bis 1923 bei Dr. Friedrich Oertzen. Nach der Umwandlung des Allgemeinen Mecklenburgischen Ärztevereins in den Mecklenburgischen Ärztevereinsbund e.V. erschien das Mitteilungsblatt als „Korrespondenzblatt des Mecklenburgischen Ärztevereinsbundes e.V." und mußte infolge der Inflation im August 1923 sein Erscheinen einstellen. Im April 1924 konnte das Blatt als „Mitteilungen des Mecklenburgischen Ärztevereinsbundes e.V und des Landesverbandes Mecklenburg des Hartmannbundes" wiederbelebt werden, wobei Dr. Max Raspe bis zum Dezember 1933 die Schriftleitung übernahm und die Zeitung zugleich auch als Verlautbarungsorgan der Mecklenburgischen Ärztekammer redigierte. 1934 wurde das Blatt auf Anweisung des Reichsärzteführers mit dem Ärzteblatt für Pommern (früher Brandenburg und Pommern) vereinigt, wobei die Schriftleitung auf die größere Landesstelle Pommern überging, von Dr. Robert Spanuth (*1892) verantwortet wurde und als „Ärzteblatt für Pommern, Mecklenburg und Lübeck. Nachrichtenblatt der Kassenärztlichen Vereinigung Deutschlands, Verwaltungsstellen Pommern, Mecklenburg, Lübeck und der Ärztekammern für Pommern, Mecklenburg und Lübeck" erschien. Nach einer neuerlichen Anweisung des Reichsärzteführers wurden die für die mecklenburgische Ärzteschaft wichtigen Nachrichten und Mitteilungen zwischen 1938 und 1941 im „Ärzteblatt für Norddeutschland. Nachrichtenblatt der Reichsärztekammer, [der] Ärztekammern Hamburg, Schleswig-Holstein, Pommern und Mecklenburg, sowie der Kassenärztlichen Vereinigung Deutschlands, Landesstellen Hamburg, Schleswig-Holstein, Pommern und Mecklenburg" veröffentlicht.

13) LHAS, 5.12-7/1, Nr. 9882 (Ärztekammer an medizinische Einrichtungen, 29.11.1929; Hervorhebungen im Original).

14) Außerdem waren Assistenzärzte und beamtete Ärzte ohne Praxis „darauf hinzuweisen, daß sie, nachdem sie sich gemeldet haben, durch Erklärung an die Kammer auf das Recht zu wählen und gewählt zu werden, verzichten können und damit vom Beitrag [zur Ärztekammer] befreit werden". Ebenda.

15) Ebenda (Ärztekammer-Raspe an Ministerium für Medizinalangelegenheiten, 20.12.1930).

chen Medizinalrat „stets sehr mangelhaft" seien, selbst wenn dies nach der Ärzteordnung mit Geldstrafen belegt werden konnte. Diese ausbleibenden Meldungen der Jungärzte seien auch der Grund dafür gewesen, daß der mit der „Neubearbeitung des Werkes von Blanck-Wilhelmi" beauftragte Gustav Willgeroth die in Mecklenburg tätigen Volontärassistenten und Assistenzärzte nicht mit in seine Darstellung übernehmen konnte.[16] Der Vorstand der Ärztekammer habe alle denkbaren Schritte unternommen, „um eine möglichst lückenlose Meldung und Abmeldung der häufig wechselnden Assistenten zu erreichen". Zunächst sei dies nach entsprechenden Mahnungen an „die Direktoren der Kliniken und medizinischen Institute" im Herbst 1930 auch gelungen, so daß die entsprechenden Personalien in den neubearbeiteten Reichsmedizinalkalender einfließen konnten. Dabei habe sich „aber gezeigt, daß sich sieben Ärzte im Laufe des Jahres weder beim Kreisarzt noch bei der Kammer gemeldet hatten", und „Abmeldungen der Assistenten beim Kreisarzt" seien „so gut wie nie" erfolgt. Die Ärztekammer bat daher das Medizinalministerium, „bei der Universitätsabteilung des Unterrichtsministeriums" dahingehend vorstellig zu werden, „daß der Kammer seitens der Büros der Kliniken und medizinisch-wissenschaftlichen Institute der Universität der Ab- und Zugang von Ärzten regelmäßig gemeldet" wird, auch, um „die Säumigen zur Erfüllung ihrer gesetzlichen Pflicht" anhalten zu können.[17] Das Ministerium für Unterricht ging auf diese Bitte einer universitären Meldepflicht überhaupt nicht ein und war der sachlich und zweckbezogen keineswegs zutreffenden Auffassung, daß „die Ärztekammer eine Kontrolle durch Einsichtnahme in das Vorlesungsverzeichnis der Universität ausüben" könne.[18]

Auch in seinem Tätigkeitsbericht für das Jahr 1930 hat der Vorstand der Ärztekammer das Problem fehlender An- und Abmeldungen von Ärzten in Mecklenburg moniert. Dabei sei mit dem Erlaß der Ärzteordnung 1928 doch gesetzlich festgelegt und eigentlich erwartet worden, „daß eine lückenlose Anmeldung der zugezogenen und Abmeldung der fortgezogenen Ärzte dem Vorstand jederzeit eine Übersicht über die im Gebiet der Ärztekammer" vorhandenen Mediziner ermöglichen sollten. Während die Kreismedizinalräte am Ende jedes Quartals die bei ihnen an- und abgemeldeten Ärzte vorbildlich melden würden, „wofür ihnen auch an dieser Stelle der Dank ausgesprochen wird", ließen die An- und Abmeldungen der Volontär- und Assistenzärzte „sehr zu wünschen übrig"; es müßten, so die Ärztekammer, „andere Wege gesucht und gefunden werden, um hier Ordnung zu schaffen".[19]

Als ein möglicher Weg erschien der Kammer eine Gesetzesänderung. So hätten bislang 122 Ärzte, „zumeist Assistenten", von ihrem Recht, die Kammer zu wählen oder in diese gewählt zu werden, „keinen Gebrauch" gemacht. „Grund für diesen Verzicht dürfte in den meisten Fällen die im § 31 Ziffer 1 [der Ärzteordnung] ausgesprochene Befreiung solcher Ärzte vom Kammerbeitrag sein. In nicht seltenen Fällen erinnerten Assistenten, sobald sie zur Zahlung des Jahresbeitrages aufgefordert wurden, sich plötzlich ihres Verzichtrechtes, während sie sich bis dahin um die Kammer nicht gekümmert hatten." Es würde, so der Vorstand der Ärztekammer, „im Interesse der Jungärzteschaft und einer möglichst frühzeitigen Einführung in das Standesleben liegen, wenn der Verzichtsparagraph über kurz oder lang aus der Ärzteordnung wieder verschwände".[20]

Festzuhalten bleibt, daß die Mecklenburgische Ärztekammer – und damit auch die ministerielle Medizinalverwaltung – nie einen genauen Überblick über die Zahl und Namen der im Lande praktizierenden Ärzte gewinnen konnte. Während die niedergelassenen und die beamteten Ärzte, aber auch die Medizinprofessoren der Landesuniversität natürlich bekannt waren, entzog sich eine keineswegs geringe Zahl der als Volontärärzte, Arztvertreter oder Assistenzärzte tätigen Jungmediziner der Kammeraufsicht.

In der ersten regulären Kammersitzung wurde am 25. Mai 1930 eine Geschäftsordnung der Mecklenburgischen Ärztekammer beschlossen. In dieser 26 Paragraphen umfassenden, weitgehend büro-

16) Ebenda (Ärztekammer-Brunk an Ministerium für Medizinalangelegenheiten, 5.1.1931). Vgl. dazu Willgeroth: Die mecklenburgischen Ärzte, S. 4, mit der entsprechenden Begründung. Im Unterschied zu Willgeroth haben wir in vorliegender Darstellung versucht, auch die Volontärassistenten und Assistenzärzte in Mecklenburg zu ermitteln und zu erfassen, selbst wenn sie nur kurzzeitig im Lande tätig waren.

17) LHAS, 5.12-7/1, Nr. 9882 (Ärztekammer-Brunk an Ministerium für Medizinalangelegenheiten, 5.1.1931).

18) Ebenda (Ministerium für Unterricht an Ministerium für Medizinalangelegenheiten, 28.1.1931).

19) Ebenda (Geschäftsbericht der Ärztekammer für Mecklenburg-Schwerin und -Strelitz für die Zeit vom 6.11.1929 bis 31.12.1930).

20) Ebenda.

kratisch und formalistisch abgefaßten Geschäftsordnung hieß es, daß die gemeinsame Ärztekammer „im Jahre mindestens einmal, und zwar im Frühjahr, zu einer ordentlichen Sitzung" zusammenzutreten habe. Zu diesen „nichtöffentlichen" Sitzungen sei vom Kammervorsitzenden drei Wochen vorher mit Übersendung der Tagesordnung schriftlich einzuladen. Die Kammer galt „bei Anwesenheit von mindestens der Hälfte der Mitglieder" als beschlußfähig; entschieden wurde „mit einfacher Stimmenmehrheit", und „auf Antrag von drei Mitgliedern" mußte eine „namentliche Abstimmung erfolgen". In dieser Arbeitsgrundlage der Ärztekammer hieß es weiter, daß der Vorsitzende „die Verhandlungen nach den üblichen parlamentarischen Regeln" leite, „doch soll im allgemeinen ein Redner zum gleichen Gegenstand nur zweimal und nicht über je fünf Minuten das Wort erhalten". Alle in der Sitzung gestellten Anträge seien „dem Vorsitzenden schriftlich [zu] übergeben". Über die Verhandlungen der Kammer war vom „Schriftführer ein Protokoll" zu führen „und ein vom Vorsitzenden genehmigter Bericht" zu veröffentlichen. Neben den jeweils aktuellen Diskussionspunkten gehörten „zu den regelmäßigen Verhandlungsgegenständen der Kammer die Beschlüsse über Rechnungsführung, Umlageverfahren und die Wohlfahrtseinrichtungen sowie über Aufgaben aus den §§ 12, 13 und 14 der Ärzteordnung".[21)]

Mit der Bildung der Ärztekammer mußten auch erstmals die Modalitäten ihrer Finanzierung besprochen werden. Nach einer 1930 erstellten Übersicht „wohnten im Bezirk der Ärztekammer Mecklenburg-Schwerin und -Strelitz 457 beitragspflichtige Mitglieder", also approbierte Ärzte, von denen 442 den Jahresbeitrag zur Kammer gezahlt hätten. Unter anderem daraus würden Einnahmen in Höhe von 12.939,61 RM resultieren, so daß sich nach Ausgaben von 7.596,55 RM ein Kassenbestand von 5.343,06 RM ergäbe.[22)] Für das Jahr 1931 ging die Mecklenburgische Ärztekammer von rund 450 beitragspflichtigen Ärzten aus und setzte den von den Medizinern zu entrichtenden Beitrag auf 20 Reichsmark fest. Den deshalb zu erwartenden 9.000 RM Einnahmen stünden voraussichtlich Ausgaben in Höhe von 8.165 RM gegenüber.[23)]

Außerdem beschloß die Ärztekammer im Mai 1930, den Entwurf der Satzung für eine neu zu errichtende „Versorgungskasse der Ärztekammer für Mecklenburg-Schwerin und -Strelitz" anzunehmen.[24)] Die Schaffung dieser Versorgungskasse, die Modalitäten der Mitgliedschaft, die Höhe der einzuzahlenden Beiträge und die Regelungen zur Leistungserbringung entwickelten sich in der Folgezeit zu einem virulenten Streitpunkt und zum zentralen Problem der Ärztekammer und trugen schließlich maßgeblich zu ihrer formalen Auflösung bei.

Die Versorgungskasse sei – wie es im ersten Satzungsentwurf vom Mai 1930 hieß – eine „Wohlfahrtseinrichtung", verfüge über „eigenes Vermögen", würde von der Ärztekammer getragen und unterstehe „der Aufsicht des Mecklenburg-Schwerinschen Ministeriums für Medizinalangelegenheiten". Zweck der Versorgungskasse sei, „Versorgungseinrichtungen für ihre Mitglieder und deren Hinterbliebene zu schaffen". Dazu sollte „die Kasse als Versicherungsnehmer einen Vertrag mit einer staatlich beaufsichtigten Versicherungsgesellschaft" schließen, wodurch die „versicherungsfähigen Mitglieder ... einen Rechtsanspruch gegen die Versicherungsgesellschaft" erwerben würden. „Versicherungsfähig" hieß in diesem Fall zumeist auch versicherungspflichtig, denn mit der Gründung der Versorgungskasse würden „sämtliche gemäß der Ärzteordnung wahlberechtigten Ärzte Mitglied der Kasse", und auch „alle nach der Gründung der Kasse die Wahlberechtigung erlangenden Ärzte"

---

21) Ebenda (Raspe an Ministerium für Medizinalangelegenheiten, mit Übersendung der Geschäftsordnung, 6.6.1930). Die §§ 12, 13, 14 der Ärzteordnung betrafen die Aufgaben, die Rechte und die Pflichten der Ärztekammer.

22) Im Gründungsjahr 1929 hatte der Kassenbestand der Ärztekammer noch bei 2.001,61 RM gelegen. LHAS, 5.12-7/1, Nr. 9882 (Geschäftsbericht der Ärztekammer für Mecklenburg-Schwerin und -Strelitz für die Zeit vom 6.11.1929 bis 31.12.1930).

23) Ebenda (Ärztekammer-Raspe an Ministerium für Medizinalangelegenheiten mit Etatplan der Ärztekammer für 1931, 6.1.1931). Für den Vorsitzenden der Ärztekammer war ein „Gehalt" von 1.200 RM vorgesehen, was einer monatlichen Aufwandsentschädigung von 100 RM entsprach, während dessen Sekretärin mit einem tatsächlichen Gehalt von 1.000 RM jährlich bzw. 83,30 RM monatlich auskommen sollte.

24) Bereits auf der konstituierenden Sitzung der Ärztekammer war am 6.11.1929 die Wohlfahrtskommission der Ärztekammer gewählt worden. Ihr gehörten Dr. Heinrich Gronau aus Neubukow, Dr. Otto Pohrt aus Schwerin und Dr. Hermann Weishaupt aus Plau an. Die drei wurden beauftragt, „der Kammer eine Vorlage über eine für Mecklenburg zu begründende ärztliche Versorgungseinrichtung zu machen". Zur Klärung von detaillierten versicherungstechnischen Problemen wurde der Versicherungsmathematiker Prof. Dr. Paul Riebesell (1883-1950) von der Universität Hamburg herangezogen. LHAS, 5.12-7/1, Nr. 9882 (Geschäftsbericht der Ärztekammer für Mecklenburg-Schwerin und -Strelitz für die Zeit vom 6.11.1929 bis 31.12.1930).

würden „Mitglieder der Kasse, soweit sie das 55. Lebensjahr noch nicht überschritten haben". Lediglich die Ärzte, die „nachweisen" könnten, „daß sie durch eine anderweitige Versorgung für ihr Alter und für ihre Hinterbliebenen ausreichend gesorgt haben", würden von der „Zahlung des Beitrages" an die Versorgungskasse „befreit".[25)]

Für die faktische Zwangsmitgliedschaft in der Versorgungskasse habe jeder Arzt einen „Versicherungsbeitrag" in Höhe von „sieben Prozent seines steuerpflichtigen Einkommens zu zahlen, aber nicht mehr, als einer Versicherungssumme von 25.000 RM oder einer gleichwertigen Rente entspricht"; freiwillige Höherversicherungen wären möglich. Zu dem vierteljährlich im Voraus zu entrichtenden Beitrag kam noch die Zahlung eines „Unterstützungsbeitrages für die nicht mehr versicherungsfähigen Mitglieder". Die Zahlungspflicht für den Versicherungsbeitrag und den Unterstützungsbeitrag erlösche mit dem Erreichen des 65. Lebensjahrs oder bei Eintritt eines Invaliditätsfalles.[26)]

Wie schon erläutert, sollte die Versorgungskasse der Ärztekammer für jeden noch nicht über 55 Jahre alten Arzt einen Versicherungsvertrag mit einer staatlich beaufsichtigten Versicherung abschließen; dabei richtete sich die Versicherungssumme nach dem gezahlten Beitrag und dem Eintrittsalter des Versicherten. Die Auszahlung der Versicherungssumme würde bei der Vollendung des 70. Lebensjahrs oder beim Tod des Versicherten (für die Hinterbliebenen) fällig; bei eingetretener Invalidität würden jährlich lediglich zehn Prozent der vereinbarten Versicherungssumme gezahlt.[27)] Die Versorgungskasse sollte von einem dreiköpfigen Vorstand geleitet werden, dessen Mitglieder von der Ärztekammer zu wählen seien; der Kassenvorstand hätte „der Ärztekammer jährlich einen Bericht über den Stand der Kasse vorzulegen".[28)]

Gegen diesen Satzungsentwurf regte sich sofort heftiger Widerstand, vor allem von Ärzten aus der Landeshauptstadt. In einer Eingabe von 35 Schweriner Ärzten an die Ärztekammer hieß es Anfang März 1931, man verkenne zwar nicht „die großen Schwierigkeiten der gestellten Aufgabe" zur Schaffung einer ärztlichen Versorgungskasse und würdige durchaus die bei der vorgeschlagenen Lösung „aufgewandte Mühe und Arbeit". Kritisiert wurde jedoch, daß „die vorgeschlagene Versorgung nicht, wie es sein sollte, die gesamte Mecklenburger Ärzteschaft, sondern nur einen Teil derselben" erfassen würde, „und zwar in der Hauptsache die Mitglieder des Vereins Schweriner Ärzte und (teilweise) des Ärztlichen Bezirksvereins Rostock, während die größere Zahl der Mecklenburger Ärzte ... als anderweitig Versorgte ganz oder teilweise von der Kammerversorgung ausgenommen" würde; es würden „schätzungsweise keine 100 von etwa 460 Mecklenburger Ärzten" in den Genuß dieses Versorgungswerkes kommen. „Somit verdient diese Versorgung tatsächlich nicht die Bezeichnung einer Versorgung der Mecklenburger Ärzte." Moniert wurde darüber hinaus, „daß die Versorgung der älteren Ärzte eine ungenügende ist, und daß sie noch dazu ... abhängig gemacht werden soll von dem oft schwierigen und peinlichen Nachweis einer Notlage". Die geplante „Altersbeihilfe" habe „doch gar zu sehr den Charakter eines Almosens". Zudem würde die bestehende, wenn auch reformbedürftige „Versorgungseinrichtung der Ärztlichen Verrechnungsstelle Schwerin ... einfach mit Stillschweigen übergangen", während etwa die Versorgungseinrichtung der Ärztlichen Verrechnungsstelle Güstrow und die Unterstützungskasse des Ärztlichen Bezirksvereins Wismar als ausreichend betrachtet würden. So sei es den Schweriner Ärzten nicht zuzumuten, neben „den Beiträgen zur Kammerversorgung auch noch die Beiträge zur Versorgungseinrichtung der Schweriner Ärztlichen Verrechnungsstelle aufzubringen". Abschließend hieß es: „Wir haben uns unter einer allgemeinen Ärztekammerversorgung die Einbeziehung sämtlicher Ärzte des Mecklenburger Ärztevereinsbundes (mit einigen Ausnahmen, z.B. beamtete Ärzte usw.) vorgestellt, also eine Versorgung auf breiter

---

25) Ebenda (Satzung der Versorgungskasse der Ärztekammer für Mecklenburg-Schwerin und -Strelitz). Als „ausreichend versorgt" galten dabei „die Mitglieder der Versorgungseinrichtung der Ärztlichen Verrechnungsstelle Güstrow und der Unterstützungskasse des Ärztlichen Bezirksvereins Wismar" sowie diejenigen Mitglieder, die dem Vorstand der Ärztekammer eine von diesem „als ausreichend anerkannte Versicherung für den Tod und Invalidität" vorweisen konnten; ebenda.

26) Bei finanziell in Bedrängnis geratenen Ärzten oder in anderen „Fällen der Bedürftigkeit" konnte der Vorstand der Ärztekammer „Stundung der Beiträge gewähren, falls er in der Lage" war, „die der Versicherungsgesellschaft gegenüber übernommenen Pflichten aus anderen Mitteln zu erfüllen". Ebenda.

27) Als Invalide galt derjenige, der 50 Prozent oder mehr erwerbsbeschränkt oder seit mindestens 13 Wochen mehr als 50 Prozent berufsunfähig war.

28) LHAS, 5.12-7/1, Nr. 9882 (Satzung der Versorgungskasse der Ärztekammer für Mecklenburg-Schwerin und -Strelitz).

Grundlage, und dabei unterstellt, daß alle schon bestehenden Versorgungseinrichtungen sich dem neuen System angliedern bzw. in dasselbe einordnen müßten, in einer Form", die noch „zu vereinbaren wäre". Die Schweriner Ärzteschaft könne „daher dem vorliegenden Entwurfe ... nicht zustimmen" und erwarte „seine Wiedervorlage nach Umarbeitung ... Wir lehnen eine etwaige Zwangsversorgung eines kleinen Teils der Mecklenburger Ärzte als ungerecht ab". Vorgeschlagen wurde, „über die Art einer Versorgungseinrichtung für die Mecklenburger Ärzte ... einen Entscheid (Arztentscheid) sämtlicher dem Mecklenburger Ärztevereinsbund angehörenden Ärzte herbeizuführen".[29)]

Das war offene Rebellion – zunächst eines der insgesamt sieben Bezirksvereine des Mecklenburgischen Ärztevereinsbundes – gegen die neu geschaffene Ärztekammer. Weitere Einwände und Vorschläge zur Neuausrichtung des geplanten ärztlichen Versorgungswerkes folgten. So schlug der Rostocker Professor Dr. Ernst Franke vor, eine „Unterstützungskasse [auch] für den Medizinalbezirk Rostock" zu bilden, für den bisher keine bestand. Der Sanitätsrat Dr. Hermann Weishaupt aus Plau legte den Mitgliedern der Mecklenburgischen Ärztekammer im Oktober 1931 einen vollständig neuen Plan zur „Gründung einer Hilfskasse" vor. Diese Kasse habe „den Zweck, Ärzten oder deren Hinterbliebenen bei Bedürftigkeit oder besonderen Notlagen Unterstützung zu gewähren", und zwar „nach Maßgabe der vorhandenen Mittel". Diese Mittel sollten dadurch entstehen, daß „jeder zur Kammer wahlberechtigte Arzt eine prozentuale Abgabe seines einkommenssteuerpflichtigen Einkommens zu zahlen" habe. Der Prozentsatz dürfe jährlich zwei Prozent, der monatliche Beitrag jedoch 20 RM nicht überschreiten. Von diesem Aufkommen sollte ein Teil „(5-10%) zur Verfügung der Kammer" verbleiben, der Großteil solle jedoch „an die sieben mecklenburgischen Ärztevereine weitergegeben" werden, „nach einem Schlüssel, der errechnet wird nach der Zahl der im Bereich der einzelnen Vereine wohnenden Ärzte über 65 Jahre, sowie [an] Arztwitwen und noch nicht volljährige Arztwaisen". Weishaupt plädierte also für regionalisierte Entscheidungen über die Unterstützungszahlungen, wobei der Ärztekammer nur die Rolle des Einsammelns der Beitragsgelder zukommen sollte.[30)]

Nach einer Vorstandssitzung der Mecklenburgischen Ärztekammer „in der Wohnung des Vorsitzenden, Herrn Dr. Brunk" am 30. September 1931 fand am 25. Oktober 1931 eine „Vollsitzung der Ärztekammer" in Schwerin statt, auf der laut Tagesordnung – wie zuvor quasi privatim – über die „Ärztliche Versorgung für Mecklenburg" beraten und debattiert werden sollte.[31)] Offenbar ist hier eine leicht modifizierte Form der ursprünglich intendierten Satzung beschlossen worden, gegen die sich sogleich wieder massiver Widerstand regte. Wiederum war es zunächst die gewichtige Stimme von Professor Franke, der als „Mitglied der Ärztekammer" dem „Medizinal-Ministerium" Anfang November 1931 dringend nahelegte, „dem in der Sitzung vom 25.10.31 von der Ärztekammer angenommenen Entwurf der Satzungen einer Versorgungskasse die Genehmigung ... zu versagen". Seiner Ansicht nach stelle die geplante Versorgungskasse „im Wesentlichen keine Wohlfahrtseinrichtung für Ärzte und Hinterbliebene dar", wie in § 12 der Ärzteordnung vorgesehen, „sondern nur die zwangsweise Einführung einer Lebensversicherung". Zudem sei mit dieser Satzungsvariante „die überwiegend große Mehrheit der mecklenburgischen Ärzte ... aus der zu gründenden Versorgungskasse herausgenommen", und der „verbleibende Rest gehört nur den Medizinalbezirken Rostock und Schwerin an, und auch von diesen ist nach dem Ergebnis einer Umfrage wiederum die große Mehrheit ... bereits versorgt und kommt damit ebenfalls nicht für die Mitgliedschaft zu der Versorgungskasse in Betracht". Aus dem rund 500 Ärzte umfassenden Bereich der Mecklenburgischen Ärztekammer blieben also nur etwa 40 Ärzte als Beitragszahler für die Versorgungskasse zurück. Franke monierte, daß der Entwurf zur Satzung des Versorgungswerkes von denjenigen Kammermitgliedern angenommen wurde, „die von dem Beitritt zur Versorgungskasse befreit sind ... Die übrigen Kammermitglieder ... haben dagegen gestimmt", so daß sichtbar wird, „daß von den an der zu gründenden Versorgungskasse Nichtbeteiligten dieser Entwurf den Beteiligten einfach aufgezwungen" worden ist. Außerdem werde den zum Beitritt gezwungenen Ärzten die „Belastung in einem Zeitpunkt höchster wirtschaftlicher Not" zugemutet; diese „Zwangsabgabe ist daher für die Mehrzahl der Betroffenen zu hoch und nicht tragbar". Und nicht berücksichtigt worden sei, „daß eine Anzahl

29) Ebenda (35 Schweriner Ärzte an Vorsitzenden der mecklenburgischen Ärztekammer-Brunk, 7.3.1931).
30) Ebenda (Ärztekammer-Raspe an Mitglieder der Ärztekammer mit Vorschlag Weishaupt, 21.10.1931).
31) Ebenda (Tagesordnungen für beide Sitzungen).

nicht mehr praxistreibender, nicht mehr versicherungsfähiger, aber schon jetzt Not leidender Ärzte von der Versorgungskasse der Ärzte gar nicht erfaßt" werden würde.[32] Auch andere Ärzte wandten sich gegen die in dieser Form geplante Errichtung der Versorgungskasse. Es könne „also der eine Gründungszweck der Ärztekammer, eine Versorgung aller mecklenburgischen Ärzte [zu schaffen], überhaupt nur als nichterfüllt angesehen werden, die Versicherung ist und bleibt ein Torso". Unter Wiederholung der Argumente Frankes kam man zu dem Schluß und dem Vorschlag, „in der augenblicklichen schweren und unsicheren Zeit von einer Versicherungseinrichtung überhaupt abzusehen". Statt dessen sollte „die Gründung einer Unterstützungskasse für in Not geratene oder invalide Ärzte bzw. Hinterbliebene" in Erwägung gezogen und „der Ärztekammer regierungsseitig die Befugnis" erteilt werden, „jeweils im Bedürfnisfalle eine gleichmäßige Umlage von allen Ärzten des Kammerbezirkes zu erheben", um den in Not geratenen Ärzten „ein einigermaßen standesgemäßes Existenzminimum (etwa mindestens 3.000 RM für den Arzt)" gewähren zu können.[33] Und der Verein der Schweriner Ärzte hatte im Dezember 1931 den Beschluß gefaßt: „Der Verein empfiehlt in dieser Zeit einer wirtschaftlich völlig unsicheren Zukunft, von jeder Kammerversorgung abzusehen."[34]

Nahezu die gesamte Tätigkeit der Ärztekammer wurde in den folgenden Tagen und Wochen, Monaten und Jahren zunehmend von dem Streit um die zu errichtende Versorgungskasse bestimmt. Gesucht wurde – vom Vorstand der Ärztekammer – nach einer Versorgungskasse, in die alle Ärzte einzuzahlen hätten, während dem Großteil der Mediziner eine solche Einrichtung suspekt war, entweder, weil die Ärzte bereits über eine Lebens-, Kranken- oder Hinterbliebenenversicherung verfügten, oder weil ihnen die geforderten Beiträge zu hoch und die Auszahlungsmodalitäten zu unsicher waren. Einzelne Mediziner, ganze Arztbezirke und ärztliche Verrechnungsstellen wandten sich in den nächsten Tagen und Wochen an das Ministerium mit der Bitte, dem „Entwurfe die Genehmigung zu versagen und ihn zur weiteren Bearbeitung an die Ärztekammer zurückzureichen".[35]

Offenbar mit teilweisem Erfolg, denn der Vorsitzende der Ärztekammer für Mecklenburg-Schwerin und -Strelitz, Dr. Albert Brunk, sprach dem Ministerium für Medizinalangelegenheiten Ende Dezember 1931 „für die Entscheidung, betr. die von der Kammer [am 25. Oktober 1931] beschlossenen Satzungen einer Versorgung der mecklenburgischen Ärzte, ihren Dank aus". Die Kammer werde „den Versuch machen, die Versorgung in der vom Ministerium vorgeschlagenen Weise auf eine breitere Basis zu stellen"; zudem würde die Kammer „mit Dank von der angebotenen, vermittelnden Tätigkeit des Ministeriums Gebrauch machen".[36]

Zuvor jedoch legte der Vorstand der Ärztekammer Anfang Januar 1932 dem Ministerium für Medizinalangelegenheiten in Schwerin einen Plan über die Höhe der Umlagen und über die Festsetzung der Beitragshöhe vor. Neben dem „Gehalt" für den Vorsitzenden der Kammer, Dr. Albert Brunk, in Höhe von 1.200 RM und der auf 1.300 RM gestiegenen Entlohnung für die Sekretärin berücksichtigte der Haushaltsplan erstmals die „auch jetzt noch nicht zu übersehenden Kosten der Ehrengerichte und des Ehrengerichtshofes", für die vorsichtig zunächst 1.500 RM veranschlagt wurden. Die Gesamtausgaben der Kammer sollten sich – einschließlich der Fernsprech- und Portokosten, der Diäten und Reisekosten – 1932 auf 7.400 RM belaufen; um diese decken zu können, sei der Jahresbeitrag für die rund 450 beitragspflichtigen Ärzte auf 15 RM festgelegt worden, was einem Beitragsaufkommen von 6.750 RM entsprach.[37]

Außerdem erstattete der Vorstand der Ärztekammer Anfang 1932 seinen Geschäftsbericht für das Jahr 1931. Weder bei den Mitgliedern noch bei dem Vorstand der Kammer seien Veränderungen eingetreten. Letzterer wurde wie im Vorjahr durch die Drs. Brunk, Raspe und Pohrt gebildet. Es habe sich als Vorteil erwiesen, daß die Geschäftsstelle der Mecklenburgischen Ärztekammer mit der Landesgeschäftsstelle des Mecklenburgischen Ärztevereinsbundes und der des Landesverbandes Mecklenburg des Hartmannbundes zusammengelegt worden sei; die dort unter der Leitung des Geschäfts-

32) Ebenda (Franke an Ministerium für Medizinalangelegenheiten, 2.11.1931).
33) Ebenda (von Dr. Hans Brauns und 24 weiteren Ärzten unterzeichnete Eingabe an das Ministerium für Medizinalwesen, 9.11.1931).
34) Ebenda (Beschluß vom 14.12.1931).
35) Ebenda (Rostocker Ärzteverein an die Medizinalabteilung des Staatsministeriums, 20.11.1931).
36) Ebenda (Brunk an Ministerium für Medizinalangelegenheiten, 24.12.1931).
37) Vgl. dazu ebenda (Brunk an Ministerium für Medizinalangelegenheiten, 5.1.1932, mit Haushaltsplan der Ärztekammer Mecklenburg).

führers Dr. Max Raspe tätige Sekretärin benötige zwei Drittel ihrer Arbeitszeit zur Erledigung der Büroarbeiten für die Kammer, die 1931 insgesamt 2.131 Ein- und Ausgänge von Postsendungen zu verzeichnen hatte.

1931 „wohnten im Bereich der Mecklenburgischen Ärztekammer 463 beitragspflichtige Mitglieder", von denen 437 Ärzte ihren Beitrag gezahlt hätten, der für 1931 (genau wie für 1930) auf 20 RM festgelegt worden war. Bei drei Mitgliedern stehe der Beitrag noch aus, und bei 23 beitragspflichtigen Ärzten sei der Kammerbeitrag erlassen worden, weil ihr Jahreseinkommen weniger als 1.000 RM betragen hatte. Die Suche nach Nachwuchs sei nicht erfolgreich verlaufen: „Auf das Recht zu wählen und gewählt zu werden", und damit Angehörige der Ärztekammer zu werden, hätten 1931 „fast alle angemeldeten Assistenten verzichtet". Grund dafür sei „die dadurch erlangte Beitragsfreiheit, die angesichts der herabgesetzten Gehälter für die Assistenten erhöhte Bedeutung erlangt" habe. 1931 konnte die Kammer Einnahmen in Höhe von 20.754,10 RM verzeichnen, denen Ausgaben in Höhe von 13.372,43 RM gegenüberstanden, woraus ein aktueller Kassenbestand von 7.381,76 RM resultierte.

Der Vorstand habe regelmäßig gearbeitet, und 1931 fanden zwei Kammervollsitzungen statt. Hauptsächlicher Inhalt der Kammerarbeit sei der Kampf um die Errichtung der Versorgungskasse gewesen, in den die Kammer und deren Kammervorstand, das Medizinalministerium und große Teile der Ärzteschaft kontrovers involviert gewesen seien. Nicht zuletzt deshalb habe sich „die Anzahl der Beschwerden bei der Ärztekammer im Berichtsjahr erheblich vermehrt". Doch Beschwerden kamen nicht nur wegen der Satzung der geplanten Versorgungskasse, sondern betrafen auch „Beschwerden gegen Ärzte, die angeblich zu hohe Rechnungen ausgestellt hatten" oder berührten „das Verhalten von Ärzten, mit welchem die Beschwerdeführer nicht einverstanden waren". Die Kammer habe „die Beschwerdeführer an die ordentlichen Gerichte verwiesen", „zurückgewiesen" oder deren Klagen „den Ehrengerichten zu weiterer Entscheidung übergeben".[38)]

Nach dem Ende des Jahres 1931 und dem Abschlußbericht der Ärztekammer ging der Kampf um die Versorgungskasse weiter. Am 31. Januar 1932, einem Sonntag, fand in Schwerin eine Vollversammlung aller ordentlichen und stellvertretenden Mitglieder der Ärztekammer statt; Haupttagesordnungspunkt war wieder der „Stand der Frage einer Versorgung der mecklenburgischen Ärzte", daneben wurden aber auch der Jahresbericht und der Haushaltsplan für 1932 sowie das offenbar gerade virulente Thema „Ausstellung von falschen Rechnungen auf Wunsch der Patienten, Gefälligkeitsatteste etc." behandelt.[39)]

In dieser Kammersitzung wurde ein überarbeiteter „Satzungsentwurf einer Unterstützungskasse der Ärztekammer" beschlossen und vom Vorstand dem Ministerium für Medizinalangelegenheiten zur Genehmigung übersandt. Nach diesem war vorgesehen, daß die Ärztekammer eine Unterstützungskasse errichte, die den Zweck habe, „mecklenburgischen Ärzten und deren Hinterbliebenen im Falle der Not nach Maßgabe der zur Verfügung stehenden Mittel einmalige oder wiederkehrende Unterstützungen zu gewähren". Als „beitragspflichtig" galten die bei der Gründung der Kasse bereits wahlberechtigten Ärzte und „alle nach der Gründung der Kasse die Wahlberechtigung erlangenden Ärzte, soweit sie das 60. Lebensjahr noch nicht überschritten haben"; dies lief auf eine Zwangsmitgliedschaft des Großteils der mecklenburgischen Ärzteschaft hinaus. Zur Beitragshöhe war vorgesehen, daß „jeder beitragspflichtige Arzt zwei Prozent des von ihm zu versteuernden Berufseinkommens, aber nicht mehr als 20 RM im Monat" zu zahlen habe. Der Vorstand sollte das Recht erhalten, „über die Einkommensangaben zu wachen. Er kann zu diesem Zweck jederzeit die Vorlage von Steuerbescheiden verlangen oder mit dem Finanzamt Vereinbarungen zur Überlassung der Unterlagen treffen". Beitragsermäßigungen waren nur vorgesehen für Ärzte, die mehr als zwei minderjährige Kinder hatten, und zwar „ab dem dritten Kinde um zehn Prozent". Vorgesehen war, daß die zu bildende Unterstützungskasse „mit einer oder mehreren Versicherungsgesellschaften Verträge" abschloß, „durch die sich die Ärzte zu Vorzugsbedingungen gegen Tod und Invalidität

---

38) Außerdem sei im Mai 1931 „auf Anregung der Kammer ein Landesausschuß für ärztliche Fortbildung gebildet" worden, dem Prof. Dr. Hans Curschmann, Dr. Albert Brunk und Dr. Wilhelm Schmidt aus Rostock, Dr. Heinrich Gronau aus Neubukow sowie Dr. Carl Pöhlmann aus Schwerin angehören und der die an der Universität Rostock laufenden Fortbildungskurse unterstützen sollte. Ebenda (Brunk an Ministerium für Medizinalangelegenheiten, 9.2.1932, mit Geschäftsbericht für 1931).

39) Ebenda (Einladung vom 7.1.1932 mit Tagesordnung).

versichern“ konnten „(Individualversicherung)“. Wolle ein Arzt von dieser Möglichkeit keinen Gebrauch machen, so habe er „statt zwei Prozent seines Berufseinkommens vier Prozent an die Unterstützungskasse zu zahlen, aber nicht mehr als 40 RM monatlich“. Von Beitragszahlungen zur Unterstützungskasse befreit waren lediglich diejenigen Ärzte, die eine Individualversicherung von mindestens 20.000 RM nachweisen konnten, wobei auch „ein gesichertes Eigenvermögen als einer Versicherung gleichwertig“ zu erachten sei.

Zur Leistungserbringung der Unterstützungskasse war ein kompliziertes Verfahren vorgesehen. So sollte das gesamte Beitragsaufkommen „auf die den Mecklenburgischen Ärztevereinsbund bildenden Ärztevereine im Verhältnis der im Bereiche jedes Vereins vorhandenen über 55 Jahre alten Ärzte sowie der Witwen und Waisen verteilt“ werden.[40] Die Unterstützungen sollten dann „nach Maßgabe der vorhandenen Mittel von den Vereinen gezahlt“ werden. Die potentiellen Leistungsbezieher hatten den Ärztevereinen einen „Nachweis der Unterstützungsbedürftigkeit“ zu erbringen, wobei galt: „Ein Rechtsanspruch auf Unterstützung besteht nicht.“ Die Unterstützungskasse sollte von einem dreiköpfigen, von der Ärztekammer zu wählenden „Wohlfahrtsausschuß“ verwaltet und geleitet werden, der jährlich rechenschaftspflichtig war.[41]

Die Ein- und Widersprüche gegen den neuen Satzungsentwurf zur Versorgungskasse kamen wiederum sofort und fielen heftig aus. Sie begannen mit einer Eingabe der Ärztlichen Verrechnungsstelle für Privatpraxis in Güstrow, die am 13. Februar 1932 „Einspruch“ gegen den Satzungsentwurf erhob und sich dagegen aussprach, „daß dieser auch für die Mitglieder der ärztlichen Verrechnungsstelle Güstrow Gesetzeskraft erlange“. Diese vertrete insgesamt 165 bei ihr versicherte Ärzte – mithin mehr als ein Drittel aller mecklenburgischen Ärzte –, und „die Einnahmen einer beträchtlichen Zahl der Mitglieder“ seien „so gering, daß sie kaum noch imstande sind, den Mindestbeitrag für den halben Rentensatz aufzubringen“, den die dort bestehende Versorgungskasse der ärztlichen Verrechnungsstelle ihren Mitgliedern „mit Rechtsanspruch gewährt“.[42]

Auch beim Südostmecklenburgischen Ärzteverein in Neubrandenburg regte sich Widerstand gegen eine Zwangsmitgliedschaft in der zu bildenden Versorgungskasse. Schließlich seien die ärztlichen Mitglieder des Vereins, also die strelitzschen Ärzte, „durch den ‚Hilfsverein für Mecklenburgische Medicinalpersonen‘,[43] durch die Umlagesterbekasse in Schwerin und durch die Versorgungseinrichtung der Ärztlichen Verrechnungsstelle in Güstrow [bereits] genügend gegen Not gesichert“. Unter Berücksichtigung dessen, daß die strelitzschen Mitglieder bei der Güstrower Versorgungskasse seit deren Gründung „große Opfer für die Versorgung der ‚alten‘ Ärzte und die ärztlichen Hinterbliebenen“ gebracht haben, und der Tatsache „des ungeheuren Druckes der Reichs-, Landes-, Kommunal- und Kirchensteuer, insbesondere der unerträglichen und auf den Stand der Ärzte nicht passenden Gewerbesteuer, halten wir“ – so die unterzeichnenden Vereinsführer, die Dres. Kurt Falckenberg und Walter Krause, – „eine weitere Belastung des immer weiter sinkenden Berufseinkommens ... für untragbar“. Außerdem sei es „ungerecht, daß für die Unterlassungssünden der [Ärzte-]Vereine Rostock und Schwerin, die eine ausreichende Selbsthilfe nicht fertig gebracht haben, nun auch wieder die anderen Vereine herangezogen werden sollen“. Auch der Südostmecklenburgische Ärzteverein bat daher „ganz ergebenst, der Satzung der Unterstützungskasse der Ärztekammer ... die Zustimmung zu versagen“.[44]

Der Allgemeinpraktiker Dr. Otto Lübcke aus Wismar trat als Einzelkämpfer auf und hielt es, obwohl er hoffte, „daß das Ministerium diesem Entwurf seine Zustimmung versagen“ werde, für seine „Pflicht als Mecklenburgischer Arzt, auf die größten Ungeheuerlichkeiten dieses Entwurfes nachdrücklich hinzuweisen“. Eine dieser Ungeheuerlichkeiten sah er in der ungleichen Belastung der Ärzteschaft. So sollten nach der Satzung alle Ärzte zwei Prozent ihres Einkommens, aber nicht mehr als 240 RM jährlich in das Versorgungswerk einzahlen; bei Ärzten aber, die etwa 20.000 RM Jahres-

40) Kalkuliert wurde mit 434 Ärzten, von denen 314 bis 55 Jahre und 120 über 55 Jahre alt waren.
41) Ebenda (Brunk an Ministerium für Medizinalangelegenheiten, 7.2.1932, mit Satzungsentwurf).
42) Ebenda (Ärztliche Verrechnungsstelle für Privatpraxis Güstrow an Ministerium für Medizinalangelegenheiten).
43) Der 1847 von Dr. Carl Friedrich Flemming (1799-1880) in Schwerin gegründete Hilfsverein für Mecklenburgische Medizinalpersonen, „die einzige ärztliche Fürsorgeeinrichtung in Mecklenburg“, wurde im Juni 1938 aufgelöst und das Vereinsvermögen der Ärztekammer zu Unterstützungszwecken übergeben. Ärzteblatt für Norddeutschland, 1938, S. 190.
44) LHAS, 5.12-7/1, Nr. 9882 (Südostmecklenburgischer Ärzteverein an Ministerium für Medizinalwesen, 17.2.1932).

einkommen hatten, würden diese 240 RM aber nur 1,2 Prozent ihrer Einkünfte ausmachen; dies sei ungerecht. Auch die geplante Beitragsentlastung für Ärzte mit mindestens drei Kindern sah Lübcke kritisch; hiermit würde einem Teil der Ärzte geholfen, die bereits Kinder hätten, „ein anderer Teil, die Jungärzte, ist wirtschaftlich oft nicht in der Lage zu heiraten, geschweige denn Kinder in die Welt zu setzen". Außerdem sei es „unbillig", Ärzte mit fünf oder sechs Kindern automatisch als bedürftig anzusehen, „ohne gleichzeitig ihr Berufseinkommen zu berücksichtigen". „Ganz besonders bedenklich" erschien Lübcke die Bestimmung, nach der Ärzte „gezwungen werden" konnten, „eine Kapital- oder Rentenversicherung für sich abzuschließen bei einer Versicherungsgesellschaft, die die Ärztekammer bestimmt". Ein Arzt, dessen Gesundheitszustand den Abschluß einer solchen Versicherung ausschließt, werde „mit doppeltem Beitrag bestraft, obwohl vielleicht sein Gesundheitszustand ihm die Gründung einer Familie verbot und er deshalb selbst nie Aussicht hat, im Alter Unterstützungen zu beziehen". Ebenso würde es Ärzten ergehen, „die nach den Erfahrungen der Inflation kein rechtes Vertrauen wieder zu den Versicherungsgesellschaften fassen können und es vorziehen, eventuelle Ersparnisse in anderen Werten anzulegen". Und schließlich sei „bedenklich, daß die Kammer mit der Ausübung der Unterstützungstätigkeit Organe betrauen" wolle, „die zu ihr in keinerlei Verhältnis stehen". Auch Lübcke hoffte, „das Ministerium wolle diesem Entwurfe einer Unterstützungskasse die Genehmigung versagen".[45)]

Ebenfalls aus Wismar intervenierte der Geschäftsführer des dortigen Ärztlichen Bezirksvereins, Dr. Johann-Heinrich Kleiminger; dieser Bezirksverein habe „für seine jungen und alten Ärzte bei der Versicherungskasse der Ärzte Deutschlands bereits eine den Ansprüchen gemäße Alters- und Invalidenversicherung abgeschlossen". Zudem seien „die Einnahmen einer großen Zahl von Mitgliedern infolge der wirtschaftlichen Notzeit und der Notverordnungen in der Sozialversicherung so zurückgegangen, daß eine neue Belastung mit Abzügen für eine Versorgungskasse der Ärztekammer untragbar" sei. Außerdem sichere die bisher bestehende „Altersversorgung allen Ärzten einen Rechtsanspruch zu", im Unterschied zur geplanten Versorgungskasse, die Rechtsansprüche dezidiert ausschließe.[46)]

Der Vorstand der ministeriell um Stellungnahme gebetenen Ärztekammer meinte, „daß nunmehr der Zeitpunkt gekommen" sei, „in welchem durch Aussprache über die geplante Unterstützungskasse zwischen den Gegnern der Begründung einer solchen Kasse und der Wohlfahrtskommission und dem Vorstand der Kammer eine Klärung der Angelegenheit herbeizuführen versucht werden" müsse, und bat das Ministerium, „die streitbaren Parteien zu einer Besprechung nach Schwerin einzuladen".[47)]

Aber es gab auch – einzelne – Befürworter des Satzungsentwurfs für das ärztliche Versorgungwerk. Der 66jährige Sanitätsrat Dr. Hermann Weishaupt aus Plau, Leiter der Ärztlichen Bezirksvereinigung Südmecklenburg und Mitglied der Mecklenburgischen Ärztekammer, der zugleich auch Vorsitzender des Wohlfahrtsausschusses der Ärztekammer und damit faktischer Leiter der zu gründenden Unterstützungskasse war, stellte für den Südmecklenburgischen Ärzteverein fest, daß dieser sich nicht den bislang geäußerten Einsprüchen anschließe, und bat das Ministerium, den Satzungsentwurf zu genehmigen.[48)]

Im April 1932 fand die von der Ärztekammer angeregte Besprechung der Befürworter und der Gegner der Versorgungskasse statt. In der unter Leitung und Moderation von Ministerialdirektor Dr. Hermann Krause stattfindenden Zusammenkunft, in der die verhärteten Fronten etwas aufgeweicht werden konnten, wurden zwei Aspekte deutlich: Alle Beteiligten waren sich „allgemein klar darüber, daß eine Ablehnung des vorliegenden Entwurfs das Todesurteil für jede Versorgung[skasse] in absehbarer Zeit bedeuten würde". Der Vertreter der Verrechnungsstelle Güstrow, der vier von den sieben Mecklenburgischen Ärztlichen Bezirksvereinigungen angeschlossen waren, signalisierte, unter Umständen „seine erheblichen Bedenken zurückstellen" zu können, was ministeriell freudig registriert wurde. Wie man im Ministerium feststellte, lägen den nach wie vor vorhandenen Widerständen aus dem Südostmecklenburgischen und dem Wismarer Ärzteverein „offenbar einseitige,

45) Ebenda (Lübcke an Ministerium für Medizinalwesen, 22.2.1932).
46) Ebenda (Ärztlicher Bezirksverein Wismar-Kleiminger an Ministerium des Innern, 3.3.1932).
47) Ebenda (Vorstand der Ärztekammer-Brunk an Ministerium für Medizinalangelegenheiten, 18.3.1932).
48) Ebenda (Weishaupt an Ministerium für Medizinalangelegenheiten, 25.3.1932).

wirtschaftliche Interessen zugrunde". Dies sei nicht hinnehmbar. „In dieser für den Mecklenburgischen Ärztestand dringenden und wichtigen Angelegenheit, durch Schaffung einer Wohlfahrtseinrichtung ihren notleidenden Standesgenossen und deren Familie Hülfe zu gewähren, müssen derartige Interessen zurücktreten." Während das Ministerium den ersten Satzungsentwurf für eine Versorgungskasse abgelehnt habe, weil dieser nicht einmal „von den beiden noch nicht versorgten Vereinen Rostock und Schwerin, für die sie [die Versorgungskasse] in erster Linie bestimmt war, gebilligt wurde" und von den anderen ärztlichen Regionalvereinen, die bereits über Versorgungs- bzw. Unterstützungskassen verfügten, „ganz erhebliche Opfer gefordert hätten", lägen diesmal „die Verhältnisse wesentlich anders". Der zuständige Ministerialbeamte Dr. Karl-Erich Marung empfahl, die von der Ärztekammer, also „der gewählten Vertretung der mecklenburgischen Ärzteschaft", dem Ministerium vorgelegte Satzung zu genehmigen, wenngleich „einzelne Änderungen der Satzung noch erforderlich sein" würden; diese beträfen vor allem die Überführung der bereits bestehenden Versorgungseinrichtungen in die von der Ärztekammer favorisierte gesamtmecklenburgische Versorgungskasse.[49)]

Nachdem diese Änderungen im Mai 1932 eingearbeitet worden waren, legte der Vorstand der Ärztekammer dem Ministerium für Medizinalangelegenheiten am 8. Juli 1932 „den endgültigen Entwurf einer Satzung der Unterstützungskasse ... zur Genehmigung vor".[50)] Und nachdem die Abteilung für Medizinalangelegenheiten des Mecklenburg-Strelitzschen Ministeriums des Innern dem Mecklenburg-Schwerinschen Ministerium für Medizinalangelegenheiten am 22. Juli 1932 signalisiert hatte, daß es „mit der vorliegenden Fassung der Satzung für die Unterstützungskasse der [gemeinsamen] Ärztekammer ... einverstanden" sei,[51)] genehmigte auch das Mecklenburg-Schwerinsche Ministerium für Medizinalangelegenheiten am 25. Juli 1932 „die mit Schreiben vom 8. Juli 1932 vorgelegte Satzung der Unterstützungskasse der Ärztekammer für Mecklenburg-Schwerin- und-Strelitz".[52)]

Während all dieser Diskussions-, Abstimmungs- und Entscheidungsprozesse hatte in Mecklenburg-Schwerin im Juni 1932 eine Landtagswahl stattgefunden, aus der die NSDAP als stärkste Kraft hervorgegangen war und nunmehr über die absolute Mehrheit im Parlament verfügte. In der Folge dieser Wahl gelangte am 13. Juli 1932 in Mecklenburg-Schwerin eine von Walter Granzow (1887-1952) geführte nationalsozialistische Alleinregierung an die Macht – gut 200 Tage vor der Machtübernahme der Nationalsozialisten auf Reichsebene. In diesem Kontext verabschiedete die Ärztekammer für Mecklenburg-Schwerin und -Strelitz auf ihrer Sitzung am 7. August 1932 die Satzung für die bei ihr zu errichtende ärztliche Unterstützungskasse[53)] und verfügte zugleich, „den Entwurf sofort in Kraft zu setzen und die Verträge mit den beiden Versicherungsgesellschaften abzuschließen". Dieser Beschluß war mit einem denkbar knappen Ergebnis zustande gekommen: Fünf Kammermitglieder hatten für und fünf gegen den Entwurf votiert, so daß „die Stimme des Vorsitzenden [Brunk] den Bestimmungen der Ärzteordnung entsprechend den Ausschlag gab".[54)]

Aber auch diesmal schien dem Vorhaben kein Glück beschieden zu sein. Sofort nach dem Beschluß der Ärztekammer „setzten Bestrebungen ein, die darauf abzielten, den Abschluß von Verträgen mit zwei Versicherungsgesellschaften zu verhindern". Vor allem der Verein Schweriner Ärzte schoß quer, konnte in einer zur Klärung anberaumten Sitzung allerdings nicht den Nachweis erbringen, „daß eine andere Versicherungsgesellschaft günstiger sei als die Vertragsgesellschaften der Kammer", so daß der Vorstand der Ärztekammer zu der Auffassung gelangte, daß er „wegen dieser Nebenfrage die Inkraftsetzung der Versorgungskasse nicht aussetzen könne", und beschloß, „die Vorarbeiten" weiterzuführen. Der Widerstand der Schweriner Ärzteschaft war aber nur der Anfang. Als die Kammer die für die (Zwangs-)Mitgliedschaft in der Unterstützungskasse notwendigen Formulare und Fragebögen versandte, wurden generelle „Bedenken gegen die Inkraftsetzung der Un-

---

49) Ebenda (Aktennotiz Marung, 15.4.1932).

50) Ebenda (Ärztekammer-Brunk an Ministerium für Medizinalangelegenheiten, 8.7.1932, mit dem neuen, dritten Satzungsentwurf, der nur geringfügige, vor allem finanztechnische Änderungen gegenüber der zweiten Fassung enthielt).

51) Ebenda. Gleichzeitig wollte die strelitzsche Gesundheitsbehörde es „aber nicht unterlassen, darauf hinzuweisen, daß nach der Ansicht der Ärzteschaft im Lande Mecklenburg-Strelitz die sofortige Inkraftsetzung der Satzung bei der wirtschaftlichen Notlage auch eines nicht unerheblichen Teils der Ärzteschaft große Bedenken" hervorrufe.

52) Ebenda (Ministerium für Medizinalangelegenheiten-Krause an Ärztekammer, 25.7.1932).

53) Ebenda (Ärztekammer-Brunk an Ministerium für Medizinalangelegenheiten, 12.8.1932).

54) Ebenda (Geschäftsbericht der Ärztekammer für das Jahr 1932).

terstützungskasse laut". Diese basierten – wie der Kammervorstand zur Kenntnis nehmen mußte – zum größten Teil auf der Tatsache, daß „die Einnahmen der Ärzte infolge der wirtschaftlichen Lage und der Eingriffe in die soziale Gesetzgebung um ca. 40 Prozent zurückgegangen" waren. Außerdem seien 1932 „fast nur Vorausbezahlungen von den Kassen mangels der Fertigstellung der neuen Verträge geleistet" worden; und „manche Kassen zahlten außerdem nur abschlagsweise". Hinzu kam, daß „die Gewerbesteuer in ungerechtester Weise gerade für die mittleren Einkommen erhöht worden" sei.[55)]

Zwar habe die Ärztekammer „dreimal durch Eingaben versucht, die Veranlagung zur Gewerbesteuer, die im Jahre 1932 bei mittleren Einkommen teilweise das Dreifache des Vorjahresbetrages erreichte, herabzusetzen. Bedauerlicherweise ist es ihr nicht gelungen, die Regierung davon zu überzeugen, daß diese Erhebung von erhöhten Steuern in höchstem Maße ungerecht" sei. Aus all diesen den wirtschaftlichen Niedergang der Ärzteschaft begünstigenden Faktoren resultierte, daß sich „gegen Ende des Berichtsjahres ... der Widerstand gegen die Einführung der Unterstützungskasse sogar in Form von Angriffen gegen den Vorstand immer mehr" verstärkte und „schließlich Formen annahm", die die Kammer dazu „zwangen", für Anfang 1933 eine Sitzung einzuberufen, „um zu diesen Angriffen Stellung zu nehmen".

Die für die Mitgliedschaft in der Unterstützungskasse notwendigen Fragebögen und Formulare wurden von dem für den Vorsitz der Unterstützungskasse vorgesehenen Wohlfahrtsausschuß, bestehend aus den Drs. Ernst Franke, Otto Pohrt und Max Raspe, ausgearbeitet und verschickt; von 432 versandten Fragebögen wurden immerhin 372 (86 Prozent) ausgefüllt zurückgeschickt. Geklagt wurde jedoch, daß aus den Reihen der Jungärzte weiterhin kein Zuwachs für die Mitgliedschaft in den mecklenburgischen Ärzteorganisationen komme; „fast ausnahmslos" hätten „sämtliche neu tätig gewordenen Assistenten auf das Recht zu wählen und gewählt zu werden verzichtet", wodurch das Beitragsaufkommen nicht erhöht werden konnte. „In der überwiegenden Zahl der Fälle dürfte am Verzicht die derzeitige schwierige wirtschaftliche Lage der Assistenten die Schuld tragen." Die Einnahmen der Ärztekammer lagen 1932 bei 19.401,07 RM, und die Ausgaben betrugen 12.028,86 RM, woraus ein Kassenbestand von 7.372,21 RM resultierte. Zu den eher unerfreulichen Ergebnissen des Jahres 1932 gehörte auch, daß der im Vorjahr installierte Landesausschuß für ärztliche Fortbildung nicht aktiv werden konnte, weil die Fortbildungskurse an der Universität Rostock „wahrscheinlich infolge der schlechten Wirtschaftslage nicht die verdiente Beteiligung gefunden" hatten.[56)]

Im Geschäftsbericht der Ärztekammer für das Jahr 1932 stellte der Vorstand als einziges Positivum fest, daß sich sowohl die räumliche Verbindung der Geschäftsstelle der Ärztekammer mit den Geschäftsstellen des Mecklenburgischen Ärztevereinsbundes und des Landesverbandes Mecklenburg des Hartmannbundes als auch die Wahrnehmung der Geschäftsstellenleitungen in Personalunion durch Dr. Max Raspe „als sehr nützlich erwiesen" hatten. Die für alle drei Geschäftsstellen arbeitende Sekretärin sei zu zwei Dritteln für die Ärztekammer tätig gewesen und habe in dieser Eigenschaft 3.233 Ein- und Ausgänge bearbeitet. Der angewachsene Posteingang resultierte auch aus der Tatsache der gestiegenen Zahl der Beschwerden gegen Ärzte. So mußte die Kammer „wiederholt darauf hinweisen, daß sie nicht Aufsichtsbehörde für die Ärzte sei", und die Beschwerdeführer dahingehend orientieren, „sich an die ordentlichen Gerichte oder die Ehrengerichte zu wenden". Gerade nachdem der Reichskommissar für die Preisprüfung verfügt hatte, daß die Ärztekammern diejenigen Stellen seien, „die bei Meinungsverschiedenheiten zwischen Patient und Arzt über die Höhe der Rechnung die Rechnungen zu prüfen" haben, hätten die Fälle zugenommen, „in denen Rechnungen seitens der Patienten der Kammer zur Prüfung vorgelegt wurden".[57)]

Zurück zur weiteren Entwicklung der geplanten und vor allem vom Vorstand der Ärztekammer favorisierten Versorgungskasse. Wie schon angedeutet, eskalierte der Streit um deren Etablierung zum Jahreswechsel 1932/33. Zum Wortführer der dieses Vorhaben ablehnenden Fraktion entwickelte sich der damals 44jährige niedergelassene Internist Dr. Hans Carl von Winterfeld aus Rostock, der seit gut einem Jahr der NSDAP angehörte. Analysiert man Winterfelds Aktivitäten, wird deutlich, daß es ihm zwar zum einen „um die Sache", also um die Verhinderung der geplanten Versorgungskasse,

55) Ebenda. Vgl. dazu das Kapitel: Die soziale Lage der Ärzte, S. 300 ff.
56) LHAS, 5.12-7/1, Nr. 9882 (Geschäftsbericht der Ärztekammer für das Jahr 1932).
57) Ebenda.

zum anderen aber auch um den immer stärker Züge eines Privatkrieges annehmenden Kampf gegen die Ärztekammer und deren Vorstand ging, den er absetzen wollte.

Ende Dezember 1932 wandte er sich zum ersten Mal an den Ministerpräsidenten Walter Granzow und teilte diesem mit, daß „ein von der Ärztekammer dem Ministerium vorgelegter Gesetzentwurf, betreffend [die] ärztliche Versorgungseinrichtung und Bevorzugung zweier Lebensversicherungen gegenüber allen anderen altbewährten Versicherungsgesellschaften, infolge seiner unsachlichen, juristisch kaum vertretbaren Art eine ungeheure Empörungswelle unter den Ärzten Mecklenburgs erregt" habe. Er, Winterfeld, habe „durch Rundschreiben die Stimmung in den Mecklenburger Ärztekreisen zu erforschen versucht", und er bat Granzow, erst das Ergebnis dieser Umfrage abzuwarten, bevor er diesem „Gesetz" seine Zustimmung erteile, einer Regelung, die „weder moralisch noch juristisch vertretbar" sei.[58)]

Wenige Tage später legte Winterfeld nach und informierte Granzow darüber, daß „zwischen der Orientierung des Ministeriums und dem tatsächlichen Vorgehen der Ärztekammer tiefgründige Gegensätze bestehen", daß also im Ministerium für Medizinalangelegenheiten nur unzureichende Kenntnisse über das Gebaren und die Motive der Ärztekammer bestünden. Winterfeld meinte, „daß meine Aufrufe an die Kollegen, die ganz allein von meiner Person ausgingen, niemals einen derartigen Proteststurm gegen die Ärztekammer hätten hervorrufen können, wenn nicht tatsächlich ein Pulverfaß dagewesen wäre, in das bloß ein Funke zu fliegen brauchte, um es zur Entzündung zu bringen". In seinen streckenweise demagogischen, gelegentlich pathetischen Ausführungen polemisierte Winterfeld gegen das Ministerium, das sich angeblich zum Handlanger dunkler Machenschaften der Ärztekammer machen lasse, die „Zwangsmaßnahmen gegen die Ärzteschaft" plane. Nach seinem Rundschreiben an 405 mecklenburgische Mediziner hätten ihm 235 Ärzte „als Zeichen des Protestes ihre Unterschrift zugeschickt", und Winterfeld stilisierte sich von nun an zum Wortführer dieser von ihm in der Folge stets „Majorität der mecklenburgischen Ärzteschaft" genannten Gruppe.[59)]

Blieben „die Bestimmungen der Ärztekammer [hinsichtlich der Versorgungskasse] in Kraft, so würden wir Ärzte auch in Zukunft jeder Willkür wehrlos ausgeliefert sein und somit zu unfreien Knechten unserer eigenen Organisation gestempelt werden". Dagegen wehre sich „infolge meines Aufrufes die Majorität der mecklenburgischen Ärzteschaft"; diese Mehrheit fordere das Ministerium – durch ihn, Winterfeld – auf, die Einführung einer Zwangsversorgungskasse auszusetzen, da deren „Bestimmungen auf vollständig unmöglichen, ja geradezu unjuristischen, unwirtschaftlichen und nicht zum wenigsten unethischen Grundlagen beruhen". Darüber hinaus bat Winterfeld den Ministerpräsidenten, „die Protestaktion als starkes Mißtrauensvotum gegen die augenblickliche Zusammensetzung der Ärztekammer anzusehen" und deren Vorstand „zum Rücktritt aufzufordern, um damit Neuwahlen zu erwirken, die dem Willen der Majorität der mecklenburgischen Ärzte entsprechen". Nachdem sich Winterfeld als Sprecher der „Majorität" und damit als der eigentliche Führer der mecklenburgischen Ärzteschaft dargestellt hatte, suchte er dem Ministerpräsidenten Granzow „die Hauptpunkte der Zwangsmaßnahmen, die eine Vernichtung der Freiheit des Ärztestandes darstellen, knapp und klar auseinanderzusetzen".

So bedrohe „uns die Ärztekammer mit Geldstrafen, wenn wir dem Zwang nicht gehorchen. Sie will uns zwingen, unser Leben nur bei zwei Lebensversicherungen zu versichern, während uns alle anderen Lebensversicherungen, die alt und bewährt sind, gesetzlich verboten sein sollen. Und zwar geht der Zwang soweit, daß wir, falls wir uns bei einer anderen Lebensversicherung versichern, die unser Vertrauen genießt, statt zwei Prozent unseres Einkommens zur Strafe lebenslänglich vier Prozent bezahlen sollen". Zudem übernehme die Ärztekammer im Falle eines Konkurses der von ihr privilegierten beiden Versicherungen „keinerlei Haftung"; daraus könnten „unübersehbare Folgen entstehen, die zu einer vollständigen pekuniären und moralischen Verelendung des Ärztestandes führen" würden. Außerdem sei „völlig unklar", wie die Unterstützungskasse arbeiten solle, deren Aktivitäten Winterfeld als „ein völlig unsicheres Experiment" bezeichnete, „ohne jede sichere Grundlage, und mit infolgedessen unübersehbaren Folgen". In den „an und für sich schon völlig unsiche-

58) Ebenda (Winterfeld an Granzow, 20.12.1932).

59) Die Winterfeld zustimmenden Ärzte machten zwar immerhin 58 Prozent der von ihm kontaktierten Mediziner, jedoch nur 41 Prozent aller zu dieser Zeit in Mecklenburg tätigen Ärzte aus.

ren Zeiten" solle eine Unterstützungskasse gegründet werden, „die uns und die folgenden Generationen zu lebenslänglichen Abgaben von unserem Einkommen zwingen soll, zwei Prozent, und wenn wir dem Zwang bestimmter Lebensversicherungen nicht folgen, zur Strafe vier Prozent unseres Einkommens! Als Gegenwert wird [in den Satzungen der Unterstützungskasse] sogar ausdrücklich jeder Rechtsanspruch [auf Auszahlung von Unterstützungsgeldern] abgelehnt. Es werden also große Geldbeträge zwangsweise eingezogen, ohne daß wir dafür irgendwelche Ansprüche erhalten".

Dann äußerte Winterfeld den Verdacht, warum die Ärztekammer gerade die beiden Versicherungen – Deutsche Ärzteversicherung und Deutscher Ring – protegiere: „Die Freiheit des Ärztestandes soll ruhig geopfert werden, weil die Ärztekammer von diesen Versicherungen eine Abschlußprovision" erhalte. Die mecklenburgischen Ärzte müssen, so der sich als deren Wortführer gerierende Winterfeld, „besonders in den heutigen Zeiten, wo die Ärzte infolge der sinkenden Einnahmen und gestiegenen Steuern ... in großer Zahl schon in Schwierigkeiten sind, jedes unsichere Experimentieren mit derart katastrophalen Zwangsmaßnahmen ablehnen und müssen verlangen, daß in solchem Fall wenigstens irgendwelche juristisch festgelegten Gegenansprüche hergestellt werden". Außerdem sei es eine „unerträgliche Unsicherheit", nicht zu wissen: „Wer ist bedürftig? Wer prüft die Verhältnisse des Bedürftigen? Wieviel erhält der Bedürftige? Welche Rechtsmittel stehen dem Bedürftigen zur Verfügung?" Angesichts dieser Unklarheiten gebe es nicht einmal „einen Schein von Sicherheit für die Kollegen", weshalb „die Majorität der mecklenburgischen Ärzte" – inzwischen hatten sich sogar 285 Ärzte zu Winterfeld bekannt – „jedes Experiment" ablehne, „das sie pekuniär noch weiter belastet, ohne irgend einen Rechtsanspruch dafür zu bieten". Abschließend bat Winterfeld den Ministerpräsidenten, „die Bitten der Majorität der mecklenburgischen Ärzte in ihrem Kampf um Recht und Freiheit des Ärztestandes anzuerkennen und ... insbesondere von höchster Stelle darauf hinzuwirken, daß unsere Ärztekammer nur Dinge tut, die wir vor uns und den nachfolgenden Generationen ... als juristisch, wirtschaftlich und moralisch ... verantworten können".[60)]

Faßt man die Winterfeldschen Argumentationen zusammen und entkleidet sie der pathetischen Worthülsen, so benannte er – nicht zu Unrecht – als zentrales Problem für die Ablehnung der Unterstützungskasse die Tatsache, daß die Ärztekammer unabhängig von bereits bestehenden Alters-, Invaliden- und Lebensversicherungen eine vom Vorstand der Kammer erstrebte Zwangsmitgliedschaft aller Ärzte in einem Versorgungswerk durchsetzen wollte, und er beklagte zweitens die vollkommen unsicheren, weil ohne Kriterien festgelegten Modalitäten für eine eventuelle Auszahlung von Unterstützungsleistungen und drittens das generelle Fehlen überhaupt eines Rechtsanspruchs zum Erhalt von Leistungen aus der Kasse.

Ging es Winterfeld bislang vor allem „um die Sache", also um die Ablehnung des geplanten Versorgungswerkes bzw. der Unterstützungskasse für die mecklenburgische Ärzteschaft, so entwickelten sich seine Bemühungen im folgenden zu einem Kampf gegen die bestehende Ärztekammer. In einem dritten Schreiben an den Ministerpräsidenten Walter Granzow stellte Winterfeld Mitte Januar 1933 fest: „Die Ärztekammer besteht seit zwei Jahren. Seit zwei Jahren werden Beiträge für sie bezahlt." Und er fragte rhetorisch: „Was hat die Ärztekammer seit ihrem Bestehen an positiver brauchbarer Arbeit geleistet?" Und antwortete zugleich: „Sie hat nach zwei Jahren Bestimmungen herausgegeben und mit Strafandrohungen die Befolgung ihrer Bestimmungen verlangt, die juristisch, wirtschaftlich und moralisch in jeder Weise unhaltbar sind." Es sei absolut „unverständlich, wie derartige Terrormaßnahmen, gegen die sich jetzt bereits die *Zweidrittelmehrheit* der gesamten mecklenburgischen Ärzteschaft wehrt, überhaupt zustande gekommen sind. Nur eine völlige Verkennung der gegenwärtigen Lage und eine vollständige, geradezu naive Unkenntnis in wirtschaftlichen Dingen" könnten „die Grundlagen dieses Vorgehens der Ärztekammer sein". Was die Ärztekammer „unter Androhung von Geldstrafen gegen die Ärzteschaft in Form eines unerhörten Terrors losgelassen habe", kulminierte bei Winterfeld in der wiederum rhetorischen Bemerkung: „Wenn das die ganze Leistung der Ärztekammer ist, dann muß man sich fragen: Warum haben wir überhaupt eine Ärztekammer?" Was diese bislang „herausgebracht hat, ist unhaltbar und würde zur Katastrophe für die Ärzteschaft führen".

Winterfeld forderte, „daß Gesetze, die zu finanziellen Bindungen für alle Kollegen führen, ... nur von solchen Mitgliedern beraten und beschlossen werden, die ... auch in eigener Person von dem Ge-

60) LHAS, 5.12-7/1, Nr. 9882 (Winterfeld an Granzow, 8.1.1933).

setz erfaßt werden". Damit wandte sich Winterfeld gegen die Bestimmungen in den Satzungen der Unterstützungskasse, die etwa beamtete Ärzte und Hochschullehrer von Beitragszahlungen ausnahmen, und hier vor allem gegen seinen Intimfeind Prof. Dr. Ernst Franke, der Mitglied der Ärztekammer war und diese Bestimmungen mitbeschlossen hatte. „Die Universitätsprofessoren müssen erst recht miterfaßt werden", alles andere wäre „in ethischer Hinsicht ein Schlag ins Gesicht für jede soziale Empfindung ... Gerade die Universitätsprofessoren, die mit staatlichen Mitteln und ohne die Unkosten der frei praktizierenden Ärzte arbeiten, die also in jeder Hinsicht bevorzugt und begünstigt sind, müssen, das ist eine moralische Pflicht, genauso und erst recht an den Hilfsaktionen für bedürftige Kollegen beteiligt werden". Die „Forderungen der Zweidrittelmajorität der mecklenburgischen Ärzteschaft" zusammenfassend, postulierte Winterfeld apodiktisch: *„Das Vertrauen der Ärzteschaft zu der jetzigen Zusammensetzung der Ärztekammer und ihren Beratern ist verloren!* Neue, fähige Köpfe ... müssen in die Ärztekammer hinein ... Eine *Zweidrittelmehrheit* hat sich gegen die Ärztekammer erhoben. Für die Ärztekammer gibt es nach diesem vernichtenden Mißtrauensvotum nur noch eins: *Abtreten!*"[61)]

Nachdem die Ärztekammer in ihrer Vollsitzung am 22. Januar 1933 neben Etatfragen und dem Jahresbericht auch die „Proteste aus der Kollegenschaft gegen die Unterstützungskasse" beraten und in einer einzigen Sitzung einen neuen Satzungsentwurf erstellt hatte,[62)] jedoch nicht zurückgetreten war, ging Winterfeld noch einen Schritt weiter. Er hatte auf eigene Kosten eine Broschüre drucken lassen, die den bezeichnenden Titel „Mein Kampf" und den Untertitel „für Recht und Freiheit des Ärztestandes" trug. Diese Publikation war „nur für die mecklenburgischen Ärzte und für das Ministerium" bestimmt und sollte, wie es auf dem Titelblatt hieß, von diesen „nicht in unbefugte Hände" gegeben werden. In dieser 23 Seiten umfassenden Broschüre veröffentlichte Winterfeld einen Teil des Materials aus seinem „Kampf" gegen die Versorgungskasse und die Ärztekammer, vor allem seine Rundschreiben an die mecklenburgischen Ärzte, seine Eingaben an den Ministerpräsidenten, aber auch Schreiben an das Ministerium und dessen Reaktionen, ihm zustimmende Briefe von Kollegen sowie Schreiben von Mitgliedern der Ärztekammer und seine polemischen Reaktionen darauf.

Das dort Veröffentlichte soll hier nicht noch einmal rekapituliert, sondern lediglich auf Winterfelds Eigenlob und Selbstüberschätzung eingegangen werden. Winterfeld meinte am 24. Januar 1933 in einem Rundschreiben an alle mecklenburgischen Ärzte: „Der Kampf geht weiter! Solange, bis die Ärzteschaft in ihrem Kampf um Recht, Freiheit und Kollegialität endgültig über die Diktaturbestrebungen einiger weniger Kollegen gesiegt hat."[63)] Daß die wirkliche Diktatur tatsächlich eine Woche später beginnen sollte, konnte Winterfeld noch nicht wissen. Mit seinen Ausführungen habe er seinen „mecklenburgischen Kollegen den Kampf zeigen" wollen, „den ich zwei Monate mit ungleichen Waffen gegen eine Organisation gekämpft habe, der alle staatlichen Hilfsmittel zur Verfügung stehen. In nächtelanger Arbeit habe ich ungeachtet jeder Gefahr den Kampf bis hierher geführt, den Kampf um Recht und Freiheit unseres Ärztestandes".[64)]

Aufschlußreich ist der Begleitbrief, den Winterfeld mit der Übersendung der Broschüre am 3. Februar 1933, drei Tage nach der reichsweiten Machtübernahme durch die NSDAP, an den NS-Ministerpräsidenten Granzow sandte. Diese Broschüre, so Winterfeld unterschwellig drohend, sei zwar „vorläufig" nur für das Ministerium und die mecklenburgischen Ärzte bestimmt. Nachdem aber eine „Zweidrittelmajorität der mecklenburgischen Ärzteschaft" und „nunmehr auch die Klinikerschaft und Vorklinikerschaft der Medizin Studierenden der Universität Rostock sich gegen die Ärztekammer in ihrer jetzigen Zusammensetzung" gewandt haben, sei es endlich an der Zeit, „daß diese Ärztekammer, die sich das Vertrauen der Ärzteschaft und der kommenden Generation auf das

61) Ebenda (Winterfeld an Granzow, 16.1.1933; Hervorhebungen im Original).

62) Ebenda (Einladung, Tagesordnung und Finanzplanung). Hatte die Ärztekammer im Jahr 1932 Ausgaben in Höhe von 7.189 RM gehabt, so sah der Finanzplan für 1933 eine Ausgabenhöhe von 9.100 RM vor. Da bei einem Beitrag von 12 RM bei 450 beitragszahlenden Ärzten nur eine Einnahme von 5.400 RM zusammenkam, müßten, da Beitragserhöhungen in der angespannten Situation vermieden werden sollten, „demnach aus dem vorhandenen Kapital 3.700 RM hinzugenommen werden, um die haushaltsplanmäßig erforderliche Summe von 9.100 RM zu erreichen". Der neue Satzungsentwurf sah vor, daß die Ärzte nun nur noch ein Prozent ihres Einkommens für die Unterstützungskasse zahlen sollten, und der Lebensversicherungszwang sollte für drei Monate ausgesetzt werden.

63) So Winterfeld in einem Rundschreiben an alle mecklenburgischen Ärzte am 24.1.1933, veröffentlicht in der Broschüre „Mein Kampf für Recht und Freiheit des Ärztestandes", diese in: LHAS, 5.12-7/1, Nr. 9882.

64) So Winterfeld am 28.1.1933 in ebenda.

Gröblichste verscherzt" habe, „nicht weiter im Amt bleiben" dürfe. Weil „die Satzungen der Ärztekammer [aber] so abgefaßt sind, daß sich die Herren nur selbst absetzen können", gebiete es „das Standesbewußtsein und die Standesehre, freiwillig zurückzutreten". Hier müßten der Ministerpräsident oder das Ministerium aktiv werden. Winterfeld bekräftigte seine eingangs noch subtil geäußerte Drohung: „Bevor wir den letzten Schritt in dieser Sache tun, d.h. unsere Zuflucht in der Öffentlichkeit suchen, woran aber nicht wir, sondern die Ärztekammer durch ihr renitentes Verhalten ... die alleinige Schuld tragen würde", bat Winterfeld „um eine Audienz", und zwar schon „am Dienstag kommender Woche". Die Angelegenheit dränge, „und es fehlt trotz aller [bisherigen] Geheimhaltung schon jetzt nicht mehr viel, um einen öffentlichen Skandal daraus entstehen zu lassen, der zu schwersten Erschütterungen in der Öffentlichkeit führen müßte".[65)]

Ende Februar 1933 erhielt Winterfeld Unterstützung von bislang nicht prominent hervorgetretener Seite. Der 40jährige niedergelassene Chirurg Dr. Werner Elfeldt würdigte Winterfelds Kampf gegen die Mecklenburgische Ärztekammer, „die in einer Zeit, in welcher die Mecklenburgische Ärzteschaft annähernd 33 Prozent ihrer Nettoeinnahmen bereits an Steuern und öffentlichen Abgaben an den Staat zahlt, es für gut fand, weitere zwei Prozent ihres Einkommens für die Zwecke einer von ihr eingerichteten Unterstützungskasse zu beschlagnahmen". In einer vierseitigen, mit „Die notwendige Änderung des Ärztekammergesetzes" überschriebenen Drucksache skizzierte er noch einmal die Entwicklung und den Stand des Kampfes um die Errichtung der Unterstützungskasse. Angesichts der „verzwickten Bestimmungen des in Frage kommenden Arzt- und Versicherungsrechtes" könne niemand Winterfeld „einen Vorwurf machen", wenn dieser „gelegentlich bei der Verteidigung seiner Auffassungen nicht absolut treffende Formulierungen gefunden" haben sollte oder „sich auch sachlich geirrt haben" mag. Elfeldt hielt es jedenfalls für auffällig, „daß die Kammer ihre Polemik außerordentlich scharf gegen ihn [Winterfeld] persönlich und nicht gegen die 285 Ärzte führt, die sich seiner Ansicht angeschlossen haben und deren Mittel offenbar diese Neubelastung nicht mehr vertragen".[66)] Elfeldt forderte, der nationalsozialistisch dominierte „Landtag des Jahres 1933 könne unmöglich den Anachronismus bestehen lassen, den das aus Zeiten des liberalen Staates stammende Ärztekammergesetz" darstelle.[67)]

In einer weiteren an die mecklenburgischen Ärzte versandten Flugschrift vom 14. März 1933 empörte sich Winterfeld darüber, daß die „Ärztekammer, die unter dem System Schröder-Asch entstand,[68)] ... trotz des Protestes der Ärzteschaft in ihrer jetzigen Zusammensetzung weiter Bestimmungen treffen können" sollte, „die dem Willen der Ärzteschaft widersprechen, *und zwar bis Ende 1934*", also dem turnusmäßigen Ende ihrer Amtsperiode. Winterfeld wiederholte hier „nochmals unsere Forderungen: 1. Rücktritt der Ärztekammer ..., 2. Nichtinkraftsetzung des Gesetzes betreffend die Unterstützungskasse ..., 3. Neuwahl der Ärztekammer ..., 4. Aufhebung des Zwanges, sich bei zwei von der Ärztekammer bevorzugten Lebensversicherungen zwangsversichern zu müssen", und statt dessen „5. Neuer beschleunigter Aufbau eines provisorischen Unterstützungssystems", an dem sich auch „die Professoren mit Privatpraxis" beteiligen müßten. Er habe auch „nach dem Ergebnis der Wahl vom 5. März"[69)] die Zuversicht, „*daß der frische und belebende Wind, der nunmehr ganz Deutschland ergriffen hat, auch bald bei uns wehen*" werde.[70)]

Um den Druck auf den Ministerpräsidenten Granzow und die mecklenburgische Landesregierung zu erhöhen, verbündete sich Winterfeld zwei Tage später mit dem 48jährigen, in Rostock niederge-

---

65) LHAS, 5.12-7/1, Nr. 9882 (Winterfeld an Granzow, 3.2.1933).

66) Winterfeld ist im Februar 1933 sowohl von Dr. Heinrich Gronau, ordentliches Mitglied der Mecklenburgischen Ärztekammer und Mitglied von deren Wohlfahrtskommission, die die Leitung der Versorgungskasse übernehmen sollte, als auch von der Mecklenburgischen Ärztekammer als Institution vor dem Ehrengericht Rostock der Ärztekammer angeklagt worden.

67) LHAS, 5.12-7/1, Nr. 9882 (Drucksache Elfeldt, spätestens 27.2.1933).

68) Gemeint waren Paul Schroeder und Julius Asch (beide 1875-1932, beide SPD), die vom Juli 1926 bis zum Juli 1929 Ministerpräsident bzw. Finanzminister der Landesregierung von Mecklenburg-Schwerin waren.

69) Die Reichstagswahl am 5.3.1933 war die erste und letzte Wahl im Dritten Reich, an der – unter notverordnungsbedingter Außerkraftsetzung vieler Grundrechte und unter massiven Terrorbedingungen – mehr als eine Partei teilnehmen konnte. Die NSDAP konnte im Vergleich zur letzten Reichstagswahl im November 1932 zwar um 10,8 Prozent zulegen, verfehlte jedoch die angestrebte absolute Mehrheit deutlich und erreichte 43,9 Prozent der Wählerstimmen.

70) LHAS, 5.12-7/1, Nr. 9882 (Flugschrift Winterfeld, 14.3.1933, mit dem Titel „Finden Sie, daß die Ärztekammer sich richtig verhält?"; Hervorhebung im Original).

lassenen Neurologen Dr. Hans Melchert, der ebenfalls seit 1931 der NSDAP angehörte. Beide richteten am 16. März 1933 ein dringendes Telegramm an den Reichsinnenminister Wilhelm Frick (1877-1946); darin hieß es: „2/3 aller mecklenburgischen Ärzte bekämpfen seit Monaten derzeitige Ärztekammer ohne Erfolg. Landesregierung hat Bedenken, Ärztekammer, in welcher kein Nationalsozialist sitzt, aufzulösen. Unterzeichnete nationalsozialistische Ärzte erbitten beschleunigte Maßnahmen der Reichsregierung im Einvernehmen mit der Landesregierung Mecklenburg, deren Innenminister [Dr. Friedrich] Scharf morgen, Freitag, in Berlin. Dr. Melchert, Dr. von Winterfeld."[71] Offenbar den „frischen und belebenden Wind" spürend, den die reichsweite nationalsozialistische Machtübernahme nunmehr auch nach Mecklenburg geleitet hatte, brachte Winterfeld hier erstmals parteipolitische Akzente in seiner Argumentation zur Ablösung des Vorstandes der Ärztekammer zur Geltung: Als Nationalsozialist, als der er bislang allerdings nicht aufgefallen war, denunzierte er die Ärztekammer und deren Vorstand als nichtnationalsozialistisch, also als politisch unzuverlässig.

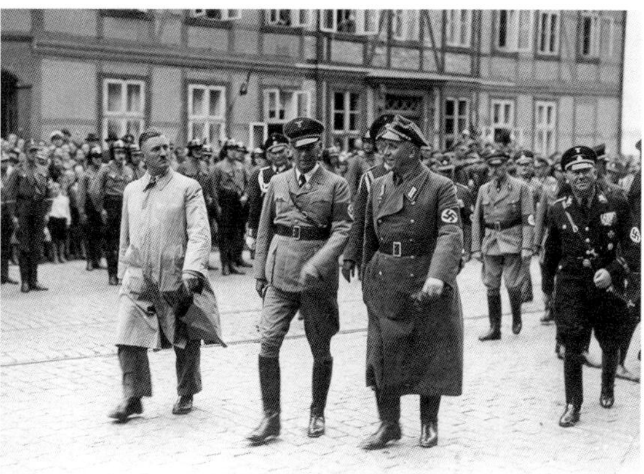

Reichsstatthalter und Gauleiter Friedrich Hildebrandt, Reichsinnenminister Wilhelm Frick sowie Staatsminister Friedrich Scharf (v.l.n.r.) während des Gautages in Schwerin (1935)

Der Vorstand der Mecklenburgischen Ärztekammer tagte am 1. April 1933 in Schwerin. Die einzigen Tagesordnungspunkte waren – neben „Verschiedenes" – die „Stellungnahme zu den neuen Protesten gegen Kammer und Unterstützungskasse" und der „Stand der Unterstützungskassenfrage".[72] Da gab es allerdings nicht mehr viel zu debattieren, denn an dieser Vorstandssitzung nahm auch der oberste staatliche Medizinalbeamte Mecklenburgs, Dr. Karl-Erich Marung, teil und übermittelte den drei Vorstandsmitgliedern, daß der Kultusminister Dr. Friedrich Scharf (1897-1974)[73] beabsichtige, die Ärztekammer aufzulösen. Aus der Schockstarre erwacht, rang sich der Vorstand der Ärztekammer vier Tage später eine schon aus damaliger Sicht schwach wirkende Erklärung ab. So halte es der Vorstand „für nicht erwiesen, daß die Mehrheit der mecklenburgischen Ärzteschaft die jetzige Zusammensetzung der Kammer beanstandet", was implizierte, daß man sich noch immer als legitimer Interessenvertreter der Ärzteschaft betrachtete. Denn die „dem Herrn von Winterfeld im Dezember 1932 zugegangenen 285 Zustimmungserklärungen" hätten „ausschließlich das Hinausschieben der Unterstützungskasse auf sechs Monate" betroffen, nicht jedoch die Absetzung des Vorstandes der Kammer zum Ziel gehabt. Außerdem träfen „die Gesichtspunkte, die in den letzten Wochen an vielen Stellen des Reichs zur Auflösung von Körperschaften geführt haben, nach Ansicht des Vorstandes für die Mecklenburgische Kammer in keiner Weise zu, da in der Kammer weder jüdische noch demokratisch marxistische Ärzte vertreten" seien „und dieselbe absolut aus nationaldenkenden Mitgliedern" bestehe.[74]

Aber auch dieser Kniefall vor den neuen nationalsozialistischen Machthabern – ergänzt um den Zusatz: „Die Unterstützungskassenangelegenheit ruht vorläufig" – hatte keinen Erfolg. Eine Woche später, am 12. April 1933, löste der Minister Dr. Friedrich Scharf die Mecklenburgische Ärztekammer auf. Das Ministerium für Medizinalangelegenheiten teilte dem Vorstand der Kammer an diesem

71) Ebenda (Melchert und Winterfeld an Frick, 16.3.1933); beim Zitat dieses Telegramms wurden Rechtschreib- und Grammatikfehler stillschweigend korrigiert, die im Original nicht vorhandene Interpunktion hinzugefügt und die durchgängige Kleinschreibung des Originals heutigen Lesegewohnheiten angepaßt.

72) Ebenda (Einladung und Tagesordnung, 27.3.1933).

73) Der spätere alleinige mecklenburgische Staatsminister Friedrich Scharf war zu dieser Zeit Innenminister, Justizminister sowie Minister für Unterricht, Kunst, geistliche und Medizinalangelegenheiten von Mecklenburg-Schwerin und in letzterer Ministerialfunktion aufsichtsführender Minister über die Mecklenburgische Ärztekammer.

74) LHAS, 5.12-7/1, Nr. 9882 (Ärztekammer-Brunk an Scharf, 5.4.1933).

Tage schriftlich mit, daß „hiermit die Ärztekammer für Mecklenburg-Schwerin und -Strelitz aufgelöst" werde. „Herr Dr. med. Blome in Rostock wird im Auftrage des unterzeichneten Ministeriums dem Vorstand die notwendigen Anweisungen geben und alles Erforderliche für eine geordnete Weiterführung der Geschäfte veranlassen."[75)]

Zur Auflösung der Mecklenburgischen Ärztekammer, wahrscheinlich eine der wenigen offiziellen Auflösungen einer Ärztekammer im gesamten Deutschen Reich, mögen – neben weiteren – vor allem folgende Gründe beigetragen haben: zum einen das lange und innerhalb einer beschränkten Öffentlichkeit – der Ärzteschaft – durchaus wirksame Agieren des *Nationalsozialisten* Dr. Hans Carl von Winterfeld, der mit großem, auch finanziellen Einsatz und demagogisch geschickt einen nicht unerheblichen Teil der mecklenburgischen Ärzte hinter sich zu bringen verstand und dabei auch die krisenbedingte wirtschaftliche Notlage eines Gros' der Ärzteschaft und deren Abneigung gegen *demokratisch* gewählte Institutionen zu mobilisieren verstand. Zum anderen kam Winterfeld zugute, daß er die „Zeichen der Zeit" verstanden hatte und die „Gunst der Stunde" zu nutzen wußte. Kaum einer der bislang schon versicherten Ärzte wollte in den unsicheren Zeiten der Weltwirtschaftskrise die Einrichtung einer neuen Versicherungskasse, mit Ausnahme der Funktionäre der Ärztekammer. Deren Dilemma bestand darin, daß es unmöglich war, alle Einzelheiten eines künftigen Versorgungswerkes zu klären und dabei bereits bestehende Regelungen zu berücksichtigen; irgendwo tauchten immer Sonderinteressen einzelner Ärzte oder Ärztegruppen auf, die die geplanten Neuregelungen als ungerecht empfanden.

Hinzu kam, daß die gegenüber der noch unerfahrenen, sich ihrer Machtmittel noch nicht bewußten und teilweise noch im parlamentarischen Rahmen agierenden nationalsozialistischen Landesregierung geäußerten Winterfeldschen Drohungen mit „der Öffentlichkeit" auf fruchtbaren Boden gefallen sein könnten und man sich im Zuge der Machtübernahme keine zerstrittene Ärzteschaft leisten wollte oder konnte. Außerdem ist dem neuen Innen- und Kultusminister Friedrich Scharf bei seinem Besuch beim Reichsinnenminister Frick „in Berlin" Mitte März 1933 sicherlich bedeutet worden, daß man nun die Macht habe und alle in der Weimarer Republik gebildeten Vereine und Organisationen prüfen und – bei erkannter mangelnder „nationaler Zuverlässigkeit" – entweder auflösen oder, wenn irgendwie wichtig, mit eigenem Personal weiterführen könne.

Der mit „der Durchführung" der Auflösung der Ärztekammer beauftragte Dr. Kurt Blome, seit 1924 niedergelassener Hautarzt in Rostock, war seit 1931 auch Gauobmann des NS-Ärztebundes für Mecklenburg und seit 1932 Gaureferent für das Medizinalwesen in der Gauleitung Mecklenburg-Lübeck der NSDAP. Der von ihm geleitete NS-Ärztebund hatte in Mecklenburg bislang noch kaum eine Rolle gespielt und zählte weniger als 50 Mitglieder. Blome agierte bei der Auflösung der Ärztekammer nicht nur als deren Konkursverwalter, sondern zugleich als „Kommissar der ärztlichen Spitzenverbände für Mecklenburg", wozu ihn der Reichsärzteführer Dr. Gerhard Wagner berufen hatte, der seit März 1933 als „Reichskommissar für die gleichgeschalteten ärztlichen Spitzenverbände" fungierte und sich in dieser Eigenschaft den Deutschen Ärztevereinsbund und den Hartmannbund unterstellt hatte. In seiner ersten Anordnung beauftragte Blome den bisherigen Geschäftsführer der Mecklenburgischen Ärztekammer, Dr. Max Raspe, am 17. April 1933, „die Geschäftsstelle der aufgelösten Ärztekammer weiter zu leiten". Als der „vom Ministerium mit der geordneten Weiterführung der Geschäfte Beauftragte" ernannte er „den bisherigen Vorsitzenden der Ärztekammer, Herrn Dr. med. Brunk", zu seinem „Vertreter"; dieser habe eventuell „erforderlich werdende Beschlüsse und Anordnungen in Zusammenarbeit mit mir zu treffen". Die übrigen Mitglieder „der bisherigen Ärztekammer" seien „zur Mitarbeit nicht heranzuziehen", und die Ehrengerichte hatten ihre Tätigkeit einzustellen.[76)]

Nahezu gleichlautend informierte Blome am selben Tag das Ministerium für Medizinalangelegenheiten über die von ihm getroffenen Maßnahmen zur „Weiterführung der Geschäfte der aufgelösten Ärztekammer".[77)] Nimmt man den Blome erteilten Auftrag, die Ärztekammer aufzulösen, und die

---

75) Ebenda (Ministerium für Medizinalangelegenheiten an Ärztekammer, 12.4.1933). In einer Kurzmeldung des mecklenburgischen NSDAP-Organs hieß es, daß der „Kultusminister Dr. Scharf angeordnet" habe, „daß die Mecklenburgische Ärztekammer aufgelöst" werde und „Dr. med. Blome mit der Durchführung der Maßnahme beauftragt" sei. Niederdeutscher Beobachter, 12.4.1933.

76) LHAS, 5.12-7/1, Nr. 9882 (Blome an Raspe, 17.4.1933).

77) Ebenda (Blome an Ministerium für Medizinalangelegenheiten, 17.4.1933).

von ihm ergriffenen Maßnahmen zur „Weiterführung" von deren Geschäften wörtlich, so bleibt unklar, ob hier tatsächlich eine Auflösung, ein Umbau oder eine Übernahme der Ärztekammer unter nationalsozialistischer Führung erfolgt war. Deutlich wird jedoch, daß Blome, der bisher in den Organisationen der mecklenburgischen Ärzteschaft keine Rolle gespielt hatte, sich bei seinem Auftrag zur Abwicklung bzw. zur Übernahme der Ärztekammer der beiden wichtigsten Personen der Kammer bediente bzw. mangels Kenntnissen bedienen mußte, die nunmehr faktisch nur noch aus drei Personen – dem Vorstand mit Blome, Brunk und Raspe – bestand.

Letzterer wandte sich am 18. April 1933 an die Mitglieder und stellvertretenden Mitglieder der eigentlich aufgelösten Ärztekammer, teilte ihnen die von Blome ergriffenen Maßnahmen mit und bat die ja noch nicht von ihrem Amt abgelösten Kammermitglieder – als sei noch nicht wirklich etwas geschehen –, „davon Notiz zu nehmen, daß die Geschäfte der Kammer vorläufig in unveränderter Weise durch den bisherigen Geschäftsführer der Kammer [also durch ihn, Raspe] weitergeführt werden".[78)]

Inzwischen begann sich auch die in weiten Teilen noch nicht nationalsozialistisch eingestellte Ärzteschaft auf die neue Zeit einzustellen. Auf einer Tagung in Güstrow nahmen Anfang Mai 1933 „die Ärzte und Apotheker beider Mecklenburg" in Gegenwart des Gauleiters Friedrich Hildebrandt die Ausführungen des Kommissars der Spitzenverbände der mecklenburgischen Ärzteorganisationen Dr. Kurt Blome, des Kommissars für die Krankenkassen beider Mecklenburg Hans Freiberg, des Rostocker Apothekers Gerhard Dombrowski und des Obermedizinalrats Prof. Dr. Hans Reiter zur Kenntnis, die über neue Aspekte der NS-Gesundheitspolitik referierten. In der „einstimmig angenommenen Entschließung" hieß es, daß die Ärzteschaft beider Mecklenburg „sich restlos zur nationalen Erhebung" bekenne, „die große Aufgabe" erkenne, „die ihr in der völkischen Erneuerung gestellt" sei und „ihrem Führer" dafür danke, daß er „diese Aufgabe ausgesprochen und gestellt" habe.[79)]

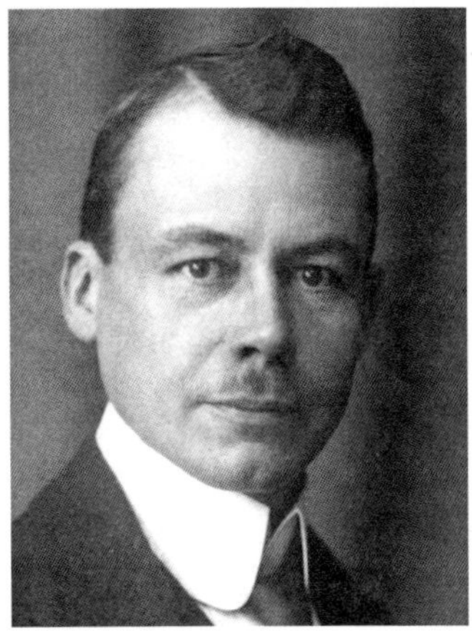
Hans Reiter

Wenn sich der entschiedenste „Kämpfer" gegen die Ärztekammer und deren Vorhaben, die Bildung einer Unterstützungskasse, Dr. Hans Carl von Winterfeld, Hoffnungen gemacht haben sollte, die ihm verhaßte Organisation erneuern, abwickeln oder übernehmen zu können, so wurde er enttäuscht. Winterfeld spielte bei den folgenden Entwicklungen keine Rolle mehr; er trat auch nicht mehr öffentlich in Erscheinung und starb wenige Monate später, im September 1933, im Alter von nur 44 Jahren in Rostock.[80)]

Tatsächlich scheint es so, als sei die Ärztekammer lediglich formal aufgelöst worden und habe weiterhin existiert, wenn ab April 1933 zunächst auch kaum noch etwas Kammerspezifisches zu erledigen war; zumindest wurden die Beiträge zur Kammer weiterhin erhoben und eingezogen. Dem von Dr. Max Raspe Anfang 1934 erstellten „Geschäftsbericht der Ärztekammer Mecklenburg-Schwerin und -Strelitz für das Jahr 1933" ist zu entnehmen, daß die Stelle des im April 1932 gestorbenen Kammermitglieds Dr. Paul Crull nicht wieder besetzt wurde, dagegen sei für den durch Wegzug nach Berlin ausgeschiedenen Prof. Dr. Walther Frieboes nunmehr Prof. Dr. Hans Curschmann „gewählt" worden.

Raspe – inzwischen auch Mitglied der NSDAP – hielt in seinem Geschäftsbericht zutreffend fest, daß die Bemühungen der Kammer zur Schaffung einer Unterstützungskasse „nach wie vor das größ-

78) Ebenda (Raspe an „sämtliche Mitglieder und stellvertretenden Mitglieder Ärztekammer", 18.4.1933).

79) „Die Tagung schloß mit einem dreifachen Sieg-Heil auf den Volkskanzler Adolf Hitler." Niederdeutscher Beobachter, 9.5.1933.

80) In einem Nachruf von Walter Volgmann, Kreisleiter des Kreises Rostock-Stadt der NSDAP, hieß es: „Wir verlieren in ihm einen treuen Mitkämpfer am Aufbau unseres Vaterlandes und werden sein Andenken treu in Ehren halten." Und der für den Rostocker Ärzte-Verein kondolierende Dr. Kurt Blome schrieb über den nach „schwerem Leiden" gestorbenen Winterfeld: „Mit ihm verliert die Ärzteschaft einen eifrigen Kämpfer für ihre Belange und für die Neugestaltung des Ärztestandes in nationalsozialistischem Sinne. Sein Andenken werden wir in Ehren halten." Ebenda, 15.9.1933.

te Interesse der mecklenburgischen Ärzteschaft" beanspruchte. „Die Meinungen über die in Aussicht genommene Versorgungseinrichtung waren sehr geteilt. Der Widerspruch, welcher sich teils gegen die Versorgung überhaupt, teils gegen den Abschluß von Vorzugslebensversicherungsverträgen ... richtete", habe „die Ärzteschaft in verschiedene Lager gespalten. Rundschreiben gegen die Kammer und aufklärende Rundschreiben der Kammer vermochten einen Ausgleich nicht herbeizuführen", und es sei nicht gelungen, „den Frieden in der Ärzteschaft herbeizuführen". In dieser Situation habe Minister Scharf durch den Medizinaldezernenten Dr. Marung dem Kammervorstand mitteilen lassen, daß er beabsichtige, die Ärztekammer aufzulösen. Gleichzeitig wurde verfügt, daß „der Zeitpunkt des Inkrafttretens" der Unterstützungskasse „auf unbestimmte Zeit zu verschieben sei". Daraufhin habe der Vorstand seine Arbeiten am Versorgungswerk eingestellt und die bereits „getätigten Verträge mit den beiden Versicherungsgesellschaften zum nächstmöglichen Termin wieder gekündigt".

Wenn Raspe in seinem Geschäftsbericht mitteilte, daß mit den von Blome am 17. April 1933 gegebenen Anweisungen „die Richtlinien für die Weiterführung der Geschäfte der aufgelösten Kammer gegeben" waren, scheint es, als wenn der alte und neue Geschäftsführer die Auflösung der Ärztekammer lediglich als eine zu vernachlässigende Petitesse betrachtete. So kann auch seine Formulierung verstanden werden, daß, „nachdem die Erörterungen über die Zweckmäßigkeit oder Unzweckmäßigkeit der von der aufgelösten Kammer beschlossenen Versorgungseinrichtung aufgehört hatten", nunmehr „eine Beruhigung in der Ärzteschaft" eingetreten sei „und die Geschäfte der Kammer in der bisherigen Weise unter Leitung des vom Ministerium bestellten Dr. Blome weitergeführt werden" konnten. „Die Geschäftsstelle der Kammer erledigte unter ihrem bisherigen, vom Leiter der Kammer bestätigten Geschäftsführer mit Hilfe einer Büroangestellten die laufenden Geschäfte", wobei 1933 insgesamt 2.315 Ein- und Ausgänge bearbeitet wurden.

Zwar existierte seit der „Auflösung" der Ärztekammer formal kein Kammervorstand mehr, was aber offenbar nichts ausmachte: „Die Angelegenheiten der Kammer wurden nach Bedarf vom Leiter der Kammer [Blome] mit seinem Stellvertreter Dr. Brunk und dem Geschäftsführer gemeinsam besprochen." Eine reguläre Vollsitzung der Mitglieder der Ärztekammer hat nach deren „Auflösung" allerdings nicht mehr stattgefunden, denn diese waren, wie Blome verfügt hatte, „zur Mitarbeit nicht [mehr] heranzuziehen". Durch die Zwangsabgaben der weiterhin beitragspflichtigen Ärzte für eine Kammer, die formal aufgelöst worden war, seien der Kammer Einnahmen in Höhe von 15.550,47 RM zugeflossen, denen Ausgaben in Höhe von 8.738,88 RM gegenüberstanden, so daß sich Ende 1933 ein Kassenbestand von 6.811,59 RM ergab.[81)]

Tatsächlich wurde die Ärztekammer nicht wirklich aufgelöst. Denn im Januar 1934 legte Dr. Max Raspe – jetzt „beauftragt mit der Leitung der Geschäftsstelle der aufgelösten Ärztekammer" – auf dem alten Briefbogen und mit dem bisherigen Stempel der Ärztekammer für Mecklenburg-Schwerin und -Strelitz dem Ministerium für Medizinalangelegenheiten[82)] den Haushaltsplan für die Kammer im Jahre 1934 mit dem Bemerken vor, es sei „äußerst schwierig, einen zutreffenden Voranschlag für das Jahr 1934 aufzustellen", und der jetzt eingereichte Plan dürfte, so Raspe, „im Laufe des Jahres verschiedene Änderungen erfahren". Dies zum einen, weil „zu erwarten" sei, daß „die Ehrengerichte wieder in Tätigkeit treten, die einen ziemlichen Zuschuß erfordern" würden. Zum anderen sei der Kammer „als neue Verpflichtung ... die Bezahlung der Diäten und Zeitentschädigungen für diejenigen Ärzte auferlegt" worden, „die an den Kursen für Erbbiologie und Rassenpflege in Berlin" teil-

81) LHAS, 5.12-7/1, Nr. 9882 (Geschäftsbericht der Ärztekammer für 1933, Anfang 1934).

82) Ein Ministerium für Medizinalangelegenheiten gab es zu diesem Zeitpunkt offiziell nicht mehr. Seit 1919 bestand in Mecklenburg-Schwerin das Ministerium für Unterricht, Kunst, geistliche und Medizinalangelegenheiten. Innerhalb dieses Querschnittministeriums nahmen die „Medizinalangelegenheiten" laut Geschäftsverteilungsplan zunächst den Rang eines Dezernats, dann einer Abteilung ein, wurden aber sowohl im internen Dienstverkehr als auch im auswärtigen Schriftwechsel als Ministerium bezeichnet. Im Dezember 1934 wurde per Gesetz verfügt, daß das mecklenburgischen Staatsministerium künftig nur noch aus einem Staatsminister bestehe und sich in Fachabteilungen gliedere, die an die Stelle der bisherigen Ministerien treten. Die nunmehrige Abteilung Unterricht, Kunst, geistliche und Medizinalangelegenheiten wurde von Dezember 1934 bis September 1940 von Dr. Wilhelm Bergholter (1897-1982) geleitet; innerhalb dieser Abteilung war bis Januar 1945 nach wie vor Dr. Karl-Erich Marung für das Ressort Medizinalangelegenheiten zuständig. Vgl. dazu Buddrus/Fritzlar: Landesregierungen und Minister in Mecklenburg, S. 79 f., 367 ff.

nehmen würden; unkalkulierbar seien auch die Kosten für die „Reisen des mit den Geschäften der Kammer beauftragten Dr. Blome“.[83]

Den Geschäftsbericht über die Tätigkeit der Mecklenburgischen Ärztekammer für das Jahr 1934 unterzeichnete nicht mehr der Geschäftsführer Raspe, sondern im Frühjahr 1935 Blome selbst, der jedoch mittlerweile nach Berlin gewechselt war, wo er seit September 1934 als Geschäftsführer der Reichsärztekammer tätig war und seit Januar 1935 auch als Beauftragter des Reichsärzteführers für das ärztliche Fortbildungswesen fungierte.[84] Zur „Leitung der Kammer“ hieß es, daß „die Geschäfte der im April 1933 aufgelösten Ärztekammer im Jahre 1934 von dem vom Ministerium beauftragten Dr. Blome mit Unterstützung seines Stellvertreters Dr. Brunk weitergeführt“ wurden; Leiter der Geschäftsstelle in Schwerin „war wie im Vorjahr“ Dr. Raspe. Neu war, daß in der Geschäftsstelle der Ärztekammer, „die mit der Geschäftsstelle der mecklenburgischen Ärzteorganisationen nach wie vor vereinigt“ blieb, seit April 1934 auch Dr. Hans Rößler tätig war, bisher niedergelassener Allgemeinpraktiker in Laage und nunmehr auch Geschäftsführer der Landesstelle Mecklenburg der Kassenärztlichen Vereinigung Deutschlands. Nicht mehr erwähnt wurden die 22 bisherigen regulären Mitglieder der Kammer, die ja jetzt eigentlich nur noch aus dem geschäftsführenden Vorstand bestand, und zur Kammerarbeit hieß es lapidar: „Die Angelegenheiten der Kammer wurden nach Bedarf vom Leiter der Kammer [Blome] mit der Geschäftsstelle [Raspe und Rößler] besprochen.“

Berichtet wurde, daß der faktische Leiter der (ja eigentlich aufgelösten) Ärztekammer, Dr. Blome, seit 1934 auch als Leiter des Mecklenburgischen Ärztevereinsbundes, des Landesverbandes Mecklenburg des Hartmannbundes sowie der Verwaltungsstelle Mecklenburg der Kassenärztlichen Vereinigung Deutschlands amtierte, „die am 31. Oktober 1933 als Institution öffentlichen Rechts ins Leben gerufen“ worden war.[85] Wurden in der Geschäftsstelle 1933 noch insgesamt 2.315 Ein- und Ausgänge bearbeitet, so hatte sich deren Zahl 1934 auf 1.253 fast halbiert – ein weiteres Indiz für den gesunkenen Stellenwert der Kammer. Nachdem die „Mitteilungen des Mecklenburgischen Ärztevereinsbundes e.V. und des Landesverbandes Mecklenburg des Hartmannbundes e.V.“, die bisher auch immer als Verlautbarungsorgan der Mecklenburgischen Ärztekammer fungiert hatten, Ende 1933 „auf Anordnung des Reichsärzteführers ihr Erscheinen eingestellt hatten“, war das „Ärzteblatt für Pommern, Mecklenburg und Lübeck“ an deren Stelle getreten. Die Kammer habe auch 1934 „bestimmungsgemäß“ die „Beiträge für die Berufsgenossenschaft zusammen mit den Kammerbeiträgen eingezogen“; letztere betrugen wie im Vorjahr 12 RM für jeden Arzt.

Der Kammer würden „des öfteren Beschwerden allgemeiner Art“ übersandt; sie müßte aber auch „als Preisprüfungsstelle eine Reihe von Rechnungen prüfen, welche wegen ihrer Höhe von den Zahlungspflichtigen beanstandet“ worden sind. Die ärztlichen Ehrengerichte und der Ehrengerichtshof hätten „ihre Tätigkeit im Jahre 1934 noch nicht aufgenommen in Erwartung der Reichsärzteordnung, die voraussichtlich eine Veränderung des Ehrengerichtswesens mit sich bringen werde“, deren „Erscheinen sich aber verzögert“ habe. Dies sei vorerst nicht weiter problematisch, denn „dank der autoritären Führung der Kammer [durch Blome] ... war es möglich, auch ohne Ehrengerichte entstandene Differenzen auszugleichen und Ärzte, die sich gegen die Standesordnung“ vergangen hatten, „zur Rechenschaft zu ziehen“.[86]

---

83) LHAS, 5.12-7/1, Nr. 9882 (Raspe an Ministerium für Medizinalangelegenheiten, 24.1.1934, mit Haushaltsplan für 1934). Bemerkenswert war darin die Steigerung des Gehalts der Sekretärin, die 1932 noch mit 1.300 RM auskommen mußte, auf nunmehr 2.000 RM.

84) Daß Blome, der unterschrieb, den Geschäftsbericht auch selbst verfaßt hatte, ist eher unwahrscheinlich. Formaler Aufbau und Sprachstil deuten vielmehr auf Raspe als Verfasser hin, wenngleich bei diesem eine deutlich distanziertere Diktion zu bemerken ist. Aufschlußreich ist, daß auch dieser im Frühjahr 1935 formulierte Bericht über das Geschäftsjahr 1934 (der 1933 formal aufgelösten) Ärztekammer wie in den Vorjahren „aufgrund des § 14 c der [mecklenburgischen] Ärzteordnung vom 5. Juli 1928“ erstattet worden ist; weil die seit 1933 angekündigte Reichsärzteordnung noch immer nicht erlassen worden war, bildete die mecklenburgische Ärzteordnung die einzige Rechtsgrundlage.

85) Zur KVD vgl. das Kapitel: Gesundheitsverhältnisse, gesetzliche Grundlagen und berufliche Rahmenbedingungen für das Wirken der mecklenburgischen Ärzteschaft 1933-1939, S. 103 ff.

86) Abschließend wurde für wichtig gehalten zu erwähnen, daß die bisherige „Ärztekammer für Mecklenburg-Schwerin und -Strelitz“ nach der „Vereinigung der beiden Länder Mecklenburg mit Genehmigung des Ministeriums den Namen ‚Ärztekammer für Mecklenburg‘“ erhalten hatte. LHAS, 5.12-7/1, Nr. 9882 (Blome an Ministerium für Medizinalangelegenheiten, 16.3.1935, mit Geschäftsbericht der Ärztekammer für 1934).

Auch den Voranschlag für den Haushalt der Kammer für das Jahr 1935 – immer noch erstellt „auf Grund des § 14 b der [mecklenburgischen] Ärzteordnung vom 5. Juli 1928" – hatte Blome unterzeichnet, aber wahrscheinlich nicht selbst aufgestellt. Ausgangspunkt für den neuen Haushalt war die Tatsache, daß in der Kasse der Ärztekammer zum Jahresende 1934 nur noch ein Guthaben von 1.372 RM vorhanden war. Die erhöhten Ausgaben des Jahres 1934 waren zum einen durch die zwangsweise Übernahme der „Unkosten für Teilnahme an den Kursen für Erbbiologie und Rassenkunde" entstanden, zum anderen dadurch, daß für die Geschäftsstelle der Ärztekammer erstmals 5.444 RM „beigesteuert" werden mußten. Dies war notwendig, weil die Geschäftsstelle der Kammer, die in den Vorjahren immer zusammen mit den Landesgeschäftsstellen des Mecklenburgischen Ärztevereinsbundes und des Hartmannbundes „sehr billig verwaltet wurde", nach der Auflösung des Ärztevereinsbundes und des Hartmannbundes nun ohne deren Unterstützung agieren mußte und zudem mit der Geschäftsstelle der Verwaltungsstelle Mecklenburg der Kassenärztlichen Vereinigung Deutschlands zusammengelegt worden war. Um die Aufgaben der Kammer im Jahr 1935 finanzieren zu können, mußten angesichts des geringen Kassenbestandes die von den Ärzten des Landes aufzubringenden Beiträge zur (eigentlich ja aufgelösten) Kammer von bislang 12 auf 20 RM pro Kopf angehoben werden; dies sei „im Vergleich zu Beiträgen anderer Kammern [immer noch] sehr niedrig". Kalkuliert wurde, daß durch die 460 erfaßten Ärzte eine Summe von 9.200 RM zusammenkomme, was gerade so ausreichen würde.[87)]

Es war angesichts der bisherigen Entwicklung einigermaßen überraschend, daß der Geschäftsführer der Ärztekammer Mecklenburg der Abteilung für Medizinalangelegenheiten des Mecklenburgischen Staatsministeriums Ende März 1936 mitteilte, daß „die Ärztekammer für Mecklenburg durch Reichsgesetz vom 13. Dezember 1935 – § 86 Ziffer 2 der Reichsärzteordnung – mit dem heutigen Tag aufgelöst" werde.[88)] Die Bezugnahme auf das „Reichsgesetz" betraf die am 13. Dezember 1935 erlassene Reichsärzteordnung, die am 1. April 1936 in Kraft treten sollte. Im hier herangezogenen § 86 der Reichsärzteordnung hieß es nicht nur, daß „die landesrechtlichen Bestimmungen über den ärztlichen Berufsstand ... aufgehoben" seien. Verfügt wurde darüber hinaus: „Die durch Landesrecht vorgeschriebenen ärztlichen Standesvertretungen werden aufgelöst. Die Reichsärztekammer ist deren Rechtsnachfolgerin."[89)] Geschäftsführer Max Raspe teilte dem Ministerium außerdem mit, daß er „das Inventar und den Kassenbestand, nach Prüfung durch einen Revisor, der Untergliederung der Reichsärztekammer für Mecklenburg, zu deren Leiter Herr Dr. [Wilhelm] Breßler in Rostock ernannt ist, als Rechtsnachfolgerin der Ärztekammer für Mecklenburg übergeben" werde.[90)]

Ende April 1936 wurde die Mecklenburgische Ärztekammer unter Bezugnahme auf den § 28 der Reichsärzteordnung und „nach Genehmigung durch den Herrn Reichs- und Preußischen Minister des Innern" durch den Reichsärzteführer Dr. Gerhard Wagner (neu) „errichtet". Als Leiter der nunmehrigen „Ärztekammer Mecklenburg-Lübeck" hatte Wagner den Rostocker Allgemeinmediziner Dr. Wilhelm Breßler, als dessen Stellvertreter Dr. Hans Rößler bestimmt.

Gerade ernannt, verlautbarte Breßler im regionalen Ärzteblatt, daß „laut Anordnung des Reichsärzteführers vom 25. April 1936 ... die Ärztekammer Mecklenburg-Lübeck ... errichtet worden" sei; „als Amtsblatt für Angelegenheiten des Ärztekammerbezirks ... gilt das ‚Ärzteblatt für Pommern und Mecklenburg-Lübeck'".[91)] Betrachtet man die Aktivitäten der Konkursverwalter der im April 1933 durch den damaligen Kultusminister Dr. Friedrich Scharf offiziell aufgelösten Mecklenburgischen Ärztekammer, war dieser Akt eigentlich keine Neuerrichtung der Kammer, sondern deren Fortführung unter nationalsozialistischen Vorzeichen.

Noch im Reichs-Medizinal-Kalender von 1935 erscheint die Mecklenburgische Ärztekammer als „aufgelöst", Anfang 1936 wurde sie per Reichsgesetz (Reichsärzteordnung) erneut aufgelöst. Im Reichs-Medizinal-Kalender des Jahres 1937 wird die „Ärztekammer Mecklenburg" wie selbstverständlich wieder aufgeführt, was natürlich formal falsch war, denn es handelte sich nunmehr nicht mehr um eine eigenständige Kammer, sondern lediglich um die mecklenburgischen Bezirksvereinigungen der Reichsärztekammer. Es war offenbar nur ein formaler Akt, durch den die offiziell auf-

87) Ebenda (Blome an Ministerium für Medizinalangelegenheiten, 29.1.1935).
88) LHAS, 5.12-7/1, Nr. 9878 (Raspe an Abteilung für Medizinalangelegenheiten, 31.3.1936).
89) RGBl., T. I, 1935, S. 1443.
90) LHAS, 5.12-7/1, Nr. 9878 (Raspe an Abteilung für Medizinalangelegenheiten, 31.3.1936).
91) Ärzteblatt für Pommern und Mecklenburg-Lübeck, 1936, S. 150, 164.

gelöste Kammer wieder neu gegründet oder „errichtet" wurde. Wie gezeigt, arbeitete die Kammer bzw. deren Geschäftsstelle auch nach der amtlichen Auflösungsverfügung vom April 1933 weiter, wenn auch unter anderer Leitung. Offenbar wurde die mecklenburgische Kammer weiterhin für wichtig und formal am Leben gehalten, wie die anderen regionalen Ärztekammern in Deutschland auch, und zwar als organisatorisches Bindeglied, als Platzhalter zwischen den bisherigen, eigenständig existierenden Ärztekammern der Länder und Provinzen sowie als künftige nachgeordnete Dienststellen einer noch zu etablierenden Reichsärztekammer, die mit der im Dezember 1935 erlassenen Reichsärzteordnung geschaffen wurde.[92)] Zu beachten ist der sich ab 1933/34 herausbildende enge organisatorische und personelle Zusammenhang zwischen der Ende 1933 gebildeten Landesstelle Mecklenburg der KVD und der 1933 zwar offiziell aufgelösten, de facto jedoch weitergeführten und nunmehr neu strukturierten Ärztekammer.

Mit dem Erlaß der Reichsärzteordnung ist nicht nur die Reichsärztekammer geschaffen, sondern auch verfügt worden, daß diese „als ihre Untergliederungen Ärztekammern und ärztliche Bezirksvereinigungen" errichten sollte. Dazu konnte man in Mecklenburg auf die zweieinhalb Jahre zuvor zwar offiziell aufgelöste, tatsächlich jedoch „geschäftsführend" weiterbetriebene Ärztekammer zurückgreifen. Die wiederbelebte und umfunktionierte Ärztekammer Mecklenburg, die bis zu ihrer formalen Auflösung 1933 auf den sieben Bezirksvereinen des Mecklenburgischen Ärztevereinsbundes basiert hatte, gliederte sich ab Anfang 1936 in nunmehr sechs Bezirksvereinigungen:[93)]

Die Bezirksvereinigung **Rostock** der mecklenburgischen Ärztekammer (umfassend den Land- und Stadtkreis Rostock) wurde von Dr. Otto Cassebaum geleitet (Stellvertreter: Dr. Kurt Stüdemann, Dr. Karl Martschke).

Die Bezirksvereinigung **Schwerin** (umfassend die Stadt und den Landkreis Schwerin sowie die Kreise Hagenow und Ludwigslust) wurde von Dr. Gustav Lewerenz geleitet (Stellvertreter: Dr. Friedrich Bock).

Die Bezirksvereinigung **Wismar** (umfassend die Stadt und den Landkreis Wismar sowie den Kreis Schönberg) wurde von Dr. Otto Lübcke, dann von Dr. Johannes Neumann geleitet (Stellvertreter: Dr. Claus Ebert).

Die Bezirksvereinigung **Südmecklenburg** (umfassend die Stadt und den Landkreis Güstrow sowie die Kreise Malchin, Parchim und Waren) wurde von Dr. Hermann Weishaupt geleitet (Stellvertreter: Dr. Ludwig Gütschow).

Und die Bezirksvereinigung **Neubrandenburg** (umfassend den Kreis Stargard) wurde von Dr. Erich Lange geleitet (Stellvertreter: Dr. Kurt Falckenberg).[94)] Zehn dieser zwölf Leitungsmitglieder der Bezirksvereinigungen der Ärztekammer gehörten bereits 1933 der NSDAP an; die zwei anderen traten 1937 bzw. 1940 der Partei bei.

Die Machtübernahme der NSDAP, die sich im Medizinalbereich zunächst im Erlaß neuer Zulassungsordnungen, der Auflösung des Hartmannbundes und des Deutschen Ärztevereinsbundes, der Schaffung der Kassenärztlichen Vereinigung Deutschlands und der Bildung der Reichsärztekammer, später im Gesetz zur Vereinheitlichung des Gesundheitswesens, dem Erlaß der Reichsärzteordnung und der Berufsordnung für die deutschen Ärzte manifestierte, machte die in Mecklenburg ab 1929 geführten Debatten um die Schaffung einer Unterstützungskasse bzw. eines Versorgungswerks für die Ärzte obsolet. Hatten diese Diskussionen, in deren Verlauf sich immerhin zwei Drittel der mecklenburgischen Ärzte gegen die Bildung einer Versorgungskasse überhaupt bzw. gegen einzelne Modalitäten des Wirkens dieser Einrichtung gewandt hatten, noch im Frühjahr 1933 zur faktischen Auf-

---

92) Vgl. dazu: RGBl., T. I, 1935, S. 1433-1444.

93) Leiter der Bezirksvereinigung Lübeck, umfassend die Stadt und das Landgebiet von Lübeck, war Dr. Werner Thiele. Auch weil Lübeck schon im April 1937 aus dem mecklenburgischen Gauverbund ausgeschieden ist, werden die Ärzte aus Lübeck hier nicht weiter betrachtet. Außerdem gehörte Lübeck schon ab September 1937 zum Bezirk der Ärztekammer Schleswig-Holstein; vgl. dazu: RMBliV., 1937, S. 1583. Behandelt werden hier nur die fünf auf mecklenburgischem Territorium liegenden Bezirksvereinigungen.

94) Zusammengestellt nach: RMBliV., 1936, S. 978, sowie nach: Reichs-Medizinal-Kalender, 1937, S. 21 f. und Ärzteblatt für Pommern, Mecklenburg und Lübeck, 1936, S. 164. Diesen fünf neugebildeten Bezirksvereinigungen der Ärztekammer Mecklenburg entsprachen die nunmehr fünf Bezirksstellen der Landesstelle Mecklenburg der KVD. Zu den Strukturen der KVD vgl. das Kapitel: Gesundheitsverhältnisse, gesetzliche Grundlagen und berufliche Rahmenbedingungen für das Wirken der mecklenburgischen Ärzteschaft 1933-1939, S. 103 ff.

lösung der Mecklenburgischen Ärztekammer geführt, so reichten wenige Jahre der NS-Herrschaft aus, daß diese Proteste verstummten.

Die Anweisung zur Bildung einer Unterstützungskasse für mecklenburgische Ärzte kam nunmehr aus der zentralen Schaltstelle der NS-Medizin in Berlin. Im März 1938 erließ der Stellvertreter des Reichsärzteführers bei der Reichsleitung der KVD, Dr. Heinrich Grote (1888-1945), eine einfache „Anordnung über das Versorgungswesen der Ärztekammer Mecklenburg". Darin hieß es: „Um die Ärzte und ihre Hinterbliebenen vor dringender Not zu schützen", habe die Reichsärztekammer bei der Ärztekammer Mecklenburg „eine Abteilung Ärzteversorgung errichtet". Die Reichsärztekammer habe „für den Bereich der Ärztekammer Mecklenburg mit beaufsichtigten Versicherungsgesellschaften einen Gemeinschaftsvertrag" geschlossen, „durch den die der Ärztekammer Mecklenburg angehörenden Ärzte und ihre Hinterbliebenen auf Berufsunfähigkeit, Alters- und Hinterbliebenenrente und auf ein Sterbegeld versichert" seien. Die Versicherungsleistungen beliefen sich auf 2.000 RM als Sterbegeld, auf jährlich 1.500 RM als Berufsunfähigkeits- bzw. Altersrente ab dem 65. Lebensjahr. Für eine Witwenrente waren jährlich 1.000 RM vorgesehen, die Halbwaisenrente betrug 300 RM, und die Vollwaisenrente lag bei 600 RM pro Jahr, zahlbar bis zum vollendeten 21. Lebensjahr.

Der Einfachheit halber – und damit jeden Widerspruch von vornherein ausschließend – wurde bestimmt, daß „der Leiter der Ärztekammer Mecklenburg", also Dr. Wilhelm Breßler, zugleich „Leiter der Abteilung Ärzteversorgung" war. Für alle der Ärztekammer Mecklenburg angehörenden Ärzte wurde eine „Pflichtteilnahme" an dieser „Ärzteversorgung" verfügt. Was einstmals für erheblichen Zündstoff und für Ablehnung der geplanten Versorgungskasse gesorgt hatte, nämlich die Nichtberücksichtigung der Mitgliedschaft zahlreicher Ärzte in langjährig bestehenden Unterstützungskassen, war nunmehr kein Hinderungsgrund mehr; diese Ärzte hatten weiterhin an diesen Versorgungseinrichtungen teilzunehmen und mußten gleichzeitig Pflichtmitglied der neuen „Ärzteversorgung" werden.[95)]

Von der „Pflichtteilnahme befreit" waren Ärzte, die älter als 60 Jahre waren, Assistenzärzte oder als Arztvertreter tätige Mediziner sowie ärztliche Beamte und festangestellte Ärzte. Von der Teilnahme an der neuen Ärzteversorgung konnten „auf Antrag" auch diejenigen Ärzte befreit werden, die „eine gleichwertige private Lebensversicherung besitzen", sowie verheiratete Ärztinnen, wenn deren Ehemänner Beamte waren oder über eine mit einem vertraglich gesicherten Anspruch auf Ruhegehalt verbundene Festanstellung verfügten. Für die in Aussicht gestellten Versicherungsleistungen waren vierteljährlich zu leistende Beiträge zu zahlen, deren Höhe vom Berufseinkommen abhängig war und vom Leiter der Abteilung Ärzteversorgung festgesetzt wurde.

Die Mecklenburgische Ärztekammer war bis zum Kriegsende aktiv und arbeitsfähig; sie organisierte bis zum Mai 1945 hauptsächlich den Einsatz der vor allem aus den Ostgebieten nach Mecklenburg gelangten Ärzte.

95) Allerdings wurden die noch bestehenden sechs Versorgungseinrichtungen „für den Nachwuchs geschlossen", durften also keine neuen Mitglieder mehr aufnehmen; sie waren jedoch verpflichtet zu sichern, „daß die Leistungen nach den bisherigen Satzungsbestimmungen weitergewährt" wurden. Dies betraf die Umlagesterbekasse des früheren Mecklenburgischen Ärztevereinsbundes, die Unterstützungskasse der früheren Ortsgruppe Wismar des Hartmannbundes, die Gemeinschaftsversicherung des früheren Südmecklenburgischen Ärztevereins, die Unterstützungskasse der Kassenärzte Südwest-Mecklenburgs in Ludwigslust, die Versorgungseinrichtung der Verrechnungsstelle für die ärztliche Privatpraxis in Güstrow und die Unterstützungskasse der Verrechnungsstelle für ärztliche Privatpraxis in Schwerin, deren Satzungen „außer Kraft gesetzt" wurden.

Die Ärztlichen Ehrengerichte und der Ärztliche Ehrengerichtshof

Die Bildung und die personelle Zusammensetzung der Ehrengerichte

Laut §§ 13 und 14 der mecklenburgischen Ärzteordnung vom Juli 1928[1] hatte die neugeschaffene Ärztekammer das Recht, die ärztlichen Mitglieder der Ehrengerichte und des Ehrengerichtshofs zu wählen, und die Pflicht, „alljährlich einen Geschäftsbericht ... über die Tätigkeit der Ehrengerichte ... zu erstatten". Die Ärztlichen Ehrengerichte waren für jeden in Mecklenburg tätigen Arzt zuständig, mit Ausnahme der staatlichen und kommunalen, also beamteten Ärzte, für die ein staatlich geordnetes Disziplinarverfahren vorgesehen war. Die Ehrengerichte hatten – als Organe der Ärztekammer – außerhalb der ordentlichen Gerichtsbarkeit standesrechtliche Verfehlungen der mecklenburgischen Ärzte zu untersuchen und gegebenenfalls zu ahnden. Dabei hatten Ärzte, die die sich aus § 3 der Ärzteordnung ergebenden und dort recht schwammig formulierten Pflichten verletzt hatten, eine „ehrengerichtliche Bestrafung zu erwarten".

Der Spielraum dieser für berufsständische Verfahren zuständigen Ehrengerichte erwies sich als gering. War gegen einen Arzt Klage vor einem öffentlichen ordentlichen Gericht erhoben worden, so war zunächst noch kein ehrengerichtliches Verfahren zu eröffnen. Und wurde für einen Arzt in einem ordentlichen Gerichtsverfahren auf Freispruch oder Einstellung erkannt, war in der Regel kein ehrengerichtliches Verfahren mehr vorgesehen. War jedoch in einem ordentlichen Gerichtsverfahren ein Arzt verurteilt worden, so sollte danach in der Regel auch ein ehrengerichtliches, also ein berufsständisches Verfahren erfolgen. War bereits in einem ordentlichen Gerichtsverfahren einem Arzt die Approbation aberkannt worden, so erübrigte sich ein ehrengerichtliches Verfahren. Als Strafen in einem ehrengerichtlichen Verfahren waren eine Verwarnung, ein Verweis, eine Geldstrafe bis zu 1.000 RM sowie die Entziehung des aktiven und passiven Wahlrechts zur Ärztekammer und zu den Ehrengerichten vorgesehen.

Für das ehrengerichtliche Verfahren in erster Instanz waren die drei in Rostock, Schwerin und Güstrow errichteten Ärztlichen Ehrengerichte zuständig, die mehrere Medizinalbezirke umfaßten; in zweiter und letzter Instanz urteilte schließlich der Ärztliche Ehrengerichtshof in Schwerin. Jedes Ehrengericht sollte aus vier Ärzten und einem Berufsrichter bestehen. Die ärztlichen Mitglieder eines Ehrengerichts wurden von der Ärztekammer gewählt; maximal zwei Mitglieder eines Ehrengerichts durften dabei auch Mitglieder der Ärztekammer sein. Das richterliche Mitglied eines jeden Ehrengerichts wurde vom mecklenburgischen Justizministerium ernannt. Der in letzter Instanz agierende Ärztliche Ehrengerichtshof bestand aus fünf Ärzten, einem Berufsrichter und einem höheren Verwaltungsbeamten, der auch zum Richteramt befähigt sein mußte (§§ 45, 46 der mecklenburgischen Ärzteordnung). Die Amtszeit der Mitglieder der Ehrengerichte war – wie auch bei den Mitgliedern der Ärztekammer – auf fünf Jahre festgelegt.

Das prozessuale Prozedere der Ehrengerichtsverfahren (etwa bei Voruntersuchung, Hauptverhandlung, Beeidigung, Zeugenvernehmung, Anwaltsvertretung usw.) glich dem eines ordentlichen Strafgerichtsverfahrens. Die Verhandlungen waren jedoch nicht öffentlich. Amtsgerichte und Polizeibehörden waren verpflichtet, die Ermittlungen der Ärztlichen Ehrengerichte zu unterstützen (§ 59 der mecklenburgischen Ärzteordnung). Die Ehrengerichte sollten nach § 83 zugleich als Schiedsämter zur Beilegung von Streitigkeiten fungieren, die sich aus der ärztlichen Berufstätigkeit zwischen Medizinern oder einem Arzt und einer weiteren Person ergeben hatten, fungieren.[2]

Die noch Ende 1929 gewählten Mitglieder des Ärztlichen **Ehrengerichts Rostock** waren die Ärzte Dr. Otto Noglich (Rostock), Dr. Franz Schroeder (Rostock) – 1931 krankheitshalber ersetzt durch Prof. Dr. Ernst Franke (Rostock) –, Dr. Alexander Tschirch (Wismar) und Dr. Heyo Mennenga (Grevesmühlen). Richterliches Mitglied des Ehrengerichts und damit der einzige juristische Sachverständige war der Rostocker Landgerichtsrat Otto Brauns (1872-1966); zum Vertreter des Ministeriums ist der damalige Regierungsrat Hermann Schmidt zur Nedden (1893-1973) bestimmt worden.[3]

---

1) Regierungsblatt für Mecklenburg-Schwerin, 1928, S. 259-274.
2) Vgl. ebenda.
3) Als stellvertretende ärztliche Mitglieder des Ehrengerichts Rostock sind Dr. Adolf Götze (Wismar) und Dr. Johannes

Das Ärztliche **Ehrengericht Güstrow** bestand neben dem Landgerichtsrat Hans Bolten (1874-1938) aus Güstrow als richterlichem Mitglied aus den ärztlichen Mitgliedern Dr. Max Hoffmann (Güstrow), Dr. Erich Schürhoff (Güstrow) – 1931 krankheitshalber ersetzt durch Dr. Adolf Krome (Bützow) –, Dr. Ernst Ebeling (Dobbertin) als Vorsitzendem und Dr. Paul Blieffert (Parchim). Zum Vertreter des Ministeriums ist Oberregierungsrat Hans Schlie (*1872) bestimmt worden.[4]

Die 1930 bestimmten Mitglieder des **Ehrengerichts Schwerin** der Ärztekammer für Mecklenburg-Schwerin und -Strelitz waren neben dem Landgerichtsrat Dr. Willy Müller (1886-1962) aus Schwerin die Ärzte Dr. Johannes Günther (Schwerin) als Vorsitzender, Dr. Franz Guthke (Crivitz), Dr. Johannes Heydemann (Boizenburg) und Dr. Philipp Schibalski (Schwerin). Vertreter des Ministeriums für Medizinalangelegenheiten war der frühere Drost Adolf Kittel aus Schwerin.[5]

Das in der ursprünglich mecklenburg-schwerinschen Ärzteordnung zunächst nicht vorgesehene, nach Bildung der gemeinsamen Ärztekammer jedoch bald eingerichtete Ärztliche **Ehrengericht Neustrelitz** bestand neben dem Landgerichtsrat Alfred Spohnholtz (*1878) als Vorsitzendem aus den Ärzten Dr. Karl Kausch (Feldberg), Dr. Kurt Falckenberg (Neubrandenburg), Dr. Karl Hartmann (Neubrandenburg) und Dr. Otto Witte (Woldegk). Als Staatsvertreter fungierte hier der Landgerichtsrat Dr. Gustav Bachmann (*1879).[6]

Der Ärztliche **Ehrengerichtshof** als letzte bzw. oberste Instanz für berufsgerichtliche Verfahren ist erst im Laufe des Jahres 1930 gebildet worden. Ihm gehörten neben dem Amtsgerichtsrat Erich Studemund (1891-1964) als richterlichem Mitglied und zugleich Leiter sowie dem Ministerialrat Otto Dehns (1876-1943) als ministerialem Mitglied die Ärzte Dr. Friedrich Wilda (Neustrelitz), Dr. Hermann Seeliger (Vellahn), Dr. Heinrich Paschen (Schwerin), Dr. Wilhelm Schmidt (Rostock) und Dr. Ernst Ladisch (Güstrow) an.[7]

In der Geschäftsordnung der Ehrengerichte ist festgelegt worden, daß der Vorsitzende „für seine geschäftsführende Tätigkeit ein angemessenes Extrahonorar“ erhalten müsse, und der Protokollführer solle „an Tagegeldern für den vollen Tag 20 RM und für den halben Tag 10 RM“ sowie „Übernachtungsgelder und Reisekosten nach den für seine Beamtengruppe maßgebenden Sätzen sowie für die Erledigung der laufenden Schreibarbeiten ein angemessenes Honorar“ bekommen.

Zur Tätigkeit der Ärztlichen Ehrengerichte

Die mecklenburgischen Ehrengerichte hatten zunächst nicht viel zu tun; wahrscheinlich war ihre Existenz bislang kaum bekannt geworden, oder man zierte sich noch, Berufskollegen anzuzeigen. Laut Tätigkeitsbericht war das von Dr. Ernst Ebeling geleitete Ehrengericht Güstrow **1930** nur in einem Fall „gegen einen im Bezirk des Ehrengerichts wohnenden Kollegen“ tätig geworden. Beim Ehrengericht Neustrelitz war zwischen 1929 und 1930 ebenfalls nur ein Fall anhängig, bei dem es „um Beschuldigungen eines Brandenburger Arztes gegen einen Alt-Strelitzer Arzt“ ging, und auch beim Ehrengericht Rostock war zwischen November 1929 und Dezember 1930 „nur eine Sache eingegangen, die bereits beim ärztlichen Ehrengerichte Berlin anhängig gewesen war und dem hiesigen Gerichte wegen Verzuges des Beschuldigten ... nach Rostock zugeleitet wurde“. Beim Ehrengericht Schwerin waren 1930 „drei ehrengerichtliche Strafverfahren eingeleitet“ worden, „die sämtlich

Rüther (Rostock-Brinckmansdorf) gewählt worden. Vgl. dazu: LHAS, 5.12-7/1, Nr. 9882 (Geschäftsbericht der Ärztekammer für Mecklenburg-Schwerin und -Strelitz für die Zeit vom 6.11.1929 bis 31.12.1930).

4) Stellvertretende ärztliche Mitglieder waren Dr. Arthur Sonntag (Güstrow) und Dr. Friedrich Schulz (Lübz); vgl. dazu ebenda.

5) Gewählte stellvertretende ärztliche Mitglieder waren Dr. Georg Atzrott (Grabow) und Albert Senske (Gadebusch), nach dessen Tod Dr. August Jahn (Schwerin); vgl. dazu ebenda (Liste der Mitglieder des Ehrengerichts Schwerin, 29.1.1931).

6) Gewählte stellvertretende ärztliche Mitglieder waren Dr. Roland Koeppler (Friedland) und Dr. Wilhelm Granzow (Stargard); vgl. dazu ebenda (Geschäftsbericht der Ärztekammer für Mecklenburg-Schwerin und -Strelitz für die Zeit vom 6.11.1929 bis 31.12.1930).

7) Als stellvertretende ärztliche Mitglieder des Ehrengerichtshofes sind Dr. Johannes Nahmmacher (Malchow), Dr. Hubert Niehoff (Parchim) und Dr. Otto Pohrt (Schwerin) gewählt worden. Vgl. dazu ebenda.

noch nicht erledigt sind". Und auch der ärztliche Ehrengerichtshof hatte 1930 nur einen Fall – eine Beschwerde – zu bearbeiten.[8)]

Schon ein Jahr später war ein größerer Geschäftsanfall zu beobachten. **1931** waren beim Ehrengericht Neustrelitz der mecklenburgischen Ärztekammer drei Fälle anhängig geworden: Die erste Sache betraf Dr. Heinrich Schellhaas aus Fürstenberg wegen „angeblichen Ehrenwortbruches und nachteiligen Verhaltens" gegenüber Dr. Otto Schmidt, die zweite Angelegenheit bezog sich in unbekannter Angelegenheit auf Dr. Paul Sowka aus Strelitz, und das dritte Verfahren richtete sich gegen Dr. Carl Rother in Schönberg, der den Vertrauensarzt der Landkrankenkasse des Landes Ratzeburg, Dr. Gerhard Hofstaetter, beleidigt haben sollte.[9)]

Waren dies anscheinend Bagatellen, so betraf auch der erste Fall des Ehrengerichts Güstrow im Jahre 1931 einen auf den ersten Blick nur für Insider brisanten Gegenstand. So war der Krakower Arzt Dr. Walter Maurer von der Ärztekammer Hannover angezeigt worden, „weil er der Wohlmuthgesellschaft ein Anerkennungsschreiben über die gute Wirkung des Apparats bei seiner Ehefrau geschickt" hatte.[10)] Einen zweiten, ebenfalls Dr. Maurer betreffenden Fall hatte der Südmecklenburgische Ärzteverein ins Rollen gebracht, weil der Beschuldigte versucht haben soll, „in verschiedenen Orten durch Unterbietung des bisher impfenden Arztes die öffentliche Impfung an sich zu bringen".

Der Arzt Dr. Walter Vogt aus Bützow war von der Hausdame Clara Pingel wiederholt wegen „sittenwidrigen Verhaltens" angezeigt worden. Der Groß-Berliner Ärztevereinsbund hatte sich beim Ehrengericht Güstrow über Dr. Egon Krull beklagt, weil dieser „in Berlin, also außerhalb seines Wohnsitzes, Sprechstunden abhielte". Im Februar 1931 hatte der Kinderarzt Dr. Justus Schlesinger aus Bitterfeld seinen Güstrower Fachkollegen Dr. Paul Ivens „wegen unkollegialen und standeswidrigen Verhaltens" angezeigt. Sanitätsrat Dr. August Kluge aus Güstrow erstattete im Mai 1931 Anzeige gegen den ebenfalls in Güstrow praktizierenden Facharzt für Chirurgie Dr. Werner Elfeldt, weil dieser „ihn in seiner Tätigkeit beim Wohlfahrtsamt der Stadt Güstrow und in seinem ärztlichen Ansehen schwer geschädigt" habe.[11)] Der in Waren tätige Arzt Dr. Hans Brenke hatte im August 1931 Anklage gegen den in Wesenberg praktizierenden Allgemeinpraktiker Dr. Friedrich Stolzenburg erhoben, weil dieser „in den Antworten, die er Brenke auf Prüfungsberichte gegeben habe, sich eines so ungehörigen Tones bedient habe, daß er sich das nicht bieten lassen könne".[12)] Ebenfalls im August 1931 erstattete die Stadt Teterow Anzeige gegen den Landarzt Dr. Wladislaus Bakowski aus Groß Wokern, weil dieser „trotz mehrfacher Mahnung seine Schulden im Teterower Krankenhause nicht bezahle".

---

8) Ebenda (Tätigkeitsberichte der ärztlichen Ehrengerichte, Januar 1931).

9) Ebenda (von Alfred Spohnholtz der Ärztekammer übermittelter Bericht über die Tätigkeit des Ehrengerichts Neustrelitz, 7.1.1932). Der niedergelassene Allgemeinpraktiker Dr. Gerhard Hofstaetter aus Lübeck ist im Januar 1939 wegen „gewerbsmäßiger Abtreibung" zu einer Zuchthausstrafe verurteilt und aus der Reichsärztekartei gestrichen worden.

10) Der Physiker und Ingenieur August Wohlmuth hatte Apparate zur Anwendung von galvanischem Feinstrom zur Behandlung von zahlreichen Beschwerden entwickelt und vertrieben. Die Apparate und Anleitungen für diese Galvanotherapie wurden später intensiv vermarktet und vor allem in der Naturheilpraxis verwendet.

11) In den relativ kleinen mecklenburgischen Orten kannten sich die Angehörigen der örtlichen Honoratiorenschaft persönlich, was zum einen zur Bildung von Netzwerken beitrug, zum anderen aber auch Abhängigkeiten und Verbindlichkeiten schuf. So suchte sich der Staatsvertreter beim Ärztlichen Ehrengericht Güstrow, der Oberregierungsrat und frühere Landrat Hans Schlie, wegen Befangenheit diesem Verfahren zu entziehen. Mit Dr. Kluge sei er durch seine Mitgliedschaft in einer studentischen Vereinigung eng verbunden, und Dr. Elfeldt habe seine Tochter zweimal erfolgreich operiert. Außerdem verkehre er mit dem Vater des Dr. Elfeldt, dem früheren Kreisarzt Dr. Otto Elfeldt, gesellschaftlich, so daß es Schlie „höchst peinlich" sei, „nach der einen oder anderen Richtung dienstlich Stellung nehmen zu müssen". Da sich auch das richterliche Mitglied des Ärztlichen Ehrengerichts Güstrow, der Landgerichtsrat Hans Bolten, „aus ähnlichen Gründen für befangen erklärt" habe, bat Schlie darum, „für diesen Fall einen anderen Beamten mit der Wahrnahme des staatlichen Interesses zu beauftragen". LHAS, 5.12-7/1, Nr. 9882 (Schlie an Ministerium für Medizinalangelegenheiten, 17.2.1932).

12) Auch Dr. Hans Brenke – ein des öfteren vor dem Ehrengericht Güstrow klagender Vertrauensarzt der Landkrankenkasse Waren – war sich der Gefahr der Befangenheit bewußt. So wunderte er sich, „daß in dem an sich schon kleinen Land Mecklenburg nicht weniger als vier Ehrengerichte bestehen. Damit scheint mir die Gefahr der Befangenheit von ärztlichen Mitgliedern dieser Ehrengerichte naheliegend, ganz besonders in meinem Falle, der ich infolge meines Amtes die kassenärztliche Organisation in scharfer Gegnerschaft gegen mich sehe". Brenke hatte im Februar 1932 Anzeige gegen Dr. Hermann Keutzer, den Chefarzt der Lungenheilstätte Amsee bei Waren, und im März 1932 Anzeige gegen Dr. Vollrath Zengel, niedergelassener Allgemeinpraktiker in Waren, gestellt. Da er das Ehrengericht Güstrow für befangen hielt, bat er die Ärztekammer und das Ministerium für Medizinalangelegenheiten, seine Anzeigen „dem Ehrengericht in Neustrelitz zur Bearbeitung zu übergeben". LHAS, 5.12-7/1, Nr. 9882 (Brenke an Ministerium für Medizinalangelegenheiten, 26.3.1932).

Die Nordwestliche Eisen- und Stahl-Berufsgenossenschaft beschwerte sich im September 1931 über Dr. Karl Vietense aus Güstrow, weil dieser „einem Patienten, der bei der bezeichneten Berufsgenossenschaft eine Rente verlangt, ein Gefälligkeitsattest ausgestellt" habe. Von den acht beim Ehrengericht Güstrow anhängig gewordenen Fällen seien „nur zwei erledigt" worden. Der Vorsitzende des Ehrengerichts, Dr. Ernst Ebeling, hatte die Verantwortlichen klar ausgemacht: „Die Verzögerung in der Erledigung liegt fast nur bei den Juristen des Ehrengerichts, die die Angelegenheiten sehr verzögern ... Wenn das Ehrengericht Güstrow irgendwelche ersprießliche und nützliche Arbeit leisten soll, dann muß hier ein Wandel geschaffen werden"; er schlug pensionierte oder „auf Wartgeld gesetzte" Juristen vor, „die über die nötige Zeit für derartige Arbeiten verfügen".[13]

Der Geschäftsanfall im von Dr. Johannes Günther geleiteten Ehrengericht Schwerin war 1931 ähnlich groß. So wurde ein Verfahren gegen Dr. Sophie Hachez aus dem Vorjahr weitergeführt und letztlich eingestellt, in dem sie des Abrechnungsbetruges beschuldigt worden war. Der in Schwerin niedergelassene Chirurg Dr. Otto Pohrt, zugleich auch Kassenführer und stellvertretender Schriftleiter der Ärztekammer für Mecklenburg-Schwerin und -Strelitz, wurde vom Generaloberarzt a.D. Dr. Hans Schulz beschuldigt, ihn beleidigt zu haben; das Ehrengericht konnte „eine Beleidigung nicht als vorliegend" ansehen und stellte das Verfahren ein. Gleichzeitig lief aber auch ein Verfahren gegen eben diesen Dr. Schulz, der – möglicherweise von Dr. Pohrt – beschuldigt wurde, „in zahlreichen Fällen indikationslos bzw. indikationswidrig Operationen ausgeführt zu haben". Hier entledigte sich das Ehrengericht Schwerin des Falles mit der Begründung, Schulz sei nach Liegnitz verzogen, weshalb man nicht mehr zuständig sei.

Der in Eldena ansässige Dr. Eckart Schömann wurde beschuldigt, „seit etwa 1½ Jahren für Kriegsbeschädigte, welche er für Rechnung der Amtslandkrankenkasse Grabow bzw. des Deutschen Reiches behandelt hatte, sehr viele Rauschgifte verordnet und empfangen zu haben, diese Rauschgifte aber nur zu einem kleinen Bruchteil für die Kranken verwendet, zum größten Teil jedoch für sich selbst verbraucht zu haben". Auch dieser Fall, der möglicherweise einen Zulassungsentzug zur Folge gehabt hätte, wurde eingestellt, weil Schömann nach Pommern verzogen und man nicht mehr zuständig war.

Angeklagt wurde dagegen Dr. Franz Meyersohn aus Schwerin wegen der „Verletzung des ärztlichen Berufsgeheimnisses" und der Beleidigung des Ärztefunktionärs Dr. Pohrt. Ein weiteres Verfahren vor dem Ehrengericht Schwerin war 1931 ebenfalls noch schwebend und nicht abgeschlossen. Hier wurde der Allgemeinpraktiker Dr. Friedrich Beulshausen aus Grevesmühlen beschuldigt, „durch Einreichung seiner Fuhrkosten-Rechnungen sowohl bei der Kasse des Bezirksvereins Wismar als auch bei der Landkrankenkasse Grevesmühlen die Fuhrkosten-Rechnungen doppelt bezahlt erhalten zu haben und dadurch, und zwar seit Februar 1929, die Landkrankenkasse Grevesmühlen vorsätzlich geschädigt zu haben".[14]

Auch das Ärztliche Ehrengericht Rostock konnte sich nicht wegen Überlastung beklagen; hier waren im Geschäftsjahr 1931 acht Sachen eingegangen. So hatte der Allgemeinpraktiker Dr. Stephan Kociolek aus Wismar ein Verfahren gegen sich selbst beantragt, weil ihm öffentlich vorgeworfen wurde, „er habe Schnitter in Steffin auf denselben Krankenschein monatelang wegen verschiedener Krankheiten behandelt und den Schnittern, die offenbar Arzneien gehamstert haben, zu viele und teure Heilmittel verschrieben". Dr. Werner Elfeldt aus Güstrow hatte Anzeige gegen Dr. Paul Scheel aus Rostock wegen „Ausübung der Heilkunde im Umherziehen und Unterbietung" erstattet, was vom Gericht als nicht sanktionswürdig angesehen wurde, weil die Tätigkeit Scheels in „das Gebiet der dem Beschuldigten zur Durchführung übertragenen öffentlichen Krüppelfürsorge" falle. Der Rostocker Ärzteverein hatte gegen den Augenarzt Dr. Carl Krüger Klage eingereicht, weil dieser den „Fachausschuß des Rostocker Ärztevereins, der ihm die Anerkennung als Augenarzt versagt hatte, dadurch beleidigt habe, daß er dem Sanitätsrat Dr. [Hermann] Schultz gegenüber in Gegenwart des Dr. [Robert] Jacobs äußerte, das Verhalten des Fachausschusses in der Angelegenheit ihm gegenüber sei eine Gemeinheit und Niedertracht". Dem Sanitätsrat Dr. Carl Peters aus Kröpelin wurde zur Last

---

13) Ebenda (von Ernst Ebeling der Ärztekammer übermittelter Bericht über die Tätigkeit des Ehrengerichts Güstrow, 11.1.1932).

14) Ebenda (von Johannes Günther der Ärztekammer übermittelter Bericht über die Tätigkeit des Ehrengerichts Schwerin, 18.1.1932).

gelegt, „sich im August 1931 bei der Hinzuziehung zu einem mit einem Kraftfahrrad verunglückten Handlungsgehilfen einer Verletzung seiner Berufspflichten schuldig gemacht zu haben". Dem nur zeitweise in Rostock tätigen Arzt Dr. Karl-Ludwig Schroeder hielt man in einer Anzeige vor, daß er die „ihm nach der Ärzteordnung obliegenden Pflichten [dadurch] verletzt" habe, „daß er sich an einem von einem Nichtarzt geleiteten Bestrahlungsinstitut beteiligte". Dem Urologen und Frauenarzt Dr. Hans Diederichs wurde vorgeworfen, „eine ärztliche Operation ohne Zustimmung der Kranken vorgenommen, sich an eine Vereinbarung über die ihm zustehende Vergütung nicht gehalten und allgemein gehaltene abfällige Äußerungen über die Rostocker Ärzte getan zu haben". Und ein zweites gegen Dr. Diederichs eröffnetes Verfahren betraf ein Vergehen gegen die mecklenburgische Ärzteordnung, nämlich die Tatsache, „daß er durch unbefugte Hinzufügung der Worte ‚inklusive Geburtshilfe' in seiner Facharztbezeichnung, insbesondere auf seinem Hausschild, unlauteren Wettbewerb trieb".[15]

Beim letztinstanzlichen Ärztlichen Ehrengerichtshof für Mecklenburg war im Geschäftsjahr 1931 nur ein Fall eingegangen, und zwar die Beschwerde des Fräulein Clara Pingel aus Berlin gegen Einstellung des von ihr gegen Dr. Walter Vogt aus Bützow initiierten Verfahrens durch das Ehrengericht Güstrow; dieses Verfahren wurde vom Ehrengerichtshof eingestellt.[16]

Im strelitzschen Landesteil waren im Geschäftsjahr **1932** nur zwei neue Sachen anhängig geworden. Dr. Hans Brenke hatte erneut gegen Dr. Friedrich Stolzenburg aus Wesenberg „wegen Gegenständlichkeiten" geklagt; „nach Vergleich der Streitenden ist diese Sache eingestellt" worden. Außerdem war Dr. Herbert Schultze, praktischer Arzt in Fürstenberg, wegen „Alkoholismus, falscher Liquidation und grober Kunstfehler" angezeigt worden.[17]

Beim Ehrengericht Schwerin der Ärztekammer waren im Jahr 1932 ehrengerichtliche Strafverfahren „nicht anhängig geworden". Statt dessen wurden zwei Sachen aus dem Vorjahr erledigt. So ist das Verfahren gegen Dr. Franz Meyersohn, der wegen „Verletzung des ärztlichen Berufsgeheimnisses und der Beleidigung des Dr. Pohrt in Schwerin" beschuldigt worden war, „entsprechend dem Antrage des Vertreters des Ministeriums für Medizinalangelegenheiten eingestellt worden, weil nicht festgestellt werden konnte, daß der Beschuldigte sich der ihm zur Last gelegten Verfehlungen schuldig gemacht hat". Zum Abschluß des ehrengerichtlichen Strafverfahrens gegen Dr. Friedrich Beulshausen aus Grevesmühlen wurden dem Beschuldigten lediglich eine Verwarnung erteilt und die Kosten des Verfahrens auferlegt. Beulshausen hatte durch doppelte Abrechnungen seiner Fahrtkosten die Landkrankenkasse Grevesmühlen um 7.475,25 RM geschädigt, von denen er zum Prozeßbeginn einen Großteil bereits wieder zurückgezahlt hatte. Das Ehrengericht hatte – erstaunlicherweise – „nicht feststellen können, daß der Beschuldigte vorsätzlich gehandelt" habe; Beulshausen hätte „die Absicht einer Schädigung der Krankenkasse nicht gehabt", sondern nur „fahrlässig" gehandelt.[18]

Beim Ärztlichen Ehrengericht Güstrow wurden „aus dem Jahre 1931 sieben [unerledigte] Verfahren in das Jahr 1932 übernommen". So wurde die Anzeige der Ärztekammer Hannover gegen den Krakower Arzt Dr. Walter Maurer „wegen Reklame für die Wohlmuthgesellschaft durch ein in Zeitungen veröffentlichtes Gutachten zurückgewiesen". Im anderen Maurer betreffenden Fall, in dem der Südmecklenburgische Ärzteverein diesen angezeigt hatte, „an verschiedene Gemeinden in der Umgegend Krakows Angebote gerichtet" zu haben, „die öffentlichen Impfungen zu übernehmen", wurde Maurer mit einem Verweis und einer Geldstrafe von 150 RM belegt.

Die Anzeige gegen Dr. Egon Krull aus Güstrow, der beschuldigt worden war, außerhalb seines Wohnsitzes Sprechstunden abgehalten zu haben, wurde „durch Beschluß in Übereinstimmung mit dem Vertreter des Ministeriums zurückgewiesen". Beim von Dr. August Kluge wegen „Herabsetzung" gegen Dr. Werner Elfeldt angestrengten Verfahren wurde die „Anzeige zurückgewiesen, da Elfeldt gerade noch bis an die Grenze des Zulässigen gegangen sei". Die Anzeige von Dr. Hans Brenke gegen Dr. Friedrich Stolzenburg „wegen ungehöriger Ausdrücke in einem an ihn gerichteten Brief"

15) Ebenda (von Otto Brauns der Ärztekammer übermittelter Bericht über die Tätigkeit des Ehrengerichts Rostock, 7.2.1932).

16) Vgl. dazu ebenda (Studemund an Ärztekammer Mecklenburg, 19.1.1932).

17) Ebenda (von Alfred Spohnholtz der Ärztekammer übermittelter Bericht über die Tätigkeit des Ehrengerichts Neustrelitz, 4.1.1933). Schultze starb kurz darauf im März 1933 im Alter von 43 Jahren.

18) Ebenda (von Johannes Günther der Ärztekammer übermittelter Bericht über die Tätigkeit des Ehrengerichts Schwerin, 4.1.1933).

wurde dem Wunsch Brenkes entsprechend „zuständigkeitshalber an das Ehrengericht Neustrelitz abgegeben“. Das Verfahren gegen Dr. Wladislaus Bakowski, der seine aus einem Krankenhausaufenthalt resultierenden Schulden an die Stadt Teterow nicht gezahlt hatte, war durch den Tod Bakowskis erledigt. Die Klage gegen Dr. Karl Vietense wegen eines vermeintlichen Gefälligkeitsattestes für einen Schmied aus Güstrow werde noch vom juristischen Mitglied des Ehrengerichts bearbeitet. Die Klage von Dr. Hans Brenke gegen Dr. Hermann Keutzer, der „sich im Hotel ‚Stadt Hamburg‘ in Waren gegen ihn standeswidrige Äußerungen erlaubt habe“, wurde zurückgewiesen, da Keutzer als Klinikleiter Beamter und das Ehrengericht somit für ihn nicht zuständig war.

Neu hinzu kam 1932 ein Verfahren gegen Dr. Hans Brenke, das von der Mecklenburgischen Ärztekammer quasi zum Selbstschutz initiiert worden war. Die Ärztekammer monierte eine Passage in Brenkes Vertrag mit der Landkrankenkasse Waren, „weil dieser Paragraph Brenke veranlassen könnte, möglichst viele Verfahren gegen Ärzte wegen unwirtschaftlicher Behandlung und Verordnungen herbeizuführen und Regreßansprüche gegen sie zu stellen, da für Brenke ein geldlicher Vorteil“ aus diesen Klagen, wahrscheinlich eine Provision, resultiere. In einem weiteren anhängig gewordenen Verfahren hatte Dr. Hans Brenke wiederum Dr. Vollrath Zengel aus Waren angezeigt, weil dieser ihm „in Gegenwart von Kassenangestellten bodenlose medizinische Unwissenheit vorgeworfen habe“. Das Ehrengericht beabsichtigte, Zengel mit einer Verwarnung zu bestrafen.

In einer Anzeige bezichtigte die Landkrankenkasse Waren den Leiter des Stadtkrankenhauses in Waren, Dr. Hermann Matz, „wider besseres Wissen eine unrichtige Diagnose des Dr. Zengel bestätigt“ zu haben, um „damit den Dr. Zengel decken und dem ärztlichen Sachberater der Kasse [Dr. Brenke] eins auswischen“ zu können. Das Ehrengericht Schwerin und der anschließend angerufene Ehrengerichtshof wiesen diese Anzeige zurück. Statt dessen stellte nun die Ärztekammer Mecklenburg den Antrag, ein ehrengerichtliches Verfahren gegen Dr. Brenke zu eröffnen, weil dieser „die Landkrankenkasse Waren zu der unhaltbaren Anzeige gegen Dr. Matz veranlaßt habe“.

Und schließlich hatte der klagefreudige Dr. Brenke die niedergelassene Allgemeinpraktikerin Dr. Erna Roese aus Stavenhagen beim Ehrengericht Güstrow angezeigt, weil diese „in einem Brief an die Landkrankenkasse Stavenhagen Wendungen gebraucht habe, die gegen die Ärzteordnung verstießen“. Frau Roese hatte geschrieben, daß sie „bei weiterer Streichung der zur Behandlung benötigten Mittel ihre Kranken dem Rezeptprüfer zur Behandlung zuweisen“ würde. Auch diese Klage Brenkes wurde vom Ehrengericht Güstrow und anschließend vom mecklenburgischen Ehrengerichtshof abgewiesen.[19]

Auch das Ärztliche Ehrengericht in Rostock hatte im Jahr 1932 noch eine Reihe von Altfällen zu bearbeiten.[20] Neu hinzugekommen waren drei Sachen. So hatte der Rat der Stadt Wismar im Juli 1932 eine Anzeige gegen den Allgemeinpraktiker Dr. Friedrich Mau erstattet, weil dieser den Stadtarzt Dr. Alfred Neeser anläßlich einer von diesem vorgenommenen Impfung mit den Worten, er sei „ein dummer Junge, der die Pockenimpfung auf dem Schultergelenk vornimmt“, beleidigt habe. Der Vorsitzende des Rostocker Ärztevereins, Prof. Dr. Ernst Franke, hatte im August 1932 einen Antrag auf ein ehrengerichtliches Verfahren gegen Dr. Otto Cassebaum gestellt; darin wurde diesem zur Last gelegt, den Vertrauensarzt der Landkrankenkasse Rostock, Dr. Günther Herbing, in einem Schreiben beleidigt zu haben. Nachdem Herbing mehrere Patienten Cassebaums untersucht und mit ironischen Bemerkungen über ihren Hausarzt bedacht hatte, schrieb Cassebaum an Herbing: „Wenn ich es schon verstehen kann, daß ein Kollege, der kaum noch freie Praxis hat und sich fast ausschließlich von vertrauensärztlichen Untersuchungen nähren muß, gegen andere Kollegen einen Groll empfindet, so kann ich es doch nicht zulassen, daß er diesen Groll den zwangsweise bestellten Patienten gegenüber Ausdruck gibt. Ich ersuche Sie daher nochmals dringend, diejenigen Grenzen einzuhalten, die ihnen als sogenannter Vertrauensarzt gezogen sind.“ Und schließlich hatte der

19) Ebenda (von Ernst Ebeling der Ärztekammer übermittelter Bericht über die Tätigkeit des Ehrengerichts Güstrow, Schwerin, 11.1.1933). Ebeling resümierte: „Es sind also noch vier Verfahren nicht abgeschlossen, so daß also im Jahre 1933 noch sechs ältere Fälle, zwei aus 1931 und vier aus 1932, zu bearbeiten und abzuschließen sind.“

20) Die Sache Dr. Stephan Kociolek war immer noch nicht abgeschlossen; die Klage gegen Dr. Carl Krüger „wegen Beleidigung der Mitglieder des Facharztausschusses des Rostocker Ärztevereins“ wurde mit einer Geldstrafe von 100 RM abgeschlossen; das Verfahren gegen Dr. Carl Peters ist eingestellt worden, weil dieser sich „nicht schuldig gemacht“ habe; das Verfahren gegen Dr. Karl-Ludwig Schroeder wurde an das Ärztliche Ehrengericht in Berlin abgegeben; das erste Verfahren gegen den Urologen und Frauenarzt Dr. Hans Diederichs wurde an das Ehrengericht Schwerin abgegeben, das zweite gegen ihn anhängige Verfahren war noch nicht abgeschlossen.

Amtsarzt des Amtes Wismar den Allgemeinpraktiker Dr. Max Richter angezeigt und ihm vorgeworfen, „einem Kranken Morphium über das für einen Tag im Regelfall zulässige Höchstmaß verschrieben zu haben, ohne die vorgeschriebenen Eintragungen in dem von ihm zu führenden Morphiumbuch zu machen und anscheinend auch die Behandlung des Kranken vernachlässigt zu haben".[21)]

Der letztinstanzlich zuständige Ärztliche Ehrengerichtshof hatte auch im Jahr 1932 kaum etwas zu tun. Hier seien lediglich fünf Beschwerdesachen eingegangen. „Sämtliche fünf Sachen haben sich erledigen lassen, ohne daß es der Anberaumung einer Sitzung bedurfte ... Sämtliche fünf Beschwerdesachen betrafen Beschlüsse des Ehrengerichts in Güstrow, in denen Anzeigen gegen Ärzte als unbegründet zurückgewiesen waren", und diese Beschwerden wurden nunmehr auch vom Ehrengerichtshof als „unbegründet zurückgewiesen" bzw. zur erneuten Verhandlung „zurückverwiesen".[22)]

Die Berichte über die Tätigkeit der Ärztlichen Ehrengerichte für das Jahr **1933** sind deutlich kürzer ausgefallen als in den Vorjahren und betrafen nur die Zeit vom 1. Januar bis zum 12. April 1933. Weil an diesem Tag die Mecklenburgische Ärztekammer aufgelöst wurde, mußte auch die Tätigkeit der Ehrengerichte, die ja als Organe der Ärztekammer fungierten, beendet werden.

Das Ehrengericht Neustrelitz der Ärztekammer berichtete lediglich, „daß in der Zeit vom 1. Januar bis 12. April 1933 neue ehrengerichtliche Verfahren nicht anhängig geworden" seien. Das gegen Dr. Herbert Schultze aus Fürstenberg wegen „Alkoholismus, falscher Liquidation und grober Kunstfehler" anhängige Verfahren sei „Anfang 1933 durch den Tod des Beschuldigten beendet worden".[23)]

Das Ehrengericht Schwerin der Ärztekammer teilte mit, daß „im Jahre 1933 ehrengerichtliche Strafverfahren nicht anhängig geworden" seien. Allerdings sei „das [von 1931] in das Jahr 1933 unerledigt übernommene ehrengerichtliche Strafverfahren gegen den Arzt Dr. med. [Hans] Diederichs in Rostock durch Beschluß des Ehrengerichts vom 25. Januar 1933 erledigt worden". Dem Beschuldigten sei „wegen Verletzung des ärztlichen Berufsgeheimnisses eine Verwarnung erteilt worden". In dem zweiten Verfahren gegen Diederichs („Beleidigung Rostocker Ärzte, Vornahme eines ärztlichen Eingriffs ohne Zustimmung des Patienten und Forderung eines höheren als des vereinbarten Honorars") sei eine Einstellung des Verfahrens erfolgt, weil die Vorwürfe gegen Diederichs „teils nicht erwiesen, teils aber verjährt" waren. Allerdings war Diederichs auferlegt worden, einen Teil der Kosten des Verfahrens zu tragen, was jedoch folgenlos blieb: „Der dem Beschuldigten zur Last fallende Kostenanteil von 60 RM hat nicht beigetrieben werden können; die vorgenommene Pfändung bei dem Beschuldigten ist fruchtlos verlaufen." Das wollte man nicht auf sich beruhen lassen. Da jedoch laut Anweisung des Gauobmannes des NSDÄB, Dr. Kurt Blome, die Einstellung der Tätigkeit der Ehrengerichte verfügt worden war, sei man nicht umhingekommen, „die Durchführung der Zwangsvollstreckung gegen Dr. Diederichs in Rostock" anzuordnen.[24)]

Das Ehrengericht Güstrow konnte 1933 lediglich drei seit längerem anhängige Verfahren abschließen: Die Anzeige des Südmecklenburgischen Ärztevereins gegen Dr. Walter Maurer aus Krakow, „der sich verschiedenen Gemeinden in der Umgebung Krakows zur Übernahme der Impftätigkeit angeboten hatte, wurde erledigt durch Verurteilung Dr. Maurers zu einer Geldstrafe von 150 RM und zur Tragung der Kosten des Verfahrens. Beide Geldstrafen mußten durch Pfändung beigetrieben werden". Dr. Karl Vietense aus Güstrow, der „wegen Abgabe eines Gefälligkeitsattestes" angezeigt worden war, wurde „mit einem Verweis und zur Tragung der Kosten des Verfahrens verurteilt"; „die Geldstrafe wurde pünktlich bezahlt". Auch Dr. Vollrath Zengel aus Waren, der dem Vertrauensarzt Dr. Hans Brenke „in Gegenwart eines Kassenangestellten bodenlose medizinische Unwissenheit vorgeworfen" hatte, „ist mit einem Verweis bestraft" worden, allerdings „ohne ihm die Kosten des Verfahrens aufzuerlegen".

Drei weitere Sachen konnten wegen der verfügten Einstellung der Tätigkeit der Ehrengerichte nicht mehr erledigt werden, so die Anzeige der Ärztekammer gegen Dr. Brenke „wegen standeswid-

21) Gleichzeitig wurde Richter bei der Staatsanwaltschaft angezeigt und später auch zu Haft- und Geldstrafen sowie zur Unterbringung in einer Entziehungsanstalt verurteilt. LHAS, 5.12-7/1, Nr. 9882 (von Otto Brauns der Ärztekammer übermittelter Bericht über die Tätigkeit des Ehrengerichts Rostock, 18.1.1933).

22) Ebenda (Studemund an Ärztekammer, 4.1.1933).

23) Ebenda (von Alfred Spohnholtz der Ärztekammer übermittelter Bericht über die Tätigkeit des Ehrengerichts Neustrelitz, 5.1.1934).

24) Ebenda (von Johannes Günther der Ärztekammer übermittelter Bericht über die Tätigkeit des Ehrengerichts Schwerin, 30.12.1933).

rigen Vertrages mit der Landkrankenkasse Waren", die Anzeige des Ministeriums für Medizinalangelegenheiten gegen den Allgemeinpraktiker Dr. Richard Rademacher aus Dargun „wegen beleidigenden und standeswidrigen Verhaltens gegen den Kreisarzt Dr. [Hans] Rohwedder aus Malchin" und die Anzeige der Ärztekammer gegen Dr. Brenke, weil dieser „Dr. Matz aus Waren in dem Verfahren gegen Dr. Zengel den Vorwurf gemacht hatte, eine unrichtige Diagnose Dr. Zengels trotz besseren Wissens bestätigt zu haben". Außer den drei erledigten und den drei unerledigten Altfällen seien zwischen Januar und März 1933 drei neue Sachen hinzugekommen, die ebenfalls unerledigt bleiben mußten, so zwei Anzeigen von Dr. Karl Haedenkamp (1889-1955), zu dieser Zeit Reichsgeschäftsführer des NSDÄB, gegen Dr. Hans Brenke, jeweils wegen Beleidigung, und eine Anzeige der Landkrankenkasse Waren gegen Dr. Hermann Weishaupt aus Plau, ebenfalls wegen Beleidigung.[25]

Lediglich der Leiter des Rostocker Ehrengerichts, Landgerichtsrat Otto Brauns, sah sich Anfang 1934 zu einem längeren Bericht veranlaßt, in dem es hieß, daß „infolge der Unterbrechung der Tätigkeit des Gerichtes" die Verfahren gegen Dr. Kociolek aus Wismar und gegen Dr. Diederichs aus Rostock „nicht beendet werden" konnten; das Verfahren gegen Dr. Mau aus Wismar sei eingestellt worden, und das Verfahren gegen Dr. Cassebaum aus Rostock ruhe, weil „der Herr Vertreter des Ministeriums für Medizinalangelegenheiten zur Zeit der Einstellung der Tätigkeit des Gerichtes noch nicht Stellung genommen" hatte. Die gegen Dr. Richter aus Wismar erwachsenen Akten seien der Staatsanwaltschaft Schwerin übergeben worden, und das „dort eingeleitete Verfahren" habe „zu einer strafrechtlichen Verurteilung des Beschuldigten geführt". Da das Ehrengericht seine Tätigkeit beendet habe, könne nicht mehr geprüft werden, ob Richter sich „auch einer ehrengerichtlich zu ahndenden Verfehlung schuldig gemacht habe".

Ungeachtet der im April 1933 erfolgten Einstellung der Tätigkeit des Ehrengerichts Rostock waren jedoch bis dahin noch neue Sachen hinzugekommen. So eine Anzeige des Kreismedizinalrates Dr. Walter Buschmann aus Parchim vom Januar 1933, der sich von dem Allgemeinpraktiker Dr. Friedrich Oertzen aus Rostock beleidigt fühlte. Buschmann hatte „den zu Gefängnis verurteilten Pferdehändler (Zigeuner) Anton Franz für haftfähig erklärt"; Oertzen dagegen sah das ganz anders und hatte „in einer eigenen gutachtlichen Äußerung" erklärt: „Es ist für mich in höchstem Maße befremdend, daß der dortige Kreisarzt Herr Dr. Buschmann den Schwerkranken für haftfähig erklärt hat, ohne ihn überhaupt gesehen zu haben. Solche sogenannten Kilometeratteste weise ich als Polizei- und Gefängnisarzt immer ab. Wäre es nicht richtiger gewesen, den hiesigen Kreisarzt Professor Dr. [Carl] Dugge mit der Nachprüfung zu beauftragen? Daß der Kranke seinen Zustand außerordentlich geschickt vortäuscht, kommt überhaupt nicht in Frage. Lungenödem läßt sich nicht simulieren."

In einer zweiten Sache klagte der Chefarzt des Städtischen Krankenhauses in Wismar, Dr. Huldreich Rennecke, ebenfalls im Januar 1933 gegen den Allgemeinpraktiker Dr. Otto Eggers aus Neuburg und den Oberarzt an der Chirurgischen Universitätsklinik in Rostock, Prof. Dr. Egbert Schwarz. Eggers wurde vorgeworfen, „gegen die Standesordnung für deutsche Ärzte verstoßen zu haben, indem er in einer Eingabe an den Rat der Stadt Wismar vom 19. Dezember 1932, ohne das Krankenblatt eingesehen oder eine Rückfrage gehalten zu haben, im Widerspruch mit der wahren Sachlage behauptete, eine vor einigen Jahren von einem Auto angefahrene Anneliese Rasch habe, ins städtische Krankenhaus gebracht, dort 14 Tage zu Bett gelegen, sei dann aufgefordert worden, aufzustehen und das Krankenhaus zu verlassen, trotzdem sie erklärt habe, daß sie kaum die Füße ansetzen könnte, eine von ihrem Stiefvater und von ihr selbst verlangte Röntgenaufnahme sei verweigert worden, indem er in jener Eingabe die Geltendmachung von Schadensersatzansprüchen für die Rasch übernommen habe, was eine einem Arzt nicht zustehende Geschäftsführung darstelle, indem er weiter Atteste des Anzeigenden [Rennecke] mit Randbemerkungen – wie ‚ist nicht wahr' – versehen habe". Auch Professor Schwarz warf Rennecke vor, „sich gegen die Standesordnung vergangen zu haben", indem sich dieser „um Weihnachten 1932 herum um die Stelle des Chefarztes am Krankenhause Wismar bewarb, obwohl Dr. Rennecke weder gekündigt hatte noch gekündigt war und die Stelle nicht frei war". Drei weitere, im Februar und März 1933 eingegangene Sachen, so die Anzeige von Dr. Heinrich Gronau aus Neubukow gegen Dr. Hans Carl von Winterfeld aus Rostock, die Klage der Mecklenbur-

25) Ebenda (von Ernst Ebeling der Ärztekammer übermittelter Bericht über die Tätigkeit des Ehrengerichts Güstrow, 15.1.1934).

gischen Ärztekammer gegen von Winterfeld und die Anzeige von Winterfelds gegen Prof. Dr. Ernst Franke, hätten „durch den Tod des Dr. med. von Winterfeld ihre Erledigung gefunden".[26)]

Der Vorsitzende des ohnehin nicht überlasteten Ärztlichen Ehrengerichtshofes wußte nur mitzuteilen, daß „während der Zeit vom 1. Januar bis 12. April 1933 beim Ehrengerichtshof keine Beschwerdesachen eingegangen" seien; „auch sonst ist der Ehrengerichtshof nicht tätig geworden".[27)]

Zusammenfassend läßt sich feststellen, daß Ehrengerichte vor allem zur Ahndung von Verstößen gegen das Berufsrecht, gegen vermeintliches Standesrecht oder gegen überkommene Standesregeln eingerichtet worden sind, nicht oder kaum jedoch zur Ahndung von strafrechtlich relevanten Delikten. Zentraler Gegenstand der Tätigkeit der Ehrengerichte war ein als übergesetzlich empfundenes Ehrgefühl. Anhand der geschilderten Rechtspraxis der mecklenburgischen Ärztlichen Ehrengerichte wird deutlich, daß diese vor allem in solchen Fällen tätig wurden, in denen Ärzte – nicht selten getrieben von Mißgunst, Neid oder Ehrpusseligkeit – sich beleidigt und/oder in ihrer Berufsehre angegriffen fühlten oder Konkurrenz durch andere Mediziner witterten. Es ging, wie auch bei den Ehrengerichten für andere Berufszweige, etwa für Apotheker, Architekten, Handwerker, Ingenieure, Rechtsanwälte, Steuerberater, Tier- oder Zahnärzte, vor allem um die Behauptung oder um die Wiederherstellung der vermeintlich verletzten eigenen Ehre. Selbst der Vorstand der Ärztekammer stellte in seinem Geschäftsbericht für 1931 fest, es sei „zu bedauern, daß die Ehrengerichte sich vielfach mit Bagatellfällen haben befassen müssen, deren Erledigung durch die vermittelnde Tätigkeit der Ehrenräte der Standesvereine möglich gewesen wäre".[28)]

Die Sanktionsbefugnisse der Ehrengerichte waren letztlich gering. Und selbst der von den Ärztlichen Ehrengerichten zu verhängende Strafrahmen wurde – zumindest in Mecklenburg – in keinem Fall ausgeschöpft; eher gewinnt man den Eindruck, daß die dortigen Ehrengerichte alles versuchten, um Klagen abzuweisen, Verfahren einzustellen oder Streitigkeiten zu schlichten und zu vergleichen, auch, um die überschaubare Schar der Berufskollegen nicht zu düpieren. Echte Fälle von kriminell-strafbarem Handeln kamen nicht vor „die Schranken" der Ehrengerichte; diese wurden von der ordentlichen oder der Sondergerichtsbarkeit des Dritten Reichs erledigt.[29)]

Mit der Auflösung der Mecklenburgischen Ärztekammer verloren auch die Ärztlichen Ehrengerichte Mitte April 1933 ihre Daseinsberechtigung; sie wurden nach der Wiederbelebung der Ärztekammer zunächst nicht wieder aktiviert. Erst mit der im Dezember 1935 erlassenen, im April 1936 in Kraft getretenen Reichsärzteordnung wurden erneut ärztliche Berufsgerichte etabliert.[30)] Vorgesehen war nunmehr, daß „als Berufsgerichte der deutschen Ärzteschaft für jeden Ärztekammerbezirk ein ärztliches Bezirksgericht" gebildet werden sollte, das aus „einem zum Richteramt befähigten Vorsitzenden und zwei Ärzten als Beisitzer" bestehen mußte.

Hatten in Mecklenburg zwischen 1929 und 1933 vier Ärztliche Ehrengerichte bestanden, die sich in ihrer territorialen Zuständigkeit an den Landgerichtsbezirken Rostock, Schwerin, Güstrow und Neustrelitz orientierten und mit jeweils einem Berufsrichter und vier ärztlichen Beisitzern, insgesamt also 20 Personen, besetzt waren, so gab es nun für den gesamten Ärztekammerbezirk, der das ganze Land Mecklenburg umfaßte, nur noch ein ärztliches Bezirksgericht mit einer Besetzung von lediglich drei Personen. Wenn man sich die Fallzahlen der vom ärztlichen Bezirksgericht Mecklenburg verhandelten Sachen betrachtet, reichte diese geringe Besetzung offensichtlich aus. Die rechtskundigen Mitglieder der ärztlichen Berufsgerichte, also die Gerichtsvorsitzenden, wurden „vom Reichsminister der Justiz im Einvernehmen mit dem Reichsminister des Innern nach Anhörung der Reichsärztekammer" berufen; und auch die ärztlichen Mitglieder der Berufsgerichte wurden nicht mehr von der regionalen Ärztekammer gewählt – wie noch bis 1933 –, sondern von der Reichsärztekammer ernannt. Alle Mitglieder der ärztlichen Berufsgerichte – auch deren Stellvertreter – wurden für die Dauer von fünf Jahren bestellt. Die aus der Tätigkeit der Bezirksgerichte resultierenden Sach- und Personalkosten wurden von der Reichsärztekammer getragen. Für das eigentliche, aus Ermitt-

26) Ebenda (von Otto Brauns der Ärztekammer übermittelter Bericht über die Tätigkeit des Ehrengerichts Rostock, 30.1.1934).

27) Ebenda (Studemund an Ärztekammer, 5.1.1934).

28) Ebenda (Geschäftsbericht des Vorstands der Mecklenburgischen Ärztekammer für 1931).

29) Zu letzterem Aspekt vgl. das Kapitel: Ärzte im Konflikt mit dem Gesetz. Art und Umfang der Strafverfolgung, S. 658 ff.

30) Vgl. dazu die §§ 56-79 der Reichsärzteordnung in: RGBl., T. I, 1935, S. 1433-1444.

lungsverfahren und Hauptverhandlung bestehende berufsgerichtliche Verfahren galten nunmehr die „Vorschriften über das Dienststrafverfahren gegen Reichsbeamte"; die Beschuldigten konnten sich im Verfahren eines Rechtsanwalts oder eines juristisch gebildeten Beamten als Beistand bedienen. Ohne eine Hauptverhandlung durchzuführen, konnte der Vorsitzende per Beschluß eine Warnung, einen Verweis oder eine Geldstrafe bis zu 500 Reichsmark anordnen. In der Hauptverhandlung konnte neben diesen Sanktionen auch ein Berufsverbot ausgesprochen, also auf Unwürdigkeit, den ärztlichen Beruf auszuüben, erkannt werden.[31)]

Vorsitzender des ärztlichen Bezirks- bzw. Berufsgerichts für Mecklenburg, das seinen Sitz in Rostock hatte, war ab 1937 Hans Hermann Zastrow (1897-1952), zu dieser Zeit Vizepräsident des mecklenburgischen Oberlandesgerichts und des mecklenburgischen Erbgesundheitsobergerichts, der 1939 zum Generalstaatsanwalt und 1943 zum Präsidenten des Oberlandesgerichts Rostock aufsteigen sollte.[32)] Aus den von Zastrow erstatteten „Geschäftsberichten über die Tätigkeit des ärztlichen Bezirksgerichts Mecklenburg" sind lediglich die Zahlen – nicht jedoch die Inhalte – der Verfahren zu ersehen, die das Berufsgericht bis zum wahrscheinlichen Ende seiner Tätigkeit im Jahre 1942 durchgeführt hat. Daraus ergibt sich folgende Übersicht über den Tätigkeitsumfang des mecklenburgischen ärztlichen Bezirksgerichts:[33)]

Verfahrensstand und Entscheidungen	**1938**	**1939**	**1940**	**1941**
Zahl der schwebenden Verfahren aus den Vorjahren	8	5	7	9
Zahl der im Geschäftsjahr anhängig gemachten Verfahren	8	5	9	5
Zahl der im Geschäftsjahr erledigten Verfahren	11	6	10	6
Zahl der am Ende des Geschäftsjahrs noch anhängigen Verfahren	5	4	6	8
Zahl der Freisprüche	2	1	0	0
Zahl der Erklärungen auf Unwürdigkeit, den ärztlichen Beruf auszuüben	1[34)]	0	0	0
Zahl der erlassenen vorläufigen Verbote, den Arztberuf auszuüben	0	0	0	0

Deutlich wird dreierlei; erstens, daß das mecklenburgische ärztliche Bezirks- bzw. Berufsgericht nicht allzuoft bemüht wurde, zweitens, daß nur wenige Verfahren erledigt wurden, und drittens, daß in vier Jahren nur einmal zur härtesten Strafe gegriffen wurde, die für den Beschuldigten zu einem Berufsverbot führte. Offensichtlich ist in den „erledigten Verfahren" nur auf Verwarnungen oder auf Geldstrafen entschieden worden.

31) Vgl. dazu ebenda; vgl. auch die „Geschäftsordnung für die ärztlichen Berufsgerichte" vom 15.7.1937, in: RMBl., 1937, S. 449 f. sowie übergreifend Berttram: Die ärztlichen und tierärztlichen Berufsgerichte.

32) Seine Stellvertreter waren der Landgerichtsdirektor Kurt Nebee (1900-1964), der später zum Vorsitzenden des Sondergerichts Rostock avancierte, und ab 1944 der Oberlandesgerichtsrat Dr. Kurt Wendelstorf (1907-1978), der nach Zastrow die Leitung des mecklenburgischen Erbgesundheitsobergerichts übernahm und ebenfalls als Vorsitzender der Sondergerichte Rostock und Schwerin amtierte. Die 1936 berufenen Beisitzer des mecklenburgischen ärztlichen Bezirksgerichts konnten bislang nicht ermittelt werden.

33) Zusammengestellt nach: LHAS, 5.12-7/1, Nr. 9878 (Geschäftsberichte über die Tätigkeit des ärztlichen Bezirksgerichts Mecklenburg, 1938-1941).

34) Darüber hinaus ist auf Grund der „Vierten Verordnung zum Reichsbürgergesetz" 1938 in Mecklenburg acht jüdischen Ärzten ohne ein bezirksgerichtliches Verfahren die Approbation entzogen worden, was einem Berufsverbot gleichkam. Vgl. dazu: RGBl., T. I, 1938, S. 969. Das betraf die Drs. Bernhard Aronsohn, Hedwig von Goetzen, Leopold Liebenthal, Hans Lindenberg, Franz Meyersohn, Otto Rosenbaum, Hans Sommerfeld und Heinrich Strauß.

Die Krankenanstalten im Deutschen Reich und in Mecklenburg

Im Jahr **1877** gab es im kurz zuvor gebildeten Deutschen Reich 1.440 öffentliche und 311 privat geführte Krankenhäuser, die mindestens zehn Betten vorhielten. Diese 1.751 Krankenanstalten verfügten über eine Gesamtkapazität von 68.699 Betten, was einer durchschnittlichen Ausstattung von 39 Betten pro Anstalt entsprach. In den beiden mecklenburgischen Großherzogtümern bestanden 1877 insgesamt 29 öffentliche und fünf private Krankenanstalten mit mehr als zehn Betten.[1] In diesen 34 Häusern waren zusammen 982 Betten vorhanden,[2] was einer durchschnittlichen Kapazität von 29 Betten pro Anstalt entsprach. In diesen 34 mecklenburgischen Krankenanstalten wurden im Jahr 1877 insgesamt 4.267 Patienten behandelt und betreut; 313 von ihnen sind in einer dieser Krankenanstalten gestorben (7,3 Prozent).[3]

Fast 30 Jahre später hatte sich die Situation erheblich gewandelt. **1904** bestanden in Deutschland bereits 2.106 öffentliche und 1.332 privat betriebene Krankenhäuser. Dies entsprach einer Zunahme von 46,3 Prozent der öffentlichen und von 328 Prozent der privaten Krankenanstalten; letztere waren offenbar ein profitabler Wirtschaftszweig. In diesen 3.438 Krankenhäusern wurden insgesamt 189.347 Betten vorgehalten (durchschnittlich 55 Betten pro Anstalt), was im Vergleich zur letzten, 1877 erfolgten Zählung einer Zunahme von mehr als 175 Prozent entsprach; mit 68.747 Betten befanden sich mehr als 36 Prozent aller Krankenhausbetten in privater Hand. In Mecklenburg spiegelte sich die Dynamik der Krankenhausentwicklung lediglich im öffentlichen Gesundheitssektor wider: In den beiden mecklenburgischen Großherzogtümern bestanden 1904 nunmehr insgesamt 49 öffentliche und fünf private Krankenanstalten mit mehr als zehn Betten.[4] Während die Zahl der öffentlichen Krankenhäuser im Vergleich zum Stand von 1877 um 69 Prozent zugenommen hatte, stagnierte die Zahl der privaten Anstalten bei fünf; offenbar war in Mecklenburg damit kein oder kaum Geld zu verdienen. In diesen 54 mecklenburgischen Krankenhäusern befanden sich 1904 insgesamt 1.451 Betten,[5] was im Vergleich zu 1877 einer Zunahme von fast 48 Prozent entsprach; die durchschnittliche Bettenkapazität lag damit bei 27 Betten pro Haus. In den 54 mecklenburgischen Krankenanstalten wurden im Jahr 1904 insgesamt 10.748 Patienten verpflegt und behandelt.[6]

Neben den regulären Krankenhäusern gab es 1877 im Deutschen Reich 207 sogenannte Irrenanstalten (darunter 114 privat betriebene), in denen insgesamt 31.297 Betten vorhanden waren und 40.375 Patienten betreut wurden. Zu diesem Zeitpunkt gab es in beiden Mecklenburg vier öffentliche Irrenanstalten mit einer Kapazität von 672 Betten; hier wurden 1877 insgesamt 752 Patienten behandelt. 154 von ihnen wurden als geheilt entlassen, 55 sind in der Anstalt gestorben (7,3 Prozent).[7]

Auch im Bereich der Irrenanstalten ist eine dynamische Entwicklung zu beobachten, denn 1904 bestanden im Deutschen Reich bereits 459 dieser Einrichtungen (darunter 279 privat betriebene), was im Vergleich zu 1877 einer Steigerung von 122 Prozent gleichkam. Diese 459 Irrenanstalten[8] verfügten über eine Kapazität von 110.720 Betten, in denen 1904 insgesamt 153.482 Patienten behandelt wurden. In Mecklenburg wurden 1904 Geisteskranke in fünf Anstalten betreut,[9] die über 1.297 Betten verfügten; dort wurden insgesamt 1.733 Patienten behandelt und betreut.[10] Das Aufkommen an

1) Davon befanden sich sieben öffentliche und drei private Anstalten in Mecklenburg-Strelitz.
2) Davon 188 in Mecklenburg-Strelitz.
3) Berechnet nach: Ergebnisse der Morbiditäts-Statistik, S. 3-56.
4) Davon befanden sich elf öffentliche Anstalten in Mecklenburg-Strelitz.
5) Davon 210 Krankenhausbetten in Mecklenburg-Strelitz.
6) Darunter 2.006 in Mecklenburg-Strelitz. Hinzu kamen zwei auch zu Lehrzwecken genutzte Universitätskrankenhäuser in Rostock mit einer Kapazität von 336 Betten, in denen 1904 insgesamt 3.648 Patienten behandelt wurden. Vgl. dazu: Das Deutsche Reich in gesundheitlicher und demographischer Beziehung, S. 243 f.
7) Berechnet nach: Ergebnisse der Morbiditäts-Statistik, S. 57-63.
8) Im Unterschied zu 1877 nunmehr „einschließlich der Anstalten für Epileptiker, Idioten, Schwachsinnige und Nervenkranke“; Das Deutsche Reich in gesundheitlicher und demographischer Beziehung, S. 245 f.
9) In der Landesheil- und Pflegeanstalt Sachsenberg in Schwerin, der Landesheil- und Pflegeanstalt Gehlsheim bei Rostock, der Anstalt Lewenberg für geistesschwache Kinder in Schwerin und in der Landesheilanstalt Domjüch bei Strelitz sowie in einer weiteren, privat betriebenen Anstalt in Mecklenburg-Strelitz, möglicherweise im Schloßsanatorium in Fürstenberg.
10) Darunter allein 560 (32 Prozent) an der Universität Rostock.

geisteskranken Patienten hatte sich in Mecklenburg also in weniger als 30 Jahren mehr als verdoppelt; es war um mehr als 130 Prozent gestiegen.[11)]

In einer auf Dr. Axel Wilhelmi zurückgehenden Übersicht über die „mecklenburgischen Kranken-, Heil- und Pflegeanstalten" wird ein Teil dieser **1927** im Lande bestehenden Einrichtungen beschrieben. Das auf mehrere Bände konzipierte und reichhaltig bebilderte Werk wurde wegen des im Juni 1928 erfolgten Todes von Wilhelmi leider nicht mehr weitergeführt.[12)] Der frühere Kreisphysikus der Ämter Güstrow und Schwerin stellte darin zum Teil sehr detailliert Einrichtungen in einer Reihe von Orten vor, so in **Achterfeld** bei Rastow: Altersheim des Amtes Schwerin; **Bad Kleinen**: Sanatorium; **Bad Sülze**: Kinderheilanstalt Bethesda und Siloah; **Boizenburg**: Amtskrankenhaus; **Brunshaupten-Arendsee**: Kindererholungsheim; **Doberan**: Genesungsheim der AOK Berlin; **Domjüch** bei Strelitz-Alt: Landesheilanstalt; **Feldberg**: Sanatorium; **Fürstenberg**: Städtisches Krankenhaus und Schloßsanatorium; **Goldberg**: Stadtkrankenhaus; **Grevesmühlen**: Amtskrankenhaus und Amtssiechenhaus; **Güstrow**: Krankenhaus des Landesfürsorgehauses; **Hagenow**: Amtskrankenhaus; **Heiligendamm**: Kinderheim der AOK Hamburg; **Kuhstorf** bei Hagenow: Amtskinderheim; **Lankow** bei Schwerin: Tuberkulosekrankenhaus (Genesungsheim und Beobachtungsstation); **Ludwigslust**: Diakonissen- und Krankenhaus Stift Bethlehem; **Lübz**: Rotkreuz-Krankenhaus; **Malchin**: Stadtkrankenhaus; **Malchow**: Genesungsheim; **Neustrelitz**: Kinderheim St. Elisabeth; **Ostorf** bei Schwerin: Säuglingsheim; **Plau**: Stadtkrankenhaus; **Rehna**: Stadtkrankenhaus und Kinderheim des Amtes Grevesmühlen; **Rostock**: Universitätskrankenhaus und die Universitätskliniken (Medizinische, Haut, Chirurgie, Augen, Ohren, Frauen, Kinder, Zahn); **Schwaan**: Tuberkulose-Krankenhaus Waldeck (mit Genesungsheim); **Schwerin**: Augustenstift (Alters- und Siechenheim); **Slate**: Amtskinderheim des Amtes Parchim; **Teterow**: Städtisches Krankenhaus; **Waren**: Genesungsheim Amsee und Kinderheilstätte; **Warnemünde**: Kinder-Erholungsheime „Alexandrahaus" und „Hohe Düne" sowie **Wismar**: Stadtkrankenhaus.[13)]

Im Dezember **1931** wurden vom Reichsinnenministerium die „Grundsätze für die Durchführung der Krankenanstaltsstatistik im Deutschen Reich" herausgegeben, die auch für die einzelnen deutschen Länder verbindlich waren. Diese Statistik erstreckte sich „einheitlich im Deutschen Reich auf *sämtliche* der geschlossenen *Krankenfürsorge* (Anstaltsbehandlung) dienenden Krankenanstalten *jeder* Größe", auch auf „die privaten Anstalten mit zehn und weniger Betten". Bei dieser Krankenanstaltsstatistik, die in den folgenden Jahren auch in Mecklenburg geführt wurde, wurde erstmals sowohl nach den „Trägern" als auch nach den „Zweckbestimmungen" von Anstalten unterschieden.[14)]

Bei den juristischen und materiellen Trägern wurde differenziert zwischen „öffentlichen Krankenanstalten" (also staatliche, regionale und kommunale Krankenhäuser), „freien gemeinnützigen Krankenanstalten" und „privaten Krankenanstalten". Und hinsichtlich der Zweckbestimmungen von Krankenanstalten galt von nun an die Unterteilung in:

„1. allgemeine Krankenhäuser (einschließlich solcher mit einer oder mehreren Fachabteilungen),
2. Anstalten (Heilstätten, Tuberkulosekrankenhäuser) für Tuberkulosekranke einschließlich Lupuskranke, vorwiegend für Erwachsene,
3. Anstalten (Heilstätten, Tuberkulosekrankenhäuser) für Tuberkulosekranke einschließlich Lupuskranke, vorwiegend für Kinder,
4. Anstalten für kranke Säuglinge und Kinder,
5. Krüppelheilanstalten mit ständiger ärztlicher Behandlung,
6. Augenheilanstalten,
7. Heilanstalten für Haut- und Geschlechtskranke,
8. Krankenpflegeanstalten mit ständiger ärztlicher Behandlung zur dauernden Unterbringung von chronisch Kranken (Siechen) und hochgradig Altersgebrechlichen,
9. Heil- und Pflegeanstalten für Geisteskranke, Epileptiker usw. einschließlich solcher, in denen auch Nervenkranke usw. behandelt werden,

11) Berechnet nach: Das Deutsche Reich in gesundheitlicher und demographischer Beziehung, S. 245 f.

12) Im Geleitwort der Herausgeber hieß es noch, „nach Überwindung einer Reihe von Schwierigkeiten kommt nun in einer fortlaufenden Serie dieses Werk heraus, welches Mecklenburgische Kranken-, Heil- und Pflegeanstalten in Wort und Bild schildert". Wilhelmi: Mecklenburgische Kranken-, Heil- und Pflegeanstalten, S. 4.

13) Vgl. ebenda, S. 5-80.

14) Regierungsblatt für Mecklenburg-Schwerin, 1932, S. 5 (Hervorhebungen im Original).

10. Anstalten für Schwachsinnige,
11. Heilanstalten für neurologisch Kranke,
12. Heilanstalten für Alkoholkranke und andere Rauschgiftsüchtige,
13. Entbindungsanstalten,
14. sonstige näher zu bezeichnende Fachanstalten,
15. Krankenabteilungen in Gefangenenanstalten".[15]

In beiden mecklenburgischen Freistaaten bestanden 1931, also zwei Jahre nach Beginn unseres Untersuchungszeitraumes, insgesamt 100 öffentliche und private Krankenanstalten, Kliniken und Heilanstalten verschiedener Art und Größe, darunter 52 Allgemeine Krankenhäuser.[16] Diese Einrichtungen – mit einer Gesamtkapazität von mindestens 7.399 Betten – verteilten sich auf die einzelnen Städte und Gemeinden wie folgt:[17]

Bad Doberan: Stadtkrankenhaus: 7; Stahlbad: 55; Evangelisches Jugenderholungsheim in Nienhagen: 45.
Bad Kleinen: Sanatorium von Dr. Zeiher: 20; Genesungsheim von OMR Dr. Kreutzer: 130.
Bad Sülze: Stadtkrankenhaus: 24; Rot-Kreuz-Krankenhaus: 55; Heilanstalt Bethesda und Siloah: 200; Solbad für Erwachsene: 50; Solbad für Kinder: 80.
Boizenburg: Stadtkrankenhaus: 40.
Bützow: Stadtkrankenhaus: 31.
Dahmen: Kindererholungsheim Siloah: 40.
Dargun: Gemeindekrankenhaus: 25.
Dobbertin: Amtskrankenhaus: 20.
Feldberg: Wasserheilanstalt von Dr. Karl Kausch: 60.
Friedland: Stadtkrankenhaus Johannisstift: 35.
Fürstenberg: Stadtkrankenhaus: 31; Schloßsanatorium Fürstenberg 45.
Gadebusch: Stadtkrankenhaus: 13.
Gnoien: Stadtkrankenhaus: 32.
Goldberg: Stadtkrankenhaus: 24.
Graal: Sanatorium Sonnenhof von Dr. Julius Salinger: 14; Erholungsheim der Krankenkasse der Berliner Verkehrs AG: 200.
Grabow: Stadtkrankenhaus: 12.
Grevesmühlen: Stadt- und Amtskrankenhaus: 45.
Güstrow: Stadtkrankenhaus: 129; Landesfürsorgekrankenhaus: 80.
Hagenow: Stadt- und Amtskrankenhaus: 56.
Klein Belitz: Heilanstalt für männliche Alkoholiker: 40.
Kröpelin: Stadtkrankenhaus: 11.
Laage: Stadtkrankenhaus: 32.
Ludwigslust: Krankenhaus des Stifts Bethlehem: 170; Fürsorgehaus der Inneren Mission: 20.
Lübz: Krankenhaus des Marienfrauenhilfsvereins: 38.
Malchin: Stadtkrankenhaus: 56.
Malchow: Stadtkrankenhaus: 52.
Müritz: Friedrich-Franz-Hospital: 180.
Neubrandenburg: Stadtkrankenhaus: 94; Geburtsklinik von Dr. Erich Gottschalk: 18; Erholungsheim Augustabad von Dr. Kurt Falckenberg: 12.
Neustadt-Glewe: Ärztliche Familienpension von Dr. Heinrich Holtermann: 12.
Neustrelitz: Landeskrankenhaus Carolinenstift: 200; Landesheilanstalt Domjüch: 250; Landesanstalt Domjüch: 60; Stadtkrankenhaus Neustrelitz: 32; Stadtkrankenhaus Strelitz: 15; Privatklinik von Dr. Heinrich Drodten: 12.

15) Ebenda.
16) In Mecklenburg setzte sich die geforderte differenzierte statistische Erfassung nach der Zweckbestimmung einer Krankenanstalt erst langsam durch.
17) Die Ziffer hinter der jeweiligen Anstalt bezeichnet die verfügbare Bettenzahl; zusammengestellt nach: Reichs-Medizinal-Kalender, 1931, S. 516.

Parchim: Stadtkrankenhaus: 86; Privatklinik von Frau Krüger: 15.
Penzlin: Stadtkrankenhaus: 26.
Plau: Stadtkrankenhaus: 34.
Rehna: Stadtkrankenhaus: 17.
Ribnitz: Stadtkrankenhaus: 9.
Röbel: Stadtkrankenhaus: 55.
Rostock: Landeskrüppelanstalt Elisabethheim: 134; St.-Georg-Krankenhaus: 25. *Universitätskliniken*: Chirurgie: 273; Frauenklinik und Landeshebammenlehranstalt: 152; Kinder- und Säuglingsklinik: 82; Klinik für Geistes- und Nervenkranke in Gehlsheim: 420; Medizinische Universitätsklinik: 214; Medizinische Universitäts-Poliklinik: 10; Klinik für Haut- und Geschlechtskrankheiten: 140; Augenklinik: 67; HNO-Klinik: 75; Zahnklinik: 6.[18)] *Privatkliniken*: Chirurgische Klinik von Prof. Dr. Ernst Ehrich: 25; Frauen- und Geburtsklinik von Dr. Kurt Eberhard: 20; Frauenklinik von Prof. Dr. Otto Büttner: 28; Nervenklinik von Dr. Hans-Heinrich Melchert: ?; Nervenklinik von Dr. Wilhelm Kundt: 11.
Schönberg: Landeskrankenhaus „Augusta Elisabeth“: 38.
Schwaan: Tuberkulosekrankenhaus und Genesungsheim Waldeck: 133; Stadtkrankenhaus: 12.
Schwerin: Landesheil- und Pflegeanstalt Sachsenberg: 720; Kinderheil- und -pflegeanstalt Lewenberg: 300; Stadtkrankenhaus: 230; Marienkrankenhaus: 80; Anna-Hospital: 70; Beobachtungskrankenhaus der LVA in Lankow: 32; Tuberkulosekrankenhaus und Genesungsheim in Lankow: 50; Privataugenklinik von Dr. Johannes Günther: 20; Privataugenklinik von Dr. Philipp Schibalski: 10; Private HNO-Klinik von Dr. Friedrich Wilhelm Bock: 12; Schloßgartensanatorium von Dr. Walter Rohardt: 32.
Stavenhagen: Stadtkrankenhaus: 23.
Tessin: Stadtkrankenhaus und Siechenhaus: 32.
Teterow: Stadtkrankenhaus: 130; Kinderkrankenhaus Marienheim: 80.
Waren: Stadtkrankenhaus: 100; Kinderheilstätte Ecktannen der LVA: 154; Genesungsheim Amsee der LVA: 130.
Warin: Stadtkrankenhaus: 7.
Wesenberg: Stadtkrankenhaus: 11.
Wismar: Stadtkrankenhaus: 110; Privatfrauenklinik von Dr. Alexander Tschirch: 14.
Wittenburg: Stadtkrankenhaus: 12.
Woldegk: Stadtkrankenhaus: 14.
Zarrentin: Gemeindekrankenhaus: 7.

Schon im Frühjahr 1929 ist der frühere Rostocker Allgemeinpraktiker und nunmehrige Medizinaldezernent in der mecklenburg-schwerinschen Landesregierung, Ministerialrat Dr. Karl-Erich Marung, „beauftragt“ worden, „gemeinsam mit dem jeweils zuständigen Kreismedizinalrat die in den letzten Jahren ausgesetzte Revision der nichtstaatlichen, öffentlichen und der privaten Krankenanstalten ... vorzunehmen“.[19)] Daraus ist zu schließen, daß der Staat versuchte, seine seit Jahren ausgesetzte Kontrollfunktion über die Krankenanstalten des Landes wieder auszuüben.

Die Einweisung in eine landeseigene mecklenburgische Heil- oder Pflegeanstalt erforderte – was nicht weiter verwunderlich ist – ein gewisses Maß an Bürokratie. So sollte das „für die Aufnahme erforderliche ärztliche Zeugnis außer dem Vor- und Zunamen, dem Geburtstag und -ort und dem letzten Wohnort [des Patienten] eine eingehende Schilderung der Krankheitserscheinungen enthalten, und der Aufnahmeantrag muß auch den allgemeinen Gerichtsstand und die Staatsangehörigkeit angeben“.[20)] Und Kranksein war nicht billig. Behandlungsmethoden und Verpflegungssätze in staatlichen Krankenanstalten basierten auf einer offiziellen Drei-Klassen-Medizin, und sie unterschieden auch noch zwischen aus Mecklenburg stammenden und auswärtigen Patienten.

---

18) Allein die 1.439 Betten der Rostocker Universitätskliniken machten fast 20 Prozent der mecklenburgischen Krankenhausbetten aus.
19) Regierungsblatt für Mecklenburg-Schwerin, 1929, S. 133 (Verfügung vom 18.4.1929).
20) Ebenda, S. 96 f.

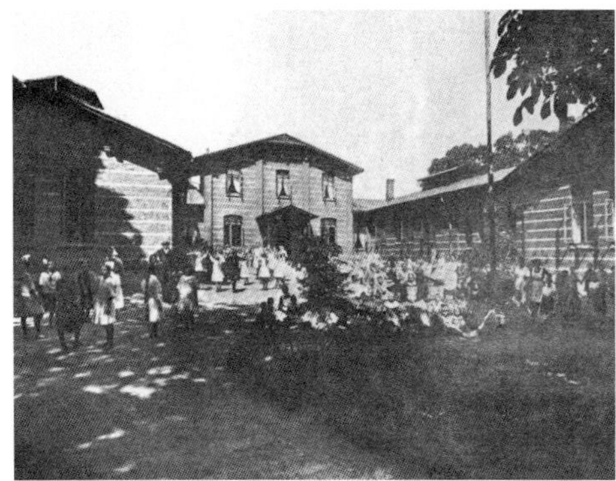

Bad Sülze: Kinderheilanstalt Bethesda

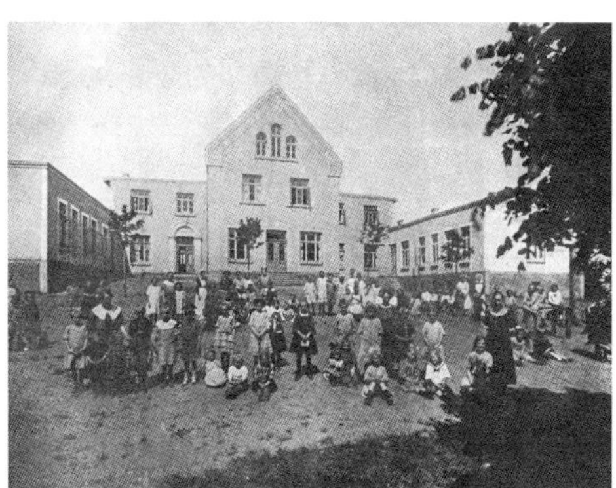

Bad Sülze: Kinderheilanstalt Siloah

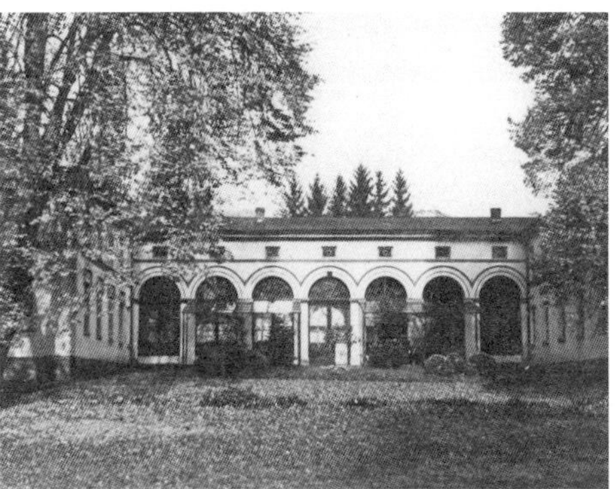

Feldberg: Wasserheilanstalt

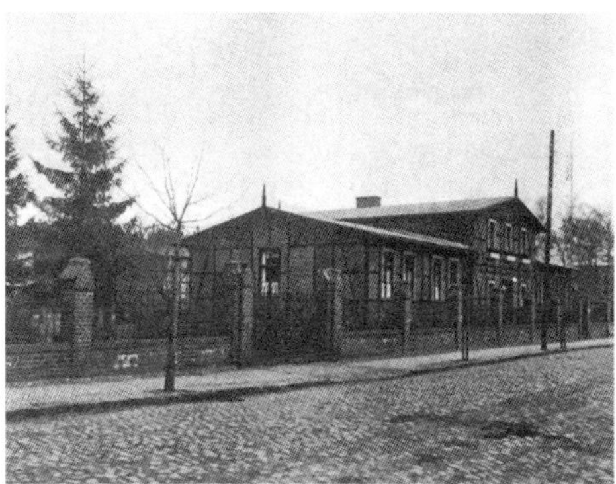

Fürstenberg: Stadtkrankenhaus

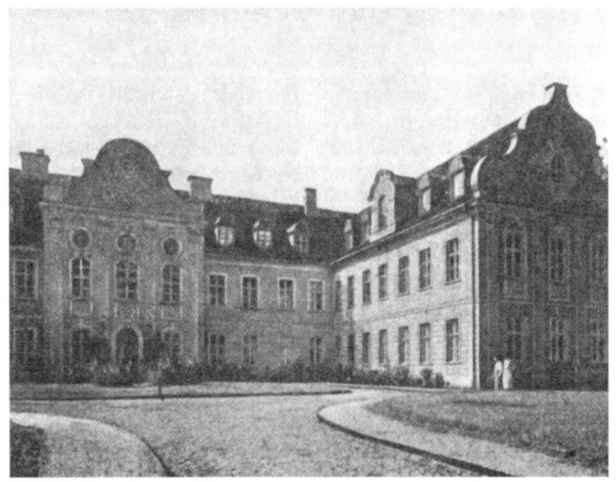

Fürstenberg: Schloßsanatorium

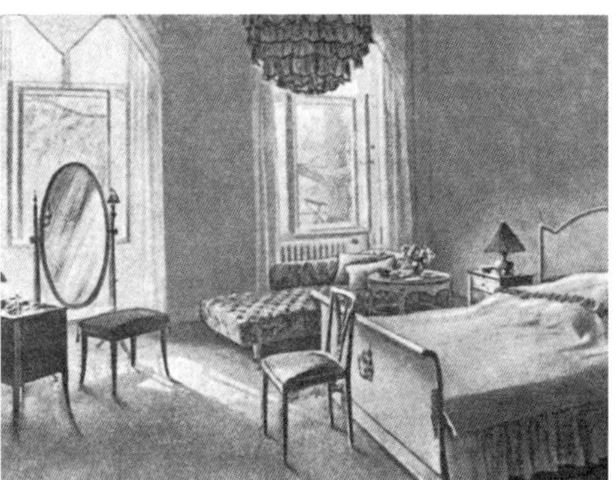

Fürstenberg: Schloßsanatorium (Krankenzimmer)

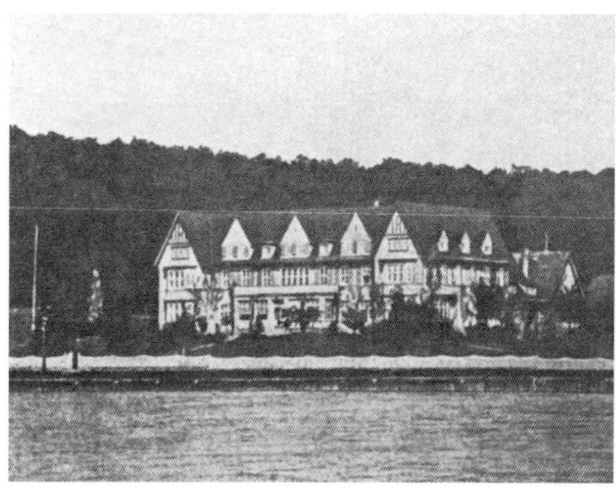
Amsee: Genesungsheim

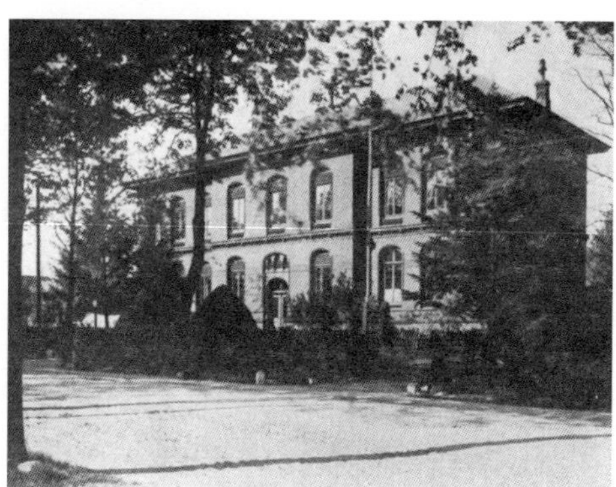
Grevesmühlen: Amtskrankenhaus

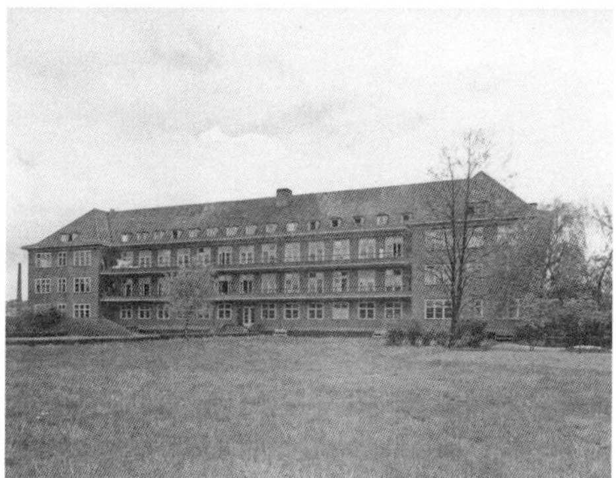
Hagenow: Kreiskrankenhaus

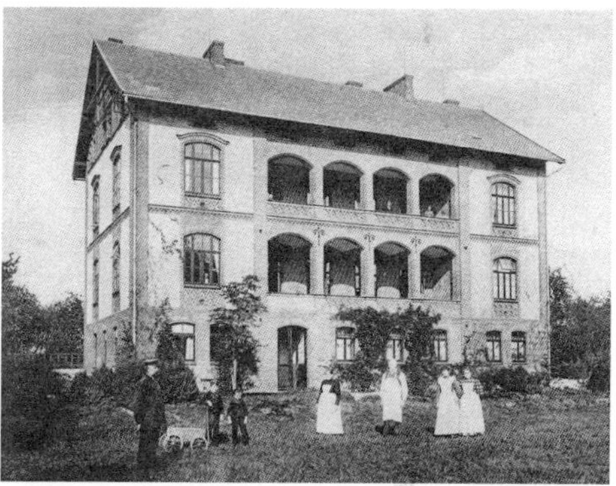
Hagenow: Amtskrankenhaus

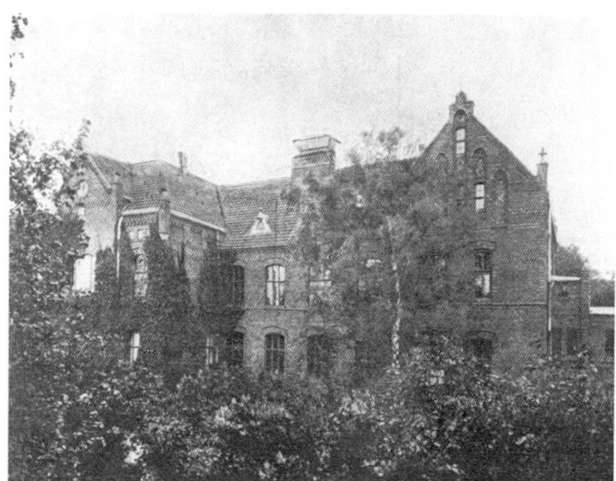
Ludwigslust: Stift Bethlehem (Krankenhaus)

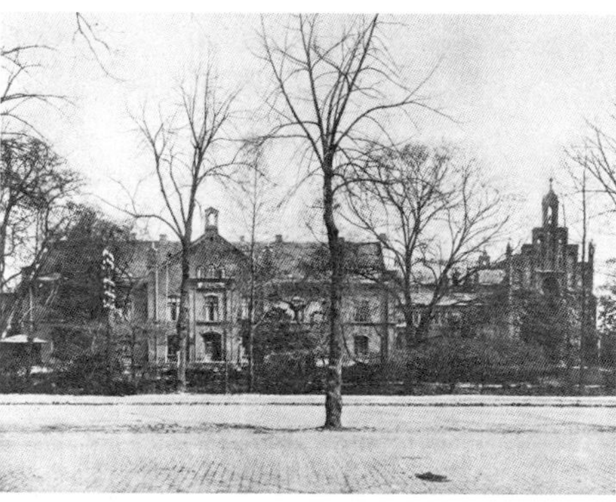
Ludwigslust: Stift Bethlehem (Diakonissenmutterhaus)

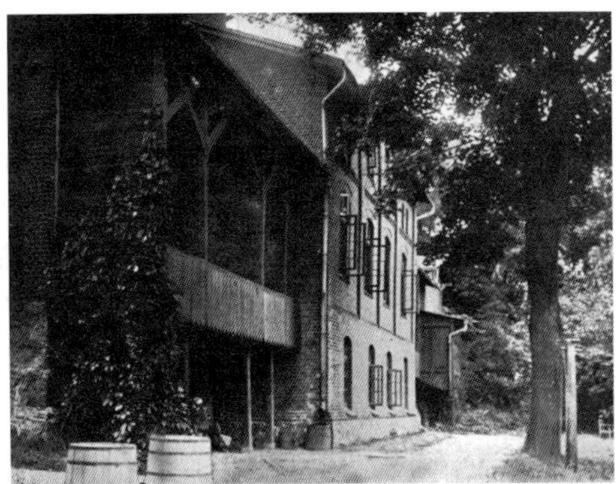
Lübz: Rotkreuz-Krankenhaus

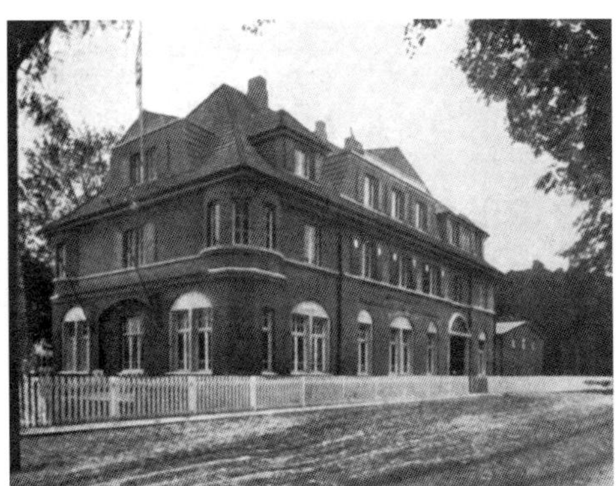
Malchow: Genesungsheim

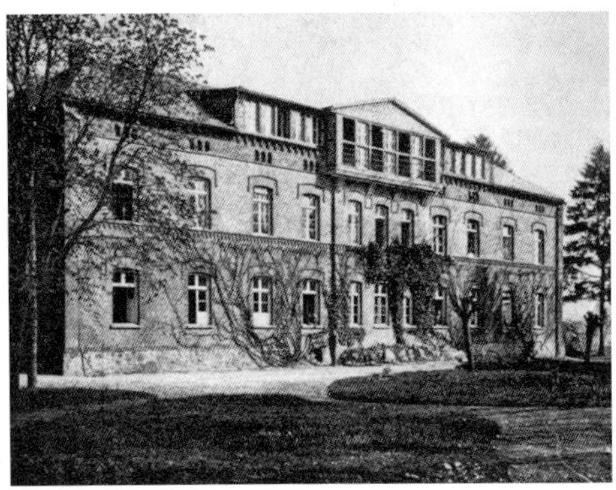
Plau: Stadtkrankenhaus

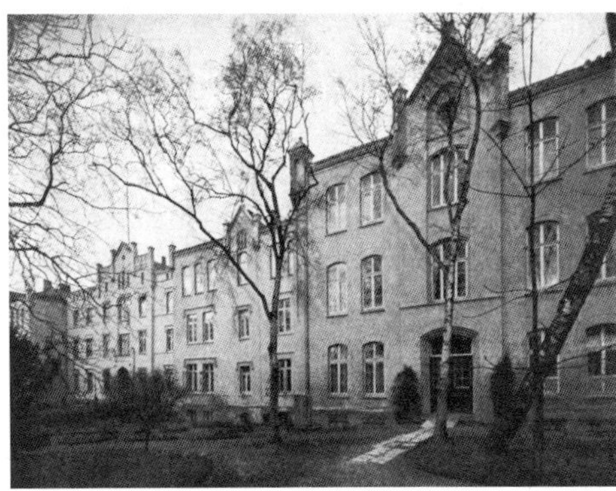
Rostock: Universitätskrankenhaus

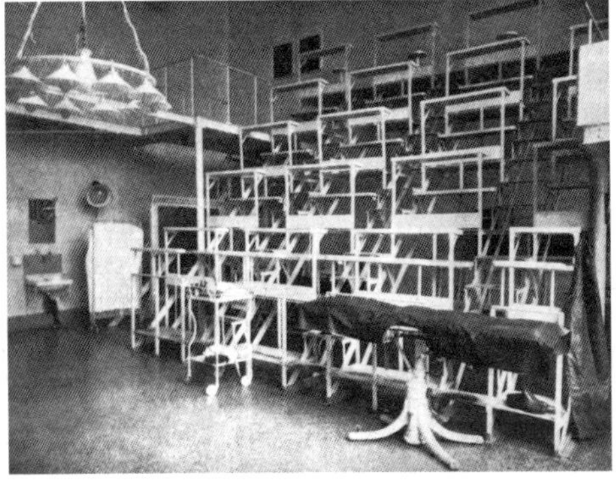
Rostock: Chirurgische Universitätsklinik (Operations- und Hörsaal)

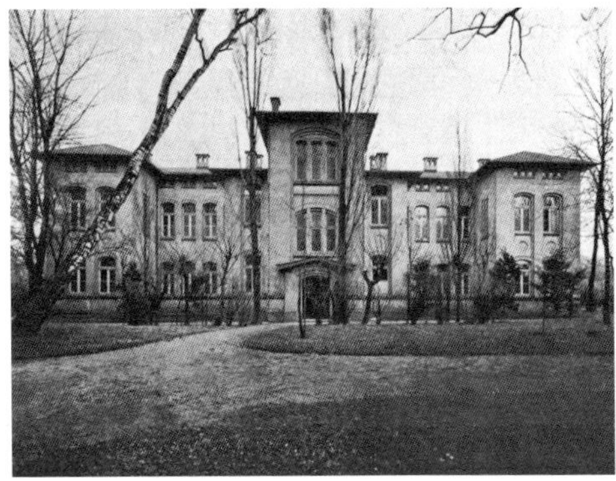
Rostock: Universitäts-Hautklinik

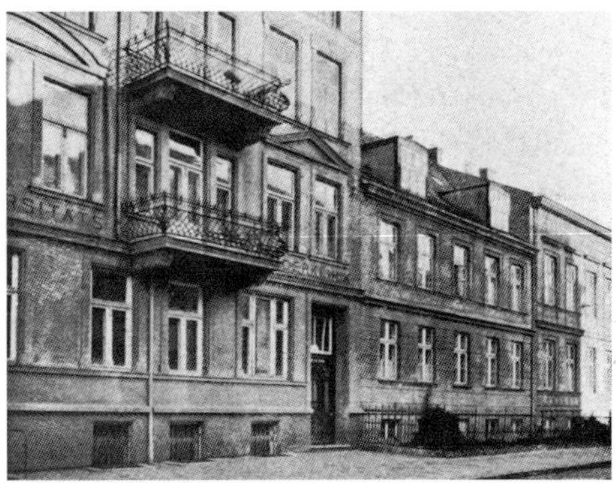

Rostock: Universitäts-Kinderklinik

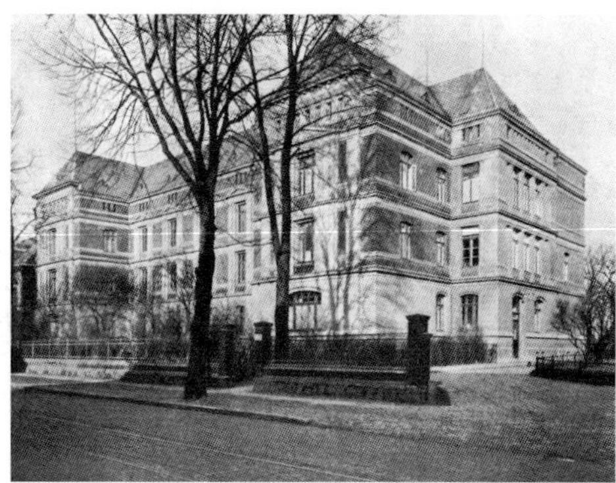

Rostock: Universitäts-Augenklinik

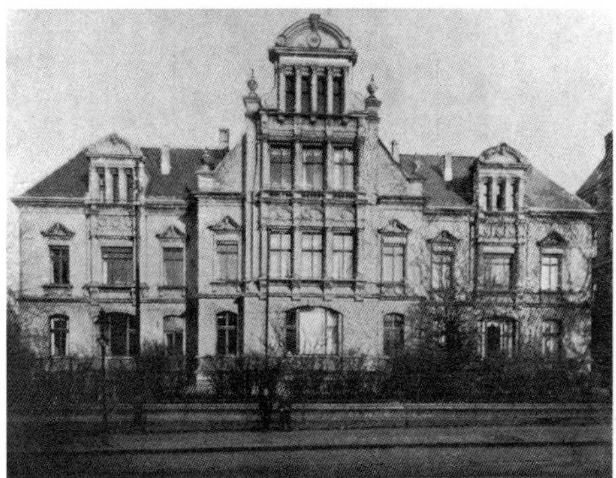

Rostock: HNO-Klinik der Universität

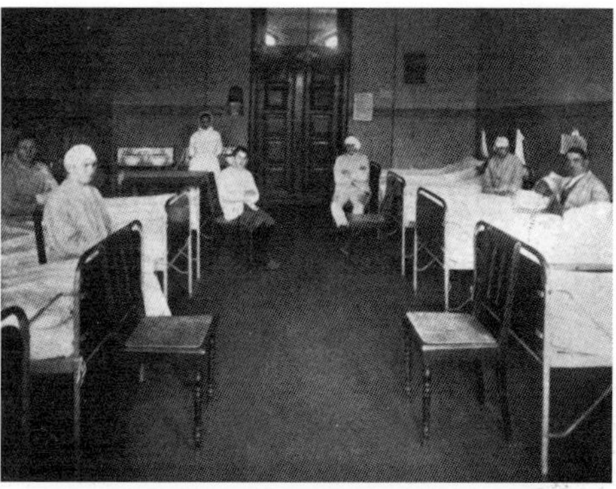

Rostock: HNO-Klinik der Universität (Männersaal)

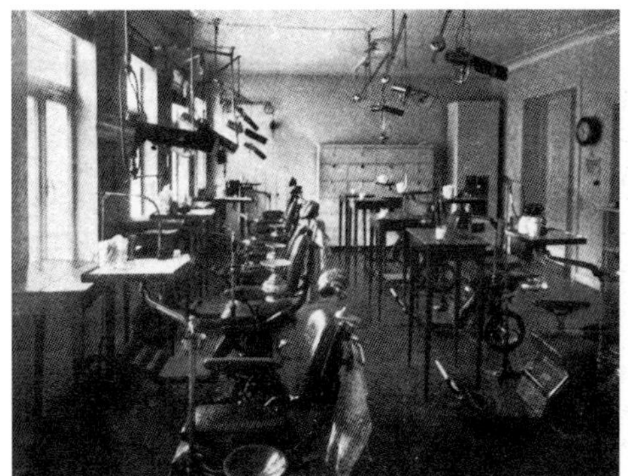

Rostock: Universitäts-Zahnklinik (Behandlungssaal)

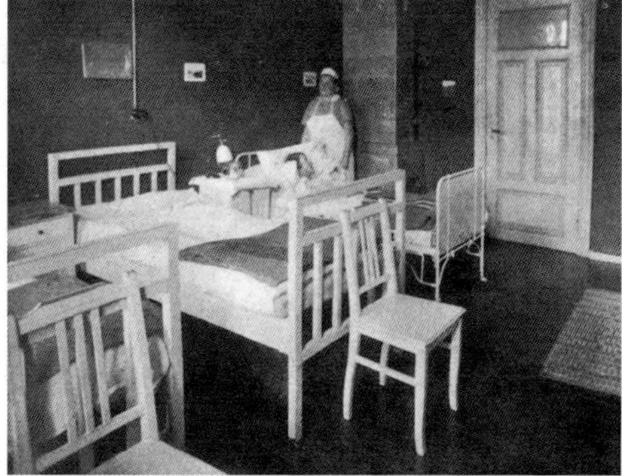

Rostock: Universitäts-Zahnklinik (Bettenstation)

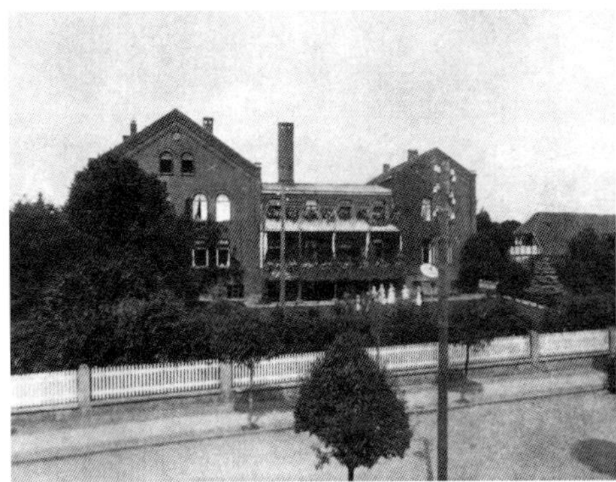
Teterow: Stadtkrankenhaus

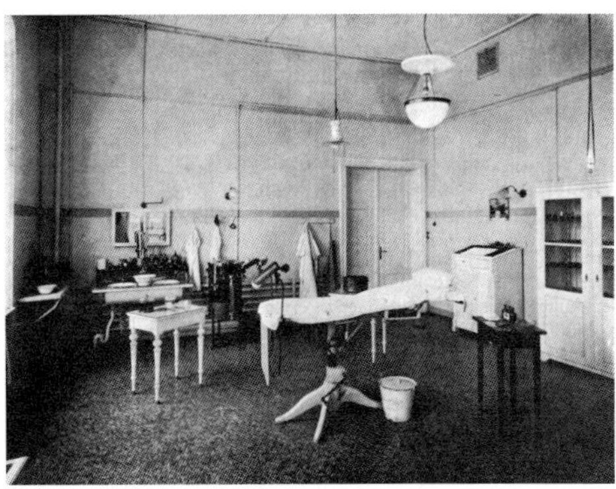
Teterow: Stadtkrankenhaus (Operationssaal)

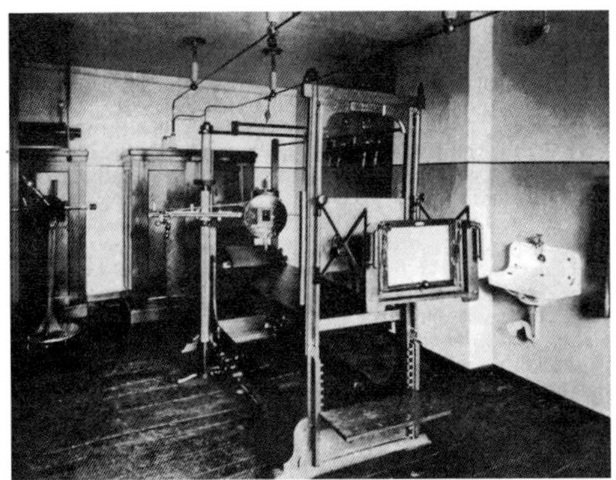
Teterow: Stadtkrankenhaus (Röntgensaal)

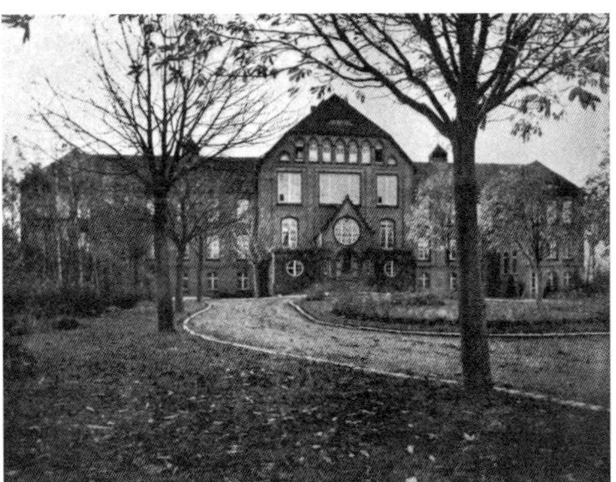
Wismar: Stadtkrankenhaus

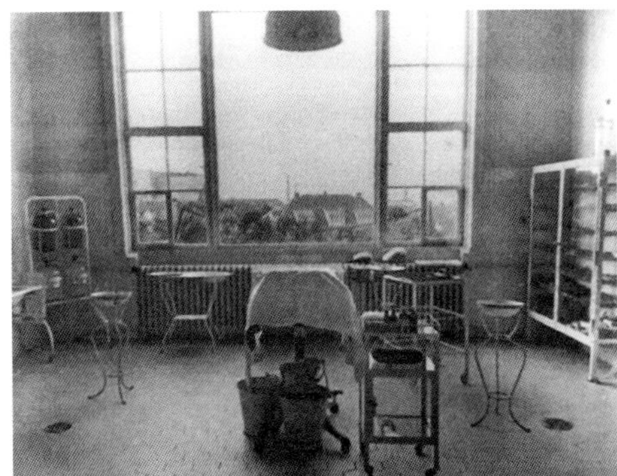
Wismar: Stadtkrankenhaus (Operationssaal)

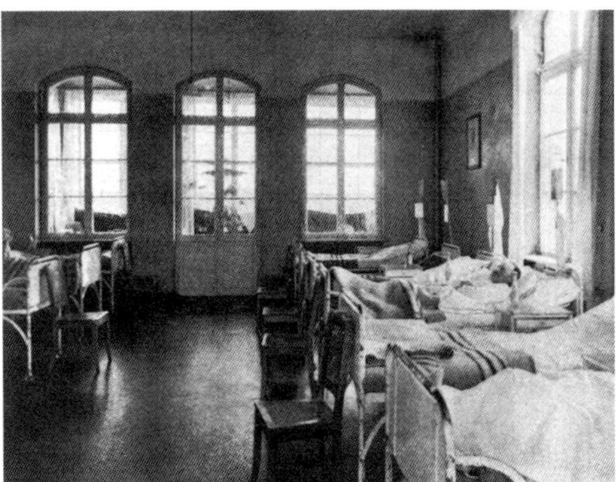
Wismar: Stadtkrankenhaus (Männerstation)

Verpflegungssätze täglich 1929

1. Klasse – 7,85 RM bzw. 11,80 RM für Nichtmecklenburger,
2. Klasse – 3,95 RM bzw. 5,95 RM für Nichtmecklenburger,
3. Klasse – 2,40 RM bzw. 3,95 RM für Nichtmecklenburger.

Verpflegungssätze vierteljährlich 1929[21]

1. Klasse – 715 RM bzw. 1.075 RM für Nichtmecklenburger,
2. Klasse – 360 RM bzw. 540 RM für Nichtmecklenburger,
3. Klasse – 215 RM bzw. 360 RM für Nichtmecklenburger.

Die Tarife bzw. Tagessätze für die Behandlung und Verpflegung an einer der Rostocker Universitätskliniken lagen deutlich höher.

Tagessätze für die Universitätskliniken in Rostock 1929

1. Klasse – 11 RM täglich pro erwachsene Person,
2. Klasse – 7,25 RM,
3. Klasse – 3,75 RM,
3. Klasse – 3,00 RM für Kranke aus Rostock,
2. Klasse – 4,60 RM pro Kind,
3. Klasse – 2,20 RM pro Kind,
3. Klasse – 1,75 RM für kranke Kinder aus Rostock.

In allen Klassen waren „die Unkosten für Verbände, Narkose, außergewöhnliche und teure Heilmittel (z.B. Salvarsan, Serum) und dergleichen neben dem Tagessatze nach besonderem Tarife zu vergüten".[22]

Zwischen 1929 und 1935 hatten sich die Gebühren deutlich erhöht:

Verpflegungssätze in den Heil- und Pflegeanstalten monatlich, ab 1935[23]

1. Klasse – 243,50 RM bzw. 365 RM für Nichtmecklenburger,
2. Klasse – 122 RM bzw. 182 RM für Nichtmecklenburger,
3. Klasse – 90 RM bzw. 122 RM für Nichtmecklenburger.

Dies betraf auch die Rostocker Universitätskliniken.

Tarife für die Universitätskliniken und Polikliniken, ab 1935

1. Klasse – 12 RM täglich pro Person,
2. Klasse – 7,50 RM täglich,
3. Klasse – 4 RM täglich.

Für Kinder bis zum vollendeten 14. Lebensjahr waren zu zahlen

2. Klasse – 5 RM,
3. Klasse – 2,50 RM.

Wurde eine stillende Mutter aufgenommen, „so ist für das Kind für den Tag 1 RM zu zahlen". Die erwähnten Preise bzw. Tarife betrafen nur die Verpflegung und die medizinische Grundversorgung. Darüber hinaus waren „in allen Klassen sämtliche Nebenleistungen zu erstatten bzw. zu vergüten". Nur „für die Kranken der III. Klasse" war „in den Tagessatz das Entgelt für die ärztliche Behandlung und die Benutzung von Anstaltskleidung und Wäsche eingeschlossen. Sie erhalten für den Tagessatz Unterkunft, Beköstigung, Licht, Heizung und allgemeine Wartung".[24]

Zum Ende des Jahres **1932** sind im Deutschen Reich 2.234 öffentliche, 1.477 freie gemeinnützige und 1.247 private, zusammen also 4.958 Krankenanstalten gezählt worden. 77 von ihnen verfügten über eine Kapazität von mehr als 1.000 Betten, während mit 2.602 Häusern (52,5 Prozent) das Gros der deutschen Krankenanstalten eine Belegungsfähigkeit von 20 bis 150 Betten vorsah.[25] In den Kran-

21) Zusammengestellt nach ebenda.
22) Amtliche Beilage zum Regierungsblatt für Mecklenburg-Schwerin, 1929, S. 131.
23) Zusammengestellt nach: Regierungsblatt für Mecklenburg, 1935, S. 48.
24) Ebenda, S. 38. Diese ab April 1935 geltenden Tagessätze wurden für die „Kranken 3. Klasse" im September 1935 durch eine Verfügung des Staatsministeriums dahingehend erhöht, als nunmehr „für jeden Tag" des Krankenhausaufenthaltes an einer Universitätsklinik für die „Nebenkosten einschließlich der Röntgenleistungen" pauschale Zusatzgebühren zwischen 90 Pfennigen (an der Universitätskinderklinik) und 1,90 RM (in der Gynäkologischen Abteilung der Universitätsfrauenklinik) zu zahlen waren; an der Chirurgischen Universitätsklinik wurden täglich zusätzlich 1,60 RM, an der Universitätsaugenklinik 1,50 RM täglich fällig. Ebenda, S. 243 f.
25) 1932 sind 68 Krankenanstalten mit 4.556 Betten geschlossen, dagegen 60 Krankenanstalten mit 2.547 Betten neu in Betrieb genommen worden. Berechnet nach: Gesundheitsstatistisches Auskunftsbuch, S. 30.

kenanstalten des Deutschen Reichs waren im Jahr 1932 insgesamt 592.805 Betten vorhanden. Darin sind in diesem Jahr insgesamt 3.961.734 Kranke behandelt worden.[26)] Die Zahl der Verpflegungstage lag 1932 bei 155.731.207. Die durchschnittliche Verpflegungs-, also Liegedauer eines Kranken betrug 44 Tage.[27)] Laut offizieller Statistik bestanden im Jahre **1933** im Deutschen Reich insgesamt 4.938 Krankenanstalten;[28)] in Bezug auf die oben erwähnten 15 „Zweckbestimmungen" entfielen allein 3.385 auf die Kategorie „Allgemeine Krankenhäuser" (68,6 Prozent).[29)] Nachdem im Laufe des Jahres 1933 insgesamt 4.311.578 Patienten in deutschen Krankenanstalten behandelt worden waren,[30)] von denen dort 204.350 starben (4,7 Prozent), betrug der Krankenbestand in Krankenanstalten am 31. Dezember 1933 reichsweit 404.557 Personen.[31)]

In Mecklenburg hatte sich 1933 die Zahl der Krankenanstalten und der darin verfügbaren „planmäßigen Betten" im Vergleich zur Situation von 1931 nicht verändert.[32)]

Was an den mecklenburgischen Krankenhäusern geschah und zum dortigen klinischen Alltag gehörte, läßt sich am Beispiel des Stifts Bethlehem in Ludwigslust, einer der größeren Anstalten des Landes, im Detail nachvollziehen. Aus dem Jahresbericht dieses Krankenhauses für **1934** geht hervor, daß in diesem Jahr 2.312 Kranke behandelt wurden, während 1885 dort nur 325 Patienten betreut worden waren. Und während 1885 am Stift Bethlehem lediglich 170 Operationen durchgeführt worden sind, waren es 1934 bereits 1.706 – und dies alles bei einer personellen Ausstattung mit einem Chefarzt, zwei Ober- und drei Assistenzärzten. Die von ihnen behandelten „Fälle" spiegeln – außer den Geburten – die ganze Bandbreite dessen wider, was einem Menschen an Krankheiten und Unglücksfällen im Leben passieren konnte. So wurde im klinischen Alltag der Ludwigsluster Anstalt eine erstaunliche Vielfalt von Krankheitsbildern behandelt, wobei hier die Fallzahlen numerisch absteigend und die Leiden in zeitgenössischer Diktion wiedergegeben werden: Blinddarmentzündung: 213; Zellgewebsentzündungen: 92; freie Brüche: 88; Knochenbrüche an den unteren Gliedmaßen: 87; Krebs: 82; Quetschungen und Zerreißungen: 78; Schwangerschafts-, Geburts- und Wochenbettsstörungen: 73; Krankheiten der Gebärmutter: 69; Fehlgeburten und deren Folgen: 67; Krankheiten der Nieren: 64; Lungenentzündung: 61; Mandel- und Rachenentzündung: 57; gutartige Neubildungen und Geschwülste: 56; Krankheiten des Nervensystems: 55; Krankheiten der Leber und der Gallengänge: 51; Krankheiten der weiblichen Geschlechtsorgane, Krankheiten der Gelenke sowie Entwicklungskrankheiten: jeweils 44; normale Entbindungen: 41; Krankheiten der äußeren Bedeckung und Magengeschwüre: jeweils 38; Steinkrankheit: 35; Gonorrhoe und Krankheiten der männlichen Geschlechtsorgane: jeweils 33; akuter Magen- und Darmkatarrh sowie Knochenbrüche an den oberen Gliedmaßen: jeweils 32; Hieb-, Stich- und Schußwunden: 30; Herzklappenfehler: 29; Krankheiten der Muskeln, Sehnen und Schleimbeutel sowie Krankheiten der Knochen und der Knochenhaut: jeweils 26; chronische Darmkrankheiten und chronische Magenkrankheiten: jeweils 24; Krampfadern sowie chronischer Katarrh der Luftröhre: jeweils 23; Knochenbrüche des Schädels, Bauchfelleiterung, Krankheiten der Zähne und der Mundhöhle sowie Tuberkulose der Lunge: jeweils 20; Scharlach und Geisteskrankheiten: jeweils 19; Lungenentzündung sowie Lymphgefäß- und Lymphdrüsenentzündung: jeweils 18; Arteriosklerose und Altersbrand sowie eingeklemmte Brüche: jeweils 16; Krätze und Zuckerruhr: jeweils 14; Gehirnschlag, Bleichsucht und Blutarmut sowie Verstauchungen: jeweils 13; Tuberkulose anderer Organe als der Lunge: 12; akuter Katarrh der Luftröhre: 11; Gelenkrheumatismus, Kindbettfieber und Influenza: jeweils 10; Darmverschluß, Knochenbrüche der Wirbelsäule sowie Brustfellentzündung: jeweils 9; Epilepsie, Krankheiten der Nase und der Nebenhöhlen, Vergiftungen, Knochenbrüche der Rippen, Krankheiten des Ohrs und des Mittelohrs, Hautausschläge, angeborene Mißbildungen: jeweils 8; Krankheiten der Blase: 7; Syphilis: 6; Verrenkungen, Diphtherie, Sepsis, Rose und Verbrennungen: jeweils 5; Knochenbrüche des Schulterblatts und des Schlüsselbeins, Eklampsie, Masern, Lebensschwäche, Muskelrheumatismus sowie Krankheiten

---

26) Von diesen sind 387.712 Patienten als Bestand aus dem Vorjahr übernommen worden, und 3.574.022 sind im Berichtsjahr 1932 neu hinzugekommen.

27) Berechnet nach: Reichsgesundheitsblatt, 1935, S. 651.

28) Die nachfolgenden Zahlen sind berechnet nach: Statistisches Jahrbuch für das Deutsche Reich, 1935, S. 496 ff.

29) Allein 24 dieser Allgemeinen Krankenhäuser verfügten über mehr als 1.000 Betten, und 53 Häuser wiesen eine Bettenzahl zwischen 500 und 1.000 Betten auf.

30) Das waren 8,8 Prozent mehr Krankenhauspatienten als 1932.

31) Das waren 4,4 Prozent mehr Patienten als Ende 1931.

32) Vgl. dazu: Reichs-Medizinal-Kalender, 1933, S. 513 f.

der Schilddrüse: jeweils 4; andere bösartige Neubildungen als Krebs, Krankheiten des Gehirns sowie Gehirn- und Hirnhautentzündungen, Tabes und Leukämie: jeweils 3; Krankheiten der Augen, Knochenbrüche des Beckens, Infektionskrankheiten und Unterleibstyphus: jeweils 2; Krankheiten der Speiseröhre, Rückenmarkserkrankungen, Krankheiten der Atmungsorgane, Keuchhusten, Genickstarre und unspezifische Allgemeinkrankheiten: jeweils 1. Von den 2.312 Patienten, die 1934 am Stift Bethlehem behandelt wurden, sind 132 dort gestorben (5,7 Prozent).[33]

Im Jahre **1935** wurden von der Reichsmedizinalstatistik im seit 1934 zu einem Land vereinigten Mecklenburg insgesamt 97 öffentliche und private Krankenhäuser und Heilanstalten registriert. Diese Einrichtungen – mit einer Gesamtkapazität von 7.392 Betten – verteilten sich auf die einzelnen Städte und Gemeinden wie folgt:[34]

Bad Doberan: Stadtkrankenhaus: 7; Stahlbad: 55; Evangelisches Jugenderholungsheim in Nienhagen: 45.
Bad Kleinen: Sanatorium von Dr. Zeiher: 20; Genesungsheim von Dr. Kreutzer: 130.
Bad Sülze: Stadtkrankenhaus: 24; Rot-Kreuz-Krankenhaus: 55; Heilanstalt Bethesda und Siloah: 200; Solbad für Erwachsene: 50; Solbad für Frauen: 80.[35]
Boizenburg: Stadtkrankenhaus: 40.
Bützow: Stadtkrankenhaus: 31.
Dargun: Gemeindekrankenhaus: 25.
Dobbertin: Gemeindekrankenhaus: 20.
Feldberg: Wasserheilanstalt von Dr. Karl Kausch: 60.
Friedland: Stadtkrankenhaus Johannisstift: 35.
Fürstenberg: Stadtkrankenhaus: 31; Schloßsanatorium: 45.
Gadebusch: Stadtkrankenhaus: 12.
Gnoien: Stadtkrankenhaus: 35.
Goldberg: Stadtkrankenhaus: 25.
Graal: Sanatorium Sonnenhof von Dr. Julius Salinger: 14; Erholungsheim der Krankenkasse der Berliner Verkehrs AG: 200.
Grabow: Stadtkrankenhaus: 12.
Grevesmühlen: Stadtkrankenhaus: 45.
Güstrow: Stadtkrankenhaus: 120; Landesfürsorgehaus: 167.
Hagenow: Stadt- und Amtskrankenhaus: 56.
Klein Belitz: Heilanstalt für männliche Alkoholiker: 40.
Kröpelin: Stadtkrankenhaus: 11.
Laage: Stadtkrankenhaus: 32.
Ludwigslust: Krankenhaus des Stifts Bethlehem: 170; Fürsorgehaus der Inneren Mission: 20.
Lübz: Krankenhaus des Marienfrauenhilfsvereins: 38.
Malchin: Stadtkrankenhaus: 56.
Malchow: Stadtkrankenhaus: 52.
Müritz: Friedrich-Franz-Hospital: 180.

---

33) Ärztlicher Bericht über das Stift Bethlehem in Ludwigslust für 1934, in: Ärzteblatt für Pommern, Mecklenburg und Lübeck, 1935, S. 131 f. 1936 wurden im Stiftskrankenhaus Bethlehem von dem Chefarzt und einem Oberarzt sowie von sechs Assistenzärzten und zwei Medizinalpraktikanten bereits 2.820 Patienten behandelt, von denen 174 starben (6,2 Prozent). Vgl. dazu: Ärzteblatt für Pommern und Mecklenburg, 1937, S. 185 f.

34) Zusammengestellt und berechnet nach: Reichs-Medizinal-Kalender, 1935, S. 506 f. Die Ziffer hinter der jeweiligen Anstalt bezeichnet die Bettenzahl. Einige Bezeichnungen von Krankenanstalten waren im Laufe der Zeit mehrfachen Veränderungen unterworfen und können von der weiter oben für 1931 angeführten Momentaufnahme abweichen.

35) 1934 hatte sich die mecklenburgische Ärzteführung veranlaßt gesehen, die krisenbedingt darniederliegenden heimischen Gesundheitseinrichtungen stärker in den Fokus der Ärzteschaft zu rücken und die heimischen Kollegen etwa „wieder auf den wirklichen Heilwert der Sol- und Moorbäder von Sülze hinzuweisen. Denn manche von ihnen neigen auch jetzt noch dazu – zum Teil wohl den Wünschen der Kranken sich fügend – auswärtige, ja ausländische Heilbäder zu bevorzugen. Das darf heute nicht mehr sein. Nicht nur der Kranke, für den Kasse oder Versicherungsanstalt die Kurkosten tragen, sondern auch der Privatpatient hat heute die moralische Pflicht, im Lande zu bleiben und sich dort kurieren zu lassen. Die Kurmittel von Sülze sind Sole und Moor. Die 6 bis 7 Prozent salzhaltige Sole ist eine der stärksten unter den zu Badezwecken benutzten“. Ärzteblatt für Pommern, Mecklenburg und Lübeck, 1934, S. 176.

Neubrandenburg: Stadtkrankenhaus: 94; Geburtsklinik von Dr. Erich Gottschalk: 25; Erholungsheim Augustabad von Dr. Kurt Falckenberg: 12.
Neustadt-Glewe: Ärztliche Familienpension von Dr. Heinrich Holtermann: 12.
Neustrelitz: Landeskrankenhaus Carolinenstift: 180; Landesheilanstalt Domjüch: 250; Landesanstalt Domjüch: 60; Stadtkrankenhaus: 15; Privatklinik von Dr. Heinrich Drodten: 12.
Parchim: Stadtkrankenhaus: 85; Privatklinik von Frau Krüger: 15.
Penzlin: Stadtkrankenhaus: 23.
Plau: Stadtkrankenhaus: 40.
Rehna: Stadtkrankenhaus: 13.
Ribnitz: Stadtkrankenhaus: 9.
Röbel: Stadtkrankenhaus: 55.
Rostock: Landeskrüppelanstalt Elisabethheim: 134; St.-Georg-Krankenhaus: 25. *Universitätskliniken*: Chirurgie: 273; Frauenklinik und Landeshebammenlehranstalt: 152; Kinder- und Säuglingsklinik: 82; Klinik für Geistes- und Nervenkranke in Gehlsheim: 420; Medizinische Universitätsklinik: 214; Medizinische Universitäts-Poliklinik: 10; Klinik für Haut- und Geschlechtskrankheiten: 140; Augenklinik: 67; HNO-Klinik: 75; Zahnklinik: 6.[36)] *Privatkliniken*: Chirurgische Klinik von Prof. Dr. Ernst Ehrich: 25; Frauen- und Geburtsklinik von Dr. Kurt Eberhard: 20; Frauenklinik von Prof. Dr. Otto Büttner: 28; Nervenklinik von Dr. Hans-Heinrich Melchert: ?; Nervenklinik von Dr. Wilhelm Kundt: 11.
Schönberg: Landeskrankenhaus „Augusta Elisabeth“: 38.
Schwaan: Tuberkulosekrankenhaus und Genesungsheim Waldeck: 140; Stadtkrankenhaus: 12.
Schwerin: Landesheil- und Pflegeanstalt Sachsenberg: 700; Kinderheil- und -pflegeanstalt Lewenberg: 300; Stadtkrankenhaus: 228; Marienkrankenhaus: 80; Anna-Hospital: 70; Beobachtungskrankenhaus der LVA in Lankow: 32; Tuberkulosekrankenhaus und Genesungsheim in Lankow: 49; Privataugenklinik von Dr. Johannes Günther: 20; Privataugenklinik von Dr. Philipp Schibalski: 10; Private HNO-Klinik von Dr. Friedrich Wilhelm Bock: 12; Schloßgartensanatorium von Dr. Walter Rohardt: 32.
Stavenhagen: Stadtkrankenhaus: 35.
Tessin: Stadtkrankenhaus und Siechenhaus: 34.
Teterow: Stadtkrankenhaus: 130; Kinderkrankenhaus Marienheim: 80.
Waren: Stadtkrankenhaus: 100; Kinderheilstätte Ecktannen der LVA: 154; Genesungsheim Amsee der LVA: 130.
Warin: Stadtkrankenhaus: 7.
Wesenberg: Stadtkrankenhaus: 11.
Wismar: Stadtkrankenhaus: 130; Privatfrauenklinik von Dr. Alexander Tschirch: 17.
Woldegk: Stadtkrankenhaus: 14.
Zarrentin: Gemeindekrankenhaus: 7.[37)]

Hatten im Deutschen Reich 1933 insgesamt 4.938 Krankenanstalten bestanden, so waren es im Jahre **1936** nur noch 4.792 (-3 Prozent), darunter 2.105 öffentliche, 1.552 gemeinnützige und 1.134 privat betriebene Einrichtungen.[38)] Nach den Angaben der mecklenburgischen Statistikbehörde verfügte das Land 1936 über nur noch 80 konkret zweckbestimmte Krankenanstalten[39)] mit einer Kapazität von 6.021 Betten.[40)] Unter diesen Anstalten befanden sich:

- 43 Allgemeine Krankenhäuser mit mehreren Fachabteilungen und 2.731 Betten,
- drei Heilanstalten für an Tuberkulose erkrankte Erwachsene mit 300 Betten,
- eine Heilanstalt für an Tuberkulose erkankte Kinder mit 80 Betten,

36) Die 1.439 Betten der Rostocker Universitätskliniken machten fast 20 Prozent der mecklenburgischen Krankenhausbetten aus.

37) Im Unterschied zu den hier nach Angaben im Reichs-Medizinal-Kalender veröffentlichten Zahlen der Reichsstatistik (97 Krankenanstalten mit 7.392 Betten) verzeichnete die mecklenburgische Statistikbehörde für 1935 jedoch nur 84 Krankenanstalten mit einer Kapazität von lediglich 5.975 Betten. Vgl. dazu: Staatshandbuch für Mecklenburg, 1939, T. III, S. 46. Dieser Widerspruch konnte bislang nicht hinreichend geklärt werden.

38) Berechnet nach: Deutsches Ärzteblatt, 1938, S. 558.

39) Das waren 20 Anstalten (bzw. 20 Prozent) weniger als noch 1931.

40) Demnach ist die Zahl der Krankenbetten zwischen 1931 und 1936 um 14,5 Prozent zurückgegangen. Berechnet nach: Vierteljahrsberichte des Mecklenburgischen Statistischen Landesamts, Juli-Heft 1937, S. 8, sowie Staatshandbuch für Mecklenburg, 1939, T. III, S. 46. Erfaßt wurden öffentliche, gemeinnützige und private Anstalten zusammen.

- fünf Anstalten für kranke Säuglinge und Kinder mit 241 Betten,
- eine Krüppelheilanstalt mit 136 Betten,
- eine Augenheilanstalt mit 84 Betten,
- drei Heil- und Pflegeanstalten für Geisteskranke und Epileptiker mit 1.390 Betten,
- eine Heilanstalt für Schwachsinnige mit 242 Betten,
- vier Heilanstalten für neurologisch Kranke mit 30 Betten,
- zwei Entbindungsanstalten mit 10 Betten,
- 15 sonstige Fachanstalten mit 749 Betten und
- eine Krankenabteilung in der Gefangenenanstalt Bützow-Dreibergen mit 28 Betten.

Die angeblich nur noch 80 mecklenburgischen Krankenanstalten hatten immerhin einen Anteil von 1,7 Prozent an allen 4.791 deutschen Krankenanstalten – was mehr war als der Anteil der mecklenburgischen Einwohnerschaft an der Reichsbevölkerung (1,1 Prozent). Daraus resultierte aber keinesfalls eine komfortable medizinische Überversorgung, im Gegenteil: Die mecklenburgischen Krankenanstalten waren deutlich kleiner als im Reichsdurchschnitt. So entfielen in Mecklenburg 1936 auf 10.000 Einwohner durchschnittlich 73,2 planmäßige Krankenbetten, womit das Land eine der schlechtesten Versorgungsquoten Deutschlands aufwies; der Reichsdurchschnitt lag bei 92,2 Krankenhausbetten pro 10.000 Einwohner.[41)]

Wie schon für 1935, so stehen sich auch für das Jahr **1937** zwei amtliche Angaben über die Zahl und die Aufnahmekapazitäten der Krankenanstalten in Mecklenburg einigermaßen konträr gegenüber. So sind von der mecklenburgischen Statistikbehörde für das Jahr 1937 (wie schon für 1935) 84 Krankenanstalten mit einer Gesamtkapazität von 6.128 Betten registriert worden.[42)]
Hinsichtlich ihrer „Zweckbestimmung“ befanden sich darunter:

- 43 Allgemeine Krankenhäuser mit mehreren Fachabteilungen und 2.769 Betten,
- drei Tuberkuloseheilanstalten für Erwachsene mit 300 Betten,
- eine Tuberkuloseheilanstalt für Kinder mit 90 Betten,
- fünf Anstalten für kranke Säuglinge und Kinder mit 241 Betten,
- eine Krüppelheilanstalt mit 149 Betten,
- eine Augenheilanstalt mit 67 Betten,
- drei Heil- und Pflegeanstalten für Geisteskranke und Epileptiker mit 1.390 Betten,
- eine Heilanstalt für Schwachsinnige mit 242 Betten,
- vier Heilanstalten für neurologisch Kranke mit 42 Betten,
- drei Entbindungsanstalten mit 30 Betten,
- 18 sonstige Fachanstalten mit 788 Betten und
- eine Krankenabteilung in der Gefangenenanstalt Bützow-Dreibergen mit 20 Betten.

Dagegen ging die Reichsärztekammer von einer deutlich anderen Situation aus. Denn schlüsselt man die für 1937 gemeldeten und im Reichs-Medizinal-Kalender veröffentlichten mecklenburgischen Krankenanstalten nach ihrer regionalen Lage, also nach Orten auf, so ergab sich für dieses Jahr, daß in Mecklenburg nur noch 62 Krankenanstalten mit jedoch 6.243 Betten vorhanden waren. Laut der Reichsstatistik bestanden 1937 mecklenburgische Krankenanstalten in:[43)]

Bad Doberan: Eisen-, Stahl- und Moorbad: 44; Evangelisches Jugenderholungsheim Nienhagen: 60.
Bad Sülze: Kinderheilanstalt Bethesda: 100; Solbad für Erwachsene: 50; Solbad für Kinder: 60.
Dargun: Gemeindekrankenhaus: 30.
Dobbertin: Gemeindekrankenhaus: 23.
Fürstenberg: Schloßsanatorium: 45.
Gnoien: Stadtkrankenhaus: 30.
Goldberg: Stadtkrankenhaus: 24.
Graal: Erholungsheim der Krankenkasse der Berliner Verkehrs AG: 205.

---

41) Vgl. dazu: Deutsches Ärzteblatt, 1938, S. 558.

42) Vgl. dazu: Staatshandbuch für Mecklenburg, 1939, T. III, S. 46, sowie Vierteljahrsberichte des Mecklenburgischen Statistischen Landesamts, Juli-Heft 1938, S. 2. Erfaßt wurden öffentliche, gemeinnützige und private Anstalten zusammen.

43) Zusammengestellt nach: Reichs-Medizinal-Kalender, 1937, S. 699 f. Einige Bezeichnungen von Krankenanstalten waren im Laufe der Zeit mehrfach Veränderungen unterworfen und wichen von der weiter oben für 1931 oder 1935 angeführten Momentaufnahme ab. Die Ziffer hinter der jeweiligen Anstalt bezeichnet die Bettenzahl.

Grabow: Städtisches Siechenhaus: 12.
Grevesmühlen: Kreiskrankenhaus: 40.
Güstrow: Stadtkrankenhaus: 129; Krankenhaus des Landesfürsorgehauses: 113.
Hagenow: Kreiskrankenhaus: 70.
Ludwigslust: Diakonissenhaus Stift Bethlehem: 200.
Lübz: Krankenhaus: 70.
Malchin: Stadtkrankenhaus: 65.
Malchow: Stadtkrankenhaus: 50.
Müritz: Friedrich-Franz-Hospital: 180.
Neubrandenburg: Stadtkrankenhaus: 110; Private Frauen- und Geburtsklinik von Dr. Max Wittig: 22; Sanatorium Augustabad von Dr. Kurt Falckenberg: 12.
Neustrelitz: Landeskrankenhaus Carolinenstift: 202; Heil- und Pflegeanstalt Domjüch: 250; Stadtkrankenhaus: 17; Privatklinik von Dr. Drodten: 12.
Parchim: Stadtkrankenhaus: 85.
Penzlin: Stadtkrankenhaus: 24.
Plau: Stadtkrankenhaus: 36.
Röbel: Stadtkrankenhaus: 48.
Rostock: Landeskrüppelanstalt Elisabethheim: 134; St.-Georg-Krankenhaus: 27. *Universitätskliniken*: Chirurgie: 300; Frauenklinik und Landeshebammenlehranstalt: 172; Kinderklinik: 80; Klinik für Geistes- und Nervenkranke in Gehlsheim: 420; Medizinische Universitätsklinik: 200; Medizinische Universitäts-Poliklinik: 10; Dermatologische Klinik: 140; Augenklinik: 67; HNO-Klinik: 71.[44] *Privatkliniken*: Frauen- und Geburtsklinik von Dr. Kurt Eberhard: 20; Frauenklinik von Prof. Dr. Otto Büttner: 25.
Schwaan: Tuberkulosekrankenhaus in Waldeck: 130.
Schwerin: Landesheil- und Pflegeanstalt Sachsenberg: 700; Kinderheil- und -Pflegeanstalt Lewenberg: 270; Stadtkrankenhaus: 245; Anna-Kinder-Hospital: 60; Beobachtungskrankenhaus in Lankow: 52; Genesungsheim in Lankow: 50; Privataugenklinik von Dr. Johannes Günther: 17; Private HNO-Klinik von Dr. Friedrich Wilhelm Bock: 12.
Tessin: Kreiskrankenhaus und Siechenhaus: 34.
Teterow: Stadtkrankenhaus: 100.
Waren: Stadtkrankenhaus: 100; Kinderheilstätte Ecktannen: 80; Heilstätte Amsee: 120.
Wismar: Stadtkrankenhaus: 120; Privatfrauenklinik von Dr. Alexander Tschirch: 22.
Woldegk: Stadtkrankenhaus: 45.

Im Unterschied zu den Vorjahren sind im Reichs-Medizinal-Kalender von 1937 also 34 Krankenanstalten in 27 Gemeinden, darunter allein 16 städtische Krankenhäuser, *nicht mehr* registriert worden, wodurch – rechnerisch gesehen – 994 Betten hätten entfallen müssen.[45] Tatsächlich kommen die Reichsmedizinalstatistik und die mecklenburgische Statistik trotz erheblich unterschiedlicher Zahlen zu den bestehenden Krankenanstalten (84 bzw. 62) für 1937 zu einer fast identischen Bettenzahl (6.243 bzw. 6.128).

44) Die 1.460 Betten der Rostocker Universitätskliniken machten 23,4 Prozent der mecklenburgischen Krankenhausbetten aus.

45) Nicht mehr aufgeführt wurden: **Bad Doberan** (Stadtkrankenhaus – 7); **Bad Kleinen** (Sanatorium von Dr. Zeiher – 20 und Genesungsheim von Dr. Kreutzer – 130); **Bad Sülze** (Stadtkrankenhaus – 24 und Rot-Kreuz-Krankenhaus – 55); **Boizenburg** (Stadtkrankenhaus – 40); **Bützow** (Stadtkrankenhaus – 31); **Feldberg** (Wasserheilanstalt von Dr. Kausch – 60); **Friedland** (Stadtkrankenhaus Johannisstift – 35); **Gadebusch** (Stadtkrankenhaus – 12); **Graal** (Sanatorium Sonnenhof von Dr. Salinger – 14); **Klein Belitz** (Heilanstalt für männliche Alkoholiker – 40); **Kröpelin** (Stadtkrankenhaus – 11); **Laage** (Stadtkrankenhaus – 32); **Ludwigslust** (Fürsorgehaus der Inneren Mission – 20); **Neustadt-Glewe** (Ärztliche Familienpension von Dr. Holtermann – 12); **Neustrelitz** (Landesanstalt Domjüch – 60); **Parchim** (Privatklinik von Frau Krüger – 15); **Rehna** (Stadtkrankenhaus – 13); **Ribnitz** (Stadtkrankenhaus – 9); **Rostock** (Universitäts-Zahnklinik – 6, sowie die Chirurgische Privatklinik von Prof. Ehrich – 25, private Nervenklinik von Dr. Melchert und private Nervenklinik von Dr. Kundt – 11); **Schönberg** (Landeskrankenhaus „Augusta Elisabeth" – 38); **Schwaan** (Stadtkrankenhaus – 12); **Schwerin** (Marienkrankenhaus – 80, Privataugenklinik von Dr. Schibalski – 10, Schloßgartensanatorium von Dr. Rohardt – 32); **Stavenhagen** (Stadtkrankenhaus – 35); **Teterow** (Kinderkrankenhaus Marienheim – 80); **Warin** (Stadtkrankenhaus – 7); **Wesenberg** (Stadtkrankenhaus – 11) und **Zarrentin** (Gemeindekrankenhaus – 7). Vgl. dazu: Reichs-Medizinal-Kalender, 1935, S. 506 f., und Verzeichnis der deutschen Ärzte und Heilanstalten/Reichs-Medizinal-Kalender, 1937, S. 699.

Vergleicht man – gestützt allein auf mecklenburgische Angaben – Zahl und Bettenkapazitäten der öffentlichen, gemeinnützigen und privaten Krankenanstalten in Mecklenburg, so wird deutlich, daß sich die Situation in den Jahren von 1935 bis 1937 kaum verändert hatte.[46)]

Jahr	Kranken-anstalten	Bettenzahl	abgerechnete Verpflegungstage
1935	84	5.975	1.680.328
1936	80	6.021	1.718.784
1937	84	6.128	1.807.362

Die Zahl der Krankenanstalten war im wesentlich gleichgeblieben, und die Bettenkapazität hatte sich um 2,6 Prozent leicht erhöht.[47)] Interessant ist jedoch ein Blick auf die Binnendifferenzierung: Gab es 1935 noch 55 Allgemeine Krankenhäuser mit 3.351 Betten, so bestanden schon 1937 nur noch 43 Allgemeine Krankenhäuser (-22 Prozent) mit nur noch 2.769 Betten (-17,4 Prozent). Dagegen stieg die Zahl der „sonstigen Fachanstalten", also der spezialisierten Kliniken, von sieben im Jahre 1935 auf 18 im Jahre 1937 um mehr als das Zweieinhalbfache, und die Bettenzahl in diesen Fachanstalten erhöhte sich im gleichen Zeitraum von 135 auf 788 um 484 Prozent.[48)] Daraus ist zu schließen, daß sich die Krankenhausstruktur bei einer deutlichen Abnahme der Allgemeinkrankenhäuser zugunsten der Spezialkliniken und Fachanstalten geändert hatte.

Ende **1939** bestanden im Großdeutschen Reich 2.267 öffentliche, 1.519 gemeinnützige und 1.075 privat betriebene, zusammen also 4.861 Krankenanstalten.[49)] Diese Häuser verfügten über eine friedensmäßige Kapazität von insgesamt 662.996 planmäßigen Krankenbetten.[50)] Die Zahl der planmäßigen Krankenbetten hatte sich im Vergleich zum Vorjahr (1938) zwar um 23.463 (3,4 Prozent) verringert, was vor allem durch die Inanspruchnahme von Betten durch die Wehrmacht in den vier letzten Monaten des Jahres 1939 zurückzuführen war. Dadurch habe sich allerdings keine Verschlechterung der medizinischen Gesamtversorgungslage ergeben, denn die Zahl der „Zivilbevölkerung, zu deren Versorgung diese Betten dienen", habe sich „durch die starken Einziehungen zum Wehrdienst mit Ausbruch des Krieges gleichfalls verringert".[51)]

Die 4.861 deutschen Krankenanstalten des Jahres 1939 wiesen nach der amtlich vorgegebenen Nomenklatur wiederum eine unterschiedliche Struktur und spezifische Bestimmungen auf. So befanden sich darunter:

- 3.080 Allgemeine Krankenhäuser,
- 208 Anstalten für tuberkulöse Erwachsene,
- 39 Anstalten für tuberkulöse Kinder,
- 163 Kinder- und Säuglingskrankenhäuser,
- 45 Krüppelanstalten,
- 84 Augenheilanstalten,
- 37 Anstalten für Haut- und Geschlechtskranke,
- 124 Pflegeanstalten für chronisch Kranke, Sieche und hochgradig Altersgebrechlicher mit ständiger ärztlicher Betreuung,
- 252 Heil- und Pflegeanstalten für Geisteskranke, Epileptiker usw.,

46) Die Tabelle ist zusammengestellt nach: Staatshandbuch für Mecklenburg, 1939, T. III, S. 46.

47) Mit dieser leichten Zunahme der Bettenzahl war eine deutliche Vermehrung der Verpflegungstage um 7,6 Prozent verbunden; entweder hatte sich die Zahl der behandelten Patienten erhöht oder die Liegezeiten hatten sich merklich verlängert.

48) Parallel dazu ist die Zahl der von den erkrankten Personen in den Fachanstalten verbrachten Verpflegungstage von 1935 (32.192) zu 1937 (231.306) um 619 Prozent gestiegen. Berechnet nach: Staatshandbuch für Mecklenburg, 1939, T. III, S. 46.

49) In diesen und den folgenden Zahlen sind das Saargebiet, der Reichsgau Sudetenland und die eingegliederten Ostgebiete *nicht*, die Reichsgaue der Ostmark, also das annektierte Österreich, und das Memelland jedoch *mit* enthalten. Berechnet nach: Wirtschaft und Statistik, 1941, S. 453 ff.; Statistisches Jahrbuch für das Deutsche Reich, 1941/42, S. 614 f.

50) Darunter 433.133 Betten in öffentlichen, 190.057 Betten in gemeinnützigen und 39.806 Betten in privaten Krankenanstalten. Damit entfielen auf eine Krankenanstalt durchschnittlich 136 Betten.

51) Wirtschaft und Statistik, 1941, S. 454. Tatsächlich sind allein im Laufe des Jahres 1939 rund 4.674.000 Männer zur Wehrmacht einberufen worden; das waren 27 Prozent aller zwischen 1939 und 1945 zur Wehrmacht eingezogenen Soldaten (17,3 Millionen). Vgl. dazu Overmans: Deutsche militärische Verluste, S. 222 f.

- 52 Anstalten für Schwachsinnige,
- 57 Heilanstalten für neurologisch Kranke,
- 14 Heilanstalten für Alkoholkranke und Rauschgiftsüchtige,
- 239 Entbindungsanstalten,
- 110 gynäkologische Anstalten und Kliniken,
- 261 sonstige Fachanstalten und
- 96 Krankenabteilungen in Gefangenenanstalten.

Läßt man die Krankenabteilungen in den Gefangenenanstalten außer Betracht, so standen Ende 1939 den insgesamt 3.080 Allgemeinen Krankenhäusern mit 352.976 planmäßigen Betten die 1.685 sich aus 14 verschiedenen Gattungen zusammensetzenden Fachanstalten mit 306.602 Betten gegenüber.[52)] Und von den in den Fachanstalten vorgehaltenen Betten entfielen allein 63 Prozent auf die für Geisteskranke, Epileptiker, Schwachsinnige, Nervenkranke und Süchtige vorgesehenen Stationen, während 10,8 Prozent der Fachanstalten mit Tuberkulosekranken belegt waren.[53)]

Der Krankenbestand in den zivilen Krankenanstalten des Reichs lag Ende 1939 bei 495.818 Patienten,[54)] während im Verlauf des gesamten Jahres 1939 insgesamt 6.413.340 Personen in diesen Einrichtungen behandelt worden waren.[55)] Von ihnen sind 332.525 in diesen Krankenanstalten gestorben (5,2 Prozent).[56)] Aus einem anderen Blickwinkel betrachtet, bedeutet dies, daß von allen 1939 im Deutschen Reich verstorbenen Personen mehr als ein Drittel, immerhin 34,8 Prozent, in einer Krankenanstalt gestorben sind.[57)]

Auffallend ist darüber hinaus die gestiegene „Bettenausnutzungsziffer“, also letztlich der Grad der Belegung der Krankenanstalten; war 1936 eine „rechnungsmäßig mögliche“ Belegung der Krankenhäuser von 79,5 Prozent zu verzeichnen, so lag die Auslastung 1939 schon bei 86,7 Prozent. „Das bedeutet für die deutschen Krankenanstalten eine neue Steigerung ihrer schon in den letzten Jahren immer stärker erweiterten Leistungen.“[58)] Tatsächlich hat das Patientenaufkommen in den deutschen Krankenhäusern im Verlauf der Friedensjahre des Dritten Reichs enorm zugenommen. Waren 1933 noch 4.311.578 Patienten in den zivilen Krankenanstalten des Reichs behandelt worden, so waren es 1939 bereits 6.413.340, was einer Zunahme von 48,7 Prozent entsprach. Gegenläufig zu diesem Zuwachs hat die Zahl der Krankenhausärzte ab Kriegsbeginn erheblich abgenommen. Wirkten im Mai 1939 noch 19.538 Ärzte an deutschen Krankenanstalten, so waren es im Dezember 1939 noch 14.037 und im Mai 1940 nur noch 13.232, was einem Rückgang von 32,3 Prozent in nur einem Jahr entsprach. Das ärztliche Personal der 4.861 deutschen Krankenanstalten bestand Ende 1939 neben den 14.037 hauptamtlich angestellten Ärzten jedoch auch aus 2.735 nebenamtlich angestellten Ärzten.[59)] Hinzu kamen 2.303 unbesoldete Volontärärzte und 1.820 ebenfalls nicht bezahlte Medizinalpraktikanten.

Die Zahl der 1939 allein in Mecklenburg tätigen Krankenhausärzte ließ sich bislang nicht genau ermitteln; zu stark war die Fluktuation, so daß weder für dieses Jahr noch für einen anderen Zeitpunkt belastbare Zahlen der Klinik- oder Krankenhausleiter, der Chefärzte, Oberärzte, Assistenzärzte und Volontärassistenten zu benennen sind. Obwohl die Zahl der Einwohner in Mecklenburg zwischen 1933 und 1939 um fast zwölf Prozent gewachsen war, hatte – wie bereits geschildert – weder die Zahl der niedergelassenen Ärzteschaft noch der Umfang der medizinischen Krankenhausversorgung mit dieser Entwicklung Schritt halten können. In Mecklenburg bestanden 1939, also im letzten Friedens- bzw. im ersten Kriegsjahr des Dritten Reiches, immer noch 82 Krankenanstalten, in

52) Dies waren 4,3 bzw. 2,3 Prozent weniger als im Jahr 1938. Berechnet nach: Wirtschaft und Statistik, 1941, S. 454.
53) Berechnet nach ebenda.
54) Dies waren fast 23 Prozent mehr Patienten als noch Ende 1933.
55) Dies waren 56.491 Personen mehr als noch 1938 (+0,9 Prozent). Berechnet nach: Wirtschaft und Statistik, 1941, S. 454.
56) Die Zahl der in deutschen Krankenanstalten verstorbene Personen stieg beständig und betrug 1933: 204.350 (das waren 4,7 Prozent der dort behandelten Patienten); 1934: 215.561; 1935: 241.883; 1936: 253.127; 1938: 306.674 (4,8 Prozent) und 1939: 332.525 (5,2 Prozent). Berechnet nach: Statistisches Jahrbuch für das Deutsche Reich, 1941/42, S. 616, Deutsches Ärzteblatt, 1938, S. 558, sowie Wirtschaft und Statistik, 1941, S. 454.
57) 1932 sind nur 26,7 Prozent aller in Deutschland Verstorbenen in einem Krankenhaus gestorben, 1936 hat die Anstaltssterblichkeit bereits bei 31,9 Prozent gelegen. Berechnet nach ebenda, S. 455, Deutsches Ärzteblatt, 1938, S. 558, und Statistisches Jahrbuch für das Deutsche Reich, 1941/42, S. 67, 82 ff.
58) Wirtschaft und Statistik, 1941, S. 454.
59) Neben diesen 16.772 angestellten Krankenhausärzten behandelten immerhin 10.182 niedergelassene Voll- und Fachärzte ihre Patienten als Belegärzte an den Krankenanstalten.

denen 6.065 Betten vorgehalten wurden. Damit entfielen durchschnittlich 67,4 Krankenhausbetten auf 10.000 Einwohner, was abermals deutlich unter dem Reichsdurchschnitt (88,1) lag.[60] In diesen 6.065 mecklenburgischen Krankenhausbetten wurden 1939 insgesamt 72.644 Patienten behandelt.[61]

Zwei Monate nach dem Polenfeldzug, in dem rund 18.000 gefallene und etwa 30.000 verwundete deutsche Soldaten zu verzeichnen waren, versuchte sich Mecklenburg – und hier besonders die um das „Volkswohl" besorgte NSDAP – als „Pflegerin verwundeter Soldaten" zu präsentieren. So nehme sich „besonders die Partei der Verwundeten an", denn „sie kennt das schwere Opfer, das diese Soldaten für ihren Führer und ihr Volk gebracht haben". In den Ortsgruppen der NSDAP würden Bücher und Zeitschriften gesammelt; Angehörige der HJ und des BDM „bringen den verletzten Kameraden Blumen und Obst als kleine dankbare Geschenke. Die Partei bringt Künstler zu den Soldaten und erfreut die Verwundeten durch frohe Musik, tänzerische und akrobatische Darbietungen sowie humoristische Vorträge. In erster Linie sorgt die Partei jedoch dafür, daß die Verwundeten in die schönsten deutschen Gaue kommen, wo sie nicht nur von ihren Verletzungen genesen, sondern sich auch erholen" können. Und hier nun kam Mecklenburg ins Spiel: „Weil unser Land der Seen und Wälder zu den landschaftlich reizvollsten Gegenden Großdeutschlands gehört, fühlen sich die verwundeten und verletzten Soldaten hier besonders wohl. Hier in Mecklenburg bietet die Partei den Verwundeten inmitten der vielen hundert Seen und den tausend anderen landschaftlichen Schönheiten Genesung und Erholung. Am breiten Küstensaum der Ostsee erfüllt sich der Wunsch nach Licht, Luft und Wasser ... Einen ganz andersartigen Anblick haben die Soldaten in den Lazaretten, die im mecklenburgischen Seengebiet liegen ... Aber auch in den Städten unserer Heimat finden wir Lazarette. Mit freudigen und offenen Blicken gehen die schon geheilten Soldaten durch die Straßen und erfreuen sich der reichen Schönheiten und monumentalen Bauwerken unserer Städte." Mit derartigen propagandistischen Darstellungen sollte die mecklenburgische Bevölkerung wohl darauf eingestimmt werden, daß die Zahl der zivilen Krankenhausbetten immer stärker zugunsten der Wehrmacht verringert und daß Krankenhäuser in Militärlazarette umgewandelt wurden. Mecklenburg dürfe „stolz sein, einer großen Anzahl von Verwundeten aus allen Himmelsrichtungen unseres Großdeutschen Reiches ein paar schöne, unvergeßliche Wochen bereitet zu haben ... Der schönste Dank aber, den die Partei im Gau Mecklenburg für ihre Pflegearbeit ernten kann, ist die Gesundung unserer verwundeten Kameraden".[62] Dabei hatte der „eigentliche" Krieg noch gar nicht richtig begonnen.

Schon im November 1940 monierte der neu ernannte Leiter der mecklenburgischen Ärztekammer, Dr. Friedrich Focke, „daß manche Krankenhäuser durch Einweisung von Polen in einem Ausmaß belastet worden sind, das sowohl durch die entstehenden Kosten als auch durch die Belegung der zur Verfügung stehenden Betten nicht gebilligt werden" könne. Seine Beobachtungen hätten „ergeben, daß häufig Polen mit chronischen Leiden der verschiedensten Art zur Operation in Krankenanstalten eingewiesen worden sind, die dort auf Kosten der deutschen Krankenversicherung saniert werden sollen". Dieser Zustand müsse „schon deshalb vermieden werden, weil die von der Wehrmacht nicht beanspruchten Krankenhausbetten in erster Linie der deutschen Bevölkerung zur Verfügung stehen müssen". Und Focke wies die mecklenburgischen Ärzte an, „daß Krankenhauseinweisungen von Polen künftig nur noch aus besonders dringlichen Gründen vorzunehmen" seien; „als solche haben in erster Linie Fälle akuter Lebensgefahr und solche gefährlichen Infektionskrankheiten zu gelten, deren Isolierung anderweitig nicht möglich" sei.[63]

Eine Erhebung des Statistischen Reichsamtes ergab, daß zu Beginn des Jahres **1942** in den zwölf Amtsbezirken der mecklenburgischen Staatlichen Gesundheitsämter noch 78 Krankenanstalten be-

60) Hinter Mecklenburg rangierten nur noch Ostpreußen (63,2), Pommern (61,9), Thüringen (59,6) und Schaumburg-Lippe (56,2). Deutlich über dem Reichsdurchschnitt lag die Bettenzahl in Hamburg (116,7), in Westfalen (115,4), in der Rheinprovinz (113,6), in Baden (110,8), in Hessen-Nassau (105,3) und in Bremen (102,8). Berechnet nach: Wirtschaft und Statistik, 1941, S. 455.

61) Das waren 807 Krankenhauspatienten pro 10.000 Einwohner; der Reichsdurchschnitt lag bei 852 Krankenhauspatienten pro 10.000 Einwohner. Vgl. ebenda. Nach den Ergebnissen der Volkszählung vom Mai 1939 lebten in den mecklenburgischen Irren-, Siechen- und Taubstummenanstalten insgesamt 1.521 Menschen, darunter 714 Frauen; vgl. dazu: Statistik des Deutschen Reichs, Bd. 557/13, S. 2 f. In den Straf-, Besserungs- und Bewahranstalten des Landes befanden sich im Mai 1939 insgesamt 1.730 Personen, darunter 386 Frauen; vgl. ebenda.

62) NS-Gaudienst Mecklenburg. Sonderdienst: „Die innere Front", 24.11.1939.

63) Ärzteblatt für Norddeutschland, 1940, S. 448.

standen, darunter 16 privat geführte Häuser. Die mecklenburgischen Krankenanstalten befanden sich in:
Bad Sülze: Stadtkrankenhaus
Blankenberg: Entbindungsheim Anni Beu
Boizenburg: Kreiskrankenhaus
Bützow: Stadtkrankenhaus
Bützow-Dreibergen: Krankenabteilung der Haftanstalt
Crivitz: Stadtkrankenhaus
Dargun: Stadtkrankenhaus
Dobbertin: Gemeindekrankenhaus
Domjüch: Heil- und Pflegeanstalt
Friedland: Johannisstift
Fürstenberg: Diätsanatorium und Stadtkrankenhaus
Gadebusch: Stadtkrankenhaus
Gnoien: Stadtkrankenhaus
Goldberg: Stadtkrankenhaus
Grevesmühlen: Kreiskrankenhaus
Güstrow: Landesfürsorgehaus, Landeskinderheim und Stadtkrankenhaus
Hagenow: Kreiskrankenhaus
Laage: Stadtkrankenhaus
Ludwigslust: Stift Bethlehem und Entbindungsheim Dr. Schmidt
Lübz: DRK-Krankenhaus
Malchin: Stadtkrankenhaus
Malchow: Stadtkrankenhaus und Heilstätte/Genesungsheim der LVA („Friedrich-Hildebrandt-Haus")
Neubrandenburg: Stadtkrankenhaus, Frauenklinik Dr. Wittig und Klinik Dr. Krause
Neukalen: Stadtkrankenhaus
Neustrelitz: Carolinenstift, Stadtkrankenhaus und Privatklinik Dr. Drodten
Parchim: Stadtkrankenhaus
Penzlin: Stadtkrankenhaus
Plau: Stadtkrankenhaus
Röbel: Stadtkrankenhaus
Rostock: Heil- und Pflegeanstalt Gehlsheim, Chirurgische Universitätsklinik, HNO-Universitätsklinik, Universitätsaugenklinik, Universitätsfrauenklinik, Universitätskinderklinik, Universitätsklinik für Zahn-, Mund- und Kieferkrankheiten, Universitätskrankenhaus, Elisabethheim, Haus Elim, Hilfskrankenhaus Augustenschule, Katholische Klinik St. Georg, Chirurgische Privatklinik Dr. Wolter, Privatfrauenklinik Dr. Eberhard, Privatfrauenklinik Dr. Stüdemann, Privatfrauenklinik Dr. von Goetzen, Privatfrauenklinik Prof. Büttner und Privatnervenklinik Dr. Prange
Schönberg: Kreiskrankenhaus
Schwerin: Anna-Hospital, Stadtkrankenhaus, DRK-Krankenhaus, Heil- und Pflegeanstalt Sachsenberg, Kinderheim Lewenberg, Augenklinik Dr. Günther, Nervenklinik Dr. Reid, Privatklinik Dr. Bock
Schwerin-Lankow: Beobachtungskrankenhaus der LVA und Tbc-Krankenhaus/Genesungsheim der LVA
Stavenhagen: Stadtkrankenhaus
Tessin: Kreiskrankenhaus
Teterow: Stadtkrankenhaus
Waldeck: Genesungsheim
Waren: Stadtkrankenhaus, Heilstätte Amsee und Kinderheilstätte Ecktannen
Wismar: Stadtkrankenhaus, Frauenklinik Dr. Tschirch und Klinik Dr. Connerth
Woldegk: Krankenhaus.[64]

Über die Zahl der in diesen Anstalten zur Verfügung stehenden Betten wurden Anfang 1942 keine Angaben mehr gemacht. Offenbar waren es weiterhin nicht genug, und die Kriegssituation hatte die Lage noch mehr verschlechtert. Allein die bloße Zahl der mecklenburgischen Krankenanstalten

64) Zusammengestellt nach: LHAS, 5.12-7/1, Nr. 9613 a (Krankenanstalten in Mecklenburg, Januar 1942).

hatte sich zwischen 1931 (100) und 1942 (78) um 22 Prozent verringert, nicht eingerechnet die Tatsache, daß in einer Reihe dieser Häuser zunehmend auch Betten für die Wehrmacht freigehalten werden mußten. Hinzu kam, daß in der hinsichtlich der Krankenhauskapazitäten seit Jahren ohnehin unterversorgten mecklenburgischen Bevölkerung ein verstärktes Auftreten von Infektionskrankheiten zu verzeichnen war, wenngleich zu diesem Zeitpunkt noch nicht von seuchenartigen Zuständen gesprochen werden konnte.

Einen aufschlußreichen Beleg für das negative „Image", für die öffentliche Wahrnehmung und Bewertung von Heil- und Pflegeanstalten, bietet ein Bericht des SD, in dem schon ein Vierteljahr nach dem Überfall auf die Sowjetunion festgestellt wurde, daß „hirnverletzte Frontkämpfer oder solche Soldaten, die durch Kriegseinwirkungen Nervenzusammenbrüche erlitten haben oder bei denen Geisteskrankheiten zum Ausbruch gekommen" seien, „in bereits vorhandenen Heil- und Pflegeanstalten untergebracht" würden. Dies werde „in der Bevölkerung ... häufig nicht verstanden". Man sei der Ansicht, „daß der Soldat, der für die Heimat seine Gesundheit geopfert" habe, „eine besonders gute Pflege und Behandlung in Anspruch nehmen" könne. Es würde begrüßt und gefordert, daß „kranke oder verwundete Frontkämpfer, die der Behandlung in Spezial-Anstalten für Nerven- und Geisteskranke bedürften, nicht zusammen mit den übrigen Geisteskranken untergebracht würden, sondern in besonders hierfür geschaffenen Anstalten".[65] Das Verlangen, die im Kampf für einen „höheren Zweck" gehirngeschädigten Frontkämpfern separiert von den „normalen Verrückten" unterzubringen und zu behandeln, mußte angesichts der Kapazitäten ein frommer Wunsch bleiben.

Um sich wegen der immer stärkeren Inanspruchnahme von Krankenanstalten durch die Wehrmacht einen Überblick über die „Krankenhausversorgung der Zivilbevölkerung im Kriege" zu verschaffen, forderte Reichsgesundheitsführer Dr. Leonardo Conti, der nach der Ernennung von Dr. Karl Brandt zum Bevollmächtigten für das Sanitäts- und Gesundheitswesen nurmehr für das zivile Gesundheitswesen zuständig war, von allen Landesmedizinalbehörden eine „Nachweisung sämtlicher zivilen Krankenhausbetten (ohne Irrenanstalten und Siechenhäuser)". Aus Mecklenburg wurde erstmals im Juli **1943** berichtet. Danach gab es im Lande nur noch 4.801 für die Zivilbevölkerung zur Verfügung stehende Krankenhausbetten, was im Vergleich zu 1939, als in Mecklenburg noch 6.065 Krankenhausbetten vorhanden waren, einem Rückgang von 21 Prozent entsprach. Und nimmt man rückblickend die Situation des Jahres 1933 in den Blick, wo in Mecklenburg noch 7.399 Krankenhausbetten zur Verfügung standen, ist zu konstatieren, daß in zehn Jahren NS-Herrschaft die reguläre zivile Bettenkapazität im Lande um 35 Prozent zurückgegangen ist. Aber damit nicht genug.

Denn von diesen 4.801 im Sommer 1943 noch für die Zivilbevölkerung vorhandenen Betten mußten 598 an die Wehrmacht abgegeben werden, und durch Luftangriffe, bei denen drei Krankenhäuser zerstört wurden, seien weitere 880 Betten ausgefallen. Diese Verluste von fast 1.500 Betten konnten „durch dichtere Belegung oder Ausbau bestehender Anstalten" (+143 Betten), durch die Einrichtung von Hilfskrankenhäusern in Malchin und Wismar (+120 Betten) und durch die Schaffung von Ausweichkrankenhäusern (+596 Betten) zumindest teilweise kompensiert werden; hinzu kamen 106 Betten in den von der Organisation Todt errichteten Krankenbaracken. So war in Mecklenburg im Sommer 1943 von 3.323 regulären und 965 „Ersatz-Betten", insgesamt also von 4.288 Krankenhausbetten für die Zivilbevölkerung auszugehen, von denen zu diesem Zeitpunkt 286 nicht belegt waren.[66] Vergleicht man also die Zahl der in Mecklenburg vorhandenen Krankenhausbetten des Jahres 1931 bzw. 1933 (jeweils 7.399) mit der tatsächlich für den zivilen Bedarf vorhandenen Bettenzahl des Sommers 1943 (4.288), so ist von einem Rückgang von 42 Prozent auszugehen.

Schon ein halbes Jahr zuvor, im Dezember 1942, hatte die Innenverwaltung des Mecklenburgischen Staatsministeriums die Staatlichen Gesundheitsämter über die Krankenhaussituation im Lande unterrichtet. So mache sich nach gut drei Jahren Krieg „der Mangel an Krankenhausbetten im Lande Mecklenburg vor allem bei der Aufnahme von Kranken, die an übertragbaren Krankheiten leiden", bemerkbar. „Um diesen Notstand [!], soweit möglich, abzustellen, hat das Ministerium bereits vier Parkhäuser der Anstalt Sachsenberg zur Aufnahme von Scharlach-, Diphtherie-, Typhus- und Paratyphuskranken, zwei Abteilungen der Anstalt Domjüch für Scharlach- und Diphtheriekran-

65) Meldungen aus dem Reich, S. 2790 (Bericht vom 22.9.1941).

66) Berechnet nach: LHAS, 5.12-7/1, Nr. 10038 b (Reichsgesundheitsführer an Reichsverteidigungskommissare, 9.6.1943; mecklenburgische Medizinalverwaltung an Reichsgesundheitsführer, Ende Juni 1943).

ke und ein Haus der Anstalt Lewenberg für Lungentuberkulöse, die ... wegen Ansteckungsgefahr abgesondert werden müssen, zur Verfügung gestellt." Darüber hinaus hätten sich weitere Anstalten „zur Aufnahme von Kranken mit akuten Infektionskrankheiten" bereit erklärt, so die Kreiskrankenhäuser in Hagenow und Ludwigslust sowie die Stadtkrankenhäuser in Malchin, Waren, Woldegk und Friedland. Hier könnten „einige an Lungentuberkulose leidende Kranke" noch Aufnahme finden; allerdings seien „die hier zur Verfügung stehenden Betten meistens besetzt", so daß vor einer Überweisung unbedingt eine vorherige Anfrage notwendig sei. „Vor jeder Überführung eines Kranken in eine Krankenanstalt" müsse „die überweisende Stelle durch Anfrage bei der Krankenanstalt feststellen, ob Platz für die Aufnahme des Kranken vorhanden ist".[67] Im übrigen arbeite man mit Hochdruck an der Schaffung neuer Krankenbetten. So werde „durch die Aufstellung von Krankenbaracken für die ausländischen Zivilarbeiter demnächst eine weitere Entlastung der Krankenhäuser" eintreten. Die Krankenbaracken für die aus den deutschen Krankenhäusern zu verlegenden ausländischen Arbeitskräfte würden durch das Landesarbeitsamt errichtet und „in Verbindung mit den Krankenanstalten in Rostock-Gehlsheim, Neustrelitz, Neubrandenburg, Hagenow, Malchin, Lübz, Grevesmühlen, Teterow und Tessin betrieben werden". Darüber hinaus sei „die Aufstellung weiterer Krankenbaracken [auch] für die einheimische Bevölkerung ... in die Wege geleitet" worden.[68]

Schon als Hitler seinen Begleitarzt Prof. Dr. Karl Brandt im Juli 1942 zum Bevollmächtigten für das Sanitäts- und Gesundheitswesen ernannt hatte, gehörte zu dessen Funktionskreis, „Sonderaufgaben und Verhandlungen zum Ausgleich des Bedarfs an Ärzten, Krankenhäusern, Medikamenten zwischen dem militärischen und dem zivilen Sektor des Sanitäts- und Gesundheitswesens" durchzuführen.[69] Die Beauftragten Brandts agierten in allen Gauen des Reiches, suchten allerdings weniger einen „Ausgleich" herbeizuführen. Vielmehr durchkämmten sie die Heil- und Pflegeanstalten und suchten zunächst durch die Verlegung, dann durch die Tötung der dortigen Patienten Betten „freizumachen" und darüber hinaus auch Ausweichkrankenhäuser für die Zivilbevölkerung zu errichten; gleichzeitig aber waren die Beteiligten der „Sonderaktion Brandt" bestrebt, Lazarettplätze für die Wehrmacht zu schaffen, was wiederum zu Einschränkungen der Bettenkapazität der zivilen Krankenhäuser führen mußte.

Hinsichtlich der Verteilung der wichtigsten medizinischen Ressourcen – Ärzte, Sanitätsmaterial, Krankenhäuser – genoß die Wehrmacht seit Kriegsbeginn in allen Belangen Priorität. Die Wehrmacht, die zeitweise über 1.300 Lazarette unterschiedlichster Kategorien mit rund einer Million Betten verfügte, hatte sich bis 1943 auch 47.000 Betten in dafür „freigemachten" ehemaligen Heil- und Pflegeanstalten sowie darüber hinaus rund 90.000 zivile Krankenhausbetten gesichert. Ende 1942 beanspruchte die Wehrmacht durchschnittlich 25 Prozent, in manchen Gauen und Wehrkreisen sogar bis zu 38 Prozent des zivilen Bettenbestandes. Bei weiter steigendem Bedarf – höhere Verwundetenzahlen seit den Materialschlachten 1942/43, Verlust von Lazarettkapazitäten in den rückwärtigen Heeresgebieten der Ostfront – griff die Wehrmacht im Rahmen einer „Lazarettaktion" genannten Maßnahmenreihe (benötigt wurden zunächst 100.000 Betten) ab Anfang 1943 in mehreren Wellen erneut auf zivile Einrichtungen des „Heimatkriegsgebietes" zurück. Um die Krankenhausversorgung der Zivilbevölkerung, die bereits seit 1941/42 als nicht mehr gesichert angesehen wurde und nur noch 60 Prozent des Friedensstandes betrug, nicht noch weiter zu belasten, hatten die regionalen Dienststellen von Partei und staatlicher Verwaltung der Wehrmacht für Lazarettzwecke vor allem kirchliche Einrichtungen, Schulen, Internate, Wehrertüchtigungs- und RAD-Lager, Kultur- und Beherbergungsbetriebe sowie Gaststätten, Hotels und Fürsorgeeinrichtungen zur Verfügung zu stellen.[70]

In vielen größeren Krankenhäusern – auch in Mecklenburg – wurden einzelne Abteilungen für die Belegung mit verwundeten Wehrmachtsangehörigen freigemacht und daneben auch Baracken als Krankenstationen errichtet. Darüber hinaus wurden unter aktiver Betätigung der regionalen NSDAP-Strukturen in zahlreichen mecklenburgischen Städten in Schulen, Gasthöfen, Hotels usw. sowohl

---

67) Ebenda, Nr. 10034 (Abteilung Inneres des Mecklenburgischen Staatsministeriums an Staatliche Gesundheitsämter, 22.12.1942).
68) Ebenda.
69) RGBl., T. I, 1942, S. 515 f. (Erlaß vom 28.7.1942).
70) Vgl. dazu Süß: Der „Volkskörper" im Krieg, S. 188 ff., 208 ff., sowie Neumann: Heeressanitätsinspektion, S. 225 ff.

Hilfs- und Ausweichkrankenhäuser als auch Wehrmachtslazarette eingerichtet. Einen Eindruck davon, wie diese Problematik im innersten Führungszirkel der NSDAP in Mecklenburg kommuniziert wurde, liefert ein Auszug aus der Besprechung des Gauleiters Hildebrandt mit seinem obersten Führungskorps kurz vor dem Ende der Schlacht um Stalingrad. So äußerte der Mob-Beauftragte und Beauftragte für Wehrmachtsfragen der Gauleitung Mecklenburg der NSDAP, Walter Fitzner (1895-1948), am 22. Januar 1943: „Ich habe die Lazarettaktion mit den Kreisleitern besprochen. Die Wehrmacht legt Wert auf große Säle.[71] Ich habe in Neubrandenburg das Konzerthaus,[72] in Neustrelitz die Orangerie. Aber da war der Oberbürgermeister [Fritz] Heyden dagegen, das wäre das einzigste Lokal. Da hat er mir das Schützenhaus[73] gegeben. Ich habe ihm gesagt: Auf die Orangerie müßte ich auch zurückgreifen. Kreis Parchim hat das Wallhotel zur Verfügung gestellt, Malchin das Hotel Blankschän, Lübtheen den Lindenkrug und den Erbgroßherzog."[74]

Zwei Monate später beschwerte sich Fitzner am 29. März 1943 bei seinem Gauleiter über das radikale, die regionalen Belange des Gaues Mecklenburg kaum berücksichtigende Vorgehen der Wehrmacht. So habe von Neubrandenburg aus der Stabsarzt Dr. Hans Berkhausen am letzten Tag vor Abschluß der vierten Welle der Lazarettaktion[75] angerufen und ultimativ erklärt, man brauche sofort „400 Betten" in Neustrelitz.[76] Zur Verfahrensweise war nach den Absprachen zwischen der Partei-Kanzlei und dem Oberkommando der Wehrmacht eigentlich vereinbart worden, daß die Wehrkreisverwaltungen die „von der Partei in Vorschlag gebrachten Objekte gemeinsam mit deren Vertretern in den Gauen zu besichtigen und auf ihre Verwendbarkeit zu prüfen" hatten; „eine Beschlagnahme von Gebäuden auf Grund des Reichsleistungsgesetzes zum Zwecke der Einrichtung von Hilfslazaretten ohne vorherige Verständigung und Zustimmung der Gauleitung ist den Wehrkreisverwaltungen in Zukunft verboten".[77] Medizinalrat Dr. Alfred Leu, der als Anstaltsarzt seit 1941 zahlreiche Patienten der Heil- und Pflegeanstalt Sachsenberg getötet hatte, konnte sich in der Sitzung am 29. März 1943 noch durchsetzen und erreichen, daß in seiner Anstalt keine Betten für die Wehrmacht zur Verfügung gestellt werden mußten; Leu: „Die Sache bleibt auf dem Sachsenberg, wie sie ist. Es wird nicht belegt."[78]

Als Karl Brandt im September 1943 zum Generalkommissar für das Gesundheitswesen berufen wurde und die Aufgabe erhielt, „zentral die Aufgaben und Interessen des gesamten Sanitäts- und Ge-

71) Die „großen Säle" waren zwar leichter als Reservelazarette auszubauen und zu benutzen als kleinere, verstreut liegende Objekte, vielfach aber auch die einzigen Räumlichkeiten für städtische Kulturveranstaltungen, Versammlungen und Notunterkünfte nach Luftangriffen, weshalb die Kommunalverwaltungen und Parteidienststellen diese nicht gern zur Verfügung stellten. Nach entsprechenden Verhandlungen mit der Wehrmachtsführung hatte die Partei-Kanzlei den Gauleitern mitgeteilt, daß das OKW „nochmals eine eindeutige Weisung an die Wehrkreisintendanten und Wehrkreisärzte gegeben" habe, sich „bei der Auswahl der angebotenen Objekte nicht schematisch an die Größenordnung von 200 Betten zu halten, sondern auch weitgehend eine Zusammenfassung mehrerer kleinerer Gebäude zu sog. Lazarettorten vorzunehmen. Wenn örtlich die Möglichkeit einer einwandfreien ärztlichen Versorgung" bestehe, sei „künftig auch auf Objekte unter 200 Betten" zurückzugreifen. IfZ-Archiv, MA 127/1, Bl. 12169 f. (Bormann an Gauleiter, Rundschreiben der Partei-Kanzlei 27/42, 20.2.1942). Am 20.5.1943 erließ Hitler eine Verfügung, wonach „die Fürsorge für Verwundete und Kranke besondere Beachtung" erfordere; „der Forderung einer berechtigten Beanspruchung von Anlagen zu Lazarett- und Krankenhauszwecken gegenüber haben die Interessen anderer militärischer und ziviler Dienststellen zurückzutreten". Die „Vollmacht zur Entscheidung strittiger Fragen auf dem Gebiet der Lazarett- und Krankenhauserstellung" und deren Belegung erteilte Hitler seinem Generalinspekteur für das Sanitäts- und Gesundheitswesen, Dr. Karl Brandt; zitiert nach Moll: Führer-Erlasse, S. 338.

72) Das etwa 800 Personen fassende Konzerthaus war als städtisches Kulturhaus Veranstaltungsort für Konzerte, Ausstellungen und Versammlungen und ist zumindest bis Mitte 1943 noch nicht als Reservelazarett genutzt worden. Statt dessen fungierten in Neubrandenburg das Kino „Filmpalast", das Kurhaus „Augustabad" und – bereits seit 1939 – das Reformrealgymnasium als Reservelazarette der Wehrmacht.

73) Das über einen großen Saal und mehrere Fremdenzimmer verfügende Schützenhaus war bislang als Gemeinschaftshaus des Schützenvereins genutzt worden.

74) Zitiert nach Buddrus: Mecklenburg im Zweiten Weltkrieg, S. 531.

75) Gemeint war die „vierte Welle" der seit Jahresbeginn 1943 angelaufenen „Lazarettaktion", mit der im „Heimatkriegsgebiet" in kurzer Zeit zunächst 100.000, in der vierten Welle nunmehr 40.000 Betten als Ersatz für die von der Ostfront zurückgeführten Heereslazarette geschaffen werden sollten; vgl. dazu Neumann: Heeressanitätsinspektion, S. 336 ff.

76) Zitiert nach Buddrus: Mecklenburg im Zweiten Weltkrieg, S. 699.

77) IfZ-Archiv, MA 127/1, Bl. 12169 f. (Bormann an Gauleiter, Rundschreiben der Partei-Kanzlei 27/42, 20.2.1942).

78) Zitiert nach Buddrus: Mecklenburg im Zweiten Weltkrieg, S. 701. Leu hatte seit 1940/41 mehrere Hundert zumeist geisteskranke Patienten ermordet; um Krankenhausbetten „freizumachen", hatte Leu die Krankenmorde 1943 wieder aufgenommen.

sundheitswesens zusammenzufassen und ... zu steuern",[79] gab es in Mecklenburg scheinbar nicht mehr viel „freizumachen", und Ausweichkrankenhäuser wurden vorrangig in anderen Regionen des Reiches errichtet.[80]

Im Zuge der wegen des Kriegsverlaufs immer angespannteren Situation auf dem Gebiet des Gesundheitswesens wurde der bisherige *General*kommissar Karl Brandt am 25. August 1944 von Hitler zu seinem *Reichs*kommissar für das Sanitäts- und Gesundheitswesen ernannt – als wenn diese mit höheren Befehlsbefugnissen verbundene Aufwertung etwas an der Lage hätte ändern können. Immerhin erhielt Brandt nunmehr alle Zugriffsrechte auf das gesamte Medizinalwesen und war „berechtigt, den Dienststellen und Organisationen des Staates, der Partei und der Wehrmacht, die sich mit Aufgaben des ... Gesundheitswesens befassen, Weisungen zu erteilen".[81]

Seit der militärischen Wende 1942/43 (Stalingrad) hatte sich die Zahl allein der Verwundeten im Vergleich zu den ersten beiden Kriegsjahren auf vier Millionen verdoppelt. Gleichzeitig verringerte sich an der Heimatfront die Zahl der deutschen Arbeitskräfte durch massive Einziehungen zur Wehrmacht. Allein in den Jahren 1942 (2.466.000) und 1943 (2.006.000) sind insgesamt 4.472.000 bislang berufstätige Männer zur Wehrmacht einberufen worden; das waren 25,9 Prozent aller zwischen 1939 und 1945 zur Wehrmacht eingezogenen Männer (17,3 Millionen).[82] Und in diesen beiden Jahren 1942 und 1943 sind allein 1.384.000 Soldaten gefallen; dabei hatte das große Sterben der Jahre 1944 und 1945 noch gar nicht begonnen.[83] Weit größer als die Zahl der Gefallenen war jedoch die Zahl der verwundeten, erkrankten und kriegsbeschädigten Soldaten, für die in immer größerem Umfang Lazarettkapazitäten geschaffen werden mußten.

Parallel zu den Überlegungen, wo man die Verwundeten unterbringen konnte und wie man sie behandeln sollte, entwickelten sich heute perfide anmutende Planungen, ob und wie man diese Kriegsbeschädigten – angesichts der dramatischen Arbeitskräftesituation – neben ihrem Heilungsprozeß noch nutzbringend verwerten konnte. Im Rahmen der allgemeinen Arbeitskräftemobilisierung war bereits im März 1943 der „Befehl zum Einsatz von Lazarettinsassen für die Rüstungsindustrie" ergangen.[84] In dessen Vollzug hatten die Verwundeten der Lazarette Neubrandenburg, Malchin, Teterow und Güstrow im April 1943 insgesamt 10.949 Arbeitsstunden geleistet. Durch die Einbeziehung weiterer Lazarette und die Heranziehung von immer mehr Kriegsversehrten sind allein in den mecklenburgischen Wehrmachtslazaretten zwischen April und September 1943 insgesamt 289.661 Arbeitsstunden geleistet worden. Und zwischen Oktober und Dezember 1943 registrierte das Rüstungskommando Schwerin 279.606 von verwundeten Soldaten in den Lazaretten verrichtete Arbeitsstunden;[85] darüber hinaus sind 809 kriegsversehrte Soldaten während ihres Genesungsurlaubs in Rüstungsbetrieben eingesetzt worden.[86]

Anfang des Jahres 1944 hatte sich in Schwerin ein besonderes Vorkommnis von politischer Brisanz ereignet. Wie der SD berichtete, waren am 1. Februar 1944, gegen 11 Uhr mittags, rund 300 verwundete Soldaten, von der Front kommend, mit einem Lazarettzug in der Gauhauptstadt eingetroffen. Eingeteilt in drei Züge zu je 100 Mann, versuchten sie, vom Hauptbahnhof durch die Hauptverkehrsstraßen marschierend das Standortlazarett zu erreichen. „Der Eindruck der verwundeten Soldaten auf die Bevölkerung war äußerst ungünstig, denn die Soldaten mußten sich teilweise gegenseitig stützen, hatten durchgeblutete Verbände, hatten zerrissene, verdreckte Uniformen an und machten einen außerordentlich müden, abgekämpften Eindruck, wie dies bei verwundeten Soldaten, die von

79) RGBl., T. I, 1943, S. 533 (Zweiter Erlaß über das Sanitäts- und Gesundheitswesen, 5.9.1943).
80) Vgl. dazu Benzenhöfer: Der Bau von Ausweichkrankenhäusern und die Verlegung von Geisteskranken.
81) RGBl., T. I, 1944, S. 185.
82) Berechnet nach Overmans: Deutsche militärische Verluste, S. 222 f.
83) Allein in diesen beiden Jahren (1944 und 1945) kamen 3.342.000 deutsche Soldaten ums Leben; das waren 62,8 Prozent aller deutschen Gefallenen des Zweiten Weltkriegs; berechnet nach ebenda, S. 238 f.
84) BA/MA, RW 21-55/1, Bl. 11 (Kriegstagebuch des Rüstungskommandos Schwerin, Eintragung vom 1.3.1943).
85) Diese zwischen April und Dezember 1943 geleisteten 569.267 Arbeitsstunden entsprachen – wenn man für die Kriegsversehrten einen nur sechsstündigen Arbeitstag zugrunde legt – der Arbeitsleistung von rund 94.878 Arbeitstagen. Und verteilt man diese Arbeitsleistung auf 1.000 verwundete Lazarettinsassen, bedeutet das, daß diese 1.000 Soldaten rund 95 Tage lang täglich sechs Stunden gearbeitet haben.
86) Berechnet nach: BA/MA, RW 20-2/5, Bl. 16, 20 (Eintragungen vom 31.8., 30.9.1943); ebenda, RW 20-2/6, Bl. 8, 12, 18 (Eintragungen vom 28.10., 24.11., 30.12.1943). Zu weiteren Einzelheiten über den Arbeitseinsatz von verwundeten Soldaten vgl. das Kapitel: Militärärzte bzw. Sanitätsoffiziere der Reichswehr/Wehrmacht im Deutschen Reich und in Mecklenburg, S. 469 ff.

der Front kommen und eine tagelange Fahrt im Lazarettzug hinter sich haben, [eben] der Fall ist." Dem durch die SD-Dienststelle Schwerin alarmierten NSDAP-Kreisleiter Herbert Röpke war die Ankunft dieses Verwundetentransports nicht gemeldet worden. Im Bericht des Sicherheitsdienstes, der auch der Partei-Kanzlei zur Kenntnis gelangte, wurde nachdrücklich angeregt, beim Oberkommando der Wehrmacht eine Verfügung zu erwirken, wonach bei der Ankunft von Verwundetentransporten die örtlichen Parteidienststellen rechtzeitig vorher zu informieren seien, damit diese entsprechend reagieren könnten, denn „der Schaden, der stimmungsmäßig in der Bevölkerung durch eine Wiederholung des Schweriner Elendszuges, ganz gleich wo, angerichtet" werde, sei „so leicht nicht wieder gutzumachen".[87)] Normalerweise bestand seit August 1940 eine Anweisung des Oberkommandos der Wehrmacht, wonach in Fällen von in die Heimat zurückkehrenden Fronttruppenteilen Partei- und Staatsdienststellen vorher zu unterrichten waren, denn schließlich sei „der Empfang heimkehrender Truppen keine reine Wehrmachtsangelegenheit, sondern eine Angelegenheit des Volkes".[88)] Offensichtlich war man zum Zeitpunkt des Erlasses dieser Anordnung lediglich von siegreich heimkehrenden Truppen ausgegangen.

Nicht nur das Sterben ging weiter, auch die Verwundungen und Erkrankungen von Soldaten nahmen zu. Allein im Sommer 1944 wurden von der Roten Armee 28 Divisionen der Heeresgruppe Mitte der Wehrmacht zerschlagen, die damit aufhörten zu existieren.[89)] Bereits im Juni 1944 war die Heeressanitätsinspektion von einem *täglichen* [!] Neuzugang von rund 21.000 Patienten ausgegangen. Durch die kriegsverlaufsbedingten Rückzüge der Wehrmacht vor allem an der Ost-, aber auch an der Westfront mußten zahlreiche linksrheinische Lazarette, Lazarette in Ostpreußen, im Generalgouvernement sowie die Kriegslazarette des Feldheeres vom Osten ins Reichsinnere verlegt werden. Allein im November 1944 registrierte die Medizinalabteilung des Reichsinnenministeriums 25.000 Lazarettplätze als Verlust, und im Januar 1945 ging die Heeressanitätsinspektion von 200.000 Lazarettbetten aus, die seit Sommer 1944 verlorengegangen waren.[90)] Im Februar 1945 befanden sich rund 650.000 kranke oder verwundete Soldaten in den Wehrmachtslazaretten des Heimatkriegsgebietes.[91)]

Nunmehr mußten auch in Mecklenburg bislang „heilige Kühe geschlachtet" und die letzten Reserven mobilisiert werden. Gauleiter Hildebrandt kündigte im Kreis seiner Gaufunktionäre am 1. September 1944 an, „morgen mit dem Staatsminister zu sprechen" und ihn zu fragen, „ob wir nicht das Museum und einen Teil des Theaters als Lazarett nehmen können".[92)] Außerdem kündigte er aus eigener Machtvollkommenheit nunmehr an: Teile der Heil- und Pflegeanstalt „Lewenberg und Sachsenberg werden [nun] auch Lazarett".[93)] Mit dieser Entscheidung hatte der Gauleiter in seiner Eigenschaft als Reichsverteidigungskommissar einer Anforderung des Stellvertretenden Generalkommandos des II. Armeekorps in Stettin entsprochen und verfügt, daß in der Heil- und Pflegeanstalt Sachsenberg-Lewenberg ab sofort ein Reservelazarett der Wehrmacht eingerichtet werden könne.[94)]

Ende November 1944 beklagte der Gauleiter vor seinen engsten Mitarbeitern, daß vom Reichsinnenministerium verlangt worden sei, er solle „alle Schulen stillegen, soll Lazarette und Siechenhäuser einrichten in den Schulen".[95)] Tatsächlich hatte der für das zivile Gesundheitswesen zuständige Staatssekretär Conti in einem Erlaß wenige Tage zuvor mitgeteilt, daß „im Gebiet des Deutschen Rei-

87) BA, NS 6/407 (Bericht des SD-Abschnitts Schwerin, 8.2.1944).

88) VAB, Bd. 3, S. 276 (OKW an Wehrkreiskommandos, 21.8.1940).

89) In den drei Monaten von Juni bis August 1944 sind 746.151 Soldaten der Wehrmacht gefallen; berechnet nach Overmans: Deutsche militärische Verluste, S. 239.

90) Vgl. dazu Neumann: Heeressanitätsinspektion, S. 335, 339.

91) Vgl. dazu Lemmens/Thom: Entwicklung und Wirksamkeit des Wehrmachtssanitätswesens, S. 372.

92) Gemeint waren das am Schweriner Alten Garten gelegene, 1882 eröffnete Staatliche Museum des Landes Mecklenburg und das unmittelbar benachbarte Mecklenburgische Staatstheater in Schwerin; im Zuge der Maßnahmen zum totalen Kriegseinsatz sind auf Anweisung von Propagandaminister Goebbels ab August 1944 „sämtliche Theater" im Reichsgebiet geschlossen worden. Akten der Partei-Kanzlei, MF 101.10921 f. (Bormann an Lammers, 23.8.1944).

93) Zitiert nach Buddrus: Mecklenburg im Zweiten Weltkrieg, S. 917.

94) Darüber hinaus ist in der Anstalt die SS-Panzerjäger-Ersatzabteilung 1 untergebracht worden. Um die benötigten 190 Betten freizumachen, sind die bislang dort behandelten Kranken verlegt worden; die SS zahlte – bürokratisch korrekt bis zum Schluß – ab Dezember 1944 eine Monatsmiete von 1.222,92 RM; vgl. dazu: LHAS, 5.12-7/1, Nr. 10225.

95) Zitiert nach Buddrus: Mecklenburg im Zweiten Weltkrieg, S. 972. Aufgrund ihrer Gebäudestruktur – zahlreiche Räume, die wegen ihrer Größe ideal als Krankenzimmer zu nutzen waren, zentrale Lage, sanitäre Einrichtungen – gehörten Schulen für das Heeressanitätswesen zu den begehrtesten Objekten.

ches allein in den letzten Monaten weit über 25.000 Krankenbetten verloren gegangen" seien; dies habe „in den frontnahen Gebieten in gesundheitlicher Hinsicht vielfach Zustände herbeigeführt, die untragbar sind. Es ist deshalb unerläßlich, mit allem Nachdruck sofort daran zu gehen, den vorhandenen Krankenbettenraum in erheblichem Umfange zu erweitern". Durch chronisch Kranke und Sieche würden „noch jetzt in fast allen Krankenanstalten ein erheblicher Teil der Betten blockiert". Dieser Personenkreis sei in Ausweich- oder Hilfskrankenhäusern unterzubringen, und diese seien in Landjahrlagern, Schulungsgebäuden der NSDAP oder in bisher noch genutzten Heilbädern und Sanatorien zu errichten. Für die Errichtung von Ausweichkrankenhäusern könne auch „auf die Heranziehung von Schulgebäuden ... nicht verzichtet werden". Die „Hauptlast" hätten „naturgemäß die Reichsverteidigungsbezirke zu tragen, die nicht in Frontnähe liegen", also auch Mecklenburg. Conti forderte Gauleiter Hildebrandt auf, „mit allem nur möglichen Nachdruck dafür zu sorgen, daß in Ihrem Reichsverteidigungsbezirk 400 Krankenbetten und 300 Betten in Kriegssiechenheimen sofort erstellt werden. Wenigstens die Hälfte dieser Betten muß innerhalb von vier Wochen zur Verfügung stehen, die zweite Hälfte innerhalb weiterer vor Wochen".[96)]

In dieser Frage reagierte der Gauleiter jedoch obstruktiv: Wenn man die Schulen schließe und zu Lazaretten und Siechenheimen umfunktioniere, dann „würden die Jungs rumbummeln, beschäftigen können wir die 8-10jährigen nicht. Das ist Unfug. Da werden wir die Jugendkriminalität nicht [ein]dämmen können. Darum ist mein Bestreben, die Schulfunktion aufrechtzuerhalten, wenn sie auch nicht mehr hervorragend ist. Ich halte es für wichtig, die Kinder an die Ordnung zu halten. Deshalb will ich die Schulen nicht schließen".[97)] Die Abteilung für Innere Verwaltung des Mecklenburgischen Staatsministers meldete Anfang Januar 1945, daß trotz aller Bemühungen in dem mit Flüchtlingen und Evakuierten überbelegten Land „nur 100 Kriegssiechenbetten" geschaffen werden konnten, darunter 60 Betten in zwei Holzbaracken im Kreisalters- und Pflegeheim Achterfeld bei Rastow; allerdings stünden „Kohlen zur Beheizung der Baracken nicht zur Verfügung", Pflegepersonal sei ebensowenig vorhanden wie Bettwäsche, Leibwäsche, Handtücher oder Kleidung. Bereits Anfang Februar seien 14 der 60 aus Graudenz evakuierten Kranken in Rastow gestorben.[98)]

Zu all den Schwierigkeiten des bereits seit 1941/42 medizinisch unterversorgten Landes Mecklenburg – zahlreiche Ärzte waren eingezogen, ein erheblicher Teil der medizinischen oder medizinisch nutzbaren Einrichtungen war zu Reservelazaretten der Wehrmacht umfunktioniert worden, Arzneimittel, Verbandmaterial und medizinisches Gerät waren kaum mehr vorhanden – kamen in der Endphase des Krieges die aus der Zuwanderung von zahlreichen Flüchtlingen und Evakuierten resultierenden Probleme. Diese Menschen mußten untergebracht, ernährt und medizinisch versorgt werden. In das von Flüchtlingen zunehmend überfüllte Land sind allein bis zum Februar 1945 mehr als 1.200 hilfsbedürftige Alte und Sieche verlegt worden. Obwohl der Gau Mecklenburg außer in Rostock und Schwerin nur noch über wenige funktionierende Krankenhäuser verfügte, wurden im März und April 1945 mindestens zehn weitere Lazarettzüge mit jeweils mehr als 800 Kranken nach Mecklenburg dirigiert.[99)]

Zur Mobilisierung der noch vorhandenen materiellen Reserven des Gesundheitswesens war bereits im September **1944** die nach dem Reichskommissar für das Sanitäts- und Gesundheitswesen Prof. Karl Brandt benannte „Sonderaktion Brandt" zur Sicherung von Sanitätsbedarf ins Leben gerufen worden. Im Zuge von deren Ingangsetzung ernannte Brandt sogenannte Gaubeauftragte und stattete diese mit umfangreichen Befugnissen aus. Diese Beauftragten hatten alle Maßnahmen zu ergreifen, die einen Ausfall der Produktion von medizinischen Gerätschaften, Verbandsstoffen und Arzneimitteln verhindern konnten, und sie hatten besonders dafür zu sorgen, daß aus diesen Be-

96) LHAS, 5.12-7/1, Nr. 10038 a (Conti an Reichsverteidigungskommissare, 22.11.1944); dasselbe auch in: Akten der Partei-Kanzlei, MF 101.14009/2 ff.

97) Zitiert nach Buddrus: Mecklenburg im Zweiten Weltkrieg, S. 972. Hier befand sich der Gauleiter in Übereinstimmung mit dem Reichserziehungsministerium, das sich ebenfalls gegen immer weitere Schulschließungen wehrte.

98) LHAS, 5.12-7/1, Nr. 10038 a (Abteilung Innere Verwaltung des Mecklenburgischen Staatsministers an Reichsverteidigungskommissar, 2.1.1945; Landrat des Kreises Schwerin an Mecklenburgischen Staatsminister, 4.12.1944, 3.2.1945).

99) Vgl. dazu ebenda (zehn Meldungen der Abteilung Inneres des Mecklenburgischen Staatsministeriums an den Reichsstatthalter, 8.3.-26.4.1945).

reichen im Zuge der laufenden TK-Aktion[100)] keine Arbeitskräfte für die Wehrmacht oder die Rüstungsproduktion abgezogen würden. Brandt hatte verschiedene Industriezweige wie Feinmechanik, Optik, Medizinmechanik, Elektroindustrie, Eisen-, Stahl- und Blechwarenindustrie, keramische Industrie, Glasindustrie, Maschinenbau, Chemieindustrie und Textilwirtschaft zu „Schutzbereichen" erklärt und sogar den Reichsbevollmächtigten für den totalen Kriegseinsatz (Joseph Goebbels) anweisen können, personelle „Abzüge aus den Schutzbereichen der ‚Sonderaktion Brandt' nur und erst dann vornehmen zu lassen", wenn „durch sachverständige Gutachten festgestellt" worden sei, daß durch den Kräfteabzug „die Versorgung der kämpfenden Truppe und auch der Heimatbevölkerung mit bestimmten kriegsnotwendigen Erzeugnissen des Sanitäts- und Gesundheitsbedarfs keine wesentliche Einbuße erleidet".[101)]

Auf Anregung von Brandt hatte auch der Reichsminister für Rüstung und Kriegsproduktion Albert Speer (1905-1981) alle Rüstungsinspektionen des Reiches angewiesen, angesichts „der Wichtigkeit der Brandt-Aktion für den Gesundheitszustand des deutschen Volkes ... Arbeitskräfteabzüge aus den hierfür eingeschalteten Industriegruppen möglichst nicht durchzuführen" und, „da es sich hier im allgemeinen um körperlich leichte Arbeiten handelt, vor allem Frauen" heranzuziehen.[102)] Und auch der Leiter der Partei-Kanzlei Martin Bormann (1900-1945) habe die Gauleiter angewiesen, „die Produktion von Schutzerzeugnissen der ‚Sonderaktion Brandt' im Rahmen der gegebenen Möglichkeiten in jeder Beziehung sicherzustellen". Die ihm, Brandt, „unterstellten Industrien, Handwerksbetriebe und Verteilungsorganisationen (z.B. im pharmazeutischen Großhandel)" dürften keinerlei personelle und materielle Einbußen erfahren. Die von Brandt ernannten „Gaubeauftragten für bestimmte Fertigungszweige" hätten bei ihrer Aufgabe mit den Leitenden Medizinalbeamten der Länder zusammenzuarbeiten.[103)]

Als der für Mecklenburg, aber auch für die NSDAP-Gaue Hamburg, Ost-Hannover, Schleswig-Holstein und Weser-Ems zuständige „Gaubeauftragte für Elektromedizin" fungierte seit November 1944 der im Hamburger Röntgenwerk „C.H.F. Müller AG" tätige Ingenieur Dr. Hans Ritz;[104)] es bleibt fraglich, ob dieser angesichts seines großen Zuständigkeitsbereichs überhaupt erfolgreich tätig werden konnte. Dasselbe gilt auch für den als Direktor von sechs Firmen in Lübeck, Hamburg und Riga fungierenden Industriellen Heinz von Vultejus, der als „Gaubeauftragter der ‚Sonderaktion Brandt' für den Fachbereich Pharmazeutische Industrie" für die Gaue Mecklenburg und Schleswig-Holstein zuständig war.[105)] Und Paul Raddatz, Direktor einer Berliner Verbandstoff-Fabrik, war zum Gaubeauftragten für den „Fachbereich sanitäre Erzeugnisse aus Spinnstoffen und Papier (Verbandstoffe) auch für das Gebiet Mecklenburg" ernannt worden.[106)] Es muß sowohl angesichts der zeitgenössischen militärischen und wirtschaftlichen Situation als auch hinsichtlich der lückenhaften Aktenüberlieferung spekulativ bleiben, inwieweit diese Gaubeauftragten in Mecklenburg zur Verbesserung der medizinischen Versorgung beitragen konnten.

Die Berichte über die Zustände in den mecklenburgischen Krankenanstalten in der Endphase des Krieges sind nicht nur widersprüchlich, sondern leider auch unvollständig; zudem betreffen die überlieferten Unterlagen vor allem die „ärztliche Besetzung" dieser Krankenhäuser – die erschreckend gering war – und kaum die dort herrschenden Zustände.[107)] Über das Städtische Krankenhaus Neubrandenburg hieß es etwa im April **1945**, daß dort „alle 180 Betten belegt" waren; bemerkenswert

100) Mit der zwischen Juni und Dezember 1944 laufenden TK-Aktion war vorgesehen, 30 Prozent der Arbeitskräfte aus den Verwaltungen im Zuge des „Totalen Krieges" an die Rüstungsindustrie abzugeben. Vgl. dazu: Ämter, Abkürzungen, Aktionen, S. 402.

101) LHAS, 5.12-7/1, Nr. 11091 a (Brandt an Conti, 30.10.1944). Zu den Produkten der Schutzbereiche der „Sonderaktion Brandt" zählten vor allem ärztliche, zahnärztliche und tierärztliche Instrumente, orthopädische Geräte, künstliche Glieder, Prothesen, Bruchbänder, künstliche Augen, Sterilisierungseinrichtungen, Laboratoriumszentrifugen, Röntgen- und andere elektromedizinische Apparate, emaillierte Krankenpflegeartikel, künstliche Zähne, Injektionsspritzen, Fieberthermometer, Ampullen, Arzneimittel und Arzneichemikalien, Röntgenfilme, chirurgisches Nahtmaterial, Sera und Impfstoffe, Kautschukpflaster, Seuchenabwehr- und Entwesungsmittel, medizinische Gummiwaren, Verbandszeug, Sauerstoffbehandlungsgeräte sowie Heerestrinkwasserbereiter. Ebenda.

102) Ebenda (Schmelter an Rüstungsinspektionen, 26.9.1944).

103) Ebenda (Brandt an Conti, 30.10.1944).

104) Ebenda (Ritz an Mecklenburgischen Staatsminister, 7.11.1944).

105) Ebenda (Vultejus an Mecklenburgischen Staatsminister, 8.11.1944).

106) Ebenda (Raddatz an Mecklenburgischen Staatsminister, 13.11.1944).

107) Die nachfolgenden Angaben nach: LHAS, 5.12-7/1, Nr. 9637 (ärztliche Besetzung der Krankenhäuser, 1.4.1945).

war, daß für die also dort vorhandenen 180 Patienten lediglich ein Chefarzt (Dr. Erich Gnant) und ein Assistenzarzt (Dr. Hans Pahl) zur Verfügung standen. Im Städtischen Krankenhaus Güstrow, dessen 130 Betten ebenfalls voll belegt waren, wirkten neben dem Chefarzt (Dr. Albert Senff) immerhin drei Fachärzte für Frauen-, Innere- und Kinderkrankheiten (Dr. Wolfgang Thiel, Dr. Franz Bachmann, Dr. Paul Ivens) sowie wenigstens noch zwei Assistenzärzte (Marie Günther und Dr. Berthold Winckelmann).

Betrachtet man die der Landesversicherungsanstalt Mecklenburg unterstehenden Krankenhäuser, die alle „voll-, aber nicht überbelegt“ waren, wird sichtbar, daß für die Tuberkulose-Heilstätte Amsee (mit 127 Betten), für das Kinderheim Waren (mit 107 Betten) und die Heilstätte Malchow (mit 32 Betten) lediglich ein Chefarzt (Dr. Friedrich Scheurlen), ein Oberarzt (Dr. Werner Sick) und eine Assistenzärztin (Dr. Ilse Posoreck) vorhanden waren. Die Patienten der mit 156 Betten voll belegten Tuberkuloseheilstätte Waldeck wurden im April 1945 vom Chefarzt (Dr. Heinrich Mende) und zwei Assistenzärzten (Dr. Hans Kreutzkamp und Johann Müller) betreut. Und alle 102 Betten des Krankenhauses und des Genesungsheims in Schwerin-Lankow waren natürlich ebenfalls belegt. Weil sowohl der Chef- als auch der Oberarzt aber noch bei der Wehrmacht waren, wurden die Patienten von nur drei Assistenzärztinnen (Dr. Ilse Thede, Dr. Rosemarie Rössing und Hilde Hahn) versorgt. Von den 300 Betten der Rheuma- und Kinderheilstätte des Sol- und Moorbades Bad Sülze waren im Frühjahr 1945 zwar nur 274 belegt, allerdings war für sie auch nur ein Chefarzt (Dr. Kurt Fuchs) vorhanden.

Nach Einrichtung der Sowjetischen Militäradministration und – ab Juli 1945 – der Ausdehnung von deren Zuständigkeitsbereich auf ganz Mecklenburg registrierte die Medizinalabteilung der Besatzungsverwaltung im August 1945 einen Bestand von lediglich 6.500 für die Zivilbevölkerung vorhandenen Krankenhausbetten – und zwar für Mecklenburg *und* Vorpommern zusammen. Zur Erinnerung: 1943 hatte es auf dem Territorium Mecklenburgs 4.288 Betten für die Zivilbevölkerung gegeben. Seitdem waren weitere Anstalten oder Abteilungen von Krankenhäusern an die Wehrmacht übergeben, durch Kriegshandlungen zerstört oder von der sowjetischen Besatzungsmacht für die Angehörigen der Roten Armee und der Besatzungsverwaltung beschlagnahmt worden. Geht man von einer in Mecklenburg und Vorpommern durch Evakuierung und Umsiedlung, Flucht und Vertreibung im Herbst 1945 auf 2.507.271 Personen angewachsenen Bevölkerung aus,[108)] so stand, statistisch gesehen, für 386 Personen ein Krankenhausbett zur Verfügung – zumindest numerisch.

Die sowjetischen Ärzte, Sanitätsoffiziere und Hygieniker beunruhigte „die hohe Zahl an Infektions- und Geschlechtskrankheiten“, vor allem, weil diese durch die mit Vergewaltigungen verbundene Besatzungspraxis auch auf die eigenen Truppen überzuspringen drohten. Auch durch die zahlreichen Tuberkulosekranken bestand ein „großer Bedarf an stationärer Behandlung“, weshalb die Besatzungsmacht zu mitunter drakonischen „Maßnahmen zur Erweiterung des Netzes an Krankenhäusern“ griff und „leerstehende Gebäude als Krankenhäuser“ einrichten ließ. Wie die sowjetische Medizinalabteilung rückblickend feststellte, wurden „diese behelfsmäßigen Krankenhäuser mit Hilfe von [deutschen] Ärzten – zumeist unter Zwang – eingerichtet und konnten anschließend alle Bedürftigen stationär aufnehmen. Am 1. Januar 1946 umfaßte die Bettenkapazität 33.771 Betten in 280 Krankenhäusern“.[109)] Nachdem die Zahl der Infektions-, Geschlechts- und allgemeinen Erkrankungen zurückgedrängt werden konnte, ordnete die Abteilung Gesundheitswesen der SMA an, die Anzahl der Behelfskrankenhäuser allmählich zu verringern. Die Ausstattung dieser geschlossenen Krankenhäuser wurde dazu verwandt, um die verbliebenen Krankenhäuser besser auszustatten. Am 1. Januar 1947 bestanden im Besatzungsgebiet von Mecklenburg und Vorpommern noch 174 Krankenhäuser mit 24.693 Betten. Und zum Abschluß ihrer Tätigkeit als Besatzungsmacht hielt die Gesundheitsabteilung der SMA fest: „Am 1. Dezember 1948 gab es in Mecklenburg 145 Krankenhäuser mit 20.248 Betten. Diese Anzahl war durchaus ausreichend für den Bedarf der Bevölkerung.“ Nach sowjetischen Angaben befanden sich unter diesen „aktuell aktiven“ 145 Krankenhäusern 21 Universitätskliniken in Rostock und Greifswald, 97 öffentliche Kliniken, sechs Krankenhäuser in kirchlicher Trägerschaft und immer noch 21 Privatkliniken.[110)]

108) Darunter lediglich 44 Prozent Einheimische; vgl. dazu Seils: Die fremde Hälfte, S. 43.
109) GARF, Fond P-7103, Op. 1, D2 (Bericht der Gesundheitsabteilung der SMA Mecklenburg, 28.2.1949), Bl. 126-128.
110) Ebenda.

Die Gesundheitsabteilung der SMA ist in Mecklenburg mit einem Krankenhaussystem konfrontiert worden, für das es in der Sowjetunion keine Entsprechung gab. Zunächst erstaunt registriert wurde die Praxis, daß die „privat praktizierenden Ärzte auch in den öffentlichen Krankenhäusern eine wichtige Rolle spielen", indem diese als Belegärzte von ihnen betreute Patienten in Krankenhäusern unterbrachten und unter Nutzung der dortigen materiellen und personellen Logistik behandelten. Wie die Abteilung Gesundheitswesen der SMA befremdet beobachtete, werde „in den kommunalen Krankenhäusern das Prinzip der ‚ärztlichen Gastfreundschaft' umfassend angewendet. Danach hat ein privat praktizierender [also niedergelassener] Arzt das Recht, seine Patienten im Krankenhaus aufzunehmen und sie persönlich zu betreuen. Dabei bekommt er 90 Prozent der Einkünfte". Ein weiteres Ärgernis für die Sanitätsoffiziere der Besatzungsmacht war die in Deutschland geübte Gepflogenheit, „daß die Chefärzte in den kommunalen Krankenhäusern ihre ‚Privat'betten hatten. Die Einkünfte von den Privatpatienten bekommt zu 90 Prozent der Chefarzt, nur zehn Prozent bekommt das Krankenhaus. Chefärzte und Stationsleiter haben das Recht, in den Räumen der Klinik privat zu praktizieren". Dieses Chefarztprivileg und die Praxis der Belegärzte wurden energisch bekämpft und schrittweise zurückgedrängt. In ihrem Abschlußbericht stellte die Gesundheitsabteilung der SMA heraus, daß man den „Anteil der Privatbehandlungen" verringert habe, „und in den meisten Krankenhäusern konnte man das System, nach dem Behandlung und Pflege in Abhängigkeit von der Höhe der Bezahlung angeboten wird, beseitigen".[111)]

Nicht verändert werden konnte hingegen die Organisationsstruktur des deutschen Krankenhauswesens; wie die Sanitätsoffiziere bei der Auflösung der SMA resignierend feststellten, sei „die fehlende einheitliche Leitung ... ein ernstes Hindernis bei der Verbesserung der Arbeit in den Krankenhäusern ... Der Chefarzt ist verantwortlich für medizinische Belange und hat nicht das Recht, sich in wirtschaftliche Angelegenheiten, auch nicht in die Auswahl von Mitarbeitern einzumischen. Gleichzeitig leitet der Geschäftsführer das Krankenhaus auf seine Art und Weise – er ist dem Chefarzt nicht unterstellt –, ohne die Interessen der Heilbehandlung zu berücksichtigen. Dies alles führt dazu, daß die Krankenhäuser bis heute schlecht funktionieren, daß die Qualität der Behandlung auf einem niedrigen Niveau bleibt und die Bettenkapazitäten unzureichend genutzt werden".[112)]

Exkurs: Krankenpflegepersonal

Für das Funktionieren von Krankenanstalten (und Arztpraxen) war und ist ausreichend vorhandenes und qualifiziertes Krankenpflegepersonal unerläßlich. Dieser Personenkreis ist nicht Gegenstand unserer allein auf Ärzte fokussierten Darstellung. Ungeachtet dessen scheint gerade bei der Betrachtung der Krankenhaussituation wenigstens ein kurzer Blick auf den zahlenmäßigen Umfang der im Reich und in Mecklenburg in der Krankenpflege und -betreuung tätigen Frauen und Männer sowie auf deren Ausbildung nicht ohne Reiz und Erkenntniswert zu sein, zumal sie als „ärztliches Hilfspersonal" nicht selten die rechte und manchmal auch die linke Hand der Ärzte bildeten.[113)] **1927** sind im Deutschen Reich 88.872 Krankenpflegepersonen gezählt worden, darunter 14.033 Männer (15,8 Prozent); damit entfielen 14,1 Pflegekräfte auf 10.000 Einwohner.[114)]

Im Zuge der Auswertung der Berufszählung vom Juni **1933** hatten die Beamten des Statistischen Reichsamtes unter den 32.296.074 Erwerbspersonen des Deutschen Reichs[115)] 17.673 Männer und 131.794 Frauen, zusammen also 149.467 Personen ausgemacht, die hauptberuflich als Krankenpfleger und Krankenschwestern tätig waren.[116)] **1934** sind in Deutschland nur noch 120.216 Personen im

111) Ebenda.
112) Ebenda, Bl. 128.
113) Die Geschichte der Krankenpflege im Dritten Reich ist bislang erst ansatzweise erforscht; als Ausnahme vgl. etwa Steppe: Krankenpflege im Nationalsozialismus; Seidler/Leven: Geschichte der Medizin und der Krankenpflege; Tewes: Rotkreuzschwestern; zeitgenössisch dazu Engel: Das Gesetz zur Ordnung der Krankenpflege, und Peyer: Die Ärztin hat das Wort. Ratschläge zur Gesundheitsführung und Krankenpflege.
114) Berechnet nach: Gesundheitsstatistisches Auskunftsbuch, S. 27.
115) Darunter immerhin 11.479.041 Frauen (35,5 Prozent).
116) Berechnet nach: Statistisches Jahrbuch für das Deutsche Reich, 1935, S. 25.

Bereich Krankenpflege tätig gewesen,[117] darunter 20.618 Männer (17,2 Prozent); die Versorgungsdichte hatte sich im Vergleich zu 1927 auf 18,4 Pflegekräfte pro 10.000 Einwohner verbessert.[118]

Und bei der Erfassung des „berufsmäßig tätigen Heil- und Pflegepersonals" sind im Januar **1935** insgesamt 126.008 Personen ermittelt worden, die dezidiert als Krankenpflegepersonen erfaßt wurden. Das zahlenmäßige Wachstum im Vergleich zum Vorjahr um fast fünf Prozent beruhte jedoch auf einer Erweiterung des erfaßten Personenkreises und kann nicht als zahlenmäßige Zunahme des direkten Pflegepersonals interpretiert werden.[119] Aufschlußreich ist, daß von diesen 126.008 Krankenpflegepersonen immerhin 61.587, mithin fast die Hälfte, „Angehörige eines konfessionellen Pflegeverbandes" waren (48,9 Prozent); und von den 64.421 nicht konfessionell gebundenen Krankenpflegern und Krankenschwestern verfügten immerhin 29.546 über keinen staatlich anerkannten Berufsabschluß (45,9 Prozent). Auf 10.000 Einwohner entfielen im Deutschen Reich durchschnittlich 19,1 Krankenpflegepersonen.[120]

Unter den 39.792.295 beruflich tätigen Erwerbspersonen,[121] die bei der Berufszählung im Mai **1939** im Deutschen Reich registriert worden sind, befanden sich 452.714 Menschen, die im unspezifischen Großbereich der „Krankenpflege" arbeiteten, darunter 288.368 Frauen (63,7 Prozent).[122] In den enger gefaßten Berufsbildern „Krankenpfleger" und „Krankenschwester" waren im Mai 1939 in Deutschland 165.720 Personen tätig, darunter 21.062 Männer (12,7 Prozent).[123] Betrachtet man jedoch nur das Gebiet des Altreichs – was die nachfolgenden Zahlen mit den Werten von 1933/34 vergleichbar macht –, so waren hier im Januar 1939 insgesamt 135.450 Menschen als Krankenpflegepersonen berufstätig. Dies waren zwar immer noch zehn Prozent weniger als 1933, aber immerhin bereits 7,5 Prozent mehr als 1935. Im Reichsdurchschnitt entfielen 1939 auf 10.000 Einwohner rund 19,7 Krankenpflegepersonen. Auch 1939 waren immer noch mehr als 48 Prozent aller Krankenpflegepersonen „Angehörige eines konfessionellen Krankenpflegeverbandes", und von den 70.288 nicht konfessionell gebundenen Krankenschwestern und Krankenpflegern verfügten immer noch 43,6 Prozent über keinen staatlich anerkannten Abschluß für ihre Berufstätigkeit.[124]

Aber schon Ende 1939, vier Monate nach Kriegsbeginn, standen für die Pflege und Betreuung der Krankenhauspatienten im gesamten Deutschen Reich nur noch 101.296 Krankenpflegepersonen, darunter 19.903 Männer (19,6 Prozent), zur Verfügung, also fast 39 Prozent weniger als noch im Mai des Jahres.[125] Die Auswirkungen auf den Klinikbetrieb sind vorstellbar.

Die Situation in der mecklenburgischen Krankenpflege ist einigermaßen unübersichtlich. Zur Jahrhundertwende **1900** entfielen in Mecklenburg-Schwerin durchschnittlich 3,6 berufsmäßige Krankenpfleger und Krankenschwestern auf 10.000 Einwohner, in Mecklenburg-Strelitz waren es sogar nur 2,1 Pflegepersonen.[126] Die Arbeitsbedingungen waren hart. In der „Verordnung über die Arbeitszeit in Krankenpflegeanstalten" vom Februar 1924 hieß es, daß „das Pflegepersonal in der Woche ... bis

117) Das waren fast 20 Prozent weniger als im Vorjahr; dieser Rückgang resultierte zu einem nicht geringen Teil aus der Entlassung jüdischer Pflegekräfte.

118) Berechnet nach: Gesundheitsstatistisches Auskunftsbuch, S. 27, und Deutsches Zahnärztebuch, S. 282.

119) Berechnet nach: Statistisches Jahrbuch für das Deutsche Reich, 1935, S. 496 f. Zu diesen 126.008 Personen zählten nunmehr jedoch auch Krankenpflegepersonen, die „selbständig, in Krankenanstalten – hier auch in Wirtschafts- und Verwaltungsbetrieben –, in Ambulatorien aller Art und bei Privatärzten" tätig waren, aber auch „Krankenpflege ausübende Gemeindeschwestern". Ebenda.

120) Berechnet nach ebenda.

121) Darunter immerhin 14.925.502 Frauen (37,5 Prozent).

122) Von ihnen arbeiteten immerhin 107.149 als Selbständige, 182.693 als Angestellte, 134.749 als Arbeiter und 19.527 als Beamte; vgl. dazu: Statistisches Jahrbuch für das Deutsche Reich, 1941/42, S. 38. Hinzu kamen 167.812 Personen, die im weitgefaßten Bereich „Volkspflege und Fürsorge" beschäftigt waren, darunter 128.690 Frauen (76,7 Prozent); ebenda.

123) Berechnet nach ebenda, S. 52. In diesen Zahlen waren u.a. die Krankenpflegepersonen aus dem angeschlossenen Österreich und dem Saarland mit enthalten.

124) Berechnet nach ebenda, S. 615.

125) Rechnet man die 20.206 zumeist unbezahlten Schwesternschülerinnen und die 4.655 im Laborbetrieb arbeitenden technischen Assistentinnen hinzu und berücksichtigt man weiter, daß im Verwaltungsdienst der Krankenanstalten 7.119 Männer und 8.673 Frauen arbeiteten sowie im Wirtschaftsdienst 21.212 Männer und 73.360 Frauen beschäftigt waren, so ist davon auszugehen, daß zum Ende des Jahres 1939 allein an den deutschen Krankenanstalten insgesamt 257.416 Männer und Frauen als Heil-, Pflege-, Verwaltungs- und Wirtschaftspersonal wirkten (ohne die nur temporär in den Krankenhäusern tätigen Belegärzte). Berechnet nach: Wirtschaft und Statistik, 1941, S. 455.

126) Vgl. dazu: Das Deutsche Reich in gesundheitlicher und demographischer Beziehung, S. 232.

zu 60 Stunden" beschäftigt werden könne, wobei „die tägliche Arbeitszeit in der Regel zehn Stunden nicht überschreiten" solle.[127)]

Zwischen 1929, dem Beginn unseres Untersuchungszeitraums, und 1935 hatte sich die Zahl der Krankenpflegepersonen in Mecklenburg um 16 Prozent erhöht. Im Januar **1935** wurden in Mecklenburg 1.166 Krankenpflegepersonen registriert, also Männer und Frauen, die die Krankenpflege „berufsmäßig" ausübten. Im Unterschied zur Situation im Reich (48,9 Prozent) waren von ihnen hier nur 199 (17 Prozent) Angehörige eines konfessionellen Krankenpflegeverbands, und von den 967 übrigen, nicht konfessionell gebundenen Krankenpflegepersonen verfügten in Mecklenburg sogar 74 Prozent über keinen staatlich anerkannten Berufsabschluß (im Reichsdurchschnitt lediglich 45,9 Prozent).[128)] Die Ausstattung der Krankenhäuser mit Pflegepersonal war 1935 mit 14,3 Krankenpflegern und Krankenschwestern auf 10.000 Einwohner zwar viermal höher als noch zur Jahrhundertwende, aber immer noch deutlich schlechter als im Reichsdurchschnitt (19,1).

Zwischen 1935 und **1939** hatte sich die Zahl der Krankenpflegepersonen in Mecklenburg um 193, mithin um fast 17 Prozent, erhöht. Von den nunmehr 1.359 Krankenpflegern und Krankenschwestern gehörten immer noch 20 Prozent einem konfessionellen Krankenpflegeverband an (im Reich 48 Prozent), und von den 1.081 nicht konfessionell gebundenen Schwestern und Pflegern verfügten 59 Prozent nicht über einen staatlich anerkannten Berufsabschluß (im Reich 43,6 Prozent). Letzteres zeigt zweierlei: In Mecklenburg war die konfessionell betriebene Krankenpflege im Vergleich mit dem Reich deutlich unterrepräsentiert,[129)] und die Zahl der mit einem staatlich anerkannten Berufsabschluß arbeitenden Krankenpflegepersonen hatte sich 1935 zwar deutlich erhöht, lag aber immer noch unter dem Reichsdurchschnitt. Das galt auch für die Relation des Pflegepersonals zur Bevölkerung; während im Reichsdurchschnitt 19,7 Krankenpflegepersonen auf 10.000 Einwohner entfielen, waren es in Mecklenburg nur 16,1, was gegenüber 1935 jedoch einer Verbesserung von 12,6 Prozent gleichkam, während die Zunahme im Reich bei nur 3,1 Prozent lag.

Betrachtet man die zahlenmäßige Entwicklung des mecklenburgischen Pflegepersonals in einer längeren Perspektive, ergibt sich folgendes Bild:

Krankenpflegepersonal in Mecklenburg 1929-1939

Stichtag	Krankenpflegepersonal
1.1.1929	1.004
1.1.1930	1.023
1.1.1931	1.204
1.1.1934	1.137
1.1.1935	1.166
1.1.1937	1.159
1.1.1938	1.206
1.1.1939	1.359

Deutlich wird, daß der Umfang des Krankenpflegepersonals in Mecklenburg in den Jahren von 1929 bis 1939 um mehr als 35 Prozent zugenommen hat; das war zwar der höchste Personalaufwuchs im mecklenburgischen Medizinalbereich, aber längst nicht genug. Hinzu kommt, daß die in der Krankenpflege beschäftigten Personen höchst unterschiedlich disloziert waren, so daß längst nicht alle Regionen des Landes ausreichend versorgt waren. Während etwa im Stadtkreis Schwerin durchschnittlich 60,8 Pflegekräfte auf 10.000 Einwohner entfielen[130)] – auch reichsweit ein Spitzenwert –, waren es etwa im Landkreis Wismar nur 1,1.[131)] Eine Momentaufnahme des Jahres 1938 kann diese regional unterschiedlichen Versorgungssituationen eindrucksvoll beleuchten. Sichtbar wird, in welchen staatlichen Verwaltungsbezirken bzw. in welchen nunmehr damit identischen Medizinalbezirken des Landes die Pflegekräfte lebten bzw. tätig waren.[132)]

127) RGBl., T. I, 1924, S. 66 f.

128) Berechnet nach: Statistisches Jahrbuch für das Deutsche Reich, 1935, S. 497.

129) Dies lag auch daran, daß die konfessionelle Krankenpflege zumeist in den Händen katholischer Organisationen lag, die in Mecklenburg kaum vertreten waren.

130) In den Stadtkreisen Neustrelitz und Rostock gab es durchschnittlich 46,4 bzw. 30,6 Pflegekräfte pro 10.000 Einwohner.

131) In den Landkreisen Stargard und Güstrow gab es durchschnittlich 3,7 bzw. 4,2 Pflegekräfte pro 10.000 Einwohner.

132) Zusammengestellt nach: Vierteljahrsberichte des Mecklenburgischen Statistischen Landesamts, April-Heft 1938, S. 6 f.

Krankenpflegepersonal in Mecklenburg 1938

Verwaltungsbezirk	Krankenpflegepersonal
Stadtkreise Güstrow	17
Neubrandenburg	20
Neustrelitz	90
Rostock	286
Schwerin	328
Wismar	31
Landkreise Güstrow	23
Hagenow	32
Ludwigslust	49
Malchin	42
Parchim	35
Rostock	133[133)]
Schönberg	34
Schwerin	18
Stargard	23
Waren	40
Wismar	5
gesamt	1.206

Die Hauptursache für fehlendes Personal im Pflegebereich sowohl in Mecklenburg als auch im Reich war der Mangel an Nachwuchskräften und an geeigneten Ausbildungsstätten, die den Zustand der Tätigkeit von nicht regulär ausgebildetem Pflegepersonal hätten beenden können. Der SD hatte schon in seinem Jahreslagebericht für 1938 festgestellt, daß es „der Nachwuchsmangel ... erforderlich“ gemacht habe, „daß nach wie vor in der Krankenpflege auch durch die NS-Volkswohlfahrt Schwestern des Caritasverbandes und der Inneren Mission eingesetzt werden mußten. Dieser Zustand wird auch in der nächsten Zeit noch nicht beseitigt werden können“.[134)]

Um den Pflegenotstand abzustellen, die kirchliche Dominanz auf dem Pflegesektor zu brechen und – parallel zum Berufsverbot für jüdische Ärzte – jüdische Krankenpflegekräfte von weiterer Tätigkeit auszuschließen, hatte die Reichsregierung im September **1938** das **„Gesetz zur Ordnung der Krankenpflege“** erlassen. Damit war die Absicht verbunden, einerseits die Zahl der Ausbildungsstellen zu erhöhen und andererseits die fachliche Eignung sowie die politische Zuverlässigkeit der künftigen Krankenschwestern und Krankenpfleger den Bedürfnissen des NS-Staates anzupassen, verbunden mit der Maßgabe, jüdische Pflegekräfte aus dem Beruf auszuschalten.

Ein wesentlicher Punkt war, daß in der Krankenpflege bzw. in der Gesundheitspflege „nur Personen berufsmäßig tätig sein dürfen, die eine Erlaubnis zur Ausübung dieses Berufes“ haben. Diese Regelung diente auch der Professionalisierung des Krankenpflegewesens. Der Reichsinnenminister wurde in diesem Gesetz einerseits ermächtigt, „Voraussetzungen“ zu bestimmen, „unter denen die Erlaubnis erteilt und zurückgenommen werden“ konnte und andererseits „Maßnahmen zur Gewinnung und Erhaltung eines für die gesundheitliche Betreuung des gesamten Volkes ausreichenden Nachwuchses an Krankenpflegepersonen zu treffen“. Dabei konnte die Gesundheitsabteilung des Reichsinnenministeriums „den Trägern öffentlicher Krankenanstalten Auflagen machen“, ihnen aber auch „Beihilfen zur Errichtung und Einrichtung von Krankenpflegeschulen“ gewähren.[135)]

In der am gleichen Tag erlassenen „Ersten Verordnung über die berufsmäßige Ausübung der Krankenpflege und die Errichtung von Krankenpflegeschulen“ hieß es: „Wer berufsmäßig die Krankenpflege ausüben will, bedarf dazu der Erlaubnis.“ Die Erteilung dieser Erlaubnis setzte voraus, daß der „Antragsteller“ nachweisen konnte, daß er „deutschen oder artverwandten Blutes“ war, seine „politische Zuverlässigkeit“ außer Frage stand, er über einen „guten Leumund“ verfügte und – zuletzt – die „staatliche Krankenpflegeprüfung abgelegt“ hatte.[136)]

Auffällig sind die Parallelen zum Prozedere der ärztlichen Approbationsverfahren. Auch eine Pflegekraft bedurfte einer vorgeschriebenen Ausbildung, mußte politisch zuverlässig sein und die „arische Abstammung“ nachweisen können. Faktisch zeitgleich zur Vierten Verordnung zum Reichs-

133) Die vergleichsweise hohe Zahl des Krankenpflegepersonals im Kreis Rostock-Land resultiert aus der Tatsache, daß die zur Nervenklinik der Universität Rostock gehörige Heil- und Pflegeanstalt Gehlsheim diesem Landkreis zugerechnet wurde, auch wenn Gehlsdorf schon 1934 nach Rostock eingemeindet worden war.

134) Meldungen aus dem Reich, S. 112.

135) RGBl., T. I, 1938, S. 1309 f.

136) Ebenda, S. 1310-1313 (28.9.1938).

bürgergesetz, mit der jüdischen Ärzten zum 30. September 1938 die Approbationen entzogen wurden,[137] wurden die höheren Verwaltungsbehörden der Länder ermächtigt, erteilte Berufserlaubnisse zurückzuziehen, wenn die Pflegekraft jüdisch war, bei ihr strafrechtliche Verfehlungen oder auch körperliche bzw. geistige Mängel vorlagen, wenn sie den Vorschriften und Weisungen „beharrlich zuwiderhandelt oder [selbst] die Heilkunde ausübt".

Vorgesehen war, daß die „Ausbildung zur berufsmäßigen Ausübung der Krankenpflege" ausschließlich „in staatlich anerkannten Krankenpflegeschulen" erfolgen durfte, womit man den konfessionellen Pflegeverbänden den Nachwuchs entziehen wollte. Für die obligatorisch anderthalb Jahre dauernde Berufsausbildung als Krankenpfleger mußten die Bewerber mindestens 18 Jahre alt sein, ihre „deutschblütige" Herkunft durch Urkunden nachweisen, ihren „guten Leumund durch ein polizeiliches Führungszeugnis" belegen, über eine „abgeschlossene Volksschulbildung" verfügen und ein ärztliches Attest über die gesundheitliche Eignung vorlegen. Bewerberinnen hatten „außerdem eine einjährige hauswirtschaftliche Tätigkeit ... nachzuweisen". Neben der „fachlichen Berufsausbildung" wurde den Krankenpflegeschülern „eine Einführung in die weltanschaulichen und sittlichen Grundlagen des Berufs" vermittelt.

Es galten Übergangsvorschriften für diejenigen Krankenpflegepersonen, denen von ihren Landesregierungen eine staatliche Anerkennung vor Erlaß dieser Verordnung erteilt worden war und die wenigstens acht Jahre im Beruf gearbeitet hatten. Waren die Krankenpflegepersonen wenigstens fünf Jahre ohne Unterbrechung im Beruf tätig gewesen, durften bzw. mußten sie zwar bis zum Herbst 1940 eine Krankenpflegeprüfung absolvieren, waren aber davon befreit, eine Krankenpflegeschule nach den neuen Richtlinien besuchen zu müssen. Die Termini „Krankenschwester" und „Krankenpfleger" galten fortan als geschützte Berufsbezeichnungen. Von diesen Übergangsregelungen profitierten jüdische Krankenpflegepersonen nicht. Generell galt, daß „Juden die Krankenpflege nur an Juden oder in jüdischen Anstalten berufsmäßig ausüben" durften.[138]

In der ebenfalls Ende September 1938 erlassenen „Zweiten Verordnung über die berufsmäßige Ausübung der Krankenpflege und die Errichtung von Krankenpflegeschulen" ist verfügt worden, daß „männliche Krankenpflegeschüler grundsätzlich getrennt von Lernschwestern auszubilden" seien und daß „die Ausbildung vorwiegend praktisch" zu erfolgen habe. Für den kleineren Bereich des „theoretischen Unterrichts" sei „das amtliche Krankenpflegelehrbuch zugrunde zu legen". Zu den Lehrfächern der Krankenpfleger und Krankenschwestern im Dritten Reich gehörten „Berufsehre und Berufskunde", „weltanschauliche Schulung, Erb- und Rassenkunde, Bevölkerungspolitik", „Bau und Verrichtungen des menschlichen Körpers, Gesundheitslehre, allgemeine und persönliche Hygiene", „Krankheitslehre (Allgemeines, Krankheitserscheinungen, Infektionskrankheiten)", „Ernährung (Grundlagen, Krankenkost)", „Krankenpflege (Versorgung des Kranken und Hilfsleistung bei der Untersuchung, Ausführung ärztlicher Verordnungen, Hilfsleistung bei Operationen, erste Hilfe bei Unglücksfällen, Pflege bei übertragbaren Krankheiten, einschließlich Geschlechtskrankheiten, Kenntnis der amtlichen Desinfektionsanweisungen, Pflege Geisteskranker, Pflege Sterbender)", „Volksgesundheitspflege (Wochenpflege, Säuglingspflege, gesundheitliche Vor-, Für- und Nachsorge)"; hinzu kam die Kenntnis der einschlägigen „Gesetze und Verordnungen" sowie der Bestimmungen der „Sozialversicherung und der Unfallverhütungsvorschriften".

Angesichts dieser breiten Ausbildungspalette erschienen die praktischen Tätigkeitsfelder der künftigen Krankenpfleger und Krankenschwestern zunächst eher schmalspurig. In der Verordnung wurde definiert, welche Bereiche die praktische Krankenpflege umfaßte. Dazu gehörten „die Pflege von Personen, die an ansteckenden Krankheiten leiden", und „die Pflege von sonstigen Kranken, die sich in laufender ärztlichen Behandlung befinden". Hinzu kamen „Hilfsleistungen bei Narkosen, Operationen und sonstigen ärztlichen Verrichtungen" sowie „Hilfsleistungen bei der Anwendung von elektrischen und sonstigen Strahlen sowie bei der Vornahme von bakteriologischen, serologischen und histologischen Untersuchungen".[139]

---

137) Vgl. dazu ebenda, S. 969 f. (25.7.1938).

138) Ebenda, S. 1310-1313 (Erste Verordnung über die berufsmäßige Ausübung der Krankenpflege und die Errichtung von Krankenpflegeschulen, 28.9.1938). Ob und – wenn ja – wieviele jüdische Krankenpfleger und Krankenschwestern in Mecklenburg von diesem faktischen Berufsverbot betroffen waren, konnte bislang nicht ermittelt werden.

139) Mit dieser Festlegung würden „die Berechtigungen anderer anerkannter Hilfsberufe in der Gesundheitspflege, z.B.

Die hohe Zahl der in konfessionellen Verbänden tätigen Krankenschwestern war den Gesundheitspolitikern wie den Machthabern des NS-Regimes ein Dorn im Auge. Allein in Mecklenburg war die Zahl der Angehörigen von konfessionellen Pflegeverbänden von 1935 (199) bis 1938 (306) um fast 54 Prozent gestiegen. Auch im Reich sah man diese Entwicklung mit Sorge. Wie der SD noch im April 1940 feststellte, sei besonders „die Tätigkeit der katholischen Schwestern in der Krankenpflege, die schon im Frieden einen großen Umfang aufwies, seit Kriegsbeginn erheblich gestiegen". Hinzu komme, daß Krankenschwestern nicht selten auch ärztliche Tätigkeiten übernehmen würden. In zahlreichen Berichten werde hervorgehoben, daß „diese Tätigkeit der Krankenschwestern ihre Ursache in der angespannten ärztlichen Versorgungslage habe. Eine notwendige schärfere Überwachung zur Unterbindung einer selbständigen Heilbehandlung durch die Schwestern scheitere meist an der Überbeanspruchung der Ärzte". Zudem sei es „im Hinblick auf den Mangel an NS-Schwestern nicht möglich, auf die Hilfe der konfessionellen Schwestern ganz zu verzichten".[140)]

Wie der „Völkische Beobachter" 1938 feststellte, fehlten reichsweit mindestens 15.000 NS-Schwestern; die Attraktivität des Berufs war nicht sehr hoch. Während der ministeriell festgelegte Versorgungsschlüssel vorsah, daß eine Schwester sechs Patienten zu betreuen hatte, habe „jede Schwester zur Zeit etwa neun Betten zu versorgen. Mehr als alle Worte kennzeichnet dieses Verhältnis die augenblickliche Überlastung der Schwestern und daher die Dringlichkeit, für Abhilfe zum Nutzen der Volksgesundheit Sorge zu tragen".[141)]

Der Ausbau und die staatliche Anerkennung von bestehenden und die Einrichtung von neuen Krankenpflegeschulen wurden in Mecklenburg ab 1939 forciert. Dazu wurden bislang auf Vereinsebene agierenden Krankenpflegeschulen die staatliche Anerkennung erteilt, so der Krankenpflegeschule am Kreiskrankenhaus in Hagenow, der Krankenpflegeschule des DRK in Neubrandenburg oder den Krankenpflegeschulen des Reichsbundes der Freien Schwestern und Pflegerinnen in Güstrow und Waren.[142)] Aber auch an medizinischen Großeinrichtungen sollte verstärkt Pflegepersonal ausgebildet werden. So wurde im Frühjahr **1939** an der Chirurgischen Klinik der Universität Rostock „eine Krankenpflegeschule für Krankenpfleger eingerichtet". Die dortige Ausbildung dauerte anderthalb Jahre. „Den Schülern wird freie Verpflegung sowie Unterkunft oder ein Wohnungsgeldzuschuß bis zu 25 RM monatlich, ferner ein monatliches Taschengeld von 20 RM gewährt."[143)]

Neben staatlichen Institutionen wie dem fachlich zuständigen Reichsinnenministerium waren auch die Parteidienststellen bemüht, dem Problem fehlender Pflegekapazitäten zu begegnen. In einer Sitzung der obersten NS-Funktionäre des Gaues Mecklenburg hatte der Gauleiter Friedrich Hildebrandt am 8. Juli **1941** dezidiert gefordert: „Wir müssen uns bemühen, ... unsere Krankenhäuser mit Jungschwestern zu versorgen."[144)] Außer zu geringer Bettenkapazität und seit Kriegsbeginn verstärkt einberufenen Ärzten hatte auch das Nichtvorhandensein ausreichender Pflegekräfte zum weiter wachsenden Betreuungs- und Pflegenotstand im mecklenburgischen Gesundheitswesen beigetragen. Neben einer zu geringen Bewerberinnenzahl für soziale und pflegerische Berufe resultierte dieses Defizit aus den zu geringen Ausbildungskapazitäten der Krankenpflegeschulen, die oft nur ein Anhängsel der Krankenhäuser waren. Anfang 1940 hatte deshalb die Gauamtsleitung der NS-Volkswohlfahrt eine erste umfassende Werbeaktion für den Schwesternnachwuchs in allen größeren Städten des Landes durchgeführt. Zum Auftakt dieser Aktion sprach Gauamtsleiter Wilhelm Behr am 9. Januar 1940 in den Schweriner Stadthallen vor vielen Müttern und deren Töchtern. Das Gaupresseamt hatte diese Werbeaktion mit einem ungewöhnlich hohen journalistischen Aufwand vorbereitet, begleitet und versucht, ein „modernes" Schwesternbild zu präsentieren; nunmehr sei „die Schwester nicht mehr die barmherzige Samariterin, sondern der weibliche, kämpferisch eingestellte Soldat des Führers". Und wie Erich Hilgenfeldt, Leiter des Amtes für Volkswohlfahrt in der Reichsleitung der

Säuglings- und Kleinkinderschwester, Irrenpflegerin und Irrenpfleger, Technische Assistentin usw. nicht berührt". Ebenda, S. 1313 (Zweite Verordnung über die berufsmäßige Ausübung der Krankenpflege und die Errichtung von Krankenpflegeschulen, 28.9.1938). Vgl. die zeitgenössische Interpretation bei Engel: Das Gesetz zur Ordnung der Krankenpflege und die Krankenpflegeverordnung, S. 589-599.

140) Meldungen aus dem Reich, S. 1026 (Bericht vom 19.4.1940).

141) Zitiert nach: Ärzteblatt für Norddeutschland, 1938, S. 232.

142) Vgl. dazu: Amtliche Beilage zum Regierungsblatt für Mecklenburg, 1939, S. 102, 164, 200.

143) Vgl. dazu ebenda, S. 82.

144) Zitiert nach Buddrus: Mecklenburg im Zweiten Weltkrieg, S. 177.

NSDAP, hervorhob, gebe es für die deutsche Frau „neben der Aufgabe als Mutter ... keine schönere und weiblichere Betätigung als den Beruf der Schwester“.[145)]

Zum Zeitpunkt der hier geäußerten Forderung des Gauleiters, die „Krankenhäuser mit Jungschwestern zu versorgen“, wurden an acht mecklenburgischen Krankenpflegeschulen über 150 Schülerinnen ausgebildet. Mit dem Zuwachs von fünf weiteren Schulen für die Krankenpflege sollten dann im Gau jährlich rund 300 Schülerinnen ausgebildet werden. Ausweislich des „Verzeichnisses der staatlich anerkannten Krankenpflegeschulen“ vom Frühjahr **1940** gab es zu diesem Zeitpunkt in Mecklenburg insgesamt elf medizinische Einrichtungen, an denen staatlich anerkannte Schulen zur Ausbildung von Krankenpflegepersonal bestanden, die Platz für 216 Schwesternschülerinnen und Krankenpfleger boten, darunter am Kreiskrankenhaus in Hagenow – 12, am Stift Bethlehem in Ludwigslust – 20, am Universitätskrankenhaus in Rostock – 17, an der Chirurgischen Universitätsklinik in Rostock – 20, an den übrigen Universitätskliniken in Rostock – 64, am Stadtkrankenhaus in Waren – 10, am Stadtkrankenhaus in Parchim – 7, am Landeskrankenhaus Carolinenstift in Neustrelitz – 25, am Stadtkrankenhaus in Güstrow – 10, am Stadtkrankenhaus in Neubrandenburg – 10 und am Stadtkrankenhaus in Schwerin – 21.[146)]

Die Ausbildungszeit betrug 18 Monate und war mit einer staatlichen Prüfung, also einem Staatsexamen, abzuschließen. Die Jungschwestern, die monatlich mit 45 RM (und einer Zulage für jedes weitere Dienstjahr) besoldet wurden, arbeiteten schon seit 1940 nicht mehr nur in den zivilen Krankenhäusern, sondern waren auch in den zu Reservelazaretten umgerüsteten Krankenanstalten dienstverpflichtet. Besonders geeignete Jungschwestern wurden darüber hinaus auch außerhalb des Reichsgebietes eingesetzt. Der NS-Schwesternschaft, deren Schwestern wegen ihrer markanten Dienstkleidung auch die Braunen Schwestern genannt wurden, standen für ihre betont nationalsozialistische Ausrichtung darüber hinaus gesonderte Ausbildungskapazitäten in Ludwigslust und an den Krankenhäusern Schwerin und Hagenow zur Verfügung. Mit der seit Oktober 1939 geltenden Anweisung, nur noch Angehörige des BDM oder der Jugendgruppen der NS-Frauenschaft als Schülerinnen zuzulassen – nachdem sie zuvor einen halbjährigen Einsatz im RAD absolvieren mußten –, sollte die Besonderheit dieser Schwesternschaft hervorgehoben werden. Diese Einstellungsvoraussetzungen, die als Endziel vorgesehene Übernahme einer NS-Gemeindeschwesternstation vornehmlich auf dem Lande und die geringe Besoldung von monatlich 110 RM müssen für junge Mädchen wenig attraktiv gewesen sein, da im Jahre 1941 nur von 70 bis 75 Braunen Schwestern im gesamten Gaugebiet berichtet wurde.[147)]

Noch im November 1942 äußerte sich Gauhauptamtsleiter Wilhelm Behr besorgt und unzufrieden über das Ergebnis der Bemühungen, junge Frauen und Mädchen für den Beruf der Krankenschwester zu gewinnen. Nach wie vor sei der Bedarf an Krankenschwestern sehr groß, zum einen für die Wehrmachtslazarette, zum anderen würden aber auch etwa 450 Gemeindeschwestern vor allem für die mecklenburgischen Landgemeinden benötigt. Im September hätten lediglich 30 Jungschwestern des NS-Reichsbundes Deutscher Schwestern aus Mecklenburg ihre Prüfungen für die große Krankenpflege an den Krankenpflegeschulen Schwerin, Neustrelitz, Rostock und Ludwigslust abgelegt. Die zur Zeit an den acht mecklenburgischen Schwesternschulen ausgebildeten 200 Schülerinnen brächten in den nächsten Jahren eine nur geringe Entlastung; sollte der Berufswunsch Krankenschwester an finanziellen Schwierigkeiten scheitern, sei die NSV ab sofort bereit, eine finanzielle Unterstützung während der Lehrzeit zu zahlen.[148)]

Hatte die Wehrmacht seit Kriegsbeginn einen nahezu ungehinderten Zugriff auf die Ärzte des zivilen Gesundheitswesens, suchte sie sich in zunehmendem Maße auch des Krankenpflegepersonals zu bemächtigen. Die männlichen Krankenpfleger, die ohnehin wehrpflichtig waren und von der Wehrmacht problemlos eingezogen werden konnten, reichten seit „Stalingrad“ nicht mehr aus. In einer im Frühjahr **1943** zwischen dem Reichsministerium des Innern und dem Chef des Wehrmachts-Sanitätswesens beim Oberkommando der Wehrmacht abgeschlossenen Vereinbarung erklärte sich

145) NS-Gaudienst Mecklenburg, 4.-10.1.1940.

146) Zusammengestellt und berechnet nach: Amtliche Beilage zum Regierungsblatt für Mecklenburg, 1940, S. 33, 105. Die Zahlen hinter den Einrichtungen bezeichnen die Anzahl der jeweiligen Ausbildungsplätze.

147) Vgl. dazu Buddrus: Mecklenburg im Zweiten Weltkrieg, S. 177 f.

148) Vgl. dazu: NS-Gaudienst Mecklenburg, 4.11. und 23.12.1942.

die Reichsgesundheitsverwaltung bereit, der Wehrmacht auch Krankenschwestern aus den zivilen Krankenanstalten des Reichs zur Verfügung zu stellen. Die Prioritäten waren eindeutig: „Um den Bedarf der Wehrmacht an Krankenschwestern sicherzustellen", bestimmte das Reichsinnenministerium, daß „Anforderungen der zuständigen Wehrmachtdienststellen auf Abgabe von Krankenschwestern aus Krankenhäusern Folge zu leisten" sei; das galt auch für Schwestern aus den Universitätskliniken und bedeutete, daß diese Frauen de facto einberufen und zum Kriegseinsatz verpflichtet wurden. Um die ohnehin unterbesetzten Krankenanstalten jedoch nicht vollständig ausbluten zu lassen, vereinbarte die Gesundheitsverwaltung mit dem OKW jedoch einen Selbstbehalt für das zivile Gesundheitswesen. Die danach verfügten „Richtzahlen für die Besetzung von zivilen Krankenanstalten" sahen vor, daß auf sieben Patienten „eine im Pflegedienst beschäftigte Schwester" entfallen solle, wobei „zwei Lernschwestern als eine Schwester" zu zählen seien. Dagegen waren „in Sonderdiensten tätige Schwestern bei der Errechnung der Verhältniszahl nicht zu berücksichtigen"; als Sonderdienste galten „die ausschließliche oder überwiegende Verwendung im Laboratoriums- und Operationsbetrieb (einschließlich der Narkoseschwestern) sowie im poliklinischen Betrieb, in Röntgen- und ähnlichen Abteilungen und die überwiegende Verwendung in Verwaltungs- und Wirtschaftsbetrieben der Anstalt", wobei extra verfügt wurde, „daß im Verwaltungs- und Wirtschaftsdienst nur solche Krankenschwestern beschäftigt werden [dürften], die aus gesundheitlichen Gründen für den Einsatz im Pflegedienst nicht in Frage kommen".[149)]

Wie ist die Lage heute?

Seit 1991 wird eine bundeseinheitliche Krankenhausstatistik erstellt. Aus der letzten verfügbaren Übersicht des Jahres 2009 geht hervor, daß in Deutschland – ohne die Krankenabteilungen in den Strafanstalten und den Polizeikrankenhäusern – 2.084 Krankenhäuser mit einer Bettenkapazität von 503.341 Betten bestanden. Damit entfielen – statistisch gesehen – auf 10.000 Einwohner durchschnittlich 615 Krankenbetten. In diesen 2.084 deutschen Krankenhäusern wurden 2009 insgesamt 17.817.180 Patienten behandelt.

Mecklenburg-Vorpommern verfügte in seinen 39 Krankenanstalten über 10.497 Betten, was zu einer leicht überdurchschnittlichen Versorgungsquote von 634 Betten pro 10.000 Einwohner führte. In den 39 mecklenburgischen Krankenhäusern wurden 2009 immerhin 401.142 Patienten behandelt.

An den deutschen Krankenhäusern wirkten 2009 insgesamt 82.556 Ärzte und 61.411 Ärztinnen; das nichtärztliche Personal bestand aus 877.878 Personen, darunter 703.295 Frauen (80,1 Prozent). Ein anderer Blickwinkel: Im ärztlichen Dienst waren 2009 an den deutschen Krankenhäusern insgesamt 131.227 Personen tätig, darunter 2.961 in Mecklenburg-Vorpommern. Im nichtärztlichen Dienst der deutschen Krankenhäuser arbeiteten 676.647 Personen, darunter 303.656 im eigentlichen Pflegedienst (44,9 Prozent). In den Krankenhäusern von Mecklenburg-Vorpommern waren 14.956 Personen im nichtärztlichen Dienst beschäftigt, darunter 6.573 im Pflegedienst (43,9 Prozent).[150)]

Ein direkter Vergleich der Lage in der Krankenpflege zwischen dem Dritten Reich und der heutigen Zeit wird schon allein durch die Tatsache nahezu unmöglich gemacht, daß durch die Zusammenlegung von Mecklenburg und Vorpommern sowie die Veränderung der ursprünglichen Kreisgrenzen keine mecklenburgspezifischen Zahlen mehr vorliegen. Dennoch der Versuch eines „schiefen" Vergleichs: Im Jahre **1939** gab es in Mecklenburg 1.359 Menschen, die als Pflegepersonal tätig waren; 70 Jahre später, **2009**, waren in Mecklenburg *und* Vorpommern 6.573 Personen in der Krankenpflege tätig. Im Jahre 1939 gab es allein in Mecklenburg 82 Krankenanstalten mit 6.065 Betten, womit rund 67 Krankenhausbetten auf 10.000 Einwohner entfielen. Im Jahre 2009, also wiederum 70 Jahre später, wurden in Mecklenburg *und* Vorpommern nach der Schließung kleinerer Anstalten und der Zentralisierung in großen Häusern lediglich 39 Krankenanstalten mit allerdings nunmehr 10.497 Betten gezählt, womit, statistisch gesehen, 634 Krankenhausbetten auf 10.000 Einwohner entfielen.[151)]

---

149) Runderlaß des Reichsministeriums des Innern, 23.3.1943; hier zitiert nach: Informationsdienst des Hauptamtes für Volksgesundheit der NSDAP, März-Mai 1943, S. 48.
150) Zusammengestellt und berechnet nach: Wirtschaft und Statistik, April 2011, S. 363-375.
151) Berechnet nach ebenda.

Krankheiten, Todesfälle und Todesursachen im Deutschen Reich und in Mecklenburg

Krankheiten

Was wäre ein Arzt ohne Krankheiten? Entweder überflüssig oder arbeitslos.

Ein Beispiel: 1933 sind von den 6.377 gesetzlichen Krankenkassen des Deutschen Reichs[1)] insgesamt 6.083.000 Krankheitsfälle registriert worden. Damit entfielen auf 100 Mitglieder einer Krankenkasse durchschnittlich 36,1 Krankheitsfälle. Aus einem Krankheitsfall resultierten bei Männern durchschnittlich 24 und bei Frauen 28 Krankheits-, also Arbeitsausfalltage; im Durchschnitt entfielen auf ein Mitglied einer Krankenkasse im Jahr 9,3 Krankheitstage, was sich – wie weiter unten zu zeigen sein wird – gerade im Dritten Reich mit der dort etablierten Arbeits- und Leistungsmedizin ebenso zu einem Problemfeld auswachsen sollte wie die Tatsache, daß aus den erwähnten 6.083.000 Krankheitsfällen des Jahres 1933 immerhin 125.567 Todesfälle resultierten (2,1 Prozent).[2)] Doch der Reihe nach:

In der Medizinalpolitik, bei den staatlichen Gesundheitsbehörden und in der Ärzteschaft wurde generell zwischen *normalen*, avirulenten Erkrankungen auf der einen und *übertragbaren*, also ansteckenden und damit (medizinal- bzw. sanitätspolizeilich) *anzeige- bzw. meldepflichtigen Krankheiten* auf der anderen Seite unterschieden.[3)]

Unter Bezugnahme auf das fast 30 Jahre alte Reichsgesetz zur Bekämpfung gemeingefährlicher Krankheiten (und die dort aufgeführte Krankheitspalette deutlich erweiternd)[4)] hatte das Ministerium für Medizinalangelegenheiten von Mecklenburg-Schwerin im Januar **1929** – just zu Beginn unseres Untersuchungszeitraums – eine Liste aller im Lande meldepflichtigen Krankheiten veröffentlicht. Neben den Ärzten wurden auch sämtliche Medizinalpersonen des Landes verpflichtet, dem Ministerium das Auftreten von 25 Krankheitsbildern anzuzeigen, unter denen sich auch nichtübertragbare Krankheiten befanden; meldepflichtig waren nunmehr Aussatz, Cholera, Diphtherie, Fleckfieber, Fleisch-, Fisch- und Wurstvergiftungen, Gehirnentzündung (Encephalitis, auch Verdachtsfälle), Gelbfieber, übertragbare Genickstarre, Kindbettfieber, spinale Kinderlähmung, Malariafieber, Milzbrand, Paratyphus (auch Verdachtsfälle), Pest, Pocken, Rotz, Rückfallfieber, Ruhr, Scharlach, Tollwut (Lyssa) sowie „Bißverletzungen durch tolle oder der Tollwut verdächtige Tiere", Trachom, Trichinose, Unterleibstyphus (auch Verdachtsfälle) und Wurmkrankheit.[5)]

Für das gerade an die Macht gelangte NS-Regime sicherlich erfreulich, konstatierte die Medizinische Abteilung des Reichsgesundheitsamtes, daß „im Jahre **1933** die Erkrankungszahlen für die meisten heimischen anzeigepflichtigen Krankheiten, die im Jahre 1932 fast allgemein erhöht wa-

---

1) Darunter Orts-, Land-, Betriebs-, Innungs- und Knappschaftskrankenkassen.

2) Berechnet nach: Gesundheitsstatistisches Auskunftsbuch, S. 140.

3) Weil für die „herkömmlichen" Erkrankungen, also für die nicht ansteckungsfähigen bzw. nicht übertragbaren und somit nicht meldepflichtigen Krankheiten (mit Ausnahme von Krebs), in der Regel keine Register geführt wurden, kann das bloße Auftreten dieser Leiden hier nicht analysiert, sondern nur im Zusammenhang mit einer möglichen Krankenhausbehandlung oder im Kontext mit den krankheitsbedingten Todesfällen betrachtet werden; vgl. dazu die Ausführungen weiter unten. Generell gilt, daß in den zeitgenössischen Erkrankungsstatistiken unterschieden wurde zwischen Morbidität, Mortalität und Letalität, wobei die Morbidität die laufende Erkrankungszahl, also die Erkrankungshäufigkeit pro einer bestimmten Zahl (zumeist 1.000, 10.000 oder 100.000) der Bevölkerung, ausdrückte, während die Mortalität die laufende Sterblichkeit, bezogen auf die Gesamtzahl der laufenden Erkrankungen, darstellt; die Letalität hingegen bezeichnet die jährliche Sterbezahl bezogen auf den Krankenbestand, bringt also das Verhältnis zwischen Erkrankten und Sterbefällen an dieser Krankheit zum Ausdruck, wobei hier die Sterbequote im allgemeinen auf 100 Erkrankte berechnet wurde. Vgl. dazu den zeitgenössisch führenden Medizinstatistiker Dornedden: Einführung in die Medizinalstatistik, S. 22 f. Die nachfolgend erwähnten Bezeichnungen für Krankheiten, Todesursachen usw. folgen der zeitgenössischen Terminologie.

4) Diese unter maßgeblicher Mitarbeit von Robert Koch (1843-1910) erarbeitete, auch als Reichsseuchengesetz bezeichnete Bestimmung vom 30.6.1900 befaßte sich vornehmlich mit der Verhütung und Bekämpfung von Lepra, Cholera, Fleckfieber, Gelbfieber, Pest und Pocken; vgl. dazu: RGBl., 1900, S. 306-317. Vgl. auch Hess: Seuchengesetzgebung in den deutschen Staaten.

5) Zusammengestellt nach: Regierungsblatt für Mecklenburg-Schwerin, 1929, S. 29 (Bekanntmachung über anzeigepflichtige Krankheiten, 16.1.1929).

ren, wieder gesunken" seien. Dennoch bestand kein Anlaß zur Sorglosigkeit. Denn bei den „beiden am weitesten verbreiteten meldepflichtigen Infektionskrankheiten, Diphtherie und Scharlach", seien die Zahlen der Erkrankungsfälle „weiter beträchtlich angestiegen" und verlangten daher „besondere Beachtung, damit eine vielleicht heranrückende Epidemie rechtzeitig wirksam bekämpft werden" könne.

So hätten die *Diphtherie*-Erkrankungen „eine seit mehr als einem Jahrzehnt nicht beobachtete Höhe erreicht" und seien „gegenwärtig noch in einem weiteren starken Ansteigen begriffen". Waren in Deutschland **1929** noch erst 49.032 Diphtheriefälle gemeldet und **1932** insgesamt 65.414 Diphtherie-Erkrankungen registriert worden, so waren es **1933** bereits 77.340 (dies entsprach einer Zunahme von fast 58 Prozent in nur vier Jahren); 1933 entfielen 115 Diphtheriefälle auf 100.000 Einwohner.[6] Ungeachtet dessen war die Mortalitätsrate noch gering: 1933 sind in Deutschland lediglich 4.837 Menschen an Diphtherie gestorben.[7] Schon **1934** lagen bereits 113.936 gesundheitspolizeiliche Meldungen über Diphtherieerkrankungen vor, was im Vergleich mit dem Vorjahr einer weiteren Steigerung um 47,3 Prozent entsprach.

Wie ganz Norddeutschland gehörte Mecklenburg zunächst jedoch zu den Regionen „mit ausgesprochen unterdurchschnittlicher Diphtherie-Häufigkeit". Hier erkrankten 1933 gerade einmal 241 Personen an Diphtherie; bezogen auf 100.000 Einwohner war die Zahl der Diphtherie-Erkrankungen in Mecklenburg-Schwerin von 67,8 (1931) auf 29,8 (1933) um 56 Prozent zurückgegangen.[8]

Im übrigen Deutschland war die Situation weit ernster. Auch noch Jahre später bereiteten die Diphtheriefälle der deutschen Gesundheitsverwaltung die größten Sorgen; ohne die Situation konkret so zu benennen, wurde faktisch eine epidemiologische Notlage konstatiert: „Keine der anzeigepflichtigen Krankheiten hat in den letzten Jahren einen so ungünstigen Verlauf genommen wie die Diphtherie. Die Zunahme der Erkrankungs- und Sterbefälle auf das Vier- bis Fünffache im Laufe von rund zehn Jahren übersteigt unsere bisherigen Erfahrungen erheblich und verleiht der Diphtherie damit den Charakter einer modernen Seuche." Habe es 1926 in Deutschland erst 30.299 gemeldete Erkrankungs- und 1.527 Sterbefälle gegeben, so seien **1936** bereits 147.029 an Diphtherie erkrankte und 5.640 daran gestorbene Personen registriert worden, was einer Zunahme um 385 bzw. um 269 Prozent gleichkam.[9]

In Mecklenburg, wo 1933 erst 241 Personen an Diphtherie erkrankt waren, zählte man **1937** bereits 1.047 infizierte Personen (+334 Prozent). Damit waren rund 13 von 10.000 Einwohnern von Diphtherie betroffen. Im gesamten Deutschen Reich sind 1937 insgesamt 146.733 an Diphtherie erkrankte Personen registriert worden; das waren rund 22 Erkrankte pro 10.000 Einwohner, und 5.387 der Diphtheriepatienten sind gestorben. Von den 1.047 im Jahr 1937 in Mecklenburg Erkrankten sind 43 gestorben; das entsprach einer Sterberate von vier Prozent der an Diphtherie erkrankten Personen (Reichsdurchschnitt 3,6 Prozent).[10]

Eine ähnlich starke epidemische Ausbreitung erfuhren die Erkrankungen an *Scharlach*. Waren im Deutschen Reich **1931** erst 47.746 Scharlacherkrankungen gemeldet worden, so waren es **1933** bereits 79.830 (+67,2 Prozent); dies entsprach 118 Scharlach- Erkrankungen auf 100.000 Einwohner. Und **1934** waren bereits bei 110.706 Personen Scharlach diagnostiziert worden; im Vergleich zum Vorjahr bedeutete dies eine weitere Zunahme um 38,7 Prozent.[11] Dennoch war mit 832 an Scharlach gestorbenen Personen auch hier die Mortalitätsrate noch gering.[12] Im Unterschied zur Diphtherie war bei Scharlacherkrankungen „eine verhältnismäßig große Häufigkeit ... ganz besonders in Mecklen-

6) Zusammengestellt und berechnet nach: Gesundheitsstatistisches Auskunftsbuch, S. 163; Pohle: Die Verbreitung der anzeigepflichtigen Krankheiten, S. 678-683; Statistisches Jahrbuch für das Deutsche Reich, 1935, S. 499.

7) Dies waren lediglich 0,7 Prozent aller (729.499) 1933 Gestorbenen. Berechnet nach: Statistisches Jahrbuch für das Deutsche Reich, 1935, S. 46 f.

8) Eine gegenteilige Entwicklung gab es in Mecklenburg-Strelitz; hier sind 1931 nur 27,5 Diphtherie-Erkrankungen pro 100.000 Einwohner festgestellt worden, 1933 waren es jedoch bereits 36,0 (+30,1 Prozent). Zusammengestellt und berechnet nach Pohle: Die Verbreitung der anzeigepflichtigen Krankheiten, S. 678-683, sowie Statistisches Jahrbuch für das Deutsche Reich, 1935, S. 499.

9) Zitiert und berechnet nach: Deutsches Ärzteblatt, 1938, S. 226-229.

10) Berechnet nach ebenda und nach: Ärzteblatt für Norddeutschland, 1938, S. 86 f.; empfohlen wurden neben Massenpropaganda in allen öffentlichen Einrichtungen vor allem Massenimpfungen, deren Kosten das Reichsinnenministerium tragen wollte.

11) Berechnet nach: Statistisches Jahrbuch für das Deutsche Reich, 1935, S. 499.

12) Dies waren lediglich 0,1 Prozent aller (729.499) 1933 Gestorbenen. Berechnet nach ebenda, S. 46 f.

burg" zu beobachten: Bezogen auf 100.000 Einwohner sind in Mecklenburg-Schwerin 1933 immerhin 267 Personen an Scharlach erkrankt (absolut 1.869 Personen), in Mecklenburg-Strelitz waren es 247 auf 100.000 Einwohner (absolut 281 Personen), beides jeweils mehr als das Doppelte des Reichsdurchschnitts.

Relativ zahlreich – und viermal höher als im gesamtdeutschen Mittelwert – traten in Mecklenburg-Schwerin auch *Ruhr*-Erkrankungen auf; hier waren 1933 durchschnittlich 14,3 von 100.000 Personen von Ruhr betroffen – der Spitzenwert des Reiches – (in Mecklenburg-Strelitz lediglich 2,6), während der Reichsdurchschnitt bei nur 3,9 Ruhrfällen auf 100.000 Einwohner lag.[13)] Im gesamten Deutschen Reich sind 1933 nur 140 Personen an Ruhr gestorben, 1929 kamen daran noch 263 Menschen ums Leben.[14)]

Aus der nachfolgenden Übersicht wird zum einen sichtbar, daß im Zuge der reichsweiten Machtübernahme durch die NSDAP eine teils dramatische Zunahme von übertragbaren und polizeilich meldepflichtigen Krankheiten zu verzeichnen war; zum anderen signalisieren die amtlich erhobenen Zahlen, daß diese keine „Kinderkrankheiten", also Anfangsschwierigkeiten zum Ende der Weltwirtschaftskrise und zu Beginn des neuen NS-Regimes darstellten: Mit Ausnahme von Trachom und der zahlenmäßig unbedeutenden Trichinose waren schon in den Friedensjahren des Dritten Reichs bei allen meldepflichtigen Krankheitsfeldern zum Teil deutliche Steigerungsraten zu verzeichnen.

Zwischen 1932 und 1934 lag die Zunahme an Scharlacherkrankungen reichsweit bei 98 Prozent; bei Diphtheriefällen betrug die Zunahme 74,2 Prozent, bei Genickstarre 105,7 Prozent und bei Tollwut 185 Prozent. Nach einem anfänglichen Rückgang von 1932 zu 1933 stiegen die Zahlen der gemeldeten Krankheiten schon von 1933 zu 1934 auch bei Kinderlähmung um 28,9 Prozent,[15)] bei Typhus um 3,7 Prozent,[16)] bei Ruhr um 23 Prozent und bei Kindbettfieber um 14,3 Prozent.

Fälle von polizeilich gemeldeten übertragbaren Krankheiten im Deutschen Reich 1932-1939[17)]

Krankheit	1932	1933	1934	1937	1938	1939
Scharlach	55.923	79.830	110.706	116.618	126.143	153.539
Diphtherie	65.414	77.340	113.036	147.110	165.547	174.891
Genickstarre	494	617	1.016	1.595	1.841	6.169
Kinderlähmung	3.869	1.318	1.699	2.722	5.881	4.203
Typhus	8.756	6.188	6.418	6.639	7.875	7.577
Lebensmittelvergiftung	1.707	1.565	1.567	2.354	2.572	2.381
Ruhr	5.058	2.685	3.301	7.706	5.500	6.283
Tollwut	45	105	128	64	136	470
Milzbrand	83	84	76	83	117	87
Trichinose	1	2	44	1	20	0
Kindbettfieber	5.818	5.151	5.886	7.025	6.441	5.543
Trachom	1.008	833	728	680	597	781
gesamt	148.203	175.718	244.605	292.597	322.670	361.924

13) Zusammengestellt und berechnet nach Pohle: Die Verbreitung der anzeigepflichtigen Krankheiten, S. 678-683.

14) Berechnet nach: Gesundheitsstatistisches Auskunftsbuch, S. 178; Statistisches Jahrbuch für das Deutsche Reich, 1935, S. 46 f.

15) Ein anderer Blickwinkel: Waren 1929 in Mecklenburg von 10.000 Einwohnern gerade einmal 0,16 Personen an übertragbarer Kinderlähmung erkrankt, so waren es 1934 bereits 0,97 Personen (+506 Prozent). Der Reichsdurchschnitt lag 1934 bei lediglich 0,26 von 10.000. Vgl. dazu: Gesundheitsstatistisches Auskunftsbuch, S. 176.

16) Dabei ist die Zahl der Sterbefälle allein an Unterleibstyphus von 1.004 (1929) auf 640 (1933) zurückgegangen; in Mecklenburg sind 1929 pro 10.000 Einwohner zwei Personen an Unterleibstyphus erkrankt, 1933 nur noch 1,6. Berechnet nach ebenda, S. 182.

17) Zusammengestellt nach: Statistisches Jahrbuch für das Deutsche Reich, 1935, S. 499; ebenda, 1941/42, S. 617.

Nicht erwähnt – obwohl übertragbar – wurden die Geschlechtskrankheiten, besonders Tripper, Gonorrhoe und Syphilis. An der Reichszählung der Geschlechtskrankheiten des Jahres 1934 hatten in Mecklenburg 98,2 Prozent aller niedergelassenen Allgemeinpraktiker sowie jeweils 100 Prozent der Fachärzte und der Krankenanstalten teilgenommen, reichsweit ein Spitzenwert. Anläßlich dieser Erfassung wurde festgestellt, daß im Reichsdurchschnitt – bezogen auf 10.000 Einwohner – die Zahl der Geschlechtskranken von 1927 (58,1 Personen) bis 1934 (34,6 Personen) um 40 Prozent zurückgegangen war. In Mecklenburg betrug der Rückgang dagegen nur elf Prozent. Hier gab es unter 10.000 Einwohnern noch 1934 immerhin 51,2 als geschlechtskrank registrierte Personen; das war nach Lübeck (76,6), Bremen (62,1) und Berlin (60,7) der vierthöchste Wert im gesamten Reichsgebiet.[18]

Noch deutlicher werden die vorseuchenartigen Zustände, wenn man einen längeren Zeitraum, etwa die fast sieben „Friedensjahre" des NS-Regimes, in den Blick nimmt: So ist die Zahl der gemeldeten Scharlachfälle zwischen 1933 und 1939 um mehr als 92 Prozent gestiegen, und die Zunahme von Diphtherie-Erkrankungen lag im gleichen Zeitraum bei mehr als 126 Prozent; die weiteren Steigerungsraten betrugen bei Genickstarre fast 900 Prozent, bei Kinderlähmung 219 Prozent, bei Typhus 22,4 Prozent, bei Ruhr 134 Prozent und bei Kindbettfieber 7,6 Prozent.

Nimmt man alle der oben tabellarisch aufgeführten Krankheitsbilder in den Blick, so ist zwischen 1933 und 1939 eine Zunahme von 106 Prozent zu konstatieren, das heißt, die Zahl der übertragbaren und polizeilich gemeldeten Erkrankungen hatte sich in Deutschland in fast sieben Jahren mehr als verdoppelt.[19] Trotz dieser erheblichen Steigerungsrate und der zunächst hoch erscheinenden Zahl von fast 362.000 registrierten Fällen übertragbarer Krankheiten im Jahre 1939 ist – auch mit Blick auf die zahlenmäßig gewachsene Bevölkerung – relativierend zu bemerken, daß lediglich 0,46 Prozent der 1939 vorhandenen Bevölkerung von ansteckenden Krankheiten betroffen war, im Durchschnitt also jeder 219te Einwohner. Und betrachtet man die Entwicklung aller zwischen 1933 und 1939 registrierten und zum Tode führenden „Infektions- und parasitären Krankheiten",[20] so ergibt sich das folgende Bild: Sind im Deutschen Reich 1933 noch 93.159 Personen an „Infektions- und parasitären Krankheiten" gestorben,[21] so waren es 1939 bereits 98.700 Männer und Frauen, was einer Zunahme von fast sechs Prozent entsprach.[22]

Am 1. Dezember **1938** wurde eine neue **„Verordnung zur Bekämpfung übertragbarer Krankheiten"** erlassen, die bereits zum 1. Januar 1939 in Kraft trat,[23] deren Folgen aber in der obigen Tabelle und den dazu präsentierten Zahlen noch nicht enthalten sein konnten. In dieser Verordnung, die zu den gesundheitspolitischen Maßnahmen im Zuge der Kriegsvorbereitungen gehörte, wurden zum einen die bislang weitgehend auf Landesrecht beruhenden Meldepflichten reichseinheitlich geregelt und zum anderen der Katalog der anzeigepflichtigen Krankheiten deutlich erweitert. Neben den „gemeingefährlichen Krankheiten" wie Aussatz, Cholera, Fleckfieber, Gelbfieber, Pest, Pocken und der Papageienkrankheit umfaßte der nunmehrige Katalog der „übertragbaren Krankheiten" 22 Krankheitsbilder: „Bang'sche Krankheit (Febris undulans), Diphtherie, übertragbare Gehirnentzündung (Encephalitis epidemica), übertragbare Genickstarre (Meningitis cerebrospinalis epidemica), Keuchhusten (Pertussis), Kindbettfieber (Febris puerperalis), übertragbare Kinderlähmung (Poliomyelitis epidemica), Körnerkrankheit (Trachoma), bakterielle Lebensmittelvergiftung (Botulismus, enteritis infectiosa), Malaria, Milzbrand (Anthrax), Paratyphus, Rotz (Malleus), Rückfallfieber (Febris recur-

18) Berechnet nach: Gesundheitsstatistisches Auskunftsbuch, S. 203.

19) Dies war nur zu einem sehr geringen Teil auf einen Bevölkerungszuwachs des Deutschen Reichs, also auf einen Geburtenüberschuß zurückzuführen. Betrachtet man nur das Gebiet des Deutschen Reichs im Jahre 1933 und das gleichgroße Territorium des Altreichs im Jahre 1939, so ist die Zahl der Bevölkerung von 65.218.461 auf 68.617.371, mithin nur um 5,2 Prozent, gewachsen. Aber auch, wenn man die Gebietszuwächse seit 1935 berücksichtigt und die Einwohnerzahlen auf dem Territorium des nunmehrigen Großdeutschen Reichs von 1939 (79.375.281) in den Blick nimmt (also mit Saarland, Österreich, Sudetenland, Protektorat Böhmen und Mähren), so lag der Bevölkerungszuwachs zwischen 1933 und 1939 bei lediglich 21,7 Prozent. Berechnet nach: Statistisches Jahrbuch für das Deutsche Reich, 1935, S. 5; ebenda, 1941/42, S. 7 f.; Statistik des Deutschen Reichs, Bd. 552/3, S. 8 ff.

20) Darunter erfaßt wurden Typhus, Paratyphus, Pocken, Masern, Scharlach, Keuchhusten, Diphtherie, Grippe, Ruhr, Pest, Tuberkulose der Atmungs- und anderer Organe, Syphilis, Sepsis, Malaria, Protozoen und Wurmkrankheiten.

21) Das waren 12,8 Prozent aller (729.499) in diesem Jahr Gestorbenen; von den an Infektionskrankheiten gestorbenen Personen waren 49,3 Prozent Frauen. Berechnet nach: Statistisches Jahrbuch für das Deutsche Reich, 1935, S. 46 ff.

22) Allerdings waren dies nur noch 9,8 Prozent aller (1.003.570) in diesem Jahr Gestorbenen; unter den an Infektionskrankheiten gestorbenen Personen befanden sich jetzt 44 Prozent Frauen. Berechnet nach ebenda, 1941/42, S. 82 ff.

23) RGBl., T. I, 1939, S. 1721-1724.

rens), übertragbare Ruhr (Dysenteria), Scharlach (Scarlatina), Tollwut (Lyssa), Trichinose, Tuberkulose, Tularämie, Typhus (Typhus abdominalis) und die Weil'sche Krankheit (Icterus infectiosus)".

Um alle „gemeingefährlichen" oder ansteckenden Krankheiten lückenlos erfassen und bekämpfen zu können, war *jede* Erkrankung, *jeder* Verdacht einer Erkrankung und *jeder* Sterbefall an einer dieser Erkrankungen nunmehr innerhalb von 24 Stunden nach erlangter Kenntnis bei dem für den Aufenthaltsort des Betroffenen zuständigen Staatlichen Gesundheitsamt zu melden, das – wie bei der Erfassung der „Erbkranken" – auch in dieser Frage zur zentralen Datensammelstelle avancierte. Anzeigepflichtig war „*jeder* Arzt", „*jeder* Haushaltsvorstand", „*jede* mit der Pflege oder Behandlung des Erkrankten berufsmäßig beschäftigte Person", aber auch „derjenige, in dessen Wohnung oder Behausung der Verdachts-, Erkrankungs- oder Todesfall sich ereignet hat", und nicht zuletzt der „Leichenschauer". Wer seine Anzeigepflichten verletzte, konnte mit Geldstrafe bis zu 150 RM oder mit Haft bestraft werden. Das Gesundheitsamt hatte nach eingehender Meldung unverzüglich Ermittlungen über die Ursache, die Art, die Ansteckungsquelle und die Ausbreitung der Krankheit aufzunehmen und konnte dabei die Mithilfe der Ortspolizeibehörde in Anspruch nehmen. Das betraf in erster Linie die Untersagung von bestimmten Berufstätigkeiten und die „Absonderung", also Isolierung der erkrankten Personen, die – auch zwangsweise – ärztliche Behandlung und die Entnahme von Untersuchungsmaterial, die Kennzeichnung von Häusern oder Wohnungen von Infizierten, aber auch Schulschließungen, Desinfektionen von öffentlichen Einrichtungen oder Obduktionen.[24)]

Die Fälle von in Mecklenburg auftretenden übertragbaren Krankheiten wurden ab 1933 vom dortigen Statistischen Landesamt registriert und bis kurz vor Kriegsbeginn auch veröffentlicht. Mit der ursprünglichen Erfassung dieser von Amts wegen anzeigepflichtigen Krankheiten war das mecklenburgische Medizinaluntersuchungsamt bzw. Landesgesundheitsamt in Rostock beauftragt, das wöchentlich und quartalsweise entsprechende Nachweisungen zu erstatten hatte. Erfaßt und gemeldet wurden 13 Krankheitsbilder, darunter Kindbettfieber, Diphtherie, Scharlach, Trachom, Genickstarre, Unterleibstyphus, Paratyphus, Ruhr, Lungen- und Kehlkopftuberkulose,[25)] spinale Kinderlähmung, Gehirnentzündung und Malariafieber.

Betrachtet man die Entwicklung des Auftretens von gemeldeten übertragbaren Krankheiten, so ergibt sich für die Zeit von 1933 bis 1938 folgendes Gesamtbild, das eine weitgehend eindeutige Tendenz zeigt.

Fallzahlen von polizeilich gemeldeten übertragbaren Krankheiten in Mecklenburg 1933-1938[26)]

Jahr	gemeldete Fälle von übertragbaren Krankheiten	Entwicklung zum Vorjahr in %
1933	2.680	-
1934	3.596	+34,2
1935	3.359	-6,6
1936	3.353	-0,2
1937	3.942	+17,6
1938	4.719	+19,7

Insgesamt gesehen, ist die Zahl allein der übertragbaren und somit anzeigepflichtigen Krankheiten von 1933 zu 1938 um 76,1 Prozent, also deutlich gestiegen. Dabei fiel die Entwicklung der einzelnen Krankheitsgruppen ganz unterschiedlich aus. Während etwa die Zahl des Auftretens von Kindbettfieber, Scharlach und Kinderlähmung zum Teil deutlich zurückgegangen ist und die Fälle von Trachom und Genickstarre im wesentlichen gleichgeblieben sind, gab es bei anderen Krankheitsbildern deutliche Zunahmen. So stieg zwischen 1934 und 1938 die Zahl der gemeldeten Fälle von Diphtherie von 372 auf 1.234 um 232 Prozent und von Ruhrerkrankungen um 234 Prozent; während die Steigerungs-

24) Ebenda (Hervorhebungen im Original); veröffentlicht auch in: Deutsches Ärzteblatt, 1938, S. 910 f. Vgl. auch die Kommentierung in: Ärzteblatt für Norddeutschland, 1939, S. 586 f. Darin hieß es: „Wer an einer solchen Krankheit leidet, gefährdet seine Mitmenschen und muß es sich darum gefallen lassen, wenn er unter ärztliche Kontrolle kommt und seiner Umwelt unter Umständen entzogen wird."

25) Waren 1932 in Mecklenburg noch keine Fälle von Tuberkulose der Atmungsorgane registriert worden, so waren es – bezogen auf 10.000 Einwohner – 1933 bereits sechs und 1934 schon 9,6; vgl. dazu: Gesundheitsstatistisches Auskunftsbuch, S. 196.

26) Zusammengestellt und berechnet nach: Staatshandbuch für Mecklenburg, 1939, T. III, S. 47, und Statistisches Jahrbuch für das Deutsche Reich, 1935, S. 499.

rate bei Typhuserkrankungen nur bei 14 Prozent lag, nahm die Zahl der Tuberkuloseerkrankungen um 46 Prozent zu.[27)]

Ungeachtet dieser für Mecklenburg zunächst weniger dramatisch und eher als ambivalent erscheinenden Entwicklungen, war die Zahl der Infizierungen mit übertragbaren und (medizinal-)polizeilich meldepflichtigen Krankheiten vor Kriegsbeginn dort noch vergleichsweise gering. Krankheitsfälle von Fleckfieber, Pocken, Tollwut, Milzbrand, Rotz oder Trichinose sind **1938** noch gar nicht registriert worden. Es gab in diesem Jahr lediglich 1.671 Fälle von Scharlach, 1.255 Fälle von Diphtherie, 396 Fälle von Ruhr, 157 Fälle von Typhus bzw. Paratyphus, 46 Fälle von Kindbettfieber, 32 bakterielle Lebensmittelvergiftungen, 21 Fälle von spinaler Kinderlähmung, elf Fälle von Genickstarre und zehn Fälle von Trachom. Unterstellt man, daß an diesen insgesamt 3.599 Krankheitsfällen jeweils eine Person erkrankt und nicht – was durchaus denkbar und möglich ist – eine Person von zwei oder mehreren dieser Krankheiten betroffen war, so würde dies bedeuten, daß lediglich 0,4 Prozent der damaligen mecklenburgischen Bevölkerung bzw. jeder 250ste Einwohner an einer dieser übertragbaren meldepflichtigen Krankheiten erkrankt war.[28)] Dies sollte sich nach 1939 und im weiteren Kriegsverlauf erheblich ändern.

Aus Sicht des Sicherheitsdienstes der SS gab es hinsichtlich der Erkrankungen an medizinalpolizeilich meldepflichtigen Erkrankungen für das Gesamtjahr 1938 keine größeren Beanstandungen; epidemiologische Aspekte tauchten in der Berichterstattung nicht auf. „Der allgemeine Gesundheitszustand der Bevölkerung" sei „mit Ausnahme der Ostmark und des Sudetenlandes" – also der in diesem Jahr „angeschlossenen Gebiete Österreichs und der Tschechoslowakei" – „als gut" zu bezeichnen. „Größere Epidemien" seien „lediglich in Südwest-Deutschland in Form der spinalen Kinderlähmung und in Pommern bei einer Ruhrepidemie" aufgetreten. „Bemerkenswert" sei jedoch, „daß die Krankheiten, die auf einem Vitaminmangel beruhen, im Zunehmen begriffen" seien; Ursache hierfür sei „zweifellos das vielfach beobachtete Fehlen von Frischgemüse und Obst". Außerdem werde „von verschiedenen Seiten auf die erhebliche Zunahme der Säuglingssterblichkeit infolge schlechter Wohnverhältnisse hingewiesen". Aber auch die „Entwicklung des Hebammenwesens" werde „von den zuständigen Stellen mit Sorge" betrachtet, „da infolge Fehlens des Nachwuchses die Überalterung immer weiter fortschreitet". Hinzu komme, daß Ärzte und Apotheker eine „Regelung der Arzneimittelversorgung" fordern würden. Es sei „bisher noch nicht gelungen, die immer mehr zunehmende Herstellung von Spezialitäten seitens der großen chemisch-pharmazeutischen Unternehmen zu beschränken, so daß den meisten Ärzten eine Übersicht über die wirklich guten und brauchbaren Arzneimittel völlig" fehle; hier sei eine „Neuordnung des Arzneimittelwesens" erforderlich.[29)]

Sieht man von dem Spezialfall der eben skizzierten meldepflichtigen „Infektions- und parasitären Krankheiten" einmal ab: Welches waren die häufigsten „Normal"-Erkrankungen der Vorkriegszeit, die eine Einweisung der Betroffenen in eine Krankenanstalt notwendig machten? Einen aussagekräftigen Eindruck davon vermitteln die entsprechenden Erhebungen für das Jahr **1939**. Das Erkenntnisinteresse sowohl der nationalsozialistischen Medizinalverwaltungen als auch die Planungsgrundlagen der NS-Arbeitseinsatzbehörden deutlich machend, werden im folgenden nur die aus Sicht des NS-Regimes *wichtigsten Krankheitsarten* aufgeführt – und dies waren besonders solche Erkrankungen, die *„wegen der Häufigkeit ihres Auftretens oder wegen ihrer Langwierigkeit eine besonders große Zahl von Arbeitsunfähigkeitstagen zur Folge hatten und damit die Kassen besonders belasteten"*.[30)]

Die zur Einweisung in eine Krankenanstalt führende Haupterkrankung von *Männern*[31)] war 1939 mit großem Abstand die Grippe: Davon betroffen waren 22,5 Prozent aller in einer Krankenanstalt behandelten männlichen Erkrankten.[32)] Weitere zu einer Hospitalisierung führende Krankheitsbilder waren Muskelrheumatismus: 10,1 Prozent; Bronchitis: 9,7 Prozent; Herzkrankheiten: 6,4 Prozent; Magenkrankheiten (ohne Krebs): 6,6 Prozent; Magen- und Darmgeschwüre: sechs Prozent; Furun-

27) Berechnet nach ebenda.

28) Berechnet nach: Statistisches Jahrbuch für das Deutsche Reich, 1941/42, S. 617.

29) Meldungen aus dem Reich, S. 112 f. (Jahreslagebericht 1938).

30) Wirtschaft und Statistik, 1942, S. 222; dort auch die nachfolgend präsentierten Zahlen (Hervorhebungen durch die Verfasser).

31) Ohne Verunglückungen und Verletzungen sowie ab 1.9.1939 ohne Wehrmachtsangehörige.

32) 1939 sind allein mit diesem Krankheitsbild 274.531 Krankheitsfälle, also stationäre Patienten registriert worden.

kel, Abszeß, Panaritium, Phlegmone: sechs Prozent; Mandel- und Rachenentzündung sowie Angina: 5,6 Prozent; Neuritis und Neuralgie: 4,9 Prozent; Krankheiten der Bewegungsorgane: 4,9 Prozent; Lungenentzündung: 4,5 Prozent; Eingeweidebrüche und Darmverschluß: 4,4 Prozent; Tuberkulose: 3,8 Prozent; Gelenkrheumatismus und Gicht: 3,8 Prozent; Blinddarmentzündung: 3,6 Prozent; andere Krankheiten der äußeren Bedeckungsorgane: 3,5 Prozent; Darmkatarrh: 3,1 Prozent; sonstige Krankheiten des Nervensystems: 3,2 Prozent sowie sonstige Krankheiten der Atmungsorgane: drei Prozent.

Diese 19 Hauptkrankheitsformen waren im Jahre 1939 ursächlich für eine Krankenhausbehandlung und der Grund für rund 72 Prozent des Gesamtausfalls an Arbeitstagen von männlichen Krankenkassenmitgliedern. Hinzu kamen 360.775 männliche Patienten, die 1939 infolge von Verunglückungen oder Verletzungen in ein Krankenhaus eingewiesen wurden, darunter allein 249.152 (69 Prozent) nach Berufs- oder Betriebsunfällen.[33)]

Die zur Einweisung in eine Krankenanstalt führende Haupterkrankung von *Frauen*[34)] war 1939 ebenfalls die Grippe: Davon betroffen waren 21 Prozent aller in einer Krankenanstalt behandelten weiblichen Erkrankten;[35)] hinzu kamen nichtvenerische Krankheiten der Geschlechtsorgane: 11,2 Prozent; Mandel- und Rachenentzündung sowie Angina: 8,4 Prozent; Bronchitis: 7,1 Prozent; Muskelrheumatismus: 6,4 Prozent; Herzkrankheiten: 6,6 Prozent; Gelenkrheumatismus und Gicht: 5,2 Prozent; Neuritis und Neuralgie: fünf Prozent; Krankheiten der Harnorgane: 4,8 Prozent; Nierenentzündung: 4,8 Prozent; Magenkrankheiten (ohne Krebs): 4,8 Prozent; Schwangerschaftsblutung und Fehlgeburt: 4,6 Prozent; Neurasthenie und Neurosen: 4,5 Prozent sowie sonstige Krankheiten des Nervensystems: 4,6 Prozent; Krankheiten der Bewegungsorgane: 4,5 Prozent; Furunkel, Abszeß, Panaritium, Phlegmone: 4,3 Prozent; Blinddarmentzündung: 4,1 Prozent; Venenkrankheiten: 3,8 Prozent; Tuberkulose: 3,8 Prozent; Gallen- und Gallenwegskrankheiten: 3,7 Prozent sowie Infektions- und parasitäre Krankheiten: 3,6 Prozent.

Diese 21 Hauptkrankheitsformen waren im Jahre 1939 der Grund für eine Krankenhausbehandlung und ursächlich für rund 66 Prozent des Gesamtausfalls an Arbeitstagen von weiblichen Krankenkassenmitgliedern.[36)] Hinzu kamen 94.448 Patientinnen, die 1939 infolge von Verunglückungen oder Verletzungen in ein Krankenhaus eingewiesen wurden, darunter 45.731 (48,4 Prozent) nach Berufs- oder Betriebsunfällen.

Für sämtliche mit einem Krankenhausaufenthalt verbundene Krankheitsursachen (einschließlich der Verunglückungen und Verletzungen) betrug die durchschnittliche Dauer der Arbeitsunfähigkeit bei männlichen Krankenkassenmitgliedern 24,5 Tage, bei Frauen 26,6 Tage. Die höchste mit Arbeitsausfall verbundene Krankheitsdauer war bei Tuberkuloseerkrankungen zu verzeichnen; Männer waren demnach durchschnittlich 94 Tage, Frauen sogar 99 Tage arbeitsunfähig.[37)] Krebserkrankungen hatten eine durchschnittlich 75tägige Arbeitsunfähigkeit zur Folge,[38)] ebenso Tabes dorsalis und progressive Paralyse.[39)]

Aus einer auf Angaben der Krankenkassen beruhenden Analyse zu den „mit Arbeitsunfähigkeit verbundenen Krankheitsfällen und Krankheitstagen" geht hervor, daß 1939 im Deutschen Reich 2.477.374 Personen an den 53 am häufigsten auftretenden Krankheitsarten erkrankt waren (darunter nur 38,6 Prozent Frauen).

---

33) Waren 1913 bereits 789.373 eindeutig als *Betriebsunfälle* deklarierte Verunglückungen gemeldet worden, die in 10.293 Fällen tödlich endeten, so wurden 1933 bereits 877.981 Betriebsunfälle verzeichnet worden (+11,2 Prozent), von denen „nur noch" 5.567 tödlich ausgingen (-46 Prozent). Ein anderer Blickwinkel: 1913 endeten von 1.000 gemeldeten Betriebsunfällen 13 tödlich, 1933 dagegen nur noch 6,3. Hinzu kamen in diesem Jahr 44.478 „Unfälle auf dem Wege zur und von der Arbeitsstätte", von denen 257 tödlich endeten. 1932 waren lediglich 6.671 und 1933 auch erst 7.133 *berufsbedingte Erkrankungen* angezeigt worden; vgl. dazu: Gesundheitsstatistisches Auskunftsbuch, S. 145, 258 f.

34) Ohne Verunglückungen und Verletzungen.

35) 1939 sind allein mit diesem Krankheitsbild 166.759 Krankheitsfälle, also stationäre Patientinnen registriert worden.

36) Zusammengestellt und berechnet nach: Wirtschaft und Statistik, 1942, S. 221-224, hier S. 222.

37) Zum Spezialfall der Entwicklung und Bekämpfung von Tuberkulose in Mecklenburg vgl. weiter unten.

38) Zum Spezialfall der Entwicklung und Bekämpfung von Krebserkrankungen in Mecklenburg vgl. weiter unten.

39) Zusammengestellt und berechnet nach: Wirtschaft und Statistik, 1942, S. 221-224, hier S. 223. Tabes dorsalis ist ein Krankheitsbild, das sich im Verlauf einer Syphiliserkrankung entwickeln kann und durch eine degenerative Zerstörung der Hirnstränge gekennzeichnet ist; progressive Paralyse bezeichnet eine fortschreitende Demenz.

Während bei den Männern insgesamt 25.204.622 Krankheitstage registriert wurden, waren es bei den Frauen sogar 25.478.098 Tage.[40] Von 10.000 männlichen Krankenkassenmitgliedern waren 1939 immerhin 5.549 Personen zumindest einmal erkrankt, und von 10.000 weiblichen Kassenmitgliedern erkrankten in diesem Jahr 4.626 Personen. Ungeachtet aller möglichen Krankheitsarten resultierten die mit Abstand häufigsten Krankheitstage bei Männern jedoch aus Verunglückungen und Arbeitsunfällen, erst dann gefolgt von Grippe und rheumatischen Erkrankungen. Bei Frauen waren Grippeerkrankungen die häufigste Ursache für Arbeitsunfähigkeit, gefolgt von Verunglückungen und Betriebsunfällen, Unterleibserkrankungen und Bronchitis.[41]

Ein Sonderfall bildeten die *Geisteskrankheiten*. Die 1925/26 in Deutschland durchgeführte „Reichsgebrechlichenzählung" hatte eine Summe von 207.514 „geistig-gebrechlichen" Menschen ergeben (darunter 102.140 Frauen und Mädchen = 49,2 Prozent).[42] Unter ihnen befanden sich 93.094 Personen (44,9 Prozent), deren „geistige Gebrechlichkeit" in „Schwachsinn" bestand (darunter 44.075 Frauen und Mädchen = 47,3 Prozent). Von diesen 93.094 Personen, bei denen „Schwachsinn" diagnostiziert worden war, befanden sich 45.693 Menschen (49,1 Prozent) in einer Anstalt für Geisteskranke (darunter 21.756 Frauen und Mädchen = 47,6 Prozent). In beiden Mecklenburg sind 1925/26 insgesamt 2.989 Menschen als „Geistig-Gebrechliche" registriert worden (darunter 1.410 Frauen und Mädchen = 47,2 Prozent).[43] Unter den 1.579 Männern, die in beiden Mecklenburg als geisteskrank eingestuft worden waren, befanden sich 80 Männer, deren „geistige Gebrechlichkeit" aus einer im Ersten Weltkrieg erlittenen Kriegsbeschädigung resultierte. Bezogen auf 100.000 Einwohner galten im Deutschen Reich 361, in beiden Mecklenburg 387 Männer und Frauen als „geistig-gebrechlich".[44]

Aus einer zehn Jahre später von der Gesellschaft Deutscher Neurologen und Psychiater erstellten „Irrenstatistik" geht hervor, daß sich in den 253 einschlägigen öffentlichen, gemeinnützigen und privaten Anstalten und Kliniken des Deutschen Reichs Anfang 1936 insgesamt 158.164 Männer und Frauen befanden, während Ende des Jahres 1936 von 163.341 geisteskranken Personen ausgegangen wurde, was einer Zunahme um 3,3 Prozent entsprach. Laut Diagnosen befanden sich unter diesen Menschen 47 Prozent „Schizophrene", 26 Prozent „Schwachsinnige", 9,2 Prozent „Epileptiker", 4,1 Prozent „Paralytiker", 2,9 Prozent „Manisch-Depressive", zwei Prozent „Psychopathen" und 1,2 Prozent „Alkoholiker"; bei sechs Prozent der Hospitalisierten wurden „psychische Störungen des höheren Lebensalters" festgestellt. „In diesen Zahlen sind jedoch nur alle die Geisteskranken erfaßt, die asyliert sind, nicht aber auch die, die frei herumlaufen, sei es, daß sie als harmlos gelten, oder sei es, daß für sie eine Anstaltsaufnahme noch nicht erwirkt wurde. Die Gesamtzahl der geistig Anbrüchigen wird erklärlicherweise weit größer sein."[45] Befanden sich 1925/26 also 45.693 Menschen in einer Anstalt für geistig behinderte Menschen, so waren es 1936 bereits 163.341, was einer Zunahme von 257 Prozent in zehn Jahren gleichkam.

Der Zweite Weltkrieg hatte gravierende Auswirkungen auf alle Bereiche des zivilen Gesundheitswesens an der nunmehrigen „Heimatfront"; so fehlten Ärzte und Pflegepersonal, zehntausende Krankenhausbetten in hunderten Krankenhäusern, die in Wehrmachtslazarette umgewandelt worden waren, medizinische Gerätschaften, Verbandsstoffe und Medikamente. Für die Jahre zwischen **1940** und **1942** konnten bislang keine detaillierten Angaben über das Auftreten von Krankheiten und Epidemien ermittelt werden; diese Zahlen unterlagen der Geheimhaltung. Aber nach genau vierjähriger Kriegsdauer referierte der Reichsgesundheitsführers Dr. Leonardo Conti im Herbst **1943** vor den in Breslau versammelten Spitzen der staatlichen Verwaltungen aus ganz Deutschland über den „Stand der Volksgesundheit im 5. Kriegsjahr". In dieser als „Streng vertraulich" klassifizierten und

40) Die durchschnittliche Krankheitsdauer lag bei Männern bei 24,5, bei Frauen bei 26,6 Tagen.

41) Die mit den meisten Ausfalltagen verbundenen Krankheiten waren bei Männern chronische Vergiftungen (durchschnittlich 596 Tage), Magen- und Zwölffingerdarmgeschwüre (411), Eingeweidebrüche und Darmverschluß (278), Arbeitsunfälle (267), Arterienverkalkung (228), Magenkrankheiten (ohne Krebs, 197), Lungenasthma und -emphysem (192), Lungenentzündung (190), Rheumatismus (162) sowie Furunkel, Abszeß, Panaritium und Phlegmone (im Schnitt jeweils 144 Tage). Zusammengestellt und berechnet nach: Wirtschaft und Statistik, 1942, S. 221-224.

42) Darunter befanden sich 6.098 Personen, deren „geistige Gebrechlichkeit" aus einer Kriegsbeschädigung resultierte. Diese und die folgenden Zahlen sind berechnet nach: Gesundheitsstatistisches Auskunftsbuch, S. 221 ff.

43) In Mecklenburg-Strelitz galten 381 Personen als „geistig-gebrechlich", darunter 195 Frauen und Mädchen (51,2 Prozent).

44) Berechnet nach: Gesundheitsstatistisches Auskunftsbuch, S. 221 ff.

45) Deutsches Ärzteblatt, 1938, S. 607; Ärzteblatt für Norddeutschland, 1938, S. 330.

den Teilnehmern anschließend nur „Persönlich" in redigierter Schriftform ausgehändigten Rede[46] suchte Conti – vielleicht geblendet durch eigene Fehlwahrnehmungen oder Wunschdenken bzw. durch ungenügende Kenntnis der wirklichen Situation – die höheren deutschen Verwaltungsbeamten über die tatsächliche Lage im Gesundheitswesen wenn nicht zu täuschen, so doch optimistisch zu stimmen; vor praktischen Ärzten oder den Medizinalbeamten der Staatlichen Gesundheitsämter, die mit der alltäglichen Lage im Gesundheitssektor bestens vertraut waren, hätte er diese Rede so nicht halten können.

Einleitend stellte Conti mit einigem Realitätsbezug vollkommen zu Recht fest: „Krieg und Volksgesundheit sind an sich Gegensätze. Jeder Krieg ist nicht nur mit volksgesundheitlichen Gefahren, sondern auch mit unvermeidlichen Schädigungen verbunden." Die Gefahren für den Kriegsausgang lägen „in zwei Richtungen: Einmal bestehen auch heute noch Möglichkeiten, daß Epidemien oder Seuchen die Kampf- und Leistungskraft eines Volkes stärkstens beeinträchtigen können, zum anderen bringt ein langjähriger Krieg starke Belastungen in Richtung Dauerbeanspruchung und seelischer Anspannung mit sich, die zu einem langsamen Nachlassen der Leistungskraft führen können. Unsere Feinde haben ihre Hoffnungen insbesondere auf die letzte Möglichkeit gesetzt".

Der oberste Gesundheitspolitiker des Dritten Reichs sah die Aufgaben der Gesundheitspolitik also vor allem in der Erhaltung, wenn nicht gar in der Steigerung der Leistungskraft der Bevölkerung. Und entgegen den ihm vorliegenden Berichten aus den staatlichen Gesundheitsverwaltungen behauptete Conti, daß „doch gerade das Jahr 1943 auf gesundheitlichem Gebiet günstiger verlaufen [sei] als das Jahr 1942". Nach dieser Einleitung ging Conti auf einige Aspekte der „Volksgesundheit" ein, andere wurden dagegen nicht berührt.

„Die Gefahr einer großen akuten Seuche" habe es im Kriegsverlauf bislang „nur ein einziges Mal gegeben, und zwar als die nicht vermeidbare plötzliche Hereinnahme von hunderttausenden russischen Kriegsgefangenen in unentlaustem Zustand eine *Fleckfiebergefahr* für die Zivilbevölkerung mit sich brachte, und als diese Gefahr weiterhin dadurch verstärkt wurde, daß große Zahlen von Ostarbeitern in größter Eile zum Arbeitseinsatz gebracht wurden". Die „Abwehrmaßnahmen" gegen Fleckfiebererkrankungen seien schon „1939 begonnen ... und soweit ausgebaut" worden, daß es gelungen sei, „die entstehenden Fleckfieberherde im Reiche aufzufangen". 1940 habe es im Altreichsgebiet nur zwei Fälle gegeben, dagegen „über 500 Fälle von Juden. Damals genügte die Isolierung der Ghettos im ehemaligen Polen, um die Gefahr des Übergreifens auf die deutsche Zivilbevölkerung zu bannen. Mit Beginn des Ostfeldzuges [Juni 1941] wurde dies anders. Bei den Juden und Ausländern der Ostgebiete nahmen diese Fälle rasch zu. Im Dezember 1941 zählten wir gut 1.000 Fälle, davon rund 100 bei deutschen Zivilpersonen, 550 bei Ausländern, 370 bei Juden. Die wesentlich höher liegenden Wehrmachtszahlen" ließ Conti „unberücksichtigt". Zwischen Januar und Herbst 1943 seien „im gesamten Reichsgebiet nur noch 157 Fälle bei Deutschen gezählt" worden, „ein gewiß beachtlicher Erfolg".

Zwei weitere „Seuchen, Ruhr und Typhus", seien „in früheren Kriegszeiten zu Recht sehr gefürchtet" gewesen und hätten „zusammen mit dem Fleckfieber zuweilen eine kriegsentscheidende Rolle gespielt". Die *Ruhr* habe „gleich zu Kriegsbeginn eine ... Zunahme erkennen lassen ... Im Juli/August 1940 war der in Friedenszeiten übliche Sommergipfel auf das Doppelte erhöht". Nach einem Rückgang 1941 wurde 1942 mit 13.000 Fallzahlen der Stand von 1940 erreicht; „im Jahre 1943 ist das Friedensniveau nahezu wieder erreicht" worden. Der *Typhus* habe „in den ersten drei Kriegsjahren keine wesentliche Zunahme erfahren. Erst im Herbst 1942 stiegen die Fallzahlen ... Die Typhuskurve ist dann auch im Jahre 1943 nicht wieder ganz zur Norm zurückgekehrt – eine Gefahr größerer Epidemien" habe „jedoch nie bestanden", zumal es „selbst in luftgefährdeten Gebieten stets" gelungen sei, „die Infektionsquellen zu ermitteln und die Herde zu isolieren".

„Von ernsterer Bedeutung an akuten Infektionskrankheiten sind für uns nur *Scharlach* und *Diphtherie* geworden." Dennoch sei mit einem „langsamen Erlöschen der [Scharlach-]Epidemie zu rechnen, wenn nicht die plötzlichen Evakuierungsmaßnahmen seit dem Sommer 1943 zu einem Neuaufflackern in den Aufnahmegauen führen". Mit „Evakuierungsmaßnahmen" meinte Conti die nach der Niederlage von Stalingrad und der Zerschlagung der Heeresgruppe Mitte beginnenden Rückzüge der Wehrmacht.

46) Vgl. dazu das gedruckte Exemplar in: BA, RD, Nr. 17/21.

Die „Diphtherieepidemie“ habe „erst seit 1942 größere Bedeutung gewonnen“ und zeige gerade „auch im norddeutschen Raum noch beträchtliche Zunahmen“. Die „eingeschränkte ärztliche Versorgung während des Krieges“ beeinträchtige „natürlich auch die Betreuung der Erkrankten“, dennoch würde dies „durch die in steigender Zahl durchgeführten Schutzimpfungen ... mindestens ausgeglichen“. Beide Erkrankungen, also Scharlach und Diphtherie, hingen „nur wenig mit dem Kriegsgeschehen zusammen. Freigeblieben ist Deutschland bisher von Grippeepidemien“.

Anschließend ging Conti auf „die gefürchtetsten Seuchen *Cholera* und *Pest*“ ein: „Der letzte Pestfall in Deutschland“ sei 1916 beobachtet worden, und „im Jahre 1915 wurden im Deutschen Reich 1.804 Cholerafälle bekannt“; nach dem Ersten Weltkrieg seien nur noch drei Fälle vorgekommen, „der letzte im Jahre 1936. Auch die *Pocken* können uns im wesentlichen dank des Impfschutzes nicht gefährlich werden“.

Zu den „chronischen Seuchen“ zählte Conti die Tuberkulose. „Jeder länger dauernde Krieg“ bringe „eine Zunahme der *Tuberkulose* mit sich. Allein die Fettverknappung“ führe „bei schweren Fällen zu rascherem Siechtum, und mancher alte ausgeheilte Fall zeigt neue aktive Schübe“. Die „in diesem Kriege vermehrten Fälle“ seien auf eine „bessere Erfassung im Frühstadium“ zurückzuführen. Durch die vor allem vom SS-Röntgensturmbann durchgeführten „diagnostischen Reihenuntersuchungen“ konnten mindestens zwölf Millionen Zivilpersonen erreicht werden. „Wir werden nach dem Kriege sehr bald dem Ideal eines lückenlosen Volksröntgenkatasters nahekommen.“

Wenn auch „bessere Diagnostik“ und „moderne Therapie“ zu „günstigeren Heilungserfolgen“ führten, bestünden doch „andererseits Schwierigkeiten bei der Ernährung und der Anstalts-Bettenbeschaffung, die während des Krieges nicht ganz zu beseitigen“ seien. Durch die Verordnung über die Tuberkulosehilfe vom 8. September 1942 sei diese „auf eine völlig neue Grundlage gestellt“ worden. Die nach „einem Antrag des Gesundheitsamtes“ gewährte Tuberkulosehilfe umfasse „Heilbehandlung, Absonderung und Pflege“ und eine „ausreichende wirtschaftliche Fürsorge für den Kranken und seine Familie“; sie werde „bei allen Formen der Tuberkulose gewährt“, also „nicht nur bei Lungen- und Kehlkopftuberkulose, sondern auch bei Tuberkulose der Knochen und Gelenke, der Haut oder anderer Organe, also auch bei Krüppelleiden auf tuberkulöser Grundlage ... Von wesentlicher Bedeutung“ sei „auch die Regelung der Ernährungszulagen für an Tuberkulose erkrankte Personen“, die jedoch angesichts der Versorgungslage in Deutschland nicht immer gewährt werden könnten.

Zur Problematik der zunehmenden Zahl von an *Geschlechtskrankheiten* erkrankten Personen äußerte sich Conti kryptisch, sehr zurückhaltend und wenig kenntnisreich, meinte aber, „daß wir mit den bisherigen Ergebnissen zufrieden sein“ könnten. So habe sich gezeigt, daß „die Arbeitskräfte aus dem Osten eine relativ geringe Gefahrenquelle darstellen. Sie infizieren sich höchstens untereinander und gefährden die bäuerliche Bevölkerung so gut wie gar nicht“. Außerdem gebe es keine Anhaltspunkte dafür, „daß die [aus den Städten] zugezogene evakuierte Bevölkerung zur Ausbreitung von Geschlechtskrankheiten“ beitrage. „Die Hauptquelle speziell für die weibliche Bevölkerung“ seien „Urlauber und Genesende der Wehrmacht“. Aber auch hier sorge „die Wehrmacht durch die bekannte intensive Bekämpfung der Geschlechtskrankheiten dafür, daß uns keine ernste Gefahr bedrohen kann“. Wieso gerade die Angehörigen der Wehrmacht ein Infektionsrisiko darstellen könnten, wurde von Conti nicht thematisiert, er meinte aber, „daß unsere Maßnahmen und das vom Nationalsozialismus aufs intensivste geweckte Verantwortungsbewußtsein innerhalb der Bevölkerung verhindern werden, daß wir am Ende dieses Krieges ähnliche Zustände in Deutschland zu befürchten haben, wie sie uns aus dem Jahre 1918 und den folgenden in unerfreulicher Erinnerung sind“.

Die *Bevölkerungsentwicklung* in Deutschland habe sich während des Krieges bislang nur unwesentlich verschlechtert. Während im Ersten Weltkrieg die Eheschließungen „um 800.000 hinter den Erwartungen zurückgeblieben“ seien, lägen jetzt „die Istzahlen um 310.000 über der Erwartung“.[47] Bei den Neugeborenen sei „damals ein Geburtenausfall von 3.000.000 zu beklagen“ gewesen, „jetzt nur von 890.000“. Vom „Februar bis September [1943] waren in jedem Monat die Geburtenzahlen höher als 1942. Selbst wenn angenommen wird, daß die Ereignisse von Stalingrad einen Rückschlag der Geburtenzahl nach neun Monaten mit sich bringen werden“,[48] so sei „doch zu erwarten, daß die

47) Gemeint war der Zeitraum zwischen Herbst 1939 und Herbst 1943.
48) In Stalingrad hatten im Januar und Februar 1943 die deutschen Truppen kapituliert. Rund 150.000 deutsche Solda-

Gesamtzahl der Geburten des Jahres 1943 etwas über der des Jahres 1942 liegen" werde. Zwar sei „der Geburtensturz des Jahres 1942 zunächst zum Stillstand gekommen, aber befriedigen" könne „eine Geburtenziffer von etwa 15 auf 1.000 und ein annäherndes Gleichbleiben auf dem niedrigen Stande von 1942 natürlich nicht. *Der volksbiologische Rückschlag, den der Krieg naturgemäß zur Folge haben mußte, ist trotzdem für das deutsche Volk schlimm genug*, aber doch unvergleichlich viel geringer, als im [Ersten] Weltkrieg". Dies beweise „auf alle Fälle die seelische Umstimmung des Willens zum Kinde bei großen Teilen des deutschen Volkes".

Der „Anstieg der Fruchtbarkeit seit 1933" sei „erfreulicherweise mit immer kleineren Opfern unter den Müttern einhergegangen". Zwar zähle die „*Mütter- und Säuglingssterblichkeit*" noch immer zu den „wichtigsten Todesursachen", dennoch seien diese stark zurückgegangen. Waren „an den Folgen der Schwangerschaft, Geburt und Wochenbett 1933 noch durchschnittlich 5,3 von 1.000 Müttern gestorben, so waren es 1940 nur noch 3,5. „Neben einer gewaltigen Verminderung der Abtreibungen" hätten hierzu „die ärztlich-wissenschaftlichen Fortschritte auf dem Gebiet der Kindbettfieberbehandlung, die ausgebaute systematische Schwangerenberatung der Gesundheitsämter [und] das Nationalsozialistische Hilfswerk ‚Mutter und Kind' der NSV beigetragen". Allerdings sei die Säuglingssterblichkeit „das empfindlichste Barometer für die verschiedenen Kriegsfolgen". Habe diese 1939 bei sechs Prozent gelegen, so konnte das proklamierte Ziel – vier Prozent – nicht erreicht werden; „damit müssen wir uns nun bis nach dem Kriegsende gedulden". Durch „kalte Winter", „Darmerkrankungen bei Erwachsenen", „Terrorangriffe" und „Evakuierungsmaßnahmen" sei die Säuglingssterblichkeit auf 7,7 Prozent gestiegen.

Als ebenfalls bedenklich empfand der oberste deutsche Medizinfunktionär in diesem Zusammenhang „die *Menstruationsstörungen* bei den Arbeitsmaiden", also bei den jungen Frauen, die im Reichsarbeitsdienst für die weibliche Jugend (RADwJ) vorzugsweise in der Landwirtschaft, in Ämtern und Behörden sowie in der Rüstungsproduktion eingesetzt waren und dort in Lagergemeinschaften kaserniert lebten. So hätten diese massenhaft auftretenden Zyklusstörungen bereits „in der Öffentlichkeit ... Beunruhigung hervorgerufen". Diese „bei mehr als der Hälfte unserer 18- bis 20jährigen Mädchen vorkommende Anomalie" sei „meist eine Folge ernstzunehmender Disharmonien in der inneren Sekretion", und man müsse befürchten, „daß von diesen Frauen späterhin eine beachtliche Zahl ungenügende Gebärleistungen oder Geburtskomplikationen aufweisen" könnten. „Neben Menstruationsstörungen aus inneren Gründen" gebe es auch „diejenigen, deren Ursachen vorwiegend milieubedingt" seien. Conti betrachtete „die Menstruationsstörungen der Arbeitsmaiden als eine biologische Abwehrreaktion des weiblichen Organismus" als Folge der ungewohnten Arbeitsanforderungen und der Lagerunterbringung. Diese bewirkten „unzweifelhaft die Amenorrhöen der Arbeitsmaiden", ein Zusammenhang, dessen Widersprüche Conti nicht auflösen konnte, denn einerseits wurde eine hohe „Gebärleistung" der Frauen erwartet, andererseits ihr Einsatz in der Kriegswirtschaft und Rüstungsproduktion gefordert.

Die Dienstbarmachung der nationalsozialistischen Gesundheitspolitik für die Kriegführung des Regimes zeigte sich auch in einem anderen Bereich: Bei der ohnehin schon unzureichenden Zahnbehandlung der Bevölkerung – so Conti – sei im Kriege „alle noch vorhandene Arbeitskraft von Zahnärzten und Dentisten auf die Sanierung der 14- bis 18Jährigen zentralisiert worden, denn die Berichte über den fortschreitenden *Zahnverfall* gerade dieser Altersgruppen waren so eindeutig, daß die Wehrkraft gefährdet erscheinen konnte". Die Kostenfrage der Aktionen der „Pflichtuntersuchung und Behandlung" gerade der männlichen Jugend sei „sehr großzügig geregelt" worden. Die „wehrpolitische Bedeutung der Jugendzahnpflege" liege darin, „daß hierdurch Tausende von jungen Leuten sofort ausbildungs- und einsatzfähig sind, die früher alle wegen Zahnschäden ausfielen".

Trotz aller Versuche, die sich im Kriegsverlauf immer weiter verschlechternde Gesundheitssituation zu relativieren, mußte Conti eingestehen, daß die „Verschlechterung der durchschnittlichen *Leistungsfähigkeit der arbeitenden deutschen Bevölkerung*" eigentlich „selbstverständlich" sei, weil „die gesündesten und kräftigsten, im mittleren Alter stehenden Männer als Soldaten aus der Arbeit" herausgenommen werden mußten. „Statt dessen stehen Alte, Anbrüchige und Frauen im Arbeitseinsatz", weshalb schon „im Jahre 1942 auch eine deutlich ansteigende Kurve der Arbeitsunfähigkeit

---

ten waren während der seit Juli 1942 andauernden Kampfhandlungen ums Leben gekommen, rund 108.000 gerieten in sowjetische Kriegsgefangenschaft.

in den Betrieben zu beobachten" war, deren Ursachen „zum größten Teil in einer tatsächlichen Verschlechterung des Gesundheitszustandes" zu suchen seien. Dabei sei „das Problem der Arbeitsfähigkeit in den Betrieben von äußerster Kriegswichtigkeit, zur Zeit geradezu kriegsentscheidend im Hinblick auf die Aufrechterhaltung der Rüstung trotz Luftgefahr". Unabhängig von ihrem Gesundheitszustand sei einerseits „der Arbeitswille der Volksgenossen entscheidend", andererseits aber auch die Bewertung des Arztes, ob tatsächlich eine Arbeitsunfähigkeit vorliege. Zwar müsse „nach gründlicher Durchuntersuchung" derjenige krankgeschrieben werden, der es auch sei. Zu rügen seien jedoch diejenigen Ärzte, „die etwa zu milde oder gar zu leichtfertig Menschen krankschreiben", die für den Arbeitsprozeß benötigt würden. „Gerade in der erzieherischen Einwirkung des Arztes auf die Arbeitenden" müsse „heute die größte Härte verlangt werden".

Den Maßstab größter Härte müsse der Arzt „trotz Überlastung und häufig hohen Alters" bei seinen Arbeitsleistungen auch an sich selbst anlegen. Wenn der Arzt die Anforderungen der Zeit richtig verstünde, so dürfte „die Zahl der arbeitsunfähig Geschriebenen durch seine Schuld nicht größer werden, als den Tatsachen nach berechtigt" sei. Dies war die kaum verklausulierte Forderung an die Ärzteschaft, mit anderen Dienststellen und Behörden daran mitzuwirken, „trotz Arbeitsunwilligkeit die Arbeitsleistung zu erzwingen".

Eine Gefahr für die deutschen Kriegsanstrengungen sah Conti darüber hinaus auch in den „unbestrittenen großen Leistungen unserer Sozialversicherung". Daß die „freie Gewährung von Arzneimitteln und Arzthilfe" jedoch „auch eine sehr gefährliche Seite" habe, sei „noch nicht genügend erkannt. Die Möglichkeit, ohne jede eigene Beteiligung ärztliche Hilfe und Arzneimittel in Anspruch zu nehmen", verführe „gar zu leicht zu unnötiger Inanspruchnahme des Arztes und zu dem Wunsche, mit seiner Hilfe irgend etwas zu erreichen". Dabei werde „gar zu leicht die ärztliche Arbeitskraft, ein zweifellos kostbares Spargut, ebenso in den Ausguß geschüttet, wie die auf Krankenkassenkosten unentgeltlich bezogenen Arzneimittel in den Ausguß fließen. Überflüssige oder grob zu Unrecht verlangte Nachtbesuche" seien „in der Privatpraxis selten, in der Kassenpraxis" seien „sie das Unglück des Arztes und des Kranken", der sie wirklich benötige.

Für die zahlreich – und zwangsweise – in Deutschland arbeitenden Ausländer sei das System der deutschen Sozialversicherung hingegen nicht gedacht und geeignet. Für sie sei „das *Revierarzt-System* eingeführt worden. Aber auch in deutschen Rüstungsbetrieben" sei es „aus reinen Kriegszweckmäßigkeitsgründen gegenwärtig erforderlich, von der an sich für deutsche Volksgenossen notwendigen Einrichtung der freien Wahl des Arztes des Vertrauens abzugehen". Dies bedeutete, daß sich in Rüstungsbetrieben die dort beschäftigten Deutschen an den Betriebsarzt und nicht mehr an ihren Hausarzt zu wenden hatten.

Abschließend suchte Conti einen versöhnlichen Schluß und wollte „mit aller Deutlichkeit betonen, daß die Leistungen des Betriebsarztsystems" nicht die Tatsache verdecken dürften, „daß die größte Leistung auf dem Gesundheitsgebiet dem praktischen Arzt zukommt, daneben dem Krankenhaus und insbesondere auf dem Gebiet der Seuchenbekämpfung dem öffentlichen Gesundheitsdienst, den Gesundheitsämtern und bei der Bekämpfung der Säuglingssterblichkeit den Gesundheitsämtern und der NSV".[49)]

Die hinsichtlich des Gesundheitszustandes der Bevölkerung und der Leistungen der Ärzteschaft in vielen Fällen bestenfalls halbwahren, zweckoptimistischen und teilweise mit Drohungen verbundenen Darstellungen des Reichsgesundheitsführers wurden durch die Berichte der Staatlichen Gesundheitsämter widerlegt, die allerdings ebenso geheimgehalten wurden wie die Zustandsanalysen des SD.[50)] Selbst die nicht selten geschönten, den vermeintlichen Erwartungen der vorgesetzten Dienststellen entsprechenden Lageberichte der Gesundheitsämter zeichneten für die hier in Rede stehenden Jahre 1942 und 1943 ein dramatisches Bild.[51)]

---

49) Contis Rede zum „Stand der Volksgesundheit im 5. Kriegsjahr"; hier zitiert nach: BA, RD, Nr. 17/21 (Hervorhebungen im Original).

50) Die Analysten des SD kamen zur gleichen Zeit zu der Einschätzung, „daß der Gesundheitszustand der Volksgenossen seit Einführung des verstärkten Arbeitseinsatzes sich ständig verschlechtere und nicht mehr als gut anzusehen" sei. Meldungen aus dem Reich, S. 5811 ff. (Bericht vom 27.9.1943).

51) Vgl. dazu die Berichte der mecklenburgischen Gesundheitsämter im Kapitel: Gesundheitsverhältnisse, gesetzliche Grundlagen und berufliche Rahmenbedingungen für das Wirken der mecklenburgischen Ärzteschaft 1939-1945, S. 143 ff.

Die letzte Krankheitserfassung

Am 24. Januar 1945 erschien das Reichsgesundheitsblatt zum letzten Mal. In diesem für derartige Verlautbarungen zuständigen Organ war auch die letzte überlieferte Übersicht über das Auftreten „übertragbarer Krankheiten bei der deutschen Zivilbevölkerung" des Deutschen Reichs enthalten. Daraus ging unter anderem hervor, daß in der zweiten Dezemberwoche des Jahres 1944 in Mecklenburg 143 Fälle von Diphtherie, 80 Fälle von Scharlach, 22 Fälle von Keuchhusten, 25 Fälle von Tuberkulose und jeweils zwei Fälle von Körnerkrankheit und Typhus registriert bzw. gemeldet worden waren.[52)]

Vervierfacht man diese Angaben schematisch, um zu einem gerundeten Näherungswert für den ganzen Monat Dezember 1944 zu gelangen, so ist von mindestens 572 neuen Diphtheriefällen, 320 Scharlacherkrankungen sowie von 100 neuen Tuberkulose- und von 88 Keuchhustenfällen auszugehen. Was zunächst wenig aussieht, spiegelt jedoch ein dramatisches Infektionsgeschehen wider, das bereits wenige Monate später eine noch weit größere Dimension erreichen sollte. Nimmt man nur die 572 Neuerkrankungen an Diphtherie allein im Monat Dezember 1944, so waren dies schon mehr als im ganzen Jahr 1936 zusammen; und betrachtet man die mindestens 320 Scharlacherkrankungen im Monat Dezember 1944, so war dies der dreifache Wert eines Monats im Jahr 1937. Ähnliches gilt für die Tuberkuloseneuerkrankungen: War im Monatsdurchschnitt des Jahres 1938 bei 88 Personen eine Tbc-Erkrankung festgestellt worden, so waren es im Dezember 1944 bereits 100 – und das wurde ermittelt, obwohl nunmehr kaum noch Röntgengeräte für entsprechende Diagnosen zur Verfügung standen.

Todesfälle und Todesursachen im Deutschen Reich

Erkrankungen oder Verunglückungen endeten zwar in vielen Fällen mit der Heilung der Patienten, nicht selten aber auch mit dem Tod der betroffenen Menschen. Ursächlich dafür waren neben der allgemeinen Konstitution des Erkrankten[53)] bzw. Verunglückten auch die Tatsache, daß die – damalige – Kunst der Ärzte an ihr Ende gelangt war und daß sich die medizinischen Ressourcen für die Zivilbevölkerung in Kriegszeiten deutlich verringert hatten.

Im Deutschen Reich ist 1892 begonnen worden, eine Todesursachenstatistik zu führen. Dagegen hat man in Mecklenburg-Schwerin erst um die Jahrhundertwende angefangen, eine amtliche Erfassung der krankheitsbedingten Todesursachen vorzunehmen, wobei in diese noch sehr lückenhafte Statistik zunächst nur einige wenige bekannte Krankheiten aufgenommen wurden.[54)] In Mecklenburg wurde erst 1918 begonnen, eine landesweit weitgehend einheitliche und tiefer gegliederte Todesursachenstatistik einzuführen, die im Verlauf der 20er Jahre zu einer genaueren Registrierung der Sterbefälle führte. Und erst im Jahre 1932 ist das nach internationalen Vereinbarungen festgesetzte Todesursachenverzeichnis in ganz Deutschland und somit auch in und für Mecklenburg verbindlich eingeführt worden, so daß erst ab diesem Zeitpunkt verläßliche und vergleichbare Ergebnisse vorliegen. Spätestens jetzt standen am Ende eines Lebens vielfach ein beurkundender Arzt und – wenn dieser sachkundig diagnostizierte – eine weitgehend verläßliche Todesursache.[55)]

---

52) Zusammengestellt nach: Reichsgesundheitsblatt, 1945, S. 31.

53) Während zum Zeitpunkt der Reichsgründung 1871 die durchschnittliche Lebenserwartung von Männern bei 35,6 Jahren und von Frauen bei 38,5 Jahren gelegen hatte, war sie in rund 55 Jahren um rund 20 Jahre, also beträchtlich gestiegen. 1926 lag die Lebenserwartung von Männern bereits bei 56 und von Frauen schon bei 58,8 Jahren. Vgl. dazu Lasch: Krebskrankenstatistik, S. 248.

54) Bis zur reichsweiten Einführung der Standesämter im Januar 1876 hatte die Zuständigkeit für die Beurkundung von krankheitsbedingten Todesfällen in Mecklenburg zumeist bei den örtlichen Pastoren gelegen, nur in seltenen Fällen erfolgte sie durch einen Arzt. Seit 1830 wurden von den meisten Pastoren nähere Angaben über die Zahl der an Infektionskrankheiten gestorbenen Personen gemacht; danach starben in dieser Zeit mehr als 80 Prozent der Menschen an den damals bekannten und erkannten Seuchen bzw. Infektionskrankheiten. Ab 1876 hörte die amtliche pastorale Berichterstattung auf, wenngleich Todesursachen weiterhin in den Kirchenbüchern vermerkt wurden.

55) Das ausführliche amtliche Todesursachenverzeichnis umfaßte 200 Haupttodesursachen, das mittlere Verzeichnis 85 und das kurze Verzeichnis 43 Nummern. Um eine größere Aussagekraft zu erreichen, erfolgte darüber hinaus eine Gliederung der Gestorbenen nach Altersklassen, und zwar nach fünfjährigen Altersstufen und nach dem Geschlecht; hinzu kam eine Erfassung der Todesursachen nach Stadt und Land sowie „zwischen reichen und armen

Ungeachtet der damals noch ungenauen Registrierung der Todesursachen kann für die Entwicklung der Zahl der Todesfälle im Deutschen Reich festgestellt werden, daß die Gesamtsterblichkeit in den 90er Jahren des 19. Jahrhunderts fast doppelt so hoch war wie 1937. Waren etwa 1895 noch 22,1 von 1.000 Einwohnern gestorben, so waren es 1937 nur noch 11,7. „An diesem bedeutenden Rückgang sind in der Hauptsache der Typhus und Paratyphus, die Kinderinfektionskrankheiten Masern, Scharlach, Keuchhusten, Diphtherie, die Tuberkulose und der Darmkatarrh beteiligt";[56] gemeint war natürlich die erfolgreiche Bekämpfung dieser Krankheiten.

Ein Schlaglicht: Neben Krankheiten und wegen Altersschwäche kamen Menschen in Friedenszeiten auch durch Unglücke, Mord, Totschlag, Suizide und Hinrichtungen ums Leben. Ein Blick auf das Jahr 1925 macht sichtbar, daß in Mecklenburg-Schwerin von 10.000 lebenden Personen durchschnittlich 5,8 Männer und zwei Frauen *gewaltsam* starben; in Mecklenburg-Strelitz waren es nur 4,8 Männer und 1,5 Frauen.[57] 1932 sind in Deutschland 29.986 Menschen durch Verunglückungen aller Art, darunter allein 7.252 Personen durch Verkehrsunfälle, ums Leben gekommen. Infolge von Mord oder Totschlag starben 1.386 Menschen, darunter 485 Frauen.

Von den 16.764 Menschen, die 1932 in Deutschland durch Verunglückungen (ohne Verkehrsunfälle) ums Leben kamen, stammten 265 aus Mecklenburg-Schwerin (darunter 78 Frauen) und 55 aus Mecklenburg-Strelitz (darunter sieben Frauen). Was absolut nicht viel klingt, lag relativ jedoch deutlich über dem deutschen Durchschnitt. Während 1932 im Reichsmaßstab 35 von 10.000 Einwohnern durch tödlich endende Unglücksfälle ums Leben kamen, waren es in Mecklenburg-Schwerin immerhin 37,8 und in Mecklenburg-Strelitz sogar 48,3 Personen.[58]

Ein Zustandsbericht aus der amtlichen Todesursachenstatistik für das Jahr **1929**, dem Beginn unseres Untersuchungszeitraumes, zeigt, woran die meisten der 805.962 in diesem Jahr in Deutschland ums Leben gekommenen Menschen gestorben sind. Zugleich kann diese Übersicht ein annäherndes Bild über die zuvor aufgetretenen Krankheiten vermitteln. 1929 sind allein 129.706 Menschen (Erwachsene und Neugeborene) an den Folgen einer Geburt gestorben. An Infektionskrankheiten starben mindestens 192.920 Personen, darunter – numerisch absteigend geordnet – 69.986 an Lungenentzündung, 55.544 an Tuberkulose, 36.762 an Influenza, 7.518 an Wundinfektionskrankheiten, 4.557 an Diphtherie, 3.486 an „anderen übertragbaren Krankheiten", 3.454 an Keuchhusten, 2.858 an Masern und Röteln, 2.817 an Erysipel (Wundrose), 2.129 an venerischen Krankheiten, 1.430 an Scharlach, 1.004 an Typhus, 523 an Genickstarre, 291 an Ruhr, 174 an spinaler Kinderlähmung, 171 an Encephalitis lethargica (Schlafkrankheit), 71 an Aktynomykose (Strahlenpilzkrankheit), 63 an Varizellen (Windpocken), 33 an Malaria, 29 an Mumps, 19 an übertragbaren Tierkrankheiten und einer an Fleckfieber.

Hinzu kamen 402.044 weitere Todesfälle, die folgenden Krankheitsbildern zugeordnet wurden: So starben – wiederum numerisch absteigend geordnet – 136.272 Menschen an Krankheiten der Kreislauforgane, 84.107 an Krebs und bösartigen Neubildungen, 70.863 an Krankheiten des Nervensystems (darunter 42.723 an Gehirnschlag), 55.776 an Krankheiten der Verdauungsorgane (darunter 5.721 an Blinddarmentzündung), 33.261 an Krankheiten der Atmungsorgane und 21.765 an Krankheiten der Harn- und Geschlechtsorgane. Hinzu kamen für 1929 insgesamt 16.665 Suizide und 1.176 Todesfälle infolge von Mord und Totschlag; außerdem starben 27.679 Menschen an Verunglükkungen oder anderer gewaltsamer Einwirkung.[59]

Betrachtet man die Grundzahlen der vergröberten „kleinen Todesursachenstatistik" des Jahres **1932**, wird sichtbar, daß in diesem Jahr 699.620 Personen in Deutschland gestorben sind, darunter 349.242 Frauen (49,9 Prozent).[60] Als Haupttodesursachen wurden 107.264 Sterbefälle an Krankheiten der Kreislauforgane, 91.587 Sterbefälle an Krebserkrankungen, 83.066 Sterbefälle an Krankheiten des Zentralnervensystems und der Sinnesorgane, 76.657 Sterbefälle an Infektions- und para-

Bezirken". Vgl. dazu im Detail Dornedden: Einführung in die Medizinalstatistik, S. 13-22.

56) Zusammengestellt und berechnet nach Berger: Die Hauptergebnisse aus der Todesursachenstatistik, S. 29-37, 53-58, hier S. 29.

57) Der Reichsdurchschnitt lag bei 6 Männern und 1,6 Frauen. Vgl. dazu: Gesundheitsstatistisches Auskunftsbuch, S. 264 f.

58) Vgl. ebenda, S. 265 f.

59) Zusammengestellt und berechnet nach ebenda, S. 289-296. Für die 35.772 an der Gesamtsumme fehlenden Sterbefälle wurden keine oder nur unbestimmte bzw. unbestimmbare Todesursachen angegeben.

60) Diese und die nachfolgenden Zahlen sind berechnet nach ebenda, S. 298-302.

sitären Krankheiten, 71.633 Sterbefälle wegen Altersschwäche, 71.072 Sterbefälle an Krankheiten der Atmungsorgane, 35.900 Sterbefälle von Neugeborenen (ohne Totgeburten), 21.908 Sterbefälle an Krankheiten der Harnwege und der Geschlechtsorgane, 16.004 Sterbefälle an allgemeinen Krankheiten, 5.209 Sterbefälle an Krankheiten des Blutes und der blutbildenden Organe, 5.165 Sterbefälle während der Schwangerschaft, der Entbindung und des Wochenbetts, 2.896 Sterbefälle wegen angeborener Mißbildungen, 2.665 Sterbefälle an Krankheiten der Haut und des Unterhautzellgewebes, 1.878 Sterbefälle an Krankheiten der Bewegungsorgane und 473 Sterbefälle an chronischen Vergiftungen (zumeist Alkoholismus) angegeben. 1932 sind darüber hinaus 43.953 Menschen „durch äußere Einwirkungen" ums Leben gekommen, so 18.934 Personen durch Selbstmord, 1.386 durch Mord und Totschlag, 22.512 durch Verunglückungen und 1.121 als Folge von Kriegsverletzungen.[61)]

Im Jahre **1933** sind in Deutschland 729.499 Menschen gestorben, darunter geringfügig mehr als die Hälfte Frauen.[62)] Als eine erste und logisch erscheinende Ursache für Sterbefälle galt zeitgenössisch – neben den krankheitsbedingten Todesfällen – das hohe Alter der betreffenden Person: Starben in Deutschland über 60 Jahre alte Menschen ohne erkennbare oder erkannte Krankheiten oder Unglücksfälle, so galt amtlicherseits stets „Altersschwäche" als Todesursache. Obwohl der Anteil der 60 und mehr Jahre alten Personen an der Gesamtbevölkerung zwischen 1932 und 1937 um mehr als 13 Prozent gestiegen ist, resultierte daraus weder eine lineare noch eine kausale Erhöhung der Sterbeziffern in dieser Altersgruppe; ganz im Gegenteil: Interessanterweise sind 1932 zwar 71.633 Menschen über 60 Jahre an Altersschwäche gestorben, 1937 waren es jedoch nur 68.731 (-4,1 Prozent), und das trotz des deutlich erhöhten Bevölkerungsanteils dieser Senioren an der Gesamtbevölkerung. Nur ein Zehntel der 1933 verstorbenen Personen hat altersbedingt, also wegen „Altersschwäche" sein Leben gelassen,[63)] und ein noch kleinerer Teil ist durch „äußere Umstände" ums Leben gekommen, was dann als „gewaltsamer Sterbefall" registriert worden ist.[64)] Das Gros der Sterbefälle – mehr als 84 Prozent – hatte 1933 krankheitsbedingte Ursachen. So starben 1933 (numerisch absteigend geordnet) 113.320 Personen an Krankheiten der Kreislauforgane,[65)] 94.812 an Krebs und anderen Neubildungen, 93.159 an Infektions- und parasitären Krankheiten, 82.023 an Krankheiten des Zentralnervensystems und der Sinnesorgane, 78.800 an Krankheiten der Atmungsorgane, 43.897 an Krankheiten der Verdauungsorgane, 31.840 an Krankheiten der Neugeborenen (ohne Totgeburten), 22.845 an Krankheiten der Harn- und Geschlechtsorgane, 17.196 an Allgemeinkrankheiten (darunter Rheumatismus und Zuckerkrankheit), 5.216 an Krankheiten der Schwangerschaft, der Entbindung und des Wochenbetts, 4.968 an Krankheiten des Blutes und der blutbildenden Organe, 3.290 an angeborenen Mißbildungen, 2.561 an Krankheiten der Haut und des Unterhautzellgewebes, 1.869 an Krankheiten der Bewegungsorgane und 501 an chronischen Vergiftungen (Alkoholismus). Hinzu kamen 15.093 Todesfälle wie „plötzlicher Tod" sowie „nicht oder ungenau angegebene [Todes-]Ursachen".[66)]

Nimmt man unter Berücksichtigung einer anderen Quelle einen längeren Zeitraum in den Blick, hier das Jahrfünft zwischen 1932 und 1937, so ergibt sich folgende Konstellation: Nach einem Tiefstand im Jahre 1932, in dem nur noch 10,8 von 1.000 Personen zumeist nach Unfällen, an Krankheiten oder an Altersschwäche starben, war die „gesteigerte Sterblichkeit" in den Jahren ab 1935 (11,8) vor allem durch „Krebs, Krankheiten des Blutes und der blutbildenden Organe, Kreislaufkrankheiten, Diabetes und Lungenentzündungen hervorgerufen", „die ihrerseits wieder eine Folge der zunehmenden Überalterung der Bevölkerung" waren.[67)]

Wie bereits skizziert, waren die meisten Sterbefälle in Deutschland eine Folge von Krankheiten oder Unfällen.[68)] Waren 1932 in Deutschland noch 699.620 Personen an Krankheiten gestorben oder

61) Berechnet nach ebenda, S. 298-302. Für die 15.783 an der Gesamtsumme fehlenden Sterbefälle wurden keine oder nur unbestimmte bzw. unbestimmbare Todesursachen angegeben.

62) Im Vergleich zum Vorjahr betrug die Zunahme der Sterbefälle 4,3 Prozent. Die folgenden Zahlen sind entnommen aus bzw. berechnet nach: Statistisches Jahrbuch für das Deutsche Reich, 1935, S. 44-55.

63) 1933 starben 72.636 Menschen an Altersschwäche, darunter 59,6 Prozent Frauen. Die altersbedingten Sterbefälle machten also lediglich zehn Prozent der Todesfälle aus.

64) 1933 sind 29.919 Männer und 12.294 Frauen durch Suizid, Mord, Totschlag oder Verunglückungen ums Leben gekommen. Diese 42.213 Personen machten 5,8 Prozent aller Sterbefälle des Jahres 1933 aus.

65) Auch hier orientieren sich die nachfolgenden Krankheitsbezeichnungen an der zeitgenössischen Terminologie.

66) Die vorstehenden Angaben sind berechnet nach: Statistisches Jahrbuch für das Deutsche Reich, 1935, S. 44-55.

67) Berger: Die Hauptergebnisse aus der Todesursachenstatistik, S. 29-37, 53-58, hier S. 29 f.

68) An „Verunglückung" starben 1932 bereits 22.512 Personen, 1937 gab es schon 31.427 tödlich Verunglückte (+39,6 Prozent).

durch Unfälle ums Leben gekommen, so waren es **1937** bereits 794.367 (+13,5 Prozent). Diese Zunahme der Zahl von Todesfällen war natürlich auch eine Folge des zahlenmäßigen Wachstums der Bevölkerung – aber eben nicht nur. Die mit Abstand häufigsten Todesursachen in beiden Jahren waren jeweils „Erkrankungen der Kreislauforgane" sowie „Krebs und andere Neubildungen". An Kreislauferkrankungen starben 1932 insgesamt 107.264, 1937 bereits 138.561 Personen (+29,2 Prozent), und Krebserkrankungen waren 1932 in 91.587 Fällen und 1937 in 106.190 Fällen die Todesursache (+15,9 Prozent).[69)] Die Zahl der Sterbefälle bei Infektions- und parasitären Krankheiten ist zwischen 1932 (76.657) und 1937 (86.861) um 13,3 Prozent gestiegen.

Zu den wenigen positiven Aspekten der Medizinalbilanz gehörte, daß die typhusbedingten Sterbefälle zwischen 1892 (7.332) und 1937 (509) um mehr als 93 Prozent zurückgedrängt werden konnten; und waren 1892 noch 637 Menschen an Ruhr gestorben, so waren es 45 Jahre später, also 1937, nur noch 151 (-76,3 Prozent). Dagegen ist die Zahl der an Tuberkuloseerkrankungen gestorbenen Personen von 1932 (48.688) bis 1937 (46.922) nur leicht zurückgegangen (-3,6 Prozent). Von 10.000 lebenden Personen sind 1932 durchschnittlich 1,6 Personen an Grippe gestorben, 1937 waren es bereits 2,6. An den ebenfalls als „Volkskrankheit" bezeichneten rheumatischen Erkrankungen starben 1932 insgesamt 2.661 Personen, 1937 waren es bereits 3.157 Männer und Frauen (+18,6 Prozent). Und durch die „Zuckerkrankheit", also Diabetes, sind 1932 insgesamt 10.320 Männer und Frauen, 1937 dagegen bereits 12.459 Personen ums Leben gekommen (+20,7 Prozent). Die Zahl der Todesfälle durch „Krankheiten des Zentralnervensystems und der Sinnesorgane" hatte 1932 noch bei 83.066 gelegen, 1937 starben daran bereits 87.799 Personen (+5,7 Prozent). Allein an Lungenentzündungen starben 1932 immerhin 45.735 Personen, 1937 waren es bereits 57.077 Männer und Frauen (+24,8 Prozent). Während die Zahl der Todesfälle bei „Erkrankungen der Verdauungsorgane" zwischen 1932 (29.934) und 1937 (32.938) „nur" um zehn Prozent stieg, kam es bei „Krankheiten der Harnwege und der Geschlechtsorgane" 1932 zu 21.908 und 1937 bereits zu 26.385 Todesfällen (+20,4 Prozent). Und an „Krankheiten der Entbindung und des Wochenbetts" – ein für die NS-Bevölkerungspolitik besonders wichtiger Indikator – sind 1932 insgesamt 5.165 Frauen gestorben, 1937 waren es immerhin noch 5.412 Mütter (+4,8 Prozent).[70)]

Todesfälle und Todesursachen in Mecklenburg

Während etwa in den Jahren 1936 und 1937 die Sterbeziffer in Mecklenburg 13,3 bzw. 13,4 Gestorbene pro 1.000 Einwohner betrug, hatte sie das gesamte 19. Jahrhundert hindurch zwischen 20 und 25 gelegen; und in den Jahren 1832, 1834 und 1859 waren sogar über 25 Gestorbene pro 1.000 Einwohner registriert worden.[71)]

Auffällig hoch war der Anteil der Kinder unter 15 Jahren an den Gestorbenen, der im 19. Jahrhundert durchschnittlich 40 Prozent betragen und im Jahr 1807 sogar bei über 50 Prozent gelegen hatte. Dagegen betrug der Anteil der gestorbenen Kinder in den Jahren 1935 und 1936 „nur noch" 15,8 bzw. 15,4 Prozent aller Gestorbenen.[72)] Während im 18. und 19. Jahrhundert der Tod des Großteils der krankheitsbedingt in Mecklenburg Gestorbenen eine Folge der (schwarzen) Pocken war, ist daran in den 30er Jahren des 20. Jahrhunderts keine Person mehr ums Leben gekommen; durch die Einführung der obligatorischen Pockenschutzimpfung konnte diese Krankheit fast ausgerottet werden.

Waren im 19. Jahrhundert zwischen 7,6 und 14,2 Prozent aller krankheitsbedingten Todesfälle auf eine Infektionskrankheit (ohne Tuberkulose) zurückzuführen, so starben daran 1935 und 1936 nur

69) Dornedden: Einführung in die Medizinalstatistik, S. 16, wies darauf hin, daß diese Zunahmen auch mit der „Altersumschichtung im deutschen Volke, mit der Verminderung des Anteils der Kinder und der Erhöhung des Anteils der Greise", zu tun hatten. So sei „die Steigerung der Krebssterbefälle und der Kreislaufstörungen ... durch ... die Vergrößerung der Greisengeneration bedingt".

70) Zusammengestellt und berechnet nach Berger: Die Hauptergebnisse aus der Todesursachenstatistik, S. 29-37, 53-58.

71) In den Jahren 1807/08 hatte die Sterblichkeit sogar bei 35 pro 1.000 Einwohnern gelegen. Vgl. dazu und zu den nachfolgenden Zahlen besonders: Vierteljahrsberichte des Mecklenburgischen Statistischen Landesamts, April-Heft 1938, S. 8-11.

72) Hier ist nicht die Säuglingssterblichkeit gemeint. Infolge der hohen Geburtenziffer war die Zahl der Kinder im Verhältnis zur Zahl der Erwachsenen im 19. Jahrhundert deutlich höher als in den 1930er Jahren. Kamen 1800 auf 100 Erwachsene noch 31 Schulkinder im Alter von fünf bis 14 Jahren, so waren es 1933 nur noch 18.

noch 3,4 bzw. 3,1 Prozent aller Erkrankten.[73)] Bei weiteren Krankheiten wie Masern, Scharlach und Röteln lag die Zahl der Gestorbenen etwa im Jahr 1856 bei 1.309 Personen; achtzig Jahre später, 1936, waren es nur noch 35. Und während im 19. Jahrhundert zwischen 150 und 250 Personen pro Jahr an Typhus starben, waren es in den Jahren zwischen 1933 und 1936 durchschnittlich nur noch 15.[74)]

1933 sind in Mecklenburg 9.895 Menschen gestorben und 13.124 Lebendgeborene registriert worden. Das waren jeweils 1,4 Prozent aller im Deutschen Reich gestorbenen bzw. geborenen Personen, was ziemlich genau dem Bevölkerungsanteil Mecklenburgs an der Reichsbevölkerung entsprach.[75)]

In Mecklenburg sind im Jahr **1938** insgesamt 10.359 Menschen gestorben.[76)] Zieht man die 1.531 an Altersschwäche gestorben Personen,[77)] die 233 durch Suizid aus dem Leben Geschiedenen,[78)] die acht durch Mord oder Totschlag ums Leben Gekommenen[79)] und die 352 durch Verunglückung zu Tode gelangten Personen[80)] von der Gesamtzahl der Verstorbenen ab, kann davon ausgegangen werden, daß 1938 in Mecklenburg mindestens 8.235 Menschen infolge von Krankheiten verstorben sind.[81)] So starben dort (numerisch absteigend geordnet nach der Zahl der Sterbefälle) 1.251 Personen an Krankheiten des Zentralnervensystems und der Sinnesorgane,[82)] 1.226 an Krebserkrankungen, 1.033 an Krankheiten der Kreislauforgane,[83)] 948 an Krankheiten der Atmungsorgane,[84)] 844 an Infektions- und parasitären Krankheiten,[85)] 623 an Krankheiten der Verdauungsorgane, 492 an Krankheiten der Neugeborenen (ohne Totgeburten),[86)] 279 an Krankheiten der Harn- und Geschlechtsorgane,[87)] 150 an anderen Allgemeinkrankheiten,[88)] 64 an Krankheiten des Blutes und der blutbildenden Organe, 62 an angeborenen Mißbildungen, 59 an Krankheiten der Schwangerschaft, der Entbindung und des Wochenbetts, 24 an Krankheiten der Haut, 18 an Krankheiten der Bewegungsorgane und vier Personen an chronischen Vergiftungen (Alkoholismus).[89)]

Vergleicht man die Zahlen der krankheitsbedingten Sterbefälle der Vorkriegszeit[90)] in Mecklenburg mit den Mittelwerten dieser Sterbefälle im gesamten Reich, so wird deutlich, daß Mecklenburg gelegentlich leicht oberhalb, nicht selten aber auch unterhalb des Reichsdurchschnitts rangierte: Während 1938, im letzten gut dokumentierten Jahr, in Mecklenburg 11,9 Prozent aller krankheitsbedingten Todesfälle auf Infektions- und parasitäre Krankheiten zurückzuführen waren, kamen im Reichsdurchschnitt 11,3 Prozent aller Gestorbenen durch Infektionskrankheiten ums Leben. Ähnlich war es bei anderen tödlich verlaufenden Erkrankungen,[91)] so bei Tuberkulose (6,8 Prozent – 6,5 Pro-

---

73) In den Jahren 1818 und 1850 ist ein Viertel aller Erkrankten an einer Seuche bzw. einer Infektionskrankheit gestorben; im „Cholerajahr" 1859 ist sogar ein Drittel aller Gestorbenen (4.370 Menschen) durch Cholera ums Leben gekommen; vgl. dazu: Vierteljahrsberichte des Mecklenburgischen Statistischen Landesamts, April-Heft 1938, S. 8-11. Wie bereits skizziert, wurden in Mecklenburg als „übertragbare Krankheiten" Kindbettfieber, Diphtherie, Scharlach, Trachom, Genickstarre, Unterleibstyphus, Paratyphus, Ruhr, Lungen- und Kehlkopftuberkulose, spinale Kinderlähmung, Keuchhusten und Gehirnentzündung registriert.

74) Vgl. dazu ebenda.

75) Berechnet nach: Statistisches Jahrbuch für das Deutsche Reich, 1935, S. 38.

76) Darunter 4.953 Mädchen und Frauen (47,8 Prozent). Diese und die nachfolgenden Zahlen sind zusammengestellt und berechnet nach: Statistik des Deutschen Reichs, Bd. 587/2, S. 140 f., 158 f.

77) Darunter 884 Frauen (57,7 Prozent).

78) Darunter 60 Frauen und Mädchen (25,8 Prozent).

79) Darunter fünf Frauen (62,5 Prozent).

80) Darunter 84 Frauen (23,9 Prozent).

81) Das waren 87,7 Prozent aller Verstorbenen, darunter 3.389 Frauen (37,3 Prozent). Die nachfolgend erwähnten Krankheitsbezeichnungen orientieren sich an der zeitgenössischen Terminologie.

82) Darunter allein 995 an Gehirnschlag und Lähmungen (79,5 Prozent).

83) Darunter allein 691 an Herzkrankheiten (66,9 Prozent).

84) Darunter allein 700 an Lungenentzündung (73,8 Prozent).

85) Darunter allein 482 an Tuberkulose (57,1 Prozent).

86) Darunter allein 321 an „angeborener Lebensschwäche" (65,2 Prozent).

87) Darunter allein 114 an Nierenentzündung (40,9 Prozent).

88) Darunter allein 76 an Diabetes (50,7 Prozent).

89) Zu berücksichtigen wären auch noch die 1.151 Personen, darunter 531 Frauen (=46,1 Prozent), bei denen unspezifisch „plötzlicher Tod" sowie „nicht oder ungenau angegebene Ursachen" als Todesursachen vermerkt worden sind. Diese und die vorstehenden Zahlen sind zusammengestellt und berechnet nach: Statistik des Deutschen Reichs, Bd. 587/2, S. 140 f., 158 f.

90) Also ohne Sterbefälle durch Altersschwäche und äußere Einwirkungen sowie ohne Sterbefälle, die als „plötzlicher Tod" registriert wurden oder als „nicht oder ungenau angegebene Ursachen" firmierten.

91) Der jeweils erste Wert bezieht sich auf die in Mecklenburg an Krankheiten Gestorbenen, der zweite auf den Reichsdurchschnitt.

zent), Krebs (17,3 Prozent – 16,3 Prozent), Lungenentzündung (9,9 Prozent – 8,7 Prozent), bei den Krankheiten der Verdauungsorgane (8,8 Prozent – 7,9 Prozent), bei Schlaganfällen (14,1 Prozent – 10,5 Prozent), bei Schwangerschafts- und Wochenbetterkrankungen (0,8 Prozent – 0,7 Prozent), aber auch bei Sterbefällen wegen angeborener Mißbildungen (0,9 Prozent – 0,8 Prozent). Besser als im Reichsmaßstab schnitt Mecklenburg bei den Krankheiten der Harn- und Geschlechtsorgane ab (3,9 Prozent – 4,2 Prozent), bei Todesfällen wegen Diabetes (1,1 Prozent – 1,9 Prozent), bei Kreislaufkrankheiten (14,6 Prozent – 21,8 Prozent) oder bei Sterbefällen wegen Bronchitis (0,7 Prozent – 1,5 Prozent). Generalisierende Aussagen über signifikante Unterschiede bei der Häufigkeit bestimmter Todesursachen im Reich und in Mecklenburg lassen sich also nicht treffen; ebensowenig kann behauptet werden, daß der Gesundheitszustand der Bevölkerung in Mecklenburg – zumindest 1938 – besser oder schlechter war als im Reichsdurchschnitt. Bedeutsam und auffällig ist jedoch, daß in Mecklenburg 21,6 Prozent aller Sterbefälle des Jahres 1938 auf Altersschwäche zurückzuführen waren, im Reichsdurchschnitt dagegen nur 10,3 Prozent;[92] dies könnte auf eine starke Überalterung der mecklenburgischen Bevölkerung hindeuten, wohl weniger auf den guten Gesundheitszustand der dortigen Einwohner.[93]

Alles in allem war dies zwar keine beruhigende Entwicklung und nicht unbedingt eine Erfolgsgeschichte für die praktische Medizin im Dritten Reich, aber auch noch keine bedrohliche Situation. Denn ungeachtet der zahlenmäßigen Zunahme von tödlich endenden Krankheiten und Unfällen kam es zwischen 1932/33 und 1939 zu einem nicht unerheblichen Bevölkerungsüberschuß.[94]

Im Jahre **1939** sind im nunmehrigen Großdeutschen Reich 1.003.570 Personen verstorben bzw. anderweitig ums Leben gekommen;[95] das waren 37,6 Prozent mehr Sterbefälle als noch 1933.[96] Ein geringerer Teil von ihnen – 89.992 Personen (8,9 Prozent) – starb an Altersschwäche.[97] Und in 64.413 weiteren Fällen (6,4 Prozent) sind „äußere Einwirkungen“ als Todesursache angegeben worden.[98]

Rechnet man die altersbedingt, also an Altersschwäche gestorbenen Personen und die durch „äußere Einwirkungen“ ums Leben Gekommenen zusammen (154.405), so ist im Umkehrschluß davon auszugehen, daß 1939 insgesamt 849.165 Personen infolge von Krankheiten gestorben sind. Das Gros der Sterbefälle – 84,6 Prozent – resultierte also – wie schon 1933 – aus Krankheiten. So starben 1939 (numerisch absteigend geordnet nach der Zahl der Sterbefälle) 185.600 Personen an Krankheiten der Kreislauforgane,[99] 125.649 an Krebs und anderen Neubildungen, 113.571 an Krankheiten der Atmungsorgane, 110.132 an Krankheiten des Zentralnervensystems und der Sinnesorgane, 98.700 an Infektions- und parasitären Krankheiten, 63.276 an Krankheiten der Verdauungsorgane, 43.402 an Krankheiten der Neugeborenen (ohne Totgeburten), 31.266 an Krankheiten der Harn- und Geschlechtsorgane, 23.341 an Allgemeinkrankheiten (darunter Rheumatismus und Zuckerkrank-

92) Berechnet nach: Statistik des Deutschen Reichs, Bd. 587/2, S. 140 f., 158 f.

93) Für die Jahre nach 1938 liegen für Mecklenburg keine genauen Zahlen für Sterbeursachen vor. 1939 starben in Mecklenburg 11.294 und 1940 12.752 Personen. Das waren 1,1 bzw. 1,2 Prozent aller im Deutschen Reich gestorbenen Personen, was ziemlich genau dem Anteil der mecklenburgischen Bevölkerung an der Reichsbevölkerung entsprach. Berechnet nach: Statistisches Jahrbuch für das Deutsche Reich, 1941/42, S. 67 f.; ab 1.9.1939 stets ohne Sterbefälle von Wehrmachtsangehörigen.

94) Betrachtet man allein das Gebiet des Deutschen Reichs im Jahre 1933 und das gleichgroße Territorium des Altreichs im Jahre 1939, so ist die Zahl der Bevölkerung von 65.218.461 auf 68.617.371, mithin nur um 5,2 Prozent, gewachsen. Im Umkehrschluß könnte man vermuten, daß die zahlenmäßige Zunahme der unfall- und krankheitsbedingten Todesfälle eine logische Folge des Bevölkerungswachstums war. Wenn man auch die Gebietszuwächse seit 1935 berücksichtigt und die Einwohnerzahlen auf dem Territorium des nunmehrigen Großdeutschen Reichs von 1939 (79.375.281) in den Blick nimmt (also mit Saarland, Österreich, Sudetenland, Protektorat Böhmen und Mähren), so lag der Bevölkerungszuwachs zwischen 1933 und 1939 bei 21,7 Prozent. Berechnet nach: Statistisches Jahrbuch für das Deutsche Reich, 1935, S. 5; ebenda, 1941/42, S. 7 f.; Statistik des Deutschen Reichs, Bd. 552/3, S. 8 ff.

95) Darunter 487.863 Frauen (48,6 Prozent). Diese und die folgenden Zahlen sind entnommen aus bzw. berechnet nach: Statistisches Jahrbuch für das Deutsche Reich, 1941/42, S. 82-89.

96) Dies entsprach in etwa der Zunahme der Gesamtbevölkerung, deren Zahl zwischen 1933 und 1939 vor allem durch Gebietserweiterungen und dort erfolgte Geburten um 36,2 Prozent gestiegen ist.

97) Darunter immerhin 52.839 Frauen (58,7 Prozent).

98) Von diesen nichtnatürlichen Todesfällen betrafen nur 28,3 Prozent Frauen. Von den 64.413 „unnatürlich“ ums Leben Gekommenen starben 39.767 Personen durch Verunglückungen (61,7 Prozent), darunter 10.538 Frauen und Mädchen (26,5 Prozent). Die übrigen Personen sind durch Suizid, Mord, Totschlag, Kriegsverletzungen oder Hinrichtungen ums Leben gekommen.

99) Die nachfolgend erwähnten Krankheitsbezeichnungen orientieren sich wiederum an der zeitgenössischen Terminologie.

heit), 6.625 an Krankheiten des Blutes und der blutbildenden Organe, 6.061 an angeborenen Mißbildungen, 5.644 an Krankheiten der Schwangerschaft, der Entbindung und des Wochenbetts, 3.896 an Krankheiten der Haut und des Unterhautzellgewebes, 2.151 an Krankheiten der Bewegungsorgane und 704 an chronischen Vergiftungen (zumeist Alkoholismus). Hinzu kamen 24.147 Todesfälle wie „plötzlicher Tod" sowie „nicht oder ungenau angegebene [Todes-]Ursachen". Von den 1.003.570 im Jahre 1939 verstorbenen Personen sind immerhin 332.525 Männer und Frauen in einer Krankenanstalt gestorben (33,1 Prozent). Berücksichtigt man jedoch, daß 1939 in Deutschland immerhin 6.413.340 Personen in einem Krankenhaus behandelt worden sind, so ist festzustellen, daß lediglich 5,2 Prozent der stationären Patienten in einer Krankenanstalt ums Leben kamen.[100)]

In der Kriegszeit sind Angaben über die „negative Bevölkerungsbewegung", also über Sterbefälle, nur noch summarisch publiziert worden. Die zum Tode führenden Ursachen wurden nicht mehr veröffentlicht. Bekannt ist, daß im Jahre **1941** im Deutschen Reich 1.109.126 Menschen gestorben bzw. anderweitig ums Leben gekommen sind; das waren 10,5 Prozent mehr gestorbene Personen als noch 1939.[101)] In Mecklenburg starben 1941 insgesamt 11.757 Menschen, das waren 4,1 Prozent mehr als noch 1939, aber 13,5 Prozent mehr als im Jahr 1938.[102)]

1943 sind im Deutschen Reich 1.144.794 Menschen gestorben bzw. anderweitig ums Leben gekommen;[103)] das waren 14,1 Prozent mehr Sterbefälle als noch 1939 und immerhin 3,2 Prozent mehr als 1941.

Die Bevölkerungsverluste konnten kaum noch ausgeglichen werden. So sank die Zahl der Eheschließungen, bezogen auf 1.000 Einwohner, in Mecklenburg von 1939 (10,7) bis 1943 auf 6,9, absolut von 9.694 auf 6.319 Eheschließungen (-34,8 Prozent). Parallel dazu sank auch die Zahl der neugeborenen Kinder; waren in Mecklenburg 1939 immerhin 20.641 Neugeborene registriert worden, so waren es 1943 nur noch 19.103 (-7,5 Prozent).[104)]

Im Jahr 1943 sind im Altreichsgebiet des Großdeutschen Reiches deutlich mehr Menschen gestorben als im Vorjahr, was die Statistiker jedoch durch kleinteilige bzw. feingliedrige Analysen und schräge Vergleichsperspektiven zu verschleiern suchten. So sei – begünstigt durch den milden Winter und das Ausbleiben der epidemischen Grippe – die Sterblichkeit im ersten Quartal 1943 „so niedrig wie noch in keinem Kriegsjahr und auch nicht in den entsprechenden Monaten der meisten Friedensjahre" gewesen; es seien 67.129 Menschen weniger gestorben als etwa im ersten Vierteljahr des Jahres 1940. Tatsächlich lag die auf jeweils 1.000 Einwohner berechnete „Sterbeziffer" im ersten Quartal des Jahres 1943 noch bei 12,9, um im vierten Quartal auf 15,2 anzusteigen; nunmehr seien 26.694 Personen oder 12,1 Prozent mehr Menschen als im letzten Vierteljahr von 1942 gestorben.[105)] Als Haupttodesursachen galten jetzt „infektiöse Erkältungskrankheiten und Lungenentzündungen". Im Vergleich mit dem Jahr 1941 (12,8) waren im Verlauf des Jahres 1943 in Mecklenburg von 1.000 Einwohnern immerhin 13,8 Menschen gestorben.[106)]

Die NS-Medizinstatistiker meinten dennoch, keine bedrohliche Lage skizzieren zu müssen: „Trotz der Zunahme der Todesfälle in den letzten Monaten kann der Verlauf der Sterblichkeit im ganzen Jahr 1943 unter den durch den Krieg bedingten Verhältnissen noch als recht günstig bezeichnet werden ... Die außerordentlichen Lasten, die dem deutschen Volke durch den Krieg aufgebürdet wurden, hätten unter anderen innerpolitischen Verhältnissen ... mindestens für das Jahr 1943 eine starke Ab-

---

100) Zusammengestellt und berechnet nach: Statistisches Jahrbuch für das Deutsche Reich, 1941/42, S. 82-85, 616.

101) Berechnet nach: Wirtschaft und Statistik, 1942, S. 299 (ohne Sterbefälle von Wehrmachtsangehörigen); darüber hinaus kamen 1941 mindestens 357.000 Wehrmachtsangehörige ums Leben; vgl. dazu Overmans: Deutsche militärische Verluste, S. 239.

102) Berechnet nach: Wirtschaft und Statistik, 1942, S. 299; Statistisches Jahrbuch für das Deutsche Reich, 1941/42, S. 68.

103) Berechnet nach: Wirtschaft und Statistik, 1944, S. 76 f. (ohne die Sterbefälle von Wehrmachtsangehörigen und „ohne die durch Feindeinwirkung getöteten Zivilpersonen", also Opfer des Bombenkriegs). Darüber hinaus kamen 1943 mindestens 812.000 Wehrmachtsangehörige ums Leben; vgl. dazu Overmans: Deutsche militärische Verluste, S. 239.

104) Berechnet nach: Wirtschaft und Statistik, 1944, S. 76; Statistisches Jahrbuch für das Deutsche Reich, 1941/42, S. 68.

105) Nicht eingerechnet waren hier die infolge von Kriegseinsätzen ums Leben gekommenen Angehörigen der Wehrmacht, der Waffen-SS und des RAD sowie auch nicht die durch „Feindeinwirkung getöteten Zivilpersonen". Zitiert und berechnet nach: Wirtschaft und Statistik, 1944, S. 77 f.

106) In absoluten Zahlen: 12.653. In Mecklenburg sind 1943 auch 19.103 Menschen geboren worden, was einen geringen Bevölkerungsüberschuß von 6.450 Personen zur Folge hatte. Berechnet nach ebenda, S. 76.

nahme der Eheschließungen, eine Verschärfung des Geburtenausfalls und eine Erhöhung der Sterblichkeit als Zeichen einer Verschlechterung der Gesundheitslage erwarten lassen können. Nichts von alledem ist eingetreten ... Die Sterblichkeit der deutschen Zivilbevölkerung war im Jahresdurchschnitt von 1943 nicht ungünstiger als in den beiden Vorjahren ... So kann der Verlauf der natürlichen Bevölkerungsbewegung im Deutschen Reich im Jahr 1943 in Anbetracht der durch den Krieg geschaffenen volksbiologischen Verhältnisse immer noch als zufriedenstellend bezeichnet werden."[107] Derartige zweckoptimistische Aussagen ließen die an der Heimatfront immer schlechter werdende medizinische Versorgungslage ebenso außer acht wie die „Sterbefälle" der im Kriegseinsatz an den Fronten befindlichen Soldaten. Von ihnen waren allein im Jahr 1943 wenigstens 812.000 Männer gefallen; und zwischen dem Kriegsbeginn im September 1939 und dem Dezember 1943 kamen mindestens 1.843.000 Soldaten im Kriegseinsatz ums Leben, mithin „Sterbefälle", die in dieser statistischen Schönfärberei nicht auftauchten.[108]

Auf Anregung bzw. Anordnung des mecklenburgischen Gauleiters Friedrich Hildebrandt wurden im April 1937 in Schwerin sowohl der „Landesverband für Geschwulstforschung" als auch die „Arbeitsgemeinschaft zur Bekämpfung der Tuberkulose" gegründet. Beide Institutionen stellten zeitgenössisch bahnbrechende Innovationen dar und führten zum ersten Krebsregister eines deutschen Landes sowie zum ersten Röntgenmassenscreening in der deutschen Geschichte. Auch aus diesem Grund soll hier der Kampf gegen zwei zeitgenössisch relevante Krankheitsbilder und Todesursachen skizziert werden, bei denen Mecklenburg eine Vorreiterrolle in Deutschland einnahm.

Todesursache Krebs

Wie bereits geschildert, ist in Deutschland im Jahre 1892 begonnen worden, eine Todesursachenstatistik zu führen, in der von Beginn an auch Krebssterbefälle registriert wurden. Auch aufgrund der noch unzureichenden Forschungslage – und der darauf basierenden rudimentären Medizinerausbildung – konnten krebsbasierte Sterbefälle nicht immer als solche erkannt, somit auch nicht registriert werden. So ist für das Jahr 1892 festgehalten worden, daß von 10.000 lebenden Personen durchschnittlich 6,1 an Krebs gestorben sind. Im Jahre 1900 lag diese Sterbequote bei 7,2, 1925 bei 11,3 und 1931 bei 13,7.[109] Der relative Anstieg ist also deutlich, und die absolute Zunahme der Zahl der Krebssterbefälle wird aus nachstehender Tabelle sichtbar.

Todesfälle nach Krebserkrankungen in Deutschland[110]

Jahr	Krebs-sterbefälle	Entwicklung zum Vorjahr
1892	28.745	-
1900	39.247	+36,5%
1905	48.078	+22,5%
1910	56.092	+16,7%
1915	55.767	-0,6%
1920	58.065	+4,1%
1925	70.641	+21,7%
1931	88.850	+25,8%
1932	91.587	+3,1%
1933	94.812	+3,5%

In den gut 40 Jahren zwischen 1892 und 1933 hat sich die absolute Zahl der krebsbedingten Sterbefälle in Deutschland also mehr als verdreifacht, was sowohl an einer tatsächlichen Zunahme dieser Krankheitsform, aber auch an den Fortschritten der medizinischen Forschung und der daraus resultierenden besseren Diagnostik gelegen hat.

Noch Mitte der 30er Jahre hielt man – zumindest in Teilen der medizinischen Zunft – die Erhöhung der Krebssterblichkeit vor allem für eine altersbedingte Erscheinung. Wie der führende Medizinstatistiker des Dritten Reichs meinte, werde dies am Beispiel der Krebssterblichkeit zwischen 1913 und 1931 deutlich sichtbar. In diesem Zeitraum hatte sich die krebsbezogene Sterblichkeit von 8,2 auf 13,7 Todesfälle je 10.000 Lebende erhöht, was jedoch differenziert zu bewerten

107) Ebenda, S. 73.

108) Außerdem ist zu berücksichtigen, daß in diesem Zeitraum rund 15.762.000 Männer zur Wehrmacht oder zur Waffen-SS eingezogen worden sind, die „zu Hause" also gar nicht sterben konnten. Berechnet nach Overmans: Deutsche militärische Verluste, S. 222, 239.

109) Berechnet nach: Gesundheitsstatistisches Auskunftsbuch, S. 232.

110) Zusammengestellt nach ebenda, S. 292, dort Angaben für jedes Jahr, S. 299, und nach: Statistisches Jahrbuch für das Deutsche Reich, 1934, S. 46 f.

sei, denn bei den 30- bis 59-Jährigen hatte die Krebssterblichkeit nur um 11,3 Prozent, bei den 60- bis 69-Jährigen dagegen um 60,8 Prozent und bei den über 70-Jährigen sogar um 100,3 Prozent zugenommen.[111] Nach einer solchen Lesart bestand – volkswirtschaftlich gesehen – eigentlich kein Anlaß für besondere Aktivitäten auf dem Gebiet der Krebsforschung. Als allerdings 1939 die Daten aus einer seit 1933 in vier Städten erhobenen Krebsstatistik ausgewertet wurden, stellte sich heraus, daß sich die Krebsfälle bei den Männern bereits ab dem 50., bei Frauen schon ab dem 40. Lebensjahr häuften. In einer anderen Studie wurde nachgewiesen, daß von den erfaßten Krebskranken zwei Drittel aller Männer das 50. Lebensjahr noch nicht erreicht hatten und drei Viertel aller von Krebs betroffenen Frauen jünger als 60 Jahre waren. Die alarmierende Nachricht war also, daß die „volksbiologische Bedrohung durch Krebs" vor allem die dringend benötigten qualifizierten Arbeitskräfte und die noch in der Kinderbetreuung tätigen Mütter betraf.[112]

Schon 1930 hatte der Generalsekretär des Reichsausschusses für Krebsbekämpfung und spätere DRK-Generalhauptführer, Felix Grüneisen, gefordert, daß „die Bekämpfung des Krebses sich die Aufgabe zu stellen" habe, „Männer und Frauen in der Höhe der Lebensreife arbeitsfähig zu erhalten und der Ausbreitung einer außerordentlich schmerzhaften Alterskrankheit vorzubeugen". Der „Ausgangspunkt für die Möglichkeiten einer planmäßigen Krebsbekämpfung" sei „die in den letzten Jahren in raschem Fortschreiten begriffene Verbesserung der Behandlungs- und Heilungsmöglichkeiten, nachdem zur chirurgischen Beseitigung der Krebsgeschwulst ... auch die Bestrahlungstherapie mit Röntgen- und Radiumstrahlen und die Elektro-Koagulation getreten" wäre. Dadurch seien Möglichkeiten entstanden, „auch den sogenannten inoperablen, d.h. dem Messer des Chirurgen nicht mehr zugänglichen Krebs einer Behandlung mit Aussicht auf Heilung oder Linderung zu unterziehen".[113]

Das im Februar 1900 in Berlin gegründete Comité für Krebssammelforschung stellte den Beginn der organisierten Krebsforschung in Deutschland dar. Im Fokus seiner Bemühungen standen zunächst Sammelforschung, Massenbeobachtung und Statistik, mithin Elemente, die später zur Einrichtung von Krebsregistern führten. Das Comité sammelte wissenschaftliche Veröffentlichungen, förderte Forschungsprojekte und Publikationen, vergab Forschungsstipendien und publizierte für Ärzte erarbeitete Weiterbildungsmaterialien zur Krebsfrüherkennung. Aus dem Comité ging 1911 das Deutsche Zentralkomitee zur Erforschung und Bekämpfung der Krebskrankheiten hervor, das sich neben der Weiterführung der bisherigen Aktivitäten nunmehr verstärkt auch der Ursachenforschung für berufsbedingte Krebserkrankungen zuwandte und sich an Maßnahmen zur öffentlichen Aufklärung und Förderung der Frühdiagnostik beteiligte. Nach der Machtübernahme durch die Nationalsozialisten wurde der Generalsekretär des Zentralkomitees, Prof. Dr. Ferdinand Blumenthal (1870-1941), zugleich Leiter des Instituts für Krebsforschung an der Berliner Charité, aufgrund seiner jüdischen Herkunft zwangsemeritiert. Die bisherigen organisatorischen Strukturen der Tumorforschung wurden faktisch aufgelöst und schließlich im Reichsausschuß für Krebsbekämpfung zusammengeführt. Dem von Maximilian Borst (1869-1946), Professor für Pathologie an der Universität München, geleiteten Reichsausschuß für Krebsbekämpfung standen zunächst jährlich weniger als 100.000 RM zur Verfügung, was zur Unterstützung von größeren Forschungsvorhaben keineswegs ausreichte.[114]

Schon in der Weimarer Republik hatte die Krebsforschung in Deutschland ein recht hohes Niveau erreicht, so daß das Land zur führenden Kraft in der internationalen Krebsforschung aufstieg. Ungeachtet der Tatsache, daß ab 1933 zahlreiche jüdische und politisch mißliebige Wissenschaftler infolge der nationalsozialistischen Hochschulpolitik aus dem Bereich der Krebsforschung herausgedrängt wurden, ihre Arbeitsstellen verloren und nicht selten emigrierten, entwickelte sich dieser Forschungszweig auch in der Zeit des Dritten Reichs rasant weiter,[115] wenngleich sich zwischen der

111) Vgl. dazu Dornedden: Einführung in die Medizinalstatistik, S. 16.

112) Vgl. dazu Thom: Reichsausschuß für Krebsbekämpfung, S. 40. Frauen waren leicht überdurchschnittlich von Krebserkrankungen betroffen. 1932 sind in Deutschland 91.587 Menschen an Krebs und anderen bösartigen Neubildungen gestorben, darunter 50.155 Frauen (54,8 Prozent). Und 1933 sind im Deutschen Reich 94.812 Personen an den Folgen einer Krebserkrankung gestorben, darunter 51.847 Frauen (54,7 Prozent). Berechnet nach: Gesundheitsstatistisches Auskunftsbuch, S. 299, und nach: Statistisches Jahrbuch für das Deutsche Reich, 1934, S. 46 f.

113) Grüneisen: Krebsbekämpfung, S. 292 f.

114) Vgl. dazu Thom: Reichsausschuß für Krebsbekämpfung, S. 41.

115) Man erkannte, daß einige wenige Krebsarten vererbbar waren, wohingegen die meisten anderen Krebserkrankungen durch schädliche äußere Einflüsse verursacht wurden. Neben die Ursachenforschung – so wurde etwa der Zu-

Förderung von Spezialforschungen sowie dem Alltag der Krebserkennung und Behandlung mitunter starke Konkurrenzen entwickelten. Der Generalsekretär des Reichsausschusses für Krebsbekämpfung, Felix Grüneisen, machte 1933 die Schwerpunktsetzung dieses Gremiums, die in den „Richtlinien zur Organisation der Krebsbekämpfung" verankert war, deutlich, nämlich die klare „Forderung, daß für alle Deutschen gleichmäßig, in Stadt und Land, in West und Ost, im Falle der Erkrankung an Krebs die Möglichkeit frühzeitiger Erfassung und Erkennung, rechtzeitiger sachgemäßer Behandlung und Nachkontrolle geschaffen werden müsse. Das Ziel, die Hebung der ärztlichen Leistung für das ganze Volk", müsse „an die Stelle der Erzielung von Spitzenleistungen in einzelnen bevorzugten Anstalten" treten. Zu den zentralen Aufgaben „der Gesundheitsführung des nationalsozialistischen Staates" gehöre „die Erhaltung des erbgesunden Rassegutes des Volkes und seine Fortpflanzung auf künftige Geschlechter". Deshalb dürfe die Krebsbekämpfung nicht nur „eine Zusammenfassung der Diagnostizierung, Heilbehandlung und Versorgung einzelner dem Schicksal der Krebskrankheit Verfallener sein", sondern müsse sich auch den Aufgaben widmen, „die dem Volkstum als Ganzem heute und in Zukunft" dienen. Unabhängig von den daraus abzuleitenden Forschungsaufgaben sei „die Grundlage der Krebsbekämpfung ... die Sicherstellung der ärztlichen Versorgung des einzelnen Kranken".[116)]

Auch um die Rückstände der Krebsforschung aufzuholen, die durch die Vertreibung einer großen Zahl von jüdischen Wissenschaftlern entstanden waren, hatte die Deutsche Forschungsgemeinschaft (DFG) 1936 mit der Konzeption eines groß und breit angelegten Tumorforschungsprogramms begonnen, die wissenschaftliche Forschung durch den gezielten Einsatz von Forschern und Fördergeldern zu forcieren. Noch 1936 galt, daß „die deutschen Krebsforscher über das ganze Reich verstreut" waren, „wissenschaftlich nur wenig" zusammenhielten, „meist selbständig" arbeiteten und „dadurch Arbeitskräfte und -mittel" zersplitterten „statt sich gegenseitig in der Erreichung bestimmter gemeinsamer Ziele zu ergänzen".[117)] Zur Behebung dieser personellen und wissenschaftsorganisatorischen Defizite hatten sich Vertreter des Reichsgesundheitsamtes, des Reichsausschusses für Krebsbekämpfung und der DFG Ende 1936 auf ein Tumorforschungsprogramm geeinigt, für das zunächst 300.000 RM bewilligt wurden und das ab 1937, nachdem die Entscheidungskompetenz in der Forschungsförderung auf den Reichsforschungsrat übergegangen war, unverändert weitergeführt wurde. Dort war zunächst Prof. Dr. Ferdinand Sauerbruch (1875-1951) und ab 1943 auch Dr. Kurt Blome für die Bewilligung von Drittmitteln auf dem Gebiet der Krebsforschung zuständig, und zwar für auf mehrjährige Arbeiten angelegte Projekte, die „dem internationalen zeitgenössischen Stand" entsprachen und ihn mitbestimmten. Als Präsident des Reichsforschungsrates amtierte Hermann Göring, der Dr. Kurt Blome, bislang Leiter der Arbeitsgemeinschaft für Krebsforschung, 1943 auch zum Reichsbevollmächtigten für Krebsforschung im Reichsforschungsrat ernannte.

Die für Krebsforschungsprojekte des Reichsforschungsrates gebundenen Finanzmittel bewegten sich zwischen 1937 und 1942 zwischen 250.000 und 300.000 RM jährlich. Erstaunlich ist, daß der Rostocker Röntgenologe und Krebsforscher Dr. Carl-Hermann Lasch für seine Arbeiten zur Krebsstatistik in den Jahren 1941 und 1942 mit 90.634 RM den größten Einzelposten an diesen Fördermitteln erhielt.[118)] Dazu später mehr. Noch 1942 befaßte sich jedes vierte staatlich finanzierte medizinische Forschungsprojekt mit der Krebsforschung.

Erstaunlicherweise entwickelte auch der Reichsminister für Volksaufklärung und Propaganda, Joseph Goebbels, ein besonderes Interesse für die Krebsforschung. Aus diesem Interesse resultierte eine faktische Nebenfinanzierung der deutschen Krebsforschung. Goebbels, einer der wenigen intellektuell hochstehenden Führungspersonen des Dritten Reichs, konnte aus seinem Etat erhebliche Summen mobilisieren, die er Personen und Projekten zugute kommen ließ, die aus seiner Sicht nicht oder nur unzureichend vom Reichsforschungsrat finanziert wurden. Bislang konnte nicht geklärt werden, wodurch das außerordentliche Engagement des Ministers auf diesem Gebiet motiviert

---

sammenhang zwischen Tabakkonsum und Lungenkrebs nachgewiesen – trat eine Vorsorgepolitik. Zu diesen Präventionsmaßnahmen gehörte neben der Aufklärung über die Ursachen der Entstehung von Krebs (Teer und Pech, Asbest und Arsen, Strahlenbelastung, Pestizide, Lebensmittelzusätze) auch die Einrichtung von Krebsberatungsstellen in fast allen deutschen Großstädten. Vgl. dazu Proctor: Blitzkrieg gegen den Krebs, S. 18, 53.

116) Grüneisen: Krebsbekämpfung im nationalsozialistischen Staat, S. 1498.

117) So der Sachbearbeiter für Medizin bei der DFG, Dr. Sergius Breuer; hier zitiert nach Moser: Krebsforschung, S. 116.

118) Vgl. ebenda, S. 118, 122, 126.

war. Ein erster Hinweis auf seine Unterstützung findet sich in einem Tagebuch-Eintrag, als Goebbels im November 1938 das im Sommer 1935 errichtete Allgemeine Institut gegen die Geschwulstkrankheiten am Berliner Virchow-Krankenhaus besichtigte. Er habe dort „viel Not und menschliches Leid" gesehen und beschlossen: „Ich stelle größere Mittel zur Krebsforschung und -bekämpfung zur Verfügung."[119]

Im Februar 1941 ließ sich Goebbels von Prof. Dr. Hans Auler (1897-1953), als Nachfolger des vertriebenen Ferdinand Blumenthal Klinikleiter an der Charité und zugleich Geschäftsführer des Reichsausschusses für Krebsbekämpfung, „über den Stand der modernen Krebsforschung" unterrichten. Er bemerkte: „Da wird Ungeheueres geleistet. Wahre Wunderdinge. Auler beherrscht das Gebiet souverän. Ich stelle ihm 100.000 RM zur Verfügung", während der für die universitäre Forschung zuständige Reichsminister Bernhard Rust den Professor nur „mit sage und schreibe 7.000 RM subventioniert" habe.[120]

Am frühen Morgen des 22. Juni 1941, dem Tag des Überfalls der Wehrmacht auf die Sowjetunion, hatten sich Hitler und Goebbels über die Art und Weise sowie den Zeitpunkt der Proklamation des Führers verständigt, mit der der deutschen Bevölkerung der Kriegsbeginn bekannt gemacht werden sollte. Goebbels: „Um 3[30] Uhr beginnt der Angriff. 160 komplette Divisionen. 3.000 km lange Angriffslinie ... Größter Aufmarsch der Weltgeschichte. Der Führer ist von einem Albdruck befreit ... Stalin wird fallen ... Jetzt muß das Kriegsglück entscheiden." Und nachdem die Einzelheiten der Rundfunkansprache über den Beginn des größten Krieges der Menschheitsgeschichte geklärt worden waren, sprachen Hitler und Goebbels über die Erfolge der Tumorforschung in Deutschland. Goebbels: „Ich berichte dem Führer noch über die Krebsforschungen von Prof. Auler und ihre Resultate. Er ist daran außerordentlich interessiert. Und dann Abschied. Es ist ½ 3 Uhr nachts. Der Führer ist sehr ernst. Er will noch ein paar Stunden schlafen."[121]

Wenige Monate später reichte Auler dem Propagandaminister „einen Bericht über den neuesten Stand der Krebsforschung ein. Er hat einige neue Versuche unternommen, die zu sehr erfreulichen Ergebnissen geführt haben. Ich unterstütze diese Arbeiten finanziell, soweit ich das überhaupt nur kann, da ich der Meinung bin, daß, wenn es uns gelingt, ein Mittel gegen Krebs zu finden, wir damit wirklich der Menschheit den größten Dienst erweisen".[122] Ende 1942 übersandte Prof. Dr. Heinrich Cramer (1890-1960) vom Institut gegen die Geschwulstkrankheiten des Virchow-Klinikums Goebbels „eine Denkschrift über die bisherigen Ergebnisse seiner Geschwulstforschung. Er ist zu, wie er schreibt, sensationellen Ergebnissen gekommen. Ich besitze nicht genug medizinische Vorkenntnisse, um sie im einzelnen darzustellen; aber so wie Prof. Cramer sie schildert, leuchten sie halbwegs ein. Ich werde seine Arbeiten weiterhin unterstützen. Die Krebsforschung ist meiner Ansicht nach das wichtigste Gebiet der Medizin, das heute betreut werden muß".[123] Auch im Frühjahr 1943 ließ sich Goebbels über den Fortgang der Forschungen unterrichten. Nunmehr gab ihm wieder Hans Auler „einen ausführlichen Bericht über den augenblicklichen Stand der Krebsforschung. Er hat Gott sei Dank wieder eine Reihe von wesentlichen Fortschritten erzielt. Ich glaube, er ist auf dem richtigen Wege".[124] Und noch im April 1944 empfing Goebbels Professor Auler, der ihm „einen ausführlichen Bericht über seine Forschungen auf dem Gebiet der Krebskrankheit" erstattete und meinte, „weitergekommen zu sein und demnächst beachtliche Erfolge aufweisen zu können. Das wäre für die allgemeine Volksgesundheit von grundlegender Bedeutung".[125]

Unabhängig von diesen Berliner Experimenten ist einigermaßen erstaunlich, daß gerade Mecklenburg auf dem Gebiet der Grundlagenforschung zu Krebserkrankungen eine Vorreiterrolle in Deutschland einnahm.[126] Das lag in erster Linie an drei Personen: dem Gauleiter Friedrich Hildebrandt, der ein großes Engagement sowohl für die Tumorforschung als auch für die Tuberkulosebekämpfung entwickelt hatte, an Dr. Carl-Hermann Lasch, der in Rostock ein privates Röntgeninstitut betrieb und

119) Goebbels: Tagebücher, T. I, Bd. 6, S. 199 (Eintrag vom 24.11.1938).
120) Ebenda, T. I, Bd. 9, S. 143 (Eintrag vom 15.2.1941).
121) Ebenda, T. I, Bd. 9, S. 396 (Eintrag vom 22.6.1941).
122) Ebenda, T. II, Bd. 2, S. 138 (Eintrag vom 18.10.1941).
123) Ebenda, T. II, Bd. 6, S. 458 (Eintrag vom 16.12.1942).
124) Ebenda, T. II, Bd. 8, S. 101 (Eintrag vom 14.4.1943).
125) Ebenda, T. II, Bd. 12, S. 67 (Eintrag vom 7.4.1944).
126) Mindestens 64 der von uns betrachteten Ärzte haben zu einem Krebs-Thema oder zu speziellen Karzinomen promoviert; mindestens 36 der von uns porträtierten Ärzte sind an einer Krebskrankheit gestorben.

sich der Krebsforschung, besonders der Krebskrankenstatistik, verschrieben hatte, und am früheren mecklenburgischen Gauärzteführer Dr. Kurt Blome. Faktisch zeitgleich mit der Übernahme der Krebsforschung durch den Reichsforschungsrat war in Mecklenburg auf Initiative des Gauleiters im April 1937 der „Landesverband für Geschwulstforschung" gebildet worden, der sofort seine Tätigkeit aufnahm. Dies wurde vom Leiter des Mecklenburgischen Statistischen Landesamtes, Dr. Ernst Schulz (1893-1981), sehr begrüßt: „Erfreulicherweise hat der Reichstatthalter und Gauleiter von Mecklenburg, Friedrich Hildebrandt, diesen für die Volksgesundheit so wichtigen Fragen sein besonderes Interesse zukommen lassen, indem er im April dieses Jahres [1937] den ‚Landesverband für Geschwulstforschung Mecklenburg' gründete, dessen Leiter der Beauftragte des Reichsärzteführers für das ärztliche Fortbildungswesen, Dr. [Kurt] Blome, wurde. Der Landesverband dient ausschließlich der Geschwulst- und insbesondere der Krebsforschung. Unter Mitarbeit des Mecklenburgischen Statistischen Landesamtes wird eine das ganze Land Mecklenburg umfassende Krebskrankenstatistik durchgeführt ... An der Erhebung, die durch Versenden von Fragebogen an die gesamte mecklenburgische Ärzteschaft am 1. März 1937 begonnen hat, beteiligen sich mit erfreulicher Geschlossenheit 403 Ärzte, neun Universitätskliniken und sechs Krankenhäuser. Die vorhandenen privaten Kliniken sind in der Gesamtzahl der praktizierenden Ärzte enthalten."[127)]

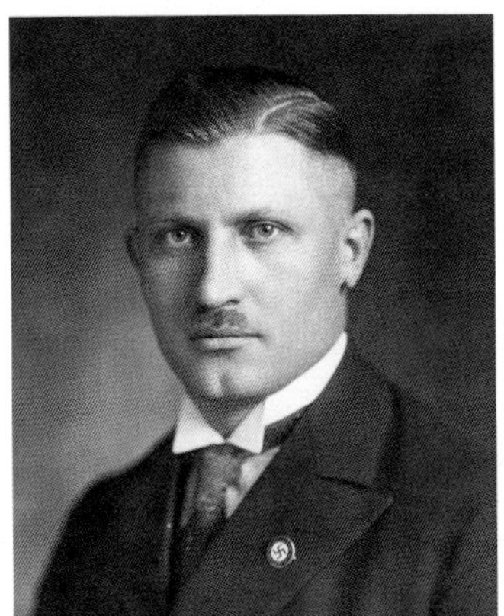
Friedrich Hildebrandt

Als Geschäftsführer des Landesverbandes für Geschwulstforschung fungierte zunächst Dr. Carl-Hermann Lasch, seit 1925 Facharzt für Röntgenologie und Lichtheilkunde, Vorstand und Leiter der Röntgenabteilung der Chirurgischen Klinik der Universität Rostock sowie ab 1929 Inhaber eines Röntgeninstituts für Diagnostik und Therapie in Rostock. Lasch, der spätestens Ende 1937 die Leitung des Landesverbandes übernahm, wurde 1938 Mitglied des Reichsausschusses für Krebsbekämpfung und stellvertretender Leiter der Deutschen Röntgengesellschaft; er entwickelte sich zu einem der führenden Krebsstatistiker des Deutschen Reichs.[128)]

Lasch stellte als Zwischenergebnis des 1936 von der Reichsärzteführung genehmigten, im Frühjahr 1937 begonnenen und von ihm geleiteten Forschungsprojekts im Juni 1940 fest, daß die in Deutschland geführte Todesursachenstatistik „bis heute die wichtigste zahlenmäßige Grundlage für unsere sämtlichen Kenntnisse über die Häufigkeit und die Verteilung der Krebssterblichkeit" sei. Gleichzeitig kritisierte er „grundsätzliche Mängel" dieser Krebssterbestatistik: So würde „in großen Teilen des Reiches" immer noch „keine ärztliche Pflichtleichenschau" durchgeführt, „nicht einmal eine amtliche Leichenschau durch Laien". Außerdem würden die Diagnosen bei Sterbefällen dadurch unbrauchbar, daß eine „Leichenöffnung" unterbleibe. Hinzu komme, daß die Diagnose Krebserkrankung „durch Angabe der Todesursachen" verschleiert werde, „die ausschließlich als terminale Erkrankungen bedeutungsvoll" seien, „die aber mit der Grunderkrankung nichts zu tun haben (Altersschwäche, Herz-Gefäßkrankheiten, Pneumonie"). Zudem werde vielfach nicht unterschieden „zwischen dem Tode an primärem und rezidivierendem Krebs". Und schließlich sei eine „geographische Auszählung der Krebstoten nicht möglich", weil oft „lediglich eine Registrierung nach dem zufälligen Sterbeort, nicht aber nach dem Wohnort" stattfinde.[129)]

Lasch wollte all diese Mängel abstellen und strebte in der von ihm konzipierten Studie eine fortlaufende individuelle Morbiditätsstatistik an, wozu im mecklenburgischen Landesverband für Ge-

127) Vierteljahrsberichte des Mecklenburgischen Statistischen Landesamts, Juli-Heft 1937, S. 6.

128) In seiner Habilitationsschrift (Krebskrankenstatistik. Beginn und Aussicht, Berlin 1940) empfahl Lasch die Bildung eines „Krebsforschungsinstituts mit umfassender und zentraler Planung, wie es das Großdeutsche Reich früher oder später schaffen" werde. Nach dem Urteil des Direktors des Pathologischen Instituts der Universität Rostock, Prof. Dr. Walther Fischer, sei die Arbeit von Lasch ein „ausgezeichneter Beitrag zur Kenntnis der Krebshäufigkeit und der statistischen Erfassung derselben"; Lasch habe gezeigt, „welche Fehler die bisher zur Verfügung stehenden Statistiken aufweisen ... Die in Mecklenburg durch Herrn Lasch ins Leben gerufene Erfassung der Krebskranken ist zweifellos der richtige Weg zu einer annähernden Lösung des wichtigen Problems".

129) Lasch: Krebskrankenstatistik, S. 247.

schwulstforschung eine auf fünf Jahre angelegte Erhebung begonnen wurde, bei der – und auch das war neu – auch eine eingehende Überprüfung der Diagnosen durch sachkundiges Klinikpersonal und die nachsorgende Beobachtung der Patienten durch Fürsorgekräfte geplant waren. Im April 1941 mußte diese Langzeiterfassung jedoch kriegsbedingt abgebrochen werden.

Was hatte Lasch vor? Er wollte zwei Fragen klären: „Nimmt die Krebssterblichkeit zu?", und wenn ja, „handelt es sich um eine echte Zunahme", oder werde diese „durch Verschiebungen im Altersaufbau der Bevölkerung hervorgerufen?" Daraus folgend ergab sich die zweite Frage: „Ist der Krebs eine Alterskrankheit oder nicht?" So sei zwar in früheren Studien darauf hingewiesen worden, „daß die Krebssterbeziffer in den Altersklassen unter 60 Jahren nicht anstieg", während die nur „scheinbare Zunahme jenseits der 60er Jahre durch eine gleichzeitige Abnahme der Sterbezahlen infolge Altersschwäche ausgeglichen" würde.[130] Diese Frage sei aber in verschiedenen Studien unterschiedlich beantwortet worden, und auch Lasch konnte kein eindeutiges Ergebnis ermitteln.

Lasch hatte für seine Krebsstatistik-Studie ein für damalige Verhältnisse ungewöhnlich großes und umfassendes Forschungs- und Dokumentationsprogramm entworfen, das erheblichen Aufwand und beträchtliche Kosten verursachte.[131] Er plädierte für eine „laufend fortgeschriebene individuelle Morbiditätsstatistik"; diese stelle „das Ideal der Erfassung jeder chronischen Erkrankung und somit auch der Krebserkrankung" dar. „Nur bei dieser Erhebungsform, die also nie eine anonyme sein kann, sondern immer eine namentliche sein muß, können sowohl Mehrfachmeldungen vermieden wie die Meldung von Rezidiven als Neuerkrankungen ausgeschaltet werden." Und „fortgeschrieben" bedeute, „daß die einmal gemeldeten Kranken-Neuzugänge laufend weiterverfolgt werden müssen, also entweder bis zum Tod oder zur endgültigen Heilung". Denn es werde „viel zu häufig übersehen, daß der Tod zwar ein sehr häufiger Ausgang der Krebserkrankung ist, daß er aber schließlich keineswegs immer der notwendige Ausgang sein muß".[132]

Durch mehrere Publikationen und Vorträge konnte Lasch schließlich das Gros der niedergelassenen mecklenburgischen Ärzteschaft und die Mehrheit der dortigen Klinikärzte zur Mitarbeit gewinnen. „Zu Beginn der Erhebung erhielt jeder frei praktizierende Arzt ... Meldekarten, Freiumschläge und [Vordrucke für] Fehlanzeigen. Krankenhäuser und Kliniken erhielten ausführliche Meldebögen ... Grundsätzlich meldet jeder Arzt und jedes Krankenhaus jeden Neuzugang einer Krebserkrankung, gleichgültig ob der betreffende Kranke schon bei einem Arzt usw. in Beobachtung oder Behandlung gewesen ist. Auf diese Weise erhalten wir über den gleichen Erkrankten häufig mehrere Zugangsmeldungen, also z.B. vom praktischen Arzt, vom Facharzt, vom Krankenhaus und auch vom Pathologischen Institut." Für alle Ärzte wurden „grundsätzlich 14tägige Meldetermine vereinbart, die auf den 1. und 15. jeden Monats gelegt wurden". Um die Erstattung dieser Meldungen bzw. Fehlanzeigen kontrollieren zu können, sei sowohl „für die gesamte Ärzteschaft wie auch für sämtliche Universitätskliniken und Krankenhäuser eine Sichtkartei angelegt" worden, aus der „durch ein übersichtliches Reitersystem jederzeit der Stand der Meldungen übersehen werden" könne. „Ausgebliebene Meldungen bzw. Fehlanzeigen werden automatisch angemahnt: erstmalig schriftlich nach fünf Tagen, nach weiteren drei Tagen schriftlich oder telefonisch, weiterhin täglich telefonisch." Sämtliche Zugangsmeldungen von Ärzten und Krankenhäusern wurden „in eine besondere Kartei übertragen, in der alsdann sämtliche erzielten Angaben über jeden einzelnen Kranken enthalten" waren. Um mögliche Mehrfachmeldungen zu einem Erkrankten, also zu einem Krankheitsfall, zusammenfassen zu können, erwies sich die Aufhebung der ärztlichen Schweigepflicht als unumgänglich. Voller Stolz stellte Lasch heraus, es sei „uns gelungen, im Bereich des Landes Mecklenburg mit Ausnahme weniger Ärzte allmählich ein zuverlässiges Meldesystem zu schaffen". Zunächst zögerlichen Ärzten, die meinten, „daß sie ihre ärztliche Schweigepflicht in unzulässiger Weise überschritten, falls sie Krebserkrankungen der Zentralstelle zur Meldung brachten", wurden „wiederholt darauf hingewiesen", daß ihre „Bedenken gegenstandslos" seien, da es „sich um eine Krankheit handelt, deren Bekämpfung im übergeordneten Interesse" liege. So sei es „immer" gelungen, „diese Berufs-

130) Ebenda, S. 248.

131) Schon 1938 hatte Lasch in einer Parallelstudie vorgerechnet, daß für das Land Mecklenburg die Zahl von 17 vollbeschäftigten Ärzten sowie Finanzmittel von 100.000 RM erforderlich wären, um jährlich Reihen- bzw. Vorsorgeuntersuchungen zur frühzeitigen Erkennung von Krebs bei Frauen durchzuführen. Vgl. dazu Thom: Der Reichsausschuß für Krebsbekämpfung, S. 39.

132) Lasch: Krebskrankenstatistik, S. 257, 259.

kameraden von der Notwendigkeit der Erhebung zu überzeugen" und „die einzelnen Erkrankungsfälle lückenlos zu verfolgen".

Könnte man diesen Ansatz, jeden einzelnen Fall einer Krebserkrankung mit dem Namen und den Daten des Betroffenen zu verbinden, noch für das Bestreben nach einer möglichst genauen Erfassung jedes einzelnen Krebskranken halten, um die Tumorstatistiken möglichst aussagekräftig und valide zu gestalten, so ging Lasch bewußt über dieses Ziel hinaus und stellte sich und seine Forschungen in eine Reihe mit den Sterilisierungsbefürwortern der nationalsozialistischen Erbgesundheitspolitik. Ohne über empirische Daten zu verfügen und ohne jeden Nachweis, daß alle Krebserkrankungen vererbbar waren, regte Lasch an, „daß man analog dem Gesetz zur Verhütung erbkranken Nachwuchses die Eheschließung zwischen Abkömmlingen besonders krebsbelasteter Familien verbieten" sollte.

Auch zur Kontrolle der Diagnosen der meldepflichtigen Ärzte habe sich die „Mitarbeit der Pathologischen Institute" bewährt, die durch histologische Analysen die Krebsdiagnosen bestätigen mußten, denn „die Notwendigkeit einer Diagnosesicherung" spiele bei der Krebskrankenstatistik „eine hervorragende Rolle". Aber auch die Röntgendiagnostik könne „zweifellos die Sicherung der Diagnose in zahlreichen Fällen" ermöglichen, wobei es „immer von ausschlaggebender Bedeutung" sei, „ob die Röntgendiagnose von einem erfahrenen Röntgenologen gestellt" werde, also von Männern wie Lasch und Einrichtungen wie seinem Röntgeninstitut.[133)]

Lasch benutzte das überschaubare Mecklenburg als Modellregion für die Entwicklung seiner neuartigen Krebs-Morbiditätsstatistik, an der noch 1939 rund 400 niedergelassene Ärzte sowie 17 Krankenhäuser und Kliniken teilnahmen. Nachdem sich das von ihm entwickelte System der Krebskrankenstatistik „in rund zwei Jahren in Mecklenburg bewährt hatte, konnte daran gedacht werden, die Erhebung auch auf andere Teiles des Reiches auszudehnen". Manche Regionen kamen aus verschiedenen Gründen nicht in Frage, aber schließlich fiel die Wahl auf drei Vergleichsregionen: In Sachsen-Anhalt und im Saarland begann die Erhebungsaktion nach Laschs Vorgaben im Februar 1939, in der Großstadt Wien im April 1939.[134)]

„Infolge der politischen Ereignisse", gemeint war die Entfesselung des Krieges, „mußten die Arbeiten im Saarland eingestellt" und in Sachsen-Anhalt „vorläufig stillgelegt" werden, da – so die nicht ganz zutreffende Begründung Laschs im Juni 1940 – „wegen der Überlastung der Ärzteschaft und den vorhandenen Verkehrsbeschränkungen eine zuverlässige Bearbeitung nicht mehr möglich" erschien. „Lediglich die Erhebungen in Mecklenburg und in Wien werden auch während des Krieges durchgeführt", bis auch diese im April 1941 kriegsbedingt eingestellt werden mußten.[135)]

Als Resultat der Bemühungen von Lasch ist festzuhalten, daß in Mecklenburg seit dem Frühjahr 1937 das erste Krebsregister Deutschlands entstand, dessen „Rohmaterial" der Jahre 1937 und 1938 auch publiziert wurde. Obwohl seine bis 1942 angelegte Krebsstudie für Mecklenburg noch gar nicht abgeschlossen war, gab sich Lasch selbstbewußt, wenn er meinte, daß „schon heute [1940]" gesagt werden könne, „daß eine zuverlässige Morbiditätsstatistik, wie sie ... von mir dargelegt wurde, für eine Reihe von Jahren das wichtigste Fundament unserer gesamten Maßnahmen auf dem Gebiete der Krebsbekämpfung sein" werde. „Die von mir ausgearbeitete und vorgeschlagene Methode ... dürfte bestimmt sein, reichseinheitlich durchgeführt zu werden."[136)]

Angefangen hatte alles ganz bescheiden. Nachdem im Jahre **1925** in Mecklenburg-Schwerin 13,4 krebsbedingte Sterbefälle pro 10.000 lebende Einwohner registriert worden waren, in Mecklenburg-

---

133) Ebenda, S. 272-277.

134) In Sachsen-Anhalt beteiligten sich 1.700 Ärzte und 99 Krankenhäuser, im Saarland 340 Ärzte und 32 Krankenhäuser sowie in Wien 500 Ärzte und 100 Krankenhäuser an der Erfassung Krebskranker; vgl. dazu ebenda, S. 279.

135) Nachdem Lasch seine Erhebungen kriegsbedingt hatte einstellen müssen, verlegte er den Sitz der Landesverbände für Geschwulstforschung (Mecklenburg, Sachsen-Anhalt, Saarland und Wien) über Berlin nach Posen, wo er als Abteilungsleiter am Zentralinstitut für Krebsforschung zumindest weiterarbeiten konnte. Vgl. dazu Moser: Krebsforschung, S. 126.

136) Lasch: Krebskrankenstatistik, S. 290. Diese Bemühungen wurden erst nach Kriegsende weitergeführt. Auf dem Territorium der DDR entstand das „Nationale Krebsregister der Deutschen Demokratischen Republik", in dem zwischen 1954 und 1989 auf Meldebögen das Auftreten, die Art und Behandlung von Krebserkrankungen sowie das Sterbedatum von rund zwei Millionen Krebspatienten erfaßt wurden. Mit der Errichtung eines flächendeckend arbeitenden Krebsregisters nahm die DDR international eine Vorreiterrolle ein.

Strelitz bei gleicher Bezugsgröße dagegen nur 8,9 krebsbedingte Sterbefälle,[137)] ist nach der Gründung des Landesverbandes für Geschwulstforschung Mecklenburg in dessen erstem Erfahrungsbericht festgestellt worden: Zwischen April und Dezember **1937** (also im 2., 3. und 4. Quartal des Jahres 1937) sind in Mecklenburg 1.431 Personen (621 Männer und 810 Frauen) als neu an Krebs erkrankt registriert worden. Von diesen 1.431 registrierten Personen starben in diesem Zeitraum 633 Erkrankte (44,2 Prozent), darunter 315 Männer und 318 Frauen. Die häufigsten Erkrankungen bei Frauen bezogen sich auf „gynäkologische Krebse" (49,6 Prozent). Mindestens 55 an Krebs erkrankte Frauen waren Mütter mit insgesamt 62 Kindern unter 16 Jahren. Von den an Krebs erkrankten Männern befanden sich 221 (36,8 Prozent) „in noch arbeitsfähigem Alter" unter 60 Jahren.[138)]

Im gesamten Jahr **1938** sind in Mecklenburg insgesamt 1.711 neue Krebserkrankungen registriert worden; hinzu kamen 576 an Krebs erkrankte Personen, die bereits im Vorjahr erfaßt worden waren. Von diesen 2.287 als krebskrank registrierten Menschen sind im Laufe des Jahres 1.226 Personen gestorben (53,6 Prozent).[139)] Die Reichsstatistik vermeldete für das Jahr **1939** für das Gebiet des Großdeutschen Reichs insgesamt 125.649 krebsbedingte Todesfälle; das waren 17,3 Prozent mehr Krebssterbefälle als noch im Vorjahr.[140)] Dagegen wurde 1939 für Mecklenburg nicht mehr über die Zahlen von Krebserkrankungen berichtet; offenbar war Carl-Hermann Lasch, der zu dieser Zeit vier Krebskrankenstatistiken in Deutschland koordinieren mußte, mit der Auswertung der Mecklenburg betreffenden Zahlen nicht mehr hinterhergekommen.[141)]

Außerdem war Lasch stark in die Vorbereitungen zur Bildung einer neuen Krebsforschungseinrichtung involviert, die von seinem Förderer Blome ausgingen. Der frühere mecklenburgische Hautarzt und nunmehrige stellvertretende Reichsgesundheitsführer, Dr. Kurt Blome, strebte seit längerem eine Zentralisierung der Tumorforschung an, die unabhängig von den bestehenden wissenschaftlichen Strukturen agieren können sollte. Auch bestärkt durch die Forschungsergebnisse von Lasch, errichtete er dazu in Nesselstedt bei Posen das Zentralinstitut für Krebsforschung, zu dessen Förderern und Gründungsmitgliedern die wichtigsten zivilen und militärischen wissenschaftsfördernden Institutionen (Reichsärzteführung, Deutsche Forschungsgemeinschaft, Reichsforschungsrat, Kaiser-Wilhelm-Gesellschaft und Oberkommando der Wehrmacht) gehörten. Das 1942 gegründete Zentralinstitut sollte ab der zweiten Kriegshälfte zur zentralen Einrichtung für die Aktivitäten der deutschen Krebsforschung ausgebaut werden. Zu großen Teilen über den Reichsforschungsrat finanziert, ist das Institut in den Jahren 1943 und 1944 mit einem Etat von mehr als 1,5 Millionen RM ausgestattet worden. Aufgrund des Kriegsverlaufs konnte diese Forschungseinrichtung, an die 1943 auch der Rostocker Röntgenologe und Krebsforscher Dr. Carl-Hermann Lasch gewechselt war, nicht mehr richtig aktiv werden.[142)]

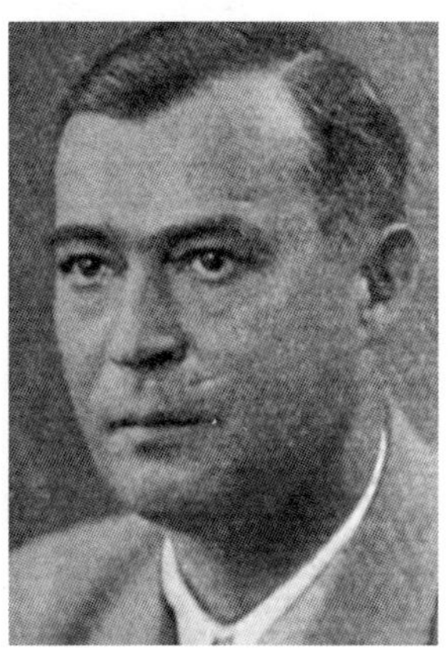

Kurt Blome

137) Der Reichsdurchschnitt lag bei 11,3. Berechnet nach: Gesundheitsstatistisches Auskunftsbuch, S. 233.

138) Vgl. dazu: Vierteljahrsberichte des Mecklenburgischen Statistischen Landesamts, April-Heft 1938, S. 2-4. Leicht abweichende Zahlen bei Lasch: Krebskrankenstatistik, S. 280, der die an Hautkrebs erkrankten (und gestorbenen) Personen hier nicht berücksichtigte.

139) Zusammengestellt und berechnet nach: Vierteljahrberichte des Mecklenburgischen Statistischen Landesamts, April-Heft 1938, S. 2-4; ebenda, Juli-Heft 1938, S. 2; ebenda, Oktober-Heft 1938, S. 5; ebenda, Januar-Heft 1939, S. 3. Der Landesverband für Geschwulstforschung in Mecklenburg legte Wert auf die Unterscheidung zwischen Morbidität und Letalität. Vgl. dazu auch Lasch: Krebskrankenstatistik, S. 281, der die an Hautkrebs erkrankten (und gestorbenen) Personen hier nicht berücksichtigte. Im Deutschen Reich starben 1938 insgesamt 107.155 Personen an Krebs. Vgl. dazu: Statistik des Deutschen Reichs, Bd. 578/2, S. 140 ff., 158 ff.

140) Darunter 67.628 Frauen (53,8 Prozent); vgl. dazu: Statistisches Jahrbuch für das Deutsche Reich, 1941/42, S. 82 f.

141) Lasch: Krebskrankenstatistik, S. 286, veröffentlichte für das Jahr 1939 jedoch ausgewählte Verhältniszahlen für die in Mecklenburg ermittelten Krebsformen; ohne Klammer die Zahlen für Männer, in Klammern die Zahlen für Frauen: Magenkrebs 41,9% (22,5%), Darmkrebs 10,3% (8%), Hautkrebs 10% (7,6%), Blasen- und Nierenkrebs 4,1% (1,9%), Lungenkrebs 5,2% (0,7%), Krebs der Mundhöhle, Nasen und Lippen 5% (1,7%), Krebs der Geschlechtsorgane 5,7% (26,9%), Brustkrebs (nur Frauen: 17,9%). In der Mecklenburg betreffenden Studie von Lasch wurden zwischen April 1937 und März 1941 rund 7.000 Patienten erfaßt, bei denen eine Heilungsrate von lediglich zehn Prozent zu verzeichnen war.

142) Vgl. dazu Wagner/Mauerberger: Krebsforschung in Deutschland, S. 44 ff., und Moser: Krebsforschung, S. 128-135.

Der mecklenburgische Gauleiter Friedrich Hildebrandt interessierte sich sehr für die Forschungen von Lasch und suchte diese für eine bessere medizinische Versorgung seines Hoheitsgebietes zu instrumentalisieren. Auf einer Besprechung der Gauamtsleiter und Kreisleiter der NSDAP am 15. April 1941 in Schwerin, auf der es auch um Gesundheitsfragen in Mecklenburg ging, meinte er bezüglich der Situation der Tuberkulose- und Krebserkrankungen: „Meine Herren, das sind notwendige Fragen, die brennend sind ... Wir haben nicht nur auf dem Gebiet der Tuberkulose die Spitze [im Reich], sondern wir haben auch in der Krebsstatistik, wie die von Dr. Lasch vorgelegten Zahlen beweisen, die Spitze. Westmark [Saarland], Mecklenburg und noch ein Gau, wo einwandfreie Statistiken geführt werden, da zeigt sich, daß auch Mecklenburg in der Krebsvermehrung die Spitze hat." Und dann begann der Gauleiter, über die Gründe zu dilettieren: „Woran das liegt? Ich sage, das muß an dem Klima liegen, das sich kontinental und ozeanisch als Klima bekämpft, und an der Sonnenarmut. Es ist typisch, daß wir in den letzten Jahren, wo wir im Sommer viel Regen hatten, besonders viele Seuchen hatten." Aber das Erreichen der Spitzenposition sei auch dadurch begründet, „weil die ärztliche Betreuung in Mecklenburg kolossal nachgelassen hat".[143)]

Hitler selbst hatte andere Vorstellungen über die Ursachen von Krebserkrankungen. Gauleiter Hildebrandt hatte am 8. und 9. November 1942 an einer Tagung der Reichs- und Gauleiter in München teilgenommen, der auch Hitler beiwohnte. Aus der Besprechung mit Hitler konnten die führenden NS-Funktionäre des Reiches keine klaren Direktiven mitnehmen. Angesichts der noch unklaren Frontlage in Nordafrika und der noch nicht deutlich artikulierten Position der Vichy-Regierung sei – so Goebbels – „eine Unmenge von Themen" angeschnitten worden, die „gar nichts mit dem Kriegsgeschehen zu tun" hatten, was „in dieser Situation ... das Allerbeste" gewesen sei.[144)] So habe Hitler „noch einmal seine Theorie über die Krebskrankheit" vorgetragen, die er „unentwegt auf das Rauchen zurückführt"; aber auch Ernährungsfragen würden nach Ansicht des Führers bei der Krebsentstehung eine Rolle spielen, besonders die „gänzlich naturwidrige Lebensweise, die erst im 20. Jahrhundert in der modernen Menschheit eingerissen" sei. Hitler habe verlangt, „daß die ärztliche Forschung dem Krebs gegenüber sich mehr auf Systematik konzentrieren" müsse.[145)] Dies entsprach genau den Intentionen von Lasch und Blome, die in dem wenig später gebildeten Zentralinstitut für Krebsforschung kulminierten.

Eine umfassende retrospektive Studie über die Entwicklung der Krebskrankenstatistik in der NS-Zeit hält als Ergebnis fest, daß „die Ziele der staatlich gelenkten Krebsbekämpfung nicht erreicht" wurden. Ungeachtet dessen stellte „die Krebskrankenstatistik von Mecklenburg ... die qualitativ hochwertigste Statistikform dar" und sei „die bedeutendste, die im Dritten Reich aufgestellt wurde"; gleichwertige Erhebungen seien bis dahin weder in Deutschland noch im Ausland durchgeführt worden. Und „Lasch war die herausragende Persönlichkeit der späten 30er und frühen 40er Jahre auf dem Gebiet der Krebsbekämpfung und der Krebsstatistik". Aber „trotz intensiver Bemühungen um die Optimierung von Datenerfassung und statistischer Datenauswertung konnten hinreichend umfassende und sichere Aussagen zur Entwicklung der Morbidität und der Mortalität [im Reichsmaßstab] nicht getroffen werden". Dies habe am „Abbruch vieler statistischer Arbeiten mit dem Be-

143) Hier zitiert nach Buddrus: Mecklenburg im Zweiten Weltkrieg, S. 146 f. Mit den „Zahlen von Dr. Lasch" war offensichtlich dessen im Mai 1940 vorgelegte Habilitationsschrift: Krebskrankenstatistik. Beginn und Aussicht, gemeint. Nach den von Lasch erhobenen Werten ließ sich eine Spitzenstellung Mecklenburgs bei Krebserkrankungen keineswegs belegen. Lasch selbst hatte dargelegt, daß für Mecklenburg die „ersten brauchbaren Ergebnisse" frühestens nach fünf Jahren, also 1942, mitgeteilt werden könnten. Der Gauleiter benutzte die von Lasch lediglich als Zwischenbilanz veröffentlichten Zahlen, um durch weitere Beispiele eine medizinische Notstandssituation für Mecklenburg behaupten zu können. Nach der letzten amtlichen Reichsstatistik zu krankheitsbedingten Todesfällen von 1938 lag Mecklenburg keineswegs über, sondern unter dem Reichsdurchschnitt. So sind 1938 reichsweit 107.155 Menschen an „Krebs und anderen Neubildungen" gestorben, das waren 14,4 Prozent aller krankheitsbedingten Todesfälle; dagegen waren in Mecklenburg 1.226 Krebstote zu verzeichnen, was 12,6 Prozent der krankheitsbedingten Sterbefälle ausmachte. Berechnet nach: Statistik des Deutschen Reichs, Bd. 587/2, S. 140 f., 159 f.

144) Dieses Zusammentreffen – wie auch Hitlers vorangegangene Rede im Löwenbräukeller – war eigentlich geprägt vom Beginn der Landung amerikanischer Truppen in Nordafrika (am 8.11.1942 waren im Rahmen der Operation „Torch" mehr als 100.000 alliierte Soldaten in den französischen Kolonien Marokko und Algerien gelandet) und der britischen Gegenoffensive gegen das deutsche Afrika-Korps (am 4.11.1942 hatte Erwin Rommel entgegen Hitlers ausdrücklicher Weisung Befehl zum Rückzug aus El Alamein erteilt, am 13.11.1942 eroberten britische Truppen Tobruk).

145) Goebbels: Tagebücher, T. II, Bd. 6, S. 262 (Eintragung vom 9.11.1942).

ginn des Zweiten Weltkrieges“ und „am Fehlen einer gesetzlichen Meldepflicht für Krebserkrankungen“ gelegen.[146]

Todesursache Tuberkulose

Wie schon bei der Krebsforschung und der Erstellung des ersten deutschen Krebsregisters, das zwischen 1937 und 1941 in Mecklenburg entstanden ist, gingen auch bei der Bekämpfung der „Volkskrankheit“ Tuberkulose in Mecklenburg die wichtigsten Impulse vom Gauleiter Friedrich Hildebrandt aus. Was ihn dazu motivierte – möglicherweise familiäre Betroffenheit oder Sorge um „sein Land“ –, konnte, wie auch bei seinen Bemühungen um die Krebsforschung, bislang nicht geklärt werden.

Sicher ist, daß er bei seinem Engagement zur Bekämpfung der Tuberkulose auf durchaus wichtige Vorläuferinitiativen zurückgreifen konnte. Im Jahre 1900 war der „Mecklenburgische Landesverein zur Gründung von Lungenheilstätten“ mit Sitz in Rostock gebildet worden, der 1917 in „Mecklenburgischer Landesverein zur Bekämpfung der Tuberkulose“ umbenannt wurde. Der Landesverein verfolgte zunächst „das Ziel, der tückischen Krankheit der Tuberkulose mit allen Mitteln entgegenzutreten und fürsorgerisch durch Errichtung von Heilstätten zu wirken“.[147] Zu den ersten Erfolgen des nach Schwerin verlegten Landesvereins gehörten die Errichtung der Lungenheilstätte/Genesungsheim Amsee bei Waren (1914 als „Schöllerheim“ erbaut und 1922 als „Sanatorium für Frauen und Kinder“ wieder eröffnet) und die Gründung des Genesungsheims Waldeck bei Schwaan, die beide zu Tuberkulosekrankenhäusern ausgebaut und 1924 von der Landesversicherungsanstalt Mecklenburg, also vom Staat übernommen wurden. Hinzu kam das im Oktober 1927 eröffnete Tuberkulosekrankenhaus in Lankow bei Schwerin, das neben einem Genesungsheim mit 50 Betten auch ein Beobachtungskrankenhaus mit sieben Plätzen vorhielt, bis 1944 von Dr. Carl Pöhlmann geleitet und ebenso der Landesversicherungsanstalt Mecklenburg übereignet wurde.[148]

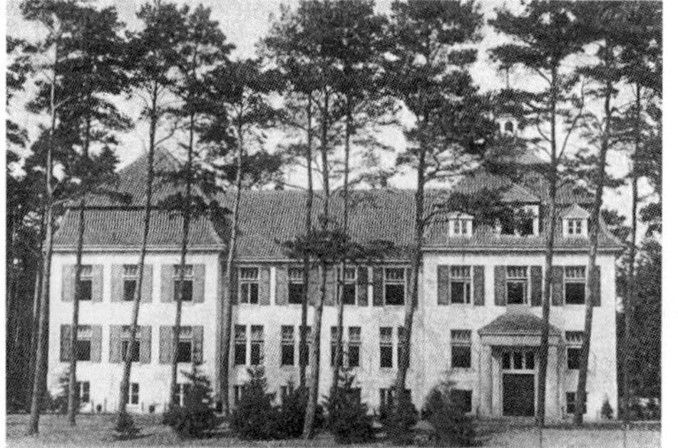

Lungenheilstätte Amsee

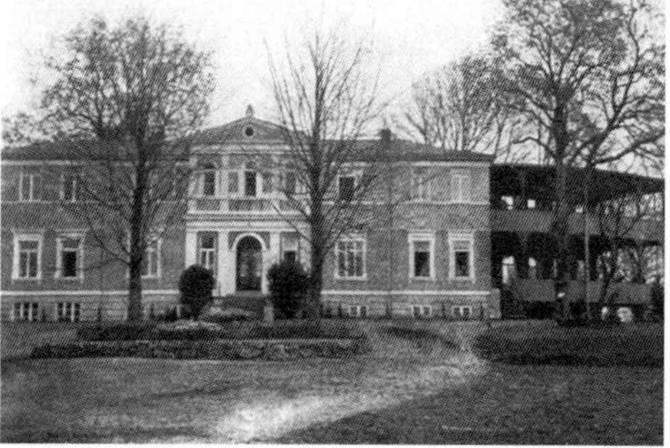

Tuberkulosekrankenhaus Lankow

An der 1881 gegründeten und 1912 erheblich erweiterten Kinderheilanstalt Bethesda in Bad Sülze wurden 1927 insgesamt 929 Kinder behandelt. Diese war „die größte Kinderheilanstalt Mecklenburgs“; ihre aus 80 Metern Tiefe heraufgepumpte Sole gehörte „zu den besten Deutschlands“. Noch in den 20er Jahren galt die Kinderheilanstalt Bethesda als „die wichtigste Anstalt des Landes im Kampf gegen die Tuberkulose“. Als Reaktion auf die Tatsache, daß „in Mecklenburg seither für die Unterbringung von Kindern, die an irgendeiner Tuberkuloseform litten, nur in äußerst unzureichender Weise gesorgt“ werden konnte und „meist monatelange Wartezeiten in Kauf genommen werden“ mußten, hatte sich die Landesversicherungsanstalt Mecklenburg darüber hinaus entschlossen, „eine eigene Kinderheilstätte zu errichten“. Daraufhin entstand die Kinderheilstätte Waren der Landesversicherungsanstalt, die Ende April 1926 mit zunächst zwei Häusern mit 88 bzw. 31 Betten in Betrieb genommen wurde und zu der später das Kinderheim Buchen mit 36 Betten[149] und dann noch

146) Pröhl: Entwicklung der Krebsstatistik, S. 59, 68.
147) NS-Gaudienst Mecklenburg, 14.3.1941.
148) Vgl. dazu Wilhelmi: Mecklenburgische Kranken-, Heil- und Pflege-Anstalten, S. 12 f., 38.
149) Ebenda, S. 21, 36.

die Kinderheilstätte Ecktannen hinzukamen. Die Errichtung von Tuberkulosekrankenhäusern und -heilstätten lag im Zug der Zeit, und auch die später anderswo gegründeten mecklenburgischen Einrichtungen waren Teil eines reichsweit bestehenden Netzes. 1926 existierten in Deutschland bereits 181 Tbc-Heilstätten für Erwachsene, 294 Kinderheilstätten, 116 Walderholungsstätten und 28 Waldschulen.[150]

Als erstes deutsches Land hatte Mecklenburg(-Schwerin) schon am 19. Februar 1924 ein Gesetz zur Bekämpfung der Tuberkulose erlassen, worin unter anderem bestimmt wurde, daß „die Ärzte verpflichtet" waren, „jede Erkrankung und jeden Todesfall an Tuberkulose, die zu ihrer beruflichen Kenntnis kommen, binnen drei Tage ... dem zuständigen beamteten Arzte ... anzuzeigen. Die Unterlassung der Anzeige wird mit Geldstrafe bis zur Höchstgrenze ... geahndet". Gefordert wurde nicht nur die Meldung des Auftretens von Lungentuberkulose, sondern auch diejenigen Fälle von Tuberkulose, die an anderen Körperteilen auftreten konnten, waren pflichtmäßig zur Anzeige zu bringen.[151]

Nach der Machtübernahme der Nationalsozialisten wurde der „Mecklenburgische Landesverein zur Bekämpfung der Tuberkulose" schrittweise gleichgeschaltet und schließlich vom Leiter des Amtes für Volkswohlfahrt in der Gauleitung Mecklenburg der NSDAP, Wilhelm Behr (1896-1943), übernommen.[152] Dieser würdigte im Frühjahr 1941 zwar, daß sich der Verein „in den Jahren des Bestehens unermüdlich und segensreich durch Aufklärungsvorträge in Wort und Bild sowie durch Leistungen von Zuschüssen zu den Kosten des Heilverfahrens gesundheitsfördernd eingesetzt" habe, und hob hervor, „daß der Verein in seiner Zeit tatkräftiger Vorkämpfer gewesen" sei und „alles getan" habe, „was in gesundheitsfürsorgerischer Beziehung auf dem Gebiete der Tuberkulose möglich" gewesen sei. Gleichwohl löste Behr den Verein aber mit der Begründung auf, daß „heute der Aufgabenkreis des Landesvereins als überholt gelten" müsse. Entsprechend der veränderten gesundheitspolitischen Doktrin der NS-Medizinalpolitik und der „neuen Zeit" seien jetzt „in der Gesundheitsführung neue Aufgabengebiete nicht nur in fürsorgerischer Hinsicht" entstanden; „in der heutigen Menschenführung" gehe es „ganz besonders in der Vorsorge um die Gesunderhaltung des deutschen Menschen".[153]

Mit der Auflösung des Landesvereins war jedoch keineswegs ein Ende der Tuberkulosebekämpfung verbunden; im Gegenteil: Diese wurde nunmehr von der NSDAP übernommen, die schon seit 1937 versucht hatte, die Führung auf diesem wichtigen gesundheitspolitischen Feld zu erlangen. Quasi als Konkurrenzorganisation zum Landesverein, der nun nicht mehr in die Zeit zu passen schien, hatte der Gauleiter Friedrich Hildebrandt bereits im April 1937 die „Gauarbeitsgemeinschaft zur Bekämpfung der Tuberkulose" gegründet. An die Stelle des zu liquidierenden Vereins sei nunmehr „die Partei [als] der Garant zur restlosen Durchführung aller Gesundheitsaufgaben und damit auch zur Bekämpfung der Tuberkulose" getreten. Ohne die Ärzteschaft und die medizinische Forschung auch nur zu erwähnen, galt zumindest ab 1941 das Diktum, die NSDAP würde „das gesamte Gebiet der fürsorgerischen und vorsorglichen Arbeit in der Tuberkulose" übernehmen.[154]

Wie war die Lage? Im Deutschen Reich sind **1933** insgesamt 47.676 Menschen an Tuberkulose gestorben;[155] diese tuberkulosebedingten Sterbefälle machten 6,5 Prozent aller 729.499 Todesfälle dieses Jahres aus, was etwas mehr als in Mecklenburg war.[156] Für die an Tuberkulose erkrankten Menschen bestanden 1933 im Deutschen Reich bereits 473 Tbc-Heilstätten, Tuberkulose-Krankenhäuser und Tbc-Abteilungen in Krankenanstalten, darunter allein 192 Tuberkulose-Krankenhäuser für Erwachsene, sowie 74 entsprechende Einrichtungen für Kinder.[157]

Betrachtet man die Zahlen der Tbc-bedingten Sterbefälle in Mecklenburg in längeren Linien, so fällt auf, daß dort im Jahre 1850 nur 149 Menschen an Tuberkulose gestorben sind; das waren 4,6 Prozent aller 3.264 in diesem Jahr an Krankheiten gestorbenen Personen.[158] Der Anteil der Tu-

---

150) Vgl. dazu: Reichsgesundheitsamt, S. 56.
151) Zitiert nach: Ärzteblatt für Norddeutschland, 1938, S. 601.
152) Geschäftsführer und Kassenwart blieb der im Ministerium für Unterricht, Kunst, geistliche und Medizinalangelegenheiten angestellte Amtsrat Anton Matthies (*1884).
153) NS-Gaudienst Mecklenburg, 14.3.1941.
154) Ebenda. Parteigenosse Anton Matthies avancierte jetzt zum „leitenden Sachbearbeiter" der Gauarbeitsgemeinschaft.
155) Davon 47,2 Prozent Frauen.
156) Berechnet nach: Statistisches Jahrbuch für das Deutsche Reich, 1935, S. 46 ff.
157) Vgl. dazu ebenda, S. 496, 498.
158) Berechnet nach: Vierteljahrsberichte des Mecklenburgischen Statistischen Landesamts, April-Heft 1938, S. 10 f. Die

berkulosetoten hat sich bis in die NS-Zeit nicht wesentlich erhöht:[159)] Von den 11.109 Sterbefällen, die **1935** in Mecklenburg registriert worden sind, starben 565 Menschen[160)] an Tuberkulose (5,1 Prozent). Von den 10.791 Sterbefällen des Jahres **1936** kamen in Mecklenburg 533 Menschen[161)] infolge einer Tuberkuloseerkrankung ums Leben (4,9 Prozent). Und unter den 10.957 Personen, die **1937** in Mecklenburg gestorben sind, befanden sich 552 tuberkulosebedingte Sterbefälle[162)] (fünf Prozent). In Mecklenburg war Tuberkulose zu dieser Zeit nach Altersschwäche, Krebs, Lungenentzündung, Herzkrankheiten und Gehirnschlag erst die sechshäufigste Todesursache.[163)]

Von den tuberkulosebedingten *Sterbefällen* zu unterscheiden sind die Tuberkulose*erkrankungen*, die nicht zwangsläufig zum Tode führen mußten. Bis 1933 waren die Zahlen der meldepflichtigen Erkrankungen an Tuberkulose in Mecklenburg bei leichten Schwankungen zunächst deutlich zurückgegangen;[164)] zwischen 1934 und **1938** hatte die Zahl der Tuberkulose*erkrankungen* jedoch um 46 Prozent zugenommen, wenngleich der Umfang der Tbc-bedingten *Sterbefälle* sich auf einem weiterhin moderaten Niveau bewegte.[165)] Besorgnis verursachte allenfalls die Tatsache, daß Tuberkuloseerkrankungen zu erheblichem Arbeitsausfall führten. An Tbc erkrankte Männer waren durchschnittlich 94 Tage, Frauen sogar 99 Tage arbeitsunfähig. 1938 sind durch das mecklenburgische Medizinaluntersuchungsamt 1.265 neue Fälle von Tuberkulose gemeldet worden;[166)] damit entfielen dort bereits 6,8 Prozent aller krankheitsbedingten Todesfälle auf Tuberkulosepatienten, im Reichsdurchschnitt waren es 6,5 Prozent.[167)] Ein Grund zur Beunruhigung oder gar zur Panik – wie sie im Frühjahr 1941 beim Gauleiter Hildebrandt zu beobachten war – bestand also keinesfalls oder noch nicht, auch wenn man berücksichtigt, daß die Zahl der im Deutschen Reich an Tuberkulose gestorbenen Personen zwischen 1932 (48.688) und 1937 (46.922) sogar leicht zurückgegangen war (-3,6 Prozent).[168)]

Auch im Deutschen Ärzteblatt ist im Herbst 1938 „ein Rückgang der Tuberkulosesterblichkeit in den letzten 50 Jahren“ vermeldet und behauptet worden, daß die Tuberkulose „keine Todesursache erster Ordnung mehr“ sei. Dabei konnten für die Frühzeit allerdings nur Zahlen aus Preußen herangezogen werden, da Reichszahlen nicht vorlagen. So wurde dargestellt, daß in Preußen zwischen 1881 und 1885 – berechnet auf 10.000 Einwohner – durchschnittlich 34,2 Männer und 28,4 Frauen an Tuberkulose gestorben sind. Reichszahlen lagen erst seit 1932 vor. Danach starben zwischen 1932 und 1934, wiederum auf 10.000 Einwohner bezogen, durchschnittlich nur noch 7,9 Männer und 6,8 Frauen an Tuberkulose. Bis 1936 hatten sich die Verhältnisse nicht wesentlich verändert; nunmehr wurden durchschnittlich 7,8 Männer und 6,4 Frauen auf 10.000 Einwohner als an Tuberkulose gestorben registriert.[169)]

Im Großdeutschen Reich starben **1939** bereits 51.195 Personen an Tuberkulose;[170)] dies waren zwar 7,3 Prozent mehr Menschen als noch 1933, was aber in erster Linie durch die Gebietserweiterungen, vor allem durch den „Anschluß“ Österreichs und die Okkupation des Sudetenlandes, bedingt war,[171)] also keine tatsächliche Erhöhung der Tbc-bedingten Sterbefälle im Altreich bedeutete. Diese 51.195 an Tuberkulose gestorbenen Menschen machten nach wie vor lediglich 5,1 Prozent aller (1.003.570)

Zahlen beziehen sich allein auf Mecklenburg-Schwerin.

159) Die nachfolgenden Zahlen sind berechnet nach: Vierteljahrsberichte des Mecklenburgischen Statistischen Landesamts, Oktober-Heft 1936, S. 2; Oktober-Heft 1937, S. 6; Oktober-Heft 1938, S. 7.

160) Darunter 272 Frauen = 48,1 Prozent.

161) Darunter 251 Frauen = 47,1 Prozent.

162) Darunter 253 Frauen = 45,8 Prozent.

163) Vierteljahrsberichte des Mecklenburgischen Statistischen Landesamts, Oktober-Heft 1936, S. 2; Oktober-Heft 1937, S. 6; Oktober-Heft 1938, S. 7.

164) Amtlich gemeldete Fälle von Tuberkuloseerkrankungen in Mecklenburg: 1928: 1.369 Fälle, 1929: 1.229, 1930: 1.053, 1931: 942, 1932: 1.065 und 1933: 910 Fälle.

165) Berechnet nach: Staatshandbuch für Mecklenburg, 1939, T. III, S. 47, und Statistisches Jahrbuch für das Deutsche Reich, 1935, S. 499.

166) 1934 waren es erst 866 Fälle gewesen. Vgl. dazu: Staatshandbuch für Mecklenburg, 1939, T. III, S. 47.

167) Berechnet nach: Statistik des Deutschen Reichs, Bd. 587/2, S. 140 f., 158 f.

168) Vgl. dazu Berger: Die Hauptergebnisse aus der Todesursachenstatistik, S. 29-37, 53-58.

169) Deutsches Ärzteblatt, 1938, S. 733.

170) Darunter 22.709 Frauen = 44,4 Prozent.

171) Im nunmehrigen Protektorat Böhmen und Mähren starben 1939 mindestens 9.035 Männer und Frauen an Tuberkulose.

Sterbefälle des Deutschen Reichs im Jahre 1939 aus.[172] 1939 bestanden im territorial erheblich ausgedehnten Großdeutschen Reich nur noch 436 Tbc-Heilstätten, Tuberkulose-Krankenhäuser und Tbc-Abteilungen in Krankenanstalten (fast acht Prozent weniger als noch 1933), darunter allein 208 Tuberkulose-Krankenhäuser für Erwachsene sowie 69 entsprechende Einrichtungen für Kinder.[173]

Dies war die Konstellation, in der die von Friedrich Hildebrandt in Mecklenburg initiierte „Gauarbeitsgemeinschaft zur Bekämpfung der Tuberkulose" ihre Tätigkeit aufnahm. Seinem Mann für das Gesundheitswesen der Partei, dem Gauobmann des NS-Ärztebundes Dr. Wilhelm Breßler, zugleich Leiter der Landesstelle Mecklenburg der Kassenärztlichen Vereinigung Deutschland sowie Chef der mecklenburgischen Ärztekammer, fiel die Aufgabe zu, die Tätigkeit der Arbeitsgemeinschaft zu popularisieren und möglichst große Teile der Ärzteschaft in die Tätigkeit der Tuberkulosebekämpfung einzubeziehen. Nach Breßler bestand die „Hauptaufgabe" der Gauarbeitsgemeinschaft darin, „an Tuberkulose erkrankte Volksgenossen möglichst schnell einem Heilverfahren zuzuführen". Dabei sei man „auf die Mitarbeit und die Hilfe der praktischen Ärzte des Landes angewiesen", denn sie seien es, „in deren Behandlung die erkrankten Volksgenossen zuerst kommen". Die Ärzte wurden aufgefordert, „alle Fälle, besonders bei Erwachsenen, die auf Lungentuberkulose verdächtig sind, möglichst beschleunigt einem Heilverfahren zuzuführen"; außerdem seien „alle Fälle von festgestellter Tuberkulose dem Staatlichen Gesundheitsamt zu melden". Zur „Frühdiagnose" seien „alle diagnostischen Hilfsmittel" anzuwenden; gemeint waren „Auswurfuntersuchungen, Temperaturmessungen und Feststellung der Blutsenkungsgeschwindigkeit". Wenn aber „auch nur der leiseste Verdacht einer Lungentuberkulose" bestehe, „so ist eine Röntgenuntersuchung unerläßlich. Ihre Unterlassung ist ein Kunstfehler", denn „sie allein vermag in erster Linie die Diagnose zu sichern". Breßler war durchaus bewußt, daß „der Mehrzahl der praktischen Ärzte ein ausreichendes Röntgeninstrumentarium nicht zur Verfügung" stand; deshalb sollten „alle verdächtigen Fälle ... der nächsten Lungenfürsorgestelle zur Entscheidung" zugeführt werden, die ihrerseits „eine Röntgenuntersuchung zur Sicherung der Diagnose vornehmen" sollte.[174]

Dazu waren in Mecklenburg Tuberkulosefürsorgestellen eingerichtet worden: für den Stadt- und Landkreis **Güstrow** in Bützow, in Güstrow und im Genesungsheim Waldeck, die von den Ärzten Dr. Franz Bachmann, Dr. Johann Lagemann und Dr. Theodor Plieninger geleitet wurden; für den Kreis **Hagenow** in Boizenburg, Hagenow, Lübtheen und Wittenburg, wo der Kreismedizinalrat Dr. Wilhelm Dopheide die Tbc-Untersuchungen leiten sollte; für den Kreis **Ludwigslust** in Ludwigslust, wo der Amtsarzt Dr. Arthur Radloff verantwortlich war. Im Kreis **Malchin** bestanden Untersuchungsstellen in Dargun, Gnoien, Malchin, Stavenhagen und Teterow, die alternierend von Dr. Werner Sick aufgesucht wurden. Der Kreis **Stargard** verfügte über Röntgeneinrichtungen in den Fürsorgestellen in Friedland, Fürstenberg, Neubrandenburg, Neustrelitz und Woldegk, die von Dr. Kurt Falckenberg betreut wurden; im Kreis **Parchim** fanden Röntgenuntersuchungen in Goldberg, Lübz, Parchim und Plau statt, die von Dr. Gerhard Herrmann und dem Amtsarzt Dr. Ulrich Pfautsch durchgeführt wurden. Für die Lungenuntersuchungen in den Kreisen **Rostock-Stadt** und **Rostock-Land** mit den Fürsorgestellen in Bad Doberan, Bad Sülze, Kröpelin, Marlow, Rostock, Ribnitz, Tessin und Wustrow war Dr. Axel Hübener zuständig. Der Lübecker Lungenfacharzt Dr. Friedrich Biemann agierte als Tuberkulose-Fürsorgearzt für den Kreis **Schönberg** mit den Fürsorgestellen in Grevesmühlen und Schönberg. Im Stadt- und Landkreis **Schwerin** bestand nur eine Untersuchungsstelle in der Landeshauptstadt, die von Dr. Carl Pöhlmann betreut wurde; Dr. Fritz Scheurlen übernahm das Lungenröntgen für den Kreis **Waren** in den Fürsorgestellen Amsee, Malchow, Penzlin und Röbel; und für den Stadt- und Landkreis **Wismar** mit den Fürsorgestellen in Brüel, Neubukow, Neukloster und Wismar war Dr. Paul Schubert zuständig.[175] All dies war gut gemeint, bezeichnete dennoch eine deutliche Unterversorgung. Die wenigen Röntgenstationen konnten nicht flächendeckend agieren, die Sprechstunden fanden zu selten statt, die Ergebnisse kamen zu langsam, das Verfahren war zu teuer, und es gab nur wenige röntgenologisch fachkundige Ärzte.

172) Berechnet nach: Statistisches Jahrbuch für das Deutsche Reich, 1941/42, S. 82-85.
173) Berechnet nach ebenda, S. 614, 616.
174) Ärzteblatt für Pommern und Mecklenburg, 1937, S. 240 f.
175) Ebenda, S. 240 ff.

Da ließ eine Meldung aufhorchen. Der Sicherheitsdienst der SS hielt Ende 1938 fest, daß „auf wissenschaftlichem Gebiet in diesem Jahr eine äußerst wichtige Erfindung bekannt geworden" sei, und zwar „die Röntgenschirmbild-Fotografie. Durch diese Erfindung" werde „es ermöglicht, große Reihen von Röntgenuntersuchungen mit sehr geringen Unkosten zu veranstalten. Praktisch erprobt wurde diese Erfindung erstmalig in großem Umfang im SS-Lager auf dem Reichsparteitag".[176] Gauleiter Hildebrandt reagierte schnell und trat mit dem Radiologen Prof. Dr. Hans Holfelder (1891-1944) in Kontakt, der nicht nur Direktor des Röntgeninstituts der Universität in Frankfurt/Main, sondern zu dieser Zeit auch SS-Standartenführer war – zwei Funktionen, die ihm Zugriff auf benötigte Ressourcen erlaubten. Was hatte es mit dem neuen Verfahren auf sich? Holfelder publizierte seine Idee und warb für das von ihm entwickelte Verfahren in der mecklenburgischen Ärztepresse: Er hielt „einen wirksamen Kampf gegen die Lungentuberkulose nur [für] möglich, wenn man lückenlos die ganze Bevölkerung eines Bezirkes einer Reihenröntgenuntersuchung zuführt. Bisher war dies einfach aus finanziellen Gründen nicht möglich, da die einzelne Röntgenaufnahme viel zu teuer war, außerdem ließen sich die Röntgenaufnahmen nicht schnell genug hintereinander anfertigen".[177]

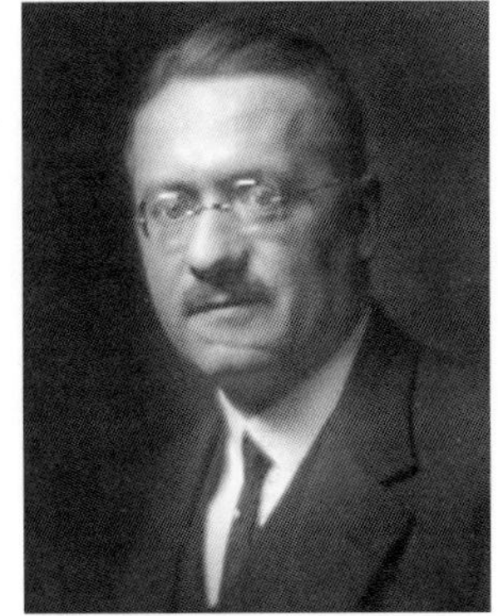
Hans Holfelder

Holfelder erläuterte, daß die bislang praktizierte „Röntgendurchleuchtung nicht das taugliche Mittel" für ein Massenscreening sei. Denn dieses Verfahren lasse sich nur von einem „gut ausgebildeten und geübten Arzt durchführen", und dieser sei „aus technischen Gründen [Strahlung] in der Zahl der von ihm wöchentlich zu leistenden Röntgendurchleuchtungen auf einige Hundert begrenzt". Außerdem habe man „einfach nicht genügend Ärzte, um den Volksröntgenkataster auf Grund des Durchleuchtungsbildes aufzustellen". Hinzu komme aber noch „der Nachteil" einer Durchleuchtung, „daß das Durchleuchtungsbild nur vom Arzt visuell aufgenommen", „nicht als objektives Dokument festgehalten" und auch später nicht in Ruhe betrachtet werden könne.[178]

Dies sei „heute anders. Es ist heute möglich, das große Leuchtschirmbild, das von den Röntgenstrahlen erzeugt wird, auf einem Kleinbildformat abzufotografieren und dadurch billiger zu gestalten". Es sei ihm, Holfelder, gelungen, dafür „eine Apparatur zu entwickeln und mit Hilfe von Sanitätstrupps der SS eine Organisation zu schaffen, die es gestattet, mit großer Geschwindigkeit von einem großen Personenkreis exakte und genaue Röntgenaufnahmen zu machen und, was das Wichtigste dabei ist, mit dieser Apparatur in Betriebe zu gehen, auf die Dörfer und die Güter fahren zu können. Durch diese Organisation ist es uns möglich, die einzelne Röntgenaufnahme zum Selbstkostenpreis von RM 0,50 herzustellen. Das ist der 20. Teil des Betrages, den sonst eine Röntgenaufnahme kostet".[179]

Im Herbst 1938 hatte Holfelder „mit ausgesuchten SS-Sanitätsmännern einen motorisierten Röntgenzug gebildet", der „für Rekrutenuntersuchungen bei Wehrmacht, SS und Arbeitsdienst und danach für größere Reihenuntersuchungen von Gefolgschaften größerer und kleinerer Betriebe ... zum Einsatz kam".[180] Das Verfahren sei jetzt ausgereift: „Wir haben bisher durch die Röntgentrupps der SS über 100.000 Aufnahmen angefertigt und konnten dabei über 1.600 Lungenkrankheiten und über 2.500 Herzkrankheiten ermitteln, die den Betreffenden nicht bekannt waren und die durch die rechtzeitig erfolgte Entdeckung im Frühstadium nunmehr zur Ausheilung gebracht werden können. Allein durch die frühzeitige Feststellung der Lungentuberkulose konnte abschätzungsweise die Ansteckung von 10.000 Personen verhindert werden." Holfelder warb für eine „systematische Unter-

176) Meldungen aus dem Reich, S. 110 (Jahreslagebericht 1938). Prof. Dr. Hans Holfelder, Leiter dieser Aktion, berichtete später, daß es mit der von ihm entwickelten Apparatur gelungen sei, auf dem Reichsparteitag in Nürnberg „innerhalb von sechs Tagen 10.500 SS-Männer aufzunehmen und dabei 0,87 v.H. auf aktive Tuberkulose verdächtige Männer zu greifen". Holfelder: Der Röntgenkataster, S. 733.

177) Holfelder: Die Bedeutung der Röntgenreihenbilduntersuchung, S. 184.

178) Holfelder: Der Volksröntgenkataster, S. 734.

179) Holfelder: Die Bedeutung der Röntgenreihenbilduntersuchung, S. 184.

180) Holfelder: Der Volksröntgenkataster, S. 734.

suchung" der Bevölkerung. „Gauleiter Hildebrandt" habe „als einer der ersten politischen Führer die große Bedeutung dieses neuen Verfahrens erkannt und beschlossen, dieses Verfahren unverzüglich in den Dienst der mecklenburgischen Bevölkerung zu stellen".[181)]

Zunächst war „die Arbeit unserer SS-Röntgentrupps nicht einfach, denn wir müssen die komplizierte Apparatur immer wieder neu aufstellen und montieren und müssen andererseits auch dafür Sorge tragen, daß die Belichtungsbedingungen für jeden einzelnen Menschen seiner Körperform und Größe entsprechend abgestuft werden, damit jede einzelne Röntgenaufnahme auch so gut wird, daß sie einen sicheren und wertvollen Aufschluß über den Gesundheitszustand von Lunge und Herz des Betreffenden gibt ... Wir haben dafür zur Zeit nur vier solche Röntgentrupps zur Verfügung, die so ausreichend ausgerüstet und ausgebildet sind, daß sie wirklich zuverlässige Aufnahmen machen können. Allerdings leistet jeder einzelne Trupp durchschnittlich 1.500 bis 2.500 einzelne Aufnahmen. Wir haben der großen gesundheitspolitischen Führung des Gauleiters Hildebrandt gern entsprochen, indem wir unsere gesamte Organisation, d.h. alle vier Röntgentrupps, für die Röntgenuntersuchung der mecklenburgischen Bevölkerung zur Verfügung stellen. Es wird damit erstmalig in einem deutschen Gau die Möglichkeit gegeben, einen lückenlosen Volksröntgenkataster herzustellen, der für die Gesundheitsführung der gesamten Bevölkerung genauso nützlich und wertvoll wie für die Gesundheitsführung jedes einzelnen sein wird. Der Volksröntgenkataster wird ein Zentralarchiv in Schwerin erhalten. Die dort aufbewahrten Röntgenaufnahmen können dann später mecklenburgischen Ärzten auf Anforderung jederzeit in Form von Abzügen oder Vergrößerungen zugängig gemacht werden." Holfelder hoffte, daß „die Bevölkerung Mecklenburgs durch verständnisvolle Zusammenarbeit mit den Behörden von Partei und Staat diese einmalige Gelegenheit zu einer objektiven Überprüfung des Gesundheitszustandes des einzelnen lückenlos ausschöpfen" werde, wodurch „ein ungeahnter Fortschritt in dem allgemeinen Gesundheitszustand und im gesamten Wohlstand der mecklenburgischen Bevölkerung erzielt werden" könne, „der sich schon in wenigen Jahren allgemein fühlbar machen dürfte".[182)]

Gauleiter Hildebrandt, „der den Fragen der Gesundheitsführung stets ein besonderes Interesse entgegengebracht hatte" und durch die sich „widersprechenden Zahlenangaben seiner sachverständigen ärztlichen Berater" verunsichert war, war gern bereit, „nach einem möglichst objektiven Suchverfahren zu greifen, um den Kampf gegen die Volksseuche Tuberkulose auf der Basis eines gesicherten Tatsachenmaterials aufzunehmen". Anfang 1939 war es soweit. Der Gauleiter war „gewillt, den gesamten Parteiapparat zur Erfassung jedes einzelnen Volksgenossen, ähnlich wie bei einer Reichstagswahl, zum Einsatz zu bringen", und Holfelder hatte ihm „seine ausgebildete Röntgenreihenbild-

181) Ders.: Die Bedeutung der Röntgenreihenbilduntersuchung, S. 184. Dr. Carl-Hermann Lasch, Rostocker Röntgenologe, stellvertretender Leiter der Deutschen Röntgengesellschaft und führender deutscher Krebsstatistiker, erläuterte Anfang 1939 noch einmal das neue Verfahren: „Bei den [klassischen] Röntgenuntersuchungen innerer Organe ist zu unterscheiden zwischen der Durchleuchtung und der fotographischen Aufnahme. Bei der Durchleuchtung fallen die Röntgenstrahlen, nachdem sie den Körper durchsetzt haben, auf einen besonders präparierten Leuchtschirm und erzeugen hier ein Schattenbild der inneren Organe, das vom Untersucher unmittelbar betrachtet wird. Bei der Aufnahme tritt anstelle dieses Leuchtschirms ein fotographischer Film, der nach seiner Belichtung in üblicher Weise entwickelt und dann erst in Augenschein genommen wird. Der Röntgenfilm wird also anstelle des Leuchtschirmes direkt von den Röntgenstrahlen getroffen. Sein Format muß sich daher der Größe des untersuchten Organs anpassen. Während eine Durchleuchtung meist längere Zeit dauert – durchschnittlich fünf bis zehn Minuten –, wird der fotographische Film nur Bruchteile von Sekunden belichtet. Der fotographische Film liefert uns gegenüber der Durchleuchtung eine objektive, dokumentarische Unterlage von bleibendem Wert." Außerdem würden auf Film „Feinheiten festgehalten, die bei der Durchleuchtung häufig nicht erkannt werden können", weil der Film „wesentlich empfindlicher ist als das menschliche Auge". Beide Verfahren hätten Nachteile: Bei einer Durchleuchtung seien es die lange Zeitdauer und die Ermüdung des Auges des Betrachters, der deshalb täglich nur 30 bis 40 Untersuchungen vornehmen könne. Aber auch die fotographische Aufnahme sei für Massenuntersuchungen wegen der hohen Kosten nicht vertretbar, benötige man für Lungenuntersuchungen doch einen Film von der Größe 30x40 Zentimeter. Hier komme nun das neue Verfahren zum Zuge, die Schirmbildfotographie: Eine Kamera photographiere das auf dem Leuchtschirm entstehende Schattenbild. Das Format der Kamera und des verwendeten Films könne dabei beliebig klein sein, es genüge ein „Kleinbild im Leica-Format ... Durch Projektion des Kleinfilmes auf einen Schirm wird das Bild später vergrößert und betrachtet". Diese „indirekte Schirmbildfotographie eignet sich zu Massenuntersuchungen und es ist möglich, anhand feststellbarer gröberer Veränderungen Erkrankungen gewissermaßen auszusieben. Die genaue Untersuchung muß dann [nur noch] in allen ausgesiebten Fällen durch eine normale direkte Röntgenuntersuchung in bisher üblicher Weise erfolgen". Lasch: Röntgenologische Massenuntersuchungen, S. 26 f.

182) Ders.: Die Bedeutung der Röntgenreihenbilduntersuchung, S. 184.

nertruppe der SS zur technischen Ausführung der Untersuchungen zur Verfügung" gestellt. Von der zeitgenössisch virulenten Vision des „gläsernen Menschen" durchdrungen, verbanden Partei-, SS- und Medizinalfunktionäre hier seuchenmedizinische und sozialhygienische Aspekte mit bevölkerungspolitischen Zielsetzungen sowie arbeits- und leistungsmedizinischen Ambitionen. Der SS-Röntgenspezialist Holfelder war sich des zumindest rechtsfreien Rahmens dieses Massenscreenings durchaus bewußt, das ohne die Hilfe der NS-Organisationen nicht durchzuführen gewesen wäre: „Ein solcher Volksröntgenkataster kann ohne gesetzlichen Zwang in nahezu vollzähliger Erfassung der gesamten Bevölkerung und in so kurzer Zeit nur mit Hilfe der NSDAP erstellt werden, die ihrerseits wiederum mit Hilfe der NSV in der Lage ist, die vollständige Erfassung auch des letzten Volksgenossen und seine Heranführung an die Reihenbildner zu gewährleisten." Holfelder rückblickend: „Die Erfassung der Menschen geschah unter Führung der NSV und unter Beteiligung des gesamten Parteiapparates der NSDAP", und es könne „als ein gutes Zeichen für eine gute propagandistische und psychologische Vorbereitung gewertet werden, daß es gelang, ohne jeden gesetzlichen Zwang 95 Prozent der [erwachsenen] Bevölkerung an den Röntgenreihenbildner zu bringen". Gauleiter Hildebrandt habe geschickt argumentiert: „Jeder zahle diesen Unkostenbeitrag von 0,50 RM selbst, er trinke dafür ein Glas Bier weniger oder kaufe eine Schachtel Zigaretten weniger, so tut er doppelt etwas für seine Gesundheit!"

Um in Mecklenburg agieren zu können, wurden die Röntgenapparaturen in speziell ausgerüsteten und von der Firma Siemens hergestellten Bussen bzw. Autozügen installiert, so daß sich die Menschen nicht mehr zu den Röntgeneinrichtungen begeben mußten, sondern die fahrbaren Röntgenstationen alle Orte und die dort lebende Bevölkerung erreichen konnten. „Die Untersuchungen wurden so durchgeführt, daß die Röntgentrupps von Dorf zu Dorf und von Fabrik zu Fabrik fuhren, so daß der schaffende Mensch einen möglichst kurzen Anmarschweg zum Röntgenapparat hatte." In einer Stunde konnten so 600 fotographische Aufnahmen von den Leuchtschirmen der Röntgenapparate gemacht werden.[183]

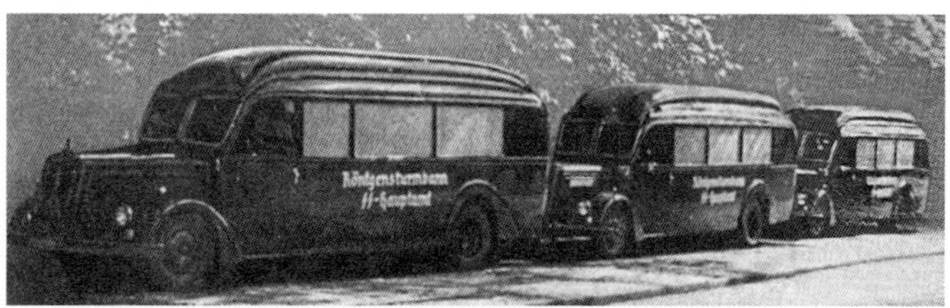

Autozug der Röntgenaktion (Aufschrift: Röntgensturmbann SS-Hauptamt)

In nur vier Monaten, von Mitte März bis Mitte Juli 1939, wurden in Mecklenburg fast 650.000 Menschen „durchleuchtet" und von ihnen Thorax-Aufnahmen angefertigt, die parallel dazu von einem eigens geschulten Ärztestab am Röntgeninstitut der Universität Frankfurt/Main analysiert und umfassend dokumentiert wurden. Diese „Annäherungsdiagnosen" gaben dann „dem Betriebsarzt und dem Hausarzt bzw. dem Gesundheitsamt den Fingerzeig, in welcher Richtung die weitere ärztliche Untersuchung der ‚beanstandeten' Personen zweckmäßig zu erfolgen" habe. Damit sei „für eine wirksame Seuchenbekämpfung der Tuberkulose die so lange ersehnte Grundlage gewonnen", und das zum Selbstkostenpreis, denn „die laufenden personellen und sachlichen Unkosten einschließlich der ärztlichen Auswertung der Röntgenaufnahmen werden durch 0,50 RM pro Aufnahme gedeckt, und diese lassen sich durch jeden einzelnen Volksgenossen selbst unschwer aufbringen".[184]

Was war das Ergebnis dieser ersten Massenuntersuchung der Bevölkerung eines ganzen deutschen Landes? Nach einer ersten Auswertung dieser Durchleuchtungsaktion, bei der bis zum Frühsommer 1939 die Röntgenaufnahmen von immerhin 644.500 Mecklenburgern (71,6% der gesamten Wohnbevölkerung; geröntgt wurden allerdings nur die Erwachsenen) analysiert worden waren, konnten lediglich 8.940 frische tuberkuloseverdächtige Erkrankungsfälle festgestellt werden (1,4% aller Untersuchten); hinzu kamen 28.751 Personen (4,5% der Untersuchten) mit einer „völlig ausgeheilten Tuberkulose".[185] Alles in allem kein beunruhigendes Ergebnis, wenngleich die Tatsache zu beach-

183) Ders.: Der Volksröntgenkataster, S. 734. Ob tatsächlich alle 60 Städte und die 1.606 Gemeinden des Landes aufgesucht wurden, bleibt unklar.

184) Ders.: Der Einsatz des Röntgensturmbanns, S. 493 ff.

185) Ders.: War die Röntgenreihenuntersuchung im Gau Mecklenburg ein Erfolg?, S. 3 f. Dort auch weitere Zahlen zu ermittelten Veränderungen oder Erkrankungen der Lunge, des Herzens und der Wirbelsäule; nur drei Prozent aller

ten ist, daß Tuberkulose als hochansteckend galt und wirksame Medikamente oder Impfstoffe noch nicht zur Verfügung standen.

Nachdem in Westfalen als zweitem deutschen Gau zwischen Oktober 1939 und Juli 1940 ebenfalls ein Großteil der Bevölkerung (947.000 Personen) geröntgt worden war, lagen erstmals Vergleichswerte vor. Diese Vergleichsuntersuchung habe gezeigt, „daß in Westfalen die Zahl der akuten und ausgeheilten tuberkulösen Erkrankungen wesentlich höher war als in Mecklenburg".[186)]

Schon auf der Grundlage der vorliegenden Zahlen der landesweiten Röntgenaktion hatte der Gauleiter im Sommer 1939 für Mecklenburg den „medizinischen Notstand" ausgerufen und am 12. Juli 1939 eine Aktion zur Beschlagnahme von mindestens 55 kirchlich geführten Alters- und Siechenheimen, Diakonissenhäusern, Erholungsheimen und Hospizen, Anstalten der Kinderfürsorge, Einrichtungen der Wandererfürsorge, Erziehungsanstalten und Mädchenheimen sowie Gemeindehäusern und kirchlichen Verwaltungsstellen mit insgesamt mindestens 2.608 Plätzen/Betten durchführen lassen und deren Übertragung an bzw. Unterstellung unter die NS-Volkswohlfahrt veranlaßt.[187)]

Von allen Leitern der Staatlichen Gesundheitsämter wurde für das Jahr 1939 eine deutliche Zunahme an Tuberkulosefällen gemeldet, was jedoch in den meisten Fällen auf die gründliche „Durchleuchtung" und konsequente Erfassung der Tbc-Kranken in der Volksröntgenaktion vom Frühjahr 1939 zurückgeführt wurde.[188)] Als jedoch die Amtsärzte **1940** und **1941** von einer deutlichen Zunahme der Erkrankungs- und Sterbezahlen berichteten und zugleich feststellen mußten, daß die Krankenhäuser und Heilstätten die Tbc-Kranken kaum noch aufnehmen konnten, stieg die Beunruhigung des Gauleiters erheblich. Auf einer Besprechung mit den höchsten Parteifunktionären und Landräten Mecklenburgs berichtete er im Frühjahr 1941: „Die Tuberkulose und der Krebs ... kommen so stark auf in Mecklenburg, daß zusehends von Monat zu Monat die Ziffer steigt." Der zuständige Amtschef der NS-Volkswohlfahrt, Wilhelm Behr, hatte den Überblick über die Infektionszahlen verloren: „Ich weiß die Zahl nicht", und er meinte: „Wir können heute praktisch nichts mehr leisten, weil wir die Kranken nicht mehr loswerden. Die wenigen Heilstätten sind restlos überfüllt."[189)]

Als nahezu einzige Behandlungsmöglichkeit für an Tuberkulose erkrankte Menschen kam eigentlich nur die konsequente Isolierung des Betroffenen und seiner Kontaktpersonen in Betracht; eine Maßnahme, die bis zur Ausheilung der Krankheit etwa drei Wochen andauern sollte. Eine Isolierung im häuslichen Umfeld war schon angesichts der Wohnungssituation in den meisten Fällen unmöglich. Einen Ausweg suchte man in der Errichtung von Isolierungsbaracken, die in der Nähe von Krankenhäusern aufgestellt wurden. Ein anderes Mittel bestand für den Gauleiter in der Räumung

---

Aufnahmen waren „technisch unbrauchbar". Gewissermaßen nebenbei wurde entdeckt, „daß 106 Mecklenburger ihr Herz nicht auf der linken, sondern auf der rechten Seite tragen"; ebenda.

186) Deutsches Ärzteblatt, 1940, S. 467. Anläßlich des Todes des nunmehrigen SS-Oberführers Hans Holfelder, der „am 15. Dezember 1944 bei Budapest im Kampf gegen den Bolschewismus gefallen" war, hielt der Präsident des Reichs-Tuberkulose-Ausschusses, Dr. Otto Walter (*1890), in einem Nachruf fest: „Rund 20 Millionen der Bevölkerung, darunter abgeschlossene Bezirke wie Mecklenburg, Württemberg und Westfalen, sind vollständig untersucht worden; darüber hinaus Städte, besonders gefährdete Kreise und große Betriebe, die rückgewanderten Volksdeutschen, ausländische Arbeitskräfte an den Grenzübertrittsstellen, die Truppen verbündeter Mächte usw. ... Mit seinen Taten hat er sich selbst ein Denkmal gesetzt." Die Gesundheitsführung. Ziel und Weg, 1945, S. 7.

187) Vgl. dazu: LKAS, Oberkirchenrat, Generalia, Nr. 1423 (Liste der beschlagnahmten Anstalten und Höhe der beschlagnahmten Gelder und Konten, 1939/40). Diese Maßnahme mußte nach Protesten der Kirche teilweise zurückgenommen werden. Auf einer im Reichsinnenministerium durchgeführten Besprechung hatte der Gauleiter am 8.8.1939 seine Beweggründe erläutert, assistiert vom Reichsgesundheitsführer, der erklärt hatte, daß „die Zahl der Betten für die Aufnahme Tuberkulosekranker in Mecklenburg völlig unzureichend" sei, so daß „in der Tat ein Notstand anerkannt werden müsse", der „unverzüglich besondere Maßnahmen erfordere". Demgegenüber war vom Reichsinnenministerium erklärt worden, daß die von Hildebrandt getroffenen Maßnahmen derzeit der gesetzlichen Grundlage entbehrten und zurückzunehmen seien. Dagegen gab der Beauftragte des Stellvertreters des Führers eine Erklärung ab, wonach dieser „wünsche, daß die Maßnahme des Reichsstatthalters in vollem Umfange gedeckt würde". BA, R 18, Nr. 5600, Bl. 257 ff. sowie ebenda, R 43 II/652 a, Bl. 2 ff.

188) Vgl. dazu die Jahresberichte der Staatlichen Gesundheitsämter in: LHAS, 5.12-7/1, Nr. 9860, sowie das Kapitel: Gesundheitsverhältnisse, gesetzliche Grundlagen und berufliche Rahmenbedingungen für das Wirken der mecklenburgischen Ärzteschaft 1939-1945, S. 143 ff.

189) Tagung der Gauamtsleiter und Kreisleiter der NSDAP sowie der Landräte am 15.4.1941; hier zitiert nach Buddrus: Mecklenburg im Zweiten Weltkrieg, S. 139 f. In Mecklenburg bestanden seit Kriegsbeginn nur noch vier für Tuberkulosekranke bestimmte Krankenanstalten mit 390 planmäßigen Betten. Andere an Tbc erkrankte Personen hatte man bislang in Krankenanstalten und Heilstätten außerhalb Mecklenburgs verlegt bzw. abgeschoben, die nun ebenfalls ausgelastet bzw. überfüllt waren.

sowie in der Umwidmung von anderen Krankenanstalten. So hatte er etwa das über 180 Plätze verfügende Diakonissenhaus Lobetal und das 30 Plätze vorsehende Kinderheim des Diakonissenhauses in Lübtheen räumen lassen: „Die Idioten habe ich dahin bringen lassen, wo sie hingehören, die Alten in ihre Gaue."[190] Außerdem hatte der Gauleiter versucht, mit der T4-Zentrale Kontakt aufzunehmen, und „gefragt, ob es nicht möglich ist, daß auch Mecklenburg einen Teil seiner unheilbar Kranken an andere Anstalten, die dazu eingerichtet sind, abgeben kann"; dies sei in Berlin abgelehnt worden. Nun wisse er nicht, wie „die Infektionskranken unterbringen. Es ist beängstigend, wie die Zahl gestiegen ist ... Wahrscheinlich werde ich noch außerordentlich harte Maßnahmen ergreifen müssen ... Es werden in der nächsten Zeit (das bitte ich streng vertraulich zu bewahren und als Dienstgeheimnis aufzufassen) auch unsere Anstalten überprüft werden ... Ich muß auch unsere unheilbar Kranken in Reichsanstalten unterbringen lassen[191] ... Ich muß unsere kleinen Anstalten frei haben".[192] Hildebrandts neuer Mann für das Gesundheitswesen, der Leiter des Amtes für Volksgesundheit der Gauleitung, Gauobmann des NSDÄB und Chef der Ärztekammer, Dr. Friedrich Focke, suchte Kenntnis zu dokumentieren und Härte zu beweisen, als er meinte: „Das Wichtigste an der Tuberkulosebekämpfung ist zweifellos die Isolierung der offenen Tuberkulose. Wenn jetzt von Seiten der Betroffenen oder Angehörigen dagegen angegangen wird, wenn sie nicht wollen, dann müssen diese Kranken und die dagegen Angehenden als Asoziale angesehen werden.[193] Diese Auffassung ist bereits in Thüringen im Jahre [19]33/34 mit Erfolg angewandt worden. Da sind die schwer Ansteckenden in eine Kaserne gebracht worden und sind da weiter verpflegt worden, bis sie gestorben sind. Sie wären sonst auch zu Hause gestorben.[194] Aber welches wahnsinnige Unheil ein einziger spuckender

---

190) Tagung der Gauamtsleiter und Kreisleiter der NSDAP sowie der Landräte am 15.4.1941; hier zitiert nach Buddrus: Mecklenburg im Zweiten Weltkrieg, S. 141. Offenbar ist ein Teil der geistig behinderten Kinder sowohl in die Anstalt Sachsenberg als auch in andere Tötungsanstalten verbracht worden, die Erwachsenen in ihre Herkunftsorte bzw. in die Anstalt Steinthal im Harz. Für die zu tötenden Insassen aus mecklenburgischen Heil- und Pflegeanstalten war bis Oktober 1940 die Anstalt Brandenburg, ab November 1940 die Anstalt Bernburg zuständig. Zum Schicksal der Kinder aus Lobetal vgl. Haack/Kasten/Pink: Die Heil- und Pflegeanstalt Sachsenberg-Lewenberg, S. 91-96.

191) Gemeint war offensichtlich, diese dort ermorden zu lassen.

192) Tagung der Gauamtsleiter und Kreisleiter der NSDAP sowie der Landräte am 15.4.1941; hier zitiert nach Buddrus: Mecklenburg im Zweiten Weltkrieg, S. 143.

193) Derartige Einstufungen entsprachen den zeitgenössisch verbreiteten Auffassungen. So ist in einer vom Reichsausschuß für Volksgesundheitsdienst weitverbreiteten Aufklärungsschrift unter dem Rubrum „Maßnahmen gegen asoziale Tuberkulöse" herausgestellt worden, daß – wenn Kranke sich „uneinsichtig" zeigen und sich den Anordnungen der Gesundheitsämter oder der Fürsorgestellen „widersetzen" – „nichts anderes übrig" bleibe, „als mit Zwangsmaßnahmen vorzugehen. Zwar biete die Gesetzgebung des Reiches und der Länder noch nicht überall die nötige Grundlage für eine Zwangsunterbringung", doch gäbe es durchaus „Möglichkeiten, wenigstens die schwersten Schäden auszumerzen". So sei es nach § 1666 BGB immerhin möglich, „verantwortungslosen Eltern das Sorgerecht für ihre Kinder zu entziehen"; außerdem ließen sich „grobe Mißstände mit Hilfe der Polizei beseitigen", da diese befugt sei, „Zustände abzustellen, aus denen sich eine bestehende oder drohende Gefahr für andere" ergebe. Vorrang habe jedoch die „Aufklärung", die den „Widersetzlichen die Folgen ihres asozialen Verhaltens vor Augen" führen müsse. So Seiffert: Die Tuberkulose, S. 20.

194) Diese Absicht einer Isolierung von Kranken durch deren Kasernierung lag im Kontext zeitgenössischer Überlegungen und war als Bestandteil der NS-Gesundheits- und Rassenpolitik ein wesentlicher Aspekt der „Säuberung des Volkskörpers"; dabei hatten sich vor allem Thüringer Mediziner als Vorreiter erwiesen. So hatte etwa der Altenburger Stadtarzt Dr. Günther Krutzsch die Thüringer Erfahrungen „bei der Ausschaltung der Seuchenträger aus der gefährdeten Volksgemeinschaft" in der Zeitschrift des NS-Ärztebundes massenwirksam dargelegt und betont, daß „innerhalb Deutschlands" bisher lediglich das Land Thüringen „für sich in Anspruch nehmen" könne, „die tatkräftigsten Ansätze einer nicht nur ‚schwächlichen' Eindämmung der Tbc-Seuche" vorangetrieben zu haben. Neben der „Meldepflicht ansteckungsfähiger Tuberkulöser" habe Thüringen „die Meldepflicht des Arztes auch für geschlossene Tbc und selbst für Tbc-Verdacht" eingeführt. Die Untersuchung selbst der Verdachtsfälle könne „nötigenfalls behördlich angeordnet und durch polizeiliche Vorführung erzwungen werden". Die „bewußt seuchenkämpferische Haltung der thüringischen Tbc-Bekämpfung" habe ihre „bisherige Krönung in der Schaffung der ‚Abteilung für asoziale Offentuberkulöse' in Stadtroda" gefunden. „Der Begriff ‚Stadtroda'" sei „in der ganzen Kulturwelt zum Symbol des endlichen Bruchs mit einer schwächlichen, humanitären Vergangenheit geworden". Krutzsch verglich Tuberkulose-Kranke mit Straftätern und forderte deren geschlossene Verwahrung. So sei „jeder Offentuberkulöse, dem die schuldhafte Verursachung einer Erkrankung oder des Todes eines bisher gesunden Volksgenossen" nachgewiesen werden könne, „nicht nur zwangsweise in einer Tbc-Anstalt abzusondern, sondern darüber hinaus einer der schon bestehenden Gefängnis-Anstalten für Tuberkulöse strafweise zuzuführen", denn es bestehe faktisch „kein Unterschied zwischen einem Giftmörder und einem bewußt oder fahrlässig Leben und Gesundheit der Volksgenossen vernichtenden Offentuberkulösen". Krutzsch: Erfahrungen aus der Praxis der Seuchen-Bekämpfung, S. 69, 74. Der vom Gauärzteführer Focke angesprochene, angeblich konkrete Fall der Jahre 1933/34 in Thüringen bezog sich möglicherweise auf die Klinik in Stadtroda; ein gezielter Krankenmord ist für diesen Zeitraum dort bislang jedoch nicht nachzuweisen.

Mensch anrichten kann, ist nicht abzusehen. Daher müssen diese Fälle als Asoziale angesehen werden. Daß die nicht als asozial angesehen werden, ist eine Sentimentalität."

Gauleiter Hildebrandt bekräftigte diese Ansicht und war „der Meinung, es ist eine viel größere Härte, wenn man zu schlapp ist und solchen Infektionskranken falsches Mitleid entgegenbringt und dann 6-7 Gesunde verseucht werden und des sicheren Todes sterben ... Wenn einer dem Tod verfallen ist, müssen wir Härte walten lassen. Wenn ich so krank wäre, dann würde ich von mir aus sagen: Ich wähle die Kugel selbst, oder ich sehe es als meine Pflicht meiner eigenen Familie gegenüber an, daß ich mich absondere und sie nicht gefährde". Er sei Focke „dankbar, daß Sie diese konsequente Auffassung ausgesprochen haben".[195)]

Während sich der Gauleiter also einerseits nachhaltig für moderne medizinische Forschungen, Fürsorge und Heilung von Tbc- oder Krebskranken einsetzte, plädierte er auf der anderen Seite für eine Ausgrenzung sowie Isolierung der Erkrankten und akzeptierte auch deren Vernichtung. Zumindest die strenge Isolierung von Tuberkulosekranken entsprach den „Richtlinien über die Absonderung ansteckend Tuberkulöser", die im Sommer 1943 vom Reichstuberkulose-Ausschuß herausgegeben wurden: „Danach können Personen, die an einer übertragbaren Krankheit leiden oder dessen verdächtig sind, einer Absonderung oder Beobachtung unterworfen werden ... Die Absonderung ist nach Möglichkeit in der Wohnung durchzuführen ... Ist dies nicht möglich ... oder besteht infolge des Verhaltens des Kranken oder Krankheitsverdächtigen die Gefahr der Verbreitung der Krankheit, *so kann die Unterbringung in einem Krankenhaus oder einer anderen geeigneten Anstalt auf Vorschlag des Gesundheitsamtes durch die Ortspolizeibehörde auch gegen den Willen des Betroffenen angeordnet werden.*" Außerdem konnte den an Tuberkulose erkrankten Personen „die Ausübung bestimmter Berufe und die Tätigkeit in bestimmten Betrieben ... untersagt werden". Mit diesen Richtlinien seien „die Voraussetzungen zur zwangsweisen Absonderung nicht nur der asozialen Tuberkulösen im strengen Sinne des Wortes erfüllt, sondern aller Tuberkulösen, bei denen im Interesse der Seuchenbekämpfung eine Absonderung notwendig ist und nicht freiwillig durchgeführt wird".[196)]

In der Folgezeit nahmen die Tuberkuloseerkrankungen weiter zu, begünstigt auch durch die zahlreichen Evakuierungen von Personen aus bombenkriegsbetroffenen Regionen nach Mecklenburg und durch das Anwachsen der Zahl der ausländischen Arbeitskräfte. Ende März 1943 unternahm Reichsgesundheitsführer Dr. Leonardo Conti auf Einladung von Gauleiter Hildebrandt eine mehrtägige Inspektionsreise durch Mecklenburg, auch, um sich über die ärztliche Versorgung der Zivilbevölkerung, insbesondere in den dünn besiedelten ländlichen Gebieten, zu informieren und um staatliche und betriebliche medizinische Einrichtungen zu besichtigen.[197)] Neben dem offiziellen Besuchsprogramm suchte Conti in internen Gesprächen mit dem Gauleiter nach Möglichkeiten, für die am 1. April 1943 anlaufende, als „Tuberkulosehilfe des Reiches" bezeichnete Aktion auch im Gau Mecklenburg geeignete Räumlichkeiten für die Unterbringung von Tuberkulosekranken freizumachen. Damit untrennbar verbunden war jedoch die Absicht, die im Sommer 1941 abgebrochene T4-Aktion, den Mord an „unheilbar Kranken", in getarnter Form weiterzuführen. Wenige Tage nach Contis Besuch verfügte Hildebrandt in seiner staatlichen Eigenschaft als Reichsstatthalter, „daß die Anstalt Domjüch aufgelöst wird und die darin befindlichen Geistes- und Nervenkranken in den Anstalten Sachsenberg und Gehlsheim untergebracht" werden sollten; die Anstalt Domjüch sei „sofort für Tuberkulosekranke in Betrieb zu nehmen". Hildebrandt forderte von der Medizinalverwaltung,

195) So Hildebrandt auf der Tagung der Gauamtsleiter und Kreisleiter der NSDAP sowie der Landräte am 15.4.1941; hier zitiert nach Buddrus: Mecklenburg im Zweiten Weltkrieg, S. 146.

196) Zitiert nach: Informationsdienst des Hauptamtes für Volksgesundheit, Oktober-Dezember 1943, S. 110 (Hervorhebung im Original).

197) Im Rahmen seiner Inspektionsreise hatte Conti am 20.3.1943 in der Aula der Universität Rostock und am 22.3.1943 in der NSDAP-Gauschule in Schwerin Vorträge vor den Angehörigen der „Gesundheitsberufe" gehalten, „um durch eine grundsätzliche Ausrichtung die letzte Hingabe auf dem entscheidend wichtigen Gebiete der Volksgesundheit zu erreichen". Dabei hatte Conti ausgeführt: „Kranke Menschen ... sind eine Belastung für den Staat"; es bestehe „ursächlicher Zusammenhang zwischen Volksgesundheit und Weltanschauung. Der Nationalsozialismus hat uns zu den Gesetzen des Lebens zurückgeführt und uns gelehrt, die natürliche Bindung des Blutes als einzig bindenden Wert des Volkes anzusehen". Die „Pflicht zur Gesundheit ist unter den gegenwärtigen Umständen dieses Krieges geradezu eine nationale Pflicht, denn es gilt, die guten Erbwerte über eine Notzeit hinweg weiterzutragen und für die Zukunft sicherzustellen". NS-Gaudienst Mecklenburg, 20.3. und 24.3.1943.

daß „sämtliche Räume der Anstalt bestmöglich auszunutzen“ seien; er selbst werde sich „durch eigene Inaugenscheinnahme davon überzeugen, daß jeder Raum voll ausgenutzt“ werde.[198)]

Obwohl mehrere Kommissionen Domjüch inspiziert und festgestellt hatten, daß diese Anstalt über keinerlei Voraussetzungen für ein Tuberkulosekrankenhaus verfügte – die zu großen Räume bargen die ständige Gefahr einer Reinfektion der Erkrankten, medizinische Apparaturen wie Röntgengeräte und Laboreinrichtungen fehlten ebenso wie geschultes medizinisches Personal und entsprechende Fachärzte –, ist die Anstalt Domjüch dennoch zur Tuberkuloseeinrichtung umstrukturiert worden. Mitte April 1943 informierte die mecklenburgische Medizinalbehörde den Reichsgesundheitsführer und den Reichsverteidigungskommissar, daß „die Heil- und Pflegeanstalt Domjüch bei Neustrelitz sofort für die Aufnahme von Lungenkranken frei gemacht werden“ könne; „die Anstalt umfaßt 300 Betten“, und es sei vorgesehen, „sie nicht nur für Absonderungszwecke, sondern auch für Heilfälle in Betrieb zu nehmen, um die auf diesem Gebiete herrschende Not im Lande Mecklenburg zu beheben“.[199)]

Während Staatssekretär Conti mit der neuerlichen Erfassung und „Verlegung“ von Geisteskranken die Absicht verband, die im August 1941 offiziell eingestellte Euthanasie-Aktion (T4) in getarnter Form weiterzuführen, ging es dem mecklenburgischen Gauleiter vorrangig darum, Bettenkapazitäten für Tbc-Kranke zu schaffen, wobei er die damit verbundene Ermordung von Kranken zumindest billigend in Kauf nahm. Während die aus Domjüch in die Heil- und Pflegeanstalt Rostock-Gehlsheim transportierten Kranken nach kurzem Aufenthalt zumeist in die Anstalt Bernburg/Saale verbracht und dort vergast wurden, sind die in zwei Transporten mit 85 sowie 130 Personen nach Sachsenberg verlegten „Geisteskranken“ dort unter Aufsicht von Dr. Alfred Leu getötet worden.

Obwohl die Verlegung der „Geisteskranken“ aus Domjüch schon im Mai 1943 abgeschlossen war – und die ersten von ihnen bereits ermordet worden waren – dauerte es noch mehr als 14 Monate, bis die mecklenburgische Innenverwaltung in einer Bekanntmachung am 18. Juli 1944 offiziell verlauten ließ, daß die „Heil- und Pflegeanstalt Domjüch in ein Tbc-Krankenhaus umgewandelt“ worden sei und „künftig die Bezeichnung ‚Staatliche Heilstätte Domjüch‘“ führe.[200)]

Ungeachtet der im Kriegsverlauf steigenden Arbeitszeiten – zum 1. September 1944 wurde die durchschnittliche Wochenarbeitszeit in Mecklenburg auf 60 Stunden festgelegt[201)] – bekamen die in der Tuberkulosebehandlung tätigen Beschäftigten in den Krankenhäusern sowie in den Heil- und Pflegeanstalten des Reichs und der Länder eine Erhöhung des Urlaubsanspruchs zugesprochen. Wie der Reichstreuhänder der Arbeit für den öffentlichen Dienst am 18. Juni 1944 verfügte, sei den „Gefolgschaftsmitgliedern, die überwiegend auf Tuberkulose- und sonstigen Infektionsstationen beschäftigt sind, im Hinblick auf ihre besondere gesundheitliche Gefährdung in jedem Urlaubsjahr ein Mindesturlaub von 28 Tagen zu gewähren.“[202)]

Auch wegen der kriegsbedingt letztlich unzureichenden Maßnahmen und Ressourcen stieg die Zahl der an Tuberkulose erkrankten Personen in Mecklenburg bis 1945 ungebremst an. Hauptgrund dafür waren nun die ab Herbst 1944 rasant zunehmenden Ströme von Flüchtlingen, Vertriebenen und Umsiedlern, die zumeist aus den deutschen Ostgebieten nach wochenlangen Trecks unter katastrophalen hygienischen Bedingungen das Land erreichten.[203)]

Todesursache Suizid

Eine weitere, nicht unbedingt, aber auch nicht selten mit einer Krankheit zusammenhängende Todesart war der zeitgenössisch Selbstmord genannte Suizid. Laut Reichsstatistik hatten sich 1904 in Deutschland mindestens 12.403 Personen das Leben genommen. Diese Todesart war damals offen-

198) LHAS, 5.12-7/1, Nr. 10566 (Hildebrandt an Abteilung Medizinalangelegenheiten des Mecklenburgischen Staatsministeriums, 26.3.1943).
199) Ebenda (Abteilung Inneres des Mecklenburgischen Staatsministers an Conti und Hildebrandt, 12.4.1943).
200) Regierungsblatt für Mecklenburg, 1944, S. 161.
201) Vgl. ebenda, S. 176.
202) Ebenda, S. 181.
203) Vgl. dazu die ausführlichen Situationsberichte der Leiter der Staatlichen Gesundheitsämter, in: LHAS, 5.12-7/1, Nr. 9680-9684; ausführlich zitiert im Kapitel: Gesundheitsverhältnisse, gesetzliche Grundlagen und berufliche Rahmenbedingungen für das Wirken der mecklenburgischen Ärzteschaft 1939-1945, S. 143 ff.

bar ein Phänomen der kleineren Städte und der Landgemeinden, denn von den Suiziden fanden nur 4.993 (40 Prozent) in Städten mit mehr als 15.000 Einwohnern statt.[204]

Die Zahl der Selbsttötungen stieg in Deutschland auch zwischen 1918 und 1933 kontinuierlich, von 16 auf 29 Suizide pro 100.000 Einwohner. Schon 1925 hatte die Suizidrate bei 24,5 Selbsttötungen auf 100.000 Einwohner gelegen. Auch in einer anderen Vergleichsperspektive wird deutlich, daß die Zahl der Selbsttötungen zwischen 1904 und 1932 erheblich zugenommen hatte. Nahmen sich – wieder bezogen auf 100.000 Einwohner – im Jahre 1904 durchschnittlich 33,2 Männer und 9,2 Frauen das Leben, so begingen 1932 bei gleicher Bezugsgröße bereits 41,6 Männer und 17,4 Frauen Suizid.[205] Waren **1932** im Deutschen Reich 18.934 Menschen durch Selbsttötungen aus dem Leben geschieden, darunter 5.818 Frauen und Mädchen (30,7 Prozent), so starben **1933** insgesamt 18.723 Personen durch eigenes Zutun, darunter 5.619 Frauen und Mädchen (30 Prozent).[206] In nur 30 Jahren (seit 1904) ist die Zahl der Suizidenten also um 51 Prozent gestiegen.

Im Deutschen Reich kamen **1937** immerhin noch 19.614 Personen durch eigenes Handeln ums Leben; jeden Tag begingen also durchschnittlich 54 Menschen Suizid, jede Woche 377.[207] Im gesamten Deutschen Reich starben **1938** insgesamt 19.415 Menschen durch eigenes Zutun, darunter 6.051 Frauen und Mädchen (31,2 Prozent); diese 19.415 Suizidfälle entsprachen 2,4 Prozent aller im Deutschen Reich Gestorbenen (799.220).[208] Und **1939** nahmen sich im Großdeutschen Reich 22.278 Personen das Leben, darunter 7.033 Mädchen und Frauen (31,4 Prozent); damit sind 14,7 Prozent mehr Suizidfälle registriert worden als im Vorjahr.[209]

Im Dritten Reich bewegte sich die Suizidrate von 1933 bis 1939 auf konstantem Niveau zwischen 28 und 29 Selbsttötungen pro 100.000 Einwohner.[210] Zwischen 1933 und 1939 hatte die Zahl der Suizide in Deutschland zwar um 19 Prozent zugenommen. Da aber im gleichen Zeitraum die Zahl der Bevölkerung des Deutschen Reichs vor allem durch Gebietserweiterungen um 36,2 Prozent gestiegen war, kann sowohl von einer absoluten Zunahme als auch von einem relativen Rückgang der Suizidzahlen gesprochen werden.[211]

Wie sah es in Mecklenburg in Bezug auf Suizide aus? In den 1840er Jahren wurden in beiden Mecklenburg durchschnittlich 71 Selbstmorde pro Jahr registriert, mit permanent steigender Tendenz; in den 1850er Jahren waren es bereits durchschnittlich 87,4 Suizide pro Jahr, und zwischen 1860 und 1870 gab es im Schnitt jährlich 89,4 Selbsttötungen. Damit gehörte Mecklenburg europaweit zu den Staaten mit einer „mittleren Selbstmordfrequenz".[212]

Nach der Reichsgründung stieg in beiden Mecklenburg die Zahl der Suizide weiter an. Gab es in Mecklenburg-Schwerin 1871 noch 96 Fälle, so wurden 1900 bereits 143 und im kleinen Mecklenburg-Strelitz zum selben Zeitpunkt immerhin 24 Selbsttötungen gezählt. Hinsichtlich der relativen Häufigkeit von Suiziden zählten beide Mecklenburg nunmehr – auch im europäischen Vergleich – zu den Ländern mit einer „hohen Selbstmordfrequenz".[213]

---

204) Berechnet nach: Das Deutsche Reich in gesundheitlicher und demographischer Beziehung, S. 56.

205) Berechnet nach: Gesundheitsstatistisches Auskunftsbuch, S. 268.

206) Berechnet nach: Statistisches Jahrbuch für das Deutsche Reich, 1935, S. 48 f., und Gesundheitsstatistisches Auskunftsbuch, S. 268. Die Haupttodesursachen bei Suiziden waren Vergiftungen durch feste oder flüssige Substanzen oder durch Gase, Erhängen, Ertrinken, durch Feuerwaffen, durch schneidende oder stechende Instrumente, durch Herabstürzen und durch Überfahrenlassen. Durch Mord und Totschlag kamen in diesem Jahr 849 Jungen und Männer sowie 449 Mädchen und Frauen ums Leben.

207) Die Zahl der durch Mord oder Totschlag ums Leben gekommenen Menschen hatte sich zwischen 1932 (1.386) und 1937 (778) dagegen um 43,9 Prozent verringert.

208) Berechnet nach: Statistik des Deutschen Reichs, Bd. 587/2, S. 141, 159.

209) Gleichzeitig bedeutet dies, daß von den 1.003.579 im Jahr 1939 gestorbenen Personen 2,2 Prozent ihrem Leben selbst ein Ende bereitet hatten. 745 Personen, darunter 343 Frauen, sind 1939 durch Mord bzw. Totschlag ums Leben gekommen. Berechnet nach: Statistisches Jahrbuch für das Deutsche Reich, 1941/42, S. 84 f.

210) Vgl. dazu Goeschel: Selbstmord im Dritten Reich, S. 301, 305; für die Zeit des Zweiten Weltkrieges sind keine Gesamtdeutschland umfassenden Daten überliefert.

211) Vgl. zur Gesamtthematik Füllkrug: Der Selbstmord; Ders.: Der Selbstmord in der Kriegs- und Nachkriegszeit; Wiedemann: Der Selbstmord; Goeschel: Selbstmord im Dritten Reich; Schneider: Über den Selbstmord; Placzek: Selbstmordverdacht und Selbstmordverhütung.

212) Allein in dem Jahrfünft von 1866 bis 1870 registrierten die Behörden jährlich durchschnittlich 93 Selbstmorde. Berechnet und zitiert nach Krose: Der Selbstmord im 19. Jahrhundert, S. 41.

213) Diese 167 Selbstmorde machten 1900 immerhin 1,5 Prozent aller Selbsttötungen im Deutschen Reich (11.393) aus, während beide Mecklenburg zu dieser Zeit nur noch einen Anteil von knapp 1,3 Prozent an der Reichsbevölkerung hatten; berechnet und zitiert nach ebenda, S. 56, 64.

Auch um die Jahrhundertwende und danach nahm die Zahl der Selbsttötungen im Reich wie in Mecklenburg weiter zu. Während im gesamten Deutschland die Zahl der Suizide zwischen 1900 und 1910 von 11.393 auf 13.935 um 22,3 Prozent gestiegen war und damit 1910 auf 100.000 Einwohner 21,9 Selbstmorde entfielen, war die Situation in beiden Mecklenburg ähnlich: In Mecklenburg-Schwerin nahmen sich **1910** immerhin 19,1 von 100.000 Einwohnern das Leben, in Mecklenburg-Strelitz sogar 27,3.[214)]

Während **1919** in beiden Mecklenburg 102 Suizide registriert wurden (darunter 19 in Mecklenburg-Strelitz), waren es **1920** bereits 183 (21); **1922** gab es in Mecklenburg 180 Selbsttötungen (19). Im Verlauf und im Gefolge der Inflationskrise hatte sich die Zahl der Suizide leicht erhöht. **1925** nahmen sich 209 (27) Menschen das Leben, **1926** immerhin noch 199 (26), und noch 1927 wurden in beiden Mecklenburg 194 (26) Suizide erfaßt.[215)]

Aber auch nach der Machtübernahme der NSDAP ging die Zahl der Selbsttötungen keineswegs zurück, im Gegenteil. **1935** nahmen sich in Mecklenburg 190 Personen das Leben, darunter 53 Frauen (27,9 Prozent).[216)] In diesem Jahr verfügte Gauleiter Friedrich Hildebrandt in seiner staatlichen Eigenschaft als Reichsstatthalter in Mecklenburg die Herausnahme der tödlich verlaufenden Unglücksfälle und der Suizide aus der amtlichen Statistik und gab in einem an die Polizeibehörden des Landes gerichteten Erlaß bekannt: „Mit der Bearbeitung der in meinem Büro geführten Statistik über tödliche Unfälle und Selbstmorde im Gau Mecklenburg-Lübeck habe ich den Bürgermeister Soltwedel in Penzlin beauftragt. Ich ersuche die Polizeibehörden, vorkommendenfalls dem Bürgermeister Soltwedel Mitteilung über die Ursachen des Unglücksfalls oder Selbstmordes zu machen, diesem auch jede gewünschte Auskunft zu geben und jede Unterstützung bei seinen Erhebungen zuteil werden zu lassen."[217)]

1936 töteten sich in Mecklenburg 233 Personen selbst, darunter 67 Frauen (28,8 Prozent). Die dabei von Männern wie Frauen am häufigsten gewählte Tötungsart war das Erhängen (55,4 Prozent).[218)] Nachdem der „Selbstmordbeauftragte" Soltwedel im Dezember 1936 an Lungentuberkulose gestorben war, verfügte das Mecklenburgische Staatsministerium im Januar 1937: „Mit der Bearbeitung der im Büro des Herrn Reichsstatthalters geführten Statistik über tödliche Unfälle und Selbstmorde im Gau Mecklenburg-Lübeck ist an Stelle des verstorbenen Bürgermeisters Soltwedel in Penzlin der Gaubeauftragte Unger in Schwerin ... beauftragt."[219)]

1937 sind in Mecklenburg 214 Personen durch Suizid aus dem Leben geschieden, darunter 64 Frauen (29,9 Prozent). Wiederum war die von Männern und Frauen am häufigsten verwandte Methode das Erhängen (53,3 Prozent).[220)] **1938** sind in Mecklenburg 233 Selbsttötungen registriert worden, darunter 60 Frauen (25,8 Prozent); diese 233 Suizide machten 2,2 Prozent aller mecklenburgischen Todesfälle (10.359) des Jahres 1938 aus.

Deutlich wird, daß die Suizidrate in Mecklenburg dem Reichsdurchschnitt entsprach, während der Frauenanteil unter den Suizidenten in Mecklenburg deutlich niedriger war als im Reich. Im Mai

---

214) Vgl. dazu Wiedemann: Der Selbstmord, S. 21-24. Im Unterschied zur Situation im Reich ist die Zahl der Selbsttötungen in beiden Mecklenburg zwischen 1900 (167) und 1910 (151) jedoch leicht gesunken; vgl. dazu Füllkrug: Der Selbstmord, S. 7 f. Der Jahresdurchschnitt der Zahl der Selbsttötungen zwischen 1900 und 1910 lag in Mecklenburg-Schwerin bei 20,5 und in Mecklenburg-Strelitz bei 26,1 Suiziden pro 100.000 Einwohner; vgl. ebenda, S. 11. Dabei differierte die regionale Häufigkeit: Während in Mecklenburg in den Jahre 1892 bis 1905 durchschnittlich immerhin 18 Selbsttötungen pro 100.000 Einwohner gezählt wurden, waren es in Waren 25, in Gnoien dagegen nur 14; vgl. Wiedemann: Der Selbstmord, S. 35.

215) Berechnet nach: Statistisches Jahrbuch für das Deutsche Reich, 1923, S. 37; ebenda, 1924, S. 51; ebenda, 1927, S. 37; ebenda, 1928, S. 47; ebenda, 1929, S. 45.

216) Berechnet nach: Vierteljahrsberichte des Mecklenburgischen Statistischen Landesamts, Oktober-Heft 1936, S. 2.

217) Regierungsblatt für Mecklenburg, 1935, S. 159. Otto Soltwedel (1908-1936), enger Vertrauter des Gauleiters, bis 1933 ständiger Begleiter und Personenschützer Hitlers bei dessen Aufenthalten in Mecklenburg, ab 1934 Oberleutnant der Ordnungspolizei, nach Erkrankung 1934 bis 1936 Ruhestandsposten als Bürgermeister von Penzlin. Eine von Soltwedel geführte Suizidstatistik konnte bislang nicht ermittelt werden.

218) Berechnet nach: Vierteljahrsberichte des Mecklenburgischen Statistischen Landesamts, Oktober-Heft 1937, S. 5.

219) Zitiert nach ebenda, S. 14. Walter Unger (1909), zunächst HJ-Führer von Mecklenburg, dann zum NSDAP-Kreisleiter ernannt sowie Adjutant des Gauleiters und Reichsstatthalters, ab 1936 Gauinspekteur des Gaues Mecklenburg-Lübeck der NSDAP und 1936-1945 Mitglied des Reichstags. Eine von Unger geführte Suizidstatistik konnte bislang nicht ermittelt werden.

220) Berechnet nach: Vierteljahrsberichte des Mecklenburgischen Statistischen Landesamts, Oktober-Heft 1938, S. 5.

1939 wurden die beiden oben zitierten Verfügungen zur Erfassung der Selbstmordfälle „im Einvernehmen mit dem Herrn Reichsstatthalter" aufgehoben.[221]

Für die Kriegszeit liegen keine verläßlichen Angaben zur mecklenburgischen Selbstmordstatistik vor. Dennoch blieb der Tatbestand virulent. Gauleiter Friedrich Hildebrandt hob im Juli **1941** bei einer Besprechung mit den höchsten Staats- und Parteifunktionären einen Aspekt dieser Problematik hervor: „Die Betreuung der Kriegerfrauen wird immer stärker nötig. Es wird mir gemeldet durch Kreisärzte, die persönlich eine Reihe von Fällen anführen, ... daß der seelische Zusammenbruch von Kriegerfrauen bis zu Selbstmord führt, das sind nicht Einzelfälle, sondern beängstigende Fälle, die bis zur Abtreibung führen aus der Erkenntnis, daß sie verloren sind und körperlich die Geburt nicht mehr ertragen können."[222]

Das Staatliche Gesundheitsamt Parchim hatte bereits 1939 „starke Überreiztheit und Nervosität" bei Frauen und daraus resultierenden starken Konsum des Beruhigungsmittels Phanodorm registriert, was vielfach zu „Phanodormsucht, Phanodormdelirien und Intoxikationen" geführt habe. Wie Kreismedizinalrat Dr. Ulrich Pfautsch schon nach wenigen Kriegsmonaten konstatierte, seien durch „große seelische Anstrengungen ... vielfach nervöse Überreizungszustände in Erscheinung" getreten, und durch die „Zunahme der Gemütserkrankungen" sei auch eine „Zunahme der Selbstmorde" zu verzeichnen.[223] Für den Stadt- und Landkreis Wismar hatte Kreismedizinalrat Dr. Walter Hindenberg für das Jahr 1940 eine Verdoppelung der Selbstmorde gemeldet.[224] Aus dem Medizinalbezirk Stargard/Neustrelitz hieß es schon 1940, „Nervosität" trete „bei lange arbeitenden Frauen (Rüstungsbetriebe) recht häufig" auf; gerade die „von auswärts" kommenden Frauen sollten „nur 5 Tage in der Woche beschäftigt werden", denn „die Frauen seien oft von morgens 5 bis abends 9 Uhr auf den Beinen". Und für das Jahr 1941 berichtete Amtsarzt Dr. Johannes Zwar über „mehr Selbstmorde", und es würden „immer noch zuviel Schlafmittel verbraucht".[225]

Todesursache Unglücksfall

Neben den Suiziden waren zeitgenössisch Verunglückungen genannte Unglücksfälle die Hauptursache für gewaltsame Sterbefälle. Laut Reichsstatistik sind **1904** mindestens 22.426 Personen durch Unglücksfälle ums Leben gekommen.[226] Diese Zahl hat sich bis zum Machtantritt der Nationalsozialisten kaum verändert. Denn auch **1933** sind mindestens 22.192 Personen als Folge von Unglücksfällen gestorben, darunter 6.226 Frauen (28,1 Prozent).[227] Dabei gab es eine breite Palette von Ursachen für die tödlichen Unglücke, so etwa im Zuge der rasant fortschreitenden Motorisierung Verkehrsunfälle (mit Eisenbahn, Straßenbahn, Kraftwagen, Krafträdern, Fahrrädern, Wasserfahrzeugen, Luftfahrzeugen), aber auch Lebensmittelvergiftungen, Brände, Erstickungen und Ertrinken, Naturereignisse, Stromschläge, Verhungern und Verdursten, Erfrierungen und Hitzschläge, vor allem aber (Arbeits-) Unfälle in Betrieben und anderen Arbeitsstätten, die aus der zunehmenden Industrialisierung und Aufrüstung sowie der damit verbundenen Arbeitshetze resultierten.

Schon **1939** sind laut Reichsstatistik mindestens 39.757 Personen durch Unglücksfälle ums Leben gekommen, darunter 10.835 Frauen (27,5 Prozent).[228] Die Zahl der tödlichen Unglücksfälle ist zwischen 1933 und 1939 reichsweit um 79,2 Prozent gestiegen.

Mecklenburgspezifische Zahlen sind bislang nur wenige bekannt. **1935** sind in Mecklenburg 315 Personen durch Unglücksfälle ums Leben gekommen,[229] darunter 75 Frauen (23,8 Prozent). Auch

221) Regierungsblatt für Mecklenburg, 1939, S. 209. Unklar bleibt, ob die Statistik der tödlichen Unfälle und Suizide nunmehr wieder bei den staatlichen Stellen geführt oder gänzlich eingestellt wurde.

222) Sitzung des Reichsverteidigungsausschusses, 8.7.1941; zitiert nach Buddrus: Mecklenburg im Zweiten Weltkrieg, S. 176 f. Als „Kriegerfrauen" bezeichnete der Gauleiter Frauen, deren Männer sich im Kriegseinsatz an der Front befanden und die zumeist zu Arbeitseinsätzen in heimischen Betrieben dienstverpflichtet waren.

223) LHAS, 5.12-7/1, Nr. 9680 (Jahresbericht des Staatlichen Gesundheitsamtes Parchim 1939).

224) Vgl. dazu ebenda, Nr. 9681 (Jahresbericht des Staatlichen Gesundheitsamtes Wismar 1940).

225) Ebenda, Nr. 9681, 9682 (Jahresberichte des Staatlichen Gesundheitsamtes Neustrelitz 1940, 1941).

226) Berechnet nach: Das Deutsche Reich in gesundheitlicher und demographischer Beziehung, S. 56.

227) Vgl. dazu: Statistisches Jahrbuch für das Deutsche Reich, 1935, S. 48 f.

228) Vgl. dazu ebenda, 1941/42, S. 84 f.

229) Das waren 2,8 Prozent aller (11.109) Todesfälle in Mecklenburg. Berechnet nach: Vierteljahrsberichte des Mecklenburgischen Statistischen Landesamts, Oktober-Heft 1936, S. 2.

1936 starben in Mecklenburg 315 Personen durch Verunglückungen,[230)] darunter 61 Frauen (19,4 Prozent). Und **1937** verunglückten in Mecklenburg 381 Personen tödlich,[231)] darunter 84 Frauen (22 Prozent).

Die „Reichsarbeitsgemeinschaft Schadenvergütung" registrierte 1941 alarmiert, daß „das deutsche Volk jährlich durch etwa 270.000 Straßenverkehrsunfälle rund 7.400 Tote und 180.000 Verletzte" zu beklagen habe. Hinzu komme, daß „jährlich 1.800.000 Betriebsunfälle", darunter auch leichtere, gemeldet würden. Tatsache sei aber, daß jährlich „durch Betriebsunfälle etwa 9.000 Arbeitstote" zu verzeichnen seien. Außerdem würden „durch Betriebsunfälle rund 85.000 Menschen teilweise und etwa 2.000 völlig erwerbsunfähig", und von den Verletzten erlange „ein erheblicher Teil die Arbeitskraft nur beschränkt wieder". Darüber hinaus würden „durch Unfälle aller Art, z.B. im Straßenverkehr, beim Spielen usw., in Deutschland jährlich etwa 4.800 Kinder im Alter von einem bis zu 15 Jahren tödlich" verunglücken; „Zehntausende von Kindern tragen durch Unfälle lebenslängliche Schädigungen davon".[232)]

---

230) Das waren 2,9 Prozent aller (10.791) Todesfälle in Mecklenburg. Berechnet nach ebenda, Oktober-Heft 1937, S. 6.

231) Das waren bereits 3,5 Prozent aller (10.957) Todesfälle in Mecklenburg. Berechnet nach ebenda, Oktober-Heft 1938, S. 7.

232) Deutsches Ärzteblatt, 1941, S. 175.

Geburten, Säuglingssterblichkeit, Schwangerschaftsabbrüche und Hebammen im Deutschen Reich und in Mecklenburg

Die Mehrzahl der Geburten in Deutschland wie in Mecklenburg wurde bis zum Ende unseres Untersuchungszeitraums von freipraktizierenden Hebammen begleitet; Ärzte wurden von ihnen bei Entbindungen nur in wenigen Fällen hinzugezogen. Ungeachtet der von der NS-Propaganda und der offiziellen Medizinalpolitik befürworteten, angepriesenen und unterstützten Hausgeburten durch Hebammen nahm die Zahl der in Kliniken und Krankenanstalten durchgeführten Entbindungen im Dritten Reich stark zu, nicht zuletzt wegen der dort geringeren Sterblichkeit von Mutter und Kind. In dieser – eigentlich nur den Ärzten gewidmeten – Studie soll dennoch ein Blick auf die mit Geburten von Kindern verbundenen Vorgänge geworfen werden, zumal der von Geburten erhoffte Bevölkerungszuwachs ein beständig virulentes und aufmerksam beobachtetes Thema lange vor dem Dritten Reich gewesen ist. Hebammen spielten in diesem Kontext seit jeher eine wichtige Rolle.

„Die Geburt stellte über Jahrhunderte eine vornehmlich weibliche Angelegenheit dar: Mit dem Eintritt der ersten Wehen kamen die weiblichen Familienangehörigen, Freundinnen und Nachbarinnen in der Wochenstube der Kreißenden zusammen. Sie leisteten Beistand vor, während und nach der Geburt und kümmerten sich um das Neugeborene. In dieser ‚Frauengemeinschaft' spielte die Hebamme die zentrale Rolle. Sie hob sich in ihrer Erfahrung, in ihrem Alter, ihrer Praxis und Geschicklichkeit von den anderen Frauen ab." Eine Hebamme, deren „Ausbildung" zumeist auf „Zusehen und Nachahmen" beruhte und deren Kenntnisse bis zum 19. Jahrhundert auf einem „geschlossenen, mündlich überlieferten Traditionswissen", auf einem „praktischen Erfahrungswissen" beruhten, das „seinen Bestand nicht wesentlich veränderte" und „mit vielen Elementen des Aberglaubens durchsetzt war", hatte also bis zum 19. Jahrhundert ein gewisses Alleinstellungsmerkmal.[1)]

In den damals noch weitgehend ländlichen Wohnbezirken bestand keine standardisierte Hebammen-Ausbildung, und auf dem platten Land wurde „die Tätigkeit der Hebamme als eine Aufgabe der christlichen Nächstenliebe angesehen", mit „dem Charakter eines nur gering entlohnten Ehrenamts". In den wenigen größeren Städten stand der Hebammenstand zwar „weitgehend unter ärztlicher Kontrolle", aber die Versuche, das Hebammenwesen auch im ländlichen Raum zu reglementieren, waren „vor allem aufgrund eines Mangels an kontrollbefugten Landärzten wenig erfolgreich".[2)] Erst im Verlauf des 19. Jahrhunderts „geriet der Hebammenberuf in zunehmende Abhängigkeit von der ärztlichen Berufsgruppe, die ihre Vormachtstellung auf dem Markt medizinischer Dienstleistungen auszubauen suchte und dabei zunehmend auch auf die Geburtshilfe und Frauenheilkunde zugriff". Die Ärzte argumentierten dabei mit neuen medizinisch-wissenschaftlichen Erkenntnissen und etablierten ein von ihnen kontrolliertes Ausbildungs- und Prüfungssystem.[3)]

Hebammen im Deutschen Reich[4)]

Im Deutschen Reich sind **1876** insgesamt 33.134 Hebammen registriert worden; damit standen – rechnerisch gesehen – 7,7 Hebammen für 10.000 Einwohner zur Verfügung, und auf eine Hebamme entfielen im Schnitt 55 Geburten im Jahr. Die Zahl der Hebammen – und mit ihr die Zahl der von diesen Geburtshelferinnen betreuten Geburten – war seitdem beständig rückläufig. Schon **1929**, dem Beginn unseres Untersuchungszeitraums, gab es in Deutschland nur noch 27.484 Hebammen (-17 Prozent). Nunmehr waren durchschnittlich nur noch 4,3 Hebammen für 10.000 Einwohner zuständig, und eine Hebamme assistierte im Jahr bei lediglich 43 Geburten.

---

1) Fahnemann/Schäfer/Groß: Die Entwicklung des Hebammenberufs, S. 213.
2) Ebenda, S. 214; vgl. dazu auch Masius: Von den Mängeln beim Hebammen-Unterricht in Mecklenburg; Ders.: Anleitung zu einem zweckmäßigen Verhalten während der Schwangerschaft, Entbindung und des Wochenbettes.
3) Fahnemann/Schäfer/Groß: Die Entwicklung des Hebammenberufs, S. 213.
4) Vgl. dazu die übergreifende Darstellung ebenda, S. 213-237, sowie die Arbeiten von Tiedemann: Hebammen im Dritten Reich, und Lisner: Hüterinnen der Nation.

Am Ende der Weimarer Republik befanden sich die Hebammen in einer schwierigen beruflich-wirtschaftlichen Lage: „Sinkende Geburtenzahlen durch die Abkehr von der traditionellen Frauenrolle und Zweifel an ihrer Qualifikation wirkten sich stark limitierend auf den Bedarf und die Verdienstmöglichkeiten der Hebammen aus, die vielfach weitere Tätigkeiten ausüben mußten, um ihren Lebensunterhalt sichern zu können", zumal „die Geburtshilfe längst in den Einflußbereich der wissenschaftlichen Medizin bzw. der Ärzteschaft gerückt war", die die „Hebammen zu subordinieren, ihre Kompetenzen zu beschneiden und ihnen schließlich den Platz am Bett werdender Mütter streitig zu machen suchten".[5)]

Ein Blick auf die Binnenstruktur der Hebammen zeigt, daß **1932** von den 26.301 im Deutschen Reich zugelassenen Geburtshelferinnen nur 908 Frauen als Anstaltshebammen arbeiteten, 6.128 als Bezirkshebammen in einem fest abgegrenzten Territorium tätig waren und 19.265 als freipraktizierende Hebammen Entbindungen begleiteten. Bis **1934** fiel die Zahl der Hebammen im Reich auf 25.911, was im Vergleich zu 1876 einem Rückgang von fast 22 Prozent entsprach. Für 10.000 Einwohner standen nun nur noch durchschnittlich 3,9 Hebammen bereit, und eine Hebamme erledigte im Jahr nur noch 38 Geburten (31 Prozent weniger als noch 1876).[6)]

In der Reichsärzteführung hielt man es für „gesundheitspolitisch von Bedeutung", daß ab **1935** der Anteil der Anstaltsgeburten gegenüber den häuslichen Entbindungen langsam zuzunehmen begann. In diesem Jahr erfolgten bereits 25,1 Prozent aller Geburten im Deutschen Reich in Entbindungsstationen und Krankenanstalten, und von den 1.312.053 Kindern, die **1936** in Deutschland zur Welt kamen, sind bereits 27 Prozent in Entbindungsanstalten und Krankenhäusern geboren worden; dies führte zu dem nicht unbedingt gewünschten Fazit: „Die Zahl der Anstaltsgeburten hat also nicht nur an sich, sondern auch im Verhältnis zu den Geburten überhaupt zugenommen."[7)]

Nach langer Vorbereitungszeit wurde im Dezember **1938** das (Reichs-)**Hebammengesetz** erlassen, das im wesentlichen auf die Bestimmungen des Preußischen Hebammengesetzes vom April 1923 zurückging, diese jedoch auf die Bedürfnisse des NS-Staates zuschnitt. Das Reichshebammengesetz bestimmte, daß „jeder Frau im Deutschen Reich ... Hebammenhilfe" zustehe, die sich „auf die Beratung und Hilfe bei Geburten und Fehlgeburten sowie auf die Versorgung der Wöchnerinnen und der Neugeborenen" zu erstrecken habe. Vorgeschrieben war, daß eine Hebamme „jederzeit allen Schwangeren, Gebärenden, Wöchnerinnen und Neugeborenen ohne Unterschied des Standes und des Vermögens auf Anforderung nach Kräften Beistand zu leisten" habe. Gleichzeitung wurde verfügt, daß „jede Schwangere verpflichtet" sei, „rechtzeitig eine Hebamme zu ihrer Entbindung zuzuziehen"; wenn dies unter den vorherrschenden Umständen nicht möglich sei, habe sie „sofort nach der Geburt zu ihrer und des Kindes Versorgung eine Hebamme zu rufen". Außerdem wurde „jeder Arzt verpflichtet, dafür Sorge zu tragen, daß bei einer Entbindung eine Hebamme zugezogen" wurde.

„Hebamme" war eine geschützte Berufsbezeichnung, quasi eine ‚eingetragene Marke'; diesen ‚Titel' durfte nur führen, wer eine Hebammenprüfung erfolgreich absolviert hatte. Denn die „Anerkennung als Hebamme" wurde nur „auf Grund einer Hebammenprüfung erteilt", und nur „diese Anerkennung" berechtigte „zum Führen der Berufsbezeichnung ‚Hebamme'". Zur Geburtshilfe waren „außer den Ärzten nur Frauen befugt, die von der zuständigen Behörde als Hebamme anerkannt sind und eine Niederlassungserlaubnis besitzen"; einer Niederlassungserlaubnis bedurfte es nicht, wenn die Geburtshilfe „in ärztlich geleiteten Entbindungs- und Krankenanstalten" geleistet wurde. Wer „Geburtshilfe" ausübte, ohne amtlich als Hebamme zugelassen zu sein, wurde „mit Gefängnis bis zu sechs Monaten und mit Geldstrafe" bestraft.

Eine Anerkennung war nicht zu erteilen, „wenn der Bewerberin die bürgerlichen Ehrenrechte aberkannt worden sind", bei „schweren strafrechtlichen Verfehlungen" sowie fehlender Eignung oder Zuverlässigkeit, bei Krankheit, „Schwäche der geistigen und körperlichen Kräfte" sowie beim Vorliegen einer Sucht. Eine Anerkennung und damit eine Berufsausübung als Hebamme waren gleichfalls zu versagen, „wenn die Bewerberin Jüdin ist".[8)]

---

5) Fahnemann/Schäfer/Groß: Die Entwicklung des Hebammenberufs, S. 226 f.
6) Zusammengestellt nach: Gesundheitsstatistisches Auskunftsbuch, S. 24.
7) Deutsches Ärzteblatt, 1938, S. 558.
8) RGBl., T. I, 1938, S. 1893-1896 (Reichshebammengesetz), hier S. 1893.

Ähnlich wie bei der Ärzteschaft durfte sich eine Hebamme „zur selbständigen Ausübung ihres Berufs an einem Orte nur dann niederlassen, wenn die zuständige Behörde ihr eine Niederlassungserlaubnis erteilt" hatte;[9] und der NS-Ideologie folgend, hieß es ergänzend: „Einer Jüdin darf die Niederlassungserlaubnis nicht erteilt werden." Mit der Erteilung der Niederlassungserlaubnis war die Zuweisung eines bestimmten Wohnsitzes verbunden. In Abhängigkeit von der Bevölkerungsdichte konnte einer Hebamme auch ein über einen Ort hinausreichender Tätigkeitsbezirk zugewiesen werden.[10] Und parallel zur Herausnahme des Arztberufes aus der Gewerbeordnung durch die Reichsärzteordnung wurde nunmehr auch für Hebammen verfügt: „Der Hebammenberuf ist kein Gewerbe";[11] der rechtliche Status der Hebammen blieb weiterhin der eines ärztlichen Hilfsberufs. Neu war, daß „den Hebammen mit Niederlassungserlaubnis ein jährliches Mindesteinkommen" garantiert wurde, das jedoch „den örtlichen Verhältnissen entsprechend verschieden hoch bemessen werden" konnte.[12] Schon im November 1938 war in der Verordnung über die den Hebammen von den Krankenkassen zu zahlenden Gebühren festgelegt worden, daß für eine Geburt ein Entgelt von 30 RM zu entrichten war. Dieser Pauschalsatz schloß „alle Verrichtungen und Beratungen bei Schwangerschaftsbeschwerden, vor und während der Entbindung sowie Wochenbettbesuche ein". Bei Entfernungen von über vier Kilometern kam ein Pauschalbetrag von fünf RM Wegegeld hinzu, während die Kosten für Desinfektionsmittel und Verbandsstoffe von der Krankenkasse ersetzt wurden.[13] Mit einer derartigen Vergütung konnte man wahrlich nicht reich werden, geschweige denn beruflich überleben. Geht man von den durchschnittlichen 35 Entbindungen aus, die in Mecklenburg auf eine Hebamme entfielen, so konnte diese im Jahr unter besten Bedingungen maximal 1.225 RM erzielen, was einem Monatsverdienst von 102 RM entsprach und zum Leben nicht reichte; nicht wenige Hebammen bemühten sich deshalb um selbstzahlende Privatpatientinnen oder übten einen Zweitberuf aus.[14]

Neu am Reichshebammengesetz war auch, daß die Hebammen der „Aufsicht des Leiters des [jeweiligen] Gesundheitsamtes" unterstanden.[15] Über ihre Dienstpflichten in der Geburtshilfe hinaus sollten die Hebammen auch „in der Säuglings- und Kleinkinderfürsorge oder bei sonstiger sozialer Arbeit mitwirken", wofür ihnen „eine besondere Vergütung gewährt werden" konnte. Die über Fortbildungen und berufsspezifische Fachzeitschriften geschulten Hebammen[16] galten wegen ihrer Zugangsmöglichkeiten zu Familien als wichtiger Faktor zur Umsetzung zentraler Aspekte nationalsozialistischer Bevölkerungs- und Rassenpolitik. Sie hatten im Zuge einer Geburt „erstinstanzlich" über „rassengesunde", „mißgebildete" und „erbkranke" Kinder zu entscheiden, letztere wie deren Eltern im Zuge des Gesetzes zur Verhütung erbkranken Nachwuchses an die Staatlichen Gesundheitsämter zu melden und geeignete, „erbgesunde" Familien zu einer Steigerung ihrer Geburtenrate zu motivieren.

Nachdem der Deutsche Hebammenbund, die zentrale gewerkschaftliche Interessenorganisation der Hebammen, schon 1933 aufgelöst worden war und die drei Hebammen-Dachverbände (der „All-

9) Eine Genehmigung zur Niederlassung war nur dann zu versagen, „wenn durch eine der Bevölkerungsdichte, der Geburtenhäufigkeit sowie den Entfernungs- und Verkehrsverhältnissen entsprechende Zahl von Hebammen eine ausreichende Hebammenhilfe bereits gesichert ist". Ebenda, S. 1894. Die für Niederlassungserlaubnisse „zuständigen Behörden" waren in Mecklenburg die Landräte und in Stadtkreisen die Oberbürgermeister, die zuvor den Leiter des jeweiligen Staatlichen Gesundheitsamtes zu konsultieren hatten. Vgl. dazu: RGBl., T. I, 1939, S. 1764 (Zweite Verordnung zur Durchführung des Hebammengesetzes, 13.9.1939).

10) RGBl., T. I, 1938, S. 1893-1896 (Reichshebammengesetz), hier S. 1894.

11) Ebenda, S. 1893.

12) Ebenda.

13) Zitiert nach Fahnemann/Schäfer/Groß: Die Entwicklung des Hebammenberufs, S. 229. In einer für Mecklenburg gültigen Verordnung ist Ende 1930 festgelegt worden, daß eine Hebamme „für den Beistand bei einer Fehlgeburt oder einer unzeitlichen Geburt für die Dauer bis zu 6 Stunden" den „Mindestsatz" von vier Reichsmark liquidieren durfte. Regierungsblatt für Mecklenburg-Schwerin, 1930, S. 344 (Bekanntmachung vom 19.12.1930).

14) Im Juli 1941 ist die Pauschalgebühr, die die Krankenkassen den Hebammen für deren Tätigkeit im Umfeld einer Geburt zahlten, minimal erhöht worden. In Orten mit mehr als 100.000 Einwohnern (in Mecklenburg nur die Stadt Rostock) betrug das Entgelt nunmehr 36 RM, in allen anderen Orten 32 RM pro Geburt. Diese Gebühr wurde ohne Rücksicht auf Dauer oder Schwierigkeit einer Entbindung gezahlt, beinhaltete alle Wochenbettbesuche, Wegegeld und Desinfektionskosten. Vgl. dazu Fahnemann/Schäfer/Groß: Die Entwicklung des Hebammenberufs, S. 230.

15) RGBl., T. I, 1938, S. 1893-1896 (Reichshebammengesetz), hier S. 1895.

16) Vgl. dazu etwa Peters: Die Hebammenkurse in Alt Rehse; Dies.: Der Geist von Alt-Rehse, sowie Allgemeine deutsche Hebammen-Zeitung, 1929-1933, und deren Fortsetzung unter dem Titel Zeitschrift der Reichsfachschaft Deutscher Hebammen, NF, 1933-1939.

gemeine Deutsche Hebammenverbund", die „Berufsorganisation Deutscher Hebammen" und die „Vereinigung Deutscher Hebammen") in der im Oktober 1933 gebildeten „Reichsfachschaft Deutscher Hebammen" gleichgeschaltet worden waren, wurden die Hebammen schließlich ab 1938 in der „Reichshebammenschaft" zwangsweise erfaßt, einer „rechtsfähigen" Organisation, die von der „Reichshebammenführerin" Nanna Conti (1881-1951), der Mutter des späteren Reichsgesundheitsführers Dr. Leonardo Conti, „straff und autoritär" geleitet wurde.[17]

Letzterer veröffentlichte 1938 im Zentralorgan der deutschen Ärzteschaft ein flammendes Plädoyer für die Vorzüge der „natürlichen" Hausgeburten gegenüber den „künstlichen" Entbindungen in Kliniken und Krankenhäusern. Es gelte, alle die Schwangeren „vor den Nachteilen der klinischen Entbindung zu bewahren, bei denen kein ausreichender ärztlicher Grund" vorliege; „Gott sei Dank ist ja die überwiegende Zahl aller deutschen Frauen imstande, ihre Kinder ohne Kunsthilfe zu bekommen, und jede Kunsthilfe, die nicht wirklich notwendig ist, sollte als schädlich angesehen werden … Erfahrungsgemäß verlaufen Entbindungen auch in primitiven Wohnungsverhältnissen ausgezeichnet." Aus seiner Sicht bestünde nur in maximal fünf Prozent eine „rein ärztliche Indikation zur Anstaltsentbindung". Conti verurteilte ausdrücklich die neu aufgekommenen Entbindungsheime; diese seien „auf das entschiedenste abzulehnen, sie vereinigen die Gefahren der Krankenhausentbindungen mit den Nachteilen der Hausentbindung, ohne irgendwelche Vorzüge zu bieten". Zugleich tadelte er das „Dogma von der grundsätzlichen Überlegenheit der Anstaltsentbindung", das von Klinikärzten verbreitet werde und die „gebildeten Kreise in den Großstädten" beherrsche.[18]

1939 gab es im deutschen Altreichsgebiet 23.745 Hebammen – das waren 8,4 Prozent weniger als noch fünf Jahre zuvor –, und in dem um Gebietsaneignungen nicht unerheblich erweiterten Großdeutschen Reich arbeiteten 1939 insgesamt auch nur 24.688 Hebammen.[19] Da die Zahl der Bevölkerung aber durch Geburtenüberschuß in den 58 Jahren zwischen 1876 und 1933 nicht unwesentlich, seit 1933 sogar erheblich zugenommen, während sich die Zahl der freien Hebammen kontinuierlich verringert hatte, wäre im Umkehrschluß eigentlich zu vermuten, daß immer mehr Kinder in Krankenhäusern und Geburtskliniken zur Welt kamen. War dem so? Zumindest nicht auf den ersten Blick, denn von den 25.737 im Jahr 1935 zugelassenen Hebammen, waren nur 1.083 als Anstaltshebammen tätig (4,2 Prozent).[20] Und auch unter den nur noch 23.745 Hebammen des Jahres 1939 arbeiteten erst 1.296 als Anstaltshebammen (5,5 Prozent). Offenbar erledigten die Anstaltshebammen pro Kopf mehr Geburten als ihre niedergelassenen Berufskolleginnen.[21] Die an Krankenhäusern und Entbindungsanstalten tätigen Hebammen unterstanden als Gruppe der „Anstaltshebammen" der „Reichsfachschaft Deutscher Hebammen", die zunächst von Lisa Luyken und ab Mai 1940 von Margarethe Lungershausen (1892-1973) geführt wurde.

Im Verlauf des Krieges ist die Zahl der Hebammen weiter zurückgegangen. Waren Ende **1942** noch 23.645 freiberuflich tätige Hebammen registriert worden, so waren im Dezember **1943** im Großdeutschen Reich noch 22.823 Hebammen vorhanden, unter denen sich jedoch auch rund 1.600 Anstaltshebammen befanden. Diese 22.823 Hebammen des Jahres 1943 haben im Gebiet des Großdeutschen Reichs immerhin 1.047.846 Geburten begleitet und bei 32.697 Fehlgeburten Hilfe geleistet. Auf eine freipraktizierende Hebamme entfielen 1943 somit durchschnittlich 45,9 Geburten und 1,4 Fehlgeburten. Betrachtet man nur das Altreichsgebiet, so waren dort Ende 1943 insgesamt 18.208 Hebammen tätig, die im Verlauf des Jahres bei 841.527 Geburten und bei 28.044 Fehlgeburten assistierten. Auf eine Hebamme entfielen 1943 im Altreichsgebiet also im Mittel 46,2 Geburten und 1,5 Fehlgeburten.[22]

---

17) Zu deren Biographie vgl. Peters: Nanna Conti.

18) Deutsches Ärzteblatt, 1938, S. 26.

19) Vgl. dazu: Statistisches Jahrbuch für das Deutsche Reich, 1941/42, S. 52, 614. Nach Angaben der Reichshebammenführerin Conti hatte es im Januar 1939 im Altreichsgebiet 21.222 freipraktizierende und 1.340 Anstaltshebammen gegeben; vgl. dazu: Ärzteblatt für Norddeutschland, 1941, S. 10 f.

20) Hinzu kamen 4.463 Bezirkshebammen und 20.191 freie, niedergelassene Hebammen. Berechnet nach: Statistisches Jahrbuch für das Deutsche Reich, 1935, S. 496.

21) Der spätere Reichsgesundheitsführer Conti meinte, daß eine freipraktizierende Hebamme im Jahr 1936 durchschnittlich 42 Entbindungen vornehmen würde, während auf eine Anstaltshebamme rund 300 Geburten entfielen; vgl. dazu: Deutsches Ärzteblatt, 1938, S. 27.

22) Berechnet nach: Die Gesundheitsführung, 1945, S. 11.

Neben dem zahlenmäßigen Rückgang der Hebammen entwickelte sich als weiteres Problem die „außerordentliche Überalterung" des Hebammenstandes; „über die Hälfte der [freipraktizierenden] Hebammen ist über 50 Jahre alt; 2.000 über 65 Jahre alte Hebammen stehen noch im Beruf". Sie könnten sich aus wirtschaftlichen Gründen nicht zur Ruhe setzen: „Es ist ein großer Teil der Hebammen nicht imstande, trotz ihres Alters über 65 Jahre ihren Beruf aufzugeben, da sie sonst der Wohlfahrt anheimfallen würden."[23] Offenbar hatte der Hebammenberuf zunehmend seine Attraktivität verloren, und der Bedarf an Hebammenschülerinnen konnte nicht mehr gedeckt werden. Auch deshalb ist schon Ende 1939 die gesetzliche Altersgrenze für die Tätigkeit von Hebammen heraufgesetzt und verfügt worden: „Die Altersgrenze für Hebammen wird mit der Vollendung des 70. Lebensjahrs erreicht." Die Verwaltungsbehörden konnten nunmehr Hebammen, die die bisherige Altersgrenze von 65 Jahren erreicht hatten, „aber geistig und körperlich den Anforderungen des Berufs noch gewachsen sind, ausnahmsweise genehmigen, unter Beibehaltung der staatlichen Anerkennung ihren Beruf weiterhin auszuüben".[24]

Über die Motive, die den Reichsminister des Innern Mitte Februar 1943 veranlaßten, eine neue Dienstordnung für Hebammen zu erlassen, kann nur spekuliert werden; der gerade erlebte Verlust einer ganzen deutschen Armee bei Stalingrad und die daraus resultierende Notwendigkeit der Beschaffung von neuen Soldaten können nicht die einzigen Gründe gewesen sein. In der offiziellen Begründung für die Herausgabe einer neuen Dienstordnung hieß es, diese habe eine „den neuzeitlichen Erfordernissen entsprechende Umgestaltung erfahren" und trage nunmehr „der Bedeutung des Hebammenstandes für die Volksgemeinschaft, im besonderen unserer Rassenpflege und Bevölkerungspolitik Rechnung". In dieser Hebammenordnung hieß es: „Die deutsche Hebammenschaft ist berufen, zum Wohl von Volk und Reich für die Erhaltung der Gesundheit von Mutter und Kind zu wirken und sich für die Mehrung eines erbgesunden, rassisch wertvollen Nachwuchses einzusetzen." Die Hebamme müsse sich „bei ihrer Berufstätigkeit stets bewußt sein, daß sie zur Mitwirkung an einer der wichtigsten Aufgaben der Volksgesundheitspflege, der Erhaltung und Mehrung eines erbgesunden Nachwuchses berufen ist"; sie müsse „daher mit der Grundlage der Erb- und Rassenpflege vertraut sein".[25]

Bis zum Kriegsende hatte sich die personelle Situation kaum verbessert. In einer Anfang 1945 erstellten Bilanz über „die Bewährung der deutschen Hebammen im Kriege" hieß es, „daß die Jahrgänge der Hebammen zwischen 65 und 70 Jahren sehr stark besetzt sind … Die Zahl der über 70jährigen noch berufstätigen Hebammen betrug im Dezember 1943 noch 484", während zwei Jahre zuvor noch 1.000 über 70 Jahre alte Geburtshelferinnen gezählt worden waren; „die drei ältesten noch berufstätigen Hebammen sind im Jahre 1860 geboren", und „von den acht Hebammen, die im Jahre 1864 geboren sind, wurden [1943] noch 503 Geburten geleitet, also [durchschnittlich] 62,9 von jeder dieser betagten Hebammen".[26] Dies lag deutlich über dem Reichsdurchschnitt.[27]

Hebammen in Mecklenburg[28]

Für Hebammen liegen für die Zeit zwischen 1800 und 1930 nur für den Landesteil *Mecklenburg-Strelitz* genaue Zahlen vor. Gab es hier **1800** erst 27 Hebammen, so stieg deren Zahl bis **1900** auf den Höchstwert von 68 (+152 Prozent), während sich **1930** nur noch 52 Hebammen in Mecklenburg-Stre-

23) Deutsches Ärzteblatt, 1938, S. 27.

24) RGBl., T. I, 1939, S. 2457 (Vierte Verordnung zur Durchführung des Hebammengesetzes, 16.12.1939).

25) Zitiert nach: Informationsdienst des Hauptamtes für Volksgesundheit der NSDAP, April 1943, S. 49-51.

26) Die Gesundheitsführung, 1945, S. 11. Dort hieß es ohne Zahlenangaben außerdem, daß „viele Hebammen in der Erfüllung ihrer Berufspflicht bei Terrorangriffen den Tod gefunden" hätten.

27) Die Durchschnittszahlen über die Hebammentätigkeit im Deutschen Reich ergeben das nachfolgend skizzierte Bild, wobei ersichtlich wird, daß bei abnehmender Zahl der Hebammen und der parallel dazu zunehmenden Zahl der Neugeborenen die Zahl der von einer Hebamme zu bewältigenden Geburtshilfen deutlich zunahm: 1933 hatte eine Hebamme im Jahr bei durchschnittlich 29 Geburten zu assistieren; 1934 bei 34; 1935 bei 39; 1936 bei 41,2; 1937 bei 41,6; 1938 bei 44; 1939 bei 49,5; 1940 bei 50,5; 1941 bei 50,1 und 1942 bei 41,5; vgl. dazu ebenda.

28) Zur Frühgeschichte des Hebammenwesens in Mecklenburg vgl. Masius: Von den Mängeln beim Hebammen-Unterricht in Mecklenburg; Ders.: Anleitung zu einem zweckmäßigen Verhalten während der Schwangerschaft, Entbindung und des Wochenbettes; Walter: Das Hebammenwesen im Großherzogthume Mecklenburg-Schwerin; Büttner: Mecklenburg-Schwerins Geburtshilfe im Jahre 1904.

litz befanden. Hatte eine Hebamme dort im Jahr 1800 durchschnittlich 83 Entbindungen pro Jahr zu betreuen, waren es 1900 nur noch 45 und 1930 lediglich 41. Entfielen 1890 noch durchschnittlich 6,9 Hebammen auf 10.000 Einwohner, so waren es 1939 nur noch 4,7 Geburtshelferinnen.[29] Dieser Rückgang war vor allem eine Folge des starken Geburtenrückgangs infolge des Ersten Weltkriegs und fand seine Ursache noch kaum in dem Umstand, daß vor allem in den Städten von den werdenden Müttern in stärkerem Maße als früher Entbindungsanstalten und Krankenhäuser aufgesucht wurden.

In *Mecklenburg-Schwerin* sind **1814** neben den 79 approbierten Medizinern und den dort tätigen 110 Wundärzten auch 117 Hebammen und 36 Geburtshelfer gezählt worden.[30] Erst ab **1876** ist die Zahl der Hebammen in Mecklenburg-Schwerin systematisch registriert worden. Gab es in diesem Jahr noch 457 Hebammen im Lande, womit durchschnittlich 8,3 Hebammen auf 10.000 Einwohner entfielen, waren es **1924** noch 383 (-16,2 Prozent), was zu einer Versorgungsrate von durchschnittlich 5,6 Hebammen auf 10.000 Einwohner führte. **1932**, dem Jahr mit der niedrigsten Geburtenzahl in Mecklenburg, entfielen in Mecklenburg-Schwerin auf eine Hebamme nur noch 36 Geburten.

Der Rückgang der Zahl der Hebammen – durch kriegsbedingt sinkende Geburtenraten, schlechte Entlohnung und häufigere Geburten in Entbindungsheimen und Krankenhäusern – manifestierte sich auch hier in der Dislozierung der Hebammen. Bis Ende 1932 sind in Mecklenburg ausgewählte praktische Ärzte an dem Ort ihrer Niederlassung mit der fachlichen und dienstlichen Aufsicht über die dort tätigen Hebammen beauftragt worden. Diese Kontrollpraxis wurde vom Ministerium für Medizinalangelegenheiten beendet und „die Bestellung aller als Hebammenaufsichtsärzte tätigen praktischen Ärzte zum 1. Januar 1932 zurückgenommen". Von diesem Zeitpunkt an übernahmen „die Kreismedizinalräte die Geschäfte eines Hebammenaufsichtsarztes für ihren gesamten Amtsbezirk".[31]

1934 wurden im *vereinten Mecklenburg* 381 Hebammen gezählt (darunter 312 vor allem Bezirkshebammen und wenige Anstaltshebammen sowie nur noch 69 freipraktizierende Geburtshelferinnen). Auf eine Hebamme entfielen im Jahresmittel 35,6 Geburten. Während im Deutschen Reich eine Hebamme ein Einzugsgebiet von durchschnittlich 18 km^2 zu betreuen hatte, war in Mecklenburg eine Hebamme für ein mehr als doppelt so großes Versorgungsgebiet von 42 km^2 zuständig.[32] Bis Anfang **1935** ist die Zahl der Hebammen in Mecklenburg weiter zurückgegangen; von den nunmehr 356 zugelassenen Geburtshelferinnen amtierten nur noch 51 als freipraktizierende Hebammen gegenüber 305 Anstalts- und Bezirkshebammen.[33]

1938 waren in Mecklenburg noch 338 Hebammen tätig (11,3 Prozent weniger als noch vier Jahre zuvor), womit die Versorgungsquote auf 4,1 Hebammen pro 10.000 Einwohner zurückging. Von den 338 mecklenburgischen Hebammen praktizierten im Jahr 1938 nur noch 75 (22 Prozent) in den Stadtkreisen, wo im Schnitt 3,1 Hebammen auf 10.000 Einwohner entfielen. In den Landkreisen, in denen immerhin 263 Hebammen tätig waren, gestaltete sich die Geburtenversorgung auch rechnerisch deutlich besser; hier waren durchschnittlich 4,6 Hebammen für 10.000 Einwohner zuständig. Die höchste Versorgung mit Hebammen hatten die Landkreise Ludwigslust und Hagenow mit 6,6 bzw. 4,9 Hebammen pro 10.000 Einwohner zu verzeichnen; dagegen standen etwa in den Stadtkreisen Güstrow und Schwerin nur 2,7 bzw. 2,5 Hebammen für 10.000 Einwohner zur Verfügung.

Anfang **1939** gab es in Mecklenburg noch 329 registrierte Hebammen, was im Vergleich zum Vorjahr einem geringfügigen Rückgang von 2,7 Prozent entsprach. Von diesen 329 Hebammen waren jedoch lediglich sieben Frauen als Anstaltshebammen tätig (2,1 Prozent), im Reichsmaßstab dagegen 5,5 Prozent.[34] Deshalb ist es umso erstaunlicher, daß 1939 in Mecklenburg immerhin 4.194 Kinder ohne die Hilfe von niedergelassenen Hebammen in Krankenanstalten und Entbindungsheimen zur Welt kamen; das waren immerhin 20 Prozent aller Geburten im Lande,[35] was zum einen impliziert,

29) Im Jahr 1800 entfielen in Mecklenburg-Strelitz 4,4 Hebammen auf 10.000 Einwohner, 1900 waren es 6,9 Hebammen, und bis 1930 war dieses Verhältnis auf 4,7 Hebammen pro 10.000 Einwohner zurückgegangen. Vgl. dazu und zu folgenden Zahlen: Vierteljahrsberichte des Mecklenburgischen Statistischen Landesamts, April-Heft 1938, S. 5-8.

30) Vgl. dazu Masius: Uebersicht der Medizinalverfassung, S. 32 f.

31) Amtliche Beilage zum Regierungsblatt für Mecklenburg-Schwerin, 1931, S. 478.

32) Berechnet nach ebenda, und nach: Gesundheitsstatistisches Auskunftsbuch, S. 27.

33) Berechnet nach: Statistisches Jahrbuch für das Deutsche Reich, 1935, S. 496.

34) Vgl. dazu: Vierteljahrsberichte des Mecklenburgischen Statistischen Landesamts, Juli-Heft 1938, S. 4, und Statistisches Jahrbuch für das Deutsche Reich, 1941/42, S. 614.

35) Vgl. dazu: Wirtschaft und Statistik, 1941, S. 455 f.

daß immer mehr Schwangere zur Geburt eine Klinik aufsuchten, und zum anderen nahelegt, daß die dort beschäftigten angestellten Anstaltshebammen pro Kopf mehr Entbindungen vornahmen als ihre niedergelassenen Berufskolleginnen.

Anfang **1943**, im zehnten Jahr des Dritten Reichs, waren in Mecklenburg nur noch 293 Hebammen tätig, das waren 23,1 Prozent weniger als noch 1934. Im gleichen Zeitraum ist die Zahl der mecklenburgischen Bevölkerung zwar von 805.213 auf 932.431, mithin um 127.218 Personen, also um 15,8 Prozent gestiegen. Dieser Bevölkerungszuwachs ist jedoch nur zu einem geringeren Teil auf die mecklenburgischen „Geburtsleistungen" und auf die Tätigkeit der dortigen Hebammen zurückzuführen. Denn der Bevölkerungszuwachs in Mecklenburg in der NS-Zeit basierte zu lediglich 43,7 Prozent auf einem heimischen Geburtenüberschuß und kam dagegen zu 56,3 Prozent durch eine aufrüstungsbedingte binnendeutsche Migration zustande, wobei zu konzedieren ist, daß gerade auch die Zugewanderten nicht unerheblich zu diesem Geburtenüberschuß beigetragen haben, der bei der originär mecklenburgischen Bevölkerung traditionell deutlich geringer ausfiel.[36)] Wie entwickelten sich die Geburtenzahlen in Mecklenburg?

Geburtenzahlen im Deutschen Reich

Zwischen 1933 und 1939 kam es in Deutschland zu einer nicht unbeträchtlichen Zunahme der Geburtenziffern, was von den Medizinal- und Sozialstatistikern enthusiastisch als eine „Wiederbelebung des Fortpflanzungswillens des deutschen Volkes" gefeiert wurde. Dabei sei „der bei weitem größte Teil, nämlich sieben Zehntel, der Zunahme der ehelichen Geburten von 1933 bis 1937 ... der Wiederbelebung des Willens zum Kinde und nicht der Erhöhung der Heiratsfähigkeit zu danken". Außerdem sei in den Jahren 1938 und 1939 ein „weiterer Geburtenanstieg" erfolgt; dieser sei vor allem auf die Geburten von zweiten, dritten und vierten Kindern in bestehenden Ehen zurückzuführen und nur zu einem geringen Teil auf Erstgeburten jungverheirateter Paare oder auf uneheliche Geburten.

Wurden 1933 in Deutschland immerhin 971.174 Kinder lebend geboren, so waren es 1939 bereits 1.413.230 (+45,5 Prozent). Auch die Erhöhung der Geburtenzahlen zwischen 1937 und 1939 um 123.346 sei zu 80 Prozent „durch die nochmalige Steigerung der Fruchtbarkeit [bestehender Ehen] und nur zu 20 Prozent durch die Erhöhung der Heiratshäufigkeit bedingt" gewesen. Diese Entwicklung sei „außerordentlich erfreulich", könne „aber angesichts der großen Zukunftsaufgaben des deutschen Volkes noch nicht als ausreichend angesehen werden". Dafür sei „eine noch beträchtlich stärkere Zunahme der dritten und folgenden Geburten und damit eine weitere Steigerung der Fortpflanzungshäufigkeit besonders in den späteren Ehejahren erforderlich".[37)] Einerseits sollte suggeriert werden, daß in den sicheren sozialen Verhältnissen des Dritten Reichs der in der „Systemzeit" fast erloschene „Wille zum Kind" wieder aufgeflammt sei; zum anderen aber wiesen die Statistiker vorsichtig darauf hin, daß schon nach einem Kriegsjahr – und der damit verbundenen Abwesenheit der potentiellen Väter – die noch 1939 sehr hohen Geburtenzahlen bereits 1940 einen erkennbaren Rückgang aufwiesen, weshalb auf weiteren Nachwuchs aus bestehenden Familien orientiert wurde.

Geburtenzahlen in Mecklenburg

Für den Zeitraum von 1910 bis 1925 ist vom Statistischen Reichsamt für beide mecklenburgischen Staaten ein Geburtenüberschuß[38)] von 36.579 Personen ermittelt worden, was einem durchschnittlichen jährlichen Bevölkerungszuwachs von 2.439 Personen entsprach.[39)] Und in den Jahren zwi-

36) In den mecklenburgischen Städten, in denen ein Großteil der Rüstungsindustrie angesiedelt war, resultierte der Bevölkerungszuwachs sogar nur zu 16 Prozent aus dem heimischen Geburtenüberschuß und war zu 84 Prozent auf Zuwanderung zurückzuführen. Berechnet nach: Statistik des Deutschen Reichs, Bd. 552/1, S. 34 f., 126 f. Vgl. dazu im Detail auch Buddrus/Fritzlar: Die Städte Mecklenburgs im Dritten Reich, S. 38, 217, 269, 300, 332, 339, 385, 410, 448.

37) So in: Wirtschaft und Statistik, 1942, S. 29-35.

38) Die Ermittlung des Geburtenüberschusses erfolgt in der Regel durch die Subtraktion der Zahl der gestorbenen Personen von der Zahl der lebendgeborenen Kinder.

39) Berechnet nach: Statistisches Jahrbuch für das Deutsche Reich, 1925, S. 46 f., 80 f., 84 f.

schen 1925 und 1933 wurde für beide Mecklenburg ein Geburtenüberschuß von 20.899 Personen registriert, so daß von einem durchschnittlichen jährlichen Bevölkerungszuwachs von 2.612 Personen auszugehen ist.[40] In der Zeit des Dritten Reichs erreichten die Werte der Geburtenüberschüsse ein deutlich höheres Niveau.

Zunächst ein skurril anmutendes „Forschungsergebnis", das die Zielsetzung der nationalsozialistischen Bevölkerungspolitik und deren Anfänge in der Provinz illustrieren kann: Der Rostocker Hygieniker und „Rassenforscher" Friedrich Winkler hatte zu Beginn des Dritten Reichs zu untersuchen begonnen, wie sich in Mecklenburg die „Fortpflanzungsstärke in einzelnen Bevölkerungsgruppen" entwickelt hatte, sei es doch „außerordentlich wichtig zu wissen, wie die Familien in ihrer Fortpflanzung auf die Wirren der letzten Zeit reagiert haben". Die Basis seiner Analysen bildeten „familienbiologisch wichtige Angaben aus über 12.000 Familien", die in 800 Dörfern sowie sämtlichen Flecken und Städten Mecklenburg-Schwerins erhoben wurden. Winkler betrachtete dabei Familien der Landbevölkerung,[41] aus Wirtschaft und Industrie,[42] Beamtenfamilien[43] sowie die Familien der freien akademischen Berufe, deren Angehörige (nach den Berufen der Haushaltsvorstände) er der oberen, mittleren oder unteren „sozialen Schicht" zuordnete. Die 12.080 analysierten Familien hatten insgesamt 45.418 Kinder, was einer durchschnittlichen Kinderzahl von 3,8 Kindern pro Familie entsprach.

Während die 755 Familien der „oberen sozialen Schicht" über lediglich 2.476 Kinder verfügten, sind in den 5.444 Familien der „mittleren sozialen Schicht" 18.467 Kinder geboren worden, und in den 5.881 Familien der „unteren sozialen Schicht" kamen immerhin 24.475 Kinder zur Welt. Das bedeutete, daß in den Familien der Oberschicht durchschnittlich 3,3 Kinder, in den Familien der Mittelschicht 3,4 Kinder und in den Familien der Unterschicht 4,2 Kinder vorhanden waren. Winklers Fazit: In der Landbevölkerung gab es eine „kräftige, überdurchschnittliche Vermehrung aller Schichten", selbst die „Großgrundbesitzerfamilien" zeigten „eine kräftige, über dem Landesdurchschnitt stehende Vermehrung"; im Sektor Wirtschaft und Industrie hätten die „unqualifizierten Arbeiter" mehr Kinder, bei Handwerkern, Angestellten und Kaufleuten „umgekehrt die Qualifizierteren"; dagegen sei „im kleinen Mittelstand die Vermehrungstendenz schlecht". Auch die Beamten wiesen „allgemein eine schlechte Fortpflanzungstendenz" auf; hier würden „wirtschaftliche Schwierigkeiten, charakterologische Eigenarten und präventive Kenntnis" zusammentreffen. Und bei den freien akademischen Berufen komme es zu einer „guten, fast durchschnittlichen Vermehrung", wenngleich hier die Faktoren von „verzögerter Eheschließung, unsicherer Zukunft und gesellschaftlichen Ansprüchen" zu berücksichtigen seien.

Aus diesen Beobachtungen folgerte Winkler, daß „die Fortpflanzungsstärke" nicht mit der sozialen Stellung einhergehe; sie sei überdurchschnittlich stark in den ländlichen und städtischen Berufsgruppen der Unterschicht, unterdurchschnittlich in den mittleren und oberen Schichten. Winkler meinte, eine „starke Fortpflanzung" in den „unterdurchschnittlich begabten Bevölkerungskreisen" nachweisen zu können. Außerdem hielt er es für „rassenhygienisch bedeutsam" zu bemerken, daß „die Fortpflanzung in Familien mit hilfsschulbedürftigen Kindern in den Städten stärker als auf dem Lande durch Sterblichkeit unter den Nachkommen eingeschränkt" sei, daß aber dennoch „die Fortpflanzung in Familien mit hilfsschulbedürftigen Kindern in Mecklenburg um rund ein Viertel größer" war „als in denen mit überdurchschnittlich begabten". Implizit bedeutete dies, daß in intellektuell höherstehenden Familien weniger Kinder geboren wurden. Außerdem meinte Winkler herausgefunden zu haben, daß die „Fortpflanzungsgröße" von Einflüssen mitbestimmt werde, „die mit der Ortsgröße und auf dem Lande mit der wirtschaftlichen Struktur und den Verkehrsverhältnissen zusammenhängen"; so kämen in Orten „mit Haltestellen der Reichsbahn" weniger Kinder zur Welt als in verkehrstechnisch unerschlossenen Gebieten.[44] Derartige Untersuchungen spiegeln den Geist der Zeit.

40) Berechnet nach: Sonderbeilage zu Wirtschaft und Statistik, 1934, Nr. 14, S. 4 f.
41) Darunter Familien von Großgrundbesitzern, Hofbesitzern, Büdnern, Häuslern, qualifizierten und gewöhnlichen Arbeitern, Angestellten und Schnittern.
42) Darunter Familien mittlerer und kleinerer Kaufleute, Angestellte, Handwerksmeister, Handwerker sowie qualifizierte und gewöhnliche Arbeiter.
43) Darunter Familien von oberen, mittleren und unteren Beamten.
44) Winkler: Fortpflanzung, S. 32-39.

In der nachfolgenden Tabelle werden die Geburtenzahlen in Mecklenburg für elf Jahre des Dritten Reichs dokumentiert,[45] diese der Zahl der dortigen Sterbefälle gegenübergestellt[46] und der daraus resultierende Bevölkerungszuwachs bzw. Geburtenüberschuß berechnet.[47]

Jahr	Geburten	Sterbefälle	Bevölkerungs-zuwachs
1933	13.124	9.895	3.229
1934	8.068	9.801	5.838
1935	16.857	11.109	5.748
1936	18.176	10.746	7.430
1937	18.816	10.957	7.859
1938	19.610	10.320	9.290
1939	20.641	11.295	9.346
1940	20.397	12.752	7.645
1941	20.170	11.757	8.413
1942	16.370	12.154	4.216
1943	19.103	12.653	6.450
gesamt	**191.322**	**112.693**	**75.464**

Wie bereits skizziert, ist die Zahl der mecklenburgischen Bevölkerung zwischen 1933 und 1943 von 805.213 auf 932.431, mithin um 15,8 Prozent, gestiegen. Diese Bevölkerungszunahme war – wie erwähnt – keineswegs nur auf die dort erfolgten Geburten zurückzuführen, sondern mindestens zur Hälfte durch den Zuzug aus anderen Teilen des Reichs bedingt. Aus der vorstehenden Tabelle wird deutlich, daß die Zahl der Geburten in Mecklenburg zwischen 1933 und 1941 kontinuierlich gestiegen ist und eine Zunahme von 53,7 Prozent erreichte. Bemerkenswert ist immerhin, daß **1939**, trotz der absolut vergleichsweise geringen Zahl von Neugeborenen, Mecklenburg – auf die dort ansässige Bevölkerung bezogen – eine der höchsten Geburtenraten des Deutschen Reichs aufwies: Während im Reichsmaßstab auf 1.000 Einwohner durchschnittlich 20,4 Neugeborene entfielen, waren es in Mecklenburg 22,9 Kinder.[48] Diese Entwicklung ist auch im Folgejahr zu beobachten: Während **1940** im Großdeutschen Reich – wiederum auf 1.000 Einwohner berechnet – durchschnittlich 20,4 Lebendgeborene registriert wurden, waren es in Mecklenburg sogar 22,4 Neugeborene – der Höchstwert im Altreichsgebiet (20,0).[49]

Mit fortschreitendem Kriegsverlauf verringerten sich die Geburtenzahlen in Deutschland.[50] Nach dem Überfall auf die Sowjetunion im Sommer **1941** gingen die Geburtenzahlen auch in Mecklenburg **1942** im Vergleich zum Vorjahr um 18,8 Prozent zurück, was vor allem auf die Abwesenheit potentieller Väter zurückzuführen ist, denen nunmehr kaum noch Heimaturlaub gewährt wurde. Im gleichen Zeitraum, zwischen 1941 und 1942, halbierte sich demzufolge auch der Geburtenüberschuß im Lande.

Aber auch **1943** blieb die Bevölkerungsentwicklung in Mecklenburg – statistisch gesehen – vom negativen Reichstrend abgekoppelt; in diesem Jahr entfielen auf 1.000 Einwohner im Reichsdurchschnitt 16,8 neugeborene Kinder, in Mecklenburg dagegen 20,8 – wiederum der Spitzenwert im Altreichsgebiet.[51] Für das Jahr 1944 hat die deutsche Statistik keine Daten über erfolgte Geburten mehr erhoben bzw. keine mehr veröffentlicht.

45) Erfaßt wurden nur lebendgeborene Kinder.

46) Ohne Todesfälle von Wehrmachtsangehörigen.

47) Zusammengestellt und berechnet nach: Statistisches Jahrbuch für das Deutsche Reich, 1935, S. 37; Vierteljahrsberichte des Mecklenburgischen Statistischen Landesamts, Januar-Heft 1937, S. 1; ebenda, Oktober-Heft 1936, S. 2; ebenda, April-Heft 1937, S. 1; ebenda, April-Heft 1938, S. 1, 5, 7; ebenda, Januar-Heft 1939, S. 1; ebenda, April-Heft 1939, S. 1; Statistisches Jahrbuch für das Deutsche Reich, 1941/42, S. 67 f.; Wirtschaft und Statistik, 1942, S. 299; ebenda, 1943, S. 148; ebenda, 1944, S. 76.

48) Berechnet nach: Statistisches Jahrbuch für das Deutsche Reich, 1941/42, S. 68.

49) Berechnet nach ebenda, S. 67.

50) Wie die Beamten des Statistischen Reichsamtes feststellten, habe der Kriegsverlauf natürlich auch das Geburtsaufkommen direkt beeinflußt: „Der verstärkte Geburtenrückgang, der im Jahr 1942 in Auswirkung des Krieges gegen die Sowjetunion eingetreten war", habe sich bis zum Januar 1943 fortgesetzt. „Im Februar [1943] stieg jedoch die Geburtenziffer plötzlich wieder ... an und hielt sich fortan das ganze Jahr hindurch ... über dem Geburtsstand des Vorjahrs. Die vermehrten Zeugungen, die zu diesem Geburtenanstieg führten, fielen zeitlich mit dem Ende des ungewöhnlich strengen Winters 1941/42 und der damit einhergehenden Beruhigung der Kriegslage an der Ostfront zusammen, die eine Wiederaufhebung der Urlaubssperre im Mai 1942 ermöglichte." Wirtschaft und Statistik, 1944, S. 75.

51) Berechnet nach ebenda, S. 76. Sterbefälle ohne Wehrmachtsangehörige.

Wie in ganz Deutschland, so wurden auch in Mecklenburg seit Jahrzehnten die Vor- und Nachteile von durch Hebammen begleitete Hausentbindungen gegenüber von durch Ärzte vorgenommene Geburten in Kliniken diskutiert und darüber gestritten, welche Geburtsform die bessere sei. Lange Zeit hatten die Befürworter von „natürlichen Geburten" im heimischen Umfeld das Übergewicht. Ein Beispiel: Der aus Grabow stammende, später in Berlin wirkende Allgemeinmediziner Ernst-Ludwig Krüger untersuchte in seiner 1936 in Rostock vorgelegten Dissertationsschrift mit dem programmatischen Titel „Erfolge der häuslichen Geburtshilfe" insgesamt 25.587 in den Jahren 1926 und 1927 in Mecklenburg erfolgte Geburten und bediente sich dabei der Aufzeichnungen der geburtsbegleitenden Hebammen. Die Mehrzahl (92,6 Prozent) der betrachteten Entbindungen erfolgten als „natürliche" Spontangeburten, während 7,4 Prozent als operative Geburten verliefen.

Bei 49 der betrachteten Geburten sind die Mütter gestorben (0,2 Prozent). 1.268 Kinder sind tot geboren worden bzw. innerhalb von zehn Tagen nach der Geburt gestorben (fünf Prozent). Bei 60 Neugeborenen fanden sich Mißbildungen, mehr als zwei Drittel dieser Kinder waren „nicht lebensfähig". Von den 25.587 betrachteten Geburten waren 295 Zwillingsgeburten. Von den dabei zur Welt gekommenen 590 Kindern sind 110 gestorben (18,6 Prozent). Hier vermerkte Krüger kritisch, daß diese hohe Mortalität zumindest „teilweise den Hebammen zur Last fällt, ... weil sie jedenfalls erst zu spät erkannten, daß es sich um eine Zwillingsgeburt handelte oder glaubten, die Geburt ohne ärztliche Hilfe zu einem guten Ende bringen zu können". In lediglich 37 Prozent der Fälle von Zwillingsgeburten wurde von den Hebammen ein Arzt hinzugerufen.

Insgesamt gesehen, wurde in lediglich 1.404 Fällen auf Veranlassung der Hebammen ein Arzt zur Geburt hinzugezogen (5,5 Prozent der betrachteten Geburten). Und lediglich 125 bislang von Hebammen betreute Frauen wurden wegen befürchteter Komplikationen vor der Geburt in eine Klinik eingewiesen (0,5 Prozent). Krügers Resümee lautete, daß sich aus den 25.587 von Hebammen betreuten Geburten der Jahre 1926 und 1927 „die Tatsache" ergebe, „daß die Erfolge der häuslichen Geburtshilfe in Mecklenburg jedenfalls nicht so ungünstig" seien, wie gelegentlich behauptet werde, wenngleich sich die Zahlen der mütterlichen und kindlichen Mortalität „noch erheblich senken" ließen. Neben der weiteren Qualifizierung der Geburtshelferinnen müsse „die grundsätzliche Einstellung vieler Hebammen gegenüber schwierigen Entbindungen anders werden. Sie dürfen nicht in falscher Überheblichkeit bei unklaren Fällen ärztliche Hilfe ersetzen wollen, wodurch oft wertvolle Zeit verstreicht". Dennoch formulierte er ein vorsichtiges Fazit, wonach „eine Geburtshilfe mit sachgemäßer Teilung in Haus- und Klinikentbindung die Erfolge der häuslichen Geburtshilfe verbessern" könne.[52] Diese Situationsbeschreibung für die Jahre 1926 und 1927 illustriert den bis weit in die 30er Jahre hinein ausgetragenen Konflikt zwischen den Befürwortern der Hausgeburten und der klinischen Entbindungen.[53]

Wie skizziert, wurde seit dem Kaiserreich und bis weit in die NS-Zeit hinein in Deutschland auf von Hebammen assistierte Hausgeburten orientiert, während Entbindungen in Krankenhäusern oder Geburtskliniken eher stiefmütterlich behandelt und nur dann für notwendig angesehen wurden, wenn bei einer bevorstehenden Entbindung Komplikationen zu befürchten waren. Zwischen den niedergelassenen Hebammen und den praktischen Ärzten mit Geburtshelferausbildung auf der einen Seite, die sich vor allem für die auch von der NS-Führung propagierten Hausgeburten zuständig fühlten, und den professionellen gynäkologischen Fachärzten in den Krankenhäusern und Kliniken, die natürlich die Anstaltsentbindungen präferierten, auf der anderen Seite kam es zu starken Konkurrenzen, die neben medizinischen Aspekten auch auf wirtschaftlichen Motiven gründeten. Als es sich statistisch belegbar abzeichnete, daß es bei Hausentbindungen nicht selten zu perinatalen[54] und peripartalen[55] Letalitäten kam, begannen auch die NS-Medizinalbehörden, denen an einem stetigen Wachstum der Bevölkerung gelegen war, aus pragmatischen Gründen argumentativ zumindest teil-

52) Krüger: Erfolge, S. 3, 4, 18-21.

53) Vgl. dazu auch Knispel: Das Ergebnis der häuslichen Geburtshilfe in Mecklenburg-Schwerin vom Jahre 1931; Heese: Die Leistungen der häuslichen Geburtshilfe.

54) Perinatal bezeichnet den Zeitraum kurz vor, während und kurz nach einer Entbindung; gemeint war damit der Zeitabschnitt von der 28. Schwangerschaftswoche bis zum siebten Lebenstag.

55) Gemeint waren peripartale Blutungen, die bei einer Schwangeren bzw. Mutter kurz vor, während oder kurz nach der Geburt auftreten und mit sehr hohem Blutverlust verbunden sein können.

weise umzuschwenken und auf Geburten in dafür geeigneten, mit einem medizinischen Vollprogramm ausgestatteten Kliniken und Krankenhäusern zu orientieren.[56)]

Auch deshalb sah sich der Reichsgesundheitsführer 1940 erneut veranlaßt, zum Dualismus von Haus- und Klinikgeburten Stellung zu nehmen, wobei er seine zwei Jahre zuvor geäußerte Präferenz für von Hebammen begleitete Hausgeburten deutlich relativierte und nunmehr ambivalent argumentierte. In den von Conti „in engster Zusammenarbeit mit der deutschen Gesellschaft für Gynäkologie" verfaßten „Leitsätzen für die Ordnung der Geburtshilfe" legte er verbindlich – aber schwammig und lavierend – fest, „in welcher Richtung die Aufklärung des Volkes, die Ausbildung und Einstellung der Ärzte und Hebammen und die für die Zukunft notwendigen Maßnahmen der Berufsorganisationen und der verantwortlichen Führungsstellen sich bewegen sollen". In den „grundsätzlichen Leitsätzen" hieß es einleitend, daß an der Geburt eines Kindes eine „geburtshilfliche Arbeitsgemeinschaft" mitzuwirken habe, und diese bestehe „aus den Hebammen, den praktischen Ärzten, den Fachärzten und den Entbindungsanstalten"; diese „Arbeitsgemeinschaft" sei „zu festigen und im Sinne gegenseitiger Unterstützung und Ergänzung zu vertiefen". Außerdem sei die „Geburt keine Krankheit, sondern ein natürlicher Vorgang", und „die deutschen Frauen dürfen in überwiegender Zahl der Geburt ihrer Kinder ohne Besorgnis entgegensehen. Furcht vor der Geburt ist unberechtigt". Weil aber die Geburt „keine Krankheit" sei, sei „die Erledigung der normalen und bis zum Ende normal bleibenden Geburt unter Leitung der Hebammen im Privathaus zu fördern".[57)]

Allerdings gebe es „in beachtlicher Zahl komplizierte geburtshilfliche Situationen, die nur in einer guten Anstalt von einem erfahrenen Geburtshelfer gemeistert werden" könnten; deshalb würde „bei eintretender Geburtsgefahr die gebärende Frau in den geburtshilflichen Anstalten die sicherste und beste Hilfe" finden. „Deshalb sollten alle anstaltsbedürftigen, komplizierten Geburten und solche, bei denen Komplikationen vorauszusehen sind, rechtzeitig guten Anstalten überwiesen werden." Trete aber „bei einer Hausgeburt eine unvorhergesehene Komplikation" auf, so müsse von der Hebamme „ein in der Geburtshilfe erfahrener Arzt hinzugezogen werden", der entscheide, „ob eine Überführung in eine Anstalt notwendig ist oder nicht".

Dies bedeutete im Klartext, daß freiberufliche Hebammen nur bei „normalen" und also komplikationslosen Hausgeburten assistieren sollten; zu präferieren seien in vielen Fällen jedoch Krankenhausentbindungen, denn: „Gute geburtshilfliche Anstalten" seien „die Träger des geburtshilflichen Fortschritts". Ihnen sei „die heutige Höhe der deutschen Geburtshilfe in erster Linie zu verdanken". Und die „geburtshilflichen Lehranstalten" seien die „Grundpfeiler, auf denen die gesamte Geburtshilfe" beruhe. Durch „die Ausbildung der Studierenden und der Hebammenschülerinnen" schafften sie „erst die Voraussetzung für eine gute und ungefährliche Erledigung der normalen Geburt im Privathaus". Relativierend bemerkte Conti, daß „schlechte Anstalten Gefahrenherde" darstellten, „namentlich bezüglich der Geburtsinfektion. Sie müssen … geschlossen werden"; als „schlechte Anstalten" seien diejenigen Einrichtungen anzusehen, die „die vom Staat zu stellenden personellen und räumlichen Mindestanforderungen nicht erfüllen". Es sei „Aufgabe des Staates, dafür zu sorgen, daß alle von den Provinzen, den Kreisen, den Gemeinden … unterhaltenen Kliniken die für einen hygienisch einwandfreien Betrieb erforderlichen Mittel erhalten"; ansonsten sei „Zahl und Umfang solcher Anstalten und Abteilungen auf das notwendige Maß zu beschränken".

Schließlich sollten „die Schwangere selbst und ihr Arzt bei der Entschlußfassung darüber, ob bei einer voraussichtlich normalen Entbindung eine Anstaltsaufnahme anzuraten" sei, „berücksichtigen, daß in der Kriegszeit eine sorgsame Bettenplanung und das Freihalten der notwendigen Betten" für verwundete Soldaten „Zurückhaltung in der Einweisung voraussichtlich normaler Entbindungen in Anstalten dringend erforderlich machen" können. Danach solle „sich auch die werdende Mutter bei ihrer Willensbildung über die Wahl des Entbindungsortes richten". Wenngleich betont wurde, daß diese Entscheidung der Mutter „keinem Zwange" unterliege und „etwaigen Versuchen, diese Willensbildung aus wirtschaftlichen oder konfessionellen Gründen zu beeinflussen", energisch „entgegenzutreten" sei, versetzte dies die Schwangere doch letztendlich in eine moralische Konfliktsi-

56) 1877 gab es in Deutschland 254 Entbindungsanstalten, in denen 10.956 Entbindungen stattfanden. Mecklenburg hatte in jenem Jahr lediglich eine 15 Betten zählende Entbindungsklinik, in der 78 Entbindungen vorgenommen wurden. Vgl. dazu: Ergebnisse der Morbiditäts-Statistik, S. 72.

57) Leitsätze für die Ordnung der Geburtshilfe, in: Die Gesundheitsführung. Ziel und Weg, 1940, S. 310 f.

tuation, in der die werdende Mutter entscheiden mußte, ob sie ihr klinisches Wochenbett nicht doch einem verwundeten Soldaten überlassen sollte. Abschließend proklamierte der Reichsgesundheitsführer salomonisch, daß nur „Hebammenhilfe, Arzthilfe, Facharzthilfe und Anstaltsversorgung in gegenseitiger Zusammenarbeit das Wohl von Mutter und Kind und damit den Bestand des Volkes" sichern würden.[58)]

Zurück zur Ausgangslage: **1932** gab es in den öffentlichen Krankenhäusern Deutschlands 253, in den freien gemeinnützigen Krankenanstalten 261 und in den privaten Krankenanstalten sogar 278, zusammen also 792 Entbindungsabteilungen und -stationen, die in immer stärkerer Konkurrenz zu den freipraktizierenden Hebammen standen.[59)] In den öffentlichen, gemeinnützigen und privaten Entbindungsanstalten und Geburtsabteilungen von Krankenhäusern sind 1932 insgesamt 139.932 Entbindungen vorgenommen worden, wobei 137.936 Kinder lebend geboren wurden (98,6 Prozent). Ungeachtet dessen, daß von diesen 137.936 Lebendgeborenen 1.451 Kinder noch vor Vollendung des ersten Lebensjahres gestorben sind (1,1 Prozent), war dies eine Quote, die bei Hausgeburten nicht erreicht wurde. Der überwiegende Teil der Kinder ist durch „normale" Spontangeburten zur Welt gekommen; in 33.054 Fällen erfolgten die Entbindungen mittels geburtshilflicher Operationen, zumeist durch Kaiserschnitt oder Zangengeburten (23,6 Prozent aller Entbindungen). 632 Mütter sind nachgeburtlich an Kindbettfieber und anderen Ursachen in der Entbindungsanstalt gestorben (0,5 Prozent aller Entbindungen).[60)]

Wie gestaltete sich die Entwicklung im Dritten Reich? Noch **1933** kamen von den 971.174 in Deutschland lebend geborenen Kindern erst 149.088 Kinder in Krankenhäusern und Entbindungskliniken zur Welt (15,4 Prozent; 8,1 Prozent mehr als im Vorjahr). Schon wenige Jahre später hatte sich der Trend zur Klinikentbindung deutlich beschleunigt: **1939** wurden in Deutschland 1.413.230 lebende Neugeborene registriert, von denen bereits 511.679 Kinder außerhäuslich, also in Kliniken und Krankenhäusern geboren wurden (36,2 Prozent).[61)]

Ein noch detaillierterer Blick: **1933** sind in deutschen Krankenanstalten und Entbindungskliniken also 149.088 Kinder lebend geboren worden, während dort 5.665 als Totgeburten registriert worden sind (3,8 Prozent der Lebendgeborenen). Abgesehen von der Mehrzahl der sogenannten normalen Spontangeburten wurden 73.797 Frauen mittels geburtshilflicher Operationen (zumeist Kaiserschnitt) entbunden, von denen 1.089 während oder in der Folge der Geburt gestorben sind (1,5 Prozent). **1939**, also nur sechs Jahre später, sind in deutschen Krankenanstalten und Entbindungskliniken bereits 511.679 Kinder lebend geboren worden, während 17.873 dort als Totgeburten registriert worden sind (3,5 Prozent der Lebendgeborenen). Neben den „normalen" Geburten wurden nunmehr 198.493 Frauen mittels geburtshilflicher Operationen entbunden, von denen 2.391 während oder in der Folge der Geburt verstarben (1,2 Prozent).

Zusammenfassend – und als Erfolg des Trends hin zu klinischen Entbindungen – kann konstatiert werden: Die Zahl der positiv verlaufenen Anstaltsentbindungen hat zwischen 1933 und 1939 um fast das Dreieinhalbfache bzw. um 243 Prozent zugenommen. Die Zahl der „operativen Entbindungen" ist in diesem Zeitraum um 169 Prozent gestiegen. Die Zahl der Mütter, die im Verlauf oder in der Folge einer operativ durchgeführten Geburt in der Klinik verstorben sind, stieg zwar absolut um fast 120 Prozent, ist jedoch – bezogen auf die Zahl der operativen Entbindungen – von 1,5 auf 1,2 Prozent leicht gesunken. Die Zahl der Totgeburten in klinischen Entbindungsanstalten nahm zwar absolut um 215 Prozent zu, ist jedoch – bezogen auf die Zahl der gleichzeitig Lebendgeborenen – von 3,8 auf 3,5 Prozent leicht zurückgegangen.[62)] Generell hat sich die Zahl der totgeborenen Kinder zwischen 1900 und 1932 von 65.525 auf 29.978 mehr als halbiert (-54,2 Prozent). Zwischen 1933 und 1939 stieg die Zahl der Totgeburten hingegen von 28.424 auf 32.968 um 16 Prozent wieder an.[63)]

---

58) Ebenda, S. 311.

59) Vgl. dazu: Gesundheitsstatistisches Auskunftsbuch, S. 30 f.

60) Berechnet nach ebenda, S. 86.

61) Von den 511.679 klinischen Geburten wurden 387.333 Entbindungen in speziellen Entbindungsanstalten oder -abteilungen vorgenommen (75,7 Prozent), der Rest in allgemeinen Krankenhäusern. Berechnet nach: Wirtschaft und Statistik, 1941, S. 455.

62) Die vorstehenden Zahlen sind berechnet nach: Statistisches Jahrbuch für das Deutsche Reich, 1935, S. 498; ebenda, 1941/42, S. 616.

63) Berechnet nach ebenda, 1941/42, S. 66.

Im Jahre **1936** sind in Mecklenburg von 1.000 Neugeborenen durchschnittlich 151 Kinder in einer der dortigen 80 Krankenanstalten auf die Welt gekommen. Der Reichsdurchschnitt lag bei 270 von 1.000, was zeigt, daß in Mecklenburg bei den meisten Geburten immer noch Hebammen im heimischen Umfeld assistierten.[64] Dies lag zum Teil auch daran, daß sich die klassischen Hausärzte nur ungern an einer Geburt beteiligten. Noch 1937 mußten die mecklenburgische Ärztekammer und die Landesstelle Mecklenburg der KVD die niedergelassenen Ärzte ernsthaft und unter Strafandrohung ermahnen, ihre Verweigerungshaltung aufzugeben. In einer entsprechenden Anordnung von Dr. Wilhelm Breßler hieß es: „Um den dauernden, leider berechtigten Klagen der Volksgenossen, daß von Seiten der praktischen Ärzte Hilfeleistung bei Entbindungen vielfach verweigert wird, wirksam abzuhelfen, ordne ich hiermit an, daß jeder als Kassenarzt zugelassene praktische Arzt einem Ruf auf Beistand bei einer Entbindung unbedingt Folge zu leisten“ habe. Es gehöre „für den Arzt zu den schönsten und dankbarsten Aufgaben, einer Frau in ihrer schweren Stunde beizustehen. Eine prinzipielle Ablehnung geburtshilflicher Fälle ist mit den Berufspflichten eines Kassenarztes unvereinbar ... Verstöße gegen diese einfachsten Gebote ärztlicher Ethik werden künftighin … durch Einleitung eines berufsgerichtlichen Verfahrens geahndet werden“.[65]

Während sich in Mecklenburg die Entwicklung hin zu Anstaltsentbindungen relativ langsam vollzog (1939 dort erst 20 Prozent), verlief der Prozeß im übrigen Deutschen Reich wesentlich schneller. Bei den 1.413.230 im Jahre **1939** in Deutschland registrierten Geburten sind bereits 511.679 Kinder in Entbindungsanstalten oder in Entbindungsabteilungen von Krankenhäusern zur Welt gekommen (36,2 Prozent).[66] Dieser Wert kollidiert nur scheinbar mit den statistischen Angaben der Reichshebammenschaft, wonach 1937 genau 75 Prozent, 1938 rund 73,9 Prozent, 1939 rund 73,8 Prozent, 1940 etwa 73,7 Prozent, 1941 rund 76,4 Prozent, 1942 genau 75,1 Prozent und 1943 etwa 74,3 Prozent aller Geburten in Deutschland von Hebammen begleitet wurden, da in diesen Zahlen auch die Geburtsassistenzen von Anstaltshebammen enthalten sind.[67] Für die beiden letzten Jahre des Dritten Reichs liegen keine Angaben mehr vor.[68]

Die im nationalsozialistischen Deutschland durchgängige Bevorzugung der Hausgeburtspraxis hatte neben ideologischen Gründen auch ganz pragmatische Aspekte. So verfügte der Reichsinnenminister kurz nach Kriegsbeginn im November 1939, daß die bevorzugt für die Kriegsverletzten benötigten Krankenhausbetten nicht oder nur im Notfall an Entbindungspatientinnen zu vergeben seien: „Die häusliche Entbindung ist in jeder Hinsicht zu fördern. Einweisungen in Entbindungsanstalten sind auf die dringendsten Fälle zu beschränken. Sie sollen nur erfolgen, wenn entweder nach fachlicher Entscheidung einer Hebamme oder eines Arztes dringende gesundheitliche Gründe vorliegen oder die Wohnungsverhältnisse [der Schwangeren] eine Überweisung unbedingt erforderlich erscheinen lassen.“ Aber selbst bei Letzterem sei „davon auszugehen, daß die gesundheitlichen Vorzüge der Einzelentbindung im Haus so groß sind, daß sie den Nachteil selbst sehr ungünstiger Wohnungsverhältnisse voll ausgleichen“.[69]

Exkurs: Die Frauenklinik der Universität Rostock

Der Werdegang des klinischen Geburtswesens in Mecklenburg kann am Beispiel der Rostocker Frauenklinik nachvollzogen werden, der zunächst einzigen und dann stets größten Entbindungseinrich-

---

64) Noch 1937 gab es in Mecklenburg – neben der Rostocker Universitäts-Frauenklinik – nur drei speziell für Geburten tätige Entbindungsanstalten mit lediglich 30 Betten, wobei zu berücksichtigen ist, daß Geburten auch in anderen Krankenhäusern erfolgten. Vgl. dazu: Staatshandbuch für Mecklenburg, 1939, T. III, S. 46.

65) Ärzteblatt für Pommern und Mecklenburg, 1937, S. 292.

66) Leicht abweichende und möglicherweise berichtigte Zahlen in: Wirtschaft und Statistik, 1941, S. 455. Dort hieß es, daß von den 1.333.859 im Jahre 1939 in Deutschland registrierten Geburten bereits 522.053 in Entbindungsanstalten oder in Entbindungsabteilungen von Krankenhäusern erfolgt sind (39 Prozent).

67) Vgl. dazu: Die Gesundheitsführung, 1945, S. 11. Dort hieß es, es lasse sich „nicht feststellen, welcher Anteil der Geburten auf die freiberuflichen und auf die Anstaltshebammen entfällt“.

68) 1952, sieben Jahre nach dem Ende des Zweiten Weltkriegs, gab es in Deutschland noch knapp 53 Prozent Hausgeburten, 1960 nur noch 33,7 Prozent, und 1971 wurden lediglich 3,8 Prozent der Kinder zu Hause entbunden; 2008 waren es ein Prozent. Vgl. dazu Fahnemann/Schäfer/Groß: Die Entwicklung des Hebammenberufs, S. 234.

69) Runderlaß des Reichsinnenministers, 14.11.1939; hier zitiert nach ebenda, S. 232.

tung des Landes, deren Entwicklung sich später als Erfolgsmodell herausstellen sollte, wenngleich es anfänglich nicht so vorteilhaft begonnen hatte.

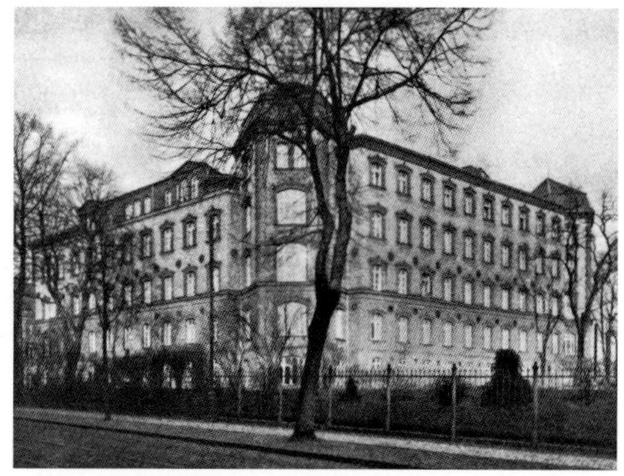
Die Frauenklinik der Universität Rostock

Im Jahre **1887** wurde – zu dieser Zeit ein Solitär in Mecklenburg – die damals noch Großherzogliche Frauenklinik mit Hebammenschule in Rostock errichtet, die seit ihrer Gründung von Prof. Dr. Friedrich Schatz (1841-1920) geführt wurde, dem zwei Assistenzärzte, ein Volontärassistent und zwei ärztliche Hauspraktikanten zur Verfügung standen, die alle sechs Wochen wechselten. Hinzu kamen drei festangestellte Hebammen, von denen zwei verwitwet waren.

Um die Jahrhundertwende lebten in Rostock fast 55.000 Einwohner; im Stadtgebiet waren zu dieser Zeit 38 niedergelassene Ärzte und 25 Hebammen tätig. Neben den drei gynäkologischen Privatkliniken bestand die nunmehrige Universitäts-Frauenklinik mit dem zahlenmäßig selben Personal wie noch zehn Jahre zuvor. **1910**, als in Rostock bereits 65.000 Menschen lebten, wurde in der Stadt bereits 55 niedergelassene Ärzte und 30 niedergelassene Hebammen registriert; hinzu kamen zwei gynäkologische Privatkliniken in der Stadt. An der Universitäts-Frauenklinik wirkten neben dem neuen Leiter Prof. Dr. Otto Sarwey mittlerweile vier Assistenzärzte, aber nur noch zwei festangestellte Hebammen. Zum Kriegsende **1918** gab es in Rostock 35 niedergelassene Hebammen und 54 freipraktizierende Ärzte. Die Zahl der Assistenzärzte der Universitäts-Frauenklinik hatte sich, zusammen mit einem Oberarzt, auf sechs erhöht; daneben agierten zwei universitäre Hebammen.

Zu Beginn der NS-Herrschaft waren bei einer Bevölkerungszahl von 94.000 Einwohnern in Rostock neben den 22 praktizierenden Hebammen und den niedergelassenen Allgemeinpraktikern immerhin neun Fachärzte für Frauenleiden und Geburtshilfe tätig, von denen vier eine Privatklinik betrieben. Die Universitäts-Frauenklinik war neben dem Direktor Prof. Dr. Gustav Haselhorst nach wie vor mit nur einem Oberarzt und vier Assistenzärzten besetzt. **1936** gab es neben dem Klinikleiter einen Oberarzt, vier Assistenzärzte, einen Volontärarzt, drei Medizinalpraktikanten und vier Hebammen, die das umfangreiche klinische Programm bewältigen mußten.

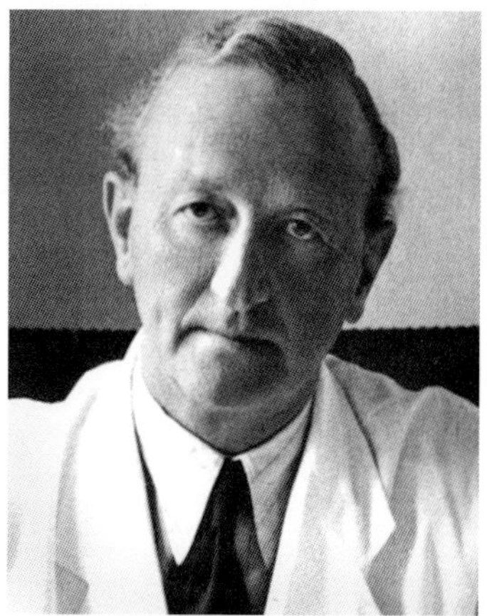
Gustav Haselhorst

In der nunmehrigen Großstadt Rostock[70] lebten **1939** rund 118.00 Menschen, denen 32 praktizierende Hebammen und 167 Ärzte, darunter sieben Fachärzte für Gynäkologie und Geburtshilfe, zur Verfügung standen. Die nach wie vor und bis zum Kriegsende von Gustav Haselhorst geleitete Universitäts-Frauenklinik verfügte neben einem Oberarzt über fünf Assistenzärzte. Schon zu Beginn des Krieges waren 1939 der Oberarzt und drei Assistenzärzte zur Wehrmacht eingezogen worden; dafür konnten lediglich zwei Volontärassistenten eingestellt werden, die aber aufgrund ihres Ausbildungsstandes nicht voll einsetzbar waren. Als Pflegerinnen war nunmehr neben acht Schwestern eine Reihe von zumeist nur kurz angelernten Frauen tätig. **1941/42** sind in Rostock 135.000 Einwohner gezählt worden; für diese gab es neben der Universitäts-Frauenklinik nun nur noch 25 Hebammen, 78 niedergelassene Ärzte und drei frauenärztliche Privatkliniken.[71]

70) Schon im Frühjahr 1935 hatte die NSDAP-Gauzeitung gemeldet, daß am 3.3.1935 der Sohn einer Rostocker Familie geboren wurde, der nunmehr der 100.000ste Einwohner der Stadt und damit „Rostock die jüngste Großstadt" des Reiches sei. Niederdeutscher Beobachter, 22.3.1935.

71) Vgl. dazu Schwarz: Leistungen der Klinik, S. 55 f., 76 f.

Die Verhältnisse an der Frauenklinik waren keineswegs optimal. So schilderte der gerade neu ernannte Direktor der Universitäts-Frauenklinik, Prof. Dr. Gustav Haselhorst, der zuständigen Abteilung für Medizinalangelegenheiten des Mecklenburgischen Staatsministeriums am 10. September **1934** die teilweise unhaltbaren Zustände in der damals modernsten Geburtsklinik des Landes und mußte dabei bekennen, „daß die Frauenklinik in dem Rufe steht, daß die hygienischen Verhältnisse nicht einwandfrei seien". Aber nicht nur die Krankenhaushygiene war ein Problem, auch die Personalsituation sei unhaltbar:

„1. Kreißsaal

Neben der Oberhebamme sind nur zwei Hebammen vorhanden. Die Oberhebamme ist durch den Hebammen-Unterricht ..., ferner durch die Oberaufsicht über die geburtshilfliche Station und die Vorbereitungen für die Vorlesungen des Direktors derartig in Anspruch genommen, daß sie für den eigentlichen Kreißsaaldienst nicht in Betracht kommt. Dieser muß von zwei Hebammen versehen werden, die damit also ständig einen Zwölf-Stunden-Dienst verrichten, wobei Nachtdienst gleich Tagdienst gerechnet ist. Das ist besonders unter Berücksichtigung dessen, daß wegen der außerordentlich großen Zahl der Studierenden die Arbeit auf dem Kreißsaal (Listenführung, Beaufsichtigung der Händedesinfektion u.a.m.) sehr an Umfang zugenommen hat, eine Unmöglichkeit. Es ergibt sich daraus noch folgender Übelstand: Wenn eine der beiden Hebammen außer Hauses ist, so hat die 3. Hebamme, die die Wochenstation zu versorgen hat, Bereitschaftsdienst. Sie muß also bei größeren geburtshilflichen Eingriffen und Operationen auf dem Kreißsaal mit einspringen, obwohl sie infolge ihrer Tätigkeit auf der Wochenstation mit infektiösen Keimen behaftet ist. Es bedarf keiner weiteren Erörterung, daß hier Abhilfe geschaffen werden muß.

2. Wochenstation

Wie bereits erwähnt, untersteht diese der dritten Hebamme. Es war bislang Brauch, daß die drei Hebammen sich in einem 14tägigen Turnus abwechselten. Um den Kreißsaal vor der Einschleppung infektiöser Krankheitskeime streng zu schützen, muß das Personal des Kreißsaals und der Wochenstation streng getrennt werden. Die Wochenstation muß von einer Hebamme oder einer erfahrenen Schwester geleitet werden, die den Kreißsaal überhaupt nicht zu betreten hat. Dieser Schwester müssen jüngere Schwestern, mindestens zwei, zur Seite stehen. Damit komme ich zu einem sehr wichtigen Punkt.

3. Die Zahl der Schwestern

in der Frauenklinik ist eine viel zu geringe. Die Versorgung der Kranken, auch der Schwerkranken und ebenso der Wöchnerinnen, liegt zum großen Teil in den Händen von völlig unausgebildetem Personal. Es sind Frauen, die vom Arbeitsamt kommen, die im allgemeinen noch niemals einen Kranken gepflegt haben und in einem Krankenhausbetriebe überhaupt noch nicht beschäftigt gewesen sind. Daß darunter die Hygiene leiden muß und daß sich die Kranken über den dauernden Wechsel beklagen, kann nicht wundernehmen. Gerade in der Frauenklinik, wo ein hoher Prozentsatz der Kranken schwerkrank ist und wo reichlich Gelegenheit zu Infektionen vorhanden ist, ist nur Personal zu gebrauchen, welches gut ausgebildet, beständig und gut eingearbeitet ist. Es ist noch zu berücksichtigen, daß es sich vorwiegend um Frauen mit Unterleibserkrankungen handelt. Die kranken Frauen sind gegen Hilfeleistungen durch ungeschickte Hände sehr empfindlich, zumal, wenn das ausgebildete Personal dauernd wechselt.

Dieser Mißstand ist zur Zeit auf der Wochenstation und der gynäkologischen Station vorhanden. Er muß hier abgestellt werden, und es muß weiter Sorge getroffen werden, daß die eigentliche Krankenpflege auf der neu entstehenden konservativ-septischen sowie der Carcinomstation von vornherein in den Händen von Schwestern liegt. Eine Besserung ist nur dadurch möglich, daß die Zahl der Schwestern vermehrt wird.

4. Unhaltbar ist auch der Zustand auf dem Operationssaal.

Es ist hier nur eine Schwester vorhanden, und zwar die Instrumentier-Schwester. Sie hat praktisch einen 24-Stunden-Dienst. Die Aufrechterhaltung des Operationsbetriebes ist bislang nur möglich gewesen, weil die jetzt vorhandene Schwester so gut wie niemals das Haus verläßt. Als Dauerzustand ist das eine Unmöglichkeit. Es ist erforderlich, daß der Instrumentier-Schwester wenigstens eine zweite Schwester beigegeben wird, die sich mit ihr die Arbeit teilt und sie im Urlaub oder Erkrankungsfall vertritt. Dafür kann dann eine der jetzt vorhandenen Wärterinnen an einer anderen Stelle der Klinik beschäftigt werden ... Es ist bis jetzt aus räumlichen Gründen nicht möglich gewesen, so-

wohl auf der Wochenstation als auch auf der gynäkologischen Station die hochfieberhaften und infektiösen Fälle von den übrigen abzutrennen. Diese Möglichkeit wird durch den Erweiterungsbau geschaffen.
5. Es ist bislang Brauch gewesen,
daß die Hebammen, die zu Wiederholungskursen in die Klinik kommen, und ebenso die Hebammenschülerinnen außer der Bettwäsche auch ihre eigenen Federbetten mitbringen. Daß diese ganz veraltete Einrichtung aus hygienischen Gründen sofort dringend abgeschafft werden muß, bedarf m.E. keiner weiteren Erörterung. Hier ist der Einschleppung von Krankheitskeimen Tür und Tor geöffnet.
6. Auf der gynäkologischen Station
liegen die Kranken noch in Federbetten. Es handelt sich um Frauen mit blutigen und oft eitrigen Absonderungen (Fälle mit riechendem Ausfluß, mit fieberhaften Aborten, mit Unterleibskrebs usw.). Es ist leicht verständlich, daß eine ordnungsgemäße Desinfektion von Federbetten völlig unmöglich ist. Wollte man sie durchführen, so würde das Material in kürzester Zeit schweren Schaden nehmen. Es ist unbedingt erforderlich, daß die Federbetten, die ohnehin alt und zum großen Teil erneuerungsbedürftig sind, durch Wolldecken ersetzt werden, wie sie in jedem größeren Krankenhause heute im Gebrauch sind.
7. Es ist keine Operationswäsche
für die Assistenten vorhanden. Die Assistenten sind gezwungen, bei den Operationen ihre eigenen Oberhemden zu tragen. Diese werden, besonders in den heißen Sommermonaten, jedesmal durchschwitzt. Entweder tragen nun die Assistenten diese nassen Hemden den Tag über weiter, was gesundheitsschädlich und unästhetisch ist, oder sie müssen nach jeder Assistenz ihre Wäsche wechseln, was man, da sie für das Waschen und Reinigen selbst aufkommen müssen, billigerweise nicht verlangen kann. In allen größeren Krankenhäusern steht heute den Assistenten Operationswäsche zur Verfügung.
8. Es fehlt in der Klinik
an einem Umkleideraum für das externe Personal. Dieses ist zur Zeit gezwungen, die Straßenkleidung in den Teeküchen und den sowieso sehr kleinen Abstellräumen abzulegen. Dieser Übelstand wird durch Schaffung eines besonderen Raumes für diesen Zweck in dichtester Nähe eines Bades für das Personal abgestellt.
9. Es sind in der Klinik keinerlei Warte- und Aufenthaltsräume
für Laufpatienten sowie Besucher und Angehörige vorhanden. Solche Räume werden jetzt, wenn auch in beschränkter Zahl und in geringem Ausmaß, geschaffen werden.

Es wird gebeten, die oben skizzierten Mängel bei der Aufstellung des nächsten Etats zu berücksichtigen."[72)]

Hatte es **1935** in der Rostocker Frauenklinik erst 112 Betten gegeben, darunter 18 auf der Privatstation, so waren es nach Inbetriebnahme eines Klinikanbaus **1936** immerhin schon 154 Betten, darunter immer noch 18 Privatbetten. Die Patientinnen wurden vom Klinikdirektor, einem Oberarzt, vier Assistenzärzten, einem Volontärassistenten und drei Medizinalpraktikanten sowie vier Hebammen betreut. Den im Jahre 1936 notwendigen Ausgaben von 459.477 RM standen Einnahmen von lediglich 316.239 RM gegenüber. Die Universitäts-Frauenklinik war also ein hochgradig defizitärer Betrieb. Hinzu kam, daß sich der 1936 bezogene Anbau schon 1938 als unterdimensioniert erwies, denn im Jahresbericht zu **1938** wurde betont: „Die Zahl der Entbindungen hat weiterhin erheblich zugenommen. Sie ist von 1.292 im Berichtsjahr 1937 auf 1.432 im Berichtsjahr 1938 angestiegen. War schon im Jahre 1937 großer Platzmangel vorhanden, so ist dieser naturgemäß noch wesentlich größer geworden. Die Zustände sind seit etwa einem Jahr ganz unhaltbar. Es stehen täglich vier bis acht frisch entbundene Wöchnerinnen auf dem Flur. Es ist dies nicht nur aus gesundheitlichen und hygienischen Gründen in höchstem Maße bedenklich, sondern es ist dieser Zustand für eine Universitäts-Frauenklinik auch geradezu beschämend. Seit Juni des Jahres 1938 ist geplant und auch angeordnet, daß im oberen Stockwerk durch Verwendung früherer Schwesternzimmer etwa 15 Betten für Wöchnerinnen gewonnen werden. Beginn und Fortgang der Arbeiten haben sich aber so verzögert, daß die Station immer noch nicht belegt werden kann, so daß auch heute noch nicht abzusehen ist,

72) Zitiert nach ebenda, S. 74-76.

wann die Belegung tatsächlich erfolgen kann. Der jetzige Zustand ist unhaltbar, und die Direktion bittet nochmal Sorge zu tragen, daß diese im Interesse der Volksgesundheit dringendsten Arbeiten möglichst umgehend zum Abschluß gebracht werden.

Die Zunahme der Zahl der Entbindungen betrifft auch die Privatabteilung. Die Folge ist, daß die Oberhebamme, Frau Heinrich, die das 60. Lebensjahr überschritten und ungeheuer viel geleistet hat, der stark vermehrten Arbeitsbelastung nicht mehr gewachsen ist. Es wird notwendig sein, auf dieser Station eine Säuglingsschwester einzustellen.

Äußerst unangenehm hat sich der Mangel an ärztlichen Hilfskräften bemerkbar gemacht. Es sind von den sieben vorgesehenen Medizinalpraktikanten-Stellen nur ein bis zwei Stellen besetzt gewesen. Infolge der Heranziehung der angestellten Ärzte zu militärischen Übungen sind praktisch ein bis zwei Assistenten dauernd von der Klinik abwesend. Eine ordnungsgemäße Versorgung der Kranken ist daher nur unter intensivster Zusammenfassung aller Kräfte möglich gewesen. Es kann aber auf die Dauer den Ärzten nicht zugemutet werden, Tag und Nacht ohne Ruhepausen bereitzustehen. Es würde dies auch in krassem Gegensatz zu den heute überall vertretenen Auffassungen über Arbeitszeit und Freizeit stehen. Es ist des öfteren vorgekommen, daß Volontärärzte und Medizinalpraktikanten die Frauenklinik deswegen gemieden haben, weil sie hier Tag und Nacht beansprucht werden und irgendwelche Zeit zur Erholung und zum Sport usw. nicht übrig bleiben. Es muß in Zukunft dafür gesorgt werden, daß die Zahl der Assistenten zur Menge der Arbeit in einem entsprechenden Verhältnis steht. Am Ende des Berichtsjahres ist die Zahl der ärztlichen Arbeitskräfte viel zu gering."[73]

Aber nicht nur die wenigen Ärzte und Hebammen erledigten das umfangreiche klinische Programm der Universitäts-Frauenklinik. Die eigentliche Arbeit „hinter den Kulissen", also die Betreuung der Schwangeren und Wöchnerinnen, erledigten zumeist die Hebammenschülerinnen und die sogenannten Hausschwangeren – als unbezahlte Arbeitskräfte. Seit mindestens 1900 und bis zum Ende des Zweiten Weltkrieges gab es in der Rostocker Frauenklinik die Praxis der sogenannten Hausschwangeren. Das waren zumeist ledige, alleinstehende und mittellose Frauen, die oft von ihren Familien wegen der als „Schande" empfundenen Schwangerschaft verstoßen worden waren und denen in der Frauenklinik kostenlose Unterkunft, Verpflegung und Entbindung gewährt wurde. Im Gegenzug hatten sie auf den Stationen die niedrigsten Arbeiten unbezahlt auszuführen und sich für die geburtshilflichen Untersuchungskurse der Studentenschaft und der Hebammenschülerinnen zur Verfügung zu stellen.[74]

Die Hebammenausbildung an der Landeshebammenlehranstalt der Rostocker Universitäts-Frauenklinik dauerte zunächst sechs Monate; diese Ausbildung war von den Schülerinnen, die ebenfalls unentgeltlich zu zahlreichen Arbeiten in der Klinik herangezogen wurden, selbst zu bezahlen. Während an der Hebammenschule zwischen 1925 und 1928 jeweils 15 Hebammen ausgebildet wurden, fanden während der Weltwirtschaftskrise zwischen 1929 und 1931 keine Ausbildungskurse statt; erst 1932 gab es in Rostock wieder 14 Hebammenschülerinnen. Die Rostocker Klinik selbst beschäftigte – wie gezeigt – nur zwei bis drei festangestellte Hebammen, während die Hebammenschülerinnen neben ihrer praxisnahen Ausbildung für die meisten Entbindungen zuständig waren.[75]

Mit einer weiteren Verordnung zur Durchführung des Hebammengesetzes vom September **1941** ist die Ausbildungszeit zur Erlernung des Hebammenberufs reichsweit auf 18 Monate verlängert worden. Die Ausbildung hatte nunmehr das Ziel, „der Schülerin neben der geburtshilflichen Ausbildung die allgemein gesundheitlichen sowie die rassen- und bevölkerungspolitischen Grundlagen des Berufs zu vermitteln". Die Bewerberin um eine Lehrstelle als Hebamme durfte nicht jünger als 18 und nicht älter als 35 Jahre und mußte „politische zuverlässig" sein sowie „schriftlich versichern, daß sie nicht Jüdin und nicht Mischling ersten oder zweiten Grades" war. Der 900 Stunden umfassende Unterricht erfolgte „theoretisch und praktisch an Hand des ... amtlichen Hebammen-Lehrbuchs sowie der Dienstvorschriften für die Hebammen" und war „zu ergänzen durch Einführung in die Berufskunde und Berufsethik ... Die weltanschauliche Schulung erfolgt durch die NSDAP".

73) Zitiert nach ebenda, S. 76.
74) Vgl. dazu ebenda, S. 54, 63.
75) Vgl. ebenda, S. 74.

Der Hebammenunterricht war „durch den Leiter der Hebammenlehranstalt und einen zweiten als Hebammenlehrer besonders bestellten Anstaltsarzt zu erteilen. Für den Unterricht in der Säuglingsernährung und -pflege sowie der Säuglings- und Kleinkinderfürsorge" war „ein Kinderarzt heranzuziehen" sowie „die Oberin oder eine Lehrhebamme zu beteiligen". Im Rahmen der praktischen Ausbildung hatte die Hebammenschülerin „bei mindestens 50 Geburten Beistand zu leisten und bei 30 Geburten selbständig den Dammschutz auszuführen. Sie hat fernerhin 50 vaginale Untersuchungen ... sowie mindestens 50 rektale Untersuchungen unter der Geburt auszuführen". Wenn möglich, sollte die angehende Hebamme „auch zu poliklinischen Geburten herangezogen werden". Im Unterschied zu früher war die Schülerin „zu groben hauswirtschaftlichen Arbeiten nicht [mehr] heranzuziehen". Nach bestandener Hebammenprüfung hatte sich „jede Hebamme mindestens alle drei Jahre einer Nachprüfung durch den Amtsarzt zu unterziehen", und „jede frei berufstätige Hebamme" sollte „nach Abschluß ihrer Hebammenausbildung ... in Abständen von fünf Jahren an einem Fortbildungslehrgang teilnehmen".[76)]

Um die Jahrhundertwende wurden erst zehn Prozent der Geburten der Stadt Rostock in der Universitäts-Frauenklinik vorgenommen, 1910 waren es bereits 20 Prozent. Der Trend zur Anstaltsentbindung nahm – jedenfalls in Rostock – in den 20er Jahren weiter zu; 1925 wurden bereits 37 Prozent aller Rostocker Entbindungen in der Universitäts-Frauenklinik vorgenommen, 1938 waren es schon mehr als die Hälfte.[77)] 1939 sind in der Rostocker Universitäts-Frauenklinik 1.547 Kinder zur Welt gekommen, 1941 waren es 1.574, 1942 nur noch 1.108, 1943 insgesamt 1.224, und 1944 wurden dort immerhin 1.414 Kinder geboren.[78)] Mit der Zunahme der Zahl der Klinikentbindungen besaß die Stadt Rostock jedoch ein Alleinstellungsmerkmal in Mecklenburg. Der Großteil der Entbindungen in Mecklenburg erfolgte – wie gezeigt – zumindest bis 1939 nach wie vor durch freipraktizierende Hebammen bei Hausgeburten (63,8 Prozent).

Säuglingssterblichkeit

Die Säuglingssterblichkeit gehörte zu den Todesursachen, denen die Nationalsozialisten aus „volksbiologischen", also bevölkerungspolitischen Gründen erhöhte Aufmerksamkeit zuwandten. Unter dem Rubrum „Säuglingssterblichkeit" wurden von der Medizinalstatistik die nach der Geburt im ersten Lebensjahr gestorbenen Kinder erfaßt, wobei die Zahl der totgeborenen Kinder nicht berücksichtigt wurde.

1871, zur Zeit der Reichsgründung, lag die Säuglingssterblichkeit in Deutschland bei 26 von 100 Lebendgeborenen. Um die Jahrhundertwende starben in Deutschland immer noch 20 von 100 lebendgeborenen Kindern. Diese schon zeitgenössisch für sehr hoch gehaltene Sterblichkeit der Säuglinge im ersten Lebensjahr sei – so das Kaiserliche Gesundheitsamt – „zu einem guten Teile darauf zurückzuführen, daß seit Jahrzehnten im Deutschen Reiche das Selbststillen der Kinder seitens der Mütter gar zu häufig unterlassen oder nach kurzem Versuche gar zu früh unterbrochen wird, und daß dann die künstliche Ernährung in unzweckmäßiger Weise mit unzureichenden Mitteln ohne genügende Sorgfalt durchgeführt" würde. Außerdem werde – so die realistische Einschätzung der Behörde – „auch hinsichtlich der sonstigen Pflege und Wartung der Kinder des ersten Lebensjahrs gar zu sehr gegen die Grundregeln der Hygiene, namentlich in den ärmeren Klassen der Bevölkerung", verstoßen. „Die Höhe der Säuglingssterblichkeit" werde aber auch „durch die wirtschaftliche Lage der Eltern, durch die Wohnungsverhältnisse, durch die Hinzuziehung eines Arztes und dergleichen bedingt".[79)]

Die Verhältnisse haben sich in den folgenden Jahren zunehmend verbessert. Im Deutschen Reich starben **1913** immerhin noch durchschnittlich 15,1 von 100 lebendgeborenen Kindern. 20 Jahre später hatte sich die Sterblichkeitsrate bereits nahezu halbiert: Im Jahr **1933** sind von 100 lebendgebo-

---

76) RGBl., T. I, 1941, S. 561-564 (Sechste Verordnung zur Durchführung des Hebammengesetzes, 16.9.1941; S. 564-566 auch die Hebammen-Prüfungsordnung).

77) Geburten in Rostock: 1925 – 1.781 (davon 660 in der Universitäts-Frauenklinik), 1930 – 1.655 (733), 1935 – 2.197 (910) und 1938 – 2.650 (davon 1.432 in der Universitäts-Frauenklinik).

78) Berechnet nach Schwarz: Leistungen der Klinik, S. 54, 56-59.

79) Zudem sei es „statistisch erweisbar, daß unter außerehelich geborenen Kindern die Sterblichkeit in der Regel höher als unter den ehelichen Kindern ist". Das Deutsche Reich in gesundheitlicher und demographischer Beziehung, S. 41.

renen Kindern durchschnittlich nur noch 7,6 gestorben. Nach den niedrigen Sterblichkeitsraten der Jahre **1937** sowie **1938** und **1939** (6,6 sowie 6,2 und 6,0) stiegen die Zahlen der Säuglingssterblichkeit mit Kriegsbeginn leicht an und erreichten **1940** den Wert von 6,5 gestorbenen von 100 lebendgeborenen Kindern.[80)]

In absoluten Zahlen: **1933** sind in Deutschland 34.840 Todesfälle von Neugeborenen registriert worden, **1939** waren es schon 43.402 (+24,6 Prozent). Hinzu kam, daß 1933 immerhin 5.216 Frauen bei oder unmittelbar nach der Geburt starben (und also als künftige Mütter ausfielen), 1939 waren es im nunmehrigen Großdeutschen Reich immer noch 6.067 (+16,3 Prozent).[81)]

Anfang **1941** hatte auch der SD ein reichsweites Ansteigen der Säuglingssterblichkeit gemeldet; in manchen Regionen Deutschlands sei die Sterblichkeit der Neugeborenen auf zwölf Prozent gestiegen. Dieses Anwachsen der Säuglingssterblichkeit sei „besonders in den dicht bevölkerten Gebieten und Großstädten" durch die „ungünstigere Ernährungslage für Säuglinge und Kleinkinder" bedingt, aber auch durch die „übermäßige berufliche und häusliche Inanspruchnahme der Mütter". Hinzu komme „die Überbelegung der Entbindungsanstalten" und die „damit verbundene erhöhte Erkrankungsgefahr".[82)]

Als der Reichsgesundheitsführer Dr. Leonardo Conti im Herbst **1943** vor den Spitzen der staatlichen Verwaltungen aus ganz Deutschland in einer geheimen Rede über den „Stand der Volksgesundheit im 5. Kriegsjahr" referierte, zählte er die „Mütter- und Säuglingssterblichkeit" noch immer zu den „wichtigsten Todesursachen", wenngleich diese im Dritten Reich stark zurückgegangen sei. Allerdings sei die Säuglingssterblichkeit „das empfindlichste Barometer für die verschiedenen Kriegsfolgen". Habe die Säuglingssterblichkeit 1939 bei sechs Prozent gelegen, so sei durch „kalte Winter", „Darmerkrankungen bei Erwachsenen", „Terrorangriffe" und „Evakuierungsmaßnahmen" die Säuglingssterblichkeit im Jahr 1943 auf 7,7 Prozent gestiegen.[83)]

Auch in Mecklenburg hatten sich die Verhältnisse zunächst positiv entwickelt. Waren dort zwischen **1900** und **1905** noch durchschnittlich 17,7 von 100 lebendgeborenen Kindern gestorben, so entfielen im Jahr **1913** auf 100 in beiden mecklenburgischen Staaten lebendgeborene Kinder durchschnittlich 16,5 im ersten Lebensjahr gestorbene Säuglinge, was nur knapp über dem Reichsdurchschnitt (15,1) lag.[84)] Innerhalb von zwei Jahrzehnten hatte sich die Zahl der Säuglingssterblichkeit auch in Mecklenburg mehr als halbiert und war um fast 52 Prozent gesunken: **1933** starben in Mecklenburg nur noch acht von 100 lebendgeborenen Kindern (im Reichsdurchschnitt 7,6 von 100).[85)] **1934** lag der Wert der Säuglingssterblichkeit in Mecklenburg bei 7,4 Prozent, und **1936** sind nur noch 6,6 von 100 lebendgeborenen Kindern im ersten Lebensjahr gestorben (Reichsdurchschnitt 6,8). Nach einem leichten Anstieg im Jahr **1937** (7,1) fiel die Zahl der gestorbenen Säuglinge **1938** in Mecklenburg auf 5,9 von 100 lebendgeborenen Kindern und erreichte damit einen deutschlandweit kaum unterbotenen Tiefststand (Reichsdurchschnitt 6,2). In den Jahren **1939** und **1940** war in Mecklenburg zwar ein leichter Anstieg der früh verstorbenen Säuglinge zu verzeichnen (6,6 bzw. 7,1 von 100 Lebendgeborenen), was sich aber immer noch um den Mittelwert des Reichsmaßstabes (6,3 bzw. 6,5) bewegte.[86)]

Im weiteren Kriegsverlauf nahm die Säuglingssterblichkeit auch in Mecklenburg signifikant zu; schon **1941** starben hier immerhin 7,2 von 100 lebendgeborenen Kindern im ersten Lebensjahr. **1942**

---

80) Berechnet nach: Statistisches Jahrbuch für das Deutsche Reich, 1935, S. 56; ebenda, 1941/42, S. 90.

81) Berechnet nach ebenda, 1935, S. 48 f.; ebenda, 1941/42, S. 84 f.

82) Meldungen aus dem Reich, S. 1970 f. (Bericht vom 3.2.1941).

83) Zitiert nach dem gedruckten Exemplar der Rede, in: BA, RD, Nr. 17/21.

84) Aufschlußreich, wenngleich logisch erklärlich, ist, daß sowohl im Reich als auch in Mecklenburg die Säuglingssterblichkeit von ehelich geborenen Kindern deutlich geringer ausfiel als von unehelich zur Welt gekommenen Kindern. 1913 starben in Mecklenburg 14,9 Prozent der ehelich Lebendgeborenen, dagegen 25,6 Prozent der unehelich geborenen Kinder. Vgl. dazu: Gesundheitsstatistisches Auskunftsbuch, S. 101.

85) Nunmehr hatte sich die Differenz verringert. In Mecklenburg starben neun Prozent der ehelich geborenen und nur noch 11,5 Prozent der unehelich zur Welt gekommenen Kinder; vgl. ebenda.

86) Berechnet nach: Statistisches Jahrbuch für das Deutsche Reich, 1935, S. 56; ebenda, 1941/42, S. 90 f.; Vierteljahrsberichte des Mecklenburgischen Statistischen Landesamts, Juli-Heft 1937, S. 9. Auffällig, wenngleich wenig überraschend, ist zweierlei: Die meisten – rund die Hälfte – der früh verstorbenen Säuglinge kamen im ersten Lebensmonat ums Leben; im zwölften Lebensmonat verstarben nur noch zwei Prozent der Lebendgeborenen. Außerdem: Die Säuglingssterblichkeit der unehelich geborenen Kinder lag im ersten Lebensjahr um mehr als ein Drittel höher als die der ehelich geborenen.

sind bereits durchschnittlich 8,5 und **1943** immer noch 8,4 von 100 Neugeborenen vor Erreichen des ersten Lebensjahres gestorben.[87)] Und im Jahr **1944** verstarben in Mecklenburg bereits 1.888 Kinder vor Erreichen des ersten Lebensjahrs, das waren 9,6 von 100 Neugeborenen.[88)]

Schwangerschaftsabbrüche und Abtreibungen in Mecklenburg

Im Statistischen Reichsamt wurde seit 1937 auch „die Abtreibungskriminalität der Heilpersonen" erfaßt. Man ging im Amt von einer hohen „Dunkelziffer" aus und schätzte, daß 1939 reichsweit „mit einer Zahl von 50.000 bis 100.000 zu rechnen" sei. Statistisch erfassen konnte man natürlich nur die Zahl der entdeckten und verurteilten Abtreibungsfälle. Kam es 1937 noch zu 5.738 Verurteilungen wegen Schwangerschaftsabbrüchen durch Mediziner, so waren es 1938 bereits 6.987; im Jahr 1939 sind lediglich 4.946 Abtreibungsfälle juristisch geahndet worden. An diesen Abtreibungen hätten sich 1937 erst 207 Heilpersonen beteiligt, 1939 bereits 268. Statistisch umgerechnet, bedeutete dies, daß 1939 „von je 700 Ärzten, 375 Hebammen und 250 Heilkundigen jeweils eine Person wegen aktiver Abtreibung verurteilt" wurde. Die Reichsstatistiker gingen davon aus, daß „die Beweggründe zur Begehung von Abtreibungen" nur „in wenigen Fällen ethischer Natur" waren; vielmehr handele es sich um Taten „egoistischer Art, wie die zahlreichen Verurteilungen von gewerbsmäßigen Abtreibern beweisen, deren asoziale Einstellung vor allem dadurch gekennzeichnet ist, daß sie dieses den deutschen Volkskörper in seinem Bestand am schwersten gefährdende Verbrechen lediglich geldlicher Vorteile halber verübt haben".[89)]

Für die Erfassung von Fehlgeburten und besonders für die Verfolgung und Ahndung von vermuteten Schwangerschaftsabbrüchen oder tatsächlichen Abtreibungen war in Mecklenburg in der Kriminalpolizeistelle Schwerin die Abteilung „Bekämpfung der Abtreibungsseuche" eingerichtet worden, die vom Kriminalrat Friedrich Karl Kircher geleitet wurde. Kircher, der 1940 von rund 2.500 Fehlgeburtsfällen mit Verdacht auf Abtreibung ausging, hatte ein detailliertes Meldesystem eingerichtet. Die Polizeidienststellen und Staatsanwaltschaften wurden zumeist durch die Staatlichen Gesundheitsämter unterrichtet und diese wiederum durch die praktischen Ärzte und die Hebammen über alle Fehlgeburten und vermuteten Abtreibungen informiert.[90)]

Im Frühjahr 1941 hatte Kircher der mecklenburgischen Medizinalbehörde mitgeteilt, daß der Kriminalpolizeistelle Schwerin in der Zeit von November 1940 bis Mitte März 1941 von den Staatlichen Gesundheitsämtern 162 „Fehlgeburtsfälle zur Überprüfung zugesandt" worden wären, wobei die bevölkerungsreichen Kreise Rostock-Stadt und Wismar noch nichts gemeldet hätten. Nach der Bearbeitung von 101 dieser 162 Fälle seien bereits 69 Frauen „wegen vollendeter oder versuchter Abtreibung bzw. wegen dringenden Verdachts der Abtreibung bei den zuständigen Strafverfolgungsbehörden zur Anzeige gebracht" worden; in 25 Fällen liege ein Geständnis vor, und in neun Fällen sei bereits eine Verurteilung erfolgt; deutlich sei, „daß die Mehrzahl der Fehlgeburten ihre Ursache in einer kriminellen Handlung" habe. Während durch die „Aufklärungsarbeit der Staats- und Parteidienststellen die Geburtsfreudigkeit sicher gehoben" worden sei, habe „die intensive Bekämpfung der Abtreibung" durch die Kriminalpolizei dazu beigetragen, daß die Zahl der Fehlgeburten von 2.663 (1936) auf 2.097 (1940) zurückgegangen sei.[91)]

Die enge Zusammenarbeit der Gesundheitsbehörden mit der Kriminalpolizei wird deutlich, wenn etwa der Kreismedizinalrat Dr. Carl Radmann berichtete, daß im Kreise Güstrow „sämtliche" der 192 im Jahre 1940 gemeldeten Fehlgeburten „auf Abtreibung nachgeprüft [und] eine beträchtliche Zahl der Kriminalpolizei zur weiteren Behandlung übergeben [wurde], welche dann in einer Rei-

---

87) Damit wieder über dem Reichsdurchschnitt von 6,8 bzw. 7,2 bzw. 9,3. Berechnet nach: Wirtschaft und Statistik, 1943, S. 148; ebenda, 1944, S. 76 ff.

88) Berechnet nach: LHAS, 5.12-3/1, Nr. 13702.

89) BA, R 3102, Nr. 3367, Bl. 2-10 (Abtreibungskriminalität der Heilpersonen im Deutschen Reich 1937-1939).

90) Vgl. dazu die ausführliche Darstellung der Arbeit dieser Abteilung im Kapitel: Gesundheitsverhältnisse, gesetzliche Grundlagen und berufliche Rahmenbedingungen für das Wirken der mecklenburgischen Ärzteschaft 1939-1945, S. 143 ff.

91) LHAS, 5.12-7/1, Nr. 11240 (Kircher an Abteilung Medizinalangelegenheiten des Mecklenburgischen Staatsministeriums, 17.3.1941).

he von Fällen die Abtreibung nachwies".[92] Radmann zu den 209 Abtreibungsfällen des Jahres 1941: „Die Kriminalpolizei deckte eine Reihe von Abtreibungen durch die Zusammenarbeit mit dem Gesundheitsamt auf." Das Gesundheitsamt Hagenow meldete 1941, daß bei Fehlgeburten „in mehreren Fällen der Verdacht von Abtreibungen" bestand. „Es kam zu Gerichtsverhandlungen." Der Leiter des Staatlichen Gesundheitsamtes Ludwigslust, Dr. Arthur Radloff, meldete 125 angezeigte Fehlgeburten, wovon 36 Fälle „der Kriminalpolizei mitgeteilt" wurden, was in zwölf Fällen zu „strafrechtlicher Verfolgung" geführt habe. Im Kreis Rostock-Stadt waren nach „314 Fehlgeburtsmeldungen", die Kreisarzt Dr. Walter Buschmann weitergeleitet hatte, „18 Fälle von Verurteilungen wegen Abtreibung" zu verzeichnen.[93]

Im Mai 1941 brachte der Kreisleiter des Kreises Rostock-Stadt der NSDAP, Otto Dettmann (1907-1945), das Thema Abtreibung bei einer Besprechung der höchsten Parteifunktionäre des Gaues Mecklenburg zur Sprache und erläuterte, daß in seinem Hoheitsgebiet „die Polizei die Fehlgeburten überprüft" hatte. Dabei habe „sich ergeben, daß bei 35 Überprüfungen bereits 28 [Frauen] eingestanden haben, daß Abtreibungen vorgenommen sind. Das in einem einzigen Monat! Die Polizei hat nicht die Kräfte, sich genug darum zu kümmern. Überall sind soziale Verhältnisse maßgebend gewesen".[94]

1942 war die Frage der strafrechtlichen Ahndung von Abtreibungen noch immer virulent. Das Presse- und Propagandaamt der Gauleitung Mecklenburg ließ an die Zeitungen des Landes dazu eigens eine Pressemitteilung ergehen, die die Öffentlichkeit und besonders die Ärzteschaft auf die Konsequenzen eines Schwangerschaftsabbruchs hinwies. So habe im Jahre 1941 das neugebildete Reichsverwaltungsgericht die Frage zu entscheiden gehabt, „ob ein Arzt, der sich einer Abtreibung schuldig gemacht hat, dadurch in jedem Fall das Recht zur Ausübung seines Berufes verwirkt" habe. Wie man in der Gauleitung befriedigt feststellte, hatte, „wie zu erwarten war, das Reichsverwaltungsgericht diese Frage bejaht" und zur Begründung ausgeführt: „Nach den Vorschriften der Reichsärzteordnung ist die ärztliche Bestallung zurückzunehmen, wenn durch eine schwere strafrechtliche oder sittliche Verfehlung des Arztes erwiesen ist, daß ihm die für die Ausübung des ärztlichen Berufs erforderliche Eignung oder Zuverlässigkeit fehlt." Anknüpfend an die Rechtsprechung des früheren preußischen Oberverwaltungsgerichts, ist 1944 höchstrichterlich festgehalten worden, „daß Ärzte, die sich einer medizinisch nicht begründeten Abtreibung schuldig gemacht haben, in jedem Fall der sittlichen Zuverlässigkeit ermangeln und daß es nicht darauf ankommt, ob sie sich dabei von eigennützigen oder sozialen Beweggründen haben leiten lassen. Von dieser Rechtsprechung kann nicht abgegangen werden. Das Abtreibungsunwesen ist eine so ungeheure Gefahr für den Bestand des völkischen Lebens, daß es nur durch härteste Folgerichtigkeit in der Handhabung der strafrechtlichen Vergeltung und der verwaltungsrechtlichen Vorbeugungsmaßnahmen wirksam bekämpft werden kann. Eine Auflockerung der ... strengen Auffassung würde einem der wichtigsten bevölkerungspolitischen Grundsätze der nationalsozialistischen Staatsführung auf das schärfste zuwiderlaufen. Auch der Einwand, daß manche Frauen den Weg zum Kurpfuscher nehmen und infolgedessen Schaden an Gesundheit und Leben nehmen würden, wenn der Arzt sich weigere, einen unerlaubten Eingriff vorzunehmen, vermag den Arzt nicht von den Folgen seines mit schweren Strafen bedrohten Handelns zu befreien".[95]

Schwangerschaften, Geburten und Abtreibungen bei ausländischen Arbeiterinnen

Waren Schwangerschaftsabbrüche bei deutschen Frauen aus „volksbiologischen" und „rassenpolitischen" Gründen streng verboten, so sind sie bei ausländischen Frauen, die vielfach als Zwangsarbeiterinnen nach Deutschland verbracht wurden, durchaus gefördert worden. Denn ein Problem des Einsatzes von nichtdeutschen Arbeitskräften im Reich war, daß die ausländischen Arbeiterinnen auch schwanger werden konnten – und wurden.

---

92) Ebenda, Nr. 9681 (Jahresbericht 1940 des Staatlichen Gesundheitsamtes Güstrow).

93) Ebenda, Nr. 9682 (Jahresberichte 1941 der Staatlichen Gesundheitsämter Güstrow, Hagenow, Ludwigslust, Rostock-Stadt).

94) Zitiert nach Buddrus: Mecklenburg im Zweiten Weltkrieg, S. 157.

95) NS-Gaudienst Mecklenburg, 12.6.1942, S. 5 (Zitat aus einem Urteil des Dritten Senats des Reichsverwaltungsgerichts vom 18.9.1941; auch veröffentlicht in: Reichsgesundheitsblatt, 1942, S. 698).

Um dem Problem fehlender Arbeitskräfte zu begegnen, ist entgegen bisheriger Praxis, wonach ausländische Arbeiterinnen bei Schwangerschaft in ihre Heimatländer abgeschoben wurden, zunächst versucht worden, Betreuungseinrichtungen für Ausländerkinder einzurichten, damit deren Mütter als Arbeitskräfte nicht ausfielen, zumal neue Ostarbeiterinnen immer schwerer zu beschaffen waren. Als sich schnell herausstellte, daß für derartige Säuglingsheime oder Kindergärten keine materiellen Kapazitäten vorhanden waren, verfügte der Reichsgesundheitsführer „im Einvernehmen" mit dem Reichskommissar für die Festigung deutschen Volkstums (Heinrich Himmler) und dem Generalbevollmächtigten für den Arbeitseinsatz (Fritz Sauckel) in einer „nicht zur Veröffentlichung" bestimmten Anordnung im März 1943, daß bei „Ostarbeiterinnen abweichend von den ‚Richtlinien für Schwangerschaftsunterbrechungen und Unfruchtbarmachungen aus gesundheitlichen Gründen' ... auf Wunsch der Schwangeren die Schwangerschaft unterbrochen werden kann ... Als geeignete Einrichtungen zur Durchführung kommen auch die für die Ostarbeiter eingerichteten Krankenbaracken, insbesondere diejenigen, in denen die Entbindungen von Ostarbeiterinnen stattfinden, in Betracht". Ein entsprechender Antrag war von der Gutachterstelle der zuständigen Ärztekammer und dem Beauftragten des Reichskommissars für die Festigung deutschen Volkstums zu prüfen, die einen Arzt mit der Schwangerschaftsunterbrechung beauftragten, die in einer „geeigneten Einrichtung", möglichst einer Krankenbaracke in einem Ostarbeiterlager, vorzunehmen war.[96)]

„Über den Antrag der Ostarbeiterin befindet die Gutachterstelle für Schwangerschaftsunterbrechung der örtlich zuständigen Ärztekammer ... Zu Mitgliedern dieser Gutachterstellen bei den regionalen Ärztekammern" sollten nach einer Anordnung Contis nur „solche Mitglieder" ernannt werden, „die weltanschaulich gefestigt und ärztlich durchaus in Ordnung sind. Diese Ärzte sind dann berechtigt, im Namen der Gutachterstelle die Fälle sofort selbst zu entscheiden", bei denen der Reichskommissar für die Festigung deutschen Volkstums nicht zu beteiligen war. Dieser war nur dann heranzuziehen, wenn „die Möglichkeit" bestand, „daß es sich bei dem Erzeuger um einen Deutschen oder Angehörigen eines stammesgleichen (germanischen) Volkstums" handelte. War hingegen der „Erzeuger" eines Kindes einer Ostarbeiterin „ein Angehöriger fremdvölkischen (nichtgermanischen) Volkstums", dann hatte der Reichsführer SS an seiner Zustimmung zur beabsichtigten Abtreibung kein Interesse.[97)] Ziel dieser Anordnungen des Reichsgesundheitsführers war, „Ostarbeiterinnen und Polinnen die Möglichkeit" zu geben, „Schwangerschaften unterbrechen zu lassen, damit sie möglichst in der Arbeit nicht ausfallen und das Deutsche Reich mit einem unerwünschten Kind nicht belastet" werde.[98)]

Parallel dazu sind die Gauleiter darüber informiert worden, daß auf Anweisung des Reichsgesundheitsführers „Schwangerschaftsunterbrechungen bei Ostarbeiterinnen und Polinnen innerhalb der Lagerräume vorzunehmen" seien, wobei „grundsätzlich russische oder polnische Ärzte zu verwenden" waren. Dabei wurde trotz der kirchenfeindlichen Einstellung der NS-Dienststellen verfügt, Rücksichten auf mögliche Befindlichkeiten christlich geprägter Mediziner und Pflegekräfte zu nehmen: „Um konfessionell gebundene Ärzte und Schwestern nicht in Gewissenskonflikte zu bringen", durften – selbst bei einem Nichtvorhandensein ausländischer Ärzte und geeigneter Krankenbaracken – „Ostarbeiterinnen oder Polinnen zur Vornahme der Schwangerschaftsunterbrechung unter keinen Umständen in konfessionelle Krankenhäuser eingewiesen werden".[99)] Der mecklenburgische Gauleiter Hildebrandt hielt im März 1943 „die Geschichte, daß die Polinnen nun abtreiben dürfen, für die größte Katastrophe. Wenn das bekannt wird in den Fabriken, bei unseren Arbeiterinnen, das lebt sich dann ein".[100)]

96) LHAS, 5.12-7/1, Nr. 11240 (Anordnung Nr. 4/43 des Reichsgesundheitsführers, 11.3.1943).

97) Informationsdienst des Hauptamtes für Volksgesundheit der NSDAP, Oktober-Dezember 1943, S. 92-95.

98) LHAS, 5.12-7/1, Nr. 11240 (Anordnung Nr. 4/43 des Reichsgesundheitsführers, 11.3.1943).

99) Vertrauliche Informationen der Partei-Kanzlei, 6/48, 10.3.1944.

100) Zitiert nach Buddrus: Mecklenburg im Zweiten Weltkrieg, S. 696. Diese Befürchtungen erwiesen sich als unbegründet; während die meisten Gesundheitsämter für das Jahr 1943 über gleichbleibende, meist über zurückgehende Zahlen von Fehlgeburten und Abtreibungen berichteten, stellte lediglich der Kreismedizinalrat von Ludwigslust, Dr. Arthur Radloff, heraus, daß die Zahl der Aborte (135) zugenommen habe; diese betrafen 120 verheiratete Frauen zwischen 20 und 48 Jahren sowie „15 ledige Mädchen" zwischen 20 und 39 Jahren; 120 Frauen kamen aus dem Kreis Ludwigslust, 15 von außerhalb. LHAS, 5.12-7/1, Nr. 9684 (Jahresberichte der Staatlichen Gesundheitsämter 1943).

Im August 1943 verfügte der Generalbevollmächtigte für den Arbeitseinsatz, daß die Kosten für diese Abtreibungen nicht von den Krankenkassen, sondern „vom örtlich zuständigen Arbeitsamt ... zu übernehmen" seien.[101] Wenig später unterrichtete auch das Reichsinnenministerium die Medizinaldezernenten der deutschen Länder darüber, daß Schwangerschaftsabbrüche bei Ostarbeiterinnen „kein Versicherungsfall" seien, „so daß die Leistungen der Krankenversicherung nicht in Frage" kämen; statt dessen seien „die Kosten für die Schwangerschaftsunterbrechung vom örtlich zuständigen Arbeitsamt im Rahmen der geltenden Gebührenordnung (Preugo) zu übernehmen".[102]

Später wurden die Finanzierungsfragen detailliert und differenziert geregelt. Die Entbindungskosten würden bei versicherten ausländischen Arbeiterinnen von der zuständigen Krankenversicherung getragen; bei allen „übrigen ausländischen Arbeiterinnen und bei Ostarbeiterinnen" übernahm „der Reichsstock für den Arbeitseinsatz" je Entbindung einen Pauschalbetrag von 40 RM. Für den Zeitraum von bis zu zehn Tagen nach der Entbindung trugen ebenfalls Krankenkassen und Reichsstock die Kosten. Die Schwangeren und Wöchnerinnen waren vor und nach der Entbindung jedoch „mit Hausarbeit im Lager oder gegebenenfalls mit Heimarbeit zu beschäftigen", und „für die Zeit der absoluten Arbeitsunfähigkeit, längstens jedoch für einen Zeitraum von vier Wochen", konnten „den Betrieben, die die Entbindungen im Lager durchführ[t]en, die Kosten der Unterbringung und Verpflegung mit 1,50 RM täglich erstattet werden". Ausländischen Arbeiterinnen („außer Polinnen und Ostarbeiterinnen") durfte „in dringenden Fällen ein Bezugschein für ein Umstandskleid" erteilt werden; die „Bewilligung bequemeren Schuhwerks wird im allgemeinen, zumindest bei den Ostvölkern, nicht erforderlich sein". Für Kinderkleidung galt, daß Ausländerinnen „Bezugscheine über Bekleidungsgegenstände für Säuglinge bis zur Hälfte derjenigen Bezugsrechte ausgestellt werden" konnten, die „einer deutschen Mutter" zustanden. Eine „Versorgung der werdenden Mütter unter den Ostarbeiterinnen mit Bettwaren und Bettwäsche" war „nicht vorgesehen"; hinsichtlich der Ernährung waren „Ausländerinnen den deutschen Arbeiterinnen auf dem Lebensmittelsektor gleichgestellt" und erhielten „die üblichen Ernährungszulagen. Keine Zulagen erhalten Ostarbeiterinnen und Polinnen. Die Säuglinge der ausländischen Arbeiterinnen" erhielten „die gleiche Ernährung wie deutsche Kleinstkinder. Die Säuglinge von Ostarbeiterinnen und Polinnen erhalten bis zu drei Jahren ½ l Vollmilch". Nach Wiederaufnahme der Arbeit war „zweimal je eine halbstündige unbezahlte Stillpause" vorgesehen.[103]

Bislang ist nicht ausreichend untersucht, ob und inwieweit die ausländischen Arbeiterinnen zu der vom Reichsgesundheitsführer im Frühjahr 1943 offerierten „Möglichkeit" einer Abtreibung gedrängt wurden oder ob sie dieses Angebot „freiwillig" annahmen. Im Verfahren genügte es, „wenn die schwangere Ostarbeiterin ihren Wunsch auf Unterbrechung insbesondere dem Lager-, Revier- oder Betriebsarzt … oder sonst einer deutschen Vertrauensperson gegenüber mündlich ausdrückt. Schriftlicher Antrag ist nicht erforderlich".[104]

Schon im Sommer 1944 wurde indes deutlich, daß die bisherigen Einrichtungen für Schwangerschaftsunterbrechungen bei Ostarbeiterinnen nicht mehr ausreichten. In Mecklenburg waren im Herbst 1943 mindestens 46.118 ausländische Frauen zur Zwangsarbeit eingesetzt,[105] im Herbst 1944 waren es bereits 49.455 Frauen.[106]

Wieviele von ihnen schwanger waren oder wurden, läßt sich nicht mehr ermitteln; daß es aber nicht wenige gewesen sein können, geht aus einem dringenden Schreiben der Ärztekammer Mecklenburg an die Innenverwaltung des Mecklenburgischen Staatsministeriums hervor. Darin wurde – die tatsächliche Motivlage offenbarend – im Sommer 1944 zunächst nachdrücklich die Möglichkeit begrüßt, bei „schwangeren Ostarbeiterinnen und Polinnen die Schwangerschaft unterbrechen zu lassen, damit sie möglichst in der Arbeit nicht ausfallen und das Deutsche Reich mit einem unerwünschten Kind nicht belastet" werde. Nach einer Anordnung des Reichsgesundheitsführers sollten die Abtreibungen „möglichst von ausländischen Ärzten durchgeführt und deutsche Betten hierfür nicht in

101) Ebenda, Nr. 11240 (Sauckel an Präsidenten der Landesarbeitsämter, 25.8.1943).
102) Ebenda (Reichsministerium des Innern an die Leitenden Medizinalbeamten, 8.9.1943).
103) Vertrauliche Informationen der Partei-Kanzlei, 18/228, 22.4.1943.
104) Informationsdienst des Hauptamtes für Volksgesundheit der NSDAP, Oktober-Dezember 1943, S. 92, 94.
105) Darunter allein 21.892 Frauen aus der Sowjetunion und 13.767 Frauen aus Polen; vgl. dazu Buddrus: Ausländische Arbeitskräfte in Mecklenburg, S. 86-99.
106) Vgl. ebenda.

Anspruch genommen werden". Wie die mecklenburgische Ärztekammer feststellte, habe man sich „bisher in dieser Angelegenheit mehr schlecht als recht beholfen" und bislang in immerhin acht Krankenhäusern des Landes „Schwangerschaftsunterbrechungen vornehmen" lassen, so im „Ostarbeiter-Krankenhaus" der Heinkel-Flugzeugwerke in Rostock, im „Polen-Krankenhaus" in Güstrow, im Ausländer-Durchgangslager in Parchim, im Ausländerlager des Sprengstoffwerkes Malchow sowie in den Städtischen Krankenhäusern in Hagenow, Neubrandenburg, Teterow und Ludwigslust. Deshalb konnten „die Vorbedingungen, für die Schwangerschaftsunterbrechungen nur ausländische Ärzte und keine deutschen Betten in Anspruch zu nehmen, nur teilweise erfüllt werden … Da jede Schwangerschaftsunterbrechung ein Bett acht bis zehn Tage in Anspruch" nehme, reichten „die vorstehend bezeichneten Unterbrechungsstellen nicht mehr annähernd aus. Es muß sofort Abhilfe geschaffen werden … Ostärzte stehen uns für die Unterbrechungen zur Verfügung. Es fehlen uns nur die Räume. Wir müßten mindestens 60-70 Betten haben. Es können die einfachsten Luftschutzbetten sein mit einem Strohsack, einem Laken und zwei Wolldecken". Und die Ärztekammer fragte an, ob „für diese Zwecke nicht eine Abteilung der [Universitäts-]Frauenklinik oder auch eine Abteilung des Krankenhauses am Schröderplatz [in Rostock] freigegeben werden" könne. „So wie bisher geht es jedenfalls nicht weiter." Man wolle zwar die Abtreibungen durchführen, „aber wegen Platzmangels werden die Schwangerschaften zu alt und können dann nicht mehr unterbrochen werden".[107)]

Der um „Amtshilfe" gebetene Direktor der Frauenklinik der Universität Rostock, Prof. Dr. Gustav Haselhorst, lehnte es jedoch ab, in seiner Einrichtung „eine größere Anzahl von Betten für Schwangerschaftsunterbrechungen zur Verfügung zu stellen", und dies mit den folgenden zwei Argumenten. So dürften „nach den Bestimmungen derartige Unterbrechungen in staatlichen Kliniken nicht vorgenommen werden". Erstaunlicher aber war die zweite Begründung für seine Weigerung: „Die Hauptaufgabe der Klinik ist geburtshilflicher Unterricht an Hebammenschülerinnen und Studenten sowie Ausbildung ärztlichen Nachwuchses. Es ist für einen solchen Unterricht, in welchem das keimende Leben als das höchste und unantastbarste Gut eines Volkes hingestellt wird und mit Nachdruck hingestellt werden muß, aus erzieherischen Gründen untragbar, wenn hinter ein paar Türen weiter in großem Ausmaß keimendes Leben von Menschenhand zerstört wird. Es haben schon seinerzeit die Schwangerschaftsunterbrechungen bei Ostarbeiterinnen, als solche in geringer Anzahl in der Klinik Aufnahme finden mußten, zu großen Schwierigkeiten geführt. Alle ärztlichen und sonstigen Mitarbeiter haben die Eingriffe mit großem Widerstreben durchgeführt."[108)] Offenbar hatten diese Argumente Erfolg, selbst wenn diese „keimendes Leben" bei zu Untermenschen erklärten Frauen betrafen; die Frauenklinik blieb von derartigen Abtreibungen hinfort verschont, die jedoch an anderen Stellen weiterpraktiziert wurden.

Möglicherweise waren solche oder ähnliche von Prof. Haselhorst geäußerte Bedenken schon früher und auch an anderer Stelle aufgetreten, denn im November 1943 verfügte die Reichsärztekammer, daß „Schwangerschaftsunterbrechungen bei Ostarbeiterinnen und Polinnen nunmehr nur innerhalb der Lagerräume vorgenommen werden" dürften, „daß dazu grundsätzlich russische oder polnische Ärzte verwendet werden" sollten, „daß für diese Zwecke in keiner deutschen Klinik … ein Bett zur Verfügung gestellt" werden durfte und „daß Schwangerschaftsunterbrechungen bei Ostarbeiterinnen und Polinnen … niemals Demonstrationsobjekte für Studenten, Jungärzte, Hebammenschülerinnen, Lernschwestern usw. sein dürfen, weil sehr häufig das erforderliche Verständnis dafür noch nicht da ist, daß die für die Erhaltung und Entwicklung des deutschen Volkes notwendigen Grundsätze für ein fremdes Volkstum … nicht gelten können".[109)]

Offenbar hatten sich nicht wenige der im deutschen Gesundheitswesen beschäftigten Personen Gedanken über die Sinnhaftigkeit der Kindsabtreibungen bei schwangeren Ostarbeiterinnen gemacht – und sei es auch nur aus Interesse an der Lösung der deutschen Arbeitskräfteprobleme. Der Reichsgesundheitsführer sah sich deshalb im Februar 1944 zu einer scharfen Stellungnahme veranlaßt: So tauche „im Hinblick auf die Schwangerschaftsunterbrechungen bei Ostarbeiterinnen immer

107) LHAS, 5.12-7/1, Nr. 11240 (Ärztekammer Mecklenburg an Abteilung Innere Verwaltung des Mecklenburgischen Staatsministers, 4.7.1944).
108) Zitiert nach ebenda.
109) Rundschreiben der Reichsärztekammer 27/43; hier zitiert nach: Informationsdienst des Hauptamtes für Volksgesundheit der NSDAP, Oktober-Dezember 1943, S. 97 f.

wieder die Ansicht auf, daß ein Interesse an dem Geborenwerden zukünftiger Ostarbeiterhilfskräfte" bestehen könnte, und Conti meinte, „daß diese Ansicht völlig abwegig" sei. Es bestehe derzeit lediglich „ein dringendes Kriegsinteresse daran, daß die Ostarbeiterinnen jetzt in der Rüstungsproduktion arbeiten". Sich etwa „um die Zahl der zukünftigen Ostarbeiter oder Ostarbeiterinnen Gedanken zu machen" bestehe „angesichts der bevölkerungspolitischen Lage nicht die mindeste Veranlassung". Derartige Auffassungen ließen „eine völlige Unkenntnis der Sachlage und mangelndes Verständnis für die bevölkerungspolitischen Fragen erkennen".[110)]

Wenn Abtreibungen nicht möglich waren und Geburten sich nicht vermeiden ließen, entstanden Probleme durch die Unterbringung der von Ausländerinnen geborenen Kinder, deren Mütter für ihren Arbeitseinsatz nicht ausfallen durften. So fragte der Kreisleiter des Kreises Güstrow der NSDAP, Wilhelm Lemm, auf einer Tagung der Parteifunktionäre des Gaues Mecklenburg im März 1943: „Was kann man mit den Polenkindern[111)] machen? Die gehen nicht zur Schule. Kann man die nicht irgendwie beschäftigen?" Sein Amtskollege, der Kreisleiter des Kreises Parchim der NSDAP, Fritz Wittenburg, antwortete: „Wir haben das in Dambeck[112)] durchgeführt. Da ist ein polnisches Weib, das ist nicht ganz normal. Die holt alle Polenkinder zusammen, wenn die Arbeit losgeht, und verwahrt sie."[113)]

Wie bereits skizziert, hatte der Generalbevollmächtigte für den Arbeitseinsatz Ende Januar 1943 verfügt, daß Entbindungen von ausländischen Arbeiterinnen möglichst in Unterkünften und Krankenbaracken der Ausländerlager erfolgen sollten, um deutsche Krankenhäuser nicht zu belasten; dasselbe galt auch für die Betreuung der Ausländerkinder: „Unter keinen Umständen dürfen die[se] Kinder durch deutsche Einrichtungen betreut werden, in Kinderheimen den deutschen Kindern Platz wegnehmen oder sonst mit diesen gemeinsam erzogen werden"; statt dessen sei es „zweckmäßig, sie von weiblichen Angehörigen des entsprechenden Volkstums betreuen zu lassen". Dagegen könnten „Kinder von Arbeiterinnen germanischer Abstammung selbstverständlich" in „für deutsche Kinder geschaffenen Einrichtungen betreut werden", und „die Kinder der gutrassigen Polinnen" seien „in die Sondereinrichtungen der NSV für gutrassige Kinder aus dem Osten zu überweisen".[114)]

110) So Conti am 26.2.1944; hier zitiert nach ebenda, Januar-März 1944, S. 2.

111) Gemeint waren die Kinder der polnischen (Zwangs-)Arbeiterinnen.

112) Bauerndorf mit rund 500 Einwohnern im Kreis Ludwigslust.

113) Zitiert nach Buddrus: Mecklenburg im Zweiten Weltkrieg, S. 667. Offensichtlich war die in Dambeck betriebene Praxis ein Einzelfall, und diese Idee ließ sich mit den Ressourcen des Gaues nicht durchsetzen. So wandte sich der Landrat des Kreises Ludwigslust nur einen Monat später an den Deutschen Gemeindetag und erbat dessen Hilfe bei der Einrichtung eines Raumes zur Aufnahme und Betreuung von Kindern ausländischer Arbeitskräfte. Während schwangere Polinnen früher noch abgeschoben werden konnten, müßten sie nun in Deutschland bleiben und hier ihre Kinder bekommen. Zwar würden die meisten Arbeitgeber dies begrüßen, weil sie auf ihre eingespielten Arbeiterinnen nicht verzichten wollten; sie weigerten sich jedoch, sich an den Kosten der Entbindung und Betreuung der Kinder zu beteiligen. Vgl. dazu: LHAS, 5.12-3/27, Nr. 362 (Staecker an Deutschen Gemeindetag, April 1943).

114) Vertrauliche Informationen der Partei-Kanzlei, 3/49, 29.1.1943.

Ärzte als Mitglieder und Funktionäre in NS-Organisationen

Um die Zahl und den Grad des Engagements bzw. der Einbindung von Ärzten in das Konglomerat des recht unübersichtlichen Organisationsverbandes der NSDAP zu ermitteln und bewerten zu können, soll zunächst geklärt werden, was denn überhaupt als „NSDAP" zu verstehen ist. Zur Erinnerung: Zu den dominierenden Gruppen im NS-Staat zählten die vier Herrschaftsträger Ministerialbürokratie, NSDAP, Wehrmacht und die Großwirtschaft. Im Jahre 1944 hat der in die USA emigrierte Politologe Franz Neumann (1900-1954) in seinem Hauptwerk „Behemoth", einer Strukturanalyse des Nationalsozialismus, hellsichtig festgestellt, daß die NSDAP das dynamischste Element dieses Quartetts bildete, das den „totalitären Pluralismus" des NS-Regimes konstituierte, wobei der NSDAP die zentrale Rolle zukam. Neumann, der zuvor auch in Rostock Jura studiert hatte, konstatierte, daß „allein die NSDAP die deutsche Gesellschaft aufrecht erhält. Ohne die Partei würde Deutschland zusammenbrechen". Gerade unter den Kriegsbedingungen seien „Partei, Staat und Gesellschaft identisch. Die Partei stellt die ideologische Führung; sie bestückt den gewaltigen Terrorapparat; sie leitet die besetzten Gebiete; sie gibt der Bevölkerung Brot, Unterkunft, Kleidung und den Opfern der Luftangriffe ärztliche Hilfe; sie kontrolliert die Verwaltung; sie organisiert die Arbeits- und Wohnungsbeschaffung; sie überwacht Millionen von Fremdarbeitern. Kurz, sie beherrscht alles außer zwei Bereiche: der kämpfenden Front und der Wirtschaft".[1)]

Neumanns Einschätzung, wonach die NSDAP – zumal im Zweiten Weltkrieg – die deutsche Gesellschaft fast vollkommen durchherrschte, ist in der neueren NS-Forschung weitgehend unumstritten. Es sei „schlechterdings unmöglich", eine Geschichte der deutschen Gesellschaft im Dritten Reich und hier besonders im Zweiten Weltkrieg zu schreiben, „ohne der NSDAP dabei einen herausragenden Stellenwert zuzuweisen". Die im Deutschen Reich gerade an die Macht gekommene NSDAP hat sofort 1933 begonnen, auf nahezu alle Politikbereiche einzuwirken, und es bis spätestens 1938 geschafft, diese in weiten Teilen zu dominieren. Dabei ist es wichtig zu begreifen, was denn alles unter „NSDAP" zu verstehen ist, welche Personen, Organisationen, Apparate und Institutionen zu diesem „amorphen Gebilde" zu zählen sind.[2)]

Der eigentlichen NSDAP, also der Parteiorganisation selbst, gehörten Ende 1932 reichsweit 1.414.975 Personen an, aber schon bis Ende 1934 hatte sich der Mitgliederbestand der Partei auf 2.493.880 Personen erhöht. 1939 waren bereits rund 5,3 Millionen Männer und Frauen Angehörige der NSDAP, deren Mitgliederzahl bis Anfang 1945 auf den Höchststand von rund neun Millionen Personen anwuchs.[3)] Im Zuge der vielfach terroristischen Gleichschaltungsmaßnahmen der Jahre 1933 bis 1935 hatte die NSDAP auf der Reichsebene, aber auch in den Ländern und Kommunen alle nur erdenklichen Ämter usurpiert, die bislang bestehenden Organisationen, Institutionen und Interessenverbände sich entweder eingegliedert oder diese entmachtet bzw. zerschlagen und den Großteil von deren bisherigen Mitgliedern in die sachlich entsprechenden, bereits bestehenden NS-Organisationen überführt. In diesem Prozeß kristallisierten sich vier verschiedene Ebenen des Parteiapparates heraus. Neben der *Kernpartei NSDAP* selbst als politischer Organisation der Parteimitglieder, der „Parteigenossen", existierten die *Gliederungen,*[4)] die *angeschlossenen Verbände*[5)] und die *betreuten*

---

1) Neumann: Behemoth, S. 562.
2) Nolzen: Die NSDAP, S. 100 f.
3) Als wahrscheinlich letztes Mitglied der NSDAP in Mecklenburg ist der 1919 in Parchim geborene Artur Soltwedel am 1.1.1945 mit der Mitgliedsnummer 10.171.889 in die Partei eingetreten.
4) Zu den Gliederungen der NSDAP zählten die Sturmabteilung (SA), die Schutzstaffel (SS), das Nationalsozialistische Kraftfahrkorps (NSKK), die Hitlerjugend (HJ) einschließlich des Bundes Deutscher Mädel (BDM), die Nationalsozialistische Frauenschaft (NSF), der Nationalsozialistische Deutsche Studentenbund (NSDStB) und der Nationalsozialistische Deutsche Dozentenbund (NSDozB), die 1939 zusammen rund 12.058.000 Mitglieder zählten. Berechnet nach Nolzen: Die NSDAP, S. 103. Unklar bleibt hier die Stellung des Reichsarbeitsdienstes (RAD), der im Organisationsbuch der NSDAP, 1938, S. 465, als „Untergliederung der NSDAP" bezeichnet wurde; im Organisationsbuch der NSDAP, 1943, S. 465, hieß es, „die ehemalige Unterstellung des NS-Arbeitsdienstes unter die Partei" sei „zwar äußerlich gefallen; die innere Zusammengehörigkeit ... besteht jedoch unvermindert weiter".
5) Zu den der NSDAP angeschlossenen Verbänden gehörte die Deutsche Arbeitsfront (DAF), der Nationalsozialistische Deutsche Ärztebund (NSDÄB), der Nationalsozialistische Rechtswahrerbund (NSRB), der Nationalsozialistische Lehrerbund (NSLB), die Nationalsozialistische Volkswohlfahrt (NSV), die Nationalsozialistische Kriegsopferversorgung (NSKOV), der Reichsbund der Deutschen Beamten (RDB) und der Nationalsozialistische Bund Deutscher

Organisationen[6] der Partei. „Nimmt man die Parteigenossen der NSDAP, die Gliederungen sowie die angeschlossenen und betreuten Verbände zusammen, dann wurden am 1. September 1939 knapp 69 Millionen Deutsche als Mitglied in einer der zur NSDAP gehörigen Organisationen geführt."[7] Daraus ist jedoch nicht eindeutig abzuleiten, wie viele Personen der damals rund 79,4 Millionen Menschen zählenden deutschen Bevölkerung in den Organisationen der NSDAP erfaßt waren, denn es bestanden zahlreiche Doppel- und vielfach sogar Mehrfachmitgliedschaften; aus diesem Grund ist auch der Prozentsatz der Erfassung der Bevölkerung in den NS-Verbänden nicht genau zu ermitteln. Bei einer Reichsbevölkerung von 79,4 Millionen Personen bestanden 1939 also 86,9 Prozent *Mitgliedschaften* in NS-Organisationen, was keineswegs bedeutet, daß auch 86,9 Prozent der Bevölkerung Mitglied in einer oder mehreren NS-Organisationen gewesen sind. Sicher ist lediglich, daß 1939 rund 6,7 Prozent der Gesamtbevölkerung des Großdeutschen Reichs Mitglieder der NSDAP gewesen sind, ein Wert, der noch höher zu veranschlagen ist, wenn man die Personen herausrechnet, die aufgrund ihres Alters, ihrer Staatsangehörigkeit, ihrer „rassischen Herkunft" oder ihres Strafregisters gar nicht Mitglied der NS-Partei werden konnten.[8]

Die NSDAP in Mecklenburg

In Mecklenburg verfügte die eben neugegründete NSDAP im Juni **1925** über gerade einmal 214 Parteimitglieder (darunter keine Ärzte). In nur fünf Jahren, bis zum September **1930**, hatte sich der Mitgliederbestand der NSDAP auf 1.826 Personen erhöht (+753 Prozent). Und nachdem die Partei in Mecklenburg bereits ein halbes Jahr vor der Machtübernahme im Reich die Führung des Landes übernommen hatte, gab es in Mecklenburg im Sommer **1932** bereits 16.366 Personen, die der NS-Partei angehörten (+796 Prozent). Der rasante Mitgliederzuwachs hielt an und setzte sich in der Folge fort: Nur zweieinhalb Jahre später gab es in Mecklenburg im Januar **1935** bereits mehr als doppelt so viele, nämlich 39.455 Parteigenossen (+141 Prozent).[9] Der Frauenanteil in der mecklenburgischen NS-Partei (absolut: 2.408) lag 1935 bei 6,1 Prozent, im Reichsdurchschnitt dagegen bei lediglich 5,5 Prozent. 1935 entfielen in Mecklenburg auf ein Parteimitglied durchschnittlich 23,9 „Volksgenossen" (im Reichsmittel 26,4).[10]

Parteimitgliedschaft bedeutete jedoch nicht zugleich auch aktives Engagement für die NSDAP: Von den 39.455 Parteimitgliedern, die im Januar 1935 in Mecklenburg vorhanden waren, sind von der Gau- und der Reichsleitung der Partei immerhin 24.837 Personen (63 Prozent) als „aktive Parteimitglieder" eingeschätzt worden (im Reich nur 57,2 Prozent), während 14.618 (37 Prozent) Parteigenossen als „nicht aktive Parteimitglieder (nur Beitragszahler)" galten; weil diese „nicht aktiv für die Bewegung tätig" seien, könnten sie aus Sicht der Parteiführung „zur gegebenen Zeit wieder abgestoßen werden".[11]

Technik (NSBDT), die 1939 zusammen rund 40.190.000 Mitglieder zählten. Berechnet nach Nolzen: Die NSDAP, S. 103. In dieser Zusammenstellung fehlt der Reichsluftschutzbund (RLB).

6) Zu den betreuten Organisationen der NSDAP zählten u.a. das Deutsche Frauenwerk (DW), der Nationalsozialistische Reichsbund für Leibesübungen (NSRL), das Nationalsozialistische Fliegerkorps (NSFK), der Nationalsozialistische Altherrenbund (NSAB), der Nationalsozialistische Reichskolonialbund (RKolB), der Nationalsozialistische Reichskriegerbund (RKrB) und der Nationalsozialistische Reichstreubund ehemaliger Berufssoldaten (RTrB), die 1939 zusammen ungefähr 11.556.000 Mitglieder zählten. Berechnet nach ebenda. In dieser Aufstellung fehlen der Reichsbund der Kinderreichen Deutschlands zum Schutze der Familie (RDK), der Reichsnährstand (RNSt), der Deutsche Gemeindetag (DGT), die Deutsche Studentenschaft (DSt), der Deutsche Siedlerbund (DSB), das Winterhilfswerk (WHW) und der Reichsbund Deutsche Familie (RBDF).

7) Nolzen: Die NSDAP, S. 102 f.

8) Mitte 1939 waren im Deutschen Reich 22.371.000 Personen jünger als 18 Jahre alt, weshalb sie für eine Mitgliedschaft in der NSDAP gar nicht in Frage kamen; das galt auch für die 443.121 Juden und „jüdischen Mischlinge" sowie für die 1.019.892 in Deutschland lebenden Ausländer. Mehr als 23,8 Millionen in Deutschland lebende Personen (26,5 Prozent) konnten also gar nicht Mitglied der NSDAP werden. Berechnet nach: Statistisches Jahrbuch für das Deutsche Reich, 1941/42, S. 25-28.

9) Von ihnen waren 16.366 Personen (41,5 Prozent) bereits vor der reichsweiten Machtübernahme der NSDAP im Januar 1933 in die Partei eingetreten. Vgl. dazu: NSDAP. Partei-Statistik, Bd. I, S. 26 f.

10) Unter den 661.708 wahlberechtigten „Volksgenossen" des Jahres 1935 befanden sich in Mecklenburg 37.996 wahlberechtigte Mitglieder der NSDAP; das entsprach einer Quote von 5,7 Prozent. Vgl. ebenda, S. 35.

11) Der Reichsorganisationsleiter der NSDAP bemerkte dazu, daß es unter den bis zum September 1930 (dem ersten

Betrachtet man die soziale Zusammensetzung der Mitgliedschaft der NSDAP in Mecklenburg, so ergibt sich das Bild einer Partei, in der Arbeiter und Bauern dominierten. Einen Großteil der mecklenburgischen Parteimitglieder bildeten die 10.586 Arbeiter (26,8 Prozent) und die 6.873 Bauern (17,4 Prozent).[12] Der Mittelstand war mit 7.552 Selbständigen (19,1 Prozent),[13] 6.611 Angestellten (16,8 Prozent) und 4.342 Beamten (11 Prozent) an der Parteimitgliedschaft vertreten.[14] Hinzu kamen 1.287 „Sonstige", 1.264 Hausfrauen, 493 Rentner und Pensionäre sowie 447 Schüler und Studenten.[15]

Neben der Zugehörigkeit zur NSDAP selbst sind auch die Mitgliedschaften in deren Gliederungen und Verbänden von einiger Bedeutung und zu beachten: Der SA etwa gehörten in Mecklenburg 1935 insgesamt 73.967, der SS 2.658, dem NSKK 2.820 Männer und der HJ 65.772 Mitglieder an.[16] Die angeschlossenen Verbände der NSDAP verfügten 1935 im Gau Mecklenburg-Lübeck der NSDAP über 390.449 Angehörige; davon waren allein 221.357 Personen Mitglied der Deutschen Arbeitsfront,[17] so daß bei einer Wohnbevölkerung von rund 810.000 Personen von mindestens 575.121 Mitgliedschaften in NS-Verbänden auszugehen ist.

Bei einer parteiinternen Revision wurden im März **1937** in Mecklenburg 40.514 NSDAP-Mitglieder gezählt. Nachdem im Mai 1937 die seit vier Jahren bestehende, wenngleich vielfach durchbrochene Aufnahmesperre offiziell aufgehoben worden war, erlebte die NSDAP auch in Mecklenburg im Laufe von anderthalb Jahren einen weiterhin regen Zulauf und verfügte im Dezember **1938** bereits über 66.721 Mitglieder (+65 Prozent); damit entfielen – statistisch gesehen – durchschnittlich 7,6 Parteimitglieder auf 100 Einwohner.[18]

Genaue Mitgliederzahlen für sämtliche mecklenburgische NS-Verbände im letzten Friedens- bzw. im ersten Kriegsjahr **1939** sind derzeit noch nicht verfügbar,[19] aber Ableitungen aus den bekannten Reichszahlen lassen den Umfang des NS-Engagements bzw. den Organisationsgrad der mecklenburgischen Bevölkerung zumindest in Umrissen erkennen: Unterstellt man für Mecklenburg eine analoge Erfassung und ein gleiches Engagement der Bevölkerung in der NSDAP und den NS-Verbänden wie im Reichsdurchschnitt und rechnet diese Reichsorganisationszahlen (86,9 Prozent) auf die Bevölkerung des Gaues herunter, ergeben sich 1939 für Mecklenburg bei 900.413 Einwohnern rund 782.100 *Mitgliedschaften* in NS-Organisationen,[20] wobei letztlich unklar bleiben muß, wieviele reale Personen neben der NSDAP auch den NS-Subverbänden angehörten, da Mehrfachmitgliedschaften auch hier wahrscheinlich sind.

---

großen Reichstagswahlerfolg für die Partei mit 107 Abgeordnetensitzen) in die Partei eingetretenen Mitgliedern „im wesentlichen keine Konjunkturritter gegeben haben" könne, „da ein bedeutender öffentlicher Erfolg für die Partei noch nicht" abzusehen war. Ebenda, S. VII.

12) Darunter 2.809 Erbhofbauern sowie 4.064 Landwirte und Pächter.

13) Darunter 3.688 Handwerker, 2.845 Kaufleute und 1.019 Angehörige der Freien Berufe (darunter auch Ärzte und Rechtsanwälte).

14) Darunter 2.947 Kommunal-, Regional- und Staatsbeamte im engeren Sinne, Reichsbahn- und Reichspostbeamte sowie 1.395 Lehrer.

15) Zusammengestellt und berechnet nach: NSDAP. Partei-Statistik, Bd. I, S. 27-135.

16) Von den SA-Angehörigen waren 21,7 Prozent zugleich Mitglied der NSDAP, von den Mitgliedern der SS gehörten 32,8 Prozent der NSDAP an, und von den Mitgliedern des NSKK waren 32,2 Prozent der NSDAP beigetreten. Von den 65.772 HJ-Angehörigen gehörten nur 268, offenbar HJ-Führer, der NSDAP an (0,4 Prozent); vgl. ebenda.

17) Das Deutsche Frauenwerk zählte 1935 in Mecklenburg 37.483 Mitglieder, die Reichsschaft der Studierenden 2.354, der Reichsbund der Deutschen Beamten 15.155, der NS-Lehrerbund 6.326, der NS-Rechtswahrerbund 1.095, der NS-Bund Deutscher Technik 398, der NS-Ärztebund 98, der Reichsnährstand 41.298, die NS-Volkswohlfahrt 50.053 und die NS-Kriegsopferversorgung 16.666 Mitglieder. Zusammengestellt nach: NSDAP. Partei-Statistik, Bd. III, S. 58 ff.

18) Die zahlenmäßig meisten NSDAP-Angehörigen gab es in den Kreisen Rostock-Stadt (14,1 Prozent aller Parteigenossen des Gaues), Stargard (10,8 Prozent) und Schwerin-Stadt (9 Prozent), während die Kreise Schwerin-Land (4,7 Prozent) und Schönberg (5 Prozent) zwar absolut über die wenigsten Parteimitglieder verfügten, hinsichtlich des Zahlenverhältnisses von Parteigenossen zur Einwohnerschaft jedoch noch über dem mecklenburgischen Gaudurchschnitt (7,6 NSDAP-Mitglieder auf 100 Einwohner) lagen. Den höchsten „Durchdringungsgrad" mit NS-Aktivisten hatten die Kreise Schwerin-Stadt (9,9 NSDAP-Mitglieder auf 100 Einwohner), Ludwigslust (9,8) und Schwerin-Land (8,7) zu verzeichnen. Die – auf die Bevölkerungszahl bezogen – wenigsten Parteimitglieder gab es in den Kreisen Waren (6,7) sowie Stargard und Wismar (jeweils 6,6 NSDAP-Mitglieder auf 100 Einwohner). Vgl. dazu Buddrus: Mecklenburg im Zweiten Weltkrieg, S. 49-51.

19) 1939 bestand etwa die mecklenburgische HJ aus 66.600 Jugendlichen, die SS umfaßte einen Personalbestand von rund 6.200 Mann, die NS-Volkswohlfahrt hatte 126.000 Mitglieder, die NS-Frauenschaft erfaßte 47.900 Frauen, und die NS-Kriegsopferversorgung hatte 16.700 Mitglieder.

20) Auch hier ist die Zahl der *Mitgliedschaften* gemeint, nicht die Zahl der konkreten Personen, die Mitglieder in NS-Organisationen waren.

Im Mai **1943** zählte die NSDAP in Mecklenburg 75.792 männliche Mitglieder;[21] überträgt man das für 1935 genau dokumentierte Geschlechterverhältnis (6,1 Prozent Frauen in der Parteimitgliedschaft des Gaues) auf das Jahr 1943, ist von mindestens 80.339 mecklenburgischen Parteimitgliedern (darunter 4.547 weiblichen) auszugehen, wobei die Frauenquote in der Parteimitgliedschaft 1943 deutlich höher gelegen haben dürfte als 1935. Damit entfielen bereits 11,5 Parteimitglieder auf 100 Einwohner, eine relativ hohe Quote.[22] Zwischen 1937 und 1943, also innerhalb von nur sechs Jahren, hatte sich allein die Zahl der Mitglieder der NSDAP in Mecklenburg nahezu verdoppelt (+98,3 Prozent).

Ärzte als Mitglieder von NS-Organisationen

Über die scheinbar hohe Zahl von Ärzten, die Mitglied in der NSDAP, einer ihrer Gliederungen, angeschlossenen Verbände oder betreuten Organisationen gewesen sind, ist reichlich geschrieben worden; und auch über die vermeintlichen Motivationen für diese Beitritte zu NS-Formationen ist – nicht immer überzeugend – viel spekuliert worden.[23] Vor allem die Zahlen in den Studien von Michael Kater haben die Forschungen zur Medizingeschichte im Dritten Reich lange Zeit beeinflußt, deren Autoren seine Ergebnisse weitgehend kritiklos übernahmen, wenngleich Katers Berechnungen über den Organisationsgrad der Ärzte in der NSDAP und anderen NS-Verbänden nur auf einer kleinen Stichprobe aus der ab 1936 errichteten Kartei der Reichsärztekammer und daraus folgenden exemplarischen Hochrechnungen basierten und er nie eine genaue Auszählung der tatsächlichen Partei- oder Organisationszugehörigkeit der Mediziner vorgenommen hat.[24] Kater hat lediglich 4.177 der 79.087 Karteikarten der Reichsärztekartei ausgewertet (5,3 Prozent) und dabei drei wesentliche Aspekte übersehen bzw. nicht beachtet, so etwa, daß das Reichsarztregister bis zum Frühjahr 1934 noch von der Statistischen Abteilung des Verbandes der Ärzte Deutschlands (Hartmannbund) geführt und verwaltet wurde und im Mai 1934 in die Zuständigkeit auf die Kassenärztliche Vereinigung Deutschlands (KVD) übergegangen ist. Zu Beginn des Jahres 1933 waren im Reichsärzteregister bereits 35.000 Ärzte erfaßt. Die zeitliche Lücke zwischen 1933/34 und 1936, als die Reichsärztekartei neu errichtet wurde, ist von Kater nicht berücksichtigt worden. Außerdem ist zu bemerken, daß in der Reichsärztekartei für manche Personen mehrere Karteikarten enthalten sind, so etwa in den Fällen, in denen eine Ärztin sowohl unter ihrem Mädchennamen als auch unter ihrem Ehenamen erfaßt wurde, so daß aus der bloßen Anzahl der Karteikarten nicht automatisch auf die Zahl der erfaßten Ärzte geschlossen werden kann; darüber hinaus sind in der Reichsärztekartei auch die noch praktizierenden jüdischen Ärzte registriert worden, die gar nicht Mitglied der NSDAP oder eines NS-Verbandes werden konnten. Und schließlich – dies ist der gravierendste Einwand – wäre zu berücksichtigen gewesen, daß längst nicht auf allen Karteikarten der Reichsärztekartei die Mitgliedschaft des betreffenden Arztes in der NSDAP oder in anderen NS-Verbänden vermerkt wurde; hier hätte es eines Abgleichs der Ärzte mit ihrer Eintragung in der NSDAP-Mitgliederkartei bedurft. Auf Grundlage seiner schmalen Datenbasis kam Kater unter anderem zu dem Ergebnis, daß 44,8 Prozent der – erst seit 1936 in dieser Kartei registrierten – deutschen Ärzte Mitglied der NSDAP gewesen seien.[25]

Als weiteres Manko erwies sich, daß Kater keine regionalen Differenzierungen vorgenommen hat. Aus einer 1999 veröffentlichten Studie über das NS-Engagement der Ärzte im vornehmlich katholisch geprägten Rheinland geht hervor, daß dort 56 Prozent aller Ärzte Mitglied der NSDAP gewesen

21) 1943 waren die NSDAP-Angehörigen des Gaues Mecklenburg in 629 Ortsgruppen und 1.037 Stützpunkten der NSDAP organisiert, die den 13 NSDAP-Kreisleitungen unterstanden.

22) Zu vorstehenden Zahlen vgl. Buddrus: Mecklenburg im Zweiten Weltkrieg, S. 49-51, und NSDAP. Partei-Statistik, Bd. I-III, passim.

23) Vgl. dazu Falter: Junge Kämpfer, alte Opportunisten; Ders.: 10 Millionen ganz normale Parteigenossen; Ders.: Hitlers Parteigenossen; Ders.: Hitlers Wähler; Ders.: Zur Soziographie des Nationalsozialismus.

24) Vgl. dazu etwa Kater: Ärzte als Hitlers Helfer; Ders.: Die soziale Lage der Ärzte im NS-Staat; Ders.: Medizin und Mediziner im Dritten Reich.

25) Von der Gesamtzahl der Mediziner seien die Ärzte zu 49,9 Prozent, die Ärztinnen zu 19,7 Prozent Mitglied der NSDAP gewesen.

sind,[26] mithin elf Prozent mehr als bei Katers Befund, dessen Hochrechnung gleichwohl reichsweite Gültigkeit beanspruchte.[27] Und von den 2.132 thüringischen Medizinern haben 50,4 Prozent der NSDAP angehört,[28] ebenfalls deutlich mehr als der von Kater diagnostizierte Reichsdurchschnitt. Auch die neueren Erhebungen etwa für die Ärztekammer Niederschlesien „bestätigen die Neigung der Ärzteschaft zu einer starken Bindung an NS-Organisationen". In den dortigen Bezirksvereinigungen Breslau-Land und Breslau-Stadt, Waldenburg, Görlitz und Glogau wurden zum Ende des Dritten Reichs 2.819 Ärzte und Ärztinnen registriert; 47,7 Prozent von ihnen gehörten der NSDAP an, darunter 52 Prozent der Ärzte und 21,9 Prozent der Ärztinnen. „Bemerkenswert" war hier „die hohe NS-Bindung der Allgemeinärzte, die deutlich über der der Fachärzteschaft lag ... Anders verhielten sich die Betriebsärzte, die infolge des zunehmenden Arbeitskräftemangels als Vertreter der Leistungsmedizin unabdingbar waren. Sie profitierten vom Ausbau des Betriebsarztsystems und wiesen eine Überrepräsentation in der NSDAP (64 Prozent) und SA (36 Prozent) auf".[29]

Unabhängig von allen Einwänden gegenüber Katers schmaler Datenbasis, seiner Vernachlässigung regionaler Unterschiede und seiner „gewagten" überreichlichen Interpretationen ist festzuhalten, daß er „im Prinzip" nicht falsch gelegen hat. Ärzte waren – im Vergleich zu anderen Berufsgruppen – überdurchschnittlich oft der NSDAP beigetreten und hatten sich auch in anderen NS-Organisationen stärker engagiert, als es ihrem Anteil an den beruflich tätigen Personen entsprach. Auffällig ist die weitverbreitete Mitgliedschaft von Medizinern in NS-Organisationen allemal, vor allem angesichts der bislang noch nicht ausreichend thematisierten Tatsache, daß deutsche Ärzte *sowohl vor 1933 als auch nach 1945* nur in ganz geringem Maße in Parteien eingetreten sind. Zu beobachten ist, daß das Engagement von Ärzten in Parteien und anderen politischen Organisationen – mit Ausnahme der Zeit des Dritten Reichs – stets sehr gering gewesen ist. Von den 2.300 von uns betrachteten Ärzten gehörten vor 1933 lediglich sechs der SPD sowie jeweils drei der liberalen Deutschen Demokratischen Partei (DDP) und der Deutschen Volkspartei (DVP) an. Dagegen waren mindestens 13 Mitglied der Deutschnationalen Volkspartei (DNVP), und mindestens 17 Ärzte engagierten sich im rechtskonservativen Wehrverband des Stahlhelm.

Wenn man – was bisher als verpönt galt – sich als Arzt parteipolitisch engagieren wollte, dann hatten sich die NSDAP und ihre zahlreichen Unter- und Nebenorganisationen offenbar als ideale Organisationsorte angeboten. Zwar war der Großteil der deutschen Ärzteschaft und auch der Medizinstudenten konservativ, antirepublikanisch und antidemokratisch eingestellt, aber Verbandsstrukturen, die derartige Einstellungen und Gesinnungen bündelten, existierten im breiten Spektrum der deutschen Parteienlandschaft mehr als genug. Warum also die NSDAP, deren rassistische, antisemitische, eugenische, männerbündlerische und frauenfeindliche Programmatik weithin bekannt war? Zumal es nur schwer vorstellbar ist, daß die sich als elitär dünkende und akademisch empfindende Medizinerschaft sich mit der pseudosozialistischen, volksgemeinschaftlichen Demagogie der NS-Partei identifizieren konnte. Was aber war die „Mentalität" der im Dritten Reich aktiven Ärzte?[30] War ihr außergewöhnlich starkes Engagement in den Verbänden des NS-Staates tatsächlich echt oder nur Tarnung zur Wahrung und Durchsetzung persönlicher Interessen? So hatte etwa der SD, der Sicherheitsdienst der SS, Ende 1938 festgestellt, daß „ganz allgemein darüber geklagt" werde, „daß die

26) Darunter 60,3 Prozent der Ärzte und 24,6 Prozent der Ärztinnen.

27) Vgl. dazu Zimmermann: Organisierte Ärzte. Erfaßt wurden die genauen Daten der 6.187 Ärzte aus den ärztlichen Bezirksvereinigungen bzw. den Ärztekammern Bonn (hier der niedrigste Wert von 45,2 Prozent), Köln, Aachen, Düsseldorf, Krefeld, Mönchengladbach, Wuppertal, Solingen, Moselland und Siegburg (hier der Höchstwert von 70,7 Prozent). Insgesamt haben 74 Prozent, also fast drei Viertel der Ärzte des Rheinlands der NSDAP und/oder einer ihrer Gliederungen angehört. Diese hohen Werte sind nicht immer logisch zu erklären und mitunter von regionalen Besonderheiten beeinflußt. Es bleibe aber „festzuhalten, daß Gegenden, in denen die NSDAP bei den Reichstagswahlen im März 1933 weit unter dem Reichsdurchschnitt von 43,6 Prozent lag", wie etwa Köln (31,7 Prozent) oder Aachen (26,7 Prozent), „und denen deshalb lange Zeit ein erhebliches Resistenzpotential gegen die NS-Ideologie unterstellt wurde, einen extrem hohen NSDAP-Mitgliederbestand innerhalb der Ärzteschaft verzeichneten". So Rüther: Ärzte im Nationalsozialismus, S. A 3265.

28) Vgl. dazu Rüther: Ärztliches Standeswesen, S. 143-193.

29) Methfessel/Scholz: Ärzte in der NSDAP; dort auch erstmals detaillierte Erhebungen zu den einzelnen Arztkategorien (Chefärzte, Leitende Ärzte und Oberärzte im Vergleich zu den Assistenzärzten) und Untersuchungen zum NS-Engagement der verschiedenen Fachrichtungen der Ärzte, etwa: „Kein einziger niederschlesischer Pädiater war SS-Mitglied. Ganz im Gegensatz zu den Chirurgen: 18,8 Prozent aus dieser Fachrichtung gehörten der SS an."

30) Vgl. dazu Baader: Heilen und Vernichten, S. 275-294.

Aktivität der Ärzteschaft im Hinblick auf die Mitarbeit in der Partei und ihren Gliederungen immer mehr" nachlasse. Zum einen sei dieser Zustand sicher auch „durch die sehr starke Überorganisation" der Bevölkerung in NS-Organisationen hervorgerufen worden, „zum anderen aber auch durch die nach wie vor materialistische Einstellung einer Reihe von Ärzten" bedingt.[31)]

Diese – nach anfänglicher Euphorie – zunehmende Inaktivität war wohl auch darauf zurückzuführen, daß sich erhebliche Teile der Ärzteschaft durch den Beitritt zu einer oder mehreren NS-Organisationen politisch „abgesichert" und dadurch ihr „Bekenntnis zum neuen Staat" bekundet hatten, aber nicht (mehr) daran dachten, dort auch aktiv mitzuwirken. Hinzu kam, daß die seit Kriegsbeginn immer stärkere berufliche Beanspruchung als Arzt nicht wenige der einstmals politisch aktiven Mediziner daran hinderte, sich weiterhin stark in den NS-Verbänden zu engagieren. Die geringe Neigung, sich nach 1945 wieder an eine Partei zu binden oder mit dieser zu sympathisieren, ist sicherlich als Reaktion und langanhaltender Reflex auf die nach dem Zweiten Weltkrieg weithin diskreditierte NSDAP zu interpretieren, in deren Organisationsgestrüpp man sich zum Teil tief verstrickt hatte.[32)]

Wir haben in der vorliegenden Studie über die Ärzte im Gau Mecklenburg erstmals die formale und tatsächliche „NS-Belastung" der Ärzteschaft eines ganzen Landes empirisch und weitgehend vollständig ermittelt und können deshalb nunmehr ein detailliertes Bild über das NS-Engagement für die verschiedenen Arztkategorien der mecklenburgischen Mediziner zeichnen. Dabei – und durch frühere Recherchen – ist uns aufgefallen, daß die Ärzte keineswegs die am stärksten NS-affine Berufsgruppe Mecklenburgs waren; hier sind etwa Juristen, universitäre (Nachwuchs-)Wissenschaftler, Bürgermeister und Landräte in wesentlich stärkerem Maße der NSDAP und ihren Organisationen beigetreten als Ärzte.[33)] Ein überraschendes Ergebnis ist, daß etwa die Forstbeamten in Mecklenburg, also die mecklenburgischen Forstamtsleiter und Revierförster, prozentual die höchste NS-Bindung aufwiesen.[34)]

Zudem war die NSDAP keineswegs nur eine Organisation für „jugendliche Idealisten", etwa für Jungärzte, die „noch etwas werden" wollten und hofften, sich durch ihre NS-Bindung verbesserte Aufstiegschancen zu verschaffen. Der etwa für Niederschlesien erhobene Befund, wonach sich „ältere Ärzte, die sich zur bürgerlichen Elite zählten und von der Werteordnung des Kaiserreichs geprägt waren", als „wesentlich resistenter gegenüber dem Regime" erwiesen,[35)] trifft für Mecklenburg nicht zu. Hier sind auch zahlreiche arrivierte, niedergelassene, also freiberuflich und nicht im Staatsdienst tätige Allgemeinpraktiker und Fachärzte, die wegen einer möglichen Nichtmitgliedschaft keinerlei berufliche Nachteile zu befürchten hatten, noch in der Mitte ihres Lebens und auch in hohem Alter von über 70 Jahren der NSDAP oder einem ihrer Verbände beigetreten.

Mecklenburgische Ärzte als Mitglieder der NSDAP

Nimmt man den gesamten Untersuchungszeitraum dieser Studie in den Blick, so waren nach unseren Recherchen und Berechnungen von den 2.300 Ärzten, die zwischen 1929 und 1945 in Mecklenburg wirkten, *mindestens* 955 Mitglied der NSDAP (41,5 Prozent).[36)] Betrachtet man allein die 314 von uns ermittelten Ärztinnen, so gehörten 69 von ihnen der NSDAP als Mitglied an (22 Prozent).[37)]

31) Meldungen aus dem Reich, S. 111 (Jahreslagebericht 1938).

32) In unserem bis 1949 ausgeweiteten Untersuchungszeitraum waren nach 1945 mindestens 26 der von uns betrachteten Ärzte Mitglied der SED, 15 Ärzte gehörten der CDU, vier der Liberaldemokratischen Partei (LDP/D) und zwei der NDPD an. Vgl. dazu auch das Kapitel: Das Medizinalwesen in Mecklenburg unter sowjetischer Kontrolle 1945-1949, S. 208 ff. Genaue Zahlen über die Mitgliedschaft von Ärzten in politischen Parteien der Bundesrepublik liegen bislang nicht vor.

33) 1935 waren 1.395 mecklenburgische Lehrer Mitglied der NSDAP; außerdem gehörten dem NS-Lehrerbund insgesamt 4.492 Personen an.

34) Von diesen 326 Forstbeamten gehörten 97 Prozent der NSDAP an; nicht berücksichtigt sind hier die Forstarbeiter und -angestellten.

35) Methfessel/Scholz: Ärzte in der NSDAP, S. A 1065.

36) Im Umkehrschluß könnte man natürlich auch feststellen, daß die Mehrheit (58,6 Prozent) der in Mecklenburg tätigen Ärzte nicht Mitglied der NS-Partei gewesen ist. Hinzu kamen mindestens 18 Personen, die dem Opferring der NSDAP, einer Vorfeldorganisation der Partei, angehörten.

37) Von den 1.986 männlichen Ärzten in Mecklenburg waren mindestens 886 Mitglied der NSDAP (44,6 Prozent).

Dieser Organisationsgrad von mindestens 41,5 Prozent war etwas geringer, als Kater für den Reichsdurchschnitt (44,8 Prozent) diagnostiziert hat, und deutlich geringer als in den bislang detailliert untersuchten Bezirksvereinigungen der Ärztekammern Rheinland (56 Prozent), Thüringen (50,4 Prozent) und Niederschlesien (47,7 Prozent).

Die Zuordnung zur NSDAP gestaltete sich in Mecklenburg innerhalb der einzelnen Arztkategorien höchst unterschiedlich.[38)] Betrachtet man nur die „Kerngruppe" der mecklenburgischen Ärzteschaft, also die **niedergelassenen Mediziner**, wird deutlich, daß von den 778 niedergelassenen Allgemeinpraktikern und Fachärzten mindestens 357 Mitglied der NSDAP gewesen sind (45,9 Prozent).[39)]

Unter den 899 zumeist jüngeren Volontärassistenten, **Assistenzärzten** und Arztvertretern, von denen man angesichts der von ihnen erlebten Indoktrination und wegen der von ihnen erhofften Karrieremöglichkeiten einen hohen Organisationsgrad hätte erwarten können, befanden sich wenigstens 363 Mitglieder der NS-Partei (40,4 Prozent).[40)]

Den höchsten Organisierungsgrad wiesen die Medizinprofessoren und die beamtete Ärzteschaft auf. Von den 69 in Mecklenburg tätigen **Medizinprofessoren**, die zumeist auch Lehrstuhlinhaber und Klinikdirektoren waren, gehörten mindestens 43 der NSDAP an (62,3 Prozent), und unter den 84 **beamteten Ärzten**, die vielfach zum Leitungspersonal der Staatlichen Gesundheitsämter gehörten, befanden sich allein 54 Mitglieder der NSDAP (64,3 Prozent).[41)] Wenig überraschend ist, daß von den 165 von uns ermittelten **Militärärzten** und **Sanitätsoffizieren** der Reichswehr bzw. Wehrmacht lediglich 39 Mitglied der NSDAP gewesen sind (23,6 Prozent); und von den 23 hauptamtlichen **Werks-, Betriebs- und Revierärzten** gehörten zwölf der NS-Partei an (52,2 Prozent).[42)]

Sichtbar wird, daß diejenigen Mediziner, die es wirtschaftlich am wenigstens „nötig hatten", sich zahlenmäßig am stärksten in der NSDAP engagierten. Es wäre eher zu erwarten gewesen, daß sich die im Dritten Reich sozialisierten und noch verhältnismäßig jungen Volontärassistenten und Assistenzärzte viel stärker in die NS-Partei und deren Unterorganisationen einbrachten, auch, weil sie noch „etwas werden" wollten. Dies war nach unseren Erhebungen aber nicht der Fall. Von den beamteten Ärzten wurde ein mitgliedschaftsbezogenes Bekenntnis sicherlich erwartet oder war sogar Bestandteil der Einstellungsvoraussetzungen. Die meisten der von uns betrachteten Inhaber der medizinischen Lehrstühle sind aber schon Professoren gewesen, bevor eine mögliche Mitgliedschaft in der NSDAP überhaupt virulent wurde.

Neben dem Blick auf den Umfang der Mitgliedschaft der Ärzte in der NSDAP ist auch eine Betrachtung ihrer Zugehörigkeit zu den wichtigsten anderen NS-Verbänden aufschlußreich. Von den 1.986 männlichen Medizinern – und nur diese kamen für die folgende Analyse in Frage – gehörten 52,6 Prozent der Ärzte einer oder mehrerer dieser Parteiformationen an: Mindestens 289 Ärzte in Mecklenburg waren Mitglied der SA, 127 gehörten der SS an, 87 waren Mitglied der HJ, 86 des NSKK, 21 des NS-Dozentenbundes und 13 des NSFK. Bei den Frauen war der Organisierungsgrad deutlich geringer. Wie schon weiter oben skizziert, gehörten von den 314 Ärztinnen in Mecklenburg 69 Frauen der NSDAP an; mindestens 27 Ärztinnen waren Mitglied der NS-Frauenschaft und 36 des BDM.

Auf die Mitgliedschaft in der nationalsozialistischen Medizinerorganisation, dem NS-Ärztebund, wird weiter unten eingegangen.

---

38) Die nachfolgend aufgeführten Zahlen stellen in jedem Fall Mindestwerte dar, da sowohl die überlieferten NSDAP-Mitgliedsunterlagen als auch die Karteien der Gliederungen, angeschlossenen Verbände und betreuten Organisationen nicht immer vollständig überliefert, in manchen Fällen gar nicht vorhanden sind und die hier veröffentlichten Zahlenangaben auch aus den Personalunterlagen der Betreffenden oder aus einschlägigen Sachakten zusammengestellt wurden.

39) Von den lediglich 48 niedergelassenen Ärztinnen gehörten 13 der NSDAP an (27,1 Prozent); von den 730 niedergelassenen männlichen Ärzten waren immerhin 344 Mitglied der NSDAP (47,1 Prozent).

40) Von den 180 Volontärassistentinnen und Assistenzärztinnen gehörten sogar nur 38 der NSDAP an (21,1 Prozent). Von den 719 männlichen Assistenzärzten usw. waren dagegen 325 Mitglieder der NSDAP (45,2 Prozent).

41) Vgl. dazu im Detail das Kapitel: Die Staatlichen Gesundheitsämter in Mecklenburg, S. 518 ff.

42) Von den 426 Ärzten und Ärztinnen, die zwischen 1939 und 1945 kriegsbedingt nach Mecklenburg gelangten und vorher in anderen Regionen medizinisch tätig gewesen waren – und die nahezu allen der hier erwähnten Arztkategorien angehörten –, waren 168 Mitglied einer NS-Organisation (39,4 Prozent), darunter 131 der NSDAP selbst (30,8 Prozent). Aber hier gilt es zu differenzieren; von den 113 aus dem Baltikum stammenden Ärzten gehörten nur 17 einer NS-Organisation an, während von den 146 aus Ostpreußen, Schlesien, Pommern und Posen nach Mecklenburg gekommenen Medizinern immerhin 66 einer NS-Organisation angehörten (45,2 Prozent), darunter allein 48 der NSDAP (32,9 Prozent).

Mecklenburgische Ärzte als Funktionäre in NS-Organisationen

1935 gab es unter den 39.455 Mitgliedern der NSDAP in Mecklenburg 8.678 Politische Leiter,[43] das waren 22 Prozent der Parteimitglieder. Hinzu kamen 23.438 Funktionsträger in den Gliederungen und angeschlossenen Verbänden der Partei, von denen 2.868 aktive Politische Leiter waren, die alle der NSDAP angehörten; hinzu kamen 20.570 nebenberufliche Walter, Warte und Walterinnen, von denen 15.651 (76,1 Prozent) nicht Mitglied der NSDAP waren.

Von den 2.300 Medizinern, die zwischen 1929 und 1945 in Mecklenburg tätig gewesen sind, haben mindestens 392 neben ihrer Mitgliedschaft auch wenigstens eine Funktion in einer der zahlreichen NS-Organisationen ausgeübt (17 Prozent). Gemeint sind hier Funktionen auf den verschiedensten Hierarchie-Ebenen des Konglomerats der NS-Organisationen, von der Reichsleitung über die Gauleitungen und von den Kreis- bis hin zu den Ortsgruppenleitungen der NSDAP, ebenso wie Funktionen auf den gleichen Hierarchiestufen in den Gliederungen, angeschlossenen Verbänden und betreuten Organisationen der Partei. Darunter befanden sich auf der Gau- und der Kreisebene 42 Funktionäre in den für die Ärzteschaft bedeutenden Ämtern für Rassenpolitik und für Volksgesundheit sowie weitere Funktionsträger im NS-Ärztebund.

Über zwei (Haupt-)Ämter in der Reichsleitung der NSDAP, die ihre Entsprechungen in den regionalen Gau- und Kreisleitungen der Partei fanden, das Rassenpolitischen Amt und das Hauptamt für Volksgesundheit der NSDAP, versuchte die Parteiführung, in der NSDAP selbst, in ihren Gliederungen, angeschlossenen Verbänden und betreuten Organisationen sowie darüber hinaus auch in weiten Teilen der Bevölkerung gesundheits-, rassen- und bevölkerungspolitisch, aber auch medizinpraktisch zu wirken.

Das Rassenpolitische Amt der NSDAP und seine Beauftragten

Der Komplex der rassen- und bevölkerungspolitischen Propaganda der NSDAP ist seit der Machtübernahme der Partei interessanterweise von NS-affinen Medizinern übernommen und geleitet worden, von Ärzten, die sich dazu berufen fühlten und denen man die Bearbeitung dieses für die NSDAP geradezu konstitutiven Politikbereiches zutraute. So hatte der 1929 gegründete NS-Ärztebund 1933 zunächst das „Aufklärungsamt für Bevölkerungspolitik und Rassenpflege" ins Leben gerufen, das im Mai 1934 in „Rassenpolitisches Amt der NSDAP" umbenannt und bis zu seiner faktischen Auflösung 1944 vom Arzt und Rassenhygieniker Dr. Walter Groß (1904-1945) geleitet wurde.

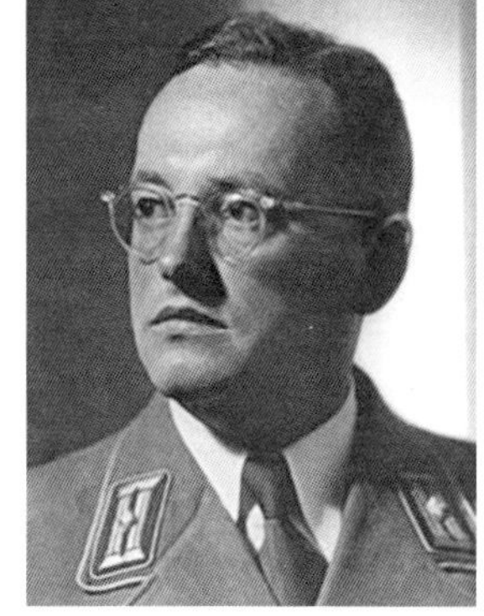

Walter Groß

Die Aufgabe des Rassenpolitischen Amtes der Reichsleitung der NSDAP bestand in der „Vereinheitlichung und Überwachung der gesamten Schulungs- und Propagandaarbeit auf dem Gebiete der Bevölkerungs- und Rassenpolitik". Das Rassenpolitische Amt der NSDAP war „allein befugt, über Fragen der Rassen- und Bevölkerungspolitik Maßnahmen der Schulung und Propaganda zu treffen und Presseverlautbarungen vorzunehmen", was bedeutete, daß „Verlautbarungen auf rassen- und bevölkerungspolitischem Gebiet auf jeden Fall der Genehmigung des Rassenpolitischen Amtes" bedurften. Das Rassenpolitische Amt der NSDAP war demnach nicht nur das Sprachrohr der Partei bei „rassenpolitischen Fragen", sondern auch „laufend an den gesetzgeberischen Maßnahmen des Staates auf diesem Gebiete beteiligt".[44]

Dem Chef des Rassenpolitischen Amtes der Reichsleitung der NSDAP, Walter Groß, der zunächst dem Stellvertreter des Führers, Rudolf Heß, und später Hitler selbst unterstand, waren in den einzelnen Gauen die dortigen Rassenpolitischen Ämter der Gauleitungen untergeordnet. Als Leiter des

43) Politische Leiter waren haupt- und nebenamtlich tätige Funktionäre der Partei auf der Gau-, Kreis-, Ortsgruppen- und Stützpunktebene.

44) Organisationsbuch der NSDAP, 1938, S. 330 f.; textgleich auch in ebenda, 1943, S. 330 ff.

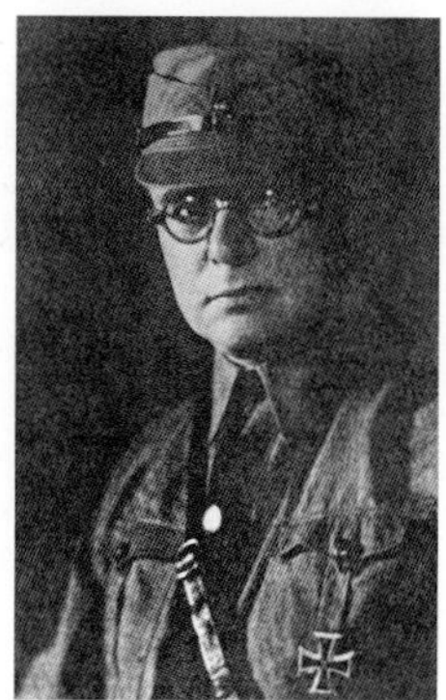
Paul Fulde

Rassenpolitischen Amtes in der Gauleitung Mecklenburg der NSDAP fungierten die Ärzte Dr. Paul Fulde, Dr. Wilhelm Breßler, Dr. Alfred Leu und Dr. Albert Voss.[45] Diese Gauamtsleiter für Rassenpolitik waren die Dienstvorgesetzten der Kreisbeauftragten für Rassenpolitik, die bei den Kreisleitungen der NSDAP angesiedelt waren.

Als Kreisbeauftragte für Rassenpolitik bei den Kreisleitungen der NSDAP wurden nicht nur, aber bevorzugt Ärzte eingesetzt. Als Beauftragte für Rassenpolitik fungierten für den Kreis Güstrow Dr. Carl Radmann, für den Kreis Hagenow Dr. Wilhelm Dopheide, für den Kreis Ludwigslust Dr. Ulrich Pfautsch, für den Kreis Malchin Dr. Gerhard-Ulrich Asmus und Dr. Werner Baldewein, für den Kreis Parchim Dr. Karl Röper und Dr. Ulrich Pfautsch, für den Kreis Rostock-Stadt Dr. Wolf Skalweit, Dr. Paul Scheel und Prof. Dr. Egon Unshelm, für den Kreis Schönberg Dr. Johannes Neumann, für den Kreis Schwerin-Land Dr. Ernst Bartolomaeus, für den Kreis Schwerin-Stadt Dr. Otto Klett, für den Kreis Stargard Dr. Karl Josef Schmidt, für den Kreis Waren Dr. Hellmut Fenner und für den Kreis Wismar Dr. Johannes Neumann.

Die Rassenpolitischen Ämter waren keineswegs – wie etwa der Name suggerieren könnte – in die „aktive Rassenpolitik" des NS-Regimes, etwa in die Feststellung der „Rassenzugehörigkeit" einzelner Menschen, eingebunden, um etwa Juden oder andere „nichtarische" Personen zu identifizieren oder zu eliminieren. Ein Hauptschwerpunkt ihrer Arbeit bestand tatsächlich in der Propaganda von Grundelementen der nationalsozialistischen Rassen- und Bevölkerungspolitik, so etwa, wenn Dr. Wilhelm Breßler im Gaubefehlsblatt der NSDAP ankündigte, daß die Wanderausstellung „Erbgut und Rasse", die in Rostock „ein lebhaftes Echo gefunden und zu einem vollen Erfolg geführt" habe, nunmehr auch in Neubrandenburg, Neustrelitz, Güstrow, Wismar und Schwerin gezeigt würde. Er forderte, daß „sämtliche Dienststellen und Gliederungen der Partei ... nachdrücklichst für den Besuch dieser Ausstellung zu werben" hätten, sei hier doch „die seltene Gelegenheit geboten, durch die besondere Wirkung bildlicher und plastischer Darstellung die Erb- und Rassenkunde dem Verständnis der Volksgenossen näher zu bringen".[46] Die Gau- und Kreisbeauftragten für Bevölkerungs- und Rassenpolitik veröffentlichten darüber hinaus – erstmals 1935 und dann laufend – Übersichten und Statistiken über die „bevölkerungspolitische Lage Mecklenburgs", in denen die Zahl der Einwohner, der Eheschließungen, der Geburten und Sterbefälle sowie die daraus resultierende „Bevölkerungsbewegung" dokumentiert wurde.[47]

Dem Rassenpolitischen Amt der NSDAP waren von der Reichs- bis zur Kreisebene die Organisationsstrukturen und die Mitglieder des „Reichsbundes der Kinderreichen Deutschlands zum Schutze der Familie e.V." als betreute Organisation der NSDAP unterstellt. Der Reichsbund der Kinderreichen galt als „bevölkerungspolitischer Kampfbund, der nationalsozialistisches, bevölkerungspolitisches Denken in das Volk hineintragen" sollte. Im Reichsbund der Kinderreichen waren „die deutschen, erbgesunden, arischen, geordneten Familien mit mindestens vier (Witwen mit mindestens drei) ehelichen Kindern zusammengefaßt".[48] Der Landesverband Mecklenburg des Reichsbundes der Kinderreichen wurde zunächst vom Leiter der mecklenburgischen Ärztekammer, Dr. Wilhelm Breßler, anschließend vom Altparteigenossen und Juristen Friedrich von Wolff (1885-1969) geführt.

Das Hauptamt und die Ämter für Volksgesundheit der NSDAP

Das 1934 in der Reichsleitung der NSDAP gebildete Hauptamt für Volksgesundheit avancierte in einem längeren Prozeß zur zentralen gesundheitspolitischen Dienststelle der Partei. In einer Funktionsbeschreibung hieß es, „das Hauptamt für Volksgesundheit der NSDAP ist in volksgesundheitlichen Belangen ... für sämtliche Parteigliederungen und angeschlossenen Verbände die allein

45) Zwischen 1939 und 1942 amtierte auch der „Alte Kämpfer" und Nichtmediziner Hans Schwabe als Leiter des Rassenpolitischen Amtes der Gauleitung Mecklenburg.
46) Führer- und Amtsblatt des Gaues Mecklenburg, 1935, S. 236.
47) Vgl. dazu ebenda, S. 108.
48) Ebenda, S. 331-333.

zuständige Stelle".[49] Interessant und aufschlußreich ist, daß neben den in den Strukturen der Reichsärztekammer erfaßten Ärzten und neben den im öffentlichen, also staatlichen Gesundheitswesen tätigen Medizinern ein quasi eigenständig bestehendes Gesundheitssystem innerhalb der Partei aufgebaut wurde.

Festgelegt wurde, daß „alle Parteigliederungen und angeschlossenen Verbände auf dem Gebiet des Gesundheitswesens ... nicht selbst, sondern nur nach den Weisungen des Hauptamtes für Volksgesundheit der NSDAP oder dessen sachlich nachgeordneten Dienststellen bzw. im Einvernehmen mit diesen tätig werden" durften. „Die Weisungen des Hauptamtes für Volksgesundheit der NSDAP bzw. dessen sachlich nachgeordneten Dienststellen sind für sämtliche Parteigliederungen und angeschlossenen Verbände verbindlich."[50] Eine Ausnahme machten lediglich die Deutsche Arbeitsfront und die NS-Volkswohlfahrt – und dies allein wegen ihrer zahlenmäßigen Größe, die die der NSDAP und ihrer Gliederungen bei weitem überstieg; der DAF gehörten 1939 mindestens 22,1 Millionen und der NSV wenigstens 14,2 Millionen Personen an. Auch deshalb wurden bei der DAF und der NSV eigene Ämter bzw. Abteilungen für Volksgesundheit eingerichtet, wobei der jeweilige Leiter der Dienststellen des Hauptamtes bzw. Amtes für Volksgesundheit der NSDAP auf allen Hoheitsebenen in Personalunion gleichzeitig auch zum Leiter des zuständigen Amtes bzw. der zuständigen Abteilung für Volksgesundheit in der DAF und NSV berufen wurde, womit für die Partei auch hier die Führungsrolle gesichert war.

In einer parteiamtlichen Darstellung aus dem Jahre 1939 hieß es, das Hauptamt für Volksgesundheit überprüfe „im Auftrage des Stellvertreters des Führers alle Gesetzentwürfe, die Volksgesundheit und Heilberufe betreffen"; das Hauptamt sei „die Verbindungsstelle zwischen der Partei und den das Gesundheitswesen bearbeitenden Behörden. Dem Leiter des Hauptamtes für Volksgesundheit ist vom Führer die alleinige Verantwortung für alle Fragen der Gesundheitsführung und Gesundheitspolitik übertragen worden". Die Leitung des Hauptamtes für Volksgesundheit und des ihm angeschlossenen NS-Ärztebundes war mit der Berufsorganisation der deutschen Ärzteschaft durch Personalunion verbunden und in der Hand des Reichsärzteführers Dr. Gerhard Wagner vereinigt worden. „Der Stellvertreter des Führers" habe angeordnet, „daß das Hauptamt für Volksgesundheit über die gesundheitlichen Fragen aller Parteiorganisationen zu entscheiden" habe. „Neben Maßnahmen für rassisch wertvolle Volksteile" solle „vor allem vorbeugende Gesundheitspflege, Gesundheitsführung, Erhaltung und Steigerung der Leistungsfähigkeit des deutschen Menschen und Propaganda und Aufklärung für gesunde Lebenshaltung geleistet werden. Die hierfür notwendigen Kenntnisse" müßten „daher vor allem in der Deutschen Arbeitsfront, in allen Parteiorganisationen und im ganzen Volk verbreitet werden".[51]

Nachdem Rudolf Heß, also der „Stellvertreter des Führers", im Mai 1941 durch seinen von ihm als Friedensmission deklarierten Flug nach Großbritannien das Reich verlassen hatte, mußte auch der Zuschnitt des Aufgabenkreises des Hauptamtes für Volksgesundheit teilweise neu formuliert werden, ohne dessen Inhalt jedoch substantiell zu verändern. Ab Ende 1941 galt nach wie vor und offiziell, daß „das Hauptamt für Volksgesundheit die für das Gesundheitswesen führende Dienststelle der NSDAP für alle Gebiete der Volksgesundheit" sei. Deren „Aufgabe ist, die auf diesen Gebieten durchzuführende Tätigkeit aller Gliederungen der NSDAP und aller angeschlossenen Verbände zu ordnen, zu leiten, ihnen die volksgesundheitlichen großen Ziele zu stellen und sie für die Erreichung dieser Ziele auszurichten ... Aufgabe des Hauptamtes für Volksgesundheit ist es ferner, die Durchführung der Erziehungsarbeit der gesamten NSDAP auf dem Gebiete der Volksgesundheit und die gesundheitliche Erziehung des deutschen Volkes selbst durchzuführen mit dem Ziele, den Gedanken der Gesundheitspflicht jedes einzelnen zur selbstverständlichen Gesinnungsgrundlage jedes Volksgenossen werden zu lassen.

---

49) Verfügung des Stellvertreters des Führers vom 15.5.1935 und Anordnungen des Reichsorganisationsleiters der NSDAP, Nr. 20/34 vom 14.6.1934 und Nr. 22/35 vom 8.11.1935; hier zitiert nach: Organisationsbuch der NSDAP, 1937, S. 234.

50) Organisationsbuch der NSDAP, 1938, S. 234. Bereits im August 1934 hatte der Stabsleiter des Stellvertreters des Führers, Martin Bormann, verfügt, „daß für sämtliche volksgesundheitliche Belange innerhalb der Partei und ihrer Gliederungen allein das Amt für Volksgesundheit zuständig" sei. „Sämtlichen anderen Parteidienststellen ist es verboten, selbständig in volksgesundheitliche Belange einzugreifen oder Entscheidungen zu treffen." Zitiert nach: Ärzteblatt für Pommern, Mecklenburg und Lübeck, 1934, S. 181.

51) Lexikon-Wegweiser, in: Reichsband Adressenwerk, 1939.

Es ist außerdem Aufgabe des Amtes, die Berufsgruppen, die auf dem Gebiete der Volksgesundheit bestehen, grundlegend auszurichten und gleichfalls für die Erreichung dieser Ziele einzusetzen. Leiter des Hauptamtes für Volksgesundheit ist der Reichsgesundheitsführer [nach dem Tod des Reichsärzteführers Dr. Gerhard Wagner nunmehr Dr. Leonardo Conti]. Ihm ist vom Führer die alleinige Verantwortung für alle Fragen der Gesundheitsführung und Gesundheitspolitik übertragen worden". Nach wie vor galt, daß „die Leitung des Hauptamtes für Volksgesundheit und des NS-Ärztebundes mit der Berufsorganisation der deutschen Ärzte durch Personalunion verbunden" sein sollte.[52]

Deutlich wird auch in dieser Funktionsbeschreibung, daß das Hauptamt für Volksgesundheit der NSDAP nicht nur die gesundheitspolitische Führung des eigenen Organisationsgebildes, sondern auch über die Beteiligung an der staatlichen Gesetzgebung und über die „Ausrichtung" aller Gruppen des Medizinpersonals die Führung auf dem Gebiet des gesamten Gesundheitswesens beanspruchte. Neben dem Bestreben, das Gesundheitswesen der NSDAP und von deren Verbänden zu zentralisieren, gehörte zu den Aufgaben des Hauptamtes für Volksgesundheit auch „die Beurteilung des Einzelnen auf seine erb- und rassenpolitische Wertigkeit" und die „Säuberung der Parteiorganisation von erb- und rassenbiologisch minderwertigen Elementen". Dazu wurde ab 1935 ein „Gesundheitsstammbuch" eingeführt, das bis Kriegsbeginn rund zehn Millionen Menschen im Sinne einer Volksmusterung erfaßte.

Dem Hauptamt für Volksgesundheit in der Reichsleitung der NSDAP unterstanden in den Gauen der NSDAP die jeweiligen Gauamtsleitungen und diesen wiederum die Kreisamtsleitungen für Volksgesundheit in den NSDAP-Kreisen. Auf der Gau- und der Kreisebene galt das Prinzip der fachlichen und personellen Verknüpfung. Die Gauämter für Volksgesundheit waren zugleich DAF-Ämter für Volksgesundheit, und der Gauamtsleiter für Volkgesundheit war in der Regel auch Leiter der Abteilung für Volksgesundheit beim Gauamt der NS-Volkswohlfahrt und Leiter (Obmann) des NS-Ärztebundes seines Gaues sowie Vorsitzender der entsprechenden Ärztekammer. Unterhalb der Gauebene bestanden nur noch die Kreisämter für Volksgesundheit, eine weitere Durchgliederung bis in die Ortsgruppen gab es nicht. Die Kreisamtsleiter für Volksgesundheit waren ehrenamtlich tätig; ihnen standen monatlich nur 500 RM zur Verfügung, die für die Bezahlung einer Bürokraft und die Bestreitung der Sachkosten gerade ausreichten. Im Unterschied zum öffentlichen, also staatlichen Gesundheitswesen waren die Kreisämter für Volksgesundheit der NSDAP „von der personellen und sachlichen Ausstattung her jedem Gesundheitsamt strukturell unterlegen". Allerdings sollten die Gau- und Kreisämter der NSDAP „auch nicht praktisch ärztlich tätig, sondern nur führend und koordinierend, aufklärend und beratend tätig werden. Für die praktische Arbeit waren die bei den Ämtern ‚zugelassenen' niedergelassenen Ärzte tätig". In einer Rede auf dem Reichsparteitag der NSDAP nannte der Reichsärzteführer die Zahl von 620 Ämtern für Volksgesundheit, für die rund 30.000 Ärzte tätig seien. „Damit wären damals knapp die Hälfte der Ärzte im Deutschen Reich in die Aktivitäten der Ämter für Volksgesundheit eingebunden gewesen."[53]

Das Amt für Volksgesundheit in der Gauleitung Mecklenburg der NSDAP wurde zunächst von Dr. Kurt Blome, dann von Dr. Wilhelm Breßler und nach dessen Versetzung nach Bayern schließlich von Dr. Friedrich Focke geleitet. Als Kreisamtsleiter für Volksgesundheit in den Kreisleitungen der mecklenburgischen NSDAP fungierten im Kreis Güstrow Dr. Peter Egge und Dr. Carl Radmann, im Kreis Hagenow Dr. Wilhelm Dopheide, Dr. Johann-Joachim Günther und Dr. Gustav Lewerenz, im Kreis Ludwigslust Dr. Karl Röper, im Kreis Malchin Dr. Werner Baldewein, im Kreis Parchim Dr. Ulrich Pfautsch und Dr. Karl Röper, in den Kreisen Rostock-Stadt und Rostock-Land Dr. Friedrich Brandenburg, Dr. Otto Cas-

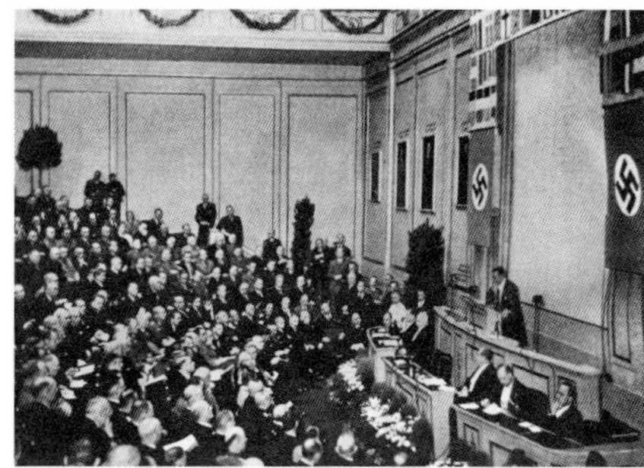

Kurt Blome bei der Eröffnung des III. Internationalen Kongresses für das ärztliche Fortbildungswesen in Berlin 1937

52) Ebenda, 1941.
53) Labisch/Tennstedt: Gesundheitsamt oder Amt für Volksgesundheit, S. 52 f.; dort, S. 55-62, auch detaillierte Angaben über „die Arbeit der Ämter für Volksgesundheit".

sebaum, Prof. Dr. Georg Kriegsmann und Prof. Dr. Egon Unshelm, im Kreis Schönberg Dr. Johannes Neumann, in den Kreisen Schwerin-Stadt und Schwerin-Land Dr. Gustav Lewerenz und Dr. Karl Josef Schmidt, im Kreis Stargard Dr. Arno Fielitz, Dr. Erich Lange und Dr. Johannes Zwar, im Kreis Waren Dr. Werner Baldewein sowie im Kreis Wismar Dr. Johannes Neumann und Dr. Rudolf Sonntag.

Das Amt für Volksgesundheit der Gauleitung Mecklenburg der NSDAP hatte – in der Art einer zweiten, nunmehr parteiamtlichen „Approbation" – eine Anzahl von Ärzten zugelassen, die im Lande in den Reihen der NSDAP, ihrer Gliederungen und Verbände medizinisch tätig werden durften. In einer 1935 gefertigten und seitdem nicht wieder erneuerten bzw. veröffentlichten Aufstellung finden sich 121 ausschließlich männliche Ärzte, von denen die meisten (92 Prozent) der Partei angehörten.[54)]

Nachdem das Hauptamt und die Gauämter für Volksgesundheit mit Kriegsbeginn zunächst an Einfluß und Bedeutung verloren hatten,[55)] konnten sie mit der Aufwertung des Amtes der Gauamtsleiter für Volksgesundheit zu Gaugesundheitsführern wieder an Kompetenz gewinnen. Analog zur Reichsebene, wo die Institution des Reichsärzteführers in die des Reichsgesundheitsführers umgedeutet und aufgewertet worden war, hatten die nunmehrigen Gaugesundheitsführer in der Zeit des Totalen Krieges in ihren Hoheitsgebieten drei weitere zentrale Bereiche der NS-Gesundheitspolitik zu organisieren und zu bearbeiten: neben der medizinischen Bewältigung der Luftkriegsfolgen auch die nicht selten mit Tötungen verbundene überregionale Verlegung von Krankenhauspatienten sowie die Wiederingangsetzung der nunmehr dezentral durchgeführten Euthanasiepraktiken.

Der Nationalsozialistische Deutsche Ärztebund (NSDÄB)

Der NS-Ärztebund rangierte in der NS-Hierarchie als „angeschlossener Verband der NSDAP" und unterstand dem Hauptamt für Volksgesundheit der Partei. Die Leiter des Hauptamtes für Volksgesundheit – zunächst Dr. Gerhard Wagner, ab 1939 Dr. Leonardo Conti – waren zugleich Leiter bzw. Führer des NS-Ärztebundes.

Der Nationalsozialistische Deutsche Ärztebund ist am 3. August 1929 auf dem vierten Reichsparteitag der NSDAP in Nürnberg als Berufsorganisation NS-affiner Ärzte gegründet worden.[56)] In seiner „Appell an die deutsche Kraft" überschriebenen Rede hatte Hitler – damit spätere Praktiken des NS-Staates verbal vorwegnehmend – auf ebendiesem Reichsparteitag am 4. August 1929 unter Bezugnahme auf den „klarsten Rassenstaat der Geschichte, Sparta", ausgeführt: „Würde Deutschland jährlich eine Million Kinder bekommen[57)] und 700.000-800.000 der schwächsten beseitigen, dann würde am Ende das Ergebnis vielleicht sogar eine Kräftesteigerung sein." Während der Staat Sparta seine „Rassengesetze planmäßig durchgeführt" habe, geschehe in Deutschland „das Gegenteil. Durch unsere moderne Humanitätsduselei bemühen wir uns, das Schwache auf Kosten des Gesünderen zu bewahren".[58)] Damit war die Richtung eines zentralen Aspekts der späteren NS-Medizinalpolitik vorgegeben.

Erster Vorsitzender des NSDÄB wurde der Ingolstädter Arzt und Verleger Dr. Ludwig Liebl (1874-1940), der die nationalsozialistische Ärzteorganisation weniger als Standesvertretung, vielmehr als „Kampforganisation" betrachtete und diesen „Kampfverband" der NSDAP bis 1932 leitete. Ab 1932 wurde der NS-Ärztebund von Dr. Gerhard Wagner (1888-1939) geführt, der wenig später zum dominierenden Führer des NS-Medizinalwesens und zum führenden Protagonisten der NS-Gesundheitspolitik aufsteigen sollte. Nach Wagners Tod übernahm 1939 Dr. Leonardo Conti (1900-1945) die Leitung des NS-Ärztebundes.

Nach der 1929 festgelegten und seitdem nicht mehr geänderten Satzung sollte der NS-Ärztebund „die deutsche Ärzteschaft und das gesamte Heil- und Gesundheitswesen mit einer Berufsauffassung

54) Vgl. dazu: Führer- und Amtsblatt des Gaues Mecklenburg, 1935, S. 134 f.

55) Ab 1941 wurden im Führer- und Amtsblatt des Gaues Mecklenburg keine Befehle, Anordnungen, Verfügungen oder Bekanntmachungen des Amtes für Volksgesundheit mehr veröffentlicht.

56) Zur Geschichte des NSDÄB vgl. Lilienthal: Der Nationalsozialistische Deutsche Ärztebund, sowie die Verbandszeitschrift des NSDÄB „Ziel und Weg".

57) Tatsächlich wurden 1929 in Deutschland 1.147.458 Lebendgeburten registriert; vgl. Statistisches Jahrbuch für das Deutsche Reich, 1931, S. 26.

58) Hitler: Reden, Schriften, Anordnungen, Bd. 3 II, S. 345 ff.

im Sinne nationalsozialistischer Weltanschauung durchdringen und diesen Grundsätzen auch in der Öffentlichkeit Geltung verschaffen". Darüber hinaus hatte der NSDÄB „der Partei ... die für alle parteiamtlichen Organisationen und Zwecke benötigten Ärzte und Fachleute zur Verfügung zu stellen". Außerdem galt es als Pflicht der Mitglieder des NS-Ärztebundes, „sich in Berufsangelegenheiten gegenseitig zu unterstützen und zu helfen, den nationalsozialistischen Nachwuchs unterzubringen und schon die Hochschüler zu einer nationalsozialistischen Berufsauffassung zu erziehen". Dabei erfolgte „die gesamte weltanschaulich-politische Ausrichtung der Obmänner [also der regionalen Leiter] des NSD-Ärztebundes ... nach den Weisungen des zuständigen Schulungsamtes der NSDAP", das „die ihm zur weltanschaulichen Ausrichtung zur Verfügung stehenden Schulungsreferenten abstellt".[59] Generell galt, daß der NS-Ärztebund die NSDAP „in allen volksgesundheitlichen und rassebiologischen Fragen" beraten und helfen sollte, die deutschen Ärzte für den Nationalsozialismus zu gewinnen.[60]

Mitglied des NS-Ärztebundes konnte jeder Mediziner werden, der eine deutsche Approbation besaß – und Mitglied der NSDAP war.[61] Weil letzteres Kriterium die Zahl der Mitglieder zunächst kaum wachsen ließ,[62] wurde dem NS-Ärztebund „eine besondere Abteilung angegliedert", in die „Anwärter aufgenommen werden" konnten. „Anwärter können approbierte Ärzte, Apotheker, Tierärzte und Zahnärzte werden, die zwar nicht Mitglieder der NSDAP sind, aber die Ziele des Bundes unterstützen ... Über die Aufnahme als Mitglied oder Anwärter" des NSDÄB entschied letztlich allein „der Leiter des Bundes".[63]

Dem NS-Ärztebund gehörten bis zur reichsweiten Machtübernahme der NSDAP im Januar 1933 erst 2.786 Mitglieder an, also deutlich weniger als dem Hartmannbund oder dem Ärztevereinsbund. Im direkten Gefolge der Machtübernahme stieg die Zahl der Mitglieder des NSDÄB bis zum Oktober 1933 auf 11.000 Mitglieder.

Auf der Ebene der NSDAP-Gaue wurde der NS-Ärztebund vom Gauobmann des NSDÄB geführt, der zugleich Leiter des Gauamtes für Volksgesundheit in der jeweiligen Gauleitung sein mußte. In Mecklenburg wurde Dr. Kurt Blome im Dezember 1931 zunächst Gauobmann des NS-Ärztebundes für den Gau Mecklenburg-Lübeck und ab Januar 1932 zugleich Gaureferent für das Medizinalwesen in der Gauleitung Mecklenburg-Lübeck der NSDAP. Blome avancierte ab 1934 zwar nominell zum Leiter des neugebildeten Amtes für Volksgesundheit in der Gauleitung Mecklenburg-Lübeck der NSDAP, wurde jedoch – da er zentrale Funktionen in der NS-Medizinalpolitik in Berlin bzw. München übernommen hatte – ständig durch Dr. Wilhelm Breßler vertreten, bis dieser im September 1935 selbst das Amt übernahm. Die oben genannten Kreisamtsleiter für Volksgesundheit waren – neben nicht selten weiteren Funktionen – in den meisten Fällen auch die Leiter bzw. die Kreisobmänner der entsprechenden Kreiswaltungen des NS-Ärztebundes.

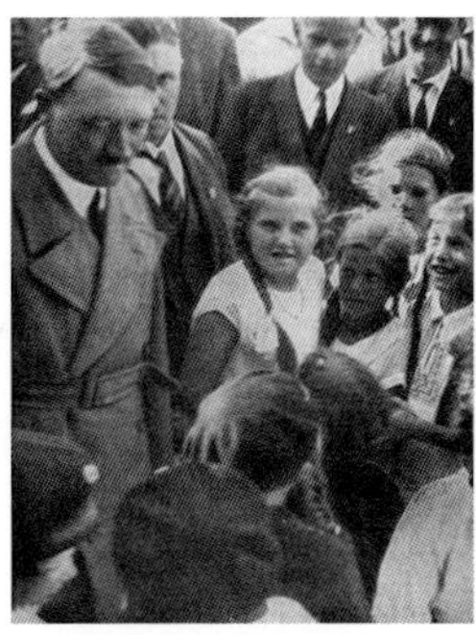

Kurt Blome als Gausturmarzt mit Adolf Hitler in Rostock 1932

Unter den von uns ermittelten 2.300 Ärzten, die zwischen 1929 und 1945 in Mecklenburg praktizierten, war das Interesse an einer Mitgliedschaft in der berufsständischen Organisation, dem NS-Ärztebund, offenbar relativ gering. In Mecklenburg waren bis 1933 weniger als 50 Ärzte dem NSDÄB beigetreten, und auch 1935 hatte die mecklenburgische NS-Ärzteorganisation erst 98 Mitglieder. Im gesamten Untersuchungszeitraum gehörten lediglich 445 in Mecklenburg wirkende Mediziner dem NS-Ärztebund an (19,3 Prozent).[64] Das waren deutlich weniger als Mitglieder der NSDAP. 367 dieser 445 Mediziner, darunter 22 Frauen (sechs Prozent), waren zugleich Mitglied des NS-Ärztebundes und der NSDAP. 76 Ärzte gehörten dem NSDÄB an, ohne jedoch Mitglied der NSDAP zu sein. Bei 44 Ärzten war die Zugehörigkeit zum NSDÄB die einzige Mitgliedschaft in einer NS-Organisation.

59) Organisationsbuch der NSDAP, 1938, S. 236 f.; wortgleich auch in ebenda, 1943, S. 237.
60) Richtlinien für den NSDÄB, Dezember 1930.
61) Noch im Januar 1934 hatte der Reichsärzteführer Dr. Gerhard Wagner apodiktisch verfügt: „Mitglieder des Ärztebundes können, wie bisher, nur Parteigenossen werden." Ärzteblatt für Pommern, Mecklenburg und Lübeck, 1934, S. 15.
62) Schon ab 1930 konnten jedoch auch Zahn- und Tierärzte sowie Apotheker der als eingetragenem Verein firmierenden NS-Ärzteorganisation beitreten.
63) Organisationsbuch der NSDAP, 1938, S. 236.
64) Darunter 38 Frauen (8,6 Prozent).

Nimmt man auch hier wiederum nur die „Kerngruppe" der mecklenburgischen Ärzteschaft, also die 778 niedergelassenen Mediziner, in den Blick, wird deutlich, daß von ihnen lediglich 218 Personen dem NS-Ärztebund angehörten (28 Prozent). Von den 899 Assistenzärzten waren sogar nur 122 zu einer Mitgliedschaft im NS-Ärztebund zu bewegen (13,6 Prozent), und von den 69 mecklenburgischen Medizinprofessoren traten mindestens 25 dem NS-Ärztebund bei (36,2 Prozent), während fast 63 Prozent von ihnen der NSDAP angehörten. Zu bedenken ist außerdem, daß eine Reihe von Medizinern, vor allem viele Assistenzärzte, nur eine kurze Zeit in Mecklenburg tätig waren, so daß die hier zwischen 1929 und 1945 gezählten 445 Angehörigen des NS-Ärztebundes lediglich eine Gesamtmitgliederzahl darstellte, die nie zu einem Zeitpunkt erreicht wurde.

Die Attraktivität der berufsständischen NS-Medizinerorganisation war also deutlich geringer als die einer Mitgliedschaft in der NSDAP selbst. Das lag neben der ohnehin schon bestehenden Mitgliedschaft in anderen NS-Organisationen nicht zuletzt auch an der verlangten Beitragszahlung. Schon der Beitrag für die Zwangsmitgliedschaft in der Ärztekammer war ab 1934 auf 20 RM pro Jahr für jeden Arzt des Kammerbezirks festgesetzt worden.[65] Und die jährlichen Mitgliedsbeiträge für den NS-Ärztebund betrugen ab 1934 für selbständige Ärzte und Apotheker ebenfalls 20 RM und lagen für angestellte Ärzte und Apotheker bei 10 RM. Die in der „besonderen Abteilung" erfaßten „Anwärter" des NS-Ärztebundes, die also nicht der NSDAP angehörenden NSDÄB-Mitglieder, hatten als selbständige Ärzte 30 RM und als angestellte Mediziner 15 RM pro Jahr an Beiträgen zu entrichten. Die Gauobmänner des NS-Ärztebundes waren darüber hinaus ermächtigt, „zur Deckung ihrer Unkosten eine Gauumlage [zu] erheben", die jedoch auf höchstens 5 RM jährlich festgesetzt war.[66]

Anfang 1935 zählte der NS-Ärztebund 14.500 Mitglieder, und bis 1938 konnte er die Zahl seiner Mitglieder auf reichsweit etwa 30.000 Personen erhöhen, also immerhin verdoppeln. 1938 wurden im Deutschen Reich 55.443 Ärzte gezählt, von denen jedoch nur 49.732 tatsächlich auch praktizierten.[67] Das würde einen Organisierungsgrad von 54 bzw. 60 Prozent im NS-Ärztebund bedeuten, wobei einschränkend zu berücksichtigen ist, daß dem NSDÄB neben den approbierten Humanmedizinern auch Zahnärzte, Tierärzte und Apotheker sowie zahlreiche Medizinalpraktikanten im Vor-Arzt-Stadium angehörten, die dem NS-Ärztebund nicht selten aus Karrieregründen beigetreten waren, so daß sich die genaue Zahl der hier betrachteten Humanmediziner, die Mitglied im NS-Ärztebund waren, nicht feststellen läßt; wahrscheinlich waren es weniger als ein Drittel.[68]

Als der NSDÄB – neben einer Reihe anderer NS-Organisationen – im Februar 1943 seine Tätigkeit „kriegsbedingt", also „für die Dauer des Krieges" einstellen mußte, verfügte er über rund 46.000 Mitglieder.[69]

65) Nur Ärzte, die weniger als 1.000 RM pro Jahr verdienten, waren von der Beitragszahlung befreit; das wären ja nur 83,33 RM pro Monat gewesen, und so wenig hat sicher kein Arzt verdient. Vgl. dazu: Ärzteblatt für Pommern, Mecklenburg und Lübeck, 1935, S. 67.

66) Ebenda, 1934, S. 106.

67) Vgl. dazu das Kapitel: Die Ärzteschaft im Deutschen Reich und in Mecklenburg. Zahlenmäßige Entwicklung 1800-1945, S. 266 ff.

68) Rüther: Ärztliches Standeswesen im Nationalsozialismus, S. 165, schätzt, daß zwischen 1933 und 1943 reichsweit nur 31 Prozent aller Ärzte dem NSDÄB angehörten; zudem seien 22 Prozent der NSDÄB-Mitglieder Tierärzte, Zahnärzte und Apotheker gewesen.

69) Ab Februar 1943 – und vorerst bis Juli 1943 andauernd – sind im Apparat der NSDAP, vor allem in den Gliederungen, angeschlossenen Verbänden und betreuten Organisationen der Partei, Kürzungs-, Vereinfachungs- und Stillegungsmaßnahmen vorgenommen worden, die die Wirkungsmöglichkeiten der NS-Verbände an der Heimatfront erheblich einschränkten. Ausgehend von einer Anordnung des Leiters der Partei-Kanzlei vom 18.2.1943 zur „Vereinfachung der Parteiorganisationen und zur Mobilisierung aller Heimatkräfte für den Sieg", betrafen Einschränkungs- und Vereinfachungsmaßnahmen sowie partielle Stillegungen u.a. die NS-Kriegsopferversorgung (19.2.1943), den Reichsbund Deutsche Familie (19.2.1943), die NS-Volkswohlfahrt (27.2.1943), den NS-Ärztebund (27.2.1943), die Hitlerjugend (10.2.1943), die NS-Frauenschaft/Deutsches Frauenwerk (22.3.1943), den NS-Rechtswahrerbund (7.5.1943), die Deutsche Arbeitsfront (3.4.1943), den NS-Dozentenbund (18.7.1943), den Reichsluftschutzbund (22.7.1943), den Volksbund für das Deutschtum im Ausland (21.4.1943) und das Deutsche Rote Kreuz (24.3.1943). Vollkommen stillgelegt wurden das Hauptamt sowie die Gau- und Kreisämter für Beamte sowie der Reichsbund der deutschen Beamten (17.2.1943), das Kolonialpolitische Amt der NSDAP sowie der Reichskolonialbund (17.2.1943), das Hauptamt sowie die Gau- und Kreisämter für Erzieher und der NS-Lehrerbund (18.2.1943) sowie der NS-Reichskriegerbund (3.3.1943). Vgl. die Zusammenstellung dieser Maßnahmen in: Vertrauliche Informationen der Partei-Kanzlei, Nr. 455/36, 5.8.1943; die einzelnen Stillegungs- und Einschränkungsmaßnahmen in: VAB, Bd. 4, S. 236 ff., 252 f., 265 ff., 321 f., 324 ff., 330, 357 ff., 360 f., 370 ff., 387, 393 ff.

Militärärzte bzw. Sanitätsoffiziere der Reichswehr/Wehrmacht im Deutschen Reich und in Mecklenburg

Das militärische Sanitätswesen in Deutschland war schon vor und dann im Ersten Weltkrieg personell unzureichend ausgestattet gewesen – ein Zustand, der sich im Zweiten Weltkrieg nahezu deckungsgleich wiederholen und zu drastischen Eingriffen in das zivile Gesundheitswesen führen sollte. Bereits in der ersten amtlichen Darstellung des Truppenmedizinalwesens im Ersten Weltkrieg ist festgestellt worden, daß „die Zahl der Sanitätsoffiziere schon im Frieden nicht ausreichte, um alle planmäßigen Truppenarztstellen zu besetzen, eine größere Zahl von Ober- und Assistenzarztstellen war dauernd offen. Bei der Mobilmachung [ab August 1914] vergrößerte sich das Heer durch Aufstellung von Reserve-, Landwehr- und Landsturmformationen um ein Vielfaches ... Das aktive Sanitätsoffizierskorps konnte mithin nur einen geringen Bruchteil der Truppenarztstellen des mobilen Heeres besetzen ... Die im Verlauf des Krieges durch Tod, Verwundung oder Krankheit eingetretenen Verluste konnten infolge des geringen Zuwachses an approbierten Ärzten schließlich nicht mehr voll ausgeglichen werden. Immer häufiger mußten an die Stelle approbierter Ärzte die nicht approbierten Feldhilfsärzte und Feldunterärzte treten“, und an manchen „Fronten war sogar ein gewisser Prozentsatz von Truppenarztstellen dauernd unbesetzt“.[1] Und auch 15 Jahre später stellte ein vormaliger Generalstabsarzt fest: „Die vorhandenen Sanitätsoffiziere, aktive und des Beurlaubtenstandes, reichten bei weitem nicht aus, um den Bedarf zu decken. Landsturmpflichtige und völlig ungediente Ärzte mußten herangezogen werden, um die Fehlstellen im Feld und in der Heimat auszufüllen.“ Die Vakanzen bei den Sanitätsoffizieren allein des Feldheeres betrugen im ersten Kriegsjahr zehn Prozent, „im weiteren Kriegsverlauf bis zu 30 Prozent“.[2]

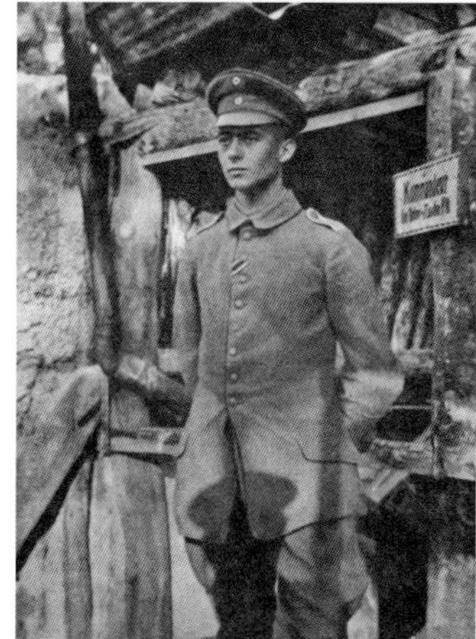
Kurt Blome als Soldat im Ersten Weltkrieg

Diese durch ungenügende und verfehlte strategische Planungen, aus der Not heraus entstandene Praxis des Ersten Weltkriegs, das vollkommen unzureichend mit Ärzten ausgestattete militärische Sanitätswesen mit Ärzten aus dem Zivilbereich nicht nur aufzustocken, sondern durch einen radikalen Aderlaß am zivilen Gesundheitswesen überhaupt erst existenz- und einsatzfähig zu machen, wiederholte sich – wie weiter unten zu zeigen sein wird – im Zweiten Weltkrieg in nahezu identischer Weise.

Die eben beschriebene Situation, wonach sich die Zahl der Sanitätsoffiziere angesichts des Umfangs des kaiserlichen Heeres und der Ausdehnung der Kampfhandlungen zu einem Weltkrieg als vollkommen ungenügend erwies, führte zu der Notwendigkeit, in großem Umfang zivile Ärzte einzuberufen und als Militärärzte einzusetzen.

Von den rund 33.000 im Jahre 1914 registrierten Ärzten des zivilen deutschen Gesundheitswesens sind im Kriegsverlauf bis 1918 insgesamt 26.292 Ärzte zum Kriegseinsatz herangezogen worden (fast 80 Prozent). Über das Schicksal der im Ersten Weltkrieg als Militärärzte eingesetzten Mediziner gibt es unterschiedliche Angaben. So ist amtlich festgestellt worden, daß von den 24.798 Ärzten, die im Bereich des Feldheeres eingesetzt waren, 1.724 als Sanitätsoffiziere des kaiserlichen Heeres gefallen und an Krankheiten gestorben sind oder als vermißt gelten müssen (sieben Prozent). Im Bereich der Kriegsmarine waren darüber hinaus 1.359 und bei den kaiserlichen Schutztruppen in den Kolonien 135 Militärärzte tätig. Von diesen 26.292 Sanitätsoffizieren waren 18.709 (71,2 Prozent) direkt an der Front oder im rückwärtigen Kampfgebiet (Etappe) und 7.583 in den Militärlazaretten in der Heimat eingesetzt.[3]

1) Schwalm: Gliederung, Ausrüstung und Tätigkeit des Sanitätskorps, S. 259.
2) Kersting: Die Leistung des deutschen Sanitätsdienstes, S. 369-374.
3) „Bedenkt man, daß kurz vor dem Kriege in Deutschland nicht ganz 33.000 Ärzte beschäftigt waren, so beweist

Leicht geringer ausfallende Verlustberechnungen besagen, daß im Ersten Weltkrieg 869 Sanitätsoffiziere gefallen oder an einer im Kampf erlittenen Verwundung gestorben, während 837 weitere Ärzte einer im Kriegsgeschehen erworbenen Krankheit erlegen seien.[4)] Im Unterschied zu diesen 1.706 gefallenen bzw. an Krankheiten gestorbenen Militärärzten kommt eine andere Studie auf lediglich 1.325 gefallene bzw. an Krankheiten gestorbene Militärärzte, darunter 873 aktive Sanitätsoffiziere, 254 Feldhilfs- und Feldunterärzte sowie 198 eingezogene Zivilärzte.[5)] Eine weitere Arbeit verzeichnet dagegen deutlich höhere Verluste des deutschen Sanitätskorps; danach seien im Ersten Weltkrieg sogar 3.783 Sanitätsoffiziere, daneben 18.183 Sanitätsunteroffiziere und -mannschaften, 620 Krankenträger und -pfleger sowie 243 Schwestern und Hilfsschwestern ums Leben gekommen.[6)]

Einen Eindruck davon, was Militärärzte im Ersten Weltkrieg zu leisten hatten, vermittelte die erste, noch keineswegs vollständige militärmedizinische Nachkriegsbilanz; darin wurde festgehalten, daß Deutschland im Ersten Weltkrieg neben 1.531.048 gefallenen mindestens 4.211.469 verwundete Soldaten zu verzeichnen hatte.[7)] Im schließlich letzten amtlichen Sanitätsbericht der Heeres-Sanitätsinspektion im Reichswehrministerium wurde 1934 davon ausgegangen, daß von den 13,3 Millionen auf Seiten des Deutschen Reichs im Ersten Weltkrieg eingesetzten Soldaten 2.036.897 Männer gefallen und 4.216.058 – zum Teil mehrmals – verwundet worden sind; hinzu kamen 960.000 getötete Zivilisten.[8)] In einer 1936 erstellten Übersicht über „die Menschenverluste des deutschen Landheeres im Weltkriege“ heißt es, daß zwischen August 1914 und Dezember 1918 insgesamt 3.168.055 Offiziere, Unteroffiziere und Soldaten gefallen oder an den Folgen einer Verwundung bzw. einer Krankheit ums Leben gekommen sind. Darüber hinaus wurden 2.077.220 „Verwundungen ohne tödlichen Ausgang“ gezählt.[9)] Und in einer später aufgestellten Bilanz hieß es, daß im Ersten Weltkrieg in über 27 Millionen Fällen „verwundete, kampfstoffvergiftete und erkrankte deutsche Soldaten behandelt wurden, von denen 98,4 Prozent dem Leben und der Arbeit und 95,8 Prozent dem Wehrdienst erhalten“ werden konnten.[10)]

Auch ein erheblicher Teil der in der Zeit des Dritten Reichs in Mecklenburg wirkenden Ärzte hatte die „Stahlgewitter“[11)] des Ersten Weltkriegs zumeist an den Fronten und in Kriegslazaretten erlebt, entweder schon als Ärzte oder noch als Medizinstudenten. Von den 1.986 von uns ermittelten männlichen Ärzten in Mecklenburg kamen – allein vom Alter her – 998 für einen militärischen Einsatz im Ersten Weltkrieg in Frage (50,3 Prozent);[12)] von diesen 998 Medizinern sind mindestens 690 Männer zu Kriegseinsätzen herangezogen worden (69,1 Prozent) – als Sanitätsoffiziere und -unteroffiziere, als Sanitäter und Krankenträger, aber auch als Soldaten und Offiziere in nichtmedizinischen Bereichen des Krieges. Unter diesen 998 Männern befanden sich auch 183 allein vom Alter her für einen Kriegsdienst geeignete Medizinstudenten bzw. Abiturienten, die später Medizin studieren und Arzt in Mecklenburg werden sollten; von ihnen haben mindestens 127 im Kriegseinsatz gestanden bzw. Militärdienst geleistet (69,4 Prozent).[13)] Und von den 690 sicher im Kriegseinsatz befindlichen Medizi-

---

diese Tatsache, daß weit über zwei Drittel aller deutschen Ärzte einen mehr oder weniger großen Anteil an dem gewaltigen Gesundheitsdienst im Felde und in der Heimat hatten.“ Berechnet und zitiert nach ebenda.

4) Vgl. dazu Wolff: Heeressanitätsdienst, S. 51. In der letzten größeren militärischen Auseinandersetzung vor dem Ersten Weltkrieg, im Deutsch-Französischen Krieg 1870/71, sind lediglich 85 Militärärzte ums Leben gekommen; vgl. ebenda.

5) Vgl. Schwiening: Sanitätsstatistische Betrachtungen, S. 233.

6) Vgl. Fischer: Der deutsche Sanitätsdienst, S. 97.

7) Vgl. dazu Schwiening: Sanitätsstatistische Betrachtungen, S. 226.

8) Vgl. dazu auch Drigalski: Der Aufstieg des Sanitätskorps, S. 27. Leicht abweichende Zahlen auch bei Rauch: Ärzte und ihre Helfer im Weltkriege, S. 22. Insgesamt sind auf beiden kriegführenden Seiten im Ersten Weltkrieg 9.340.916 Soldaten ums Leben gekommen, 21.373.292 wurden verwundet und 7.874.330 Zivilisten getötet. Allein durch die sogenannte Spanische Grippe, deren Beginn auf den März 1918 zu datieren ist, kamen bis 1919 rund 50 Millionen Menschen ums Leben, 2,5 Prozent der damaligen Weltbevölkerung.

9) Berechnet nach: Gesundheitsstatistisches Auskunftsbuch, S. 271 f., zusammengestellt „nach den amtlichen Verlustlisten“.

10) Fischer: Der deutsche Sanitätsdienst, S. 97.

11) In Anknüpfung an Ernst Jüngers 1920 veröffentlichten, bis 1935 in 14 Auflagen erschienenen und zahlreich übersetzten Roman „In Stahlgewittern“, der die Erlebnisse eines jungen Soldaten zwischen Dezember 1914 und August 1918 an der Westfront schildert.

12) Der älteste Kriegsteilnehmer unter den mecklenburgischen Ärzten war der 1855 geborene, 1914 also 59 Jahre alte Wilhelm Müller.

13) Die jüngsten Kriegsteilnehmer unter den späteren Ärzten waren der im August 1901 geborene Justus Riesenkampff,

nern waren 441 aktuell oder später als niedergelassene Ärzte fungierende Mediziner (64,6 Prozent). Insgesamt gesehen, bedeutet dies, daß deutlich mehr als zwei Drittel aller altersmäßig überhaupt in Frage kommenden mecklenburgischen Ärzte und Medizinstudenten die Schrecken des Ersten Weltkrieges als Militärmediziner oder als Soldaten erlebt haben.

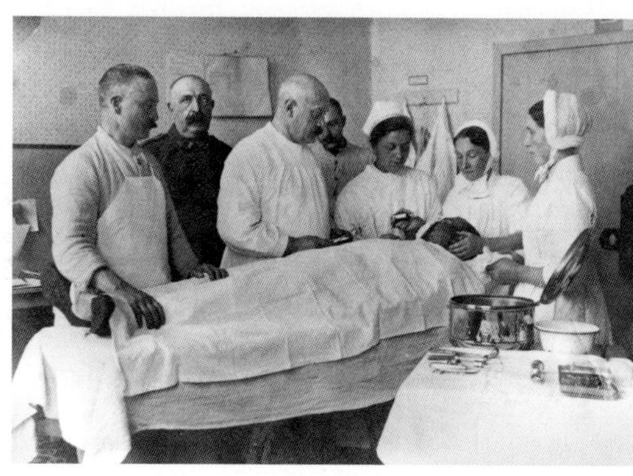
Heinrich Günther (Bildmitte) als Chirurg im Ersten Weltkrieg in Frankreich

Ein erheblicher Teil der von uns betrachteten Ärzte ist also von den verschiedenen Formen der Kriegstraumata betroffen gewesen und durch die Grauen des Krieges geprägt worden, nicht zuletzt durch eigene Verwundungen. Mindestens 126 der (späteren) mecklenburgischen Ärzte sind im Ersten Weltkrieg (zum Teil mehrmals) verwundet worden, darunter mindestens 60, die durch den Verlust von Gliedmaßen oder Sinnesorgangen als dauerhaft kriegsbeschädigt galten und bis zu 70 Prozent erwerbsgemindert waren; insgesamt wurden 18,3 Prozent aller sicher im Kriegseinsatz befindlichen (späteren) mecklenburgischen Ärzte verwundet. Nicht wenige suchten ihre körperlichen Schmerzen und ihre seelischen Beschädigungen durch Alkohol zu unterdrücken oder durch Rauschgiftkonsum zu lindern, was jedoch in der Folgezeit gelegentlich zum Verlust der beruflichen Existenz führte. Die Kriegserlebnisse der Ärzte prägten nicht selten auch ihr weiteres Verhältnis zu ihren Patienten. Von den 690 mecklenburgischen Medizinern, die als Soldaten oder als Ärzte sicher am Ersten Weltkrieg teilgenommen hatten, sind mindestens 276 auch im Zweiten Weltkrieg eingesetzt worden (40 Prozent).

Nach den Bestimmungen des Versailler Vertrages wurde dem besiegten Deutschland von den Siegermächten eine Armee von maximal 100.000 Soldaten, darunter 300 Sanitätsoffizieren, zugestanden. Dementsprechend hieß es im Wehrgesetz vom 23. März 1921, die „Zahl der Soldaten und Militärbeamten des Reichsheeres" sei auf „höchstens 100.000" Mann beschränkt. „In diese Zahl sind eingeschlossen 4.000 Offiziere und ... Militärbeamte. Hierzu treten 300 Sanitäts- und 200 Veterinäroffiziere."[14] 300 Sanitätsoffiziere für 100.000 Reichswehrangehörige bedeutete, daß ein Arzt lediglich für durchschnittlich 333 Soldaten zuständig war, was vollkommen ausreichend war und – vergleicht man den Militär- mit dem Zivilsektor – eher einer Überversorgung gleichkam.

Im Bereich der damaligen 2. Division, der Truppe des späteren Wehrkreises II der Reichswehr, der territorial der preußischen Provinz Pommern und den beiden Freistaaten Mecklenburg sowie Lübeck entsprach, gab es in der Weimarer Republik 18 Garnisonsstandorte, von denen sich zunächst nur drei in Mecklenburg-Schwerin befanden (Rostock, Schwerin und Güstrow). In diesen 18 Reichswehrstandorten befanden sich 1922 sechs Militärlazarette mit 321 Betten, darunter nur ein Lazarett in Mecklenburg: das Standortlazarett in Schwerin mit einer Kapazität von 70 Betten; 1925 gab es in den sechs Lazaretten des Wehrkreises II bereits 460 Betten, darunter 100 in Schwerin. Und 1934 war das Militärlazarett in Schwerin mit seinen nunmehr 146 planmäßigen Betten das zweitgrößte unter den nach wie vor sechs Standortlazaretten des Wehrkreises II mit insgesamt 647 Betten für Militärangehörige.[15] Bislang konnte nicht genau ermittelt werden, wieviele Sanitätsoffiziere in diesem damals einzigen mecklenburgischen Militärlazarett tätig gewesen sind.

Verfügte das Reichsheer im Mai 1932 erst über 268 Sanitätsoffiziere, so waren es im Oktober 1934 mindestens 444.[16] Mit dem Gesetz über den Aufbau der Wehrmacht vom 16. März 1935[17] wurde nicht nur die allgemeine Wehrpflicht eingeführt, sondern auch die Struktur des deutschen Friedenshee-

der erst nach Kriegsende sein Abitur ablegen konnte, und der im Dezember 1900 geborene Wolf Skalweit, der noch im Mai 1918 eingezogen wurde.

14) RGBl., 1923, S. 329.
15) Vgl. dazu Fischer: Der deutsche Sanitätsdienst, S. 13 f., 24 f., 28 f.
16) Vgl. dazu ebenda, S. 32 f.
17) Vgl. dazu: RGBl., T. I, 1935, S. 375 (Wehrgesetz).

res bestimmt: So wurden zwölf Korpskommandos gebildet und deren Friedensstärke auf insgesamt 36 Divisionen festgelegt. An der Spitze der zwölf Armeekorps standen zwölf Generalkommandos, deren Kommandiere Generale zugleich Befehlshaber in den zwölf Wehrkreisen waren, die sich im wesentlichen an den Landes- bzw. Provinzgrenzen orientierten. Der Wehrkreis II, dessen Führung in Stettin residierte, umfaßte nach wie vor die Provinz Pommern und das nunmehrige Land Mecklenburg. Mit der aufrüstungsbedingten Vergrößerung der Reichswehr/Wehrmacht war zugleich eine Vermehrung der Zahl der Sanitätsoffiziere verbunden.

Wie wurde man im Dritten Reich im Regelfall Sanitätsoffizier der Reichswehr bzw. der Wehrmacht?[18] Wie Oberfeldarzt Dr. Albert Wolff hervorhob, war „der deutsche Sanitätsoffizier [ein] Offizier wie seine Kameraden aller anderen Waffenfarben, und er erhält genau wie sie zu Beginn seiner militärärztlichen Laufbahn auch seinerseits in vollem Umfange die soldatische Schulung, die jedem Rekruten des deutschen Heeres zuteil wird".[19] Das hieß, daß die Sanitätsoffiziersanwärter nach bestandenem Abitur einen „halbjährigen Dienst mit der Waffe" absolvierten, dann „als Sanitäts-Fahnenjunker oder nach dem Physikum als Sanitäts-Fähnrich an beliebigen Universitäten" studierten. Nach Eröffnung der Militärärztlichen Akademie[20] erfolgte das Studium zumeist, aber keineswegs ausschließlich in Berlin.[21] Dort hatten die Aspiranten das medizinische Studium in gleicher Weise und zusammen mit den zivilen Medizinstudenten zu durchlaufen. Auch die Prüfungen waren die gleichen wie beim zivilen Medizinstudium. Während der Hochschulferien wurde die militärische und militärärztliche Ausbildung in den Stammtruppenteilen fortgesetzt. Nach dem Staatsexamen wurden die Studenten und späteren Sanitätsoffiziere zum Unterarzt befördert, und nach dem abgeleisteten praktischen Jahr erfolgte deren Beförderung zum Assistenzarzt.[22]

Verliefen die fachlichen Ausbildungsgänge der späteren Sanitätsoffiziere und der Zivilärzte also zunächst weitgehend identisch, so waren laut Anweisung des Reichsministeriums für Wissenschaft, Erziehung und Volksbildung ab Sommersemester 1939, also im Kontext der beginnenden deutschen Aggressionskriege, an allen medizinischen Fakultäten der deutschen Hochschulen „wehrmedizinische Universitätsvorlesungen" abzuhalten. In den dazu aufgestellten Richtlinien für den „Aufgabenbereich der Wehrmedizin" hieß es, es bestehe „die Aufgabe, dem kämpfenden Soldaten das Bewußtsein rechtzeitiger ärztlicher Hilfe zu geben, Schmerzen zu lindern, Wunden und Krankheiten zu heilen und den nachträglichen Abgang durch Tod und Krüppeltum so niedrig wie möglich zu halten"; dies galt als „Schädenheilung". Für die angehenden Militärmediziner bestehe im Rahmen des „Schädenverhütung" genannten Komplexes darüber hinaus die Aufgabe, „durch entsprechende Maßnahmen das Auftreten von Seuchen, Wundinfektion sowie von Kampfstoffschäden, Vergiftungen durch Abgase, Unfällen, Überlastungsschäden zu verhüten und auch durch andere ärztliche Fürsorgemaßnahmen einem Absinken der Wehrkraft der Truppe vorzubeugen". Und schließlich sei den Medizinstudenten und späteren Sanitätsoffizieren „als neu hinzugekommene Aufgabe ... die Entfaltung des Wehrwillens durch Beseitigung hemmender Umwelteinflüsse" zu vermitteln. Beachtet und behandelt werden sollten dabei vor allem folgende Themenbereiche, die als die „wichtigsten" Aspekte galten: „Der Soldat als Teil einer Masse, als Angriffspunkt des geistigen Krieges, seine Eignung als Führerpersönlichkeit, der Soldat bei seelischer und körperlicher Höchstbeanspruchung gegenüber Hitze und Kälte, im Gebirge, bei veränderter Ernährungsweise, in Kampfräumen unter der Erde, in großer Höhe, im Kampfwagen, im chemischen Krieg, bei Beschleunigung, Erschütterung, wie überhaupt gegenüber Erzeugnissen der Technik, die nicht zugleich auf die Bedienung durch ermüdbare Menschen zugeschnitten sind."[23]

---

18) Bei dieser Darstellung bleiben die zwischen 1939 und 1945 zum Kriegseinsatz eingezogenen Zivilärzte zunächst außerhalb der Betrachtung.

19) Wolff: Heeressanitätsdienst, S. 54.

20) Die im Oktober 1934 eröffnete Militärärztliche Akademie ist aus der 1910 eingeweihten Kaiser-Wilhelm-Akademie für das militärärztliche Bildungswesen hervorgegangen, deren Vorläufer wiederum die 1795 gegründete Pépinière gewesen ist. Vgl. dazu Fischer: Der deutsche Sanitätsdienst, S. 35.

21) Im Sommersemester 1936 etwa studierten von den 750 Sanitätsoffiziersanwärtern der Militärärztlichen Akademie 365 an der Akademie selbst, 260 an der Universität Berlin und 125 an anderen Hochschulen. Von den 900 Sanitätsoffiziersanwärtern des Sommersemesters 1937 studierten weiterhin 365 an der Militärärztlichen Akademie selbst und 535 an verschiedenen deutschen Universitäten, so auch in Rostock. Vgl. dazu ebenda, S. 100.

22) Vgl. ebenda, S. 36 f.

23) Zitiert nach ebenda, S. 97 f.

Nach Beendigung des Studiums wurden die jungen Militärärzte an „die verschiedensten Kliniken und wissenschaftlichen Forschungsinstitute abkommandiert, und nicht wenige von ihnen erwerben einen Facharzt-, ja auch Dozenten- und Professorentitel. Jeder Zweig der medizinischen Wissenschaft kommt für eine derartige Spezialausbildung unserer Sanitätsoffiziere in Frage ... die Chirurgie, die Innere Medizin, die Hygiene, die Augenheilkunde, die Ohrenheilkunde und alle anderen Sondergebiete finden hier Berücksichtigung, und selbst Fächer wie die Frauen- und die Kinderheilkunde brauchen ihre Vertreter unter den Militärärzten“.[24] Dabei erfolgte die weitere praktische Ausbildung der Sanitätsoffiziere durch sogenannte kleine klinische Kommandos (zumeist für drei Monate) an den Universitätskliniken, und die großen klinischen Kommandos dienten der spezifischen Fachausbildung.[25] Aber die militärärztliche Spezialausbildung erfolgte nicht nur an zivilen Einrichtungen, „auch das Heer selbst verfügt über eine ganze Reihe ausgezeichneter Fortbildungsmöglichkeiten“. Dazu zählten „die großen, modernen Standortlazarette, die nach Wiedererlangung der deutschen Wehrfreiheit überall auf neuzeitlicher Grundlage mit allen Abteilungen, Laboratorien, Apparaturen und Gerätschaften heutiger medizinischer Wissenschaft errichtet“ worden waren. Hinzu kamen „die heereseigenen Forschungsinstitute“, wie das Institut für Fleckfieber- und Virusforschung des Oberkommandos des Heeres in Krakau, das Hygienisch-Bakteriologische Institut, das Institut für Tropenmedizin und -Parasitologie, das Institut für allgemeine und Wehrhygiene, das Institut für Wehrpharmazie und angewandte Chemie, das Institut für Pharmakologie und Wehrtoxikologie, das Institut für allgemeine und Wehrpathologie, das Institut für wehrgerichtliche Medizin, das Institut für allgemeine Psychiatrie und Wehrpsychologie sowie das Institut für allgemeine und Wehrphysiologie, die – wie auch das Luftfahrtmedizinische Forschungsinstitut des Reichsluftfahrtministeriums – alle der Militärärztlichen Akademie in Berlin angegliedert waren. Hinzu kamen das Institut für Geschichte der Wehrmedizin und die Kriegschirurgische bzw. Kriegspathologische Sammlung der Militärärztlichen Akademie.[26]

Im Rahmen unserer Darstellung haben wir auch mindestens 165 Mediziner ermittelt und biographisch erfaßt, die zwischen 1929 und 1945 auf mecklenburgischem Territorium hauptberuflich oder nebenamtlich als Ärzte in der oder für die Reichswehr bzw. Wehrmacht tätig waren. Bei diesen Medizinern handelte es sich keinesfalls um eine homogene Gruppe von Militärärzten. So gilt es einerseits zu unterscheiden, ob diese Sanitätsoffiziere in der Friedenszeit des Dritten Reichs oder in der Zeit des Zweiten Weltkriegs in Mecklenburg aktiv waren, und andererseits ist zwischen den verschiedenen Kategorien der Militärärzte zu differenzieren, also festzustellen, ob es sich um aktive Sanitätsoffiziere, d.h. hauptamtliche Angehörige der Reichswehr/Wehrmacht handelte, oder um Ärzte, die eigentlich im Bereich des zivilen Gesundheitswesens tätig waren und zu Dienstleistungen im Militärbereich herangezogen oder zu Kriegszwecken einberufen wurden.

Die Kerngruppe der mecklenburgischen militärischen Medizinerschaft bildeten die eigentlichen, Sanitätsoffiziere oder Truppenoffiziere genannten Militärärzte, die der Reichswehr/Wehrmacht hauptberuflich angehörten.[27] Bei diesen Sanitätsoffizieren war wiederum zu unterscheiden zwischen denen, die in der Friedens- oder Kriegszeit in Mecklenburg selbst tätig waren, so in den Wehrmeldeämtern und in den Lazaretten der Garnisonen des Ersatzheeres, und denen, die zwar ursprünglich in den verschiedensten Militärstandorten in Mecklenburg stationiert waren, in der Zeit des Zweiten Weltkriegs jedoch als aktive Truppenärzte an den unterschiedlichsten Fronten, also außerhalb Mecklenburgs zum Einsatz kamen und deshalb in dieser Darstellung keine Berücksichtigung finden konnten.

---

24) Wolff: Heeressanitätsdienst, S. 54-60.

25) Vgl. dazu Fischer: Der deutsche Sanitätsdienst, S. 33.

26) Vgl. dazu Wolff: Heeressanitätsdienst, S. 54-60, und Fischer: Der deutsche Sanitätsdienst, S. 103 ff.

27) Sanitätsoffiziere der Reichswehr/Wehrmacht waren sowohl Ärzte und Zahnärzte als auch Tierärzte und Apotheker, die als Offiziere im Gesundheits- bzw. im Sanitätswesen der Streitkräfte dienten. In dieser Darstellung werden nur die Humanmediziner betrachtet. Die Sanitätsoffiziere trugen Uniform und waren wie andere Offiziere dienstliche Vorgesetzte von Soldaten, zumeist von denen des jeweiligen Sanitätskorps, dem neben den Militärärzten vor allem die Sanitätsunteroffiziere und die niederen Sanitätsdienstgrade angehörten. Von den Sanitätsoffizieren zu unterscheiden sind die hier nicht betrachteten „Offiziere im Sanitätsdienst“; deren Aufgaben bestanden in der Unterhaltung und dem Schutz von Einrichtungen, Gebäuden und Fahrzeugen des militärischen Sanitätsdienstes sowie in der Logistik und Personalverwaltung.

Daneben gab es Ärzte, die vielfach schon im Ersten Weltkrieg als Militärärzte gedient und sich danach – oder schon zuvor – in Mecklenburg niedergelassen hatten, wo sie nach Kriegsende ab 1918/19 als Sanitätsoffiziere des Beurlaubtenstandes zumeist nebenberuflich als Vertragsärzte der Reichswehr/Wehrmacht tätig wurden.

Die zahlenmäßig größte Gruppe der Sanitätsoffiziere bildeten jedoch die bislang im zivilen Gesundheitswesen tätigen Ärzte, die ab August 1939 und fortlaufend bis Kriegsende in großer Zahl einberufen wurden. Und bei diesen wiederum ist zu unterscheiden zwischen denen, die an der Front oder in den besetzten Gebieten zum Einsatz kamen, und denen, die in Einheiten des Ersatzheeres oder in Militärlazaretten im Reichsgebiet Dienst taten und nebenbei in eingeschränktem Maße ihre Praxen und Kliniken weiterversorgen konnten.

Nach 1919 (Reichswehr) und zwischen 1935 und 1944 (Wehrmacht) verfügte die deutsche Militärführung über keine zentrale, übergeordnete Dienststelle zur Koordinierung der Angelegenheiten des militärischen Sanitätswesens aller Waffengattungen bzw. aller Wehrmachtteile. An der Spitze des Sanitätswesens des Heeres stand der **Heeressanitätsinspekteur**, der mit seiner Dienststelle, der Heeressanitätsinspektion im Allgemeinen Heeresamt, dem Befehlshaber des Ersatzheeres unterstellt war. Als Vertreter des weitaus größten Wehrmachtteils, eben des Heeres, fungierte der Heeressanitätsinspekteur faktisch als federführender Koordinator des Sanitätswesens der gesamten Reichswehr bzw. Wehrmacht. Er leitete das Sanitätswesen des Ersatzheeres durch Weisungen und Befehle an die Wehrkreisärzte, die die Gesundheitspflege bei den Ersatztruppenteilen in ihrem Gebiet zu überwachen und diese – in der Kriegszeit auch das Feldheer – mit Sanitätsmaterial aus den ihnen unterstehenden Wehrkreissanitätsparks zu versorgen hatten.[28)] Außerdem befanden sich in den Wehrkreisen die Sanitäts-Ersatzabteilungen, die den Nachwuchs und den Ersatz für die Sanitätsmannschaften des Feldheeres auszubilden und bereitzustellen hatten.

Das Sanitätswesen des (Ersatz-)Heeres wurde zwischen 1932 und 1940 vom Heeressanitätsinspekteur Generaloberstabsarzt Prof. Dr. Anton Waldmann (1878-1941) geleitet.[29)] Der Heeressanitätsinspekteur war außer für die Koordinierungsaufgaben zwischen den einzelnen Wehrmachtsteilen (Heer, Luftwaffe, Kriegsmarine) in erster Linie für die Organisation des Sanitätsdienstes des Heeres verantwortlich. Er war persönlicher, fachlicher und disziplinarischer Vorgesetzter des gesamten Sanitätspersonals des Heeres und hatte gegenüber dem Heerespersonalamt das Vorschlagsrecht für die leitenden Sanitätsoffiziere; ihm unterstanden der Hauptsanitätspark, die Nachschubzentrale für die sanitätsdienstlichen Ausrüstungsgegenstände und die Militärärztliche Akademie als Ausbildungsstätte der Sanitätsoffiziere. Neben der Leitung des Sanitätswesens des Ersatzheeres verfügte der Heeressanitätsinspekteur auch über das Weisungsrecht für die Organisation des Sanitätsdienstes beim Feldheer, das seit 1939 vom Heeresarzt beim Generalquartiermeister im Oberkommando des Heeres, dem Generalstabsarzt Dr. Hermann Ott (*1880), geleitet wurde. Dieser wiederum war für die unmittelbaren sanitätsdienstlichen Angelegenheiten des Feldheeres zuständig und hatte die leitenden Sanitätsoffiziere bei den aktiven Kommandobehörden anzuleiten. Im Verlauf einer mit dem Tode endenden Erkrankung Waldmanns übernahm Generaloberstabsarzt Prof. Dr. Siegfried Handloser (1885-1954) im Januar 1941 sowohl die Funktion des Heeressanitätsinspekteurs als auch die des bisherigen Heeresarztes in Personalunion und koordinierte die Arbeit beider Stäbe; ab Sommer 1942 wurde Handloser als Chef des Wehrmachtssanitätswesens zum Chef des gesamten Sanitätswesens der Wehrmacht und aller ihr angeschlossenen Verbände.[30)] Im Zuge der Umstrukturierung des Sanitätswesens ist Handloser 1944 durch den Generaloberstabarzt Dr. Paul Walter (1889-1957) abgelöst worden.

Betrachtet man innerhalb der dreigeteilten Reichswehr/Wehrmacht (Heer, Luftwaffe, Kriegsmarine) allein die zahlenmäßig größte Gruppe, das eigentliche Heer, also die am Boden eingesetzten Truppen der verschiedensten Waffengattungen (Infanterie, Artillerie, Panzer, Kavallerie, Pioniere usw.),

28) Vgl. dazu besonders Neumann: „Arzttum ist immer Kämpfertum", sowie Wagenbach: Die Organisation des Wehrmachtsanitätswesens, S. 288.

29) Vorgänger Waldmanns war Dr. Carl Franz (1870-1946), der zwischen 1927 und 1932 als Heeressanitätsinspekteur fungierte.

30) Als Sanitätsinspekteure der Luftwaffe fungierten Generaloberstabsarzt Prof Dr. Erich Hippke (1888-1969) und Dr. Oskar Schröder (1891-1959), und Sanitätschefs der Kriegsmarine waren Admiraloberstabsarzt Dr. Alfred Fikentscher (1888-1979) und Admiralstabsarzt Dr. Emil Greul (1895-1993).

so war das Heer ab Kriegsbeginn in das **Feldheer** und das **Ersatzheer** gegliedert. Während die Einheiten des Feldheeres an den Fronten kämpften und zur Sicherung der besetzten Gebiete verwandt wurden, waren die Einheiten des Ersatzheeres innerhalb des Reichsgebietes stationiert und dienten vor allem der Ausbildung der Soldaten und der Bereitstellung von Ersatztruppen für das Feldheer.[31] Entsprechend dieser Zweiteilung war auch der Sanitätsdienst des Heeres zweigeteilt, in den Sanitätsdienst der kämpfenden Truppe und den der Einheiten des Ersatzheeres im Heimatgebiet.

Wie bereits geschildert, umfaßte der Wehrkreis II das Land Mecklenburg und die Provinz Pommern; Aufgabe der dort stationierten Truppen war die militärische Sicherung dieses Gebietes sowie die Rekrutierung und Ausbildung von Soldaten aus diesem Territorium. Der Wehrkreis II, dessen Führung in Stettin residierte, wurde vom stellvertretenden Generalkommando (Wehrkreiskommando) des II. Armeekorps des Ersatzheeres geführt. In militärmedizinischer Hinsicht existierten im Wehrkreiskommando (stellvertretendes Generalkommando) II die Sanitäts-Ersatz- und Ausbildungsabteilung, mindestens drei Sanitätsoffiziers-Ergänzungsabteilungen in den Universitätsstädten Greifswald und Rostock sowie drei Sanitäts-Abteilungen für die Sanitätsversorgung der Einheiten des Ersatzheeres (in Mecklenburg die Sanitäts-Abteilung 12 mit den Sanitätsstaffeln Güstrow, Neustrelitz, Rostock, Schwerin und Wismar). Hinzu kam die umfangreiche Reservelazarett-Organisation des Ersatzheeres.

Der mecklenburgische Teil des Wehrkreises II war der Wehrersatzbezirk Schwerin.[32] Zur Wehrersatzinspektion Schwerin gehörten die vier nachgeordneten Wehrbezirkskommandos Neustrelitz, Parchim, Rostock und Schwerin, denen wiederum die acht Wehrmeldeämter in Güstrow, Hagenow, Neustrelitz, Parchim, Rostock, Schwerin, Waren und Wismar unterstellt waren. In den Hauptstandorten der Reichswehr/Wehrmacht lagen in der Friedenszeit unseres Untersuchungszeitraums vor allem die Einheiten der 12. Infanterie-Division,[33] zu der die Infanterie-Regimenter 27 (Rostock/Güstrow), 48 (Neustrelitz) und 89 (Schwerin/Wismar), die Artillerie-Regimenter 12 (Schwerin/Rostock) und 48 (Güstrow), das Flak-Regiment 61, das Kavallerie-Regiment 14, die Nachrichten- und die Panzerabwehrabteilung 12 (Schwerin) bzw. deren Ersatzeinheiten gehörten.

Standorte, also Kasernen, Garnisonen und Truppenübungsplätze der Wehrmacht befanden sich auf mecklenburgischem Territorium u.a. in Althagen, Bad Kleinen, Boltenhagen, Dömitz, Güstrow, Hagenow, Kühlungsborn, Ludwigslust, Lützow, Neubrandenburg, Neustrelitz, Parchim, Perlin, Rostock, Schwerin, Teterow, Waren, Warnemünde und Wismar. Zum Wehrersatzbezirk Schwerin des Wehrkreises II gehörten auch die Heeresverpflegungshauptämter in Schwerin und Güstrow sowie die Heeresverpflegungsämter Rostock, Parchim und Neustrelitz; daneben bestanden das Heereszeugamt in Güstrow, das Luftzeugamt in Schwerin-Görries, das Marineartillerie-Zeugamt in Jessenitz und das Heeresbauamt in Schwerin. Zur Luftwaffe gehörten etwa die Erprobungsstellen Rechlin und Tarnewitz, die Fliegerhorstkommandanturen Güstrow, Hagenow, Schwerin-Görries, Ludwigslust-Techentin, Neustadt-Glewe, Parchim, Rechlin, Rostock, Neubrandenburg-Trollenhagen und Tarnewitz sowie die Seefliegerhorste Rerik, Warnemünde und Wismar; hinzu kamen die Flakartillerieschule und der Luftwaffenübungsplatz auf der Halbinsel Wustrow.[34] Alle diese Standorte verfügten über mindestens einen, zumeist jedoch über mehrere Sanitätsoffiziere, die vielfach eine allgemeinmedizinische Ausbildung durchlaufen hatten. Dagegen waren Fachärzte zumeist nur in den an größeren Militärstandorten eingerichteten Militärlazaretten präsent, so etwa am Luftwaffen-Lazarett in Wismar oder am Heeres-Standortlazarett in Schwerin. Die Bettenkapazität von Letzterem hat-

31) Lag die Stärke des Ersatzheeres zu Kriegsbeginn im September 1939 noch bei 737.000 Mann, so verdoppelte sich der Umfang des Ersatzheeres, also der im Heimatkriegsgebiet stationierten Truppenteile, bis zum Oktober 1943 auf 1,5 Millionen Soldaten. Zum Ersatzheer gehörten in erster Linie Rekruten, Ausbildungspersonal, Genesendeneinheiten, Lehr- und Versuchstruppen sowie Personal der Militärschulen. Im März 1945 gehörten immerhin noch 1.337.000 Mann zum Personalbestand des Ersatzheeres, darunter zahlreiche nicht mehr frontverwendungsfähige Männer.

32) Im pommerschen Teil des Wehrkreises II bestanden die Wehrersatzbezirke Köslin und Stettin.

33) Die 12. Infanterie-Division, die einzige originär-mecklenburgische Infanterie-Division, ist im Oktober 1934 in Schwerin aufgestellt worden; vgl. dazu ausführlich Keubke: Zur Geschichte der 12. Infanterie-Division. Im Juni 1940 wurde in Rostock die Infanterie-Division 192 aufgestellt, die jedoch sofort zum Kriegseinsatz kam.

34) Vgl. dazu Buddrus: Mecklenburg im Zweiten Weltkrieg, S. 92; Kersten u.a.: Garnisonen, S. 48, 61, 120 ff. In der Zeit des Zweiten Weltkrieges kam es in Mecklenburg zu einer Reihe von weiteren, zumeist temporären Stationierungen zahlreicher Militäreinheiten, deren medizinisches Personal im Rahmen dieser Untersuchung nicht ermittelt werden konnte.

te sich zwischen 1922 (70) und 1934 (146) mehr als verdoppelt. Zu Kriegsbeginn wurde es im August/September 1939 zum Reservelazarett Schwerin umgegliedert.

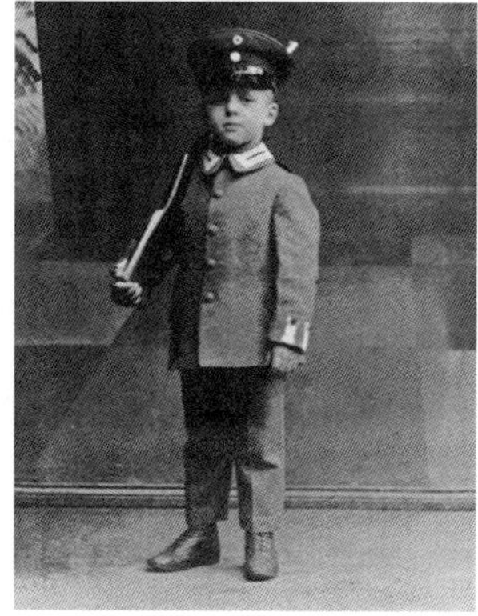

Karl Bahnsen (hier eine Aufnahme von 1914) wurde im Zweiten Weltkrieg als Arzt bei der Luftwaffe eingesetzt.

Die beiden **obersten,** unmittelbar **für Mecklenburg zuständigen Sanitätsoffiziere** waren die Militärärzte Dr. Karl Holm und Dr. Karl Tellgmann. Als Korpsarzt des auch Mecklenburg umfassenden II. Armeekorps fungierte Generalarzt Dr. Karl Holm, dem zwei Divisionsärzte unterstanden: Oberstarzt Dr. Karl Tellgmann, Divisionsarzt der 12. Division und zugleich Chef der Sanitätsabteilung XII in Schwerin, und der im weiteren außer Betracht bleibende Oberstarzt Dr. Langenbach als Divisionsarzt der 32. (pommerschen) Division und Kommandeur der Sanitätsabteilung XXXII in Köslin. Nachdem Karl Holm im April 1933 zum Divisionsarzt der damaligen, noch weitgehend geheim aufgestellten 2. Infanterie-Division ernannt worden war, fungierte er ab Juli 1935 als Korpsarzt des II. Armeekorps und Wehrkreisarzt des Wehrkreises II in Stettin, bevor er im Herbst 1939 zum Armeearzt beim Oberbefehlshaber Ost und 1942 zum Heeresgruppenarzt der Heeresgruppe Mitte avancierte. Karl Tellgmann, der als Oberfeldarzt zwischen Januar 1934 und August 1939 als Divisionsarzt der 12. (mecklenburgischen) Infanterie-Division tätig und damit zugleich Kommandeur der Sanitäts-Abteilung XII bzw. 12 in Schwerin gewesen war, stieg nach Kriegsbeginn in der Nachfolge Holms zum Korpsarzt des gesamten Wehrkreises II auf,[35] bevor er im November 1943 als Generalarzt aus der Wehrmacht entlassen wurde.[36] Als Nachfolger seines Nachfolgers übernahm der aus der Führerreserve des OKW reaktivierte Dr. Karl Holm wieder seine ursprüngliche Dienststellung und amtierte ab Herbst 1943 erneut als Korpsarzt beim stellvertretenden Generalkommando des II. Armeekorps in Stettin, das zu Kriegsende nach Schwerin-Zippendorf verlegt wurde.

Der **Korpsarzt** gehörte als „Fachbearbeiter IV b“ zum Stab des Generalkommandos, das zugleich Wehrkreiskommando war, und unterstand dem Chef des Generalstabes des Armeekorps. Er leitete und überwachte den Sanitätsdienst des gesamten Wehrkreises nach den Anordnungen des Kommandierenden Generals (Chef des Wehrkreises) und den sanitätsdienstlichen Weisungen des Heeressanitätsinspekteurs. Der Korpsarzt, der zugleich Wehrkreisarzt war, trug im gesamten Wehrkreisbereich die Verantwortung für alle Angelegenheiten der Hygiene, für die ärztlichen Angelegenheiten der Fürsorge und Versorgung, für die sanitätsdienstlichen Angelegenheiten des Ersatzwesens (Musterungen und Aushebungen), für die Verpflichtung von Vertragsärzten, für die Mobilisierungsangelegenheiten des Sanitätswesens im Kriegsfall, für die Standortlazarette und deren Fachabteilungen sowie für die Ausstattung und laufende Versorgung der Truppen, Krankenreviere und Lazarette mit Sanitätsgerät und Medikamenten aller Art.[37] Analog dazu gestaltete sich der Aufgabenbereich des dem Korps- bzw. Wehrkreisarzt unterstellten **Divisionsarztes**. „Er leitete und überwachte nach den militärischen Weisungen des Divisionskommandeurs und den sanitätsdienstlichen Weisungen [des Korpsarztes] den Sanitätsdienst im Divisionsbereich und bei den zur sanitätsdienstlichen Versorgung ihm zugewiesenen Einrichtungen der Wehrmacht und den Lazaretten seines Dienstbereichs. Der Divisionsarzt war zugleich Kommandeur der Sanitätsabteilung seiner Division und verantwortlich für die Verteilung, Ausbildung und politische Erziehung des Personals in den Heeres-Sanitätsstaffeln in den Standorten.“ Die Sanitätsabteilung gliederte sich in Heeres-Sanitätsstaffeln; im vorliegenden Fall war die Heeres-Sanitätsstaffel Schwerin die für Mecklenburg zuständige Formation, die über Sanitätsabteilungen in den mecklenburgischen Wehrmachtsstandorten verfügte.

---

35) Tellgmanns Nachfolger als Divisionsarzt der 12. Infanterie-Division wurde Dr. Walter Offermann.

36) Im April 1944 übernahm Tellgmann die Funktion eines Leitenden Arztes am Beobachtungskrankenhaus und Genesungsheim in Schwerin-Lankow und wirkte nach Kriegsende als niedergelassener Allgemeinpraktiker in Schwerin.

37) Hier wie im folgenden werden nur die Sanitätsoffiziere betrachtet; Sanitätsunteroffiziere und -mannschaften (Sanitätsdienstgrade) bleiben dagegen unbeachtet. Dieses untere Sanitätspersonal bestand aus „Wehrpflichtigen und Freiwilligen, die über Neigung zum Sanitätsdienst sowie über eine gewisse geistige Bildung“ verfügten. Sie wurden nur kurz an der Waffe ausgebildet und dann in Sanitätsschulen in allen Zweigen des Sanitätsdienstes ausgebildet. Außerdem wurden ihnen „grundlegende Kenntnisse im Schriftverkehr“ vermittelt. Nach bestandener Prüfung wurden sie in Lazaretten und Krankenrevieren eingesetzt. Fischer: Der deutsche Sanitätsdienst, S. 82.

Als **Standortarzt** fungierte in der Regel der dienstälteste Sanitätsoffizier der Heeres-Sanitätsstaffel; er unterstand in militärischen Belangen dem Standortältesten/Kommandanten und war dessen Fachberater in allen hygienischen und sanitätsdienstlichen Angelegenheiten. In medizinischen Fragen unterstand der Standortarzt dem Divisions- und dem Wehrkreisarzt. In Standorten mit einem Heereslazarett war der Standortarzt zugleich Chefarzt des Heeres-Standortlazaretts. In seinem Zuständigkeitsbereich übte der Standortarzt neben dem truppenärztlichen Dienst auch die amtsärztliche Tätigkeit in Zusammenarbeit mit den Staatlichen Gesundheitsämtern aus, etwa bei der Durchführung des Gesetzes zur Verhütung erbkranken Nachwuchses. Bei den einzelnen Truppenteilen (Regimenter, Bataillone, Abteilungen) übernahmen **Truppenärzte** den Sanitätsdienst. Diese waren zugleich die leitenden Sanitätsoffiziere der Krankenreviere; verließen Truppenteile länger als 24 Stunden ihren Standort, so wurden die Truppenärzte (etwa als Bataillons-Ärzte) zu ihnen kommandiert. Neben diesen Kategorien von Sanitätsoffizieren wirkte noch der **Wehrersatzbezirksarzt**, der in den einzelnen Wehrersatzinspektionen für die sanitätsdienstlichen Belange bei Musterungen und Aushebungen zuständig war und die Kriegsbrauchbarkeit der Rekruten zu beurteilen hatte.[38)]

Wie eben skizziert, wurden in unserem Untersuchungskontext nur die auf mecklenburgischem Territorium wirkenden, also die zumeist dem Bereich des Ersatzheeres zugeordneten Ärzte in den Blick genommen. Die in Mecklenburg tätigen Sanitätsoffiziere waren vielfach in den Wehrersatzeinrichtungen beschäftigt und dort vor allem für die Musterungen zuständig,[39)] oder sie agierten als Truppenärzte in den Garnisonen und Kasernen der mecklenburgischen Militärstandorte.

Laut Heeresdienstvorschrift vom Dezember 1938 hatte „der Sanitätsdienst im Friedensheer die Aufgabe, die Gesundheitspflege und ärztliche Betreuung der Soldaten durchzuführen, ihre Ernährung zu überwachen, Krankheiten und Seuchen zu verhüten, die Sanitätseinrichtungen des Heeres ... und die darin aufgenommenen Kranken und Verletzten mit Sanitätsgerät zu versorgen und nach den allgemein gültigen Richtlinien die Lebensmittelüberwachung im Heer auszuüben".[40)] Dementsprechend bestanden die Aufgaben der im Truppensanitätsdienst tätigen Sanitätsoffiziere in der Friedenszeit des Dritten Reiches vor allem in der „Auswahl der Wehrtüchtigen unseres Volkes zur Sicherung seines Bestehens und seines Lebensraumes", in der „Gesunderhaltung der Wehrmacht im Frieden und im Kriege" sowie in der „fürsorglichen Betreuung ihrer Kranken und Verwundeten zur Erhaltung wertvollen Erbgutes".[41)]

Dieser vermeintlich übersichtliche Pflichtenkreis der Sanitätsoffiziere umfaßte im militärischen Alltag jedoch zahlreiche Aspekte, die sowohl fachlich-inhaltlich als auch hinsichtlich des zu behandelnden Personenkreises weit über den Tätigkeitsbereich eines „normalen" niedergelassenen Allgemeinpraktikers hinausgingen: Die für die „Ableistung der aktiven Dienstpflicht" von den Wehrbezirks-Kommandos jährlich einberufenen Rekruten, aber auch die sich freiwillig zur Wehrmacht meldenden Personen mußten militärärztlich untersucht, ihr Tauglichkeitsgrad anhand einer Fehlertabelle festgelegt und ihre Brauchbarkeit für einzelne Wehrmachtteile und Waffengattungen bestimmt werden.[42)] Wurden bei den Musterungen übertragbare Krankheiten oder gar eine vermeintliche Erbkrankheit entdeckt, hatten die Sanitätsoffiziere den Betreffenden bis 1936 sofort dem zuständigen (zivilen) Staatlichen Gesundheitsamt zu melden.[43)]

Zum militärischen „Sanitäts-" bzw. „Gesundheitsdienst" gehörte die „Überwachung der allgemeinen gesundheitlichen Verhältnisse der Truppe", so der Zustand der Unterkünfte, die Qualität der Verpflegung und des Trinkwassers, die Sauberkeit der Kantinen sowie die Zweckmäßigkeit von Bekleidung und Ausrüstung. Zu den Aufgaben der Sanitätsoffiziere zählten auch die Kontrolle der Wasch- und Duschräume sowie der Barbierstuben und Aborte, aber auch die Überwachung des Sportbetriebes unter gesundheitlichen Gesichtspunkten.[44)]

---

38) Ebenda, S. 77-84.
39) Vgl. dazu: Ärztliche Anweisung zur Beurteilung der Kriegsbrauchbarkeit.
40) Zitiert nach Fischer: Der deutsche Sanitätsdienst, S. 74.
41) Erchenbrecher: Der Truppenarzt, S. 6, in einer 1937 „mit Erlaubnis der Heeres-Sanitätsinspektion" veröffentlichten Darstellung.
42) Vgl. dazu: Fehlertabelle für wehrmachtärztliche Untersuchungen.
43) Erchenbrecher: Der Truppenarzt, S. 11 ff. Vgl. dazu auch Kolmsee: Der Sanitätsoffizier der Wehrmacht als „Erbarzt".
44) Erchenbrecher: Der Truppenarzt, S. 11-28.

Im Rahmen der „Maßnahmen zur Gesunderhaltung des Soldaten“ hatten die Sanitätsoffiziere „truppenärztliche Belehrungen“ und regelmäßige „Gesundheitsbesichtigungen“ durchzuführen, „die dem Truppenarzt einen Überblick über den Gesundheitszustand“ der Soldaten vermitteln sollten. Zu den „Unterrichtsstoffen“ der „Belehrungen“ gehörten folgende Themenbereiche: Körperpflege, Bekleidung, Ernährung, „Warnung vor Alkohol- und Nikotinmißbrauch“, Leibesübungen, „erste Hilfeleistungen bei Verletzungen“ und „Handhabung des Verbandspäckchens“, Verhütung von Krankheiten und Behandlung von Geschlechtskrankheiten, Gasschutzfragen, „Aufklärung über Selbstmorde“ sowie „Vererbung, Eugenik, Eheberatung“.

Die „Gesundheitsbesichtigungen“ waren zunächst allmonatlich, nach der Grundausbildung vierteljährlich vorzunehmen. Diese Inspektionen sollten keinesfalls zu einer „beschämenden und erniedrigenden Fahndung auf Geschlechtskrankheiten herabgewürdigt werden“, sondern der Truppenarzt hatte „vielmehr den ganzen Körper des Soldaten einer Besichtigung zu unterziehen ... Die Wiegeliste muß bereitliegen“.[45] Außerdem hatten die Sanitätsoffiziere die Truppenführung sowohl bei der Dienstgestaltung zu beraten als auch die Truppen bei größeren Übungen, Biwaken oder Manövern zu begleiten. Darüber hinaus bestand die Pflicht, sich regelmäßig über den Gesundheitszustand der den Truppenstandort umgebenden Zivilbevölkerung zu unterrichten und ständigen Kontakt mit den zivilen staatlichen Gesundheitsbehörden zu unterhalten. Außerdem hatten die Sanitätsoffiziere das Sanitätspersonal regelmäßig zu schulen und deren Kenntnisse zu prüfen.

Die „vornehmste Aufgabe“ des Truppenarztes war jedoch „die Behandlung und Heilung der erkrankten Soldaten“; dabei galt, daß der „Revierdienst ... der verantwortungsreichste und schwierigere Teil der Krankenversorgung beim Heere“ sei. Hier stünden „die mit besonderer Sorgfalt auszuführende Untersuchung und sachgemäße Behandlung der Kranken mit dem Ziel baldiger Wiederherstellung“ im Vordergrund. Für die Untersuchung und Behandlung erkrankter Soldaten war in der Regel „in Standorten mit einem Heereslazarett ein gewöhnliches Krankenrevier, in Standorten ohne Heereslazarett ein erweitertes Krankenrevier (mit umfangreicherer Ausstattung)“ einzurichten.[46] Die vorhandene Bettenzahl müsse zwischen 1,5 und drei Prozent der Iststärke der Truppe liegen. Schwer erkrankte, beim Dienst schwer verletzte oder infektiöse Soldaten waren in ein Heereslazarett oder in ein ziviles Krankenhaus zu überführen, wo sie der Truppenarzt regelmäßig zu besuchen hatte.[47] Zur Betreuung des Truppenkrankenreviers bzw. des Heeresstandortlazaretts gehörten auch das „Instandhalten, Verwalten und Auffrischen der Truppensanitätsausrüstung“ sowie der Lazarettapotheke, aber auch die Führung und Ergänzung einer medizinischen Bibliothek.[48]

Neben diesem umfänglichen Aufgabenkreis eines Sanitätsoffiziers bzw. eines Truppenarztes wurde – von der Forschung bislang kaum beachtet – durch einen Runderlaß des Reichsministers des Innern vom 23. September 1936 den Sanitätsdienststellen der Wehrmacht außerdem die Wahrnehmung der „amtsärztlichen Dienstgeschäfte für den Bereich der Wehrmacht übertragen“. Das hatte zur Folge und bedeutete, daß die Sanitätsdienststellen der Wehrmacht (also die Standortärzte des Heeres, die Schiffs- sowie die Fliegerhorstärzte) für den Bereich der Wehrmacht dieselben Aufgaben und Befugnisse wahrzunehmen hatten wie die Leiter der Staatlichen Gesundheitsämter für den zivilen Bereich der deutschen Gesellschaft;[49] daraus resultierte rechtlich und fachlich, daß die Sanitätsdienststellen der Wehrmacht zu „amtsärztlichen Dienststellen im Sinne einer Aufsichtsbehörde“ avancierten. So hatten sie für den militärischen Bereich das Auftreten übertragbarer Krankheiten zu überwachen und gesundheitspolizeiliche Aufgaben zu übernehmen; ihnen oblagen die „amtsärzt-

45) Ebenda, S. 28-36.

46) Ebenda. Zur Mindestausstattung eines Krankenreviers gehörten mehrere Krankenräume, ein Untersuchungs- und Behandlungsraum, ein Arztraum, ein Warteraum, ein Kasernenquartier für den aufsichtführenden Sanitäts-Unteroffizier, ein Bade- und Waschraum, ein Abort, ein Vorflur, ein Tagesraum für die nicht bettlägerigen Kranken. Vgl. dazu ebenda, S. 39.

47) Erkrankungszahlen für die Soldaten der Reichswehr liegen nur rudimentär vor. Teilweise aufschlußreich ist jedoch eine Statistik über „die Sterblichkeit an Krankheiten im Reichsheer“, wonach 1921 mindestens 137, 1925 wenigstens 113 und 1930 nur noch 90 Soldaten durch Krankheitsfälle bei der Truppe ums Leben gekommen sind. Und aus einer Übersicht über den „Gesundheitsindex und die individuellen Morbiditätsziffern bei den einzelnen Waffengattungen des Reichsheeres im Jahre 1931“ ist zu entnehmen, daß 58 Prozent der Soldaten „nicht“, 28 Prozent der Soldaten „einmal“ und 14 Prozent der Soldaten „mehrmals erkrankt“ waren. Vgl. dazu: Gesundheitsstatistisches Auskunftsbuch, S. 267, 277 ff.

48) Erchenbrecher: Der Truppenarzt, S. 38-54, 71 f.

49) Vgl. dazu das Kapitel: Die Staatlichen Gesundheitsämter in Mecklenburg, S. 518 ff.

liche Tätigkeit zur Durchführung der Erb- und Rassenpflege einschließlich der Eheberatung",[50] die gesundheitliche Belehrung der Soldaten und ihrer Familie, die Pockenschutzimpfung, aber auch die Tuberkulosebekämpfung. In Zusammenarbeit mit ihren zivilen Pendants, den Staatlichen Gesundheitsämtern, waren die amtsarztähnlichen Sanitätsdienststellen der Wehrmacht für den Seuchenschutz und die Epidemiebekämpfung zuständig.[51]

Zahl der Sanitätsoffiziere

Ab 1935, mit der Einführung der allgemeinen Wehrpflicht, hatte sich im Gefolge des Ausbaus der nunmehrigen Wehrmacht der Bedarf an Militärärzten sprunghaft erhöht. Auch deshalb wurden frühere Militärärzte, die sich inzwischen niedergelassen hatten und von der Reichswehr bislang als Sanitätsoffiziere des Beurlaubtenstandes bzw. als Reserve-Sanitätsoffiziere registriert worden waren, bei eigenem Interesse nach einem sorgfältigen Auswahlverfahren wieder reaktiviert und in den aktiven Militärdienst übernommen. Außerdem hatte sich die Kassenärztliche Vereinigung Deutschlands „bereit erklärt, jede erdenkliche Hilfe ... für die Arbeiten des Heeres und den Sanitätsdienst zu gewähren". Dazu vereinbarten die KVD und der Heeres-Sanitätsinspekteur Ende 1935, daß zivile Kassenärzte als „Vertragsärzte des Heeres" tätig werden konnten; diese unterstanden während ihrer Tätigkeit bei der Wehrmacht der „vorgesetzten militärärztlichen und militärischen Dienststelle", bei ihrer Zivil- und Kassenpraxis jedoch „ausschließlich den Dienststellen der KVD bzw. den Ärztekammern".[52]

Im Jahr 1938 gab es im Bereich der gesamten Wehrmacht 1.574 Sanitätsoffiziere, darunter 1.414 aktive Militärärzte und 160 Ergänzungsoffiziere.[53] Dies reichte keineswegs aus, und auch die bislang genutzten Vertragsärzte konnten den Bedarf nicht mehr decken. Denn schon im Zuge der Mobilmachungen 1939 und erst recht im Kriegsverlauf stellte sich heraus, daß die Zahl der aktiven Militärärzte viel zu gering war, weshalb die Wehrmacht dazu überging, ohne Rücksicht auf die gesundheitliche Lage an der nunmehrigen Heimatfront in großem Umfang Zivilärzte einzuziehen.

Das militärische Medizinalwesen erweiterte sich nach Auslösung des Zweiten Weltkrieges erheblich.[54] Zum einen wurden sofort ab Kriegsbeginn zahlreiche Medizinalpraktikanten, Volontärassistenten und Assistenzärzte, vor allem aber – und das wog an der Heimatfront wesentlich schwerer – auch niedergelassene Ärzte zur Wehrmacht einberufen und als Sanitätsoffiziere zumeist bei den kämpfenden Einheiten, aber auch in den Lazaretten des Heimatkriegsgebietes eingesetzt. Dort wurde in den Wehrkreisen des Ersatzheeres nunmehr die Einrichtung bzw. Erweiterung von Reservelazaretten virulent, die die vom Feldheer zurücktransportierten Verwundeten und Kranken aufzunehmen und zu versorgen hatten.[55] Auch dadurch wurden der Zivilbevölkerung zahlreiche Ärzte und Behandlungsplätze entzogen, so daß es zunächst logisch erscheint, daß sich die medizinische Betreuung an der nunmehrigen Heimatfront deutlich zu verschlechtern begann.

Zu fragen ist jedoch, ob durch die zahlreichen Einziehungen von Ärzten zur Wehrmacht und anderen bewaffneten Formationen des NS-Staates die medizinische Versorgung der Zivilbevölkerung tatsächlich so reduziert bzw. gestört wurde, wie das aus zahlreichen zeitgenössischen Berichten hervorgeht.[56] Denn immerhin zu bedenken ist, daß neben tausenden Ärzten auch Millionen von männlichen Kriegsdienstleistenden eingezogen wurden, die dadurch als potentielle Patienten in der Heimat nicht mehr vorhanden waren und bei denen es sich zudem um wehrfähige, also ursprünglich

50) Schon nach einem Runderlaß des Reichsministers des Innern vom 6.1.1934 galt, daß die Sanitätsoffiziere ebenso wie die Amtsärzte zu den beamteten Ärzten zählten, die Anträge auf Unfruchtbarmachung bei den Erbgesundheitsgerichten stellen konnten. Die betreffenden Rekruten bzw. Soldaten waren bei festgestellter Erbkrankheit aus der Reichswehr/Wehrmacht zu entlassen.

51) Ärzteblatt für Pommern, Mecklenburg und Lübeck, 1935, S. 299.

52) Erchenbrecher: Der Truppenarzt, S. 83 f.

53) Vgl. dazu Fischer: Der deutsche Sanitätsdienst, S. 86 f.

54) Vgl. dazu u.a. Eckart/Neumann: Medizin im Zweiten Weltkrieg; Heinemann-Grüder/Rühe: Der Arzt in der Wehrmachtsversorgung; Sondermann: Der Sanitätsoffizier.

55) Die Bettenzahl der Reservelazarette war schon bis Anfang 1943 auf rund 800.000 gestiegen.

56) Vgl. dazu besonders die detaillierten Lageberichte des SD im Kapitel: Gesundheitsverhältnisse, gesetzliche Grundlagen und berufliche Rahmenbedingungen für das Wirken der mecklenburgischen Ärzteschaft 1939-1945, S. 143 ff.

weitgehend gesunde und zumeist jüngere Männer handelte, die auch sonst keinen Arzt benötigt hätten. Außerdem ist zu berücksichtigen, daß der mit der Einberufung von Zivilärzten verbundene Aderlaß zumindest teilweise dadurch aufgefangen wurde, daß eine Reihe von niedergelassenen Ärzten zwar zur Wehrmacht eingezogen, jedoch „nur" zur Versorgung der Soldaten in den mecklenburgischen Kasernen und Militärstandorten eingesetzt wurde und nebenher *in eingeschränktem Maße* ihre bisherige Praxis weiterführen konnte.

Um welche Größenordnungen ging es bei den Sanitätsoffizieren? Wie gezeigt, hatten der Reichswehr **1932** erst 268 aktive Militärärzte angehört, und **1934** waren es bereits 444. Nach der ab 1935 forcierten Aufrüstung konnte sich die nunmehrige Wehrmacht **1938**, im letzten Friedensjahr der NS-Diktatur, auf ein Korps von bereits 1.547 aktiven Sanitätsoffizieren stützen, was im Vergleich mit 1934 zwar einem Zuwachs von fast 250 Prozent entsprach, sich für den bald darauf ausgelösten Krieg aber als deutlich zu wenig herausstellen sollte.[57)]

Zahl der Sanitätsoffiziere des Heeres[58)]

Kriegsjahr	Sanitätsoffiziere gesamt	davon beim Feldheer	davon bei der Truppe	davon in Lazaretten	davon beim Ersatzheer (Reservelazarette)
1939/40	16.806	9.112	7.798	1.314	7.694
1940/41	22.419	15.385	12.127	3.258	7.034
1941/42	26.095	17.184	12.757	4.427	8.911
1942/43	31.230	21.723	17.034	4.689	9.507

Hinsichtlich der Zahl der Sanitätsoffiziere werden vier Aspekte deutlich:

- Innerhalb der ersten vier Kriegsjahre – vom Überfall auf Polen bis zum Sommer nach der Niederlage vor Stalingrad – ist die Zahl der Sanitätsoffiziere des Heeres um 85,8 Prozent gestiegen. Diese neuen Militärärzte rekrutierten sich nicht nur aus den frisch approbierten Absolventen der Universitäten oder der Militärärztlichen Akademie, sondern stammten zum großen Teil aus der zivilen Ärzteschaft im Heimatgebiet, wo sich die medizinische Versorgung der Zivilbevölkerung zumindest numerisch zwangsläufig verschlechterte.
- Mit der Vergrößerung des Kampfraumes und der Vermehrung der Kampftruppen durch die Aufstellung neuer Divisionen[59)] hatte sich auch die Zahl der beim Feldheer, also bei der kämpfenden Truppe eingesetzten Sanitätsoffiziere mehr als verdoppelt; sie war um 138,4 Prozent gewachsen.
- Die Ausweitung und Verschärfung der Kampfhandlungen führten natürlich auch zu einer Zunahme der Zahl der verletzten und erkrankten Soldaten: Nicht zuletzt deshalb nahm die Zahl der in den Frontlazaretten[60)] eingesetzten Sanitätsoffiziere um mehr als das Dreieinhalbfache zu; sie stieg um 257 Prozent.
- Dagegen hat die Zahl der im Heimatkriegsgebiet, also im Rahmen des Ersatzheers eingesetzten Mediziner nur um 1.813 Ärzte zugenommen, ist mithin um lediglich knapp 24 Prozent gestiegen. Auch diese bei den Einheiten des Ersatzheeres eingesetzten Sanitätsoffiziere stammten zum größ-

57) Bezogen sich die hier skizzierten Zahlen auf Sanitätsoffiziere aller Waffengattungen, so liegen für die Kriegszeit verläßliche Angaben nur für Militärärzte des Heeres vor. Allerdings stellten dessen Soldaten die Mehrheit der Angehörigen aller deutschen Kampfverbände: 78,6 Prozent aller zur Wehrmacht eingezogenen Soldaten leisteten ihren Kriegseinsatz im Heer, 14,5 Prozent der zwischen 1939 und 1945 eingezogenen Soldaten dienten in der Luftwaffe, 6,9 Prozent in der Kriegsmarine. Vgl. dazu Overmans: Deutsche militärische Verluste, S. 225.

58) Zusammengestellt und berechnet nach Wagenbach: Die Organisation des Wehrmachtsanitätswesens, S. 290, und nach Fischer: Der deutsche Sanitätsdienst, S. 3783.

59) Vor Kriegsbeginn verfügte die Wehrmacht über einen Personalbestand von 1.146.141 Personen. Allein 1939 wurden 3.527.538 Rekruten eingezogen, 1940 folgten weitere 4.109.298 Soldaten; 1941 konnten nur noch 2.507.457 Rekruten eingezogen werden; vgl. dazu Overmans: Deutsche militärische Verluste, S. 333.

60) Gemeint sind hier die Kranken-Sammel-Stellen und Ortslazarette, die Hauptverbandsplätze der Sanitäts-Kompanien, die Truppenverbandsplätze der Bataillone und die eigentlichen Feld- und Kriegslazarette der Kampf-Divisionen, Armeen und Korps.

ten Teil aus der zivilen Ärzteschaft; nicht wenige von ihnen nahmen ihre Funktion als Sanitätsoffizier neben der eingeschränkten Weiterführung ihrer Praxis oder ihrer klinischen Aufgaben wahr.[61)]

Im Durchschnitt der vier Kriegsjahre von 1939/40 bis 1942/43 entfielen – statistisch gesehen – 374 Soldaten des Feldheeres auf einen Sanitätsoffizier, eine Versorgungsquote, von der man im Heimatkriegsgebiet nur träumen konnte.[62)] Allein im vierten Kriegsjahr 1942/43 sind beim Feldheer 3.399.372 verwundete und erkrankte Soldaten neu hinzugekommen; demnach entfielen in diesem Jahr auf einen der 21.723 im Bereich des Feldheeres tätigen Militärärzte durchschnittlich 156 neu zugegangene Verwundete und Kranke – nicht eingerechnet die bereits zuvor in die Lazarette gebrachten Soldaten. Im Mittel der vier Kriegsjahre von 1939 bis 1943 hatte ein Sanitätsoffizier jährlich 356 Patienten zu betreuen, also durchschnittlich einen Patienten pro Tag.[63)]

Aus der oben zusammengestellten Übersicht wird deutlich, daß im Laufe des Krieges eine erhebliche personelle Verstärkung des Sanitätsdienstes der Wehrmacht erfolgt war. Umfaßte das Korps der Sanitätsoffiziere des Heeres 1939 einen Umfang von 16.806 Ärzten, so agierten dort 1943 schon 31.230 Militärärzte, was einer Zunahme von fast 86 Prozent entsprach. Im Rahmen der Mobilisierungsmaßnahmen des NS-Regimes ist die Zahl der Sanitätsoffiziere also innerhalb weniger Jahre um ein Vielfaches gewachsen, wobei – wie gleich zu zeigen sein wird – ein Großteil dieser neuen Militärärzte aus den Bereichen des zivilen Gesundheitswesens stammte. Ein anderer Blickwinkel: Sind im zivilen Gesundheitswesen des Reichs im Mai 1939 noch 57.708 Ärzte gezählt worden, so sind bis zum Mai 1940 bereits 19.178 Mediziner, mithin 33,2 Prozent des deutschen Ärztebestandes, zur Wehrmacht einberufen worden. Der enorme Zuwachs an Sanitätsoffizieren resultierte nur zu einem geringen Teil aus den Ausbildungsbemühungen der Wehrmacht und deren Militärärztlicher Akademie. Aufschlußreich sichtbar wird dies bei der Betrachtung des Binnenverhältnisses der in der Wehrmacht tätigen Sanitätsoffiziere: In der Zeit von September 1939 bis zum Juni 1944 bestand das Korps der Militärärzte im Durchschnitt zu lediglich 9,7 Prozent aus aktiven Sanitätsoffizieren der Wehrmacht. Dagegen waren 90,3 [!] Prozent der in diesem Zeitraum eingesetzten Militärärzte Mediziner, die bislang im zivilen Bereich als Ärzte gearbeitet hatten, darunter auch Sanitätsoffiziere der Reserve, also Personen, die schon im Ersten Weltkrieg Militärarzt gewesen, nun zumeist niedergelassen waren und reaktiviert wurden, vor allem aber nichtgediente Ärzte aller Kategorien, die bis zu ihrer Einberufung im zivilen Gesundheitswesen tätig gewesen waren, dem sie nun entzogen wurden.[64)] Dies spiegelte sich auch in Mecklenburg wider: Gab es dort 1939 noch 533 zivile Ärzte, so waren nach umfangreichen Einziehungen 1943 nur noch 303 Ärzte im Lande vorhanden, mithin 43 Prozent weniger als noch vor Kriegsbeginn.[65)]

Wie bereits erläutert, befassen wir uns in dieser Arbeit nur mit denjenigen Sanitätsoffizieren, die ihren Militärdienst bzw. Kriegseinsatz in Mecklenburg, also bei den Einheiten des Ersatzheeres im Heimatkriegsgebiet geleistet haben. Das Personal der Sanitätsoffiziere in den medizinischen Einhei-

---

61) Berechnet nach Wagenbach: Die Organisation des Wehrmachtsanitätswesens, S. 290. Nicht Gegenstand der vorliegenden Untersuchung – aber dennoch von Interesse – ist die Zahl der neben den Sanitätsoffizieren im Sanitätsdienst der Wehrmacht tätigen Unteroffiziere, Mannschaften und Krankenträger. Deren Umfang hatte sich von 1939/40 (126.258 Personen) bis zum Kriegsjahr 1942/43 (247.013 Personen) fast verdoppelt; er war um 95,7 Prozent gestiegen. Von diesen sogenannten Sanitätsdienstgraden agierten 1942/43 insgesamt 193.575 beim Feldheer und 53.438 beim Ersatzheer. Vgl. ebenda und Fischer: Der deutsche Sanitätsdienst, S. 3783. Zu berücksichtigen ist auch, daß allein schon bis Ende 1940 rund 5.400 DRK-Ärzte und etwa 58.000 DRK-Helfer zum Sanitätsdienst der Wehrmacht eingezogen worden waren. Über die Hälfte aller DRK-Schwestern war in den mobilen Sanitätseinheiten der Wehrmacht tätig; vgl. dazu: Deutsches Ärzteblatt, 3.5.1941, S. 199. Zwischen 1939/40 und 1942/43 ist die Zahl der bei der Wehrmacht eingesetzten männlichen und weiblichen DRK-Angehörigen von 18.303 auf 63.457 um 247 Prozent gestiegen; mit 55.044 DRK-Angehörigen wurde der Großteil von ihnen vor allem in der Krankenpflege in den Lazaretten des Ersatzheeres im Heimatkriegsgebiet eingesetzt. Vgl. ebenda und Fischer: Der deutsche Sanitätsdienst, S. 3783.

62) In Mecklenburg entfielen im August 1939 auf einen Arzt 41.700 Einwohner; im Juni 1940 war ein Arzt dort bereits für 51.500 Personen zuständig. Vgl. dazu das Kapitel: Die Ärzteschaft im Deutschen Reich und in Mecklenburg. Zahlenmäßige Entwicklung 1800-1945, S. 266 ff.

63) Berechnet nach Fischer: Der deutsche Sanitätsdienst, S. 3786 f. Dies waren jedoch nur Durchschnittswerte; so hatte etwa ein Militärarzt bei den Besatzungstruppen in den bereits besetzten Gebieten Westeuropas deutlich weniger zu tun als ein Sanitätsoffizier bei der kämpfenden Truppe an der Ostfront.

64) Vgl. dazu ebenda, S. 3788.

65) Vgl. dazu das Kapitel: Die Ärzteschaft im Deutschen Reich und in Mecklenburg. Zahlenmäßige Entwicklung 1800-1945, S. 266 ff.

ten des Feldheeres, also die Ärzte in den außerhalb Deutschlands kämpfenden Truppen zu betrachten ist allein schon wegen der territorialen Ausdehnung des Kriegsgebietes und der häufigen Wechsel sowie Versetzungen der Sanitätsoffiziere nicht möglich und auch nicht Gegenstand unserer, sich auf Mecklenburg beziehenden Arbeit.[66)]

Um zumindest einen Eindruck von der Größe einer Infanterie-Division sowie dem Umfang und der Organisation des dortigen militärischen Sanitätswesens zu gewinnen, sei auf die Verhältnisse in der einzigen originär mecklenburgischen Division, der **12. (mecklenburgischen) Infanterie-Division**, verwiesen.[67)] Die Division hatte zu Kriegsbeginn laut Kriegsstärkenachweisung einen Personalbestand von 16.854 Mann, darunter 512 Offiziere, 102 Beamte, 2.573 Unteroffiziere und 13.667 Mannschaftsdienstgrade. Neben der Bewaffnung[68)] verfügte die Division über 1.743 Reit- und 3.632 Zugpferde, 895 bespannte Fahrzeuge, 500 Fahrräder, 530 Krafträder, 394 Personenkraftwagen und 536 Lastkraftwaren. Die eigentlichen Kampftruppen der Division bestanden aus drei Infanterie-Regimentern, einem Artillerie-Regiment, einer Aufklärungsabteilung, einer Panzerabwehrabteilung, einem Pionier-Bataillon und einer Nachrichtenabteilung. Zu den Rückwärtigen Diensten gehörten die Verwaltungs-, Nachschub-, Sanitäts-, Veterinär-, Ordnungs- und Feldpostdienste.

Das **Sanitätswesen der Division** unterstand dem Divisionsarzt, einem Oberstarzt, der zugleich Truppenvorgesetzter der Sanitätsdienste und Fachvorgesetzter des Sanitätspersonals war. Sein Aufgabengebiet umfaßte die Bewegungen und den Einsatz der beiden Sanitäts-Kompanien, der Krankenkraftwagenzüge und des Feldlazaretts zur Versorgung und zum Transport verwundeter und erkrankter Soldaten, die gesundheitlichen Anordnungen und hygienischen Maßnahmen der Truppe und der Zivilbevölkerung, die Seuchenbekämpfung und die Kontrolle des Krankenstandes sowie die Beschaffung und den Ersatz von Sanitätsmaterial und -gerät.

Das Sanitätswesen der Division gliederte sich in den Truppensanitätsdienst und den Sanitätsdienst der Division. Der *Truppensanitätsdienst* war folgendermaßen strukturiert: In jedem Schützenzug gab es einen Sanitätssoldaten, und jede Kompanie verfügte über je einen Sanitätsunteroffizier und einen Sanitätssoldaten. Auf Bataillonsebene gab es einen Truppenarzt, der von zwei Sanitätsdienstgraden unterstützt wurde; der Bataillonsarzt (ein Assistenz- bzw. Oberarzt im Range eines Leutnants oder Oberleutnants) hatte im Gefecht einen Truppenverbandsplatz für die medizinische Erstversorgung einzurichten. Der Regimentsarzt (ein Oberstabs- oder Oberfeldarzt im Range eines Majors bzw. Oberstleutnants) führte die Fachaufsicht über die Regimentsärzte und unterstand direkt dem Divisionsarzt.

Der *Sanitätsdienst* der Division bestand aus 16 Sanitätsoffizieren (Ärzten) und 600 Mann Sanitätsdienstgraden. Er gliederte sich in zwei Sanitäts-Kompanien zu je drei Sanitätszügen: Zur 1. (bespannten) Sanitäts-Kompanie gehörten fünf Sanitätsoffiziere, zwei Beamte sowie 160 Unteroffiziers- und Mannschaftsdienstgrade, die über 17 bespannte Fahrzeuge (45 Pferde), einen PKW, einen LKW, zwei Motorräder sowie eine Fahrradstaffel verfügten. Die 2. (motorisierte) Sanitäts-Kompanie bestand aus 184 Sanitätsoffizieren und -soldaten, denen vier PKW, 21 LKW und sechs Motorräder zur Verfügung standen.

Die Sanitäts-Kompanien wurden von einem Stabs- oder Oberstabsarzt (im Range eines Hauptmanns bzw. Majors) geführt. Bei jeder Sanitäts-Kompanie befand sich eine Feldapotheke mit Verbandsmaterial und Medikamenten, eine Zahnstation, ein Zahlmeister, eine Schreibstube und eine Feldküche. Der jeweils 1. Zug einer Sanitäts-Kompanie war der Krankenträgerzug, der 2. Zug hatte etwa drei Kilometer hinter der Front den Hauptverbandsplatz einzurichten, und der 3. Zug handelte als Ergänzungszug.

Zum Sanitätsdienst der Division gehörte ein von einem Oberstabsarzt kommandiertes motorisiertes Feldlazarett, das aus fünf Ärzten, vier Beamten und 66 Mann Sanitätspersonal bestand. Das Feldlazarett sollte mindestens 25 Kilometer hinter der Front eingerichtet werden und zwischen 200 und 300 verwundete oder kranke Soldaten behandeln, pflegen und versorgen können. Zum Divisions-Sanitätsdienst zählten darüber hinaus zwei Krankenkraftwagenkolonnen, gegliedert in drei Züge zu

66) Wenn allerdings die von uns biographisch erfaßten mecklenburgischen Ärzte im Rahmen der militärischen Formationen im Zweiten Weltkrieg aktiv wurden, haben wir dies in den Biographien im zweiten Band erwähnt.

67) Vgl. dazu ausführlich Keubke: Zur Geschichte der 12. (meckl.) Infanterie-Division, passim.

68) Vgl. dazu ebenda, S. 36 ff.

je 40 Mann mit zwölf Sanitätskraftwagen, zu denen noch zwei PKW und acht Beiwagenkräder gehörten.[69]

Sanitätsoffiziere im Kriegseinsatz

Einen Eindruck von der Tätigkeit der Sanitätsoffiziere im Kriegseinsatz an der Ostfront vermittelt ein Bericht des Oberfeldarztes Dr. Albert Wolff. Noch vor der Niederlage bei Stalingrad meinte Wolff feststellen zu können, daß „die Kriegsseuchen, die einst durch ihr Auftreten oft Siege in Niederlagen umwandelten, jetzt allen ihren Schrecken restlos verloren haben". Dies sei ein Resultat der hervorragenden Arbeit der aktiven Sanitätsoffiziere des Feldheeres. „Die künftige Geschichtsschreibung wird die Leistungen des deutschen Heeressanitätsdienstes auf dem Gebiete der Seuchenbekämpfung den größten Ruhmestaten dieses Krieges hinzurechnen." Und Wolff suchte einen Eindruck von der praktischen Arbeit der Sanitätsoffiziere im Kriegseinsatz zu vermitteln, zu der neben der „Überwachung der Quartierfragen" auch die „Beschaffung und Aufbewahrung der Nahrungsmittel" gehörte; vor allem aber galt der „Trinkwasserfrage" eine erhöhte Aufmerksamkeit, denn „den deutschen Soldaten ist es verboten, Wasser zu genießen oder auch nur zum Waschen zu benutzen, das nicht vom Truppenarzt ausdrücklich als einwandfrei bezeichnet worden ist". „Nicht minder wichtig" aber sei es, „die Übertragung von Infektionskrankheiten von Einheimischen oder Kriegsgefangenen auf deutsche Soldaten zu verhüten. Und immer neue Anforderungen sind es, die die hygienischen Probleme dabei an das ärztliche Können, aber auch an die organisatorischen Fähigkeiten unserer Sanitätsoffiziere stellen ...

Da ist, beispielsweise, die Stadt L. von unseren Truppen eingenommen. Während der Kämpfe ist die Einwohnerschaft größtenteils wie vom Erdboden verschwunden, und in den menschenleeren Straßen kommen die deutschen Soldaten kaum mit ihr in irgendeine Berührung, – diese Soldaten verlassen auch bald wieder die Stadt und dringen dem fliehenden Feinde nach. Aber Versprengte halten sich auch weiterhin noch in der Stadt auf. Nachschub trifft ein, zum großen Teil befördert und geleitet von kleineren Einheiten oder Teilen von Einheiten, die ohne Truppenarzt hier ankommen. Zwei, drei Lazarette sind hier untergebracht: die Leichtverwundeten machen Spaziergänge, sind gelegentlich auch in den Straßen der Stadt mit anzutreffen.

Inzwischen aber ist die Einwohnerschaft aus Kellern und Verstecken wieder aufgetaucht: ganze Stadtteile sind zerschossen und verwüstet, die Bevölkerung drängt sich in den verbliebenen Quartieren eng zusammen. Tausende schmieriger Juden sieht man auf den Straßen, auch die übrigen Einheimischen machen einen schmutzigen, verkommenen, halbverhungerten Eindruck. Landbevölkerung, Flüchtlinge aus allen möglichen Gegenden laufen dazwischen herum. Ein sonderbarer, hygienisch gefährlicher Tauschhandel tut sich auf. Auch die Spuren des geschlagenen Gegners sind noch allenthalben zu finden, – in einem gewaltigen Durcheinander, in einer völligen Unordnung und Verwahrlosung hat er alles hinterlassen. Bald hier, bald dort liegen unter den Trümmern noch seine Gefallenen und Verwundeten. Zahlreiche Gefangene werden eingebracht und an bestimmten Stellen der Stadt gesammelt. Behelfsmäßige Feindlazarette werden eingerichtet. In den Kellern der bolschewistischen Gefängnisse befinden sich zu Tausenden die Leichen ermordeter Menschen.

Und zwischen alledem müssen überall deutsche Soldaten sich ihren Weg suchen, zeigt sich das geschäftige Treiben der Kolonnen, der nachrückenden Einheiten, der einzelnen Soldaten und Gruppen in der immer mehr zum Nachschubzentrum werdenden Stadt ... Stabsarzt Dr. S. wird damit beauftragt, die ärztlichen Obliegenheiten der Stadtkommandantur zu übernehmen, und er bekommt als solcher die Verantwortung für die gesamten gesundheitlichen Verhältnisse in der Stadt. Er weiß: es gibt hier Seuchenherde, – Herde von übertragbaren Krankheiten, die wir in Deutschland heutzutage eigentlich nur noch dem Namen nach kennen. Und Stabsarzt Dr. S. ist sich klar über die Gefahren einer Ausbreitung dieser Seuchenherde in der eben noch vom Kampfgeschehen durchtobten, teilweise zerstörten, verwüsteten, überbevölkerten, hungernden, von Dreck und Ungeziefer heimge-

69) Allein vom Polenfeldzug im September 1939 bis zum Dezember 1941 wurden in der 12. Infanterie-Division insgesamt 1.028 gefallene, 3.256 verwundete und 44 vermißte Soldaten, mithin also 4.328 Offiziere, Unteroffiziere und Mannschaften, als Verluste registriert. Vgl. dazu ebenda, S. 164.

suchten Stadt. Kaum irgendein Haus kann man betreten, ohne alsbald von Läusen, Wanzen, Flöhen förmlich angefressen zu werden. Ein Durchkommen durch den Schmutz und durch die Unordnung scheint zuerst ganz undenkbar ...

Es ist keine Kriegsseuche in der Stadt L. ausgebrochen, keine Epidemie hat von dort aus ihren Ursprung genommen. In rastloser Arbeit hat Stabsarzt Dr. S. Ordnung und bessere hygienische Verhältnisse geschaffen. Er hat die einheimische Ärzteschaft aufgeboten und mit energischen Maßnahmen alle Ansteckungsquellen aufgedeckt und isoliert, Impfungen vorgenommen, die Sanierung der Stadt und ihrer Einwohner durchgeführt. Einheimisches Ärzte- und Schwesternpersonal, in deutsche Hände gefallene Sanitätsoffiziere und -mannschaften des Feindes übernahmen unter deutscher Leitung die Einrichtung ordnungsmäßiger Kriegsgefangenenlazarette und die sanitätsdienstliche Betreuung der Kriegsgefangenen in den Sammellagern. Saubere, hygienisch einwandfreie Quartiere für die deutsche Truppe wurden geschaffen. Soldatenheime und Verpflegungsstellen, Bade- und Entlausungsanstalten wurden ins Leben gerufen. Die Fragen des Revierdienstes für einzelne Soldaten und Truppenteile, die über einen eigenen Sanitätsoffizier nicht verfügten, wurden geregelt. Es gab noch vieles, was geklärt und geordnet werden mußte. Fragen des Transportes, der Unterbringung, der Versorgung waren zu lösen, Material bereit zu stellen und auszugeben. Aber es gelang. Alle deutschen Sanitätsoffiziere, die sich in L. befanden, halfen, Truppenärzte und Sanitätsoffiziere der eingesetzten Kriegslazarette. Es dauerte gar nicht lange, da war L. auch in hygienischer Beziehung eine ganz brauchbare Stadt geworden, konnte dem deutschen Nachschub wichtige Dienste leisten ...

So wie in L. haben unsere deutschen Sanitätsoffiziere es auch an allen anderen Stellen verstanden, als Ortsärzte die unglaublichen hygienischen Verhältnisse zumal in den besetzten Ostgebieten zu meistern. Nirgends sind die vorhandenen Seuchenherde zu ausgebreiteten und die Schlagkraft des Heeres beeinträchtigenden Epidemien geworden, und überall macht auch die Sanierung der einheimischen Bevölkerung unter der deutschen Verwaltung gute Fortschritte.

Was deutsche Sanitätsoffiziere dabei tagtäglich leisten und vollbringen, reiht sich würdig an das, was ihre Kameraden an der Front durch die Versorgung und Bergung der Verwundeten an Ruhmestaten zu verzeichnen haben. Wo immer Schwierigkeiten aufgetreten sind, haben es deutsche Sanitätsoffiziere mit ihren Sanitätsunteroffizieren und Sanitätssoldaten verstanden, sie zu meistern.“[70)]

Merkwürdigerweise war bei Wolff in seiner 1943 offenbar noch ohne die Berücksichtigung von „Stalingrad“ verfaßten, zweckoptimistisch und propagandistisch gehaltenen Arbeit an keiner Stelle von Gefallenen und auch nicht von der Versorgung von Verwundeten, also einer der zentralen Aufgaben des Heeressanitätsdienstes, die Rede.[71)] Wie war die Lage tatsächlich?

Genauere Angaben über die Gesamtzahl der im Zweiten Weltkrieg verwundeten oder erkrankten Soldaten liegen – mit Ausnahme weniger Schlaglichter – bislang nicht vor. Um zumindest einen annähernden Eindruck über die Belegung der Militärlazarette im Front- und Heimatkriegsgebiet zu gewinnen, können folgende Zahlen hilfreich sein: Im ersten Kriegsjahr (1939/40) sind ausweislich der Truppen- und Lazarettkrankennachweise beim Feldheer erst 179.078 *Verwundungen* registriert worden, im vierten Kriegsjahr (1942/43) wurden bereits 1.187.498 Verwundungen gezählt; dies entsprach einer Zunahme um mehr als das Sechseinhalbfache bzw. um 563 Prozent.[72)] Und die Zahl der *Erkrankungen* beim Feldheer stieg im gleichen Zeitraum von 2.132.765 auf 3.103.199 um mehr als 45 Prozent.[73)]

Allein im vierten Kriegsjahr 1942/43 sind beim Feldheer 3.399.372 neu verwundete und frisch erkrankte Soldaten erfaßt worden.[74)] Und allein in diesem vierten Kriegsjahr sind mindestens 1.578.356 Soldaten direkt von der Truppe in die Kriegslazarette des Feldheeres gebracht worden, und wenigstens 2.103.463 verwundete Soldaten wurden in den Lazaretten des Ersatzheeres behandelt.[75)] Im November 1944 lagen 399.345 Verwundete und 310.365 Kranke, zusammen also 709.710 Personen,

---

70) Wolff: Heeressanitätsdienst, S. 68-71.

71) Vgl. dazu dagegen Schneider-Janessen: Arzt im Krieg.

72) Dagegen ist die Zahl der beim Ersatzheer registrierten Verwundungen vom ersten Kriegsjahr 1939/40 (10.032) bis zum vierten Kriegsjahr 1942/43 (4.108) um fast 60 Prozent zurückgegangen. Berechnet nach Wagenbach: Die Organisation des Wehrmachtsanitätswesens, S. 301.

73) Dagegen stieg die Zahl der Erkrankungen beim Ersatzheer vom ersten Kriegsjahr (1.463.270) bis zum vierten Kriegsjahr (1.683.615) nur um 15 Prozent. Berechnet nach ebenda.

74) Vgl. dazu Fischer: Der deutsche Sanitätsdienst, S. 3786 f.

75) Vgl. Wagenbach: Die Organisation des Wehrmachtsanitätswesens, S. 301.

in den Reservelazaretten der Wehrmacht im Reichsgebiet, darunter 19.341 Offiziere.[76)] Anfang Januar 1945 befanden sich unter den Angehörigen des Ersatzheeres immerhin 741.000 kranke und verwundete Männer in Lazaretten (55,4 Prozent).[77)]

Einen Eindruck dessen, wieviele verwundete und erkrankte Soldaten – also die Klientel der Sanitätsoffiziere/Militärärzte – es gewesen sein könnten, kann man auch durch die Zahlen der eingezogenen und gefallenen Soldaten gewinnen, wenngleich die Relationen zwischen gefallenen und verwundeten Soldaten nicht statisch waren und vom jeweiligen Einsatzgebiet abhingen. Um welche Größenordnungen ging es?

Hatte die zahlenmäßige Stärke des deutschen Heeres im Oktober 1933 noch bei 112.000 Mann gelegen, so verfügte die Wehrmachtsführung im August 1939 bereits über 800.000 Mann allein bei den Landstreitkräften.[78)] Zwischen August 1939 und April 1945 sind für Zwecke der deutschen Kriegführung 18,2 Millionen Männer eingezogen worden, darunter 17,3 Millionen allein zur Wehrmacht.[79)] Von diesen 17,3 Millionen zur Wehrmacht eingezogenen Soldaten entstammten 15.355.000 Männer den Geburtsjahrgängen 1901 bis 1925 (88,7 Prozent).[80)] Betrachtet man die Einziehungszeiträume, ergibt sich folgendes Bild: Zwischen August und Dezember 1939 wurden 4.674.000 Männer einberufen, 1940 waren es 4.109.000 weitere. Ab da gehen die Einberufungszahlen zurück: 1941 und 1942 wurden jeweils rund 2,5 Millionen und 1943 nur noch zwei Millionen Männer eingezogen. 1944 konnten nur noch 1,3 Millionen Männer mobilisiert werden, „dies sicher kein Ausdruck eines sinkenden Bedarfs, sondern der erschöpften personellen Ressourcen“.[81)]

Zusätzlich zu den 18,2 Millionen eingezogenen Rekruten gab es natürlich auch Soldaten in der schon bestehenden Wehrmacht. So dienten nach einer anderen Übersicht in den ersten vier Jahren des Zweiten Weltkriegs 22.611.486 Soldaten, von denen 13.475.764 dem Feldheer, also der kämpfenden Truppe, und 9.135.733 dem Ersatzheer, also den im Heimatkriegsgebiet stationierten Einheiten angehörten, aus denen sukzessive Soldaten zum Feldheer kommandiert, andere aber auch für den Heimatschutz verwandt wurden.[82)]

Zwischen 1939 und 1945 sind 5.159.000 Soldaten gefallen oder an ihren Verwundungen gestorben,[83)] darunter allein 4.773.000 Angehörige der Wehrmacht (92,5 Prozent); bei 17,3 Millionen zur Wehrmacht eingezogenen Männern entspricht das einer durchschnittlichen Todesquote von 27,6 Prozent der Rekruten.[84)] Unter den 5.318.531 Millionen deutschen Toten aller militärischen und paramilitärischen Formationen wurden nur 500.165 Personen gezählt, die eindeutig „an Krankheiten, Verwundungen usw. gestorben“ sind.[85)]

Ein weiteres Schlaglicht: Bis Ende 1942 sind 10.990.749 Soldaten zum Heer eingezogen worden, und bis zu diesem Zeitpunkt sind 1.031.000 Soldaten gefallen, wobei es jedoch unklar ist, wieviele

---

76) Berechnet nach Fischer: Der deutsche Sanitätsdienst, S. 3763.

77) Berechnet nach ebenda, S. 3755.

78) Diese Zahl betraf nur die aktiven Truppen des Heeres; nicht eingerechnet sind hier die Reserve-, die Landwehr- und die Ergänzungs-Divisionen, die 600.000 Mann umfaßten. Hinzu kamen im August 1939 bereits 373.000 Mann in der Luftwaffe, 78.000 Mann in der Kriegsmarine und 28.000 Mann in der SS-Verfügungstruppe und den Totenkopfverbänden. Vgl. dazu Rahne: Mobilmachung, S. 197-200, 211.

79) Mit ihren Bestandteilen Heer, Luftwaffe und Marine; hinzu kamen Einziehungen zum Wehrmachtsgefolge, zur Waffen-SS, zum Volkssturm und zu wehrmachtsunterstützenden Organisationen wie Bahn, Post, RAD, Organisation Todt, NSKK, Zoll usw. Die nachfolgenden Zahlen sind zusammengestellt und berechnet nach Overmans: Deutsche militärische Verluste, S. 215-223, 239, 244, 257, 285.

80) Hinzu kamen 1.472.000 Männer, die vor 1901, und 650.000 Männer bzw. Jugendliche, die nach 1926 geboren wurden.

81) Overmans: Deutsche militärische Verluste, S. 223.

82) Vgl. dazu Fischer: Der deutsche Sanitätsdienst, S. 3755.

83) Rechnet man zu diesen noch die zwischen 1945 und 1947 – zumeist in Kriegsgefangenschaft oder in Lazaretten – ums Leben Gekommenen hinzu, so ist von rund 5.318.000 toten deutschen Soldaten auszugehen. Vgl. dazu Overmans: Deutsche militärische Verluste, S. 223.

84) Die Todesquote betrug beim Heer 31 Prozent aller eingesetzten Soldaten, bei der Luftwaffe 17 Prozent, bei der Kriegsmarine 12 Prozent und bei der Waffen-SS 34 Prozent. Einzelne Geburtsjahrgänge der Eingezogenen (etwa die Geburtsjahrgänge 1911, 1914, 1918-1920, 1923-1925 und 1927) wiesen deutlich höhere Todesquoten von mehr als 30 Prozent auf. Vgl. ebenda, S. 257.

85) Das scheint auf den ersten Blick wenig zu sein, wenngleich nicht genau zu ermitteln ist, wieviele der 459.475 „in Kriegsgefangenschaft“ geratenen, der 1.306.186 als „vermißt“ gemeldeten oder der 701.385 Personen, von denen nur eine „letzte Nachricht“ ermittelt werden konnte, ums Leben gekommen sind. Vgl. dazu Overmans: Deutsche militärische Verluste, S. 335.

von ihnen Heeresangehörige waren. Geht man aber davon aus, daß bis Kriegsende der Großteil der Gefallenen Heeresangehörige waren (bis 1945 stellte das Heer 83 Prozent aller Gefallenen), so ist für Ende 1942 von 855.730 gefallenen Heeresangehörigen auszugehen. Zieht man diese 855.730 Gefallenen von den bis dahin 10.990.749 eingezogenen Heeresangehörigen ab, so kommt man auf einen – freilich fiktiven – Bestand von 10.135.019 Heeressoldaten, für die die oben erwähnten 31.230 Sanitätsoffiziere (also Militärärzte) zur Verfügung standen. Damit entfielen auf einen Heeressanitätsoffizier 325 Soldaten, eine im Vergleich zur Situation an der Heimatfront geradezu traumhafte Versorgungsquote.[86)]

Gefallene deutsche Soldaten[87)]

Jahr	gefallene deutsche Soldaten	Entwicklung im Vergleich zum Vorjahr
1939 (ab September)	19.000	
1940	83.000	+337%
1941	357.000	+330%
1942	572.000	+60%
1943	812.000	+42%
1944	1.802.000	+122%
1945 (bis Mai)	1.408.000	-26%
gesamt	5.053.000	

Insgesamt gefallen und noch nach dem Mai 1945 ums Leben gekommen sind 5.318.531 deutsche Soldaten. „Um die Dramatik der Entwicklung nochmals zu verdeutlichen: Während in den mehr als eineinhalb Jahren vom Kriegsbeginn bis zum Angriff auf die Sowjetunion ‚nur' ca. 130.000 Deutsche gestorben waren, kamen [allein] in den fünf Monaten vom Dezember 1944 bis April 1945 ca. 1,5 Millionen, also mehr als zehnmal so viele ums Leben. Und es war auch nicht die wohl bekannteste ‚Einzelkatastrophe', Stalingrad, die die meisten Menschenleben kostete – nein, jeder Monat der Endphase des Kriegs war blutiger."[88)] Allein die Verluste der vier deutschen Heeresgruppen an der Ostfront lagen zwischen Juli und November 1944 bei 112.792 Toten, 524.378 Vermißten und 533.857 Verwundeten, wobei mehr als 700.000 Mann „als unwiederbringlicher Verlust anzusehen" waren, und von der Zahl der Verwundeten seien „erfahrungsgemäß 15 Prozent als unwiederbringlicher Verlust" zu betrachten – Männer, die nicht mehr „feldverwendungsfähig", also für die weitere Kriegsführung nicht mehr zu gebrauchen waren.[89)]

Lazarettarbeit

Im Verlauf des Krieges stieg neben der Anzahl der gefallenen, vermißten und in Kriegsgefangenschaft geratenen auch die Zahl der verwundeten Soldaten. Manche von ihnen konnten in den Feldlazaretten im Frontgebiet behandelt werden, andere mußten wegen der Schwere der Verletzungen jedoch in die Reservelazarette der Wehrmacht ins Heimatkriegsgebiet verlegt werden. Von den 1942/43 in den Feldheereslazaretten behandelten Soldaten kehrten rund 48 Prozent wieder dienstfähig an die Front zurück; dagegen konnten von den aus den Operationsgebieten in die Reservelazarette des Heimatgebiets überführten verwundeten Soldaten nur rund 3,5 Prozent wieder feldverwendungsfähig zur Front geschickt werden, 72 Prozent von ihnen wurden als nicht mehr voll kriegsverwendungsfähig zu den Ersatztruppenteilen überwiesen.[90)]

Die in den Militärlazaretten der Heimat hospitalisierten Verwundeten sollten dort nicht nur behandelt und für weitere Kriegseinsätze wiederhergestellt, sondern in der Genesungsphase auch nutzbringend verwandt und verwertet werden. Im Zuge der durch immer weitere Einziehungen zur Wehrmacht notwendigen Mobilisierung von Arbeitskräften für die heimische Kriegswirtschaft war

86) Berechnet nach ebenda, S. 225, 239, 257.
87) Zusammengestellt nach ebenda, S. 239.
88) Ebenda.
89) Zitiert nach Fischer: Der deutsche Sanitätsdienst, S. 3757.
90) Vgl. dazu Wagenbach: Die Organisation des Wehrmachtsanitätswesens, S. 301.

in unmittelbarer Folge der Niederlage bei Stalingrad im März 1943 der „Befehl zum Einsatz von Lazarettinsassen für die Rüstungsindustrie" ergangen.[91] In dessen Vollzug hatten die Verwundeten in den Lazaretten Neubrandenburg, Malchin, Teterow und Güstrow bereits April 1943 insgesamt 10.949 Arbeitsstunden geleistet. Durch die Einbeziehung weiterer Lazarette und die Heranziehung von immer mehr Kriegsversehrten wurden allein in den mecklenburgischen Wehrmachtslazaretten zwischen April und September 1943 insgesamt 289.661 Arbeitsstunden geleistet. Und zwischen Oktober und Dezember 1943 registrierte das Rüstungskommando Schwerin 279.606 von verwundeten Soldaten in den Lazaretten verrichtete Arbeitsstunden;[92] darüber hinaus wurden auch 809 kriegsversehrte Soldaten während ihres Genesungsurlaubs in Rüstungsbetrieben eingesetzt.[93]

Allein im Monat Januar 1944 sind durch Lazarettinsassen in Mecklenburg insgesamt 119.965 Arbeitsstunden geleistet worden.[94] Das entsprach bei einem achtstündigen Arbeitstag einer Arbeitsleistung von 14.996 Tagen; wenn man dies auf 100 Personen umlegt, kam es einer Arbeitsleistung nahe, die eine Person in 150 Arbeitstagen geleistet hatte. Dennoch wurde der Arbeitseinsatz von kriegsversehrten Soldaten in der Militärbürokratie durchaus ambivalent betrachtet. Wie der Kommandeur des Rüstungskommandos Schwerin hervorhob, sei „die Fertigung in den Lazaretten durch einen besonders beauftragten Offizier des Kommandos" zwar „energisch vorangetrieben" worden, wobei jedoch festgestellt werden mußte, „daß im Gau verlagerungsfähige Arbeiten kaum vorhanden" seien. „Die Struktur der mecklenburgischen Betriebe – Zellenfertigung, Werften, Fahrzeug- und Brückenindustrie, Sprengstoffherstellung" – ließen „für die Abzweigung von Lazarettarbeiten tatsächlich wenig Raum". Das bedeutet: Man hatte ein Arbeitskräftepotential erschlossen, für das jedoch keine Arbeit vorhanden war. Auch die in den Nachbargauen unternommene Suche nach heimarbeitsgeeigneten Tätigkeiten sei angesichts der Prämisse, „daß der Aufwand an Transportwegen die erzielten Arbeitsleistungen nicht auf- bzw. gar überwiegen" dürfe, gescheitert. Dennoch seien durch den Arbeitseinsatz von Kriegsversehrten in den mecklenburgischen Lazaretten im ersten Halbjahr 1944 monatlich zwischen 35.000 und 50.000 Arbeitsstunden geleistet worden.[95]

Die Aufgabe der Sanitätsoffiziere in den Militärlazaretten des Heimatkriegsgebiets war nicht nur das Heilen von Verwundeten, sondern auch deren möglichst rasche Mobilisierung. Und wenn schon keine passenden Arbeitsmöglichkeiten vorhanden waren, dann sollten die Verwundeten möglichst schnell wieder in die Fronttruppen eingegliedert werden. Ende November 1943 hatte Hitler in einem an das Oberkommando der Wehrmacht gerichteten Befehl über die „Wiederherstellung der Kampfkraft der Front" festgestellt, daß „die Schlagkraft unserer Wehrmacht durch die Kämpfe dieses Sommers im Osten stark gelitten" habe; „die Reihen der kämpfenden Soldaten sind durch Tod, Verwundung und Krankheit erheblich gelichtet. Das Mißverhältnis zwischen fechtender Truppe und der großen Zahl von Soldaten, die hinter der Front tätig sind, hat sich derart gesteigert, daß es nicht nur eine rein militärische, sondern auch eine psychologische Gefahr zu werden droht". Hitler befahl, „daß durch die von den Wehrmachtteilen und der Waffen-SS sofort einzuleitenden Maßnahmen mindestens eine Million Männer aus dem eigenen Bestand erfaßt und einem Fronteinsatz zugeführt werden" müßten. Er ordnete an, daß alle mit nicht kriegswichtigen Aufgaben beschäftigten Männer „unter Anwendung schärfster Mittel" zu erfassen und „zum Kampfeinsatz zu bringen" seien. Dieser Befehl betraf nicht nur alle Dienststellen der sogenannten Etappe, sondern auch die bislang als untauglich gemusterten Männer. Für diese waren „die Tauglichkeitsbegriffe beschleunigt zu vereinfachen mit dem Ziel, möglichst viele verwendungsfähige Soldaten für die kämpfende Truppe herauszulösen". Aber nicht nur an der Mobilisierung der bislang als nicht kriegsverwendungsfähig geltenden Männer waren die Sanitätsoffiziere der Wehrmacht aktiv beteiligt. Ihr Einsatz richte-

91) BA/MA, RW 21-55/1, Bl. 11 (Kriegstagebuch des Rüstungskommandos Schwerin, Eintragung vom 1.3.1943).

92) Diese zwischen April und Dezember 1943 geleisteten 569.267 Arbeitsstunden entsprachen – wenn man für die Kriegsversehrten einen nur sechsstündigen Arbeitstag zugrunde legt – der Arbeitsleistung von rund 94.878 Arbeitstagen. Und verteilt man diese Arbeitsleistung auf 1.000 verwundete Lazarettinsassen, bedeutet das, daß diese 1.000 Soldaten rund 95 Tage lang täglich sechs Stunden gearbeitet haben.

93) Berechnet nach: BA/MA, RW 20-2/5, Bl. 16, 20 (Eintragungen vom 31.8., 30.9.1943); ebenda, RW 20-2/6, Bl. 8, 12, 18 (Eintragungen vom 28.10., 24.11., 30.12.1943).

94) Berechnet nach ebenda, RW 20-2/6, Bl. 19, 28 (Kriegstagebuch der Rüstungsinspektion II, Quartalsbericht 1.10.-31.12.1943 sowie Eintragung vom 14.2.1944).

95) Ebenda, RW 21-55/2, Bl. 17, 28 (Kriegstagebuch des Rüstungskommandos Schwerin, Eintragung vom 29.6.1944 sowie Quartalsbericht 1.4.-30.6.1944).

te sich auch auf die schnelle Wiederverwendung vom verletzten oder kranken Soldaten, hatte Hitler doch zugleich befohlen, daß „die Genesungsdauer kranker und verwundeter Soldaten weitgehend verkürzt werden" müsse.[96)]

Im Gefolge dieses Führerbefehls zur Mobilisierung bislang ungenutzter Kräfte der Wehrmacht, der eben auch die Überprüfung und Auskämmung von Lazaretten vorsah, wurden vom Oberkommando der Wehrmacht ab Februar 1944 Feldjägerkommandos damit beauftragt, in den Wehrmachtslazaretten angeblich „Gesunde" oder für einen Fronteinsatz wieder Taugliche zu ermitteln und in den Kriegseinsatz zu schicken. Die Angehörigen der Geheimen Feldpolizei, der „Gestapo der Wehrmacht",[97)] erhielten das Recht und die Weisung, „mit besonders geeigneten Sanitätsoffizieren" eigene Nachuntersuchungen in den Lazaretten durchzuführen und die Diensttauglichkeit selbst zu verfügen. Mit einem Befehl an den Befehlshaber des Ersatzheeres verfügte das OKW „im Einvernehmen mit dem Chef des Sanitätswesens der Wehrmacht", daß die Feldjägerkommandos das Recht erhielten, „anläßlich ihrer Überprüfungen gemäß Führerbefehl vom 27.11.1943 Nachuntersuchungen von Soldaten auf den Tauglichkeitsgrad vorzunehmen"; dafür sei „den Feldjägerkommandos je ein für die Nachuntersuchung besonders geeigneter Sanitätsoffizier" zuzuordnen.[98)]

In der Zeit bis 1939 und Jahre darüber hinaus waren die Sanitätsoffiziere der Reichswehr/Wehrmacht ausschließlich für die medizinische Betreuung der Militärangehörigen zuständig; eine Behandlung von Zivilisten in den Standorten des Ersatzheeres fand zunächst nicht statt. Hinsichtlich der Verteilung der wichtigsten medizinischen Ressourcen – Ärzte, Sanitätsmaterial, Krankenhäuser – genoß die Wehrmacht seit Kriegsbeginn in allen Belangen Priorität. Die Wehrmacht, die zeitweise über 1.300 Lazarette unterschiedlichster Kategorien mit rund einer Million Betten verfügte, hatte sich bis 1943 auch 47.000 Betten in dafür „freigemachten" ehemaligen Heil- und Pflegeanstalten und darüber hinaus rund 90.000 zivile Krankenhausbetten gesichert. Ende 1942 beanspruchte die Wehrmacht durchschnittlich 25 Prozent, in manchen Gauen und Wehrkreisen sogar bis zu 38 Prozent des zivilen Bettenbestandes. Bei weiter steigendem Bedarf – höheren Verwundetenzahlen seit den Materialschlachten 1942/43, Verlust von Lazarettkapazitäten in den rückwärtigen Heeresgebieten der Ostfront – griff die Wehrmacht im Rahmen einer „Lazarettaktion" genannten Maßnahmenreihe (benötigt wurden zunächst 100.000 Betten) ab Anfang 1943 in mehreren Wellen erneut auf zivile Einrichtungen des „Heimatkriegsgebietes" zurück.

Angesichts der auch daraus resultierenden immer katastrophaleren Lage der medizinischen Versorgung an der Heimatfront konnten sich die Wehrmachtsführung und die zivile Medizinalverwaltung des Reiches erst ab Herbst 1944 darauf einigen, daß im Heimatkriegsgebiet stationierte Militärärzte auch bei der Versorgung der Zivilbevölkerung verwandt werden durften. In einer Vereinbarung zwischen dem Chef des Wehrmachtssanitätswesens und dem Reichsgesundheitsführer wurde am 9. Oktober 1944 beschlossen, daß die Wehrmacht „zur Sicherung der ärztlichen Versorgung der Zivilbevölkerung Sanitätsoffiziere und, falls erforderlich, auch Räume und Einrichtungen zur Verfügung" stellt.[99)] Inwieweit diese ein halbes Jahr vor Kriegsende vereinbarte Regelung die medizinische Versorgung der Zivilbevölkerung in Mecklenburg noch verbessert hat, konnte nicht ermittelt werden.

Im März 1945 wurden im gesamten Bereich der Wehrmacht noch 23.817 Sanitätsoffiziere gezählt, von denen nur 2.557 aus dem aktiven, also hauptamtlichen Militärdienst stammten (10,8 Prozent), während 21.260 der als Militärärzte fungierenden Mediziner vormals dem zivilen deutschen Gesundheitswesen angehört hatten. Von den 57.708 zivilen Ärzten, die im Mai 1939 in Deutschland registriert worden waren, kamen im Verlauf des Krieges mehr als 40 Prozent innerhalb der Wehrmacht zum Einsatz.[100)] Es ist also offensichtlich, daß ohne die umfangreichen, radikalen und rücksichtslosen Einziehungen von Ärzten aus den zivilen Gesundheitsbereichen des Reiches das Sanitätswesen

---

96) Führerbefehl vom 27.11.1943; hier zitiert nach Moll: Führererlasse, S. 373-376.

97) So Geßner: Geheime Feldpolizei.

98) Zitiert nach Lemmens/Thom: Entwicklung und Wirksamkeit des Wehrmachtssanitätswesens, S. 373, 380.

99) Vereinbarung des OKW mit dem Reichsgesundheitsführer, 9.10.1944; hier zitiert nach: Vertrauliche Informationen der Partei-Kanzlei, Folge 28, 14.11.1944; vgl. dazu im Detail das Kapitel: Gesundheitsverhältnisse, gesetzliche Grundlagen und berufliche Rahmenbedingungen für das Wirken der mecklenburgischen Ärzteschaft 1939-1945, S. 143 ff.

100) Berechnet nach Lemmens/Thom: Entwicklung und Wirksamkeit des Wehrmachtssanitätswesens, S. 372.

der Wehrmacht innerhalb kürzester Zeit zusammengebrochen wäre. Damit dies nicht geschah, nahmen die NS-Führungsgremien den faktischen Zusammenbruch des Medizinalwesens an der Heimatfront in Kauf.[101)]

Verluste

Sanitätsoffiziere waren aber nicht nur bei den Teilstreitkräften der Wehrmacht im Einsatz, sondern auch bei der Waffen-SS, beim RAD sowie in zahlreichen zivilen und militärischen behördlichen Dienststellen im Reich und den besetzten Gebieten tätig. Und nicht nur Soldaten der kämpfenden Truppen erkrankten, wurden verletzt und bedurften der Hilfe durch Militärärzte; auch zahlreiche Sanitätsoffiziere, die im Laufe des Krieges eingesetzt wurden, sind gefallen, wurden verwundet, erkrankten und starben daran, wurden vermißt oder gerieten in Kriegsgefangenschaft. Die genaue Zahl der Verluste an Militärärzten ist trotz des in weiten Teilen bis zuletzt funktionierenden Meldewesens der Wehrmacht nicht bekannt.

Einen ungefähren Eindruck können folgende Zahlen vermitteln: Bis Ende Januar 1945 wurden 3.604 Ärzte des Heeres als verwundet gemeldet; im gleichen Zeitraum wurden mindestens 2.513 Sanitätsoffiziere als gefangen oder vermißt registriert.[102)] Ein Teil der Militärärzte ist durch militärische Kampfhandlungen ums Leben gekommen; bis zum Januar 1945 sind mindestens 1.777 Sanitätsoffiziere gefallen – nicht selten bei der Bergung von Verletzten aus der Kampfzone – oder nach Verwundungen gestorben. Andere starben an den Folgen einer Krankheit. Allein in den drei Jahren vom Juni 1941 bis zum Juni 1944 sind 6.821 Meldungen über Ausfälle von Ärzten des Feldheeres registriert worden; davon sind mindestens 831 Sanitätsoffiziere an den tödlichen Folgen einer Erkrankung ums Leben gekommen, die sie sich während ihrer Tätigkeit in Seuchenlazaretten zugezogen hatten, darunter der Großteil an Fleckfieber.[103)]

Einer Übersicht des Oberkommandos der Wehrmacht über die Verluste an Sanitätsoffizieren ist zu entnehmen, daß zwischen Anfang September 1939 und Ende Februar 1945 insgesamt 4.100 Militärärzte „ausgefallen" sind, wobei ein Großteil der Verluste (87,7 Prozent) bei den einstmals zivilen Ärzten zu verzeichnen war.[104)]

Verluste an Sanitätsoffizieren, September 1939 bis Februar 1945

	gefallen	kriegsgefangen	vermißt	gestorben	gesamt
aktive Sanitätsoffiziere der Wehrmacht	183	40	205	76	504
zur Wehrmacht eingezogene Zivilärzte	1.216	268	1.504	608	3.596
	1.399	308	1.709	684	4.100

101) Zum Umfang und zu den Auswirkungen der massenhaften Einziehung von Ärzten auf das zivile Gesundheitswesen vgl. das Kapitel: Gesundheitsverhältnisse, gesetzliche Grundlagen und berufliche Rahmenbedingungen für das Wirken der mecklenburgischen Ärzteschaft 1939-1945, S. 143 ff.

102) Dies ist eine Mindestzahl, da zwischen August 1944 und Februar 1945 infolge der Kriegslage und der unzureichenden Nachrichtenübermittlung entsprechende Meldungen nur noch lückenhaft erfolgten. Zwei Einzelbeispiele: In 132 Divisionen, die beim Überfall auf die Sowjetunion eingesetzt wurden, sind allein vom 22. Juni bis zum 31. Dezember 1941 rund 12,5 Prozent des Sanitätspersonals als Verluste registriert worden. Und im Zeitraum vom 22. Juni bis zum 10. Oktober 1941 hatte allein die 1. Gebirgs-Division bei ihrem Einsatz im Ostfeldzug 34,6 Prozent der Sanitätsoffiziere der Truppe und 46,1 Prozent der Sanitätssoldaten und Krankenträger verloren. Vgl. dazu Buchner: Der Sanitätsdienst des Heeres, S. 86 f., der meint, daß der deutsche Sanitätsdienst – prozentual betrachtet – im Zweiten Weltkrieg mit die höchsten Verluste aller deutschen Truppenteile aufzuweisen hatte.

103) Vgl. dazu Fischer: Der deutsche Sanitätsdienst, S. 3787 ff.

104) Vgl. dazu und für die nachfolgende Tabelle die im Mai 1945 vom Wehrmachtsführungsstab des Oberkommandos der Wehrmacht zusammengestellte Übersicht über „Verluste der Offiziere der Sonderlaufbahnen und des Truppensonderdienstes vom 1.9.1939 bis 28.2.1945"; hier zusammengestellt nach Lemmens/Thom: Entwicklung und Wirksamkeit des Wehrmachtssanitätswesens, S. 371.

Kriegsende und Fazit

Mit dem Zurückfluten der Fronten ab 1944/45 gelangten ehemals als aktive Truppenärzte verwandte Sanitätsoffiziere ins Heimatkriegsgebiet und konnten dort auch zivilärztlich tätig werden. Aus einer im Juli 1945 von Dr. Karl-Erich Marung von der mecklenburgischen Medizinalverwaltung für die Sowjetische Militäradministration erstellten „Liste der einberufenen Ärzte, die gleichzeitig am Ort ihres Einsatzes für die Zivilbevölkerung tätig waren", geht hervor, daß sich allein beim Standortarzt und der Heeres-Sanitätsstaffel in Schwerin zu dieser Zeit 23 Militärärzte befanden, die demobilisiert und in der Landeshauptstadt für den medizinischen Zivilbereich freigegeben werden sollten. Anfang August 1945 wurde diese Liste um eine Aufstellung von 39 Ärzten ergänzt, die als niedergelassene Ärzte in Bad Kleinen, Güstrow, Ludwigslust, Malchin, Neustadt-Glewe, Neustrelitz, Parchim, Rostock, Schwaan, Schwerin und Wismar gearbeitet hatten, dann jedoch zur Wehrmacht einberufen worden, aber „gleichzeitig am Orte ihres Einsatzes für die Zivilbevölkerung tätig" gewesen waren, und nun zur Versorgung der Zivilbevölkerung aus der Kriegsgefangenschaft entlassen werden sollten.[105]

Insgesamt kann also davon ausgegangen werden, daß sich im Sommer 1945 noch mindestens 62 niedergelassene mecklenburgische Ärzte im Lande befanden, die während des Krieges zur Wehrmacht einberufen worden waren, daneben aber auch an ihren Heimatorten weiterhin in ihren Praxen gewirkt hatten, nicht vor der Roten Armee geflüchtet waren und nun wieder zivilärztlich tätig werden wollten bzw. sollten. Deshalb wurde die SMA Mecklenburg gebeten, diese Ärzte – formal noch Angehörige der Wehrmacht – aus der sowjetischen Internierung freizugeben.

Ein Fazit: Zieht man von den 1.986 männlichen Ärzten, die ab 1929 und in der Zeit des Dritten Reiches in Mecklenburg tätig gewesen sind, diejenigen 134 Ärzte ab, die bis einschließlich August 1939 gestorben sind, kamen von den 1.852 verbleibenden Ärzten mindestens 995 im Zweiten Weltkrieg zum Kriegseinsatz (53,7 Prozent). Bei dieser ohnehin schon hohen Einberufungsrate ist noch gar nicht berücksichtigt, daß sich von den 1.852 im September 1939 noch lebenden Ärzten längst nicht alle mehr im wehrfähigen Alter bzw. in einem kriegsdienstverwendungsfähigen Zustand befanden; sonst würde die Einziehungsquote noch höher gelegen haben.

Deutlich wird zweierlei: Mehr als die Hälfte aller 1939 noch lebenden männlichen mecklenburgischen Ärzte wurde im Zweiten Weltkrieg zur Wehrmacht oder zu anderen militärischen Verbänden des Dritten Reichs eingezogen; der Großteil (nämlich 830) der im Zweiten Weltkrieg militärisch eingesetzten mecklenburgischen Ärzte waren Zivilmediziner (84,4 Prozent), darunter allein 261 niedergelassene Ärzte (31,3 Prozent).

Von den 1.986 von uns ermittelten und biographisch porträtierten männlichen Ärzten kamen mindestens 690 im Ersten Weltkrieg und mindestens 995 im Zweiten Weltkrieg zum Einsatz. Mindestens 276 der 1.986 Ärzte waren in beiden Weltkriegen als Soldaten oder Sanitätsoffiziere tätig. Mindestens 88 der von uns ermittelten Ärzte sind im Zweiten Weltkrieg gefallen, ihren dort erlittenen Verwundungen erlegen oder gelten als vermißt und wurden für tot erklärt; mindestens zehn haben bis zum Kriegsende ihrem Leben durch Suizid ein Ende gesetzt. Mindestens neun Ärzten wurde das 1941 gestiftete Deutsche Kreuz in Silber verliehen; mindestens 71 haben das Kriegsverdienstkreuz (KVK) erhalten.

105) Vgl. dazu: LHAS, 5.12-7/1, Nr. 9637.

Werks-, Betriebs- und Revierärzte im Deutschen Reich und in Mecklenburg

Anläßlich des 50. Geburtstages des Firmenchefs Ernst Heinkel fand 1938 in dessen Flugzeugwerk in Rostock, dem größten mecklenburgischen Industrie- und Rüstungsbetrieb, eine „würdige Betriebsfeier" statt, zu der „zahlreiche Vertreter der Partei und des Staates erschienen" waren. Als Vertreter des Hauptamtes für Volksgesundheit bei der Reichsleitung der NSDAP hielt Dr. Horst Bestvater eine Laudatio. Darin betonte er: „Zweifellos ist das vertrauensvolle Verhältnis, das Sie als Betriebsführer und Schöpfer eines bedeutenden Werkes mit uns als Ärzten verbindet, der Ausdruck einer schönen Arbeitsgemeinschaft, die begründet wurde durch die Revolutionierung des Begriffes Volk und Arbeit. Je mehr wir die Arbeit erhoben zur höchsten Pflicht gegenüber der Gemeinschaft des Volkes, und je mehr wir von dem Einzelnen restlosen körperlichen und geistigen Einsatz an dem gewaltigen Aufbauwerk unseres Volkes verlangen, desto mehr erwächst uns als Verantwortlichen die Verpflichtung, auch den Letzten in den körperlichen und seelischen Zustand zu setzen, der ihn dieser ungeheuren Beanspruchung gewachsen sein läßt." Die „alte klassenkämpferische Forderung, der Schutz der menschlichen Arbeitskraft", werde damit „lebende völkische Notwendigkeit, denn auf jede einzelne Arbeitskraft kommt es uns ja heute an. Darum erfährt die gesamte Anschauung von der ärztlichen Tätigkeit eine grundlegende Umstellung: vom Behandler bereits Erkrankter wird der Arzt zum Hüter der Leistungskraft Gesunder. Wir nehmen den Arzt heraus aus dem Krankenzimmer und stellen ihn in den Betrieb, mit der Aufgabe, nicht nur die Gesundheit des Arbeiters zu schützen, sondern darüber hinaus aktiv mit allen Mitteln seine Leistungsfähigkeit und Schaffenskraft soweit wie möglich zu steigern ... Wir wissen, daß wir die ersten Schritte auf diesem Gebiet tun, wir wissen aber auch, daß die Gesundheitsführung des schaffenden Menschen einmal ein wesentlicher Faktor in der Betriebsgestaltung sein wird".[1)]

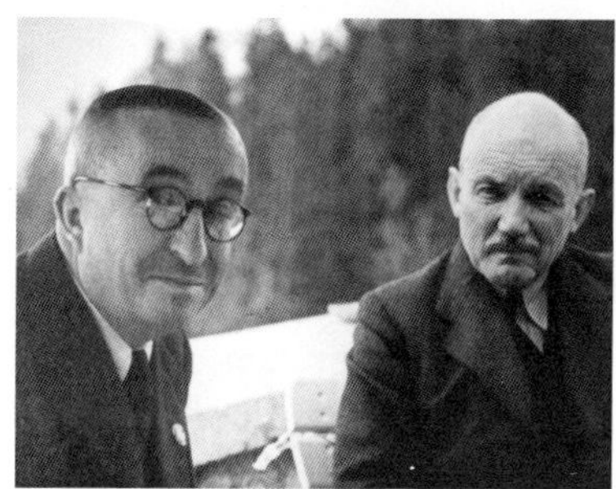
Ernst Heinkel (links) mit Claude Dornier

In dieser Ansprache wurden gleich mehrere neue Vorstellungen von nationalsozialistischer Gesundheitsführung thematisiert. Die „Arbeitsgemeinschaft" aller „Schaffenden" als Weg zur Schaffung der „Volksgemeinschaft", die „restlose Mobilisierung" aller zur „Arbeit am Werk des Führers", der Wandel der ärztlichen Tätigkeit weg von der Behandlung Kranker und hin zur Bewahrung der „Leistungskraft Gesunder", verbunden mit der Forderung, den „Arzt in den Betrieb zu stellen".

Schon zu Beginn des 20. Jahrhunderts war die berufliche Leistungsfähigkeit von Menschen in den Fokus verschiedener medizinischer Disziplinen gerückt. Vor allem Arbeitshygieniker untersuchten Fragen der Arbeitseignung, der Ermüdung und der Unfallhäufigkeit. Sie suchten nach geeigneten Kriterien; um die Leistungsfähigkeit von Männern und Frauen im Arbeitsprozeß zu messen – und durch geeignete Mittel zu steigern.[2)]

Im Dritten Reich gab es zahlreiche Bestrebungen, nicht nur das Funktionsbild, das Aufgabenprofil und das Berufsbild der Ärzte in Hinblick auf eine nationalsozialistische Medizinalpolitik zu verändern, sondern auch intensive und forcierte Bemühungen, den Wert von „Gesundheit" an sich neu zu definieren. Der Hauptakzent lag dabei auf der Uminterpretation der individuellen Gesundheit eines Menschen als eines Wertes an sich hin zu einer Auffassung von Gesundheit als Wirtschaftsfaktor. Und Gesundheit als Wirtschaftsfaktor hatte immer zwei Bedeutungen; zum einen war mit Krankheit immer ein Arbeits- bzw. Produktionsausfall verbunden, was in der Rüstungs- und Kriegswirtschaft

1) Deutsches Ärzteblatt, 1938, S. 125. Bestvater lobte in seiner Ansprache auch das von Heinkel in seinem neuen Oranienburger Werk errichtete „Gesundheitshaus", das „in der ganzen Welt als bisher einzigartige Einrichtung dasteht". Ebenda.

2) Vgl. dazu zeitgenössisch Adam: Beurteilung der Leistungsfähigkeit des Gesunden und Kranken; vgl. dazu auch Kästner: Der Mißbrauch des Leistungsgedankens, S. 183 ff.; Dies.: Ziel und Inhalt leistungsmedizinischer Forschung.

des Dritten Reiches zu bedrohlichen Auswirkungen führen konnte, und zum anderen kosteten die Krankheiten und deren Behandlung die Krankenkassen und die Sozialversicherungen enorme Summen und banden Ressourcen, die man anderswo besser eingesetzt sah.

Im Februar 1939 wurde die „Ärzteschaft des Gaues Mecklenburg ... eindringlichst" darauf hingewiesen, „daß bei dem derzeitigen hohen Krankenstande sowohl in Hinsicht auf die Finanzlage der Krankenkassen als auch auf den Arbeitseinsatz [der Beschäftigten] die Prüfung der Arbeitsunfähigkeit nur mit der größten Gewissenhaftigkeit vorzunehmen" sei.[3)] So seien im Jahr 1938 reichsweit immerhin 10,4 Millionen arbeitsunfähige Kranke registriert worden, während es 1937 erst 9,1 Millionen gewesen seien (+14,3 Prozent). „Den ständigen Ausfall, den die deutsche Volkswirtschaft im Jahre 1938 durch die mit Arbeitsunfähigkeit verbundenen Erkrankungen allein der pflichtversicherten Mitglieder der Pflichtkrankenkassen erlitten hat, kann man auf etwa 740.000 Arbeitskräfte beziffern."[4)] Und dieser Trend hielt weiter an: Schon 1939 wurden 249.152 Betriebsunfälle von männlichen und 45.731 Berufsunfälle von weiblichen Beschäftigten registriert.[5)]

Schon im Dezember 1938 war den niedergelassenen Ärzten ausdrücklich verboten worden, Zeugnisse über eine mögliche Arbeitsunfähigkeit ihrer Patienten auszustellen.[6)] Und Mitte September 1939 forderte der Chef der KVD, Dr. Heinrich Grote, daß „den großen Erfolgen der Wehrmacht an der Front das Heer der Schaffenden in der Heimat nicht nachstehen" dürfe. Es gelte, „unsere Soldaten durch erhöhten Arbeitseinsatz tatkräftig zu unterstützen. Aus diesem Grunde ist es eine selbstverständliche Pflicht aller schaffenden Volksgenossen, durch restlosen Einsatz ihrer Person und Arbeitskraft an der notwendigen Steigerung der Produktion aller lebens- und kriegswichtigen Güter mitzuhelfen". Bei dieser Aufgabe müsse auch „der deutsche Arzt das Verständnis hierfür wecken"; er dürfe nicht „mit Humanitätsduselei und leichtfertigen Krankschreibungen" die deutsche Kriegführung sabotieren. „In einer Zeit, in der unsere Truppen Gut und Blut einsetzen", müsse „die Arbeitsfähigkeit mit strengem Maßstabe gemessen werden. Zum ‚Krankfeiern' ist keine Zeit. Nur der tatsächlich Arbeitsunfähige ist krankzuschreiben und die Dauer der Arbeitsunfähigkeit ist auf das fachlich unbedingt erforderliche Maß zu beschränken ... Der Wiedereintritt der Arbeitsfähigkeit" müsse „rechtzeitig vom behandelnden Arzt selbst ausgesprochen und nicht dem [vermeintlich bürokratisch agierenden] vertrauensärztlichen Dienst überlassen werden".[7)] Und parallel dazu wurde es den deutschen Ärzten Anfang Oktober 1939 auch „verboten, in ärztlichen Bescheinigungen irgendwelche gutachtlichen Äußerungen über die Wehrmachtsverwendungsfähigkeit" abzugeben.[8)] Die Ärzte wurden in ihrer Handlungsfähigkeit und medizinischen Autonomie zugunsten des „großen Ganzen" und besonders der Steigerung der Leistungsfähigkeit der Arbeitskräfte also in erheblichem Maße eingeschränkt.

Zeitlich parallel zum Kriegsbeginn erschien in der auch für Mecklenburg zuständigen Ärztezeitung ein richtungweisender Beitrag, in dem der dortigen Ärzteschaft der erstrebenswerte Zustand von Gesundheit erstmals ausdrücklich in seiner Bedeutung als Wirtschaftsfaktor präsentiert wurde. In dem Artikel hieß es, daß „die Notwendigkeit, alle irgendwie vorhandenen Arbeitskräfte für die Erfüllung unserer wirtschaftlichen Aufgaben heranzuziehen und richtig einzusetzen, in zunehmendem Maße die Aufmerksamkeit auf die Erhaltung und Förderung der Gesundheit des schaffenden Menschen lenken" müsse. „Die Arbeit ist die Grundlage der Produktion und des Wohlstandes, und nur ein gesundes Volk kann Höchstleistungen vollbringen. Gesundheitszustand und Höhe der Arbeitsleistung stehen in einem unmittelbaren Verhältnis. Durch die Anspannung aller Arbeitskräfte, die Verlängerung der Arbeitszeit in vielen Betrieben, die Zunahme der Frauenarbeit und die Verwendung neuer Werkstoffe ergeben sich für die Gesundheitsführung und den Arbeitsschutz ganz neue und besondere Aufgaben."[9)]

---

3) Ärzteblatt für Norddeutschland, 1939, S. 117.
4) Ebenda, S. 130.
5) Zum Komplex der Arbeits- und Betriebsunfälle vgl. das Kapitel: Krankheiten, Todesfälle und Todesursachen im Deutschen Reich und in Mecklenburg, S. 387 ff.
6) Ärzteblatt für Norddeutschland, 1938, S. 881; erneuert in: ebenda, 1939, S. 309 f.
7) Ebenda, 1939, S. 511; gleichlautend erneuert in: ebenda, 1940, S. 220.
8) Ebenda, 1939, S. 531.
9) Ebenda, S. 377. Der namentlich nicht gekennzeichnete Beitrag erschien unter der Überschrift „Die Gesundheit als Wirtschaftsfaktor".

Ein wie wichtiger Wirtschaftsfaktor die Gesundheit des „schaffenden Menschen" sei, zeige sich „recht anschaulich, wenn man den Ausfall an Arbeitskraft durch Erkrankung, Unfälle und sonstige Schwächen der vollen Leistungskraft in Erwägung zieht ... Die Aufwendungen der Sozialversicherung belaufen sich heute auf über vier Milliarden Reichsmark. Davon entfallen fast 3,8 Milliarden Reichsmark auf die Pflicht- und freiwilligen Leistungen. Diese Summe ist ein getreues Spiegelbild der Schäden, die durch Störungen des Gesundheitszustandes der Volksgemeinschaft zugefügt worden sind". Hinzu kämen Leistungen der Pflichtkrankenkassen, deren Gesamtausgaben sich auf über 1,5 Milliarden Reichsmark erhöht hätten. „Im Jahre 1938 wurden von ihnen 10,4 Millionen arbeitsunfähige Kranke gegen[über] 9,1 Millionen im Vorjahr betreut. Den ständigen Ausfall, den die deutsche Volkswirtschaft durch die mit Arbeitsunfähigkeit verbundenen Erkrankungen allein der pflichtversicherten Mitglieder der Pflichtkrankenkasse im vergangenen Jahre erlitten hat, kann man auf etwa 740.000 Arbeitskräfte beziffern. Durch Erkrankungen werden also täglich 740.000 schaffende Menschen von der Arbeit ferngehalten, eine ungeheure Belastung gerade in Anbetracht des Arbeitermangels."[10]

Eine „besondere Gefahr" würden „natürlich die Volkskrankheiten" darstellen. „Es gibt 1 bis 1½ Millionen Tuberkulöse, davon 400.000 mit offener Tuberkulose. Die wirtschaftlichen Schädigungen durch Tuberkulose belaufen sich auf ein- bis eineinhalb Milliarden Reichsmark." Auch hier ging es dem Autor weniger um das Schicksal der Tuberkulosekranken an sich als vielmehr um deren Behandlungskosten und die Tatsache, „daß das Durchschnittsalter bei den Tuberkulosetodesfällen 35 Jahre ist, d.h. im besten Lebensalter werden in jedem Jahre Abertausende von Männern und Frauen durch diese Seuche hinweggerafft. Für die Bekämpfung der Tuberkulose stehen leider noch viel zu geringe Mittel zur Verfügung. Es gibt nur rund 46.000 Unterbringungsmöglichkeiten bei einer zehnfachen Krankenzahl".

Auch die Krebserkrankungen stellten „eine große Belastung dar. Es gibt ungefähr 300.000 Krebskranke". Diese Zahl ließe sich „beträchtlich vermindern, wenn diese Krankheit immer rechtzeitig erkannt werden würde". Aber „auch die Zahnfäule und die Geschlechtskrankheiten" bedeuteten „eine starke Hemmung der wirtschaftlichen Leistungsfähigkeit unsers Volkes. Bei den Geschlechtskrankheiten tritt noch die bevölkerungspolitische Belastung hinzu: der Geburtenausfall durch Geschlechtskrankheiten beläuft sich auf 40- bis 50.000 Kinder. Namenloses Leid, verbunden mit Schwächung der Arbeitskraft, bringen auch die Unfälle, die in den letzten Jahren sich erheblich vermehrt haben. Dabei wären 70 Prozent der Unfälle vermeidbar. Ein sehr schwieriges Problem ist weiter auch die Frauenarbeit. Hier ist es notwendig, eine Zunahme, vor allen Dingen der Frauenkrankheiten, als Folge von Überanstrengung durch die Doppelbelastung von Familie und Betrieb mit allen Mitteln zu verhindern".

Aus all diesen Faktoren gehe hervor, „wie notwendig der Einsatz und die konsequente Durchführung von vorbeugenden Maßnahmen ist. Es gehört heute zu der wichtigsten Aufgabe der Gesundheitsführung, jeden Raubbau an der biologischen Substanz unseres Staates zu verhindern und darüber hinaus die Berufsfähigkeit jedes Einzelnen über die gegenwärtig bestehenden Grenzen hinaus zu verlängern. Dies ist nicht nur eine Aufgabe von Partei und Staat und der Betriebsführungen. Auch jeder einzelne schaffende Mensch trägt hier eine große Verantwortung vor sich und dem ganzen Volke".[11]

Zu einem der wichtigsten Protagonisten der neuen, auf die Gesundheit als Wirtschaftsfaktor konzentrierten Gesundheitspolitik hatte sich die Deutsche Arbeitsfront (DAF) entwickelt.[12] Mit erheblichem propagandistischen und personellen Aufwand suchte die über einen nahezu unbegrenzten finanziellen Fundus verfügende Deutsche Arbeitsfront ein organisationseigenes Gesundheitswesen aufzubauen, das parallel zu den niedergelassenen Ärzten und zum staatlichen Gesundheitsdienst agieren sollte.[13] Dazu hatte die vor allem in den Betrieben aktive DAF seit Ende 1934 in den Gauen der NSDAP eigene Ämter für Volksgesundheit geschaffen. Auf der Reichsebene wurde im Mai 1935 das „Amt für Volksgesundheit der DAF" errichtet, das mit dem eigentlich für das Gesundheitswesen

10) Ebenda.
11) Ebenda.
12) Allein in der DAF wurden bis Mai 1945 rund 25 Millionen (Zwangs-)Mitglieder erfaßt.
13) Zu diesem Komplex vgl. Süß: Der „Volkskörper" im Krieg, S. 69-72.

aller NS-Organisationen zuständigen „Hauptamt für Volksgesundheit der NSDAP" um Einfluß konkurrierte. Letzteres mußte das zunächst akzeptieren, verfügte die DAF doch über weitaus größere Ressourcen. Da die Stoßrichtung beider Ämter jedoch gegen das öffentliche, also staatliche Gesundheitswesen gerichtet war, kam es zu einer immer engeren Zusammenarbeit, die auch dadurch gesichert wurde, daß der Reichsärzteführer und Leiter des Hauptamtes für Volksgesundheit der NSDAP, Dr. Gerhard Wagner, auch die Leitung des Amtes für Volksgesundheit der DAF übernahm.

Bis zum Kriegsbeginn konzentrierten sich die gesundheitspolitischen Aktivitäten der DAF auf eine intensive leistungsmedizinische Propaganda und auf die Durchführung betrieblicher Reihenuntersuchungen, wenngleich die Zahl der von der DAF protegierten Betriebsärzte zunächst nur langsam zunahm. Gab es im Januar 1939 im gesamten Deutschen Reich erst 365 Betriebsärzte, so waren es im Juli 1939 bereits 972;[14)] angesichts zehntausender Betriebe war das aber eine fast zu vernachlässigende Zahl, die erst im Verlauf des Krieges deutlich gesteigert werden konnte.

Nach dem Tod des Reichsärzteführers Wagner 1939 ging die Deutsche Arbeitsfront daran, ihren gesundheitspolitischen Einfluß weiter auszubauen. Unmittelbar nach Kriegsbeginn wurde das Amt für Volksgesundheit im Oktober 1939 in das „Amt für Gesundheit und Volksschutz der DAF" umgestaltet, das von Prof. Dr. Werner Bockhacker (*1893) geleitet wurde. Bockhacker verfolgte einen Kurs gesundheitspolitischer Expansion auf Kosten des Hauptamtes für Volksgesundheit der NSDAP mit dem Ziel, auch die gesundheitliche Betreuung aller abhängig beschäftigten Personen, also aller „schaffenden Deutschen" zu übernehmen. Unter dem Motto „Wahrung der volksgesundheitlichen Belange der Mitglieder der DAF und deren Angehörigen" suchte die DAF ihren Durchgriff auf den Alltag der arbeitenden Bevölkerung sowohl durch Schulungen und Gesundheitspropaganda als auch praktisch zu realisieren, etwa durch eine Tuberkuloseprophylaxe in den Betrieben, die Beschaffung von Hygieneartikeln und die Verabreichung von Vitaminpräparaten in der Rüstungsindustrie bis hin zur Überwachung der Gemeinschaftsverpflegung in den Arbeitsstätten.

Unter Verweis auf die kriegsbedingte Verknappung von Arbeitskräften beanspruchten die Deutsche Arbeitsfront und ihr Amt für Gesundheit und Volksschutz, „sämtliche gesundheitlichen Maßnahmen" durchzuführen, „die geeignet sind, die Leistungsfähigkeit der Schaffenden, vor allen Dingen in der Rüstungsindustrie, zu erhalten und zu erhöhen". So müsse insbesondere „der Arbeitsausfall durch Krankheit ... durch eine geordnete betriebsärztliche Betreuung verhindert werden".[15)] Die vorwiegend produktionsorientierte Gesundheitsfürsorge der DAF konzentrierte sich zunächst auf die Einrichtung von Betriebsarztstellen in rüstungsrelevanten Betrieben, wobei die Vorrangstellung der Primärversorgung durch die niedergelassenen Hausärzte durchaus anerkannt wurde.

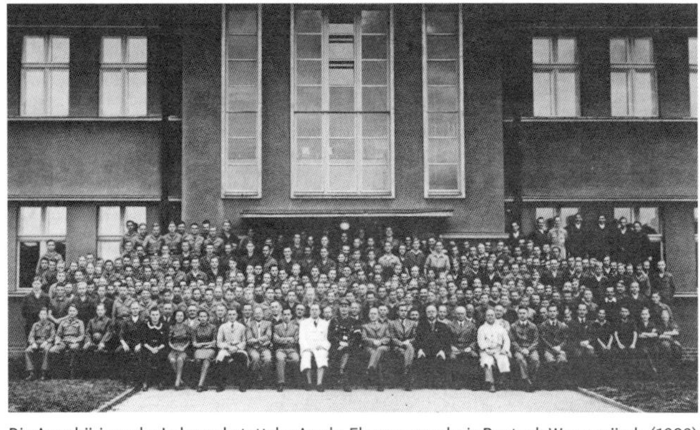
Die Angehörigen der Lehrwerkstatt der Arado-Flugzeugwerke in Rostock-Warnemünde (1939)

Ab Anfang 1941 begannen sich das Fehlen von Arbeitskräften und der hohe Krankenstand in den Betrieben verstärkt bemerkbar zu machen. Betriebsunfälle infolge von zunehmender Arbeitshetze und dem Einsatz von nur unzureichend ausgebildeten Arbeitskräften häuften sich. In diesem Kontext erinnerte auch die mecklenburgische NSDAP-Führung daran, daß der Leitspruch der Hitlerjugend: „Du hast die Pflicht, gesund zu sein",[16)] auch für die erwachsene Bevölkerung zu gelten habe. Unter Bezugnahme auf eine Entscheidung des Reichsversicherungsamtes wurde der Bevölkerung die

14) Vgl. dazu ebenda, S. 441.
15) So Amtschef Bockhacker; hier zitiert nach ebenda, S. 71.
16) Zum Gesundheitswesen und zur Medizinalorganisation der HJ, die über zahlreiche Reihenuntersuchungen und mit einem lebenslangen Gesundheitspaß den „gläsernen" Menschen schaffen und vorbildhaft für das ganze Deutsche Reich werden sollte, vgl. Buddrus: Totale Erziehung für den totalen Krieg, S. 903 ff.

„Operationsduldungspflicht" ins Gedächtnis gerufen. Darin hieß es, daß nach § 606 der Reichsversicherungsordnung „einem Verletzten, der eine die Krankenbehandlung betreffende Anordnung ... nicht befolgt", wodurch „seine Erwerbsfähigkeit ungünstig beeinflußt wird, der Schadenersatz ganz oder teilweise versagt werden" könne. „Der Verletzte muß ein gewisses Maß von Gefahr und Schmerzen auf sich nehmen und eine Operation dulden, wenn durch sie ... eine angemessene Aussicht auf Besserung der Unfallfolgen besteht. Auch der Umstand, daß eine Operation nur in Narkose ausgeführt werden" könne, sei „für sich allein kein Grund zur Verweigerung der Operation".[17]

Im Zuge der Umdeklarierung von Ärzten zu „Gesundheitsführern der Volksgemeinschaft" war die Deutsche Arbeitsfront also bestrebt, „auch die gesundheitliche Betreuung der Schaffenden und die Erhaltung ihrer Arbeitskraft" in ihre zumeist okkupierten Arbeitsbereiche zu übernehmen. Unter der Losung „Der Betriebsarzt als Gesundheitsführer im Betrieb" sollte die Rolle der von ihr protegierten Betriebsärzte ausgeweitet werden. Das zu diesem Zweck innerhalb der DAF geschaffene Amt für Gesundheit und Volksschutz mußte von dem eigentlich zuständigen Hauptamt für Volksgesundheit der NSDAP und dessen Leiter, dem Reichsgesundheitsführer Dr. Leonardo Conti, mangels eigener Ressourcen begrüßt werden: „Jede Vermeidung einer einzigen Tuberkuloseansteckung im Betrieb, jede Verhinderung eines einzigen Arbeitsunfalls, jede Erhaltung der Arbeitskraft eines einzigen Arbeitskameraden um wenige Jahre" sei „wirtschaftlich von entscheidendem Wert für die Volksgemeinschaft". Gesunderhaltung der Arbeitenden war also kein Selbstzweck oder gar ein humanistisches Anliegen, sondern ein Mittel zur Erhöhung des gesellschaftlichen Arbeitsvermögens. „Die Erfolgsmöglichkeiten einer planmäßigen Gesundheitsführung, wenn sie einheitlich gelenkt und mit umfassenden Mitteln ausgestattet" werde, seien „heute überhaupt noch nicht zu ermessen". Es sei zwar „dank der deutschen Wissenschaft und Ärztekunst und dem Ausbau der Hygiene" gelungen, „das Lebensalter des deutschen Menschen gegenüber dem um die Jahrhundertwende um ein Jahrzehnt zu verlängern. Eine entsprechende Verlängerung des Arbeitslebens konnte bedauerlicherweise nicht erreicht werden. Diese Forderung ist aber besonders dringlich in unserer Zeit".[18]

Man wollte also keine länger lebenden Rentner, sondern länger berufstätige Arbeitskräfte. Es müsse „daher alles getan werden, um einen vorzeitigen Leistungsabfall durch zielbewußte Gesundheitsführung zu unterbinden". Es galt das Motto: „Krankheitsbehandlung ist unerläßlich, Vorbeugung ist erstrebenswert, Gesundheitsführung aber ist das eigentliche Ziel." Vor allem aus diesem Grund wurde der verstärkte Einsatz von Betriebsärzten notwendig. „Der Arzt, der sich dieser Aufgabe ... verschreibt, muß in Erfüllung seiner sozialpolitischen Mission an die Arbeitsplätze der Volksgenossen gehen. Hier wirkt er als gesundheitlicher Betreuer und Berater und wird dadurch zum Betriebsarzt."

Die Art und der Umfang dieser gesundheitlichen Betreuung durch Werksmediziner waren verschieden: So gab es hauptamtliche Betriebsärzte für größere Betriebe mit mehr als 2.000 Mitarbeitern, nebenamtliche Betriebsärzte für kleinere Arbeitsstätten und „ehrenamtliche Betriebsbegehungen" von niedergelassenen Ärzten in Betrieben, „denen die Einstellung von Betriebsärzten noch nicht möglich ist. Um eine sorgfältige Beobachtung zu gewährleisten", sei anzustreben, daß „die Zahl der von einem Arzt betreuten Betriebsangehörigen möglichst nicht über 1.000 Gefolgschaftsmitgliedern liegen" solle.

Wichtige Arbeitsgrundlage für die Betriebsärzte war dabei „die reichseinheitliche Betriebskarteikarte". Auf ihr wurden „die familiären und sozialen Verhältnisse festgehalten und die Arbeitsplatzbedingungen registriert. Sie verzeichnet ferner, beginnend mit der Einstellung des einzelnen, dessen Entwicklungsgang und jeweiligen Leistungszustand. Anläßlich der Nachuntersuchungen erfolgende regelmäßige Nachtragungen und Bemerkungen über Unfälle und überstandene Erkrankungen geben so dem Betriebsarzt jederzeit ein klares Gesundheitsbild des Betriebsangehörigen", auf dessen Grundlage er das er mit dem Betriebsführer besprechen und diesem Vorschläge zum adäquaten Einsatz des Betreffenden machen könne. Außerdem oblag den Betriebsärzten die „Beobachtung des Arbeitsplatzes, die Überwachung der Arbeitsbelastung und Arbeitsgestaltung". Hinzu kam deren „beratender Einfluß bei der Schaffung der allgemeinen hygienischen Einrichtungen im Betrieb", „die Überwachung der Werksverpflegung" sowie „die ärztliche Lenkung und Betreuung des betrieblichen Ausgleichsports". Bei im Arbeitsprozeß erkrankten Personen durfte der Betriebsarzt jedoch nur

17) NS-Gaudienst Mecklenburg, 30.1.1941.

18) Contis Ausführungen hier zitiert nach: NS-Gaudienst Mecklenburg. Sonderdienst: „Die innere Front", 14.3.1941.

„erste Hilfe" leisten, hatte die Erkrankten dann aber einem niedergelassenen Arzt zu überweisen und mußte schließlich in der „betriebsgebundenen Behandlung die hausärztlich verordneten Maßnahmen durchführen".[19]

Auch in Mecklenburg galt es als „ein Teil der Fürsorgepflicht des Betriebsführers, seinen Gefolgschaftsmitgliedern die Möglichkeit zu geben, sich jederzeit ärztliche Hilfe holen zu können", denn „eine planmäßige Gesundheitsführung ist heute im Kriege mehr denn je notwendig, weil nur der gesunde Mensch den erhöhten Anforderungen gerecht werden" könne. Zu diesem Zweck habe „die Deutsche Arbeitsfront die betriebsärztliche Betreuung eingeführt. Die Gesundheitsführung im Betrieb wurde ein neues Stück Sozialismus". Im Kontext dieser Sozialdemagogie wurde dem Betriebsarzt die Rolle zugedacht, „erster Sozialpolitiker im Betrieb" zu sein. Wie die Gauleitung verlautbarte, habe auch in Mecklenburg „der Gedanke der Gesundheitsführung im Betrieb weitgehend Verständnis gefunden". Mitte 1941 würden im Lande „37.000 Gefolgschaftsmitglieder in 35 Betrieben betriebsärztlich betreut". Zwei Betriebe hätten bereits das „Leistungsabzeichen für vorbildliche Gesundheitsführung" erhalten: die Heinkel-Flugzeugwerke in Rostock, die über eine eigene Gesundheitsabteilung mit mehreren Betriebsärzten verfügten, und der „NS-Musterbetrieb Franz Wulff" in Schwerin;[20] hier sei „ein Gesundheitszimmer eingerichtet" worden, in dem der nebenamtliche Betriebsarzt Dr. Ernst Grote „regelmäßige Untersuchungen abhält". Durch die dort durchgeführte „Höhensonnenkur konnten im vorigen Winter die Erkältungskrankheiten so gut wie ganz vermieden werden"; „alle Gefolgschaftsmitglieder haben eine [vom Betriebsführer Franz Wulff bezuschußte] Zahnbehandlung erfahren, die für jeden eine vollständige Instandsetzung seines Gebisses brachte"; außerdem wurde „ein Kasino eröffnet, wo die Gefolgschaftsmitglieder regelmäßig ein kostenloses warmes Essen erhalten" könnten. All diese Maßnahmen der „planmäßigen Gesundheitsführung" hätten sich „auch wirtschaftlich für den Betriebsführer vorteilhaft ausgewirkt".[21]

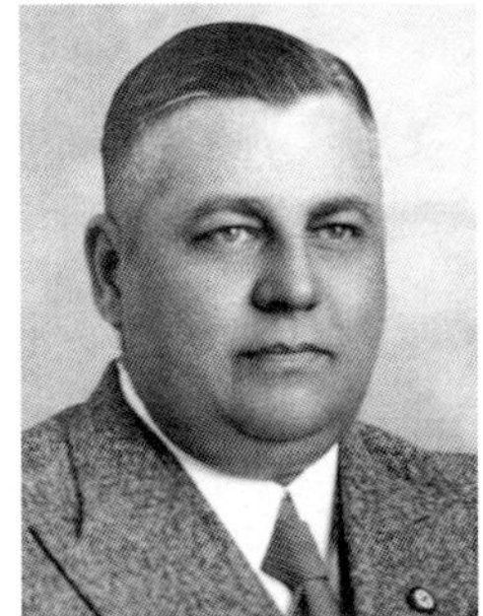
Franz Wulff

Ebenfalls 1941 thematisierte der Gewerbemediziner Dr. Dr. Hermann Hebestreit (*1904), Leiter der Deutschen Gesellschaft für Arbeitsschutz und Chef der Hauptabteilung „Wissenschaftliche Arbeitsmedizin" im Amt für Volksgesundheit der DAF, in einem programmatischen Aufsatz das „große Problem", daß in Deutschland „das durchschnittliche *Lebensalter* der Menschen angestiegen ist, ohne daß jedoch das *Leistungsalter* der Menschen damit Schritt gehalten" habe. Diese Konstellation könne für Deutschland nach dem siegreichen Krieg – an den man damals noch glaubte – zum Problem werden. Schon vor dem Krieg habe „ein großer Mangel an Arbeitskräften" bestanden, „der auch nach Schluß des Krieges anhalten" werde; „auf die Dauer" sei „der Einsatz von Ausländern und der vermehrte Einsatz deutscher Frauen keine Lösung". Hinzu kämen die „Auswirkungen der schwach besetzten Geburtenjahrgänge" und die „Überalterung" der deutschen Gesellschaft, die „erst nach vielen Jahrzehnten überwunden" werden könne.

Die „Steigerung des Lebensalters" bedeute „nicht ohne weiteres eine Verbesserung der Gesundheit" und damit eine Zunahme des Leistungsalters, sondern sei zu großen Teilen auf die Senkung der Säuglingssterblichkeit, die Erfolge bei der Seuchenbekämpfung und auf „die Fortschritte der Medizin bei der Erkennung und Behandlung der Krankheiten" zurückzuführen. Das „Leistungsalter" jedoch, also „das Alter, bis zu dem der Mensch weitgehend leistungsfähig" bleibe, sei „dagegen fast unverändert" geblieben. Es sei eine „Tatsache, daß im Jahre 1936 das 54. Lebensjahr das mittlere Invalidisierungsalter war und 56 Prozent [der arbeitenden Bevölkerung] vor dem 65. Lebensjahr invalidisiert" wurde.[22]

Diese Differenz zwischen höherem Durchschnittsalter und nicht gestiegenem Leistungsalter führe – so der Sozialingenieur – „zu nicht zu unterschätzenden sozialpolitischen Auswirkungen", denn

19) Ebenda.
20) Franz Wulff (1891-1962) war Inhaber einer Warengroßhandlung (mit Zuckerwarenfabrik, Essig- und Senffabrik, Rohkonservenfabrik, Kaffeegroßrösterei sowie einer Kanal- und Flußschiffreederei) und wurde später Vizepräsident der Gauwirtschaftskammer Mecklenburg.
21) NS-Gaudienst Mecklenburg. Sonderdienst: „Die innere Front", 23.8.1941.
22) Hebestreit: Bedeutung und Zukunftsaufgaben der Arbeitsmedizin, S. 160 (Hervorhebungen im Original).

„die volleistungsfähigen Jahrgänge von 20 bis 55 oder 60" müßten „für eine immer größere Zahl von alten, nicht mehr volleistungsfähigen Menschen sorgen". Die Lösung der „Aufgabe einer Verlängerung des Leistungsalters" sei aus politischen, bevölkerungspolitischen, wirtschaftlichen und sozialpolitischen Gründen „notwendig". Es sei „die Zukunftsaufgabe der gesamten Medizin, das Leistungsalter des Menschen heraufzusetzen".

Dabei habe die Arbeitsmedizin „alle Beziehungen zwischen der Arbeit und dem menschlichen Körper zu klären"; dazu gehörten nicht nur „die Erkennung und Behandlung der Berufskrankheiten, sondern auch die Aufgaben der Physiologie, Toxikologie, Pathologie und Hygiene". In enger Verbindung mit der Arbeitsmedizin stehe die Leistungsmedizin, deren Aufgaben die „Messung der Leistungsfähigkeit und die Wiederherstellung der Leistungen nach Erkrankungen" seien. Es sei auch 1941 „noch außerordentlich wenig über die allgemeinen Einflüsse der Arbeit auf den Menschen bekannt", über einen Bereich, in dem „der Mensch mindestens ein Drittel des Tages zubringt". Aber gerade „die modernen Fabrikationsmethoden mit ihrer starken nervösen Belastung machen es notwendig, daß die Auswirkungen derartiger Arbeitseinflüsse auf den Menschen klargestellt werden". Eine derartige Herangehensweise war damals modern und in Teilen revolutionär, wenngleich sie – jedenfalls zu diesem Zeitpunkt – vor allem die bessere Ausbeutungsfähigkeit der menschlichen Arbeitskraft in der deutschen Kriegswirtschaft zum Ziel hatte.

Durch den „Unterbau der Betriebsärzte" seien diesbezügliche Forschungen heute leichter möglich als früher, und die Betriebsärzte müßten mit wissenschaftlichen Instituten und Kliniken zusammenarbeiten. Besonders wichtig sei die wissenschaftliche und „ärztliche Mitwirkung bei Maschinenkonstruktionen und Arbeitsplatzgestaltung", durch die ermöglicht werden könne, „daß ältere Arbeitskräfte voll leistungsfähig in den Betrieben beschäftigt" würden. Hebestreits Fazit lautete: „Das Ziel einer planmäßigen Gemeinschaftsarbeit", bei der „Wissenschaft und Praxis" und zahlreiche medizinische Disziplinen zusammenarbeiten müßten, sei, „die Gesundheit und damit die Leistungsfähigkeit des einzelnen deutschen Arbeiters zu erhalten, damit jeder einzelne froh am Werk des Führers zur Schaffung des sozialen Reiches mitarbeiten" könne.[23)]

Parallel zum gesundheitspolitischen Expansionskurs der DAF stieg die Zahl der Betriebsärzte im Verlauf des Krieges erheblich. Verfügte der DAF-gesteuerte betriebsärztliche Dienst im Dezember 1940 schon über rund 2.100 Mediziner, so waren es im Dezember 1942 bereits 4.337 Ärzte, denen die Kassenärztliche Vereinigung Deutschlands nunmehr auch die Einrichtung von revierärztlichen Sprechstunden genehmigte. Damit begann das Betriebsarztsystem zumindest in Teilen die Funktionen der niedergelassenen Ärzte zu übernehmen, wodurch das gesundheitspolitische Bezugssystem grundlegend geändert wurde. Ende 1943 standen den Betrieben immerhin etwa 5.000 und im Herbst 1944 sogar rund 8.000 Betriebsärzte zur Verfügung.[24)] Die wenigsten von ihnen waren aber hauptamtlich beschäftigte Werksärzte, sondern – jedenfalls in Mecklenburg – zumeist örtlich niedergelassenen Ärzte, die ihre Tätigkeit als Betriebs- oder Revierärzte nebenamtlich ausübten.

Angesichts der auch durch die NS-Propaganda bedingten inflationären Verwendung der Begriffe Betriebs- und Revierarzt sahen sich die Reichsgesundheitsführung und die Deutsche Arbeitsfront im Herbst 1942 veranlaßt, diese Termini „genauer zu definieren und gegeneinander abzugrenzen". Die von ihnen geprägten „Begriffsbestimmungen" seien nunmehr „maßgeblich" und waren künftighin „allen Verhandlungen und Veröffentlichungen zugrunde zu legen". Danach war ein *Betriebsarzt* „der vom Betriebsführer im Einvernehmen mit dem Amt Gesundheit und Volksschutz der DAF für die gesundheitliche Überwachung der Gefolgschaft, des Arbeitsplatzes usw. bestellte Arzt", der „nach den Richtlinien des Amtes Gesundheit und Volksschutz der DAF über die Aufgaben der Gesundheitsführung in den Betrieben tätig" wurde.[25)]

Während die Betriebsärzte also für die Überwachung der noch gesunden Betriebsbelegschaft und ihrer Arbeitsbedingungen zuständig waren, hatten sich *Revierärzte* um bereits erkrankte Arbeits-

23) Ebenda, S. 161. Vgl. dazu auch Bockhacker: Die Arbeits- und Leistungsmedizin.

24) Vgl. dazu Süß: Der „Volkskörper" im Krieg, S. 441. Vgl. auch Karbe: Entstehung und Ausbau des faschistischen Betriebsarztsystems; Ders.: Das Betriebsarztsystem.

25) Die darunter agierenden *Lagerbetriebsärzte* hingegen wurden vom „Gewerbeaufsichtsamt in Verbindung mit dem staatlichen Gewerbearzt" in Bau- und Betriebslagern „auf Kosten des Unternehmers" eingesetzt und „mit der Überwachung der Gesundheit der Gefolgschaftsmitglieder, der gesundheitlichen Verhältnisse der Unterkünfte und der gesundheitlichen Lenkung der Gemeinschaftsverpflegung beauftragt".

kräfte zu kümmern. Denn ein Revierarzt wurde von der Kassenärztlichen Vereinigung Deutschlands „mit der kassenärztlichen Behandlung erkrankter Gefolgschaftsmitglieder innerhalb des Betriebes beauftragt".[26]

Aus dieser feinen Unterscheidung – Sorge um noch gesunde und Behandlung bereits erkrankter Arbeitskräfte – resultierte dann auch der Aufgabenkreis der in Betrieben tätigen Mediziner. Unter einer *„betriebsgebundenen Behandlung"* war die „ärztliche Behandlung *arbeitsfähiger* Gefolgschaftsmitglieder in Betrieben nach Art einer erweiterten Hilfe durch den Betriebsarzt" zu verstehen. „Der Auftrag dazu geht vom Betriebe aus. Der Betrieb trägt auch die Kosten" der Behandlung, die „unabhängig von den Leistungen der Krankenversicherung als zusätzliche Leistung des Betriebes" erfolgte. Es ist leicht vorstellbar, daß nur wenige Großbetriebe sich einen von ihnen zu bezahlenden Betriebsarzt leisten konnten.

Als *„revierärztliche Behandlung"* galt hingegen diejenige ärztliche Tätigkeit, die „als kassenärztliche Behandlung aller erkrankten, aber *gehfähigen* Gefolgschaftsmitglieder in Sprechstunden", erfolgte, „die im Betriebe abgehalten wurden". Sie war „Teil der von der KVD sicherzustellenden kassenärztlichen Versorgung. Den Auftrag zur revierärztlichen Behandlung erhält der Arzt von der KVD", die ihn auch bezahlte; „Arzneien und Heilmittel werden zu Lasten der Krankenkasse verordnet. Der Betrieb stellt lediglich die Räume, Einrichtungen und Hilfskräfte auf seine Kosten zur Verfügung".[27] Im Alltag, also in der Arbeitswelt und der Lebenswirklichkeit des Totalen Krieges nicht nur in Mecklenburg, verschwammen die Grenzen zwischen diesen zwei bzw. vier Betriebsarztkategorien.

Ende Februar 1943, wenige Wochen nachdem Reichspropagandaminister Joseph Goebbels nach der deutschen Kapitulation bei Stalingrad den Totalen Krieg proklamiert hatte, wurde in Berlin die Reichsarbeitsgemeinschaft für Arbeits- und Leistungsmedizin gegründet. Schon aus dem Titel der Eröffnungsrede, die der Reichsgesundheitsführer aus diesem Anlaß hielt, „Gesundheitsführung und Leistungssteigerung", wurde der Zweck dieser neuen Institution deutlich: Die Menschen möglichst gesund zu erhalten war kein Selbstzweck, sondern diente vornehmlich der angesichts des Kriegsverlaufs unbedingt notwendigen „Leistungssteigerung" in allen gesellschaftlichen und wirtschaftlichen Bereichen. „Am *Leistungswillen* des deutschen Volkes fehle es nicht", konstatierte Conti, aber was noch gebraucht werde, sei Härte. „Daß das Gebot der Stunde *Härte* heißt für jeden, das müssen auch wir als Gesundheitsführer und Ärzte immer wieder predigen und einhämmern." Es müsse „unsere Aufgabe sein, alle Kräfte der Praxis und der Wissenschaft einzusetzen, um den deutschen schaffenden Volksgenossen zu helfen, damit sie mit den großen Anforderungen fertig werden, die heute an sie gestellt werden müssen". Gemeint war weniger, den Menschen zu „helfen", als sie vielmehr zu größeren Leistungen in der Kriegs- und Rüstungswirtschaft zu befähigen und zu mobilisieren. Eine „Kraft der Praxis" sei dabei „der Betriebsarzt", also „der Arzt, der hinter dem Fabriktor lebt und schafft" und der „in dieser Hinsicht aus unserem Volksleben nicht mehr wegzudenken" sei; er erfülle „eine große und wichtige Aufgabe". Durch den kriegsbedingten Abzug zahlreicher Ärzte sei es leider nicht gelungen, das von der Reichsärzteführung entwickelte Konzept der Betriebs- und Werksärzte flächendeckend umzusetzen. So bedauerte Conti es außerordentlich, „daß die Erfordernisse, die der Krieg an unsere gesamte Ärzteschaft stellt, es nicht möglich machen, diese Idee in dem Umfange zu verwirklichen, wie wir es alle wünschen, denn die Anforderungen an unsere gesamte Ärzteschaft sind ja so groß, daß nicht alle Forderungen erfüllt werden können".[28]

Das konnten sie schon länger nicht mehr; auch das Vorhaben, für jeden Betrieb eine betriebsärztliche Versorgung einzurichten, war durch die ungebremste Einziehung von Ärzten zum Kriegsdienst und die Tatsache, daß Fächer wie Arbeits- und Leistungsmedizin an den Universitäten erst seit kurzem zum Ausbildungsfach avanciert waren, faktisch gescheitert.

Vor dem Kreis der anwesenden Mediziner verstieg sich der Reichsgesundheitsführer dennoch zu der Behauptung, daß trotz aller „Einzelfälle und Einzelklagen" anerkannt werden müsse, „daß, im ganzen gesehen, die gesamte gesundheitliche Versorgung des deutschen Volkes doch den Anforde-

26) Demzufolge war ein *Lagerrevierarzt* jemand, der von der KVD „mit der kassenärztlichen Behandlung erkrankter Lagerinsassen in Bau- und Betriebslagern eingesetzt" wurde.

27) Informationsdienst des Hauptamtes für Volksgesundheit der NSDAP, November 1942, S. 65 f. (Hervorhebungen im Original). Vgl. dazu auch Karbe: Der revierärztliche Dienst.

28) Conti: Gesundheitsführung und Leistungssteigerung, S. 57-59 (Hervorhebungen im Original).

rungen genügt, die man in einem Kriege wie diesem billigerweise stellen" könne; „daran ändern die Schwierigkeiten im einzelnen nichts". Angesichts des Ärztemangels, der auch den geplanten Umfang des Betriebsarztsystems illusorisch machte, meinte Conti fatalistisch: „Darum müssen wir mit dem auskommen, was da ist und langsam nachwächst, und müssen die vorhandenen Ärzte so nutzbringend tätig werden lassen, wie dies irgend möglich ist." Als positiv und hinsichtlich der beabsichtigten Leistungssteigerung der arbeitenden Bevölkerung durchaus ausbaufähig bezeichnete der Reichsgesundheitsführer die Tatsache, „daß die durchschnittliche Lebenserwartung des deutschen Menschen in den letzten 30 Jahren sich beinahe verdoppelt hat. Sie ist von rund 35 auf rund 60 Jahre gestiegen". Wenn man allein „die Zeit der schaffensfähigen Periode, das Lebensalter vom 16. bis zum 65. Lebensjahr", betrachte, so sei noch mehr Hoffnung angebracht. Um 1880 betrug die „Zeit der schaffensfähigen Periode nur 24 Lebensjahre", 1939 aber bereits „über 40 Lebensjahre". Dies bedeute „praktisch eine *Verdoppelung der schaffensfähigen Lebenszeit* jedes einzelnen Menschen und damit der Gesamtleistung für sein Volk".[29)]

Wenige Wochen später unternahm der Reichsgesundheitsführer eine mehrtägige Inspektionsreise durch Mecklenburg, um sich über die ärztliche Versorgung der Zivilbevölkerung zu informieren und um staatliche sowie betriebliche medizinische Einrichtungen zu besichtigen. Dabei hielt Conti am 20. März in der Aula der Universität Rostock und am 22. März in der NSDAP-Gauschule in Schwerin Vorträge vor den mecklenburgischen Angehörigen der Gesundheitsberufe, um bei diesen „durch eine grundsätzliche Ausrichtung die letzte Hingabe auf dem entscheidend wichtigen Gebiet der Volksgesundheit zu erreichen". Contis Ausführungen gipfelten in den Aussagen: „Kranke Menschen ... sind eine Belastung für den Staat"; es bestehe „ein ursächlicher Zusammenhang zwischen Volksgesundheit und Weltanschauung. Der Nationalsozialismus hat uns zu den Gesetzen des Lebens zurückgeführt und uns gelehrt, die natürliche Bindung des Blutes als einzig bindenden Wert des Volkes anzusehen". Die „Pflicht zur Gesundheit ist unter den gegenwärtigen Umständen dieses Krieges geradezu eine nationale Pflicht, denn es gilt, die guten Erbwerte über eine Notzeit hinweg weiterzutragen und für die Zukunft sicherzustellen".[30)] Diesem pseudomedizinischen Geschwurbel stellte der Gauleiter Friedrich Hildebrandt konkrete Zahlen gegenüber und behauptete vor der versammelten mecklenburgischen Ärzteschaft, daß „rund 60 Betriebe im Gau Mecklenburg heute ihren Betriebsarzt" hätten, „dem die gesundheitliche Betreuung der gesamten Gefolgschaft obliegt". Rechne man noch die „anderen Formen der gesundheitlichen Betreuung" hinzu, „die durch die mannigfachen Maßnahmen der NSV gegeben sind", so könne „man schon sagen, daß mit Hilfe von Partei und Staat die Forderung, gesund zu sein, von dem weitaus größten Teil unseres Volkes befolgt" werde.[31)]

Wir konnten im Rahmen unserer Recherchen 23 in mecklenburgischen Großbetrieben *hauptamtlich* tätige Werks-, Betriebs- oder Revierärzte ermitteln.[32)] Dabei ist jedoch zu bedenken, daß zahlreiche der von uns porträtierten niedergelassenen Ärzte auch *nebenamtlich* als Betriebsärzte gewirkt haben, so daß die Zahl von 60 betriebs- oder revierärztlich versorgten Produktionsbetrieben durchaus den Tatsachen entsprechen kann.[33)] Die 23 hauptamtlichen Betriebsärzte in Mecklenburg waren alle männlich, promoviert und zumeist re-

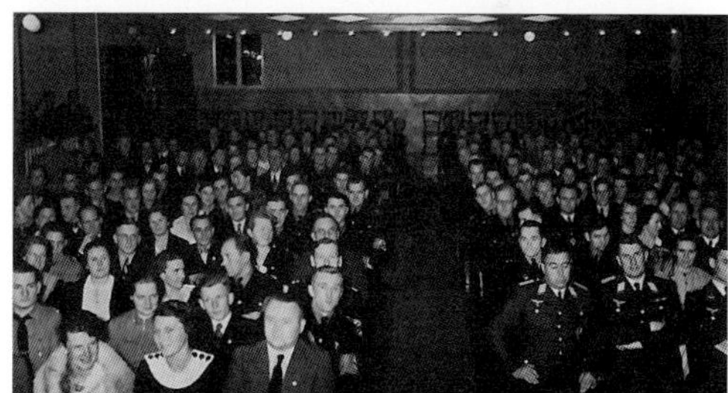
Belegschaft der Walther-Bachmann-Flugzeugwerke in Ribnitz (1939)

29) Ebenda (Hervorhebung im Original).
30) NS-Gaudienst Mecklenburg, 20.3. und 24.3.1943.
31) Ebenda, 24.3.1943.
32) Hauptamtliche Betriebsärzte waren u.a. in der Schiffswerft Thomsen & Co. in Boizenburg, in der Heeresmunitionsanstalt Priemerburg bei Güstrow, in den Mechanischen Werkstätten in Neubrandenburg, in den Bachmann-Flugzeugwerken in Ribnitz, in der Neptunwerft in Rostock, in den Heinkel-Flugzeugwerken in Rostock, in den Arado-Flugzeugwerken in Rostock-Warnemünde, bei der Deutschen Reichsbahn in Schwerin, in den Märkischen Elektrizitätswerken in Schwerin, in der Mecklenburgischen Metallwarenfabrik in Waren, in der Triebwagen- und Waggonfabrik in Wismar sowie in den Dornier-Flugzeugwerken in Wismar tätig.
33) Dabei ist zu berücksichtigen, daß diese hauptamtlich tätigen Betriebsärzte zumeist über die Deutsche Arbeitsfront eingesetzt wurden und wir vor allem die Unterlagen des staatlichen bzw. parteigebundenen Medizinalwesens aus-

lativ jung; allein 16 von ihnen stammten aus den Geburtsjahrgängen 1899 bis 1913. Mindestens 14 von ihnen gehörten der NSDAP an (60,9 Prozent).

Ungeachtet aller Bemühungen, das Betriebs- und Revierarztsystem flächendeckend auszubauen, registrierten die Beobachter des Sicherheitsdienstes der SS Ende September 1943, „daß der Gesundheitszustand der Volksgenossen seit Einführung des verstärkten Arbeitseinsatzes sich ständig verschlechtere und nicht mehr als gut anzusehen“ sei. Dabei seien „die Gesundheitsschäden im allgemeinen“ nicht nur „auf den verstärkten Arbeitseinsatz an sich zurückzuführen“, sondern hätten „ihre Ursachen im wesentlichen [auch] in den Kriegsverhältnissen und den dadurch bedingten Schwierigkeiten der Ernährung und Lebensführung“. Gerade über den „Fraueneinsatz“ werde berichtet, „daß die körperliche Umstellung derjenigen Frauen, die sich bisher noch nicht im Arbeitseinsatz befunden hätten, besondere Schwierigkeiten bereite“. Besonders bei Frauen, „die ihr bisheriges Tagewerk – die Hausarbeit – auf den Abend verlegen müßten und tagsüber im Betrieb zur stärksten Konzentration auf die neu zu erlernende Arbeit gezwungen seien“, würden „häufig Erschöpfungszustände“ beobachtet.[34)] Diese ungeschminkte – allerdings interne und geheime – Einschätzung widersprach dem ebenfalls „streng vertraulichen“ Lagebericht, den Reichsgesundheitsführers Dr. Leonardo Conti in der selben Zeit, im Herbst 1943, den Spitzen der staatlichen Verwaltungen aus ganz Deutschland über den „Stand der Volksgesundheit im 5. Kriegsjahr“ präsentierte und in dem er eine optimistische Lagebeschreibung zu vermitteln suchte.[35)]

Die Realitäten waren jedoch andere. Laut Einschätzung des SD seien nach Beobachtungen von Betriebsärzten im Zuge „der Einführung der verlängerten Arbeitszeit“[36)] vor allem folgende Krankheitsbilder aufgetreten: „1. Ständige Kopfschmerzen, besonders bei Geistesarbeitern. 2. Dauernde Müdigkeit mit schlechter geistiger Konzentration und Vergeßlichkeit. 3. Innere Unruhe, Gedankensprünge und Unklarheit bei der Rede, starke Überempfindlichkeit gegen Licht und gegen Geräusch. Besondere Empfindlichkeit gegen Temperaturunterschiede. 4. Schlaflosigkeit, Appetitlosigkeit, Sodbrennen, Aufstoßen, Gasbauch, starker Druck in der Magengegend, des öfteren Diarrhöen, starke Zunahme der Magengeschwüre. 5. Herzbeklemmung, Herzklopfen und Beengung in der Brust, Zunahme der Lungenerkrankungen, Aktivierung der Tuberkulose. 6. Starke Schweißausbrüche und Haltungsanomalien. 7. Verminderung der Leistung der Keimdrüsen bei Männern. 8. Starke Beschwerden während der Periode bei Frauen. 9. Disfunktion der Schilddrüse, Haarausfall, Zittern der Hände, Glanzaugen (Basedow). 10. Einzelne Fälle von plötzlichen Schlaganfällen, Herztod bei verhältnismäßig jungen Menschen. 11. Blutdrucksteigerungen und starke Blutdruckerniedrigungen. 12. Verbreitung von Hauterkrankungen, besonders Furunkulose.“

Nach betriebsärztlicher Auffassung seien „diese Krankheitserscheinungen“ zumeist „durch Überbeanspruchung des Nervensystems hervorgerufen“ und würden sich „vielfach mit der Zeit zu schweren organischen Krankheiten entwickeln“. Und „erfahrene Ärzte“ seien der Ansicht, daß die „übermäßige Arbeitsleistung, welche die Kriegszeit von fast jedem im Arbeitsprozeß stehenden Volksgenossen“ verlange, eine „übermäßig starke Beanspruchung des Nervensystems“ zur Folge habe und „daher die Hauptursache für die Häufung der geschilderten Krankheitszeichen“ bilde.[37)] Eine, objek-

---

gewertet haben. Darin ließ sich nur in Einzelfällen eine nebenamtliche Tätigkeit von niedergelassenen Ärzten als Betriebs- oder Revierarzt nachweisen.

34) Meldungen aus dem Reich, S. 5811 f. (Bericht vom 27.9.1943). Vgl. dazu auch die von der Frauenabteilung der Gauwaltung Mecklenburg der Deutschen Arbeitsfront unter dem Titel „Gesundheit ist wertvollster Besitz“ hrsg. „Anregungen für die Arbeit der Werkfrauengruppen“.

35) Vgl. dazu: BA, RD, Nr. 17/21, und die Auszüge aus der Rede des Reichsgesundheitsführers im Kapitel: Krankheiten, Todesfälle und Todesursachen im Deutschen Reich und in Mecklenburg, S. 387 ff.

36) Im März 1943 hatte Hermann Göring in seiner Eigenschaft als Vorsitzender des Ministerrates für die Reichsverteidigung angeordnet, daß die Mindestarbeitszeit der „Beamten mit sofortiger Wirkung auf 56 Stunden“ wöchentlich festzusetzen sei. Jeder „Behördenangehörige“ habe „in Zukunft seine Dienstgeschäfte täglich so wahrzunehmen, daß keines unerledigt“ bleibe. „Am Sonnabendnachmittag und Sonntag wird soweit gearbeitet, als kriegswichtige Aufgaben zu erfüllen sind.“ RGBl., T. I, 1943, S. 141 f. Das Mecklenburgische Staatsministerium hatte bereits im Mai 1942 für die Landesbediensteten „während des Krieges“ eine wöchentliche Mindestarbeitszeit von 56 Stunden festgesetzt; vgl. dazu: Regierungsblatt für Mecklenburg, 1942, S. 72. Ab März 1943 galt für alle Rüstungsbetriebe eine 24stündige Arbeitszeit, also ein durchgehender Schichtbetrieb. Hinzu kam eine umfangreiche Arbeitsdienstpflicht für Frauen. Ab 1944 betrug die generelle Arbeitszeit 60 Stunden, in der Rüstungsindustrie 72 Stunden pro Woche, verbunden mit einer weitreichenden Urlaubssperre.

37) Meldungen aus dem Reich, S. 5813 f. (Bericht vom 27.9.1943).

tiv gesehen, durchaus richtige Einschätzung der Lage, deren Ursachen jedoch aus der systemimmanenten Sicht des NS-Regimes nicht abgestellt werden konnten.

Mutig – wenngleich folgenlos – blieb die Forderung der SD-Spezialisten, die Verantwortlichen mögen „bedenken, daß die heute geltenden Anforderungen im Widerspruch stünden zu allen Grundsätzen, welche früher von maßgebenden Stellen der Gesundheitsführung in bezug auf die Notwendigkeit der Erholung, Ausspannung usw. für den schaffenden Menschen aufgestellt worden" waren. Fruchtlos blieben die Mahnungen des SD auch, daß nach den „übereinstimmenden Feststellungen" der „Betriebsführer ... der Gesundheitszustand der Gefolgschaft in zunehmendem Maße eine Verschlechterung erfahren habe und daß diese Entwicklung zu einer akuten Gefahr für die Produktionssteigerung werden" könne. „Sowohl von Betriebsführern wie Ärzten werde für die Zukunft mit einer weiteren Verschlechterung des Gesundheitszustandes und damit einer Minderung der Produktion gerechnet."[38)]

Ein großer Teil der deutschen Kriegswirtschaft funktionierte nur noch durch den Einsatz von ausländischen Arbeitskräften, deren gesundheitliche Situation kaum Gegenstand der Beobachtungen war. 1944 waren etwa 7,9 Millionen zumeist zwangsrekrutierte Ausländer in der deutschen Kriegswirtschaft tätig. Das waren immerhin fast 27 Prozent aller im deutschen Machtbereich tätigen Arbeitskräfte.[39)] In Mecklenburg machten die ausländischen Arbeitskräfte und Kriegsgefangenen im Herbst 1944 sogar mehr als 44 Prozent des gesamten Arbeitskräftepotentials des Gaues aus.[40)] Wie der Generalbevollmächtigte für den Arbeitseinsatz, der thüringische Gauleiter Fritz Sauckel, 1944 feststellte, seien zu diesem Zeitpunkt „Europas Arbeitsreserven [bereits] in weitestem Maße für Rüstungsaufgaben eingesetzt". Durch die zahlreichen Einberufungswellen der letzten Jahre war aber die Zahl der verfügbaren deutschen Arbeitskräfte dramatisch gesunken. Außerdem konnten durch die Territorialverluste besonders im Osten kaum noch neue Zwangsarbeiter rekrutiert werden. Dennoch mußten weitere Arbeitskräfte gewonnen und mobilisiert werden. In dieser Situation verbündeten sich der Generalbevollmächtigte für den Arbeitseinsatz und der Reichsgesundheitsführer zu einer gleichermaßen ungewöhnlich wie verzweifelt erscheinenden Initiative. In einem „Gemeinsamen Aufruf an die deutschen Ärzte" hielten sie fest: „Was jetzt noch zu tun ist, muß in erster Linie durch eine Leistungssteigerung des deutschen Arbeiters erbracht werden. Auch die deutsche Frau, die durch die Meldepflichtverordnung vom März 1943[41)] zum Teil an Arbeitsplätze gesetzt ist, die ihren bisherigen Lebensgewohnheiten vollkommen fremd sind", und die „bei freudigem Einsatz ihren Beitrag geleistet" habe, müsse „trotzdem auch weiter zur Leistungssteigerung beitragen. Selbstverständlich" solle „der Umfang dieses Arbeitseinsatzes so gehalten sein, daß nach Möglichkeit jede gesundheitliche Schädigung, insbesondere Schädigung der Fruchtbarkeit, vermieden" werde. Aber diese Rücksichtnahme dürfe keineswegs „in ein allzu weiches Entgegenkommen" ableiten. „Die Notwendigkeit der Rüstungserzeugung" gebiete „eine stren-

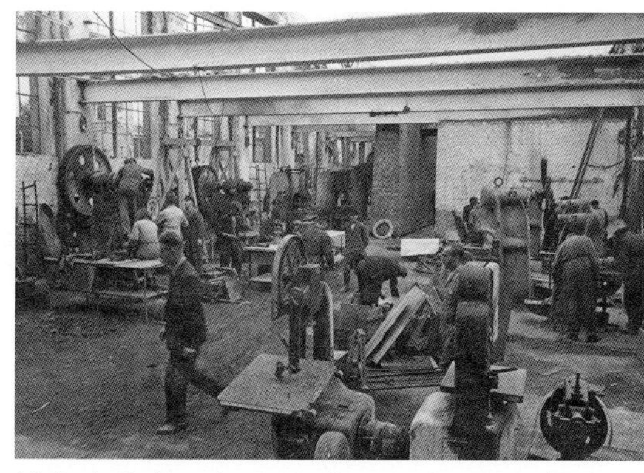
Arbeiter der Norddeutschen Dornier-Flugzeugwerke in Wismar (1944)

38) Ebenda.

39) Vgl. dazu Herbert: Fremdarbeiter, S. 237 ff., 258, 262, 270. Bezieht man die Kriegsgefangenen und die Häftlinge der Konzentrationslager in die Statistik des „Ausländereinsatzes" ein, so waren auf dem Territorium des Großdeutschen Reiches 1942 etwa 13,5 Millionen Menschen zwangsweise für die deutsche Kriegswirtschaft tätig; vgl. dazu Spoerer: Zwangsarbeit unterm Hakenkreuz.

40) Vgl. dazu Buddrus: Ausländische Arbeitskräfte in Mecklenburg, S. 86-99.

41) Gemeint war die „Verordnung über die Meldung von Männern und Frauen für die Aufgaben der Reichsverteidigung (Meldepflichtverordnung)" vom 27.1.1943. Darin wurde bestimmt, daß „alle Männer vom vollendeten 16. bis zum vollendeten 65. Lebensjahr und alle Frauen vom vollendeten 17. bis zum vollendeten 45. Lebensjahr, die im Reichsgebiet wohnen, ... sich bei dem für ihren Wohnort zuständigen Arbeitsamt ... zu melden hätten", um in der Kriegswirtschaft eingesetzt zu werden. RGBl., T. I, 1943, S. 67 f.

ge Beurteilung der Arbeitsfähigkeit" der Frau. Sauckel und Conti richteten „deshalb an die deutschen Ärzte, die ein Urteil über den Gesundheitszustand meldepflichtiger Frauen abzugeben haben", den dringenden Appell, „stets des harten Zwanges eingedenk zu sein, unter dem das deutsche Volk um Sein oder Nichtsein kämpft ... Wenn das Haus brennt, wird jeder, auch der körperlich Behinderte, nach bestem Können sich einreihen in die Kette der Helfer. Was für das Heim gilt, gilt in verstärktem Maße für die Heimat. Darum, Ärzte und Berufskameraden, untersucht sorgfältig und gewissenhaft! Urteilt gerecht, aber streng! So dient Ihr Reich und Volk".[42]

Mit einer ähnlichen Wirkungsabsicht berührte der niedergelassene Allgemeinpraktiker und Vertrauensarzt Dr. Martin Bauer (*1898) aus dem bayerischen Rosenheim 1944 „eine heute ganz besonders wichtige Seite des ärztlichen Aufgabenkreises: Die Feststellung der Arbeitsunfähigkeit der werktätigen Patienten". Denn die „Anforderungen des totalen Krieges an die Heimat" verlangten heute mehr denn je, „daß die Ärzte einerseits bei jedem in Behandlung Tretenden strengstens" zu prüfen hätten, „ob wirklich Arbeitsunfähigkeit gegeben ist", und andererseits seien sie gehalten, „durch intensive Behandlung die Kranken wieder möglichst schnell der Arbeit zuzuführen". Angesichts der derzeitigen Kriegslage müsse „jeder Arzt die Verpflichtung in sich spüren, mit Energie daran mitzuarbeiten, daß sich der Krankenstand auf dem niedrigsten Niveau hält, das nur möglich ist".

Zunächst müsse die generelle Frage gestellt werden, „ob es wirklich nötig ist, wegen Bagatellen die Arbeitsunfähigkeit" zu attestieren. Besonders strenge Maßstäbe gelte es bei den ausländischen Arbeitskräften anzulegen. Müßten diese wirklich wegen „Muskelrheumatismus", „Muskelzerrung im Kreuz", „Muskelentzündung linkes Knie", „Oberarmmuskelschmerzen", „Beschaffung einer Brille", „leichter Angina", „Prellung des Mittelfingers", „Neurasthenie" oder „Obstipation" arbeitsunfähig geschrieben werden? Könne „Krampfaderbildung ohne Entzündung" tatsächlich „so starke Beschwerden machen, daß dem Ausländer nicht mit bandagiertem Bein die Arbeit zugemutet werden könnte?" Auch bei „leichten Verletzungen, kleinen Wunden oder Entzündungen, Prellungen und dergleichen" müsse ein Arzt heute einen anderen Maßstab anlegen, am besten „den des Frontsoldaten!"

Auch „junge schwangere Frauen sollten nicht meinen, sie müßten wegen geringer physiologischer Beschwerden der Schwangerschaft sich monatelang zu Haus pflegen. Sie könnten beim geeigneten Dienst oft viel länger arbeiten" und sollten sich ein Beispiel an der Bäuerin nehmen, „die bis zum Tage der Entbindung ihre zahlreiche Familie zu versorgen und schwere landwirtschaftliche Arbeiten zu verrichten hat, einfach deshalb, weil niemand anderer da war, der sie getan hätte".

Bei seinen Entscheidungen, ob eine Arbeitsunfähigkeit vorliege, müsse „der Arzt nicht nur Behandler, sondern fast noch mehr Führer und Erzieher seiner Kranken sein. Er darf die Mühe nicht scheuen, dem Patienten klar zu machen, worum es heute geht". Und „besonders gegenüber Ausländern" dürfe der Arzt „energische Worte nicht scheuen", wenn diese „das deutsche Arbeitstempo noch nicht begriffen haben und es am Arbeitswillen fehlen sollte". Bauer erhob „am Schluß noch einmal die Mahnung, heute im fünften Kriegsjahr kritischer zu sein als bisher in der Beurteilung der Arbeitsunfähigkeit, sie so kurz als nur möglich zu bemessen ... Wo immer es möglich ist, müssen die behandelnden Ärzte ihre Patienten arbeitsfähig schreiben".[43] Inwieweit sich die mecklenburgische Ärzteschaft an diese Maximen gehalten hat, ist nicht zu ermitteln.

Auf einer Tagung in Schwerin referierte der bereits zitierte Leiter des Amtes für Gesundheit und Volksschutz der Deutschen Arbeitsfront, Prof. Dr. Werner Bockhacker, im August 1944 über die Aufgaben der Gesundheitsführung in den Klein- und Mittelbetrieben, die als Zulieferer für die Rüstungsindustrie auch in Mecklenburg eine immer größere Bedeutung erlangt hatten. Hier gewinne „ein Krankenstand und Fehlstand besondere Bedeutung, weil er um so mehr die Leistungsfähigkeit des Betriebes beeinflußt, je kleiner der Betrieb ist". Deshalb werde jetzt „für alle Betriebe eine Fehlkartei" eingeführt, „mit genau aufgegliederter berechtigter und unberechtigter Fehlzeit". Nach deren Auswertung werde der Betriebsarzt in der Lage sein, „seine besondere Sorgfalt den wertvollen, verantwortungsbewußten Kräften zuzuwenden". Bockhacker mahnte auch auf dem Gebiet der Arbeits- und Leistungsmedizin die Durchsetzung des bereits anderswo erfolgten Paradigmenwechsels an: „Auf dem Gebiete der Gesundheitsführung werden wir uns revolutionär von dem Schonungsgedan-

42) Zitiert nach: Deutsches Ärzteblatt, 1944, S. 47.
43) Bauer: Die Arbeitsunfähigkeit im 5. Kriegsjahr, S. 56 f.

ken der vergangenen Jahrhunderte freimachen müssen, denn Schonung ist identisch mit dem Nachlassen der Arbeitskraft und letztlich auch des Arbeitswillens und der Arbeitsbereitschaft. An seine Stelle tritt der Trainingsgedanke, die Kräftigung durch Leistung"; dies gelte „sowohl für den Männer- wie für den Fraueneinsatz". Da habe man schon viel erreicht, denn „der Krankenstand ist heute [1944] prozentual geringer als im Friedensjahr 1938". Bockhacker betonte nochmals, daß gesundheitliche Betreuung nur dem Arbeitswilligen zukommen dürfe: „Das Leistungsprinzip erfordert den Menschen als totales Ganzes, und dem Schaffenden wird auch die Sorge der Gesundheitsführung in besonderem Maße gehören."[44] Das bedeutete implizit einen Ausschluß von denjenigen Menschen aus dem Gesundheitssystem, die aus Sicht der NS-Behörden nicht mehr leistungsfähig waren oder als leistungsunwillig eingeschätzt wurden.

Erst im Dezember 1944 wurde – mit der für Mecklenburg typischen Verspätung – in Rostock von der Abteilung Gesundheitsdienst der DAF Mecklenburg die erste Gesundheitsdienststelle für die „gesundheitliche Betreuung der Gefolgschaften in den Klein- und Mittelbetrieben" eingerichtet, die „unter Aufsicht eines Betriebsarztes" stand; dieser sollte für „Reihenuntersuchungen" sorgen, „die Zahnkranken" erfassen und „Krankheiten möglichst frühzeitig erkennen und behandeln, damit Arbeitsausfall verhindert wird". Im Zuge der luftkriegsbedingten Verlagerung von Abteilungen von Rüstungsbetrieben und der massenhaften Umstrukturierungen von einstmals zivile Güter herstellenden Klein- und Mittelbetrieben waren gerade in Mecklenburg zahlreiche Zulieferbetriebe für die Rüstungsindustrie entstanden. Und diese kleineren Produktionsstätten hatten „gleich den Großbetrieben ihre Aufgabe zu erfüllen" und auch „unter der Belastung des Krieges ... ihre Arbeitsleistung soweit wie möglich zu steigern. Eine intensive gesundheitliche Betreuung soll ihnen dazu helfen".[45]

Ausweislich der Berichte aller Staatlichen Gesundheitsämter Mecklenburgs waren die Arbeitsleistungen der durch Einziehungen zur Wehrmacht erheblich verringerten Betriebsbelegschaften seit Jahren rückläufig, während Krankenstand und Arbeitsunfälle beständig zunahmen.[46] Im November 1944 gab es in Mecklenburg in allen Hauptwirtschaftszweigen insgesamt nur noch 355.301 Beschäftigte, darunter allein 157.978 ausländische Arbeitskräfte und Kriegsgefangene (44,5 Prozent) – reichsweit der höchste Ausländeranteil in einem deutschen Land. Innerhalb eines Jahres, vom November 1943 bis zum November 1944, ist die Zahl der deutschen Beschäftigten in Mecklenburg trotz aller Mobilisierungsmaßnahmen von 207.953 auf 197.323, also um 5,1 Prozent zurückgegangen.[47] Die bereits weiter oben zitierte Ideallösung, die vorsah, daß „der Betriebsarzt als Arzt der Gesunden zu betrachten" sei, „während der Revierarzt die Kranken behandeln" solle,[48] wurde in Mecklenburg nie erreicht. Eine derartige Regelung blieb Wunschbild. Wie weiter oben detailliert geschildert, reichte der Bestand an Ärzten in Mecklenburg in der Kriegszeit nicht aus, um allein die deutsche Zivilbevölkerung medizinisch zu versorgen. Ausländische Arbeitskräfte, die zwar ab 1943 etwas besser behandelt wurden, kamen dagegen nur selten in den Genuß einer ärztlichen Betreuung.[49]

44) NS-Gaudienst Mecklenburg. Sonderdienst: „Die innere Front", 14.8.1944.
45) NS-Gaudienst Mecklenburg, 13.12.1944.
46) Vgl. dazu das Kapitel: Gesundheitsverhältnisse, gesetzliche Grundlagen und berufliche Rahmenbedingungen für das Wirken der mecklenburgischen Ärzteschaft 1939-1945, S. 143 ff.
47) Dabei ist die Zahl der männlichen Beschäftigten von 114.610 auf 95.716 Arbeitskräfte um 16,5 Prozent gesunken, während die Zahl der weiblichen Arbeitskräfte von 93.343 auf 101.607 um 8,9 Prozent gestiegen ist. Ausländische Arbeitskräfte waren in Mecklenburg Ende 1943 in mehr als 200 Lagern untergebracht. Vgl. dazu Buddrus: Ausländische Arbeitskräfte in Mecklenburg, S. 86-99.
48) NS-Gaudienst Mecklenburg, 13.12.1944.
49) Vgl. dazu das Kapitel: Gesundheitsverhältnisse, gesetzliche Grundlagen und berufliche Rahmenbedingungen für das Wirken der mecklenburgischen Ärzteschaft 1939-1945, S. 143 ff.

Ärztinnen im Deutschen Reich und in Mecklenburg

Ärztinnen wurden schon in der Weimarer Republik nicht gern gesehen und von der dominierenden männlichen Ärzteschaft nicht selten hart bekämpft; im nationalsozialistisch beherrschten Deutschland waren Ärztinnen eigentlich nicht mehr vorgesehen.

Im Januar 1943 – der Ärztemangel im Dritten Reich hatte mittlerweile ein bedrohliches Ausmaß angenommen – würdigte das Zentralorgan des Hauptamtes für Volksgesundheit der NSDAP und des NS-Ärztebundes in einem Artikel „Deutschlands erste Ärztin". Franziska Tiburtius sei am 24. Januar 1843 als Tochter eines Gutspächters auf Rügen geboren worden, habe zunächst ihr Lehrerinnen-Examen gemacht, dann ab 1871 in der Schweiz Medizin studiert und dort 1876 promoviert. Zurückgekehrt nach Deutschland, habe sie zunächst als Volontärassistentin in einer Dresdner Klinik gearbeitet, sich dann mit ihrer Freundin Emilie Lehmus, die sie beim Studium in der Schweiz kennengelernt hätte, selbständig gemacht und in einer Hinterhofwohnung in Berlin die erste Poliklinik für Frauen gegründet, in der sie bis 1907 ihre Praxis betrieben habe. Im Ersten Weltkrieg habe sie sich „noch einmal zur Verfügung gestellt" und sei 1927 im Alter von 85 Jahren in Berlin gestorben.[1)]

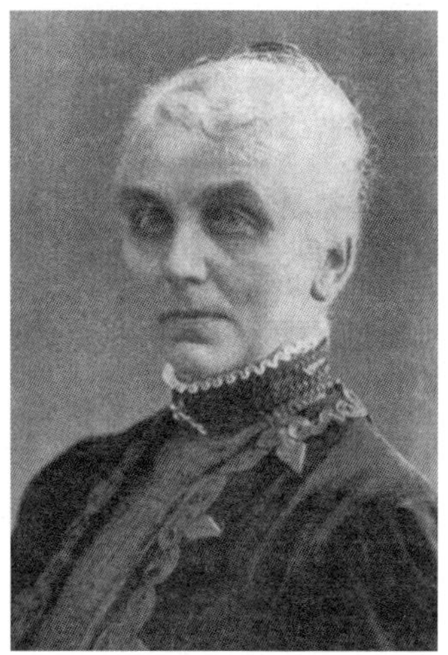
Franziska Tiburtius

Abgesehen von der Petitesse, daß Franziska Tiburtius bereits mit 84 Jahren gestorben ist, entsprachen diese Rahmendaten zwar den Tatsachen, aber wichtige Aspekte wurden nicht erwähnt. So ist Franziska Tiburtius deshalb in die Schweiz gegangen, weil Frauen in Deutschland nicht zum Studium zugelassen waren. Daß sie nach ihrem Abschluß anschließend in Dresden an einer Entbindungsklinik arbeitete, einer Einrichtung, die bei den Nationalsozialisten nicht gerade wohlgelitten war, wurde ebenso verschwiegen wie die Tatsache, daß sie als Frau weder in Dresden noch in Berlin eine staatliche Approbation erhalten hatte, ihr der Arzttitel also nicht zuerkannt worden war, was sie im Status einer Heilpraktikerin agieren ließ und eine ungesicherte rechtliche Stellung zur Folge hatte. Unterschlagen wurde in der scheinheiligen Würdigung des NS-Ärzteblattes auch, daß Franziska Tiburtius jahrelang massiven öffentlichen Anfeindungen der männlichen Ärzteschaft ausgesetzt war, daß sie sich in der Frauenbewegung engagiert und für die Zulassung von Frauen fürs Medizinstudium gekämpft hatte. Zwar wurde in diesem Beitrag auch die 1841 geborene Emilie Lehmus als Praxispartnerin von Franziska Tiburtius erwähnt, nicht jedoch, daß eigentlich diese die erste promovierte deutsche Ärztin war; verschwiegen wurde zugleich die dritte Praxispartnerin, die 1834 geborene Henriette Hirschfeld, die ihr Studium in den USA schon 1869 abschloß und zur ersten niedergelassenen Zahnärztin in Deutschland avancierte. Nicht erwähnt wurde ebenfalls, daß die 1715 in Quedlinburg geborene Dorothea Erxleben die erste deutsche Ärztin war, die 1754 an der Universität Halle unter Sonderbedingungen ihre Promotion ablegen durfte. Ungeachtet all dieser Fehlstellen ist es zunächst bemerkenswert, daß 1943 im NS-Ärzteblatt eine Würdigung für eine Ärztin – und gerade für diese – publiziert wurde, bei Betrachtung der aktuellen medizinischen Versorgungslage jedoch keineswegs erstaunlich.

Wie war die Situation hinsichtlich der Medizinstudentinnen und der Ärztinnen in Deutschland und in Mecklenburg? Frauen waren in denjenigen Königreichen und Fürstentümern, die ab 1871 das Deutsche Reich bildeten, jahrhundertelang von jedem Universitätsstudium ausgeschlossen. Erst zu Beginn des 20. Jahrhunderts wurde in einigen deutschen Ländern der reguläre Zugang von Frauen zum Studium genehmigt, so zunächst 1900 in Baden, 1903 in Bayern, 1904 in Württemberg, 1906 in Sachsen und 1908 in Preußen. Mecklenburg folgte – nicht überraschend – 1909 als letztes deutsches Land. Die erste reguläre Medizinstudentin *in* Mecklenburg war die 1875 in Mülheim/Rhein geborene Sophie Jourdan, die im Oktober 1909 an der Landesuniversität in Rostock immatrikuliert wurde

1) Die Gesundheitsführung. Ziel und Weg, 1943, S. 56.

und dort im Juni 1913 ihr Studium mit einer Promotion abschloß.[2] Schon ab 1914 praktizierte sie als niedergelassene Allgemeinpraktikerin in Berlin, bevor sie 1937 als Fürsorgeärztin an die Säuglingsfürsorgestelle in Berlin-Kreuzberg wechselte.

Die einzige mecklenburgische Universität in Rostock war nicht gerade ein Hotspot des Frauenstudiums, wenngleich seit dem Ersten Weltkrieg eine deutliche Zunahme der Zahl der Studentinnen zu beobachten ist: Im Wintersemester 1913/14 wurden in Rostock 16 Studentinnen gezählt, im Sommersemester 1916 bereits 43; im Wintersemester 1918/19 stieg die Zahl der Studentinnen auf 80, und im Sommersemester 1919 studierten immerhin 180 Frauen in Rostock. 1933, zu Beginn des Dritten Reichs, waren in Rostock 520 Studentinnen immatrikuliert; das waren 18,9 Prozent aller Studierenden. Die meisten Frauen studierten in Rostock Medizin; zwischen 1909/10 und 1926 waren an der Medizinischen Fakultät 315 Studentinnen im Alter zwischen 18 und 35 Jahren eingeschrieben.[3]

Der Anteil der Studentinnen an der Gesamtzahl der Studierenden der Universität Rostock bewegte sich in den Jahren zwischen 1932 und 1939 immer zwischen 14,6 und 19,6 Prozent, wobei auffällig ist, daß diese Schwankungen nicht etwa den gelegentlich behaupteten Rückgang der Zahl der weiblichen Studierenden im Dritten Reich belegen können, sondern vorwiegend jahreszeitlich bedingt waren: Der Anteil der weiblichen Studierenden an der Gesamtzahl aller Rostocker Studenten lag im Sommer stets höher als im Winter; Studentinnen waren in den Sommersemestern prozentual stets stärker an der Ostsee-Universität vertreten als in den Wintersemestern.

Mit Beginn der NS-Herrschaft galt in Deutschland zunächst die Vorgabe, daß Frauen höchstens zehn Prozent der Studentenschaft ausmachen sollten, was jedoch 1935 wieder aufgehoben wurde, als die Studentenzahlen wegen des beschleunigten Ausbaus der Wehrmacht deutlich zurückgegangen waren und ein Mangel an akademischem Nachwuchs befürchtet werden mußte. Wenngleich die absolute Zahl der Studentinnen an der Universität Rostock zwischen 1933 (508) und 1943 (171) erheblich zurückging, stieg der Anteil der Studentinnen im Zweiten Weltkrieg signifikant; aber auch hier war die Universität Rostock vom Reichstrend abgekoppelt. Während der Anteil der rund 25.000 weiblichen Studierenden an der Gesamtstudentenzahl 1943 bei bislang beispiellosen 47 Prozent lag, bewegte sich der Anteil der Studentinnen in Rostock von Mitte 1940 bis zur letzten amtlich belegten Statistik für das Wintersemester 1943/44 zwischen 23,2 und 27,6 Prozent, für Rostock immerhin ein Spitzenwert.[4]

Betrachtet man die Rostocker Studentenzahlen hinsichtlich der Verteilung auf die einzelnen Wissenschaftsgebiete bzw. Fakultäten, so ist parallel zum generellen Rückgang der Zahl der Studierenden natürlich auch innerhalb der jeweiligen Großdisziplinen eine deutliche Reduzierung der Studentenzahlen zu beobachten, die allerdings in den einzelnen Fakultäten jeweils unterschiedlich ausfiel. Den geringsten Rückgang hatte noch die Medizinische Fakultät zu verzeichnen: Gab es an der Universität Rostock 1933 noch insgesamt 1.487 Medizinstudenten (55 Prozent aller dort Studierenden), so waren es 1941 immerhin noch 358 (72,6 Prozent aller Rostocker Studenten), was einem Rückgang um 76 Prozent entsprach.

Sichtbar wird, daß sich die auf dem Weg in die akademische Bedeutungslosigkeit befindende mecklenburgische Landesuniversität im Dritten Reich hinsichtlich ihrer Studentenzahlen immer mehr zu einer medizinischen Hochschule entwickelte; waren 1933 immerhin schon mehr als die Hälfte aller Studierenden in Rostock Studenten der Medizin, so waren es 1937 fast zwei Drittel und 1941 nahezu drei Viertel aller Studenten. Diese Entwicklung entsprach der generellen Entwicklung im Reich.[5]

Ungeachtet der absolut sinkenden Zahl der Medizinstudenten ist ihr Anteil an der gesamten Studentenschaft also erheblich gestiegen, was das innere Universitätsgefüge erheblich veränderte. Schon Anfang 1940 hat der SD festgestellt, „daß die Mediziner bei weitem den größten Prozentsatz aller Studenten einnehmen"; während sie im ganzen Deutschen Reich durchschnittlich „über die Hälfte aller Studierenden" stellten, würden unter den 424 Rostocker Studenten allein 315 Medizin studieren (74,3 Prozent).[6]

---

2) Vgl. dazu Beese: Frauenbewegung und Frauenstudium, S. 28.
3) Vgl. dazu ebenda, S. 30 ff.
4) Vgl. dazu Buddrus/Fritzlar: Die Professoren der Universität Rostock im Dritten Reich, S. 30 f., 498-501.
5) Berechnet nach ebenda.
6) Meldungen aus dem Reich, S. 726 (Bericht vom 5.2.1940). Die Zahl stellt eine Momentaufnahme vom Anfang des

Erst mit dem Beginn des Totalen Krieges stieg die Zahl der Studierenden in Rostock wieder leicht an. Unter den nunmehr 638 im Wintersemester 1943/44 dort immatrikulierten Studenten befanden sich jetzt 171 Frauen (26,8 Prozent), und die 518 Medizinstudenten (darunter 110 Frauen = 21,2 Prozent) machten 81,2 Prozent aller in Rostock Studierenden aus.[7)]

1938 wurde in dem für Mecklenburg zuständigen Ärzteblatt versucht, 30 Jahre nach dem Beginn und der Durchsetzung des Frauenstudiums in Deutschland eine Bilanz zu ziehen. Danach habe es 1908 an allen reichsdeutschen Universitäten 1.132 Studentinnen gegeben; 1914 seien es 4.240, 1931 bereits rund 22.000 und 1937 nur noch 9.859 gewesen. Frauen hätten zumeist Medizin oder den Lehrerberuf studiert. 1938 habe es in Deutschland (Altreichsgebiet) über 4.000 Ärztinnen, über 5.000 Studienrätinnen, 1.200 Zahnärztinnen und 1.600 Apothekerinnen gegeben.[8)]

Wieviele Ärztinnen haben in der Zeit des Dritten Reichs in Deutschland und in Mecklenburg gearbeitet, und wie hoch war ihr Anteil an der gesamten Ärzteschaft? Schon zu Beginn der Weimarer Republik – und vorher war dieses Thema ja gar nicht relevant – versuchten die staatlichen Behörden auf allen Ebenen sowie die gleichfalls männlich dominierten Ärzteverbände, Frauen nicht zum Arztberuf zuzulassen bzw. ihnen den Zugang dazu, wenn irgend möglich, zu erschweren. Dies geschah zumeist mit dem Argument, Frauen seien den Anstrengungen dieses Berufs nicht gewachsen; des weiteren anderen wollte man kein Doppelverdienertum zulassen, ging man doch davon aus, daß Ärztinnen verheiratet sein müßten; außerdem sahen die Ärzte in den Frauen eine Konkurrenz. Da bedeutete die im Dezember 1931 erlassene Zulassungsordnung für Ärzte einen partiellen Fortschritt. Neu war daran, daß – gerade in Zeiten grassierender Massenarbeitslosigkeit und freiberuflicher Existenzvernichtungen – nunmehr hinsichtlich der weiblichen Berufstätigkeit geradezu revolutionär verfügt wurde, daß „verheiratete Ärztinnen nicht lediglich im Hinblick auf die Tatsache ihrer Verheiratung hinter anderen Ärzten zurückgestellt werden" dürften.[9)]

Die sollte sich im Dritten Reich sofort wieder ändern. In der im Mai 1934 erlassenen neuen Zulassungsordnung für Kassenärzte hieß es nunmehr, daß neben jüdischen und politisch unzuverlässig erscheinenden Medizinern von einer Kassenzulassung auch auszuschließen waren „verheiratete weibliche Ärzte, wenn die Ausübung der kassenärztlichen Tätigkeit zur wirtschaftlichen Sicherstellung der Familie nicht erforderlich erscheint".[10)] Wer dieses Erfordernis nach welchen Maßgaben feststellen sollte, wurde nicht erläutert; deutlich wird jedoch der Versuch des Ausschlusses von Frauen aus der Ärzteschaft. Nach Kriegsbeginn wurde diese Bestimmung ab 1939/40 allerdings stillschweigend revidiert, als zum Ausgleich für die massenhaft zum Kriegseinsatz eingezogenen männlichen Ärzte zahlreiche nicht oder nicht mehr praktizierende Ärztinnen notdienstverpflichtet wurden. Dies erwies sich besonders für jene Ärztinnen als besonders schwierig, die sich (nach der Verfügung von 1934) inzwischen auf die Rolle als Ehefrau und Mutter verlegt hatten, was sie ursprünglich so nicht vorgehabt hatten.

1909 sind in Deutschland erstmals Ärztinnen registriert worden. Unter den 30.588 Medizinern dieses Jahres machten die 82 Ärztinnen nur 0,3 Prozent aus. Zwischen 1909 und 1929 ist die Zahl der Ärztinnen von 82 auf 2.202, mithin um fast das 27-Fache, gestiegen.

Wenn man schon Frauen als Ärztinnen nicht verhindern konnte, so sollten sie doch möglichst als Allgemeinpraktikerinnen tätig sein und sich nicht in der männlich dominierten Fachärzteschaft betätigen; und wenn sie schon als solche tätig werden wollten, sollten sie sich „artgemäß", also vor allem in der Kinderheilkunde engagieren. Dieses Konzept, wenn es denn eines gab, ging – nicht selten unterstützt durch weibliche Selbstbeschränkung – auf.[11)] Während der Fachärzteanteil an der Gesamtheit der praktizierenden Medizinerschaft im Dritten Reich beständig zunahm, blieben die Frauen davon weitgehend ausgeschlossen. Von den 47.275 im Deutschen Reich registrierten Ärzten sind

1. Trimesters 1940 dar. Dieser Trend war auch an anderen Universitäten zu beobachten: So studierten von den 404 Greifswalder Studenten 329 Medizin (81,4 Prozent), und von den 5.273 Studenten der Universität Berlin waren immerhin 3.178 Medizinstudenten (60,3 Prozent).

7) Berechnet nach Buddrus/Fritzlar: Die Professoren der Universität Rostock im Dritten Reich, S. 30 f., 498-501.

8) Ärzteblatt für Norddeutschland, 1938, S. 384.

9) RGBl., T. I, 1932, S. 8-12.

10) Ebenda, 1934, S. 404.

11) Vgl. dazu auch die Arbeiten der zeitgenössisch wirkungsmächtigen Gynäkologin, Rassentheoretikerin und Frauenrechtlerin Agnes Bluhm, die bei Ärztinnen die Verpflichtung zur Mutterschaft für wichtiger hielt als deren Verwirklichung im Beruf; hier: Die rassenhygienischen Aufgaben des weiblichen Arztes.

1934 immerhin 14.711 Mediziner, also fast ein Drittel, als Fachärzte gezählt worden (31,1 Prozent).[12] Der Anteil der weiblichen Fachärzte an der Fachärzteschaft lag 1934 bei nur fünf Prozent, war also etwas geringer als ihr Anteil an der gesamten Ärzteschaft. Die Fachärzte hatten sich – wenig verwunderlich – zumeist in den deutschen Städten niedergelassen und waren nur zu 17 Prozent in ländlichen Regionen aktiv.

Betrachtet man die Zahl der Fachärztinnen und ihren Anteil an der zahlenmäßig beständig zunehmenden deutschen Fachärzteschaft, wird deutlich, daß Frauen immer nur einen geringen Anteil daran hatten. **1935** wurden im Deutschen Reich 771 Fachärztinnen gezählt; das waren zwar 26,3 Prozent aller 2.928 dort wirkenden Ärztinnen, aber nur 5,2 Prozent aller Fachärzte. Zwei Jahre später, **1937**, hatte sich die Zahl der Ärztinnen (+12,5 Prozent) und unter ihnen der Fachärztinnen (+15,7 Prozent) deutlich erhöht. Von den 3.293 Ärztinnen waren nunmehr 892 als Fachärztinnen tätig (27,1 Prozent), wenngleich ihr Anteil an der Fachärzteschaft mit 5,5 Prozent nahezu stagnierte. Und von den 3.503 praktizierenden Ärztinnen des Jahres **1938** agierten immerhin 918 Frauen als Fachärztinnen (26,2 Prozent). Ihr Anteil an der gesamten, nach wie vor männlich dominierten Fachärzteschaft lag dabei aber immer noch bei 5,6 Prozent.

Zahl der Ärzte und Ärztinnen in Deutschland und in Mecklenburg 1929-1939[13]

Jahr	Ärzte im Deutschen Reich	davon Frauen	in Prozent	Ärzte in Mecklenburg	davon Frauen	in Prozent
1929	45.948	2.202	4,8	454	15	3,3
1931	47.208	2.611	5,5	536	21	3,9
1932	47.963	2.755	5,7	567	26	4,6
1933	35.376	2.309	6,5	591	21	3,6
1934	47.275	2.801	5,9	521	22	4,2
1935	47.419	2.928	6,2	549	19	3,5
1936	47.844	3.002	6,3	554	24	4,3
1937	48,848	3.293	6,7	556	26	4,7
1938	49.732	3.503	7,0	538	30	5,6
1939	47.725	3.636	7,6	533	27	5,1

Zu dieser Übersicht scheinen einige Erläuterungen notwendig und erkenntnisträchtig. Laut Medizinalstatistik sind **1929** in Deutschland 3.379 approbierte Ärztinnen gezählt worden, von denen jedoch immerhin 1.177, also mehr als ein Drittel, als Ärztinnen ohne Berufsausübung registriert worden sind (34,8 Prozent); tatsächlich medizinisch tätig waren 1929 nur 2.202 Ärztinnen. Bis **1939** ist die Zahl der Ärztinnen in Deutschland formal auf 5.843 Ärztinnen, also um 72,9 Prozent gestiegen, wobei nunmehr jedoch 2.207 Medizinerinnen (37,8 Prozent) als ärztlich nicht berufstätige Frauen galten und lediglich 3.636 Ärztinnen auch in ihrem Beruf tätig waren. Die Reichsstatistik machte keinen Unterschied zwischen beiden Kategorien und zählte summarisch alle approbierten Ärztinnen, weshalb die tatsächliche Situation verfälscht erscheint. Die Zahl der tatsächlich ärztlich tätigen Frauen ist zwischen 1929 und 1939 also um lediglich 65 Prozent und nicht um 72,9 Prozent gestiegen, wie die bloße Zahl der approbierten Ärztinnen suggerieren könnte.

12) Erfaßt wurden die Fachrichtungen Chirurgie, Frauenkrankheiten und Geburtshilfe, Haut- und Geschlechtskrankheiten, Augenkrankheiten, Hals-, Nasen- und Ohrenkrankheiten, Innere Krankheiten, Kinderkrankheiten sowie Geistes- und Nervenkrankheiten.

13) Erfaßt wurden hier nur die Ärzte und Ärztinnen „in selbständiger Stellung", also die niedergelassenen Mediziner. Hier nicht erfaßt wurden dagegen die angestellten, also „in abhängiger Stellung" beschäftigten Ärzte und Ärztinnen, ebensowenig die Sanitätsoffiziere der Reichswehr/Wehrmacht; vgl. dazu auch das Kapitel: Die Ärzteschaft im Deutschen Reich und in Mecklenburg. Zahlenmäßige Entwicklung 1800-1945, S. 266 ff.

Ein weiteres Schlaglicht: Während 1935 noch mehr als zwei Drittel (68,2 Prozent) der deutschen Medizinerinnen als niedergelassene Ärztinnen in eigener Praxis tätig waren, so hatte sich dieser Anteil bis zum Sommer 1939 auf 32,9 Prozent nahezu halbiert. Der Großteil der bislang selbständigen Ärztinnen hatte entweder den Beruf aufgegeben oder war in den Bereich der angestellten Ärztinnen, vor allem in Behörden, Krankenanstalten und Gesundheitsämter, gewechselt. Denn 1939 lag der Anteil der lediglich angestellten Ärztinnen bei 41,4 Prozent, während er 1935 noch 24,2 Prozent betragen hatte; dagegen hatte sich der Prozentsatz der Ärztinnen ohne Berufsausübung von 7,6 Prozent (1935) bis 1939 auf 25,7 Prozent mehr als verdreifacht. 2.499 der von der Reichsmedizinalstatistik 1939 erfaßten 5.843 Ärztinnen waren verheiratet (42,8 Prozent); in 1.176 Fällen war der Ehemann ebenfalls Arzt (47,1 Prozent).

Unter Berücksichtig beider Kategorien, also der beruflich tätigen Ärztinnen und der approbierten Medizinerinnen ohne Berufsausübung, ist festzustellen, daß der Frauenanteil an der gesamten deutschen Ärzteschaft zwischen 1932 und 1939 von 6,5 Prozent auf 9,8 Prozent gestiegen ist. In Mecklenburg war im gleichen Zeitraum ein Anstieg von 4,6 Prozent auf 8,5 Prozent zu verzeichnen, wobei auch hier die Ärztinnen ohne Berufstätigkeit mitgezählt wurden, was die realen Medizinalverhältnisse nicht richtig widerspiegelte. So ging die Reichsstatistik für 1939 von 61 approbierten Ärztinnen in Mecklenburg aus, während tatsächlich nur die Hälfte von ihnen auch im engeren Medizinbereich tätig war, was bedeutet, daß die andere Hälfte „den Arztberuf mit dem Beruf der Hausfrau vertauscht" hatte. Dies sollte sich in der Kriegszeit ändern, als zahlreiche nicht oder nicht mehr als Ärztinnen tätige Frauen – und Ärzte – notdienstverpflichtet wurden. Außerdem habe es „der Krieg mit sich gebracht, daß viele dieser Ärztinnen z.Zt. die Praxis ihres zur Wehrmacht eingezogenen Mannes ausüben".[14)]

Insgesamt gesehen, ist die Zahl der Ärztinnen im Altreichsgebiet zwischen 1939 und 1942 formal um rund 40 Prozent gestiegen. Mittlerweile waren 54,7 Prozent der Ärztinnen verheiratet, 1939 waren es erst 42,8 Prozent. Die meisten, nämlich 5.146 (54,6 Prozent), waren **1942** in Krankenanstalten und Kliniken angestellte Ärztinnen (1939 erst 41,4 Prozent). „Der Anteil der niedergelassenen Ärztinnen war schon vor dem Krieg zugunsten der angestellten Ärztinnen bedeutend zurückgegangen. Der Krieg hat diese Entwicklung noch sehr stark begünstigt, so daß zur Zeit mehr als die Hälfte aller Ärztinnen in einem Angestelltenverhältnis stehen." Die absolute Zahl der niedergelassenen Ärztinnen hatte sich reichsweit zwar von 1.924 (1939) auf 2.210 (1942) um fast 15 Prozent erhöht, wenngleich innerhalb der weiblichen Medizinerschaft der Anteil der niedergelassenen Ärztinnen von 32,9 Prozent (1939) auf 23,4 Prozent (1942) gesunken war. Dagegen hatte die Zahl der Medizinerinnen ohne ärztliche Tätigkeit im gleichen Zeitraum von 1.502 auf 2.070 um fast 38 Prozent zugenommen; das bedeutet, daß reichsweit 22 Prozent aller approbierten Frauen nicht ärztlich tätig waren. Im Detail: Anfang 1942 wurden im Großdeutschen Reich 9.426 approbierte Ärztinnen gezählt; damit waren – formal gesehen – im Reichsdurchschnitt rund 12,4 Prozent aller Mediziner Frauen, wenngleich zu diesem Zeitpunkt nur 78 Prozent von ihnen auch ärztlich berufstätig waren. Wie so oft belegte Mecklenburg auch hier nicht gerade einen Spitzenplatz. Während in Baden immerhin 16,2 Prozent, in Berlin 18,9 Prozent und in Ostpreußen sogar 19,7 Prozent aller Ärzte Frauen waren, kam Mecklenburg mit den 80 dort registrierten Ärztinnen auf einen Frauenanteil von gerade mal 10,3 Prozent an der dortigen Ärzteschaft, und davon waren nur drei Viertel auch ärztlich tätig. Auch hier im Einzelnen: Von den 80 approbierten Ärztinnen in Mecklenburg arbeiteten 27 in Krankenhäusern und 16 als dienstverpflichtete Hilfskassenärztinnen; nur 14 Frauen waren niedergelassene Allgemeinpraktikerinnen und lediglich drei niedergelassene Fachärztinnen. Immerhin 20 Medizinerinnen wurden als Ärztinnen ohne Berufsausübung registriert (25 Prozent).[15)]

Im Jahrzehnt zwischen 1929 und 1938 hat sich die Zahl der in Mecklenburg tätigen Ärztinnen zwar verdoppelt, aber ihr Anteil an der Zahl aller dort wirkenden Mediziner ist lediglich von 3,3 Prozent auf 5,6 Prozent gestiegen. Während sich in den mecklenburgischen Landkreisen kaum – lediglich fünf – Ärztinnen niedergelassen hatten, waren allein in den Stadtkreisen Rostock und Schwerin 60 Prozent aller weiblichen Mediziner des Landes Mecklenburg tätig.

14) Kann: Die Zahl der Ärzte und ihre Gliederung, S. 285 f.
15) Ders.: Die Zahl der Ärzte 1942, S. 303.

Für die Kriegszeit liegen nur rudimentäre Angaben über Frauen im Arztberuf vor. Aufschlußreich ist jedoch, daß 1942 insgesamt 9.084 Ärzte und Ärztinnen „ohne Berufsausübung" gezählt wurden; das waren immerhin zwölf Prozent der gesamten approbierten deutschen Ärzteschaft, während 1939 erst 5.065 Mediziner „ohne ärztliche Tätigkeit" registriert worden sind (8,5 Prozent). Unter diesen zwar in der Reichsärztekartei erfaßten, tatsächlich jedoch nicht berufstätigen Medizinern befanden sich 1942 auch 2.070 Ärztinnen, von denen mehr als die Hälfte verheiratet waren und zumeist wegen der Kindererziehung nicht mehr ärztlich tätig sein wollte oder konnte.

Wie gestaltete sich die Situation der Ärztinnen in Mecklenburg? Gustav Willgeroth hat in seiner 1929 erschienenen Pionierarbeit lediglich 18 in Mecklenburg tätige Ärztinnen ermitteln können,[16] was insofern nicht verwundern kann, als daß Frauen – wie geschildert – erst seit dem Beginn des 20. Jahrhunderts überhaupt Medizin studieren durften und erst seitdem Ärztinnen werden konnten. 16 der 18 von Willgeroth ermittelten Ärztinnen waren auch nach 1929 in Mecklenburg tätig und sind deshalb auch von uns biographisch porträtiert worden.[17]

Zwei der bei Willgeroth erwähnten Ärztinnen haben Mecklenburg vor 1929 verlassen, weshalb sie in der vorliegenden Arbeit nicht weiter erwähnt werden: Zu diesen ersten approbierten Ärztinnen, die in Mecklenburg tätig waren, gehörte die ab 1918 zunächst an der Rostocker Universitätsaugenklinik als Hilfsassistentin wirkende Dr. Marie Bitter, die 1892 als Tochter eines Kaufmanns in Barmen geboren wurde, in Bonn, Greifswald und ab 1916 in Rostock studierte, 1917 ihre Approbation erhielt und im Oktober 1918 promoviert wurde. Sie war zwischen 1919 und 1921 als praktische Ärztin in Rostock tätig, ging nach ihrer Heirat im April 1921 mit ihrem Ehemann, dem Rostocker Internisten Prof. Dr. Fritz Weinberg, nach Mannheim. Dort war sie ab 1929 als niedergelassene Augenärztin tätig und emigrierte im März 1939 mit ihrem als Juden verfolgten Ehemann in die USA, wo sie 1942 in New York eine Praxis eröffnete. Eine zweite früh approbierte und in Mecklenburg tätige Ärztin war Dr. Hedwig Pickert (geb. Menke), die 1893 als Tochter eines Brauereidirektors in Magdeburg geboren wurde und nach ihrem Medizinstudium im April 1919 ihre Approbation erhielt. Sie war seit Juni 1919 mit dem Arzt Dr. Gottfried Pickert verheiratet, promovierte 1920 und war seitdem mit ihrem Ehemann als praktische Ärztin in Rastow bei Schwerin tätig, bevor sie 1922 mit ihm nach Bochum wechselte.[18] Die wahrscheinlich erste niedergelassene Ärztin in Mecklenburg war Dr. Hedwig von Goetzen, die sich schon 1919 als erste Frau mit eigener Praxis in Rostock etablierte.

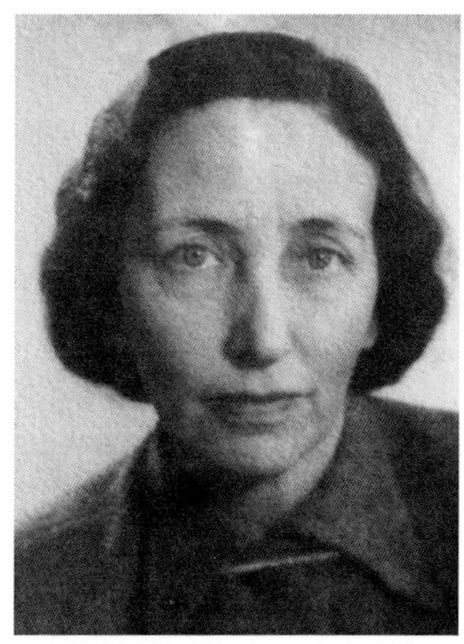
Hedwig von Goetzen

Die ersten beiden Approbationen für die in unserem Untersuchungszeitraum in Mecklenburg tätigen Ärztinnen erfolgten 1914, wenn auch nicht *in* Mecklenburg. Bis 1918, dem Ende des Kaiserreichs, sind insgesamt lediglich vier Approbationen von Frauen erfolgt, die später als Ärztinnen in Mecklenburg tätig waren. In der Weimarer Republik erhielten 76 in unserem Untersuchungszeitraum in Mecklenburg tätige Frauen ihre Approbation, in der Zeit des Dritten Reichs gab es immerhin 226 Bestallungen von Ärztinnen. Faßt man unsere Recherchen zusammen, so haben in unserem Untersuchungszeitraum, also zwischen 1929 und 1945, mindestens 314 approbierte Frauen als Ärztinnen in Mecklenburg gewirkt. Das waren 13,7 Prozent aller dort in dieser Periode agierenden Mediziner.

---

16) Dies bedeutet, daß sich unter den 1.979 Medizinern, die in den 689 Jahren zwischen 1240 und 1929 in Mecklenburg tätig waren, lediglich 0,9 Prozent Ärztinnen befanden.

17) Mit Ausnahme von Martha Schammer und Hedwig Pickert, die in Herrnburg und Rastow tätig waren, praktizierten alle der von Willgeroth bis 1929 registrierten Ärztinnen in sieben mecklenburgischen Städten: in Ludwigslust, Neubrandenburg, Parchim und Stavenhagen jeweils eine Ärztin, in Rostock sechs, in Schwerin vier und in Wismar zwei Ärztinnen.

18) Ab mindestens 1916 wirkte in Rostock auch die Assistenzärztin Margarete Walter (geb. Moormann), die an der Psychiatrischen Klinik sowie der Heil- und Pflegeanstalt in Gehlsheim tätig war, wo ihr Ehemann, der Psychiatrieprofessor Friedrich Karl Walter, den sie 1916 heiratete, als Oberarzt agierte. Sie starb vor 1923 in Gehlsheim.

Alter
Diese 314 Ärztinnen sind in den 44 Jahren zwischen 1878 und 1922 geboren worden, gehörten also mindestens zwei Generationen an. Die frühestgeborene war die 1878 in Güstrow zur Welt gekommene Dr. Antonie Hoffmann, während Ilse Sternberg und Hermine Stolte erst 1922 geboren wurden.
Regionale Herkunft
Von diesen 314 von uns betrachteten Ärztinnen, die zwischen 1929 und 1945 in Mecklenburg tätig waren, sind nur 65 auch im Lande geboren worden (20,6 Prozent); die übrigen stammten aus den deutschen Ländern, Königreichen, Fürstentümern und preußischen Provinzen Baden, Bayern, Brandenburg, Hannover, Hessen, Oldenburg, Ostpreußen, Pommern, Posen, Provinz Sachsen, Rheinprovinz, Sachsen, Schlesien, Schleswig-Holstein, Schwarzburg-Sondershausen, Westfalen, Westpreußen und Württemberg, aus den Hansestädten Bremen, Hamburg und Lübeck sowie aus den nichtdeutschen Staaten Belgien, Dänemark, Elsaß-Lothringen, Estland, Frankreich, Japan, Lettland, Litauen, Österreich-Ungarn, Rußland und der Schweiz.
Soziale Herkunft
Die Mehrzahl der späteren Ärztinnen waren sogenannte höhere Töchter. Ein Großteil (109) der Väter der späteren Ärztinnen gehörte der mittleren bis höheren Beamtenschaft an (34,6 Prozent); 39 Frauen waren Arzttöchter (12,4 Prozent), und 30 hatten Kaufleute zum Vater (9,5 Prozent). Die Väter von 22 der später als Ärztinnen wirkenden Frauen waren mittlere bis leitende Angestellte (sieben Prozent), 18 waren Großgrund- bzw. Fabrikbesitzer (5,7 Prozent), und 16 Väter gehörten dem Klerus an (5,1 Prozent).[19)]
Studienorte
Mindestens 33 der von uns betrachteten späteren Ärztinnen haben wahrscheinlich *nur*, weitere 97 *auch* in Rostock studiert. Weitere Studienorte waren Berlin, Bonn, Breslau, Danzig, Dorpat, Düsseldorf, Erlangen, Frankfurt/Main, Freiburg, Gießen, Göttingen, Graz, Greifswald, Halle, Hamburg, Heidelberg, Innsbruck, Jena, Kiel, Köln, Königsberg, Lausanne, Leipzig, Marburg, Melbourne, München, Münster, Prag, Riga, Straßburg, Tübingen, Wien, Würzburg und Zürich.
Promotionen
286 der 314 von uns ermittelten Ärztinnen hatten/wurden im Untersuchungszeitraum promoviert (85,1 Prozent). Das war deutlich weniger als bei den Männern; bei denen lag die Promotionsquote bei 96,5 Prozent. Einige der damals zumeist jüngeren Ärztinnen erwarben ihr Doktordiplom erst nach Kriegsende, also außerhalb unseres Untersuchungszeitraums; andere hielten den vermeintlichen Status möglicherweise nicht für bedeutsam oder bemühten sich aus anderen Gründen nicht um diesen Titel. Und betrachtet man die Dissertationsthemen der Frauen, fällt auf, daß diese sich oft der andauernden Stigmatisierung von Ärztinnen gefügt hatten und sich nicht selten mit „weichen", „frauengemäßen" Themen begnügen mußten, die ihnen zugewiesen wurden.
Heiraten
231 der von uns untersuchten Ärztinnen waren verheiratet (73,3 Prozent). Aber mehr als ein Viertel, immerhin 84 der 314 Ärztinnen, waren definitiv unverheiratet (26,7 Prozent), ein deutlich höherer Prozentsatz als bei den Ärzten, von denen nur 3,8 Prozent ledig geblieben sind.
NS-Engagement
Das sich in der Mitgliedschaft in einer Partei manifestierende politische Engagement der von uns betrachteten Ärztinnen war deutlich geringer als das ihrer männlichen Kollegen, wenngleich signifikant höher als in der weiblichen Durchschnittsbevölkerung.[20)] 116 der 314 von uns biographisch porträtierten Ärztinnen waren Angehörige von NS-Organisationen (36,9 Prozent),[21)] darunter 69 Mitglied der NSDAP selbst (22 Prozent),[22)] während lediglich 38 Medizinerinnen auch dem NS-Ärzte-

19) Der Rest der Väter waren Berufssoldaten, Arbeiter, Handwerker und Handwerksmeister, Pächter, Kleinbesitzer, Ingenieure und Angehörige freier Berufe.
20) Der Anteil von Frauen an der Mitgliedschaft der NSDAP lag bis 1932 bei acht Prozent, verringerte sich bis Ende 1934 auf 5,5 Prozent und bis 1936 auf vier Prozent; ab 1938 bestand die Mitgliedschaft der Partei aus 17 Prozent Frauen. Vgl. dazu Kater: Frauen in der NS-Bewegung, S. 206 f.
21) Der Organisierungsgrad der männlichen Ärzteschaft lag in Mecklenburg bei 52,6 Prozent.
22) Von der männlichen mecklenburgischen Ärzteschaft gehörten 44,6 Prozent der NSDAP an.

bund beigetreten waren (12,1 Prozent). Allerdings hatten 34 der 116 Ärztinnen, die Mitglied einer NS-Organisation waren, auch eine Funktion in diesen Verbänden inne (29,3 Prozent).[23)]

Todesdaten

Die jüngste der 314 von uns ermittelten Ärztinnen starb im Alter von 24 Jahren, die älteste wurde 108 Jahre alt; insgesamt gesehen, wurden die Ärztinnen deutlich älter als die Ärzte. Geht man nach Altersgruppen vor, so starben fünf Ärztinnen im Alter bis zu 30 Jahren, zehn im Alter bis zu 40 Jahren, zehn im Alter bis zu 50 Jahren, 14 im Alter bis zu 60 Jahren, 29 im Alter bis zu 70 Jahren, 48 im Alter bis zu 80 Jahren; immerhin 100 Ärztinnen waren bei ihrem Tod zwischen 81 und 90 Jahre alt, 46 erreichten ein Lebensalter zwischen 91 und 100 Jahren, und fünf wurden älter als 100 Jahre.

Blickt man auf die Todeszeitpunkte, so sind nur elf der 314 von uns analysierten Ärztinnen in der Zeit des Dritten Reichs gestorben; mindestens neun sind in den Jahren 1945 und 1946 zumeist im Zusammenhang mit grassierenden Seuchen ums Leben gekommen. Die letzten der von uns betrachteten Ärztinnen, immerhin 64, sind zwischen 2000 und 2022 verstorben.

Mindestens sieben Ärztinnen haben Suizid verübt, darunter jeweils drei im Dritten Reich und drei in der unmittelbaren Nachkriegszeit 1945/46. Von diesen sieben Suizidentinnen waren zwei als niedergelassene Ärztinnen und fünf als Assistenzärztinnen in Mecklenburg tätig gewesen. Nur zwei der Ärztinnen, die ihr Leben selbst beendeten, waren Mitglied in der NSDAP und weiteren NS-Organisationen.

Betrachtet man die in Mecklenburg tätigen Ärztinnen hinsichtlich der von uns definierten **Arztkategorien**, so wird deutlich, daß das Gros der weiblichen Ärzteschaft von den 179 Frauen (56,8 Prozent) gebildet wurde, die nach ihrem Studium zunächst als Volontärassistentinnen oder Assistenzärztinnen an Kliniken und Krankenanstalten in Mecklenburg tätig waren, die hierher dienstverpflichtet oder als Arztvertreterin eingesetzt wurden, darunter gelegentlich auch Ärztinnen, die in der Praxis ihres Ehemannes wirkten.[24)] Ein großer Teil dieser Assistenzärztinnen war nur eine kurze Zeit in Mecklenburg tätig, und nicht wenige konnten sich anschließend oder nach Kriegsende außerhalb des Landes eine Existenz aufbauen.

Immerhin 86 der von uns betrachteten Medizinerinnen waren kriegsbedingt nach Mecklenburg gelangte oder dahin versetzte Ärztinnen (27,3 Prozent). Kriegsbedingt bedeutete zunächst, daß Ärztinnen durch die seit 1939 andauernden Umsiedlungsaktionen zumeist aus den baltischen Staaten ins Land gekommen, aber auch im Zuge der 1943 begonnenen Evakuierungsmaßnahmen aus luftkriegsbedrohten oder bombenkriegsgeschädigten Gebieten des Großdeutschen Reichs nach Mecklenburg versetzt worden waren; hinzu kamen Ärztinnen, die es nicht zuletzt durch die 1944 einsetzenden und bis 1945 andauernden Fluchtbewegungen und Vertreibungsmaßnahmen zumeist aus den deutschen Ostgebieten nach Mecklenburg verschlagen hatte. Diese Medizinerinnen wurden von der mecklenburgischen Medizinalverwaltung als Flüchtlingsärztinnen bezeichnet, ein auch nach Kriegsende verwendeter Terminus.[25)] Der größte Teil dieser kriegsbedingt nach Mecklenburg gelangten Ärztinnen verließ das Land nach Kriegsende relativ rasch wieder, zumeist im Zusammenhang mit der Besetzung des ganzen Landes durch die Rote Armee im Juli 1945.

Lediglich 48 der 314 von uns ermittelten Medizinerinnen wirkten in Mecklenburg als niedergelassene Ärztinnen (15,2 Prozent) und gehörten damit zu der von uns als Kerngruppe der mecklenburgischen Ärzteschaft definierten Arztkategorie.[26)] Nur 14 von diesen 48 niedergelassenen Ärztinnen sind auch in Mecklenburg geboren worden, nur sechs hatten einen Arzt zum Vater, lediglich fünf haben einen Arzt geheiratet, 13 blieben zeitlebens unverheiratet. Fast die Hälfte (22) der niedergelassenen Ärztinnen verließ Mecklenburg nach Kriegsende. Die niedergelassenen Ärztinnen sind in der Mehrzahl recht alt geworden; 34 von ihnen starben im Alter zwischen 61 und 105 Jahren, darunter acht, die älter als 90 Jahre wurden. Nur zwei niedergelassene Ärztinnen verübten in den Jahren 1945 und 1946 im Alter von 48 bzw. 61 Jahren Suizid.

23) Bei den Männern waren dies 31,6 Prozent.
24) Von diesen 179 meist jüngeren Ärztinnen gehörten 65 einer NS-Organisation an (36,3 Prozent).
25) Von diesen 86 zumeist älteren Ärztinnen gehörten 27 einer NS-Organisation an (31,4 Prozent).
26) Von diesen 48 niedergelassenen Ärztinnen gehörten immerhin 20 einer NS-Organisation an (41,7 Prozent).

Drei Frauen fungierten in Mecklenburg als beamtete Ärztinnen, und ebenfalls drei, die zugleich auch niedergelassene Ärztinnen waren, hatten als Leitende Ärztinnen oder Chefärztinnen medizinische Leitungsfunktionen inne. Drei Frauen agierten als Ärztinnen im Konzentrationslager Ravensbrück.

Abschließend ein Blick auf den Anteil von Frauen in anderen Heilberufen, hier am Beispiel des Jahres der Machtübernahme der Nationalsozialisten. 1933 sind in Deutschland 5.435 Heilpraktiker registriert worden, darunter 1.029 Frauen (18,9 Prozent); 1933 gab es in Deutschland 12.120 Zahnärzte, darunter 1.250 Frauen (10,3 Prozent); 1933 arbeiteten im Deutschen Reich 30.981 Dentisten und Zahntechniker, darunter 5.009 Frauen (16,2 Prozent); 1933 gab es in Deutschland 18.220 in Apotheken beschäftigte Personen, darunter 3.716 Frauen (20,4 Prozent); 1933 wurden in Deutschland 21.583 Hebammen gezählt; 149.467 Personen waren 1933 in Deutschland als Krankenpflegepersonal tätig, darunter 131.794 Frauen (88,2 Prozent).[27)]

Vergleicht man diese Befunde mit der Lage in Mecklenburg, fallen bei allen Kategorien zum Teil erhebliche Unterschiede zum Reichsdurchschnitt auf. Zur selben Zeit, Mitte 1933, arbeiteten in Mecklenburg 48 Heilpraktiker, darunter 13 Frauen (27,1 Prozent); es waren 170 Zahnärzte zugelassen, darunter 14 Frauen (8,2 Prozent); es wurden 243 Dentisten und Zahntechniker gezählt, darunter 32 Frauen (13,2 Prozent); es waren 219 Apotheker zugelassen, darunter 54 Frauen (24,6 Prozent); neben den 331 Hebammen wirkten 1.365 Personen als Krankenpflegepersonal, darunter 1.228 Frauen (90 Prozent).[28)]

27) Berechnet nach: Statistisches Jahrbuch für das Deutsche Reich, 1935, S. 25.
28) Zusammengestellt und berechnet nach: Statistik des Deutschen Reichs, Bd. 455/18, S. 33.

Jüdische Ärzte im Deutschen Reich und in Mecklenburg

Hinsichtlich ihrer Zahl haben Juden weder in Deutschland und noch weniger in Mecklenburg jemals eine wirklich bedeutsame Rolle gespielt; sie blieben ständig eine Minderheit, eine randständige Gruppe in der christlichen deutschen Mehrheitsgesellschaft. Hatten 1845, auf dem Höhepunkt jüdischen Lebens, noch 4.155 Juden in Mecklenburg gelebt, soviel wie nie zuvor und nie wieder danach,[1] so befanden sich 1933 nur noch 1.003 Juden im Lande;[2] das entsprach einem Rückgang von 75,9 Prozent in nur 88 Jahren.[3] Mit dem Exodus der Juden aus Mecklenburg war naturgemäß auch ein beständiger Rückgang der Zahl der jüdischen Ärzte verbunden.

Jüdische Mediziner hat es in Mecklenburg wahrscheinlich erst ab der Mitte des 18. Jahrhunderts gegeben,[4] wobei auffällig ist, daß sich gerade im 19. Jahrhundert nicht wenige, zumeist aus Mecklenburg stammende Juden als Ärzte im Lande niedergelassen und dort teilweise jahrzehntelang praktiziert haben.[5] Der wahrscheinlich erste jüdische Arzt im Lande war der aus Preßburg stammende Rabbinersohn Dr. Markus Moses, der von 1766 bis zu seinem Tode 1786 in Strelitz-Alt als praktischer Arzt und als besoldeter Arzt der dortigen jüdischen Gemeinde gewirkt hat. Zwischen 1776 und 1868 haben sich in Mecklenburg insgesamt 42 Juden zumeist als praktische Ärzte niedergelassen.

Das nicht nur von der NS-Propaganda getragene, sondern auch von weiten Teilen der bürgerlichen Gesellschaft und der Berufsverbände forcierte Bestreben, eine Dominanz von Juden in wichtigen Zweigen der deutschen Volkswirtschaft und des öffentlichen Lebens festzustellen und damit scheinbar objektives Material zu deren folgerichtiger Bekämpfung zu präsentieren, gelang den Statistikern mit den absoluten Zahlen zur „wirtschaftlichen Betätigung des Judentums“ kaum oder nur selten. Deshalb suchte man nach Bereichen der Volkswirtschaft und der Gesellschaft, in denen „die Juden“ überproportional hoch vertreten waren. Ausgehend von ihren Beobachtungen, „in welchen Berufen die Glaubensjuden Mitte 1933 mehr als 0,74 v.H. aller Erwerbspersonen stellten, also stärker vertreten waren, als es ihrem Anteil an der Gesamtzahl der Erwerbspersonen entspricht“, stellten die NS-Statistiker eine Rangliste von 43 Berufen bzw. Berufsgruppen auf, in denen Juden im Reichsmaßstab im Vergleich zu ihrem Anteil an den Gesamtbeschäftigten überdimensional hoch präsent waren, sie also Positionen einnahmen bzw. besetzten, die ihnen nach Meinung der NS-Ideologen nicht zukamen.

Danach stellten die Juden in Deutschland etwa 16,3 Prozent aller Rechtsanwälte und Notare, 15,1 Prozent aller Makler und Kommissionäre, 13,3 Prozent aller Patentanwälte sowie 10,9 Prozent aller Ärzte und 8,6 Prozent aller Zahnärzte des Deutschen Reichs. Die Liste mit den angeblich durch Juden überbesetzten Berufen reichte über Redakteure und Schriftsteller (5,1 Prozent), Richter und Staatsanwälte (2,8), Hochschullehrer (2,6) und Buchhändler (2,5 Prozent) bis hin zu Optikern und Uhrmachern (1,3), Studienräten (0,9) sowie jüdischen Tapezierern, Polsterern und Dekorateuren, die jeweils 0,8 Prozent aller Beschäftigten in dieser Berufsgruppe in Deutschland ausmachten.[6]

Zurück zum konkreten Fall der Mediziner. Nach den Ergebnissen der Volkszählung gab es im Juni 1933, also zu Beginn der NS-Herrschaft, 5.557 jüdische Ärzte in Deutschland;[7] das waren – wie

1) Damit erreichten die jüdischen Einwohner einen Anteil von 0,67 Prozent an der Gesamtbevölkerung beider Mecklenburg.
2) Die Juden machten 1933 nur noch 0,12 Prozent der mecklenburgischen Wohnbevölkerung aus.
3) Vgl. zur Thematik Buddrus/Fritzlar: Juden in Mecklenburg, S. 34 ff., 98 ff.
4) Erst im 18. Jahrhundert, mit der Öffnung deutscher Universitäten für jüdische Studenten, stieg die Zahl der jüdischen Ärzte stark an; dabei spielte auch eine Rolle, daß weltliche Bildung – und hier besonders ein Medizinstudium – im Zeitalter der Emanzipation als „Eintrittsbillet in die bürgerliche Gesellschaft“ galt. Jütte: Medizin und Judentum, S. 13.
5) Vgl. dazu Landau: Geschichte der jüdischen Ärzte, S. 98-134; vgl. auch Willgeroth: Die mecklenburgischen Ärzte.
6) Zusammengestellt und berechnet nach: Statistik des Deutschen Reichs, Bd. 451/5, S. 25 f. Das „Berufsverzeichnis für die Statistik der Arbeitsvermittlung“ von 1933 ff. und das daraus hervorgegangene „Berufsverzeichnis für die Arbeitseinsatzstatistik“ von 1940 enthalten in 28 „Berufsgruppen“ mindestens 11.880 konkrete in Deutschland zugelassene und ausgeübte Berufe; vgl. ebenda, S. 9-63. Dies würde bedeuten, daß „die Juden“ in lediglich 0,36 Prozent aller in Deutschland zugelassenen und praktizierten Berufe ein zahlenmäßiges „Übergewicht“ gehabt hätten.
7) In dieser Zahl noch nicht erfaßt sind die Ärzte, die erst nach den 1935 erlassenen Nürnberger Gesetzen, also nach den nationalsozialistischen Rasse-Kriterien, als Halb- und Vierteljuden zu bezeichnen waren, und auch nicht diejenigen „arischen“ Ärzte, die mit einer Voll-, Halb- oder Vierteljüdin verheiratet waren und deshalb als „jüdisch versippt“ galten. Diese wurden erst später diskriminiert und dann ebenfalls vielfach aus dem Beruf gedrängt.

gezeigt – immerhin 10,9 Prozent aller im Deutschen Reich tätigen Ärzte (51.067).[8] In Mecklenburg wirkten im Juni 1933 noch 35 jüdische Ärzte; das waren 5,9 Prozent der 591 im Lande registrierten Mediziner.[9]

Mit zwei Gesetzgebungsakten wurde unmittelbar nach der Machtübernahme der NSDAP begonnen, jüdische Ärzte aus dem Berufsleben zu verdrängen: Nachdem bereits im Frühjahr 1933 ein Großteil der jüdischen Ärzte ihre Anstellungen im öffentlichen Gesundheitswesen wie Universitätskliniken, Krankenhäusern, Heilanstalten oder Medizinalverwaltungen verloren hatte,[10] wurde kurz darauf zahlreichen niedergelassenen jüdischen Ärzten die Kassenzulassung aberkannt.[11] Von den 5.557 jüdischen Ärzten, die 1933 in Deutschland praktizierten, waren 5.308 als Kassenärzte zugelassen (95,5 Prozent); betroffen war also fast die gesamte jüdische Ärzteschaft.[12] Ein erheblicher Teil der jüdischen Ärzte verlor durch die „Verordnung über die Zulassung von Ärzten zur Tätigkeit bei den Krankenkassen" seine Existenzmöglichkeiten, denn als Alternativen verblieben nur die Tätigkeit als Arzt mit Privatpraxis – was angesichts des ohnehin schon geringen dafür in Frage kommenden Patientenaufkommens zumeist illusorisch war – oder der mit einer Emigration verbundene Versuch, im Ausland ärztlich tätig zu werden. Schon bis zum Frühjahr 1934, also innerhalb nur eines Jahres, war die Zahl der jüdischen Kassenärzte in Deutschland von 5.308 auf 3.641 um fast ein Drittel zurückgegangen.[13] Von den 35 jüdischen Ärzten in Mecklenburg waren 21 Mediziner als Kassenärzte tätig (62,9 Prozent), und damit zumindest potentiell von dieser Verordnung betroffen.[14]

Der Anteil der Juden an der Gesamtzahl aller Erwerbspersonen lag 1933 in Deutschland bei lediglich 0,74 Prozent, so daß diese mit einem Anteil von fast elf Prozent an der Ärzteschaft überproportional hoch vertreten waren. Von den Nationalsozialisten wurde dies propagandistisch ausgeschlachtet und ein Schreckensszenario für die „deutsche Volksgesundheit" heraufbeschworen, obwohl sich der hohe Anteil von Juden an der Ärzteschaft vor allem auf wenige Großstädte, besonders auf Berlin, konzentrierte, wo Joseph Goebbels Gauleiter der NSDAP war.[15] In Mecklenburg war davon wenig zu bemerken.

Zwar waren auch die jüdischen Ärzte in Mecklenburg von den Boykottaktionen im März und April **1933** betroffen, aber die „Erfolge" der Nationalsozialisten hielten sich auch „mangels Masse" noch in überschaubaren Grenzen, denn einerseits gab es ohnehin nur wenige jüdische Ärzte in Mecklenburg,

---

8) Berechnet nach: Statistik des Deutschen Reichs, Bd. 451/5, S. 26. Grundlegend zur Thematik und mit zahlreichen Beispielen u.a. Kater: Ärzte als Hitlers Helfer, bes. S. 291-359; Kudlien: Ärzte im Nationalsozialismus, bes. S. 56-81; Jütte: Medizin und Nationalsozialismus, S. 83-93; Ders: Medizin und Judentum, S. 6-15; Beddies/Doetz/Kopke: Jüdische Ärztinnen und Ärzte im Nationalsozialismus.

9) Berechnet nach: Vierteljahrsberichte des Mecklenburgischen Statistischen Landesamts, April-Heft 1938, S. 5 ff., und Reichsärzte-Kartei, IfZ-Datei; vgl. auch Grasshoff: Zum Wirken „jüdischer" Ärzte in Rostock. Im Deutschen Reich befanden sich 1933 unter den 12.120 Zahnärzten insgesamt 1.041 jüdische Zahnmediziner (8,6 Prozent), während die 643 jüdischen Dentisten und Zahntechniker lediglich 2,1 Prozent dieses Berufsstandes ausmachten. Von den 124 Zahnärzten, die 1933 in Mecklenburg praktizierten, waren 15 jüdische Zahnmediziner (12,1 Prozent), und nur sechs von 179 Zahntechnikern waren Juden (3,4 Prozent). Berechnet nach: Vierteljahrsberichte des Mecklenburgischen Statistischen Landesamts, April-Heft 1938, S. 5 ff., und Statistik des Deutschen Reichs, Bd. 451/5, S. 26.

10) Grundlage war das Gesetz zur Wiederherstellung des Berufsbeamtentums vom 7.4.1933, das nach § 15 auch für Angestellte und Arbeiter galt; RGBl., T. I, 1933, S. 175-177. In § 3 hieß es: „Beamte, die nicht arischer Abstammung sind, sind in den Ruhestand zu versetzen." Vorerst nicht betroffen waren jüdische Beamte und Angestellte, die bereits vor dem 1.8.1914 verbeamtet oder angestellt waren bzw. „im Weltkrieg an der Front für das Deutsche Reich ... gekämpft haben oder deren Väter oder Söhne im Weltkrieg gefallen sind".

11) RGBl., T. I, 1933, S. 222 (Verordnung über die Zulassung von Ärzten zur Tätigkeit bei den Krankenkassen, 22.4.1933). Darin hieß es: „Die Tätigkeit von Kassenärzten nicht arischer Abstammung und von Kassenärzten, die sich im kommunistischen Sinne betätigt haben, wird beendet. Neuzulassungen solcher Ärzte zur Tätigkeit bei den Krankenkassen finden nicht mehr statt." Eine später aufgehobene Ausnahmeregelung sah zunächst vor, daß jüdische Mediziner weiterhin als Kassenärzte tätig sein konnten, „wenn die Ärzte am Weltkriege auf Seiten des Deutschen Reichs ... teilgenommen haben oder wenn ihre Väter oder Söhne im Weltkriege gefallen sind".

12) Berechnet nach Hadrich: Die nichtarischen Ärzte in Deutschland, S. 1243. Jüdische Ärzte waren also mehrheitlich als Kassenärzte tätig; im Reichsdurchschnitt lag der Anteil der Kassenärzte 1933 bei 63,9 Prozent.

13) Berechnet nach ebenda. Zum Komplex der Maßnahmen gegen jüdische Mediziner vgl. Doetz/Kopke: Die antisemitischen Kampagnen und Verfolgungsmaßnahmen gegen die jüdische Ärzteschaft, S. 36-57; Leibfried/Tennstedt: Berufsverbote und Sozialpolitik; Leibfried: Berufsverbote für Ärzte im Deutschen Reich.

14) Unter den 591 Ärzten, die 1933 in Mecklenburg wirkten, befanden sich 384 Kassenärzte (65%); berechnet nach Hadrich: Die nichtarischen Ärzte in Deutschland, S. 1243.

15) In Berlin gab es die meisten jüdischen Ärzte in Deutschland; zwei Drittel aller Berliner Kassenärzte der 30er Jahre waren Juden.

und andererseits ließen sich viele Mecklenburger von diesen Boykottaufrufen nicht abschrecken und suchten nach wie vor die ihnen lange vertrauten Ärzte auf. In Schwerin wurden Anfang April die zu boykottierenden Geschäfte sowie die Namen und Adressen der zu meidenden jüdischen Rechtsanwälte und Ärzte öffentlichkeitswirksam publiziert. Von der als „Großkampf gegen den Weltfeind" bezeichneten Boykottaktion waren in der Landeshauptstadt die Ärzte Dr. Edmund Hadra, Dr. Hermann Marcus, Dr. Franz Meyersohn, Dr. Erich Rosenhain und Dr. Friedrich Tietz betroffen.[16)]

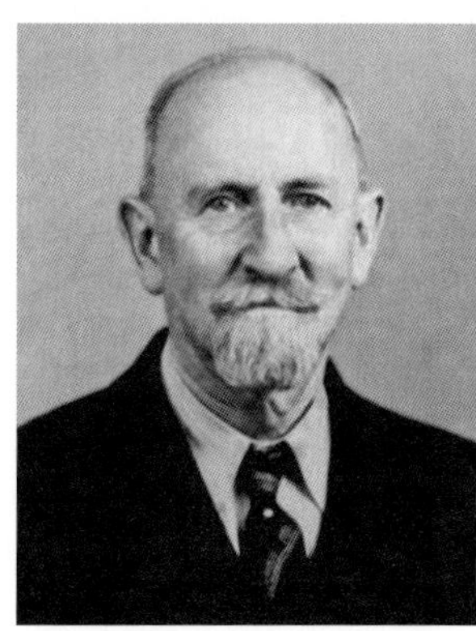
Edmund Hadra

Im Sommer **1935** kam es zu neuen antijüdischen Maßnahmen in Mecklenburg. In Rostock etwa wurde vom Presseamt der Kreisleitung der NSDAP eine Liste verbreitet, in der 65 „nichtarische Geschäfte" der Hansestadt, acht jüdische Ärzte und Ärztinnen sowie zwei jüdische Rechtsanwälte aufgeführt wurden; damit waren die Ziele künftiger Angriffe auf Juden in Rostock markiert. Auch hier wandte sich ein Großteil der Bevölkerung noch indirekt gegen die daraus resultierenden vulgärantisemitischen Maßnahmen und Zerstörungen, wenngleich in Mecklenburg immer mehr Juden ihre Firmen und Praxen auflösten und das Land verließen.[17)]

Nach dem Erlaß der Nürnberger Gesetze im September 1935 wurde in der Reichsärzteführung begonnen, die darin fixierten Kriterien für die Medizinalpolitik und das praktische Medizinalwesen handhabbar zu machen. Im Februar **1936** gab der Reichsärzteführer Dr. Gerhard Wagner bekannt, wie in Zukunft mit den jüdischen Ärzten oder mit Juden, die Arzt werden wollten, zu verfahren sei. In seiner Anordnung hieß es, daß nach Erlaß der Nürnberger Gesetze nicht mehr mit den Begriffen „Arier" und „Nichtarier" zu operieren, sondern „in Zukunft zwischen jüdischen und nichtjüdischen Ärzten zu unterscheiden" sei. Als „jüdische Ärzte" galten nunmehr „die Volljuden (mit vier jüdischen Großelternteilen), die Dreivierteljuden (mit drei jüdischen Großelternteilen)" sowie „die Halbjuden (mit zwei jüdischen Großelternteilen)", wenn diese „am 16. September 1935 [dem Tag des Erlasses der Nürnberger Gesetze] der jüdischen Religionsgemeinschaft angehört haben" oder zu diesem Zeitpunkt „mit einem Juden verheiratet gewesen sind". Dagegen hätten „sämtliche anderen Ärzte als nichtjüdische Ärzte" zu gelten, „also auch die jüdischen Mischlinge (Viertel- und Halbjuden) und die jüdisch verheirateten nichtjüdischen Ärzte". Wo bisher „Verzeichnisse von nichtarischen Ärzten" geführt worden seien, „fallen diese fort. Es sind nur noch Verzeichnisse von jüdischen Ärzten" anzufertigen und zu verwenden. In diesen Verzeichnissen „dürfen also nur [wirklich] jüdische Ärzte aufgeführt werden. Jüdisch Versippte und jüdische Mischlinge dürfen nicht mehr kenntlich gemacht werden", und diese Listen dürften „nur für den Dienstgebrauch" verwendet, also nicht veröffentlicht werden.

Nach dieser „Definition" des Jüdischseins bestimmte der Reichsärzteführer: „Nichtjüdische Ärzte dürfen sich nicht durch jüdische Ärzte vertreten lassen", und „jüdische Ärzte dürfen sich nur von jüdischen Ärzten vertreten lassen". Ausnahmen seien nur „im Einzelfall" zulässig, „falls dies zur Sicherstellung der ärztlichen Versorgung erforderlich ist". Außerdem dürften fortan „nichtjüdische Ärzte ihre nichtjüdischen Patienten nur nichtjüdischen Fachärzten, Krankenhaus-, Sanatoriums- usw. Ärzten überweisen und umgekehrt". Da nach der Reichsärzteordnung die Approbation als Arzt zu versagen sei, „wenn der Bewerber wegen seiner oder seines Ehegatten Abstammung nicht Beamter werden" könne, gelte auch, daß „– von Härtefällen abgesehen – kein Jude und auch kein jüdischer Mischling als Arzt bestallt werden" könne, „ebensowenig ein Deutscher, der mit einer Jüdin oder einem jüdischen Mischling verheiratet ist". Ebenso seien „nach wie vor Juden und jüdische Mischlinge, ebenso jüdisch Versippte zur Kassenpraxis nicht zuzulassen".[18)]

1937 gab es nach amtlichen Angaben nur noch acht niedergelassene jüdische Ärzte in Mecklenburg; dies waren Dr. Bernhard Aronsohn in Lübtheen, Dr. Hedwig von Goetzen in Rostock, Dr. Leopold Liebenthal in Wismar, Dr. Hans Lindenberg in Rostock, Dr. Franz Meyersohn in Schwerin,

16) Vgl. dazu: Niederdeutscher Beobachter, 1.4.1933.
17) Vgl. dazu Buddrus/Fritzlar: Juden in Mecklenburg, S. 314 ff.
18) Ärzteblatt für Pommern, Mecklenburg und Lübeck, 1936, S. 59 f.

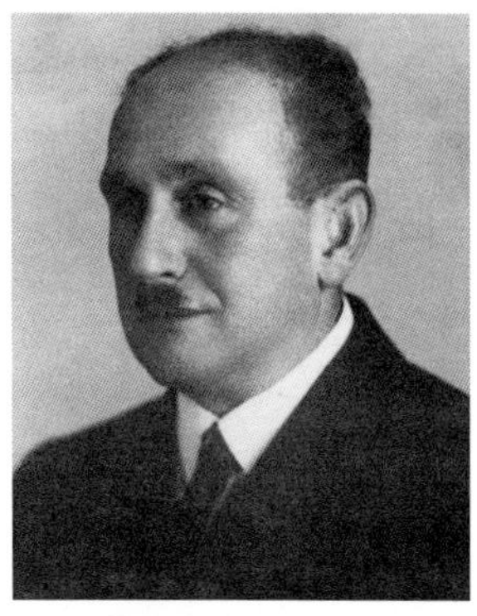
Hans Lindenberg

Dr. Otto Rosenbaum in Schwerin, Dr. Hans Sommerfeld in Hagenow und Dr. Heinrich Strauß in Kavelstorf. Diese acht Mediziner machten jetzt 1,4 Prozent der 556 Ärzte des Landes aus.[19)]

Schon kurz darauf wurde im Juli **1938** mit der „Vierten Verordnung zum Reichsbürgergesetz" sämtlichen noch im Deutschen Reich befindlichen jüdischen Ärzten zum September 1938 die Approbation entzogen und ihnen damit die Genehmigung zur Ausübung der Heilkunde untersagt.[20)] Von diesem faktischen Berufsverbot waren in Deutschland mindestens 3.670 noch privat praktizierende jüdische Ärzte betroffen. Eine Ausnahmeregelung sah vor, daß Juden „die Ausübung des Arztberufes widerruflich" und „unter Auflagen" gestattet werden konnte. Von dieser Regelung „profitierten" in der Folge – zumindest zeitweise – insgesamt 709 jüdische Ärzte, die – nunmehr als „Krankenbehandler" tituliert – neben ihren Frauen und ehelichen Kindern „nur Juden behandeln" durften.[21)] Von 1933 einstmals 5.557 praktizierenden jüdischen Ärzten durften ab Ende 1938 nur noch 589 „Judenärzte" unter entwürdigenden Bedingungen tätig sein; damit war fast 90 Prozent der jüdischen Ärzte das Ausüben ihres Berufes verboten, wobei immer zu berücksichtigen ist, daß die meisten jüdischen Ärzte schon 1933 ihre Kassenzulassung oder ihre Anstellung – und damit ihre Verdienstmöglichkeiten – verloren hatten und viele der von Verelendung Bedrohten in der Folge emigriert waren. Während etwa von der Ärztekammer Hamburg acht jüdische Fachärzte und sieben praktische Ärzte als Krankenbehandler zugelassen wurden, war für Mecklenburg mit seiner deutlich kleineren, nur noch 458 Personen zählenden jüdischen Bevölkerung kein einziger jüdischer Arzt als Krankenbehandler vorgesehen.[22)]

Anfang Oktober 1938 erließ das Reichsarbeitsministerium eine ergänzende „Verordnung über die Teilnahme der Juden an der kassenärztlichen Versorgung". Darin hieß es: „Mit dem Erlöschen der Bestallung (Approbation) der jüdischen Ärzte nach § 1 der Vierten Verordnung zum Reichsbürgergesetz ... erlöschen auch ihre Eintragung im Arztregister und ihre Zulassung." Jüdische Ärzte durften nur noch als „Krankenbehandler" zur Versorgung der als „jüdisch" eingestuften Bevölkerungsgruppen eingesetzt werden, aber selbst das nur unter beaufsichtigenden Auflagen. So konnten „Juden, denen die Ausübung des Ärzteberufes nach § 2 der Vierten Verordnung zum Reichsbürgergesetz widerruflich gestattet ist, an der kassenärztlichen Versorgung jüdischer Versicherter und deren jüdischer Familienangehörigen nur mit Genehmigung der Kassenärztlichen Vereinigung Deutschlands beteiligt werden"; und selbst diese diskriminierende „Genehmigung" war „jederzeit widerruflich". „Solange Juden", die sich nunmehr nicht mehr als Ärzte bezeichnen durften, „eine behandelnde Tätigkeit ausüben, unterstehen sie der Kassenärztlichen Vereinigung Deutschlands in gleicher Weise wie Ärzte". Die KVD war berechtigt, „die Rechte und Pflichten" der jüdischen Mediziner „abweichend von den allgemeinen Vorschriften [zu] regeln, soweit die besonderen Verhältnisse dies erfordern".[23)]

1939 lebten nur noch 360 zumeist ältere Juden in Mecklenburg, darunter 212 Frauen (58,9 Prozent);[24)] zwischen 1933 und 1939 war die Zahl der Juden in Mecklenburg um fast zwei Drittel (64,1 Prozent) zurückgegangen; ob und von wem diese wenigen noch im Lande verbliebenen Juden medizinisch behandelt wurden, bleibt unklar.

Wir haben insgesamt 47 Ärzte ermittelt, die Juden aus eigenem Bekenntnis waren oder von den Nationalsozialisten als solche bezeichnet wurden.[25)] Sie wirkten in unserem Untersuchungszeitraum

19) Zusammengestellt nach: Reichs-Medizinal-Kalender, 1937, S. 595 ff.
20) Vgl. dazu: RGBl., T. I, 1938, S. 969 f.
21) Ebenda. Schon Ende 1938 waren nur noch 589 jüdische Ärzte als Krankenbehandler zugelassen; vgl. dazu: Meldungen aus dem Reich, Bd. 2, S. 28 (Jahreslagebericht 1938 des Sicherheitshauptamtes). Vgl. dazu auch Leibfried: Berufsverbote für Ärzte im Deutschen Reich, S. 11, sowie Schwoch: Zum Verhungern verurteilt, S. 85 f.
22) Vgl. dazu: Ärzteblatt für Norddeutschland, 1938, S. 557.
23) Deutsches Ärzteblatt, 1938, S. 739.
24) Hinzu kamen – von den Nationalsozialisten so bezeichnet – 320 Halb- und 330 Vierteljuden.
25) Darunter befanden sich 33 Juden aus eigenem Bekenntnis, zehn sogenannte Mischlinge 1. Grades (Halbjuden) und vier sogenannte Mischlinge 2. Grades (Vierteljuden); hinzu kamen drei „jüdisch versippte", also „arische" Ärzte, die mit einer Jüdin verheiratet waren.

in Mecklenburg in verschiedenen Stellungen, sei es als niedergelassener Arzt, als Assistenzarzt oder als Universitätsprofessor; darunter befanden sich acht Frauen (17 Prozent).

Wie gestaltete sich deren Schicksal? 17 jüdische Ärzte und Ärztinnen, die in Mecklenburg gewirkt hatten, emigrierten nach dem Machtantritt der Nationalsozialisten in Mecklenburg oder im Reich aus Deutschland: Dr. Herbert Engel ging 1934 nach Palästina, Dr. Harry Geisler und Dr. Trude Hirsch 1938 in die USA, Dr. Erich Liebert 1934 in die USA, Prof. Dr. Fritz Mainzer 1932 nach Ägypten, Dr. Franz Meyersohn 1938 und Dr. Fritz Nelson bereits 1936 in die USA, Dr. Ilse Philippson schon 1933 nach Bulgarien, Dr. Erna Roese 1934 nach Rumänien, Dr. Erich und Dr. Getrud Rosenhain 1936 in die USA, Dr. Alfred Rosskamm bereits 1934 nach Großbritannien, Dr. Julius Salinger 1936 nach Südafrika, Dr. Willi Sawitz 1936 in die USA, Elfriede Seelig und Dr. Egon Sürth 1935 bzw. 1934 nach Italien und Dr. Friedrich Tietz 1936 in die USA. Sie konnten sich durch ihre Flucht den zunehmenden nationalsozialistischen Verfolgungsmaßnahmen entziehen.

Dr. Paul Marcus, niedergelassener Allgemeinpraktiker in Schwaan, schied 1936 wahrscheinlich durch Suizid aus dem Leben. Vor dem durchschlagenden Wirksamwerden der nationalsozialistischen Verfolgungspraktiken sind Prof. Dr. Friedrich Fröhlich 1932 und Dr. Bruno Joseph 1934 gestorben; Dr. Leopold Liebenthal, der 44 Jahre als Arzt in Wismar gewirkt hatte, starb nach der Reichskristallnacht Ende November 1938. Sieben mecklenburgische Ärzte wurden direkte Opfer des Holocaust: Während Dr. Bernhard Aronsohn bereits 1942 im späteren Vernichtungslager Auschwitz ums Leben kam, sind Dr. Günther Brann, Dr. Edith Josephy, Dr. Hans Lindenberg und Dr. Gertrud Meier-Ahrens 1944 in Auschwitz ermordet worden; Dr. Otto Rosenbaum ist 1943 in Sobibór getötet worden, und Dr. Erich Deutsch kam 1944 im Ghetto Theresienstadt ums Leben.

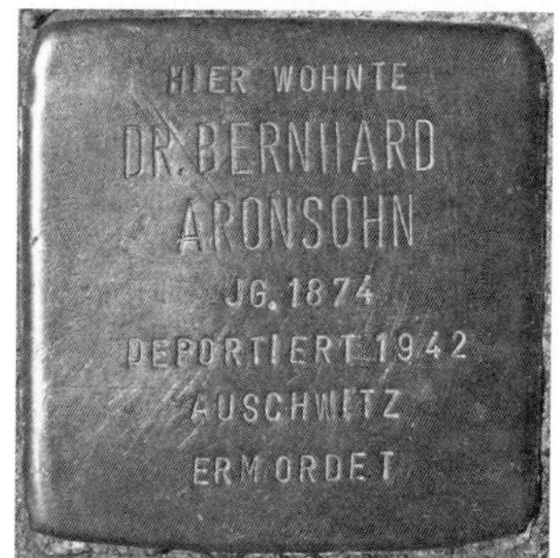

HIER WOHNTE
DR. BERNHARD
ARONSOHN
JG. 1874
DEPORTIERT 1942
AUSCHWITZ
ERMORDET
Stolperstein für Bernhard Aronsohn in Lübtheen

In Deutschland überlebt haben die jüdischen Ärzte Dr. Erich Gottschalk, Dr. Hedwig von Goetzen, Dr. Hans Sommerfeld und Dr. Heinrich Strauß – zumeist durch das Bestehen einer sogenannten privilegierten Mischehe, bei der der jüdische Ehepartner durch die Existenz eines nichtjüdischen Ehepartners zumindest teilweise vor eliminatorischen Verfolgungen geschützt war. Dr. Edmund Hadra, der 17 Jahre als Facharzt für Frauenkrankheiten in Schwerin gewirkt hatte, wurde 1942 zwar ins Ghetto Theresienstadt deportiert, überlebte dieses Lager jedoch und wanderte nach Kriegsende in die USA aus.

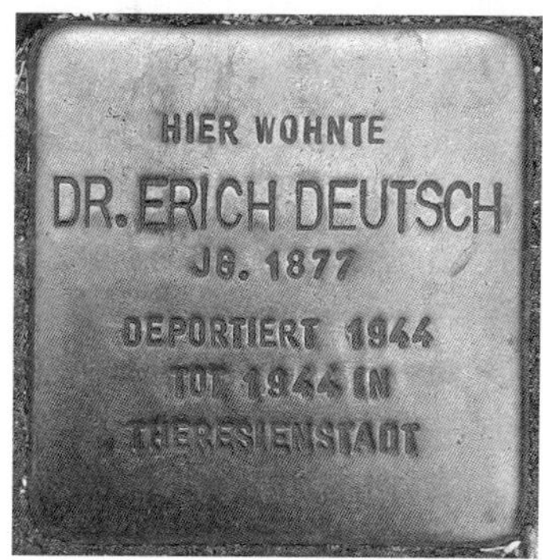

HIER WOHNTE
DR. ERICH DEUTSCH
JG. 1877
DEPORTIERT 1944
TOT 1944 IN
THERESIENSTADT
Stolperstein für Erich Deutsch in Bergisch Gladbach

Der Verfolgungsdruck, der auf den Ärzten lastete, die von den Nationalsozialisten als „Halbjuden" bzw. als „Mischlinge 1. Grades" bezeichnet wurden, gestaltete sich nicht ganz so stark wie bei den „Volljuden", wenngleich die genauen Todesursachen und -umstände etwa von Dr. Hans Vanselow, der im Herbst 1938 mit erst 46 Jahren in Neubrandenburg starb, nicht bekannt sind; Dr. Heinrich Thormann verstarb 1943 an einem Magengeschwür und Dr. Robert Ahrens einen Tag nach der Befreiung im Mai 1945. Der ebenfalls als „Halbjude" klassifizierte Dr. Hans Giercke starb 1965 in Weimar; in Westberlin bzw. in der Bundesrepublik verstarben Dr. Ernst Freund (1977), Dr. Walter Salinger (1981), Dr. Hans Nabel (1993) und Dr. Werner Joel (1994). Der „Halbjude" Dr. Erich Russow emigrierte 1936 über Großbritannien in die USA, wo er 1999 starb.

Drei der vier als „Mischlinge 2. Grades" klassifizierten Ärzte starben bald nach Kriegsende: Dr. Jürgen Mestern 1948 in Rostock, Dr. Wilhelm Krull 1949 in Schwerin und Prof. Dr. Hans Curschmann 1950 in Rostock; lediglich der bei Kriegsende erst 27 Jahre alte Dr. Kurt Fölsing, der als „Vierteljude" Kriegsdienst in der Wehrmacht leisten mußte oder durfte, starb 1989 in Bremen.

Die Staatlichen Gesundheitsämter in Mecklenburg

Die Anfänge eines reichsweiten öffentlichen Gesundheitsdienstes

Im Gefolge der gesellschaftlichen und staatlichen Entwicklung, besonders im Zuge der Industrialisierung und der Etablierung wohlfahrtsstaatlicher Einrichtungen, hatte sich der öffentliche Anteil ärztlichen Handelns zwischen 1871 und 1933 beständig ausgeweitet und immer mehr an Bedeutung gewonnen. Dennoch sind diese ärztlichen Aufgaben und Kompetenzen im Bereich des sich relativ schnell entwickelnden öffentlichen Gesundheitswesens nicht bei einer zentralen staatlichen Instanz auf Reichsebene gebündelt und konzentriert worden, sondern blieben weiterhin Angelegenheiten der deutschen Länder und der Kommunen.[1)] Dies wird am Beispiel des Reichsgesundheitsamtes deutlich, das durch länderegoistische Interessen bis etwa 1935 nie seine volle Wirksamkeit entfalten konnte.

Fünf Jahre nach der Gründung des Deutschen Reichs wurde **1876** das **Reichsgesundheitsamt** als „gesundheits- und veterinärmedizinische Fachbehörde des Reiches" gegründet. „Aus bescheidenen Anfängen hervorgegangen, hat es sich entsprechend dem wachsenden Umfange, in dem Reichsgesetzgebung und Reichsverwaltung mit der Gesundheitsfürsorge für Menschen und Tiere sich zu befassen hatten, nach und nach zu stattlicher Größe mit einem weiten Arbeitsfeld entwickelt."

Dem Reichsgesundheitsamt war einerseits „vergönnt, in der Zeit eines glänzenden Aufstieges des jungen Deutschen Reiches erfolgreich mitzuarbeiten an ... der gesundheitlichen und wirtschaftlichen Wohlfahrt des Volkes"; es war ihm andererseits aber „auch beschieden, in Jahren schwerer Sorge und furchtbarer Not, die der Weltkrieg mit seinem unglücklichen Ausgang dem Vaterlande brachte, mitzuhelfen, um die Volksgesundheit vor völligem Niederbruch zu bewahren".[2)]

In dieser 1926, also kurz vor dem Einsetzen unserer Betrachtung der mecklenburgischen Medizinalverhältnisse, gezogenen Bilanz des 50jährigen Wirkens des Reichsgesundheitsamtes mußte jedoch konstatiert werden, daß „der Allgemeinheit nur in bescheidenem Maß bekannt" war, „was das Reichsgesundheitsamt arbeitet, weil diesem verfassungsmäßig eine unmittelbar eingreifende oder anordnende Tätigkeit nicht zukommt"; das Reichsgesundheits*amt* war eben kein Reichsgesundheits*ministerium*.[3)] Es konnte nur „beobachtend und verfolgend, prüfend und forschend, anregend und fördernd, belehrend und beratend, vorbeugend und abwehrend zur gesundheitlichen Wohlfahrtspflege" beitragen.[4)]

Die Schaffung einer Reichszentralbehörde für das Medizinalwesen, die eine verwaltungsmäßige Zusammenfassung der gesamten öffentlichen Gesundheitspflege möglich machen und mit vollziehender Gewalt agieren können sollte, ist an den Partikularinteressen der einzelnen deutschen Länder gescheitert. Das im April 1876 gebildete, direkt dem Reichskanzleramt unterstellte Reichsgesundheitsamt bestand bei einem Jahresetat von lediglich 48.440 Mark aus drei „wissenschaftlichen Beamten" (darunter einem Tierarzt) sowie dem „erforderlichen Büro- und Kanzleipersonal" und war zunächst in einer Berliner Mietwohnung untergebracht. Schon eine der Aufgaben des neuen Reichsamtes, die Erstellung einer reichsweiten Statistik über Erkrankungen und Todesfälle, „scheiterte aber daran, daß die erforderliche gesetzliche Unterlage (allgemeine Anzeigepflicht der Erkrankungen und allgemeine Leichenschau) [in den Ländern] entweder ganz fehlte oder nur lückenhaft vorhanden war".[5)]

Zunächst konzentrierte sich die Tätigkeit des Reichsgesundheitsamtes neben der „Vorbereitung von Gesetzen, Erstattung von Gutachten und Sammlung statistischen Materials" auf die „fortlaufende Orientierung" der auf den „zahlreichen beteiligten Gebieten der Wissenschaften (Medizin, Veterinärmedizin, Pharmazie, Physik, Meteorologie, Chemie, Biologie, Staatsarzneikunde einschließlich Militär- und Marine-Gesundheitswesen, Technologie, Rechtskunde, Landwirtschaft, Viehzucht

---

1) Vgl. dazu Labisch/Tennstedt: Gesundheitsamt oder Amt für Volksgesundheit, S. 36.
2) Das Reichsgesundheitsamt 1876-1926, Vorwort.
3) Eigenständige, zentralstaatliche Gesundheitsministerien gab es in Deutschland erst seit 1949 in der DDR und seit 1969 in der Bundesrepublik.
4) Das Reichsgesundheitsamt 1876-1926, Vorwort.
5) Ebenda, S. 3.

usw.) erzielten Erkenntnisse". Als schwierig erwies sich dieser Aufbau einer eigenen wissenschaftlichen Bibliothek auch deshalb, weil das Reichsgesundheitsamt „nicht durch Umgestaltung einer schon bestehenden Behörde, sondern von Grund auf neu geschaffen worden war und daher anfänglich jeden Bestandes an wissenschaftlichen Büchern und Zeitschriften entbehrte".

Wegen der geringen Zahl von Mitarbeitern ließen sich die Aufgaben des Amtes „nur in enger Fühlung mit den Gesundheitsbehörden der deutschen Bundesstaaten sowie unter Benutzung der von den Regierungen der Bundesstaaten zu eröffnenden Hilfsquellen lösen". Hinzu kamen die Berufung und Einbeziehung von „außerordentlichen Mitgliedern" des Reichsgesundheitsamtes; dies waren „der größeren Zahl nach hochstehende Medizinalbeamte einzelner Bundesregierungen und anerkannte Sachverständige aus den für das Reichsgesundheitsamt hauptsächlich in Betracht kommenden Zweigen der Wissenschaft, Technik und Verwaltung".[6)]

Den ständig weiterwachsenden Aufgaben war das Reichsgesundheits*amt* – auch wegen des nach wie vor starken Länderpartikularismus – trotz Vermehrung des Personals nicht mehr gewachsen. Deshalb wurde Ende 1900 ein Reichsgesundheits*rat* gebildet, der „das Reichsgesundheitsamt bei der Erfüllung der ihm zugewiesenen Aufgaben zu unterstützen" hatte. Die vom Bundes- bzw. Reichsrat – „zur Wahrung der Interessen der Länder" – vorzuschlagenden und vom Reichsinnenminister zu ernennenden Mitglieder des Reichsgesundheitsrates (1923: 143 Personen) waren „bewährte Vertreter der Wissenschaft und Praxis auf dem Gebiete der Gesundheitspflege, Vertreter der Träger der Sozialversicherung, technische Sachverständige sowie höhere Verwaltungsbeamte".

Nach dem Ersten Weltkrieg kam es im Deutschen Reich neben der „Rückkehr der deutschen Truppen, namentlich von der Ostfront", und dem „in der Folge einsetzenden Zustrom von Rückwanderern, Flüchtlingen und Kriegsgefangenen" zu „ernsten gesundheitlichen Gefahren". Ein der Kriegsniederlage folgender „wirtschaftlicher Zusammenbruch", die „infolge der Hungerblockade eingetretenen Ernährungsschwierigkeiten" und der weitgehende Zusammenbruch der Gesundheitsfürsorge führten zu „einem bedenklichen Tiefstand der Volksgesundheit ... Große allgemeine Sterblichkeit, zu welcher besonders Tuberkulose, Grippe und Wochenbettfieber in beängstigendem Umfange beitrugen, ungewöhnlich zahlreiche Erkrankungen an Typhus und Ruhr, ferner ein durch Mangel an den wichtigsten Nahrungsmitteln, insbesondere an Milch, und durch Not an den verschiedensten sonstigen Bedarfsmitteln für die Kinderaufzucht verursachter schlechter Gesundheitszustand der Kleinkinder, der sich in gehäufter Skrofulose, Rachitis und Blutarmut kundgab, allgemeine Unterernährung infolge des andauernden Lebensmittelmangels waren in gesundheitlicher Beziehung die besonderen Kennzeichen der dem Kriege unmittelbar folgenden beiden Jahre; die Wohnungs-, Bekleidungs- und Kohlennot sowie die Teuerung verschärften noch die Lage".

Das Reichsgesundheitsamt engagierte sich in der Folge vor allem in der Bekämpfung von ansteckenden Krankheiten wie Fleckfieber sowie bei den „beiden verderblichen Volksseuchen, Tuberkulose und Geschlechtskrankheiten". Hinzu kam die „schwere Abwehrarbeit" gegen das „in der Nachkriegszeit um sich greifende, Körper und Geist der Menschen zerrüttende Laster der Morphium- und Kokainsucht".[7)]

Auch nach dem Krieg hatte sich – unbeschadet der weiter zunehmenden Aufgabenbereiche – „an der hauptsächlichen und grundsätzlichen Stellung des Reichsgesundheitsamts als der dem Reichsministerium des Innern zu dessen fachtechnischer Beratung unmittelbar untergeordneten Gesundheitsbehörde nichts geändert". Zwar lebten in den 20er Jahren die „Bestrebungen nach verwaltungsmäßiger Zusammenfassung der gesamten öffentlichen Gesundheitspflege im Deutschen Reich in einer einheitlichen Spitze" wieder auf; auch habe „der Versuch nicht gefehlt, von den Aufgabengebieten des Reichsministeriums des Innern und anderer Reichsministerien verschiedene Zweige abzuspalten und zu einem besonderen Reichsministerium für Gesundheitspflege und soziales Versicherungswesen zusammenzufassen". Darüber hinaus argumentierten „die Befürworter eines selbständigen *Reichsministeriums* für Volksgesundheit", darunter Ärzte, politische Parteien und das Reichsgesundheitsamt selbst, es sei „ein selbständiges Reichsgesundheits*ministerium* notwendig, um die nach dem Krieg vollkommen zusammengebrochene Volksgesundheit wieder aufzurichten, um der bisherigen Verschiedenheit und Zerrissenheit in der Handhabung der Gesundheitspflege in

6) Ebenda, S. 5.
7) Ebenda, S. 19-22.

den einzelnen Ländern ein Ende zu bereiten". Aber die Befürworter einer reichseinheitlich gestalteten Gesundheitspolitik konnten sich nicht durchsetzen; die Reichsregierung lehnte im März 1921 die Schaffung eines Reichsgesundheits*ministeriums* ab, wozu neben den Parikularinteressen der Länder auch der Ressortegoismus der bestehenden Reichsministerien beigetragen hatte.[8] Immerhin konnte das Reichsgesundheitsamt seinen Personalbestand nahezu beibehalten und seine finanzielle Ausstattung sogar deutlich verbessern. 1923 waren am Reichsgesundheitsamt 161 Beamte sowie 68 Arbeiter und Angestellte beschäftigt; zwei Jahre später waren es immerhin noch 136 Beamte sowie 56 Arbeiter und Angestellte. Der Etat des Amtes, der 1906 noch bei 663.840 Mark gelegen hatte, hatte sich 20 Jahre später auf 1.303.083 Reichsmark nahezu verdoppelt.[9]

Das Reichsgesundheitsamt hatte zwar viel mit den Belangen der öffentlichen Gesundheitspflege, aber nur sehr wenig mit dem Status und der rechtlichen Situation der in Deutschland tätigen Ärzte zu tun. Dies wird auch an seiner Verwaltungsstruktur sichtbar. Im Reichsgesundheitsamt waren vier Abteilungen tätig: die chemisch-hygienische Abteilung, die medizinische Abteilung, die Veterinärabteilung sowie die bakteriologische Abteilung. Das Personal der in unserem Zusammenhang wichtigen medizinischen Abteilung bestand neben dem leitenden Direktor aus sechs Oberregierungsräten (alles Mediziner), drei Regierungsräten (zwei Ärzte und ein Chemiker) sowie aus vier Hilfsarbeitern (drei Ärzte und ein Bibliothekar). Zu den Aufgaben dieser Abteilung gehörten „alle Fragen der Abwehr und Bekämpfung der gemeingefährlichen und sonstigen übertragbaren Krankheiten, Fragen der Fabrik- und Gewerbehygiene, der hygienischen Volksbelehrung, der Fürsorge- und Wohlfahrtseinrichtungen gesundheitlicher Art, Fragen der Aus- und Fortbildung des Ärztepersonals sowie des ärztlichen Hilfspersonals einschließlich der Hebammen, ferner die Angelegenheiten der Heil- und Krankenanstalten und ... die Gesundheitsstatistik".[10] Schon angesichts des Zuständigkeitsspektrums dieser Abteilung und der dort tätigen nur 14 Personen wird deutlich, daß die Effektivität und Durchschlagskraft des Reichsgesundheitsamtes nur eine sehr geringe gewesen sein kann. Hinsichtlich der – künftigen – Ärzteschaft bestanden die Aufgaben und Befugnisse des Reichsamtes lediglich in der Zuarbeit bei der Abfassung von Prüfungsordnungen für die angehenden Ärzte und der Kontrolle der von den einzelnen Ländern und Universitäten verwandten Prüfungsvorschriften; „hierdurch soll eine Gleichmäßigkeit in der Durchführung der Prüfungen an allen Universitäten erreicht werden".[11]

Daneben beteiligte sich das Reichsgesundheitsamt an der Ausschaltung derjenigen die Heilkunde ausübenden Personen, „welche die Befähigung hierzu nicht erworben haben, gleichwohl aber sich berufen fühlen, Kranke zu behandeln. Bei den Bestrebungen, diesem Übel ein Ende zu bereiten, hat das Reichsgesundheitsamt stets mitgeholfen", wenngleich der „Versuch der Beseitigung eines die Volksgesundheit schädigenden Übels" fehlschlug und im Reichstag der „Entwurf eines Reichsgesetzes gegen Mißstände im Heilgewerbe" durchfiel,[12] was erneut die Machtlosigkeit des Amtes deutlich dokumentierte.

Im Rahmen der öffentlichen Gesundheitspflege engagierte sich das Amt bei der Bekämpfung übertragbarer Krankheiten wie Cholera, Pest, Lepra, Pocken, Fleckfieber, Tuberkulose, Geschlechtskrankheiten, Typhus, Ruhr, Diphtherie, Schlafkrankheit, Malaria und Parasitenkrankheiten, vor allem mit Entwürfen zur Seuchengesetzgebung und durch Volksaufklärung.[13]

Bis 1925 – als die Aufgaben der Medizinalstatistik an das Statistische Reichsamt abgegeben werden mußten – war das Reichsgesundheitsamt auch mit der Erstellung der Reichsmedizinalstatistik beauftragt. Dazu gehörten etwa die „statistischen Erhebungen über die Geburts- und Sterblichkeitsverhältnisse in den deutschen Orten mit mehr als 15.000 Einwohnern", die „Statistik der Heilanstalten", die „statistischen Erhebungen über das Heilpersonal", die „Statistik der Todesursachen" und die „statistischen Erhebungen über die Erkrankungen an den anzeigepflichtigen Infektionskrankheiten".[14]

Zusammenfassend ist festzustellen, daß das Reichsgesundheitsamt nur über wenige exekutive Kompetenzen verfügte; das öffentliche Gesundheitswesen, die Landesgesundheitsämter und die Auf-

8) Ebenda, S. 23 f. (Hervorhebungen durch die Verfasser).
9) Ebenda, S. 24.
10) Ebenda, S. 25 f.
11) Ebenda, S. 27.
12) Ebenda, S. 29.
13) Vgl. dazu im einzelnen ebenda, S. 48-67.
14) Ebenda, S. 147-153.

sicht über die regionale Ärzteschaft lagen weitgehend in den Händen der Einzelstaaten, ein Zustand, der bis 1934/35 andauern sollte.

Die Anfänge des öffentlichen Gesundheitswesens in Mecklenburg

In Mecklenburg wurden erstmals zur Mitte des 18. Jahrhunderts staatliche Medizinalbeamte installiert, die die Gesundheitsverhältnisse im öffentlichen Raum kontrollieren sollten. Mit der im Juli **1751** von Herzog Christian Ludwig II. (1683-1756) erlassenen **mecklenburgischen Medizinalordnung** suchte der Regent, das rückständige Medizinalwesen u.a. durch die Etablierung von vereidigten Medizinalbeamten zu verbessern und zu modernisieren. Der Herzog hatte es in seiner Medizinalordnung „zum Besten Unsrer Unterthanen“ für „nöthig gefunden, in Unsren Herzogthümern und Landen besondere Kreis-Physicos gnädigst zu ernennen, welche das Medicinal-Wesen beobachten, dessen bisherige Mißbräuche, Unordnungen und Fehler abstellen und überhaupt was zur Erhaltung oder Ersetzung der Gesundheit der Einwohner Unsrer Landen gefordert werden möchte, getreulich besorgen“ sollten.

Diese „Kreis-Physici“, also Kreisärzte, sollten „ihren Bestallungen und Eyden gemäß sich äußerst angelegen seyn lassen, dasjenige zu beobachten und allenthalben ins Werk zu setzen, was sowohl ihnen, als den übrigen Doctoribus Medicinae, Apothekern, Chirurgis, Badern und Hebammen in dieser Unsrer Verordnung vorgeschrieben worden“ war. Diese hatten „also dahin zu sehen, daß es an keinem gebreche, welches zur Beförderung der Gesundheit der Einwohner sowohl in Städten als auf den Dörfern gereichet“. Neben dieser allgemeinen Aufgabe galt eine weitere Sorge dem Seuchenschutz. Den „Kreis-Physici“ oblag es, „genaue Achtung zu haben, daß, wann epidemische Krankheiten und Seuchen sowohl bey den Menschen als beym Vieh sich ereignen, solche Anstalten vorgekehret werden, wodurch der Fortgang und [das] Wachsthum der Seuchen baldmöglichst gehemmet werden möge“.[15)]

Nach der Novemberrevolution, der Abdankung des Großherzogs Friedrich Franz IV. (1882-1945) und der Errichtung des Freistaates Mecklenburg-Schwerin ab 1919 führte eine schon 1830 in Rostock errichtete, faktisch bedeutungslose „Medizinalkommission“ formal die „Aufsicht über das gesamte Medizinalwesen“,[16)] wenngleich das in Schwerin ansässige Ministerium für Medizinalangelegenheiten „für die Verwaltung des Medizinal- und Gesundheitswesens“, also für die praktische Arbeit zuständig war. Diese Verwaltungsaufgaben bestanden vornehmlich in der Beobachtung und Überwachung großer Teile des öffentlichen Gesundheitswesens. Zu den Tätigkeitsbereichen des Ministeriums für Medizinalangelegenheiten gehörten „die Bekämpfung der Menschen- und Tierseuchen“, der Bereich der „gesundheitlichen Fürsorge“ (darunter „Schwangeren-, Säuglings-, Kleinkinder-, ärztliche Schulkinder-, Tuberkulose- und Krüppelfürsorge“), die Geschlechtskrankenfürsorge und die „Bekämpfung der Unzucht“, die Aufsicht über die nicht zur Universität gehörenden Krankenanstalten (die Heil- und Pflegeanstalten Sachsenberg und Gehlsheim, das Kinderheim Lewenberg und das Seehospiz in Heiligendamm) sowie die „Angelegenheiten der staatlichen Krankenanstalten“, die „Angelegenheiten des Landesgesundheitsamtes, der bakteriologischen und Lebensmitteluntersuchungsstelle“, die „staatliche Aufsicht über die kommunalen und privaten Einrichtungen auf dem Gebiete der Gesundheitspflege“ sowie „das Prüfungswesen der Heilberufspersonen und die staatliche Aufsicht über deren Gewerbebetrieb“. Hinzu kam die Zuständigkeit „für die Personalien der Kreisärzte“,[17)] die den „verlängerten Arm“ bzw. den Transmissionsriemen des Ministeriums in die mecklenburgischen Medizinalbezirke bildeten und dort deren Aufgaben wahrnahmen.[18)]

---

15) Hier zitiert nach Masius: Mecklenburg-Schwerinsche Medizinalgesetze, S. 7 ff.; vgl. dazu im Detail das Kapitel: Medizinalverhältnisse, gesetzliche Grundlagen und berufliche Rahmenbedingungen für das Wirken der mecklenburgischen Ärzteschaft 1683-1840, S. 27 ff.

16) So laut Mecklenburg-Schwerinsches Staatshandbuch, 1923, S. 315. Diese Kommission war noch 1923 ohne Leiter; ihr gehörten lediglich die Medizinalräte und Professoren Wilhelm Müller und Otto Sarwey an.

17) Ebenda, S. 42 f.

18) Als Kreisärzte amtierten im Jahr 1923 im Medizinalbezirk Boizenburg Dr. Heinrich Günther, im Medizinalbezirk Gadebusch Dr. Ludwig Klipstein, im Medizinalbezirk Schwerin Dr. Axel Wilhelmi, im Medizinalbezirk Ludwigslust Dr. Franz Viereck, im Medizinalbezirk Parchim Dr. Walter Buschmann, im Medizinalbezirk Güstrow Dr. Otto Elfeldt, im Medizinalbezirk Rostock Prof. Dr. Carl Dugge, im Medizinalbezirk Gnoien Dr. Detlev Mulert, im Medizi-

Wie wurde man Kreisarzt?

Um beamteter Kreisarzt zu werden, benötigte man folgende Voraussetzungen und Qualifikationen:[19] Ein „Befähigungszeugnis für die Anstellung als Kreisarzt" wurde von dem zuständigen Fachministerium erteilt, nachdem der Kandidat „die Prüfung für Kreisärzte nach Maßgabe der Prüfungsordnung vom 9. Februar 1921 abgelegt" hatte. Die Kreisarztprüfung war von den Kandidaten aller deutschen Länder vor einem für ganz Deutschland zuständigen Prüfungsauschuß in Berlin abzulegen. Das Gesuch um Zulassung zu dieser Prüfung war „an den für den Wohnsitz des Bewerbers zuständigen ... Minister zu richten", der sich durch die regionalen Polizeiorgane über die „sittliche und charakterliche Eignung" des Kandidaten unterrichten ließ. Sachliche „Voraussetzung für die Zulassung zur Prüfung" war in der Regel, „daß der Bewerber nach Erlangung der Approbation als Arzt eine mindestens dreijährige Beschäftigung in der ärztlichen Praxis nachgewiesen" hatte.

Dem Zulassungsantrag waren „in Urschrift" beizufügen: ein „eigenhändig geschriebener Lebenslauf, in dem der Gang der Universitätsstudien und die Beschäftigung nach Erlangung der Approbation darzulegen" waren; „die Approbation als Arzt"; der „Nachweis über den Erwerb der medizinischen Doktorwürde bei einer Universität des Deutschen Reiches"; der „Nachweis, daß der Bewerber während oder nach Ablauf seiner Studienzeit an einer Universität des Deutschen Reiches eine Vorlesung über gerichtliche Medizin besucht hat und mindestens ein halbes Jahr lang an einer Psychiatrischen Klinik als Praktikant tätig gewesen ist; der Nachweis, daß der Bewerber an einem Lehrgang in der sozialen Hygiene an einer der der medizinischen und sozialhygienischen Akademien in Breslau, [Berlin-]Charlottenburg oder Düsseldorf mit Erfolg teilgenommen hat; der Nachweis, daß der Bewerber an einem pathologisch-anatomischen, einem hygienisch-bakteriologischen und einem gerichtlich-medizinischen Kursus von jeweils mindestens dreimonatiger Dauer an einem Universitätsinstitut des Deutschen Reiches teilgenommen hat sowie wenigstens drei Monate als Hilfsassistent an einer psychiatrischen Klinik tätig gewesen ist".

Die eigentliche Kreisarztprüfung bestand aus einem schriftlichen und einem praktisch-mündlichen Teil. „Zum Zwecke der schriftlichen Prüfung hat der Prüfling zwei wissenschaftliche Ausarbeitungen und die Bearbeitung eines erdachten gerichtlichen Falles zu liefern. Die Aufgaben werden von dem Prüfungsausschuß gestellt ... Von den Aufgaben für die wissenschaftlichen Ausarbeitungen entfällt eine auf das Gebiet der öffentlichen Gesundheitspflege oder der sozialen Hygiene, die andere auf das Gebiet der gerichtlichen oder der versicherungsgerichtlichen Medizin oder der gerichtlichen Psychiatrie. Die Ausarbeitungen sind spätestens sechs Monate nach Empfang der Arbeiten ... einzureichen ... Die Beurteilung der Probearbeiten erfolgt durch den Prüfungsausschuß für Kreisärzte. Genügen die Probearbeiten den Anforderungen, so wird der Prüfling zu den übrigen Prüfungsabschnitten zugelassen."

Die mündliche Prüfung war an drei aufeinanderfolgenden Tagen zu erledigen und umfaßte fünf Fachgebiete: Medizinalgesetzgebung und Medizinalverwaltung, Öffentliche Gesundheitspflege, Soziale Hygiene, Gerichtliche Medizin und Gerichtliche Psychiatrie. Nach bestandener Prüfung, Verbeamtung und staatlicher Anstellung mit der Gruppe 2 b der Preußischen Besoldungsordnung durften die Kreisärzte die Amtsbezeichnung Medizinalrat führen. „Die bei den dienstlichen Verrichtungen aufkommenden Gebühren sind zu einem Teil an die Staatskasse abzuführen, zum andern Teil verbleiben sie aber den Kreisärzten."[20]

In Mecklenburg-Schwerin bestanden ab 1926 zehn, in Mecklenburg-Strelitz drei Medizinalbezirke, in denen jeweils ein Kreisarzt wirkte.[21] Nach der zum Januar 1934 vollzogenen staatlichen Vereinigung von Mecklenburg-Schwerin und Mecklenburg-Strelitz erfolgte noch 1934 eine Neugliederung

---

nalbezirk Malchin Dr. Karl Dannien und im Medizinalbezirk Waren Dr. Hans Kölzow; der Medizinalbezirk Wismar war ohne Leiter. Zusammengestellt nach ebenda, S. 315-336. Als 1935 die Staatlichen Gesundheitsämter eingerichtet wurden, waren nur noch drei dieser ehemaligen Kreisärzte im Amt (Buschmann, Elfeldt und Kölzow); die anderen waren aus Alters- oder politischen Gründen abgelöst worden oder bereits gestorben bzw. verzogen.

19) Nachfolgende Ausführungen basieren auf Dreger: Die Berufswahl im Reichs- und Staatsdienste, S. 232-234.

20) Ebenda.

21) Vgl. dazu: Regierungsblatt für Mecklenburg-Schwerin, 1926, S. 150 f.; Amtliche Beilage zum Regierungsblatt für Mecklenburg-Schwerin, 1926, S. 125 f.; Mecklenburg-Strelitzsches Staatshandbuch für 1929, S. 41, 177-184. Vgl. dazu im Detail das Kapitel: Medizinalverhältnisse, gesetzliche Grundlagen und berufliche Rahmenbedingungen für das Wirken der mecklenburgischen Ärzteschaft 1869-1929, S. 53 ff.

des nunmehrigen Landes Mecklenburg in elf Medizinalbezirke. Im Zuge der Einführung des Gesetzes zur Vereinheitlichung des Gesundheitswesens wurde der bisherige Medizinalbezirk Rostock 1935 wegen seiner großen Bevölkerungszahl in die Bezirke Rostock-Stadt und Rostock-Land geteilt, so daß Mecklenburg bis 1945 aus nunmehr zwölf Medizinalbezirken bestand.

Die Errichtung der Staatlichen Gesundheitsämter

Nach längeren, zwischen Dr. Arthur Gütt, dem Leiter der Abteilung Volksgesundheit im Reichsinnenministerium, und Dr. Gerhard Wagner, Leiter des Hauptamtes für Volksgesundheit der NSDAP und Reichsärzteführer, ausgetragenen Auseinandersetzungen – Wagner wollte „die Erbgesundheitspolitik in die ambulante ärztliche Regelversorgung einbeziehen und damit ein rassenhygienisch-parteiamtliches Hausarztsystem auf der Ebene primärmedizinischer Versorgung etablieren", während Gütt sich für einen öffentlichen Gesundheitsdienst unter nationalsozialistischen Vorgaben mit staatlichen Akteuren und Ämtern einsetzte[22] –, wurde von der Reichsregierung am 3. Juli **1934** das **„Gesetz über die Vereinheitlichung des Gesundheitswesens"** erlassen,[23] mit dem Gütt seine Absichten weitgehend durchsetzen konnte.

Dieses Gesetz, das sich vorwiegend mit der Institution der neu ein- und auszurichtenden Staatlichen Gesundheitsämter befaßte, sollte erst am 1. April **1935**, also acht Monate später, in Kraft treten, was vor allem an den bislang noch fehlenden personellen, finanziellen und baulichen Voraussetzungen lag.

In dem recht knapp gehaltenen Gesetzestext ist verfügt worden, daß „zur einheitlichen Durchführung des öffentlichen Gesundheitsdienstes in den Stadt- und Landkreisen in Anlehnung an die untere Verwaltungsbehörde Gesundheitsämter einzurichten" seien.[24] Die Gesundheitsämter galten als „staatliche Einrichtungen", zu deren „Kosten der Unterhaltung und Einrichtung ... die Stadt- und Landkreise nach Bedürfnis und Leistungsfähigkeit" beizutragen hätten; auch „das Reich trägt zu den Kosten des öffentlichen Gesundheitsdienstes bei", wobei „bei der Verteilung des Zuschusses besonders die Länder zu berücksichtigen" seien, „bei denen infolge der Durchführung dieses Gesetzes ein erhöhter Finanzbedarf" eintrete. Als „Leiter des Gesundheitsamtes ist ein staatlicher Amtsarzt" zu bestellen, dessen „Stellung durch eine Dienstordnung bestimmt" werde, die vom Reichsminister des Innern zu erlassen sei. Festgeschrieben wurde auch, daß die bisherigen Medizinalräte „in den Staatsdienst zu übernehmen" seien, „wenn sie eine den Amtsärzten gleichwertige Ausbildung nachweisen" konnten.

Der Aufgabenkreis der aus den bisherigen Kreisgesundheitsämtern der Länder hervorgegangenen nunmehrigen Staatlichen Gesundheitsämter des Reichs wurde in drei Bereichen fixiert. Den Ämtern oblagen „die Durchführung der ärztlichen Aufgaben",[25] die „ärztliche Mitwirkung bei Maßnahmen zur Förderung der Körperpflege und Leibesübungen" sowie die „amts-, gerichts- und vertrauensärztliche Tätigkeit".[26] Dies war im Prinzip dasselbe Tätigkeitsspektrum, das von den Kreisärzten der bisherigen Medizinalbezirke ohnehin wahrgenommen wurde, wenngleich nunmehr die „Erb- und Rassenpflege einschließlich der Eheberatung" neu hinzukam, ein Bereich, der in der Folgezeit einen Großteil der Arbeit der Gesundheitsämter ausmachen sollte.

Nach der Gesundheitsabteilung des Reichsinnenministeriums und den Medizinaldezernenten der Landesregierungen standen die zu errichtenden Staatlichen Gesundheitsämter am unteren Ende des Instanzenzuges und sollten „die eigentlichen Durchführungsorgane der staatlichen Gesundheitspo-

22) Labisch/Tennstedt: Gesundheitsamt oder Amt für Volksgesundheit, S. 35 f.

23) RGBl., T. I, 1934, S. 531 f.

24) Ebenda. Als untere Verwaltungsbehörden galten die Oberbürgermeister der kreisfreien Städte und für die Kreise die Landräte bzw. die Landratsämter.

25) Hierzu zählten ärztliche Aufgaben bei den Maßnahmen der „Gesundheitspolizei", die „Erb- und Rassenpflege einschließlich der Eheberatung", die „gesundheitliche Volksbelehrung", die „Schulgesundheitspflege", die „Mütter- und Kinderberatung" sowie die „Fürsorge für Tuberkulöse, für Geschlechtskranke, körperlich Behinderte, Sieche und Süchtige". RGBl., T. I, 1934, S. 531.

26) Ebenda. Angelegenheiten der „Krankenhäuser, Heil- und Pflegeanstalten, Heime der geschlossenen und halbgeschlossenen Fürsorge, Kur- und Badeanstalten und ähnliche Einrichtungen bleiben in Verwaltung der bisherigen Träger" und waren von den Gesundheitsämtern noch nicht zu bearbeiten.

litik" werden, „in deren Aufgabenbereich sich Gesundheitsfürsorge und eugenisch motivierte Ausmerzungspolitik durchdrangen".[27] Wie der Initiator des Gesetzes zur Vereinheitlichung des Gesundheitswesens schon 1937 feststellte, seien bis zu diesem Zeitpunkt „742 Gesundheitsämter eingerichtet, so daß das Gesundheitsamt nunmehr zum Mittelpunkt des öffentlichen Gesundheitsdienstes in den unteren Verwaltungsbezirken geworden" sei.[28]

Berichtsanforderungen an die Staatlichen Gesundheitsämter

Im Januar 1935, also schon vor der offiziellen Errichtung der Staatlichen Gesundheitsämter, erging aus dem Reichsinnenministerium ein Erlaß an die Medizinalbehörden der Landesregierungen, nach einem normierten Schema über die gesundheitlichen Verhältnisse in ihrem Zuständigkeitsbereich zu berichten. Es habe sich „besonders in der Nachkriegszeit als ein empfindlicher Mangel herausgestellt, daß eine einheitliche Berichterstattung über die gesundheitlichen Verhältnisse im ganzen Reich nicht vorlag". Einzelne Länder hätten dem Reichsgesundheitsamt gar keine Berichte erstattet, andere Länder wiederum so disparate Materialien geliefert, daß diese nicht miteinander vergleichbar waren. Nunmehr lasse „die in Aussicht genommene Reichsreform die Notwendigkeit eines das gesamte Reichsgebiet umfassenden, nach einheitlichen Gesichtspunkten bearbeiteten jährlichen Gesundheitsberichts besonders dringlich erscheinen". Dabei sei es „erwünscht, den Bericht in seiner äußeren Gestaltung nicht als reines Tabellenwerk erscheinen zu lassen, sondern das Hauptgewicht [sei] auf die textliche Verarbeitung der Ergebnisse statistischer Erhebungen zu legen".

Der dem Berichtsmuster zugrunde liegende Fragenkatalog entspreche „den neuen Forderungen des nationalsozialistischen Staates". Mögliche Schwierigkeiten bei dieser neuen, für viele Länder bislang ungewohnten Berichterstattung würden bald überwunden, da „nach der Einrichtung der Staatlichen Gesundheitsämter ... die Sammlung und Auswertung des für die Einzelberichte benötigten Materials ohnehin eine Teilaufgabe der Gesundheitsämter sein" werden. Außerdem sei es – offensichtlich auch aus regimelegitimatorischen Gründen – „dringend geboten, daß die bedeutsamen, vom Dritten Reich eingeführten Neuerungen auf dem Gebiete des Gesundheitswesens schon für das laufende Jahr zusammengefaßt werden, um die Auswirkungen der nationalsozialistischen Errungenschaften der Öffentlichkeit in geeigneter Weise zugänglich zu machen". Die Einzelberichte der Länder seien der Medizinalverwaltung beim Reichsinnenministerium dann zur in Berlin erfolgenden „endgültigen Bearbeitung einzureichen".

Der Teil A des Jahresgesundheitsberichts umfaßte zwölf Abschnitte aus dem Bereich „Medizinal- und Gesundheitswesen", und im 13 Abschnitte umfassenden Teil B des Jahresgesundheitsberichts war über Maßnahmen auf den Gebieten der „Gesundheitsfürsorge" und der „Sozialen Hygiene" zu berichten. Dagegen ging es im Teil C um detaillierte Angaben über die praktische „Durchführung des Gesetzes zur Verhütung erbranken Nachwuchses".[29] Nachfolgend werden die Berichtsanforderungen an die Medizinalbehörden der Länder im Detail dokumentiert, auch, um das weitgefaßte Erkenntnisinteresse, den allumfassenden Anspruch sowie den großen Umfang der staatlichen Medizinalpolitik sichtbar zu machen.

So wurden von den Staatlichen Gesundheitsämter in ihren Jahres-Gesundheitsberichten im 75 Seiten umfassenden Teil A Angaben gefordert, die in Mecklenburg dann in der Abteilung Medizinalwesen von Dr. Karl-Erich Marung zusammengefaßt und der Gesundheitsabteilung des Reichsinnenministeriums übersandt wurden.

„*Abschnitt I. Medizinalstatistik* (wird vom Statistischen Landesamt festgestellt.)

Abschnitt II. Allgemeine gesundheitliche Verhältnisse

a) Allgemeines Urteil über den durchschnittlichen Gesundheits- und Ernährungszustand, die Wohnungsverhältnisse und die Hygiene des täglichen Lebens
b) Allgemeines Urteil über gehäuftes Auftreten übertragbarer Krankheiten
c) Bemerkenswerte Beobachtungen über sonstige Erkrankungen und bedrohliche Erscheinungen

---

27) Süß: Der „Volkskörper" im Krieg, S. 50.
28) Gütt: Der Aufbau des Gesundheitswesens, S. 21.
29) LHAS, 5.12-7/1, Nr. 9675 (Reichsinnenministerium an alle Landesregierungen, 11.1.1935).

Abschnitt III. Übertragbare Krankheiten

a) Allgemeines
   1. Nachweisung der übertragbaren Krankheiten
   2. Erfüllung der Anzeigepflicht
   3. Feststellung der ersten Fälle
   4. Krankenabsonderung
   5. Desinfektionswesen
   6. Quarantänewesen in den Seehäfen
   7. Ein-, Aus- und Durchwandererkontrolle an den Landesgrenzen
   8. Sachsengängerei und ausländische Saisonarbeiter
   9. Hygienische Verbesserungen aus Anlaß des Auftretens ansteckender Krankheiten im allgemeinen

b) Die einzelnen Krankheiten
   1. Aussatz
   2. Cholera
   3. Fleckfieber
   4. Gelbfieber
   5. Pest
   6. Pocken
   7. Milzbrand
   8. Diphtherie
   9. Epidemische Gehirnentzündung
   10. Epidemische Genickstarre
   11. Kindbettfieber
   12. Spinale Kinderlähmung
   13. Körnerkrankheit
   14. Rotz
   15. Rückfallfieber
   16. Ruhr
   17. Typhus
   18. Paratyphus
   19. Bakterielle Lebensmittelvergiftungen
   20. Geschlechtskrankheiten
   21. Tollwut
   22. Bißverletzung durch tolle oder tollwutverdächtige Tiere
   23. Trichinose
   24. Tuberkulose
   25. Scharlach
   26. Masern
   27. Keuchhusten
   28. Mumps
   29. Grippe
   30. Lungenentzündung (soweit sie in epidemischer Form aufgetreten ist)
   31. Malaria
   32. Undulierendes Fieber (Bangsche Krankheit, Maltafieber)
   33. Papageienkrankheit
   34. Tetanus
   35. Krätze u.a. parasitäre Hautkrankheiten
   36. Sonstige infektiöse Erkrankungen

Abschnitt IV. Andere Krankheiten (soweit nicht schon unter Abschnitt II behandelt.)

1. Magen- und Darmkrankheiten
2. Krankheiten der Atmungsorgane, einschl. nicht epidemischer Lungenentzündung, ohne Tuberkulose
3. Krankheiten der Kreislauforgane

4. Krankheiten des Nervensystems
5. Krebs- und sonstige bösartige Geschwülste
6. Vergiftung durch Giftpflanzen
7. Schlangenbiß
8. Band- und sonstige Eingeweidewürmer
9. Bemerkenswertes über das Auftreten sonstiger Krankheiten

Abschnitt V. Krankenhauswesen (ohne Universitätskliniken)

a) Säuglingsheime
b) Siechenhäuser
c) Entbindungsanstalten und -abteilungen
d) Besondere Angaben
e) Besichtigung durch den Medizinalbeamten

Abschnitt VI. Rettungs- und Krankenbeförderungswesen

a) Sanitätskolonnenwesen, Luftschutz
b) Rettungseinrichtungen

Abschnitt VII. Kurorte und Heilquellen

Abschnitt VIII. Arzneiversorgung, Drogen und Gifthandel

a) Apotheken
b) Apothekenbesichtigungen
c) Drogenhandlungen
d) Mißstände

Abschnitt IX. Heilpersonen

a) Ärzte und Zahnärzte
   1. Beamtete Ärzte
   2. Nichtbeamtete Ärzte
   3. Zahnärzte
b) Sonstiges Heil-, Pflege- und Hilfspersonal
   1. Zahntechniker (Dentisten)
   2. Masseure
   3. Krankenpflegepersonal
   4. Wochenpflegerinnen
   5. Säuglings- und Kleinkinderpflegepersonen
   6. Hebammen
   7. Technische Assistentinnen
   8. Desinfektoren
   9. Schädlingsbekämpfer
   10. Kammerjäger
c) Nichtapprobierte Heilbehandler

Abschnitt X. Ortschaftshygiene

a) Allgemeines
b) Wohnungswesen
c) Schulhygiene
d) Wasserversorgung
e) Beseitigung der Abfallstoffe
f) Schädlingsbekämpfung
g) Leichenwesen

Abschnitt XI. Gewerbehygiene

Abschnitt XII. Lebensmittelhygiene

a) Beaufsichtigung des Lebensmittelverkehrs
b) Gesundheitsschädigungen durch Lebensmittel
c) Besondere Beobachtungen bei einzelnen Lebensmitteln und Bedarfsgegenständen".

In dem 22 Seiten umfassenden Teil B der Jahresberichte wurden folgende Angaben verlangt:

„Abschnitt I. Fürsorge für Schwangere und Wöchnerinnen
Abschnitt II. Säuglingsfürsorge

Abschnitt III. Kleinkinderfürsorge
Abschnitt IV. Schulkinderfürsorge
Abschnitt V. Tuberkulosefürsorge
Abschnitt VI. Fürsorge für Geschlechtskranke
Abschnitt VII. Krüppelfürsorge
Abschnitt VIII. Fürsorge für Alkoholkranke
Abschnitt IX. Offene Fürsorge für psychisch Kranke und Psychopaten
Abschnitt X. Fürsorgedienst im Krankenhaus und Krankenpflege im Hause
Abschnitt XI. Sportarztwesen
Abschnitt XII. Ehestandsdarlehen und erbbiologische Eignung bäuerlicher Siedler
Abschnitt XIII. Sonstige Fürsorgezweige"

Der Berichtsteil C war schematisch-tabellarisch angelegt und nicht textlich zu beantworten. Um die Auswirkungen der Durchführung des Gesetzes zur Verhütung erbkranken Nachwuchses zu prüfen und um dabei auftretende Hemmnisse zu ermitteln, war zunächst

- die Einwohnerzahl des jeweiligen Medizinalbezirks anzugeben, dann
- die Zahl der erstatteten Anzeigen von vermeintlich erbkranken Personen (differenziert nach den anzeigenden Stellen, also beamteten Ärzten, nicht beamteten Ärzten, Anstalten und sonstigen Personen aus dem Sektor der Heilberufe),
- die Zahl der nicht an die Erbgesundheitsgerichte weitergegebenen Anzeigen, aufgeschlüsselt auf die dafür maßgeblichen Gründe (unbegründete Anzeige, zu hohes Alter, Alter unter zehn Jahren, nicht bestehende Fortpflanzungsfähigkeit, noch ausstehende Bearbeitung),
- die Zahl der Anträge auf Unfruchtbarmachung, unterschieden nach den Antragstellern (beamtete Ärzte, Anstaltsleiter, Erbkranke selbst oder deren gesetzliche Vertreter),
- die medizinischen Gründe für eine Antragstellung auf Unfruchtbarmachung („angeborener Schwachsinn, Schizophrenie, zirkuläres Irresein, erbliche Fallsucht, erblicher Veitstanz, erbliche Blindheit, erbliche Taubheit, schwere körperliche Mißbildungen, schwerer Alkoholismus"),
- die Durchführung der Unfruchtbarmachung (spezifiziert nach Männern und Frauen),
- die Aussetzung bzw. Nichtdurchführung der Unfruchtbarmachung mit Gründen (freiwilliges Begeben in eine geschlossene Anstalt, Lebensgefahr, bestehende Schwangerschaft),
- die Zahl der erforderlichen Zwangsmaßnahmen zur Durchführung einer vom Erbgesundheitsgericht verfügten Unfruchtbarmachung,
- die Art der Unfruchtbarmachung (Unterbindung bzw. Verlegung der Samenleiter oder Eierstöcke bzw. – die radikalere Variante – „Entfernung der Keimdrüsen", wiederum aufgeschlüsselt auf Männer und Frauen),
- die Zahl der Schwangerschaftsunterbrechungen aus gesundheitlichen Gründen sowie
- die Zahl der Fehl- und Frühgeburten sowie der vermuteten Abtreibungen, aufgeschlüsselt danach, ob diese von Ärzten, Hebammen oder sonstigen Personen gemeldet wurden.[30)]

Bislang konnten für die Zeit von 1935 bis 1938 keine Berichte der Staatlichen Gesundheitsämter und auch kein Jahresgesamtbericht für Mecklenburg ermittelt werden. Erst ab 1939 – nachdem die detaillierten Berichtsanforderungen infolge des Kriegsbeginns deutlich reduziert und vereinfacht worden waren – liegen aus den mecklenburgischen Gesundheitsämtern Lageberichte vor.[31)]

Gesetzliche Grundlagen für die Arbeit der Staatlichen Gesundheitsämter

In einer **„Ersten Durchführungsverordnung zum Gesetz über die Vereinheitlichung des Gesundheitswesens"** wurden dessen Vorgaben Anfang Februar **1935** präzisiert.[32)] Danach war „für jeden Stadt- und jeden Landkreis am Sitze der unteren Verwaltungsbehörde [also bei den Oberbürgermei-

30) Ebenda.
31) Diese sind im Kapitel: Gesundheitsverhältnisse, gesetzliche Grundlagen und berufliche Rahmenbedingungen für das Wirken der mecklenburgischen Ärzteschaft 1939-1945, S. 143 ff., sowie im Kapitel: Das Gesetz zur Verhütung erbkranken Nachwuchses und seine Anwendung im Deutschen Reich und in Mecklenburg, S. 585 ff., ausführlich dokumentiert worden.
32) Vgl. dazu: RGBl., T. I, 1935, S. 177-180 (6.2.1935).

stern und Landräten] ein Gesundheitsamt einzurichten"; in Mecklenburg waren dies „die Landkreise und die kreisfreien Städte". Zur personellen Besetzung der Gesundheitsämter hieß es: „Beamtete Ärzte sind der Amtsarzt als Leiter des Gesundheitsamtes und die neben ihm beim Gesundheitsamt als Beamte im Haupt- oder Nebenamt angestellten Ärzte"; daneben sollten an den Gesundheitsämtern „Hilfsärzte" eingesetzt werden; diese galten „auf Grund eines Dienstvertrages als voll oder teilweise beschäftigte Angestellte", die von der obersten Medizinalbehörde des jeweiligen Landes angestellt wurden. Für die Einstellung und Beschäftigung von Hilfsärzten – auf die weiter unten noch detailliert eingegangen wird – hatte die Abteilung Volksgesundheit des Reichsinnenministeriums darauf hingewiesen, daß dafür „in erster Linie Ärzte heranzuziehen" seien, „die auf dem Boden der nationalsozialistischen Weltanschauung stehen", womit „auch die Verbindung zwischen Gesundheitsamt und Parteiorganisationen gestärkt" werden könne.[33]

Der Amtsarzt, als „vollbesoldeter Beamter" Leiter des Gesundheitsamtes, hatte bei seiner Ernennung folgende Bedingungen zu erfüllen: Er mußte über eine Approbation als Arzt verfügen und im „Besitz der medizinischen Doktorwürde bei einer Universität des Deutschen Reichs" sein. Alle Ärzte, die Amtsärzte werden wollten, mußten darüber hinaus die Staatsmedizinische Akademie in Berlin-Charlottenburg oder in München besuchen und dort die „staatsärztliche Prüfung" bestehen. Es galt, „daß nur solche Ärzte für die amtsärztliche Prüfung zugelassen werden, die an einem [dreimonatigen] Lehrgang der Staatsmedizinischen Akademie in Berlin-Charlottenburg oder in München teilgenommen haben". Weil das am 1. April 1935 in Kraft getretene Gesetz zur Vereinheitlichung des Gesundheitswesens den Staatlichen Gesundheitsämtern eine „ganz erhebliche Erweiterung der Aufgaben und Befugnisse" gebracht habe, sei „für den ärztlichen Leiter und seine Mitarbeiter eine große Reihe neuer Aufgaben zu erfüllen ... Die bedeutendste dieser Aufgaben besteht darin, daß der Amtsarzt erbbiologische und rassenhygienische Fürsorge auf weite Sicht zu treiben" habe. Die mit diesem Themenkreis noch nicht vertrauten Ärzte, zumeist die bislang als Kreisärzte agierenden Mediziner, mußten, wenn sie denn als Amtsärzte übernommen werden wollten, für dieses neue Arbeitsgebiet ausgebildet werden. Aber schon vor Inkrafttreten des Gesetzes war an der Staatsmedizinischen Akademie in Berlin „in einer großen Reihe von Kursen eine erhebliche Anzahl deutscher Amtsärzte und praktischer Ärzte vorgeschult" worden, „so daß sie die für die neue große Aufgabe notwendige Vorbildung bereits aufwiesen. Die Zahl dieser Ärzte deckt aber noch nicht den durch die Neuregelung des öffentlichen Gesundheitsdienstes entstandenen Bedarf".[34]

Weil bisher im Dritten Reich noch keine neue Prüfungsordnung für Staatsärzte erlassen worden war, galten vorerst noch die Prüfungsordnungen der Länder. Der zu ernennende Amtsarzt mußte danach „die Ausübung einer fünfjährigen praktischen Tätigkeit als Arzt" nachweisen.[35] Offenbar gab es nicht genügend Interessenten oder entsprechend qualifizierte Bewerber für die Stellen eines beamteten Arztes. Der Reichsinnenminister verfügte daher im Juni 1935, daß er „bis zum Erlaß einer Reichsprüfungsordnung für beamtete Ärzte des öffentlichen Gesundheitsdienstes" auch „solche Ärzte für die amtsärztliche Prüfung zulassen" werde, „die an einem Lehrgang an der Staatsmedizinischen Akademie in Berlin-Charlottenburg oder München teilgenommen haben" und die darüber hinaus „mindestens sechs Wochen als Hilfsassistent an einer Psychiatrischen Klinik oder einer öffentlichen Heil- und Pflegeanstalt tätig waren". Außerdem war man in der Gesundheitsabteilung des Reichsinnenministeriums bereit, „von dem Erfordernis einer dreijährigen Beschäftigung in der ärztlichen Praxis nach Erlangung der Approbation abzusehen". Zudem stellte man den „Besuch eines verkürzten Lehrgangs an der Staatsmedizinischen Akademie" und eine „erleichterte Kreisarztprüfung" in Aussicht und warb damit, „den zum Lehrgang einberufenen praktischen Ärzten im Falle der Bedürftigkeit aus mir zur Verfügung stehenden Mitteln Beihilfen" zu bewilligen.[36] Noch Ende 1938 mußte der SD allerdings feststellen, daß sich „im öffentlichen Gesundheitsdienst weiterhin das Fehlen von Amtsärzten bemerkbar" mache, „die eine genügende Ausrichtung auf die nationalsozialistische Rassen- und Gesundheitspolitik" hatten.[37]

---

33) Gütt: Der Aufbau des Gesundheitswesens, S. 24.
34) Ärzteblatt für Pommern, Mecklenburg und Lübeck, 1935, S. 193.
35) RGBl., T. I, 1935, S. 177-180 (6.2.1935).
36) Runderlaß des Reichsinnenministers, 18.6.1935; hier zitiert nach: Ärzteblatt für Pommern, Mecklenburg und Lübeck, 1935, S. 171.
37) Meldungen aus dem Reich, S. 110 (Jahreslagebericht 1938).

„Inwieweit ein Gesundheitsamt neben dem Amtsarzt und seinem Stellvertreter mit beamteten Ärzten oder Hilfsärzten zu besetzen" war, sollte sich „nach der Größe und der Bevölkerungszahl seines Bezirks" richten, wobei eine genaue Personenzahl oder eine konkrete Bezugsgröße nicht angegeben wurden. Auch die „Art und [der] Umfang der bei einem Gesundheitsamt anzustellenden Hilfskräfte (Gesundheitsaufseher, Gesundheitspflegerinnen, technische Assistentinnen, Schwestern und Helferinnen sowie Bürokräfte)" sollten sich „jeweils nach dem Bedürfnis" richten.

Hinsichtlich seiner Räumlichkeiten und Ausstattungen wurde ebenso diffus verfügt, daß ein Gesundheitsamt „über die für die ärztliche Untersuchung und seinen Betrieb erforderlichen Einrichtungen verfügen" müsse; „Staatliche Gesundheitsämter" seien „möglichst in Gebäuden des Landes oder sonst in denen einer Kommunalverwaltung" unterzubringen. „Für jedes Gesundheitsamt sollen mindestens ein Dienstzimmer für den Amtsarzt, ein Warteraum und ein Zimmer für die Gesundheitspflegerin und die Schreibhilfe vorhanden sein."[38] Daß es bei dieser lediglich dreizimmerigen Ausstattung nicht blieb und nicht bleiben konnte, sollte sich bald durch die Planungen und Bauten der Gesundheitsämter erweisen.

Im Unterschied zur vollmundigen Aufgabenbeschreibung im Ursprungsgesetz ist in dieser Durchführungsverordnung – auch im Hinblick auf die tatsächlich zunächst nur in geringem Maße vorhandenen materiellen und personellen Ressourcen – bestimmt worden, daß diejenigen Gesundheitsämter, die „die ihnen übertragenen ärztlichen Aufgaben nicht sogleich [und nicht] auf allen [im Gesetz] bezeichneten Gebieten im vollen Umfange durchführen können, jedenfalls fortsetzen" müßten, „was bisher auf diesen Gebieten in ärztlicher Hinsicht von den örtlichen staatlichen oder kommunalen Stellen geleistet worden ist ... Der Ausbau hat dann allmählich nach den verfügbaren Mitteln stattzufinden", wobei „diejenigen Gebiete in erster Linie zu berücksichtigen" seien, „bei denen ein Ausbau nach den örtlichen Verhältnissen vordringlich" sei.

Im einzelnen wurde vorgeschrieben, daß die Staatlichen Gesundheitsämter als „ärztliche Berater der Gesundheitspolizeibehörde" tätig zu sein, bei der „Bekämpfung der übertragbaren Krankheiten durch Ermittelungen über Art, Stand und Ursache der Krankheit mitzuwirken" und der „Gesundheitspolizeibehörde die zur Verhütung der Weiterverbreitung der Krankheiten erforderlichen Maßnahmen zu bezeichnen" hatten; hinzu kamen „ärztliche Aufgaben" auf dem Gebiet der Lebensmittel- und Gewerbekontrolle.

Darüber hinaus hatte das Gesundheitsamt „die natürliche Bevölkerungsbewegung in seinem Bezirk zu verfolgen, das wertvolle Erbgut in unserem Volke zu pflegen" und auf letzteres „insbesondere bei der Eheberatung zu achten". Dazu hatte das Gesundheitsamt „die im Gesetz zur Verhütung erbkranken Nachwuchses dem beamteten Arzt übertragenen Aufgaben zu erfüllen" und „bei der Bekämpfung des Geburtenrückganges nachdrücklich mitzuwirken".

Die „gesundheitliche Volksbelehrung, durch die allgemein anerkannte Grundsätze auf dem Gebiete des Gesundheitswesens und der Erblehre und Rassenpflege Gemeingut der Bevölkerung werden" sollten, war von den Gesundheitsämtern „im engen Einvernehmen mit den die gleichen Ziele verfolgenden Organisationen der Nationalsozialistischen Deutschen Arbeiterpartei durchzuführen", wobei eine „Unterstützung durch die freipraktizierenden Ärzte anzustreben" war.

Der gesamte Bereich der „Schulgesundheitspflege, in der jedes Schulkind vorsorglich hinsichtlich seiner körperlichen und geistigen Gesundheit laufend überwacht werden soll", war in den Gesundheitsämtern „zusammenzufassen", die den Erziehungsberechtigten „in Fragen, welche die gesundheitliche Entwicklung eines Kindes betreffen, für eine ärztliche Beratung zur Verfügung stehen" sollten. Eine direkte „ärztliche Behandlung" der Schüler war nicht Aufgabe eines Gesundheitsamtes, sondern der Schulärzte. Darüber hinaus hatten die Mitarbeiter des Gesundheitsamts „die Mütter während der Schwangerschaft und des Wochenbetts in gesundheitlichen Fragen zu beraten" und nach der Geburt „den Gesundheitszustand der Säuglinge und Kleinkinder zu überwachen und den Müttern Anleitung für eine gesunde Aufzucht der Kinder zu geben".

Bei der Tbc-Fürsorge hatten sich die Gesundheitsämter auf „Maßnahmen zur Ermittelung Tuberkulosekranker und im Einzelfall auf die Feststellung, welcher Art die Erkrankung ist und welche Maßnahmen zur Verhütung ihrer Weiterverbreitung erforderlich sind", zu beschränken. „Die Ent-

38) RGBl., T. I, 1935, S. 177-180 (6.2.1935).

scheidung über die Durchführung der Maßnahmen" wie Separierung und Heilung „und die Durchführung selbst" gehörten nicht zu den Aufgaben der Gesundheitsämter.

Auch bei der Bekämpfung der Geschlechtskrankheiten war das Gesundheitsamt nur „ärztlicher Berater der Gesundheitsbehörde"; eine direkte „Heilbehandlung Geschlechtskranker findet im Gesundheitsamt nicht statt". Und bei der „Krüppelfürsorge" hatte das Gesundheitsamt lediglich „einen Heilplan festzulegen und an die Stelle weiterzuleiten, die über die Durchführung des Planes zu entscheiden hat". Auch bei der Siechenfürsorge ging es nur um die „Feststellung des Gebrechens" und um eine „Äußerung" des Gesundheitsamtes, „ob die Unterbringung der Siechen in einer geeigneten Pflegestelle angezeigt" war.

„Den Kampf gegen die Rauschgiftsucht, besonders gegen den Alkoholmißbrauch", habe das Gesundheitsamt „dadurch zu unterstützen, daß es den Verbänden, die sich mit der Fürsorge für Süchtige befassen, die ärztlich-wissenschaftlichen Grundlagen für ihre Fürsorgemaßnahmen" vermitteln sollte. Auch bei der „Körperpflege und den Leibesübungen" hatten die Staatlichen Gesundheitsämter lediglich „durch ärztlichen Rat mitzuwirken" und gegebenenfalls entsprechende Veranstaltungen sportärztlich oder hygienisch zu überwachen.[39)]

Nach der hier vorgestellten „Ersten Durchführungsverordnung zum Gesetz über die Vereinheitlichung des Gesundheitswesens" oblag den Gesundheitsämtern also zunächst „nur die ärztliche Feststellung und die Begutachtung, wie etwaige gesundheitliche Gefahren oder Mißstände zu beheben oder sonst Maßnahmen zur Förderung der Volksgesundheit zu treffen" seien. Dagegen verblieb die Durchführung der von den Gesundheitsämtern vorgeschlagenen Maßnahmen bei den Stellen, die bisher schon dazu verpflichtet waren.[40)] Von der Beobachtungen der Krankenhäuser, der Heil- und Pflegeanstalten, der Heime der geschlossenen und halbgeschlossenen Fürsorge, der Kur- und Badeanstalten, der Medizinal- und bakteriologischen Untersuchungsstellen sowie der Lebensmitteluntersuchungsstellen hatten die Gesundheitsämter – vorerst – abzusehen. Kurz gesagt: Es scheint zunächst so, als sollten die neu geschaffenen Staatlichen Gesundheitsämter lediglich beobachtende, begutachtende und Ratschläge erteilende Behörden ohne eigenen Exekutivapparat sein, die sich bei den von ihnen vorgeschlagenen Maßnahmen immer auf die bislang schon in den jeweiligen Fachgebieten agierenden Dienststellen und Verbände bzw. auf die Exekutivabteilungen der Städte oder der Landratsämter stützen mußten. Aber die Gesundheitsämter waren darüber hinaus auch Datensammelstellen für bevölkerungspolitisch wichtig erscheinende Sachgebiete, vor allem auf den Gebieten der „Erb- und Rassenpflege" sowie der „Eheberatung"; dazu später mehr. Darüber hinaus wurde in dieser Durchführungsverordnung eine eigene „Dienstordnung" für das Wirken der Gesundheitsämter in Aussicht gestellt, die wenig später erlassen wurde.[41)]

Knapp drei Wochen nach der ersten erging am 22. Februar **1935** die **„Zweite Durchführungsverordnung zum Gesetz über die Vereinheitlichung des Gesundheitswesens"**, die auch als **„Dienstordnung – Allgemeiner Teil"** bezeichnet wurde.[42)] Fünf Wochen bevor das „Vereinheitlichungsgesetz", das eigentlich ein Gesetz zur Schaffung der neuen, nationalsozialistischen Gesundheitsämter war, im April 1935 in Kraft treten sollte, hatte man wohl eine annähernde Übersicht über die künftigen Personal- und Sachkosten der einzurichtenden Gesundheitsämter gewonnen, die den Reichshaushalt und die Länderetats in der Phase der militärischen Aufrüstung des Dritten Reichs zu überfordern drohten. Es gab in Deutschland zu dieser Zeit 209 Stadt- und 697 Landkreise, so daß theoretisch 906 Staatliche Gesundheitsämter baulich eingerichtet, personell besetzt und materiell ausgestattet werden mußten. Und geht man von einer eher Mindestbesetzung von wenigstens drei beamteten Ärzten pro Gesundheitsamt aus (Leiter, Stellvertreter, beamteter Arzt) – eine Ausstattung, die sich bald als unrealistisch erweisen sollte –, so wären allein für die personelle Grundausstattung der Staatlichen Gesundheitsämter insgesamt 2.718 beamtete Mediziner erforderlich gewesen, die Hilfsärzte und das technische Personal nicht mit eingerechnet.

Auch deshalb hieß es gleich zu Beginn in dieser „Zweiten Durchführungsverordnung" bzw. der „Dienstordnung" zu den „Aufgaben und [der] Stellung des Gesundheitsamtes": „Das Gesundheits-

39) Ebenda.
40) Ebenda.
41) Vgl. ebenda.
42) Ebenda, S. 215-219 (Zweite Durchführungsverordnung zum Gesetz über die Vereinheitlichung des Gesundheitswesens. Dienstordnung, 22.2.1935).

amt hat die ihm gesetzlich obliegenden Aufgaben nach wirtschaftlichen Gesichtspunkten durchzuführen."[43] Im Rahmen dieser Aufgaben hätten die Gesundheitsämter „insbesondere die gesundheitlichen Verhältnisse des Bezirkes zu beobachten, die Durchführung der Gesundheitsgesetzgebung zu überwachen, sich auf Erfordern der zuständigen Behörden in Angelegenheiten des Gesundheitswesens gutachtlich zu äußern und ihnen Vorschläge zur Abstellung von Mängeln und zur Förderung der Volksgesundheit zu unterbreiten, die für die Durchführung der Erb- und Rassenpflege und der gesundheitlichen Für- und Vorsorge erforderlichen Untersuchungen und Feststellungen vorzunehmen" sowie „amtliche Zeugnisse in allen Fällen auszustellen, in denen die Beibringung eines amtsärztlichen Zeugnisses vorgeschrieben" war.

Zu den Aufgaben eines Staatlichen Gesundheitsamtes gehörte weiterhin, sich „über den Gesundheitszustand in seinem Bezirk, insbesondere über die klimatischen, Boden-, Luft-, Trinkwasser-, Wohnungs-, Erwerbs- und sonstigen Lebensverhältnisse der Bevölkerung laufend zu unterrichten". Die Ärzte des Gesundheitsamtes sollten dabei „jede Gelegenheit benutzen, die einschlägigen örtlichen Verhältnisse zu erkunden, dabei Vorurteile und Unwissenheit [eigene oder die der Bevölkerung?] zu bekämpfen und das Interesse für die Gesundheitspflege zu heben". Dazu durften die Staatsärzte „zum Zwecke der amtlichen Besichtigung alle der Aufsicht des Gesundheitsamtes unterstellten Anstalten, Anlagen, Räume und Örtlichkeiten betreten". Ergänzend hatten die „beim Gesundheitsamt beschäftigten Gesundheitspflegerinnen durch Hausbesuche und Hilfe in den Beratungsstunden die Ermittlungen und Feststellungen zu unterstützen". Bei allen diesen Aktivitäten waren „die Grundsätze der Erb- und Rassenpflege zu beachten". Dabei dürften aber „Vorschläge zur Abstellung von Mißständen nicht über das Maß des tatsächlichen Bedürfnisses hinausgehen"; dieses „Maß" sei „unter Berücksichtigung der praktischen Erfahrungen festzustellen" und habe „den finanziellen Mitteln Rechnung zu tragen".

Jedes Gesundheitsamt hatte „sicherzustellen, daß die für seine Ermittlungen und Feststellungen erforderlichen physikalischen, chemischen und mikroskopischen Untersuchungen zweckmäßig ausgeführt werden" konnten. „Alle Ämter müssen in der Lage sein, hierbei diejenigen Untersuchungen, welche ein Laboratorium nicht erfordern, selbst auszuführen." Wenn kein eigenes Labor zur Verfügung stand, müßten entsprechende Analysen „auf Grund von Verträgen mit Kranken- und Untersuchungsanstalten anderwärts" vorgenommen werden. Zumindest aber sollten „größere Ämter für ihre Untersuchungen nach Möglichkeit ein eigenes Laboratorium haben und eine eigene Röntgenuntersuchungsstelle". Es sollte also viel erreicht werden, aber bei den Personal- und Sachkosten sowie bei den Maßnahmen zur Abstellung von Mißständen nicht allzuviel Geld ausgegeben werden.

Neben ihren Standardaufgaben erhielten die Gesundheitsämter weitere Aufträge von der vorgesetzten Dienstbehörde, in Mecklenburg also von der Abteilung für Medizinalangelegenheiten beim Staatsministerium; daneben hatten sie die „Ersuchen des Leiters des Kreises [des Landrats oder des Oberbürgermeisters] in Angelegenheiten des Gesundheitswesens zu befolgen"; auch die Ortspolizeibehörden konnten „an das Gesundheitsamt unmittelbare Ersuchen richten" und waren zugleich „verpflichtet, das Gesundheitsamt bei seiner Amtstätigkeit zu unterstützen". Darüber hinaus hatten die Ortspolizeibehörden das Gesundheitsamt „von allen wichtigen, das Gesundheitswesen des Bezirks betreffenden Vorkommnissen zu unterrichten"; gemeint war hier vor allem das Auftreten von Seuchen und übertragbaren Krankheiten. „Bei Gefahr im Verzug kann das Gesundheitsamt die zur Verhütung, Feststellung, Abwehr und Unterdrückung einer übertragbaren Krankheit erforderlichen vorläufigen Anordnungen treffen. Diesen Anordnungen ist Folge zu leisten."[44]

Die vom Gesundheitsamt „seiner vorgesetzten Dienstbehörde", also der Medizinalabteilung beim Staatsministerium, zu erstattenden Berichte waren vorher dem Leiter des Kreises, also dem Landrat bzw. dem Oberbürgermeister der kreisfreien Städte einzureichen.[45] Wenn diese ihrerseits ihrer vorgesetzten Dienstbehörde, also der Innenabteilung des Staatsministeriums, „über gesundheitliche Angelegenheiten des Kreises" berichteten, so hatten sie diese Berichte „vorher dem Gesundheitsamt

43) Ebenda; danach auch das Folgende.
44) Ebenda, S. 217.
45) Zu den Berichten der mecklenburgischen Gesundheitsämter vgl. das Kapitel: Gesundheitsverhältnisse, gesetzliche Grundlagen und berufliche Rahmenbedingungen für das Wirken der mecklenburgischen Ärzteschaft 1939-1945, S. 143 ff.

zur Kenntnis zu geben und eine etwa abweichende Stellungnahme dieses Amtes" ihren Berichten beizufügen.

Die Gesundheitsämter hatten nicht nur mit den staatlichen Behörden und den Polizeiorganen eng zusammenzuarbeiten, sondern auch mit der Justiz: „Zwischen den Gerichten und den Gesundheitsämtern findet ein unmittelbarer Schriftverkehr [also unter Nichteinbeziehung der jeweils vorgesetzten Behörde] statt." Darüber hinaus hatten die Gesundheitsämter „bei der Erledigung ihrer Aufgaben mit den ... Einrichtungen der Nationalsozialistischen Deutschen Arbeiterpartei eng zusammen[zu] arbeiten", und auch mit den „Ärzten ihres Bezirkes und den ärztlichen Organisationen" sollten „möglichst nahe wissenschaftliche und berufliche Beziehungen unterhalten" werden.

„Die ärztlichen und sonstigen Beamten, Angestellten und Arbeiter des Gesundheitsamtes" hatten „den Weisungen des Amtsarztes Folge zu leisten" und unterstanden „seiner Dienstaufsicht". Die „Ärzte des Gesundheitsamtes" waren verpflichtet, „sich über die Fortschritte der Wissenschaft und praktischen Errungenschaften der Medizin und über die Gesundheitsgesetzgebung laufend [zu] unterrichten". Zu diesem Zweck konnten sie zu „Fortbildungslehrgängen ... dienstlich einberufen werden". Den beamteten Ärzten und den vollbeschäftigten Hilfsärzten der Gesundheitsämter konnte die „Ausübung privat- und vertrauensärztlicher Tätigkeit in beschränktem Umfange widerruflich gestattet werden", eine Möglichkeit, von der auch die mecklenburgischen Staatsärzte in Anbetracht ihrer nicht gerade üppigen Besoldung reichlich Gebrauch zu machen suchten. „Die Ausübung der Kassenpraxis" blieb „jedoch diesen Ärzten verboten"; dagegen konnte den „nicht vollbeschäftigten Hilfsärzten die Ausübung der ärztlichen Praxis gestattet werden", was ebenfalls gern genutzt wurde.[46)]

Das „Gesetz über die Vereinheitlichung des Gesundheitswesens" war weniger ein „Vereinheitlichungsgesetz", denn vereinheitlicht – und damit verreichlicht – wurden vor allem die historisch gewachsenen und deshalb verschiedenen medizinalpolitischen Ländergesetzgebungen sowie die daraus resultierenden Aufgabengebiete des öffentlichen Gesundheitswesens. Maßgebend für diesen Vereinheitlichungsprozeß waren die Medizinalverhältnisse im größten deutschen Land, in Preußen. Die Strukturen und Aufgaben der staatlichen Aufsichts- und Fürsorgetätigkeit im Gesundheitswesen blieben im wesentlichen dieselben wie vor der Machtübernahme der NSDAP. Das eigentlich Neue an dieser gesetzlichen Vorschrift war vielmehr die amtliche Implementierung der nationalsozialistischen Rassenpolitik in das öffentliche, also staatliche Gesundheitswesen. Dies manifestierte sich in der **„Dritten Durchführungsverordnung zum Gesetz über die Vereinheitlichung des Gesundheitswesens"** vom 30. März **1935**, die den „besonderen Teil der Dienstordnung" für die Staatlichen Gesundheitsämter enthielt, in denen die **„Richtlinien für die Tätigkeit der Gesundheitsämter und Staatsärzte"** zusammengefaßt wurden.[47)] In diese „Richtlinien", die die bisherigen, ohnehin schon komplexen Aufgabengebiete der Staatlichen Gesundheitsämter enthielten, den Gesetzestext und die Wortlaute der Durchführungsverordnungen inhaltlich präzisierten und auf 27 Schwerpunkte erweiterten, wurden nunmehr die neuen, die eigentlichen Intentionen des „Vereinheitlichungsgesetzes" beinhaltenden Arbeitsgebiete gleich zu Beginn in drei Punkten hierarchisierend eingefügt. Danach umfaßte die Tätigkeit der staatlichen Amtsärzte und der sonstigen bei den Gesundheitsämtern tätigen Medizinalpersonen folgende Aufgabenbereiche:

„1) Förderung der quantitativen Bevölkerungspolitik, Beobachtung der Bevölkerungsbewegung, Mitwirkung bei der Statistik auf dem Gebiete des Gesundheitswesens wie Vorbereitung und Vorschläge von familienfördernden Maßnahmen.
2) Förderung der qualitativen Bevölkerungspolitik, erbbiologische Bestandsaufnahme, Mitwirkung bei der Durchführung des Gesetzes zur Verhütung erbkranken Nachwuchses, Mitwirkung bei der Überwachung der Schwangerschaftsunterbrechung, Eheberatung, Verbreitung der Vererbungslehre, Mitwirkung bei der Pflege des wertvollen Erbgutes, rassenhygienische Erziehung der Jugend und des gesamten Volkes.
3) Mitwirkung bei der Überwachung des rassenmäßigen Bestandes und der auf dem Gebiete der Rassenpflege tätigen Vereinigungen, Erziehung zu Rassen- und Familienpflege.

46) RGBl., T. I, 1935, S. 215-219 (Zweite Durchführungsverordnung zum Gesetz über die Vereinheitlichung des Gesundheitswesens. Dienstordnung, 22.2.1935).
47) Hier zitiert nach: LHAS, 5.12-7/1, Nr. 9607.

4) Förderung der allgemeinen Gesundheitspflege, insbesondere Ortschaftshygiene, Wasser-, Boden-, Lufthygiene, Siedlungs-, Bau-, Wohnungs- und Unterkunftswesen.
5) Gesundheitliche Überwachung auf den Gebieten des Arbeiterschutzes und der Gewerbehygiene im Einvernehmen mit den Gewerbeaufsichtsbehörden.
6) Mitwirkung bei der Überwachung des Verkehrs mit Lebensmitteln und Bedarfsgegenständen.
Gesundheitliche Überwachung
7) des Badewesens und der Kurorte;
8) des Leichen- und Bestattungswesens;
9) des Rettungswesens und des Krankentransportes;
10) Mitwirkung bei den Maßnahmen für den Gas- und Luftschutz;
11) Überwachung der Gesundheitsführung des Volkes, insbesondere der körperlichen und geistigen Ertüchtigung, der Wehrhaftmachung und der allgemeinen gesundheitlichen Volkserziehung;
12) Ausübung der gesamten Gesundheitsfürsorge, insbesondere der Schwangeren-, der Mütterfürsorge, der Säuglings- und Kleinkinderfürsorge, der Krüppelfürsorge, des Schulgesundheitsdienstes und der Berufsberatung;
13) Aufsicht über die Tätigkeit der Hebammen;
14) Aufsicht über die Tätigkeit des übrigen geprüften und nicht geprüften Heilpersonals;
15) Aufsicht über die Tätigkeit der nicht approbierten Heilbehandler;
16) Mitwirkung bei der Pflege der Leibesübungen und gesundheitliche Überwachung des Sports in den Schulen und Vereinen; Beobachtung der Auswirkungen des Sports, Abstellung von Mißständen und Verhütung körperlicher Schäden;
17) Seuchenbekämpfung und Durchführung der Seuchengesetzgebung einschließlich derjenigen auf dem Gebiete der Tuberkulose und der Geschlechtskrankheiten;
18) Durchführung und Überwachung der Schutzimpfungen, Ausübung des Dienstes in den Medizinaluntersuchungsämtern, soweit diese den obersten Landesbehörden nicht unmittelbar unterstehen;
19) Ausstellung von Gutachten auf dem Gebiete des öffentlichen Gesundheitswesens auf Erfordern von Staats- und Kommunalbehörden und Anregungen für die Förderung der öffentlichen Gesundheitspflege;
20) Ausstellung von amtsärztlichen Zeugnissen in allen Fällen, in denen die Beibringung eines Zeugnisses des beamteten Arztes vorgeschrieben ist;
21) Ausübung vertrauensärztlicher Tätigkeit für die Träger der Sozialversicherung nach näherer Anweisung der staatlichen Aufsichtsbehörde;
22) Führung der Listen der im Bezirk tätigen Ärzte, Zahnärzte und Apotheker, wie der sonstigen im Heilwesen tätigen geprüften und nicht geprüften Personen;
23) Mitwirkung bei der Überwachung des Apothekenwesens wie des gesamten Verkehrs mit Arzneimitteln und Giften;
24) Aufsicht und Mitwirkung bei der Verwaltung der kommunalen Krankenanstalten und sonstigen der Volksgesundheit dienenden Betriebe;
25) Beaufsichtigung der übrigen Krankenanstalten wie aller sonstigen der Volksgesundheit dienenden Betriebe und Einrichtungen, soweit sie nicht der unmittelbaren Aufsicht der Reichs- und Landesbehörde unterstehen;
26) Ausübung der gerichtsärztlichen Tätigkeit in den Verwaltungsbezirken, soweit diese nicht hauptamtlich angestellten Gerichtsärzten übertragen ist oder in Zukunft übertragen werden wird;
27) gesundheitliche Beaufsichtigung und ärztliche Versorgung der Strafanstalten und Gefängnisse, sofern diese Aufgaben nicht von hauptamtlich angestellten Gerichts- oder Gefängnisärzten ausgeübt werden."

Die bei dem Gesundheitsamt tätigen Amts- und Hilfsärzte hatten sich „durch fortgesetztes Studium und Beschäftigung mit den Fortschritten der Wissenschaft und den praktischen Errungenschaften der Medizin, insbesondere auf dem Gebiet der öffentlichen Gesundheitspflege wie auch mit den Bestimmungen der Gesundheitsgesetzgebung und -Verwaltung laufend vertraut zu halten. Auf Erfordern der Aufsichtsbehörde haben die bei dem Gesundheitsamt tätigen Staatsärzte und sonstigen Ärzte an Kursen teilzunehmen, die dem Zweck der Fortbildung dienen".[48)]

Wie die Reichsärzteführung befriedigt feststellte, sei „durch das ‚Gesetz zur Vereinheitlichung des Gesundheitswesens' und seine Durchführungsverordnungen die Verwaltungsgrundlage für eine in ganz Deutschland durchzuführende einheitliche Gesundheitspolitik geschaffen" worden.[49)]

Diese „Richtlinien" dokumentieren einen umfangreichen Aufgabenkreis der Gesundheitsämter, der – wenn man sich die spätere personelle Ausstattung der Ämter ansieht – eigentlich unerfüllbar erscheinen muß. In die „klassischen" Arbeitsgebiete eines staatlichen Gesundheitsamtes waren – weit über die ursprünglichen Gesetzeslagen und Verordnungstexte hinausgehend – Tätigkeitsgebiete eingefügt worden, die bislang nicht zum Pflichtenkanon der öffentlichen Gesundheitsverwaltung gehört hatten. Neben der Förderung der „quantitativen" und „qualitativen Bevölkerungspolitik", einer „erbbiologischen Bestandsaufnahme" der Bevölkerung, einer „Mitwirkung bei der Durchführung des Gesetzes zur Verhütung erbkranken Nachwuchses" und einer „rassenhygienischen Erziehung" der Bevölkerung waren dies etwa die „Mitwirkung bei den Maßnahmen für den Gas- und Luftschutz" oder die „Überwachung" der der „Wehrhaftmachung" dienenden „körperlichen und geistigen Ertüchtigung".

All dies waren Aspekte einer spezifisch nationalsozialistischen Umgestaltung des öffentlichen Gesundheitsdienstes, von denen in der Folge die wichtigsten vorgestellt werden sollen. Nach dem Gesetz zur Verhütung erbkranken Nachwuchses, mit dem bereits im Juli 1933 die Zwangssterilisierung als massenhaft praktiziertes Mittel negativer Bevölkerungspolitik legalisiert worden war, bildete erst das Gesetz zur Vereinheitlichung des Gesundheitswesens vom Juli 1934 den organisatorischen und verwaltungsmäßigen Rahmen für die Vollstreckung des Erbgesundheitsgesetzes und machte dessen Umsetzung erst möglich.

Wie weiter unten detailliert geschildert, spielten die Staatlichen Gesundheitsämter eine zentrale Rolle bei der Durchführung der Zwangssterilisationen.[50)] Sie waren die Sammelstellen, Bewertungseinrichtungen und Begutachtungsinstanzen für die Meldungen von „Erbkranken" und die (vor)entscheidende Institution, die über die Durchführung von Sterilisationen befand. Bei der Tätigkeit der Gesundheitsämter dürfte der Arbeitsbereich der rassenhygienischen „Filterfunktion mehr als die Hälfte der Amtsgeschäfte ausgemacht haben".[51)] Aber ohne die Zuarbeit der niedergelassenen Ärzteschaft hätten die Gesundheitsämter ihre Aufgaben nicht erfüllen können. Durch die im Erbgesundheitsgesetz vorgeschriebene Anzeigepflicht waren auch die Kassenärzte und die Angehörigen der übrigen Heilberufe zu Funktionselementen dieses erbgesundheits- und bevölkerungspolitischen Filters geworden. Ziel dieses Filtrierungsprozesses war ein rassereiner, erbgesunder „arischer Volkskörper". Dieser sollte durch „die rassische Entmischung des ‚deutschblütigen' Volkes von rassisch fremden und rassisch ‚minderwertigen' Elementen" sowie durch den „Ausschluß kranken oder ‚minderwertigen', ‚arischen' Erbgutes von der Fortpflanzung" geschaffen werden. Hinzu kamen Maßnahmen zur „Förderung erbgesunden ‚arischen' Erbgutes ... innerhalb des ‚arischen' Volkskörpers". Die Kassenärzte waren dabei „gleichsam vorgeschobene, in der Lebenswelt des ‚Siebungsgutes' agierende Beobachter im Dienste des staatlichen Filters".[52)] Wie Michael Kater prononciert feststellte, war das „nationalsozialistische Ideal wahren Medizinertums" das „des Hausarztes als eine Art biopolitischen Blockwarts".[53)]

48) Ebenda. Vgl. auch die zeitgenössischen Funktionsbeschreibungen bei Möbius: Aufgabenkreis und Organisation des Staatlichen Gesundheitsamtes, bei Schnell: Die öffentliche Gesundheitspflege, sowie bei Bunz: Was muß der praktische Arzt vom staatlichen Gesundheitswesen wissen?

49) Reichsgesundheitsblatt, 1935, S. 693 f.

50) Vgl. dazu das Kapitel: Das Gesetz zur Verhütung erbkranken Nachwuchses und seine Anwendung im Deutschen Reich und in Mecklenburg, S. 585 ff.

51) Sachße/Tennstedt: Der Wohlfahrtsstaat, S. 109.

52) Labisch/Tennstedt: Gesundheitsamt oder Amt für Volksgesundheit, S. 62 ff.

53) Kater: Medizin und Mediziner im Dritten Reich, S. 307.

Die „Erb- und Rassenpflege" in den Staatlichen Gesundheitsämtern

Im April 1935 – zum Zeitpunkt des Inkrafttretens des Gesetzes über die Vereinheitlichung des Gesundheitswesens – erschien ein neues Presseorgan: „Der öffentliche Gesundheitsdienst. Zeitschrift des Reichsausschusses für Volksgesundheitsdienst e.V., der Staatsmedizinischen Akademie Berlin und der Wissenschaftlichen Gesellschaft der deutschen Ärzte des öffentlichen Gesundheitsdienstes". Wer waren die herausgebenden Instanzen? Dem Reichsausschuß für Volksgesundheitsdienst oblag es, „alle Bestrebungen von Vereinen, Verbänden und Arbeitsgemeinschaften zusammenzufassen, die sich mit Fragen der Volksgesundheit befassen. Hierzu gehören Vereinigungen, die sich mit Bevölkerungspolitik, mit Erb- und Rassenpflege beschäftigen, wie die zahlreichen Arbeitsgebiete der Reichszentrale für Gesundheitsführung". Die Staatsmedizinische Akademie war „die Ausbildungsstätte für diejenigen Ärzte, die als Amtsärzte, beamtete Ärzte oder Hilfsärzte im öffentlichen Gesundheitsdienst tätig sein wollen". Und in der im Februar 1935 gegründeten Wissenschaftliche Gesellschaft der deutschen Ärzte des öffentlichen Gesundheitsdienstes hatten sich „die bei den Gesundheitsämtern beschäftigten Ärzte zusammengeschlossen, um in ihr ihre wissenschaftlichen Erfahrungen auszutauschen, der Forschung zu dienen und außerdienstlich einen geselligen Zusammenhalt zu pflegen".[54)]

Dieses Blatt richtete sich vor allem an die Leiter und Mitarbeiter der Staatlichen Gesundheitsämter, also die klassischen Vertreter des öffentlichen Gesundheitsdienstes. In der Praxis war die Zeitschrift ein bei der Gesundheitsabteilung des Reichsinnenministeriums angesiedeltes Informations- und Befehlsorgan der staatlichen Gesundheitspolitik, ein „Bindeglied zwischen dem Reichsministerium des Innern und den Ärzten der Gesundheitsämter", die „alle diejenigen Kräfte zu erfassen und zu beeinflussen" hatte, „die sich die Gesunderhaltung und Aufartung des deutschen Volkes zum Ziel gesetzt haben". Wie Arthur Gütt, Ministerialdirektor und Leiter der Gesundheitsabteilung im Reichsministerium des Innern, betonte, sollte damit ermöglicht werden, „die Ärzte und Hilfskräfte der Gesundheitsämter im Sinne nationalsozialistischer Staatsführung und nationalsozialistischer Weltanschauung zu erziehen, um sie zu befähigen, das nationalsozialistische Wollen der Gesetze Adolf Hitlers und seiner Regierung auf dem Gebiet des Gesundheitswesens praktisch durchzuführen".[55)]

Gleich der erste Aufsatz des neuen Blattes beschäftigte sich mit dem neuen Arbeitsgebiet der staatlichen Gesundheitspolitik, der „Erb- und Rassenpflege bei den Gesundheitsämtern", einem Bereich, der zum zentralen Arbeitsfeld der Gesundheitsämter avancieren sollte, deren Existenz und Ausbau die Durchführung des Gesetzes zur Verhütung erbkranken Nachwuchses überhaupt erst möglich machten. Der Autor, Herbert Linden (1899-1945),[56)] zu dieser Zeit Oberregierungsrat in der Abteilung Gesundheitswesen und Volkspflege des Reichsinnenministeriums, machte gleich zu Beginn deutlich, daß der NS-Staat den Gesundheitsämtern mit der Erb- und Rassenpflege „nicht nur einige neue Aufgaben übertragen" wolle, sondern daß „die ganze Arbeit der Gesundheitsämter von dem Bestreben erfüllt sein" müsse, „dem deutschen Volk einen ausreichenden erbgesunden Nachwuchs zu sichern". Zwar werde sich „auf einigen Gebieten die Arbeit der Gesundheitsämter [auch] auf die Bekämpfung schädlicher Einflüsse der Umwelt erstrecken", so auf die Problematik „der Seuchenbekämpfung, einer einwandfreien Trinkwasserversorgung und Abfallstoffbeseitigung, die hygienischen Anforderungen an Lüftung, Heizung, Beleuchtung". Aber schon das bisherige Gebiet der Fürsorge dürfe sich keineswegs „darin erschöpfen, alles Schwache hochzupäppeln und den Minderwertigen möglichst

54) Der öffentliche Gesundheitsdienst, 1935, S. 1 f. Das Blatt wurde herausgegeben von den Leitern der beteiligten Organisationen: Ministerialdirektor Dr. Arthur Gütt, Leiter des Reichsausschusses und der Staatsmedizinischen Akademie, Prof. Dr. Hans Reiter, Präsident des Reichsgesundheitsamtes, und Medizinalrat Dr. Eduard Schütt, Leiter der Wissenschaftlichen Gesellschaft.

55) Ebenda, S. 2.

56) Der 1925 in die NSDAP eingetretene und im gleichen Jahr approbierte Arzt war zunächst Assistenzarzt an verschiedenen Heidelberger Kliniken, ab 1931 wissenschaftlicher Angestellter, ab 1933 Regierungsrat im Reichsgesundheitsamt, ab 1934 in der Abteilung Gesundheitswesen und Volkspflege des Reichsinnenministeriums, zuletzt als Ministerialdirigent. Linden war Mitglied im Sachverständigenbeirat für Bevölkerungs- und Rassenpolitik, Vorsitzender der Reichsarbeitsgemeinschaft zur Bekämpfung des Alkoholismus, Mitglied im Reichsausschuß zum Schutz des deutschen Blutes; ab 1939 war er Organisator des Massenmordes an Kranken und Behinderten, ab 1941 Reichsbeauftragter für die Heil- und Pflegeanstalten, an denen das Euthanasie-Programm der Nationalsozialisten durchgeführt wurde.

jede Verantwortung abzunehmen, sondern sich auch die Förderung der Gesunden und insbesondere der erbgesunden, kinderreichen Familie angedeihen lassen". Hierbei habe „der Leiter des Gesundheitsamts dafür zu sorgen, daß die einheitliche Linie der Fürsorgepolitik gewahrt" bleibe.[57]

Für dieses Arbeitsgebiet sollten an den Staatlichen Gesundheitsämtern Abteilungen für Erb- und Rassenpflege gebildet werden. Aber mit der Errichtung dieser Abteilungen sei „nichts gewonnen, wenn nicht alle am Gesundheitsamt tätigen Personen ihre Aufgabe auch von der rassen- bzw. erbpflegerischen Seite aus betrachten". Hier ergäben sich enge „Beziehungen zwischen der Erb- und Rassenpflege und den sozialhygienischen Arbeitsgebieten" der Gesundheitsämter, „nämlich in der Beibringung des für die Arbeit auf erbpflegerischem Gebiet unbedingt notwendigen Unterlagenmaterials. Jede Beratung in der Fürsorgesprechstunde und jeder Hausbesuch müssen dazu ausgenutzt werden, das für die Beurteilung des Erbwerts der einzelnen Familie notwendige Material zusammenzutragen ... Die Haupt- und Grundaufgabe, die auf dem Gebiet der Erb- und Rassenpflege den Gesundheitsämtern erwächst, ist zunächst die erbbiologische Bestandsaufnahme der Bevölkerung ... Bei der erbbiologischen Bestandsaufnahme der Bevölkerung des Bezirks" müsse „systematisch vorgegangen werden"; es sei zu „unterscheiden zwischen dem Sammeln aller zur Beurteilung einer Person notwendigen Angaben in einer erbbiologischen Akte und dem Beibringen des Materials, das zur Beurteilung des Erbwerts der Sippe der einzelnen Personen notwendig ist".

Und nun entwickelte Linden ein gigantomanisch, monströs und paranoid erscheinendes Programm zur erbbiologischen Erfassung der gesamten Bevölkerung, ein komplexer Vorgang, bei dem unter Einbindung aller relevant erscheinenden Instanzen und Behörden vor allem die als „erbkrank" angesehenen Personen herausgefiltert werden sollten: „Das Sammeln der Angaben über einzelne Personen ist relativ einfach. Man wird dabei zweckmäßigerweise so vorgehen, daß man die erbbiologische Akte mit den Aufzeichnungen der Säuglingsfürsorgestelle oder gar schon mit Aufzeichnungen der Schwangerenfürsorgestelle über den Verlauf der Schwangerschaft und mit Angaben der Hebamme über den Verlauf der Geburt beginnen läßt. Es folgen die Aufzeichnungen über die erste Impfung und über das Kleinkindesalter, dann der Schulgesundheitsbogen mit Vermerk über die Wiederimpfung. Der Schulgesundheitsbogen soll nicht nur ärztliche Angaben, sondern auch Angaben über die Leistungen des Schülers, seine besonderen Begabungen und charakterlichen Eigenschaften enthalten. Alsdann sind Aufzeichnungen über die erfolgte Berufsberatung usw. zu den Akten zu nehmen. Da es sich bisher um Untersuchungen und Beobachtungen handelt, die zur Zeit aufgrund staatlich angeordneter Maßnahmen erfolgen ..., so dürfte es sich vielleicht empfehlen, alle diese Untersuchungsschemata auf einem Gesundheitsbogen zu vereinigen ... Für den weiteren Lebenslauf wird die erbbiologische Akte durch Akten der Jugendämter, Wohlfahrtsämter, Gerichte und der in Anspruch genommenen Stellen der Gesundheitsfürsorge zu ergänzen sein. Es ist durch Erlaß bereits angeordnet worden, daß solche Akten, die für die Beurteilung der Erbgesundheit einzelner Personen wichtig sind, nicht mehr vernichtet werden dürfen ... Wie wir sehen, ist das Sammeln von Material zur Erbgesundheitsakte relativ einfach. Der Leiter des Gesundheitsamts wird anzuordnen haben, bis zu welchem Geburtsjahrgang die Ausstellung dieser Akte noch nachzuholen ist. Zweckmäßigerweise sollte das bei allen unter die Schulpflicht fallenden Personen und für die Schüler der höheren und Fachschulen noch geschehen.

Das weitere Vorgehen wird darin bestehen, daß man bei allen Personen, die eine erbbiologische Akte aufweisen, eine Sippentafel aufstellen läßt. Bei der schulpflichtigen Jugend wird das mit Hilfe der Lehrerschaft leicht gelingen ... Die Sippentafel ist als erstes Blatt in die erbbiologische Akte einzuheften ... Neben der Aufstellung dieser Sippentafel und der Anlegung einer erbbiologischen Akte werden die Gesundheitsämter mehr wie bisher die Erbwerte der von ihnen sonstwie untersuchten und begutachteten Personen zu erforschen haben. Bis jetzt erfolgte die Begutachtung von Ehestandsdarlehensbewerbern, ja vielfach auch die Begutachtung von Unfruchtbarzumachenden und Siedlern lediglich aufgrund der von diesen selbst in der Anamnese gemachten Angaben. Diese Angaben werden um so unsicherer, je mehr im Volk draußen bekannt wird, daß eine Angabe über den Anstaltsaufenthalt des Vaters usw. zu einer Versagung des Ehestandsdarlehens usw. führen kann." Man müsse verhindern, daß „ein unverschämter Lügner das Darlehen erhält, während der Wahrheitsliebende leer ausgeht. Wir müssen also möglichst bald von der Aussagewilligkeit des Probanden

57) Linden: Erb- und Rassenpflege bei den Gesundheitsämtern, S. 3 ff.

unabhängig werden. Und zwar muß das Gesundheitsamt aus den Akten der Amtsärzte, der Wohlfahrtsämter und Gerichte auf eine Reihe von Jahren zurück die Personen feststellen, bei denen eine Erbkrankheit verzeichnet ist. Weiter ist mit den Irrenanstalten ... in Verbindung zu treten. Die Irrenanstalten sind vielfach schon dazu übergegangen, Sippentafeln für die von ihnen betreuten Personen aufzustellen, so daß das Gesundheitsamt auf diese Weise schon wertvolles Material erhalten kann. Das gleiche gilt für die Erfassung der in Trinkerheilstätten, Fürsorgeerziehungsanstalten, Taubstummen- und Blindenanstalten untergebrachten Personen. Wo besondere Hilfsschulklassen bestehen, wird man aus den Klassenlisten die Namen der durch diese Klassen gegangenen Schüler und ihrer Eltern feststellen können. Das Wohlfahrtsamt wird außerdem solche Personen nennen können, die infolge asozialen Verhaltens dauernd die Fürsorge belasten. Weitere Wege, die zur Erfassung erbbiologisch minderwertiger Personen führen können, sind vom Gesundheitsamt zu erschließen. Über alle diese Personen ist eine Karte mit Hinweis auf den Vorgang, der zur Aufnahme dieser Person in die Kartei geführt hat, aufzunehmen.

Kann der Vorgang von der betreffenden Stelle abgegeben werden, so ist hiermit eine erbbiologische Akte anzulegen. Das Gesundheitsamt hat diese Kartei auszubauen. Der laufende Betrieb bringt neue Fälle. Vor allem sind aus der Aufstellung der Sippentafeln neue Personen zu erfassen und unter Hinweis auf den Ausgangsfall in die Kartei aufzunehmen. Wo mehr Personal zur Verfügung steht, kann auch mit systematischen Durchuntersuchungen derartiger Familien und Sippen begonnen werden. Es ist weiterhin möglich, eine Wohnkartei anzulegen und anhand dieser Kartei aufzuzeichnen, über welche Familien etwas bekannt ist oder nicht ... In kleineren Gemeinden wird man die Tatsache berücksichtigen können, daß die Lebensschicksale des Einzelnen dort mehr bekannt und durch Befragen des Gemeindevorstehers eher festgestellt werden können als an größeren Plätzen". Dabei solle die „Kartei sich keineswegs auf erblich Minderwertige beschränken", sondern sich auf die gesamte Bevölkerung erstrecken und hier besonders die „Erbtüchtigen" erfassen.

Das Prozedere stellte man sich im Reichsinnenministerium folgendermaßen vor: „Die erbbiologische Bestandsaufnahme der Bevölkerung durch die Gesundheitsämter umfaßt demnach folgende Arbeitsgänge:

1. Anlage einer erbbiologischen Stammrolle über jedes Kind anhand der Aufzeichnungen der Hebamme, Säuglingsfürsorgestelle, Schulfürsorge usw.
2. Erfassung der erbuntüchtigen und besonders erbtüchtigen Sippen des Bezirks.
3. Ergänzung des Materials durch die laufende Arbeit des Gesundheitsamts.

Über die zu treffenden Maßnahmen, die anzuwendenden Formulare und Sippentafeln werden noch besondere Anordnungen ergehen ... Auf diese Weise werden sich allmählich die Gesundheitsämter ein Material schaffen, das sie in die Lage versetzt, den Erbwert eines Menschen anhand objektiver Aufzeichnungen zu beurteilen. Damit werden sich die den Gesundheitsämtern auf dem Gebiet der Erb- und Rassenpflege zugewiesenen praktischen Aufgaben ohne weitere Schwierigkeiten lösen lassen.

Die Mitwirkung der Gesundheitsämter bei der Durchführung des Gesetzes zur Verhütung erbkranken Nachwuchses" werde „in den nächsten Jahren noch im Mittelpunkt der Arbeit auf diesem Gebiete stehen. Hier ist ja die ganze Initiative in ihre Hand gelegt. Wichtig ist vor allem die Erfassung der Erbkranken.

Gemäß Artikel 3 Abs. 4 der Verordnung zur Ausführung des Gesetzes ... sind die Ärzte und sonstigen Personen, die sich mit der Heilbehandlung, Untersuchung und Beratung von Kranken befassen, zur Anzeige der ihnen bei der Ausübung ihres Berufes bekannt werdenden Erbkranken verpflichtet. Trotz dieser Bestimmung haben die Gesundheitsämter die Erfassung der Erbkranken selbst zu pflegen. Man wird sich zunächst in der Familie und Sippe der Erbkranken nach weiteren Fällen umsehen müssen. Bei der Bearbeitung von Anträgen auf Unfruchtbarmachung sind daher Sippentafeln aufzustellen. Fürsorgeamt, Vormundschaftsgericht usw. werden ebenfalls mit Hinweisen dienen können. Eine Fühlungnahme mit der Lehrerschaft wird notwendig sein. Abgesehen von der Erfassung der Hilfsschüler wird auch sonst manches zu erfahren sein, um Erbkranke ausfindig zu machen". Damit seien „zunächst diejenigen Arbeiten besprochen, die dem Gesundheitsamt in Ausführung ausmerzender Maßnahmen auf dem Gebiet der Erb- und Rassenpflege zufallen". Hier stehe zur Zeit „die Ausmerze stark im Vordergrund".

Linden forderte abschließend, daß „alles, was im Gesundheitsamt und den ihm angegliederten Fürsorgestellen" geschehe, „in den Dienst der Erb- und Rassenpflege gestellt werden" müsse. „Die Erb- und Rassenpflege" bringe „den Gesundheitsämtern mancherlei neue Aufgaben", und „viele alte Aufgaben" müßten „unter einem anderen Gesichtswinkel als bisher angesehen werden. Die Ausübung der Erb- und Rassenpflege" bedürfe, „wenn etwas Ersprießliches geleistet werden" solle, „einer besonderen Einstellung des Arztes zu diesen Fragen". Deshalb komme es „auf die Mitarbeit jedes einzelnen im Gesundheitsamt Tätigen an. Man treffe keine Maßnahme, die nicht unter dem Gesichtswinkel der Bevölkerungspolitik wie der Erb- und Rassenpflege durchdacht ist ... Wenn die Gesundheitsämter so arbeiten, wird ihre Arbeit dazu beitragen, das deutsche Volk auf die Jahrhunderte hinaus in seinem Bestand zu sichern".[58]

Die „zielbewußte Eheberatung" in den Staatlichen Gesundheitsämtern

Ein weiterer, spezifisch nationalsozialistischer Aspekt der staatlichen Gesundheitspolitik war die sogenannte Eheberatung, die ab 1935 auch von den Gesundheitsämtern übernommen werden sollte. In Mecklenburg hatte man damit schon Ende der 20er Jahre begonnen, wenngleich auf sehr niedrigem Niveau. Im April 1928 stellte Dr. Hermann Krause, Ministerialdirektor im Ministerium für Medizinalangelegenheiten von Mecklenburg-Schwerin, fest, daß der Landesausschuß für hygienische Volksbelehrung der Ansicht sei, „daß er sich der zu seinem Aufgabenkreis gehörenden Einrichtung von Eheberatungsstellen nicht entziehen" dürfe, wenngleich sich der Landesausschuß „allerdings hinsichtlich der Inanspruchnahme dieser Stellen zunächst keinen großen Erfolg" verspreche. Deshalb sei zunächst nur die Einrichtung von zwei dieser Einrichtungen geplant, nämlich „je eine Eheberatungsstelle in Schwerin und in Rostock unter Leitung eines mit der sozialen Rasse-Hygiene besonders vertrauten Arztes"; vorgeschlagen wurden dafür Prof. Dr. Hans Reiter und der Privatdozent Dr. Friedrich Winkler. „Die Ausführung dieses Planes" sei „aber völlig von der Aufbringung der Kosten abhängig", wobei das Ministerium für Medizinalangelegenheiten „in Folge der Streichung der für die hygienische Volksbelehrung beantragten Mittel nicht in der Lage" sei, „die Einrichtung von sich aus zu unterstützen". Deshalb fragte Krause beim vom Ministerpräsidenten Paul Schroeder (SPD) geleiteten Ministerium für Sozialpolitik an, ob dieses „dem Landesausschuß Mittel für die Einrichtung von Eheberatungsstellen zur Verfügung stellen" könne.[59] Das konnte das Ministerium nicht, und damit war die Angelegenheit beendet.

Im Dritten Reich wurde dieser Aspekt der nationalsozialistischen Erb- und Rassenpolitik nunmehr zentralstaatlich wieder aufgegriffen und zu einem weiteren zentralen Arbeitsgebiet der Staatlichen Gesundheitsämter erklärt. Der Initiator des Gesetzes zur Vereinheitlichung des Gesundheitswesens verlangte, daß als Eheberater „nur Ärzte zu bestellen" seien, die „über ein ausreichendes Wissen auf dem Gebiet der Erb- und Rassenpflege verfügen und auf dem Boden der nationalsozialistischen Weltanschauung stehen. Bei der Ausübung ihrer Tätigkeit" sollten sie „körperlich und seelisch Untaugliche von der Ehe und Zeugung möglichst" abhalten, „um unerwünschten Nachwuchs auch über den Rahmen des Gesetzes zur Verhütung erbkranken Nachwuchses hinaus zu verhindern und eine Aufartung des deutschen Volkes zu erreichen".[60]

Wie der bereits ausführlich zitierte Oberregierungsrat in der Abteilung Gesundheitswesen und Volkspflege des Reichsinnenministeriums, Herbert Linden, im Frühjahr 1935 forderte, sei als Ergänzung der Maßnahmen zur „Verhütung von Erbkrankheiten" auch „eine zielbewußte Eheberatung" zu betreiben. Das Gesetz über die Vereinheitlichung des Gesundheitswesens habe „nicht umsonst die Eheberatung als besondere Aufgabe den Gesundheitsämtern auferlegt". Ursprünglich habe hinter der Eheberatung der Gedanke gestanden, „die Übertragung von Geschlechtskrankheiten von einem Ehepartner auf den anderen zu verhindern. Bestimmte Ansätze zu einer solchen – rein auf das Wohl des einzelnen Individuums abgestellten – Eheberatung fanden sich schon vor dem Kriege. In der Nachkriegszeit sind diese Eheberatungsstellen zum Teil in Sexualberatungsstellen verfälscht

58) Ebenda, S. 3-13.
59) LHAS, 5.12-7/1, Nr. 11126 (Krause an Ministerium für Sozialpolitik, 3.4.1928).
60) Gütt: Der Aufbau des Gesundheitswesens, S. 40.

worden und daher in einen gewissen Verruf gekommen. Wenn der nationalsozialistische Staat die Eheberatung neu aufzieht, so tut er dies aus der Erkenntnis heraus, daß die Ehe die Keimzelle eines erbgesunden Nachwuchses und damit des Volkes ist". Die Eheberatung werde künftig „daher nach folgenden Gesichtspunkten zu erfolgen haben:

1. Sind beide Ehepartner gesund oder bestehen ansteckende, das Leben oder die Zeugungsfähigkeit bedrohende Krankheiten.
2. Ist zu erwarten, daß aus der Ehe Kinder hervorgehen werden.
3. Ist zu erwarten, daß nach Prüfung des Erbwerts der Eltern die Kinder an Erbkrankheiten leiden werden".

In einem gewissen Ausmaße habe „eine Eheberatung bereits durch die Untersuchung von Ehestandsdarlehensbewerbern stattgefunden. Diese Eheberatung litt aber an verschiedenen Mängeln. Der größte Mangel war wohl der, daß die Amtsärzte auf einmal mit einem großen Schwall von Untersuchungen belastet wurden, ohne daß ihnen genügende Hilfskräfte zur Verfügung standen. Der zweite Mangel war der, daß die Gewährung des Ehestandsdarlehens zunächst einmal eine Maßnahme zur Entlastung des Arbeitsmarktes sein sollte". Deshalb blieb „für den zielbewußten Rassenhygieniker noch viel zu wünschen übrig. Wer nicht erbkrank im Sinne des Gesetzes zur Verhütung erbkranken Nachwuchses ist, braucht noch lange nicht erbgesund und fortpflanzungswürdig zu sein ... Leider besitzen wir heute noch keine Unterlagen darüber, in welchem Prozentsatz der Bevölkerung wir mit einer stärkeren erblichen Belastung zu rechnen haben werden ... Die Eheberatung soll zunächst eine freiwillige sein. Dies hat den Vorteil, daß man es zunächst mit Menschen zu tun haben wird, die auch bereit sind, bei der Beschaffung der für die Beratung notwendigen Unterlagen mitzuwirken. Auch darf angenommen werden, daß die beiden Heiratswilligen, wenn sie die Beratungsstelle aufsuchen, mit der Beratung, die in gewissem Maße eine Aufhebung des ärztlichen Berufsgeheimnisses bedingt, einverstanden sind. Zweifellos wird man aber nach gewisser Zeit zu einer obligatorischen Eheberatung übergehen müssen ...

Bei der Eheberatung wird man am besten so vorgehen, daß man die zu Beratenden zunächst einmal einen Familienfragebogen ausfüllen läßt. Bei der Abgabe dieses Bogens, der mit entsprechender Belehrung verbunden werden kann, ist gleichzeitig eine Blutprobe für die Wassermannsche Reaktion zu entnehmen. Der ausgefüllte Fragebogen ist an die Eheberatungsstelle einzusenden, die die zur Beurteilung der Erbgesundheit notwendigen Angaben entweder aus ihrer Kartei entnimmt oder einziehen läßt. Wenn das Material soweit zusammen ist, daß die Beratung erfolgen kann, erfolgt dann die abschließende Untersuchung".[61]

Neben der Feststellung von möglichen „Erbkrankheiten" spielte auch die rassische Beurteilung von heiratswilligen Personen eine wichtige Rolle. Bei den für die im Kontext des „Gesetzes zum Schutze des deutschen Blutes und der deutschen Ehre"[62] vorgesehenen Untersuchungen wurden den Gesundheitsämtern Hinweise auf Merkmale gegeben, die auf einen jüdischen oder anderweitig „fremdrassigen Einschlag" hindeuten könnten. Darauf hätten die Amtsärzte zu achten:

„1. Haut: Braune oder gelbe Hautfarbe (gelbe Hautfarbe besitzt auch der Neger, die dann herausmendeln kann; Farbreste lassen sich in entsprechenden Fällen nicht selten in der Nasolabialfalte nachweisen).
2. Nägel: Färbung der sogenannten Möndchen.
3. Augen: Bräunliche, gelbliche, meist marmorierte oder fleckige Färbung des Augweiß; mediale Augenfalte des Oberlides (kommt aber auch bei rein europäischen Individuen vor).
4. Haar: Spiralgedrehtes, engkrauses oder gekrepptes Haar.
5. Nase: Breite und niedrige Nase, geblähte Nüstern, quer-ovale oder quer-dreieckige Nasenlöcher, niedrige breite Nasenwurzel.
6. Lippen: Aufgeworfene verdickte Lippen.

---

61) Linden: Erb- und Rassenpflege bei den Gesundheitsämtern, S. 8-12.

62) Vgl. dazu: RGBl., T. I, 1935, S. 1146 f. In diesem am 15.9.1935 erlassenen Gesetz, das zum Komplex der sogenannten Nürnberger Gesetze gehörte, hieß es u.a.: „Eheschließungen zwischen Juden und Staatsangehörigen deutschen oder artverwandten Blutes sind verboten. Trotzdem geschlossene Ehen sind nichtig ... Außerehelicher Verkehr zwischen Juden und Staatsangehörigen deutschen oder artverwandten Blutes ist verboten ... Wer dem Verbot ... zuwiderhandelt, wird mit Zuchthaus bestraft." Ebenda.

7. Gesicht: Vorgebautes Untergesicht oder vorgebaute Kiefergegend (Prognathie), Verbreiterung der Gegend der Backenknochen und auffällige Flachheit des Gesichts in Nasen- und Augengegend."[63]

Kurz darauf fiel der Gesundheitsabteilung im Reichsinnenministerium auf, daß den für die Durchführung des Gesetzes zum Schutze des deutschen Blutes und der deutschen Ehre auszufüllenden Untersuchungsbögen keine Ganzkörperaufnahmen, sondern nur Paß- oder Brustbilder der zu überprüfenden Personen beigegeben wurden. So ließen sich keine vernünftigen Entscheidungen über die Ehetauglichkeit fällen. Deshalb wies der Abteilungsleiter Dr. Arthur Gütt „die Gesundheitsämter an, daß sie den Ergänzungsbögen nur Ganzaufnahmen in der Mindestgröße von 9x12 beifügen dürfen ... Die Gesuchsteller [auf eine Heiratsgenehmigung] können darauf aufmerksam gemacht werden, daß eine Aufnahme im Badeanzug einen besseren Anhalt für ihre Beurteilung bietet". Außerdem erweckten die Beurteilungen, die die Gesundheitsämter abgaben, „vielfach den Eindruck, als ob das Gesundheitsamt die Beurteilung lediglich auf Grund der gesundheitlichen Ergebnisse der Untersuchungen" fälle. „Dies wäre nicht richtig." Das Gesundheitsamt habe „sich vor allem auch dazu zu äußern, ob die Eheschließung rassisch erwünscht" sei. „Die Herbeiziehung gesundheitlicher Gesichtspunkte" dürfe „hierbei zwar nicht vernachlässigt werden", müsse „aber gegen die rassische Beurteilung in den Hintergrund treten".[64]

Auch die Erfassung und Bekämpfung von Geschlechtskrankheiten gehörten aus „volksbiologischen" Erwägungen zu den nationalsozialistisch überformten Aufgaben der Staatlichen Gesundheitsämter, konnten diese doch die Arbeits- und Wehrfähigkeit sowie die Geburtsleistungen der davon betroffenen Personen beeinträchtigen. In einem rückblickenden Beitrag über die „Entwicklung der Geschlechtskrankheiten in diesem Krieg" stellte der frühere Hautarzt Prof. Dr. Florian Werr (1888-1948), nunmehr Sachbearbeiter in der Gesundheitsabteilung des Reichsinnenministeriums, in der letzten Ausgabe der Monatsschrift des Hauptamtes für Volksgesundheit der NSDAP 1945 fest, daß, als „im ersten Weltkrieg viele hunderttausend Soldaten durch ihre Geschlechtskrankheiten zeitweise dienstunfähig" wurden und „nach der überstürzten Demobilmachung 1918 diese Krankheiten überall hin verbreitet wurden" und „Folgen zeitigten, deren wir heute [Anfang 1945] noch nicht völlig Herr geworden sind", sich die „Systemparteien" der Weimarer Republik erst 1928 auf die Verabschiedung eines Reichsgesetzes zur Bekämpfung der Geschlechtskrankheiten einigen konnten.[65] Dieses von Werr positiv beurteilte Gesetz habe „grundsätzlich neue Wege" beschritten, „vor allem erstmalig durch Verkündung einer Behandlungspflicht für den Geschlechtskranken und [die] Schaffung von Überwachungsmöglichkeiten gegenüber Kranken und Verdächtigen". Leider habe Deutschland damals „keinen einheitlich einsatzfähigen Apparat zur Durchführung des wertvollen Gesetzes" besessen – die Bekämpfung von Geschlechtskrankheiten war Ländersache –, so daß man „personell und materiell nicht in der Lage" war, „aus dem Gesetz von 1928 das herauszuholen, was möglich war". Hier habe der Nationalsozialismus einen grundlegenden Wandel geschaffen. Denn „erst nachdem im Deutschen Reich die Gesundheitsämter errichtet" und „diese durch Änderung des Geschlechtskrankengesetzes zur Gesundheitsbehörde gemacht" worden waren, konnte „eine erfolgreiche und das ganze Reichsgebiet umfassende Bekämpfungsmöglichkeit gesichert" werden.[66]

Die Staatlichen Gesundheitsämter avancierten also auch zu zentralen Einrichtungen zur Erfassung und Bekämpfung von Geschlechtskrankheiten. Unter der Überschrift: „Heilbehandlung Geschlechtskranker als neue Aufgabe der Gesundheitsämter" wurde im Oktober 1940 durch eine Verordnung zur Änderung des Gesetzes zur Bekämpfung der Geschlechtskrankheiten bestimmt, daß derjenige „kostenlose Behandlung aus öffentlichen Mitteln erhält, wer an einer ansteckungsfähigen Krankheit leidet und die Kosten der Behandlung nicht selbst tragen kann". Für krankenversicherte Personen galt nunmehr, daß „die Gebühr für den Krankenschein und der Beitrag für das Arznei-

---

63) Allerdings war man sich der schwachen Aussagekraft dieser Kriterien bewußt. So könne „die Feststellung eines dieser Merkmale nicht ohne weiteres den Verdacht auf artfremde Blutsbeimischung rechtfertigen". LHAS, 5.12-7/1, Nr. 11127 (Reichsministerium des Innern an Landesregierungen und Staatliche Gesundheitsämter, 27.4.1936; streng vertraulich).

64) Ebenda (Reichsministerium des Innern an Landesregierungen und Staatliche Gesundheitsämter, 17.8.1936; streng vertraulich).

65) Tatsächlich ist das Gesetz zur Bekämpfung der Geschlechtskrankheiten bereits am 18.2.1927 erlassen worden; vgl. dazu: RGBl., T. I, 1927, S. 61-63.

66) Werr: Die Entwicklung der Geschlechtskrankheiten in diesem Krieg, S. 17.

verordnungsblatt in Wegfall kommen, die Krankenpflege zeitlich unbegrenzt zu gewähren ist und die erforderliche Krankenhausbehandlung zur Pflichtleistung der Kassen erhoben" sei. Die Behandlung von geschlechtskranken Personen wurde für die Betroffenen also kostenlos. Hintergrund dieser Neuregelung war zum einen die kriegsbedingt erhebliche Zunahme von Geschlechtskrankheiten und zum anderen die Sorge, daß bei weniger vermögenden Personen „die Gefahr besteht, daß die ärztliche Behandlung entweder ganz unterlassen oder nicht mit dem nötigen Nachdruck durchgeführt" werde.[67]

Schon kurz nach Kriegsbeginn ist eine Reihe „verschärfter Überwachungsmaßnahmen" eingeführt worden. So wurden „Frauen, die sich zur Animierung, Unterhaltung usw. der männlichen Gäste in Gaststätten oder ähnlichen Einrichtungen aufhalten, einer laufenden gesundheitlichen Überwachung unterstellt. Personen mit häufig wechselndem Geschlechtsverkehr ... müssen im Erkrankungsfall stets in einem Krankenhaus behandelt werden, die Anstaltsbehandlung ist so lange fortzusetzen, bis die Ansteckungsgefahr beseitigt ist". Während eine allgemeine namentliche Erfassung der betroffenen Personen im Gesetz von 1927 nicht vorgesehen war, wurde diese im Dritten Reich als „qualifizierte Anzeigepflicht" eingeführt, aus der dann die Geschlechtskrankenkarteien bei den Gesundheitsämtern entstanden. „Gegen solche Personen schreitet das die Anzeige erhaltende Gesundheitsamt ein, indem es ihre Behandlung sicherstellt. Personen, die sich den Anordnungen widersetzen oder entziehen, können wegen asozialen Verhaltens in polizeiliche Vorbeugehaft genommen werden." Als „besonders erfolgreiche Maßnahme im Kampf gegen die Geschlechtskrankheiten" galt noch 1945 die 1939 durch den Reichsgesundheitsführer angeordnete „Meldung der Infektionsquellen. Wenn ein Arzt bei einem Kranken eine Geschlechtskrankheit feststellt", so war er „verpflichtet, durch Erfragen die Ansteckungsquelle zu ermitteln und dem zuständigen Gesundheitsamt über seine Ermittlungen Mitteilung zu machen". Da sich auch die Sanitätsdienststellen der Wehrmacht „an der Infektionsquellenmeldung" beteiligten, erhielt „der öffentliche Gesundheitsdienst ... praktisch von allen Personen Kenntnis, die geeignet sind, eine Geschlechtskrankheit zu übertragen". Auch an der Durchführung des Ehegesundheitsgesetzes vom Oktober 1935 waren die Staatlichen Gesundheitsämter beteiligt. „Da nach diesem Gesetz Geschlechtskrankheiten in ansteckungsgefährdetem Zustand ein Ehehindernis bedeuten, durch die Beibringung eines [vom Gesundheitsamt auszustellenden] Ehetauglichkeitszeugnisses die Ehetauglichkeit gewährleistet sein muß, so ist das Hineintragen von Geschlechtskrankheiten in die Ehe so gut wie unmöglich geworden."[68]

Die Aufhebung der ärztlichen Schweigepflicht

In einem gemeinsamen Runderlaß des Reichsjustiz- und des Reichsinnenministers wurde am 26. August 1935 „die Frage der Auskunftserteilung" von Ärzten geregelt, die weniger die Einhaltung als vielmehr den nunmehr gesetzlich verfügten Bruch der ärztlichen Schweigepflicht betraf, der schon im Zusammenhang mit dem Erlaß der Reichsärzteordnung ermöglicht worden war. In diesem Erlaß wurde nunmehr verfügt, daß die Staatlichen Gesundheitsämter „gehalten" seien, „dem leitenden Arzt eines Amtes für Volksgesundheit der Partei, insoweit die Auskunft ... zur Beurteilung der Erbgesundheit einer Person verlangt wird, Akteneinsicht zu gewähren, Auskünfte zu erteilen und Abschriften aus den Akten zu fertigen".

Um dieses Verfahren, das natürlich einen weiteren Bruch der eigentlich gesetzlich garantierten Schweigepflicht darstellte, gegenüber der betroffenen Person zu legitimieren, sei „wichtig, daß diese Mitteilung als solche von Arzt zu Arzt gewertet wird, daß also im Interesse der ärztlichen Schweigepflicht" diese Mitteilungen nicht an Parteiformationen gegeben würden, „sondern daß der leitende Arzt des Amtes für Volksgesundheit [der NSDAP] lediglich der [betreffenden anfragenden] Formation seine Stellungnahme ... ohne nähere ärztliche Begründung geben" könne. Im Umkehrverfahren ist festgelegt worden, „daß den Gesundheitsämtern erbetene Auskünfte" durch die Ämter für Volksgesundheit der NSDAP zu erteilen seien.[69] Ergänzend dazu ist im November 1936 bestimmt worden,

67) Ärzteblatt für Norddeutschland, 1941, S. 147 f.
68) Ebenda, S. 18.
69) MBliV., 1936, Nr. 36 (Runderlaß des Reichsjustiz- und des Reichsinnenministers vom 26.8.1937); hier zitiert nach: Deutsches Ärzteblatt, 1936, S. 985.

daß „Ersuchen um Gestattung der Akteneinsicht oder um Erteilung von Auskünften und Abschriften aus Akten, die von dem Stellvertreter des Führers gestellt werden", sowohl durch die Erbgesundheitsgerichte als auch durch die Staatlichen Gesundheitsämter „zu entsprechen" seien – und dies ohne jegliche ärztliche Kaschierung.[70)]

Zumindest in Mecklenburg wehrten sich die Amtsärzte noch 1937, diesem Ansinnen zu entsprechen, und verweigerten sogar gegenüber der Gauleitung der NSDAP entsprechende Auskünfte etwa über „erbkranke" NSDAP-Mitglieder. So teilte der Vorsitzende des Gaugerichts Mecklenburg der NSDAP, Paul Röper, dem Obersten Parteigericht im Januar 1937 mit, daß er „nicht in der Lage" sei, „eine vollständige Meldung [über erbkranke NSDAP-Mitglieder] für das Gaugebiet Mecklenburg-Lübeck abzugeben". Der Grund dafür sei die Berufung der zuständigen Stellen auf die auch für Erbgesundheitsangelegenheiten angeordnete ärztliche Schweigepflicht. So hätten die „Gesundheitsämter der Kreise und auch die Erbgesundheitsgerichte es abgelehnt, aus den Sterilisationsakten Auskunft zu erteilen mit der Begründung, daß sie nicht dazu befugt seien". Die meisten Gesundheitsämter hätten „die Mitteilung über die Unfruchtbarmachung von Parteigenossen abgelehnt, und auch das Mecklenburgische Staatsministerium, Abteilung für medizinische Angelegenheiten, hat Bedenken dagegen erhoben, das Gesundheitsamt von der vorgeschriebenen Verpflichtung zu Verschwiegenheit zu entbinden".[71)]

Die Räumlichkeiten der Staatlichen Gesundheitsämter

Betrachtet man den in den oben zitierten „Richtlinien für die Tätigkeit der Gesundheitsämter" festgelegten umfangreichen Aufgabenkatalog, erhebt sich unweigerlich die Frage, in welchen Räumlichkeiten, mit welchem Personal und in welchem Ausmaß die Ämter diese breite Tätigkeitspalette erledigt haben.

Offenbar nach erheblichen Schwierigkeiten, die neu zu errichtenden Gesundheitsämter räumlich unterzubringen, erließ der zuständige Reichsinnenminister erst Anfang 1937 [!] eine Richtlinie zur „Unterbringung von staatlichen Gesundheitsämtern". Danach hätten die „zuständigen Grundstücksdezernenten [der Länder] festzustellen, ob hierfür staatliche Grundstücke oder Gebäude vorhanden sind oder freigemacht werden" können. Sei dies nicht der Fall und „werden zur Unterbringung Neu-, Um- oder Erweiterungsbauten nötig", so würde „zur Feststellung des Raumprogramms von uns sodann der Auftrag zur Ausarbeitung des Vorentwurfs erteilt", damit „nach seiner Prüfung die erforderlichen Mittel in den Haushaltsplan des nächsten [!] Rechnungsjahres eingestellt werden können".[72)] Man hatte also 1934 die Einrichtung von Gesundheitsämtern verfügt und wollte sich erst 1938 um deren räumliche Unterbringung kümmern.

In den von den Leitern der Gesundheitsämter einzureichenden Angaben zum Raumbedarf war anzugeben, „welches Personal für das Gesundheitsamt im ganzen erforderlich ist (Amtsarzt, stellvertretender Amtsarzt, Hilfsärzte, Medizinalpraktikanten, Gesundheitspflegerinnen, technische Assistentinnen, Gesundheitsaufseher, Bürokräfte), welche der aufgeführten Personen in den zu beschaffenden Räumen untergebracht werden sollen, ob alle Aufgaben des Gesundheitsamts in diesen Räumen durchgeführt oder welche von ihnen ständig anderwärts erledigt werden sollen".[73)] Als „Anhalt für den Raumbedarf" legte die Gesundheitsabteilung des Reichsinnenministeriums folgende Aufstellung vor:

- für den Amtsarzt „ein kleines Arbeitszimmer" und „ein Untersuchungszimmer";
- für den stellvertretenden Amtsarzt und jeden vollbeschäftigten Hilfsarzt „ein Zimmer, das zugleich als Arbeits- und Untersuchungszimmer dient und auch als Raum für die Bearbeitung der Erb- und Rassenpflege (Eheberatung) genutzt werden kann";

70) Runderlaß des Reichsministers des Innern vom 4.11.1936; hier zitiert nach: Deutsches Ärzteblatt, 1936, S. 1248.

71) BA/BDC, PA Fritz Sandmann (Gaugericht Mecklenburg der NSDAP an Oberstes Parteigericht, 15.1.1937); vgl. dazu im Detail das Kapitel: Das Gesetz zur Verhütung erbkranken Nachwuchses und seine Anwendung im Deutschen Reich und in Mecklenburg, S. 585 ff.

72) Runderlaß des Reichsministers des Innern vom 22.2.1937; hier zitiert nach: Deutsches Ärzteblatt, 1937, S. 430 f.

73) Ebenda.

- für einen Medizinalpraktikanten, „falls er nicht in einem anderen Raum mit untergebracht werden kann, ein kleines Zimmer";
- für bis zu drei Gesundheitspflegerinnen „ein Raum";
- für technische Assistentinnen „ein kleiner Raum zur Erledigung der schriftlichen Arbeiten; sonst wird als Arbeitsraum das Laboratorium oder der Röntgenraum genügen";
- für den Gesundheitsaufseher „ein kleiner Arbeitsraum" und „ein kleiner Raum zur Aufbewahrung der Geräte und Arbeitskleidung";
- für Bürokräfte und Registratur sei „die Zahl und Größe der Räume nach Bedürfnis und Zweckmäßigkeit zu bemessen;
- für das Laboratorium „ein Raum";
- für Besucher „ein Warteraum";
- außerdem „zwei Aborte für das Personal des Gesundheitsamtes nach Geschlechtern getrennt, zwei ebensolche für die Besucher";
- für die „Kraftwagenunterstellung ein Raum";
- für die Tuberkulosefürsorge „ein Untersuchungszimmer, ein Röntgenraum, eine Dunkelkammer, ein besonderer Warteraum";
- für die Säuglings- und Kleinkinderfürsorge „ein Untersuchungszimmer" und „ein Raum für die Aufstellung der Kinderwagen".

Dagegen könnten „Wohnräume für das Personal des Gesundheitsamtes nur in Ausnahmefällen zugestanden werden"; allerdings sei „bei alleiniger Benutzung des Grundstücks durch das Gesundheitsamt eine Werkswohnung für den Hauswart, der auch die Heizung bedienen muß, erforderlich". Als sei der Bürokratie damit noch nicht Genüge getan, wurden im Anschluß auch noch die jeweiligen Raumtiefen, Fensterachsbreiten, Raumhöhen und Raumgrößen (zwischen 7,7 und 10,4 Quadratmeter) vorgegeben, auf deren detaillierte Darstellung hier verzichtet werden soll.[74)]

Als Stellungnahme aus Mecklenburg zu diesen Vorgaben ist etwa die Antwort des Staatlichen Gesundheitsamtes Güstrow überliefert, das seit 1935 von dem Vollblutnationalsozialisten Dr. Carl Radmann geleitet wurde, der zuvor Kreisarzt in Malchin gewesen war, also über einige Erfahrung in diesem Metier verfügte. Radmann kleidete seine Reaktion auf die ministerielle Aufforderung nicht nur in die Form einer „Bedarfsanmeldung", sondern formulierte eine ausführliche „Denkschrift". Über die Unterbringung des Staatlichen Gesundheitsamtes Güstrow, einem Gebiet, in dem 84.950 Einwohner lebten, hieß es darin: „Das Staatliche Gesundheitsamt des Stadt- und Landkreises Güstrow ist im Gebäude des Landratsamtes Güstrow untergebracht, es stehen ihm hier insgesamt fünf Diensträume und ein Keller zur Verfügung, welche wie folgt benutzt werden: ein zweiachsiges Zimmer als Sprech- und Untersuchungszimmer für den Amtsarzt, ein zweiachsiges Zimmer für das Büro, ein einachsiges Zimmer für den stellvertretenden Amtsarzt, zugleich als Aufbewahrungsraum für Sippentafeln, ein einachsiges Zimmer als Wartezimmer, ein zweiachsiges Zimmer als Arbeitszimmer für drei Gesundheitspflegerinnen, als Laboratorium und als Aufbewahrungsraum für Sippentafeln. Der Kellerraum dient als Aufbewahrungsraum für Sippentafeln, für abgelegte Akten, alte Gesetzblätter und dgl.

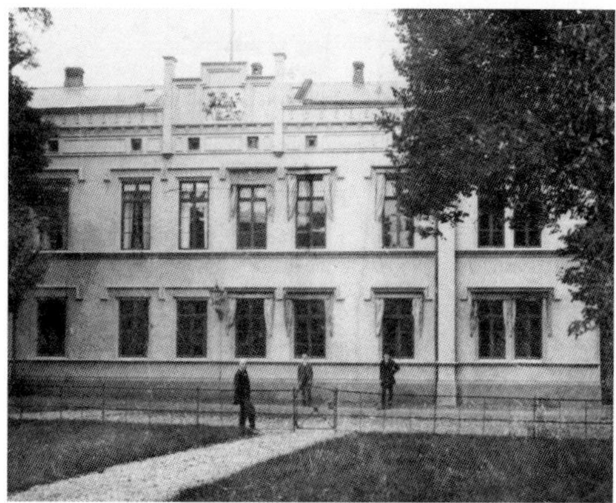
Gebäude des Staatlichen Gesundheitsamtes Güstrow (Klosterhof 1)

Die Mütterberatungsstelle befindet sich im Rathaus der Stadt Güstrow. Die Tuberkulosefürsorgestelle im Stadtkrankenhaus Güstrow, hier steht auch der Röntgenapparat, der für den Dienst in Güstrow bestimmt ist.

74) Ebenda.

Daneben hat das Gesundheitsamt noch folgende Außendienststellen:
In Bützow: Tuberkulosesprechstelle im Gebäude der Ortskrankenkasse. Mütterberatung im Rathaus.
In Schwaan: Mütterberatung im Braunen Haus [also in der NSDAP-Dienststelle].
In Waldeck: Tuberkulosesprechstelle in der Heilstätte Waldeck.
In Laage: Mütterberatung in einem der Kirche abgemieteten Raum.
In Groß Wokern: in der Schule.
In Bernitt: in der Schule.
In Krakow: in der Turnhalle.

Die Außendienststellen müssen verbleiben, es ist den die Sprechstunden aufsuchenden Kranken nicht zuzumuten, sämtlich und auf alle Fälle nach Güstrow zu kommen, deswegen soll im folgenden von ihnen gar nicht die Rede sein.

Wohl aber ist die Unterbringung des Gesundheitsamtes in Güstrow selbst ganz unzureichend, und durch die räumlich getrennte Lage der einzelnen Dienststellen wird eine Verzettelung der Arbeitskräfte bedingt, wie sie in einem geordneten Betrieb unerträglich ist; vor allem dann, wenn der Betrieb nur gerade das unbedingt notwendige Personal hat und der Leiter mit jeder Minute seiner Arbeitskräfte rechnen muß. Kommt es doch z.B. nicht selten vor, daß ein Lehreranwärter amtsärztlich untersucht werden muß, wozu nach den Bestimmungen eine Durchleuchtung der Lungen gehört: Dieser Mann muß erst auf das Gesundheitsamt kommen, wo er untersucht wird, dann muß der Amtsarzt mit ihm nach dem Stadtkrankenhaus gehen, um die Durchleuchtung vorzunehmen, worauf dann erst die Ausstellung des Zeugnisses auf dem Gesundheitsamt erfolgen kann. Hiergegen wäre an und für sich nichts einzuwenden, wenn dies ein Einzelfall wäre und wenn das Gesundheitsamt nur diejenigen Aufgaben hätte, wie sie der frühere Kreisarzt hatte, da aber mit einer solchen Untersuchung und dem mit ihr notgedrungen verbundenen Hin- und Hergehen mindestens eine Stunde verlorengeht, mag erhellen, daß der Zustand auf die Dauer nicht tragbar ist. Dies nur ein Beispiel von vielen. Zudem wächst die Sippenkartei immer mehr an, sie muß es tun, wenn sie überhaupt sich zu einem in jeder Beziehung brauchbaren und zuverlässigen Instrument entwickeln soll. Nach den neueren Bestimmungen sollen die Sippentafeln feuersicher aufbewahrt werden, was ja nur aufs wärmste zu begrüßen ist, denn eine Vernichtung dieser hochwichtigen Akten würde einen unersetzlichen Verlust bedeuten!

Unersetzlich, weil ja die Akten des Erbgesundheitsgerichtes sich in den Sippenmappen der einzelnen Personen befinden, die nach ihrem Verlust tatsächlich nicht wieder herzuschaffen sind und die ein hochwichtiges Urkundenmaterial darstellen. Wenn erst alle Gesundheitsämter sämtliche Familien ihres Dienstbezirkes sippenkundlich erfaßt haben, kann auch keine einzige Tafel entbehrt werden. Die feuersichere Aufbewahrung ist daher auf jeden Fall zu verlangen. Im Gesundheitsamt Güstrow befinden sich die Sippentafeln z.Z. an drei verschiedenen Orten, einmal im Dienstzimmer des stellvertretenden Amtsarztes, zweitens im Arbeitszimmer der Gesundheitspflegerinnen und drittens im Kellerraum, die Leitkartei befindet sich im Büro. Der Grund für diese räumlich getrennte Aufbewahrung liegt darin, daß bei der räumlichen Beschränktheit des Amtes zuerst versucht werden mußte, die Sippentafeln irgendwie unterzubringen, es wurde daher zunächst im Zimmer des stellvertretenden Amtsarztes ein Regal eingebaut, in welchem die wichtigsten und am meisten gebrauchten Akten der Erbkranken untergebracht wurden unter Inkaufnahme der Verkleinerung des an sich schon kleinen Zimmers, nach kurzer Zeit reichte der Platz nicht mehr aus und das Schwesternzimmer mußte herangezogen werden, zumal alle Versuche, von dem Herrn Landrat einen neben dem Zimmer des Amtsarztes gelegenen Raum zugewiesen zu bekommen, scheiterten. Nach langen Bemühungen gelang es, einen Kellerraum überlassen zu bekommen, der jetzt zur Aufbewahrung der Sippentafeln und Akten dient.

Hierbei ist zu bemerken, daß der Herr Landrat diesen vom Gesundheitsamt benötigten Raum gar nicht abgeben kann, weil er ohne ihn seine Beamten nicht unterzubringen vermag, hat er doch selbst bei der so großen Erweiterung der Behörde nicht einmal Raum im eigenen Hause! Wenn nun zunächst mit dem Mieten des Kellerraumes eine vorläufige Notlösung gefunden ist, so wird der Raummangel sich in ganz kurzer Zeit erneut bemerkbar machen und dann wird er nicht mehr zu überwinden sein. Das Wartezimmer ist nur ein einachsiger Raum, was bei großem Andrang des Publikums zu Unzuträglichkeiten führt.

Dazu kommt eine neue Schwierigkeit: Der Herr Landrat beabsichtigt, das Haus für die Nachmittagsstunden dem Publikum völlig zu schließen, eine Maßregel, die von mir aus durchaus verstanden wird, denn es muß einmal eine Zeit da sein, in der die Behörde arbeiten kann, ohne das Publikum abfertigen zu müssen, aber nun deckt sich leider der Dienstbetrieb des Landratsamtes mit dem des Gesundheitsamtes nicht: Das Gesundheitsamt muß seine öffentlichen Sprechstunden an den Nachmittagen abhalten, weil die Vormittage von den Ärzten für andere Zwecke benötigt werden, z.B. Schulbesichtigungen.

Rund 150 Schulen sind im Jahr zu besichtigen, der Sonnabend fällt für diese Zwecke völlig aus, dazu kommen die Ferien, es ist unter Berücksichtigung der Witterungs- und Wegeverhältnisse gerade möglich, die Aufgabe zu schaffen, zumal ja der Amtsarzt an einer Reihe von Vormittagen als Gerichtsarzt in Terminen tätig sein muß. Gehen nun aber durch die Notwendigkeit, die Sprechstunden am Vormittag abzuhalten, zwei weitere Vormittage verloren, so ist der Schularztdienst neben dem Tuberkulosefürsorge- und Mütterberatungsdienst nicht durchzuführen, wenigstens nicht mit dem jetzt vorhandenen Personal an Ärzten. Es ist für das Gesundheitsamt Güstrow nicht möglich, die Sprechstunden auf den Vormittag zu legen, die Interessen des Landratsamtes und des Gesundheitsamtes decken sich hier nicht.

Der oben angezogene Runderlaß[75] bestimmt ausdrücklich, daß das Gesundheitsamt mit anderen Dienststellen im gleichen Gebäude keine Verbindung haben darf und einen besonderen Eingang erhalten muß. Das Gesundheitsamt ist eine neue in der Entwicklung befindliche Behörde. Bei der Bedeutung der Erb- und Rassenpflege im nationalsozialistischen völkischen Staate wird es an Bedeutung immer mehr gewinnen, denn letztlich beruhen die Wurzeln der Volkskraft in einem erbgesunden Volkskörper: und den zu schaffen ist das Gesundheitsamt berufen. Und von der Arbeit des Gesundheitsamtes können alle anderen Behörden erst ihrerseits Vorteil gewinnen, sei es die Wehrmacht, dadurch, daß ihr gesunder Nachwuchs bereitgestellt wird, sei es der Leiter eines Kreises, dadurch, daß durch sozialhygienische Maßnahmen seine Wohlfahrtslasten verringert werden und dergleichen mehr.

Aus allen diesen Bedenken heraus ist es auf die Dauer unmöglich, das Gesundheitsamt Güstrow in den bisherigen Räumen zu belassen."[76]

Offenbar hat diese Intervention nicht den gewünschten Erfolg gehabt. Denn noch Ende Juli 1945, nach dem Suizid des bisherigen Amtsarztes Dr. Carl Radmann, mußte der neue Leiter des Gesundheitsamtes, Dr. Wilhelm Gehrke, feststellen: „Das Gesundheitsamt für die Stadt und den Landkreis Güstrow ist in denselben Räumen verblieben, in denen es bisher war. Es stehen zur Verfügung: ein Zimmer für den Leiter, ein Zimmer für den stellvertretenden Leiter, ein Wartezimmer und zwei Büroräume. Die Räume reichen für den fortgesetzt zunehmenden Betrieb nicht aus."[77]

Vermutlich im Auftrag der Gesundheitsabteilung des Reichsinnenministeriums schilderte der im hannoverschen Bersenbrück als Amtsarzt agierende Medizinalrat Dr. Adolf Heinmüller (*1890) im Mai 1938 seine detaillierten Überlegungen und Erfahrungen, wie ein Gesundheitsamt auszusehen habe und eingerichtet werden müsse. Er sah drei Wege: „durch Miete neue Räume zu schaffen", „Umbauten" vorhandener Gebäude oder „Neubauten", wobei er Letztere präferierte, denn „der Betrieb des Gesundheitsamtes" könne „sich nur in geeigneten Räumen reibungslos entfalten". Dabei müsse die „Beurteilung der Räume bzw. Gebäude dem Amtsarzt … nach pflichtgemäßem Ermessen überlassen" bleiben. Er ging davon aus, „daß die Erb- und Rassenpflege und die Tuberkulosebekämpfung den Kern des [staatlichen] Gesundheitswesens darstellen" und besonders „die Erb- und Rassenpflege in Zukunft in den Gesundheitsämtern einen ganz beträchtlichen Raum einnehmen" werde – und dies nicht nur im übertragenen, sondern auch im wörtlichen Sinne. In seinem Zuständigkeitsbereich mit etwa 60.000 Einwohnern rechnete er mit 5.000 Sippentafeln; „hinzu kommen aber jährlich mindestens 1.000 neue Mappen. Im Laufe von zehn Jahren müssen nach meiner Schätzung etwa 15.000 reichseinheitliche Sippenmappen vorhanden sein. Da der Rücken einer solchen Mappe ein Zentimeter breit ist, erfordern 15.000 Mappen 150 Meter plus Trennwände = 160 Meter Regale. Bei einer An-

75) Gemeint war der bereits zitierte Runderlaß des Reichsministers des Innern vom 22.2.1937 zur „Unterbringung der staatlichen Gesundheitsämter".

76) LHAS, 5.12-7/1, Nr. 9755 (Denkschrift Radmann, 1937). Ob diese Darstellung und diese Verhältnisse typisch für die anderen mecklenburgischen Gesundheitsämter waren, konnte bislang nicht ermittelt werden.

77) Ebenda, Nr. 9637 (Gehrke an Landesverwaltung, 29.7.1945).

ordnung von sechs Regalen übereinander" würden allein dafür „drei einachsige Räume von vier Metern Tiefe oder etwa 36 Quadratmeter Grundfläche erforderlich sein. Außerdem gehört dazu noch ein ein- bis zweiachsiger Raum für Kartei und Büro. Für Erb- und Rassenpflege müssen also rund 50 bis 60 Quadratmeter Raumfläche als Mindestmaß" vorgesehen werden, „abgesehen von den auch für diesen Zweck erforderlichen Untersuchungsräumen, an die die in Zukunft ständig anwachsenden erbbiologischen Untersuchungen und vor allem die Eheberatung besondere Ansprüche stellen" würden.[78)]

Die „gut durchkonstruierte Tuberkulosefürsorgestelle" müsse „den Kern der Untersuchungsabteilung im Gesundheitsamt bilden". Erforderlich seien hierfür ein separater Eingang, Warteräume, Aufnahmezimmer, An- und Auskleideräume, Schleusen, Untersuchungszimmer, Räume für das Röntgengerät mit Nebengelaß, das Laboratorium und die Registratur. Röntgen war wichtig: „Es sollte in einem modernen Gesundheitsamt keine Untersuchung vorgenommen werden, weder erbbiologisch, noch amtsärztlich, noch vertrauensärztlich ohne Benutzung des Röntgenapparates." Weniger Platz benötigten etwa die Krüppelfürsorge, die Geschlechtskrankenfürsorge oder die Schulkinderfürsorge, während für die Säuglingsfürsorge wegen der möglichen Infektionsgefahr mehrere Räume, so ein separater Warteraum, ein eigenes Sprechzimmer und ein besonderer Eingang mit einem Abstellraum für die Kinderwagen, vorzusehen seien. Hinzu kämen „die allgemeinen hygienischen Einrichtungen" wie genügend Aborte und Waschräume, eine funktionierende Heizungsanlage sowie leicht zu reinigende Fußböden (Linoleum sei ideal; wegen „der Rohstoffknappheit ist es mir allerdings nicht mehr gelungen, diesen Fußbodenbelag zu bekommen"); „genügend Licht und Luft" müßten „in allen Räumen" vorhanden sein. „Daß der Amtsarzt im modernen Gesundheitsamt ein eigenes Zimmer, mit amtsärztlichem Büro, Untersuchungszimmer und einem gesonderten Warteraum zur Verfügung haben muß", die „so zentral liegen", „daß von hier aus der gesamte Betrieb übersehen werden kann", sei selbstverständlich. Wichtig sei auch „eine ausreichende Versorgung mit Fernsprechapparaten" – „hier sparen heißt, den Betrieb von vornherein [zu] hemmen". In seinem Gesundheitsamt hatte Heinmüller sechs Telefonanschlüsse installieren lassen.[79)] Dies waren Verhältnisse und Vorstellungen, die für die meisten Amtsärzte in Mecklenburg illusorisch bleiben mußten.

In den Räumen eines Gesundheitsamtes waren aber nicht nur die Untersuchungseinrichtungen, nicht nur die Erb- und sonstigen Karteien sowie die Beschäftigten des Gesundheitsamtes unterzubringen, sondern auch die pflichtmäßig zu unterhaltende „Bücherei", die für die praktische Tätigkeit sowie für die medizinische und rechtliche Weiterbildung für unabdingbar gehalten wurde. Im Juli 1935 hatte das Reichsinnenministerium den gerade installierten Gesundheitsämtern in einem Runderlaß angekündigt, daß ihnen „in nächster Zeit in meinem Auftrage kostenlos folgende Werke" zugehen würden. Darunter befanden sich: „Bauer-Fischer-Lenz: Menschliche Auslese und Rassenhygiene; Günther: Kleine Rassenkunde des deutschen Volkes; Darré: Neuadel aus Blut und Boden; Burgdörfer: Volk ohne Jugend; Gütt-Rüdin-Ruttke: Kommentar zum Gesetz zur Verhütung erbkranken Nachwuchses; Gütt: Leibesübungen im Dienste der Rassenpflege; Gütt: Bevölkerungs- und Rassenpolitik" sowie das Plakat „Zehn Gebote für die Gattenwahl", das „als Aushang gerahmt im Wartezimmer an auffälliger Stelle aufzuhängen" sei.[80)]

Im September 1935 und erneut im Dezember 1941 verfügte das Reichsinnenministerium in einem weiteren Erlaß, daß die Gesundheitsämter „gehalten" seien, „sich mit einer brauchbaren Bücherei zu versehen und diese laufend zu ergänzen, damit das ärztliche und nichtärztliche Personal dieser Ämter in der Lage ist, sich für die praktische Arbeit zu unterrichten sowie seine Kenntnisse auf dem laufenden zu halten und zu ergänzen". Dazu wurden die Gesundheitsämter aufgefordert, sich die inzwischen in einer eigenen Reihe, der „Handbücherei für den öffentlichen Gesundheitsdienst", erschienenen Bücher zu beschaffen.[81)]

---

78) Heinmüller: Bau und Einrichtung von Gesundheitsämtern, S. 121-123. In seinem Gesundheitsamt würden jährlich rund 900 Eheberatungen und etwa 500 Untersuchungen von Siedlern, kinderreichen Familien, Erbkranken und Adoptionsfällen durchgeführt, so daß mit einem Zuwachs von 1.400 Akten pro Jahr zu rechnen sei.

79) Ebenda, S. 123-127.

80) Runderlaß des Reichsministers des Innern vom 10.7.1935; hier zitiert nach: Deutsches Ärzteblatt, 1935, S. 722. Die genauen bibliographischen Angaben dieser Werke finden sich auch im Literaturverzeichnis dieser Arbeit.

81) Konkret ging es dabei um folgende Werke: Arthur Gütt: Der öffentliche Gesundheitsdienst, Berlin 1935/39; Herbert Linden/Gerhard Friese/Hermann Boehm/Friedrich Burgdörfer: Grundlagen der Erb- und Rassenpflege, Berlin 1936; Fritz Cropp: Der Arzt, Berlin 1938; Bruno Engel: Die ärztlichen Hilfskräfte, Berlin 1941; Waldemar Kahler: Das Apo-

Das Personal der Staatlichen Gesundheitsämter

Nach dem Erlaß des Gesetzes zur Vereinheitlichung des Gesundheitswesens sind 1935 im Land Mecklenburg zwölf Staatliche Gesundheitsämter eingerichtet worden: in Güstrow (für den Stadt- und Landkreis Güstrow), in Hagenow (für den Kreis Hagenow), in Ludwigslust (für den Kreis Ludwigslust), in Malchin (für den Kreis Malchin), in Neustrelitz (für den Kreis Stargard und die Stadt Neustrelitz), in Parchim (für den Kreis Parchim), in Rostock (für den Landkreis Rostock), in Rostock (für die Stadt Rostock), in Schönberg (für den Kreis Schönberg), in Schwerin (für den Stadt- und Landkreis Schwerin), in Waren (für den Kreis Waren) und in Wismar (für den Kreis Wismar).[82)]

Zu den beamteten Leitern dieser Staatlichen Gesundheitsämter, also zu Amtsärzten, wurden folgende Personen ernannt: für den Kreis Güstrow Dr. Carl Radmann, für den Kreis Hagenow Dr. Wilhelm Dopheide, für den Kreis Ludwigslust Dr. Arthur Radloff, für den Kreis Malchin Dr. Friedrich Brandenburg,[83)] für den Kreis Stargard Dr. Johannes Zwar, für den Kreis Parchim Dr. Ulrich Pfautsch, für den Kreis Rostock-Land Dr. Karl Scheven, für den Kreis Rostock-Stadt Dr. Walter Buschmann, für den Kreis Schönberg Dr. Gerhard Rohde, für den Kreis Schwerin Dr. Hans Kölzow, für den Kreis Waren Dr. Hans Rohwedder und für den Kreis Wismar Dr. Walter Hindenberg.[84)] Im Unterschied zu der mehrfach beklagten starken Fluktuation in zahlreichen Amtsarztstellen im Reichsgebiet blieb die Besetzung der Amtsärzte in Mecklenburg bis 1945 im wesentlichen konstant. Ausnahmen waren lediglich Dr. Wilhelm Dopheide, der im Dezember 1940 ins Generalgouvernement abgeordnet und später durch Dr. Ernst Grote und Dr. Karl Josef Schmidt ersetzt wurde, sowie Dr. Walter Hindenberg, der im November 1944 starb und auf den Dr. Paul Schubert im Amt folgte.

All diese mecklenburgischen Amtsärzte gehörten den Geburtsjahrgängen zwischen 1879 und 1901 an, waren also Angehörige einer Generation und hatten ihr Medizinstudium im Kaiserreich oder in der frühen Weimarer Republik absolviert. Sieben von ihnen sind zwischen 1902 und 1914 approbiert worden, fünf erhielten ihre Bestallung zwischen 1920 und 1925. Bis auf einen – aus Altersgründen – waren alle späteren Amtsärzte im Ersten Weltkrieg als Soldaten oder als Mediziner im Kriegseinsatz. Die dort erfahrenen Prägungen haben offenbar mit zu ihrer späteren nationalsozialistischen Sozialisation beigetragen. Von den zwölf Amtsärzten, die 1935 die Erstbesetzung der Leitungsposten der mecklenburgischen Gesundheitsämter bildeten, waren sieben bereits Mitglied der NSDAP, Dr. Gerhard Rohde schon seit 1931; zwei weitere – Dr. Hans Kölzow und Dr. Walter Hindenberg – traten 1937 in die Partei ein, und 1940 folgte Dr. Walter Buschmann. Lediglich die Amtsärzte der Kreise Ludwigslust und Rostock-Land, Dr. Arthur Radloff und Dr. Karl Scheven, sind nicht Mitglied der NSDAP geworden.[85)]

Bevor man als Arzt in den Staatsdienst übernommen wurde, also eine Anstellung in einem Staatlichen Gesundheitsamt erhielt, hatte das Personalamt der jeweiligen Gauleitung eine Beurteilung ab-

---

thekenwesen, Berlin 1937; Hans Lehmann/Heinrich Vogt: Ortshygiene. Wasserversorgung, Abwässerbeseitigung, Beseitigung der festen Abfallstoffe. Wohnungs- und Siedlungswesen. Bäder und Kurorte, Berlin 1936; Erich Hesse, Rettungs- und Krankenbeförderungswesen, Berlin 1937; Lebensmittelverkehr, Berlin 1937; Gottfried Frey: Hygienische Erziehung im Volksgesundheitsdienst, Berlin 1940; Ferdinand von Neureiter: Kriminalbiologie, Berlin 1940; Friedrich Pietrusky/Max de Crinis: Gerichtliche Medizin. Gerichtliche Psychiatrie, Berlin 1938. MBliV., 1941, S. 2283 (Runderlaß des Reichsministers des Innern, 17.12.1941); hier zitiert nach: Reichsgesundheitsblatt, 1942, S. 159 f.

82) Zusammengestellt nach: Gesundheitsstatistisches Auskunftsbuch, S. 19. In der Parteipresse und im für Mecklenburg zuständigen Ärzteblatt ist die Bildung der Gesundheitsämter mit nur einem Satz kommentarlos erwähnt worden; vgl. dazu: Niederdeutscher Beobachter, 2.4.1935, sowie Ärzteblatt für Pommern, Mecklenburg und Lübeck, 1935, S. 106.

83) Der ursprünglich als Amtsarzt für den Kreis Malchin vorgesehene Dr. Karl Mathwig aus Kladrum bei Crivitz befand sich 1936 noch in der Amtsarztausbildung und hat das Amt nicht angetreten.

84) Für lediglich fünf Gesundheitsämter sind beamtete Stellvertreter des Amtsarztes ernannt und eingesetzt worden: für das Gesundheitsamt Rostock-Land Dr. Felix Wunderlich, für das Gesundheitsamt Wismar Dr. Alfred Neeser, für das Gesundheitsamt Schwerin Dr. Ernst Grote, für das Gesundheitsamt Güstrow Dr. Siegfried Zeplin und für das Gesundheitsamt Neustrelitz Dr. Kurt Warncke; zusammengestellt nach: Ärzteblatt für Pommern, Mecklenburg und Lübeck, 1935, S. 188.

85) Rechnet man noch Dr. Ernst Grote und Dr. Karl Josef Schmidt, die 1943 bzw. 1945 Amtsärzte in Hagenow wurden, und Dr. Paul Schubert, der Ende 1944 die Leitung des Gesundheitsamtes in Wismar übernahm, welche ebenfalls alle der NSDAP angehörten, mit hinzu, so waren in Mecklenburg 13 von insgesamt 15 Amtsärzten Mitglieder der NSDAP. Auch der ursprünglich als Amtsarzt für Malchin vorgesehene Dr. Karl Mathwig gehörte der Partei seit 1931 an.

zugeben, für die zuvor im Umfeld des Kandidaten ausgiebig recherchiert wurde. Die Standardformel für die Zustimmung einer Übernahme von Ärzten in den Dienst bei den Staatlichen Gesundheitsämtern lautete schließlich: „Ein Anhaltspunkt dafür, daß dem Kandidaten die nationale oder sittliche Zuverlässigkeit oder infolge eines körperlichen Gebrechens oder wegen Schwäche seiner geistigen oder körperlichen Kräfte oder wegen einer Sucht die für die Ausübung des ärztlichen Berufs erforderliche Eignung und Zuverlässigkeit fehlt, hat sich nicht ergeben."[86] Von den insgesamt 84 Medizinern, die zwischen 1935 und 1945 als beamtete Ärzte an den Staatlichen Gesundheitsämtern Mecklenburgs tätig gewesen sind, haben mindestens 54 der NSDAP angehört (64,3 Prozent), der Spitzenwert aller mecklenburgischen Arztkategorien.

Im Laufe der Zeit stellte sich heraus, daß die mit der Errichtung der Staatlichen Gesundheitsämter geplanten Aktivitäten möglicherweise überambitioniert gewesen waren. Neben zweckmäßigen Räumlichkeiten fehlte vor allem qualifiziertes Personal. Man hatte erst die Ämter errichtet und suchte nun händeringend nach deren Belegschaft, zunächst nach geeigneten Amts- und Hilfsärzten. Die Gesundheitsabteilung des Reichsinnenministeriums verlautbarte noch 1935: „Aus Mangel an geeigneten Ärzten konnten bisher nicht für alle Staatlichen Gesundheitsämter Amtsärzte als Leiter bestellt werden, vielmehr mußten Amtsärzte benachbarter Gesundheitsämter gleichzeitig mit der Leitung dieser Gesundheitsämter ... beauftragt werden. Damit die Gesundheitsämter die ihnen gesetzlich auferlegten Aufgaben erfüllen können, bedürfen die ... Amtsärzte der Unterstützung durch ärztliche Hilfskräfte." Diese anzuwerbenden „vollbeschäftigten Hilfsärzte" sollten mit dem Argument gewonnen werden, daß sie, „soweit sie für den Staatsdienst nach ihren ärztlichen und persönlichen Eigenschaften als geeignet erscheinen", die „amtsärztliche (früher kreisärztliche) Prüfung ablegen" könnten, die „nach ihren Vorbedingungen und nach ihrem Inhalt nicht unerheblich eingeschränkt und damit erleichtert" würde. So werde „der Lehrgang bei der Staatsmedizinischen Akademie von drei auf zwei Monate und die Tätigkeit als Hilfsassistent bei einer Irrenanstalt von drei Monaten auf sechs Wochen verkürzt". Auch „auf den Nachweis einer dreijährigen Tätigkeit in der Praxis ... seitens dieser Ärzte" wollte man im Reichsinnenministerium „verzichten".[87]

Daneben fehlten bei den Staatlichen Gesundheitsämtern auch Schreibhilfen, also Sekretärinnen, Stenotypistinnen und Registratorinnen, die nach einem Erlaß des Reichsinnenministers auch eine Gehaltsstufe höher eingruppiert werden könnten als bislang gemeinhin üblich.[88] Weitere Vakanzen ergaben sich bei den Gesundheitspflegerinnen. Wie das Reichsinnenministerium im September 1935 bekanntgab, habe das Gesetz zur Vereinheitlichung des Gesundheitswesens „einen erhöhten Bedarf an Gesundheitspflegerinnen (früher Fürsorgerinnen)" deutlich gemacht, „die über gute sozialhygienische Kenntnisse verfügen". Die Deutsche Arbeitsfront habe es übernommen, „erwerbslose Jugend- und Wirtschaftsfürsorgerinnen in einem fünfmonatigen sozialhygienischen Lehrgang nachzuschulen und ihnen insbesondere die Kenntnisse in der Gesundheitspflege" zu vermitteln, und das Reichsinnenministerium hatte „keine Bedenken dagegen, Teilnehmerinnen, die den Nachschulungslehrgang mit Erfolg abschließen, bei den Gesundheitsämtern in der Stelle einer Gesundheitspflegerin" zu beschäftigen.[89]

Im Sommer 1936 erlaubte ein Runderlaß des Reichsinnenministers, daß auch Medizinalpraktikanten bei den Staatlichen Gesundheitsämtern eingestellt werden könnten; deren „Beschäftigungszeit im Gesundheitsamt" werde „bis zur Dauer von vier Monaten auf das Praktische Jahr angerechnet".[90] Und im September 1936 verfügte das Reichsinnenministerium, daß die bislang „unbesetzten Bürobeamtenstellen bei den Staatlichen Gesundheitsämtern ... vorzugsweise mit hierfür geeigneten Nationalsozialisten zu besetzen" seien, deren Qualifikation einzig und allein in einem glaubhaft gemachten Engagement für die „Partei des Führers" bestehen mußte.[91]

86) Hier aus der Beurteilung in der Personalakte des Arztes Dr. Hans Friedel, 1938, in: LHAS, 5.12-7/1, Nr. 9795 b.
87) Runderlaß des Reichsinnenministers vom 18.5.1935; hier zitiert nach: Deutsches Ärzteblatt, 1935, S. 649. In einem ergänzenden Erlaß vom 31.5.1935 bestimmte der Reichsinnenminister dazu, daß der „abzuleistende Lehrgang an der Staatsmedizinischen Akademie in Berlin-Charlottenburg auf zwei Monate abgekürzt" werden und den „Prüflingen in der Regel die [schriftliche] Arbeit aus dem Gebiet des öffentlichen Gesundheitswesens, der Rassenpflege und Bevölkerungspolitik oder der Sozialhygiene erlassen" werden sollte. Ebenda, S. 650.
88) Runderlaß des Reichsministers des Innern vom 5.10.1935; hier zitiert nach: Deutsches Ärzteblatt, 1935, S. 1051.
89) Runderlaß des Reichsministers des Innern vom 6.9.1935; hier zitiert nach: Deutsches Ärzteblatt, 1936, S. 84.
90) Runderlaß des Reichsministers des Innern vom 17.8.1936; hier zitiert nach: Deutsches Ärzteblatt, 1936, S. 998.
91) Runderlaß des Reichsministers des Innern vom 29.9.1936; hier zitiert nach: Deutsches Ärzteblatt, 1936, S. 1094.

Und bei „Erkrankungen und Beurlaubungen von nichtärztlichen Angestellten und Beamten der staatlichen Gesundheitsämter" – gemeint waren Gesundheitspflegerinnen, technische Assistentinnen, Gesundheitsaufseher und Bürokräfte – konnten, „wenn die Fortführung des Betriebes des Gesundheitsamtes die Einstellung dringend erfordert", im Gegensatz zu den bestehenden arbeitsrechtlichen Bestimmungen nunmehr schon „vor der gesetzten Frist von sechs Wochen" unproblematisch „Ersatzhilfskräfte" eingestellt werden.[92)]

Und noch 1936 informierte das auch für Mecklenburg zuständige Ärzteblatt, daß bei den Staatlichen Gesundheitsämtern „eine Anzahl Stellen für vollbeschäftigte Hilfsärzte zu besetzen" seien, also diejenige Ärztegruppe, die in der Folgezeit den Hauptanteil der Arbeit der Gesundheitsämter zu tragen haben würde. Den Bewerbungsgesuchen seien „folgende Unterlagen beizufügen: eigenhändig geschriebener Lebenslauf, Lichtbild in Paßbildgröße, Approbation, medizinisches Doktor-Diplom, Zeugnisse über die bisherige ärztliche Tätigkeit, Nachweis der arischen Abstammung, Nachweis der Reichsangehörigkeit, amtsärztliches Zeugnis über den Gesundheitszustand".[93)]

1936, ein Jahr nach dem Erlaß des Gesetzes zur Vereinheitlichung des Gesundheitswesens, gab es in Deutschland 763 Gesundheitsämter, darunter 96 kommunale und 667 Staatliche Gesundheitsämter.[94)] An diesen waren reichsweit 1.523 beamtete Ärzte tätig.[95)] Durch Zusammenlegungen mehrerer Gebiete verringerte sich die Zahl der Gesundheitsämter in Deutschland leicht. **1937** bestanden im Deutschen Reich 659 Staatliche Gesundheitsämter für die Kreisgebiete; hinzu kamen noch 89 kommunale Gesundheitsämter, die zumeist in größeren Städten Preußens, aber auch in Bayern und Sachsen errichtet bzw. weitergeführt wurden, ebenfalls unter staatlicher Leitung standen und denselben gesetzlichen Bestimmungen unterworfen waren wie die Staatlichen Gesundheitsämter, so daß in Deutschland von insgesamt 748 Gesundheitsämtern auszugehen ist.[96)] Bis **1938** konnte der öffentliche Gesundheitsdienst im Deutschen Reich auf 744 Gesundheitsämter mit 1.315 beamteten Ärzten, 6.103 Hilfsärzten und einem Gesamtpersonal von 23.792 Personen ausgebaut werden.[97)]

Bis zum Ende des ersten Kriegsjahres hatten sich die Zahlen kaum verändert. Zum Abschluß des Jahres **1939** bestanden im deutschen Altreichsgebiet insgesamt 741 Staatliche Gesundheitsämter, darunter 650 in Kreisgebieten und 91 kommunale Gesundheitsämter. In den 741 Gesundheitsämtern des Altreichs waren Ende 1939 insgesamt 23.797 Personen beschäftigt, darunter 5.379 Frauen (22,6 Prozent).[98)]

Das medizinische Personal dieser 741 deutschen Gesundheitsämter bestand 1939 aus 725 Amtsärzten, 226 ebenso beamteten Amtsarztstellvertretern und 447 „sonstigen beamteten Ärzten".[99)] Hinzu kamen 5.353 sogenannte Hilfsärzte,[100)] 37 „besondere Gerichtsärzte" sowie 3.893 Zahnärzte.[101)] Neben diesem ärztlichen Personal agierten Ende 1939 an den Gesundheitsämtern des Altreichs 1.129 Bürobeamte, 3.316 Büroangestellte, 4.503 Gesundheitspflegerinnen und -pfleger, 554 technische Assistentinnen, 441 Gesundheitsaufseher, 1.384 Desinfektoren sowie 1.754 Personen als Schreib-, Kartei-, Boten- und Reinigungspersonal.[102)]

---

92) Runderlaß des Reichsministers des Innern vom 29.9.1936; hier zitiert nach: Deutsches Ärzteblatt, 1936, S. 1168.

93) Ärzteblatt für Pommern, Mecklenburg und Lübeck, 1936, S. 102.

94) Während die Staatlichen Gesundheitsämter ein Kreisgebiet (Landkreis) abdeckten, waren die kommunalen Gesundheitsämter in der Regel für den Bereich einer kreisfreien Stadt, also einen Stadtkreis zuständig; die Aufgaben waren die gleichen.

95) Berechnet nach: Gesundheitsstatistisches Auskunftsbuch, S. 1-20.

96) Berechnet nach: Reichs-Medizinal-Kalender, 1937, S. 60-65. Das Deutsche Reich bestand damals aus zwölf preußischen Provinzen und 15 nichtpreußischen Ländern.

97) Vgl. dazu Labisch/Tennstedt: Gesundheitsamt oder Amt für Volksgesundheit, S. 64.

98) Vgl. dazu: LHAS, 5.12-7/1, Nr. 9675 (Der öffentliche Gesundheitsdienst im Deutschen Reich 1939), S. 21 ff. Von den 23.797 Beschäftigten in den Gesundheitsämtern waren 13.191 „vollbeschäftigt" und 10.636 „nicht vollbeschäftigt", also dort neben dem eigentlichen Hauptberuf oder als teilzeitbeschäftigte Personen tätig. Der Anteil der vollbeschäftigten Frauen lag mit 66,3 Prozent deutlich über dem der vollbeschäftigten Männer.

99) 1939 – vor Kriegsbeginn – waren noch 2.779 beamtete Ärzte an den Staatlichen Gesundheitsämtern tätig gewesen; vgl. dazu: BA, R 1501, Nr. 3715 (von Oberregierungs- und Medizinalrat im Reichsinnenministerium Dr. Otto Harnack zusammengestellte „Volkswirtschaftliche Kräftebilanz des Gesundheitswesens", streng vertraulich). Nach wenigen Monaten Krieg gab es Ende 1939 also nur noch 1.398 beamtete Ärzte an den Staatlichen Gesundheitsämtern, was einem Rückgang von 49,7 Prozent entsprach.

100) Darunter nur 733 vollbeschäftigte und 4.620 nebenamtlich tätige Hilfsärzte.

101) Darunter nur 168 vollbeschäftigte und 3.725 nebenamtlich praktizierende Zahnärzte.

102) Zusammengestellt nach: LHAS, 5.12-7/1, Nr. 9675 (Der öffentliche Gesundheitsdienst im Deutschen Reich 1939), S. 21 ff.

Ein Wort zu den „Hilfsärzten". Diese Bezeichnung könnte den Anschein erwecken, als handele es sich bei diesen Personen um nur halb- oder unzureichend ausgebildete Mediziner. Dies traf keinesfalls zu. Die Hilfsärzte, die den größten Teil der Arbeit an den Staatlichen Gesundheitsämtern leisteten, waren alle ordentlich approbierte Mediziner, zumeist Allgemeinpraktiker, aber auch spezialisierte Fachärzte. Von den 5.353 Hilfsärzten an den Gesundheitsämtern des Deutschen Reichs im Jahre 1939 waren immerhin 1.129 ausgebildete und zugelassene Fachärzte (22 Prozent),[103] die meisten für Tuberkulose, Kinderheilkunde, Orthopädie, Haut- und Geschlechtskrankheiten sowie für „Irrenheilkunde". Als die Hilfsärzte offenbar immer stärker auf eine mangelnde Akzeptanz bei der Bevölkerung stießen, stellte die Reichsgesundheitsführung im Sommer 1942 fest, daß „die Bezeichnung ‚Hilfsarzt' für nebenamtliche Ärzte der Gesundheitsämter seit jeher unglücklich" gewesen sei, „da diese Ärzte nicht nur voll ausgebildet, sondern oft sogar Fachärzte auf den Gebieten der Tuberkulose, der Säuglings- und Kinderkrankheiten oder der Geschlechtskrankheiten" seien. „Die Bezeichnung ‚Hilfsarzt' erwecke den Anschein, als ob es sich nicht um selbständig-verantwortliche Ärzte" handele. Daher sei die „Bezeichnung ‚Hilfsarzt' für nebenamtliche Ärzte der Gesundheitsämter" durch einen Erlaß des Reichsministers des Innern im November 1941 „abgeschafft worden. Sie soll auch im Sprachgebrauch und im Schriftverkehr unter keinen Umständen mehr verwendet werden". An Stelle der alten Bezeichnung „Hilfsarzt" solle von nun an die Bezeichnung „Arzt des Gesundheitsamtes" treten.[104]

Die zwölf Staatlichen Gesundheitsämter in Mecklenburg agierten schon ab Ende 1939 mit einer ausgesprochen dünnen Personaldecke. Dort wirkten zwölf Amtsärzte und drei Amtsarztstellvertreter sowie zwei „sonstige beamtete Ärzte" und ein Gerichtsarzt; hinzu kamen 70 Hilfsärzte,[105] darunter vier Frauen. Neben dem ärztlichen Personal agierten 39 Büroangestellte, 32 Gesundheitspflegerinnen und -pfleger, sechs technische Assistentinnen, zwei Gesundheitsaufseher, 13 Desinfektoren, 132 nicht vollbeschäftigte Zahnärzte und 16 Personen als Schreib-, Kartei-, Boten- und Reinigungspersonal. Das ärztliche Personal der zwölf Staatlichen Gesundheitsämter im Mecklenburg bestand Ende 1939 also aus lediglich 88 Medizinern, darunter nur vier Frauen.[106] Hinzu kamen 108 technische Kräfte sowie 132 Zahnärzte, insgesamt also 328 Personen, von denen 223, also mehr als zwei Drittel, als „nicht vollbeschäftigte" Personen galten, weil sie entweder in „Teilzeit" oder nebenberuflich arbeiteten.[107] Wie die zahlreichen, in den oben zitierten „Richtlinien für die Tätigkeit der Gesundheitsämter und Staatsärzte" gestellten Aufgaben mit dem zur Verfügung stehenden Personal bewältigt werden sollten, konnten und wurden [?], bleibt, auch retrospektiv gesehen, ein Rätsel.

Schon ein Jahr nach Kriegsbeginn klagte die mecklenburgische Medizinalverwaltung über Personalmangel. So bat etwa – ein Beispiel von vielen – der leitende Medizinalbeamte des Landes, Dr. Karl-Erich Marung, im Namen des Mecklenburgischen Staatsministeriums das Wehrbezirkskommando in Wismar im September 1940, dem bereits eingezogenen vollbesoldeten Hilfsarzt des Gesundheitsamtes Wismar, Dr. Wilhelm Rittgerodt, eine uk-Stellung zu verschaffen oder ihm wenigstens einen längeren Arbeitsurlaub zu gewähren, und begründete dies wie folgt: „Durch den Ausfall zweier Amtsärzte und zweier stellvertretender Amtsärzte infolge erneuter Einberufung bzw. Versetzung außer-

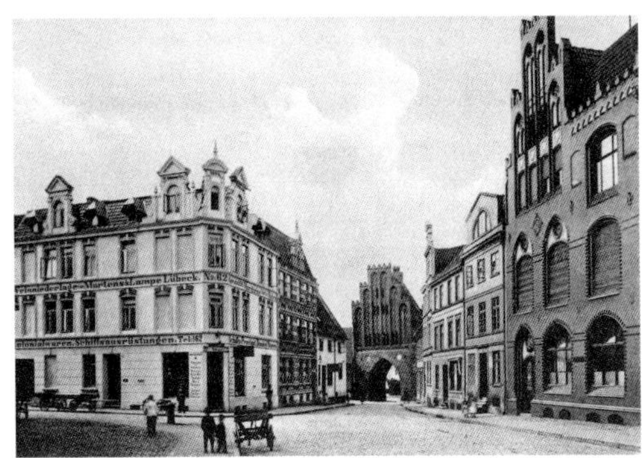

Gebäude des Staatlichen Gesundheitsamtes Wismar (rechts im Bild; Spiegelberg 57)

103) Darunter allerdings nur 105 bei den Gesundheitsämtern angestellte vollbeschäftigte Hilfsärzte.
104) Zitiert nach: Informationsdienst des Hauptamtes für Volksgesundheit, Juli 1942, S. 27.
105) Darunter nur sieben vollbeschäftigte Hilfsärzte.
106) Auf jedes Staatliche Gesundheitsamt in Mecklenburg entfielen, rechnerisch gesehen, im Durchschnitt demzufolge lediglich sieben Ärzte, von denen der Großteil dort nicht vollbeschäftigt war.
107) Zusammengestellt nach: LHAS, 5.12-7/1, Nr. 9675 (Der öffentliche Gesundheitsdienst im Deutschen Reich 1939), S. 21-24.

halb des Landes Mecklenburg sind die infolge des Krieges an sich schon nur sehr unzureichend besetzten Staatlichen Gesundheitsämter so überlastet, daß ein ordnungsmäßiger Betrieb kaum noch aufrecht zu erhalten ist. Dazu kommt, daß die während des Krieges dauernd sehr in Anspruch genommenen Amtsärzte durchweg dringend erholungsbedürftig sind."[108] Der Antrag wurde von der Wehrmacht abschlägig beschieden.

Das Gesundheitsamt in Neustrelitz hatte mehr Glück, als es im Herbst 1941 eine uk-Stellung für den Arzt Dr. Hans Friedel mit der Begründung beantragte, daß das für den Landkreis Stargard und die Städte Neustrelitz und Neubrandenburg zuständige Gesundheitsamt vor dem Krieg mit drei hauptamtlichen Ärzten und zwölf nebenamtlich am Gesundheitsamt tätigen Ärzten besetzt war. Nunmehr, im November 1941, stehe „nur noch der leitende Arzt" [Dr. Johannes Zwar] zur Verfügung; „die übrigen Ärzte befinden sich bei der Wehrmacht". Dadurch habe sich der Zustand „dahin verschärft", daß „nicht mehr die Gewähr für ein ausreichendes Arbeiten des Gesundheitsamtes" übernommen werden könne; „die gesundheitliche Betreuung der Bevölkerung, insbesondere die Bekämpfung der ansteckenden Krankheiten", sei „durch die jetzige Besetzung des Gesundheitsamtes Neustrelitz mit praktisch nur einem Arzt in höchstem Maße gefährdet". Schon vor dem Krieg sei das Gesundheitsamt „kaum noch in der Lage" gewesen, „bei einer Einwohnerzahl von rund 114.000 und der großen Ausdehnung seines Gebietes die gesetzlichen Pflichtaufgaben zu lösen". Dies sei nur „durch angespannteste Tätigkeit und dadurch verursachte dauernde Überlastung" möglich gewesen. „Wenn auch die Betreuung der Schulkinder und der HJ und teilweise auch die durch das Gesetz zur Verhütung erbkranken Nachwuchses anfallenden Arbeiten infolge des Krieges etwas weniger wurden, so sind die Anforderungen an das Gesundheitsamt auf dem Gebiete der Säuglings- und Mütterberatung (Rachitisprophylaxe), des Ehegesundheitsgesetzes und vor allem der amtsärztlichen Zeugnisse gewaltig gestiegen."[109]

Anderthalb Jahre später wandte sich sogar der Mecklenburgische Staatsminister Dr. Friedrich Scharf selbst – zusammen mit seinem Medizinaldezernenten Marung – in einem Hilferuf an das Reichsinnenministerium und bat um Personalzuweisung für die Staatlichen Gesundheitsämter Mecklenburgs. Beide beschrieben eine Situation, wonach sieben von zwölf mecklenburgischen Gesundheitsämtern über nur mehr einen einzigen Arzt verfügten: „Mehr als einen Arzt haben zur Zeit außer Wismar nur die Staatlichen Gesundheitsämter in Rostock-Stadt, Schwerin, Güstrow und Neustrelitz. Rostock-Stadt hat zwar vier Ärzte, doch ist der 64jährige Amtsarzt Dr. [Walter] Buschmann kränklich und nicht mehr voll leistungsfähig. Der stellvertretende Amtsarzt Dr. [Felix] Wunderlich ist als leitender Luftschutzarzt und als Vertreter des beim Reservelazarett Heiligendamm beschäftigten und deshalb nur teilweise für sein Amt zur Verfügung stehenden Amtsarztes des Gesundheitsamtes Rostock-Land [Dr. Karl Scheven] ebenfalls keine volle Kraft für Rostock-Stadt. Der Hilfsarzt Dr. [Carl] Behm leidet an chronischer Nierenentzündung und muß deshalb geschont werden, und die Hilfsärztin Frl. Dr. [Käthe] Hoeltje ist als Schulärztin voll beschäftigt.

Das Gesundheitsamt Schwerin hat außer dem Amtsarzt [Dr. Hans Kölzow] nur den Hilfsarzt Dr. [Franz] Schlund; der stellvertretende Amtsarzt Dr. [Ernst] Grote verwaltet das Gesundheitsamt Hagenow und hilft nur am Ende jeder Woche auch in Schwerin mit. Der Amtsarzt [Kölzow] ist außerdem zur Hilfe des nicht mehr voll arbeitsfähigen, im 67. Lebensjahre stehenden Sachbearbeiters des Ministeriums [Dr. Karl-Erich Marung] dort mit eingesetzt.

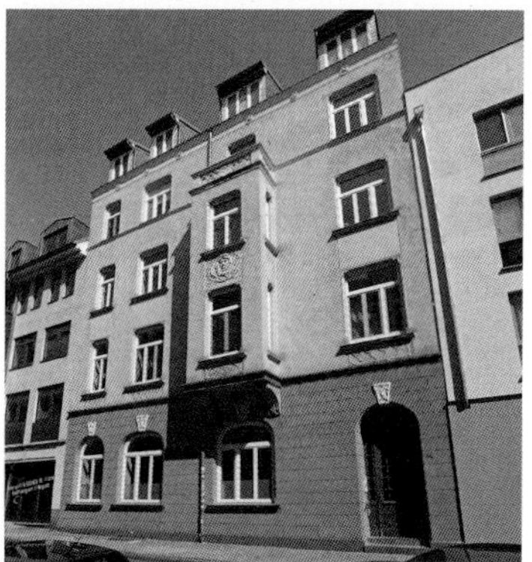
Gebäude des damaligen Staatlichen Gesundheitsamtes Schwerin (Lübecker Straße 23/früher 11)

Der Amtsarzt in Güstrow [Dr. Carl Radmann] ist insofern besonders stark belastet, als seine Mitarbeit in der ärztlichen Versorgung der vielen Ostarbeiter, die sich im Landesfürsorgehaus sammeln, besonders hinsichtlich der Infektions-

108) Ebenda, Nr. 9857 d (Marung an Wehrbezirkskommando Wismar, 3.9.1940).
109) Ebenda, Nr. 9795 b (Personalakte Dr. Hans Friedel).

krankheiten, nicht entbehrt werden kann. Sein stellvertretender Amtsarzt [Dr. Konrad Besse] kann ihm deshalb nicht genommen werden.

Das Gesundheitsamt Neustrelitz, das einen räumlich weit ausgedehnten und schwierig zu versorgenden Bezirk umfaßt, hat nur einen Hilfsarzt, Dr. [Heinrich] Hardt, der außer dieser Tätigkeit, zu der er notdienstverpflichtet wurde, hauptamtlich leitender Arzt der Anstalt für psychopatische Kinder in Seewalde bei Wesenberg ist und sich um den Betrieb kümmern muß." Ein „innerer Ausgleich", also innerhalb Mecklenburgs, etwa „durch Versetzung eines Arztes", sei „also bedauerlichst nicht möglich".[110] Auch diese Intervention blieb ohne das gewünschte Ergebnis.

1943, zum Zeitpunkt seiner größten territorialen Ausdehnung, gab es im Großdeutschen Reich (einschließlich der besetzten und annektierten Gebiete) bereits 1.100 Staatliche Gesundheitsämter, in denen jedoch nur 2.600 hauptamtliche und beamtete Ärzte sowie rund 10.000 weitere Medizinalpersonen tätig waren.[111] Im Vergleich zu 1939 hatte sich die Zahl der Gesundheitsämter zwar um 48 Prozent erhöht, die Zahl der dort beschäftigten Personen jedoch um 47 Prozent verringert.

Die Finanzierung der Staatlichen Gesundheitsämter

Über diesen Aspekt ist bislang wenig geforscht worden und fast nichts bekannt. Die Einrichtung und der Betrieb der Staatlichen Gesundheitsämter beanspruchten erhebliche finanzielle Mittel, sollten sich aber teilweise auch selbst finanzieren. Wie Erich Möbius, Ministerialrat im Reichsinnenministerium, 1936 feststellte, sei „trotz der erheblichen Mittel, die das Reich zu den Kosten der Gesundheitsämter beiträgt, trotz der erheblichen Haushaltssätze, die die Länder hierfür aufwenden müssen, und trotz der Zuschüsse, die die Kreise als Ausgleich für die auf gesundheitlichem Gebiet erfolgte Entlastung zu leisten haben, ohne eine Erhebung von Gebühren die Durchführung der umfassenden Neuorganisation [der Gesundheitsämter] nicht denkbar".[112]

Diese Art von Teilfinanzierung der Gesundheitsämter ist in der 1935 erlassenen Reichsgebührenordnung geregelt worden. Grundsätzlich galt, daß „die Verrichtungen der Gesundheitsämter gebührenfrei" blieben, „die zu ihren Pflichtaufgaben ... erklärt" worden sind. Aber für eine Reihe von „gerichtsärztlichen Untersuchungen", „Leichenbesichtigungen und Leichenöffnungen", „schriftliche Gutachten" und „Untersuchungen" konnten die Gesundheitsämter Gebühren zwischen zwei und 50 RM erheben.[113]

Die Aufwendungen für das öffentliche Gesundheitswesen im Haushalt des Reichsinnenministeriums sind beständig gestiegen. 1935, als die Staatlichen Gesundheitsämter installiert wurden, betrug der Reichszuschuß 9,3 Millionen RM, er stieg bis 1939 auf 11,9 Millionen RM und erreichte 1942 den Umfang von 24,1 Millionen RM.[114] Wieviel Mecklenburg für die Gesundheitsämter des Landes zahlte, konnte bislang nicht ermittelt werden. Dagegen ist bekannt, daß die Stadt- und Landkreise Mecklenburgs (zumindest ab 1941) für den Betrieb ihrer Staatlichen Gesundheitsämter 0,26 RM pro Einwohner zu zahlen hatten. Bei einer Bevölkerung von 932.437 Personen wären dies für 1942 rund 242.434 RM gewesen.[115]

Die Aktivitäten der Staatlichen Gesundheitsämter

Angesichts der schon zu Beginn vielfach unzureichenden und im Kriegsverlauf weiter ausgedünnten Personalausstattung erhebt sich die Frage nach den Leistungen der Staatlichen Gesundheitsämter. Darüber liegen nur verstreute Informationen vor, die jedoch einen zumindest eingeschränkten Blick auf den Tätigkeitsumfang zulassen. Was haben die Gesundheitsämter geleistet? Reichsinnenmini-

110) Ebenda, Nr. 9857 c (Scharf und Marung an Reichsinnenministerium, 18.3.1943).
111) Vgl. dazu Rüther: Ärztliches Standeswesen im Nationalsozialismus, S. 182.
112) Möbius: Aufgabenkreis und Organisation des Staatlichen Gesundheitsamtes, S. 51.
113) Deutsches Ärzteblatt, 1935, S. 450 f. (Verordnung über die Gebührenerhebung der Gesundheitsämter, 28.5.1935, mit Aufstellung der Gebühren für Einzelleistungen).
114) Zusammengestellt nach Süß: Der „Volkskörper" im Krieg, S. 432.
115) Berechnet nach: BA, R 1501, Nr. 2526.

ster Frick hielt für **1937** lobend fest, daß die Gesundheitsämter allein auf dem Gebiet der Erb- und Rassenpflege schon im ersten Jahr ihres Bestehens 500.000 Untersuchungen durchgeführt hatten, darunter 330.000 Untersuchungen von Ehestands-Darlehensbewerbern, über 41.000 Untersuchungen von bäuerlichen Siedlern und 150.000 Untersuchungen von Kinderreichen und Einbürgerungsbewerbern. Darüber hinaus seien 1936 in den 201 Abteilungen für Erb- und Rassepflege der Gesundheitsämter 67.938 Erbgesundheitsuntersuchungen vorgenommen worden, 1937 immerhin noch 54.287.[116)]

Aus einer Übersicht über die „Gesundheitsfürsorgerische Tätigkeit der Gesundheitsämter" im Altreich für **1939** geht hervor, daß in diesem Jahr „647.379 Ehestandsdarlehensbewerber bei den Gesundheitsämtern ärztlich untersucht" worden waren.[117)] Daraufhin wurden nach positiven Bescheiden „27.183 Ehestandsdarlehen ausgegeben", so daß „also 35 Prozent aller geschlossenen Ehen mit Darlehen ausgestattet" wurden, was eine hohe Ablehnungsrate deutlich macht. Außerhalb der Ehestandsdarlehensbewerber wurden im Reichsdurchschnitt von je 100.000 Einwohnern „188 Personen vor der Eheschließung in den Beratungsstellen [der Gesundheitsämter] beraten". Mecklenburg gehörte zu den Ländern mit der geringsten Beratungsfrequenz; hier haben nur 79 von 100.000 Personen eine Eheberatungsstelle aufgesucht.[118)]

Im Rahmen der „Schwangerenfürsorge" haben 1939 in Deutschland insgesamt 87.252 Frauen von den Beratungsmöglichkeiten der Gesundheitsämter „Gebrauch gemacht". Dies war eine relativ geringe Zahl, denn von 100 erfolgten Geburten hatten nur sechs Schwangere vorher eine Beratungsstelle aufgesucht.

Dagegen war die Inanspruchnahme der „Säuglingsfürsorge" wesentlich stärker. In den Säuglingsfürsorgestellen der Gesundheitsämter wurden 1939 insgesamt 1.218.918 Neugeborene betreut, und im Bereich der „Kleinkinderfürsorge" kamen 507.156 Kinder zur Besichtigung.

Darüber hinaus konnten 1939 im Rahmen der „Reihenuntersuchungen von Schulkindern" insgesamt nur 2.160.180 Schüler untersucht werden, was vor allem daran lag, daß „seit dem Kriege die Zahl der nicht volbeschäftigten Schulärzte infolge von Einberufungen erheblich gesunken" war (von 4.185 auf 3.585; -14,3 Prozent).

Die Gesundheitsämter des Reichs verfügten 1939 über 1.876 „Beratungs- und Fürsorgestellen für Tuberkulose"; 1938 waren es noch 2.468 gewesen. Während also die Zahl der Beratungsstellen um 24 Prozent zurückgegangen war, stieg die Zahl der dort beratenen Personen auf 1.532.786. Auf 100.000 Personen bezogen, haben sich dort 2.245 als Patienten vorgestellt. Ebenfalls von 100.000 Einwohnern wurden von den Gesundheitsämtern des Reichs durchschnittlich 44 in Krankenhäuser und 68 in Heilanstalten eingewiesen. In Mecklenburg stieg die Zahl der „Heilstätteneinweisungen" pro 100.000 Einwohner von 108 (1938) auf 138 (1939), also um 28 Prozent.

1939 unterhielten die Gesundheitsämter des Reichs 330 Beratungsstellen für die „Geschlechtskrankenfürsorge"; hier wurden 218.500 Personen „beraten". „Die Höchstziffer an beratenen Personen meldet Mecklenburg"; hier wurden von 100.000 Einwohnern 990 zur Kontrolle vorgeladen.

Für den Bereich der „Krüppelfürsorge" standen den Gesundheitsämtern des Reichs 1939 nur noch 579 Beratungsstellen zur Verfügung; im Vorjahr waren es noch 717 gewesen. „Die Maximalziffern beratener Personen auf 100.000 Einwohner hatte [wiederum] Mecklenburg"; hier wurden insgesamt 1.142 „Krüppel" begutachtet und beraten.

Die „Alkoholkrankenfürsorge" fand 1939 in 683 Beratungsstellen der Gesundheitsämter statt, wo 48.247 Alkoholiker „betreut" wurden.

Für den Zweig der „Fürsorge für psychisch Kranke und Psychopathen" standen reichsweit 119 Fürsorgestellen zur Verfügung. Bezogen auf 100.000 Einwohner, wurden hier im Durchschnitt 131 Personen untersucht; Mecklenburg gehörte mit acht Personen zu den Ländern „mit den kleinsten Ziffern".

In den 251 Beratungsstellen der „Krebskrankenfürsorge" wurden 1939 insgesamt 18.739 Personen betreut; im Vorjahr waren es noch 28.486 gewesen (-34 Prozent). In einigen deutschen Ländern, darunter in Mecklenburg, waren „die Gesundheitsämter nicht Träger der Krebskrankenfürsorge".

116) Vgl. dazu Labisch/Tennstedt: Gesundheitsamt oder Amt für Volksgesundheit, S. 64 f.
117) Das waren 42 Prozent aller Eheschließenden dieses Jahres.
118) LHAS, 5.12-7/1, Nr. 9675 (Der öffentliche Gesundheitsdienst im Deutschen Reich 1939), S. 27.

Bei den 8.099 (im Vorjahr 12.378) von den Gesundheitsämtern vorgenommenen Untersuchungen auf „erbbiologische Eignung bäuerlicher Siedler“ ergaben sich für Oldenburg, Ostpreußen und Mecklenburg „die Maximalziffern“; hier wurden „je 100.000 der Bevölkerung“ 33 Personen begutachtet. „Höchstziffern“ erreichte Mecklenburg auch bei den von den Gesundheitsämtern „wegen Einbürgerung untersuchten Familien“. Hier wurden, bezogen auf 100.000 Einwohner, 40 Personen begutachtet.[119)]

Angesichts der geringen Personaldecke ist es erstaunlich, welches Aufgabenpensum die Gesundheitsämter bewältigten bzw. erledigen sollten. Allein im Jahr 1939 sind in den Staatlichen Gesundheitsämtern Mecklenburgs 77.781 sogenannte Tagebuchnummern (also Fallzahlen) registriert worden, darunter 30.180 amtsärztliche Zeugnisse und Gutachten, 3.924 „sanitäts- und medizinalpolizeiliche“ sowie 3.709 „vertrauensärztliche Geschäfte“, 167 Aktivitäten bei den Erbgesundheitsgerichten und 32 beim Erbgesundheitsobergericht, 409 „Leichenbesichtigungen“ und 30 Leichenöffnungen sowie 2.515 Dienstreisen in sanitäts-, medizinalpolizeilichen und gerichtsärztlichen Angelegenheiten.[120)]

Die Tätigkeitsberichte der einzelnen Staatlichen Gesundheitsämter Mecklenburgs offenbaren seit Kriegsbeginn eine scheinbar beständige Zunahme der Gesamtleistungen, wenngleich diese tatsächlich nur auf einem Gebiet (Tuberkulose) zu beobachten ist, während in den meisten Bereichen ein deutlicher Rückgang der Aktivitäten zu verzeichnen war. Die „Leistungen“ der Staatlichen Gesundheitsämter wurden vor allem durch die exzessive Einberufungspraxis der Wehrmacht gemindert. Aus einer die Jahre 1940 bis 1942 umfassenden Übersicht ergeben sich die folgenden Fallzahlen der „Untersuchungs- und Beratungsleistungen“ der mecklenburgischen Gesundheitsämter.[121)]

Untersuchungen und Beratungen der Staatlichen Gesundheitsämter	**1940**	**1941**	**1942**
Eheberatungen	457	502	381
Schwangerenberatungen	116	361	151
Säuglingsuntersuchungen	17.946	18.125	17.382
Tuberkuloseuntersuchungen	26.264	28.592	30.336
Geschlechtskrankheitenfürsorge	4.696	6.421	6.268
Krüppelfürsorgemaßnahmen	7.606	11.394	4.508
Alkoholkrankenfürsorge	186	130	76
Geisteskrankenuntersuchungen	83	45	15
Krebskrankenfürsorge	1.044	1.242	1.197
Tuberkulosemaßnahmen			
- Röntgen	26.727	29.203	38.438
- Krankenhauseinweisungen	316	371	417
- Heilstätteneinweisungen	1.083	1.159	1.045
Erbgesundheitsaktivitäten	65	238	36
gesamt	**86.589**[122)]	**97.783**	**100.259**

119) Ebenda, S. 27-32.
120) Zusammengestellt und berechnet nach ebenda, S. 21.
121) Zusammengestellt und berechnet nach ebenda, Nr. 9681-9685. Zu berücksichtigen ist, daß die Bevölkerung Mecklenburgs zwischen 1940 (900.413) und 1942 (932.437) um 3,6 Prozent gewachsen ist. Für die Jahre 1943 ff. liegen nur Einzelmeldungen der Gesundheitsämter vor, die keine Kumulation gestatten.
122) 1939 noch erst 77.181; vgl. dazu: LHAS, 5.12-7/1, Nr. 9675 (Der öffentliche Gesundheitsdienst im Deutschen Reich 1939), S. 26.

Sichtbar werden zwischen 1940 und 1942 zahlenmäßig formal zunehmende Aktivitäten der Gesundheitsämter (+15,8 Prozent), wenngleich die Maßnahmen in den meisten Tätigkeitsfeldern zurückgegangen sind. Allein zwischen 1941 und 1942 hat sich die Zahl der Eheberatungen um 24 Prozent, die Zahl der Schwangerenberatungen um 58 Prozent, die Zahl der Säuglingsuntersuchungen um vier Prozent, die Zahl der Krüppelberatungen um 60 Prozent, die Zahl der Alkoholikerberatungen um 42 Prozent, die Zahl der Geisteskrankenregistrierungen um 84 Prozent und die Zahl der Erbgesundheitsmaßnahmen sogar um 85 Prozent verringert. Relativ gleich geblieben sind allenfalls die Zahlen der Geschlechtskrankenfürsorgemaßnahmen (-2,4 Prozent) und der Umfang der Krebskrankenbetreuungsmaßnahmen (-3,6 Prozent). Lediglich die Zahl der Tbc-Untersuchungen und -fürsorgemaßnehmen haben um 30 Prozent zugenommen, was eine eindeutige Schwerpunktsetzung erkennen läßt.[123)]

Beklagt wurde von den Staatlichen Gesundheitsämtern die zunehmende Mehr- bzw. „Doppelarbeit", die sie neben und parallel zu den von parteiamtlichen Stellen unternommenen Untersuchungsmaßnahmen zu leisten hätten, deren Ergebnisse zumeist redundant oder überflüssig seien. In einem Runderlaß hatte die Gesundheitsabteilung des Reichsinnenministeriums im Frühjahr 1936 verfügt, daß „auf eine gute Zusammenarbeit zwischen den staatlichen Gesundheitsämtern und den Ämtern für Volksgesundheit der NSDAP besonderer Wert zu legen" sei. „Schwierigkeiten, die diesem Ziele entgegenstehen", seien „aus dem Wege zu räumen". Diese Zusammenarbeit bestand aus Sicht der obersten staatlichen Gesundheitsbehörde in zwei Bereichen. So hätten staatliche „Amtsärzte als Leiter von Gesundheitsämtern, die als Mitglieder der NSDAP von den zuständigen Parteidienststellen ersucht werden, die Leitung eines Amtes für Volksgesundheit [der NSDAP] zu übernehmen, dieser Aufforderung nach Möglichkeit zu entsprechen". Um aber „durch die Übernahme dieser Nebentätigkeit die ärztliche Versorgung in den Gesundheitsämtern nicht in Mitleidenschaft zu ziehen", sei „die Einberufung von [weiteren] Hilfsärzten" zu prüfen. Außerdem habe durch eine enge Abstimmung zwischen den staatlichen und parteiamtlichen Gesundheitsdienststellen „jede Doppelarbeit zu unterbleiben";[124)] ein frommer Wunsch, wie sich später herausstellen sollte.

Auf der Dienstberatung der Leiter der Staatlichen Gesundheitsämter mit dem obersten mecklenburgischen Medizinalbeamten, Dr. Karl-Erich Marung, hatten die Amtsärzte schon im Dezember 1938 über eine zunehmende Arbeitsbelastung geklagt, die vor allem durch die sogenannte Doppelarbeit entstehe; gemeint waren vermeidbare Mehrfachuntersuchungen, die durch mehrere Parteidienststellen und staatliche Einrichtungen angeordnet wurden. Um ein Bild von diesen Paralleluntersuchungen zu gewinnen, seien einige Berichte der Staatlichen Gesundheitsämter zitiert.

So beklagte sich etwa Dr. Walter Buschmann, Leiter des Staatlichen Gesundheitsamtes des Stadtkreises Rostock, vehement darüber, daß „die meiste Doppelarbeit [seines Amtes] durch die Massenuntersuchungen der Bevölkerung geleistet" werden müsse. So sei es „keine Seltenheit, daß ein Volksgenosse, der die Ausstellung eines amtsärztlichen Zeugnisses erbittet, mehrfach vorher von den verschiedensten Stellen untersucht worden ist, z.B. gelegentlich der Musterung oder der Betriebsuntersuchung, bei den Krankenkassen durch den Vertrauensarzt oder nach Beobachtung durch den Klinikarzt, durch SA, SS, HJ-Ärzte". Außerdem sei es „keine Seltenheit", daß dieser „Bewerber schon im Gesundheitsamt mehrfach voruntersucht wurde, z.B. wegen Ehestandsdarlehen, Kinderreichenbeihilfe, Anstellung bei einer Behörde. Manchmal fallen mehrere solcher Untersuchungen in einen kurzen Zeitraum. Für die Volksgenossen ist die Vieluntersucherei eine nicht unerhebliche Belastung, nicht minder für das Gesundheitsamt". Es würde „vieles sehr vereinfacht werden, wenn wenigstens der über eine Person anfallende Stoff in gesundheitlicher Hinsicht an

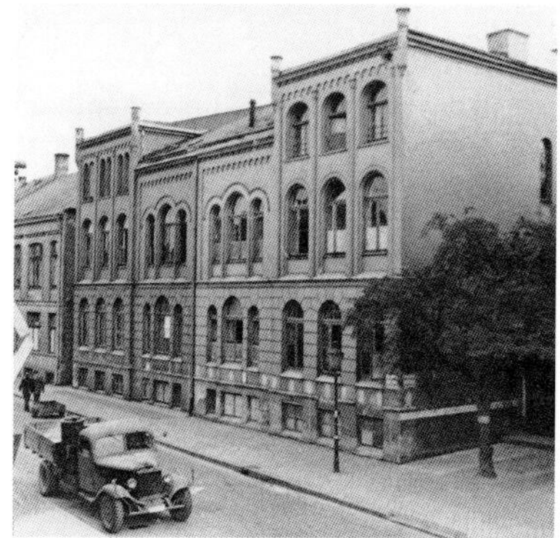

Gebäude des Staatlichen Gesundheitsamtes Rostock (Friedrich-Franz-Straße/August-Bebel-Straße 6)

123) Berechnet nach ebenda.
124) Runderlaß des Reichsministers des Innern vom 12.3.1936; hier zitiert nach: Deutsches Ärzteblatt, 1936, S. 390.

einer Stelle gesammelt würde, die natürlich nur das Gesundheitsamt sein" könne. „Am wichtigsten" seien hier „die Unterlagen der Krankenkassen, weil sie alle möglichen vertrauens- und fachärztlichen Berichte enthalten. Es müßte dann nur ein Durchschlag mehr angefertigt werden, und dafür würden den Ärzten wertvolle Stoffansammlungen beim Gesundheitsamt zur Verfügung stehen. Eine solche Regelung würde wirklich eine ‚Vereinheitlichung' bedeuten".[125] Wären alle Unterlagen an einer Stelle gesammelt, „dann könnten gewiß manche Doppeluntersuchungen erspart werden".

Mittlerweile sei der Schriftverkehr zwischen den einzelnen Dienststellen „schon so angewachsen, daß fortwährende Neubelastung nur von der wirklich nutzbringenden und notwendigen praktischen Arbeit abhält". So habe ihm sein stellvertretender Amts- und der für Rostock zuständige Tuberkulosearzt Dr. [Felix] Wunderlich erklärt: „Das Gau- und Kreisamt für Volksgesundheit [der NSDAP] fragt hier in regelmäßigen, meist sehr kurzen Abständen nach dem Befund der hier betreuten Tuberkulösen und den erforderlichen Maßnahmen an, trotzdem mehrfach von uns mitgeteilt wurde, daß wir uns nach dort wenden würden, falls wir irgendwelche Maßnahmen für erforderlich hielten. Diese Mitteilungen stellen eine erhebliche Schreibbelastung für uns dar ... Von hier aus kann natürlich keine Antwort gegeben werden, als die, daß der Befund sich in der Woche seit der Entlassung aus der Heilstätte nicht habe ändern können. Ähnliche überflüssige und zeitraubende Auskünfte werden von uns [ständig] verlangt."

Eine weitere Doppelarbeit scheine „sich hier durch den Übergang der Gesundheitspolizei auf das Polizeipräsidium vorzubereiten, insofern, als dieses es für seine Pflicht zu halten scheint, dieselben Aufgaben, die schon das Gesundheitsamt bearbeitet, nun seinerseits noch einmal in Arbeit zu nehmen". Doppelarbeit entstehe „ferner dadurch, daß die Anstalt Gehlsheim nicht zum Stadt-, sondern zum Landkreis gehört. Viele Kranke des Stadtkreises werden in Gehlsheim behandelt und beobachtet, darunter wohl die Mehrzahl der fraglichen Erbkranken, über die hier vielfach bereits eingehende Ermittlungen und Untersuchungen angestellt wurden. Kommen sie in die Anstalt, so ist das Gesundheitsamt des Landkreises gezwungen, ebenfalls Akten anzulegen, und wir erfahren dann u.U. erst wieder von der Sache, wenn das Erbgesundheitsverfahren längst abgeschlossen ist".[126]

Auch der Leiter des Staatlichen Gesundheitsamtes Hagenow, Dr. Wilhelm Dopheide, berichtete, daß die Doppelarbeit des Staatlichen Gesundheitsamtes „am auffälligsten ist, sobald das Amt für Volksgesundheit [der NSDAP] sich einschaltet. Als Beispiel" führte er an: „Bei einer Schuluntersuchung fällt dem Schularzt ein Kind auf. Er meldet es der NSV oder sagt auch nur dem Lehrer Bescheid. Dann wird von der NSV eine Verschickung vorgeschlagen. Die NSV bittet die Verwaltungsstelle des Amtes für Volksgesundheit [der NSDAP] um Untersuchung. Diese bestimmt einen Arzt oder den Hausarzt. Dann vergeht einige Zeit, bis der Befund bei der Kreisamtsleitung der NSV eingeht. Es wird aber niemals darauf Bezug genommen, daß schon der Schularzt untersucht hat. Unter Umständen wird dann noch in der gleichen Zeit der Junge vom HJ-Arzt untersucht oder auch von dem Arzt, dem die Untersuchung gerade dieser Schule für die HJ übertragen ist. Ist der Junge dann noch zufällig Eisenbahnerkind, dann kommt noch der Eisenbahnarzt, schlägt eine Verschikkung vor, deren Notwendigkeit dann noch vom Amtsarzt geprüft wird. So kann es kommen, daß ein Kind von vier oder fünf verschiedenen Stellen untersucht wird, ohne daß die eine Stelle von der anderen weiß."

Hinzu komme, „daß die ganzen Befunde beim Amt für Volksgesundheit zwar schön in Mappen gesammelt werden, daß aber in den allerseltensten Fällen eine Rückfrage beim Gesundheitsamt" erfolge. So komme es „immer wieder vor, daß beim Amt für Volksgesundheit Unterlagen liegen, die sicherlich für die Beurteilung einer Sippe maßgeblich sind". Nach Dopheides Ansicht könne „der Doppelarbeit Einhalt geboten werden, wenn alle gesundheitlichen Belange bei einer Stelle zusammenlaufen. Das Ideal wäre, wenn Staatliches Gesundheitsamt und Amt für Volksgesundheit in Personalunion" geleitet würden. Dann könnten „die Untersuchungen wie bisher stattfinden, werden aber zentral geregelt, so daß in jedem Falle nur *eine* Untersuchung stattfindet, und die Untersuchungsbefunde zwischen Parteidienststelle und Staatsdienststelle verglichen und gegenseitig ergänzt werden können".[127]

125) Dies war ein Seitenhieb auf das „Gesetz zur Vereinheitlichung des Gesundheitswesens".
126) LHAS, 5.12-7/1, Nr. 9674 (Bericht von Buschmann an Marung, 13.1.1939).
127) Ebenda (Bericht von Dopheide an Marung, 13.1.1939).

Und auch Dr. Ulrich Pfautsch, Amtsarzt des Kreises Parchim, hielt in seinem „Bericht über die Zunahme des Betriebes“ fest, daß sich „bei der Zusammenarbeit mit den Parteidienststellen und den staatlichen Stellen häufig eine Doppelarbeit“ ergebe. So würden etwa Wohnungsbesichtigungen, Beurteilungen und Begutachtungen vom Kreisleiter der NSDAP, den NSV-Dienststellen, der DAF, dem Landrat und seinen zuständigen Stellen sowie vom Gesundheitsamt vorgenommen, was „naturgemäß zu einer Verärgerung der belästigten Wohnungsinhaber geführt“ habe. Und „bei der Betriebsbegehung, die auch zu den Aufgaben des Gesundheitsamtes gehört, ergab sich, daß Betriebsbegehungen mit eingehenden Berichten auch von der DAF durchgeführt werden, und da jede Begehung mit einer Störung im Betrieb verbunden ist, können derartige wiederholte Besichtigungen leicht zu unzuträglichen Störungen führen“.

Auch „bei der Tbc-Fürsorge wird in jedem Fall von dem Amt für Volksgesundheit [der NSDAP] ein eingehender Bericht über die getroffenen Maßregeln eines Tbc-Erkrankten angefordert ... Da ein derartiger eingehender Bericht sich in den meisten Fällen erübrigt, ist es eine unnötige Schreibarbeit, diesen Bericht jedesmal zu geben. Bei der Begutachtung der Erbgesundheit durch das Amt für Volksgesundheit wird jedesmal hier angefragt, da es sich als undurchführbar erwiesen hat, das von den praktischen Ärzten ausgefüllte Gesundheitsstammbuch auf Erbgesundheit durchzusehen“. So habe sich „in der Praxis gezeigt, daß bei einer Durcharbeit sämtlicher beim Amt für Volksgesundheit liegenden Gesundheitsstammbücher, die von den praktischen Ärzten ausgefüllt waren, nicht ein einziger neuer Fall dem Gesundheitsamt bekannt wurde, während in vielen Fällen eine Erbgesundheit bescheinigt war, bei denen die Feststellungen des Gesundheitsamtes schon längere Zeit das Gegenteil ergaben“. So gab es etwa einen Fall, daß „zweimal zwei Schwachsinnige, die eine war sterilisiert, bei der anderen lief ein Sterilisationsantrag, als erbgesund bezeichnet“ worden sind. Hier habe das „sogenannte Hausarztsystem bisher versagt ... In den wenigsten Fällen sind es Ärzte, die derartige Krankheiten zur Meldung bringen“. Oder wenn etwa „jemand seine Bauernfähigkeit [bescheinigt] haben will, muß er einen Sippenbogen zweimal ausfüllen, einmal für die Landesbauernschaft, einmal für das Gesundheitsamt. Es wäre doch ratsam, dem Gesundheitsamt die Entscheidung, ob Erbgesundheit anzunehmen ist oder nicht, zu überlassen und nicht eine doppelte Ausfüllung zu verlangen“.[128]

Ungeachtet dieser und weiterer Beschwerden über die den Geschäftsgang der Gesundheitsämter beeinträchtigende Doppelarbeit erließ die Abteilung Medizinalangelegenheiten beim Mecklenburgischen Staatsministerium wenige Tage nach dem Eingang dieser Berichte eine Verfügung, in der es hieß, „daß ein enges und reibungsloses Zusammenarbeiten der Gesundheitsämter mit den Parteistellen nicht nur persönliche Pflicht jedes einzelnen“ sei, „sondern auch aus sachlichen Gründen und zur möglichsten Vermeidung von Leerlauf und Doppelarbeit gefordert werden“ müsse. „Auskunftserteilungen sind nach den wiederholt gegebenen Anweisungen mit möglichster Beschleunigung zu erledigen.“[129]

Offenbar änderten sich die Verhältnisse der „Doppelarbeit“, die auch aus dem konfrontativen Dualismus zwischen den gesundheitspolitischen Ambitionen der NSDAP und dem staatlichen Gesundheitsdienst resultierten und zu zahlreichen Reibungsverlusten führten, nicht wesentlich. Noch im Juli 1944 berichtete der für Mecklenburg zuständige SD-Abschnitt Schwerin, daß, um die medizinische Versorgung der Bevölkerung bei weiter abnehmender Zahl von Ärzten sicherzustellen, „nach Meinung von zahlreichen Persönlichkeiten, die im Gesundheitswesen tätig sind“, „eine Rationalisierung der bisherigen Praxis des Untersuchungswesens notwendig“ sei. Dazu müßten etwa die zahlreichen, bislang weitgehend unkoordiniert vorgenommenen Tauglichkeitsuntersuchungen für die NSDAP und deren Gliederungen, für die Wehrmacht und die staatlichen Dienststellen aufeinander abgestimmt werden und die jeweiligen Ergebnisse für alle Dienststellen verbindlich gemacht werden. In einem Gesundheitspaß könnten unter Benutzung von Kennziffern alle Untersuchungsergebnisse und Hinweise auf eine besondere Tauglichkeit eingetragen werden.[130]

---

128) Ebenda (Bericht Pfautsch an Marung, 24.1.1939; dort zahlreiche weitere Beispiele für Doppelarbeit).

129) Ebenda, Nr. 9670 (Abteilung für Medizinalangelegenheiten-Bergholter und Marung an die Staatlichen Gesundheitsämter, 19.1.1939). Ausnahmen betrafen Personenangaben im Zuge der Durchführung des Gesetzes zur Verhütung erbkranken Nachwuchses: „Sofern die Pflicht der Wahrung des Dienstgeheimnisses eine Mitteilung den örtlichen Stellen gegenüber nicht erlaubt, ist diesen in verbindlicher Form davon Kenntnis zu geben.“

130) BA, NS 6, Nr. 407 (Bericht vom 27.6.1944).

Die Dienstversammlungen der Staatlichen Gesundheitsämter

Anfang des Jahres 1937 hatte der Reichsinnenminister in einem Runderlaß verfügt, daß „in jedem Regierungsbezirk jährlich tunlichst zwei Dienstversammlungen der beamteten Ärzte und vollbeschäftigten Hilfsärzte der Staatlichen Gesundheitsämter ... abzuhalten" seien. Sie sollten „in möglichst regelmäßigen Zeitabständen" stattfinden und seien „zeitlich und örtlich so zu legen, daß die Reisen zur Teilnahme im allgemeinen keine Übernachtung erforderlich machen". Es seien der Gesundheitsabteilung des Reichsinnenministeriums Zeit, Ort und Tagesordnung „mindestens zwei Wochen vorher anzuzeigen, damit in geeigneten Fällen ein Vertreter meines Ministeriums teilnehmen" könne. Auf jeden Fall sei „über den Verlauf der Dienstversammlung eine Niederschrift zu fertigen und mir in einem Abdruck vorzulegen".[131]

Durch einen historischen Glücksfall sind die Protokolle dieser Dienstversammlungen der staatlichen Medizinalbeamten der in Mecklenburg im Januar 1945 einsetzenden gezielten Aktenvernichtung entgangen.[132] Von Februar 1937 bis mindestens zum April 1944 fanden zumeist unter dem Vorsitz des obersten mecklenburgischen Medizinalbeamten, Dr. Karl-Erich Marung, mindestens 16 sogenannte Dienstversammlungen der Leiter der Staatlichen Gesundheitsämter statt. Die dort behandelten Tagesordnungspunkte spiegeln die Aufgaben, Defizite, Problemlagen, Aktivitäten und Lösungsansätze der staatlichen Medizinalpolitik des Landes wider und zeigen zugleich, wie unter den Medizinalbeamten kommuniziert wurde. Die in den für die Gesundheitsabteilung des Reichsinnenministeriums gefertigten Berichten dargestellten Verhältnisse beleuchten darüber hinaus, wie die zentralstaatlichen Vorgaben zur Lenkung des öffentlichen Gesundheitswesens in der mecklenburgischen Peripherie umgesetzt wurden, auch in denjenigen Bereichen, über die kaum berichtet oder geschwiegen wurde. So ist auffällig, daß über die anfängliche Hauptaufgabe der Staatlichen Gesundheitsämter, die in der peniblen Exekution des Gesetzes zur Verhütung erbkranken Nachwuchses bestand, in den Protokollen nur sehr verhalten berichtet wurde. Außerdem waren es die Erwartungshaltungen des Empfängers der Dienstberatungsprotokolle, die offensichtlich Einfluß auf die Art der Darstellung der dort behandelten Sachthemen, aber auch auf die bloße Wortwahl der Berichterstattung hatten; schließlich wollte man der übergeordneten Behörde kein schlechtes Bild der Gesundheitsverhältnisse im Lande präsentieren oder auf nicht gelöste Probleme und Anforderungen hinweisen.

Die erste Sitzung am 2. Februar 1937, die im Sitzungssaal des Staatsministeriums in Schwerin – „Regierungsgebäude I, eine Treppe" – stattfand und um 10 Uhr begann, befaßte sich „außer mit anderen Gegenständen insbesondere mit der Zusammenarbeit der Gesundheitsämter mit den Organisationen der Partei". Dabei ging es vor allem um „Arbeitsentlastungen und Vermeidung von Doppelarbeit durch gegenseitige Hilfeleistungen bei Untersuchungen". Darüber hinaus wurde die Frage diskutiert, ob das „Gesundheitsstammbuch als einheitliche Grundlage auch für die Gesundheitsämter geeignet" war aber auch, wie die „zweckmäßige Verteilung der für Fürsorgemaßnahmen zur Verfügung stehenden Mittel" erfolgen könne.[133]

Auf der zweiten Dienstversammlung am 10. Mai 1937, an der alle zwölf Amtsärzte, ihre Stellvertreter und einige vollbesoldete Hilfsärzte der Staatlichen Gesundheitsämter teilnahmen, wurde im Zuge der Erörterung innerdienstlicher Angelegenheiten wie „Kartothekfragen" oder der Tagungsteilnahme der Amtsärzte an Veranstaltungen von Dr. Karl-Erich Marung darauf hingewiesen, daß die „Jahresberichte [der Gesundheitsämter] für 1936 zwar wesentlich vollständiger [waren] als im Vorjahr, aber auch jetzt noch nicht lückenlos" seien. Außerdem wurde über Wege zur „Vermehrung des Personals der Gesundheitsämter" sowie über die offenbar nicht immer konfliktfreie „Stellung der Amtsärzte zu den Landräten, auch in außerdienstlicher Beziehung" beraten. Behandelt wurde die „Zeugnisausstellung für Lehrer und Schulkinder" und zur „Vorsicht angeraten bei der Ausstellung von Zeugnissen über die fragliche Schwangerschaft in den ersten Monaten".

---

131) Runderlaß des Reichsinnenministers, 5.2.1937; hier zitiert nach: Deutsches Ärzteblatt, 1937, S. 433.
132) Vgl. dazu Buddrus: Mecklenburg im Zweiten Weltkrieg, S. 9-18.
133) LHAS, 5.12-7/1, Nr. 9674 (Einladung Marungs an die Leiter der Staatlichen Gesundheitsämter, mit Tagesordnung, 8.1.1937).

Der Leiter des Staatlichen Gesundheitsamtes des Stadt- und Landkreises Schwerin, Dr. Hans Kölzow, informierte seine Kollegen über die Kosten der Dienstleistungen der Gesundheitsämter und stellte fest: „Die Beratungen und Untersuchungen in den Fürsorgestellen der Staatlichen Gesundheitsämter sind grundsätzlich gebührenfrei. Jeder Volksgenosse hat das Recht, die Fürsorgestellen aufzusuchen und sich beraten zu lassen. Einbegriffen in die kostenfreie Beratung und Untersuchung sind Durchleuchtungen." Soweit ein Gesundheitsamt „von sich aus zur Diagnose eine Röntgenaufnahme macht, ist diese gebührenfrei". Würden jedoch erkrankte Personen zum Röntgen „von Ärzten überwiesen", seien Gebühren fällig. Auch Beamtenanwärter, „die für die Ausstellung eines amtsärztlichen Zeugnisses das Ergebnis einer Röntgenuntersuchung beibringen" mußten, hätten die Kosten selbst zu tragen; „amtsärztliche Gesundheitszeugnisse für Beamtenanwärter" kosteten sechs Reichsmark. Wenn Amtsärzte als Gutachter vor Gericht auftreten mußten, standen ihnen – ungeachtet ihrer Beamteneigenschaft – Termingebühren zu; ebenso durften sie im Rahmen ihrer gutachtlichen Tätigkeit für die Versicherungsträger Gebühren liquidieren.[134)]

Abschließend berichteten die Drs. Karl-Erich Marung und Hans Rohwedder, Leiter des Staatlichen Gesundheitsamtes des Kreises Waren, über ihre Teilnahme an der Dienstversammlung der leitenden Medizinalbeamten aller deutschen Länder und Provinzen, die am 5. und 6. April 1937 im Reichsministerium des Innern in Berlin stattgefunden hatte. Auf der von den Staatssekretären Hans Pfundtner (1881-1945) und Wilhelm Stuckart (1902-1953) geleiteten Tagung habe zunächst Kriminalrat Josef Meisinger (1899-1947)[135)] aus dem Geheimen Staatspolizeiamt über die „Bekämpfung der Abtreibung und der Homosexualität als politische Aufgabe" referiert, gefolgt von Regierungs-Medizinalrat Dr. Fred Dubitscher (1905-1978), der über die gewünschte „Beurteilung von Schwachsinnszuständen" sprach.[136)] Ministerialrat Dr. Herbert Linden, der spätere Organisator des NS-Euthanasiemaßnahmen, und Oberlandesgerichtsrat Lorey aus Jena behandelten aus unterschiedlichen Positionen die „Sonderfragen bei der Durchführung des § 1 des Gesetzes zur Verhütung erbkranken Nachwuchses". Erich Hilgenfeld (1897-1945), in Personalunion Leiter des Amtes für Volkswohlfahrt in der Reichsleitung der NSDAP sowie Chef der Nationalsozialistischen Volkswohlfahrt, habe über die „Zusammenarbeit der NSV mit den Gesundheitsämtern" gesprochen und Medizinalrat Dr. Bruno Engel (*1893) über Aspekte der „Familienfürsorge" informiert. Die Tagung habe mit einem von Dr. Hellmut Wex (1891-1983), Obermedizinalrat an der Staatsakademie für öffentlichen Gesundheitsdienst, gehaltenen Vortrag über die „Durchführung des Gesetzes zur Vereinheitlichung des Gesundheitswesens" geschlossen.[137)]

Am 7. Dezember 1937 fand die dritte Dienstversammlung der Leiter der Staatlichen Gesundheitsämter statt. Als Gast referierte Erich Schröder (1901-1944), als Major der Schutzpolizei in der Abteilung Inneres des Mecklenburgischen Staatsministeriums zugleich auch Führer der Bezirksgruppe Mecklenburg des Reichsluftschutzbundes, über die „Aufgaben des zivilen Luftschutzes unter besonderer Berücksichtigung des Luftschutzsanitätsdienstes", und der Leiter der Bezirksstelle Rostock der Kassenzahnärztlichen Vereinigung Deutschlands, Dr. Wilhelm Scherf (1887-1942), informierte die Kreismedizinalräte über die „Schulzahnpflege". Nach der „Besprechung dienstlicher Angelegenheiten" kam es zu einem „gemeinsamen Mittagessen im Weinhaus Uhle".[138)]

Die vierte Dienstversammlung der Ärzte des staatlichen Gesundheitswesens fand am 19. und 20. Mai 1938 ausnahmsweise in Rostock statt. Teilnehmer waren neben den Leitern der Staatlichen Gesundheitsämter zwölf mit Erbgesundheitsfragen beschäftigte Juristen. Am ersten Tag ging es um das für die Gesundheitsämter virulente Thema der Anwendung des Gesetzes zur Verhütung erbkranken Nachwuchses. Der Vizepräsident des mecklenburgischen Oberlandesgerichts, Hans Hermann Zastrow (1897-1952), berichtete „aus der Praxis des Erbgesundheitsobergerichts", der Direktor der Rostocker Universitätsnervenklinik sowie Direktor der Heil- und Pflegeanstalt Rostock-Gehls-

134) Ebenda (Protokoll der Dienstversammlung vom 10.5.1937). Die Sitzung dauerte von 10 bis 13.30 Uhr.

135) Als SS-Obersturmbannführer war Meisinger zugleich Leiter der Reichszentrale zur Bekämpfung der Homosexualität und Abtreibung.

136) Dubitscher war zu dieser Zeit Mitarbeiter in der Abteilung „Allgemeine und angewandte Erb- und Rassenpflege" im Reichsgesundheitsamt, in der die reichseinheitliche „Kartei für die Erbkranken, erblich Belasteten und Hochwertigen" geführt wurde.

137) Tagesordnung und Referate dieser Tagung in: LHAS, 5.12-7/1, Nr. 9674.

138) Ebenda (Protokoll der Dienstversammlung vom 7.12.1937).

heim, Prof. Dr. Ernst Braun, erläuterte „Grenzfälle von Erbkrankheiten und ihre Beurteilung", und der Oberarzt an dieser Heil- und Pflegeanstalt, Medizinalrat Dr. Wolf Skalweit, referierte aus der Praxis der „klinischen Diagnostik der Erbkrankheiten". Am zweiten Tag der Dienstversammlung sprach der ärztliche Referent des Landesarbeitsamtes Nordmark „über die Zusammenarbeit zwischen der Reichsanstalt für Arbeitsvermittlung und Arbeitslosenversicherung und den Gesundheitsämtern". Hierbei ging es neben der Mobilisierung derjenigen Arbeitskräfte für die „Erzeugungsschlachten" des Dritten Reichs, denen die Staatlichen Gesundheitsämter bislang nur eine eingeschränkte Arbeitsfähigkeit attestiert hatten, auch um das Problem der „Vermittlung von Bazillenausscheidern mit großer Darminfektion", um den Einsatz von an Tuberkulose erkrankten Personen in Arbeitsstellen und um Fragen der bedarfsgerechten Berufsberatung. Nach der Erörterung zahlreicher innerdienstlicher Fragen[139] wurde die Tagung „mit einem ‚Sieg Heil' auf den Führer und Reichskanzler" geschlossen; dann ging es um 20 Uhr zu einem „Bierabend mit einfachem Abendessen" in das Lokal „Wintergarten" in Rostock.[140]

Die fünfte Dienstversammlung der Leiter der Staatlichen Gesundheitsämter, an der diesmal zeitweilig auch Apotheker teilnahmen, fand am 5. und 6. Dezember 1938 wieder in Schwerin statt. Die kurz zuvor inszenierte Reichskristallnacht und der Entzug der Approbationen von jüdischen Ärzten waren ausweislich des Tagungsprotokolls kein Thema bei der Zusammenkunft der obersten Vertreter des staatlichen Medizinalwesens in Mecklenburg. Statt dessen referierte am ersten Tag der mecklenburgische Apothekerführer, Pharmazierat Julius Aumüller aus Ludwigslust (1892-1966), über seine Erkenntnisse nach der „Besichtigung von Apotheken und Drogenhandlungen durch die Amtsärzte". Nach einem „Sieg Heil auf den Führer und Reichskanzler" endete der erste Tag mit einem „Kameradschaftsabend im Stadtkrug".

Für den Folgetag enthielt die Tagesordnung 31 Punkte, darunter waren eine Verschlußanweisung über die Aufbewahrung von Geheimsachen und Geheimen Reichssachen sowie ein Bericht über die inzwischen erfolgte Besichtigung aller zwölf Gesundheitsämter. Der Tagungsleiter Dr. Karl-Erich Marung äußerte sich „anerkennend und dankte für die große Arbeit, die allseitig geleistet worden ist". Anschließend referierte der Anstaltsarzt an der Heil- und Pflegeanstalt Sachsenberg, Dr. Alfred Leu, der gerade zum Gaubeauftragten für die Rauschgiftbekämpfung ernannt worden war, und appellierte an die Amtsärzte, ihn bei seiner neuen Aufgabe zu unterstützen. Angesichts des schon 1938 wahrgenommenen Ärztemangels und der Überlastung der Staatlichen Gesundheitsämter wurde beschlossen, die bisher jährlich durchgeführten Untersuchungen der Schulkinder nunmehr nur noch alle zwei Jahre vorzunehmen. Wegen der von den Amtsärzten zahlreich diagnostizierten Haltungsfehler von Schülern wollte der Leiter der Medizinalabteilung an die Schulabteilung des Mecklenburgischen Staatsministerium „herantreten und darauf hinweisen", daß die Haltungsfehler „solange nicht beseitigt werden könnten, als die Schulbänke nicht zweckmäßig seien".

Um die materielle und finanzielle Ausstattung der Gesundheitsämter zu verbessern, wurde den Leitern der Gesundheitsämter empfohlen, einen „Bericht über die Zunahme des Betriebes auf allen

---

139) Bekanntgegeben wurden u.a. der Geheimerlaß des Reichsinnenministers vom 7.3.1938 über die fachärztliche Untersuchung von zur „Unfruchtbarmachung" vorgesehenen Personen und die Stellungnahme des Ministeriums zur Besoldung der Büroangestellten bei den Gesundheitsämtern; der Amtsarzt des Kreises Schönberg, Dr. Walter Hindenberg, hatte darauf hingewiesen, „daß es schwierig sei, die Angestellten bei den Gesundheitsämtern zu halten, weil nicht nur die Industrie, sondern auch die Kreisausschüsse ihre Angestellten besser bezahlten". Erörtert wurden die Art des Anlegens von „Karteien für die Rassenhygiene", die Bekämpfung der Tuberkulose in den Kreisen Stargard und Malchin sowie der „Malaria bei Wanderarbeitern aus Südeuropa", der Umfang der Nebentätigkeiten der schlecht besoldeten stellvertretenden Amtsärzte, die neue Aufgabe der „Untersuchungen auf Ehetauglichkeit" und die im Frühjahr 1938 erlassenen Mobilmachungsbestimmungen. Dazu sollten die Gesundheitsämter feststellen, „welche Ärzte im Mob-Falle verfügbar bleiben [und] ob Apotheken vorhanden seien, die dadurch gefährdet seien, daß der Apotheker im Mob-Falle eingezogen würde". Behandelt wurden Fragen der „Krüppelfürsorge", der „Kleinkinderfürsorge" und der „Untersuchung der Arbeitsdienstpflichtigen" sowie die „Zusammenarbeit mit den Arbeitsdienstlagern", darüber hinaus auch „Beschwerden gegen Beschlüsse der Erbgesundheitsgerichte", die Anschaffung von Röntgenapparaten, die Fortbildungsmaßnahmen der staatlichen Ärzte, Luftschutzfragen und die Benachrichtigung der Wehrmacht bei ansteckenden Krankheiten der Rekruten. Mehrere Leiter der Staatlichen Gesundheitsämter wiesen darauf hin, daß ihnen in ihren Amtsbezirken durch den Landrat die öffentlichen Impfungen – eine gute Quelle für Nebeneinnahmen – entzogen worden seien; dies sei „darauf zurückzuführen, daß der Reichsstatthalter [Friedrich Hildebrandt] auf dem Standpunkt stehe, daß den Landärzten alle nur möglichen Vorteile zu gewähren seien. Darunter verstehe der Landrat auch die Impfungen".

140) LHAS, 5.12-7/1, Nr. 9674 (Tagesordnung, Teilnehmerliste und Protokoll der Dienstversammlung vom 19./20.5.1938).

Gebieten unter Hervorhebung neu hinzu gekommener oder erweiterter Gebiete" einzureichen. Neben der Diskussion über Vergütungsfragen hinsichtlich der bei den Gesundheitsämtern beschäftigten Gesundheitspflegerinnen und des dortigen Büropersonals mußte konstatiert werden, „daß anerkannte Gesundheitspflegerinnen nicht zu haben sind und daß einstweilen daher ohne die ungeprüften nicht auszukommen sei".

Die Amtsärzte beklagten die mangelhafte Zusammenarbeit mit den Parteidienststellen, die in zahlreichen Fällen zu vermeidbarer „störender Doppelarbeit" führen würde. Bis zum Monatsende sollten die Gesundheitsämter über die Zahl der in ihrem Zuständigkeitsbereich an Tuberkulose und an Lupus erythematodes erkrankten Personen berichten.

Anschließend wurde über die Krankenanstalten beraten, an denen nach dem Gesetz zur Verhütung erbkranken Nachwuchses die „Unfruchtbarmachungen" vorzunehmen seien; man einigte sich „im allgemeinen" auf die „zugelassenen Krankenanstalten des [jeweiligen] Kreises ... und [auf] die Chirurgische und Universitätsfrauenklinik in Rostock". Hinsichtlich des offenbar nicht geringen Problems der „Bazillendauerausscheider" teilte Marung die Weisung des Ministeriums mit, „daß die Entleerungen unter Überwachung entnommen werden" müßten. Außerdem wurden die Leiter der Gesundheitsämter angewiesen, die „Meldung der Medizinalpersonen" an die Reichsärztekammer zu überwachen. Außerdem wurden die Amtsärzte gemahnt, daß „die Einreichung der Monatsberichte über Unfruchtbarmachungen pünktlich erfolgen" müßten und sich „die Gesundheitsämter einer genaueren Ausfüllung befleißigen sollten, damit die Rückfragen des Reichsgesundheitsamtes möglichst vermieden würden". Besprochen wurden weiterhin die „Stellung der Militärärzte zu den Zivilbehörden", die Teilnahme an Fortbildungslehrgängen, die Ausstellung von Gesundheitszeugnissen, die Modalitäten der Diphtheriebekämpfung, außerdem Hebammengebührenfragen. Abschließend hielt Dr. Walter Hindenberg, Leiter des Gesundheitsamtes für den Kreis Schönberg, einen Vortrag über Luftschutz.[141)]

Die nur eintägige Dienstversammlung am 4. Juli 1939 begann mit einem Vortrag von Dr. Alfred Leu über „die Erfassung von Rauschgiftsüchtigen" in Mecklenburg. Nach dessen Abgang wieder unter sich, bemängelte der oberste Medizinalbeamte des Landes zunächst „die Ausstellung der Gesundheitszeugnisse für Lehrer, die in das Beamtenverhältnis berufen werden sollten. Das Gutachten sollte nicht kurzweg ‚tauglich zum Staatsbeamten' lauten, sondern ‚tauglich zum Lehrerberuf, einschließlich Turn- und Schwimmunterricht'"; außerdem sollten die Lehrer „nicht im Schulzimmer in Gegenwart der Schüler" befragt werden. Dann machte Marung die Kreismedizinalräte darauf aufmerksam, daß, „wenn auf Grund der amtsärztlichen Zeugnisse das Ehestandsdarlehen abgelehnt werden müsse, die Beteiligten nicht an das Ministerium [also an ihn], sondern an das Finanzamt zu verweisen wären".

Hinsichtlich des Problems der Dauerausscheider verwies Marung auf die Erfahrungen eines ungarischen Arztes, der „zur Desinfektion der Aborte bei übertragbaren Krankheiten rohe Karbolsäure empfehle. Die Desinfektion habe am inneren Kübelrand zu erfolgen, sei nicht auf die Exkremente auszugießen und sei alle 14 Tage zu erneuern". Außerdem ordnete Marung an, „daß keine Wassermann-Untersuchungen durch technische Assistentinnen erfolgen dürften".[142)]

Des weiteren orientierte er die Leiter der Staatlichen Gesundheitsämter dahingehend, „daß auf ein gutes Verhältnis zum Landrat großer Wert zu legen sei" (also zu der Behörde, bei der sie regional angebunden waren), und erinnerte sie an die Pflicht, ihr Besichtigungsrecht in den Landdienstlagern, RAD-Lagern, Sommer- und Freizeitlagern, Schnitterkasernen und Kindergärten wahrzunehmen. Behandelt wurden weiterhin die Mitteilungen über Impftermine, die „Vigantolfrage",[143)] der Jahresbericht des Landeskrüppelarztes Dr. Paul Scheel und die Krüppelstatistik, die Ergebnisse der Röntgen-

141) Ebenda (Protokoll der Dienstversammlung vom 5./6.12.1938).

142) August von Wassermann (1866-1925), Sohn einer jüdischen, 1910 geadelten Familie, war ein bedeutender Immunologe und Bakteriologe, der von 1913 bis zu seinem Tode als Direktor des Kaiser-Wilhelm-Instituts in Berlin wirkte. Zu seinen bekanntesten wissenschaftlichen Leistungen gehörte ein 1906 entdecktes Verfahren zum serologischen Nachweis von Syphilis, das nach ihm als Wassermann-Untersuchung bzw. als Wassermannsche Reaktion benannt wurde. Seine Witwe, Alice von Wassermann geb. von Taussig, wurde 1943 Opfer des Holocaust. Warum technische Assistentinnen keine Geschlechtskrankheiten diagnostizieren durften, bleibt rätselhaft.

143) Vigantol war ein Vitamin D3-Präparat, das zur Vorbeugung von Karies und Knochenschwund und zur Regulierung des Stoffwechsels eingesetzt wurde.

reihenuntersuchung – in die die Amtsärzte zu ihrem Leidwesen kaum involviert waren[144] – und die weiteren Maßnahmen zur Bekämpfung der Tuberkulose. Außerdem wurde „festgestellt, daß ein auffälliger Rückgang der gerichtlichen Leichenuntersuchungen zu verzeichnen sei", womit eine wichtige Quelle für Nebeneinnahmen zu versiegen drohte. Die Behandlung der Gebührenordnung für die Hebammen wurde ein weiteres Mal vertagt; dagegen wurde der Vorschlag unterstützt, eine Ehevermittlungsstelle für zuvor „Unfruchtbargemachte" einzurichten.[145] Im Unterschied zu früheren Tagungen unterblieb diesmal der obligatorische „Kameradschaftsabend".[146]

Wegen des Kriegsbeginns fiel die für den Herbst 1939 geplante Dienstversammlung der Kreismedizinalräte aus.

Der Beginn des Krieges hat die auf der Dienstversammlung der Leiter der Staatlichen Gesundheitsämter am 10. April 1940 erörterten Themen nicht unerheblich beeinflußt, ebenso das Teilnehmerfeld: So konnten der Amtsarzt des Kreises Stargard, Dr. Johannes Zwar, und sein Stellvertreter, Dr. Kurt Wängler, wegen der Untersuchungen von polnischen Kriegsgefangenen und Zivilarbeitern nicht zur Tagung erscheinen. Gleich zu Beginn der Tagung mußte Ministerialrat Dr. Karl-Erich Marung die Amtsärzte ermahnen, „daß es mit Rücksicht auf die gespannte Geschäftslage der Gesundheitsämter unterbleiben müsse, daß sich die Ärzte der Gesundheitsämter der Wehrmacht zur Verfügung stellten". Tatsächlich war die Personallage schon nach kurzer Kriegsdauer dramatisch.[147] Marung informierte über die Tagung der Medizinaldezernenten der deutschen Länder und Provinzen, die Anfang März 1940 im Reichsinnenministerium stattgefunden hatte,[148] wobei er vor allem auf die Rachitisprophylaxe und die Heilpraktikerproblematik einging. Im Zusammenhang der Wehrertüchtigung der Jugend und der stärkeren Heranziehung von Jugendlichen zum Arbeits- und Wehrdienst müsse die Jugendgesundheitspflege verstärkt werden; dazu sollten im nächsten Jahr, also 1941, „für jedes Gesundheitsamt ein vollbesoldeter Jugendarzt" und eine weitere Schreibkraft eingesetzt werden. Angesichts des schlechten Gesundheitszustandes einer großen Zahl von polnischen Kriegsgefangenen und Zivilarbeiter sollte in jedem Medizinalbezirk eine Entlausungsanstalt eingerichtet werden, für deren Bau die Landräte zuständig seien. Außerdem seien im Landesfürsorgehaus in Güstrow „zwei Säle freigemacht [worden] für 160 nicht infektionskranke Polen. Für die mit infektiösen Krankheiten behafteten Polen seien zwei Baracken in Güstrow in Aufstellung begriffen, die in den nächsten Tagen betriebsfertig seien ... Die infektiöskranken Polen seien zwecks ihrer Aufnahme in die Seuchenbaracken nach Güstrow zu schicken". Besprochen wurden weitere Maßnahmen zur Läusebekämpfung, zur Fleckfieberbekämpfung und zur Fortbildung der Desinfektoren. Außerdem sollte dem Reichsinnenministerium mitgeteilt werden, „daß bei einer Reihe von Amtsärzten ... einzelne Reifen ihrer beamteneigenen Fahrzeuge trotz sparsamsten Fahrens unbedingt ersetzt werden müßten". Erörtert wurden die Angleichung und eine einheitliche Handhabung der Gebührenordnung, die bei den verschiedenen Gesundheitsämtern offenbar noch unterschiedlich gehandhabt wurde.

---

144) Zur Röntgenreihenuntersuchung in Mecklenburg vgl. das Kapitel: Krankheiten, Todesfälle und Todesursachen im Deutschen Reich und in Mecklenburg, S. 387 ff.

145) Diese „Ehevermittlungsstelle für Unfruchtbargemachte" wurde in Mecklenburg im April 1941 im Rassenpolitischen Amt der Gauleitung Mecklenburg der NSDAP eingerichtet und von Dr. Alfred Leu geleitet. Vgl. dazu das Kapitel: Das Gesetz zur Verhütung erbkranken Nachwuchses und seine Anwendung im Deutschen Reich und in Mecklenburg, S. 585 ff.

146) LHAS, 5.12-7/1, Nr. 9674 (Protokoll der Dienstversammlung vom 4.7.1939).

147) Genaue mecklenburgspezifische Zahlen sind bislang nicht bekannt, allerdings Zahlen aus dem gesamten Reichsgebiet. So sind im Mai 1939 von der Reichsmedizinalverwaltung insgesamt 57.708 in Deutschland vorhandene Ärzte registriert worden. Genau ein Jahr später, im Mai 1940, waren bereits 19.178 Mediziner (33,2 Prozent) zur Wehrmacht eingezogen worden, die also dem zivilen Gesundheitswesen nicht mehr zur Verfügung standen. Im Mai 1940 wurden in Deutschland also nur 40.003 Ärzte gezählt. Überträgt man die Reichsverhältnisse auf Mecklenburg und unterstellt, daß die Einziehungsquote dort ebenso hoch war wie im Reichsdurchschnitt (also rund ein Drittel), so ist davon auszugehen, daß von den 534 noch 1939 vorhandenen Ärzten im Frühjahr 1940 nur noch 357 im Lande praktizierten. Betrachtet man nur die 2.779 im Jahre 1939 an den Staatlichen Gesundheitsämtern des Deutschen Reichs tätigen Ärzte, so ist zu konstatieren, daß innerhalb eines Jahres, bis zum Mai 1940, immerhin 17 Prozent von ihnen zur Wehrmacht eingezogen wurden, so daß im Mai 1940 die Gesundheitsämter nur noch mit 2.307 beamteten Ärzten agieren mußten. Berechnet nach: BA, R 1501, Nr. 3715 (von Oberregierungs- und Medizinalrat im Reichsinnenministerium Dr. Otto Harnack zusammengestellte „Volkswirtschaftliche Kräftebilanz des Gesundheitswesens", streng vertraulich). Zur Entwicklung der Zahl der Ärzte vgl. das Kapitel: Die Ärzteschaft im Deutschen Reich und in Mecklenburg. Zahlenmäßige Entwicklung 1800-1945, S. 266 ff.

148) Tagesordnung oder Protokoll dieser Tagung sind nicht überliefert.

Angesichts der zunehmenden und zumeist kurzfristig erfolgenden Einziehungen von Ärzten zur Wehrmacht und zur Waffen-SS war in der mecklenburgischen Medizinalverwaltung offenbar der Überblick über die im Lande überhaupt noch vorhandenen Medizinalpersonen verlorengegangen. Die Amtsärzte wurden aufgefordert, bis zum 1. Mai 1940 „eine namentliche Aufstellung sämtlicher praktischer Ärzte, auch sämtlicher Fachärzte zu erstatten".[149] Weitere behandelte Themen waren der Stand der Impfkampagne, Maßnahmen zur Verhütung übertragbarer Krankheiten, der Bezug von Fachzeitschriften, der Stand der Fehlgeburten und Abtreibungen, die Benutzung von Verhütungsmitteln durch die Bevölkerung, der ärztliche Notdienst und die nachlassende Zahl von Leichenschauen.[150]

Zur Dienstversammlung am 23. Oktober 1940 war neben den Leitern der Staatlichen Gesundheitsämter auch der Landeskrüppelarzt Dr. Paul Scheel eingeladen, der zunächst über die „Durchführung der Krüppelfürsorge" in Mecklenburg referierte, wobei er vor allem eine stärkere Mitarbeit der Ärzte und der Gesundheitsämter bei der Nachkontrolle der verkrüppelten Patienten forderte. Zugleich monierte Scheel „anhand einer von ihm aufgestellten Statistik, daß von den Hebammen zu wenig mißgestaltete Neugeborene gemeldet" würden. Den Anwesenden war wohl bewußt, was mit diesen mißgebildeten Kindern passieren würde. Dennoch wurde den Zahlen von Scheel widersprochen und angeregt, es solle „anhand der für diese Meldungen vom Ministerium gezahlten Meldegebühren festgestellt werden, wieviel Meldungen von Hebammen erfolgt seien".

Zu den Themen dieser Dienstversammlung gehörte die als unzureichend empfundene Zahl der bislang bestehenden Entlausungsanstalten. Den Bürgermeistern und Landräten, die sich bisher geweigert hatten, derartige Desinfektionsstellen zu errichten, sollte von den Amtsärzten mitgeteilt werden, daß der Bau einer Entlausungsanstalt staatlicherseits mit „bis zu 10.000 RM" gefördert werden könne. Zum Thema „Polenverlausung" kündigte Marung an, „das Landesarbeitsamt zu ersuchen, daß unter der Hand angeworbene polnische Landarbeiter den Gesundheitsämtern durch die Arbeitsämter zwecks Untersuchung auf Läuse gemeldet würden".

Die Leiter der Staatlichen Gesundheitsämter berichteten über ihre Eindrücke von einer erneuten „Besichtigung der Kriegsgefangenenlager" und konstatierten, „daß sich die hygienischen Verhältnisse an vielen Stellen aber gar nicht gebessert hätten"; beschlossen wurde, dies dem Korpsarzt des in Stettin residierenden Generalkommandos des II. Armeekorps mitzuteilen. Bislang konnten aber noch nicht einmal die Verhältnisse in den Arbeitskommandos der Kriegsgefangenenkompanien untersucht werden. Zwar wurde festgestellt, „daß in letzter Zeit offenbar mehr Diphtheriefälle vorgekommen seien als sonst", aber „von einer Epidemie [noch] nicht gesprochen werden" könne.

Besprochen wurden der weiterhin zunehmende Ärztemangel und die nicht vorhandene Übersicht, welche Ärzte noch im Lande seien oder bereits zum Kriegseinsatz eingezogen waren; diesem Zustand sollte durch ein „Kontrollverzeichnis" begegnet werden. Im Kontext der Erörterung von „Mobilmachungs-Maßnahmen in der Medizinalverwaltung" wurde von Marung zugesagt, die Gesundheitsämter „in jedem Fall" von der uk-Stellung eines Arztes zu benachrichtigen.

Weitergegeben wurde ein Ersuchen der Staatlichen Kriminalpolizei in Schwerin, wonach Fehlgeburten und dem Verdacht auf Abtreibungen verstärkt nachgegangen werden und die beobachteten Fälle auf einem „vollständig ausgefüllten Meldeformular" der Polizei bekanntgemacht werden sollten. Gegenstand der Besprechung war auch die „Aussperrung bei Infektionskrankheiten in gewerblichen Betrieben"; unmittelbarer Anlaß waren gehäuft auftretende Fälle von Scharlach in Großbetrieben. Die Entscheidungen darüber müßten in jedem Fall den Amtsärzten überlassen werden. Erörtert wurde der verstärkte Einsatz von Ärzten in den Lagern und Dienststellen der HJ.

Für die Erfassung von Tuberkulosekranken würden verstärkt Röntgenapparate benötigt. Eine Umfrage bei den Leitern aller zwölf Staatlichen Gesundheitsämter habe ergeben, daß sich in ihren Zuständigkeitsbereichen lediglich 17 Röntgenapparate befanden, sechs Röntgeneinrichtungen von Krankenhäusern mitbenutzt werden könnten und mindestens acht Apparate fehlten; „Anträge auf Zuschußgewährung für die Beschaffung von Röntgenapparaten" seien „an das Ministerium zu

149) Diese Mecklenburg betreffende Aufstellung konnte bislang nicht ermittelt werden. Zur Zahl der 1940 in Mecklenburg vorhandenen Ärzte vgl. das Kapitel: Die Ärzteschaft im Deutschen Reich und in Mecklenburg. Zahlenmäßige Entwicklung 1800-1945, S. 266 ff.

150) LHAS, 5.12-7/1, Nr. 9674 (Protokoll der Dienstversammlung vom 10.4.1940).

richten". Abschließend wurden die Frage der Besoldung bzw. die „Festsetzung des Mindesteinkommens" für Hebammen diskutiert und das Fehlen eines Hebammengesetzes ebenso moniert wie die Tatsache, daß „sich die in Frage kommenden Reichsministerien des Innern und der Finanzen noch nicht geäußert" hätten; sie seien jedoch „an die Fortrückung der Angelegenheit erinnert worden".[151]

Am 22. und 23. April 1941 fand die Dienstberatung der Leiter der Staatlichen Gesundheitsämter im Hörsaal der Universitäts-Kinderklinik in Rostock statt; den Vorsitz führte diesmal der Kreismedizinalrat Dr. Hans Kölzow, der Leiter des Gesundheitsamtes in Schwerin. Geladen waren neben den Amtsärzten auch deren Stellvertreter und die vollbesoldeten Hilfsärzte der Gesundheitsämter. Eingangs referierte der Professor für Kinderheilkunde und Leiter der Universitäts-Kinderklinik an der Universität Rostock, Prof. Dr. Otto Ullrich, über „Akute Infektionskrankheiten im Kindesalter". In der sich anschließenden Runde informierte Dr. Heinrich Strohmann vom Landesarbeitsamt Hamburg über die Zusammenarbeit der Gesundheitsämter mit den Arbeitsämtern, über „Polenuntersuchungen" und Fragen der Berufsberatung.

Diskutiert wurde die Zusammenarbeit der Bezirkspflegeämter und der Gesundheitsämter bei der „Bekämpfung der Geschlechtskrankheiten". Die Bezirkspflegeämter hatten eine Kartei der Geschlechtskranken zu führen und „monatlich die in Behandlung stehenden Fälle den Gesundheitsämtern [zu] melden", die auch letztlich über „die Anwendung von Zwangsmaßnahmen" zu entscheiden hatten. Im Schriftverkehr mit den Betroffenen solle der Ausdruck „Geschlechtskrankenfürsorge" vermieden werden.

Nach wie vor fehlten neun Röntgenapparate bzw. Schirmbildgeräte. Die Tagungsteilnehmer wurden über ein Schreiben der Gaustelle Schwerin der Reichsstelle gegen die Alkohol- und Tabakgefahren und deren Maßnahmen zur „Bekämpfung übermäßigen Alkoholgenusses" informiert, und die versammelten Amtsärzte erklärten sich bereit, ein von Dr. Heinrich Gronau verfaßtes Propagandablatt für Vollkornbrot zu unterstützen.

Bei der Frage der von den Ärzten zu meldenden Abtreibungen ergab sich eine kontroverse Diskussion: Während der Vorsitzende der Dienstberatung, Kölzow, es für „zweckmäßig" hielt, „wenn sämtliche Fehlgeburtsmeldungen der Kriminalpolizeistelle Schwerin zur Prüfung zugesandt würden", die „schnellste Bearbeitung zugesagt" habe, äußerte Dr. Karl Scheven, Leiter des Gesundheitsamtes von Rostock-Land, „Bedenken wegen der Schweigepflicht". Er halte „sich nur für berechtigt, [vermutete Abtreibungen zu melden,] wenn er selbst Verdacht hätte", und bat darum, „eine Anordnung des Ministeriums herbeizuführen". Zwei weitere Medizinalräte schlossen sich Schevens Auffassung an, die dennoch in einer „Abstimmung" [!] durchfiel. Abstimmungen waren im Führerstaat eigentlich nicht mehr vorgesehen und wurden hier wohl nur geduldet, weil der Gegenstand einen wesentlichen Punkt der ärztlichen Ethik, die Schweigepflicht über den Zustand von Patienten gegenüber staatlichen Stellen, betraf. „Für den Vorschlag des Vorsitzenden waren die Leiter der Gesundheitsämter Rostock-Stadt, Wismar, Hagenow, Schwerin, Parchim, Malchin, Waren [und] Güstrow. Dagegen: Neustrelitz [Dr. Johannes Zwar], Rostock-Land [Dr. Karl Scheven] und Ludwigslust [Dr. Arthur Radloff]."[152]

Angesichts des bislang günstig verlaufenden Kriegsgeschehens hatten wohl einige bei den Gesundheitsämtern beschäftigte Ärzte und nichtärztliche Mitarbeiter das Verlangen, sich am bald erwarteten „Endsieg" zu beteiligen. Der Vorsitzende der Dienstversammlung, Dr. Kölzow, legte jedoch die Auffassung des Staatsministeriums dar und forderte, „von Wünschen für Aufhebung von uk-Stellungen abzusehen, da die Versorgung der Gesundheitsämter mit Ärzten nicht günstig sei". Beispielhaft erläuterte er „die Notlage des Gesundheitsamtes Schönberg in Bezug auf Büro- und Pflegepersonal".

Hinsichtlich der „Zunahme der Forderung von amtsärztlichen Zeugnissen" für alle möglichen Angelegenheiten erklärte der Sitzungsleiter, „daß nur Behörden berechtigt seien, amtsärztliche Zeugnisse zu fordern". Dagegen sei „Organisationen [gemeint waren hier die NSDAP und ihre Gliederungen] die Ausstellung amtsärztlicher Zeugnisse abzulehnen". Erörtert wurde „die Unterbringung Asozialer in der Landesanstalt Neustrelitz-Strelitz", also eines Personenkreises, der laut offiziellen

151) Ebenda (Protokoll der Dienstversammlung vom 23.10.1940).

152) Interessanterweise stammten zwei dieser drei Gegenstimmen von den beiden Amtsärzten, die nicht Mitglied der NSDAP waren.

Propagandaverlautbarungen in der „Volksgemeinschaft" des Dritten Reichs offiziell gar nicht mehr existierte. Abschließend beklagte Medizinalrat Dr. Walter Hindenberg die schlechte Besoldung der Angestellten der Gesundheitsämter; er habe große „Schwierigkeiten", sein Personal zu halten, denn „die kommunalen Behörden bezahlten besser als der Staat", so auch der Oberbürgermeister von Wismar.[153)]

Die nächste, wieder von Karl-Erich Marung geleitete Dienstversammlung fand am 1. und 2. Oktober 1941 wiederum in Schwerin statt. 100 Tage zuvor hatte die Wehrmacht die Sowjetunion überfallen. Das mittlerweile obligatorische einleitende Referat übernahm der zum Oberstabsarzt avancierte Dr. Heinrich Gronau aus Neubukow, der sich nebenamtlich mit Forschungen zur Ernährungswissenschaft (Rohkost, Vollkorn, Getreidebrei, Reformkost) beschäftigte; er sprach über eines seiner Steckenpferde, „Die Vollkornfrage bei Säuglingen und Kleinkindern".

Erster amtlich-inhaltlicher Punkt der Tagesordnung war die Mitteilung des Leiters der Dienstversammlung an die anwesenden Kreismedizinalräte, „daß dem Ministerium berichtet worden sei, die Gummisauger [der Trinkflaschen für Säuglinge] seien schlecht und im Handel nicht zu haben"; deshalb habe das Mecklenburgische Staatsministerium „das Reichsinnenministerium auf diesen Punkt aufmerksam gemacht".

Um das „Ehrenbuch der Deutschen Familie" zu popularisieren, wurde über die Zusammenarbeit mit dem Reichsbund der Kinderreichen beraten.[154)] Das „Ehegesundheitsgesetz" wurde ebenso besprochen wie die sechste Verordnung zur Durchführung des Hebammengesetzes, die die Aus- und Weiterbildung der Hebammen betraf, bei der die Amtsärzte helfen sollten. Weitere Themen waren die ministeriell verfügte Kostenübernahme für Impfungen durch die Stadt- und Landkreise sowie die Ausstellung von Impfbescheinigungen, die Vereinheitlichung von Formularen, die Zuteilung von Benzin im Falle von dienstlichen Vertretungen, das weiterhin bestehende Fehlen von mindestens acht Röntgen- bzw. Schirmbildapparaten und die Unterbringung bzw. Isolierung von Tuberkulose- und Infektionskranken, für die in Sachsenberg-Lewenberg und in Domjüch „80 bis 100 Betten für Tbc-Kranke und dieselbe Zahl von Scharlach- und Diphtheriekranken zur Verfügung ständen". Der erste Sitzungstag klang mit einem „geselligen Beisammensein im Weinhaus Wöhler" aus, der zweite begann mit einem Vortrag von Wilhelm Behr (1896-1943), Leiter des Amtes für Volkswohlfahrt in der Gauleitung Mecklenburg der NSDAP und Leiter der Gauwaltung Mecklenburg der NSV, der über „Neue Richtlinien über die Zusammenarbeit der Gesundheitsämter mit der NSV auf dem Gebiete des Hilfswerkes ‚Mutter und Kind'" referierte. Die Amtsärzte berichteten im Anschluß über die in ihrem Zuständigkeitsbereich bislang bestehenden Mütterberatungsstellen.

Bei der Beratung zu den übertragbaren Krankheiten wurde festgestellt, daß allein im letzten Vierteljahr elf Landschulen und zwei HJ-Lager wegen Infektionskrankheiten geschlossen werden mußten. Berichtet wurde über in Mecklenburg vorkommende Fälle von Kinderlähmung und Fleckfieber. Ergänzend referierte Dr. Karl Scheven „Über Fragen, die sich bei der Bekämpfung des Scharlach ergeben".

Den Leitern der Gesundheitsämter wurde eröffnet, wie sie nach dem Erlaß der zweiten Durchführungsverordnung des Heilpraktikergesetzes „von sich aus" gegen diese „ungeliebte Berufsgruppe" vorgehen könnten. Während der Behandlung des Themas „Gesundheitliche Betreuung ausländischer Arbeiter" klagten die Amtsärzte darüber, „daß sie erst im letzten Augenblick die Ankunft der Transporte erführen, so daß Untersuchungen und Durchleuchtungen nicht durchzuführen" seien; diese Praxis müsse im Interesse eines effektiven Arbeitseinsatzes abgestellt werden. Unter „Verschiedenes" wurde über nach wie vor fehlende Röntgeneinrichtungen und das „Überhandnehmen der Forderung von amtsärztlichen Zeugnissen" geklagt.[155)]

---

153) LHAS, 5.12-7/1, Nr. 9674 (Protokoll der Dienstversammlung vom 22./23.4.1941).

154) Um das „Ehrenbuch der deutschen Familie" zu erhalten, mußte die betreffende Familie mindestens vier lebende Kinder vorweisen können und Mitglied im Reichsbund der Kinderreichen sein, der 1940 in den „Reichsbund Deutsche Familie. Kampfbund für erbtüchtigen Kinderreichtum" umbenannt wurde. Das Ehrenbuch sollte die Familie nicht nur für ihre hohe Kinderzahl auszeichnen, da dies „heute selbstverständliche Erfüllung höchster Verpflichtung dem deutschen Volke gegenüber" sei, sondern auch der „Abgrenzung von den unverantwortlichen Asozialen" dienen, „die durch die Schaffung von Großfamilien zu einer Plage für unser Volk werden". Vgl. dazu Weyrather: Muttertag und Mutterkreuz.

155) LHAS, 5.12-7/1, Nr. 9674 (Protokoll der Dienstversammlung vom 1./2.10.1941).

Die nächste Dienstversammlung der Amtsärzte, stellvertretenden Amtsärzte und der vollbesoldeten Hilfskräfte der Staatlichen Gesundheitsämter ist am 11. und 12. Februar 1942 im Hotel „Erbgroßherzog" in Güstrow durchgeführt worden. Wie schon im Jahr zuvor hielt Prof. Dr. Otto Ullrich, Leiter der Kinderklinik der Universität Rostock, den Einführungsvortrag, diesmal zum anscheinend wiederum brisanten Thema „Ernährungsfragen in der Säuglingsfürsorge". Anschließend referierte der Amtsarzt Dr. Karl Scheven über die „Bekämpfung des Fleckfiebers", und zum gleichen Thema wurde eine Denkschrift des Schweriner Lungenfacharztes Dr. Carl Pöhlmann bekanntgegeben. Die Meldungen zu Fleckfieber- und Tuberkulosefällen sollten bis zum Donnerstag einer jeden Woche, „gegebenenfalls telefonisch", der Medizinalabteilung des Staatsministeriums mitgeteilt werden, „da vom Ministerium dem Reichsstatthalter als Reichsverteidigungskommissar am Freitag jeder Woche Meldung zu erstatten sei. Es seien auch Verdachts- und Todesfälle zu melden", und „bei Sterbefällen habe immer eine Leichenobduktion zu erfolgen". Für die Isolierung der an Fleckfieber erkrankten Personen seien vorerst „eine Baracke beim Schlachthof in Rostock ... sowie das Stadtkrankenhaus in Schwerin" vorgesehen, „in dessen Isolierhaus drei Zimmer zur Verfügung" stünden.

Mittlerweile seien in vielen Städten Mecklenburgs Entlausungs- und Desinfektionsanstalten eingerichtet worden; derartige Einrichtungen fehlten lediglich noch in den Kreisen Ludwigslust und Rostock-Land. Entlausungsanstalten bestünden nunmehr in Bützow, Crivitz, Fürstenberg, Gadebusch und Goldberg, im Landesfürsorgehaus in Güstrow, im Kreiskrankenhaus in Hagenow, in Laage, Malchin, Neubrandenburg, Neubukow, Neustrelitz, Parchim, Plau, Röbel, Rostock, im Krankenhaus in Schönberg, in Schwerin, Sternberg, Waren und Wismar. Angeregt wurde die Anschaffung fahrbarer Entlausungsanstalten, um auch abgelegene Dörfer und Einsatzorte von ausländischen Arbeitskräften erreichen zu können.

Anschließend referierte Dr. Koolhaas von der IG Farben über die „Herstellung des Fleckfieberimpfstoffes", der in seinem Konzern produziert wurde. Fazit: „Der Impfstoff schützt nicht vor Ansteckung, aber vor Tod."[156] Später führte Koolhaas noch die beiden Werbefilme „Lebendiges Erbe" und „Gewonnenes Leben" über die Diphtherieschutzimpfung vor.

Dr. Karl-Erich Marung, Leiter der Tagung, monierte, „daß die Berichte wegen der Ehestandsdarlehensstatistik teilweise zu beanstanden seien, weil sie in sich nicht stimmten", und er „wünsche zukünftig eine sorgfältige Behandlung der Angelegenheit, damit die Rückfragen vermieden würden". Außerdem verwies er auf das Studium des Buches von Arthur Gütt, „Erbkranker Nachwuchs", das „alle Gesundheitsämter erhalten" und zu beachten hätten. Beraten wurde außerdem über die Aufstellung einer Impfstatistik, über „besondere Vorkommnisse im Impfgeschäft" und die Bereitstellung von Diphtherie-Impfstoffen.[157]

Am 14. und 15. September 1942 trafen sich die Amtsärzte, deren Stellvertreter und die vollbesoldeten Hilfsärzte der Staatlichen Gesundheitsämter unter Leitung von Dr. Karl-Erich Marung erneut in Schwerin zu einer Dienstversammlung. Über die umfassenden Auswirkungen nach der im April/Mai 1942 erfolgten weitgehenden Zerstörung Rostocks, der einzigen Großstadt Mecklenburgs, durch fünf britische Luftangriffe fiel laut Protokoll kein Wort.[158] Zunächst wurde der „Geheimerlaß" des Reichsinnenministers über die Kraftstoffeinsparung verlesen. In der Diskussion wurde deutlich, daß dadurch für zahlreiche Patienten „eine Betreuung wegen fehlenden Kraftstoffes" nicht mehr möglich sein werde. Marung wollte deshalb Dr. Friedrich Focke, den Leiter des Amtes für Volksgesundheit der Gauleitung Mecklenburg der NSDAP und Gauobmann des NS-Ärztebundes/Gauärzteführer von Mecklenburg sowie Leiter der Ärztekammer Mecklenburg der Kassenärztlichen Vereinigung Deutschlands, konsultieren, um mögliche Ausnahmeregelungen für die Amtsärzte zu erreichen.

Hauptthema dieser Tagung war die Seuchenbekämpfung. Informiert wurde über das im letzten Halbjahr beobachtete verstärkte Auftraten von Fleckfieber, Typhus, Paratyphus, Ruhr und Genickstarre. Um derartige Krankheitsfälle auch in den ländlichen Regionen zu erfassen, sollte „von dem fahrbaren Laboratorium Gebrauch gemacht werden". Außerdem habe „der Reichsstatthalter [und Gauleiter Friedrich Hildebrandt] die Benutzung der Kraftwagen des ‚Niederdeutschen Beobachters' für die Beförderung infektiösen Materials an das Medizinaluntersuchungsamt in Rostock angebo-

156) Zur Thematik vgl. Werther: Fleckfieberforschung im Deutschen Reich.
157) LHAS, 5.12-7/1, Nr. 9674 (Protokoll der Dienstversammlung vom 11./12.2.1942).
158) Vgl. dazu Buddrus: Mecklenburg im Zweiten Weltkrieg, S. 282-491.

ten“. Marung erinnerte daran, daß bei jedem seuchenartigen Krankheitsfall „Vor- und Zuname, Alter, Wohnort, Infektionsquelle, die getroffenen Anordnungen und der bakteriologische Befund angegeben werden müßten“. Gerügt wurde, daß in Grevesmühlen, Ludwigslust und Sternberg immer noch keine Entlausungsanstalten eingerichtet worden seien; hier sollten die Amtsärzte bei den Landräten oder Bürgermeistern erneut nachdrücklich vorstellig werden. Mehrfach wies Marung „auf die Wichtigkeit einer gründlichen Entlausung hin“. Während der Besprechung wurde deutlich, daß die ausländischen Zivilarbeiter in den Kreisen Rostock-Stadt und Rostock-Land, Güstrow, Parchim und Ludwigslust bislang nicht auf Läuse untersucht worden seien, was die Ausbreitung von Fleckfieber fördern würde. Marung teilte mit, daß sich das Deutsche Rote Kreuz bereit erklärt habe, „für die Untersuchung der polnischen und russischen Zivilarbeiter auf Läuse Rote-Kreuz-Helferinnen zur Verfügung zu stellen“.

Erörtert wurde wiederum das Problem der Isolierung von Tuberkulosekranken; deren Unterbringung in der Anstalt Lewenberg sei „nicht ideal“, weil diese „auch luftschutzmäßig nicht einwandfrei“ sei. Statt dessen wurde auf die dezentrale Asylierung in einzelnen Krankenhäusern orientiert, die besondere Stationen einrichten oder zumindest Betten für an Tbc Erkrankte vorhalten sollten; außerdem solle die Aufstellung von Baracken in den der Landesversicherungsanstalt unterstehenden Einrichtungen in Amsee und Waldeck geprüft werden. Fälle von ansteckenden Krankheiten seien auch den Gesundheitsämtern der Nachbarkreise mitzuteilen. Außerdem wurden der Einsatz der Amtsärzte bei der Jugendgesundheitspflege und der gesundheitlichen Betreuung der HJ erörtert und das „Verfahren bei Erkrankungen von Lehrern oder Schülern der staatlichen Volks- und höheren Schulen an Tuberkulose“ in Erinnerung gebracht.

Eine erneute Bestandsaufnahme der Röntgenapparate und Schirmbildgeräte ergab, daß in den zwölf Medizinalbezirken lediglich 13 derartige Anlagen vorhanden waren; mindestens acht weitere Röntgenapparaturen seien notwendig, zum Teil genehmigt und bestellt.

Die „Anträge auf Unfruchtbarmachung“ sollten nunmehr weitgehend zurückgestellt werden, wenn auch „noch hier und da Anträge gestellt“ werden könnten; die Gesundheitsämter sollten dem Ministerium dennoch „über interessante Obergutachten in Erbgesundheitssachen berichten“.[159]

Anfang Februar 1943 hatten die Reste der 6. deutschen Armee in Stalingrad kapituliert; mehr als 700.000 Menschen waren im Schlachtgeschehen ums Leben gekommen, rund 108.000 deutsche Soldaten gerieten in sowjetische Kriegsgefangenschaft. Davon war in der neuerlichen Dienstversammlung der Leiter der Staatlichen Gesundheitsämter, ihrer Stellvertreter und der vollbesoldeten Hilfsärzte am 11. und 12. Februar 1943 in Schwerin nichts zu spüren, betraf es doch die „Heimatfront“ zunächst nur indirekt. Einleitend hielt diesmal der mecklenburgische HJ-Gebietsarzt, Dr. Albert Voss, einen Vortrag über „Jugendgesundheitspflege“ und sagte den versammelten Ärzten die Übergabe einer einschlägigen Veröffentlichung zu.[160]

Besprochen wurden von den Amtsärzten die Schwierigkeiten, „die zur Zeit hinsichtlich der Fortbildungslehrgänge für Hebammen bestehen“ würden, die Modalitäten der „Untersuchungen für Aufnahme in das Lehrerseminar“ sowie die „Untersuchung von Lehrkräften“. Der erste Tag der Dienstversammlung wurde mit „einem gemeinsamen Abendessen im Weinhaus Wöhler“ beschlossen.

Zum zweiten Sitzungstag waren zusätzlich der Ministerialdirektor Dr. Friedrich Wilhelm Studemund (1890-1969) und der Ministerialrat Dr. Hanns Jess (1887-1975) vom Mecklenburgischen Staatsministerium, der Regierungsrat Dr. Werner Buhr (1894-1988), Direktor des Mecklenburgischen Landeswohlfahrtsamtes und des Landesjugendamtes in Schwerin, sowie der Lungenfacharzt Dr. Ernst Friedrich, Leiter der Tuberkulosefürsorgestellen der Staatlichen Gesundheitsämter der Kreise Rostock-Land und Rostock-Stadt sowie Bezirksleiter des Reichstuberkuloseausschusses, erschienen. Anlaß waren die neuen Bestimmungen zur Bekämpfung der Tuberkulose. Der oberste Medizinalbeamte des Landes, Dr. Marung, sowie die Drs. Jess und Buhr „referierten über die Verordnung über Tuberkulosehilfe vom 8.9.1942“[161] und deren Durchführungsverordnung. „Nach eingehender Bespre-

159) LHAS, 5.12-7/1, Nr. 9674 (Protokoll der Dienstversammlung vom 14./15.9.1942).

160) Gemeint war: Grundsätze des Reichsgesundheitsführers und des Reichsjugendführers für die Durchführung der Jugendgesundheitsführung, Berlin 1942.

161) Offenbar war die Tuberkulose zu einem die weitere Kriegführung beeinflussenden Problem geworden. Denn am 8.9.1942 ordnete „der Ministerrat für die Reichsverteidigung mit Gesetzeskraft“ an, daß „die Gaufürsorgeverbände (Landesfürsorgeverbände) auf Antrag der Gesundheitsämter im Zusammenwirken mit diesen und den Land- und

chung der Angelegenheit und nach Anhörung des Tb-Facharztes Dr. Friedrich ... wurde festgestellt, daß alle Anträge von den Gesundheitsämtern schon aus statistischen Gründen in jedem Falle dem Landesfürsorgeverband (Landeswohlfahrtsamt) zuzuleiten seien, auch in Angelegenheiten, in denen der Landesfürsorgeverband nicht Kostenträger sei". Darüber hinaus gelangte man zu dem Schluß, „daß die Zahl der bisherigen Hilfskräfte für die Durchführung der Tuberkulosehilfe", also „die Zahl der Gesundheitspflegerinnen [bei den Gesundheitsämtern] nicht ausreiche. Gesundheitspflegerinnen seien z.Zt. nicht zu bekommen, dies läge zum Teil auch wohl daran, daß die NSV ihre Schwestern besser bezahlte". Marung wies darauf hin, daß „gegebenenfalls auf die Hilfe der NSV-Schwestern zurückgegriffen werden" müsse, wozu Wilhelm Behr, Leiter des Amtes für Volkswohlfahrt in der Gauleitung Mecklenburg der NSDAP und Leiter der Gauwaltung Mecklenburg der NSV, „sein Einverständnis erklärt" habe. Alle Gesundheitsämter sollten bis zum März 1943 darüber berichten, „welches Personal sie zur Durchführung der Tbc-Hilfe haben müßten".

Zur weiteren Fleckfieberbekämpfung wurde den Gesundheitsämtern die Anschaffung „eines fahrbaren Entlausungsschrankes" empfohlen, der mit „Illo-Gas" zu betreiben wäre.[162)] Beim Staatlichen Gesundheitsamt in Parchim hätten sich „drei solcher Apparate ... gut bewährt". Und bei der „Typhusbekämpfung" sollten künftig auch „Blutuntersuchungen gemacht" werden. Informiert wurde über das „Fehlen von Nabelbändern" bei Entbindungen, die anderweitig kompensiert werden müßten, und genehmigt wurde „die Heranziehung von Hebammen zur Mütterberatung". Außerdem wurde beschlossen, daß die im Zuge der Schutzimpfungen entstehenden Reisekosten für Impfärzte und die zu Impfungen verpflichteten Personen „von den Gesundheitsämtern zu tragen seien".[163)]

Zur Dienstversammlung der Amtsärzte, ihrer Stellvertreter und der volbesoldeten Hilfskräfte der Gesundheitsämter am 1. und 2. Juli 1943 in Schwerin waren am ersten Sitzungstag sowohl der HJ-Gebietsarzt, Dr. Albert Voss, als auch der HJ-Gebietszahnarzt für das HJ-Gebiet Mecklenburg, Dr. Hans-Joachim Dewitz (1906-1956), geladen. HJ-Gebietsarzt Voss informierte über die näheren Anweisungen zur Gestaltung der jugendärztlichen Arbeit, die in den Grundsätzen des Reichsgesundheitsführers und des Reichsjugendführers zur Durchführung der Jugendgesundheitspflege festgelegt und im Januar 1943 den Gesundheitsämtern und den Hitler-Jugend-Ärzten zugestellt worden seien.[164)] Danach waren Reihenuntersuchungen von Kindern und Jugendlichen im 6., 10., 14., 15. und 18. Lebensjahr sowie Gesundheitsappelle im 7., 8., 11., 12., 14. und 16. Lebensjahr durchzuführen.[165)] Die Untersuchungen erfolgten an Hand einer Jugenduntersuchungstabelle, die sich an den Rahmen der Fehlertabelle der Wehrmacht anlehnte, aber berücksichtige, daß Jugendliche sich noch in der Entwicklung befänden und ein bei ihnen festgestellter Befund eine andere Bedeutung habe als bei Erwachsenen.[166)] Voss überreichte den Amtsärzten eine Liste mit den Dienststellen und Leitern der HJ-Gesundheitsstellen der mecklenburgischen HJ-Banne und eine Liste „für die kriegswichtigen Sammel- und Ernteeinsatzlager" der HJ im Jahre 1943. Er erläuterte auch die personelle Ausstattung der HJ-Gesundheitsdienststellen. 1941 verfügte die gesamten Hitlerjugend-Organisation im Reich über 1.962 HJ-Ärzte, 1.398 BDM-Ärztinnen, 515 HJ-Zahnärzte, 192 BDM-Zahnärztinnen, 148 HJ-Apotheker, 66 BDM-Apothekerinnen, 33.928 HJ-Feldschere (Sanitäter) und 45.191 Gesundheitsdienst-Mädel. Von diesen noch „friedensmäßig" ausgebildeten Ärzten waren 1943 nur noch 45 Prozent,

---

Stadtkreisen Tuberkulosehilfe" zu gewähren hatten. Dabei galt: „Die Tuberkulosehilfe ist keine Leistung der öffentlichen Fürsorge. Sie ist nicht zurückzuerstatten." Die Tuberkulosehilfe umfaßte „Heilbehandlung, Absonderung und Pflege sowie wirtschaftliche Fürsorge für den Kranken und seine Familie. Die Empfänger der Tuberkulosehilfe sind verpflichtet, den im Rahmen der Tuberkulosehilfe an sie ergehenden Anordnungen zur Förderung und Sicherung der Heilung und zur Durchführung der Absonderung und Pflege Folge zu leisten". Die Gaufürsorgeverbände hatten Tuberkulosehilfe zu gewähren, „wenn das steuerpflichtige Jahreseinkommen des Kranken den Betrag von 7.200 Reichsmark nicht übersteigt und soweit die erforderliche Hilfe nicht durch Träger der Sozialversicherung gewährt wird". RGBl., T. I, 1942, S. 549 f.

162) Unter dem Handelsnamen Illogas wurde seit den 20er Jahren Tetrachlorethylen zur Bekämpfung von Schadinsekten verwandt.

163) LHAS, 5.12-7/1, Nr. 9674 (Protokoll der Dienstversammlung vom 11./12.2.1943).

164) Vgl. dazu: Grundsätze des Reichsgesundheitsführers und des Reichsjugendführers für die Durchführung der Jugendgesundheitsführung, Berlin 1942.

165) Vgl. dazu: RMBliV., 1943, S. 29 (Runderlaß des Reichsministers des Innern über die Durchführung der Jugendgesundheitspflege, 29.12.1942).

166) Vgl. dazu: RMBliV., 1942, S. 1241 (Runderlaß des Reichsministers des Innern über die Durchführung der Jugendgesundheitspflege, hier: Herausgabe der Jugenduntersuchungstabelle, 1.6.1942).

von den Zahnärzten nur noch 42 Prozent und von den Apothekern lediglich noch 32 Prozent verfügbar.

HJ-Gebietszahnarzt Dr. Dewitz informierte über die Jugendzahnpflege und die Einrichtung bzw. Indienstnahme von HJ-Bannzahnärzten für jeden HJ-Bann. Auf dem Gebiet der Jugendzahnpflege seien 1943 mehrere Erlasse erschienen, von denen der wichtigste, der Erlaß des Reichsministers des Innern und des Jugendführers des Deutschen Reichs vom 12. April 1943, die Zahnsanierung der dem Jahrgang 1927 angehörenden männlichen Jugendlichen regeln sollte.[167)] Dabei handele es sich „um eine in der Geschichte der Medizin durch ihre Großzügigkeit erstmalige Maßnahme“. Die Notwendigkeit zur umfassenden Zahnsanierung von Jugendlichen hätte sich aus den Beobachtungen anläßlich der Musterungen zum Reichsarbeitsdienst und zur Wehrmacht ergeben, wobei festgestellt wurde, daß der Zustand der Gebisse sich von Jahr zu Jahr verschlechtert habe und Tausende von Rekruten allein aus diesem Grunde ausfielen. „Die notwendigen Zahnärzte und Dentisten sowie die finanziellen Mittel zur Durchführung dieser Aktion konnten sichergestellt werden ... Die Aktion ist noch nicht völlig abgeschlossen, doch steht bereits fest, daß sie sich hervorragend günstig ausgewirkt hat.“ Die Leiter der Staatlichen Gesundheitsämter übermittelten den beiden obersten HJ-Medizinern Mecklenburgs ihre Beobachtungen zum gesundheitlichen Stand der Kinder und Jugendlichen des Gaues.[168)]

Anschließend gab Tagungsleiter Dr. Marung einen Überblick über die Entwicklung der Fleckfiebererkrankungen in Mecklenburg, die Orte der bislang 21 eingerichteten Entlausungsanstalten[169)] und berichtete über die beabsichtigte Schließung der Infektionsabteilung in der Heil- und Pflegeanstalt Sachsenberg, deren Insassen in das Altersheim beim Stadtkrankenhaus in Schwerin verlegt werden würden.

Außerdem offerierte Marung den Leitern der Staatlichen Gesundheitsämter einen Überblick über die in „Ostarbeiterbaracken“ untergebrachten Lager der sowjetischen Zwangsarbeiter, die ebenfalls zur Klientel der Gesundheitsämter gehörten; erörtert wurde „die Frage der Unterbringung der Säuglinge ausländischer Arbeiter“. Erst Ende 1943 erhielt die mecklenburgische Medizinalverwaltung einen vollständigen Überblick über die 216 über das ganze Land verteilten Lager, in denen in Mecklenburg 113.989 ausländische Arbeitskräfte und 38.159 Kriegsgefangene untergebracht bzw. kaserniert waren; diese Liste wurde von Marung Anfang 1944 sofort an die Leiter der Staatlichen Gesundheitsämter weitergegeben.[170)]

Gegenstand der Beratung war auch die Frage der Kosten und der nicht geringen Honorierung der Diphtherieschutzimpfung. Im Kreise der obersten Gesundheitsbeamten wurde man sich schnell „darüber einig, daß die Di-Impfungen im Interesse der öffentlichen Gesundheitspflege weiterhin von den Ärzten der Gesundheitsämter unentgeltlich ausgeführt würden. Hierbei sei allerdings Voraussetzung, daß genügend Benzin für die Reisen zur Verfügung gestellt würde. Die Reisekosten sollen von den Gesundheitsämtern getragen werden, die Landräte bzw. Oberbürgermeister hätten die baren Auslagen für den Impfstoff usw. zu übernehmen“. Nach Todesfällen im Gefolge von Scharlachimpfungen sollten die Gesundheitsämter „die Apotheken ihres Bezirkes anweisen, das in Frage kommende Serum einstweilen nicht auszugeben, bis die Angelegenheit geklärt ist“.

---

167) Vgl. dazu: RMBliV., 1943, S. 661 (Runderlaß des Reichsministers des Innern über die Zahnsanierung der männlichen Jugendlichen des Geburtsjahrganges 1927, 12.4.1943), als Runderlaß des Jugendführers des Deutschen Reichs auch in: ANBl., 1943, S. 35.

168) Vgl. dazu: LHAS, 5.12-7/1, Nr. 9683 (Jahresberichte der Staatlichen Gesundheitsämter, 1942). Zum Komplex der Gesundheitsführung der Jugend und der HJ-Medizinalorganisation vgl. Buddrus: Totale Erziehung für den totalen Krieg, S. 903-950.

169) Diese befanden sich nunmehr in Crivitz, auf dem Gut Düssin, in Gadebusch, im Stadtkrankenhaus in Goldberg, im Landesfürsorgehaus in Güstrow, im Kreiskrankenhaus in Hagenow, im Marineartilleriewerk in Jessenitz, im Kreiskrankenhaus in Ludwigslust, in Malchin, Neubrandenburg und im Carolinenstift in Neustrelitz, im Durchgangslager in Parchim, in Plau und Röbel, in den Heinkel-Werken in Rostock und in der dortigen Städtischen Desinfektionsanstalt, in Schönberg, Schwerin, Sternberg, Waren und Wismar. Einige Amtsärzte „bemängelten die Ausbildung der Desinfektoren“.

170) LHAS, 5.12-7/1, Nr. 11055 (Gaubeauftragter für Lagerbetreuung an Abteilung Innere Verwaltung des Mecklenburgischen Staatsministeriums, 31.12.1943). Die für die einzelnen Kreise zutreffenden Angaben der Liste sind von Marung am 6.1.1944 an die Leiter der für den jeweiligen Kreis verantwortlichen Staatlichen Gesundheitsämter übersandt worden. Veröffentlicht bei Buddrus: Ausländische Arbeitskräfte in Mecklenburg.

Zwar sollte die bisherige Heil- und Pflegeanstalt in Domjüch in ein Tbc-Krankenhaus mit 200 Betten umgewandelt werden,[171] aber „ein Facharzt sei z.Zt. nicht zu bekommen“, weshalb „der Reichsgesundheitsführer ersucht worden“ sei, „einen solchen zur Verfügung zu stellen“.

Ausgehend von einem Einzelfall, dem des niedergelassenen Allgemeinpraktikers Dr. Hugo Speck in Friedland, der in seiner Hausarztpraxis über „einen sehr brauchbaren Röntgenapparat“ verfügte, der auf Weisung von Marung durch den Landrat des Kreises Stargard „sichergestellt“ wurde, forderte der Bezirksleiter Mecklenburg des Reichstuberkuloseausschusses Dr. Ernst Friedrich, ihm ein „Verzeichnis der Röntgenapparate der praktischen Ärzte“ zukommen zu lassen, offenbar, um ähnlich verfahren zu können.

Zu den besprochenen Einzelfragen gehörte neben der Anweisung zur Weiterverwendung älterer, nicht mehr ganz zutreffender Formulare auch die Anregung vom Neustrelitzer Amtsarzt Dr. Johannes Zwar, „die Bezirkspflegeämter aufzulösen und jedem Gesundheitsamt die Geschlechtskrankenfürsorge zu überlassen“. Der Leiter des Staatlichen Gesundheitsamtes Hagenow, Dr. Ernst Grote, „beklagte sich, daß er keine nachgehende Tbc-Fürsorge betreiben könne, weil ihm die Gesundheitspflegerinnen hierzu fehlten“. Marung forderte, „daß über größere Fliegerschäden an Krankenanstalten dem Ministerium sofort zu berichten sei, da das Ministerium dem Reichsinnenministerium hierüber zu berichten habe“. Außerdem seien „ärztliche Instrumente und Geräte ... möglichst in Luftschutzkellern zu bewahren, ebenso auch fahrbare Röntgenapparate“. Außerdem gab Marung bekannt, „daß die Ärztekammer sich beklagt habe, von den Gesundheitsämtern keine Mitteilungen über Verfehlungen von Ärzten zu erhalten. Wenn dies in der Dienstordnung für die Gesundheitsämter auch nicht vorgeschrieben sei, so wäre es doch angebracht, solche Mitteilungen der Ärztekammer zukommen zu lassen. Demgegenüber äußerten die Gesundheitsämter den Wunsch, auch ihrerseits derartige Mitteilungen von der Ärztekammer zu erhalten“.[172] Marung gab darüber hinaus bekannt, daß das bislang von privaten gewerblichen Unternehmen dominierte Krankentransportwesen nach einem „Führererlaß“ auf das Deutsche Rote Kreuz übergegangen sei,[173] und verpflichtete die Amtsärzte zur Verschwiegenheit, als er darauf hinwies, „daß die in Aussicht genommenen Termine der Apothekenrevisionen geheim zu halten seien“.[174]

Am 30. November und am 1. Dezember fand die dritte Dienstversammlung der Amtsärzte, ihrer Stellvertreter und der vollbesoldeten Hilfsärzte der Staatlichen Gesundheitsämter des Jahres 1943 statt. Den Vorsitz führte wie fast immer der oberste Medizinalbeamte des Landes, Dr. Karl-Erich Marung. Scheinbar unbeeindruckt vom Kriegsgeschehen, diskutierte man zunächst über Fortbildungslehrgänge für Hebammen, monierte, ausgehend von einem Einzelfall, daß „eine Bestrafung der Hebammen nur noch durch die Hebammenorganisation erfolgen“ könne, „wenn ihnen nicht die Anerkennung von der höheren Verwaltungsbehörde zu entziehen sei“, und erörterte die Frage, „ob die gegenwärtige Landesfachschaftsleiterin der Hebammen, Frau Martha Sellmann-Schwerin, noch genüge“ oder diese auszuwechseln sei. Besprochen wurden Vertretungsmodalitäten für den erkrankten Leiter des Gesundheitsamtes in Wismar, Dr. Walter Hindenberg, Aspekte der Impfungen gegen Diphtherie, Kinderlähmung und Fleckfieber sowie Gesundheitskontrollen in den Ostarbeiterlagern. Der zweite Beratungstag wurde eingeleitet durch einen Vortrag der Schweriner Bezirkspflegerin Margarete Emler über „Die Arbeit der Bezirkspflegeämter“, woran sich eine Diskussion über die rechtliche Zuordnung und fachliche Unterstellung der Bezirkspflegeämter anschloß. „Die Besprechung ergab, daß die[jenigen] Gesundheitsämter, denen die Bezirkspflegeämter angegliedert sind, sehr be-

171) Dies erfolgte jedoch erst im Sommer 1944. „Die Heil- und Pflegeanstalt Domjüch ist in ein Tbc-Krankenhaus umgewandelt und führt künftig die Bezeichnung ‚Staatliche Heilstätte Domjüch‘.“ Regierungsblatt für Mecklenburg, 1944, S. 161 (Bekanntmachung vom 18.7.1944).

172) Zwar gab es eine Reihe von Urteilssprüchen des mecklenburgischen ärztlichen Bezirksgerichts wegen „Berufsverfehlungen“, das zumeist auf Geldstrafen erkannte, und es konnten mindestens 26 Verurteilungen von Ärzten durch ein ordentliches Gericht, zumeist wegen Vergehens gegen § 218 StGB oder das Betäubungsmittelgesetz, und mindestens acht Verurteilungen durch ein mecklenburgisches Sondergericht festgestellt werden (darunter fünf Zahnärzte), aber eine besondere kriminalitätsaffine oder -anfällige Berufsgruppe waren die Ärzte nicht.

173) Im „Erlaß des Führers über die Vereinheitlichung des Krankentransports“ vom 30.11.1942 hieß es: „Für den Bereich des zivilen Gesundheitswesens wird der Krankentransport einheitlich dem Deutschen Roten Kreuz übertragen.“ RGBl., T. I, 1943, S. 17. Wenn sich die privaten Anbieter nicht bereit erklärten, unter der Führung des DRK zu arbeiten, mußten sie Verträge eingehen, nach denen sie ihre Fahrzeuge und Ausrüstungen zu einem staatlich festgelegten Preis zu verkaufen hatten.

174) LHAS, 5.12-7/1, Nr. 9674 (Protokoll der Dienstversammlung vom 1./2.7.1943).

friedigt sind von deren Tätigkeit, während bei den übrigen Gesundheitsämtern Klagen geltend gemacht wurden. Der Vorsitzende [Marung] gab den Abteilungsvorsteherinnen der Bezirkspflegeämter anheim, die Zusammenarbeit mit den Amtsärzten ... enger zu gestalten, und teilte mit, daß er sich nicht entschließen könne, während der Kriegszeit eine andere Organisation dem Herrn Staatsminister vorzuschlagen."

Aus einer Umfrage Marungs ergab sich, daß von den zwölf staatlichen mecklenburgischen Medizinalbezirken immerhin noch sieben über einen Tbc-Facharzt verfügten, während in fünf Bezirken die Tuberkulosebekämpfung durch die ohnehin überlasteten Leiter des Staatlichen Gesundheitsamtes selbst vorgenommen werde. Auch jetzt könne die schon länger geplante Umwandlung der Heil- und Pflegeanstalt Domjüch in eine Heilstätte für Tuberkulosekranke nicht erfolgen, da es „bisher nicht gelungen sei, einen Tbc-Facharzt für Domjüch zu bekommen; alle diesbezüglichen Bemühungen hätten sich immer wieder zerschlagen".[175)] Informiert wurde über die vom Amt für Volkswohlfahrt der Gauleitung Mecklenburg der NSDAP offerierte Möglichkeit, die Gemeindeschwestern „in die Tbc-Fürsorge einzuspannen", was die Amtsärzte ablehnten und die Ansicht äußerten, „daß die Zahl der den Gesundheitsämtern in der Tbc-Fürsorge zur Verfügung stehenden Hilfskräfte z.Zt. ausreichend sei". Allerdings benötigten die Gesundheitsämter neben den vorhandenen mindestens elf für diese Tätigkeit auszubildende Desinfektoren.

Beraten wurde über die ärztliche Betreuung der RAD-Lager in Mecklenburg und über die Ausstattung der dortigen Wohnbaracken. Marung gab bekannt, „daß es Zentralheizungen nicht mehr gäbe. Er empfahl, sich eiserne Öfen für die Baracken zu sichern. Auch eiserne Bettstellen zu erhalten bereite große Schwierigkeiten. Es empfehle sich, hölzerne Luftschutzbetten zu verwenden, die durchgesägt werden müßten".

Informiert wurde über die im Zuge des immer stärker werdenden Luftkriegs notwendig werdende Errichtung von Ausweich- oder Hilfskrankenhäusern in luftkriegsbedrohten oder -geschädigten Städten.[176)] Nach der auch in Mecklenburg erfolgten Umsetzung des von Hitler verfügten Erlasses über „die Vereinheitlichung des Krankentransports" vom 30. November 1943 „wurde bemängelt, daß das Krankentransportwesen, nachdem es auf das Deutsche Rote Kreuz übergegangen sei, sehr zu wünschen übrig lasse". Da sich die für Mecklenburg zuständige DRK-Zentrale in Stettin befand, seien Beschwerden und Änderungen der Verhältnisse schwierig.[177)]

Die letzte dokumentierte Dienstversammlung der Leiter der Staatlichen Gesundheitsämter, der stellvertretenden Amtsärzte und der vollbesoldeten Hilfsärzte bei den Gesundheitsämtern Mecklenburgs fand am 24. und 25 April 1944 unter Leitung von Dr. Karl-Erich Marung in Schwerin statt. Einleitend referierte wiederum der HJ-Gebietsarzt Dr. Albert Voss über die „Röntgenreihenuntersuchungen der HJ" in Mecklenburg und bat um die „Mithilfe der Amtsärzte in den Lagern der KLV[178)] bei der Seuchenbekämpfung". Dazu stellte Marung fest, „daß es Pflicht des Amtsarztes sei, sich um die Seuchenbekämpfung zu kümmern, wenn der Lagerarzt verhindert sei; der Amtsarzt müßte dann auch die Abstriche machen".

Besprochen wurden außerdem Luftschutzmaßnahmen in Krankenanstalten, Krankentransportfragen, Hebammenangelegenheiten, Untersuchungen zum Landdienst der HJ und zum Stand der

---

175) Diese Umwandlung erfolgte erst im Juli 1944; vgl. dazu: Regierungsblatt für Mecklenburg, 1944, S. 161 (Bekanntmachung vom 18.7.1944).

176) In Mecklenburg wurden zwischen 1939 und 1945 Ausweich- bzw. Hilfskrankenhäuser unter anderem in Rostock (Augustenschule, Schröderstraße 36, Hotel Fürst Blücher, Sportpalast, Bismarckhöhe und bei den Universitätskliniken), in Graal-Müritz, in Domjüch, in Schwerin und in Wismar eingerichtet.

177) LHAS, 5.12-7/1, Nr. 9674 (Protokoll der Dienstversammlung vom 30.11./1.12.1943).

178) Die Erweiterte Kinderlandverschickung (KLV) war im September 1940 durch einen Führererlaß eingeführt worden. Seitdem wurden bis 1945 mehr als zwei Millionen Kinder und Jugendliche aus luftkriegsbedrohten Gebieten – vielfach im Klassenverband oder schulweise – in weniger gefährdete ländliche und für den Fremdenverkehr erschlossene Regionen verschickt, darunter der Großteil durch die NSV organisiert und rund 805.000 unter der Ägide der HJ. Die Kinder und Jugendlichen wurden in etwa 6.000 bis 7.000 KLV-Lagern untergebracht, von denen etwa 3.600 von der HJ geführt wurden und in denen auch Schulunterricht stattfand. Bevorzugte „Aufnahmegaue" waren zunächst Hessen, Baden, Bayerische Ostmark, Brandenburg, Oberdonau, Sachsen, Schlesien, Sudetenland, Mecklenburg, Thüringen und Wartheland; später kamen noch das Reichsprotektorat Böhmen und Mähren, Schlesien, Danzig-Westpreußen, aber auch Lettland, Dänemark, die Niederlande und die Slowakei sowie Ungarn und Bulgarien als Aufnahmegebiete hinzu. Die Zahl und die Dislozierung der KLV-Lager in Mecklenburg sind bislang nur ansatzweise bekannt. Vgl. dazu Buddrus: Totale Erziehung für den totalen Krieg, S. 883-902.

Ausbreitung von Infektionskrankheiten, besonders von Fleckfieber, Typhus, Scharlach, Diphtherie, Impetigo contagiosa[179)] und spinaler Kinderlähmung; bemängelt wurde, „daß keine Venülen zur Blutentnahme zu bekommen seien".

Nachdem festgestellt worden war, man sei „sich darüber einig, daß die Tuberkulose zunehme", konnte Marung mitteilen, daß für die Leitung des neu einzurichtenden „Tuberkulose-Krankenhaus in Domjüch" nunmehr Dr. Otto Laur gewonnen werden konnte; dort werde auch eine Kinderabteilung eingerichtet, die von der Assistenzärztin Dr. Lotte Laur betreut werde. Die Anstalt solle vor allem Deutschen vorbehalten bleiben, während die ausländischen Tbc-Kranken von der Landesanstalt Neustrelitz-Strelitz aufzunehmen seien. Dem im Kriegsverlauf immer wichtiger werdenden Einsatz von ausländischen Arbeitskräften müsse auch durch deren Gesundheitsfürsorge Rechnung getragen werden.[180)] Es wurde beschlossen, mit ansteckenden Krankheiten behaftete Ausländer in eigens errichteten Baracken in Güstrow, Hagenow, Malchin, Malchow und Neubrandenburg sowie in der Landesanstalt Neustrelitz und im Durchgangslager Parchim unterzubringen. Dagegen sollten nichtansteckende kranke Ausländer in den Krankenhäusern von Crivitz, Grevesmühlen, Güstrow, Hagenow, Ludwigslust, Lübz, Malchin, Malchow, Neustrelitz, Parchim, Tessin, Teterow und Wismar behandelt werden.

Moniert wurde unter den Amtsärzten die unzureichende Versorgung mit Seife, wobei „allgemein die Ansicht vertreten" wurde, daß schon „die Zuteilung nicht ausreichend sei; auch die Reinigungsmittel (Besen und Feudel) seien unzureichend, ebenso die Waschmittel für die Ärztekittel, Schwesternmäntel und Handtücher".

Um den Durchhaltewillen der Ärzteschaft zu stärken, wurde beschlossen, verstärkt Anträge auf Verleihung von Kriegsauszeichnungen für die an den Gesundheitsämtern Beschäftigten zu stellen; allerdings gelte es, dabei „gewisse Richtlinien" einzuhalten. So müßte deren „Tätigkeit durch den Krieg eine angespanntere sein" als in Friedenszeiten; zudem seien „das Alter und die Dienstjahre" zu beachten. Der damals 56jährige Kreismedizinalrat Dr. Hans Kölzow, dem schon im Vorjahr das Kriegsverdienstkreuz verliehen worden war, schlug vor, „besonders den alten Ärzten das Kriegsverdienstkreuz zu geben".

Abschließend wurden Fragen der Schulzahnpflege und die Treibstoffversorgung der Ärzte erörtert. „Die Besprechung ergab, daß 100 Liter Benzin für einen vielbeschäftigten Landarzt viel zu wenig seien"; deren Bedarf liege monatlich bei mindestens „120 bis 150 Litern".[181)]

Einschränkungen und beginnendes Ende der Tätigkeit der Staatlichen Gesundheitsämter

Bereits Ende 1942 deuteten sich erhebliche Einschränkungen in der Arbeit der Gesundheitsämter an. Das „Deutsche Ärzteblatt", immerhin „Amtsblatt der Reichsärztekammer und der Kassenärztlichen Vereinigung Deutschlands", ließ etwa den Leiter des Staatlichen Gesundheitsamtes für die Uckermark, Dr. Otto Manke, nach mehr als siebenjähriger Tätigkeit rückblickend feststellen: Seit 1935 sei es Aufgabe „für die leitenden Amtsärzte" gewesen, „ärztliche Mitarbeiter, Volkspflegerinnen, technische Assistentinnen, Gesundheitsaufseher und Büropersonal einzustellen und für die Aufgaben der Gesundheitssicherung auszubilden. Neben dem altbewährten Arbeitsgebiet des früheren Kreisarztes" habe „an der Spitze der Friedensaufgaben die Pflege des Erbgutes des deutschen Volkes" gestanden, während der Rest der „gesundheitlichen Für- und Vorsorge für den einzelnen Volksgenossen unter dem Blickpunkt zusammengefaßt" worden sei: „Salus populi suprema lex!"[182)] Nicht mehr der einzelne Mensch, „sondern die Gesunderhaltung der erbtüchtigen Familie als Keimzelle des deut-

179) Impetigo contagiosa ist eine nässende, eiternde oder schuppende hochinfektiöse bakterielle Hauterkrankung, die vor allem bei Kindern und Neugeborenen im Gesichtsbereich und an den Händen auftritt.

180) Im November 1943 standen den 207.953 inländischen Arbeitskräften in Mecklenburg immerhin 152.148 Ausländer gegenüber. Das bedeutete, daß 42,3 Prozent aller in Mecklenburg beschäftigten Personen Ausländer waren, was schon damals im Reichsmaßstab der Spitzenwert war. Im November 1944 waren sogar 44,5 Prozent aller in Mecklenburg beschäftigten Personen Ausländer. Vgl. dazu Buddrus: Ausländische Arbeitskräfte in Mecklenburg.

181) LHAS, 5.12-7/1, Nr. 9674 (Protokoll der Dienstversammlung vom 24./25.4.1944).

182) Lateinisch für: Das öffentliche Wohl ist oberstes Gesetz.

schen Volkes und der vorbeugende Gesundheitsschutz des ganzen Volkes selbst war das Ziel der Betreuung. Das Gesundheitsamt wurde damit eine Behörde, die vom Staate her die Nationalbiologie des Volkes mitzulenken hatte".[183]

Damit ging es langsam zu Ende. Der Kriegsbeginn habe schon 1939 „naturgemäß ... besondere Aufgaben der Gesundheitssicherung in den Vordergrund" geschoben, „während andere Aufgaben zurückgestellt werden mußten ... Erschwert wurden die Aufgaben der Gesundheitssicherung im Kriege wesentlich durch die Abgabe von hauptamtlichen und nebenamtlichen Ärzten an die Wehrmacht, durch die Freimachung von Volkspflegerinnen und anderen Hilfskräften für neue Aufgaben in den besetzten Gebieten und durch die besonderen Einschränkungen des Krieges im Verkehrswesen". Gemeint waren die drastischen Treibstoffreduzierungen auch für den Bereich des Gesundheitswesens. Schon „ab dem 1. September 1939" wurden für die Gesundheitsämter „folgende Aufgabengebiete eingeschränkt oder unterblieben ganz: Ortsbesichtigungen, Kontrolle der Wasserversorgungsanlagen durch den Amtsarzt, Apothekenmusterungen, Besichtigungen der Drogenhandlungen, Besichtigungen der Lebensmittelgeschäfte, Reihenuntersuchungen der Schulkinder, Besichtigungen der Krankenhäuser. Eingeschränkt" wurde auch „die Tätigkeit in der ausmerzenden Erb- und Rassenpflege", also die Durchführung des Gesetzes zur Verhütung erbkranken Nachwuchses; hier wurden „nur noch dringliche Fälle bearbeitet".

Als „vordringliche Kriegsaufgabe" der Gesundheitsämter galt nunmehr die „Seuchenbekämpfung"; dabei bereitete dem Amtsarzt „die Zunahme der ausländischen Arbeiter begreifliche Sorge". Auch die „Geschlechtskrankenfürsorge, die Überwachung der HwG-treibenden Frauenspersonen" habe „unter Kriegsverhältnissen besondere Bedeutung gewonnen". Und als weitere „vordringliche Kriegsaufgabe des Gesundheitsamtes" galt nunmehr „die vorbeugende Gesundheitsfürsorge insbesondere der Säuglinge und Kleinkinder"; hier ließ der „Mangel an Ärzten die Zahl der Rat suchenden Mütter in allen Mütterberatungsstellen anschwellen".[184]

Deutlich wird, daß die einst als Hauptarbeitsgebiet der Gesundheitsämter postulierte Aufgabe der „Erb- und Rassenpflege" im Kontext des Gesetzes zur Verhütung erbkranken Nachwuchses nunmehr nicht mehr als vordringlich angesehen wurde oder gar als „kriegswichtig" galt; auch die Bereiche der öffentlichen Hygiene spielten kaum noch eine Rolle, sondern die alltäglichen Notstände an der „Heimatfront" waren in den Vordergrund gerückt. Mit Beginn und im Verlauf des Totalen Krieges erfolgte eine deutliche Schwerpunktverlagerung der Tätigkeit der Gesundheitsämter.

In einem Runderlaß hatte der Reichsminister des Innern am 6. September 1944 die faktische Einstellung der Erfassung von „Erbkranken" verfügt und die weitgehende Beendigung der Sterilisationspraktiken angeordnet. Im Erlaß hieß es, daß „Anträge auf Unfruchtbarmachung von Erbkranken bis auf weiteres ... nicht [mehr] zu stellen" seien. Man war sich bewußt, daß diese Anweisung eine „weitgehende Einschränkung der Erb- und Rassenpflege" zur Folge habe. Die Gesundheitsämter hatten ihre Sammlungs- und Gutachtertätigkeit einzustellen, und die noch bestehenden und tätigen Erbgesundheitsgerichte sollten zusammengelegt werden und hätten nur „in besonders dringlichen und klarliegenden Fällen ein Verfahren durchzuführen"; dies jedoch auch nur dann, wenn „die Durchführung des Verfahrens trotz des totalen Krieges erforderlich" sei. Das „in den Erbarchiven bisher gesammelte wertvolle Material (Sippenakten, Erbgesundheitsgerichtsakten usw.)" brauchte künftig „nicht [mehr] dauernd zur Hand zu sein" und sollte „luftschutzmäßig sichergestellt" werden.[185] Mit der faktischen Einstellung der einstigen Hauptaufgabe der Staatlichen Gesundheitsämter, der „Erb- und Rassenpflege", einher ging ein Paradigmenwechsel, mit dem die Gesundheitsämter nun nur noch auf die für wirklich kriegswichtig gehaltenen Aufgabengebiete orientiert wurden.

In einem weiteren Runderlaß des Reichsministers des Innern hieß es wenige Tage später, am 12. September 1944, „der totale Krieg" verlange „zwingend, daß die Ärzte der Gesundheitsämter ... für die kriegswichtigen Aufgaben, vor allem die Seuchenbekämpfung, die Bekämpfung der Tuberkulose und der Geschlechtskrankheiten, die Vor- und Fürsorge für Säuglinge sowie die Jugendgesund-

183) Manke: Gesundheitsamt im Einsatz, S. 218.

184) Ebenda, S. 218 f.

185) MBliV., 1944, S. 895 (Runderlaß des Reichsministers des Innern über die „Einschränkung der Durchführung des Gesetzes zur Verhütung erbkranken Nachwuchses", 6.9.1944); hier zitiert nach: Reichsgesundheitsblatt, 1944, S. 462 f. Vgl. dazu im Detail das Kapitel: Das Gesetz zur Verhütung erbkranken Nachwuchses und seine Anwendung im Deutschen Reich und in Mecklenburg, S. 585 ff.

heitspflege freigemacht werden". Alle anderen Arbeitsbereiche und Tätigkeitsfelder, aber auch die bislang lukrativen Nebenbeschäftigungen der Amtsärzte sowie „Arbeiten, die mehr die Einzelperson betreffen", seien „weitestgehend einzuschränken". So sei „die Abgabe von amtsärztlichen Gutachten für Einzelpersonen ... abzulehnen, wenn durch sie die eigentlichen größeren gesundheitlichen Aufgaben gefährdet würden". Und bei den tatsächlich unumgänglich notwendigen „Einzelgutachten" sei „zu beachten, daß die gegenwärtige Lage besondere Härte bei allen Begutachtungen, insbesondere bei solchen über Arbeitsfähigkeit", erfordere. Die Ärzte der Gesundheitsämter müßten „in dieser Hinsicht ein Vorbild strengster Unparteilichkeit und des Verständnisses für die harten Notwendigkeiten der gegenwärtigen Lage sein". Auch deshalb seien diese kriegswichtig notwendigen amtsärztlichen Gutachten „in der Regel formularmäßig und im Telegrammstil zu erstatten". Nebenamtliche Tätigkeiten, bislang eine beliebte zusätzliche Einnahmequelle der Amtsärzte, dürften nur noch dann ausgeübt werden, wenn diese „im öffentlichen Interesse liegen und für den siegreichen Ausgang des Krieges von Bedeutung" seien; genehmigungsfähig seien allenfalls Nebentätigkeiten in Rüstungsbetrieben, bei der Arbeitseinsatzverwaltung und bei Versicherungsträgern.[186)]

Gleichfalls im September 1944 verfügte der Reichsinnenminister, daß die Staatlichen Gesundheitsämter ab sofort keine der bis dahin üblichen Jahresgesundheitsberichte mehr erstellen sollten. In dem entsprechenden Erlaß hieß es: „Die Arbeiten für den Jahresgesundheitsbericht werden, soweit sie nicht schon bisher ... in Wegfall gekommen sind, nunmehr vollständig stillgelegt." Die bereits ausgefüllten Fragebogen seien „daher nicht mehr einzureichen". Lediglich die die Tuberkulose-Fürsorge betreffenden Unterlagen könnten „auch weiterhin zum Zwecke der Selbstkontrolle geführt werden". Allerdings werde „die Verpflichtung der Gesundheitsämter, die Nachweisungen des Zu- und Abgangs von Ärzten, Zahnärzten und Apothekern der staatlichen Aufsichtsbehörde ... vorzulegen", weiterhin aufrechterhalten.[187)]

Dieser im Herbst 1944 ausgesprochene Verzicht auf die bis dahin als Steuerungsinstrumente für essentiell gehaltenen Berichte über den Gesundheitszustand der deutschen Bevölkerung dokumentiert einerseits die angespannte Lage, unter der die personell und materiell ausgedünnten Gesundheitsämter arbeiten mußten. Andererseits belegt dieser Berichtsverzicht auch eine Überlastung der – personell ebenfalls unterbesetzten – obersten Medizinalbehörden und ein resignatives Desinteresse an der gesundheitlichen Verfassung sowie den Lebensbedingungen der Bevölkerung an der „Heimatfront", an denen ohnehin nicht mehr viel zu ändern war.

Abschließend ist zu bemerken, daß in der Forschung und Publizistik die Bedeutung des Gesetzes zur Vereinheitlichung des Gesundheitswesens vielfach verkürzt und lediglich in seinen Auswirkungen auf die Maßnahmen der nationalsozialistischen Erb- und Rassenpflege und hier vor allem auf die Zwangssterilisierungen und Eheberatungen betrachtet wird. Dabei war der Aufgabenkreis der mit diesem Gesetz geschaffenen Staatlichen Gesundheitsämter – wie in den weiter oben zitierten „Richtlinien" geschildert – weitaus umfangreicher. Über die Tätigkeit der Gesundheitsämter etwa auf den Gebieten der Ortschafts- und Lufthygiene, des Wasser-, Boden-, Siedlungs-, Bau-, Wohnungs- und Unterkunftswesens, auf dem Feld des Arbeiterschutzes und der Gewerbehygiene oder bei der Lebensmittelüberwachung wissen wir aber bislang noch zu wenig. Das gilt auch für andere Tätigkeitsbereiche des öffentlichen Gesundheitsdienstes, die die Staatlichen Gesundheitsämter wahrzunehmen hatten, so etwa ihr Wirken bei der Durchführung von Schutzimpfungen, bei der Ausübung der vertrauensärztlichen Tätigkeit, bei der Überwachung des Apothekenwesens, bei der Beaufsichtigung der Krankenanstalten oder bei der gesundheitlichen Beaufsichtigung und ärztlichen Versorgung der Strafanstalten und Gefängnisse. Hier sind weitere Forschungen notwendig.

---

186) MBliV., 1944, S. 914 (Runderlaß des Reichsministers des Innern, 12.9.1944); hier zitiert nach: Reichsgesundheitsblatt, 1944, S. 473 f.

187) MBliV., 1944, S. 915 (Runderlaß des Reichsministers des Innern, 15.9.1944); hier zitiert nach: Reichsgesundheitsblatt, 1944, S. 482.

Medizinverbrechen oder ärztliche „Unrechtshandlungen in medizinischen Kontexten"

Wie schon in der Einleitung zu dieser Arbeit erläutert, ist bei den nach 1945 entstandenen Arbeiten zur deutschen Medizingeschichte im Dritten Reich ein deutliches Ungleichgewicht zu beobachten. Betrachtet man sowohl die zahlreichen wissenschaftlichen Veröffentlichungen als auch die reichhaltige populärwissenschaftliche Literatur zur Geschichte der Medizin, zur Medizinalpolitik und zur Ärzteschaft in der Zeit des nationalsozialistisch beherrschten Deutschlands, so behandeln „gefühlt" mindestens 90 Prozent der Veröffentlichungen die sogenannten Medizinverbrechen des NS-Regimes; zahlreiche Publikationen widmen sich sogar ausschließlich diesem Themenbereich – und das zudem gelegentlich aus einem recht eingeschränkten Blickwinkel, der den tatsächlichen Umfang der nationalsozialistischen (Medizin-)Verbrechen gar nicht erfaßt.

Wie der US-amerikanische Medizinhistoriker Robert Proctor schon vor 20 Jahren feststellte, seien Bücher über den Nationalsozialismus „fast immer darauf angelegt zu schockieren". Es habe sich in „den meisten neueren Darstellungen zur nationalsozialistischen Medizingeschichte ... eine Erzählweise etabliert, in der die Medizin jener Zeit als Abfolge ständig sich steigernder Greueltaten beschrieben wird – von der Rassenhygiene, Sterilisationsprogrammen und dem Ausschluß der Juden über die Euthanasie, mißbräuchliche Experimente bis hin zur sogenannten Endlösung".[1)]

Dieser Befund gilt – betrachtet man die medizinhistorischen Arbeiten über das Dritte Reich der letzten beiden Jahrzehnte – bis heute unverändert weiter, wenngleich einige neuere Forschungen mittlerweile differenzierter und detaillierter auf die Verbrechenskomplexe im Bereich der Medizinalpolitik eingegangen sind.[2)] Dazu später mehr.

Was unserer Ansicht nach bei vielen Darstellungen der zahlreichen Medizinverbrechen des Dritten Reiches „übersehen" oder zumindest nicht ausreichend berücksichtigt wird, ist das eigentliche *Grund-, Primär-* oder *Urverbrechen* des Nationalsozialismus und seiner Repräsentanten *auf allen Ebenen* der Politik, der Wirtschaft, des Militärs und der Gesellschaft: die Bemühungen zur vollständige Inanspruchnahme, zur restlosen Vereinnahmung, zur weitgehenden organisatorischen Erfassung, zur totalen Indoktrinierung, zur kompromißlosen Instrumentalisierung und rücksichtslosen Mobilisierung der gesamten deutschen Bevölkerung, immer verbunden mit einer zumindest latenten, vielfach auch beständig virulenten Bedrohung derjenigen Teile des deutschen Volkes, die zu einer „Volksgemeinschaft" zusammengeschlossen werden sollten, sowie der Ausgrenzung und Eliminierung derjenigen, die aus rassistischen, politischen, ökonomischen oder pseudomedizinischen Gründen nicht dazugehören sollten. Erst durch dieses komplexe Bedingungsgefüge – gelegentlich durch soziale Verheißungen ergänzt – wurden die eigentlich *sekundären,* weil *dadurch erst ermöglichten und daraus folgenden Verbrechen* des NS-Staates, als deren eklatanteste Beispiele der militärische Überfall auf zahlreiche Länder, deren Versklavung und deren wirtschaftliche Ausplünderung sowie der millionenfache Mord an den europäischen Juden gelten, überhaupt erst möglich. Dennoch hilft die scheinbar logische Schlußfolgerung: Wenn das Dritte Reich, also das nationalsozialistische Deutschland, ein Unrechtsstaat gewesen ist, dann waren auch alle dort erlassenen Gesetze und alle der von dort aus durchgeführten Maßnahmen Unrecht, nicht richtig weiter.

Bevor wir uns der Spezialfrage zuwenden, was im Bereich der Medizinalpolitik bzw. des Gesundheitswesens des Dritten Reichs als Verbrechen anzusehen ist, gilt es die allgemeinere Frage zu beantworten: Was war nach *zeitgenössischem Rechtsverständnis* bzw. nach damaliger Rechtslage überhaupt ein Verbrechen? Und damit ist für Historiker, Juristen oder auch Sozialwissenschaftler beim retrospektiven Blick immer auch die Frage verbunden: Was ist nach *heutiger Rechtsauffassung* als Verbrechen zu bezeichnen? Woraus das schwierige Problem resultiert, wie man diese beiden Kategorien, Betrachtungsweisen oder Bewertungen sinnvoll zusammenbringt. Kann man die heutigen Ethik-, Moral- und Rechtsauffassungen oder die gegenwärtige Gesetzeslage rückwirkend auf zeitge-

---

1) Proctor: Blitzkrieg gegen den Krebs, S. 13.

2) Vgl. dazu etwa den instruktiven Sammelband von Rauh u.a.: Medizintäter. Ärzte und Ärztinnen, oder die Arbeit von Süß: Der „Volkskörper" im Krieg, S. 370 ff.

nössische Sachverhalte übertragen, aus denen sie vielfach erst entstanden sind? Gibt es überhaupt ein überstaatliches oder gar überzeitliches Recht, nach dem vergangenes Geschehen heute adäquat zu beurteilen ist?

Unabhängig von den nachfolgenden Überlegungen gilt es zunächst zu konstatieren: Ärzte waren und sind nicht automatisch die besseren, weil immer gesetzestreuen Menschen. Dennoch werden im vorliegenden Kontext die von Ärzten begangenen Delikte wie Mord, Totschlag, Körperverletzung, Abtreibung, Diebstahl, Urkundenfälschung, Hochstapelei, Steuerhinterziehung, Meineid, Verleumdung usw., die auch schon nach dem zeitgenössisch gültigen Reichsstrafgesetzbuch als zu sanktionierende (Verbrechens-)Handlungen galten, an dieser Stelle ausgeklammert.[3)]

Im vorliegenden Zusammenhang geht es vor allem um „normwidrige Handlungen, die von einem Mediziner in seiner Rolle als Arzt oder medizinischer Wissenschaftler in spezifisch medizinischen Handlungsfeldern ausgeführt wurden", also zwar auch um Verstöße gegen den ohnehin nicht rechtsrelevanten sogenannten Eid des Hippokrates, aber vielmehr um Verbrechen gegen die Menschheit oder die Menschlichkeit, die unter nationalsozialistischer Herrschaft gefördert, forciert und möglich wurden. Dabei ist – wie eingangs beschrieben – die Frage nicht ganz einfach zu beantworten, ob sich eine Bewertung von „Medizinverbrechen" an den zeitgenössisch gültigen Regeln oder heutigen Maßstäben orientieren sollte; denn zu beachten ist, daß nicht bei jeder heute als verabscheuungswürdig und verwerflich angesehenen (pseudo-)medizinischen Handlung sofort, automatisch und „uneingeschränkt von Verstößen gegen Menschenrechte gesprochen werden" kann, „da eine jenseits von nationalem Recht relevante internationale Übereinkunft erst mit der Allgemeinen Erklärung der Menschenrechte der Vereinten Nationen 1948 entstand, also erst nach der Zeit des Nationalsozialismus und als Reaktion auf diesen".[4)]

Um die allgemeine Rechtslage im nationalsozialistisch beherrschten Deutschland zu bewerten, ist zunächst zu beachten, daß nach der reichsweiten Machtübernahme der NSDAP im Januar 1933 die im August 1919 verkündete Verfassung des Deutschen Reichs (die sogenannte Weimarer Reichsverfassung) formal weiter galt;[5)] sie ist weder ausdrücklich abgeschafft noch durch eine neue Verfassung ersetzt worden. Allerdings ist sie mit der verfassungsbrechenden „Verordnung des Reichspräsidenten zum Schutz von Volk und Staat" vom 28. Februar 1933[6)] sowie mit dem verfassungsändernden „Gesetz zur Behebung der Not von Volk und Reich" vom 24. März 1933 schon zu Beginn des Dritten Reichs in wichtigen Bereichen faktisch außer Kraft gesetzt worden.[7)] Nunmehr stand das Gesetzgebungsrecht nicht mehr nur dem ohnehin „uniformierten Reichstag", also dem gleichgeschalteten, lediglich akklamierenden Pseudoparlament, sondern auch der Reichsregierung zu, so daß diese jederzeit verfassungsändernde und verfassungsdurchbrechende Gesetze erlassen konnte. Und nach dem

3) Vgl. dazu das Kapitel: Ärzte im Konflikt mit dem Gesetz. Art und Umfang der Strafverfolgung, S. 658 ff.

4) Roelcke: „Täterschaft" und Täter, S. 137, 139.

5) Nach Artikel 6 und 7 der Reichsverfassung hatte „das Reich die Gesetzgebung über ... die Bevölkerungspolitik, die Mutterschafts-, Säuglings-, Kinder- und Jugendfürsorge" sowie über „das Gesundheitswesen, das Veterinärwesen und den Schutz der Pflanzen gegen Krankheiten und Schädlinge". Nach Artikel 109 waren alle Deutschen vor dem Gesetz gleich, Männer und Frauen hatten dieselben Rechte und Pflichten. Nach Artikel 111 galt allgemeine Freizügigkeit, besonders das Recht, sich an jedem Ort im Reich aufzuhalten, niederzulassen, Grundstücke zu erwerben „und jeden Nahrungszweig zu betreiben". Nach Artikel 114 war die Freiheit der Person unverletzlich, allerdings war eine „Beeinträchtigung oder Entziehung der persönlichen Freiheit durch die öffentliche Gewalt ... auf Grund von Gesetzen zulässig". Nach Artikel 116 konnte eine Handlung „nur dann mit einer Strafe belegt werden, wenn die Strafbarkeit gesetzlich bestimmt war, bevor die Handlung begangen wurde". Nach Artikel 119 war „die Reinerhaltung, Gesundung und soziale Förderung der Familie Aufgabe des Staates und der Gemeinden". Und nach Artikel 120 war „die Erziehung des Nachwuchses zur leiblichen, seelischen und gesellschaftlichen Tüchtigkeit oberste Pflicht und natürliches Recht der Eltern, über deren Betätigung die staatliche Gemeinschaft wacht".

6) Vgl. dazu: RGBl., T. I, 1933, S. 83. Mit dieser auch „Reichstagsbrandverordnung" genannten Verordnung wurden die Artikel 114, 115, 117, 118, 123, 124 und 153 der Weimarer Reichsverfassung außer Kraft gesetzt, was bedeutete, daß „Beschränkungen der persönlichen Freiheit, des Rechts der freien Meinungsäußerung, einschließlich der Pressefreiheit, des Vereins- und Versammlungsrechts, Eingriffe in das Brief-, Post-, Telegraphen- und Fernsprechgeheimnis, Anordnungen von Hausdurchsuchungen und von Beschlagnahmen sowie Beschränkungen des Eigentums auch außerhalb der sonst hierfür bestimmten gesetzlichen Grenzen zulässig" waren. Ebenda.

7) Vgl. dazu ebenda, S. 141. In diesem auch als „Ermächtigungsgesetz" bezeichneten Gesetz hieß es: „Reichsgesetze können außer in dem in der Reichsverfassung vorgesehenen Verfahren auch durch die Reichsregierung beschlossen werden ... Die von der Reichsregierung beschlossenen Reichsgesetze können von der Reichsverfassung abweichen ... Die von der Reichsregierung beschlossenen Reichsgesetze werden vom Reichskanzler ausgefertigt und im Reichsgesetzblatt verkündet."

Tod des Reichspräsidenten Paul von Hindenburg wurden mit dem „Gesetz über das Staatsoberhaupt des Deutschen Reichs" vom 1. August 1934[8] die Funktionen des Reichspräsidenten und des Reichskanzlers vereinigt und auf Adolf Hitler übertragen, der nunmehr als alleiniger Gesetzgeber fungieren konnte – und dies auch auf verschiedenen Ebenen ausführlich tat.

Neben der ausgehöhlten Reichsverfassung galt im NS-Staat auch das im Januar 1872 in Kraft getretene Reichsstrafgesetzbuch weiter,[9] das im Dritten Reich allerdings erheblich ergänzt und verschärft wurde. Die einfache, positivistische und juristisch eindeutige Definition eines Verbrechens lautete in diesem Strafgesetzbuch: „Eine mit dem Tode, mit Zuchthaus oder mit Festungshaft von mehr als fünf Jahren bedrohte Handlung ist ein *Verbrechen*." Dagegen galt „eine mit Festungshaft bis zu fünf Jahren, mit Gefängnis oder mit Geldstrafe ... bedrohte Handlung" als „ein *Vergehen*". Und schließlich wurde „eine mit Haft oder mit Geldstrafe bis fünfzig Talern bedrohte Handlung als „eine *Übertretung*" angesehen.[10] Ein Verbrechen unterschied sich von allen anderen strafbaren Handlungen also durch die Höhe des Strafmaßes und wurde in der Regel also mit Zuchthaus- oder Todesstrafe geahndet.

Unter den 29 im Reichsstrafgesetzbuch als Straftatbestände bzw. Verbrechensgruppen definierten Gesetzesverstößen, die in mehr als 290 Paragraphen fixiert worden sind, interessieren in den hier behandelten – medizinischen – Zusammenhängen vor allem die Straftaten gegen Menschen,[11] also Handlungen, die gegen das Leben und die körperliche Unversehrtheit von Personen gerichtet waren: Dazu gehören die §§ 211 ff. „Verbrechen und Vergehen wider das Leben", besonders Mord (§ 211), Totschlag (§ 212) und Schwangerschaftsabbruch (§ 218); außerdem der § 223 „Körperverletzung",[12] der § 224 „Gefährliche Körperverletzung"[13] sowie der § 226 „Schwere Körperverletzung",[14] ergänzend dazu der § 227 „Körperverletzung mit Todesfolge".[15] Hinzu kamen als Verbrechen gegen Menschen die „Mißhandlung von Schutzbefohlenen" (§ 225) sowie „Verbrechen und Vergehen wider die persönliche Freiheit" (§ 234 ff.), darunter Zwangsarbeit, Ausbeutung der Arbeitskraft und Freiheitsberaubung (§ 239).[16] Und schließlich für den vorliegenden Zusammenhang von besonderer Bedeutung waren die §§ 331 ff., nach denen „Verbrechen und Vergehen im Amte" verfolgt werden konnten, hier vor allem der § 340, der „Körperverletzung im Amt" sanktionierte.[17]

Nach der Klärung des Sachverhalts, was denn – im juristischen Sinne – als ein Verbrechen bzw. als Vergehen anzusehen war bzw. ist, gilt es für den Medizinalbereich eine weitere Differenzierung vorzunehmen: nämlich die Unterscheidung von Handlungen, die als staatliche Maßnahmen *gegen Ärzte* gerichtet waren, und von Verbrechen, die *von Ärzten* selbst begangen wurden. Zur ersten Gruppe –

---

8) Ebenda, 1934, S. 747. Darin hieß es: „Das Amt des Reichspräsidenten wird mit dem des Reichskanzlers vereinigt. Infolgedessen gehen die bisherigen Befugnisse des Reichspräsidenten auf den Führer und Reichskanzler Adolf Hitler über."

9) Vgl. dazu: RGBl., 1871, S. 127-205.

10) Ebenda, S. 128 (Hervorhebungen durch die Verfasser).

11) Und also nicht gegen die ebenfalls als Verbrechen betrachteten Straftaten gegen die Staatsordnung, gegen den Staat und seine Repräsentanten, gegen die Währung, gegen die Sittlichkeit oder gegen Sachen (etwa Diebstahl, Raub, Unterschlagung usw.).

12) „Wer eine andere Person körperlich mißhandelt oder an der Gesundheit schädigt, wird mit Freiheitsstrafe bis zu fünf Jahren oder mit Geldstrafe bestraft."

13) „Wer die Körperverletzung durch Beibringung von Gift oder anderen gesundheitsschädlichen Stoffen, mittels einer Waffe oder eines anderen gefährlichen Werkzeugs, ... mittels einem anderen Beteiligten gemeinschaftlich oder mittels einer das Leben gefährdenden Behandlung begeht, wird mit Freiheitsstrafe von drei Monaten bis zu zehn Jahren ... bestraft."

14) „Hat die Körperverletzung eine Schädigung des Sehvermögens, des Gehörs, des Sprechvermögens oder den Verlust der Fortpflanzungsfähigkeit zur Folge, ist ein wichtiges Glied des Körpers betroffen und dauernd nicht mehr gebrauchsfähig oder wird jemand in erheblicher Weise dauernd entstellt oder verfällt infolge der Körperverletzung dem Siechtum, der Lähmung, einer geistigen Krankheit oder einer Behinderung und hat der Täter einen dieser Zustände absichtlich und willentlich herbeigeführt", so betrug die Freiheitsstrafe drei bis zehn Jahre.

15) Ein solcher Tatbestand lag dann vor, wenn ein Täter durch die von ihm vorgenommene Körperverletzung den Tod der verletzten Person verursacht hat, was mit Freiheitsstrafen zwischen drei und zehn Jahren geahndet werden konnte.

16) „Wer einen Menschen einsperrt oder auf andere Weise der Freiheit beraubt, wird mit Freiheitsstrafe bis zu fünf Jahren ... bestraft."

17) „Ein Amtsträger, der während der Ausübung seines Dienstes oder in Beziehung auf seinen Dienst eine Körperverletzung begeht oder begehen läßt, wird mit Freiheitsstrafe ... bis zu fünf Jahren bestraft." Alles zitiert nach: RGBl., 1871, S. 127-205.

im zeitgenössisch-strafrechtlichen Sinne keine „Verbrechen" – gehören die vielfältigen gruppenbezogenen Diskriminierungen des Staates und der medizinischen Standesorganisationen im Bereich des medizinischen Personals. Im Gefolge des am 7. April 1933 erlassenen „Gesetzes zur Wiederherstellung des Berufsbeamtentums"[18] konnten jüdische Mediziner und politisch mißliebige Ärzte aus dem Staatsdienst und aus Beamtenstellen entlassen werden. Mit der wenige Tage darauf, am 22. April 1933, verfügten „Verordnung über die Zulassung von Ärzten zur Tätigkeit bei den Krankenkassen" wurde jüdischen und nicht systemkonformen Ärzten die Kassenzulassung entzogen, so daß diese nur noch als privat niedergelassene Ärzte praktizieren konnten.[19]

Und die am 17. Mai 1934 erlassene Zulassungsordnung[20] sah vor, daß „nichtarische" Ärzte künftig generell keine Zulassung mehr erhalten sollten; von einer Zulassung zur Kassenpraxis ausgeschlossen waren aber auch diejenigen Ärzte, „die nicht die Gewähr dafür bieten, daß sie jederzeit rückhaltlos für den nationalsozialistischen Staat eintreten". Damit wurde – erstmals in Deutschland – ein positives politisches Bekenntnis der Ärzte zum Staat, hier zum NS-Staat, verlangt und zu einem ausschlaggebenden Kriterium für die berufliche Eignung von Medizinern erhoben. Als gruppenbezogene Diskriminierung von Ärzten ist auch die Ausschaltung von Frauen aus dem ärztlichen Berufsstand zu betrachten, verbunden mit einer Erschwerung der Zulassung oder Nichtzulassung von Frauen zu ärztlichen Berufen.[21] Obwohl von der Reichsregierung beschlossen und im allgemein zugänglichen Reichsgesetzblatt veröffentlicht, waren dies im zeitgenössisch juristischen Sinne keine Verbrechen, wenngleich aus heutiger Sicht einschneidende staatliche Unrechtsmaßnahmen zumindest gegen die gesetzlich garantierte Berufsfreiheit.[22]

Das gilt auch für die ab April 1936 geltende Reichsärzteordnung, mit der eine Zwangserfassung fast aller deutschen Ärzte in einer nach dem Führerprinzip strukturierten autoritären Einheitsorganisation mit hierarchischen Befehlsbefugnissen durchgesetzt wurde, für die die betroffenen Mediziner auch noch Zwangsbeiträge entrichten mußten. Politisch mißliebige oder jüdische Ärzte wurden aus der „deutschen Ärzteschaft" ausgeschlossen. Die ohnehin schon marginalisierten Niederlassungs-, Vertrags- und Behandlungsfreiheiten der Ärzte wurden endgültig aufgehoben; statt dessen wurde eine zwangsweise Einbindung der Ärzte in die sozial-, wirtschafts- und bevölkerungspolitischen Maßnahmen des NS-Staates ermöglicht. Verstöße gegen die bewußt vage definierten und weit auslegbar formulierten ärztlichen Berufspflichten waren mit Strafandrohungen belegt, die bis hin zu einem mit Approbationsentzug verbundenen Berufsverbot reichten. Der mit der Reichsärzteordnung geschaffenen Reichsärztekammer wurden umfassende Befugnisse eingeräumt. Analog zu militärischen Hierarchieverhältnissen ist apodiktisch verfügt worden: „Der Reichsärztekammer *unterstehen* alle Ärzte im Deutschen Reich ... Die *Anordnungen* der Reichsärztekammer sind für die Ärzte *bindend* ... Die Reichsärztekammer kann Ärzte zur Befolgung ihrer Anordnungen durch Erzwingungsstrafen bis zu eintausend Reichsmark anhalten."[23] Mit dem Erlaß der „Vierten Verordnung zum Reichsbürgergesetz" vom 25. Juli 1938[24] wurden den noch in Deutschland verbliebenen und notgedrungen ausschließlich in Privatpraxis aktiven jüdischen Ärzten zum 30. September 1938 die Approbationen entzogen. Sie wurden also mit einem weitreichenden Berufsverbot belegt, womit ihnen die Existenzgrundlage entzogen war.[25]

---

18) Vgl. dazu: RGBl., T. I, 1933, S. 175-177.

19) Vgl. dazu ebenda, S. 222 f. Darin hieß es, daß „die Tätigkeit von Kassenärzten nicht arischer Abstammung und von Kassenärzten, die sich im kommunistischen Sinne betätigt haben, beendet" werde und „Neuzulassungen solcher Ärzte nicht mehr" stattfänden. Ein Beispiel: Von den 1.418 Kinderärzten und -ärztinnen des Deutschen Reichs wurde ab 1933 mindestens 773 als rassisch oder politisch unliebsam oder untragbar angesehenen Pädiatern die Existenzgrundlage entzogen (54,5 Prozent); diese wurden in die Illegalität gedrängt, zur Emigration getrieben oder in Vernichtungslagern ermordet. Vgl. dazu Beddies: Im Gedenken der Kinder, S. 60.

20) Vgl. dazu: RGBl., T. I, 1934, S. 399-410.

21) In der Zulassungsordnung hieß es: Von einer Kassenzulassung auszuschließen waren darüber hinaus aber auch „verheiratete weibliche Ärzte, wenn die Ausübung der kassenärztlichen Tätigkeit zur wirtschaftlichen Sicherstellung der Familie nicht erforderlich erscheint". Ebenda.

22) Vgl. dazu im Detail das Kapitel: Gesundheitsverhältnisse, gesetzliche Grundlagen und berufliche Rahmenbedingungen für das Wirken der mecklenburgischen Ärzteschaft 1933-1939, S. 103 ff.

23) RGBl., T. I, 1935, S. 1433-1444; vgl. dazu das Kapitel: Gesundheitsverhältnisse, gesetzliche Grundlagen und berufliche Rahmenbedingungen für das Wirken der mecklenburgischen Ärzteschaft 1933-1939, S. 103 ff.

24) Vgl. dazu: RGBl., T. I, 1938, S. 969 f.

25) Vgl. dazu das Kapitel: Jüdische Ärzte im Deutschen Reich und in Mecklenburg, S. 513 ff.

Neben diesen staatlich sanktionierten und betriebenen Diskriminierungen von zahlreichen Ärzten, die im Zuge von machtergreifenden Elitenwechseln auch anderswo zu beobachten waren und sind und an denen von 1933 bis 1945 eine Reihe von Medizinern und nationalsozialistischen Ärztefunktionären beteiligt war, gilt es nun, die Verbrechen von im nationalsozialistischen Deutschland verbliebenen und dort tätigen Ärzten zu betrachten. Dabei läßt sich vorab zusammenfassend feststellen, daß sowohl die umfassende Propagierung eines modifizierten Krankheits- und Patientenverständnisses (die bei nicht wenigen Ärzten wohlwollend auf offene Ohren stieß) als auch die Proklamationen eines neuen Arztbildes und darüber hinaus eine weitreichende, mit „Zuckerbrot und Peitsche“ verbundene Indoktrination der Ärzteschaft bei dieser vielfach zu einer Internalisierung eines veränderten, nationalsozialistisch, also rassistisch, „erbgesundheitlich“ und „volkbiologisch“ ausgerichteten ärztlichen Berufsbildes führten, das nicht wenige der zu „Gesundheitserziehern“ bzw. zu „Gesundheitsführern“ mutierten Ärzten, die die Entindividualisierung ihrer Patienten und deren Aufgehen in einem imaginären Volkskörper zumindest in Kauf nahmen, zu medizinischen „Blockwarten der Volksgemeinschaft“ und nicht wenige zu „Vollstreckern des nationalsozialistischen Gesetzeswillens“ werden ließ.

Aber inwieweit wurden „die Ärzte“ dadurch zu Medizintätern, und inwieweit wurde ihr medizinisches Handeln zum Verbrechen? Da die „Realgeschichte der Medizin“, also das Alltagshandeln der Ärzte in ihrem eigentlichen Beruf bislang kaum untersucht wurde, sondern nur einige der als Medizinverbrechen beurteilten Handlungen, fällt die Antwort schwer und kann nicht immer eindeutig ausfallen. Sicher ist auch, daß das Feld des medizinischen Alltagshandelns derjenige Bereich ärztlicher Tätigkeit war, der von weiten Teilen der Bevölkerung als „Normalmedizin“ erfahren wurde. Denn „Medizin war nicht nur als Element des nationalsozialistischen Terrorregimes in den Herrschaftsalltag des Dritten Reichs eingebunden, sondern auch als Bestandteil einer Normalität, die das Funktionieren und Weiterbestehen dieser Herrschaft erst ermöglichte“.[26] Auch dazu später mehr.

Um Bewertungskontroversen, aber auch Größenordnungen anzudeuten, die sich in der neueren Forschung etabliert haben: Danach war „die deutsche Ärzteschaft eine Funktionselite, die sich wie keine andere empfänglich für den Nationalsozialismus“ gezeigt habe.[27] „Keine andere Profession war in einem solchen Ausmaß in die Vernichtungspolitik des NS-Regimes involviert wie die Mediziner. Auf vielen Feldern der Verfolgung und Vernichtung“ hätten „Ärzte eine Schlüsselstellung“ eingenommen. „So beteiligten sich Ärzte federführend an den Zwangssterilisierungen und ‚Euthanasiemorden‘. Und auch die Selektion an der Rampe sowie das Aufdrehen des Gashahnes in den Konzentrations- und Vernichtungslagern ... wurde von Medizinern vorgenommen. Sie waren auch für die furchtbaren Humanexperimente verantwortlich, die in vielen Konzentrationslagern durchgeführt wurden. Ohne die tatkräftige und fast ausnahmslos freiwillige Mithilfe von Ärzten wäre die Ermordung von sechs Millionen Juden, einer halben Million Sinti und Roma sowie 300.000 geistig Behinderten und psychisch Kranken nicht derart reibungslos möglich gewesen ... Die Zahl der direkt an Medizinverbrechen beteiligten Ärzte dürfte in die Tausende gehen.“ Es bleibt unklar, wie der Autor zu dieser Größenordnung kommt, wenn er zugleich davon ausgeht, daß „die Täterforschung nach wie vor eher als Stiefkind der deutschen Medizingeschichte zu betrachten“[28] ist. Außerhalb der Betrachtung bleibt hier auch, daß es „die deutsche Ärzteschaft“ in dieser monolithischen Form nie gegeben hat. Und auch die fast ausschließliche Reduktion von nationalsozialistischen Medizinverbrechen auf die drei Tatkomplexe Zwangssterilisation, Euthanasiemorde und Humanexperimente in den Konzentrationslagern umfaßt längst nicht alle ärztlichen Handlungen im Dritten Reich, die als Verbrechen, Vergehen oder „Unrechtshandlungen“[29] angesehen werden können und müssen, weil Ärzte auch in zahlreichen anderen Tätigkeitsfeldern (medizinische Forschung, Militärmedizin, Arbeits- und Leistungsmedizin, Vertrauensärztesystem bis hin zur klaglosen Duldung der Aufhebung der ärztlichen Schweigepflicht u.a.) die dem Berufsstand immanenten berufsethischen Anforderungen ignoriert, „vergessen“ oder überschritten haben. Einige Überlegungen mögen das illustrieren.

26) Süß: Der „Volkskörper“ im Krieg, S. 370.
27) Rauh: „Medizintäter“ im Nationalsozialismus, S. 17.
28) Ebenda, S. 17 f., 31.
29) So Roelcke: „Täterschaft“ und Täter, S. 145; dazu später mehr.

Betrachtet man etwa das Gesetz zur Verhütung erbkranken Nachwuchses und seine Umsetzung[30] als ein Medizinverbrechen, dann müßten die Masse der niedergelassenen Ärzte in Mecklenburg und das Gros der dortigen Klinikärzte sowie ein erheblicher Teil des medizinischen Hilfspersonals als Medizintäter, also als Verbrecher angesehen werden, da sie – wenn auch gesetzlich dazu verpflichtet – die ihnen beruflich bekannt gewordenen Fälle von sogenannten Erbkrankheiten in großem Umfang registriert und gemeldet hatten – was bei den betroffenen Personen mehrheitlich zu deren Zwangssterilisierungen führte. Erst recht würden dann das Personal und besonders die Leiter der Staatlichen Gesundheitsämter, bei denen diese Meldungen zusammenliefen und die sie – mit einem Gutachten versehen – an die Erbgesundheitsgerichte weiterleiteten, als Medizintäter anzusehen sein; und schließlich auch die Operateure, die die Sterilisierungen an Frauen und Männern vornahmen und damit als praktische „Vollstrecker des Gesetzeswillens" agierten. Diese – einerseits gesetzlich nunmehr gestützte und damit geschützte – „Vollstreckung", also der medizinische Eingriff in die Fortpflanzungsfähigkeit, kollidierte andererseits eindeutig mit dem gleichzeitig bestehenden Recht auf körperliche Unversehrtheit und war zumindest ein Verstoß gegen die §§ 223 ff. (Körperverletzung) oder sogar gegen den § 340 RStGB (Körperverletzung im Amt). Ein Arzt, der schon allein auf Grund seiner Profession traditionell dazu da war, dem einzelnen Menschen zu helfen, avancierte durch das Gesetz zur Verhütung erbkranken Nachwuchses zum Beauftragten des Staates gegen den Einzelnen in einem gerichtsähnlichen Verfahren.

Unabhängig von der Tatsache der Fragmentierung bzw. der Rollenverteilung der hieran beteiligten Ärzteschaft in verschiedene Gruppen – in die „Beobachter", die „Melder", die „Registratoren", die „Begutachter", die „Weiterleiter", die „Entscheider" und die „Ausführer", also die praktischen „Exekutoren" des „Gesetzeswillens" – würde damit aus heutiger Sicht ein großer Teil der deutschen wie der mecklenburgischen Ärzteschaft der NS-Zeit in die Kategorie der Medizintäter oder zumindest der Mittäter eingestuft werden müssen, da sie, was schon damals verboten war, in die körperliche Unversehrtheit von Personen eingegriffen haben – wenngleich diese Eingriffe durch ein Reichsgesetz legitimiert worden sind. Dabei ist noch gar nicht die Frage beantwortet, wie dieses Reichsgesetz zustande gekommen ist und ob der entsprechende „Beschluß der Reichsregierung", die nicht legitim an die Macht gekommen war, formal rechtskräftig gewesen ist, aber ebensowenig die Frage, in welchem Umfang die beteiligten Ärzte aller Entscheidungsebenen dieser ihrer „gesetzlich" verfügten Aufgabe nachgekommen sind, also welchen Raum dieser spezifische Aspekt ärztlichen Handelns in ihrer „normalärztlichen Tätigkeit" eingenommen hat.[31]

Während bei den Sterilisierungen, die im Kontext des Gesetzes zur Verhütung erbkranken Nachwuchses vorgenommen wurden, möglicherweise noch eine „rechtliche" – wenn auch keine ethische – „Grauzone" angenommen werden kann, gilt das für andere medizinische Handlungen nicht mehr, die formaljuristisch auch im Dritten Reich verboten und strafbar waren. Trotz mehrfacher Forderungen aus der Ärzteschaft hat Hitler es ausdrücklich abgelehnt, die Euthanasiemorde gesetzlich zu fixieren, sie also zu legalisieren; die Patiententötungen blieben de facto geheim und kamen offiziell gar nicht vor. Krankenmorde waren schon nach damaligem Rechtsverständnis ein zehntausendfaches (Medizin-)Verbrechen und basierten allein auf einer Ermächtigungserklärung Hitlers. Und für Humanexperimente existierten zwar seit 1931 die Forschungsrichtlinien des Reichsinnenministeriums, die dezidiert vorsahen, daß Menschenversuche „der Heilbehandlung dienen" und „mit den Grundsätzen der ärztlichen Ethik und den Regeln der ärztlichen Kunst und Wissenschaft im

30) Vgl. dazu im Anschluß das Kapitel: Das Gesetz zur Verhütung erbkranken Nachwuchses und seine Anwendung im Deutschen Reich und in Mecklenburg, S. 585 ff.

31) Mecklenburg hat in den Jahren 1934 bis 1936 zahlenmäßig sowohl absolut als auch relativ eine Spitzenstellung bei den Zwangssterilisierungen im Deutschen Reich eingenommen. Für Mecklenburg ist zwar bekannt, wieviele Meldungen über erbkranke Personen an die Staatlichen Gesundheitsämter erstattet wurden, nicht bekannt ist bislang hingegen, wieviele und welche der zumeist niedergelassenen Ärzte diese Meldungen erstattet haben. Roelcke: „Täterschaft" und Täter, S. 157, berichtet über ein Beispiel aus dem fränkischen Arztbezirk Schwabach, in dem 75 Prozent der Ärzte der NSDAP angehörten, daß dort zwei Drittel der niedergelassenen Ärzte keine Meldungen an das Gesundheitsamt bzw. an das Erbgesundheitsgericht abgaben, also eine zentrale Vorschrift des Gesetzes ignoriert hatten. Dies jedoch nicht deshalb, weil die Mehrheit der Ärzte dieser Region dezidierte Regimegegner gewesen wäre, sondern: „Sehr viele der niedergelassenen Ärzte entzogen sich der Anzeigepflicht aus der Sorge, sonst ihre Patienten zu verlieren, in der Annahme, daß Meldungen an das Erbgesundheitsgericht sich herumsprechen und zu einem Vertrauensverlust der Patienten führen würden", sie also einer Einnahmequelle beraubt werden könnten.

Einklang stehen" müssen; zudem sollten Experimente an Menschen nur dann stattfinden, nachdem die betreffende Person „auf Grund einer vorangegangenen zweckentsprechenden Belehrung sich in unzweideutiger Weise mit der Vornahme einverstanden erklärt hat".[32] Diese „Richtlinien" waren jedoch kein Gesetz und wurden im Verlauf des Dritten Reichs immer weniger beachtet sowie bei der Durchführung von Menschenversuchen etwa in Konzentrationslagern usw. keineswegs eingehalten. Auch sie waren schon zeitgenössisch ein Verbrechen.

In diesem gelegentlich unübersichtlichen Feld hat Volker Roelcke den systematisierenden Versuch unternommen, „sieben medizinische Kontexte" zu identifizieren, „in denen Unrechtshandlungen geschahen".[33] Dazu gehörte – erstens – die bereits beschriebene Beteiligung von Ärzten und Medizinalfunktionären an der „Gleichschaltung von ärztlichen Standesorganisationen, Fachgesellschaften, medizinischen Fakultäten ... mit der Folge der zunehmenden Diskriminierung und schließlichen Exklusion von Medizinern, die als ‚jüdisch' oder ‚politisch unzuverlässig' klassifiziert wurden".[34] Hinzu kam – zweitens – die Beteiligung von Ärzten „an der Gesundheits- und Sozialpolitik des Regimes, die an ökonomischer Effizienz und Leistungsfähigkeit des ‚Volkskörpers' orientiert war, mit dem Kernprojekt der eugenisch beziehungsweise rassenhygienisch motivierten Zwangssterilisation von über 360.000 Menschen, die von Ärzten als ‚erbkrank' klassifiziert worden waren".[35] Dazu zählte – drittens – die Beteiligung von Ärzten „an der systematischen Tötung von circa 250.000 bis 300.000 psychiatrischen Patienten, Behinderten und anderen Erkrankten aus sozialen Randgruppen (NS-‚Euthanasie')".[36] Ein weiterer – vierter – Kontext, in dem medizinische „Unrechtshandlungen" stattfanden, war die „mit Zwang verbundene Nutzung von biologisch oder juristisch als ‚minderwertig' eingeordneten Menschen zur medizinischen Forschung, vor allem in Konzentrationslagern, aber auch in psychiatrischen Anstalten, in Zwangsarbeiterlagern und in Krankenhäusern in den besetzten Gebieten, inklusive der Nutzung von menschlichen Leichen und Körperteilen von Opfern des NS-Regimes".[37] Roelcke erwähnt – fünftens – „die Nutzung von Opfern des NS-Regimes für Zwecke der medizinischen Lehre (z.B. Zwangsarbeiterinnen als ‚Hausschwangere' im Geburtshilfe-Unterricht; Leichen von im Rahmen der NS-Justiz Exekutierten in der Anatomie)", ergänzt durch – sechstens – „die Beteiligung an der Ausbeutung von zivilen Zwangsarbeiterinnen in zivilen medizinischen Einrichtungen" sowie – siebtens – „die Tätigkeit in den ‚Krankenrevieren' der Konzentrationslager".[38] Sich der eingangs geschilderten Bewertungsschwierigkeiten durchaus bewußt, umgeht Roelcke in dieser Zusammenstellung den nur scheinbar eindeutigen Begriff „Medizinverbrechen" und benutzt statt dessen den Terminus „Unrechtshandlungen", was die Klassifizierung der von ihm zusammengestellten medizinischen Fehlhandlungen, die zudem längst nicht vollständig sind, auch nicht einfacher macht.

Eine abschließende – und letztlich auch nicht eindeutig zu beantwortende – Frage ist, ob aus der Mitgliedschaft von Ärzten in der NSDAP oder in anderen NS-Organisationen auf eine Täterschaft oder zumindest auf eine Mittäterschaft des Betreffenden an Medizin- oder anderen Verbrechen geschlossen werden kann. Hier gehen die Bewertungen in der Historiographie, zumal in der Medizingeschichte, weit auseinander. Eine Fraktion vertritt angesichts des hohen Prozentsatzes von Ärzten, die Mitglieder in NS-Organisationen waren, die Ansicht, „daß man im Kontext des ‚totalitären Staates' zum Eintritt genötigt bzw. sogar gezwungen gewesen sei, eine wirkliche Entscheidungsmöglichkeit habe es in dieser Frage nicht gegeben". Diese Entlastungsstrategie – die auch auf viele andere Berufe anzuwenden wäre – läßt die Tatsache vollkommen außer acht, daß mehr als die Hälfte der

32) Richtlinien für neuartige Heilbehandlungen und für die Vornahme wissenschaftlicher Versuche am Menschen, 1931.

33) Roelcke: „Täterschaft" und Täter, S. 145.

34) Ebenda, S. 146; vgl. dazu das Kapitel: Gesundheitsverhältnisse, gesetzliche Grundlagen und berufliche Rahmenbedingungen für das Wirken der mecklenburgischen Ärzteschaft 1933-1939, S. 103 ff., und das Kapitel: Jüdische Ärzte im Deutschen Reich und in Mecklenburg, S. 513 ff.

35) Roelcke: „Täterschaft" und Täter, S. 146; vgl. dazu das nachfolgende Kapitel: Das Gesetz zur Verhütung erbkranken Nachwuchses und seine Anwendung im Deutschen Reich und in Mecklenburg, S. 585 ff.

36) Roelcke: „Täterschaft" und Täter, S. 146; vgl. dazu das nachfolgende Kapitel: Euthanasiemorde in Mecklenburg, S. 635 ff.

37) Roelcke: „Täterschaft" und Täter, S. 146; vgl. dazu das nachfolgende Kapitel: Ärzte und Menschenversuche im Konzentrationslager Ravensbrück, S. 651 ff.

38) Roelcke: „Täterschaft" und Täter, S. 146. Für die letztgenannten Tatkomplexe liegen für Mecklenburg noch keine ausreichend validen Forschungen vor.

deutschen Ärzteschaft eben *nicht* Mitglied in der NSDAP oder einer ihrer Suborganisationen geworden ist. Dieser „Bagatellisierung von Mitgliedschaften" stehe nach Roelcke eine zumindest „selektive Überbewertung dieses Kriteriums" konträr gegenüber. Bei dieser „Nazizählerei" würde sich die historische Forschung vor allem auf den Nachweis von Mitgliedschaften von Ärzten in NS-Organisationen konzentrieren und den Werdegang der Betroffenen um die akribisch aufgelisteten Mitgliedschaften herum zu einer „Täterbiographie" entwickeln und verdichten.[39] Liegt die Wahrheit wie so oft „in der Mitte"?

Bei den beiden gegensätzlichen Positionen wird oft zweierlei zu wenig beachtet oder ganz ausgeblendet: Zum einen fehlen oft spezifische Untersuchungen, was denn die jeweiligen „NS-belasteten" Ärzte in den verschiedenen politischen und medizinischen Handlungskontexten konkret getan haben, „ob und gegebenenfalls wie genau sie beispielsweise an der Durchführung von Krankentötungen oder erzwungener Forschung an Menschen beteiligt waren" oder in welchem Umfang sie sich bei der Umsetzung des Gesetzes zur Verhütung erbkranken Nachwuchses engagiert haben.[40] Und zum anderen gerät oft die Tatsache aus dem Blick, daß kein Bürger des Deutschen Reichs (und somit auch kein Arzt) durch irgendein allgemeines Gesetz oder eine spezifische Verordnung verpflichtet gewesen ist, der NSDAP oder einer anderen NS-Organisation beizutreten. Tat man das, so entsprang dieser Entschluß entweder einer eigenen inneren Überzeugung oder der letztlich opportunistischen Hoffnung, durch diese Mitgliedschaft(en) berufliche oder soziale Vorteile zu erlangen.

Betrachtet man die beiden oben erwähnten gegensätzlichen Perspektiven zusammen, ist zunächst festzustellen, daß die bloße Mitgliedschaft in der NSDAP oder einer anderen NS-Organisation ein zunächst eher „indirektes und damit schwaches Kriterium" für eine mögliche Täterschaft von Ärzten war. Dabei dürfe jedoch nicht aus dem Blick verloren werden, daß der Beitritt zur NS-Partei immerhin eine klare „Botschaft eines konkreten historischen Akteurs an staatliche und Parteiinstanzen" war, „die eine prinzipielle Zustimmung und Bereitschaft zur Kooperation mit den Zielen und Strukturen des NS-Staates zeigen sollte",[41] wenngleich diese Mitgliedschaft in NS-Organisationen nicht zugleich automatisch bedeuten mußte, daß der jeweilige Arzt die Ziele und Erwartungen von Staat und Partei auch in konkrete eigene Handlungen umgesetzt hat. Ungeachtet dessen gilt, daß ein Eintritt in die NSDAP oder andere NS-Organisationen stets freiwillig war, als ein wie auch immer motiviertes zeitgenössisches Bekenntnis zum Nationalsozialismus verstanden werden muß und dazu beigetragen hat, die Herrschaft des Regimes zu errichten, zu legitimieren und zu stabilisieren. Wie weit dieses Engagement ging, gilt es jeweils im Einzelfall zu untersuchen. Zu prüfen wäre etwa der Zeitpunkt des Beitritts zu einer NS-Organisation (wobei späteren Eintritten als 1933 eine eher höhere Relevanz zukommt); zu beachten wäre auch, was der Betreffende vom Nationalsozialismus und dessen Zielen wußte oder erhoffte, ob eher karrieristische, also opportunistische Gründe zum Eintritt geführt haben oder dieser eine echte Überzeugungshandlung darstellte.

Betrachtet man die Mitgliedschaft in NS-Organisationen als ein Kriterium für eine mögliche Täterschaft bei Medizinverbrechen oder zumindest für eine Mittäterschaft an medizinischen „Unrechtshandlungen", ist festzustellen, daß die durch eine Parteimitgliedschaft signalisierte Bereitschaft, den (keineswegs immer bekannten) Zielen des NS-Staates zu folgen, keinesfalls allein oder gar automatisch einen hinreichenden „Täterverdacht" begründen kann. Das bedeute im Umkehrschluß jedoch nicht, „daß die Mitgliedschaft in NS-Organisationen ein zur Beurteilung von individuellen Ärzten oder auch ganzen Medizinergruppen irrelevanter Faktor wäre – vielmehr ist diese Information obligatorisch, um ein differenziertes Gesamtbild eines historischen Akteurs zu rekonstruieren".[42]

In Mecklenburg gab es einen durchschnittlichen Organisationsgrad von Ärzten in der NSDAP von mindestens 41,5 Prozent;[43] das war deutlich weniger als etwa in Niederschlesien (47,7 Prozent), in

39) Vgl. dazu Roelcke: „Täterschaft" und Täter, S. 154.
40) Ebenda.
41) Ebenda, S. 156.
42) Ebenda, S. 157 f.
43) Dabei variierte die Parteimitgliedschaft in den einzelnen Arztkategorien; während in der Gruppe der niedergelassenen Mediziner mindestens 45,9 Prozent der Ärzte der NSDAP angehörten, waren es bei den Assistenzärzten „nur" 40,4 Prozent, bei den Medizinprofessoren dagegen 62,3 Prozent und bei den Angehörigen des staatlichen Gesundheitsdienstes sogar 64,3 Prozent. Vgl. dazu im Detail das Kapitel: Ärzte als Mitglieder und Funktionäre in NS-Organisationen, S. 455 ff.

Thüringen (50,4 Prozent) oder gar im Rheinland (56 Prozent). Sichtbar wird auf der einen Seite, daß die stark fraktionierte Berufsgruppe der Mediziner allgemein und generell eine besonders hohe Affinität zum nationalsozialistischen Regime hatte; andererseits ist zu konstatieren, daß etwa die mecklenburgischen Ärzte in ihrer überwiegenden Mehrheit (58,5 Prozent) nicht der NS-Partei angehörten.[44] Aber macht eine Nichtmitgliedschaft von Ärzten in NS-Verbänden diese automatisch zu „Nichttätern“, also zu Medizinern, die den gesundheitspolitischen, rassistischen und sozialdarwinistischen Bestrebungen des NS-Regimes keinen Vorschub geleistet haben? Bei der Einzelfallbetrachtung gilt es stets die große Grauzone zwischen tatsächlicher exekutiver Täterschaft und unterstützender, helfender oder assistierender Mittäterschaft zu beachten, die sich auch im Dulden und Wegsehen manifestieren konnte und die keinesfalls an eine formelle Mitgliedschaft in der NSDAP oder anderen NS-Organisationen gebunden war.

Auf unsere Ausgangsbeobachtung zurückkommend: Nach unseren Recherchen haben die als Unrechtshandeln bzw. als Verbrechen zu bezeichnenden Aktionsfelder ärztlichen Handelns in unserem Untersuchungsgebiet Mecklenburg weder die Kernbereiche noch die Hauptinhalte der Tätigkeit der medizinischen Akteure ausgemacht; deren exklusive und extensive Beschreibung in der Forschungsliteratur bildet die medizinische Alltagsrealität nur unzureichend ab. So wichtig es ist, nationalsozialistische Medizinverbrechen zu untersuchen und zu dokumentieren und deren Akteure auf allen Ebenen zu benennen, auf denen das Ungeheuerliche und das Alltägliche oft dicht beieinanderlagen, so führt diese ausschließlich auf Verbrechen konzentrierte, interessengeleitet-einseitige Betrachtungs- und Darstellungsweise zu einer nicht unerheblichen Wahrnehmungsverzerrung der tatsächlichen Medizinalverhältnisse im Dritten Reich. Diese bestanden – wiederum „gefühlt“ – in Mecklenburg beim überwiegenden Teil der von uns betrachteten Mediziner aus normalärztlicher Tätigkeit.

Wie ist diese verschobene Gewichtung in der Darstellung und Bewertung ärztlichen Handelns im Dritten Reich in der wissenschaftlichen Betrachtung zu erklären? Warum findet ein Großteil medizinischer Tätigkeit der Mehrheit der Ärzteschaft in der Literatur kaum Beachtung – ist diese Berufsbeschreibung zu banal? Warum bilden die menschenverachtenden medizinischen Ungeheuerlichkeiten, die barbarischen Exzesse und Pervertierungen der medizinischen Kunst, die grausamen Quälereien, Mißhandlungen und Tötungspraktiken, die unzweifelhaft zur Geschichte des nationalsozialistischen Medizinalwesens gehörten, oftmals ausschließlich die Schwerpunkte der historischen und juristischen Betrachtung? Finden hier eine permanente Skandalisierung und Sensationalisierung statt?

Warum befaßten sich etwa der Nürnberger Ärzteprozeß 1946/47, bei dem nur 23 Personen zumeist wegen Menschenversuchen oder Krankenmorden angeklagt wurden,[45] oder auch die vorhergehenden und nachfolgenden Verfahren gegen einzelne Ärzte wegen ihrer Beteiligung an Euthanasiemaßnahmen[46] oder wegen Medizinverbrechen etwa in den Konzentrationslagern Ravensbrück, Neuengamme und Auschwitz mit einer vergleichsweise kleinen Zahl von Medizinern, wenn doch „die deutsche Ärzteschaft“ scheinbar ein Heer von Medizintätern war? War damals über die Dimensionen ärztlichen Fehlverhaltens noch zu wenig bekannt? Aber auch die folgenden Prozesse gegen Mediziner in beiden Teilen Deutschlands führten nur in wenigen Fällen zu einer Verurteilung, die zudem – zynisch genug – oft von der gerade herrschenden politischen Großwetterlage abhing.

Wie sind diese Ungleichgewichte zu erklären? Die forschungsmäßige und publizistische Beschäftigung mit dem „Ärztealltag“ im Dritten Reich ist zum einen wohl nicht „spannend“ genug und zum anderen ein Quellenproblem, dem die Forschung durch die Erschließung von Alltagsquellen zur ärztlichen Regelversorgung und zur normalärztlichen Tätigkeit oder durch die Neubetrachtung vorhandener Quellen aus anderen Blickwinkeln noch nicht beigekommen ist. Studien zum Hauptaspekt

44) Hierbei scheint es wichtig zu beachten, daß mindestens 392 Ärzte in Mecklenburg (17 Prozent) eine Funktion in der NSDAP oder einer NS-Organisation ausübten, also bereit waren, sich in diesen Organisationen auch systemrelevant zu engagieren; diese Aktivität geht deutlich über eine bloße Mitgliedschaft in einem NS-Verband hinaus.

45) Unter den Angeklagten befanden sich lediglich 20 KZ-Ärzte und drei Verwaltungsfachleute als Organisatoren von Medizinverbrechen. Sieben Angeklagte wurden freigesprochen, sieben zum Tode verurteilt, und neun erhielten Haftstrafen, die später erheblich verkürzt wurden.

46) Vgl. zu diesen Komplexen etwa den Wiesbadener Prozeß schon im Oktober 1945, den Schweriner Prozeß 1946/47, die Frankfurter Prozesse 1946/48, den Dresdner Prozeß 1947, den Hartheim-Prozeß 1947, die Ravensbrück-Prozesse in Hamburg 1947/48, die Grafeneck-Prozesse 1947/49 und den Düsseldorfer Prozeß 1948.

ärztlichen Wirkens, zur medizinischen Regelversorgung von Patienten, oder zum Alltagshandeln der verschiedenen Arztkategorien sind bis heute selten. Auch Arbeiten zur Sozialgeschichte der deutschen Ärzteschaft oder zu einer Gesellschaftsgeschichte der Medizin im Nationalsozialismus gibt es nur vereinzelt. Wir konnten für Mecklenburg immerhin einige autobiographische Aufzeichnungen von Ärzten ermitteln, die in der Zeit des Dritten Reichs im Lande praktiziert haben; ein Teil von ihnen ist allerdings hagiographisch überformt. Zudem erfahren die Leser nur wenig über tatsächliche Ereignisse; vielmehr tritt das angebliche Nichtgeschehen in den Vordergrund. Das gilt auch für die Selbstbeschreibungen in den wenigen Entnazifizierungsverfahren und Gerichtsprozessen. Hier hoben die Ärzte oft hervor, wen sie alles nicht denunziert, nicht sterilisiert, nicht deportiert, nicht „abgespritzt" oder anderweitig getötet hatten.

Auch wir können mit der vorliegenden Arbeit die bestehenden Mißverhältnisse oder Gewichtungsverschiebungen nicht ändern oder gar beheben. Wir wollen aber – bevor wir uns im Anschluß den Medizinverbrechen und den Medizintätern auch in Mecklenburg zuwenden – als bisheriges Ergebnis unserer Recherchen die für Mecklenburg empirisch belegbare Tatsache betonen, daß der Großteil des dortigen medizinischen Alltags aus der sogenannten ärztlichen Regelversorgung bestand. Nicht Selektionen, Menschenversuche, ärztliches Tötungshandeln, nicht die Vernichtung „lebensunwerten Lebens" standen hier im Mittelpunkt oder gar im Vordergrund medizinischen Wirkens, sondern die Erkennung, Verhinderung und Bekämpfung von Krankheiten und Seuchen, die Heilung und Versorgung erkrankter Menschen oder auch die Betreuung von Schwangeren, Müttern und Kindern – wobei man den Endzweck dieser Maßnahmen immer im Blick behalten sollte, den man sowohl aus Sicht des jeweiligen Arztes als auch aus der Perspektive der Machthaber der NS-Diktatur sowie von heutiger Warte aus betrachten kann.

Das Gesetz zur Verhütung erbkranken Nachwuchses und seine Anwendung im Deutschen Reich und in Mecklenburg

Die sich seit dem Ende des 19. Jahrhunderts als Wissenschaft formierende und entsprechend gerierende Lehre von der Optimierung der menschlichen Reproduktion durch rationale und kontrollierte Fortpflanzung entwickelte sich im Spannungsfeld von naturwissenschaftlich-technischen Welterklärungsversuchen auf der einen und einer durch die Folgen von Industrialisierung, Urbanisierung und Verelendung gekennzeichneten zunehmenden Degenerationsfurcht auf der anderen Seite zu einem immer größere Teile der Bevölkerung berührenden Diskussionsgegenstand.

„Eugenik“ – zu übersetzen als Wissenschaft von der „Wohlgeborenheit“ oder der „guten Nachkommenschaft“ – galt nicht nur in der Geschichtswissenschaft lange Zeit als ein klar in der Geschichte des Dritten Reiches zu verortender Bestandteil der nationalsozialistischen Medizinal- und Gesellschaftsverbrechen. Es war lange Zeit eine beständig unhinterfragte Prämisse, daß Eugenik eher eine Pseudowissenschaft und ein verbrecherisches Anliegen der Nationalsozialisten als ein Grundproblem moderner Wissenschafts- und Gesellschaftsentwicklung darstellte. Erst später, in den 90er Jahren des 20. Jahrhunderts, ist man auf die nicht unwirksamen Varianten sozialdemokratischen und konfessionellen Eugenik-Engagements im Kaiserreich und der Weimarer Republik aufmerksam geworden. Seitdem gilt die Eugenik – im Dritten Reich auch als Rassenhygiene bezeichnet – als eine in den zeitgenössischen Gesellschaften verankerte „wissenschaftliche Sozialtechnologie“, deren zentrales Ziel darin bestand, unter Anwendung der Ergebnisse der zeitgleich aufkommenden Vererbungswissenschaft die damals kulturpessimistisch verbreitete „Entartungsfurcht“ zielgerichtet zu entschärfen.[1]

In diesem Kontext wandte sich auch Adolf Hitler 1927 gegen „dieses körperlich verhunzte und damit natürlich auch geistig verlumpte Jammerpack“, dessen Fortpflanzung „aus sogenannten humanen Gründen“ in der Weimarer Republik geduldet und gefördert würde. Es dürfe nicht sein, „jedem verkommenen Degeneraten die Möglichkeit seiner Fortvermehrung“ zu geben. Statt dessen gelte es, „Ebenbilder des Herrn zu zeugen und nicht Mißgeburten zwischen Mensch und Affe ... Was auf diesem Gebiete heute von allen Seiten versäumt“ werde, habe „der völkische Staat nachzuholen ... Er muß dafür Sorge tragen, daß nur wer gesund ist, Kinder zeugt“. Es gebe „nur eine Schande“: „bei eigener Krankheit und eigenen Mängeln dennoch Kinder in die Welt zu setzen“. Es gehe um „die Verhinderung der Zeugungsfähigkeit bei Syphilitikern, Tuberkulosen, erblich Belasteten, Krüppeln und Kretins“. Der Staat habe „die modernsten ärztlichen Hilfsmittel in den Dienst dieser Erkenntnis zu stellen“, und der Staat habe, „was irgendwie ersichtlich krank und erblich belastet und damit weiter belastend ist, zeugungsunfähig zu erklären und dies praktisch auch durchzusetzen ... Wer körperlich und geistig nicht gesund und würdig ist, darf sein Leid nicht im Körper seines Kindes verewigen“.[2]

Diese dumpf-populistische, brutal-radikale Forderung nach „Durchsetzung einer Zeugungsunfähigkeit“ war eine damals noch weitgehend unbeachtete Einzelmeinung. Dagegen präsentierte sich die offizielle Eugenik als eine „progressiv-modernistische, an die Fortschrittseuphorie der Zeit anknüpfende (und sehr bald öffentlich anerkannte und institutionalisierte) Wissenschaft, die zugleich beanspruchte, die damals gleichermaßen verbreitete Krisenwahrnehmung der Moderne durch Steigerung wissenschaftlicher Problemlösungskompetenz in den Griff zu bekommen. Die gegen Ende des 19. Jahrhunderts verbreitete Degenerationsangst des Bürgertums, die in einen sozialdarwinistisch gefärbten Kulturpessimismus mündete, wurde durch die Eugenik ernst genommen“. Diese offerierte sich als „politisch orientierte Anwendungswissenschaft“[3] und entwickelte sich zu einem immanenten „Bestandteil eines säkularen Rationalisierungsprozesses“. Dabei ging es in der Hauptsache um die praktische Anwendung theoretischer Konzepte und Erkenntnisse der Humangenetik auf die Bevölkerungs- und Gesundheitspolitik mit dem Ziel, den Anteil positiv bewerteter Erbanla-

1) Schwartz: Konfessionelle Milieus und Weimarer Eugenik, S. 403-448, hier S. 404.
2) Hitler: Mein Kampf, hier die wortgleiche Passage der Ausgabe von 1933, S. 445-447.
3) Schwartz: Biopolitik und „Euthanasie“, S. 30.

gen zu vergrößern und denjenigen der als negativ diagnostizierten Erbanlagen zu verringern bzw. zu eliminieren. „Von ihren Anhängern als emanzipative Selbstermächtigung der Menschheit (gegenüber Gott oder der Natur) begriffen", hatte die Eugenik „die Ermächtigung bestimmter Gruppen wissenschaftlicher und bürokratischer ‚Experten'" zur Folge, „über das Leben oder zumindest über die körperlich-seelische Unversehrtheit anderer Menschen zu bestimmen".[4]

Parallel zu den Diskussionen um die Implementierung der Eugenik in die deutsche Gesellschaftspolitik wurde diese zu Ende des 19. und im ersten Drittel des 20. Jahrhunderts bereits weltweit praktiziert. In Großbritannien, dem „Mutterland der Eugenik", traten Ökonomen, Intellektuelle und Politiker wie etwa John Maynard Keynes (1883-1946), Georg Bernard Shaw (1856-1950) oder Winston Churchill (1874-1965) aktiv für eine negative Eugenik ein; gemeint war die Ausschaltung geistesschwacher Personen von der Fortpflanzung. Diese sollten jedoch „nur" dauerhaft in geschlossenen Anstalten asyliert, also aus der Mehrheitsgesellschaft eliminiert werden, so daß „der Fluch ihrer erblichen Belastung mit ihnen aussterbe und nicht an künftige Generationen weitergegeben werden könne".[5] Tatsächlich wurde im Ursprungsland der Eugenik-Bewegung die körperverletzende Sterilisation nie eingeführt; anderswo dagegen schon.

Im US-Bundesstaat Connecticut wurde 1896 ein eugenisch begründetes gesetzliches Heiratsverbot für psychisch Kranke erlassen, das 1909 mit einem Gesetz über Zwangssterilisationen verbunden wurde, in dessen Folge tausende Menschen unfruchtbar gemacht wurden. Bereits 1907 war im Bundesstaat Indiana erstmals in den USA die Zwangssterilisation aus eugenischen Gründen gesetzlich verankert worden, was zur Folge hatte, daß bis zur Aufhebung des Gesetzes im Jahre 1974 rund 2.500 Menschen zwangssterilisiert wurden. Der Regelung in Indiana schlossen sich bis 1917 fünfzehn weitere US-Bundesstaaten an. Im Jahr 1933 existierten bereits in 30 von damals 48 US-Bundesstaaten eugenische Sterilisationsgesetze, und in 41 Bundesstaaten bestanden gesetzliche Eheverbote für Geisteskranke.

Zum Zentrum negativ-eugenischer Sterilisationspolitik nicht nur in den USA, sondern lange weltweit avancierte der Bundesstaat Kalifornien. Das dort 1909 – kurz nach Indiana – eingeführte Sterilisationsgesetz hatte, nach mehreren Novellierungen, bis 1979 Bestand. Zwischen 1909 und 1929 wurden in den USA 3.233 Menschen sterilisiert, davon 2.558 allein in Kalifornien (79 Prozent). Bis 1933 gab es rund 16.000 Sterilisationsopfer in den Vereinigten Staaten, wobei Kalifornien mit 8.500 Unfruchtbargemachten weiterhin die Spitzenposition hielt.[6] Auch in Kanada wurden nach einem 1928 erlassenen Gesetz massenhaft geistig behinderte Personen zwangssterilisiert.

Die ersten eugenisch begründeten Zwangssterilisationen in Europa fanden ab 1890 bei „erblich Minderwertigen" in der Schweiz statt, eine seit 1929 gesetzlich verankerte Praxis, die bis Mitte der 80er Jahre beibehalten wurde. 1929 erließ das dänische Parlament ein eugenisch begründetes Sterilisationsgesetz, 1934 und 1935 folgten die sozialdemokratisch regierten Länder Schweden, Norwegen und Finnland, 1937 dann Island und 1938 Lettland. Besonders intensiv war die Sterilisationspraxis in Schweden, wo die 1909 gegründete Schwedische Gesellschaft für Rassenhygiene und das 1921 von Herman Lundborg (1868-1943) ins Leben gerufene Staatliche Institut für Rassenbiologie in Uppsala die wissenschaftlichen sowie die evangelische Schwedische Staatskirche die theologischen Begründungen für die freiwillige Unfruchtbarmachung „geistig zurückgebliebener Menschen" bei zu erwartenden „Erbschäden", aber auch für Zwangssterilisationen lieferten. 1941 wurde in Schweden das eugenische Programm durch ein Gesetz erweitert, das aufgrund eugenischer oder sozialer Indikation die Zwangsterilisation von geistig Behinderten und psychisch Kranken ebenso vorsah wie die Unfruchtbarmachung von körperlich mißgebildeten bzw. „asozialen" Personen. Im Rahmen des schwedischen Sterilisierungsprogramms wurden bis 1976 mindestens 62.888 Personen sterilisiert, darunter etwa 15.000 Personen gegen ihren Willen.[7]

Wie in Skandinavien, so war es auch in Deutschland vor allem die Sozialdemokratie – und als deren Speerspitze die Parlamentsfraktionen der SPD im Reichstag, aber auch im sächsischen und im preußischen Landtag –, die bestrebt war, eugenische Maßnahmen in staatliches Handeln zu integrie-

4) Ebenda, S. 29.
5) Ebenda, S. 36.
6) Bis 1945 fanden in Kalifornien 17.399 Sterilisationen statt, und bis 1960 wuchs deren Zahl auf über 20.000; dies war ein Drittel aller bis dahin in den USA sterilisierten Personen (61.700). Zahlenangaben nach ebenda, S. 43 ff.
7) Ebenda, S. 56 f.

ren sowie eugenische Gedanken und Praktiken als Bestandteil der staatlichen Bevölkerungspolitik zu etablieren. Dabei ging es den involvierten Sozialdemokraten vor allem darum, Eugenik und Sozialpolitik zu verbinden; rassistische Konzepte waren kein Thema. Gemeinhin wurde und wird Eugenik – im Dritten Reich auch als Rassenhygiene bezeichnet – als Produkt rechter oder reaktionärer Bestrebungen angesehen. Interessanterweise ist jedoch zu beobachten, „daß die sozialdemokratische Politik früher, intensiver und konsequenter als andere politische Kräfte bis 1932 die grundsätzliche Akzeptanz (und die partielle gesetzliche Verankerung) von Eugenik-Politik im politischen System der Weimarer Republik entscheidend beeinflußt" hat.[8)]

Im Zusammenhang mit den kriegsbedingten Geburtenausfällen und den Auswirkungen der Weltwirtschaftskrise gerieten in Deutschland Aspekte der sozialen Eugenik wieder stärker in den Blickpunkt der Gesellschaft. Sowohl die – vor allem evangelische – Kirche als auch die überlasteten und verschuldeten Kommunen verlangten eine Lösung. Und weil die Reichsregierung dazu übergegangen war, die Wohlfahrtskosten von der staatlichen Arbeitslosenversicherung immer stärker auf die städtischen Haushalte zu verschieben, die zum Ende der Weimarer Republik die Hauptlast zu tragen hatten, forderte etwa die Vertretung der finanziell überforderten Kommunen in Preußen, „die Ausgaben für die Pflege und Förderung der geistig und körperlich Minderwertigen" auf dasjenige Maß zu beschränken, „das von einem völlig verarmten Volk noch getragen werden kann".[9)]

Und die protestantische Innere Mission plädierte etwa 1931 dafür, bei „Trägern erblicher Anlagen, die Ursache sozialer Minderwertigkeit und Fürsorgebedürftigkeit" seien, eine „Sterilisierung aus Nächstenliebe" zu kommenden Generationen durchzusetzen.[10)] Nunmehr dachten auch katholische Politiker der Zentrumspartei – wie etwa Reichskanzler Heinrich Brüning (1885-1970) – trotz der päpstlichen Enzyklika „Casti connubii" vom Dezember 1930 angesichts der Weltwirtschaftskrise und des drohenden Kollaps' des Sozialstaates darüber nach, inwieweit eugenische Biopolitik einen Beitrag zur Kostensenkung im Behindertenwesen leisten könne; und Anfang 1932 beschloß der Preußische Staatsrat unter dem Vorsitz des damaligen Kölner Oberbürgermeisters Konrad Adenauer (1876-1967) und mit den Stimmen der Zentrumsfraktion eine beschleunigte Kostensenkung bei der „Pflege und Förderung der geistig Minderwertigen".[11)]

Der evangelische Theologe Friedrich Wilhelm Schmidt (1893-1945), ab 1927 Professor für Systematische Theologie an der Universität Münster und ab 1933 Mitglied der NSDAP, hatte im Juli 1933 „von der Kirche her" seinen Standpunkt zur Frage der Sterilisierungen in einem später gedruckten „akademischen Vortrag" ausführlich erläutert. Schmidts Ausführungen entsprachen vielleicht nicht in allen Aspekten der offiziellen Meinung der evangelischen Kirche, deuten aber auch dort vorhandene und vertretene Vorstellungen an. Ausgehend von der „statistisch einwandfrei belegten Tatsache, daß die Rationalisierung der Fortpflanzung in unserem Kulturkreis sich selektorisch ungünstig, d.h. in unheimlich steigender Verbreitung gerade der Minderwertigen oder sozial Untüchtigen auswirkt", gelangte Schmidt zu der düsteren Prophezeiung: Wenn man „die Dinge so weitertreiben lasse", hieße das, „unser Volk wachsender Verwahrlosung und damit dem sicheren Untergang" auszusetzen. Hinzu komme aber noch, daß „die Erhaltung und Pflege dieser Minderwertigen, der Verbrecher, Schwachsinnigen und Psychopathen eine Unsumme Geld" verschlinge, „die auf Kosten der arbeitenden Bevölkerung und ihrer ohnehin gedrückten Lebenshaltung aufgebracht werden" müsse. „Daß auf diese Weise die soziale Fürsorge zu einem Gefahrenherd zu werden" drohe, darüber sei „kein Zweifel möglich. Man denke nur an das mit solchen Summen leicht zu beseitigende Wohnungselend der Massen, an die damit verbundene hygienische und moralische Gefährdung der sozial Tüchtigen, die auch sie wachsender Verelendung und Entartung" entgegentreibe. Daraus resultierte Schmidts apodiktische Forderung: „Diese Notlage fordert gebieterisch Abhilfe. Zunächst einmal durch eine Rassen- bzw. Fortpflanzungshygiene, die auf der Grundlage strenger Induktion die Gesetze krankhafter Vererbung und progressiver Entartung erforscht und damit dem Gesetzgeber das Material an die Hand gibt, auf Grund dessen er mit den Mitteln von Recht und Zwang einschreiten kann." Denn „kein verantwortungsbewußter Staat" könne „ruhig zusehen, wie gerade die minderwertigen Ele-

8) Schwartz: Sozialistische Eugenik, S. 154.
9) Zitiert nach Vossen: Gesundheitsämter im Nationalsozialismus, S. 166.
10) Zitiert nach Kaiser/Nowak/Schwartz: Eugenik, Sterilisation, Euthanasie, S. 106 ff.
11) Zitiert nach Schwartz: Sozialistische Eugenik, S. 307 ff.

mente der Bevölkerung sich in verantwortungsloser Gleichgültigkeit ad libitum vermehren ... Zur Verhütung der Fortpflanzung schwerbelasteter Familien, die das Gebot der Stunde ist", lege sich zunächst „der Gedanke an ein Eheverbot Minderwertiger nahe". Das werde aber nicht viel weiterhelfen, denn ein solches Verbot würde „Hemmungslose niemals ... an illegitimem Geschlechtsverkehr mit seinen möglichen Folgen" hindern. „Aber auch eine Belehrung im Gebrauch empfängnisverhütender Mittel" würde bei diesen „Menschen mit hemmungslosem Triebleben ... kaum weiterführen", vor allem dann nicht, „wenn die öffentliche Fürsorge die Verantwortung für sich trotzdem einstellenden Nachwuchs" übernehmen müsse. Im folgenden diskutierte Schmidt zwei Möglichkeiten: Einen „sicheren Schutz würde nur eine zwangsweise Asylierung in dazu geeigneten Anstalten bieten", wenngleich zu bedenken sei, daß eine „umfassende Asylierung" schon aus Kostengründen „nicht zu verantworten" wäre. So bliebe „als einzig möglicher Ausweg allein ein Gesetz zur Sterilisierung bestimmter eugenisch indizierter Fälle, deren Vererblichkeit einwandfrei" feststehe; „und zwar, wie ich gleich betonen möchte, ihrer gegebenenfalls zwangsweisen, etwa auf dem Umwege der Entmündigung zu bewirkenden Sterilisierung". Es gehe keinesfalls an, „diese Maßnahmen nur der Zustimmung des Einzelnen zu überlassen".[12)]

Aus seinem tatsächlich einen Tag vor dem Erlaß des „Gesetzes zur Verhütung erbkranken Nachwuchses" im Juli 1933 gehaltenen Vortrag wird deutlich, daß sich Schmidts Verständnis von ‚christlicher Nächstenliebe' nahezu nahtlos mit den Auffassungen eugenischer Aktivisten und den Vorstellungen nationalsozialistischer Bevölkerungspolitik deckte. Während „die Kastration nur bei sexuell Perversen, etwa schwer Homosexuellen, angezeigt" sei, wäre „die Sterilisierung ein relativ harmloser Eingriff, der das sexuelle Leben, von der Fortpflanzung abgesehen, keineswegs stört", so daß sich „ethische Einwände gegen sie [die Sterilisierung] nicht erheben" ließen. Zudem stehe „verantwortliche Vorsorge für die kommenden Generationen sittlich höher als das Nachsehen. Ist das Individuum dieser Verantwortlichkeit sich nicht bewußt oder ihrer nicht fähig, so ist es die Aufgabe der Gesellschaft, ihrerseits die Verantwortung zu übernehmen und durch Zwang, sei es auf dem Wege der Asylierung oder aber der Sterilisation, den schlimmsten Schaden zu verhüten". Weil der Einzelne „mit seinem Fortpflanzungsvermögen in den Dienst der Geschlechterfolge gestellt ist, ist das Geschehen der Zeugung nicht bloß eine private, sondern eine eminent soziale Angelegenheit ... Das Recht des Individuums auf Unversehrtheit des Leibes wird da zum Unrecht, wo der verantwortungslose Gebrauch seiner Organe notorisch Unheil stiftet". Unter eigenwilliger Auslegung der „Heiligen Schrift" und unter dezidierter Ablehnung der in der päpstlichen Enzyklika „Casti connubii" festgelegten Ablehnung der körperverletzenden Sterilisierung kommt der evangelische Theologe Schmidt zu dem Schluß, daß vom Evangelium her „nicht die Unversehrtheit des Leibes schlechthin gefordert" werde, „sondern sehr wohl auch ein Recht zur Verletzung dieser Unversehrtheit des Leibes um einer höheren Ordnung willen". Und zur Besänftigung möglicher Zweifler wiederholte Schmidt „noch einmal: Ethische oder religiöse Bedenken lassen sich gegen eine wirklich gewissenhaft begründete, gesetzlich geordnete Sterilisierung nicht erheben. Auch nicht gegen die Zwangssterilisierung".[13)] Schmidt konnte zum Zeitpunkt seines Vortrags noch nicht ahnen, daß seine Visionen und Vorstellungen schon sehr bald in praktische Politik münden würden.

Ein zentrales und letztlich mitausschlagendes Argument, das schließlich zur Verabschiedung des Gesetzes zur Verhütung erbkranken Nachwuchses führte, war – wie später auch bei den Euthanasiemorden – die Kostenfrage. Der Kieler Dermatologe Dr. Wilhelm Struve (1874-1949), im Dezember 1931 Berichterstatter in dieser Sache auf einer Sitzung des Preußischen Staatsrates, ging in seinem Initiativantrag davon aus, daß „der Geburtenrückgang in den Kreisen der erbgesunden Bevölkerung sich besonders stark auswirkt und dadurch ein immer stärkeres Ansteigen des erbbiologisch minderwertigen Bevölkerungsanteils erfolgt, und daß die Aufwendungen für Menschen mit erbbedingten, körperlichen oder geistigen Schäden schon jetzt eine für unsere gedrückte Wirtschaftslage untragbare Höhe erreicht haben". Während „die Zahl der Erbgesunden, der in jeder Arbeit Tüchtigen und der ethisch Zuverlässigen, sichtbar zurück" gehe, finde man bei Alkoholikern, Geschlechtskranken, Tuberkulösen, Geisteskranken, Simulanten, Psychopathen und Hilfsschulkindern stetig steigende Zahlen. Mit Hilfe des Deutschen Ärzteblattes legte der Arzt dem Preußischen Staatsrat und seinen

12) Schmidt: Sterilisation und Euthanasie, S. 14-21.
13) Ebenda.

Kollegen im gesamten Reichsgebiet eine Rechnung vor: „In den Anstalten für Geisteskranke, Epileptiker, Idioten usw." hätten sich 1928 insgesamt 290.045 Pfleglinge befunden; die Zahl ihrer Pflegetage betrug 54.178.514. Rechne man nur einen Kostensatz von 3,43 RM pro Tag, „ergibt sich die ungeheure Zahl von 185.832.303 Reichsmark". In den allgemeinen Krankenanstalten habe es 1928 nur 99.307.437 Pflegetage gegeben; also fast die Hälfte der Pflegetage für Menschen, „die man zum größten Teil nicht mehr für Arbeit und Leben zurückgewinnen" könne. Betrachte man nur die Mindestzahlen für die an Epilepsie, Dementia praecox, manisch-depressivem Irresein und Schwachsinn Leidenden und setze auch für diese Patienten einen Pflegesatz von 3,43 RM an, ergebe sich eine Jahressumme von 274.626.000 RM. „Dazu kommen erblich Blinde und Taubstumme." Die Kosten für deren Ausbildung lägen nach dem Beschulungsgesetz bei 8,89 bzw. bei 6,84 RM täglich. „Also, es kostet bei achtjähriger Schulzeit ein Taubstummer 19.972 Reichsmark, ein Blinder 25.959 Reichsmark. Dazu kommen die Kosten für die Berufsausbildung für mindestens vier Jahre. Und wenn ein Volksschüler 120 bis 150 Reichsmark erfordert, ein Hilfsschüler 250 Reichsmark, ein Anstaltskind aber 900 Reichsmark und mehr – liegt noch Sinn und Segen in solchen Zahlen?" Und Struve antwortete selbst: „Wir müssen lernen, eugenisch zu denken. Also: Die erbgesunde Familie, der einzige Träger des Volkes der Zukunft, die Erhaltung und Pflege dieses gesunden Erbstromes, trete mehr in unsere staatlichen Aufgaben hinein! Nicht Nachwuchs schlechthin, sondern nur ein solcher Nachwuchs, der seinerseits wieder an Körper und Seele gesunde Geschlechter sicherstellt."[14)]

Die vom Theologen Friedrich Wilhelm Schmidt von „höherer Warte" und die vom Mediziner Dr. Wilhelm Struve aus medizinisch-ökonomischer Sicht geäußerten Beobachtungen und Forderungen fanden durchaus Entsprechung in den „Niederungen" der mecklenburgischen Kommunalpolitik. Der langjährige Bürgermeister von Parchim, Rudolf Prestien (1891-1986), beschrieb im Frühjahr 1932 eine Situation in seiner Stadt, die zu Maßnahmen praktischer Eugenik geradezu aufforderte: „Die Zahl der Geburten in den Familien, die es gewohnt sind, sich selber fortzuhelfen und auf die eigene Kraft zu vertrauen", nehme „immer mehr ab". Dagegen sei „die Zahl der Geburten in minderwertigen Familien ... im Zunehmen begriffen. Wir haben hier eine ganze Anzahl von Familien mit 7 bis 9 Kindern. Es handelt sich dabei teilweise um Leute, die im Interesse der Allgemeinheit besser überhaupt keine Kinder hätten". Diese Familien seien entweder als „erblich belastet oder als kriminell oder als arbeitsscheu zu bezeichnen", und die Zahl ihrer Kinder trage „sicher nicht dazu bei, ihren Sinn für Ordnung, Anstand, Sauberkeit und Ehrlichkeit zu erhöhen". Diese Familien liegen „seit Jahren der öffentlichen Fürsorge zur Last. Trotzdem erzeugen sie Jahr für Jahr ohne Verantwortungsgefühl ein Kind nach dem anderen". Diese „in Verkommenheit groß gewordenen Kinder" könnten „keine wertvollen Menschen werden". Sie würden, „selber entwurzelt und noch mehr degeneriert, unbrauchbar an Körper und Geist, nur die Zahl derjenigen vermehren, die sich immer nur auf andere, immer nur auf Hilfe von Gemeinde und Staat verlassen ... In vielen Fällen sind die Kinder so untauglich, daß sie in Anstaltsbehandlung kommen müßten". Außerdem würden sie, „sobald sie ein gewisses Alter erreicht haben, das Zeugungsgeschäft ihrer Eltern fortsetzen, mit dem Erfolg, daß die dritte Generation wahrscheinlich noch kümmerlicher und pflegebedürftiger" ausfalle.

Der Parchimer Bürgermeister klagte über die vielen Familien, die seine „Stadt schon sehr viel Geld gekostet haben und ... durch die Generationen hindurch noch viel mehr kosten werden. In einigen derartigen Familien wird Jahr für Jahr bei Mutter und Tochter je ein Kind geboren". Dadurch verschiebe sich „das Verhältnis der leistungstüchtigen und der leistungsschwachen Menschen immer mehr zugunsten der Leistungsschwachen", und „die Zahl der Leistungstüchtigen schrumpft immer mehr zusammen. Die Leistungstüchtigen werden immer mehr erdrückt und ausgesogen durch die Fürsorge, die sie den Leistungsschwachen angedeihen lassen müssen"; dies gehe „schon jetzt, noch dazu in Krisenzeiten, weit über die Kraft des Tragbaren" hinaus. „So kann es unmöglich weitergehen."

Bürgermeister Prestien forderte das Ministerium für Medizinalangelegenheiten auf, beim Mecklenburgischen Staatsministerium und „bei der Reichsregierung mit gesteigertem Nachdruck auf die Vordringlichkeit dieses Fragenkomplexes" hinzuweisen, denn ihm sei bewußt, „daß zuweilen Erkenntnisse der Zentralbehörden sich erst dann zu durchgreifenden Maßnahmen auswirken, wenn die lokalen Verwaltungen anfangen, auf die Unhaltbarkeit der bestehenden Zustände hinzuweisen". Allein mit sozialer Eugenik ließen sich die geschilderten Probleme nicht lösen; hier müsse mit radi-

14) Deutsches Ärzteblatt, 1931, S. 480 f.; hier zitiert nach Jäckel: Die Ärzte und die Politik, S. 42-46.

kaler Eugenik durchgegriffen werden, denn es sei unhaltbar, daß „das deutsche Volk in seiner Gesamtheit durch die veralteten eugenischen Methoden Jahr für Jahr größere Lasten" übernehmen müsse. „Die steigenden Wohlfahrtslasten unserer Stadt und die Sorge um ihre künftige Entwicklung" veranlaßten ihn, „das Ministerium für Medizinalangelegenheiten um Hilfe zu bitten" beim „Kampf für eine erblich bessere Zusammensetzung des Volkes".[15)]

Nachdem Diskussionen in verschiedenen Sachverständigenausschüssen und Parlamentsdebatten in den 20er und frühen 30er Jahren ergeben hatten, daß Sterilisierungen aus eugenischen Gründen von einigen maßgeblichen Medizinern und Politikern zwar für wünschenswert gehalten wurden, aber parlamentarisch derzeit nicht – und Zwangssterilisierungen erst recht nicht – mehrheitsfähig waren, versandete dieses Vorhaben in den politischen Wirren der frühen 30er Jahre zunächst einmal. In der Weimarer Republik befürworteten sowohl die Regierungen des Deutschen Reichs – dort vor allem unter dem Einfluß der katholisch dominierten Zentrumspartei – als auch die Administrationen des größten Einzelstaates Preußen eine moderate Eugenik unter Ausschluß rassistischer Tendenzen und ohne radikale Maßnahmen. Die „Weimarer Eugenik" unterschied sich von der späteren NS-Rassenhygiene vor allem dadurch, daß sie einen deutlich größeren Wert auf freiwillige Entscheidungen und die Achtung individueller Rechte der Betroffenen legte. Doch beide Varianten teilten dieselben Denkansätze, zum einen die Unterscheidung zwischen verschiedenen Klassen von erblich geprägten Menschen und zum anderen einen autoritär-medizinischen Zugriff auf die sogenannten erblich Minderwertigen. Die inhaltlichen Grenzlinien der „Weimarer Eugenik" verliefen zwischen den mehrheitlich von der Sozialdemokratie vertretenen negativ-eugenischen Maßnahmen (Sterilisierung wenigstens der „erbkranken Gewohnheitsverbrecher") und der vom katholischen Zentrum präferierten positiven Eugenik (Schutz des Lebens und Förderung der „Gesunden"). Diese inhaltlichen Gegensätze der „Weimarer Eugenik" und deren zusätzliche Begrenzung durch das föderalstaatliche System Deutschlands ließen zwischen 1918 und 1933 nur begrenzte Ergebnisse eugenischer Biopolitik zu.[16)]

Eine erneute Gesetzesinitiative des preußischen Landesgesundheitsrates vom Juli 1932[17)] ist nach der Machtübernahme der NSDAP vom nunmehrigen preußischen Ministerpräsidenten Hermann Göring aufgegriffen und im Mai 1933 dem neuen Reichsinnenministerium zugestellt worden. Dort wurde der preußische Entwurf vom gerade neu ernannten Medizinalreferenten Dr. Arthur Gütt (1891-1949), der im März 1934 als Ministerialdirektor zum Leiter der Abteilung Gesundheitswesen im Reichsinnenministerium aufsteigen sollte, bearbeitet, neu formuliert, um weitere „Erbkranken"-Krankheitsbilder ergänzt und um den Passus einer zwangsweisen Sterilisation „bereichert". Nach Abstimmung mit dem Ende Juni 1933 konstituierten Sachverständigenbeirat für Bevölkerungs- und Rassenpolitik sowie mit dem Reichsjustizministerium bildete der Güttsche Entwurf die Grundlage für das im Juli 1933 vom Reichskabinett ohne Beteiligung des Reichstages und ohne Anhörung der Länder verabschiedete Gesetz, in dem die von Hitler schon sechs Jahre zuvor aufgestellten Forderungen juristisch verankert wurden. Nunmehr wurde in Deutschland nicht mehr nur diskutiert, sondern gehandelt.[18)]

Das von Adolf Hitler und den Reichsministern des Innern und der Justiz, Dr. Wilhelm Frick (1877-1946) und Dr. Franz Gürtner (1881-1941), unterzeichnete „Gesetz zur Verhütung erbkranken Nachwuchses" vom 14. Juli 1933 bestimmte im § 1: „Wer erbkrank ist, kann durch chirurgischen Eingriff unfruchtbar gemacht (sterilisiert) werden, wenn nach den Erfahrungen der ärztlichen Wissenschaft

15) LHAS, 5.12-7/1, Nr. 11126 (Prestien an Ministerium für Medizinalangelegenheiten, 7.3.1932).

16) Wie etwa freiwillige Eheberatung, jedoch ohne Verpflichtung einer Gesundheitsuntersuchung, oder die Einrichtung kommunaler Eheberatungsstellen mit Beratungsangeboten auch für eugenische Themen; vgl. dazu Schwartz: Biopolitik und „Euthanasie", S. 48 f.

17) Hier wurde der Entwurf eines Gesetzes über freiwillige eugenische Sterilisationen diskutiert, wobei nur zwei Mitglieder des Gesundheitsrates gegen den nach wie vor bestehenden Freiwilligkeits-Konsens argumentierten: zum einen der NSDAP-Landtagsabgeordnete und spätere Reichsgesundheitsführer, der damalige praktische Arzt Dr. Leonardo Conti, der einen generellen Sterilisationszwang und zudem eine rassenpolitische Stoßrichtung forderte, und zum anderen der jüdische SPD-Landtagsabgeordnete Prof. Dr. Benno Chajes, Leiter des Instituts für Sozialhygiene an der Berliner Universität, der zumindest für bestimmte Gruppen von Erbkranken Zwangssterilisationen für notwendig hielt. Vgl. dazu Schwartz: Sozialistische Eugenik, S. 318-321.

18) Zum komplexen Entstehungszusammenhang des Gesetzes vgl. die ausführliche Darstellung bei Benzenhöfer: Zur Genese des Gesetzes.

mit großer Wahrscheinlichkeit zu erwarten ist, daß seine Nachkommen an schweren körperlichen oder geistigen Erbschäden leiden werden."[19)]

Die (Vor-)Entscheidung über eine mögliche Sterilisierung war also ausschließlich in die Hände von Ärzten gelegt worden, die sich dabei an dem Stand der medizinischen Wissenschaft zu orientieren hatten. Einige von deren maßgeblichen Vertretern und Beamte der Medizinalbürokratie wie Dr. Arthur Gütt hatten schließlich acht „Krankheiten" identifiziert, deren Träger als „erbkrank" zu gelten hatten und deshalb durch Sterilisierung von einer (weiteren) Fortpflanzung auszuschließen waren. Zu diesen Krankheiten zählten: „angeborener Schwachsinn", „Schizophrenie", „zirkuläres (manisch-depressives) Irresein" (heute: bipolare affektive Störung), „erbliche Fallsucht" (heute: Epilepsie), „erblicher Veitstanz (Huntingtonsche Chorea)", „erbliche Blindheit", „erbliche Taubheit" und „schwere erbliche körperliche Mißbildung". Außerdem konnte „unfruchtbar gemacht werden, wer an schwerem Alkoholismus leidet".[20)]

Die Tendenz und die Stoßrichtung des Gesetzes werden aus der später zwar vielfach modifizierten, inhaltlich jedoch immer identischen amtlichen Begründung ersichtlich: „Seit der nationalen Erhebung beschäftigt sich die Öffentlichkeit in zunehmendem Maße mit den Fragen der Bevölkerungspolitik und dem dauernden Geburtenrückgang ... Während die erbgesunden Familien größtenteils zum Ein- und Keinkindersystem übergegangen sind, pflanzen sich unzählige Minderwertige und erblich Belastete hemmungslos fort, deren kranker und asozialer Nachwuchs der Gesamtheit zur Last fällt. Daß gerade die Schwachsinnigen sich stärker als die wertvollen Gruppen vermehren, ist eine äußerst bedenkliche Tatsache. Während die gesunde deutsche Familie, besonders der gebildeten Schichten, nur etwa zwei Kinder im Durchschnitt hat, weisen Schwachsinnige und andere erblich Minderwertige durchschnittlich Geburtenziffern von drei bis vier Kindern pro Ehe auf. Bei einem solchen Verhältnis ändert sich die Zusammensetzung eines Volkes von Generation zu Generation, so daß in etwa drei Geschlechterfolgen die wertvolle Schicht von der minderwertigen völlig überwuchert ist ... Dazu kommt, daß für Geistesschwache, Hilfsschüler, Geisteskranke und Asoziale jährlich Millionenwerte verbraucht werden, die den gesunden, noch kinderfrohen Familien durch Steuern aller Art entzogen werden. Die Fürsorgelasten haben eine Höhe erreicht, die in gar keinem Verhältnis mehr zu der trostlosen Lage derer steht, die diese Mittel durch Arbeit aufbringen müssen."[21)]

Kaum ein Argument dieser „Begründung" war sachlich gerechtfertigt. Weder hatte es einen „dauernden Geburtenrückgang" gegeben, noch hat die Zahl der Anstaltsinsassen vor 1933 erheblich zugenommen; weder bestand für die nach Geschlechtern getrennt untergebrachten Anstaltspatienten die Möglichkeit zu einer „hemmungslosen Vermehrung", noch waren finanzielle Argumente zielführend, denn die Kosten für die Erbgesundheitsverfahren und die eigentliche Sterilisierung überstiegen die vermuteten Einsparungen, die zudem frühestens in zwei Generationen hätten eintreten

---

19) RGBl., T. I, 1933, S. 529-531 (Gesetz zur Verhütung erbkranken Nachwuchses, 25.7.1933), hier S. 529. Am selben Tag wie das Gesetz zur Verhütung erbkranken Nachwuchses wurde eine Reihe weiterer für das NS-Regime zentraler Gesetze erlassen, so etwa das Gesetz über die Verfassung der Deutschen Evangelischen Kirche, das Gesetz über die Volksabstimmung, das Gesetz gegen die Neubildung von Parteien, das Gesetz über die Einziehung volks- und staatsfeindlichen Vermögens, das Gesetz über den Widerruf von Einbürgerungen und die Aberkennung der deutschen Staatsangehörigkeit sowie das Gesetz über die Neubildung deutschen Bauerntums.

20) Ebenda. Als Erbkrankheiten wurden und werden Krankheiten bezeichnet, die von den Eltern auf deren Kinder übertragen, also vererbt werden können; Anzeichen für das Vorliegen einer Erbkrankheit bestehen – nicht nur, aber oft – darin, daß Nachkommen Symptome zeigen, die bereits bei den Eltern oder Großeltern beobachtet worden sind. Es existierten zahlreiche genetisch bedingte Erbkrankheiten, die sich nach heutigem Wissensstand in Abhängigkeit ihrer Ursachen in die drei Großgruppen der chromosomalen, monogenen und polygenen Erbkrankheiten unterteilen lassen. Heute sind allein mindestens 83 vererbbare neurologische Krankheiten und mindestens 13 erbliche Tumorerkrankungen bekannt. Zu den am häufigsten auftretenden Erbkrankheiten zählen heute das adrenogenitale Syndrom, die Hämophilie (Bluterkrankheit), der Mongolismus (Down-Syndrom), die Mukoviszidose, die Lippen-Kiefer-Gaumenspalte und die Zystenniere. Daß im Dritten Reich lediglich die acht explizit erwähnten Erbkrankheiten als verhütens- und verhindernswert definiert wurden, lag zum einen am damaligen Stand der Wissenschaft und zum anderen in der Häufigkeit ihres Auftretens begründet. Im Gesetzeskommentar hieß es zu den acht Erbkrankheiten, dabei handele es sich „nicht um Beispiele. Die Erbkrankheitsaufzählung ist fest. Weder ist es gestattet", diese Krankheiten „aus irgendwelchen Gründen nicht als Erbkrankheiten im Sinne des Gesetzes anzusehen, noch andere Krankheiten, die mit den genannten keinen ursächlichen Zusammenhang haben, im Wege etwa einer ausdehnenden Auslegung zu den Erbkrankheiten im Sinne des Gesetzes zu rechnen". Gütt/Rüdin/Ruttke: Gesetz, S. 108.

21) Ristow: Erbgesundheitsrecht, S. 284; als Faksimile bei Benzenhöfer: Zur Genese des Gesetzes, S. 139. Deutlich wird, daß weniger gesundheitspolitische Aspekte, sondern rassen- und sozialpolitische Beweggründe sowie die in ahumane Dimensionen transferierte Kostenfrage für eine Sterilisierung maßgebend waren.

können, erheblich.[22] NSDAP-offiziös hieß es: „Sinn des Gesetzes ist Schutz der Beschaffenheit des völkischen Erbgutes, wobei von Bedeutung ist, daß sich gerade rassisch Minderwertige besonders hemmungslos vermehren."[23]

Eine der wenigen Ausnahmen vom sterilisierungsbefürwortenden Mainstream bildete eine empirisch gesicherte und bis auf den Pfennig genau rechnende Veröffentlichung des praktisch involvierten Assistenzarztes Hans Bamberg (*1908), der 1935 unter der Fragestellung „Welche Kosten entstehen dem Staat durch die Behandlung der wichtigsten Krüppelkrankheiten?" eine Antwort auf die Frage suchte: „Lohnen sich diese Ausgaben für den Staat, d.h. für die Allgemeinheit?" Das ärztliche Ethos und „die moralische Verpflichtung, körperlich irgendwie Behinderten ihr Schicksal zu erleichtern, sie möglichst unabhängig von irgendeiner Hilfe zu machen", sei „selbstverständlich. Auch der nationalsozialistische Staat" erkenne „dieses Gebot an", das jedoch – und das war die Konzession an den politischen Zeitgeist – „nichts zu tun hat mit der Frage der Fortpflanzung minderwertiger Bürger, die die Allgemeinheit nur belasten und den Bestand des Volkes gefährden". Implizit gegen den Gesetzestext und seinen amtlichen Kommentar argumentierend, stellte der Autor der empirischen Studie fest, es sei jedoch eine „Tatsache", daß es sich bei den im Kontext der „Krüppelfürsorge erfaßten Kranken [zumeist] nicht um vererbte, sondern um erworbene Krüppelleiden" handele. Aber selbst die wenigen „an sogenannten erblichen, körperlichen Fehlern Leidenden" seien „doch nur teilweise körperlich behindert", und sie könnten „durch verhältnismäßig wenig kostspielige Heilverfahren zu vollwertigen Arbeitern gemacht werden" – und müßten nicht zwangsläufig unfruchtbar gemacht werden. Der junge Assistenzarzt, der vor allem die Kosten der Behandlung von Klumpfüßen, Hüftverrenkungen, Schiefhals, Skoliose und Poliomyelitis (nach NS-Definition alles „schwere erbliche körperliche Mißbildungen") bei den Patienten seiner Klinik berechnete, kam zu dem Ergebnis, „daß zum Beispiel bei den Klumpfüßen die therapeutischen Erfolge bei 33 Prozent sehr gut sind, d.h. sie sind sogar im Stande, jeden Sport zu treiben. Bei 62 Prozent sind die Erfolge als gut zu bezeichnen, sie sind im Stande Militärdienst zu tun. Vier Prozent sind genügend, können aber ihren Unterhalt selbst erwerben, zum Beispiel als Handwerker", und „nur zwei Prozent sind ungenügend und fallen dem Staate oder der öffentlichen Hand zur Last". Nach seiner Ansicht und empirischer Kenntnis seines „Patientenmaterials" gebe es „gerade beim Klumpfuß", aber auch „bei anderen Deformitäten Formen, die exogen bedingt" seien und „keine erbliche Ursache" hätten. Mindestens „70 Prozent aller Krüppel können bei frühzeitiger Behandlung geheilt oder zumindest soweit gebessert werden, daß sie ihren Unterhalt selbst bestreiten können".[24] Derartige Auffassungen waren zeitgenössisch jedoch nicht Bestandteil der Mehrheitsmeinung.

Neuere Forschungen haben mit beeindruckender Klarheit nachgewiesen, daß bei einer Reihe von im betreffenden Gesetz genannten Krankheiten schon in der zeitgenössischen wissenschaftlichen Diskussion davon ausgegangen wurde, daß diese zum einen sicher nicht erblich waren und zum anderen schon deren Bezeichnung im deutlichen Widerspruch zu dem amtlichen „Diagnoseschema" stand, das die Mehrheit der deutschen Psychiater wenige Monate zuvor, im April 1933, beschlossen hatte.[25] So fehlte schon im Gesetzestext bei den ersten drei „Erbkrankheiten", also Schwachsinn, Schizophrenie und zirkuläres Irresein, das Adjektiv „erblich", was zur Folge hatte, daß bei diesen Diagnosen die Erblichkeit bzw. eine mögliche Vererbung nicht im Einzelfall besonders geprüft, sondern pauschal vorausgesetzt werden sollte. Außerdem wurde bei der – am häufigsten gestellten – Diagnose „Schwachsinn" etwa schlechte Begabung oder geringe Schulbildung in den Bereich des Schwachsinns gerückt – und das unter Zugrundelegung des hohe Ansprüche stellenden amtlichen Intelligenztests, von dem etwa das Erbgesundheitsobergericht Berlin behauptete, daß danach etwa zehn Prozent der Rekruten der Wehrmacht als „schwachsinnig" bezeichnet werden müßten. Zudem war durch wissenschaftliche Studien seit 1927 widerlegt, daß „schwerer Alkoholismus" vererbbar war, weshalb in der Gesetzesbegründung angeführt wurde, daß bei Alkoholikern „geistige

22) Vgl. dazu Gerrens: Medizinisches Ethos, S. 26, 42 f.

23) Lexikon-Wegweiser, in: Reichsband Adressenwerk, 1939, S. 40; ebenda, 1941, S. 51.

24) Bamberg: Kosten, S. 3-24. Inklusive Fahrtkosten kostete eine vollwertige medizinische Behandlung des Klumpfußes an der Chirurgischen Klinik in Münster durchschnittlich 417,83 RM, von Hüftverrenkung 381,18 RM, von Poliomyelitis 426,61 RM, von Skoliose 159,62 RM und des Schiefhalses 158,02 RM.

25) Prägnant zur wissenschaftlich dürftig begründeten Auswahl der „Erbkrankheiten" argumentiert Gerrens: Medizinisches Ethos, S. 31-41; danach auch das Folgende.

und ethische Minderwertigkeit" vorliege, „so daß Nachwuchs von diesen Personen aus mehrfachen Gründen nicht erwünscht" sei.[26)]

Dies erläuterte der auch am Erbgesundheitsgericht Chemnitz wirkende Obermedizinalrat Bruno Hauffe (*1870), der Psychopathie und Alkoholismus als Sterilisierungsgründe zu verbinden suchte; er betonte 1939: „Daß der Gesetzgeber die psychopathischen Zustände, die nach vielen Richtungen hin unerwünscht und … vererbbar sind, an sich für einen Grund hält, ihre Träger von der Fortpflanzung auszuschließen, kann man unschwer daraus ersehen, daß er eine Erscheinungsform psychopathischer Veranlagung, nämlich den ‚schweren Alkoholismus', unter die Sterilisierungsgründe mit einbezieht." Es solle damit „nicht der unmäßige Alkoholgenuß getroffen werden, etwa in der Besorgnis, daß nun gerade diese Eigenschaft auf die Nachkommen übergehen müsse, auch nicht die – noch immer stark umstrittene – unmittelbare Schädigung der Fortpflanzungskeime, sondern die aus der Schwäche gegenüber der Verführung des Alkohols erkennbare, von der Aszendenz ererbte Veranlagung, die wir Psychopathie nennen … Ein an sich nicht schwerer Trinker ist als Vater schwachsinniger, epileptischer oder auch nur schwer erziehbarer oder psychopathischer Kinder ausreichend als Träger einer für das Volksganze verderblichen Erbmasse charakterisiert. Bei dieser Handhabung kann der auf Alkoholismus abgestellte Sterilisierungstatbestand eine … durchaus einwandfreie Waffe bieten, die sonst nur schwer zu fassenden asozialen Familien zu erkennen und an der Weiterleitung eines unerwünschten Erbstromes zu hindern".[27)]

Im amtlichen Gesetzeskommentar wurde auch das im Gesetzestext stehende Wort „leidet" zeitlich ausgedehnt interpretiert; danach sollten nicht nur Personen sterilisiert werden, die aktuell an einer Krankheit litten, sondern auch solche, die an dieser Krankheit „gelitten haben" bzw. möglicherweise „leiden werden",[28)] was wiederum den Kreis der potentiell zu sterilisierenden Personen vergrößerte. Ungeachtet dessen, daß die nach dem Gesetz und seinen Kommentaren definierten „Erbkrankheiten" nicht mit dem amtlichen Diagnoseschema des Deutschen Vereins für Psychiatrie zu vereinbaren waren und in vielen Fällen auch nicht dem damaligen Stand der deutschen Vererbungswissenschaft entsprachen, wurde von den Erbgesundheitsgerichten in den meisten Fällen zunächst willkürlich nach dem Prinzip „im Zweifel für die Sterilisation" verfahren, was sich – wie zu zeigen sein wird – erst ab 1936/37 allmählich verändern sollte.[29)]

Das eigentliche „Zentrum des Unrechtsgesetzes" war dessen § 12.[30)] Darin war festgelegt, daß, wenn „die Unfruchtbarmachung endgültig beschlossen" war, eine Sterilisation „auch gegen den Willen des Unfruchtbarzumachenden auszuführen" sei. „Der beamtete Arzt hat bei der Polizeibehörde die erforderlichen Maßnahmen zu beantragen", und wenn „andere Maßnahmen nicht ausreichen, ist die Anwendung unmittelbaren Zwanges zulässig".[31)]

Was geschah in Mecklenburg? Wie in vielen anderen deutschen Kommunen hatte auch der Rat der Stadt Parchim das Mecklenburg-Schwerinsche Ministerium für Medizinalangelegenheiten schon im Frühjahr 1932 darauf hingewiesen, daß immer mehr als asozial bezeichnete Familien Kinder bekämen, die die Stadt Geld kosteten und die „Kinder der Leistungsfähigen erdrücken" würden. Die von Bürgermeister Rudolf Prestien geführte Stadtverwaltung regte an, „die notwendigen, von eugenischer Seite in Vorschlag gebrachten Maßnahmen in Kraft zu setzen".[32)]

Zu den nachdrücklichen Befürwortern einer Sterilisierung von körperlich und geistig behinderten sowie als asozial bezeichneten Menschen gehörte in Mecklenburg vor allem der Medizinalrat Dr. Asmus Schmidt-Petersen aus Güstrow. In einer an das Mecklenburgische Staatsministerium gerichteten, 15 Seiten umfassenden Denkschrift hatte Schmidt-Petersen im März 1933 herausgestellt, daß er „nach fünfjähriger Tätigkeit als Arzt am Landesfürsorgehaus und [am] Landeskinderheim" in Güstrow glaube, „einen Einblick in die bisherige Handhabung und Auswirkung der Sozialpolitik gewonnen zu haben", weshalb er sich verpflichtet fühle, „Bevölkerung und Behörden auf meine Beob-

26) So Ristow: Erbgesundheitsrecht, S. 284.
27) Hauffe: Der Alkoholismus und die Ausmerzung Asozialer, S. 175-178.
28) So Gütt/Rüdin/Ruttke: Gesetz, S. 90.
29) So Gerrens: Medizinisches Ethos, S. 41.
30) Benzenhöfer: Zur Genese des Gesetzes, S. 93.
31) RGBl., T. I, 1933, S. 529-531, hier S. 530.
32) LHAS, 5.12-7/1, Nr. 11126 (Rat der Stadt Parchim an Ministerium für Medizinalangelegenheiten, 7.3.1932).

achtungen aufmerksam zu machen, die ich als Schäden und Gefahren für die Allgemeinheit und das kommende Geschlecht erkannt habe".

Es habe sich – so Schmidt-Petersen – „in den letzten Jahren ... allgemein immer mehr die Erkenntnis" durchgesetzt, „daß die für alle Minderwertigen und Asozialen aufgewendeten Mittel keine Erfolge zeitigen, im Gegenteil, daß alle körperlich, geistig und moralisch Minderwertigen nur auf Kosten der Erbgesunden gefördert werden, daß diese Art der sozialen Hygiene schnell zur qualitativen Verschlechterung der Erbmasse und damit zum Niedergang des Volkes führt". Auch „im Staate Mecklenburg-Schwerin" würde „immer noch zu viel für Asoziale und Minderwertige ausgegeben .... Diese Ausgaben müßten auf ein Mindestmaß gesenkt werden".

Ebenso groß wie die finanziellen Belastungen seien „die rassehygienischen Schäden. Alle diese Menschen haben eine minderwertige Erbmasse und vererben ihre minderwertigen körperlichen, geistigen und moralischen Erbanlagen weiter auf ihre Nachkommenschaft, die sie ungehemmt in die Welt setzen, und die ihrerseits wieder dem kommenden Geschlecht zur Last fallen wird. Es muß als rassehygienischer Wahnsinn bezeichnet werden, wenn wir als armes Volk es uns Millionen und Abermillionen kosten lassen, und Schwachsinnige und minderwertige Psychopathen in Anstalten und Hilfsschulen zu halbwegs sozial brauchbaren Menschen heranziehen und dann ins freie Erwerbsleben hinauslassen, in dem die meisten straucheln, und wo sie bald mit ähnlichen minderwertigen Menschen geistige und körperliche Kümmerlinge zeugen, die ohne staatliche Hilfe nicht gedeihen und existieren können". Unter dezidierter Bezugnahme auf seine Tätigkeit als Arzt forderte Schmidt-Petersen die mecklenburgische Landesregierung dazu auf, endlich „Rassenhygiene [zu] treiben, um uns nicht von dem Untermenschentum überwuchern zu lassen", und erklärte sogleich, was er unter „Rassenhygiene" verstand: „Die Rassenhygiene umfaßt das große Gebiet derjenigen Maßnahmen, die darauf gerichtet sind, die Aufklärung über die Grundsätze der menschlichen Vererbungslehre in weitesten Kreisen unseres Volkes zu verbreiten, das Verantwortlichkeitsgefühl des einzelnen Staatsbürgers gegenüber seiner Nachkommenschaft zu stärken, um schließlich zu erreichen, daß unter möglichster Ausschaltung ungünstiger, die Nachkommenschaft schädigender Erbfaktoren ein möglichst gesunder Nachwuchs erzielt und die rassische Tüchtigkeit des Volkes erhalten und immer mehr verbessert wird." Dieses Ziel sei „unerreichbar mit größtenteils erbkranken unehelichen Kindern. Das Grundfundament für den künftigen Staat muß die erbgesunde Familie werden! Unter einer erbgesunden Familie versteht man jene, die möglichst frei ist von krankhaften Anlagen, und die in sich Lebenskraft und Lebensreichtum genug besitzt, um als lebendiges Glied in der Kette der Generationen in die Zukunft hineinzuwachsen. Erbgesund sind z.B. jene Familien unserer Landbevölkerung, die frei von Entartung, reich an gesunden, arbeitsfähigen und arbeitswilligen Kindern die Grundlage für den gesamten Volksaufbau darstellen". Leider habe man bislang „die Gefahr der Vermischung der erbgesunden Bevölkerung mit den Entarteten zu wenig erkannt".

Als hätte Schmidt-Petersen das Gesetz zur Verhütung erbkranken Nachwuchses mitinitiiert oder zumindest an ihm mitgewirkt, forderte er zum Abschluß seiner Denkschrift im März 1933, es seien „vorbeugende Maßnahmen zu treffen", damit „kein minderwertiger Nachwuchs dem kommenden Geschlecht zur Last fällt. Dies ist nur möglich durch Zwangssterilisation von Geistesschwachen, Psychopathen und moralisch minderwertigen Personen. Gesetzliche Regelung ist unbedingt notwendig".[33] Diese erfolgte dann vier Monate später, erzeugte in großen Teilen der Ärzteschaft ein positives Echo und stieß auch in weiten Kreisen der Bevölkerung keinesfalls auf Ablehnung.

Offenbar zur Einstimmung der Ärzteschaft auf den künftigen praktischen Vollzug des im Juli 1933 erlassenen „Gesetzes zur Verhütung erbkranken Nachwuchses", das im Januar 1934 in Kraft treten und dessen Durchführung vor allem in „Unfruchtbarmachungen" kulminieren sollte, veröffentlichte der Regierungsmedizinalrat Dr. Hans Dornedden (1898-1945) aus der Medizinischen Abteilung des Reichsgesundheitsamtes Ende 1933 einen mit statistischem Material unterlegten Aufsatz mit dem Titel „Anstaltsaufenthalt und Unfruchtbarmachung Geisteskranker".[34] Darin hieß es, „eine zur vorläufigen Orientierung gedachte Umfrage ... bei 21 ausgewählten Heil- und Pflegeanstalten für Geisteskranke, Epileptiker und Schwachsinnige" habe ergeben, daß sich in diesen Anstalten am Ende des Jahres 1933 insgesamt 24.215 „Insassen" genannte Patienten befanden, die potentiell „für die

33) Ebenda (Denkschrift von Schmidt-Petersen, März 1933).
34) Reichsgesundheitsblatt, 1934, S. 549-551.

Unfruchtbarmachung in Frage kommen". Dies auch deshalb, weil die Hälfte der Insassen dieser Anstalten bis zu fünf Jahren, ein Viertel zwischen fünf und zehn Jahren und ein weiteres Viertel bereits mehr als zehn Jahre in diesen Anstalten festgehalten wurden. Rund drei Viertel der Insassen der Heil- und Pflegeanstalten wären zwischen 20 und 59 Jahre alt, während der Anteil dieser Altersgruppe an der deutschen Gesamtbevölkerung bei nur 57,5 Prozent liege. Die Anstaltsunterbringung dieser potentiell zeugungs- und gebärfähigen Menschen sei aufwendig und teuer.

Neben der Länge der Aufenthalts- bzw. Behandlungsdauer und der Altersverteilung wurde in der Umfrage auch nach dem jeweils konkreten Krankheitsbild gefragt und damit der Frage „nach dem Anteil der Anstaltsinsassen, die für eine Unfruchtbarmachung in Betracht kommen", nachgegangen. „Wenn eine Fortpflanzung im großen und ganzen auch bei allen Insassen verhütet werden" müsse, so komme „der operative Eingriff doch nur für den ziemlich kleinen Teil der Kranken in Frage, die voraussichtlich noch einmal versuchsweise oder endgültig als an sich noch fortpflanzungsfähig zur Entlassung kommen ..., während die vermutlich dauernder Anstaltspflege bedürftigen oder wegen höheren Lebensalters oder anderer Umstände für die Erzeugung erbkranken Nachwuchses nicht gefährlichen Anstaltsinsassen für die Durchführung des Gesetzes zur Verhütung erbkranken Nachwuchses ja nicht zu berücksichtigen" seien. Die Umfrage habe ergeben, daß rund zwei Drittel der in den untersuchten 21 Anstalten ermittelten 24.215 Anstaltsinsassen als dauernd anstaltsbedürftig bezeichnet werden müssen, während für 22,5 Prozent (das wären 5.448 Personen) „die Unfruchtbarmachung früher oder später in Betracht" komme. Rechne man diese 22,5 Prozent auf den gesamten „Krankenbestand aller deutschen Heil- und Pflegeanstalten für Geisteskranke, Epileptiker und Schwachsinnige von rund 160.000 Insassen" hoch, komme man – so Dornedden – auf 36.000 zu sterilisierende Personen. Die vorwiegend für „jugendliche Schwachsinnige bestimmten Anstalten in Potsdam und Wittekindshof" in Westfalen hätten sogar 89 Prozent ihrer Insassen „als der Unfruchtbarmachung bedürftig bezeichnet". Von den 21 berichtenden Anstalten wurden neben den Anstaltsinsassen noch 9.630 weitere Personen gemeldet, die „außenfürsorgerisch betreut" würden, also zu Hause oder in Familienfürsorge lebten. Von diesen seien 4.930 Personen (51,2 Prozent) „gemeldet worden, für die eine Unfruchtbarmachung zu beantragen" wäre.[35]

Unter den 21 betrachteten Einrichtungen befand sich auch die Heil- und Pflegeanstalt Sachsenberg in Schwerin, die Ende 1933 mit 667 Insassen die zweitkleinste der gemusterten Anstalten war.[36] Hinsichtlich der Altersstruktur der Patienten befanden sich in Sachsenberg demnach neun Personen, die jünger als 20 Jahre, 219 Personen, die zwischen 20 und 39 Jahre alt und 258 Personen, die zwischen 40 und 59 Jahre alt waren. Dazu vermerkte Dornedden, in Sachsenberg liege der Anteil der „verhältnismäßig lange behandelten" 40- bis 59jährigen Insassen besonders hoch. Hinzu kamen in Sachsenberg 181 Patienten, die älter als 60 Jahre waren. Im Hinblick auf das Krankheitsbild wurden in Sachsenberg 114 Personen mit der Diagnose angeborener Schwachsinn, 417 Personen mit dem Krankheitsbild Schizophrenie, 20 mit dem Befund manisch-depressives Irresein asyliert; bei 37 Personen wurde erbliche Fallsucht und einmal erblicher Veitstanz diagnostiziert; hinzu kamen in 78 Fällen sonstige Krankheiten als Einweisungsgrund. In Sachsenberg könnten nach Ansicht der Anstaltsleitung von den 667 Insassen lediglich 75 Patienten nach einer erfolgreichen Sterilisation entlassen werden (11,2 Prozent), bei 42 war eine Entlassung ohne Unfruchtbarmachung vorgesehen, und 550 galten als nicht entlassungsfähig.[37]

Der noch recht allgemein gehaltene Wortlaut des „Gesetzes zur Verhütung erbkranken Nachwuchses" wurde zwischen 1933 und 1936 allein durch sechs Ausführungsverordnungen sowie durch zwei Änderungsgesetze nachgebessert, ergänzt und präzisiert. In der ersten Verordnung zur Ausführung des Gesetzes zur Verhütung erbkranken Nachwuchses ist am 5. Dezember 1933 – also knapp einen Monat vor Inkrafttreten des Gesetzes – detailliert und ausführlich das Prozedere des Verfahrens von der Antragstellung über die Gerichtsentscheidung bis zur praktischen Vornahme der Sterilisierung dargelegt worden. Eine Unfruchtbarmachung setzte zwingend voraus, daß die als ursächlich für eine Sterilisation bestimmte Krankheit „durch einen für das Deutsche Reich approbierten Arzt einwandfrei festgestellt" werden müsse. Ergänzend zum Gesetzestext wurde nunmehr zusätzlich be-

35) Ebenda, S. 550 f.
36) Die größte Einrichtung war die Anstalt Eglfing-Haar in Oberbayern mit 2.308 Patienten.
37) Berechnet nach: Reichsgesundheitsblatt, 1934, S. 550 f.

stimmt, daß eine Unfruchtbarmachung auch dann vorzunehmen sei, wenn eine der im Gesetz definierten Krankheiten „auch nur vorübergehend aus einer verborgenen Anlage sichtbar geworden" sei.

Eine Sterilisierung solle dann nicht erfolgen, „wenn der Erbkranke infolge hohen Alters oder aus anderen Gründen nicht fortpflanzungsfähig" war oder wenn „der zuständige Amtsarzt bescheinigt hat, daß der Eingriff eine Gefahr für das Leben des Erbkranken bedeuten würde", oder wenn dieser „in einer geschlossenen Anstalt dauernd verwahrt wird", wobei die Anstaltsleitung dafür sorgen mußte, daß in der Anstalt „die Fortpflanzung unterbleibt". Außerdem solle eine Unfruchtbarmachung „nicht vor Vollendung des zehnten Lebensjahres vorgenommen werden".

Zudem wurde die Art des chirurgischen Eingriffs näher präzisiert: Danach solle die Unfruchtbarmachung „in der Weise" vorgenommen werden, „daß ohne Entfernung der Hoden oder Eierstöcke die Samenstränge oder Eileiter verlegt, undurchgängig gemacht oder durchtrennt" werden. Für die „Ausführung des chirurgischen Eingriffs" waren „staatliche und kommunale Kranken-, Heil- und Pflegeanstalten zu bestimmen". Andere Einrichtungen oder niedergelassene Ärzte waren nur dann heranzuziehen, „wenn sie sich dazu bereit erklären". Auf jeden Fall müsse „volle Gewähr dafür geboten sein, daß der Eingriff durch einen chirurgisch geschulten Arzt vorgenommen" werde.[38)]

Wie aber erfuhren die zuständigen Einrichtungen, also die von staatlich bestallten Amtsärzten geleiteten Staatlichen Gesundheitsämter und die Erbgesundheitsgerichte, von den Personen, die nach dem Wortlaut und der Intention des Gesetzes als „erbkrank" zu gelten hatten und deshalb zu sterilisieren waren? Im gesamten Deutschen Reich waren alle Mediziner – niedergelassene wie angestellte Ärzte – verpflichtet, ihnen „verdächtig" erscheinende Personen anzuzeigen. In der ersten Verordnung zur Ausführung des Gesetzes zur Verhütung erbkranken Nachwuchses vom 5. Dezember 1933 war zwingend vorgeschrieben: „Wird einem approbierten Arzt in seiner Berufstätigkeit eine Person bekannt, die an einer Erbkrankheit oder an schwerem Alkoholismus leidet, so hat er dem zuständigen Amtsarzt hierüber ... unverzüglich Anzeige zu erstatten. Die gleiche Verpflichtung haben sonstige Personen, die sich mit der Heilbehandlung, Untersuchung oder Beratung von Kranken befassen ... Bei Insassen von Anstalten trifft den Anstaltsleiter die Anzeigenpflicht ... Wer vorsätzlich oder fahrlässig der ihm ... auferlegten Anzeigepflicht zuwiderhandelt, wird mit Geldstrafe bis zu einhundertfünfzig Reichsmark bestraft."[39)]

Außerdem kündigte der Reichsärzteführer Gerhard Wagner im April 1934 an, daß „im Verlag J.F. Lehmann demnächst das Gesetz zur Verhütung erbkranken Nachwuchses, erläutert von den Herren Ministerialdirektor Dr. Gütt, Prof. Dr. Rüdin und Dr. Ruttke", erscheinen würde, und verfügte, daß „jeder Arzt über dieses Gesetz unterrichtet sein und sich eingehend mit der Handhabung der gesetzlichen Bestimmungen vertraut machen" müsse. Er „ordnete daher an, daß jedes Mitglied der Kassenärztlichen Vereinigung Deutschlands im Besitze des Buches sein" müsse, das es zum „Vorzugspreis" von drei, statt zum regulären Preis von sechs RM erwerben durfte bzw. mußte. „Die Mitglieder der Kassenärztlichen Vereinigung Deutschlands erhalten das Buch ohne weiteres zugestellt ... Es steht nicht im Belieben eines Mitglieds der Kassenärztlichen Vereinigung Deutschland, ob es das Buch beziehen will oder nicht. Der Bezug des Buches ... ist Pflicht." Für den Bezug des Buches hatten die regionalen Bezirksstellen der KVD „eine Liste der zu ihnen gehörigen Mitglieder" anzufertigen; darauf seien „die Namen der Ärzte und deren Wohnung genau anzugeben" und dem Verlag mitzuteilen. Die Bücher wurden über den örtlichen Buchhandel ausgeliefert; „die Empfänger haben den Buchhändlern den Empfang zu bestätigen", und der Preis für das Buch wurde für jeden Arzt „von dessen kassenärztlichen Einnahmen einbehalten".[40)] Auf Grund dieses Prozederes ist davon auszugehen, daß jeder Kassenarzt in

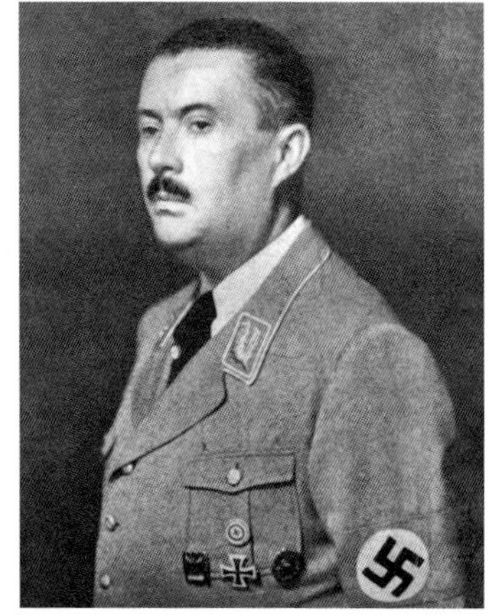
Gerhard Wagner

38) RGBl., T. I, 1933, S. 1021 f.
39) Ebenda.
40) Ärzteblatt für Pommern, Mecklenburg und Lübeck, 1934, S. 81.

Deutschland über das Gesetz zur Verhütung erbkranken Nachwuchses und dessen von ihm erwartete „Handhabung" informiert war.

Und im Juli 1934 erinnerte der damalige Leiter der Verwaltungsstelle Mecklenburg der Kassenärztlichen Vereinigung Deutschlands, Dr. Kurt Blome, die ihm „unterstehenden" Ärzte des Landes, daß diese „verpflichtet" seien, „sofern ihnen ein unter die Bestimmungen ... fallender Kranker oder an schwerem Alkoholismus Leidender bekannt" werde, „diesen Kranken auf Vordruck dem Kreisarzt zu melden". Es werde „von der Ärzteschaft erwartet, daß sie durch verständnisvolle und tatkräftige Mitarbeit die Bestrebungen zur ‚Verhütung erbkranken Nachwuchses' unterstützt und die ihr obliegende Meldepflicht erfüllt". Gleichzeitig machte er darauf „aufmerksam, daß die Nichterfüllung der Anzeigepflicht eine Geldstrafe bis zu 150 RM für jeden Fall nach sich" ziehe; „eine Nachprüfung der Meldung der einzelnen Ärzte" sei „in Aussicht genommen".[41)]

Nach dem Gesetzestext waren ab 1934 also alle, auch die in Mecklenburg tätigen Ärzte und sämtliche im dortigen Heil- und Pflegewesen beschäftigten Personen zur Ermittlung und zur Anzeige von „Erbkranken" verpflichtet. Daran wurde Anfang 1935 noch einmal nachdrücklich erinnert; so wurde durch die mecklenburgische Ärzteführung nachdrücklich „darauf hingewiesen, daß nach dem Gesetz zur Verhütung erbkranken Nachwuchses *jeder Arzt*, dem ein Fall von Erbkrankheit zur Kenntnis kommt, *verpflichtet* ist, diesen Fall dem zuständigen Kreisarzt zur Meldung zu bringen. Die Meldung ist also nicht in das Belieben des Arztes gestellt, sondern er ist dazu *verpflichtet*. Bei Unterlassung dieser Pflicht kann der Arzt zur Bestrafung herangezogen werden". Aber die Strafe wurde nur als letztes Mittel angesehen, denn „jeder Arzt" sollte es „als selbstverständliche und freudige Pflicht empfinden, von seinem Teil aus auf rassenhygienischem Gebiete am Aufbau unseres Volkes mitzuarbeiten". Um den Ärzten denunziatorische Meldungen leichter zu machen, wurde ihnen versichert, „daß der Name des meldenden Arztes dem Patienten und dessen Angehörigen oder dem Erbgesundheitsgericht nicht genannt" werde.[42)]

Ob und wie sich einzelne Ärzte an diese Meldepflicht gehalten haben, kann nicht generalisierend beantwortet werden. Wie weiter unten zu zeigen sein wird, kann es als sicher gelten, daß ein nicht geringer Teil der mecklenburgischen Ärzteschaft diesem Gesetz und seinen Ausführungsbestimmungen zustimmend gegenüberstand. Aber es hat auch einzelne Ärzte gegeben, die aus ethischen und moralischen Gründen sowie aus ihrer Berufsauffassung heraus derartige Denunziationen ablehnten. Gegen solche, sich zumeist in passiver Resistenz ausdrückende Widerstände, wurden deutliche Ermahnungen fällig. Fast zwei Jahre nach Inkrafttreten des Gesetzes erinnerte Reichsärzteführer Wagner Ende 1935 noch einmal nachdrücklich an „die Meldepflicht jedes einzelnen Arztes" und stellte heraus, „daß jeder Verstoß gegen die den Ärzten gesetzlich auferlegte Meldepflicht nicht nur ein gesetzliches Vergehen, sondern auch mit der Ehre, der Würde und dem Pflichtbewußtsein eines deutschen Arztes keinesfalls zu vereinbaren" sei.[43)] Der Reichsärzteführer forderte die deutschen Ärzte also zum Bruch der ärztlichen Schweigepflicht, mithin zu einem Gesetzesverstoß und zur Verletzung einer der zentralen Pflichten und Gebote ärztlichen Handelns, auf.

Aber nicht nur die Ärzte und andere Medizinalpersonen waren gehalten, Personen zu ermitteln und zur Anzeige zu bringen, die den Kriterien des Gesetzes zur Verhütung erbkranken Nachwuchses entsprachen. So forderte Dr. Wilhelm Bergholter (1897-1982), der damalige Leiter des Mecklenburgischen Ministeriums für Unterricht, geistliche und Medizinalangelegenheiten, im Juni 1934 auch die Schulräte und Lehrer auf, nach schwachsinnigen Kindern Ausschau zu halten; es müsse verhindert werden, daß diese sich später fortpflanzten; deshalb sei eine „frühzeitige Erkennung und Sterilisation dieser Kranken notwendig".[44)] Der 1902 geborene Dr. Rudolf Wiggers, Studienrat an der Großen Stadtschule und im Nebenamt auch Lektor für Griechisch und altsprachliche Stilübungen an der Universität Rostock, entsprach ganz den hier geforderten Vorgaben. Durch seine einschlägigen Ver-

---

41) Ebenda, S. 157.

42) Ebenda, 1935, S. 81 (Hervorhebungen im Original).

43) Ebenda, S. 243.

44) LHAS, 5.12-3/7, Nr. 1525. Und am 31.1.1935 wies Bergholter in seiner nunmehrigen Eigenschaft als Leiter der Abteilung Unterricht, Kunst, geistliche und Medizinalangelegenheiten des Mecklenburgischen Staatsministeriums die Leiter der höheren Schulen des Landes an, Vererbungslehre und Rassenkunde in den Abschlußklassen als Lehrfach einzuführen.

öffentlichungen[45] hatte er sich nachdrücklich für seine Funktion als Gaufachberater für Rassefragen empfohlen. In seiner „Kleinen Erb- und Rassenkunde. Ausgabe für den Gau Mecklenburg-Lübeck" hatte Wiggers etwa gefordert: „Der Begriff der Rasse muß für jeden von uns etwas Heiliges werden ... Der höchste Zweck unseres Lebens ist es nun, daß wir dieses Erbgut rein und unverdorben unseren Nachkommen weitergeben ... Deshalb ist es die Aufgabe der Rassenpflege, die schlechten Erbstämme zu unterdrücken und möglichst auszutilgen, das gesunde und taugliche Erbgut aber nach Kräften zu fördern und vor Entartung zu bewahren ... Am Ende würde ein Volk, das aus vielen Erbkranken besteht, den Kampf ums Dasein nicht mehr führen können und vernichtet werden." Schon ein Rundgang durch eine „Irrenanstalt" lehre, „welche ungeheuren Kosten diese Unglücklichen unserem Volke aufbürden. Ein Verbrecher kostet die Allgemeinheit für einen Tag 3,50 RM, ein Geisteskranker 4,50 RM. Diese Gelder könnten vom Staat besser zur Förderung wertvoller Menschen ausgegeben werden". Erst die NS-Regierung habe es im Juli 1933 mit dem Gesetz zur Verhütung erbkranken Nachwuchses „erbgeschädigten Menschen unmöglich gemacht, Kinder zu haben".[46]

Offensichtlich kam es in Mecklenburg schon kurz nach Inkraftsetzung des Gesetzes zu zahlreichen Anzeigen von für erbkrank gehaltenen Personen. Dies beleuchtet schlaglichtartig ein – auch das Arbeitsfeld eines Amtsarztes beschreibender – Hilferuf des Kreismedizinalrates Dr. Karl Scheven an den Landrat des Kreises Güstrow, Walter Rieck (1895-1976). Darin hieß es u.a: „Wenn auch in den letzten Wochen etwas weniger Ehestandskandidaten und Siedler-Anwärter amtsärztlich zu untersuchen waren, ist doch mein Aufgabenbereich nach wie vor so umfangreich, daß trotz Zurückstellung aller nicht zwangsläufigen Aufgaben selbst bei vordringlichen Arbeiten immer wieder Rückstände entstehen. Vor allem konnte ein großer Teil der hier vorliegenden Vorschläge auf Unfruchtbarmachung nicht bearbeitet werden." Deshalb sei es ihm „nicht möglich, in nennenswertem Umfange für den Kreis als Fürsorgearzt tätig zu sein", was sehr ärgerlich sei, da etwa „die kürzlich erfolgte Feststellung von offener Lungentuberkulose bei zwei Schulkindern in zwei verschiedenen Schulen des Kreises erneut auf die Notwendigkeit geregelter schulärztlicher Überwachung" hinweise. Scheven bat deshalb, zu seiner Entlastung „einen Kreisassistenzarzt anzustellen".[47] Um die Arbeitsbelastung des Kreismedizinalrates Scheven und die des tatsächlich neu eingestellten Kreisassistenzarztes Dr. Siegfried Zeplin zu dokumentieren und zu illustrieren, hielt der Landrat des Kreises Güstrow im September 1934 fest: „Der Umfang der Aufgaben des Kreisarztes hat sich im Laufe des Jahres infolge der rassenhygienischen Gesetzgebung ganz außerordentlich erweitert. Als ärztliches Mitglied des Erbgesundheitsgerichtes für den Landgerichtsbezirk Güstrow hat der Kreisarzt [Scheven] seit dem 1. Januar 1934 etwa 300 Sterilisationsanträge begutachtet, in der gleichen Zeit etwa 550 Personen auf Ehetauglichkeit. Die Zahl der rassehygienisch untersuchten Siedler und einzubürgernden Ausländer ist mindestens ebenso hoch gewesen."[48]

Legt man die behaupteten 300 Anträge auf Unfruchtbarmachung zugrunde, so würde dies bedeuten, daß für 0,39 Prozent der 77.890 Einwohner des Stadt- und Landkreises Güstrow entsprechende Anträge gestellt worden sind, mithin für jeden 260. Einwohner. Und rechnet man die angeblich 300 Anträge auf Unfruchtbarmachung, die allein im Kreis Güstrow innerhalb von neun Monaten gestellt worden sein sollen, hoch, so würde das – unter Berücksichtigung der Bevölkerungszahl des Kreises Güstrow (9,7 Prozent der mecklenburgischen Gesamtbevölkerung) – bedeuten, daß im gesamten Land Mecklenburg in den ersten neun Monaten des Jahres 1934 immerhin 3.140 Anträge auf Unfruchtbarmachung gestellt worden sind bzw. sein könnten. Diese Zahlen scheinen völlig überzogen zu sein; es sei denn, es habe im Medizinalbezirk Güstrow eine außergewöhnlich hohe Anzeigebereitschaft in bezug auf „Erbkranke" gegeben, was ebenfalls unwahrscheinlich ist. Statt dieser Spekulationen und Hochrechnungen liegen für den das Land Mecklenburg umfassenden Oberlandesgerichtsbezirk Rostock für das Jahr 1934 detaillierte amtliche Angaben vor. So waren in diesem Jahr in ganz Mecklenburg „lediglich" 1.490 Anträge auf Sterilisierung gestellt worden, denen in 1.344 Fällen (90,2 Prozent) entsprochen wurde.[49]

45) Vgl. etwa Kleine Erb- und Rassenkunde. Ausgabe für den Gau Mecklenburg-Lübeck, Breslau 1935, oder Rassenbüchlein für die deutsche Jugend, Berlin 1937.
46) Wiggers: Kleine Erb- und Rassenkunde, S. 17.
47) LHAS, 5.12-7/1, Nr. 9761 d (Scheven an Landrat in Güstrow, 9.7.1934).
48) Ebenda (Kreisausschuß-Rieck an Innenministerium in Schwerin, 24.9.1934).
49) Vgl. dazu Gerrens: Medizinisches Ethos, S. 190; vgl. dazu auch die tabellarische Zusammenstellung der Zahlen der

Ebenfalls sieben Monate nach dem Inkrafttreten des Gesetzes zur Verhütung erbkranken Nachwuchses forderte das Reichsinnenministerium die Landesregierungen auf, detailliert über die Anwendung dieses Gesetzes zu berichten, um gegebenenfalls nachjustieren zu können. „Um ein in jeder Beziehung zutreffendes Bild über die weitere Entwicklung des Gesetzes zur Verhütung erbkranken Nachwuchses und über die Notwendigkeit etwaiger Ergänzungen des Gesetzes zu gewinnen", seien nach einem zwölf Punkte umfassenden Fragebogen genaue Angaben etwa darüber zu machen, „wieviele Anzeigen" von Erbkranken bis zum 30. September 1934 „von beamteten Ärzten, von nicht beamteten Ärzten, von Anstaltsärzten" oder „von sonstigen mit der Heilbehandlung sich befassenden Personen" erstattet worden seien. Gefragt wurde auch, „wieviele Anträge" auf Unfruchtbarmachung von „beamteten Ärzten, von Anstaltsärzten, von Erkrankten selbst" bzw. von deren „gesetzlichen Vertretern" gestellt und wieviele Anzeigen von den Amtsärzten nicht an die Erbgesundheitsgerichte weitergegeben worden seien; als Gründe für die Nichtweitergabe galten „unbegründete Anzeigen", Anzeigen „wegen zu hohen Alters, wegen nicht bestehender Fortpflanzungsfähigkeit, wegen Alters unter zehn Jahren". Wissen wollte man auch, „in wievielen Fällen die Unfruchtbarmachung unterblieben bzw. aufgeschoben worden" war, etwa wegen „freiwillig erfolgter Aufnahme [des zu Sterilisierenden] in eine geschlossene Krankenanstalt", wegen „Lebensgefahr" durch einen entsprechenden Eingriff für den Betroffenen oder wegen „bestehender Schwangerschaft". Um den Gesetzesvollzug zu kontrollieren, war auch zu melden, ob „Verstöße gegen die ... angeordnete Anzeigenpflicht festgestellt worden" und „aus diesem Grunde Bestrafungen" der Anzeigepflichtigen erfolgt seien, ob „die nichtbeamteten Ärzte bereitwillig und wirksam an der Durchführung des Gesetzes mitgearbeitet" hätten. Da nach kurzer Zeit bereits Beschwerden der mit der Durchführung des Gesetzes beauftragten Gesundheitsämter über den hohen Arbeitsaufwand vorlagen, wollte die Reichsgesundheitsbehörde auch wissen, „in welchem Umfange die beamteten Ärzte bei der Durchführung des Gesetzes zeitlich in Anspruch genommen" würden und „wieviele noch nicht abschließend bearbeitete Anzeigen" bei den Kreisärzten vorlägen.[50)]

Welches Prozedere galt für die Durchführung des Gesetzes? Für die zur Anzeige verpflichteten Ärzte war ein Formblatt entwickelt worden, auf dem sie Namen, Vornamen, Geburtsdatum und Geburtsort sowie die gegenwärtige Adresse desjenigen zu erfassen hatten, den sie verdächtigten, an einer der acht im Gesetz festgehaltenen vermeintlichen Erbkrankheiten zu leiden oder dem Alkoholismus verfallen zu sein; diese Anzeige hatten sie mit ihren ärztlichen Daten zu versehen und an den für ihren Kreis zuständigen Amts- bzw. Kreisarzt, ab 1935 an den jeweiligen Leiter des Staatlichen Gesundheitsamtes zu übersenden.[51)]

Dieser stellte dann auf einem weiteren Formblatt einen „Antrag auf Unfruchtbarmachung" bei dem für seinen Bezirk zuständigen Erbgesundheitsgericht, wobei er auf das „Ärztliche Gutachten" des anzeigenden Arztes Bezug nahm oder selbst ein „Amtsärztliches Gutachten" erstellte.[52)] Zur Vorbereitung dieses Antrags und zur Erstellung seines Gutachtens konnte „der Amtsarzt den Unfruchtbarzumachenden zur ärztlichen Untersuchung vorladen und nötigenfalls polizeiliche Hilfe in Anspruch nehmen". Außerdem hatten alle Kranken-, Heil- und Pflegeanstalten sowie alle „anzeigepflichtigen Personen" – also die gesamte Ärzteschaft und das gesamte medizinische Personal – nach

in Mecklenburg als erbkrank angezeigten Personen weiter unten. Wenn also – was sicher ist – im Stadt- und Landkreis Güstrow 9,7 Prozent der mecklenburgischen Gesamtbevölkerung gelebt haben, hätten nach den Gesetzen der statistischen Logik auch nur 9,7 Prozent der Anzeigen von „Erbkranken" aus dieser Region stammen können; dies wären dann lediglich 145, mithin weniger als die Hälfte der Zahl der behaupteten Fälle gewesen. Legt man die Einwohnerzahl von Mecklenburg im Juni 1933 zugrunde (805.213 Personen), so war jeder 540. Einwohner des Landes von einer Anzeige als zu sterilisierender Erbkranker betroffen.

50) LHAS, 5.12-7/1, Nr. 9675 (Reichsinnenministerium an alle Landesregierungen, 13.7.1934). Entsprechende Reaktionen der mecklenburgischen Gesundheitsverwaltung auf diesen Erlaß konnten bislang nicht ermittelt werden.

51) Vgl. RGBl., T. I, 1933, S. 1024 (Verordnung zur Ausführung des Gesetzes zur Verhütung erbkranken Nachwuchses, 5.12.1933). Anzeigepflichtig waren aber nicht nur die Ärzte und die Leiter der staatlichen Krankenanstalten. So verfügte das Mecklenburgische Staatsministerium schon im Januar 1934, daß auch das „Landesfürsorge- und Landesarbeitshaus zu Güstrow eine Anstalt im Sinne des § 3, Ziff. 2" des Gesetzes zur Verhütung erbkranken Nachwuchses sei; das hieß, daß auch der Anstaltsleiter Anträge auf Unfruchtbarmachung von dort befindlichen bzw. internierten Personen stellen konnte. Regierungsblatt für Mecklenburg, 1934, S. 45.

52) Vgl. RGBl., T. I, 1933, S. 1025 (Verordnung zur Ausführung des Gesetzes zur Verhütung erbkranken Nachwuchses, 5.12.1933).

einem gesetzlich angeordneten Bruch der ärztlichen Schweigepflicht „dem Amtsarzt auf Verlangen Auskunft zu erteilen".[53)]

In dem ärztlichen Gutachten wurden erfaßt: Name und Vorname (bei Frauen auch der Mädchenname), Geburtsdatum und Geburtsort, Beruf, Religion und letzter Wohnort des oder der „Unfruchtbarzumachenden", die entsprechenden Daten von Familienangehörigen wie „Eltern, Kinder, Geschwister, Halbgeschwister, Großeltern und sonstige Blutsverwandte", deren mögliche „Erbkrankheiten" sowie „andere körperliche oder geistige Leiden oder Abnormitäten erblicher oder nichterblicher Natur" wie etwa „Giftsüchtigkeit, Selbstmorde, Selbstmordversuche, auffallende Charaktere, verbrecherische oder asoziale Veranlagungen, Psychopathien, Stoffwechselstörungen usw."

Nach dieser „Familienanamnese" erfolgte eine Erhebung der „Eigenen Vorgeschichte" der mittlerweile schon als „erbkrank" bezeichneten Person, in der bislang „durchgemachte körperliche Krankheiten", „Schulleistungen", „Interesse an Politik", mögliche „Krankheiten des Zentralnervensystems" oder „Krampfneigungen", „Angaben über das Sexualleben (bei Frauen außerdem über Regel- und Schwangerschaftsstörungen)", die „berufliche Entwicklung", mögliche Vorstrafen sowie Neigung zu Alkohol oder Rauschgiften erfaßt wurden; vermerkt wurden auch bisherige behandelnde Ärzte und potentielle Auskunftspersonen. Dann wurden körperliche Befunde wie Größe, Gewicht, Puls, Blutdruck, Eiweiß-, Zucker- und Harnstatus erhoben sowie Augen, Ohren, Mund, Würgereflexe, Geschmacks- und Geruchssinn sowie spezifische Druckpunkte untersucht, 13 verschiedene Reflexe sowie Sensibilitäten und Schmerzempfindlichkeit getestet, auf Sprachstörungen und Lähmungserscheinungen geachtet sowie Muskeltonus, Motorik und Speichelfluß untersucht. Anschließend erfolgte der „Psychische Befund", bei dem das „Allgemeine Verhalten", die „Stimmungs- und Affektlage", die „Bewußtseinslage" und der „Gedankenablauf" bewertet wurden sowie nach „sexuellen Perversionen" und „Anfällen" gefragt wurde. Von „schwachsinnigen" Personen war zusätzlich ein „Intelligenzprüfungsbogen" auszufüllen; dieser umfaßte in den Kategorien „Orientierung", „Schulwissen", „Allgemeines Lebenswissen", „Spezielle Fragen aus dem Beruf", „Geschichtserzählung und Sprichworterklärung", „Sittliche Allgemeinvorstellungen", „Gedächtnis und Merkfähigkeit" insgesamt 68 Fragen bzw. Assoziationsaufgaben sowie 15 Mathematikaufgaben aus dem Bereich der Grundrechenarten, der Prozentrechnung und des Rechnens mit Variablen. Auf der Grundlage dieser Datenerhebung erstellte schon der anzeigende Arzt oder später der Amtsarzt eine Diagnose, die auf lediglich zwei Zeilen zu begründen war.[54)]

Aber die Anzeigen von vermeintlich erbkranken Personen bei den Amtsärzten und ab 1935 bei den Staatlichen Gesundheitsämtern kamen nicht nur von Ärzten, Hebammen oder von sogenannten Volkspflegerinnen, sondern auch aus den Reihen der NSDAP und der NSV. Schon im April 1937 beschwerte sich der langjährige Leiter des Staatlichen Gesundheitsamtes des Kreises Ludwigslust, Dr. Arthur Radloff, beim Leiter des Amtes für Volksgesundheit in der Kreisleitung Ludwigslust der NSDAP, Dr. Karl Röper: „Kann von Ihnen nicht verhindert werden, daß noch immer bei den Gesundheitsämtern völlig sinnlose Anzeigen von Parteidienststellen, die keine Ahnung haben, aber durch irgendwelche Schulungskurse hellhörig geworden sind, eingehen? Die Schreibarbeit ist ohnehin schon ins Gigantische gestiegen und sollte nicht noch mehr angefacht werden. Wir sind ja über die meisten einschlägigen Fälle [ohnehin] genau orientiert." Röper denunzierte Radloff wegen dieser Bemerkungen beim Hauptamt für Volksgesundheit der Reichsleitung der NSDAP. Von dort aus zur Stellungnahme aufgefordert, kritisierte Radloff in einem Schreiben an die Abteilung Medizinalangelegenheiten des Mecklenburgischen Staatsministeriums im Mai 1937 „die zahlreichen Anzeigen

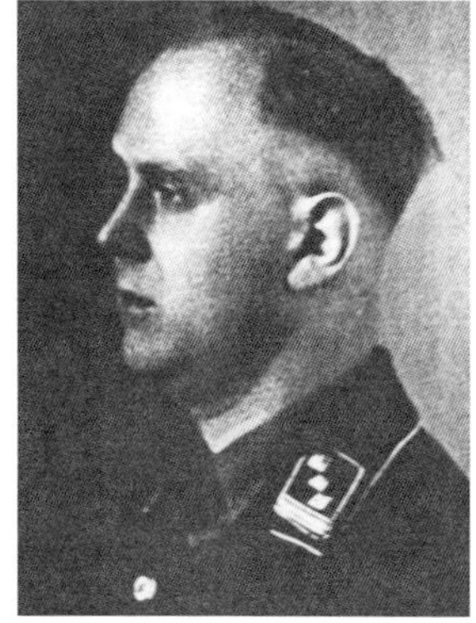

Karl Röper

53) Ebenda, 1934, S. 475 (Zweite Verordnung zur Ausführung des Gesetzes zur Verhütung erbkranken Nachwuchses, 29.5.1934). Laut Gesetz zur Verhütung erbkranken Nachwuchses waren neben den Amtsärzten auch die an einem Verfahren vor den Erbgesundheitsgerichten oder an der Ausführung der Unfruchtbarmachung beteiligten Personen „zur Verschwiegenheit verpflichtet". Wer dieser Schweigepflicht „unbefugt" zuwiderhandelte, konnte „mit Gefängnis bis zu einem Jahre oder Geldstrafe bestraft" werden. Ebenda, 1933, S. 531.

54) Ebenda, S. 1026-1034 (Verordnung zur Ausführung des Gesetzes zur Verhütung erbkranken Nachwuchses, 5.12.1933).

und Mitteilungen von angeblichen Erbkranken bei den Volksgenossen durch Stützpunktleiter, Ortsgruppenleiter, Braune Schwestern namentlich aus den Landgemeinden an das Gesundheitsamt und an mich persönlich. Nur in den seltensten Fällen betrafen diese Anzeigen wirklich Erbkrankheiten". Er habe „den Eindruck, daß die Anzeigen weiter nichts als Denunzierungen mißliebiger Volksgenossen" seien. „Die gleichen Wahrnehmungen werden auch von anderen Gesundheitsämtern gemacht ... Da die Anzeigen über angebliche Erbkrankheiten nicht von dazu gesetzlich verpflichteten Personen stammten und deswegen auch zum größten Teil gar nicht nachprüfbar waren", habe er sie „in die Akten nicht aufgenommen".[55]

Die von den Medizinalpersonen erstatteten Anzeigen, die in den Staatlichen Gesundheitsämtern vielfach zu bestätigten Diagnosen über das Vorliegen einer „Erbkrankheit" oder eines „starken Alkoholismus" aufgewertet wurden, waren die Grundlage für die Entscheidungsfindung der regional zuständigen Erbgesundheitsgerichte, die über die Vornahme einer Sterilisation endgültig zu befinden hatten. Die Einrichtung von Erbgesundheitsgerichten – quasi Sondergerichte neben der ordentlichen Gerichtsbarkeit – war schon im ursprünglichen Gesetz zur Verhütung erbkranken Nachwuchses vom 14. Juli 1933 vorgeschrieben worden. Darin hieß es, daß die zu bildenden Erbgesundheitsgerichte „einem Amtsgericht anzugliedern" seien. Das Erbgesundheitsgericht „besteht aus einem Amtsrichter als Vorsitzenden, einem beamteten Arzt und einem weiteren für das Deutsche Reich approbierten Arzt". Für jedes Gerichtsmitglied war „ein Vertreter zu bestellen".[56]

Die neu eingerichteten Erbgesundheitsgerichte waren in dem seit 1924 geltenden und seitdem diesbezüglich nicht geänderten deutschen Gerichtsverfassungsgesetz, das die Belange der ordentlichen Gerichtsbarkeit, vor allem das Prozedere der Zivil- und Strafgerichtsbarkeit, regelte, überhaupt nicht vorgesehen;[57] schon deshalb sind die Erbgesundheitsgerichte de facto als außerhalb der ordentlichen Gerichtsbarkeit agierende Sondergerichte anzusehen, auch, weil die dort durchgeführten Verfahren generell „nicht öffentlich" waren. Ungeachtet dessen galt, daß bei den Verhandlungen der Erbgesundheitsgerichte „die Vorschriften der Zivilprozeßordnung sinngemäße Anwendung" finden sollten.[58] Zu den Aufgaben eines Erbgesundheitsgerichts gehörte, „die notwendigen Ermittlungen anzustellen"; es konnte „Zeugen und Sachverständige vernehmen sowie das persönliche Erscheinen und die ärztliche Untersuchung des Unfruchtbarzumachenden anordnen" und diesen bei „unentschuldigtem Ausbleiben vorführen lassen". Ärzte, die vom Erbgesundheitsgericht als Zeugen oder Sachverständige vernommen wurden, waren „ohne Rücksicht auf das Berufsgeheimnis zur Aussage verpflichtet"; darüber hinaus hatten „Gerichts- und Verwaltungsbehörden sowie Krankenanstalten dem Erbgesundheitsgericht auf Ersuchen Auskunft zu erteilen". Das dreiköpfige Gericht hatte „unter Berücksichtigung des gesamten Ergebnisses der Verhandlung und Beweisaufnahme nach freier Überzeugung zu entscheiden". Die Beschlußfassung hatte „auf Grund mündlicher Beratung mit Stimmenmehrheit" zu erfolgen, was den beiden beteiligten Ärzten – wenn sie sich denn einig waren – stets ermöglichte, den juristischen Gerichtsvorsitzenden zu überstimmen. Faktisch befand sich das Gericht damit „in der Hand" der Mediziner. Der vom Erbgesundheitsgericht gefaßte Beschluß war schriftlich niederzulegen „und von den an der Beschlußfassung beteiligten Mitgliedern zu unterschreiben". Der Gerichtsentscheid mußte die Gründe enthalten, „aus denen die Unfruchtbarmachung beschlossen oder abgelehnt worden ist". Der Beschluß war dem Antragsteller, also „dem beamteten Arzt sowie demjenigen zuzustellen, dessen Unfruchtbarmachung beantragt worden ist".[59]

In Mecklenburg sind vier Erbgesundheitsgerichte eingerichtet worden, und zwar an den Sitzorten der Amtsgerichte in Güstrow, Rostock, Schwerin und Neustrelitz, deren Zuständigkeit sich auf das Gebiet der gleichnamigen Landgerichtsbezirke erstreckte. Über ihnen stand als zweite und letzte Instanz das am Oberlandesgericht in Rostock installierte Erbgesundheitsobergericht. Schon Ende 1933, also noch vor dem Wirksamwerden des Gesetzes zur Verhütung erbkranken Nachwuchses, forderte

55) LHAS, 5.12-7/1, Nr. 9801 (Radloff an Röper, 5.2.1937; Radloff an Mecklenburgisches Staatsministerium, 20.5.1937). Das vom Hauptamt für Volksgesundheit zur Stellungnahme aufgeforderte Mecklenburgische Staatsministerium sah sich zwar veranlaßt, Radloffs Auffassung „aufs Schärfste zu mißbilligen", beließ ihn aber weiterhin im Amt.

56) RGBl., T. I, 1933, S. 529.

57) Vgl. dazu ebenda, 1924, S. 299-371 (Bekanntmachung der Texte des Gerichtsverfassungsgesetzes und der Strafprozeßordnung, 22.3.1924).

58) Ebenda, 1933, S. 530.

59) Ebenda.

der damalige Gauobmann des NS-Ärztebundes, Dr. Kurt Blome, daß „Wert darauf zu legen" sei, daß die an den Erbgesundheitsgerichten tätigen Ärzte „einwandfreie Nationalsozialisten sind".[60)]

Für die erste Besetzung der Erbgesundheitsgerichte wurden für den Zeitraum vom Januar bis Dezember 1934 folgende Personen berufen: für das Erbgesundheitsgericht am Amtsgericht **Güstrow** der Amtsgerichtsrat Richard Wehmeyer (1891-1974), der Kreismedizinalrat Dr. Karl Scheven und der Allgemeinpraktiker Dr. Edgar Maaß; für das Erbgesundheitsgericht am Amtsgericht **Rostock** der Amtsgerichtsrat Dr. Wilhelm Schütze (1871-1945), der Kreismedizinalrat Dr. Walter Buschmann und der Allgemeinpraktiker Dr. Wilhelm Kredel; für das Erbgesundheitsgericht am Amtsgericht **Schwerin** der Amtsgerichtsrat Erich Studemund (1891-1964), der Kreismedizinalrat Dr. Hans Kölzow und der niedergelassene Augenarzt Dr. Rudolf Förtner; für das Erbgesundheitsgericht am Amtsgericht **Neustrelitz** der Amtsgerichtsrat Dr. Herbert Rathsack (*1885), der Kreismedizinalrat Dr. Wilhelm Stein und der Allgemeinpraktiker Dr. Werner Nahmmacher, und für das **Erbgesundheitsobergericht** am Oberlandesgericht in Rostock der OLG-Präsident Heinrich Burmeister (1883-1946), der Medizinalrat Dr. Wolf Skalweit und der Hautarzt Dr. Kurt Blome.[61)]

Die ärztlichen und die juristischen Mitglieder der Erbgesundheitsgerichte sind ab 1934/35 zunächst jährlich neu bestimmt worden, wobei die erneute Berufung derselben Person keinesfalls eine Ausnahme, sondern eher die Regel bildete. Während die Juristen und die beamteten Ärzte zumeist jahrelang in ihren Funktionen an den Erbgesundheitsgerichten blieben, wechselten die als Beisitzer fungierenden nichtbeamteten Mediziner, die auf Empfehlung des NS-Ärztebundes berufen wurden und „auf dem Boden der nationalsozialistischen Weltanschauung"[62)] stehen mußten, dennoch gelegentlich. Für die letzte reguläre Berufungsperiode 1938/39 konnten folgende Ärzte als Beisitzer ermittelt werden: Am **Erbgesundheitsobergericht** waren in dieser Zeit Dr. Kurt Blome, Prof. Dr. Otto Büttner, Dr. Otto Cassebaum und Dr. Max Raspe tätig; am Erbgesundheitsgericht **Güstrow** wirkten Dr. Herbert Diekmann und Dr. Peter Egge; die Tätigkeit des Erbgesundheitsgerichts **Rostock** wurde durch die Mitarbeit von Dr. Robert Jacobs, Dr. Hermann Kossow, Dr. Wilhelm Kredel und Dr. Kurt Selcke ermöglicht; Dr. Friedrich Bock, Dr. Rudolf Förtner, Dr. Gustav Lewerenz und Dr. Hans Möller waren am Erbgesundheitsgericht **Schwerin** aktiv, und am Erbgesundheitsgericht **Neustrelitz** wirkten Dr. Paul Hurtzig und Dr. Willy Lüders.[63)]

Das Berufungsverfahren änderte sich in der Kriegszeit. Nachdem zahlreiche Ärzte zur Wehrmacht einberufen worden waren, war die Auswahl der für dieses Sachgebiet geeigneten und zu dieser Tätigkeit bereiten Mediziner nicht mehr so groß. Deshalb wurde erstmals im Oktober 1939 durch das Reichsjustiz- und das Reichsinnenministerium bestimmt, daß „die Amtszeit der am 31. Dezember 1939 im Amt befindlichen [ärztlichen] Mitglieder der Erbgesundheitsgerichte und Gesundheitsobergerichte bis zum 31. Dezember 1940 verlängert" werde.[64)] Im Dezember 1940 erging eine weitere, nahezu textgleiche Verordnung, mit der „die Amtszeit der am 31. Dezember 1940 im Amt befindlichen ärztlichen Mitglieder der Erbgesundheitsgerichte und Erbgesundheitsobergerichte bis zum 31. Dezember 1941 verlängert" wurde.[65)] Und Ende Dezember 1942 verfügte die Gesundheitsverwaltung, daß „die Amtszeit der am 31. Dezember 1942 im Amt befindlichen ärztlichen Mitglieder der Erbgesundheitsgerichte ... bis auf weiteres verlängert" werde und „die Bestallung neuer Mitglieder auf unbestimmte Zeit" erfolge.[66)] Zudem verzichtete der Reichsinnenminister ab 1942 auf seine bis dahin notwendige Zustimmung zu den Berufungsvorschlägen für die an den Erbgesundheitsgerichten tätigen Mediziner. Bei den beamteten Ärzten hatte nunmehr die jeweilige höhere Medizinalbehörde der Länder das Recht der Berufung, sofern diese „den Vorgeschlagenen als zur Übernahme dieses nationalsozialistisches Denken voraussetzenden Amtes für geeignet" hielt, und für die nichtbeamteten

60) LHAS, 5.12-7/1, Nr. 11129 (Blome an Gauleiter Hildebrandt und Ministerpräsidenten Engell, 18.11.1933).

61) Zusammengestellt nach: Ärzteblatt für Pommern, Mecklenburg und Lübeck, 1934, S. 35; vgl. dazu auch: Amtliche Beilage zum Regierungsblatt für Mecklenburg, 9.1.1934.

62) Gütt/Rüdin/Ruttke: Gesetz, S. 204.

63) Zusammengestellt nach: LHAS, 5.12-7/1, Nr. 9674 (Liste der nichtbeamteten ärztlichen Beisitzer der Erbgesundheitsgerichte, 1938/39).

64) RGBl., T. I, 1939, S. 2092 (Verordnung über die Verlängerung der Amtszeit der ärztlichen Mitglieder der Erbgesundheitsgerichte, 20.10.1939).

65) Ebenda, 1940, S. 1546.

66) Ebenda, 1942, S. 675.

ärztlichen Beisitzer war Bedingung, daß „der zuständige Gauleiter sich mit dem Vorschlag einverstanden erklärt hat".[67] Diese Berufungspraxis wurde bis 1944 beibehalten.[68]

Die Amtsärzte, also die Leiter der Staatlichen Gesundheitsämter, verfügten im Sterilisationsverfahren über eine Machtfülle, „die es bislang weder in der Medizin noch in der Justiz gegeben hatten". Sie saßen über als erbkrank deklarierte Personen zu Gericht, beteiligten sich an der Urteilsfindung, führten die Beschlüsse durch, ließen in entsprechenden medizinischen Einrichtungen sterilisieren und überwachten den gesamten Vorgang. Sie waren Antragsteller, Gutachter, Richter und Kontrolleure des Verfahrens in einer Person – und nicht mehr nur Fachgutachter für medizinische Fragen in Zivil-, Straf- oder Sozialgerichtsverfahren.[69]

Anfänglich bestand bei der norddeutschen Ärzteführung offensichtlich eine große Sympathie für das Vorhaben der Ermittlung und Sterilisierung von „Erbkranken". Das für Pommern, Mecklenburg und Lübeck zuständige Ärzteblatt jubelte Anfang 1934: „Die Errichtung von Erbgesundheitsgerichten und -obergerichten ist im ganzen Reiche im vollsten Gange. Wir können fast täglich in den Zeitungen von derartigen Gründungen lesen ... Im ganzen Reichsgebiete werden bis zum 1. Januar 1934 annähernd 1.700 Erbgesundheitsgerichte – davon allein rund 1.000 in Preußen – und 27 Erbgesundheitsobergerichte entstehen, die sofort ihre Arbeit aufnehmen. Was es bedeutet, auf einen Schlag eine derartig große Zahl von Beobachtungsstellen und Sondergerichten für das Gebiet der Eugenik anzusetzen, wird nur der richtig ermessen können, der weiß, wieviel hier in der Vergangenheit versäumt worden ist. Die Erbgesundheitsbehörden müssen und werden daher auch einen großen Erfolg erzielen. Ihre hohe Zahl und die engen Verbindungen, die sie dadurch mit der gesamten Bevölkerung haben, läßt uns das erste Nahziel, die erbbiologische Bestandsaufnahme, bald erreichen und führt uns darüber hinaus zum zweiten Nahziel, der Auslese, und schließlich zum Endziel: dem gesunden Volk."[70]

Zwar war die Zahl von 27 Erbgesundheitsobergerichten, die in den damals 26 Oberlandesgerichtsbezirken errichtet wurden, fast richtig. Vollkommen übertrieben war jedoch die Zahl von 1.700 Erbgesundheitsgerichten. Hier hat sich der Autor offenbar nur an der Zahl der im Deutschen Reich bestehenden Amtsgerichte orientiert;[71] eine völlig überzogene Vorstellung, denn längst nicht an jedem Amtsgericht ist ein Erbgesundheitsgericht eingerichtet worden.[72] Ausweislich der amtlichen Statistik bestanden 1937 im Deutschen Reich „lediglich" 161 Erbgesundheitsgerichte, zu denen noch 31 Erbgesundheitsobergerichte als zweite und letzte Instanz kamen.[73] Und Anfang 1942 gab es im nunmehrigen Großdeutschen Reich 35 Erbgesundheitsobergerichte, die den 181 Erbgesundheitsgerichten vorstanden.[74]

Im Verfahren vor dem Erbgesundheitsgericht war ein Recht des Betroffenen, bei Vernehmung von Zeugen oder Gutachtern zugegen zu sein, oder ein Recht auf Einsicht in Gerichts- oder Krankenakten nicht vorgesehen. Bevollmächtigten oder Rechtsbeiständen des Betroffenen konnte das Auftreten vor Gericht untersagt werden. Von Ärzten ihres Vertrauens erstellte Gutachten über den Zustand von Betroffenen durften ab 1935 vom Gericht nicht mehr berücksichtigt werden. War ursprünglich noch

67) LHAS, 5.12-7/1, Nr. 11132 (Reichsminister des Innern-Conti an die Reichsstatthalter in den Reichsgauen, 27.1.1942).

68) Bislang konnten als weitere juristische Mitglieder und als Leiter der Erbgesundheitsgerichte folgende Personen ermittelt werden: Dr. Rudolf Algenstaedt, Ulrich Dreyer, Dr. Hans-Ulrich Fahrenheim, Wilhelm Fleischmann, Herbert von Görbitz, Ernst Hennig, Hermann Huther, Dr. Ulrich Jackwitz, Dr. Friedrich Jacobs, Friedrich Kerstenhann, Dr. Max Klemp, Wilhelm Kluge, Richard Sanneg, Herbert Schulz, Gustav Spangenberg, Richard Wehmeyer, Gottfried Wendt, Hans Hermann Zastrow und Paul Zürens. Als nichtbeamtete ärztliche Beisitzer der Erbgesundheitsgerichte fungierten darüber hinaus Dr. Werner Baldewein, Dr. Hermann Bausamer, Prof. Dr. Hermann Boehm, Dr. Friedrich Brandenburg, Prof. Dr. Ernst Brill, Prof. Dr. Carl Dugge, Dr. Friedrich Focke, Dr. Paul Fulde, Dr. Ernst Grote, Dr. Walter Hindenberg, Dr. Walter Krause, Dr. Erich Lange, Dr. Ulrich Pfautsch, Dr. Richard Pfreimbter, Dr. Carl Radmann, Dr. Conrad Rausch, Dr. Hermann Rehberg, Dr. Hans Rößler, Dr. Gerhard Rohde, Dr. Hans Rohwedder, Dr. Franz Schlund, Dr. Eduard Schroeder, Dr. Wilhelm Wiegels, Dr. Felix Wunderlich und Dr. Johannes Zwar.

69) Labisch: Der Gesundheitsbegriff Adolf Hitlers, S. 162.

70) Ärzteblatt für Pommern, Mecklenburg und Lübeck, 1934, S. 5.

71) 1934/35 bestanden in Deutschland 1.648 Amtsgerichte, 153 Landgerichte und 26 Oberlandesgerichte. Vgl. dazu: Statistisches Jahrbuch für das Deutsche Reich, 1935, S. 527.

72) So ist von den 50 Amtsgerichten in Mecklenburg nur an den vier genannten Amtsgerichten ein Erbgesundheitsgericht gebildet worden.

73) Berechnet nach: Reichs-Medizinal-Kalender, 1937, S. 65.

74) Vgl. dazu: Statistisches Jahrbuch für das Deutsche Reich, 1941/42, S. 646.

verpflichtend vorgesehen, einen Gerichtsbeschluß auf Unfruchtbarmachung mit Gründen zu versehen, konnte ab 1935 auch darauf verzichtet werden.[75)]

Die nichtbeamteten ärztlichen Beisitzer der Erbgesundheitsgerichte erhielten eine Reisekostenvergütung nach den für die Reichsbeamten geltenden Bestimmungen und „außerdem für den ihnen aus der Wahrnehmung des Beisitzeramtes erwachsenden Verdienstausfall eine Entschädigung in Höhe von drei Reichsmark für jede angefangene Stunde der Sitzungsdauer".[76)] Da hat man doch gern einmal länger zusammengesessen. Angesichts der Vielzahl der gelegentlich in einer Sitzung behandelten Fälle kamen bei den Betroffenen und ihren Angehörigen nicht selten Zweifel und Bedenken hinsichtlich der Sorgfalt bei der Aufklärung ihrer Angelegenheit auf, zumal dann, wenn etwa 40 Sachen an einem Nachmittag verhandelt wurden. Dies führte im April 1936 zu einer Anweisung des Reichsjustizministers, daß während einer Sitzung nicht mehr als 15 bis 20 Sachen verhandelt werden durften.[77)]

Zu den aktivsten ärztlichen Befürwortern einer extensiven Auslegung und Anwendung des Gesetzes zur Verhütung erbkranken Nachwuchses in Mecklenburg gehörte der Obermedizinalrat Dr. Karl Josef Schmidt, bis 1935 Leiter der Heil- und Pflegeanstalt für geistesschwache Kinder in Lewenberg/ Schwerin und anschließend bis 1944 Direktor der Heil- und Pflegeanstalt Domjüch bei Neustrelitz. In einem Aufsatz rechnete Schmidt 1934 mit „6 Millionen geistig nicht vollwertigen" Menschen in Deutschland, von denen „220.000 Erbkranke in Anstalten untergebracht" seien, die „durch ihre Anstaltsunterbringung dem deutschen Volke Kosten in einer Höhe von rund 275 Millionen RM aufbürden" würden. Vergleiche man „die Ausgaben für die Erbkranken mit den Mitteln, die gesunden Familien im Durchschnitt zur Verfügung stehen", dann könne „nicht der geringste Zweifel bestehen, daß der Unterhalt dieser Erbgeschädigten schon für ein wirtschaftlich blühendes Volk eine ungeheure Belastung bedeuten würde, daß er aber für das deutsche Volk unter den heutigen wirtschaftlichen Verhältnissen eine Unmöglichkeit" darstelle. Außerdem würde die „ständige Zunahme der Erbkranken, die sich meist hemmungslos und verantwortungslos fortzupflanzen pflegen", durch die „ins Uferlose wachsenden Wohlfahrtslasten einen Notstand der Gemeinschaft begründen, der zu energischer Abwehr" aufrufe. Das Gesetz zur Verhütung erbkranken Nachwuchses habe „nun endlich die gesetzlichen Grundlagen geschaffen" und den Ärzten und Erbbiologen „die seit langem erstrebte Möglichkeit gegeben, der bedrohlichen Zunahme erbkranker Menschen entgegenzutreten".[78)]

In seiner Eigenschaft als Leiter der Kinderheil- und Pflegeanstalt Lewenberg hielt Schmidt es für „eine Selbstverständlichkeit, daß jeder durch Anstaltsbehandlung wirtschaftlich und sozial brauchbar gemachte erblich Schwachsinnige vor seiner Entlassung aus der Anstalt sterilisiert" werden müsse, wobei „die Indikation für die Sterilisierungsanträge ... keineswegs eng gestellt" werden dürfe. Schon Ende 1934 seien 354 seit 1929 aus der Anstalt entlassene Personen den zuständigen Kreismedizinalräten zur Sterilisierung angezeigt worden, und zwischen März und Dezember 1934 seien bereits 17 noch in der Anstalt befindliche „Pfleglinge unfruchtbar gemacht" worden. Schmidt meinte, „das Gesetz zur Verhütung erbkranken Nachwuchses [sei] rassenhygienisch unzweifelhaft von allergrößter Bedeutung, da es der Verschlechterung unseres völkischen Erbgutes" entgegenwirke; eine „wesentliche Aufgabe der Anstalt" Lewenberg sei es, „an der biologischen Sanierung und damit an der Aufartung unseres Volkes" mitzuwirken; die Anstaltsarbeit sei „Dienst am Volk".[79)]

Ein weiterer Praktiker, Dr. Wilhelm Wiegels, seit 1920 niedergelassener Facharzt für Gynäkologie und Geburtshilfe in Schwerin, daneben ab mindestens 1931 auch Leitender Arzt der Frauenklinik des Stadtkrankenhauses in Schwerin, der dort „in erster Linie für die Sterilisation weiblicher Personen" zuständig war und schon 1928 zur „Frage der künstlichen Sterilisierung aus sozialen und eugenischen Gründen" publiziert hatte, versuchte seine Erkenntnisse im Dritten Reich auch in Lehrgängen für die NSDAP-Führerschaft „an den Mann" zu bringen; an der Gauführerschule in Schwerin

75) Zu Details des Prozederes von Erbgesundheitsverfahren vgl. Gütt/Rüdin/Ruttke: Gesetz, S. 233-257.
76) RGBl., T. I, 1934, S. 476 (Zweite Verordnung zur Ausführung des Gesetzes zur Verhütung erbkranken Nachwuchses, 29.5.1934).
77) Vgl. dazu Gerrens: Medizinisches Ethos, S. 29 f.
78) Mecklenburgische Schulzeitung, 1934, S. 354 ff.
79) Geschichte und Aufgaben des Kinderheims Lewenberg, in: Ärzteblatt für Pommern, Mecklenburg und Lübeck, 1935, S. 1 ff.

referierte er u.a. über „Sterilisation und Gesetz zur Verhütung erbkranken Nachwuchses (mit Lichtbildern)".

Ein prominenter Vertreter der Sterilisierungsbefürworter aus der akademischen Zunft war Dr. Wolf Skalweit, Oberarzt an der Psychiatrischen und Nervenklinik in Rostock-Gehlsheim. Schon in seiner Habilitationsschrift hatte er sich 1933 mit Aspekten der „Erbkrankheiten" beschäftigt,[80] bevor er seit 1934 und bis 1938 vom Mecklenburgischen Staatsministerium beauftragt wurde, „den Amtsarzt [und Leiter des Staatlichen Gesundheitsamtes des Kreises Rostock-Stadt] auf dem Gebiete der Erbgesundheitspflege, insbesondere bei der Bearbeitung der Anträge gemäß § 3 des Gesetzes zur Verhütung erbkranken Nachwuchses zu unterstützen". Anläßlich einer Tagung zur Auswertung erster Erfahrungen bei der Anwendung dieses Gesetzes brüstete sich Skalweit damit, daß er allein schon bis November 1934 für insgesamt 83 Personen die Sterilisierung beantragt habe. Gleichzeitig beklagte er, daß „die Pflicht zur Anzeige aller Erbkranken, auch der zweifelhaften Fälle, ... von vielen Ärzten noch zu wenig beachtet" werde, und forderte, man dürfe bei der Entscheidung zur Sterilisierung „nicht zu engherzig" sein. Für Skalweit lag „ein ausreichender Grund zur Sterilisierung im allgemeinen schon dann vor, wenn es sich um einen ehemaligen Hilfsschüler handelt ... Auch wenn durch die Hilfsschule schließlich noch ein leidliches praktisches Wissen" habe „vermittelt werden können, also wenn die Betreffenden das Ziel der Hilfsschule erreicht haben", beweise doch „die Tatsache, daß eine besondere Aufwendung von staatlichen ... Mitteln erforderlich war, allein zur Genüge die Unerwünschtheit einer Belastung des Volkes mit derartigem Erbgut". Als Oberarzt an der Heil- und Pflegeanstalt in Rostock-Gehlsheim, die zu den größeren der medizinischen Einrichtungen in Mecklenburg gehörte, an denen Sterilisierungen vorgenommen wurden, hat Skalweit selbst zahlreiche „Unfruchtbarmachungen" vorgenommen.[81]

Als typischer Vertreter der NSDAP und der Kommunalbeamten kann etwa Wilhelm Lemm (1895-1945), zunächst Kreisleiter des Kreises Güstrow der NSDAP, dann Oberbürgermeister der Stadt Güstrow, angesehen werden. Lemm hatte in Güstrow am 4. September 1935 die Wanderausstellung „Erbgut und Rasse" eröffnet; anhand eines regionalen Falls – der „Jude Oppen hat nach meinen bisherigen Feststellungen nicht weniger als vier uneheliche Kinder" mit „arischen Mädchen" gezeugt[82] – hetzte Lemm sowohl gegen die „Rassenschande" als auch gegen die „Erbkranken": „Von erbkranken oder minderrassigen Eltern gezeugte Kinder werden eine Belastung der Volksgemeinschaft sein und sind daher zu verhindern. Darum sind Erbkranke zu sterilisieren, Fremdrassige sind vom deutschen Blut zu isolieren und die Verbindung zwischen deutschen Volksgenossen und Fremdrassigen, insbesondere Juden, als höchste Blutschande zu brandmarken. Nicht bürgerliche Moralbegriffe, Paragraphen oder Papiere bestimmen den Wert des Kindes, sondern die Erbmasse."[83]

War vom Erbgesundheitsgericht die Unfruchtbarmachung „endgültig beschlossen" worden, so hatte „der beamtete Arzt" die „Unfruchtbarzumachenden schriftlich aufzufordern, den Eingriff binnen zwei Wochen vornehmen zu lassen", wobei diesen „die in Betracht kommenden Anstalten zu benennen" waren. Dabei war dem „Unfruchtbarzumachenden ... mitzuteilen, daß der Eingriff auch gegen seinen Willen vorgenommen werden" könne. Wenn der Eingriff nach Ablauf der Frist noch nicht erfolgt war oder sich der Betreffende dem Eingriff durch Flucht oder Nichterscheinen entzogen hatte, so war „der Eingriff mit Hilfe der Polizeibehörde, nötigenfalls unter Anwendung unmittelbaren Zwanges, in der vom beamteten Arzt bezeichneten Anstalt auszuführen". Für die als „erbkrank" eingestuften, in Gefängnissen einsitzenden oder in Heil- und Pflegeanstalten befindlichen Personen galt: Ein fortpflanzungsfähiger Erbkranker, der in einer geschlossenen Anstalt verwahrt wird, dürfe nicht entlassen oder beurlaubt werden, „bevor die Unfruchtbarmachung durchgeführt ... worden ist".[84]

Den zu sterilisierenden Personen war vor dem Eingriff ein „Merkblatt über die Unfruchtbarmachung" auszuhändigen, das folgenden Wortlaut hatte: „Die Unfruchtbarmachung, d.h. die Aufhe-

80) Vgl. dazu Skalweit, Wolf: Konstitution und Prozeß in der Schizophrenie. Untersuchungen mit dem Rohrbach'schen Formdeutungsversuch, Leipzig 1934.
81) Skalweit: Praktische Erfahrungen, S. 27.
82) Gemeint war der Güstrower Fabrikant Max Oppen (1885-1939).
83) Zitiert nach: Niederdeutscher Beobachter, 5.9.1935.
84) RGBl., T. I, 1935, S. 289 (Dritte Verordnung zur Ausführung des Gesetzes zur Verhütung erbkranken Nachwuchses, 25.2.1935).

bung der Zeugungsfähigkeit männlicher oder weiblicher Personen, hat den Zweck, die Weiterverbreitung von Erbkrankheiten zu verhindern. Solche Krankheiten sind: angeborener Schwachsinn, Schizophrenie, zirkuläres (manisch-depressives) Irresein, erbliche Fallsucht, erblicher Veitstanz (Huntingtonsche Chorea), erbliche Blindheit, erbliche Taubheit, schwere erbliche körperliche Mißbildung, ferner schwerer Alkoholismus. Die Unfruchtbarmachung erfolgt in der Weise, daß ohne Entfernung der Hoden oder Eierstöcke die Samenstränge oder Eileiter verlegt, undurchgängig gemacht oder durchtrennt werden. Die Eingriffe werden von Fachärzten in den dazu bestimmten Krankenanstalten ausgeführt. Irgendwelche gesundheitlichen Störungen sind von der Unfruchtbarmachung weder beim Manne noch bei der Frau zu befürchten. Das Geschlechtsempfinden und die Fähigkeit zum Geschlechtsverkehr werden durch die Operation nicht beeinträchtigt."[85]

Im § 11 des Ursprungsgesetzes vom 14. Juli 1933 ist festgelegt worden, daß die Unfruchtbarmachung nur durch einen „chirurgischen Eingriff" und nur „in einer Krankenanstalt von einem für das Deutsche Reich approbierten Arzt" vorgenommen werden dürfe.[86] Die zur Ausführung des Gesetzes verpflichteten Länder waren gehalten, „für die Ausführung des chirurgischen Eingriffs staatliche und kommunale Kranken-, Heil- und Pflegeanstalten zu bestimmen". Andere Anstalten oder frei praktizierende Ärzte waren nur dann heranzuziehen, „wenn sie sich dazu bereit erklären", wobei sichergestellt werden mußte, „daß der Eingriff durch einen chirurgisch geschulten Arzt vorgenommen" wurde.[87]

Rechtzeitig vor Inkrafttreten des Gesetzes zur Verhütung erbkranken Nachwuchses bestimmte der gerade zum Ministerialdirektor ernannte und mit der Leitung des Mecklenburgischen Ministeriums für Unterricht, geistliche und Medizinalangelegenheiten beauftragte Dr. Wilhelm Bergholter Mitte Dezember 1933, daß „gemäß Artikel 5 (zu § 11) der Verordnung zur Ausführung des Gesetzes zur Verhütung erbkranken Nachwuchses vom 5.12.1933"[88] die dem direkten Zugriff des Ministeriums unterstehende Chirurgische Universitätsklinik sowie die Universitäts-Frauenklinik in Rostock beauftragt seien, „chirurgische Eingriffe zwecks Unfruchtbarmachung ... auszuführen"; den Institutsleitungen wurde „zur Pflicht gemacht, im Falle der Behinderung des Direktors[89] den Eingriff nur durch chirurgisch gut geschulte Ärzte der Klinik ausführen zu lassen".[90]

Wie das mecklenburgische Ministerium für Medizinalangelegenheiten am 22. Juni 1934 ausdrücklich erklärte, kämen „außer den staatlichen und kommunalen Krankenanstalten für die Ausführung des chirurgischen Eingriffs zum Zwecke der Unfruchtbarmachung" Ärzte „nur in Frage, *wenn sie sich dazu bereit erklären*. Eine allgemeine Genehmigung für anerkannte Fachärzte ... kann deshalb nicht vom Ministerium ausgesprochen werden. Es bestehen aber keine Bedenken, derartige etwa eingehende Erklärungen zu berücksichtigen, sofern die volle Gewähr dafür geboten wird, daß der Eingriff von einem chirurgische geschulten Facharzt vorgenommen wird".[91]

Offenbar hatte man den Umfang des zu sterilisierenden Personenkreises anfangs deutlich unterschätzt; die beiden Universitätskliniken reichten schon bald nicht mehr aus. Doch innerhalb kurzer Zeit wurden in Mecklenburg ausreichend medizinische Einrichtungen gefunden. Schon 1935 waren bereits 30 Krankenhäuser, Kliniken und niedergelassene Ärzte „zur Vornahme der Unfruchtbarmachung ... ermächtigt".[92] Für Mecklenburg konnten bislang schließlich 17 Krankenanstalten und 17 niedergelassene Fachärzte ermittelt werden, die von der Abteilung Medizinalangelegenheiten des Mecklenburgischen Staatsministeriums mit den Sterilisationen von Männern und Frauen beauftragt und dafür verantwortlich gemacht wurden. Zu diesen Eingriffen wurden staatlicherseits die städtischen Krankenhäuser in Fürstenberg, Güstrow, Hagenow, Lübz, Neubrandenburg, Parchim, Schwerin, Waren und Wismar sowie das Krankenhaus des Diakonissenhauses des Stifts Bethlehem in Lud-

---

85) Ebenda, S. 1023. Unklar bleibt, ob und wie die zu sterilisierenden Personen, die ja angeblich zumeist schwachsinnig oder anderweitig geistesgestört bzw. blind waren, diesen Text überhaupt verstanden haben.

86) Ebenda, 1933, S. 530.

87) Ebenda, S. 1022 (Verordnung zur Ausführung des Gesetzes zur Verhütung erbkranken Nachwuchses, 5.12.1933).

88) In diesem Artikel hieß es: „Für die Ausführung des chirurgischen Eingriffs sind staatliche und kommunale Kranken-, Heil- und Pflegeanstalten zu bestimmen, andere Anstalten nur, wenn sie sich dazu bereit erklären." Ebenda.

89) Leiter der Chirurgischen Klinik der Universität Rostock war zu dieser Zeit Prof. Dr. Wilhelm von Gazen, Leiter der dortigen Frauenklinik war Prof. Dr. Gustav Haselhorst.

90) LHAS, 5.12-3/7, Nr. 1525 (Bergholter an Universitätsleitung, 15.12.1933).

91) Ärzteblatt für Pommern, Mecklenburg und Lübeck, 1934, S. 167 (Hervorhebung im Original).

92) Ebenda, 1935, S. 219.

wigslust, das Landeskrankenhaus Carolinenstift in Neustrelitz, die Chirurgische Universitätsklinik, die Universitäts-Frauenklinik sowie die Psychiatrische und Nervenklinik der Universität Rostock und in Schwerin das Anna-Hospital, das Krankenhaus des Marien-Frauenvereins sowie die Landesheil- und Pflegeanstalt Sachsenberg „ermächtigt".

Außerdem hatten sich 17 niedergelassene Fachärzte (darunter elf Chirurgen und sechs Frauenärzte) als „Vollstrecker des Gesetzeswillens"[93] bereit erklärt, in ihren Praxen bzw. Privatkliniken oder auch in den „ermächtigten" Krankenhäusern Sterilisierungen vorzunehmen: der Frauenarzt Dr. Kurt Eberhardt aus Rostock, der Chirurg Dr. Werner Elfeldt aus Güstrow, der Chirurg Dr. Johann-Joachim Günther aus Hagenow, der Chirurg Prof. Dr. Wilhelm Hartert aus Neustrelitz, der Frauenarzt Dr. Ulrich Schröder aus Waren, der Chirurg Dr. Berthold Kranz aus Fürstenberg, der Chirurg Dr. Walter Krause aus Neubrandenburg, der Chirurg Dr. Ernst Metge aus Parchim, der Chirurg Dr. Huldreich Rennecke aus Wismar, der Chirurg Dr. Paul Rohwedder aus Lübz, der Frauenarzt Dr. Eduard Schroeder aus Güstrow, der Chirurg Dr. Wilhelm Struck aus Neubrandenburg, der Frauenarzt Dr. Kurt Stüdemann aus Rostock, der Frauenarzt Dr. Alexander Tschirch aus Wismar, der Frauenarzt Dr. Wilhelm Wiegels aus Schwerin, der Chirurg Dr. Wilhelm Richard Willemer aus Ludwigslust und der Chirurg Dr. Otto Wolter aus Rostock.[94]

Die operativen Unfruchtbarmachungen erfolgten bei Männern zumeist durch eine Unterbindung oder Resektion von Samenleitern und bei Frauen durch eine Verknotung, Verlagerung, Quetschung oder Herausnahme der Eileiter, aber auch durch die Entfernung der Gebärmutter.[95] Nach der physischen Vornahme der Unfruchtbarmachung hatte der „behandelnde" Arzt auf einem Formblatt einen „Ärztlichen Bericht" zu erstellen, der dem zuständigen Amtsarzt zu übersenden war. Dieser Arztbericht mußte die Personalangaben der sterilisierten Person, das Aktenzeichen des anordnenden Erbgesundheitsgerichts, das Datum und die „Art der Unfruchtbarmachung" enthalten; zu vermerken war auch, ob die Operation „regelrecht" oder „nicht regelrecht" verlaufen war, in wievielen Tagen die Wunde „mit oder ohne Nebenerscheinungen" verheilt war und wann der oder die Operierte entlassen wurde.[96]

Während Männer vor allem von Chirurgen unfruchtbar gemacht wurden, wird bei der Betrachtung der Praxis der Zwangssterilisation von Frauen deutlich, daß hier fast ausschließlich Gynäkologen als Operateure agierten. Von den 591 im Reichs-Medizinal-Kalender des Jahres 1937 verzeichneten Frauenkliniken bzw. Krankenhäusern mit Abteilungen für Frauenkrankheiten waren 230 zur Durchführung von Unfruchtbarmachungen zugelassen (39 Prozent). Dazu zählten alle Universitätskliniken des Deutschen Reichs, die Landesfrauenkliniken, zahlreiche Kreiskrankenhäuser und städtische Kliniken. Neben den Frauenkliniken waren 434 weitere Krankenhäuser, die über keine speziellen Abteilungen für Frauenkrankheiten verfügten, zur operativen Unfruchtbarmachung von Frauen zugelassen.[97]

Offenbar haben nicht wenige Unfruchtbarmachungen zu gesundheitlichen Beeinträchtigungen der Betroffenen und damit in der Folge auch zu einer Einschränkung des gesellschaftlichen Arbeitsvermögens geführt. Deshalb ist in der Sechsten Verordnung zur Ausführung des Gesetzes zur Verhütung erbkranken Nachwuchses am 23. Dezember 1936 verfügt worden, daß derjenige, der „infolge seines zur Ausführung des ärztlichen Eingriffs ... notwendigen oder ... angeordneten Anstaltsaufent-

93) So der Arzt Prof. Dr. Ludwig Seitz (1872-1961) von der Universitätsfrauenklinik in Frankfurt/Main, in: Archiv für Gynäkologie, 1934, S. 133.

94) Zusammengestellt nach: Reichs-Medizinal-Kalender, 1935, S. 62-66; ebenda, 1937, S. 66-70, sowie Ärzteblatt für Pommern, Mecklenburg und Lübeck, 1935, S. 219.

95) Vgl. dazu im Detail die illustrierten Operationsanleitungen von Lexer: Die Eingriffe zur Unfruchtbarmachung des Mannes, S. 319 ff., und von Eymer: Die Eingriffe zur Unfruchtbarmachung der Frau, S. 327 ff. Nach einer 1936 erstellten Statistik, in der 5.500 Frauen erfaßt wurden, geschahen 82 Prozent der Operationen abdominal, 13 Prozent inguinal und fünf Prozent vaginal. „Am häufigsten wurden die Keilexzision des uterinen Tubenabschnitts mit oder ohne Erhaltung der Resttube (29 Prozent), die Madlenersche ‚Tubenquetschung' (37 Prozent) und verschiedene ‚Verlagerungsmethoden' (22 Prozent) durchgeführt." Benzenhöfer: Zur Genese des Gesetzes, S. 16.

96) RGBl., T. I, 1933, S. 1035 (Verordnung zur Ausführung des Gesetzes zur Verhütung erbkranken Nachwuchses, 5.12.1933).

97) Mithin beteiligten sich reichsweit 664 medizinische Einrichtungen an der zwangsweisen Unfruchtbarmachung von Frauen; hinzu kam eine bislang nicht bekannte Zahl von niedergelassenen Frauenärzten, die nicht zu Sterilisationen verpflichtet werden konnten, diese aber häufig praktizierten. Vgl. dazu Doetz: Alltag und Praxis der Zwangssterilisation, S. 25.

halts einen Verdienstausfall erleidet, von dem zuständigen Stadt- oder Landkreis eine angemessene Unterstützung" erhalten sollte. Diese Kosten würden den Stadt- und Landkreisen „aus der Staatskasse erstattet" werden. Auch wenn „eine Frau infolge ihres Anstaltsaufenthalts an der Pflege von Angehörigen, insbesondere von Kindern, oder der Führung eines Haushalts verhindert" war, hatte „der zuständige Stadt- oder Landkreis für die erforderliche Hilfe zu sorgen".[98]

Die Kosten für die Tätigkeit der begutachtenden und antragstellenden Amtsärzte sowie die Kosten des juristischen Verfahrens zur Unfruchtbarmachung vor den Erbgesundheitsgerichten trug in der Regel die Staatskasse. Die Gebühren für den ärztlichen Eingriff hatten bei versicherten Personen die Krankenkassen, bei nichtversicherten oder hilfsbedürftigen Personen die Fürsorgeverbände zu tragen.[99]

Der finanzielle Aufwand für die eigentliche operative Sterilisation betrug bei einem Mann durchschnittlich 20 RM und lag bei einer Frau bei 50 RM. Bei einer ungefähr gleichen Zahl von zu sterilisierenden Männern und Frauen (ausgegangen wurde von einer Zielmarke von etwa 400.000 Personen) wären allein für den Operationsvorgang Ausgaben in Höhe von 14 Millionen Reichsmark angefallen, nicht berücksichtigt die Kosten für eventuell längere Krankenhausaufenthalte. Hinzu kamen aber noch die Gebühren für mögliche Widerspruchsverfahren vor den Erbgesundheitsobergerichten und für die oft ein halbes Jahr währende Unterbringung in einer geschlossenen Anstalt für die Dauer des Verfahrens; dies war die Hauptursache dafür, daß die Zahl der Anstaltsinsassen nach 1933 stark angewachsen ist. In der ersten Verordnung zur Ausführung des Gesetzes zur Verhütung erbkranken Nachwuchses hieß es entsprechend: „Wer den Kostenbedarf für den chirurgischen Eingriff nicht oder nicht ausreichend aus eigenen Kräften und Mitteln beschaffen kann und ihn auch nicht von anderer Seite, insbesondere von Angehörigen, erhält", habe als „hilfsbedürftig im Sinne der Fürsorgepflichtverordnung" zu gelten, so daß „die Kosten des ärztlichen Eingriffs endgültig von dem Fürsorgeverband zu tragen" seien, der für den „Unfruchtbargemachten ... fürsorgepflichtig gewesen wäre".[100] Wenig später ist die Kostenfrage weiter spezifiziert worden. In der dritten Verordnung zur Ausführung des Gesetzes zur Verhütung erbkranken Nachwuchses vom 25. Februar 1935 ist festgelegt worden, daß „als Kosten des ärztlichen Eingriffs" zu gelten haben: „1. die Kosten der Reise des Unfruchtbarzumachenden und seiner etwa notwendigen Begleitung in die Anstalt, in welcher der ärztliche Eingriff ausgeführt werden soll, 2. die Kosten seines Aufenthalts in der Anstalt, solange dieser zur Ausführung des ärztlichen Eingriffs notwendig ist, 3. die Kosten des ärztlichen Eingriffs selbst, 4. die Kosten einer während eines halben Jahres nach dem Eingriff etwa erforderlichen Nachbehandlung". All diese finanziellen Aufwendungen hatten die Krankenkassen und Fürsorgeverbände zu tragen;[101] die Nationalsozialisten haben somit den Großteil der Kosten für die Durchführung des von ihnen erlassenen Gesetzes auf die Mitglieder der Krankenkassen und auf die Fürsorgeverbände abgewälzt.

Im Gesetz zur Änderung des Gesetzes zur Verhütung erbkranken Nachwuchses vom 26. Juni 1935 ist festgelegt worden, daß bei einer zur Unfruchtbarmachung vorgesehenen schwangeren Frau eine bestehende Schwangerschaft unterbrochen, also beendet werden könne, wenn der Abbruch vor dem Ablauf des sechsten Schwangerschaftsmonats erfolge, weil dann „die Frucht" als noch „nicht lebensfähig" anzusehen sei. Waren bislang Schwangerschaftsunterbrechungen bzw. Abtreibungen nach dem Strafgesetzbuch (§ 218) staatlicherseits strikt verboten, so wurde nun ebenso staatlicherseits ermöglicht und sogar gefordert, eine Schwangerschaft dann zu unterbrechen, wenn „durch eine Erbkrankheit der Mutter" zu befürchten war, „daß erbkranke Kinder entstehen können".[102]

---

98) RGBl., T. I, 1936, S. 1149 f.

99) Ebenda, 1933, S. 530 (Gesetz zur Verhütung erbkranken Nachwuchses, 14.7.1933). Festangestellte und besoldete Krankenhausärzte konnten keine Gebühren liquidieren, sondern hatten „die Sterilisationen als Teil ihrer Pflichttätigkeit im Krankenhaus auszuführen". Ärzteblatt für Pommern, Mecklenburg und Lübeck, 1934, S. 268.

100) RGBl., T. I, 1933, S. 1022.

101) Ebenda, 1935, S. 290 f.

102) Ebenda, S. 773. Bereits im September 1934 hatte Reichsärzteführer Wagner bei Hitler um die Genehmigung nachgesucht, aus eugenischen Gründen auch Schwangerschaftsunterbrechungen vornehmen zu können. Wagner teilte dem Reichsinnenminister am 13.9.1934 mit: „Der Führer hat mir wörtlich erklärt, *er* wäre der Oberste Gerichtsherr und würde dafür sorgen, daß kein Arzt bestraft würde, der die Schwangerschaft aus eugenischen Gründen unterbricht, denn über dem Paragraphen stände das Wohl des Deutschen Volkes." Nach dieser Ermächtigung hatte Wagner den Gauamtsleitern für Volksgesundheit und den Amtsleitern der Landesstellen der KVD in einem vertraulichen Rundschreiben ebenfalls am 13.9.1934 mitgeteilt, daß im Gesetz zur Verhütung erbkranken Nachwuchses „noch eine Lücke" klaffe, denn es müsse auch verhindert werden, daß „erbkranke Kinder zur Welt kommen". Und

Wenig später wurde in einer Vierten Verordnung zur Ausführung des Gesetzes zur Verhütung erbkranken Nachwuchses am 18. Juli 1935 festgelegt, daß „die Unterbrechung der Schwangerschaft" und „die Unfruchtbarmachung nach Möglichkeit gleichzeitig durchgeführt", also in einem Operationsgang erfolgen sollten. Die Kompetenzen zur Genehmigung einer Möglichkeit oder Notwendigkeit dieser Doppeloperationen lagen bei einer Gutachterstelle, die zu entscheiden hatte, ob gesundheitliche Gründe gegen dieses Vorgehen vorliegen könnten. Die vom Reichsinnenminister berufenen Leiter dieser Gutachterstellen hatten Ärzte aus ihrem Bereich zu bestellen; „die Berufung als Gutachter kann nicht abgelehnt werden". Dabei hatte die Gutachterstelle „jeden einzelnen Fall durch zwei approbierte Ärzte schriftlich begutachten" zu lassen, wobei keiner der Verfahrensbeteiligten vom Gutachten des anderen Kenntnis erhalten sollte. „Stimmen die Gutachten im Ergebnis überein, so ist entsprechend zu verfahren. Andernfalls entscheidet der Leiter der Gutachterstelle nach Beiziehung eines Obergutachters oder auf Grund eigener Untersuchung."[103)]

Hatte es im Ursprungsgesetz vom Juli 1933 noch geheißen, daß die Unfruchtbarmachung durch einen „chirurgischen Eingriff" zu erfolgen habe, ist im Zweiten Gesetz zur Änderung des Gesetzes zur Verhütung erbkranken Nachwuchses vom 4. Februar 1936 festgelegt worden, daß die Reichsminister des Innern und der Justiz zu bestimmen hätten, „unter welchen Voraussetzungen auch andere Verfahren zur Unfruchtbarmachung angewandt werden" könnten.[104)] Dies taten sie wenige Tage später und verfügten, daß „die Unfruchtbarmachung einer Frau zum Zwecke der Verhütung erbkranken Nachwuchses [auch] durch Strahlenbehandlung (Röntgenbestrahlung, Radiumbestrahlung) vorgenommen werden" könne, „wenn die Frau über 38 Jahre alt ist [danach galten Frauen offenbar als nicht mehr empfängnis- oder gebärfähig] oder wenn die Vornahme eines chirurgischen Eingriffs ... mit Gefahr für Leben und Gesundheit der Frau verbunden" sei. Dabei waren die „durch Bestrahlung behandelten Personen verpflichtet, sich drei Nachuntersuchungen und notfalls einer Nachbehandlung zu unterziehen".[105)] Der Grund für die Einführung des neuen Verfahrens war möglicherweise, daß chirurgische Eingriffe bei Frauen zu Komplikationen oder sogar Todesfällen geführt hatten.[106)] Außerdem war die Röntgenbestrahlung eine neue, innovative Technik, von der man sich kürzere Liegezeiten in den Krankenanstalten und damit geringere Kosten erhoffte.

Führenden Medizinern war durchaus bewußt, daß „die operative Entfernung der Eierstöcke und die Röntgenkastration im fortpflanzungsfähigen Alter von schweren psychischen und somatischen Folgen begleitet sein" könne, aber „abgesehen von der rechtlichen Verantwortung" stelle „die dauernde Unfruchtbarmachung auch für das ärztliche Gewissen eine nicht zu unterschätzende Belastung dar". Obwohl kein Arzt im Dritten Reich dazu gezwungen werden konnte, an der operativen Unfruchtbarmachung von Männern und Frauen mitzuwirken, sollten sich die damit befaßten Ärzte darüber im klaren sein, „daß die Dauersterilisation ein schwerer und *naturwidriger Eingriff in die weibliche Persönlichkeit*" sei, denn es werde „dadurch die Erfüllung des Muttertriebes, der eine der mächtigsten Grundlagen der Weiblichkeit ausmacht, ein für alle Mal unmöglich gemacht, ohne daß der Trieb selber zerstört" werde. Daraus ergebe sich „die Möglichkeit tragischer seelischer Konflikte". Außerdem müsse „bei der operativen Sterilisation mit *postoperativen Komplikationen und auch Todesfällen* gerechnet werden".[107)]

Die – in Mecklenburg wie im Reich – am häufigsten zu einer Zwangssterilisierung führenden ärztlichen Diagnosen lauteten auf „Schwachsinn" und „Schizophrenie". Ein Blick auf die Situation in

---

obwohl „eine gesetzliche Grundlage noch nicht vorliegt", sei „*die Schwangerschaft trotzdem zu unterbrechen*". Nach der Führerentscheidung sei die „volle Gewähr dafür gegeben, daß kein Arzt bestraft wird, der die Schwangerschaft aus eugenischen Gründen unterbricht. Über dem toten Paragraphen steht für uns Nationalsozialisten das Wohl des Volkes". Akten der Partei-Kanzlei, MF 101.13697 ff. (Hervorhebungen im Original).

103) RGBl., T. I, 1935, S. 1035 f.; vgl. dazu die ausführliche, „vom Reichsinnenministerium gebilligte" Darstellung von Stadler: Richtlinien für Schwangerschaftsunterbrechung.

104) RGBl., T. I, 1936, S. 119.

105) Ebenda, S. 122 (Fünfte Verordnung zur Ausführung des Gesetzes zur Verhütung erbkranken Nachwuchses, 25.2.1936). Insgesamt waren im Deutschen Reich mindestens 18 Röntgenanstalten berechtigt, Sterilisationen durch Strahlenbehandlung vorzunehmen. In Mecklenburg wurde allein die von Prof. Dr. Gustav Haselhorst geleitete Universitäts-Frauenklinik in Rostock „ermächtigt", Unfruchtbarmachungen mittels Röntgen- oder Radiumbestrahlungen vorzunehmen; vgl. dazu Gütt/Rüdin/Ruttke: Gesetz, S. 379.

106) Aus einer 1936 erstellten amtlichen Statistik geht hervor, daß von 81.994 operierten Frauen 367 gestorben sind (0,45 Prozent); vgl. dazu Benzenhöfer: Zur Genese des Gesetzes, S. 16.

107) Albrecht: Die Unfruchtbarmachung der Frau, S. 170 (Hervorhebungen im Original).

Deutschland des Jahres 1936 ermöglicht einen schlaglichtartigen Eindruck von dem Umfang der als „geisteskrank" eingestuften und in Anstalten befindlichen Personen, die der Staat für eine Unfruchtbarmachung ins Auge gefaßt hatte. In der „Irrenstatistik" der Gesellschaft Deutscher Neurologen und Psychiater ist festgestellt worden, daß sich in den 253 öffentlichen, gemeinnützigen oder privaten Anstalten und Kliniken des Deutschen Reichs Anfang 1936 insgesamt 158.164 Personen befanden. Der Zugang im Laufe des Jahres betrug 117.684 Personen, und der entlassungs- oder todesbedingte Abgang im Laufe des Jahres lag bei 112.507 Personen, so daß im Dezember 1936 mit einem „Endbestand" von 163.341 asylierten geisteskranken Personen gerechnet wurde, was einer Zunahme um 3,3 Prozent im Vergleich zum Vorjahr entsprach. Die Diagnosen dieses „Endbestandes" von 163.341 als „geisteskrank" bezeichneten Personen entfielen zu 47 Prozent auf „Schizophrene", zu 26 Prozent auf „Schwachsinnszustände", zu 9,2 Prozent auf „Epileptiker", zu sechs Prozent auf „psychische Störungen des höheren Lebensalters", zu 4,1 Prozent auf „Paralytiker", zu 2,9 Prozent auf „Manisch-Depressive" und zu zwei Prozent auf „Psychopathen"; hinzu kamen rund 1,2 Prozent „Alkoholiker". Zu beachten sei, daß „in diesen Zahlen jedoch nur alle die Geisteskranken erfaßt" waren, „die asyliert sind, nicht aber auch die, die frei herumlaufen, sei es, daß sie als harmlos gelten, oder sei es, daß für sie eine Anstaltsaufnahme noch nicht erwirkt wurde. Die Gesamtzahl der geistig Anbrüchigen wird erklärlicherweise weit größer sein".[108)]

Betroffen waren aber keinesfalls nur „erbkranke Ballastexistenzen" oder mißgestaltete Kinder und Jugendliche; sterilisiert wurden auch Mitglieder und Funktionäre der NSDAP oder Angehörige der SS. Das Gesetz machte auch vor systemnahen Trägern des Regimes nicht halt. Im Juni 1936 – die Sterilisierungspraxis lief reichsweit noch auf Hochtouren – wies das Oberste Parteigericht der NSDAP die Gaugerichte der Partei an zu ermitteln, „ob innerhalb ihres Gebietes die Unfruchtbarmachung eines Parteigenossen auf Grund rechtskräftiger Entscheidung des Erbgesundheitsgerichts angeordnet" worden war. Ziel war offenbar, als „erbkrank" erkannte und somit zu sterilisierende Parteimitglieder aus der NSDAP auszuschließen, da sie nicht dem Ideal der Staatspartei entsprachen. Die Ermittlung dieser als „erbkrank" definierten und sterilisierten Parteimitglieder gestaltete sich jedoch keineswegs einfach und war – zumindest in Mecklenburg – nahezu unmöglich. So teilte der Vorsitzende des Gaugerichts Mecklenburg der NSDAP, Paul Röper (*1897), dem Obersten Parteigericht im Januar 1937 mit, daß er „nicht in der Lage" sei, „eine vollständige Meldung für das Gaugebiet Mecklenburg-Lübeck abzugeben". Der Grund dafür sei die Berufung der zuständigen Stellen auf die auch für Erbgesundheitsangelegenheiten angeordnete ärztliche Schweigepflicht. So hätten die „Gesundheitsämter der Kreise und auch die Erbgesundheitsgerichte es abgelehnt, aus den Sterilisationsakten Auskunft zu erteilen mit der Begründung, daß sie nicht dazu befugt seien". Die meisten Gesundheitsämter haben „die Mitteilung über die Unfruchtbarmachung von Parteigenossen abgelehnt, und auch das Mecklenburgische Staatsministerium, Abteilung für medizinische Angelegenheiten, hat Bedenken dagegen erhoben, das Gesundheitsamt von der vorgeschriebenen Verpflichtung zu Verschwiegenheit zu entbinden".[109)]

Dennoch war es dem Gaugericht der NSDAP gelungen, wenigstens zwei Akten aus dem von Dr. Walter Hindenberg geleiteten Staatlichen Gesundheitsamt Wismar zu erhalten. Die eine betraf den 1908 in Pepelow bei Wismar geborenen Fritz Sandmann, der als Jungbauer im Juni 1927 mit der Mitgliedsnummer 63.565 in die NSDAP eingetreten war, deshalb als „Alter Kämpfer" galt und im April 1934 das Goldene Ehrenzeichen der Partei erhalten hatte, womit er zum „Parteiadel" gehörte. Sandmann war sterilisiert worden, und seine Akte wurde nunmehr ans Oberste Parteigericht übersandt, verbunden mit dem vorauseilenden Vorschlag, ihn aus der Partei zu entlassen. Dies wurde allerdings vom Obersten Parteigericht im September 1937 untersagt, und der Landwirt Sandmann konnte Leiter der Ortsgruppe Pepelow der NSDAP bleiben.[110)]

---

108) Berechnet nach: Deutsches Ärzteblatt, 3.9.1938, S. 607.

109) BA/BDC, PA Fritz Sandmann (Gaugericht Mecklenburg der NSDAP an Oberstes Parteigericht, 15.1.1937).

110) Ebenda (Oberstes Parteigericht an Gaugericht Mecklenburg der NSDAP, 3.9.1937). Sandmann erhielt auf Vorschlag des Kreisleiters Wilhelm Dahl im September 1942 sogar das Kriegsverdienstkreuz II. Klasse ohne Schwerter, mit der Begründung, Sandmann erfülle „trotz seiner angegriffenen Gesundheit vorbildlich seine Pflichten als komm. Ortsgruppenleiter. Er ist fanatischer Nationalsozialist und leistet bei Sonderaufgaben vorbildliche Arbeit. Sein Hoheitsgebiet ist schon mit Feindbomben bedacht" worden, aber „auch in diesem Falle" habe er „mit Geschick und Umsicht die nötigen Maßnahmen eingeleitet". BA/BDC, F-Kartei. Über den zweiten, den 1932 in die NSDAP eingetretenen Georg Kirchner aus Tüzen bei Wismar betreffenden Fall, bei dem die Gauleitung Mecklenburg der NSDAP

Weil die Zahl von Anträgen auf Sterilisierung von Mitgliedern der NSDAP offenbar zugenommen hatte, was in der Parteiführung mit Unwillen registriert worden war, sah sich der Reichsinnenminister veranlaßt, Ende November 1937 eine Art Sonderrecht für Parteimitglieder zu schaffen. So ordnete er am 6. November 1937 an, „daß vor jeder Antragstellung auf Unfruchtbarmachung festzustellen" sei, „was der Betroffene bisher für die Volksgemeinschaft geleistet" habe; „zu den Leistungen in der Volksgemeinschaft gehört selbstverständlich auch die Feststellung, inwieweit er sich in der Partei bewährt hat. Es wird daher künftig in jedem Falle, in dem es sich um die Unfruchtbarmachung eines Parteiangehörigen handelt, eine Anfrage über die Bewährung des Betroffenen bei den zuständigen Parteidienststellen notwendig werden".[111)]

Etwas anders lagen die Verhältnisse bei Karl Köppen, der vor seiner Zeit als Kriminalkommissar in Schwerin zum polizeilichen Begleitkommando von Hermann Göring gehört hatte. Köppen hatte im März 1929 geheiratet und mit seiner Frau zwei Kinder bekommen. Die Ehe wurde „wegen Gefahr der Zeugung erbkranken Nachwuchses" jedoch im Juni 1939 geschieden; 1943 heiratete Köppen erneut, diesmal eine offensichtlich erbgesunde Frau.[112)] Auch der Parteigenosse Heinrich Schomaker war Polizist, seit 1927 bei der Mecklenburgischen Ordnungspolizei, dann als Revieroberwachtmeister beim Mecklenburgischen Landeskriminalamt in Schwerin und ab 1937 im Polizeidienst in Rostock; ihm wurde im März 1941 der Eintritt in die SS wegen „Erbkrankheit in der Familie" verweigert.[113)]

Erst deutlich später, im Mai 1944, konnte sich die Partei-Kanzlei zu einer weitgehend einheitlichen Regelung durchringen; sie verfügte, „daß Volksgenossen, die an einer Geisteserkrankung leiden, in die NSDAP nicht aufgenommen werden können, da die NSDAP nach dem Willen des Führers eine Auslese des deutschen Volkes darstellt. Aus dem gleichen Grunde muß ein Parteigenosse, bei dem nach seiner Aufnahme in die NSDAP eine Geisteskrankheit auftritt, wiederum aus der Partei entlassen werden … Die Unfruchtbarmachung nach dem Erbgesundheitsgesetz soll in der Regel die Entlassung aus der NSDAP zur Folge haben". Allerdings könne „bei verdienten Parteigenossen eine Ausnahme am Platze sein, wenn die geistige Erkrankung nicht zu einer Vormundschaft, Pflegschaft oder zur längeren Anstaltsinternierung" geführt habe und der „Parteigenosse also die Fähigkeit, seine Angelegenheiten selbst zu besorgen", behalten habe.[114)]

Auffällig ist, daß und wie sich 1938 die Parteipropaganda für einen „Ehrenschutz für Sterilisierte" einsetzte. So sei „immer wieder zu betonen, daß die Tatsache der Unfruchtbarmachung … keine Strafe" darstelle, „sondern einen Eingriff in die Persönlichkeitssphäre, den er einzelne von einer Erbkrankheit Befallene dulden" müsse „im Interesse der Arterhaltung und Artverbesserung des Gesamtvolkes. Wer da glaube, über den in Auswirkung des Gesetzes unfruchtbar Gemachten abfällige Bemerkungen machen … zu können", beweise „damit eine so niedrige und gemeine Gesinnung, daß es Aufgabe des Staates ist, die Ehre dessen, der einen so schwerwiegenden Eingriff auf sich genommen hat, zu schützen".[115)]

Nicht ohne Interesse ist, wie sich in Mecklenburg die Leiter der Staatlichen Gesundheitsämter – immerhin *die* zentralen Schaltstellen der Sterilisationspraxis – untereinander verständigten und abstimmten. Im Mai 1938 – da war, wie weiter unten zu zeigen sein wird, die Zahl der Sterilisationen in Deutschland schon rückläufig – fand in Rostock eine Dienstversammlung der Ärzte des staatlichen Gesundheitswesens statt. Teilnehmer waren neben den Leitern der Staatlichen Gesundheitsämter auch zwölf mit Erbgesundheitsfragen beschäftigte Juristen. Am ersten Tag dieser Zusammen-

---

nach erfolgter Sterilisierung ebenfalls eine Entlassung aus der Partei angeregt hatte, konnte bislang nichts ermittelt werden.

111) BA, R 18, Nr. 5586, Bl. 241 f. (Reichsinnenminister an Stellvertreter des Führers, 5.1.1938).

112) BA/BDC, SSO Karl Köppen.

113) Schomakers Vater und dessen Bruder litten an „genuiner Epilepsie", und bei einer Tante war „Schizophrenie" diagnostiziert worden. BA/BDC, SSO Heinrich Schomaker.

114) Bekanntgabe 88/44 der Partei-Kanzlei vom 2.5.1944; hier zitiert nach: Informationsdienst des Hauptamtes für Volksgesundheit der NSDAP, April-Juni 1944, S. 43 f.

115) Deutsches Ärzteblatt, 1938, S. 47. Darin wird aus einem Gerichtsurteil gegen einen zu einer „empfindlichen Gefängnisstrafe" verurteilten Mann zitiert, der eine sterilisierte Frau als „Freiwild" bezeichnet hatte, mit der man sich deshalb nunmehr „gefahrlos einlassen" könne, ohne Folgen befürchten zu müssen. „Personen, die im Staatsinteresse einen so folgenschweren körperlichen Eingriff wie die Sterilisation auf sich nehmen, haben einen erhöhten Anspruch auf Ehrenschutz. Der Angeklagte hat gegen die Ehrenpflicht, das so gebrachte Opfer zu achten, durch seine gemeine Äußerung in gröblichster und verwerflichster Weise verstoßen und dadurch die Ehre der Betroffenen so schwer gekränkt, daß eine bloße Geldstrafe nicht genügen konnte."

kunft wurde ausschließlich über das für die Gesundheitsämter virulente Thema der Anwendung des Gesetzes zur Verhütung erbkranken Nachwuchses gesprochen. Der Vizepräsident des mecklenburgischen Oberlandesgerichts, Hans Hermann Zastrow, berichtete „aus der Praxis des Erbgesundheitsobergerichts", also der Institution, an der die Widersprüche gegen zuvor beschlossene Unfruchtbarmachungen verhandelt wurden; der Direktor der Rostocker Universitätsnervenklinik sowie Leiter der Heil- und Pflegeanstalt Rostock-Gehlsheim, Prof. Dr. Ernst Braun, erläuterte „Grenzfälle von Erbkrankheiten und ihre Beurteilung", und der Oberarzt der Nervenklinik in Rostock-Gehlsheim, Medizinalrat Dr. Wolf Skalweit, referierte aus der Praxis der „klinischen Diagnostik der Erbkrankheiten". Ohne Einzelheiten zu erwähnen, wurde laut Protokoll darüber hinaus der „Geheimerlaß des Reichsinnenministers" vom 7. März 1938 über die fachärztliche Untersuchung von zur „Unfruchtbarmachung" vorgesehenen Personen bekanntgegeben; erörtert wurden auch die Art des Anlegens von Karteien für die „Rassenhygiene" und das Verhalten bei „Beschwerden gegen Beschlüsse der Erbgesundheitsgerichte". Die Tagung wurde „mit einem ‚Sieg Heil' auf den Führer und Reichskanzler" geschlossen, dann ging es um 20 Uhr zu einem „Bierabend mit einfachem Abendessen" in das Lokal „Wintergarten" in Rostock.[116)]

Weil die Praxis der Sterilisierungen schon seit zwei Jahren rückläufig war, ist auf der folgenden Dienstversammlung der Leiter der Staatlichen Gesundheitsämter im Dezember 1938 in Schwerin über eine mögliche Reduzierung der Zahl der Krankenanstalten beraten worden, an denen nach dem Gesetz zur Verhütung erbkranken Nachwuchses die „Unfruchtbarmachungen" vorgenommen wurden. Man einigte sich „im allgemeinen" auf die Weiterführung der „zugelassenen Krankenanstalten des [jeweiligen] Kreises ... und [auf] die Chirurgische und Universitätsfrauenklinik in Rostock"; von den niedergelassenen Chirurgen und Gynäkologen war nicht mehr die Rede. Die Kreisärzte wurden daran erinnert, daß „die Einreichung der Monatsberichte über Unfruchtbarmachungen pünktlich erfolgen" müßten und sich „die Gesundheitsämter einer genaueren Ausfüllung befleißigen sollten, damit die Rückfragen des Reichsgesundheitsamtes möglichst vermieden würden".[117)]

Auch in Mecklenburg beschäftigte man sich wissenschaftlich mit dem Gesetz zur Verhütung erbkranken Nachwuchses und der Sterilisierung vermeintlich erbkranker Personen.[118)] Vier Dissertationen, die verschiedene Aspekte dieser Thematik behandelten, sollen hier vorgestellt werden:

Die 1940 in Rostock als Promotionsschrift angenommene und veröffentlichte Arbeit von Rolf von Leitner „Über die Lebensschicksale Schwachsinniger" wurde von den Professoren Dr. Ernst Braun und Dr. Wolf Skalweit betreut und begutachtet. Diese Abhandlung, die auf mecklenburgischem „Menschenmaterial" basiert, das der Kreismedizinalrat Dr. Walter Buschmann, Leiter des Staatlichen Gesundheitsamtes in Rostock, und seine Mitarbeiter beigesteuert hatten, soll etwas näher betrachtet werden, offenbart sie doch in ungeschützter Weise nicht nur die Auffassungen des Autors, sondern auch den wissenschaftlichen Kenntnisstand und den juristischen Zeitgeist sowie darüber hinaus auch einen großen Teil der Volksmeinung und des nationalsozialistisch beeinflußten „gesunden Volksempfindens" beim Umgang mit geistig behinderten Menschen.

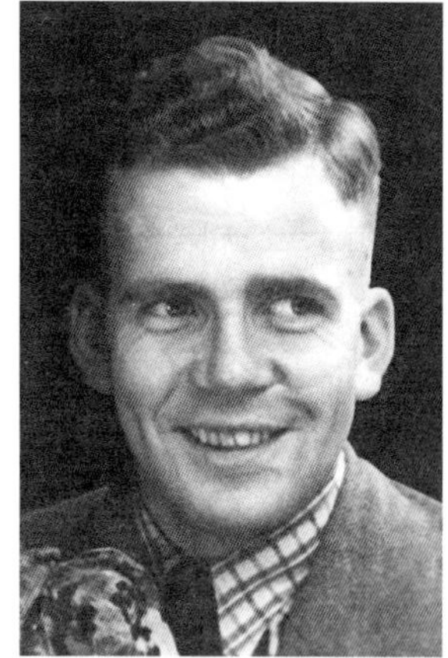
Rolf von Leitner

Leitner stellte einleitend fest, daß „die Schwachsinnigen für jedes Volk ein sehr ernstes soziales Problem" bedeuten. „Nicht nur wegen ihrer zahlenmäßigen Stärke, sondern auch wegen der Art ihres schicksalsmäßigen Lebensablaufes bedürfen sie stets besonderer Überwachung und Betreuung." Dann präsentierte Leitner sein Untersuchungsmaterial, seine „Probanden". Weil er meinte, daß sich „bei den meisten Menschen ihr Lebensschicksal im allgemeinen schon bis zum 30. Lebensjahr irgendwie entschieden" habe und

116) LHAS, 5.12-7/1, Nr. 9674 (Tagesordnung, Teilnehmerliste und Protokoll der Dienstversammlung vom 19./20.5.1938).
117) Ebenda (Protokoll der Dienstversammlung vom 5./6.12.1938).
118) Allein an der Neurologisch-psychiatrischen Klinik der Landesuniversität Rostock sind zwischen 1933 und 1945 mindestens 35 Dissertationen zu diesem Thema verfaßt worden; vgl. dazu Niemczyk: Dissertationen aus der Universitäts-Nervenklinik Rostock, S. 40-44. Die Zahl der an anderen Kliniken oder Instituten der Universität Rostock abgeschlossenen Promotionsverfahren zu einschlägigen Themen war weit höher.

„bei den Schwachsinnigen nach Vollendung dieses Alters keine grundsätzlichen Änderungen mehr in ihrem Lebensablauf eintreten", habe er für „die Einheitlichkeit der Diagnose" nur Probanden ausgewählt, die älter als 31 Jahre waren. Außerdem wurden „nur solche Personen untersucht, die nach den Unterlagen des Staatlichen Gesundheitsamtes Rostock-Stadt aus den Jahren 1935-1938 und nach den Krankengeschichten der Psychiatrischen und Nervenklinik zu Gehlsheim (nur Gutachten für das Erbgesundheitsobergericht) als sicher schwachsinnig bezeichnet und auf Grund dieser Unterlagen bereits unfruchtbar gemacht worden sind".

Bei der Auswahl seiner Probanden hatte Leitner „von schwerstidiotischen und dauernd anstaltspflegebedürftigen Schwachsinnigen Abstand genommen, da diese ja [ohnehin] dauernd von der Außenwelt abgeschlossen sind und mit ihren primitiven Lebensäußerungen ja auch kein Problem für die Mitmenschen darstellen – es sei denn das ihrer Erhaltung". Berücksichtig habe er jedoch „berufsunfähige Schwachsinnige, die ohne irgendeine nennenswerte Beschäftigung im Elternhaus oder bei Verwandten herumsitzen", denn diese „kommen schon hier und da mit der Außenwelt in Berührung. Wenn sie selber auch in keiner Weise eine Aktivität an den Tag legen, so können sie doch von unverantwortlichen Elementen mißbraucht und zum Werkzeug ihrer dunklen Machenschaften oder triebhaften Neigungen gemacht werden. Mit ihnen müssen wir uns, ebenso wie mit allen beruflich irgendwie beschäftigten oder beschäftigt gewesenen Schwachsinnigen, auseinandersetzen". Das Lebensschicksal werde „schon durch die Geburt bestimmt. Erbkranke Menschen verdanken ihr beklagenswertes Los dem Fortpflanzungstrieb ihrer erbkranken Eltern und den ihnen bei ihrer Zeugung mitgegebenen minderwertigen Erbanlagen".[119]

Der Schwachsinn könne sich bei den „mit dieser Erbanlage Behafteten in verschieden starkem Maße äußern. In schweren Fällen tritt er schon in der frühesten vorschulischen Entwicklung klar zu Tage, bei leichteren Fällen zeigt er sich erst im Laufe der Schulzeit und im Berufsleben". Aber sowohl die Schulzeit als auch das Berufsleben „gestalten nicht allein die rein geistigen Fähigkeiten. Der gesamte Lebensstil, auch die berufliche Leistungsfähigkeit, wird weitgehend mitbestimmt vom Charakter des einzelnen, von seinem Gefühl und Verständnis für sittliche Werte und Forderungen ... Psychopathien, psychopathische Reaktionsweisen und charakterologische Mängel, kriminelle Züge und sexuelle Abwegigkeiten sind vielfach Ausdruck einer andersartigen Moral und einer krankhaften inneren Einstellung, wie wir sie auch bei Schwachsinnigen finden". Damit waren der Forschungskontext skizziert und Leitners Erkenntnisinteressen abgesteckt. Nachfolgend untersuchte er Entstehung und Auswirkungen des „Schwachsinns" seiner 120 Probanden, darunter 70 Männer und 50 Frauen, unter sechs Gesichtspunkten: Krankheitszustände, Schulbildungsfähigkeit, psychopathische Reaktionsweisen und charakterologische Mängel, Kriminalität, sexuelles Verhalten und berufliche Leistungsfähigkeit.

Trotz eingestandenermaßen dürftiger Quellenlage bei der Ermittlung von Krankheiten seiner Probanden suchte Leitner zunächst, nachgeburtlich erworbene Krankheiten, während der Schwangerschaft und des Geburtsverlaufs aufgetretene Komplikationen, Unfälle sowie ererbte körperliche Mißbildungen mit später aufgetretenem „Schwachsinn" in kausale Zusammenhänge zu bringen. Ungeachtet aller Unklarheiten kam er in den meisten Fällen zu dem Schluß, daß durchgemachte Krankheiten, erlebte Unfälle oder Geburtskomplikationen in den wenigsten Fällen zu späterem Schwachsinn geführt hätten, sondern daß dieser schon „angeboren" gewesen sein müsse und sich später weiterentwickelt habe. Dabei sei „das gemeinsame Auftreten von zwei verschiedenen Erbkrankheiten als Ausdruck einer besonders minderwertigen Erbanlage zu bewerten", und das „Zusammentreffen von zwei Erbkrankheiten" mache eine besonders schnelle Sterilisation der davon Betroffenen notwendig, „um die Möglichkeit einer unerwünschten Nachkommenschaft zu beseitigen". Noch „schlimmer" sei jedoch die Kombination „von Schwachsinn mit körperlichen Mißbildungen".[120]

Im Rahmen seiner Untersuchungstätigkeit zur „Schulbildungsfähigkeit" kam Leitner zu dem Fazit: „Idiotische Kinder sind selbst zum Besuch einer Sonderschule ungeeignet, müssen infolgedessen privat oder auch in Anstalten unterrichtet werden und lernen niemals richtig sprechen, lesen oder schreiben. Andere Schwachsinnige müssen trotz halbwegs ausreichender Intelligenz in Fürsorgeerziehung gegeben werden, da sie sich in der Normalschule als unerziehbar erweisen" würden. Im-

119) Leitner: Lebensschicksale, S. 5-7.
120) Ebenda, S. 7-12.

merhin 79 der 120 von Leitner untersuchten Personen waren „zu einem ordnungsgemäßen Schulbesuch in irgendeiner regelrechten Normalschule fähig", aber nur ein Teil der „Normalschüler" habe in der Volksschule die letzte Klasse erreicht.[121)]

Im Kapitel „Psychopathische Reaktionsweisen und charakterologische Mängel" kam Leitner zum Schluß, daß „Schwachsinnige ... auf Grund ihrer verminderten Denk- und Urteilsfähigkeit nicht in der Lage" seien, „über ihre eigene Person und ihre persönlichen Verhältnisse hinauszudenken. Infolge ihrer egozentrischen Einstellung" suchten sie „sich selbst in den Vordergrund zu stellen und ihre Pläne auch dann durchzusetzen, wenn durch diese Handlungsweise ein Mensch oder gar eine große Gemeinschaft geschädigt" werde. Diese „psychopatischen Züge" und „charakterologischen Mängel" seien „typische Zeichen einer asozialen Einstellung". Dazu zählten etwa „Hysterie: durch auffallendes, stark übertriebenes Gebaren auf sich aufmerksam machen" und „Streitsucht: sich dauernd gegen die Meinung der Mitmenschen stellen", aber auch „Rentenjagd: durch Vortäuschen oder Übertreiben von körperlichen Gebrechen von öffentlichen oder privaten Mitteln leben wollen". Hinzu kämen „Bettelei: ohne eigene Arbeit vom mühsam verdienten Geld anderer leben wollen" und – besonders verwerflich – „Fahnenflucht", eine „ehr- und charakterlose selbstsüchtige Handlungsweise", bei der „das eigene Leben höher eingeschätzt wird als das Leben und die Sicherheit des eigenen Volkes".[122)]

Wenn man schon „schwachsinnig" und „asozial" war, dann fehlte nach Leitner auch nicht mehr viel zum Abgleiten in die „Kriminalität: Der Wunsch nach einem mühelosen Dasein, mangelndes Verständnis für Sitte und Recht, fehlendes Verantwortungsbewußtsein nicht nur dem einzelnen, sondern auch dem Volksganzen gegenüber und auch rein verbrecherische Neigungen werden in kriminellen Handlungen offenbar. Viele Schwachsinnige werden mehrfach straffällig und suchen sich durch Diebstähle, Unterschlagungen, Urkundenfälschungen, Hochstapeleien und sonstige betrügerische Handlungen zu bereichern", andere wiederum suchten durch „Hausfriedensbruch oder Brandstiftungen ihre vermeintlichen Gegner [zu] schädigen". Leitner definierte drei Gruppen von „kriminellen Schwachsinnigen", so „aktive Gewohnheitsverbrecher", „Gelegenheitsdiebe" und „Elemente, die infolge ihrer mangelnden Urteilsfähigkeit nur zu leicht zu strafbaren Handlungen verleitet werden, auf die sie selber nie verfallen wären". Letztere werden „häufig als Hehler oder Helfer größerer Diebesbanden angetroffen", während sie „vor der Machtübernahme häufig auch kommunistischen Rädelsführern und Agitatoren als willige Werkzeuge ihrer volkszersetzenden Absichten" gedient hätten. Von den 120 von Leitner untersuchten Probanden seien 88 mit dem Strafgesetzbuch in Konflikt gekommen (73 Prozent). Dies zeige, „daß Schwachsinnige häufig nicht nur eine Belastung, sondern auch eine Gefahr für die Allgemeinheit bedeuten".[123)]

Dies zeige sich „auch in ihrer Einstellung sexuellen Fragen gegenüber". Ein Teil der Probanden verspüre „überhaupt keine geschlechtlichen Regungen", werde jedoch gelegentlich „von unverantwortlichen Elementen mißbraucht". Andere „Schwachsinnige, vor allem die aus den einfachsten Berufssparten", übten „nicht nur häufig regelrechten Geschlechtsverkehr" aus, sondern suchten „vielfach ihren Geschlechtstrieb auch in außergewöhnlicher Form zu befriedigen". So sei „bei manchen Onanie und Masturbation an der Tagesordnung", andere würden „gleichgeschlechtlich verkehren, auf Kinder oder Tiere Notzuchtsattentate verüben oder auch als Fetischisten ihren abnormen geschlechtlichen Gelüsten freien Lauf lassen".

Insgesamt konnte Leitner 34 männliche „Schwachsinnige" mit seiner Ansicht nach nicht normgerechtem Sexualverhalten ermitteln. Aber „noch verheerender als bei den Männern" wirke sich „die sexuelle Betätigung bei den Frauen aus"; bei ihnen überwiege „der Drang nach sexueller Befriedigung weit die kriminellen Neigungen", und viele seien „der öffentlichen oder heimlichen Prostitution verfallen". Leitner meinte, bei mindestens 48 der 50 von ihm begutachteten „schwachsinnigen" Frauen sexuelle „Auffälligkeiten" entdeckt zu haben; dazu zählte er schon die Tatsache der Geburt von unehelichen Kindern, eine Geschlechtskrankheit oder „häufiger Geschlechtsverkehr"; ausgehend von einem ausführlich geschilderten Einzelfall, wonach die „Gefahr der hypersexuellen Betätigung ... keineswegs mit der Sterilisation behoben ist", kam Leitner zu dem Schluß, daß sexuell ak-

121) Ebenda, S. 12-14.
122) Ebenda, S. 15.
123) Ebenda, S. 17-19.

tive und „schwachsinnige Frauen eine ungeheure Gefahr für die Allgemeinheit" bildeten. Dies war ein zeitgenössisch typischer Alarmismus, wenn etwas von überkommenen Strukturen abwich. „Die Gefahr des zügellosen Geschlechtsverkehrs" liege zum einen „in der Möglichkeit der Übertragung von Geschlechtskrankheiten", und zum anderen bestehe „die große Wahrscheinlichkeit der Erzeugung erbkranken Nachwuchses"; diese Gefahr werde noch „dadurch erheblich vergrößert, daß die einzelnen Schwachsinnigen ... in den meisten Fällen auch nur minderwertige Geschlechtspartner finden. 29 männliche Probanden haben sogar eine Ehe geschlossen", was „von vornherein nicht für hervorragende Qualitäten der angeheirateten Ehefrauen" spreche. In diesen 29 Ehen seien 81 Kinder zur Welt gekommen; davon seien mindestens 37 bereits schwachsinnig oder auf dem Wege dahin. Leitner meinte, überzeugend gezeigt zu haben, „wie gefährlich die Fortpflanzungsfähigkeit der Schwachsinnigen ist. Die Schwachsinnigen sind jedoch nicht nur wegen ihrer psychopathischen Züge und ihrer kriminellen und sexuellen Betätigung, sondern auch wegen ihrer beruflichen Leistungsfähigkeit unerwünscht".[124)]

Dem Zeitgeist und der NS-Ideologie entsprechend, bemaß Leitner den Wert eines Menschen also auch nach seiner „beruflichen Leistungsfähigkeit". Bei der Auswahl der Berufsliste seiner Probanden hatte Leitner daran gedacht, „daß es sich bei dem Untersuchungsmaterial um in Mecklenburg ansässige Menschen handelt, die nach Maßgabe der in diesem Lande vorhandenen Arbeitsmöglichkeiten dort beschäftigt werden mußten". Auf der untersten Stufe stehe „ein Vollidiot, der niemals richtig selbständig essen, trinken oder sprechen gelernt hat, der also auf keinem Gebiet etwas leistet ... Von dieser niedrigsten Stufe angefangen, finden wir die Schwachsinnigen als Hilfs- und Gelegenheitsarbeiter, manchmal auch als Wohlfahrtsarbeiter, Straßenfeger oder in bestimmten Betätigungszweigen der Landwirtschaft und in der Berufsgruppe der angelernten Arbeiter". Zwar sei zu konzedieren, daß sich „Personen in Zeiten wirtschaftlichen Niedergangs ihr tägliches Brot in den einfachsten und unkompliziertesten Berufen verdienen" müssen, was „noch lange nicht als Beweis für geistige Minderwertigkeit" gelten könne; „ein Verbleib in diesen Berufen in Zeiten wirtschaftlichen Aufschwungs" nähre jedoch „den Verdacht einer geistigen Trägheit". Die meisten der von Leitner untersuchten männlichen „Schwachsinnigen" waren als Ungelernte und zumeist unter beruflicher Aufsicht tätig, so als Gärtnergehilfe, Straßenfeger, Chausseewärter, Dienstmann, Hausdiener, Gelegenheits- oder Hilfsarbeiter, Landarbeiter, Kuhfütterer, Viehknecht, Straßenarbeiter, Kutscher, Schnitter, Fischereigehilfe, Kellner usw. Nur acht von 70 männlichen Probanden Leitners hatten einen erlernten Beruf wie Schlosser- oder Schmiedegeselle, Kaminbauer, Maschinist, Schrankenwärter oder Kraftwagenführer; aber auch diese, zudem „moralisch einwandfreien Probanden, versagten zum großen Teil in ihrem Beruf wegen ihrer geistigen Minderwertigkeit".[125)]

Zusammenfassend kam Leitner zu dem Schluß, daß bei den meisten seiner Probanden „durch den eindeutigen Ausschluß exogener Entstehungsursachen der angeborene Schwachsinn als erblich nachgewiesen werden konnte". Wenn auch der „Schwachsinn bei den einzelnen Probanden in Bezug auf Form und Stärke verschieden ausgeprägt" sei, so hätten doch alle der 120 untersuchten „Schwachsinnigen ... in ihrem bisherigen Leben in irgendeiner Form versagt und die Probe der Lebensbewährung nicht bestanden ... Auf Grund der ererbten anlagemäßigen Minderwertigkeit ist keiner der untersuchten Probanden imstande, die vom Staat und seinen einzelnen Organen geschaffenen Einrichtungen zur Erringung einer gewissen geistigen Aktionsbasis ... auszunutzen". Manche „vergingen sich mit ihren amoralischen Trieben und ihren asozialen Neigungen gegen die Gesetze der Volksgemeinschaft und des Staates". Als wenn Leitner vergessen hätte, daß die von ihm betrachteten Personen bereits sterilisiert worden waren, schloß er seine Arbeit mit den Worten: „Ihre Erfassung im Gesetz zur Verhütung erbkranken Nachwuchses ist deshalb besonders zu begrüßen, weil sie mit einem hohen Prozentsatz der Wahrscheinlichkeit die geschilderten Eigenschaften auf direktem oder indirektem Wege auch auf ihre Nachkommenschaft übertragen" würden.[126)]

Die zu Kriegsende in Hagenow praktizierende Dr. Renate Dau (geb. Koehler) hatte als junge Volontärassistentin Anfang 1938 an der Universitäts-Frauenklinik in Greifswald ihre Promotionsschrift eingereicht. Darin untersuchte sie die 87 Fälle von Frauen, die zwischen April 1935 und März 1936 in

124) Ebenda, S. 19-26.
125) Ebenda, S. 26-39.
126) Ebenda, S. 39-42.

Greifswald sterilisiert worden waren, hinsichtlich der Erfolgsquote einzelner Operationsverfahren, betrachtete also vor allem die eher technische Seite der Sterilisationen.[127)] „Da bei der eugenischen Sterilisation neben einem Optimum an Erfolgssicherheit eine möglichst geringe Mortalitätsziffer erlangt werden soll, sind, um dieser Anforderung zu genügen, in den letzten Jahren eine große Anzahl von Operationsmethoden vorgeschlagen und angewendet worden." Dabei habe sich herausgestellt, daß es „eine endgültige Methode der Wahl noch nicht" gebe, „da es noch keine Methode gibt, die eine absolute Erfolgssicherheit garantiert. Entscheidende Ergebnisse über den Erfolg der einzelnen Methoden müssen erst die kommenden Jahre liefern".[128)]

Dann diskutierte Koehler kurz die Problematik der Unfruchtbarmachung von Frauen. „Ausdrücklich verlangt" werde die „Sterilisation durch Operation an den Eileitern, nicht die Kastration. Eine Vernichtung des Ovarium durch Röntgenstrahlen" falle „also aus, wenn es sich nicht um Frauen handelt, die am Beginn des Klimax stehen". Da die Operation „ohne Entfernung der Eierstöcke" erfolgen solle, richte sich „das Interesse des Operateurs also auf die Eileiter". Dabei komme weder eine „Extraperitonealisation der Eierstöcke" in Betracht, weil man nicht ausschließen könne, „ob nicht als Folge dieser Verlagerung Störungen im Ablauf der Follikelreifung und der Ovulation entstehen" können, noch sei eine „einfache Tubenunterbindung" zu empfehlen. Selbst eine „doppelte Tubenunterbindung" habe „versagt", ebenso die „Tubenresektion"; „es entstanden Fisteln an der Unterbindungsstelle, durch die das Ei hindurchkonnte". Auch die „Kombination von Unterbindung und Durchschneidung" oder die „Versenkung der Tubenstümpfe" haben zu „Mißerfolgen" geführt.

Bei der „keilförmigen Excision des uterinen Endes der Tube", die von einem Großteil der führenden Gynäkologen angewandt werde, seien jedoch „kaum Mißerfolge verzeichnet worden", weshalb diese der „extraperitonealen Verlagerung der Tuben" vorzuziehen sei. Dennoch berge die „keilförmige Excision" gewisse Risiken, vor allem die des Todes der zu sterilisierenden Frau, was Koehler zu der Bemerkung veranlaßte, „es wäre falsch, nur an die Erfolgssicherheit zu denken und darüber die Höhe der Mortalitätsziffer zu vergessen, die eine Operationsmethode belastet. Gerade bei den eugenischen Sterilisierungen" sei es „mit das Wesentlichste, die Patienten nicht durch Fehlschläge zu verwirren, damit sie sich selbst [gemeint war: freiwillig] der Operation unterziehen und ein Zwang nur so selten wie möglich ausgeführt zu werden braucht".[129)]

Als die bislang erfolgreichste Sterilisationsmethode definierte Koehler die vom Chefarzt des Kemptener Krankenhauses Dr. Max Madlener (1868-1951) entwickelte und nach ihm benannte Tubenquetschung; bei diesem Verfahren wurde durch die Öffnung der Bauchhöhle ein Zugang zu den Tuben freigelegt, diese wurden angehoben und die so entstandene Schlaufe mit einer anatomischen Klemme abgequetscht sowie die Quetschfurche mit einem dann verknoteten Seidenfaden abgebunden. Nach einer Übersicht über die 1934 und 1935 in 47 Frauenkliniken vorgenommenen 5.559 Sterilisationen erfolgte in 2.067 Fällen die Unfruchtbarmachung nach der Madlenerschen Tubenquetschung (37,2 Prozent). Ein weiteres, in 1.555 von 5.559 Fällen angewandtes Verfahren war die „keilförmige Excision des intramuralen Tubenabschnitts".[130)] Nach der Vorstellung einer Reihe von weiteren Sterilisationsmethoden kam Koehler zu dem Schluß, „daß es diese einzige Methode, also die Methode der Wahl, nicht gibt und wohl auch nicht geben wird ... Der sterilisierende Arzt darf nicht allein mechanisch Beschluß ausführende Instanz sein" und müsse „der ausschlaggebende, aus seiner Erfahrung und seinem Können heraus urteilende und entscheidende Faktor des Operationsverfahrens sein und bleiben".

Bei der Betrachtung der an der Universitäts-Frauenklinik in Greifswald durchgeführten Sterilisationen kam Koehler zu folgenden Ergebnissen: Zwischen dem Inkrafttreten des Gesetzes zur Verhütung erbkranken Nachwuchses im Januar 1934 und Ende April 1936 waren an der von Prof. Dr. Ernst Philipp (1893-1961) geleiteten Klinik insgesamt 137 Sterilisationen ausgeführt worden. Davon haben in Koehlers engerem Untersuchungszeitraum, dem Jahr zwischen dem 1. April 1935 und dem 31. März 1936, an der Greifswalder Klinik insgesamt 87 Unfruchtbarmachungen bei 66 ledigen und 21 verheirateten Frauen stattgefunden. 28 Frauen hatten noch kein Kind geboren. In 67 Fällen (77 Pro-

127) Vgl. dazu Koehler: Die eugenischen Sterilisationen.
128) Ebenda, S. 6.
129) Ebenda, S. 7 f.
130) Ebenda, S. 10.

zent) habe die zur Sterilisation führende Diagnose auf „Imbezilität" gelautet, neun Frauen galten als Epileptikerinnen, sieben Frauen waren als schizophren begutachtet worden.

Bei 15 Frauen erfolgte die Sterilisation „per vaginam", dreimal waren „Dammspaltungen nötig"; die durchschnittliche Operationsdauer lag bei 36 Minuten, im längsten Falle jedoch bei 93 Minuten. Die vaginal sterilisierten Patientinnen mußten durchschnittlich 20 Tage in der Klinik verbleiben, im längsten Fall sogar 36 Tage. Bei den 71 mittels Laparotomie (Öffnung der Bauchdecke) sterilisierten Frauen betrug die mittlere Operationsdauer 30 Minuten; die durchschnittliche Liegezeit in der Klinik lag bei 18, im längsten Fall bei 35 Tagen. Bei diesen 71 Operationen erfolgte in zwei Drittel der Fälle (47 Mal) eine Tubenquetschung nach Madlener, in 19 Fällen kam die Keilexcision zur Anwendung. 56 von 71 laparotomisch ausgeführten Sterilisationen verliefen ohne Komplikationen (78,9 Prozent), in 13 Fällen kam es zu postoperativer Morbidität, und für zwei Frauen endete das Sterilisierungsverfahren mit einem „Exitus letalis" (2,8 Prozent). Bei den 87 von Koehler analysierten Sterilisationen kam es in sechs Fällen zugleich zu einer Schwangerschaftsunterbrechung. Ihr Fazit: „Es gibt keine Methode, deren überragende Erfolgs- und Lebenssicherheit sie zur Methode der Wahl machte ... Das endgültige Resultat über den Wert einer Sterilisierungsmethode kann nur von dem Ausbleiben jeder späteren Schwangerschaft her abgeleitet werden."[131]

Aber nicht nur „volksbiologische Notwendigkeiten" einer Sterilisierung oder die Bandbreite der technisch-operativen Methoden der Unfruchtbarmachung fanden ein Interesse, sondern auch die psychischen Folgen eines solchen Eingriffs. Der 1935 approbierte Assistenzarzt Karl-Hermann Heydecke wurde im August 1936 in Rostock mit der Arbeit „Unsere Erfahrungen über den Einfluß der Sterilisierung auf die psychische Gesamthaltung der Sterilisierten" promoviert.[132] In dieser Untersuchung[133] betrachtete er zunächst die thematisch einschlägigen Ergebnisse anderer Sterilisierungseinrichtungen und verglich diese anschließend mit dem „hiesigen Material"; gemeint waren damit 100 als erbkrank deklarierte Personen, die in Rostock, in vielen Fällen an der von Prof. Dr. Gustav Haselhorst geleiteten Universitätsfrauenklinik, sterilisiert worden waren.[134] Diese Sterilisierungsoperationen hätten – bis auf wenige Ausnahmen – kaum negative Einflüsse auf die Betroffenen gehabt. Zwar seien bei fünf Personen eine allerdings „harmlose Verzögerung der Wundheilung" beobachtet worden, was zeige, „daß die Zahl der nach Sterilisierung auftretenden Komplikationen sehr gering" sei. Von etwas „größerer Bedeutung als die Störung der Wundheilung" seien jedoch „die durch Erregungszustände hervorgerufenen Komplikationen". Zudem habe sich bei den 47 untersuchten Männern „in sieben Fällen ein gesteigerter Geschlechtstrieb eingestellt", der aber bei keinem der Betroffenen „länger als ein Jahr angehalten" habe. Bei Frauen dagegen bliebe „der Sexualtrieb in der gleichen Stärke wie vor der Unfruchtbarmachung bestehen, das Sexualleben ändere sich nicht". Lediglich bei einem „sehr geringen Hundertsatz der Sterilisierten, namentlich schwachsinniger Frauen mit gesteigertem Sexualtriebe, könne die Vornahme der Operation eine gewisse Gefahr bedeuten und eine weitere Verschlechterung der moralischen Haltung bedingen".[135]

Heydecke registrierte zwar befriedigt, daß den „Erbkranken" durch die Sterilisation die Möglichkeit zur Fortpflanzung genommen sei, mußte aber zugleich konstatieren, daß der Eingriff keinerlei Auswirkungen auf die eigentliche, für die Unfruchtbarmachung ursächliche „Erbkrankheit" hatte: So zeige der Krankheitsprozeß der Schizophrenie, des zirkuären Irreseins und der Epilepsie „denselben Verlauf wie vordem ... Bei den untersuchten Epileptikern seien Anfälle weiterhin in derselben

131) Ebenda, S. 18-30.

132) Veröffentlicht 1935 in Halle; daraus – und aus Niemczyk: Dissertationen aus der Universitäts-Nervenklinik Rostock, S. 74-79 – die folgenden Zitate.

133) Die Arbeit wurde von Dr. Max Rosenfeld betreut, ordentlicher Professor für Psychiatrie und Neurologie an der Universität Rostock, dort auch Direktor der Heil- und Pflegeanstalt Rostock-Gehlsheim sowie der Psychiatrischen und Nervenklinik der Universität Rostock.

134) Die Diagnosen lauteten bei 59 Männern und Frauen auf „angeborenen Schwachsinn", bei 16 Personen auf Schizophrenie, bei zwei Personen auf „zirkuläres Irresein", bei 20 Personen auf „erbliche Fallsucht", in zwei Fällen auf „schwere erbliche Mißbildung" und in einem Fall auf „erbliche Taubheit".

135) Als Beispiel führte Heydecke ein 15jähriges Mädchen an, das wegen „angeborenen intellektuellen und moralischen Schwachsinns" sterilisiert worden war. Schon wenige Monate nach dem Eingriff habe sich das Mädchen „wieder herumgetrieben" und sei deswegen in einem Landheim untergebracht worden. Hier habe „die Ausführung der Sterilisierung dem moralischen Tiefstande Vorschub geleistet". Zitiert nach Niemczyk: Dissertationen aus der Universitäts-Nervenklinik Rostock, S. 77.

Häufigkeit und Schwere aufgetreten wie vorher, insbesondere sei es zu keiner Vermehrung der Anfälle gekommen".[136)]

Hauptsächlich interessierte Heydecke jedoch die Frage, wie die „Erbkranken" auf die Sterilisierungen reagierten und wie sie diese wahrnahmen, und kam zu folgender Beobachtung: „Schwachsinnige" würden der Sterilisierung in den meisten Fällen gleichgültig gegenüberstehen, „hochgradig Schwachsinnige" dagegen wüßten nach der Operation nicht einmal von dem Eingriff, „manisch-depressive" und „schizophrene" Personen würden häufig die Ansicht vertreten, daß ihre Unfruchtbarmachung unnötig gewesen sei, und „Epileptiker" würden die Sterilisation „oft als Glück empfinden" und „euphorisch" reagieren. Nur „in ganz wenigen Fällen von unverheirateten schwachsinnigen Männern und Frauen" habe er die Meinung registriert, „daß durch die Sterilisierung die Zukunft verdorben" sei; hier kam es zu depressiven Verstimmungen, „weil sie kinderlos bleiben würden und ihnen die Heiratsmöglichkeit genommen" sei. Aber für diese Fälle wußte Heydecke Rat: „Hier muß ärztliche Hilfe heiligste Pflicht sein, solche Kranke müssen aufgeklärt und davon überzeugt werden, daß ihre Opfer dem Volk und dem Staat gegenüber unbedingt notwendig" gewesen seien. „Nur ganz wenige Operierte, und zwar vor allem jene, die ihren Antrag auf Unfruchtbarmachung auch selbst gestellt haben, erkennen die Größe des Gesetzes an und sind dankbar, daß ihre Krankheit nicht weiter fortgepflanzt wird."[137)]

Wenn es nicht so skurril und zynisch zugleich wäre, könnte man darüber kopfschüttelnd hinweggehen: Hans Schwabe (*1906), als Gauhauptstellenleiter ab September 1939 Leiter des Rassenpolitischen Amtes der Gauleitung Mecklenburg der NSDAP sowie Leiter des Reichsbundes der Kinderreichen für Mecklenburg, hatte im April 1941 in seiner Behörde eine „Ehevermittlungsstelle für Unfruchtbargemachte" eingerichtet und zu deren Leiter seinen Stellvertreter, den Anstaltsarzt und späteren Euthanasieaktivisten Dr. Alfred Leu bestimmt. Im Einvernehmen mit der Abteilung für Medizinalangelegenheiten des Mecklenburgischen Staatsministeriums wurden die Leiter der Staatlichen Gesundheitsämter „angewiesen, Unfruchtbargemachten und für eine Ehe geeigneten Personen die Vermittlung, einen geeigneten Ehepartner zu finden, zuteil werden zu lassen"; falls „Schwierigkeiten auftreten, einen geeigneten Ehepartner innerhalb des Kreisgebietes zu finden", könne man auch überregional tätig werden. In diesen Fällen war „eine Weitergabe [der Daten] an die Ehevermittlungsstelle beim Rassenpolitischen Gauamt vorzunehmen, welches seinerseits erforderlichenfalls mit der Reichsstelle für Eheberatung und Ehevermittlung beim Hauptgesundheitsamt ... in Verbindung" treten werde.[138)] Die Amtsärzte, die vorher mitentscheidend für eine Sterilisation von „Erbkranken" waren, sollten nunmehr unfruchtbargemachte, aber dennoch ehegeeignete Personen an das Rassenamt der NSDAP melden, das diese spezifische Form der Heiratsvermittlung übernehmen wollte; Hintergrund dieser Aktion war eine die Arbeitsfähigkeit beeinträchtigende „seelische Verkümmerung".

Eine weitere Dissertationsschrift stellte die Thematik der Erbgesundheit in einen größeren, volkswirtschaftlichen Kontext und beschäftigte sich 1937 mit der für die mecklenburgische Landwirtschaft so wichtigen Problematik der Aufsiedlung, also der Ansiedlung und Seßhaftmachung von landwirtschaftlich beschäftigten Personen auf heimischen Bauernstellen. Dr. Erwin Schroeter, wissenschaftlicher Mitarbeiter am Mecklenburgischen Landesgesundheitsamt, kam darin zu der Erkenntnis, daß die bisherige Siedlungspraxis der letzten Jahrzehnte völlig verfehlt gewesen sei, die Siedlungsbehörden des Landes den „von der Rassenhygiene so oft propagierten Forderungen völlig fremd" gegenübergestanden und aus rein arbeitsökonomischen und sentimentalen Erwägungen die mecklenburgischen Landeskinder als Siedler bevorzugt hätten. Die bisherige „Vernachlässigung erbbiologischer Kontrollen" habe sich so zur „Keimzelle für unendliches Unheil bis in die späteste Zukunft von Generationen" entwickelt. Zwar habe ein Erlaß des Reichsministers für Ernährung und Landwirtschaft „über die Bildung neuen Bauerntums" vom Januar 1934 vorgeschrieben, „daß fortan jeder Siedlungsbewerber [seine] Erbgesundheit durch [ein] amtsärztliches Zeugnis nachzuweisen" habe, aber diese Forderung sei in Mecklenburg bislang offenbar nicht angekommen, ebensowenig wohl das Gesetz zur Verhütung erbkranken Nachwuchses.

136) Zitiert nach ebenda, S. 77-79.
137) Ebenda.
138) Führer- und Amtsblatt des Gaues Mecklenburg, 1941, S. 103; vgl. auch Amersbach: Muß Dir Mutterglück versagt bleiben.

Schroeter hatte bei seinen Feldforschungen in den Siedlungsdörfern mit Pfarrern, Lehrern, Ärzten, Restgutbesitzern, Bauern- und Arbeitslagerführern, aber auch mit den Neusiedlern selbst gesprochen; er hielt es für bezeichnend, „daß die beste Auskunft [über die Siedler] stets bei den Lehrern zu erhalten war, während die am wenigsten brauchbaren Mitteilungen gerade über die wichtige Frage der Erbkrankheiten und der allgemeinen Rassenhygiene von den praktischen Ärzten gegeben wurden".[139] Schroeter war erschrocken über "die Häufigkeit des Auftretens erbpathologischer Fälle in den einzelnen Kolonistengemeinschaften" und schätzte „die Prozentzahl der erbbiologisch Minderwertigen im ganzen mecklenburgischen Siedlungsgebiet" auf „bis zu drei und mehr Prozent". Es sei „besonders auffallend, daß die Mehrzahl der erbbiologisch Nichterwünschten sich aus ehemals mecklenburgischen Tagelöhnerkreisen" zusammensetze. Dabei seien die aus anderen Gauen stammenden Siedler „und die Kinder aller bisher in Mecklenburg Zugewanderten unabhängig von der sozialen Stellung [durchweg] besser begabt als die Einheimischen, welche ihrerseits die Mehrzahl aller Hilfsschulkinder" stellten. Zwar habe man „aus sozialen Gründen den mecklenburgischen Tagelöhner mehr und mehr zum Siedeln herangezogen", auch, weil man von ihm wegen der „Vertrautheit mit der Eigenart des mecklenburgischen Bodens ein besseres Wirtschaften" erwartet habe; das habe dazu geführt, daß 1930 bereits 48 Prozent aller Siedler in Mecklenburg vormals Tagelöhner im Land gewesen waren. Dies sei aber durchweg falsch gewesen, denn „die Anforderungen, welche an ein Tagelöhnerdasein gestellt wurden, setzten kein großes Quantum an Intelligenz und eigener Entschlußkraft voraus. Gutsherr, Inspektor und Verwalter ordneten an, der Arbeiter brauchte nur auszuführen. Patriarchalische Gutsherrschaften sorgten wohl auch weitgehend für das leibliche und geistige Wohl ihrer Untergebenen". Aber zu den jahrhundertelang gelebten Praktiken der Hörigkeit, Unselbständigkeit und Unbildung komme noch „eine biologische Tatsache zu den Gründen der negativen Auslese dieser Gruppe hinzu, die in ihrer Wirkung nicht zu unterschätzen" sei, nämlich „die gedankenlose Gewohnheit der Landarbeiter, ... in der eignen Sippschaft zu heiraten"; Schroeters Ermittlungen hatten ergeben, daß in diesen Familien „Kinder oder Aszendenten nebst Seitenlinien [mindestens] irgendein Minderwertigkeitsfaktum aufzuweisen" hätten. „Als weitere Ursache der Degeneration der mecklenburgischen Tagelöhner kommt noch hinzu, daß nicht allzu selten Mischung mit polnischem Schnitterblut in einzelnen Stämmen nachzuweisen ist, die nach allen bisherigen Feststellungen nur unerfreuliche Wirkungen gezeitigt hat."[140]

Man müsse „einmal selbst das erschütternde und aufwühlende Erlebnis haben, wie etwa beim Besuch einer ehemaligen Tagelöhnerfamilie, wo der Vater geistig schwach, aber noch einigermaßen lebenstüchtig zur Erntezeit die Hauswirtschaft besorgt, die Mutter stumpf untätig in der Küchenecke sitzt, und die zwei älteren Kinder völlig idiotisch mit leerem Gesichtsausdruck und jeder natürlichen kindlichen Lebhaftigkeit bar lallend um den Tisch herumsitzen, während ringsherum bei den Nachbarn überall tätiges Leben arbeitet und alles hoffnungsfroh um höhere Ziele ringt!" Und wenn man derartige Zustände „in anderen Variationen von Mal zu Mal sich wiederholen sieht, dann zweifelt man daran, ob der mecklenburgische Landarbeiter wirklich ‚das beste Menschenmaterial' ist", wie die Propaganda von Staat und Partei unablässig behaupte. Statt dessen gelange man „letzten Endes" zu der gegenteiligen Erkenntnis, „den heutigen erbbiologisch und rassenhygienisch unterdurchschnittlichen Zustand der mecklenburgischen Tagelöhner als die notwendige Folge einer dauernden, über lange Zeiträume sich erstreckenden negativen Auslese anzusehen". Schroeter forderte, „den Blick von der rein wirtschaftlich-sozialen Anschauungsweise abzuwenden und ihn mehr für rassebiologische Tatsachen zu schärfen". Das bedeutete in der Konsequenz zweierlei: Zum einen müsse bei der künftigen Ansiedlung von Bauern auf deren erbbiologisches Potential geachtet werden, denn „Inzucht und Erbkrankheiten" seien die „wesentlich zerstörenden Faktoren einer gesunden Siedlungsarbeit". Und zum anderen komme es „bei der rassen- und erbbiologischen Auswahl der Siedler im neuen Staat" darauf an, daß „die Prüfung der gesundheitlichen Kräfte der Vorfahren und Geschwister des Siedlungsanwärters, wie sie in Lebensalter, Todesursachen und Familienkrankheiten in Erscheinung treten, einen besonderen Raum einnehme". Dazu müßten die Ärzte aber ihre Bequemlichkeit ablegen und sich aufs Land bemühen, denn es sei eine vielbeobachtete Tatsache, daß der Siedler, „der meist einer Krankenkasse nicht angeschlossen ist, den Arzt nach Möglichkeit sei-

139) Schroeter: Volksbiologische Auswirkung der Siedlung, S. 3, 18 f.
140) Ebenda, S. 22 f.

nem Hause fernhält und ihn häufig erst dann heranzieht, wenn der Totenschein ausgestellt werden muß".[141]

Der Umfang der Sterilisationen im Deutschen Reich

Um die nachfolgend präsentierten exakten bzw. geschätzten Zahlen der zwischen 1934 und 1945 sterilisierten Personen richtig einschätzen und bewerten zu können, ist es notwendig, sich noch einmal den praktischen Vollzug des Gesetzes zur Verhütung erbkranken Nachwuchses in Erinnerung zu rufen. Die Praxis der Zwangssterilisationen in Deutschland verlief auf vier organisch ineinandergreifenden Ebenen: Auf der ersten, eher informellen und *ermittelnden Ebene* agierten Ärzte und andere Medizinalpersonen, aber auch Lehrer, Parteifunktionäre und Verwaltungsbeamte, und zeigten die ihnen als „erbkrank" aufgefallenen oder als solche verdächtig erscheinenden Personen an. Auf der zweiten, *registrierenden und begutachtenden Ebene* operierten die Staatlichen Gesundheitsämter, bei denen die Informationen und Meldungen über „erbkranke" Personen zusammenliefen, erfaßt und bewertet wurden. Die dritte, *juristische und urteilende Ebene* bildeten die Erbgesundheitsgerichte, von denen unter ärztlicher und richterlicher Beteiligung die Zwangssterilisationen „rechtskräftig" beschlossen – gelegentlich auch verworfen – wurden. Und auf der vierten, der medizinisch *ausführenden Ebene* handelten die staatlicherseits beauftragten und „ermächtigten" Kliniken und Ärzte, die als „Vollstrecker des Gesetzeswillens" die operativen Zwangssterilisationen praktisch vornahmen.

Aus einer anderen Perspektive betrachtet, gab es bei der Durchführung des Gesetzes zur Verhütung erbkranken Nachwuchses ein in der Regel vierstufiges Prozedere: Zunächst erfolgte (zumeist durch Ärzte, Hebammen, Lehrer, staatliche oder Parteidienststellen) eine *Anzeige* von tatsächlich oder vermeintlich erbkranken Personen bei den Staatlichen Gesundheitsämtern; danach stellten die dortigen Amtsärzte nach Begutachtung der angezeigten Fälle entsprechende *Anträge* auf Sterilisierung bei den zuständigen Erbgesundheitsgerichten; in einem dritten Schritt faßten diese Sondergerichte einen *Beschluß*, der in den meisten Fällen eine Unfruchtbarmachung vorsah; und schließlich kam es zu der operativen *Ausführung* der Urteile der Erbgesundheitsgerichte durch spezialisierte Ärzte, zumeist durch Chirurgen oder Gynäkologen.

Über alle diese vier Ebenen (Ermittlung, Begutachtung, Beschluß und Ausführung) bzw. über das vierstufige Sterilisationsverfahren (Anzeige, Antrag, Urteil, Operation) liegen in den wenigen überkommenen Unterlagen zwar zahlenmäßige Angaben vor, aber nie über alle zusammen, selten gleichzeitig und nie über den gesamten Zeitraum des Vollzugs des Gesetzes zur Verhütung erbkranken Nachwuchses. Hinzu kommt, daß manche Zahlenangaben aus den Einrichtungen des Gesundheitswesens, andere wiederum aus den Dienststellen der Justizverwaltung stammen. Durch diese disparate Überlieferungssituation kommt es vor, daß in der Literatur gelegentlich Angaben über die Zahl der Anzeigen und Anträge vermischt oder verwechselt und Gerichtsbeschlüsse sowie tatsächlich durchgeführte Sterilisierungen gleichgesetzt werden usw. Dies sollte nachfolgend beachtet werden.

Nach bisherigen Erkenntnissen sind durch das netzwerkartige und flächendeckende Zusammenwirken vor allem von Ärzten, Hebammen, Volkspflegerinnen und anderen in der Heilkunde tätigen Personen (aber auch von Kommunalbeamten, NSDAP-Funktionären, Schulbehörden, Polizeidienststellen und Wohlfahrtsämtern) mit den Staatlichen Gesundheitsämtern, den Erbgesundheitsgerichten und den Sterilisationseinrichtungen in Deutschland zwischen 1934 und 1939 rund 290.000 bis 300.000 Männer und Frauen unfruchtbar gemacht worden; in den Kriegsjahren bis 1945 kamen auf dem Gebiet des Altreichs noch einmal 60.000 Unfruchtbarmachungen hinzu, so daß von einer Gesamtzahl von etwa 350.000 bis 360.000 sterilisierten Personen auszugehen ist. In den eroberten und eingegliederten Gebieten des nunmehrigen Großdeutschen Reichs, in denen das Gesetz zwischen 1939 und 1941 eingeführt worden ist, sind schätzungsweise 40.000 weitere Personen unfruchtbar gemacht worden. Etwa 5.500 Frauen und rund 600 Männer sind an diesen Eingriffen, also während oder nach Zwangssterilisationen und Zwangsabtreibungen, gestorben.[142]

141) Ebenda, S. 21-25.

142) Vgl. dazu Bock: Zwangssterilisation, S. 230-246, die zugleich auf die komplizierte Quellenlage und die unterschiedlichen Berechnungsmethoden verweist.

Aus einer beim Reichsjustizministerium geführten „Sterilisationsstatistik“, die nach den detaillierten Meldungen der Oberlandesgerichte bzw. der Erbgesundheitsobergerichte erstellt wurde,[143] gehen die genauen Zahlen der aus den Anzeigen resultierenden Anträge der Gesundheitsämter bei den Erbgesundheitsgerichten auf Unfruchtbarmachungen aus den Jahren 1934 bis 1936, also der Hochzeit der Sterilisierungspraxis, hervor.[144] Danach sind im gesamten Deutschen Reich im Jahr **1934** bei den Staatlichen Gesundheitsämtern insgesamt 222.055 Anzeigen über vermeintlich erbkranke Personen eingegangen; aus diesen Anzeigen resultierten 84.604 Anträge auf Sterilisierung (38,1 Prozent); von diesen 84.604 Anträgen wurden 4.874 von den Erbgesundheitsgerichten abgelehnt und 62.463 (73,8 Prozent) befürwortet; tatsächlich sterilisiert wurden in diesem Jahr 32.268 Personen.[145]

1935 wurden in Deutschland 166.345 für erbkrank gehaltene Personen angezeigt (25,1 Prozent weniger als im Vorjahr), von denen die Gesundheitsämter für 88.139 Personen (53 Prozent) Unfruchtbarmachungen beantragten (4,2 Prozent mehr Anträge als im Vorjahr). Von diesen 88.139 Anträgen wurden von den Erbgesundheitsgerichten in 71.760 Fällen Sterilisierungen angeordnet (14,9 Prozent mehr als im Vorjahr), während die Gerichte 8.976 Anträge ablehnten.[146] Die Zahl der 1935 sterilisierten Personen ist im Vergleich zum Vorjahr um 127 Prozent gestiegen.

1936, im dritten Jahr des Wirksamwerdens des Gesetzes zur Verhütung erbkranken Nachwuchses, hatten die Staatlichen Gesundheitsämter in Deutschland für 86.254 Menschen Unfruchtbarmachungen beantragt (2,2 Prozent weniger als im Vorjahr). Von den Erbgesundheitsgerichten erging in 64.646 Fällen ein Beschluß auf Sterilisierungen (9,9 Prozent weniger als im Vorjahr); immerhin 11.619 Anträge (mithin 13,5 Prozent aller diesbezüglichen Ersuchen) wurden von den Erbgesundheitsgerichten abgelehnt (fast 30 Prozent mehr als im Vorjahr). Tatsächlich sterilisiert wurden 1936 jedoch 63.547 Personen (13,2 Prozent weniger als im Vorjahr bzw. 73,7 Prozent aller beantragten Fälle).[147]

In den ersten drei Jahren der praktischen Anwendung des Gesetzes zur Verhütung erbkranken Nachwuchses sind also in Deutschland von den Staatlichen Gesundheitsämtern 258.997 Anträge auf Sterilisierung gestellt worden,[148] von denen 198.869 (76,8 Prozent) von den Erbgesundheitsgerichten positiv entschieden wurden und die in 168.989 Fällen tatsächlich zu einer Unfruchtbarmachung geführt haben (65,2 Prozent aller Anträge bzw. 85 Prozent aller gerichtlich angeordneten Sterilisationen). Dagegen wurden in diesen drei Jahren 25.469 Anträge auf Sterilisation (9,8 Prozent) erbgesundheitsgerichtlich abgelehnt. Einem Rückblick des Reichsinnenministeriums auf das Sterilisationsgeschehen der Jahre 1934 bis 1936 ist zu entnehmen, daß „im Durchschnitt und für das ganze Reich gesehen, die Fälle, in denen die Durchführung des Beschlusses eines Erbgesundheitsgerichts unter Anwendung von Zwangsmaßnahmen erfolgen mußte, zugenommen“ haben. „So entfielen im

143) Diese 1996 präsentierte Quelle war Bock, deren Arbeit: Zwangssterilisation 1986 erschien, nicht bekannt.

144) Wenn nicht anders vermerkt, basieren die nachfolgenden Zahlenangaben auf Bock: Zwangssterilisation, S. 232 f., und der erwähnten Übersicht des Reichsjustizministeriums, veröffentlicht bei Gerrens: Medizinisches Ethos, S. 189 f.

145) Das bedeutet, daß von 222.055 als vermeintlich erbkrank angezeigten Männern und Frauen letztlich 32.268 Personen tatsächlich sterilisiert wurden (14,5 Prozent). Aus den Zahlen für 1934 ist außerdem zu schließen, daß 17.267 Anträge unerledigt blieben und ins nächste Jahr übernommen wurden. Das Reichsjustizministerium plante im März 1935 eine Presseveröffentlichung über die „Auswirkungen des Gesetzes zur Verhütung erbkranken Nachwuchses“ herauszugeben, um damit die Belastung der Justizorgane zu dokumentieren. Danach seien im Jahr 1934 bei den Erbgesundheitsgerichten 84.525 Anträge auf Unfruchtbarmachung gestellt worden, von denen bis zum 31.12.1934 lediglich 64.499 Anträge „erledigt“ worden waren; und zwar sei in 56.244 Fällen „die Unfruchtbarmachung angeordnet worden; 3.692 Anträge wurden abgelehnt“, und 4.563 Sachen hätten eine außergerichtliche Erledigung gefunden. Diese Presseerklärung ist nicht veröffentlicht worden, denn schon Ende Februar 1935 hatte der Reichsaußenminister erklären lassen, daß er sich „aus außenpolitischen Gründen nicht in der Lage“ sehe, „mein Einverständnis mit einer derartigen Veröffentlichung zu erklären“. BA, R 22, Nr. 603, Bl. 26.

146) Dies waren immerhin 84 Prozent mehr Ablehnungen als im Vorjahr. Zwar gab es 1935 „nur“ 71.760 positive Gerichtsbeschlüsse, aber es wurden in diesem Jahr 73.174 Personen sterilisiert, was aus den „Überhängen“ des Vorjahres resultierte.

147) Reichspropagandaminister Joseph Goebbels hatte – wie es seiner Angewohnheit entsprach – auch Anfang Dezember 1936 „verschiedene Filme geprüft“, darunter einen „Film aus Irrenanstalten zur Begründung des Sterilisationsgesetzes. Grauenhaftes Material. Mit tollen Aufnahmen. Das Blut gefriert einem bloß beim Anschauen. Da ist die Unfruchtbarmachung nur ein Segen. Darum sind auch unsere Kirchen so dagegen. Die brauchen unsere Idioten, teils als Gläubige, teils um an ihnen ihre Nächstenliebe zu erproben. Furchtbare Geistesverwirrung. Aber wir schreiten darüber hinweg, zur Tagesordnung“. Goebbels: Tagebücher, T. I, Bd. 3/2 (Eintrag vom 4.12.1936).

148) Berechnet nach Gerrens: Medizinisches Ethos, S. 189. Bock: Zwangssterilisation, S. 232, gelangte aus anderen Quellen auf die Zahl von 261.883 Sterilisationsanträgen, also 1,1 Prozent mehr.

ersten Jahr der Durchführung des Gesetzes zur Verhütung erbkranken Nachwuchses auf 100 vorgenommene Eingriffe 7,7 mit Zwangsmaßnahmen. Dieser Hundertsatz stieg im Jahre 1935 auf 8,4 und im Jahre 1936 auf 9,4." Dieser Anstieg der Zwangsmaßnahmen bei fast zehn Prozent der Sterilisierungen wurde amtlicherseits darauf zurückgeführt, „daß diejenigen Erbkranken, die so schwere geistige Defekte aufweisen, daß sie alles ohne Widerspruch mit sich geschehen lassen, [bereits] sterilisiert sind und es sich jetzt meist um Fälle handelt, die sich der Schwere des Eingriffs bewußt sind und alles daran setzen, um ihm zu entgehen".[149)]

Bislang wurde allgemein davon ausgegangen, daß es ab 1933/34 ausschließlich zu allmählichen Verschärfungen der Anwendung des Gesetzes zur Verhütung erbkranken Nachwuchses gekommen sei; dies schien – etwa durch eine Analogiebildung zu den Praktiken der Judenverfolgung, bei der es tatsächlich kontinuierliche und kumulative Eskalationen gegeben hat – eine logische Entwicklung zu sein. Dem war jedoch nicht so. Denn eine von der Forschung bislang noch zu wenig beachtete Tatsache besteht darin, daß die konkrete Anwendung des Gesetzes zur Verhütung erbkranken Nachwuchses und damit die Sterilisierungspraktiken ab 1936/37 sukzessive zurückgefahren wurden; dies hatte verschiedene Gründe: es lag zum einen daran, daß – nachdem die „Fälle" der in Anstalten asylierten Geisteskranken weitgehend „abgearbeitet" waren – insgesamt weniger Anträge gestellt wurden, zum anderen aber auch an der sich allmählich ändernden Spruchpraxis der Erbgesundheitsgerichte. Außerdem kamen die personell notorisch unterbesetzten und mit zahlreichen anderen Aufgaben überlasteten Gesundheitsämter mit der Bearbeitung der Anzeigen nicht mehr hinterher, so daß immer mehr Anzeigen in die Folgejahre übernommen werden mußten. Darüber hinaus beinhalteten die partiellen Rücknahmen von Bestimmungen und Entschärfungen des Erbgesundheitsgesetzes, wie sie ab 1936/37 durch Erlasse und Rundschreiben der Reichsministerien für Justiz und des Inneren sowie durch die Rechtsprechung einiger Erbgesundheitsobergerichte zu beobachten sind, „das implizite Eingeständnis, in der Euphorie der Jahre 1934 bis 1936 viele tausend Menschen nach Kriterien zwangssterilisiert zu haben, die man selbst nicht [mehr] aufrechterhalten konnte. Die Schwierigkeit der Diagnostik und Klassifikation gerade psychischer Erkrankungen ist den beteiligten Ministerien offensichtlich erst im nachhinein bewußt geworden; der politische Wille zu sterilisieren war stärker gewesen als die gründliche wissenschaftliche Überlegung, welche Krankheiten überhaupt als Erbkrankheit in Frage kamen".[150)]

Sich verändernde und weiterentwickelnde wissenschaftliche Erkenntnisse und gleichbleibender bzw. sich verstärkender nationalsozialistischer Ausmerzungswille begannen in Teilbereichen miteinander zu kollidieren. So hatte Reichsärzteführer Wagner noch 1935 auf dem Reichsparteitag der NSDAP herausgestellt, daß es bei der Durchführung des Erbgesundheitsgesetzes weniger auf wissenschaftliche Stringenz als vielmehr auf nationalsozialistischen Glauben und Willen ankomme, und zugleich deutlich gemacht, „daß unser Erb- und Rassegedanke letzten Endes nicht unserer wissenschaftlichen, sondern unserer nationalsozialistischen Überzeugung" entspringe. „Die Lehre von Blut und Rasse bedeutet für uns nicht in erster Linie ein wichtiges und interessantes Stück biologischer Wissenschaft, sondern vor allen Dingen eine politisch-weltanschauliche Haltung, die unsere Einstellung zu den Dingen und Fragen des Lebens von Grund auf bestimmt."[151)] Instrumentalisiert durch politische Entscheidungsträger, hatte eine vielfach unprofessionell und willfährig agierende Wissenschaft[152)] dazu beigetragen, einen bürokratischen Erfassungsapparat zu schaffen sowie me-

149) Akten der Partei-Kanzlei, MF 101.13759-13761 (Reichsinnenministerium an Stellvertreter des Führers, 18.9.1937).

150) Gerrens: Medizinisches Ethos, S. 41. Zumindest hatte die Eugenik als „angewandte Naturwissenschaft" Hitlers frühe Forderung nach einer Zwangssterilisierung etwa von „Syphilitikern, Tuberkulösen, erblich Belasteten, Krüppeln und Kretins" nicht aufgenommen. Hitler hatte für eine „sechshundertjährige Verhinderung der Zeugungsfähigkeit und Zeugungsmöglichkeit seitens körperlich Degenerierter und geistig Erkrankter" plädiert; dies „würde die Menschheit nicht nur von einem unermeßlichen Unglück befreien, sondern zu einer Gesundung beitragen, die heute kaum faßbar erscheint". Hitler: Mein Kampf, hier 1933, S. 445, 448.

151) Wagner: Rede, S. 142.

152) Zu jeder einzelnen der amtlich definierten „Erbkrankheiten" sowie ihren zahlreichen und differenzierten Unterarten verfaßten – zumeist forschende – Mediziner eine umfangreiche Palette von wissenschaftlicher Literatur. In diesen Publikationen wurden zum einen neueste Forschungsergebnisse präsentiert und regelmäßig kritiklose Bekenntnisse zum nationalsozialistischen Erbgesundheitsprogramm abgelegt, zum anderen aber auch gelegentlich Zweifel und Unsicherheiten über den tatsächlichen Stand der Wissenschaften angedeutet. So formulierte 1942 etwa der Dozent Fred Nöller (*1906) in seiner Studie über die „Chirurgisch-orthopädischen Erbkrankheiten", daß „die menschlichen Mißbildungen durch das Gesetz zur Verhütung erbkranken Nachwuchses [ein] vermehrtes Interesse

dizinische und juristische „Vollstrecker des Gesetzeswillens" zu motivieren, an der vermeintlichen Gesundung des „Volkskörpers" mitzuwirken.

Die Sterilisationspraxis in Mecklenburg

Der allmähliche Rückgang der Zahl der sterilisierten Personen läßt sich nicht nur für die Reichsebene, sondern auch für Mecklenburg belegen. Hier sind durch die Zusammenführung der zwar auch nicht immer vollständig überlieferten Daten aus zwei verschiedenen Berichtslinien erstmals relativ genaue und detaillierte Angaben über die konkrete Umsetzung des Gesetzes zur Verhütung erbkranken Nachwuchses sowie über die Zahl der in Mecklenburg tatsächlich durchgeführten Sterilisationen möglich. Die nachfolgend präsentierten Zahlen stammen zum einen aus dem Bereich der mecklenburgischen Medizinalverwaltung (in der die Zahl der Anzeigen, der Anträge und der vollzogenen Unfruchtbarmachungen registriert wurden), zum anderen aus dem Bereich der Reichsjustizverwaltung, hier aus dem das Land Mecklenburg umfassenden Oberlandesgerichtsbezirk Rostock (in dem die Zahlen der durchgeführten Erbgesundheitsverfahren erfaßt wurden).[153] Danach ergibt sich folgendes Bild:

1934 sind in Mecklenburg insgesamt 1.490 amtsärztliche Anträge auf Sterilisierung gestellt worden, denen in 1.344 Fällen erbgesundheitsgerichtlich entsprochen wurde (90,2 Prozent). Dies war der mit Abstand höchste Wert aller 26 OLG-Bezirke des gesamten Deutschen Reichs; lediglich 72 Anträge auf Unfruchtbarmachung wurden abgelehnt, 74 sind ins nächste Jahr verlegt worden.[154] Tatsächlich sterilisiert wurden in diesem Jahr 870 Personen, davon 230 im ersten und 640 im zweiten Halbjahr 1934.[155] Das bedeutet, daß nach 1.490 amtsärztlichen Anträgen, die in 1.344 Fällen „positiv" beschieden wurden, „lediglich" 870 Sterilisierungen erfolgten.[156] Das System mußte sich erst einspielen.

Im Jahr **1935** sind bei den mecklenburgischen Erbgesundheitsgerichten bereits 1.766 Anträge auf Sterilisierung anhängig gewesen (18,5 Prozent mehr als im Vorjahr). Davon haben 1.394 zu einem positiven Sterilisierungsbeschluß geführt (78,9 Prozent; 3,7 Prozent mehr als im Vorjahr), während immerhin 114 Anträge abgelehnt wurden (58,3 Prozent mehr als im Vorjahr).[157] Tatsächlich sterilisiert wurden in diesem Jahr jedoch 1.532 Personen,[158] davon 593 im ersten und 939 im zweiten Halbjahr 1935. Unter den 1.532 sterilisierten Personen befanden sich 690 Frauen (45 Prozent); außerdem

---

gefunden" hätten, welches in bezug auf „die Reinerhaltung unserer Rasse und die Gesunderhaltung unseres Erbgutes alle Ärzte" dazu verpflichte, „an den Forderungen der Rassenhygiene und Erbforschung mitzuarbeiten". Zwar sei man sich „über das Wesen zahlreicher körperlicher Mißbildung" einig, so daß „bei der praktischen Durchführung des Gesetzes ... keine besonderen Schwierigkeiten bestehen". Zugleich mußte Nöller einräumen: „Anders liegen aber die Verhältnisse bei einem großen Teil angeborener Körperfehler, bei denen wir noch am Anfang des Wissens und der systematischen Erfassung stehen." Ungeachtet dieser eingestandenen Unwissenheit forderte er, daß „wir aber unsere Erkenntnisse über Entstehung, Wesen und Erbbiologie der angeborenen Körperfehler so klären und festigen" müßten, „daß ein richtiges Urteil im Sterilisationsverfahren und damit eine einheitliche Rechtsprechung der Erbgesundheitsgerichte erzielt" werden könne. Seine als „Leitfaden" bezeichnete, reich illustrierte Darstellung sollte „auch dem Studenten die Erkennung der körperlichen Mißbildungen erleichtern und ihm erbbiologische Gedanken nahebringen, denn diagnostische und erbpflegerische Grundlagen sind Forderungen für den zukünftigen deutschen Arzt, der den rassehygienischen Gedanken ausbauen und fördern" solle. Ebenda, Vorwort.

153) Die nachfolgend erwähnten Zahlen stammen zumeist aus: LHAS, 5.12-7/1, Nr. 11131 und 11132, sowie aus Gerrens: Medizinisches Ethos, S. 189; vgl. dazu auch die untenstehende Tabelle.

154) Nach der äußerst detaillierten Erfassung des Reichsgesundheitsamtes ergeben sich für 1934 leicht modifizierte Werte. Danach wurden in Mecklenburg in diesem Jahr 1.488 Anträge auf Unfruchtbarmachung gestellt. In sogar 97,7 Prozent der Fälle wurde die Sterilisierung angeordnet und in 2,3 Prozent der Fälle abgelehnt; auch dies waren die höchste Zustimmungsrate und die geringste Ablehnungsrate aller 26 Bezirke der Erbgesundheitsobergerichte. Vgl. dazu: Gesundheitsstatistisches Auskunftsbuch, S. 160 f.

155) Die erhebliche Dynamik des Sterilisationsgeschehens wird bei einem quartalsweisen Blick noch deutlicher. Sterilisiert wurden im I. Quartal 39, im II. Quartal 191, im III. Quartal 311 und im IV. Quartal 329 Personen.

156) Das waren 58,4 Prozent der beantragten bzw. 64,7 Prozent der gerichtlich befürworteten Fälle.

157) Zwischen Anfang 1934 und Ende Mai 1935 sind beim Erbgesundheitsobergericht Rostock 248 Widersprüche gegen Entscheidungen der mecklenburgischen Erbgesundheitsgerichte eingegangen, von denen jedoch nur 20 Erfolg hatten. Vgl. dazu Skalweit: Die Tätigkeit des Amtsarztes, S. 419.

158) Daß in diesem Jahr mehr Personen sterilisiert wurden, als die Erbgesundheitsgerichte beschlossen hatten, lag an der Übernahme von Fällen aus dem Vorjahr. Schwarz: Wege und Irrwege, S. 29, berichtet – ohne Quellenangabe – von 1.377 im Jahr 1935 *durchgeführten* Sterilisierungen. In den beiden größten Städten Mecklenburgs seien 1935 insgesamt 326 Unfruchtbarmachungen vorgenommen worden, darunter 174 in Rostock und 152 in Schwerin.

erfolgten bei 25 Frauen „Schwangerschaftsunterbrechungen aus erbpflegerischen Gründen". 1935 endeten drei Zwangssterilisationen mit dem Tod der betreffenden Personen.[159)]

Im Jahr darauf, **1936**, ist die Zahl der Anträge der Staatlichen Gesundheitsämter auf Sterilisierung auf 1.311 zurückgegangen (25,8 Prozent weniger als im Vorjahr), wenngleich für immerhin noch 947 Personen ein positiver Sterilisierungsbeschluß gefällt wurde. Dies waren nur noch 72,2 Prozent aller beantragten Fälle und 32,1 Prozent weniger als im Vorjahr, während bereits 180 Anträge auf Sterilisierung abgelehnt wurden (13,7 Prozent); das waren 57,9 Prozent mehr Ablehnungen als im Vorjahr. Tatsächlich sterilisiert wurden 1.251 Personen,[160)] davon 703 im ersten und 548 im zweiten Halbjahr 1936. Außerdem erfolgten bei 53 Frauen „Schwangerschaftsunterbrechungen aus erbpflegerischen Gründen". 1936 endete eine Zwangssterilisation mit dem Tod der betreffenden Person.

Zusammenfassend läßt sich für den Zeitraum von 1934 bis 1936 konstatieren: In diesen drei Jahren hatten die Amtsärzte und Gesundheitsämter in Mecklenburg 4.567 Anträge auf Sterilisierung vermeintlich erbkranker Personen gestellt. Die zuständigen Erbgesundheitsgerichte haben daraufhin entschieden, daß 3.685 Menschen operativ unfruchtbar gemacht werden sollten (80,7 Prozent); in lediglich 366 Fällen waren die Anträge auf Sterilisierung abgelehnt worden (acht Prozent aller Anträge). Tatsächlich wurden in diesen drei Jahren 3.653 Personen sterilisiert; das entsprach 99,1 Prozent der gerichtlich angeordneten Unfruchtbarmachungen – im Reichsmaßstab ein absoluter Spitzenwert.

Was aber besagen diese absoluten Zahlen? Um die herausragende Stellung Mecklenburgs in den ersten Jahren der Anwendung des Gesetzes zur Verhütung erbkranken Nachwuchses zu dokumentieren, kann folgende Berechnung die Verhältnisse auch auf andere Weise sichtbar machen. Wenn man die absoluten Zahlen der Sterilisierungsanträge in Beziehung setzt zu der – natürlich unterschiedlich großen – Zahl der Einwohner in den einzelnen Oberlandesgerichtsbezirken, ergibt sich für 1934 folgendes Bild: In Mecklenburg ist pro 540 Einwohner ein Sterilisierungsantrag gestellt worden, im Reichsdurchschnitt kam dagegen ein Antrag auf immerhin 780 Einwohner. Auch 1935 war die Verfolgung von „Erbkranken" in Mecklenburg wesentlich stärker als im Durchschnitt des Deutschen Reichs: In diesem Jahr entfielen in Mecklenburg immerhin noch 1,63 Sterilisationsanträge auf 1.000 Einwohner, im Reichmaßstab waren es dagegen nur 1,3 Anträge pro 1.000 Einwohner. Aus einem anderen Blickwinkel betrachtet, bedeutet dies: 1935 ist im Deutschen Reich für durchschnittlich 778 Menschen ein Antrag auf Unfruchtbarmachung gestellt worden, während in Mecklenburg auf nur rund 614 Einwohner ein Sterilisierungsantrag entfiel.

Wie zu zeigen sein wird, waren die Jahre von 1934 bis 1936 die Hochzeit der Sterilisierungspraktiken nicht nur in Deutschland, sondern auch in Mecklenburg. Nach diesen ersten drei Jahren des Wirksamwerdens des Gesetzes zur Verhütung erbkranken Nachwuchses ist ab 1937 sowohl die Zahl der Anzeigen vermeintlich erbkranker Personen als auch die Zahl der von den Gesundheitsämtern gestellten Anträge auf Unfruchtbarmachung stetig und deutlich zurückgegangen; auch die besonders drakonisch agierenden mecklenburgischen Erbgesundheitsgerichte hatten ihren Zenit überschritten.

So gingen im Jahr **1937** bei den Staatlichen Gesundheitsämtern in Mecklenburg 2.200 neu erstattete Anzeigen gegen scheinbar erbkranke Personen ein, während in den Ämtern noch 3.331 unerledigte Anzeigen aus den Vorjahren ihrer Bearbeitung harrten. Während 1937 immerhin 2.475 Anzeigen von den Gesundheitsämtern „abschließend bearbeitet", also zu Anträgen auf Unfruchtbarmachung gestaltet wurden, sind allein 1.761 vorliegende Anzeigen nicht an die Erbgesundheitsgerichte weitergegeben worden.[161)] Bei den Gerichten gingen schließlich 803 Anträge auf Sterilisierung ein.

---

159) Ab Sommer 1935 mußten nach Unfruchtbarmachungen eingetretene Todesfälle gemeldet werden. Die Abteilung Medizinalangelegenheiten des Mecklenburgischen Staatsministeriums hatte die Staatlichen Gesundheitsämter im Juli 1935 angewiesen, daß über alle „eingetretenen und künftig eintretenden Todesfälle im Anschluß an Unfruchtbarmachungen von Personen auf Grund des Gesetzes zur Verhütung erbkranken Nachwuchses dem unterzeichneten Ministerium in jedem Einzelfall unter ... Beifügung der Krankenblätter, Fiebertafeln, Sektionsprotokolle usw. ... mit tunlichster Beschleunigung zu berichten" sei. LHAS, 5.12-7/1, Nr. 11131 (Bergholter an Staatliche Gesundheitsämter, 29.7.1935).

160) Das waren 18,3 Prozent weniger Unfruchtbarmachungen als im Vorjahr. Daß auch in diesem Jahr mehr Personen sterilisiert wurden, als die Erbgesundheitsgerichte beschlossen hatten, lag wiederum an der Übernahme von Fällen aus dem Vorjahr.

161) 635 Anzeigen erwiesen sich als unbegründet, weil die behauptete Erbkrankheit nicht vorlag, und immerhin 556 Anzeigen wurden nicht weiterbearbeitet, weil die angezeigten Personen für eine Sterilisierung zu alt, zu jung oder

Tatsächlich sterilisiert wurden 1937 insgesamt 752 Personen, darunter 341 Frauen (45,3 Prozent); das waren fast 40 Prozent weniger Unfruchtbarmachungen als im Vorjahr.[162] Außerdem erfolgten bei 19 Frauen „Schwangerschaftsunterbrechungen aus erbpflegerischen Gründen". In 67 Fällen mußten die zu sterilisierenden Personen von Polizeibeamten zwangsweise in die Krankenhäuser oder Arztpraxen eskortiert werden. Zum Jahresende lagen in den Gesundheitsämtern noch 3.557 nicht abschließend bearbeitete Anzeigen vor.

1938 sind bei den mecklenburgischen Gesundheitsämtern 1.353 neue Anzeigen über vermeintlich erbkranke Personen eingegangen (38,5 Prozent weniger als im Vorjahr); allerdings waren hier immerhin 3.605 noch nicht erledigte Anzeigen aus den Vorjahren vorhanden. Den Gesundheitsämtern gelang es 1938 jedoch nur, 1.647 Anzeigen abschließend zu bearbeiten. Während 393 Anträge auf Unfruchtbarmachung an die Erbgesundheitsgerichte übermittelt wurden (51,1 Prozent weniger als im Vorjahr), sind hingegen 1.271 Anzeigen nicht weitergegeben worden.[163] Tatsächlich sterilisiert wurden 1938 in Mecklenburg 389 Personen, darunter 189 Frauen (48,6 Prozent); das waren sogar 48,3 Prozent weniger Unfruchtbarmachungen als im Vorjahr. Außerdem erfolgten bei acht Frauen „Schwangerschaftsunterbrechungen aus erbpflegerischen Gründen". Bei 40 Personen waren „zur Durchführung der Unfruchtbarmachung Zwangsmaßnahmen erforderlich".[164] Zum Jahresende lagen in den Gesundheitsämtern noch 3.311 nicht abschließend bearbeitete Anzeigen vor. Zwischen 1935 und 1938 sind mindestens sechs Personen, darunter fünf Frauen, an den Folgen der operativen Eingriffe gestorben.

Parallel zum Kriegsbeginn ist, auch im Zuge der „Vereinfachung der Verwaltung",[165] des befürchteten und dann auch eingetretenen Personalnotstands im Medizinal- und Justizwesen, die bis dahin zwar schon reduzierte, aber immer noch virulente Praxis der Unfruchtbarmachungen deutlich zurückgefahren worden. Ganze Bevölkerungsgruppen, die man bislang mit Sterilisierungsanzeigen verfolgt hatte, fielen nunmehr ‚durch's Raster'. Denn am 31. August 1939 hatten die Reichsminister des Innern und der Justiz angeordnet, daß „Anträge auf Unfruchtbarmachung nur [noch dann] zu stellen" seien, „wenn die Unfruchtbarmachung wegen besonders großer Fortpflanzungsgefahr nicht aufgeschoben werden" dürfe. Solle künftig „ein Antrag auf Unfruchtbarmachung gemäß ... des Gesetzes zur Verhütung erbkranken Nachwuchses gestellt werden", so war dieser – wie bisher – zwar „dem zuständigen Gesundheitsamt zuzuleiten", welches jedoch prüfen sollte, ob die entsprechenden Voraussetzungen überhaupt vorlagen. Alle anderen Verfahren, bei denen eine unmittelbare „Fortpflanzungsgefahr" nicht gegeben war, hätten zunächst zu ruhen. Und „Verfahren auf Unfruchtbarmachung, die beim Inkrafttreten dieser Verordnung [von den Erbgesundheitsgerichten] noch nicht rechtskräftig erledigt" waren, sollten „eingestellt" werden. Diese Verfahren seien „nur auf besonderen Antrag des Amtsarztes fortzusetzen", und dieser sollte einen diesbezüglichen „Antrag nur [dann] stellen, wenn ein dringender Fall" vorliege. Und „falls Ärzte, die zur Unfruchtbarmachung ermächtigt sind, nicht zur Verfügung stehen", hatte der Amtsarzt „die Durchführung von rechtskräftigen Beschlüssen auf Unfruchtbarmachung" auszusetzen. Lediglich „in dringenden Fällen", also wiederum bei „Fortpflanzungsgefahr", sei „der rechtskräftige Beschluß durchzuführen". Hierzu konnten nunmehr „ausnahmsweise auch Ärzte herangezogen werden, die nicht ausdrücklich zur Ausführung von Unfruchtbarmachungen ermächtigt" waren; jedoch sollte darauf geachtet werden, daß die-

---

nicht fortpflanzungsfähig, inzwischen verstorben oder verzogen waren oder sich mittlerweile in einer geschlossenen Anstalt befanden; hinzu kamen 570 Fälle mit „sonstigen Gründen" für eine Nichtweiterbearbeitung.

162) In 36 Fällen wurde die erbgesundheitsgerichtlich bereits beschlossene Unfruchtbarmachung *ausgesetzt* (wegen freiwilliger Aufnahme in eine Anstalt, wegen Lebensgefahr, bestehender Schwangerschaft oder schon bestehender Unfruchtbarkeit), und in 51 Fällen ist die verfügte Sterilisierung *unterblieben* (wegen Todesfalls, Unauffindbarkeit oder sonstiger Gründe).

163) 456 Anzeigen erwiesen sich als unbegründet, weil die behauptete Erbkrankheit nicht vorlag, und immerhin 312 Anzeigen wurden nicht weiterbearbeitet, weil die angezeigten Personen für eine Sterilisierung zu alt, zu jung oder nicht fortpflanzungsfähig, inzwischen verstorben oder verzogen waren oder sich mittlerweile in einer geschlossenen Anstalt befanden; hinzu kamen 503 Fälle mit „sonstigen Gründen" für eine Nichtweiterbearbeitung.

164) In 21 Fällen wurde die erbgesundheitsgerichtlich verfügte Unfruchtbarmachung *ausgesetzt* (wegen freiwilliger Aufnahme in eine Anstalt, wegen Lebensgefahr, bestehender Schwangerschaft oder schon bestehender Unfruchtbarkeit), und in 21 weiteren Fällen ist die beschlossene Sterilisierung *unterblieben* (wegen Todesfalls, Unauffindbarkeit oder sonstiger Gründe).

165) Vgl. dazu: RGBl., T. I, 1939, S. 1535-1537 (Erlaß des Führers und Reichskanzlers über die Vereinfachung der Verwaltung, 28.8.1939). Bis zum Oktober 1940 ergingen fünf detaillierte Verordnungen zu diesem „Vereinfachungserlaß".

se „die Gewähr für eine ordnungsmäßige Durchführung des Eingriffs bieten". Eine „Entfernung von Keimdrüsen" sei allerdings nach wie vor „nicht vorzunehmen".[166)]

Aber nicht nur diese Verordnung vom August 1939 hatte den Rückgang der Zahl der sterilisierten Personen bewirkt. Schon lange vorher hatten die Beobachter und Analysten des Sicherheitsdienstes der SS (SD) registriert, daß seit mindestens 1938 „ein großer Teil der Amtsärzte den Fragen der Erb- und Rassenpflege uninteressiert" gegenüberstehe. „Vielfach" werde „die Bearbeitung dieses wichtigen Aufgabengebietes den jungen Hilfsärzten überlassen, während sich die Arbeit des Amtsarztes auf das Notwendigste beschränkt". Habe man „in den ersten Jahren sehr viele Erbkranke der Unfruchtbarmachung zugeführt", so sei „in der letzten Zeit stellenweise die Zahl der Sterilisationsanträge stark zurückgegangen. Die Gründe zu diesem Verhalten der Amtsärzte" seien „weniger in bösem Willen oder in oppositioneller Absicht zu suchen" – was man immerhin für möglich hielt! Statt dessen seien „Schwierigkeiten" aufgetreten, „die sich der Fortführung der bisher eingehaltenen Linie allmählich entgegenstellten". So sei „der Druck der Bevölkerung auf die Amtsärzte ... derartig" gewachsen, daß diese „von der bisherigen Handhabung des Gesetzes zur Verhütung erbkranken Nachwuchses absahen und ihre Anträge auf Unfruchtbarmachung einschränkten". Außerdem seien die Leiter der Staatlichen Gesundheitsämter „durch manche unverständliche Entscheidungen der Erbgesundheitsgerichte kopfscheu gemacht" worden, „zumal schon von vornherein die Verantwortungsfreudigkeit der Amtsärzte nicht gegeben war". Ein anderer Teil der Amtsärzte habe „über die Weichheit bei grundsätzlichen Entscheidungen" geklagt und sich dadurch veranlaßt gesehen, „auch seinerseits kurzzutreten".[167)]

Eine Reihe der ohnehin unterbesetzten, mit Kriegsbeginn personell weiter ausgedünnten Staatlichen Gesundheitsämter war froh darüber, sich eines Großteils dieses mit erheblichem bürokratischen Aufwand verbundenen Aufgabengebietes entledigen zu können. Das betraf auch die Gerichte, deren Personal ebenfalls in erheblichem Umfang zur Wehrmacht eingezogen worden war,[168)] weshalb in der Verordnung vom 31. August 1939 ebenfalls bestimmt wurde, daß „die Aufgaben mehrerer Erbgesundheitsgerichte einem Erbgesundheitsgericht übertragen" werden könnten,[169)] was in Mecklenburg jedoch zunächst nicht geschah. Ein anderer, kleinerer Teil vor allem der Staatlichen Gesundheits-

166) RGBl., T. I, 1939, S. 1560 f. (Verordnung zur Durchführung des Gesetzes zur Verhütung erbkranken Nachwuchses und des Ehegesundheitsgesetzes, 31.8.1939). In dieser Verordnung ist darüber hinaus bestimmt worden, daß „Untersuchungen auf Ehetauglichkeit im allgemeinen nicht [mehr] stattfinden" sollten. Das für jede Eheschließung bislang für notwendig gehaltene Ehetauglichkeitszeugnis solle „nur versagt werden, wenn besonders schwere Schäden für die Volksgesundheit oder die Reinheit des deutschen Blutes oder ein Verlust wertvollen Erbgutes zu befürchten" sei. Die für das Aufgebot der Heiratswilligen zuständigen Standesbeamten hatten nach wie vor „den für die Verlobten zuständigen Gesundheitsämtern" Mitteilung über die bevorstehende Heirat zu machen, und diese hatten „nach Eingang der Mitteilung des Standesamtes über die Bestellung des Aufgebots aus ihren Unterlagen festzustellen, ob ein Ehehindernis bei einem der Verlobten bekannt" sei. War dies „mit Sicherheit der Fall", so erhielten die Verlobten „ohne weitere Untersuchung eine Bescheinigung über die Versagung des Ehetauglichkeitszeugnisses". Eine „Untersuchung auf Ehetauglichkeit" sollte künftig nur noch dann stattfinden, „wenn das Gesundheitsamt aus seinen Unterlagen zwar nicht mit Sicherheit feststellen kann, daß ein Ehehindernis besteht, ihm aber bestimmte Tatsachen bekannt sind, welche die Annahme rechtfertigen, daß das Zeugnis ... versagt werden" müsse.

167) Meldungen aus dem Reich, S. 269 (1. Vierteljahreslagebericht 1939).

168) Waren 1939 im OLG-Bezirk Rostock noch 161 Richter tätig, so standen nach den kriegsbedingten Einberufungen zur Wehrmacht Ende 1940 nur noch 92 Richter zur Verfügung; dies entsprach einem Rückgang von fast 43 Prozent. Berechnet nach: LHAS, 5.12-6/4, Nr. 82, 203, 385, 527. Schon Anfang April 1940 teilte OLG-Präsident Rudolf Goetsch (1876-1945) mit, daß aus dem OLG-Bezirk Rostock bereits 50 Richter und Staatsanwälte sowie 23 im Justizdienst beschäftigte Gerichtsassessoren zur Wehrmacht einberufen worden waren; vgl. dazu ebenda, Nr. 862 (Goetsch an Reichsjustizminister, 9.4.1940). Und Anfang Juli 1940 berichtete der OLG-Präsident dem Reichsjustizminister: „Ich bin mit den mir verbliebenen Personalkräften ... bereits unterhalb der unteren Beschäftigungsgrenze angelangt." BA, R 3001, Nr. 23385 (Goetsch an Reichsjustizminister, 2.7.1940).

169) RGBl., T. I, 1939, S. 1560 f. (Verordnung zur Durchführung des Gesetzes zur Verhütung erbkranken Nachwuchses und des Ehegesundheitsgesetzes, 31.8.1939). Nach dem schnellen Sieg über Polen und in der deshalb eingetretenen Kriegspause erging aus dem Reichsinnenministerium im Dezember 1939 eine klärende Anweisung, in der es hieß, es bestehe „kein Zweifel, daß eine vollkommene Stoppung der Antragstellung, wie sie anscheinend bei einigen Dienststellen eingetreten ist, nicht als dem Willen des Gesetzgebers entsprechend angesehen werden" könne; Sterilisationen sollten weiterhin „im Rahmen des Möglichen durchgeführt werden". Dies gelte vor allem in den Fällen, in denen eine Erbkrankheit mit einem „Hang zur Asozialität" zusammenfalle. Zwar sollten „wissenschaftliche Streitfragen", wie etwa über die Erblichkeit von Klumpfuß oder manisch-depressivem Irresein, in den Hintergrund treten, aber nach wie vor gelte: „Müssen wir zu der Auffassung gelangen, daß der Nachwuchs des Betroffenen unerwünscht ist, so besteht erst recht in Kriegszeiten die Verpflichtung, diesen Nachwuchs zu verhüten." Zitiert nach Bock: Zwangssterilisation, S. 235.

ämter in den Städten äußerte jedoch seine „Sorge über die weitere Behandlung der Schwachsinnigen, Triebhaften und Asozialen, die von ihnen überwacht werden, aber noch nicht sterilisiert worden sind, nachdem Anträge auf Unfruchtbarmachung seit Kriegsbeginn nicht mehr bearbeitet werden". Wie der SD Ende 1939 registrierte, „werde zwar versucht, die schweren Fälle auf dem bisherigen Wege noch durchzubekommen, bei der großen Zahl der leichteren Fälle sei dagegen ein Verfahren nicht mehr möglich".[170)]

In dem durch den Kriegsbeginn bestimmten Jahr **1939** kam es in Mecklenburg zu immerhin noch 1.110 neuen Anzeigen von vermeintlich Erbkranken (18 Prozent weniger als im Vorjahr), während 3.850 frühere Anzeigen noch nicht erledigt waren. Den Gesundheitsämtern gelang es zwar, 1.510 Anzeigen abschließend zu bearbeiten, dagegen sind allein 1.231 Anzeigen nicht weitergegeben, also nicht zu Anträgen gestaltet worden.[171)] Von den Chefs der Gesundheitsämter und den Anstaltsleitern wurden schließlich 297 Anträge auf Unfruchtbarmachung an die Erbgesundheitsgerichte weitergeleitet (24,4 Prozent weniger als im Vorjahr). Tatsächlich sterilisiert wurden 1939 in Mecklenburg insgesamt 201 Personen, darunter 98 Frauen (48,8 Prozent). Das waren erneut 48,3 Prozent weniger Unfruchtbarmachungen als im Vorjahr.[172)] Außerdem erfolgten bei zwei Frauen „Schwangerschaftsunterbrechungen aus erbpflegerischen Gründen". In acht Fällen waren „zur Durchführung der Unfruchtbarmachung Zwangsmaßnahmen erforderlich". Zum Jahresende befanden sich in den Gesundheitsämtern immer noch 3.450 nicht abschließend bearbeitete Anzeigen.

Für das Jahr **1940** liegen nur für die Monate Januar bis September, also für die ersten drei Quartale des Jahres, genaue Zahlen über durchgeführte Unfruchtbarmachungen vor. Demnach wurden in diesen neun Monaten in Mecklenburg 73 Sterilisationen vorgenommen, davon 43 bei Frauen (58,9 Prozent).[173)] Unterstellt man, daß im vierten Quartal des Jahres 1940 etwa ebensoviele Personen sterilisiert worden sind wie im Durchschnitt der ersten drei Quartale (24), ist für 1940 von mindestens 97 Unfruchtbarmachungen auszugehen.

Sowohl wegen der nicht selten abweichenden Beurteilungspraxis der verschiedenen Gesundheitsämter als auch wegen der gelegentlich uneinheitlichen Rechtsprechung der Erbgesundheitsgerichte sah sich das Reichsinnenministerium Mitte 1940 veranlaßt, neue „Richtlinien für die Beurteilung der Erbgesundheit" herauszugeben. Diese „Richtlinien" sollten einerseits dazu dienen, diese bisherigen „Schwierigkeiten zu beseitigen und gleichzeitig auch eine klare grundsätzliche Linie bei allen erbbiologischen Begutachtungen und somit auch eine zielsichere Erbpflege sicherzustellen". Andererseits aber erfolgte durch diese „Richtlinien" auf dem Verordnungswege eine deutliche Ausweitung des nach dem Gesetz zur Verhütung erbkranken Nachwuchses ursprünglich und eigentlich zu sterilisierenden Personenkreises. In dem Runderlaß des Reichsministeriums des Innern vom 18. Juli 1940 hieß es nämlich: Unter „Erbleiden" seien nunmehr „nicht allein die im Gesetz zur Verhütung erbkranken Nachwuchses aufgezählten Erbkrankheiten sowie der schwere Alkoholismus zu verstehen, sondern *alle* vererbbaren *Leiden und Eigenschaften*, die den Wert des Betroffenen gegenüber der Volksgemeinschaft beeinträchtigen". Darüber hinaus fielen „unter den Begriff Erbleiden" jetzt auch „Grenzzustände von Erbkrankheiten, bei denen das Erbgesundheitsgericht … einen Antrag auf Unfruchtbarmachung des Untersuchten zurückgewiesen hat, weil das bestehende Krankheitsbild … die Anordnung der Unfruchtbarmachung noch nicht zu rechtfertigen schien". Bei diesen „Grenzzuständen zwischen Schwachsinn und Dummheit" aber komme „den Defekten auf charakterlichem Gebiet entscheidende Bedeutung zu. Auch wenn kein Intelligenzdefekt, aber schwere Ausfälle auf dem Gebiet des Willens und des Trieblebens vorhanden sind, ist … ein Erbleiden zu erblicken". Außerdem sei der Begriff „erbgesund" ein „relativer Begriff", denn „bei der großen Zahl der Erbkranken und der innerhalb des deutschen Volkes durch viele Sippen gehenden Verwandtschaft" werde „damit gerech-

170) Meldungen aus dem Reich, S. 486 (Bericht zur innenpolitischen Lage, 22.11.1939).

171) 472 Anzeigen erwiesen sich als unbegründet, weil die behauptete Erbkrankheit nicht vorlag, und immerhin 542 Anzeigen wurden nicht weiterbearbeitet, weil die angezeigten Personen für eine Sterilisierung zu alt, zu jung oder nicht fortpflanzungsfähig, inzwischen verstorben oder verzogen waren oder sich mittlerweile in einer geschlossenen Anstalt befanden; hinzu kamen 217 Fälle mit „sonstigen Gründen" für eine Nichtweiterbearbeitung.

172) In 14 Fällen wurde die erbgesundheitsgerichtlich bereits beschlossene Unfruchtbarmachung *ausgesetzt* (wegen freiwilliger Aufnahme in eine Anstalt, wegen Lebensgefahr, bestehender Schwangerschaft oder schon bestehender Unfruchtbarkeit), und in 40 Fällen ist die beschlossene Sterilisierung *unterblieben* (wegen Todesfalls, Unauffindbarkeit oder sonstiger Gründe).

173) Seit 1934 war 1940 das erste Jahr, in dem mehr Frauen als Männer sterilisiert wurden.

net werden müssen, daß in vielen für einwandfrei befundenen Sippen bei genauer Nachforschung ein Erbkranker oder sonstwie Abwegiger festgestellt" werde.[174]

„Bei der Auslese nach erbpflegerischen Gesichtspunkten" müsse nunmehr auch „die Beurteilung der Leistungsfähigkeit von entscheidender Bedeutung sein". So werde „eine begabte und leistungsfähige Sippe für die Volksgemeinschaft auch dann noch als wertvoll anzusehen sein, wenn in ihr vereinzelte Fälle von Erbleiden vorgekommen sind". Andererseits aber werden Familien, „die zwar keine ausgesprochenen Erbkrankheiten aufweisen, deren Leistungsfähigkeit und Wert für die Volksgemeinschaft aber nur sehr gering ist, eingehend geprüft werden müssen, ob nicht diese verminderte Leistungsfähigkeit ihre Erbuntüchtigkeit" beweise. So sei es statistisch logisch, „daß in einer Familie mit vielen Kindern leichter einmal ein Erbleiden auftreten" könne „als in einer kinderarmen Familie". Doch die „übermäßige Betonung des Vorkommens vereinzelter Erbleiden in den Familien" müsse sich „zu einer Bevorzugung der aus kinderarmen Familien stammenden Personen auswirken, da wegen zu geringer Kombinationshäufigkeit der elterlichen Erbanlage die Erbgesundheit dieser Personen gar nicht erwiesen ist". Galten einstmals lediglich acht Krankheitsbilder sowie schwerer Alkoholismus als alleinige Kriterien für eine Sterilisierung, so seien nunmehr auch andere Indikatoren für eine Entscheidung über eine mögliche Unfruchtbarmachung zu berücksichtigen, vor allem der imaginäre „Wert" der betreffenden Personen für die „Volksgemeinschaft". So müßten etwa „weibliche Personen, die uneheliche Kinder von verschiedenen Erzeugern haben, ... als haltlos und damit erbbiologisch unerwünscht angesehen werden". Dagegen seien kriminell in Erscheinung getretene Personen differenziert zu betrachten. „Strafen wegen Fahrlässigkeit oder wegen einer erklärlichen Affekthandlung" seien in den meisten Fällen „erbbiologisch unbedenklich"; weit schwerer dagegen wiegen „Vergehen, die auf eine asoziale Gesinnung des Täters schließen lassen", wie etwa „Übertretung sittenpolizeilicher Vorschriften, wiederholte Bettelei [oder] kleinere Diebstähle". Denn „asozialer Nachwuchs" sei „für die Volksgemeinschaft vollkommen unerwünscht". Als „asozial (gemeinschaftsfremd)" anzusehen – und an der Fortpflanzung zu hindern – seien „Personen, die auf Grund einer anlagebedingten und daher nicht besserungsfähigen Geisteshaltung fortgesetzt mit Strafgesetzen, der Polizei und den Behörden aneinandergeraten" oder die „arbeitsscheu sind und den Unterhalt für sich ... der NSV und dem WHW aufzubürden suchen" oder die „besonders unwirtschaftlich und hemmungslos sind und mangels eigenen Verantwortungsbewußtseins weder einen geordneten Haushalt zu führen noch Kinder zu brauchbaren Volksgenossen zu erziehen vermögen", oder „Trinker sind oder durch unsittlichen Lebenswandel auffallen (z.B. Dirnen)".[175]

Ungeachtet dieser deutlich über das Ursprungsgesetz hinausreichenden Ausweitung des zu sterilisierenden Personenkreises hat die Zahl der Anzeigen und der Unfruchtbarmachungen in Mecklenburg nicht zugenommen. Im Jahr **1941** sind bei den mecklenburgischen Gesundheitsämtern 1.068 neue Anzeigen über vermeintlich erbkranke Personen eingegangen (3,8 Prozent weniger als 1939), während hier noch 3.525 alte, nicht bearbeitete Anzeigen aus den Vorjahren vorlagen. Den personell ausgedünnten Gesundheitsämtern gelang es in diesem Jahr nur noch, 881 Anzeigen abschließend zu bearbeiten (41,7 Prozent weniger als 1939). Auch deshalb konnten 1941 nur noch 166 Anträge auf Unfruchtbarmachung bei den Erbgesundheitsgerichten eingereicht werden (44,1 Prozent weniger als zwei Jahre zuvor); hingegen sind 796 Anzeigen gar nicht erst weitergegeben worden.[176] Tatsächlich wurden im Jahr 1941 insgesamt 101 Personen, darunter 49 Frauen (48,5 Prozent), sterilisiert; dies entsprach im Vergleich zum Jahr 1939 einem weiteren Rückgang von 49,8 Prozent. Außerdem erfolgte bei einer Frau eine „Schwangerschaftsunterbrechung aus erbpflegerischen Gründen". In zehn Fällen erwiesen sich „zur Durchführung der Unfruchtbarmachung Zwangsmaßnahmen [als] erforderlich".[177] Am Ende des Jahres 1941 waren bei den mecklenburgischen Gesundheitsämtern immer noch 3.712 nicht abschließend bearbeitete Anzeigen vorhanden.

174) Runderlaß des Reichsministeriums des Innern, 18.7.1940, in: Richtlinien für die Beurteilung der Erbgesundheit, S. 6 f. (Hervorhebungen im Original).

175) Ebenda, S. 9 ff.

176) 190 Anzeigen erwiesen sich als unbegründet, weil die behauptete Erbkrankheit nicht vorlag, und immerhin 433 Anzeigen wurden nicht weiterbearbeitet, weil die angezeigten Personen für eine Sterilisierung zu alt, zu jung oder nicht fortpflanzungsfähig, inzwischen verstorben oder verzogen waren oder sich mittlerweile in einer geschlossenen Anstalt befanden; hinzu kamen 173 Fälle mit „sonstigen Gründen" für eine Nichtweiterbearbeitung.

177) Ab 1942 waren nach Unfruchtbarmachungen eingetretene Todesfälle nicht mehr zu melden.

Angesichts der nicht nur stagnierenden, sondern sogar rückläufigen Zahlen von Unfruchtbarmachungen sah sich das Reichsinnenministerium Anfang 1942 veranlaßt zu erläutern, daß der Erlaß vom 31. August 1939[178)] keineswegs eine generelle Einschränkung der Sterilisierungspraxis zur Folge haben dürfe. Dieser Erlaß habe lediglich zum Ziel gehabt, „die Durchführung des Gesetzes den außergewöhnlichen Umständen des Krieges anzupassen". Vor allem sei der dort gebrauchte Terminus der „besonders großen Fortpflanzungsgefahr" ein „relativer und kein absoluter Begriff", der vielfach fehlinterpretiert würde. Statt dessen gelte, daß „in Zeiten, in denen Gesundheitsamt, Universitätskliniken und Krankenhäuser für kriegswichtige Zwecke stark in Anspruch genommen werden, der Amtsarzt das Vorliegen großer Fortpflanzungsgefahr nur in wenigen Fällen bejahen" solle, „während er in ruhigeren Zeiten mehr Anträge stellen" könne. Das Reichsinnenministerium wies „ausdrücklich darauf hin, daß die Entscheidung darüber, ob große Fortpflanzungsgefahr vorliegt, lediglich den Amtsärzten" zukomme „und daß die Erbgesundheitsgerichte nicht in eine Nachprüfung einzutreten" hätten, „ob die Annahme des Amtsarztes richtig war oder nicht".[179)] Um aber „der augenblicklichen Geschäftslage bei den Gesundheitsämtern, den höheren Verwaltungsbehörden und den Ministerien Rechnung zu tragen" und um den Gutachtern und Obergutachtern, den höheren Verwaltungsbehörden und den Zentralinstanzen unter den gegenwärtigen Kriegsbedingungen keine „unnötige Arbeit" zu bereiten, verfügte Reichsgesundheitsführer Leonardo Conti außerdem, daß „bis auf weiteres in folgenden Fällen Anträge auf Unfruchtbarmachung grundsätzlich *nicht* [mehr] zu stellen" seien, so etwa bei „leichtem Schwachsinn, sofern sich der Betroffene im Leben bewährt", bei „Schizophrenie", wenn „der Schub ohne Persönlichkeitsveränderungen abgeklungen ist", bei „Epilepsie", wenn „eine Persönlichkeitsveränderung nicht besteht", aber auch bei „Hüftgelenkverrenkung und Klumpfuß, wenn die Sippe nicht noch Fälle mit *anderen* schweren Erbleiden oder asozialem oder kriminellem Verhalten" aufweise. Außerdem wurde Anfang 1942 eine deutlich vereinfachte Berichterstattung unter Reduzierung der Meldungen über bislang für notwendig gehaltene Positionen verfügt.[180)]

Die NS-Gesundheitspolitiker hatten offenbar zunehmende Befürchtungen vor den praktischen Auswirkungen ihrer differenzierten Definitionsmacht und regten unter Bezugnahme auf den weiter oben ausführlich zitierten Runderlaß des Reichsministeriums des Innern vom Juli 1940 über die „Richtlinien für die Beurteilung der Erbgesundheit" im Herbst 1942 noch einmal an, die Kriterien für die Bewertung der von ihnen definierten Erbkrankheiten nicht so eng auszulegen. „Die Erbtüchtigkeit einer Person hängt ab von ihrem eigenen gesundheitlichen Zustand und der Beschaffenheit ihrer Sippe", wobei deren „*Gesamtwert für die Gemeinschaft* hinsichtlich der Fähigkeiten, Begabungen usw. wie auch das Vorhandensein von Erbleiden" beachtet werden müßten. Aber „bei der Bedeutung, die der Beurteilung der Erbgesundheit für die Volksgenossen heute" zukomme, müsse „dafür gesorgt werden, daß nach einheitlichen Gesichtspunkten verfahren und insbesondere nicht durch Überspannung des Maßstabes mehr Schaden als Nutzen gestiftet" werde. Unter Erinnerung an den Runderlaß vom Juli 1940 wurden im November 1942 nochmals die Grundsätze in Erinnerung gerufen, „nach denen die *Bevölkerung in vier große Gruppen*" einzuteilen sei: „nämlich in die der asozialen Familien, die der tragbaren Familien, die der Durchschnittsbevölkerung und die der erbbiologisch hochwertigen Familien".

Während der „Nachwuchs aus asozialen Familien für die Volksgemeinschaft vollkommen unerwünscht ist, und diese daher niemals als ‚kinderreich' angesehen werden können, können den tragbaren Familien, die keine ausgesprochene Belastung für die Volksgemeinschaft bilden, bereits gewisse Erleichterungen, die hauptsächlich der Erhaltung der Erwerbsfähigkeit dienen sollen, gewährt werden. Der Gruppe der Durchschnittsbevölkerung sind alle Maßnahmen, die die Zeugung oder Geburt von weiteren Kindern und ihre Aufzucht und Erziehung mittelbar oder unmittelbar fördern sollen oder können, zuzuwenden. Die Tatsache, daß in einer Familie unter den Kindern oder entfernten Verwandten Erbleiden oder soziale Abwegigkeiten *vereinzelt* vorgekommen sind, braucht die Zuge-

---

178) Vgl. dazu: RGBl., T. I, 1939, S. 1560 f. (Verordnung zur Durchführung des Gesetzes zur Verhütung erbkranken Nachwuchses und des Ehegesundheitsgesetzes, 31.8.1939).

179) LHAS, 5.12-7/1, Nr. 11132 (Reichsminister des Innern-Conti an die Reichsstatthalter in den Reichsgauen, 27.1.1942).

180) Ebenda (Hervorhebungen im Original). Die vierteljährliche Berichterstattung über Sterilisierungen wurde nun in eine Jahresstatistik geändert; „Berichte über Todesfälle nach Unfruchtbarmachungen" waren ebenso nicht mehr zu erstatten wie Berichte „über Versager bei Unfruchtbarmachungen".

hörigkeit zur Gruppe der Durchschnittsbevölkerung nicht auszuschließen. Vielmehr ist der *Gesamtwert* der Familie entscheidend".[181)]

1942 wurden in Mecklenburg nur noch 58 Personen sterilisiert, darunter 32 Frauen (55,2 Prozent); das waren 42,6 Prozent Unfruchtbarmachungen weniger als im Vorjahr. Am 14. und 15. September 1942 trafen sich die mecklenburgischen Amtsärzte, deren Stellvertreter sowie die noch nicht einberufenen Hilfsärzte der Staatlichen Gesundheitsämter unter Leitung von Dr. Karl-Erich Marung erneut zu einer Dienstversammlung in Schwerin. Hauptthema dieser Tagung waren die Maßnahmen zur Bekämpfung der in Mecklenburg mittlerweile akut werdenden Seuchen. Auch deshalb wurde die beamtete Ärzteschaft von Marung darauf hingewiesen, daß „Anträge auf Unfruchtbarmachung" künftig weitgehend zurückgestellt werden sollten, wenn auch „noch hier und da Anträge gestellt" werden könnten; ungeachtet dessen sollten die Gesundheitsämter dem Ministerium dennoch und weiterhin „über interessante Obergutachten in Erbgesundheitssachen berichten".[182)]

Im Jahr **1943** waren in Mecklenburg noch 41 Personen von Unfruchtbarmachungen betroffen, darunter 25 Frauen (61 Prozent). Außerdem erfolgten bei fünf Frauen „Schwangerschaftsunterbrechungen aus erbpflegerischen Gründen". Im April 1943 – „Stalingrad" lag gerade zwei Monate zurück – erinnerte ein weiterer Erlaß der Reichsgesundheitsbehörde daran, daß es sich bei dem Einschränkungserlaß vom August 1939 „entgegen einer weit verbreiteten Ansicht" nicht um eine grundsätzliche, sondern lediglich um eine kriegsbedingte Einschränkung der Sterilisationspraxis handele, „die Zeit und Arbeitskraft sparen will". Gewarnt wurde vor einer verstärkten „sozialen Anpassungsfähigkeit des Erbkranken"; deren Tarnungsbemühungen sei „mehr als bisher Beachtung zu schenken".[183)] Diese Aufforderung erwies sich als weitgehend weltfremd und zwecklos.

1944 sind die Jahresberichte der Staatlichen Gesundheitsämter kriegsbedingt eingestellt worden, so daß – ebenso wie 1945 – keine amtlichen Zahlen zu Anträgen auf Unfruchtbarmachungen bzw. zu bereits vollzogenen Sterilisierungen vorliegen. Für Mecklenburg kann 1944 noch mit einem Schätzwert von etwa 30 Sterilisierungen gerechnet werden. In einem Runderlaß hatte der Reichsminister des Innern am 6. September 1944 die faktische Einstellung der Erfassung von „Erbkranken" verfügt und die weitgehende Beendigung der Sterilisationspraktiken angeordnet. Im Erlaß hieß es, daß „Anträge auf Unfruchtbarmachung von Erbkranken bis auf weiteres ... nicht [mehr] zu stellen" seien. Man war sich dessen bewußt, daß diese Anweisung eine „weitgehende Einschränkung der Erb- und Rassenpflege" zur Folge haben würde. Die noch bestehenden und tätigen Erbgesundheitsgerichte sollten zusammengelegt werden und hätten nur „in besonders dringlichen und klarliegenden Fällen ein Verfahren durchzuführen"; dies jedoch auch nur dann, wenn „die Durchführung des Verfahrens trotz des totalen Krieges erforderlich" sei. Das „in den Erbarchiven bisher gesammelte wertvolle Material (Sippenakten, Erbgesundheitsgerichtsakten usw.)" brauchte künftig „nicht [mehr] dauernd zur Hand zu sein" und sollte „luftschutzmäßig sichergestellt" werden.[184)]

Mit der faktischen Einstellung der einstigen Hauptaufgabe der Staatlichen Gesundheitsämter, der Erb- und Rassenpflege, einher ging ein Paradigmenwechsel, mit dem die Gesundheitsämter nun nur noch auf die für wirklich kriegswichtig gehaltenen Aufgabengebiete orientiert wurden. So hieß es in einem weiteren Runderlaß des Reichsministers des Innern wenige Tage später, am 12. September 1944, „der totale Krieg" verlange „zwingend, daß die Ärzte der Gesundheitsämter und ihre Aufsichtsbehörden für die [wirklich] kriegswichtigen Aufgaben, vor allem die Seuchenbekämpfung, die Bekämpfung der Tuberkulose und der Geschlechtskrankheiten, die Vor- und Fürsorge für Säuglin-

181) Zitiert nach: Informationsdienst des Hauptamtes für Volksgesundheit der NSDAP, November 1942, S. 70 (Hervorhebungen im Original).

182) LHAS, 5.12-7/1, Nr. 9674 (Protokoll der Dienstversammlung vom 14./15.9.1942). Vom Reichsinnenministerium war im Februar 1942 – der Krieg gegen die Sowjetunion lief bereits seit acht Monaten – eine Anweisung dazu ergangen, wie eine Vereinfachung der Verwaltung und Arbeitserleichterungen für die Amtsärzte zu erreichen seien. Danach genüge es, „daß eine Gesundheitspflegerin in ihrem Bezirk als Familienfürsorgerin die Familien kennt, deren Fortpflanzung auch im Kriege unterbunden werden" müsse. Es müsse genügen, „wenn die Amtsärzte sich bei der Beurteilung der Dringlichkeit der Fälle darauf beschränken, festzustellen, ob der Fall zu den den Gesundheitspflegerinnen als anbrüchig bekannten Familien oder Personen" gehöre. Es komme jetzt „weniger darauf an, jeden Einzelfall genau zu bearbeiten als das Festhalten an den Grundgedanken der Erb- und Rassenpflege dem Volke gegenüber durch Verhinderung der schlimmsten Verstöße zum Ausdruck zu bringen".

183) Zitiert nach Bock: Zwangssterilisation, S. 236 f.

184) MBliV., 1944, S. 895 (Runderlaß des Reichsministers des Innern über die „Einschränkung der Durchführung des Gesetzes zur Verhütung erbkranken Nachwuchses", 6.9.1944); hier zitiert nach: Reichsgesundheitsblatt, 1944, S. 462 f.

ge sowie die Jugendgesundheitspflege frei gemacht werden". Alle anderen Arbeiten und Tätigkeitsbereiche sowie die bislang lukrativen Nebenbeschäftigungen der Amtsärzte seien „weitestgehend einzuschränken".[185] Zum 1. Dezember 1944 wurde der Geschäftsbetrieb der Erbgesundheitsobergerichte eingestellt, noch nicht jedoch die Tätigkeit der Erbgesundheitsgerichte, die nunmehr als erste und letzte Instanz entscheiden sollten.

Die letzten für Mecklenburg dokumentierten Fälle von Sterilisierungen betrafen im März **1945** eine als schwachsinnig eingestufte junge Frau aus Tessenow, der sexueller Umgang mit Kriegsgefangenen nachgesagt wurde, und einen als Epileptiker bezeichneten Mann aus Klein Molzahn, der noch im April 1945 sterilisiert wurde.

Die beiden für Mecklenburg bislang einzigen einschlägigen Regionalstudien beschäftigen sich mit den Sterilisierungspraktiken in den Stadt- und Landkreisen Rostock und Schwerin. Aus einer Übersicht geht hervor, daß von der Einwohnerschaft der Kreise **Rostock-Stadt** und **Rostock-Land** in den zehn Jahren zwischen 1934 und 1943 mindestens 945 Personen sterilisiert worden sind, darunter 456 Frauen (48,3 Prozent). Das Gros der Unfruchtbarmachungen geschah demnach im Jahrfünft zwischen 1934 und 1938; in dieser Zeit wurden allein 826 Personen sterilisiert, immerhin 87,4 Prozent der Gesamtzahl.[186] Die hier für die beiden Rostocker Kreise dokumentierten Zahlen der Sterilisierungen machten 17,7 Prozent aller bislang bekannten Unfruchtbarmachungen in ganz Mecklenburg (5.324) aus. Wenn man zugrunde legt, daß die Einwohner beider Kreise 1933 bzw. 1942 einen Anteil von 20,2 bzw. von 21,6 Prozent an der mecklenburgischen Gesamtbevölkerung ausmachten, so kann konstatiert werden, daß im Stadt- und im Landkreis Rostock eher „unterdurchschnittlich" sterilisiert wurde.

Aus den auch für die Kreise **Schwerin-Stadt** und **Schwerin-Land** leider nicht vollständig vorliegenden Zahlen geht hervor, daß hier zwischen 1934 und 1942 mindestens 1.747 Anzeigen über vermeintlich erbkranke Personen eingegangen sind, die zu 15 Prozent von Amtsärzten, zu 20 Prozent von niedergelassenen Medizinern und zu 27 Prozent von Anstaltsärzten der Heil- und Pflegeanstalt Sachsenberg erstattet wurden; mithin stammten fast zwei Drittel (62 Prozent) aller Anzeigen beim Gesundheitsamt Schwerin aus der Medizinerschaft.[187] Wie in anderen Gesundheitsämtern herrschte auch in Schwerin Personalknappheit, so daß von den 1.747 in neun Jahren eingegangenen Anzeigen nur 1.035 bearbeitet werden konnten (59,2 Prozent). Zieht man von den 1.747 eingegangenen die 617 aus verschiedenen Gründen überhaupt nicht bearbeiteten Anzeigen[188] ab, ergibt sich ein Ergebnis von 1.130 Fällen, die am Gesundheitsamt zur Antragsreife für das Erbgesundheitsgericht hätten gebracht werden müssen. Tatsächlich wurden im Zeitraum zwischen 1934 und 1942 vom Gesundheitsamt Schwerin jedoch nur 871 Anträge auf Unfruchtbarmachung gestellt.[189] Auf Grundlage dieser 871 Sterilisierungsanträge fällte das Erbgesundheitsgericht Schwerin in mindestens 565 Fällen eine Entscheidung (64,9 Prozent). Von diesen 565 erbgesundheitsgerichtlich behandelten Fällen endeten 485 Fälle mit einem positiven Sterilisationsbeschluß (85,8 Prozent). Immerhin 59 Anträge auf Unfruchtbarmachung wurden abgelehnt (10,4 Prozent).[190] Interessant ist, daß 99 Betroffene – oder deren gesetzliche Vertreter – Einspruch gegen den sie betreffenden Sterilisierungsbeschluß des Erbgesundheitsgerichts Schwerin einlegten; dies waren immerhin mehr als 20 Prozent der zur Unfrucht-

185) MBliV., 1944, S. 914 (Runderlaß des Reichsministers des Innern, 12.9.1944); hier zitiert nach: Reichsgesundheitsblatt, 1944, S. 473 f.

186) Berechnet nach Harms: Fürsorge im Nationalsozialismus, S. 276. Das Gros der dort veröffentlichten einschlägigen Zahlen ist allerdings unzuverlässig, und die dort angestellten Vermutungen entbehren jeglicher Grundlage und basieren auf falscher Quelleninterpretation, so etwa, wenn die Zahl der ausgestellten Eheunbedenklichkeitsbescheinigungen als Zahl der durchgeführten Sterilisationen ausgegeben wird.

187) Vgl. dazu Rost: Zwangssterilisationen; danach auch die folgenden Zahlen.

188) 311 Anzeigen erwiesen sich als unbegründet, weil die behauptete Erbkrankheit nicht vorlag, und immerhin 160 Anzeigen wurden nicht weiterbearbeitet, weil die angezeigten Personen für eine Sterilisierung zu alt, zu jung oder nicht fortpflanzungsfähig, inzwischen verstorben oder verzogen waren oder sich mittlerweile in einer geschlossenen Anstalt befanden; hinzu kamen 146 Fälle mit „sonstigen Gründen" für eine Nichtweiterbearbeitung. Ebenda, S. 21.

189) Das waren 72,3 Prozent aller eigentlich antragspflichtigen Fälle bzw. 49,9 Prozent aller ursprünglich angezeigten Fälle. Unter diesen 871 Anträgen auf Sterilisation befanden sich nur neun von betroffenen Personen selbst gestellte Anträge; immerhin 23 Anträge ergingen von gesetzlichen Vertretern der offenbar entmündigten „Erbkranken". Vgl. ebenda, S. 23.

190) In 16 Fällen erfolgte eine Verfahrenseinstellung (2,8 Prozent).

barmachung Verurteilten. Das angerufene Erbgesundheitsobergericht in Rostock lehnte zwar in 65 Fällen die Beschwerden ab, hat aber in 34 Fällen den Beschwerdeführern entsprochen und das Urteil der Vorinstanz aufgehoben, so daß keine Sterilisierung erfolgte. Ein Fazit: Geht man von der Gesamtzahl der Anzeigen aus, mit denen vermeintlich erbkranke Personen namhaft gemacht wurden, und vergleicht diesen Wert mit der Anzahl der letztlich tatsächlich sterilisierten Männer und Frauen, ergibt sich folgendes Bild: Nach 1.747 Anzeigen gegen vermeintlich erbkranke Personen erfolgten im Medizinalbezirk Schwerin bis 1943 mindestens 538 Sterilisationen (30,8 Prozent).[191)]

Faßt man die aktengestützt gesicherten Fälle von Zwangssterilisierungen zusammen,[192)] läßt sich für ganz Mecklenburg konstatieren, daß unter Bezugnahme auf das Gesetz zur Verhütung erbkranken Nachwuchses dort zwischen 1934 und 1945 mindestens 5.324 Personen zwangssterilisiert worden sind, darunter etwa die Hälfte Mädchen und Frauen. Allein in den drei Jahren von 1934 bis 1936 wurden zwei Drittel (66,4 Prozent) aller in Mecklenburg durchgeführten Sterilisationen durchgeführt. Schon ab 1937 waren die Zahlen der Unfruchtbarmachungen beständig und deutlich rückläufig.

Auf Grundlage des Gesetzes zur Verhütung erbkranken Nachwuchses in Mecklenburg sterilisierte Personen (1934 bis 1945)

Jahr	sterilisierte Personen	Entwicklung zum Vorjahr (in %)
1934	870	–
1935	1.532	+76,1
1936	1.251	-18,3
1937	752	-39,9
1938	389	-48,3
1939	201	-48,3
1940	mindestens 73[193)] geschätzt 97[194)]	geschätzt -51,7
1941	101	+4,1
1942	58	-42,6
1943	41	-29,3
1944	geschätzt 30	geschätzt -26,8
1945	mind. 2	–
gesamt	mindestens 5.324	

Eine bemerkenswerte Episode ereignete sich in Mecklenburg Anfang 1945, als die Erfassung „Erbkranker" und die Sterilisierungspraktiken faktisch schon eingestellt worden waren. Prof. Dr. Hans Grebe, langjähriger Assistent und Mitarbeiter von Otmar von Verschuer (1896-1969), hatte im Januar 1943 die Vertretung des Lehrstuhls für Erbbiologie und Rassenhygiene an der Universität Rostock übernommen und war dort 1944 mit der Wahrnehmung des Faches Eugenik beauftragt worden.[195)] Als er im Oktober 1944 schließlich zum außerordentlichen Professor für Erbbiologie, Rassenhygiene und Eugenik sowie zum Direktor des neugegründeten Instituts für Erbbiologie und Rassenhygiene an der mecklenburgischen Landesuniversität ernannt worden war, wollte er sogleich einschlägig aktiv werden. Als habe er die Zeichen der Zeit, also die militärische und die politische Situation, aber auch die Erlaßlage auf dem Feld der „Erbkrankenerfassung" und die diesbezüglich noch vorhandenen „wissenschaftlichen" Möglichkeiten nicht erkannt, wandte sich Grebe Mitte Dezember 1944 an den obersten Medizinalbeamten des Mecklenburgi-

191) Berechnet nach Rost: Zwangssterilisationen, S. 21-30. Die meisten Sterilisationen wurden in den Jahren 1935 (159) und 1936 (163) vorgenommen (59,9 Prozent aller Sterilisationen in Schwerin). Unter den mindestens 538 sterilisierten Personen befanden sich 224 Frauen (41,6 Prozent). Die zahlenmäßige Differenz zwischen den mindestens 485 erbgerichtlich angeordneten Sterilisationen und den mindestens 538 tatsächlich durchgeführten Unfruchtbarmachungen erklärt sich aus der unterschiedlichen Überlieferungslage der jeweiligen Jahresmeldungen.

192) Einschließlich der Schätzung für das vierte Quartal des Jahres 1940 sowie der nur zu schätzenden Zahl der Unfruchtbarmachungen der Jahre 1944 und 1945.

193) Nur erstes bis drittes, ohne viertes Quartal.

194) In der Annahme, daß im vierten Quartal im Durchschnitt ebenso viele Personen sterilisiert worden sind wie im Durchschnitt der ersten drei Quartale (24), ist von mindestens 97 Unfruchtbarmachungen auszugehen.

195) Dazu ist mit Genehmigung des Reichsministeriums für Wissenschaft, Erziehung und Volksbildung sowie des Reichsfinanzministeriums im April 1944 der außerordentliche Lehrstuhl für praktische Theologie an der Theologischen Fakultät in einen außerordentlichen Lehrstuhl für Erbbiologie und Rassenhygiene an der Medizinischen Fakultät umgewandelt worden.

schen Staatsministeriums, Dr. Karl-Erich Marung, und teilte diesem mit, er [Grebe] sehe seine Aufgabe darin, mit seinem Institut „Forschungs- und Beratungsstelle für das gesamte Erbgesundheitswesen im Gau Mecklenburg zu sein"; dafür könnten ihm durchaus „auch Menschen zur Begutachtung und Untersuchung zugewiesen werden".[196)]

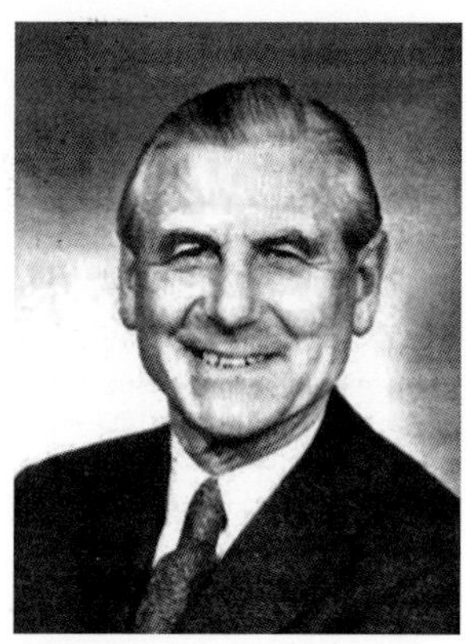
Hans Grebe

Um seinem Anliegen noch größeren Nachdruck zu verleihen, kontaktierte Grebe Anfang Januar 1945 auch noch den Ministerialdirigenten im Reichsministerium des Innern, Herbert Linden (1899-1945), einen der führenden Köpfe der nationalsozialistischen Euthanasie-Mordaktionen, stellte sich dort als neuer Institutsdirektor und ehemaliger Mitarbeiter Verschuers vor und betonte: „Da im Gau Mecklenburg bisher überhaupt noch keine systematischen erbbiologischen Untersuchungen durchgeführt worden sind, möchte ich hier zunächst alles, was hier schon als eine Unterlage für eine erbbiologische Bestandsaufnahme dienen könnte, sammeln und dazu vor allem die Unterlagen der Mecklenburgischen Gesundheitsämter sowie der Erbgesundheitsgerichte mit verwerten. Ich selbst habe mich in den letzten Jahren insbesondere mit dem Mißbildungsproblem beschäftigt, und ich möchte hier in dem kleinen Gau Mecklenburg möglichst eine vollständige Übersicht über die Häufigkeit einzelner Mißbildungen ... gewinnen"; er habe dazu „auch schon eine Reihe von Doktorarbeiten ... vergeben".[197)]

Die erbetene Unterstützung wurde ihm jedoch verwehrt. Das Reichsinnenministerium teilte dem Mecklenburgischen Staatsministerium am 15. Januar 1945 mit, „daß nach besonderer Anordnung des Führers die Veröffentlichung von Zahlen über die Durchführung des Gesetzes zur Verhütung erbkranken Nachwuchses untersagt" sei.[198)]

Ob man das Gesetz zur Verhütung erbkranken Nachwuchses selbst und die Praktiken zu seiner Durchführung als verbrecherisch bezeichnen und es damit in eine Reihe mit den unbestreitbaren nationalsozialistischen Medizinverbrechen stellen kann, ist schwer eindeutig und in jedem Fall nur abhängig von der jeweiligen historischen Konstellation zu beantworten. Zum Zeitpunkt, als das Gesetz – nach jahrelangen intensiven Bemühungen der deutschen Sozialdemokratie – im Dritten Reich von der nationalsozialistisch dominierten Reichsregierung verabschiedet wurde, sollte man es zumindest für teilweise illegitim halten, weil es – gestützt auf das Ermächtigungsgesetz – lediglich als Kabinettsvereinbarung und ohne parlamentarische Beteiligung beschlossen wurde. An den parlamentarischen Hürden war eine entsprechende Regelung in der Weimarer Republik bis dahin stets gescheitert.

Das Gesetz zur Verhütung erbkranken Nachwuchses, das in analogen Formen bereits in einer Reihe von anderen Staaten praktiziert wurde, war jedenfalls kein Geheimgesetz; es wurde – wie seine Durchführungsbestimmungen auch – regulär im Reichsgesetzblatt publiziert und in der ärztlichen, wissenschaftlichen und juristischen Zunft relativ öffentlich und ausführlich diskutiert. Anders als bei den eindeutigen Mordpraktiken etwa der „Euthanasie"-Aktionen sollten die zu sterilisierenden Personen keinesfalls getötet werden, und der Beschluß zu einer Unfruchtbarmachung basierte immerhin auf einer Gerichtsentscheidung – wenn auch eines Sondergerichts –, in die in jedem Fall Juristen und Ärzte eingebunden waren. Und gerade letztere – gestützt auch auf Lehrinhalte ihres Medizinstudiums – glaubten sowohl an die wissenschaftliche Fundierung als auch an die gesellschaftlichen und sozialökonomischen Notwendigkeiten sowie an die juristische Legitimation dieser Art des „Bevölkerungsmanagements". Der eigentliche Akt der operativen Unfruchtbarmachung wurde zwar durchaus als ein Eingriff in die körperliche Unversehrtheit angesehen, die aber, so meinten die Protagonisten und „Vollstrecker des Gesetzeswillens", hinter dem Interesse der Gesamt-

196) LHAS, 5.12-3/7, Nr. 1526 (Grebe an Marung, 11.12.1944).
197) Ebenda (Grebe an Linden, 8.1.1945). Deutlich wird hier, daß die Verfahrensakten der Erbgesundheitsgerichte und die einschlägigen Unterlagen der Staatlichen Gesundheitsämter – die bislang nicht aufgefunden werden konnten – Anfang 1945 noch vorhanden waren.
198) LHAS, 5.12-7/1, Nr. 11127 und 11128.

gesellschaft bzw. der „Volksgemeinschaft" zurückzustehen habe; das galt auch für die nicht selten ausgeübten Praktiken des unmittelbaren Zwanges. Die von der Sterilisation Betroffenen sollten eben einsichtig sein und ihre persönlichen Belange einem größeren Ganzen, dem „biologischen Fortbestand des Reiches" und der „Aufartung" der Bevölkerung Deutschlands, unterordnen.

Als die Siegermächte Deutschland besetzten, wurde das Gesetz zur Verhütung erbkranken Nachwuchses durch Bestimmungen des Alliierten Kontrollrats nicht aufgehoben. In den westlichen Besatzungszonen ist die Anwendung des Gesetzes zwar außer Kraft gesetzt worden, doch das Gesetz selber wurde nur in der Sowjetischen Besatzungszone im Januar 1946 aufgehoben und als „Verbrechen gegen die Menschheit" eingestuft; deren Anwender wurden dort jedoch juristisch kaum oder nur geringfügig zur Verantwortung gezogen. In den Westzonen und der späteren Bundesrepublik blieb das Gesetz zumindest in Teilbereichen bis 1974 weiterhin formell gültig, wenn es auch kaum angewandt wurde – aber nur deshalb, weil keine Erbgesundheitsgerichte mehr bestanden. Erst 1988 wurden die NS-Zwangssterilisationen vom Bundestag geächtet und die durchgeführten Zwangssterilisationen als „nationalsozialistisches Unrecht" bezeichnet.

Die nationalsozialistischen Medizinverbrechen, vor allen die zeitgenössisch verharmlosend als Euthanasie bezeichneten Krankenmorde, haben lange Zeit den Blick dafür verstellt, daß Eugenik bis 1933 ausschließlich und bis 1945 mit der gewichtigen Ausnahme Deutschlands[199)] überwiegend von demokratisch verfaßten und regierten Staaten praktiziert wurde. Dies belegt, daß die These, wonach Demokratien mit lebendigen Zivilgesellschaften weniger zu extremen und radikalen eugenischen Praktiken neigen als Diktaturen, zu kurz greift. Auch nach den eugenischen Erfahrungen mit und aus dem Dritten Reich besaß eugenische Biopolitik in demokratisch verfaßten Staaten wie den USA, der Schweiz oder Schweden eine weit über 1945 hinausreichende Wirkungsgeschichte.

199) Sowie der autoritär regierten Kleinstaaten Estland und Lettland sowie ab 1940 auch des Kaiserreichs Japan.

Euthanasiemorde in Mecklenburg

Die Tötung von als unheilbar angesehenen kranken Menschen war seit Ende des 19. Jahrhunderts in Deutschland ein vieldiskutiertes Thema, sowohl in der Medizinerschaft als auch in der juristischen Zunft.[1)] Die Befürworter einer derartigen Praxis argumentierten zunächst von zwei verschiedenen Positionen aus. Die einen sahen in der Euthanasie („guter Tod" bzw. „gutes Sterben") genannten aktiven Tötungshandlung eine Erlösung des Erkrankten von dessen ärztlicherseits nicht zu heilenden Leiden oder zu behebenden Schmerzen, also eine Maßnahme, die „zum Besten" des Betroffenen war. Die anderen suchten dieses Vorhaben ökonomisch zu fundieren und mit volkswirtschaftlichen Argumenten zu begründen; die weitere – medizinisch ohnehin sinnlose – Behandlung und Asylierung dieser Menschen würden zuviel Geld kosten und Ressourcen binden, die man lieber anderweitig „zum Wohle der Volksgesundheit" verwenden sollte.

Wie theoretische Erörterungen zu diesem zentralen Aspekt menschlichen Lebens in wenigen Jahren in praktisches Handeln umgeschlagen sind, kann beispielhaft die Biographie des einstigen Rostocker Jungmediziners Gerhard Wischer vermitteln.

In seiner 1933 fertiggestellten Dissertationsschrift, mit der Wischer im Februar 1935 an der mecklenburgischen Landesuniversität promoviert wurde, hatte sich der Autor mit den im juristischen und medizinischem Schrifttum vertretenen Positionen zur „Vernichtung lebensunwerten Lebens" beschäftigt.[2)] Nach der Referierung von unterschiedlichen ethischen und juristischen Auffassungen in der Literatur, bei der er sich stark für die von ihm als Schlüsselwerk angesehene Publikation von Binding und Hoche sowie die dort vertretenen Positionen einsetzte,[3)] betrachtete der angehende, 1934 approbierte Mediziner vor allem das „Kostenproblem", einen Aspekt, der ihn auch als späterer Anstaltsleiter beschäftigen und zur Entscheidung für die Ermordung tausender Anstaltspatienten führen sollte. Wischer 1933: „Wesentlich mitbestimmend für das Problem der Vernichtung der geistig Toten ist die Frage nach der Zahl der für eine Tötung in Frage kommenden Geisteskranken. Würde ihre Tötung sich vom volkswirtschaftlichen Standpunkt überhaupt ‚lohnen'?" Als Geisteskranke betrachtete er Patienten mit „paralytischer Seelenstörung, Imbezillität, Idiotie, Epilepsie und Kretinismus". Wischer ging davon aus, daß in Deutschland etwa 90.000 dieser Geisteskranken existierten, von denen man 20 Prozent als „geistig tot" und somit als „lebensunwert" bezeichnen könne. Er schätzte die Kosten für die Ermittlung, Behandlung und Unterbringung dieser Gruppe und kam zu dem Schluß: „Bei der Zahl von 18.000 geistig Toten sind es also 18 Millionen [RM] jährlich, welche der Staat für völlig wertlose Existenzen zahlen muß, das sind 60 Prozent der Ausgaben des Staates für Wissenschaft, Kunst und Kirche." Bei einem Durchschnittsalter der „geistig Toten" von 50 Jahren werde eine „ungeheure Summe Jahr für Jahr unserem verarmten Volk entzogen!" Zum Abschluß seiner von Prof. Dr. Max Rosenfeld, Direktor der Heil- und Pflegeanstalt Rostock-Gehlsheim, betreuten Dissertation kam Wischer 1933 noch zu dem Fazit, daß weder der Staat noch eine von ihm eingesetzte Ärztekommission berechtigt seien, ein Todesurteil über die „geistig Toten" zu fällen oder zu vollziehen, denn ein Arzt dürfe keinesfalls gegen das eherne Gebot der Unantastbarkeit des menschlichen Lebens verstoßen.

Wie aus seiner späteren Berufsbiographie sichtbar wird, waren dies Positionen, die er wenige Jahre später vollkommen aufgeben und die sich ins Gegenteil verkehren sollten. Zwar plädierte Wischer noch 1933 dafür, daß jetzt noch nicht aktiv getötet werden solle oder könne, aber zur Kostenreduzierung des „Problems" schlug er vor: „Jedoch können die Übertreibungen in dem Bestreben nach der Erhaltung lebensunwerten Lebens, die besonders gegenwärtig in umfangreichem Maße geübt werden, schon jetzt eingeschränkt werden, und zwar in dem Sinne, daß bei interkurrenten Erkrankungen der unheilbar Geisteskranken und angeborenen Defekten nicht noch erst alle Möglichkeiten

1) Zu den Standardwerken zählte etwa die 1920 publizierte Veröffentlichung von Binding/Hoche: Die Freigabe der Vernichtung lebensunwerten Lebens, auf der andere aufbauten; vgl. dazu etwa Barth: Euthanasie. Das Problem der Vernichtung lebensunwerten Lebens; Bötel: Die Rechtmäßigkeit der Euthanasie; Schmidt: Sterilisation und Euthanasie. Einen Überblick über den komplexen Diskurs vermitteln Schwartz: Euthanasie-Debatten in Deutschland (1895-1945), sowie Hohendorf: Der Tod als Erlösung vom Leiden.

2) Mit der Arbeit: Das Problem der Vernichtung lebensunwerten Lebens im Schrifttum, Rostock 1933.

3) Vgl. dazu Binding/Hoche: Die Freigabe der Vernichtung lebensunwerten Lebens.

der Therapie erschöpfend angewandt werden, um das nun einmal auf jeden Fall lebensunwerte Leben noch weiterhin auf Jahre hinaus zu erhalten." Wischer befürwortete also das einer indirekten Tötung gleichkommende vorzeitige Ableben durch Unterlassen des medizinisch Möglichen. Ebenso wie die medizinisch und juristisch bereits geklärte Frage nach der Sterilisation Geisteskranker und „geistig Defekter" dränge nun „auch die Frage nach der Vernichtung lebensunwerten Lebens zu einer Entscheidung".[4] Diese Entscheidung fiel sechs Jahre später, und Wischer, der nunmehr als Direktor der Landesheil- und Pflegeanstalt Waldheim fungierte und als Gutachter für die T4-Euthanasie-Mordaktionen in verschiedenen anderen Anstalten verantwortlich zeichnete, war tausendfach an ihrer aktiven Umsetzung beteiligt.

Der damalige Themenkreis und der spätere Tatkomplex der verharmlosend und verbrämend „Euthanasie" genannten gezielten Tötung von psychisch kranken Menschen und Anstaltspatienten gehören zu den bislang am besten ausgeleuchteten Bereichen der nationalsozialistischen Medizinverbrechen. Über die Krankenmorde in Heil- und Pflegeanstalten in Deutschland und darüber hinaus im deutschen Herrschaftsbereich ist viel geforscht und geschrieben worden; zumindest die Quintessenz und der Umfang dieses spezifischen Medizinverbrechens, in das nicht nur Ärzte involviert waren, dürften einer breiten Öffentlichkeit bekannt sein.[5]

In der Forschung war und ist umstritten, ob und – wenn ja – inwieweit die nach dem Gesetz zur Verhütung erbkranken Nachwuchses vorgenommenen Zwangssterilisationen und Zwangsabtreibungen[6] als Vorläufer der als „Euthanasie" bezeichneten Krankenmorde an geistig und körperlich behinderten Menschen betrachtet werden können. Während in der früheren Literatur ein direkter Zusammenhang noch bejaht wurde, ist die neuere Forschung hier zurückhaltender. Zwar wird auch dort davon ausgegangen, daß die eugenischen Paradigmen der „Rassereinheit" und der „Volksgesundheit" sowie die Diskussionen um die Unterhaltskosten für die „geistig und körperlich Minderwertigen" einen direkten Beziehungsrahmen bildeten, innerhalb dessen die Krankenmorde erst denkbar und möglich wurden; dennoch ließen sich kaum direkte inhaltliche oder personelle Kontinuitäten – zumindest nicht auf der Reichsebene – eindeutig feststellen. Nur wenige der späteren Euthanasieopfer waren zuvor zwangssterilisiert worden, und längst nicht alle Mediziner, die zuvor Eugenik und Unfruchtbarmachungen befürwortet hatten, unterstützten in der Folge auch die Morde der Aktion T4[7] und die nachfolgenden Tötungsmaßnahmen. Auch unter den maßgeblichen Akteuren des NS-Regimes wurden beide Maßnahmen unterschieden und getrennt behandelt. Der scheinbar wissenschaftlich begründeten, formaljuristisch abgesicherten und einer breiten Öffentlichkeit durchaus bekannten Sterilisationspraxis standen komplexe Verschleierungsmaßnahmen um die Anstaltsmorde gegenüber, für die es auf ausdrücklichen Wunsch Hitlers keine juristische Grundlage gab und die nur auf seinem auf den 1. September 1939 rückdatierten Ermächtigungsschreiben beruhten.[8]

Mit der seit 1934 praktizierten Sterilisierung von vermeintlich erbkranken Personen konnte nur ein Teilproblem der nationalsozialistischen „Bevölkerungspolitik" gelöst, also die Fortpflanzung eines großen Teils der als erbkrank definierten Menschen verhindert werden. Aber die meisten der zwangssterilisierten Personen waren nicht in Anstalten untergebracht, sondern nahmen vielfach am Arbeitsprozeß teil. Wesentlich wichtiger waren den NS-Bevölkerungspolitikern und „Rassetheoreti-

---

4) Wischer: Das Problem der Vernichtung lebensunwerten Lebens, S. 22, 26, 51.

5) Nahezu alle wichtigen Veröffentlichungen zur Medizingeschichte des Nationalsozialismus beschäftigen sich mit dieser Thematik. Als Spezialdarstellungen seien empfohlen Aly: Aktion T4; Ders.: Die Belasteten; Ders.: Medizin gegen Unbrauchbare; Benzenhöfer: Kindereuthanasie; Bernhardt: Anstaltspsychiatrie und „Euthanasie" in Pommern; Burleigh: Tod und Erlösung; Coché: Psychiatrie und Gesellschaft; Haack: Zwangssterilisationen und „Euthanasie"; Hinz-Wessels: Tiergartenstraße 4; Kaminsky: Die NS-„Euthanasie"; Klee: „Euthanasie" im NS-Staat; Ders.: Was sie taten – Was sie wurden; de Mildt: Tatkomplex: NS-Euthanasie; Osterloh/Schulte: „Euthanasie" und Holocaust; Rauh: Der Krieg gegen die „nutzlosen Esser"; Rotzoll/Hohendorf/Fuchs/Richter/Mundt/Eckart: Die nationalsozialistische „Euthanasie"-Aktion T4; Schmuhl: Rassenhygiene, Nationalsozialismus, Euthanasie; Ders.: Die Patientenmorde; Ders.: „Euthanasie" und Krankenmord; Süß: Der „Volkskörper" im Krieg; Topp: Geschichte als Argument; Trus: Die „Reinigung des Volkskörpers"; Weindling: Die gerichtliche Verfolgung der „Euthanasie"-Verbrechen.

6) Vgl. dazu das Kapitel: Das Gesetz zur Verhütung erbkranken Nachwuchses und seine Anwendung im Deutschen Reich und in Mecklenburg, S. 585 ff.

7) Im Dritten Reich selbst ist die Bezeichnung „Aktion T4" nicht verwandt worden; dort wurden für den Vorgang der „Vernichtung lebensunwerten Lebens" die Bezeichnungen „Aktion Gnadentod", „Eu-Aktion" oder „E-Aktion" benutzt. Das in der Nachkriegszeit verwendete Kürzel „Aktion T4" geht auf den Sitz der Bürozentrale für die Krankenmorde in der Berliner Tiergartenstraße 4 zurück.

8) Vgl. dazu Gruchmann: Euthanasie und Justiz im Dritten Reich.

kern" die in den Anstalten verwahrten Psychiatriepatienten, deren Zahl erheblich zugenommen hatte, womit gleichzeitig erhebliche Kostensteigerungen verbunden waren. Um welche Größenordnungen ging es?

Eine 1925/26 in Deutschland durchgeführte „Reichsgebrechlichenzählung" hatte eine Zahl von 207.514 „geistig-gebrechlichen" Menschen ergeben, darunter 102.140 Frauen und Mädchen (49,2 Prozent).[9)] Unter diesen Männern und Frauen befanden sich 93.094 Personen (44,9 Prozent), deren „geistige Gebrechlichkeit" angeblich in „Schwachsinn" bestand. Und von diesen 93.094 Personen, bei denen „Schwachsinn" diagnostiziert worden war, befanden sich wiederum 45.693 Männer und Frauen (49,1 Prozent) in einer Anstalt für Geisteskranke.

In beiden Mecklenburg sind 1925/26 insgesamt 2.989 Menschen als „Geistig-Gebrechliche" registriert worden, darunter 1.410 Frauen und Mädchen (47,2 Prozent).[10)] Unter den 1.579 Männern, die in beiden Mecklenburg als geisteskrank eingestuft worden sind, befanden sich 80 Männer, deren „geistige Gebrechlichkeit" aus einer im Ersten Weltkrieg erlittenen Kriegsbeschädigung resultierte. Bezogen auf 100.000 Einwohner, galten im Deutschen Reich 361, in beiden Mecklenburg 387 Männer und Frauen als „geistig-gebrechlich".[11)]

Aus einer zehn Jahre später von der „Gesellschaft Deutscher Neurologen und Psychiater" erstellten „Irrenstatistik" geht hervor, daß in den 253 einschlägigen öffentlichen, gemeinnützigen und privaten Anstalten und Kliniken des Deutschen Reichs zum Ende des Jahres 1936 nunmehr insgesamt 163.341 geisteskranke Männer und Frauen hospitalisiert waren. Laut den dazu erhobenen Diagnosen befanden sich unter diesen Menschen 47 Prozent „Schizophrene", 26 Prozent „Schwachsinnige", 9,2 Prozent „Epileptiker", 4,1 Prozent „Paralytiker", 2,9 Prozent „Manisch-Depressive", zwei Prozent „Psychopathen" und 1,2 Prozent „Alkoholiker"; bei sechs Prozent der Hospitalisierten wurden „psychische Störungen des höheren Lebensalters" festgestellt. „In diesen Zahlen sind jedoch nur alle die Geisteskranken erfaßt, die asyliert sind, nicht aber auch die, die frei herumlaufen, sei es, daß sie als harmlos gelten, oder sei es, daß für sie eine Anstaltsaufnahme noch nicht erwirkt wurde. Die Gesamtzahl der geistig Anbrüchigen wird erklärlicherweise weit größer sein."[12)]

Befanden sich 1925/26 also erst 45.693 Menschen in einer Anstalt für geistig behinderte Menschen, so waren es 1936 bereits 163.341, was eine Zunahme von 257 Prozent in zehn Jahren bedeutete.[13)] Wollte man die Behandlungs- und Fürsorgekosten für diese Personen – die man nicht entlassen konnte – verringern, blieb also scheinbar alternativlos nur der Weg, diese Menschen irgendwie loszuwerden, was in der Konsequenz bedeutete, sie aktiv oder passiv zu töten; eine Ansicht, die einem eklatanten medizinischen Tabubruch gleichkam: eine Auffassung, die längst nicht alle Ärzte teilten; und eine Absicht, die gegenüber der Bevölkerung, aber auch gegenüber einem Großteil der daran beteiligten Medizinalpersonen geheimgehalten werden sollte.

Das umfangreiche Mordprogramm der Nationalsozialisten begann mit der sogenannten Kinder-Euthanasie.[14)] Zur Verbrämung dieser Massentötungsabsicht ist – zeitlich parallel zu den letzten Kriegsvorbereitungen – im Sommer 1939 ein „Reichsausschuß zur wissenschaftlichen Erfassung von erb- und anlagebedingten schweren Leiden" geschaffen worden; dieser Reichsausschuß sollte aber keineswegs nur „wissenschaftlich erfassen", sondern die Tötung der „Erfaßten" vorbereiten.

Dazu erging am 18. August 1939 ein „streng vertraulicher" Runderlaß des Reichsministers des Innern über die ärztliche Meldepflicht von mißgestaltet geborenen Kindern. In diesem von Dr. Kurt Blome unterzeichneten Erlaß hieß es unter Bezugnahme auf § 46 Abs. 2 Ziff. 3 und 4 der Reichsärz-

9) Darunter befanden sich auch 6.098 Personen, zumeist Männer, deren „geistige Gebrechlichkeit" aus einer Kriegsbeschädigung resultierte (2,9 Prozent). Diese und die folgenden Zahlen sind zusammengestellt und berechnet nach: Gesundheitsstatistisches Auskunftsbuch, S. 221 ff.

10) In Mecklenburg-Strelitz galten 381 Personen als „geistig-gebrechlich", darunter 195 Frauen und Mädchen (51,2 Prozent).

11) Berechnet nach: Gesundheitsstatistisches Auskunftsbuch, S. 221 ff.

12) Deutsches Ärzteblatt, 1938, S. 607.

13) Für Mecklenburg sind für 1936 keine genauen Zahlen bekannt. Geht man davon aus, daß die Hospitalisierungsrate von als geisteskrank eingestuften Menschen in Mecklenburg genauso hoch war wie im Reichsdurchschnitt (49 Prozent), und nimmt man an, daß die Steigerungsrate von Asylierungen von 257 Prozent auch für Mecklenburg zutraf, so wäre dort rechnerisch von mehr als 5.300 in Anstalten verwahrten Psychiatriepatienten auszugehen, was aber, wie weiter unten zu zeigen sein wird, nicht den Tatsachen entsprach.

14) Zur Vorgeschichte, den Beteiligten und zum detaillierten Ablauf dieser Aktion vgl. Benzenhöfer: Kindereuthanasie in der NS-Zeit; danach auch die folgenden Angaben.

teordnung[15] unter anderem, daß „zur Klärung wissenschaftlicher Fragen auf dem Gebiete der angeborenen Mißbildungen und der geistigen Unterentwicklung eine möglichst frühzeitige Erfassung der einschlägigen Fälle notwendig" sei. Diese „Klärung" sollte der „Reichsausschuß" vornehmen. Bestimmt wurde, daß „jeder Leiter einer Entbindungsanstalt oder einer geburtshilflichen Abteilung in Krankenhäusern sowie jeder Arzt, der bei der Geburt eines Kindes Beistand geleistet hat, eine Meldung an das für den Geburtsort des Kindes zuständige Gesundheitsamt ... zu erstatten" habe, „falls das neugeborene Kind verdächtig" sei, mit „schweren angeborenen Leiden behaftet zu sein". Zu melden waren aber auch von diesen Leiden betroffene Kinder, die „das dritte Lebensjahr noch nicht vollendet haben, falls den Ärzten die Kinder in Ausübung ihrer Berufstätigkeit bekannt werden".[16]

Die Ärzte und die Hebammen hatten nach ihren „Beobachtungen" einen Meldebogen auszufüllen und beim jeweils zuständigen Staatlichen Gesundheitsamt einzureichen, das – wie schon bei den zur Zwangssterilisierung vorgesehenen Personen – als Sammelstelle und als unverzichtbare regionale Zentrale fungierte. Die Amtsärzte hatten die Formulare zu prüfen und dann an die Gutachter des Reichsausschusses weiterzuleiten, die, ohne die betroffenen Kinder je gesehen zu haben, über die weitere „Behandlung" entschieden. Wenn diese – wie in den meisten Fällen – eine Tötung vorsah, wurden die Gesundheitsämter aufgefordert, das zur „Behandlung" vorgesehene Kind in die Kinderfachabteilung einer bestimmten Anstalt einweisen zu lassen. Im Gefolge des oben genannten Erlasses waren ab Herbst 1939 in Anstalten, Kliniken oder Heimen des Großdeutschen Reichs mindestens 31 sogenannte Kinderfachabteilungen eingerichtet worden,[17] von denen 25 bis zum Kriegsende in Betrieb blieben.[18] In diesen euphemistisch Kinderfachabteilungen genannten Mordstätten wurden zwischen 1940 und 1945 mindestens 5.000 Säuglinge, Kinder und Jugendliche zumeist durch überdosierte Medikamentengaben oder durch Nahrungsentzug getötet. Im weiteren Kriegsverlauf fielen diesem Programm auch ältere Kinder und Jugendliche zum Opfer. Denn hinzu kamen noch die Kinder und Jugendlichen (bis zu 18 Jahren), die im Rahmen der weiter unten beschriebenen T4-Aktion (mind. 1.800) und im Kontext von deren zweiter Welle, der dezentralisierten Euthanasie (mind. 3.000), ermordet wurden. Insgesamt ist also von mindestens 9.800 getöteten Jungen und Mädchen auszugehen, die Opfer dieser drei Aktionen wurden.[19]

Eine dieser 31 Kinderfachabteilungen befand sich seit dem Sommer 1941 in der Heil- und Pflegeanstalt Sachsenberg in Schwerin. Dorthin waren im August 1941 zunächst etwa 200 der 280 bislang in der benachbarten Heil- und Pflegeanstalt Lewenberg verwahrten „geistesschwachen" Kinder verlegt worden, weil sie als nicht bildungs- und arbeitsfähig galten und somit als lebensunwert angesehen wurden.[20] Von diesen 200 Kindern sollten nach Begutachtung der formularmäßigen Meldungen durch Gutachter des „Reichsausschusses zur wissenschaftlichen Erfassung von erb- und anlagebedingten schweren Leiden" 180 sofort „behandelt", also ermordet werden. Diese sind unter Verantwortung von Dr. Alfred Leu und in vielen Fällen durch ihn selbst getötet worden, zumeist durch Gaben von Veronal, Luminal, Trional, Skopolamin oder Morphium. Aber nicht nur im Rahmen der reichsweiten Maßnahmen zur eigentlichen Kinder-Euthanasie sind in Sachsenberg Minderjährige ums Le-

15) Darin ist lapidar verfügt worden, daß die Reichsärztekammer „über die Beteiligung der Ärzte an den Aufgaben zur Erhaltung und Hebung des Erbguts und der Rasse des deutschen Volkes besondere Vorschriften erlassen" könne. RGBl., T. I, 1935, S. 1433 ff.

16) Meldepflichtig waren insbesondere Fälle von „Idiotie sowie Mongolismus (besonders Fälle, die mit Blindheit und Taubheit verbunden sind), Mikrocephalie, Hydrocephalus schweren bzw. fortschreitenden Grades, Mißbildungen jeder Art, besonders [das] Fehlen von Gliedmaßen, schwere Spaltbildungen des Kopfes und der Wirbelsäule [sowie] Lähmungen einschließlich Littlescher Erkrankung". Es ist davon auszugehen, daß dieser die Kinder-Euthanasie vorbereitende Erlaß nicht eine einmalige, zeitlich begrenzte Aktion, sondern eine langfristige, dauerhafte Maßnahme zur Vernichtung der „Unbrauchbaren" gewesen ist. Denn diese Weisung wurde in den folgenden Jahren mehrfach wortgleich wiederholt, so etwa im Herbst 1942, und zuletzt im Frühjahr 1944 erneuert. Vgl. dazu: Informationsdienst des Hauptamtes für Volksgesundheit, November 1942, S. 75, und Deutsches Ärzteblatt, 1944, S. 61; danach das obige Zitat.

17) Die erste im Oktober 1939 in der Landesanstalt Brandenburg-Görden.

18) Vgl. dazu ausführlich Benzenhöfer: Kindereuthanasie in der NS-Zeit, S. 119-139; vgl. auch Beddies: Im Gedenken der Kinder. Drei Viertel dieser „Kinderfachabteilungen" genannten Tötungszentren befanden sich in Heil- und Pflegeanstalten sowie in städtischen psychiatrischen Einrichtungen.

19) Opferzahlen nach Benzenhöfer: Kindereuthanasie in der NS-Zeit, S. 243-247.

20) Darunter auch der Großteil der 54 geistig behinderten Kinder aus der Anstalt Lobetal bei Lübtheen, die nach der Beschlagnahme bzw. Auflösung der Einrichtung nach Lewenberg verbracht worden sind. Vgl. dazu Haack: Das Schicksal der „Sonnenlandkinder", S. 91-95.

ben gekommen. Rechnet man noch die im Zuge der Aktion T4 sowie die im Verlauf der anschließenden dezentralen und regionalisierten Patientenmorde getöteten Jungen und Mädchen hinzu, so sind zwischen 1941 und April 1945 in der Anstalt Sachsenberg-Lewenberg mindestens 434 Säuglinge, Kinder und Jugendliche ermordet worden.[21)]

Parallel zum Kriegsbeginn begann die erste Phase der Erwachsenen-Euthanasie, zunächst mit der Ermordung von Psychiatrie-Patienten in Pommern und dann in den vom Deutschen Reich annektierten Gebieten Polens, den nunmehrigen Reichsgauen Danzig-Westpreußen und Wartheland. Aber noch im September 1939 startete die „planwirtschaftliche Erfassung" der Patienten in allen Heil- und Pflegeanstalten des Großdeutschen Reichs. Auch hier können nur einige Aspekte der Mecklenburg betreffenden Maßnahmen dargestellt werden. Dabei ist schon jetzt festzuhalten, daß Psychiatriepatienten aus Mecklenburg nicht nur in die auswärtigen zentralen Tötungsanstalten verbracht und dort ermordet, sondern im Rahmen der zweiten Phase der Krankenmorde auch in Mecklenburg selbst getötet wurden.

Neben einer Reihe von Krankenhäusern sowie Alten- und Pflegeheimen, in denen auch psychisch kranke Patienten untergebracht waren, verfügte das Land Mecklenburg zu Kriegsbeginn 1939 über drei ausschließlich psychiatrisch genutzte Großanstalten: die Heil- und Pflegeanstalt Rostock-Gehlsheim,[22)] die Landesirren-, Heil- und Pflegeanstalt Domjüch bei Neustrelitz[23)] und die Landesheil- und Pflegeanstalt Sachsenberg in Schwerin.[24)] Hinzu kam die Heil- und Pflegeanstalt Lewenberg für geistesschwache Kinder in Schwerin, die 1935 mit der Anstalt Sachsenberg administrativ vereinigt worden war.[25)] Im Frühjahr 1939 lag die durchschnittliche Belegungsfähigkeit dieser drei bzw. vier psychiatrischen Anstalten Mecklenburgs bei 1.650 Betten, die mit den 1.549 dort untergebrachten Patienten fast vollständig ausgelastet waren.

Nach einem drei Wochen nach Kriegsbeginn am 21. September 1939 vom Reichsinnenministerium verfügten Erlaß waren von den Landesregierungen alle „im Reichsgebiet befindlichen Anstalten, in denen Geisteskranke, Epileptiker und Schwachsinnige nicht nur vorübergehend verwahrt werden", zu erfassen; bis zum 15. Oktober 1939 war „ein Verzeichnis der im dortigen Bezirk vorhandenen Heil- und Pflegeanstalten" nach Berlin zu übersenden, „gleichgültig, ob es sich um öffentliche, gemeinnützige, caritative oder private Einrichtungen" handele. Außerdem seien in das Verzeichnis „auch solche Anstalten aufzunehmen, die an sich anderen Zwecken dienen (z.B. Siechenheime, Sanatorien), in denen aber in besonderen Abteilungen oder dergleichen eine gewisse Anzahl von gutartigen Schwachsinnigen, Epileptikern, anderen Geisteskranken oder an seniler Verblödung leidenden Personen nicht nur vorübergehend verwahrt werden".[26)]

Der leitende Medizinalbeamte des Landes Mecklenburg, Dr. Karl-Erich Marung, forderte daraufhin alle Anstaltsleiter sowie die Leiter der zwölf Staatlichen Gesundheitsämter auf, ihm die entsprechenden Anstalten und deren Belegung mit dem genannten Personenkreis zu melden. Die von ihm daraufhin zusammengestellten Unterlagen übermittelte er am 12. Oktober 1939 nach Berlin. Danach gab es in Mecklenburg neben den drei bzw. vier psychiatrischen Großanstalten mit einer im Herbst 1939 ermittelten Kapazität von 1.900 Betten noch 14 Altersheime (mit insgesamt 575 Betten), zwei Krankenhäuser (152), ein Pflegeheim (61), ein Diakonissenhaus (52), ein Versorgungsheim (40), ein

---

21) Vgl. dazu Haack: Kinder-„Euthanasie" in Mecklenburg, S. 77-94, sowie Dies.: Die Kinderfachabteilung, S. 96-101. Die Zahl der 434 getöteten Kinder und Jugendlichen stellt allenfalls eine aktenmäßig derzeit belegbare Untergrenze dar. Viele Krankenakten und andere Unterlagen sind zu Kriegsende „gesäubert" bzw. vernichtet worden.

22) 1896 eröffnet; 1922 mit 307, 1936 mit 414 Patienten belegt; 1939 mit einer Belegungsfähigkeit von 450 Personen; nach der im September erfolgten Beschlagnahme von 220 Betten für die Wehrmacht nur noch mit einer Kapazität von 270 Plätzen. Vgl. dazu Miesch: Heil- und Pflegeanstalt Gehlsheim; Haack/Kumbier: Verbrechen an psychisch Kranken, S. 275; Staatshandbuch für Mecklenburg-Schwerin, 1923, S. 340 f.; Staatshandbuch für Mecklenburg, 1937, S. 259 f.; BA, R 1501, Nr. 2526.

23) 1902 eröffnet; 1927 mit 169, 1936 mit 189 Patienten belegt; 1939 mit einer Belegungsfähigkeit von 370, 1941 von 297 Personen. Vgl. dazu: Staatshandbuch für Mecklenburg, 1937, S. 259 f.; BA, R 1501, Nr. 2526; Mecklenburg-Strelitzsches Staatshandbuch, 1929, S. 183 f.; vgl. auch Simon: Domjücher Schicksale, und Witzke: Domjüch.

24) 1830 eröffnet, der erste Neubau einer psychiatrischen Anstalt auf deutschem Boden; 1922 mit 569, 1936 mit 638 Patienten belegt; 1939 mit einer Belegungsfähigkeit von 800 und 1941 von 617 Personen. Vgl. dazu: Staatshandbuch für Mecklenburg-Schwerin, 1923, S. 340 f.; Staatshandbuch für Mecklenburg, 1937, S. 259 f.; BA, R 1501, Nr. 2526; vgl. auch Haack/Kasten/Pink: Die Heil- und Pflegeanstalt Sachsenberg-Lewenberg.

25) 1867 eröffnet; 1922 mit 221, 1936 mit 240 „Pfleglingen" belegt; 1939 mit einer Belegungsfähigkeit von 280 und 1941 von 294 Kindern. Vgl. dazu ebenda.

26) LHAS, 5.12-7/1, Nr. 10055.

Gemeindeheim (10) und eine Stiftung (mit 6 Betten), in denen mindestens 2.735 psychisch kranke und körperlich behinderte Menschen untergebracht waren oder werden konnten.[27)]

Die Leiter dieser Anstalten wurden am 14. Juni 1940 aufgefordert, die in diesen Einrichtungen behandelten, betreuten bzw. verwahrten Patienten bis spätestens August 1940 auf speziellen Meldebögen nach Berlin zu melden, verbunden mit Angaben über deren Krankheit, Aufenthaltsdauer und Arbeitsfähigkeit. Acht kleinere mecklenburgische Anstalten widersetzten sich dieser Anordnung und meldeten keine Patientendaten nach Berlin. 18 Anstalten, die über eine Kapazität von 2.599 Betten verfügten, übermittelten auf Meldebögen die Daten von 1.375 Patienten.[28)]

In Berlin, in der dortigen Tiergartenstraße 4, liefen die Meldungen aus dem gesamten Reichsgebiet zusammen. Hier waren in sechs Abteilungen etwa 100 Personen beschäftigt, die in einem arbeitseiligen Verfahren den Krankenmord koordinierten, verwalteten und abwickelten. Nach der Registrierung der eingesandten Meldebögen in der T4-Zentrale entschied eine Gruppe von jeweils drei von insgesamt 40 ausgewählten Begutachtungsärzten anhand der von den Anstalten ausgefüllten Fragebögen über Leben oder Tod der Patienten, darüber, wer für eine „Verlegung" bzw. eine „Behandlung", also zur Tötung im Rahmen der Euthanasie-Aktion T4 in Frage kam. Die von den Gutachtern nicht mehr für „lebenswürdig" gehaltenen Menschen wurden aus ihren bisherigen Anstalten zumeist mit Bussen abgeholt und – oft nach der Verschleierung dienenden, zum Teil monatelangen Zwischenaufenthalten in anderen Anstalten – in eine der im Deutschen Reich ausgebauten Tötungszentren verbracht. Dort wurden die Verschleppten zumeist in eigens dafür eingerichteten stationären Gaskammern ermordet und anschließend verbrannt.

Die dazu umgerüsteten Einrichtungen waren die sechs für zentrale Tötungsmaßnahmen vorgesehenen „Kranken"-Anstalten Grafeneck/Ulm, Brandenburg/Havel, Hartheim/Linz, Sonnenstein/Pirna, Bernburg/Saale und Hadamar/Limburg, in denen zwischen Januar 1940 und August 1941 mindestens 70.273 nichtarbeitsfähige Insassen von Heil- und Pflegeanstalten sowie körperlich bzw. geistig behinderte Menschen ermordet wurden. In dieser als „Aktion T4" bezeichneten ersten Phase des Krankenmordes wurden vor allem arbeitsunfähige geistig Behinderte und kriminelle Geisteskranke sowie ohne medizinische Diagnose auch nichtdeutsche bzw. „nichtarische" Patienten und Anstaltsinsassen getötet, die länger als fünf Jahre in einer Heil- und Pflegeanstalt untergebracht waren, ohne daß eine Verbesserung ihres Zustandes absehbar war. Ziele dieser Mordaktion waren die „Freimachung" von Krankenhausbetten, eine Kostenreduzierung für das staatliche Gesundheitswesen sowie die „rassenhygienisch" motivierte „Säuberung des Volkskörpers".

Schon im Frühjahr 1940 hatte Viktor Brack (1904-1948), der faktische Leiter des Mordprogramms, die etwa 200 Mitglieder des Deutschen Gemeindetages, vorrangig Oberbürgermeister und Landräte, in einer Ansprache über das Anlaufen der Aktion T4 informiert, die im Januar 1940 mit der Tötung von Kranken in den Anstalten Brandenburg und Grafeneck begonnen hatte. Brack meinte, daß zwischen 30 und 40 Prozent der rund 300.000 Geisteskranken im Deutschen Reich „asoziale" und „lebensunwerte" Elemente seien, die jetzt „in primitive Unterkünfte" verlegt werden würden, in denen mit einer höheren Sterblichkeit zu rechnen sei; er bat die Kommunalvertreter, auf die Bevölkerung beim künftig zu erwartenden verstärkten Eintreffen von Urnen beruhigend einzuwirken. Ein Eindruck von der Rede Bracks ist aus den Aufzeichnungen des Plauener Oberbürgermeisters Eugen Wörner zu gewinnen, der mitgeschrieben hatte: „In vielen Pflegeanstalten des Reichs sind viele unheilbar Kranke jeder Art untergebracht, die der Menschheit überhaupt nichts nützen, vielmehr nur zur Last fallen, unendliche Kosten der Verpflegung verursachen, und dabei ist keinerlei Aussicht vorhanden, daß diese Menschen je wieder gesund werden können. Sie vegetieren wie die Tiere, sind asoziale lebensunwerte Menschen ... Sie nehmen nur anderen Menschen Nahrung weg und bedürfen oft der zwei- und dreifachen Pflege. Vor diesen Menschen müssen die übrigen Menschen geschützt werden. Wenn man heute schon Vorkehrungen für die Erhaltung gesunder Menschen treffen müsse, dann sei es um so notwendiger, daß man diese Wesen zuerst beseitigte, und wenn das vorerst nur zur besseren Erhaltung der in den Heil- und Pflegeanstalten untergebrachten heilbaren Kranken wäre. Den freiwerdenden Raum brauche man für alle möglichen kriegsnotwendigen Dinge: Lazarett,

27) Zusammengestellt und berechnet nach Haack/Kumbier: Verbrechen an psychisch Kranken, S. 275, und Kasten: Die Transporte von Sachsenberg nach Bernburg, S. 85.

28) Vgl. dazu auch Haack/Kumbier: Verbrechen an psychisch Kranken, S. 272-284.

Krankenhäuser, Hilfskrankenhäuser. Im übrigen entlastet die Aktion die Gemeinden sehr, denn es fallen bei jedem einzelnen Falle die künftigen Unterhalts- und Pflegekosten weg."[29] Es ist mit Sicherheit davon auszugehen, daß an dieser Tagung auch der Vorsitzende der Landesdienststelle Mecklenburg des Deutschen Gemeindetages, Richard Crull, teilgenommen hat, der als Gauamtsleiter für Kommunalpolitik der NSDAP zu den engsten Mitarbeitern des mecklenburgischen Gauleiters Friedrich Hildebrandt gehörte, wodurch dieser spätestens seit Frühjahr 1940 über diese Mordaktion unterrichtet gewesen sein dürfte.

Für die zu tötenden Insassen aus mecklenburgischen Heil- und Pflegeanstalten war bis Oktober 1940 die Anstalt Brandenburg vorgesehen; ab November 1940 war die Anstalt Bernburg zuständig. Nach bisherigem Erkenntnisstand hat es aus Mecklenburg insgesamt vier größere Euthanasie-Transporte aus den drei größeren psychiatrischen Anstalten des Landes gegeben. Zur Chronologie und Dynamik dieses Medizinverbrechens:

Am 15. April 1941, auf einer Tagung der Gauamtsleiter und Kreisleiter der NSDAP in Schwerin, zu der auch die mecklenburgischen Landräte hinzugezogen worden waren, wurde zum wiederholten Male die Situation der fehlenden Krankenhausplätze in Mecklenburg besprochen und dabei in diesem engen Kreis der mecklenburgischen NS-Elite erstmals die Tötung von Kranken angedeutet – wenn auch in sehr verklausulierter Form. Gauleiter Hildebrandt, der offenbar eine zumindest geringe Kenntnis der Tagungsteilnehmer von dieser Massenmordaktion voraussetzte, sagte: „Sie werden verstehen, daß ich auf diesem Gebiet nicht zu deutlich werden kann. Aber es ist im Gau Pommern und in anderen Gauen in Deutschland möglich gewesen, von ihren großen Anstalten dieser Art einige von unheilbar Kranken zu räumen." Pommern habe sogar „von fünf Anstalten vier frei machen können für wirklich soziale Aufgaben im Gau".[30] Hildebrandt, der das radikale Vorgehen des Parteiführers seines Nachbargaues neidvoll bewunderte, wollte diesem offenbar nacheifern: „Ich habe dieserhalb mit den verantwortlichen Stellen Fühlung genommen und habe gefragt, ob es nicht möglich ist, daß auch Mecklenburg einen Teil der unheilbar Kranken an andere Anstalten, die dazu eingerichtet sind, abgeben kann.[31] Mit Händen und Füßen ist das abgewiesen" worden. „Wie soll ich auf der anderen Seite die Infektionskranken unterbringen?" Und Hildebrandt weiter: „Es werden in der nächsten Zeit (das bitte ich streng vertraulich zu bewahren und als Dienstgeheimnis aufzufassen) auch unsere Anstalten überprüft werden, ich habe darauf bestanden als Gauleiter. Ich muß auch unsere unheilbar Kranken in Reichsanstalten unterbringen lassen und von Spezialärzten betreuen lassen.[32] Ich muß unsere kleinen Anstalten frei haben."[33]

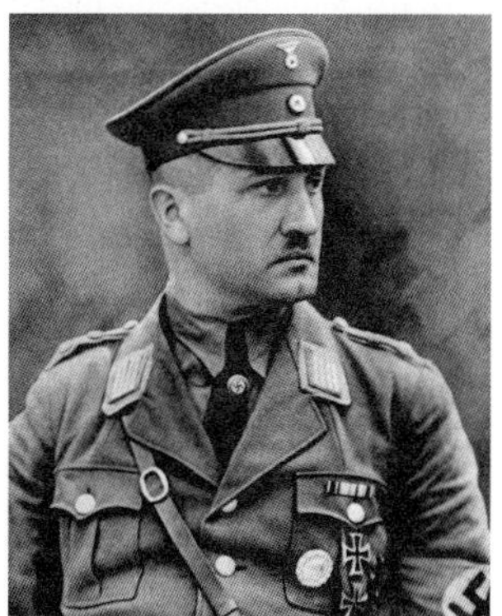
Friedrich Hildebrandt

Auf die reichsweit bereits laufende Krankenmordaktion Bezug nehmend, die dem Teilnehmerkreis zumindest ansatzweise bekannt gewesen sein muß, meinte der Gauleiter am 15. April 1941: „Meine

29) Zitiert nach Aly: Medizin gegen Unbrauchbare, S. 32.

30) Gemeint war die von Gauleiter Franz Schwede-Coburg angeordnete Verlegung und Ermordung mehrerer tausend Patienten aus pommerschen Heil- und Pflegeanstalten, in denen dann zunächst „Rücksiedler" aus dem Baltikum untergebracht wurden. Im Kontext der Umsiedlung von Volksdeutschen und ihrer Ansiedlung im Reich war es in Pommern zum ersten systematischen Massenmord an Kranken gekommen. „In kausalem Zusammenhang zum Heim-ins-Reich der 60.000 Baltendeutschen ermordeten zwei Kommandos der SS von Oktober 1939 bis ins Frühjahr 1940 hinein mehr als 10.000 Geisteskranke. Die Opfer waren zunächst Patienten jener psychiatrischen Anstalten, die im Umkreis der Hafenstädte Danzig/Gdingen, Swinemünde und Stettin lagen", aber auch die Anstalten in Stralsund, Ueckermünde, Lauenburg und Treptow/Rega wurden „patientenfrei" gemacht, und wenig später erfolgte die Tötung der Insassen der Heilanstalten im Warthegau. Zu den ersten Opfern gehörten geisteskranke Patienten aus Pommern und Brandenburg, die aufgrund entsprechender Verträge in pommerschen Anstalten untergebracht waren; Aly: Endlösung, S. 65, 114 ff.

31) Mit „verantwortlichen Stellen" war offensichtlich die von Viktor Brack geleitete Sonderverwaltung der „Aktion T4" gemeint, die als dem Hauptamt II der Kanzlei des Führers zugeordnete Abteilung ab April 1940 aus der Berliner Tiergartenstraße 4 den systematischen Krankenmord leitete.

32) Gemeint war offensichtlich, diese dort ermorden zu lassen.

33) Zitiert nach Buddrus: Mecklenburg im Zweiten Weltkrieg, S. 142 f.

Herren, ich kann Ihnen [nur] erklären, daß dieser Vorgang absolut auf Anweisung des Führers geschieht.[34] Ich bitte Sie daher, wenn Sie davon hören, keinesfalls dazu Stellung zu nehmen. Ich kann mich nicht eingehend äußern. Es wird später nach dem Kriege durch Reichsgesetz diese Frage geregelt. Ich bitte, das zur Kenntnis zu nehmen ... Der beauftragte Reichsarzt wird in nächster Zeit nach Mecklenburg kommen";[35] er werde sich mit den Landräten, in deren Zuständigkeitsbereich sich „solche [freizumachenden] Heime" befinden, „mündlich darüber unterhalten. Ob nun soviel Schwerkranke aus den Anstalten kommen, ich kenne den Krankheitsstand unserer Anstalten nicht, das wird sich zeigen, was da ausgesondert und in die Reichsanstalten verlegt wird. Das muß wissenschaftlich und ärztlich geprüft werden. Diese Frage ist außerordentlich brennend". Einer der engsten Mitarbeiter Hildebrandts, der Gauorganisationsleiter Walter Stopperam (1891-1946), meinte dazu freihändig: „Sachsenberg ist mit 600-700 Kranken belegt, davon können über 200 Personen freigemacht werden."[36] Damit sollte er bald recht behalten.

Die Interventionen des Gauleiters bei den „zuständigen Stellen" hatten offenbar Erfolg. Aber die Anstalt Sachsenberg war nicht der erste „Freimachungsort". Fast genau ein Jahr nach dem Beginn der „planwirtschaftlichen Erfassung" von geistig behinderten Menschen in Mecklenburg ging am 11. Juli 1941, drei Wochen nach dem deutschen Überfall auf die Sowjetunion, ein Transport aus der Anstalt Domjüch in die in der Heil- und Pflegeanstalt Bernburg/Saale eingerichtete Tötungsstätte ab – mit Patienten, die zuvor von den Anstaltsärzten Dr. Karl Josef Schmidt und Dr. Johannes Hecker ausgesucht worden waren. Zu den etwa 100 deportierten Personen, die Patienten in Domjüch gewesen waren, kamen noch mindestens 30 psychisch Kranke hinzu, die bislang in der Abteilung Heil- und Pflegeanstalt des Landespolizeigefängnisses in Strelitz Alt verwahrt worden waren. Alle diese Personen sind noch am 11., spätestens aber am 23. Juli 1941 in Bernburg mit Gas getötet worden.[37]

---

34) Hildebrandt war offenbar der geheime Erlaß Hitlers bekannt. Nach einer in die Form einer Ermächtigung zum Krankenmord gekleideten Verfügung Hitlers vom Oktober 1939, die – um einen Konnex zwischen äußerer und innerer Kriegführung herzustellen – auf den 1.9.1939 rückdatiert worden war, wurden der Leiter der Kanzlei des Führers, Philipp Bouhler (1899-1945), und der „Begleitarzt des Führers", Dr. Karl Brandt (1904-1948), mit dem Aufbau einer Organisation zur „Vernichtung von lebensunwertem Leben" beauftragt. In dieser Anordnung hieß es: „Reichsleiter Bouhler und Dr. med. Brandt sind unter Verantwortung beauftragt, die Befugnisse namentlich zu bestimmender Ärzte so zu erweitern, daß nach menschlichem Ermessen unheilbar Kranken bei kritischster Beurteilung ihres Gesundheitszustandes der Gnadentod gewährt werden kann." Zitiert nach Moll: Führer-Erlasse, S. 89. Die dazu aufgebaute, vom Reichsschatzmeister der NSDAP finanzierte, quasistaatliche Sonderverwaltung stand an der Spitze von vier formal selbständigen Institutionen: Die Reichsarbeitsgemeinschaft der Heil- und Pflegeanstalten erfaßte und bewertete die nach pseudomedizinischen Kriterien selektierten Opfer, die Gemeinnützige Krankentransport GmbH war mit der Verlegung der Kranken in die Tötungsanstalten beauftragt, die Gemeinnützige Stiftung für Anstaltspflege fungierte als Arbeitgeber der rund 400 Mitarbeiter dieser Mordaktion, und die Zentralverrechnungsstelle [der] Heil- und Pflegeanstalten war für die Kostenabwicklung zuständig.

35) Unklar bleibt, wer mit diesem Titel gemeint war, der im Kontext der „Aktion T4" nicht verwandt worden ist, sicherlich nicht der Reichsgesundheitsführer Dr. Leonardo Conti; statt dessen möglicherweise Dr. Karl Brandt, als Hitlers Begleitarzt zu dieser Zeit einer der beiden Hauptorganisatoren des Krankenmordes, oder auch Dr. Viktor Brack, der Stabsleiter und Stellvertreter des anderen Hauptprotagonisten, Philipp Bouhler. Vorstellbar ist auch Dr. Herbert Linden, einer der Hauptorganisatoren der „Aktion T4", der nach dem vorläufigen Abbruch der Euthanasie-Morde im Oktober 1941 mit dem Auftrag zur „planwirtschaftlichen Bewirtschaftung des gesamten vorhandenen Anstaltsraumes für das ganze Reichsgebiet" zum Reichsbeauftragten für die Heil- und Pflegeanstalten ernannt wurde. RGBl., T. I, 1941, S. 653. Ein Mecklenburg-Besuch von Brandt, Brack oder Linden ist für die nächsten Monate nach dieser Tagung bislang nicht nachzuweisen.

36) Zitiert nach Buddrus: Mecklenburg im Zweiten Weltkrieg, S. 144 f. Offensichtlich ist dies ein Hinweis darauf, welche Verlegungs- und Todesziffern erwartet wurden und vorstellbar waren. Nach bisherigen Erkenntnissen sind in der Anstalt Sachsenberg ab 1940 Kinder und Erwachsene mit Medikamenten ermordet worden. Schon bis zum Frühjahr 1941 hatte die mit 600 Patienten belegte Anstalt Sachsenberg „nahezu die Hälfte ihrer Kranken durch die ‚Aktion T4' verloren". Süß: Der „Volkskörper" im Krieg, S. 351. In einem völlig anderen Kontext – die Jahresberichte der Staatlichen Gesundheitsämter über Todesfälle – hatte der Leiter des Staatlichen Gesundheitsamtes Schwerin, Dr. Hans Kölzow, bereits für das Jahr 1940 festgestellt: „Werden bei den Todesfällen die in den Anstalten Sachsenberg und Lewenberg verstorbenen [!] Geisteskranken ausgenommen, so ist eine Abnahme der Todesfälle eingetreten." LHAS, 5.12-7/1, Nr. 9681 (Bericht Kölzow für Stadt- und Landkreis Schwerin, 31.1.1941). Auch für den Leiter des Staatlichen Gesundheitsamtes des Kreises Güstrow war schon 1940 auffällig, daß „unter den Insassen des Landesfürsorgehauses Güstrow, und zwar insbesondere unter den alten Landeshilfsbedürftigen, [zu Beginn des Jahres 1940] eine erhöhte Mortalität" zu beobachten war. So seien bis Mai 1940 bereits 48 alte Menschen gestorben, aber „auch in den Monaten Juni bis August lag die Sterbeziffer noch über dem Durchschnitt der früheren Jahre". Der Kreisarzt führte „die eigentümliche Erscheinung der gehäuften Todesfälle" wenig überzeugend „auf den ungewohnt kalten und harten Winter" zurück. Ebenda (Bericht des Staatlichen Gesundheitsamtes Güstrow für 1940).

37) In die Anstalt Domjüch ist schon 1939 auch ein Teil der 220 Patienten aus Gehlsheim verlegt worden. Vgl. dazu

Eine Woche später, am 18. Juli 1941, wurden dann 140 Patienten aus der Schweriner Heil- und Pflegeanstalt Sachsenberg nach Bernburg verbracht, und am 1. August 1941 gelangten 135 weitere Insassen aus Sachsenberg nach Bernburg; insgesamt sind also zunächst 275 psychisch kranke Menschen, darunter auch Kinder und Jugendliche, aus der Anstalt Sachsenberg deportiert und noch an ihrem Ankunftstag in Bernburg vergast worden.[38)]

Mißtrauisch gewordene Angehörige, die sich mit den erlogenen Angaben über den Tod von Familienangehörigen nicht zufrieden gaben, Gerüchte über die grauen Transportbusse der GEKRAT und ihre Zielorte sowie die Herkunft des Rauchs aus den Krematorien machten die Aktion T4 bald zu einem offenen Geheimnis. Nach Protesten von Geistlichen – am bekanntesten sind die drei Predigten des Bischofs Clemens von Galen (1878-1946) aus Münster im Sommer 1941, die auch über Flugblätter und die BBC in Deutschland verbreitet wurden – wurde diese reichsweite Krankenmordaktion Ende August 1941 nach einer Weisung Hitlers vorerst eingestellt; diese befürchtete im Zusammenhang mit dem Kriegsbeginn gegen die Sowjetunion Unruhen in der Bevölkerung. Bis dahin waren bereits mehr als 70.000 Kranke getötet worden. Trotz des Stops kam es noch am 29. September 1941 zu einer weiteren Verlegung von 26 Personen aus der Heil- und Pflegeanstalt Gehlsheim in die als Zwischenanstalt fungierende Anstalt Uchtspringe, von denen nur zwei überlebten; dies war der wahrscheinlich einzige direkte Tötungstransport aus Gehlsheim.[39)]

Wieviele und welche der ursprünglich 1.375 aus Mecklenburg gemeldeten Psychiatriepatienten tatsächlich in Tötungsanstalten verbracht und dort ermordet wurden, ist bislang nicht genau bekannt. Weitere, durch gezielte Aktenvernichtung nicht mehr ermittelbare Transporte sind durchaus denkbar und wahrscheinlich. Zu bedenken ist dabei auch, daß die Zahl der im Sommer 1940 erfaßten Patienten lediglich eine Momentaufnahme war. Eine Reihe der psychisch Kranken ist vor ihrer Ermordung in den Tötungszentren in ihren Anstalten und Heimen, auf dem Transport oder in Durchgangslagern gestorben; andere wiederum kamen ab Sommer 1940 als Patienten in den Anstalten hinzu. Unklar ist auch noch, wieviele geistig und körperlich Behinderte aus den kleineren Anstalten aus Effektivitätsgründen in die großen psychiatrischen Kliniken des Landes verlegt wurden, dort ums Leben kamen oder – wie aus Lobetal, Gehlsheim und Domjüch – in die zentrale Anstalt Sachsenberg verbracht und dort ermordet wurden.

Wie geschildert, sind in dieser ersten Phase der Erwachsenen-Euthanasie im Großdeutschen Reich bereits rund 70.000 Menschen ermordet worden; dies war aber erst die Hälfte der durch die Meldebögen erfaßten und angezeigten Patienten. Die erzwungene Pause bei den Krankenmorden währte nur kurz und wurde 1942 fortgesetzt.

Zuvor jedoch ein weiteres Beispiel für den „Geist der Zeit" und den zumindest halböffentlichen Umgang mit den Krankenmorden. Exemplarisch sind die Ausführungen des medizinalpolitischen Multifunktionärs Dr. Rudolf Ramm (1887-1945), der die bereits seit 1939 laufenden Euthanasiemaßnahmen in seiner Darstellung für Medizinstudenten und Jungärzte 1942 verschleiernd mit folgender Argumentationslinie umschrieb: Zwar sei ein Arzt „auf Grund der bestehenden Gesetze nicht befugt, ein Leben von sich aus abzukürzen, wenn dieses auch im Endstadium mancher Krankheit die ersehnte Erlösung von unendlichen und unerträglichen Qualen bedeuten würde. *Das Problem der Euthanasie*" erstrecke sich „aber auch auf die mit geistigen und körperlichen Erbkrankheiten behafteten Menschen, die sich niemals normal entwickeln" würden und „stets auf einer tiefen Entwicklungsstufe" haltmachten, „außerdem auf jene Menschen, bei denen durch späteres Inerscheinungtreten krankhafter Erbanlagen ein Verfall der geistigen Persönlichkeit" stattfände. „Diese lediglich vegetierenden Geschöpfe" stellten „eine schwere Belastung der Volksgemeinschaft dar, insofern sie nicht allein durch die verursachten Kosten den Lebensstandard ihrer übrigen Familienangehörigen herabdrücken und außerdem einen gesunden Menschen während der Dauer ihres Lebens zu ihrer Pflege" benötigten. „Wenn dem Menschen eine entsetzliche Qual durch ein unheilbares Leiden auf-

Haack: Kinder-„Euthanasie" in Mecklenburg, S. 83. Zu diesem Transport vgl. Simon: Domjücher Schicksale, und Witzke: Domjüch. In der Tötungsstätte in Bernburg sind zwischen November 1940 und Juli 1943 mindestens 8.600 psychisch und körperlich kranke Menschen ermordet worden.

38) Vgl. dazu ausführlich Kasten: Transporte von Sachsenberg nach Bernburg, S. 83-90. In die Anstalt Sachsenberg ist schon 1939 auch ein Teil der 220 Patienten aus Gehlsheim verlegt worden. Vgl. dazu Haack: Kinder-„Euthanasie" in Mecklenburg, S. 83.

39) Vgl. dazu ebenda, S. 86, sowie Haack/Kumbier: Verbrechen an psychisch Kranken, S. 82.

erlegt wird und in den Fällen, wo der Geist der dauernden Umnachtung verfällt, wäre aus Gründen der Menschlichkeit zweifellos die Euthanasie am Platze. Aufgabe des Ärztestandes" sei es, „Wegbereiter für diesen Gedanken zu sein, Aufgabe des Staates, ihm Gesetzeskraft zu verleihen".[40] Die zu Wegbereitern für die Euthanasie erklärten Ärzte wurden also aufgefordert, in ihrem Umfeld, also vor allem unter den Angehörigen ihrer Patientenschaft, werbend für den Krankenmord ein- und aufzutreten, während ein Gesetz des Staates, das diesen Massenmord an Kranken legalisieren sollte, nie erlassen wurde.

Wie geschildert, wurde die erste Phase des organisierten und zentral gesteuerten Krankenmordes – auch nach entsprechenden Protesten von Angehörigen, Kirchenvertretern und Anstaltsmitarbeitern – durch eine Verfügung Hitlers im August 1941 formal beendet; die Krankenmorde wurden jedoch in einer zweiten Phase ab Sommer 1942 und besonders im Rahmen der „Aktion Brandt" dezentral weitergeführt – so auch in Mecklenburg, wenngleich dort etwas später. Hatten die NS-Führungsgremien in Mecklenburg bislang versucht, die kranken Psychiatriepatienten des Landes abzuschieben und anderswo „behandeln" zu lassen, änderte sich dies ab September 1941. Denn tatsächlich gingen nach dem „offiziellen" Ende der T4-Aktion im August 1941 die Patientenmorde ab Sommer 1942 weiter.[41] Im zweiten Abschnitt der nationalsozialistischen Krankenmorde, die gelegentlich fälschlich „wilde" und richtiger „dezentrale" oder „regionalisierte" Euthanasie genannt werden, weil sie von der Reichsspitze zwar gewollt, aber nicht mehr zentral gesteuert (werden konnten), sondern regional organisiert wurden (werden mußten), kam es deutlich weniger zu Deportationen von geistig und körperlich behinderten Menschen aus Mecklenburg in einige der weiterhin funktionierenden Tötungsanstalten, da nunmehr verstärkt in Mecklenburg selbst gemordet wurde.

Zwischen September 1941 und Juli 1943 wurden im Rahmen der „wilden", weil dezentral organisierten Euthanasie weiterhin von Ärzten und Angehörigen des Pflegepersonals in 30 Heil- und Pflegeanstalten in Deutschland sowie in den besetzten Gebieten Osteuropas psychisch kranke und körperlich behinderte Menschen im Auftrag des NS-Staates getötet.

Eine gewisse Sonderrolle nimmt hier die Schweriner Anstalt Sachsenberg insofern ein, als dort bereits ab Herbst 1940 Krankenmorde durch den Stationsarzt Dr. Alfred Leu vorgenommen wurden, also noch vor deren reichsweiten Autorisierung, als die Berliner Stellen noch mit der Planung der T4-Aktion beschäftigt waren. Leu hatte „das, was Berlin erst dachte, bereits in die Tat umgesetzt ... Die Morde, die Leu zwischen 1940 und 1945 auf dem Sachsenberg beging, entsprangen weder als ‚wilde Euthanasie' der Eigeninitiative eines einzelnen Arztes, noch waren sie im Rahmen der ‚Aktion Brandt' von Berlin aus angeordnet, sondern repräsentierten geradezu ein Musterbeispiel der ... auch für andere Gaue beschriebenen ‚regionalisierten Euthanasie'".[42]

Im Verlauf dieser seit 1940 andauernden, anfangs noch zögerlichen und auch zahlenmäßig noch begrenzten Zahl von Tötungen kranker Psychiatriepatienten in der Anstalt Sachsenberg kam es 1943 in Mecklenburg zu einer Eskalation, zu einer erheblichen Zunahme von Patientenmorden. Im Vorfeld eines seit längerem geplanten Besuchs des Reichsgesundheitsführers Leonardo Conti in Mecklenburg sprachen Dr. Alfred Leu und Gauleiter Friedrich Hildebrandt auf einer Sitzung der mecklenburgischen Gauamtsleiter und Kreisleiter der NSDAP am 15. März 1943 über „die Organisation der Irrenanstalten ..., um hier [weiteren] Raum zu schaffen".[43] Als der Reichsgesundheitsführer wenige Tage später auf Einladung Hildebrandts seine Inspektionsreise durch Mecklenburg unternahm,[44] ventilierte Conti neben dem offiziellen Besuchsprogramm in internen Gesprächen mit dem Gauleiter die Möglichkeiten, für die am 1. April 1943 anlaufende, als „Tuberkulosehilfe des Reiches" bezeichnete Aktion auch im Gau Mecklenburg geeignete Räumlichkeiten für die Unterbringung von Tuberkulosekranken freizumachen. Damit verbunden war die Absicht, die im Sommer 1941 abgebrochene T4-Aktion, den Mord an als „unheilbar" bezeichneten Kranken, auch in Mecklenburg in getarnter Form weiterzuführen.

---

40) Ramm: Ärztliche Rechts- und Standeskunde, S. 103 f. (Hervorhebung im Original).
41) Vgl. dazu detailliert Süß: Der „Volkskörper" im Krieg, S. 311-369.
42) Kasten: Dr. Alfred Leu, S. 47, 87.
43) Zitiert nach Buddrus: Mecklenburg im Zweiten Weltkrieg, S. 660.
44) Vgl. die dort gehaltenen Reden vor der mecklenburgischen Ärzteschaft im Kapitel: Werks-, Betriebs- und Revierärzte im Deutschen Reich und in Mecklenburg, S. 491 ff.

Aus diesem Grund besuchten Conti und Hildebrandt am 22. März 1943 auch die Heil- und Pflegeanstalt Sachsenberg in Schwerin; dort wurden sie nicht – wie protokollmäßig üblich – vom Direktor Dr. Johannes Fischer, sondern vom Stationsarzt Dr. Alfred Leu, dem „heimlichen Herrscher" der Anstalt, herumgeführt. Conti und Hildebrandt müssen Leu ermutigt haben, die von ihm dort seit längerem praktizierten Patiententötungen verstärkt weiterzuführen. Offenbar mit Erfolg. Schon am 29. März 1943 konnte Alfred Leu auf der nächsten Sitzung der mecklenburgischen Gauamtsleiter und Kreisleiter darüber verlautbaren: „Die Sache bleibt auf dem Sachsenberg, wie sie ist."[45] Doch es „blieb" nicht nur so, sondern „die Sache" wurde erheblich forciert. Während 1941 und 1942 in der Anstalt im Jahresdurchschnitt 270 Patienten ums Leben gekommen waren, schnellten die Todeszahlen nach Contis Besuch dramatisch nach oben. 1943 wurden dort bereits 583 und 1944 noch 554 Tote gezählt; die meisten waren Opfer der Tötungspraktiken von Dr. Alfred Leu.[46]

Wenige Tage nach Contis Besuch verfügte Hildebrandt in seiner Eigenschaft als Reichsstatthalter am 26. März 1943, „daß die Anstalt Domjüch aufgelöst wird und die darin befindlichen Geistes- und Nervenkranken in den Anstalten Sachsenberg und Gehlsheim untergebracht" werden sollten; die Heil- und Pflegeanstalt Domjüch selbst sei „sofort für Tuberkulosekranke in Betrieb zu nehmen ... Diese Maßnahme ist sofort durchzuführen"; und Hildebrandt ergänzte: „Ich selbst werde mich durch eigene Inaugenscheinnahme davon überzeugen, daß jeder Raum voll ausgenutzt ist."[47] Während Staatssekretär Conti mit der neuerlichen Erfassung und „Verlegung" von Geisteskranken unzweifelhaft die Absicht verbunden hatte, die im Sommer 1941 offiziell eingestellte Euthanasie-Aktion (T4) in getarnter Form weiterzuführen, ging es dem mecklenburgischen Gauleiter zunächst vorrangig darum, Bettenkapazitäten für Tbc-Kranke zu schaffen, wobei er den damit verbundenen Krankenmord billigend in Kauf nahm.

Am 12. April 1943 meldete Dr. Alfred Leu den versammelten Gauamtsleitern und Kreisleitern der mecklenburgischen NSDAP die ersten Erfolge: „Sonntag sind die ersten [geisteskranken Patienten] aus [der Heil- und Pflegeanstalt] Domjüch bei uns gelandet. In etwa 4 Wochen kann Domjüch leergemacht werden."[48] Leu meinte mit der Phrase „bei uns gelandet" den einen Tag zuvor, am 11. April 1943 in Sachsenberg eingetroffenen ersten Transport von 85 geisteskranken Patienten aus Domjüch; ihnen sollten am 17. Mai 1943 noch 46 Frauen und 54 Männer folgen.[49] Während die aus Domjüch in die Heil- und Pflegeanstalt Rostock-Gehlsheim transportierten Kranken nach kurzem Aufenthalt zumeist in die Anstalt Bernburg/Saale verbracht und dort mit Giftgas ermordet worden waren, wurden die in die Heil- und Pflegeanstalt Sachsenberg verlegten Geisteskranken dort zumeist vom Stationsarzt Dr. Alfred Leu selbst oder auf seine Anweisung hin zumeist mit Schlaf- oder Betäubungsmitteln getötet; eine andere Variante des Patientenmords bestand darin, diese in ungeheizten Räu-

45) Zitiert nach Buddrus: Mecklenburg im Zweiten Weltkrieg, S. 700.

46) Vgl. dazu Kasten: Statistik der Todesfälle auf dem Sachsenberg, S. 134-136.

47) LHAS, 5.12-7/1, Nr. 10566 (Hildebrandt an Abteilung Medizinalangelegenheiten des Mecklenburgischen Staatsministeriums, 26.3.1943). Obwohl mehrere Kommissionen Domjüch inspiziert und festgestellt hatten, daß diese Anstalt über keinerlei Voraussetzungen für ein Tuberkulosekrankenhaus verfügte – die zu großen Räume bargen die ständige Gefahr einer Reinfektion der Kranken, medizinische Apparaturen wie Röntgengeräte und Laboreinrichtungen fehlten ebenso wie geschultes medizinisches Personal und entsprechende Fachärzte – ist die Anstalt Domjüch wenig später zur Tuberkuloseeinrichtung umstrukturiert worden. Am 12.4.1943 informierte die mecklenburgische Medizinalbehörde den Reichsgesundheitsführer und den Reichsverteidigungskommissar, daß „die Heil- und Pflegeanstalt Domjüch bei Neustrelitz sofort für die Aufnahme von Lungenkranken frei gemacht werden" könne; „die Anstalt umfaßt 300 Betten", und es sei vorgesehen, „sie nicht nur für Absonderungszwecke, sondern auch für Heilfälle in Betrieb zu nehmen, um die auf diesem Gebiete herrschende Not im Lande Mecklenburg zu beheben". Ebenda (Abteilung Inneres des Mecklenburgischen Staatsministers-Marung an Focke und Hildebrandt, 12.4.1943). Am 11.5.1943 teilte Marung dem Reichsinnenministerium, dem Reichsgesundheitsführer, dem mecklenburgischen Gauamtsleiter für Volksgesundheit und dem Reichstuberkuloseausschuß mit, daß „bereits 85 Geisteskranke aus Domjüch nach Sachsenberg überführt worden" seien, und in der nächsten Zeit „werden noch weitere 130 Geisteskranke nach Sachsenberg überführt werden können". Allerdings würde „die für den Wirtschaftsbetrieb, insbesondere für die große Landwirtschaft, in Domjüch erforderliche Zahl von arbeitsfähigen Geisteskranken zur Aufrechterhaltung des Betriebes in Domjüch verbleiben müssen". Ebenda. Die endgültige Umwidmung von Domjüch zog sich jedoch hin. Denn erst 14 Monate später, am 18.7.1944, konnte die mecklenburgische Innenverwaltung mitteilen, daß „die Heil- und Pflegeanstalt Domjüch in ein Tbc-Krankenhaus umgewandelt" worden sei und „künftig die Bezeichnung ‚Staatliche Heilstätte Domjüch'" führe. Regierungsblatt für Mecklenburg, 1944, S. 161.

48) Zitiert nach Buddrus: Mecklenburg im Zweiten Weltkrieg, S. 745 f.

49) Vgl. dazu: LHAS, 5.12-7/1, Nr. 10566 (Abteilung Inneres des Mecklenburgischen Staatsministeriums an Conti und Hildebrandt, 15.4.1943); vgl. dazu auch Simon: Domjücher Schicksale, S. 63-67, sowie Witzke: Domjüch, S. 59 f.

men, ohne Pflege und mit unzureichenden Lebensmittelrationen langsam verhungern zu lassen, ein Prozeß, der bis zu drei Wochen dauern konnte.

Schon wenige Tage nach dem Transport war der Krankenmord auf dem Sachsenberg zumindest von den aus Domjüch dorthin Verlegten kein Geheimnis mehr – dies offenbar auch durch „die Arbeit der katholischen Kirche", wie Alfred Leu am 3. Mai 1943 den versammelten Gauamtsleitern und Kreisleitern der NSDAP mitteilen mußte. Bereits vier Tage nach der Ankunft der Kranken aus Domjüch sei „der katholische Geistliche aus Schwerin", Dr. Bernhard Schräder (1900-1971), bei ihm gewesen und habe gesagt, „die und die Kranken wären aus Domjüch gekommen. Er wollte die sprechen". Er habe den Pfarrer der St.-Anna-Gemeinde beschieden, „das ginge ihn nichts an. Nachher waren sie tot. Da hat er sie beerdigt". Leu empfand Schräders Intervention als „auffällig. Sie waren noch nicht [einmal] vier Tage hier, da war er schon da".[50)]

Ein wesentlicher Unterschied zwischen der ersten Phase und der zweiten Welle der Euthanasiemorde bestand also darin, daß die Tötungskompetenz von der Zentralebene auf einzelne Anstalten und sogar auf einzelne Anstaltsärzte verlagert worden war. Es wurde nicht mehr nur in den zentralen Tötungsstätten gemordet, sondern direkt am Sitz der noch verbliebenen regionalen Heil- und Pflegeanstalten. Ab 1943 fanden sich in mehr als 30 Anstalten Ärzte, die zum Teil nach Aufforderungen durch die regionalen Parteidienststellen und die staatlichen Gesundheitsverwaltungen vor Ort, zum Teil aber auch ohne offiziellen Auftrag in eigener Initiative bereit waren, solche Patientenmorde durchzuführen. Die Anstalt Sachsenberg ist dafür ein (zu)treffendes Beispiel. Im Laufe des Übergangs von der ersten zur zweiten, dezentralen Phase der Tötungen von Psychiatriepatienten hatte sich „der Charakter der ärztlichen Beteiligung am Krankenmord im Vergleich zu den Tötungen der Jahre 1940/41 grundlegend" verändert.[51)]

Während der ursprünglichen T4-Aktion hatte ein differenziertes Verfahren die „Vorselektion in der Heimatanstalt", die „Auswahl der zu Tötenden" durch externe Gutachter und die schließliche „Ermordung in den Vernichtungsanstalten" räumlich und personell voneinander getrennt. „Diese Aufspaltung des Krankenmords in mehrere Einzelschritte wirkte auf die beteiligten Ärzte in mehrfacher Hinsicht entlastend. Sie differenzierte den Kreis der beteiligten Ärzte in eine Gruppe von Mittätern an der Peripherie, zu der die an der Ausfüllung der Meldebögen mitwirkende Mehrheit der deutschen Anstaltspsychiater zählte", einen etwa 40 Personen zählenden Kreis von Gutachtern, „mit der Befugnis, in Dreierkollegien über die Tötung von Patienten zu entscheiden, und die kleine Gruppe der eigentlichen Vergasungsärzte". Über die Tötung wurde lediglich nach Aktenlage entschieden; der Transport und die Ermordung der Selektierten „erfolgten in Gruppen", so daß diese Ermordeten kaum als Individuen wahrgenommen wurden. Diese Art des gemeinschaftlichen Tötens bewirkte, „daß kein Arzt [allein] die Verantwortung für ein ausgelöschtes Leben allein" zu tragen schien. Vor allem der Kreis der die Meldebögen ausfüllenden Anstaltsärzte sollte später vielfach behaupten, über den eigentlichen Zweck der daraufhin erfolgenden Verlegungen nicht informiert gewesen zu sein.[52)]

Dies änderte sich in der zweiten Phase der Euthanasiemorde grundlegend; hier verengte sich der Kreis der Tatbeteiligten auf die Direktoren, Anstalts- und Stationsärzte sowie auf die Pfleger der beteiligten Anstalten. „Der Modus des individualisierten Tötens, das in der zweiten Welle der Krankenmorde innerhalb des normalen Anstaltsbetriebs stattfand, ließ für eine distanzierende Differenzierung der Tatbeteiligung ebensowenig Raum wie für eine Anonymisierung der Opfer, die nun den Abteilungen der jeweiligen Ärzte entstammten." Nunmehr waren die Ärzte enger in den Mordvorgang involviert als während der ursprünglichen T4-Aktion, „und der Akt des Tötens, der auf einfachen medizinischen Grundtechniken wie Injektionen oder Medikamentenverabreichungen basierte, war stärker medikalisiert als in der ersten Phase". Die Begutachtungsbögen dieser ersten Phase mußten nunmehr auch von den Ärzten ausgefüllt werden, die jetzt „oftmals erkennbar widerwillig kooperierten. Das individualisierte Töten der zweiten Phase erforderte von den beteiligten Ärzten ein ungleich größeres Engagement. Die Opfer begegneten den Ärzten nun nicht mehr nur in der Form anonymisierter Aktenvorgänge, sondern waren Psychiatriepatienten aus der ihnen anvertrauten Grup-

---

50) Zitiert nach Buddrus: Mecklenburg im Zweiten Weltkrieg, S. 779. Von den 185 von Domjüch nach Sachsenberg verlegten Patienten sind mindestens 121, wahrscheinlich sogar 135 dort nach wenigen Wochen als gestorben registriert, also zumeist ermordet worden; vgl. dazu Simon: Domjücher Schicksale, S. 67; Kasten: Transporte, S. 80.

51) So Süß: Der „Volkskörper" im Krieg, S. 359.

52) Ebenda.

pe von Kranken". Begutachtung, Selektion und Tötung lagen jetzt in der Hand der behandelnden Stationsärzte selbst, die ihre Opfer ausgewählten Stationspflegern bezeichneten, „sofern sie die tödliche Spritze nicht selbst setzten". Bei den am Patientenmord beteiligten Ärzten und Pflegekräften beförderten nicht selten der Verweis auf die Verantwortung für die vorrangigere Versorgung anderer Patientengruppen, die Berufung auf die widrigen Kriegsumstände und ihre zunehmende Überforderung durch die katastrophalen Arbeitsverhältnisse und Lebensbedingungen in den Anstalten die persönliche Entschlußbildung zur Beteiligung am Krankenmord.[53)]

Ab Mitte 1943 hatten die Auswirkungen des Luftkriegs eine erneute Zunahme der Euthanasiemorde zur Folge. Um die psychiatrischen Kliniken und Behindertenheime verstärkt zur Versorgung von Bombenopfern und als Reservelazarette für Soldaten nutzen zu können, verlegte man die Kranken aus den wenigen noch verbliebenen Heimen in die Zentren der regionalen Euthanasie, wo sie mit Injektionen, Medikamenten oder durch Hunger getötet wurden. Auf diese Weise sind nach dem vermeintlichen Ende der „organisierten" und zentralen Euthanasie nochmals mindestens 30.000 kranke Personen ermordet worden.

Seit dem Ausbau der Anstalt Sachsenberg zu einer Tötungsstätte für Psychiatriepatienten, mit der Umwidmung der vormaligen Heil- und Pflegeanstalt Domjüch zu einem Tuberkulosekrankenhaus und mit der faktischen Einstellung der psychiatrischen Behandlung in der Heil- und Pflegeanstalt in Rostock-Gehlsheim konnte man in Mecklenburg nur noch von einer „restpsychiatrischen Versorgung" sprechen.[54)] Alle Maßnahmen waren nur auf die Verringerung der Zahl der Psychiatrie-Patienten abgestellt. Schon im Sommer 1943 sind rund 47.000 Krankenhausbetten der früheren Heil- und Pflegeanstalten für Zwecke der Wehrmacht, zumeist als Reservelazarette, genutzt worden; „vor allem die Wehrmacht zählte zu den frühen Profiteuren des Krankenmords".[55)]

War die erste Phase der Euthanasiemorde „noch stark durch die biologistische Utopie einer gesunden, weil von ihren Schwachen ‚befreiten' Gesellschaft geprägt" gewesen, so „bestimmten konkrete Nützlichkeitserwägungen und schrumpfende gesundheitspolitische Spielräume die zweite Phase". Die Tötungen von Geisteskranken in der zweiten Euthanasiephase erscheinen als „zunehmend radikalisierte Improvisationen, deren wichtigste Dominante im Konsens aller Handlungsträger bestand, das Funktionieren des Gesundheitssystems unter den Bedingungen des Luftkriegs durch den Zugriff auf die Ressourcen der Psychiatrie aufrecht zu erhalten". Dabei reichte das Spektrum der gewählten Lösungsversuche von der Verlegung der Anstaltsinsassen über die absichtsvolle Reduzierung ihrer Überlebenschancen bis hin zur gezielten Tötung. Im Unterschied zur eigentlichen T4-Aktion war die zweite Euthanasie-Phase „nicht durch eine einheitliche Strategie und zentrale Anleitung, sondern durch das Nebeneinander zentraler Lenkungsversuche, regionaler Initiativen und lokaler ... Einzelaktionen geprägt".[56)]

Waren in der ersten Phase der Euthanasiemorde bis zum Sommer 1941 bereits mehr als 70.000 Menschen ermordet worden, wird die Zahl der zwischen 1942 und dem Ende der NS-Diktatur im Deutschen Reich ermordeten Psychiatriepatienten nach bisherigen Erkenntnissen auf eine Zahl von weiteren 46.000 Personen geschätzt.[57)] Dazu zählen auch die mindestens 20.000 in der Zeit von 1941 bis 1944 im Rahmen der „Aktion 14f13" getöteten KZ-Häftlinge, die als „krank" und „nicht mehr arbeitsfähig" bezeichnet wurden und deshalb als ökonomisch überflüssig galten. Deren Ermordung geschah in den weiterhin als Tötungsstätten verwandten T4-Anstalten Bernburg, Sonnenstein und Hartheim, während in der zweiten Phase der Euthanasiemorde die deutschen Anstaltspatienten weiterhin in Hadamar, aber nunmehr auch in Meseritz-Obrawalde, in Großschweidnitz und Kaufbeuren getötet wurden. Neben diesen zentralen Tötungsorten hatte man den Massenmord an Psychiatrie-

---

53) Ebenda, S. 360.

54) Der Leiter der Abteilung für Medizinalangelegenheiten des Mecklenburgischen Staatsministeriums, Dr. Karl-Erich Marung, stellte 1943 fest, daß „lediglich etwa 70 alte defekte Geisteskranke, die eine besondere Pflege und Wartung nicht [mehr] benötigen, in Gehlsheim verblieben seien ... Die Anstalt Gehlsheim kann ... als Heil- und Pflegeanstalt kaum noch angesprochen werden". Zitiert nach Haack: Kinder-„Euthanasie" in Mecklenburg, S. 83.

55) Darüber hinaus nutzte die Wehrmacht 1943 auch schon 90.000 zivile, nichtpsychiatrische Krankenhausbetten. Vgl. dazu Süß: Der „Volkskörper" im Krieg, S. 188, 318. Zur Beschlagnahme von Krankenhausbetten durch die Wehrmacht in Mecklenburg – bis zu 42 Prozent – vgl. das Kapitel: Die Krankenanstalten im Deutschen Reich und in Mecklenburg, S. 352 ff.

56) Süß: Der „Volkskörper" im Krieg, S. 366, 369.

57) Vgl. ebenda, S. 311 ff.

patienten – und das gehört zu den äußeren Kennzeichen der zweiten Phase – aber vor allem in die zahlreichen regionalen Tötungsstätten wie den Sachsenberg verlegt, und ab 1944 auch in die mit Gaskammern ausgestatteten Konzentrationslagern wie Auschwitz, Mauthausen oder Sachsenhausen.

Hatte – wie eingangs beschrieben – der Rostocker Jungarzt Gerhard Wischer die Zahl der in Deutschland existierenden Geisteskranken 1933 noch auf etwa 90.000 geschätzt, so dürfte kaum einer dieser Patienten überlebt haben. Aber das ist noch nicht alles. Die im Sommer 1939 im Deutschen Reich begonnene Tötung von Psychiatriepatienten und Behinderten hatte nur den Auftakt für weitere Massenmorde gebildet. Unmittelbar nach dem Überfall auf Polen und im Sommer 1941 dann auf die Sowjetunion ermordeten verschiedene Sonderkommandos und Einsatzgruppen der Sicherheitspolizei und des SD in Absprache mit der Berliner Euthanasie-Zentrale dortige Kranke durch Massenerschießungen oder in mobilen Gaswagen. Auf diese Weise wurden in den besetzten Gebieten Osteuropas ganze Anstalten, Krankenhäuser und Altersheime leergemordet. Neuere Forschungen schätzen die Gesamtzahl der Euthanasieopfer in den besetzten und okkupierten Ländern auf fast 100.000 Menschen. Insgesamt betrachtet, fielen den NS-Euthanasiemorden mindestens 217.000 Menschen zum Opfer.

Eine zumindest ungefähre zahlenmäßige Bilanz zu den Patiententötungen in Mecklenburg ist bislang nur für die Anstalt Sachsenberg-Lewenberg möglich. Als nach der formellen Beendigung der „T4-Aktion" die nunmehr dezentralisierten Tötungen von psychisch kranken Personen ab September 1941 nahtlos weitergeführt wurden, avancierte auch die Schweriner Heil- und Pflegeanstalt Sachsenberg zum Haupttatort dieser nunmehr „regionalisierten Euthanasie" in Mecklenburg. Die ursprünglich zur Behandlung, Heilung und Verwahrung von Geisteskranken errichtete Anstalt entwickelte sich zum „regionalen Tötungszentrum" Mecklenburgs.[58)]

Die Heil- und Pflegeanstalt Sachsenberg-Lewenberg beherbergte bis zum Sommer 1941 durchschnittlich 900 Patienten. Nach den beiden Transporten von insgesamt 275 Patienten in die Tötungsanstalt Bernburg sank die Zahl der Insassen im August 1941 auf 655 und hielt sich durch Neueinweisungen sowie beständig hinzukommende Transporte etwa aus den Anstalten Domjüch und Gehlsheim, aus kleineren mecklenburgischen Häusern, aber auch aus den Anstalten Kückenmühle und Hamburg-Langenhorn bis Kriegsende auf diesem Niveau. Für den Zeitraum von September 1939 bis Mai 1945 sind in der Anstalt 2.471 Todesfälle registriert worden. Zieht man die 110 wahrscheinlich eines natürlichen Todes Gestorbenen ab, verbleiben 2.361 Patienten der Heil- und Pflegeanstalt Sachsenberg-Lewenberg, die während des Zweiten Weltkriegs dort ums Leben kamen.[59)] Bernd Kasten hat berechnet, daß rund 1.900 (mehr als 80 Prozent) von ihnen zwischen 1939 und 1945 in der Anstalt durch Schlafmittel und Gift ermordet wurden oder durch gezielte Nichtbehandlung sowie durch Hunger und Kälte ums Leben gekommen sind.[60)] Alle Klinikärzte der Anstalt Sachsenberg-Lewenberg, die auch eine Reihe von Pflegern und Pflegerinnen in die Mordaktionen einbezogen hatten, waren an diesen Tötungen beteiligt, wenngleich dem Stationsarzt Dr. Alfred Leu mindestens 700 direkte, also aktive Patientenmorde zuzuordnen sind.[61)] Aber auch der Anstaltsleiter Dr. Johannes Fischer sowie die Assistenz- bzw. Anstaltsärzte Dr. Gerhard Bornebusch, Dr. Hans-Heinrich Braunroth, Dr. Walter Medow und Dr. Franz Schlund waren an der Tötung der ihnen anvertrauten Patienten beteiligt, manche aktiv, andere duldend, manche widerwillig, andere durch unterlassene Hilfeleistung. Eine im Hinblick auf die Tätigkeiten von Anstaltsärzten in den psychiatrischen Einrichtungen entwickelte Typologie ärztlicher Verhaltensweisen unterscheidet zwischen aktiver Mitwirkung an den Kranken-

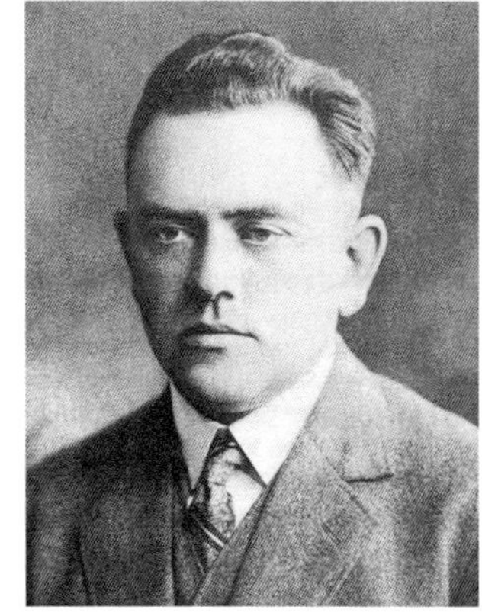
Alfred Leu

58) So Kasten: Transporte, S. 79.

59) Dabei ist die Dynamik des Tötens augenscheinlich: Allein in den Jahren 1943 und 1944 sind 1.137 Patienten getötet worden, und noch zwischen Januar und April 1945 kamen 397 Patienten ums Leben. Allein in diesen knapp zweieinhalb Jahren sind also mehr als 80 Prozent aller Todesfälle in der Anstalt Sachsenberg zu verzeichnen.

60) Vgl. dazu Kasten: Statistik der Todesfälle, S. 79, 134-136.

61) Vgl. ebenda, S. 136.

morden, der Zuarbeit per dienstlicher Verpflichtung, einer Nichtbeteiligung bei Mitwisserschaft und lebensrettenden Bemühungen zugunsten der Anstaltspatienten;[62] all diese Verhaltensweisen finden sich auch in der Klinik auf dem Sachsenberg.

Die juristische Aufarbeitung des dortigen Tatkomplexes verlief aus heutiger Sicht völlig unzureichend und unbefriedigend.[63] Das gilt auch für das Verfahren gegen Prof. Dr. Ernst Braun, den Leiter der Heil- und Pflegeanstalt Gehlsheim in Rostock. Um seine beständig überbelegte Anstalt von dort asylierten Geisteskranken zu entlasten, hatte Braun Listen von Patienten seiner Klinik zusammenstellen lassen, die dann in andere Anstalten verlegt wurden, wo sie ermordet oder von wo sie zur Tötung weiterverlegt wurden.[64] Braun ist im Oktober 1950 in einem Verfahren von der Großen Strafkammer am Landgericht Schwerin vom Vorwurf der aktiven Beihilfe zur Euthanasie trotz eindeutiger Indizien „aus Mangel an Beweisen" freigesprochen worden. Braun wurde vorgeworfen, „als Leiter der Heil- und Pflegeanstalt Gehlsheim ... Kranke ausgesucht, sie zu Transporten zusammengestellt und der Vergasung zugeführt zu haben". Im Verfahren wurde festgestellt, daß Braun die Tötung an unheilbar Kranken durchaus bejahte, aber nur dann, „wenn alles ordnungsgemäß vor sich gehe und ein dementsprechendes Gesetz erlassen sei". Braun wurde nachgewiesen, daß er 1940 von der zu Tarnzwecken gebildeten „Gemeinnützigen Transportgesellschaft" (GEKRAT) Listenvordrucke mit der Aufforderung erhalten hatte, darin alle Kranken der von ihm geleiteten Heil- und Pflegeanstalt zu erfassen; schon damals hatte er den Verdacht, „daß es sich um eine [Aktion der] sogenannte Sterbehilfe handeln könne"; diese Listen wurden nach seiner Anweisung von den Stations- und Assistenzärzten ausgefüllt und der GEKRAT übersandt. In der Folgezeit kamen mehrfach Aufforderungen, die von ihm benannten Kranken zu Transporten zusammenzustellen, die dann in die Anstalten Uchtspringe, Domjüch, Sachsenberg oder Ueckermünde verlegt wurden; diesen Aufforderungen sei Braun stets bereitwillig gefolgt. Erst 1944 will Braun davon erfahren haben, daß von ihm zur Verlegung bestimmte Kranke, die körperlich gesund waren, in der Anstalt Sachsenberg von Dr. Alfred Leu getötet wurden. Nachgewiesen werden konnte Braun (und seinen Assistenzärzten) auch, daß ihnen etwa bekannt war, daß von Braun zur Verlegung in die scheinbar unverdächtige Anstalt Domjüch bestimmte Kranke von dort nach Bernburg weiterverlegt und dann dort getötet wurden. Unverständlich erscheint die Argumentation des Gerichts, das Braun in der Überzeugung freisprach, „daß niemand wußte, daß die Verlegung von Kranken erfolgte, um sie der Euthanasie zuzuführen". Nachgewiesen wurde zwar, „daß der Angeklagte der Euthanasie bejahend gegenüberstand, ... daß er die Listen zur Ausfüllung erhalten und sie seinen Abteilungsärzten zur weiteren Bearbeitung übergeben hatte", daß er „auf Anforderung der ‚Gemeinnützigen Transportgesellschaft' ... die benannten Kranken auch dieser übergeben" hatte, „daß von ihm Verlegungen nach Sachsenberg, Domjüch, Ueckermünde und Neustadt angeordnet" wurden und daß er wußte, daß von ihm zur Verlegung freigegebene Patienten „kurz darauf als verstorben gemeldet wurden". Es konnte – so das Gericht – Braun jedoch „nicht mit Sicherheit" nachgewiesen werden, daß er „die Verlegungen durchgeführt hat, um sie der Euthanasieaktion zu übergeben". Einerseits folgte das Gericht Brauns Vorbringungen, er habe Verlegungen nur angeordnet, um den Raummangel in Gehlsheim zu beheben; andererseits hielt das Gericht Braun tatsächlich zugute, daß er, nachdem er von den Krankenmorden erfahren hatte, „nach

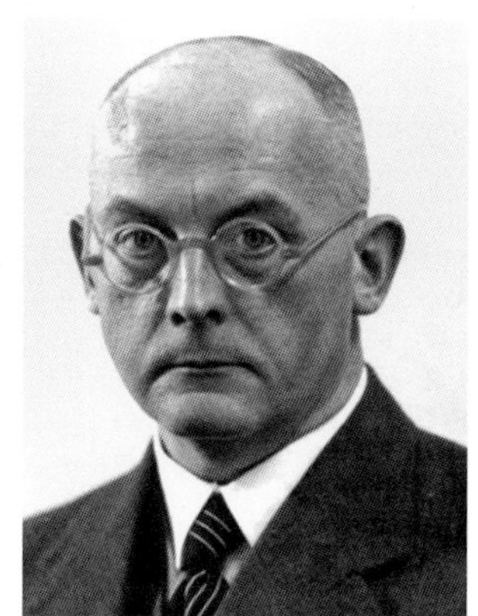

Ernst Braun

62) Vgl. dazu Kersting: Anstaltsärzte.

63) Vgl. dazu Broocks: Die Geschehnisse auf dem Sachsenberg, S. 11-26; de Mildt: Tatkomplex: NS-Euthanasie, Bd. I, S. 15-34, Bd. II, S. 357-426; Pink: Die Nachkriegszeit, S. 137-147; Kasten: Der Sachsenberg-Prozess, S. 28-33; Ahrberg/Drescher: Der Arzt Johannes Hecker, S. 68-71.

64) In der Anstalt Gehlsheim selbst hat es offenbar keine aktiven Tötungsmaßnahmen an Psychiatriepatienten gegeben. Daß hier in der Phase der dezentralen Euthanasiemorde Tötungen durch „Hungersterben" vorgekommen sind, ließ sich bislang nicht belegen. Im Frühjahr 1944 befanden sich nur noch 54 Psychiatriepatienten in Gehlsheim. Die meisten „Abgänge" von psychisch Kranken aus Gehlsheim erfolgten durch Verlegungstransporte nach Domjüch und Sachsenberg; vgl. dazu Miesch: Die Heil- und Pflegeanstalt Gehlsheim, S. 50 ff., sowie Weigel: Die Geschichte der Psychiatrischen- und Nervenklinik.

Möglichkeit" nur noch solche Kranke zur Verlegung freigegeben hatte, bei denen nach NS-Kriterien „die Voraussetzungen der Euthanasie nicht gegeben" waren.[65)]

Dr. Johannes Hecker war der einzige im Rahmen der NS-Euthanasiemorde an Patiententötungen beteiligte mecklenburgische Arzt, der deshalb wirklich verurteilt wurde.[66)] Hecker, langjähriger Oberarzt an der Heil- und Pflegeanstalt Domjüch und ab Sommer 1943 stellvertretender Amtsarzt am Staatlichen Gesundheitsamt Neustrelitz, hatte ab Herbst 1944 die Anweisung gegeben, etwa 20 schwerkranke Patienten durch Überdosierung von Medikamenten zu töten, für die er als Anstaltsarzt der Landesstrafanstalt Alt-Strelitz zuständig war; einige Personen hatte er durch Injektionen von Skopolamin und Veronal auch selbst getötet. Schon Ende der 30er Jahre hatte Hecker als Gutachter am Erbgesundheitsgericht Neustrelitz gewirkt und „Sippenbeurteilungen" sowie Beurteilungen von „Erbanlagen" geisteskranker Straftäter vorgenommen, die das „soziale Versagen" von geisteskranken Kriminellen belegen sollten. Hecker wurde wegen der Patiententötungen in Alt-Strelitz von einem sowjetischen Militärtribunal zum Tode verurteilt und im Juni 1946 hingerichtet.[67)]

Heckers Nachfolger Dr. Otto Laur, ab Juni 1944 fachärztlicher Leiter der Tuberkulose-Station der vormaligen Heil- und Pflegeanstalt Domjüch, hatte dort Patienten mit Veronal getötet; er wurde deswegen nie juristisch belangt, sondern machte bis zu seiner 1953 erfolgten Flucht in den Westen Karriere in Mecklenburg.[68)]

Die Nichtverfolgung von Patientenmorden gilt auch für einen weiteren Fall von Krankentötungen, wenngleich dieser nicht zum Themenkomplex der Euthanasiemorde zu gehören scheint. Ein bislang wenig bekannter Fall von Patientenmorden in Mecklenburg betrifft die Lungenheilstätte Amsee bei Waren. Hier hatte der Facharzt für Lungenkrankheiten Dr. Werner Sick vor seiner Flucht nach Schleswig-Holstein in den letzten Kriegstagen sieben seiner Patientinnen durch die Verabreichung von hohen Dosen des Narkotikums Evipan ermordet. Die Ermittlungen gegen ihn wurden 1967 eingestellt.[69)]

65) Vgl. dazu auch de Mildt: Tatkomplex: NS-Euthanasie, S. 153-158.

66) Die wegen Humanversuchen und Krankenmorden angeklagten Lagerärzte des Konzentrationslagers Ravensbrück bilden insofern eine Ausnahme, als sie nicht wegen des Tatkomplexes Euthanasie verurteilt wurden. Vgl. dazu das Kapitel: Ärzte und Menschenversuche im Konzentrationslager Ravensbrück, S. 651 ff.

67) Vgl. dazu Ahrberg/Drescher: Der Arzt Johannes Hecker, S. 45, 73-80.

68) Vgl. ebenda, S. 75.

69) Vgl. dazu die Biographie Sicks im zweiten Band dieser Darstellung.

Ärzte und Menschenversuche im Konzentrationslager Ravensbrück

Konzentrationslager waren ein zentrales Element des nationalsozialistischen Staatsterrors. Nach der Auflösung der SA-geführten sogenannten wilden oder frühen Konzentrationslager im Sommer 1934 wurden unter Orientierung an dem seit März 1933 bestehenden Konzentrationslager Dachau bis zum Kriegsbeginn auf dem Gebiet des Großdeutschen Reichs sechs weitere Lagerkomplexe errichtet und in Betrieb genommen: Sachsenhausen (ab Juli 1936), Buchenwald (ab Juli 1937), Flossenbürg (ab Mai 1938), Mauthausen (ab August 1938), Neuengamme und Ravensbrück (ab Dezember 1938). Die Verwaltung der Konzentrationslager lag bei der Dienststelle „Inspektion der Konzentrationslager" in der SS-Führung, die bis 1939 von Theodor Eicke (1892-1943) und dann von Richard Glücks (1889-1945) geleitet wurde. Für alle Lager wurde eine einheitliche Verwaltungsstruktur eingerichtet, wenngleich sich die Funktion der Lager im Laufe der NS-Herrschaft modifizierte. Galten die KZ anfangs als ein Instrument der Gegnerbekämpfung, mit dem politische und religiöse Opponenten des NS-Regimes unschädlich gemacht werden sollten, avancierten sie 1937 auch zu einem Apparat der sozialpolitischen Kriminalprävention. Ab Kriegsbeginn wurde das KZ-System erheblich ausgebaut; neben den mittlerweile neun Konzentrationslagern auf dem Reichsgebiet bestanden zeitweise 15 weitere Hauptlager, die in den von Deutschland okkupierten oder besetzten Gebieten errichtet worden waren, auch, um hunderttausende Menschen aus den von der Wehrmacht beherrschten Territorien zu internieren und sie als Widerstandspotential zu neutralisieren oder auszuschalten. Zum KZ-System gehörten in der Kriegszeit also insgesamt 24 Hauptlager mit mehreren Hundert Neben- und Außenlagern. Nachdem die deutsche Blitzkriegsstrategie 1942 gescheitert war, avancierten die Konzentrationslager zu einem Arbeitskräftereservoir für die Kriegswirtschaft des Reichs. 1944 befanden sich mittlerweile mehr als eine halbe Million Menschen in den Lagern, die vor allem in den neu geschaffenen Außenlagern Zwangsarbeit für die deutsche Rüstungsindustrie leisten mußten.[1)]

Für das hier skizzierte Thema, das (Mit-)Wirken von Ärzten bei eindeutigen Medizinverbrechen, hier bei Menschenversuchen in Konzentrationslagern, ist für unseren Untersuchungsraum Mecklenburg auf den ersten Blick eigentlich kaum etwas festzustellen. Hier ist ein zweites Hinschauen aber notwendig und lohnend. Der Gesamtverband der SS verfügte über mindestens drei Medizinal- bzw. Medizinerorganisationen, deren Angehörige zwischen den damit verbundenen Strukturen nicht selten fluktuierten. Dies waren zum ersten die Mediziner in den SS-Oberabschnitten und SS-Abschnitten, den SS-Standarten und SS-Sturmbannen der Allgemeinen SS im Reichsgebiet,[2)] zum zweiten die Ärzte in den bewaffneten Formationen der SS-Verfügungstruppe bzw. der späteren Waffen-SS und drittens die SS-Ärzte in den SS-Totenkopf-Sturmbannen, in der späteren Konzentrationslager-SS. Um letztere soll es an dieser Stelle gehen. Neben der politischen Abteilung und der Verwaltungsabteilung bestand in der Inspektion der Konzentrationslager das Amt des Leitenden Arztes, der für alle medizinischen Belange in den Lagern zuständig war. Leitender Arzt in der Inspektion der Konzentrationslager war zunächst Dr. Friedrich Dermietzel (1899-1981), der 1937 von Dr. Karl Genzken abgelöst wurde.

Im Juni 1935 wurde Dr. Ernst Robert Grawitz (1899-1945) vom Reichsführer SS, Heinrich Himmler, zum „Reichsarzt SS" ernannt und war damit als oberste medizinische Instanz für sämtliche ärztlichen Angelegenheiten und Belange der SS zuständig. Da der SS auch die Konzentrationslager unterstanden, war Grawitz als Reichsarzt SS auch für die SS-Ärzte und das medizinische Personal in den Konzentrationslagern verantwortlich, während die Lager in ihrer Gesamtheit dem Chef des SS-Wirtschafts-Verwaltungshauptamtes Oswald Pohl (1892-1951) unterstanden. Im Juni 1941 avancierte

---

1) Vgl. dazu Wachsmann: KL; Orth: Die Konzentrationslager-SS. Von den Konzentrationslagern zu unterscheiden sind die reinen Vernichtungslager. Lediglich zwei der zahlreichen Vernichtungslager – Auschwitz als Mischform und Majdanek – unterstanden der Inspektion der Konzentrationslager.

2) Oberabschnittsärzte des SS-Oberabschnitts Nord (später Ostsee) der Allgemeinen SS, der die SS-Formationen in den Gauen Mecklenburg und Pommern umfaßte, waren die zwar in Stettin residierenden, jedoch auch für Mecklenburg zuständigen und deshalb im zweiten Band dieser Arbeit porträtierten SS-Ärzte Dr. Reinhold Daum, Dr. Werner Krug, Dr. Friedrich Müller und Dr. Martin Stock. Abschnittsärzte des SS-Abschnitts XXXIII, der das Territorium von Mecklenburg umschloß, waren Dr. Paul Fulde und Dr. Rudolf Hansen, die im zweiten Band dieser Arbeit ebenso porträtiert werden wie die mecklenburgischen SS-Ärzte Dr. Peter Egge, Dr. Dr. Heinz Heise, Dr. Karl Kramer, Dr. Gerhard Liebmann, Dr. Friedrich Malmus, Dr. Karl Röper und Dr. Hermann Sommer, die als Führer des SS-Sanitäts-Sturms XXXIII, der SS-Sanitäts-Abteilung XXXIII, der SS-Sanitäts-Oberstaffel 22 oder als SS-Sturmbann-Ärzte agierten.

der frühere Allgemeinpraktiker aus Neustrelitz, der bisherige SS-Lagerarzt von Dachau und Sachsenhausen, Dr. Enno Lolling, zum Leitenden Arzt bei der Inspektion der Konzentrationslager und war als Chef des Amtes D III des SS-Wirtschafts-Verwaltungshauptamtes damit – gewissermaßen parallel zu Dr. Ernst Robert Grawitz – Vorgesetzter für alle in den Konzentrationslagern eingesetzten Ärzte und des dort tätigen medizinischen Personals. Die medizinischen Abteilungen der Konzentrationslager unterstanden also dem Leitenden Arzt beim Inspekteur der Konzentrationslager, der wiederum dem SS-Sanitätsamt (Amt V im SS-Hauptamt) und damit letztlich dem Reichsarzt der SS zugeordnet war.[3] Das SS-Sanitätsamt veranlaßte Einberufungen, Versetzungen und Kommandierungen des medizinischen Personals in und zu den Konzentrationslagern. Der Leitende Arzt in der Inspektion der Konzentrationslager gab die fachlichen Anweisungen an die Standortärzte in den KZ, die diesem wiederum ab Anfang 1937 zunächst monatliche, ab Ende 1938 quartalsweise Berichte über ihre Tätigkeit, die Zustände in den Krankenrevieren, über „bemerkenswerte Krankheitsfälle“, Anträge auf Sterilisierung sowie über Todesfälle von Häftlingen erstatten mußten.

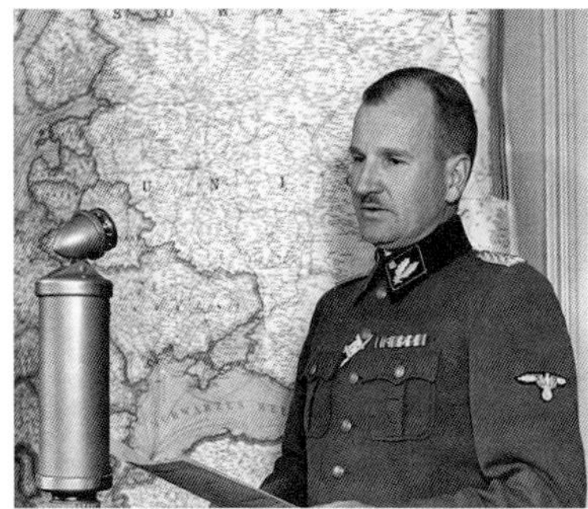

Ernst Robert Grawitz

An der Spitze des medizinischen Personals in einem Konzentrationslager stand der sogenannte Standortarzt oder der 1. Lagerarzt. Innerhalb der organisatorischen und Verwaltungsstrukturen eines Konzentrationslagers bildete das medizinische Personal eines Konzentrationslagers die Abteilung V, die von dem Standortarzt oder dem 1. Lagerarzt geleitet wurde. Diesem Standortarzt unterstand eine nach Größe des Konzentrationslagers differierende Zahl von Personen, deren Spitze wiederum die Lagerärzte und die Truppenärzte bildeten. Der Standortarzt eines Konzentrationslagers war ebenso Dienstvorgesetzter der dortigen SS-Zahnärzte und der SS-Apotheker, der Lagerärztinnen, der SS-Sanitäter und der zumeist dem Reichsbund Deutscher Schwestern angehörenden Krankenschwestern. Außerdem befehligte er die zur Zwangsarbeit in den Krankenrevieren eingesetzten Häftlingsärzte, die Häftlingspfleger und die Häftlingsschwestern. Die Truppenärzte waren für die medizinische Versorgung des SS-Personals, also für die in den Konzentrationslagern stationierten Angehörigen der SS-Totenkopf-Sturmbanne und deren Familienmitglieder zuständig. Dagegen agierten die Lagerärzte in den Schutzhaftlagern sowie in den dortigen Häftlings- und Krankenrevieren. Den Lagerärzten waren sogenannte SS-Dienstgrade aus dem Unterführer- oder Mannschaftsbestand zugeteilt. Die meisten erkrankten oder verletzten Häftlinge bekamen die Lagerärzte kaum zu Gesicht, sondern waren der „Betreuung“ durch die SS-Sanitätsdienstgrade ausgeliefert, die in den seltensten Fällen über eine reguläre medizinische Ausbildung verfügten. Die Lagerärzte waren regelmäßig – und qua Amt – an den Selektionen der ankommenden Häftlingstransporte beteiligt und entschieden aufgrund äußerer Faktoren (Geschlecht, Alter, Aussehen, vermuteter Gesundheitszustand) über das weitere Schicksal der Internierten, das zumeist zwei Optionen vorsah – entweder die sofortige Ermordung oder einstweilen ein Einsatz als Zwangsarbeiter.[4]

Medizinische Experimente gehörten zwar zum Alltag in den Konzentrationlagern, machten aber einen eher geringen Anteil des „Lagerlebens“ aus. In fast allen der 24 KZ-Stammlager – weniger in deren rund 1.000 Außen- oder Nebenlagern – wurden Humanexperimente durchgeführt.[5] Während etwa bei den Zwangssterilisierungen im Gefolge des Gesetzes zur Verhütung erbkranken Nachwuchses oder bei den Aktionen zu Patiententötungen im Kontext der Euthanasiemorde (Aktion T4)

3) Innerhalb der Konzentrationslager, die zunächst der Inspektion der Konzentrationslager, ab 1942 als Amtsgruppe D dem SS-Wirtschafts-Verwaltungshauptamt zugeordnet und unterstellt waren, gab es neben der Wachtruppe in der Regel jeweils vier Abteilungen: die Verwaltungsabteilung, die Politische Abteilung, die Abteilung für den Häftlingsarbeitseinsatz (Schutzhaftlagerführung) und die Medizinische Abteilung. Vgl. dazu Orth: Die Konzentrationslager-SS, S. 335.

4) Vgl. dazu ebenda, S. 45 f.

5) Insgesamt bestanden in Deutschland und in den eroberten Gebieten 3.846 lagerähnliche Haftstätten; rechnet man noch die Zuchthäuser und Gefängnisse, die Gestapo- und NS-Lager, die Sammel- und Durchgangslager, die Kriegsgefangenen- und Zwangsarbeitslager, die Ghettos und Judenhäuser, die Heil- und Pflegeanstalten hinzu, so gab es im Dritten Reich rund 42.500 Einrichtungen, in denen Menschen gegen ihren Willen interniert wurden.

eine zentrale Leitung auf der Reichsebene existierte, gab es bei den Humanversuchen eine allenfalls dezentrale Steuerung. Ein Teil der Menschenexperimente erfolgt zwar institutionalisiert, etwa im Rahmen der Wehrmachtskriegsforschung, andere dagegen wurden nach Anfragen von interessierten Ärzten, Wissenschaftlern oder medizinischen Forschungsinstituten und pharmazeutischen Unternehmen nach deren Kontaktaufnahme mit der SS-Führung „auf Zuruf" genehmigt und durchgeführt. Ein reichsweit koordiniertes Programm für Humanexperimente existierte offenbar nicht.

Trotz vielfältiger Bemühungen der britischen, US-amerikanischen und französischen Militärjustiz sowie später auch der halbherzig und zögerlich agierenden Gerichtsbarkeit der Bundesrepublik und der DDR konnten weder das Ausmaß und der Umfang der Menschenversuche noch die Zahl der dafür mißbrauchten Opfer und der daran beteiligten Täter genau ermittelt werden.[6)] Vertreter der um ihre Reputation fürchtenden westdeutschen Ärzteschaft behaupteten in der unmittelbaren Nachkriegszeit, daß nur etwa 350 deutsche Ärzte an Menschenversuchen und anderen Medizinverbrechen beteiligt gewesen wären, und diese keinerlei Verbindung zur etablierten deutschen akademischen Medizinerschaft gehabt hätten,[7)] was keinesfalls den Tatsachen entsprach.

In einem von Paul Weindling geleiteten und offenbar noch nicht abgeschlossenen Forschungsprojekt konnten bislang 27.759 nun namentlich bekannte Personen ermittelt werden, die in Konzentrations- und Kriegsgefangenenlagern, in deutschen Krankenhäusern und Kliniken Opfer von medizinischen Menschenversuchen wurden. Diese Zahl scheint angesichts der Häftlingszahlen auf den ersten Blick relativ gering zu sein.[8)] Im Hinblick auf die unfaßbar hohen Todeszahlen im kaum zu überschauenden nationalsozialistischen Lagersystem und im ausgedehnten Komplex der deutschen Heil- und Pflegeanstalten ist es ebenfalls erstaunlich, daß Weindling feststellten konnte, daß 11.087 der von ihm ermittelten Personen, die Opfer dieser Humanexperimente geworden sind, zumindest bis zum Zeitpunkt ihrer Befreiung überlebt haben, mithin fast die Hälfte (48 Prozent)[9)] – wenn auch vielfach lebenslang verkrüppelt, behindert, entstellt, psychisch beeinträchtigt, traumatisiert und invalidisiert.

Im Jahrfünft zwischen 1936 und 1941 erfolgten mit 15 Versuchsreihen noch vergleichsweise wenig Humanexperimente. Ein exponentieller Anstieg ist dagegen ab 1941 mit dem Beginn des Krieges gegen die Sowjetunion zu beobachten; zwischen 1942 und 1945 wurden mindestens 90 Experimentalreihen vorgenommen. Zwei Drittel aller Humanexperimente erfolgte an Männern.[10)] Dabei wurden von Weindling folgende Experimentengruppen und militärmedizinische Forschungsverbrechen in seine Untersuchungen einbezogen: 1. medizinische Grundlagenforschung (mit physiologischen Experimenten und komparativer Pathologie); 2. Forschungen an Körperteilen und Körperflüssigkeiten; 3. Erprobung von Impfstoffen; 4. Sterilisationsversuche; 5. anthropologische Vermessungen und psychologische Beobachtungen in Lagern und Ghettos; 6. Vererbungswissenschaftliche und rassenanthropologische Experimente.[11)]

Man könnte nach Alexander Mitscherlich und Fred Mielke, den ärztlichen Beobachtern und verdienstvollen Dokumentaren des Nürnberger Ärzteprozesses, auch eine andere, konkreter erscheinende Kategorisierung von im Dritten Reich durchgeführten Menschenversuchen vornehmen. Im Nürnberger Ärzteprozeß sind von November 1946 bis Juli 1947 folgende Gruppen von Humanexperimenten juristisch und medizinisch untersucht und beurteilt worden: Unterdruck- und Unterkühlungsversuche, die der Rettung von Flugzeugpersonal aus großen Höhen oder nach deren Landung im Wasser bzw. in unwirtlichen Gegenden dienen sollten; Versuche zur Trinkbarmachung von Meerwasser;

6) Vgl. dazu Weindling: Die gerichtliche Verfolgung.
7) Vgl. dazu Mitscherlich/Mielke: Medizin ohne Menschlichkeit, S. 17.
8) Ende 1940 befanden sich rund 53.00 Menschen in deutschen Konzentrationslagern. Nach Kriegsbeginn wurden in den eroberten und annektierten Gebieten neue Konzentrationslager eingerichtet; die Zahl der dort Internierten stieg exponentiell an. Im August 1943 waren bereits 224.000 Menschen und im August 1944 immerhin schon 524.300 Männer und Frauen in den Konzentrationslagern des Reiches und der deutsch beherrschten Territorien interniert; ihre Zahl stieg bis zum Januar 1945 auf über 714.200 an. Unter den Häftlingen befanden sich jetzt nur noch zwischen fünf und zehn Prozent Deutsche und Österreicher.
9) Vgl. dazu Weindling: Opfer von Humanexperimenten, S. 81-99, sowie den Forschungsbericht Weindlings unter www.ncbi.nlm.nih.gov/pmc/articles/PMC4822534. Die Opfer von Humanversuchen kamen aus mindestens 24 Nationen bzw. waren staatenlos. Die meisten (jeweils mehr als 1.000) Opfer stammten aus Polen (30,4 Prozent), Jugoslawien (18,5 Prozent), Ungarn (8,8 Prozent), Deutschland (6,8 Prozent), der Tschechoslowakei (5,8 Prozent) und der Sowjetunion (5,1 Prozent). Berechnet nach Weindling: Opfer von Humanexperimenten, S. 97.
10) Berechnet nach ebenda.
11) Vgl. ebenda, S. 87.

Fleckfieber-Impfstoff-Versuche; Versuche im Rahmen der Hepatitis epidemica-Virus-Forschung; Sulfonamidversuche; Knochentransplantationsversuche; Phlegmoneversuche; Experimente mit den Giftgaskampfstoffen Lost und Phosgen sowie Versuche zur Massensterilisation.[12)]

Dabei muß klar sein, daß zu diesem frühen Zeitpunkt des Nürnberger Ärzteprozesses längst nicht alle Medizinverbrechen bekannt waren und aufgeklärt werden konnten. Sicher ist auch, daß im Nürnberger Ärzteprozeß nur eine kleine, keinesfalls repräsentative Auswahl von 20 Medizinern angeklagt wurde. Der Prozeß hatte also zunächst vor allem symbolische Bedeutung und sollte als Probeverfahren für weitere Prozesse gegen Medizinverbrecher fungieren, wie etwa die sieben zwischen Dezember 1946 und Juli 1948 unter britischer Jurisdiktion durchgeführten Ravensbrück-Prozesse in Hamburg, bei denen 38 Personen, unter ihnen auch Lager- und Standortärzte des Konzentrationslagers Ravensbrück, angeklagt wurden.

Es mag zunächst merkwürdig erscheinen, daß wir uns bei der Betrachtung von Medizinern, die zwischen 1929 und 1945 in Mecklenburg gewirkt haben, auch dem Lagerkomplex Ravensbrück und den dort tätigen Ärzten widmen. Die Ortschaft Ravensbrück gehörte seit 1442 administrativ zu den brandenburgischen Territorien und wurde im Oktober 1950 nach Fürstenberg eingemeindet. Die Stadt Fürstenberg war jedoch seit 1348 bzw. seit 1701 mecklenburgisches Territorium und wurde im Zuge von Gebietsausgleichen in der DDR im Juli 1950 vom Land Mecklenburg in das Land Brandenburg umgegliedert.

Der direkt an der bis 1950 bestehenden Grenze zwischen Mecklenburg und Brandenburg liegende Ort Ravensbrück war formal also eigentlich brandenburgisch-preußisches Territorium und taucht auch in den mecklenburgischen Ortsverzeichnissen nicht auf. Warum behandeln wir Ravensbrück und vor allem das dort seit 1938 bestehende Konzentrationslager dennoch in dieser Studie? Zum einen war Ravensbrück auf viele Weise, nicht zuletzt geographisch, wirtschaftlich und personell, untrennbar mit der nahegelegenen mecklenburgischen Stadt Fürstenberg verbunden. Ende des 19. Jahrhunderts hatte ein von mecklenburgischen Kolonisten errichtetes, von Ravensbrück ausgehendes Straßendorf die Stadtmauern von Fürstenberg erreicht. Auf den an der Landesgrenze abgehaltenen Märkten verkauften brandenburgische Handwerker ihre Waren an die mecklenburgische Landbevölkerung. Administrative Länderzugehörigkeiten spielten im Alltag der Bevölkerung keine Rolle. Zum anderen lautete die für das Konzentrationslager Ravensbrück verwandte amtliche Postadresse immer „Fürstenberg/Meckl“. Das Lager war hinsichtlich der Versorgung, der Logistik und des Personals stärker mit Mecklenburg als mit Brandenburg verbunden. Zudem befanden sich zahlreiche Außenlager des Konzentrationslagers Ravensbrück in Mecklenburg, und der mecklenburgische Gauleiter Friedrich Hildebrandt – der das KZ Ravensbrück mehrfach besuchte – sprach häufiger davon, daß sich in seinem Herrschaftsgebiet ein Konzentrationslager befinde, auf daß er aber leider keinen Zugriff habe, da dies zentral der SS unterstehe.

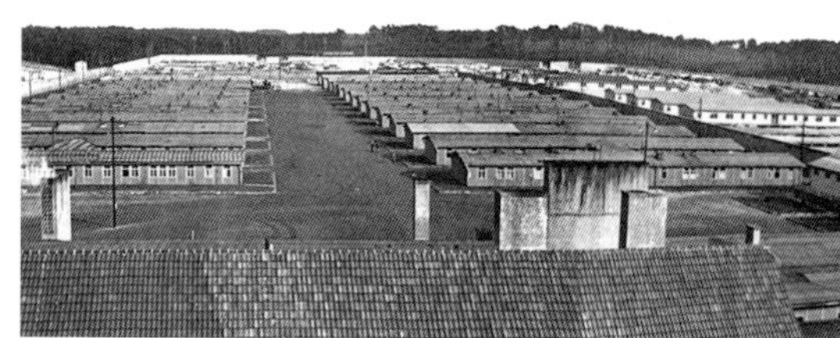

Das Konzentrationslager Ravensbrück

Der seit 1938 errichtete, im April 1939 vorerst fertiggestellte Lagerkomplex des größten deutschen Konzentrationslagers für Frauen wurde 1941 um ein Männerlager, 1942 um das „Jugendschutzlager Uckermark“ für Mädchen und junge Frauen sowie um die Zwangsarbeitsstätte des Siemenslagers ergänzt. Im Verlauf des Zweiten Weltkriegs verfügte das Konzentrationslager Ravensbrück über mindestens 51 Außenlager.

12) Mitscherlich/Mielke: Medizin ohne Menschlichkeit. Das von ihnen aufgeführte Tötungsverbrechen, das eine von Prof. Dr. August Hirt (1898-1945) von der Universität Straßburg geplante „jüdische Skelettsammlung“ zum Ziel hatte, gehört eher nicht zu den „klassischen“ Humanexperimenten. Zu diesem Zweck waren 86 jüdische Häftlinge aus dem Vernichtungslager Auschwitz im August 1943 im Konzentrationslager Natzweiler-Struthof vergast und deren Leichen nach Straßburg gebracht worden; dort wurden sie nicht mehr präpariert, sondern nach der Befreiung Straßburgs entdeckt und 1951 beigesetzt. Vgl. dazu Lang: Die Namen der Nummern. Unklar ist, wie hier etwa die von Josef Mengele (1911-1979) betriebene Zwillingsforschung und dessen Forschungen an kleinwüchsigen Menschen oder die von seiner Schülerin, Dr. Karin Magnussen (1908-1997), betriebene Forschung an den Augen ermordeter Häftlinge aus dem Lager Auschwitz einzuordnen sind.

Bis 1945 sind in Ravensbrück rund 132.000 Frauen, circa 1.200 Kinder und Jugendliche beiderlei Geschlechts sowie etwa 20.000 Männer aus 40 Ländern und Volksgruppen interniert worden.[13] Das SS-Wach- und Verwaltungspersonal bestand aus etwa 1.000 Männern und 550 Frauen; darüber hinaus wurden in Ravensbrück rund 3.500 Aufseherinnen für andere Lager und Haftstätten ausgebildet. Für das Konzentrationslager Ravensbrück wurden zahlreiche Außenlager errichtet; allein in Mecklenburg bestanden Außenlager – zumeist als Arbeitsstätten der Rüstungsindustrie – in Dabelow, Drögen, Feldberg, Fürstenberg, Hagenow, Klützow, Krakow, Malchow, Neubrandenburg, Neustadt-Glewe, Neustrelitz, Retzow, Schwarzenpfost und Wismar.

In Ravensbrück selbst wurden mindestens 28.000 Menschen ermordet, starben an Unterernährung, Zwangsarbeit, Krankheiten oder medizinischen Experimenten. Aus Ravensbrück wurden Häftlinge in Tötungsanstalten, vornehmlich nach Bernburg und Auschwitz, deportiert und dort ermordet. Im Rahmen der „Aktion 14f13" wurden ab November 1941 auch im KZ Ravensbrück Häftlinge selektiert, die für Arbeitseinsätze zu krank oder zu schwach waren bzw. als „rassisch unerwünscht" galten. Diese wurden in Heil- und Pflegeanstalten der Aktion T4 bzw. in Vernichtungslager verbracht und dort ermordet. In Ravensbrück betraf das mindestens 2.000 Häftlinge. In der Endphase des Dritten Reichs, zwischen Januar und April 1945, wurden mehrere Tausend Häftlinge in einer neu errichten Gaskammer in Ravensbrück selbst vergast.[14]

Im vorliegenden Zusammenhang geht es weniger um eine Darstellung der Geschichte oder der Verhältnisse im (de facto „mecklenburgischen") Konzentrationslager Ravensbrück, sondern ausschließlich um die dort tätigen Ärzte, von denen die meisten an den dort im Juli 1942 begonnenen und bis 1945 fortgeführten medizinischen Versuchen an bis dahin gesunden Personen, zumeist Frauen, beteiligt waren. Wir konnten 27 Ärzte und drei Ärztinnen ermitteln, die im Konzentrationslager Ravensbrück nicht nur Selektionen vornahmen, sondern vor allem an Humanversuchen beteiligt waren oder diese sogar leiteten.[15]

Dabei handelt es sich um Dr. Otto Blaschke, Dr. Karl Busch, Prof. Dr. Carl Clauberg, Dr. Fritz Fischer, Prof. Dr. Karl Gebhardt, Dr. Karl Genzken, Dr. Ernst Robert Grawitz, Dr. Erika Jantzen, Dr. Hermann Kiesewetter, Dr. Karl Klimek, Dr. Enno Lolling, Dr. Franz Lucas, Dr. Friedrich Mennecke, Dr. Johannes Nommensen, Dr. Herta Oberheuser, Dr. Benno Orendi, Dr. Walter Pfitzner, Dr. Richard Plaettig, Dr. Hermann Richter, Dr. Heinrich Rindfleisch, Rolf Rosenthal, Dr. Gerhard Schiedlausky, Dr. Horst Schumann, Gerda Sonntag, Dr. Dr. Walter Sonntag, Dr. Kurt Stelling, Dr. Ludwig Stumpfegger, Dr. Percival Treite, Dr. Richard Trommer und Dr. Adolf Winkelmann, die im zweiten Band dieser Darstellung ausführlich porträtiert werden. Mindestens 24 dieser 30 KZ-Ärzte waren Mitglied der NSDAP, 23 gehörten der SS an. Eine so hohe Dichte von NSDAP-Mitgliedern (80 Prozent) hat es bei keiner anderen der von uns untersuchten Arztkategorien gegeben.[16] Dies war – neben ihrer Beteiligung an Menschenversuchen – auch die einzige Gemeinsamkeit; die KZ-Ärzte in Ravensbrück waren kein „Kollektiv".[17]

Alle diese Ärzte und Ärztinnen waren in Ravensbrück an Medizinverbrechen beteiligt, angefangen von den Selektionen der Häftlinge, die über deren Tötung entschieden, über medizinische Experimente bis hin zur direkten Ermordung von Internierten. Im vorliegenden Zusammenhang geht es vor allem um die zwischen 1942 und 1945 in Ravensbrück durchgeführten Menschenversuche.

---

13) Zur Geschichte des Lagers vgl. etwa Strebel: Das KZ Ravensbrück; Benz/Distel: Der Ort des Terrors; Schäfer: Zum Selbstverständnis von Frauen im Konzentrationslager.

14) Vgl. dazu Erpel: Zwischen Vernichtung und Befreiung.

15) Nicht behandelt werden hier die elf von uns bislang ermittelten Häftlingsärzte und Häftlingsärztinnen, weil diese schon formal nicht den von uns zugrunde gelegten Kriterien entsprechen, indem sie ihre medizinische Tätigkeit zwangsweise ausüben mußten. Weil in dieser Arbeit nur Humanärzte, jedoch keine Zahnärzte betrachtet werden, haben wir die sieben von uns in Ravensbrück ermittelten SS-Lager-Zahnärzte ebenfalls nicht in den Blick genommen.

16) Bei lediglich drei Personen konnten wir keine Mitgliedschaft in einer NS-Organisation nachweisen.

17) Keiner der in Ravensbrück tätigen SS-Ärzte ist in Mecklenburg geboren worden; nur drei von ihnen haben unter anderem in Rostock, also im Lande studiert, und nur zwei waren vor ihrer KZ-Tätigkeit als Arzt in Mecklenburg tätig: Dr. Enno Lolling, der zwischen 1919 und 1936 als niedergelassener Allgemeinpraktiker in Neustrelitz praktizierte, und Rolf Rosenthal, der nach seiner Approbation 1939 kurzzeitig als Volontärassistent an der Chirurgischen Klinik der Universität Rostock agierte. Die in Ravensbrück tätigen Ärzte wurden zwischen 1885 und 1918 geboren, gehörten also zwei Generationen an, so daß der Älteste (Genzken) durchaus der Vater des Jüngsten (Orendi) hätte sein können. Nur vier von ihnen hatten Ärzte als Vater. Sechs von ihnen waren im Ersten Weltkrieg im Einsatz, und mindestens 17 der 27 Männer waren im Zweiten Weltkrieg an der Front eingesetzt.

Im Rahmen der Erforschung von menschlichen Vitalfunktionen unter Extrembedingungen betrafen die Experimente vor allem zwei „Forschungsbereiche": die Sulfonamidexperimente sowie die Transplantationsversuche von Knochen, Muskel- und Nervengewebe. Im Hinblick auf eine militärische Nutzung bei Verletzungen von Soldaten wurden den noch gesunden Versuchspersonen, zumeist polnischen Frauen, absichtsvoll Wunden zugefügt, in die man Bakterien, Gasbranderreger, Holz- und Glassplitter einbrachte, womit man Verletzungen durch Bomben- oder Granatsplitter zu simulieren suchte; anschließend wurden die Frauen mit verschiedenen Dosen und Formen des Antibiotikums Sulfonamid behandelt, um dessen Wirkung festzustellen. Eine medizinische Nachversorgung fand zumeist nicht statt. Nicht wenige Opfer kamen noch während der Experimente qualvoll ums Leben, andere wurden ermordet, wieder andere verstarben Jahre später an den Versuchsfolgen.[18] Ein anderer Schwerpunkt der Humanversuche waren kriegschirurgische Experimente im Bereich der Transplantationschirurgie, bei denen den nicht betäubten Häftlingen Knochen zertrümmert und zersägt sowie Muskeln entnommen und verpflanzt wurden. Hinzu kamen Massensterilisationsversuche und operative Zwangsabtreibungen, vielfach nur zu dem Zweck, bei derartigen Eingriffen ärztliche Routine zu entwickeln.[19] Dabei hat die neuere Forschung vielfältige Belege dafür erbracht, daß es sich bei den Humanversuchen keineswegs um pseudowissenschaftliche Experimente handelte. In den Konzentrationslagern zeichneten sich die Menschenversuche vielmehr durch überwiegend rationale, an zeitgenössischen wissenschaftlichen Forschungsinteressen und Fragestellungen orientierte Vorgehensweisen aus; dabei verbanden sich wehrwissenschaftliche Zweckforschungen mit „rassenhygienisch" und biopolitisch ausgerichteten Machbarkeitsstudien. Die experimentierenden Mediziner waren zumeist keine sadistischen KZ-Ärzte, die ihre quälenden Versuche in Eigenregie durchführten. Hinter ihnen und den Humanexperimenten standen vielfach dezentral agierende Netzwerke aus renommierten Forschungseinrichtungen, der pharmazeutischen Industrie, der Wehrmacht und von SS-Instituten, die Finanzmittel, Technik und Personal zur Verfügung stellten.[20] Wieviele Menschen konkret in Ravensbrück Opfer medizinischer Experimente geworden sind, ist nicht genau zu beziffern.[21]

Was aber geschah mit den von uns ermittelten 30 im Konzentrationslager Ravensbrück tätigen Ärzten und Ärztinnen? Die Bilanz fällt ambivalent aus.[22] Sieben dieser Mediziner wurden weder von alliierten Gerichten noch von der deutschen Nachkriegsjustiz belangt. Juristisch nicht verfolgt wurden Dr. Otto Blaschke, Dr. Karl Busch und Dr. Erika Jantzen, die 1947 zwar kurzzeitig interniert war, gegen die aber keine Anklage erhoben wurde. Ebenfalls nicht verfolgt wurde Dr. Johannes Nommensen, der sich zwischen Mai 1945 und September 1953 in sowjetischer Kriegsgefangenschaft befand und deshalb nicht im Ravensbrück-Prozeß angeklagt werden konnte. Ebenfalls nicht angeklagt oder verurteilt wurden die Lagerärzte Dr. Richard Plaettig, Dr. Heinrich Rindfleisch und Gerda Sonntag.

---

18) Vgl. dazu im Detail Ebbinghaus/Roth: Kriegswunden, S. 201-211, die betonen, daß die KZ-Experimente mit Sulfonamiden Teil „eines Machtkampfes innerhalb der SS um militärmedizinische Fragen" waren. „Vom wissenschaftlichen Standpunkt der damaligen Kriegschirurgie aus gesehen, waren die KZ-Experimente völlig überflüssig ... Bei den Alliierten und auch in den neutralen europäischen Ländern war seit 1940 bekannt, daß die Sulfonamide nur das Bakterienwachstum zu hemmen vermögen und deshalb gegen die Infektion von Kriegswunden nur dann etwas bewirken, wenn sie sofort nach der Verletzung in hohen lokalen (Puder) und allgemeinen Dosierungen (Tabletten und Injektionen) angewandt und danach ausreichend lange verabreicht werden." Im Unterschied zur rückständigen deutschen Militärchirurgie war bei den Alliierten schon 1940/41 erfolgreich begonnen worden, „die weitaus effizienteren antibiotischen Substanzen der Schimmelpilze (Penicilin) in der Kriegschirurgie anzuwenden". Ihr Fazit: Die Versuche in Ravensbrück waren „nicht nur ein für das 20. Jahrhundert wohl einmaliger Bruch mit der medizinischen Ethik, sondern ein Rückschritt hinter den inzwischen erreichten medizinisch-wissenschaftlichen Erkenntnisstand. Die Versuche waren nicht nur menschenverachtend, sondern auch wissenschaftlich sinnlos". Ebenda, S. 213-215.

19) Zu diesem Komplex vgl. u.a. Weindling: Opfer von Humanexperimenten; Ders.: Nazi Medicine and the Nuremberg Trials; Roelcke: Fortschritt ohne Rücksicht; Schleiermacher/Schagen: Semantik als Strategie; Steenbuck: Herta Oberheuser; Walz: Gespräche; Kasten: SS-Ärzte; Tillion: Frauenkonzentrationslager Ravensbrück.

20) Vgl. dazu Rauh: Medizintäter, S. 29.

21) In den Konzentrationslagern Dachau, Sachsenhausen und Ravensbrück wurden bei ähnlich strukturierten Experimenten insgesamt 193 Menschen für diese Humanversuche mißbraucht. „Von ihnen starben 65 an diesen Experimenten, und die übrigen erlitten schwere körperliche und seelische Dauerschäden. Die Häftlinge mußten diese Torturen erleiden, ... weil die Ärzte innerhalb der SS ihre Machtpositionen mit diesen Versuchen am Menschen ausbauen wollten." Ebbinghaus/Roth: Kriegswunden, S. 214.

22) Zu den hier nur kursorisch dargestellten Schicksalen vgl. die ausführlichen Biographien der KZ-Ärzte im zweiten Band dieser Arbeit.

Gegen Prof. Dr. Carl Clauberg, der 1948 in der Sowjetunion zu 25 Jahren Zwangsarbeit verurteilt, jedoch schon 1955 vorzeitig in die Bundesrepublik entlassen worden war, wurde dort 1957 zwar Anklage erhoben, aber Clauberg verstarb schon kurz darauf an Cerebralsklerose in Untersuchungshaft. Auch Dr. Adolf Winkelmann ist als Angeklagter im ersten Ravensbrück-Prozeß während der Verhandlungen im Februar 1947 an den Folgen eines Herzinfarktes in Hamburg gestorben. Gegen Dr. Horst Schumann, der nach seiner Flucht in den Sudan und nach Nigeria im Herbst 1966 an die Bundesrepublik ausgeliefert worden war, wurde zwar im September 1970 der Prozeß vor dem Landgericht Frankfurt/Main eröffnet, aber schon im April 1971 wurde dieses Verfahren wegen Verhandlungsunfähigkeit des Angeklagten eingestellt und Schumann aus der Untersuchungshaft entlassen.

Vier Ravensbrücker KZ-Ärzte wurden zu langen Haftstrafen verurteilt, die sie jedoch nicht absitzen mußten. Im Nürnberger Ärzteprozeß wurde Dr. Fritz Fischer 1947 zu lebenslanger Haft verurteilt, jedoch schon 1951 durch den US-amerikanischen Hochkommissar John McCloy (1895-1989) zu einer 15jährigen Haftstrafe begnadigt und 1954 vorzeitig entlassen. Auch der 1947 ebenfalls im Nürnberger Ärzteprozeß zu lebenslänglich verurteilte Dr. Karl Genzken wurde im Frühjahr 1954 vorzeitig entlassen. Und Dr. Herta Oberheuser, die als einzige Frau im Nürnberger Ärzteprozeß angeklagt und dort 1947 zu 20 Jahren Haft verurteilt worden war, wurde schon im April 1952 wegen „guter Führung“ aus dem Kriegsverbrechergefängnis Landsberg/Lech entlassen. Dr. Franz Lucas, der als Angeklagter im ersten Auschwitzprozeß wegen seiner Mitwirkung an Selektionen an der Rampe von Auschwitz und wegen Beihilfe zum gemeinschaftlichen Mord in mindestens 1.000 Fällen zu drei Jahren und drei Monaten Haft verurteilt worden war, wurde unter Anrechnung der Untersuchungshaft im März 1968 aus der Haft entlassen und nach einem Revisionsurteil des Bundesgerichtshofs in einem erneuten Verfahren im Oktober 1970 vom Schwurgericht Frankfurt/Main freigesprochen.

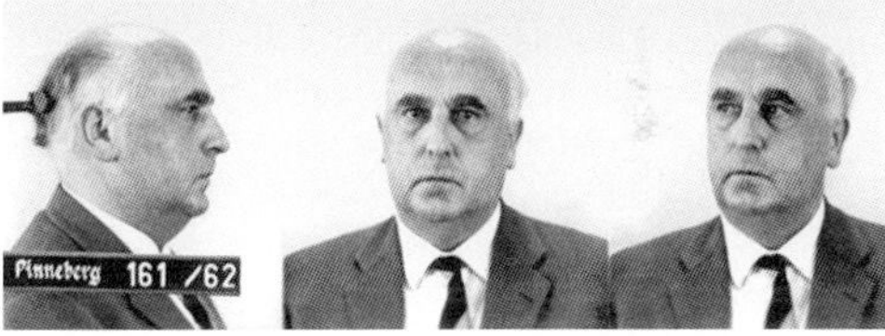

Franz Lucas

Prof. Dr. Karl Gebhardt ist im Nürnberger Ärzteprozeß im August 1947 zum Tode verurteilt und im Juni 1948 in Landsberg hingerichtet worden. Im ersten Ravensbrück-Prozeß wurden Rolf Rosenthal und Dr. Gerhard Schiedlausky im Februar 1947 zum Tode verurteilt und im Mai 1947 im Zuchthaus Hameln hingerichtet. Dasselbe Schicksal traf Dr. Benno Orendi und Dr. Dr. Walter Sonntag, die im vierten Ravensbrück-Prozeß im Juni 1948 zum Tode verurteilt und im September 1948 im Zuchthaus Hameln hingerichtet worden sind.

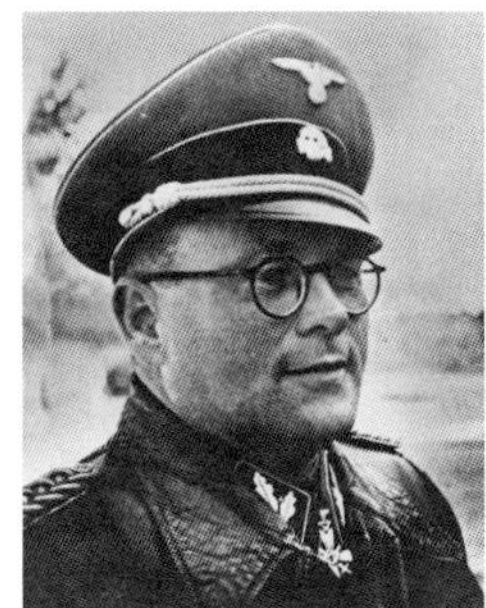
Karl Gebhardt

Mindestens neun der ehemals im Konzentrationslager Ravensbrück tätigen Ärzte entzogen sich einer möglichen Strafverfolgung durch eigenhändige Tötung. Dr. Ernst Robert Grawitz beging Ende April 1945 erweiterten Suizid mit seiner Familie. Dr. Enno Lolling, Dr. Hermann Richter und Dr. Ludwig Stumpfegger töteten sich im Mai 1945; auch bei dem im Mai 1945 verschollenen Dr. Richard Trommer ist ein Suizid wahrscheinlich. Dr. Walter Pfitzner tötete sich im Juni 1946.

Einen Sonderfall stellt Dr. Percival Treite dar, der zwar im Februar 1947 im ersten Ravensbrück-Prozeß in Hamburg zum Tode verurteilt worden war, jedoch im April 1947 vor seiner Hinrichtung Suizid beging. Auch Dr. Friedrich Mennecke, der wegen seiner Beteiligung an der Aktion T4 im Dezember 1946 vom Landgericht Frankfurt/Main zum Tode verurteilt worden war, starb vor seiner Hinrichtung im Januar 1947 im Zuchthaus Butzbach; hier ist ein Suizid ebenfalls wahrscheinlich. Obwohl weder von alliierten Gerichten noch von der westdeutschen Nachkriegsjustiz belangt, beging der nach Kriegsende unter falschem Namen praktizierende Dr. Hermann Kiesewetter im November 1992 im Alter von 80 Jahren Suizid. Dr. Kurt Stelling ist im Juni 1942 an der Ostfront gefallen; das Schicksal von Dr. Karl Klimek konnte bislang nicht ermittelt werden.

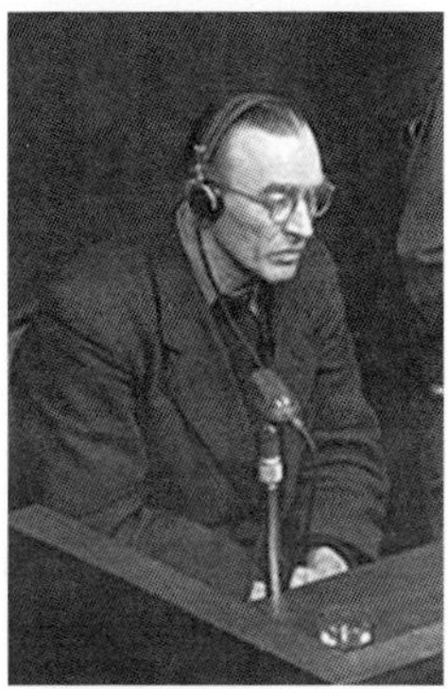
Friedrich Mennecke

Ärzte im Konflikt mit dem Gesetz. Art und Umfang der Strafverfolgung

Warum sollte es bei Medizinern anders sein als im „richtigen Leben"? Von den 2.300 von uns ermittelten Ärzten und Ärztinnen sind mindestens 143 Mediziner in Konflikte mit bestehenden Gesetzen oder mit gesetzesadäquaten Vorschriften, Verordnungen, Verfügungen, Erlassen und Bestimmungen geraten (6,2 Prozent), manche sogar mehrfach und wegen verschiedener Delikte.[1] Dabei war die zu Verurteilungen und Bestrafungen führende „Deliktlage" bis 1945 eine gänzlich andere als die in der Nachkriegszeit, und auch die sanktionierenden Instanzen waren vor 1945 im Regelfall vollkommen andere als danach.

Die von der Justiz und anderen sanktionsberechtigten Stellen verfolgten kriminellen oder kriminalisierten Straftatbestände von Medizinern waren – bis auf wenige Ausnahmen – im Prinzip dieselben wie die der „Normalbevölkerung". Unter den von uns analysierten Ärzten befanden sich Mediziner, die in der Zeit des Kaiserreichs, der Weimarer Republik und im nationalsozialistisch beherrschten Deutschland für die Begehung von Verbrechen gegen Leib und Leben, wie etwa Totschlag, fahrlässige Tötung und Körperverletzung, verurteilt wurden. Hinzu kamen Delikte der „normalen Kleinkriminalität" wie etwa Beleidigung, Verleumdung und Meineid, Betrug und Steuerhinterziehung, Alkoholismus und Trunkenheit am Steuer sowie Disziplinlosigkeit und Befehlsverweigerung, aber auch unterlassene Hilfeleistung.

Eine Reihe von justiziellen Verfolgungen erfolgte wegen Sittlichkeitsvergehen oder Sexualdelikten, darunter wegen Homosexualität, sexuellen Mißbrauchs, Vergewaltigung und Inzest. Gravierende Unterschiede zu späterer oder gar heutiger Beurteilung werden am Beispiel der „Deliktgruppe" Homosexualität besonders deutlich. So meldete das auch für Mecklenburg zuständige „Ärzteblatt für Norddeutschland" 1939, daß das Preußische Oberverwaltungsgericht in einem Fall entschieden habe, daß „die Zurücknahme der ärztlichen Bestallung" begründet sei, „weil der betreffende Arzt wegen homosexueller Betätigung (§§ 175, 175a StGB.) zu einer Gefängnisstrafe von einem Jahr und zwei Monaten verurteilt worden war". Wie das Blatt erklärte, werde „diese Entscheidung dem ärztlichen Ehrenstandpunkt voll und ganz gerecht". Damit befand man sich vollkommen in Übereinstimmung mit dem Zeitgeist, wonach einerseits Homosexualität generell zu bestrafen sei und andererseits ein homosexueller Arzt nicht praktizieren dürfe. „Die schwere Seuche der Homosexualität bedroht unser Volk auf das empfindlichste. Dies weiß niemand besser als der Mediziner. Mit Rücksicht auf seine bessere Erkenntnis muß von ihm erwartet werden, daß er diesem Laster selbst widersteht." Es könne „niemand im Ärztestand geduldet werden, der selbst dieser Seuche verfallen ist. Ärzte, bei denen Homosexualität festgestellt wird, sind deshalb aus dem Ärztestand zu entfernen".[2] Auffällig ist zum einen, daß gerade Ärzten, die es vielfach besser wissen mußten, eine völlig inkonsistente Argumentation zugemutet wurde, wonach Homosexualität ein „Laster" wie etwa Rauchen oder Alkoholkonsum, aber auch eine „Seuche" wie etwa Pest, Cholera oder Fleckfieber sein sollte; zum anderen wußte ein Großteil der Ärzte, die homosexuelle Personen oder Handlungen zwar gefühlsmäßig ablehnten, daß Homosexualität jedoch noch nie „ein Volk bedroht" hat.

Ab 1939 kamen Aburteilungen wegen typischer Kriegswirtschaftsverbrechen hinzu, so etwa Schwarzhandel oder Vergehen gegen die Verbrauchsregelungsstrafverordnung; dies waren zumeist Fälle, in denen sich Ärzte widerrechtlich bezugsbeschränkte Lebensmittel beschafft hatten. Relativ selten wurden Ärzte wegen Widerstands gegen die Staatsgewalt bzw. gegen Vollstreckungsbeamte oder auch wegen Wehrkraftzersetzung verurteilt. Hier unterschieden sich Ärzte nicht von der Durchschnittsbevölkerung. Zu Straftatbeständen erklärte Verhaltensweisen, wie etwa die sich zumeist in Unmutsbekundungen manifestierenden „Heimtücke"-Fälle, die von den Sondergerichten verurteilt wurden, kamen zwar gelegentlich vor; dagegen konnten wir aber direkt politisch moti-

1) Dabei ist davon auszugehen, daß wir wegen der mitunter unzureichenden Quellenlage längst nicht alle justiziellen Verfolgungen dokumentieren konnten. Bei den 143 von einem Strafverfahren betroffenen Ärzten (91 vor 1945 und 52 nach Kriegsende) haben wir 174 Verurteilungen oder Bestrafungen nachweisen können. Unter den 143 mit den verschiedensten Formen der Justiz in Berührung gekommenen mecklenburgischen Medizinern befanden sich nur sieben Ärztinnen (4,9 Prozent), während der Frauenanteil der mecklenburgischen Ärzteschaft bei 13,7 Prozent lag.

2) Ärzteblatt für Norddeutschland, 1939, S. 257.

vierte Aktionen, etwa Protest-, Oppositions- oder gar Widerstandshandlungen von Ärzten gegen das NS-Regime, nicht feststellen.

Der zahlenmäßig größte Anteil von polizeilichen bzw. staatsanwaltschaftlichen Verfolgungen und gerichtlichen Verurteilungen von in Mecklenburg tätigen Ärzten vor 1945 bezog sich auf zumeist medizin(er)spezifische Delikte. Eher selten waren Verurteilungen wegen absichtlich falscher Liquidation oder wegen grober ärztlicher Kunstfehler. Fast die Hälfte (48 Prozent) der im Dritten Reich von der regulären Justiz und anderen sanktionsberechtigten Institutionen verfolgten Straftatbestände entfiel auf drei Deliktgruppen: auf illegale Schwangerschaftsunterbrechungen (Abtreibungen), auf Drogendelikte (durchweg Verstöße gegen das Betäubungsmittel- bzw. Opiumgesetz, zumeist Morphiummißbrauch) und auf Verstöße gegen die Reichsärzteordnung (darunter Berufsvergehen, Verletzung der ärztlichen Berufspflichten, Verweigerung von Gutachten, Nichtbefolgen von Anordnungen usw.).

An dieser Stelle soll beispielhaft der Umfang der Verfolgungsbemühungen bei einer für Ärzte typischen Deliktgruppe, der Verstöße gegen das Betäubungsmittelgesetz, illustriert werden. Der illegale Eigenverbrauch von Betäubungsmitteln, zumeist von Morphium, kam bei den mecklenburgischen Ärzten nicht selten vor. Eine Reihe von kriegsverwundeten oder anderweitig gesundheitlich geschädigten Ärzten konsumierte zur Linderung ihrer Schmerzen, andere wegen Überarbeitung Rauschgifte in erheblichem Umfang. Diese Delikte wurden zum Teil drakonisch verfolgt und hatten in den meisten Fällen zwangsweise angeordnete Entziehungskuren und gelegentlich auch den Entzug der Approbation zur Folge. Maßgeblich für die Anwendung von Betäubungsmitteln in unserem Untersuchungszeitraum war das „Gesetz über den Verkehr mit Betäubungsmitteln“ vom 10. Dezember 1929, das auch „Opiumgesetz“ genannt und in der Folgezeit vielfach ergänzt und modifiziert wurde.[3)]

Wie der in Mecklenburg für Rauschgiftdelikte zuständige Kriminaloberassistent Albert Fielitz (*1897) im Februar 1938 anläßlich der Ermittlungen in einem Fall feststellte, durften Ärzte „‚für Praxisbedarf‘ nur Morphium beziehen, um bei plötzlichen, mit heftigen Schmerzen verbundenen Erkrankungen von *Patienten* sofort das Morphium als schmerzlinderndes Mittel zur Hand zu haben. Als solche Erkrankungen sind nur plötzliche Unfälle, plötzlich auftretende Gallensteinkoliken pp. anzusehen. Keinesfalls aber darf der Arzt fortgesetzt für eigene Zwecke, sei es zur Befriedigung seiner eigenen Morphiumsucht oder als schmerzlinderndes Mittel bei eigenen Erkrankungen, Morphium als ‚Praxisbedarf‘ beziehen. Dies wird aber von den süchtigen Ärzten deswegen gemacht, um die eigene Morphiumsucht zu verschleiern, weil sie befürchten, als Süchtige erkannt zu werden und mit Weiterungen zu rechnen haben“.[4)]

Auf der Reichsebene war für diese Deliktgruppe die Reichszentrale zur Bekämpfung von Rauschgiftvergehen im Reichskriminalpolizeiamt zuständig. Deren Leiter, Kriminalrat Werner Thomas (*1895), bezeichnete die Aufgabe seiner Behörde als „Zentralauskunftsstelle über alle internationalen, interlokalen und örtlichen Schmuggler, Händler und straffällige Süchtige“. Der Berliner Reichszentrale zur Bekämpfung von Rauschgiftvergehen nachgeordnet waren 15 bei den Kriminalpolizeileitstelllen des Reichs eingerichtete „Nachrichtensammelstellen für Rauschgiftvergehen“. Es sei „ein Netz über das ganze Reich gespannt, dessen Fäden einmal bei den 40 Kriminalpolizeistellen, dann in den 15 Leitstellenbezirken und zuletzt beim Reichskriminalpolizeiamt geknüpft“ würden. Die Ortspolizeibehörden hätten über die Kriminalpolizeistellen „alle Arten und Vergehen gegen das Opiumgesetz und seine Ausführungsbestimmungen auf einem besonderen Vordruck“ zu melden. Vervollständigt würde der so gewonnene „Überblick über alle einschlägigen Straftaten durch Mitteilungen der Staatsanwaltschaften“, die „Anklageschriften und Urteile mit Gründen der Reichszentrale zur Bekämpfung von Rauschgiftvergehen einzusenden“ hätten. Die Reichszentrale stand darüber hinaus „in unmittelbarem Nachrichtenaustausch“ etwa mit dem Reichsgesundheitsamt, der Reichsärztekammer, der Kassenärztlichen Vereinigung Deutschlands, der Deutschen Apothekerschaft und der Reichsarbeitsgemeinschaft für Rauschgiftbekämpfung.

---

3) Vgl. dazu: RGBl., T. I, 1929, S. 215-217, und die dazugehörige Verschreibungsverordnung vom 19.12.1930, in: ebenda, 1930, S. 635-640. Ursprünglich waren darin die Stoffe Opium, Morphin, Heroin, Kokablätter, Kokain, Ekgonin und Hanf sowie deren verschiedene Zubereitungs- und Darreichungsformen aufgeführt. Im Laufe der nächsten Jahre sind zahlreiche weitere Betäubungs- und Schmerzmittel sowie deren Derivate hinzugekommen.

4) LHAS, 5.12-7/1, Nr. 9892/1 (Akten betr. Dr. Carl Dernehl; Hervorhebung im Original). Vgl. dazu auch Wolff: Morphinbuch und Kokainbuch für Ärzte.

Eine der reichsweit 40 Kriminalpolizeistellen bestand in Schwerin; die dortige Nachrichtenstelle für Rauschgiftvergehen wurde vom Kriminalsekretär Albert Fielitz geleitet. Neben dieser staatlichen Dienststelle fungierte der Anstaltsmediziner und spätere Euthanasiearzt Dr. Alfred Leu auf seiten der Partei als Gaubeauftragter für Rauschgiftbekämpfung bei der Gauleitung Mecklenburg der NSDAP.

Zum täglichen Aufgabenkreis der Reichszentrale gehörten Stellungnahmen zu schwebenden Strafverfahren, gutachtliche Äußerungen für Staatsanwaltschaften und Gerichte, Übersendungen von Lichtbildern von Personen und gefälschten Rezepten sowie Auskunftserteilungen; in „schwierigen Fällen entsendet sie Beamte zu den örtlichen Polizeibehörden zur Mitarbeit. Sie sorgt für einheitliche Durchführung der Reichsgesetze, soweit sie Opiumvergehen betreffen". Die Reichszentrale ging 1938 von einer Zahl von 8.000 rauschgiftsüchtigen Personen aus, die wegen dieser oder anderer Straftaten in Heil- und Pflegeanstalten oder in Entziehungsanstalten untergebracht worden waren. Kriminalrat Thomas meinte, daß „unter den Süchtigen, auf die die Unterbringungsmaßnahmen Anwendung finden, die glücklicherweise kleine Gruppe süchtiger Ärzte besondere Beachtung" finden müsse. „Der süchtige Arzt ist nicht nur als unzuverlässig und zur Ausübung seines Berufes als ungeeignet anzusehen", sondern er bilde „auch eine Gefahr für die öffentliche Sicherheit. Der Arzt braucht keine Rezepte oder Betäubungsmittel zu stehlen, sondern verschafft sie sich durch eigene Verschreibungen, zu denen er an sich berechtigt ist". Er mache sich aber „des Rauschgiftvergehens schuldig, wenn er entgegen den genauen Bestimmungen der sogenannten Verschreibungsordnung vom 19. Dezember 1930 in ärztlich nicht begründeten Fällen für sich zu Suchtzwecken Rezepte verschreibt. Schlimmer ist es noch, wenn er zur Verschleierung ‚für den Praxisbedarf' oder gar auf den Namen von Patienten Betäubungsmittel verschreibt, die diese gar nicht oder nur teilweise erhalten".[5]

Der oberste Rauschgiftfahnder des Deutschen Reichs plädierte dafür, daß, wenn „freiwillige Entziehungskuren und Beschränkungen der Verordnungsfreiheit" nicht mehr hielfen, es „Aufgabe der Kriminalpolizei" sei, „einzuschreiten und in Verbindung mit den Gesundheitsbehörden und der Staatsanwaltschaft Unterbringungsmaßnahmen durchzuführen". Zwischen 1935 und 1938 seien „60 süchtige Ärzte auf längere Zeit in Anstalten gerichtlich untergebracht" worden.

Wie gestaltete sich ein derartiges Verfahren, das auch bei mecklenburgischen Ärzten Anwendung fand? „Bei Einleitung eines kriminalpolizeilichen Untersuchungsverfahrens gegen straffällige Süchtige sammelt die Kriminalpolizei durch besondere erfahrene Beamte das Beweismaterial (Rezepte, Flaschen, Packungen, Aufzeichnungen) so lückenlos wie möglich, fertigt Aufstellungen des Betäubungsmittelverbrauches an Hand der Betäubungsmittelbücher der Apotheken und der Rezepte über eine Zeitraum von einem halben bis zu einem Jahr an und stellt alle sonstigen geeigneten Ermittlungen und die notwendigen Vernehmungen an." Dann führt die Kriminalpolizei „den Beschuldigten sofort dem ärztlichen Sachverständigen zur Untersuchung vor. Dieser erstattet ein vorläufiges Gutachten über die Notwendigkeit der Unterbringung, die Staatsanwaltschaft beantragt sie, und der Amtsrichter erläßt den ‚*Befehl zur einstweiligen Unterbringung*' gemäß § 126 a StPO. Ist der ‚Unterbringungsbefehl' erlassen, so wird der ‚Patient' noch am gleichen Tage ins Lazarett des Untersuchungsgefängnisses oder in eine Heil- und Pflegeanstalt (geschlossene Abteilung!) eingeliefert ... In der Anstalt wird eine *plötzliche Entziehungskur* vorgenommen. Man schenkt dem Eingelieferten das Erdulden von Schmerzen nicht, damit auch ein abschreckender Eindruck von der Kur zurückbleibt. Der eigentlichen *Entziehung* folgt die mehrmonatige Zeit der Entwöhnung und eine ebensolange der *Erziehung*, d.h. der inneren Umstellung auf die Wiedereingliederung in die Reihen der Arbeitsfähigen".

Die erste Prüfung, ob eine „bedingte Entlassung" in Frage komme, werde „in der Regel nach einem halben Jahr vorgenommen, weil die jahrelange Erfahrung gezeigt hat, daß kürzere Entziehungskuren ohne nachhaltige Erfolg blieben und fast nie zur Heilung führten ... Die ärztliche Überwachung mittels Nachuntersuchungen ist ebenso wichtig wie die Unterbringung selbst, denn sie stärkt in dem Entlassenen den Willen zur Abwehr von Versuchungen". Und wenn „trotz aller Ermahnungen und der laufenden Überwachung des Entlassenen ein *Rückfall* in die Sucht eingetreten, so bedarf es nur einer kurzen Vernehmung, eines Antrages der Staatsanwaltschaft, und das Gericht hebt

5) Thomas: Kriminalpolizeiliche Maßnahmen, S. 786 f.

die bedingte Entlassung durch einfachen Beschluß auf. Der Süchtige wird wieder in die Anstalt eingeliefert und eine neue längere Unterbringungszeit beginnt", die frühestens nach einem Jahr durch eine erneute Nachuntersuchung beendet werden könne.

Ebenfalls im Blick der Kriminalpolizei war „eine Gruppe von Schuldigen, die zwar nicht, wie die oben behandelten Ärzte, selbst süchtig sind und deshalb eine ständige Gefahrenquelle bilden, wohl aber oft den Anlaß zu den Straftaten der Süchtigen geben, weil sie die Sucht fördern. Es sind die sogenannten ‚Rezeptdoktoren' oder ‚Vielverschreiber'. Sie handeln teils aus Fahrlässigkeit, Leichtfertigkeit, Gutmütigkeit, aber auch aus Gewinnsucht unter bewußter Übertretung der Vorschriften der Verschreibungsverordnung".[6)]

Betrachtet man die verfolgenden bzw. aburteilenden Dienststellen, die wegen der geschilderten Delikte bzw. Straftatbestände aktiv wurden, so findet man eine große Bandbreite von Institutionen; dabei ist zu bedenken, daß ein Arzt, der etwa wegen einer Straftat von einem ordentlichen Gericht verurteilt wurde, in der Folge dann oft auch von der Ärztekammer und/oder der Kassenärztlichen Vereinigung sowie – bei Zugehörigkeit zu einer NS-Organisation – von einem Parteigericht der NSDAP mit einer Strafe belegt wurde.

Beim Blick auf die vor 1945 (ver)urteilenden Instanzen fallen folgende Institutionen besonders auf, die in 125 Fällen regulär-juristisch sowie standes- oder organisationsrechtlich gegen in Mecklenburg tätige Ärzte vorgegangen sind. In 45 Fällen ist ein ordentliches deutsches Gericht zwischen 1922 und 1944 bei der Verurteilung von Ärzten aktiv geworden, soweit man in der NS-Zeit noch von einer ordentlichen deutschen Gerichtsbarkeit sprechen kann, und viermal hat ein mecklenburgisches Sondergericht zwischen 1936 und 1945 Urteile gefällt. Vom Volksgerichtshof – eigentlich auch ein NS-Sondergericht – ist ein Arzt verurteilt worden. Gegen 14 Ärzte hat die Mecklenburgische Ärztekammer, das Ärztliche Bezirksgericht oder das Ärztliche Ehrengericht zwischen 1936 und 1944 einen Schuldspruch verhängt, und 36 Mal ist die Landesstelle Mecklenburg der Kassenärztlichen Vereinigung Deutschlands zwischen 1934 und 1944 aktiv geworden. Ein NSDAP-Parteigericht hat auf der Reichs-, Gau- oder der Kreisebene zwischen 1932 und 1940 in 16 Fällen ein Urteil gesprochen; hinzu kamen zwischen 1941 und 1943 drei Verfahren vor einem SS-Gericht und zwei mit einer Verwarnung durch die Gestapo endende Fälle in den Jahren 1938 und 1943. Je einmal kam es zu einer Verurteilung durch ein Wehrmachtsgericht, zu einem Dienststrafverfahren des Reichsministeriums für Wissenschaft, Erziehung und Volksbildung (1939), zu einem Strafbescheid des Finanzamtes Grevesmühlen (1939) und zu einer Entlassungsverfügung durch die Stadtverwaltung Leipzig (1940). Die Urteile bzw. Strafmaßnahmen bewegten sich von Verwarnungen und Geldbußen sowie Ausschluß aus NS-Organisationen und Approbationsentzug über Gefängnis- oder Zuchthausstrafen bis hin zu Todesurteilen.

Für die Hauptdelikte, für die einstmals in Mecklenburg tätige Ärzte nach 1945 angeklagt und gelegentlich auch verurteilt wurden, bestanden bis dahin keine gesetzlichen Grundlagen; diese wurden erst im Zuge der Nürnberger Kriegsverbrecherprozesse geschaffen. Zu den in der Folgezeit geahndeten Straftaten gehörten die bis dahin bekannten Medizinverbrechen wie Euthanasie und Krankenmorde sowie die Teilhabe an und die Vornahme von Zwangssterilisationen, aber auch die „typischen KZ-Verbrechen" wie Menschenversuche, Selektionen und die Tötungen von Häftlingen. Hinzu kamen nach Kriegsende verschieden ausgestaltete Sanktionen wegen formaler oder tatsächlicher NS-Belastungen, zumeist wegen der Mitglied- oder Funktionsträgerschaft in NS-Organisationen.

Auch nach Kriegsende war eine Vielzahl von Institutionen an der Ahndung von im Dritten Reich begangenen Verbrechen oder an der Sanktionierung von systemstabilisierendem Verhalten von Ärzten beteiligt. In elf Fällen erließen Gerichte der westlichen Siegermächte im Nürnberger Ärzteprozeß und in den Ravensbrück-Prozessen 1947 und 1948 zum Teil drakonische Urteile. In den Jahren zwischen 1946 und 1970 urteilten 14 westdeutsche Nachkriegsgerichte bzw. ordentliche Gerichte der Bundesrepublik über medizinisches Fehlverhalten von Ärzten, während ostdeutsche Nachkriegsgerichte bzw. ordentliche Gerichte der DDR zwischen 1946 und 1962 in 13 Fällen Urteile über dieselben Tatkomplexe fällten. Ein in der DDR bestehendes Sondergericht verurteilte im Rahmen der Waldheim-Prozesse 1950 zwei ehemalige mecklenburgische Ärzte. Zwischen 1946 und 1950 wurden

6) Ebenda, S. 787-789 (Hervorhebungen im Original).

mindestens fünf Ärzte von einem sowjetischen Gericht bzw. Militärtribunal zumeist zu Zwangsarbeit verurteilt.[7] In vier Fällen lag die Ahndung von politisch-medizinischem Verhalten in der NS-Zeit zwischen 1947 und 1949 in den Händen einer in den westlichen Besatzungszonen bestehenden Spruchkammer bzw. eines dortigen Entnazifizierungsausschusses. Mindestens dreimal griff die mecklenburgische Medizinalverwaltung bzw. die Landesregierung Mecklenburg zwischen 1946 und 1948 tatsächlich durchgreifend in das Berufsleben NS-belasteter Ärzte ein (während sie dies in fast hundert Fällen zwar angekündigt bzw. angeregt hatte, wegen des erheblichen Ärztemangels bei gleichzeitig grassierender Seuchenlage aber nicht durchsetzen konnte). Hinzu kam, daß lediglich die beamteten NS-belasteten Ärzte (aus dem Staatsdienst) entlassen wurden.[8]

Je einmal ist ein (ehemaliger) mecklenburgischer Mediziner von der Disziplinarkommission der Universität Rostock (1945), vom Schweriner Oberbürgermeister (1946) und von der Regierung Unterfranken (1952) dienstrechtlich belangt worden. Auch nach der Zerschlagung des NS-Regimes reichte die breite Palette der Sanktionen von Haftstrafen, Geldbußen und Zwangsarbeit über mit Berufsverbot verbundenem zeitweiligen Approbationsentzug bis hin zu Todesurteilen. Auffallend ist dennoch die nicht geringe Zahl von Freisprüchen bzw. vorzeitigen Haftentlassungen.

Die juristische Verfolgung von durch Ärzte begangenen Medizinverbrechen scheiterte nach 1945 unter anderem am unzureichenden Kenntnisstand der alliierten und deutschen Justizbehörden, an einer vielfach positivistischen Rechtsauffassung, am erheblichen Ärztemangel und dem nicht zuletzt daraus resultierenden mangelnden Verfolgungswillen.

---

7) Als quasi außerjustizielle Ahndung kam hinzu, daß nach Kriegsende mindestens zwölf mecklenburgische Ärzte auf schwammiger kriegsrechtlicher Grundlage im sowjetischen Speziallager Fünfeichen interniert wurden, von denen sechs zwischen 1945 und 1947 dort ums Leben kamen.

8) Wie in den westlichen Besatzungszonen wurden hinsichtlich der Ärzteschaft auch in der Sowjetischen Besatzungszone die Entnazifizierungsbemühungen nur sehr halbherzig betrieben. Nach den Ermittlungen der SMA Mecklenburg hatten von den 1.037 im Sommer 1945 in Mecklenburg und Vorpommern registrierten Ärzten 646 der NSDAP, einer ihrer Gliederungen oder einem ihr angeschlossenen Verband angehört (62,3 Prozent). Von diesen 646 durch die Mitgliedschaft in einer NS-Organisation als politisch belastet angesehenen Ärzten wurden lediglich 96 Mediziner einem Entnazifizierungsverfahren unterworfen (14,9 Prozent). Und von diesen 96 Ärzten, die sich vor einer Entnazifizierungskommission zu erklären hatten, blieben 70 unbehelligt (73 Prozent). Elf Ärzte wurden zu medizinischen Tätigkeiten in Krankenhäusern dienstverpflichtet. Und von einem faktischen Berufsverbot waren lediglich 15 Ärzte betroffen; das waren 1,5 Prozent aller in Mecklenburg und Vorpommern tätigen Ärzte bzw. 2,3 Prozent aller dortigen NS-belasteten Mediziner. Vgl. dazu auch das Kapitel: Das Medizinalwesen in Mecklenburg unter sowjetischer Kontrolle 1945-1949, S. 208 ff.

Staatliche Auszeichnungen und anderweitige Ehrungen für Ärzte

Es gehörte zumindest seit dem Kaiserreich zur gängigen Praxis deutscher Reichs- und Landesregierungen, langjährig tätigen oder anderweitig um die Volksgesundheit verdienten Medizinern Ehrentitel zu verleihen. Die am häufigsten verliehenen Titel bzw. Amtsbezeichnungen waren dabei die Kategorien Sanitätsrat und Medizinalrat.

Sanitätsrat war in vielen Ländern des Deutschen Reichs – so auch in Mecklenburg – ein nichtakademischer Ehrentitel für Ärzte, die im nichtstaatlichen Gesundheitswesen, also zumeist als niedergelassene Mediziner, auf eine mindestens 20jährige Praxisausübung verweisen konnten. Dieses Verleihungskriterium wurde im Dritten Reich erheblich modifiziert und an ein positives Bekenntnis des betreffenden Arztes zum Staat gebunden. Im „Gesetz über Titel, Orden und Ehrenzeichen" vom 7. April 1933 hieß es, daß Titel nur vom Reichspräsidenten und von den Reichsstatthaltern verliehen werden konnten.[1] In der darauf Bezug nehmenden „Verordnung des Reichspräsidenten über Titel" vom 3. Januar 1934 wurde festgelegt, daß „für besondere Verdienste um Volk und Staat an Beamte und Angehörige der freien Berufe Titel verliehen werden" konnten, wobei „von der Verleihung der Titel sparsamer Gebrauch zu machen" war. Eine unabdingbare „Voraussetzung für die Verleihung eines Titels" war jedoch ein „jederzeitiges rückhaltloses Eintreten für den nationalen Staat, ... treue Pflichterfüllung und vollkommene Hingabe an Amt und Beruf". In einer Anlage zu dieser Verordnung hieß es, daß „Angehörige der freien Ärzteschaft den Titel Sanitätsrat und Geheimer Sanitätsrat" erhalten konnten.[2]

Nach dem Tode Hindenburgs und dem damit verbundenen Erlöschen des Amtes des Reichspräsidenten hieß es im neu erlassenen „Gesetz über Titel, Orden und Ehrenzeichen" vom 1. Juli 1937: „Titel kann nur der Führer und Reichskanzler verleihen." Auch „die Bezeichnung der Titel und die Voraussetzungen, unter denen sie verliehen werden, setzt der Führer und Reichskanzler fest".[3] Offenbar ist die Verleihung des Ehrentitels Sanitätsrat nach dem Tod des Reichspräsidenten vorübergehend zum Stillstand gekommen. Denn erst durch die „Dritte Verordnung des Führers und Reichskanzlers über die Verleihung von Titeln" vom 18. Oktober 1938 wurde „die Möglichkeit *wieder* eingeführt, den Titel Sanitätsrat zu verleihen". Unter Bezugnahme auf die §§ 2 und 7 des Gesetzes über Titel, Orden und Ehrenzeichen von 1. Juli 1937 wurde darin verfügt, daß „für besondere Verdienste und nach mindestens zehnjähriger Bewährung im Beruf Ärzten der Titel Sanitätsrat, Tierärzten der Titel Veterinärrat verliehen" werden konnte. Voraussetzung für die Verleihung war, daß sich die zu ehrenden Personen „wenigstens zehn Jahre in ihrem Beruf besonders bewährt haben". Vorschläge für Titelverleihungen an Ärzte seien künftighin über die regionalen Ärztekammern dem Reichsminister des Innern einzureichen.[4]

Wie der nunmehr mit der Angelegenheit betraute Reichsinnenminister in einem Erlaß festhielt, sei „bei der Auswahl der durch die Titelverleihung zu ehrenden Ärzte ein strenger Maßstab anzulegen. Richtunggebend muß dabei sein, daß einwandfreie Berufsausübung von längerer Dauer allein kein Anlaß für die Titelverleihung sein" könne. Die Titelverleihung solle „vielmehr eine Auszeichnung für besondere Verdienste sein, die durch allzu häufige Verleihung nicht entwertet werden" dürfe. Zudem sollten die regionalen Ärztekammern eine Titelverleihung erst dann vorschlagen, „nachdem sie die politische Würdigkeit des Vorzuschlagenden durch eine bei dem zuständigen Gauleiter der NSDAP einzuholende Auskunft festgestellt und die Reichsärztekammer den Vorschlag überprüft und gebilligt" hatten.[5]

Von den 2.300 der von uns ermittelten Ärzte, die zwischen 1929 und 1945 durchgängig oder zeitweise in Mecklenburg tätig waren, wurde mindestens 135 Ärzten der Titel Sanitätsrat verliehen

---

1) Vgl. dazu: RGBl., T. I, 1933, S. 180.
2) Ebenda, 1934, S. 73 f. In einem „Ergänzungsgesetz zum Gesetz über Titel, Orden und Ehrenzeichen" vom 15.5.1934 wurde bestimmt, daß „mit Gefängnis bis zu einem Jahr und mit Geldstrafe" sanktioniert werden kann, „wer unbefugt ... Amts- oder Dienstbezeichnungen, Titel oder Würden" führt. Ebenda, S. 379.
3) Ebenda, 1937, S. 725 f.
4) Ebenda, 1938, S. 1455 (Hervorhebung durch die Verfasser).
5) Runderlaß des Reichsministers des Innern, 13.5.1939; hier zitiert nach: Ärzteblatt für Norddeutschland, 1939, S. 381.

(5,9 Prozent).[6] Das Gros (95) der Mediziner hatte den Sanitätsrat-Titel bereits im Kaiserreich oder in der Weimarer Republik erhalten. Im Dritten Reich wurden lediglich zehn der von uns ermittelten Ärzte mit diesem Titel geehrt, und für die Nachkriegszeit konnten wir 25 Personen ermitteln, denen – zumeist in der DDR – der Titel Sanitätsrat beigelegt wurde.[7] In der am 20. April 1961 vom Ministerrat der DDR erlassenen „Verordnung über die Verleihung der Titel ‚Sanitätsrat' …" hieß es, daß „zur Würdigung verdienstvoller Tätigkeit im Gesundheitsschutz" der Titel Sanitätsrat an Ärzte verliehen werden konnte, die sich „nach 30jähriger vorbildlicher medizinischer Tätigkeit, vorwiegend in ambulanten Einrichtungen des Gesundheitswesens, … hervorragend verdient gemacht haben".[8]

Etwas häufiger als der Sanitätsratstitel wurde der Titel **Medizinalrat** bzw. Obermedizinalrat verliehen. Medizinalrat war in den Ländern des Deutschen Reichs – so auch in Mecklenburg – ein nichtakademischer Ehrentitel für beamtete Ärzte und für Mediziner, die anderweitig im Staatsdienst tätig waren. Hierfür kamen Ärzte in Betracht, die etwa an den Staatlichen Gesundheitsämtern, an Versorgungs-, Gewerbe- oder Wohlfahrtsämtern, im vertrauensärztlichen Dienst, an staatlichen oder kommunalen Krankenanstalten, an Heil- und Pflegeanstalten, in Haftanstalten, aber auch an Universitätskliniken und in der Reichswehr/Wehrmacht beschäftigt waren. Waren Ärzte in Ministerien tätig, so konnten sie mit dem Titel Geheimer Medizinalrat geehrt werden.

Unter den 2.300 von uns ermittelten Ärzten, die im Zeitraum zwischen 1929 und 1945 in Mecklenburg gewirkt haben, befanden sich mindestens 208 Personen, denen der Ehrentitel Medizinalrat verliehen wurde (neun Prozent). Darunter waren 58 Ärzte, die schon vor 1933 zu Medizinalräten ernannt worden waren; im Dritten Reich wurde mindestens 75 Ärzten dieser Ehrentitel verliehen, und in der SBZ/DDR sowie in der Bundesrepublik erhielten wenigstens 57 Mediziner die Titulatur als Medizinalrat.[9]

In der bereits erwähnten Verordnung des Ministerrates der DDR vom 20. April 1961 hieß es, daß „bei besonderen Verdiensten in der Durchführung ihrer Aufgaben an leitende Ärzte … in Gesundheitseinrichtungen und staatlichen Organen des Gesundheitswesens der Titel ‚Medizinalrat' verliehen werden" konnte, und „nach mindestens 10jähriger leitender Tätigkeit" konnte Ärzten „in Gesundheitseinrichtungen und staatlichen Organen des Gesundheitswesens der Titel Obermedizinalrat … verliehen werden".[10]

Bleiben wir zunächst beim Auszeichnungswesen für Ärzte in der DDR. Nach unseren Recherchen haben mindestens 49 der 2.300 von uns betrachteten Ärzte zwischen 1950 und 1978 in der DDR eine hohe staatliche Auszeichnung erhalten, darunter sieben Frauen. Die Verleihung erfolgte in der Regel nur dann, wenn sich die Auszuzeichnenden zur Verleihungszeit auch in der DDR befanden. Unter diesen 49 mit staatlichen Auszeichnungen geehrten Medizinern befanden sich zwölf Personen, die zweimal, und sechs Personen, die drei- oder sogar viermal einen Orden oder eine Medaille erhielten.

Gründe für die Auszeichnung waren in den seltensten Fällen das Lebenswerk oder das frühere Schaffen eines Arztes, sondern im Regelfall allein sein medizinisches Wirken in der SBZ bzw. der DDR. Dabei spielte es – wie schon bei der Verleihung der Ehrentitel Sanitätsrat und Medizinalrat – in den meisten Fällen keine Rolle, ob die Auszuzeichnenden vor 1945 der NSDAP angehört oder sich in

---

6) Eigentlich hätten wesentlich mehr Titelverleihungen stattfinden können bzw. müssen. Unter den 2.300 von uns ermittelten Ärzten befanden sich mindestens 486 Mediziner, die zwischen 20 und 70 Jahre ununterbrochen allein in Mecklenburg tätig waren.

7) Bei fünf weiteren Sanitätsräten war eine konkrete zeitliche Zuordnung der Titelverleihung bislang nicht möglich.

8) Vgl. dazu: GBl. der DDR, T. II, 1961, S. 147 f. In einer erneuerten Verordnung des Ministerrats der DDR vom 20.12.1972 hieß es, daß der Titel Sanitätsrat „für besondere Verdienste in der gesundheitlichen Betreuung der Bevölkerung vorwiegend in den Einrichtungen für die ambulante medizinische Betreuung … nach 20jähriger unmittelbarer ärztlicher … Tätigkeit an approbierte Ärzte" verliehen werden konnte. Vgl. dazu: GBl. der DDR, 1973, S. 1-3.

9) Bei 18 weiteren Medizinalräten war eine konkrete zeitliche Zuordnung der Titelverleihung bislang nicht möglich.

10) Vgl. dazu: GBl. der DDR, T. II, 1961, S. 147 f. In einer erneuerten Verordnung des Ministerrats der DDR vom 20.12.1972 hieß es, daß der Titel Medizinalrat „für besondere Verdienste in der Leitungstätigkeit bei der Lösung der Aufgabe des staatlichen Gesundheitswesens, allen Bürgern die Errungenschaften der modernen Medizin zugänglich zu machen und die Qualität beim Erkennen, Vorbeugen und Behandeln von Krankheiten zu erhöhen, … nach mindestens 3jähriger leitender Tätigkeit an Ärzte … verliehen werden" konnte. Vgl. dazu: GBl. der DDR, 1973, S. 1-3.

einer der anderen NS-Organisationen betätigt hatten.[11] Betrachten wir nun die einzelnen Auszeichnungen, die in der DDR an Mediziner verliehen werden konnten.[12]

Der im März 1949 gestiftete Ehrentitel **Verdienter Arzt des Volkes** war die höchste staatliche Ehrung der DDR für Mediziner. Diese Auszeichnung konnte für bedeutende Leistungen in der wissenschaftlichen medizinischen Forschung, in der praktischen ärztlichen Tätigkeit, bei der Organisation des Gesundheitsschutzes, in der Lehrtätigkeit an Hochschulen und medizinischen Fachschulen sowie an Personen erfolgen, die sich um die hygienische Aufklärung der Bevölkerung herausragende Verdienste erworben hatten. Weitere Auszeichnungsgründe waren eine hohe Einsatzbereitschaft für das Leben und die Gesundheit der Bürger der DDR und die Vertiefung der vertrauensvollen Beziehungen zu den Patienten. Dieser Ehrentitel war mit einer Geldprämie von bis zu 8.000 Mark verbunden. Mindestens 36 in unserem Untersuchungszeitraum in Mecklenburg tätige Mediziner sind zwischen 1950 und 1978 als Verdienter Arzt des Volkes ausgezeichnet worden, darunter sechs Frauen.[13] Von den 30 als Verdienter Arzt des Volkes ausgezeichneten Männern hatten vor 1945 immerhin 24 einer NS-Organisation angehört (80 Prozent), darunter allein 20 der NSDAP. Unter den sechs Verdienten Ärztinnen befand sich nur eine frühere Parteigenossin.

Der im April 1954 gestiftete **Vaterländische Verdienstorden** war eine in drei Stufen (Bronze, Silber, Gold) verliehene staatliche Auszeichnung der DDR, mit der Personen ausgezeichnet werden konnten, die hervorragende Leistungen beim „Kampf der deutschen und internationalen Arbeiterbewegung und im Kampf gegen den Faschismus", beim „Aufbau, bei der Festigung und Stärkung sowie beim Schutz der Deutschen Demokratischen Republik" oder beim „Kampf um die Sicherung des Friedens sowie bei der Erhöhung des internationalen Wirkens der Deutschen Demokratischen Republik" aufzuweisen hatten. Damit waren je nach Stufe Geldzuwendungen von 250, 500 bzw. 1.000 Mark verbunden. Der Vaterländische Verdienstorden wurde an zwölf mecklenburgische Mediziner verliehen, darunter an zwei Frauen. Immerhin acht der zwölf – mithin zwei Drittel – der Ausgezeichneten hatten vor 1945 der NSDAP angehört, darunter die beiden Ärztinnen.

Die im Juni 1959 gestiftete **Verdienstmedaille der DDR** war eine staatliche Auszeichnung der DDR, die an Personen verliehen werden konnte, die sich durch „besondere Leistungen und treue Pflichterfüllung beim Aufbau des Sozialismus" sowie bei der „Stärkung und Festigung der DDR" ausgezeichnet hatten; die Verleihung der Medaille war mit einem Preis von 1.000 Mark verbunden. Von den von uns betrachteten Ärzten sind zwischen 1959 und 1966 vier Mediziner mit dieser Ehrung bedacht worden, von denen zwei zuvor der NSDAP und einer der SS angehört hatten.

Die im November 1958 gestiftete **Hufeland-Medaille** war eine staatliche Auszeichnung der DDR, die für „besondere Verdienste", „vorbildliche Initiativen im sozialistischen Wettbewerb" oder für die „Erfüllung der vorgegebenen Planaufgaben im Gesundheits- und Sozialwesen der DDR" ebenso verliehen wurde wie für langjährige verdienstvolle Tätigkeit in diesen Bereichen. Von den von uns betrachteten Medizinern haben zwischen 1959 und 1969 zehn Ärzte diese Auszeichnung erhalten, darunter eine Frau.[14] Von den zehn mit der Hufeland-Medaille geehrten Medizinern hatten mindestens sechs der NSDAP angehört.

Der im August 1954 gestiftete Verdienstorden **Banner der Arbeit** war eine staatliche Auszeichnung der DDR, die für „hervorragende und langjährige Leistungen bei der Stärkung und Festigung der DDR, insbesondere für hohe Arbeitsergebnisse in der Volkswirtschaft", verliehen wurde. Von den von uns betrachteten Ärzten hat wahrscheinlich nur der erste Leiter des mecklenburgischen Medizinalwesens der Nachkriegszeit, Dr. Hermann Redetzky, diese Ehrung erhalten (1971), der vor 1933 der SPD und nach 1946 der SED angehört hatte.

---

11) Ob sich die Verhältnisse bei Ehrungen von Ärzten in der sich antifaschistisch gerierenden DDR von denen in der von dort aus als restaurativ bezeichneten Bundesrepublik unterschieden, wird weiter unten dargestellt.

12) Zu den nachfolgend erwähnten Stiftungsdaten und Verleihungskriterien vgl. Bartel: Auszeichnungen der DDR, sowie Tautz: Taschenlexikon Orden und Medaillen.

13) Der Titel „Verdiente Ärztin des Volkes" existierte offiziell nicht. Es sind im Verlauf der Existenz der DDR deutlich mehr als 36 mecklenburgische Ärzte und Ärztinnen als Verdienter Arzt des Volkes ausgezeichnet worden; entsprechend der Anlage unserer Arbeit haben wir hier und im folgenden jedoch nur diejenigen Mediziner erfaßt, die in unserem Untersuchungszeitraum, also zwischen 1929 und 1945, in Mecklenburg tätig gewesen sind.

14) Warum Prof. Dr. Werner Kollath, der sich seit 1947 nicht mehr in der SBZ/DDR befand und damit sicher nicht die Kriterien für die Verleihung dieser Auszeichnung erfüllt hatte, 1966 die Hufeland-Medaille erhielt, konnte bislang nicht geklärt werden.

Der 1949 gestiftete **Nationalpreis** war eine staatliche Auszeichnung der DDR, die in drei Klassen für „hervorragende schöpferische Arbeiten auf den Gebieten der Wissenschaft und Technik, bedeutende mathematisch-naturwissenschaftliche Entdeckungen und technische Erfindungen, die Einführung neuer Arbeits- und Produktionsmethoden" oder für „hervorragende Werke und Leistungen auf den Gebieten der Kunst und Literatur" verliehen wurde und darüber hinaus mit einem Geldpreis (je nach Klasse) von 100.000, 50.000 oder 25.000 Mark dotiert war. Von den von uns betrachteten Medizinern hat nur Prof. Dr. Peter Holtz diese Auszeichnung erhalten, der zunächst der NSDAP, später der SED angehört hatte.

Die im November 1951 von der DDR-Regierung gestiftete Ehrung **Hervorragender Wissenschaftler des Volkes** war eine staatliche Auszeichnung der DDR, die an Wissenschaftler verliehen wurde, die sich auf den Gebieten der naturwissenschaftlichen, technischen, medizinischen, land- und forstwirtschaftlichen, gesellschaftswissenschaftlichen oder sprachwissenschaftlichen Forschung und Lehre durch hervorragende Gesamtleistungen um die Weiterentwicklung der Wissenschaften verdient gemacht hatten. Mit der Verleihung des Ehrentitels war die Auszahlung einer Prämie in Höhe von 40.000 Mark verbunden. Unter den von uns betrachteten Medizinern sind in den Jahren 1947 bis 1955 lediglich die Professoren Wilhelm Comberg, Walther Fischer und Viktor Schilling mit dieser Ehrung bedacht worden, von denen einer der NSDAP und einer der SS als Fördermitglied angehört hatte.

Der im November 1960 gestiftete **Rudolf-Virchow-Preis** war eine staatliche Auszeichnung der DDR, die für besondere Leistungen auf dem Gebiet der medizinischen Literatur, der Medizintechnik und der Arzneimittelproduktion verliehen werden konnte. Von den von uns betrachteten Ärzten hat wahrscheinlich keiner diesen Preis erhalten.

Die **Medaille für treue Dienste im Gesundheits- und Sozialwesen** war eine staatliche Auszeichnung der DDR, die im November 1973 gestiftet und in drei Stufen für eine zehnjährige (Bronze), 20jährige (Silber) oder 30jährige Dienstzeit (Gold) verliehen wurde. Die Verleihung erfolgte an Mitarbeiter des Gesundheits- und Sozialwesens der DDR für fortwährende Einsatzbereitschaft sowie für hohe Leistungen im Dienste der Gesundheit und des Lebens der DDR-Bürger. Außerdem konnte sie an Veteranen des Gesundheitswesens verliehen werden, wenn diese vor dem Ausscheiden aus dem Arbeitsprozeß die Verleihungsbedingungen erfüllt hatten. Von den von uns betrachteten Ärzten hat wohl keiner diese Medaille erhalten.

Zusammenfassend ist festzustellen, daß von den 49 mecklenburgischen Ärzten und Ärztinnen, die zwischen 1950 und 1978 eine hohe staatliche Auszeichnung der DDR erhielten, mindestens 34, also mehr als zwei Drittel (69,4 Prozent), einer NS-Organisation (neben der Partei auch der SA und der SS) angehört hatten; allein 29, mithin deutlich mehr als die Hälfte der in der DDR ausgezeichneten mecklenburgischen Mediziner (59,2 Prozent), waren Mitglied der NSDAP gewesen. Hatten die neuen Gesundheitsbehörden in der unmittelbaren Nachkriegszeit noch ernsthaft erwogen, ob die Zugehörigkeit von Ärzten zur NSDAP oder zu einer anderen NS-Organisation ein Ausschlußkriterium für eine weitere medizinische Tätigkeit sein könnte, erwiesen sich derartige Überlegungen schon nach wenigen Jahren aus ganz pragmatischen Gründen als obsolet; angesichts des auch durch die Abwanderung zahlreicher Ärzte in die Bundesrepublik bedingten Ärztemangels in der DDR blieb für derartige Sanktionen kein Spielraum mehr. Die einst als „Nazi-Ärzte" stigmatisierten Mediziner wurden nun von der neuen Staatsmacht ausgezeichnet.

Neben der Verleihung von Titeln, Orden oder Ehrenzeichen gab es noch andere Möglichkeiten, um Mediziner zu ehren. Vier der in unserem Untersuchungszeitraum in Mecklenburg tätigen Ärzte sind in der Stadt ihres langjährigen Wirkens zu **Ehrenbürgern** ernannt worden: Dr. Otto Spangenberg, der fast ein halbes Jahrhundert als praktischer Arzt in Dömitz zugebracht hatte, wurde schon 1932 Ehrenbürger der Stadt. Dr. Alfons Wiesner, der als junger Arzt zunächst in Plau und Schwerin tätig war, erhielt 1959 die Ehrenbürgerschaft von Spremberg, der Stadt, in der er zwischen 1939 und 1967 wirkte. Dr. Heinrich Gronau wurde 1961 Ehrenbürger von Neubukow, wo er zwischen 1910 und 1958 als niedergelassener Allgemeinpraktiker gearbeitet hatte.[15] Und Dr. Gertrud Rossner, die zwischen 1934 und 1984 im brandenburgischen Strausberg als Kinderärztin praktizierte und dazwischen zu

15) Daß Wiesner und Gronau bis 1945 der NSDAP angehört hatten, spielte bei ihrer Ernennung offensichtlich keine Rolle.

Kriegsende ab Frühjahr 1945 wenige Monate als Ärztin in Krebsförden bei Schwerin tätig war, ist 1976 Ehrenbürgerin von Strausberg geworden.

Ein anderer Weg, Ärzte zu ehren, waren etwa **Straßenbenennungen**, also die Praxis, in den Orten ihres Wirkens Straßen oder Gebäuden deren Namen zu geben. Dies betraf in Mecklenburg unter anderem drei jüdische Mediziner, die im Dritten Reich schikaniert und verfolgt worden waren: In Lübtheen ist eine Straße nach dem in Auschwitz ermordeten Dr. Bernhard Aronsohn benannt worden, in Wismar erhielt eine Straße den Namen von Dr. Leopold Liebenthal, der im Gefolge der Reichskristallnacht ums Leben kam, und in Rostock ist eine Straße nach Dr. Hedwig von Goetzen benannt worden, die das NS-Regime lediglich durch das Bestehen einer „privilegierten Mischehe" überstanden hatte. Neben diesen drei jüdischen Namensgebern finden sich mindestens sieben mecklenburgische Ärzte, bei denen es die straßennamenverleihenden Stadtverwaltungen offenbar nicht gestört hat, daß diese der NSDAP und weiteren NS-Organisationen angehört hatten: Nach Dr. Wilhelm Bach wurde ein Weg in Graal-Müritz benannt, nach Dr. Roland Koeppler eine Straße in Friedland, nach Dr. Alfred Kosmowski eine Straße in Röbel, nach Dr. Richard Rademacher eine Straße in Neukalen und nach Prof. Dr. Viktor Schilling eine Allee in Rostock. Nach dem schon bekannten Ehrenbürger von Neubukow, Dr. Heinrich Gronau, wurde dort auch eine Schule benannt, und Dr. Hans Heydemann fungierte als Namenspatron für das Seniorenzentrum in Malchow. Jüdische Ärzte und nationalsozialistische Mediziner als Namensgeber – eine merkwürdige Gemengelage. In Schwerin schließlich erhielt eine Straße den Namen von Dr. Margarete (Meta) Sander, die bis 1945 als Assistenzärztin in Rostock wirkte und später zur ersten Professorin für Geburtshilfe und Gynäkologie der DDR avancierte. Und nach Prof. Dr. Otto Körner wurde in Rostock die HNO-Klinik der Universität benannt, die er begründet und 20 Jahre lang geleitet hatte.

Einstmals in Mecklenburg tätige Ärzte avancierten auch in der Bundesrepublik zu Namensgebern von öffentlichen Verkehrswegen, so Dr. Ruth Büttner in Worpswede und Dr. Friedrich Kröber in Kirchen/Sieg. Wenig verwunderlich, daß auch im Westen Deutschlands ehemalige Nationalsozialisten, die vormals als Ärzte in Mecklenburg tätig gewesen waren, als Namenspatrone für Straßen und Wege herhielten, so etwa Dr. Friedrich Lichtenauer in Hamburg oder Dr. Constantin Nordmann in Uetze; nach Prof. Dr. Max Ratschow wurde in Darmstadt ein Weg benannt, und der frühere Rostocker Professor Dr. Hans Schulten wurde mit einem Straßennamen in Köln geehrt. Interessant ist der Fall des Arztes Dr. Voldemārs Ruģēns, langjähriger Chefarzt und Direktor am Bezirkskrankenhaus im lettischen Talsi, den die Kriegsereignisse Ende 1944 nach Röbel verschlugen, der nach Kriegsende nach Talsi zurückkehrte, wo ihm zu Ehren eine Straße benannt wurde.

Nach der Betrachtung der mecklenburgischen Ärzte, die in der DDR mit Ehrentiteln und hohen staatlichen Ehrungen bedacht wurden, scheint ein Blick auf diejenigen Ärzte erkenntnisträchtig, die einstmals in Mecklenburg gewirkt hatten und nach 1945 in der Bundesrepublik mit hohen Auszeichnungen geehrt wurden. Die höchste Auszeichnung für Mediziner in der Bundesrepublik ist die 1952 vom Präsidium des Deutschen Ärztetages gestiftete **Paracelsus-Medaille**. Sie kann – laut Statut – an Ärzte verliehen werden, „die sich durch eine „vorbildliche ärztliche Haltung", durch eine „erfolgreiche berufsständische Arbeit" oder durch „hervorragende wissenschaftliche Leistungen besondere Verdienste um das Ansehen des Arztes erworben" haben. Von den früher in Mecklenburg tätigen Medizinern sind 1958 Prof. Dr. Hans Schulten, 1971 Prof. Dr. Albert Schretzenmayr und 1974 Dr. Helene Ohnesorge mit dieser Medaille ausgezeichnet worden.

Mit dem 1958 vom Deutschen Ärztetag gestifteten **Ehrenzeichen der deutschen Ärzteschaft** können Personen ausgezeichnet werden, die sich „Verdienste um die medizinische Wissenschaft, die Gesundheit der Bevölkerung" bzw. um „den ärztlichen Berufsstand" erworben haben. Und die 1962 von der Bundesärztekammer gestiftete **Ernst-von-Bergmann-Plakette** kann an Personen verliehen werden, die erhebliche „Verdienste um die ärztliche Fortbildung" aufzuweisen haben. Nach unseren Recherchen ist kein (ehemaliger) mecklenburgischer Arzt mit diesem Ehrenzeichen und nur Dr. Aloysius Schmitz mit der Bergmann-Plakette geehrt worden.

Der im alltäglichen Sprachgebrauch zumeist als **Bundesverdienstkreuz** bezeichnete **Verdienstorden der Bundesrepublik Deutschland** ist die einzige allgemeine Verdienstauszeichnung der Bundesrepublik Deutschland. Das im September 1951 vom Bundespräsidenten Theodor Heuss gestiftete Bundesverdienstkreuz soll gegenüber „verdienten Männern und Frauen des deutschen Volkes und des Auslandes Anerkennung und Dank sichtbar zum Ausdruck bringen". Außerdem hieß es im Stiftungserlaß, daß der Orden „für Leistungen, die im Bereich der politischen, der wirtschaftlich-sozialen und der geistigen Arbeit dem Wiederaufbau des Vaterlandes dienten", verliehen werde und „eine Auszeichnung all derer bedeuten [solle], deren Wirken zum friedlichen Aufstieg der Bundesrepublik Deutschland beiträgt".[16)]

Ungeachtet einer zuletzt scheinbar inflationären Verleihungspraxis – allein zwischen September 1951 und Dezember 2020 wurde die Auszeichnung insgesamt 260.503 mal vergeben; jährlich wurden durchschnittlich 2.300 bis 3.300 Bundesverdienstkreuze verliehen – war und ist das Bundesverdienstkreuz die höchste Auszeichnung der Bundesrepublik, auch wenn sie ob ihrer häufigen Verleihung vom Nachrichtenmagazin „DER SPIEGEL" schon 2011 despektierlich als eine „Blechlawine" bezeichnet wurde, der kaum noch zu entkommen sei. Das erinnert zum Teil an eine Formulierung von Bertolt Brecht (1898-1956), der die Gesamtheit der Träger des Nationalpreises der DDR als „Massenorganisation" bezeichnet hatte. Auch das Bonmot, wonach bis in die frühen 80er Jahre eine vormalige NSDAP-Mitgliedschaft des Auszuzeichnenden eine geradezu wesentliche Voraussetzung für die Verleihung des Bundesverdienstkreuzes sei, entbehrt – sieht man sich die Lebensläufe vieler der Beliehenen an – nicht eines gewissen Realitätsbezugs.

Wir konnten insgesamt 18 Ärzte und eine Ärztin ermitteln, die in unserem von 1929 bis 1945 laufenden Untersuchungszeitraum als Mediziner in Mecklenburg gewirkt hatten, denen in der Zeit zwischen 1955 und 1986 das Bundesverdienstkreuz verliehen wurde. Zunächst etwas Statistik: Die 19 mit dem Bundesverdienstkreuz geehrten, einstmals in Mecklenburg wirkenden Ärzte sind zwischen 1889 und 1916 geboren worden, lediglich fünf der später Ausgezeichneten waren gebürtige Mecklenburger, und der Verdienstorden wurde den Medizinern in einem Lebensalter zwischen 51 und 95 Jahren überreicht. Um es vorwegzunehmen: Mindestens zwölf der 19 von uns festgestellten ärztlichen Träger des Bundesverdienstkreuzes hatten der NSDAP angehört (63,2 Prozent), drei waren im Dritten Reich aktive Sanitätsoffiziere der Wehrmacht gewesen. Damit war die – und sei es eine formale – NS-Belastung von mecklenburgischen Ärzten, denen später das Bundesverdienstkreuz verliehen wurde, nur unwesentlich höher als die – ebenfalls formal gesehene – NS-Belastung der in der DDR mit hohen staatlichen Auszeichnungen bedachten mecklenburgischen Medizinern.

Schon der erste Fall der Verleihung eines Bundesverdienstkreuzes an einen früher in Mecklenburg tätigen Arzt[17)] war aus zwei Gründen eine Besonderheit; zum einen betraf es den bei der Verleihung erst 51jährigen Dr. Hellmuth Schmiedeknecht, der damit der Jüngste der Ausgezeichneten war, und zum anderen wurde er für Leistungen bzw. Verdienste geehrt, die im Stiftungserlaß gar nicht vorgesehen waren. Aus diesem Grund soll dieser Fall etwas ausführlicher dargestellt werden. Das Kriegsende hatte Schmiedeknecht nach Mistorf bei Schwaan verschlagen, wo er kurzzeitig als praktischer Arzt tätig war. Er wurde noch 1945 von der sowjetischen Besatzungsmacht verhaftet und zunächst im Speziallager Sachsenhausen interniert, bevor er im Februar 1950 in die Strafvollzugsanstalt Waldheim verlegt wurde. In beiden Haftstätten war er als Arzt tätig. Nach seiner Entlassung im Oktober 1952 ging er in die Bundesrepublik, wo er 1953 promoviert wurde und sich anschließend als Arzt in Werne/Nordrhein-Westfalen als Allgemeinpraktiker niederließ. Im September 1954 wandten sich neun Männer, ebenfalls frühere Häftlinge in Sachsenhausen und Waldheim, an das nordrhein-westfälische Innenministerium und beantragten, „Schmiedeknecht für sein vorbildliches Verhalten im KZ Sachsenhausen und in der Strafanstalt Waldheim die Anerkennung von Nordrhein-Westfalen" aussprechen zu wollen. Als Begründung führten sie an, Schmiedeknecht habe „über seine Pflichten als betreuender Arzt hinaus – unter Einsatz seiner ganzen Persönlichkeit – für die im Lazarett befindlichen schwerkranken Häftlinge" gesorgt, „indem er unter schwierigen Umständen für bessere Verpflegung sorgte und die Besatzungsmacht veranlaßte, Medikamente zu beschaffen ... Für Häftlinge, welche infolge ihres schwerkranken Zustandes nur durch eine Blutübertragung am Leben gehalten werden konnten, hat Dr. Schmiedeknecht selbst Blut gespendet ... Uns ist bekannt, daß Dr. Schmiedeknecht seit 1947 siebenmal Blut gespendet hat und auf diese Weise das Leben von sieben schwerkranken Häftlingen erhalten hat". Auch im Zuchthaus Waldheim habe sich Schmie-

16) Auf die Details, daß der Verdienstorden in drei Klassen und in acht Stufen verliehen wurde und wird, kann hier nicht eingegangen werden.

17) Die nachfolgenden Zitate stammen sämtlich aus den (Personal-)Unterlagen der Ordenskanzlei des Bundespräsidialamtes, die im Bestand B 122 im Bundesarchiv Koblenz überliefert sind.

deknecht „den Kameraden gegenüber in gleicher Weise bewährt wie in Sachsenhausen". Hier habe er sich gegenüber den Wachtmeistern durchgesetzt und das Los der Häftlinge erleichtert. Die Petenten erklärten, „daß dank dem selbstlosen und mutigen Einsatz Dr. Schmiedeknechts weit über seine ärztlichen Pflichten hinaus einer großen Zahl Kameraden das Leben gerettet wurde und daß er als wahrhafter Helfer der Menschheit von denjenigen Unglücklichen, die er betreute, nicht vergessen" werde. Bei der Regierung in Düsseldorf wurde die Angelegenheit Schmiedeknecht auf eine höhere Ebene gehoben und vorgeschlagen, diesen nicht nur mit einer Anerkennung, sondern mit einem Bundesorden auszuzeichnen. Der vom Arbeits- und Sozialministerium von Nordrhein-Westfalen mit dieser Angelegenheit befaßte Bundesminister für Vertriebene, Flüchtlinge und Kriegsgeschädigte fragte im Bundespräsidialamt an, ob dort bereits ähnliche Fälle vorgelegen hätten; bekannt seien bisher nur Fälle, „wonach Ärzte, die sich in der Kriegsgefangenschaft in der Sowjetunion besondere Verdienste erworben haben, ausgezeichnet worden sind". Mit der Angelegenheit Schmiedeknecht, der nicht in sowjetischen Kriegsgefangenenlagern gewirkt hatte, würde somit immerhin „ein Präzedenzfall geschaffen werden". Die Ordenskanzlei des Bundespräsidialamtes reagierte zunächst ablehnend und meinte, daß eine „Auszeichnung mit dem Verdienstorden der Bundesrepublik Deutschland nicht infrage" komme. Wie der zuständige Sachbearbeiter hervorhob, würden die Anträge und Begründungen aus Nordrhein-Westfalen und des Bundesministers für Vertriebene „im Widerspruch zu der Verleihungspraxis" stehen. Bislang sei den „Betreffenden, die in den KZ-Lagern der sowjetisch besetzten Zone durch vorbildliche Hilfsbereitschaft gegenüber ihren Mitgefangenen hervorgetreten sind", lediglich „ein besonderes Anerkennungsschreiben des Ministerpräsidenten des Landes übermittelt" worden. Mit dem Verdienstorden der Bundesrepublik seien bisher nur Ärzte bedacht worden, „die sich in der sowjetischen Kriegsgefangenschaft besonders bewährt haben". Andererseits sei aber „von Seiten des Bundespräsidialamts niemals prinzipiell daran gedacht worden, die besonders bewährten Ärzte aus den Straflagern der sowjetisch besetzten Zone von einer Auszeichnung mit dem Verdienstorden auszuschließen". Als aber ein um Auskunft gebetener höherer Diplomat aus dem Auswärtigen Amt, „der das gleiche Schicksal wie Dr. Schmiedeknecht erlitten hat und lange Jahre im Zuchthaus Waldheim inhaftiert war", eine Auszeichnung „für Dr. Schmiedeknecht wärmstens empfohlen" hatte, waren plötzlich „alle Bedenken ausgeräumt", und im Bundespräsidialamt kam es zu einem Sinneswandel: Nunmehr galt, „daß keine Unterschiede bei der Beurteilung einer hervorragenden menschlichen Haltung gemacht werden" dürften, „gleichgültig, ob sie in den Kriegsgefangenenlagern in Sowjetrußland oder in den Straflagern der sowjetisch besetzten Zone gezeigt wurde". Abschließend hob man in der Ordenskanzlei des Bundespräsidialamtes – in der man nun eine Flut von Verleihungsanträgen befürchtete, weil „jede entlassene Gefangenengruppe gerade ihren Arzt für den verdientesten von allen hält" – gegenüber der Düsseldorfer Staatskanzlei und dem Bundesminister für Vertriebene hervor: „Jeder Fall wird anders liegen ... Daher bedarf jeder einzelne Fall einer besonders eingehenden und sorgfältigen Prüfung." Daß Schmiedeknecht, der schließlich im Dezember 1955 das Bundesverdienstkreuz am Bande erhielt, Mitglied der NSDAP gewesen war und den Zweiten Weltkrieg als SS-Hauptsturmführer bei der Waffen-SS beendet hatte, spielte bei den Prüfungen und Erwägungen der Ordenskanzlei keine Rolle.

Als einzige Frau unter den früher in Mecklenburg tätigen Ärzten erhielt die bis 1945 parteilose Dr. Helene Ohnesorge 1966 das Bundesverdienstkreuz. Sie war zwischen 1925 und 1945 praktische Ärztin im brandenburgischen Prenzlau gewesen, bevor sie nach Flucht von dort zwischen April und Juni 1945 als Ärztin am Hilfskrankenhaus in Wismar tätig wurde und im Juni 1945 nach Lübeck weiterflüchtete; dort arbeitete sie seitdem als niedergelassene Allgemeinpraktikerin. Sie war 1950 Mitbegründerin und bis 1958 Mitglied des Gesamtdeutschen Blocks/Bund der Heimatvertriebenen und Entrechteten sowie für diese Partei ab 1950 Mitglied des Landtages von Schleswig-Holstein. Ordensrelevant war jedoch die Tatsache, daß sie – inzwischen zur CDU übergetreten – von 1957 bis 1967 als Ministerin für Arbeit, Soziales und Vertriebene des Landes Schleswig-Holstein agierte. In der Vorschlagsbegründung hieß es, daß ihrem Ressort „eine besondere Bedeutung im Lande" zukomme, da Schleswig-Holstein „vor wenigen Jahren noch besonders große soziale Probleme, hervorgerufen durch die Flüchtlinge, hatte". Es sei Ohnesorges „Verdienst, daß diese Fragen gelöst wurden und daß das Land heute in der sozialen Sorge um seine Bewohner einen hervorragenden Platz unter den Ländern" einnehme.

Das dritte Bundesverdienstkreuz für einstmals in Mecklenburg tätige Ärzte wurde ein Jahr später verliehen. Dr. Paul Schmidt, der zwischen 1928 und 1934 einen Teil seiner medizinischen Ausbildung an der Lungenheilstätte/Tbc-Krankenhaus Waldeck bei Schwaan absolviert hatte, zuletzt als Oberarzt, war nach seiner 1936 in Rostock erfolgten Habilitation von 1937 bis 1960 Chefarzt an der Westerwaldklinik (Tbc-Krankenhaus/Lungenheilstätte) in Waldbreitbach und seit 1960 Chefarzt der Aggertalklinik in Engelskirchen. Anläßlich seine bevorstehenden Pensionierung sollte Schmidt, der „sein Leben in den Dienst der Tbc-Kranken gestellt" hatte, mit dem Bundesverdienstkreuz geehrt werden. „Sein hervorragendes Fachwissen" sei „in Fachkreisen hoch geschätzt", und seine wissenschaftlichen Arbeiten fänden „in der fachlichen Weltliteratur große Beachtung". Sein hohes Ansehen habe „zu seiner Wahl zum Präsidenten der Deutschen Tuberkulosegesellschaft" geführt. In dem Verleihungsvorschlag hieß es außerdem, Schmidt habe „mit seinem lebenslangen verdienstvollen Wirken im Kampf gegen die Tuberkulose einen bedeutenden Beitrag zur Förderung der Volksgesundheit geleistet".

Dr. Aloysius Schmitz, der zum Kriegsende aus dem Gesundheitsamt im westpreußischen Rosenberg geflüchtet und von März 1945 bis 1953 als Amtsarzt am Staatlichen Gesundheitsamt Wismar tätig war, avancierte nach einer weiteren Flucht zum Ministerialdirektor und amtierte bis 1969 als Leiter der Gesundheitsabteilung im Innenministerium von Rheinland-Pfalz in Mainz, zuletzt als Ministerialdirigent. Zudem fungierte er als Vorsitzender des Landesgesundheitsrates und als Landesarzt des DRK. Er habe – so die Begründung für die 1970 erfolgte Ordensverleihung – im Zuge „der staatlichen Neuordnung durch seine reichen Kenntnisse und seine organisatorische Begabung einen bedeutenden Beitrag zum Wiederaufbau einer funktionsfähigen Gesundheitsverwaltung in Rheinland-Pfalz geleistet".[18)]

1970 erhielt Prof. Dr. Albert Schretzenmayr sein erstes Bundesverdienstkreuz. Er hatte nach seiner 1930 erfolgten Approbation und seiner Promotion in Rostock bis 1933 als Assistenzarzt an der Medizinischen Poliklinik der dortigen Universität gearbeitet. Nach einer Reihe von weiteren Stationen – zuletzt als Chefarzt der Medizinischen Klinik in Bromberg – verschlug ihn seine Flucht im Frühjahr 1945 als Arzt ins mecklenburgische Malchin, wo er nicht lange blieb. Schon ab 1946 praktizierte er als niedergelassener Allgemeinpraktiker in Bayern. Der eigentliche Grund für die Auszeichnung mit dem Bundesverdienstkreuz war aber Schretzenmayrs 1952 begonnene Tätigkeit als Vorsitzender des Deutschen Senats für Ärztliche Fortbildung der Bundesärztekammer.[19)]

In vielen Fällen ließ die Ordenskanzlei des Bundespräsidialamtes die zur Verleihung Vorgeschlagenen beim damals noch unter US-amerikanischer Verwaltung stehenden Berlin Document Center überprüfen, das dann aus den dort vorhandenen Unterlagen zum Teil mehrseitige Dossiers mit möglichem Belastungsmaterial erstellte. Außerdem hatten die vorschlagenden Behörden beim regional zuständigen Landesamt für Verfassungsschutz anzufragen, das jeweils attestieren mußte, daß dort „keine Erkenntnisse vorliegen, die gegen die Verleihung des Verdienstordens an den Vorgeschlagenen sprechen". Daß außer Schmiedeknecht auch Schmitz, Schmidt und Schretzenmayr bis 1945 der NSDAP angehört hatten, war in der Ordenskanzlei des Bundespräsidialamts durchaus bekannt, interessierte dort aber anscheinend niemanden.

Das war auch 1971 der Fall, als Dr. Werner Junge, der seit 1933 der NSDAP und der SS angehört hatte, das Bundesverdienstkreuz verliehen wurde. Als auszeichnungsrelevant galt zum einen, daß

---

18) Zwischen 1969 und 1972 war Schmitz Ministerstellvertreter und seitdem Staatssekretär im Ministerium für Soziales, Gesundheit und Sport von Rheinland-Pfalz. In der Begründung für die 1974 erfolgte Verleihung des Großen Verdienstordens der Bundesrepublik hieß es: „Das von ihm geschaffene System der Vorsorgeuntersuchungen gegen Krebserkrankungen, für Schwangere, Diabetiker und andere Gruppen nimmt inzwischen in der kurativen Medizin des Landes Rheinland-Pfalz einen festen Platz ein". Auch der Ausbau einer „bedarfsgerechten Krankenhausversorgung ist zu einem erheblichen Teil sein Werk"; damit habe Schmitz „einen wichtigen Bereich öffentlicher Daseinsvorsorge mitgestaltet".

19) 1975 erfolgten für Schretzenmayr eine ordensmäßige „Höherstufung" und die Verleihung des Großen Verdienstordens mit der Begründung, er sei „in seiner Eigenschaft als Vorsitzender des Deutschen Senats für ärztliche Fortbildung stets bemüht, die neuesten wissenschaftlichen und praktischen Errungenschaften in Diagnostik und Therapie unmittelbar an die Ärzteschaft weiterzugeben, um dadurch eine fortschrittliche und moderne Behandlungsweise der Patienten zu ermöglichen". Außerdem habe Schretzenmayr erkannt, „daß eine umfassende medizinische Versorgung der Patienten die bestmögliche Weiterbildung des Hilfspersonals" voraussetze. Aus dieser Erkenntnis heraus habe er den „Zentralkongreß der medizinischen Assistenzberufe" gegründet, der sich dieses Anliegens angenommen hat.

er nach seiner Zeit als Assistenzarzt in Rostock von 1933 bis mindestens 1941 als Missionsarzt in Liberia tätig gewesen war und zum anderen, daß er als Chefarzt ab 1945 die Tbc-Versehrtenheilstätte Ströbing und ab 1951 das Prinzregent-Luitpoldhaus in Bad Reichenhall geleitet und sich damit „um das Wohl der Kriegsopfer verdient gemacht" hatte.

Auch Dr. Kurt Brehmer war 1933 in die NSDAP eingetreten, und auch er erhielt 1971 den Verdienstorden der Bundesrepublik Deutschland. Er war im Sommer 1938 und ab Frühjahr 1945 als HNO-Arzt in Mecklenburg tätig gewesen. Daß der Bundesminister für Verteidigung ihn für das Bundesverdienstkreuz vorgeschlagen hatte, lag vor allem daran, daß Brehmer seit 1961 fast zehn Jahre lang „als Vertragsarzt der Freiwilligenannahmestelle Hannover im Dienst der Bundeswehr" gestanden hatte. Er habe sich dieser Aufgabe „unter Zurückstellung persönlicher Belange ... mit außergewöhnlichem Engagement gewidmet" und die „Bewerber ... durch seine menschliche Art überzeugt". Außerdem habe sich „der fast 70jährige Arzt" zwischen 1968 und 1970 „ganz besondere und über das Übliche hinausgehende Verdienste in der Führung der Geschäfte des Beratenden Sanitätsoffiziers sowie des Leiters der Wehrtauglichkeits-Untersuchungsgruppen" erworben.

Dr. Michael von Bassewitz hatte ab 1938 am Stift Bethlehem in Ludwigslust als Assistenzarzt gewirkt; als ihm ebenfalls im Jahre 1971 das Bundesverdienstkreuz verliehen wurde, war er der bisher einzige frühere mecklenburgische Arzt mit dieser Auszeichnung, der nicht der NSDAP angehört hatte. Zwischen 1951 und 1963 war er „im Rahmen der Technischen Hilfe der Bundesrepublik für Entwicklungsländer als Chirurg, Hospitaldirektor und Sachverständiger für das Gesundheitswesen in Äthiopien und Togo eingesetzt" gewesen, bevor er ab 1964 als „Hauptmusterungsarzt" für die Bundeswehr tätig wurde. Dort habe er „mit Initiative und Engagement die Aufgabenstellung und die Zielsetzung des ärztlichen Dienstes im Wehrersatzwesen beeinflußt und maßgebliche Beiträge zu den Musterungsvorschriften und Dienstanweisungen geleistet". Bassewitz habe sich „durch seinen Einsatz im In- und Ausland bleibende Verdienste um die Bundesrepublik Deutschland erworben".

Auch Prof. Dr. Hans Ritter gehörte nicht der NSDAP an; er hatte zwischen 1925 und 1952 als praktischer Arzt und Homöopath in Rostock gewirkt und sich dort 1946 habilitiert. Nach seiner Flucht in den Westen war er zunächst praktischer Arzt in Plettenberg gewesen und hatte 1957 als Chefarzt die Leitung der Medizinischen Poliklinik des Robert-Bosch-Krankenhauses in Stuttgart übernommen; dafür und für das Verfassen von drei auch international beachteten Standardwerken zur Homöopathie sowie für seine „großen Verdienste" bei der entsprechenden Fortbildung der Ärzteschaft für „das Wohl zahlreicher Patienten" erhielt Ritter 1972 das Bundesverdienstkreuz.

Um Prof. Dr. Hans Grebe anläßlich seines 60. Geburtstages 1973 zu einem Bundesverdienstkreuz zu verhelfen, unternahm das Hessische Sozialministerium einige Anstrengungen; vor allem ging es darum, Grebes erhebliche NS-Belastungen gering und dessen vermeintliche Verdienste der Nachkriegszeit dagegen umso größer erscheinen zu lassen. Daß Grebe Mitglied der NSDAP und der SA gewesen war, galt als Petitesse; das war der ihn vorschlagende Hessische Sozialminister auch gewesen. Es ging eher darum, den Umfang und die Bedeutung von Grebes Tätigkeit am Institut für Erbbiologie und Rassenhygiene der Universität Frankfurt/Main und am Kaiser-Wilhelm-Institut für Anthropologie, menschliche Erblehre und Eugenik in Berlin sowie seine Dozentur für Erbbiologie und Rassenhygiene an der Universität Berlin ebenso zu marginalisieren wie die Tatsache, daß er ab 1944 mit der Wahrnehmung des Lehrfaches Eugenik an der Universität Rostock beauftragt worden war, wo er im Oktober 1944 zum Professor für Erbbiologie, Rassenhygiene und Eugenik ernannt wurde sowie als Direktor des neugegründeten Instituts für Erbbiologie und Rassenhygiene amtierte. Daß Grebe ab 1942 auch Leiter der Abteilung Wissenschaft im Amt für weltanschauliche Schulung der Reichsjugendführung war, wo er in Zusammenarbeit mit dem Rassenpolitischen Amt der NSDAP zunächst HJ-Führer und später auch NS-Führungsoffiziere in erbbiologischen und rassenhygienischen Fragen ausbildete, und daß er ab 1944 in Mecklenburg auch als Gaudozentenbundführer fungierte, war nicht einmal den amerikanischen Rechercheuren im Berlin Document Center bekannt, weshalb es in deren Sachstandsbericht und in die anschließende Bewertung des Hessischen Sozialministeriums nicht einfließen konnte. Dort hatte man sich immerhin 37 von 40 ermittelten wissenschaftlichen Arbeiten Grebes beschafft und den Abteilungsleiter für Gesundheit, Sport und Freizeit, Prof. Dr. Manfred Steinbach, beauftragt, diese zu „überprüfen", was sich für Grebe als Glücksfall erweisen sollte. Der 1933 geborene Steinbach, der 1959 sein Medizinstudium abgeschlossen und bis 1970 das Sportmedizinische Institut der Universität Mainz geleitet hatte, kam „zu folgendem Ergebnis": Die Schriften Grebes „bis 1944" seien „gekennzeichnet von streng naturwissenschaftlicher Behandlung der Materie", so zur „Erblichkeit oder Nichterblichkeit von Mißbildungen"; in nur wenigen Fällen habe Grebe „die Frage nach erbhygienischer Konsequenz … kurz und sehr maßvoll behandelt" und dies immer „nach damaliger Rechtslage" getan. „Radikale, programmatische, appellierende Töne" habe Grebe „nicht angeschlagen", allenfalls „hier und da" die „Wehrfähigkeit als ein Ziel der Erbhygiene erwähnt. Diskriminierendes über Juden fand ich nicht". Prof. Steinbach konnte „zusammenfassend feststellen, daß bedenkliche Passagen in der erreichbaren Literatur fehlen, wenn man davon absieht, daß sein [Grebes] Urteil auch auf die damalige Rechtslage hin ausgerichtet werden mußte". Getreu dem Motto: Was damals Recht war, kann heute nicht Unrecht sein, hielt es der Ministerialdirigent Steinbach für „zu weitgehend", dem „Erbwissenschaftler [Grebe] dieser Jahre … Schrittmacherdienste vorzuwerfen, nur, weil er Erbhygiene betrieben hat und diese mißbraucht wurde".

Der Staatssekretär im hessischen Sozialministerium, Adolf Philippi, meinte gegenüber der Hessischen Staatskanzlei, „aufgrund dieser Ermittlungsergebnisse" bestünden „keine Bedenken, Herrn Prof. Dr. Grebe mit dem Bundesverdienstkreuz 1. Klasse auszuzeichnen". Schließlich habe Grebe, der sich nach 1945 in Frankenberg/Eder als praktischer Arzt niedergelassen hatte – auch weil ihm wohl bewußt war, daß mit seiner Vergangenheit eine weitere universitäre Laufbahn sehr unwahrscheinlich war –, „neben seiner beruflichen Tätigkeit in den verschiedensten Bereichen zum Wohle der Allgemeinheit gewirkt". So war Grebe „seit 1931 Mitglied des Deutschen Roten Kreuzes" und „seit 1937 anerkannter Sportarzt". Seit 1955 sei er Vorsitzender des Hessischen Sportärzteverbandes, seit 1957 Präsident des Deutschen Sportärztebundes, seit 1958 Vorsitzender der Ärztekommission des Deutschen Amateur-Boxverbandes; es folgten rund 20 weitere lokale, regionale und deutschlandweite Ehrenämter, so in verschiedenen hessischen Rotary-Clubs, in der „Stiftung Spazierengehen", aber auch als Kuratoriumsmitglied der Deutschen Olympischen Gesellschaft. Die Staatskanzlei schlug Grebe also für den Verdienstorden mit der Begründung vor, dieser habe sich „vornehmlich im sozialen Bereich und auf dem Gebiet der Leibeserziehung hervorragende Verdienste erworben", weshalb eine derartige Auszeichnung zu „rechtfertigen" sei.

Auch als Dr. Rolf Langmann, der bis zum Kriegsbeginn 1939 als Assistenzarzt in der Sanitäts-Abteilung 12 der Wehrmacht in Schwerin gewirkt hatte, im Jahre 1973 – im Alter von 62 Jahren und damit eigentlich „außer der Reihe" – das Bundesverdienstkreuz erhielt, schadete seine frühere Mitgliedschaft in der NSDAP keinesfalls. Seit er 1947 als Leitender Arzt beim Gesundheitsamt der Stadt Mülheim/Ruhr tätig war, hatte er sich „um die Erhaltung der Volksgesundheit in besonderem Maße verdient gemacht". In der Vorschlagsbegründung für das Verdienstkreuz der Bundesrepublik hieß es, es sei ihm gelungen, „in Zusammenarbeit mit der örtlichen Industrie … die Verschmutzung der Luft auf ein Mindestmaß herabzusetzen", und auch bei „der Abwasserreinigung und der Abfallbeseitigung" habe er Erfolge erzielen können. Es sei Langmann zu verdanken, daß die Stadt Mülheim „im Jahre 1950 das erste transportable Röntgengerät zur Früherkennung der Lungenkrankheiten … in der Bundesrepublik" einsetzen konnte; außerdem habe er am Gesundheitsamt „eine Stelle für Mütterfürsorge" eingerichtet, „wodurch eine wesentliche Herabsetzung der Säuglingssterblichkeitsrate erzielt werden konnte". Langmanns „besonderes Anliegen" aber war die „Betreuung spastisch gelähmter sowie hirn- und rückenmarksgeschädigter Kinder"; er habe „für diesen Personenkreis eine eigene Schule" errichten lassen, „in der zur Zeit 90 Kinder betreut werden". Daneben habe er Vorsorgeuntersuchungen für Kinder „auf Hör- und Sprachstörungen, Haltungsschäden und Herzfehler" initiiert und sich „in den letzten Jahren" in Schriften und Vorträgen um die „Aufklärung der Jugend über den Drogen- und Rauschgiftmißbrauch" bemüht.

Bevor Dr. Theodora Vienken, Referentin in der Staatskanzlei des Landes Nordrhein-Westfalen, dem Vorschlag des dortigen Ministeriums für Arbeit, Gesundheit und Soziales nähertrat, Dr. Gustav Rotthauwe für das Bundesverdienstkreuz vorzuschlagen, fragte sie in der zuständigen Ordenskanzlei des Bundespräsidialamtes nach, „ob der Herr Bundespräsident einem Ordensvorschlag entsprechen würde", denn „insbesondere die frühzeitige Mitgliedschaft in der NSDAP [könnte] eine Auszeichnung nicht unbedenklich erscheinen" lassen. Rotthauwe, der – von Kriegseinsätzen unterbrochen – von 1938 bis 1951 als Assistenzarzt und als Facharzt für Chirurgie an der Chirurgischen Klinik der Universität Rostock gewirkt hatte, war nach einer fünfjährigen Tätigkeit als Arzt an der Städtischen Krankenanstalt in Wuppertal-Barmen seit 1956 als Leitender Chefarzt des Evangelischen Krankenhauses „Herminghaus-Stift" in Wülfrath im Amt; auf letztere Tätigkeit bezog sich auch die vergleichsweise dünne Vorschlagsbegründung für das Bundesverdienstkreuz: So sei es Rotthauwe „zu verdanken, daß sich die Chirurgische Abteilung nach kurzer Zeit zu einem bevorzugten Zentrum für die Urologie entwickelt" habe, „dessen Einzugsbereich weit über den Stadtbezirk von Wülfrath" hinausgehe; es sei Rotthauwe „bis heute immer wieder gelungen, die ärztliche Versorgung aller Patienten sicherzustellen". In dem vom Sozialdemokraten Gustav Heinemann (1899-1976) geleiteten Bundespräsidialamt hatte man im Unterschied zur Düsseldorfer Staatskanzlei offenbar keine Bedenken gegen die Auszeichnung eines früheren Nationalsozialisten, auch nicht wegen dessen „frühzeitiger Mitgliedschaft in der NSDAP", so daß Rotthauwe 1973 mit dem Verdienstorden der Bundesrepublik Deutschland ausgezeichnet wurde.

Im Januar 1951 ist beim Bundesinnenministerium die sogenannte Schutzkommission gegründet worden, deren Mitglieder – „Fachexperten und Institutsdirektoren verschiedener Fakultäten" – die Bundesregierung „in Fragen des Schutzes der Zivilbevölkerung gegen die Wirkungen von ABC-Waffen und Katastrophen beraten" sollten. Einer dieser „Fachexperten" war Prof. Dr. Henning Brandis, der sich bis 1945 als Sanitätsoffizier in der Wehrmacht im Kriegseinsatz befunden hatte und in der Sanitäts-Abteilung 12 der Wehrmacht 1943 in Schwerin zum Oberstabsarzt befördert worden war. Nach seiner Habilitation wirkte Brandis ab 1957 als Professor für Hygiene und Bakteriologie am Hygieneinstitut der Universität Göttingen, ab 1967 als Direktor für medizinische Mikrobiologie und Immunologie an der Universität Bonn. 1976 erhielt der 60jährige Brandis das Bundesverdienstkreuz, weil er „in eigenen experimentellen Arbeiten neuartige Verfahren zum Nachweis von Bakterien und Viren entwickelt" hatte, „mit deren Hilfe sich Infektionsrisiken und manifeste Infektionen, vor allem auch im Katastrophenfall, besser und früher als mit den bisher üblichen Methoden erfassen lassen. Der so erzielte hohe Schutzgrad gegen Epidemien und Seuchen" könne „im Ernstfall von lebensentscheidender Bedeutung für die Bevölkerung" sein.

Der aus Mecklenburg stammende Dr. Otto Hamann war 1942 Assistenzarzt in Rostock, befand sich nach einem Kriegseinsatz ab Mai 1945 in sowjetischer Kriegsgefangenschaft und kehrte im Juni 1948 an die Universität Rostock zurück; ab 1951 praktizierte er als Arzt am Stadtkrankenhaus und am Landambulatorium in Malchow. Nach seiner Übersiedlung in die Bundesrepublik amtierte er ab 1956 zunächst als Polizeiarzt in Wuppertal und war dann bis zu seiner 1978 erfolgten Pensionierung Leitender Medizinaldirektor beim Polizeipräsidenten in Essen. Anläßlich seines Ausscheidens aus dem polizeimedizinischen Dienst erhielt er 1979 das Bundesverdienstkreuz mit der Begründung, er sei „ein Arzt mit großen Persönlichkeitswerten" gewesen, „der gründlich und gewissenhaft und mit voller Hingabe seinen Beruf" wahrgenommen sowie seine „umfangreichen Kenntnisse und Erfahrungen ... stets zum Wohle seiner Patienten" angewandt habe. „Trotz seines 1973 erlittenen Herzinfarkts und einer Schwerbehinderung von 70 Prozent" sei er „weit über das normale Maß hinaus für die ihm anvertrauten Beamten in ärztlicher wie auch besonders in menschlicher Hinsicht tätig" gewesen.

Der bis 1938 als Volontärassistent in Rostock tätige Dr. Arthur Langeheine praktizierte zwischen 1948 und 1983 als niedergelassener Facharzt für Frauenkrankheiten und Geburtshilfe mit Privatklinik in Göttingen. Das Bundesverdienstkreuz erhielt der 70-Jährige im Jahre 1982 offenbar für sein Wirken als vor allem regional tätiger Ärztefunktionär. So war er von 1951 bis 1980 Bezirksobmann des Berufsverbandes der Frauenärzte, von 1970 bis 1978 Mitglied des Vorstandes und seit 1972 stellvertretender Bundesvorsitzender dieses Berufsverbandes. Seit 1962 fungierte er auch als Bezirksobmann des Verbandes der niedergelassenen Ärzte Deutschlands und zugleich des Hartmannbundes. Außerdem agierte er zwischen 1970 und 1978 als Mitglied der Kammerversammlung der Ärztekammer Niedersachsen, und zwischen 1964 und 1968 hatte er dem Rat der Stadt Göttingen angehört.

Als Medizinalrat war Dr. Friedrich Ostendorf bis Anfang 1945 Leiter des Staatlichen Gesundheitsamtes im westpreußischen Kulm gewesen; nach seiner Flucht praktizierte er im Frühjahr 1945 als niedergelassener Allgemeinpraktiker in Ludwigslust, wo er im April 1945 auch zum stellvertretenden Leiter des Staatlichen Gesundheitsamtes Ludwigslust ernannt wurde. 1945 endete auch seine seit 1931 andauernde Mitgliedschaft in der NSDAP. Noch 1947 leitete er die Abteilung Gesundheitswesen der Stadt Bad Doberan und ließ sich nach seiner Flucht in den Westen ab 1954 als praktischer Arzt im baden-württembergischen Denkendorf nieder, wo er „seine Praxis bis 1968 mit viel Verantwortungsbewußtsein und Idealismus geführt" habe. Dies allein wäre kein Auszeichnungsgrund gewesen; das taten tausende andere Ärzte auch. Der 75jährige Ostendorf erhielt das Bundesverdienstkreuz 1984 für sein „soziales Engagement". In der Vorschlagsbegründung hieß es, Ostendorf habe an der Volkshochschule „jahrelang Vorträge über ärztliche Themen gehalten", er arbeite „in der ‚Internationalen Gesellschaft für Menschenrechte' aktiv mit", er habe in Denkendorf „die überkonfessionelle ‚Nachbarschaftshilfe' ins Leben gerufen und diese über Jahre hinweg geleitet". Außerdem sei er „heute noch fast täglich in den Heimen für Spätaussiedler" unterwegs und organisiere „Kleidersammlungen für diese Menschen". Darüber hinaus habe „Herr Dr. Ostendorf einem Ausländer das gesamte Studium in der Bundesrepublik Deutschland bezahlt" und „eine Frau aus der DDR mit ihrem Kind ein halbes Jahr in seinem Haus aufgenommen". Und nicht zuletzt sei Ostendorf „Mitglied im ‚Verein für Vogelschutzfreunde'" und „Mitglied der ‚Konservativen Aktion'".

In Mecklenburg war Dr. Rudolf Stahl seit 1923 Oberarzt an der Medizinischen Klinik der Universität Rostock gewesen, wo er 1926 zum außerordentlichen Professor ernannt worden war. Nach Kriegsende amtierte er ab 1948 als Leiter des Städtischen Krankenhauses II in Braunschweig und war daneben bis 1962 Fortbildungsbeauftragter der Bezirksstelle Braunschweig der niedersächsischen Ärztekammer. Er wurde 1984, lange nach seinem Ruhestand, als 95-Jähriger mit dem Bundesverdienstkreuz geehrt, und zwar für eine herausragende Leistung auf medizinischem Gebiet. Wie es in der Vorschlagsbegründung hieß, habe sich Stahl „besondere Verdienste bei der Einführung der heute weltweit gebräuchlichen Methode der Dauertropfinfusion" erworben sowie „diese neuartige Methode" propagiert und angewandt, „die die üblichen Bluttransfusionsapparate überflüssig machte". Bis dahin konnten die „nur in wenigen chirurgischen Kliniken durchführbaren Infusionen mittels umständlicher Einführung einer Glaskanüle in die freigelegte Vene" praktiziert werden. Durch Stahls Engagement ist diese komplizierte Methode „durch die einfache intravenöse Injektion abgelöst worden, die heute an jedem Unfallort ausführbar ist und durch die schon vielen Menschen das Leben gerettet werden konnte". Daß Rudolf Stahl Mitglied der NSDAP gewesen war, wurde nun nicht einmal mehr thematisiert.

Auch Prof. Dr. Hans-Diedrich Cremer ist erst 1985, zehn Jahre nach seiner Pensionierung, mit dem Bundesverdienstkreuz ausgezeichnet worden. Cremer, der bis 1938 als Sanitätsoffizier in der Sanitätsabteilung 12 und als Standortarzt der Wehrmacht in Parchim eingesetzt und nach dem von ihm geleiteten Aufbau des Gebirgsphysiologischen Instituts der Wehrmacht in St. Johann im Oktober 1942 auch Teilnehmer an der berüchtigten Tagung „Ärztliche Fragen bei Seenot und Wintertod" in Nürnberg sowie Mitglied der „Chirurgischen Sondergruppe des Oberkommandos des Heeres" gewesen war, wirkte ab 1950 als außerplanmäßiger Professor für Physiologische Chemie an der Universität Mainz und wurde 1956 Professor für Menschliche Ernährungslehre an der Universität Gießen, wo er 1963 zum Direktor des Instituts für Ernährungswissenschaft ernannt wurde. Zwischen 1961 und 1963 hatte Cremer die Leitung der Abteilung für Angewandte Ernährungswissenschaft der Welternährungsorganisation in Rom inne. In der Vorschlagsbegrünung für die hohe Auszeichnung hieß es, Cremer habe „die Ergebnisse seiner wissenschaftlichen Arbeiten in einer eindrucksvollen Anzahl von Publikationen und Büchern niedergelegt" und sich „für eine bessere Ausbildung im Bereich der Ernährungswissenschaften" eingesetzt. So habe er an der Universität Gießen den Studienzweig „Haushalts- und Ernährungswissenschaften" eingerichtet und dort „eine Diätschule ins Leben gerufen".

Der letzte in unserem Untersuchungszeitraum in Mecklenburg tätige Arzt, der in der Bundesrepublik mit dem Bundesverdienstkreuz ausgezeichnet wurde, war Dr. Walter Schultz, der sich später Schultz-Friese nannte. Der in Crivitz geborene Schultz, der zunächst in Rostock und Wismar praktiziert hatte, ließ sich 1937 als Allgemeinpraktiker in Bad Kleinen nieder, wo er zugleich ein privates Naturheilsanatorium, das erste in Norddeutschland, betrieb. Nach Kriegsende errichtete er in Bad Kleinen die erste Sauna in der DDR, die er zu einem Rheuma-Institut ausbaute, und bildete sich daneben zum Facharzt für Innere Medizin und Physikalisch-diätetische Therapie (Naturheilverfahren) weiter. Wie viele der „ganzheitlichen Naturheilkundler" des Dritten Reichs gehörte Schultz der NSDAP an, was ihm weder in der DDR noch in der Bundesrepublik zum Schaden gereichen sollte. 1960 verließ er die DDR und wurde zunächst Badearzt in Bad Salzuflen, bevor er sich 1965 am Bodensee niederließ, zunächst als Sanatoriumsarzt in Überlingen und Meersburg, dann als niedergelassener Arzt und Naturheilkundler (mit Schwerpunkt Krebs und Rheuma) in Überlingen. Der 80jährige Schultz-Friese wurde 1988 mit dem Bundesverdienstkreuz geehrt. Auszeichnungsrelevant war die „von ihm schrittweise weiterentwickelte biologische Ganzheitsbehandlung des Krebses", mit der er „vielen Krebspatienten neue Hoffnungen und Heilimpulse gegeben“ habe. Außerdem sei Schultz-Friese durch Vorträge für den Kneipp-Bund in einem Maße aktiv, daß er „als ein Pionier des Kneipp-Gedankens und der natürlichen Heilweisen angesehen werden“ könne.

Die 1652 gegründete **Deutsche Akademie der Naturforscher Leopoldina** ist die älteste naturwissenschaftlich-medizinische Gelehrtengesellschaft im deutschsprachigen Raum und die älteste dauerhaft existierende naturforschende Akademie der Welt. Seit 1878 hat die Akademie ihren Sitz in Halle/Saale. Der Grundgedanke der Etablierung dieser Nationalakademie war die Schaffung einer legitimierten Institution, die unabhängig von wirtschaftlichen oder politischen Interessen wichtige gesellschaftliche Zukunftsthemen wissenschaftlich bearbeitet, die Ergebnisse der Politik und der Öffentlichkeit vermittelt und diese Themen national wie international vertritt. Die Mitgliedschaft in der Leopoldina galt und gilt als hohe Anerkennung und Wertschätzung und belegt die Reputation des in die Gelehrtengesellschaft aufgenommenen Wissenschaftlers. Insgesamt 17 Mediziner, die in unserem Untersuchungszeitraum als Ärzte in Mecklenburg tätig waren, sind zu Mitgliedern der Akademie berufen worden, fünf vor 1945, von denen nur zwei der NSDAP angehört haben, und zwölf nach 1945, von denen immerhin sieben Mitglied der NSDAP, der SA oder der SS gewesen waren.

Insgesamt ist festzustellen, daß weder in der DDR noch in der Bundesrepublik die Mitgliedschaft oder die Wahrnehmung von Funktionen in der NSDAP oder anderen NS-Organisationen ein Hinderungsgrund dafür gewesen ist, die betreffenden Mediziner nicht mit hohen staatlichen Auszeichnungen, anderweitigen Ehrungen oder Mitgliedschaften in wissenschaftlichen Gremien zu bedenken.

Promotionen und Dissertationsthemen der Ärzte

Von den 2.300 von uns erfaßten Ärztinnen und Ärzten, die zwischen 1929 und 1945 in Mecklenburg tätig waren, trugen 2.189 den medizinischen Doktortitel, waren also promoviert worden (95,2 Prozent).[1] Dabei fallen geschlechtsspezifische Unterschiede auf: Von den 314 Ärztinnen waren 267 promoviert (85 Prozent), während die Promotionsrate der 1.986 Ärzte bei 1.922 lag (96,8 Prozent).

Die erste von uns ermittelte Dissertation wurde im Jahre 1864 angenommen,[2] die letzten von uns betrachtete Promotionsverfahren wurden im Frühjahr 1945 abgeschlossen.[3] Im Laufe dieser mehr als 80 Jahre gab es – dem Fortschritt der medizinischen Wissenschaft entsprechend, politischen Vorgaben und auch gewissen Trends oder „Moden" folgend – diverse Schwerpunktthemen. In den meisten Fällen resultierten die Themen der Dissertationsschriften aus den Vorgaben der sie auch betreuenden Hochschullehrer; eher selten beruhten sie auf den Vorschlägen der Promovenden selbst. Ein nicht geringer Teil der Dissertationen basierte lediglich auf einer spärlichen Auswertung der Fachliteratur, zahlreiche beschäftigten sich nur mit der Analyse medizinischer Einzelfälle, und nur wenige waren echte medizinische Forschungsleistungen mit einem wissenschaftlichen Neuigkeitswert. Viele Arbeiten waren im echten wie im übertragenen Sinne recht „dünn"; Dissertationsschriften von mehr als 20 oder gar 30 Seiten waren eher selten. Viele der damals vorgelegten Arbeiten würden heute als nicht ausreichend für eine Promotion angesehen werden,[4] und bei manchen erschließt sich der wissenschaftliche Sinn der Arbeit nicht auf den ersten Blick.

Zu welchen Themen, zu welchen medizinischen Fachgebieten oder Spezialdisziplinen haben die von uns betrachteten Mediziner ihre Promotionsschriften verfaßt? Um diese Themenbereiche zu ermitteln, haben wir uns zunächst an den 1937 und 1940 definierten und festgelegten 15 Facharztbezeichnungen orientiert.[5] Aber schon die fachliche Identifikation bzw. die Zuordnung eines Promotionsthemas zu einem dieser amtlich zugelassenen Facharztgebiete fiel nicht immer leicht; relativ oft waren Querschnittsthemen anzutreffen, die sich einer eindeutigen Zuordnung entzogen;[6] in einigen Fällen war diese sogar unmöglich. Zunächst konnten wir zu den nachfolgend aufgeführten, amtlich zugelassenen Facharztgebieten die angegebenen Zahlen von Dissertationen ermitteln, die hier in absteigender Reihenfolge nach der Häufigkeit ihres Vorkommens sortiert sind.[7]

An der Spitze finden wir – wenig verwunderlich – Dissertationen zum großen Bereich der Inneren Krankheiten (312), gefolgt von Promotionsschriften zu Nerven- und Geisteskrankheiten (245) sowie zu Frauenkrankheiten und zur Geburtshilfe (224). Zahlenmäßig deutlich dahinter rangierten Arbeiten zur Chirurgie (139), zur Orthopädie (124), zu Magen-, Darm- und Stoffwechselkrankheiten (119), zu Augenkrankheiten (107), zu Haut- und Geschlechtskrankheiten (97), zu Harnwegserkrankungen (86), zu Kinderkrankheiten (84), zu Hals-, Nasen- und Ohrenkrankheiten (69), zu Röntgenologie und Strahlenheilkunde (48), zu Lungenkrankheiten (46), zu Zahn-, Mund- und Kieferkrankheiten (15) und zur Pathologischen Anatomie (12).

---

1) Eine Reihe von Ärzten, die im Dritten Reich aus verschiedenen Gründen nicht promovieren konnten, hat ihren Doktorgrad nach Kriegsende erworben, andere Mediziner wurden erst nach 1945 zu Professoren berufen; dies ist in den entsprechenden Biographien im zweiten Band dieser Darstellung jeweils vermerkt worden. Hinzu kommen mindestens 48 Ärzte, die zweifach promoviert, und 177 Ärzte, die habilitiert waren.

2) Dies war die Arbeit des später langjährig in Neubrandenburg niedergelassenen Allgemeinpraktikers Dr. Paul Lübcke: Die Tracheotomie und ihre therapeutische Würdigung beim Croup.

3) Insgesamt zehn der von uns porträtierten Ärzte wurden im Jahre 1945 promoviert, darunter mindestens fünf vor Mai 1945.

4) Etwa: Über den Einfluß von Sonne, Wind und Freiübungen am Strand auf den kindlichen Stoffwechsel.

5) Folgende Facharztbezeichnungen waren im Dritten Reich zugelassen: Facharzt für Innere Medizin, für Magen-, Darm- und Stoffwechselkrankheiten, für Lungenkrankheiten, für Kinderkrankheiten, für Chirurgie, für Frauenkrankheiten und Geburtshilfe, für Krankheiten der Harnwege, für Nerven- und Geisteskrankheiten, für Orthopädie, für Augenkrankheiten, für Hals-, Nasen- und Ohrenkrankheiten, für Haut- und Geschlechtskrankheiten, für Zahn-, Mund- und Kieferkrankheiten, für Röntgenologie und Strahlenkunde sowie für Pathologische Anatomie.

6) Etwa: Zur Frage der Beziehungen zwischen Tuberkulose und Schwangerschaft; oder: Atmung und Kreislauf bei Lungen- und Thoraxkranken in der Schwangerschaft; oder: Über den Geschmackssinn in der Schwangerschaft.

7) Für die Klassifizierung der Dissertationsthemen der von uns betrachteten mecklenburgischen Ärzte danken wir Herrn Dr. med. Jörg Schultze-Amberger (Potsdam/Berlin). Es ist durchaus denkbar und möglich, daß medizinisch anderweitig ausgewiesene Fachleute manche Zuordnung anders vorgenommen hätten, was das Gesamtbild aber nur marginal verändern würde.

Darüber hinaus wurden Promotionsschriften verfaßt, die sich einer eindeutigen Zuordnung zu den zeitgenössisch gängigen Facharztgebieten entziehen und Themenbereiche berühren, die zu neueren oder auch bereits etablierten Fachrichtungen der medizinischen Wissenschaft gehörten, jedoch eben nicht oder nicht ohne weiteres den amtlichen, also damals gültigen Facharztkategorien zuzuordnen sind. Auch bei diesen Promotionsthemen fiel die eindeutige Zuordnung zu einem Wissenschaftsgebiet bzw. einer Spezialdisziplin nicht immer leicht, weil auch hier vielfach Querschnittsthemen vorkamen, die verschiedene Rubrizierungen möglich machen.[8] Zahlenmäßig an der Spitze lagen hier Dissertationsschriften zu Fachgebieten, die man heute als Biochemie (57) oder Mikrobiologie (33) bezeichnen würde, aber auch Arbeiten zum Bereich der Hygiene (30), mit der damals vor allem Untersuchungen zur Trinkwasserqualität, zur Kommunal- und Wohnraumhygiene sowie zur Krankenhaus- und Gewerbehygiene verbunden waren. Mengenmäßig erfaßbar waren auch die Promotionen zum Gebiet der Geschichte der Medizin (29) und zur eigentlichen Pathologie (27). Darüber hinaus konnten mindestens 45 Arbeiten zu Erbkrankheiten (im Sinne des Gesetzes zur Verhütung erbkranken Nachwuchses) sowie jeweils 22 zur Diabetologie und zur Rechtsmedizin ermittelt werden.

Aus der Medizinischen Universitäts-Poliklinik zu Rostock
Direktor: Professor Dr. Schulten

Zur Frage des Ulcus
an der großen Magencurvatur

Inaugural-Dissertation

zur Erlangung des Doktorgrades
einer Hohen Medizinischen Fakultät der Universität Rostock

vorgelegt von

Wilhelm Kardel
aus Tondern

Carl Hinstorffs Buchdruckerei / Seestadt Rostock

Deckblatt der Dissertation von Wilhelm Kardel (1941)

Jeweils weniger als 20 Arbeiten wurden zu den Spezialfächern Hämatologie, Pharmakologie/ Pharmazie, Sozialmedizin, Anatomie, Anästhesie, Physiologie, Ernährungswissenschaft, Militär- bzw. Luftfahrtmedizin, Bakteriologie, Botanik, Embryologie, Arbeitsmedizin, Endokrinologie, Veterinärmedizin, Infektiologie, Histologie, und Labormedizin verfaßt. Außerdem haben wir mindestens 16 Promotionsschriften von späteren Ärzten entdeckt, die zu eindeutig nichtmedizinischen Themen verfaßt wurden, aber dennoch zum Titel „Dr. med." führten.

Interessanterweise gab es unter den 2.189 der von uns ermittelten und betrachteten Promotionsschriften immerhin mindestens 104 Dissertationen, die sich – gelegentlich auch im Kontext der bislang angeführten Themenbereiche – mit Tierversuchen befaßten.[9] Neben gelegentlich nicht eindeutig benannten Säuge- oder Wirbeltieren waren hier Kaninchen und Meerschweinchen, Mäuse und Ratten, Ziegen und Kälber, Reptilien und Vögel (Sperling, Eule), Frösche und Fische, Spinnen und Parasiten sowie Fledermäuse die bevorzugten Forschungsobjekte.[10]

8) Etwa: Über Beobachtungen bei tödlichen Verkehrsunfällen in den Jahren 1935 bis 1940 (möglicherweise Unfallchirurgie); oder: Verschleierung von Mord durch nachträgliche Eisenbahnüberfahrung (möglicherweise Rechtsmedizin).

9) Darunter etwa: Zur Methodik der Sterilisation der Frau. Ausprobieren eines neuen Verfahrens im Tierversuch.

10) Etwa: Die Wirkung der männlichen und weiblichen Sexualhormone auf die Schamfuge des Meerschweinchens.

Ärzte in Mecklenburg 1929-1945. Inhaltlich-statistische Auswertungen

Ärztekategorien bzw. Statusgruppen

In unserer Darstellung betrachten wir insgesamt 1.986 Ärzte und 314 Ärztinnen, die im Verlauf ihrer Tätigkeit in Mecklenburg entsprechend ihrem rechtlichen Status bzw. ihrem Tätigkeitshintergrund verschiedenen Arztkategorien bzw. Statusgruppen angehörten.

Unter diesen 2.300 Medizinern befanden sich 778 niedergelassene, also freiberuflich tätige Ärzte (darunter 48 Frauen), die als Allgemeinpraktiker oder als Fachärzte agierten und sowohl als Kassen- als auch als Privatärzte arbeiteten. Diese niedergelassenen Ärzte werden von uns vor allem deshalb als „Kerngruppe der mecklenburgischen Ärzteschaft" bezeichnet, weil sie in unserem Untersuchungszeitraum die Hauptlast der medizinischen Versorgung der mecklenburgischen Bevölkerung trugen und das Rückgrat des dortigen Gesundheitswesens darstellten.

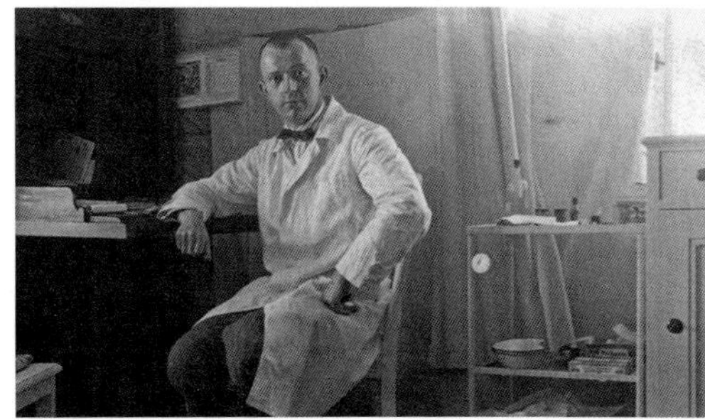
Karl Martschke

Die zahlenmäßig größte Ärztegruppe in Mecklenburg bildeten die nur selten besoldeten Volontärassistenten und die Assistenzärzte mit insgesamt 899 Medizinern (darunter 180 Frauen), die zumeist an den Kliniken der Landesuniversität und an den Krankenanstalten des Landes tätig waren. Die meisten von ihnen – zu denen auch noch die Vertretungsärzte und die Landarztassistenten sowie die zumeist habilitierten Dozenten und Oberärzte gehörten – verbrachten mangels Karriereaussichten und fehlender Niederlassungsmöglichkeiten nur eine kurze Zeit in Rostock bzw. in Mecklenburg und haben nicht selten später anderenorts bedeutende Funktionen im staatlichen Gesundheitswesen oder an Universitäten übernommen bzw. sich außerhalb Mecklenburgs als Ärzte niedergelassen.

Eine zahlenmäßig ebenfalls große, in sich jedoch äußerst heterogene Gruppe bildeten die mindestens 426 Ärzte (darunter 86 Frauen), die zwischen 1939 und 1945 kriegsbedingt nach Mecklenburg gelangten und ohne deren Mitwirkung die medizinische Versorgung der Zivilbevölkerung im Lande zusammengebrochen wäre. Diese Ärzte kamen entweder durch Dienstverpflichtungen und durch Evakuierungen aus den luftkriegsbetroffenen Gebieten besonders in Westdeutschland, Berlin und Hamburg oder aber durch Umsiedlungsaktionen, Flucht und Vertreibungen aus den baltischen Staaten sowie aus Ostpreußen, Pommern und Schlesien nach Mecklenburg. Diese zeitgenössisch „Flüchtlingsärzte" genannten Mediziner haben fast allen hier genannten Arztkategorien angehört.[1)]

Eine zahlenmäßig nicht geringe und nicht immer leicht zu identifizierende Ärztegruppe bildeten die mindestens 165 hauptberuflichen Militärärzte oder Sanitätsoffiziere der Reichswehr bzw. der Wehrmacht. Hier war zu unterscheiden zwischen den zumeist längerfristig in Mecklenburg ansässigen, in den Wehrkreisämtern sowie in den festen Garnisonen und Kasernen tätigen Medizinern einerseits und den vielfach nur kurzzeitig bei den in Mecklenburg stationierten Truppen des Ersatzheeres tätigen Angehörigen des Wehrmachtssanitätswesens andererseits. Letztere waren auf Grund der starken Fluktuation der Truppen nur punktuell und nicht immer vollständig zu ermitteln.[2)]

Daneben konnten wir mindestens 158 Mediziner als leitende Ärzte, Chefärzte, Direktoren und Vorstände an nichtuniversitären staatlichen und kommunalen Krankenhäusern sowie an Heil- und Pflegeanstalten ermitteln (darunter drei Frauen).[3)]

---

1) Vgl. dazu das Kapitel: Gesundheitsverhältnisse, gesetzliche Grundlagen und berufliche Rahmenbedingungen für das Wirken der mecklenburgischen Ärzteschaft 1939-1945, S. 143 ff., und das Kapitel: Das Medizinalwesen in Mecklenburg unter sowjetischer Kontrolle 1945-1949, S. 208 ff.

2) Vgl. dazu im Detail das Kapitel: Militärärzte bzw. Sanitätsoffiziere der Reichswehr/Wehrmacht im Deutschen Reich und in Mecklenburg, S. 469 ff. Die zwar zur Wehrmacht einberufenen, aber am Heimatort kriegsdienstleistenden Ärzte, die zumeist ihre Praxis teilweise weiterführen konnten, haben wir nicht als Sanitätsoffiziere erfaßt.

3) Zwar waren nicht wenige niedergelassene Ärzte in diesen Funktionen oder auch als Belegärzte an staatlichen oder

Eine eigene Arztkategorie bildeten die 90 von uns ermittelten Medizinprofessoren, darunter vor allem diejenigen 69 professoralen Hochschullehrer, die als Inhaber von Lehrstühlen, als Klinikdirektoren oder als Chefärzte an der mecklenburgischen Landesuniversität wirkten[4] und die nicht selten die Genehmigung zur Ausübung der Kassen- oder Privatpraxis besaßen. Neben diesen 69 Rostocker Professoren gab es mindestens 21 Mediziner, die in Mecklenburg studiert und dort ihre Ausbildung als Assistenz- oder Oberärzte absolviert, dann aber das Land verlassen haben und bis 1945 in anderen Regionen Deutschlands zu Professoren ernannt worden sind.[5]

Eine wichtige Rolle im mecklenburgischen Gesundheitswesen nahmen die dort seit 1935 etablierten Staatlichen Gesundheitsämter ein, deren Wirken bislang noch nicht erforscht wurde. Neben den zahlreichen dort tätigen Assistenz- und Hilfsärzten haben uns vor allem die 84 im Staatsdienst stehenden, beamteten Ärzte des öffentlichen Gesundheitsdienstes interessiert (darunter drei Frauen); diese Amtsärzte hatten als Leitungspersonal der Staatlichen Gesundheitsämter wichtige Funktionen bei der Durchsetzung zahlreicher Aspekte der nationalsozialistischen Gesundheitspolitik.[6] Einen Sonderfall unter den beamteten Ärzten bildeten die Vertrauensärzte, die „grundsätzlich mittelbare Reichsbeamte“ waren.[7]

Zahlenmäßig eher gering war die Gruppe der 23 hauptamtlichen Werks-, Betriebs- und Revierärzte, die in mecklenburgischen Groß- und Rüstungsbetrieben für die Gesundheit und Arbeitsfähigkeit der dort Beschäftigten zuständig waren.[8] Schließlich haben wir auch das Wirken von 30 Ärzten im Konzentrationslager Ravensbrück (darunter drei Frauen) betrachtet und diese zumeist aktiv an Menschenversuchen beteiligten KZ-Ärzte ebenfalls porträtiert.[9]

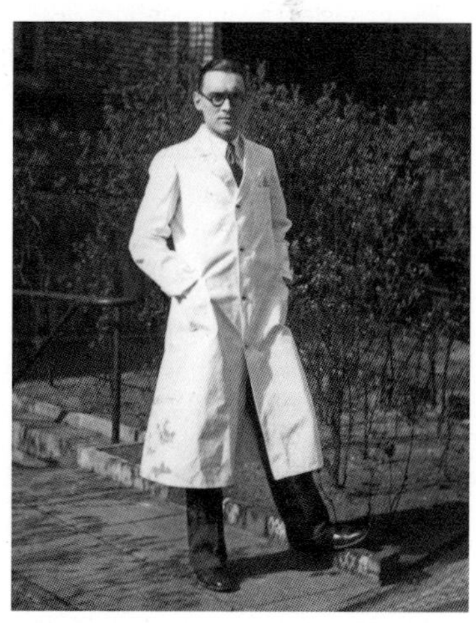

Hermann Hinzpeter

Addiert man die Zahl der hier genannten Ärzte, kommt man auf eine Summe von 2.653 Medizinern, obwohl wir nur 2.300 Ärzte betrachten. Dies liegt daran, daß mehrere Ärzte im Verlauf ihrer Tätigkeit in Mecklenburg zu zwei oder drei Arztkategorien gehörten. So betrafen diese Doppelzählungen zum einen niedergelassene Ärzte, die zugleich auch einer anderen Kategorie von Medizinern (z.B. Krankenhausärzte) angehörten; zum anderen hat eine Reihe von Ärzten in unserem Untersuchungszeitraum einmal oder sogar mehrmals ihren Status gewechselt. So konnte ein junger Assistenzarzt zur Wehrmacht wechseln, dort als Sanitätsoffizier tätig sein und sich später als Allgemeinpraktiker niederlassen; eine Doppelzählung ist auch dann erfolgt, wenn etwa ein kriegsbedingt nach Mecklenburg gelangter Arzt aus Ostpreußen hier als Assistenzarzt dienstverpflichtet wurde.

Mindestens 88 der von uns betrachteten Ärzte – und das betraf Mediziner aus fast allen hier genannten Arztkatego-

---

kommunalen Krankenanstalten tätig, aber diese Mediziner haben wir in ihrem Hauptberuf als niedergelassene Ärzte erfaßt.

4) Vgl. dazu Buddrus/Fritzlar: Die Professoren der Universität Rostock im Dritten Reich.

5) Hinzu kommen mindestens 46 Mediziner, die bis 1945 ebenfalls als Ärzte in Mecklenburg tätig gewesen sind, aber erst nach Kriegsende, also außerhalb unseres Untersuchungszeitraums, eine Professur erhalten haben, entweder in Mecklenburg selbst oder außerhalb des Landes.

6) Vgl. dazu das Kapitel: Die Staatlichen Gesundheitsämter in Mecklenburg, S. 518 ff. Zwar hatte auch eine Reihe von niedergelassenen Ärzten nebenamtliche Funktionen, etwa als Hilfsärzte in den Staatlichen Gesundheitsämtern, übernommen, und nicht wenige dieser Ärzte waren auch in anderen staatlichen Bereichen tätig, etwa als Gerichts- oder Gefängnisarzt, als Impf- oder als Schularzt, aber diese nichtbeamteten Mediziner wurden in ihrem Hauptberuf als niedergelassene Ärzte erfaßt.

7) Im Rahmen unserer Recherchen konnten wir 34 in unterschiedlichen Positionen agierende Vertrauensärzte in Mecklenburg nachweisen, darunter zwölf, die als hauptamtlich beamtete Landesvertrauensärzte und Leiter der Vertrauensärztlichen Dienststellen der Landesversicherungsanstalt Mecklenburg in den Arztbezirken des Landes gewirkt haben. Vgl. dazu das Kapitel: Die Staatlichen Gesundheitsämter in Mecklenburg, S. 518 ff.

8) Vgl. dazu das Kapitel: Werks-, Betriebs- und Revierärzte im Deutschen Reich und in Mecklenburg, S. 491 ff.

9) Vgl. dazu das Kapitel: Ärzte und Menschenversuche im Konzentrationslager Ravensbrück, S. 651 ff. Hier nicht erfaßt wurden die in Konzentrationslagern internierten Männer und Frauen, die dort zwangsweise als Häftlingsärzte eingesetzt waren.

rien – sind vor ihrer Niederlassung oder ihrer Anstellung als Assistenzarzt zur See gefahren – und zwar als Schiffsarzt. Dies geschah in den wenigsten Fällen aus Abenteuerlust, sondern zumeist deshalb, weil diese Ärzte nach ihrem Medizinstudium oder nach ihrer Approbation zunächst noch keine Anstellung erhielten oder keine Niederlassungsgenehmigung bekamen.

Geographische Herkunft der Ärzte

Von den 2.300 Ärzten, die zwischen 1929 und 1945 in Mecklenburg tätig waren, konnten wir von 2.293 Personen den Geburtsort und das Geburtsland ermitteln (99,7 Prozent). Danach ergibt sich hinsichtlich der geographischen Herkunft folgendes Bild:

187 der von uns porträtierten Ärzte wurden in nichtdeutschen Staaten und Kolonien geboren (8,1 Prozent);[10)] allein 75 von ihnen stammten aus den baltischen Ländern, 37 aus Österreich-Ungarn und 34 aus Rußland.

1.228 der 2.300 später in Mecklenburg tätigen Ärzte wurden in Preußen bzw. in preußischen Provinzen geboren (53,4 Prozent);[11)] allein 163 von ihnen kamen in Pommern, 153 in Berlin, 127 in der Rheinprovinz und 122 in Westfalen zur Welt.

303 der in Mecklenburg praktizierenden Ärzte stammten aus anderen deutschen Ländern, Königreichen oder Fürstentümern (13,2 Prozent),[12)] die meisten aus Bayern.

78 der später in Mecklenburg wirkenden Ärzte kamen in Hansestädten zur Welt (3,4 Prozent), darunter 44 in Hamburg, 20 in Lübeck und 14 in Bremen.

Lediglich 497 der später in Mecklenburg wirkenden Ärzte sind auch im Lande geboren worden (21,6 Prozent), darunter 398 in einer der 60 mecklenburgischen Städte[13)] und 99 in mecklenburgischen Landgemeinden.

Soziale Herkunft der Ärzte

Von den 2.300 mecklenburgischen Ärzten und Ärztinnen konnten wir in immerhin 2.122 Fällen die Berufe der Väter ermitteln (92,3 Prozent). Daraus lassen sich in den meisten Fällen Rückschlüsse auf die soziale Herkunft der von uns betrachteten Ärzte ziehen. Dabei sind allerdings zwei Einschränkungen zu beachten, die das Gesamtbild jedoch nicht wesentlich beeinträchtigen. Zum einen gilt es zu berücksichtigen, daß wir zwar in vielen Fällen den konkreten Beruf der Väter der uns interessierenden späteren Ärzte kennen; zugleich aber wissen wir auch, daß viele, mehr als 700, dieser Väter im Laufe des Heranwachsens ihrer Kinder ihren Beruf gewechselt oder ihre Tätigkeit verändert, in vielen Fällen so ihren sozialen Status und damit ihr Einkommen erhöht haben, wodurch sie überhaupt erst in der Lage waren, ihren Söhnen oder Töchtern ein Medizinstudium zu finanzieren. Einige Beispiele sollen dies illustrieren: Zum Zeitpunkt der Geburt eines der von uns porträtierten Ärzte war der Vater Maschinenschlosser, zum Zeitpunkt des Studiums seines Sohnes jedoch Fabrikdirektor; oder: Zum Zeitpunkt der Geburt einer der von uns porträtierten Ärztinnen war der Vater Pastor, zum Zeitpunkt des Studiums seiner Tochter bereits Landessuperintendent.[14)]

---

10) Darunter in Argentinien 1, Belgien 1, Brasilien 2, Britisch-Indien 2, Britisch-Ostindien 1, China 4, Dänemark 2, Estland 39, Frankreich 4, Griechenland 1, Großbritannien 1, Japan 1, Lettland 26, Litauen 10, Mexiko 1, Niederlande 3, Österreich(-Ungarn) 37, Osmanisches Reich/Türkei 3, Peru 1, Polen 1, Portugal 1, Rumänien 2, Rußland 34, Schweiz 1, Slowenien 1, Südafrika 1, Sumatra 1, Togo 1, Tschechoslowakei 1 und USA 3.

11) Darunter in Berlin 153, Brandenburg 91, Hannover 91, Hessen-Nassau 54, Ostpreußen 84, Pommern 163, Posen 47, Provinz Sachsen 86, Rheinprovinz 127, Schlesien 89, Schleswig-Holstein 75, Westfalen 122 und Westpreußen 46.

12) Darunter aus Baden 22, Bayern 70, Braunschweig 19, Elsaß-Lothringen 19, Hessen 24, Oldenburg 18, Reuß älterer Linie 3, Sachsen 68, Sachsen-Altenburg 1, Sachsen-Coburg-Gotha 6, Sachsen-Gotha 1, Sachsen-Meiningen 4, Sachsen-Weimar 3, Sachsen-Weimar-Eisenach 15, Schwarzburg-Rudolstadt 2, Schwarzburg-Sondershausen 2 und Württemberg 26.

13) Darunter 112 in Rostock, 72 in Schwerin, 22 in Wismar, 17 in Parchim, 16 in Güstrow, zwölf in Neustrelitz und neun in Neubrandenburg.

14) Andere Beispiele betreffen den Aufstieg vom Elektromonteur zum Kraftwerksoberingenieur, vom Schutzmann zum Kriminaloberwachtmeister, vom Pastor zum Landesbischof, vom Kellner zum Hotelbesitzer, vom Realschullehrer

Zum anderen muß berücksichtigt werden, daß aus den Eigenangaben (etwa in den Lebensläufen) der von uns betrachteten Ärzte oder aus den Eintragungen in den Geburtsregistern (der Standesämter oder der Kirchenbücher) nicht immer sichere Rückschlüsse auf den tatsächlichen sozialen Status der Väter und somit auf das Herkunftsmilieu der hier behandelten Ärzte möglich sind. So konnte etwa die Berufsbezeichnung „Kaufmann" die ganze Bandbreite kaufmännischen Handelns abdecken, und es wird nicht in jedem Einzelfall deutlich, ob es sich um einen kleinen Händler, einen angestellten Prokuristen oder etwa um einen Warenhausbesitzer handelte; auch die Berufsbezeichnung „Fabrikant" sagt nur wenig über das tatsächlich vorhandene Vermögen der so bezeichneten Väter aus, konnte doch mit ihrer „Fabrik" ein kleiner Betrieb mit wenigen Angestellten, aber auch ein Großkonzern gemeint sein usw.

Bei dem Versuch einer Klassifikation mußten wir uns deshalb einerseits auf den *sozialen Status* (etwa Arbeiter, Angestellte, Beamte, Gewerbetreibende, Freie Berufe, Besitzer/Eigentümer usw.) konzentrieren, dabei wissend, daß es innerhalb dieser Kategorien erhebliche Graduierungen gab. Andererseits haben wir bestimmte *Berufsgruppen bzw. Branchen* in den Blick genommen, wobei auch hier klar ist, daß innerhalb dieser Berufsfelder oder Tätigkeitsbereiche erhebliche soziale Unterschiede vorkamen. Darüber hinaus waren wir uns bewußt, daß es bei den von uns vorgenommenen Klassifizierungen nicht nur eine Reihe von Überschneidungen, sondern durchaus auch mehrere Zuordnungsmöglichkeiten geben kann, die nicht immer klar auseinanderzuhalten sind, weshalb eine genaue Trennschärfe nicht zu erreichen war. Dadurch aber, daß wir innerhalb der einzelnen nachfolgend erwähnten Status- oder Berufsgruppen bzw. Branchen immer auch die konkrete Berufsbezeichnung der Väter aufführen, hoffen wir, zumindest einen Überblick geben und eine Vorstellung davon vermitteln zu können, aus welchen sozialen Milieus die von uns erfaßten Ärzte und Ärztinnen stammten.

Ein erstes Ergebnis bei der Suche nach der sozialen Herkunft der Ärzte in Mecklenburg hat uns tatsächlich überrascht: Die Annahme, daß sich die mecklenburgische Ärzteschaft unseres Untersuchungszeitraumes vornehmlich oder wenigstens zu einem Großteil aus sich selbst rekrutierte, daß also zumindest bei einem erheblichen Teil der von uns betrachteten Mediziner auch deren Väter bereits Ärzte gewesen waren, erwies sich eindeutig als nicht zutreffend.[15] Bei lediglich 329 der 2.300 von uns betrachteten Ärztinnen und Ärzte waren die Väter Humanmediziner (14,3 Prozent).[16] Aber wie schon an andere Stelle skizziert, war der Beruf des Vaters als Arzt nicht automatisch eine Garantie dafür, daß dieser seinem Sohn oder seiner Tochter überhaupt ein Studium, und schon gar nicht ein Medizinstudium, finanzieren konnte, das zu den teuersten Studienrichtungen gehörte; dazu war das Einkommen eines Arztes von zu vielen Faktoren abhängig,[17] und es gab neben wenigen vermögenden Ärzten zwar ein großes Mittelfeld, aber auch eine nicht geringe Zahl von Ärzten, die am Existenzminimum leben mußten.

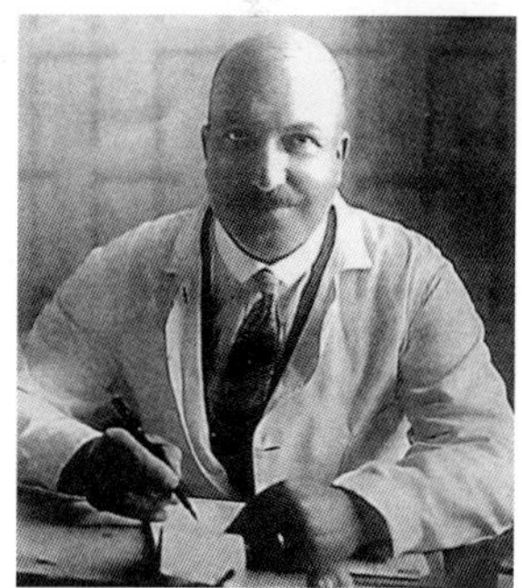
Gerhard Spangenberg, Sohn des Arztes Otto Spangenberg

Dieser Befund, daß die in Mecklenburg tätigen Ärzte zum größten Teil keinen Herkunftshintergrund in der Medizinerschaft aufwiesen, läßt den Schluß zu, daß schon im Kaiserreich, vor allem aber in der Weimarer Republik und besonders im Dritten Reich eine neue Ärztegeneration herangewachsen ist, die nicht mehr dem klassischen Medizinermilieu entstammte. Darüber hinaus wird im folgenden auch deutlich werden, daß die meisten der von uns ermittelten Ärzte zwar nach wie vor nicht aus etwa „bildungsfernen Schichten" hervorgingen, aber in der Mehrzahl eben auch nicht mehr einen ausgesprochen familiären Akademikerhintergrund aufzuweisen hatten.

---

zum Oberstudiendirektor, vom Arzt zum Universitätsprofessor, vom Ackerer zum Gutsbesitzer, vom Hauptmann zum Generalleutnant usw.

15) Und sogenannte Ärztedynastien, bei denen etwa die Väter und die Großväter, möglicherweise sogar die Urgroßväter der von uns erfaßten Ärzte ebenfalls Mediziner gewesen sind, hat es nur in wenigen Ausnahmefällen gegeben.

16) Hinzu kommen noch 21 Väter, die Tierärzte, zwölf Väter, die Zahnärzte, und 28 Väter, die Apotheker gewesen sind.

17) Unter anderem von der Statusgruppe, der er angehörte, von der konkreten Zeit, in der er als Mediziner tätig war, aber auch von seinem Niederlassungs- oder Tätigkeitsort, von seiner Fachdisziplin, von seiner Kinderzahl usw.; vgl. dazu das Kapitel: Die soziale Lage der Ärzte, S. 300 ff., sowie das Kapitel: Berufswege. Wie wurde man Arzt in Deutschland und in Mecklenburg?, S. 81 ff.

Der größte Teil der Väter der von uns betrachteten Mediziner gehörte der Statusgruppe der **Beamten** an, wobei es hier erhebliche Rangunterschiede oder Abstufungen zu berücksichtigen gilt; Beamter war eben nicht gleich Beamter. Zu der *höheren oder Ministerialbeamtenschaft* gehörten etwa Väter, die nach ihrer Berufsangabe als Regierungsrat, Oberregierungsrat, Ministerialrat, Ministerialdirektor, Ministerialdirigent, Regierungspräsident, Staatsminister oder auch als Diplomat tätig waren. Die Mehrzahl der beamteten Väter waren jedoch *mittlere oder niedere Reichs-, Kommunal- oder Regionalbeamte*, von denen man einen Teil auch der Angestelltenschaft hätte zurechnen können. Die in diesen Statusgruppen ausgeübten Tätigkeiten waren etwa Aktuar, Amtmann, Amtsdiätar, Amtshauptmann, Amtsinspektor, Amtssekretär, Amtsverwalter, Bürgermeister, Drost, Finanzbeamter, Gemeindevorsteher, Grenzaufseher, Hofkassierer, Hospitalmeister, Kalfaktor, Kanzleisekretär, Kreissekretär, Kreisverwaltungsdirektor, Landbaumeister, Landesbauinspektor, Landeskulturrat, Landesoberinspektor, Landesobersekretär, Landessyndikus, Landestierarzt, Landmesser, Landrat, Landsekretär, Landwirtschaftskammerbeamter, Oberbaurat, Oberbürgermeister, Ratsaktuar, Ratskanzlist, Ratsmaurermeister, Rechnungsrat, Regierungsinspektor, Regierungsreferendar, Regierungsregistrator, Registrator, Rentamtsverweser, Rentmeister, Sekretär, Senator, Stadtamtsaktuar, Stadtbaudirektor, Stadtbaumeister, Stadtbaurat, Stadtgartendirektor, Stadtinspektor, Stadtkämmerer, Stadtmuseumsdirektor, Stadtoberinspektor, Stadtrat, Stadtsekretär, Stadtverwaltungsdirektor, Stadtwachtmeister, Städtischer Obergärtner, Steuerinspektor, Steueroffiziant oder auch Verwaltungsjurist. Waren diese Beamten vor allem in den verschiedenen Ebenen der Kommunal-, der Regional- oder der Reichsverwaltung tätig, muß man zur Beamtenschaft auch die Mehrzahl der im Justizwesen, im Polizei- und Zolldienst, bei der Reichspost und der Reichsbahn sowie teilweise auch die im Bildungswesen tätigen Väter zählen, die weiter unten extra betrachtet werden. Aber auch einige Angehörige der technischen Berufe, vor allem die verschiedensten Arten von (Diplom-)Ingenieuren, hatten gelegentlich Beamtenstatus.

Betrachtet man die Ärzteväter aus der Gruppe der **Angestellten** (deren konkrete Berufsbezeichnungen sich nicht immer von denen aus der Gruppe der Beamten unterscheiden), so finden sich darin bei den *unteren Angestellten* etwa folgende Berufsbezeichnungen: Buchhalter, Büroassistent, Bürobeamter, Bürogehilfe, Bürovorsteher, Direktionsassistent, Direktionssekretär, Disponent, Kammerpedell oder Kontorist. Bei der Gruppe der *mittleren, höheren bzw. leitenden Angestellten* ließen sich folgende Tätigkeiten der Ärzteväter ermitteln: Abteilungsdirektor, Baurat, Bergwerksdirektor, Betriebsleiter, Direktor, Elektrizitätswerkdirektor, Fabrikdirektor, Finanzrat, Gartenoberinspektor, Gaswerksdirektor, Geheimer Rechnungsrat, Genossenschaftsdirektor, Geschäftsführer, Gewerberat, Hallenmeister, Hauptgeschäftsführer, Hauptstaatskassenrendant, Hüttenwerksdirektor, Institutsvorsteher, Laboratoriumsleiter, Lagerführer, Molkereidirektor, Museumsdirektor, Musikdirektor, Prokurist, Rechnungsführer, Rechnungsrat, Regierungsbauführer, Regierungsbaurat, Revisor, Schlachthofdirektor, Spinnereidirektor, Spitalverwalter, Versicherungsdirektor, Viehversicherungsdirektor und Werkmeister. Auch hier ist zu berücksichtigen, daß sich in der weiter unten skizzierten großen Berufsgruppe der Kaufleute natürlich auch Personen befanden, die als angestellte Kaufleute tätig waren.

Zu der bereits erwähnten Gruppe der **Fabrikbesitzer**, also zumeist der Eigentümer von Unternehmen, gehörten die Berufsbilder „Besitzer" (unspezifisch), darunter Brauereibesitzer, Brennereibesitzer, Buchdruckereibesitzer, Dampfmühlenbesitzer, Fabrikant, Fabrikbesitzer, Färbereibesitzer, Filzfabrikant, Gärtnereibesitzer, Großindustrieller, Handschuhfabrikant, Hefefabrikant, Hotelbesitzer, Käsereibesitzer, Klavierfabrikant, Konservenfabrikant, Korkfabrikant, Lederfabrikant, Likörfabrikant, Manufakturist, Maschinenfabrikant, Metallwarenfabrikant, Möbelfabrikant, Mühlenbesitzer, Netzfabrikant, Ofenfabrikant, Papierfabrikant, Schiffsreeder, Schuhfabrikant, Seidenfabrikant, Strumpfwarenfabrikant, Zementwarenfabrikant, Ziegeleibesitzer oder Zigarrenfabrikant. Hier ist zwar potentiell ein großes wirtschaftliches Vermögen zu vermuten, wovon aber nicht immer sicher ausgegangen werden kann.

Den Freien Berufen im Alltagsleben zwar teilweise ähnlich, rechtlich aber ganz anders gelagert waren die **Gewerbetreibenden**; neben Gewerben wie Auktionatoren und Versteigerern, Baumeistern, Bauunternehmern, Bauzeichnern, Bücherrevisoren, Drogisten, Fuhrleuten, Gastwirten und Restaurateuren, Hausverwaltern, Hotelbesitzern, Kantinenpächtern, Kaufmännern, Maklern, Pharmazeuten, Photographen, Reisenden, Treuhändern, Vertretern, Verwaltern sowie Zahntechnikern und Dentisten gab es die breite Palette der gewerblichen Handwerksberufe und hier vor allem die

Handwerksmeister. Erstaunlich viele Väter der hier betrachteten Ärzte waren Bäckermeister, Böttchermeister, Buchbindermeister, Buchdruckmeister, Drechslermeister, Färbermeister, Fleischermeister, Friseurmeister, Goldschmiedemeister, Holzschuhmachermeister, Hutmachermeister, Juweliere, Klempnermeister, Konditormeister, Korbmachermeister, Kürschnermeister, Maurermeister, Modisten, Optikermeister, Sattlermeister, Schlachtermeister, Schlossermeister, Schmiedemeister, Schneidermeister und Zuschneider, Schreinermeister, Schriftsetzer, Schuhmachermeister, Seilermeister, Steinmetzmeister, Tapeziermeister, Tischlermeister, Töpfermeister, Tuchmachermeister, Uhrmachermeister oder Zimmermeister.

Einen eher geringen Teil der Väter der mecklenburgischen Ärzte machten die Angehörigen der sogenannten **Freien Berufe** aus; dazu zählten Ärzte, Apotheker, Architekten oder Rechtsanwälte. Wie bereits erwähnt, ergeben sich bei den bislang aufgeführten Statusgruppen und zeitgenössischen Berufsbezeichnungen gelegentlich mehrere Zuordnungsmöglichkeiten. So ist etwa ein Rechtsanwalt zunächst einmal in die Statusgruppe der Freien Berufe einzuordnen, er kann aber auch dem weiter unten separat betrachteten Justizsektor zugerechnet werden.

In der Kategorie „Kaufmann" werden die Zuordnungsschwierigkeiten besonders sichtbar. Betrachtet man nun – unabhängig von der Stellung im Beruf oder dem Sozialstatus – die einzelnen konkreten Berufszweige der Ärzteväter, so fallen signifikante Cluster bzw. Branchen auf. Unter den Gewerbetreibenden am häufigsten vertreten waren die **Kaufleute**. Neben den eher unspezifischen Bezeichnungen wie Kaufmann oder Großkaufmann sowie Händler oder Großhändler finden wir bei den Vätern der von uns betrachteten Ärzte konkretere Berufsbezeichnungen wie Buchhändler, Eisenwarenhändler, Eisenwarenkaufmann, Gemüsehändler, Getreidehändler, Handlungsreisender, Holz(waren)händler, Kaffee-Großkaufmann, Kohlengroßhändler, Kolonialwarenhändler, Korbwarenhändler, Kunsthändler, Lebensmittelhändler, Lederhändler, Manufakturist, Mehlhändler, Schuhhändler, Seifengeschäftsinhaber, Spediteur, Steinhändler, Tabakhändler, Textilkaufmann, Überseekaufmann, Verlagsbuchhändler, Viehagent, Viehhändler, Viktualienhändler oder Weinhändler, die – wie gezeigt – per se noch nichts über das finanzielle Vermögen des Ärztevaters und seine Fähigkeit, seinem Sohn oder seiner Tochter ein Medizinstudium zu finanzieren, aussagen. Dies gilt auch für alle anderen Berufsbranchen.

Eine Reihe von Vätern der hier betrachten Ärzte war in der breiten Palette des **Bankwesens** tätig, die hier als Bankangestellte, Bankbeamte, leitende Bankbeamte, Bankbevollmächtigte, Bankdirektoren, Bankiers, Bankinspektoren, Bankkaufleute, Bankprokuristen, Bankvertreter, Bankvorstände, Bankvorsteher, Kassenboten, Reichsbankdirektoren, Reichsbankoberbuchhalter, Rentenbankbürodiätare, Sparkassendirektoren, Sparkassenrendanten oder -beamte fungierten. Hinzu kam das **Versicherungswesen** mit Versicherungsagenten und -generalagenten, Versicherungsbeamten, Versicherungsdirektoren, Versicherungskommissaren, Versicherungsmathematikern und Versicherungsvertretern.

Zahlreiche Väter der mecklenburgischen Ärzte hatten ihren beruflichen Hintergrund auf den verschiedensten Hierarchieebenen des **Bildungswesens**; deren Berufsbezeichnungen lauteten u.a. Gemeindeschullehrer, Gewerbelehrer, Gymnasialdirektor, Gymnasiallehrer, Gymnasialprofessor, Haupt(schul)lehrer, Hilfslehrer, Hochschullehrer, Konrektor, Landwirtschaftslehrer, Lyzeal- und Oberlyzeallehrer, Mittelschullehrer, Ober(schul)lehrer, Oberrealschullehrer, Privatlehrer, Realschullehrer, Regierungs-, Provinzial-, Stadt- oder Kreisschulrat, Schuldirektor, Schulinspektor, Seminardirektor, Seminarlehrer, Sprachlehrer, Studiendirektor und Oberstudiendirektor, Studienprofessor, Studienrat und Oberstudienrat, Turnlehrer, Volksschullehrer, Volksschulrektor, wissenschaftlicher Hilfslehrer und Zeichenlehrer. Mindestens 58 der späteren Ärzte hatten zwar einen (Universitäts-) Professor zum Vater, der aber nicht unbedingt über ein großes Einkommen verfügen mußte.

Keineswegs gering ist auch der Anteil der Ärzteväter, die im Bereich der Geistlichkeit oder der **Kirchen** tätig waren; hier finden sich neben der unspezifischen Tätigkeitsbezeichnung Theologe auch die Berufsbezeichnungen Bischof, Domökonomus, Gemeindeprediger, Hauptpastor, Kantor, Kirchenrat, Konsistorialrat, Küster, Landessuperintendent, Missionar, Organist, Pastor, Pfarrer, Präpositus, Prediger, Probst, Provinzialpfarrer, Reiseprediger, Schloßprediger sowie Superintendent.

Eine Reihe von Vätern gehörte zu den verschiedenen Hierarchieebenen des **Justizwesens**. Hier finden wir unspezifische „Juristen", aber auch Amtsanwälte, Amtsgerichtsräte, Anwälte, Gerichtsaktuare, Gerichtsassessoren, Gerichtskanzlisten, Gerichtsschreiber, Justiz(ober)inspektoren, Justizoberrentmeister, Justizräte, Landgerichtsdirektoren, Landgerichtspräsidenten, Landgerichtsräte, (Land-)Gerichtssekretäre, Landrichter, Notare, (Ober-)Staatsanwälte, Rechtsanwälte, Richter, Staatsanwaltschaftsobersekretäre oder Wachtmeister, die man ebenfalls der Gruppe der Beamten zurechnen könnte.

Überraschend zahlreich kamen die von uns betrachteten Ärzte aus Elternhäusern, in denen die Familienoberhäupter im Bereich der **Landwirtschaft** und des **Forstwesens** tätig waren. Ärzteväter waren unter anderem Ackerbürger, Ackerer, Administratoren, Bauern, Domänenpächter, Domanialbauern, Erbhofbauern, Erblandmarschälle, Erbpächter, Förster, Forstamtsassistenten, Forstaufseher, Forstmeister, Forsträte, Gestütsrendanten, Grundbesitzer, Gutsadministratoren, Gutsbesitzer, Gutsinspektoren, Gutspächter, Gutsverwalter, Hegemeister, Hilfsförster, Hilfsjäger, Hofbesitzer, Hofpächter, Hufner, Kornhausverwalter, Kutscher, Landmänner, Landwirte, landwirtschaftliche Beamte, Molkereiverwalter, Oberförster, Pfarrpächter, Pflanzer, Rentmeister, Revierförster, Rittergutsbesitzer, Rittergutspächter oder Stationsjäger.

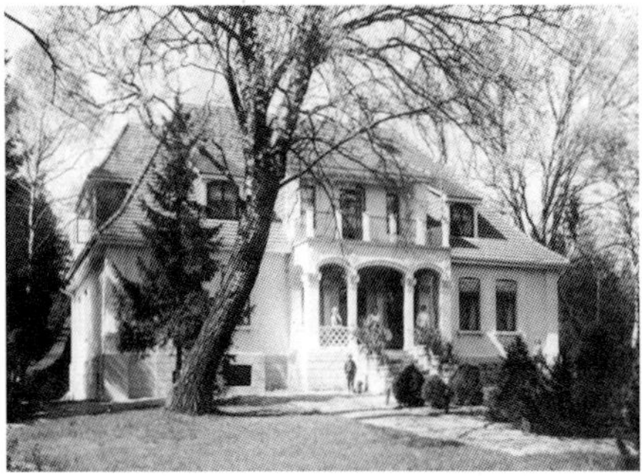

In der „Villa Kausch" in Feldberg wohnte und arbeitete Karl Kausch, der als Sohn eines Ackerbürgers geboren worden war.

Unter den Vätern der von uns betrachteten Ärzte eher selten vertreten waren die **künstlerischen Berufe** (Bildhauer, Gesangslehrer, Kammermusiker, Kirchenmaler, Kunstgärtner, Kunstmaler, Musiker, Opernsänger, Orchestermusiker, Porträtmaler oder Schriftsteller), die Berufe aus dem Bereich der **Publizistik** (Journalisten, Redakteure oder Verleger) sowie aus dem Bereich der **Wissenschaften** (Chemiker, Geograph, Geologe, Historiker, Kunsthistoriker oder Paläontologe).

In signifikanter Häufigkeit waren die Väter der von uns betrachteten Ärzte im **Militärwesen** tätig, wobei hier zwei Gruppen zu unterscheiden sind: zum einen die aktiven Berufssoldaten, wobei nahezu alle Dienstgrade von Sergeant und Feldwebel über Hauptmann und Major bis hin zu Generalleutnant und Generalmajor vertreten waren, zum anderen Funktions- oder Verwaltungsposten wie Bataillonsschreiber, Militärmusiker, Rechnungsräte (im Kriegsministerium), Registratoren (im Generalstab), Sanitätsoffiziere, Stabsapotheker und verschiedene Kategorien von Zahlmeistern.

Auch die im Bereich von **Polizei** und **Zoll** beschäftigten Väter wären der großen Statusgruppe der Beamten zuzurechnen. Die in diesem Sektor vertretenen Berufsbezeichnungen waren Fußgendarm, Hafenpolizeioffiziant, Hauptwachtmeister, Kriminaloberwachtmeister, Oberzollinspektor, Oberzollsekretär, Polizeidirektionskommissar, Polizeikommissar, Polizeirat, Polizeisekretär, Polizeisergeant, Schutzmann, Vollziehungsbeamter, Wachtmeister, Zollassistent und Zollinspektor.

Zur höheren, mittleren und niederen Beamtenschaft zählten auch die Ärzteväter, die im **Postwesen** beschäftigt waren, darunter als Briefträger, (Ober-)Postassistenten, (Ober-)Postinspektoren, (Ober-)Postmeister, (Ober-)Postpraktikanten, (Ober-)Posträte, (Ober-)Postschaffner, (Ober-)Postsekretäre, Postadjunkte, Postamtmänner, Postanwärter, Postdirektoren, Posthilfsboten, Postkassierer, Postoffizianten, Postpräsidenten, Poststellenverwalter, Telegrapheninspektoren oder Telegraphensekretäre.

Dasselbe gilt vielfach auch für die im Verkehrsbereich der **Reichsbahn** beschäftigten Väter, die als Bahnhofsmeister, Bahnsekretäre, Bahnspediteure, Eisenbahnarbeiter, Eisenbahnassistenten, Eisenbahnbauinspektoren, Eisenbahnbetriebssekretäre, Eisenbahnbüroassistenten, Eisenbahndirektoren, Eisenbahn(ober)inspektoren, Eisenbahnpraktikanten, Eisenbahnsekretäre, Eisenbahn-Zugführer, Güterexpedienten, Lokomotivführer, Oberbahnhofsvorsteher, Reichsbahninspektoren, Reichsbahnoberinspektoren, Reichsbahnobersekretäre, Reichsbahnräte, Schlafwagenschaffner, Stationsvorsteher, Stationswächter oder Stellwerksmeister agierten und zumeist ebenfalls Beamtenstatus hatten.

Im zweiten Bereich des Verkehrswesens, der **Schiffahrt**, arbeiteten Ärzteväter, die Kapitäne, Marine- oder Schiffsoffiziere, aber auch Mechaniker, Oberdecksoffiziere, Obermaschinisten und Seemaschinisten, Schiffahrtsabteilungsleiter, Schiffer, Schiffsbaumeister oder Schiffsingenieure waren.

Lediglich eine geringe Zahl der Väter der von uns betrachteten Ärzte waren **Privatiers** oder **Rentiers**, also Personen, die von eigenem Vermögen (Aktien, Mieten, Bankguthaben) lebten.

Kaum überraschend ist, daß sich – nicht zuletzt wegen der erheblichen Kosten eines Medizinstudiums – unter den Vätern der mecklenburgischen Ärzte nur wenige **Handwerker** und kaum **Arbeiter** befanden. Die hier ermittelten Berufe lauteten Arbeiter, Arbeitsmann, Chauffeur, Eisenbahnarbeiter, Elektrotechniker, Fabrikschlosser, Hausdiener, Kellner, Maschinensteiger, Maschinist, Monteur, Müller, Nagelschmied, Packer, Sensenschärfermacher, Steinhauer, Tapezierer oder Tischler.

Zusammenfassend – und die gesamte Bandbreite der in Mecklenburg tätigen Ärzteschaft betrachtend – läßt sich feststellen:[18] Die Väter der in Mecklenburg tätigen Ärzte waren zu einem Großteil Beamte aller Rangstufen (25,6 Prozent), gefolgt von den Angestellten aller Hierarchieebenen (22,1 Prozent), den Gewerbetreibenden (20,3 Prozent, darunter allein zwölf Prozent Kaufleute und 6,5 Prozent Handwerksmeister) und den Angehörigen der Freien Berufe (16 Prozent). Hinzu kamen 5,5 Prozent Großgrund- bzw. Fabrikbesitzer, 5,1 Prozent Geistliche, 2,4 Prozent Arbeiter und Handwerker sowie 1,9 Prozent Berufssoldaten.[19]

Zahlen der Medizin Studierenden

Im Sommersemester 1914 – also parallel zum Zeitpunkt des Beginns des Ersten Weltkriegs – waren an den damals 23 Universitäten des Deutschen Reichs insgesamt 59.295 Studenten eingeschrieben (darunter 4.069 Frauen = 6,9 Prozent). Fast zehn Jahre später, im Wintersemester 1923/24 – die Hyperinflation, die zu einem teilweisen Zusammenbruch der Wirtschafts- und Bankensysteme sowie zu einem drastischen Fall der Reallöhne und einer weitgehenden Entwertung der Sparguthaben geführt hatte, war gerade im Abklingen – wurden an den deutschen Universitäten bereits 77.593 Studierende gezählt (darunter 8.437 Frauen = 10,9 Prozent). Innerhalb eines knappen Jahrzehnts war die Zahl aller Studierenden also um 30,9 Prozent gestiegen, die Zahl der Studentinnen hatte sich sogar mehr als verdoppelt.

Entgegen diesem deutlichen Wachstumstrend hatte die Zahl der Studierenden der Humanmedizin seit Kriegsbeginn erheblich abgenommen. Im Sommersemester 1914 studierten immerhin 14.316 junge Männer und Frauen Medizin, im Wintersemester 1923/24 gab es nur noch 8.205 Medizinstudenten (-42,7 Prozent).[20] Aus einer anderen Perspektive betrachtet: Im Sommersemester 1914 waren noch 25,5 Prozent aller deutschen Studenten für das Fach Medizin immatrikuliert. Neun Jahre später, im Sommersemester 1923, hatte sich dieser Anteil mehr als halbiert; nunmehr waren nur noch zwölf Prozent aller Studenten für das Medizinstudium eingeschrieben (-53 Prozent).[21] Diese im Reichsdurchschnitt generell rückläufige Entwicklung läßt sich für die mecklenburgische Landesuniversität nicht beobachten; in Rostock studierten 1922 insgesamt 230 Personen Medizin, 1924 gab es dort immerhin noch 250 Medizinstudenten[22] – eine Zahl, die später erheblich wachsen sollte.

Ein Sprung zehn Jahre weiter: Nach einem Zwischenhoch zum Ende der „goldenen 20er Jahren" nahm die Zahl der Studierenden seit Beginn und im weiteren Verlauf des Dritten Reichs erneut dramatisch ab, wenngleich die einzelnen Hochschulen höchst unterschiedlich von dieser rückläufigen Entwicklung betroffen waren. So lag der Rückgang der Zahl der Studenten an den damals 26 Uni-

18) Bei 178 Vätern der von uns betrachteten Ärzte konnten wir bislang keinen Beruf bzw. keinen sozialen Status ermitteln (7,7 Prozent).

19) Betrachtet man die Kerngruppe der mecklenburgischen Mediziner, die niedergelassenen Ärzte, so ergibt sich ein leicht abweichendes Bild: Die niedergelassenen Ärzte hatten in 33,2 Prozent der Fälle einen Beamten, in 19,5 Prozent der Fälle einen Gewerbetreibenden, in 15,3 Prozent der Fälle einen Mediziner, in 7,8 Prozent der Fälle einen Fabrikanten oder Großgrundbesitzer, in 5,2 Prozent der Fälle einen Angestellten und in 1,8 Prozent der Fälle einen Arbeiter oder Handwerker zum Vater.

20) Unmittelbar nach Kriegsende stieg die Zahl der Medizinstudenten kurzzeitig erheblich an, was zum größten Teil auf den Zugang junger Männer zurückzuführen war, die wegen ihrer Fronteinsätze bislang nicht hatten studieren können. Hatte es 1913 in Deutschland erst rund 13.000 Medizinstudenten gegeben, so waren es 1919 immerhin schon rund 22.000 (+69,2 Prozent), um im Jahr 1923 auf etwa 9.900 zurückzugehen (-55 Prozent). Berechnet nach Köhler: Academicus, S. 134-147.

21) Die Zahl der Studierenden der Zahnmedizin ist zwischen 1914 und 1923 von 943 auf 1.706 gestiegen (+81 Prozent); im gleichen Zeitraum stieg die Zahl der Pharmaziestudenten von 1.235 auf 1.435 um 16,2 Prozent. Der Anteil der Studenten der Zahnheilkunde und der Pharmazie betrug sowohl 1914 als auch 1923 jeweils zwei Prozent aller Studierenden. Berechnet nach ebenda.

22) Berechnet nach ebenda.

versitäten im Deutschen Reich zwischen dem Sommersemester 1932 (98.852) und dem ersten Trimester des Jahres 1941 (37.093) bei immerhin 62,5 Prozent. An der Universität Rostock war im gleichen Zeitraum jedoch ein Rückgang der Studierendenzahlen von 2.686 auf 493, also um 81,6 Prozent zu verzeichnen.[23)]

Dieser Rückgang betraf im Reichsmaßstab und in Rostock die einzelnen Fakultäten jedoch höchst unterschiedlich; Humanmedizin war – aus unterschiedlichen, hier nicht zu thematisierenden Gründen – das mit Abstand beliebteste oder zumindest das am stärksten belegte Studienfach. Hatten sich 1937/38 – bei immerhin 58 möglichen Hauptstudienrichtungen – bereits 29,4 Prozent aller in Deutschland Studierenden dem Medizinstudium zugewandt, so waren es 1940 schon 46,1 Prozent. Dieser Trend ist auch für die mecklenburgische Landesuniversität nachzuweisen. In der gesamten Zeit des Dritten Reiches schrieben sich die meisten Studenten der Universität Rostock stets an der Medizinischen Fakultät ein. Befanden sich unter den im Sommersemester 1932 an der Universität Rostock immatrikulierten 2.686 Studenten immerhin schon 1.391 Studierende an der Medizinischen Fakultät (51,8 Prozent),[24)] so machten die zwar nur noch 518 im Wintersemester 1943/44 an der Medizinischen Fakultät immatrikulierten Studenten immerhin bereits 81,2 Prozent aller zu dieser Zeit in Rostock eingeschriebenen Studenten (638) aus.[25)]

Betrachtet man die Zahlen der in Rostock studierenden jungen Männer und Frauen nach Fakultäten, so wird also ohne weiteres sichtbar, daß sich die mecklenburgische Landesuniversität im Laufe des Dritten Reichs immer mehr zu einer medizinischen Hochschule entwickelt hat; zu Kriegsende waren dort von fünf Studenten mehr als vier Studierende der Medizin.[26)] Zwar ist die absolute Zahl der Rostocker Medizinstudenten zwischen 1932 und 1943/44 um 62,8 Prozent zurückgegangen, aber diese Abnahme ist noch als vergleichsweise moderat zu bezeichnen, denn an der Rostocker Philosophischen Fakultät lag der Rückgang der Zahl der Studierenden im gleichen Zeitraum schon bei 87,6 Prozent, an der Rechts- und Wirtschaftswissenschaftlichen Fakultät bei immerhin 91,4 Prozent und an der Theologischen Fakultät sogar bei 97,8 Prozent.[27)]

Mit der Entwicklung der Zahlen der Medizin studierenden jungen Männer und Frauen ist die Frage verbunden: An welchen Universitäten haben die von uns ermittelten 2.300 Ärzte, die zwischen 1929 und 1945 in Mecklenburg tätig waren, ihr Medizinstudium absolviert?[28)]

Studienorte der Ärzte

Manche der in Mecklenburg tätigen Ärzte absolvierten ihr Medizinstudium nur an einer Universität, andere besuchten während ihres mindestens elf Semester dauernden Studiums bis zu acht Hochschulen. Die Wahl des Studienortes hing von vielen Faktoren ab, nicht zuletzt vom Geldbeutel des die Ausbildung finanzierenden Vaters. Studierte man am Heimatort oder in dessen Nähe, konnte man zu Hause wohnen, wodurch viele Kostenfaktoren entfielen.[29)] Wenn die Familie für die Studiengebühren aufkam – Stipendien oder Beihilfen gab es damals kaum –, war weltentdeckende Abenteuerlust ebenso ein Motiv bei der Wahl des Hochschulortes wie das wissenschaftliche Renommee der gewählten Universität.

Ein auch für uns überraschendes Ergebnis ist, daß die reichsweit zu den kleinsten Hochschulen gehörende Universität Rostock mit Abstand wenn nicht der beliebteste, so doch der am häufigsten

23) Berechnet nach Buddrus/Fritzlar: Die Professoren der Universität Rostock im Dritten Reich, S. 497.

24) Darunter mit Abstand die meisten als Studenten der Humanmedizin, dagegen deutlich weniger als Studenten der Zahnheilkunde und der Pharmazie.

25) Berechnet nach Buddrus/Fritzlar: Die Professoren der Universität Rostock im Dritten Reich, S. 498 f.

26) Der Anteil der weiblichen Medizinstudenten hat sich – wie angesichts der hohen Zahl von Einziehungen junger Männer zur Wehrmacht eigentlich erwartbar – jedoch nicht signifikant erhöht. Er lag in Rostock 1932 bei 19,3 Prozent und 1943/44 bei 21,2 Prozent. Im Reichsdurchschnitt betrug der Anteil der Frauen an den Medizinstudenten 1940 lediglich 15,9 Prozent; 1937 waren es noch 17,7 Prozent gewesen. Zusammengestellt und berechnet nach ebenda, und nach: Statistisches Jahrbuch für das Deutsche Reich, 1941/42, S. 640-643.

27) Berechnet nach Buddrus/Fritzlar: Die Professoren der Universität Rostock im Dritten Reich, S. 498 f.

28) Bei lediglich 127 der 2.300 von uns erfaßten Ärzte und Ärztinnen haben wir bislang keinen Studienort ermitteln können (5,5 Prozent), so daß die nachfolgend präsentierten Zahlen durchaus als repräsentativ gelten können.

29) Vgl. dazu auch das Kapitel: Berufswege. Wie wurde man Arzt in Deutschland und in Mecklenburg?, S. 81 ff.

aufgesuchte Studienort für diejenigen Ärzte war, die später kurzzeitig, längerfristig oder dauerhaft in Mecklenburg tätig gewesen sind.[30] Dieser Befund gewinnt auch angesichts der Tatsache an Bedeutung, daß lediglich 21,6 Prozent der später in Mecklenburg tätigen Ärzte auch im Lande geboren wurden; die Universität Rostock muß also auch gerade für Auswärtige einen gewissen Reiz gehabt haben.

Insgesamt haben 1.056 der später in Mecklenburg tätigen Ärzte aller Kategorien in **Rostock** studiert (45,9 Prozent), darunter manche nur ein, zahlreiche aber mehrere Semester; 166 der späteren Ärzte haben sogar *nur* in Rostock studiert. Im Umkehrschluß bedeutet dies allerdings, daß mindestens 1.244 der später in Mecklenburg tätigen Ärzte und Ärztinnen *niemals* an der mecklenburgischen Landesuniversität Rostock immatrikuliert waren (54,1 Prozent).

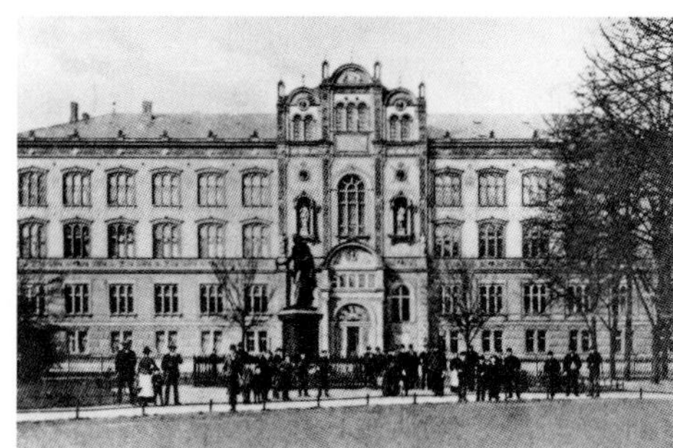
Hauptgebäude der Universität Rostock

Mit großem Abstand folgte **Berlin** als zweithäufigster Studienort. Hier haben mindestens 561 der später in Mecklenburg tätigen Ärzte studiert;[31] davon waren 156 dieser späteren Ärzte *nur* in Berlin immatrikuliert. An dritter Stelle der beliebtesten bzw. der am häufigsten besuchten Studienorte stand die Universität **München**, an der 494 der später in Mecklenburg wirkenden Mediziner studiert haben; 41 der späteren mecklenburgischen Ärzte waren *nur* in München eingeschrieben. Nach Rostock, Berlin und München gehörten – wiederum mit großem Abstand – **Freiburg** (282), **Kiel** (219) und **Greifswald** (202) zu den am häufigsten frequentierten Hochschulen.

Deutlich seltener studierten die später in Mecklenburg tätigen Ärzte an den medizinischen Fakultäten der Universitäten in Marburg (162), Jena (160), Würzburg (151), Leipzig (150), Königsberg (140), Göttingen (138), Tübingen (133), Heidelberg (122), Hamburg (112), Wien (106) und Bonn (104), wobei wir die Zahl der dort verbrachten Semester ebensowenig registriert haben wie die Möglichkeit, daß neben diesen Studienorten auch noch ein Medizinstudium an einer der sechs am häufigsten besuchten Universitäten absolviert wurde.

Betrachtet man in diesem quantitativen „Hochschulranking" diejenigen Universitäten, die weniger als hundert –, aber mindestens zehnmal als medizinische Ausbildungsstätte von später in Mecklenburg tätigen Ärzte gewählt wurden, so betraf dies die Universitäten in Breslau (82), Innsbruck (75), Halle (68), Erlangen (63), Münster (56), Graz (44), Gießen (35), Köln (34), Düsseldorf (33), Dorpat (30), Frankfurt/Main (22), Straßburg (18), Danzig (11) und Prag (10).

Jeweils weniger als zehn der späteren mecklenburgischen Ärzte haben an den Universitäten und Hochschulen Aarhus, Basel, Bethel, Braunschweig, Budapest, Darmstadt, Dresden, Genf, Gent, Hannover, Kauen, Klausenburg, Kopenhagen, Lausanne, Leiden, London, Magdeburg, Melbourne, Montpellier, Moskau, Nürnberg, Oxford, Paris, Pécs, Posen, Reval, Riga, Rom, Southampton, St. Petersburg und Zürich entweder einen Teil ihrer Ausbildung oder ihr gesamtes Medizinstudium absolviert.

Geburtsjahrgänge der Ärzte

Die 2.300 von uns ermittelten und zwischen 1929 und 1945 in Mecklenburg tätigen Ärzte sind zwischen Juni 1840 und August 1922, also in einem Zeitraum von 82 Jahren geboren worden, entstammen somit drei Generationen. Der älteste von uns erfaßte Arzt hätte demgemäß gut und gerne der Großvater des jüngsten sein können. Wollte man die Ärzte drei Jahrgangsgruppen zuordnen, ergä-

30) Und dieses Ergebnis betrifft alle Statusgruppen der Mediziner. Allein von den 778 niedergelassenen Ärzten, die zwischen 1929 und 1945 in Mecklenburg tätig waren, hatten 426 auch in Rostock studiert (54,8 Prozent). Und von den 899 Medizinern, die in diesem Zeitraum als Volontärassistenten, Assistenzärzte oder Oberärzte im Lande wirkten, hatten 535 (auch) an der mecklenburgischen Landesuniversität studiert (59,5 Prozent).

31) Darunter mindestens 56 nur an der Kaiser-Wilhelm-Akademie für das militärärztliche Bildungswesen.

be sich folgendes Bild: 149 der von uns betrachteten Ärzte sind zwischen 1840 und 1870 geboren worden, 795 Ärzte kamen zwischen 1871 und 1899 zur Welt, und deutlich mehr als die Hälfte, nämlich 1.356 Ärzte, gehörten den Geburtsjahrgängen von 1900 bis 1922 an.

Würde man dasselbe Schema allein auf die 314 von uns ermittelten Ärztinnen anwenden, ergäbe sich ein anderes Bild, was daraus resultiert, daß Frauen überhaupt erst ab 1900 (in Mecklenburg ab 1909) Medizin studieren durften und somit Ärztin werden konnten. 52 der späteren mecklenburgischen Ärztinnen sind zwischen 1878 und 1899 geboren worden, 262 Ärztinnen kamen zwischen 1900 und 1922 zur Welt.

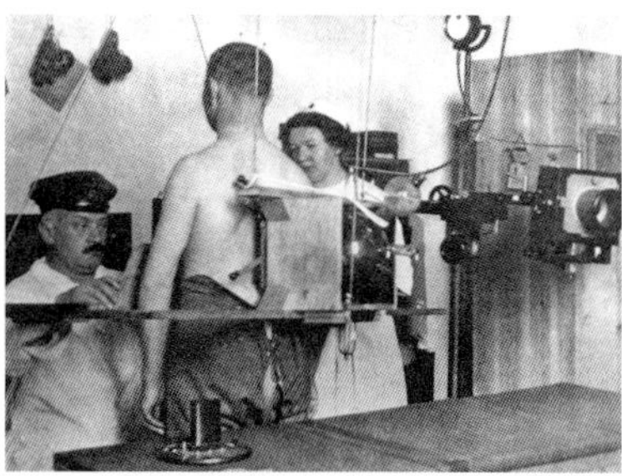

Heinrich Günther (hier beim Röntgen) gehörte zu den älteren Ärzten im Untersuchungszeitraum.

Lebensalter und Tod der Ärzte

Von den 2.300 der im Untersuchungszeitraum in Mecklenburg tätigen Ärzten konnten wir bei immerhin 2.096 Medizinern ein Todesdatum und einen Todesort ermitteln (91,1 Prozent).[32] Die von uns betrachteten Ärzte und Ärztinnen starben in einem Alter zwischen 24 und 108 Jahren. Berücksichtigt man die allgemeinen und die besonderen Arbeits- und Lebensbedingungen in unserem Untersuchungszeitraum, so erreichten die in Mecklenburg tätigen Ärzte ein vergleichsweise hohes Lebensalter: Die durchschnittliche Lebenserwartung der in Mecklenburg tätigen Mediziner lag bei 70,8 Jahren;[33] allein 714 Ärzte und Ärztinnen wurden 80 Jahre und älter. Betrachtet man den Mittelwert von 70,8 Jahren jedoch geschlechtsspezifisch, werden deutliche Unterschiede sichtbar. Mecklenburgische Ärzte wurden durchschnittlich 69,9 Jahre alt, die Ärztinnen dagegen 77,7 Jahre.

Vor Beginn der NS-Herrschaft, also in den vier Jahren von 1929 bis 1932, sind 37 der von uns betrachteten Ärzte gestorben,[34] darunter allein 32 niedergelassene Ärzte.

In der Zeit des Dritten Reichs, zwischen 1933 und 1944, sind mindestens 264 Ärzte gestorben bzw. anderweitig ums Leben gekommen,[35] darunter 141 in Mecklenburg niedergelassene Ärzte. 17 dieser in der NS-Zeit gestorbenen Ärzte verloren ihr Leben durch Suizid, mindestens 59 sind gefallen.

Allein im Jahr 1945 starben mindestens 88 Ärzte, darunter 26 vor Mai 1945, davon wiederum sind 16 gefallen. Mehr als ein Viertel, nämlich 23 der 88 im Jahr 1945 ums Leben gekommenen Ärzte, beendete sein Leben durch Suizid.

In der unmittelbaren Nachkriegszeit, im Jahrfünft zwischen 1946 und 1950, starben 125 Ärzte und sechs Ärztinnen, darunter zehn durch Suizid.

Von den 2.300 von uns betrachteten Ärzten und Ärztinnen, die im Zeitraum von 1929 bis 1945 als approbierte Mediziner in Mecklenburg tätig waren, haben also 1.911 das Dritte Reich überlebt (83,1 Prozent) und konnten ihre ärztliche Tätigkeit danach fortsetzen.

Die Todesursachen der von uns betrachteten Ärzte waren prinzipiell dieselben wie die in der nichtmedizinischen Durchschnittsbevölkerung. Die meisten Ärzte starben an Altersschwäche, nicht selten „im Amt"; andere starben an Krankheiten, darunter auch an bei medizinischen Behandlungen erworbenen Infektionen. Bei den Ärzten, bei denen wir durch Personenstandsunterlagen, amtliche Akten oder Todesanzeigen den ursächlichen Todesgrund ermitteln konnten, haben wir diesen in der zeitgenössischen Terminologie auch vermerkt, nicht zuletzt, um zu zeigen, daß Ärzte an denselben Krankheiten gestorben sind wie viele ihrer Patienten.

32) Bei 204 der von uns betrachteten Ärzte gelang trotz aufwendiger Recherchen ein konkreter Sterbenachweis bislang nicht (8,9 Prozent). Dies betrifft vorwiegend im nichtdeutschen Ausland, in den früheren deutschen Ostgebieten sowie in Österreich und in Berlin geborene Ärzte, für die zumeist keine bzw. nur lückenhafte Personenstandsunterlagen überliefert sind.

33) Zum Vergleich: Die durchschnittliche Lebenserwartung der deutschen Gesamtbevölkerung lag 1935 bei 61,5 Jahren; erst zwischen 1965 und 1970 erreichte die deutsche Durchschnittsbevölkerung eine Lebenserwartung von 70,8 Jahren. Vgl. dazu: https://de.wikipedia.org/wiki/Demografie_Deutschlands.

34) Darunter drei durch Suizid.

35) Darunter elf Ärztinnen.

Mindestens 16 Ärzte kamen durch Unfälle, zumeist durch berufsbedingte Verkehrsunfälle ums Leben. Mindestens 88 Ärzte sind im Zweiten Weltkrieg gefallen, ihren Kriegsverletzungen erlegen oder in Kriegsgefangenenlagern ums Leben gekommen. Mindestens zehn Ärzte sind in nationalsozialistischen Konzentrations- oder Vernichtungslagern ermordet worden oder in Ghettos ums Leben gekommen.[36)] Wenigstens sechs Ärzte starben im sowjetischen Internierungslager Fünfeichen. Mindestens zwölf Ärzte sind im Dritten Reich bzw. nach 1945 hingerichtet worden. Nicht wenige Ärzte setzten ihrem Leben durch Suizid selbst ein Ende.

Suizide von Ärzten

Suizid ist eine Methode, vermeintlich selbstbestimmt aus dem Leben zu scheiden. Wenigstens 70 der von uns analysierten Mediziner haben ihr Leben selbst beendet, darunter sieben Ärztinnen. In mindestens 41 weiteren Fällen nahmen sich Ehepartner und Kinder von Ärzten nicht selten zeitgleich mit diesen ebenfalls das Leben, möglicherweise motiviert und assistiert durch den sachkundigen Mediziner.

26 der 70 ärztlichen Suizidenten waren im Dritten Reich niedergelassene Ärzte, 24 waren in dieser Zeit Assistenzärzte, neun waren Ärzte im KZ Ravensbrück, vier waren Militär- bzw. Polizeiärzte, drei waren Professoren oder beamtete Ärzte. Das durchschnittliche Sterbealter der Suizidenten lag bei 50 Jahren, die Suizide erfolgten in einem Lebensalter zwischen 25 und 81 Jahren.

Zeitlich gesehen, lagen drei ärztliche Suizide vor Beginn des Dritten Reichs, 17 Selbsttötungen erfolgten während der NS-Herrschaft, und 23 Ärzte nahmen sich allein im Jahr 1945 das Leben, darunter 14 in Mecklenburg selbst. Von den 23 Ärzten, die sich allein 1945 selbst töteten, gehörten mindestens 17 der NSDAP oder einer ihrer Gliederungen an (74 Prozent), 13 waren Funktionsträger. In der Besatzungszeit zwischen 1946 und 1949 konnten wir neun Suizide feststellen, darunter zwei in Mecklenburg.[37)]

Fünf der sieben Suizide von Ärztinnen fallen in die Zeit zwischen 1942 und 1946, eine Selbsttötung geschah schon 1936. Die Frauen waren bei ihrem Suizid zwischen 25 und 61, im Durchschnitt 40 Jahre alt. Lediglich zwei dieser sieben Frauen gehörten NS-Organisationen an. Mindestens vier Suizide passierten in Rostock.

Die 63 Suizide von männlichen Ärzten erfolgten in den Jahren zwischen 1931 und 1992, mit 36 die meisten (57 Prozent) jedoch zwischen 1933 und 1945. Die Männer waren bei ihrem Suizid zwischen 25 und 80, im Durchschnitt 51 Jahre alt. 25 Sterbeorte der Suizidenten lagen in Mecklenburg. Wenigstens 39 der 63 Suizidenten hatten der NSDAP und zumeist noch weiteren NS-Organisationen angehört (62 Prozent), 21 von ihnen hatten Leitungsfunktionen in diesen Organisationen innegehabt.

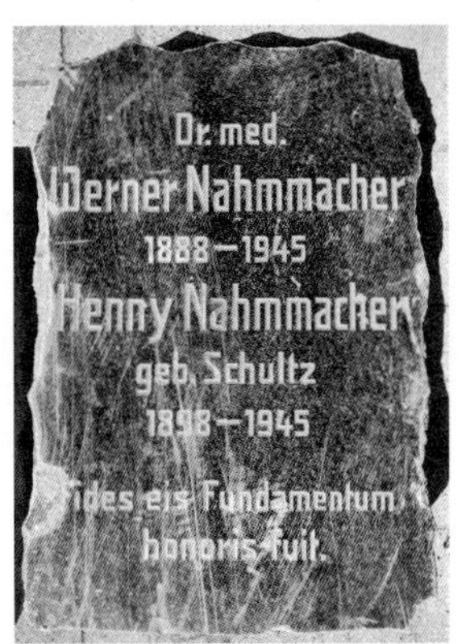

Grabstein für Werner Nahmmacher und seine Ehefrau, die sich am 10. Mai 1945 in Rostock das Leben nahmen (Übersetzung der lateinischen Inschrift: „Der Glaube war ihnen das Fundament der Ehre.")

Warum haben sich diese 70 Ärzte und Ärztinnen selbst getötet? Wir werden es nicht in jedem Fall genau erfahren und können oft nur Vermutungen anstellen. In einigen Fällen – wie etwa bei einem starken NS-Engagement oder der Beteiligung an Medizin- und anderen Verbrechen – scheinen die Motive auf der Hand zu liegen; neben dieser Flucht aus der Verantwortung für begangene Verbrechen stehen aber auch Bilanz-, Kurzschluß- oder Flucht-Suizide, weil die bisherigen Lebensentwürfe, Moral- und Wertvorstellungen mit dem

36) Mindestens zehn jüdische Ärzte und Ärztinnen sowie sechs ihrer Ehepartner wurden in Auschwitz, in Riga, in Theresienstadt, in Sobibór oder in Pirna-Sonnenstein ermordet; ein jüdischer Arzt wurde in Hamburg hingerichtet. Zum Schicksal aller jüdischen Ärzte in Mecklenburg vgl. das Kapitel: Jüdische Ärzte im Deutschen Reich und in Mecklenburg, S. 513 ff.

37) In den 50er Jahren kam es zu sieben Selbsttötungen von Ärzten, darunter sechs in der Bundesrepublik, in Westberlin und in Österreich sowie einer in Schwerin. In den 60er Jahren nahmen sich vier einstige mecklenburgische Ärzte in der Bundesrepublik bzw. in Westberlin das Leben. In den 70er Jahren gab es zwei und in den 80er Jahren drei Suizide von Ärzten, darunter einer in Brandenburg. Die letzten beiden von uns ermittelten Selbsttötungen von Ärzten fanden 1992 statt, wobei die Suizidenten bereits 79 bzw. 80 Jahre alt waren.

Ende des NS-Regimes zusammengebrochen und obsolet geworden waren. Ein geradezu klassisches Beispiel für letzteres ist der Leiter des Staatlichen Gesundheitsamtes des Kreises Güstrow, Dr. Carl Radmann, der als einer der wenigen mecklenburgischen Medizinalbeamten seinen Posten nicht durch Flucht Richtung Westen verlassen hatte und sich am 3. Mai 1945 mit seiner Familie das Leben nahm, weil er den Suizid als einzige logische Konsequenz seiner bisherigen Tätigkeit ansah.[38)]

Der Medizinhistoriker Volker Klimpel hat bei seinem Versuch, unnatürliches Ableben von Ärzten zu dokumentieren, vor allem „gewaltsame und spektakuläre Todesarten wie Selbstmord, Mord, Totschlag, Hinrichtung sowie Unglücksfälle und Drogentote" in den Blick genommen. Die vielen von ihm entdeckten Suizide unter den „Ärzte-Toden" seien keinesfalls verwunderlich, wenn man, so Klimpel, „die politisch bedingten Umwälzungen des 20. Jahrhunderts berücksichtigt". Erster Weltkrieg, Nationalsozialismus, Zweiter Weltkrieg und Stalinismus hätten zu Brüchen in Lebensläufen geführt, „die selbst psychisch gefestigte und nicht präsuizidale Persönlichkeiten ihre Selbsttötung geradezu zwangsläufig vollstrecken ließen. Diskriminierung, Verfolgung, Deportation und drohende Ermordung" seien „so schwer wiegende Faktoren, daß jenseits der klassischen Motiv- und Bewertungsmuster der Suizid verständlich wird".[39)]

Aber dies erklärt nicht alles, und längst nicht alle der durch Mitgliedschaften und Funktionen belasteten Ärzte haben sich selbst getötet. Viele Ärzte, bei denen wir auf Grund ihrer Berufsbiographien und ihres politischen Engagements im Dritten Reich annahmen, daß sie die typischen Suizidenten hätten sein können, haben nichts dergleichen getan und sind nach Kriegsende sowohl im Osten als auch im Westen Deutschlands erfolgreich durchgestartet. In einigen Fällen konnten wir auch andere, zumeist private Beweggründe ermitteln. So gab es Suizide aus Verzweiflung (etwa nach dem Verlust des Partners), wegen einer hohen Verschuldung, wegen einer unheilbaren Krankheit, wegen einer nicht beherrschbaren Drogensucht, aber auch wegen entdeckter Homosexualität.

Aufgrund ihrer Kenntnisse über Dosis und Wirkungsweise von Giften und deren leichter Zugänglichkeit war für Ärzte die Vergiftung die am häufigsten gewählte Suizidart. Aber auch die Anatomiekenntnisse befähigten Ärzte, „mit großer Sicherheit an typischen Körperstellen Schnitte zu führen, die unbehandelt unweigerlich den Verblutungstod zur Folge haben" mußten.[40)] Einige der von uns porträtierten Ärzte haben sich auch erschossen oder erhängt, andere sind „ins Wasser gegangen", also absichtlich ertrunken.

Kriegseinsätze der Ärzte

Von den 1.986 von uns ermittelten männlichen Ärzten kamen – allein vom Alter her – 998 für einen militärischen Einsatz im **Ersten Weltkrieg** in Betracht (50,3 Prozent); von diesen 998 Medizinern sind mindestens 690 Männer zu Kriegseinsätzen herangezogen worden (69,1 Prozent). Von diesen 690 sicher im Kriegseinsatz befindlichen Medizinern waren 441 aktuell oder später als niedergelassene Ärzte tätig (64,6 Prozent).[41)]

Ein erheblicher Teil der von uns betrachteten Ärzte ist also von den verschiedenen Formen der Kriegstraumata betroffen gewesen und durch die Grauen des Ersten Weltkriegs geprägt worden, nicht zuletzt durch eigene Verwundungen. Mindestens 126 der 690 im Ersten Weltkrieg eingesetzten (späteren) mecklenburgischen Ärzte sind dort zumindest einmal verwundet worden (18,3 Prozent); wenigstens 60 von ihnen galten durch den Verlust von Gliedmaßen oder Sinnesorganen danach als „kriegsbeschädigt" und waren zum Teil langjährig oder dauerhaft bis zu 70 Prozent „erwerbsgemindert".

Zieht man von den 1.986 männlichen Ärzten, die ab 1929 und in der Zeit des Dritten Reiches in Mecklenburg tätig gewesen sind, diejenigen 134 Ärzte ab, die bis einschließlich August 1939 gestor-

38) Vgl. dazu Radmanns Biographie im zweiten Band dieser Darstellung und seinen letzten Lagebericht vom 31.3.1945 über die Situation in seinem Amtsbereich im Kapitel: Gesundheitsverhältnisse, gesetzliche Grundlagen und berufliche Rahmenbedingungen für das Wirken der mecklenburgischen Ärzteschaft 1939-1945, S. 143 ff.

39) Klimpel: Ärzte-Tode, S. 8 ff.

40) Ebenda, S. 10.

41) Vgl. dazu auch das Kapitel: Militärärzte bzw. Sanitätsoffiziere der Reichswehr/Wehrmacht im Deutschen Reich und in Mecklenburg, S. 469 ff.

ben sind, kamen von den 1.852 verbleibenden Ärzten mindestens 995, also mehr als die Hälfte, im **Zweiten Weltkrieg** zum Kriegseinsatz (53,7 Prozent), ein Großteil von ihnen als Sanitätsoffiziere der Wehrmacht.[42] Auch im Zweiten Weltkrieg bedeutete ein Kriegseinsatz nicht immer auch eine militärische Verwendung als Truppenarzt an der Front oder in Kriegs- bzw. Frontlazaretten, sondern gestaltete sich gelegentlich auch als Einsatz in Ersatzlazaretten in der Heimat oder auch als medizinische Betreuung militärischer Dienststellen bzw. Heimatgarnisonen bei gleichzeitiger, zumeist deutlich beschränkter Weiterführung der eigenen Praxis bzw. der Tätigkeit als Klinikarzt oder Hochschullehrer. Dennoch bedeutete die große Zahl von Einberufungen von Ärzten einen erheblichen Aderlaß der mecklenburgischen Ärzteschaft, der eine deutliche Verschlechterung der medizinischen Versorgung der Zivilbevölkerung zur Folge hatte.[43] Mindestens 88 zuvor im Mecklenburg tätige Ärzte sind im Zweiten Weltkrieg gefallen, an ihren dort erlittenen Verwundungen gestorben oder gelten als „vermißt" bzw. als „verschollen" und wurden nach Kriegsende amtlich „für tot erklärt".

Familienverhältnisse. Heiraten, Scheidungen und Kinder der Ärzte

Bevor wir uns dem Eheverhalten der mecklenburgischen Ärzte zuwenden, zunächst einige Zahlen zur allgemeinen Orientierung: 1913 gab es im deutschen Reich 10.923.000 bestehende Ehen, von denen in diesem Jahr 16.657 geschieden wurden (0,15 Prozent bzw. von 1.000 bestehenden Ehen wurden 15,2 geschieden). Zwanzig Jahre später, 1933, bestanden im Deutschen Reich bereits 14.317.000 Ehen, von denen in diesem Jahr 42.485 geschieden wurden (0,3 Prozent bzw. von 1.000 bestehenden Ehen wurden 30 geschieden). Die Scheidungsrate hatte sich – wenn auch auf niedrigem Niveau – im Verlauf von nur zwei Jahrzehnten verdoppelt. Zu den Hauptgründen für eine Ehescheidung zählten damals die „Verletzung der ehelichen Pflichten und ehrloses Verhalten" (68 Prozent) sowie „Ehebruch, Doppelehe und widernatürliche Unzucht" (29 Prozent); hinzu kam „böswilliges Verlassen" (drei Prozent).[44]

Die Zahl der Ehescheidungen in Deutschland hat zwischen 1933 und 1939 weiter erheblich zugenommen. Waren 1933 erst 42.485 Ehen geschieden worden,[45] so wurden 1937 bereits 46.786 Scheidungen registriert, 1938 gab es immerhin schon 49.497 Scheidungen, und 1939 wurden bereits 71.950 Ehen rechtskräftig getrennt.[46] Dies entsprach einer Zunahme von 69 Prozent in nur sieben Jahren. Den 71.950 im Deutschen Reich im Jahre 1939 juristisch geschiedenen, also durch Gerichte getrennten, Ehen standen in diesem Jahr 404.112 Ehen gegenüber, die durch den Tod eines oder beider Partner gelöst wurden.[47]

In Mecklenburg wurden zunächst vergleichsweise wenige Ehen durch Scheidungen beendet. 1933 sind in beiden mecklenburgischen Staaten nur 268 Ehen rechtskräftig geschieden worden.[48] Aus einer anderen Perspektive betrachtet, hieß dies, daß von 10.000 in Mecklenburg bestehenden Ehen lediglich 14,9 durch eine Scheidung aufgelöst wurden, während die durchschnittliche Scheidungsrate im Deutschen Reich bei 29,7 von 10.000 bestehenden Ehen lag, mithin also fast doppelt so hoch war. Die geringe Scheidungsrate in Mecklenburg hielt jedoch nicht lange an und paßte sich immer stärker der Reichsentwicklung an.

42) Bei dieser ohnehin schon hohen Einberufungsrate ist noch gar nicht berücksichtigt, daß sich von den 1.852 im September 1939 noch lebenden Ärzten längst nicht alle im wehrfähigen Alter bzw. in einem kriegsdienstverwendungsfähigen Zustand befanden. Bemerkenswert ist, daß von den 690 Medizinern, die als Soldaten oder Ärzte schon am Ersten Weltkrieg teilgenommen hatten, mindestens 276 auch im Zweiten Weltkrieg zu Kriegseinsätzen herangezogen wurden (40 Prozent), also eine doppelte Kriegserfahrung machen mußten.

43) Vgl. dazu das Kapitel: Gesundheitsverhältnisse, gesetzliche Grundlagen und berufliche Rahmenbedingungen für das Wirken der mecklenburgischen Ärzteschaft 1939-1945, S. 143 ff.

44) Berechnet nach: Gesundheitsstatistisches Auskunftsbuch, S. 157 f.

45) Von diesen 42.485 im Jahr 1933 geschiedenen Ehen bestanden 4.975 Ehen länger als 20 Jahre (11,7 Prozent). Diese und die folgenden Zahlen sind berechnet nach: Statistisches Jahrbuch für das Deutsche Reich, 1935, S. 37, 59; ebenda, 1941/42, S. 67 f., 92.

46) Von diesen 71.950 im Jahr 1939 geschiedenen Ehen bestanden immerhin 14.694 Ehen länger als 20 Jahre (20,4 Prozent).

47) Berechnet nach: Statistisches Jahrbuch für das Deutsche Reich, 1941/42, S. 91.

48) Dem standen 7.768 in diesem Jahr in Mecklenburg geschlossene Ehen gegenüber.

1936 registrierten die Personenstandsbehörden in Mecklenburg bereits 481 Ehescheidungen.[49] Und schon 1939 sind in Mecklenburg insgesamt 659 Ehen rechtskräftig geschieden worden, was gegenüber dem Jahr 1933 einer Zunahme von 146 Prozent entsprach.[50] Wiederum aus einem anderen Blickwinkel betrachtet, bedeutet dies, daß von 10.000 in Mecklenburg bestehenden Ehen zwar bereits 31,9 Ehen geschieden wurden (1933 waren es erst 14,9 Ehen gewesen), aber auch dieser Wert lag immer noch deutlich unter dem nunmehrigen Reichsdurchschnitt von 39,2.

Betrachtet man die Zahl der Ehescheidungen in Bezug auf die gesamte Bevölkerung, so entfielen in Mecklenburg auf 100.000 Einwohner 75 Scheidungen; im Reichsdurchschnitt wurden dagegen 92,2 Scheidungen pro 100.000 Einwohner registriert. Den 659 in Mecklenburg geschiedenen Ehen standen 1939 immerhin 9.694 neu geschlossene Ehen gegenüber; von diesen nahmen 40 Prozent aller Eheschließenden die staatlichen Ehestandsdarlehen in Anspruch.[51]

Auch Ärzte und Ärztinnen heirateten und ließen sich scheiden – oder blieben ein Leben lang ohne Ehepartner. Mindestens 162 der 2.300 von uns ermittelten mecklenburgischen Ärzte und Ärztinnen waren bis zu ihrem Tod definitiv unverheiratet (sieben Prozent). Darunter befanden sich 76 unverheiratete Männer (3,8 Prozent aller Ärzte) und 86 unverheiratete Frauen (27,4 Prozent aller Ärztinnen). Über die Gründe für das Phänomen der überdurchschnittlich zahlreich unverheirateten Ärztinnen kann nur spekuliert werden; sicherlich hat aber die Berufstätigkeit als Ärztin eine Familiengründung nicht begünstigt, und durch den Zweiten Weltkrieg wurde diese noch weiter erschwert.

Bei 2.138 verheirateten Ärzten und Ärztinnen konnten wir mindestens 2.643 Eheschließungen feststellen, was bedeutet, daß manche von ihnen mehrfach verheiratet waren. Dies hatte zwei Gründe: Entweder ist der Ehepartner gestorben und der überlebende Teil heiratete erneut, oder die Ehe ist geschieden worden, und danach folgte eine erneute Heirat. Interessant und der klassischen Erwartungshaltung nicht entsprechend ist die Tatsache, daß nur ein geringer Teil der Ärzte und Ärztinnen einen Ehepartner aus dem Medizinermilieu gewählt hat; reine Arztehen waren eher selten. Dagegen ist der erwähnenswerte Sachverhalt zu beobachten, daß vor allem niedergelassene (männliche) Ärzte nicht selten Frauen geheiratet haben, die aus vermögenden Elternhäusern stammten. Das könnte seinen Hintergrund darin gehabt haben, daß die nach dem Studium zumeist mittellosen bzw. verschuldeten Jungärzte über keine andere Möglichkeit verfügten, sich angemessen niederzulassen. Der Schwiegervater übernahm so nicht selten die Finanzierung der Arztpraxis, oder die damals übliche Mitgift der Braut mußte für deren Einrichtung herhalten. Zudem war es den Schwiegereltern sicher erwünscht, einen „Herrn Doktor“ in der Familie zu haben.[52]

Insgesamt konnten wir mindestens 292 Scheidungen von mecklenburgischen Ärzten und Ärztinnen ermitteln; dies betraf aber nicht 292 Personen, denn mindestens 16 Ärzte und vier Ärztinnen ließen sich mehrfach – bis zu viermal – scheiden. Auffällig ist die hohe Zahl von Nachkriegsscheidungen. Während wir für den Zeitraum der Weimarer Republik lediglich 40 Ehescheidungen und für die Zeit des Dritten Reichs immerhin 90 Scheidungen ermitteln konnten,[53] ließen sich nach 1945 sogar 162 Scheidungen von Arztehen feststellen. Dies deutet darauf hin, daß viele Paare die „Notzeit“ des Krieges zusammengehalten oder wenigstens zusammengelebt hatten.[54]

Eine auf der Reichsärztekartei basierende Erhebung der Reichsärzteführung aus dem Jahr 1938 wirft ein interessantes Schlaglicht auf die Familienverhältnisse der Kassenärzte in Deutschland – und läßt zugleich die besondere, weil davon markant abweichende Situation der mecklenburgischen Ärzteschaft deutlich sichtbar werden: Von den im Frühjahr 1938 praktizierenden 31.513 Kassenärzten des Deutschen Reichs waren 3.709 Personen ledig (11,8 Prozent), 26.434 verheiratet (83,9 Prozent), 756 ver-

---

49) Vgl. dazu: Vierteljahrsberichte des Mecklenburgischen Statistischen Landesamts, Oktober-Heft 1937, S. 5.

50) Hinzu kamen in einem Fall die Nichtigkeitserklärung einer Ehe und 14 Fälle von Aufhebung der Ehe. Statistisches Jahrbuch für das Deutsche Reich, 1941/42, S. 92.

51) Vgl. dazu ebenda, S. 68, 75.

52) Vergleicht man die soziale Herkunft allein der niedergelassenen Ärzte in Mecklenburg mit dem Herkunftsstand ihrer Ehepartner, wird deutlich, daß fast die Hälfte der Ärzte „über ihrem Stand“ geheiratet hat. Betrachtet man die Berufe der Schwiegerväter allein der niedergelassenen Ärzte, so waren 15,2 Prozent von ihnen mittlere und höhere Beamte, 11,6 Prozent Kaufleute, 6,6 Prozent Mediziner, 6,5 Prozent Fabrik- und Grundbesitzer sowie 6,2 Prozent Handwerksmeister.

53) Darunter drei Scheidungen von einem jüdischen Ehepartner.

54) Allein in den unmittelbaren Nachkriegsjahren von 1945 bis 1951 gab es 67 Ehescheidungen; dies waren 41,4 Prozent aller Nachkriegsscheidungen.

witwet (2,4 Prozent) und 614 geschieden (1,9 Prozent). Im Unterschied dazu waren im Frühjahr 1938 von den 377 registrierten mecklenburgischen Kassenärzten nur 24 Mediziner ledig (6,4 Prozent; das war der reichsweit geringste Wert an ledigen Ärzten), 339 Ärzte waren verheiratet (90,9 Prozent; das war der reichsweit höchste Wert an verheirateten Medizinern), sechs Ärzte waren verwitwet (1,6 Prozent) und vier geschieden (1,1 Prozent). Signifikant vom Reichsdurchschnitt abweichend, waren also in Mecklenburg deutlich weniger Ärzte ledig und deutlich mehr Ärzte verheiratet.[55] Diese Tatsache führte zu der auf Mecklenburg bezogenen Schlußfolgerung: „Das bestätigt die Annahme, daß der Kassenarzt auf dem Lande mehr genötigt [!] ist, zu heiraten, als der Stadtarzt."[56]

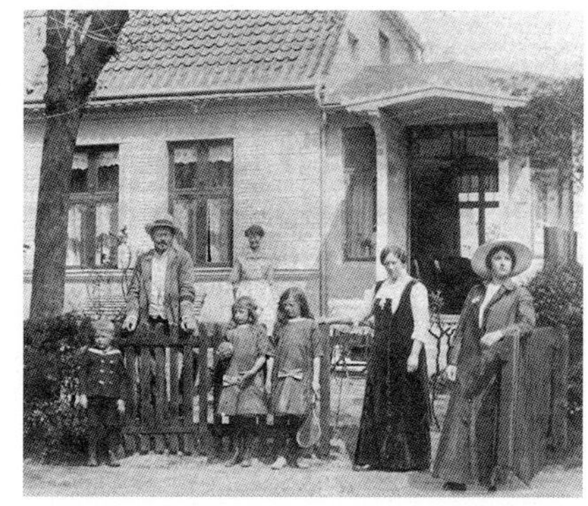
Ulrich Lettow mit Familie vor seinem Haus in Wustrow

Wichtig schien den Ärztefunktionären nicht nur der Familienstand, sondern auch die damit korrelierende Reproduktionsrate ihrer Klientel. Zwar gab es in 54 mecklenburgischen Arztehen keine Kinder, dagegen hatten aber jeweils drei Kassenarztfamilien sieben bzw. acht Kinder, und eine Arztfamilie kam sogar auf zehn Kinder. In den 285 Familien der verheirateten mecklenburgischen Kassenärzte, in denen Kinder vorhanden waren, sind bis 1938 insgesamt 760 Kinder geboren worden: Das waren durchschnittlich 2,66 Kinder pro Arztfamilie – auch dies deutschlandweit ein Spitzenwert, während der Reichsdurchschnitt bei lediglich 1,86 Kindern pro Kassenarztfamilie lag.[57] Auch deshalb wurden die Ärzte von der Reichsärzteführung daran erinnert, daß ihre „Geburtenfreudigkeit noch lange nicht die Höhe erreicht [habe], die für den Fortbestand des Volkes notwendig ist, denn dazu sind 3 bis 4 Kinder je Ehe erforderlich".[58]

Ebenfalls 1938 wurde von seiten der NSDAP-Führung beklagt, daß Akademiker – darunter Ärzte – wegen ihres langen Ausbildungsweges und der daraus resultierenden späten Heirat zu wenige Kinder bekämen. Deshalb schlug etwa der Ministerialdirektor im Stab des Stellvertreters des Führers, Walther Sommer (1893-1946), vor, die akademische Ausbildung grundlegend zu reformieren „mit dem Ziele, dem Akademiker früher als bisher eine feste Lebensstellung zu geben. Während das wünschenswerte Heiratsalter für den deutschen Mann spätestens das 25. Lebensjahr sei, liege das Heiratsalter ... des Akademikers immer über 30 Jahre, in manchen Gruppen noch weit später. Der Akademikerstand sei infolgedessen längst ein bevölkerungspolitisches Zuschußgebiet. In der Kinderarmut werde er nur noch von dem gehobenen Beamten übertroffen. Wertvolles Erbgut gehe dadurch zugrunde und die akademischen Berufe seien geradezu der Friedhof guter Erbanlagen des deutschen Volkes geworden".[59]

Würde man das Heiratsalter des Akademikers auf 25 Jahre herabsetzen, „so würde das den Gewinn mehrerer Kinder für jede Akademikerfamilie bedeuten, wenn damit gleichzeitig besoldungsrechtliche Maßnahmen verbunden würden. Die Spanne zwischen Anfangs- und Endgehalt müsse erheblich verringert werden, denn heute werde das Endgehalt erst erreicht, wenn die ersten Kinder nichts mehr kosten ... Der junge Akademiker ist heute zehn Jahre länger Lehrling als der junge Handwerker. Man müsse sich endlich daran gewöhnen, auch im Akademiker von 25 Jahren einen Menschen zu sehen, der selbständig arbeiten

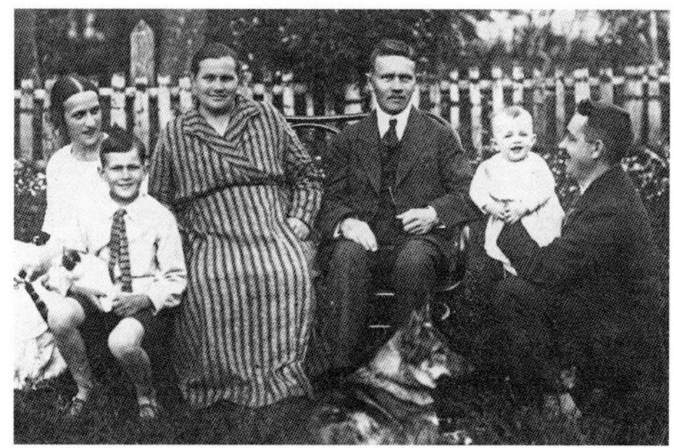
Ernst Beckmann (rechts im Bild) mit seiner Familie

55) Berechnet nach: Deutsches Ärzteblatt, 1938, S. 616-619.
56) Ebenda, S. 618.
57) Berechnet nach ebenda, S. 617.
58) Ebenda, S. 619.
59) Ärzteblatt für Norddeutschland, 1938, S. 434.

kann". Außerdem hatte Ministerialdirektor Sommer festgestellt, daß es „für ein Arbeiterkind heute noch beinahe unmöglich" sei, „Akademiker zu werden. Das müsse aber erreicht werden".[60] Diese damals geradezu revolutionär anmutenden Gedanken, die das gesamte akademische Ausbildungssystem und das überkommene Laufbahnwesen auf den Kopf zu stellen suchten, konnten sich allerdings bis heute nicht durchsetzen.

Betrachtet man den gesamten Untersuchungszeitraum unserer Arbeit, ist festzustellen, daß in den Familien von mindestens 1.554, also von mehr als zwei Dritteln, der von uns betrachteten Ärzte und Ärztinnen mindestens ein Kind vorhanden war (67,6 Prozent). Während die durchschnittliche Kinderzahl der mecklenburgischen Arztfamilien zwischen zwei und drei Kindern lag, gab es eine Reihe von tatsächlich kinderreichen Familien: Unter den 1.554 kindererziehenden Arztfamilien gab es immerhin 19, die sieben Kinder, zehn, die acht Kinder, und drei, die neun Kinder hatten; in drei Arztfamilien sind sogar zehn Kinder zur Welt gekommen.

Verbleib der Ärzte nach Kriegsende

Was wurde aus den mecklenburgischen Ärzten nach 1945? Betrachtet man die in sich stark differenzierte Medizinerschaft, wird folgendes, wenngleich grobes Bild deutlich: Von den 778 niedergelassenen Ärzten und Ärztinnen sind 215 zwischen 1929 und 1945 gestorben, gefallen oder haben Suizid verübt (27,6 Prozent). Schon vor Kriegsende sind 43 niedergelassene Ärzte aus Mecklenburg in andere Gegenden Deutschlands verzogen. Von den zu Kriegsende im Lande verbliebenen niedergelassenen Ärzten haben mindestens 173 Mecklenburg nach 1945 verlassen, die meisten durch eine Flucht in die westlichen Besatzungszonen; das Gros der niedergelassenen Ärzte, nämlich 318 Mediziner, ist in der SBZ/DDR, vielfach in Mecklenburg geblieben.

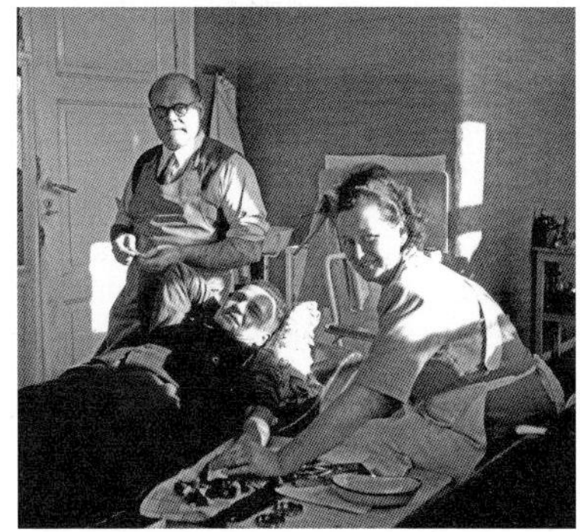

Georg Kiehn, der mit seiner Ehefrau zusammenarbeitete, praktizierte nach dem Krieg in Clenze bei Lüchow/Niedersachsen.

Betrachtet man die zahlenmäßig größte Ärztegruppe in Mecklenburg, die schon in der Zeit der Weimarer Republik und im Dritten Reich oft notgedrungen sehr mobilen und stark fluktuierenden 899 Assistenzärzte, ist festzustellen, daß mindestens 112 von ihnen vor Kriegsende gestorben, gefallen oder durch Suizid aus dem Leben geschieden sind (12,5 Prozent). Im Zuge ihrer beruflichen Entwicklung haben mindestens 263 von ihnen Mecklenburg bereits vor Kriegsende verlassen; 291 sind nach 1945 aus Mecklenburg geflüchtet bzw. verzogen, darunter 163 erst nach 1949, als viele von ihnen schon keine Assistenzärzte mehr waren. Nur 152 der vormaligen Assistenzärzte sind in der SBZ/DDR bzw. in Mecklenburg geblieben.

Von den 426 zwischen 1939 und 1945 kriegsbedingt nach Mecklenburg gelangten Ärzten, die allen Arztkategorien angehören konnten, verblieben nur 135, also weniger als ein Drittel in der SBZ/DDR, wenige in Mecklenburg. Mindestens 241, und damit deutlich mehr als die Hälfte dieser sogenannten Flüchtlingsärzte, vor allem die aus den früheren deutschen Ostgebieten und die aus dem Baltikum stammenden Mediziner, verließen die Sowjetische Besatzungszone in Richtung Westdeutschland; ein nicht geringer Teil der baltischen Mediziner emigrierte nach Kriegsende nach Übersee.

Auch ein Großteil der 69 Rostocker Medizinprofessoren ist nicht im Lande verblieben: 18 dieser Universitätsmediziner sind schon vor 1945 aus Mecklenburg verzogen; weitere 16 sind vor oder am Kriegsende gestorben bzw. durch Suizid aus dem Leben geschieden. 22 sind nach Kriegsende in die Westzonen geflüchtet oder nach einer Kriegsgefangenschaft nicht mehr an ihre Hochschule zurückgekehrt. Nur 13 Professoren verblieben in der SBZ/DDR.

60) Ebenda.

Die langjährig in Mecklenburg tätigen Ärzte

Viele Ärzte, vor allem niedergelassene Mediziner, arbeiteten weit über das offizielle Rentenalter hinaus in ihrem Beruf; nicht wenige starben „im Amt". Diese langen Dienstzeiten resultierten nur zum Teil aus ärztlicher Berufung, sondern hatten nicht zuletzt ganz pragmatische wirtschaftliche, also finanzielle Gründe, denn die Leistungen der ärztlichen Versorgungskassen bzw. der Rentenversicherung reichten zur Absicherung der eigenen Lebenshaltungskosten, zur Begleichung der Unterhaltszahlungen nach Scheidungen oder zur Finanzierung der Ausbildungskosten der Kinder oft nicht aus.

Im Rahmen unserer Recherchen konnten wir 587 Ärzte (darunter 38 Ärztinnen) ermitteln, die mindestens 15 Jahre ununterbrochen – und dies vielfach an einem Ort – in Mecklenburg tätig gewesen sind.[1] Diese Ärzte bildeten das personelle Rückgrat der medizinischen Versorgung der mecklenburgischen Bevölkerung. Bei einer Reihe von Medizinern ist eine weit längere als die von uns in den Biographien dokumentierte Zeit der ärztlichen Tätigkeit in Mecklenburg zu vermuten, jedoch auf Grund der Überlieferungslage „aktenmäßig" nicht sicher zu belegen. Zu den Prinzipien unserer Darstellung gehörte jedoch, nur Tätigkeitszeiträume anzugeben, die durch amtliche Unterlagen sicher nachzuweisen sind. So bleibt es in der nachfolgend präsentierten Übersicht bei der Auflistung von 587 besonders lange – 15 Jahre und mehr – ununterbrochen in Mecklenburg tätigen Ärzten. Dabei ist die Zahl von 15 ohne Unterbrechung in Mecklenburg verbrachten Dienstjahren ein willkürlich gewählter Zeitraum. Wenn man etwa noch die Ärzte hinzurechnen wollte, die mindestens 14 Jahre ununterbrochen in Mecklenburg gewirkt haben, würden weitere 22 Mediziner, bei mindestens zehnjähriger Tätigkeit weitere 95 hinzukommen usw. Außerdem ist zu berücksichtigen, daß zahlreiche weitere Ärzte ebenfalls mindestens 15 Jahre und länger in Mecklenburg gearbeitet hätten, wenn sie nicht – zumeist krankheitsbedingt, durch Unfälle oder durch Suizid – „im Amt gestorben", als Juden vertrieben wurden, zu Haftstrafen oder Approbationsentzug verurteilt worden oder im Zweiten Weltkrieg gefallen wären oder wenn sie nicht – zumeist aus wirtschaftlichen, weniger aus Karrieregründen – das Land vorher verlassen hätten.[2] Die meisten der langjährig in Mecklenburg tätigen Mediziner wirkten – wenig verwunderlich – als niedergelassene Ärzte; hinzu kommen aber auch einige Medizinprofessoren der mecklenburgischen Landesuniversität sowie wenige beamtete Ärzte des staatlichen Gesundheitswesens.

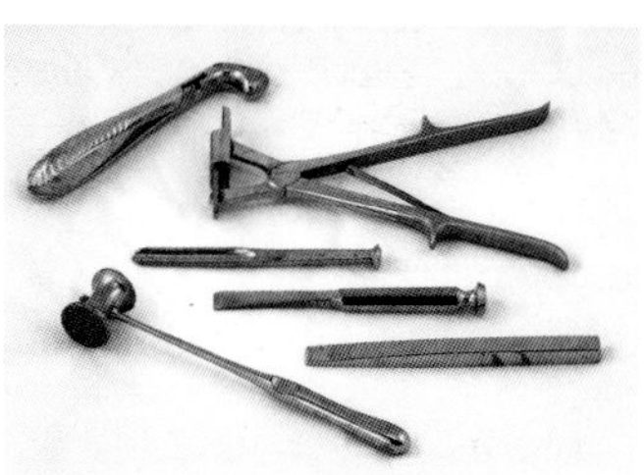

Medizinische Instrumente aus einer Arztpraxis in Hagenow

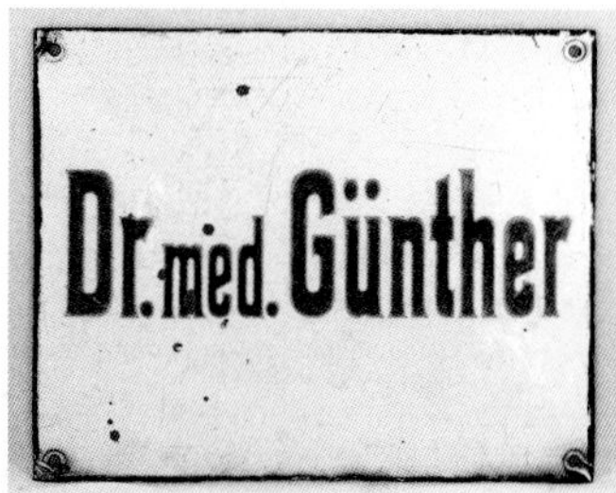

Praxisschild von Heinrich und Johann-Joachim Günther

Dienstjahre	Name des Arztes	Wirkungsorte
71	Dr. Ludwig Böckel	Wismar
65 (mind.)	Dr. Paul Lübcke	Neubrandenburg
63	Dr. August Albrecht	Crivitz
62 (mind.)	Dr. Rudolf Asmus	Teterow
61	Dr. Charlotte Harms	Güstrow
58	Dr. Paul Ahrens	Wismar
58 (mind.)	Dr. Johannes Heydemann	Güstrow, Boizenburg
57	Otto Meltzer	Rostock, Laage

1) Dies sind immerhin 25,5 Prozent aller (2.300) von uns betrachteten Ärzte.

2) Dabei ist es wichtig zu erwähnen, daß zahlreiche andere Ärzte, die nur kurze Zeit in Mecklenburg tätig waren oder sein konnten, nach oder auch vor ihrer mecklenburgischen Zeit *anderswo* ebenso langjährig praktizierten. Da in der vorliegenden Darstellung aber nur langjährige Tätigkeiten *in* Mecklenburg betrachtet werden, müssen diese langjährig außerhalb des Landes wirkenden Ärzte in diesem Zusammenhang unbeachtet bleiben.

56 (mind.)	Dr. Heinrich Gronau	Neubukow, Bad Doberan
56	Dr. Max Kühn	Rostock, Neubrandenburg
56	Dr. Karl-Erich Marung	Rostock, Schwerin
55 (mind.)	Dr. Matthias Bock	Schwerin
55	Dr. Walter Buhtz	Neubrandenburg
55	Gertrud Hoffer	Schwerin
55 (mind.)	Dr. Max Hoffmann	Güstrow
55	Dr. Carola von Monroy	Malchin, Waren, Neustrelitz, Schwerin, Lübz, Dassow, Grevesmühlen, Neubukow
55	Dr. Johannes Schmidt	Dassow
55	Hermine Stolte	Rostock
54	Dr. Friedrich Berg	Rostock, Boizenburg, Plau
54	Dr. Franz Dethloff	Schönberg
54	Dr. Ernst Ebeling	Goldberg, Dobbertin, Bad Doberan
54	Dr. Carl Eichstedt	Ribnitz
54	Dr. Friedrich Engelhardt	Röbel
54 (mind.)	Dr. Heyo Mennenga	Grevesmühlen
54 (mind.)	Dr. Carl Paschen	Schwerin
54 (mind.)	Dr. Charles Robert	Rostock
54	Dr. Paul Schultze	Kröpelin
54	Dr. Felix Weiß	Schwerin
54 (mind.)	Dr. Georg Westphal	Feldberg
54	Dr. Vollrath Zengel	Waren
53	Dr. Ulrich Havemann	Neukloster
53 (mind.)	Dr. Hans Möller	Lübz, Schwerin
53 (mind.)	Dr. Otto Witte	Woldegk
52	Prof. Dr. Otto Büttner	Rostock, Waren
52	Dr. Bernhard Poll	Ludwigslust, Grabow
52	Dr. Friedrich Prein	Schwerin
52	Dr. Hans Schlichting	Parchim
52	Dr. Karl Heinrich Schmidt	Alt Meteln, Röbel, Ludwigslust
51 (mind.)	Dr. Georg Baumann	Schwerin
51 (mind.)	Dr. Walter Buschmann	Ludwigslust, Gnoien, Malchin, Parchim, Rostock
51	Dr. Kurt Eberhard	Fürstenberg, Neustadt(-Glewe), Rostock
51	Dr. Friedrich Hoth	Picher
51	Dr. August Kluge	Güstrow
50 (mind.)	Dr. Max Bandelow	Schwerin
50 (mind.)	Dr. Adolf Beetz	Goldberg
50	Dr. Karl Lange	Parchim, Rostock
50	Dr. Carl Peters	Kröpelin
50	Dr. Gerhard Spangenberg	Dömitz
50	Dr. Ulrich Wilbrandt	Tarnow, Plau, Rostock, Plau
49	Dr. Ferdinand Braun	Woldegk
49	Dr. Bruno Joseph	Ribnitz
49	Dr. Max Raspe	Schwerin
49 (mind.)	Dr. Alwin Scharlau	Rostock
49	Dr. Otto Spangenberg	Dömitz
49 (mind.)	Dr. Gerhard Stubbendorff	Güstrow
49	Dr. Hans Westphal	Neustrelitz, Feldberg
48	Dr. Hans Bardey	Bad Stuer
48 (mind.)	Dr. Friedrich Bock	Schwerin
48 (mind.)	Dr. Johannes Brauns	Rostock, Schwerin
48	Prof. Dr. Hermann Brüning	Rostock

48	Ilse Buhtz	Rostock, Wismar
48	Prof. Dr. Albrecht Burchard	Rostock
48	Dr. Otto Döring	Dassow
48	Dr. Günther Meyer	Wustrow
48	Dr. Heinrich Paschen	Schwerin
48	Dr. Johannes Paulsen	Rostock-Warnemünde
48	Dr. Carl Petersen	Mirow
48	Dr. Wilhelm Schmidt	Rostock
48	Dr. Wilhelm Stein	Neustrelitz
48	Dr. Friedrich Wilda	Strelitz-Alt, Neustrelitz
47 (mind.)	Dr. Richard Anschütz	Ribnitz
47	Dr. Martin Behm	Schwerin
47	Dr. Heinrich Holtermann	Boizenburg, Schwerin, Neustadt-Glewe
47	Dr. Friedrich Lechler	Rostock
47	Dr. Eugen Naegele	Schwerin
47	Dr. Richard Niewerth	Teterow
47	Dr. Franz Rotmann	Malchin
47	Dr. Walter Voss	Röbel
46	Dr. Rudolf Ahlers	Stavenhagen
46	Dr. Robert Ahrens	Rostock, Neustrelitz
46 (mind.)	Dr. Hermann Schnapauff	Tessin
46	Dr. Kurt Selcke	Doberan, Rostock
46 (mind.)	Dr. Julius Studemund	Rostock
46	Dr. Helmuth Wacker	Rostock, Lübz, Güstrow
46	Dr. Wilhelm Georg Willemer	Ludwigslust
45	Dr. Julius Beu	Blankenhagen
45	Prof. Dr. Carl Dugge	Boizenburg, Wittenburg, Rostock
45	Dr. Johanna Efler	Schwerin, Rostock
45	Dr. Ernst Ehrich	Rostock
45 (mind.)	Dr. Ernst Fink	Schwerin
45 (mind.)	Dr. Paul Ivens	Rostock, Güstrow
45 (mind.)	Dr. Roland Koeppler	Friedland
45 (mind.)	Dr. Kurt Mohr	Schwerin
45	Dr. Ewald Obenhaus	Lübtheen
45	Dr. Else Schalk	Ludwigslust, Schwerin
45	Dr. Armin Steyerthal	Brüel, Bad Kleinen
45	Dr. Wilhelm Wangemann	Eldena
44	Dr. Johann-Joachim Günther	Hagenow
44 (mind.)	Dr. Erich Krasemann	Rostock
44	Dr. Gustav Lewerenz	Schwerin
44	Dr. Leopold Liebenthal	Wismar
44 (mind.)	Dr. Carl Nieny	Schwerin
44	Dr. Otto Noglich	Rostock
44	Dr. Hugo Pistorius	Friedland
44	Dr. Hans Prösch	Güstrow
44	Dr. Richard Rademacher	Altkalen, Dargun, Neukalen
44	Ingeborg Ruser	Kalkhorst, Rostock, Schwaan, Güstrow
44	Dr. Erich Schoop	Goldberg
44 (mind.)	Dr. Otto Wolter	Rostock
43	Dr. Carl Decker	Schwerin
43	Dr. Otto Elfeldt	Sülze, Gadebusch, Güstrow
43	Dr. Georg Flügger	Wismar
43	Prof. Dr. Ernst Franke	Rostock
43 (mind.)	Dr. Hedwig von Goetzen	Rostock (mit Unterbrechung)

43 (mind.)	Dr. Ulrich Henkel	Hagenow
43	Dr. Reinhold Kleinmann	Schwerin
43	Dr. Ulrich Lettow	Wustrow
43 (mind.)	Dr. Carl Rother	Schönberg
43	Dr. Walter Schmidt	Waren
43 (mind.)	Dr. Ludwig Thron	Ribnitz
43	Dr. Anna Voigt	Rostock
42 (mind.)	Dr. Johannes Bätke	Bützow
42	Dr. Hermann Becker	Penzlin
42 (mind.)	Dr. Martin Bretschneider	Neubrandenburg
42	Dr. Arthur Ebert	Grevesmühlen
42	Dr. Gerhard Herrmann	Schwerin
42 (mind.)	Dr. Hartwig Hoppe	Parchim
42 (mind.)	Dr. Walter Lemcke	Schwerin, Ludwigslust, Ribnitz
42 (mind.)	Dr. Johannes Schulze	Neustadt-Glewe
41 (mind.)	Dr. Konrad Besse	Rostock, Güstrow
41	Dr. Karl Wilhelm Ehrich	Marlow, Rostock
41	Dr. Horst Groddeck	Sanitz
41 (mind.)	Dr. Roman Januschewski	Grabow
41 (mind.)	Dr. Johann Kröger	Boizenburg
41 (mind.)	Dr. Curt von Krueger	Rostock
41	Dr. August Marten	Laage
41 (mind.)	Dr. Julius Möller	Schwaan
41 (mind.)	Dr. Hans Penshorn	Schwerin
41	Dr. Klaus Peters	Schwerin, Grabow, Klütz
41 (mind.)	Dr. Erich Zabel	Rostock, Ahrenshoop
40	Dr. Helmuth Borck	Rostock, Redderstorf
40	Dr. Otto Connerth	Wismar
40 (mind.)	Dr. Paul von Dessien	Lübz
40 (mind.)	Dr. Rudolf Dühr	Friedland, Fürstenberg
40	Dr. Friedrich Dugge	Aalbude, Vellahn, Wittenburg
40	Dr. Johannes Goetze	Neukalen, Warin
40	Dr. Heinrich Günther	Ludwigslust, Hagenow
40	Prof. Dr. Adolf Kühn	Rostock
40	Dr. Erich Matthies	Bad Kleinen
40	Dr. Wilhelm Metzenthin	Ludwigslust
39	Dr. Friedrich Ahrendt	Schwerin
39 (mind.)	Dr. Paul Appel	Güstrow
39	Dr. Gustav Bauer	Boizenburg
39	Dr. Carl Bienias	Schwerin
39	Dr. Friedrich Brömse	Güstrow
39	Dr. Hans Dabelstein	Rostock, Ribnitz
39	Dr. Heinrich Drodten	Neustrelitz
39 (mind.)	Dr. Hermann Eilers	Rostock
39	Dr. Kurt Fuchs	Bad Sülze
39	Dr. Walter Gosselck	Laage, Rostock
39	Dr. Friedrich Grörich	Röbel, Stavenhagen
39 (mind.)	Dr. Willi Hoffgaard	Rostock
39 (mind.)	Dr. Wilhelm Hoppe	Schwerin
39	Prof. Dr. Otto Körner	Rostock
39 (mind.)	Dr. Hermann Kossow	Rostock
39 (mind.)	Dr. Eduard Krull	Rostock, Dobbertin, Güstrow
39	Dr. Adolf Lüders	Gadebusch
39	Dr. Felix Matusch	Schwerin

39	Dr. Leopold Mohr	Schwerin
39	Dr. Carl Müller	Dömitz
39 (mind.)	Dr. Erich Puschmann	Rostock
39	Dr. Gustav Rönbeck	Fürstenberg
39	Dr. Konrad Scheel	Wismar, Rostock, Teterow, Malchin, Neustrelitz
39 (mind.)	Dr. Richard Schlüter	Wesenberg
39 (mind.)	Dr. Karl-Joachim Schmieter	Rostock, Güstrow
39	Dr. Hermann Schultz	Rostock
39 (mind.)	Dr. Wilhelm Skrodzki	Bad Doberan
39	Dr. Paul Wiederhold	Rostock
39	Dr. Hans Wilbrandt	Ludwigslust, Lübz, Bad Doberan
38 (mind.)	Dr. Georg Gustav Arndt	Neustrelitz, Rostock, Neubrandenburg
38	Dr. Wilhelm Granzow	Burg Stargard
38 (mind.)	Dr. Kurt Havemann	Neukloster
38	Dr. Paul Hellfritz	Bützow
38	Dr. Johann-Heinrich Kleiminger	Wismar
38	Dr. Fritz Knispel	Neustrelitz
38	Dr. Otto Krüger	Rostock
38	Dr. George Langhans	Rostock, Güstrow, Schwerin, Graal-Müritz
38 (mind.)	Dr. Julius Müller	Neubrandenburg
38	Dr. Detlev Mulert	Rostock
38 (mind.)	Dr. Johannes Nahmmacher	Malchow, Schwerin, Matgendorf
38	Dr. Volkmar Nitzsche	Blankenhagen, Sanitz, Laage
38 (mind.)	Dr. Friedrich Oertzen	Rostock
38	Dr. Irma Paasch	Schwerin
38	Dr. Hermann Platzhoff	Bobitz
38 (mind.)	Dr. Karl-Heinz Rodenwald	Ludwigslust
38	Dr. Hans Sachse	Krakow, Rostock
38	Dr. Paul Scheel	Rostock
38 (mind.)	Dr. Hermann Willebrand	Stavenhagen
37	Dr. Bernhard Aronsohn	Lübtheen
37	Dr. Robert Ehmcke	Bad Kleinen
37	Dr. Emil Gerlach	Rostock
37	Dr. Rudolf Grauert	Rostock
37	Dr. Max Grohmann	Schwerin
37 (mind.)	Dr. Paul Herzfeldt	Rehna
37	Dr. Walter Hindenberg	Strelitz-Alt, Neustrelitz, Grevesmühlen, Wismar
37 (mind.)	Dr. Alfred Kosmowski	Röbel
37	Dr. Otto Lübcke	Rostock, Wismar
37	Dr. Hermann Matz	Waren
37 (mind.)	Dr. Eduard Michelchen	Rostock
37	Dr. Paul-Dethlof Moennich	Rostock
37 (mind.)	Dr. Theodor Schröder	Rostock, Wismar
37	Dr. Walter Vogt	Kleinen, Bützow
37	Dr. Ulrich Wacks	Dargun
37 (mind.)	Dr. Ingeborg Wagner	Schwerin
37	Dr. Maximilian Walter	Rostock, Güstrow
37	Dr. Rudolf Wüsthoff	Schwerin
36	Dr. Hans Beese	Güstrow
36	Dr. Herbert Büttner	Neustadt-Glewe
36	Dr. Gottfried Danckwardt	Rostock
36	Dr. Arno Fielitz	Neustrelitz

36	Dr. Rudolf Förtner	Schwerin
36 (mind.)	Dr. Georg Fuß	Neustrelitz
36	Dr. Franz Heuschert	Neubrandenburg
36	Dr. Friedrich Kreutzer	Rostock
36	Dr. Werner Lau	Schwerin
36	Dr. Arthur Radloff	Banzkow, Ludwigslust
36	Dr. Hans Carl Richter	Warin, Neubukow
35	Dr. Valerie Amtmann	Schwerin
35 (mind.)	Dr. Leonie Arnold	Güstrow
35	Dr. Gustav Drost	Brunshaupten
35 (mind.)	Dr. Willi Havemann	Grabow
35 (mind.)	Dr. Wilhelm Helmke	Vellahn
35 (mind.)	Dr. Paul Hurtzig	Strelitz-Alt, Neustrelitz
35	Dr. Gertrud Jacobs	Rostock
35	Dr. Joachim Janssen	Tessin, Kladrum, Crivitz
35 (mind.)	Dr. Walter Kemmer	Sternberg, Rostock
35	Dr. Hermann Kress	Rostock
35 (mind.)	Dr. Adolf Krome	Bützow
35	Dr. Ernst Ladisch	Güstrow
35	Dr. Gustav Prösch	Bad Doberan
35	Dr. Otto Rosenbaum	Schwerin
35 (mind.)	Dr. Richard Saschenbrecker	Schwerin
35	Dr. Gustav Scharlau	Rostock
35	Dr. Karl Schröder	Schwerin, Crivitz
35 (mind.)	Dr. Ulrich Schröder	Rostock, Waren, Neubrandenburg
35	Dr. Heinrich Voß	Hagenow
34	Dr. Rudolf Balck	Rostock, Schwerin
34 (mind.)	Dr. Otto Beckmann	Parchim
34	Dr. Martin Büschel	Plau
34	Dr. Paul Crull	Rostock
34	Dr. Peter Friedrich Glimm	Klütz
34	Dr. Ludwig Gütschow	Goldberg
34	Dr. Alfred Kaeding	Rostock
34	Dr. Karl Kausch	Feldberg
34	Dr. Franz-Achim Metzenthin	Ludwigslust
34 (mind.)	Dr. Johannes Rüther	Rostock
34	Dr. Karl Rust	Schwerin
34	Dr. Carl Schmidt	Rostock-Warnemünde
34	Dr. Friedrich Schubert	Rostock
33	Dr. Ernst Bahr	Rostock-Warnemünde
33	Dr. Stanislaus Bajon	Güstrow
33	Dr. Carl Brasch	Schwerin, Brüel
33 (mind.)	Dr. Ernst Burmeister	Sternberg
33	Prof. Dr. Hans Curschmann	Rostock, Güstrow, Ahrenshoop
33	Dr. Johannes Fischer	Rostock, Schwerin
33 (mind.)	Dr. Otto Krasemann	Güstrow
33	Dr. Otto Lüders	Schwerin
33	Prof. Dr. Richard Mans	Rostock, Schwerin
33	Dr. Walter Medow	Rostock, Schwerin
33	Dr. Erich Neumann	Neustrelitz, Schwerin
33	Dr. Hans Ratzeburg	Wismar, Schwerin
33	Dr. Gundela Roux	Schwerin
33 (mind.)	Dr. Franz Schmidt	Rostock
33	Dr. Friedrich Adolph Schulz	Dobbertin, Lübz

33	Dr. Wilhelm Vierheller	Rostock, Neukalen, Dahmen, Neustrelitz, Güstrow
32	Dr. Walter Albrand	Wismar, Schwerin
32	Dr. Otto Barten	Wismar
32	Dr. Friedrich Brandenburg	Rostock, Malchin
32	Dr. Karl August Ehrich	Marlow
32	Dr. Heinz Ferdinand	Rostock, Wismar
32 (mind.)	Dr. Adolf Götze	Wismar
32	Dr. Karl Hagen	Rehna, Schönberg, Carlow
32	Dr. Wilhelm Krull	Schwerin
32	Dr. Ludwig Pfeiffer	Rostock, Schwerin
32 (mind.)	Dr. Franz Prange	Rostock
32	Dr. Walther Sach	Schönberg
32 (mind.)	Dr. Ilse Scherff	Rostock-Warnemünde
32	Dr. Franz Schlüter	Rostock
32 (mind.)	Dr. Erich Schürhoff	Güstrow
32	Dr. Ekkehard Schütze	Schwerin
32	Dr. Paul Stanitzek	Rostock
32 (mind.)	Dr. Theodor Stubbe	Goldberg, Gadebusch
32	Dr. Rudolf Weinreich	Schwerin
31	Dr. Philipp Fischer	Wismar
31	Dr. Karl Griewank	Parchim, Rostock, Teterow, Wismar
31	Dr. Bernhard Hannemann	Rostock
31 (mind.)	Dr. Walter Krause	Neubrandenburg
31	Dr. Paul Martins	Ludwigslust
31	Prof. Dr. Albert Peters	Rostock
31 (mind.)	Dr. Gerhard Puff	Woldegk, Wismar
31	Dr. Gerhardt Richter	Rostock, Tessin
31	Dr. Karl Scheven	Waren, Güstrow, Rostock, Bad Doberan
31	Dr. Karl Josef Schmidt	Schwerin, Domjüch, Hagenow
31	Dr. Albert Senske	Gadebusch
31 (mind.)	Dr. Georg Weinstein	Rostock
30	Dr. Asta Ahrens	Wismar
30	Dr. Franz Bachmann	Rostock, Güstrow
30	Dr. Julius Fischer	Neubrandenburg
30	Dr. Otto Leichnitz	Schwerin, Wismar, Malchin, Boizenburg
30	Dr. Hans Melchert	Rostock
30 (mind.)	Dr. Hilde Mennenga	Grevesmühlen
30	Dr. Hans Meyer	Rostock, Schwerin
30 (mind.)	Dr. Erwin Möller	Dargun
30 (mind.)	Dr. Walter Niemann	Schwerin
30 (mind.)	Dr. Friedhelm Rürup	Langhagen
30	Dr. Wilhelm Rust	Parchim, Ludwigslust
30 (mind.)	Dr. Veronika Wagner	Neubrandenburg
29	Prof. Dr. Walter von Brunn	Rostock
29	Dr. Franz Guthke	Crivitz
29 (mind.)	Prof. Dr. Wilhelm Müller	Rostock
29 (mind.)	Dr. Irmgard Oberg	Wismar
29	Dr. Franz Schroeder	Rostock
29	Dr. Otto Triebenstein	Rostock
29	Dr. Wilhelm Richard Willemer	Ludwigslust
29	Dr. Heinrich Wittenburg	Güstrow
28	Dr. Karl Bieback	Wittenburg
28	Dr. Georg Clement	Güstrow

28	Dr. Eckart Dugge	Ludwigslust, Wittenburg
28	Dr. Walter Giercke	Amsee, Waldeck (mit Unterbrechung)
28	Dr. Dr. Kurt von Goetzen	Rostock
28	Dr. Wilhelm Hartert	Neustrelitz
28	Dr. Karl Hartmann	Neubrandenburg
28	Dr. Paul Heinecke	Malchin
28	Dr. Robert Jacobs	Rostock
28	Dr. August Jahn	Schwerin
28	Dr. Hans Kölzow	Waren, Schwerin
28 (mind.)	Dr. Kurt Körner	Rostock, Stavenhagen
28 (mind.)	Dr. Philipp Lammers	Schwerin
28	Dr. Rudolf Mahn	Parchim, Burg Stargard
28	Dr. Carl Pöhlmann	Schwerin
28	Prof. Dr. Ernst Ruickoldt	Rostock
28	Dr. Herbert Schulz-Kroenert	Vellahn, Boizenburg
28	Dr. Günther Strecker	Malchow
28	Dr. Wolfgang Thiel	Güstrow
28	Dr. Friedrich Walter	Schwaan
27 (mind.)	Dr. Ernst Bartolomaeus	Crivitz
27	Dr. Hans Berkhausen	Penzlin
27	Dr. Edgar von Cossart	Rostock, Brunshaupten/Kühlungsborn
27 (mind.)	Dr. Claus Ebert	Grevesmühlen
27	Dr. Carl Hüttner	Marnitz
27	Dr. Egon Krull	Güstrow
27	Dr. Hans Lindenberg	Rostock
27	Dr. Heinrich Mertens	Dömitz
27	Dr. Walter Pietsch	Schwerin, Malchow
27	Dr. Hermann Rehberg	Schwerin
27	Dr. Heinrich Rieck	Warin, Teterow
27	Dr. Hans Ritter	Rostock
27	Prof. Dr. Otto Sarwey	Rostock
27	Dr. Rudolf Spiegelberg	Kirchdorf, Sukow
27	Dr. Friedrich Staffeld	Friedland
27	Dr. Gertrud Tschirch	Wismar
26 (mind.)	Dr. Rudolf Beuther	Rostock
26	Dr. Karl Cyrus	Schwerin
26	Dr. Werner Elfeldt	Rostock, Güstrow
26 (mind.)	Dr. Werner Entzian	Rostock-Warnemünde
26	Dr. Paul Fulde	Schwerin
26	Dr. Kurt Gestewitz	Satow
26	Dr. Theodor Holling	Schwerin
26	Dr. Herbert Jahn	Schwerin
26	Dr. Walter Kaulin	Schwerin, Waren
26	Dr. Stephanus Kociolek	Wismar
26 (mind.)	Dr. Carl Krüger	Rostock
26	Dr. Wilhelm Kundt	Rostock
26	Dr. Michael Linden	Wittenburg
26	Dr. Willy Lüders	Neustrelitz
26	Dr. August Meyer	Schwerin, Klütz, Boltenhagen
26	Dr. Werner Nahmmacher	Malchow, Rostock
26	Dr. Otto Pohrt	Schwerin
26	Dr. Carl Radmann	Friedland, Malchin, Güstrow
26 (mind.)	Dr. Ernst Schornack	Rostock-Warnemünde
26	Dr. Johann Steinorth	Sternberg

26	Dr. Herbert Sterckel	Gnoien, Kröpelin, Bad Doberan
26	Dr. Alexander Tschirch	Wismar
26	Dr. Fritz Wegener	Gielow, Malchin
26	Dr. Wilhelm Wiegels	Schwerin
25	Dr. Hans Diederichs	Rostock
25	Dr. Hermann Heuck	Schwerin
25	Dr. Wilhelm Keding	Schönberg
25 (mind.)	Dr. Leopold Kraack	Rostock, Grevesmühlen
25	Dr. Walter Krickeberg	Rostock
25 (mind.)	Dr. Paul Kronke	Neustadt-Glewe
25	Dr. Ernst Lüneburg	Lübtheen, Wismar
25	Dr. Ernst Metge	Rostock, Parchim, Wismar
25	Dr. Emil Niederhaus	Waren
25 (mind.)	Dr. Gustav Plagemann	Kirchdorf, Wismar
25	Dr. Bernhard Roß	Laage
25 (mind.)	Dr. Werner Carl Schmidt	Neustrelitz, Krakow
25 (mind.)	Dr. Wilhelmine Sindt	Rostock, Tessin, Feldberg, Rostock-Warnemünde
25	Dr. Paul Voss	Rostock
25	Dr. Siegfried Zeplin	Güstrow, Bützow
24 (mind.)	Dr. Hermann Bausamer	Bad Doberan
24	Dr. Ernst Boness	Schwaan
24	Dr. Albert Brunk	Rostock
24	Prof. Dr. Wilhelm Comberg	Rostock
24	Dr. Otto Eggers	Jördenstorf, Neuburg
24	Prof. Dr. Walther Fischer	Rostock
24	Dr. Ingrid Götze	Schwerin, Neuhof, Gadebusch
24 (mind.)	Dr. Arthur Harmel	Rugensee, Lübstorf, Brüel
24	Dr. Wilhelm Hinneberg	Bad Stuer, Neukalen
24 (mind.)	Dr. Erich Lange	Neubrandenburg
24	Dr. Menno Mennenga	Grevesmühlen
24	Dr. Hans von Pokrzywnicki	Wismar
24 (mind.)	Dr. Ernst Rapp	Rostock
24 (mind.)	Dr. George Reid	Schwerin
24	Dr. Huldreich Rennecke	Wismar
24	Dr. Fritz Sander	Rostock
24	Dr. Philipp Schibalski	Schwerin
24	Dr. Carl Schulz	Mirow, Hohen Sprenz, Güstrow
24	Dr. Kurt Stüdemann	Parchim, Rostock
24	Dr. Carl Überhuber	Neustrelitz
24	Dr. Karl Vietense	Güstrow
24	Dr. Max Wichhusen	Gnoien, Rostock
24	Dr. Otto Wischeropp	Rostock
23 (mind.)	Dr. Harald Balcke	Warin
23	Dr. Stephan Didrich	Ludwigslust, Vellahn, Marsow, Redefin, Eldena
23 (mind.)	Dr. Hans Fabricius	Rostock
23	Dr. Kurt Falckenberg	Neubrandenburg
23	Marguerite Loll	Polchow, Rostock
23	Dr. Ulrich Pfautsch	Spornitz, Parchim
23	Dr. Richard Pfreimbter	Schwerin
23	Dr. Gerhard Rohde	Ludwigslust, Rastow, Schwerin, Rostock, Schönberg
23	Dr. Hans Rohwedder	Rostock, Malchin, Waren

23 (mind.)	Dr. Franz Schlund	Domjüch, Schwerin
23	Dr. Heinrich Siemund	Schwerin
23	Dr. Hermann Wanckel	Parchim
23	Dr. Paul Warnecke	Zarrentin
23	Dr. Heinrich Wasmuth	Rostock
23 (mind.)	Dr. Georg Wilbrandt	Dargun, Kirch Lütgendorf, Rostock, Kröpelin
22	Dr. Rudolf Düsing	Gadebusch
22	Dr. Eduard von Fircks	Dreveskirchen, Warin
22 (mind.)	Dr. Gustav Forjahn	Rostock
22	Dr. Johannes Günther	Schwerin
22 (mind.)	Dr. Hans-Erich Henning	Banzkow, Schwerin
22	Dr. Hans Heydemann	Malchow
22	Dr. Walter Hopp	Rostock-Warnemünde
22	Dr. Karl-Friedrich Kuhn	Rostock
22	Dr. Edith Loppin	Marlow
22	Dr. Herbert Meißner	Neustrelitz
22 (mind.)	Dr. Friedrich Schroeder	Rostock
22	Dr. Friedrich Schultz	Malchin
22 (mind.)	Hans Witt	Burg Stargard
21	Dr. Johannes Bachmann	Malchow
21	Dr. Johannes Herbst	Ludwigslust
21	Dr. Max Kirchhoff	Neubrandenburg
21	Dr. Fritz Plehn	Carlow, Schwerin
21	Dr. Hans Rößler	Laage, Rostock
21 (mind.)	Dr. Ernst Schillbach	Neustrelitz
21	Dr. Paul Schubert	Wismar, Güstrow
21	Dr. Hermann Starke	Domjüch
21	Dr. Ulrich Thierfelder	Marlow, Schwerin
21	Dr. Elmar Urberg	Rostock
21	Dr. Albert Voss	Schwerin
20	Dr. Max Elten	Stavenhagen
20	Dr. Johannes Finckh	Arendsee/Kühlungsborn
20 (mind.)	Dr. Otto Häussermann	Waren
20 (mind.)	Dr. Anne-Marie Hugues	Schwerin
20 (mind.)	Dr. Martin Kleeberg	Wismar
20	Dr. Hellmuth Kniepf	Güstrow
20	Dr. Elly Mommer	Rostock, Graal-Müritz
20	Dr. Martha Schammer	Herrnburg
20	Dr. Walter Schultz	Rostock, Wismar, Bad Kleinen
20 (mind.)	Dr. Ilse Thede	Schwerin
20	Dr. Emma Uhlhorn	Rostock
20	Prof. Dr. Kurt Wachholder	Rostock
20	Dr. Heinrich Weber	Rostock, Neu Krenzlin
20	Dr. Gerhard Willert	Zarrentin
20	Dr. Hans Zielstorff	Diedrichshagen, Arendsee
19	Dr. Ferdinand Borelly	Schwerin
19	Dr. Wilhelm Breßler	Penzlin, Waren, Rostock
19 (mind.)	Dr. Paul Clasen	Bützow
19	Dr. Wilhelm Emmerich	Rostock
19	Prof. Dr. Walther Frieboes	Rostock
19	Dr. Johannes Kaliebe	Schwerin
19	Dr. Fritz Kreutzer	Rostock, Sanitz
19	Dr. Curt Krüger	Neubrandenburg

19 (mind.)	Dr. Otto Lantow	Rostock
19 (mind.)	Dr. Johannes Neumann	Dassow
19 (mind.)	Dr. Lieselotte Neumann	Hagenow
19	Dr. Georg Riemschneider	Schwerin
19	Dr. Irma Schmidt	Ludwigslust
19	Prof. Dr. Wolf Skalweit	Rostock
18	Dr. Georg Atzrott	Grabow
18	Dr. Franziska Bendermacher	Neubrandenburg
18 (mind.)	Dr. Elisabeth Blieffert	Parchim
18	Dr. Paul Cabanis	Neuhaus
18	Dr. Carl Gerlach	Bützow
18	Dr. Arthur Goetze	Rostock
18 (mind.)	Dr. Gerhard Grüder	Mirow
18	Dr. Sophie Hachez	Schwerin, Neubrandenburg, Güstrow, Lübz
18	Dr. Walter Kuithan	Kirchdorf, Ribnitz, Neukloster, Dierhagen
18	Dr. Carl-Hermann Lasch	Rostock
18 (mind.)	Prof. Dr. Johann Lehmann	Rostock
18 (mind.)	Dr. Friedrich Lüdeke	Grevesmühlen
18	Dr. Friedrich Mau	Wismar
18	Dr. Franz Meyersohn	Schwerin
18 (mind.)	Dr. James Möller	Rostock
18	Dr. Otto Ohlsen	Rostock
18	Dr. Ernst Roser	Schwerin
18	Dr. Eduard Schroeder	Güstrow
18	Prof. Dr. Theodor von Wasielewski	Rostock
18 (mind.)	Dr. Otto Weber	Bad Sülze
18	Dr. Hermann Weishaupt	Plau
17	Dr. Werner Baldewein	Jördenstorf, Malchin
17	Dr. Friedrich Beulshausen	Grevesmühlen
17	Prof. Dr. Werner Böhme	Rostock
17	Dr. Hans Boldt	Neustrelitz, Parchim
17	Dr. Robert Brömel	Tessin
17	Dr. Otto Cassebaum	Rostock
17	Dr. Max Gießwein	Ludwigslust
17	Dr. Herbert Gramckow	Parchim
17	Dr. Helmut Grams	Schwerin, Malchin, Güstrow
17	Dr. Edmund Hadra	Schwerin
17	Prof. Dr. Friedrich von Krüger	Rostock
17	Dr. Enno Lolling	Neustrelitz
17 (mind.)	Dr. Walter Mueller	Wismar
17 (mind.)	Dr. Elisabeth Peters	Schwerin, Wismar
17 (mind.)	Dr. Wolfram Romberg	Lalendorf, Lübz
17	Dr. Karl Schenk	Rostock
17	Dr. Hermann Seeliger	Vellahn
17 (mind.)	Dr. Wilhelm Struck	Parchim
17 (mind.)	Dr. Walther Thinius	Wismar
17 (mind.)	Dr. Armin de Veer	Schwerin
17 (mind.)	Dr. Martin Wettstein	Rostock
17	Dr. Johannes Zwar	Marlow, Neustrelitz
16	Dr. Heinrich Allerding	Groß Wokern, Gnoien
16 (mind.)	Dr. Hermann Berger	Fürstenberg
16	Dr. Erich Gottschalk	Neubrandenburg
16	Dr. Johannes Hecker	Domjüch, Neustrelitz, Schwerin, Wismar

16	Dr. Günther Herbing	Rostock
16	Dr. Hermann Hilgert	Rostock, Fincken
16	Dr. Albert John	Bad Sülze
16	Dr. Fritz Knüppel	Rostock, Rerik
16	Prof. Dr. Georg Kriegsmann	Rostock
16	Dr. Alfred Leu	Schwerin
16	Dr. Walter Maurer	Krakow
16	Dr. Ludwig Müller	Waren
16	Prof. Dr. Max Rosenfeld	Rostock
16	Dr. Johannes Schammer	Herrnburg
16	Prof. Dr. Viktor Schilling	Rostock
16	Dr. Asmus Schmidt-Petersen	Bützow, Güstrow
16	Dr. Herbert Schultze	Fürstenberg
16	Prof. Dr. Egbert Schwarz	Rostock
16	Dr. Max Seer	Neubrandenburg
16	Dr. Hans Sommerfeld	Hagenow
16	Prof. Dr. Otto Steurer	Rostock
16 (mind.)	Dr. Wilhelm Struck	Neustrelitz, Neubrandenburg
16	Dr. Fritz Walther	Zarrentin
16 (mind.)	Dr. Felix Wunderlich	Rostock
15 (mind.)	Dr. Carl Dernehl	Bernitt
15	Prof. Dr. Curt Elze	Rostock
15	Dr. Hugo Fox	Güstrow
15	Prof. Dr. Günther Gerlach	Rostock, Schwerin
15	Dr. Herbert Grové	Neukloster, Bad Sülze
15	Prof. Dr. Günther Hertwig	Rostock
15 (mind.)	Dr. Hans Heuck	Teterow, Rostock
15	Dr. Martin Hotop	Feldberg
15	Dr. Peter Juhler	Dömitz
15	Dr. Hans Krage	Teterow
15	Dr. Werner Lembcke	Rostock
15 (mind.)	Dr. Willy Metzger	Grabow
15	Dr. Hans Peeck	Gnoien, Hagenow
15	Dr. Joachim Pfautsch	Ludwigslust
15	Dr. Horst Richter	Schwerin
15	Dr. Käthe Richter	Gadebusch
15	Dr. Günther Riech	Parchim, Rostock
15	Dr. Karl Röper	Ludwigslust, Parchim
15	Dr. Erna Roese	Rostock, Stavenhagen
15	Dr. Friedrich Sack	Warin
15 (mind.)	Dr. Otto Schneider	Rostock
15	Dr. Ulrich Schütze	Burg Stargard
15	Dr. Karl Starke	Wismar
15	Dr. Georg Stekker	Brüel
15	Dr. Heinrich Strauß	Kavelstorf
15 (mind.)	Dr. Friedrich-Wilhelm Wigand	Rostock, Bardowiek, Selmsdorf
15	Prof. Dr. Friedrich Winkler	Rostock
15	Dr. Ernst Wisniewski	Alt und Neu Meteln, Gadebusch
15 (mind.)	Dr. Editha Zoeltsch	Rostock

Quellen- und Literaturverzeichnis

Ungedruckte Quellen

Bundesarchiv Berlin
diverse Personalunterlagen aus dem früheren Berlin Document Center, wie NSDAP-Mitgliederkarteien, NSDAP-Parteikorrespondenz, SS-Führer-Personalakten, Mitgliederkartei des NSDÄB, der SA und NS-Frauenschaft.

Stadtarchiv Grabow
Rat der Stadt, Nr. 998.

Universitätsarchiv Greifswald
K 391 diverse Personalunterlagen von Ärzten
K 410 diverse Personalunterlagen von Ärzten.

Stadtarchiv Güstrow
diverse Personalunterlagen von Ärzten.

Staatsarchiv Hamburg
352-10, Nr. 697
332-7, Nr. 2710
361-6 IV, Nr. 1471
720-1, Nr. 343-1
731-8, Nr. A 761
diverse Personalunterlagen von Ärzten.

Bundesarchiv Koblenz
B 122 diverse Personalunterlagen von Ärzten.

Historisches Archiv Köln
diverse Personalunterlagen von Ärzten.

Staatsarchiv Ludwigsburg
EL 903 diverse Personalunterlagen von Ärzten
EL 904 diverse Personalunterlagen von Ärzten.

Staatsarchiv der Russischen Föderation Moskau
Fond P-7103, Op. 1, D2 (Geschichte der SMA im Land Mecklenburg).

Institut für Zeitgeschichte München-Berlin
Reichsärztekartei.

Stadtarchiv Neubrandenburg
2.02.57, Nr. AE 62
diverse Personalunterlagen von Ärzten.

Brandenburgischen Landeshauptarchiv Potsdam
161 NS-Archiv ZD 7791, Nr. A 16.

Kreisarchiv Landkreis Prignitz
A 1.04, Nr. VIP 00439.

Universitätsarchiv Rostock
diverse Personalunterlagen von Ärzten.

Archiv der Hansestadt Rostock
Geburts-, Heirats- und Sterberegister 1876-1990
diverse Personalunterlagen von Ärzten.

Landeshauptarchiv Schwerin
5.12-7/1, Nr. 9601, 9607, 9610, 9613 A, 9622, 9623, 9624, 9627, 9628, 9629, 9631, 9632, 9636, 9637, 9638, 9639, 9648, 9649, 9651, 9654 A, 9668, 9669, 9670, 9671, 9672, 9673, 9674, 9675, 9676, 9677, 9678, 9679, 9680, 9681, 9682, 9683,

9684, 9685, 9686, 9687, 9688, 9689, 9697, 9698, 9699, 9699 A, 9708, 9709, 9710, 9711, 9721, 9740, 9741, 9742, 9744, 9755, 9761 A, 9761 B, 9761 D, 9764, 9771, 9782, 9791, 9795 B, 9795 C, 9801, 9814, 9815 C, 9815 D, 9815 E, 9815 F, 9818, 9821 B, 9830 B, 9835, 9845, 9850 A, 9852, 9857 B, 9857 C, 9857 D, 9857 E, 9876, 9878, 9879, 9882, 9883, 9887, 9891, 9892/1, 9904, 9906, 9907, 9918, 9920, 9930 A, 9930 B, 9936 A, 9938 A, 9940 A, 9940 B, 9943 A, 9943 B, 9943 C, 9943 D, 9946 A, 9955, 9956, 9956 A, 9957, 9958, 9967, 10008, 10008 A, 10009, 10009 A, 10023, 10024, 10025, 10035, 10038 A, 10039, 10044, 10045, 10046, 10054, 10055, 10060, 10063, 10067, 10070, 10071, 10072, 10073, 10074, 10150, 10151, 10153, 10224, 10225, 10227, 10228, 10229, 10231, 10320, 10364, 10391, 10395, 10402, 10403, 10404, 10443, 10451, 10453 A, 10505, 10522, 10523, 10528, 10560, 10565, 10566, 10567, 10568, 10569, 10570, 10571, 10572, 10619, 10620, 10621, 10626, 10627, 10630, 10631, 10632, 10633, 10635, 10636, 10637, 10639, 10640, 10642, 10645, 10647, 10648, 10649, 10651, 10652, 10653, 10654, 10655, 10656, 10658, 10659, 10662, 10664, 10667, 10668, 10669, 10670, 10671, 10672, 10674, 10685, 10688, 10692, 10702, 10712, 10713, 10737, 10738, 10739, 10751, 10769, 10773, 10778, 10823, 10824, 10825, 11003, 11013, 11014, 11022, 11045, 11050, 11053, 11054, 11055, 11055 A, 11055 B, 11090, 11091 A, 11126, 11127, 11128, 11129, 11130, 11131, 11132, 11137, 11147, 11240, 11242, 11243, 11251, 11252, 11253, 11254, 11283, 11291, 11292, 11293, 11294, 11361, 11362, 11384, 11385, 11386, 11388, 11391, 11393, 11395, 11395 A, 11396, 12084, 12098, 12117.
6.11-11-1, Nr. 16773.
6.11-19, Nr. 1, 2, 4, 10, 12, 13, 15, 42, 71, 74, 2308, 2309, 2310, 2312, 2314, 2316, 2321, 2341, 2342, 2349, 2350, 2490, 2589, 2590, 2591, 2592, 2593, 2596, 2597, 2599, 2602, 2603, 2604, 2605, 2606, 2608, 2609, 2610, 2611, 2612, 2613, 2614, 2615, 2616, 2617, 2618, 2619, 2620, 2621, 2629, 2633, 2634, 2635, 2636, 2637, 2665, 2666, 2668, 2674, 2675, 2678, 2679, 2680, 2690, 2691, 2693, 2695, 2907, 2908, 3226, 3227, 3229, 3232, 3301, 3302, 3303, 3305, 3308, 3320, 3321, 3322, 3426, 3427, 3428, 3441, 3446, 3447, 3448, 3450, 3451, 3454, 3459, 3468, 3469, 3470, 3472, 4683, 4695, 4702, 4703, 4704, 4705, 4706, 4707, 4708, 4709, 4710, 4712, 4714, 4718, 4729, 4750, 4751, 4752, 4754, 4759, 4761, 4762, 4763, 4768, 4771, 4774, 4777, 4785.

Stadtarchiv Schwerin
R 32, Nr. 802
Staatliches Gesundheitsamt
diverse Personalunterlagen von Ärzten.

Hauptstaatsarchiv Stuttgart
P 44, Nr. 107.

Stadtarchiv Wismar
2.2.6.1.1.9, Nr. 02
Abt. VIII Rep. 4.3, Band 9
diverse Personalunterlagen von Ärzten.

Gedruckte Quellen und Literatur

Absolon, Rudolf: Die Wehrmacht im Dritten Reich. Band VI: 19. Dezember 1941 bis 9. Mai 1945, Boppard 1995.
Ackermann, Wilhelm: Der ärztliche Nachwuchs zwischen Weltkrieg und nationalsozialistischer Erhebung, Greifswald 1940.
Adam, Curt (Hrsg.): Beurteilung der Leistungsfähigkeit des Gesunden und Kranken, Leipzig 1939.
Adreßbuch der Landeshauptstadt Schwerin, 1928-1949.
Adreßbuch der Stadt Güstrow, 1937.
Adreßbuch der Stadt Ludwigslust, 1935/36.
Adreßbuch der Stadt Neustrelitz, 1937.
Adreßbuch der Stadt und des Amtes Parchim, 1933.
Adreßbuch der Stadt Ribnitz, 1938/39.
Adreßbuch der Stadt Rostock, 1870-1949/50.
Adreßbuch der Stadt Wismar, 1872-1950/51.
Adreßbuch des Kreises Schönberg, 1937.
Adreßbuch für die Vorderstadt Neubrandenburg, das Amt Stargard mit den Städten Friedland, Stargard und Woldegk, die Städte Penzlin, Treptow a.T. sowie für die benachbarten Gemeinden der Ämter Malchin und Waren und des preußischen Kreises Demmin, 1927/28.
Ämter, Abkürzungen, Aktionen des NS-Staates. Handbuch für die Benutzung von Quellen der nationalsozialistischen Zeit. Amtsbezeichnungen, Ränge und Verwaltungsgliederungen, Abkürzungen und militärische Tarnbezeichnungen, bearb. von Heinz Boberach, Rolf Thommes und Hermann Weiß, München 1997.
Ärzteblatt für Norddeutschland. Nachrichtenblatt der Reichsärztekammer, Ärztekammern Hamburg, Schleswig-Holstein, Pommern und Mecklenburg, sowie der Kassenärztlichen Vereinigung Deutschlands, Landesstellen Hamburg, Schleswig-Holstein, Pommern und Mecklenburg, 1938-1941.

Ärzteblatt für Pommern, Mecklenburg und Lübeck. Nachrichtenblatt der Kassenärztlichen Vereinigung Deutschlands, Verwaltungsstellen Pommern, Mecklenburg, Lübeck und der Ärztekammern für Pommern, Mecklenburg und Lübeck, 1934-1936.
Ärzteblatt für Pommern und Mecklenburg. Nachrichtenblatt der Kassenärztlichen Vereinigung Deutschlands, Verwaltungsstellen Pommern und Mecklenburg und der Ärztekammern für Pommern und Mecklenburg, 1938.
Ärzteblatt für Pommern und Mecklenburg-Lübeck. Nachrichtenblatt der Kassenärztlichen Vereinigung Deutschlands, Verwaltungsstellen Pommern und Mecklenburg-Lübeck und der Ärztekammern für Pommern und Mecklenburg-Lübeck, 1937.
Ärztliche Anweisung zur Beurteilung der Kriegsbrauchbarkeit bei Kriegsmusterungen und anderen militärärztlichen Untersuchungen im Kriege vom 7.3.1938, Berlin 1938.
Ahrberg, Edda/Drescher, Anne: „... bitte ich um Begnadigung ...". Der Arzt Johannes Hecker (1902-1946), Schwerin 2017.
Ahrens, Heinrich: 750 Jahre Schwaan 1230-1980. Beiträge zur Geschichte der Stadt, Schwaan 1980.
Albrecht, Georg: Krankenkasse und ärztliche Behandlung, Berlin 1938.
Albrecht, Günther/Hartwig, Wolfgang (Hrsg.): Ärzte. Erinnerungen, Erlebnisse, Bekenntnisse, Berlin 1976.
Albrecht, Hans: Die Unfruchtbarmachung der Frau aus medizinischen Gründen, in: Stadler, Hans (Bearb.): Richtlinien für Schwangerschaftsunterbrechung und Unfruchtbarmachung aus gesundheitlichen Gründen, hrsg. von der Reichsärztekammer, München 1936, S. 170-176.
Allgemeine Deutsche Gebühren-Ordnung für Ärzte, hrsg. vom Verband der Ärzte Deutschlands, Leipzig 1928.
Allgemeine deutsche Hebammen-Zeitung, 1929-1933; Fortsetzung u.d.T: Zeitschrift der Reichsfachschaft Deutscher Hebammen, NF 1, 1933-1939.
Aly, Götz (Hrsg.): Aktion T4 1939-1945. Die „Euthanasie"-Zentrale in der Tiergartenstraße 4, Berlin 1989.
Aly, Götz: Die Belasteten. „Euthanasie" 1939-1945. Eine Gesellschaftsgeschichte, Bonn 2013.
Aly, Götz: „Endlösung". Völkerverschiebung und Mord an den europäischen Juden, Frankfurt/Main 1995.
Aly, Götz: Medizin gegen Unbrauchbare, in: Aussonderung und Tod. Die klinische Hinrichtung der Unbrauchbaren, hrsg. von Götz Aly u.a., Berlin 1987, S. 9-74.
Amersbach, Rudolf: Muß Dir Mutterglück versagt bleiben. Ein Ratgeber für kinderlose Frauen, ein Wegweiser für erwachsene Mädchen, Berlin u.a. 1944.
Amon, Franz: Umsiedlerprobleme und Seuchenabwehr 1945-1947 in Mecklenburg, in: Zeitschrift für die gesamte Hygiene und ihre Grenzgebiete, 1957, S. 42-47.
Amtliche Beilage zum Regierungsblatt für Mecklenburg(-Schwerin), 1929-1945.
Anstalts-Umschau. Organ für die ärztliche Tätigkeit, für Technik und Wirtschaft in Sanatorien, Heil-, Pflege- und Taubstummenanstalten, Düsseldorf 1936.
Arbeitsdienst in Mecklenburger Landschaft, hrsg. von Ottmar von Wedel, Schwerin 1939.
Arnim, Uta von: Das Institut in Riga. Die Geschichte eines NS-Arztes und seiner „Forschung". Eine Spurensuche, Zürich 2021.
Aufbau und Aufgaben des Reichsausschusses für Volksgesundheitsdienst beim Reichs- und Preußischen Ministerium des Innern, Berlin 1935.
Auler, Franz: Über Unfruchtbarmachung wegen Schizophrenie aus dem Gesetz zur Verhütung erbkranken Nachwuchses vom 14. Juli 1933, Rostock 1939.
Baader, Gerhard: Heilen und Vernichten. Die Mentalität der NS-Ärzte, in: Vernichten und Heilen. Der Nürnberger Ärzteprozeß und seine Folgen, hrsg. von Angelika Ebbinghaus und Klaus Dörner, Berlin 2001, S. 275-294.
Babel, Andreas: Kindermord im Krankenhaus. Warum Mediziner während des Nationalsozialismus in Rothenburgsort behinderte Kinder töteten, [3]Bremen 2021.
Babel, Kurt: Das kommunale Krankenhaus. Organisationsformen und Rechtsverhältnisse zu den Benutzern, o.O. 1945.
Bach, Ernst: Das Studium der Medizin. Einführungsband, Heidelberg 1943.
Bamberg, Hans Lothar: Welche Kosten entstehen dem Staat durch die Behandlung der wichtigsten Krüppelkrankheiten, Werne 1935.
Bannenberg, Dagmar/Klawitter, Holger und Petra (Betr.): „Was bleibt ...?" Opfer des NS-Regimes in Mecklenburg und Vorpommern, Rövershagen 2014.
Barsewich, Elisabeth von: Die Aufgaben der Frau für die Aufartung, Berlin 1933.
Barth, Fritz: Euthanasie. Das Problem der Vernichtung lebensunwerten Lebens, Heidelberg/Hamburg 1926.
Barthel, Karl-Heinrich: Kriminalbiologie für den Amtsarzt als Gerichtsarzt, in: Der Öffentliche Gesundheitsdienst, 1942, S. 127-132.
Bastian, Till: Furchtbare Ärzte. Medizinische Verbrechen im Dritten Reich, München 1995.
Bauer, Martin: Die Arbeitsunfähigkeit im 5. Kriegsjahr, in: Deutsches Ärzteblatt, 1944, S. 56-57.
Bauer, Werner: Geschichte des Marinesanitätswesens bis 1945, Frankfurt/Main 1958.
Becher, Gottfried: Der neue Hausarzt. Handbuch für gesunde und kranke Tage, Leipzig 1939.
Becker, ?: Der gefährliche Gewohnheitsverbrecher, seine Bekämpfung im Kriege, in: Der Öffentliche Gesundheitsdienst, 1942, S. 154-157.
Becker, ?: Die gerichtliche Unterbringung in einer Heil- oder Pflegeanstalt, in: Der Öffentliche Gesundheitsdienst, 1942, S. 374-377.

Becker, W.?: Die Abtreibung im nationalsozialistischen Strafrecht, in: Der Öffentliche Gesundheitsdienst, 1937/38, S. 166-170.
Beddies, Thomas: Die Einbindung der Jungärzte in die nationalsozialistische Gesundheitspolitik, in: Medizin im Dienste der Rassenideologie, hrsg. von Rainer Stommer, Berlin 2008, S. 55-71.
Beddies, Thomas: „Du hast die Pflicht, gesund zu sein!" Der Gesundheitsdienst der Hitler-Jugend 1933-1945, Berlin 2010.
Beddies, Thomas (Hrsg.): Im Gedenken der Kinder. Die Kinderärzte und die Verbrechen an Kindern in der NS-Zeit, Berlin 2012.
Beddies, Thomas/Doetz, Susanne/Kopke, Christoph (Hrsg.): Jüdische Ärztinnen und Ärzte im Nationalsozialismus. Entrechtung, Vertreibung, Ermordung, Berlin/München/Boston 2014.
Beddies, Thomas/Hübener, Kristina: Kinder in der NS-Psychiatrie, Berlin 2004.
Beese, Marianne: Frauenstudium in Rostock zwischen 1909/10 und 1945. Ausblick bis 1952, in: Frauenstudium in Rostock. Berichte von und über Akademikerinnen, hrsg. von Kersten Krüger, Rostock 2008, S. 23-40.
Beese, Marianne: Reguläres Frauenstudium in Rostock (ab 1909). Erste Studentinnen, Promovendinnen, Lehrende, in: Impulse – Chancen – Innovationen. Dokumentation der ersten Tagung zur Frauen- und Geschlechterforschung in Mecklenburg-Vorpommern 1998, Rostock 1999.
Behnke, Jana: Zur Entwicklung der Stadt Ribnitz unter den Bedingungen der faschistischen Diktatur 1933-1945, Rostock 1988 (MS).
Behrendt, Karl Philipp: Die Kriegschirurgie von 1939 bis 1945 aus der Sicht der Beratenden Chirurgen des deutschen Heeres im Zweiten Weltkrieg, Freiburg 2003.
Behrens, Beate/Jahnke, Karl Heinz/Urbschat, Kerstin/Wendt, Inge: Mecklenburg in der Zeit des Nationalsozialismus 1933-1945. Eine Dokumentation, [2]Rostock 1998.
Beier, Astrid: Die Entwicklung des Gesundheitswesens auf dem Fischland und in Ahrenshoop, Norderstedt 2016.
Bendheuer, Heinz: Der ärztliche Berufsstand im Lichte der neuen Reichsärzteordnung, Breslau 1938.
Benz, Christoph/Hundsdorfer, Ernst: Blutordensträger Karl Pieper, sein Aufstieg und Fall, in: Deutsche Zahnärzte 1933 bis 1945. Verfolger und Verfolgte, hrsg. von der Bundeszahnärztekammer und der Kassenzahnärztlichen Bundesvereinigung, Köln 1998, S. 17-19.
Benz, Wolfgang/Distel, Barbara (Hrsg.): Der Ort des Terrors. Geschichte der nationalsozialistischen Konzentrationslager. Band 4: Flossenbürg, Mauthausen, Ravensbrück, München 2006, S. 471-608.
Benz, Wolfgang/Distel, Barbara (Hrsg.): Medizin im NS-Staat. Täter, Opfer, Handlanger, München 1988.
Benzenhöfer, Udo: Der Bau von Ausweichkrankenhäusern und die Verlegung von Geisteskranken in Verantwortung von Karl Brandt nach dem Stopp der Aktion T4, Ulm 2018.
Benzenhöfer, Udo: Kindereuthanasie in der NS-Zeit unter besonderer Berücksichtigung von Reichsausschußverfahren und Kinderfachabteilungen, Ulm 2020.
Benzenhöfer, Udo (Hrsg.): Mengele, Hirt, Holfelder, Berner, von Verschuer, Kranz. Frankfurter Universitätsmediziner der NS-Zeit, Münster 2012.
Benzenhöfer, Udo: Zur Genese des Gesetzes zur Verhütung erbkranken Nachwuchses, Münster 2006.
Berger, Franz Xaver: Die berufsrechtliche Stellung des Arztes vor und nach dem Inkrafttreten der Reichsärzteordnung, o.O. 1943.
Berger, Hermann: Kleiner Kulturspiegel des heutigen Arzttums nach Zeitschriftenstimmen des letzten Jahrzehnts, 2 Bände, Jena 1940/41.
Berger, Waltraud: Die Hauptergebnisse aus der Todesursachenstatistik des Deutschen Reichs für die Jahre 1932-37, in: Reichsgesundheitsblatt, 1941, S. 29-37, 53-58.
Bericht über die 4. Arbeitstagung der Beratenden Ärzte vom 16. bis 18. Mai 1944 im SS-Lazarett Hohenlychen, o.O. 1944.
Berichte der Landes- und Provinzialverwaltungen zur antifaschistisch-demokratischen Umwälzung 1945/46. Quellenedition, hrsg. von der Staatlichen Archivverwaltung des Ministeriums des Innern der DDR, Berlin 1989.
Berlet, Karl/Ritter, Gerhard/Pfaundler, Conrad: Arzt und Luftschutz, Ludwigshafen 1939.
Berlin, Jürgen: Die Finanzlage der mecklenburgischen Städte und Kreise, in: Mecklenburg. Werden und Sein eines Gaues, hrsg. von Richard Crull, Bielefeld/Leipzig 1938, S. 190-211.
Bernhardt, Heike: Anstaltspsychiatrie und „Euthanasie" in Pommern 1933 bis 1945. Die Krankenmorde an Kindern und Erwachsenen am Beispiel der Landesheilanstalt Ueckermünde, Frankfurt/Main 1994.
Bersch, Falk: Stolpersteine in Wismar, Wismar 2018.
Berttram, Friedrich Wilhelm: Die ärztlichen und tierärztlichen Berufsgerichte, Tübingen 1937.
Berufsordnung für die deutschen Ärzte, hrsg. vom Reichsärzteführer, Berlin 1937.
Betzien, Petra: Krankenschwestern im System der nationalsozialistischen Konzentrationslager. Selbstverständnis, Berufsethos und Dienst an den Patienten im Häftlingsrevier und SS-Lazarett, Frankfurt/Main 2018.
Betzien, Petra: Selbstverständnis, Dienst an den Patientinnen und (Nachkriegs-)Reflexion der drei Ärztinnen im Frauen-Konzentrationslager Ravensbrück, in: Medizintäter. Ärzte und Ärztinnen im Spiegel der NS-Täterforschung, hrsg. von Philipp Rauh u.a., Köln/Wien 2022, S. 419-439.
Beyer, Gerhard: Das Kassenärzterecht von heute, Borna 1940.
Beyreis, Otto: Erkennung und Bekämpfung der Psittakose, in: Der Öffentliche Gesundheitsdienst, 1936/37, S. 485-489.
Binding, Karl/Hoche, Alfred: Die Freigabe der Vernichtung lebensunwerten Lebens. Ihr Maß und ihre Form, Leipzig 1920.

Bircher, Eugen: Arzt und Soldat. Eine psychologische Betrachtung, Stuttgart 1940.
Bircher-Benner, Max: Vom Werden des Neuen Arztes. Erkenntnisse und Bekenntnisse, Dresden 1938.
Blanck, August: Die mecklenburgischen Ärzte von den ältesten Zeiten bis zur Gegenwart. Mit kurzen Angaben über ihr Leben und ihre Schriften, Schwerin 1874.
Bleker, Johanna: Zum Problem der Krankensichtung in der deutschen Wehrmachtsmedizin im zweiten Weltkrieg, in: Das Schicksal der Medizin im Faschismus, hrsg. von Samuel Mitja Rapoport und Achim Thom, Berlin 1989, S. 184-187.
Bleker, Johanna/Jachertz, Norbert (Hrsg.): Medizin im „Dritten Reich", Köln 1993.
Bleker, Johanna/Schmiedebach, Heinz-Peter (Hrsg.): Medizin und Krieg. Vom Dilemma der Heilberufe 1865 bis 1985, Frankfurt/Main 1987.
Blome, Kurt: Arzt im Kampf. Erlebnisse und Gedanken, Leipzig/Berlin 1942.
Blome, Kurt: Der ärztliche Nachwuchs, in: Die Gesundheitsführung. Ziel und Weg, 1940, S. 163-169.
Blome, Kurt: Gesundheitsführung und Politik, in: Die Gesundheitsführung. Ziel und Weg, 1939, S. 37-39.
Bluhm, Agnes: Die rassenhygienischen Aufgaben des weiblichen Arztes, Berlin 1936.
Bock, Gisela: Zwangssterilisation im Nationalsozialismus. Studien zur Rassenpolitik und Frauenpolitik, Opladen 1986.
Bockhacker, Werner: Der Arzt als Gesundheitsführer, in: Deutsches Ärzteblatt, 1938, S. 115.
Bockhacker, Werner: Die Arbeits- und Leistungsmedizin. Begriffsbestimmung, Notwendigkeit, Arbeitsmethodik und Forschungsrichtung, Stuttgart 1941.
Boeck, Gisela/Peppel, Tim: Türen werden aufgestoßen: Erste Frauen an der Medizinischen Fakultät der Universität Rostock, in: Die Medizinische Fakultät der Universität Rostock 600 Jahre im Dienst der Menschen (1419-2019), hrsg. von Emil C. Reisinger und Kathleen Haack, Wien/Köln/Weimar 2019, S. 244-261.
Boegler, Anton: Die Patientenbuchführung des Arztes, Würzburg 1938.
Böhle, Ingo: Private Krankenversicherung (PKV) im Nationalsozialismus. Unternehmens- und sozialgeschichtliche Studie unter besonderer Berücksichtigung der Deutschen Krankenversicherung AG (DKV), Frankfurt/Main 2003.
Boenheim, Curt: Die Fürsorge für geistig und seelisch abnorme Kinder, Leipzig 1935.
Boes, Wilhelm: Zur Person und Bedeutung des Arztes Dr. Hans Deuschl (1891-1953) unter besonderer Berücksichtigung seiner Karriere in der Zeit des Nationalsozialismus, Berlin 2010.
Bösser, Friedrich: Beiträge zur ärztlichen Ethik, Hannover 1942.
Bötel, Erich: Die Rechtmäßigkeit der Euthanasie. Ihr Umfang und ihre Grenzen, Braunschweig 1934.
Böttger, Friedrich: Zum Geschäftsbetrieb bei den staatlichen Gesundheitsämtern, in: Der Öffentliche Gesundheitsdienst, 1936/37, S. 834-839.
Bohl, Hans-Werner/Keipke, Bodo/Schröder, Karsten: Bomben auf Rostock. Krieg und Kriegsende in Berichten, Dokumenten, Erinnerungen und Fotos. 1940-1945, Rostock 1995.
Boldt, Karl: Lübz einst und jetzt. Etwas aus der Geschichte von Lübz und aus letzter Zeit, Magdeburg 1934.
Bolte, Paul: Die Besteuerung der deutschen Ärzte, Würzburg 1934.
Borchert, Hans-Jürgen: Das Medizinalwesen in Malchow von der Vergangenheit bis zur Gegenwart. Über die Anfänge der Medizin, die Niederlassung der Ärzte und Zahnärzte sowie die Entwicklung medizinischer Einrichtungen, in: Zur Geschichte der Inselstadt Malchow. Heft 13, Malchow 2013.
Borelly, Ferdinand: Gau 16 (Mecklenburg), in: Mitteilungen der Kraftfahrer-Vereinigung Deutscher Aerzte, 1933, S. 2270-2271.
Bracker, Jörgen: Die Kinder vom Bullenhuser Damm, Hamburg 1994.
Branchen-Fernsprechbuch für Mecklenburg bzw. die Bezirke Neubrandenburg, Rostock und Schwerin, 1950-1986.
Braun, Günter u.a. (Hrsg.): Behandelt – Beschlossen – Durchgeführt. Archivalische Fundstücke zur DDR-Geschichte. Aufgelesen für Hermann Weber zum 65. Geburtstag, Mannheim 1993.
Braun, Jutta: Politische Medizin. Das Ministerium für Gesundheitswesen der DDR 1950 bis 1970, Göttingen 2023.
Breger, Johannes: Die Geschlechtskrankheiten und ihre Gefahren für das Volk, Berlin 1937.
Breiderhoff, Heinz-Josef: Die Unfruchtbarmachung wegen manisch-depressiven Irreseins aus dem Gesetz zur Verhütung erbkranken Nachwuchses vom 14. Juli 1933, Düsseldorf 1941.
Brinkhus, Jörn: Luftschutz und Versorgungspolitik. Regionen und Gemeinden im NS-Staat 1942-1944/45, Gütersloh 2009.
Brocke, Bernhard vom: Kultusministerien und Wissenschaftsverwaltungen in Deutschland und in Österreich. Systembrüche und Kontinuitäten 1917/19 – 1933/38 – 1945/46, in: Wissenschaften und Wissenschaftspolitik. Bestandsaufnahme zu Formationen, Brüchen und Kontinuitäten im Deutschland des 20. Jahrhunderts, hrsg. von Rüdiger von dem Bruch und Brigitte Kaderas, Stuttgart 2002, S. 193-214.
Bromberger, Barbara/Mausbach, Hans: Feinde des Lebens. NS-Verbrechen an Kindern, Köln 1987.
Bromberger, Barbara/Mausbach, Hans/Thomann, Klaus-Dieter: Medizin, Faschismus und Widerstand. Drei Beiträge, Köln 1985.
Broocks, Andreas: Die Geschehnisse auf dem Sachsenberg im Rahmen des nationalsozialistischen Euthanasieprogramms, Schwerin 2007.
Broszat, Martin/Weber, Hermann (Hrsg.): SBZ-Handbuch. Staatliche Verwaltungen, Parteien, gesellschaftliche Organisationen und ihre Führungskräfte in der Sowjetischen Besatzungszone Deutschlands 1945-1949, München 1993.
Brüning, Ernst Georg: Die Geschichte der Wasserheilanstalten in Mecklenburg, Rostock 1949.
Brunner, Detlev: Der Schein der Souveränität. Landesregierung und Besatzungspolitik in Mecklenburg-Vorpommern 1945-1949, Köln/Weimar/Wien 2006.

Brunner, Detlev: Die Landesregierung in Mecklenburg-Vorpommern unter sowjetischer Besatzung 1945 bis 1949. Band 1: Die ernannte Landesverwaltung, Mai 1945 bis Dezember 1946. Eine Quellenedition, Bremen 2003.
Brunner, Detlev (Hrsg.): Inventar der Befehle der Sowjetischen Militäradministration Mecklenburg(-Vorpommern), München 2003.
Bruns, Erich/Ley, Robert: Partei. Volksgesundheit, [3]Berlin 1940.
Bruns, Florian: Medizinethik im Nationalsozialismus. Entwicklungen und Protagonisten in Berlin (1939-1945), Stuttgart 2009.
Brusis, Tilman: Geschichte der deutschen Hals-Nasen-Ohren-Kliniken im 20. Jahrhundert, Berlin u.a. 2002.
Bryant, Thomas: Himmlers Kinder. Zur Geschichte der SS-Organisation „Lebensborn e.V." 1935-1945, Wiesbaden 2011.
Buchner, Alex: Der Sanitätsdienst des Heeres 1939-1945, Wölfersheim 1995.
Büchner, Karl: Wirtschaftsgeographie von Mecklenburg-Schwerin, Langensalza u.a. 1936.
Buddrus, Michael: Ausländische Arbeitskräfte in Mecklenburg 1943/44. Zahlen, Orte, Firmen. Eine kommentierte Dokumentation, in: Zeitgeschichte regional, 2006, Heft 1, S. 86-99.
Buddrus, Michael: Mecklenburg im Zweiten Weltkrieg. Die Tagungen des Gauleiters Friedrich Hildebrandt mit den NS-Führungsgremien des Gaues Mecklenburg 1939-1945. Eine Edition der Sitzungsprotokolle, Bremen 2009.
Buddrus, Michael: Prime Minister für 33 Tage. Dokumentation der Erinnerungen von Friedrich Stratmann an seine Amtszeit als Mecklenburgischer Staatsminister im Mai/Juni 1945, in: Mecklenburgische Jahrbücher, 2012, S. 295-337.
Buddrus, Michael: Totale Erziehung für den totalen Krieg. Hitlerjugend und nationalsozialistische Jugendpolitik, 2 Bände, München 2003.
Buddrus, Michael/Fritzlar, Sigrid: Die Professoren der Universität Rostock im Dritten Reich. Ein biographisches Lexikon, München 2007.
Buddrus, Michael/Fritzlar, Sigrid: Die Städte Mecklenburgs im Dritten Reich. Ein Handbuch zur Stadtentwicklung im Nationalsozialismus, ergänzt durch ein biographisches Lexikon der Bürgermeister, Stadträte und Ratsherren, Bremen 2011.
Buddrus, Michael/Fritzlar, Sigrid: Juden in Mecklenburg 1845-1945. Lebenswege und Schicksale. Ein Gedenkbuch, unter besonderer Mitarbeit von Ute Eichhorn, Angrit Lorenzen-Schmidt und Martin Wiesche, 2 Bände, Schwerin 2019.
Buddrus, Michael/Fritzlar, Sigrid: Landesregierungen und Minister in Mecklenburg 1871-1952. Ein biographisches Lexikon, Bremen 2012.
Büttner, Otto: Mecklenburg-Schwerins Geburtshilfe im Jahre 1904. Vortrag, in: Zeitschrift für Geburtshilfe und Gynäkologie, 1907/08, S. 185-199.
Bundt, Gustav/Wollenweber, Nathanael/Sieveking, Georg-Hermann (Hrsg.): Verzeichnis der Medizinalbehörden des Deutschen Reiches und der Länder, der Medizinalbeamten-Vereine, der Dienstalterslisten, der Mitglieder der Medizinalbeamten-Vereine, der Mitglieder der Vereinigung der Kommunal-, Schul- und Fürsorgeärzte und des Reichsverbandes österreichischer Amtsärzte, Berlin 1929.
Bunz, Fritz: Was muß der praktische Arzt vom staatlichen Gesundheitswesen wissen?, Berlin 1938.
Burleigh, Michael: Tod und Erlösung. Euthanasie in Deutschland 1900-1945, Zürich/München 2002.
Bussche, Hendrik van den: Ärztliche Ausbildung und medizinische Studienreform im Nationalsozialismus, in: Medizin im „Dritten Reich", hrsg. von Johanna Bleker und Norbert Jachertz, Köln 1993, S. 117-128.
Busse, Reinhard/Blümel, Miriam/Spranger, Anne: Das deutsche Gesundheitssystem. Akteure, Daten, Analysen, Berlin 2017.
Carolinum. Historisch-literarische Zeitschrift, hrsg. von der Altschülerschaft des Carolinums Neustrelitz, 1968, Heft 51.
Castell, Rolf/Nedoschill, Jan/Rupps, Madeleine/Bussiek, Dagmar: Geschichte der Kinder- und Jugendpsychiatrie in Deutschland in den Jahren 1937-1961, Göttingen 2003.
Cermak, Wera: Zur Begutachtung der erblichen Fallsucht im Erbgesundheitsverfahren, Borna/Leipzig 1941.
Chroust, Peter (Hrsg.): Friedrich Mennecke. Innenansichten eines medizinischen Täters im Nationalsozialismus. Eine Edition seiner Briefe 1935-1947, 2 Bände, Hamburg 1988.
Coché, Stefanie: Der Krankenmord, in: Frankfurter Allgemeine Zeitung, 2.8.2021.
Coché, Stefanie: Psychiatrie und Gesellschaft. Psychiatrische Einweisungspraxis im Dritten Reich, in der DDR und der Bundesrepublik 1941-1963, Göttingen 2017.
Coermann, Wilhelm/Wagner, Fritz (Hrsg.): Deutsches Ärzterecht. Ein Wegweiser für Ärzte, Zahnärzte und Krankenanstalten, Stuttgart 1938.
Conti, Leonardo: Geburtshilfe und Hebammenwesen in Deutschland, in: Der Öffentliche Gesundheitsdienst, 1937/38, S. 257-273.
Conti, Leonardo: Gemeinsamer Aufruf des Reichsgesundheitsführers und des Generalbevollmächtigten für den Arbeitseinsatz, in: Der Öffentliche Gesundheitsdienst, 1944, S. 28.
Conti, Leonardo: Gesundheitsführung und Leistungssteigerung, in: Die Gesundheitsführung. Ziel und Weg, 1943, S. 57-61.
Cropp, Fritz: 5 Jahre Abteilung Volksgesundheit des Reichsministeriums des Innern unter Leitung von Ministerialdirektor Dr. Arthur Gütt, in: Der Öffentliche Gesundheitsdienst, 1938/39, S. 869-896.
Cymes, Michel: Hippokrates in der Hölle. Die Verbrechen der KZ-Ärzte, Darmstadt 2016.

Czarnowski, Gabriele: Das kontrollierte Paar. Ehe- und Sexualpolitik im Nationalsozialismus, Weinheim 1991.
Danckwortt, Barbara u.a.: Verfolgte Ärzte im Nationalsozialismus. Dokumentation zur Ausstellung über das SA-Gefängnis General-Pape-Straße/Robert-Koch-Institut, Berlin 1999.
Das Deutsche Reich in gesundheitlicher und demographischer Beziehung, hrsg. vom Kaiserlichen Gesundheitsamt und vom Kaiserlichen Statistischen Amt, Berlin 1907.
Das Gesundheitsstammbuch. Anleitung zu seinem Gebrauch, hrsg. vom Hauptamt für Volksgesundheit in der Reichsleitung der NSDAP, Berlin 1939.
Das Reichsgesundheitsamt 1876-1926. Festschrift aus Anlaß seines fünfzigjährigen Bestehens, hrsg. vom Reichsgesundheitsamt, Berlin 1926.
Deinert, Juliane: Uni unterm Hakenkreuz. Die Studierenden an der Medizinischen Fakultät der Universität Rostock im „Dritten Reich", in: Die Medizinische Fakultät der Universität Rostock 600 Jahre im Dienst der Menschen (1419-2019), hrsg. von Emil C. Reisinger und Kathleen Haack, Wien/Köln/Weimar 2019, S. 301-318.
Depmer, Ulrich-Wilhelm: Weg und Schicksal verfolgter Zahnmediziner während der Zeit des Nationalsozialismus, Kiel 1993.
Der Deutsche Straßenverkehr. Zeitschrift für Verkehr und Wirtschaft, 1957, Heft 10.
Der Erbarzt. Beilage zum Deutschen Ärzteblatt, 1934-1935.
Der Großdeutsche Reichstag 1938. IV. Wahlperiode, Berlin 1943.
Der Heilpraktiker. Monatsschrift der Deutschen Heilpraktikerschaft/Heilpraktikerbund Deutschlands, 1933-1944.
Der Jungarzt. Zeitschrift der deutschen Mediziner, hrsg. vom NSD-Ärztebund in Verbindung mit der Reichsfachgruppe Medizin der Reichsstudentenführung, Berlin 1933-1939.
Der öffentliche Gesundheitsdienst im Deutschen Reich 1937, in: Der Öffentliche Gesundheitsdienst, 1938/39, S. 161-186.
Der öffentliche Gesundheitsdienst im Deutschen Reich 1938, in: Der Öffentliche Gesundheitsdienst, 1939, S. 121-143.
Der praktische Arzt. Halbmonatsschrift für die wissenschaftliche und praktische Fortbildung des Arztes (mit der Beilage „Die Praktische Arztfrau"), hrsg. von W.? Kamprad, Berlin 1933-1943.
Detjens, Florian: Die Existenz der Universität in Gefahr? Die Abwicklung des Pharmaziestudiengangs an der Universität Rostock 1938, in: Die Medizinische Fakultät der Universität Rostock 600 Jahre im Dienst der Menschen (1419-2019), hrsg. von Emil C. Reisinger und Kathleen Haack, Wien/Köln/Weimar 2019, S. 285-300.
Deutsche Apotheker Zeitung. Standeszeitung deutscher Apotheker, 1934-1945.
Deutsche Verwaltungsgeschichte. Band 4: Das Reich als Republik und in der Zeit des Nationalsozialismus, hrsg. von Kurt G.A. Jeserich, Hans Pohl und Georg-Christoph von Unruh, Stuttgart 1985.
Deutsche Zahnärzte 1933 bis 1945. Verfolger und Verfolgte. Sonderheft der Zahnärztlichen Mitteilungen, hrsg. vom Bundesverband der Deutschen Zahnärzte, Köln 1998.
Deutscher Zahnärzte-Kalender. Das Jahrbuch der Zahnmedizin, hrsg. von Herbert Blum, München/Berlin, 1937-1942.
Deutsches Ärzteblatt, hrsg. von der Bundesärztekammer und der Kassenärztlichen Bundesvereinigung, 1981, 1991.
Deutsches Ärzteblatt. Amtsblatt der Reichsärztekammer und der Kassenärztlichen Vereinigung Deutschlands, 1935-1944.
Deutsches Reichsadreßbuch für Industrie, Gewerbe, Handel, 1931, 1937, 1940, 1941/42.
Deutsches Städtebuch. Handbuch städtischer Geschichte. Band I: Nordostdeutschland, im Auftrage der Konferenz der landesgeschichtlichen Kommissionen Deutschlands mit Unterstützung des Deutschen Gemeindetages hrsg. von Erich Keyser, Stuttgart/Berlin 1939.
Deutsches Zahnärzte-Buch und Zahnärzte-Verzeichnis, hrsg. von Hans Egon Bejach sowie von Heinrich Erich und Eugen Ottow, 17. bis 20. Ausgabe, Berlin 1932/33-1941.
Dick, Antonín: Das Haus der Deutschen Ärzte. Fall und Wiederaufstieg der Kassenärztlichen Vereinigung, in: Neues Deutschland, 2.2.2002.
Dick, Antonín: In Komplizenschaft mit den braunen Machthabern. Die NS-Vergangenheit der Kassenärztlichen Vereinigung, in: Neues Deutschland, 15.9.2001.
Die betriebsärztliche Betreuung, hrsg. vom Amt für Gesundheit und Volksschutz der DAF, Berlin 1941.
Die feierliche Eröffnung der Führerschule der deutschen Ärzteschaft in Alt-Rehse am 1. Juni 1935, in: Deutsches Ärzteblatt, 1935, S. 555-572.
Die Gesundheitsführung. Ziel und Weg. Monatsschrift des Hauptamtes für Volksgesundheit der NSDAP, des Sachverständigenbeirates und des Nationalsozialistischen Deutschen Ärztebundes e.V., Berlin 1939-1945.
Die Heimat schreibt der Front. Feldpostbriefe des Gaues Mecklenburg der NSDAP, Schwerin 1941-1945.
Die Opfer von Fünfeichen. Gedanken und Erinnerungen, hrsg. vom Sprecherrat der Arbeitsgemeinschaft Fünfeichen, Neubrandenburg 2000.
Die Opfer von Fünfeichen. Namensliste der Verstorbenen, hrsg. vom Sprecherrat der Arbeitsgemeinschaft Fünfeichen, Schwerin 1996.
Die Preugo. Preußische Gebührenordnung für approbierte Ärzte und Zahnärzte vom 1. September 1924, hrsg. und erl. von Dr. med. Johannes Hardt, [3]Leipzig 1931.
Dienstaltersliste I zur Stellenbesetzung des Heeres. Nach dem Stande vom 1. Mai 1943. 3. Teil (Sanitätsoffiziere, Veterinäroffiziere und Offiziere), o.O. 1943 (geheim).
Dienststellenverzeichnis der Reichsärztekammer, nach dem Stand vom 1. Juli 1940, hrsg. von der Reichsärztekammer, München 1940.
Diepgen, Paul: Die Heilkunde und der ärztliche Beruf. Eine Einführung, Berlin/München 1938/1949.

Dirks, Christian: Die Verbrechen der anderen. Auschwitz und der Auschwitz-Prozess der DDR: Das Verfahren gegen den KZ-Arzt Dr. Horst Fischer, Paderborn u.a. 2006.
Diwok, Wilhelm: Gesundheit ist Pflicht. Ein Wegweiser für gesunde Lebensgestaltung in Frage und Antwort, Leipzig 1940.
Dörner, Klaus (Hrsg.): Der Nürnberger Ärzteprozess 1946/47. Wortprotokolle, Anklage- und Verteidigungsmaterial, Quellen zum Umfeld, München 2000.
Doetz, Susanne: Alltag und Praxis der Zwangssterilisation. Die Berliner Universitätsfrauenklinik unter Walter Stoecker 1942-1944, Berlin 2011.
Doetz, Susanne/Kopke, Christoph: Die antisemitischen Kampagnen und Verfolgungsmaßnahmen gegen die jüdische Ärzteschaft seit 1933, in: Jüdische Ärztinnen und Ärzte im Nationalsozialismus. Entrechtung, Vertreibung, Ermordung, hrsg. von Thomas Beddies, Susanne Doetz und Christoph Kopke, Berlin/München/Boston 2014, S. 36-57.
Dohnke, Kay: Nationalsozialismus in Norddeutschland. Ein Atlas, Hamburg/Wien 2001.
Domarus, Max: Hitler. Reden und Proklamationen 1932-1945. Kommentiert von einem deutschen Zeitgenossen, 4 Bände, Leonberg 1988.
Donhauser, Johannes: Das Gesundheitsamt im Nationalsozialismus. Der Wahn vom „gesunden Volkskörper" und seine tödlichen Folgen, Stuttgart 2007.
Dornedden, Hans: Einführung in die Medizinalstatistik, Leipzig 1936.
Dracklé, Walter: Der Arzt im Luftschutz, Neustadt/Haardt 1934.
Dreger, August: Die Berufswahl im Reichs- und Staatsdienste. Eine Zusammenstellung der wichtigsten Vorschriften über Annahme, Ausbildung, Prüfung, Anstellung und Beförderung in sämtlichen Zweigen des Reichs- und Staats-, des Militär- und Marinedienstes sowie über die wissenschaftlichen Erfordernisse, die Ausbildung und Prüfung der Ärzte, Apotheker, Zahnärzte, Tierärzte, Chemiker, Patentanwälte, Techniker, Geistlichen usw., auf amtlichen Quellen beruhend, [12]Dresden/Leipzig 1928.
Drigalski, Wilhelm von: Der Aufstieg des Sanitätskorps, Oldenburg/Berlin 1939.
Ebbinghaus, Angelika (Hrsg): Heilen und Vernichten im Mustergau Hamburg. Bevölkerungs- und Gesundheitspolitik im Dritten Reich, Hamburg 1984.
Ebbinghaus, Angelika/Dörner, Klaus (Hrsg.): Vernichten und Heilen. Der Nürnberger Ärzteprozeß und seine Folgen, Berlin 2001.
Ebbinghaus, Angelika/Roth, Karl Heinz: Kriegswunden. Die kriegschirurgischen Experimente in den Konzentrationslagern und ihre Hintergründe, in: Vernichten und Heilen. Der Nürnberger Ärzteprozeß und seine Folgen, hrsg. von Angelika Ebbinghaus und Klaus Dörner, Berlin 2001, S. 177-218.
Eberle, Annette: Die Ärzteschaft in Bayern und die Praxis der Medizin im Nationalsozialismus, Berlin 2017.
Eckart, Wolfgang Uwe: Medizin in der NS-Diktatur. Ideologie, Praxis, Folgen, Köln/Weimar/Wien 2012.
Eckart, Wolfgang Uwe: Tropenmedizin und Kolonialrevisionismus 1933-1945, in: Das Schicksal der Medizin im Faschismus, hrsg. von Samuel Mitja Rapoport und Achim Thom, Berlin 1989, S. 172-175.
Eckart, Wolfgang Uwe/Jütte, Robert: Medizingeschichte. Eine Einführung, [2]Köln/Weimar/Wien 2014.
Eckart, Wolfgang Uwe/Neumann, Alexander (Hrsg.): Medizin im Zweiten Weltkrieg. Militärmedizinische Praxis und medizinische Wissenschaft im „Totalen Krieg", Paderborn u.a. 2006.
Ehrengerichtsordnung des Nationalsozialistischen Deutschen Aerztebundes e.V. vom 25. März 1935.
Einwohnerbuch der Stadt Neubrandenburg, 1939/40.
Einwohnerbuch der Stadt Waren, 1933/34.
Einwohnerbuch der Vorderstadt Neubrandenburg, 1936/37.
Elsner, Gine: Das Betriebsärztewesen im Faschismus – Instrument des Militarismus?, in: Das Schicksal der Medizin im Faschismus, hrsg. von Samuel Mitja Rapoport und Achim Thom, Berlin 1989, S. 176-179.
Elsner, Gine: Die „aufrechte" Haltung. Orthopädie im Nationalsozialismus, Hamburg 2019.
Engel, Bruno: Das Gesetz zur Ordnung der Krankenpflege und die Krankenpflegeverordnung, in: Der Öffentliche Gesundheitsdienst, 1938/39, S. 589-599.
Engelhardt, Dietrich von (Hrsg.): Biographische Enzyklopädie deutschsprachiger Mediziner, 2 Bände, München 2002.
Engelsmann, Robert: Die praktisch-eugenischen Aufgaben der deutschen Krankenanstalten, in: Der Öffentliche Gesundheitsdienst, 1935/36, S. 103 f.
Enzyklopädie des Nationalsozialismus, hrsg. von Wolfgang Benz, Hermann Graml und Hermann Weiß, München 1997.
Erbgesundheit, Volksgesundheit. Das Gesetz zur Verhütung erbkranken Nachwuchses in Grundsatz und Anwendung, Berlin/Wien 1939.
Erbkranker Nachwuchs ist Volkstod, hrsg. vom Reichsausschuß für Volksgesundheitsdienst, Berlin 1937.
Erchenbrecher, Hans: Der Truppenarzt, Berlin 1937.
Ergebnisse der Morbiditäts-Statistik in den Heilanstalten des Deutschen Reichs für das Jahr 1877, hrsg. vom Kaiserlichen Gesundheitsamt, Berlin 1878.
Ernst, Anna-Sabine: „Die beste Prophylaxe ist der Sozialismus". Ärzte und medizinische Hochschullehrer in der SBZ/DDR 1945-1961, Münster 1997.
Erpel, Simone: Zwischen Vernichtung und Befreiung. Das Frauen-Konzentrationslager Ravensbrück in der letzten Kriegsphase, Berlin 2005.
Eschebach, Insa/Ley, Astrid (Hrsg.): Geschlecht und „Rasse" in der NS-Medizin, Berlin 2012.

Ewald, Gerhard: Die Verkehrsstruktur des Raumes Mecklenburg, Rostock 1936.
Ewiges Arzttum. Gedanken ärztlicher Ethik aus dem Corpus Hippocraticum, hrsg. vom Reichsarzt der SS, Robert Grawitz, bearb. von Bernward Gottlieb, Prag/Amsterdam/Berlin/Wien 1942.
Eymer, Heinrich: Die Eingriffe zur Unfruchtbarmachung der Frau, in: Gesetz zur Verhütung erbkranken Nachwuchses vom 14. Juli 1933, bearb. von Arthur Gütt, Ernst Rüdin und Falk Ruttke, [2]München 1936, S. 327-346.
Fabricius, Hans: Über 1007 Fälle typhöser Erkrankungen aus dem Infektionskrankenhaus Gehlsheim, Rostock 1947.
Fahnemann, Martina/Schäfer, Gereon/Groß, Dominik: Die Entwicklung des Hebammenberufs unter dem Eindruck wissenschaftlicher, ärztlicher und politischer Einflußnahmen (1800-1945), in: Die Konstruktion von Wissenschaft? Beiträge zur Medizin-, Literatur- und Wissenschaftsgeschichte, hrsg. von Dominick Groß u.a., Kassel 2008, S. 213-237.
Fahrenbach, Sabine: Die Entwicklung des Gesundheitswesens im Land Mecklenburg 1946 bis 1950. Zur Verwirklichung des SMAD-Befehls Nr. 272 vom 11.12.1947, in: Zeitschrift für die gesamte Hygiene und ihre Grenzgebiete, 1985, S. 269-272.
Fahrenbach, Sabine/Thom, Achim (Hrsg.): Der Arzt als „Gesundheitsführer". Ärztliches Wirken zwischen Ressourcenerschließung und humanitärer Hilfe im 2. Weltkrieg, Frankfurt/Main 1991.
Falter, Jürgen W.: 10 Millionen ganz normale Parteigenossen. Neue Forschungen zu den Mitgliedern der NSDAP 1925-1945, Mainz/Stuttgart 2016.
Falter, Jürgen W.: Hitlers Parteigenossen. Die Mitglieder der NSDAP 1919-1945, Frankfurt/Main u.a. 2020.
Falter, Jürgen W.: Hitlers Wähler, München 1991.
Falter, Jürgen W. (Hrsg.): Junge Kämpfer, alte Opportunisten. Die Mitglieder der NSDAP 1919-1945, Frankfurt/Main u.a. 2016.
Falter, Jürgen W.: Zur Soziographie des Nationalsozialismus. Studien zu den Wählern und Mitgliedern der NSDAP, Köln 2013.
Fangerau, Heiner u.a. (Hrsg.): Kinder- und Jugendpsychiatrie im Nationalsozialismus und in der Nachkriegszeit. Zur Geschichte ihrer Konsolidierung, Berlin 2017.
Fehlertabelle für wehrmachtärztliche Untersuchungen, Berlin 1939.
Fenner, ?: Die Bemerkungen zur Frage der operativen Sterilisierung bei der Frau, in: Der Öffentliche Gesundheitsdienst, 1935/36, S. 579.
Fiebrandt, Maria: Auslese für die Siedlergesellschaft. Die Einbeziehung Volksdeutscher in die NS-Erbgesundheitspolitik im Kontext der Umsiedlungen 1939-1945, Göttingen 2014.
Fircks, Eduard von: Erinnerungen. Höhen und Tiefen im Leben eines baltischen Arztes 1905-1972, Wedemark 2003.
Fischer, Angelika/Hennighausen, Gerhard/Lange, Peter/Sprung, Wolf-Dietrich: Zur Entwicklung von Pharmakologie und Toxikologie an der Universität Rostock von 1865 bis 1975, in: Pharmakologie und Toxikologie an der Universität Rostock seit 1865. Zum 125jährigen Bestehen des Lehrstuhls für Pharmakologie an der Universität Rostock, Rostock 1990, S. 6-27.
Fischer, Hubert: Der deutsche Sanitätsdienst 1921-1945. Organisation, Dokumente und persönliche Erfahrungen, Bände 1-6, Osnabrück 1982-1991.
Fischer, Isidor (Hrsg.): Biographisches Lexikon der hervorragenden Ärzte der letzten fünfzig Jahre. Reprint der Auflage von 1932/33, München/Berlin 1962.
Fischer, ?: Stimmungsbericht über die Hauptversammlung der KVDA und Vertreterversammlung der WVKA am 21. Mai 1933, in: Mitteilungen der Kraftfahrer-Vereinigung Deutscher Aerzte, 1933, S. 2243-2245.
Flemming, Carl-Friedrich: Zur medizinischen Statistik des Großherzogthums Mecklenburg-Schwerin, in: Medicinisches Conversations-Blatt des wissenschaftlichen Vereins für Ärzte und Apotheker Mecklenburgs, 1840, H. 1, S. 65-70.
Fleßner, Alfred/George, Uta/Harms, Ingo/Keller, Rolf (Hrsg.): Forschungen zur Medizin im Nationalsozialismus. Vorgeschichte – Verbrechen – Nachwirkungen, Göttingen 2014.
Förderverein Alter Friedhof Schwerin e.V. (Hrsg.): Orte der Erinnerung. Band 2, [3]Schwerin 2020.
Foitzik, Jan/Zarewskaja-Djakina, Tatjana (Bearb.): SMAD-Handbuch. Die Sowjetische Militäradministration in Deutschland 1945-1949, München 2009.
Frank, Rahel: Biographien politisch Verfolgter und Diskriminierter in Mecklenburg 1945 bis 1990. Ein erinnerungskulturelles Projekt, Schwerin 2019.
Freder, Janine: Die Geschichte des Heilpraktikerberufs in Deutschland, Bonn 2003.
Frei, Norbert (Hrsg.): Medizin und Gesundheitspolitik in der NS-Zeit, München 1991.
Freienstein, Waldemar: Die gesetzlichen Grundlagen der Rauschgiftbekämpfung (einschl. Alkoholismus), in: Der Öffentliche Gesundheitsdienst, 1936/37, S. 209-218.
Frewer, Andreas/Bruns, Florian: „Ewiges Arzttum" oder „neue Medizinethik" 1939-1945. Hippokrates und Historiker im Dienst des Krieges, in: Medizinhistorisches Journal, 2003, S. 313-336.
Frewer, Andreas/Weisemann, Claudia (Hrsg.): Medizinverbrechen vor Gericht. Das Urteil im Nürnberger Ärzteprozeß gegen Karl Brandt und andere, sowie aus dem Prozeß gegen Generalfeldmarschall Milch, Erlangen u.a. 1999.
Freyhofer, Horst H.: The Nuremberg medical trial. The holocaust and the origin of the Nuremberg medical code, New York u.a. 2004.
Friedrich, Hannes/Matzow, Wolfgang (Hrsg.): Dienstbare Medizin. Ärzte betrachten ihr Fach im Nationalsozialismus, Göttingen 1992.

Friese, Gerhard: Die Ausbildung des ärztlichen Nachwuchses für die Stellenbesetzung an den Gesundheitsämtern, in: Der Öffentliche Gesundheitsdienst, 1935/36, S. 67 f.
Friese, Gerhard: Die medizinisch-gesetzlichen Grundsätze des Gesetzes zur Verhütung erbkranken Nachwuchses, in: Der Öffentliche Gesundheitsdienst, 1936/37, S. 282-285.
Friese, Gerhard: Fragen der praktischen Erbpflege, in: Der Öffentliche Gesundheitsdienst, 1936/37, S. 321-326.
Führer- und Amtsblatt des Gaues Mecklenburg, 1935-1945.
Füllkrug, Gerhard: Der Selbstmord. Eine moralstatistische und volkspsychologische Untersuchung, Schwerin 1919.
Füllkrug, Gerhard: Der Selbstmord in der Kriegs- und Nachkriegszeit. Eine moralstatistische Untersuchung, Schwerin 1927.
Gauger, Kurt: Politische Medizin. Grundriß einer deutschen Psychotherapie, Hamburg 1934.
Gebauer, Bettina: Die Geschichte des Anna-Hospitals zu Schwerin, des ersten Kinderkrankenhauses Mecklenburgs, dargestellt unter besonderer Berücksichtigung der Pflege und Pflegeausbildung, (Dipl.) Berlin 2003.
Geisler, Erika: Jugendarzt und Jugendführung, München 1942.
Gemeindeverzeichnis von Mecklenburg, hrsg. vom Mecklenburgischen Statistischen Landesamt, Schwerin 1942.
Genzel, Hermann: Ärztlicher Ratgeber für den Wehrsport. Ein Hilfsbüchlein für Führer und Männer im Wehrsport, Leipzig 1939.
Genzel, Hermann: Ärztlicher Ratgeber für die Wehrübungen, Leipzig 1943.
Gerfeldt, Ewald: Die Apothekenbetriebsrechte und ihre Bedeutung für das Apothekenverpachtungsgesetz, in: Der Öffentliche Gesundheitsdienst, 1936/37, S. 817-830.
Gerfeldt, Ewald: Die Staatsaufsicht über die Apotheken unter Mitwirkung der Reichsapothekerkammer, in: Der Öffentliche Gesundheitsdienst, 1937/38, S. 765-783.
Gerhold, Andreas: Die nationalsozialistische Gesundheitspropaganda bis 1939 unter besonderer Berücksichtigung der Gesundheitserziehung von Arbeitern und Frauen. Untersucht in fünf Zeitschriften – Gesundheit, Gesundes Volk, Volksgesundheit, Volksgesundheitswacht und Wege zur Gesundheit, Münster 1986.
Gerlach, Werner: Die Organisation des Luftschutzes für Lazarette, Berlin 1934.
Gerrens, Uwe: Medizinisches Ethos und theologische Ethik. Karl und Dietrich Bonhoeffer in der Auseinandersetzung um Zwangssterilisation und „Euthanasie“ im Nationalsozialismus, München 1996.
Geschichte der Universität Rostock 1419-1969. Festschrift zur Fünfhundertfünfzig-Jahr-Feier der Universität. Im Auftrage des Rektors und des Wissenschaftlichen Rates verfaßt und herausgegeben von der Forschungsgruppe Universitätsgeschichte unter Leitung von Günter Heidorn, Gerhard Heitz, Johannes Kalisch, Karl-Friedrich Olechnowitz und Ulrich Seemann, 2 Bände, Berlin 1969.
Geßner, Klaus: Geheime Feldpolizei. Die Gestapo der Wehrmacht, Berlin 1986/2010.
Gesundheit ist wertvollster Besitz. Anregungen für die Arbeit der Werkfrauengruppen, hrsg. von der Frauenabteilung der Deutschen Arbeitsfront. Gauwaltung Mecklenburg, o.O. 1941.
Gesundheitsstatistisches Auskunftsbuch für das Deutsche Reich. Ausgabe 1936, bearb. im Reichsgesundheitsamt von Kurt Pohlen, Berlin 1936.
Goebbels, Joseph: Die Tagebücher von Joseph Goebbels. Teil I, Bände 1-9, Teil II, Bände 1-15, im Auftrag des Instituts für Zeitgeschichte hrsg. von Elke Fröhlich, München 1993-2006.
Görlitz, Walter: Des Reiches unbekanntes Land Mecklenburg. Gedanken zur Wirtschafts- und Kulturgeschichte des Gaues, Rostock 1941.
Goeschel, Christian: Selbstmord im Dritten Reich, Berlin 2001.
Gradmann, Christoph: Leben in der Medizin. Zur Aktualität von Biographie und Prosopographie in der Medizingeschichte, in: Medizingeschichte. Aufgaben, Probleme, Perspektiven, hrsg. von Norbert Paul und Thomas Schlich, Frankfurt/Main u.a. 1998, S. 243-265.
Graf, Anton: Die Stellung des Arztes im Staate, München 1933.
Gramenz, Jürgen/Ulmer, Sylvia: Die jüdische Geschichte der Stadt Sternberg (Mecklenburg), Hamburg 2015.
Grebe, Hans: Die bösen Boxer. Ärztliche Gedanken zum Boxsport, Frankenberg 1984.
Grewolls, Grete: Wer war wer in Mecklenburg und Vorpommern? Das Personenlexikon, Bremen 1995.
Grober, Julius (Hrsg.): Das deutsche Krankenhaus. Handbuch für Bau, Einrichtung und Betrieb der Krankenanstalten, Jena 1922.
Gröning, Helge: Die Stadt Wismar in der Zeit des Nationalsozialismus, Rostock 1994.
Groß, Dominik u.a. (Hrsg.): Zahnärzte und Zahnheilkunde im „Dritten Reich“. Eine Bestandsaufnahme, Berlin/Münster 2018.
Grote, Heinrich: Bestallungsentziehung der jüdischen Ärzte, in: Deutsches Ärzteblatt, 1938, S. 545-547.
Gruchmann, Lothar: Euthanasie und Justiz im Dritten Reich, in: Vierteljahrshefte für Zeitgeschichte, 1972, S. 235-279.
Grüneisen, Felix: Das Deutsche Rote Kreuz in Vergangenheit und Gegenwart, Potsdam 1939.
Grüneisen, Felix: Krebsbekämpfung, in: Deutsche Zeitschrift für Wohlfahrtspflege, 1930, S. 290-296.
Grüneisen, Felix: Krebsbekämpfung im nationalsozialistischen Staat, in: Deutsche Medizinische Wochenschrift, Januar 1933, S. 1498 f.
Grundlagen und Vorschriften für die Regelung der Krankenernährung im Kriege, im Auftrag der Reichsärztekammer und des Hauptamtes für Volksgesundheit bearb. von E.G. Schenck, Berlin 1942.
Grundriß zur deutschen Verwaltungsgeschichte 1815-1945. Reihe B, Band 13: Mitteldeutschland, hrsg. von Thomas Klein, bearb. von Helge bei der Wieden, Marburg 1976.

Grüttner, Michael: Die deutschen Hochschullehrer und der Nationalsozialismus, in: Völkische Bewegungen – Konservative Revolution – Nationalsozialismus. Aspekte einer politisierten Kultur. Band 1, hrsg. von Walter Schmitz und Clemens Vollnhals, Dresden 2004, S. 249-260.

Gruner, Wolf: Judenverfolgung und „Euthanasie". Gemeinsamkeiten und Unterschiede im NS-Staat, in: „Euthanasie" und Holocaust. Kontinuitäten, Kausalitäten, Parallelitäten, hrsg. von Bernd Osterloh und Jan Erik Schulte, Paderborn 2021, S. 83-110.

Gütt, Arthur: Das Ehetauglichkeitszeugnis. Gesetz zum Schutz der Erbgesundheit des deutschen Volkes, in: Der Öffentliche Gesundheitsdienst, 1935/36, S. 561-563.

Gütt, Arthur: Das Gesetz über die berufsmäßige Ausübung der Heilkunde ohne Bestallung (Heilpraktikergesetz) vom 17.II.1939, in: Der Öffentliche Gesundheitsdienst, 1938/39, S. 929-936.

Gütt, Arthur: Der Aufbau des Gesundheitswesens im Dritten Reich, Berlin 1937.

Gütt, Arthur: Der öffentliche Gesundheitsdienst. Textausgabe des Gesetzes über die Vereinheitlichung des Gesundheitswesens vom 3. Juli 1934, nebst Durchführungsverordnungen, Gebührenordnung und Anhang mit Erlassen, Berlin 1939.

Gütt, Arthur: Der öffentliche Gesundheitsdienst im Dritten Reich, in: Der Öffentliche Gesundheitsdienst, 1935/36, S. 84-94.

Gütt, Arthur: Gesundheits- und Rassenpflege als Grundlage der Staatspolitik, in: Der Öffentliche Gesundheitsdienst, 1938/39, S. 451-472.

Gütt, Arthur/Klein, Wilhelm (Hrsg.): Der Amtsarzt. Ein Nachschlagewerk für Medizinal- und Verwaltungsbeamte, Jena 1936/1943.

Gütt, Arthur/Rüdin, Ernst/Ruttke, Falk (Bearb.): Gesetz zur Verhütung erbkranken Nachwuchses vom 14. Juli 1933, mit Auszug aus dem Gesetz gegen gefährliche Gewohnheitsverbrecher und über Maßregeln der Sicherung und Besserung vom 24. November 1933, [2]München 1934.

Guth, Ekkehart: Militärärzte und Sanitätsdienst im Dritten Reich. Ein Überblick, in: Medizin und Gesundheitspolitik in der NS-Zeit, hrsg. von Norbert Frei, München 1991, S. 173-187.

Guth, Ekkehart (Hrsg.): Sanitätswesen im Zweiten Weltkrieg, Herford/Bonn 1990.

Haack, Kathleen: Das Schicksal der „Sonnenlandkinder" aus Lobetal bei Lübtheen. Die Kinderfachabteilung, in: Haack, Kathleen/Kasten, Bernd/Pink, Jörg: Die Heil- und Pflegeanstalt Sachsenberg-Lewenberg 1939-1945, Schwerin 2016, S. 91-101.

Haack, Kathleen: Die Rostocker Universitätsmedizin im 20. Jahrhundert, in: Die Medizinische Fakultät der Universität Rostock 600 Jahre im Dienst der Menschen (1419-2019), hrsg. von Emil C. Reisinger und Kathleen Haack, Köln/Weimar/Wien 2019, S. 209-214.

Haack, Kathleen: Kinder-„Euthanasie" in Mecklenburg. Die Kinderfachabteilung Lewenberg-Sachsenberg (Schwerin), in: Medizingeschichte in Mecklenburg, hrsg. von Ernst Münch, Norderstedt 2015, S. 77-94.

Haack, Kathleen: Spezialisierung, Disziplinbildung und Subdisziplinierung als Grundpfeiler der modernen Medizin, in: Die Medizinische Fakultät der Universität Rostock 600 Jahre im Dienst der Menschen (1419-2019), hrsg. von Emil C. Reisinger und Kathleen Haack, Köln/Weimar/Wien 2019, S. 95-98.

Haack, Kathleen: Transporte von Sachsenberg nach Bernburg im Juli/August 1941, in: Haack, Kathleen/Kasten, Bernd/Pink, Jörg: Die Heil- und Pflegeanstalt Sachsenberg-Lewenberg 1939-1945, Schwerin 2016, S. 83-90.

Haack, Kathleen: Veränderung des Blickwinkels. Opfer von Zwangssterilisationen und „Euthanasie" an der Universität Rostock, in: Die Medizinische Fakultät der Universität Rostock 600 Jahre im Dienst der Menschen (1419-2019), hrsg. von Emil C. Reisinger und Kathleen Haack, Köln/Weimar/Wien 2019, S. 346-356.

Haack, Kathleen: Zwangssterilisationen und „Euthanasie". Zur Beteiligung von Ärzten der Psychiatrischen und Nervenklinik Rostock an den Verbrechen an psychisch Kranken und Behinderten, in: Die Medizinische Fakultät der Universität Rostock 600 Jahre im Dienst der Menschen (1419-2019), hrsg. von Emil C. Reisinger und Kathleen Haack, Köln/Weimar/Wien 2019, S. 332-345.

Haack, Kathleen/Kasten, Bernd/Pink, Jörg: Die Heil- und Pflegeanstalt Sachsenberg-Lewenberg 1939-1945, Schwerin 2016.

Haack, Kathleen/Kumbier, Ekkehardt: Die nationalsozialistische „Euthanasie"-Aktion in Mecklenburg. Ein Überblick, in: Zeitgeschichte regional, 2015, Heft 1, S. 40-46.

Haack, Kathleen/Kumbier, Ekkehardt: Die Opfer der nationalsozialistischen „Euthanasie-Aktion T4" der Universitätsnervenklinik Rostock-Gehlsheim, in: Ethik und Erinnerung. Zur Verantwortung der Psychiatrie in Vergangenheit und Gegenwart, hrsg. von Ekkehardt Kumbier, Stefan Treipel und Sabine Herpertz, Lengerich u.a. 2009, S. 46-58.

Haack, Kathleen/Kumbier, Ekkehardt: Verbrechen an psychisch Kranken und Behinderten in der Zeit des Nationalsozialismus. Eine Bestandsaufnahme unter besonderer Berücksichtigung von Mecklenburg und spezifisch Rostock, in: Wie schreibt man Rostocker Universitätsgeschichte?, hrsg. von Hans-Uwe Lammel und Gisela Boeck, Rostock 2011, S. 75-92.

Haack, Kathleen/Kumbier, Ekkehardt: Verbrechen an psychisch Kranken und Behinderten in Mecklenburg während der NS-Zeit, in: Trauma & Gewalt, 2014, Heft 4, S. 272-284.

Haak, Walter: Neubukow. Die Geschichte einer mecklenburgischen Kleinstadt, Neubukow 2000.

Hackbarth, Robert Martin: Die Institutionalisierung der Rassenhygiene an der Universität Rostock, in: Die Medizinische Fakultät der Universität Rostock 600 Jahre im Dienst der Menschen (1419-2019), hrsg. von Emil C. Reisinger und Kathleen Haack, Köln/Weimar/Wien 2019, S. 319-331.

Hadrich, Julius: A-Z der ärztlichen Organisationskunde, Leipzig 1938.
Hadrich, Julius: Die nichtarischen Ärzte in Deutschland, in: Deutsches Ärzteblatt, 1935, S. 1243.
Hadrich, Julius: Die Zahl der Ärzte Deutschlands im Jahre 1932, Leipzig 1933.
Hadrich, Julius: Die Zahl der deutschen Kassenärzte, Leipzig 1933.
Hadrich, Julius: Zahl und Verteilung der Kassenärzte im Jahr 1936, in: Deutsches Ärzteblatt, 1936, S. 1058-1060.
Hadrich, Julius: Zur sozialen und wirtschaftlichen Lage der angestellten Ärzte, in: Deutsches Ärzteblatt, 1935, S. 159-161.
Haedenkamp, Karl: Die Gesundheitspolitik des Reiches und die Ärzte. Vortrag, gehalten auf der Hauptversammlung des Hartmannbundes 1927, Leipzig 1928.
Häussermann, Ekkhard: Der Weg in die Gleichschaltung, in: Deutsche Zahnärzte 1933 bis 1945. Verfolger und Verfolgte, hrsg. von der Bundeszahnärztekammer und der Kassenzahnärztlichen Bundesvereinigung, Köln 1998, S. 11-16.
Häussermann, Ekkhard: Die Jahre des NS-Regimes im Spiegel der Lebenserinnerungen, in: Deutsche Zahnärzte 1933 bis 1945. Verfolger und Verfolgte, hrsg. von der Bundeszahnärztekammer und der Kassenzahnärztlichen Bundesvereinigung, Köln 1998, S. 20-24.
Häussermann, Ekkhard: NS-Zeit – ein Kapitel der Verdrängung, in: Deutsche Zahnärzte 1933 bis 1945. Verfolger und Verfolgte, hrsg. von der Bundeszahnärztekammer und der Kassenzahnärztlichen Bundesvereinigung, Köln 1998, S. 6-10.
Häussermann, Ekkhard: Parteigenosse Blumenstein: Eine Denunzianten-Karriere, in: Deutsche Zahnärzte 1933 bis 1945. Verfolger und Verfolgte, hrsg. von der Bundeszahnärztekammer und der Kassenzahnärztlichen Bundesvereinigung, Köln 1998, S. 29-33.
Häussermann, Ekkhard: „Weiteres konnte nicht ermittelt werden ... vergessen, verschollen“, in: Deutsche Zahnärzte 1933 bis 1945. Verfolger und Verfolgte, hrsg. von der Bundeszahnärztekammer und der Kassenzahnärztlichen Bundesvereinigung, Köln 1998, S. 46-52.
Häussermann, Ekkhard: Zahnärzte im KZ: Arbeit macht frei!, in: Deutsche Zahnärzte 1933 bis 1945. Verfolger und Verfolgte, hrsg. von der Bundeszahnärztekammer und der Kassenzahnärztlichen Bundesvereinigung, Köln 1998, S. 40-45.
Hahn, Judith: Grawitz, Genzken, Gebhardt. Drei Karrieren im Sanitätsdienst der SS, Berlin 2007.
Hahn, Susanne: Entwicklungstrends der Betreuung chronisch Kranker im Rahmen der faschistischen Gesundheitspolitik in Deutschland, in: Medizin unterm Hakenkreuz, hrsg. von Achim Thom und Genadij Caregorodcev, Berlin 1989, S. 111-126.
Hahn, Susanne: Ethische Grundlagen der faschistischen Medizin, dargestellt am Beispiel der Tuberkulosebekämpfung, in: Medizin im Faschismus, hrsg. von Achim Thom und Horst Spaar, Berlin 1985, S. 122-131.
Hahn, Susanne/Thom, Achim: Die destruktiven Auswirkungen des faschistischen Krieges auf die ärztliche Praxis in Deutschland, in: Das Schicksal der Medizin im Faschismus, hrsg. von Samuel Mitja Rapoport und Achim Thom, Berlin 1989, S. 151-159.
Harms, Sybille: Fürsorge im Nationalsozialismus in der Hansestadt Rostock und im Landkreis Rostock, Rostock 2003.
Harsch, Viktor: Medizinische Abteilung EMed der Erprobungsstelle der Luftwaffe Rechlin 1934 bis 1944. Unter besonderer Berücksichtigung des Höhenrettungskonzeptes der Luftwaffe, Neubrandenburg 2015.
Hartrath, Heinrich: Der Vertrauensarzt in der Krankenversicherung und seine Anstellungsbedingungen, in: Deutsches Ärzteblatt, 1938, S. 190-195.
Hasselfeld, Werner: Die Entwicklung der Zahnheilkunde in Mecklenburg und ihre amtliche Regelung, Rostock 1934.
Hauffe, Bruno: Der Alkoholismus und die Ausmerzung Asozialer und Psychopathen, in: Der Öffentliche Gesundheitsdienst, 1939, S. 175-178.
Hebestreit, Hermann: Bedeutung und Zukunftsaufgaben der Arbeitsmedizin, Berlin 1941.
Hebestreit, Hermann: Schutz und Erhaltung der Arbeitskraft. Sachliche Grundlagen des Arbeitsschutzes und der Gesundheitsführung in den Betrieben, Berlin 1939.
Heesch, Eckhard: NS-Zwangssterilisationen psychiatrischer Patienten in Schleswig-Holstein, in: Demokratische Geschichte. Jahrbuch zur Arbeiterbewegung und Demokratie in Schleswig-Holstein, 1995, S. 55-102.
Heese, Joachim: Die Leistungen der häuslichen Geburtshilfe nach einer Statistik über 26.299 geburtshilfliche Fälle in Mecklenburg, Rostock 1936.
Hefke, Ernest A.: Mecklenburg, Berlin 1941.
Heidel, Caris-Petra (Hrsg.): Jüdische Ärzte und Zahnärzte in Sachsen 1933-1945. Eine Dokumentation von Verfolgung, Vertreibung, Ermordung, Frankfurt/Main 2005.
Heidel, Caris-Petra (Hrsg.): Sexualität und Judentum, Frankfurt/Main 2018.
Heimatkalender des Kreises Waren, 1936, 1937.
Heimatkalender für das Land Ratzeburg, 1932, 1934-1941.
Heimatkalender für den Kreis Schönberg, 1938.
Heimatverein Bockhorst (Hrsg.): Bockhorst. Einblicke in die Dorfgeschichte, Bockhorst 2018.
Hein, Wolfgang-Hagen/Schwarz, Holm-Dietmar (Hrsg.): Deutsche Apotheker-Biographie, 2 Bände, Stuttgart 1975 und 1978.
Hein, Wolfgang-Hagen/Schwarz, Holm-Dietmar (Hrsg.): Deutsche Apotheker-Biographie. Ergänzungsbände 1 und 2, Stuttgart 1986 und 1997.
Heinemann-Grüder, Kurt/Rühe, Ernst (Hrsg.): Der Arzt in der Wehrmachtsversorgung, Dresden/Leipzig 1944.

Heinmüller, Adolf: Bau und Einrichtung von Gesundheitsämtern, in: Der Öffentliche Gesundheitsdienst, 1938, S. 121-132.
Heinmüller, Adolf: Über spinale Kinderlähmung in Mecklenburg, in: Der Öffentliche Gesundheitsdienst, 1935/36, S. 105 f.
Heinrichs, Wolfgang/Nolte, Hartmut: Wülfrath – Die Sechzigerjahre. Archivbilder, Erfurt 2013.
Heinsius, Fritz: Sonne und Schatten im Erbe des Volkes. Angewandte Erb- und Rassenpflege im Dritten Reich. Eine Bildfolge, Berlin 1935.
Heinsius, Fritz: Zehn Leitsätze für die Gattenwahl, Dresden 1938.
Heller, Paul: Von der Landeskrüppelanstalt zur Orthopädischen Universitätsklinik. Das „Elisabethheim" in Rostock, Berlin 2009.
Helm, Carl-Ernst: Der Stand der mecklenburgischen Röntgenuntersuchungen, in: Der Betriebsführer, 1939, Heft 4-5, S. 17 ff.
Helm, Carl-Ernst: Gesundheitsaktion 1939 im Gau Mecklenburg, in: Der Betriebsführer, 1939, Heft 3, S. 11 ff.
Henke, Klaus Dietmar (Hrsg.): Tödliche Medizin im Nationalsozialismus. Von der Rassenhygiene zum Massenmord, Köln u.a. 2008.
Herbert, Ulrich: Fremdarbeiter. Politik und Praxis des „Ausländer-Einsatzes" in der Kriegswirtschaft des Dritten Reiches, Berlin/Bonn 1985.
Herold-Schmidt, Hedwig: Bemühungen um eine Reichsärzteordnung, in: Deutsches Ärzteblatt, 1997, S. A 1419-1422.
Hess, Bärbel-Jutta: Seuchengesetzgebung in den deutschen Staaten und im Kaiserreich vom ausgehenden 18. Jahrhundert bis zum Reichsseuchengesetz 1900, Heidelberg 2009.
Hess, Volker: Gegenständliche Geschichte? Objekte medizinischer Praxis – die Praktik medizinischer Objekte, in: Medizingeschichte. Aufgaben, Probleme, Perspektiven, hrsg. von Norbert Paul und Thomas Schlich, Frankfurt/Main u.a. 1998, S. 131-152.
Heyder, Babett: Die Reichsärzteordnung von 1935 und ihre Folgen für den ärztlichen Berufsstand in den Jahren der nationalsozialistischen Diktatur, Aachen 1995.
Hinz-Wessels, Annette: Tiergartenstraße 4. Schaltzentrale der nationalsozialistischen „Euthanasie"-Morde, Berlin 2015.
Hitler, Adolf: Der großdeutsche Freiheitskampf. I. Band: Reden Adolf Hitlers vom 1. September 1939 bis 10. März 1940, hrsg. von Philipp Bouhler, München 1940.
Hitler, Adolf: Der großdeutsche Freiheitskampf. II. Band: Reden Adolf Hitlers vom 10. März 1940 bis 16. März 1941, hrsg. von Philipp Bouhler, München 1941.
Hitler, Adolf: Der großdeutsche Freiheitskampf. III. Band: Reden Adolf Hitlers vom 16. März 1941 bis 15. März 1942, hrsg. von Philipp Bouhler, München 1942.
Hitler, Adolf: Mein Kampf, München 1925, [63]München 1933.
Hitler, Adolf: Mein Kampf. Eine kritische Edition, im Auftrag des Instituts für Zeitgeschichte München-Berlin hrsg. von Christian Hartmann, Thomas Vordermayer, Othmar Plöckinger und Roman Töppel, München 2016.
Hitler, Adolf: Reden, Schriften, Anordnungen. Februar 1925 bis Januar 1933, 6 Bände, hrsg. vom Institut für Zeitgeschichte München-Berlin, München 1991-2003.
Hördemann, Robert (Hrsg.): Die Gesundheitsführung der Jugend, München 1939.
Hoffmann, Lothar/Venter, Robert: Die Zulassung als Kassenarzt, Berlin 1938.
Hoffmann, Ute: Transport in den Tod – die Verlegung von Patienten in die „Euthanasie"-Anstalt Bernburg, Schwerin 2007.
Hoffmann, Wilhelm (Hrsg.): Die deutschen Ärzte im Weltkriege, Berlin 1920.
Hohendorf, Gerrit: Der Tod als Erlösung vom Leiden. Geschichte und Ethik der Sterbehilfe seit dem Ende des 19. Jahrhunderts in Deutschland, Göttingen 2013.
Hohendorf, Gerrit/Magull-Seltenreich, Achim (Hrsg.): Von der Heilkunde zur Massentötung. Medizin im Nationalsozialismus, Heidelberg 1990.
Hohn, Uta: Die Zerstörung deutscher Städte im Zweiten Weltkrieg. Regionale Unterschiede in der Bilanz der Wohnungstotalschäden und Folgen des Luftkrieges unter bevölkerungspolitischem Aspekt, Dortmund 1991.
Holfelder, Hans: Der Einsatz des Röntgensturmbanns SS-Hauptamt zur Erstellung eines Volksröntgenkatasters und die Einsatzmöglichkeit der gleichen Truppe als Feldröntgentruppe, in: Der deutsche Militärarzt, 1939, S. 493-496.
Holfelder, Hans: Der Volksröntgenkataster in Mecklenburg und seine Bedeutung für die planmäßige Tuberkulosebekämpfung, in: Deutsches Ärzteblatt, 1939, S. 733-736.
Holfelder, Hans: Die Bedeutung der Röntgenreihenbilduntersuchung Mecklenburgs, in: Ärzteblatt für Norddeutschland, 1938, S. 184.
Holfelder, Hans: War die Röntgenreihenuntersuchung im Gau Mecklenburg ein Erfolg?, in: Der Betriebsführer. Mitteilungsblatt der Gauwaltung Mecklenburg der DAF für die Mecklenburgischen Betriebsführer, Oktober/November 1939, S. 3 ff.
Horn, K. ?: Der Neuaufbau des öffentlichen Gesundheitswesens in der damaligen sowjetischen Besatzungszone, in: Zeitschrift für die gesamte Hygiene und ihre Grenzgebiete, 1985, S. 264 f.
Hubenstorf, Michael: Von der „freien Arztwahl" zur Reichsärzteordnung. Ärztliche Standespolitik zwischen Liberalismus und Nationalsozialismus, in: Medizin im „Dritten Reich", hrsg. von Johanna Bleker und Norbert Jachertz, Köln 1993, S. 43-53.
Hübener, Kristina (Hrsg.): Brandenburgische Heil- und Pflegeanstalten in der NS-Zeit, Berlin 2002.

Hüntelmann, Axel/Vossen, Johannes/Czech, Herwig (Hrsg.): Gesundheit und Staat. Studien zur Geschichte der Gesundheitsämter in Deutschland 1870-1950, Husum 2006.
Huerkamp, Claudia: Der Aufstieg der Ärzte im 19. Jahrhundert. Vom gelehrten Stand zum professionellen Experten: Das Beispiel Preußens, Göttingen 1985.
Hugues Self, Charlotte: Die Hitlerjahre aus der Sicht eines Kindes, Hendersonville 2019.
Hustaedt, Roderich: Die Lebenserinnerungen eines mecklenburg-strelitzschen Staatsministers, hrsg. von Michael Buddrus unter Mitarbeit von Sigrid Fritzlar, Rostock 2014.
Informationsdienst des Hauptamtes für Volksgesundheit der NSDAP (Streng vertraulich! Nur für den Dienstgebrauch!), 1942-1944.
Isendahl, Walther: Grenzwerte des Geldbeutels! Welches Auto sollen wir kaufen?, in: Mitteilungen der Kraftfahrer-Vereinigung Deutscher Aerzte, 1933, S. 2273 f.
Isendahl, Walther: „Schrecksekunde" und Reichsgericht!, in: Mitteilungen der Kraftfahrer-Vereinigung Deutscher Aerzte, 1933, S. 2236 f.
Jäckle, Renate: Die Ärzte und die Politik. 1930 bis heute, München 1988.
Jahncke, Jürgen: Schwere Zeit (1945-1948). Aus der Geschichte des Ostseebades Kühlungsborn, Kühlungsborn 2017.
Jandausch, Kathleen: Gustav Willgeroth, in: Biographisches Lexikon für Mecklenburg. Band 7, Rostock 2013, S. 314-317.
Jentzsch, Horst: Zur ideologischen Manipulierung von Militärärzten der faschistischen deutschen Wehrmacht, in: Medizin im Faschismus, hrsg. von Achim Thom und Horst Spaar, Berlin 1985, S. 138-143.
Jeske, Natalja: Lager in Neubrandenburg-Fünfeichen 1939-1948. Kriegsgefangenenlager der Wehrmacht, Repatriierungslager, Sowjetisches Speziallager, Schwerin 2013.
Jütte, Robert: Die Vertreibung jüdischer und „staatsfeindlicher" Ärztinnen und Ärzte, in: Medizin und Nationalsozialismus. Bilanz und Perspektiven der Forschung, hrsg. von Robert Jütte, Wolfgang Eckart, Hans Walter Schmuhl und Winfried Süß, Göttingen 2011, S. 83-93.
Jütte, Robert (Hrsg.): Geschichte der deutschen Ärzteschaft. Organisierte Berufs- und Gesundheitspolitik im 19. und 20. Jahrhundert, Köln 1997.
Jütte, Robert: Medizin und Judentum. Historische Grundzüge, in: Jüdische Ärztinnen und Ärzte im Nationalsozialismus. Entrechtung, Vertreibung, Ermordung, hrsg. von Thomas Beddies, Susanne Doetz und Christoph Kopke, Berlin/München/Boston 2014, S. 6-15.
Jütte, Robert/Eckart, Wolfgang/Schmuhl, Hans Walter/Süß, Winfried (Hrsg.): Medizin und Nationalsozialismus. Bilanz und Perspektiven der Forschung, Göttingen 2011.
Junge, Werner: Dschungel-Doktor (Bolahun), Leinfelden 1950.
Just, Günther: Praktische Übungen zur Vererbungslehre für Studierende, Ärzte und Lehrer, Berlin 1935.
Justiz und Erbgesundheit. Zwangssterilisierung, Stigmatisierung, Entrechtung. Das Gesetz zur Verhütung erbkranken Nachwuchses in der Rechtsprechung der Erbgesundheitsgerichte 1934-1945 und seine Folgen für die Betroffenen bis in die Gegenwart, hrsg. vom Justizministerium des Landes Nordrhein-Westfalen, Recklinghausen 2008.
Kästner, Ingrid: Der Mißbrauch des Leistungsgedankens in der Medizin unter der faschistischen Diktatur und die Folgen für die Gesundheits- und Sozialpolitik, in: Medizin unterm Hakenkreuz, hrsg. von Achim Thom und Genadij Caregorodcev, Berlin 1989, S. 183-204.
Kästner, Ingrid: Ziel und Inhalt leistungsmedizinischer Forschung im System der faschistischen Gesundheitspolitik in Deutschland, in: Das Schicksal der Medizin im Faschismus, hrsg. von Samuel Mitja Rapoport und Achim Thom, Berlin 1989, S. 168-171.
Käthow, Margrit/Wurm, Johann Peter (Hrsg.): Das Kriegsende 1945 in der Evangelisch-Lutherischen Landeskirche Mecklenburgs. Lageberichte aus den Kirchgemeinden. Teil 1: Kirchenkreise Malchin, Stargard und Waren, Lübeck 2020.
Kahler, Waldemar: Das Apothekenwesen, Berlin 1937.
Kalk, Heinz Otto: Über die Erblichkeit von Krankheiten des Verdauungskanals, in: Deutsche medizinische Wochenschrift, 1934, S. 1465.
Kalle, Ernst: Vorläufiges über praktische Erfahrungen in der Erbgesundheitsgerichtsbarkeit und bei der Unfruchtbarmachung erbkranker Frauen, in: Der Öffentliche Gesundheitsdienst, 1935/36, S. 107 f.
Kaminsky, Uwe: Die NS-„Euthanasie". Ein Forschungsüberblick, in: Tödliche Medizin im Nationalsozialismus. Von der Rassenhygiene zum Massenmord, hrsg. von Klaus-Dietmar Henke, Köln 2008, S. 269-290.
Kann, Edmund van: Der Altersaufbau der deutschen Ärzteschaft im Jahre 1937, in: Deutsches Ärzteblatt, 1938, S. 208-211.
Kann, Edmund van: Die Zahl der Ärzte 1942 und ein Rückblick bis 1937, in: Deutsches Ärzteblatt, 1942, S. 300-303.
Kann, Edmund van: Die Zahl der Ärzte und ihre Gliederung im Jahre 1939, in: Deutsches Ärzteblatt, 1940, S. 283-286.
Karbe, Karl-Heinz: Das Betriebsarztsystem und zum Schicksal der Arbeitsmedizin im faschistischen Deutschland, in: Medizin im Faschismus, hrsg. von Achim Thom und Horst Spaar, Berlin 1985, S. 104-112.
Karbe, Karl-Heinz: Der revierärztliche Dienst – Instrument zur Senkung des Krankenstandes durch die NS-Betriebsärzte, in: Das Schicksal der Medizin im Faschismus, hrsg. von Samuel Mitja Rapoport und Achim Thom, Berlin 1989, S. 180-183.
Karbe, Karl-Heinz: Entstehung und Ausbau des faschistischen Betriebsarztsystems und dessen Funktion bei der Ausbeutung der deutschen Arbeiter und ausländischen Zwangsarbeiter, in: Medizin unterm Hakenkreuz, hrsg. von Achim Thom und Genadij Caregorodcev, Berlin 1989, S. 205-250.

Karls, Kuno (Hrsg.): Vom Püstern bis zur Medizin. Erinnerungen an Heilpraktiker, Apotheker, Drogisten, Zahnärzte, Hebammen, Krankenschwestern und Ärzte sowie Krankenhauserlebnisse, Hagenow 1991.
Kasten, Bernd (Hrsg.): 7. April 1945. Bomben auf Schwerin, Schwerin 2013.
Kasten, Bernd: Der Sachsenberg-Prozess in Schwerin 1946, in: Zeitgeschichte regional, 2022, Heft 2, S. 28-33.
Kasten, Bernd: Statistik der Todesfälle auf dem Sachsenberg 1939-1945, in: Haack, Kathleen/Kasten, Bernd/Pink, Jörg: Die Heil- und Pflegeanstalt Sachsenberg-Lewenberg 1939-1945, Schwerin 2016, S. 134-136.
Kasten, Bernd: Transporte von Sachsenberg nach Bernburg im Juli/August 1941, in: Haack, Kathleen/Kasten, Bernd/Pink, Jörg: Die Heil- und Pflegeanstalt Sachsenberg-Lewenberg 1939-1945, Schwerin 2016, S. 83-90.
Kasten, Bernd/Rost, Jens-Uwe: Schwerin. Geschichte der Stadt, Schwerin 2005.
Kasten, Ulrich: SS-Ärzte und das medizinische Personal im KZ Ravensbrück, in: https:/dh-north.org/siberian_studies/publications/uk_kz_aerzte.pdf.
Kater, Michael H.: Ärzte als Hitlers Helfer, Hamburg/Wien 2000.
Kater, Michael H.: Das Böse in der Medizin. Nazi-Ärzte als Handlanger des Holocaust, in: Jahrbuch zur Geschichte und Wirkung des Holocaust, Frankfurt/Main 1996, S. 219-239.
Kater, Michael H.: Die Krise der Ärzte und der Medizin im Dritten Reich, in: Der Wert des Menschen. Medizin in Deutschland 1918-1945, hrsg. von Christian Pross, Berlin 1989, S. 357-373.
Kater, Michael H.: Die soziale Lage der Ärzte im NS-Staat, in: Vernichten und Heilen. Der Nürnberger Ärzteprozeß und seine Folgen, hrsg. von Angelika Ebbinghaus und Klaus Dörner, Berlin 2001, S. 51-67.
Kater, Michael H.: Frauen in der NS-Bewegung, in: Vierteljahrshefte für Zeitgeschichte, 1983, S. 202-241.
Kater, Michael H.: Medizin und Mediziner im Dritten Reich. Eine Bestandsaufnahme, in: Historische Zeitschrift, 1987, S. 299-352.
Kayser, Friederike: Erhebungen über Totgeburten und Säuglingssterblichkeit während der ersten Lebenswoche im Lande Mecklenburg-Schwerin aus den Jahren 1931-40 unter neuzeitlichen Gesichtspunkten, Rostock 1942.
Keiter, Friedrich: Die menschliche Fortpflanzung. Kulturbiologisch-bevölkerungspolitisches Rüstzeug des Arztes und anderer Treuhänder deutscher Rassekraft, Leipzig 1941.
Keiter, Friedrich: Kurzes Lehrbuch der Rassenbiologie und Rassenhygiene für Mediziner, Stuttgart 1941.
Kelchner, Mathilde: Ärztliche Berufstätigkeit der Frau und Muttertum, in: Die Ärztin, 1936, S. 115-125.
Kelchner, Mathilde: Die Frau und der weibliche Arzt. Eine psychologische Untersuchung auf Grund einer Umfrage, Leipzig 1934.
Kersten, Olaf/Löffler, Hans-Georg/Parchmann, Reinhard/Stoof, Siegfried: Garnisonen der NVA und GSTD. Zur Nutzung der militärischen Standorte von 1871 bis 2010, Berlin 2011.
Kersting, Franz-Werner: Anstaltsärzte zwischen Kaiserreich und Bundesrepublik – das Beispiel Westfalen, Paderborn 1996.
Kersting, Karl: Die Leistung des deutschen Sanitätsdienstes im Weltkriege, in: Der Deutsche Militärarzt, 1936, S. 369-374.
Kesper-Biermann, Sylvia: „Deutschland, Europa und die übrige Welt". Zur Vorgeschichte des Gesetzes zur Verhütung erbkranken Nachwuchses in transnationaler Perspektive, in: Justiz und Erbgesundheit. Zwangssterilisierung, Stigmatisierung, Entrechtung. Das Gesetz zur Verhütung erbkranken Nachwuchses in der Rechtsprechung der Erbgesundheitsgerichte 1934-1945 und seine Folgen für die Betroffenen bis in die Gegenwart, hrsg. vom Justizministerium des Landes Nordrhein-Westfalen, Recklinghausen 2008, S. 7-25.
Kessler, Mario: Von Hippokrates zu Hitler. Medizin ohne Menschlichkeit, in: Utopie kreativ, Dezember 2005, S. 1132-1136.
Keubke, Klaus-Ulrich: Die Polizei Mecklenburgs. Eine Chronik von den Anfängen bis heute, Schwerin 2001.
Keubke, Klaus-Ulrich: Zur Geschichte der 12. (meckl.) Infanterie-Division, Schwerin 2013.
Kieselbach, Kurt (Hrsg.): Köpfe. 400 Porträts namhafter Persönlichkeiten aus dem Gesundheitswesen. Politiker, Ärzte, Apotheker, Zahnärzte, Journalisten, Bonn 1981.
Kima, Theodor: Maßnahmen des Seuchenschutzes auf Grund der Befehle der SMAD und in Zusammenarbeit mit dem Gesundheitswesen der Sowjetunion, in: Zeitschrift für die gesamte Hygiene und ihre Grenzgebiete, 1985, S. 265-267.
Kitzing, Eberhard: Aufbau des Gesundheitsdienstes in Staat und Partei, in: Ein Handbuch für Jugenderzieher und Eltern, hrsg. von Robert Hördemann, Berlin/Wien 1941, S. 316-328.
Klausch, Bernd/Menzel, Stefan (Hrsg.): 100 Jahre Krankenhaus Parchim. Im Dienst der Gesundheit der Bürger von Parchim und Umgebung, Parchim 2009.
Klee, Ernst: Auschwitz. Täter, Gehilfen, Opfer und was aus ihnen wurde. Ein Personenlexikon, Frankfurt/Main 2013.
Klee, Ernst: Deutsche Medizin im Dritten Reich. Karrieren vor und nach 1945, Frankfurt/Main 2001.
Klee, Ernst: „Euthanasie" im NS-Staat. Die „Vernichtung lebensunwerten Lebens", Frankfurt/Main 2001.
Klee, Ernst: Was sie taten – Was sie wurden. Ärzte, Juristen und andere Beteiligte am Kranken- oder Judenmord, Frankfurt/Main 1986.
Klein, Horst: Erinnerungskultur in Strausberg. Erfahrungen im Umgang mit Geschichte, Biografien, Straßennamen und Gedenkstätten, Strausberg 2020.
Kleine, Hugo Otto: Ärzte kämpfen für Deutschland. Historische Bilder aus fünf Jahrzehnten deutschen Arztwirkens, Stuttgart 1942.
Klimpel, Volker: Ärzte-Tode. Unnatürliches und gewaltsames Ableben in neun Kapiteln und einem biographischen Anhang, Würzburg 2005.

Klimpel, Volker: Politiker-Ärzte. Biographisch-bibliographisches Lexikon, Hürtgenwald 2001.
Kluge, Heinrich: Die wirtschaftliche Lage der Ärzte im Deutschen Reich, in: Deutsches Ärzteblatt, 1936, S. 1206-1209.
Knispel, Fritz: Das Ergebnis der häuslichen Geburtshilfe in Mecklenburg-Schwerin vom Jahre 1931, Rostock 1935.
Knödler, Ulrich: Von der Reform zum Raubbau. Arbeitsmedizin, Leistungsmedizin, Kontrollmedizin, in: Medizin und Gesundheitspolitik in der NS-Zeit, hrsg. von Norbert Frei, München 1991, S. 113-136.
Knoll, Ernst/Heller, Wilhelm: Wiederherstellung des Berufsbeamtentums bei den Krankenkassen, Berlin 1934.
Köhler, Arthur (Hrsg.): Academicus. Deutscher Hochschulführer und amtliches Auskunftsbuch für Hochschulstudienfragen und akademische Berufsberatung, [5]Leipzig 1924.
Koehler, Renate: Die eugenischen Sterilisationen vom 1.4.1935 bis 31.3.1936, Greifswald 1938.
Koerner, Johannes (Hrsg.): Deutsches Arztrecht, Lieferung 1-52, Bernau 1933-1937.
Kötschau, Karl: Zum nationalsozialistischen Umbruch in der Medizin. Mit einem Vorwort des Reichsärzteführers Wagner, Stuttgart 1936.
Kohn, Michael: Zahnärzte 1933-1945. Berufsverbot, Emigration, Verfolgung, Berlin 1994.
Kolmsee, Peter: Der Sanitätsoffizier der Wehrmacht als „Erbarzt", in: Medizin im Faschismus, hrsg. von Achim Thom und Horst Spaar, Berlin 1985, S. 144-151.
Kolz, Inge/Aurich, Hans Peter/Volk, Hans-Rudolf: Ein Jahrhundert im Dienst der Gesundheit. Das Krankenhaus Schönberg im Wandel der Zeiten. Erfahrenes und Erlebtes, Schönberg 2012.
Koos, Volker: Ernst-Heinkel-Flugzeugwerke 1933-1945, Königswinter 2003.
Krahn, Hanns: Das Gesundheitsamt und seine Bedeutung für Volk und Staat, in: Der Öffentliche Gesundheitsdienst, 1936/37, S. 450-462.
Krause, Helmut: Jüdische Krankenhäuser unter der faschistischen Diktatur in Deutschland – Leistungen und Schicksale, in: Das Schicksal der Medizin im Faschismus, hrsg. von Samuel Mitja Rapoport und Achim Thom, Berlin 1989, S. 127-130.
Kreller, Lutz/Kuschel, Franziska: Vom „Volkskörper" zum Individuum. Das Bundesministerium für Gesundheitswesen nach dem Nationalsozialismus, Göttingen 2022.
Kresiment, Max: Die karteimäßige Erfassung der Erbkranken, in: Reichsgesundheitsblatt, 1934, S. 904-908.
Kreuter, Alma: Deutschsprachige Neurologen und Psychiater. Ein biographisch-bibliographisches Lexikon von den Vorläufern bis zur Mitte des 20. Jahrhunderts, 3 Bände, München u.a. 1996.
Krieck, Manfred: Die Schweriner Ärzte von der ältesten Zeit bis um das Jahr 1945, Schwerin 2007.
Kriner-Fischer, Eva: Die Frau als Richterin über Leben und Tod ihres Volkes, Berlin 1935.
Kröber, Friedrich: Der Doktor am Viktoriasee. 10 Jahre als Missionsarzt in Ostafrika, Stuttgart 1950.
Krüger, Dieter: 1945. Das Kriegsende in Neubrandenburg und im Kreis Mecklenburg-Strelitz, in: Neubrandenburger Mosaik, Heft 18, Neubrandenburg 1994, S. 129-184.
Krüger, Dieter: Das Kriegsende 1945 im Erleben der Bevölkerung. Über die Zusammenhänge zwischen Stadtbränden, Beraubungen und Schändungen mit Suiziden, in: Neubrandenburger Mosaik, Heft 15/16, Neubrandenburg 1992, S. 114-125.
Krüger, Ernst-Ludwig: Erfolge der häuslichen Geburtshilfe. Bericht über 25.587 Hausgeburten aus Mecklenburg, zusammengestellt nach Hebammenaufzeichnungen aus den Jahren 1926 und 1927, Rostock 1936.
Krüger, Hermann: Die Ruhrepidemie August-September 1938 in Mecklenburg, Berlin 1938.
Kruspe, Hans: Bericht über das Geschäftsjahr 1932 der KVDA, in: Mitteilungen der Kraftfahrer-Vereinigung Deutscher Aerzte, 1933, S. 2226-2228.
Krutzsch, Günther: Erfahrungen aus der Praxis der Seuchenbekämpfung der Tuberkulose, in: Die Gesundheitsführung. Ziel und Weg, 1939, S. 68-75.
Kudlien, Fridolf: Ärzte im Nationalsozialismus, Köln 1985.
Kudlien, Fridolf: Fürsorge und Rigorismus. Überlegungen zur ärztlichen Normaltätigkeit im Dritten Reich, in: Medizin und Gesundheitspolitik in der NS-Zeit, hrsg. von Norbert Frei, München 1991, S. 99-112.
Kümmel, Werner-Friedrich: Die „Ausschaltung". Wie die Nationalsozialisten die jüdischen und politisch mißliebigen Ärzte aus dem Beruf verdrängten, in: Medizin im „Dritten Reich", hrsg. von Johanna Bleker und Norbert Jachertz, Köln 1993, S. 70-77.
Kümmel, Werner-Friedrich: Die „Ausschaltung" der jüdischen Ärzte durch den Nationalsozialismus, in: Nicht mißhandeln. Das Krankenhaus Moabit: 1920-1933 Ein Zentrum jüdischer Ärzte in Berlin, 1933-1945 Verfolgung – Widerstand – Zerstörung, hrsg. von Christian Pross und Rolf Winau, Berlin 1984, S. 30-50.
Kurz, Hans-Alfred: Über einige besondere Punkte aus der ärztlichen Arbeit bei den Strafvollzugsanstalten, in: Der Öffentliche Gesundheitsdienst, 1939, S. 536-538.
Labisch, Alfons: Der Gesundheitsbegriff Adolf Hitlers – zur inneren Rationalität nationalsozialistischer Gesundheitsgesetzgebung, in: Nach Hadamar. Zum Verhältnis von Psychiatrie und Gesellschaft im 20. Jahrhundert, hrsg. von Franz-Werner Kersting u.a., Paderborn 1993, S. 150-169.
Labisch, Alfons/Tennstedt, Florian: 50 Jahre „Gesetz über die Vereinheitlichung des Gesundheitswesens". Der öffentliche Gesundheitsdienst wurde gegründet und die innovative Kultur gemeindenaher Gesundheitssicherung zerstört, in: Soziale Sicherheit, 1984, Heft 7, S. 193-201.
Labisch, Alfons/Tennstedt, Florian: Der Weg zum „Gesetz über die Vereinheitlichung des Gesundheitswesens" vom 3. Juli 1934. Entwicklungslinien und -momente des staatlichen und kommunalen Gesundheitswesens in Deutschland, Düsseldorf 1985.

Labisch, Alfons/Tennstedt, Florian: Gesundheitsamt oder Amt für Volksgesundheit? Zur Entwicklung des öffentlichen Gesundheitsdienstes seit 1933, in: Medizin und Gesundheitspolitik in der NS-Zeit, hrsg. von Norbert Frei, München 1991, S. 35-66.
Laehr, Hans: Die Anstalten für Psychisch- und Nervenkranke, Schwachsinnige, Epileptische, Trunksüchtige usw. in Deutschland, Österreich, der Schweiz und den baltischen sowie anderen Grenzländern, Berlin 1929.
Lang, Hans-Joachim: Die Namen der Nummern. Wie es gelang, die 86 Opfer eines NS-Verbrechens zu identifizieren, Hamburg 2004.
Lange, Catalina: Umsetzung der zentralen und dezentralen Euthanasie in der Heil- und Pflegeanstalt Schwerin-Sachsenberg, in: Ethik und Erinnerung. Zur Verantwortung der Psychiatrie in Vergangenheit und Gegenwart, hrsg. von Ekkehardt Kumbier, Stefan Treipel und Sabine Herpertz, Lengerich u.a. 2009, S. 38-45.
Langer, Hermann: Leben unterm Hakenkreuz. Alltag in Mecklenburg 1932-1945, Bremen/Rostock 1996.
Lasch, Carl Hermann: Krebskrankenstatistik. Beginn und Aussicht, in: Zeitschrift für Krebsforschung, 1940, S. 245-298.
Lasch, Carl Hermann: Röntgenologische Massenuntersuchungen, in: Ärzteblatt für Norddeutschland, 1939, S. 216 f.
Laschinski, Gabriele/Roots, Ivar (Hrsg.): Das Entstehen der modernen Medizin. Vorträge vor der Berliner Medizinischen Gesellschaft von 1860 bis 1935, ausgewählt vom Geheimen Medizinalrat Otto Solbrig, Berlin 2018.
Leibfried, Stephan: Stationen der Abwehr. Berufsverbote für Ärzte im Deutschen Reich 1933-1938 und die Zerstörung des sozialen Asyls durch die organisierten Ärzteschaften des Auslandes, in: Bulletin des Leo-Baeck-Instituts, Nr. 62, Frankfurt/Main 1982, S. 3-39.
Leibfried, Stephan/Tennstedt, Florian: Berufsverbote und Sozialpolitik 1933. Die Auswirkungen der nationalsozialistischen Machtergreifung auf die Krankenkassenverwaltung und die Kassenärzte. Analysen, Materialien zu Angriff und Selbsthilfe, Erinnerungen, Bremen 1979.
Leitner, Rolf von: Ueber Lebensschicksale Schwachsinniger, Rostock 1940.
Lemme, Hansjoachim: Das deutsche Erbgesundheitsgericht. Ein Rechenschaftsbericht und Ausblick, in: Der Öffentliche Gesundheitsdienst, 1936/37, S. 286-290.
Lemme, Hansjoachim: Das Verfahren der Erbgesundheitsgerichte, in: Der Öffentliche Gesundheitsdienst, 1936/37, S. 326-330.
Lemme, Hansjoachim: Die Rechtsprechung in Erbgesundheitsgerichtssachen, in: Der Öffentliche Gesundheitsdienst, 1935/36, S. 789-797.
Lemme, Hansjoachim: Die Verhütung erbkranken Nachwuchses, Berlin 1938.
Lemmens, Franz/Thom, Achim: Zur Entwicklung und Wirksamkeit des Wehrmachtssanitätswesens in den Jahren von 1933 bis 1945, in: Medizin unterm Hakenkreuz, hrsg. von Achim Thom und Genadij Caregorodcev, Berlin 1989, S. 363-381.
Leonhardt, ?: Die Berufsordnung für die deutschen Ärzte und der Amtsarzt, in: Der Öffentliche Gesundheitsdienst, 1937/38, S. 863-865.
Lettow, Fritz: Arzt in den Höllen. Erinnerungen an vier Konzentrationslager, Berlin 1997.
Leven, Karl-Heinz: Geschichte der Medizin. Von der Antike bis zur Gegenwart, München 2019.
Lexer, Erich: Die Eingriffe zur Unfruchtbarmachung des Mannes und zur Entmannung, in: Gesetz zur Verhütung erbkranken Nachwuchses vom 14. Juli 1933, bearb. von Arthur Gütt, Ernst Rüdin und Falk Ruttke, ²München 1936, S. 319-326.
Ley, Astrid: Das Erbgesundheitsverfahren nach dem NS-Sterilisationsgesetz. Eine Einführung, in: Justiz und Erbgesundheit. Zwangssterilisierung, Stigmatisierung, Entrechtung. Das Gesetz zur Verhütung erbkranken Nachwuchses in der Rechtsprechung der Erbgesundheitsgerichte 1934-1945 und seine Folgen für die Betroffenen bis in die Gegenwart, hrsg. vom Justizministerium des Landes Nordrhein-Westfalen, Recklinghausen 2008, S. 39-63.
Ley, Astrid: Nationalsozialistische Erbgesundheitspflege im Spannungsfeld gesellschaftlicher Interessen. Ideologische, ökonomische und medizinische Ziele des Sterilisationsgesetzes, in: Geschichte der Gesundheitspolitik in Deutschland, hrsg. von Wolfgang Woelk, Berlin 2002, S. 187-196.
Ley, Astrid: Zwangssterilisation und Ärzteschaft. Hintergründe und Ziele ärztlichen Handelns 1934-1945, Frankfurt/Main u.a. 2004.
Leyde, Henry: NS-Verbrecher und Staatssicherheit. Die geheime Vergangenheitspolitik der DDR, Göttingen 2005.
Lichtenstein, Heiner: Angepaßt und treu ergeben. Das Rote Kreuz im „Dritten Reich", Köln 1988.
Liebenow, Richard: Der Jugendarzt im Kriege, in: Das Junge Deutschland, 1943, Heft 5, S. 113-117.
Lifton, Robert Jay: Ärzte im Dritten Reich, Stuttgart 1988.
Lilienthal, Georg: Der Nationalsozialistische Deutsche Ärztebund (1929-1943/45). Wege zur Gleichschaltung und Führung der deutschen Ärzteschaft, in: Ärzte im Nationalsozialismus, hrsg. von Fridolf Kudlien, Köln 1985, S. 105-121.
Lilla, Joachim (Bearb.): Statisten in Uniform. Die Mitglieder des Reichstags 1933-1945. Ein biographisches Handbuch, Düsseldorf 2004.
Linden, Herbert: Die weltanschaulichen und wissenschaftlichen Grundlagen des Gesetzes zur Verhütung erbkranken Nachwuchses, in: Der Öffentliche Gesundheitsdienst, 1937/38, S. 808-820.
Linden, Herbert: Erb- und Rassenpflege bei den Gesundheitsämtern, in: Der Öffentliche Gesundheitsdienst, 1935/36, S. 3-13.
Linne, Karsten (Hrsg.): Der Nürnberger Ärzteprozeß 1946/47. Erschließungsband zur Mikrofiche-Edition, München 2000.
Lisner, Wiebke: Hüterinnen der Nation. Hebammen im Nationalsozialismus, Frankfurt/Main 2006.

Löhr, Hanns: Über die Stellung und Bedeutung der Heilkunde im nationalsozialistischen Staate, Berlin 1935.
Lölhöffel, Edith von: Die Ärztin, Berlin 1941.
Loetz, Francisca: Theorie und Empirie in der Geschichtsschreibung: eine notwendige Wechselbeziehung, in: Medizingeschichte. Aufgaben, Probleme, Perspektiven, hrsg. von Norbert Paul und Thomas Schlich, Frankfurt/Main u.a. 1998, S. 22-44.
Lutzius, Franz: Verschleppt. Der Euthanasie-Mord an behinderten Kindern in Nazi-Deutschland, Essen 1987.
Maibaum, Thomas: Die „Führerschule der Deutschen Ärzteschaft" Alt-Rehse, Hamburg 2011.
Maitra, Robin T.: „... wer imstande und gewillt ist, dem Staate mit Höchstleistungen zu dienen!" Hans Reiter und der Wandel der Gesundheitskonzeption im Spiegel der Lehr- und Handbücher der Hygiene zwischen 1920 und 1960, Husum 2001.
Manke, Otto: Gesundheitsamt im Einsatz für die Gesundheitssicherung im Kriege, in: Deutsches Ärzteblatt, 1942, S. 218-220.
Marung, Karl-Erich: Zur Bewertung der Statistik der anzeigepflichtigen Krankheiten in Mecklenburg-Schwerin, in: Zeitschrift für Medizinalbeamte, 1933, Heft 6, S. 255-263.
Masing, Ernst: Krieg und Soldat als Lehrmeister des Arztes, Posen 1944.
Masius, Georg Heinrich (Hrsg.): Almanach für Ärzte und Nichtärzte, Rostock/Leipzig 1816-1818.
Masius, Georg Heinrich: Anleitung zu einem zweckmäßigen Verhalten während der Schwangerschaft, Entbindung und des Wochenbettes und zu einer vernünftigen Behandlung der Kinder in den ersten Lebensjahren, nebst einem Anhange: Von einigen Kinderkrankheiten, deren Kenntniß den Müttern wichtig ist, Rostock 1815.
Masius, Georg Heinrich: Bruchstücke einer Geschichte der Medicinalgesetzgebung im Herzogthum Mecklenburg-Schwerin, Rostock 1812.
Masius, Georg Heinrich: Handbuch der Medicinal-Polizei-Gesetzgebung im Großherzogthum Mecklenburg-Schwerin, Rostock/Leipzig 1818.
Masius, Georg Heinrich (Hrsg.): Mecklenburg-Schwerinsche Medizinal-Gesetze. Gesammlet, mit einem Annalregister und Repertorio versehen, Rostock 1811.
Masius, Georg Heinrich (Hrsg.): Medizinischer Kalender für Ärzte und Nichtärzte, Rostock 1813-1815.
Masius, Georg Heinrich: Uebersicht der Medizinalverfassung und Medizinalverwaltung in den Herzogthümern Schwedisch-Pommern und Mecklenburg, in: Medizinischer Kalender für Ärzte und Nichtärzte, 1814, S. 17-40.
Masius, Georg-Heinrich: Von den Mängeln beim Hebammen-Unterricht in Mecklenburg, in: Freimüthiges Abendblatt, 1821, S. 367-369.
Matzner, ?: Das Verfahren vor den Erbgesundheitsgerichten, in: Der Öffentliche Gesundheitsdienst, 1935/36, S. 281-289.
Mecklenburg. Ein deutsches Land im Wandel der Zeit, hrsg. von Ernst Schulz, Rostock 1938.
Mecklenburg. Werden und Sein eines Gaues, hrsg. von Richard Crull, Bielefeld/Leipzig 1938.
Mecklenburg in der Zeit des Nationalsozialismus. 1933-1945. Eine Dokumentation, hrsg. von Beate Behrens u.a., Rostock 1998.
Mecklenburg in Zahlen 1933-1938, hrsg. vom Mecklenburgischen Statistischen Landesamt, Schwerin 1939.
Mecklenburg-Schwerinsches Staatshandbuch, hrsg. vom Mecklenburg-Schwerinschen Statistischen Amt, Schwerin 1923.
Mecklenburg-Strelitzscher Staatskalender bzw. Anzeiger, 1908-1933.
Mecklenburgische Monatshefte, Schwerin 1925-1943.
Meerwarth, Rudolf: Bedarf und Nachwuchs an Zahnärzten, Berlin 1932.
Meixner, Michael/Schwerdtner, Hans-Bodo: Das „Gesetz zur Verhütung erbkranken Nachwuchses", seine wissenschaftlichen und politischen Voraussetzungen und Folgewirkungen, in: Medizin im Faschismus, hrsg. von Achim Thom und Horst Spaar, Berlin 1985, S. 152-156.
Meldungen aus dem Reich. Die geheimen Lageberichte des Sicherheitsdienstes der SS, 17 Bände, Herrsching 1984.
Methfessel, Birgit/Scholz, Albrecht: Ärzte in der NSDAP. Regionale Unterschiede, in: Deutsches Ärzteblatt, 2006, S. A 1064 f.
Mettenheim, Heinrich von: Zur Geschichte des ärztlichen Vereinswesens in Mecklenburg und seine Förderung durch Carl Mettenheimer, in: Sudhoffs Archiv für Geschichte der Medizin und Naturwissenschaften. Band 32 1/2, Wiesbaden 1939, S. 36-52.
Meusch, Matthias: Menschenversuche im Nationalsozialismus, in: Enzyklopädie Medizingeschichte, hrsg. von Werner E. Gerabek u.a., Berlin/New York 2005, S. 970 ff.
Meyer-Seitz, Christian: Die Verfolgung von NS-Straftaten in der Sowjetischen Besatzungszone, Berlin 1998.
Michael, Herbert: Gesundheit ist Volksgut, Dresden 1944.
Miesch, Ines: Die Heil- und Pflegeanstalt Gehlsheim. Von den Anfängen bis 1946, Rostock 1996.
Miesch, Ines: Zwangssterilisation in Mecklenburg während der Zeit des Nationalsozialismus, in: Zeitgeschichte regional, 1998, Heft 1, S. 4-9.
Mildenberger, Florian G.: Der Deutsche Zentralverein homöopathischer Ärzte im Nationalsozialismus. Bestandsaufnahme, Kritik, Interpretation, Göttingen 2016.
Mildt, Dick de (Hrsg.): Tatkomplex: NS-Euthanasie. Die ost- und westdeutschen Strafurteile seit 1945, Amsterdam 2009.
Mitscherlich, Alexander/Mielke, Fred: Medizin ohne Menschlichkeit. Dokumente des Nürnberger Ärzteprozesses, Frankfurt/Main 1991.
Mitteilungen der Gauwirtschaftskammer Mecklenburg, Rostock 1943.

Mitteilungen der Mecklenburgischen Industrie- und Handelskammer zu Rostock, Rostock 1935-1942.
Mitteilungen des Mecklenburgischen Ärztevereinsbundes e.V. und des Gau-/ bzw. Landesverbandes Mecklenburg des Hartmannbundes, 1928-1933.
Mitteilungsblatt der Gemeinde Aschau am Inn, 2017, Heft 8.
Möbius, Erich: Aufgabenkreis und Organisation des Staatlichen Gesundheitsamtes gemäß Gesetz zur Vereinheitlichung des Gesundheitswesens vom 3. Juli 1934, Leipzig 1936.
Möhrle, Alfred: Der Arzt im Nationalsozialismus. Der Weg zum Nürnberger Ärzteprozeß und die Folgerungen daraus, in: Deutsches Ärzteblatt, 1996, S. 2766-2775.
Möllers, Bernhard: Das Deutsche Rote Kreuz im Gesundheitswesen des Großdeutschen Reiches, Berlin 1944.
Moll, Martin (Hrsg.): „Führer-Erlasse" 1939-1945. Edition sämtlicher überlieferter, nicht im Reichsgesetzblatt abgedruckter, von Hitler während des Zweiten Weltkriegs schriftlich erteilter Direktiven aus den Bereichen Staat, Partei, Wirtschaft, Besatzungspolitik und Militärverwaltung, Stuttgart 1997.
Morgenbrod, Birgitt/Merkenich, Stephanie: Das Deutsche Rote Kreuz unter der NS-Diktatur 1933-1945, Paderborn 2008.
Moschke, Gerd: Zur Behandlung der Berufskrankheitenfrage durch das faschistische Reichsarbeitsministerium bis 1936, in: Medizin im Faschismus, hrsg. von Achim Thom und Horst Spaar, Berlin 1985, S. 113-117.
Moser, Gabriele: Das Gesundheitswesen in Mecklenburg-Vorpommern nach 1945. Nationalsozialistisches Erbe, politischer Anspruch, medizinischer Versorgungsnotstand, in: Kranksein in der Zeit, hrsg. von Hans-Uwe Lammel, Rostock 1996, S. 135-158.
Moser, Gabriele: „Forschungen für die Abwehr biologischer Kriegsmethoden" und Krebsforschung im Zweiten Weltkrieg. Die Forschungsarbeiten beim „Reichsbevollmächtigten für Krebsforschung", Kurt Blome, 1943-1945, in: Medizin im Zweiten Weltkrieg. Militärmedizinische Praxis und medizinische Wissenschaft im „Totalen Krieg", hrsg. von Wolfgang Eckart und Alexander Neumann, Paderborn u.a. 2006, S. 131-150.
Moser, Gabriele: Gesundheitswesen und Wohlfahrtsstaat. Zur Sozialgeschichte des ärztlichen Berufsstandes in Kaiserreich und Weimarer Republik, Freiburg 2011.
Moser, Gabriele: „Im Interesse der Volksgesundheit ...". Sozialhygiene und öffentliches Gesundheitswesen in der Weimarer Republik und der frühen SBZ/DDR. Ein Beitrag zur Sozialgeschichte des deutschen Gesundheitswesens, Frankfurt/Main 2002.
Moser, Gabriele: „Musterbeispiel forscherischer Gemeinschaftsarbeit?" Krebsforschung und die Förderungsstrategien von Deutscher Forschungsgemeinschaft und Reichsforschungsrat im NS-Staat, in: Medizinhistorisches Journal, Band 40, 2005, S. 113-139.
Moser, Gabriele: NS-Zwangssterilisationen und „Erbpflege" in der Nachkriegsgesellschaft. Bruchstücke aus der Geschichte der SBZ/DDR und Mecklenburg(-Vorpommerns), in: Zeitgeschichte regional, 1998, Heft 1, S. 10-15.
Mueller, Berthold: Gerichtsärztliche Beurteilung von Abtreibungsfällen, in: Der Öffentliche Gesundheitsdienst, 1939, S. 161-174.
Müller, Hans: Der Arzt als Begutachter im Militärdienst, in: Beurteilung der Leistungsfähigkeit des Gesunden und Kranken, hrsg. von Curt Adam, Leipzig 1939, S. 17-25.
Müller-Hill, Benno: Tödliche Wissenschaft. Die Aussonderung von Juden, Zigeunern und Geisteskranken 1933-1945, Berlin 1989.
Münch, Ernst (Hrsg.): Medizingeschichte in Mecklenburg, Norderstedt 2015.
Müritzklinikum Waren (Hrsg.): 100 Jahre Krankenhaus Waren, Waren 2014.
Muster eines kassenärztlichen Gesamtvertrages für den Arztregisterbezirk Mecklenburg, Rostock 1931.
Nachrichtenblatt des Centralverbandes Deutscher Heilkundiger. Offizielles Organ zur Vertretung der Gesamtinteressen der Heilkundigen-Bewegung Deutschlands, hrsg. vom Centralverband Deutscher Heilkundiger, 1931/32-1932/33.
Naser, Gerhard: Hausärzte in der DDR. Relikte des Kapitalismus oder Konkurrenz für die Polikliniken?, Bergatreute 2000 (als Diss. u.d.T.: Die Ärzte in eigener Praxis in der Sowjetischen Besatzungszone und in der DDR bis 1961. Ein Beitrag zu ihrem Rechtsstatus, Berlin 1999).
Neumann, Alexander: „Arzttum ist immer Kämpfertum". Die Heeressanitätsinspektion und das Amt „Chef des Wehrmachtssanitätswesens" im Zweiten Weltkrieg (1939-1945), Düsseldorf 2005.
Neumann, Franz Leopold: Behemoth. Struktur und Praxis des Nationalsozialismus 1933-1944, Frankfurt/Main 1984.
Nickol, Thomas/Schenkel, Susanne: Zur Entwicklung der Zahnheilkunde in Deutschland von 1933-1945, in: Medizin unterm Hakenkreuz, hrsg. von Achim Thom und Genadij Caregorodcev, Berlin 1989, S. 307-336.
Niederdeutscher Beobachter, 1929-1945.
Niemczyk, Wolfgang: Die psychiatrischen und neurologischen Dissertationen aus der Universitäts-Nervenklinik Rostock zwischen 1933 und 1945, Hannover 1998.
Nixdorf, Wolfgang: Chronik 1855-2005. 150 Jahre Augustenstift Schwerin. Zuflucht und Heimstätte für den Lebensabend. Nach alten Akten erzählt, Schwerin 2005.
Nöller, Fred: Chirurgisch-orthopädische Erbkrankheiten im Gesetz zur Verhütung erbkranken Nachwuchses, Jena 1942.
Nolte, Wilfried: Der hippokratische Eid und die Abschlußeide der früheren und jetzigen deutschsprachigen Hochschulen, Bochum 1981.
Nolzen, Armin: Die NSDAP, der Krieg und die deutsche Gesellschaft, in: Das Deutsche Reich und der Zweite Weltkrieg. Band 9/1, hrsg. von Jörg Echternkamp, München 2004, S. 99-193.

NSDAP. Partei-Statistik. Stand 1. Januar 1935. Band I-III, hrsg. vom Reichsorganisationsleiter der NSDAP, München 1935.
NSG. Nationalsozialistischer Gaudienst. Werktäglich erscheinender Nachrichtendienst der NSDAP und ihrer sämtlichen Gliederungen im Gau Mecklenburg, Schwerin 1939-1945.
Olschewski, Berit: „Freunde" im Feindesland. Rote Armee und deutsche Nachkriegsgesellschaft im ehemaligen Großherzogtum Mecklenburg-Strelitz 1945-1953, Berlin 2009.
Organisationsbuch der NSDAP, hrsg. vom Reichsorganisationsleiter der NSDAP, München 1938, 1943.
Orth, Karin: Die Konzentrationslager-SS. Sozialstrukturelle Analysen und biographische Studien, Göttingen 2000.
Orth, Linda: Die Transportkinder aus Bonn. Kindereuthanasie, Köln 1989.
Osterloh, Jörg/Schulte, Jan Erik (Hrsg.): „Euthanasie" und Holocaust. Kontinuitäten, Kausalitäten, Parallelitäten, Paderborn 2021.
Ottow, Benno: Die Beurteilung der Fortpflanzungsfähigkeit erbkranker Frauen, in: Der Öffentliche Gesundheitsdienst, 1936/37, S. 81-90.
Overmans, Rüdiger: Deutsche militärische Verluste im Zweiten Weltkrieg, München 1999.
Paech, Fritz/Trembur, Heinrich: Über ärztliche Anzeigepflichten und Pflichten zur Duldung ärztlicher Untersuchungen und Operationen, Leipzig 1937.
Parlow, Siegfried: Zur Integration ärztlicher Standesorganisationen in das faschistische Machtgefüge, in: Medizin im Faschismus, hrsg. von Achim Thom und Horst Spaar, Berlin 1985, S. 77-84.
Pascoe, Luise Sophie: Ehescheidungen zum Schutz des Geisteskranken, Frankfurt/Main 1940.
Paul, Alexander: Jüdisch-deutsche Blutmischung. Eine sozial-biologische Untersuchung, Berlin 1940.
Paul, Norbert/Schlich, Thomas (Hrsg.): Medizingeschichte. Aufgaben, Probleme, Perspektiven, Frankfurt/Main u.a. 1998.
Pelz, Lothar: Mecklenburgische Kinderärzte und NS-„Kindereuthanasie", in: Ethik und Erinnerung. Zur Verantwortung der Psychiatrie in Vergangenheit und Gegenwart, hrsg. von Ekkehardt Kumbier, Stefan Treipel und Sabine Herpertz, Lengerich u.a. 2009, S. 59-72.
Peretti, Eduard: Aus den Gesetzen und Verordnungen der Regierung Hitler im 4. Halbjahr nach der Machtergreifung, in: Der Öffentliche Gesundheitsdienst, 1935/36, S. 132.
Personalverzeichnisse der Universität Rostock, 1887-1920.
Peter, Jürgen: Der Nürnberger Ärzteprozeß im Spiegel seiner Aufarbeitung anhand der drei Dokumentensammlungen von Alexander Mitscherlich und Fred Mielke, Münster 1998.
Peters, Anja: Der Geist von Alt-Rehse. Die Hebammenkurse an der Reichsärzteschule 1935-1941, Frankfurt/Main 2005.
Peters, Anja: Die Hebammenkurse in Alt Rehse, in: Medizin im Dienste der Rassenideologie. Die Führerschule der Deutschen Ärzteschaft in Alt Rehse, hrsg. von Rainer Stommer, Berlin 2008, S. 72-82.
Peters, Anja: Nanna Conti (1881-1951). Eine Biographie der Reichshebammenführerin, Berlin/Münster 2018.
Petersilie, Paul: Die Honorarverteilung der KVD während des Krieges, in: Deutsches Ärzteblatt, 1940, S. 26-32.
Peyer, Emmy: Die Ärztin hat das Wort. Ratschläge zur Gesundheitsführung und Krankenpflege, Leipzig u.a. 1942.
Pfeiffer, Marianne: Biographie und wissenschaftliches Werk der Ordinarien am Anatomischen Institut zu Rostock von 1921 bis zur Gegenwart, Rostock 1970.
Pfundtner, Hans/Neubert, Reinhard: Das neue deutsche Reichsrecht. Ergänzende Sammlung des geltenden Rechts seit dem Ermächtigungsgesetz mit Erlassen, Berlin 1933-1944.
Pink, Jörg: Die Nachkriegszeit, in: Haack, Kathleen/Kasten, Bernd/Pink, Jörg: Die Heil- und Pflegeanstalt Sachsenberg-Lewenberg 1939-1945, Schwerin 2016, S. 137-147.
Plachetsky, Herwig: Asozialität und Asoziale, in: Der Öffentliche Gesundheitsdienst, 1938/39, S. 676-680.
Placzek, Siegfried: Selbstmordverdacht und Selbstmordverhütung. Eine Anleitung zur Prophylaxe für Ärzte, Geistliche, Lehrer und Verwaltungsbeamte, Leipzig 1915.
Pohlen, Kurt (Hrsg.): Die Gesundheitsbehörden im Deutschen Reiche, Berlin 1936, 1939.
Pohlen, Kurt: Die Verbreitung der anzeigepflichtigen Krankheiten im Deutschen Reich im Jahre 1933, in: Reichsgesundheitsblatt, 1934, S. 678-683.
Probst, Christian: Fahrende Heiler und Heilmittelhändler. Medizin von Marktplatz und Landstraße, Rosenheim 1992.
Proctor, Robert N.: Blitzkrieg gegen den Krebs. Gesundheit und Propaganda im Dritten Reich, Stuttgart 2002.
Pröhl, Ullrich: Zur Entwicklung der Krebsstatistik in Deutschland während der Jahre 1933 bis 1945, Leipzig 1997.
Prüll, Cay-Rüdiger: Disziplinen. Entwicklungsmöglichkeiten der Medizingeschichte als Disziplinen- und Wissenschaftsgeschichte, in: Medizingeschichte. Aufgaben, Probleme, Perspektiven, hrsg. von Norbert Paul und Thomas Schlich, Frankfurt/Main u.a. 1998, S. 216-242.
Prüll, Livia: Ernst Schwalbe als Pathologe in Rostock und die Ursprünge einer pluralistischen Medizin, in: Die Medizinische Fakultät der Universität Rostock 600 Jahre im Dienst der Menschen (1419-2019), hrsg. von Emil C. Reisinger und Kathleen Haack, Köln/Weimar/Wien 2019, S. 215-227.
Pukrop, Marco: SS-Mediziner zwischen Lagerdienst und Fronteinsatz. Die personelle Besetzung der Medizinischen Abteilung im Konzentrationslager Sachsenhausen 1936-1945, Hannover 2015.
Pumb, Rosemarie: Ein Ort schweigt. Die Geschichte der Krankenanstalten Berlin-Buch zwischen 1933 und 1968, Panketal 2012.
Quadflieg, Leonhard: Über Erfahrungen und Schwierigkeiten bei der Errichtung der Gesundheitsämter, in: Der Öffentliche Gesundheitsdienst, 1936/37, S. 91-96.

Raettig, Hansjürgen: Typhusimmunität und Schutzimpfung. Eine immunbiologische Studie nach den epidemiologischen Erfahrungen während der Typhus-Pandemie 1945/46 im Lande Mecklenburg, Jena 1952.
Rahne, Hermann: Mobilmachung. Militärische Mobilmachungsplanung und -technik in Preußen und im Deutschen Reich von der Mitte des 19. Jahrhunderts bis zum Zweiten Weltkrieg, Berlin 1983.
Ramm, Rudolf: Ärztliche Rechts- und Standeskunde. Der Arzt als Gesundheitserzieher, Berlin 1942.
Rauch, Rudolf (Bearb.): Ärzte und ihre Helfer im Weltkriege 1914-1918 (Helden im weißen Kittel), Apotheker im Weltkriege, hrsg. von Burghard Breitner, Wien 1936.
Rauh, Philipp: Der Krieg gegen die „nutzlosen Esser". Psychiatriepatienten als Opfer der NS-„Euthanasie", in: Kriegführung und Hunger 1939-1945. Zum Verhältnis von militärischen, wirtschaftlichen und politischen Interessen, hrsg. von Christoph Dieckmann und Babette Quinkert, Göttingen 2015, S. 33-58.
Rauh, Philipp: „Medizintäter" im Nationalsozialismus. Grundzüge und Perspektiven, in: Medizintäter. Ärzte und Ärztinnen im Spiegel der NS-Täterforschung, hrsg. von Philipp Rauh u.a., Köln/Wien 2022, S. 15-35.
Rauh, Philipp: Selektionsspezialisten, Experimentatoren und Praktiker der Vernichtung. Gruppenbiographische Studie zu KZ-Ärzten, in: Medizintäter. Ärzte und Ärztinnen im Spiegel der NS-Täterforschung, hrsg. von Philipp Rauh u.a., Köln/Wien 2022, S. 301-339.
Rauh, Philipp/Voggenreiter, Marion/Ude-Koeller, Susanne/Leven, Karl-Heinz (Hrsg.): Medizintäter. Ärzte und Ärztinnen im Spiegel der NS-Täterforschung, Köln/Wien 2022.
Rautenbach, Liselotte: Fatime. Als Hofärztin im Harem König Ibn Saud's. Dokumentarbericht, Olten/Stuttgart/Salzburg 1963.
Reddemann, Hans: Berühmte und bemerkenswerte Mediziner aus und in Pommern, Schwerin 2003.
Redetzky, Hermann: Aus meinem Leben für die Volksgesundheit, in: Ärzte. Erinnerungen, Erlebnisse, Bekenntnisse, hrsg. von Günter Albrecht und Wolfgang Hartwig, Berlin 1976, S. 207-232, 518 f.
Redetzky, Hermann/Winter, Kurt: Über die Anfänge des Gesundheitswesens nach 1945, in: Zeitschrift für ärztliche Fortbildung, 1959, S. 1150-1158.
Reeg, Peter: „Deine Ehre ist die Leistung". Auslese und Ausmerze durch Arbeits- und Leistungsmedizin im Nationalsozialismus, in: Medizin im „Dritten Reich", hrsg. von Johanna Bleker und Norbert Jachertz, Köln 1993, S. 191-200.
Reermann, Fritz: Zahnärzte, Dentisten und Krankenkassen, Essen 1938.
Regierungsblatt für Mecklenburg, hrsg. von der Landesregierung Mecklenburg, Ministerpräsidium/Abteilung Inneres, Schwerin 1934-1952.
Rehmer, Hans-Joachim/Strasen, Gustav Adolf: Mecklenburg-Strelitz 1918-1945. Ein Land im Umbruch, Neustrelitz 2011.
Reich, ?: Einiges über erbbiologische Ermittlungstätigkeit, in: Der Öffentliche Gesundheitsdienst, 1935/36, S. 129-132.
Reichert, Franz: Viele Ärzte – viel Krankheit?, in: Deutsches Ärzteblatt, 1940, S. 186 f.
Reichs-Medizinal-Kalender für Deutschland. Teil I und II. Ärztliches Handbuch und Ärzteverzeichnis. Verzeichnis der deutschen Ärzte und Heilanstalten (zugleich Fortsetzung des Ärzteverzeichnisses des Verbandes der Ärzte Deutschlands [Hartmannbund]), Leipzig 1933, 1935, 1937.
Reichsärzteordnung mit allen Anordnungen, Durchführungs- und Ausführungsbestimmungen bis zum 31. Dezember 1943 einschließlich der Berufsordnung für die deutschen Ärzte, Berlin/Wien 1944.
Reichsausschuß für Volksgesundheitsdienst (Hrsg.): Die Verhütung erbkranken Nachwuchses, Berlin 1936.
Reichsband. Adressenwerk der Dienststellen der NSDAP mit den angeschlossenen Verbänden, des Staates, der Reichsregierung und Behörden und der Berufsorganisationen in Kultur, Reichsnährstand, gewerbliche Wirtschaft. Mit Lexikon-Wegweiser von A-Z, Berlin 1937-1941.
Reichsgesundheitsblatt, hrsg. vom Reichsgesundheitsamt, 1929-1945.
Rein, Hermann: Die Verantwortung des Arztes als Mitglied des Erbgesundheitsgerichtes, in: Der Öffentliche Gesundheitsdienst, 1935/36, S. 579.
Reisinger, Emil C./Haack, Kathleen (Hrsg.): Die Medizinische Fakultät der Universität Rostock. 600 Jahre im Dienste der Menschen (1419-2019), Köln/Weimar/Wien 2019.
Reiter, Hans: Das Reichsgesundheitsamt 1933-1936. Sechs Jahre nationalsozialistische Führung, Berlin 1939.
Reiter, Hans: Kommende Heilkunst, Stuttgart 1934.
Reiter, Hans/Hecht, Günther: Genußgifte, Leistung, Rasse, ²Berlin 1940.
Reiter, Hans/Möllers, Bernhard (Hrsg.): Sammlung Deutscher Gesundheitsgesetze. Band I: Erb- und Rassenpflege, Leipzig 1940.
Reiter, Hans/Möllers, Bernhard (Hrsg.): Sammlung Deutscher Gesundheitsgesetze. Band II: Gesundheitsverwaltung des Großdeutschen Reiches, Leipzig 1941.
Reiter, Hans/Möllers, Bernhard (Hrsg.): Sammlung Deutscher Gesundheitsgesetze. Band III: Verhütung und Bekämpfung übertragbarer Krankheiten im Großdeutschen Reich, Leipzig 1944.
Richtlinien für den Bau und Betrieb von Krankenanstalten, aufgestellt vom Gutachterausschuß für das Öffentliche Krankenhauswesen, Stuttgart 1937.
Richtlinien für die Beurteilung der Erbgesundheit. Runderlaß des Reichsministeriums des Innern vom 18.7.1940, nebst Gesetz zur Verhütung erbkranken Nachwuchses vom 14. Juli 1933, Bielefeld 1940.
Rinne, Hans: Die Aufgaben des Amtes für Volksgesundheit der NSDAP und seine Zusammenarbeit mit den Staatlichen Gesundheitsämtern, in: Der Öffentliche Gesundheitsdienst, 1935/36, S. 857-862.
Ristow, Erich: Erbgesundheitsrecht. Berechtigung, Bedeutung und Anwendung des Gesetzes zur Verhütung erbkranken Nachwuchses, mit einem Anhang der Gesetze, Verordnungen und wichtigsten Runderlasse, Stuttgart 1935.

Ristow, Erich: Nachtrag II zum Erbgesundheitsrecht. Die Rechtsprechung der Erbgesundheitsgerichte, Stand vom 1.12.1938, Stuttgart 1939.
Röhler, Leopold: Aus der Geschichte der Stadt Waren. Über Warener Ärzte und Apotheker, in: Beilage zum Warener Tagesblatt, 24. Januar 1937.
Roelcke, Volker: „Biopolitik" zum „sozial-biologischen Aufbau des Volkskörpers". Medizinische Expertise auf dem Weg zum ersten nationalsozialistischen Genozid, in: „Euthanasie" und Holocaust. Kontinuitäten, Kausalitäten, Parallelitäten, hrsg. von Bernd Osterloh und Jan Erik Schulte, Paderborn 2021, S. 59-82.
Roelcke, Volker: Fortschritt ohne Rücksicht. Menschen als Versuchskaninchen bei den Sulfonamid-Experimenten im Konzentrationslager Ravensbrück, in: Geschlecht und „Rasse" in der NS-Medizin, hrsg. von Insa Eschebach und Astrid Ley, Berlin 2012, S. 101-114.
Roelcke, Volker: „Täterschaft" und Täter in der Medizin zur Zeit des Nationalsozialismus. Umrisse einer Typologie unter Berücksichtigung konkreter Handlungskontexte, in: Medizintäter. Ärzte und Ärztinnen im Spiegel der NS-Täterforschung, hrsg. von Philipp Rauh u.a., Köln/Wien 2022, S. 135-164.
Rohrbach, Jens Martin: Deutsche Augenärzteschaft und NSDAP, Stuttgart 2008.
Rohwedder, Paul: Ein Leben im 20. Jahrhundert, in: Lauenburgische Heimat, 1987, Heft 17, S. 19-60.
Rost, Jens-Uwe: Der Schweriner Zwangssterilisationsprozeß, in: Zeitgeschichte regional, 2003, Heft 1, S. 78-80.
Rost, Jens-Uwe: Zwangssterilisationen aufgrund des „Erbgesundheitsgesetzes" im Bereich des Schweriner Gesundheitsamtes, Schwerin 2004.
Rost, Karl Ludwig: Sterilisation und Euthanasie im Film des „Dritten Reiches". Nationalsozialistische Propaganda in ihrer Beziehung zu rassehygienischen Maßnahmen des NS-Staates, Berlin 1986.
Rostocker Anzeiger, 1932-1945.
Rostocker Haus- und Familien-Kalender auf das Jahr 1934, 1935.
Roth, Karl Heinz: Erfassung zur Vernichtung. Von der Sozialhygiene zum „Gesetz über Sterbehilfe", Berlin 1984.
Rotzoll, Maike/Hohendorf, Gerrit/Fuchs, Petra/Richter, Paul/Mundt, Christoph/Eckart, Wolfgang U. (Hrsg.): Die nationalsozialistische „Euthanasie"-Aktion T4 und ihre Opfer. Geschichte und ethische Konsequenzen in der Gegenwart, Paderborn 2010.
Rudnick, Martin: Aussondern – Sterilisieren – Liquidieren. Die Verfolgung Behinderter im Nationalsozialismus, Berlin 1990.
Rückerl, Adalbert: NS-Verbrechen vor Gericht. Versuch einer Vergangenheitsbewältigung, Heidelberg 1982.
Rüdin, Ernst: Die Bedeutung Arthur Gütts für die Erb- und Rassenforschung und deren praktische Auswertung, in: Der Öffentliche Gesundheitsdienst, 1938/39, S. 897-899.
Rüther, Martin: Ärzte im Nationalsozialismus. Neue Forschungen und Erkenntnisse zur Mitgliedschaft in der NSDAP, in: Deutsches Ärzteblatt, 2001, S. A 3264 f.
Rüther, Martin: Ärztliches Standeswesen im Nationalsozialismus 1933-1945, in: Geschichte der deutschen Ärzteschaft, hrsg. von Robert Jütte, Köln 1997, S. 143-193.
Rüther, Martin: Mit windigen Paragraphen wider die ärztliche Ethik, in: Deutsches Ärzteblatt, 1997, S. A 511-515.
Rüther, Martin: „Zucht und Ordnung in den eigenen Reihen". Die Reichsärzteordnung vom 13. Dezember 1935 und ihre Auswirkungen auf die ärztliche Standespolitik, in: Deutsches Ärzteblatt, 1997, S. A 434-439.
Rusche, Michael: Die wirtschaftliche und soziale Eingliederung der Vertriebenen in Mecklenburg-Vorpommern 1945 bis 1949, Magdeburg 1996.
Ruttke, Falk: Schrifttum und Aufklärungsstoff zur Volkspflege. Rassenkunde – Rassenpflege – Erbkunde – Erbpflege – Familienkunde – Familienpflege, Berlin 1938.
Saavedra Santis, Ramona/Wickert, Christl (Hrsg.): „... unmöglich, diesen Schrecken aufzuhalten". Die medizinische Versorgung durch Häftlinge im Frauen-KZ Ravensbrück, Berlin 2017.
Sachße, Christoph/Tennstedt, Florian: Der Wohlfahrtsstaat im Nationalsozialismus. Band 3: Geschichte der Armenfürsorge in Deutschland, Stuttgart/Berlin/Köln 1992.
Sammer, Christian: Gesunde Menschen machen. Die deutsch-deutsche Geschichte der Gesundheitsaufklärung 1945-1967, Berlin/München/Boston 2020.
Sandermann-Fleckenstein, Edith: Von der offenen Fürsorge für Psychopathen bis zur Abteilung für Erb- und Rassenpflege beim Gesundheitsamt, Düsseldorf 1939.
Satzungen des Nationalsozialistischen Deutschen Aerztebundes, o.O. o.J.
Sauerbruch, Ferdinand: Der Arzt im Kriege. Eindrücke einer Frontreise, in: Ärzteblatt für Berlin, Mark Brandenburg und Pommern, 1941, Heft 5.
Schadewaldt, Hans: 75 Jahre Hartmannbund, Bonn 1975.
Schäfer, Silke: Zum Selbstverständnis von Frauen im Konzentrationslager. Das Lager Ravensbrück, Berlin 2002.
Scharsach, Heinz-Henning: Die Ärzte der Nazis, Wien u.a. 2000.
Scheithauer, Gisela: Ein festes Haus. Güstrower Stadtansichten 3, Mühlengeez 2008.
Scherler, Johannes: Ein Querschnitt durch die deutsche Sozialversicherung. Zum praktischen Gebrauch des Arztes, Berlin 1937.
Scheurlen, Wolfgang: Die ärztliche Begutachtung der Ehestandsdarlehnsbewerber, Berlin 1939.
Schilf, Reinhart: Die Zahnärzte Norddeutschlands. Eine Studie über ihre Entwicklung, Rostock 1968.
Schleiermacher, Sabine/Schagen, Udo (Hrsg.): Die Charité im Dritten Reich. Zur Dienstbarkeit medizinischer Wissenschaft im Nationalsozialismus, Paderborn 2008.

Schleiermacher, Sabine/Schagen, Udo: Semantik als Strategie. Die Klassifizierung der Medizinverbrechen in Konzentrationslagern als Pseudowissenschaft, in: Geschlecht und „Rasse" in der NS-Medizin, hrsg. von Insa Eschebach und Astrid Ley, Berlin 2012, S. 157-177.
Schlich, Thomas: Wissenschaft. Die Herstellung wissenschaftlicher Fakten als Thema der Geschichtsforschung, in: Medizingeschichte. Aufgaben, Probleme, Perspektiven, hrsg. von Norbert Paul und Thomas Schlich, Frankfurt/Main u.a. 1998, S. 107-129.
Schlick, Caroline: Apotheken im totalitären Staat. Apothekenalltag in Deutschland von 1937 bis 1945, Stuttgart 2008.
Schmidt, Detlef (Hrsg.): Bomben auf Wismar, Wismar 2013.
Schmidt, Friedrich Wilhelm: Sterilisation und Euthanasie, Gütersloh 1933.
Schmidt, Mathias: Hans Holfelder und der SS-Röntgensturmbann, in: Der Radiologe, April 2017.
Schmidt, Mathias/Groß, Dominik/Westemeier, Jens (Hrsg.): Die Ärzte der Nazi-Führer. Karrieren und Netzwerke, Berlin/Münster 2018.
Schmidt, Ulf: Justice at Nuremberg. Leo Alexander and the Nazi doctors'-trial, Basingstoke u.a. 2004.
Schmiegelow Powell, Angelika (Hrsg.): Güstrow im 20. Jahrhundert. Geschichte und Geschichten einer mecklenburgischen Kleinstadt, Bremen 2001.
Schmiegelow Powell, Angelika (Hrsg.): Güstrow im Umbruch. 60 Zeitzeugenberichte, Bremen 2003.
Schmuhl, Hans-Walter: Die Gesellschaft Deutscher Neurologen und Psychiater im Nationalsozialismus, Berlin 2016.
Schmuhl, Hans-Walter: Die Patientenmorde, in: Vernichten und Heilen. Der Nürnberger Ärzteprozeß und seine Folgen, hrsg. von Angelika Ebbinghaus und Klaus Dörner, Berlin 2001, S. 295-330.
Schmuhl, Hans-Walter: Erbgesundheitswissenschaftliches „Briefing" der Juristen. Die Rolle des Kaiser-Wilhelm-Instituts für Anthropologie, menschliche Erblehre und Eugenik, in: Justiz und Erbgesundheit. Zwangssterilisierung, Stigmatisierung, Entrechtung. Das Gesetz zur Verhütung erbkranken Nachwuchses in der Rechtsprechung der Erbgesundheitsgerichte 1934-1945 und seine Folgen für die Betroffenen bis in die Gegenwart, hrsg. vom Justizministerium des Landes Nordrhein-Westfalen, Recklinghausen 2008, S. 83-92.
Schmuhl, Hans-Walter: „Euthanasie" und Krankenmord, in: Medizin und Nationalsozialismus. Bilanz und Perspektiven der Forschung, hrsg. von Robert Jütte u.a., Göttingen 2011, S. 214-255.
Schmuhl, Hans-Walter: Rassenhygiene, Nationalsozialismus, Euthanasie. Von der Verhütung zur Vernichtung „lebensunwerten Lebens" 1890-1945, Göttingen 1987.
Schmuhl, Hans-Walter: Reformpsychiatrie und Massenmord, in: Nationalsozialismus und Modernisierung, hrsg. von Michael Prinz und Reiner Zitelmann, Darmstadt 1994, S. 239-266.
Schmuhl, Hans-Walter: Vom engagierten Sozialhygieniker zum Parteigänger des Nationalsozialismus. Hans Reiters Rostocker Jahre 1919-1933, in: Die Medizinische Fakultät der Universität Rostock 600 Jahre im Dienst der Menschen (1419-2019), hrsg. von Emil C. Reisinger und Kathleen Haack, Köln/Weimar/Wien 2019, S. 262-284.
Schneck, Peter: Das Schicksal der sozialen Gynäkologie in der Zeit des Faschismus in Deutschland, in: Medizin im Faschismus, hrsg. von Achim Thom und Horst Spaar, Berlin 1985, S. 132-137.
Schneider, Reinhold: Über den Selbstmord, Baden-Baden 1947.
Schneider-Janessen, Karlheinz: Arzt im Krieg. Wie deutsche und russische Ärzte den zweiten Weltkrieg erlebten, Frankfurt/Main 1993.
Schnell, Walter: Die öffentliche Gesundheitspflege, Leipzig 1938.
Schön, Heinz: Ostsee '45. Menschen, Schiffe, Schicksale, Stuttgart 1984.
Schreiber, Georg: Deutsches Reich und deutsche Medizin. Studien zur Medizinalpolitik des Reiches in der Nachkriegszeit (1918-1926), Leipzig 1926.
Schriftenreihe des Heilpraktikerbundes Deutschlands, hrsg. vom Heilpraktikerbund Deutschlands, 1935-1937.
Schröck-Schmidt, Peter: Leuchtende Sterne der Medizin. Zur verdrängten Geschichte jüdischer Zahnoperateure, Zahnärzte und Professoren, Leipzig 1996.
Schröder, Ernst-August: Beitrag zur Erfassung der Asozialen, in: Der Öffentliche Gesundheitsdienst, 1937/38, S. 486-488.
Schröder, Frank/Katschke, Steffi: Die Familie Josephy. Lebenswege einer deutsch-jüdischen Familie aus Schwaan 1714-2012, Rostock 2012.
Schröder, Fritz: Der Arzt im Reichsarbeitsdienst, in: Beurteilung der Leistungsfähigkeit des Gesunden und Kranken, hrsg. von Curt Adam, Leipzig 1939, S. 26-31.
Schröder, Gerald: NS-Pharmazie. Gleichschaltung des deutschen Apothekerwesens im Dritten Reich. Ursachen, Voraussetzungen, Theorien und Entwicklungen, Stuttgart 1988.
Schröder, Karsten (Hrsg.): In deinen Mauern herrsche Eintracht und allgemeines Wohlergehen. Eine Geschichte der Stadt Rostock von ihren Ursprüngen bis zum Jahre 1990, Rostock 2003.
Schröder, Otto (Hrsg.): Das Studium der Medizin an den Universitäten Deutschlands und die Vorschriften über die abzulegenden Prüfungen, Wismar 1913.
Schroeter, Erwin: Volksbiologische Auswirkung der Siedlung. Erörtert an der neuzeitlichen Siedlung in Mecklenburg. Aus dem Mecklenburgischen Landesgesundheitsamt, Leipzig 1936.
Schroeter, Liselotte (Hrsg.): Der Arbeitsdienst der weiblichen Jugend in Mecklenburg. Eine Chronik, Kiel 1979.
Schütt, Eduard: Arthur Gütt. Ausschnitte aus seinem Lebensbild, in: Der Öffentliche Gesundheitsdienst, 1938/39, S. 865-868.
Schütt, Eduard/Wollenweber, Nathanael (Hrsg.): Der Arzt des öffentlichen Gesundheitsdienstes, Leipzig 1938.

Schütt, Eduard u.a.: Mitteilungen der Wissenschaftlichen Gesellschaft der deutschen Ärzte des öffentlichen Gesundheitsdienstes. Bericht über die Mitgliederversammlung am Donnerstag dem 4. Juni 1936 im Kurhaus in Warnemünde, in: Der Öffentliche Gesundheitsdienst, 1936/37, S. 482-484.

Schütt, Eduard u.a.: Mitteilungen der Wissenschaftlichen Gesellschaft der deutschen Ärzte des öffentlichen Gesundheitsdienstes. Vorläufige Einladung zur Reichstagung der Deutschen Ärzte des öffentlichen Gesundheitsdienstes in Bad Ischl vom 30.V. bis 2.VI.1939, in: Der Öffentliche Gesundheitsdienst, 1938/39, S. 928.

Schultz-Naumann, Joachim: Mecklenburg 1945, München 1990.

Schulz, Edgar Hans/Frercks, Rudolf: Warum Arierparagraph? Ein Beitrag zur Judenfrage, Berlin 1934.

Schulz, Hauke: Fakultät im Kriegszustand? Die Rostocker Universitätsmedizin im Ersten Weltkrieg, in: Die Medizinische Fakultät der Universität Rostock 600 Jahre im Dienst der Menschen (1419-2019), hrsg. von Emil C. Reisinger und Kathleen Haack, Köln/Weimar/Wien 2019, S. 228-243.

Schulze, Lisbeth: Sozialärztliche Erfahrungen, gesammelt in der Tätigkeit einer Hilfsärztin am Gesundheitsamt, Lengerich 1941.

Schwalm, Erich: Gliederung, Ausrüstung und Tätigkeit des Sanitätskorps im Felde, in: Die deutschen Ärzte im Weltkriege, hrsg. von Wilhelm Hoffmann, Berlin 1920, S. 255-314.

Schwanewede, Heinrich von: 125 Jahre Studium der Zahnmedizin, 100 Jahre Zahnklinik an der Universität Rostock. Jubiläumsfeier im Großen Hörsaal der Klinik und der Polikliniken für Zahn-, Mund- und Kieferheilkunde „Hans Moral" am 29. November 2007, in: Rostocker Universitätsreden, Nr. 21, Rostock 2008, S. 39-71.

Schwartz, Michael: Biopolitik und „Euthanasie" im internationalen Kontext, in: „Euthanasie" und Holocaust. Kontinuitäten, Kausalitäten, Parallelitäten, hrsg. von Bernd Osterloh und Jan Erik Schulte, Paderborn 2021, S. 29-58.

Schwartz, Michael: Euthanasie-Debatten in Deutschland (1895-1945), in: Vierteljahrshefte für Zeitgeschichte, 1998, S. 617-665.

Schwartz, Michael: Konfessionelle Milieus und Weimarer Eugenik, in: Historische Zeitschrift, 1995, S. 403-448.

Schwartz, Michael: Sozialistische Eugenik. Eugenische Sozialtechnologien in Debatten und Politik der deutschen Sozialdemokratie 1890-1933, Bonn 1995.

Schwarz, Markus: Wege und Irrwege der Öffentlichen Gesundheit in 800 Jahren Rostocker Stadtgeschichte, in: Herausforderungen für die öffentliche Gesundheit einer 800jährigen Stadt, hrsg. vom Gesundheitsamt der Hanse- und Universitätsstadt Rostock, Rostock 2019, S. 24-33.

Schwarz, Max: Ererbte Taubheit. Grundzüge zur Erkennung ererbter Hörstörungen, soweit sie das Gesetz zur Verhütung erbkranken Nachwuchses betreffen, Leipzig 1935.

Schwarz, Reinhold: Leistungen der Klinik für Gynäkologie und Geburtshilfe der Wilhelm-Pieck-Universität von 1887 bis 1985, in: 150 Jahre klinische Geburtshilfe in Rostock. 100 Jahre Klinik für Gynäkologie und Geburtshilfe der Wilhelm-Pieck-Universität Rostock, hrsg. von Lothar Elsner, Rostock 1987, S. 53-85.

Schwichtenberg, Jakob: Wohlfahrt für das Land und inszenierte Fürsorge. Soziale Stiftungen als Mittel der Herrschaftsrepräsentation der großherzoglichen Familie von Mecklenburg-Schwerin im 19. Jahrhundert, in: Medizingeschichte in Mecklenburg, hrsg. von Ernst Münch, Norderstedt 2015, S. 25-39.

Schwiening, Heinrich: Sanitätsstatistische Betrachtungen, in: Die deutschen Ärzte im Weltkriege, hrsg. von Wilhelm Hoffmann, Berlin 1920, S. 224-254.

Schwoch, Rebecca: Ärztliche Standespolitik im Nationalsozialismus. Julius Hadrich und Karl Haedenkamp als Beispiele, Husum 2001.

Schwoch, Rebecca (Hrsg.): Berliner jüdische Kassenärzte und ihr Schicksal im Nationalsozialismus. Ein Gedenkbuch, Berlin u.a. 2009.

Schwoch, Rebecca: Jüdische Ärzte als Krankenbehandler in Berlin 1938-1945, Frankfurt/Main 2018.

Schwoch, Rebecca: „Praktisch zum Verhungern verurteilt". „Krankenbehandler" zwischen 1938 und 1945, in: Jüdische Ärztinnen und Ärzte im Nationalsozialismus. Entrechtung, Vertreibung, Ermordung, hrsg. von Thomas Beddies, Susanne Doetz und Christoph Kopke, Berlin/München/Boston 2014, S. 75-91.

Schwoch, Rebecca/Hahn, Judith: Planwirtschaftliche Aufgaben im Karteikasten. Das Reichsarztregister als Quellenbestand, in: Medizin im Dienste der Rassenideologie. Die Führerschule der Deutschen Ärzteschaft in Alt Rehse, hrsg. von Rainer Stommer, [2]Berlin 2017, S. 94-101.

Scriba, Christoph (Hrsg.): Die Elite der Nation im Dritten Reich. Das Verhältnis von Akademikern und ihrem wissenschaftlichen Umfeld zum Nationalsozialismus, Leipzig u.a. 1995.

Seidler, Eduard: Jüdische Kinderärzte 1933-1935. Entrechtet, geflohen, ermordet, Basel 2007.

Seidler, Eduard/Leven, Karl-Heinz: Geschichte der Medizin und der Krankenpflege, Stuttgart 2003.

Seiffert, Ernst: Die Tuberkulose. Ihre Entstehung, Verbreitung und Bekämpfung, Berlin 1938.

Seils, Mirjam: Die fremde Hälfte. Aufnahme und Integration der Flüchtlinge und Vertriebenen in Mecklenburg nach 1945, Schwerin 2012.

Shelliem, Jochanan (Hrsg.): Als Gefängnisarzt im Nürnberger Prozeß. Das Tagebuch des Dr. Ludwig Pflücker, Marburg 2006.

Sieber, Horst: Die Mecklenburgischen Ortskrankenkassen von 1883 bis 1945. Ein Beitrag zur Regional- und Sozialgeschichte, Rostock 2020.

Sieber, Horst: Kampf der Weißen Seuche. Zur Geschichte des Mecklenburgischen Landesvereins zur Gründung von Lungenheilstätten, in: Mecklenburgische Jahrbücher, 2009, S. 283-301.

Sieber, Horst: Ohne Selbstverwaltung. Die AOK Rostock 1933-1945, in: Rostocker Zorenappels, 2011, S. 41-48.

Sieber, Horst: Ohne Selbstverwaltung. Die AOK Wismar in der Zeit des Nationalsozialismus 1933-1939, in: Wismarer Beiträge, 2012, S. 88-93.
Sieber, Horst: Vom Verhältnis Rostocker Krankenkassen zu den Ärzten am Beginn des 20. Jahrhunderts, in: Zeitgeschichte regional, 2001, Heft 1, S. 40-46.
Sieveking, (Hermann?): Klinische Erfahrungen mit der eugenischen Sterilisierung, in: Der Öffentliche Gesundheitsdienst, 1935/36, S. 108.
Sievert, Lars Endrik: Naturheilkunde und Medizinethik im Nationalsozialismus, Frankfurt/Main 1996.
Simon, Reinhard: Domjücher Schicksale. Patienten der Heil- und Pflegeanstalt Domjüch bei Neustrelitz in der Zeit des Nationalsozialismus, Blumenholz 2019.
Skalweit, Wolf: Die Tätigkeit des Amtsarztes bei der Durchführung des Gesetzes zur Verhütung erbkranken Nachwuchses, in: Der Öffentliche Gesundheitsdienst, 1935/36, S. 401-420.
Skalweit, Wolf: Praktische Erfahrungen bei der Durchführung des Gesetzes zur Verhütung erbkranken Nachwuchses, Schwerin 1935.
Solbrig, Otto: Organisation des öffentlichen Gesundheitswesens im Deutschen Reich und in den Ländern, Berlin 1927.
Sondermann, Gustav: Der Sanitätsoffizier, Berlin 1940.
Spengler, Ludwig: Das medicinische Mecklenburg. Notizen, gesammelt auf einer Reise im Winter 1855-56, Erlangen 1858.
Spoerer, Mark: NS-Zwangsarbeiter im Deutschen Reich. Eine Statistik vom 30. September 1944 nach Arbeitsamtsbezirken, in: Vierteljahrshefte für Zeitgeschichte, 2001, S. 665-684.
Spoerer, Mark: Zwangsarbeit unterm Hakenkreuz. Ausländische Zivilarbeiter, Kriegsgefangene und Häftlinge im Deutschen Reich und im besetzten Europa 1939-1945, Stuttgart/München 2001.
Staatshandbuch für Mecklenburg, hrsg. vom Mecklenburgischen Statistischen Landesamt, Schwerin 1937, 1939.
Stadler, Hans (Bearb.): Richtlinien für Schwangerschaftsunterbrechung und Unfruchtbarmachung aus gesundheitlichen Gründen, hrsg. von der Reichsärztekammer, München 1936.
Stadt Waren (Hrsg.): Chronik des Friedhofs von Waren (Müritz), Waren 2006.
Stadtverwaltung Dömitz (Hrsg.): 775 Jahre Dömitz. Was zu Häusern und Plätzen zu erzählen ist – eine Wanderung durch 775 Jahre Dömitzer Stadtgeschichte, Horb 2012.
Statistik des Deutschen Reichs. Band 445, Heft 18: Mecklenburg, Berlin 1935.
Statistik des Deutschen Reichs. Band 552, Heft 1: Tabellenteil, Berlin 1943.
Statistik des Deutschen Reichs. Band 557, Heft 13: Mecklenburg, Berlin 1942.
Statistisches Handbuch für das Land Mecklenburg-Schwerin, hrsg. vom Mecklenburg-Schwerinschen Statistischen Landesamt, Schwerin 1931.
Statistisches Jahrbuch deutscher Gemeinden, hrsg. vom Deutschen Gemeindetag, Jena 1940.
Statistisches Jahrbuch für das Deutsche Reich, hrsg. vom Statistischen Reichsamt, Berlin 1931-1941/42.
Steenbuck, Ulrike: Herta Oberheuser – Ärztin in Ravensbrück. Biographie einer Täterin, in: Ich habe mir Deutschland vom Leibe zu halten versucht. Frauen im Nationalsozialismus und der Umgang „nachgeborener" Frauen mit dem Gedenken, Kiel 1996, S. 29-42.
Steinke, Hubert: Der Hippokratische Eid. Ein schwieriges Erbe, in: https://saez.ch/article/doi/saez.2016.05162.
Steppe, Hilde (Hrsg.): Krankenpflege im Nationalsozialismus, Frankfurt/Main 1996.
Sternkiker, Edwin: Ribnitz unter dem Hakenkreuz 1933 bis 1945, in: 775 Jahre Ribnitz – 750 Jahre Damgarten. Beiträge zur neueren Stadtgeschichte, hrsg. durch die Stadt Ribnitz-Damgarten von Axel Attula, Ribnitz-Damgarten 2008, S. 29-72.
Steudel, Johannes: Briefe mecklenburgischer Ärzte aus der 2. Hälfte des 19. Jahrhunderts. Ein Beitrag zur Geschichte des praktischen Arztes, Leipzig 1941.
Steyerthal, Armin: Die Geschichte der Wasserheilanstalt in Bad Kleinen, in: Rostocker Anzeiger, 3. Beiblatt, Rostock 1933.
Stolberg, Michael: Heilkundige. Professionalisierung und Medikalisierung, in: Medizingeschichte. Aufgaben, Probleme, Perspektiven, hrsg. von Norbert Paul und Thomas Schlich, Frankfurt/Main u.a. 1998, S. 69-86.
Stoll, Katrin: Walter Sonntag – ein SS-Arzt vor Gericht, in: Zeitschrift für Geschichtswissenschaft, 2002, S. 918-939.
Stommer, Rainer (Hrsg.): Medizin im Dienste der Rassenideologie. Die Führerschule der Deutschen Ärzteschaft in Alt Rehse, Berlin 2008.
Strebel, Bernhard: Das KZ Ravensbrück. Geschichte eines Lagerkomplexes, Paderborn u.a. 2003.
Struwe, Friedrich Ernst: Landesheilanstalt Neustadt in Holstein. Berichte aus den Jahren 1918-1945, Heiligenhafen 2013.
Süß, Winfried: Der „Volkskörper" im Krieg. Gesundheitspolitik, Gesundheitsverhältnisse und Krankenmord im nationalsozialistischen Deutschland 1939-1945, München 2003.
Süß, Winfried: Sozialgeschichte, in: Medizin und Nationalsozialismus. Bilanz und Perspektiven der Forschung, hrsg. von Robert Jütte u.a., Göttingen 2011, S. 179-189.
Taschenbuch für Verwaltungsbeamte, hrsg. von Max Warnack, Berlin 1940, 1942, 1943.
Taschenkalender für Verwaltungsbeamte, hrsg. von F. Kühnert, Berlin 1932, 1933, 1934.
Telefonbuch der Stadt bzw. des Bezirkes Rostock, 1949-1990.
Telefonbuch der Stadt bzw. des Bezirkes Schwerin, 1938-1986.
Telefonbuch der Stadt Wismar, 1949-1998.

Tessin, Georg: Verbände und Truppen der deutschen Wehrmacht und Waffen-SS im Zweiten Weltkrieg 1939-1945. Band 16: Verzeichnis der Friedensgarnisonen 1932-1939 und Stationierungen im Kriege 1939-1945, bearb. von Christian Zweng, Teil 1: Wehrkreise I-IV, Osnabrück 1996.
Thom, Achim: Der Reichsausschuß für Krebsbekämpfung und seine Wirksamkeit in den Jahren 1930 bis 1945, in: 100 Jahre organisierte Krebsforschung, hrsg. von Wolfgang U. Eckart, Stuttgart/New York 2000, S. 37-42.
Thom, Achim: Die Durchsetzung des faschistischen Herrschaftsanspruches in der Medizin und der Aufbau eines zentralistisch organisierten Medizinalwesens, in: Medizin unterm Hakenkreuz, hrsg. von Achim Thom und Genadij Caregorodcev, Berlin 1989, S. 35-62.
Thom, Achim: Die rassenhygienischen Leitideen der faschistischen Gesundheitspolitik – die Zwangssterilisierungen als Beginn ihrer antihumanen Verwirklichung, in: Medizin unterm Hakenkreuz, hrsg. von Achim Thom und Genadij Caregorodcev, Berlin 1989, S. 65-90.
Thom, Achim: Zur Mitwirkung der deutschen Ärzteschaft bei der Vorbereitung und Absicherung des Zweiten Weltkrieges (1933-1941), in: Der Weg deutscher Eliten in den Zweiten Weltkrieg. Nachtrag zu einer verhinderten deutsch-deutschen Publikation, hrsg. von Ludwig Nestler u.a., Berlin 1990, S. 279-326.
Thomas, Werner: Kriminalpolizeiliche Maßnahmen zur Bekämpfung des Mißbrauchs von Betäubungsmitteln, in: Deutsches Ärzteblatt, 1938, S. 786-789.
Tiedemann, Kirsten: Hebammen im Dritten Reich. Über die Standesorganisation für Hebammen und ihre Berufsorganisation, Frankfurt/Main 2001.
Tillion, Germaine: Frauenkonzentrationslager Ravensbrück, Lüneburg 1998.
Többen, Heinrich: Kriminalbiologie, in: Der Öffentliche Gesundheitsdienst, 1938/39, S. 273-283.
Töpel, Stephan: Die Universitätsaugenklinik Greifswald im Nationalsozialismus unter besonderer Beachtung ihres ärztlichen Personals, Greifswald 2014.
Topp, Sascha: Geschichte als Argument in der Nachkriegszeit. Formen der Vergegenwärtigung der nationalsozialistischen Euthanasie zwischen Politisierung und Historiographie, Göttingen 2013.
Tornow, Karl: Erbe und Schicksal. Von geschädigten Menschen, Erbkrankheiten und deren Bekämpfung, Berlin 1942.
Trus, Armin: Die „Reinigung des Volkskörpers". Eugenik und „Euthanasie" im Nationalsozialismus. Eine Einführung mit Materialien, Berlin 2019.
Tuchel, Johannes: Die Inspektion der Konzentrationslager 1938-1945. Das System des Terrors. Eine Dokumentation, Berlin 1994.
Tuchel, Johannes: Konzentrationslager. Organisationsgeschichte und Funktion der „Inspektion der Konzentrationslager" 1934-1938, Boppard 1991.
Tümmers, Henning: Zur Historisierung des Bösen. Überlegungen zu einer Quadratur medizinischer Gewalt, in: Medizintäter. Ärzte und Ärztinnen im Spiegel der NS-Täterforschung, hrsg. von Philipp Rauh u.a., Köln/Wien 2022, S. 57-76.
Uetze kompakt, 2012, Heft 8.
Uhl, Matthias u.a. (Hrsg.): Die Organisation des Terrors. Der Dienstkalender Heinrich Himmlers 1943-1945, München 2020.
Ungern-Sternberg, Roderich von: Biologie und Ökonomie. Die Ursachen und Folgen des Geburtenrückgangs und die Abwehrmittel gegen volksbiologischen Verfall, Berlin 1936.
Verfügungen, Anordnungen, Bekanntgaben. Band 1-7, hrsg. von der Partei-Kanzlei, München 1942-1944.
Verschuer, Otmar Freiherr von: Erbpathologie. Ein Lehrbuch für Ärzte und Medizinstudierende, [2]Dresden/Leipzig 1937.
Vertrauliche Informationen der Partei-Kanzlei, 1943-1945.
Verzeichnis der staatlichen und kommunalen Gesundheitsämter, Leipzig 1941.
Vierordt, Hermann: Todesursachen im ärztlichen Stande. Ein Beitrag zur Ärzte-Biographie, Stuttgart 1926.
Vierteljahrsberichte des Mecklenburgischen Statistischen Landesamts, Oktober 1936 bis Juli 1939.
Vierteljahrshefte zur Statistik des Deutschen Reichs, hrsg. vom Statistischen Reichsamt, Berlin 1940 ff.
Vögele, Jörg: Historische Demographie, Epidemiologie und die Medizingeschichte, in: Medizingeschichte. Aufgaben, Probleme, Perspektiven, hrsg. von Norbert Paul und Thomas Schlich, Frankfurt/Main u.a. 1998, S. 292-310.
Vorlesungsverzeichnisse der Universität Rostock, 1929-1945.
Vorschläge zur Reform des Medicinalwesens in Meklenburg-Schwerin, entworfen von der dazu bestimmten Kommission des Vereins für Ärzte und Apotheker Meklenburgs, Schwerin 1849.
Vossen, Johannes: Gesundheitsämter im Nationalsozialismus. Rassenhygiene und offene Gesundheitsfürsorge in Westfalen 1900-1950, Essen 2001.
Voswinckel, Peter (Hrsg. und Bearb.): Biographisches Lexikon der hervorragenden Ärzte der letzten fünfzig Jahre, Hildesheim/Zürich/New York 2003.
Wagenbach, Gisela: Die Organisation des Wehrmachtssanitätswesens im Zweiten Weltkrieg unter besonderer Berücksichtigung des Jahres 1943, in: Wehrwissenschaftliche Rundschau, 1965, S. 285-301, 350-363.
Wagner, Gerhard: Rede auf dem Reichsparteitag 1935, in: Wagner, Gerhard: Reden und Aufrufe 1888-1939, hrsg. von Leonardo Conti, Berlin/Wien 1943, S. 142-158.
Wagner, Gustav/Mauerberger, Andrea: Krebsforschung in Deutschland. Vorgeschichte und Geschichte des Deutschen Krebsforschungszentrums, Berlin/Heidelberg 2012.
Wahl, Markus: Die verhandelte Vergangenheit. Strategien belasteter Ärzte in der DDR, in: Medizintäter. Ärzte und Ärztinnen im Spiegel der NS-Täterforschung, hrsg. von Philipp Rauh u.a., Köln/Wien 2022, S. 461-483.

Wahl, Markus (Hrsg.): Volkseigene Gesundheit. Reflexionen zur Sozialgeschichte des Gesundheitswesens der DDR, Stuttgart 2020.
Walbaum, Jost (Hrsg.): Kampf den Seuchen! Deutscher Ärzte-Einsatz im Osten. Die Aufbauarbeit im Gesundheitswesen des Generalgouvernements, Krakau 1941.
Walberg, Garrelt: Gebührenordnungen und Tarife als Grundlage für die Abrechnung des Arztes, in: Ärzteblatt für Norddeutschland, 1939, S. 611-613.
Walter, Otto: Das Hebammenwesen im Großherzogthume Mecklenburg-Schwerin, seine Geschichte und sein gegenwärtiger Stand, nebst kurzen Vorschlägen zu einer Reform desselben, Güstrow 1883.
Walz, Loretta: Gespräche mit Stanislawia Bafia, Wladyslawa Marczewska und Maria Plater über die medizinischen Versuche in Ravensbrück, in: Vernichten und Heilen. Der Nürnberger Ärzteprozeß und seine Folgen, hrsg. von Angelika Ebbinghaus und Klaus Dörner, Berlin 2001, S. 241-272.
Wasem, Jürgen: Vom staatlichen zum kassenärztlichen System. Eine Untersuchung des Transformationsprozesses der ambulanten ärztlichen Versorgung in Ostdeutschland, Köln 1997.
Wasserschnecken-Express, 2013, Heft 12.
Weber, Markus: Die Nazis und der Krebs. Wie die Nationalsozialisten den Krebs als Metapher der Entartung rassistisch aufluden, in: Ars Medici, 2006, Heft 2, S. 54-58.
Weigel, Holger: Die Geschichte der Psychiatrischen- und Nervenklinik Rostock-Gehlsheim 1896-1945, Rostock 1996.
Weindling, Paul: Auf der Spur von Medizinverbrechen, in: 1999. Zeitschrift für Sozialgeschichte des 20. und 21. Jahrhunderts, 2001, Heft 1, S. 129-139.
Weindling, Paul: Die gerichtliche Verfolgung der „Euthanasie"-Verbrechen durch das Internationale Militärtribunal 1945/46 und den Ärzteprozeß 1946/47 in Nürnberg, in: „Euthanasie" und Holocaust. Kontinuitäten, Kausalitäten, Parallelitäten, hrsg. von Bernd Osterloh und Jan Erik Schulte, Paderborn 2021, S. 317-341.
Weindling, Paul: Die Opfer von Humanexperimenten im Nationalsozialismus. Ergebnisse eines Forschungsprojekts, in: Geschlecht und „Rasse" in der NS-Medizin, hrsg. von Insa Eschebach und Astrid Ley, Berlin 2012, S. 81-99.
Weindling, Paul: Nazi Medicine and the Nuremberg Trials. From medical war crimes to informed consent, Basingstoke u.a. 2004.
Wejda, Klara: Die Seuchenstation „Tannenkrug" und die Typhusepidemie in Neubrandenburg 1945-1946, in: Zeitgeschichte regional, 2022, Heft 1, S. 19-25.
Wenger, Sebastian: Arzt – ein krank machender Beruf? Arbeitsbelastungen, Gesundheit und Krankheit von Ärztinnen und Ärzten im ausgehenden 19. und 20. Jahrhundert, Stuttgart 2020.
Werr, Florian: Die Entwicklung der Geschlechtskrankheiten in diesem Krieg, in: Die Gesundheitsführung. Ziel und Weg, 1945, S. 17 f.
Werther, Thomas: Fleckfieberforschung im Deutschen Reich 1914-1945. Untersuchungen zur Beziehung zwischen Wissenschaft, Industrie und Politik unter besonderer Berücksichtigung der IG Farben, Wiesbaden 2004.
Westfälisches Ärzteblatt, 2012, Heft 10.
Weyrather, Irmgard: Muttertag und Mutterkreuz. Der Kult um die „deutsche Mutter" im Nationalsozialismus, Frankfurt/Main 2015.
Wicke, Markus: SS und DRK. Das Präsidium des Deutschen Roten Kreuzes im nationalsozialistischen Herrschaftssystem 1937-1945, Potsdam 2002.
Wiedemann, Franz: Der Selbstmord in seiner detail-geographischen Ausgliederung im Deutschen Reich, München 1910.
Wilhelm, Frank/Langkabel, Birgit (Hrsg.): 1945. Zwischen Krieg und Frieden. Erinnerungen aus Mecklenburg, Vorpommern und der Uckermark, 5 Bände, Neubrandenburg 2021.
Wilhelmi, Axel: Die Mecklenburgischen Ärzte von den ältesten Zeiten bis zur Gegenwart. Eine Neuausgabe, Vervollständigung und Fortsetzung des 1874 unter gleichem Titel erschienenen A. Blanck'schen Sammelwerkes, Schwerin 1901.
Wilhelmi, Axel (Hrsg.): Mecklenburgische Kranken-, Heil- und Pflege-Anstalten, Düsseldorf 1927.
Wilhelmus, Wolfgang/Buchführer, Renate/Lange, Gabriele/Szöllösi, Dagmar: Universität Greifswald. 525 Jahre, Berlin 1982.
Wilking, Silvia: Der Gynäkologe Carl Clauberg (1898-1957) zwischen verachteter Normalität und bagatellisierten Extremen. Frauenkörper als Objekte der Liebe, der Profession und der Täterschaft, Hamburg 2016.
Willgeroth, Gustav: Die mecklenburgischen Ärzte von den ältesten Zeiten bis zur Gegenwart. Gesammelt und herausgegeben von August Blanck 1874, fortgesetzt von Axel Wilhelmi bis 1901. Durch genealogische Mitteilungen ergänzt und bis in die Gegenwart fortgeführt von Gustav Willgeroth, Schwerin 1929.
Willgeroth, Gustav: Die Mecklenburgischen Pfarren seit dem dreißigjährigen Kriege, 3 Bände, Wismar 1924/25 (sowie 3 Bände Anhang, Nachtrag und Ergänzung, Wismar 1926-1937).
Winkler, Friedrich: Unterschiedliche Fortpflanzung in Mecklenburg-Schwerin, in: Archiv für Rassen- und Gesellschaftsbiologie einschließlich Rassen- und Gesellschaftshygiene, 1933, S. 32-39.
WIR in Bayern. Mitteilungsblatt der Freikirche der Siebenten-Tags-Adventisten in Bayern, 2021, Heft 4.
Wirtschaft und Statistik, hrsg. vom Statistischen Reichsamt, 1941-1944.
Witte, Peter (Bearb.): Der Dienstkalender Heinrich Himmlers 1941/42, Hamburg 1999.
Witzke, Christiane: Domjüch. Eine Landesirren-, Heil- und Pflegeanstalt in Mecklenburg, Friedland 2012.
Witzke, Chistiane: Domjüch. Erinnerungen an eine Heil- und Pflegeanstalt in Mecklenburg-Strelitz, Neubrandenburg 2001.

Woelk, Wolfgang/Bayer, Karen: „Ich habe es als meine Pflicht aufgefaßt und gehofft, hier als Frau helfen zu können". Herta Oberheuser – eine Ärztin im Konzentrationslager, in: Nach der Diktatur. Die Medizinische Akademie Düsseldorf vom Ende des Zweiten Weltkriegs bis in die 1960er Jahre, hrsg. von Wolfgang Woelk, Essen 2003, S. 253-269.

Wolff, Albert: Großdeutschland und seine Verwundeten, Berlin/Wien 1943.

Wolff, Albert: Heeressanitätsdienst einst und jetzt, München 1943.

Wolff, Eberhard: Mehr als nur materielle Interessen. Die organisierte Ärzteschaft im Ersten Weltkrieg und in der Weimarer Republik 1914-1933, in: Geschichte der deutschen Ärzteschaft, hrsg. von Robert Jütte, Köln 1997, S. 97-142.

Wolff, Paul (Bearb.): Morphinbuch und Kokainbuch für Ärzte. Unter Benutzung der amtlich vorgeschlagenen Muster. Mit einer orientierenden Übersicht, dem Text der Verordnung und Begründung über das Verschreiben Betäubungsmittel enthaltender Arzneien sowie Formularen zum Eintragen, Leipzig 1931.

Wollenweber, Nathanael: Das Gesundheitsamt im Kampfe gegen den Geburtenschwund, in: Der Öffentliche Gesundheitsdienst, 1939, S. 447-460.

Wunder, Michael: Euthanasie in den letzten Kriegsjahren. Die Jahre 1944 und 1945 in der Heil- und Pflegeanstalt Hamburg-Langenhorn, Husum 1992.

Zahnärzte und Zahnheilkunde im „Dritten Reich". Eine Bestandsaufnahme, hrsg. von Dominik Groß u.a., Berlin/Münster 2018.

Zekert, Otto: Deutsche Apotheker. Eine historische Betrachtung über den deutschen Apotheker in Wissenschaft und Kunst, Berlin u.a. 1942.

Ziel und Weg. Zeitschrift des Nationalsozialistischen Deutschen Ärztebundes e.V., München 1931-1938.

Zimmer, Arnold (Hrsg.): Wehrmedizin. Kriegserfahrungen 1939-1943, 3 Bände, Wien 1944.

Zimmermann, Uwe: Organisierte Ärzte in der NS-Ära. Überblick mit Spezialstudien zu den Ärztekammern Köln-Aachen, Düsseldorf, Moselland, Köln 1999.

Zitelmann, Rainer: Hitler. Selbstverständnis eines Revolutionärs, Hamburg 1987.

Zunke, Ernst: Der erste Reichsärzteführer Dr. med. Gerhard Wagner, Kiel 1972.

Internetquellen

über die genealogischen Plattformen
www.ancestry.de,
www.geni.com und
www.myheritage.de abgerufene Seiten, darunter:
Volkszählung Mecklenburg-Schwerin 1867
Volkszählung Mecklenburg-Schwerin 1890
Volkszählung Mecklenburg-Schwerin 1900
Volkszählung Mecklenburg-Schwerin 1919
Deutsche Minderheiten-Volkszählung 1939
Adreßbücher (diverser Städte)
Telefonbücher (diverser Städte)
Familien-Stammbäume (diverser Ärzte)
Evangelische Kirchenbücher (diverser Städte und Dörfer)
Katholische Kirchenbücher (diverser Städte und Dörfer)
Ansbach, Auszüge aus lutherischen Kirchgemeinderegistern, 1526-1940
Dänemark, Kirchenregister
Sydney, Australien, anglikanische Kirchenregister, 1814-2011
Geburtsregister (diverser Städte und Dörfer)
Heiratsregister (diverser Städte und Dörfer)
Sterberegister (diverser Städte und Dörfer)
Massachusetts Geburtsregister
Massachusetts Geburtsregisterindex
Index und Heiraten Lübeck, 1914-1955
Niederlande, ziviler Heiratsindex, 1795-1950
New York City Heiratsurkundenindizes
Lübeck Beerdigungsregister
Dresden Einäscherungsregister, 1911-1952
Kanadische Todesanzeigen, 1997-2017
US-Sterbeindex
Florida Sterbeindex
Ohio Sterberegister
Sterbeindex Oregon
Rhode Island Index der historischen Friedhofkommission, 1647-2008
Virginia Sterberegister
Index der Obituary Daily Times, 1995-2011
USA Sozialversicherungsindex

USA Eisenbahn-Pensionierungsindex, 1934-1987
Hamburger Passagierlisten
New York Passagierlisten
New York Passagier- und Besatzungslisten
New York Einbürgerungsregister
Illinois föderale Einbürgerungsregister
Oregon Einbürgerungsregister
Europa, Registrierung von Ausländern und deutschen Verfolgten, 1939-1947
Afrika, Asien und Europa, Passagierlisten von Flüchtlingen, 1946-1971
Litauen, Riga Interner Reisepass Index, 1918-1940
Rio de Janeiro Brasilien Einwanderungskarten
Überseeische Auswanderungen aus der Schweiz, 1910-1953
Chroniken der deutschen Marinebesatzung, 1891-1918
Verzeichnisse von Militär- und Marineoffizieren
Deutschland, im Kampf gefallene Soldaten, 1939-1948
Kanada Wählerlisten, 1935-1980
Australische Wählerlisten
Connecticut Zeitungen, 1791-2009.

darüber hinaus:
www.academia.edu
www.aerzteblatt.de
www.aerztekammer-hamburg.org
www.aerztinnenbund.de
www.ag-cpc.de
www.ahnen-spuren.de
www.akens.org
www.akpool.de
www.alamy.de
www.alifrafikkhan.blogspot.com
www.altmeyers.org
www.ancientfaces.com
www.ansichtskarten-lexikon.de
www.archiv.sachsen.de
www.archiv.wilhelm-gym.de
www.archive.org
www.archivportal-d.de
www.auschwitz-prozess.de
www.auschwitz-prozess-frankfurt.de
www.badische-zeitung.de
www.bahnsen.de
www.baseportal.de
www.bayerisches-aerzteblatt.de
www.bbaw.de
www.bildarchiv-ostpreussen.de
www.billiongraves.com
www.biographien.kulturimpuls.org
www.bmj.com
www.books.google
www.bundesarchiv.de
www.burg-stargard.de
www.carolinum.de
www.catalogus-professorum-halensis.de
www.cau.gelehrtenverzeichnisse.de
www.cdn.aerzteblatt.de
www.chronik-spo.de
www.collections.arolsen-archives.org
www.core.ac.uk
www.cpr.uni-rostock.de
www.cuestrin.de
www.d-nb.info
www.ddr-im-blick.de
www.de.zxc.wiki
www.dea.digar.ee
www.deacademic.com
www.degruyter.com/Akten der Partei-Kanzlei der NSDAP
www.denkmalprojekt.org
www.dermatologie.med.uni-rostock.de
www.deutsche-digitale-bibliothek.de
www.dfg-vk-darmstadt.de
www.dgvs.de
www.dh-north.org/siberian_studies/publications/uk_kz_aerzte.pdf
www.die-maus-bremen.info
www.dizlaudis.mozello.lv
www.docplayer.org
www.domnick.de
www.dr-bsw.de
www.drk-beierfeld.de
www.dws-xip.pl
www.ebb-alt-rehse.de
www.eherold.org
www.enzyklopaedie-dermatologie.de
www.epub.ub.uni-greifswald.de
www.epub.ub.uni-muenchen.de
www.europeana.eu
www.f.hypotheses.org
www.facebook.com
www.familienforschung-rimek.de
www.ffw-goldberg.de
www.filmportal.de
www.findagrave.com
www.forum.axishistory.com
www.forum.danzig.de
www.freiepresse.de
www.freimaurer-wiki.de
www.fuerthwiki.de
www.gedbas.de
www.gedbas.genealogy.net
www.gedenken-ns-psychiatrie.de
www.gedenkstaette-flossenbuerg.de
www.gemeinde.feldberger-seenlandschaft.de
www.gemeinde-graalmueritz.de
www.geneal.lemmel.at
www.geneanet.org
www.geneonfun.on.ca
www.geschichte.charite.de
www.geschichte.univie.ac.at

www.gesichter-des-dka.gnm.de
www.gettyimages.de
www.glass-portal.privat.t-online.de
www.gleiwitz-sosnitza.de
www.grabfeld-geschichte.de
www.grabow-erinnerungen.de
www.grabsteine-ostfriesland.de
www.grazitumano.lt
www.griesegegend-online.de
www.gw.geneanet.org
www.hamburgerwochenblatt.de
www.heimatkreis-meseritz.de
www.historisches-coswig.de
www.historischesarchiv.dgk.org
www.hpk.uni-hamburg.de
www.img.oldhing.net
www.kallipe-verbund.info
www.khv-neustadt-glewe.de
www.kirche-kuehlungsborn.de
www.klinikum-oldenburg.de
www.knerger.de
www.krankenhaus-spremberg.de
www.kuenker.de
www.kultur-in-ostpreußen.de
www.kulturimpuls.org
www.kulturpool.at
www.kvk.bibliothek.kit.edu
www.ladr.de
www.landtag.ltsh.de
www.leipziger-missionswerk.de
www.leo-bw.de
www.lexikon-der-wehrmacht.de
www.magnus-hirschfeld.de
www.martin-schoser.de
www.matrikel.uni-rostock.de
www.meck-pomm-lese.de
www.media.offenes-archiv.de
www.memel.klavb.lt
www.memoiresdeguerre.com
www.merkel-zeller.de
www.merkelstiftung.de
www.militaria-fundforum.de
www.mondkalb-zeitung.de
www.mv-terra-incognita.de
www.neubukow.de
www.nggg-gyn.de
www.nordkurier.de
www.onb.digital
www.online-begraafplaatsen.nl
www.oocities.org
www.ostpreussen.net
www.oststernberg.de
www.pinterest.it
www.posenerbiografien.de
www.ra.ee
www.ravensbrueck.at
www.ravensbrueck-sbg.de
www.rdg-historisch.de
www.recherche.staatsarchiv.hamburg.de
www.regionalheute.de
www.researchgate.net
www.rheinische-geschichte.lvr.de
www.ribnitz-damgarten.de
www.rosdok.uni-rostock.de
www.rostock-frueher.de
www.seewolf.ucoz.hu
www.serwer1437112.home.pl
www.siebenbuerger.de
www.sites.rootsweb.com
www.soldaten.balsi.de
www.soziale-medizin.de
www.spurensuche-kreis-pinneberg.de
www.stadt-brueel.de
www.stadt-neukalen.de
www.stammbaum.pohland.com
www.stolp.de
www.stolpersteine-hamburg.de
www.stsg.de
www.stuttgarter-zeitung.de
www.svz.de
www.sz-trauer.de
www.thieme-connect.de
www.thirdreichpictores.blogspot.com
www.timenote.info
www.tracesofwar.com
www.trauer.dieharke.de
www.trauer.svz.de
www.trauer.weser-kurier.de
www.truthaboutcamps.eu
www.ua.tu-dresden.de
www.uni-kiel.de
www.ushmm.org
www.valgalinn.ee
www.vnu-ev.com
www.volkshaus-tungendorf.de
www.washingtonpost.com
www.wasserheilanstalt-sanatorium-feldberg-mecklenburg-strelitz.de
www.wendland-archiv.de
www.wiki.barmstedt-archiv.de
www.wikidata.org
www.wikipedia.org
www.wikizero.com
www.wismar.blog
www.wp-be.wikideck.com
www.wremer-chronik.de
www.ww2gravestone.com
www.yumpu.com
www.zeitundzeugen.de
www.zobodat.at.

Fotonachweis

Ärzteblatt für Pommern, Mecklenburg und Lübeck, 1934, Heft 7
Band 2: S. 404 oben
Ärzteblatt für Pommern, Mecklenburg und Lübeck, 1934, Heft 9
Band 2: S. 686 unten
Ärzteblatt für Pommern und Mecklenburg-Lübeck, 1937, Heft 2
Band 1: S. 207 rechts
Ärzteblatt für Pommern und Mecklenburg-Lübeck, 1937, Heft 3
Band 1: S. 207 Mitte
Ärzteblatt für Pommern und Mecklenburg-Lübeck, 1937, Heft 10
Band 1: S. 207 links
Ahrberg/Drescher: Der Arzt Johannes Hecker
Band 2: S. 245
Archiv der Hansestadt Rostock
Band 1: S. 516, 555; Band 2: S. 203, 206, 400, 582, 691
Babel: Kindermord im Krankenhaus
Band 2: S. 209
Bannenberg/Klawitter: Was bleibt
Band 2: S. 446 oben
Beier: Die Entwicklung des Gesundheitswesens auf dem Fischland
Band 1: S. 693 oben; Band 2: S. 379, 393 oben, 442 unten, 722
Bersch: Stolpersteine in Wismar
Band 2: S. 396 oben
Blome: Arzt im Kampf
Band 1: S. 465, 467, 469
Borchert: Das Medizinalwesen in Malchow
Band 2: S. 504 oben und Mitte
Brusis: HNO-Kliniken
Band 2: S. 228
Bundesarchiv
Band 1: S. 139, 195, 462
Carolinum, 1968, Heft 51
Band 2: S. 759
Der Deutsche Straßenverkehr, 1957, Heft 10
Band 2: S. 145 unten
Der Großdeutsche Reichstag
Band 1: S. 413
Deutsches Ärzteblatt, 1938
Band 1: S. 104, 421
Deutsches Ärzteblatt, 1981, Heft 30
Band 2: S. 492
Deutsches Ärzteblatt, 1991, Heft 18
Band 2: S. 510
Deutsches Schifffahrtsmuseum Bremerhaven
Band 2: S. 177 oben
Geschichtswerkstatt Rostock e.V.
Band 1: S. 687; Band 2: S. 232
Gramenz/Ulmer: Die jüdische Geschichte
Band 2: S. 559 unten
Grebe: Die bösen Boxer
Band 2: S. 210 unten
Grewolls: Wer war wer
Band 2: S. 235, 386
Haack/Kasten/Pink: Sachsenberg-Lewenberg
Band 1: S. 648; Band 2: S. 164 unten
Harsch: Medizinische Abteilung EMed
Band 2: S. 48
Hauptstaatsarchiv Dresden
Band 2: S. 696 unten, 772 unten
Hauptstaatsarchiv Stuttgart
Band 2: S. 769 unten

Heimatverein Bockhorst: Bockhorst
Band 2: S. 769 Mitte
Heimatstube Marlow
Band 2: S. 146 unten
Heinrichs/Nolte: Wülfrath
Band 2: S. 565 unten
Historisches Archiv Köln
Band 2: S. 297
Junge: Dschungel-Doktor
Band 2: S. 301 unten
Kasten/Rost: Schwerin
Band 2: S. 392 Mitte
Klein: Erinnerungskultur in Strausberg
Band 2: S. 564
Kolz/Aurich/Volk: Ein Jahrhundert
Band 2: S. 311 oben, 565 oben, 575
Kreisarchiv Landkreis Prignitz
Band 2: S. 532 oben
Kröber: Der Doktor am Viktoriasee
Band 2: S. 355 unten
Landeshauptarchiv Schwerin
Band 1: S. 148, 509; Band 2: S. 30, 75 oben, 81 unten, 103, 131, 366 unten, 430 oben, 603, 732 Mitte
Mitteilungsblatt der Gemeinde Aschau am Inn, 2017, Heft 8
Band 2: S. 674
Müritzklinikum Waren: 100 Jahre
Band 2: S. 426, 611 unten
Museum Hagenow
Band 1: S. 98, 471, 688, 695 beide; Band 2: S. 134 unten, 220 beide, 270 oben, 473 beide, 667
Niederdeutscher Beobachter, 3.1.1938
Band 2: S. 192, 475
Norddeutsche Neueste Nachrichten, 12.1.2022
Band 2: S. 688
Privatarchiv Michael Buddrus, Berlin
Band 1: S. 107; Band 2: S. 21, 22, 25 oben, 26, 27 oben, 28 beide, 33 oben, 34, 37, 38, 42, 45, 49, 56, 59 beide, 62 unten, 66, 67, 69 oben, 72, 73, 76 unten, 80 oben, 82, 84, 85, 87, 92, 96, 101, 105 beide, 106 oben, 111 oben und Mitte, 113 beide, 120, 123, 139, 142, 143, 144, 145 oben, 147 oben und unten, 152, 153 unten, 154, 155, 180, 246, 248 oben, 252, 254, 255, 257, 258 oben, 264 beide, 266, 267 unten, 268 oben, 269 unten, 272, 274 beide, 275, 283, 285, 288 beide, 289, 291 beide, 292, 295 beide, 296 unten, 299 unten, 300, 301 oben und Mitte, 304 oben, 334, 373, 393 unten, 397 oben, 416, 440, 456, 463, 485 unten, 496, 500, 502, 507 oben, 508 oben und Mitte, 509, 525 unten, 548, 549, 550, 551, 553, 555, 556, 563, 567, 569 oben, 570, 580 unten, 581, 600, 606, 607, 608, 609, 610, 613, 614, 615 oben, 616, 622 beide, 623 beide, 624 unten, 626, 628 unten, 630 oben, 635, 637, 638 unten, 640, 641, 643, 647, 649, 654, 668, 687 unten, 713 unten, 729, 731 unten, 732 oben, 734, 739, 741, 742, 783, 784 oben
Privatarchiv Dr. Diana und Dr. Meno von Finck, Dettenhausen
Band 2: S. 161, 162 unten
Privatarchiv Imke Gillmann, Taunusstein
Band 2: S. 689
Privatarchiv Lutz Havemann, Bielefeld
Band 2: S. 242
Privatarchiv Sabine Joormann, Wesel
Band 2: S. 593
Privatarchiv Otto Kiehn, Lüchow
Band 1: S. 694; Band 2: S. 318
Privatarchiv Jutta Krüger, Hamburg
Band 2: S. 360
Privatarchiv Claus-Hinrich Offen, Lübeck
Band 1: S. 679
Privatarchiv Wolfgang Ortner, Ibbenbüren
Band 2: S. 349 oben
Privatarchiv Hannes Rother, Rostock
Band 1: S. 689
Privatarchiv Dirk Schäfer, Berlin/Poel
Band 2: S. 568, 673, 699 unten
Privatarchiv Thomas Werner, Rostock
Band 1: S. 494; Band 2: S. 141, 744 unten

Pukrop: SS-Mediziner
Band 2: S. 13 oben, 319 oben, 427, 487, 501 unten, 683
Rautenbach: Fatime
Band 2: S. 76 oben
Schmidt: Hans Holfelder
Band 1: S. 419
Schmiegelow Powell: Güstrow im Umbruch
Band 2: S. 29 oben, 149, 365, 366 oben, 536
Schröder/Katschke: Die Familie Josephy
Band 2: S. 299 Mitte
Staatsarchiv Hamburg
Band 2: S. 372 unten, 387 oben, 395, 397 unten, 630 unten, 713 oben
Staatsbibliothek Berlin
Band 1: S. 677
Stadtarchiv Bergisch Gladbach
Band 2: S. 128 oben
Stadtarchiv Düsseldorf
Band 2: S. 481
Stadtarchiv Güstrow
Band 1: S. 543
Stadtarchiv Karlsruhe
Band 2: S. 787
Stadtarchiv Malchow
Band 2: S. 25 unten
Stadtarchiv Parchim
Band 2: S. 600
Stadtarchiv Penzlin
Band 2: S. 51
Stadtarchiv Ribnitz-Damgarten
Band 1: S. 499
Stadtarchiv Schwerin
Band 1: S. 551; Band 2: S. 124, 258 unten, 455, 532 unten, 584, 703
Stadtarchiv Stralsund
Band 2: S. 281
Stadtarchiv Waren
Band 2: S. 784 unten
Stadtarchiv Wismar
Band 1: S. 233, 501, 550
Stadtarchiv Wittenberge
Band 2: S. 753
Stadtmuseum Güstrow
Band 2: S. 290
Stadtverwaltung Dömitz: 775 Jahre Dömitz
Band 1: S. 681; Band 2: S. 55, 457, 670, 671
Struwe: Landesheilanstalt Neustadt in Holstein
Band 2: S. 117
Töpel: Universitätsaugenklinik Greifswald
Band 2: S. 119
Uetze kompakt, 2012, Heft 8
Band 2: S. 478 unten
Universitätsarchiv Rostock
Band 1: S. 300, 336, 443 unten, 649; Band 2: S. 15, 40, 46, 61 unten, 69 unten, 78, 80 unten, 86 unten, 91, 93 oben, 97 unten, 100, 110, 115, 134 oben, 138, 146 oben, 150 unten, 165, 171 oben, 173, 174, 183, 185 oben, 197, 236, 241, 265 oben, 270 unten, 280, 303, 304 unten, 311 unten, 326, 337 unten, 339, 349 unten, 354, 361, 368 oben, 383, 384, 388, 404 unten, 418, 430 unten, 437, 446 unten, 462, 466, 471, 497 oben, 501 oben, 535, 537, 547 unten, 560 oben, 571, 573, 578, 579, 580 oben, 589, 594 unten, 596, 634, 636 unten, 648, 661, 686 oben, 705, 721 unten, 723, 733, 735, 746, 771, 779
Wasserschnecken-Express, 2013, Heft 12
Band 2: S. 755
Westfälisches Ärzteblatt, 2012, Heft 10
Band 2: S. 380
Wilhelmi: Mecklenburgische Kranken-, Heil- und Pflege-Anstalten
Band 1: S. 356 alle, 357 alle, 358 alle, 359 alle, 360 alle, 415 beide, 443 oben

Wilhelmus/Buchführer/Langer/Szöllösi: Universität Greifswald. 525 Jahre
Band 2: S. 13 unten
Wilking: Der Gynäkologe
Band 2: S. 701
Willgeroth: Die mecklenburgischen Ärzte
Band 2: S. 411
Willgeroth: Die Mecklenburgischen Pfarren
Band 1: S. 6
WIR in Bayern, 2021, Heft 4
Band 2: S. 308
www.aerzteblatt.de
Band 2: S. 10, 95, 624 oben
www.aerztekammer-hamburg.org
Band 2: S. 157 oben
www.ag-cpc.de
Band 2: S. 36
www.akpool.de
Band 2: S. 511 unten
www.alamy.de
Band 2: S. 259
www.ancestry.de
Band 1: S. 612, 693 unten; Band 2: S. 147 Mitte, 150 oben, 184, 186, 187, 199, 229, 231, 263, 265 unten, 387 unten, 392 unten, 396 unten, 403 unten, 414, 439, 472, 497 unten, 498, 508 unten, 560 unten, 561 oben, 592 oben, 620 oben, 638 oben, 709, 732 unten, 747, 748 oben, 765 oben, 767, 768
www.ansichtskarten-lexikon.de
Band 2: S. 381, 391, 406 unten
www.archive.org
Band 1: S. 70
www.auschwitz-prozess.de
Band 2: S. 719
www.auschwitz-prozess-frankfurt.de
Band 1: S. 657 oben; Band 2: S. 406 oben
www.badische-zeitung.de
Band 2: S. 762
www.bahnsen.de
Band 1: S. 476; Band 2: S. 27 unten
www.bbaw.de
Band 1: S. 227
www.bildarchiv-ostpreussen.de
Band 2: S. 726
www.billiongraves.com
Band 2: S. 81 oben, 389, 417, 512 oben
www.bmj.com
Band 2: S. 267 oben
www.bundesarchiv.de
Band 2: S. 319 unten
www.burg-stargard.de
Band 2: S. 237 unten
www.catalogus-professorum-halensis.de
Band 2: S. 528
www.cau.gelehrtenverzeichnis.de
Band 2: S. 454, 368 unten
www.cdn.aerzteblatt.de
Band 1: S. 633; Band 2: S. 583 beide, 615 unten
www.d-nb.info
Band 2: S. 127, 358
www.dea.digar.ee
Band 2: S. 311 Mitte
www.dermatologie.med.uni-rostock.de
Band 2: S. 561 unten
www.dizlaudis.mozello.lv
Band 2: S. 569 unten
www.docplayer.org
Band 2: S. 514

www.dr-bsw.de
Band 2: S. 93 unten
www.epub.ub.uni-greifswald.de
Band 2: S. 177 unten, 495
www.europeana.eu
Band 1: S. 303, 311; Band 2: S. 765 unten
www.facebook.com/frontsoldaten/photos
Band 1: S. 491
www.findagrave.com
Band 2: S. 302, 392 oben, 499, 669, 695, 731 oben, 743
www.freiepresse.de
Band 2: S. 276
www.fuerthwiki.de
Band 2: S. 68
www.gedenken-ns-psychiatrie.de
Band 2: S. 452 oben
www.gedenkstaette-flossenbuerg.de
Band 2: S. 715
www.geni.com
Band 2: S. 41
www.geschichte.univie.ac.at
Band 2: S. 244 unten
www.gettyimages.de
Band 1: S. 410
www.gleiwitz-sosnitza.de
Band 2: S. 86 oben
www.grabfeld-geschichte.de
Band 2: S. 222
www.grabow-erinnerungen.de
Band 2: S. 244 oben
www.grabsteine-ostfriesland.de
Band 2: S. 58, 442 oben
www.heimatkreis-meseritz.de
Band 2: S. 424 unten
www.historisches-coswig.de
Band 2: S. 477 oben
www.khv-neustadt-glewe.de
Band 2: S. 97 oben
www.knerger.de
Band 2: S. 470
www.krankenhaus-spremberg.de
Band 2: S. 296 oben
www.kuenker.de
Band 2: S. 730
www.kulturpool.at
Band 2: S. 599
www.ladr.de
Band 2: S. 347
www.landtag.ltsh.de
Band 2: S. 484
www.leipziger-missionswerk.de
Band 2: S. 435, 519
www.leo-bw.de
Band 2: S. 443
www.magnus-hirschfeld.de
Band 2: S. 512 unten
www.martin-schoser.de
Band 2: S. 287
www.meck-pomm-lese.de
Band 2: S. 179
www.media.offenes-archiv.de
Band 2: S. 478 oben
www.memoiresdeguerre.com
Band 1: S. 596; Band 2: S. 108

www.mondkalb-zeitung.de
Band 2: S. 433
www.mv-terra-incognita.de
Band 2: S. 452 unten
www.myheritage.de
Band 1: S. 515, 678; Band 2: S. 12, 29 unten, 31, 53, 61 oben, 75 unten, 77 oben, 88, 122, 128 unten, 133 oben, 148, 151, 153 oben, 157 unten, 162 oben, 163, 171 unten, 172, 178, 182, 205, 215, 216, 224, 230, 237 oben, 248 unten, 269 oben, 277, 278, 293, 298, 299 oben, 315, 316, 322, 324, 328, 337 oben, 344, 367, 372 oben, 374 beide, 375, 377, 390, 409, 422, 425, 428, 438, 445, 458, 474, 477 unten, 482, 483, 504 unten, 507 unten, 547 oben, 554, 558, 559 oben, 586, 592 unten, 594 oben, 612, 619, 620 unten, 632, 646, 651, 655, 656, 658, 659, 672, 687 oben, 696 oben, 710, 721 oben, 724, 737, 738, 744 oben, 748 unten, 757, 758, 766, 769 oben, 772 oben, 776, 777, 781, 786
www.nggg-gyn.de
Band 2: S. 639
www.oocities.org
Band 2: S. 355 oben, 605
www.pinterest.it
Band 1: S. 652
www.ra.ee
Band 2: S. 485 oben
www.ravensbrueck.at
Band 2: S. 533
www.ravensbrueck-sbg.de
Band 1: S. 654
www.rdg-historisch.de
Band 2: S. 708
www.researchgate.net
Band 2: S. 156
www.seewolf.ucoz.hu
Band 2: S. 279
www.serwer1437112.home.pl
Band 2: S. 429
www.siebenbuerger.de
Band 2: S. 700
www.soziale-medizin.de
Band 2: S. 531
www.stadt-neukalen.de
Band 2: S. 268 unten, 525 oben
www.stuttgarter-zeitung.de
Band 2: S. 133 unten
www.svz.de
Band 2: S. 356, 628 oben
www.thieme-connect.de
Band 2: S. 313, 511 oben, 636 oben
www.thirdreichpictures.blogspot.com
Band 2: S. 33 unten, 47, 785
www.timenote.info
Band 2: S. 106 unten
www.truthaboutcamps.eu
Band 2: S. 62 oben
www.ushmm.org
Band 2: S. 403 oben
www.valgalinn.ee
Band 2: S. 699 oben
www.wasserheilanstalt-sanatorium-feldberg-mecklenburg-strelitz.de
Band 1: S. 684; Band 2: S. 310
www.wiki.barmstedt-archiv.de
Band 2: S. 629
www.wikipedia.org
Band 1: S. 55, 114, 167, 504, 517 beide, 657 Mitte und unten; Band 2: S. 64, 77 Mitte, 164 oben, 185 unten, 190, 210 oben, 424 oben, 611 oben, 631, 645, 665, 676
www.wismar.blog
Band 2: S. 111 unten
www.wp-be.wikideck.com
Band 2: S. 716

www.wremer-chronik.de
Band 2: S. 90
www.ww2gravestone.com
Band 2: S. 562
www.zeitundzeugen.ch
Band 2: S. 486
www.zobodat.at
Band 2: S. 574
Yad Vashem
Band 2: S. 77 unten

Wir haben uns bemüht, alle Nutzungsrechte zu ermitteln. Sollte dennoch im Einzelfall Klärungsbedarf bestehen, bitten wir um Kontaktaufnahme.

Abkürzungsverzeichnis

ANBl.	Amtliches Nachrichtenblatt des Jugendführers des Deutschen Reichs
AOK	Allgemeine Ortskrankenkasse
BA	Bundesarchiv
BA/BDC	Bundesarchiv/Berlin Document Center
BA/MA	Bundesarchiv/Militärarchiv
BDM	Bund Deutscher Mädel
CDU	Christlich Demokratische Union Deutschlands
DAF	Deutsche Arbeitsfront
DDP	Deutsche Demokratische Partei
DDR	Deutsche Demokratische Republik
DDT	Dichlordiphenyltrichlorethan
DFG	Deutsche Forschungsgemeinschaft
DM	Deutsche Mark
DNVP	Deutschnationale Volkspartei
DRK	Deutsches Rotes Kreuz
DSF	Deutsch-Sowjetische Freundschaft
DVP	Deutsche Volkspartei
EK	Eisernes Kreuz
GARF	Staatsarchiv der Russischen Föderation
GBl.	Gesetzblatt
HJ	Hitlerjugend
HNO	Hals, Nase, Ohren
HwG	häufig wechselnde Geschlechtspartner
IfZ	Institut für Zeitgeschichte München-Berlin
KLV	Kinderlandverschickung
KPD	Kommunistische Partei Deutschlands
KVK	Kriegsverdienstkreuz
KZ	Konzentrationslager
LDPD	Liberaldemokratische Partei Deutschlands
LHAS	Landeshauptarchiv Schwerin
LKAS	Landeskirchliches Archiv Schwerin
LVA	Landesversicherungsanstalt
MBliV.	Ministerialblatt für die preußische innere Verwaltung
Mob	Mobilmachung
MS	Manuskript/maschinenschriftlich
NDPD	Nationaldemokratische Partei Deutschlands
NS	Nationalsozialismus/nationalsozialistisch
NSDÄB	Nationalsozialistischer Deutscher Ärztebund
NSDAP	Nationalsozialistische Deutsche Arbeiterpartei
NSFK	Nationalsozialistischer Fliegerkorps
NSKK	Nationalsozialistisches Kraftfahrerkorps
NSV	Nationalsozialistische Volkswohlfahrt
OKW	Oberkommando der Wehrmacht
OLG	Oberlandesgericht
OMR	Obermedizinalrat
RAD	Reichsarbeitsdienst
RADwJ	Reichsarbeitsdienst für die weibliche Jugend
RGBl.	Reichsgesetzblatt
RM	Reichsmark
RMBl.	Reichsministerialblatt
RMBliV.	Reichsministerialblatt der inneren Verwaltung
RMdI	Reichsministerium des Innern
RMVP	Reichsministerium für Volksaufklärung und Propaganda
RStGB	Reichsstrafgesetzbuch
SA	Sturmabteilung
SAPMO	Stiftung Archiv der Parteien und Massenorganisationen der DDR
SBZ	Sowjetische Besatzungszone
SD	Sicherheitsdienst der SS
SED	Sozialistische Einheitspartei Deutschlands
SMA	Sowjetische Militäradministration
SMAD	Sowjetische Militäradministration in Deutschland
SPD	Sozialdemokratische Partei Deutschlands
SS	Schutzstaffel
StGB	Strafgesetzbuch
StPO	Strafprozeßordnung
Tbc	Tuberkulose
uk	unabkömmlich
VAB	Verfügungen, Anordnungen, Bekanntgaben
verw./gesch.	verwitwet oder geschieden
v.T.	von Tausend
WHW	Winterhilfswerk des Deutschen Volkes
ZVOBl.	Zentralverordnungsblatt

Danksagung

Die Autoren bedanken sich bei folgenden Ämtern und Behörden, Archiven und Bibliotheken, Institutionen und Personen, die uns bei der Arbeit an der vorliegenden Publikation mit Auskünften und Informationen, Unterlagen und Fotos, mit großen und kleineren Hilfestellungen sowie durch vielfältige logistische Mitarbeit unterstützt haben.

Standes-, Melde-, Bürger-, Kirchen- und Friedhofsämter

Aachen
Aalen
Admont/Österreich
Ahaus
Ahlen
Ahrensbök
Ahrensburg
Aken
Allendorf
Altdöbern
Altenkirchen-Flammersfeld
Altenpleen
Altentreptow
Altomünster
Altshausen
Alzey-Land
Amberg
Amt Neuhaus
An der Finne
Andernach
Anklam
Arensharde
Artern
Artland
Aschaffenburg
Aschau
Aschersleben
Aschheim
Aue
Aystetten
Babenhausen
Bad Aibling
Bad Belzig
Bad Bentheim
Bad Blankenburg
Bad Bramstedt
Bad Bramstedt-Land
Bad Brückenau
Bad Ditzenbach
Bad Doberan
Bad Dürkheim
Bad Dürrenberg
Bad Elster
Bad Fallingbostel
Bad Freienwalde
Bad Gandersheim
Bad Grönenbach
Bad Harzburg
Bad Herrenalb
Bad Hersfeld
Bad Hindelang
Bad Homburg vor der Höhe
Bad Kohlgrub
Bad Kreuznach
Bad Krozingen
Bad Lausick
Bad Lauterberg
Bad Lobenstein
Bad Mergentheim
Bad Münder
Bad Münstereifel
Bad Muskau
Bad Nauheim
Bad Oeynhausen
Bad Orb
Bad Peterstal-Griesbach
Bad Pyrmont
Bad Rappenau
Bad Reichenhall
Bad Salzuflen
Bad Salzungen
Bad Schwalbach
Bad Schwartau
Bad Segeberg
Bad Soden
Bad Sülze
Bad Vilbel
Bad Wilsnack
Bad Wörishofen
Ballenstedt
Bardowick
Bargteheide
Barmstedt
Barth
Bautzen
Bayerisch Gmain
Bayreuth
Beckum
Bedburg-Hau
Beeskow
Beilngries
Bensheim
Bergisch Gladbach
Bergneustadt
Berkenthin
Berlin I (Auslandsstandesamt)
Berlin-Charlottenburg/Wilmersdorf
Berlin-Friedrichshain/Kreuzberg
Berlin-Lichtenberg
Berlin-Mitte
Berlin-Neukölln
Berlin-Pankow
Berlin-Reinickendorf
Berlin-Spandau
Berlin-Steglitz/Zehlendorf
Berlin-Tempelhof/Schöneberg
Berlin-Treptow/Köpenick
Bernkastel-Kues
Betzdorf-Gebhardshain
Bevensen-Ebstorf
Bevern
Beverungen
Bielefeld
Bingen
Birkenfeld
Bismark
Bitburg
Bitterfeld-Wolfen
Blankenburg
Blankenfelde-Mahlow
Bleckede
Bochum
Bodenwerder-Polle
Bönen
Boizenburg
Bonn
Boostedt-Rickling
Bordesholm
Borgentreich
Borgholzhausen
Bottrop
Brakel
Bramsche
Brandenburg
Braunfels
Braunlage
Braunschweig
Breitenbrunn
Bremen
Bremen-Mitte
Bremerhaven
Breuberg
Brilon
Bruchhausen-Vilsen
Bruchsal
Brüssow
Buchenberg
Buchholz in der Nordheide
Buchloe
Büchen
Bückeburg
Bünde
Büsum-Wesselburen
Bützow
Bützow-Land
Burbach
Burg Stargard
Burgdorf
Burgenlandkreis
Burghaslach
Burgstädt
Burtenbach

Butjadingen
Buxheim
Buxtehude
Calau
Calbe
Castrop-Rauxel
Celle
Cham
Chemnitz
Clausthal-Zellerfeld
Cochem
Colditz
Collenberg
Coppenbrügge
Cottbus
Crailsheim
Crivitz
Cunewalde
Cuxhaven
Dachau
Dänischenhagen
Dahme
Dannenberg
Dargun
Darmstadt
Darß-Fischland
Dassel
Datteln
Deggendorf
Delitzsch
Delmenhorst
Demmin
Denkendorf
Denzlingen
Dessau-Roßlau
Detmold
Dettenhausen
Diepenau
Diesdorf
Dillingen
Dingolfing
Dischingen
Dömitz-Malliß
Donauwörth
Dorf Mecklenburg-Bad Kleinen
Dornburg-Camburg
Dortmund
Dreieich
Dresden
Dülmen
Dürrröhrsdorf-Dittersbach
Düsseldorf
Duisburg
Duisburg-Nord
Duisburg-Mitte
Duisburg-West
Eberbach
Ebermannstadt
Eckernförde
Edemissen
Eggesin
Ehringshausen
Eibenstock
Eichstätt
Eichwalde
Eiderstedt
Einbeck
Eisenach
Eisenberg
Eisenhüttenstadt
Eisleben
Eislingen
Elbtalaue
Eldenburg-Lübz
Ellwangen
Elm-Lappwald
Elmshorn
Elmshorn-Land
Elsfleth
Elsterberg
Emden
Emmendingen
Endingen
Engelskirchen
Enger
Eppelborn
Erlangen
Eschenbach
Eschweiler
Esens
Espelkamp
Essen
Esslingen
Esterwegen
Ettenheim
Eutin
Falkenberg-Höhe
Falkenstein
Faßberg
Fehrbellin
Feldatal
Feldberger Seenlandschaft
Feldkirch/Österreich
Fellbach
Felsberg
Fernwald
Finnentrop
Fischach
Flechtingen
Flensburg
Föhr-Amrum
Forchheim
Forst
Fränkisch-Crumbach
Frankenberg
Frankfurt/Main
Frankfurt/Main-Mitte
Frankfurt/Main-Höchst
Frankfurt/Oder
Franzburg-Richtenberg
Freden
Freiburg/Breisgau
Freiburg/Elbe
Freising
Freital
Freudenberg/Amberg
Freudenberg/Main
Freudenstadt
Fridolfing
Friedland
Friedrichroda
Friedrichsdorf
Friesoythe
Fronreute
Frontenhausen
Fürstenberg
Fulda
Gadebusch
Ganderkesee
Gardelegen
Gau-Algesheim
Geest und Marsch Südholstein
Geestequelle
Geesthacht
Geestland
Geisenheim
Geithain
Geldersheim
Gelnhausen
Gelsenkirchen
Gemünden
Genthin
Georgensgmünd
Gera
Gernsbach
Gersfeld
Gießen
Gifhorn
Gladbeck
Gladenbach
Glückstadt
Gnoien
Görlitz
Görwihl
Göttingen
Goldberg-Mildenitz
Goldene Aue
Goslar
Gotha
Graal-Müritz
Grabow
Gräfelfing
Gräfenhainichen
Gramzow
Gransee
Graz/Österreich
Greding
Greifswald
Greiz
Grevesmühlen
Grimma
Grimmen
Grömitz
Großenhain
Großhansdorf
Grünkraut
Grünstadt
Guben
Güstrow
Gütersloh
Gummersbach
Gundelsheim

Gunzenhausen
Hadamar
Haddeby
Hage
Hagen
Hagenow
Halberstadt
Halle
Hallerndorf
Halstenbek
Hambergen
Hamburg-Altona
Hamburg-Bergedorf
Hamburg-Eimsbüttel
Hamburg-Generalregister
Hamburg-Harburg
Hamburg-Mitte
Hamburg-Nord
Hamburg-Wandsbek
Hamburg-Wilhelmsburg
Hamm
Hanau
Hankensbüttel
Hannover
Hanstedt
Harpstedt
Harsewinkel
Hartha
Harzgerode
Haßfurt
Hauenstein
Havelberg
Heidekreis
Heidelberg
Heidenrod
Heider Umland
Heilbronn
Heiligenhafen
Helgoland
Hemmingen
Hennef
Hennigsdorf
Herborn
Herford
Heringsdorf
Herne
Herrsching
Herrstein-Rhaunen
Herten
Herzogenrath
Hilchenbach
Hille
Hilpoltstein
Hinterzarten
Hof
Hofgeismar
Hofheim
Hohe Rhön
Hohen Neuendorf
Hohenmölsen
Hohenpeißenberg
Hohentengen
Homberg
Hoya
Hürup
Husum
Ibbenbüren
Idar-Oberstein
Idsteiner Land
Ilmenau/Thüringen
Ilmenau/Niedersachsen
Ilsenburg
Ingelheim
Ingolstadt
Innsbruck/Österreich
Isenbüttel
Iserlohn
Isernhagen
Isny
Itzehoe
Itzehoe-Land
Itzgrund
Itzstedt
Jade
Jarmen
Jerichow
Jena
Jessen
Jevenstedt
Jever
Jüchen
Jülich
Kaiserslautern
Kaltenkirchen
Kandern
Kappeln
Karlsbad
Karlsruhe
Karlstadt
Karstädt
Kassel
Kehl
Kelkheim
Kempten
Ketsch
Kiedrich
Kiel
Kirchberg
Kirchentellinsfurt
Kirchhain
Kirchheimbolanden
Kirner Land
Klötze
Kloster Lehnin
Klützer Winkel
Koblenz
Köln
Königs Wusterhausen
Königsbrück
Köthen
Konstanz
Krakow
Krefeld
Kremmen
Krempermarsch
Kressbronn
Kreuzau
Kreuztal
Kröpelin
Krummhörn
Kühlungsborn
Kyritz
Laage
Laatzen
Lachendorf
Ladenburg
Lahr
Lampertheim
Landau-Land
Landshut
Langenenslingen
Langenhagen
Langeoog
Langquaid
Lastrup
Lauda-Königshofen
Lauenburgische Seen
Lauter-Bernsbach
Lauterbach
Leer
Lehre
Leezen
Leinefelde-Worbis
Leipzig
Lemgo
Lensahn
Lenzkirch
Leonberg
Leopoldshöhe
Leun
Leuna
Leutenberg
Leutkirch
Leverkusen
Lichtenstein
Lichtenwörth/Österreich
Liebenwerda
Limburg
Lindau
Lindenfels
Lindhorst
Lindow
Lingen
Linkes Weserufer
Lippstadt
Löbnitz
Löcknitz-Penkun
Lörrach
Lohfelden
Lohmar
Loitz
Lollar
Loreley
Lorsch
Lotte
Lottstetten
Luckau
Luckenwalde
Ludwigsburg
Ludwigshafen
Ludwigslust
Ludwigslust-Land

Lübbecke
Lübbenau-Vetschau
Lübeck
Lübtheen
Lüchow
Lüdenscheid
Lüneburg
Lütjenburg
Lützow-Lübstorf
Lychen
Märkische Schweiz
Magdeburg
Mainhardt
Mainz
Malchin
Malente
Mannheim
Marburg
Marlow
Mecklenburgische Schweiz
Meerbusch
Meiningen
Mellingen
Melsungen
Memmingen
Memmingerberg
Mering
Merseburg
Meschede
Mettmann
Metzingen
Meyenburg
Miltzow
Minden
Mitteldithmarschen
Mittelholstein
Mittenwald
Mittleres Nordfriesland
Mitwitz
Mölln
Mönchengladbach
Mönchgut-Granitz
Mörlenbach
Molfsee
Monheim
Mühlacker
Mühlheim
Mülheim
München
Münchenbernsdorf
Münnerstadt
Münster
Murrhardt
Nahe-Glan
Nauen
Naumburg
Neckargemünd
Nettetal
Neu-Isenburg
Neubrandenburg
Neubukow-Salzhaff
Neuburg
Neuenkirchen
Neukieritzsch
Neukloster-Warin
Neumünster
Neuötting
Neuried
Neuruppin
Neusäß
Neuss
Neustadt/Dosse
Neustadt/Holstein
Neustadt-Glewe
Neustrelitz
Neuweiler
Neuwied
Nideggen
Niederdorfelden
Niederkrüchten
Niedernhausen
Niemegk
Nienburg
Nord-Rügen
Norden
Nordharz
Nordhausen
Nordhorn
Nordstemmen
Nordwaldeck
Northeim
Nortorfer Land
Nürnberg
Nürnberg-Mitte
Nußloch
Obere Aller
Oberhausen
Oberstdorf
Obertraubling
Oberursel
Öhringen
Oerlinghausen
Offenbach
Offenburg
Ohrdruf
Oldenburg
Oranienbaum-Wörlitz
Oranienburg
Ortenberg
Oschersleben
Osnabrück
Ostercappeln
Osterholz-Scharmbeck
Osternienburger Land
Osterode
Osterwieck
Ostholstein-Mitte
Ottendorf-Okrilla
Ottersweier
Paderborn
Papenteich
Parchim
Pasewalk
Passau
Pausa-Mühltroff
Pegau
Peine
Pellenz
Penzlin
Perleberg
Petershagen
Pfronten
Pfullendorf
Pinneberg
Pirmasens
Pirmasens-Land
Pirna
Plattling
Plau
Plauen
Plön
Pockau-Lengefeld
Porta Westfalica
Potsdam
Preetz
Preetz-Land
Preußisch Oldendorf
Pritzwalk
Probstei
Pulsnitz
Putbus
Quedlinburg
Quickborn
Radevormwald
Radolfshausen
Rahden
Rantzau
Rastatt
Rastede
Ratekau
Rathenow
Ratzeburg
Recklinghausen
Regensburg
Rehau
Rehna
Reichenau
Reinfeld-Nordstormarn
Rellingen-Pinnau
Remseck
Rendsburg
Rhein-Mosel
Rheine
Rheinsberg
Ribnitz-Damgarten
Riedstadt
Rimsting
Rinteln
Rodewisch
Rodgau
Röbel
Rosdorf
Rostock
Rostocker Heide
Rotenburg/Fulda
Rotenburg/Wümme
Rüdersdorf
Rüdesheim
Ruhla
Ruwer
Saale-Holzland-Kreis
Saale-Wipper

Saalfeld
Saarbrücken
Saarlouis
Salzatal
Salzburg/Österreich
Salzgitter
Salzhausen
Salzwedel
Sangerhausen
Sanitz
Sankt Peter-Ording
Sassenburg
Sassnitz
Satow
Scharbeutz
Scheeßel
Schenkenländchen
Schermbeck
Scheyern
Schlei-Ostsee
Schleiz
Schleswig
Schlüsselfeld
Schneeberg
Schömberg
Schönaich
Schönberger Land
Schönwald
Schrevenborn
Schwaan
Schwabmünchen
Schwäbisch Hall
Schwandorf
Schwedt
Schweina
Schweinfurt
Schwenningen
Schwentinental
Schwerin
Schwerte
Seeheim-Jugenheim
Seelow
Seesen
Seevetal
Selb
Senden
Senftenberg
Siedenburg
Siegen
Siegenburg
Sögel
Soest
Solingen
Soltau
Sondershausen
Sonthofen
Spenge
Speyer
Springe
St. Georgen
Stade
Stadland
Stadthagen
Stahnsdorf
Starnberg
Staßfurt
Staufen
Stavenhagen
Steffenberg
Stegen
Steinau an der Straße
Steingaden
Steinheim/Westfalen
Steinheim/Württemberg
Stendal
Sternberger Seenlandschaft
Stockelsdorf
Stormarn
Stralendorf
Stralsund
Strasburg
Strausberg
Stuttgart
Südangeln
Südbrokmerland
Südeichsfeld
Süderbrarup
Südtondern
Sünching
Sulingen
Sulzbach-Rosenberg
Tangerhütte
Tangermünde
Taucha
Taunusstein
Tegernsee
Telgte
Teltow
Tessin
Teterow
Tiefenbach
Timmendorfer Strand
Tirschenreuth
Titisee-Neustadt
Todtmoos
Tönning
Tornesch
Tostedt
Trebbin
Treuenbrietzen
Trier
Trossingen
Tübingen
Tübingen-Lustnau
Türkheim
Tuttlingen
Überlingen
Ueckermünde
Ühlingen-Birkendorf
Uelzen
Uetersen
Uhingen
Ulm
Unterschleißheim
Unterschneidheim
Usedom
Uslar
Uttenreuth
Vacha
Vallendar
Varel
Velbert
Versmold
Viersen
Villingen-Schwenningen
Visselhövede
Völklingen
Vohenstrauß
Vorharz
Wadgassen
Waldbröl
Waldeck
Waldenbuch
Waldfeucht
Waldshut-Tiengen
Waldsolms
Waltershausen
Warburg
Wardenburg
Waren
Warendorf
Wartenberg
Wedel
Wehrheim
Weida
Weilburg
Weilheim
Weilmünster
Weimar
Weingarten
Weinheim
Weißenburg
Weißenhorn
Weißensee
Weißwasser
Werdau
Werder
Wermelskirchen
Werne
Wertheim
Wesel
Wesendorf
Weser-Aue
Wetter
Wetzlar
Weyarn
Wiehl
Wien/Österreich
Wien-Ottakring
Wien-Pfarramt St. Johann Nepomuk
Wiesbaden
Wilhelmshaven
Wilstermarsch
Windeck
Winsen
Wismar
Wittenberge
Wittenburg
Wittingen
Wittstock
Woldegk
Wolfenbüttel

Wolgast
Wonnegau
Worms
Worpswede
Wülfrath
Würselen
Würzburg
Wüstenrot
Wuppertal
Wurster Nordseeküste
Wurzen
Wusterhausen
Wusterwitz
Zarrentin
Zerbst
Zingst
Zittau
Zörbig
Zülpich
Züssow
Zwenkau
Zwickau
Zwiesel

Archive, Museen, Bibliotheken und andere Institutionen

Staatsarchiv Aabenraa/Dänemark
Stadtarchiv Aachen
Stadtarchiv Aalen
Stadtarchiv Ahaus
Stadtarchiv Ahrensburg
Stadtarchiv Aichach
Stadtarchiv Altenburg
Stadtarchiv Amberg
Stadtarchiv Angermünde
Stadtarchiv Anklam
Stadtarchiv Ansbach
Stadtarchiv Apolda
Stadtarchiv Arnsberg
Stadt- und Kreisarchiv Arnstadt
Stadtarchiv Aschaffenburg
Stadtarchiv Augsburg
Niedersächsisches Landesarchiv, Abt. Aurich
Stadtarchiv Bad Arolsen
Stadtarchiv Bad Berka
Stadtarchiv Bad Doberan
Archiv des Landkreises Rostock, Abt. Bad Doberan
Stadtarchiv Bad Freienwalde
Stadtarchiv Bad Hersfeld
Stadtarchiv Bad Kissingen
Stadtarchiv Bad Kreuznach
Stadtarchiv Bad Liebenstein
Stadtarchiv Bad Lippspringe
Stadtarchiv Bad Nauheim
Stadtarchiv Bad Neuenahr-Ahrweiler
Stadtarchiv Bad Oeynhausen
Stadtarchiv Bad Oldesloe
Stadtarchiv Bad Pyrmont
Stadtarchiv Bad Rappenau
Stadtarchiv Bad Reichenhall
Stadtarchiv Bad Salzuflen
Stadtarchiv Bad Segeberg
Stadtarchiv Bad Soden
Stadtarchiv Bad Waldsee
Museum und Archiv Baden-Baden
Stadtarchiv Bamberg
Gemeinschaftsarchiv Barmstedt und Umland
Kreisarchiv des Landkreises Barnim
Stadtarchiv Barsinghausen
Stadtarchiv Barth
Stadtarchiv Bautzen
Stadtarchiv Bayreuth
Stadtarchiv Bedburg
Kreis- und Kommunalarchiv Grafschaft Bentheim
Archiv Berchtesgaden
Stadtarchiv Bergen
Stadtarchiv Bergen auf Rügen
Stadtarchiv Bergheim
Stadtarchiv Bergisch Gladbach
Bundesarchiv Berlin
Bundespräsidialamt Berlin
Landesarchiv Berlin
Seniorenresidenz Villa Clay Berlin
Staatsbibliothek Berlin
Stadtarchiv Bernburg
Kreisarchiv Bernkastel-Wittlich
Stadtarchiv Bielefeld
Stadtarchiv Bischofswerda
Stadtarchiv Bitterfeld-Wolfen
Stadtarchiv Bocholt
Stadtarchiv Bochum
Heimatverein Bockhorst
Stadtarchiv Böblingen
Kreisarchiv des Landkreises Börde
Deutsche Stiftung Denkmalschutz Bonn
Stadtarchiv Bonn
Stadtarchiv Borna
Stadtarchiv Bottrop
Stadtarchiv Brandenburg
Stadtarchiv Braunschweig
Stadtarchiv Breisach
Staatsarchiv Bremen
Staats- und Universitätsbibliothek Bremen
Stadtarchiv Bremerhaven
Stadtarchiv Brunsbüttel
Stadtarchiv Buchholz in der Nordheide
Niedersächsisches Landesarchiv, Abt. Bückeburg
Stadtarchiv Bünde
Amtsarchiv Büsum-Wesselburen
Stadtarchiv Bützow
Stadtarchiv Buxtehude
Stadtarchiv Castrop-Rauxel
Stadtarchiv Celle
Stadtarchiv Cham
Stadtarchiv Chemnitz
Stadtarchiv Coburg
Stadtarchiv Cottbus
Archiv des Landkreises Cuxhaven
Stadtarchiv Cuxhaven
Kreisarchiv Dahme-Spreewald
Stadtarchiv Darmstadt
Stadtarchiv Delitzsch
Stadtarchiv Dessau-Roßlau
Stadtarchiv Detmold
Stadtarchiv Diepholz
Stadtarchiv Dillenburg
Stadtarchiv Dillingen
Dithmarsches Landesmuseum/Gemeinschaftsarchiv
Stadtarchiv Dortmund
Hauptstaatsarchiv Dresden

Stadtarchiv Dresden
Stadtarchiv Dülmen
Stadt- und Kreisarchiv Düren
Stadtarchiv Düsseldorf
Stadtarchiv Duisburg
Stadtarchiv Eberbach
Stadtarchiv Eckernförde
Stadtarchiv Ehingen
Stadtarchiv Einbeck
Stadtarchiv Eisenach
Stadtarchiv Eisenberg
Stadtarchiv Eislingen
Stadtarchiv Elmshorn
Stadtarchiv Eltville
Stadtarchiv Emden
Kreisarchiv Emsland
Historisches Archiv Erftstadt
Stadtarchiv Erfurt
Stadtarchiv Erkelenz
Stadtarchiv Erkrath
Stadtarchiv Erlangen
Kreisarchiv des Erzgebirgskreises
Stadtarchiv Eschwege
Stadtarchiv Essen
Stadtarchiv Euskirchen
Stadtarchiv Eutin
Stadtarchiv Falkensee
Stadtarchiv Finsterwalde
Stadtarchiv Flensburg
Archiv Föhr-Amrum
Stadtarchiv Forst
Stadtarchiv Frankenthal
Institut für Stadtgeschichte Frankfurt/Main
Stadtarchiv Frankfurt/Oder
Stadtarchiv Freiberg
Stadtarchiv Freiburg
Stadtarchiv Freudenberg/Siegerland
Stadtarchiv Freudenstadt
Stadtarchiv Friedberg
Stadtarchiv Friedrichshafen
Stadtarchiv Friedrichstadt
Stadtarchiv Fürth
Stadtarchiv Fulda
Marktarchiv Garmisch-Partenkirchen
Gemeindearchiv Gaukönigshofen
Gemeindearchiv Gauting
Stadtarchiv Geesthacht
Stadtarchiv Geilenkirchen
Institut für Stadtgeschichte Gelsenkirchen
Stadtarchiv Gera
Stadtarchiv Gernsbach
Stadtarchiv Gersthofen
Archivgemeinschaft Gettorf
Stadtarchiv Gevelsberg
Stadtarchiv Gießen
Kreisarchiv des Landkreises Gifhorn
Stadtarchiv Gladbeck
Stadtarchiv Glücksburg
Ratsarchiv Görlitz
Verwaltungsarchiv Görlitz
Stadtarchiv Göttingen
Stadtarchiv Goslar
Kreisarchiv des Landkreises Gotha
Stadtarchiv Gotha
Stadtarchiv Grabow
Stadtarchiv Graz/Österreich
Stadtarchiv Greifswald
Universitätsarchiv Greifswald
Stadtarchiv Greiz
Stadtarchiv Greven
Stadtarchiv Grevesmühlen
Stadtarchiv Griesheim
Stadtarchiv Gronau
Stadtarchiv Grünberg
Stadtarchiv Guben
Stadtarchiv Güstrow
Stadtarchiv Gütersloh
Stadtarchiv Gummersbach
Stadtarchiv Hagen
Museum Hagenow
Stadtarchiv Halberstadt
Stadtarchiv Halle
Stadtarchiv Halver
Staatsarchiv Hamburg
Staats- und Universitätsbibliothek Hamburg
Stadtarchiv Hameln
Kreisarchiv Hameln-Pyrmont
Stadtarchiv Hamm
Stadtarchiv Hanau
Stadtarchiv Hann. Münden
Archiv der Region Hannover
Niedersächsisches Landesarchiv, Abt. Hannover
Stadtarchiv Hannover
Kreisarchiv des Landkreises Harburg
Kreisarchiv des Landkreises Harz
Stadtarchiv Hattingen
Kreis- und Verwaltungsarchiv Havelland
Stadtarchiv Heide
Stadtarchiv Heidelberg
Stadtarchiv Heilbronn
Stadtarchiv Hemer
Stadtarchiv Hennef
Stadtarchiv Hennigsdorf
Stadtarchiv Herborn
Kommunalarchiv Herford
Stadtarchiv Herne
Stadtarchiv Hersbruck
Stadtarchiv Herten
Stadtarchiv Hilden
Stadtarchiv Hildesheim
Stadtarchiv Höchberg
Stadtarchiv Hof
Kreisarchiv des Landkreises Holzminden
Stadtarchiv Homburg
Stadtarchiv Idstein
Stadt- und Kreisarchiv Ilm-Kreis
Stadtarchiv Innsbruck/Österreich
Stadtarchiv Iserlohn
Gemeindearchiv Isernhagen
Stadtarchiv Jena
Archiv des Landkreises Jerichower Land
Kulturhistorisches Archiv Jüterbog
Stadtarchiv Kaiserslautern
Stadtarchiv Kalkar
Stadtarchiv Karlsruhe
Stadtarchiv Karlstadt
Stadtarchiv Kassel
Stadtarchiv Kaufbeuren

Stadtarchiv Kempten
Stadtarchiv Kiel
Stadtarchiv Kirchheim unter Teck
Stadtarchiv Kleve
Bundesarchiv Koblenz
Landeshauptarchiv Koblenz
Stadtarchiv Koblenz
Historisches Archiv Köln
Stadtarchiv Königs Wusterhausen
Stadtarchiv Königslutter
Stadtarchiv Königswinter
Stadtarchiv Köthen
Stadtarchiv Konstanz
Stadtarchiv Korbach
Stadtarchiv Krefeld
Stadtarchiv Laatzen
Stadtarchiv Lahr
Stadtarchiv Landau/Isar
Stadtarchiv Landau/Pfalz
Stadtarchiv Landshut
Gemeindearchiv Langenargen
Stadtarchiv Laupheim
Stadtarchiv Leer
Stadtarchiv Lehrte
Deutsche Nationalbibliothek Leipzig
Kreisarchiv des Landkreises Leipzig
Stadtarchiv Leipzig
Stadtarchiv Lemgo
Stadtarchiv Lengerich
Stadtarchiv Leutkirch
Stadtarchiv Leverkusen
Stadtarchiv Lindau
Stadtarchiv Lingen
Kreisarchiv Lippe
Stadtarchiv Lippstadt
Stadtarchiv Löbau
Stadtarchiv Lohmar
Stadtarchiv Luckenwalde
Landesarchiv Baden-Württemberg, Abt. Ludwigsburg
Stadtarchiv Ludwigsburg
Stadtarchiv Ludwigshafen
Stadtarchiv Ludwigslust
Kreisarchiv Ludwigslust-Parchim
Stadtarchiv Lübbecke
Stadtarchiv Lübbenau
Stadtarchiv Lübeck
Stadtarchiv Lüchow
Stadtarchiv Lüdenscheid
Stadtarchiv Lüdinghausen
Stadtarchiv Lüneburg
Stadtarchiv Lünen
Kreisarchiv Märkisch-Oderland
Stadtarchiv Magdeburg
Stadtarchiv Mainz
Stadtarchiv Malchow
Stadtarchiv Mannheim
Stadtarchiv Marbach
Stadtarchiv Marburg
Stadtarchiv Markkleeberg
Heimatstube Marlow
Stadtarchiv Marsberg
Stadtarchiv Meckenheim
Stadtarchiv Meißen
Stadtarchiv Memmingen
Stadtarchiv Merseburg
Stadtarchiv Michelstadt
Kommunalarchiv Minden
Stadtarchiv Mönchengladbach
Archivgemeinschaft Molfsee
Stadtarchiv Mülheim
Bayerische Staatsbibliothek München
Deutsches Museum München
Institut für Zeitgeschichte München-Berlin
Stadtarchiv München
Stadtarchiv Münster
Stadtarchiv Murrhardt
Stadtarchiv Nagold
Stadtarchiv Neckargemünd
Stadtarchiv Neubrandenburg
Stadtarchiv Neumünster
Stadtarchiv Neuss
Archiv und Museum Neustadt an der Weinstraße
Stadtarchiv Neustrelitz
Stadtarchiv und Kreisarchiv Nienburg
Stadtarchiv Nördlingen
Stadtarchiv Norderstedt
Kreisarchiv Nordfriesland
Kreisarchiv Nordhausen
Stadtarchiv Nordhausen
Kreisarchiv Nordwestmecklenburg
Stadtarchiv Northeim
Stadtarchiv Nürnberg
Stadtarchiv Oberharz am Brocken
Stadtarchiv Oberhausen
Kreisarchiv Oberhavel
Stadtarchiv Oberursel
Stadtarchiv Ochsenfurt
Kreisarchiv Oder-Spree
Stadtarchiv Offenbach
Stadtarchiv Offenburg
Niedersächsisches Landesarchiv, Abt. Oldenburg
Stadtarchiv Oldenburg
Stadtarchiv Oranienburg
Niedersächsisches Landesarchiv, Abt. Osnabrück
Kreisarchiv Osterholz
Kreisarchiv Ostprignitz-Ruppin
Stadt- und Kreisarchiv Paderborn
Stadtarchiv Parchim
Stadtarchiv Pasewalk
Stadtarchiv Passau
Stadtarchiv Peine
Stadtarchiv Penzlin
Stadtarchiv Perleberg
Gemeindearchiv Petershagen/Eggersdorf
Stadtarchiv Pfaffenhofen
Stadtarchiv Pforzheim
Kreisarchiv Pinneberg
Stadtarchiv Pinneberg
Stadtarchiv Pirmasens
Stadtarchiv Plauen
Stadtarchiv Plettenberg
Stadtarchiv Pößneck
Stadtarchiv Porta Westfalica
Brandenburgisches Landeshauptarchiv Potsdam
Stadtarchiv Potsdam
Kreisarchiv Potsdam-Mittelmark
Stadtarchiv Prenzlau
Kreisarchiv des Landkreises Prignitz

Stadtarchiv Pritzwalk
Stadtarchiv Querfurt
Stadtarchiv Radeberg
Stadtarchiv Rastatt
Stadtarchiv Rathenow
Stadtarchiv Ratingen
Stadtarchiv Ratzeburg
Mahn- und Gedenkstätte Ravensbrück
Stadtarchiv Ravensburg
Stadt- und Vestisches Archiv Recklinghausen
Stadtarchiv Regensburg
Amtsarchiv Rehna
Stadtarchiv Reichenbach
Stadtarchiv Remscheid
Stadtarchiv Rendsburg
Museum Rerik
Stadtarchiv Reutlingen
Stadtarchiv Rheine
Stadtarchiv Ribnitz-Damgarten
Stadtarchiv Riedlingen
Stadtarchiv Rietberg
Stadtarchiv Rinteln
Landeshauptarchiv Koblenz, Außenstelle Rommersdorf
Stadtarchiv Rosenheim
Archiv der Hansestadt Rostock
Archiv des Landkreises Rostock
Geschichtswerkstatt Rostock e.V.
Universitätsarchiv Rostock
Universitätsbibliothek Rostock
Stadtarchiv Rotenburg
Stadtarchiv Roth
Stadtarchiv Rottweil
Stadtarchiv Rudolstadt
Gemeindearchiv Rüdersdorf
Stadtarchiv Saalfeld
Kreisarchiv Saalfeld-Rudolstadt
Stadtarchiv Saarbrücken
Archivverbund Sächsische Schweiz-Osterzgebirge
Erzbischöfliches Dompfarramt Salzburg/Österreich
Stadtarchiv Salzgitter
Stadtarchiv Salzwedel
Stadtarchiv Sangerhausen
Stadtarchiv Sassnitz
Kommunalarchiv Schalksmühle
Grenzhus Schlagsdorf
Kreis- und Stadtarchiv Schleswig-Flensburg
Landesarchiv Schleswig-Holstein
Kreisarchiv Schmalkalden-Meiningen
Stadtarchiv Schmallenberg
Stadtarchiv Schönebeck
Stadtarchiv Schramberg
Stadtarchiv Schriesheim
Stadtarchiv Schwabmünchen
Stadtarchiv Schwäbisch Hall
Archivgemeinschaft Schwarzenbek
Stadtarchiv Schwelm
Landesbibliothek Schwerin
Landeshauptarchiv Schwerin
Stadtarchiv Schwerin
Stadtarchiv Schwerte
Stadtarchiv Schwetzingen
Stadtarchiv Seelze
Stadtarchiv Siegburg
Stadtarchiv Singen
Stadtarchiv Soest
Stadtarchiv Solingen
Stadtarchiv Soltau
Stadtarchiv Speyer
Kreisarchiv des Landkreises Spree-Neiße
Stadtarchiv Spremberg
Stadtarchiv Springe
Niedersächsisches Landesarchiv, Abt. Stade
Stadtarchiv Stade
Stadtarchiv Starnberg
Archiv des Kreises Steinburg und der Stadt Itzehoe
Stadtarchiv Steinfurt
Stadtarchiv Stendal
Stadtarchiv Stockach
Stadtarchiv Stolberg
Stadtarchiv Stralsund
Stadtarchiv Straubing
Stadtarchiv Strausberg
Hauptstaatsarchiv Stuttgart
Stadtarchiv Stuttgart
Landesarchiv Südjütland/Dänemark
Stadtarchiv Sulzbach-Rosenberg
Stadtarchiv Sundern
Archiv Sylt
Staatsarchiv Szczecin/Polen
Stadtmuseum Taunusstein
Stadtarchiv Telgte
Stadtarchiv Teltow
Kreisarchiv Teltow-Fläming
Stadtarchiv Templin
Stadtarchiv Tettnang
Stadtarchiv Tönning
Stadtarchiv Trier
Staatsarchiv Triest/Italien
Stadtarchiv Troisdorf
Stadtarchiv Tübingen
Archiv des Landkreises Uckermark
Stadtarchiv Überlingen
Stadtarchiv Ueckermünde
Kreisarchiv des Landkreises Uelzen
Stadtarchiv Uelzen
Stadtarchiv Ulm
Stadtarchiv Unna
Stadtarchiv Velbert
Stadtarchiv Verden
Stadtarchiv Versmold
Kreisarchiv Viersen
Stadtarchiv Villingen-Schwenningen
Stadtarchiv Völklingen
Historisches Archiv des Vogtlandkreises
Archiv des Landkreises Vorpommern-Greifswald
Stadtarchiv Waldheim
Stadtarchiv Waldshut-Tiengen
Archiv und Museum Warburg
Stadtarchiv Waren
Stadtgeschichtliches Museum Waren
Kreisarchiv Warendorf
Stadtarchiv Wedel
Stadtarchiv Wegberg
Stadtarchiv Weiden
Stadtarchiv Weimar
Stadtarchiv Weinheim
Stadtarchiv Weißenburg
Stadtarchiv Werder

Stadtarchiv Wernigerode
Stadtarchiv Wertheim
Stadtarchiv Wertingen
Stadtarchiv Wesel
Stadtarchiv Wetter
Gemeindearchiv Weyhe
Stadtarchiv Wiesbaden
Stadtarchiv Wilhelmshaven
Stadtarchiv Winsen
Stadtarchiv Wismar
Stadtarchiv Witten
Ratsarchiv Wittenberg
Stadtarchiv Wittenberge
Mahn- und Gedenkstätten Wöbbelin
Stadtarchiv Woldegk
Niedersächsisches Landesarchiv, Abt. Wolfenbüttel
Institut für Stadtgeschichte Wolfsburg
Stadtarchiv Worms
Stadtarchiv Wülfrath
Verwaltungsarchiv Würselen
Stadtarchiv Würzburg
Stadtarchiv Wuppertal
Stadtarchiv Zehdenick
Stadtarchiv Zeitz
Stadtarchiv Zella-Mehlis
Stadtarchiv Zerbst
Kreisarchiv Zittau
Stadtarchiv Zittau
Stadtarchiv Zschopau
Kreisarchiv des Landkreises Zwickau
Stadtarchiv Zwickau

Personen

Dr. Dirk Alvermann, Greifswald
Dr. Nicola Amberger, Potsdam
Dr. Sabine Arend, Fürstenberg
Prof. Dr. Thomas Beddies, Berlin
Marion Berg, Berlin
Falk Bersch, Hohenkirchen
Nico Biermanns, Aachen
Christopher Bleick, Rostock
Ulf Bollmann, Hamburg
Gritt Brosowski, Schwerin
Rosemarie Bründel, Rostock
Dr. Steffi Brüning, Rostock
Dr. Dieter Buddrus†, Berlin
Dr. Evelyn Buddrus, Berlin
Alwin de Buhr, Rhauderfehn
Anne-Kathrin Burke, Rostock
Prof. Dr. Andreas Crusius, Rostock
Thomas Deres, Köln
Doris Dieckow-Plassa, Güstrow
Jeannette Dittmar, Berlin
Sigrid Droßel, Schwerin
Ute Eichhorn, Berlin
Sylvio Erdmann, Rostock
Dr. Diana und Dr. Meno von Finck, Dettenhausen
Jürgen Fritsche, Berlin
Sigrid Fritzlar, Schwerin
Mara Geyer, Wismar
Imke Gillmann, Taunusstein
Andreas Günther, Rostock
Prof. Dr. Paweł Gut, Szczecin/Polen
Kathrin Haase, Rostock
Lutz Havemann, Bielefeld
Veronika Herbst, Ludwigslust
Dr. Nils Jörn, Wismar
Sabine Joormann, Wesel
Astrid Kaden, Waren
Margrit Käthow, Bremen
Dr. Bernd Kasten, Schwerin
Bodo Keipke, Rostock
Dr. Horst Klein, Strausberg
Bettina Kleinschmidt, Rostock
Prof. Dr. Jutta Krüger, Hamburg
Dr. Meike Kruse, Lübeck
Enrico Kullrich, Braunschweig
Marten Lau, Rostock
Frank Loebbert, Rostock
Christian Lopau, Ratzeburg
Vinzenz Lübben, Minden
Dr. Matthias Manke, Schwerin
Monika Marschalck, Bremen
Simeonka Maximova, Schwerin
Jörg Moll, Schwerin
Prof. Dr. Roland Müller, Stuttgart
Ulrike Müller, Neubrandenburg
Dr. Andreas Neumerkel, Stralsund
Dr. Claus-Hinrich Offen, Lübeck
Wolfgang Ortner, Ibbenbüren
Dr. Florian Ostrop, Schwerin
Klaus Pinker, Hamburg
Doreen Piper, Wismar
Maria Pistor, Rostock
Angelika Reizle, München
Jens-Uwe Rost, Schwerin
Dirk Schäfer, Berlin/Poel
Dr. Elke Scherstjanoi, Berlin
Dana Schieck, Berlin
Dr. Wilfried Schimanke, Rostock
Jochen Schmidt, Schwerin
Erika Schmidt-Glintzer, Bad Hersfeld
Dr. Steffen Schoon, Schwerin
Dr. Karsten Schröder, Rostock
Marcel Schrör, Vechta
Dr. Christoph Schümann, Rostock
Dr. Jörg Schultze-Amberger, Potsdam
Christian Simon, Güstrow
Manuela Starosta, Berlin
Mathias Teubert, Berlin
Britta Thiel, Kiel
Gabriele Tschacher, Berlin
Manuela Ulrich, Ludwigslust
Dr. Barbara Unterberger, Schwerin
Antonia Wagemann, Potsdam
Corinna Wagner-Stempkowski, Schwerin
Thomas Werner, Rostock
Tina Winkler, Schwerin
Christiane Witzke, Neustrelitz
Eleonore Wolf, Neubrandenburg
Andrea Zimmer, Bad Doberan

Ortsregister

Dieses Ortsregister enthält die Namen der 469 Städte und Gemeinden, die in den vorstehenden Studien erwähnt sind. Nicht aufgenommen wurden Kontinente, Länder, Regionen und Landschaften.

Ärzte in Mecklenburg im Dritten Reich
Band 2

Michael Buddrus · Angrit Lorenzen-Schmidt

Ärzte in Mecklenburg im Dritten Reich

Biographisches Lexikon sowie Studien zu Gesundheitsverhältnissen und Medizinalpolitik 1929 bis 1945

BAND 2
Biographien

Edition Temmen

Die vorliegende Veröffentlichung ist eine Gemeinschaftsarbeit des Instituts für Zeitgeschichte München-Berlin und der Geschichtswerkstatt Rostock e.V.

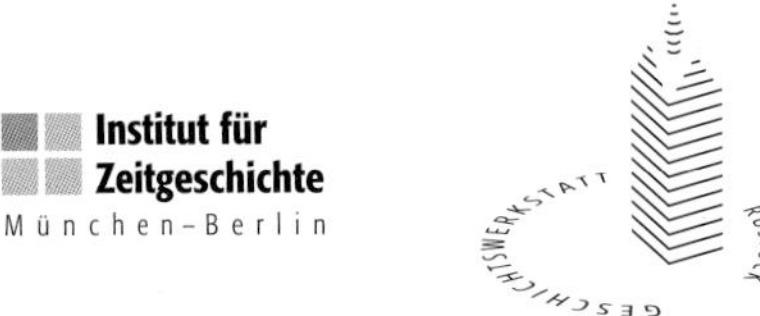

Das Buchprojekt wurde in Kooperation mit der Landeszentrale für politische Bildung Mecklenburg-Vorpommern und der Stiftung Mecklenburg realisiert. Finanziell gefördert wurde es von der Ärztekammer Mecklenburg-Vorpommern und von Dr. Jan Ulrich Lichte, Stavenhagen. Wir danken für die großzügige Unterstützung.

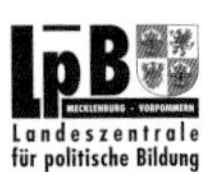

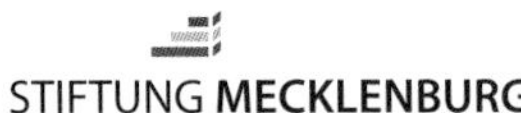

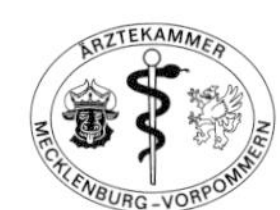

Die Deutsche Bibliothek verzeichnet diese Publikation in der Deutschen Nationalbibliographie; detaillierte bibliographische Daten sind im Internet unter www.dnb.de abrufbar.

Die Titelfotos zeigen die auch in diesem Band porträtierten Ärzte Carl Hoffmann, Carola von Monroy, Hans Reiter, Erich Benecke, Ludwig Böckel, Lotte Hoffmann, Karl Oja, George Langhans, Johann Lagemann, Paul Cabanis, Otto Körner, Hans Sommerfeld und Margarethe Lessing (von links oben nach rechts unten).

Hohenlohestraße 21, 28209 Bremen
Telefon: +49 421 348430
E-Mail: info@edition-temmen.de
www.edition-temmen.de

Layout: Marten Lau Grafikdesign, Rostock
Satz: Andreas Günther, Geschichtswerkstatt Rostock e.V.Bremen

Printed in Shanghai

ISBN: 978-3-8378-4072-8

Inhaltsverzeichnis

Einleitung

Für die Aufnahme in den zweiten Band, also in den biographischen Teil dieser Arbeit, gab es zwei enggefaßte Indikatoren: Zum einen mußte die betreffende Person rechtmäßig die Berufsbezeichnung „Arzt" oder „Ärztin" geführt haben, was bedeutet, daß sie ordnungsgemäß „bestallt", also approbiert worden war und damit eine reguläre staatliche Zulassung zur ärztlichen Tätigkeit, also zur „berufsmäßigen Ausübung der Heilkunde", erlangt hatte.[1)] Die Verifizierung dieses Status' wurde dadurch sichergestellt, daß die betreffende Person sowohl in der Reichsärztekartei oder in der Reichskartei des NS-Ärztebundes als auch in weiteren amtlichen Zentralregistern[2)] und/oder in einschlägigen regionalen und kommunalen Ärzteverzeichnissen[3)] vermerkt gewesen sein muß. Ergänzend erfolgte die Überprüfung des Kriteriums „Arzt" in den überlieferten Personalakten unterschiedlichster Provenienz, in den Promotionsunterlagen, in den Verzeichnissen der Hochschullehrer und Assistenten der deutschen Universitäten, in Gerichtsunterlagen, in den Mecklenburgischen Staatshandbüchern, in den Adreßbüchern und Telefonbüchern der mecklenburgischen Gemeinden, in Gewerbeverzeichnissen wie den Reichsadreßbüchern, in den Personenstandsunterlagen der betreffenden Standesämter, in den Mitgliederkarteien und Befehlsblättern verschiedener NS-Organisationen wie der NSDAP, der SA, der SS, der HJ, der NSV, des RAD, des NSKK, des NSFK oder NS-Frauenschaft, in denen die hier biographisch erfaßten Personen eindeutig als Arzt oder Ärztin aufgeführt worden sein mußten.

Zum anderen – und das war das zweite Kriterium für eine biographische Erfassung der Person in der vorliegenden Veröffentlichung – mußten die von uns ermittelten approbierten Ärztinnen und Ärzte in unserem Untersuchungszeitraum – also zwischen dem Januar 1929 und dem zeitlich bewußt weitgefaßten Sommer 1945 – auf mecklenburgischem Territorium ärztlich tätig geworden sein[4)] – und dies egal wie lange, also unabhängig von der Zeitdauer der in Mecklenburg ausgeübten Tätigkeit: Manche Ärzte praktizierten dort nur wenige Monate, andere viele Jahre und zahlreiche ein ganzes Berufsleben.[5)]

Die Aufnahme der von uns biographisch porträtierten Ärzte und Ärztinnen in diesen Band erfolgte unabhängig von deren rechtlichem oder beruflichem Status. Wir haben – damit deutlich über die Erfassungskriterien von Gustav Willgeroth hinausgehend – vor allem folgende Statusgruppen und Arztkategorien in unsere Betrachtung einbezogen: Neben den freiberuflich tätigen, also niedergelassenen Ärzten, die die „Kerngruppe" der mecklenburgischen Ärzteschaft bildeten, haben wir auch die angestellten Volontärassistenten, Assistenzärzte und Arztvertreter, die beamteten Ärzte des öf-

---

1) Dagegen haben wir Medizinalpraktikanten, die nach formalem Abschluß ihres Studiums durch ein Staatsexamen in ihrem sogenannten praktischen Jahr an Kliniken, Krankenhäusern oder in Privatpraxen niedergelassener Ärzte zur weiteren Ausbildung tätig waren, nicht berücksichtigt.

2) Etwa im Verzeichnis der Medizinalbehörden des Deutschen Reiches und der Länder, 1929; im Reichs-Medizinal-Kalender für Deutschland, T. I und II, 1933-1937; im Deutschen Zahnärzte-Kalender, 1937-1942; im Deutsches Zahnärzte-Buch und Zahnärzte-Verzeichnis, 1932/33-1941 (in denen immer auch die Humanärzte erfaßt wurden); in den Dienstalterslisten der Sanitätsoffiziere der Reichswehr bzw. der Wehrmacht.

3) So etwa in den Mitteilungen des Mecklenburgischen Ärztevereinsbundes, 1928-1933; im Ärzteblatt für Pommern, Mecklenburg und Lübeck, 1934-1938, sowie im Ärzteblatt für Norddeutschland, 1938-1941; aber auch bei Willgeroth: Die mecklenburgischen Ärzte, 1929.

4) Obwohl der zeitliche Schwerpunkt der Tätigkeit der von uns erfaßten Mediziner eindeutig in der Periode der NS-Herrschaft liegt – die im Deutschen Reich Ende Januar 1933 begann, während in Mecklenburg schon seit Juli 1932 eine von der NSDAP geführte Landesregierung amtierte –, haben wir uns entschlossen, in unsere Darstellung auch Ärzte und Ärztinnen aufzunehmen, die bereits seit 1929 in Mecklenburg tätig waren. Der Grund dafür war, daß wir einen nahtlosen Anschluß an das Werk von Gustav Willgeroth angestrebt haben, dessen 1929 veröffentlichtes Kompendium der mecklenburgischen Ärzteschaft 1928 abgeschlossen wurde. Weil wir eine zeitliche Lücke zwischen Willgeroths Darstellung und dem Beginn des Dritten Reichs vermeiden wollten, haben wir auch die Endphase der Weimarer Republik in unsere Recherchen mit einbezogen.

5) Es wurden allerdings auch diejenigen – wenigen – Ärzte mit aufgenommen, die zwar vor 1929 in den Ruhestand getreten, aber ungeachtet dessen in der erst ab 1936 neu angelegten Reichsärztekartei erfaßt und registriert worden sind, offenbar deshalb, um sie bei Bedarf (etwa im Seuchen-, Krisen- oder Kriegsfall) reaktivieren zu können, was nicht selten der Fall war. Um nicht konkret am 8. Mai 1945, dem Zeitpunkt der bedingungslosen Kapitulation der Wehrmacht, aufhören zu müssen, sondern um auch zu zeigen, wie sich die Verhältnisse in der fluiden Übergangszeit, die eben keine „Stunde Null" war, entwickelten, haben wir die wenigen Monate zwischen dem offiziellen Kriegsende im Frühjahr und dem Sommer 1945 mit in den Blick genommen und sind in einigen Bereichen, wie etwa bei den Maßnahmen der Gesundheitspolitik und Medizinalverwaltung der sowjetischen Besatzungsmacht, auch darüber hinausgegangen.

fentlichen Gesundheitswesens, also in den Staatlichen Gesundheitsämtern, den staatlichen Versorgungsämtern oder in der ministeriellen Medizinalbürokratie, die Ärzte und Chefärzte an den kommunalen, den Kreis- und Landeskrankenhäusern sowie an staatlichen Heil- und Pflegeanstalten, die Dozenten, Oberärzte, Klinikdirektoren und Medizinprofessoren an der mecklenburgischen Landesuniversität Rostock, die Militärärzte bzw. Sanitätsoffiziere der Reichswehr bzw. der Wehrmacht, die Werks-, Betriebs- und Revierärzte in mecklenburgischen Großbetrieben, die hauptamtlich in NS-Verbänden tätigen Ärzte sowie die Ärzte im Konzentrationslager Ravensbrück erfaßt, ebenso diejenigen Ärzte, die zwischen 1939 und 1945 kriegsbedingt und zumeist unfreiwillig nach Mecklenburg gelangt waren und allen Statusgruppen bzw. Arztkategorien angehören konnten.[6)]

Nimmt man die Angehörigen all dieser Arztkategorien zusammen, so betrachten wir in der vorliegenden Darstellung 1.988 Ärzte und 314 Ärztinnen, insgesamt also 2.302 Mediziner. Wie aus den nachfolgend veröffentlichten Biographien deutlich wird, waren wir auch bestrebt, die Tätigkeit von Ärzten vor und nach ihrer Wirkungszeit in Mecklenburg zu dokumentieren, auch um zu zeigen, wo und als was die Ärzte außerhalb unseres Untersuchungszeitraums, also vor 1929 und nach 1945, tätig gewesen sind.[7)]

In einer umfangreichen Datenbank, die für jede Person 26 potentielle Eintragungsmöglichkeiten vorsah, haben wir die aus zahlreichen Quellen gewonnenen Angaben zu den von uns ermittelten Ärzten erfaßt; aus diesen Datensätzen wurden dann die nachfolgenden Biographien generiert. Was wurde registriert, was kann der Leser erwarten, und wie sind die Biographien zu lesen? Als „Gebrauchsanweisung“ bzw. als „Lesehilfe“ für die Ärztebiographien kann gelten: Wenn denn ermittelbar, wurden in den Biographien idealtypisch folgende Angaben erfaßt:

- der Nachname, der Geburtsname und der Nachname nach einer späteren Heirat;
- die Vornamen; hatten Ärztinnen und Ärzte mehrere Vornamen – manche Mediziner wiesen bis zu acht Vornamen auf –, so haben wir in unserer Arbeit nur die ersten drei Vornamen verzeichnet;
- das Geburtsdatum;
- der Geburtsort und das Geburtsland (zur Bestimmung der regionalen Herkunft);[8)]
- der Beruf des Vaters (zur Bestimmung der sozialen Herkunft);[9)]
- Gymnasien oder andere zur Hochschulreife führende Schulen, wenn möglich mit dem Jahr des Abiturs;
- Orte des Medizinstudiums und gegebenenfalls anderer Studienfächer, nichtmedizinische Berufsausbildungen oder nichtmedizinische Berufstätigkeiten;
- Tätigkeit als Medizinalpraktikant (mit Zeitpunkt und Ort);
- Zeitpunkt und Ort der Approbation;
- Zeitpunkt und Thema der Promotion;
- die verschiedenen beruflichen Stationen als Arzt mit allen ermittelbaren Wirkungsorten, dort auch Erwähnung der genauen Adressen;[10)]
- militärische Ausbildung und Wehrdienst;
- die Kriegseinsätze vor dem Ersten Weltkrieg;
- die Kriegseinsätze im Ersten Weltkrieg;

---

6) Eine detaillierte Betrachtung der einzelnen Ärztegruppen, die jeweils auch Geschlecht und Zugehörigkeit zu NS-Organisationen beinhaltet, ist im ersten Band dieser Darstellung erfolgt. Die wenigen (47) jüdischen Ärzte und Ärztinnen, einschließlich der von den NS-Behörden zu „Halb“- und „Vierteljuden“ erklärten Mediziner, bilden keine eigene Arztkategorie, sondern finden sich in fast allen der von uns erfaßten Statusgruppen.

7) Für eine Reihe von Ärzten – vor allem für junge Volontärassistenten oder Assistenzärzte, aber auch für Medizinprofessoren – war Mecklenburg nur eine Durchlaufstation; manche Ärzte hatten den Großteil ihres Berufsleben außerhalb Mecklenburgs verbracht und waren nur ausbildungs- oder kriegsbedingt ins Land gelangt, blieben dort oder verließen Mecklenburg nach kurzer Zeit; wieder andere Ärzte haben dagegen ihr gesamtes Berufsleben in Mecklenburg verbracht; manche sind dort geboren, haben dort studiert, praktiziert und sind dort gestorben.

8) Bei der Erwähnung des Geburtslandes wurde jeweils die damalige administrative Zuordnung berücksichtigt.

9) Nur wenn die Väter der hier behandelten Ärzte oder Ärztinnen mecklenburgische Ärzte gewesen sind, die vor 1929, also vor dem Beginn unseres Untersuchungszeitraums gestorben sind, haben wir deren Lebensdaten erwähnt.

10) Die Erwähnung der konkreten Adresse kann einerseits zeigen, wie oft ein Arzt umgezogen ist und seine Wohn- bzw. Praxisadresse gewechselt hat bzw. wechseln mußte; andererseits können damit weiterführende kommunalhistorische Untersuchungen erleichtert werden.

- die Heiraten (mit Namen, Vornamen, Geburts- und Sterbedaten, Geburts- und Sterbeorten sowie den Berufen und der sozialen Herkunft der Ehepartner), dazu die Kinderzahl, mögliche Scheidungen oder der Status als unverheiratet;
- die Mitgliedschaften in Parteien und politischen Organisationen vor 1933 und nach 1945;
- die Mitgliedschaften und Funktionen in NS-Organisationen;
- die Kriegseinsätze im Zweiten Weltkrieg;
- die Beteiligung an Medizinverbrechen;
- mögliche gerichtliche Verurteilungen oder andere Sanktionierungen durch ordentliche, Sonder-, Partei- oder Berufsgerichte;
- Ehrungen, Auszeichnungen, Ernennungen und Mitgliedschaften in wissenschaftlichen Organisationen;
- das Todesdatum und der Todesort, das Todesalter und die Todesursache;
- ein Porträtfoto des Arztes oder der Ärztin bzw. ein Bild von deren Wirkungsstätte oder des Begräbnisortes/des Grabsteins.

Abschließend noch einige technische Hinweise. Beide Autoren dieser Arbeit bekennen sich zur alten, traditionellen deutschen Rechtschreibung, weshalb diese durchgängig für die vorliegende Darstellung verwandt wurde.

Die Reihenfolge der nachstehend aufgeführten Ärzte folgt dem deutschen Alphabet, wobei die Umlaute ä, ö und ü als ae, oe und ue eingeordnet wurden und das ß wie ss behandelt wurde; Adelsprädikate und wissenschaftliche Grade spielten bei der alphabetischen Einordnung keine Rolle. Wissenschaftliche Grade wurden in der Namenszeile der Biographien nur dann erwähnt, wenn sie bis zum Ende unseres Untersuchungszeitraums erlangt wurden.[11)]

Wir haben in den Biographien nur das erwähnt, was „aktenmäßig“, also anhand der von uns benutzten Originalquellen zu belegen war, auch wenn in vielen Fällen etwa eine längere Tätigkeit in bestimmten Bereichen zu vermuten war.

Hinweise auf andere von uns biographisch erfaßte Ärzte sind mit dem Verweiszeichen → gekennzeichnet.

Geburts-, Wirkungs- und Todesorte wurden zur besseren Orientierung entweder mit geographischen Ergänzungen versehen oder mit der zeitgenössisch gültigen administrativen Zuordnung aufgeführt.

Im Unterschied zu anderen biographischen Nachschlagewerken waren wir bemüht, die Tätigkeitsdaten in den verschiedensten beruflichen Stationen nicht nur als Jahresangaben, sondern möglichst monatsgenau anzuführen.

Generell erfolgen die Angaben im Lebenslauf eines Arztes oder einer Ärztin in chronologischer Reihenfolge. Diese wurde nur dann durchbrochen, wenn es darum ging, „Sinneinheiten“ zusammenzufassen, so etwa bei Heirat, Geburten von Kindern und später erfolgter möglicher Scheidung, aber auch bei Beförderungen innerhalb einer Organisation sowie bei Militärdienstzeiten und Kriegseinsätzen, die eine im Prinzip durchgängige ärztliche Tätigkeit unterbrachen.

Den Abschluß des zweiten Bandes bildet ein 3.878 Orte zählendes Ortsregister, in dem alle ermittelbaren Geburts-, Studien-, Wirkungs- und Sterbeorte der von uns behandelten Ärzte und Ärztinnen sowie die Geburts- und Sterbeorte ihrer Ehepartner erfaßt sind und mit dem weitere regionale Forschungen angeregt und erleichtert werden sollen.

---

11) Eine Reihe von Ärzten konnte erst nach Kriegsende promovieren, andere wurden erst nach 1945 zu Professoren berufen. Dies wird jeweils im Text der Biographien erwähnt.

Abernethy, Dr. Karl Fritz Franz
geboren am 1.2.1891 in Steinbeck-Anker bei Königsberg/Ostpreußen; Sohn eines Volksschullehrers; Realgymnasium in Königsberg, 1910 Abitur; Medizinstudium in Königsberg; mind. 1916 Medizinalpraktikant in Königsberg (Mittelanger 4/5); mind. 1916 Kriegseinsatz als Feldhilfsarzt in der Sanitätskompanie 71 der 16. Landwehr-Division an der Ostfront; Juli 1916 Approbation; Promotion; September 1916 Heirat mit Irma Gerlach (*10.5.1893 in Walterkehmen/Ostpreußen, †3.12.1967 in Bad Kreuznach/Rheinland-Pfalz; Tochter eines Gutsbesitzers), zwei Kinder; 1916 bis 1923 Assistenzarzt und Hebammenlehrer an der Universitäts-Frauenklinik in Königsberg; Januar 1924 bis Januar 1945 niedergelassener Frauenarzt, ab 1930 mit Privatklinik, in Königsberg (Giesebrechtstraße 7); Januar 1945 Flucht nach Danzig; dort bis März 1945 Bunkerarzt; nach Flucht aus Danzig Frauenarzt auf Rügen; Mai 1945 bis 1947 Chefarzt der Frauenabteilung des Städtischen Krankenhauses in Güstrow; 1947 bis 1962 niedergelassener Frauenarzt in Westberlin (Pichelsdorfer Straße 148); dort mind. 1948 auch Frauenarzt am Städtischen Krankenhaus in Spandau; ab 1962 im Ruhestand in Bad Kreuznach (Richard-Wagner-Straße 51); am 20.11.1963 im Alter von 72 Jahren nach einem Herzinfarkt in Bad Kreuznach gestorben

Abshagen, Dr. Hans-Gerhard Otto Constantin
geboren am 1.9.1906 in Chemnitz/Sachsen; Sohn eines Verlagsbuch- und Kunsthändlers; Reformgymnasium in Dresden, 1926 Abitur; Medizinstudium in München, Würzburg und Rostock; Juni 1932 Heirat mit Martha Petzoldt (*7.1.1908 in Dresden; Tochter eines Amtsrichters und späteren Landgerichtsrates), zwei Kinder, 1942 Scheidung; Juli 1932 Approbation; Oktober 1932 Promotion in Rostock;[1] 1932 bis 1938 Assistenzarzt am Hygiene-Institut der Universität Rostock (Buchbinderstraße 8/9, Lange Straße 3; Gehlsdorf, Pressentinstraße 1); mind. 1935 bis 1938 auch Leiter der Abteilung Seuchenhygiene am Landesgesundheitsamt Rostock (Gertrudenstraße 9); ab April 1938 Leitender Arzt und Inhaber eines medizinisch-diagnostischen Labors in Baden-Baden (Lange Straße 2); ab Februar 1939 Mitglied des NSDÄB; ab Dezember 1939 Kriegseinsatz in der Wehrmacht; Januar 1940 bis 1957 niedergelassener Allgemeinpraktiker in Baden-Baden; Dezember 1942 Heirat mit der medizinisch-technischen Assistentin Luise Dreßler (*11.9.1903 in Bolchen bei Metz, †19.6.1984 in Offenburg/Baden-Württemberg); mind. 1950 bis 1951 auch Inhaber einer öffentlichen Untersuchungsanstalt in Baden-Baden (Schloßbergstraße 2); Mai 1957 bis 1964 Facharzt in Gernsbach/Baden-Württemberg (Loffenauer Straße 10); am 22.6.1964 im Alter von 57 Jahren in Gernsbach gestorben

Achenbach, Dr. Hildegard (geb. Haar, spätere Seitner)
geboren am 27.9.1910 in Erfurt/Sachsen-Weimar-Eisenach; Tochter eines Versicherungsbeamten und späteren Steuerinspektors; Gymnasium, 1930 Abitur; Medizinstudium in Jena; Juni 1937 Approbation und Promotion in Jena;[2] ab 1937 Assistenzärztin an der Heilstätte der Landesversicherungsanstalt Schlesien in Schmiedeberg/Riesengebirge; ab November 1938 Hilfsärztin am Staatlichen Gesundheitsamt Altenburg (Brauhausstraße 25), ab Juni 1939 am Staatlichen Gesundheitsamt Sondershausen, ab August 1939 am Staatlichen Gesundheitsamt Gera (alles Thüringen); Juni 1939 Heirat mit dem Sachbearbeiter bei der Mitteldeutschen Heimstätten-Siedlungs-AG Hellmuth Achenbach (*30.6.1903 in Freudenberg/Westfalen, †3.6.1945 in Erfurt; Sohn eines Leimsieders), vier Kinder; ab Dezember 1939 dienstverpflichtete Ärztin bei Dr. Hans Haferkamp in Waltershausen/Thüringen (Bahnhofstraße 49); 1940 in Erfurt (Preßburger Straße 112); ab Oktober 1940 Schulärztin am Staatlichen Gesundheitsamt Danzig (Am Jakobstor 19); November 1941 bis mind. 1942 niedergelassene Allgemeinpraktikerin in Danzig (Pfefferstadt 1, Lessingstraße 10); nach Flucht ab mind. Frühjahr/Sommer 1945 praktische Ärztin in Sülstorf bei Schwerin; mind. 1951 Ärztin in Salzwedel/Altmark (Am Eichwall 2); Dezember 1951 Heirat mit dem Werkmeister Hermann Seitner (*26.1.1897 in Leipzig; Sohn eines Eisendrehers und späteren Werkmeisters); bis 2000 in Barleben bei Magdeburg (Breiter Weg 123); am 31.1.2000 im Alter von 89 Jahren in Magdeburg gestorben

---

1) Mit der Arbeit: Die Bauchmuskeln als Strecker des Rumpfes, o.O. 1932.
2) Mit der Arbeit: Beitrag zur therapeutischen Anwendung von Kongorot als Haemostypikum bei haemorrhagischen Diathesen im Kindesalter, Erlangen 1936.

Ackermann, Edith
geboren am 30.1.1921 in Glogau/Schlesien; Realgymnasium in Ludwigslust, 1938 Abitur; als Schülerin Eintritt in die NSDAP am 1.9.1940, Mitgliedsnummer 7.767.293; daneben auch Mitglied des BDM; nach einjährigem Besuch der Haushaltungsschule und Absolvierung des Arbeitsdienstes Medizinstudium in Göttingen, Kiel und Wien; November 1944 Approbation in Hannover; bis März 1945 BDM-Ärztin in der Gebietsführung Mecklenburg der HJ und für die ärztliche Betreuung eines KLV-Lagers zuständig; Frühjahr/Sommer 1945 bis 1947 Assistenzärztin auf verschiedenen Stellen in Ludwigslust;[3)] Mai 1947 bis 1950 niedergelassene Allgemeinpraktikerin in Rothemühl bei Torgelow; 1950 bis 1953 Leiterin des Krankenhauses und der Ambulanz in Torgelow; ab 1953 Leiterin des Referats Heilwesen in der Abteilung Gesundheitswesen beim Rat des Bezirkes Neubrandenburg; Oktober 1955 Kreisarztprüfung; Dezember 1955 bis mind. 1963 Leiterin der Abteilung Gesundheitswesen und Bezirksärztin beim Rat des Bezirkes Neubrandenburg; März 1958 Promotion in Greifswald;[4)] 1963 als Verdiente Ärztin des Volkes ausgezeichnet; als Obermedizinalrätin mind. 1967 bis 1981 Leiterin der Abteilung Planung im Ministerium für Gesundheitswesen der DDR in Berlin (Hans-Loch-Straße 122); 1978 Vaterländischer Verdienstorden in Bronze; bis mind. 1981 unverheiratet

Aeffner, Dr. Walter Hermann Max
geboren am 25.8.1914 in Neumünster/Schleswig-Holstein; Sohn eines Elektromonteurs und späteren Kraftwerk-Oberingenieurs; Gymnasium in Rostock, 1933 Abitur; Medizinstudium in Rostock; 1940 Approbation; mind. 1941 Assistenzarzt in Rostock (Am Grenzschlachthof 4); dort Eintritt in die NSDAP am 1.4.1941, Mitgliedsnummer 8.018.643; April 1942 Promotion in Rostock;[5)] Januar 1950 Heirat mit Amelie Hühne (*28.3.1929 in Magdeburg, †27.12.2012 in Paderborn/Nordrhein-Westfalen; Tochter eines Landwirts), zwei Kinder; ab mind. 1950 Arzt in Wietzen/Niedersachsen (Haus Nr. 230, Reher Straße 360); am 18.9.1991 im Alter von 77 Jahren in Wietzen gestorben

Ahlers, Dr. Rudolf Hermann Hans
geboren am 1.2.1857 in Neubrandenburg/Mecklenburg; Sohn eines Landessyndikus; Gymnasium in Neubrandenburg, 1877 Abitur; Medizinstudium in Würzburg, München und Rostock; Juni 1882 Approbation in Rostock; 1882 bis 1884 Assistenzarzt an der Chirurgischen Klinik der Universität Rostock (Schröderplatz); dort im September 1884 Promotion;[6)] Oktober bis Dezember 1884 Ausbildung in Wien; Januar bis Mai 1885 niedergelassener Allgemeinpraktiker in Neubrandenburg; Juni 1885 bis 1931 niedergelassener Allgemeinpraktiker in Stavenhagen (Eisenbahnstraße 442); dort auch Hebammenaufsichtsarzt; November 1888 Heirat mit Anna Raspe (*21.9.1868 in Neubrandenburg, †23.10.1901 in Neubrandenburg; Tochter eines Advokaten), zwei Kinder; 1903 zum Sanitätsrat ernannt; Juni 1908 Heirat mit Edna Koch (*17.3.1876 in Rostock, †7.3.1940 in Rostock; Tochter eines Kaufmanns), mind. ein Adoptivkind; am 21.2.1931 im Alter von 74 Jahren in Stavenhagen gestorben

Ahrendt, Dr. Friedrich Georg Heinrich
geboren am 30.1.1867 in Schwerin/Mecklenburg; Sohn eines Kaufmanns; Gymnasium in Schwerin, 1887 Abitur; Medizinstudium in München und Greifswald; März 1894 Approbation in Berlin; ab Januar 1896 niedergelassener Allgemeinpraktiker, Januar 1906 bis mind. 1945 niedergelassener Facharzt für Hals-, Nasen- und Ohrenkrankheiten in Schwerin (Schloßstraße 25); dazwischen weitere Ausbildung in Leipzig, Berlin und Freiburg; Mai 1897 Promotion in Greifswald;[7)] auch nebenamtlicher Arzt der Reichsbahndirektion Schwerin; August 1914 bis Dezember 1918 Kriegseinsatz, zunächst als Bataillonsarzt im Landsturm-Bataillon III in Schwerin, dann im Küstenschutz, zuletzt als Leiter der HNO-Station des Reservelazaretts der Luftwaffe in Schwerin; 1918 zum Sanitätsrat er-

3) In einer „politischen Einschätzung“ der mecklenburgischen Medizinalverwaltung hieß es im November 1946, Frau Ackermann sei „dumm-frech und arrogant“. Sie sei „laut NS-Auftrag Gauleiterin der Jungmädel und starke Aktivistin [gewesen] und nicht so harmlos, wie sie jetzt tut“. In einer weiteren Beurteilung hieß es, man solle sie sich „bewähren lassen“, aber von Ludwigslust „woanders hin versetzen“.
4) Mit der Arbeit: Sozialhygienische Demographie des Bezirkes Neubrandenburg (MS).
5) Mit der Arbeit: Gleichung, Norm und Bewertung der Dunkeladaptation, Berlin 1941.
6) Mit der Arbeit: Mitteilungen über Lungen-Echinococcen, Rostock 1884.
7) Mit der Arbeit: Über die operative Heilung der Hämorrhoidalknoten, Greifswald 1897.

nannt; Juni 1920 Heirat mit der Haustochter Elly Groth (*15.7.1892 in Schwerin, †13.10.1979 in Schwerin; Tochter eines Kaufmanns), zwei Kinder; am 4.1.1946 im Alter von fast 79 Jahren an Altersschwäche in Schwerin gestorben

Ahrens, Dr. Asta (geb. von Holly und Ponientzietz)
geboren am 24.5.1900 in Marne/Schleswig-Holstein; Tochter eines Realschuldirektors; Oberrealschule, 1919 Abitur; Medizinstudium in Hamburg, Tübingen und Rostock; Dezember 1925 Approbation in Rostock; Januar bis März 1926 Volontärassistentin am Katharinen-Hospital in Stuttgart, Mai bis Dezember 1926 am Stadtkrankenhaus in Wismar (Dahlberg); Februar 1926 Promotion in Rostock;[8] Januar bis September 1927 Assistenzärztin an der Säuglingsheilstätte Stuttgart-Berg; November bis Dezember 1927 Volontärassistentin an der Kinderklinik der Universität Rostock (Augustenstraße 80/82); Januar bis Mai 1928 Assistenzärztin an der Heilstätte Bad Rehburg/Hannover; Mai 1928 Heirat mit dem Arzt → Dr. Paul Ahrens, drei Kinder; August 1928 bis 1938 niedergelassene Allgemeinpraktikerin in Wismar (Altwismarstraße 5, Lübsche Straße 37); ab März 1943 Ärztin in der Praxis ihres eingezogenen Ehemannes; mind. 1949 bis 1958 wieder niedergelassene Allgemeinpraktikerin in Wismar (Lübsche Straße 37, Stalinstraße 171); am 22.6.1958 im Alter von 58 Jahren in Wismar gestorben

Ahrens, Dr. Paul Friedrich Theodor
geboren am 26.10.1896 in Sternberg/Mecklenburg; Sohn eines Seilermeisters und Netzfabrikanten; Gymnasium in Bützow, 1915 Abitur; Medizinstudium in Rostock; dazwischen ab September 1915 Militärausbildung, August 1916 bis November 1918 Kriegseinsatz, zuletzt als Sanitäts-Unteroffizier; Dezember 1921 Promotion[9] und Juli 1922 Approbation in Rostock; August 1922 bis März 1923 Arztvertreter, ab März 1923 Assistenzarzt am Stadtkrankenhaus in Wismar (Dahlberg); Januar 1928 bis 1980 niedergelassener Allgemeinpraktiker in Wismar (Altwismarstraße 5, Lübsche Straße 37, Stalinstraße 171, Lübsche Straße 97); Mai 1928 Heirat mit der Ärztin → Dr. Asta Ahrens geb. von Holly und Ponientzietz, drei Kinder; Eintritt in die NSDAP am 1.3.1933, Mitgliedsnummer 1.505.320; ab Januar 1934 auch Mitglied der SA, Dienst in der SA-Sanitäts-Obertruppe; ab Mai 1935 Mitglied des NSDÄB, Nr. 14.497; ab Juli 1942 Kriegseinsatz als Wehrmachtsarzt in Wismar, daneben eingeschränkte Weiterführung seiner Praxis, ab März 1943 Vertretung durch seine Ehefrau; spätestens 1964 zum Sanitätsrat ernannt; am 26.9.1980 im Alter von fast 84 Jahren in Wismar gestorben

Ahrens, Dr. Robert Heinrich Emanuel
geboren am 15.3.1861 in Grevesmühlen/Mecklenburg; Sohn eines Kaufmanns; Gymnasium in Eutin, 1883 Abitur; Medizinstudium in Freiburg, München, Greifswald und Rostock; März 1888 Approbation in Rostock; Mai 1888 Promotion in Leipzig;[10] 1888 bis Oktober 1890 Assistenzarzt an der Augenklinik und der Medizinischen Klinik der Universität Rostock (Doberaner Straße 140, Schröderplatz) sowie am Carolinenstift in Neustrelitz (Georgstraße 1-6); ab November 1890 niedergelassener Allgemeinpraktiker in Neustrelitz (Zierker Straße 14); dort auch Leibarzt des Großherzogs von Mecklenburg-Strelitz; 1895 zum Sanitätsrat ernannt; März 1899 Heirat mit Frida Evermann (*31.10.1871 in Rehna, †23.12.1960 in Stralsund; Tochter eines Lehrers), ein Kind; 1908 bis 1936 niedergelassener Allgemeinpraktiker in Rostock (Bismarckstraße 7); Kriegseinsatz als Arzt in Feldlazaretten; Februar 1931 bis 1933 auch Gerichtsarzt bei der Spruchkammer des Landgerichts Rostock; galt als „jüdischer Mischling I. Grades"; 1933 Entzug der Kassenzulassung; 1936 Praxisaufgabe in Rostock; ab 1936 praktischer Arzt in Stralsund (Teichstraße 1); im Zuge der Reichspogromnacht am 9.11.1938 Verwüstung seiner Wohnung; am 9.5.1945 im Alter von 84 Jahren an Altersschwäche in Stralsund gestorben

Albrand, Dr. Walter August Franz
geboren am 3.1.1865 in Lübow bei Wismar/Mecklenburg; Sohn eines Pfarrpächters; Gymnasium in Wismar, 1883 Abitur; Medizinstudium in Hannover, Heidelberg, Würzburg, Jena und Rostock; Juli 1889 Approbation in Rostock; 1889 bis 1890 Assistenzarzt an der Heil- und Pflegeanstalt Sachsen-

8) Mit der Arbeit: Ein Beitrag zur Entstehung des Duodenalulcus. Duodenalulcus und Bauchfelltuberkulose (MS).
9) Mit der Arbeit: Über Myelitis disseminata (MS).
10) Mit der Arbeit: Ein neuer Fall von multipler Neuritis.

berg in Schwerin; 1890 bis 1897 Assistenzarzt an der Augenklinik von Prof. Dr. Heinrich Schöler in Berlin; Mai 1891 Promotion in Rostock;[11] 1898 bis 1900 niedergelassener Augenarzt in Wismar; ab September 1900 wieder Assistenzarzt an der Heil- und Pflegeanstalt Sachsenberg in Schwerin; daneben weiterhin Augenarzt in Wismar; November 1910 bis Februar 1924 Anstaltsarzt an der Heil- und Pflegeanstalt Sachsenberg in Schwerin; 1913 zum Sanitätsrat, später zum Medizinalrat ernannt; im Februar 1924 als Anstaltsarzt in den einstweiligen Ruhestand versetzt; bis Mai 1930 niedergelassener Allgemeinpraktiker in Schwerin (Jägerweg 3, Slüterufer 10, Cecilienallee 47); unverheiratet; am 1.3.1940 im Alter von 75 Jahren an Herzschlag in Schwerin gestorben

Albrecht, Dr. August Ludwig Friedrich
geboren am 21.9.1855 in Klinken bei Crivitz/Mecklenburg; Sohn eines Organisten und Lehrers; Gymnasium in Schwerin, 1876 Abitur; Medizinstudium in Greifswald; dort im Mai 1881 Approbation und im Mai 1882 Promotion;[12] Januar 1883 bis mind. 1946 niedergelassener Allgemeinpraktiker in Crivitz (Markt 200 und 4); August 1883 Heirat mit Ida Behrens (*22.9.1863 in Zietlitz bei Krakow, †13.1.1898 in Crivitz; Tochter eines Gutsbesitzers); Mai 1905 Heirat mit Käthe Hamel (*25.10.1874 in Wessin bei Crivitz, †14.1.1960 in Crivitz; Tochter eines Gutsbesitzers), zwei Kinder; 1906 zum Sanitätsrat ernannt; als 77-Jähriger Eintritt in die NSDAP am 1.5.1933, Mitgliedsnummer 2.803.813; 1934 bis 1945 auch Mitglied der SA; die mecklenburgische Medizinalverwaltung schlug 1946 den Approbationsentzug vor; am 4.7.1949 im Alter von 93 Jahren an Altersschwäche in Crivitz gestorben

Albrecht, Dr. Rosemarie Marie Johanna

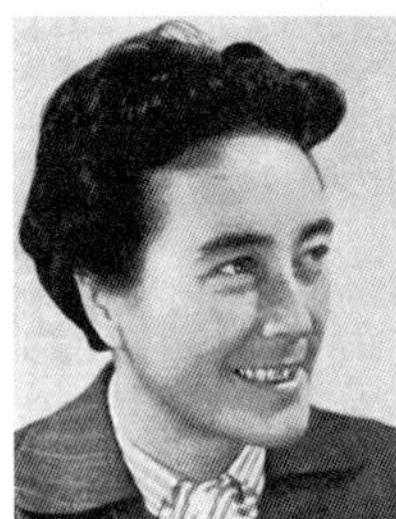

geboren am 19.3.1915 in Kobe/Japan; Tochter eines Kaufmanns; Oberlyzeum in Rostock, 1935 Abitur; Medizinstudium in Hamburg, Jena (Lützowstraße 14) und Rostock (Augustenstraße 88); 1940 Approbation und November 1940 Promotion in Rostock;[13] mglw. mind. 1940 Volontärassistentin in Rostock; ab März 1941 Volontärassistentin, dann Stationsärztin auf der Frauenstation der Landesheilanstalt Stadtroda; dort an Euthanasiemorden beteiligt, außerdem Gutachtertätigkeit für das Erbgesundheitsobergericht Jena; als Fachärztin für Hals-, Nasen- und Ohrenkrankheiten ab 1942 an die HNO-Universitätsklinik in Jena dienstverpflichtet; 1948 Habilitation in Jena; ab 1952 Chefärztin an der HNO-Klinik der Städtischen Krankenanstalten in Erfurt; dort auch Professorin an der Medizinischen Akademie (Cyriakstraße 8); 1953 als Verdiente Ärztin des Volkes ausgezeichnet; ab 1957 Professorin und Leiterin der HNO-Universitätsklinik in Jena; ab 1965 Mitglied der Deutschen Akademie der Naturforscher Leopoldina; ab 1967 Mitglied der Akademie der Wissenschaften der DDR; 1972 Vaterländischer Verdienstorden in Gold; 1975 emeritiert; ab 2000 Ermittlungsverfahren und im März 2004 Anklageerhebung durch die Staatsanwaltschaft Gera wegen möglicher Beteiligung an den von 1940 bis 1942 an der Heilanstalt Stadtroda verübten Euthanasiemorden, Verfahren im Februar 2005 wegen Verhandlungsunfähigkeit eingestellt; unverheiratet; am 7.1.2008 im Alter von 92 Jahren in Jena gestorben

Allendorff, Dr. Herbert Oskar Walter
geboren am 13.7.1911 in Teupitz/Brandenburg; Sohn eines Anstaltsarztes; Gymnasium in Rostock, 1930 Abitur; Medizinstudium in Wien, Freiburg, Halle, Greifswald und Rostock; November 1936 Approbation; ab Dezember 1936 Volontärassistent, bis März 1938 Assistenzarzt in Rostock (Graf-Schack-Straße 1); ab März 1938 Hilfsarzt am Rudolf-Virchow-Krankenhaus in Berlin; Mai 1938 Promotion in Rostock;[14] ab September 1939 Assistenzarzt am Allgemeinen Krankenhaus in Lübeck; Mai 1940 bis 1945 Kriegseinsatz in der Wehrmacht, zuletzt als Stabsarzt (wohnhaft in Rostock, Graf-Schack-Straße 1); Februar 1945 Heirat mit der Lehrerin Irmgard Müller (*20.4.1921 in Lampertheim/

11) Mit der Arbeit: Erfahrungen über das Tuberkulin aus der Professor Schöler'schen Augenklinik in Berlin, Rostock 1891.
12) Mit der Arbeit: Über sogenannten idiopathischen Hydrops ascites, Greifswald 1882.
13) Mit der Arbeit: Der Vitamin-C-Gehalt der Frauenmilch vor und nach dem Kochen, Berlin/München 1939.
14) Mit der Arbeit: Ernährung und Körpergewicht während der Jejunalsondenkur der Ulkuskranken, Eisfeld 1938.

Hessen, †20.5.1996 in Lampertheim; Tochter eines Eisenbahnassistenten und späteren Reichsbahnobersekretärs), fünf Kinder; ab 1945 Arzt in Lampertheim (Bergstraße); am 27.11.1994 im Alter von 83 Jahren in Lampertheim gestorben

Allerding, Dr. Heinrich Erich Friedrich
geboren am 31.5.1895 in Wismar/Mecklenburg; Sohn eines Gutspächters; Realgymnasium in Güstrow, 1915 Abitur; Medizinstudium in Rostock (Mühlenstraße 12); dazwischen von 1916 bis 1918 Kriegseinsatz in Heimatlazaretten; Juli 1922 Approbation und Promotion in Rostock;[15)] 1922 Arztvertreter in Tessin und Dresden; Oktober 1922 bis August 1926 niedergelassener Allgemeinpraktiker in Groß Wokern bei Teterow; September 1926 bis 1938 niedergelassener Allgemeinpraktiker in Gnoien (Hägerstraße 233, Friedrich-Hildebrandt-Straße 29); August 1930 Heirat mit der medizinischen Assistentin Marie-Luise von Müller (*13.9.1909 in Bremen, †20.8.1962 in Bremen; Tochter eines Oberbaurates), vier Kinder; ab mind. 1935 auch nebenamtlicher Vertragsarzt bei der RAD-Einheit 3/60 (Gnoien); November 1937 Anklage der Oberstaatsanwaltschaft Rostock wegen illegalen Bezugs und Verbrauchs von Betäubungsmitteln;[16)] das beim Schöffengericht Gnoien anhängige Verfahren wurde auf Grund des Straffreiheitsgesetzes vom 30.4.1938 eingestellt; am 21.12.1938 im Alter von 43 Jahren an Bauchfellentzündung in Rostock gestorben[17)]

Allmeling, Dr. Otto Heinrich Franz
geboren am 10.12.1907 in Geesthacht/Schleswig-Holstein; Sohn eines Arztes; Gymnasium in Bergedorf, 1927 Abitur; Medizinstudium in Göttingen, Wien, Hamburg und Rostock; mind. 1932 Medizinalpraktikant in Hamburg-Eppendorf; Juli 1933 Approbation und August 1933 Promotion in Hamburg;[18)] ab 1933 Mitglied der SS, Nr. 194.363, zunächst SS-Unterscharführer, ab 1943 SS-Hauptsturmführer in der SS-Sanitätsstaffel 22; 1933 bis 1937 Assistenzarzt an der Frauenklinik des Allgemeinen Krankenhauses St. Georg in Hamburg; April 1935 Heirat mit Dorothee Ginap (*2.12.1911 in Winsen/Luhe, †30.1.2002 in Hamburg; Tochter eines Kaufmanns), vier Kinder; Eintritt in die NSDAP am 1.5.1937, Mitgliedsnummer 4.603.856; 1937 bis 1938 Assistenzarzt am Krankenhaus des DRK in Kassel (Mühlendamm 29); 1938 Arzt in Zollenspieker bei Hamburg; Juni 1938 bis 1947 niedergelassener Allgemeinpraktiker in Boizenburg (Hamburger Straße 44, Schwanheider Weg 20); dort auch Belegarzt am Städtischen Krankenhaus; ab September 1938 Facharzt für Chirurgie; ab Januar 1939 Mitglied des NSDÄB; ab September 1939 Kriegseinsatz; nach Entnazifizierungsverfahren 1947 mit Berufsverbot belegt; mind. 1949 bis 1957 niedergelassener Allgemeinpraktiker in Hamburg (Kirchenheerweg 234); am 6.4.1957 im Alter von 49 Jahren an Darmverschluß und Sigmatumor in Hamburg gestorben

Allwardt, Dr. Gerhard Joachim Karl
geboren am 4.11.1921 in Rostock/Mecklenburg; Sohn eines Studienreferendars und späteren Studienrats; Gymnasium in Schwerin, 1940 Abitur; Medizinstudium in Rostock; dazwischen ab April 1941 Wehrdienst und Kriegseinsatz; Approbation; Juni 1945 Promotion in Halle;[19)] bis mind. 1946 Arzt beim Gesundheitsamt oder am Stadtkrankenhaus in Güstrow; mind. 1952 Arzt an der Tbc-Heilstätte Stralsund (dort auch wohnhaft: Rostocker Chaussee 100); März 1952 Heirat mit der Krankenschwester Elke von Wittich gesch. Lübbers (*26.6.1920 in Wyk auf Föhr/Schleswig-Holstein, †19.11.2015 in Krefeld; Tochter eines Berufssoldaten [Major]), 1966 Scheidung; mind. 1966 Arzt in Neubrandenburg (Gartenstraße 4); August 1966 Heirat mit Gisela Lappe (*24.6.1927 in Velgast/Pommern, †20.6.2009 in Stralsund); bis 1995 in Stralsund (Majakowskistraße 15); am 13.5.1995 im Alter von 73 Jahren in Stralsund gestorben

---

15) Mit der Arbeit: Das leucocytäre Blutbild bei der perniciösen Anämie (MS).

16) Allerding, der wegen Darmfisteln mehrfach operiert worden war und trotzdem an großen Schmerzen litt, hatte die nur zum Schein für Patienten verschriebenen Schmerzmittel (vor allem Morphin und Pantopon) größtenteils für sich verbraucht und war nach Ansicht der Staatsanwaltschaft als morphiumsüchtig zu betrachten.

17) In einem Nachruf der Ärztlichen Bezirksvereinigung Südmecklenburg hieß es: „Mit seinen Berufskameraden hat Allerding wegen seines freundlichen und stets gefälligen Wesens im besten und kollegialen Einvernehmen gelebt, seinen Kranken war er ein wegen seiner Sorgsamkeit sehr beliebter Arzt." Der Verstorbene bleibe „in bestem Andenken aller, die ihm im Leben nähergestanden haben".

18) Mit der Arbeit: Wärmereiz und Blutzuckerspiegel, Winsen/Luhe 1933.

19) Mit der Arbeit: Über den Fortschritt unserer Erkenntnisse von Form und Verlauf der gewaltsamen Erstickung (MS).

Altaner, Gertraud Hildegard Magdalena
geboren am 23.7.1918 in Beuthen/Schlesien; Tochter eines Rektors; Gymnasium, 1938 Abitur; Medizinstudium in München (Landwehrstraße 5); Mitglied des BDM; August 1943 Approbation in Breslau; ab November 1943 als Assistenzärztin in der Praxis von → Dr. Martin Bretschneider in Neubrandenburg (Neutorstraße 2) eingesetzt; ab März 1944 Ärztin in Beuthen (Gustav-Freytag-Straße 30), mind. 1948 in Nassau bei Dippoldiswalde/Sachsen, 1948 bis mind. 1967 am Bezirkskrankenhaus in Görlitz (Girbigsdorfer Straße 1/3, Carl-von-Ossietzky-Straße 35); Oktober 1962 Promotion in Leipzig;[20] unverheiratet; am 7.5.1991 im Alter von 74 Jahren in Görlitz gestorben

Altendorf, Karl Theodor Robert
geboren am 22.12.1913 in Uerdingen/Rheinprovinz; Sohn eines Ingenieurs; Gymnasium, 1934 Abitur; Medizinstudium in Königsberg; als Student Eintritt in die NSDAP am 1.5.1937, Mitgliedsnummer 5.285.778; Medizinalpraktikant in Rostock (Schröderplatz 1); September 1940 Approbation; mglw. mind. 1940 Volontärassistent in Rostock; ab März 1941 Assistenzarzt am St.-Elisabeth-Krankenhaus in Königsberg; ab März 1943 Assistenzarzt am Kreiskrankenhaus in Johannisburg/Ostpreußen; dort auch dienstverpflichteter Arztvertreter und ab November 1943 Hilfskassenarzt; ab Juni 1944 dienstverpflichteter Arzt in der Praxis von Dr. Richard Pfuhl in Mittenheide/Ostpreußen

Althoff, Dr. Hans

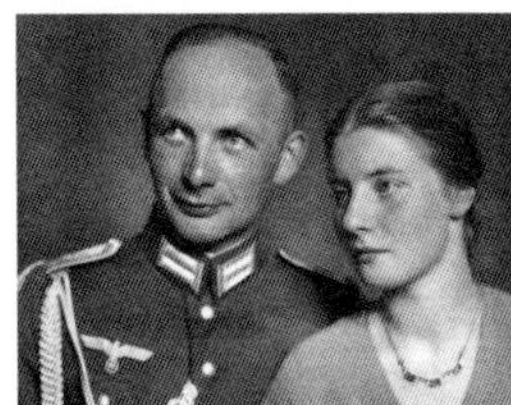

geboren am 17.9.1907 in Essen/Rheinprovinz; Sohn eines Landgerichtsdirektors; Gymnasium, 1927 Abitur; Medizinstudium in Würzburg; Approbation; Dezember 1932 Promotion in Würzburg;[21] ab 1934 Assistenzarzt, mind. 1935 bis 1936 Oberarzt, 1936 bis mind. 1937 Stabsarzt im Standortlazarett Schwerin (Obotritenring 53); Mai 1935 Heirat mit Ruth Tengelmann (*15.7.1913 in Dorstfeld bei Dortmund, †24.11.2012 in Münster; Tochter eines Steigers und späteren Abteilungsleiters einer Bergbaugesellschaft), sechs Kinder; ab mind. 1939 Arzt in Breslau (Froschkönigweg 15); Kriegseinsatz, mind. 1944 als Oberstabsarzt an die Medizinische Universitätsklinik in Breslau kommandiert; 1947 Habilitation in Berlin;[22] als Internist mind. 1953 bis 1966 Chefarzt an der Inneren Abteilung des Knappschaftskrankenhauses in Gelsenkirchen (Knappschaftsstraße 12 und 10); am 26.10.2006 im Alter von 99 Jahren in Münster gestorben

Alzuhn, Edith Lotti
geboren am 7.8.1919 in Groß Girratischken/Ostpreußen; Tochter eines Gendarmerie-Beamten; Oberlyzeum in Königsberg und Oberschule in Lyck, 1939 Abitur; nach halbjährigem Arbeitsdienst Medizinstudium in Breslau, Königsberg und Freiburg; Mitglied des NS-Studentenbundes; Juni 1944 Approbation; anschließend Kriegsassistentin am Pathologischen Institut der Universität Königsberg; nach Flucht ab mind. Frühjahr 1945 Assistenzärztin am Hilfskrankenhaus (Mädchen-Volksschule) in Wismar, dann an der Hilfskrankenabteilung der Universitäts-Frauenklinik in Greifswald; dort im April 1946 Promotion;[23] ab mind. 1949 Assistenzärztin am Stadtkrankenhaus in Wismar (Dahlberg); mind. 1959 in Bad Pyrmont/Niedersachsen (Solbadstraße 5); ab Mai 1970 Chirurgin in Detmold/Nordrhein-Westfalen (In den Ellern 9); unverheiratet; am 12.4.2007 im Alter von 87 Jahren in Detmold gestorben

Ammer, Berthold
geboren am 20.3.1907 in Eupen/Rheinprovinz; Sohn eines Pfarrers; Gymnasium in Bonn, 1928 Abitur; Medizinstudium in Bonn und Wien; Oktober 1935 Approbation in Bonn; 1935 bis mind. 1937 Assistenzarzt an der Medizinischen Poliklinik der Universität Bonn (Rathausstraße 34); dort Eintritt in

---

20) Mit der Arbeit: Klinische und sozialhygienische Analyse der 1953-1958 betreuten Patienten der Ulkusberatungsstelle Görlitz, Leipzig 1962.

21) Mit der Arbeit: Über die Prognose der Nierenentzündungen im Kindesalter, Ochsenfurt/Main 1932.

22) Mit der Arbeit: Die therapeutische Novacainanwendung in der inneren Medizin. Ergebnisse, Grundlagen und Indikationen, Dresden/Leipzig 1947.

23) Mit der Arbeit: Über Heterochromie der Iris (MS).

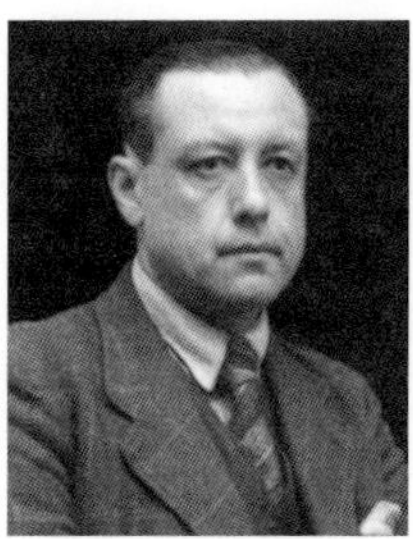

die NSDAP am 1.5.1937, Mitgliedsnummer 4.387.929; ab Juli 1938 Mitglied der SS, Nr. 308.264; ab September 1938 Arzt bei den SS-Totenkopfverbänden im Konzentrationslager Dachau, ab Oktober 1938 im Konzentrationslager Sachsenhausen, dann im SS-Lazarett bei der SS-Leibstandarte „Adolf Hitler" in Berlin-Lichterfelde, zuletzt als SS-Obersturmführer; ab Mai 1939 Arztvertreter in der Praxis von → Dr. Walter Schultz in Bad Kleinen; Juni bis Juli 1939 hauptamtlicher RAD-Arzt im Arbeitsgau XXIV (Mittelrhein) in Schweich/Mosel; ab Juli 1939 in Frankfurt/Main; März 1940 bis Januar 1942 Kriegseinsatz bei der Luftwaffe (u.a. Teilnahme am Westfeldzug als Führer einer Sanitätsstaffel), im Januar 1942 uk gestellt; Februar 1942 bis Juli 1944 dienstverpflichteter Arztvertreter in der Praxis von Dr. Karl Wienert in Bendorf-Sayn (Engerser Landstraße 12, Sayner Landstraße 43); ab August 1944 dienstverpflichteter Arzt in der Praxis von Dr. Melinde Masuhr in Riesenburg/Westpreußen (Franz-Seldte-Straße 5); bis März 1945 dienstverpflichteter Arzt in Danzig; im März 1945 als Schiffsarzt dem Flüchtlingsschiff „Hamburg" zugeteilt, das einige Tage später Schiffbruch erlitt; März bis Mai 1945 notdienstverpflichteter Hilfskassenarzt mit eigener Praxis in Jürgenshagen bei Güstrow; bis Dezember 1945 in britischer Kriegsgefangenschaft; 1946 bis mind. 1947 niedergelassener Allgemeinpraktiker in Rantrum bei Husum; dort widerrufliche Zulassung, die nach Überprüfung aufgehoben wurde; mind. 1950 bis 1975 niedergelassener Allgemeinpraktiker in Frankfurt/Main (Lupinenweg 6, Stephan-Heise-Straße 39, Birsteiner Straße 71); nach einem Streit mit der Kassenärztlichen Vereinigung im Juni 1968 Rückgabe der Kassenzulassung und Betrieb einer Privatpraxis;[24] unverheiratet; am 31.5.1975 im Alter von 68 Jahren in Frankfurt/Main gestorben

Amon, Dr. Dr. Franz Georg Johann

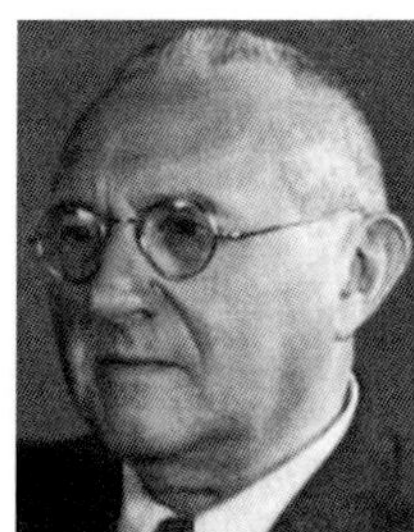

geboren am 4.9.1896 in Bamberg/Bayern; Sohn eines Landestierarztes; Gymnasien in Augsburg und München, 1914 Notabitur; August 1914 bis 1918 Kriegseinsatz in der 1. Train-Abteilung in München und in der Etappe in Kolomea/Galizien, zuletzt als Leutnant, EK II; Anthropologie- und Medizinstudium in München; März 1920 Promotion zum Dr. phil.[25] und Februar 1923 Promotion zum Dr. med. in München;[26] dort im Februar 1923 Approbation; 1924 bis 1936 niedergelassener Allgemeinpraktiker in München (Frauenstraße 10); September 1928 Heirat mit Magdalena Riemer (*12.4.1904 in Damnitz/Westpreußen, †31.3.1963 in Greifswald; Tochter eines Landwirts), zwei Kinder; 1932 bis 1934 auch Dozent für Anthropologie und allgemeine Hygiene an der Universität Salzburg; ab 1934 Mitglied der NSDAP; daneben auch Mitglied der SA, ab Juni 1933 SA-Sturmbannarzt;[27] ab mind. 1934 auch Mitglied des NSDÄB; 1934 bis 1935 Besuch der Staatsmedizinischen Akademie in München, dort 1935 Amts- bzw. Kreisarztexamen; daneben Mitarbeiter am Amt für Volksgesundheit der Gauleitung München-Oberbayern der NSDAP in München; wegen „politischer Unzuverlässigkeit" (angeblich Spitzel und Ritter des päpstlichen Gregorius-Ordens) 1936 Habilitation verweigert; 1936 bis 1945 Arzt, Hygieniker und Leiter der Gesundheitsabteilung des Arbeitsgaues IV (Pommern-Ost) des RAD in Stolp/Pommern (Pohlawer Straße 112); 1938 Fortbildung an der Staatsakademie für den öffentlichen Gesundheitsdienst und am Hygienischen Institut der Universität Berlin; 1939 zum Oberregierungsrat ernannt; September 1939 bis Mai 1940 Kriegseinsatz als Stabsarzt und Hygieniker auf den Flugplätzen Stolp und Königsberg, 1944 KVK II. Kl.; im Februar 1945 nach Schwerin versetzt, um ein RAD-Krankenhaus in Görries zu errichten; ab April 1945 Leitender Arzt in der Sanitätsabteilung des Umsiedleramtes des Mecklenburgischen Staatsministeriums; Mai 1945 bis Februar 1946 Seuchenarzt bei der Stadtverwaltung Schwerin (Wallsteinstraße 3, Wismarsche Straße/Stalinstraße 150); konnte das ursprünglich für 40 Betten konzipierte RAD-(und

---

24) Die Auseinandersetzung drehte sich um die Frage, ob Ammer berechtigt sei, den Doktortitel zu führen; er hatte angegeben, im Oktober 1934 promoviert worden zu sein, konnte aber keine Urkunde oder Dissertation vorlegen.

25) Mit der Arbeit: Zur Osteologie der Baining, München 1920.

26) Mit der Arbeit: Über die angeborene Hüftverrenkung unter besonderer Berücksichtigung ihrer Behandlung, München 1923.

27) In dieser Eigenschaft u.a. Vorträge zur Erbgesundheits- und Rassenpolitik.

nunmehrige Seuchen-)Krankenhaus „nach wiederholten eingehenden politischen Überprüfungen durch die Amerikaner, Engländer, Russen, Landesleitung der KPD, SPD, Häftlingskomitee, Stadtverwaltung und Landesregierung" auf 300 Betten ausbauen und als Chefarzt übernehmen;[28] dort an Typhus erkrankt, 30 Prozent erwerbsbehindert; ab Juli 1945 Mitglied der SPD, dann der SED; ab Februar 1946 Abteilungsleiter und Umsiedlerarzt im Ministerium für Sozialwesen des Landesverwaltung Mecklenburg-Vorpommern; 1946 zum Obermedizinalrat ernannt; ab September 1947 auch Landesgewerbearzt; 1948 zum Regierungs-Medizinaldirektor ernannt; ab Oktober 1948 Lehrbeauftragter für Sozial- und Gewerbemedizin an der Universität Greifswald; 1953 bis 1955 auch Abgeordneter des Kreistages Greifswald und Mitglied des Rates des Kreises; 1954 Habilitation in Greifswald;[29] ab Januar 1950 auch Beratender Hygieniker der Volkspolizeibehörde Mecklenburg; 1958 bis 1963 ordentlicher Professor und Direktor des Hygiene-Instituts der Universität Greifswald; ab 1958 auch Mitglied des Bezirkstages Rostock; 1959 Vaterländischer Verdienstorden in Gold; 1961 Hufeland-Medaille; bis 1967 im Ruhestand in Greifswald (Billrothstraße 1); am 25.11.1967 im Alter von 71 Jahren in Greifswald gestorben

Amtmann, Dr. Valerie Claudine Antonie (geb. Doelle)
geboren am 18.6.1895 in Riga/Lettland; Gymnasium, Abitur; Medizinstudium; spätestens 1919 Heirat mit ? Amtmann, zwei Kinder, vor 1941 Scheidung; Dezember 1928 Approbation in Riga; Promotion; ab 1929 niedergelassener Landärztin in Lettland; drei Jahre Assistenzärztin in einem Krankenhaus; 1939 Umsiedlung nach Deutschland; November 1939 Approbation für Deutschland in Berlin; Januar 1940 bis 1945 niedergelassene Allgemeinpraktikerin in Posen (Glogauer Straße 146); ab Dezember 1941 Mitglied des NSDÄB; nach Flucht von März 1945 bis mind. 1980 niedergelassene Allgemeinpraktikerin (zunächst als Hilfsärztin in der Praxis von → Dr. Richard Saschenbrecker) in Schwerin (Moltkestraße 1, Wallstraße 38, Wismarsche Straße 150, Am Tannenkamp 32 und 30, Münzstraße 19); spätestens 1969 zur Sanitätsrätin ernannt; am 2.6.1987 im Alter von fast 92 Jahren in Schwerin gestorben

Anderson, Dr. Gerhard
geboren am 21.11.1896 in Dorpat/Estland; Gymnasium, Abitur; Medizinstudium in Dorpat; dazwischen Teilnahme am Estnischen Unabhängigkeitskrieg; März 1926 Heirat mit Victoria Trubok (*11.3.1900 in Püssi/Estland, †19.6.1984 in Wetter/Ruhr); 1927 Approbation; Promotion; 1927 bis 1932 niedergelassener Allgemeinpraktiker in Väike-Maarja/Estland; ab 1932 Stationsarzt; 1941 Übersiedlung nach Deutschland; Arzt in Oberding/Bayern; ab mind. April/Mai 1945 praktischer Arzt in Warsow bei Schwerin; Juni 1945 Flucht aus Warsow; mind. 1960 bis 1970 niedergelassener Allgemeinpraktiker in (Wetter/Ruhr-)Volmarstein (Hoffmann-von-Fallersleben-Straße 2); am 4.5.1970 im Alter von 73 Jahren in Wetter/Ruhr gestorben

Anft, Dr. Franz Georg Julius
geboren am 1.8.1898 in Cottbus/Brandenburg; Sohn eines Maschinenschlossers und späteren Fabrikbesitzers; Gymnasium, Notabitur; Kriegseinsatz, zuletzt als Kanonier; Medizinstudium in Greifswald; 1925 Approbation und Oktober 1925 Promotion in Greifswald;[30] mind. 1930 bis 1933 Assistenzarzt am Stadtkrankenhaus in Schwerin (Werderstraße 30); ab 1933 Facharzt für Chirurgie; ab Juni 1933 niedergelassener Allgemeinpraktiker in Dölitz/Pommern; ab 1933 Mitglied der SS; ab April 1935 niedergelassener Allgemeinpraktiker in Stargard/Pommern (Bahnhofstraße 2); Eintritt in die NSDAP am 1.5.1937, Mitgliedsnummer 5.741.622; ab November 1939 auch Mitglied des NSDÄB; ab April 1940 Kriegseinsatz in der Wehrmacht; August 1946 Heirat mit der Ungarin Ilona Platz verw./gesch. Fry-

---

28) Amon im Februar 1946: „Ich habe seither 3.000 Krankenhauskranke dortselbst behandelt. ... Ich betrachte meine Arbeit als Bewährung (nebenbei kostenlose Bezirksarzttätigkeit, Typhusimpfung schon ab Sommer [1945] von etwa 4.000 Personen, Meldung zur Tätigkeit an der Volkshochschule)." Amon im April 1950: Er habe als Chefarzt das Seuchenkrankenhaus in Schwerin-Görries „auf 500 Krankenhausbetten erweitert" und „als Hauptauffangstelle für Typhus und Fleckfieber" eingerichtet. „Nebenbei habe ich als Bezirksarzt, Schularzt und Betriebsarzt die Seuchenbekämpfung des Typhus und Fleckfiebers in Form von tausenden freiwilligen Impfungen und Einführung des von mir erprobten chemischen Läusemittels Gesarol mit allen Mitteln und großem Erfolg betrieben."

29) Mit der Arbeit: Über das Kohlendioxyd mit besonderer Berücksichtigung der Wirkung auf das Herz im Tierversuch, Greifswald 1954.

30) Mit der Arbeit: Über das Pleuraempyem, Greifswald 1924.

sies (*4.5.1908 in Löcse/Ungarn, †19.11.2002 in Passau/Bayern; Tochter eines Gutsbesitzers); mind. 1946 Arzt in Einbeck/Niedersachsen (Altendorfer Straße 23); mind. 1960 bis 1969 Arzt in Markoldendorf bei Einbeck (Wellerser Straße 31); am 18.1.1969 im Alter von 70 Jahren in Einbeck gestorben

Angstmann, Dr. Wilhelm Richard

geboren am 2.6.1909 in Mannheim/Baden; Sohn eines Diplom-Ingenieurs; Gymnasium, 1930 Abitur; Medizinstudium in Freiburg; März 1937 Approbation und Mai 1937 Promotion in Freiburg;[31] ab 1937 Volontärassistent am Städtischen Krankenhaus in Mannheim; Juli 1938 bis 1939 Assistenzarzt am Städtischen Krankenhaus in Kirn/Nahe; ab Januar 1939 Assistenzarzt in Mecklenburg; ab mind. Oktober 1939 wieder Arzt in Kirn/Nahe (Jahnstraße 11); Oktober 1939 Heirat mit der Medizinstudentin Gertrude Bundfuss (*12.9.1915 in Hamburg, †21.4.1943 in Stettin durch Bombenangriff; Tochter eines Kaufmanns und späteren Generaldirektors); ein Kind; mind. 1940 bis 1941 niedergelassener Allgemeinpraktiker in Stettin (Schallehnstraße 14); ab Juli 1941 Kriegseinsatz als Assistenzarzt im Infanterie-Regiment 253; am 24.10.1941 im Alter von 32 Jahren in Katschejewo/Sowjetunion gefallen

Anschütz, Dr. Richard Gotthelf Eduard

geboren am 6.8.1867 in Damgarten/Pommern; Sohn eines Apothekenbesitzers; Gymnasium in Putbus/Rügen, 1887 Abitur; Medizinstudium in Greifswald, München und Rostock; Juli 1892 Approbation und Juni 1893 Promotion in Rostock;[32] Unterarzt in Stettin; Oktober 1893 bis mind. 1940 niedergelassener Allgemeinpraktiker in Ribnitz (Lange Straße 35, 95 und 96); März 1903 Heirat mit Magdalene Koch (*4.10.1882 in Hamburg, †29.12.1957 in Ribnitz-Damgarten; Tochter eines Kaufmanns), zwei Kinder; August 1914 bis Dezember 1918 Kriegseinsatz, zuletzt als Oberstabsarzt; 1917 zum Sanitätsrat ernannt; bis 1942 in Ribnitz (Friedrich-Hildebrandt-Straße 68); am 24.5.1942 im Alter von 74 Jahren an Prostata-Adenom, Asthma-Bronchitis und Arteriosklerose in Berlin gestorben

Anthony, Prof. Dr. Albert Johann

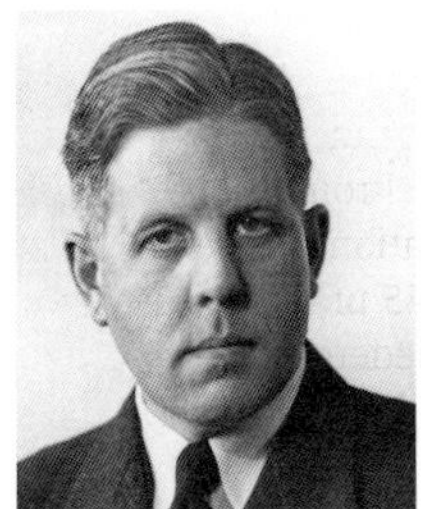

geboren am 23.10.1901 in Hamburg; Sohn eines Kaufmanns und Spediteurs; Realgymnasium in Hamburg, 1920 Abitur; Studium der Anthropologie und Völkerkunde sowie Medizinstudium in Hamburg, Rostock und Freiburg; Juli 1926 Promotion in Hamburg;[33] Juli 1926 Approbation; ab 1926 Assistenzarzt an der Chirurgischen und Medizinischen Universitätsklinik sowie Mitarbeiter am Institut für Luftfahrtmedizin in Hamburg-Eppendorf; Assistenzarzt am Institut für Pharmakotherapie in Leyden/Niederlande, ab 1927 am Pathologischen Institut der Universität Freiburg, ab 1928 in Hamburg und dann in Heidelberg; ab 1930 Assistenzarzt an der Neurologischen Klinik Salpêtrière in Paris/Frankreich; 1930 Habilitation in Hamburg;[34] ab 1931 Facharzt für Innere Krankheiten; mind. 1931 Arzt am Hospital des Rockefeller-Instituts in New York/USA; März 1933 Heirat mit der technischen Assistentin Elisabeth Moeller (*2.1.1907 in Minden/Westfalen, †24.2.1993 in Hamburg; Tochter eines Majors), vier Kinder; in Hamburg Eintritt in die NSDAP am 1.5.1933, Mitgliedsnummer 3.279.259; als Privatdozent ab 1933 Sekundärarzt, ab 1934 stellvertretender Leiter, als Oberarzt bis Oktober 1935 Leiter an der I. Medizinischen Universitätsklinik in Hamburg; dort im April 1936 zum außerordentlichen Professor ernannt; ab Januar 1937 Oberarzt an der Medizinischen und Nervenklinik der Universität Gießen; dort im Januar 1939 zum außerordentlichen Professor ernannt; ab Oktober 1939 Direktor an der Inneren Klinik des Stadtkrankenhauses in Offenbach; daneben außerplanmäßiger Professor an der Universität Frankfurt/Main; dort auch Mitglied des NSFK, zuletzt NSFK-Sturmbannführer und beratender Arzt im NSFK; daneben ab 1939 auch Leiter der Fliegeruntersuchungsstelle; ab Juli 1940 auch Referent für Luftfahrtmedizinische Forschung und Sachbearbeiter für ärztliche Sondermaßnahmen in Bezug auf fliegendes Personal beim Chef des Sanitätswesens der Luftwaffe in Berlin, dort Leitung des DFG-finanzierten Forschungsprojektes über den

---

31) Mit der Arbeit: Über den fermentativen Charakter der Vibrionen-Hämolysine, Freiburg 1936.

32) Mit der Arbeit: Vergleichende Studien über die Desinfectionskraft des Lysol und Saprol auf Fäcalien angewendet, Rostock 1893.

33) Mit der Arbeit: Über einen Fall von Spätfolgen nach subcutaner Paraffin-Injektion, Hamburg 1926.

34) Mit der Arbeit: Untersuchungen über Lungenvolumina und Lungenventilation, Leipzig 1930.

„Einfluß kurzdauernder Sauerstoffatmung auf Hämoglobingehalt und Erythrocythenzahl des menschlichen Blutes“ auf nicht näher bezeichnete Personen; Kriegseinsatz, ab 1940 als Arzt im Reservelazarett Offenbach, nach Einsatz in Norwegen im September 1940 zum Oberarzt befördert, nach Einsatz in Frankreich im April 1942 KVK II. Kl. m.S., im Juli 1942 zum Stabsarzt befördert; Oktober 1942 Leiter der Tagung „Ärztliche Fragen bei Seenot und Winternot“ in Nürnberg (u.a. wurden dort die Unterkühlungsversuche im Konzentrationslager Dachau referiert); September 1943 KVK I. Kl. m.S.; Juni bis Oktober 1944 Kriegseinsatz als Stabsarzt und Beratender Internist beim Luftflottenkommando I an der Ostfront in Lettland und Estland; im Oktober 1944 zur Lehrgruppe Wissenschaft und Forschung der Akademie der Luftwaffe versetzt und von dort im Oktober 1944 an die Medizinische Poliklinik der Universität Rostock (Schröderplatz) kommandiert; dort im Oktober 1944 zum außerordentlichen Professor für Innere Medizin und zum Leiter der Medizinischen Poliklinik ernannt; nach Kriegsende zunächst entlassen und für kurze Zeit in sowjetischer Gefangenschaft, dann als Gefängnisarzt in Rostock tätig; vom Vizepräsidenten des Landes Mecklenburg-Vorpommern, Gottfried Grünberg, im Oktober 1946 für eine Wiederberufung auf den Lehrstuhl für Innere Medizin der Universität Rostock mit der Begründung vorgeschlagen, Anthony sei „nicht nur ein sehr bedeutender Arzt und vorzüglicher Lehrer, sondern auch weit über die Grenzen Deutschlands hinaus als Forscher auf dem Gebiete der Atmung und des Kreislaufs bekannt“ und seine Wiedereinstellung würde „einen unschätzbaren Gewinn für die Medizinische Fakultät bedeuten“;[35)] am 9.8.1947 bei einem Einbruch in seine Wohnung in Rostock (Voßstraße 23) durch den von ihm überraschten Täter angeschossen; am 11.8.1947 im Alter von 45 Jahren an einer Bauchfellentzündung infolge des Bauchschusses in Rostock gestorben[36)]

Apitz, Dr. Georg Emil Rudolf

geboren am 8.1.1901 in Freienwalde/Brandenburg; Sohn eines Lyzeallehrers; Gymnasium in Freienwalde, 1919 Abitur; Medizinstudium in Berlin und Rostock; Juni 1924 Promotion in Rostock;[37)] Mai 1925 Approbation; Mai 1925 bis 1929 Assistenzarzt an der Lungenheilstätte Amsee bei Waren; Oktober 1927 Heirat mit Lisbet Bruß (*10.12.1909 in Dänschenburg bei Marlow, †16.6.2007 in Lübeck; Tochter eines Erbpächters und späteren Gutsbesitzers), ein Kind; ab 1929 Facharzt für Lungenkrankheiten; ab mind. 1932 Assistenzarzt, mind. 1937 bis 1941 Oberarzt an den Heilstätten Beelitz/Brandenburg (dort auch wohnhaft); Eintritt in die NSDAP am 1.4.1933, Mitgliedsnummer 1.735.814; daneben auch Mitglied der SS; Kriegseinsatz; ab mind. 1955 Leitender Arzt der Tbc-Fürsorge in Lübeck (Ratzeburger Allee 67); spätestens 1962 zum Obermedizinalrat ernannt; am 25.7.1972 im Alter von 71 Jahren in Lübeck gestorben

Appel, Dr. Paul Ernst Georg

geboren am 7.11.1892 in Neubukow/Mecklenburg; Sohn eines Malermeisters; Gymnasium in Rostock, 1913 Abitur; als Einjährig-Freiwilliger von April bis Oktober 1913 Militärdienst im Füsilier-Regiment 90 in Rostock; Medizinstudium in Rostock (Neubramowstraße 9); dazwischen von Oktober 1914 bis September 1918 Kriegseinsatz; Juni 1920 Approbation und September 1920 Promotion in Rostock;[38)] Assistenzarzt in Halberstadt/Provinz Sachsen und an der Haut-Poliklinik von Prof. Dr. Caspar in Berlin; November 1923 bis mind. 1962 niedergelassener Facharzt für Haut-, Harn- und Blasen-

---

35) In einem von → Prof. Dr. Karl Klinke, Dekan der Medizinischen Fakultät der Universität Rostock, verfaßten „Politischen Gutachten“ hieß es im November 1946, Anthony sei „als reiner Wissenschaftler zu werten, dem politische Probleme von je her ferngelegen haben“; seine Mitgliedschaft im NSFK sei lediglich durch ein Interesse „an der Wissenschaft“ motiviert gewesen; „politisch im Sinne des Dritten Reiches“ sei Anthony „niemals hervorgetreten“; er habe immerhin im Mai 1945 „im engeren Kreis die Unsinnigkeit des Hitlerregimes zugegeben und sich vollauf zur demokratischen Volksführung bekannt“. Anthony selbst führte 1947 an, er habe die Aufnahme in die NSDAP „in dem Glauben [beantragt], daß der Zusammenschluß aller Deutschen in einer Partei für Deutschlands Zukunft zweckmäßig sei“; darüber hinaus ließ „das Parteiprogramm damals nicht erkennen, daß die Rassenfrage zu einem Kernproblem der Partei gemacht wurde und daß die Partei zur Durchführung ihrer Ziele Methoden anwendet, die den Grundsätzen der Menschlichkeit widersprechen“; er habe durch seine NSDAP-Mitgliedschaft „weder berufliche noch politische Vorteile gehabt“.

36) Veröffentlichte u.a.: Innere Wehrmedizin, unter Mitarbeit von A. Anthony hrsg. von Siegfried Handloser, Dresden 1944.

37) Mit der Arbeit: Congenitale Divertikel der pars bulbosa der männlichen Harnröhre, Rostock 1925.

38) Mit der Arbeit: Über multiple kartilaginäre Exostosen (MS).

krankheiten bzw. Haut- und Geschlechtskrankheiten in Güstrow (Hafenstraße 4); 1931 Heirat mit der Buchhalterin Elisabeth Bertram spätere Klupsch (*2.6.1911 in Hannover, †1.11.2004 in Dessau; Tochter eines Berufssoldaten [Oberleutnant]), zwei Kinder, 1942 Scheidung; September 1939 bis Anfang 1945 Kriegseinsatz in der Wehrmacht; ab mind. 1952 auch Bezirksvenerologe des Bezirks Schwerin; Juli 1961 Heirat mit Margot Lüders verw./gesch. Budrass (*10.5.1920 in Güstrow, †23.1.2016 in Malchin; Tochter eines Maurermeisters); am 21.4.1967 im Alter von 74 Jahren in Güstrow gestorben

Appuhn, Dr. Wolfgang Günter
geboren am 18.9.1906 in Sulz/Elsaß-Lothringen; Sohn eines Oberregierungs- und Forstrates; Gymnasium, 1927 Abitur; Medizinstudium in München, Halle, Innsbruck und Rostock; Juni 1934 Approbation und Juli 1934 Promotion in Halle;[39] ab 1934 Assistenzarzt am Krankenhaus Westend in Berlin-Charlottenburg; mind. 1938 Assistenzarzt an der Lungenheilstätte der Landesversicherungsanstalt Brandenburg in Grabowsee bei Oranienburg (dort auch wohnhaft); September 1938 Heirat mit der technischen Assistentin Charlotte Zwingenberg (*19.6.1911 in [Berlin-]Deutsch-Wilmersdorf; Tochter eines Berufssoldaten [Hauptmann]), mind. ein Kind; ab September 1939 Arztvertreter bei Dr. Johannes Markewitz in Fahrland bei Potsdam (Friedrichstraße 59); Oktober 1939 bis 1940 zunächst wieder Assistenzarzt, dann Oberarzt an der Lungenheilstätte Grabowsee; ab Januar 1940 dienstverpflichteter Arzt in der Praxis von Dr. Otto Kötter in Dühringshof/Brandenburg (Stennewitzer Straße 7); ab Februar 1940 Facharzt für Lungenkrankheiten; Oktober 1940 bis mind. 1941 Fürsorgearzt beim Staatlichen Gesundheitsamt Niederbarnim/Brandenburg (in Berlin, In den Zelten 9; Südwestkorso 64); Juli 1944 bis 1945 Revierarzt bei der Kurmärkischen Metallwarenfabrik in Liebenwalde (Finowkanal) sowie Arztvertreter in der Praxis von Dr. Walter Büchner in Liebenwalde (Marktstraße 33); nach Flucht ab Mai/Juni 1945 Arztvertreter in der Praxis des erkrankten und dann verstorbenen → Dr. Rudolf Düsing in Gadebusch; 1949 bis Juni 1951 Lungenfacharzt beim Regierungspräsidium in Karlsruhe; bis 1969 Facharzt für Lungenkrankheiten in Karlsruhe (Bismarckstraße 17); am 18.2.1969 im Alter von 62 Jahren in Karlsruhe gestorben

Arnauld de la Perrière, Ingeborg Else Käthe **von** (geb. Schikorowski)
geboren am 4.10.1908 in Frankfurt/Oder/Brandenburg; Tochter eines Oberpostrates und Postdirektors; Gymnasium in Frankfurt/Oder, 1928 Abitur; Medizinstudium in Marburg, Kiel und Berlin; Januar 1934 Promotion in Kiel;[40] 1935 Approbation; Heirat mit dem Frauenarzt Dr. Herbert von Arnauld de la Perrière (*11.2.1900 in Berlin, †19.1.1994 in Hamburg; Sohn eines Apothekers), drei Kinder; ab 1938 ohne ärztliche Tätigkeit in Berlin-Pankow (Breite Straße 39); nach Flucht ab mind. Frühjahr 1945 Ärztin in Schwerin (Demmlerstraße 7); nach Kriegsende bis mind. 1960 wieder in Berlin-Pankow (Breite Straße 39); ab mind. 1961 in Hamburg (Osterstraße 147, Dörpfeldstraße 49); am 9.3.1998 im Alter von 89 Jahren in Hamburg gestorben

Arndt, Dr. Dr. Arthur Friedrich Wilhelm
geboren am 2.12.1894 in Hamburg; Sohn eines Schutzmannes und späteren Kriminaloberwachtmeisters; Volksschule in Hamburg; Staatliches Lehrerseminar in Hamburg, dort im August 1914 erste Lehrerprüfung; ab Oktober 1914 Kriegseinsatz im Infanterie-Regiment 76, zuletzt als Gefreiter, nach Verwundung von September 1916 bis Oktober 1919 in englischer Kriegsgefangenschaft, EK II; November 1919 bis April 1924 Lehrer in Hamburg (Hufnerstraße 127); Februar 1920 Heirat mit Elisabeth Lorenz (*24.2.1892 in Altona, †28.6.1989 in Hamburg; Tochter eines Fettwarenhändlers), 1922 Scheidung; Mai 1920 zweite Lehrerprüfung in Hamburg; November 1920 bis Oktober 1921 und November 1922 bis April 1924 vom Schuldienst für wissenschaftliche Studien am Tropeninstitut in Hamburg und am Hygiene-Institut der Universität Rostock beurlaubt; nach Ergänzungsprüfung als Abiturersatz an der Oberrealschule in Wismar von 1922 bis 1924 Studium der Naturwissenschaften und Zoologie in Hamburg und Rostock; Juli 1924 Promotion zum Dr. phil. in Rostock;[41] Au-

---

39) Mit der Arbeit: Kritischer Bericht über 355 Gallensteinoperationen mit Berücksichtigung der Recidivbeschwerden und ihrer Ursachen, Würzburg 1934.
40) Mit der Arbeit: Die Behandlung offener Gelenkverletzungen und ihre Erfolge an der Kieler Chirurgischen Klinik aus den Jahren 1921-1931, Bochum 1934.
41) Mit der Arbeit: Rhizopodenstudien I, Jena 1924.

gust 1924 Heirat mit Elisabeth Wolgast (*25.7.1892 in [Hamburg-]Uhlenhorst, †2.3.1977 in Hamburg; Tochter eines Lehrers); 1924 bis 1927 Medizinstudium in Rostock; ab Januar 1928 Medizinalpraktikant an der Medizinischen Poliklinik und am Hygiene-Institut der Universität Rostock (Schröderplatz, Buchbinderstraße 8/9); dort im Januar 1929 Approbation und im Februar 1929 Promotion zum Dr. med.;[42] ab Februar 1929 Assistenzarzt am Hygiene-Institut der Universität Rostock; dort im Mai 1929 Habilitation;[43] im März 1930 erkrankt, im Mai 1930 Assistentenstelle aufgegeben; bis 1931 Assistenzarzt an der Lungenheilstätte/Tbc-Krankenhaus Waldeck bei Schwaan; 1931 bis 1933 Privatdozent für Zoologie in Rostock (Maßmannstraße 11); erneute Erkrankung; bis 1934 in Hamburg (Brombeerweg 77); am 1.7.1934 im Alter von 39 Jahren in Sülzhayn/Harz gestorben

Arndt, Dr. Georg Ferdinand
geboren am 27.11.1906 in Berlin; Sohn eines Gymnasialoberlehrers; Realgymnasium in Berlin, 1926 Abitur; Medizinstudium in Berlin und Rostock; Dezember 1931 bis November 1932 Medizinalpraktikant am Elisabeth-Krankenhaus in Berlin (Lützowstraße 24/26); Dezember 1932 Heirat mit Lilli Paarmann (*24.8.1909 in [Berlin-]Schöneberg; Tochter eines Kaufmanns), drei Kinder; Dezember 1932 Approbation und Januar 1933 Promotion in Rostock;[44] ab Juni 1933 Assistenzarzt an der Medizinischen Klinik, ab 1934 am Pathologischen Institut, 1935 bis 1942 an der Chirurgischen Klinik der Universität Rostock (Schröderplatz, Strempelstraße 14, Maßmannstraße 35, Adolf-Wilbrandt-Straße 2, Baleckestraße 10); Mitglied der SA, als SA-Sturmbannführer ab Juni 1934 stellvertretender Führer des SA-Hochschulamtes der Universität Rostock; Mai 1942 bis 1945 Kriegseinsatz als Chirurg bei der Wehrmacht; 1945 bis 1949 Chefarzt an der Chirurgischen Abteilung des Landeskrankenhauses in Neustadt/Holstein (Wiesenhof 29); Januar 1947 Heirat mit der medizinisch-technischen Assistentin Hulda Hoepner (*18.3.1924 in Trachenberg/Schlesien, †9.4.1999 in Eutin/Schleswig-Holstein; Tochter eines Landwirts); November 1949 bis 1974 Facharzt für Chirurgie und Chefarzt am Kreiskrankenhaus in Eutin (Wolfsberg 11); am 4.4.1997 im Alter von 90 Jahren in Eutin gestorben

Arndt, Dr. Georg Gustav Friedrich
geboren am 2.2.1889 in Neustrelitz/Mecklenburg; Sohn eines Senators; Gymnasium in Neustrelitz, 1907 Abitur; Medizinstudium in Jena und Rostock; Juli 1914 Approbation und März 1915 Promotion in Jena;[45] Kriegseinsatz bei verschiedenen Sanitätskompanien und im Reservelazarett Neustrelitz, zuletzt als Oberarzt; Mai 1915 Heirat mit Margarete Reinecke (*16.3.1889 in Parchim, †21.7.1974 in Neubrandenburg; Tochter eines Eisenbahndirektors), zwei Kinder; mind. 1916 bis 1920 niedergelassener Allgemeinpraktiker in Neustrelitz (Töpferberg 3); 1920 bis 1921 Assistenzarzt an der HNO-Klinik der Universität Rostock (Doberaner Straße 137-139); Dezember 1921 bis 1954 niedergelassener Facharzt für Hals-, Nasen- und Ohrenkrankheiten in Neubrandenburg (Treptower Straße 3, Adolf-Friedrich-Straße 10, Breitscheidstraße 7); dort bis 1935 auch Kassenwart des südostmecklenburgischen Ärztevereins; ab März 1939 Mitglied des NSDÄB; am 20.12.1954 im Alter von 65 Jahren an Rechtsherzinsuffizienz in Sülzhayn/Harz gestorben

Arndt, Dr. Hansgeorg Paul Wilhelm
geboren am 13.2.1916 in Neustrelitz/Mecklenburg; Sohn des Arztes → Dr. Georg Gustav Arndt; Gymnasium in Neubrandenburg, 1935 Abitur; April bis September 1935 Pflichtdienst beim RAD; Medizinstudium in Jena, Würzburg, Kiel, Berlin und Rostock; Mitglied im NS-Studentenbund; April 1940 Approbation in Rostock; Mai 1940 bis Oktober 1942 Hilfskassenarzt bei der Kassenärztlichen Vereinigung Mecklenburg in Rostock, als solcher ab November 1940 dienstverpflichteter Volontärassistent in Kröpelin; März 1941 Promotion in Rostock;[46] Eintritt in die NSDAP am 1.7.1941, Mitgliedsnummer 8.834.022; ab März 1942 dienstverpflichteter Arzt in der Praxis von → Dr. Ernst Schornack

42) Mglw. mit der Arbeit: Die Entwicklung von Dictyostelium mucoroides Brefeld 1869. Wissenschaftlicher Film, 1928.
43) Mit der Arbeit: Untersuchungen über Dictyostelium mucoroides Brefeld, Berlin/Heidelberg 1937. Die Arbeit wurde von Arndts zweiter Ehefrau und Adolf Meyer aus dem Nachlaß zum Druck vorbereitet.
44) Mit der Arbeit: Über die Abhängigkeit des Stereoeffektes von der Geschwindigkeit der bewegten Marke, München 1930.
45) Mit der Arbeit: Über Erfahrungen mit Eumenol. Aus der Privatfrauenklinik von Busse, Neustrelitz 1915.
46) Mit der Arbeit: Zur Kenntnis der Erythromelagie und ihrer endokrinen Grundlagen, Rostock 1941.

in Rostock-Warnemünde (Am Strom 103); Oktober 1942 bis Juli 1943 Assistenzarzt am Beobachtungskrankenhaus/Tbc-Genesungsheim Schwerin-Lankow (dort auch wohnhaft: Lankower Straße 11-15); November 1942 Heirat mit der Friseuse Hildegard Röhrdanz (*4.12.1917 in Rostock-Warnemünde, †26.12.1987 in Bremerhaven; Tochter eines Fischers und späteren Lotsen), drei Kinder; ab Juli 1943 notdienstverpflichteter Assistenzarzt am Tbc-Krankenhaus in der Heil- und Pflegeanstalt Domjüch bei Neustrelitz (wohnhaft in Neubrandenburg, Adolf-Friedrich-Straße 10);[47)] nach Kriegsende Arzt in Apenrade/Dänemark und mind. 1948 in Deichsende/Niedersachsen; zum Medizinaldirektor ernannt; bis 1981 in Bremerhaven (Bachstraße 5); am 28.8.1981 im Alter von 65 Jahren in Bremerhaven gestorben

Arnold, Dr. Irene Martha (geb. Hoffmann, später wieder Hoffmann)
geboren am 29.10.1910 in Fischeln bei Krefeld/Rheinprovinz; Tochter eines Betriebs- und späteren Oberingenieurs; Realgymnasiale Studienanstalt in Krefeld, 1929 Abitur; Medizinstudium in Leipzig; 1935 bis 1936 Medizinalpraktikantin an der Psychiatrisch-neurologischen und der Medizinischen Klinik in Heidelberg sowie an der Chirurgischen Klinik in Leipzig; Juni 1936 Promotion in Leipzig;[48)] Juni 1936 Approbation; ab 1936 Volontärassistentin am Tuberkulosekrankenhaus in Heidelberg-Rohrbach; ab September 1937 Assistenzärztin an der Heilstätte Friedrichsheim bei Kandern/ Baden; Juni 1943 Heirat mit dem Prokuristen Ernst Arnold (*16.2.1903 in Rostock, †26.2.1975 in Rostock; Sohn eines Kaufmanns), 1948 Scheidung (nahm danach ihren Mädchennamen wieder an); ab November 1943 ohne ärztliche Tätigkeit in Bad Doberan (Adolf-Hitler-Straße 28); mind. Juli 1945 bis 1950 Lungenfachärztin beim Gesundheitsamt Rostock-Stadt (Parkstraße 9); nach Übersiedlung in die Bundesrepublik bis 1981 Ärztin in Schlangen/Nordrhein-Westfalen (Wittekindstraße 7); am 25.12.1981 im Alter von 71 Jahren in Schlangen gestorben

Arnold, Dr. Leonie Magdalena (spätere Klouda-Arnold)
geboren am 6.2.1913 in Breslau/Schlesien; Gymnasium, 1932 Abitur; Medizinstudium in Breslau; September 1939 Approbation und November 1939 Promotion in Breslau;[49)] ab Februar 1940 Volontärassistentin an der Landesfrauenklinik in Breslau; ab September 1941 Assistenzärztin am Städtischen Säuglings- und Kinderkrankenhaus in Breslau; ab Mai 1943 Assistenzärztin an der HNO-Abteilung des Allerheiligen-Hospitals in Breslau; ab Dezember 1943 dienstverpflichtete Ärztin in der Praxis des verstorbenen Dr. Heinrich Weber in Primkenau/Schlesien (Glogauer Straße 34); nach Flucht von mind. Mai 1945 bis 1980 niedergelassene Allgemeinpraktikerin in Güstrow (Pferdemarkt/ Straße des Friedens 22); August 1952 Heirat mit dem Fotomeister Erich Klouda (*2.9.1907 in Königsberg, †26.10.1987 in Güstrow); spätestens 1982 zur Sanitätsrätin ernannt; bis 2015 im Ruhestand in Güstrow (Pflegeheim, Schnoienstraße 20); am 8.1.2015 im Alter von 101 Jahren in Güstrow gestorben

Aronsohn, Dr. Bernhard
geboren am 1.8.1874 in Kolmar/Posen; Sohn eines Fabrikbesitzers; Gymnasium in Dresden, 1895 Abitur; Medizinstudium in Leipzig; dort im Mai 1900 Approbation und im April 1901 Promotion;[50)] November 1901 bis 1938 niedergelassener Allgemeinpraktiker in Lübtheen (Klingbergstraße 20); August 1914 bis Oktober 1918 Kriegseinsatz als Bataillons- bzw. Regimentsarzt und als Lagerarzt im Kriegsgefangenenlager Parchim; zum Sanitätsrat ernannt; Mitglied der DDP; Abgeordneter im Stadtparlament von Lübtheen; „gemäß der Verordnung zum Reichsbürgergesetz vom 25.7.1938" wurde ihm als Juden „zum 30.9.1938 die Bestallung versagt"; vom 10.11. bis zum 16.11.1938 im Zuchthaus Alt-Strelitz interniert; Umzug nach Rostock, dann Übersiedlung nach Hamburg (Lenhartzstraße 7,

---

47) Die Mecklenburgische Medizinalverwaltung bat die Reichsärztekammer im April 1944, Arndt nicht – wie geplant – aus Domjüch abzuziehen, da dort „mit einer erheblichen Steigerung der Belegung der Anstalt zu rechnen" sei und zudem eine Kinderabteilung angegliedert werden solle; hinzu komme „die erheblich ansteigende Zahl ausländischer Arbeiter, die jetzt nicht abgeschoben werden können" und für deren Unterbringung „nur Domjüch in Frage" komme.

48) Mit der Arbeit: Operationsmortalität nach Magenresektion aus der Chirurgischen Universitäts-Klinik Leipzig von 1926 bis einschließlich 1935, Zeulenroda 1936.

49) Mit der Arbeit: Kropfverbreiterung unter der Schuljugend der Grafschaft Glatz und geologische Karte. Ein Versuch, Trebnitz 1939.

50) Mit der Arbeit: Über Chorea gravidarum, Leipzig 1901.

Kielortallee 22); November 1941 Heirat mit der jüdischen früheren Pensionsbetreiberin und seiner nunmehrigen Haushälterin Ida Ostberg (*8.5.1888 in Bocholt/Westfalen, †Juli 1942 in Auschwitz ermordet; Tochter eines Fabrikanten); am 11.7.1942 von Hamburg ins Vernichtungslager Auschwitz deportiert; im Juli 1942 im Alter von fast 68 Jahren in Auschwitz ermordet[51)]

Arp, Dr. Max Heinrich Adolf
geboren am 23.11.1910 in Kiel/Schleswig-Holstein; Sohn eines Obermaschinistenmaates und Oberleutnants; Gymnasium, 1931 Abitur; Medizinstudium in Gießen; mind. 1937 Medizinalpraktikant in Hamburg (Rübenkamp 130); dort Eintritt in die NSDAP am 1.5.1937, Mitgliedsnummer 5.270.494; daneben Mitglied der SA; Dezember 1937 Approbation und März 1938 Promotion in Gießen;[52)] ab Februar 1939 Assistenzarzt am Allgemeinen Krankenhaus in Hamburg-Barmbek (Adolf-von-Elm-Hof 11); ab Mai 1939 Landassistenzarzt bei Dr. Waldemar Teske in Westerland/Sylt; August 1939 bis April 1940 dienstverpflichteter Arzt in der Praxis des eingezogenen → Dr. Hermann Meyer in Boizenburg (Stiftstraße 13), ab April 1940 in der Praxis von → Dr. Johann Lagemann in Malchow; ab Mai 1940 Hilfskassenarzt in der Praxis von → Dr. Ernst Bartolomaeus in Crivitz (Lindenstraße 8); ab Oktober 1940 dienstverpflichteter Arzt in der Praxis von → Dr. Otto Eggers in Neuburg bei Wismar; mind. 1943 Oberarzt in Neuburg; Juni 1943 Heirat mit der Lehramtsanwärterin Ilse Eggers spätere Schwidder (*13.5.1923 in Wismar, †2.4.1982 in Hamburg; Tochter des Arztes → Dr. Otto Eggers), mind. drei Kinder; mind. 1943 Kriegseinsatz; ab mind. 1948 in Hamburg (Wildrosenweg 10); am 5.6.1962 im Alter von 51 Jahren in Hamburg gestorben

Arpe, Dr. Heinz Alfred Otto
geboren am 21.4.1911 in Hamburg; Sohn eines Abteilungsleiters und späteren Prokuristen; Gymnasium, 1930 Abitur; Medizinstudium in Hamburg; Januar 1936 Approbation und Promotion in Hamburg;[53)] ab 1936 Volontärassistent an der Lungenheilstätte Bad Reiboldsgrün/Vogtland; bis 1937 Assistenzarzt am Pathologischen Institut der Universität Rostock (Strempelstraße 14, Greifswalder Straße 3); 1937 bis mind. 1938 Assistenzarzt an einem Sanatorium in Lugano/Schweiz; Oktober 1939 gescheiterter Versuch einer Niederlassung in Leppersum/Ostfriesland; ab Februar 1940 dienstverpflichteter Arzt in der Praxis des Internisten Dr. Herbert Karp in Berlin (Skalitzer Straße 99); bis Juli 1940 Assistenzarzt in Hamburg (Mansteinstraße 28); Juli 1940 bis mind. 1943 Assistenzarzt an der Universitätsklinik in Erlangen (Hofmannstraße 58); August 1940 Heirat mit der Kinderärztin Dr. Hildegard Walther (*16.10.1910 in Pförten/Lausitz, †14.11.1996 in Erlangen; Tochter eines Amtsgerichtsrates), zwei Kinder; ab November 1944 Assistenzarzt an der Tbc-Kinderheilstätte Oy-Mittelberg/Bayern; bis 1948 wieder Assistenzarzt in Erlangen (Goethestraße 34); am 24.2.1948 im Alter von 36 Jahren an offener Lungentuberkulose, Lungenbluten und Kreislaufversagen in Spardorf bei Erlangen gestorben

Asbeck, Dr. Fritz Robert Georg
geboren am 11.9.1903 in Harburg/Hannover; Sohn eines Arztes; Realgymnasium, 1924 Abitur; Medizinstudium in Freiburg und Rostock; März 1934 Approbation und August 1934 Promotion in Freiburg;[54)] mind. 1936 bis 1937 Assistenzarzt an der Universitäts-Hautklinik in Kiel (Hardenbergstraße 14); März 1936 Heirat mit der Säuglingsschwester Irmgard Jörn (*26.3.1909 in Rostock-Warnemünde, †6.10.2004 in Lübeck; Tochter eines Lehrers), mind. drei Kinder; bis Juli 1937 Assistenzarzt in Rostock; ab August 1937 niedergelassener Facharzt für Haut- und Geschlechtskrankheiten in Lübeck (Mengstraße 10, Koberg 12, Curtiusstraße 2, Marliring 8); am 27.5.1980 im Alter von 76 Jahren in Lübeck gestorben

---

51) Die Dr.-Aronsohn-Straße in Lübtheen ist nach ihm benannt.
52) Mit der Arbeit: In welcher Weise äußert sich eine Allergose am Auge?, Gießen 1937.
53) Mit der Arbeit: Über den Einfluß von Sonne, Wind und Freiübungen am Strand auf den kindlichen Stoffwechsel, Hamburg 1934.
54) Mit der Arbeit: Ein Pankreasarterien-Aneurysma, Kiel 1933.

Asmus, Dr. Gerhard-Ulrich Friedrich Franz
geboren am 16.4.1913 in Teterow/Mecklenburg; Sohn des Arztes → Dr. Rudolf Asmus; Gymnasium, 1933 Abitur; Medizinstudium in München; Eintritt in die NSDAP am 1.5.1937, Mitgliedsnummer 4.403.844; daneben auch Mitglied der SS; mind. 1938 Medizinalpraktikant in Teterow; dort auch Mitarbeiter beim Kreisbeauftragten des Rassenpolitischen Amtes der Gauleitung Mecklenburg der NSDAP für den Kreis Malchin; September 1939 Approbation und März 1941 Promotion in Hamburg;[55] Kriegseinsatz, mit der Versehrtenstufe II kriegsbeschädigt aus der Wehrmacht entlassen; ab Juli 1941 Volontärassistent an der I. Medizinischen Klinik des Universitätskrankenhauses in Hamburg-Eppendorf; Februar bis Juli 1943 Arztvertreter in der Praxis seines Vaters in Teterow (Am Markt 9); Juli 1943 Heirat mit der Sprechstundenhelferin Ilse Lutze verw./gesch. Sallfeld (*16.10.1913 in Magdeburg, †7.10.2007 in Pinnow bei Parchim; Tochter eines technischen Reichsbahnoberinspektors), mind. ein Kind; Juli bis August 1943 Assistenzarzt am Krankenhaus Kemperhof in Koblenz; eine für 1943 beabsichtigte Niederlassung als Arzt in Neubrandenburg wurde untersagt; statt dessen von August 1943 bis 1944 dienstverpflichteter Assistenzarzt am Beobachtungskrankenhaus/Tbc-Genesungsheim Schwerin-Lankow (Lankower Straße 11-15); 1944 bis mind. 1962 praktischer Arzt (zunächst in der Praxis des verstorbenen → Dr. Paul Esau) in Schwerin (Graf-Schack-Straße/Schloßstraße/Geschwister-Scholl-Straße 3 und 5, Karl-Marx-Straße 29); bis 1997 in Pinnow bei Parchim (Achter de Hüsler 13); am 12.8.1997 im Alter von 84 Jahren in Pinnow gestorben

Asmus, Dr. Rudolf Wilhelm Friedrich
geboren am 10.2.1875 in Rostock/Mecklenburg; Sohn eines Kaufmanns; Gymnasium in Rostock, 1895 Abitur; Medizinstudium in München und Rostock (Am Schilde 7); März 1900 Approbation und April 1900 Promotion in Rostock;[56] August 1900 bis mind. 1962 niedergelassener Allgemeinpraktiker in Teterow (Rostocker Straße 390, Am Markt 669 und 9); Juli 1904 Heirat mit Elisabeth Krefft (*3.7.1872 in Malchin, †28.11.1939 in Teterow; Tochter eines Telegraphensekretärs), drei Kinder; in den späten 1930er Jahren Verwarnung durch die KV Mecklenburg wegen „Verweigerung des Sonntagsdienstes“; neben dem Arztberuf umfangreiche prähistorische Forschungen zu Mecklenburg; März 1940 Heirat mit Ingeborg Rasmussen (*11.11.1896 in Gørlev/Dänemark, †15.10.1965 in Teterow; Tochter eines Zimmermanns); bis 1965 im Ruhestand in Teterow (Am Markt 9); am 31.12.1965 im Alter von 90 Jahren an akutem Herzversagen und Arteriosklerose in Güstrow gestorben

Asmussen, Dr. Arnold Johannes Otto

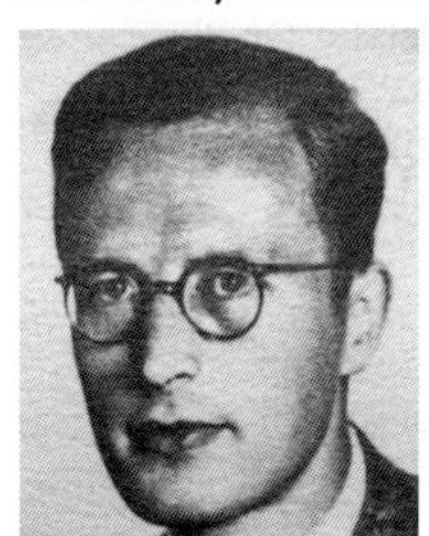

geboren am 31.8.1912 in Flensburg/Schleswig-Holstein; Sohn eines Landgerichtssekretärs; Gymnasium, 1932 Abitur; Medizinstudium in München (Landwehrstraße 37); mind. 1937 Medizinalpraktikant am Krankenhaus in Niebüll/Schleswig-Holstein; dort Mitglied der SA und Eintritt in die NSDAP am 1.5.1937, Mitgliedsnummer 5.446.292; März 1938 Approbation in Berlin; 1938 bis 1942 Volontärassistent und Assistenzarzt an der Universitäts-Nervenklinik Rostock-Gehlsheim (dort auch wohnhaft); Juni 1941 Heirat mit Marie Jordan (*4.2.1907 in Danzig; Tochter eines Kaufmanns); ab März 1942 „im Sonderauftrag der Reichsarbeitsgemeinschaft Heil- und Pflegeanstalten“ Arzt an der Landesanstalt Brandenburg-Görden (deshalb von der Wehrmacht freigestellt); dort in der Euthanasie-Forschungsabteilung mit Untersuchungen an geistig behinderten Menschen beschäftigt, die später getötet wurden; 1943 Promotion in Kiel;[57] ab 1950 Assistenzarzt, 1955 bis 1957 Oberarzt an der Universitäts-Nervenklinik Rostock-Gehlsheim; als Medizinalrat mind. 1960 bis 1970 Ärztlicher Direktor und Chefarzt für Psychiatrie an den Krankenanstalten Hubertusburg in Wermsdorf bei Oschatz/Sachsen; mind. 1978 bis 1980 Obermedizinalrat in Oschatz (Karl-Liebknecht-Straße 10); bis 2004 in Leipzig (Körnerstraße 44); am 11.6.2004 im Alter von 91 Jahren in Leipzig gestorben

---

55) Mit der Arbeit: Zur Klinik des Medulloblastoms bei Kindern und Jugendlichen, Hamburg 1941.

56) Mit der Arbeit: Die Schädelform der altwendischen Bevölkerung Mecklenburgs. Aus dem anatomischen Institut in Rostock, Braunschweig 1900.

57) Mit der Arbeit: Ein charakterologischer Beitrag zum Adoptionsproblem (MS). Die Dissertation entstand im Rahmen seiner Tätigkeit an der Landesanstalt Brandenburg-Görden.

Atzrott, Dr. Georg Ernst Hermann

geboren am 4.11.1885 in Berlin; Sohn eines Polizeirates; Gymnasium in (Berlin-)Steglitz, 1904 Abitur; Medizinstudium in Berlin an der Kaiser-Wilhelm-Akademie für das militärärztliche Bildungswesen; ab Februar 1909 Unterarzt im Kurmärkischen Feldartillerie-Regiment in Perleberg; Juli 1910 Approbation in Berlin; ab September 1910 Militär-Assistenzarzt im Grenadier-Regiment 5 in Danzig; Februar 1912 Promotion in Berlin;[58] Mai 1912 bis August 1914 Assistenzarzt an der Chirurgischen Klinik der Universität Rostock (Schröderplatz); ab August 1914 Kriegseinsatz als Assistenzarzt beim Beratenden Chirurgen des 17. Armee-Korps, Dezember 1916 bis Oktober 1918 als Chirurg in Feldlazaretten; November 1918 bis März 1919 wieder Assistenzarzt an der Chirurgischen Klinik der Universität Rostock; April 1919 Heirat mit Erna Schuster (*22.6.1885 in Stubbendorf bei Gnoien; Tochter eines Gastwirts und späteren Schmieds), ein Kind; April 1919 bis Mai 1937 niedergelassener Allgemeinpraktiker mit Röntgeninstitut in Grabow (Berliner Straße 2, Mühlenstraße 7); ab 1930 stellvertretendes Mitglied des Ehrengerichts Schwerin der Ärztekammer für Mecklenburg-Schwerin und -Strelitz; ab Juni 1937 niedergelassener homöopathischer Arzt in Berlin (Ringstraße 49), nach Zerstörung durch Bombenangriff Praxis im Juli 1942 geschlossen; ab Juli 1942 Kriegseinsatz als Oberstabsarzt im Reservelazarett Altenhof/Schorfheide; bis 1967 in Schlüsselfeld/Bayern (Haus Nr. 172); am 24.1.1967 im Alter von 81 Jahren in Schlüsselfeld gestorben

Auer, Dr. Ilse Clara Julie (geb. Niemeyer)

geboren am 8.12.1910 in Rostock/Mecklenburg; Tochter eines Oberlehrers; Staatliche Studienanstalt in Rostock, 1930 Abitur; Medizinstudium in Würzburg, Wien und Rostock; Medizinalpraktikantin an der Hautklinik, der Medizinischen Poliklinik und der Kinderklinik der Universität Rostock (Schröderplatz, Gertrudenplatz, Augustenstraße 80/82); Dezember 1936 Approbation in Rostock; ab Anfang 1937 Volontärassistentin an der Poliklinik für Nerven- und Gemütskranke der Universität Rostock; 1937 bis mind. 1938 Assistenzärztin an der Heil- und Pflegeanstalt Rostock-Gehlsheim (Alexandrinenstraße 57); April 1938 Heirat mit dem Arzt → Dr. Walter Auer, 1965 Scheidung; Januar 1939 Promotion in Rostock;[59] ab November 1939 dienstverpflichtete Ärztin in der Praxis ihres eingezogenen Ehemannes in Wismar (Hindenburgdamm 17, Dahlmannstraße 45); ab mind. Anfang 1945 Ärztin in Schwerin (Paulstraße 21); ab mind. Juni 1945 wieder Ärztin in Wismar (Lübsche Straße 63); Juli 1945 Flucht aus Wismar; nach Kriegsende Kinderärztin; mind. 1950 bis 1955 Ärztin in Stuttgart (Fellbacher Straße 27); bis 1996 in Schleswig (Gallberg 30); am 20.10.1996 im Alter von 85 Jahren in Silberstedt/Schleswig-Holstein gestorben

Auer, Dr. Walter Ludwig

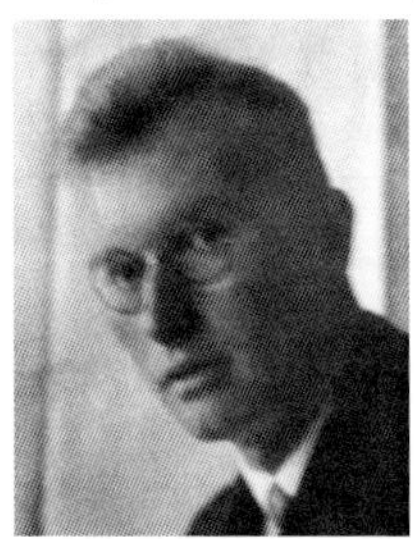

geboren am 6.11.1910 in Stuttgart/Württemberg; Sohn eines Königlichen Chauffeurs und späteren Werkmeisters; Oberrealschule in Stuttgart, 1929 Abitur; zunächst Studium der Neuphilologie in Tübingen, dann Medizinstudium in Tübingen, Wien, München und Rostock; als Student in Tübingen Eintritt in die NSDAP am 1.2.1932, Mitgliedsnummer 884.553; Mitglied der SA, als SA-Scharführer auch Sturmarzt des SA-Sturmes 7/90 in Rostock; Medizinalpraktikant in Rostock; Mai 1936 Teilnahme am Jungärztelehrgang an der Führerschule der Deutschen Ärzteschaft in Alt Rehse; November 1936 Approbation und Dezember 1936 Promotion in Rostock;[60] November 1936 bis 1938 Assistenzarzt an der Universitäts-Nervenklinik Rostock-Gehlsheim (dort auch wohnhaft); April 1938 Heirat mit der Ärztin → Dr. Ilse Auer geb. Niemeyer, 1965 Scheidung; ab Juni 1938 Mitglied des NSDÄB; Dezember 1938 bis mind. 1945 niedergelassener Allgemeinpraktiker in Wismar (Hindenburgdamm 17, Dahlmannstraße 45); ab September 1939 Kriegseinsatz, ab November 1939 Praxisvertretung durch seine dienstverpflichtete Ehefrau; mind. 1950 bis 1965 Facharzt in

58) Mit der Arbeit: Zwei Fälle von Angina Ludwigii, Berlin 1912.

59) Mit der Arbeit: Ein Beitrag zur Frage der Entstehung des Stiedaschen Knochenschattens, Eßlingen 1937.

60) Mit der Arbeit: Grenzen und Möglichkeiten der Hodenextraktbehandlung in der Psychiatrie unter besonderer Berücksichtigung des Spermins, Eßlingen 1935.

Stuttgart (Fellbacher Straße 27); bis 1978 im Ruhestand in Eichstegen/Baden-Württemberg (Kreenried); am 28.10.1978 im Alter von fast 68 Jahren in Eichstegen gestorben

Augstein, Dr. Willy A.
geboren am 1.12.1900 in Rothfließ/Ostpreußen; Sohn eines Reichsbahnsekretärs; Gymnasien in Elbing und Königsberg; 1918 Kriegseinsatz im 2. Garde-Reserve-Regiment; 1919 Abitur; 1919 und 1920 Militäreinsätze in Freiwilligen-Formationen; Studium der Nationalökonomie und Medizinstudium in Königsberg und Greifswald; 1924 bis 1936 Arbeit in verschiedenen Erwerbszweigen; ab 1936 Weiterführung des Medizinstudiums in Rostock; April bis Juni 1937 Medizinalpraktikant an der Lungenheilstätte Liebrechtsborn in Bad Rehburg/Hannover, Juni bis Oktober 1937 an der Inneren Abteilung des Städtischen Krankenhauses in Berlin-Neukölln, Oktober 1937 bis April 1938 an der Chirurgisch-geburtshilflichen Abteilung des Städtischen Krankenhauses in Lüneburg/Hannover; April 1938 Approbation in Schwerin; ab Juli 1938 Assistenzarzt beim Lungenfacharzt Dr. Werner Büttner-Wobst in Dresden (Mosczinskystraße 1); ab Juni 1939 Assistenzarzt an der Lungenheilstätte Wildeshausen/Oldenburg; ab November 1939 Leitender Arzt an der Kinderheilstätte „Berghof“ in Bad Essen/Hannover; November 1940 bis Januar 1941 Assistenzarzt am Stadtkrankenhaus in Schwerin (Graf-Heinrich-Straße 30); ab Januar 1941 in Rostock; dort im April 1941 Promotion;[61] ab August 1941 Oberarzt an der Heilstätte Kolkwitz bei Cottbus; ab September 1941 Kriegseinsatz, mind. 1944 als Unterarzt in der Sanitätsabteilung Lublin; am 21.4.1944 im Alter von 43 Jahren in Warschau/Polen gefallen

Aust, Josef
geboren am 22.2.1905 in Müllen/Westfalen; Sohn eines Landwirts; Gymnasium, 1925 Abitur; Medizinstudium; Juni 1931 Approbation; bis 1934 niedergelassener Allgemeinpraktiker in Kiel (Christianistraße 11); Mai 1934 Heirat mit der Krankenschwester Erika Walter (*13.8.1908 in Breslau, †2.9.1987 in Konstanz/Bodensee), mind. vier Kinder; Januar 1935 bis mind. 1945 niedergelassener Allgemeinpraktiker in Gnoien (Teterower Straße 15); dort ab mind. 1941 auch Belegarzt am Städtischen Krankenhaus; ab 1936 auch nebenamtlicher Arzt im Hilfswerk „Mutter und Kind“ der NSV in Gnoien; mind. 1937 auch nebenamtlicher Vertragsarzt beim RAD-Lager für die weibliche Jugend in Wasdow bei Gnoien; in Gnoien Eintritt in die NSDAP am 1.2.1940, Mitgliedsnummer 7.434.007; mind. 1950 bis 1951 Arzt in Heringhausen/Westfalen (Haus Nr. 60); bis 1985 in Heidelberg (Konstanzer Straße 37); am 9.1.1985 im Alter von 79 Jahren in Heidelberg gestorben

61) Mit der Arbeit: Das rote Blutbild bei Tuberculosis pulmonum, Rostock 1941.

Baar, Dr. Heinz Alfred Hermann
geboren am 18.5.1910 in Lehe/Hannover; Sohn eines Elektrotechnikers und späteren Oberingenieurs; Realgymnasium in Rostock, Abitur; Medizinstudium in Freiburg, Halle, Tübingen und Rostock (Göbenstraße 1 und 6); März 1938 Promotion in Rostock;[1] 1938 Approbation; mglw. 1938 Volontärassistent in Rostock; ab 1938 Volontärassistent, ab April 1940 dienstverpflichteter Assistenzarzt am Sanatorium von Dr. Helmuth Römer in Hirsau/Württemberg; ab Mai 1941 Assistenzarzt an der Lungenheilstätte „Waldhaus Charlottenburg" in Sommerfeld/Havelland; mind. 1944 Kriegseinsatz in der Wehrmacht; Juli 1947 Heirat mit der Fachärztin für Innere Krankheiten Dr. Ruth Adrian verw./gesch. Saße (*23.2.1916 in Berlin, †29.6.1974 in Westberlin; Tochter eines Berufssoldaten [Offizier-Stellvertreter] und späteren Bankkaufmanns); mind. 1947 bis 1980 Facharzt für Lungenkrankheiten in Westberlin (Augustenburger Platz 1, Yorckstraße 71, Schulenburgring 126); bis 1986 in Baden-Baden (Hahnhofstraße 15); am 12.10.1986 im Alter von 76 Jahren in Baden-Baden gestorben

Baars, Dr. Otto Heinrich
geboren am 16.3.1909 in Hannover; Sohn eines Bankbeamten; Gymnasium, 1929 Abitur; Medizinstudium in Kiel; Februar 1935 Approbation in Berlin; März 1935 Promotion in Kiel;[2] Januar 1937 bis Januar 1939 Assistenzarzt an der Geburtshilflich-gynäkologischen Abteilung des Stadtkrankenhauses in Schwerin (Werderstraße 30); dort Mitglied des NSKK; Eintritt in die NSDAP am 1.5.1937, Mitgliedsnummer 4.647.464; ab Februar 1939 Sekundararzt, ab März 1939 Facharzt für Frauenkrankheiten und Geburtshilfe an der Frauenklinik in Hamburg-Finkenau; ab mind. 1949 niedergelassener Frauenarzt in Hamburg (Papenhuder Straße 28, Strandweg 56, Bulckestraße 3, Sülldorfer Kirchenweg 58); August 1958 Heirat mit der Sprechstundenhilfe Edelgard Heuer gesch. Jäh (*23.12.1923 in Siegen, †12.3.2001 in Wedel/Schleswig-Holstein; Tochter eines Studienrates), ein Kind; am 31.5.1978 im Alter von 69 Jahren in Hamburg gestorben

Baas, Dr. Karl-Ludwig Hermann Max
geboren am 11.11.1897 in Kiel/Schleswig-Holstein; Sohn eines Marine-Feuermeisters und Oberdeckoffiziers; Gymnasium in Kiel, 1915 Abitur; bis November 1918 Kriegseinsatz bei der Hochseeflotte der Kaiserlichen Marine; Medizinstudium in Kiel; dort im Februar 1924 Approbation und im März 1924 Promotion;[3] Assistenzarzt am Anschar-Krankenhaus in Kiel; 1924 bis 1926 Schiffsarzt; 1926 Quarantänearzt in Hamburg; 1927 bis 1928 Arztvertreter; ab Mai 1928 niedergelassener Allgemeinpraktiker in Arendsee, ab mind. 1929 in Brunshaupten; mind. 1931 bis 1932 praktischer Arzt in Kiel (Goethestraße 27); Mai 1931 Heirat mit der Arbeiterin Elisabeth Fuss (*2.11.1910 in Berlin, †5.4.1969 in Kiel; Tochter eines Kaufmanns), ein Kind; ab 1933 Mitglied der NSDAP; ab Oktober 1938 niedergelassener Allgemeinpraktiker in Berlin (Elbinger Straße 58, Greifswalder Straße 48); bis 1948 praktischer Arzt in Molfsee/Schleswig-Holstein; am 14.5.1948 im Alter von 50 Jahren an arteriosklerotischen Erweichungsherden im Gehirn und Bronchopneumonie in Kiel gestorben

Bach, Dr. Wilhelm Paul Adolf
geboren am 25.3.1901 in Gostyn/Posen; Sohn eines Geschäftsführers; Gymnasium, 1921 Abitur; Medizinstudium in Breslau; Mai 1927 Approbation; Februar 1928 Promotion in Breslau;[4] März 1929 Heirat mit Hildegard Lietzau (*19.9.1901 in Posen, †25.2.1975 in Graal-Müritz), zwei Kinder; März 1933 bis 1946 niedergelassener Allgemeinpraktiker in (Graal-)Müritz (Haus Bach); ab 1936 auch nebenamtlicher Arzt im Hilfswerk „Mutter und Kind" der NSV in (Graal-)Müritz; dort Eintritt in die NSDAP am 1.5.1937, Mitgliedsnummer 5.647.697; daneben auch Mitglied des NSKK und des NSDÄB; ab Januar 1938 Facharzt für Chirurgie und Frauenleiden; 1945 bis 1946 auch Seuchenarzt im mit Flüchtlingen überbelegten und von einer Typhusepidemie betroffenen Quarantänelager in Graal-

1) Mit der Arbeit: Über eine Epidemie von Entiritis Gärtner und das Phänomen der Gruppenagglutination bei deren serologischer Untersuchung, Berlin/Wien 1937.
2) Mit der Arbeit: Über drei Fälle von Harnröhrensteinen, Coburg 1935.
3) Mit der Arbeit: Ein Beitrag zur forensischen Bedeutung des pathologischen Rausches (MS).
4) Mit der Arbeit: Histologische Untersuchung der Gebärmutterwand nach mehrmals ausgeführtem Kaiserschnitt. Ein Beitrag zum Studium der Wundheilungsvorgänge an der Gebärmutter, Stuttgart 1928.

Müritz (Hilfskrankenhaus „Wartburg“, Alexandrastraße 4); am 12.2.1946 im Alter von 44 Jahren an Unterleibstyphus und Fleckfieber in Graal-Müritz gestorben[5]

Bachmann, Dr. Dorothea (geb. Klaas)
geboren am 22.12.1889 in Rheydt/Rheinprovinz; Tochter eines Gymnasialprofessors; Gymnasium, Abitur; Medizinstudium in Kiel; 1921 Approbation und März 1922 Promotion in Kiel;[6] Dezember 1924 Heirat mit dem Arzt → Dr. Franz Bachmann, vier Kinder; ab mind. 1927 Ärztin in der Praxis ihres Ehemanns in Güstrow (Hafenstraße 3); ab Januar 1939 ohne ärztliche Tätigkeit; bis mind. 1953 in Güstrow; bis 1985 in Rotenburg/Wümme (Wittorfer Straße 10); am 27.6.1985 im Alter von 95 Jahren in Rotenburg/Wümme gestorben

Bachmann, Dr. Franz

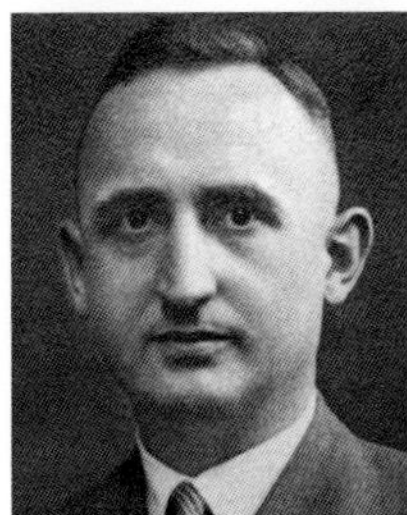

geboren am 31.7.1897 in Eickhof/Warnow/Mecklenburg; Sohn eines Landwirts, Molkereiverwalters und Mühlenpächters; Realgymnasium in Bützow, 1917 Abitur; Medizinstudium in München und Rostock; Dezember 1922 Approbation und Promotion in Rostock;[7] bis Mai 1923 Volontärassistent an der Medizinischen Klinik der Universität Rostock (Schröderplatz); Juni bis Dezember 1923 Assistenzarzt am Pharmakologischen Institut der Universität Rostock (Gertrudenstraße); Januar 1924 bis Juli 1927 Assistenzarzt an der Medizinischen Klinik der Universität Rostock; Dezember 1924 Heirat mit der Ärztin → Dr. Dorothea Bachmann geb. Klaas, vier Kinder; August 1927 bis 1953 niedergelassener Facharzt für Innere Krankheiten mit Röntgen-Institut in Güstrow (Schweriner Straße 35, Hafenstraße 3); als Facharzt für Innere Krankheiten von 1932 bis mind. 1947 auch Belegarzt am Stadtkrankenhaus in Güstrow (Plauer Straße 81); dort Eintritt in die NSDAP am 1.2.1940, Mitgliedsnummer 7.433.508; 1937 bis mind. 1941 auch Tuberkulose-Fürsorgearzt für den Kreis Güstrow-Stadt; am 20.11.1953 im Alter von 56 Jahren nach einem Herzinfarkt an Arteriosklerose und Hypertonie in Güstrow gestorben

Bachmann, Dr. Johannes Franz Bernhardus

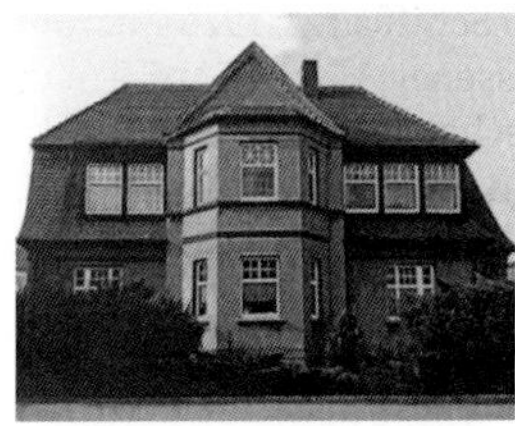

geboren am 20.5.1897 in Schwerzko bei Guben/Brandenburg; Sohn eines Hegemeisters und Königlichen Forstaufsehers; Gymnasium in Fürstenwalde, 1916 Abitur; ab 1916 Kriegseinsatz, 1918 aus dem Heer entlassen; Medizinstudium in Berlin; Mai 1923 Approbation und Promotion in Berlin;[8] Assistenzarzt in Berlin; September 1924 bis 1945 niedergelassener Allgemeinpraktiker in Malchow (Bahnhofstraße 2, Hindenburgstraße 29 und 1); September 1925 Heirat mit der Chemikerin Dr. Margarete Boese (*30.3.1894 in Berlin, †2.5.1945 Suizid in Malchow; Tochter eines Gemeinde-Schullehrers und späteren Konrektors; Leiterin der NS-Frauenschaft Malchow), vier Kinder; Eintritt in die NSDAP am 1.5.1937, Mitgliedsnummer 4.647.465; am 2.5.1945 im Alter von fast 48 Jahren Suizid gemeinsam mit seiner Ehefrau in Malchow

Backe, Hans-Jürgen Joachim
geboren am 20.9.1909 in Stettin/Pommern; Sohn eines Pastors; Gymnasium in Kolberg, 1929 Abitur; Medizinstudium in Marburg, Greifswald, Innsbruck und Rostock (Doberaner Straße 142, Moltkestraße 25); als Student in Greifswald Eintritt in die NSDAP am 1.11.1929, Mitgliedsnummer 165.066; daneben auch Mitglied der SA; September 1936 Approbation in Schwerin; ab 1936 Volontärassistent an den Kückenmühler Anstalten in Stettin (Eckerbergstraße 1);[9] ab Februar 1938 Assistenzarzt an der

---

5) Der Dr.-Bach-Weg in Graal-Müritz ist nach ihm benannt.
6) Mit der Arbeit: Beitrag zur Statistik des Mammakarzinoms, Rostock 1920.
7) Mit der Arbeit: Über die Beeinflussung der physiologischen Aktivität und des Schaumvermögens einiger Saponinsubstanzen durch die Behandlung mit Alkali oder Brom, Berlin 1921.
8) Mit der Arbeit: Zur Kasuistik der Zwerchfellschußverletzungen, Berlin 1923.
9) Die Kückenmühler Anstalten waren die größte diakonische Einrichtung Pommerns; dort wurden die zumeist geistig und körperlich behinderten Patienten aufgrund des Gesetzes zur Verhütung erbkranken Nachwuchses ab 1934

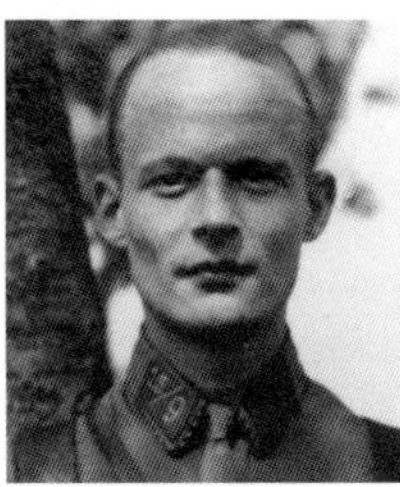

Provinzialheilanstalt für Geisteskranke in Treptow/Rega; ab Juni 1938 Assistenzarzt am Städtischen Krankenhaus in Neubrandenburg; Oktober 1938 Heirat mit Elsbeth Gluske (*5.10.1911 in Lubow/Pommern, †6.12.1995 in Ingolstadt/Bayern), ein Kind; ab September 1939 Kriegseinsatz in der Wehrmacht; mind. 1950 bis 1952 praktischer Arzt in Gnoien (Hegerstraße 29); nach Übersiedlung in die Bundesrepublik mind. 1961 bis 1983 niedergelassener Allgemeinpraktiker in Angersbach/Hessen (Kantstraße 25); ab 1983 in Bad Nauheim/Hessen (Carl-Oelemann-Weg 11); am 10.2.1985 im Alter von 75 Jahren in Bad Nauheim gestorben

Bade, Dr. Hermann
geboren am 23.6.1908 in Schönebeck/Bremen; Sohn eines Gutsverwalters; Realgymnasium, 1927 Abitur; Medizinstudium in Erlangen, Wien und Rostock; Februar 1934 Approbation und September 1934 Promotion in Rostock;[10] Assistenzarzt in Rostock, Bad Kleinen, Berlin, Frankfurt/Oder und Aumund/Bremen; ab mind. 1937 Arzt in Soltau/Lüneburger Heide (Bornemannstraße 1); Juli 1937 Heirat mit der Haustochter Ingeborg Reinhard spätere Melwisch (*28.8.1913 in Soltau, †7.2.1989 in Königslutter/Niedersachsen; Tochter eines Oberpostassistenten), mind. ein Kind; ab 1941 Facharzt für Chirurgie am Kreiskrankenhaus in Soltau (Bornemannstraße 12); am 14.11.1956 im Alter von 48 Jahren an Zuckerkrankheit, Gefäß- und Coronarsklerose sowie akutem Herztod in Soltau gestorben

Baecker, Dr. Friedrich August
geboren am 25.8.1893 in Bruchmühlen/Hannover; Sohn eines Gutsverwalters; Gymnasium, 1912 Abitur; Medizinstudium in Würzburg; dazwischen Kriegseinsatz; September 1920 Promotion in Würzburg;[11] Februar 1921 Approbation in München; Juli 1922 Heirat mit der Ärztin → Dr. Hildegard Baecker geb. Langbein, vier Kinder; August 1922 bis Januar 1925 Kassenarzt in Neuenkirchen/Hannover; Februar 1925 bis mind. 1937 praktischer Arzt in Sulingen/Hannover (Obere Straße 1); Mai 1938 bis mind. 1949 niedergelassener Allgemeinpraktiker und Geburtshelfer in Schwerin (Marienstraße/Krügerstraße/August-Bebel-Straße 26); Mitglied des NSDÄB; ab Februar 1940 Kriegseinsatz als Wehrmachtsarzt in Schwerin, daneben einschränkte Weiterführung seiner Praxis; bis 1983 in Sonthofen/Bayern (Illersiedlung 20); am 9.8.1983 im Alter von fast 90 Jahren in Sonthofen gestorben

Baecker, Dr. Hildegard Marianne (geb. Langbein)
geboren am 23.3.1894 in Arnstadt/Schwarzburg-Sondershausen; Tochter eines Amtsrichters; Gymnasium, 1913 Abitur; Medizinstudium in Jena; Juli 1920 Promotion in Jena;[12] Juni 1921 Approbation; Juli 1922 Heirat mit dem Arzt → Dr. Friedrich Baecker, vier Kinder; 1926 bis Dezember 1934 praktische Ärztin in Sulingen/Hannover (Obere Straße 1); ab Mai 1938 niedergelassene Allgemeinpraktikerin in Schwerin (Krügerstraße/Marienstraße 26); nach § 15 Abs. 4 der Zulassungsordnung dort Entzug der Kassenpraxis und nunmehr ohne ärztliche Tätigkeit;[13] bis mind. 1949 in Schwerin; bis 1983 in Sonthofen/Bayern (Illersiedlung 20); am 9.8.1983 im Alter von 89 Jahren in Sonthofen gestorben

Bätke, Dr. Johannes Carl Jürgen
geboren am 18.6.1876 in Groß Schmölen bei Dömitz/Mecklenburg; Sohn eines Erbpächters und späteren Kaufmanns; Gymnasium in Rostock, 1896 Abitur; Medizinstudium in Tübingen und Rostock (Friedrichstraße 29); Februar 1901 Approbation und März 1901 Promotion in Rostock;[14] Assi-

---

zwangssterilisiert. Der Großteil der rund 1.500 Insassen wurde auf Anordnung des Gauleiters Franz Schwede-Coburg ab Mai 1940 in andere Anstalten verlegt und später im Rahmen der Euthanasie-Aktion T4 ermordet.

10) Mit der Arbeit: Vergleichende Untersuchungen über den Kreatingehalt im Liquor cerebrospinalis, Blutserum und Vollblut, Rostock 1933.

11) Mit der Arbeit: Arthropathia ankylopoetica (MS).

12) Mit der Arbeit: Über einen neuen Typus der Entbindungslähmung mit vorwiegender Beteiligung der Brust- und Schulterblattmuskeln, Berlin 1920.

13) Nach § 15 Abs. 4 der Zulassungsordnung vom 17.5.1934 waren von einer „Zulassung ausgeschlossen … verheiratete weibliche Ärzte, wenn die Ausübung der kassenärztlichen Tätigkeit zur wirtschaftlichen Sicherstellung der Familie nicht erforderlich erscheint".

14) Mit der Arbeit: Experimentelle Prüfung des Jaquetschen Sphygmochronographen, Rostock 1901.

stenzarzt an der Frauenklinik der Universität Rostock (Doberaner Straße 142); Dezember 1904 bis 1946 niedergelassener Allgemeinpraktiker in Bützow (Schloßstraße/Friedrich-Hildebrandt-Straße/Schloßstraße 14); Februar 1906 Heirat mit Elsbeth Köhne (*10.4.1882 in Hammelspring/Uckermark, †2.5.1973 in Zepelin bei Bützow; Tochter eines Gutsbesitzers), zwei Kinder; August 1914 bis Januar 1918 Kriegseinsatz, zuletzt als Stabsarzt; ab 1936 auch nebenamtlicher Arzt im Hilfswerk „Mutter und Kind" der NSV in Bützow; als 63-Jähriger Eintritt in die NSDAP am 1.2.1940, Mitgliedsnummer 7.433.510; am 23.1.1946 im Alter von 69 Jahren an Flecktyphus in Bützow gestorben

Baggerd, Dr. Walter Ferdinand Karl (geb. Marten)

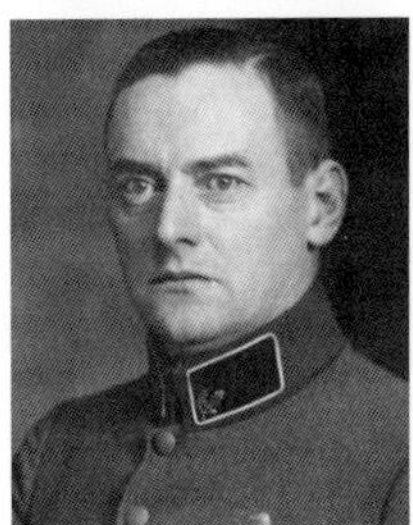

geboren am 19.12.1885 in Kolberg/Pommern; Sohn eines Bäckermeisters sowie Adoptivsohn eines Arztes und späteren Sanitätsrates; Gymnasium in Kolberg, 1905 Abitur; Medizinstudium in Jena; dazwischen als Einjährig-Freiwilliger ab April 1906 Militärdienst im Infanterie-Regiment 107; Dezember 1910 Approbation; mind. 1911 Medizinalpraktikant an der Akademie für praktische Medizin in Düsseldorf; Dezember 1911 Promotion in Jena;[15] ab 1914 Facharzt für Chirurgie; August 1914 bis Juni 1918 Kriegseinsatz, ab mind. 1916 als Oberarzt beim Sanitätsamt des 5. Armee-Korps (wohnhaft in Bonn, Mozartstraße 56); Juni 1916 Heirat mit Elisabeth Picker (*7.8.1887 in Paderborn/Westfalen, †12.8.1969 in Bielefeld; Tochter eines Proviantamts-Direktors), drei Kinder; März 1919 bis mind. 1927 praktischer Arzt in Belgard/Pommern (Blumenstraße 25); mind. 1933 bis 1944 niedergelassener Allgemeinpraktiker in Kolberg (Hans-Schemm-Straße 15); dort auch Vertragsarzt der Wehrmacht und Gefängnisarzt; in Kolberg Eintritt in die NSDAP am 1.5.1933, Mitgliedsnummer 1.853.406; auch Mitglied des NSDÄB; nach Flucht von 1944 bis mind. 1945 dem Staatlichen Gesundheitsamt Güstrow zugeteilt, dort Mitarbeiter bei der Krankenversorgung der Flüchtlinge; bis 1971 in Bad Salzuflen/Nordrhein-Westfalen (Langenberg 14); am 31.3.1971 im Alter von 85 Jahren in Bad Salzuflen gestorben

Bahn, Dr. Carl Albrecht Leopold

geboren am 4.9.1898 in Boizenburg/Mecklenburg; Sohn eines Stationsvorstehers; Realgymnasium in Rostock, 1917 Notabitur; Kriegseinsatz; Medizinstudium in Rostock (Haedgestraße 4); August 1923 Approbation; Dezember 1923 Promotion in Rostock;[16] mind. 1929 bis 1931 Assistenzarzt an der Medizinischen Klinik der Universität Rostock (Schröderplatz); ab 1931 Arzt in Ludwigshafen/Rhein; ab November 1934 Facharzt für Innere Krankheiten; ab mind. 1935 Chefarzt am Städtischen Krankenhaus in Pirmasens/Rheinprovinz (Hauptstraße 18, Hohenzollernstraße 24); April 1935 Heirat mit Emma Fütterer (*15.8.1910 in Baden-Baden, †24.1.2000 in Gaillan-en-Médoc/Frankreich; Tochter eines Küchenchefs), mind. zwei Kinder; am 2.8.1984 im Alter von 85 Jahren in Pirmasens gestorben

Bahnsen, Dr. Karl Hermann

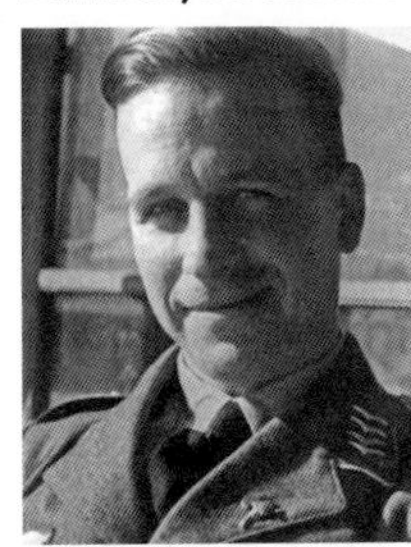

geboren am 4.4.1910 in (Berlin-)Deutsch-Wilmersdorf; Sohn eines Postsekretärs; Gymnasium in Rendsburg, 1929 Abitur; Medizinstudium in Berlin und Graz; Dezember 1935 Approbation; ab 1935 Assistenzarzt am Stadtkrankenhaus in Demmin (Wollweberstraße 22); Juli 1936 Promotion in Kiel;[17] Assistenzarzt an der Universitätsklinik in Kiel, dann bei einem Chirurgen in Itzehoe; Eintritt in die NSDAP am 1.5.1937, Mitgliedsnummer 3.957.216; bis 1938 Arzt in Karstädt/Prignitz; ab Mai 1938 niedergelassener Allgemeinpraktiker und Chirurg mit Pflegestation in Stavenhagen (Reuterplatz 1); August 1939 Heirat mit Christa Hoffmann (Tochter eines Offiziers), 1946 Scheidung; Kriegseinsatz als Arzt bei der Luftwaffe (Legion Condor), 1945 nach Erhalt des Ein-

15) Mit der Arbeit: Vergleichende Untersuchungen über den Eiweißgehalt des capillaren und venösen Blutserums bei gesunden und kranken Menschen, Berlin 1911.

16) Mit der Arbeit: Untersuchungen über physikalisch-chemische Veränderungen der Blutflüssigkeit nach warmen und kalten Vollbädern (MS).

17) Mit der Arbeit: Experimentelle Untersuchungen an nebennierenlosen Ratten, Kiel 1936.

satzbefehls zum Kampf um Berlin desertiert, bis 1946 in britischer Kriegsgefangenschaft; 1946 bis 1986 niedergelassener Allgemeinpraktiker in Legan/Schleswig-Holstein; 1948 Heirat mit Frauke Rohwer (*26.12.1919 in Berlin, †25.3.2008 in Rendsburg/Schleswig-Holstein; Tochter eines Diplom-Ingenieurs), zwei Kinder; 1986 Praxisschließung nach einem Schlaganfall; am 13.12.1988 im Alter von 78 Jahren Suizid durch Morphiumüberdosis in Legan

Bahr, Dr. Anneliese

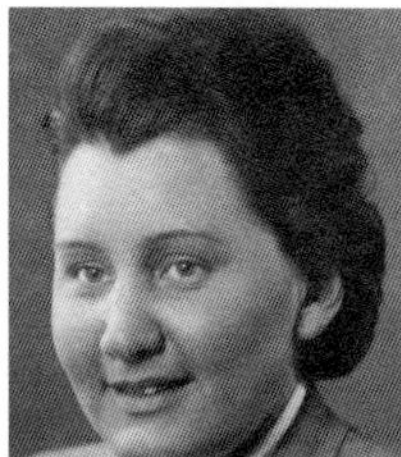

geboren am 17.10.1914 in Berlin; Tochter des Arztes → Dr. Ernst Bahr; Oberlyzeum in Rostock, 1934 Abitur; Mitglied des BDM, ab 1935 Leiterin der Verwaltungsstelle des Untergaues Rostock des BDM; Medizinstudium in Berlin und Rostock (Warnemünde, Wachtlerstraße 11); als Studentin in Rostock Eintritt in die NSDAP am 1.5.1937, Mitgliedsnummer 7.037.605; März 1942 Approbation; 1942 Promotion in Rostock;[18] ab Juli 1942 Assistenzärztin an der Frauenklinik der Universität Rostock (Doberaner Straße 142; Warnemünde, Wachtlerstraße 11)

Bahr, Dr. Ernst Wilhelm Gustav

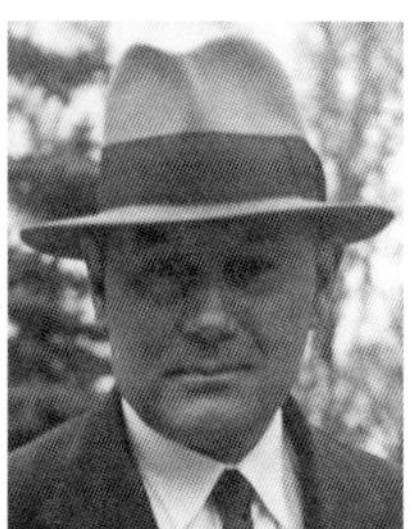

geboren am 15.12.1883 in Greifenhagen/Pommern; Sohn eines Geheimen Rechnungsrates im Reichsmarineamt; Gymnasium in Berlin, 1902 Abitur; zunächst Philosophie- und Geschichtsstudium, dann Medizinstudium in Berlin und Halle; März 1911 Approbation und April 1911 Promotion in Berlin;[19] Assistenzarzt am Knappschaftslazarett Königshütte/Schlesien; mind. 1912 Arzt in Schneidemühlchen/Posen; Juli 1912 Heirat mit Gertrud Paul (*10.11.1881 in Glogau/Schlesien, †16.3.1939 in Rostock; Tochter eines Feldwebels und späteren Rechnungsrates), ein Kind; August 1914 bis Dezember 1917 Kriegseinsatz, zuletzt als Oberstabsarzt; 1919 bis 1927 praktischer Arzt in Kreuz/Grenzmark; Dezember 1927 bis 1960 niedergelassener Allgemeinpraktiker in Rostock-Warnemünde (Wachtlerstraße 11); dort mind. 1929 bis 1950 auch Inhaber des Kur- und Fremdenheims „Quisisana"; auch nebenamtlicher Reichsbahnarzt in Rostock-Warnemünde; Eintritt in die NSDAP am 1.4.1932, Mitgliedsnummer 1.027.661; auch Mitglied des SA-Fliegersturmes und des NSDÄB; ab 1939 Kriegseinsatz in der Wehrmacht, Mai bis Juni 1945 in amerikanischer Kriegsgefangenschaft; April 1942 Heirat mit Marianne Keller († vor 1961); nach Übersiedlung in die Bundesrepublik von Dezember 1960 bis Mai 1968 in Unna/Nordrhein-Westfalen (Hemmerder Dorfstraße 7); ab Mai 1968 in Meschede/Nordrhein-Westfalen (Hünenburgstraße 92); am 12.8.1969 im Alter von 85 Jahren in Meschede gestorben

Bahr, Dr. Hans Hermann Wilhelm

geboren am 2.7.1868 in Gumbinnen/Ostpreußen; Sohn eines Kaiserlichen Oberpostrates; Gymnasium, 1888 Abitur; Medizinstudium in Greifswald; dort 1893 Promotion;[20] April 1894 Approbation; 1896 bis mind. 1936 niedergelassener Allgemeinpraktiker in Marienburg/Westpreußen (Niedere Lauben 18, Gerbergasse 1, Steingasse 15 und 29); dort auch nebenamtlicher Reichsbahnarzt; Oktober 1898 Heirat mit Meta Grunau (*13.7.1875 in Mielenz bei Marienburg, †26.6.1918 in Danzig; Tochter eines Besitzers); Kriegseinsatz; spätestens 1921 zum Sanitätsrat ernannt; März 1921 Heirat mit Olga Götter (*7.1.1887 in Marienburg; Tochter eines Deichinspektors), vier Kinder; nach Flucht aus dem Osten im März 1945 dem Staatlichen Gesundheitsamt Güstrow zugeteilt, dort Mitarbeiter bei der Krankenversorgung der Flüchtlinge; mind. 1947 bis 1948 niedergelassener Allgemeinpraktiker in Güstrow (Mühlenstraße 56); am 22.6.1948 im Alter von fast 80 Jahren nach einem Schlaganfall in Güstrow gestorben

---

18) Mit der Arbeit: Beitrag zur Magenresektion nach Billroth I (MS).
19) Mit der Arbeit: Über entzündliche Hüftgelenksverrenkungen, Berlin 1911.
20) Mit der Arbeit: Ein Beitrag zur Kenntnis der Echinococcenkrankheit in Vorpommern, Greifswald 1893.

Bajon, Dr. Stanislaus Johann

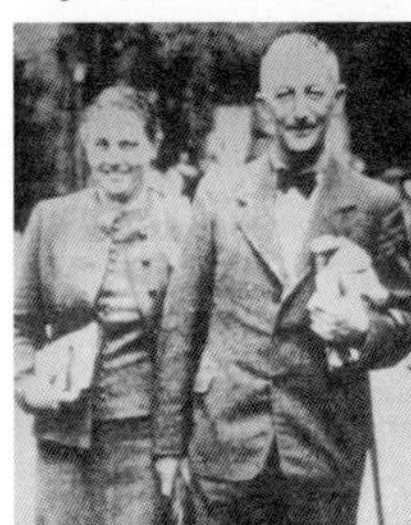

geboren am 1.5.1889 in Kloster Gostyn/Posen; Sohn eines Organisten und Stadtsekretärs; Gymnasium in Posen, 1909 Abitur; Medizinstudium in Berlin und Rostock (Alexandrinenstraße 97); ab August 1914 Kriegseinsatz, als Feldhilfsarzt im Januar 1919 aus dem Heer entlassen; November 1919 Approbation und März 1921 Promotion in Rostock;[21)] Juli 1921 bis 1954 niedergelassener Allgemeinpraktiker in Güstrow (Trotschestraße 15, Kastanienstraße, Spaldingsplatz 8); dort bis mind. 1946 auch Belegarzt am Stadtkrankenhaus; Juni 1922 Heirat mit Elisabeth Langfeld (*8.8.1892 in Güstrow, †7.1.1979 in Güstrow; Tochter eines Rechtanwalts); in Güstrow Eintritt in die NSDAP am 1.5.1937, Mitgliedsnummer 5.648.933; Kriegseinsatz; am 10.10.1954 im Alter von 65 Jahren an Anämie, lymphatischer Leukämie und Angina pectoris in Güstrow gestorben

Bakowski, Dr. Wladislaus Dzierzykray

geboren am 20.4.1886 in Leipe bei Schmiegel/Posen; Sohn eines Kaufmanns; Gymnasium in Posen, 1907 Abitur; Medizinstudium in Breslau, Berlin, München, Gießen und Rostock (Eschenstraße 9); September 1914 Heirat mit Bertha Urban gesch. Michael (*7.11.1879 in Rostock, †13.1.1965 in Klütz; Tochter eines Arbeiters und späteren Musikinstrumentenmachers), mind. ein Kind; März 1915 bis November 1918 Militärdienst, dazwischen von März bis September 1916 Kriegseinsatz; anschließend Weiterführung des Medizinstudiums in Rostock; Dezember 1920 Promotion[22)] und 1921 Approbation in Rostock; mind. 1922 niedergelassener Allgemeinpraktiker in Rostock (Friedrichstraße 7); praktischer Arzt in Birnbaum/Posen; September 1926 bis mind. 1929 niedergelassener Allgemeinpraktiker in Groß Wokern bei Teterow; zwischen 1929 und 1932 gestorben

Balck, Dr. Rudolf Friedrich Wilhelm

geboren am 4.8.1869 in Moskau/Rußland; Sohn eines Kaufmanns und Bankiers; Gymnasien in Moskau und Wiesbaden, 1890 Abitur; Medizinstudium in Freiburg, Rostock und München; Juli 1895 Approbation in Freiburg; Oktober 1897 Promotion in Rostock;[23)] mind. 1900 bis 1914 Assistenzarzt am Hygiene-Institut der Universität Rostock (Buchbinderstraße 8/9, Friedrich-Franz-Straße 52, Augustenstraße 126); März 1910 Heirat mit Anna Engel (*28.11.1881 in Rostock, †6.5.1946 in Schwerin; Tochter eines Hutmachers), mind. drei Kinder; April 1915 bis Juli 1917 Kriegseinsatz als landsturmpflichtiger Arzt an der Front und im Heimatdienst; August 1917 bis Dezember 1934 Regierungs- und Medizinalrat am Landesgesundheitsamt und an der Landesimpfanstalt in Schwerin (Landreiterstraße 25); ab Januar 1935 im Ruhestand in Rostock (Friedhofsweg 10); mind. 1937 bis 1945 wieder in Schwerin (Landreiterstraße 25); am 11.3.1945 im Alter von 75 Jahren an Herzschwäche in Schwerin gestorben

Balcke, Dr. Harald Martin Otto

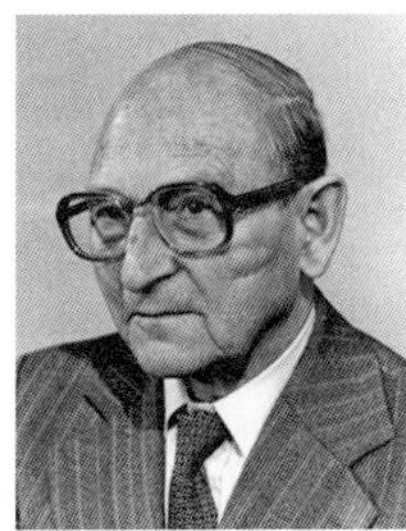

geboren am 28.10.1908 in Hamburg; Sohn eines Lehrers; Gymnasium in Hamburg, 1928 Abitur; Medizinstudium in Hamburg; Dezember 1933 Approbation; Mai 1934 Promotion in Hamburg;[24)] Ende 1934 bis 1938 Assistenzarzt an der Frauenklinik der Universität Rostock (dort auch wohnhaft: Doberaner Straße 142); dort Eintritt in die NSDAP am 1.5.1937, Mitgliedsnummer 4.403.352; in Rostock auch Mitglied der SA; ab Februar 1938 Facharzt für Frauenkrankheiten und Geburtshilfe; mind. 1938 Frauenarzt in Güstrow (Falkenflucht 7), eine für Februar 1939 beantragte Niederlassung als Arzt in Güstrow wurde abgelehnt; September 1938 Heirat mit der Säuglingsschwester Gertrud Demant spätere Bartel (*18.6.1916 in Hamburg, †19.10.1983 in Marburg; Tochter eines Lehrers), 1939 Scheidung (nahm danach ihren Mädchennamen wieder an); ab März 1939

21) Mit der Arbeit: Weitere klinische und pathologisch-anatomische Beobachtungen über die Bildung von Gelenkmäusen, speziell des Ellbogengelenkes (MS).
22) Mit der Arbeit: Die diagnostische Bedeutung der Klopfempfindlichkeit bei Abdominalerkrankungen (MS).
23) Mit der Arbeit: Untersuchungen über die Entwässerungsverhältnisse der Stadt Rostock, München 1897.
24) Mit der Arbeit: Tubensterilität und die Erfolge ihrer operativen Behandlung, Winsen/Luhe 1934.

Arztvertreter in Hamburg (Hellbrookstraße 52); ab September 1939 Kriegseinsatz in der Wehrmacht, mind. 1942 als Marine-Stabsarzt; ab Oktober 1939 Mitglied des NSDÄB, Nr. 22.949; Mai 1942 Heirat mit der Verwaltungsangestellten Ruth Lübcke (*20.9.1910 in Hamburg, †31.7.2004 in Geesthacht/Schleswig-Holstein; Tochter eines Kaufmanns), zwei Kinder, 1947 Scheidung; bis mind. 1942 in Hamburg (Hellbrookstraße 52); mind. 1950 bis 1973 praktischer Arzt in Warin (Mühlendamm/Stalinstraße 41 und 56, Fritz-Reuter-Platz 2), zuletzt als Sanitätsrat; März 1971 Heirat mit der Hebamme Elfriede Hünemörder (*9.7.1931 in Bützow, †2.1.1996 in Warin; Tochter eines Arbeiters); am 24.11.1991 im Alter von 83 Jahren in Warin gestorben

Baldewein, Dr. Werner Hermann Ludwig

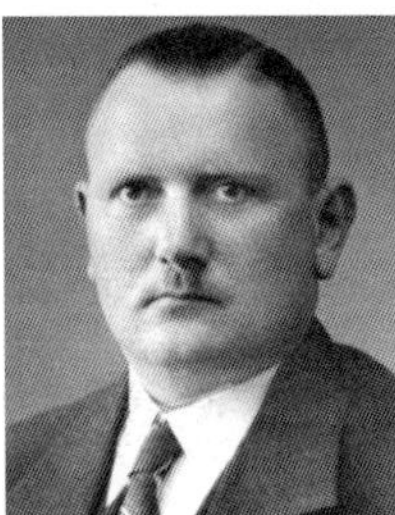

geboren am 26.6.1899 in Satow/Mecklenburg; Sohn des Arztes Dr. Rudolf Baldewein (*1868, †1923); Gymnasium in Rostock; ab Juni 1917 Militärdienst, März bis September 1918 Kriegseinsatz als Richtkanonier und Geschützführer in den Fußartillerie-Regimentern 15, 150 und 7, zuletzt als Gefreiter, im März 1919 aus dem Heer entlassen; 1919 Abitur in Berlin; Medizinstudium in Marburg, Würzburg und Rostock (Friedrich-Franz-Straße 42); dazwischen 1920 Freikorpseinsatz mit dem Marburger Studentenkorps in Thüringen, von September bis Dezember 1922 Rechnungsrevisor für Kommunalkassen beim Landratsamt des Kreises Bad Wildungen sowie von Dezember 1922 bis August 1924 Bankangestellter und Bankbevollmächtigter der Ederkreisbank in Bad Wildungen; 1922 bis 1925 Mitglied im Bund Wiking; September 1927 Approbation in Rostock; Promotion; Januar bis Mai 1928 Tuberkulose-Fürsorgearzt für die Stadt und den Landkreis Rostock; Mai 1928 bis 1934 niedergelassener Allgemeinpraktiker in Jördenstorf bei Teterow; Oktober 1928 Heirat mit Resi Steinbeck (*18.3.1897 in Lübeck, †28.11.1989 in Spenge/Nordrhein-Westfalen; Tochter eines Kaufmanns; Eintritt in die NSDAP am 1.5.1937, Mitgliedsnummer 5.038.808), sechs Kinder; in Jördenstorf Eintritt in die NSDAP am 1.7.1931, Mitgliedsnummer 589.964; sofort von Juli 1931 bis März 1932 Leiter der Ortsgruppe Jördenstorf der NSDAP; ab Juli 1931 auch Mitglied der SA, Juli bis Oktober 1931 Sturmbannarzt des SA-Gausturmes Mecklenburg in Rostock, im November 1931 zum SA-Sanitäts-Sturmbannführer befördert, November 1931 bis Mai 1934 Sturmbannarzt des SA-Sturmbannes VI/90 in Malchin; 1933 bis 1935 Stadtverordneter und Stadtverordnetenvorsteher in Malchin; 1934 bis 1945 niedergelassener Allgemeinpraktiker in Malchin (Friedrich-Franz-Straße 10, Hindenburgstraße 2); dort von Mai 1934 bis März 1935 auch Standartenarzt der SA-Standarte 214; September 1934 bis mind. November 1943 auch Leiter der Kreisämter für Volksgesundheit in den Kreisleitungen Waren und Malchin der NSDAP; 1935 Teilnehmer des ersten Kurses an der Führerschule der Deutschen Ärzteschaft in Alt Rehse; März 1935 bis April 1941 auch Sturmbannarzt des SA-Sturmbannes III/90 in Malchin, dort im Januar 1941 zum SA-Sanitäts-Obersturmbannführer befördert; ab Oktober 1935 auch Ratsherr der Stadt Malchin; dort ab 1936 auch nebenamtlicher Arzt im Hilfswerk „Mutter und Kind" der NSV; Mitglied des NSDÄB; ab mind. 1938 auch Kreisbeauftragter des Rassenpolitischen Amtes der Gauleitung Mecklenburg der NSDAP für den Kreis Malchin; ab 1939 auch ärztlicher Beisitzer am Erbgesundheitsgericht Rostock; als Kreisobmann mind. 1939 bis 1943 auch Leiter der Kreiswaltung Malchin des NSDÄB; September 1939 bis Mai 1940 Kriegseinsatz im Reservelazarett der Heeres-Sanitätsstaffel in Graal-Müritz; Februar 1940 Dienstauszeichnung der NSDAP in Bronze; ab Mai 1941 auch Standartenarzt der SA-Standarte 24 in Malchin und Güstrow; ab Januar 1942 erneuter Kriegseinsatz als Unterarzt im Sanitäts-Ersatz-Bataillon 2 im Reservelazarett der Heeres-Sanitätsstaffel in Malchin, September 1943 KVK II. Kl. m.S.; Mai 1944 bis Mai 1945 erneuter Kriegseinsatz als Bataillonsarzt im Feldzeug-Bataillon 2; im Mai 1945 in Italien in Kriegsgefangenschaft geraten, bis April 1947 in US-amerikanischen Kriegsgefangenenlagern in Neapel und Göppingen, von April bis Dezember 1947 in den Internierungslagern Darmstadt und Neuengamme; Juni 1949 bis 1970 praktischer Arzt in Spenge-Bardüttingdorf (Bürgerweg 181); am 12.9.1970 im Alter von 71 Jahren in Bielefeld gestorben

Balzer, Helena Davidovna

geboren am 5.3.1916 in Koltjarewka/Rußland; Tochter eines Obermüllers; Gymnasium in Odessa, Abitur; Medizinstudium; Juli 1938 Approbation in Odessa; 1942 bis 1943 Kriegsaushilfsärztin in der

Infektionsabteilung der Universitätsklinik in Rostock-Gehlsheim; 1943 bis 1945 Medizinstudium in Rostock; Anfang 1945 deutsches Staatsexamen und Approbation für Deutschland; April 1945 bis Juli 1946 Assistenzärztin an der Landeskrüppelanstalt Elisabethheim bzw. der Orthopädischen Klinik der Universität Rostock (Ulmenstraße 45); bis mind. 1946 unverheiratet, ein Kind; auf Anordnung der sowjetischen Kommandantur am 16.7.1946 in Rostock verhaftet, weil sie zu den Volksdeutschen gehörte (denen man pauschal „Zusammenarbeit mit dem Feind" vorwarf)

Bandelow, Dr. Max August Friedrich
geboren am 4.8.1898 in Templin/Brandenburg; Sohn eines Uhrmachermeisters; Gymnasium in Templin, 1916 Abitur; Juli bis September 1917 Kriegseinsatz, schwer verwundet; Medizinstudium in Berlin, Greifswald, Würzburg und Leipzig; Juli 1923 Approbation in Greifswald; Juli bis Dezember 1923 Assistenzarzt an der Frauenklinik, Januar bis März 1924 an der Klinik für Haut- und Geschlechtskrankheiten der Universität Greifswald; dort im Januar 1924 Promotion;[25] April 1924 bis Oktober 1926 Assistenzarzt an der Chirurgischen Abteilung des Städtischen Krankenhauses in Prenzlau (dort auch wohnhaft); November 1926 bis März 1927 Assistenzarzt für Sozialhygiene an der Medizinischen Akademie in Berlin; April 1927 bis Dezember 1928 Assistenzarzt an den Provinzial-Heil- und Pflegeanstalten Leubus, Plagwitz am Bober und Freiburg (alles Schlesien); Januar 1929 bis Dezember 1931 Assistenzarzt am Beobachtungskrankenhaus/Tbc-Genesungsheim Schwerin-Lankow (dort auch wohnhaft: Lankower Straße 11-15); September 1930 Heirat mit der Haustochter Else Weinreben (*3.1.1904 in Schwerin, †20.7.1978 in Schwerin; Tochter des Zahnarztes Dr. August Weinreben *1870), drei Kinder; Januar 1932 bis mind. 1982 niedergelassener Allgemeinpraktiker (ab mind. 1960 mit staatlicher Arztpraxis) in Schwerin (An der Paulskirche 22, Paulstraße 22, Lankower Straße 20); dort Eintritt in die NSDAP am 1.5.1937, Mitgliedsnummer 4.518.949; ab September 1939 Kriegseinsatz im Truppendienst der Wehrmacht, ab Juli 1942 als Abteilungsarzt, bis September 1944 als Chefarzt eines Kriegslazaretts; ab November 1939 Mitglied des NSDÄB; ab November 1939 auch nebenamtlicher HJ-Arzt und Vertrauensarzt der KVD in Schwerin; 1958 als Verdienter Arzt des Volkes ausgezeichnet; spätestens 1975 zum Sanitätsrat ernannt; am 1.11.1985 im Alter von 87 Jahren in Schwerin gestorben

Bankin/a, Dr. Ida (geb. Zītars, spätere Bankins)
geboren am 26.10.1909 in Krievija/Litauen; Gymnasium, 1929 Abitur; Medizinstudium; Oktober 1937 Approbation; Promotion; spätestens 1940 Heirat mit Georgs Bankin späterer George Bankins (*12.11.1912 in Riga/Lettland, †30.4.2001 in Bethesda/USA), ein Kind, nach 1945 Scheidung, 1959 Wiederheirat; mind. 1940 Ärztin in Riga; ab November 1944 dienstverpflichtete Ärztin in der Praxis von → Dr. Martin Flach in Güstrow (Hafenstraße 4); nach Approbation für Deutschland im Januar 1945 Anerkennung als Fachärztin für Frauenheilkunde und Geburtshilfe; ab März 1945 Notdienst in der Praxis von → Dr. Carl Schulz in Güstrow (Hageböcker Straße 42); nach Kriegsende in einem Flüchtlingslager in Kopenhagen/Dänemark; von dort Auswanderung nach Kanada; mind. 1954 in Toronto/Kanada; Einbürgerung nach Kanada; 1958 Auswanderung in die USA; 1958 bis mind. 1973 in New York/USA; am 23.1.1986 im Alter von 76 Jahren an zerebraler Anoxie in Fairfax/USA gestorben

Bardey, Dr. Hans Karl Albrecht

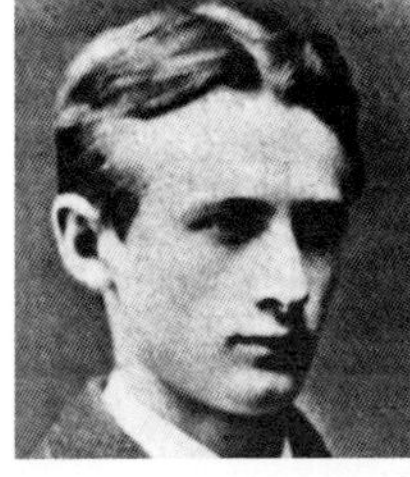

geboren am 7.1.1865 in Bad Stuer bei Plau/Mecklenburg; Sohn eines Kunstgärtners und Gärtnereibesitzers sowie späteren Direktors der Wasserheilanstalt Bad Stuer; Gymnasium in Schwerin, 1885 Abitur; Medizinstudium in Rostock, Bonn, Tübingen, Berlin und Leipzig; März 1891 Approbation und Mai 1891 Promotion in Leipzig;[26] 1891 bis 1939 niedergelassener Allgemeinpraktiker und Ärztlicher Leiter der Wasserheilanstalt in Bad Stuer (Villa Bardey, Seeufer 10); Februar 1896 Heirat mit Elisabeth Rudeloff (*12.9.1874 in Magdeburg, †20.3.1956 in Bad Stuer; Tochter eines Ingenieurs), zwei Kinder; 1904 Kauf und 1932 erneuter Erwerb der Wasserheilanstalt Bad Stuer (Kurbetrieb

25) Mit der Arbeit: Über Meißelfrakturen des Radiusköpfchens, Greifswald 1923.
26) Mit der Arbeit: Über die Stielversorgung bei der Exstirpation von geschwollenen Ovarien (MS).

war im Ersten Weltkrieg zum Erliegen und das Gebäude in andere Hände gekommen); Kriegseinsatz, zunächst als Truppenarzt, dann als Chefarzt im Kriegsgefangenenlager Parchim, anschließend Freikorpseinsätze im Baltikum, zuletzt als Oberstabsarzt, schwer verwundet, kriegsbeschädigt; 1915 zum Sanitätsrat ernannt; mind. 1919 Patient in der Heil- und Pflegeanstalt Rostock-Gehlsheim; „bereits seit 1922 wegen Trunksucht entmündigt“ (Vormund wurde der Gutsbesitzer Hermann Glantz aus Ganzlin), durfte aber offenbar in Bad Stuer weiter praktizieren;[27] ab August 1939 ohne ärztliche Tätigkeit im offiziellen Ruhestand; am 8.8.1940 im Alter von 75 Jahren an Herzschlag in Bad Stuer gestorben[28]

Barfod, Dr. Heinz
geboren am 16.7.1908 in Kiel/Schleswig-Holstein; Sohn eines Oberrealschullehrers; Gymnasium, 1928 Abitur; Medizinstudium in Kiel; Juni 1935 Approbation und Oktober 1935 Promotion in Kiel;[29] 1935 Volontärassistent an der Staatlichen Frauenklinik in Dresden (Pfotenhauerstraße 90), ab September 1937 an der Universitäts-Ohrenklinik in Kiel; bis Februar 1938 Arztvertreter in der Praxis von Dr. Fritz Brähmig in Hoyerswerda (Bahnhofstraße 9); Februar bis Juni 1938 Arzt in Mecklenburg; ab Juni 1938 niedergelassener Allgemeinpraktiker in Kiel (Exerzierplatz 19, Knooper Weg 49); September 1942 Heirat mit Gertrud Karras gesch. Berger (*14.2.1914 in Hadersleben/Schleswig, †5.3.1994 in Kiel), drei Kinder; am 11.8.1985 im Alter von 77 Jahren in Kiel gestorben

Barklage (gen. Hilgefort), **Dr. Johann** Franz Heinrich (Hanns)
geboren am 14.8.1887 in Hemmelte/Oldenburg; Sohn eines Lehrers und späteren Hauptlehrers; Gymnasien in Vechta und Rheine, 1910 Abitur; zunächst Jurastudium, dann Medizinstudium in Münster, München, Erlangen, Göttingen und Rostock (Friedrichstraße 9); dazwischen von Januar 1915 bis November 1918 Kriegseinsatz, zunächst als Sanitäts-Gefreiter im Reservelazarett Bromberg, dann im Feldartillerie-Regiment 5, im Infanterie-Regiment 12 und im bayerischen Landwehr-Infanterie-Regiment 3, zuletzt als Feldhilfsarzt; Juni 1920 Approbation und September 1920 Promotion in Rostock;[30]

---

27) Bei einer erneuten „Vernehmung“ im Januar 1939 habe Bardey – so der Staatsanwalt – „einen angetrunkenen Eindruck“ gemacht; „seine Sprache war äußerst schwerfällig, er torkelte hin und her, so daß zunächst Bedenken entstanden, ob Bardey überhaupt vernehmungsfähig“ sei, er habe aber „schließlich hinreichend sichere Angaben“ gemacht. → Dr. Hermann Weishaupt, 72-jähriger Leiter der Ärztlichen Bezirksvereinigung Südmecklenburg, hielt im Januar 1939 fest: „Nach Entmündigungen hat Bardey immer nur gelegentlich Patienten behandelt. Er soll sich öfters mit Kognak haben bezahlen lassen, jedenfalls setzt er jedes Geld, was er in die Hand erhält, in Kognak um. Er lebt sehr zurückgezogen unter der Pflege seiner ihn gewissenhaft betreuenden Frau. Er gilt hier in Plau, der nächsten Stadt, als ein schnurriger Eigenbrödler.“ Weishaupt hatte es „stets als einen schweren Mangel der früheren Gesetzgebung empfunden, daß einem Entmündigten die Eigenschaft als Arzt nicht genommen werden konnte“; er würde „es daher begrüßen, wenn dies jetzt auf Grund der Reichsärzteordnung“ erfolge. Der Amtsarzt beim Staatlichen Gesundheitsamt Waren, → Dr. Hans Rohwedder, hielt im Februar 1939 fest, Bardey sei bereits „74 Jahre alt“ und habe „schon seit Jahren keine Praxis mehr“; es sei „noch nie bekannt geworden, daß er einen Privat- oder Kassenpatienten behandelt hätte. In der ganzen Gegend weiß man, daß er Trinker und völlig unfähig zu ärztlicher Behandlung“ sei. Auf Anordnung des Mecklenburgischen Staatsministeriums kam es zum zeitweisen „Ruhen der Befugnis zur Ausübung des ärztlichen Berufes“. Ungeachtet dieses Vorgehens der mecklenburgischen Medizinalbürokratie stellte die Reichsärztekammer im Mai 1939 fest, daß Bardey zwar „die Ausübung des ärztlichen Berufs verwehrt“ werden könne, „eine Zurücknahme der Bestallung, für die zwar an und für sich die gesetzlichen Voraussetzungen ... erfüllt wären, würde jedoch eine zu harte Maßnahme für den hochbetagten Arzt bedeuten. Abgesehen von seinem hohen Alter glaubt die Reichsärztekammer auch noch auf die besonderen Umstände Rücksicht nehmen zu müssen, unter denen Dr. Bardey dem Alkoholmißbrauch verfallen ist. Sie bestehen vor allem darin, daß der Arzt infolge einer schweren Kriegsverletzung im Kampf gegen den Bolschewismus im Baltenland Morphinist und Alkoholiker geworden ist. Auch die Tatsache, daß er seinen einzigen Sohn kurz vor Kriegsende bei der Flugwaffe verloren hat“, lasse „eine möglichst schonende Behandlung des Falles geboten erscheinen“.

28) Dr. Weishaupt hielt in einem Nachruf fest, Bardey sei „ein Sohn des damals weit berühmten ‚Wasserdoktors‘ der Wasserheilanstalt Bad Stuer, die durch Fritz Reuters Schilderungen in der ‚Stromtid‘ auch weitesten Kreisen bekannt geworden ist. Bardey übernahm die Leitung der Anstalt bald nach seiner Approbation und baute sie nach modernen Grundsätzen aus. Den Weltkrieg machte er während seiner gesamten Dauer mit“, und bei der Eisernen Division „erlitt er seinen schweren Schädelbruch, von dessen Folgen er sich nie wieder erholt hat. Er mußte seine ärztliche Tätigkeit aufgeben und lebte in stiller Zurückgezogenheit bis zuletzt in Bad Stuer neben der alten Stätte seiner Tätigkeit [Wasserheilanstalt]. ... In Zeiten seiner Gesundheit war Bardey ein frischer, lebhafter und fröhlicher Mensch voller Ideen und Anregungen und genoß als Arzt großes Vertrauen bei seinen Patienten und Achtung bei seinen Berufskameraden. Und als solchen Menschen wollen wir ihn in bester Erinnerung behalten.“

29) Mit der Arbeit: Das klinisch-anatomische Bild der schweren recidivierenden Gonorrhoe, Kiel 1934.

30) Mit der Arbeit: Die Sarkome des Uterus (MS).

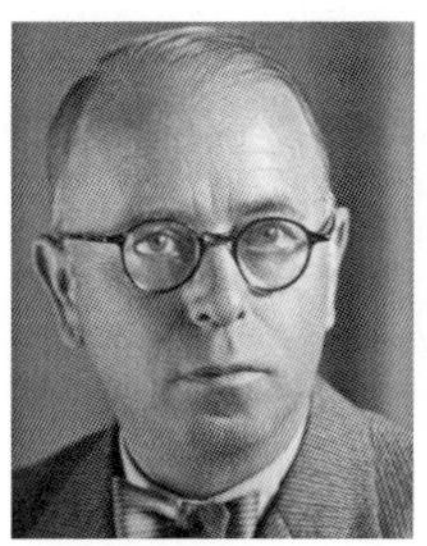

Assistenzarzt in Freyenstein/Mark, bei → Dr. Peter Friedrich Glimm in Klütz (Schloßstraße 56), bei → Dr. Arthur Radloff in Banzkow bei Crivitz und bei Dr. Kurt Faltz in Dargun; August 1921 Heirat mit Hedwig Lüttjohann (*6.2.1896 in Tarnewitz bei Klütz, †9.4.1932 in Parchim; Tochter eines Erbpächters), ein Kind; September 1921 bis 1932 niedergelassener Allgemeinpraktiker in Kladrum bei Crivitz; 1932 bis mind. 1933 Stadtschularzt in Düsseldorf (Grafenberger Allee 245, Böcklinstraße 14); Oktober 1932 Heirat mit der zahnärztlichen Assistentin Victoria Fellmann (*19.7.1899 in Düsseldorf, †28.4.1970 in Düsseldorf; Tochter eines Landgerichtssekretärs und späteren Rechnungsrates); in Düsseldorf Eintritt in die NSDAP am 1.5.1933, Mitgliedsnummer 2.303.980; ab Juni 1937 Arzt am Staatlichen Gesundheitsamt Monschau bei Aachen (Adolf-Hitler-Straße); ab Februar 1943 Arzt am Staatlichen Gesundheitsamt Waldenburg/Schlesien (Mühlenstraße 18); zum Medizinalrat ernannt; Mitglied des NSDÄB; ab Dezember 1943 Amtsarzt und Leiter des Staatlichen Gesundheitsamtes Falkenberg/Schlesien; bis 1964 im Ruhestand in Düsseldorf (Bismarckstraße 56); am 8.4.1964 im Alter von 76 Jahren in Düsseldorf gestorben

Barnewitz, Dr. Hans Joachim Friedrich

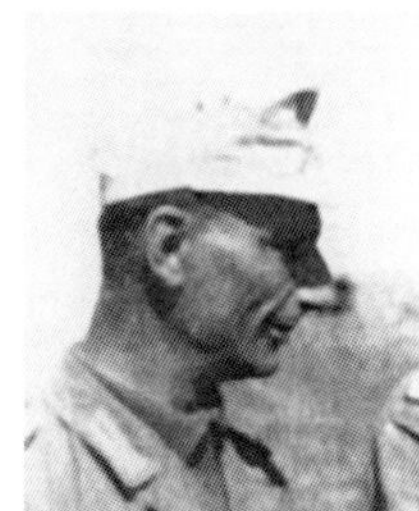

geboren am 18.8.1892 in (Berlin-)Charlottenburg; Sohn eines Kaufmanns; Gymnasium in Berlin, 1910 Abitur; Medizinstudium in Jena, Kiel, Berlin, Freiburg und Rostock (Warnemünde, Am Strom 105); dazwischen ab Januar 1915 Kriegseinsatz, zunächst als stellvertretender Assistent an der Inneren und Chirurgischen Abteilung des Königin-Elisabeth-Hospitals in Berlin-Oberschöneweide sowie dem dort angegliederten Reservelazarett, später als Hilfsarzt an der Militär-Sanierungsanstalt in Alexandrowo/Weichsel, dann als Feldarzt beim Feldartillerie-Regiment 9, zuletzt als Regimentsarzt beim Freikorps Schleswig-Holstein, im Mai 1919 aus dem Heer entlassen; Februar 1917 Approbation in Schwerin; ab Juni 1919 Kriegshilfsarzt am Pathologisch-anatomischen Institut der Universität Rostock (Gertrudenstraße); dort im Januar 1920 Promotion;[31] 1920 bis 1924 Assistenzarzt an den Pathologischen Instituten der Universitäten Rostock und Kiel, 1924 bis 1925 an den Hygienischen Instituten der Universitäten Kiel und Bonn; ab 1925 Assistenzarzt, mind. 1927 bis 1928 Oberarzt an der Hautklinik in Essen (Hufelandstraße 55); Oktober 1928 bis 1934 niedergelassener Facharzt für Haut- und Geschlechtskrankheiten in Schwerin (Luisenplatz/Hindenburgplatz 2); 1934 bis mind. 1939 Hautarzt im Standortlazarett (Militärkrankenhaus) in Königsberg; im März 1938 zum Oberfeldarzt befördert; ab September 1939 Kriegseinsatz als Divisionsarzt der 228. Infanterie-Division (Teilnahme am Überfall auf Polen), ab Februar 1940 als Divisionsarzt der 6. Infanterie-Division (Teilnahme am Westfeldzug), ab Juni 1941 als Leitender Sanitätsoffizier beim Verbindungsoffizier zum königlich-italienischen Oberkommando in Afrika, ab Oktober 1941 als Korpsarzt des Deutschen Afrikakorps (u.a. Teilnahme an der Eroberung von Tobruk und Bengasi sowie an der ersten Schlacht von El-Alamein); nach Erkrankung im September 1942 in die Führerreserve des Oberkommando des Heeres nach Deutschland versetzt; nach Genesung ab Mai 1943 Kommandeur der Sanitätsabteilung in Thorn, KVK II. und I. Kl. m.S., Juni 1944 Deutsches Kreuz in Silber; im November 1944 (nach der sowjetischen Einnahme von Thorn) wieder in die Führerreserve (Wehrkreiskommando XX) versetzt; zunächst stellvertretender Korpsarzt, ab Januar 1945 Korpsarzt des XII. Armeekorps und Arzt des Wehrkreises XII in Wiesbaden; im März 1945 zum Generalarzt befördert; ab Mai 1945 in Kriegsgefangenschaft, 1946 entlassen; nach Kriegsende niedergelassener Allgemeinpraktiker in Schleswig-Holstein; bis 1965 Arzt in Witten/Ruhr (Ruhrstraße 28); unverheiratet; am 19.4.1965 im Alter von 72 Jahren in Lübbecke/Nordrhein-Westfalen gestorben

Bartelmann, Dr. Herbert Joachim Moritz

geboren am 27.2.1909 in Doberan/Mecklenburg; Sohn eines Kaufmanns; Realgymnasium, 1928 Abitur; Medizinstudium in Tübingen, München und Rostock; Dezember 1933 Approbation und 1934

---

31) Mit der Arbeit: Über eine Epigastrius parasiticus (Duplicitas asymmetros ventralis supraumbilicalis cum acardio parasitico acephalo) bei einer Katze (MS).

Promotion in Rostock;[32] bis 1934 Assistenzarzt am Kreiskrankenhaus in Kyritz, ab Juli 1934 in Mecklenburg, dann an der Medizinischen Klinik der Universität Bremen (St.-Jürgen-Straße); ab Juni 1939 Schiffsarzt beim Norddeutschen Lloyd in Hamburg und Bremen; im September 1939 Arztvertreter in Rostock-Warnemünde (Bismarckstraße 30); ab September 1939 Kriegseinsatz, zuletzt als Stabsarzt; April 1942 Heirat mit der Krankenschwester Hildegard Kube (*27.2.1910 in Regenwalde/Pommern, †10.10.1999 in Bad Blankenburg/Thüringen; Tochter eines Postassistenten und späteren Postamtmannes), mind. zwei Kinder; ab August 1942 Arztvertreter in Merseburg (Haackestraße 7); zum Sanitätsrat ernannt; bis 1993 in Bad Blankenburg (Hofgeismarer Straße 2); am 22.6.1993 im Alter von 84 Jahren in Bad Blankenburg gestorben

Barten, Dr. Otto Heinrich

geboren am 14.12.1888 in Greifswald/Pommern; Sohn eines Arztes; Gymnasium in Greifswald, 1907 Abitur; Medizinstudium in Greifswald und München; Januar 1913 Approbation; März 1913 bis April 1914 Assistenzarzt am Stadtkrankenhaus in Wismar (Dahlberg); März 1914 Promotion in Greifswald;[33] August 1914 bis November 1918 Kriegseinsatz, zuletzt als Oberarzt; Dezember 1918 bis 1950 niedergelassener Allgemeinpraktiker und Geburtshelfer in Wismar (Hegede 29, Mecklenburger Straße 7, Lübsche Straße 20); März 1939 Geldstrafe von 50 RM wegen Vergehens gegen die Sonntagsdienstordnung; unverheiratet; am 4.1.1950 im Alter von 61 Jahren an Myocarditis und Arrhythmia perpetua in Wismar gestorben

Bartolomaeus, Dr. Ernst Benno Friedrich

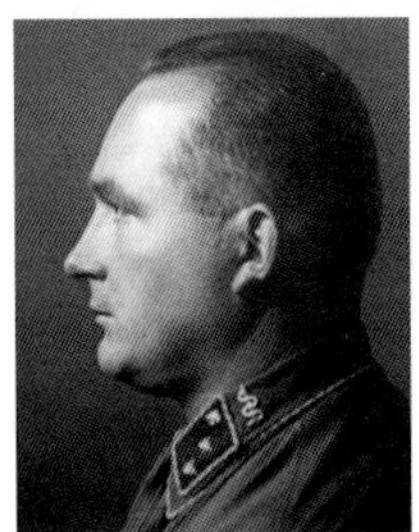

geboren am 22.10.1899 in (Berlin-)Charlottenburg; Sohn eines Berufssoldaten (Hauptmann, später Oberst); Gymnasium in Berlin, März 1917 Notabitur; ab April 1917 Militärdienst im 1. Garde-Fußartillerie-Regiment, ab November 1917 Kriegseinsatz als Batterieführer in dieser Einheit, zuletzt als Leutnant, im April 1919 aus dem Heer entlassen, EK II; Medizinstudium in Berlin und Heidelberg; Mai 1924 Approbation und Promotion in Berlin;[34] Mai 1924 bis mind. 1951 niedergelassener Allgemeinpraktiker in Crivitz (Burgstraße 235, Lindenstraße 8); August 1924 Heirat mit der Hortnerin Hildegard Pfautsch (*24.10.1900 in [Berlin-]Staaken, †21.3.1986 in Crivitz; Tochter eines Pastors), sechs Kinder, 1955 Scheidung; Juli 1931 bis März 1933 Mitglied des Stahlhelm; als Arzt in Crivitz Eintritt in die NSDAP am 1.5.1933, Mitgliedsnummer 2.804.268; ab April 1933 auch Mitglied der SA, als SA-Sanitätssturmführer von Oktober 1933 bis August 1936 Sturmbannarzt in den SA-Sturmbannen VI/89, II/89 und IV/89 Pi in Schwerin, August 1936 bis April 1938 Standartenarzt der SA-Standarte 89 in Schwerin, dort im November 1936 zum SA-Sanitäts-Obersturmführer befördert; mind. 1935 bis 1937 auch nebenamtlicher Vertragsarzt bei der RAD-Einheit 6/61 (Crivitz); ab 1936 auch nebenamtlicher Arzt im Hilfswerk „Mutter und Kind" der NSV in Crivitz; ab mind. 1938 auch Kreisbeauftragter des Rassenpolitischen Amtes der Gauleitung Mecklenburg der NSDAP für den Kreis Schwerin-Land, in dieser Eigenschaft ab August 1938 Kreishauptstellenleiter im Rassenpolitischen Amt der Kreisleitung Schwerin-Land der NSDAP; Mitglied des NSDÄB; September 1939 bis Oktober 1940 Kriegseinsatz in der Wehrmacht; im Januar 1942 zum SA-Sturmbannführer befördert; Heirat mit Hanni Vieth; mind. 1974 bis 1984 in Dessau; Februar 1974 Heirat mit der Verkäuferin und Krankenschwester Herta Petzold verw./gesch. Langhans (*31.8.1908 in Tilsit/Ostpreußen, †20.8.1997 in Dessau); am 10.2.1984 im Alter von 84 Jahren in Dessau gestorben

Bartsch, Dr. Ruth Sophie (geb. Steinberg)

geboren am 6.2.1912 in Berlin; Tochter eines Journalisten; Oberlyzeum in Berlin, 1931 Abitur; Medizinstudium in Berlin, Freiburg, Königsberg und Rostock; November 1937 Approbation und Promo-

32) Mit der Arbeit: Die Wirkung warmer See- und Moorbäder auf den respiratorischen Stoffwechsel, Berlin 1932.
33) Mit der Arbeit: Über die Kombination der Äther- und Chloroform-Narkose mit Schlafmitteln (Chloralhydrat, Veronal, Paraldehyd) beim Kaninchen, Greifswald 1914.
34) Mit der Arbeit: Das Myxom des linken Vorhofs, Berlin 1924.

tion in Rostock;[35] Assistenzärztin in Wendisch Waren bei Goldberg; Mitglied der NSDAP; ab mind. 1938 Mitarbeiterin beim Kreisbeauftragten des Rassenpolitischen Amtes der Gauleitung Mecklenburg der NSDAP für den Kreis Parchim; ab November 1939 Assistenzärztin an der Klinik Tiergarten in Berlin (Osnabrücker Straße 28); ab Oktober 1940 Arztvertreterin in Berlin (Königin-Luise-Straße 15); ab März 1941 niedergelassene Allgemeinpraktikerin in Königshütte (General-Höfer-Straße 2); ab April 1942 praktische Ärztin in Berlin (Tile-Wardenberg-Straße 6); Heirat mit ? Bartsch; ab Februar 1944 dienstverpflichtete Ärztin in Alt-Schadow bei Märkisch Buchholz (Dorfstraße 1); mind. 1948 bis 1979 wieder niedergelassene Allgemeinpraktikerin in Westberlin (Osnabrücker Straße 28)

Bassewitz, Dr. Michael Henning Udo **von**
geboren am 11.2.1906 in Prebberede bei Güstrow/Mecklenburg; Sohn eines Gutsbesitzers; Gymnasien in Doberan, Goslar und Ratzeburg, Abgang mit Primareife; 1923 bis 1931 Tätigkeit als Landwirt; Juli 1929 Heirat mit Ursula von Weber (*29.12.1906 in Altona, †22.10.2006 in Bad Godesberg; Tochter eines Oberleutnants), vier Kinder; 1932 Reifeprüfung als Extraneer in Königsberg; 1932 bis 1937 Medizinstudium in Königsberg, München, Tübingen und Rostock (Dethardingstraße 13 und 12); Dezember 1938 Approbation; ab Dezember 1938 Assistenzarzt am Stift Bethlehem in Ludwigslust (Danziger Straße 3); Februar 1939 Promotion in Rostock;[36] ab März 1944 Kriegseinsatz; bis mind. 1950 praktischer Chirurg in Ludwigslust (Hamburger Tor 3); nach Übersiedlung in die Bundesrepublik von 1951 bis 1963 Chirurg und Hospitaldirektor in Äthiopien und Togo (für die Bundesregierung); 1964 bis mind. 1970 Musterungsarzt bei der Bundeswehr in Itzehoe/Schleswig-Holstein; 1970 Bundesverdienstkreuz; am 24.7.1983 im Alter von 77 Jahren in Iffeldorf/Bayern gestorben

Bauch, Günter Ewald
geboren am 29.6.1913 in Zwickau/Sachsen; Sohn eines Lehrers und späteren Volksschuloberlehrers; Realgymnasium in Zwickau, 1933 Abitur; Medizinstudium in Leipzig, Berlin und Freiburg; Juli bis November 1939 Medizinalpraktikant bzw. Volontärassistent an der Universitäts-Frauenklinik in Leipzig; September 1939 Approbation; Dezember 1939 bis März 1940 Arzt am Staatlichen Gesundheitsamt Rostock-Stadt (Friedrich-Franz-Straße 6, Schröderstraße 40); März 1940 Heirat mit der Krankenschwester Erika Winkler spätere Lötzsch (*28.7.1913 in Mühlau bei Burgstädt/Sachsen, †12.5.1987 in Reutlingen/Baden-Württemberg; Tochter eines Handschuhfabrikanten), 1941 Scheidung (nahm danach ihren Mädchennamen wieder an); April 1940 bis mind. 1941 Arzt beim RAD in Teplitz-Schönau/Böhmen; Juni 1941 erneute Heirat; Kriegseinsatz als Truppenarzt in Belgien, Frankreich und der Sowjetunion, dann im Heimatkriegsgebiet, im Mai 1945 in Mecklenburg in amerikanische Kriegsgefangenschaft geraten; bis zur Entlassung im Frühjahr 1946 Ärztlicher Leiter eines Schwerversehrtenheims in Dahme/Schleswig-Holstein; ab April 1946 Arztvertreter in Oberhohndorf bei Zwickau, dann in Ebersbrunn/Vogtland; ab Juli 1946 dienstverpflichteter Arzt bei der Zahlstelle für Vertriebene in Leipzig; dort im Februar 1947 Promotion;[37] Mai 1947 Heirat mit Gerlinde Becher (†vor 1994), insgesamt mind. zwei Kinder; bis 1993 im Ruhestand in Offenburg/Baden-Württemberg; am 5.11.1993 im Alter von 80 Jahren in Offenburg gestorben

Baucke, Dr. Joachim Ernst
geboren am 15.9.1913 in Düsseldorf/Rheinprovinz; Sohn eines Nervenarztes; Gymnasium in Düsseldorf, 1932 Abitur; Medizinstudium in Freiburg; 1937 Approbation; 1937 bis 1939 Volontärassistent am Physiologischen Institut der Universität Rostock (Gertrudenstraße 9); 1938 Promotion in Freiburg;[38] ab September 1939 Assistenzarzt am Pathologischen Institut der Charité in Berlin (Schumannstraße 20/21); ab April 1940 Kriegseinsatz in der Wehrmacht; ab mind. 1942 Assistenzarzt in Düsseldorf (Malkastenstraße 9); September 1942 Heirat mit der Stadtärztin Dr. Hildegard Treitz (*26.5.1911 in Osnabrück, †5.7.2002 in Düsseldorf; Tochter eines Kreis-Schulinspektors und späteren Studiendirektors); zum Medizinalrat ernannt; am 9.4.1998 im Alter von 84 Jahren in Düsseldorf gestorben

---

35) Mit der Arbeit: Die Abhängigkeit des Gehaltes der Hypophyse der weißen Maus an Melanophorenhormon von der Wellenlänge des Lichtes, Rostock 1937.
36) Mit der Arbeit: Über Leber- und Milztumoren mit Anämie bei Morbus Bang, Düsseldorf 1938.
37) Mit der Arbeit: Das Schlauchstethoskop als Hilfsmittel der Perkussion, Leipzig 1946.
38) Mit der Arbeit: Statistisches über Plethora vera, Jena 1936.

Bauer, Dr. Gustav Heinrich Paul

geboren am 29.7.1866 in Friedrichshof bei Gnoien/Mecklenburg; Sohn eines Gutsbesitzers; Gymnasium in Rostock, 1887 Abitur; Medizinstudium in München und Rostock; Januar 1893 Approbation und Februar 1894 Promotion in Rostock;[39)] bis 1895 Assistenzarzt in Königslutter/Braunschweig; Schiffs- und Hafenarzt in Hamburg; April 1896 bis 1935 niedergelassener Allgemeinpraktiker in Boizenburg; dort bis 1935 auch nebenamtlicher Gefängnisarzt; April 1900 Heirat mit Elisabeth Lechler (*9.7.1882 in Boizenburg, †1.10.1966 in Boizenburg; Tochter eines Kaufmanns), ein Kind und ein Adoptivkind; Kriegseinsatz, zuletzt als Stabsarzt; 1918 zum Sanitätsrat ernannt; Mitglied des NSDÄB; 1935 Praxisaufgabe; ab mind. 1940 in Rostock-Warnemünde (Parkstraße 5); am 4.7.1944 im Alter von fast 78 Jahren an Herzschwäche in Rostock-Warnemünde gestorben

Bauer, Dr. Hanskurt Otto

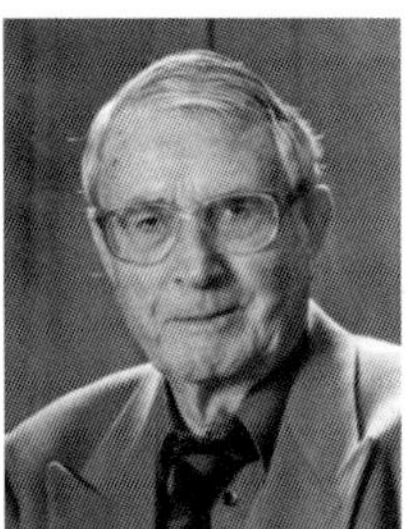

geboren am 11.6.1917 in Kamenz/Sachsen; Sohn eines Apothekers; Oberrealschule in Elsterwerda, 1936 Abitur; nach Arbeits- und Wehrdienst Medizinstudium in Rostock (Graf-Schack-Straße 8), Jena, Halle, Graz und München; als Student Eintritt in die NSDAP am 1.4.1940, Mitgliedsnummer 8.054.270; während des Studiums mehrfach kurzzeitig zur Wehrmacht eingezogen; Mai 1942 Heirat mit der Arzthelferin Christiane Schütt (*31.7.1920 in [Graal-]Müritz, †13.2.1984 in Wiesbaden; Tochter eines Kaufmanns), mind. zwei Kinder; Januar 1943 Approbation und Promotion in Rostock;[40)] mind. 1943 Assistenzarzt in Graal-Müritz (Haus Glückauf, Oststraße 29); ab Juli 1943 Kriegseinsatz als Truppenarzt an der Ostfront; 1944 bis 1948 in sowjetischer Kriegsgefangenschaft; ab 1948 in Wiesbaden; dort Facharztausbildung; ab mind. 1953 niedergelassener Facharzt für Frauenkrankheiten und Geburtshilfe in Wiesbaden (Schiersteiner Straße 31, Rathenauplatz 2, Biebricher Allee 135); am 21.7.2005 im Alter von 88 Jahren in Wiesbaden gestorben

Baukloh, Dr. Heinrich

geboren am 1.12.1896 in Eving bei Dortmund/Westfalen; Sohn eines Landwirts; Gymnasium, 1916 Abitur; Kriegseinsatz; Medizinstudium in Marburg; November 1925 Approbation; Dezember 1925 Promotion in Marburg;[41)] mind. 1928 bis 1941 niedergelassener Facharzt für Säuglings- und Kinderkrankheiten in Dortmund (Viktoriastraße 36); März 1928 Heirat mit der Sparkassengehilfin Gertrud Kaliski (*2.7.1902 in Dortmund, †8.11.1990 in Brühl/Rhein; Tochter eines Amtsgerichtssekretärs); in Dortmund Eintritt in die NSDAP am 1.3.1940, Mitgliedsnummer 7.607.303; ab November 1943 dienstverpflichteter Arzt in Schneidemühl/Posen (Bismarckstraße 62); nach Flucht ab mind. April/Mai 1945 Kinderarzt in Grevenhagen und Wendelstorf bei Schwerin; bis 1964 Kinderarzt in Bad Godesberg bei Bonn (Behringstraße 7); am 14.11.1964 im Alter von fast 68 Jahren in Bad Godesberg gestorben

Baumann, Dr. Georg Ernst Hermann

geboren am 27.6.1900 in Bublitz/Pommern; Sohn eines Volksschullehrers; Gymnasium in Berlin, 1918 Abitur; Juni bis November 1918 Kriegseinsatz; Medizinstudium in Berlin; Februar 1927 Approbation und März 1927 Promotion in Berlin;[42)] März 1927 bis April 1929 Arztvertreter bei verschiedenen niedergelassenen Allgemeinpraktikern; Juni 1929 bis mind. 1980 niedergelassener Allgemeinpraktiker und Facharzt für Homöopathie in Schwerin (Orleansstraße 21, Annastraße 8, Graf-Heinrich-Straße 139, Jägerstraße 20, Voßstraße 9), ab mind. 1964 als Sanitätsrat; November 1929 Heirat mit Agnes Klein (*12.1.1907 in Berlin, †15.3.1986 in Seefeld; Tochter eines Zigarrenfabrikanten und Kaufmanns), 1941 Scheidung; ab August 1937 Wehrdienst, Kriegseinsatz, Ende September 1939 nach Schwerin abkommandiert und eingeschränkte Weiterführung seiner Praxis, nach Entlassung aus der Wehrmacht im Mai 1940 wieder vollständige Praxisaufnahme; April 1942 Heirat mit Else Gers verw./gesch. Spenz (*26.8.1907 in Bochum; Tochter eines Hilfsschaffners und späteren Zugführers);

39) Mit der Arbeit: Die Entzündung der Rippen nach Typhus abdominalis, Rostock 1894.
40) Mit der Arbeit: Über Blutsenkungsgeschwindigkeit bei entzündlichen Adnexprozessen, bei Erkrankungen des Bekkenbindegewebes und bei der Extrauteringravidität (MS).
41) Mit der Arbeit: Über die Behandlung der Schuppenflechte, Marburg 1925.
42) Mit der Arbeit: Erfolge der Bruchoperation bei Kindern (MS).

April 1947 Heirat mit der Betriebsleiterin Annelise Korff verw. Burth (*18.3.1907 in Stranderott/Nordschleswig, †22.5.1983 in Schwerin), zwei Kinder und mind. ein Stiefkind; bis 1984 im Ruhestand in Schwerin (Am Tannenhof 11); am 8.7.1984 im Alter von 84 Jahren in Schwerin gestorben

Bausamer, Dr. Hermann Alwin Leopold

geboren am 31.5.1892 in Kassel/Hessen-Nassau; Sohn eines Eisenbahn-Zugführers; Oberrealschule in Berlin, 1913 Abitur; zunächst Studium der Philologie, dann Medizinstudium in Berlin und Rostock; dazwischen von August 1914 bis 1917 Kriegseinsatz, wegen Erkrankung aus dem Heer entlassen; ab Dezember 1919 Medizinalpraktikant an der Kinderklinik, ab Januar 1920 an der Chirurgischen Klinik der Universität Rostock (Augustenstraße 80/82, Schröderplatz); spätestens 1920 Promotion in Rostock;[43] April 1920 Heirat mit Käthe Knittel (*26.12.1891 in Doberan, †23.2.1978 in Bösdorf bei Plön/Schleswig-Holstein; Tochter eines Dekorationsmalers und späteren Hofdekorationsmalermeisters), zwei Kinder; Juli 1920 Approbation in Rostock; Juli 1920 bis mind. 1944 niedergelassener Allgemeinpraktiker in Bad Doberan (Alexandrinenstraße 22); daneben auch Badearzt in Heiligendamm; zum Sanitätsrat ernannt; Eintritt in die NSDAP am 1.5.1937, Mitgliedsnummer 5.950.414; außerdem Mitglied der HJ und des NSDÄB; ab 1939 auch ärztlicher Beisitzer am Erbgesundheitsgericht Rostock; ab 1939 Kriegseinsatz, mind. 1944 als Chefarzt im Reservelazarett Bad Doberan, daneben eingeschränkte Weiterführung seiner Praxis; mind. 1953 bis 1965 niedergelassener Allgemeinpraktiker, bis 1970 im Ruhestand in Lübeck (Hüxstraße 33, Strecknitzer Tannen 26); am 17.5.1970 im Alter von fast 78 Jahren in Pforzheim/Baden-Württemberg gestorben

Bauscher, Dr. Helmut Max Lorenz

geboren am 18.2.1912 in Eckernförde/Schleswig-Holstein; Sohn eines Diplom-Ingenieurs; Gymnasium, 1932 Abitur; Medizinstudium in Hamburg; mind. 1937 Medizinalpraktikant in Hamburg (Finkenau 75); Januar 1937 Heirat mit der Ärztin Dr. Hildegard Köppen (*22.10.1911 in Wismar, †30.11.1994 in Elmshorn/Schleswig-Holstein; Tochter eines Lehrers), mind. drei Kinder; 1937 Approbation und Januar 1938 Promotion in Hamburg;[44] bis 1938 Assistenzarzt in Schwerin; 1938 bis mind. 1943 Assistenzarzt an der I. Medizinischen Klinik am Universitätskrankenhaus in Hamburg-Eppendorf (Im Winkel 23); ab September 1939 Kriegseinsatz bei der Kriegsmarine; ab mind. 1994 in Elmshorn (Dünenweg 27); am 21.2.2003 im Alter von 91 Jahren in Elmshorn gestorben

Becker, Dr. Arthur Bruno Wilhelm

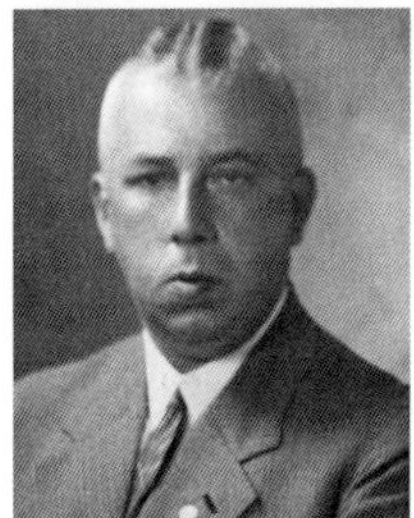

geboren am 21.3.1888 in Stargard/Pommern; Sohn eines Arztes; Gymnasium in Stargard, 1908 Abitur; Medizinstudium in Tübingen und München; Medizinalpraktikant an der Königlichen Poliklinik für Nasen-, Hals- und Ohrenkrankheiten in München und an der Inneren Abteilung des Städtischen Krankenhauses in Stettin; Oktober 1913 bis April 1914 Militärdienst im Grenadier-Regiment Nr. 9 in Stargard; September 1914 Approbation in München; September 1914 bis 1918 Kriegseinsatz, zunächst als Unterarzt, Assistenzarzt bzw. Oberarzt im Heeressanitätsdienst, ab April 1916 als Truppenarzt „im Felde"; ab Januar 1919 Volontärassistent an der Inneren Abteilung des Städtischen Krankenhauses in Stettin; Mai 1919 Promotion in Greifswald;[45] Juli 1920 bis mind. 1935 niedergelassener Allgemeinpraktiker in Stargard (Hindenburgstraße 97, Holzmarktstraße 1); dort auch nebenamtlicher Reichsbahnarzt, Vertrauensarzt und zuletzt RAD-Arzt; Dezember 1921 Heirat mit Elisabeth Küspert (*19.8.1897 in Cham/Bayern, †19.1.1959 in Hamburg; Tochter eines Reisepredigers und späteren Pfarrers), vier Kinder; in Stargard Eintritt in die NSDAP am 1.9.1932, Mitgliedsnummer 1.291.893; dort auch Mitglied der SA und ab Juli 1933 des NSDÄB; ab April 1940 Kriegseinsatz; nach Flucht ab mind. Frühjahr/Sommer 1945 praktischer Arzt in Schwaan; mglw. ab Sommer 1945 praktischer Arzt in Grabow; vor 1960 gestorben

---

43) Mit der Arbeit: Über Meningitis serosa circumscripta des Conusgebietes, Berlin 1920.

44) Mit der Arbeit: Untersuchung über die Hautreaktion nach intracutaner Injektion einer hypertonischen (20 Prozent) Maltoselösung und ihre Beeinflussung durch einen 4wöchentlichen Seeaufenthalt, Hamburg 1937.

45) Mit der Arbeit: Zur Behandlung der metapneumonischen und der Grippe-Empyeme, Greifswald 1919.

Becker, Edo Siebels

geboren am 9.3.1906 in Friedrich-Augustengroden/Oldenburg; Sohn eines Schmiedemeisters; Gymnasium, 1926 Abitur; Medizinstudium in Hamburg; 1932 bis 1933 Medizinalpraktikant am Clementinenhaus in Hannover; Juli 1933 Approbation; Juli bis Dezember 1933 Assistenzarzt in Burg bei Magdeburg; Januar 1934 bis Januar 1936 Assistenzarzt am Staatskrankenhaus in Cuxhaven; März 1936 bis April 1937 Arztvertreter in Nordhausen, Bad Rothenfelde und Wesermünde; April 1937 bis mind. 1941 zunächst Assistenzarzt, dann Oberarzt am Stadtkrankenhaus in Wismar (dort zunächst auch wohnhaft: Dahlberg; Dr.-Unruh-Straße 1); in Wismar Mitglied der SA; Juli 1937 Heirat mit der Haustochter Hedwig Lübben (*8.11.1910 in Augustfehn/Oldenburg, †30.6.1970 in Osterforde/Niedersachsen; Tochter eines Gastwirts), mind. drei Kinder; ab März 1943 Kriegseinsatz; ab mind. 1970 in Niedersachsen; Dezember 1975 Heirat mit Martha Scheja (*26.1.1929 in Kostenthal/Schlesien, †5.6.2016 in Varel/Niedersachsen); bis 1998 in Jaderberg/Niedersachsen (Moorstrich 27); am 28.2.1998 im Alter von fast 92 Jahren in Jaderberg gestorben

Becker, Dr. Hans Hermann

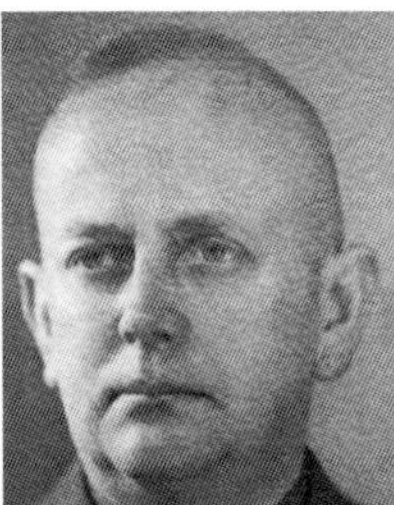

geboren am 23.6.1894 in Penzlin/Mecklenburg; Sohn des Arztes → Dr. Hermann Becker; Gymnasien in Neubrandenburg, Güstrow und Rostock, 1913 Abitur; als Einjährig-Freiwilliger Militärdienst im Füsilier-Regiment 90; August 1914 bis November 1918 Kriegseinsatz als Feldunterarzt; dazwischen und danach Medizinstudium in Greifswald und Rostock; Medizinalpraktikant in Rostock; November 1921 Approbation; ab Dezember 1921 niedergelassener Allgemeinpraktiker in Penzlin; September 1922 Promotion in Rostock;[46] August 1924 Heirat mit Gertrud Duwe (*28.8.1903 in Helm bei Wittenburg/Mecklenburg, †1.10.1961 in Ratzeburg/Schleswig-Holstein; Tochter eines Schulzen und Erbpächters), mind. ein Kind, 1936 Scheidung; nach Autounfall ab 1925 alkohol- und morphiumsüchtig; nach Anfang 1933 absolvierter Entziehungskur ab März 1933 wieder rückfällig; November bis Dezember 1933 erneute Entziehungskur an der Heil- und Pflegeanstalt Rostock-Gehlsheim; dann wieder niedergelassener Allgemeinpraktiker in Penzlin (Bahnhofsplatz 3); dort auch Belegarzt am Stadtkrankenhaus; ab Januar 1934 wiederum rückfällig und erneuter Entzugsversuch bei seinem Vater in Dierhagen bei Ribnitz; August bis November 1934 wieder praktischer Arzt in Penzlin; ab November 1934 in Untersuchungshaft, von der Großen Strafkammer des Landgerichts Güstrow im April 1935 wegen Abtreibung zu neun Monaten Gefängnis verurteilt, unter Anrechnung der Untersuchungshaft im September 1935 vorzeitig entlassen; ab September 1935 Arztvertreter in verschiedenen Städten, da ihm in Mecklenburg die Kassenpraxis für ein Jahr verboten war (dabei „weiterhin Morphiummißbrauch"); ab Oktober 1936 wieder niedergelassener Allgemeinpraktiker in Penzlin; wegen betrügerischer Beschaffung und Verbrauchs von Morphium im November 1937 vom Amtsgericht Penzlin zu zwei Monaten Gefängnis verurteilt; außerdem von Dezember 1937 bis November 1939 wegen „Morphium- und Rauschgiftsucht" erneut von der Kassenpraxis ausgeschlossen; im September 1938 von der Großen Strafkammer des Landgerichts Güstrow nochmals wegen betrügerischer Beschaffung und Eigenverbrauchs von Morphium zu zwei Monaten Gefängnis[47] sowie zur unbefristeten, mindestens zweijährigen Zwangseinweisung in die Heil- und Pflegeanstalt Rostock-Gehlsheim verurteilt;[48] nach Beschwerde Beckers und günstiger Sozialprogno-

46) Mit der Arbeit: Arthritis deformans chronica progressivea und Basedowsche Krankheit (MS).

47) Diese vergleichsweise geringe Bestrafung hatte ihren Grund in der Zuerkennung des § 51 Abs. 2 StGB, wonach bei dem Angeklagten auf Grund seiner hohen Morphiumabhängigkeit eine „verminderte Zurechnungsfähigkeit" attestiert wurde; bei Becker sei zum Tatzeitpunkt „wegen krankhafter Störung der Geistesfähigkeit die Fähigkeit, das Unerlaubte seiner Tat einzusehen, zwar vorhanden, aber die Fähigkeit, nach dieser Einsicht zu handeln, erheblich vermindert" gewesen.

48) Mit der Begründung, eine erneute Entziehungskur sei nicht erfolgversprechend. „Vor allem aber bilde der Angeklagte, bei dem die Rauschgiftsucht bereits einen solchen Grad erreicht hat, daß er hinsichtlich des fortgesetzten Vergehens gegen das Opiumgesetz als unzurechnungsfähig angesehen ist, eine Gefahr für die Kranken, die Apotheken und die öffentliche Ordnung, selbst wenn er in der Praxis bisher seine Kranken noch nicht durch Kunstfehler gesundheitlich geschädigt haben sollte. In einem so verantwortlichen Beruf wie dem des Angeklagten ist eine Rauschgiftsucht, die noch dazu einen derartigen Grad … erreicht hat, höchst bedenklich. Von dem Angeklagten sind auch in Zukunft mit Wahrscheinlichkeit erhebliche Straftaten zu erwarten."

se durch → Prof. Dr. Ernst Braun nach einem Jahr im Oktober 1939 entlassen; April 1940 Heirat mit Elisabeth Kohlmetz (*14.1.1911 in Ankershagen bei Penzlin, †24.4.1969 in Neuruppin; Tochter eines Bäckers); Dezember 1940 Wiederzulassung als Arzt und Aufnahme der Kassenpraxis; nach Rückfall ab Mai 1941 erneute Entziehungskur in der Heil- und Pflegeanstalt Rostock-Gehlsheim; im März 1942 von der Strafkammer des Landgerichts Güstrow wegen „fortgesetzten Vergehens gegen das Opiumgesetz" zu 2.000 RM Geldstrafe, ersatzweise zu 100 Tagen Gefängnis, verurteilt; ab Oktober 1942 dienstverpflichteter Arztvertreter in der Praxis des verstorbenen → Dr. Hans Richter in Neubukow (Kröpeliner Straße 5); im Dezember 1943 vom Amtsgericht Bad Doberan wegen Vergehens gegen die Verbrauchsregelungsstrafverordnung sowie wegen verbotener Weiternutzung von Kraftfahrzeugen zu vier Monaten Gefängnis verurteilt;[49] nach ärztlichem Ehrengerichtsverfahren im Mai 1944 zu einem Verweis verurteilt;[50] ab Juni 1944 Strafverbüßung in Bützow-Dreibergen; auf Anweisung der Oberstaatsanwaltschaft Rostock schon Ende September 1944 mit der Maßgabe entlassen, er habe „sofort seine Praxis in Neubukow wieder aufzunehmen"; bis 1949 in Neubukow (Kröpeliner Straße 5); am 10.9.1949 im Alter von 55 Jahren Suizid durch Schlafmittelvergiftung mit Veronal in Neubukow

Becker, Dr. Hermann Martin Friedrich

geboren am 22.7.1866 in Zierzow bei Grabow/Mecklenburg; Sohn eines Lehrers und Küsters; Gymnasium in Parchim, 1885 Abitur; Medizinstudium in Rostock; dort im Juli 1890 Approbation; Juli 1891 Promotion in Leipzig;[51] Assistenzarzt bei Dr. August Wesenberg in Plau; März 1892 bis 1934 niedergelassener Allgemeinpraktiker in Penzlin; Juni 1893 Heirat mit Elsbeth Struensee (*6.2.1872 in Berlin, †31.3.1905 in Penzlin; Tochter eines Oberstadtsekretärs), mind. zwei Kinder; April 1907 Heirat mit Martha Meltzer (*26.12.1870 in Ribnitz, †17.12.1928 in Penzlin; Tochter eines Pastors), mind. ein weiteres Kind; 1914 zum Sanitätsrat ernannt; Heirat mit Charlotte Großmann (*19.5.1899 in Schwerin, †29.3.1968 in Dierhagen bei Ribnitz; Tochter eines Berufssoldaten [Vizefeldwebel]); ab 1934 in Dierhagen; am 25.12.1936 im Alter von 70 Jahren in Dierhagen gestorben

Becker, Dr. Konstantin

geboren am 2.2.1878 in Estland; Gymnasium, 1898 Abitur; Medizinstudium; Juni 1906 Approbation in Dorpat/Estland; Promotion; Kriegseinsatz im Ersten Weltkrieg; Heirat, ein Kind; ab Juli 1940 Facharzt für Frauenkrankheiten und Geburtshilfe; nach Umsiedlung im Juli 1941 als Arzt in Deutschland zugelassen; ab Oktober 1941 Arztvertreter in der Praxis von → Dr. Alexander Tschirch in Wismar (Mecklenburger Straße 11); nach Einbürgerung und Approbation für Deutschland ab Dezember 1943 niedergelassener Frauenarzt in Kalisch/Wartheland (Hermann-Göring-Straße 14)

Becker, Dr. Wolfgang Wilhelm Otto

geboren am 3.11.1901 in Oldenburg; Sohn eines Oberlehrers und späteren Direktors; Realgymnasium in Oldenburg, 1921 Abitur; Medizinstudium in Jena und Rostock; Oktober 1927 Approbation; bis 1929 Volontärassistent in Rostock; 1929 bis Juli 1931 Assistenzarzt am St. Josephsstift in Bremen (Schwachhauser Heerstraße 54); Oktober 1930 Promotion in Rostock;[52] Oktober 1932 bis März 1936 Arzt in Hannover (Brüningstraße 45); März 1934 Heirat mit der Gewerbelehrerin Ilse Großmann (*23.11.1906 in Bremen, †20.11.2001 in Oldenburg; Tochter eines Kaufmanns), zwei Kinder; März 1936 bis mind. 1943 niedergelassener Urologe in Chemnitz (Kronenstraße 2, Eubaer Straße 19); ab

---

49) Becker wurde von der Staatsanwaltschaft im Dezember 1943 vorgeworfen, er habe „in Neubukow und Kröpelin in völlig betrunkenem Zustand ein Kraftfahrzeug geführt und gleichzeitig seinen Kraftwagen und den Treibstoff, der ihm nur für berufliche Zwecke zugeteilt war, für eine Privatfahrt mißbräuchlich benutzt".

50) Das ärztliche Bezirksgericht gelangte zu der Auffassung, „daß der Beschuldigte trotz seiner Versprechungen und seiner möglicherweise auch ernst gemeinten Vorsätze bei seiner Willensschwäche nicht die volle Gewähr dafür bietet, daß er nicht wieder seinem früheren Laster verfallen wird". Das Gericht empfahl, daß Becker „aus der freien Praxis herausgezogen" werde „und in einer Anstalt als beamteter Arzt oder in einer anderen Stellung" arbeiten solle, „in der er nach Möglichkeit überhaupt nicht mit Opiaten zu tun" habe und „unter Aufsicht seine Pflicht erfüllen" könne.

51) Mit der Arbeit: Die desinfizierende Wirkung der Mineralsäuren.

52) Mit der Arbeit: Über Leberverkalkungen, mit besonderer Berücksichtigung eines hier untersuchten Falles, Rostock 1930.

September 1939 Kriegseinsatz bei der Kriegsmarine; nach Arbeitsurlaub im März 1943 erneut zur Marine einberufen; mind. 1962 bis 1966 niedergelassener Facharzt für Urologie in Oldenburg (Huntestraße 17, Eichkamp 27); bis 1966 auch Chefarzt an der Urologischen Abteilung der Städtischen Krankenanstalten Kreyenbrück in Oldenburg; am 16.8.1979 im Alter von 77 Jahren in Oldenburg gestorben

Beckmann, Axel Ferdinand Robert

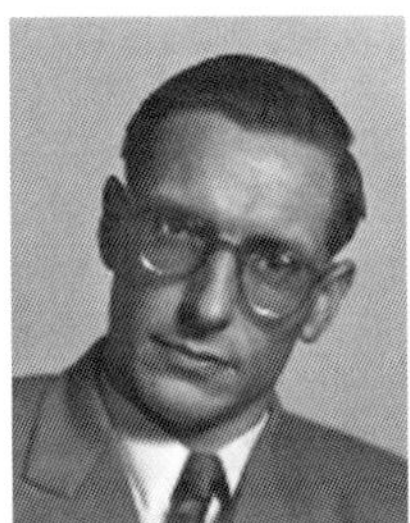

geboren am 27.11.1920 in Rostock/Mecklenburg; Sohn eines Oberlehrers; Oberrealschule in Rostock, 1938 Abitur; nach Arbeitsdienst ab November 1938 Wehrdienst; 1938 bis 1945 bei der Wehrmacht; daneben Medizinstudium in Rostock; im Januar 1940 zum Medizinstudium an die Universität Rostock kommandiert; daneben mind. 1945 Unterarzt in einem Lazarett bei der Heeres-Sanitätsstelle in Rostock; April 1945 Approbation; Mai 1945 bis September 1947 Pflichtassistent am Hilfskrankenhaus Goetheschule in Rostock (Goetheplatz 5/6), Hilfs- und Lagerarzt bei der Umsiedlerabteilung des Rates der Stadt Rostock sowie Assistenzarzt an der Medizinischen Poliklinik und der Frauenklinik der Universität Rostock (Schröderplatz, Doberaner Straße 142, Augustenstraße 31, Moltkestraße 23); dort im Mai 1946 Promotion;[53] August 1946 Heirat mit der Kürschnergesellin Ursula Vick (*22.9.1921 in Rostock, †24.2.1975 in Rostock; Tochter eines Kaufmanns und späteren Fabrikanten), drei Kinder; ab Oktober 1947 wissenschaftlicher Assistent, ab Januar 1951 Oberassistent am Physiologischen Institut der Universität Rostock (Gertrudenstraße 9, Lindenstraße 3); 1949 bis 1950 Mitglied der LDPD; Mai 1953 Habilitation in Rostock;[54] September 1953 bis Dezember 1955 Dozent für Physiologie, Januar 1956 bis Januar 1960 Professor mit Lehrauftrag für Physiologie, Februar 1960 bis 1986 Professor mit vollem Lehrauftrag für Physiologie an der Universität Rostock; 1953 bis 1956 auch kommissarischer Leiter, ab 1956 Direktor des Instituts für Physiologie an der Universität Rostock; Juni 1976 Heirat mit der Germanistin und Pädagogin Dr. Ursula Schikorra (*22.7.1925 in Schneidemühl/Posen, †24.5.2020 in Lübeck; Tochter eines Landwirtschaftsrates); 1986 emeritiert; bis 1995 in Lübeck (Schönböckener Straße 68); am 12.2.1995 im Alter von 74 Jahren in Lübeck gestorben

Beckmann, Dr. Dietrich

geboren am 20.9.1910 in Belgard/Pommern; Sohn eines Pastors; Gymnasium in Greifswald, 1931 Abitur; Medizinstudium in Greifswald; als Einjährig-Freiwilliger dazwischen von Oktober 1934 bis September 1935 Militärdienst in Infanterie-Regiment 12 in Dessau; bis Dezember 1937 Medizinalpraktikant an der Universitäts-Frauenklinik in Greifswald; Dezember 1937 Approbation in Berlin; Januar 1938 bis Januar 1939 Volontärassistent an der Medizinischen Universitätsklinik in Greifswald; Januar 1939 Promotion in Greifswald;[55] Februar bis Mai 1939 Assistenzarzt am Stadtkrankenhaus in Schwerin (Graf-Heinrich-Straße 30); ab Juni 1939 Assistenzarzt an der Medizinischen Universitätsklinik in Greifswald (Schlageterstraße 4); Oktober 1939 bis mind. 1940 Assistenzarzt am Städtischen Krankenhaus in Pforzheim (St.-Georgen-Straße 62); ab Juli 1940 Kriegseinsatz in der Wehrmacht; August 1943 Heirat mit Barbara Bernhard (*11.6.1916 in Schlönwitz/Pommern); bis August 1951 Arzt in Pforzheim (Tiergartenstraße 63); ab August 1951 Facharzt für Innere Krankheiten in Meldorf/Schleswig-Holstein (Theodor-Storm-Straße 4); am 10.2.1993 im Alter von 82 Jahren in Meldorf gestorben

Beckmann, Dr. Ernst Alexander (späterer Ernest Beckman)

geboren am 29.10.1887 in Dorpat/Estland; Gymnasium, 1907 Abitur; Medizinstudium; 1914 Approbation in Dorpat; Promotion; Kriegseinsatz; November 1922 Heirat mit Selma Tilk (*15.3.1901 in Riga/

---

53) Mit der Arbeit: Über positive Weil-Felix-Reaktionen in der Umgebung Fleckfieberkranker und bei verlausten Personen (MS).

54) Mit der Arbeit: Über die thorakalen und abdominalen Atembewegungen und ihre Beeinflussung durch das vegetative Nervensystem (MS).

55) Mit der Arbeit: Nachuntersuchungen bei Pyelitis Gravidarum, Greifswald 1939.

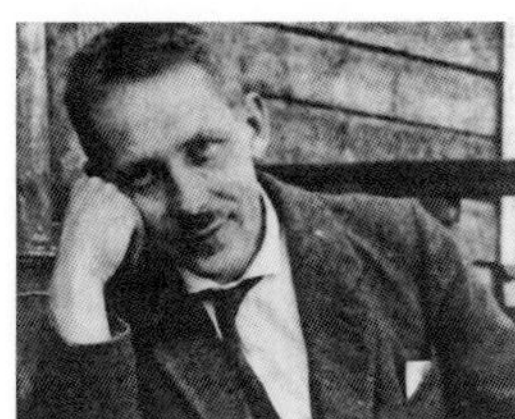

Lettland, †30.8.1990 in Portland/USA), vier Kinder; mind. 1925 bis 1926 Arzt in Salajõe/Estland und mind. 1928 in Hiiumaa/Estland; ab 1927 Facharzt für Frauenkrankheiten und Geburtshilfe; nach Umsiedlung ab August 1941 Hilfsarzt am Städtischen Krankenhaus in Neubrandenburg; Juni 1942 Approbation für Deutschland; ab Juli 1942 Assistenzarzt an der Städtischen Krankenanstalt in Bremen; bis 1952 in den Umsiedlerlagern Geesthacht und Bremerhaven; Februar 1952 Auswanderung in die USA; ab 1952 in New York/USA; ab mind. 1957 in Portland/USA; am 26.2.1963 im Alter von 75 Jahren in Portland gestorben

Beckmann, Dr. Hans-Joachim
geboren am 19.11.1913 in Allenstein/Ostpreußen; Sohn eines Zahnarztes; Gymnasien in Allenstein und Sigmaringen, 1933 Abitur; nach anderthalbjähriger landwirtschaftlicher Praxis Medizinstudium in Tübingen, Berlin und Rostock (St.-Georg-Straße 104); als Student Eintritt in die NSDAP am 1.5.1937, Mitgliedsnummer 5.231.916; auch Mitglied der SA; Medizinalpraktikant an der Universitäts-Frauenklinik der Charité in Berlin (Schumannstraße 20/21), ab Dezember 1938 an der Frauenklinik und der Medizinischen Klinik der Universität Rostock (Doberaner Straße 142, Schröderplatz); Dezember 1938 Heirat, zwei Kinder; September 1939 Approbation; anschließend Volontärassistent an der Medizinischen Klinik der Universität Rostock; ab Dezember 1939 Kriegseinsatz in der Wehrmacht, mind. 1943 als Oberarzt; dazwischen ab April 1940 Volontärassistent an der Universitäts-Frauenklinik der Charité in Berlin (Barbarossastraße 36); dort im Februar 1943 Promotion[56)]

Beckmann, Dr. Otto Paul Hermann
geboren am 5.4.1879 in Schwerin/Mecklenburg; Sohn eines Gymnasiallehrers und späteren Gymnasialprofessors; Gymnasium in Schwerin, 1897 Abitur; Medizinstudium in Rostock, München und Leipzig; März 1902 Approbation und April 1902 Promotion in Leipzig;[57)] 1902 bis 1904 Assistenzarzt an einer chirurgisch-gynäkologischen Privatpraxis in Chemnitz, 1905 bis 1906 am Knappschaftskrankenhaus in Zabrze/Schlesien; 1906 bis 1912 niedergelassener Allgemeinpraktiker in Chemnitz; ab 1912 in Parchim, jedoch ohne ärztliche Tätigkeit; 1914 bis 1918 Kriegseinsatz als Bataillons- und Regimentsarzt sowie als Chefarzt eines Feldlazaretts; 1919 bis mind. 1953 niedergelassener Allgemeinpraktiker in Parchim (Friedrich-Franz-Straße/Karl-Marx-Straße 4); September 1926 Heirat mit Margarethe Ehmcke (*11.9.1891 in Waren, †13.12.1932 in Parchim; Tochter eines Kaufmanns und Schützenhausbesitzers); ab mind. 1927 auch Leitender Arzt am Krankenhaus in Parchim; Eintritt in die NSDAP am 1.5.1937, Mitgliedsnummer 5.323.262; Dezember 1933 Heirat mit Marie Ehmcke (*24.9.1897 in [Bad] Kleinen, †11.6.1977 in Parchim; Tochter eines Kaufmanns und Schützenhausbesitzers); am 10.6.1960 im Alter von 81 Jahren in Parchim gestorben

Beese, Dr. Hans Joachim Otto
geboren am 20.7.1904 in Esens/Ostfriesland/Hannover; Sohn eines Arztes; Gymnasium, 1925 Abitur; Medizinstudium in Würzburg, München und Rostock; März 1933 Approbation; mind. 1933 Marine-Assistenzarzt im Marinelazarett Cuxhaven; Oktober 1933 Heirat mit der Haustochter Grete Lude (*16.2.1903 in Parchim, †17.1.1966 in Güstrow; Tochter eines Verwaltungs- und Regierungsinspektors), mind. zwei Kinder; mind. 1934 Marine-Oberassistenzarzt auf dem Linienschiff „Schlesien"; Juli 1934 Promotion in Rostock;[58)] mind. 1937 in Wilhelmshaven; Eintritt in die NSDAP am 1.1.1938, Mitgliedsnummer 6.077.706; August bis September 1938 Assistenzarzt bei der Evangelischen Huyssens-Stiftung in Essen (Henriettenstraße 92) und Landassistent bei Dr. Fritz Meier in Moisling bei Lübeck (Bergstraße 27); ab September 1938 Arztvertreter in der Praxis von Dr. Heinrich Kries in Langensalza/Thüringen (Erfurter Straße 3), dann bei → Dr. Fritz Goede in Fürstenberg (Karlstraße 26);

56) Mit der Arbeit: Tryptophan als Regulator des Leberglykogens (MS).
57) Mit der Arbeit: Zur Statistik und Therapie der Placenta praevia, Leipzig 1902.
58) Mit der Arbeit: Über Röntgenreihenuntersuchungen auf Lungentuberkulose im Reichsheer, Reichsmarine und Schutzpolizei, Berlin 1934.

mind. 1939 bis 1975 niedergelassener Allgemeinpraktiker und Geburtshelfer in Güstrow (Plauer Straße 2 und 6, Stalinstraße 27); ab Oktober 1940 Kriegseinsatz in der Kriegsmarine; am 11.10.1990 im Alter von 86 Jahren in Güstrow gestorben

Beetz, Dr. Adolf Heinrich Wilhelm

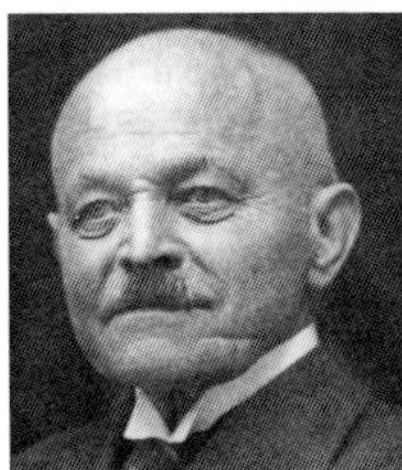

geboren am 21.8.1865 in Schwerin/Mecklenburg; Sohn eines Kaufmanns und späteren Bankbeamten; Realgymnasium in Schwerin und Gymnasium in Rostock, 1887 Abitur; zunächst Studium der Naturwissenschaften in Berlin und Rostock, dann Medizinstudium in München und Rostock; März 1892 Approbation und Juni 1892 Promotion in Rostock;[59] Ende 1892 bis mind. 1942 niedergelassener Allgemeinpraktiker in Goldberg (Jungfernstraße 277 und 8); März 1897 Heirat mit Elisabeth Kayatz (*18.8.1867 in Goldberg, †12.1.1947 in Goldberg; Tochter eines Schmiedemeisters), zwei Kinder; 1916 zum Sanitätsrat ernannt; als 66-Jähriger Eintritt in die NSDAP am 1.5.1932, Mitgliedsnummer 1.093.476; am 10.10.1959 im Alter von 94 Jahren an Altersschwäche in Goldberg gestorben

Behm, Dr. Carl Gustav Wilhelm

geboren am 16.6.1890 in Berlin; Sohn eines Arztes; Gymnasium in Berlin, 1909 Abitur; Medizinstudium in Berlin, Marburg, Freiburg und Kiel; als Einjährig-Freiwilliger dazwischen von Oktober 1909 bis April 1910 Militärdienst beim 2. Garde-Regiment zu Fuß; Medizinalpraktikant in Freiburg und Kiel; September 1914 Approbation; ab Oktober 1914 Kriegseinsatz als Feldunterarzt; nach Erkrankung 1916 bis Januar 1920 zunächst Patient, dann Arzt im Reservelazarett Freiburg; mind. 1916 auch Assistenzarzt an der Universitäts-Kinderklinik in Freiburg (Karlstraße 45); Juli 1916 Heirat mit Marie Trendelenburg (*15.6.1885 in Berlin; Tochter eines Oberlehrers und späteren Gymnasialdirektors), mind. zwei Kinder, 1942 Scheidung; Dezember 1916 Promotion; durch Ansteckung im Lazarett 30 Prozent kriegsbeschädigt; April 1920 bis 1925 Ärztlicher Leiter am Kindererholungs- und -fürsorgeheim Heuberg/Württemberg;[60] April 1925 bis mind. 1939 Leiter der Kinderheilanstalt Bad Orb bei Frankfurt/Main;[61] daneben auch Vorsitzender des Reichsverbandes evangelischer Kinder- und Jugendlichen-Erholungs- und Heilstätten; Antrag auf Aufnahme in die NSDAP;[62] wegen Beleidigung eines NS-Funktionärs, der die Anstalt Bad Orb in die NSV überführen wollte, von der Großen Strafkammer des Landgerichts Hanau im April 1938 zu drei Monaten Gefängnis verurteilt, dann amnestiert; ab September 1939 Kriegseinsatz als Stabsarzt an der zum Reservelazarett umgestalteten Kinderheilanstalt Bad Orb, im Oktober 1940 wegen Wehrdienstbeschädigung aus der Wehrmacht entlassen; ab November 1941 Hilfsarzt, ab mind. 1943 Schul- und Jugendarzt am Staatlichen Gesundheitsamt des Kreises Rostock-Stadt (Friedrich-Franz-Straße 6, Augustenstraße 126, Orleansstraße 19); dort auch nebenamtlicher HJ-Arzt; Juli 1942 Heirat mit Magdalene Toppius (*8.1.1904 in Berga/Altmark; Tochter eines Rittergutspächters), ein weiteres Kind; Juli 1944 bis April 1945 Vertragsarzt am Versorgungsamt Rostock; Mai 1945 bis mind. 1950 niedergelassener Allgemeinpraktiker in Rostock (Gerhart-Hauptmann-Straße 2); ab Oktober 1945 auch nebenamtlicher Vertrauensarzt der Krankenkasse; ab Dezember 1945 Mitglied der SPD, ab April 1946 der SED; ab Frühjahr 1946 auch Leiter des Beratungsärztlichen Dienstes der Sozialversicherungskasse Rostock-Stadt und Rostock-Land; nach Übersiedlung in die Bundesrepublik bis 1969 Kinderarzt in Stuttgart (Kremmlerstraße 50); am 14.1.1969 im Alter von 78 Jahren in Stuttgart gestorben

Behm, Dr. Gunther Heinrich Eberhard

geboren am 8.7.1917 in Schwerin/Mecklenburg; Sohn eines Rechtsanwalts und Notars; Gymnasium in Schwerin, 1936 Abitur; nach Arbeits- und Wehrdienst Medizinstudium in Bonn; als Student Ein-

59) Mit der Arbeit: Experimentelle Beiträge zur Lehre von der Selbstreinigung der Flüsse, Rostock 1892.

60) Die Anstalt hatte 3.000 Plätze; Behm hatte im Laufe seiner fünfjährigen Tätigkeit dort die medizinische Verantwortung für 54.000 Kinder.

61) Die Anstalt hatte – zusammen mit dem angeschlossenen Sanatorium für Erwachsene – eine Kapazität von 450 Betten.

62) Behm hatte laut eigenen Angaben nach dem Studium von Hitlers „Mein Kampf“ und Rosenbergs „Mythus des 20. Jahrhunderts“ seinen Antrag zurückgezogen, woraufhin eine „Hetze der Nazis gegen meine Person“ einsetzte.

tritt in die NSDAP am 1.4.1938, Mitgliedsnummer 7.051.458; ab September 1939 Kriegseinsatz als Sanitätsfeldwebel im Polenfeldzug und am Westwall, im Januar 1940 zum Weiterstudium nach Rostock kommandiert; nach uk-Stellung Medizinstudium in München, Graz und Rostock; Januar 1943 Heirat mit der Medizinstudentin und späteren Ärztin Dr. Erika Pocher (*5.7.1918 in Meiningen/Thüringen, †17.9.1987 in Braunschweig; Tochter eines Gerichtsassessors sowie späteren Rechtsanwalts und Notars), zwei Kinder; Januar 1943 Approbation und Promotion in Rostock;[63] mind. 1943 Assistenzarzt in Schwerin (Landreiterstraße 9); ab Februar 1943 erneuter Kriegseinsatz; mind. 1965 bis 1984 Facharzt für Chirurgie in Braunschweig (Fallersleber Straße 29, Paxmannstraße 4); am 18.5.1984 im Alter von 66 Jahren in Bad Harzburg/Niedersachsen gestorben

Behm, Dr. Martin August
geboren am 10.11.1892 in Parchim/Mecklenburg; Sohn eines Pastors und späteren Landesbischofs; Gymnasien in Doberan und Schwerin, 1911 Abitur; Medizinstudium in München, Erlangen und Rostock; dazwischen von August 1914 bis April 1916 Kriegseinsatz als Feldhilfsarzt, nach zweimaliger Verwundung bis Mai 1917 im Heimatheeresdienst; Mai 1917 Approbation in Schwerin; Juli 1917 Promotion in Rostock;[64] bis November 1918 erneuter Kriegseinsatz; Assistenzarzt an den Universitätskliniken in Rostock und Berlin; Oktober 1922 Heirat mit der Studentin Hertha Korten (*10.1.1890 in Köln, †5.5.1969 in Schwerin; Tochter eines Gymnasialprofessors), zwei Kinder; April 1924 bis 1971 niedergelassener Facharzt für Hals-, Nasen- und Ohrenleiden in Schwerin (Blücherstraße 11, Arsenalstraße/Wilhelm-Pieck-Straße 15); Eintritt in die NSDAP am 1.5.1937, Mitgliedsnummer 4.009.529; in Schwerin auch Mitglied der SA, SA-Sanitätssturmführer; ab 1938 auch Mitglied des NSDÄB; ab September 1939 Kriegseinsatz als Wehrmachtsarzt in Schwerin, daneben eingeschränkte Weiterführung seiner Praxis; am 23.6.1971 im Alter von 78 Jahren an den Folgen eines Verkehrsunfalls in Schwerin gestorben

Behn, Dr. Hans Joachim
geboren am 8.3.1920 in Ribnitz/Mecklenburg; Sohn eines Tierarztes; Oberschule in Malchin, 1938 Abitur; nach Arbeitsdienst freiwilliger Militärdienst, im September 1940 aus der Wehrmacht entlassen; Medizinstudium in Rostock, Marburg, Greifswald und Danzig; Approbation; 1945 Promotion in Jena;[65] nach Kriegsende bis mind. 1947 Assistenzarzt am Städtischen Krankenhaus in Güstrow (Plauer Straße 81); Juli 1948 Heirat mit der Ärztin → Dr. Marianne Roericht, mind. ein Kind, 1955 Scheidung; mind. 1948 niedergelassener Allgemeinpraktiker (zusammen mit seiner Ehefrau) in Güstrow (Plauer Straße 80); mind. 1955 Arzt in Berlin/DDR (Krügerstraße 12); ab mind. 1962 Röntgenfacharzt in Neumünster/Schleswig-Holstein (Kaiserstraße 17; mind. 1976 bis 1991 wohnhaft in Boostedt bei Neumünster, Eichenweg 7); April 1976 Heirat mit der Arzthelferin Hella Kellermann (*20.12.1944 in Neumünster); am 9.1.1991 im Alter von 70 Jahren in Neumünster gestorben

Behncke, Dr. Paul Wilhelm Carl
geboren am 8.12.1880 in Berlin; Sohn eines Kaufmanns und Fabrikbesitzers; Gymnasium in Berlin, 1901 Abitur; zunächst Jurastudium in Rostock, dann Medizinstudium in Berlin und Rostock; August 1914 Approbation in Rostock; August 1914 bis November 1918 Kriegseinsatz, zunächst als Bataillons-, zuletzt als Regimentsarzt; Februar 1919 Promotion in Rostock;[66] mind. 1919 Volontärassistent an der Chirurgischen und an der Frauenklinik der Universität Rostock (Schröderplatz, Doberaner Straße 142 und 12); Juni 1920 bis 1929 niedergelassener Allgemeinpraktiker in Sanitz; Juli 1921 Heirat mit der Kindergärtnerin Erna Aue (*28.4.1892 in Hannover, †12.10.1968 in Parensen bei Göttingen; Tochter eines Schuhmachers und späteren Kaufmanns); 1929 bis mind. 1930 niedergelassener Allgemeinpraktiker in Rostock (Doberaner Straße 12); Arzt an der Landesirrenanstalt Halle-Nietleben, dann an der Provinzial-Heil- und Pflegeanstalt Kreuzburg/Schlesien (Hakenstraße 1);[67] ab De-

63) Mit der Arbeit: Über die Differentialdiagnose sporadischer Fälle von Poliomyelitis acuta mit Liquorbefund (MS).
64) Mit der Arbeit: Beitrag zur Symptomatologie spinaler Muscelathropien, Rostock 1917.
65) Mit der Arbeit: Die epigastrische Hernie und ihre Begleiterkrankungen (MS).
66) Mit der Arbeit: Über Vermehrung des Eiweißgehaltes im Liquor bei neuritischen Erkrankungen, Rostock 1919.
67) Nach Kreuzburg wurde ein Teil der Nietlebener Patienten verlegt; diese wurden später in der Aktion T4 ermordet.

zember 1939 Facharzt für Nervenkrankheiten; zum Provinzial-Medizinalrat ernannt; Arzt an der Landesheil- und Pflegeanstalt Uchtspringe/Anhalt;[68] bis mind. April 1945 auch Bezirksarzt der Altmark; vor 1969 gestorben

Behnsen, Dr. Gerhard Oscar Willy
geboren am 5.4.1898 in Magdeburg/Provinz Sachsen; Sohn eines Apothekenverwalters; Gymnasium, 1918 Abitur; Medizinstudium in Kiel; Approbation; 1923 Promotion in Kiel;[69] Ende 1931 bis April 1935 Leitender Arzt an den Psychiatrischen Anstalten Rickling/Schleswig-Holstein;[70] dort Eintritt in die NSDAP am 1.5.1933, Mitgliedsnummer 2.750.794; ab 1935 aktiver Sanitätsoffizier in der Wehrmacht, mind. 1935 in Lübeck (Fegefeuer 2); mind. 1936 Stabsarzt in Hamburg (An der Alster 49); April 1936 Heirat mit Ilse Körner (*17.8.1915 in Hamburg, †1.3.2012 in Bad Soden am Taunus/Hessen; Tochter eines Oberlehrers und späteren Pädagogikprofessors), mind. drei Kinder; mind. 1937 Stabsarzt in Rostock; 1937 bis mind. 1939 Facharzt für Nerven- und Gemütskrankheiten in Hamburg (Averhoffstraße 12); dort mind. 1937 auch Stabsarzt; mind. 1940 bis 1941 Facharzt für Nerven- und Geisteskrankheiten in Berlin (Belziger Straße 74); Kriegseinsatz als Oberstabsarzt in der Sanitäts-Abteilung 23/Heeres-Sanitätsstaffel Berlin, mind. 1944 in Tscherkassy/Sowjetunion; mind. 1955 Nervenarzt in Lüdenscheid (Humboldtstraße 36); am 31.5.1994 im Alter von 96 Jahren in Bad Soden am Taunus gestorben

Behrendt, Dr. Gustav Kurt Hermann
geboren am 5.10.1895 in Riesenburg/Westpreußen; Sohn eines Klempnermeisters; Gymnasium, 1916 Notabitur; 1916 bis 1918 Kriegseinsatz; Medizinstudium in Königsberg; August 1925 Approbation; 1925 bis mind. 1929 niedergelassener Allgemeinpraktiker in Turoscheln/Ostpreußen; Oktober 1925 Promotion in Königsberg;[71] Oktober 1925 Heirat mit Hertha Saddey (*21.5.1898 in Freystadt/Westpreußen; Tochter eines Oberstraßenmeisters), drei Kinder; Eintritt in die NSDAP am 15.9.1930; mind. 1931 in Lasdehnen/Ostpreußen; ab Dezember 1934 niedergelassener Allgemeinpraktiker in Liebemühl/Ostpreußen; ab Juni 1938 praktischer Arzt in Riesenburg (Adolf-Hitler-Straße 2); nach Flucht bis mind. Juli 1945 praktischer Arzt in Cammin bei Tessin

Benckendorff, Dr. Curt Bernhard Julius
geboren am 9.2.1908 in Carolinenhof bei Stavenhagen/Mecklenburg; Sohn eines Gutspächters; Realgymnasium, 1927 Abitur; Medizinstudium in München (Maria-Josefa-Straße 4), Graz und Rostock (Friedrich-Franz-Straße 91); als Student in Rostock Eintritt in die NSDAP am 1.10.1931, Mitglieds-

---

68) In der 1894 gegründeten Landesheil- und Pflegeanstalt Uchtspringe wurden zwischen 1934 und 1941 insgesamt 765 Personen zwangssterilisiert. Zwischen 1935 und 1945 wurden 8.722 Patienten in Uchtspringe aufgenommen, von denen 5.074 in der Anstalt verstarben bzw. getötet wurden. Ab 1940 fungierte Uchtspringe als Zwischenanstalt im Rahmen der T4-Mordaktion. 1941 wurden 1.130 Personen in Uchtspringe aufgenommen, von denen 804 in die Tötungsanstalt Bernburg verbracht wurden; 896 Patienten wurden bis 1941 aus Uchtspringe in die Tötungsanstalt Bernburg deportiert und dort ermordet. Zwischen 1941 und 1945 gelangten 2.614 psychisch kranke Menschen aus zahlreichen Anstalten nach Uchtspringe, von denen 1.452 dort verstarben oder getötet wurden, 355 weitere wurden in den Tötungsanstalten Hadamar und Meseritz-Obrawalde ermordet.

69) Mit der Arbeit: Beitrag zum Verhalten der Leber beim Typhus abdominalis (MS).

70) Behnsen, der neben seiner ärztlichen Tätigkeit auch für die medizinische Fort- und Weiterbildung der Diakone und Diakonissen verantwortlich war, hielt auf dem „Brüdertag" der Ricklinger Diakonenschaft am 21. Januar 1934 einen Vortrag zum Thema „Aufgaben und Grenzen der Erbgesundheitspflege", wobei er äußerte: „Durch den Geburtenrückgang im ganzen Volk und durch die starke Vermehrung der Minderwertigen drohen wir ein Volk zu werden, das man nicht mehr ein Kulturvolk nennen kann! In vier Generationen werden wir 33 ⅓ Prozent Minderwertige haben, wenn die Entwicklung so weitergeht, wie es die letzten Jahre war. Als Gegenmaßnahme ermöglicht uns das Gesetz jetzt die Sterilisierung und die Verwahrung. Die Maßnahmen sind nur negativ. Sie sind nicht ausreichend, wenn es nicht gelingt, als positive Maßnahme einen kräftigen Willen zur Vermehrung bei den Vollwertigen zu erwecken." Behnsen hielt auch Alkoholkranke für minderwertig; auf einer Tagung des „Deutschen Vereins gegen den Alkoholismus" im Oktober 1933 forderte er, ihre „Sterilisierung dürfe auf keinen Fall zu ängstlich gehandhabt werden". In medizinischen Zeitschriften äußerte sich Behnsen mehrfach im Sinne der nationalsozialistischen Erbgesundheitspolitik, und in den Ricklinger Psychiatrischen Anstalten wies er das Krankenpflegepersonal an, immer wieder auf die Patientinnen und Patienten einzuwirken, sich sterilisieren zu lassen. Auf einer Arbeitstagung des „Ausschusses für Fragen der Rassenhygiene und Rassenpflege" teilte er mit: „Wir haben schon eine Reihe von Mädchen sterilisiert. Ein halbes Dutzend schon vor dem Gesetz."

71) Mit der Arbeit: Über Luftembolien beim künstlichen Pneumothorax (MS).

nummer 699.984; daneben auch Mitglied der SA; Mai 1933 Approbation; Oktober 1933 Promotion in Rostock;[72] anschließend Assistenzarzt, mglw. in Rostock; ab September 1936 Landassistent bei Dr. Theodor Günther in Großrückerswalde/Erzgebirge; ab Februar 1937 Facharzt für Augenkrankheiten; da vorherige Aufnahme ungültig, erneuter Eintritt in die NSDAP am 1.5.1937, Mitgliedsnummer 4.157.381; ab Mai 1937 Arztvertreter in Berlin (Friedrichstraße 106, Bamberger Straße 3, Kaiserallee 95); Juni 1937 bis mind. 1943 niedergelassener Augenarzt in Berlin (Kastanienallee 2); Juli 1938 Heirat mit Senta Zierep gesch. Lenius (*1.2.1904 in [Berlin-]Charlottenburg; Tochter eines Korrespondenten und späteren Kaufmanns), mind. ein Kind, 1952 Scheidung; ab September 1939 Kriegseinsatz; Januar bis Februar 1941 Arbeitsurlaub, dann erneut einberufen, ab März 1943 Praxis geschlossen; bis Oktober 1946 in Bad Tölz/Bayern (Ludwigstraße 35); Oktober 1946 bis 1982 Facharzt für Augenkrankheiten in Itzehoe/Schleswig-Holstein (Bahnhofstraße 30, Lehmwohldstraße 1, Viktoriastraße 27, Krohnstraße 19, Holtweg 48 und 58); September 1952 Heirat mit Vera Ruthenberg spätere Bünte (*20.9.1926 in Breslau), zwei Kinder, 1974 Scheidung; am 1.6.1982 im Alter von 74 Jahren in Itzehoe gestorben

Bender, Dr. Wilhelm

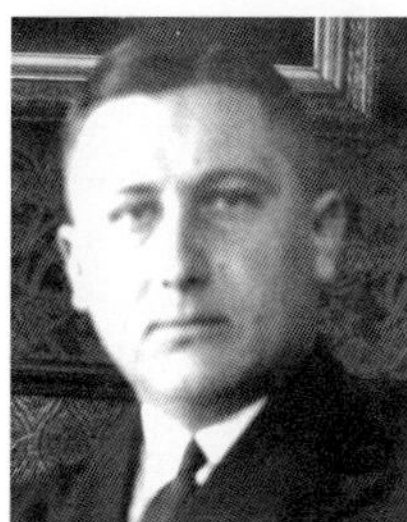

geboren am 6.4.1900 in Leun/Rheinprovinz; Sohn eines Lehrers; Gymnasium, 1920 Abitur; Medizinstudium in Greifswald; Februar 1925 Approbation; ab 1925 Assistenzarzt an der Heil- und Pflegeanstalt Berlin-Buch; September 1930 Promotion in Greifswald;[73] mind. 1931 niedergelassener Arzt in Berlin-Wittenau; dort Eintritt in die NSDAP am 1.12.1931, Mitgliedsnummer 829.749; später auch Mitglied des NSDÄB; 1932 bis mind. 1934 Prosektor und Anstaltsarzt an der Heil- und Pflegeanstalt Wittenau in Berlin (dort auch wohnhaft); Januar 1934 Heirat mit Gisela Bender (*15.4.1913 in [Berlin-]Schöneberg; Tochter eines Ingenieurs), mind. vier Kinder; 1935 bis 1936 Direktor der Heil- und Pflegeanstalt Wuhlgarten in Berlin; 1937 bis Oktober 1940 Direktor und Chefarzt der Heil- und Pflegeanstalt Berlin-Buch (Karower Straße 12); dort – auch als Mitglied des Beraterstabes der T4-Zentrale – führend an der Planung, Organisation und Durchführung der NS-Euthanasiemorde beteiligt;[74] auch nebenamtlicher Dezernent für Suchtbekämpfung bei der Ärztekammer Berlin und Beisitzer am Erbgesundheitsobergericht Berlin-Charlottenburg; ab November 1940 Kriegseinsatz bei der Kriegsmarine; ab mind. Frühjahr 1945 Leiter des Stadtkrankenhauses in Crivitz; Mai 1946 bis August 1950 Ärztlicher Direktor der Heil- und Pflegeanstalt Ueckermünde;[75] ab September 1950 Ärztlicher Direktor des nunmehrigen Städtischen Krankenhauses Wuhlgarten in Berlin/DDR; Mitglied der SED;[76] am 13.1.1960 im Alter von 59 Jahren in Berlin gestorben

Bendermacher, Dr. Franziska Johanna (geb. Birkenhauer)

geboren am 4.10.1895 in Düsseldorf/Rheinprovinz; Tochter eines Lederhändlers; Gymnasium, 1916 Abitur; Medizinstudium in Freiburg; Juli 1924 Approbation; Januar 1925 Promotion in Freiburg;[77] mind. 1928 in Roermond/Niederlande; mind. 1929 Assistenzärztin an der Kinderheilstätte Grünewald in Wittlich/Rheinland; mind. 1933 Ärztin an der Caritas-Kinderheilstätte Maria in Trier; mind. 1934 Ärztin am Evangelischen Krankenhaus in Köln-Lindenthal (dort auch wohnhaft: Weyertal 76); Februar 1934 Heirat mit dem Architekten und Diplom-Ingenieur Dr. Justin Bendermacher

72) Mit der Arbeit: Über den Liquor cerebrospinalis bei multipler Sklerose, Lippstadt 1932.

73) Mit der Arbeit: Über Speichelsteine, Frankfurt/Main 1930.

74) Als Leiter der Anstalt Berlin-Buch ließ Bender im Juni 1940 mindestens 200 jüdische Patienten in die T4-Vernichtungsanstalt Bernburg verbringen, wo sie mit Giftgas getötet wurden; dies war der Beginn der planmäßigen Gasmorde an Juden. Später wurden unter Benders Leitung auch seiner Obhut anvertraute nichtjüdische Patienten ermordet. Hatten sich im Herbst 1939 noch 2.925 Psychiatriepatienten in Berlin-Buch befunden, so waren es Ende Oktober 1940, kurz vor der Auflösung der Anstalt, nur noch 120.

75) Die Medizinalverwaltung von Mecklenburg-Vorpommern wollte Bender 1946 eigentlich nicht weiterbeschäftigen. Mit der Begründung, „Ersatz konnte bisher nicht nachgewiesen werden, weil es an Psychiatern mangelt", wurde Bender nicht entlassen. Doch man hatte sich rückversichert: „Die Weiterbeschäftigung erfolgt mit Genehmigung des russischen Kreiskommandanten."

76) In einer Beurteilung vom August 1951 hieß es, daß Bender „mit vollem Recht als ein theoretisch gut gebildeter Marxist bezeichnet werden" könne; „er ist Mitglied der [SED-]Parteileitung des Bezirksamtes [Berlin-]Lichtenberg".

77) Mit der Arbeit: Über die operative Behandlung schwerer rachitischer Verkrümmungen, besonders durch subperiostale Entfernung größerer Knochenstücke (MS).

(*10.11.1905 in Wittlich, †5.10.1994 in Heede/Niedersachsen; Sohn eine Königlichen Notars), zwei Kinder, 1944 Scheidung; März 1934 bis mind. 1952 niedergelassene Allgemeinpraktikerin in Neubrandenburg (Adolf-Hitler-Straße 5 und 14, Rostocker Straße 4); ab Juli 1943 von → Dr. Gerda Tichelaar, ab April 1944 von → Dr. Vitaut Tumasch, die dienstverpflichtet waren, vertreten bzw. unterstützt; nach Übersiedlung in die Bundesrepublik bis 1965 praktische Ärztin in Trier (Bernhardstraße 42); am 6.9.1965 im Alter von fast 70 Jahren in Trier gestorben

Benecke, Prof. Dr. Erich Emil

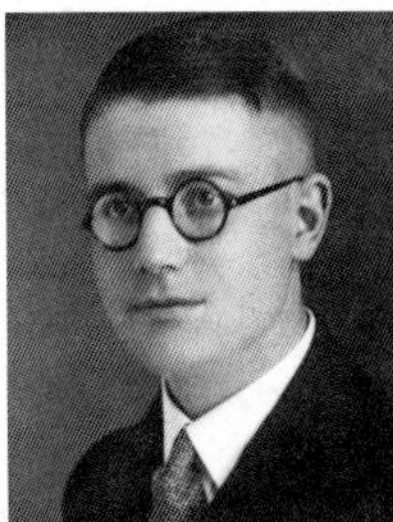

geboren am 12.5.1907 in Kiel/Schleswig-Holstein; Sohn eines Pflanzenphysiologen, Botanikers und Universitätsprofessors; Gymnasien in Berlin und Münster, 1925 Abitur; Medizinstudium in Tübingen, Berlin, München und Münster; August 1930 bis Juli 1931 Medizinalpraktikant an der Universitäts-Augenklinik in Münster, den Städtischen Krankenanstalten in Bremen und dem Pathologischen Institut der Universität Münster; Juli 1931 Approbation; Juli 1931 bis Oktober 1932 Volontärassistent an den Pathologischen Instituten der Universitäten Münster und Würzburg; September 1932 Promotion in Münster;[78] ab Oktober 1932 Assistent, ab Mai 1933 Oberassistent am Pathologischen Institut der Universität Münster (Am Kreuztor 5); dort Eintritt in die NSDAP am 1.5.1933, Mitgliedsnummer 2.464.876; daneben ab November 1933 auch Mitglied der SA; später Mitglied im NS-Dozentenbund; September bis November 1933 stellvertretender Leiter des Pathologischen Instituts der Universität Münster; nach politisch motivierten Intrigen gegen den Institutsleiter Prof. Dr. Walter Gross, der daraufhin im September 1933 Suizid beging, im Dezember 1933 von der Universität Münster entlassen; Januar bis Mai 1934 Volontärassistent am Pathologischen Institut der Universitätsfrauenklinik in Berlin; dort Sonderausbildung in gynäkologischer Pathologie; Mai 1934 bis März 1935 Assistent, zuletzt Notgemeinschaftsassistent am Pathologischen Institut der Universität Greifswald; Juli 1935 bis 1937 Assistenzarzt am Pathologischen Institut der Universität Rostock (Strempelstraße 14 und 7, Laurembergstraße 13, Körnerstraße 4); ab August 1935 Facharzt für Pathologie; März bis Mai 1937 militärische Ausbildung im Artillerie-Regiment 48 in Güstrow; 1937 Teilnahme am Dozentenlehrgang des Reichsministeriums für Wissenschaft, Erziehung und Volksbildung; Dezember 1937 Habilitation in Rostock;[79] dort ab Januar 1938 Oberassistent, ab Januar 1939 Dozent für Allgemeine Pathologie und Pathologische Anatomie; ab September 1939 Kriegseinsatz, von Januar bis April 1940 zur Abhaltung von Vorlesungen an der Universität Rostock beurlaubt; dort im März 1940 zum Dozenten neuer Ordnung ernannt; ab April 1941 erneuter Kriegseinsatz, ab Dezember 1941 als Stabsarzt und beratender Pathologe beim Heeresgruppenarzt im Oberkommando der Heeresgruppe E auf dem Balkan,[80] verwundet; August 1944 Heirat mit der medizinisch-technischen Assistentin Anna Boguschewski (*29.8.1912 in Oberhausen/Rheinprovinz, †9.12.1997 in Oberhausen; Tochter eines Zugführers); nach Entlassung aus der Wehrmacht ab 1944 Leiter des Amtes Personal und Nachwuchs beim NS-Dozentenbund in Rostock; im November 1944 zum außerplanmäßigen Professor für Pathologie an der Universität Rostock ernannt;[81] bis 1955 Arzt in Köln (Sülzgürtel 52); am 23.9.1955 im Alter von 48 Jahren nach reaktiven Verstimmungszuständen sowie Polamidon- und Pervitinsucht Suizid durch Schlafmittelvergiftung in Ilten/Niedersachsen

---

78) Mit der Arbeit: Über Epitheliome auf Atheromen (Epidermoide) und Dermoidcysten der Haut, Münster 1931.

79) Mit der Arbeit: Über Resorption und Speicherung im fetalen Organismus. Untersuchungen an Hand der Vitalfärbung, Jena 1938.

80) Nach dem Urteil des Leitenden Sanitätsoffiziers und Heeresgruppenarztes beim Oberbefehlshaber Südost habe Benecke in dieser Stellung „die Organisation der pathologisch-anatomischen Untersuchungsstellen im Bereich der Heeresgruppe vorbildlich aufgebaut, ihre Arbeit richtunggebend geleitet und in wissenschaftlicher Hinsicht fördernd auf die ihm unterstehenden Pathologen eingewirkt"; darüber hinaus habe Benecke „während des jetzigen Krieges auf dem Gebiet der Wehrpathologie und der pathologischen Anatomie der Hepatitis und Malaria durch seine Forschung grundlegende Erfolge erzielt".

81) Im Eignungsbericht von Max de Crinis in seiner Eigenschaft als Mitglied des wissenschaftlichen Beirats des Reichsbevollmächtigten für das Sanitäts- und Gesundheitswesen (Dr. Karl Brandt) hieß es im November 1944, Benecke sei „einer der erfolgreichsten Kriegspathologen" und seine wissenschaftlichen Ergebnisse könnten „als wertvoll bezeichnet" werden.

Bengsch, Dr. Otto Franz Richard

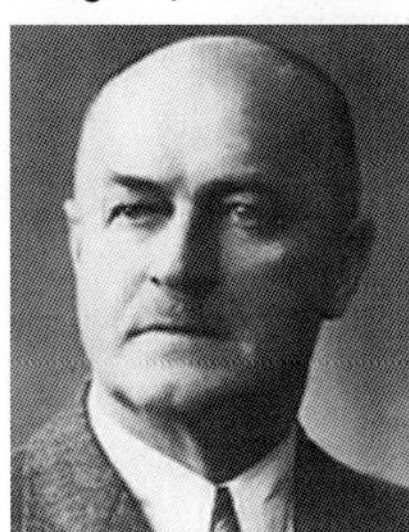

geboren am 28.7.1879 in Guscht bei Friedeberg/Brandenburg; Gymnasium in Bromberg, 1898 Abitur; als Einjährig-Freiwilliger von April bis September 1898 Wehrdienst im Infanterie-Regiment 113; Medizinstudium in Freiburg, Leipzig, Würzburg und Kiel; März 1904 Approbation; März 1905 Promotion in Kiel;[82)] April bis September 1907 Marine-Schiffsarzt; Oktober 1907 bis Februar 1910 Hospitals- bzw. Bataillonsarzt in Tsingtau/China; im August 1909 zum Marine-Stabsarzt ernannt; Mai 1910 bis September 1912 wieder Marine-Schiffsarzt; Oktober 1912 bis Juli 1914 Arzt auf einer Krankenstation in Hamburg-Eppendorf; August 1914 bis Juli 1917 Kriegseinsatz als Marine-Schiffsarzt, im Dezember 1916 zum Marine-Oberstabsarzt ernannt; Juli 1917 bis September 1919 Arzt am Marine-Hospital in Wilhelmshaven; Oktober bis November 1919 Arzt am Hospital in Kiel; mind. 1924 Generaloberarzt a.D. in Eutin/Schleswig-Holstein (Kieler Straße 70); April 1924 Heirat mit Olga Hagemann (*28.9.1890 in Harburg/Hannover, †25.5.1957 in Lübeck; Tochter eines Architekten), mind. zwei Kinder; mind. 1926 bis 1929 Arzt in Hamburg; ab November 1938 Abteilungsarzt, Januar 1942 bis 1945 Chefarzt des Luftwaffenlazaretts in Wismar;[83)] im November 1938 zum Oberfeldarzt, im April 1942 zum Oberstarzt, im Januar 1945 zum Generalarzt ernannt; bis 1954 im Ruhestand in Bad Schwartau/Schleswig-Holstein (Körnerstraße 5); am 16.7.1954 im Alter von fast 75 Jahren an Gallenblasencarcinom, Herzinsuffizienz und Herzversagen in Lübeck gestorben

Bening, Theo Hermann Rudolf

geboren am 20.8.1910 in Kiel/Schleswig-Holstein; Sohn eines Handlungsgehilfen und späteren Kaufmanns; Gymnasium, 1931 Abitur; Zahnmedizin- und Medizinstudium in Rostock; 1937 bis 1938 Medizinalpraktikant in Rostock (Stampfmüllerstraße 43); Oktober 1937 Heirat mit der Angestellten Griseldis Mohr (*8.1.1910 in Parchim, †4.5.1945 Suizid in Parchim; Tochter eines Rektors), mind. drei Kinder; 1938 Approbation; April 1939 bis mind. 1941 Jungarzt beim Amt für Volksgesundheit in Marl/Westfalen; ab August 1939 bei der Wehrmacht, dann Kriegseinsatz; mind. 1945 erneuter Kriegseinsatz; bis mind. Mai 1945 Arzt in Parchim (Johann-Albrecht-Straße 12); mind. 1947 Leiter des Zentralambulatoriums in Güstrow (Ulmenstraße 29); bis mind. 1950 Facharzt für Haut- und Geschlechtskrankheiten in Güstrow (Ulmenstraße 3); Januar 1950 Heirat mit der Lehrerin Grete Glauch verw. Hagemann (*3.12.1919 in Rostock, †15.6.2011 in Wuppertal/Nordrhein-Westfalen; Tochter eines Lehrers); November 1953 Promotion in Rostock;[84)] ab mind. 1959 niedergelassener Allgemeinpraktiker in Wuppertal (Uellendahler Straße 97, Nützenberger Straße 10); am 26.8.1996 im Alter von 86 Jahren in Wuppertal gestorben

Bennöhr, Dr. Hanna Lydia Karla

geboren am 9.8.1915 in Rothenmoor bei Waren/Mecklenburg; Tochter eines Lehrers; Gymnasium, 1936 Abitur; Medizinstudium in Leipzig; Dezember 1942 Approbation und Promotion in Leipzig;[85)] ab April 1944 Assistenzärztin am Städtischen Krankenhaus in Neubrandenburg; nach Kriegsende Fachärztin für Hals-, Nasen- und Ohrenkrankheiten in Heidenheim/Baden-Württemberg (Bahnhofstraße 19); unverheiratet; am 14.2.2013 im Alter von 97 Jahren an Altersschwäche in Heidenheim gestorben

Benzinger, Dr. Dr. Theodor Johannes

geboren am 23.8.1905 in Stuttgart/Württemberg; Sohn eines Geschäftsführers; Gymnasium, 1926 Abitur; zunächst Studium der Naturwissenschaften in Tübingen, dann Medizinstudium in Tübin-

82) Mit der Arbeit: Ein Fall von diabetischer Gangrän der Großzehe. Nachweis der Arteriosklerose im Röntgenbild, Kiel 1905.

83) Das vorwiegend für Angehörige der Wehrmacht eingerichtete Lazarett verfügte über 300 Betten.

84) Mit der Arbeit: Wie lassen sich Hefekulturen zahlenmäßig zur Bestimmung der biologischen Wirkung von Röntgenstrahlen verwenden? (MS).

85) Mit der Arbeit: Die Wirkung intravenös gespritzter hypertonischer Traubenzuckerlösungen auf den normalen und den krankhaft erhöhten Liquordruck (MS).

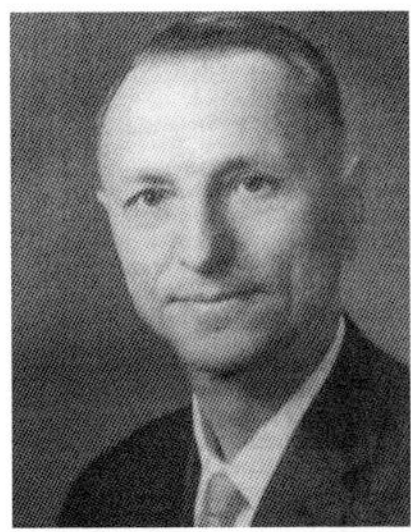

gen, München, Freiburg und Berlin; März 1929 Promotion zum Dr. rer. nat. in Tübingen;[86] 1932 Approbation; 1932 bis 1933 Assistenzarzt in Königsberg; Januar 1933 Promotion zum Dr. med. in Freiburg;[87] ab 1933 Mitglied der NSDAP und der SA, zuletzt SA-Sanitäts-Obertruppführer; bis März 1934 Assistenzarzt am Physiologischen Institut der Universität Göttingen (Kirchweg 26); ab März 1934 Leiter des luftfahrtmedizinischen Laboratoriums der Erprobungsstelle der Luftwaffe in Rechlin bei Röbel; Juli 1934 Heirat mit Ilse Koß (*26.8.1908 in Rostock; Tochter eines Lehrers), drei Kinder, zwischen 1949 und 1960 Scheidung; 1938 Habilitation in Göttingen;[88] 1938 bis 1944 Leiter der Medizinischen Abteilung bzw. des Flugmedizinischen Instituts der Erprobungsstelle der Luftwaffe in Rechlin; ab 1940 auch Leiter des Arbeitsgebietes Medizin in der Forschungsabteilung des Technischen Amtes im Reichsluftfahrtministerium; zum Obermedizinalrat ernannt; als Spezialist für Atmungsphysiologie, Höhenanpassung, Wärmeregulierung und Entsalzungsforschung im Februar 1942 Teilnehmer der Tagung „Ärztliche Fragen bei Seenot und Wintertod" in Nürnberg, auf der auch die Unterkühlungsversuche an Häftlingen im KZ Dachau behandelt wurden; September 1945 bis Anfang 1947 Luftfahrtmediziner und Teamleiter am früheren Kaiser-Wilhelm-Institut für medizinische Forschungen in Heidelberg, das nunmehr als Aero Medical (Research) Center der US-Air Force fungierte; dort im September 1946 verhaftet und als Zeuge im Nürnberger Ärzteprozeß befragt, kurz darauf aus alliierter Internierung entlassen; im Rahmen der „Operation Paperclip" (Verbringung deutscher Wissenschaftler in die USA) ab Februar 1947 in Bexar County/USA; dort Forschungen auf dem Luftwaffenstützpunkt der Randolph Air Force Base; 1955 Einbürgerung in die USA; 1960 Heirat mit der Ärztin Dr. Maria Gerhartz gesch. Henke (*18.2.1918 in Bonn, †2.4.2011 in Bethesda/USA; Tochter eines Arztes), ein Kind; bis 1970 Direktor des Bioenergetischen Instituts des Naval Medical Research Institute in Washington-Bethesda, dort u.a. Erfinder des Ohrthermometers; 1970 bis 1974 Forscher am National Institute of Standards and Technology in Gaithersburg/USA; am 26.10.1999 im Alter von 94 Jahren an Pneumonie und Demenz in Bethesda/USA gestorben

Berg, Dr. Ernst Emil Julius

geboren am 22.5.1864 in Bornhöved/Schleswig-Holstein; Sohn eines Arztes; Gymnasium, 1884 Abitur; Medizinstudium in Berlin an der Kaiser-Wilhelm-Akademie für das militärärztliche Bildungswesen; Juli 1889 Promotion in Berlin;[89] Juli 1890 Approbation; ab Juni 1894 Assistenzarzt, von 1896 bis August 1897 Oberarzt bei der Schutztruppe für Deutsch-Ostafrika; ab 1900 Teilnehmer an der deutschen China-Expedition, dort von Juli 1900 bis Oktober 1902 Angehöriger der ostasiatischen Besatzungsbrigade; mind. 1903 Stabsarzt im Regiment Hohenzollern; März 1903 Heirat mit Cornelia Siewertsz van Reesema (*7.8.1883 in Padre Para/Madras; Tochter eines Kaffeeplantagenbesitzers), fünf Kinder; als Oberstabsarzt ab März 1903 Angehöriger der Schutztruppe in der deutschen Kolonie Deutsch-Südwestafrika, dort bis Februar 1904 Chefarzt der Schutztruppe und Chefarzt des Lazaretts in Windhuk, mind. 1912 Oberstabsarzt in Lüderitzbucht/Deutsch-Südwestafrika, Teilnahme an den Feldzügen gegen die Hereros und Nama, zuletzt als Generaloberarzt; als Generalarzt a.D. und Geheimer Medizinalrat von 1927 bis mind. 1928 niedergelassener Allgemeinpraktiker in Berlin (Kaiserallee 142); ab 1931 Arzt in Dierhagen bei Ribnitz; als 73-Jähriger Eintritt in die NSDAP am 1.5.1937, Mitgliedsnummer 6.034.792; bis mind. 1937 in Dierhagen (Haus Windhuk)

Berg, Dr. Friedrich Ernst Julius

geboren am 1.4.1853 in Alt Gaarz (später Rerik)/Mecklenburg; Sohn eines Pastors; Gymnasium in Schwerin, 1873 Abitur; Medizinstudium in Rostock und Marburg; Juni 1878 Approbation in Rostock; Juli 1878 bis April 1880 Assistenzarzt an der Chirurgischen Klinik der Universität Rostock (Schröderplatz); Oktober 1880 bis 1909 niedergelassener Allgemeinpraktiker in Boizenburg (Kirchenplatz 1);

86) Mit der Arbeit: Zur Geologie des Quellgebietes der Bregenzer Ache, Wien 1929.
87) Mit der Arbeit: Zur quantitativen Prüfung der Nierenleistung, Berlin 1932.
88) Mit der Arbeit: Untersuchungen über die Atmung und den Gasstoffwechsel, insbesondere bei Sauerstoffmangel und Unterdruck, mit fortlaufend unmittelbar aufzeichnenden Methoden, München 1938.
89) Mit der Arbeit: Zur Casuistik der Schnittwunden des Kehlkopfes, Berlin 1889.

Dezember 1881 Promotion in Rostock;[90] Mai 1882 Heirat mit Dorothea Engelhardt (*30.9.1859 in Boizenburg, †18.2.1908 in Boizenburg; Tochter eines Apothekenbesitzers); 1900 zum Sanitätsrat ernannt; Dezember 1909 bis 1932 niedergelassener Allgemeinpraktiker in Plau (Wallstraße 5); am 25.3.1932 im Alter von fast 79 Jahren in Plau gestorben

Berg, Dr. Johannes Oskar Otto
geboren am 13.5.1906 in Wesenberg/Mecklenburg; Sohn eines Bürgermeisters, Rechtsanwalts und Notars; Gymnasium in Neustrelitz, 1926 Abitur; Medizinstudium in Tübingen, Wien und Rostock; Mai 1930 Approbation; mind. 1931 Assistenzarzt am Pathologischen Institut der Universität Rostock (Strempelstraße 14); mind. 1934 bis 1944 Assistenzarzt am Allgemeinen Krankenhaus in Hamburg-Barmbek (dort zunächst auch wohnhaft; Meister-Franke-Straße 35); April 1934 Heirat mit der Tanzlehrerin Klara Wendt (*23.5.1910 in Kiel, †4.1.1996 in Lensahn/Schleswig-Holstein; Tochter eines Kapitänleutnants und späteren Fregattenkapitäns), mind. vier Kinder; Oktober 1934 Promotion in Rostock;[91] ab September 1939 Kriegseinsatz, mind. 1944 als Stabsarzt; ab Dezember 1939 Facharzt für Chirurgie, ab Oktober 1940 Facharzt für Röntgenologie; am 27.10.1991 im Alter von 85 Jahren in Bad Mitterndorf/Österreich gestorben

Berg, Dr. Klaus

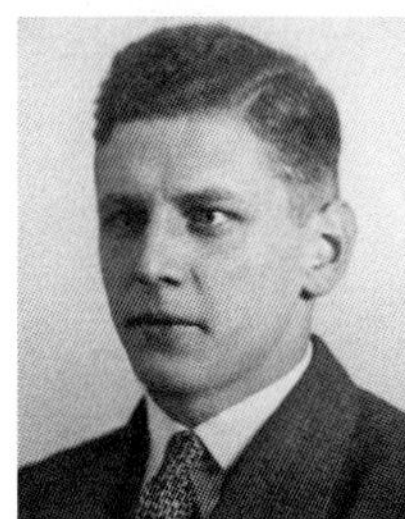

geboren am 7.1.1907 in Berlin; Sohn eines Königlichen Brandmeisters und späteren Oberbaurates; Realgymnasium in Berlin, 1927 Abitur; Medizinstudium in Greifswald, Würzburg (Petrinistraße 36), München, Berlin und Rostock; als Student Eintritt in die NSDAP am 1.11.1929, Mitgliedsnummer 168.037; Dezember 1932 Heirat mit Marie Steidle (*13.11.1905 in Offenbach/Main, †22.6.1964 in Fischbach/Taunus; Tochter eines Fabrikanten), vier Kinder; Oktober 1934 Approbation; mind. 1935 Assistenzarzt in Frankfurt/Main (Auf dem Mühlberg 40); Oktober 1936 bis mind. 1941 niedergelassener Allgemeinpraktiker in Joachimsthal/Brandenburg; ab September 1939 Kriegseinsatz in der Wehrmacht; Juli 1941 Promotion in Frankfurt/Main;[92] ab September 1944 Revierarzt der Zivilangestellten des Truppenübungsplatzes Wandern bei Frankfurt/Oder; mind. Mai bis Juni 1945 praktischer Arzt in Neu Gülze-Zahrensdorf bei Boizenburg; Juni bis November 1945 niedergelassener Allgemeinpraktiker in Boizenburg (Stiftstraße 13; übernahm im August 1945 die Praxis von → Dr. Hermann Meyer); mind. 1950 praktischer Arzt in Eppstein/Taunus (Rossertstraße 26); mind. 1964 bis 1976 niedergelassener Allgemeinpraktiker in Fischbach bei Kelkheim/Taunus (Burgweg 6); April 1972 Heirat mit der technischen Assistentin Maria Reinebeck verw. von Nottbeck (*27.11.1920 in Berlin, †2.5.2002 in Gelnhausen/Hessen; Tochter eines Schuldirektors); am 16.12.1976 im Alter von 69 Jahren in Bad Soden am Taunus/Hessen gestorben

Berg, Dr. Wilhelm Andreas
geboren am 6.12.1897 in Schönebeck/Elbe/Provinz Sachsen; Sohn eines Ratskellerwirts und späteren Hotelbesitzers; Gymnasium in Ballenstedt; September 1914 bis August 1918 Kriegseinsatz, im März 1919 kriegsbeschädigt aus dem Heer entlassen; Herbst 1919 Abitur in Magdeburg; Medizinstudium in Rostock; Medizinalpraktikant an der Medizinischen Klinik der Universität Rostock (Schröderplatz); Mai 1926 Approbation; 1927 Promotion in Rostock;[93] August 1930 bis mind. 1943 zunächst niedergelassener Allgemeinpraktiker, dann Facharzt für Innere Medizin mit Röntgeneinrichtung in Rostock (Laurembergstraße 32, Wismarsche Straße 3 und 4); ab Februar 1931 auch Gerichtsarzt bei der Spruchkammer des Landgerichts Rostock; dort auch Vertrauensarzt beim Oberversicherungsamt Mecklenburg und ab mind. 1938 Kreiskolonnenarzt des DRK-Kreises Rostock-Stadt; Heirat; mind.

---

90) Mit der Arbeit: Über die Wirkungen der sogenannten Alterantia, insbesondere des Quecksilbers, auf den Stoffwechsel, Rostock 1881.

91) Mit der Arbeit: Untersuchungen über die Heilwirkung von Lipoiden auf den experimentellen Hyperthyreidismus, Berlin 1934.

92) Mit der Arbeit: Der gegenwärtige Stand der strahlentherapeutischen Beeinflußbarkeit des Magenkrebses, Berlin 1941.

93) Mit der Arbeit: Ein Fall von hochwüchsigem, weiblichem Eunuchoidismus, Leipzig 1927.

1943 Kriegseinsatz als Stabsarzt und Bezirksinternist für die Wehrmachtsstandorte Malchin, Teterow, Güstrow, Rostock, Graal, Bad Doberan und Kühlungsborn, daneben eingeschränkte Weiterführung seiner Praxis

Bergell, Prof. Dr. Peter Otto Georg
geboren am 1.4.1875 in Quastenberg bei Burg Stargard/Mecklenburg; Sohn eines Landwirts, Amtsmanns und Dichters; Gymnasium in Neubrandenburg, 1893 Abitur; Medizinstudium in München und Berlin; 1898 Promotion in Breslau;[94] 1899 Approbation; bis 1902 Assistenzarzt an der Universitäts-Klinik für Innere Medizin in Breslau; ab 1902 Privatassistent beim Chemiker Prof. Dr. Emil Fischer in Berlin; 1903 Chemischer Assistent am Institut für Krebsforschung in Berlin; mind. 1905 Assistenzarzt in Berlin (Hannoversche Straße 13); Juli 1905 Heirat mit Ellen Lübecke spätere von Thering (*16.2.1867 in Lübeck; Tochter eines Berufssoldaten [Hauptmann]), 1929 Scheidung; 1905 Habilitation; Privatdozent für Physiologie; ab 1907 Professor; mind. 1912 bis 1930 Facharzt für Innere Krankheiten und Chemiker in Berlin (Güntzelstraße 12, Rankestraße 28); dort auch Inhaber eines Instituts für Radium-, Elektro- und Chemotherapie (Kurfürstenstraße 80); mind. 1928 auch außerordentlicher Professor an der Universität Berlin; bis mind. 1931 Facharzt für Innere Krankheiten in Burg Stargard

Berger, Dr. Erwin Hermann Franz
geboren am 13.3.1906 in Berlin; Sohn eines Zuschneiders und späteren Kaufmanns; Oberrealschule in Berlin, Abitur; Medizinstudium in Berlin und Rostock; mind. 1934 Medizinalpraktikant in Berlin (Kavalierstraße 22); Oktober 1934 Heirat mit Margarete Grupe (*23.1.1905 in Dortmund, †25.5.1981 in Westberlin; Tochter eines Zimmermeisters), mind. zwei Kinder; November 1934 Approbation; Januar 1935 Promotion in Berlin;[95] November 1936 bis mind. 1938 niedergelassener Allgemeinpraktiker in Berlin (Wassertorstraße 42); anschließend Arzt in Dortmund; nach Flucht bzw. Evakuierung aus Dortmund ab mind. Mai 1945 Gemeindearzt in Brahlstorf bei Lübtheen; ab mind. 1946 wieder in Dortmund; ab mind. 1954 Arzt in Westberlin (Oranienstraße 43, Kielganstraße 5); am 2.10.1981 im Alter von 75 Jahren in Westberlin gestorben

Berger, Dr. Hermann Friedrich Karl
geboren am 6.12.1869 in Lissa/Posen; Sohn eines Arztes; Gymnasium, 1888 Abitur; Medizinstudium in Berlin an der Kaiser-Wilhelm-Akademie für militärärztliches Bildungswesen; dort im April 1894 Approbation; Promotion; Militärarzt in Altona, Magdeburg, Frankfurt/Oder und Lübeck; 1900 bis 1901 Teilnahme an der Niederschlagung des Boxeraufstandes in China; 1904 bis August 1907 Militärarzt bei der Niederschlagung der Eingeborenenaufstände in Südwestafrika; August 1907 bis Mai 1909 Stabsarzt in Lübeck (Gartenstraße 26, Schwartauer Allee 12); Mai bis Juli 1909 in Graudenz/Westpreußen; als Oberstabsarzt 1909 kriegsbeschädigt aus dem Heer entlassen; anschließend Leiter der von ihm begründeten Medizinisch-Literarischen Zentralstelle und der Medizinischen Vereinigung für Sonderdruckaustausch in Berlin-Friedenau; als Facharzt für Chirurgie von 1921 bis mind. 1937 beratender Praktiker in Fürstenberg (Wallstraße 27 und 2);[96] unverheiratet; am 21.4.1958 im Alter von 88 Jahren in Fürstenberg gestorben

Berggreen, Dr. Paul Christian
geboren am 14.3.1904 in Flensburg/Schleswig-Holstein; Sohn eines Lehrers; Gymnasium, 1923 Abitur; Medizinstudium in Berlin; Juli 1929 Approbation; mind. 1931 bis 1933 Assistenzarzt an der Hautklinik und Poliklinik der Universität Rostock (Gertrudenplatz 3, Schröderplatz 1); 1933 bis mind. 1939 Facharzt für Hautkrankheiten in Berlin; dort im Januar 1934 Promotion;[97] ab September 1943 Dezernent und Oberarzt an der Universitätshautklinik der Charité in Berlin (Schumannstraße 20/21, Schmargendorfer Straße 15); 1947 im Alter von 42/43 Jahren gestorben

---

94) Mit der Arbeit: Die Bedeutung der Phosphorsäure im menschlichen und tierischen Organismus, Berlin 1898.
95) Mit der Arbeit: Die Pseudarthrose und ihre Bedeutung für den Träger der Reichsunfallversicherung, Berlin 1935.
96) Dort Autor und Herausgeber von Kleiner Kulturspiegel des heutigen Arzttums nach Zeitschriftenstimmen des letzten Jahrzehnts, Jena 1940/41.
97) Mit der Arbeit: Fünf Jahre Malariabehandlung chronischer Gonorrhoe, Berlin 1934.

Bergk, Dr. Erich Friedrich Emil

geboren am 5.4.1895 in Tröglitz bei Zeitz/Provinz Sachsen; Gymnasium, 1915 Abitur; Kriegseinsatz, zuletzt als Stabsarzt bei der Luftwaffe; Medizinstudium in Berlin; Februar 1925 Approbation; 1927 Promotion in Berlin;[98] mind. 1930 Arzt in Berlin-Wuhlgarten; Juni 1930 Heirat mit der Volontärassistentin und späteren praktischen Ärztin sowie Neurologin Dr. Susanne Hupfer (*1.5.1904 in Dresden, †31.3.1971 in Dresden; Tochter eines Theater-Beleuchtungsinspektors); mind. 1932 Assistenzarzt an der Universitäts-Nervenklinik Rostock-Gehlsheim (dort auch wohnhaft); ab September 1933 Facharzt für Nervenkrankheiten in Dresden; Oktober 1935 bis März 1937 Ruhen der Zulassung, mglw. wegen Wehrdienst; ab April 1937 niedergelassener Facharzt für Nervenkrankheiten in Dresden (Bürgerwiese 15; gemeinsame Praxis mit seiner Ehefrau); am 30.5.1960 im Alter von 65 Jahren in Dresden gestorben

Bergmann, Dr. Werner Robert Emil

geboren am 16.3.1917 in Fürstenberg/Oder/Brandenburg; Sohn eines Kaufmanns; Oberrealschule in Berlin, 1936 Abitur; nach Ableistung des Arbeitsdienstes Medizinstudium in Berlin; dort Eintritt in die NSDAP am 1.5.1937, Mitgliedsnummer 5.384.771; ab August 1939 bei der Wehrmacht, dann Kriegseinsatz; nach Weiterführung des Medizinstudiums im Januar 1944 Approbation und Promotion in Berlin;[99] August 1944 Heirat; ab Frühjahr 1945 Arzt in bzw. für Badow, Renzow, Pokrent, Rögnitz, Bentin und Lützow (alles bei Gadebusch); am 20.10.1993 im Alter von 76 Jahren in Berlin gestorben

Berkhausen, Dr. Hans Friedrich Ludwig

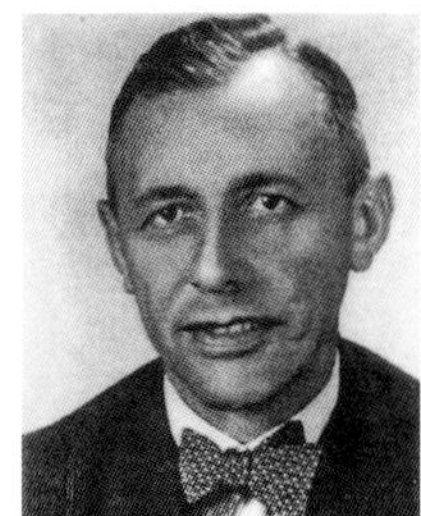

geboren am 6.1.1899 in Penzlin/Mecklenburg; Sohn eines Ackersmanns; Gymnasium in Neubrandenburg, Juni 1917 Notabitur; anschließend bis März 1919 Kriegs- und Freikorpseinsatz; Medizinstudium in Freiburg, Hamburg und Rostock; Mai 1924 Approbation und Juni 1924 Promotion in Rostock;[100] Assistenzarzt am Stadtkrankenhaus in Ohligs/Rheinprovinz; ab Februar 1925 Arztvertreter bei Dr. Gustav Niemann in Penzlin; Mai 1926 bis 1952 niedergelassener Allgemeinpraktiker in Penzlin (Villa Berkhausen, Am Mühlenbach; Stavenhagener Straße 18); März 1935 Heirat mit der Haustochter Hertha Harms (*11.5.1911 in Raisdorf/Schleswig-Holstein, †11.8.1986 in Bremen; Tochter eines Meierei-Inspektors und späteren Meierei-Direktors), mind. drei Kinder; ab mind. 1935 auch nebenamtlicher Vertragsarzt bei der RAD-Einheit 6/64 (Penzlin); Eintritt in die NSDAP am 1.5.1937; ab 1939 Kriegseinsatz an der Front, nach Verwundung bis Juli 1945 als Stabsarzt in einem Kriegslazarett in Neubrandenburg (Augustabad), Praxis ab Februar 1941 durch den dienstverpflichteten → Dr. Walter Rollwage weitergeführt; im Juli 1945 von der sowjetischen Kommandantur mit der Neuordnung des Gesundheitswesens in Penzlin beauftragt; Juli 1945 bis Juli 1947 auch Chefarzt des Krankenhauses in Penzlin, dann unter Bezugnahme auf die Kontrollrats-Direktive 24 als Leitender Arzt entlassen; ab 1948 auch Betriebsarzt im Betonwerk Rethwisch bei Penzlin; war als Chefarzt des im Oktober 1953 eröffneten Staatlichen Landambulatoriums in Penzlin vorgesehen, dessen Entstehung und Neubau er maßgeblich begleitet hatte; am 23.8.1953 im Alter von 54 Jahren an Magenkarzinom und Leberzirrhose in Penzlin gestorben[101]

Berkhoff, Dr. Bernard Rudolf

geboren am 17.8.1910 in Altona/Schleswig-Holstein; Sohn eines Arztes; Gymnasium, 1930 Abitur; Medizinstudium in Hamburg; Dezember 1935 Approbation und Januar 1936 Promotion in Hamburg;[102] ab 1936 Assistenzarzt an der Frauenklinik der Städtischen Krankenanstalt in Bremen (St.-Jürgen-Straße); ab August 1938 Arztvertreter in der Praxis von → Dr. Paul Sowka in Neustrelitz

---

98) Mit der Arbeit: Haemangiome im Kindesalter, Berlin 1927.

99) Mit der Arbeit: Praktische Grundlagen für den Bau von Kunstbeinen bei Oberschenkelamputierten (MS).

100) Mit der Arbeit: Zur Anatomie und Genese der Phokomelie (MS).

101) Berkhausen wurde posthum als Verdienter Arzt des Volkes ausgezeichnet. Anfang 1953 hatten 1.394 Einwohner von Penzlin und Umgebung diese Ehrung für den 1952 erkrankten Arzt mit Unterschriftslisten beim Kreisarzt gefordert, der dann die Auszeichnung noch zu Lebzeiten Berkhausens befürwortete.

102) Mit der Arbeit: Über die Calziumbehandlung entzündlicher Adnextumoren, Gütersloh 1936.

(Hindenburgstraße); ab September 1938 Arztvertreter in der Praxis seines Vaters Dr. Bernard Berkhoff in Hamburg (Adolphstraße 65); ab Februar 1939 niedergelassener Allgemeinpraktiker in Hamburg (Adolphstraße 65); unverheiratet; ab September 1939 Kriegseinsatz als Stabsarzt; seit 1.7.1944 im Alter von 33 Jahren bei Bobruisk/Sowjetunion vermißt (1953 für tot erklärt)

Berkling, Dr. Horst Christian Wilhelm
geboren am 2.8.1909 in Plauen/Sachsen; Sohn eines Kaufmanns und späteren Diplom-Ingenieurs; Gymnasium in Plauen, 1930 Abitur; Medizinstudium in Innsbruck, München und Rostock; Oktober 1937 Approbation; ab Anfang 1938 Volontärassistent an der Chirurgischen Klinik der Universität Rostock (Maßmannstraße 35, Himmelfahrtstraße 3); ab August 1938 Assistenzarzt an der Lungenheilstätte Carolagrün in Bad Reiboldsgrün/Vogtland; Januar 1939 Promotion in Rostock;[103] ab April 1939 Assistenzarzt am Sanatorium des im Juni 1939 gestorbenen Sanitätsrats Dr. Hermann Hahn in Bad Nauheim/Hessen (Karlstraße 27); ab Oktober 1939 dienstverpflichteter Arzt in Groß Umstadt/Hessen; ab November 1939 dienstverpflichteter Arzt in der Praxis des einberufenen Dr. Paul Kessler in Erbach/Odenwald (Schulstraße; wohnhaft in Frankfurt/Main, Robert-Koch-Straße 3); November 1939 Heirat mit der Diätassistentin Carlota Steudel (*16.4.1914 in Mexiko-Stadt/Mexiko, †19.9.1985 in Wiesbaden; Tochter eines Kaufmanns); ab Juli 1940 Kriegseinsatz; mind. 1950 bis 1951 Assistenzarzt an der Medizinischen Klinik der Universität Rostock (Schröderplatz); mind. 1952 bis 1960 Facharzt für Innere Krankheiten und Leitender Arzt an der Inneren Abteilung des Kreiskrankenhauses in Bad Doberan (Severinstraße 5); nach Übersiedlung in die Bundesrepublik mind. 1964 bis 1969 Facharzt für Innere Krankheiten am Sanatorium der Landesversicherungsanstalt Oldenburg in Bad Schwalbach/Hessen (Merianstraße 6; wohnhaft in Schlangenbad/Hessen, Georgenborn); bis 1990 im Ruhestand in Bad Schwalbach (Fasanenweg 1); am 29.4.1990 im Alter von 80 Jahren in Bad Schwalbach gestorben

Berlin, Dr. Klaus Kurt Wilhelm
geboren am 19.12.1917 in Gerdshagen bei Meyenburg/Brandenburg; Sohn eines Administrators und späteren Landwirts; Reformrealgymnasium in Wittstock/Dosse, 1937 Abitur; Medizinstudium in Rostock; Approbation; in der Sanitäts-Abteilung 12 der Wehrmacht (Schwerin) im Februar 1943 zum Assistenzarzt befördert; 1943 Promotion in Berlin;[104] mind. 1950 bis 1951 Arzt in Wittstock/Dosse (Gröperstraße 39); August 1950 Heirat mit der Ärztin Irmgard Fuchs (*7.4.1920 in Pritzwalk/Brandenburg, †24.4.2010 in Parchim; Tochter eines Mühlenbesitzers), mind. drei Kinder; mind. 1955 Arzt in Hagenow; ab mind. 1960 Arzt in Parchim (Am Ilepool 2); am 5.4.1996 im Alter von 78 Jahren in Parchim gestorben

Berndt, Ilse Hedwig Anna
geboren am 2.8.1894 in Arnsberg/Ruhr/Westfalen; Tochter eines Oberpostdirektionssekretärs; Gymnasium, Abitur; Medizinstudium; Dezember 1927 Approbation; mind. 1929 bis 1930 zunächst Volontärassistentin, dann Assistenzärztin an der Kinderklinik und Poliklinik der Universität Rostock (Augustenstraße 80/82); mind. 1933 Ärztin an der Kinderheilanstalt Auerswalde bei Chemnitz; April 1934 bis September 1937 niedergelassene Fachärztin für Kinderheilkunde in Berlin (Karlsruher Straße 2); August 1937 bis mind. 1941 Stadtschulärztin und Kinderärztin am Gesundheitsamt Berlin-Prenzlauer Berg; bis 1954 Fürsorgeärztin in Westberlin (Alemannenstraße 51); unverheiratet; am 31.3.1954 im Alter von 59 Jahren an Lungentuberkulose, Embolie und Kreislaufversagen in Heidelberg gestorben

Berneker, Dr. Oswald Richard
geboren am 21.5.1879 in Königsberg/Ostpreußen; Sohn eines Bankdirektors; Gymnasium in Königsberg, 1897 Abitur; Medizinstudium in Freiburg und Berlin; Juli 1902 Approbation; März 1903 Promotion in Berlin;[105] ab Januar 1909 Facharzt für Hautkrankheiten; Mai 1909 Heirat mit Marie Zweig

---

103) Mit der Arbeit: Vergleichende Untersuchungen über den Gehalt der Gewebe an reduzierenden, jodbindenden Substanzen nach Zufuhr von Schilddrüsenstoffen, Ohlau 1938.

104) Mit der Arbeit: Die bösartigen Hodentumoren bei Soldaten (MS).

105) Mit der Arbeit: Die medizinischen Gesichtspunkte bei der Bekämpfung der venerischen Krankheiten, Berlin 1903.

(*16.3.1888 in Kienitz/Brandenburg, †29.8.1954 in Westberlin; Tochter eines Kleinbüdners und Fleischermeisters); Februar 1915 bis November 1918 Kriegseinsatz; mind. 1925 bis 1955 niedergelassener Hautarzt, ab November 1933 auch Allgemeinpraktiker in Berlin (Wilhelmsaue 138); ab 1935 auch Arzt in Alt Gaarz bzw. Rerik, wahrscheinlich als Badearzt in der Sommersaison; am 1.3.1955 im Alter von 75 Jahren Suizid durch Vergiften in Westberlin

Berner, Dr. Friedrich Johannes Georg

geboren am 12.11.1904 in Zwickau/Sachsen; Sohn eines Arztes; Realgymnasium in Zwickau, 1925 Abitur; Medizinstudium in München, Halle und Rostock; Dezember 1931 Approbation und August 1932 Promotion in Rostock;[106] 1931 bis 1934 Assistenzarzt an der Medizinischen Klinik der Universität Rostock (Schröderplatz, Große Wasserstraße 17); April 1933 Heirat mit der späteren Lehrerin Helga Gottschalk (*7.3.1911 in Rostock, †20.4.2007 in Berlin; Tochter eines Kaufmanns), drei Kinder; Eintritt in die NSDAP am 1.5.1933, Mitgliedsnummer 2.804.744; ab September 1934 Assistenzarzt am Röntgeninstitut des Städtischen Krankenhauses in Erfurt, ab Mai 1935 am Zentral-Röntgeninstitut des Städtischen Krankenhauses in Mainz (Philippschanze 8); ab Mai 1936 Facharzt für Röntgenologie; ab August 1936 Mitglied der SS; ab Oktober 1937 Assistenzarzt am von Prof. Dr. Hans Holfelder geleiteten Universitäts-Röntgeninstitut in Frankfurt/Main (Eschenbachstraße 14); dort auch Angehöriger des von Holfelder geleiteten SS-Röntgensturmbanns, der von 1938 bis 1939 die Volksröntgenaktion in Mecklenburg durchführte; September 1939 bis Mai 1941 Kriegseinsatz bei der Luftwaffe, zuletzt als Oberstabsarzt; April 1940 Habilitation in Frankfurt/Main;[107] Privatdozent für Radiologie; von Juni bis August 1941 als Direktor und erster Vergasungsarzt der Tötungsanstalt Hadamar/Hessen maßgeblich an den Krankenmorden der Aktion T4 beteiligt;[108] 1942 Vorlesungen an der Universität Frankfurt/Main; dort ab September 1943 wieder Assistenzarzt, ab Oktober 1943 stellvertretender Leiter des Universitäts-Röntgeninstituts (Rennbahnstraße 4); ab November 1944 erneuter Kriegseinsatz in der Waffen-SS, zuletzt als SS-Hauptsturmführer im SS-Röntgensturmbann; am 2.3.1945 im Alter von 40 Jahren bei Warthestadt/Posen gefallen

Bernsdorff, Dr. Herbert Emil Gustav

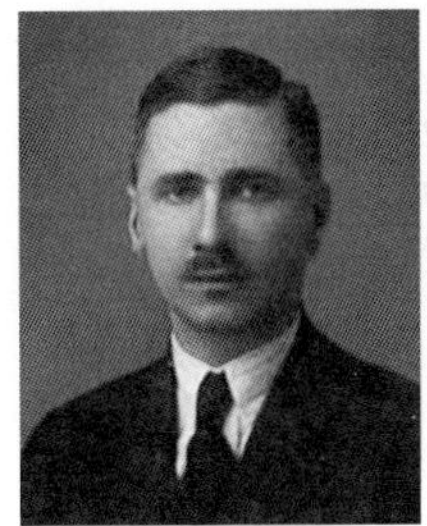

geboren am 1.3.1892 in Riga/Lettland; Sohn eines Arztes; Gymnasium in Riga, 1909 Abitur; Studium der Naturwissenschaften und Medizinstudium in Dorpat/Estland; ab 1914 Kriegseinsatz in Lazaretten der russischen Armee; Februar 1918 Approbation in Dorpat; mind. 1918 Assistenzarzt in einer psychiatrischen Klinik in Riga; mind. 1919 Militärarzt in der Baltischen Landwehr; 1921 Approbation für Deutschland; anschließend Assistenzarzt an der Medizinischen Universitätsklinik in Würzburg; dort im November 1921 Promotion;[109] anschließend Ausbildung in Innerer Medizin am Krankenhaus Neu-Wittelsbach in München; ab 1923 niedergelassener Allgemeinpraktiker in Riga (Rainis Boulevard, Kolpak Boulevard); ab 1924 Facharzt für Innere Medizin; August 1929 Heirat mit der Lehrerin und Dichterin Edda von Kruedener (*5.10.1903 in Riga, †25.3.1997 in Melle/Niedersachsen; Tochter eines Forstreferendars sowie späteren Gutsbesitzers und Landwirts), fünf Kinder; Februar/März 1939 Lehrgangsteilnehmer an der Führerschule der deutschen Ärzteschaft in Alt Rehse; ab Ende 1939 Beauftragter des Reichsärzteführers für die alten, kranken, siechen und geisteskranken deutschbaltischen Umsiedler auf Usedom und in Swinemünde, von denen später zahlreiche in Obrawalde und Tiegenhof ermordet wurden; ab Dezember 1940 Vertrauensarzt, Januar 1941 bis 1943 beamteter Arzt bei der Sozialversicherungsanstalt in Posen (Poststraße 25, Martinstraße 14, Sauerlandstraße 13); dort Eintritt in die NSDAP am 1.6.1941, Mitgliedsnum-

106) Mit der Arbeit: Untersuchungen über die Reid Huntsche Reaktion bei Thyreosen, vegetativen nervösen und Ulcuskranken, Rostock 1932.

107) Mit der Arbeit: Untersuchungen über die Wirkungen von Röntgenstrahlen auf den Mineralstoffwechsel von Einzellern mit dem Ziel einen Bestrahlungsrhythmus zu finden, der Kulturen von Einzellern in kurzer Zeit bei niedriger Gesamtstrahlmenge restlos vernichtet.

108) Zwischen Januar und August 1941, in der ersten Phase der „Euthanasie"-Morde, wurden in Hadamar 10.122 Menschen durch Gas getötet; allein unter Berners Leitung sind dort 4.170 Menschen ermordet worden. Insgesamt wurden in Hadamar mindestens 14.494 Menschen vergast und verbrannt.

109) Mit der Arbeit: Zur Frage des Blutbildes nach Injektionen von Aolan, Caseosan und Milch (MS).

mer 8.356.695; ab April 1942 kommissarischer Leiter, ab Januar 1943 Leiter der Abteilung Gesundheit und Volkspflege und damit Leitender Arzt des Reichskommissariats Ostland in Riga (Adolf-Hitler-Straße, Hermann-Göring-Straße 33), als solcher zum Gesundheitsführer des Ostlandes ernannt;[110)] daneben auch Leiter des Arbeitsgebietes Gesundheit der Landesleitung Ostland der NSDAP; zum SA-Hauptsturmführer befördert; in Riga auch Gründer und zeitweiliger Leiter der Deutschen Klinik; daneben führend an Menschenversuchen mit Giftgas und Nahrungsmangel beteiligt; ab 1942 auch faktischer Leiter des Forschungsinstituts Kleistenhof, in dem Juden aus dem Ghetto Riga als Versuchspersonen für die Entwicklung eines Impfstoffs gegen Fleckfieber mißbraucht wurden;[111)] nach Flucht ab mind. April/Mai 1945 praktischer Arzt in Lützow bei Gadebusch (wohnhaft in Kaeselow bei Gadebusch); nach Flucht zunächst Landarbeiter in Huntemühlen bei Melle; ab 1948 Arztvertreter, dann niedergelassener Allgemeinpraktiker in Buer bei Melle; mind. 1950 Arzt in Meesdorf bei Melle (Haus Nr. 40); bis 1968 in Wehringdorf bei Melle (Haus Nr. 1); am 17.12.1968 im Alter von 76 Jahren in Wehringdorf gestorben

Berring, Dr. Max Gustav Georg
geboren am 9.2.1893 in Metz/Elsaß-Lothringen; Sohn eines Berufssoldaten (Generalmajor und späterer General); Gymnasium, 1914 Abitur; ab August 1914 Kriegseinsatz, im August 1914 verwundet gefangengenommen und bis Juli 1918 in Frankreich, dann in der Schweiz interniert; Medizinstudium in Königsberg, Berlin, Bonn und München; Approbation; Eintritt in die NSDAP am 1.5.1933, im November 1934 ausgetreten; 1933 bis 1934 auch Mitglied des NSDÄB; Februar 1934 Promotion in Königsberg;[112)] Schularzt am Gesundheitsamt Danzig; Eintritt in die Wehrmacht; als Stabsarzt ab mind. 1937 aktiver Sanitätsoffizier in Schwerin; April 1938 bis Oktober 1941 Oberstabsarzt in der Sanitäts-Abteilung 12 der Wehrmacht in der Sanitätsstaffel Schwerin (Alexandrinenstraße 28); ab Oktober 1941 Sanitätsoffizier in Lübeck (Percevalstraße 43); mind. 1943 Oberfeldarzt in Altwarp/Pommern; mind 1943 Kriegseinsatz „im Felde"; September 1943 Heirat mit der Apothekenhelferin Gisela Brandes (*1.4.1916 in Schwerin, †2.9.1981 in Lübeck; Tochter eines Arbeiters und späteren Kaufmanns); bis November 1948 Arzt am Besatzungsamt Lübeck; November 1949 bis März 1950 Arbeiter bei der britischen Dienststelle in Lübeck (Walderseestraße 53); ab April 1951 niedergelassener Allgemeinpraktiker in Lübeck (Hüxtorallee 13); am 1.10.1962 im Alter von 69 Jahren in Lübeck gestorben

Bertram, Dr. Helmut Friedrich
geboren am 4.2.1906 in Osnabrück/Hannover; Sohn eines Sergeanten sowie späteren Verwaltungsdirektors und Kreisoberinspektors; Gymnasium, 1926 Abitur; Medizinstudium in Marburg; Juli 1934 Approbation; 1934 bis mind. 1937 Assistenzarzt an der HNO-Klinik der Universität Rostock (Doberaner Straße 137-139); Februar 1935 Promotion in Marburg;[113)] in Rostock Eintritt in die NSDAP am 1.5.1937, Mitgliedsnummer 5.083.623; im Juni 1939 als Arzt in die Wehrmacht übernommen; ab September 1939 Kriegseinsatz; ab Oktober 1939 Facharzt für Ohrenkrankheiten in Dortmund (Westermannstraße 18); mind. 1950 bis 1951 HNO-Facharzt in Ahaus/Westfalen (Hindenburgallee 15); Juli 1950 Heirat mit Liselotte Brandis verw./gesch. Bodeewes (*10.4.1914 in Ahaus, †20.11.1999 in Münster; Tochter eines Rechtsanwalts und Notars), mind. ein Kind, 1957 Scheidung (nahm danach ihren Namen aus erster Ehe wieder an); Juli 1972 Heirat mit der technischen Assistentin Eleonore Schmitt

110) In dieser Eigenschaft zuständig für alle Krankenhäuser, Lazarette, Sanatorien und Behinderteneinrichtungen, für Seuchenbekämpfung, Maßnahmen der Rassenhygiene und der Erbgesundheitsgesetze, für Ernährungsfragen und medizinische Forschungen und als Leiter der Gesundheitskammer Vorgesetzter aller Medizinalpersonen im Reichskommissariat Ostland, umfassend Estland, Lettland, Litauen und Teile Weißrußlands.

111) Auf dem Gutshof Kleistenhof bei Riga ist 1926 das Seruminstitut der Universität Riga errichtet worden, das unter anderem das gesamte Baltikum mit Impfstoffen versorgte. Nach der Besetzung durch die Deutschen wurde die Einrichtung 1941 um ein Institut für medizinische Zoologie ergänzt. Die letzte reguläre Besitzerin von Kleistenhof hatte das Gut im Juli 1941 ihrer Nichte, der Ehefrau von Dr. Bernsdorff, übertragen. In Kleistenhof wurden jüdische Ghettoinsassen mit infizierten Läusen besetzt; das ihnen abgenommene, nunmehr mit Fleckfiebererregern belastete Blut wurde in künstlich bebrüteten Hühnereiern vermehrt. Das gewonnene Serum wurde an mit Fleckfieber infizierten Häftlingen in Konzentrationslagern getestet. Außerdem fanden in Kleistenhof Entlausungsversuche an Menschen statt und dort entwickelte Verfahren wurden zur massenhaften Tötung von Menschen verwandt.

112) Mit der Arbeit: Zur Klinik der Larynxpapillomatose, Königsberg 1932.

113) Mit der Arbeit: Untersuchungen über das Verhalten der Venen im Nervus ischiadicus mit Rücksicht auf ihre ätiologische Bedeutung für die Ischias, Marburg 1935.

verw./gesch. Viebach (*13.7.1923 in Eischott bei Wolfsburg, †11.4.2003 in Hamburg); bis 1989 in Bad Soden/Hessen (Geierfeld 33); am 21.10.1989 im Alter von 83 Jahren in Bad Soden gestorben

Besch, Werner Ernst Heinrich

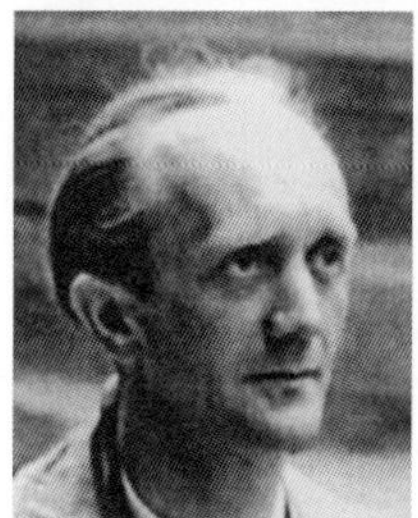

geboren am 9.8.1912 in Ludwigslust/Mecklenburg; Sohn einer ledigen Mutter; Realgymnasium in Ludwigslust, 1932 Abitur; Medizinstudium in Berlin; Medizinalpraktikant in Hamburg, mind. 1936 am Stift Bethlehem in Ludwigslust; November 1937 Approbation; mind. 1938 bis 1939 Assistenzarzt am Stift Bethlehem in Ludwigslust (Otto-Kaysel-Straße 3); Juli 1938 Heirat mit der Kinderpflegerin Liselotte Voth (*6.8.1917 in Grabow, †8.3.2003 in Dannenberg/Elbe; Tochter eines Amtsgerichtsdieners und späteren Justizoberwachtmeisters), drei Kinder; in Ludwigslust auch Mitglied der HJ und HJ-Arzt; im Juli 1939 zur Wehrmacht einberufen; 1939 bis 1945 Kriegseinsatz als Arzt in den Niederlanden, in Frankreich und der Sowjetunion; bis Januar 1948 in sowjetischer Kriegsgefangenschaft, Rückkehr nach Ludwigslust; Juni 1948 bis 1956 niedergelassener Facharzt für Chirurgie und Chefarzt am Krankenhaus in Dömitz (Ludwigsluster Straße 14); am 15.12.1956 im Alter von 44 Jahren nach einem Herzinfarkt an Coronarsklerose in Dömitz gestorben

Beße/Besse, Dr. Konrad Ottomar

geboren am 8.1.1912 in Cottbus/Brandenburg; Sohn eines Lehrers; Reformrealgymnasium in Berlin, 1930 Abitur; Medizinstudium in Berlin (Külzer Straße 2), Jena und Rostock; ab November 1935 Medizinalpraktikant in Rostock; November 1936 Approbation und Dezember 1936 Promotion in Rostock;[114] Dezember 1936 bis 1938 Volontärassistent an der Frauenklinik der Universität Rostock (Doberaner Straße 142, Leonhardstraße 21); ab 1938 Hilfsarzt am Staatlichen Gesundheitsamt Güstrow (Weinbergstraße 12); Mai 1938 Heirat mit der technischen Assistentin Hildegard Lude (*1.1.1910 in Parchim, †5.3.1971 in Westberlin; Tochter eines Verwaltungs- und Regierungsinspektors), mind. drei Kinder; ab August 1939 stellvertretender Amtsarzt und stellvertretender Leiter des Staatlichen Gesundheitsamtes des Kreises Güstrow in Güstrow (Schloß); ab September 1939 Kriegseinsatz; Dezember 1940 bis mind. 1977 niedergelassener Allgemeinpraktiker in Güstrow (Plauer Straße 1, Stalinstraße 22); daneben ab August 1945 erneut stellvertretender Amtsarzt des Kreises Güstrow; Mai 1972 Heirat mit Margot Peters verw./gesch. Nissen (*19.7.1920 in Malchin, †4.1.2016 in Güstrow; Tochter eines Heilgehilfen); am 10.8.1988 im Alter von 76 Jahren in Güstrow gestorben

Bessel-Lorck, Christa Anna Hedwig (spätere Müller-Bessel-Lorck)

geboren am 23.12.1920 in Berlin; Tochter eines Hautarztes; Oberschule in Berlin; September 1939 bis März 1940 Kriegshilfsdienst; 1940 Notabitur; Medizinstudium in Berlin, Marburg, Freiburg und Rostock; April 1945 vorzeitige kriegsbedingte Bestallung als Ärztin; ab mind. Juli 1945 Pflichtassistenzärztin am Infektionskrankenhaus in Rostock-Gehlsheim, bis 1947 an den Städtischen Krankenhäusern „Am Kreuzberg“, Hohengatow und Spandau in Berlin; September 1947 Vollapprobation; bis mind. 1952 Assistenzärztin am Städtischen Krankenhaus in Berlin-Hohengatow; ab November 1952 Fachärztin für Chirurgie; September 1953 Promotion in Berlin;[115] mind. 1959 bis 1969 niedergelassene Allgemeinpraktikerin in Westberlin (Schloßstraße 26); November 1969 Heirat mit dem kaufmännischen Angestellten Friedrich Müller (*3.10.1924 in Nienburg/Weser, †18.5.2001 in Nienburg/Weser; Sohn eines Steuermanns und späteren Kapitäns); ab mind. 2001 in Nienburg/Weser (Triemerstraße 19); am 25.6.2006 im Alter von 85 Jahren in Nienburg/Weser gestorben

Besser, Dr. Erhard Richard Friedrich

geboren am 2.9.1913 in Grubo/Brandenburg; Sohn eines Amtmannes sowie späteren Architekten und Baumeisters; Realgymnasium in Goldap/Ostpreußen, 1933 Abitur; Medizinstudium in Innsbruck und Rostock; als Student Eintritt in die NSDAP am 1.5.1937, Mitgliedsnummer 4.993.941; ab

114) Mit der Arbeit: Zur Methodik der Sterilisation der Frau. Ausprobieren eines neuen Verfahrens im Tierversuch, Rostock 1936.

115) Mit der Arbeit: Ergebnisse der Talo-Navicular-Arthrodese bei Plattfüßen (MS).

Anfang 1938 Medizinalpraktikant in Rostock (Hundertmännerstraße 5, Kämmereistraße 8); Dezember 1938 Approbation; ab Juli 1939 Volontärassistent an der Frauenklinik der Universität Rostock (Doberaner Straße 142); dort auch Mitglied der SA und der HJ sowie HJ-Arzt; Juni 1940 Promotion in Rostock;[116] ab Mai 1942 Kriegseinsatz in der Wehrmacht; 1944 Heirat mit Grete Dieckersmann (*20.9.1913 in Bochum, †17.4.2012 in Römerberg/Rhein); bis 1955 in Bochum; 1955 bis 1964 Oberarzt am Wilhelmhospital in Stuttgart (Kornbergstraße 19, Gutbrodstraße 89); 1964 bis 1976 in Leutkirch, 1976 bis 1995 in Fellbach, ab 1995 in Leonberg (Arndtstraße 8) (alles Baden-Württemberg); am 4.2.2010 im Alter von 96 Jahren in Leonberg gestorben

Beßler, Dr. Johannes Emil (Hans)

geboren am 25.4.1910 in Dresden/Sachsen; Sohn eines Ratsbüroassistenten und späteren Oberverwaltungsinspektors; Realgymnasium in Dresden, 1929 Abitur; Medizinstudium in Tübingen, Kiel, Hamburg, Innsbruck und Rostock; 1935 Medizinalpraktikant an der Chirurgischen Klinik des Rudolf-Heß-Krankenhauses, der Staatlichen Frauenklinik und der II. Inneren Abteilung des Krankenhauses Friedrichstadt in Dresden; dort Mitglied der SA; Januar 1936 Approbation; anschließend Volontärassistent am Krankenhaus Friedrichstadt in Dresden (Hohe Straße 121); September 1936 bis November 1938 Assistenzarzt an der HNO-Klinik der Universität Rostock (Doberaner Straße 137-139); dort Eintritt in die NSDAP am 1.5.1937, Mitgliedsnummer 5.083.624; Mai 1938 Promotion in Rostock;[117] ab Dezember 1938 Hilfsarzt an der Staatlichen Frauenklinik in Dresden (Pfotenhauerstraße 90); ab September 1939 Kriegseinsatz, mind. 1943 als Oberarzt in der Infanterie-Kaserne in Weißenfels/Saale (dort auch wohnhaft: Schloß); Juli 1943 Heirat mit der Krankenschwester Charlotte Bornträger (*16.12.1913 in Bretleben bei Sangerhausen, †5.3.2008 in Brandenburg/Havel; Tochter eines Materialverwalters und späteren Kaufmanns), mind. zwei Kinder; 1944 bis mind. 1950 Arzt in Weißenfels (Rudolf-Götze-Straße 14); bis 1988 in Brandenburg/Havel (Steinstraße 11); am 18.9.1988 im Alter von 78 Jahren in Brandenburg/Havel gestorben

Bettner, Dr. Hans Wilhelm

geboren am 1.12.1892 in Eckernförde/Schleswig-Holstein; Sohn eines Bauschullehrers; Gymnasium in Königsberg, 1912 Abitur; Medizinstudium in Königsberg; dazwischen Kriegseinsatz; Mai 1919 Approbation und September 1921 Promotion in Königsberg;[118] Assistenzarzt an der Chirurgischen Abteilung des Städtischen Krankenhauses in Königsberg; Juli 1922 bis 1945 niedergelassener Allgemeinpraktiker in Insterburg/Ostpreußen (Generalstraße/Horst-Wessel-Straße 9/10); dort auch Vertrauensarzt bei der Reichsbahn; Juli 1922 Heirat mit der Lehrerin Alma Fuchs (*24.9.1894 in Klampucie bei Wirballen/Ostpreußen, †12.10.1953 in Oberlübbe/Nordrhein-Westfalen), zwei Kinder; in Insterburg zunächst Mitglied der SA; Eintritt in die NSDAP am 1.5.1937, Mitgliedsnummer 5.125.837; nach Flucht von März bis Juli 1945 niedergelassener Internist in der früheren Praxis von → Dr. Sophie Hachez in Schwerin (Schliemannstraße 11); mit einem Lazarettzug im Juli 1945 Flucht aus Schwerin; mind. 1953 Arzt in Oberlübbe (Haus Nr. 221); ab mind. 1965 niedergelassener Allgemeinpraktiker in Minden/Westfalen (Kuhlenstraße 63); am 11.5.1974 im Alter von 81 Jahren in Minden gestorben

Beu, Dr. Julius Magnus Friedrich

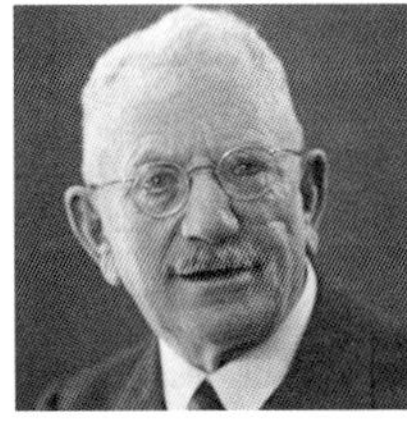

geboren am 29.6.1863 in Ribnitz/Mecklenburg; Sohn eines Kaufmanns und späteren Agenten; Gymnasium in Rostock, 1884 Abitur; Medizinstudium in Rostock und München; November 1892 Approbation und März 1893 Promotion in Rostock;[119] 1893 bis 1938 niedergelassener Allgemeinpraktiker und Betreiber einer Entbindungsstation in Blankenhagen bei Ribnitz (Büdnerei Nr. 13, Häuslerei Nr. 16); April 1894 Heirat mit Anna Borgmann (*22.11.1874 in Teterow, †21.3.1950 in Blankenhagen; Tochter eines Pastors), acht Kinder; 1916 zum Sanitätsrat ernannt; als 72-Jähriger Eintritt in die NSDAP am

116) Mit der Arbeit: Über die Bedeutung des Vitamins C bei der Carzinomentstehung (MS).
117) Mit der Arbeit: Über multiple Sclerose bei drei Brüdern, Düsseldorf 1938.
118) Mit der Arbeit: Beitrag zur Differentialdiagnose der Pseudosklerose und der multiplen Sklerose, Königsberg 1921.
119) Mit der Arbeit: Untersuchungen über die Giftigkeit der Exspirationsluft, Rostock 1893.

1.4.1936, Mitgliedsnummer 3.741.515; Dezember 1938 Niederlegung der Kassenpraxis; am 5.5.1939 im Alter von 75 Jahren an Blutzersetzung in Blankenhagen gestorben[120)]

Beulshausen, Dr. Friedrich Heinrich August

geboren am 29.1.1859 in Vechta/Oldenburg; Sohn eines Oberinspektors; Gymnasium in Vechta, 1879 Abitur; zunächst Studium der Theologie in Berlin, Marburg und Erlangen; November 1884 bis November 1896 zunächst Hilfs- und Vakanzprediger, dann Pfarrer im Dienst der Oldenburgischen Landeskirche; ab 1897 Medizinstudium in Berlin und Rostock; Februar 1901 Approbation und Mai 1901 Promotion in Rostock;[121)] Assistenzarzt an der Chirurgischen und Gynäkologischen Universitätsklinik in Berlin; 1901 bis 1914 niedergelassener Allgemeinpraktiker in Rosenthal bei Berlin (Wilhelmsruh); Juli 1906 Heirat mit Johanna Braun (*23.7.1878 in Sillginnen/Ostpreußen, †10.11.1973 in Lengerich/Nordrhein-Westfalen; Tochter eines Landwirts und späteren Arbeiters); August 1914 bis November 1918 Kriegseinsatz; 1919 bis 1936 niedergelassener Allgemeinpraktiker in Grevesmühlen (Wismarsche Straße 20); zum Sanitätsrat ernannt; ab 1936 Arzt in Bad Oeynhausen/Westfalen (Ostkorso 7); ab mind. 1940 ohne ärztliche Tätigkeit; bis 1946 in Lohe bei Bad Oeynhausen (Haus Nr. 191); am 25.9.1946 im Alter von 87 Jahren an Altersschwäche in Lohe gestorben

Beuther, Dr. Rudolph Paul Ludwig

geboren am 18.10.1888 in Berlin; Sohn eines Berufssoldaten (Hauptmann, später Oberstleutnant) sowie späteren Bürgermeisters; Gymnasium in Mülheim/Ruhr, 1910 Abitur; Medizinstudium in München und Greifswald; ab August 1914 Kriegseinsatz als Feldunterarzt im Infanterie-Regiment 159 und im III. Bataillon des Fußartillerie-Regiments 20, im Januar 1919 als Feldhilfsarzt aus dem Heer entlassen; Weiterführung des Medizinstudiums in Rostock; Juli 1919 Approbation; in Ermangelung einer Assistentenstelle von September bis Oktober 1919 Truppenarzt beim Freikorps Lettow-Vorbeck in Schlesien; November 1919 bis März 1920 Volontärassistent an der Chirurgischen Klinik der Universität Rostock (Schröderplatz); dort im Januar 1920 Promotion;[122)] März 1920 Heirat mit Franziska Richter (*30.9.1888 in Schwabing bei München; †12.1.1952 in München; Tochter eines Maurerpoliers und späteren Bauunternehmers), spätestens 1940 Scheidung; April 1920 bis Mai 1922 Volontärassistent an der Dermatologischen Poliklinik der Universität München; ab Mai 1922 Facharzt für Dermatologie; sporadische Tätigkeit als Dermatologe in Mülheim/Ruhr, Landshut/Isar und München; aus Mangel an Niederlassungsmöglichkeiten und „um einen Erwerb zu haben" Geldzähler bei einer Großbank in München, daneben medizinische Weiterbildung bei einem Beinarzt in München; August 1924 bis mind. 1953 niedergelassener Facharzt für Haut- und Beinleiden in Rostock (Johannisplatz 3, Augustenstraße 41 und 11, Zelckstraße 5); ab März 1933 Mitglied im Stahlhelm, mit diesem in die SA überführt, 1934 ausgeschieden; April 1940 Heirat mit der Krankenschwester Gertrud Diesing (*1.8.1903 in Staßfurt; Tochter eines Tischlers und späteren Möbelfabrikanten), ein Kind, 1944 Scheidung; kein Kriegseinsatz, da von der Ärztekammer als unabkömmlich reklamiert; im April 1942 in Rostock ausgebombt, jedoch Weiterführung seiner Praxis; Oktober 1944 Heirat mit der technischen Zeichnerin und Wanderlehrerin Elisabeth Werner gesch. Bluhm (*26.4.1897 in [Berlin-] Charlottenburg; Tochter eines Technikers und späteren Oberingenieurs); am 28.12.1965 im Alter von 77 Jahren in Rostock gestorben

Beyer, Gottfried

geboren am 5.1.1919 in Malokong/Südafrika; Sohn eines Missionars; Realgymnasium und Oberrealschule in Berlin, 1938 Abitur; als Schüler Eintritt in die NSDAP am 1.9.1937, Mitgliedsnummer 5.516.369; Medizinstudium in Greifswald, Hamburg, Kiel, Breslau, Berlin und Rostock; dazwischen von 1941 bis 1942 Kriegseinsatz in der Wehrmacht; spätestens 1944 Heirat mit Marianne Lindner

120) In einem Nachruf der Dienststelle Rostock der Kassenärztlichen Vereinigung und der Ärztlichen Bezirksvereinigung Rostock hieß es, die Rostocker Ärzteschaft betrauere „den Tod dieses verdienten Kollegen"; Beu habe „in seiner über 40jährigen Tätigkeit als vorbildlicher Landarzt, der ganz auf sich allein gestellt war, in stiller, aber zäher und unermüdlicher Arbeit in seinem Landkreise gewirkt" und sei „seinen Kranken jederzeit Berater und Helfer gewesen".

121) Mit der Arbeit: Zur Kenntnis der Ursache des Klebrigwerdens von Brot, Rostock 1901.

122) Mit der Arbeit: Über seltene Migräneformen, Rostock 1919.

(Tochter eines Justizinspektors), zwei Kinder; April 1945 Approbation; ab Frühjahr 1945 ohne ärztliche Tätigkeit in Bössow bei Grevesmühlen (Schulhaus); ab Juli 1945 als praktischer Arzt in Brüel eingesetzt; März 1946 Promotion in Berlin;[123] mind. 1950 bis 1952 praktischer Arzt in Altentreptow (Jahnstraße 9); mind. 1959 bis 1975 niedergelassener Facharzt für Hautkrankheiten in Westberlin (Eichborndamm 267, Bluncksstraße 12, Theodor-Körner-Straße/Schramberger Straße 9)

Bieback, Dr. Karl Martin

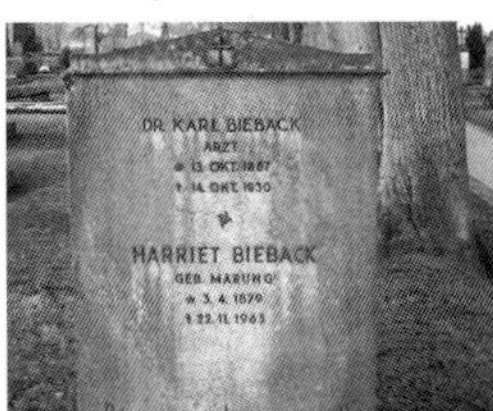

geboren am 13.10.1867 in Stepenitz/Pommern; Sohn eines Kapitäns und Schiffsreeders; Gymnasium in Greifswald, 1888 Abitur; zunächst Jurastudium in Greifswald, München und Berlin; 1896 erste juristische Staatsprüfung, dann Referendar; 1897 Promotion zum Dr. jur.;[124] anschließend Medizinstudium in Greifswald, München, Erlangen und Rostock (Stampfmüllerstraße 31); April 1902 Approbation in Rostock; Juli 1902 bis 1930 niedergelassener Allgemeinpraktiker in Wittenburg (Große Straße 128, Markt 7); September 1902 Heirat mit Henriette Marung (*3.4.1879 in Schönberg, †22.11.1963 in Popens bei Aurich/Ostfriesland; Tochter des Arztes Dr. Max Marung *1839, †1897), zwei Kinder; am 14.10.1930 im Alter von 63 Jahren in Schwerin gestorben

Biedermann, Dr. Hans Curt Reinhold

geboren am 22.6.1887 in Rudolstadt/Schwarzburg-Rudolstadt; Sohn eines Kreisarztes; Gymnasium, 1906 Abitur; Medizinstudium in Straßburg; dort im September 1911 Promotion;[125] Juni 1912 Approbation; 1914 bis 1917 Kriegseinsatz; ab mind. 1918 Arzt an der Landesheilanstalt Jena (dort auch wohnhaft); April 1918 Heirat mit Elise Breuer (*25.11.1889 in Berlin, †28.3.1962 in Karlsruhe; Tochter eines Bildhauers), zwei Kinder; ab August 1922 niedergelassener Facharzt für Chirurgie, ab Januar 1927 auch Facharzt für Frauenkrankheiten in Rudolstadt (Große Allee 11); Eintritt in die NSDAP am 1.5.1932; ab 1933 auch Mitglied der SS; ab November 1934 Arzt in Mecklenburg; später Chefarzt an der Chirurgischen und Frauenabteilung des Thüringischen Landeskrankenhauses in Rudolstadt; zum Medizinalrat ernannt; Kriegseinsatz bei der Kriegsmarine, daneben eingeschränkte Weiterführung seiner medizinischen Tätigkeit; mind. 1953 Arzt in Höxter/Westfalen; bis 1962 in Karlsruhe (Schneidemühler Straße 39); am 6.7.1962 im Alter von 75 Jahren in Karlsruhe gestorben

Biemann, Dr. Friedrich Franz Paul

geboren am 11.11.1896 in Lübeck; Sohn eines Postsekretärs; Gymnasium; 1915 Notabitur; Medizinstudium in Kiel; dazwischen ab August 1916 Kriegseinsatz als Sanitätsgefreiter im 6. Landsturm-Infanterie-Bataillon München, im 2. Landsturm-Infanterie-Bataillon Würzburg und im Landsturm-Infanterie-Ersatzbataillon Passau, ab März 1918 als Sanitätsunteroffizier im Reserve-Lazarett Passau, im Dezember 1918 aus dem Heer entlassen; Juli 1921 Approbation; April 1922 Promotion in Kiel;[126] Februar 1926 bis 1942 niedergelassener Facharzt für Lungenkrankheiten in Lübeck (Kronsforder Allee 3, Königstraße 12, Friedrich-Wilhelm-Straße 39); Dezember 1933 Heirat mit der Zahntechnikerin Ingeborg Ohlendorf (*3.8.1907 in Ribbesbüttel bei Gifhorn, †29.3.1942 in Lübeck durch Bombenangriff; Tochter eines Pastors), zwei Kinder; in Lübeck Eintritt in die NSDAP am 1.5.1937, Mitgliedsnummer 5.579.005; 1937 bis mind. 1941 auch Tuberkulose-Fürsorgearzt für den Kreis Schönberg mit den Fürsorgestellen in Grevesmühlen und Schönberg; am 29.3.1942 im Alter von 45 Jahren gemeinsam mit seiner Ehefrau bei einem Bombenangriff auf Lübeck ums Leben gekommen

Bienias, Dr. Carl Oskar Heinrich

geboren am 1.7.1892 in Zduny/Posen; Sohn eines Ziegeleibesitzers; Gymnasium in Krotoschin, 1913 Abitur; ab September 1914 Kriegseinsatz im Infanterie-Regiment 23, im Dezember 1918 aus dem Heer entlassen; Medizinstudium in Göttingen und Greifswald; März 1927 bis März 1928 Medizinalprak-

123) Mit der Arbeit: Ein Fall von fortschreitender Nekrose im Bereich der Nasen- und Oberkiefergegend, Grevesmühlen 1946.
124) Mit der Arbeit: Über die Negotiorum gestio ohne Auftrag.
125) Mit der Arbeit: Der cervikale (transperitoneale und extraperitoneale) Kaiserschnitt, Straßburg 1911.
126) Mit der Arbeit: Große und übergroße Unterleibsbrüche, Kiel 1921.

tikant an der Chirurgischen Klinik der Universität Greifswald und am Stadtkrankenhaus in Schwerin (Werderstraße 30); März 1928 Approbation in Berlin; anschließend bis Herbst 1931 Assistenzarzt am Stadtkrankenhaus in Schwerin, vor allem an der Inneren Abteilung; anschließend mehrere Arztvertretungen in Vorbereitung auf eine eigene Praxis, mind. 1931 in Greifswald; dort im März 1932 Promotion;[127] März 1932 bis 1971 niedergelassener Allgemeinpraktiker in Schwerin (Strempelplatz/Bismarckplatz/Platz der Jugend 23); dort auch nebenamtlicher Fürsorgearzt; November 1933 Heirat mit Anna-Luise Passow (*17.11.1908 in Schwerin, †1.9.1977 in Schwerin; Tochter des Arztes Dr. Wilhelm Passow *1879, †1910), ein Kind; in Schwerin Eintritt in die NSDAP am 1.5.1937, Mitgliedsnummer 4.647.483; dort auch Mitglied des NSKK und des NSDÄB; ab September 1939 Kriegseinsatz bei der Luftwaffe, daneben eingeschränkte Weiterführung seiner Praxis; am 28.5.1971 im Alter von 78 Jahren in Schwerin gestorben

Bier, Dr. Franz Karl Otto

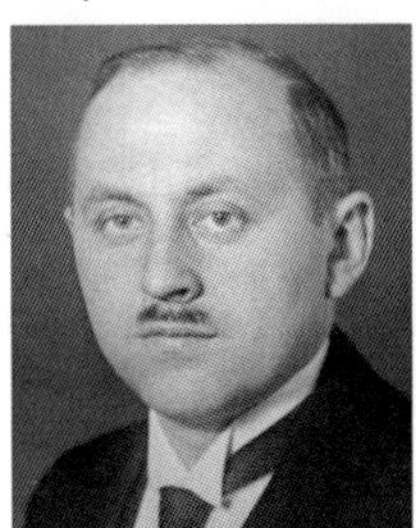

geboren am 30.6.1899 in Berlin; Sohn eines Fabrikbesitzers; Gymnasium, 1919 Abitur; Medizinstudium in Berlin; Approbation; Oktober 1924 Promotion in Berlin;[128] mind. 1933 Polizeiarzt in Berlin-Halensee; dort Eintritt in die NSDAP am 1.5.1933, Mitgliedsnummer 2.636.929; ab 1936 beamteter Stabsarzt der mecklenburgischen Landespolizei sowie Kinder-, Röntgen- und Sportarzt in Rostock; mind. 1937 bis 1939 Kinderarzt in Wismar; dort auch Sanitätsoffizier im Heer, März 1938 bis mind. 1939 als Oberstabsarzt der Sanitäts-Abteilung 12 der Wehrmacht in der Sanitätsstaffel Wismar (Schweriner Straße 7); Mai 1938 Heirat mit der Postassistentin Margaretha Schneller (*29.4.1900 in Ebermannstadt/Bayern, †7.8.2009 in Vaterstetten/Bayern; Tochter eines Königlichen Aufschlageinnehmers), mind. ein Kind; ab mind. 1950 Oberstabsarzt in Gräfelfing/Bayern (Kurt-Huber-Straße 15); als Oberregierungsmedizinalrat bis 1987 im Ruhestand in Gräfelfing (Scharnitzer Straße 5); am 5.11.1987 im Alter von 88 Jahren in München gestorben

Bierhals, Dr. Axel Franz Harry

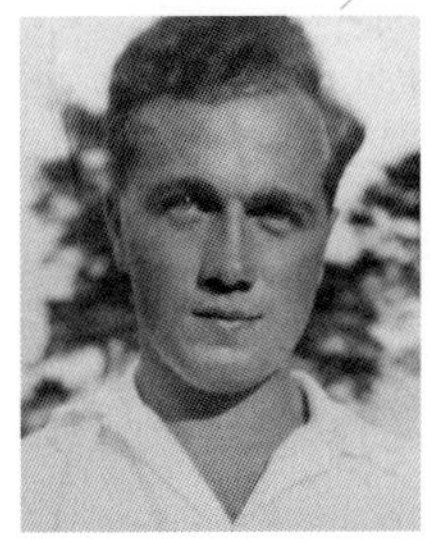

geboren am 21.3.1911 in Stolp/Pommern; Sohn eines Kreisverwaltungsdirektors; Gymnasium in Stolp, 1930 Abitur; Medizinstudium in Königsberg, München und Rostock; als Student in Königsberg Eintritt in die NSDAP am 1.6.1930, Mitgliedsnummer 260.763; Medizinalpraktikant an der Universitäts-Nervenklinik Rostock-Gehlsheim, ab Dezember 1937 am Carolinenstift in Neustrelitz (Georgstraße 1-6); März 1938 Approbation; ab Mai 1938 Assistenzarzt am Carolinenstift in Neustrelitz; Juni 1938 Heirat mit Ruth Gatzke (*16.4.1914 in Belgard/Pommern, †27.9.1991 in Leer/Ostfriesland); ab Juli 1938 Mitglied des NSDÄB, Nr. 22.390; ab Juli 1938 Tätigkeit in der Verwaltungsstelle 8 des Amtes für Volksgesundheit der NSDAP in Schloßberg bei Pillkallen/Ostpreußen; August 1938 Promotion in Rostock;[129] ab Oktober 1941 Kriegseinsatz in der Wehrmacht; mind. 1956 bis 1965 niedergelassener Allgemeinpraktiker und Geburtshelfer in Neustadt/Holstein (Teufelsberg 30); am 4.10.1965 im Alter von 54 Jahren in Neustadt/Holstein gestorben

Bierstedt, Dr. Wolfgang Günther Ludwig

geboren am 18.2.1913 in Neubrandenburg/Mecklenburg; Sohn eines Postinspektors; Realgymnasien in Waren und Schwerin, 1934 Abitur; als Schüler in Schwerin Eintritt in die NSDAP am 1.4.1932, Mitgliedsnummer 1.027.996, im Dezember 1932 ausgetreten; April bis Oktober 1934 Arbeitsdienst in Lübtheen; zunächst Studium der Theologie in Rostock, dann Medizinstudium in Rostock (Barnstorfer Weg 4), Freiburg, Königsberg, Würzburg und Berlin; als Student in Rostock erneuter Eintritt in die NSDAP am 1.5.1937, Mitgliedsnummer 5.284.311; daneben auch Mitglied der SA; 1939 Kriegsein-

127) Mit der Arbeit: Klinische Beiträge zur Zosterfrage (Zoster lingualis, Blut- und Liquoruntersuchungen) nebst Angabe eines neuen Apparates für Blutuntersuchungen, Greifswald 1932.

128) Mit der Arbeit: Über Hypernephrommetastasen am knöchernen Thorax (MS).

129) Mit der Arbeit: Über Klinik, Ätiologie und Pathologie der Myoklonien, insbesondere der symptomatischen Formen, Rostock 1938.

satz im Polenfeldzug, dann zur Weiterführung des Studiums nach Rostock kommandiert; März 1941 Approbation in Rostock; anschließend Assistenzarzt in Schwerin (Hindenburgstraße 26); ab Oktober 1941 und ab Dezember 1942 erneuter Kriegseinsatz als Truppenarzt an der Ostfront; 1942 Promotion in Rostock;[130)] mind. 1950 Amtsarzt in Schwerin (Ernst-Thälmann-Straße 26); März 1950 Heirat mit der Krankenschwester Ursula Graf (*26.4.1925 in Schwerin; Tochter eines Kaufmanns), ein Kind; bis 1953 Arzt in Wismar (Goethestraße 14); am 16.10.1953 im Alter von 40 Jahren an Endocarditis lenta und Lungenembolie in Wismar gestorben

Biging, Curt Cäsar Johannes
geboren am 3.1.1887 in Posen; Sohn eines Kaufmanns; Gymnasium in Posen, 1907 Abitur; Philosophie- und Medizinstudium in Berlin (Borsigstraße 20); April 1911 Heirat mit Charlotte Korte (*17.10.1890 in [Berlin-]Adlershof, †6.10.1948 in Westberlin; Tochter eines Kaufmanns), mind. ein Kind, 1920 Scheidung; zunächst Tätigkeit als Reiseschriftsteller und Photograph; mind. 1930 Chefredakteur in Berlin-Tegel; August 1930 Heirat mit der Stenotypistin Gertrud Wendt (*6.7.1903 in Berlin, †4.12.1985 in Melsungen/Hessen; Tochter eines Maurers), mind. ein weiteres Kind; bis mind. 1939 Schriftsteller in Berlin (Diedenhofer Straße 8); 1942 Approbation; wissenschaftlicher Mitarbeiter am Hygienischen Institut der Universität Berlin; April 1943 bis mind. 1944 Assistenzarzt am Städtischen Krankenhaus in Berlin-Prenzlauer Berg (Nordmarkstraße 15); mglw. nach Ausbombung in Berlin ab mind. Frühjahr 1945 Arzt in Brützkow bei Rehna; Juli 1945 Flucht aus Brützkow; 1945 bis 1950 niedergelassener Allgemeinpraktiker in Mölln/Schleswig-Holstein (Hauptstraße 40); dort auch Landes- und Kreisverbandsarzt für das DRK; für die SPD Mitglied der Möllner Stadtvertretung und des Kreistages; 1946 bis 1947 auch Bürgermeister von Mölln; am 3.10.1950 im Alter von 63 Jahren an Myokarditis und Herzversagen in Mölln gestorben

Billich, Dr. Hans-Ulrich Karl Max
geboren am 9.7.1900 in Frankfurt/Oder/Brandenburg; Sohn eines Staatlichen Forstmeisters; Gymnasium, 1920 Abitur; Medizinstudium in Göttingen und Rostock; Januar 1926 Approbation; 1926 Promotion in Rostock;[131)] mind. 1929 bis 1931 Assistenzarzt an der Chirurgischen Klinik der Universität Rostock (Maßmannstraße 35); September 1930 Heirat mit der medizinisch-technischen Assistentin Gerda Rabe (*10.7.1908 in Goldevitz/Rügen, †10.7.1998 in Lübeck; Tochter eines Gutspächters und Landwirts), fünf Kinder; Juli 1931 bis mind. 1943 niedergelassener Facharzt für Röntgenologie in Stargard/Pommern (Blücherstraße 12); ab April 1940 Kriegseinsatz in der Wehrmacht; bis 1967 Facharzt für Röntgenologie in Lübeck (Elsässer Straße 62); am 25.9.1967 im Alter von 67 Jahren in Lübeck gestorben

Binder, Dr. Wilhelm
geboren am 16.4.1880 in Sondheim vor der Rhön/Sachsen-Weimar-Eisenach; Sohn eines Pfarrers; Gymnasium, 1899 Abitur; Medizinstudium in Jena; Mai 1905 Approbation; 1905 Promotion in Jena;[132)] März 1908 bis 1909 niedergelassener Allgemeinpraktiker in Greiz/Thüringen; Oktober 1909 Heirat mit der Haustochter Wilhelmine Logemann (*25.6.1880 in Oldenburg, †2.2.1966 in Oldenburg; Tochter eines Holzhändlers), ein Kind; 1909 bis 1945 niedergelassener Allgemeinpraktiker in Oldenburg (Ofener Straße 12); ab 1936 auch Arzt in Rostock-Warnemünde, wahrscheinlich als Badearzt in der Sommersaison; am 29.5.1945 im Alter von 65 Jahren an Gehirnarterienverkalkung und Zuckerkrankheit in Oldenburg gestorben

Birk, Dr. Karl Alexander
geboren am 15.12.1913 in Pskow/Rußland; Gymnasium, Abitur; Medizinstudium; mind. 1937 in Estland; spätestens 1937 Heirat mit der Krankenhausmitarbeiterin Alexandrine Kivistik (*2.10.1912 in Viljandi/Estland, †7.12.2006 in Fairfax/USA), drei Kinder; Promotion; Juli 1943 Approbation

130) Mit der Arbeit: Kapillarmikroskopische Untersuchungen nach kalten Seebädern (MS).
131) Mit der Arbeit: Ergebnisse der prophylaktischen Röntgenbestrahlung des operierten Mammakarzinoms (MS).
132) Mit der Arbeit: Über die in der Augenklinik zu Jena während der Jahre 1901-1905 vorgenommenen Magnetoperationen (MS).

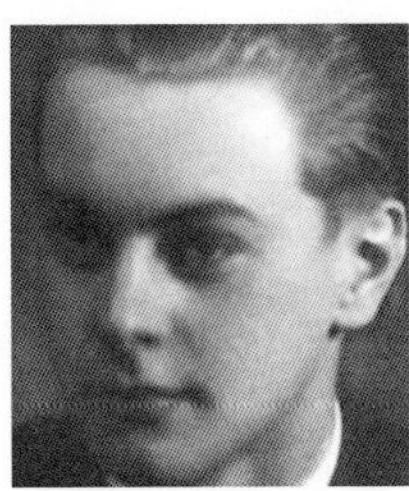

für Deutschland und seitdem dienstverpflichteter Arzt in der Praxis von → Dr. Herbert Diekmann in Krakow; ab April 1944 Hilfskassenarzt in der Praxis von → Dr. Friedrich Klaus in Kühlungsborn; nach Kriegsende in Hamburg (Bei den Kirchhöfen); bis 1951 im Umsiedlerlager Wentorf bei Hamburg; November 1951 Auswanderung in die USA; mind. 1959 bis 1960 Chefarzt am Central State Hospital in Petersburg/USA; Einbürgerung in die USA; bis 1980 Psychiater in Petersburg; am 10.12.1980 im Alter von fast 67 Jahren an akuter Coronarinsuffizienz in Petersburg gestorben

Bischoff, Prof. Dr. Hans Ernst Heinrich

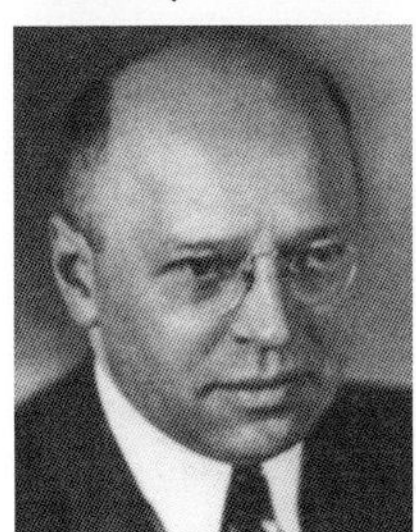

geboren am 5.8.1894 in Schweina/Sachsen-Meiningen; Sohn eines Arztes; Gymnasium in Berlin, 1912 Abitur; zunächst Studium der Theologie, Philosophie und Geschichte in Berlin, dann Medizinstudium in Heidelberg und Berlin; als nicht feldverwendungsfähig von August 1917 bis Dezember 1918 Kriegseinsatz als Hilfsassistenzarzt und Stationsarzt an der Chirurgischen Abteilung des Lazaretts Bethanien in Berlin; 1919 bis 1920 Medizinalpraktikant am Pathologischen Institut des Krankenhauses in Berlin-Friedrichshain, an der I. Medizinischen Poliklinik und der Gynäkologischen Poliklinik der Charité in Berlin; Juli 1920 Approbation und Promotion in Berlin;[133] September 1920 bis November 1921 Assistenz- und Stationsarzt an der Frauen-, Kinder-, Infektions-, Lungen- und Geburtshilflichen Abteilung des Städtischen Krankenhauses in Solingen; 1921 bis 1922 niedergelassener Allgemeinpraktiker in Berlin; Juli 1922 bis April 1923 Assistenzarzt, April 1923 bis 1935 Oberarzt an der Kinderklinik der Universität Rostock (Augustenstraße 80/82); bis 1933 auch Betreuung des Städtischen Säuglings- und Kinderheims in Rostock (Ulmenstraße 44); August 1925 Habilitation in Rostock,[134] seitdem Privatdozent für Kinderheilkunde; 1928 bis 1929 wissenschaftliche Fortbildung an den Kinderkliniken der Universitäten Leipzig und Berlin; unter Verweis auf die von ihm etablierte und als besondere Leistung bewertete Bestimmung der Hämoglobinresistenz und deren Einführung in die klinische Medizin im Dezember 1930 vorzeitig zum nichtbeamteten außerordentlichen Professor für Kinderheilkunde an der Universität Rostock ernannt; als HJ-Gefolgschaftsführer ab Februar 1934 auch HJ-Bannarzt in Rostock; dort auch Mitbegründer und Mitglied der „Arbeitsgemeinschaft Rostocker Dozenten zum Studium der Hochschulreform auf nationalsozialistischer Grundlage"; im Juli 1935 als Dozent für Kinderheilkunde an die Medizinische Akademie Düsseldorf versetzt; dort auch stellvertretender Leiter der Klinik für Kinderheilkunde; Oktober 1935 bis 1943 ordentlicher Professor für Kinderheilkunde an der Universität Greifswald (Karlsplatz 16); dort 1935 bis 1943 auch Direktor der Universitäts-Kinderklinik; in Greifswald Eintritt in die NSDAP am 1.5.1937, Mitgliedsnummer 3.963.754; mind. 1939 auch Dekan der Medizinischen Fakultät der Universität Greifswald; April 1941 Heirat mit der Ärztin Dr. Margareta Kleu (*18.7.1910 in Neuss/Rheinprovinz, †10.1.1998 in Neuss; Tochter eines Photographen und späteren Kaufmanns), ein Kind; am 16.1.1943 im Alter von 48 Jahren an Blutdruckkrankheit und Hirnblutung in Greifswald gestorben

Blaschke, Dr. Otto

geboren am 24.9.1908 in Obernitz bei Brüx/Österreich-Ungarn; Sohn eines Bahninspektors; Gymnasium, 1929 Abitur; Medizinstudium in Prag; Juni 1936 Approbation und Promotion in Prag; ab Sommer 1936 Assistenzarzt an den Krankenhäusern in Aussig und Reichenberg; dienstverpflichteter Assistenzarzt in der Praxis von Dr. Kurt Smitka in Komotau (Kantstraße 17); Vertrauensarzt der Arbeitsämter Brüx und Oberleutensdorf; ab Oktober 1938 Mitglied der SS, Nr. 391.852; Eintritt in die NSDAP am 1.11.1938, Mitgliedsnummer 6.669.400; ab November 1939 dienstverpflichteter Assi-

133) Mit der Arbeit: Über eitrige Meningitis nach Schädelverletzungen, insbesondere über die Spätmeningitis: Aus dem pathologischen Institut des Krankenhauses im Friedrichshain, Leipzig 1920.

134) Mit der Arbeit: Untersuchungen über die Resistenz des Hämoglobins des Menschenblutes mit besonderer Berücksichtigung des Säuglingsalters, Rostock 1926.

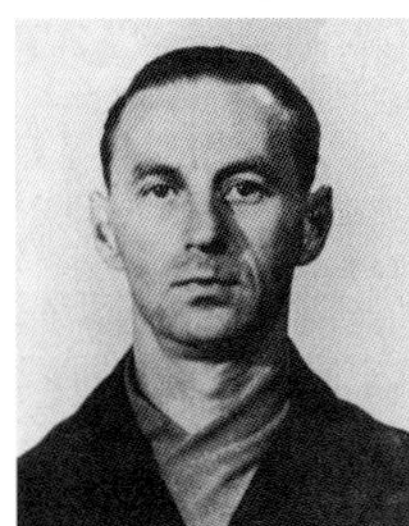

stenzarzt in der Praxis von Dr. Norbert Gröbner in Hostau/Sudetenland; ab Oktober 1940 militärische Grundausbildung bei der Waffen-SS; ab Dezember 1940 Lagerarzt im Konzentrationslager Auschwitz, ab Dezember 1941 im Konzentrationslager Flossenbürg; ab Februar 1942 Lagerarzt im Männerlager des Konzentrationslagers Ravensbrück; ab Mai 1942 Lagerarzt im Konzentrationslager Sachsenhausen, ab Juli 1942 im Konzentrationslager Mauthausen; November 1942 Heirat mit ? Füssel, Scheidung; November 1942 bis Mai 1945 Kriegseinsatz als Truppenarzt in der SS-Leibstandarte „Adolf Hitler", dort 1942 zum SS-Obersturmführer befördert; Mai 1945 bis Januar 1948 in US-amerikanischer Kriegsgefangenschaft; ab Januar 1948 Arztvertreter in Esslingen/Neckar; Oktober 1948 bis Juli 1949 Ärztepropagandist für die Arzneimittelindustrie, dann arbeitslos; im April 1949 als minderbelastet entnazifiziert und bis Juni 1950 mit Berufsverbot belegt; 1954 bis 1977 niedergelassener Allgemeinpraktiker in Ludwigsburg-Eglosheim/Baden-Württemberg; bis 1982 praktischer Arzt in Asperg/Baden-Württemberg (Saarstraße 14); am 7.10.1982 im Alter von 74 Jahren in Asperg gestorben

Blieffert, Dr. Elisabeth Minna Amalie (geb. Jantzon)

geboren am 19.9.1896 in Hoppenstedt/Provinz Sachsen; Tochter eines Pastors; Gymnasium in Hannover, 1916 Abitur; Medizinstudium in Jena, Straßburg und München; Januar 1924 Approbation und März 1924 Promotion in München;[135] Assistenzärztin in Parchim, Hannover, Berlin und Lippspringe; April 1926 Heirat mit dem Arzt → Dr. Paul Blieffert, sechs Kinder; Mai 1926 bis Februar 1934 niedergelassene Allgemeinpraktikerin in Parchim (Blutstraße 15, Alter Markt 11); dort Mitglied der NS-Frauenschaft; Mai 1934 bis Mai 1936 in Potsdam (Plantagenweg 13); 1937 bis mind. 1941 niedergelassene Ärztin in Berlin (Chausseestraße 85, Invalidenstraße 18); ab Juni 1942 Arztvertreterin in der Praxis ihres eingezogenen Ehemannes in Berlin; dort 1943 ausgebombt und nach Parchim (Am Buchholzfeld) evakuiert; nach Kriegsende bis mind. 1963 wieder niedergelassene Allgemeinpraktikerin in Parchim (Philipp-Müller-Straße 15), dort noch bis mind. 1970; am 6.6.1993 im Alter von 96 Jahren in Barsinghausen/Niedersachsen gestorben

Blieffert, Dr. Paul Friedrich Wilhelm

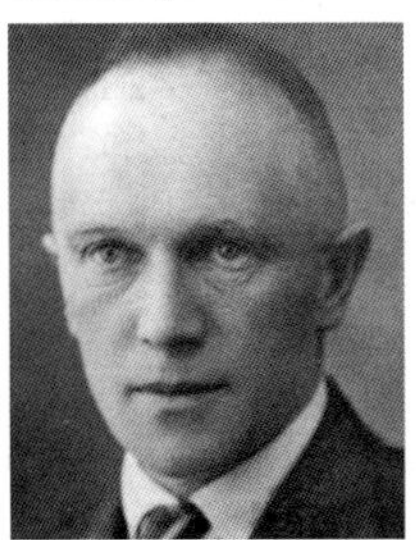

geboren am 19.6.1883 in Parchim/Mecklenburg; Sohn eines Kaufmanns; Gymnasium in Parchim, 1903 Abitur; Medizinstudium in Berlin, Halle und Leipzig; April 1913 Approbation; Assistenzarzt in Dresden und in Berlin-Weißensee; August 1914 bis November 1918 Kriegseinsatz, mind. 1916 als Assistenzarzt in Sosnowice/Schlesien; November 1916 Heirat mit Helene Capobus spätere Reck (*14.8.1895 in Parchim, †17.1.1982 in Rickling/Schleswig-Holstein; Tochter eines Juristen, Senators sowie späteren Bürgermeisters und Hofrats), mind. ein Kind, 1923 Scheidung (nahm danach ihren Mädchennamen wieder an); Oktober 1919 Promotion in Breslau;[136] ab 1919 niedergelassener Allgemeinpraktiker in Friesack bei Neustadt/Dosse; August 1922 bis Februar 1934 niedergelassener Allgemeinpraktiker und Facharzt für Geburtshilfe in Parchim (Blutstraße 15, Alter Markt 11); dort Einrichtung der ersten Röntgeneinrichtung der Stadt; April 1926 Heirat mit der Ärztin → Dr. Elisabeth Blieffert geb. Jantzon, sechs Kinder; Mitglied des ärztlichen Ehrengerichts Güstrow; in Parchim Eintritt in die NSDAP am 1.5.1933, Mitgliedsnummer 2.804.982; daneben auch Mitglied der SA; ab Mai 1934 praktischer Arzt in Potsdam (Plantagenweg 13); Mai 1936 bis mind. 1941 niedergelassener Allgemeinpraktiker in Berlin (Chausseestraße 85, Invalidenstraße 18); dort auch nebenamtlicher Betriebsarzt bei der Rekord-Gummifabrik Herbert Lindemann; ab September 1939 Kriegseinsatz; 1943 in Berlin ausgebombt; nach Kriegsende bis mind. 1951 Arzt in Barsinghausen/Niedersachsen (Schwarzenknechtstraße 9); mind. 1958 bis 1962 wieder niedergelassener Allge-

135) Mit der Arbeit: Über Megasigmoid mit Volvolusbildung (MS).
136) Mit der Arbeit: Über 30 Hydramnionfälle aus der Breslauer Universitäts-Frauenklinik, Breslau 1919.

meinpraktiker in Parchim (Philipp-Müller-Straße 15); dort auch Kreisjugend- und Kreissportarzt sowie kommissarischer Kreisarzt; 1963 zum Sanitätsrat ernannt; am 21.3.1970 im Alter von 86 Jahren in Parchim gestorben

Bliemel, Dr. Franz Xaver
geboren am 9.11.1911 in Günzenhofen bei Kelheim/Bayern; Sohn eines Bauern; Gymnasium in Straubing, 1931 Abitur; Medizinstudium in Innsbruck, Wien und München; als Student Eintritt in die NSDAP am 1.5.1937, Mitgliedsnummer 4.216.603; 1937 bis 1938 Medizinalpraktikant an der Chirurgischen und der Kinder-Klinik des Rudolf-Heß-Krankenhauses in Dresden; Juli 1938 Approbation in München; anschließend bis Oktober 1938 Volontärassistent an der Lungenheilstätte Melsungen/Hessen; ab November 1938 chirurgischer Assistenzarzt am Stadtkrankenhaus in Fürstenwalde/Brandenburg; Sommer 1939 Vertretungen von praktischen Ärzten in Schlesien, Bayern und am Rhein; ab Oktober 1939 dienstverpflichteter Arzt in der Praxis von Dr. Georg Wendl in Roding/Bayern (Ritter von Epp-Straße 164), November 1939 bis September 1940 bei Dr. Gerhard Meissner in Christburg/Westpreußen (Stanauer Straße 14); ab September 1940 dienstverpflichteter Hilfskassenarzt in den Praxen von Dr. Erich Langanke und Dr. Johannes Balcerek in Deutsch Eylau/Westpreußen (Freyburger Straße 23); März 1941 Promotion in Danzig;[137)] ab November 1943 dienstverpflichteter Hilfskassenarzt in der Praxis von Dr. Otto Vogel in Zuckau/Westpreußen (Danziger Straße 19); ab März 1944 Betriebsarzt bei der Waggonfabrik in Danzig (Heilige Geistgasse 141) und Revierarzt anderer Betriebe in Danzig; nach Flucht ab mind. Frühjahr 1945 Arzt in der Praxis von → Dr. Heinrich Gronau in Neubukow; ab mind. 1946 Arzt in Landshut/Bayern (Piflaser Weg 10); Juni 1946 Heirat mit Elisabeth Schmid; zum Obermedizinaldirektor ernannt; am 12.1.1982 im Alter von 70 Jahren in Landshut gestorben

Block, Dr. Rudolf Hermann Johannes
geboren am 22.5.1892 in Stralsund/Pommern; Sohn eines Realgymnasiallehrers; Realgymnasium in Stralsund, 1909 Abgang ohne Abitur; Studium der Zahnmedizin in Greifswald, Berlin und Leipzig; Februar 1913 Approbation als Zahnarzt; ab Februar 1913 Assistenzarzt am Zahnärztlichen Institut der Universität Greifswald; anschließend Zahnarzt in der Praxis von Dr. Arthur Breidenbach in Stettin, mind. 1914 in der Praxis von Dr. Heinz Hinsch in Bremen (Ansgaritorstraße 19), bis März 1915 in der Praxis von Dr. Richard Hamburger in Stargard/Pommern; obwohl im November 1914 als untauglich für den Militärdienst erklärt, ab März 1915 Kriegseinsatz, ab August 1915 als Sanitätsgefreiter in Galizien, dort an Typhus erkrankt, Februar 1917 bis Dezember 1918 als Sanitäts-Vizefeldwebel und Leiter der Zahnstation des Reservelazaretts Gnesen; Dezember 1918 bis Februar 1919 Militärzahnarzt am Garnisonslazarett Stettin; Februar bis November 1919 Zahnarzt an der Korpsstation II a in Stettin; 1920 Abitur in Pasewalk; Januar 1921 Promotion zum Dr. med. dent. in Greifswald;[138)] mind. 1921 niedergelassener Zahnarzt in Stettin (Kronenhofstraße 7); September 1921 Heirat mit Margarete Loewenstern (*30.3.1888 in Glinke bei Bromberg/Posen, †13.3.1974 in Westberlin); mind. 1929 bis 1940 niedergelassener Zahnarzt in Berlin (Hohenzollerndamm 11); dort Eintritt in die NSDAP am 1.5.1937, Mitgliedsnummer 5.849.242; mglw. nach Ausbombung in Berlin ab mind. Mai 1945 Lagerarzt, ab August 1945 praktischer Arzt in Brahlstorf bei Lübtheen; ab mind. 1948 Arzt in Westberlin (Lietzenburger Straße 33 und 99); zum Medizinalrat ernannt; am 2.2.1976 im Alter von 83 Jahren in Westberlin gestorben

Blome, Prof. Dr. Kurt Friedrich Ludwig
geboren am 31.1.1894 in Bielefeld/Westfalen; Sohn eines Kaufmanns und Fabrikanten; Realgymnasium in Dortmund, 1912 Abitur; Medizinstudium in Göttingen, Münster, Gießen und Rostock; dazwischen ab April 1914 Militärdienst im Füsilier-Regiment 90, von August 1914 bis Oktober 1918 Kriegseinsatz, zumeist im Infanterie-Regiment 75, zuletzt als Leutnant und stellvertretender Batail-

---

137) Mit der Arbeit: Über Lymphangiome des Halses und benachbarter Regionen. Beobachtungen an der Chirurgischen Klinik der Medizinischen Akademie in Danzig (MS).

138) Mit der Arbeit: Komplikationen beim Durchbruch des Weisheitszahnes in ihrer Bedeutung für die Differential-Diagnose (MS).

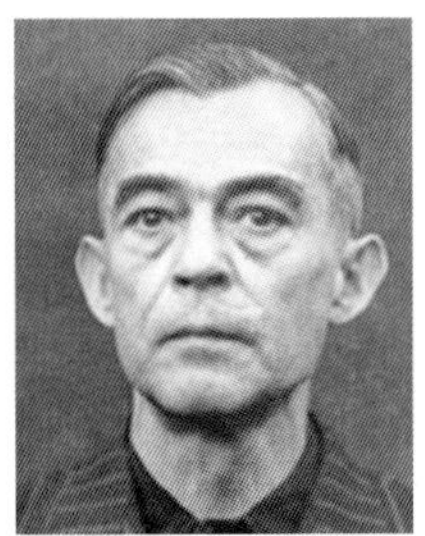

lonskommandeur sowie 1. Ordonnanzoffizier in der 17. Infanterie-Division, nach Verwundung von März 1918 bis Kriegsende in einem Lazarett in Bremen, EK II und I, Goldenes Verwundetenabzeichen; 1918 bis 1919 Mitglied eines Freikorps in Rostock; ab März 1920 Angehöriger des Zeitfreiwilligen-Bataillons Rostock der Reichswehrbrigade 9, mit dieser Einheit aktiv am Kapp-Putsch beteiligt; Medizinalpraktikant in Rostock, Münster und Gießen; Februar 1921 Mitbegründer und Führer des Landesverbandes Mecklenburg des Verbandes nationalgesinnter Soldaten; ab Mai 1921 auch Führer der Marine-Brigade Ehrhardt in Mecklenburg und Norddeutschland, später auch Führer der Organisation Consul und der Organisation Escherich in Mecklenburg; Mai 1921 Promotion[139] und August 1921 Approbation in Rostock; 1921 bis 1923 zunächst Assistenzarzt, dann Oberarzt an der Hautklinik der Universität Rostock; dort ab 1922 Mitglied der DNVP; zeitweilig Herausgeber bzw. Schriftleiter der Wochenzeitung „Heimdall“ (später „Der Völkische“); 1922 erster Beitritt zur NSDAP; nach deren Verbot ab 1923 Mitglied der Deutschvölkischen Freiheitspartei und Mitbegründer der Völkischen Arbeitsgemeinschaft Mecklenburg, für diese von Februar 1924 bis 1927 Mitglied des Landtags von Mecklenburg-Schwerin; 1924 wegen völkisch-nationalsozialistischer Betätigung und Beteiligung am Kapp-Putsch von der Universität Rostock entlassen; September 1924 bis 1934 niedergelassener Facharzt für Haut- und Blasenleiden sowie Geschlechtskrankheiten in Rostock (Hopfenmarkt 10, Gertrudenstraße 1/2); ab November 1925 Mitglied des Frontkriegerbundes; ab 1926 Landesleiter Mecklenburg des Tannenbergbundes; März 1929 Heirat mit Charlotte Jänicke gesch. Pudor (*25.1.1904 in Batzlow/Brandenburg, †25.1.1997 in Varel/Niedersachsen; Tochter eines Gastwirts), ein Kind, 1934 Scheidung (nahm danach auf Verlangen des geschiedenen Ehemannes ihren Mädchennamen wieder an); in Rostock erneuter Eintritt in die NSDAP am 1.7.1931, Mitgliedsnummer 590.233; ab Juli 1931 auch Mitglied der SA, sofort Gausturmarzt des Gausturmes Mecklenburg der SA, ab November 1931 auch Sturmbannarzt des SA-Sturmbannes I/90 in Rostock, im Juli 1932 zum SA-Sanitäts-Oberführer befördert; Mitglied des NSDÄB, ab Dezember 1931 Gauobmann des NSDÄB für den Gau Mecklenburg-Lübeck der NSDAP; ab Januar 1932 Gaureferent für das Medizinalwesen in der Gauleitung Mecklenburg-Lübeck der NSDAP; Juli 1932 bis September 1933 Untergruppenarzt der SA-Untergruppe Mecklenburg; ab 1932 auch Dozent an der Nationalsozialistischen Führer- und Fortbildungsschule des Gaues Mecklenburg-Lübeck der NSDAP;[140] im April 1933 mit der Auflösung der Mecklenburgischen Ärztekammer beauftragt und zum Kommissar der ärztlichen Spitzenverbände für Mecklenburg ernannt; September 1933 bis Oktober 1934 Brigadearzt der SA-Brigade 111 in Rostock; ab November 1933 Amtsleiter der Landesstelle Mecklenburg der Kassenärztlichen Vereinigung Deutschlands; ab März 1934 Leiter des Sachverständigenbeirates für Volksgesundheit des Gaues Mecklenburg-Lübeck der NSDAP; ab 1934 auch Vorsitzender des Landesverbandes Mecklenburg des Hartmannbundes; 1934 bis mind. 1939 auch ärztlicher Beisitzer am Erbgesundheitsobergericht Rostock; ab mind. August 1934 auch Gaufachberater für Ärzteangelegenheiten; ab 1934 zwar nominell Leiter des Amtes für Volksgesundheit in der Gauleitung Mecklenburg-Lübeck der NSDAP, jedoch zumeist durch → Dr. Wilhelm Breßler vertreten; im September 1934 an das Hauptamt für Volksgesundheit der NSDAP nach Berlin berufen, dort von September 1934 bis Mai 1945 Geschäftsführer der Reichsärztekammer in Berlin (Bergstraße 1; auch wohnhaft in Rostock-Markgrafenheide, Haus Nr. 14); Januar 1935 bis 1945 auch Beauftragter des Reichsärzteführers für das ärztliche Fortbildungswesen und die ärztliche Schulung für das gesamte Reichsgebiet, entwickelte in dieser Funktion das Modell der Medizinerfortbildung für die Führerschule der Deutschen Ärzteschaft in Alt Rehse; von März 1935 bis Februar 1936 auch mit der Wahrnehmung der Geschäfte des Gruppenarztes der SA-Gruppe Berlin-Brandenburg beauftragt; daneben auch Arzt in der Reichsversicherungsanstalt für Angestellte, Adjutant im Hauptbüro des DRK und als Protagonist der „Reinigung“ der deutschen Ärzteschaft von jüdischen Medizinern ab 1935 Beauftragter des Stellvertreters des Führers für die Ausnahmebestimmungen der Nürnberger Gesetze; ab Februar 1936 Mitglied des Reichsausschusses zum Schutz des deutschen Blutes; Februar 1937 bis Februar 1938 auch Referent im Sanitätsamt, später im Gesundheitshauptamt der Obersten SA-Führung; daneben persönlicher

139) Mit der Arbeit: Über das Verhalten von Bacterien im electrischen Strom (MS).
140) Referierte dort u.a. über „Volksgesundheit und Geschlechtskrankheiten (für Männer und Frauen getrennt)“.

Berater des Reichsorganisationsleiters der NSDAP (Robert Ley) in allen Fragen der Volksgesundheit; April 1937 bis mind. 1939 nominell erneut Gauamtsleiter und Leiter des Amtes für Volksgesundheit der Gauleitung Mecklenburg der NSDAP und des NSDÄB Mecklenburg, wiederum vertreten durch Dr. Wilhelm Breßler; im November 1937 zum SA-Sanitäts-Brigadeführer befördert; März 1938 bis November 1940 auch Sanitätsverbindungsführer der Obersten SA-Führung zur DAF; ab 1938 auch Geschäftsführer, dann Präsident des Ständigen Büros der Internationalen Akademie für das ärztliche Fortbildungswesen; daneben ab 1938 erneut ärztlicher Beisitzer am Erbgesundheitsobergericht Rostock; im April 1939 zum Reichshauptamtsleiter der NSDAP ernannt; April 1939 bis 1945 Mitglied des Reichstags (als Nachrücker für den verstorbenen Leiter des Hauptamtes für Volksgesundheit, Dr. Gerhard Wagner); ab April 1939 stellvertretender Leiter des Hauptamtes für Volksgesundheit der NSDAP, stellvertretender Leiter des NSDÄB, stellvertretender Reichsärzteführer sowie stellvertretender Leiter der Reichsärztekammer (wohnhaft in München, Mottlstraße 1); August 1939 bis August 1944 Stellvertreter des Reichsgesundheitsführers (Dr. Leonardo Conti); ab August 1939 auch Leiter der Fachsparte Bevölkerungspolitische Erbbiologie und Rassenpflege im Reichsforschungsrat; ab Oktober 1939 auch Hauptschriftleiter der neu gegründeten Monatsschrift „Ziel und Weg. Die Gesundheitsführung“ (Organ des Hauptamtes für Volksgesundheit der NSDAP und des NSDÄB); 1939 zum (Honorar-)Professor ernannt; November 1940 bis 1945 Verbindungsführer der Obersten SA-Führung zum Hauptamt für Volksgesundheit der NSDAP, im Januar 1941 zum SA-Sanitäts-Gruppenführer befördert; ab Januar 1942 Fachspartenleiter für Krebsforschung, im April 1943 zum Bevollmächtigten für Krebsforschung im Reichsforschungsrat ernannt, eine Tarnbezeichnung für die ihm übertragene Koordination der Forschungen zur biologischen Kriegsführung; zugleich auch Mitglied der Arbeitsgemeinschaft „Blitzableiter“ (Tarnbezeichnung für biologische Kriegsführung); Januar 1943 Goldenes Ehrenzeichen der NSDAP ehrenhalber; nach anfänglicher Befürwortung von Massentötungen tuberkulosekranker Polen im Reichsgau Wartheland im November 1942 Ablehnung derselben;[141)] 1943 bis 1945 Leiter des Zentralinstitutes für Krebsforschung in Posen-Nesselstedt; ab Oktober 1946 Angeklagter im Nürnberger Ärzteprozeß, vom 1. Amerikanischen Militärgerichtshof im August 1947 aus Mangel an Beweisen über praktizierte Kriegsverbrechen freigesprochen; im Juni 1948 von der Spruchkammer Schwelm/Westfalen als „entlastet“ eingestuft; 1948 Eröffnung einer Praxis für Haut- und Geschlechtskrankheiten in Dortmund, 1951 Verkauf derselben nach Anwerbung durch das Army Chemical Corps der US-Armee; nach Scheitern dieser Anstellung[142)] ab 1951 Arzt beim US-Geheimdienst in einem amerikanischen Militärkrankenhaus beim European Intelligence Center in Oberursel/Taunus; ab 1953 Facharzt für Dermatologie in Hagen; 1953 erfolgloser Kandidat der Deutschen Partei für den Deutschen Bundestag; mind. 1960 bis 1965 wieder niedergelassener Facharzt für Haut- und Geschlechtskrankheiten in Dortmund (Winterfeldtstraße 2, Bornstraße 64); dort 1962 erneutes Gerichtsverfahren;[143)] am 10.10.1969 im Alter von 75 Jahren an Krebs in Dortmund gestorben[144)]

Blumenthal, Dr. Karl Dmitrius Julius

geboren am 27.7.1891 in Nischni Nowgorod/Rußland; Gymnasium, Abitur; Medizinstudium; Dezember 1916 Approbation in Kasan/Rußland; Promotion; November 1917 Heirat mit Christine Kipar (*5.5.1886 in Riga, †5.5.1973 in Schwerin), ein Kind; mind. 1918 Arzt in Woronesch/Rußland; April 1941 Einbürgerung nach Deutschland; September 1941 Approbation für Deutschland in Berlin; ab September 1941 Lagerarzt im Umsiedlerlager Stockhof bei Litzmannstadt; ab Januar 1942 Facharzt

---

141) Blome im November 1942 an Gauleiter Arthur Greiser: „Wenn die Garantie für eine restlose Geheimhaltung gegeben wäre, könnte man Bedenken zurückstellen.“

142) Blome hatte sich im August 1951 vertraglich zur Mitarbeit an einem amerikanischen Geheimdienstprogramm für das Army Chemical Corps („Project 63“) verpflichtet; obwohl er im Personalfragebogen seine Internierung und Anklage im Nürnberger Ärzteprozeß nicht aufgeführt hatte, lehnte der amerikanische Konsul in Frankfurt/Main Blomes Einreise in die USA ab.

143) Wegen seiner Funktion als Generalbevollmächtigter für Krebsforschung und Leiter eines Institutes bei Posen, in dem im Rahmen von Vorbereitungen zur bakteriologischen Kriegsführung gegen die Sowjetunion medizinische Versuche an sowjetischen Kriegsgefangenen durchgeführt worden sein sollen. Das Verfahren wurde aus Mangel an Beweisen eingestellt.

144) Veröffentlichte u.a.: Arzt im Kampf. Erlebnisse und Gedanken, Leipzig 1942.

für Innere Krankheiten; ab Juni 1942 hauptamtlicher Lagerarzt bei der Volksdeutschen Mittelstelle; ab Juli 1942 Arzt beim SS-Aussiedlungsstab in Kaunas; ab Oktober 1942 Lagerarzt im Behelfskrankenhaus der Volksdeutschen Mittelstelle des SS-Ansiedlungsstabes in Bielitz/Schlesien; August 1944 bis 1945 niedergelassener Kassenarzt in Lobsens/Westpreußen; nach Flucht von Februar 1945 bis 1959 niedergelassener Allgemeinpraktiker und Facharzt für Innere Krankheiten in Schwerin (zunächst eingesetzt in der Praxis von → Dr. Rudolf Wüsthoff; Graf-Schack-Straße 7, Stalinstraße/Goethestraße 38 und 49); am 11.8.1959 im Alter von 68 Jahren in Schwerin gestorben

Bochum, Dr. Johannes Martin Max
geboren am 3.5.1905 in (Berlin-)Schöneberg; Sohn eines Postassistenten; Gymnasium, 1925 Abitur; Medizinstudium in Berlin; Approbation; Mai 1932 Promotion in Berlin;[145)] mind. 1935 Stabsarzt in der Luftwaffen-Sanitätsstaffel in Faßberg bei Munster/Hannover (Fliegerhorst); Oktober 1935 Heirat mit der Krankenschwester Hildegard Kullmann (*4.8.1910 in Potsdam, †15.10.2004 in Herrsching am Ammersee/Bayern; Tochter eines Geheimen Rechnungsrevisors und späteren Ministerialamtmanns), mind. drei Kinder; ab 1936 beamteter Stabsarzt bei der mecklenburgischen Landespolizei in Ludwigslust; mind. 1937 bis 1941 Stabsarzt in Berlin (Heiligendammer Straße 13)

Bock, Dr. August Wilhelm Otto
geboren am 8.11.1897 in Filehne/Posen; Gymnasium, 1917 Notabitur; Kriegseinsatz, Medizinstudium in Leipzig; 1924 Approbation; mind. 1926 bis 1927 Arzt in Berlin (Königstraße 2); November 1926 Heirat mit Ilse Pannwitz (*8.12.1907 in [Berlin-]Groß-Lichterfelde, †1966 in Salzburg/Österreich; Tochter eines Schriftstellers und Philosophen), vier Kinder, 1936 Scheidung; August 1928 bis Dezember 1933 niedergelassener Allgemeinpraktiker in Tarmstedt/Niedersachsen; 1929 Promotion in Leipzig;[146)] Dezember 1933 bis Juni 1934 niedergelassener Allgemeinpraktiker in Stavenhagen; Juni 1934 bis Dezember 1936 wieder praktischer Arzt in Tarmstedt; ab Januar 1937 niedergelassener Allgemeinpraktiker in Rösslingen bei Breslau; Februar 1937 Heirat mit Lili Meyer (*11.12.1911 in Midlum bei Cuxhaven, †27.10.2001 in Vollersode/Niedersachsen; Tochter eines Fuhrmanns), mind. ein weiteres Kind; nach Kriegsende niedergelassener Arzt in Hüttenbusch bei Worpswede/Niedersachsen; bis 1984 in Worpswede (Hüttenbuscher Straße 2); am 10.9.1984 im Alter von 86 Jahren in Worpswede gestorben

Bock, Dr. Friedrich Wilhelm Matthias

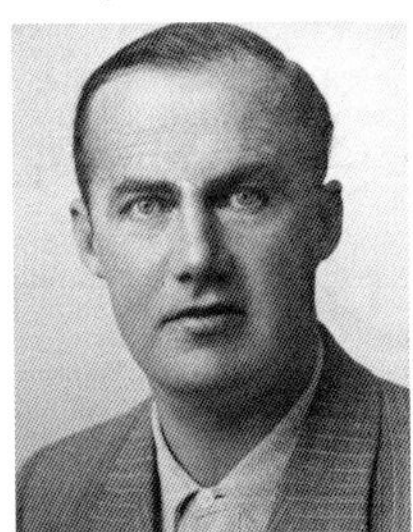

geboren am 20.8.1895 in Schwerin/Mecklenburg; Sohn des Arztes → Dr. Matthias Bock; Gymnasien in Schwerin und Attendorn/Sauerland, August 1914 Notabitur; August 1914 bis 1918 Kriegseinsatz, zunächst als Unteroffizier beim Feldartillerie-Regiment 60, ab April 1915 bei der Kriegsmarine, zuletzt als Leutnant zur See; Medizinstudium in München, Münster und Rostock; Januar 1923 Promotion in Rostock;[147)] Oktober 1923 Approbation in Schwerin; Volontärassistent am Krankenhaus in Hamburg-Eppendorf; Assistenzarzt an der HNO-Klinik der Universität Rostock (Doberaner Straße 137-139) und am Krankenhaus in Hamburg-Barmbek; November 1927 bis mind. 1975 niedergelassener Facharzt für Hals-, Nasen- und Ohrenkrankheiten mit Privatklinik in Schwerin (Elisabethstraße/Körnerstraße 24, Marienstraße 1, Am Ziegelsee 5, Räthenweg 10); Februar 1928 Heirat mit Annemarie von Both (*8.4.1902 in Posen; Tochter eines Ministerialrates), zwei Kinder; in Schwerin Eintritt in die NSDAP am 1.5.1933, Mitgliedsnummer 3.520.543; dort auch HJ-Arzt und Mitglied des NSDÄB; ab 1938 auch ärztlicher Beisitzer am Erbgesundheitsgericht Schwerin; ab September 1939 Kriegseinsatz als Marine-Oberstabsarzt bei der Kriegsmarine, daneben eingeschränkte Weiterführung seiner Praxis; ab mind. 1940 auch stellvertretender Leiter der Ärztlichen

145) Mit der Arbeit: Zwei Fälle von Aderhautsarkom mit Phthisis bulbi, Berlin 1932.
146) Mit der Arbeit: Diätische Wundbehandlung im Mittelalter, Leipzig 1929.
147) Mit der Arbeit: Die Varianten der occipitalen Sinusverbindungen (Confluens sinuum) und ihre klinische Bedeutung (MS).

Bezirksvereinigung Schwerin der Mecklenburgischen Ärztekammer (für die Kreise Schwerin, Hagenow und Ludwigslust); spätestens 1975 zum Sanitätsrat ernannt; am 13.9.1976 im Alter von 81 Jahren in Schwerin gestorben

Bock, Dr. Matthias Christian Johannes
geboren am 2.11.1867 in Coesfeld/Westfalen; Sohn eines Kaufmanns; Gymnasium in Coesfeld, 1886 Abitur; Medizinstudium in Leipzig und Heidelberg; März 1891 Approbation und Mai 1891 Promotion in Leipzig;[148)] Mai 1893 Heirat mit Caroline Brandenburg (*28.10.1871 in Münster/Westfalen, †4.11.1954 in Schwerin; Tochter eines Rentners), vier Kinder; 1893 bis mind. 1948 niedergelassener Facharzt für Hals-, Nasen- und Ohrenkrankheiten mit Privatklinik in Schwerin (Elisabethstraße/Körnerstraße 24, Marienstraße/August-Bebel-Straße 1); 1916 zum Sanitätsrat ernannt; am 25.9.1954 im Alter von 86 Jahren an Altersschwäche in Schwerin gestorben

Bodsch, Dr. Horst Karl Arno
geboren am 25.2.1909 in Königsberg/Ostpreußen; Sohn eines Stadtvollziehungssekretärs; Gymnasium, 1928 Abitur; Medizinstudium in Königsberg; Oktober 1934 Approbation und November 1934 Promotion in Königsberg;[149)] bis Dezember 1935 niedergelassener Allgemeinpraktiker in Königsberg (Kaiserstraße 10); Dezember 1935 Heirat mit Charlotte Gnadt (*9.2.1911 in Klein Strengeln/Ostpreußen, †29.5.1939; Tochter eines Gutsbesitzers); ab Dezember 1935 praktischer Arzt in Klein Gnie/Ostpreußen; ab November 1938 niedergelassener Allgemeinpraktiker in Wehlau/Ostpreußen (Deutsche Straße); 1940 Heirat mit Elfriede Kiehl; ab Juli 1942 Kriegseinsatz in der Wehrmacht; nach Flucht bis mind. Frühjahr/Sommer 1945 Arzt am Städtischen Krankenhaus in Neustadt-Glewe; bis März 1950 im sowjetischen Speziallager Sachsenhausen interniert; März bis April 1950 in Zella-Mehlis/Thüringen; April 1950 bis Juli 1955 in Völpke bei Helmstedt; ab Juli 1955 in Jerichow/Altmark (Elslakenweg 5); am 11.8.1959 im Alter von 50 Jahren in Jerichow gestorben

Böckel, Dr. Ludwig Friedrich

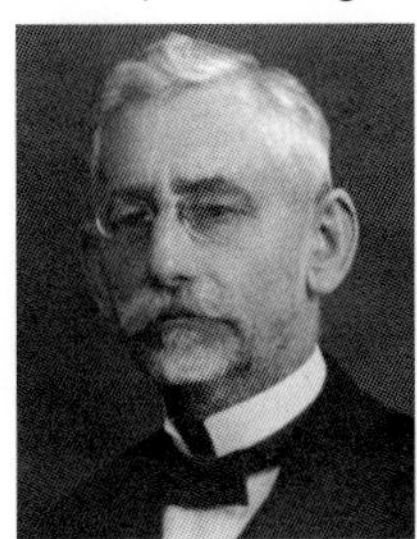

geboren am 1.3.1867 in Boitze/Hannover; Sohn eines Hofbesitzers; Gymnasium in Wismar, 1888 Abitur; Medizinstudium in München, Rostock, Kiel und Berlin; Juli 1894 Approbation und September 1894 Promotion in Kiel;[150)] Assistenzarzt in Greiz/Vogtland und am Krankenhaus in Hamburg-Eppendorf; Januar 1896 bis 1967 niedergelassener Allgemeinpraktiker in Wismar (Hinter dem Rathause 27, Lübsche Straße 48, Rostocker Straße 178); Juni 1904 Heirat mit Marie Paepcke (*3.4.1879 in Neubukow, †18.2.1911 in Wismar; Tochter eines Amtsverwalters), drei Kinder; 1914 bis 1918 Mitglied der Wismarer Bürgerschaft; Kriegseinsatz als Assistenzarzt in einem Reservelazarett; November 1921 Heirat mit der Sprechstundenhilfe Else Uhthoff (*4.6.1882 in Klein Woltersdorf bei Wismar, †4.8.1976 in Wismar; Tochter eines Erbpachthofbesitzers), zwei weitere Kinder; 1924 bis 1930 Stadtverordneter in Wismar, mind. 1924 für die Nationalsozialistische Freiheitspartei Großdeutschlands; als 66-Jähriger Eintritt in die NSDAP am 1.5.1933, Mitgliedsnummer 2.805.085; ab Juli 1934 auch Mitglied des NSDÄB, Nr. 12.244; in Wismar auch nebenamtlicher Vertrauensarzt und ab 1937 nebenamtlicher Vertragsarzt bei der RAD-Einheit 1/61 (Wismar); 1961 zum Sanitätsrat ernannt; 1962 Hufeland-Medaille; am 27.3.1967 im Alter von 100 Jahren in Wismar gestorben[151)]

Böhm, Dr. Helmuth Franz
geboren am 19.9.1902 in (Berlin-)Pankow; Sohn eines Geologen; Gymnasium, 1922 Abitur; Medizinstudium in Berlin; März 1928 Approbation und Oktober 1928 Promotion in Berlin;[152)] ab 1932 Facharzt für Innere Medizin in Berlin; 1933 bis mind. 1967 niedergelassener Facharzt für Innere Krank-

148) Mit der Arbeit: Über Behandlung der Struma.
149) Mit der Arbeit: Über den prognostischen Wert der Komplementbindungsreaktion bei Gonorrhoe, Königsberg 1934.
150) Mit der Arbeit: Beitrag zur pathologischen Anatomie des Processus vermiformis, Kiel 1894.
151) Die Ostsee-Zeitung schrieb zu seinem 100. Geburtstag am 1.3.1967: „Seit siebzig Jahren kommen und gehen Patienten zu Sanitätsrat Dr. med. Ludwig Böckel, dem ältesten noch praktizierenden Arzt in Mitteleuropa.“
152) Mit der Arbeit: Beitrag zur Kasuistik der Hirntumoren, Berlin 1928.

heiten und Röntgenologie in Ludwigslust (Kanalstraße 25, Paul-Friedrich-Allee 29); mind. 1935 bis 1945 auch Oberarzt sowie Leiter der Inneren und der Röntgen-Abteilung am Stift Bethlehem in Ludwigslust (Paul-Friedrich-Allee 16); April 1934 Heirat mit Marie Schottenhammer (*3.11.1902 in Berlin, †15.4.1976 in Ludwigslust; Tochter eines Oberkellners), mind. drei Kinder; Mitglied des NSDÄB; bis September 1980 in Ludwigslust (Friedrich-Naumann-Allee 7); nach Übersiedlung in die Bundesrepublik ab September 1980 in Stade/Niedersachsen (Alte Dorfstraße 3); bis 1991 in Niebüll/Schleswig-Holstein (Osterweg 60); am 16.6.1991 im Alter von 88 Jahren in Flensburg gestorben

Boehm, Prof. Dr. Hermann Alois

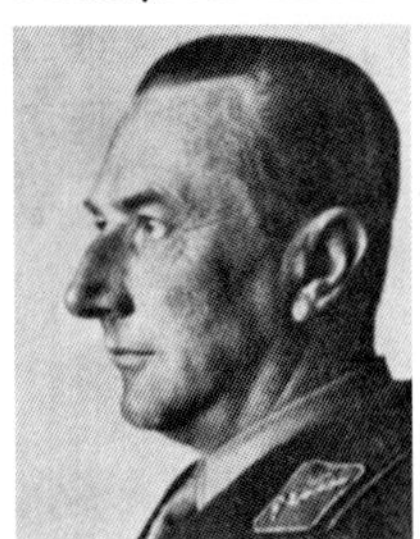

geboren am 27.10.1884 in Fürth/Bayern; Sohn eines Arztes; Gymnasium in München, 1903 Abitur; als Einjährig-Freiwilliger von Oktober 1903 bis März 1904 Militärdienst im 3. bayerischen Feldartillerie-Regiment; Medizinstudium in München; Juni 1910 Approbation und Januar 1911 Promotion in München;[153] 1911 bis 1915 Assistenzarzt an den Pathologischen Instituten der Universitäten München, Jena und Göttingen; spätestens 1914 Heirat mit Elisabeth Mendl; ab Januar 1915 Kriegseinsatz als landsturmpflichtiger Arzt im Lazarett D in München, dann als Truppenarzt, im Juni 1918 zum Stabsarzt ernannt, im Januar 1919 aus dem Heer entlassen, EK II; ab 1919 wieder Assistenzarzt am Pathologischen Institut der Universität München; Juni 1919 Heirat mit der Ärztin → Dr. Katharina Boehm geb. Tietje, vier Kinder; zunächst Mitglied im Alldeutschen Verband, von 1923 bis 1928 Mitglied im Deutschvölkischen Offiziersbund; am 2.7.1923 erster Eintritt in die NSDAP, Mitgliedsnummer 32.366; ab Juni 1923 auch Mitglied der SA; November 1923 Teilnahme am Hitler-Putsch in München; nach Wiedergründung der Partei dort erneuter Eintritt in die NSDAP am 24.3.1925, Mitgliedsnummer 120; August 1929 Gründungsmitglied des NSDÄB und von Oktober 1931 bis Juni 1933 Referent für Rassenhygiene in der Reichsleitung des NSDÄB; ab Juni 1931 erneut Mitglied der SA und sofort Untergruppenarzt der SA-Untergruppe München-Oberbayern, dort im Juli 1931 zum SA-Sanitäts-Oberführer befördert ab 1933 Leiter der Abteilung Vererbungslehre und Rassenhygiene im Reichsausschuß für Volksgesundheitsdienst; ab 1934 auch Mitglied des Sachverständigenbeirates für Bevölkerungs- und Rassenpolitik beim Reichsministerium des Innern in Berlin;[154] Februar 1934 Goldenes Ehrenzeichen und später auch Blutorden der NSDAP; ab November 1934 Honorarprofessor für Rassenpflege an der Universität Leipzig und Direktor des Pathologisch-anatomischen Instituts des Rudolf-Heß-Krankenhauses in Dresden, der Ausbildungsstätte für NS-Ärzte und des Mutterhauses der Braunen Schwestern; 1934 bis 1937 auch Vorsitzender des Disziplinargerichts des NSDÄB im Gau Sachsen sowie Mitglied des sächsischen Erbgesundheitsobergerichts in Dresden; ab 1935 Reichsamtsleiter im Hauptamt für Volksgesundheit der Reichsleitung der NSDAP und Mitglied des Ehrenführerringes des NS-Reichsbundes der Kinderreichen; als Referent der Reichsärztekammer und Beauftragter des Reichsärzteführers von März 1937 bis Dezember 1942 Schulungsleiter für Erb- und Rassefragen sowie Rassenhygiene an der Führerschule der Deutschen Ärzteschaft in Alt Rehse; dort auch Aufbau, dann Leiter des erbbiologischen Forschungsinstituts; im Mai 1937 zum SA-Sanitäts-Brigadeführer befördert; ab 1938 zugleich Honorarprofessor für Erb- und Rassenpflege bzw. Vererbungslehre an der Universität Rostock; Mitherausgeber der 1939 vom SS-Ahnenerbe übernommenen Zeitschrift „Der Biologe";[155] neben seiner Schulungs- und Forschungstätigkeit auch kommissarischer Leiter der Ortsgruppe Alt Rehse der NSDAP; ab 1941 auch ärztlicher Beisitzer am Erbgesundheitsobergericht Rostock; auf Vorschlag des Kreisleiters des Kreises Waren der NSDAP, Dr. Robert Hinkel, im September 1942 KVK II. Kl. o.S.;[156] nach Abwicklung des erbbiologischen For-

153) Mit der Arbeit: Über einen Fall von akuter hämorrhagischer disseminierter Myelitis im Anschluß an einen paranephritischen Abszeß, München 1909.

154) Boehm trat für einen weitgefaßten rassenhygienischen Maßnahmenkatalog ein („Familienlastenausgleich, Reform des Schulwesens, Wanderung, Siedlung") und betonte im Januar 1933, daß sich „Rassenhygiene ja doch nicht nur auf Sterilisierung" erstrecken dürfe.

155) Veröffentlichte darüber hinaus u.a.: Erbkunde und Rasse, 1934; Erbpflege, 1934; Darf ich meine Base heiraten?, Berlin 1935; Erbkunde, Berlin 1936; Erbgesundheit – Volksgesundheit. Das Gesetz zur Verhütung erbkranken Nachwuchses im Grundsatz und Anwendung. Eine Einführung für Ärzte, Berlin/Wien 1939.

156) Mit der Begründung, Boehm habe „während seiner Tätigkeit bei allen kriegswichtigen Einsätzen Hervorragendes geleistet. Er hat seine Parteigenossen zu erhöhten Leistungen auf allen Gebieten durch sein persönliches Beispiel

schungsinstituts in Alt Rehse ab Januar 1943 Professor für Erb- und Rassenpflege sowie Direktor des Instituts für Erb- und Rassenpflege der Universität Gießen (Liebigstraße 41); nach Kriegsende Betrieb einer ärztlichen Privatpraxis in Gießen; daneben Bezug einer Pension als „Professor für Humangenetik" an der Universität Gießen; November 1946 Zeugenaussage beim Nürnberger Ärzteprozeß; am 7.6.1962 im Alter von 77 Jahren in Gießen gestorben

Boehm, Dr. Katharina Maria Cäcilie (geb. Tietje)

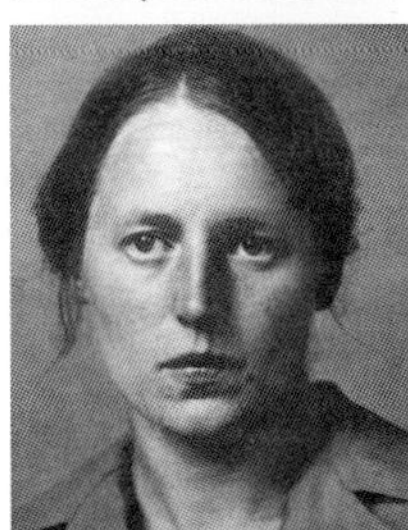

geboren am 14.9.1897 in Linden/Hannover; Tochter eines Hilfspastors; Gymnasium, 1917 Abitur; Medizinstudium in Göttingen; Juni 1919 Heirat mit dem Arzt → Dr. Hermann Boehm, vier Kinder; Februar 1923 Approbation und Promotion in Göttingen;[157)] mind. 1925 niedergelassene Allgemeinpraktikerin in Berlin; dort Eintritt in die NSDAP am 24.3.1925, Mitgliedsnummer 121; ab 1934 in Dresden (Villa Königsweinberg); Februar 1934 Goldenes Ehrenzeichen der NSDAP; Mitglied der NS-Frauenschaft und des NSDÄB; ab März 1937 Ärztin an der Führerschule der Deutschen Ärzteschaft in Alt Rehse; dort im Juli 1938 Verzicht auf ärztliche Tätigkeit, statt dessen nun nebenamtliche Ausbildung von Laienhelferinnen; ab Januar 1943 in Gießen (Liebigstraße 41); dort ab September 1943 ohne ärztliche Tätigkeit; am 26.8.1987 im Alter von fast 90 Jahren in Gießen gestorben

Böhme, Dr. Hans

geboren am 17.11.1897 in Krempe/Schleswig-Holstein; Sohn eines Kaufmanns; Gymnasium, 1914 Notabitur; 1914 bis 1918 Kriegseinsatz; Medizinstudium in Freiburg; Eintritt in die NSDAP am 1.7.1928; mind. 1931 Medizinalpraktikant in Freiburg (Johannisbergstraße 9); Oktober 1931 Heirat mit der Laborantin Else Eckert (*14.8.1904 in Straßburg/Elsaß, †11.5.1944 in Dirmingen/Saar durch Bombenangriff; Tochter eines Verwaltungsbeamten), zwei Kinder; April 1932 Approbation und Mai 1933 Promotion in Freiburg;[158)] mind. 1934 in Sulzbach/Saar; Juli 1936 bis 1939 niedergelassener Allgemeinpraktiker in Dirmingen/Saar (Hauptstraße 86); ab März 1939 Arzt in Mecklenburg; ab März 1941 Kriegseinsatz in der Wehrmacht, mind. 1944 als Stabsarzt; mind. 1944 wieder in Dirmingen/Saar (Adolf-Hitler-Straße 27); Juni 1969 Heirat mit Elsbeth Raetz (*3.6.1909 in Neustrelitz, †27.1.1998 in Eutin/Schleswig-Holstein; Tochter eines Großherzoglichen Eichmeisters); bis 1982 in Glücksburg/Schleswig-Holstein (Seniorenresidenz, Am Schloßsee 5); am 22.2.1982 im Alter von 84 Jahren in Glücksburg gestorben

Böhme, Prof. Dr. Werner Reinhold Gottlieb

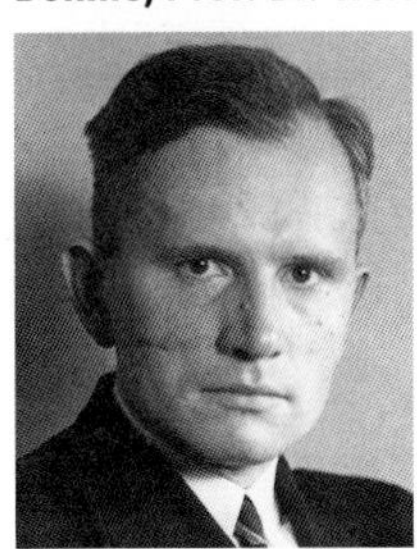

geboren am 23.4.1902 in Meerane/Sachsen; Sohn eines Realschullehrers und späteren Oberstudiendirektors; Reformrealgymnasium in Dresden und Realgymnasium in Döbeln, 1921 Abitur; Medizinstudium in Jena, Leipzig, München und Rostock; dazwischen 1922 Arbeit als Werkstudent im Steinkohlebergbau bei Bochum und 1924 zwei Monate Militärdienst in der Schwarzen Reichswehr in Wolfenbüttel; als Student ab 1921 Mitglied der DNVP; Medizinalpraktikant an der Medizinischen Klinik der Universität Rostock (Schröderplatz); Dezember 1927 Approbation in Schwerin; Januar bis März 1928 Volontärassistent, ab April 1928 Assistenzarzt an der Röntgenabteilung der Medizinischen Klinik der Universität Rostock; dort im Juni 1928 Promotion;[159)] November 1928 Heirat mit Charlotte Sorgenfrei (*20.2.1901 in Stendal, †30.11.1987 in Stuttgart; Tochter eines Lehrers), drei Kinder; ab Juni 1930 Leiter der Röntgenabteilung, von Mai 1932 bis März 1936 auch Oberarzt an der Medizinischen Klinik der Universität Rostock (Johann-Albrecht-Straße 28); ab November 1933 Mitglied der SA; ab 1934 Facharzt für Innere Medizin, Röntgendiagnostik und

mitgerissen. Seiner persönlichen Haltung ist es zu verdanken, daß die Stimmung unter den Volksgenossen gut ist."

157) Mit der Arbeit: Über Vorkommen und Bedeutung des „ossiculum accessorium mallei" (MS).

158) Mit der Arbeit: Zur Aetiologie der Dupuytren'schen Fingerkontraktur, Glückstadt 1933.

159) Mit der Arbeit: Über den Gehalt an Vitamin C in verschieden vorbehandelter Milch, nach Versuchen mit der Milch der Universitätskinderklinik zu Rostock, Rostock 1928.

Lichtheilkunde; wegen karrieristisch motivierter denunziatorischer Angriffe auf den Oberarzt → Dr. Arthur Jores im Juli 1935 „ernste Mißbilligung" durch die Universität Rostock und das Reichserziehungsministerium;[160] 1935 bis 1936 denunziatorische Vorwürfe gegen → Prof. Dr. Georg Ganter, die 1937 zu dessen Pensionierung führten;[161] nach institutioneller Trennung beider Funktionen und Einrichtung einer eigenständigen Röntgenabteilung von April 1936 bis mind. 1940 Leitender Oberarzt an der Röntgenabteilung der Medizinischen Klinik der Universität Rostock;[162] ab April 1936 Mitglied des NSDÄB; Eintritt in die NSDAP am 1.5.1937, Mitgliedsnummer 4.073.157; Juni 1937 Habilitation in Rostock;[163] ab Mai 1938 Privatdozent für Medizinische Strahlenkunde; [164] ab Juli 1938 Mitglied des NS-Dozentenbundes und des Reichskolonialbundes; im November 1938 zum SA-Sanitätssturmführer befördert und Dienst als 2. Sturmbannarzt des SA-Sturmbannes I/90 in Rostock; ab September 1939 Kriegseinsatz als Assistenzarzt der Luftwaffe, als Stabsarzt bis mind. September 1943 Abteilungsarzt in einem Luftwaffenlazarett in Greifswald, KVK II. Kl. m.S.; im Januar 1940 zum Dozenten neuer Ordnung ernannt; im Mai 1944 zum außerplanmäßigen Professor für Röntgenologie an der Universität Rostock berufen;[165] ab mind. 1960 Facharzt für Röntgenologie und Strahlenheilkunde in Göttingen (Weender Landstraße 5, Roonsweg 55); am 24.8.1973 im Alter von 71 Jahren in Göttingen gestorben

Böhmig, Prof. Dr. Richard Hermann Gustav
geboren am 6.4.1898 in Dresden/Sachsen; Sohn eines Arztes; Gymnasium in Dresden; November 1914 bis November 1918 Kriegseinsatz im 2. Königlich-Sächsischen Feldartillerie-Regiment 28 und im Ersatz-Feldartillerie-Regiment 45, zuletzt als Leutnant, EK II; 1919 Abitur; Medizinstudium in Freiburg, München und Leipzig; November 1923 Promotion in Leipzig;[166] Medizinalpraktikant an

---

160) Böhme war mit Jores, der bereits seit 1933 als Dozent an der Medizinischen Klinik der Universität Rostock wirkte, dort Lehraufträge für Luftfahrtmedizin wahrnahm und die Fliegeruntersuchungsstelle leitete, wegen seiner weiteren beruflichen Perspektive und der Besetzung der Oberarztstelle in eine Auseinandersetzung geraten, in der beide versuchten, den jeweils anderen herabzusetzen; Jores wurde von Böhme der politischen Unzuverlässigkeit beschuldigt, auch, weil dieser nach wie vor Kontakte zu seinem 1933 emigrierten jüdischen Lehrer Prof. Dr. Leopold Lichtwitz (1876-1943) unterhielt. Im Gefolge dieser Auseinandersetzung mußte der von Böhme bespitzelte Jores 1936 die Klinik verlassen und wechselte nach Hamburg. Das Reichserziehungsministerium rügte, daß Böhme eine von Jores „an Professor Lichtwitz gerichtete Drucksache unberechtigterweise an sich genommen und die Widmung ... photographiert" habe, die er dann den zuständigen NS-Stellen zur Kenntnis gegeben habe; zu dieser „eigenmächtigen Handlung" sei Böhme „nicht berechtigt" gewesen.

161) Böhme hatte Ganter denunziert, weil dieser in seiner universitären Privatpraxis auch Juden ärztlich behandelte; außerdem suchte er Ganter wegen verweigerten Teilnahme an den Betriebsappellen der DAF an der Universitätsklinik und dessen seiner Nichtanwesenheit bei Appellen anläßlich nationalsozialistischer Feiertage bei der Universitätsleitung zu diskreditieren.

162) Zu Böhmes Forschungsgebieten gehörten die Physiologie und Pathologie des Herzens, des Kreislaufs und der Speiseröhre sowie Studien über die Vogelatmung, die nach Einschätzung der Medizinischen Fakultät „von weittragender Bedeutung für die Luftfahrtmedizin geworden" seien; hinzu kämen neue Ansätze in der Röntgentherapie und Röntgenkinematographie (Kontrastmitteluntersuchungen), die auch eine Beteiligung an der Herstellung von Unterrichtsfilmen bei der Reichsanstalt für Film und Bild zur Folge hatten. Außerdem war Böhme führend an der Volks-Röntgenaktion der mecklenburgischen Bevölkerung beteiligt.

163) Mit der Arbeit: Weitere Untersuchungen über die Wirkungen der Ventrikelsystole auf die Förderung des Venenblutes, Berlin/München 1936.

164) Nach Absolvierung des NS-Dozentenlagers war Böhme im Juli 1937 als „nicht sonderlich liebenswürdig" eingeschätzt worden; er zeige zwar „Ausdauer und Beharrlichkeit, obwohl er in seinem Temperament gemäßigt ... und kleinlich erscheint"; Böhme sei „diszipliniert, überzeugungstreu und gutmütig", es mangele ihm aber „an einer allgemeinen politischen Begabung", und „Anzeichen einer Führernatur [habe] er nicht gezeigt". Dagegen meinte der Gaudozentenbundführer und Leiter der NS-Dozentenschaft der Universität Rostock, → Prof. Dr. Heinrich Gißel, im April 1938, Böhme habe sich „seit der Machtergreifung voll und ganz in den Dienst der Bewegung gestellt"; er habe „besonders im Rahmen der SA außerordentlich erfolgreich an der Ausgestaltung ... der ärztlichen Untersuchungen mitgearbeitet"; es sei ihm „von politischer Seite unter allen Umständen die unbedingte Zuverlässigkeit zuzusprechen".

165) Der Dekan der Medizinischen Fakultät, → Prof. Dr. Gustav Haselhorst, hatte im August 1943 einen Antrag auf eine vorzeitige Ernennung Böhmes zum außerplanmäßigen Professor mit der Begründung gestellt: „Böhme ist ein interessierender Redner und guter Lehrer. Seine Vorlesungen erfreuen sich großer Beliebtheit und sind stets recht gut besucht. Seine politische Haltung ist einwandfrei, seit 1933 aktives Mitglied der SA, seit 1937 Parteimitglied. Wegen seiner hervorragenden wissenschaftlichen Leistungen halte ich eine vorzeitige Ernennung ... für berechtigt und angezeigt."

166) Mit der Arbeit: Über das Primordialcranium eines menschlichen Embryos aus dem zweiten Monat mit Cranio-Rhachischisis, Berlin/München 1922.

der Medizinischen Universitätsklinik in Leipzig und an der Dermatologischen Abteilung des Stadtkrankenhauses in Dresden-Friedrichstadt; Juli 1924 Approbation; Juli 1924 bis März 1925 Volontärassistent am Pathologisch-Anatomischen Institut des Stadtkrankenhauses in Dresden-Friedrichstadt; April 1925 bis Juni 1926 Assistenzarzt am Pathologischen Institut des Stadtkrankenhauses in Mainz; Juli 1926 bis März 1928 Oberarzt am Pathologisch-Anatomischen Institut in Dresden-Friedrichstadt; April 1928 bis September 1930 1. Assistent, dann Oberarzt am Pathologischen Institut der Universität Rostock (Gertrudenstraße); dort im Februar 1929 Habilitation;[167] seitdem Privatdozent für Allgemeine Pathologie; Oktober 1930 bis März 1932 Stipendiat am Rockefeller Institute for Medical Research in New York/USA;[168] April 1932 bis Oktober 1933 wieder Assistenz- bzw. Oberarzt am Pathologischen Institut der Universität Rostock; November 1933 bis März 1934 Lehrstuhlvertreter für Pathologie an der Universität Tübingen; dort auch Vertreter des Oberarztes sowie des zum Rektor ernannten Direktors des Pathologischen Instituts; ab April 1934 wieder Oberarzt am Pathologischen Institut der Universität Rostock; dort bis September 1935 auch Lehrstuhlvertreter für Pathologie und vertretungsweise Direktor des Pathologischen Instituts (für den nach China beurlaubten → Prof. Dr. Walther Fischer); ab Juli 1934 Mitglied des NSDÄB und des Reichskolonialbundes; März 1935 Heirat mit Ursula Müller (*23.9.1911 in Berlin, †30.3.1939 in Karlsruhe; Tochter eines Rektors), zwei Kinder; ab Mai 1935 nichtbeamteter außerordentlicher Professor für Allgemeine Pathologie und Pathologische Anatomie an der Universität Rostock (Strempelstraße 14);[169] dort im Februar 1940 zum außerplanmäßigen Professor ernannt, aber bereits im Januar 1938 zur Übernahme des Direktorats des Pathologisch-Bakteriologischen Instituts am Städtischen Krankenhaus in Karlsruhe beurlaubt (Wendtstraße 5); ab September 1939 Kriegseinsatz; in Karlsruhe Eintritt in die NSDAP am 1.1.1940, Mitgliedsnummer 7.865.027; als Leiter des Pathologischen Instituts des Stadtkrankenhauses in Karlsruhe ab Juni 1943 als außerplanmäßiger Professor der Universität Heidelberg zugewiesen; tatsächlich jedoch bis mind. Oktober 1944 Kriegseinsatz als Oberfeldarzt und Beratender Pathologe der Armee-Sanitätsabteilung 601, im Oktober 1944 zur Sanitäts-Ersatz- und Ausbildungsabteilung 5 versetzt,[170] KVK II. und I. Kl. m.S. sowie Ostmedaille; 1944 der Universität Straßburg zugewiesen; 1945 bis 1946 Ärztlicher Direktor, 1946 bis 1963 Chefarzt am Pathologisch-Bakteriologischen Institut des Städtischen Krankenhauses in Karlsruhe; Dezember 1948 Heirat mit der Ärztin Dr. Eva von Berenberg-Goßler (*30.6.1913 in Freiburg, †17.7.2007 in Braunschweig; Tochter eines Arztes und späteren Universitätsprofessors); zum Obermedizinalrat ernannt; bis mind. 1965 in Karlsruhe (Prinz-Eugen-Straße 12); am 17.10.1972 im Alter von 74 Jahren in Freiburg gestorben

Börner, Dr. Erwin Friedrich Karl
geboren am 19.6.1900 in Bodenwerder/Braunschweig; Sohn eines Kaufmanns; Gymnasium, 1920 Abitur; Medizinstudium in Göttingen; August 1926 Approbation; Juni 1927 Promotion in Göttingen;[171] mind. 1929 Assistenzarzt in Bremen; Juli 1929 Heirat mit der Fachärztin für Lungenkrankheiten Dr. Marie Kruse (*1.4.1900 in Rehna, †20.11.1979 in Hamburg; Tochter eines Rektors und späteren Pastors), zwei Kinder; ab 1932 Mitglied der NSDAP; mind. 1933 bis Ende 1934 Oberarzt an der Lungenheilstätte Bad Reiboldsgrün/Vogtland; ab Ende 1934 Arzt in Mecklenburg; mind. 1935 bis 1937

167) Mit der Arbeit: Das Krebsstroma und seine morphologischen Reaktionsformen, Jena 1929.

168) Dem Stipendium ging 1930 ein Angebot voraus, die Leitung des Pathologischen Instituts in Concepcion/Chile zu übernehmen, das Böhmig zu diesem Zeitpunkt aus privaten Gründen nicht annehmen wollte.

169) Der Direktor des Pathologischen Instituts, → Prof. Dr. Walther Fischer, hob in seinem Antrag auf Ernennung Böhmes zum außerordentlichen Professor dessen wissenschaftliche Arbeiten zur Pathologie und Röntgenologie der Wirbelsäule hervor, die „für die Weiterarbeit auf diesem Gebiet geradezu grundlegend" seien, lobte dessen „Untersuchungen über die Gewebsveränderungen bei den verschiedenen Stadien der Immunisierung ..., die zum ersten Male neue und sicher ferner grundlegende Gesichtspunkte ... von Seiten der pathologischen Anatomie bringen"; es könne „ohne Übertreibung gesagt werden, daß von den Dozenten der medizinischen Fakultät in Rostock Böhmig sicher der begabteste ist".

170) In einem Schreiben an den Bevollmächtigten für das Sanitäts- und Gesundheitswesen, Prof. Dr. Karl Brandt, teilte Böhmig im Januar 1944 u.a. mit: „Die Verhältnisse an unserem Frontabschnitt sind unruhig, mein Arbeitsgebiet ist groß. Ich führe auf Hauptverbandsplätzen und in Feldlazaretten monatlich 40-50 Obduktionen durch", dazu waren „im Dezember [1943] allein 2.800 km im Wagen zurückzulegen". Seine Frau sei kurz vor Kriegsbeginn verstorben, „meine Kinder evakuiert, ich selbst seit dem 1. Mobilmachungstag im Feld, mein Institut in Karlsruhe bombengeschädigt".

171) Mit der Arbeit: Weitere klinische Erfahrungen mit der Tuberkulose-Reaktion nach von Wassermann, Berlin 1927.

Facharzt für Lungenkrankheiten in Stettin (Kaiser-Wilhelm-Straße 11); ab Dezember 1939 Kriegseinsatz bei der Kriegsmarine, Februar bis Mai 1945 als Chefarzt und Marineoberstabsarzt im Marinelazarett Reinfeld/Holstein; mind. 1950 Arzt in Heiligenhafen/Holstein; bis 1976 in Hamburg (Birkenallee 22); am 27.8.1976 im Alter von 76 Jahren in Hamburg gestorben

Bohm, Dr. Karl Martin Hans

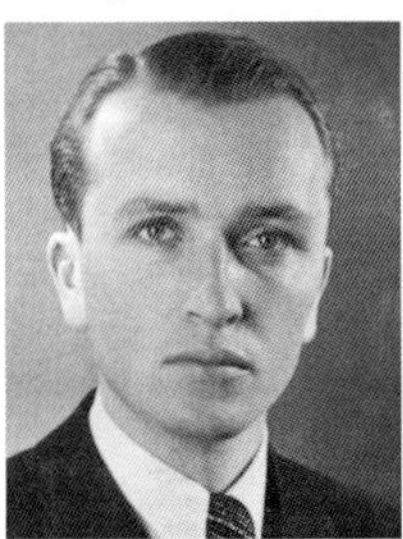

geboren am 22.2.1914 in Brandenburg/Havel/Brandenburg; Sohn eines wissenschaftlichen Hilfslehrers und späteren Schiffsingenieurs; Gymnasium in Rostock, 1932 Abitur; zunächst Studium der Philologie in Rostock, München und Bonn, dann Medizinstudium in Berlin und Rostock (wohnhaft in Warnemünde, Parkstraße 10); als Student in Rostock Eintritt in die NSDAP am 1.5.1933, Mitgliedsnummer 3.520.555; März 1940 Heirat mit der Studienreferendarin Irmgard Schweers (*20.6.1913 in Lübeck, †28.1.1981 in Münster/Westfalen; Tochter eines Berufssoldaten [Leutnant und späterer Hauptmann]), mind. zwei Kinder; Februar 1942 Approbation; 1942 Promotion in Rostock;[172)] 1942 bis mind. 1943 Assistenzarzt in Rostock-Gehlsdorf (Amtsstraße 5); mind. 1942 Kriegseinsatz als Unterarzt in der Wehrmacht; ab November 1943 erneuter Kriegseinsatz; ab mind. 1981 Facharzt für Innere Medizin in Münster (Admiral-Scheer-Straße 5); September 1982 Heirat mit Josephine Schumacher verw./gesch. Kruse (*21.9.1918 in Telgte/Münsterland, †9.2.2017 in Münster; Tochter eines Kaufmanns); am 3.6.2001 im Alter von 87 Jahren in Münster gestorben

Boldt, Dr. Franz Georg

geboren am 15.11.1898 in Stettin/Pommern; Sohn eines Korbmachermeisters und Kaufmanns; Gymnasium in Stettin, April 1918 Abitur; ab Mai 1918 Kriegseinsatz, im Februar 1919 aus dem Heer entlassen; Medizinstudium in Greifswald, Berlin und München; Februar 1925 Approbation und Promotion in Berlin;[173)] Assistenzarzt in Berlin; Schiffsarzt; Juni 1928 bis August 1933 niedergelassener Allgemeinpraktiker in Rehna; September 1933 bis 1936 Arzt an den Kückenmühler Anstalten in Stettin (Eckerbergstraße 1);[174)] dort auch Vertrauensarzt; September 1935 Heirat mit der Medizinalpraktikantin und späteren Ärztin Hilde Geffken (*16.2.1909 in Flammersfeld bei Altenkirchen/Westerwald, †10.1.2001 in Bonn; Tochter eines Pfarrers), mind. zwei Kinder; September 1936 bis 1938 Arzt an den Psychiatrischen Anstalten Rickling/Schleswig-Holstein; dort Eintritt in die NSDAP am 1.5.1937, Mitgliedsnummer 4.018.123; ab August 1937 Facharzt für Nervenkrankheiten; ab April 1938 niedergelassener Facharzt für Nerven- und Geisteskrankheiten in Berlin (Kaiser-Friedrich-Straße 218); ab 1939 Mitglied des NSDÄB, Nr. 25.939; ab September 1939 Kriegseinsatz; bis mind. 1962 Facharzt für Nervenkrankheiten in Westberlin (Sonnenallee 65)

Boldt, Dr. Hans Paul Friedrich

geboren am 24.12.1913 in Kossebade bei Parchim/Mecklenburg; Sohn eines Vizewachtmeisters und späteren Polizeimeisters; Oberrealschule in Schwerin, 1934 Abitur; Medizinstudium in Rostock; 1939 Approbation; 1939 bis 1945 zunächst Volontärassistent, dann Assistenzarzt, zuletzt Oberarzt am Carolinenstift in Neustrelitz (Georgstraße 1-6); April 1940 Promotion in Rostock;[175)] September 1943 Heirat mit der Medizinstudentin und späteren Ärztin Dr. Ursula Heitmann (*4.7.1921 in Rostock, †30.6.1992 in Wyk auf Föhr/Schleswig-Holstein; Tochter eines Goldschmieds), mind. drei Kinder; Frühjahr/Sommer 1945 bis 1956 Facharzt für Chirurgie und Chefarzt an der Chirurgisch-gynäkologischen Abteilung des Städtischen Krankenhauses in Parchim; dort von 1950 bis 1954 auch Ärztli-

172) Mit der Arbeit: Die Tuberkulin-Schnellreaktion. Ein Beitrag zur Tuberkulindiagnostik (MS).

173) Mit der Arbeit: Über den Dampfstrahl und seine therapeutische Anwendung (MS).

174) Die Kückenmühler Anstalten waren die größte diakonische Einrichtung Pommerns; dort wurden die zumeist geistig und körperlich behinderten Patienten aufgrund des Gesetzes zur Verhütung erbkranken Nachwuchses ab 1934 zwangssterilisiert. Der Großteil der rund 1.500 Insassen wurde auf Anordnung des Gauleiters Franz Schwede-Coburg ab Mai 1940 in andere Anstalten verlegt und später im Rahmen der Euthanasie-Aktion T4 ermordet.

175) Mit der Arbeit: Über das bösartige Sympathicoblastom, Rostock 1940.

cher Direktor; 1956 bis 1961 Oberarzt am Städtischen Krankenhaus in Uetersen/Schleswig-Holstein; 1962 bis 1979 Chefarzt am Kreiskrankenhaus in Wyk auf Föhr (Rebbelstieg); am 20.7.2004 im Alter von 90 Jahren in Wyk auf Föhr gestorben

Bolle, Dr. Heinrich Hermann Franz
geboren am 27.6.1889 in Greifenberg/Pommern; Sohn eines Apothekenbesitzers; Gymnasium in Greifenberg, 1910 Abitur; Medizinstudium in Jena, München, Königsberg, Greifswald, Berlin, Rostock und Tübingen; August 1917 Approbation; Kriegseinsatz; mind. 1920 bis 1922 Assistenzarzt an der Chirurgischen Abteilung des Lazarus-Krankenhauses in Berlin (Bernauer Straße 115-117); dort im Januar 1920 Promotion;[176] ab September 1923 niedergelassener Facharzt für Chirurgie in Treptow/Rega (Schillstraße); mind. 1929 Assistenzarzt am Pathologischen Institut der Universität Rostock (Gertrudenstraße); ab mind. 1937 Chefarzt am Kreiskrankenhaus in Treptow/Rega (Schillstraße); Heirat, drei Kinder; ab September 1939 Kriegseinsatz in der Wehrmacht

Boness, Dr. Ernst Friedrich Julius

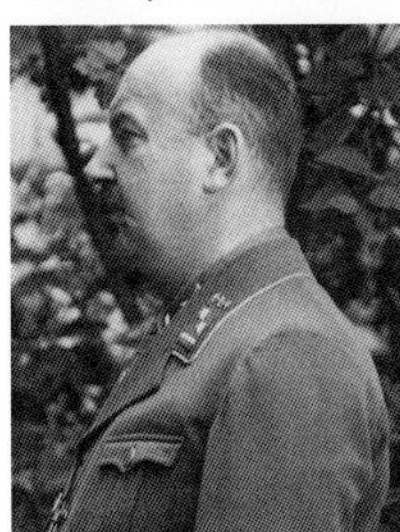

geboren am 28.3.1894 in Rostock-Warnemünde/Mecklenburg; Sohn eines Maschinisten und späteren Maschineninspektors; Realgymnasium in Rostock, 1912 Abitur; zunächst Studium der Mathematik, dann Zahnmedizin- und Medizinstudium in Rostock; dazwischen ab August 1914 Kriegseinsatz, zuletzt als Feldhilfsarzt, im Februar 1919 aus dem Heer entlassen; Oktober 1919 Approbation und Promotion in Rostock;[177] April 1920 Approbation als Zahnarzt; Assistenzarzt am zahnärztlichen Institut der Universität Münster, an der Universitätsklinik Rostock und an der chirurgischen Privatklinik von → Prof. Dr. Ernst Ehrich in Rostock (Paulstraße 52/54); September 1922 Heirat mit Louise Kleine (*11.9.1898 Niedermarsberg/Westfalen, †10.7.1993 in Lübeck; Tochter eines Kreistierarztes), drei Kinder; September 1922 bis 1946 niedergelassener Allgemeinpraktiker und Zahnarzt in Schwaan (Horst-Wessel-Straße/Amtsstraße 11); dort Eintritt in die NSDAP am 1.5.1933, Mitgliedsnummer 3.520.560; in Schwaan auch DRK-Bereitschaftsführer; 1945 bis 1946 zur ärztlichen Behandlung von Flüchtlingen eingesetzt, wobei er sich infizierte; am 26.2.1946 im Alter von 51 Jahren an Fleckfieber in Güstrow gestorben

Borck, Dr. Helmuth Adolf Heinrich
geboren am 26.6.1863 in Kröpelin/Mecklenburg; Sohn eines Stadtsekretärs und späteren Amtsgerichtssekretärs; Gymnasium in Rostock, 1883 Abitur; Medizinstudium in München und Rostock; Februar 1889 Approbation; 1889 bis 1894 Assistenzarzt an der Chirurgischen Klinik der Universität Rostock (Schröderplatz); dort im Juni 1890 Promotion;[178] 1894 bis März 1908 niedergelassener Facharzt für Chirurgie mit Privatklinik in Rostock (Paulstraße 52/54, Kaiser-Wilhelm-Straße 11); März 1897 Heirat mit Ella Heucke (*26.8.1871 in Cammin bei Tessin, †1.5.1945 Suizid in Bad Sülze; Tochter eines Gutspächters und späteren Ökonomierates), mind. ein Kind; März 1908 krankheitsbedingte Übergabe der Praxis und Klinik an → Prof. Dr. Ernst Ehrich; August 1909 bis 1933 Eigentümer des Rittergutes Redderstorf bei (Bad) Sülze (693 ha), das nach seinem Tod bis Mai 1945 Eigentum der Ehefrau war; dort Pferdezüchter und bis mind. 1929 auch praktischer Arzt (mind. 1919 auch wohnhaft in Rostock, Schröderplatz 2); August 1914 bis November 1918 Kriegseinsatz als Verwalter der DRK-Lazarette in Rostock; bis mind. 1928 auch Präsident der Mecklenburgischen Landwirtschaftskammer; am 5.7.1933 im Alter von 70 Jahren in Redderstorf gestorben

Borelly, Dr. Ferdinand Franz Adolf
geboren am 26.8.1888 in Schwerin/Mecklenburg; Sohn eines Maurermeisters; Gymnasium in Schwerin, 1909 Abitur; Medizinstudium in Heidelberg, München und Rostock (Augustenstraße 56); Au-

176) Mit der Arbeit: Zur Behandlung des Speiseröhrenkrebses innerhalb der Brusthöhle, Einbeck 1920.
177) Mit der Arbeit: Über Acardie. Ein Fall von Acardius amorphus (MS).
178) Mit der Arbeit: Über die Heilbarkeit maligner Neubildungen des Oberschenkelknochens durch die Exarticulation der unteren Extremität im Hüftgelenke, Kröpelin 1890.

gust 1914 Approbation in Rostock; September 1914 Heirat mit Edith Meissner (*6.12.1894 in Schwerin, †4.12.1953 in Leipzig; Tochter eines Hofkapellmeisters und Generalmusikdirektors), ein Kind; ab September 1914 Kriegseinsatz als Unterarzt an der Front, ab März 1916 als Oberarzt an der Ohrenstation des Reservelazaretts in Schleswig und an der HNO-Klinik in Kiel, im März 1919 aus dem Heer entlassen; Oktober 1918 Promotion in Kiel;[179)] April 1919 bis 1938 niedergelassener Facharzt für Hals-, Nasen- und Ohrenkrankheiten in Schwerin (Wismarsche Straße 29 und 18); dort auch Mitglied des NSKK und des NSDÄB; Gauvorsitzender Mecklenburg der Wirtschaftsgenossenschaft deutscher Ärzte; am 15.5.1938 im Alter von 49 Jahren in Schwerin gestorben[180)]

Borkowsky, Dr. Lotte Anna Emilie (geb. Hotop)
geboren am 8.6.1905 in Großenhain/Sachsen; Tochter eines Bürgermeisters; Gymnasium, Abitur; Medizinstudium in Würzburg; dort im Juni 1930 Promotion;[181)] Juli 1931 Approbation; 1931 Assistenzärztin an der Chirurgischen Klinik der Universität Rostock (Maßmannstraße 35); 1931 bis mind. 1937 Assistenzärztin an der Städtischen Kinderklinik in Duisburg (Hanielstraße 4); 1938 bis März 1940 dienstverpflichtete Kinderärztin in der Praxis von Dr. Hans-Leo Tetzner in Zittau/Sachsen (Georgstraße 19, Hindenburgring 60); Februar 1940 Heirat mit dem kaufmännischen Angestellten Friedrich Borkowsky (*18.7.1908 in Shanghai/China, †7.8.2004 in Köln; Sohn eines Kaufmanns), mind. zwei Kinder; März bis Mai 1940 ohne ärztliche Tätigkeit; ab Mai 1940 dienstverpflichtete Allgemeinpraktikerin in der Praxis von Dr. Gustav Heyelmann in Wiesbaden (Horst-Wessel-Straße 27); ab Juli 1940 dienstverpflichtete Allgemeinpraktikerin bei Dr. Joseph Müller in Hechtsheim bei Mainz (Martin-Joseph-Straße 28); November 1940 bis Februar 1941 dienstverpflichtete Ärztin in der Praxis von Dr. Mathias Dressen in Wiesbaden (Wiesbadener Straße 52); bis März 1941 ohne ärztliche Tätigkeit; ab März 1941 wieder Kinderärztin in Wiesbaden (Rheingaustraße 21 und 120); am 7.11.1979 im Alter von 74 Jahren in Wiesbaden gestorben

Bormann, Dr. Hans-Joachim Kurt Wilhelm
geboren am 26.3.1907 in Watenstedt/Hannover; Sohn eines Pastors; Gymnasien in Wolfenbüttel und Ballenstedt, 1929 Abitur; Medizinstudium in Marburg, München, Greifswald und Rostock; Medizinalpraktikant in Graz und mind. 1936 in Rostock; Juni 1936 Heirat mit Gertrud Tramm (*19.9.1912 in Botelsdorf bei Gadebusch, †25.10.2001 in Berlin; Tochter eines Büdners und späteren Postschaffners); Februar 1937 Approbation in Schwerin; Juli 1937 Promotion in Rostock;[182)] Mitglied des NSDÄB; ab 1937 Volontärassistent an der Hautklinik der Universität Rostock (Schröderplatz, Friedrich-Franz-Straße 51); Februar 1939 bis mind. 1940 Betriebsarzt der Arado-Flugzeugwerke in Wittenberg (Triftstraße 14); dort Eintritt in die NSDAP am 1.6.1940, Mitgliedsnummer 7.628.469; Juli 1941 bis 1945 hauptamtlicher Betriebs- und Revierarzt der Neptunwerft in Rostock (Friedrich-Franz-Straße 51 und 57); am 2.5.1945 im Alter von 38 Jahren bei der Einnahme von Gostorf bei Grevesmühlen durch amerikanische Truppen ums Leben gekommen

Bornebusch, Dr. Gerhard Theodor Wilhelm
geboren am 24.4.1900 in Aachen/Rheinprovinz; Sohn eines Hüttenwerksdirektors und Gutsbesitzers; Gymnasien in Ansbach/Bayern und Detmold/Westfalen, 1921 Abitur; ab 1920 Mitglied im Deutschvölkischen Schutz- und Trutzbund; zunächst Landwirtschaftsstudium in Erlangen und Weihenstephan, Diplom; August 1925 bis September 1926 landwirtschaftlicher Praktikant in Mainfranken; Oktober 1926 bis September 1928 landwirtschaftlicher Referendar an der Landesanstalt für Pflanzenbau und Pflanzenschutz in München; Oktober 1928 bis 1930 Assistent am Botanischen Institut der Landwirtschaftlichen Hochschule Weihenstephan; März 1929 Heirat mit Erika Tielker (*25.3.1914 in Detmold, †5.9.2005 in Detmold; Tochter eines Rechtsanwalts), ein Kind; 1930 bis April 1934 As-

179) Mit der Arbeit: Über Atresia auris congenita mit Mikrotie, Schwerin 1918.
180) In einem Nachruf der Ärztlichen Bezirksvereinigung Schwerin hieß es, Borelly sei „nach kurzer schwerer Krankheit" gestorben; „während seiner fast zwanzigjährigen ärztlichen Tätigkeit in seiner Heimatstadt Schwerin" habe „er es verstanden, durch sein liebenswürdiges und allzeit hilfsbereites Wesen sich die Liebe seiner Patienten und die Achtung seiner Berufskameraden zu erwerben".
181) Mit der Arbeit: Drei Fälle von hämolytischem Ikterus, Dillingen 1931.
182) Mit der Arbeit: Über den Einfluß der Arbeit auf den Diabetes, Düsseldorf 1937.

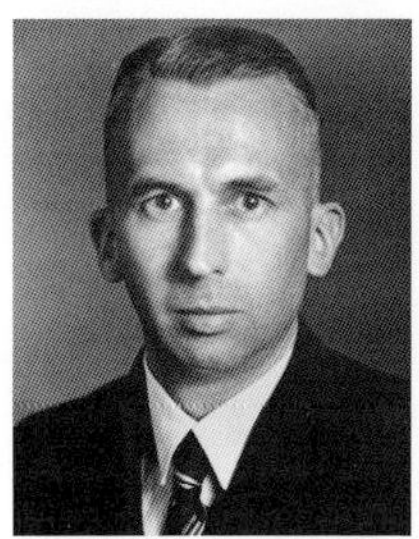

sistent am Botanischen Institut der Technischen Hochschule München; dort im Februar 1931 Promotion zum Dr. rer. tech.;[183] Eintritt in die NSDAP am 1.5.1933, Mitgliedsnummer 2.941.607; 1934 bis 1937 Medizinstudium in München, Marburg, Freiburg und Würzburg; Mitglied des NS-Studentenbundes; Januar bis Juni 1938 Medizinalpraktikant an der Inneren Abteilung des Krankenhauses in Lemgo/Lippe, Juli bis Dezember 1938 an der Psychiatrischen und Nervenklinik der Universität Marburg; Januar 1939 Approbation; Februar 1939 bis 1945 zunächst Assistenzarzt, dann Anstaltsarzt an der Heil- und Pflegeanstalt Sachsenberg in Schwerin; trotz seiner Gegnerschaft zum NS-Euthanasieprogramm im Juli 1943 zum Medizinalrat ernannt; 1944 auch Tätigkeit an den Staatlichen Gesundheitsämtern der Kreise Schwerin und Wismar; Mai 1945 Flucht nach Detmold; im Juli 1945 aus dem mecklenburgischen Landesdienst entlassen; ab 1945 Arzt, 1946 bis 1951 Medizinischer Leiter an der Heil- und Pflegeanstalt Lindenhaus in Brake bei Detmold, dort 1951 auch mit der Auflösung der Anstalt betraut; am 2.9.1973 im Alter von 73 Jahren in Detmold gestorben

Bornhäuser, Dr. Margarete Annamarie Frieda (geb. Schwarz, spätere Kohlrausch)

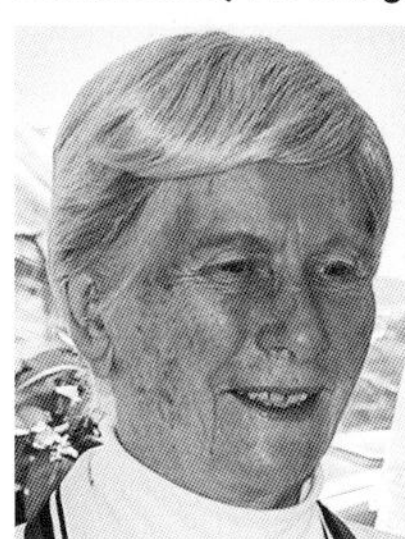

geboren am 3.4.1913 in Rostock/Mecklenburg; Tochter eines Aktuars und späteren Abteilungsleiters des Ritterschaftlichen Kreditvereins; Staatliche Studienanstalt in Rostock, 1933 Abitur; Medizinstudium in Rostock; Mitglied des NS-Studentenbundes; September 1939 Approbation und Oktober 1939 Promotion in Rostock;[184] Januar 1940 bis mind. 1941 Volontärassistentin an der Frauenklinik der Universität Rostock (Doberaner Straße 142, Parkstraße 61); Februar 1941 Heirat mit dem Gerichtsreferendar Martin Bornhäuser (*12.7.1913 in Marburg, †30.9.1947 in Ljublino bei Moskau in sowjetischer Kriegsgefangenschaft; Sohn eines Pfarrers, Universitätsprofessors und Konsistorialrates), drei Kinder; ab November 1942 ohne ärztliche Tätigkeit; bis mind. 1947 in Rostock (Haedgestraße 20); mind. 1949 bis 1953 in Marburg (Friedrichstraße 31); März 1953 Heirat mit dem Diplom-Psychologen Helmut Kohlrausch (*1.5.1924 in Berlin, †26.3.2018 in Hilchenbach/Nordrhein-Westfalen; Sohn eines Arztes und späteren Universitätsprofessors), ein weiteres Kind; bis 2008 in Hilchenbach (Hochstraße 36); am 22.4.2008 im Alter von 95 Jahren in Hilchenbach gestorben

Bosch, Anne-Marie (geb. Albrecht)
geboren am 1.12.1911 in Ulm/Württemberg; Tochter eines Waffenmeisters sowie späteren Waffenoberrevisors und Oberinspektors; Gymnasium, 1932 Abitur; Medizinstudium; Januar 1939 Approbation; ab April 1939 Volontärassistentin an der Landesfrauenklinik und dem Landeskrankenhaus in Braunschweig (dort auch wohnhaft: Celler Straße 38); Oktober 1939 bis mind. 1942 Volontärassistentin an der Lungenheilstätte Amsee bei Waren; Mai 1942 Heirat mit dem Kandidaten der Medizin und späteren Arzt Dr. Erwin Bosch (*13.12.1913 in Uhingen/Württemberg, †28.8.1982 in Heidelberg; Sohn eines Konditormeisters), mind. zwei Kinder; ab Juli 1943 ohne ärztliche Tätigkeit; bis September 1943 in München (Maximilianstraße 7); ab September 1943 in Straßburg/Elsaß; mind. 1946 in Esslingen/Neckar; am 7.3.1975 im Alter von 63 Jahren in Minusio/Schweiz gestorben

Both, Dr. Lise-Lotte Clara Sofie (geb. Range, spätere Rautenbach)
geboren am 9.8.1906 in Schwerin/Mecklenburg; Tochter eines Zahlmeisteraspiranten und späteren Stabszahlmeisters; Gymnasium, Abitur; zunächst Studium der Chemie in Rostock, dann Medizinstudium in Freiburg, Graz, Berlin und Rostock (Wismarsche Straße 69); Dezember 1933 Approbation; ab 1933 Volontärassistentin am Städtischen Säuglings- und Kleinkinderkrankenhaus in Breslau; Januar 1934 Promotion in Rostock;[185] ab 1934 Assistenzärztin in Schwerin (Feldstraße, Gü-

183) Mit der Arbeit: Über die Gülle in biologischer Hinsicht, Feuchtwangen 1931.
184) Mit der Arbeit: Häufigkeit der Appendektomie und Beziehungen zwischen Appendicitis und Salpingitis, Rostock 1939.
185) Mit der Arbeit: Über die Erniedrigung der Senkungsgeschwindigkeit der Erythrocyten bei Neurotikern und Psychopathen, Berlin 1933.

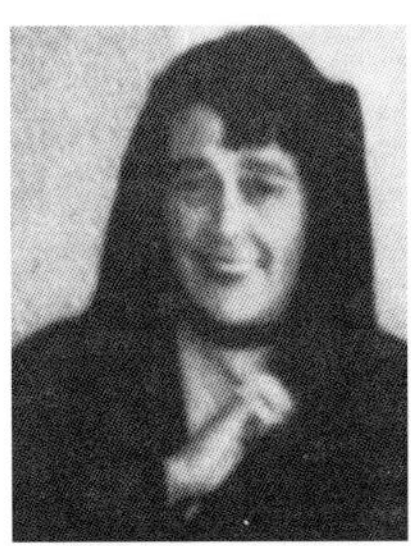

strower Straße 3); März 1937 Heirat mit dem Arzt Dr. Horst Both (*3.2.1908 in Schrimm/Posen; Sohn eines Veterinärrates), drei Kinder; ab Oktober 1938 Fachärztin für Kinderkrankheiten; August 1939 bis 1945 Fachärztin am Krankenhaus Bethesda in Breslau (Scheitniger Straße 12); nach Flucht aus Breslau zunächst in Wittingen bei Gifhorn (Junkerstraße 10); mind. 1950 bis 1953 niedergelassene Fachärztin für Kinderkrankheiten in Hamburg (Lenhartzstraße 6, Hölderlinsallee 11); 1953 Verkauf ihrer Praxis; 1953 bis 1956 Ärztin am Hof von König Ibn Saud in Saudi-Arabien, dort für den Harem und die Kinder der Haremsfrauen zuständig; spätestens 1956 Heirat mit dem Farmer Percy Rautenbach (*17.9.1911 in Stanger/Südafrika, †2.12.1973 in Klerksdorp/Südafrika), 1961 Scheidung; ab 1956 Ärztin in Südafrika; Rückkehr nach Deutschland; bis 1981 in Arolsen/Hessen (Rathausstraße 6); am 20.10.1981 im Alter von 75 Jahren in Arolsen gestorben

Brandenburg, Dr. Friedrich Wolrad Louis (Fritz)

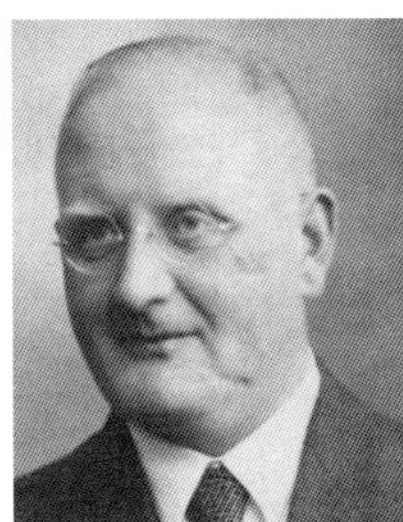

geboren am 2.5.1886 in Ludwigslust/Mecklenburg; Sohn eines Bürgermeisters und späteren Landessteuerdirektors; Gymnasium in Rostock, 1906 Abitur; Medizinstudium in Berlin und Rostock; Dezember 1912 Promotion in Rostock;[186] Januar 1913 Approbation; Assistenzarzt in Malchin und Hamburg; ab Herbst 1913 niedergelassener Allgemeinpraktiker in Malchin, nach sechs Wochen Praxisaufgabe; Ende 1913 bis mind. 1936 niedergelassener Allgemeinpraktiker in Rostock (Barnstorfer Weg 5, Friedrich-Franz-Straße 80 und 1); August 1914 Heirat mit Ilse Palmié (*7.2.1892 in [Berlin-]Charlottenburg, †11.10.1971 in Detmold/Nordrhein-Westfalen; Tochter eines Arztes und Sanitätsrates), mind. ein Kind; 1914 bis 1918 Kriegseinsatz als Truppenarzt; Oktober 1919 bis mind. 1936 auch Wohlfahrtsarzt der Stadt Rostock; dort Eintritt in die NSDAP am 1.5.1933, Mitgliedsnummer 2.805.472; ab Oktober 1935 auch Abteilungsleiter im Amt für Volksgesundheit der Kreisleitung Rostock-Land der NSDAP; Januar 1936 bis 1945 Amtsarzt, Kreismedizinalrat und Leiter des Staatlichen Gesundheitsamtes des Kreises Malchin (Steinstraße 12, Markt 11); ab 1938 auch Beisitzer am Erbgesundheitsgericht Güstrow; Februar 1943 KVK II. Kl. o.S.; bis mind. Juli 1945 Amtsarzt in Schwerin (Slüterufer 5); nach Flucht aus Schwerin mind. 1952 Medizinalrat in Herford/Nordrhein-Westfalen (Bäckerstraße 25); bis 1964 im Ruhestand in Detmold (Danziger Straße 7); am 23.2.1964 im Alter von 77 Jahren in Detmold gestorben

Brandenburg, Dr. Joachim Friedrich Ernst

geboren am 31.5.1920 in Rostock/Mecklenburg; Sohn des Arztes → Dr. Friedrich Brandenburg; Reformrealgymnasium in Malchin, Abitur; Medizinstudium in Rostock; mind. 1943 in Malchin (Markt 11); September 1943 Approbation und 1943 Promotion in Rostock;[187] Kriegseinsatz; ab Februar 1945 Assistenzarzt bei Dr. Otto Friese in Kallies/Pommern (Friedrichstraße 15); nach Flucht ab Frühjahr 1945 Pflichtassistenzarzt in Schwerin (Slüterufer 5); nach Flucht aus Schwerin mind. 1952 bis 1955 niedergelassener Allgemeinpraktiker in Herford/Nordrhein-Westfalen (Gehrenberg 6); Mai 1952 Heirat mit Ruth Henkies (*26.3.1927 in Kray bei Essen, †12.11.2017 in Detmold/Nordrhein-Westfalen; Tochter eines Bergmanns und späteren Vorarbeiters); bis 2008 in Detmold (Römerweg 9); am 16.5.2008 im Alter von fast 88 Jahren in Detmold gestorben

Brandi, Dr. Bruno Hermann

geboren am 10.1.1899 in Marburg/Hessen-Nassau; Sohn eines Historikers und Universitätsprofessors; Gymnasium, 1919 Abitur; Medizinstudium in Göttingen; Approbation; 1927 Promotion in Göttingen;[188] mind. 1929 bis 1931 Assistenzarzt an der Chirurgischen Klinik der Universität Ro-

186) Mit der Arbeit: Über die typisch-partiellen Stammlähmungen des Okulomotorius bei Abszessen und Geschwülsten im Schläfenlappen, Hamburg/Leipzig 1912.

187) Mit der Arbeit: Beitrag zur Frage der Entstehung von Hauttuberkulosen, unter besonderer Berücksichtigung eines Falles von Tuberkulosis cutis verrucosa bei einem Lungentuberkulösen (MS).

188) Mit der Arbeit: Autolyse und Vitalfarbstoffe, Berlin/Wien 1925.

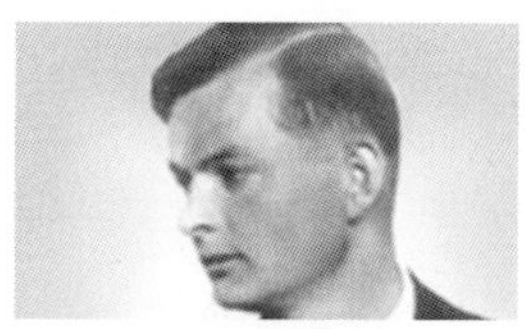

stock (Maßmannstraße 35); bis 1932 Arzt in Göttingen; 1932 bis mind. 1933 Chirurg in Hamburg; mind. 1939 bis 1942 Oberstabsarzt und Leitender Sanitätsoffizier an der Chirurgischen Abteilung des Standortlazaretts Ulm (dort auch wohnhaft);[189] unverheiratet; Kriegseinsatz, mind. 1942 als Oberfeldarzt; am 16.3.1942 im Alter von 43 Jahren an Fleckfieber im Feldlazarett Szoltzy am Ilmensee/Sowjetunion gestorben

Brandis, Dr. Henning Joachim

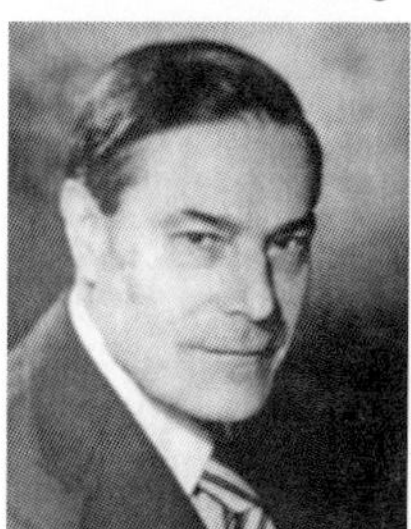

geboren am 17.7.1916 in Elberfeld/Rheinprovinz; Sohn eines Landrichters und späteren Reichsgerichtsrates; Gymnasium, 1936 Abitur; Medizinstudium in Frankfurt/Main und Marburg; November 1942 Approbation; 1942 Promotion in Frankfurt/Main;[190] Februar 1943 bis 1945 Kriegseinsatz als Sanitätsoffizier in der Wehrmacht; in der Sanitäts-Abteilung 12 der Wehrmacht (Schwerin) im April 1943 zum Oberstabsarzt befördert; 1945 bis 1957 Arzt am Hygiene-Institut der Universität Frankfurt/Main; dort im Februar 1952 Habilitation;[191] 1957 bis 1967 ordentlicher Professor und Leiter des Instituts für Hygiene an der Universität Göttingen (Richard-Zsigmondy-Weg 7); August 1959 Heirat mit der Ärztin Dr. Ursula Becker (*29.7.1933 in Coesfeld/Westfalen; Tochter eines Juristen); 1967 bis 1984 Professor sowie Direktor des Instituts für Medizinische Mikrobiologie und Immunologie an der Universität Bonn (Liebfrauenweg 3); ab 1974 Mitglied der Akademie der Naturforscher Leopoldina; 1976 Bundesverdienstkreuz; 1984 emeritiert; bis 2004 in Bonn (Zedernweg 3); am 16.11.2004 im Alter von 88 Jahren in Bonn gestorben

Brann, Dr. Günther Ottomar Robert

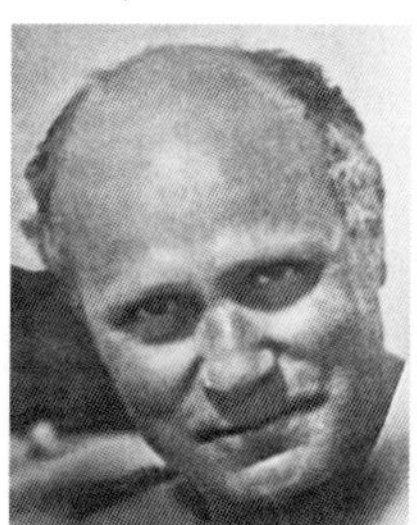

geboren am 22.3.1892 in Berlin; Sohn eines Kaufmanns; Gymnasium in Berlin, 1911 Abitur; Medizinstudium in Berlin, München und Rostock; Dezember 1914 bis November 1918 Kriegseinsatz im Heeressanitätsdienst, zuletzt als Lazarett-Assistenzarzt; Mai 1917 Approbation und April 1918 Promotion in Rostock;[192] November 1918 Heirat mit der jüdischen Medizinstudentin und späteren Reisekauffrau Lilli Appel (*25.2.1898 in Altona, †18.10.1944 in Auschwitz ermordet; Tochter eines Arztes), zwei Kinder; ab November 1918 Volontärassistent, ab Juli 1919 Assistenzarzt an der Hautklinik der Universität Rostock (Schröderplatz); August 1924 Habilitation in Rostock;[193] 1924 bis 1928 Privatdozent für Dermatologie und 2. Assistent an der Hautklinik der Universität Rostock (Alexandrinenstraße 77, Margaretenstraße 59); ab Juni 1927 Facharzt für Haut- und Geschlechtskrankheiten; unter weiterer Zugehörigkeit zur Hautklinik der Universität Rostock von 1927 bis mind. 1930 auf eigenen Antrag beurlaubt, um die dermatologische Praxis seines schwer erkrankten, dann verstorbenen Schwiegervaters in Hamburg (Colonnaden 47) weiterzuführen; Übersiedlung nach Hamburg (Schillerstraße 27, Museumsstraße 18, Friedensallee 269); bis 1933 auch Oberarzt am Krankenhaus in Harburg bei Hamburg; 1933 Entzug der kassenärztlichen Zulassung und Kündigung am Harburger Krankenhaus aufgrund seiner jüdischen Herkunft; ab 1933 Studium in Rom und Neapel, um als Facharzt in Italien praktizieren zu können; Juni 1936 Emigration nach Italien; 1937 bis 1938 niedergelassener Facharzt in Rom; November 1938 Emigration in die Niederlande; 1940 bis 1943 in Amsterdam untergetaucht, dann verraten; Mai 1943 bis September 1944 im Sammellager Westerbork interniert; im September 1944 ins Ghetto Theresienstadt, im Oktober 1944 ins Vernichtungslager Auschwitz deportiert; am 30.10.1944 im Alter von 52 Jahren in Auschwitz ermordet

189) Hielt im Mai 1939 auf dem Zehnten Internationalen Kongreß der Militärmedizin und -pharmazie in Washington/USA in Hinblick auf „einen zukünftigen Krieg" einen Vortrag zum Thema: „Voraussichtliche Kriegsverluste und die Möglichkeiten ihrer Berechnung".

190) Mit der Arbeit: Über die Differentialdiagnose zwischen Ascites und Ovarialcystom (MS).

191) Mit der Arbeit: Über die Promunität (Depressionsimmunität), Würzburg 1952.

192) Mit der Arbeit: Über einen Fall von sehr stark ausgedehnter Sklerodermie mit hochgradigen Veränderungen der Hände und Füße sowie über Beziehungen der Sklerodermie zu den vasomotorisch-trophischen Neurosen und der Lehre der inneren Sekretion, Rostock 1918.

193) Mit der Arbeit: Beitrag zur Pigmentfrage, Rostock 1924.

Brasch, Dr. Carl Heinrich Otto

geboren am 1.10.1910 in Ostorf bei Schwerin/Mecklenburg; Sohn eines Berufssoldaten (Wachtmeister) sowie späteren Staatsbeamten und Arbeitsrichters; Realgymnasium in Schwerin, 1930 Abitur; Medizinstudium in München und Rostock; Mitglied der SA und des NS-Studentenbundes; ab Anfang 1937 Medizinalpraktikant am Allgemeinen Krankenhaus in Lübeck; dort Eintritt in die NSDAP am 1.5.1937, Mitgliedsnummer 4.208.988; Juni 1937 Approbation in Schwerin; Juli bis September 1937 Assistenzarzt bei → Dr. Adolf Lüders in Gadebusch; Oktober 1937 bis März 1938 Arbeitsfeldarzt auf Probe beim Arbeitsgau VI (Mecklenburg) des RAD in Schwerin (Bäckerstraße 16); Januar 1938 Promotion in Rostock;[194] ab Januar 1938 Mitglied des NSDÄB; ab März 1938 RAD-Arzt in Friedland; im August 1938 als regulärer Arbeitsfeldarzt hauptamtlich in den RAD übernommen und zunächst weiterhin in Friedland, ab September 1938 in Schmelz-Bettingen/Saarland (Lindenstraße 4), ab März 1940 im Arbeitsgau I (Ostpreußen) in Königsberg tätig; September 1938 Heirat mit der Lagerführerin Marianne Rönnfeldt (*2.11.1915 in Crivitz, †14.5.2010 in Crivitz; Tochter eines Molkereiverwalters); bis Juni 1945 praktischer Arzt in Schwerin (Grenadierstraße 33); ab Juni 1945 als praktischer Arzt in Zarrentin eingesetzt (wohnhaft bei → Hans Teichmann in Hagenow, Lange Straße 76); Gründer und ab Eröffnung im November 1949 Leiter des ersten Landambulatoriums der DDR in Brüel (Möllermannsche Villa, Bahnhofstraße 12); dort auch Kreisarzt und Bezirkstuberkulosearzt; zum Obermedizinalrat ernannt; bis mind. 1978 Tuberkulosearzt für die Kreise Sternberg, Bützow und Lübz; 1978 als Verdienter Arzt des Volkes ausgezeichnet; Mitglied des Bezirksvorstandes Schwerin der CDU; bis 1989 in Brüel (Weg zum Roten See 5); am 19.11.1989 im Alter von 79 Jahren in Brüel gestorben

Brauer, Dr. Ursula Marie Auguste (spätere Mehnert)

geboren am 15.3.1920 in Lübeck; Tochter eines Oberlehrers; Gymnasium in Ratzeburg, 1940 Abitur; als Schülerin Eintritt in die NSDAP am 1.9.1939, Mitgliedsnummer 7.183.218; Medizinstudium; Juli 1944 Approbation; Promotion; ab Dezember 1944 Assistenzärztin an der Landeskrüppelanstalt Elisabethheim in Rostock (Ulmenstraße 45); mind. 1949 bis 1989 niedergelassene Allgemeinpraktikerin in Ratzeburg/Schleswig-Holstein (Hindenburghöhe 1, Am Mühlengraben 2); April 1961 Heirat mit dem Arzt Dr. Horst Mehnert (*26.12.1895 in Leipzig, †30.7.1984 in Ratzeburg; Sohn eines Lehrers); am 30.10.1989 im Alter von 69 Jahren in Ratzeburg gestorben

Braun, Prof. Dr. Ernst Carl Friedrich

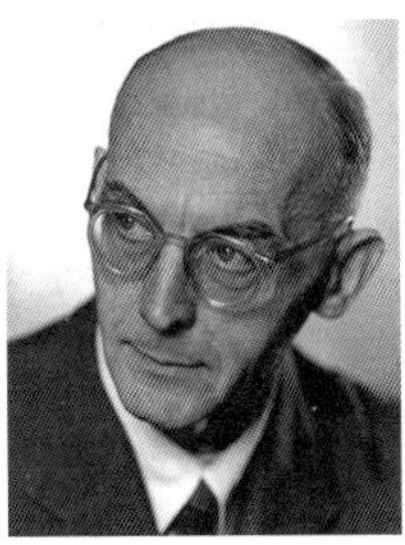

geboren am 9.1.1893 auf dem Rittergut Mohrin/Neumark/Brandenburg; Sohn eines Landwirts und späteren Oberamtmannes; Gymnasium in Freienwalde/Posen, Abitur; Medizinstudium in Lausanne, Freiburg, München, Kiel, Greifswald und Rostock; dazwischen von August 1914 bis November 1918 Kriegseinsatz als Feldhilfsarzt im Feldartillerie-Regiment 20; April 1920 Approbation und Promotion in Rostock;[195] Mai 1920 bis Februar 1921 Volontärassistent am Pathologischen Institut der Universität Rostock; Februar bis September 1921 Volontärassistent am Städtischen Krankenhaus in Landsberg/Warthe; Oktober 1921 bis März 1924 Assistenzarzt an der Universitäts-Nervenklinik Rostock-Gehlsheim; April 1924 bis September 1926 Assistenzarzt an der Universitäts-Nervenklinik in München; ab September 1924 Facharzt für Psychiatrie und Neurologie; Oktober 1926 bis April 1928 Oberarzt an der Nervenklinik der Universität Freiburg; Mai 1928 bis September 1936 Oberarzt an der Universitäts-Nervenklinik in Kiel (Niemannsweg 147); dort im Juli 1928 Habilitation;[196] seitdem Privatdozent; November 1930 Heirat mit Veronica Bertels (*27.8.1904 in Riga; Tochter eines Arztes; Eintritt in die NSDAP am 1.6.1940, Mitgliedsnummer 7.632.762), ein Kind; ab 1934 Mitglied der SA, zuletzt SA-Sanitäts-Truppführer; Mitglied des NSDÄB; ab September 1934 außerordentlicher Professor für Psychiatrie und Neurologie an der Universität Kiel; dort 1934 bis 1936 finanzielle Förderung seiner Forschungen zur „erbbiologischen Bestandsaufnahme der Bevölkerung

194) Mit der Arbeit: Darstellbarkeit der Articulatio sacro-iliaca im Röntgenbild, Schwerin 1935.
195) Mit der Arbeit: Bericht über die im Jahre 1909 gemachten Sektionen am Pathologischen Institut der Universität Rostock (MS).
196) Mit der Arbeit: Der Aufbau der psychogenen Reaktion, Berlin 1928.

Schleswig-Holsteins" durch den Reichsforschungsrat; im Oktober 1936 mit der Vertretung des Lehrstuhls für Psychiatrie und Neurologie der Universität Rostock und der Leitung der Heil- und Pflegeanstalt Rostock-Gehlsheim sowie der Poliklinik für Nerven- und Gemütskranke beauftragt; dort Eintritt in die NSDAP am 1.5.1937, Mitgliedsnummer 4.202.058; August 1937 bis Januar 1946 ordentlicher Professor für Psychiatrie und Neurologie an der Universität Rostock; dort auch Direktor der Psychiatrischen und Nervenklinik sowie Direktor der Heil- und Pflegeanstalt Rostock-Gehlsheim;[197)] ab 1939 Kriegseinsatz in der Heeres-Sanitätsstaffel in Rostock, daneben eingeschränkte Weiterführung seiner zivilärztlichen Tätigkeit, im Oktober 1943 uk gestellt, Januar 1944 KVK II. Kl. o.S.; ab April 1944 Dekan der Medizinischen Fakultät der Universität Rostock; Oktober 1944 bis April 1945 erneuter Kriegseinsatz als Bataillonsarzt und Arzt einer Volkssturm-Einheit in Rostock; ab Mai 1945 kurzzeitig in sowjetischer Kriegsgefangenschaft, dann wieder als Klinikdirektor eingesetzt; im Januar 1946 aus dem Universitätsdienst entlassen; bis 1950 niedergelassener Allgemeinpraktiker in Rostock (Thünenstraße 3); nach Untersuchungshaft im Oktober 1950 von der Großen Strafkammer des Landgerichts Schwerin vom Vorwurf der aktiven Beihilfe zur Euthanasie aus Mangel an Beweisen freigesprochen;[198)] 1951 bis 1958 ordentlicher Professor für Psychiatrie und Neurologie an der Universität Göttingen sowie als Medizinaldirektor Leiter des Niedersächsischen Landeskrankenhauses in Königslutter; nach Pensionierung bis 1963 in Karlstadt/Bayern (Glauberstraße 46); am 10.5.1963 im Alter von 70 Jahren in Karlstadt gestorben

Braun, Dr. Ferdinand Karl Wilhelm

geboren am 9.11.1862 in Strasburg/Brandenburg; Sohn eines Schuhmachermeisters; Gymnasium in Friedland, 1883 Abitur; Medizinstudium in Rostock, Berlin und Greifswald; März 1888 Approbation und Promotion in Greifswald;[199)] April 1888 bis Anfang 1937 niedergelassener Allgemeinpraktiker in Woldegk (Klosterstraße 8); Mai 1889 Heirat mit Helene Scherk (*26.12.1870 in Strasburg/Brandenburg, †28.1.1955 in Eutin/Schleswig-Holstein; Tochter eines Lederfabrikanten), mind. vier

---

197) Die von Braun geleitete Psychiatrische und Nervenklinik gehörte wie die Heil- und Pflegeanstalt zu den größeren der insgesamt 22 medizinischen Einrichtungen in Mecklenburg, an denen nach dem im Juli 1933 erlassenen Gesetz zur Verhütung erbkranken Nachwuchses bis mindestens 1944 Sterilisierungen vorgenommen wurden.

198) Braun wurde vorgeworfen, „als Leiter der Heil- und Pflegeanstalt Gehlsheim in den Jahren 1937-1945 Kranke ausgesucht, sie zu Transporten zusammengestellt und der Vergasung zugeführt zu haben". Im Verfahren wurde festgestellt, daß Braun die Tötung von unheilbar Kranken durchaus bejahte, aber nur dann, „wenn alles ordnungsgemäß vor sich gehe und ein dementsprechendes Gesetz erlassen sei". Braun wurde nachgewiesen, daß er 1940 von der zu Tarnzwecken gebildeten „Gemeinnützigen Krankentransportgesellschaft" (Gekrat) Listenvordrucke mit der Aufforderung erhalten hatte, darin alle Kranken der von ihm geleiteten Heil- und Pflegeanstalt zu erfassen; schon damals hatte er den Verdacht, „daß es sich um eine [Aktion der] sogenannte[n] Sterbehilfe handeln könne"; diese Listen wurden nach seiner Anweisung von den Stations- und Assistenzärzten ausgefüllt und der „Gekrat" übersandt. In der Folgezeit kamen mehrfach Aufforderungen, die von ihm benannten Kranken zu Transporten zusammenzustellen, die dann in die Anstalten Uchtspringe, Domjüch, Sachsenberg und Ueckermünde verlegt wurden; diesen Aufforderungen sei Braun bereitwillig gefolgt, auch, um seine beständig überbelegte Klinik von derartigen Patienten zu entlasten. Erst 1944 will Braun davon erfahren haben, daß von ihm zur Verlegung bestimmte Kranke, die körperlich gesund waren, in der Anstalt Sachsenberg von → Dr. Alfred Leu getötet wurden; nachgewiesen werden konnte Braun (und seinen Assistenzärzten) auch, daß ihnen etwa bekannt gewesen ist, daß von Braun zur Verlegung in die scheinbar unverdächtige Anstalt Domjüch bestimmte Kranke von dort nach Bernburg weiterverlegt und dann dort getötet wurden. Unverständlich erscheint die Argumentation des Gerichts, das Braun in der Überzeugung freisprach, „daß niemand wußte, daß die Verlegung von Kranken erfolgte, um sie der Euthanasie zuzuführen". Nachgewiesen wurde zwar, „daß der Angeklagte der Euthanasie bejahend gegenüberstand, ... daß er die Listen zur Ausfüllung erhalten und sie seinen Abteilungsärzten zur weiteren Bearbeitung übergeben hatte", daß er „auf Anforderung der ‚Gemeinnützigen Transportgesellschaft' ... die benannten Kranken auch dieser übergeben hatte", „daß von ihm Verlegungen nach Sachsenberg, Domjüch, Ueckermünde und Neustadt angeordnet" wurden und daß er wußte, daß von ihm zur Verlegung freigegebene Patienten „kurz darauf als verstorben gemeldet wurden". Es konnte – so das Gericht – Braun jedoch „nicht mit Sicherheit" nachgewiesen werden, daß er „die Verlegungen durchgeführt hat, um sie der Euthanasieaktion zu übergeben". Einerseits folgte das Gericht Brauns Vorbringungen, er habe Verlegungen nur angeordnet, um den Raummangel in Gehlsheim zu beheben; andererseits hielt das Gericht Braun tatsächlich zugute, daß er, nachdem er von den Krankenmorden erfahren hatte, „nach Möglichkeit" nur noch solche Kranke zur Verlegung freigegeben hatte, bei denen nach NS-Kriterien „die Voraussetzungen der Euthanasie nicht gegeben" waren. Brauns Tätigkeit als Gutachter in erbbiologischen Entscheidungen und seine Verantwortung als Leiter einer Klinik, in der seit 1934 und bis mindestens 1944 Sterilisierungen nach dem Gesetz zur Verhütung erbkranken Nachwuchses durchgeführt wurden, sind nicht einmal thematisiert worden.

199) Mit der Arbeit: Über Enblocreposition mit Beschreibung eines durch Operation geheilten Falles, Greifswald 1888.

Kinder; November 1907 Kreisarzt-Examen in Rostock; ab mind. 1910 auch Amtsarzt in Woldegk; am 16.1.1944 im Alter von 81 Jahren nach einem Schlaganfall an Herzlähmung in Woldegk gestorben

Braun, Dr. Hans Wilhelm Friedrich

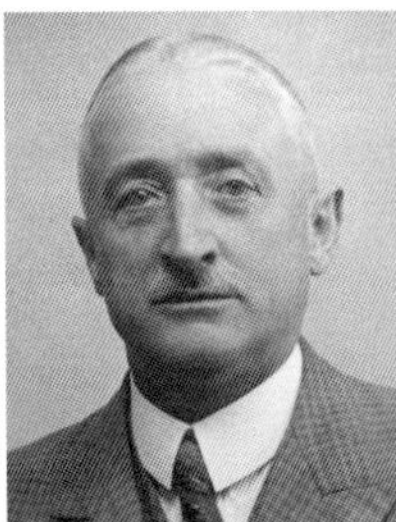

geboren am 18.2.1874 in Penzlin/Mecklenburg; Sohn eines Stadtschulrektors und späteren Pastors; Gymnasium in Parchim, 1894 Abitur; als Einjährig Freiwilliger April bis Oktober 1894 Militärdienst im Kaiser-Alexander-Garde-Grenadier-Regiment Nr. 1; Medizinstudium in Berlin an der Kaiser-Wilhelm-Akademie für das militärärztliche Bildungswesen; Mai 1898 Promotion in Berlin;[200)] März 1900 Approbation; mind. 1907 bis 1908 Stabs- und Bataillonsarzt im Anhaltinischen Infanterie-Regiment 93 in Jena (Bachstraße 18); April 1907 Heirat mit Constanze Thel (*27.7.1884 in Kassel, †4.4.1960 in Hofgeismar/Hessen; Tochter eines Generalarztes), zwei Kinder; ab Oktober 1909 Facharzt für Chirurgie; Kriegseinsatz, zuletzt als Oberstabsarzt; ab mind. 1916 Arzt, ab Januar 1919 niedergelassener Chirurg, mind. 1935 bis Dezember 1936 Chefarzt am Städtischen Krankenhaus in Melsungen/Hessen; als 61-Jähriger Eintritt in die NSDAP am 1.8.1935, Mitgliedsnummer 3.674.850; Anfang 1937 bis mind. 1950 niedergelassener Facharzt für Chirurgie in Bad Doberan (Stülower Weg 9); dort auch Vertrauensarzt; ab Mai 1942 Kriegseinsatz in der Wehrmacht; nach Übersiedlung in die Bundesrepublik ab mind. 1960 in Hofgeismar (Gesundbrunnen 6, Brunnenstraße 25); am 8.12.1967 im Alter von 93 Jahren in Hofgeismar gestorben

Braun, Prof. Dr. Reinhard Wilhelm Max

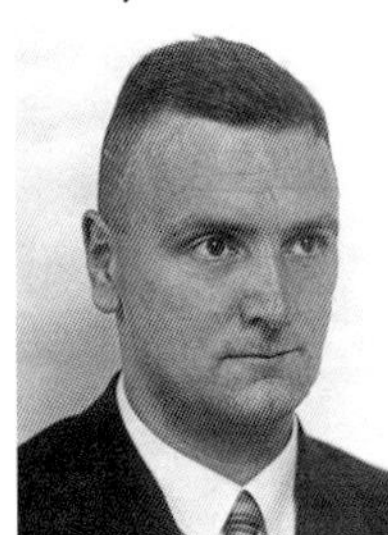

geboren am 5.1.1902 in Berlin; Sohn eines Arztes und späteren Medizinprofessors; Gymnasium in Berlin, 1920 Abitur; Medizinstudium in Marburg, Göttingen und Berlin; Medizinalpraktikant am Waldsanatorium in Davos/Schweiz und am Krankenhaus Berlin-Friedrichshain; November 1927 Approbation und Promotion in Berlin;[201)] November 1927 bis August 1928 Volontärassistent bzw. Assistenzarzt am Deutschen Krieger-Kurhaus in Davos-Dorf, Oktober 1928 am Städtischen Krankenhaus in Berlin-Moabit, November 1928 bis April 1929 am Krankenhaus in Berlin-Friedrichshain; April 1929 bis März 1930 Volontärassistent an der Universitäts-Augenklinik in Berlin; April 1930 bis September 1932 Volontärassistent und außerplanmäßiger Assistenzarzt an der Universitäts-Augenklinik in Würzburg; Oktober 1932 bis März 1933 außerplanmäßiger Assistent an der Augenklinik der Medizinischen Akademie in Düsseldorf; April 1933 bis Juli 1935 planmäßiger Assistent an der Universitäts-Augenklinik in Berlin (Landsberger Allee 159); April 1933 Heirat mit Katharina Stege (*11.10.1904 in Dechtow/Brandenburg, †11.10.1989 in Berlin; Tochter eines Pfarrers), fünf Kinder; Dezember 1933 Habilitation in Berlin;[202)] seitdem Privatdozent der Augenheilkunde; ab Dezember 1933 Mitglied der HJ, als HJ-Scharführer von Dezember 1933 bis Mai 1935 HJ-Bannarzt in Berlin; ab August 1935 Dozent und Oberarzt an der Augenklinik der Universität Rostock (Doberaner Straße 140, Maßmannstraße 86 und 88); dort auch HJ-Arzt im Jungstamm 1/90 des Deutschen Jungvolks; in Rostock Eintritt in die NSDAP am 1.5.1937, Mitgliedsnummer 4.518.964; ab September 1939 Kriegseinsatz als Stabsarzt im Luftwaffen-Lazarett in Wismar; Dezember 1939 bis 1945 außerplanmäßiger Professor für Augenheilkunde an der Universität Rostock; ab September 1940 auch Führer einer Luftwaffen-Schülerkompanie in Rostock; ab 1953 Leitender Arzt an der Augenabteilung des Städtischen Krankenhauses in Bremerhaven; am 7.11.1981 im Alter von 79 Jahren in Bremerhaven gestorben

---

200) Mit der Arbeit: Beitrag zur Chirurgie des Zungencarcinoms, Berlin 1898.

201) Mit der Arbeit: Beitrag zur Frage der Wirkung unspezifischer Reize auf die Kapillaren und das weiße Blutbild bei Tuberkulösen, Berlin 1928.

202) Mit der Arbeit: Weitere Untersuchungen über die primäre Giftigkeit der Linsensubstanz (Histamin und Acethylcholin), München 1934.

Braun, Dr. Ulrich Johannes Ferdinand

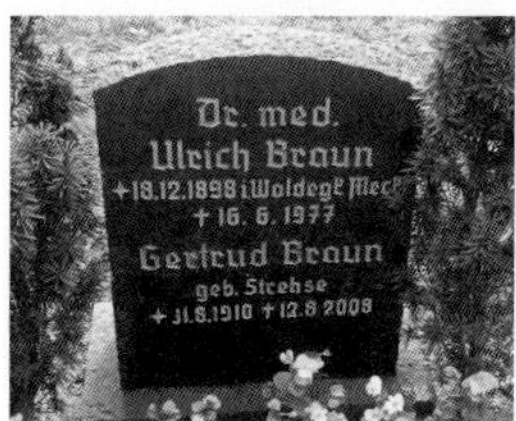

geboren am 18.12.1898 in Woldegk/Mecklenburg; Sohn des Arztes → Dr. Ferdinand Braun; Gymnasium in Neustrelitz, April 1917 Abitur; anschließend Kriegseinsatz, 1919 als Unteroffizier aus dem Heer entlassen; Medizinstudium in Greifswald, Rostock, München und Freiburg; August 1923 Approbation und Januar 1924 Promotion in Freiburg;[203] Assistenzarzt an der Universitäts-Hautklinik in Freiburg, am Städtischen Krankenhaus in Stettin, am Krankenhaus Bethanien und an der Universitäts-Frauenklinik in Berlin; anschließend Schiffsarzt; Assistenzarzt an der Kinderklinik und der Chirurgischen Klinik der Universität Rostock (Augustenstraße 80/82, Maßmannstraße 35); Mai 1927 bis mind. 1943 niedergelassener Allgemeinpraktiker in Woldegk (Klosterstraße 227 und 8); September 1931 Heirat mit der medizinisch-technischen Assistentin Charlotte Grundt (*15.2.1910 in Badresch bei Woldegk, †23.8.2008 in Hanstedt/Niedersachsen; Tochter eines Pastors), mind. fünf Kinder, 1950 Scheidung; in Woldegk Eintritt in die NSDAP am 1.5.1937, Mitgliedsnummer 5.949.441; daneben auch Mitglied der SS; ab November 1939 Mitglied des NSDÄB; ab 1939 Kriegseinsatz in der Wehrmacht, mind. 1941 als Angehöriger der Kommandantur des Kriegsgefangenenlagers Oflag XXI B in Schubin bei Bromberg; ab mind. 1950 in Schleswig-Holstein; ab mind. 1954 niedergelassener Allgemeinpraktiker und Geburtshelfer in Eutin/Schleswig-Holstein (Plöner Straße 8, Janusstraße 4); April 1958 Heirat mit Gertrud Strehse (*31.8.1910 in Eutin, †12.8.2008 in Bad Malente-Gremsmühlen/Schleswig-Holstein; Tochter eines Gastwirts); am 16.6.1977 im Alter von 78 Jahren in Eutin gestorben

Braunroth, Dr. Hans-Heinrich Gustav Wilhelm

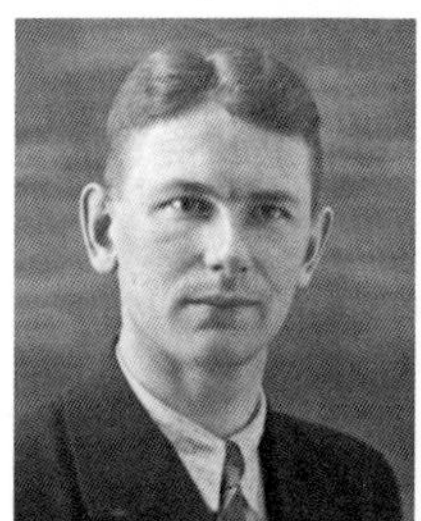

geboren am 2.11.1906 in Stettin/Pommern; Sohn eines Diplom-Ingenieurs; Realgymnasium in Rostock, 1925 Abitur; April 1925 bis April 1926 Volontär auf der Neptunwerft Rostock; Medizinstudium in Würzburg und Rostock (Johann-Albrecht-Straße 8); ab Februar 1932 Medizinalpraktikant an der Chirurgischen Klinik und auf der Privatstation von → Prof. Dr. Hans Curschmann an der Medizinischen Klinik der Universität Rostock (Maßmannstraße 35, Schröderplatz); Januar 1933 Approbation in Schwerin; Februar 1933 bis Anfang 1946 Assistenzarzt an der Heil- und Pflegeanstalt Sachsenberg-Lewenberg in Schwerin (dort auch wohnhaft); in Schwerin Eintritt in die NSDAP am 1.5.1933, Mitgliedsnummer 2.823.916; daneben auch Mitglied des NSKK; Januar 1934 Promotion in Rostock;[204] Mai 1934 Heirat mit Margot van der Heyden (*12.2.1908 in Weimar, †31.1.1975 in Minden/Westfalen; Tochter eines Zahnarztes), ein Kind; ab Juni 1941 Mitglied des NSDÄB; ab Oktober 1945 zeitweise als Bezirksarzt in den Außenbezirken von Schwerin eingesetzt; August 1946 Mitangeklagter im Prozeß um die Krankenmorde in Sachsenberg-Lewenberg, jedoch freigesprochen;[205] ab mind. 1975 in Minden (Wittekindallee 15); am 13.6.1996 im Alter von 89 Jahren in Minden gestorben

Brauns, Dr. Johannes Anton Ernst (Hans)

geboren am 12.6.1867 in Schwerin/Mecklenburg; Sohn eines Gymnasiallehrers und späteren Gymnasialprofessors; Gymnasium in Schwerin, 1886 Abitur; Medizinstudium in Rostock, Heidelberg und Berlin; Juni 1891 Approbation in Rostock; 1891 bis 1892 Assistenzarzt an der Heil- und Pflegeanstalt Schussenried/Württemberg; 1893 Volontärassistent am Stadtkrankenhaus in Altona; 1893 bis 1895 Assistenzarzt an der Frauenklinik der Universität Rostock (Doberaner Straße 142); dort im Februar

203) Mit der Arbeit: Über Rumination (MS).

204) Mit der Arbeit: Über den Zuckerstoffwechsel der Diabetiker bei See- und Luftbädern, Berlin 1934.

205) Braunroth hatte im Prozeß zugegeben, ab Anfang 1941 von den Patiententötungen durch den faktischen Anstaltsleiter → Dr. Alfred Leu Kenntnis gehabt zu haben; er habe bei unter Vergiftungserscheinungen leidenden Patienten, die „nach seiner Ansicht nicht mehr zu retten waren, kleinste Dosen Morphium-Skopolamin zur Beruhigung und Erleichterung verordnet". Im Übrigen habe er sich „immer entschieden gegen die gewaltsame Beseitigung von Kranken ausgesprochen", sei sogar in der Berliner T4-Zentrale gemaßregelt und von Dr. Leu bedroht worden. Mehrere Versuche Braunroths, die „Mordklinik" zu verlassen, um entweder nach Greifswald zu gehen oder zur Wehrmacht einberufen zu werden, wurden von der Anstaltsleitung mit Dienstverpflichtungen konterkariert.

1894 Promotion;[206] Juli 1895 bis mind. 1941 niedergelassener Allgemeinpraktiker und Geburtshelfer in Schwerin (Kirchenstraße 1, Lindenstraße 10); Oktober 1903 Heirat mit Elisabeth Bard (*14.5.1871 in Schwerin, †8.8.1947 in Schwerin; Tochter eines Dompredigers und späteren Geheimen Oberkirchenrates), zwei Kinder; 1915 zum Sanitätsrat ernannt; März 1920 bis mind. 1935 auch Stadtarzt in Schwerin; dort auch Arzt im Fürsorgehaus und im Altersheim; ab Gründung 1929 stellvertretendes Mitglied der gemeinsamen Ärztekammer für Mecklenburg-Schwerin und -Strelitz; am 29.3.1942 im Alter von 74 Jahren an einer Gehirngeschwulst in Schwerin gestorben

Brauns, Dr. Waltraut Anna Maximiliane

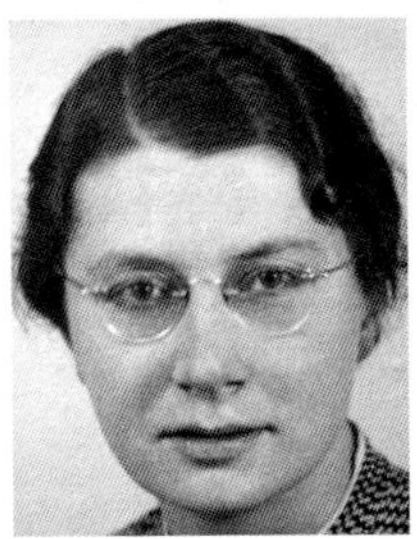

geboren am 13.6.1911 in Güstrow/Mecklenburg; Tochter eines Landrichters und späteren Landgerichtsrates; Gymnasium in Rostock, 1931 Abitur; zunächst Studium der Philologie, dann Medizinstudium in Freiburg, Würzburg, Göttingen und Rostock (Liskowstraße 33); als Studentin Eintritt in die NSDAP am 1.5.1937, Mitgliedsnummer 5.283.849; 1938 Medizinalpraktikantin in Rostock (Brinckmansdorf, Vagel-Grip-Weg 21); dort Mitglied der NS-Frauenschaft; November 1938 Approbation; Promotion; anschließend Assistenzärztin in Rostock; ab August 1939 Assistenzärztin am Landesaufnahme- und Erziehungsheim in Schleswig; ab Dezember 1940 Assistenzärztin am Stadtkrankenhaus in Schleswig; ab August 1944 Assistenzärztin am Kreiskrankenhaus in Pinneberg/Schleswig-Holstein; ab mind. 1961 wieder Ärztin in Schleswig (Gallberg 2, Am St. Johanniskloster 1); unverheiratet; am 31.10.1986 im Alter von 75 Jahren in Schleswig gestorben

Brehmer, Dr. Kurt Fritz August

geboren am 1.11.1901 in Stargard/Pommern; Sohn eines Lehrers und späteren Konrektors; Gymnasium in Stargard, 1921 Abitur; Medizinstudium in Greifswald; Juli 1927 Approbation und Promotion in Greifswald;[207] bis April 1931 Arzt in München (Pettenkoferstraße 4); April 1931 Heirat mit Rosa Hampke (*27.10.1906 in [Berlin-]Zehlendorf, †25.6.1985 in Hannover; Tochter eines Subdirektors und späteren Versicherungsdirektors), zwei Kinder; April 1931 bis April 1934 niedergelassener Facharzt für Hals-, Nasen- und Ohrenkrankheiten in Belgard/Pommern; Eintritt in die NSDAP am 1.5.1933; November 1934 bis Juni 1938 HNO-Arzt in Neustettin/Pommern (Stellterstraße 20); Juli bis August 1938 Arzt in Mecklenburg; ab Oktober 1938 HNO-Arzt in Stettin; Juni 1939 bis 1945 wieder HNO-Arzt in Neustettin (Stellterstraße 20); nach Flucht ab April 1945 HNO-Arzt in der Praxis von → Dr. Friedrich Ahrendt in Schwerin (Schloßstraße 25); bis Mai 1958 Arzt in Brandenburg/Havel; nach Übersiedlung in die Bundesrepublik von Mai 1958 bis April 1961 Hals-, Nasen- und Ohrenarzt in Quakenbrück (Bahnhofstraße 4), ab April 1961 in Großburgwedel (Fritz-Reuter-Weg 7) (beides Niedersachsen); 1962 bis mind. 1971 Vertragsarzt der Freiwilligenannahmestelle II der Bundeswehr in Hannover (Weimarer Allee 6, Dunantstraße 1); 1971 Bundesverdienstkreuz; am 7.10.1987 im Alter von fast 86 Jahren in Hannover gestorben

Breidenbach, Dr. Wilhelm Georg Adolf

geboren am 16.9.1892 in Odernheim/Hessen; Sohn eines Arztes; Gymnasium in Gießen, 1911 Abitur; zunächst Laufbahn als Berufssoldat, ab 1912 Leutnant; ab August 1914 Kriegseinsatz als Adjutant und Batterieführer, mind. 1917 als Oberleutnant in Mainz, als Hauptmann kriegsbeschädigt aus dem Heer entlassen; Januar 1917 Heirat mit Therese Scarisbrick (*12.11.1896 in Wiesbaden, †Januar 1978 in New York/USA; Tochter eines Großgrundbesitzers), vier Kinder, 1938 Scheidung; Medizinstudium in Gießen; August 1922 Approbation in Darmstadt; September 1922 Promotion in Gießen;[208] 1922 bis 1923 niedergelassener Allgemeinpraktiker in Wiesbaden; April 1923 bis April 1924 Assistenzarzt am Pathologischen Institut der Universität Gießen; Mai 1924 bis Juni 1929 wieder niedergelassener Allgemeinpraktiker in Wiesbaden; Juli 1929 bis Ende 1933 niedergelassener Allgemeinpraktiker in

206) Mit der Arbeit: Intraunterine Gliederablösung und Zerreissung des Amnion durch amniotische Fäden, Rostock 1894.
207) Mit der Arbeit: Über seltene Metastasen maligner Tumoren, Greifswald 1926.
208) Mit der Arbeit: Vergleichende Hörprüfungen mit hohen Stimmgabeln und Monochord bei Schwerhörigkeit, Gießen 1922.

Dahmen bei Malchin; ab Ende 1933 Arzt in Eppelsheim bei Worms; etwa 1934 bis mind. 1939 hauptamtlicher Vertrauensarzt am Sozialärztlichen Institut in Worms (Goethestraße 24, Seidenbenderstraße 54); Mitglied der NSKOV und des NSDÄB; April 1939 Heirat mit der Sekretärin Katharina Müller (*23.4.1902 in Worms, †22.7.1972 in Grasellenbach/Hessen; Tochter eines Fabrikarbeiters und späteren Lederarbeiters); bis 1960 Vertrauensarzt in Griesheim/Hessen (Wilhelm-Leuschner-Straße 35); am 15.12.1960 im Alter von 68 Jahren in Griesheim gestorben

Breitländer, Dr. Kurt Friedrich Wilhelm
geboren am 17.5.1898 in Rostock/Mecklenburg; Sohn eines Ingenieurs; Realgymnasien in Rostock und Geestemünde, Dezember 1916 Notabitur; Dezember 1916 bis November 1918 Kriegseinsatz, zuletzt als Leutnant, kriegsbeschädigt; Medizinstudium in Rostock (Schröderstraße 39) und Marburg; 1920 bis 1925 Mitglied der SA; 1922 bis 1923 Medizinalpraktikant am Pathologischen und am Anatomischen Institut der Universität Rostock (Gertrudenstraße); März 1923 Heirat mit Ruth Hoefer (*26.8.1901 in St. Hedwigsdorf/Schlesien, †nach 1980 in Westberlin; Tochter eines Gutsbesitzers), drei Kinder; Dezember 1923 Approbation und Promotion in Rostock;[209)] 1923 bis 1927 Assistenzarzt an der Chirurgischen Klinik der Universität Rostock (Maßmannstraße 35); mind. 1929 in Kanton/China; bis 1931 wieder Arzt in Rostock (Parkstraße 32); Oktober 1931 bis Dezember 1937 niedergelassener Allgemeinpraktiker in Wittenberge (Rathausstraße 40); dort Eintritt in die NSDAP am 1.5.1932, Mitgliedsnummer 1.110.284; ab 1934 Mitglied der SS; Januar 1938 bis 1946 niedergelassener Facharzt für Röntgenologie und Strahlenheilkunde in Schwerin (Tannhöfer Allee 9); ab 1939 auch Leitender Arzt am Strahleninstitut des DRK-Krankenhauses Mecklenburg/Marienkrankenhaus in Schwerin (Lützowstraße 11); September 1939 bis Mai 1945 Kriegseinsatz im Heeres-Standortlazarett/Heeres-Sanitätsstaffel in Schwerin (Reiferbahn 1), zuletzt als Oberstabsarzt, daneben eingeschränkte Weiterführung seiner Praxis und der Krankenhaustätigkeit; Juli 1944 Habilitation in Rostock;[210)] 1946 verfügte die mecklenburgische Medizinalverwaltung den sofortigen Entzug der Niederlassungsgenehmigung; mind. 1949 Arzt an der Röntgenabteilung des Städtischen Krankenhauses in Cottbus; ab mind. 1951 Chefarzt an der Strahlenabteilung des Städtischen Krankenhauses in Berlin-Buch/DDR; dort auch Facharzt und Dozent für Chirurgie; mind. 1953 bis 1956 Chefarzt an der Strahlenabteilung des Städtischen Auguste-Viktoria-Krankenhauses in Westberlin (Badensche Straße 6); am 19.3.1956 im Alter von 57 Jahren in Westberlin gestorben

Bremer, Dr. Fritz Albert Wilhelm
geboren am 22.4.1915 in Rostock-Warnemünde/Mecklenburg; Sohn eines Lehrers; Realgymnasium in Rostock, 1933 Abitur; nach RAD-Dienstpflicht Medizinstudium in München und Rostock; als Student Eintritt in die NSDAP am 1.5.1937, Mitgliedsnummer 5.949.979; daneben auch Mitglied der SA; Januar bis August 1939 Medizinalpraktikant an der Medizinischen Klinik der Universität Rostock (Schröderplatz, Blücherstraße 9); September 1939 Approbation in Rostock; ab September 1939 Kriegseinsatz in der Sanitäts-Ersatz-Kompanie 2 in Stettin-Wendorf; Mitglied des NSDÄB, Nr. 31.045; mglw. mind. 1940 Volontärassistent in Rostock; dort im Mai 1940 Promotion;[211)] mind. 1950 bis 1952 praktischer Arzt in Stralsund (Jungfernstieg 20 und 6); Mai 1950 Heirat mit Maria Stick (*22.1.1928 in Rukieten bei Schwaan, †15.2.2013 in Gießen; Tochter eines Bauern), mind. drei Kinder; nach Übersiedlung in die Bundesrepublik mind. 1960 bis 1962 Arzt im Notaufnahmelager Uelzen-Bohldamm/Niedersachsen; bis 1985 in Gießen (Pestalozzistraße 51); am 27.3.1985 im Alter von fast 70 Jahren in Gießen gestorben

Brenke, Anne-Marie Katharina Dorothea (geb. Traeger)
geboren am 30.9.1896 in Belgard/Pommern; Tochter eines Kreistierarztes und späteren Regierungsrates; Gymnasium, 1916 Abitur; Medizinstudium; mind. 1921 Medizinalpraktikantin in Königsberg (Junkerstraße 12); Januar 1921 Heirat mit dem Arzt → Dr. Hans Brenke; 1921 Approbation; mind.

---

209) Mit der Arbeit: Zur Kenntnis des Kardiospasmus mit diffuser Oesophagusdilatation (MS).
210) Mit der Arbeit: Die Röntgentherapie der Magengeschwürskrankheit, zugleich ein Beitrag zur Wirkung der Röntgenstrahlen auf Magen und Duodenum (MS).
211) Mit der Arbeit: Ein Fall von Kleinhirnbrückenwinkel-Tumor mit gleichzeitigen Symptomen der Multiplen Sklerose, Rostock 1940.

1922 bis 1931 Ärztin in Königsberg (Hagenstraße 11, Residenzstraße 6); 1931 bis mind. 1937 Ärztin (ohne Kassen- und Privatpraxis) in Waren (Bahnhofstraße 26);[212] Ende 1937/Anfang 1938 im Alter von 41 Jahren gestorben

Brenke, Dr. Hans Alexander

geboren am 16.6.1878 in Königsberg/Ostpreußen; Sohn eines Kaufmanns; Gymnasium in Königsberg, 1896 Abitur; Medizinstudium in Königsberg; 1901 Approbation; mind. 1901 Arzt in Königsberg; ab 1902 Arzt in mehreren ostpreußischen Kleinstädten, darunter mind. 1921 in Ragnit; spätestens 1904 Heirat, mind. ein Kind; Januar 1921 Heirat mit der Ärztin → Anne-Marie Brenke geb. Traeger; 1922 bis 1926 niedergelassener Arzt, 1926 bis 1931 Vertrauensarzt der Krankenkassen Ostpreußens in Königsberg (Hagenstraße 11, Residenzstraße 6); April 1924 Promotion in Königsberg;[213] ab 1931 Mitglied der NSDAP; 1931 bis 1938 hauptamtlicher Vertrauensarzt der Landkrankenkasse in Waren (Bahnhofstraße 26); 1938 bis 1941 Vertrauensarzt in Dresden (Kaitzer Straße 80); Oktober 1938 Heirat mit Gerda Stuertz spätere Burmann (*3.3.1912 in Potsdam, †25.5.2001 in Hasloh/Schleswig-Holstein; Tochter eines Königlichen Obergärtners und späteren Staatlichen Gartenoberinspektors), ein Kind; am 21.1.1941 im Alter von 62 Jahren an Coronarsklerose in Dresden gestorben

Brenner, Dr. Walter Karl

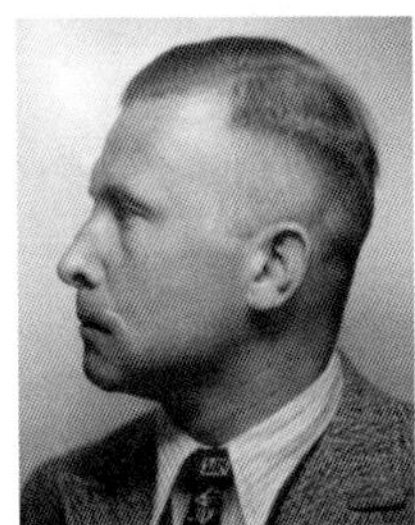

geboren am 14.5.1908 in Augsburg/Bayern; Sohn eines Volksschullehrers und späteren Bezirksschulrates; Gymnasium in Augsburg, 1927 Abitur; Medizinstudium in München, Würzburg, Königsberg, Wien, Rostock und Innsbruck; als Student in München Eintritt in die NSDAP am 1.2.1932, Mitgliedsnummer 916.138; ab Mai 1933 auch Mitglied der SA, ab 1938 SA-Sanitätssturmführer; Medizinalpraktikant an der Inneren und Chirurgischen Abteilung des Stadtkrankenhauses in Augsburg (Thelattstraße 29) sowie an der Heil- und Pflegeanstalt Kaufbeuren; Dezember 1933 Approbation und Promotion in München;[214] März 1934 bis August 1939 Volontärassistent bzw. Assistenzarzt an der Universitäts-Kinderklinik in München (Lindwurmstraße 4), dort zuletzt auch Leiter der Inneren Abteilung, des Ambulatoriums und ab April 1939 der Poliklinik; ab September 1939 Assistenzarzt an der Kinderklinik der Universität Rostock (Augustenstraße 80/82); ab September 1939 Kriegseinsatz als Truppenarzt in einem Jagdgeschwader, Februar 1941 bis Mai 1942 als Kompanieführer der Studentenkompanie 2/11 in Rostock, Mai 1942 bis März 1943 als Kompaniechef der Schülerkompanie 3/17 in Graz, ab März 1943 als Kompaniechef der Schülerkompanie 2/17 in Prag, dann auf dem Fliegerhorst in Güstrow, ab Mai 1944 als Revierarzt an der Luftwaffenhelferinnenschule in Wien, zuletzt als Stabsarzt und Regimentsarzt, EK II; September 1943 Habilitation in Rostock;[215] ab mind. Februar 1945 Oberarzt in Bonn (Lennéstraße 30); Februar 1945 Heirat mit der Ärztin Dr. Veronika Bleek (*30.10.1919 in Bielefeld, †22.8.2012 in Berlin; Tochter eines Arztes), mind. vier Kinder, 1962 Scheidung; im Januar 1946 an der Universität Rostock entlassen, da nach Kriegsende nicht zurückgekehrt; mind. 1946 bis 1949 in Bielefeld; 1949 bis mind. 1963 Facharzt für Kinderkrankheiten und Dozent an der Universität Bonn (Goethestraße 27); August 1963 Heirat mit der Ärztin Dr. Annemarie Morawa (*30.7.1930 in Beuthen/Schlesien; Tochter eines Sparkassen-Rendanten),

212) Sie plädierte im März 1933 in dem Aufsatz „Erbkunde und Ahnenforschung" für „neue Methoden der Erbbiologie". So müsse man „von allen lebenden Familienmitglieder unretouchierte Bilder, möglichst vom unbekleideten Körper" anfertigen, „Haarproben" aufbewahren und „wenigstens Körpergröße, Stammlänge, Beinlänge, Armlänge und Kopfmaße" festhalten sowie eine „Beschreibung der betr. Persönlichkeit nach körperlichem Gesamteindruck und Einzelzügen sowie charakterlichen Eigenschaften" anfertigen. Besser wäre noch eine „biologische Ahnentafel mit Bildern", in der auch „Augen, Haare, Schädel, Gesicht, Hautfarbe, Gestalt, Krankheitsanlagen, Todesursachen, geistige und seelischen Anlagen" berücksichtigt würden.

213) Mit der Arbeit: Statistische Erhebungen über 300 Frühgeburten der Universitäts-Frauenklinik Königsberg/Pr. (MS).

214) Mit der Arbeit: Über Zerfall und Synthese organischer Phosphate in der Milchdrüse, Berlin/Leipzig 1932.

215) Mit der Arbeit: Die Ergebnisse der Encephalographie im Kindesalter, Rostock 1942. Rektor und Dekan bemerkten im Oktober 1943, daß Brenner den Anforderungen an eine Habilitation „eben gerade genügt" habe; Brenners Leistungen, „besonders diejenigen in der wissenschaftlichen Aussprache, waren derart schwach, daß ihm nur mit Rücksicht auf seine lange Dienstzeit als Soldat der Dr. med. habil. verliehen werden konnte"; der Habilitation könne nur zugestimmt werden, wenn „damit nicht zugleich die Eignung zum Erwerb der Lehrbefugnis ausgesprochen" werde.

ein Kind; als Professor der Kinderheilkunde bis 1999 im Ruhestand in Herten/Nordrhein-Westfalen (Erlenstraße 29); am 21.12.1999 im Alter von 91 Jahren in Herten gestorben

Breßler, Dr. Wilhelm Ludwig Hermann

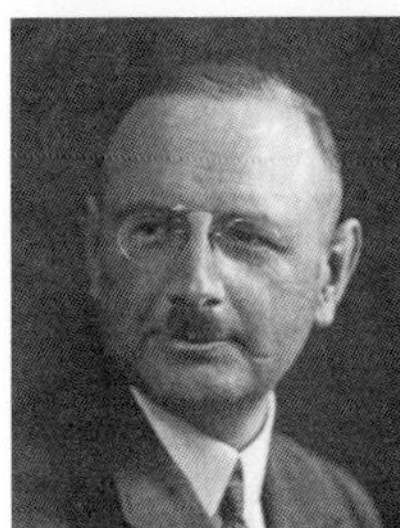

geboren am 22.6.1891 in Andernach/Rheinprovinz; Sohn eines Berufssoldaten (Premierleutnant und späterer Generalleutnant); Gymnasium in Berlin, 1911 Abitur; Medizinstudium in Göttingen, München, Kiel und Berlin; ab 1914 Kriegseinsatz als Feldunterarzt; April 1917 Approbation; 1919 bis 1920 Assistenzarzt am Pathologischen Institut des Städtischen Krankenhauses und der Hebammenlehranstalt in Berlin-Neukölln; Januar 1920 Promotion in Göttingen;[216] 1921 Assistenzarzt am Kreiskrankenhaus in Luckau/Lausitz; Dezember 1921 bis Mai 1927 niedergelassener Allgemeinpraktiker in Penzlin; Oktober 1922 Heirat mit Margarete Heese (*21.1.1902 in Waren, †30.9.1976 in München; Tochter eines Kaufmanns), zwei Kinder; Juni 1927 bis 1935 niedergelassener Allgemeinpraktiker in Waren (Lange Straße 7); hier Eintritt in die NSDAP am 1.4.1932, Mitgliedsnummer 1.028.227; ab 1932 auch Mitglied der SA und des NSDÄB; hier ab 1934 auch Leiter der Bezirksstelle Plau der Kassenärztlichen Vereinigung Deutschlands; ab September 1934 auch ständiger Vertreter des Leiters des Amtes für Volksgesundheit der Gauleitung Mecklenburg der NSDAP, → Prof. Dr. Kurt Blome; als solcher auch Gaubeauftragter für Bevölkerungs- und Rassenpolitik der Gauleitung Mecklenburg(-Lübeck) der NSDAP; mind. 1935 auch nebenamtlicher Vertragsarzt bei der RAD-Einheit 1/64 (Waren); ab 1935 niedergelassener Allgemeinpraktiker in Rostock (Maßmannstraße 28); daneben ab 1936 Leiter der Landesstelle Mecklenburg der Kassenärztlichen Vereinigung Deutschland sowie Leiter der Ärztekammer Mecklenburg-Lübeck der Reichsärztekammer; als Gauamtsleiter 1937 bis Oktober 1938 auch Leiter des Rassenpolitischen Amtes der Gauleitung Mecklenburg der NSDAP und des angeschlossenen Verbandes Reichsbund der Kinderreichen; außerdem Gauobmann des NSDÄB für den Gau Mecklenburg; ab 1937 auch Leiter der Abteilung Gesundheit in der Gauwaltung Mecklenburg der DAF; nach Verfahren vor den NSDAP-Gaugerichten Mecklenburg und München-Oberbayern nicht aus der NSDAP ausgeschlossen;[217] statt dessen aus Mecklenburg versetzt und von Juni 1940 bis 1945 Geschäftsführer der Ärztekammer sowie der Landesstelle Bayern der KVD in München (Brienner Straße 11, Martiusstraße 1); von der Spruchkammer München im November 1948 als „Mitläufer" eingestuft; mind. 1955 bis 1980 niedergelassener Allgemeinpraktiker in München (Franz-Joseph-Straße 12); am 26.1.1980 im Alter von 88 Jahren in München gestorben

Bretschneider, Dr. Martin Johannes Friedrich

geboren am 1.11.1889 in Templin/Brandenburg; Sohn eines Lehrers und späteren Konrektors; Gymnasien in Prenzlau und Friedland, 1911 Abitur; als Einjährig-Freiwilliger von Oktober 1911 bis April 1912 Militärdienst; Medizinstudium in Rostock und Bonn; August 1914 bis November 1918 Kriegseinsatz, zuletzt als Feldhilfsarzt; Dezember 1919 Heirat mit Gertrud Scharck (*18.10.1894 in Waldberg bei Strasburg/Uckermark; Tochter eines Försters), drei Kinder; Dezember 1919 Approbation und Januar 1920 Promotion[218] in Rostock (Patriotischer Weg 125); Februar 1920 bis mind. 1962 niedergelassener Allgemeinpraktiker in Neubrandenburg (Stargarder Straße 27, Neutorstraße 2, Fritz-Reuter-Straße 8, Breitscheidstraße 7; mind. 1940 bis 1942 auch wohnhaft in Wustrow bei Ribnitz); Mitglied der SA, Angehöriger der SA-Sanitätskolonne in Neubrandenburg; ab Herbst 1945 auch Leitender Arzt am Infektionshaus „Tannenkrug" bei Neubrandenburg; Juli 1959 Heirat mit Ursula Georg (*25.1.1913 in Brakel/Westfalen, †21.12.2005 in Neubrandenburg; Tochter eines Amtsrichters); bis 1977 in Neubrandenburg; am 24.7.1977 im Alter von 87 Jahren in Zempin/Usedom gestorben

---

216) Mit der Arbeit: Über den intern-abdominellen Verblutungstod im Anschluß an einen Fall von tödlicher Blutung aus Lebermetastasen eines Magenkarzinoms, München 1920.

217) In den Parteiverfahren wurden Breßler einerseits falsche Anschuldigungen und Denunziationen gegen den Wismarer HNO-Arzt und SA-Sanitäts-Sturmbannführer → Dr. Rudolf Sonntag und andererseits ungerechtfertigte Protektion des „politisch nicht zuverlässigen Arztes" → Dr. Ludwig Gütschow aus Goldberg vorgeworfen bzw. nachgewiesen.

218) Mit der Arbeit: Über Volvulus des unteren Ileums des Coecums, des Coecus und Colon ascendens bei einer Gravida mens IX (MS).

Brieger, Dr. Hubertus Georg

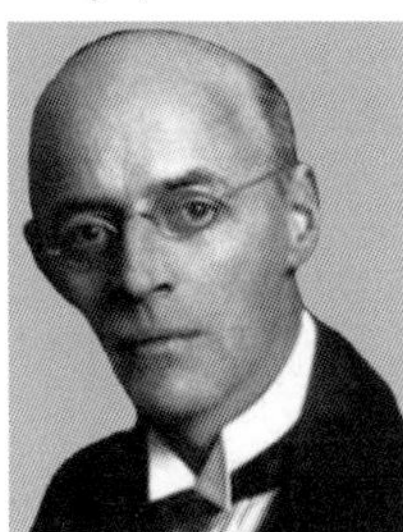

geboren am 26.4.1909 in Sagan/Schlesien; Sohn eines Volksschullehrers und Schulleiters; Gymnasium in Sagan, 1929 Abitur; Medizinstudium in Innsbruck, Graz, Breslau, Tübingen und Greifswald; daneben 1932 bis 1935 wissenschaftliche Hilfskraft am Institut für Entwicklungsmechanik der Universität Greifswald; Juli 1936 Approbation und November 1936 Promotion in Greifswald;[219] 1936 bis 1938 Volontärassistent an der Kinderklinik der Universität Greifswald (Domstraße 15); ab Februar 1939 Volontärassistent am Physiologischen Institut der Universität Rostock (Gertrudenstraße); ab 1939 Kriegshilfsassistent, ab mind. 1943 Assistenzarzt an der Kinderklinik der Universität Rostock (Augustenstraße 80/82); dort Eintritt in die NSDAP am 1.4.1940, Mitgliedsnummer 8.017.307; ab 1941 Facharzt für Kinderheilkunde; 1945 bis 1948 zunächst Oberarzt, dann kommissarischer Direktor an der Kinderklinik der Universität Rostock (dort auch wohnhaft: Rembrandtstraße 16/17); 1948 Habilitation;[220] 1948 Dozent für Pädiatrie an der Universität Rostock; März 1948 Heirat mit der Säuglingsschwester Felicitas Homann (*25.11.1910 in Hamburg, †17.11.1977 in Greifswald; Tochter eines Kaufmanns), mind. ein Kind; Juli 1948 bis 1974 Professor für Kinderheilkunde und Direktor der Kinderklinik der Universität Greifswald (Soldtmannstraße 15); 1973 als Verdienter Arzt des Volkes ausgezeichnet und zum Obermedizinalrat ernannt; 1974 emeritiert; am 20.3.1978 im Alter von 68 Jahren nach längerer Krankheit in Greifswald gestorben

Brill, Prof. Dr. Ernst Heinrich Sigismund

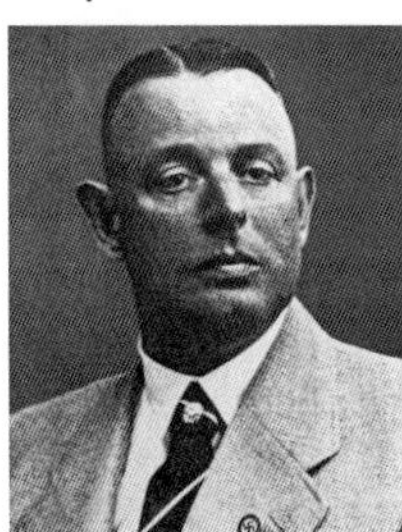

geboren am 6.8.1892 in Darmstadt/Hessen; Sohn eines Gerichtsassessors; Gymnasium in Worms, 1912 Abitur; Medizinstudium in Jena und Heidelberg; ab August 1914 Militärausbildung im Feldartillerie-Regiment 61; Oktober 1914 bis November 1918 Kriegseinsatz im medizinischen Dienst der Sanitätskompanie der Infanterie-Division 35, im Januar 1919 als Feldhilfsarzt aus dem Heer entlassen, EK II; ab Februar 1919 Fortsetzung des Medizinstudiums in Jena (Johann-Friedrich-Straße 10); August 1919 Heirat mit Alice Anschütz (*24.10.1900 in Berlin, †Mitte November 1945 Suizid bei Graal-Müritz; Tochter eines Königlichen Reichsmilitärgerichtsrates und späteren Senatspräsidenten), zwei Kinder; Juni 1920 Approbation und November 1920 Promotion in Jena;[221] Juli 1920 bis Januar 1921 Volontärassistent am Pathologischen Institut der Universität Jena; Februar 1921 bis März 1922 Assistenzarzt an der Medizinischen Poliklinik der Universität Jena; anschließend praktischer Arzt und Fürsorgearzt für Lungenkranke in Jena; 1922 bis 1923 Ausbildung an der Sozialhygienischen Akademie in Berlin-Charlottenburg; ab Frühjahr 1923 Volontärassistent an der Psychiatrischen Klinik, ab April 1924 Assistent an der Hautklinik der Universität Jena (Erfurter Straße 18); seit 1925 Mitglied des Stahlhelm; September 1926 Habilitation in Jena;[222] ab 1926 Facharzt für Dermatologie und Venerologie; 1926 zum Oberarzt ernannt und 1930 zum außerordentlichen Professor an der Universität Jena berufen;[223] Februar 1933 bis Oktober 1934 Mitglied der SA, als SA-Sanitäts-Sturmbannführer Dienst im SA-Sturmbann I/235 in Jena, dort maßgeblich am Aufbau des SA-Sanitätswesens beteiligt; Eintritt in die NSDAP am 1.3.1933, Mitgliedsnummer 1.546.909; gegen den Willen der Medizinischen Fakultät ab Oktober 1933 ordentlicher Professor für Haut- und Geschlechtskrankheiten an der Universität Rostock; ab Oktober 1933 Chefarzt, dann Direktor der Hautklinik und Poliklinik der Universität Rostock (Gertrudenplatz 3, Lindenbergstraße 6, Schwaansche Straße 2); ab Januar 1934 außerdem Vertrauensmann der Reichsleitung der NSDAP an der Medizinischen Fakultät der Universität Rostock; ab Februar 1934 Vertreter des Kreismedizinalrats des Kreises Rostock für den Be-

219) Mit der Arbeit: Das Verhalten von Niere, Herz, Bauchspeicheldrüse und Leber der Ratte bei tierischer, pflanzlicher und gemischter Rohnahrung, Greifswald 1937.

220) Die Habilitation erfolgte ohne vorgelegte Arbeit und ohne förmliches Verfahren für seine schon im Dritten Reich begonnenen wissenschaftlichen Arbeiten zur Vitaminforschung und zur Hämatologie.

221) Mit der Arbeit: Epilepsie bei endokriner Fettsucht (MS).

222) Mit der Arbeit: Die experimentellen und klinischen Grundlagen zum neuropathischen Typ des Exzems, Berlin 1926.

223) Brill gehörte hier zu den 50 deutschen Professoren, die in einem im Völkischen Beobachter veröffentlichten Aufruf vom 29.7.1932 zur Wahl der NSDAP aufforderten.

reich der Erbgesundheitspflege und zugleich medizinischer Beisitzer des dem Oberlandesgericht Rostock angegliederten Erbgesundheitsobergerichts Rostock;[224] 1934 bis 1935 auch Mitglied des Senats der Universität Rostock; Oktober 1935 bis März 1936 Prorektor und – mit nachdrücklicher Unterstützung durch den Gauleiter Friedrich Hildebrandt – von April 1936 bis Oktober 1937 Rektor der Universität Rostock; Dezember 1935 bis April 1937 Führer des NS-Dozentenbundes des Gaues Mecklenburg-Lübeck der NSDAP; daneben auch Personalreferent des Reichsdozentenführers in der Hochschulkommission und Leiter der Fachschaft I (Hochschulen) im NS-Lehrerbund des Gaues Mecklenburg-Lübeck; außerdem Bezirksbeauftragter für Mecklenburg der Arbeitsgemeinschaft zur Bekämpfung der Geschlechtskrankheiten im Reichsausschuß für Volksgesundheitsdienst beim Reichsministerium des Innern sowie Bezirksleiter für Mecklenburg der Deutschen Gesellschaft zur Bekämpfung der Geschlechtskrankheiten; daneben Schatzmeister der Deutschen Dermatologischen Gesellschaft und Mitglied der Arbeitsgemeinschaft Mecklenburg für Krebsforschung; ab September 1937 Mitglied der SS, Nr. 284.121, Aufnahme als SS-Hauptsturmführer[225] und seitdem bis mind. 1944 Führer beim Stab des SS-Abschnitts XXXIII;[226] ab September 1938 Einsatz bei der SS-Totenkopfstandarte „Brandenburg“ im Konzentrationslager Oranienburg; im September 1939 zum SS-Sturmbannführer befördert; September 1939 bis November 1940 Kriegseinsatz, zunächst als Stabsarzt im Reservelazarett Ia in Rostock, dann beim Oberbaustab I, zuletzt im Kriegslazarett der Abteilung Mot. 531, daneben eingeschränkte Weiterführung seiner universitären Tätigkeit, im Januar 1940 zum Oberstabsarzt befördert, März 1941 KVK II. Kl. m.S.; ab 1944 auch Beratender Dermatologe (Chefarzt der Dermatologie) im Wehrkreis II (Mecklenburg und Pommern); nach Zerstörung seiner Privatwohnung in Rostock (Lindenbergstraße 6) durch Bombenangriff im April 1944 Umzug nach Graal-Müritz; dort auch Betreuung der nach Graal verlegten Ausweichklinik, da die Rostocker Klinik weitgehend zerstört war; im November 1944 zum Oberfeldarzt befördert; Mitte November 1945 im Alter von 52 Jahren Suizid durch Vergiften gemeinsam mit seiner Ehefrau bei Graal-Müritz

Brinck, Dr. Joachim Ludwig Heinrich

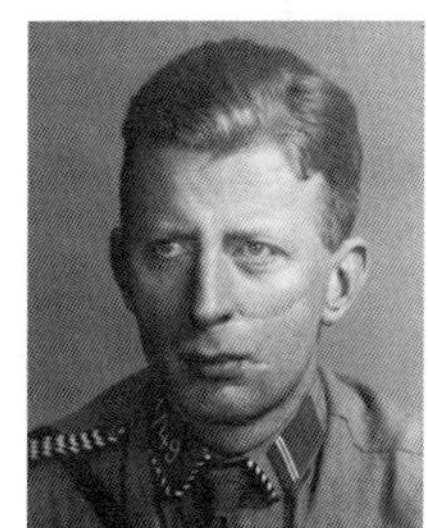

geboren am 8.7.1900 in Strasburg/Westpreußen; Sohn eines Berufssoldaten (Generalmajor); Gymnasien in Graudenz, Lyck, Schweidnitz und Stralsund, Juni 1917 Notabitur; ab Juni 1917 Kriegseinsatz als Fahnenjunker, kriegsbeschädigt aus dem Heer entlassen; Medizinstudium in Greifswald, Erlangen und Marburg; 1924 bis 1925 Medizinalpraktikant am Pathologischen Institut der Universität Marburg und am Landeskrankenhaus in Greiz; Mai 1925 Approbation in Berlin; Mai 1925 bis November 1928 Assistenzarzt am Bakteriologisch-serologischen Institut und am Pathologischen Institut in Hamburg-Barmbek; Juli 1927 Promotion in Hamburg;[227] November 1928 bis März 1930 Assistenzarzt am Pathologischen Institut der Universität Halle-Wittenberg; ab April 1930 Volontärassistent an der Medizinischen Klinik der Universität Greifswald (Georgenstraße 5); dort Eintritt in die NSDAP am 1.4.1933, Mitgliedsnummer 1.678.558; ab 1935 auch Leiter der Dozentenschaft an der Universität Greifswald; August 1936 Heirat mit Liselotte Wissmann (*27.7.1912 in Tarnowo/Posen, †17.4.1988 in Hameln/Niedersachsen; Tochter eines Gutsbesitzers), vier Kinder;

---

224) Das 1934 bis 1935 vom Präsidenten des Oberlandesgerichts Rostock, Heinrich Burmeister (*1883, †1946), geleitete Erbgesundheitsobergericht war letzte Instanz zur Entscheidung jener Fälle, in denen Personen nach den Bestimmungen des Gesetzes zur Verhütung erbkranken Nachwuchses sterilisiert werden sollten. Das mecklenburgische Erbgesundheitsobergericht wurde 1936 bis 1942 von Hans Hermann Zastrow (*1897, †1952) und von 1943 bis 1945 von Kurt Wendelstorf (*1907, †1978) geleitet.

225) Laut Schreiben des Führers des SS-Abschnitts XXXIII (Mecklenburg), Rudolf Lohse, an die Führung des SS-Oberabschnitts Nord vom Juni 1937 habe „der geradlinige weltanschauliche Kampf der Schutzstaffel Prof. Dr. Brill veranlaßt, sich näher mit der SS zu befassen. Er hat daraufhin die Bitte ausgesprochen, sich nach seinen Kräften für die SS einsetzen zu dürfen. B[rill] genießt das volle Vertrauen des SS-Gruppenführers Hildebrandt, Gauleiter und Reichsstatthalter von Mecklenburg, der auch die Einsetzung des B[rill] als Rektor der Universität in Rostock seinerzeit durchgesetzt hat.“ Auch laut Auskunftsstelle der Stabskanzlei beim Chef des Sicherheitshauptamtes der SS vom August 1937 bestanden keine Bedenken, Brill in die SS aufzunehmen.

226) Im Personalbericht des Führers des SS-Abschnitts XXXIII, Waldemar Wappenhans, hieß es im Juni 1939, Brill sei „in seinem Beruf eine ‚Persönlichkeit‘ und hängt mit Liebe und Begeisterung an der SS“.

227) Mit der Arbeit: Ein Beitrag zur Paratyphusfrage mit besonderer Berücksichtigung des Kulturbildes der einzelnen Paratyphazeen-Typen, Jena 1927.

ab September 1938 Facharzt für Innere Medizin; Oktober 1938 bis mind. 1941 zunächst Oberarzt, dann Leitender Arzt an der Inneren Abteilung des Stadtkrankenhauses in Schwerin (Werderstraße 30, Bismarckstraße/Blücherstraße 15); ab Oktober 1938 Mitglied des NSDÄB; Mitglied der SA, Sturmarzt des SA-Reitersturms 9/9 in Schwerin; ab September 1939 Kriegseinsatz, mind. 1943 als Oberstabsarzt im Reservelazarett Schwerin, KVK II. Kl. m.S. und I. Kl. m.S., September 1943 Deutsches Kreuz in Silber; am 28.6.1944 im Alter von fast 44 Jahren in Mogilew/Sowjetunion gefallen

Brinkmann, Dr. Erich Hermann Heinrich
geboren am 5.1.1910 in Sterkrade/Rheinprovinz; Sohn eines Ingenieurs; Realgymnasium in Sterkrade, 1929 Abitur; Medizinstudium in Jena, Freiburg, Innsbruck und Rostock; Dezember 1934 Approbation; mind. 1934 Assistenzarzt am Luisenhospital in Aachen (Boxgraben 99); März 1935 Promotion in Rostock;[228] mind. 1935 bis 1938 Volontärassistent an der Heil- und Pflegeanstalt Rostock-Gehlsheim (dort auch wohnhaft); ab Juni 1938 Schiffsarzt beim Norddeutschen Lloyd in Hamburg auf der „Düsseldorf" und der „Columbus" (Schäferkampsallee 22, Schenkendorfstraße 57); ab Juni 1939 Assistenzarzt in Oberhausen (Otto-Weddigen-Straße 9); Dezember 1939 bis mind. 1943 Assistenzarzt am Evangelischen Krankenhaus in Mülheim/Ruhr (dort auch wohnhaft: Teinerstraße 62); August 1943 Heirat mit Hedwig Rump verw./gesch. Janßen (*13.10.1913 in Duisburg, †19.11.1992 in Ratingen/Nordrhein-Westfalen; Tochter eines Kaufmanns und späteren Geschäftsinhabers), drei Kinder; bis mind. 1948 in Mülheim/Ruhr; am 10.1.1988 im Alter von 78 Jahren in Ratingen gestorben

Brix, Dr. Walter Otto
geboren am 16.4.1909 in Flensburg/Schleswig-Holstein; Sohn eines Arztes; Gymnasium in Flensburg, 1927 Abitur; Medizinstudium in München, Rostock und Kiel; Eintritt in die NSDAP am 1.5.1933; bis Oktober 1933 Medizinalpraktikant an der Medizinischen Klinik der Universität Kiel, ab Oktober 1933 an der Inneren Abteilung des Städtischen Krankenhauses in Schleswig; März 1934 Approbation; April 1934 bis mind. 1936 Assistenzarzt an der Chirurgischen Abteilung des Städtischen Krankenhauses in Schleswig (dort zunächst auch wohnhaft: Lutherstraße 22; Moltkestraße 2); September 1935 Heirat mit Ursula Schmarje (*2.3.1910 in Altona, †13.1.2002 in Gersfeld/Rhön; Tochter eines Kunstmalers), mind. drei Kinder, 1949 Scheidung; mind. 1937 Assistenzarzt an der Frauenklinik in Altona; November 1937 Promotion in Kiel;[229] ab 1937 Volontärassistent an der Frauenklinik der Universität Rostock (Doberaner Straße 142); August 1938 bis 1969 niedergelassener Allgemeinpraktiker in Flensburg (Angelburger Straße 46); ab September 1939 Kriegseinsatz; September 1949 Heirat mit Gertrud Bremer verw. Petersen (*28.2.1913 in Ostrowo/Posen, †15.11.1994; Tochter eines Reichsbahninspektors), mind. ein weiteres Kind; am 16.10.1969 im Alter von 60 Jahren in Kiel gestorben

Brockelmann, Dr. Hans Theodor Georg

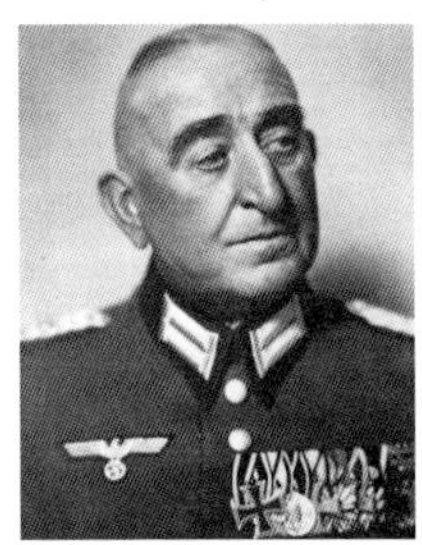

geboren am 28.2.1871 in Konstantinopel/Osmanisches Reich; Sohn eines Kaufmanns; Gymnasium, Abitur; Medizinstudium in Berlin an der Kaiser-Wilhelm-Akademie für das militärärztliche Bildungswesen; Februar 1895 Promotion in Berlin;[230] Juli 1897 Approbation; ab Oktober 1897 Assistenzarzt; als Sanitätsoffizier von 1900 bis 1903 Angehöriger der Ostasiatischen Besatzungsbrigade im Chinafeldzug; Mai 1904 bis Mai 1906 Stabs- und Bataillonsarzt beim 2. Feld-Regiment der Kaiserlichen Schutztruppen in Südwest-Afrika, dort 1904 bis 1905 Teilnahme am Vernichtungsfeldzug gegen die Herero und Hottentotten; mind. 1910 Stabs- und Bataillonsarzt beim Infanterie-Regiment 94 in Eisenach; 1914 bis 1918 Kriegseinsatz als Chefarzt in den Feldlazaretten I und 278 des XVI. Armeekorps in den Argonnen, der Champagne und in Flandern; 1918 bis 1919 Mitglied der Waffenstillstandskommission in Spa; zum Obergeneralarzt und Regierungsmedizinalrat ernannt; bis 1940 Arzt auf Gut Pieverstorf bei Waren; März 1940 Heirat mit Gertrud Schlee (*22.12.1904 in Leppin bei Waren, †6.12.1991 in Kanada; Tochter eines Gutspächters), ein Kind; ab

228) Mit der Arbeit: Der Gebrauch des scharfen Löffels bei Hornhauterkrankungen, Bottrop 1934.
229) Mit der Arbeit: Beitrag zur Kasuistik der gehäuften kleinen Anfälle im Kindesalter (Pyknolepsie), Kiel 1935.
230) Mit der Arbeit: Das fünfte Buch der „angeblichen Chirurgie des Johannes Mesue jun.", Berlin 1895.

1940 ohne ärztliche Tätigkeit; bis 1949 in Thomsdorf bei Feldberg; am 10.11.1949 im Alter von 78 Jahren an Herzschwäche nach Lungenentzündung in Feldberg gestorben

Brockmann, Dr. Herbert Wilhelm
geboren am 2.2.1908 in Frankfurt/Main/Hessen-Nassau; Sohn eines Oberpostpraktikanten und späteren Oberpostdirektors; Gymnasium, 1927 Abitur; Medizinstudium in Hamburg; Juni 1932 Approbation; 1932 bis mind. 1935 Assistenzarzt an der Universitäts-Kinderklinik in Würzburg; April 1933 Promotion in Hamburg;[231] in Würzburg Eintritt in die NSDAP am 1.8.1935, Mitgliedsnummer 3.698.337; daneben auch Mitglied des NSDÄB, Mitgliedsnummer 18.876; ab Februar 1939 Assistenzarzt an der Kinderheilstätte Landeshut/Schlesien; ab Juni 1939 wieder Assistenzarzt an der Universitäts-Kinderklinik in Würzburg; ab April 1940 Assistenzarzt an der Kinderklinik der Universität Rostock (Augustenstraße 80/82); mind. 1940 Kriegseinsatz als Unterarzt im Reservelazarett I in Rostock; ab mind. 1947 Kinderarzt in Hamburg (Walderseestraße 73, Dürerstraße 4, Bellmannstraße 5, Elbchaussee 568); Juli 1947 Heirat mit der Diätassistentin Anne-Liese Wilson (*10.12.1915 in Kappeln/Schleswig-Holstein, †14.5.2011 in Hamburg; Tochter eines Postassistenten und späteren Postinspektors), mind. ein Kind; am 22.7.1990 im Alter von 82 Jahren in Hamburg gestorben

Brömel, Dr. Robert Hermann Ludwig
geboren am 4.2.1877 in Hohenhorn bei Geesthacht/Schleswig-Holstein; Sohn eines Pastors; Gymnasium in Kassel, 1897 Abitur; Medizinstudium in Halle, Tübingen und Göttingen; November 1902 Approbation in Kassel; Mai 1903 Promotion in Göttingen;[232] ab 1904 Assistenzarzt in Bremerhaven; Assistenzarzt in Oberkaufungen bei Kassel; August 1906 Heirat mit Magdalena Harmssen (*1884 in Bremen, †26.9.1923 in Tessin; Tochter eines Kaufmanns), mind. drei Kinder; ab mind. 1909 Knappschaftsarzt in Bottrop/Westfalen; ab 1914 Kriegseinsatz als Truppenarzt, ab Mai 1916 als Stabsarzt beim Bezirkskommando Recklinghausen und im Reservelazarett Bottrop; Februar 1919 bis Dezember 1936 niedergelassener Allgemeinpraktiker in Tessin; November 1924 Heirat mit Olga Tammen (*8.9.1893 in Jemgum bei Leer/Ostfriesland; Tochter eines Malermeisters sowie späteren Kaufmanns und Gastwirts); Mai 1932 Heirat mit der Erzieherin Dorothea Vietzke gesch. Wendt (*20.5.1897 in Tschischdorf bei Löwenberg/Schlesien), mind. ein weiteres Kind; ab Dezember 1936 niedergelassener Allgemeinpraktiker in Eibenstock bei Plauen/Vogtland (Haberleithe 2); ab Oktober 1939 praktischer Arzt in Bernsdorf bei Glauchau/Sachsen; Mitglied des NSDÄB; ab Februar 1942 dienstverpflichteter Arzt in der Praxis von Dr. Fritz Lommatzsch in Hohndorf/Sachsen (Kolichstraße 6), ab September 1943 in der Praxis von Dr. Otto Naumann in Rödlitz/Sachsen (Hindenburgstraße 80), ab Oktober 1943 in der Praxis von Dr. Karl-Theodor Vité in Lichtenstein/Sachsen (Adolf-Hitler-Straße 4)

Brömse, Dr. Friedrich Max Theodor
geboren am 14.12.1867 in Rostock/Mecklenburg; Sohn eines Gymnasiallehrers; Gymnasium in Rostock, 1888 Abitur; Medizinstudium in Rostock und München; März 1893 Approbation und April 1894 Promotion in Rostock;[233] 1894 bis 1933 niedergelassener Allgemeinpraktiker in Güstrow (Markt 31, Lindenstraße 10); Oktober 1895 Heirat mit Elisabeth Küchenmeister (*11.10.1873 in Rostock, †12.12.1942 in Murnau/Bayern; Tochter eines Hofschlossermeisters), zwei Kinder; ab August 1914 Kriegseinsatz als Regimentsarzt bzw. Chefarzt eines Feldlazaretts, im Januar 1919 aus dem Heer entlassen; 1918 zum Sanitätsrat ernannt; am 24.2.1933 im Alter von 65 Jahren an Grippe und Lungenentzündung in Güstrow gestorben

Brose, Hans Günther Gerhard
geboren am 9.10.1907 in Hamburg; Sohn eines Volksschullehrers; Gymnasium, 1928 Abitur; Medizinstudium; März 1934 Approbation; 1934 bis 1937 Volontärassistent an der Hautklinik der Universität Rostock (Gertrudenplatz 3, Dornblüthstraße 4); ab Juli 1937 Assistenzarzt am Allgemeinen Kran-

231) Mit der Arbeit: Ein Beitrag zur Frage der Bestimmung der zirkulierenden Blutmenge beim normal lebenden Menschen mit der Farbstoff-Injektionsmethode unter Benutzung des Pulfrichschen Stufenphotometers, Hamburg 1932.
232) Mit der Arbeit: Klinische Erfahrungen über den therapeutischen Wert des Jequiritols, Kassel 1903.
233) Mit der Arbeit: Über die Zusammensetzung und Wirksamkeit einiger neuerer Desinficientien, insbesondere des Trikresols und des Kresolum purum, Rostock 1894.

kenhaus St. Georg in Hamburg; ab August 1937 Schiffsarzt auf der „Königstein"; April 1939 bis 1951 niedergelassener Allgemeinpraktiker und Geburtshelfer in Berlin (Wendenschloßstraße 298 und 206, Lienhardweg 39); dort Eintritt in die NSDAP am 1.4.1940, Mitgliedsnummer 8.013.555; außerdem Mitglied der SA; ab Mai 1940 Kriegseinsatz als Sanitätsgefreiter im Reservelazarett 108 in Berlin-Spandau; Juli 1940 Heirat mit der Steinmetzmeisterin Frida Kuhn (*12.10.1911 in [Berlin-]Köpenick, †3.4.1958 in Westberlin; Tochter eines Steinmetzes und späteren Bildhauermeisters), 1946 Scheidung; ab Oktober 1942 Mitglied des NSDÄB, Nr. 28.852; 1951 bis mind. 1959 Facharzt für Innere Medizin und Oberarzt an der II. Klinik des Städtischen Hufeland-Krankenhauses in Berlin-Buch; Februar 1963 Promotion in Berlin/DDR;[234] dort bis mind. 1977 (Gleimstraße 57)

Brose, Dr. Waldemar Paul Friedrich

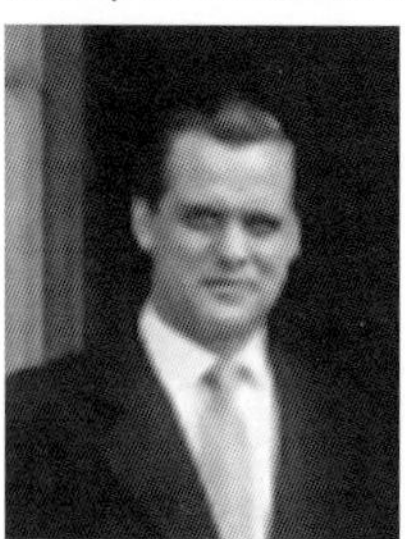

geboren am 6.2.1900 in Stettin/Pommern; Sohn eines Schiffskapitäns; Gymnasium, 1920 Abitur; Medizinstudium in Berlin; Februar 1925 Approbation und Juli 1925 Promotion in Berlin;[235] Heirat; Mai 1930 bis Juli 1934 Arzt in Waldmünchen/Bayern; August 1934 bis Februar 1936 niedergelassener Allgemeinpraktiker in Jördenstorf bei Teterow; ab 1936 Arzt am Staatlichen Gesundheitsamt Heilbronn/Württemberg (Franz-Renner-Straße 2); mind. 1942 hauptamtlicher Vertrauensarzt der Landesversicherungsanstalt Wolfenbüttel (Reichsstraße 5, Leibnizstraße 11); Mai 1942 Heirat mit Gertrude Hein spätere Vogel (*7.10.1914 in Offenbach/Main, †17.2.1981 in Schwabach/Bayern; Tochter eines Zuschneiders und späteren Behördenangestellten), 1950 Scheidung; August 1943 bis mind. 1945 Obervertrauensarzt in Greifswald (Stralsunder Straße 5, Gützkower Straße 84); ab mind. 1954 Arzt in Berlin; etwa 1961 Heirat mit der Sekretärin Ruth Fahlbusch (*1922, †2015; Tochter eines Viehhändlers); in den 1960er/70er Jahren gestorben

Bruckschwaiger, Dr. Irene (geb. Wehner)

geboren am 21.4.1915 in Borgfeld bei Stavenhagen/Mecklenburg; Tochter eines Pastors und späteren Propstes; Staatliche Studienanstalt in Schwerin, 1934 Abitur; Medizinstudium in Rostock (Schliemannstraße 6); September 1939 Approbation; ab Anfang 1940 Volontärassistentin an der Frauenklinik der Universität Rostock (Doberaner Straße 142); ab Mai 1940 Volontärassistentin an der II. Medizinischen Universitäts-Klinik in Hamburg-Eppendorf; April 1941 Promotion in Rostock;[236] ab April 1941 Assistenzärztin am Allgemeinen Krankenhaus in Hamburg-Barmbek; ab Januar 1943 Hilfskassenärztin in der Praxis von Dr. Georg Beckmann in Hamburg (Dithmarscher Straße 45), Februar bis Juli 1943 in der Praxis von Dr. Georg Knauer in Hamburg (Straßburger Straße 61, Leipziger Straße 37); Juni 1943 Heirat mit dem Arzt und späteren Urologen Dr. Otto Bruckschwaiger (*14.1.1916 in Amstetten/Österreich, †23.1.2004 in London/Kanada; Sohn eines Fabrikarbeiters und späteren Magazineurs), mind. fünf Kinder; ab Februar 1945 wieder Assistenzärztin am Allgemeinen Krankenhaus in Hamburg-Barmbek; mind. April 1951 bis September 1952 in Jimma/Äthiopien; spätestens 1952 Einbürgerung nach Österreich; September 1952 Auswanderung nach Kanada; spätestens 1957 Einbürgerung nach Kanada; mind. 1957 in Glace Bay/Cape Breton Island/Kanada; ab mind. 1957 ohne ärztliche Tätigkeit; ab mind. 1961 in London/Kanada; 1994 im Alter von 78/79 Jahren in London/Kanada gestorben

Brückner, Dr. Brunhilt Gabriele

geboren am 3.8.1920 in Deuben bei Freital/Sachsen; Tochter eines Volksschullehrers; Oberschule in Chemnitz, 1939 Abitur; Medizinstudium in Rostock; Approbation; Promotion; ab mind. Juli 1945 Assistenzärztin an der Universitäts-Nervenklinik Rostock-Gehlsheim; ab mind. 1978 Chefärztin an der Klinik für Infektionskrankheiten des Bezirkskrankenhauses in Karl-Marx-Stadt (Am Küchwald); 1978 als Verdiente Ärztin des Volkes ausgezeichnet; unverheiratet; am 31.5.2011 im Alter von 90 Jahren in Chemnitz gestorben

---

234) Mit der Arbeit: Vergleichende Untersuchungen bei enteraler und parenteraler Zufuhr von sog. O2-Donatoren bei Kranken mit Koronarsklerose, respiratorischer Insuffizienz, insbesondere bei chronischem Cor pulmonale sowie bei hepato-kardialem Syndrom, Berlin 1963.

235) Mit der Arbeit: Körperliche und geistige Fehler der Zöglinge einer Fürsorgeanstalt (MS).

236) Mit der Arbeit: Die Diagnose der Extraunteringravidität in der Außenpraxis und in der Klinik, Rostock 1941.

Brüning, Prof. Dr. Hermann Anton Leonhard

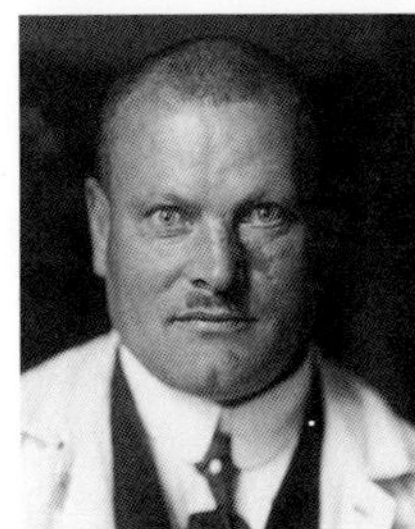

geboren am 16.4.1873 in Sprockhövel/Westfalen; Sohn eines Poststellenverwalters; Gymnasium in München-Gladbach, 1894 Abitur; Medizinstudium in Würzburg, Kiel, München, Bonn und Leipzig; dazwischen als Einjährig-Freiwilliger von April bis September 1894 erster Teil des Militärdienstes im 9. bayerischen Infanterie-Regiment; Februar 1898 Promotion in Bonn;[237] Februar 1899 Approbation; April bis September 1899 zweiter Teil des Militärdienstes als Unterarzt im hessischen Train-Bataillon 11 in Kassel; ab Oktober 1899 Volontärassistent, von April 1900 bis März 1901 Assistent und Prosektor am Pathologischen Institut der Universität Bonn; April 1901 bis März 1905 Assistenz- und Stationsarzt an der Universitäts-Kinderklinik und Poliklinik in Leipzig; ab 1904 dort auch Prosektor und Laboratoriumsassistent; April 1905 Habilitation in Rostock;[238] ab Mai 1905 Privatdozent für Kinderheilkunde; April 1905 bis März 1909 Assistenzarzt an der Kinderabteilung der Medizinischen Klinik der Universität Rostock (Schröderplatz); 1905 bis 1920 Mitglied und zeitweise Schriftführer des Mecklenburgischen Ärztevereinsbundes; ab 1906 Lehrauftrag für Kinderheilkunde an der Universität Rostock; dort im Juli 1909 zum außerordentlichen Professor für Kinderheilkunde ernannt; daneben im November 1909 zum städtischen Kostkinderarzt bestellt; März 1914 Heirat mit Luise Niewerth (*18.1.1889 in Rostock, †26.6.1981 in Bonn; Tochter eines Apothekers), vier Kinder; August 1914 bis November 1918 Kriegseinsatz als Stabsarzt im Brigade-Ersatz-Bataillon 34 und einem Reserve-Lazarett, EK II; Oktober 1919 bis September 1938 ordentlicher Professor für Kinderheilkunde an der Universität Rostock; auch Direktor der Kinderklinik der Universität Rostock (Augustenstraße 80/82); 1920 bis 1930 Mitglied der Deutschen Volkspartei, für diese 1923 bis 1925 Angehöriger der Rostocker Stadtverordnetenversammlung; 1921 bis 1922 Dekan der Medizinischen Fakultät der Universität Rostock; ab Gründung 1929 Mitglied der gemeinsamen Ärztekammer für Mecklenburg-Schwerin und -Strelitz; im September 1938 aus Altersgründen in den Ruhestand versetzt; als Emeritus vom Mecklenburgischen Staatsministerium von November 1938 bis Juli 1939 mit der vertretungsweisen Weiterführung seines bisherigen Lehrstuhls und der Leitung der Kinderklinik der Universität Rostock beauftragt; ab August 1939 niedergelassener Kinderarzt in Rostock (St.-Georg-Straße 102); Mai 1940 bis August 1944 Kriegseinsatz als Oberstabsarzt und Chefarzt eines Reservelazaretts in Kühlungsborn und in Graal-Müritz; dazwischen von Januar bis April 1943 Lehrstuhlvertretung für Kinderheilkunde und kommissarischer Direktor an der Kinderklinik der Universität Greifswald; als Nachfolger seines Nachfolgers, → Prof. Dr. Otto Ullrich, von Oktober 1943 bis März 1944 erneut Professor für Kinderheilkunde und kommissarischer Direktor der Kinderklinik der Universität Rostock; dafür Freistellung vom Kriegseinsatz, im September 1944 zum Oberfeldarzt befördert und aus der Wehrmacht entlassen, KVK II. Kl. m.S.; während des Kriegseinsatzes seines zweiten Nachfolgers, → Prof. Dr. Karl Klinke, im Herbst 1944 erneut mit der kommissarischen Leitung der Kinderklinik der Universität Rostock beauftragt; als Emeritus im Juli 1947 von der SMAD als Professor an der Medizinischen Fakultät der Universität Rostock bestätigt; April 1948 erneute Emeritierung; dann wieder niedergelassener Kinderarzt in Rostock (St.-Georg-Straße/Friedrich-Engels-Straße 102); daneben als städtischer Bezirksarzt mit der Seuchenbekämpfung beauftragt; als 78- bis 80-Jähriger von Oktober 1951 bis Mai 1953 wiederum mit der kommissarischen Leitung der Kinderklinik der Universität Rostock (Rembrandtstraße 16/17) beauftragt; im Juni 1953 erneut emeritiert; am 30.4.1955 im Alter von 82 Jahren an akutem Herztod in Rostock gestorben

Brüsch, Dr. Elisabeth Margarethe (geb. Thran)

geboren am 25.11.1902 in Tönning/Schleswig-Holstein; Tochter eines Arztes; Oberlyzeum in Altona, 1922 Abitur; Medizinstudium in Hamburg, Bonn, Wien, München und Freiburg; August 1932 Approbation und Promotion in Freiburg;[239] 1933 bis 1934 Assistenzärztin an der Gynäkologischen Klinik in Berlin-Neukölln (Mariendorfer Weg, Rudower Straße 56); September 1934 bis 1939 nieder-

---

237) Mit der Arbeit: Gastrostomieen, Bonn 1897.

238) Mit der Arbeit: Beiträge zur Lehre der natürlichen und künstlichen Säuglingsernährung, letztere unter besonderer Berücksichtigung der Überlegenheit der rohen oder der gekochten Milch, Jena 1906.

239) Mit der Arbeit: Experimentelle Untersuchungen über die therapeutische Beeinflussung der Frakturheilung, Königsbrück 1931.

gelassene Allgemeinpraktikerin in Neustrelitz (Karlstraße 15); Oktober 1934 Heirat mit dem Tierarzt und Schlachthofdirektor Dr. Johannes Brüsch (*19.8.1900 in Neustrelitz, †4.7.1957 in Tönning; Sohn eines Kaufmanns), mind. vier Kinder, 1956 Scheidung; ab April 1939 praktische Ärztin in Ennigerloh/Westfalen (Adolf-Hitler-Straße 312); ab Juli 1940 dienstverpflichtete Ärztin in der Praxis ihres verstorbenen Vaters Dr. Heinrich Thran, nach deren Übernahme bis 1958 niedergelassene Allgemeinpraktikerin in Tönning (Adolf-Hitler-Straße/Johann-Adolf-Straße 5); am 23.5.1958 im Alter von 55 Jahren in Kiel gestorben

Brunk, Dr. Albert August

geboren am 4.7.1881 in Freiburg/Baden; Sohn eines Arztes und Geheimen Sanitätsrates; Gymnasium in Bromberg, 1899 Abitur; Medizinstudium in Kiel, Freiburg, Greifswald und Breslau; Juni 1904 Approbation in Breslau; November 1904 Promotion in Greifswald;[240)] ab 1904 Assistenzarzt in Posen, dann in Elberfeld und Erlangen sowie an den HNO-Kliniken der Universitäten Breslau und Rostock (Doberaner Straße 137-139); ab 1909 niedergelassener Facharzt für Hals-, Nasen- und Ohrenkrankheiten in Bromberg; April 1911 Heirat mit Charlotte Hege (*21.12.1886 in Bromberg; Tochter eines Fabrikbesitzers), drei Kinder; 1914 bis 1916 Kriegseinsatz als landsturmpflichtiger Arzt im Reservelazarett Bromberg, 1916 bis 1918 als Truppenarzt; 1921 bis mind. 1945 niedergelassener Facharzt für Hals-, Nasen- und Ohrenkrankheiten in Rostock (Hopfenmarkt 10, Augustenstraße 15, 133 und 123); ab Gründung 1929 Vorsitzender der gemeinsamen Ärztekammer für Mecklenburg-Schwerin und -Strelitz; am 4.6.1947 im Alter von fast 66 Jahren an Herzleiden und Anämie in Rostock gestorben

Brunk, Dr. Walther August

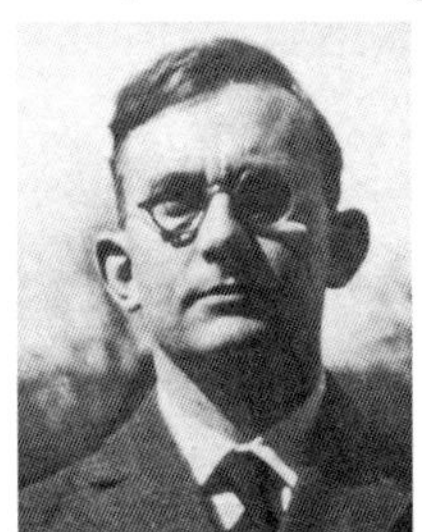

geboren am 11.8.1898 in Stettin/Pommern; Sohn eines Oberlehrers und späteren Gymnasialprofessors; Gymnasium in Osnabrück, November 1916 Notabitur; Dezember 1916 bis November 1918 Kriegseinsatz; Medizinstudium in Greifswald, München und Göttingen; bis 1924 Medizinalpraktikant an der Hebammenlehranstalt in Osnabrück (Weißenburger Straße 24); September 1924 Approbation in Greifswald; 1924 bis mind. 1925 Volontärassistent an der Hebammenlehranstalt in Osnabrück; dort Eintritt in die NSDAP am 17.3.1925, Mitgliedsnummer 422; September 1925 Promotion in Jena;[241)] Assistenzarzt am Kinderhospital in Lübeck, beim Jugendamt in Hamburg, mind. 1926 an der Lungenheilstätte Amsee bei Waren, am Johanniter-Krankenhaus in Lauenburg/Pommern und wieder an der Lungenheilstätte Amsee; mind. 1926 Leiter der Ortsgruppe Waren der NSDAP; April 1928 bis 1933 zweiter Arzt am Genesungsheim Bad Kleinen; April 1930 Heirat mit Gerda Behnke (*22.11.1905 in Podejuch bei Stettin, †29.9.2004 in Bad Harzburg/Niedersachsen; Tochter eines Eisenbahnarbeiters und späteren Reichsbahnoberzugschaffners), mind. drei Kinder; mind. 1935 Stadtarzt in Duisburg (Hansastraße 16, Prinzenstraße 26); August 1934 Goldenes Ehrenzeichen der NSDAP; Juli 1937 bis mind. 1938 Stadtarzt in München (Karlstraße 21) und beamteter Mitarbeiter in der Reichsärztekammer;[242)] ab März 1940 Kriegseinsatz; mind. 1950 bis 1968 niedergelassener Facharzt für Lungenkrankheiten in Westberlin (Anzengruberstraße 21); bis 1974 in Bad Harzburg (Hindenburgring 24); am 27.1.1974 im Alter von 75 Jahren in Westberlin gestorben

Brunn, Prof. Dr. Walter Albert Ferdinand **von**

geboren am 2.9.1876 in Göttingen/Hannover; Sohn des Arztes und späteren Rostocker Universitätsprofessors Dr. Albert von Brunn (*1849, †1895); Gymnasium in Rostock, 1894 Abitur; Medizinstudium in Rostock und Göttingen; daneben als Einjährig-Freiwilliger von 1894 bis 1895 Militärdienst beim Füsilier-Regiment 90 in Rostock; Mai 1899 Approbation; Mai 1899 bis Februar 1900 Assistenzarzt am Anatomischen Institut der Universität Greifswald; November 1899 Promotion in Rostock;[243)]

240) Mit der Arbeit: Zur Histogenese des Leberkrebses, Greifswald 1904.
241) Mit der Arbeit: Versuche über die Reiz- und Desinfektionswirkung von Chloramin „Heyden", Greifswald 1925.
242) Veröffentlichte u.a. 1939 im Schulungsbrief der NSDAP: „Volk und Rasse": Nationalsozialistische Erbpflege, Blutmaterialismus oder göttliches Naturgesetz?
243) Mit der Arbeit: Ein Beitrag zur Kenntnis von den ersten Resorptionsvorgängen, Rostock 1899.

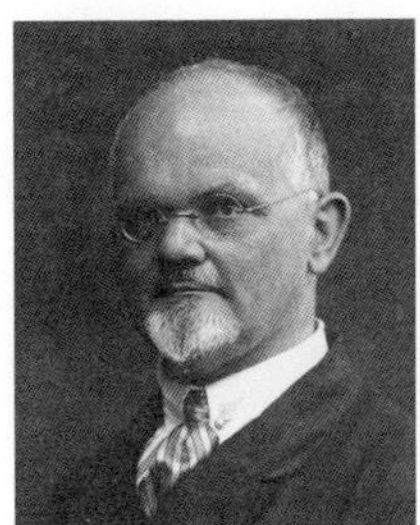

März bis Oktober 1900 Volontärassistent am Bakteriologisch-Hygienischen Institut und am Anatomisch-Pathologischen Institut der Universität Göttingen; November 1900 bis März 1903 zunächst Volontärassistent, dann Assistenzarzt am Königlich-Chirurgischen Klinikum in Berlin; April 1903 bis Mai 1905 Assistent an der Chirurgischen Klinik der Universität Marburg; ab Juli 1905 niedergelassener Chirurg und ab 1908 auch Inhaber einer chirurgischen Privatklinik in Rostock (Augustenstraße 110); daneben Unterricht in Gesundheitslehre an der städtischen Fortbildungsschule; 1909 Prüfung als Kreisarzt; Juni 1910 Heirat mit Elsa Range (*14.2.1884 in Ribnitz, †17.11.1959 in Leipzig; Tochter eines Kaufmanns), zwei Kinder; ab August 1914 Kriegseinsatz als Stabsarzt in verschiedenen Feldlazaretten, als Regiments- und Bataillonsarzt, zuletzt als Chefarzt und Kommandeur der Sanitäts-Kompanie 250, EK II und EK I; nach einer septischen Infektion im August 1918 Amputation des rechten Armes, deswegen von September 1918 bis Februar 1919 im Militärlazarett in Singen, dann Aufgabe der chirurgischen Privatpraxis in Rostock; Februar bis Oktober 1919 Studium am Institut für Geschichte der Medizin der Universität Leipzig; November 1919 Habilitation;[244)] seitdem Privatdozent für Medizingeschichte an der Universität Rostock (Augustenstraße 32); Januar 1920 bis September 1934 hauptberuflicher Stadtschularzt in Rostock (Heiligengeisthof 41/42, Kräwtweg 6);[245)] daneben ab Oktober 1921 Lehrbeauftragter für Geschichte der Medizin an der Universität Rostock; im Januar 1924 Verleihung der Amtsbezeichnung eines außerplanmäßigen außerordentlichen Professors für Medizingeschichte an der Universität Rostock;[246)] ab Oktober 1934 ordentlicher Professor für Medizingeschichte und Direktor des Medizinhistorischen Instituts der Universität Leipzig (Talstraße 18); ab 1935 Mitglied der Akademie der Naturforscher Leopoldina, dort ab 1937 Adjunkt, ab 1947 Vizepräsident; im Juli 1950 emeritiert; am 21.12.1952 im Alter von 76 Jahren in Leipzig gestorben[247)]

Brunn-Schulte-Wissing, Dr. Josef August Gerhard (geb. Brunn)

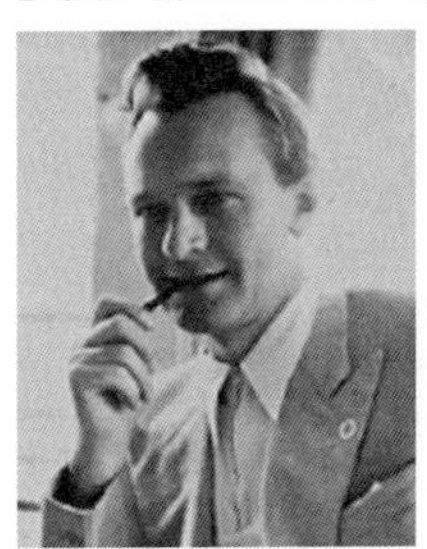

geboren am 29.9.1911 in Meppen/Hannover; Sohn eines Bürgermeisters; 1921 Namensänderung in Brunn-Schulte-Wissing; Realgymnasium in Rheine, 1931 Abitur; Medizinstudium in Münster, Straßburg, Würzburg und Rostock; als Student Eintritt in die NSDAP am 1.5.1933, Mitgliedsnummer 2.464.148; 1936 bis 1937 Medizinalpraktikant in Rostock; November 1937 Approbation; Dezember 1937 bis April 1938 Assistenzarzt in Rostock (Kehrwieder 4, Hundertmännerstraße 3); März 1938 Promotion in Rostock;[248)] ab April 1938 Arztvertreter in Rheine/Westfalen; September 1939 bis mind. 1945 Assistenzarzt am Pius-Hospital in Oldenburg (Georgstraße 12); ab August 1940 Kriegseinsatz, vor allem als Chirurg an der Ostfront, bis mind. Juni 1945 als Stabsarzt bei der Marine in Helsingør/Dänemark; ab Januar 1945 Facharzt für Chirurgie und Geburtshilfe; Juni 1945

244) Mit der Arbeit: Die Stellung des Guy de Chauliac in der Chirurgie des Mittelalters, Leipzig 1921.

245) Damit war von Brunn, der in dieser Eigenschaft auch dem Verein für Schulgesundheitspflege, der Vereinigung deutscher Schul-, Kommunal- und Fürsorgeärzte, der Gesellschaft zur Bekämpfung der Geschlechtskrankheiten und dem Verein gegen den Alkoholismus angehörte, formal für die Betreuung der etwa 12.000 Rostocker Schulkinder zuständig; im Kontext der zeitgenössischen Überlegungen zur sozialen und erbbiologischen Eugenik entwarf er bereits 1924 ein Sterilisierungs-Gesetz und 1933 ein Reichs-Schularzt-Gesetz, die beide nicht verwirklicht wurden.

246) Nachdem von Brunn sich schon in der klinischen Forschung und Praxis verdient gemacht und etwa 1902 den Lymphknoten in der Speicheldrüse des Unterkiefers entdeckt sowie 1907 eine verbesserte Schnitttechnik für Brustkrebsoperationen entwickelt hatte, begründete die Medizinischen Fakultät ihren Antrag auf vorzeitige Berufung von Brunns zum außeretatmäßigen außerordentlichen Professor im November 1923 damit, daß dieser bereits „in einer Anzahl von Publikationen [eine] ausgesprochene Befähigung für wissenschaftliche Fragestellungen und kritisch-geschlossene Durcharbeitung der ihm gestellten Themen und eigner Untersuchungen gezeigt" habe; die „Reife seiner wissenschaftlichen Persönlichkeit hat sich auch in all seinen medicohistorischen Arbeiten gezeigt, die nicht nur von emsigstem Fleiß zeugen, sondern eine große, z.T. erstaunliche Sachkenntnis beweisen und auch die trockenste Materie in einer organisch gebundenen, anregenden Form wiedergeben".

247) Der Rektor der Universität Leipzig, Prof. Dr. Georg Maurer, hob anläßlich des Todes von Brunns hervor, daß sich das von Brunn geleitete „Karl-Sudhoff-Institut zum bedeutendsten europäischen Institut für Medizingeschichte" entwickelt habe.

248) Mit der Arbeit: Die Frühgeburten – ihr Lebensschicksal in den ersten zehn Tagen und ihre bevölkerungspolitische Bedeutung, Gütersloh 1937.

Heirat mit der Wehrmachtsangestellten Irmgard Schmainta (*23.12.1924 in Bismarckhütte/Schlesien; Tochter eines Bergwerksdirektors), mind. fünf Kinder; ab 1946 wieder in Rheine, dort von Oktober 1948 bis 1980 niedergelassener Allgemeinpraktiker und Geburtshelfer; 1980 Praxisübergabe an seinen Sohn; am 4.2.1984 im Alter von 72 Jahren in Fuengirola/Spanien gestorben

Buchholz, Maximilian (Max)
geboren am 28.5.1905 in Helmstedt/Braunschweig; Sohn eines Arztes; Gymnasium in Helmstedt, 1925 Abitur; Medizinstudium in Freiburg, Göttingen, München und Rostock; November 1931 Approbation; 1933 bis mind. 1934 Assistenzarzt an der Frauenklinik und der Landeshebammenanstalt der Universität Rostock (dort auch wohnhaft: Doberaner Straße 142); mglw. Arzt in Cuxhaven (Schillerstraße 25); ab März 1939 Arztvertreter in Helmstedt (Ziegenmarkt 7); ab März 1940 dienstverpflichteter Arzt in der Praxis von Dr. Karl Michaelis in Berlin (Brunnenstraße 160, Augsburger Straße 33); ab Dezember 1940 Kriegseinsatz in der Luftwaffe; Mai 1964 Promotion in Düsseldorf;[249)] Juni 1972 Heirat mit Hildegard Nadolny (*23.4.1912 in Königsberg, †21.2.1996 in Teneriffa/Spanien); bis 2002 in Braunschweig (Neuhofstraße 9); am 28.3.2002 im Alter von 96 Jahren in Braunschweig gestorben

Buchka, Dr. Adolf Johann (Hans)
geboren am 19.12.1897 in Regensburg/Bayern; Sohn eines Landgerichtssekretärs und Kanzleirates; Gymnasium in Kaufbeuren, Abitur; Medizinstudium in Würzburg; ab April 1916 Kriegseinsatz als Unteroffizier in einem Infanterie-Regiment, verwundet, ab Mai 1918 im Reservelazarett Bad Nauheim/Hessen, im Mai 1919 aus dem Heer entlassen; Weiterführung des Medizinstudiums; Approbation; 1922 Promotion in Würzburg;[250)] mind. 1930 Stabsarzt in Frankfurt/Main (Holbeinstraße 17); Mai 1930 Heirat mit der Wirtschaftslehrerin Johanna Beckerle (*4.3.1907 in Hilpoltstein/Bayern, †14.9.1987 in Friedberg/Bayern; Tochter eines Bezirksamtsassessors und späteren Oberregierungsrates); 1933 bis mind. 1937 beamteter Stabsarzt im Standortlazarett Schwerin (Reifergraben 1, Steinstraße 30); mind. 1940 Oberfeldarzt in Wien (Kopfgasse 5); ab mind. 1949 Amtsarzt und Leiter des Staatlichen Gesundheitsamtes Coburg/Bayern (Allee 4, Hinterer Glockenberg 11 und 13); zum Oberregierungsmedizinalrat ernannt; am 11.6.1971 im Alter von 73 Jahren in Coburg gestorben

Buckowitz, Dr. Hans-Heinz Alfred Emil **von**
geboren am 8.7.1917 in Conradsdorf/Schlesien; Sohn eines Landwirts und Nationalökonomen; Realgymnasium in Wickersdorf/Thüringen, 1937 Abitur; nach Ableistung des Arbeitsdienstes Medizinstudium in Berlin (Berliner Straße 33) und Jena; dazwischen ab 1939 Kriegseinsatz in einem Infanterie-Regiment, dann zur Weiterführung des Studiums kommandiert; Mitglied im NS-Studentenbund und im NSFK; als Student Eintritt in die NSDAP am 1.1.1941, Mitgliedsnummer 8.288.010; Mai 1943 Approbation und Juli 1943 Promotion zum Dr. med. in Berlin;[251)] ab Mai 1943 Assistenzarzt und Unterarzt der Wehrmacht im Jugendheim „Forsteck" in Kühlungsborn; Oktober 1943 Heirat mit Margarete Jensen (*31.10.1920 in Frankfurt/Main, †22.1.2012 in Neu-Anspach/Hessen; Tochter eines Bankbeamten); mind. Juli 1945 bis 1952 praktischer Arzt in Kühlungsborn (Hermannstraße/Maxim-Gorki-Straße 18); spätestens 1955 Promotion zum Dr. phil.; nach Übersiedlung in die Bundesrepublik mind. 1955 bis 1969 Arzt in Frankfurt/Main (Rossertstraße 10, Am oberen Gänseborn, Günthersburgallee 29, Schöne Aussicht 9); bis 2006 in Kelkheim/Taunus (Parkstraße 2); am 25.3.2006 im Alter von 88 Jahren in Kelkheim gestorben

Budelmann, Prof. Dr. Günther Friedrich Hermann
geboren am 26.11.1903 in Hamburg; Sohn eines Kaufmanns; Gymnasium in Hamburg, 1923 Abitur; Medizinstudium in Tübingen, Kiel und München; Januar 1929 Approbation und Promotion in Kiel;[252)] mind. 1932 Assistenzarzt an der Medizinischen Universitäts-Poliklinik in Hamburg-Eppendorf; Mai 1933 Heirat mit Martha Siemssen (*16.7.1906 in Hamburg, †2.5.1992 in Hamburg; Tochter eines Pro-

249) Mit der Arbeit: Verteilung und Vererbung der Bogenmuster der Fingerbeeren, Düsseldorf 1964.
250) Mit der Arbeit: Über gefährliche, lokale Komplikationen der gemeinen Angina (MS).
251) Mit der Arbeit: Beitrag zur Klinik und Diagnostik der Mesenterialcysten (MS).
252) Mit der Arbeit: Über Polypen und Polyposis des Dickdarms, Hamburg 1928.

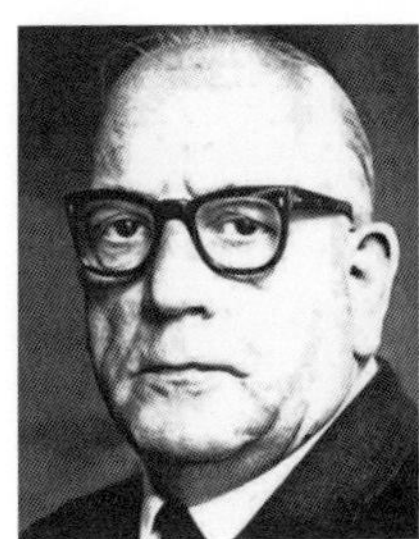

kuristen), vier Kinder; spätestens 1933 Habilitation;[253] seitdem Privatdozent für Innere Medizin an der Universität Hamburg; November 1933 Mitunterzeichner des „Bekenntnisses der Professoren an den deutschen Hochschulen zu Adolf Hitler und dem nationalsozialistischen Staat“; bis 1934 Assistenzarzt in Mecklenburg; 1934 bis 1942 zunächst Assistenzarzt, dann Oberarzt am Universitätskrankenhaus in Hamburg-Eppendorf (Loogestieg 13, Unnastraße 14, Martinistraße 20); daneben 1939 bis 1945 außerplanmäßiger Professor für Innere Medizin an der Universität Hamburg; ab September 1942 Facharzt für Innere Krankheiten; 1942 bis 1945 Leitender Oberarzt und Chefarzt an der II. Medizinischen Klinik des Allgemeinen Krankenhauses St. Georg in Hamburg (Hans-Much-Weg 14); im Rahmen der „Aktion Brandt“ ab Februar 1945 Arzt in der Sonderanlage des Krankenhauses in Bevensen/Niedersachsen; 1947 bis 1949 kommissarischer Ärztlicher Direktor, 1949 bis 1953 Ärztlicher Direktor am Allgemeinen Krankenhaus in Hamburg-Rissen; daneben von 1947 bis 1968 erneut außerplanmäßiger Professor für Innere Medizin an der Universität Hamburg; 1953 bis 1968 Chefarzt und Ärztlicher Direktor am Asklepios-Klinikum in Hamburg-Harburg; mind. 1962 bis 1967 auch niedergelassener Internist in Hamburg (Loogestieg 13); ab 1969 ordentlicher Professor für Innere Medizin an der Universität Hamburg; erster Vorsitzender des Berufsverbandes Deutscher Internisten;[254] am 3.12.1976 im Alter von 73 Jahren in Hamburg gestorben

Budgenhagen, Dr. Richard Hermann Heinrich
geboren am 26.2.1889 in Woldegk/Mecklenburg; Sohn eines Kaufmanns; Gymnasium in Neustrelitz, 1908 Abitur; Medizinstudium in Leipzig, Rostock und Berlin; August 1914 Approbation in Berlin; August 1914 bis November 1918 Kriegseinsatz, zunächst als Assistenzarzt, zuletzt als Oberarzt, kriegsbeschädigt; 1919 Assistenzarzt am Johanniter-Krankenhaus in Stendal, 1920 an der Urologischen Abteilung der Chirurgischen Universitäts-Poliklinik der Charité in Berlin; Juli 1920 Promotion in Berlin;[255] 1920 bis 1931 niedergelassener Allgemeinpraktiker in Woldegk (Braustraße 5); Mai 1921 Heirat mit Margarete Scheffer (*7.9.1895 in Hesserode bei Kassel, †7.3.1929 in Trendelburg/Hessen; Tochter eines Pastors), vier Kinder; am 9.2.1931 im Alter von fast 42 Jahren an Lungenentzündung und Rippenvereiterung in Neustrelitz gestorben

Büchsel, Dr. Hans Theodor Konrad
geboren am 14.6.1920 in Rostock/Mecklenburg; Sohn eines Theologen und Universitätsprofessors; Gymnasium in Rostock, 1937 Abitur; April bis Oktober 1937 RAD-Pflichtdienst; Medizinstudium in Rostock (Kräwtweg 3); ab September 1939 Kriegseinsatz; im Oktober 1940 zur Fortsetzung des Studiums uk gestellt; ab Mai 1941 erneuter Kriegseinsatz, neben dem Dienst in der Studentenkompanie der Heeres-Sanitätsstaffel Rostock zum nebendienstlichen Studium kommandiert; als Student in Rostock Eintritt in die NSDAP am 1.10.1941, Mitgliedsnummer 8.835.123; Januar 1943 Approbation und Promotion[256] in Rostock (Kaiser-Friedrich-Straße 2); April 1943 bis mind. 1944 erneuter Kriegseinsatz, mind. 1944 als Unterarzt in Rostock (Augustenstraße 5); Februar 1944 Heirat mit der Buchhalterin Traute Reusser (*22.3.1922 in Ludwigshof bei Marienwerder/Westpreußen; Tochter eines Kunstmalers), mind. drei Kinder; mind. 1949 bis 1958 wissenschaftlicher Assistent an der Medizinischen Poliklinik der Universität Rostock (Rembrandtstraße 10, Kräwtweg 3); dort im Februar 1957 Habilitation;[257] ab mind. 1961 wissenschaftlicher Assistent an der Inneren Abteilung des Kreiskrankenhauses in Waiblingen/Baden-Württemberg (Masurenweg 45); ab mind. 1965 Arzt in Stuttgart (Wiesbadener Straße 10); am 7.3.2007 im Alter von 86 Jahren in Stuttgart gestorben

Büll, Dr. Alfred Bruno Georg
geboren am 30.8.1890 in Stettin/Pommern; Sohn eines Kaufmanns; Gymnasium, 1908 Abitur; Medizinstudium in Berlin; August 1914 Approbation in Würzburg; 1914 bis 1918 Kriegseinsatz, zuletzt

253) Mglw. mit der Arbeit: Über den Einfluß des Adrenalins auf die Harnsekretion, Berlin 1932.
254) Dieser verleiht seit 1984 die „Günther-Budelmann-Medaille“.
255) Mit der Arbeit: Zur Ureteritis tuberculosa (MS).
256) Mit der Arbeit: Über Art- und Organspezifität von Fermentproteinen (MS).
257) Mit der Arbeit: Beitrag zur speziellen Prognostik peripherer Durchblutungsstörungen, Rostock 1956.

als Oberarzt; anschließend Assistenzarzt an der Frauenklinik der Charité in Berlin; Mai 1919 Promotion in Berlin;[258)] April 1922 bis mind. 1939 niedergelassener Facharzt für Frauenheilkunde und Geburtshilfe in Stettin (Kaiser-Wilhelm-Straße 97); Dezember 1924 Heirat mit Anneliese Schell (*21.1.1900 in Stettin, †25.9.1987 in Mühlheim/Main; Tochter eines Bankiers), ein Kind; Kriegseinsatz, bis Juli 1945 als Stabsarzt im Heeres-Standortlazarett/Heeres-Sanitätsstaffel in Schwerin (Reiferbahn 1); 1945 bis mind. 1958 niedergelassener Gynäkologe in Schwerin (Bismarckstraße/Straße der Nationalen Einheit 61); mind. 1960 Facharzt in Frankfurt/Main; bis 1970 in Mühlheim/Main (Dammstraße 7); am 16.4.1970 im Alter von 79 Jahren in Mühlheim/Main gestorben

Bünger, Dr. Leonhard Joseph

geboren am 5.11.1889 in Döringsdorf/Westpreußen; Sohn eines Bauern; Gymnasium in Konitz, 1912 Abitur; Medizinstudium in Königsberg, Berlin und Greifswald; dazwischen als Einjährig-Freiwilliger ab April 1913 Militärdienst als Sanitätsgefreiter im Grenadier-Regiment 3; August 1914 bis Januar 1916 Kriegseinsatz als Sanitätsunteroffizier im Feldlazarett 11 des II. Armeekorps, 1917 bis 1918 als Unterarzt bzw. Feldhilfsarzt im Feldlazarett 24 des II. Armeekorps; Juli 1920 Approbation; Oktober 1920 Promotion in Greifswald;[259)] Januar 1921 bis 1945 niedergelassener Allgemeinpraktiker in Hammerstein/Pommern (Adolf-Hitler-Straße 4); spätestens 1922 Heirat mit Agnis Lück, vier Kinder; ab 1931 Mitglied der NSDAP; ab Oktober 1939 Kriegseinsatz in der Wehrmacht, 1940 bis November 1944 als Oberstabsarzt und Standortarzt in der Heeres-Sanitätsstaffel Hammerstein, daneben eingeschränkte Weiterführung seiner Praxis, im November 1944 wegen Krankheit aus der Wehrmacht entlassen; nach Flucht von Frühjahr 1945 bis Juni 1947 Arzt in Wendelstorf bei Schwerin; die mecklenburgische Medizinalverwaltung schlug 1946 den Approbationsentzug vor; Juni 1947 bis mind. 1950 niedergelassener Allgemeinpraktiker in Zehdenick/Brandenburg (Berliner Straße 20)

Büschel, Dr. Martin Heinrich Gottlob

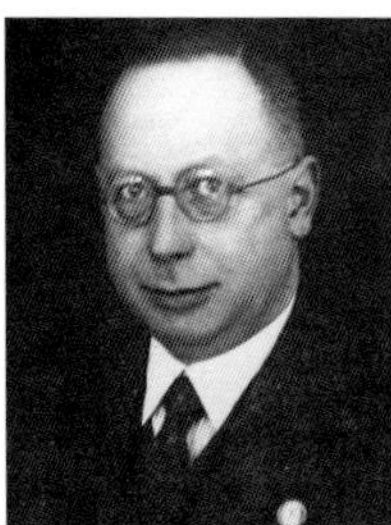

geboren am 11.11.1887 in Malchin/Mecklenburg; Sohn eines Steinmetzmeisters; Realgymnasium in Malchin, 1908 Abitur; Medizinstudium in Tübingen, Berlin, Rostock, München und Heidelberg; 1913 bis 1914 Medizinalpraktikant am Landkrankenhaus in Coburg; Juli 1914 Approbation und Promotion in Heidelberg;[260)] 1914 bis 1916 Kriegseinsatz als Arzt im Reservelazarett Merseburg, 1916 bis Dezember 1918 als Truppenarzt, zuletzt als Bataillonsarzt an der Westfront; ab Dezember 1918 Assistenzarzt an der Frauenklinik der Universität Rostock (Doberaner Straße 142); Juli 1919 bis 1953 niedergelassener Allgemeinpraktiker in Plau (Große Burgstraße 69 und 13); Dezember 1921 Heirat mit Anna Kessow (*9.6.1899 in Neubrandenburg, †12.7.1940 in Parchim; Tochter eines Kaufmanns), ein Kind; in Plau Eintritt in die NSDAP am 1.5.1933, Mitgliedsnummer 3.520.618; ab 1936 auch nebenamtlicher Arzt im Hilfswerk „Mutter und Kind" der NSV in Plau; aus politischen Gründen 1953 Flucht in die Bundesrepublik; Dezember 1969 Heirat mit Käthe Boldt (*1.8.1907 in Eldena bei Ludwigslust, †26.6.1993 in Braunlage/Niedersachsen; Tochter eines Postverwalters); bis 1974 in Bad Pyrmont/Niedersachsen (Am Buchengrund 16); am 17.7.1974 im Alter von 86 Jahren in Bad Pyrmont gestorben

Bütow, Dr. Erich Franz Hermann

geboren am 4.8.1895 in Kummin/Pommern; Sohn eines Rentiers; Gymnasium, 1914 Abitur; Kriegseinsatz, zuletzt als Leutnant; Medizinstudium in Berlin; Februar 1924 Approbation und Promotion in Berlin;[261)] April 1924 bis mind. 1944 niedergelassener Allgemeinpraktiker in Greifenhagen/Pommern (Brückenstraße 8); dort auch nebenamtlicher Gefängnisarzt; November 1925 Heirat mit der Bäckerei-Inhaberin Toni Rieger (*13.1.1898 in Stettin, †27.1.1983 in Wismar; Tochter eines Bäckermeisters), zwei Kinder; Mitglied der HJ und Förderndes Mitglied der SS; April 1940 bis Februar 1943

258) Mit der Arbeit: Über Struma ovarii, Stettin 1919.
259) Mit der Arbeit: Calomel als Abortivum (MS).
260) Mit der Arbeit: Über schmerzlose Geburtswehen, Coburg 1913.
261) Mit der Arbeit: Ein Fall von multiplen Dünndarmstenosen (MS).

Kriegseinsatz; nach Flucht ab mind. Frühjahr 1945 Arzt in der Praxis von → Dr. Otto Connerth in Wismar (Lübsche Straße 83); mind. 1949 bis 1961 niedergelassener Allgemeinpraktiker in Wismar (Lübsche Straße/Stalinstraße 81 und 243); am 2.5.1961 im Alter von 65 Jahren in Wismar gestorben

Büttner, Dr. Adolf Johannes August

geboren am 24.11.1860 in Doberan/Mecklenburg; Sohn eines Rektors und Pastors sowie späteren Präpositus; Gymnasium in Prenzlau, 1879 Abitur; Medizinstudium in Freiburg, Rostock, Göttingen und Jena; Februar 1886 Approbation und Promotion in Jena;[262] bis 1887 Assistenzarzt in Jena; 1888 bis 1895 niedergelassener Allgemeinpraktiker in Nienburg/Saale; spätestens 1895 Heirat mit Antonie Krumhoff (Tochter eines Bergwerksbesitzers), mind. drei Kinder; 1895 bis 1914 niedergelassener Allgemeinpraktiker in Teterow (Warener Straße 204, Rostocker Straße 7); 1912 zum Sanitätsrat ernannt; 1914 Übersiedlung auf das ihm gehörende Rittergut Schrödershof bei Malchin (335 ha); ab August 1914 Kriegseinsatz, zunächst als Oberstabs- und Truppenarzt, dann als Chefarzt in Schwerin und Güstrow; mind. 1919 bis 1933 Arzt in Schrödershof (Gutshaus); am 4.6.1933 im Alter von 72 Jahren in Schrödershof gestorben

Büttner, Dr. Herbert Richard Wilhelm

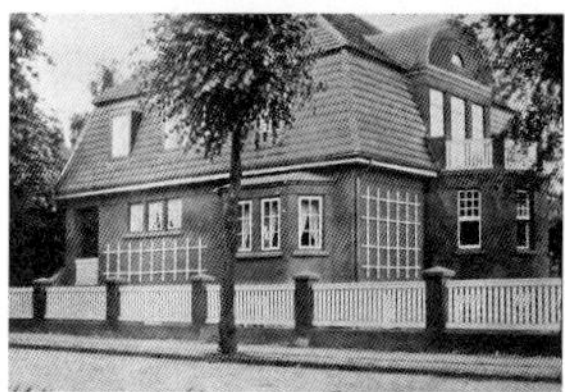

Wohn- und Praxishaus in Neustadt-Glewe

geboren am 1.7.1893 in Striegau/Schlesien; Sohn eines Werkmeisters und späteren Fabrikdirektors; Gymnasium in Neumünster, 1912 Abitur; Medizinstudium in Jena, Berlin und Kiel; dazwischen von Januar 1915 bis November 1918 Kriegseinsatz; Dezember 1918 bis Dezember 1919 Heeres-Lazarettdienst; Juli 1920 Approbation; Juli 1920 bis Anfang 1956 niedergelassener Allgemeinpraktiker in Neustadt(-Glewe) (Parchimer Straße 1, Bahnhofstraße 31); August 1920 Promotion in Kiel;[263] September 1920 Heirat mit Elisabeth Meyer (*19.10.1893 in Metz/Lothringen; Tochter eines Ministerialamtmannes und späteren Geheimen Rechnungsrevisors), zwei Kinder; mind. 1935 bis 1937 auch nebenamtlicher Vertragsarzt bei der RAD-Einheit 6/63 (Neustadt-Glewe); auch Belegarzt am Stift Bethlehem in Ludwigslust; in Neustadt-Glewe Eintritt in die NSDAP am 1.5.1937, Mitgliedsnummer 4.009.564; daneben auch Mitglied der SA und des NSDÄB; September 1939 bis August 1940 Kriegseinsatz, wegen Erkrankung aus der Wehrmacht entlassen; Anfang 1956 Schließung seiner Praxis; am 10.10.1957 im Alter von 64 Jahren in Ludwigslust gestorben

Büttner, Prof. Dr. Otto Friedrich Karl

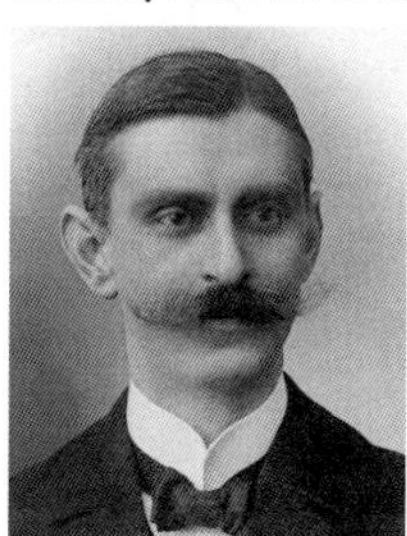

geboren am 31.10.1868 in Riga/Lettland; Sohn eines Gymnasiallehrers sowie späteren Gymnasialdirektors und Staatsrates; Gymnasium in Golding/Kurland, 1887 Abitur; zunächst Jurastudium in Dorpat, dann Medizinstudium in Freiburg, Breslau und Leipzig; Juni 1894 Approbation und November 1894 Promotion in Leipzig;[264] Oktober 1894 bis April 1897 Assistenzarzt an der Frauenklinik, Mai 1897 bis August 1898 am Pathologischen Institut der Universität Rostock (Doberaner Straße 142, Gertrudenstraße), September 1898 bis April 1900 an der Universitäts-Nervenklinik Rostock-Gehlsheim; ab Mai 1900 Assistenzarzt an der Frauenklinik der Universität Rostock; dort im April 1901 Habilitation;[265] seitdem Privatdozent für Gynäkologie und Geburtshilfe; September 1904 Heirat mit Betty Volck (*20.6.1879 in Dorpat, †16.10.1943 in Rostock; Tochter eines Theologieprofessors und Staatsrates), fünf Kinder; ab Mai 1906 Titularprofessor und Lehrstuhlvertreter für Geburtshilfe und Gynäkologie an der Universität Rostock; daneben ab Mai 1906 kurzzeitig kommissarischer Leiter der in der dortigen Frauenklinik vereinigten Gynäkologischen und der Geburtshilflichen Klinik sowie der Hebammenlehranstalt; bis Juli 1912 Oberarzt an der Frauenklinik der

---

262) Mit der Arbeit: Ein Beitrag zu der Lehre von den cyclischen Psychosen, Jena 1887.
263) Mit der Arbeit: Die Kindersterblichkeit im 2.-10. Lebensjahre in Königsberg/Pr. in den Jahren 1773-1803, Kiel 1920.
264) Mit der Arbeit: Über retroperitoneale Lipome, Leipzig 1894.
265) Mit der Arbeit: Die Eklampsie im Großherzogtum Mecklenburg-Schwerin während der Zeit vom 1.7.1885 bis zum 31.12.1891, Berlin 1902.

Universität Rostock; August 1912 bis April 1942 niedergelassener Facharzt für Frauenheilkunde mit Privatklinik in Rostock (Augustenstraße 80, Friedrich-Franz-Straße 37, 9 und 24); daneben Weiterführung der Lehrtätigkeit an der Universität Rostock; als vertraglich verpflichteter Zivilarzt von September 1914 bis Juni 1915 Kriegseinsatz als Stationsarzt am Hilfslazarett St.-Georg-Schule in Rostock; 1919 bis 1933 Mitglied der Deutschnationalen Volkspartei; neben der privatärztlichen Praxis ab Juni 1921 außerplanmäßiger außerordentlicher Professor für Gynäkologie und Geburtshilfe an der Universität Rostock; als 68-Jähriger Eintritt in die NSDAP am 1.5.1937, Mitgliedsnummer 6.034.796; ab 1938 auch ärztlicher Beisitzer am Erbgesundheitsobergericht Rostock; 1940 (weit nach Erreichen der Altersgrenze) Einstellung der Vorlesungen und Lehraufträge, dann Erlöschen der Lehrbefugnis; durch Bombenangriff auf Rostock im April 1942 Zerstörung seiner Klinik und seines Wohnhauses; deshalb von Oktober 1942 bis mind. 1952 niedergelassener Facharzt für Gynäkologie und Frauenkrankheiten in Waren (Kaiser-Wilhelm-Allee 4, Güstrower Straße 34, Roonstraße 2); unmittelbar nach Kriegsende bis mind. 1950 auch Leiter der Gynäkologischen Abteilung am Stadtkrankenhaus in Waren; nach Übersiedlung in die Bundesrepublik bis 1955 in Bad Godesberg bei Bonn (Kölner Straße 203); am 22.2.1955 im Alter von 86 Jahren an Bronchiektasen und Lungenentzündung in Bad Godesberg gestorben

Büttner, Dr. Ruth

geboren am 16.10.1906 in Rostock/Mecklenburg; Tochter des Arztes → Prof. Dr. Otto Büttner; Oberlyzeum in Rostock und Wirtschaftliche Frauenschule in Reifenstein; Volontärin an den Laboratorien der Chirurgischen Klinik und des Pathologischen Instituts der Universität Rostock; Schwesternausbildung im Vereinshospital zum Roten Kreuz in Hamburg; anschließend Krankenschwester in der Privatfrauenklinik ihres Vaters in Rostock; August 1932 Abitur als Extranerin an der Realgymnasialen Studienanstalt in Schwerin; Medizinstudium in München und Rostock (Friedrich-Franz-Straße 19); November 1937 bis 1938 Medizinalpraktikantin an der Medizinischen Poliklinik der Universität Rostock (Schröderplatz, Friedrich-Franz-Straße 24), ab April 1938 an der Landesheilanstalt Stadtroda/Thüringen, ab September 1938 an der Universitäts-Frauenklinik in Göttingen; Dezember 1938 Approbation; ab Januar 1939 Volontärassistentin an der Landesheilanstalt Stadtroda;[266] ab November 1939 Mitglied des NSDÄB, Nr. 22.160; mind. 1940 Volontärassistentin in Rostock; dort im Mai 1940 Promotion;[267] ab September 1940 Assistenzärztin am DRK-Krankenhaus, ab Februar 1943 an den Städtischen Krankenanstalten in Bremen; ab mind. 1960 Ärztin in Worpswede bei Bremen (Im Schluh 2); unverheiratet; am 19.10.1978 im Alter von 72 Jahren in Worpswede gestorben[268]

Büttner, Prof. Dr. Wilhelm Alfred

geboren am 21.7.1905 in Rostock/Mecklenburg; Sohn des Arztes → Prof. Dr. Otto Büttner; Gymnasium in Rostock, 1923 Abitur; Medizinstudium in München und Rostock (Friedrich-Franz-Straße 19); Mai 1929 Approbation und Dezember 1929 Promotion in Leipzig;[269] mind. 1932 Assistenzarzt in Leipzig; September 1932 Heirat mit Ada Pelotti (*7.6.1904 in Intra/Italien, †21.11.1994 in Königswinter/Nordrhein-Westfalen; Tochter eines Kaufmanns), drei Kinder; Juni 1937 Habilitation in Bonn;[270] bis 1937 Assistenzarzt an der Universitäts-Frauenklinik Bonn; Juli 1937 bis 1938 Assistenzarzt und Dozent an der Universität Rostock; ab September 1938 Facharzt für Frauenkrankheiten und Geburtshilfe in Bonn (Kaiserstraße 24, Schumannstraße 70); ab 1944 außerplanmäßiger Professor und Chefarzt an der Geburtshilflich-gynäkologischen Station des Johanniter-Krankenhauses in Bonn; 1945 bis 1951 Arzt am Rotkreuz-Krankenhaus in Neuwied/Rheinland-Pfalz; am 19.11.1988 im Alter von 83 Jahren in Bonn gestorben

---

266) Die Landesheilanstalt Stadtroda avancierte im Dritten Reich von einer Klinik für geistig und körperlich behinderte Patienten, vor allem für Kinder und Jugendliche, zu einer Mordstätte im Rahmen der NS-Euthanasie; die dortige Kinderfachabteilung wurde ab 1942 zu einem der Zentren für die Tötung behinderter Kinder.

267) Mit der Arbeit: Die Ergebnisse der Placenta-praevia-Behandlung in der Universitäts-Frauenklinik in Göttingen vom 1.1.1923 bis 31.12.1937, Rostock 1940.

268) Der Dr.-Ruth-Büttner-Weg in Worpswede ist nach ihr benannt.

269) Mit der Arbeit: Zur Klinik, pathologischen Anatomie und Nosologie der aufsteigenden Lähmung (sog. Landry'schen Paralyse), Berlin 1930.

270) Mit der Arbeit: Die Wirkung des Follikelhormons und der gonadotropen Hormone bei der Frau in anatomischer und funktionaler Betrachtung, Berlin 1937.

Bufe, Dr. Werner August Robert
geboren am 3.3.1907 in Ohlau/Schlesien; Sohn eines Mittelschulrektors; Gymnasium in Oels/Schlesien, 1928 Abitur; Medizinstudium in Breslau, Wien, Innsbruck und Rostock; 1933 bis 1934 Medizinalpraktikant an der Hautklinik und der Medizinischen Klinik der Universität Rostock (Schröderplatz); Dezember 1934 Approbation und Februar 1935 Promotion in Rostock;[271] 1934 bis 1935 Assistenzarzt an der Privatfrauenklinik von → Prof. Dr. Otto Büttner in Rostock (Friedhofsweg 6, Friedrich-Franz-Straße 24, Am Waldessaum 19); Juli 1935 Heirat mit der Haustochter Ursula Brinkmann (*29.5.1913 in Hagenow, †16.5.1962 in Rüsselsheim/Hessen; Tochter eines Postassistenten), mind. zwei Kinder; 1935 bis 1936 Assistenzarzt am Pathologischen Institut, 1936 bis 1945 an der Chirurgischen Klinik der Universität Rostock (Strempelstraße 14, Maßmannstraße 35, Anklamer Straße 3); in Rostock Mitglied der SA und des NSDÄB; Eintritt in die NSDAP am 1.5.1937, Mitgliedsnummer 4.403.398; ab Mai 1942 Kriegseinsatz in der Wehrmacht; Facharzt für Chirurgie; 1945 bis mind. 1972 Chefarzt an der Chirurgischen Abteilung des Evangelischen Krankenhauses in Hohenlimburg bei Hagen/Westfalen (Burgweg 1, In den Höfen 15); Mai 1963 Heirat mit Eilika von Wallwitz (*15.4.1937 in Niedergurig bei Bautzen/Sachsen, †29.4.2022 in Hagen), mind. ein weiteres Kind; am 19.10.1993 im Alter von 86 Jahren in Hagen gestorben

Buhtz, Ilse Hanna Herta (geb. Hempel)
geboren am 7.1.1915 in Rostock/Mecklenburg; Tochter eines Postsekretärs und späteren Oberpostmeisters; Reformrealgymnasium in Neubrandenburg, 1933 Abitur; Medizinstudium in Rostock (Parkstraße 3); Januar 1938 Heirat mit dem Rechtsanwalt und Notar Dr. Heinz Buhtz (*18.11.1913 in Neubrandenburg, †14.11.1975 in Wismar; Sohn des Arztes → Dr. Walter Buhtz), ein Kind; September 1939 Approbation; ab April 1940 Assistenzärztin an der Medizinischen Klinik der Universität Rostock (Schröderplatz, Schröderstraße 46); ab Januar 1945 dienstverpflichtete Ärztin in der Praxis von → Dr. Walter Auer in Wismar; mind. Sommer 1945 bis 1988 niedergelassene Allgemeinpraktikerin in Wismar (Dahlmannstraße 10, Ernst-Thälmann-Straße 1); August 1960 Promotion in Rostock;[272] bis 1995 im Ruhestand in Wismar (Alten- und Pflegeheim, Störtebekerstraße 2); am 8.12.1995 im Alter von 80 Jahren in Wismar gestorben

Buhtz, Dr. Walter Ferdinand Theodor
geboren am 24.2.1875 in Schwerin/Mecklenburg; Sohn eines Kaufmanns; Gymnasium in Schwerin, 1895 Abitur; Medizinstudium in Tübingen, Leipzig, München und Kiel; Juli 1900 Approbation in Schwerin (Wismarsche Straße 50); November 1901 Promotion in Kiel;[273] Assistenzarzt an den Augenkliniken der Universitäten Kiel, Halle und Breslau; Mai 1905 bis 1960 niedergelassener Facharzt für Augenheilkunde in Neubrandenburg (Katharinenstraße 2, Markt 18, Rudolf-Breitscheid-Straße 7); Juni 1912 Heirat mit Toni Richter (*5.12.1880 in Olbernhau/Erzgebirge, †11.2.1924 in Neubrandenburg; Tochter eines Buchdruckereibesitzers), ein Kind; Kriegseinsatz, zuletzt als Stabsarzt; Mai 1926 Heirat mit Elsa Weißenborn (*13.2.1886 in Marienhof bei [Burg] Stargard, †11.1.1962 in Neubrandenburg; Tochter eines Gutspächters); September 1939 bis Dezember 1940 Kriegseinsatz in der Wehrmacht, daneben eingeschränkte Weiterführung seiner Praxis; am 6.6.1960 im Alter von 84 Jahren in Neubrandenburg gestorben

Bundt, Dr. Gustav Georg
geboren am 30.3.1867 in Dramburg/Pommern; Sohn eines Kaiserlichen Postmeisters; Gymnasium in Neustettin, 1885 Abitur; Medizinstudium in Greifswald, Erlangen und Berlin; Februar 1891 Approbation und Promotion in Greifswald;[274] 1892 bis 1903 niedergelassener Allgemeinpraktiker in Belgard/Pommern; 1904 Kreisarzt in Bublitz/Pommern, 1904 bis 1913 in Querfurt, 1913 bis 1923 in Halle (An der Universität 1); September 1913 Heirat mit Margarethe Fielitz (*29.9.1887 in Querfurt, †15.3.1968 in Lübeck; Tochter eines Königlichen Kreisphysikus und Geheimen Medizinalrates); 1922 bis 1935 auch

---

271) Mit der Arbeit: Zur Symptomatologie, Diagnose und Therapie des Lungenkarzinoms, Rostock 1934.
272) Mit der Arbeit: Morphologische Kolostrumuntersuchungen unter Berücksichtigung der Schwangerschaft und pathologischer Vorgänge (MS).
273) Mit der Arbeit: Über zwei Fälle von Lähmungen der Augenmuskelnerven infolge Trauma, Kiel 1901.
274) Mit der Arbeit: Über Äquivalente der gewöhnlichen Äußerungen psychischer Störungen, Greifswald 1891.

Vorsitzender des Deutschen und Preußischen Medizinalbeamtenvereins; als Oberregierungs- und Obermedizinalrat 1924 bis 1932 Vertrauensarzt beim Landeswohlfahrtsamt und bei der Reichsversicherungsanstalt Pommern in Stettin (Händelstraße 15); dort auch Vorsitzender des gerichtsärztlichen Ausschusses; 1928 bis 1932 Abgeordneter für die DNVP im Preußischen Landtag; 1932 bis 1945 im Ruhestand in Stettin; nach Flucht ab Frühjahr 1945 als Arzt in Schwerin (Burgseeallee 6) zur Flüchtlingsbetreuung eingesetzt; bis 1949 in Lübeck (Marlistraße 3); am 17.9.1949 im Alter von 82 Jahren an chronischer Herzmuskelschwäche und Herzkranzgefäßerkrankung in Lübeck gestorben

Bunte, Dr. Hermann Wilhelm
geboren am 15.9.1908 in Brackwede bei Bielefeld/Westfalen; Sohn eines Rendanten und späteren Werkdirektors; Oberrealschule in Bielefeld, 1928 Abitur; Medizinstudium in Freiburg, Bonn, Berlin, München und Kiel; Approbation; Februar 1935 Promotion in Kiel;[275] mind. 1937 Sanitätsoffizier und Assistenzarzt der Wehrmacht in Güstrow (Mühlenstraße 51); Februar 1937 Heirat mit der Kinderschwester Jutta Thomsen (*18.9.1910 in Oldenburg, †5.4.2000 in Glücksburg/Schleswig-Holstein; Tochter eines Ingenieurs), mind. drei Kinder; mind. 1938 Militärarzt in Altdamm/Pommern, mind. 1939 in Wismar, mind. 1941 in Swinemünde; in der Sanitäts-Abteilung 12 der Wehrmacht (Schwerin) im Juni 1942 zum Oberstabsarzt befördert; mglw. Kriegseinsatz, mglw. Kriegsgefangenschaft; 1950 für tot erklärt (zum 1.7.1949)

Burchard, Prof. Dr. Albrecht Carl Martin

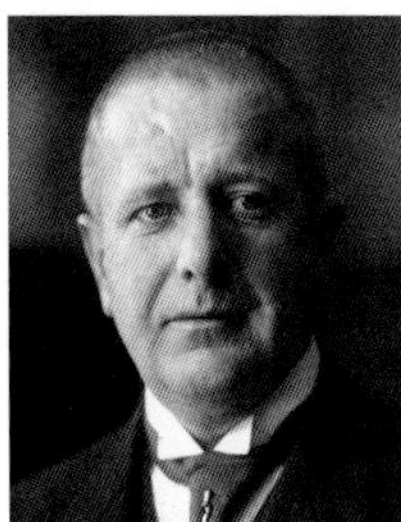

geboren am 30.8.1873 in Todenhagen bei Franzburg/Pommern; Sohn eines Landwirts und Rittergutspächters; Gymnasium in Rostock, 1893 Abitur; Medizinstudium in Rostock und Freiburg; Januar 1899 Approbation und September 1899 Promotion in Rostock;[276] 1899 bis 1900 Assistenzarzt an den Medizinischen Universitätskliniken in Halle und Rostock; Juli 1900 bis 1948 niedergelassener Allgemeinpraktiker in Rostock (Hopfenmarkt 10, Augustenstraße 122); Oktober 1900 Heirat mit Else Werther (*17.12.1876 in Rostock, †1.4.1922 in Rostock; Tochter eines Buchhändlers und Kaufmanns), ein Kind; 1904 Gründung eines eigenen Röntgenlaboratoriums und einer Klinik für elektrisch-physikalische Heilmethoden in Rostock; ab 1906 Facharzt für Röntgenologie; 1913 Habilitation in Rostock;[277] seitdem Privatdozent für Röntgenologie; Dezember 1914 bis November 1918 Kriegseinsatz, zunächst als Leiter einer Militär-Röntgenstation in Frankreich, zuletzt als Stabsarzt in einer Landsturmeinheit, EK II; ab Mai 1918 Titularprofessor, ab Juni 1921 außerplanmäßiger außerordentlicher Professor mit Lehrauftrag für Röntgenologie an der Universität Rostock; Juli 1923 Heirat mit der Röntgenassistentin Margarethe Günther (*27.1.1890 in Braunschweig, †1.11.1966 in Westberlin; Tochter eines Schneiders und späteren Schneidermeisters); ab 1933 Mitglied des NSDAP-Opferrings; 1938 emeritiert; am 4.9.1948 im Alter von 75 Jahren nach einem Schlaganfall in Rostock gestorben

Burchard, Dr. Hans Wilhelm Eduard
geboren am 6.1.1902 in Rostock/Mecklenburg; Sohn des Arztes → Prof. Dr. Albrecht Burchard; Gymnasium in Rostock, 1921 Abitur; Medizinstudium in Freiburg und Rostock (Augustenstraße 122); Februar 1928 Approbation und März 1928 Promotion in Freiburg;[278] zunächst Schiffsarzt in Bremen; bis 1931 Assistenzarzt in Rostock, ab 1931 in Greifswald; Eintritt in die NSDAP am 1.5.1933; ab Dezember 1934 niedergelassener HNO-Arzt in Belgard/Pommern (Bahnhofstraße/Straße der SA 15); ab September 1939 Kriegseinsatz bei der Luftwaffe; November 1944 Heirat; ab mind. 1948 HNO-Facharzt in Bad Segeberg/Schleswig-Holstein (Keltingstraße 4, Kurhausstraße 44); November 1948 Heirat mit der Volkspflegerin Gisela Oldehuus (*17.1.1919 in Hanau/Hessen, †14.12.1999 in Eutin/Schles-

275) Mit der Arbeit: Die Behandlung der Harnröhrenverengerungen an der Chirurgischen Universitätsklinik Kiel, Kiel 1934.
276) Mit der Arbeit: Beiträge zur Kenntnis des Ablaufs und der Größe der durch Mikrococcus ureae liquefaciens bewirkten Harnstoffzersetzung, München 1899.
277) Mit der Arbeit: Die röntgenologische Nierendiagnostik, Hamburg 1913.
278) Mit der Arbeit: Über intrakranielle Blutungen beim Neugeborenen, Rostock 1927.

wig-Holstein; Tochter eines Kataster-Landmessers und späteren Vermessungsrates); am 15.3.1977 im Alter von 75 Jahren in Bad Segeberg gestorben

Burkhardt, Dr. Ilse Helene (geb. Meinig)
geboren am 16.2.1913 in Bautzen/Sachsen; Tochter eines Ratssekretärs und späteren Stadtverwaltungsdirektors; Höhere Mädchenschule und Deutsche Oberschule in Bautzen, 1932 Abitur; Medizinstudium in Freiburg, Leipzig, Königsberg, Danzig und Würzburg; ab Dezember 1937 Medizinalpraktikantin am Städtischen Krankenhaus in Nordhausen; dort Mitglied der NS-Frauenschaft; ab Juli 1938 Medizinalpraktikantin an der Knesebeck-Kinderklinik in Berlin (Homburger Straße 77), ab August 1938 am Dr.-Heim-Hospital in Berlin-Buch; Februar 1939 Approbation und Promotion in Würzburg;[279)] mind. 1939 Ärztin in Berlin-Buch; Dezember 1939 Heirat mit dem Arzt Dr. Walter Burkhardt (*13.5.1912 in Kaiserslautern, †22.5.2002 in Ludwigshafen/Rhein; Sohn eines Königlichen Bezirksamts-Assistenten und späteren Verwaltungsoberinspektors), 1951 Scheidung; ab November 1940 ohne ärztliche Tätigkeit; März 1941 bis November 1942 Assistenzärztin am DRK-Krankenhaus in Schwerin (Lützowstraße 11); ab November 1942 in St. Blasien/Baden; ab Februar 1945 Assistenzärztin an der Heilstätte „Sonnenwende" in Bad Dürkheim/Pfalz; bis 1996 im Ruhestand in Bautzen; am 27.11.1996 im Alter von 83 Jahren in Bautzen gestorben

Burmeister, Dr. Ernst Georg Carl
geboren am 7.1.1880 in Strohkirchen bei Rehna/Mecklenburg; Sohn eines Landmanns, Gutsverwalters und späteren Domänenpächters; Gymnasium in Wismar, 1900 Abitur; Medizinstudium in Tübingen, Leipzig und Rostock; Mai 1906 Approbation und September 1907 Promotion in Rostock;[280)] April 1907 bis Oktober 1911 Assistenzarzt am Krankenhaus St. Georg in Hamburg, dann an der Entbindungsanstalt in Hamburg-Eppendorf; Januar 1912 bis mind. Juli 1945 niedergelassener Allgemeinpraktiker in Sternberg (Markt 57 und 2); Juli 1913 Heirat mit Irmgard Voß (*8.3.1888 in Doberan, †vor 1972; Tochter eines Oberlehrers und späteren Gymnasialprofessors), drei Kinder; August 1914 bis August 1918 Kriegseinsatz, zuletzt als Stabsarzt; zum Sanitätsrat ernannt; bis 1972 im Ruhestand in Sternberg (Karl-Liebknecht-Platz 2); am 15.1.1972 im Alter von 92 Jahren in Sternberg gestorben

Burmeister, Dr. Ferdinand Karl Rudolf
geboren am 4.10.1905 in Lübeck; Sohn eines Bürogehilfen und späteren Justizinspektors; Gymnasium in Lübeck, 1925 Abitur; Medizinstudium in Göttingen; Oktober 1931 Approbation; mind. 1932 Assistenzarzt in Magdeburg; August 1932 Heirat mit Anna Goetz (*1.9.1909 in Allendorf/Hessen, †26.8.2002 in Alsfeld/Hessen; Tochter eines Arztes), ein Kind; 1932 bis Ende 1934 Arzt in Homberg/Hessen; Juli 1933 Promotion in Göttingen;[281)] ab Ende 1934 Arzt in Mecklenburg; September 1936 bis 1943 niedergelassener Facharzt für Orthopädie in Magdeburg (Königstraße 68, Duvigneaustraße 11); ab Februar 1940 Kriegseinsatz, zuletzt als Oberarzt; Mitte Februar 1943 im Alter von 37 Jahren in Kriegsgefangenschaft gestorben

Burmeister, Dr. Johann Rieke (Hans)

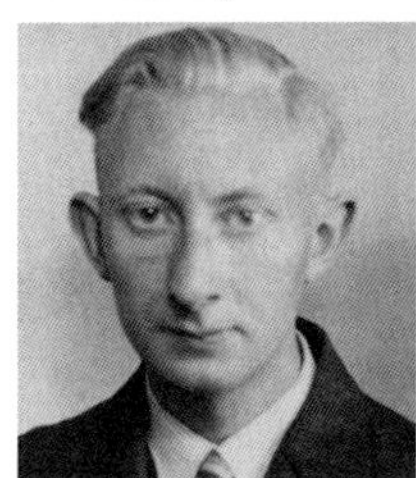

geboren am 9.10.1912 in Holzdorf bei Norden/Hannover; Sohn eines Lehrers; Gymnasium in Emden, 1933 Abitur; als Schüler in Victorbur/Ostfriesland Eintritt in die NSDAP am 1.5.1933, Mitgliedsnummer 3.149.110; Medizinstudium in München und Rostock; September 1939 Approbation in Schwerin; Dezember 1939 Heirat mit der Kinderpflegerin Gertrud Wiegert (*11.8.1909 in Rostock, †13.6.2002 in Norden; Tochter eines Tagelöhners und späteren Werkführers), 1959 Scheidung; Januar 1940 bis Mai 1942 notdienstverpflichteter Arztvertreter in der Praxis von → Dr. Hans-Jürgen Lehnhardt in Burg Stargard; April 1940 Promotion in Rostock;[282)] Kriegseinsatz in der Wehrmacht;

279) Mit der Arbeit: Über Schwangerschaftsdauer und Geburtstermin, Speyer 1939.
280) Mit der Arbeit: Über Hirnmilzbrand, Rostock 1907.
281) Mit der Arbeit: Beiträge zur Frage der Lendenwirbelsynostosen, Göttingen 1933.
282) Mit der Arbeit: Über die Brauchbarkeit des Schnellverfahrens von Gander und Niederberger zur Bestimmung des Sättigungsdefizites an Vitamin C, Berlin 1939.

April 1959 Heirat mit der Röntgenassistentin Stefica Krička (*18.12.1923 in Sarajevo/Jugoslawien); bis mind. 1959 Arzt am Krankenhaus in Weißenhorn/Bayern (Gräfin-Euphemia-Straße 22)

Burmeister, Dr. Siegfried Gustav Fritz
geboren am 26.8.1914 in Stettin/Pommern; Sohn eines Reichsbahnoberinspektors; Reformgymnasium in Stettin, 1934 Abitur; Medizinstudium in Göttingen und Rostock; dort im September 1939 Approbation; Oktober 1939 bis Januar 1940 Assistenzarzt am Stadtkrankenhaus in Schwerin (Graf-Heinrich-Straße 30); März 1940 Promotion in Rostock;[283] ab August 1941 Assistenzarzt am Hygiene-Institut der Universität Greifswald; galt als „rauschgiftsüchtig"; Heirat mit Waltraut Hellig oder Helbich (*30.7.1915); ab Januar 1945 dienstverpflichteter Arzt in der Praxis des verstorbenen Dr. Paul le Coutre in Rügenwalde/Pommern (Markt 14); am 5.11.1945 im Alter von 31 Jahren gestorben

Busch, Dr. Karl
geboren am 24.11.1908 in Gaukönigshofen/Bayern; Sohn eines Arztes; Gymnasium in Würzburg, 1929 Abitur; Medizinstudium in Würzburg, Wien und München; ab 1933 Mitglied der SS; Oktober 1936 bis Oktober 1937 Medizinalpraktikant an der Inneren und der Gynäkologischen Abteilung des Krankenhauses links der Isar in München; Eintritt in die NSDAP am 1.5.1937; Oktober 1937 Approbation; anschließend Volontärassistent an der Gynäkologischen Abteilung des Krankenhauses links der Isar, dann an der Chirurgischen Abteilung des Krankenhauses rechts der Isar in München; Juli bis September 1938 Assistenzarzt an der I. Universitäts-Frauenklinik in München (Goethestraße 47); September 1938 Einberufung und Dienstverpflichtung als Lagerhilfsarzt beim Bauvorhaben am Westwall; noch im September 1938 zum hauptamtlichen Lagerarzt, im Februar 1940 zum kommissarischen Abschnittsarzt befördert; mind. 1940 Leitender Arzt bei der Oberbauleitung Düren/Rheinland des Generalinspektors für das deutsche Straßenwesen (Eschstraße 51); Mai 1940 Heirat mit Hildegard van Ackeren (*11.5.1913 in Köln, †19.1.1956 in Würzburg; Tochter eines Großkaufmanns), mind. ein Kind; Oktober 1940 Promotion in München;[284] im April 1941 zur Waffen-SS einberufen; ab August 1941 Assistenzarzt in der Praxis von Dr. Ludwig Gottfried in Königsberg (Ponarther Bergstraße 4); ab November 1941 Lagerarzt im Konzentrationslager Ravensbrück; Juli 1942 bis Juli 1943 Standortarzt im Lager Ellwangen/Württemberg, einem Außenlager des Konzentrationslagers Natzweiler; ab Juli 1943 Kriegseinsatz; im April 1944 zum SS-Hauptsturmführer befördert; mind. 1956 praktischer Arzt in Aub/Bayern (Marktplatz 17); mind. 1983 bis 1986 in Essen (Grashofstraße 44); am 24.11.1986 an seinem 78. Geburtstag in Pfronten/Bayern gestorben

Buschatzky, Dr. Heinrich
geboren am 13.10.1912 in Raseinen/Litauen; Gymnasium, Abitur; Medizinstudium; Juli 1936 Approbation in Kowno/Rußland; Promotion; Mai 1941 Approbation für Deutschland; ab November 1941 Lagerarzt in Zdunska-Wola/Warthegau (Sieradzer Straße, Lager III; ein Umsiedler- und Verteilungslager der Volksdeutschen Mittelstelle für Wolhynien- und Bessarabiendeutsche); im August 1942 „nach dem Osten notdienstverpflichtet"; nach Flucht ab März 1945 Arzt an der Heil- und Pflegeanstalt Rostock-Gehlsheim; ab mind. Juni 1945 praktischer Arzt in Crivitz; dort ab August 1945 Arzt an der Poliklinik; Juli 1955 Heirat mit der Gymnastiklehrerin Martha Fricke (*7.3.1922 in Swinemünde, †7.12.2013 in Holzminden), drei Kinder; mind. 1957 bis 1971 Facharzt für Innere Krankheiten in Westberlin (Alt-Tegel 17, Edelhofdamm 10); am 25.7.1999 im Alter von 86 Jahren in Bad Sachsa/Niedersachsen gestorben

Buschmann, Dr. Walter Albrecht Hermann
geboren am 18.2.1879 in Neukalen/Mecklenburg; Sohn des Arztes und Geheimen Sanitätsrates Dr. Raimund Buschmann (*1834, †1922); Gymnasium in Güstrow, 1897 Abitur; Medizinstudium in München, Rostock und Freiburg; dazwischen Militärdienst im Infanterie-Regiment 90; Juni 1902 Ap-

283) Mit der Arbeit: Splen in Splene. Eine Gewebsmißbildung der Milz von Typus eines „Hamartoblasomas splenis in splene", Rostock 1939.

284) Mit der Arbeit: Über einen Fall von Fibromyom der vorderen weiblichen Harnröhrenwand von seltener Größe, München 1940.

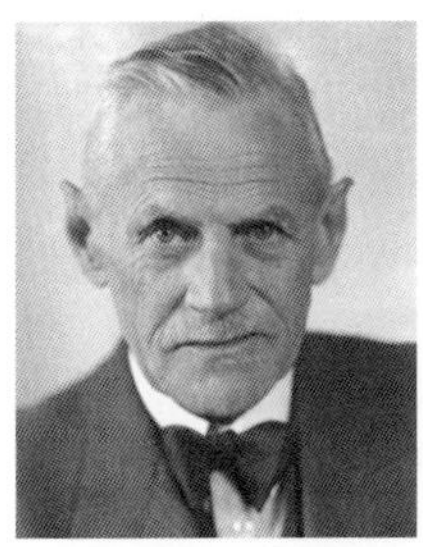

probation und Mai 1903 Promotion in Freiburg;[285] 1902 bis 1904 Assistenzarzt am Stift Bethlehem in Ludwigslust; 1904 Schiffsarzt bei der Hamburg-Südamerika-Linie; Oktober 1905 bis 1907 niedergelassener Allgemeinpraktiker in Gnoien; 1907 staatsärztliche Prüfung; Januar 1908 bis Februar 1914 Kreisphysikus bzw. Kreisarzt des Kreises Malchin (wohnhaft in Gnoien); September 1912 Heirat mit Marie Schlüter (*3.8.1879 in [Bad] Kleinen, †31.1.1969 in Rostock; Tochter eines Pächters und späteren Landwirts), ein Adoptivkind; 1913 zum Sanitätsrat ernannt; ab März 1914 Kreisarzt des Kreises Parchim; August 1914 bis 1917 Kriegseinsatz als Stabsarzt im Infanterie-Regiment 76, im Kriegslazarett in Brüssel und in einem Feldlazarett, 1918 als Chefarzt des Kriegsgefangenenlagers und des Reservelazaretts in Parchim, EK II; ab 1918 Mitglied des Alldeutschen Verbandes; im Januar 1919 zum Kreismedizinalrat ernannt und bis Oktober 1933 wieder Kreisarzt sowie Leiter des Medizinalbezirkes Parchim (mit dem Schwerpunkt Ausbau der Kinderfürsorge); ab 1931 Mitglied und 1933 Vorsitzender der Ortsgruppe Rostock der DNVP; ab November 1933 Amtsarzt und Kreisarzt des Kreises Rostock-Stadt (Paulstraße 48, Trotzenburger Weg 4); ab April 1935 Leiter des Staatlichen Gesundheitsamtes des Kreises Rostock-Stadt (Friedrich-Franz-Straße 6); ab Januar 1934 auch Beisitzer am Erbgesundheitsgericht Rostock;[286] ab Juli 1936 Beisitzer und ab Januar 1938 beamtetes ärztliches Mitglied des dem OLG Rostock angegliederten Erbgesundheitsobergerichts in Rostock; dort auch nebenamtlicher Vertrauensarzt, Impfarzt und von Juli bis November 1936 sowie ab April 1937 Gefängnisarzt;[287] Mitglied des Opferrings der NSDAP; ab Oktober 1936 Mitglied des NSDÄB; Eintritt in die NSDAP am 1.4.1940, Mitgliedsnummer 8.018.617;[288] September 1942 KVK II. Kl. o.S., Februar 1943 KVK I. Kl. o.S.; im August 1945 als Leiter des Staatlichen Gesundheitsamtes Rostock entlassen,[289] dann wegen Seuchengefahr wieder eingestellt; September 1945 bis mind. 1953 auch niedergelassener Allgemeinpraktiker in Rostock (Trotzenburger Weg 4); bis mind. 1948 Arzt am Kreisgesundheitsamt Rostock (August-Bebel-Straße 6); am 4.1.1959 im Alter von 79 Jahren in Kühlungsborn gestorben

285) Mit der Arbeit: Meningitis und Lumbalpunktion, Freiburg 1903.

286) Nach Aussage von Buschmann war ab Oktober 1934 → Dr. Wolf Skalweit mit seiner „Vertretung bei der amtsärztlichen Untersuchung erbkranker Personen beauftragt", d.h. zum regulären Aufgabenkreis der Kreisärzte gehörten auch konkrete Untersuchungen von als erbkrank geltenden Personen. Wie Buschmann seinem Landrat und dem Mecklenburgischen Innenministerium im April 1934 mitteilte, „erfordert die Überwachung der Ausführung des Erbgesundheitsgesetzes in zunehmendem Maße Büroarbeit", beanspruchte also auch einen erheblichen Teil der Zeit von Medizinern im Innendienst.

287) Der Kreisleiter des Kreises Rostock-Stadt der NSDAP, Otto Dettmann, informierte das Mecklenburgische Staatsministerium im Oktober 1936 darüber, daß Buschmann den „Niederdeutschen Beobachter", die mecklenburgische NSDAP-Gauzeitung, abbestellt habe und nur noch den „Völkischen Beobachter" lese, weil er, wie Buschmann „sich ausdrückte, ... Zeit und Mittel für andere notwendige Zwecke sammeln müsse. Dieses unerhörte Verhalten" werde in der Bevölkerung „mit Recht als Provokation der nationalsozialistischen Bewegung aufgefaßt", denn wenn schon ein Beamter nicht mehr die Gauzeitung lese, werde man es „von anderen Volksgenossen erst recht nicht erwarten können". Unter diesen Umständen sei es selbstverständlich, „daß die Kreisleitung jegliche Zusammenarbeit mit dem Medizinalrat Dr. Buschmann ablehnt und denselben als politisch unzuverlässig und in seiner heutigen Stellung nicht mehr tragbar bezeichnen" müsse. Vom Staatsministerium zur Stellungnahme aufgefordert, meinte Buschmann, er lese lieber den „Rostocker Anzeiger" (RA), weil dieser aktueller aus Rostock berichte als der in Schwerin ansässige Niederdeutsche Beobachter (NB); außerdem habe der „Nationalsozialismus im Zuge der Neuordnung der Presse maßgebenden Einfluß" auf das ehemals bürgerliche Blatt in Rostock gewonnen, so daß er davon ausgehe, daß der RA „die gleiche Geistesrichtung" habe wie der NB. Darüber hinaus sei ihm „nicht bekannt", daß „irgendwelche Dienstvorschriften bestehen, nach denen Beamte verpflichtet sind, den NB zu halten". Politische Absichten seien mit der Kündigung des NB nicht verbunden gewesen, denn er lese doch den „auf dem Boden des Nationalsozialismus stehenden Völkischen Beobachter", die „NS-Monatshefte" sowie „Ziel und Weg", das Blatt des NSDÄB. Dennoch mißbilligte das Staatsministerium Buschmanns Haltung und erwartete, daß er durch sein „weiteres Verhalten" sein „Ansehen bei der Partei wiederherstellen" werde.

288) Buschmann hatte noch ein Jahr zuvor, im Januar 1939, beim Mecklenburgischen Staatsministerium darüber geklagt, daß „die meiste Doppelarbeit [des Gesundheitsamtes] durch die Massenuntersuchungen der Bevölkerung geleistet" werden müsse. Hinzu kämen überflüssige, zumeist von Dienststellen der NSDAP verlangte Berichte über den Zustand von Tbc-Kranken.

289) Buschmann hatte im Juni 1945 in einem Schreiben an den Rostocker Oberbürgermeister Christoph Seitz (1914-1985) betont, daß er „auch dem neuen Staat mit allen Kräften dienen [wolle], wie ich früher dem kaiserlichen Deutschland, dann der Republik und ihren Nachfolgern diente, nicht der Regierungsform, sondern der gesundheitlichen Betreuung des Volkes wegen". Als „einer der dienstältesten Medizinalbeamten Deutschlands" biete er seine Dienste an, weil er sicher sei, daß das „Gesundheitswesen auch im neuen Staat nicht an Bedeutung verlieren" werde.

Buse, Dr. Herbert Heinrich

geboren am 12.3.1909 in Heppens/Oldenburg; Sohn eines Berufssoldaten (Oberbüchsenmachersmaat) und späteren Postinspektors; Gymnasium in Hildesheim, 1928 Abitur; Medizinstudium in Göttingen, Innsbruck und Rostock; Medizinalpraktikant an der Medizinischen Klinik der Universität Rostock (Schröderplatz), ab März 1935 an der Chirurgischen und Dermatologischen Abteilung des Rudolf-Virchow-Krankenhauses in Berlin; September 1935 Approbation; September bis Dezember 1935 Hilfsarzt an der Dermatologischen Abteilung des Rudolf-Virchow-Krankenhauses in Berlin; anschließend Assistenzarzt an der I. Inneren Abteilung des Horst-Wessel-Krankenhauses in Berlin; August 1936 Promotion in Rostock;[290)] dort mind. 1939 Assistenzarzt; Juni 1939 Landassistent in der Praxis von Dr. Eugen Wuller in Treuenbrietzen/Brandenburg (Adolf-Hitler-Straße 9); ab Juli 1939 beratender Arzt bei den Klöckner-Werken in Castrop-Rauxel/Westfalen (Hermann-Wegner-Straße 5); August 1939 Heirat mit Erika Boergen (*7.2.1907 in Berlin, †14.5.1994 in Heidelberg; Tochter eines Kaufmanns), ein Kind; ab Januar 1940 dienstverpflichteter Arzt in der Praxis von Dr. Erich Nirrnheim in Castrop-Rauxel (Recklinghauser Straße 119, Ilandstraße 25); am 16.11.1942 im Alter von 33 Jahren an Herzschwäche und Gesichtsrose in Castrop-Rauxel gestorben

Butnuth, Dr. Wilhelm Johann Friedrich (Willi)

geboren am 2.9.1891 in Rotthausen/Rheinprovinz; Sohn eines Steigers und späteren Bergwerksbeamten; Gymnasium in Essen, 1912 Abitur; Medizinstudium in Greifswald; dazwischen von November 1914 bis 1918 Kriegseinsatz als Feldhilfsarzt in bayerischen Infanterie-Regimentern, u.a. an der Sanitätsschule in Stettin, an der Ostfront und zuletzt in einem Kriegslazarett; März 1920 Approbation und Juli 1920 Promotion in Greifswald;[291)] mind. 1920 Assistenzarzt am Gerichtlich-medizinischen Institut der Universität Greifswald; November 1921 bis mind. 1944 niedergelassener Allgemeinpraktiker in Anklam (Steinstraße 14); August 1922 Heirat mit Gertrud Plötz (*1.12.1892 in Greifswald, †11.6.1975 in Anklam; Tochter eines Kaufmanns), ein Kind; nach Flucht ab Sommer 1945 praktischer Arzt in Warin; ab mind. 1946 Bezirksarzt in Brüel (Schweriner Straße 52); am 7.6.1949 im Alter von 57 Jahren an Herzschlag in Brüel gestorben

---

290) Mit der Arbeit: Beiträge zur operativen Behandlung der Stirnhöhleneiterungen, Kallmünz 1936.

291) Mit der Arbeit: Der Magen als Ausscheidungsorgan parenteral einverleibter Gifte, insbesondere des Morphins, Greifswald 1920.

Cabanis, Dr. Paul Wilhelm George

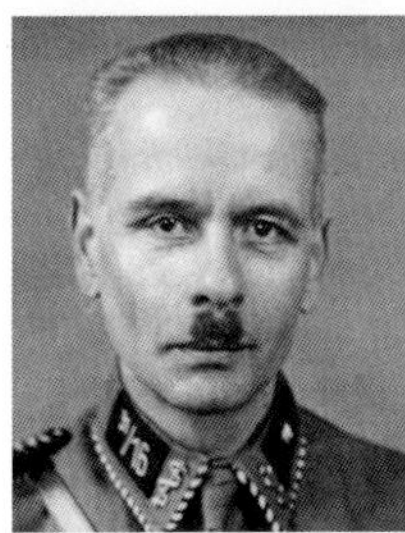

geboren am 26.10.1888 in Berlin; Sohn eines Fabrikbesitzers sowie späteren Geschäftsführers und Schriftstellers; Gymnasium in Berlin, 1908 Abitur; Medizinstudium in Freiburg, Berlin und Kiel; August 1914 Approbation und Oktober 1918 Promotion in Berlin;[1] dazwischen Kriegseinsatz; Mai 1919 bis April 1932 praktischer Arzt in Berlin (Köpenicker Straße 21); spätestens 1921 Heirat mit Gertrud Böss, drei Kinder; 1932 bis 1950 niedergelassener Allgemeinpraktiker in Neuhaus/Elbe bei Boizenburg (Lange Reihe 2 und 3); dort Eintritt in die NSDAP am 1.5.1937, Mitgliedsnummer 4.896.452; in Neuhaus auch nebenamtlicher Hilfsarzt am Staatlichen Gesundheitsamt, Gefängnisarzt, RAD-Arzt und Arzt in der Säuglingspflege der NSV; am 5.10.1950 im Alter von fast 62 Jahren gestorben

Carl, Dr. Helmut Bernhard Walter

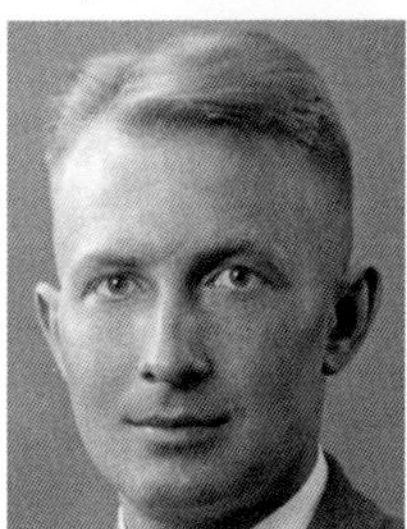

geboren am 14.12.1914 in Salzwedel/Provinz Sachsen; Sohn eines Monteurs und späteren Kaufmanns; Gymnasium in Salzwedel, 1935 Abitur; als Schüler in Salzwedel Eintritt in die NSDAP am 1.5.1933, Mitgliedsnummer 2.007.296; zunächst Studium der Elektrotechnik in Wolfenbüttel und Magdeburg (Olvenstedter Straße 3); nach sechs Monaten Reichsarbeitsdienst von Oktober 1936 bis März 1938 Wehrdienst in der Wehrmacht; Medizinstudium in Rostock (Alexandrinenstraße 37, Lessingstraße 20); ab September 1939 Kriegseinsatz als Sanitäts-Unteroffizier; im Januar 1940 zur Weiterführung des Studiums nach Rostock kommandiert; dort Mitglied des NS-Studentenbundes und der SS; Mai 1941 bis Januar 1942 auch Leiter der Studentenschaft und Führer des NS-Studentenbundes an der Universität Rostock; mind. 1943 in Salzwedel (Altperverstraße 84); Februar 1943 Approbation und Promotion in Rostock;[2] Februar 1943 Heirat mit der Kontoristin Elisabeth Hettig spätere Beyer (*10.2.1922 in Gnoien, †14.12.2005 in Langenhagen/Niedersachsen; Tochter eines Kaufmanns), mind. ein Kind, 1950 Scheidung; ab April 1943 erneuter Kriegseinsatz als Sanitätsfeldwebel; ab August 1943 Assistenzarzt in Rostock (Dethardingstraße 25); dort 1944 als NS-Führungsoffizier vorgesehen; mind. 1948 wieder in Salzwedel; mind. 1950 Facharzt an der Chirurgischen Abteilung der Universitätsklinik in Halle (Leninstraße); Dezember 1950 Heirat mit Lotte Knoop (*22.5.1923 in Glogau/Schlesien, †11.7.2011 in Dresden; Tochter eines Spediteurs); mind. 1969 Chefarzt an der Chirurgischen Klinik des Bezirkskrankenhauses in Dessau (Auenweg 38); bis 2001 in Dresden (Elbvillenweg 12); am 16.6.2001 im Alter von 86 Jahren in Dresden gestorben

Ças (Tschas), **Dr. Anton**

geboren am 31.1.1918 in Šentjanž pri Dravogradu/Slowenien; Gymnasium, Abitur; Medizinstudium; Oktober 1941 Approbation in Agram/Kroatien; Promotion; Arzt in Wolfsberg/Kärnten; nach Approbation für Deutschland ab Juli 1942 notdienstverpflichteter Assistenzarzt in der Praxis von → Dr. Wilhelm Metzenthin in Ludwigslust (Schloßstraße 13); bis mind. Juli 1945 Arzt an der Universitäts-Nervenklinik Rostock-Gehlsheim; am 9.7.1964 im Alter von 46 Jahren gestorben

Cassebaum, Dr. Otto Hermann Fritz

geboren am 13.6.1900 in Magdeburg/Provinz Sachsen; Sohn eines Schneidermeisters und Kaufmanns; Oberrealschule in Berlin, 1921 Abitur; Medizinstudium in Rostock, Würzburg und Göttingen; Oktober 1926 bis März 1927 Medizinalpraktikant an der Medizinischen Klinik, April bis September 1927 an der Hautklinik der Universität Rostock (Schröderplatz); Oktober 1927 Approbation und Februar 1928 Promotion in Rostock;[3] Assistenzarzt an der Chirurgischen Klinik und der Poliklinik der Universität Rostock (Maßmannstraße 35); März 1928 bis 1945 niedergelassener Allgemeinpraktiker in Rostock (Kaiser-Wilhelm-Straße 2, Doberaner Straße 12 und 153); Juni 1928 Heirat

1) Mit der Arbeit: Zur Operabilität der Hirntumoren, Berlin 1918.
2) Mit der Arbeit: Über das Blutbild beim Diabetes mellitus, o.O. 1942.
3) Mit der Arbeit: Über die Charakteränderung der Leukämie, Rostock 1927.

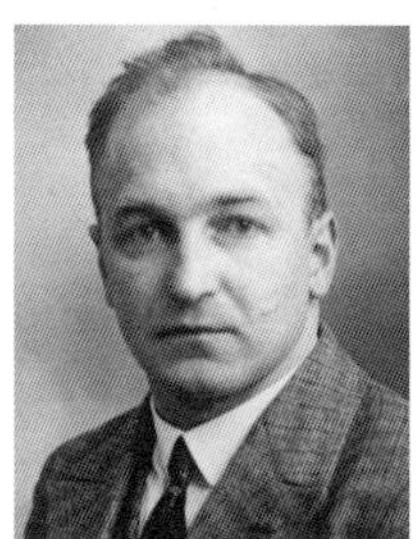

mit der Krankenschwester Marie-Charlotte Bornhöft (*7.12.1899 in Schabow bei [Bad] Sülze, †12.12.1983 in Hameln/Niedersachsen; Tochter eines Rittergutsbesitzers), zwei Kinder, Scheidung; in Rostock Eintritt in die NSDAP am 1.8.1931, Mitgliedsnummer 621.917; ab Dezember 1931 auch Mitglied der SS, Nr. 138.128; außerdem Mitglied des NSDÄB, Nr. 932; 1932 bis November 1935 neben seiner ärztlichen Tätigkeit auch SS-Sturmbannarzt des III. Sturmbannes der 22. SS-Standarte in Rostock, dort im April 1934 zum SS-Untersturmführer befördert, im November 1935 auf eigenen Antrag aus der SS entlassen; mind. 1935 auch Schularzt in Rostock; ab mind. 1935 auch Vertrauensarzt der Kassenärztlichen Vereinigung sowie Leiter des Amtes für Volksgesundheit in den Kreisleitungen Rostock-Stadt und Rostock-Land der NSDAP; auf Antrag von NSDAP-Kreisleiter Otto Dettmann im September 1936 Verfahren vor dem Kreisgericht Rostock-Stadt der NSDAP, endete mit Verwarnung und Aberkennung der Fähigkeit zur Bekleidung von Parteiämtern für ein Jahr;[4] als Kreisobmann 1937 bis 1939 auch Leiter der Kreiswaltung Rostock-Stadt des NSDÄB; außerdem Amtsleiter der Bezirksstelle Rostock der Kassenärztlichen Vereinigung Deutschlands und Leiter der Ärztlichen Bezirksvereinigung Rostock der Reichsärztekammer; daneben auch Ratsherr der Stadt Rostock; ab 1938 auch ärztlicher Beisitzer am Erbgesundheitsobergericht Rostock; ab 1939 Kriegseinsatz, zunächst als Assistenzarzt in der Luftwaffen-Sanitätsstaffel Warnemünde, dann als Oberarzt in der Sanitäts-Ausbildungs-Abteilung der Luftwaffe in den Niederlanden, danach als Stabsarzt in der 10. Kompanie des Fallschirm-Ersatz-Regiments 1 sowie im II. Bataillon des Fallschirmjäger-Regiments 6; nach Kriegsende bis 1972 niedergelassener Allgemeinpraktiker in Oldendorf bei Hameln (Haus Nr. 151); am 5.6.1972 im Alter von fast 72 Jahren in Hameln gestorben

Cauer, Dr. Rudolf Friedrich Paul

geboren am 23.4.1870 in Kreuznach/Rheinprovinz; Sohn eines Bildhauers; Gymnasien in Rom, Kassel und Kreuznach, 1889 Abitur; Medizinstudium in Freiburg, Marburg und Berlin; März 1894 Approbation in Marburg; ab 1894 Volontärassistent am Pathologischen Institut der Universität Breslau; dort im Dezember 1894 Promotion;[5] November 1899 bis 1945 niedergelassener Facharzt für Augenkrankheiten, ab mind. 1904 mit Privatklinik, in Stettin (Augustastraße 13, Moltkestraße 10); Dezember 1901 Heirat mit der „Vierteljüdin" Maria Friedlaender (*26.1.1876 in Sagard/Rügen, †3.6.1945 in Schwerin; Tochter eines Pastors), sechs Kinder; spätestens 1930 zum Sanitätsrat ernannt; nach Flucht ab Mai 1945 Facharzt für Augenheilkunde in der Praxis von → Prof. Dr. Richard Mans in Schwerin (Hindenburgplatz/Bahnhofsvorplatz 8, Hauptstraße/Wismarsche Straße 220); am 2.11.1948 im Alter von 78 Jahren an Herzschlag in Schwerin gestorben

Celms, Dr. Rūdolfs

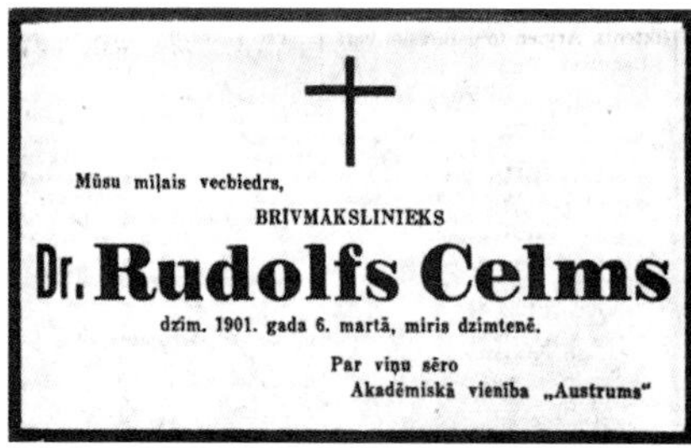

Mūsu miļais vecbiedrs,
BRĪVMĀKSLINIEKS
Dr. Rudolfs Celms
dzim. 1901. gada 6. martā, miris dzimtenē.
Par viņu sēro
Akadēmiskā vienība „Austrums"

geboren am 6.3.1901 in Moskau/Rußland; Gymnasium, Abitur; Medizinstudium in Lettland; Dezember 1927 Approbation in Lettland; Promotion; 1928 bis 1941 Land- und Kassenarzt in Jelgava/Lettland; ab Februar 1941 Leiter der Poliklinik in Jelgava; Heirat, ein Kind; nach Flucht ab Dezember 1944 notdienstverpflichteter Arztvertreter in der Praxis von → Dr. Richard Schlüter in Wesenberg (Adolf-Hitler-Straße); Januar 1945 Approbation für Deutschland; bis mind. August 1945 praktischer Arzt in Wesenberg; bis 1962 freiberuflicher Sänger und Arzt in Riga/Sowjetunion; am 5.3.1962 im Alter von fast 61 Jahren in Riga gestorben

---

4) Cassebaum hatte bei einem Patienten, der zugleich NSDAP-Mitglied war, eine eindeutige Fehldiagnose gestellt und eine schwere Blinddarmentzündung nicht erkannt, woran dieser fast gestorben wäre. Nachdem dieser Patient ihn als „Pfuscher" bezeichnet und so „in seiner Ehre gekränkt" hatte, wurde er von Cassebaum in der Öffentlichkeit geschlagen. Das Urteil wurde im November 1936 durch das Gaugericht Mecklenburg bestätigt, jedoch im Februar 1937 vom Obersten Parteigericht der NSDAP aufgehoben.

5) Mit der Arbeit: Über die Beziehungen zwischen abnormer allgemeiner Pigmentierung und Veränderungen im Nervensystem, Breslau 1894.

Charrois, Dr. Ernst Otto Wilhelm
geboren am 11.5.1903 in Argentieul bei Paris/Frankreich; Gymnasium, 1924 Abitur; Medizinstudium in Frankfurt/Main; Februar 1931 Approbation in Nürnberg; Juli 1931 Promotion in Frankfurt/Main;[6] 1931 bis Mai 1937 niedergelassener Allgemeinpraktiker in Nürnberg (Wiesenstraße 186, Humboldtstraße 129, Martin-Richter-Straße 1); Juli 1931 Heirat mit der Volksschullehrerin Rosine Braband (*18.4.1901 in Fürth, †8.1.1979 in Stuttgart; Tochter eines Eisenbahnadjunkts und späteren Reichsbahnoberinspektors), zwei Kinder; in Nürnberg Eintritt in die NSDAP am 1.5.1933, Mitgliedsnummer 2.714.682; August 1937 bis Anfang 1939 Werksarzt bei den Heinkel-Flugzeugwerken in Rostock-Marienehe (Gutshaus); ab Februar 1939 dienstverpflichteter Betriebsarzt bei der Firma Chr. Dierig AG in Langenbielau/Schlesien; bis 1958 wieder niedergelassener Allgemeinpraktiker in Nürnberg (Waechterstraße 27); am 8.8.1958 im Alter von 55 Jahren in Nürnberg gestorben

Chlosta, Dr. Elisabeth Hermine (geb. Holle)
geboren am 10.10.1912 in Lippstadt/Westfalen; Tochter eines Arbeitersekretärs und Krankenkassenrendanten sowie späteren Bürgermeisters; Gymnasium in Lippstadt, 1932 Abitur; Medizinstudium in Köln; Dezember 1938 Approbation in Köln; Promotion; ab April 1939 Volontärassistentin an der Frauenklinik in Köln (Aachener Straße 203); Juli 1939 bis 1941 Assistenzärztin an der Frauenklinik in Wismar (Mecklenburger Straße 11); mind. 1941 wieder in Köln (Aachener Straße 203); November 1941 Heirat mit dem Arzt Dr. Wilhelm Chlosta (*16.1.1914 in Bochum, †16.5.1983 in Lippstadt; Sohn eines Schneiders und späteren Schneidermeisters), zwei Kinder; mind. 1942 wieder in Wismar; ab März 1943 ohne ärztliche Tätigkeit; mind. 1947 in Göttingen; ab mind. 1983 in Lippstadt (Amselweg 2); am 11.9.2004 im Alter von fast 92 Jahren in Lippstadt gestorben

Clasen, Dr. Erna Anna Amalie (geb. Müller)
geboren am 10.8.1907 in Königswinter/Rheinprovinz; Tochter eines Kaufmanns und Bürovorstehers; Gymnasium, 1928 Abitur; Medizinstudium in Bonn; ab Januar 1934 Mitglied der NS-Frauenschaft; Januar 1935 Approbation; Januar 1936 Promotion in Bonn;[7] ab Juli 1937 Assistenzärztin in Bad Wildbad/Schwarzwald; ab Juni 1938 Volontärassistentin an der Psychiatrisch-Neurologischen Klinik der Universität Heidelberg (Voßstraße 4); Mitglied des NSDÄB; ab Januar 1940 Assistenzärztin an der Landesheil- und Pflegeanstalt Treptow/Rega;[8] April 1940 Heirat mit dem Arzt → Dr. Paul Clasen, 1942 Scheidung; ab Juli 1940 Assistenzärztin in Bützow (Adolf-Hitler-Straße 59); ab September 1940 Assistenzärztin am Sanatorium von Dr. Friedrich Katz in Stuttgart (Jahnstraße 70); ab November 1941 Vertretungsärztin in der Praxis von Dr. Karl Kühner in Schrozberg/Württemberg; ab Februar 1942 Hilfskassenärztin in der Praxis von Dr. Schmidt in Brettheim/Württemberg; ab April 1943 dienstverpflichtete Ärztin in der Praxis von Dr. Walter Hanebuth in Herrenalb/Württemberg; am 27.12.1985 im Alter von 78 Jahren in Königswinter gestorben

Clasen, Dr. Otto Wilhelm Heinrich
geboren am 26.11.1908 in Jübber/Weser/Hannover; Sohn eines Bauern und Gutsbesitzers; Gymnasium, 1929 Abitur; Medizinstudium in Würzburg und Rostock; Februar 1936 Approbation und März 1936 Promotion in Kiel;[9] Volontärassistent am Henriettenstift in Hannover; bis Dezember 1936 Assistenzarzt in Burbach/Siegerland; ab Dezember 1936 Arzt in Mecklenburg; bis 1938 Arzt in Mandelsloh bei Neustadt am Rübenberge; Mai 1938 Heirat mit der Haustochter Maria Schütz (*1.2.1913 in Burbach, †18.8.1943 in Burbach; Tochter eines Arztes); August 1938 bis 1956 niedergelassener Allgemeinpraktiker in Bad Rehburg/Niedersachsen (Neue Straße 82); August 1944 Heirat mit Margret Lau (*5.1.1918 in Glückstadt/Schleswig-Holstein, †16.11.2007 in Hamburg; Tochter eines Gymnasialoberlehrers und späteren Oberstudiendirektors), mind. zwei Kinder; am 12.12.1956 im Alter von 48 Jahren in Bad Rehburg gestorben

---

6) Mit der Arbeit: Klinischer Beitrag zur medikamentösen Wehenauslösung, Oberviechtach 1931.
7) Mit der Arbeit: Motilitätspsychosen, Bonn 1936.
8) Die Insassen der Landesheilanstalt Treptow/Rega sind auf Befehl des pommerschen Gauleiters Franz Schwede-Coburg zwischen Oktober 1939 und Januar 1940 ermordet worden.
9) Mit der Arbeit: Die Katalasewerte des Blutes, Kiel 1934.

Clasen, Dr. Paul Walter Fritz
geboren am 10.10.1893 in Bützow/Mecklenburg; Sohn eines Konditors; Realgymnasium in Bützow, 1914 Abitur; Kriegseinsatz; Medizinstudium in Freiburg, München und Rostock; Approbation; Promotion; mind. 1940 bis 1959 Arzt in Bützow (Adolf-Hitler-Straße/Wilhelm-Pieck-Straße 59); April 1940 Heirat mit der Ärztin → Dr. Erna Clasen geb. Müller, 1942 Scheidung; August 1946 Heirat mit Elisabeth Vesper (*20.10.1904 in Rostock, †1986 in Bützow; Tochter eines Holländers); am 11.11.1959 im Alter von 66 Jahren in Berlin/DDR gestorben

Clauberg, Prof. Dr. Carl

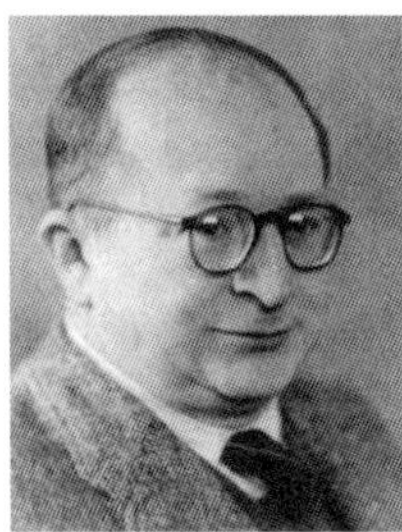

geboren am 28.9.1898 in Witzhelden-Wupperhof/Rheinprovinz; Sohn eines Messerschmiedes und späteren Waffenhändlers; Gymnasium, 1916 Notabitur; ab 1916 Kriegseinsatz als Infanterist, November 1917 bis September 1919 in britischer Kriegsgefangenschaft; Medizinstudium in Kiel, Hamburg und Graz; April 1925 Approbation und Mai 1925 Promotion in Kiel;[10] November 1925 bis 1928 Volontärassistent, 1928 bis Juli 1932 Assistenzarzt an der Universitäts-Frauenklinik in Kiel; ab August 1932 Assistenzarzt an der Universitätsklinik in Königsberg; Eintritt in die NSDAP am 1.4.1933, Mitgliedsnummer 2.733.970; daneben auch Mitglied der SA, zuletzt SA-Sanitäts-Obersturmführer; Februar 1933 Habilitation in Königsberg;[11] seitdem dort Privatdozent (Drummstraße 22/24); April 1933 Heirat mit der Stenotypistin, Sekretärin und seiner späteren Büroassistentin Frieda Rimmel spätere Dreykluft (*13.6.1908 in Höchst bei Frankfurt/Main, †1.10.1991 in Raisdorf/Schleswig-Holstein; Tochter eines Schreiners), 1956 Scheidung; ab November 1934 Oberarzt an der Universitäts-Frauenklinik in Königsberg (Lehwaldstraße 9); im August 1937 zum außerordentlichen, im August 1939 zum außerplanmäßigen Professor ernannt; ab September 1939 Kriegseinsatz in einem Truppenlazarett; ab Februar 1940 Facharzt für Frauenkrankheiten und Chefarzt der Frauenklinik im Knappschaftskrankenhaus Königshütte/Schlesien; daneben ab 1942 auch Beratender Gynäkologe an der Heilstätte Istebna/Schlesien und Leiter eines Entbindungsheims in Bielschowitz/Schlesien; ab März 1941 Kontakte zu Heinrich Himmler, der einerseits an Forschungen zur Behebung der Unfruchtbarkeit „arischer" Frauen und andererseits an der Massensterilisation der „Ostvölker" interessiert war; ab Dezember 1942 Arzt im Konzentrationslager Auschwitz, dort von der SS unterstützte Forschungen und Humanversuche zur Unfruchtbarmachung an mindestens 500 Frauen; nach Evakuierung des Lagers ab Januar 1945 Weiterführung der Zwangssterilisationsversuche im Konzentrationslager Ravensbrück; nach Flucht im Juni 1945 in Eckernförde/Schleswig-Holstein verhaftet und an die Sowjetunion ausgeliefert; dort im Juli 1948 wegen der Ermordung sowjetischer Staatsbürger im Konzentrationslager Auschwitz zu 25 Jahren Zwangsarbeit verurteilt; im Oktober 1955 vorzeitig in die Bundesrepublik entlassen; zunächst wieder Gynäkologe an der Universitätsklinik in Kiel (Knooper Weg 6); nach Anzeige durch den Zentralrat der Juden im November 1955 verhaftet, nachdem er kurz zuvor wegen Morddrohungen gegen seine Ehefrau, seine Geliebte (mit der er zwei Kinder hatte) und andere Personen in die Psychiatrische Klinik in Neustadt/Holstein eingewiesen worden war; Inhaftierung im Strafgefängnis Neumünster; nach zögerlichen Ermittlungen der Staatsanwaltschaft Kiel im Dezember 1956 Anklageerhebung wegen Körperverletzung in 135 Fällen, zum Teil mit Todesfolge; 1956 aus der Deutschen Gesellschaft für Gynäkologie ausgeschlossen; März 1957 Berufsverbot; während der Verschleppungsversuche der Verteidigung noch vor Prozeßbeginn am 9.8.1957 im Alter von 58 Jahren an Cerebralsklerose und Hirnödem in der Untersuchungshaft in Kiel gestorben

Claussen, Dr. Rolf
geboren am 9.11.1909 in Freiburg/Baden; Sohn eines Juristen, Bibliotheksrates und späteren Universitätsbibliotheksdirektors; Realgymnasium in Rostock, 1930 Abitur; Medizinstudium in Tübingen und Rostock; Medizinalpraktikant an der Medizinischen Klinik der Universität Rostock (Schröder-

10) Mit der Arbeit: Zur Frage der Todesursache bei Luftembolie (MS).
11) Mit der Arbeit: Die weiblichen Sexualhormone in ihren Beziehungen zum Genitalzyklus und zum Hypophysenvorderlappen, Berlin 1933.

platz, Hermannstraße 17); September 1937 Approbation; Dezember 1937 bis 1939 Volontärassistent an der Medizinischen Klinik der Universität Rostock; dort Mitglied der SA; März 1938 Promotion in Rostock;[12] April 1939 bis mind. 1940 Assistenzarzt an der Röntgenabteilung des Rudolf-Heß-Krankenhauses in Dresden (Fürstenstraße 74); ab Februar 1940 Kriegseinsatz; März 1940 Heirat mit der Laborantin Eleonore Kreysern (*15.2.1920 in Rostock, †25.3.1988 in Kassel; Tochter eines Hauptmanns und späteren Zahnarztes), mind. zwei Kinder; ab Dezember 1941 Assistenzarzt am nunmehrigen Gerhard-Wagner-Krankenhaus in Dresden; mind. 1944 in Zittau; ab mind. 1948 Arzt in Kassel (Pestalozzistraße 30); am 9.5.2003 im Alter von 93 Jahren in Kassel gestorben

Clement, Dr. Georg Adolph Heinrich

geboren am 7.9.1866 in Güstrow/Mecklenburg; Sohn eines Uhrmachers; Gymnasium in Güstrow, 1887 Abitur; Medizinstudium in Würzburg, Freiburg und Kiel; März 1893 Approbation in Kiel; 1893 bis 1899 aktiver Militärarzt im Infanterie-Regiment 137 in Hagenau/Elsaß, zunächst als Assistenzarzt II. Klasse, zuletzt als Stabsarzt; Januar 1895 Promotion in Rostock;[13] April 1899 bis Dezember 1904 Stabs- und Bataillonsarzt im Infanterie-Regiment 57 in Wesel/Rhein (Hansaring); Dezember 1899 Heirat mit Helene Brunner (*12.7.1878 in Plauen/Vogtland, †zwischen 1905 und 1919; Tochter eines Kaufmanns und späteren Fabrikdirektors), ein Kind; Dezember 1904 bis 1932 niedergelassener Allgemeinpraktiker in Güstrow (Hageböcker Straße 29, Pferdemarkt 6, Domplatz 5, Schweriner Straße 37); zum Sanitätsrat ernannt; am 19.5.1938 im Alter von 71 Jahren in Güstrow gestorben[14]

Clemenz, Dr. Irmgard (geb. Buschmann)

geboren am 2.10.1908 in Hamburg; Tochter eines Kaufmanns und Vertreters; Oberrealschule, 1929 Abitur; Medizinstudium in Hamburg, Freiburg und Rostock; als Studentin Eintritt in die NSDAP am 1.9.1931, Mitgliedsnummer 665.875, Juni 1932 Austritt; November 1934 Promotion in Würzburg;[15] Oktober 1935 Approbation in München; bis Mai 1936 Ärztin in Berlin-Halensee; Mai bis September 1936 Volontärassistentin am Anna-Hospital in Schwerin (Bismarckplatz 25); September 1936 Heirat mit dem Arzt → Dr. Thies Clemenz, mind. zwei Kinder; ab Februar 1937 Volontärassistentin an der Medizinischen Klinik der Universität Rostock (Schröderplatz); ab April 1937 ohne ärztliche Tätigkeit in Schwerin (Palaisstraße 14); ab April 1939 wohnhaft in der Artilleriekaserne in Steyr/Oberdonau; ab mind. 1961 in Keitum/Sylt; am 21.6.1991 im Alter von 82 Jahren in Keitum gestorben

Clemenz, Dr. Thies Peter

geboren am 2.8.1907 in Schönwalde bei Eutin/Oldenburg; Sohn eines Arztes; Gymnasium, 1927 Abitur; Medizinstudium in Würzburg; Approbation; 1934 Promotion in Würzburg;[16] ab mind. 1936 Assistenzarzt, ab mind. 1937 Sanitätsoffizier und Oberarzt im Standortlazarett Schwerin (Reiferbahn 1, Palaisstraße 14); September 1936 Heirat mit der Ärztin → Dr. Irmgard Clemenz geb. Buschmann, mind. zwei Kinder; ab April 1939 Militärarzt bzw. Sanitätsoffizier in der Artilleriekaserne in Steyr/Oberdonau; ab mind. 1961 niedergelassener Allgemeinpraktiker in Keitum/Sylt; am 26.7.1992 im Alter von fast 85 Jahren in Keitum gestorben

Clorius-Tessenow, Dr. Charlotte Luise Felicitas (geb. Tessenow)

geboren am 14.4.1905 in Saaleck/Provinz Sachsen; Tochter eines Architekten und Hochschullehrers; Oberlyzeum, 1925 Abitur; Medizinstudium in Freiburg, Heidelberg, Berlin und Rostock; September 1935 Approbation in Schwerin; Oktober 1935 Promotion in Rostock;[17] Psychiaterin; September 1935

---

12) Mit der Arbeit: Vegetative Unstimmigkeit und fliegerische Eignung, Gütersloh 1937.
13) Mit der Arbeit: Über seltnere Arten der Combination von Krebs und Tuberculose, Berlin 1895.
14) In einem Nachruf der Ärztlichen Bezirksvereinigung Südmecklenburg hieß es, Clement sei „ein stiller, zurückgezogener Mensch" gewesen, „der nur wenigen Berufskameraden nahegestanden" habe. „Er genoß aber das Vertrauen derselben", so daß ihm „die Abrechnungen zwischen Kassenärzten und Krankenkassen" übertragen wurde. „Er verwaltete dieses Amt jahrelang, bis zunehmende Kränklichkeit ihn 1932 zur Aufgabe seiner gesamten Tätigkeit zwang."
15) Mit der Arbeit: Zur Prognose des intestinalen Infantilismus, Bleicherode 1935.
16) Mit der Arbeit: Über die Möglichkeit des Zusammenhanges herpetischer Erkrankungen der Hornhaut mit einer vorangegangenen Verletzung, Schwerin 1934.
17) Mit der Arbeit: Stoffwechselerkrankungen bei „Myasthenia pseudo-paralytica", Berlin 1935.

Heirat mit dem Juristen Dr. Carl Clorius[18] (*23.3.1900 in Diller/USA, †April 1987 in Gowanda/USA; Sohn eines Pastors), zwei Kinder; Oktober 1935 bis November 1938 niedergelassene Allgemeinpraktikerin in Schwerin (Jägerweg 4); dort auch nebenamtliche BDM-Ärztin; Mitglied des NSDÄB; ab November 1940 Stabsführerin des Bezirks III (Mecklenburg) des RADwJ; nach Entlassung aus dem RAD von April 1944 bis Juni 1945 ohne ärztliche Tätigkeit in Schwerin (Mozartstraße 3); Juli 1945 Flucht nach Hamburg; dort bis mind. 1950 Ärztin (Paulsenplatz 10, Neue Straße 51); 1950 oder 1951 Auswanderung über Kanada in die USA; ab 1953 Ärztin am State Hospital in Gowanda/USA; am 11.3.1978 im Alter von 72 Jahren in Gowanda gestorben

Comberg, Prof. Dr. Wilhelm

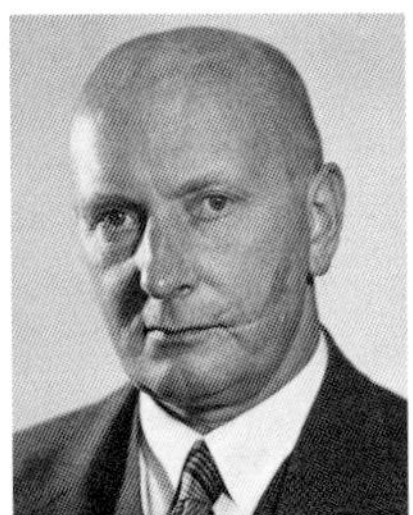

geboren am 19.5.1885 in Rottberg bei Neviges/Rheinprovinz; Sohn eines Landwirts; Gymnasium in Moers, 1904 Abitur; zunächst Studium der Chemie, dann Medizinstudium in Marburg, Greifswald, Münster, München und Würzburg; als Einjährig-Freiwilliger dazwischen von Oktober 1907 bis März 1908 erster Teil des Militärdienstes im II. Bayerischen Feldartillerie-Regiment in Würzburg; Januar bis Dezember 1910 Medizinalpraktikant in Karlsruhe und Heidelberg; März 1911 Approbation und April 1911 Promotion in Heidelberg;[19] Mai bis November 1911 zweiter Teil des Militärdienstes im Pionier-Bataillon III in Berlin-Spandau; Januar bis April 1912 Schiffsarzt bei der Hamburg-Amerika-Linie in Hamburg; ab Mai 1912 Volontärassistent, ab April 1913 planmäßiger Assistent an der Universitäts-Augenklinik Berlin; August 1914 bis November 1918 Kriegseinsatz im Feldlazarett II des Garde-Reserve-Korps, in den Kriegslazaretten 14, 54 und 181 sowie im Reserve-Infanterie-Regiment 59, zuletzt als Oberarzt, EK II; ab Januar 1919 wieder Assistenzarzt an der Universitäts-Augenklinik Berlin; Juni 1921 Habilitation in Berlin,[20] dann Dozent für Augenheilkunde; August 1924 bis März 1933 Oberarzt an der Universitäts-Augenklinik Berlin (Bayernallee 5); dort im November 1925 zum nichtbeamteten außerordentlicher Professor ernannt; Mai 1926 Heirat mit Käthe Ruhnke (*29.10.1887 in Neuhaus bei Greifenhagen/Pommern; Tochter eines Gärtners), drei Kinder; April 1933 bis Januar 1958 ordentlicher Professor für Augenheilkunde und Direktor der Augenklinik der Universität Rostock (Doberaner Straße 140 und 153, Graf-Schack-Straße 9); dort seit Januar 1934 Förderndes Mitglied der SS; Mai 1934 bis April 1937 auch Dekan der Medizinischen Fakultät der Universität Rostock; ab Januar 1940 auch Leiter der Vereinigung der Klinikdirektoren der Universität Rostock; ab 1940 Mitglied des NS-Dozentenbundes; ab Oktober 1941 Teilnahme an Menschenversuchen bei Kriegsgefangenen;[21] 1945 als Hochschullehrer zunächst entlassen, jedoch Weiterbeschäftigung als Klinikdirektor; Ende 1946 erneute Berufung als Professor in Rostock;[22] im Juli 1947 auch von der SMAD als ordentlicher Professor an der Medizinischen Fa-

18) Dr. Carl Clorius war nach einer erfolglosen Bewerbung um das Amt des Bürgermeisters von Neubrandenburg Oberkonsistorialrat und Finanzreferent im mecklenburgischen Oberkirchenrat in Schwerin, 1938 bis 1945 auch Leiter der Mecklenburgischen Sippenkanzlei.

19) Mit der Arbeit: Über natürliche Gallenweg-Darmfisteln. Mit Fällen der Heidelberger Chirurgischen Klinik 1903-1910, Heidelberg 1911.

20) Mit der Arbeit: Untersuchungen zur Frage der „Periodizität“ bei lang dauernden Nachbildern, Berlin 1922.

21) Comberg hatte diese Forschungen beantragt, um mit einem neuentwickelten Gerät Verfahren zur Fremdkörperentfernung aus dem Auge testen zu können, und dies wie folgt begründet: „Da hier kein [Menschen- bzw. Patienten-] Material vorhanden ist, habe ich mich durch die Heeres-Sanitäts-Inspektion in Berlin um Erlaubnis bemüht, an Lazaretten mit gutem Zuzug aus dem Osten das Verfahren ausprobieren zu dürfen. Es ist mir daraufhin die Arbeit an Königsberger Lazaretten erlaubt worden.“ Hier waren seit kurzem zahlreiche sowjetische Kriegsgefangene vorhanden. Als Comberg 1944 für die Wiederbesetzung des Lehrstuhls für Augenheilkunde an erster Stelle genannt wurde, geschah dies unter Verweis auf seine besonderen Leistungen bei der „Entwicklung exakter Untersuchungsmethodik … und deren Übertragung aus dem rein Theoretischen in die praktische Anwendung“. Comberg sei „die heute anerkannt beste Lokalisation von Fremdkörpern des Auges im Röntgenverfahren“ zu verdanken, „eine gerade jetzt während des Krieges sehr wertvoll gewordene Untersuchungsmethode“.

22) Im Entlastungsschreiben der eine Weiterbeschäftigung empfehlenden Entnazifizierungskommission der Universität Rostock hieß es, Comberg sei „kein aktives Mitglied der SS gewesen und habe nur geldliche Zuwendungen an die SS geleistet; er sei entlastet durch Antifa-Block“; man solle Comberg unbedingt an der Universität halten, denn er sei ein bedeutender „Konstrukteur mehrerer Apparate zur Funktionsprüfung des Auges“ und leiste wesentliche „Forschungen über Nachtblindheit“.

kultät der Universität Rostock bestätigt; 1955 als Hervorragender Wissenschaftler des Volkes ausgezeichnet; nach Emeritierung noch ab Januar 1958 kommissarischer Direktor an der Augenklinik der Universität Rostock (Karl-Marx-Straße 101); am 23.5.1958 im Alter von 73 Jahren in Rostock gestorben

Comolle, Dr. Albert Georg

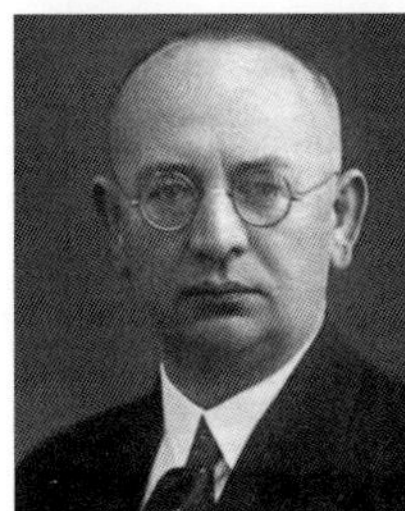

geboren am 14.11.1889 in Stettin/Pommern; Sohn eines Rentenbank-Bürodiätars; Gymnasium in Stettin, 1909 Abitur; Medizinstudium in München, Kiel, Berlin und Freiburg; September 1914 Approbation; August 1916 Promotion in Kiel;[23] Januar 1924 bis mind. 1944 niedergelassener Facharzt für Chirurgie und Frauenheilkunde in Angermünde/Brandenburg (Klosterstraße 22); dort auch Ärztlicher Leiter am Städtischen Krankenhaus; Heirat mit der Ärztin → Dr. Dorothea Comolle geb. Wenzel, fünf Kinder; nach Flucht ab Frühjahr 1945 praktischer Arzt in Hof Mummendorf bei Grevesmühlen; mind. Juli bis August 1945 Leitender Arzt am Behelfskrankenhaus in Dassow (Moritzstraße 376); vor 1967 gestorben

Comolle, Dr. Dorothea Sophie (geb. Wenzel)

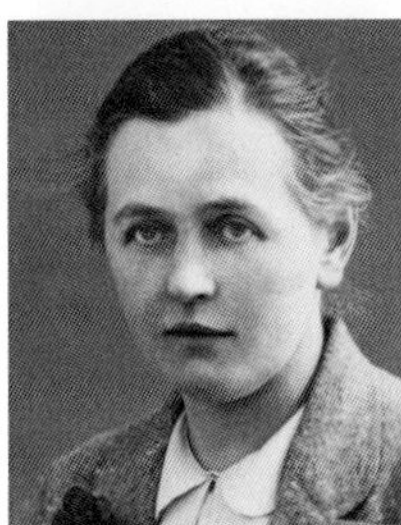

geboren am 9.3.1897 in Seemühl/Westpreußen; Tochter eines Gutsbesitzers; Lyzeum in Freienwalde/Oder; 1914 bis 1918 Kriegseinsatz als Krankenschwester, Schwestern-Examen; anschließend Privatunterricht und Oberrealschule in Berlin, 1919 Abitur; Medizinstudium in Berlin, Königsberg und Innsbruck; Dezember 1922 bis Dezember 1923 Medizinalpraktikantin an der Inneren und der Chirurgischen Abteilung des Städtischen Krankenhauses in Stettin; Januar 1924 Approbation; September 1924 Promotion in Berlin;[24] Heirat mit dem Arzt → Dr. Albert Comolle, fünf Kinder; mind. 1926 bis 1927 niedergelassene Allgemeinpraktikerin in Angermünde/Brandenburg; mind. 1929 ohne ärztliche Tätigkeit; Oktober 1931 bis mind. 1944 wieder niedergelassene Allgemeinpraktikerin in Angermünde (Klosterstraße 22); nach Flucht ab Frühjahr/Sommer 1945 praktische Ärztin in Hof Mummendorf bei Grevesmühlen; ab mind. August 1945 praktische Ärztin in Dassow (Moritzstraße 376); bis 1966 wieder in Angermünde (Straße der Freundschaft 45); am 25.5.1966 im Alter von 69 Jahren in Angermünde gestorben

Connerth, Dr. Otto

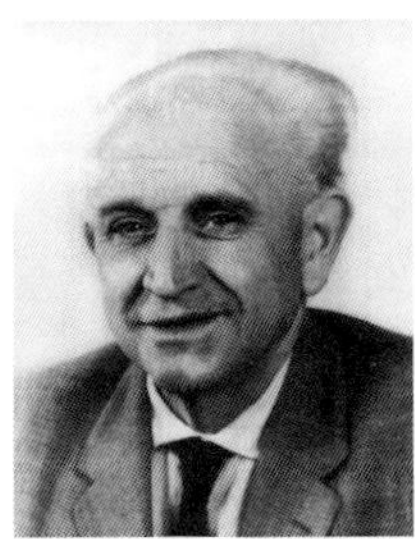

geboren am 4.2.1898 in Hermannstadt/Siebenbürgen/Österreich-Ungarn; Sohn eines Hutmachers und Fabrikanten; Gymnasium in Hermannstadt, 1916 Abitur; 1916 bis 1918 Kriegseinsatz; Medizinstudium in Klausenburg, Graz, Greifswald, Königsberg, München und Jena; September 1922 Promotion in Jena;[25] bis Februar 1926 Medizinalpraktikant an der Universitäts-Kinderklinik Greifswald; Februar 1926 Approbation; Februar bis November 1926 Assistenzarzt an der Kinderheilstätte Hohenlychen/Uckermark; Dezember 1926 bis mind. 1959 niedergelassener Facharzt für Kinderkrankheiten, 1930 bis 1950 mit privater Kinderklinik, in Wismar (Lübsche Straße 50 und 83, Mecklenburger Straße 16, Parkstraße 43); 1931 Heirat mit Margarethe Goetze verw. Renner (*8.5.1888 in Wismar, †11.2.1976 in Wismar; Tochter des Arztes Dr. Adolf Goetze *1857, †1918), vier Kinder (aus erster Ehe der Frau); mind. 1934 auch Unterbannarzt für die HJ-Banne Schwerin-Stadt und Wismar; Eintritt in die NSDAP am 1.5.1937, Mitgliedsnummer 4.518.966; ab Dezember 1938 auch Mitglied des NSDÄB; Kriegseinsatz als Wehrmachtsarzt in Wismar, daneben eingeschränkte Weiterführung seiner Praxis; 1950 Übergabe seiner Kinderklinik an das Städtische

23) Mit der Arbeit: Zur Frage des Pseudomyxoma peritonei e processu vermiformi, Wiesbaden 1916.
24) Mit der Arbeit: Über drei Fälle von Rheumatismus nodosus (MS).
25) Mit der Arbeit: Hygroma perirenalis (MS).

Krankenhaus in Wismar, dort 1950 bis 1966 auch Chefarzt der Kinderabteilung; zum Sanitätsrat ernannt; 1953 als Verdienter Arzt des Volkes ausgezeichnet; bis 1976 im Ruhestand in Wismar (Karl-Marx-Straße 3); am 29.1.1976 im Alter von fast 78 Jahren in Wismar gestorben

Conrad, Dr. Friedrich Franz Richard (Fritz)
geboren am 3.8.1911 in Kummer bei Ludwigslust/Mecklenburg; Sohn eines Landwirts und späteren Weingroßhändlers; Gymnasium, 1931 Abitur; Medizinstudium in Hamburg; Approbation; anschließend Assistenzarzt in Trebnitz/Schlesien; mind. 1936 Truppenarzt des I. Flakregiments an der Flakartillerieschule auf Wustrow bei Rerik; August 1937 Promotion in Hamburg;[26)] mind. 1938 Oberarzt in Neumünster/Schleswig-Holstein (Friedrichstraße 12); Oktober 1938 Heirat mit der Medizinalpraktikantin Johanna Swart (*16.5.1913 in Altona, †1.6.1990 in Eckernförde/Schleswig-Holstein; Tochter eines Oberingenieurs), mind. ein Kind, 1946 Scheidung, August 1947 Wiederheirat; mind. 1954 bis 1978 niedergelassener Facharzt für Frauenkrankheiten und Geburtshilfe in München (Erdmannsdörferstraße 6, Hans-Goltz-Weg 2); am 18.3.1978 im Alter von 66 Jahren in Kastelruth/Italien gestorben

Conrad, Irmgard Elfriede (geb. Prietze)
geboren am 29.9.1904 in Königerode/Provinz Sachsen; Tochter eines Pastors; Gymnasium, 1924 Abitur; Medizinstudium; Dezember 1934 Approbation; 1935 bis 1938 Assistenzärztin am Kinderkrankenhaus in Hamburg (Baustraße 2); März 1938 Heirat mit dem Studienreferendar Arthur Conrad (*18.6.1903 in Halle; Sohn eines Lokomotivheizers), zwei Kinder, 1945 Scheidung; Frühjahr 1938 Landassistentin in der Praxis von Dr. Friedrich Laible in Sellin/Rügen (Granitzer Straße 36), August 1938 bis Januar 1939 in der Praxis von → Dr. Wilhelm Bach in (Graal-)Müritz; ab Januar 1939 hospitierende Ärztin am Allgemeinen Krankenhaus in Hamburg-Barmbek; ab April 1939 Arztvertreterin in der Praxis von Dr. Wilhelm Bach in (Graal-)Müritz; ab Mai 1939 niedergelassene Allgemeinpraktikerin in Johanngeorgenstadt/Sachsen (Hohegenister Straße 44); bis 1996 in Bad Salzuflen/Nordrhein-Westfalen (Riestestraße 2); am 11.4.1996 im Alter von 91 Jahren in Bad Salzuflen gestorben

Cordes, Dr. Hermann Fritz Albert
geboren am 7.2.1906 in Nienburg/Weser/Hannover; Sohn eines Kaufmanns; Realgymnasium in Nienburg, 1927 Abitur; Medizinstudium in München, Marburg, Göttingen, Hamburg und Rostock; 1936 Approbation; 1936 bis Januar 1939 zunächst Volontärassistent, dann Assistenzarzt an der HNO-Klinik der Universität Rostock (Doberaner Straße 137-139); ab Februar 1939 Assistenzarzt an der Städtischen Krankenanstalt in Bremen (St.-Jürgen-Straße); August 1939 bis 1944 wieder Assistenzarzt an der HNO-Klinik der Universität Rostock (Goetheplatz 2); dort im Februar 1941 Promotion;[27)] April 1941 Heirat mit der Säuglingsschwester Hildegard Brüning (*5.9.1918 in Güstrow; Tochter eines Studienrats), zwei Kinder; ab März 1944 Kriegseinsatz als Stabsarzt in der Wehrmacht; am 23.12.1944 im Alter von 38 Jahren nach einem Bombenangriff im Lazarett Wittlich/Eifel ums Leben gekommen

Cords, Dr. Hans Paul
geboren am 29.8.1911 in Altona/Schleswig-Holstein; Sohn eines Monteurs und späteren Ingenieurs; Gymnasium, 1931 Abitur; Medizinstudium in Hamburg; Dezember 1937 Approbation; 1937 bis 1938 Volontärassistent bzw. Assistenzarzt am Städtischen Krankenhaus in Altona (wohnhaft in Hamburg, Reuterstraße 4, und in Altona, Allee 164); Januar 1938 Promotion in Hamburg;[28)] Eintritt in die NSDAP am 10.4.1938; Juli 1938 Heirat mit der Laborantin Minette Flügge (*27.9.1911 in Harburg/Hannover, †25.8.1986 in Ravensburg/Baden-Württemberg; Tochter eines Kaufmanns und Prokuristen), mind. zwei Kinder; September 1938 bis 1939 Assistenzarzt an der Lungenheilstätte Großholzleute-Überruh bei Isny/Allgäu; ab März 1939 Arzt in Mecklenburg; ab September 1939 Kriegseinsatz; mind. 1945 wieder Arzt an der Lungenheilstätte Großholzleute-Überruh (wohnhaft in Bolsternang bei Isny); bis 1963 niedergelassener Allgemeinpraktiker in Bodnegg bei Ravensburg; am 25.7.1963 im Alter von 51 Jahren in Ravensburg gestorben

---

26) Mit der Arbeit: Über erosio vera, Düsseldorf 1936.
27) Mit der Arbeit: Über die Cholesteatome des Schläfenbeines, Rostock 1940.
28) Mit der Arbeit: Frakturen durch Muskelzug beim Sport, Hamburg 1937.

Cordua, Dr. Arne Justus

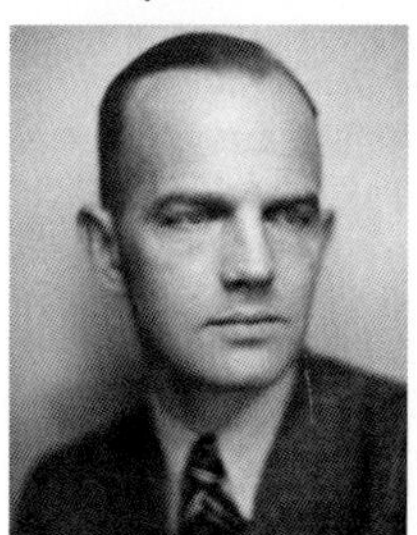

geboren am 14.11.1908 in Harburg/Hannover; Sohn eines Arztes; Gymnasium, 1930 Abitur; Medizinstudium in München; dort mind. 1937 Medizinalpraktikant (Bavariaring 14); dort Eintritt in die NSDAP am 1.5.1937, Mitgliedsnummer 4.006.697; März 1938 Approbation; 1938 Heirat mit der Krankengymnastin Hanna Sturm (*7.7.1909 in Plauen/Sachsen, †14.6.2003 in Hörpel/Niedersachsen; Tochter eines Arztes), drei Kinder; ab September 1938 Volontärassistent an der II. Medizinischen Abteilung des Krankenhauses links der Isar in München (Thalkirchnerstraße 36); Juli 1939 bis mind. 1943 zunächst Volontärassistent, dann Assistenzarzt an der Chirurgischen Klinik der Universität Rostock (Maßmannstraße 35, Soester Straße 1, Dethardingstraße 8); dort Mitglied der Marine-SA und des NSDÄB, Mitgliedsnummer 29.685; Dezember 1939 Promotion in München;[29] ab August 1944 wahrscheinlich Werks- bzw. Revierarzt in Fasendorf-Mehltheuer/Vogtland;[30] mind. 1947 bis 1975 niedergelassener Facharzt für Chirurgie mit Privatklinik in Hamburg (Milchgrund 16, Bergstraße 5, Wilstorfer Straße 32, Sillemstraße 63); bis mind. 1980 im Ruhestand in Hamburg (Op'm Blockhorn 9); am 28.4.1981 im Alter von 72 Jahren in Aurach/Bayern gestorben

Cossart, Dr. Edgar Artur Carlos **von**

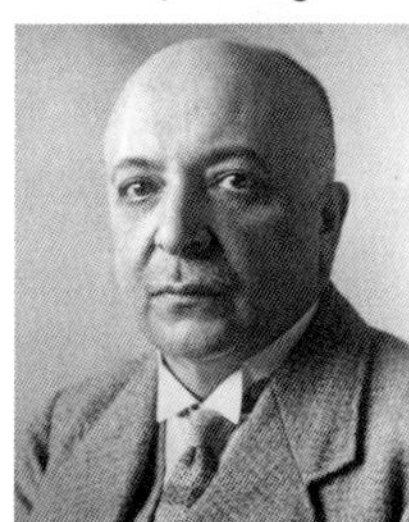

geboren am 29.1.1880 in Neu Kusthof bei Dorpat/Estland; Sohn eines Gutsbesitzers; Gymnasium in Dorpat, 1898 Abitur; Medizinstudium in Dorpat; dort im Oktober 1903 Approbation; 1903 bis 1904 Assistenzarzt an der Reichenberg-Mellinschen Heilanstalt in Dorpat; 1904 bis 1908 Assistenzarzt an der Gynäkologischen und der Chirurgischen Abteilung des Stadtkrankenhauses in Riga; März 1905 Heirat mit Alma von der Pahlen (*15.12.1879 in Turek/Polen; Tochter eines Staatsbeamten), drei Kinder; 1908 bis 1909 Assistenzarzt und Leiter der Gynäkologischen Abteilung an der chirurgischen Privatklinik von Prof. Dr. Werner Zoege von Manteuffel in Riga; 1909 bis 1920 Chirurg und zuletzt Leitender Arzt des Deutschen Privatkrankenhauses in Simferopol/Krim; 1920 Übersiedlung nach Deutschland; 1920 bis 1921 Assistenzarzt an der Chirurgischen Klinik der Universität Rostock (Schröderplatz); Mai 1921 Approbation für Deutschland; 1921 bis 1922 zweiter Prosektor am Anatomischen Institut der Universität Rostock (Gertrudenstraße); dort im Dezember 1921 Promotion;[31] November 1922 bis 1947 niedergelassener Allgemeinpraktiker in Brunshaupten bzw. Kühlungsborn (Dünenstraße 196, Hindenburgplatz, Fischersteig 3); dort Eintritt in die NSDAP am 1.4.1931, Mitgliedsnummer 508.414; auch Mitglied des NSDÄB und der SA, „wegen im Dienst zugezogener Invalidität aus der SA entlassen"; am 10.6.1947 im Alter von 67 Jahren an Rükkenmarkstumor und Pneumonie in Rostock gestorben

Credner, Dr. Karl Hermann Gottfried

geboren am 6.12.1912 in Brandenburg/Havel/Brandenburg; Sohn eines Studienrats; Reformrealgymnasium in Brandenburg, 1931 Abitur; Medizinstudium in Berlin, München, Bonn und Rostock; mind. 1937 bis 1938 Medizinalpraktikant am Städtischen Krankenhaus in Brandenburg (Hindenburgplatz 5); dort Eintritt in die NSDAP am 1.5.1937, Mitgliedsnummer 5.715.129; 1938 Medizinalpraktikant in Rostock; Mai 1938 Approbation und Juni 1938 Promotion in Rostock;[32] Oktober 1938

29) Mit der Arbeit: Krebsstatistik 1932 in Bayern. Im Auftrag des Bayerischen Landesverbandes für Krebsbekämpfung, Leipzig 1939.

30) Hier befand sich zunächst ein Textilbetrieb, der die Plauener Spitzenindustrie belieferte und Gardinen- und Möbelstoffe herstellte. Von Dezember 1944 bis April 1945 war dieser Betrieb ein Außenlager des Konzentrationslagers Flossenbürg, in dem für die zum Rüstungsbetrieb (Panzerproduktion) umfunktionierte Vogtländische Maschinenfabrik rund 350 Jüdinnen, die zuvor in Auschwitz und Bergen-Belsen interniert waren, Zwangsarbeit verrichten mußten.

31) Mit der Arbeit: Beobachtungen über die Beeinflußbarkeit nephritischer Symptome durch Nephrotomie und Dekapsulation (MS).

32) Mit der Arbeit: Eine ungewöhnliche Form von schwerer Streptokokkeninfektion bei einem zweijährigen Kind, Düsseldorf 1937.

bis 1944 Assistenzarzt am Pharmakologischen Institut der Universität Rostock (dort zunächst auch wohnhaft: Gertrudenstraße 9; mind. 1942 bis 1944 wohnhaft in Laage, Hildebrandtallee 2, Teterower Chaussee); in Rostock auch Mitglied der HJ; mind. 1940 Kriegseinsatz als Unterarzt; August 1940 Heirat mit der Kontoristin Bertha Dietlin (*22.2.1917 in Basel/Schweiz, †26.5.1992 in Berlin; Tochter eines Zollinspektors), drei Kinder, Scheidung; ab Mai 1942 erneuter Kriegseinsatz; ab mind. 1993 in Niederkrüchten/Nordrhein-Westfalen (Kapellenbruch 215, Venekotenweg 116); August 1993 Heirat mit Erika Loges verw. Janssen (*13.6.1924 in Wald bei Solingen, †15.3.2015 in Nettetal/Nordrhein-Westfalen; Tochter eines Scherenausmachers und späteren Drehers); am 23.12.1994 im Alter von 82 Jahren in Niederkrüchten gestorben

Cremer, Dr. Hans-Diedrich Max

geboren am 14.2.1910 in Kiel/Schleswig-Holstein; Sohn eines Gerichtsassessors und späteren Landgerichtsdirektors; Gymnasium, 1928 Abitur; Medizinstudium in Bonn, Kiel, Innsbruck und Köln; Approbation; Dezember 1933 Promotion in Köln;[33] als Militärarzt mind. 1936 Assistenzarzt am Physiologisch-Chemischen Institut der Militärärztlichen Akademie in Berlin (Scharnhorststraße 35); dort Mitglied der Chirurgischen Sondergruppe des Oberkommandos des Heeres; mind. 1937 bis 1938 Oberarzt in der Sanitätsabteilung 12 und Standortarzt der Wehrmacht in Parchim; Juli 1937 Heirat mit der Säuglingsschwester Irma Mehrens (*7.10.1913 in Neumünster/Schleswig-Holstein; Tochter eines Kaufmanns), mind. vier Kinder; Kriegseinsatz, ab 1942 Aufbau des Gebirgsphysiologischen Instituts der Wehrmacht in St. Johann/Tirol und Leiter der dortigen Heeressanitätsschule; Oktober 1942 Teilnehmer an der Tagung „Ärztliche Fragen bei Seenot und Wintertod" in Nürnberg; Januar 1944 Habilitation in Berlin; seitdem Hochschullehrer an der Universität Innsbruck; nach Kriegsende Dozent für Physiologische Chemie an der Universität Heidelberg; ab 1946 Dozent, ab 1950 außerplanmäßiger Professor für Physiologische Chemie an der Universität Mainz (Am Michelsberg 3); ab November 1956 Professor für Menschliche Ernährungslehre an der Universität Gießen; 1961 bis 1963 Leiter der Abteilung für Angewandte Ernährungswissenschaft der Welternährungsorganisation in Rom; ab 1963 Direktor des Instituts für Ernährungswissenschaft an der Universität Gießen (Am Zollstock 11); 1975 emeritiert; 1985 Bundesverdienstkreuz; bis 1995 in Gießen (Robert-Sommer-Straße 21); am 18.4.1995 im Alter von 85 Jahren in Gießen gestorben

Crull, Dr. Paul Friedrich Franz

geboren am 7.8.1866 in Groß Gievitz bei Waren/Mecklenburg; Sohn eines Rittergutspächters; Gymnasium in Rostock, 1886 Abitur; Medizinstudium in Berlin, Heidelberg und Rostock; März 1893 Approbation und August 1894 Promotion in Rostock;[34] Assistenzarzt an der Augenklinik und der Medizinischen Klinik der Universität Rostock (Doberaner Straße 140, Schröderplatz) sowie am Stift Bethlehem in Ludwigslust; Volontärassistent an der Frauenklinik von Prof. Dr. August Martin in Berlin; 1898 bis 1932 niedergelassener Allgemeinpraktiker in Rostock (Neuer Markt 13, Augustenstraße 17); Mai 1901 Heirat mit Marie Bencard (*19.10.1879 in Rostock, †7.1.1955 in Rostock; Tochter eines Kaufmanns), drei Kinder; 1914 bis 1918 Kriegseinsatz als Chefarzt eines Feldlazaretts; 1917 zum Sanitätsrat ernannt; ab Gründung 1929 stellvertretendes Mitglied der gemeinsamen Ärztekammer für Mecklenburg-Schwerin und -Strelitz; am 1.4.1932 im Alter von 65 Jahren an Herzschlag in Rostock gestorben

Cuntze, Dr. Maria Margarethe (geb. Sies)

geboren am 25.10.1907 in Langscheid/Westfalen; Tochter eines Lehrers; Gymnasium, 1928 Abitur; Medizinstudium in München; dort im April 1937 Approbation und Promotion;[35] mind. 1939 Ärztin in Hamburg (Bülowstraße 9); Januar 1939 Heirat mit dem Arzt Dr. Otto Cuntze (*17.6.1910 in Neumünster/Schleswig-Holstein, †3.7.1976 in Schleswig; Sohn eines Apothekers), mind. zwei Kinder; November 1939 bis Januar 1940 Assistenzärztin am Anna-Kinderhospital in Schwerin (Bismarckplatz 25); ab Oktober 1941 dienstverpflichtete Ärztin in der Praxis von Dr. Carl-Heinz Krug in Ham-

33) Mit der Arbeit: Funktionsstörungen der Kaninchen-Niere nach Nierenextraktinjektion, Düsseldorf 1934.
34) Mit der Arbeit: Die Großherzogliche Universitätsaugenklinik zu Rostock, Rostock 1894.
35) Mit der Arbeit: Erfahrungen über das Dämmerschlafmittel „Rectidon" in der Geburtshilfe, Hamburg 1937.

burg (Marckmannstraße 86, Oben Borgfelde 59), ab Mai 1944 bei Dr. Ernst Delorme in Bad Harzburg (Dommesstraße 2, Fritz-König-Straße 12); ab Februar 1945 erneut dienstverpflichtete Ärztin in Bad Harzburg (Krodotal 5); mind. 1946 wieder in Hamburg; bis 1979 niedergelassene Allgemeinpraktikerin in Schleswig (Klosterhofer Straße 18); am 3.2.1979 im Alter von 71 Jahren in Neumünster gestorben

Curschmann, Prof. Dr. Hans Heinrich

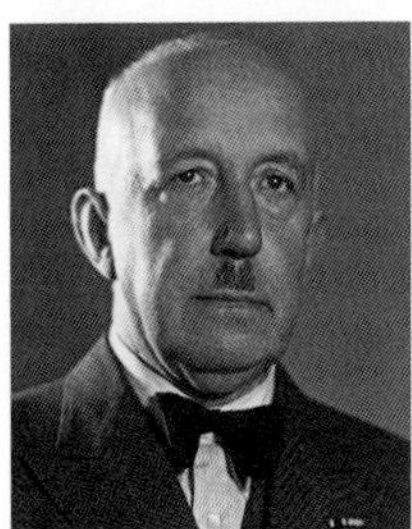

geboren am 14.8.1875 in Berlin; Sohn eines Arztes und Universitätsprofessors; Gymnasien in Hamburg und Leipzig, 1895 Abitur; Medizinstudium in Freiburg, München und Leipzig; Februar 1900 Approbation und Juni 1900 Promotion in Leipzig;[36] April bis September 1900 Volontärassistent am Pathologisch-Anatomischen Institut der Universität Leipzig; als Einjährig-Freiwilliger von Oktober 1900 bis September 1901 Militärdienst in den Feldartillerie-Regimentern 48 und 77; Oktober 1901 bis März 1904 Assistenzarzt an der Medizinischen Klinik der Universität Heidelberg; April bis September 1904 Volontärassistent an der II. Medizinischen Klinik der Charité in Berlin; Oktober 1904 bis März 1907 Assistenzarzt an der Medizinischen Klinik der Universität Tübingen; dort im Juli 1906 Habilitation,[37] seitdem Privatdozent für Innere Medizin; April 1907 bis September 1916 zunächst Leitender Arzt, dann Direktor der Medizinischen Abteilung des Städtischen St.-Rochus-Hospitals in Mainz; dort auch Direktor des Städtischen Invaliden- und Seuchenhauses; Juni 1907 Heirat mit Helene Wendt (*10.7.1884 in Jena, †17.7.1972 in Lärz bei Mirow; Tochter eines Juristen und Universitätsprofessors), fünf Kinder; August 1914 bis Oktober 1916 Heimatkriegseinsatz als fachärztlicher Beirat für Innere Medizin und Neurologie für die Lazarette Hessens und der Rheinprovinz; ab 1914 Mitglied des Alldeutschen Verbands; Oktober 1916 bis September 1921 außerordentlicher Professor am neu eingerichteten Lehrstuhl für Medizinische Poliklinik und Klinische Propädeutik sowie Direktor an der Medizinischen Poliklinik der Universität Rostock (Paulstraße 48); daneben ab Oktober 1916 auch Heimatkriegseinsatz als Beratender Internist für die Lazarette in Schleswig-Holstein und Mecklenburg, fachärztlicher Beirat für Nervenkrankheiten im Bereich des 9. Armeekorps für die Provinz Schleswig-Holstein sowie Mitglied der Korpsuntersuchungskommission in Rostock; ab 1917 Mitglied des Vorstandes, später 2. Vorsitzender der Gesellschaft Deutscher Nervenärzte; ab 1918 auch Mitglied des Vorstands des Landesvereins Mecklenburg zur Bekämpfung der Tuberkulose sowie Initiator und Leiter der Tuberkulosefürsorgestelle in Rostock; August bis November 1918 Kriegseinsatz als Stabsarzt und ordinierender Arzt im Garnisonslazarett in Leipzig, dann im Lazarett des sächsischen Feldartillerie-Regiments 506, zuletzt in der XIX. Ersatz-Division in Dresden, EK II; 1920 bis 1933 Mitglied der DNVP, ab 1922 im Vorstand, später Vorsitzender der Ortsgruppe Rostock; ab Juli 1921 stellvertretender Vorsitzender des Ärztlichen Vereins in Rostock; Oktober 1921 bis April 1941 ordentlicher Professor für Innere Medizin an der Universität Rostock, Direktor der dortigen Medizinischen Klinik und 1921 bis 1940 auch Mitdirektor des Universitätskrankenhauses (Schröderplatz, Am Reifergraben 2); daneben auch ehrenamtlicher Kurator des Friedrich-Franz-Hospizes in (Graal-)Müritz sowie wissenschaftlicher Berater und Mitglied des Aufsichtsrates des Sol- und Moorbades in Bad Sülze; Juni 1924 Mitbegründer und später geschäftsführender Vorsitzender der Nordwestdeutschen Gesellschaft für Innere Medizin; ab 1926 Mitglied des Deutschen Offiziersbundes; 1928 bis 1933 Mitglied des Stahlhelm/Bund der Frontsoldaten, dann des NS-Frontkämpferbundes und der SA-Reserve, ab 1933 auch Kreisarzt des Kreises Rostock des NS-Frontkämpferbundes; ab Februar 1933 Vorsitzender der Vereinigung der Klinikdirektoren der Universität Rostock; galt nach einer Untersuchung der Reichsstelle für Sippenforschung ab 1934 als „nichtarisch, Mischling II. Grades", da seine Großmutter mütterlicherseits jüdischer Herkunft war; seit 1935 andauernde Versuche, ihn deswegen in den Ruhestand zu versetzen, scheiterten sowohl an seinem Widerstand als auch an der Fürsprache des Generalfeldmarschalls August von Mackensen sowie des mecklenburgischen Gauleiters und Reichsstatthalters Friedrich Hildebrandt; nach Erreichen des Pensionsalters im April

36) Mit der Arbeit: Über Cystitis typhosa, Leipzig 1900.
37) Mit der Arbeit: Beiträge zur Physiologie und Pathologie der kontralateralen Mitbewegungen, Tübingen 1906.

1941 emeritiert;[38] ab 1941 nebenamtlicher Leiter des Hilfskrankenhauses Augustenschule in Rostock, dort im April 1942 ausgebombt; anschließend Tätigkeit als Arztvertreter in der internistischen Praxis seines früheren Assistenten → Dr. Franz Bachmann sowie Leiter an der Inneren Abteilung des Städtischen Krankenhauses in Güstrow; Ende 1942 nach Ahrenshoop bei Ribnitz übergesiedelt, dann niedergelassener Internist und medizinischer Gutachter in Rostock; Mai bis August 1945 Leiter der Rostocker Ärzteschaft und des kommunalen Gesundheitswesens; Juli 1945 bis mind. 1949 niedergelassener Facharzt für Innere und Nerven-Krankheiten in Rostock (Orleansstraße/Dehmelstraße 15); ab 1946 Mitglied der CDU; als Emeritus im Juli 1947 von der SMAD als Professor an der Medizinischen Fakultät der Universität Rostock bestätigt und bis 1948 erneut Direktor der dortigen Medizinischen Klinik; am 10.3.1950 im Alter von 74 Jahren an Bronchitis, Hirnblutung und Lungenentzündung in Rostock gestorben

Cyrus, Dr. Karl Wilhelm Christian

geboren am 1.7.1893 in Schwerin/Mecklenburg; Sohn des Arztes und Sanitätsrates Dr. Carl Cyrus (*1861, †1922); Gymnasien in Schwerin und Rostock, 1914 Abitur; August 1914 bis November 1918 Kriegseinsatz; Medizinstudium in München und Rostock (Friedrichstraße 23); September 1923 Approbation in Schwerin; November 1923 bis 1949 niedergelassener Allgemeinpraktiker in Schwerin (Helenenstraße/An der Sparkasse 13); April 1924 Promotion in Jena;[39] Juni 1924 Heirat mit der Hausdame Anna-Marie Goetze (*13.7.1898 in Wismar, †12.12.1986 in Hamburg; Tochter des Arztes Dr. Adolf Goetze *1857, †1918), zwei Kinder; als Nachfolger von → Dr. Theodor Kima 1949 auch Amtsarzt von Schwerin; am 23.9.1949 im Alter von 56 Jahren an Kreislaufversagen, Urämie und Hypertonie in Schwerin gestorben

38) Curschmann hielt bei seinem Ausscheiden nach 24-jähriger Dienstzeit als Dozent und Professor in Rostock selbstbewußt fest: „Ich war nicht mehr allein der Sohn des bekannten Leipziger Klinikers, sondern selbst eine Kapazität von einigem Ruf im In- und Auslande geworden."

39) Mit der Arbeit: Zur Diagnose des induzierten Irreseins. Kasuistischer Beitrag (MS).

Dabelstein, Dr. Hans Heinrich

geboren am 16.7.1913 in Rostock/Mecklenburg; Sohn eines Lehrers; Realgymnasium in Rostock, 1932 Abitur; Medizinstudium in Rostock; als Student Eintritt in die NSDAP am 1.5.1937, Mitgliedsnummer 5.084.093; November 1938 Approbation; Volontärassistent an der Medizinischen Klinik der Universität Rostock (Schröderplatz); dort auch Mitglied des NSDÄB und des NSFK-Sturms 2/12; Juli 1939 Promotion in Rostock;[1] Oktober 1939 bis mind. 1942 Assistenzarzt an der Medizinischen Klinik der Universität Rostock (Parkstraße 12, Strempelstraße 2); Dezember 1939 Heirat mit der technischen Assistentin Hedwig Schlie (*19.9.1912 in Ribnitz, †7.5.2005 in Absam/Österreich; Tochter eines Amtshauptmanns und späteren Oberregierungsrates), mind. zwei Kinder, 1954 Scheidung; ab Mai 1942 Kriegseinsatz; mind. 1950 bis 1978 praktischer Arzt in Ribnitz-Damgarten (Bahnhofstraße 32); Mai 1955 Heirat mit Ingeborg Lehnhoff verw./gesch. Hust (*16.8.1923 in Rostock, †17.5.2000 in Ribnitz-Damgarten; Tochter eines Schneidermeisters), mind. ein Kind; bis 2002 in Ribnitz-Damgarten (Martin-Andersen-Nexö-Straße 1); am 19.3.2002 im Alter von 88 Jahren in Ribnitz-Damgarten gestorben

Dabelstein, Dr. Paul Ludwig Carl

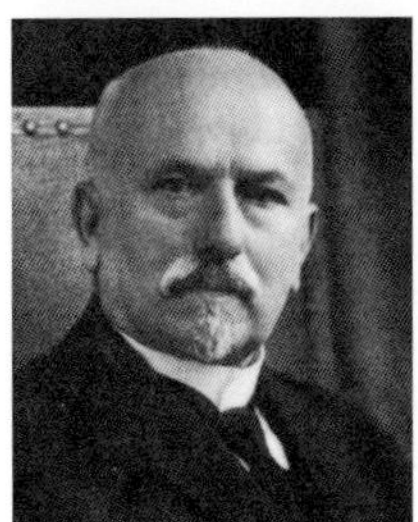

geboren am 5.5.1863 in Lübz/Mecklenburg; Sohn eines Pastors; Gymnasium in Güstrow, 1883 Abitur; Medizinstudium in Jena und Rostock; März 1887 Approbation in Rostock; 1887 bis 1889 niedergelassener Allgemeinpraktiker in Krakow; Mai 1888 Promotion in Rostock;[2] 1889 bis 1891 Assistenzarzt in Lindenberg; 1891 bis August 1902 Assistenzarzt an der Provinzial-Heil- und Pflegeanstalt Stadtfeld bei Schleswig (Haus Nr. 28) sowie zugleich an der Untiedt'schen Pflegeanstalt für unheilbare männliche Geisteskranke in Schleswig; Februar 1894 Heirat mit Hertha Bielfeld (*14.5.1873 in Potsdam, †24.6.1942 in Oberstdorf/Allgäu; Tochter eines Königlichen Katasterkontrolleurs und Steuerrates sowie späteren Regierungsrates), drei Kinder; August 1902 bis September 1919 Direktor der Heil- und Pflegeanstalt Neustadt/Holstein; zum Sanitätsrat und Oberlandesmedizinalrat ernannt; September 1919 bis Oktober 1928 Direktor der Provinzial-Heil- und Pflegeanstalt Stadtfeld; ab Oktober 1928 im Ruhestand, aber später wieder als Arzt tätig; 1934 bis mind. 1942 Psychiater (ohne Kassen- und Privatpraxis) in Rostock (Alexandrinenstraße 11); Mitglied des NSDÄB; ab mind. 1940 ohne ärztliche Tätigkeit; am 20.12.1946 im Alter von 83 Jahren gestorben

Dahmen, Dr. Otto Eduard Bernard

geboren am 7.11.1900 in Köln/Rheinprovinz; Sohn eines Kaufmanns und Juweliers; Gymnasium, 1918 Abitur; Medizinstudium in Köln; Approbation; Juli 1923 Promotion in Köln;[3] mind. 1929 Arzt am Rudolf-Virchow-Krankenhaus in Berlin (dort auch wohnhaft); März 1929 Heirat mit Betty Podpiser (*8.2.1905 in Altona, †13.5.1981 in Hamburg; Tochter eines Kutschers); ab Oktober 1933 Lehrbeauftragter für Psychologie und Volkskunde an der Universität Aachen (wohnhaft in Köln, Venloer Straße 193); 1934 bis 1935 niedergelassener Allgemeinpraktiker und Hautarzt in Rostock (Gertrudenstraße 1/2; Nachfolger in der Praxis von → Dr. Kurt Blome); am 28.1.1935 im Alter von 34 Jahren in Rostock gestorben

Damblé, Dr. Karl Josef Otto

geboren am 14.12.1903 in Metz/Elsaß-Lothringen; Gymnasium, 1922 Abitur; mußte nach Kriegsende die französische Staatsangehörigkeit annehmen und von 1922 bis 1924 Dienst in einem französischen Strafregiment tun, bis es ihm gelang, nach Deutschland zu gelangen; Medizinstudium in Freiburg; Heirat mit Marianne Müller; 1928 Promotion in Freiburg;[4] mind. 1928 Medizinalpraktikant am Krankenhaus in Hamburg-Eppendorf; 1928 oder 1929 Approbation; mind. 1929 Assistenzarzt am Pathologischen Institut der Universität Rostock (Gertrudenstraße), bis 1933 an der Medizinischen Kli-

1) Mit der Arbeit: Wachstum und Differenzierung eines Milchgangcarcinoms in Haupttumor und Metastase, Berlin 1937.
2) Mit der Arbeit: Über den Gehalt der Luft an organischen Substanzen, Leipzig 1888.
3) Mit der Arbeit: Traumatischer Scharlach (MS).
4) Mit der Arbeit: Untersuchungen über Calciumgehalt, Leukocyten und Blutgerinnung in der Schwangerschaft, nach der Geburt und im Wochenbett, Berlin 1930.

nik der Universität Münster, 1933 bis 1934 an der Medizinischen Klinik der Universität Kiel, ab Oktober 1934 am Allgemeinen Krankenhaus in Hamburg-Barmbek (Uhlandstraße 68); am 21.12.1934 im Alter von 31 Jahren an einer durch ärztliche Tätigkeit erworbenen Infektion in Hamburg gestorben

Danckwardt, Dr. Gottfried Heinrich Friedrich
geboren am 18.12.1868 in Rostock/Mecklenburg; Sohn eines Bäckers; Gymnasium in Rostock, 1887 Abitur; Medizinstudium in Rostock, Jena und Greifswald; 1892 Approbation in Greifswald; 1892 bis 1893 niedergelassener Allgemeinpraktiker in Bredereiche bei Templin; Juli 1893 Heirat mit Helene Scherping (*3.5.1865 in Dammwolde bei Röbel, †18.4.1921 in Rostock; Tochter eines Lehrers); 1893 Promotion in Leipzig;[5] 1893 bis 1906 praktischer Arzt in Fürstenwalde; 1906 bis 1942 niedergelassener Allgemeinpraktiker in Rostock (Breite Straße 15); 1916 zum Sanitätsrat ernannt; November 1926 Heirat mit der Erzieherin Auguste Scherping verw. Schmidt (*14.3.1861 in Dammwolde, †7.5.1940 in Rostock; Tochter eines Lehrers); März 1942 Heirat mit der Privatlehrerin Elisabeth Awe (*5.10.1890 in Rostock, †2.8.1975 in Bad Doberan; Tochter eines Schriftsetzers); zwischen dem 24. und 27.4.1942 im Alter von 73 Jahren bei einem Bombenangriff auf Rostock ums Leben gekommen

Danckwardt, Dr. Ludwig Matthias Martin
geboren am 1.8.1900 in Rostock/Mecklenburg; Sohn eines Bäckermeisters; Gymnasium in Rostock, 1921 Abitur; Medizinstudium in Halle, Würzburg, Innsbruck und Rostock (Schillerstraße 22); Approbation; 1929 Promotion in Rostock;[6] mind. 1930 bis 1931 Assistenzarzt in Leipzig; August 1930 Heirat mit Hildegard Decker (*8.6.1905 in Steele bei Essen, †9.12.1981 in Mülheim/Ruhr; Tochter eines Bergwerksdirektors), mind. zwei Kinder; 1931 bis 1935 niedergelassener Frauenarzt in Rostock (Am Brink 4); 1935 Praxisaufgabe wegen Eintritts in die Wehrmacht; ab 1935 Militärarzt in Stettin, mind. 1940 als Stabsarzt (Friedrichstraße 17, Gabelsberger Straße 1); mind. 1981 bis 1983 in Mülheim/Ruhr (Liebigstraße 5); am 21.3.1983 im Alter von 82 Jahren in Norderstedt/Schleswig-Holstein gestorben

Daners, Dr. Hubert Wilhelm
geboren am 3.10.1901 in Rotthausen/Rheinprovinz; Sohn eines Arztes; Gymnasium, 1921 Abitur; Medizinstudium in Köln; dort im Juni 1926 Promotion;[7] Juni 1927 Approbation; mind. 1934 bis 1935 Oberarzt an der Städtischen Frauenklinik in Wiesbaden (Schwalbacher Straße 62); Juli 1934 Heirat mit Ernestine Sachs (*16.12.1905 in Vielbrunn/Odenwald, †11.12.1991 in Wiesbaden; Tochter eines Schreiners), 1957 Scheidung; 1935 bis mind. 1936 niedergelassener Facharzt für Frauenkrankheiten in Neubrandenburg; ab November 1937 wieder Arzt an der Städtischen Frauenklinik in Wiesbaden (Sonnenberger Straße 84); dort Mitglied der Motor-SA; ab September 1939 Kriegseinsatz; ab mind. 1948 niedergelassener Facharzt für Frauenkrankheiten in Wiesbaden (Marktstraße 31, Müllerstraße 6, Neuberg 1); Juni 1958 Heirat mit der Dolmetscherin Marga Capelan gesch. Schmitz spätere Heinrich (*17.8.1921 in Wermelskirchen/Rheinland, †3.7.2002 in Wermelskirchen; Tochter eines Bandwirkers), spätestens 1964 Scheidung; April 1964 erneute Heirat mit Marga Capelan, 1967 Scheidung; März 1967 erneute Heirat mit Ernestine Sachs; am 19.4.1974 im Alter von 72 Jahren in Wiesbaden gestorben

Danielsen, Dr. Ernst Eduard Johannes
geboren am 18.11.1891 in Bergedorf bei Hamburg; Sohn eines Arztes; Gymnasium in Worms, 1910 Abitur; Medizinstudium in Berlin an der Kaiser-Wilhelm-Akademie für das militärärztliche Bildungswesen; August 1914 bis November 1918 Kriegseinsatz als Sanitätsoffizier an der Front; September 1916 Approbation und Mai 1919 Promotion in Berlin;[8] 1919 bis 1920 Freikorpseinsatz beim „Grenzschutz Ost" in Brieg/Schlesien und Breslau; Dezember 1920 bis April 1924 Oberarzt bzw. Stabsarzt in Ohlau/Schlesien (Hospitalstraße 9); Dezember 1921 Heirat mit Annemarie Baumann (*25.3.1899 in Ohlau, †15.7.1990 in Bad Pyrmont/Niedersachsen; Tochter eines Rechtsanwalts); Mai

5) Mit der Arbeit: Eitrige Gelenkentzündung bei Infektionskrankheiten.
6) Mit der Arbeit: Neuere Anschauungen über Typhusbazillenträger und Dauerausscheider, Rostock 1924.
7) Mit der Arbeit: Genese, Formen und Behandlungsmethoden der Calcaneusfrakturen, Köln 1926.
8) Mit der Arbeit: Untersuchungen über den Bakteriengehalt des Nasensekrets bei akutem Schnupfen, Berlin 1919.

1924 bis Juni 1925 Stabsarzt in Pasewalk; Juli 1925 bis April 1926 Militärarzt beim Gruppenkommando 1 der Reichswehr in Berlin; Mai 1926 bis April 1929 Abordnung als Stabsarzt in der II. (Preußischen) Divisions-Sanitärabteilung zum Hygiene-Institut der Universität Rostock (Buchbinderstraße 8/9, Lloydstraße 18); Mai 1929 bis Januar 1934 Militärarzt und Berater der Medizinalinspektion im Reichswehrministerium in Berlin; Februar 1934 bis Juni 1937 oberster Hygieniker im Wehrkreis IV der Reichswehr/Wehrmacht in Dresden; Juli 1937 bis Juli 1938 Chefarzt des Standorthospitals Dresden; Juli 1938 bis Januar 1939 Chefarzt der Grenztruppen der Wehrmacht in Kaiserslautern; Februar 1939 bis Oktober 1940 Divisionsarzt der 19. Infanterie-Division der Wehrmacht; Oktober 1942 bis November 1943 Kriegseinsatz als Chefarzt im Stab des Wehrmachtsbefehlshabers Ostland in Riga; als Generalarzt im November 1943 in die Führerreserve versetzt; ab Mai 1944 im Ruhestand; bis 1980 in Bad Pyrmont (Altersheim Bethesda, Wiesenweg 5); am 1.6.1980 im Alter von 88 Jahren in Bad Pyrmont gestorben

Dau, Dr. Gerd Karl Otto
geboren am 9.7.1914 in Magdeburg/Provinz Sachsen; Sohn eines Arztes; Gymnasium in Magdeburg, 1933 Abitur; Medizinstudium in Rostock; 1939 Approbation; Mai 1940 bis mind. 1943 zunächst Volontärassistent, dann Assistenzarzt an der Inneren Abteilung des Krankenhauses Altstadt in Magdeburg (Marstallstraße 11, Mittelstraße 5); Juli 1940 Promotion in Bonn;[9] Oktober 1940 Heirat mit der Ärztin → Dr. Renate Dau geb. Koehler, vier Kinder, 1949 Scheidung; ab mind. 1943 Kriegseinsatz in der Wehrmacht; mind. Frühjahr/Sommer 1945 bis Juni 1947 praktischer Arzt in Hagenow (Lange Straße 92, Bahnhofstraße 52); dort bis Juni 1947 auch Bezirksvenerologe; Juli 1947 bis September 1958 praktischer Arzt in Boizenburg (Stiftstraße 14 und 19); Juli 1949 Heirat mit der Sekretärin Inge-Maria Völz verw./gesch. Lübke (*25.2.1917 in Kuckow bei Stolp/Pommern; Tochter eines Lehrers), mind. drei weitere Kinder; im September 1958 „illegal" in die Bundesrepublik verzogen; ab mind. 1961 niedergelassener Allgemeinpraktiker in Uetersen/Schleswig-Holstein (Kreuzstraße 5, Richthofenstraße 5); am 9.8.1967 im Alter von 53 Jahren in Uetersen gestorben

Dau, Dr. Renate (geb. Koehler, spätere Karbeutz, dann wieder Dau)

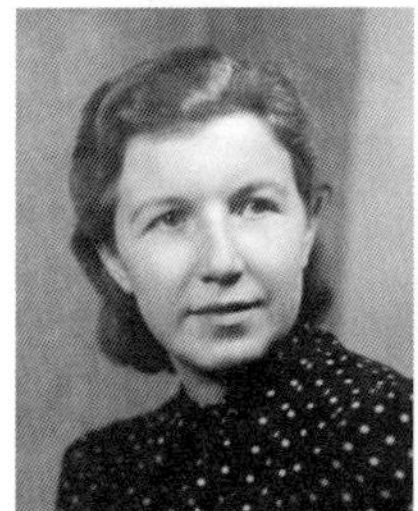

geboren am 5.12.1911 in Grünberg/Schlesien; Tochter eines Pfarrers; Deutsche Oberschule in Greifswald, 1931 Abitur; Medizinstudium in Tübingen, Innsbruck, München und Greifswald; ab Mai 1937 Medizinalpraktikantin an der Medizinischen Klinik des Krankenhauses Altstadt in Magdeburg (Mittelstraße 2); Dezember 1937 Approbation und Januar 1938 Promotion in Greifswald;[10] ab Februar 1938 Volontärassistentin an der Universitäts-Augenklinik Greifswald; ab April 1938 Landassistentin in der Praxis von Dr. August Heisler in Königsfeld/Schwarzwald; Juni 1938 bis Juni 1939 Volontärassistentin an der Chirurgischen Abteilung des Städtischen Krankenhauses in Hildesheim; ab Juni 1939 Arztvertreterin bei verschiedenen praktischen Ärzten; ab September 1939 Hilfsassistentin an der Medizinischen Klinik der Universität Greifswald (Domstraße 54); ab Januar 1940 Assistenzärztin am Hilfskrankenhaus in Greifswald (Gützkower Landstraße); Februar 1940 bis Juni 1941 zunächst Volontärassistentin, dann Assistenzärztin an der Kinderklinik des Krankenhauses Altstadt in Magdeburg (Beaumontstraße 12); Oktober 1940 Heirat mit dem Arzt → Dr. Gerd Dau, vier Kinder, 1949 Scheidung; ab Juli 1941 ohne ärztliche Tätigkeit in Magdeburg; ab Juni 1943 dienstverpflichtete Ärztin für ihren zur Wehrmacht eingezogenen Ehemann an der Inneren Abteilung des Krankenhauses Altstadt in Magdeburg (Marstallstraße 11, Mittelstraße 5) und dienstverpflichtete Vertreterin in der Praxis ihres Schwiegervaters Dr. Carl Dau in Magdeburg; Januar 1944 bis Juli 1947 in Hagenow, dort von August 1944 bis Juli 1945 niedergelassene Allgemeinpraktikerin (Bahnhofstraße 52); Juli 1947 bis April 1949 in Boizenburg (Stiftstraße 14); mind. 1953 Ärztin in Golzow/Brandenburg; spätestens 1957 Heirat mit ? Karbeutz, Scheidung (nahm danach ihren Namen aus erster Ehe wieder an); bis 1957 Betriebsärztin beim VEB Brandenburger Traktorenwerke in Brandenburg/Havel; 1957 Übersiedlung in die Bundesrepublik; mind. 1961 bis 1967 niedergelassene All-

9) Mit der Arbeit: Über atypisches Chorionepitheliom. Bericht über einen Fall, Bonn 1939.
10) Mit der Arbeit: Die eugenischen Sterilisationen vom 1.4.1935 bis 31.3.1936, Greifswald 1938.

gemeinpraktikerin in Oberscheld bei Dillenburg/Hessen (Nickelsgrund 4); bis Mitte 1985 niedergelassene Allgemeinpraktikerin in Duisburg (Am Kaiserberg 5); am 13.2.2004 im Alter von 92 Jahren in Duisburg gestorben

Daum, Dr. Reinhold

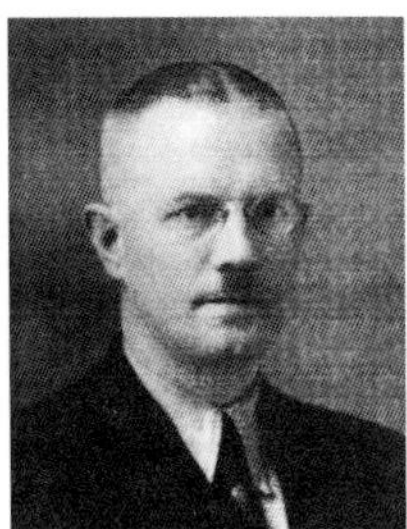

geboren am 13.10.1892 in Nieder-Moos bei Fulda/Hessen; Sohn eines Lehrers; Gymnasium, 1912 Abitur; Medizinstudium in Gießen und Freiburg; dazwischen ab August 1914 Kriegseinsatz als Feldarzt in den Reserve-Infanterie-Regimentern 221, 115 und 118, im Flakzug 107 sowie im Feldlazarett 95; nach dreimonatigem Fronturlaub zur Ablegung der ärztlichen Vorprüfung im August 1917 Beförderung zum Feldunterarzt und Einsatz im Feldartillerie-Regiment 26, EK II; im Dezember 1918 aus dem Heer entlassen; Weiterführung des Medizinstudiums in Freiburg; Mai 1920 Approbation in Karlsruhe; Promotion; ab August 1920 praktischer Landarzt in Framersheim bei Alzey; Februar 1921 Heirat mit Victoria Hoffmann (*10.10.1896 in Paderborn/Westfalen; Tochter eines Kaufmanns), mind. fünf Kinder; 1923 im „Abwehrkampf“ im französisch besetzten Gebiet tätig; ab November 1923 auch nationalsozialistische Propagandatätigkeit in Mittelrheinhessen, dafür ab Mai 1924 in französischer Untersuchungshaft, aufgrund der „Londoner Amnestie“ im September 1924 von einem französischen Kriegsgericht außer Verfolgung gesetzt; September 1924 bis 1933 niedergelassener Allgemeinpraktiker in Oppenheim/Hessen; dort Eintritt in die NSDAP am 31.7.1926, Mitgliedsnummer 41.461; April 1929 bis Juni 1932 auch Kreisleiter des Kreises Oppenheim der NSDAP; Herbst 1931 bis März 1933 auch Mitglied des hessischen Landtags; Mitglied und ab 1932 Gauobmann des NSDÄB; ab Januar 1933 Mitglied der SS, Nr. 55.964; sofort Einsatz als Sturmbannarzt des II. Sturmbannes der 33. SS-Standarte in Darmstadt; mind. 1933 Lagerarzt im KZ Osthofen, dort für die ärztliche Betreuung der Schutzhäftlinge zuständig (Bescheinigung von Haft- und Arbeitsfähigkeit); ab Oktober 1933 hauptamtlicher Geschäftsführer der Bezirksstelle Mainz der Kassenärztlichen Vereinigung Deutschlands in Mainz (Kapellenstraße 21, Rheinallee 7); ab Juni 1936 auch Leiter der KVD-Bezirksstelle Wiesbaden; Dezember 1933 Goldenes Ehrenzeichen der NSDAP; als SS-Obersturmführer von Februar 1936 bis Januar 1937 hauptamtlicher Führer der SS-Sanitäts-Oberstaffel 33 im SS-Oberabschnitt Rhein-Westmark in Mainz bzw. Darmstadt; dort im September 1936 zum SS-Hauptsturmführer befördert; nach Übersiedlung nach Stettin (Kleine Domstraße 2, Pölitzer Straße 22) ab Januar 1937 hauptamtlicher stellvertretender Leiter der Landesstelle Pommern der Kassenärztlichen Vereinigung Deutschlands; dort auch Leiter der pommerschen Ärztekammer und Leiter des Amtes für Volksgesundheit in der Gauleitung Pommern der NSDAP; Februar 1937 bis März 1938 auch Führer der Sanitäts-Abteilung im SS-Oberabschnitt Nord in Stettin; März 1938 bis März 1940 hauptamtlicher SS-Oberabschnittsarzt des SS-Oberabschnitts Nord bzw. Ostsee in Stettin, der die Gaue Pommern und Mecklenburg umfaßte; dort im April 1938 zum SS-Sturmbannführer, im September 1939 zum SS-Obersturmbannführer befördert; ab 1938 auch stellvertretender Gauärzteführer Pommerns und Leiter des Amtes für Volksgesundheit in der Kreisleitung Stettin der NSDAP; ab März 1940 Leiter des Amtes für Volksgesundheit in der Gauleitung Koblenz-Trier (später Moselland) der NSDAP und Leiter der Kassenärztlichen Vereinigung des Gaues in Koblenz (Kurfürstenstraße 10); auf Vorschlag des Gauleiters des Gaues Moselland, Gustav Simon, im September 1941 KVK II. Kl. o.S.;[11] mglw. 1945 im Alter von 52 Jahren Suizid

David, Dr. Walther Gustav Paul

geboren am 21.6.1879 in Nauen/Brandenburg; Sohn eines Königlichen Kreistierarztes; Gymnasium in Nauen, 1899 Abitur; Medizinstudium in Kiel; September 1905 Approbation und Oktober 1905 Promotion in Kiel;[12] mind. 1909 niedergelassener Allgemeinpraktiker in Nauen; November 1909 Heirat mit Martha Schmidt (*26.3.1889 in Nauen, †9.4.1977 in Hamburg; Tochter eines Kupferschmiedemei-

11) Mit der Begründung, Daum habe sich „durch die Einrichtung von Kreisämtern für Volksgesundheit in Luxemburg besondere Verdienste erworben. Die Berufsaufsicht über die Ärzte, die kassenärztlichen Versorgungen und überhaupt alle mit der Gesundheitsführung zusammenhängenden Fragen in Luxemburg“ habe Daum „vorbildlich gelöst“.

12) Mit der Arbeit: Beitrag zur Lehre von postoperativen Psychosen, Kiel 1905.

sters und späteren Fabrikbesitzers); Kriegseinsatz; mind. 1932 bis 1937 beamteter Arzt in Rathenow/Brandenburg; dort Eintritt in die NSDAP am 1.4.1933, Mitgliedsnummer 1.798.976, 1935 ausgetreten; als Medizinalrat ab 1938 stellvertretender Amtsarzt am Staatlichen Gesundheitsamt Minden/Westfalen; ab September 1939 Arztvertreter in der Praxis von Dr. Max Paterna in Rathenow (Berliner Straße 22); nach dessen Suizid von 1942 bis mind. 1944 Leiter des Staatlichen Gesundheitsamtes Rathenow (Bismarckstraße 2); nach Flucht aus Rathenow als Medizinalrat im Ruhestand ab Frühjahr 1945 Arzt in Groß Brütz, Gottesgabe und Klein Welzin bei Schwerin; Juli bis August 1945 praktischer Arzt in Schwerin (Hubertusstraße 17); August 1945 bis 1946 wieder in Rathenow (Dunckerstraße 11); am 6.4.1946 im Alter von 66 Jahren an Fleckfieber und Kreislaufschwäche in Rathenow gestorben

Decker, Dr. Carl Friedrich Albert
geboren am 19.2.1855 in Beedenbostel bei Celle/Hannover; Sohn eines Mühlenbesitzers; 1874 Gymnasium in Celle, Abitur; Medizinstudium in Leipzig und Würzburg; Januar 1879 Approbation und Februar 1879 Promotion in Leipzig;[13] 1879 bis 1884 niedergelassener Allgemeinpraktiker in Schwei/Oldenburg; Volontärassistent an den Universitäts-Augenkliniken in Berlin, Köln und Breslau; Oktober 1887 Heirat mit Martha Meyer (*1.10.1867 in Tangermünde/Altmark, †18.12.1934 in Schwerin; Tochter eines Fabrikbesitzers), mind. fünf Kinder; 1888 bis 1890 Augenarzt in Bremen; 1890 bis 1933 niedergelassener Facharzt für Augenkrankheiten, mind. 1900 bis 1914 mit privater Augenheilanstalt, in Schwerin (Johann-Albrecht-Straße 12, Augustenstraße 27, 5 und 3); zum Obermedizinalrat ernannt; am 16.10.1933 im Alter von 78 Jahren in Schwerin gestorben

Deckner, Dr. Heinz Kurt Erich
geboren am 20.11.1904 in Stallupönen/Ostpreußen; Sohn eines Arztes und späteren Kreisarztes; Gymnasium in Cosel/Schlesien, 1926 Abitur; Medizinstudium in Jena, Freiburg, Bonn, Leipzig und Rostock; Januar bis April 1932 Medizinalpraktikant am Städtischen Krankenhaus für Geburtshilfe und Frauenleiden in Berlin-Charlottenburg, April bis Dezember 1932 am Staatskrankenhaus der Polizei in Berlin; Dezember 1932 Approbation; Januar bis April 1933 Volontärassistent an der Chirurgischen Abteilung des Staatskrankenhauses der Polizei in Berlin; ab Mai 1933 Assistenzarzt an der Hautklinik der Universität Rostock (Schröderplatz); dort im September 1933 Promotion;[14] anschließend Assistenzarzt an der Frauenklinik und der Landeshebammenanstalt der Universität Rostock (Doberaner Straße 142); 1934 bis 1936 Assistenzarzt am Carolinenstift in Neustrelitz (Georgstraße 1-6); Oktober 1934 Heirat mit Hildegard Jahns (*31.8.1908 in Wiebrechtshausen bei Northeim, †4.4.1993 in Goslar/Niedersachsen; Tochter eines Oberamtmannes), mind. vier Kinder, 1958 Scheidung; 1936 Arzt in Göttingen; Juli 1936 bis 1970 niedergelassener Allgemeinpraktiker in Goslar (Claustorwall 1); ab September 1939 Kriegseinsatz in der Wehrmacht; am 3.2.1970 im Alter von 65 Jahren in Goslar gestorben

Deeg, Artur Karl
geboren am 3.11.1911 in Schönwald/Bayern; Sohn eines Volksschullehrers und späteren Hauptlehrers; Gymnasium, 1932 Abitur; Medizinstudium; Januar 1940 Approbation; ab April 1942 Assistenzarzt am Städtischen Krankenhaus in Spremberg/Lausitz; ab Oktober 1943 dienstverpflichteter Arzt in der Praxis von Dr. Franz Braun in Greiffenberg/Uckermark; nach Flucht ab Frühjahr 1945 Arzt in Groß Welzin, Pernin, Renzow, Pokrent und Boddien (alles bei Schwerin); mind. 1950 bis 1951 niedergelassener Allgemeinpraktiker in Schönwald (Marienstraße 130); unverheiratet; am 24.7.1951 im Alter von 39 Jahren an Lungenödem und Herzversagen in Schönwald gestorben

Dehne, Dr. Alexander Karl Albert
geboren am 25.6.1902 in Hannover; Sohn eines Arztes; Gymnasium, 1923 Abitur; Medizinstudium in Hannover, Würzburg, Greifswald, München und Rostock; Januar 1932 Approbation; 1932 bis mind.

13) Mit der Arbeit: Granulome im Kehlkopf nach Tracheotomie.
14) Mit der Arbeit: Vergleichende Untersuchungen der Müller-Ballungs-Reaktion II mit der Wassermanschen Reaktion und der Meinicke-Mikro-Klärungsreaktion an 2.000 Seren an Hand des Materials der Universitäts-Hautklinik, Rostock 1933.

1933 Assistenzarzt an der Hautklinik und Poliklinik, mind. 1934 an der Kinderklinik und Poliklinik der Universität Rostock (Gertrudenplatz 3, Augustenstraße 80/82); dort im Januar 1934 Promotion;[15] ab August 1935 niedergelassener Allgemeinpraktiker in Hannover (Engelbosteler Damm 118, Fenskestraße 5); Mai 1936 Heirat mit der Säuglingsschwester Marie Thäter (*21.8.1909 in München; Tochter eines Zimmermeisters), zwei Kinder; am 11.12.1991 im Alter von 89 Jahren in Hannover gestorben

Deidesheimer, Dr. Johann August Franz (Hans)

geboren am 17.12.1907 in Passau/Bayern; Sohn eines Chirurgen und Frauenarztes; Gymnasium in Passau, 1928 Abitur; Medizinstudium in Marburg (Biegenstraße 26); August 1934 Approbation; 1934 bis mind. 1935 Assistenzarzt am Willehadhaus vom Roten Kreuz in Bremen (Osterstraße, Richthofenstraße 54); September 1934 Heirat mit Anna Hanssen (*14.11.1905 in Neumünster/Schleswig-Holstein, †25.2.1993 in Hamburg; Tochter eines Tuchfabrikanten), 1940 Scheidung; September 1934 Promotion in Hamburg;[16] mind. 1937 bis 1938 Assistenzarzt am Krankenhaus in Hamburg-Eppendorf (Uhlenhorster Weg 44, Schäferkampsallee 54); Juni 1939 bis mind. 1941 Assistenzarzt am Hafenkrankenhaus in Hamburg (Seewartenstraße 10, Bismarckstraße 96); ab März 1940 Kriegseinsatz in der Wehrmacht; ab Oktober 1940 Facharzt für Chirurgie; Juli 1941 Heirat mit der Stenotypistin und Sekretärin Hildegard Schmidt (*24.9.1916 in Hamburg, †12.8.1973 in Rheinsberg/Brandenburg; Tochter eines Zimmerpoliers und späteren Bauführers), zwei Kinder; mind. 1944 bis Sommer 1945 Arzt in Grevesmühlen (Am Markt 1; August 1945: „will Krankenhaus in Teterow übernehmen"); mind. 1951 in Fürstenberg; als Facharzt für Chirurgie, Frauenheilkunde und Geburtshilfe von März 1952 bis 1965 Chefarzt und Ärztlicher Direktor am neugegründeten Krankenhaus „Katharinenhof" in Gransee/Brandenburg (dort auch wohnhaft: Meseberger Weg 3); am 21.11.1965 im Alter von fast 58 Jahren in Templin/Brandenburg gestorben

Demant, Dr. Erich Joachim Constantin

geboren am 23.2.1891 in Gumbinnen/Ostpreußen; Sohn eines Postassistenten; Gymnasium, 1911 Abitur; Medizinstudium in Berlin; Kriegseinsatz, zuletzt als Leutnant, mind. Dezember 1916 bis 1918 in Kriegsgefangenschaft; dann Weiterführung des Medizinstudiums; Juli 1922 Approbation und Oktober 1922 Promotion in Berlin;[17] November 1922 bis Frühjahr 1945 niedergelassener Facharzt für Chirurgie und Frauenarzt mit Privatklinik in Zoppot (Cecilienstraße 6, Seestraße 23, Hubertusallee 18); Dezember 1927 Heirat mit der Krankenschwester Margarete Skrodzki verw. Küntzel gesch. Hollefreund (*13.1.1890 in Johannisburg/Ostpreußen; Tochter eines Rechtanwalts, Notars und Justizrates), zwei Kinder; ab Juni 1940 Kriegseinsatz; nach Flucht ab Frühjahr 1945 Chirurg am Stadtkrankenhaus in Wismar (Dahlberg); mind. 1950 bis 1961 Arzt in Westberlin (Flötnerweg 24, Oranienburger Straße 205)

Dencks, Dr. Günther

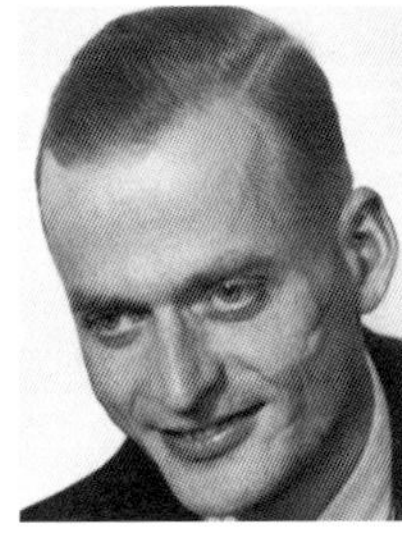

geboren am 10.12.1908 in Berlin; Sohn eines Arztes; Gymnasium, 1928 Abitur; Medizinstudium in Berlin; Medizinalpraktikant in Rendsburg; Dezember 1934 Approbation und Januar 1935 Promotion in Berlin;[18] 1934 bis Anfang 1937 Assistenzarzt am Krankenhaus in Berlin-Neukölln; ab Anfang 1937 Assistenzarzt in Mecklenburg; Juli 1937 Heirat mit der Kindergärtnerin Lore Unruh (*18.10.1910 in Priebus/Schlesien, †27.5.2007 in Überlingen/Bodensee; Tochter eines Kaufmanns), drei Kinder; August 1937 bis mind. 1968 niedergelassener Allgemeinpraktiker in Quickborn bei Hamburg (Bahnhofstraße 24); ab März 1940 Kriegseinsatz; am 17.1.1977 im Alter von 68 Jahren in Quickborn gestorben

---

15) Mit der Arbeit: Über die Beeinflussung des Wachstums von Gonokokken auf Kulturnährböden durch Zusatz von Vitaminen, Rostock 1933.

16) Mit der Arbeit: Über die Ergebnisse der Behandlung der Hyperplasia endometrii mittels Abrasio, Bremen 1934.

17) Mit der Arbeit: Die Bedeutung von Blutung und Schmerz für die Diagnose der Extrauteringravidität (MS).

18) Mit der Arbeit: Über Beschwerden bei Nierendystropie und ihre Beseitigung durch operative Verfahren mit Erhaltung der Niere, Berlin 1935.

Deneke, Dr. Hans Georg Heinrich
geboren am 7.10.1894 in Wilhelmshaven/Hannover; Sohn eines Königlichen Domänen-Rentmeisters; Gymnasium in Wilhelmshaven, 1913 Abitur; Medizinstudium in Tübingen, Göttingen und Rostock; Kriegseinsatz, zuletzt als Marineoberstabsarzt; September 1920 Approbation; Promotion; Heirat; mind. 1930 Marinestabsarzt in Hamburg (Hegestraße 15); September 1933 bis März 1936 Arzt in Mecklenburg, wahrscheinlich als Militärarzt; ab März 1936 Arzt in Kiel; Dezember 1938 bis mind. 1939 beamteter Vertragsarzt bei der Landesversicherungsanstalt Köllnischer Park in Berlin; ab Oktober 1939 Facharzt für Lungenkrankheiten; bis mind. 1941 Geschwaderarzt a.D. in Berlin (Klingsorstraße 19)

Denker, Dr. Felicitas Anna Angelika (geb. Hauser)
geboren am 20.6.1912 in Bruchsal/Baden; Tochter eines Anstaltsarztes; Gymnasium, 1932 Abitur; Medizinstudium in Heidelberg; ab Anfang 1937 Medizinalpraktikantin am Allgemeinen Krankenhaus in Lübeck; Januar 1938 Approbation; 1938 Promotion in Heidelberg;[19] Volontärassistentin am Allgemeinen Krankenhaus in Lübeck, dann an der Heilanstalt Strecknitz bei Lübeck; August 1940 bis mind. 1943 Assistenzärztin an der Frauenklinik der Universität Rostock (dort auch wohnhaft: Doberaner Straße 142; nach Bombardement ab 1943 zwischenzeitlich wohnhaft in Bad Doberan, Stülower Weg 2); in Rostock Mitglied des Opferrings der NSDAP; Februar 1941 Heirat mit dem Arzt → Dr. Traugott Denker, zwei Kinder; bis April 1945 in Rostock; nach Flucht von April 1945 bis 1979 in Bad Schwartau/Schleswig-Holstein (Hebbelstraße 16); 1979 bis 1983 in Ettlingen/Baden-Württemberg (Karl-Zeller-Straße 10); 1983 bis 1997 wieder in Bad Schwartau (Hebbelstraße 16); ab 1997 in Lübeck (Lange Reihe 29); am 8.7.1999 im Alter von 87 Jahren in Lübeck gestorben

Denker, Dr. Traugott Ernst
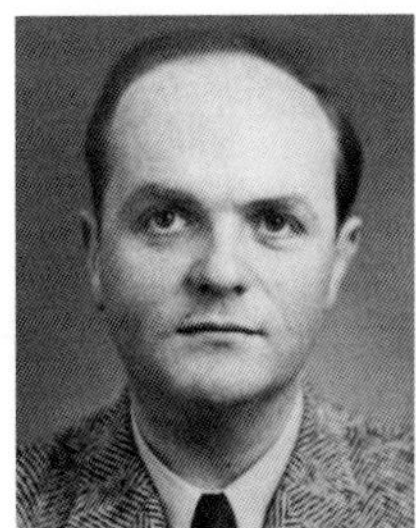
geboren am 16.7.1910 in Lübeck/Schleswig-Holstein; Sohn eines Hauptpastors; Realgymnasium in Lübeck, 1931 Abitur; Medizinstudium in Göttingen und Rostock; Januar 1937 Approbation; ab 1937 Assistenzarzt am Allgemeinen Krankenhaus in Lübeck (Kronsfelder Allee, Mengstraße 8); dort Eintritt in die NSDAP am 1.5.1937, Mitgliedsnummer 4.084.374; außerdem Mitglied des NSDÄB; September 1938 bis mind. 1944 Assistenzarzt an der Frauenklinik der Universität Rostock (dort auch wohnhaft: Doberaner Straße 142; nach Bombardement ab 1943 zwischenzeitlich wohnhaft in Bad Doberan, Stülower Weg 2); August 1939 Promotion in Göttingen;[20] Februar 1941 Heirat mit der Ärztin → Dr. Felicitas Denker geb. Hauser, zwei Kinder; bis April 1945 in Rostock; nach Flucht von April 1945 bis 1978 niedergelassener Allgemeinpraktiker und Geburtshelfer in Bad Schwartau/Schleswig-Holstein (Geibelstraße 1, Schillerstraße 1, Peterstraße 6, Hebbelstraße 16); am 17.3.1978 im Alter von 67 Jahren in Lübeck gestorben

Denkhaus, Dr. Paul Klemens Hermann
geboren am 20.4.1912 in Mülheim/Ruhr/Rheinprovinz; Sohn eines Kaufmanns, Treuhänders und Bücherrevisors; Gymnasium in Mülheim/Ruhr, 1932 Abitur; Medizinstudium in Rostock; September 1939 Approbation und Oktober 1939 Promotion in Rostock;[21] mind. 1940 Assistenzarzt in Berlin (Rudower Straße 56); mind. 1940 Kriegseinsatz als Oberarzt und Truppenarzt bei der Luftwaffe; September 1940 Heirat mit der medizinisch-technischen Assistentin und späteren Augenärztin Dr. Gertrud Drenckhahn spätere Dyck (*1.6.1919 in Parchim, †21.2.2004 in Itzehoe/Schleswig-Holstein; Tochter eines Mathematikers und späteren Hochschulprofessors), zwei Kinder, 1953 Scheidung; ab 1940 Assistenzarzt in Rostock (Orleansstraße 15); dort Mitglied des NSDÄB; bis mind. 1956 Arzt in Rostock (Borenweg 11, Stephanstraße 12); Dezember 1953 Heirat mit der Laborprak-

19) Mit der Arbeit: Stechapfelsamenvergiftung. Mitteilung eines eigenen Falles (MS).
20) Mit der Arbeit: Ein Beitrag zum Krankheitsbild der paroxysmalen Kältehämoglobinurie. Ein Fall mit tödlichem Ausgang, Weende-Göttingen 1939.
21) Mit der Arbeit: Diabetiker-Katamnesen aus den Jahren 1932-1936 an der Medizinischen Universitätsklinik Rostock. Coma diabeticum, Schwerin 1937.

tikantin Ursula Rößler (*19.12.1933 in Rostock, †20.10.1990 in Mülheim/Ruhr; Tochter des Arztes → Dr. Hans Rößler), mind. zwei weitere Kinder; mind. 1990 bis 2000 wieder in Mülheim/Ruhr (Luisental 5); am 6.11.2000 im Alter von 88 Jahren in Bottrop/Nordrhein-Westfalen gestorben

Denzer, Dr. Erich Ferdinand Heinrich

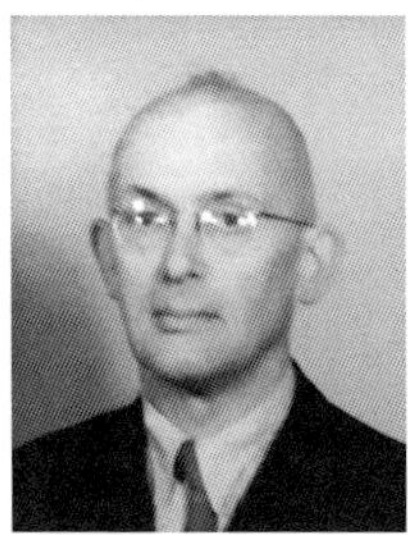

geboren am 2.2.1894 in Königsberg/Ostpreußen; Sohn eines Kaufmannsgehilfen und späteren Spediteurs; Gymnasium in Lyck/Ostpreußen, 1913 Abitur; Medizinstudium in Königsberg; Mai 1915 bis November 1918 Kriegseinsatz, zuletzt als Sanitäts-Vizefeldwebel im Reservelazarett Birkenwerder/Brandenburg; Weiterführung des Medizinstudiums in Königsberg, Berlin, Erlangen und Rostock; Januar bis Juli 1922 Medizinalpraktikant am Städtischen Krankenhaus in Brandenburg/Havel; August 1922 Approbation in Schwerin; anschließend Assistenzarzt und Arztvertreter von mehreren niedergelassenen Allgemeinpraktikern sowie in der Inflationszeit „aus wirtschaftlichen Gründen" Tätigkeit bei der Dresdner Bank; Mai 1925 bis Februar 1926 Assistenzarzt an der Heil- und Pflegeanstalt Treptow/Rega; März bis Mai 1926 Assistenzarzt an der Heil- und Pflegeanstalt (Rostock-)Gehlsheim; ab Juni 1926 Hilfsarzt an der Heil- und Pflegeanstalt Lüneburg/Hannover; Dezember 1926 Promotion in Rostock;[22] anschließend Assistenzarzt am Kinderhospital in Lübeck und am Säuglings- und Kinderkrankenhaus in Barmen; ab 1929 Facharzt für Kinderkrankheiten; April 1930 bis 1945 niedergelassener Facharzt für Kinderkrankheiten in Köslin/Pommern (Hohetorstraße 3); September 1939 bis April 1944 Kriegseinsatz in der Wehrmacht, zuletzt als Stabsarzt und Standortarzt in Meran/Italien; Mai bis Oktober 1944 dienstverpflichteter Kinderarzt in der Praxis von Dr. Hans Werth in Danzig (Silberhütte 1); ab Oktober 1944 dienstverpflichteter Kinderarzt in der Praxis von Dr. Helfried Urbantschitsch in Gotenhafen (Adolf-Hitler-Straße 18); nach Flucht ab März 1945 notdienstverpflichteter Arzt an der Kinderklinik der Universität Rostock (Augustenstraße 80/82); Oktober 1945 bis Mai 1947 niedergelassener Facharzt für Kinderkrankheiten in Stralsund; Juni bis Oktober 1947 Amtsarzt bei der Stadtverwaltung Stralsund (Jungfernstieg 3); auf Wunsch des Ministerialdirigenten → Dr. Hermann Redetzky von 1947 bis März 1949 angestellter Arzt und Oberreferent bei der Hauptabteilung Gesundheitswesen des mecklenburgischen Sozialministeriums in Schwerin (Schliemannstraße 14); April 1949 bis Juni 1950 Kinderarzt an der Kreispoliklinik in Heringsdorf/Usedom (Klenzestraße 1); 1949 Amtsarztprüfung in Berlin; ab Juni 1950 Mitglied der NDPD; Juli 1950 bis 1951 Kinderarzt an der Poliklinik in Naumburg/Saale (Liebknechtstraße 15); mind. 1951 Arzt bei der Stadtverwaltung in Schwerin

Derben, Dr. Johannes

geboren am 19.9.1889 in Landsberg/Warthe/Brandenburg; Gymnasium, 1910 Abitur; Medizinstudium; 1916 Approbation; Promotion; Kriegseinsatz; Juli 1918 Heirat mit Margarete Gendreizig (*14.2.1893 in Mühlhausen/Ostpreußen, †16.9.1971 in Hannover); mind. 1938 Oberstabsarzt in Allenstein/Ostpreußen (Bismarckstraße 16); nach Flucht ab mind. Mai 1945 praktischer Arzt in Schwerin (Moltkestraße 237); mind. 1950 bis 1960 Arzt in Hannover (Sommerfeldstraße 5, Podbielskistraße 74), zuletzt als Oberstarzt a.D.; am 26.6.1960 im Alter von 70 Jahren in Altenau/Harz gestorben

Dermitzel, Dr. Wolfhard Diether

geboren am 15.10.1899 in (Berlin-)Charlottenburg; Sohn eines Arztes; Gymnasium, 1919 Abitur; Medizinstudium in Berlin; August 1923 Approbation und Promotion in Berlin;[23] 1925 bis mind. 1942 niedergelassener Allgemeinpraktiker, ab mind. 1930 auch Homöopath in Stettin (Falkenwalder Straße 100 und 181, Kaiser-Wilhelm-Straße 6); Juli 1930 Heirat mit der Arztgehilfin Elisabeth Rincke (*24.6.1906 in Bärsdorf/Posen, †9.9.2001 in Bad Brückenau/Bayern; Tochter eines Oberpostinspektors), mind. vier Kinder; Eintritt in die NSDAP am 1.8.1931; Kriegseinsatz, daneben eingeschränkte Weiterführung seiner Praxis; nach Flucht zu Kriegsende bis mind. 1947 Homöopath am Zentralambulatorium in Güstrow (Gleviner Straße 10); bis 1966 homöopathischer Arzt in Braunschweig (Jas-

22) Mit der Arbeit: Über einen atypischen Fall von Pseudosklerose, Rostock 1926.
23) Mit der Arbeit: Über Lungengangrän (MS).

perallee 17); bis 1976 im Ruhestand in Sassenburg/Niedersachsen (Waldweg 3); am 6.2.1976 im Alter von 76 Jahren in Gifhorn/Niedersachsen gestorben

Dernehl, Carl Andreas Martin

geboren am 8.10.1885 in Neubukow/Mecklenburg; Sohn eines Uhrmachers; Realgymnasium in Rostock, 1904 Abitur; Medizinstudium in Greifswald, Jena und Rostock; ab Oktober 1913 Medizinalpraktikant in Müllrose bei Frankfurt/Oder; August 1914 Approbation; August 1914 bis November 1918 Kriegseinsatz als Militärarzt; anschließend bis Dezember 1920 Stabsarzt bei der Reichswehr, wegen Personalverminderung entlassen; Januar bis November 1921 Arztvertreter in mehreren deutschen Städten; November 1922 bis 1937 niedergelassener Allgemeinpraktiker in Bernitt bei Bützow (Häuslerei Nr. 10); Mai 1931 Heirat mit Anna-Marie Schultz (*6.5.1895 in Hof Kneese bei Gadebusch, †1.6.1973 in Schwerin; Tochter eines Domänenpächters); bis 1937 auch nebenamtlicher Vertragsarzt bei der RAD-Einheit 3/60 (Neukirchen); im August 1937 wegen schwerer Gicht arbeitsunfähig und Praxisschließung; galt seit 1934 und erneut seit 1936 aufgrund starken Schmerzmittel- und Morphiumkonsums als „morphiumsüchtig" und wurde wegen „Verstoßes gegen das Opiumgesetz" von der Kassenpraxis ausgeschlossen;[24] ab Januar 1938 kriminalpolizeiliche Ermittlungen, mglw. ohne juristische Konsequenzen;[25] am 17.1.1946 im Alter von 60 Jahren an Typhus in Bernitt gestorben

Dessien, Dr. Paul Oskar Hugo **von**

geboren am 10.8.1896 in Moskau/Rußland; Sohn eines Architekten, Ingenieurs und Regierungsbaurates; Gymnasium in Moskau, 1915 Abitur; Medizinstudium in Moskau; nach Übersiedlung nach Deutschland Herbst 1918 bis Herbst 1919 Militärdienst und Freikorpseinsatz, zunächst im Garde-Grenadier-Regiment 1 in Berlin, dann in der Stoßtruppe der Baltischen Landwehr; anschließend Weiterführung des Medizinstudiums in Rostock (Kasernenstraße 64); Januar 1922 Approbation und Mai 1922 Promotion in Rostock;[26] 1922 Volontärassistent in Rostock; August 1922 bis mind. 1962 niedergelassener Allgemeinpraktiker in Lübz (Bürgermeister-Westphal-Straße/Ernst-Thälmann-Straße 11); August 1922 Heirat mit Maria Gerlitzky (*17.5.1897 in Wismar, †8.11.1984 in Lübeck; Tochter eines Kaufmanns), ein Kind; ab mind. 1935 auch nebenamtlicher Vertragsarzt bei der RAD-Einheit 3/63 (Lübz); zum Sanitätsrat ernannt; nach Übersiedlung in die Bundesrepublik bis 1980 in Lübeck (Fliederstraße 7); am 19.7.1980 im Alter von fast 84 Jahren in Lübeck gestorben

Dethloff, Dr. Franz Friedrich Michael

geboren am 7.7.1859 in Rostock/Mecklenburg; Sohn eines Rittergutsbesitzers und Gütermaklers; Gymnasium in Rostock, 1880 Abitur; Medizinstudium in Rostock und Berlin; November 1887 Approbation in Rostock; März 1888 Promotion in Leipzig;[27] 1888 bis 1942 niedergelassener Allgemeinpraktiker in Schönberg (Wilhelm-Gustloff-Straße 2); 1913 zum Sanitätsrat ernannt; ab 1937 auch ne-

---

24) Ungeachtet dessen informierte der Leiter des Staatlichen Gesundheitsamtes des Stadt- und Landkreises Güstrow, → Dr. Carl Radmann, im Januar 1938 sämtliche Apotheken der Stadt- und Landkreise Rostock, Güstrow und Wismar, daß Dernehl „als morphiumsüchtig anzusehen" sei, ihm aber, „da er an einer mit starken Schmerzen einhergehenden Krankheit" leide, „der Bezug von Morphium, und zwar von 0,2 Gramm am Tage", erlaubt sei.

25) Der in Mecklenburg für Rauschgiftdelikte zuständige Kriminaloberassistent Albert Fielitz stellte im Februar 1938 fest: „Die wirtschaftlichen Verhältnisse bei Dernehl sind nach Angabe des Amtsarztes Radmann vom Staatlichen Gesundheitsamt in Güstrow nur als sehr dürftig anzusehen. Sie entsprechen in keiner Weise dem Stand eines Arztes. Die Praxis soll von jeher schon sehr gering gewesen sein, woran Dernehl selbst die Schuld tragen soll. Nach der ganzen Sachlage erscheint es unwahrscheinlich, daß Dernehl aus eigener Entschlußkraft von seiner Morphiumsucht freikommen wird. Ein Rückfall ist immer wieder zu befürchten. Süchtige Personen, insbesondere aber süchtige Ärzte, bilden eine ständige Gefahr für die Öffentlichkeit und besonders für die ihrer Obhut anvertrauten Kranken. Es wird deshalb gebeten, die Frage zu prüfen, ob es nicht angebracht erscheint, Dernehl auf Grund des § 42c zwangsweise in eine Entziehungskur einzuweisen, wozu von hier aus Gehlsheim vorgeschlagen wird." Gemeint war § 42c des „Gesetzes gegen gefährliche Gewohnheitsverbrecher und über Maßregeln der Sicherung und Besserung" vom 24.11.1933; darin hieß es u.a., daß bei jemandem, „der gewohnheitsmäßig im Übermaß geistige Getränke oder andere berauschende Mittel zu sich nimmt" und im Rausch ein Verbrechen begangen hat, die „Unterbringung in einer Trinkerheilanstalt oder einer Entziehungsanstalt erforderlich" sein könne, „um ihn an ein gesetzmäßiges und geordnetes Leben zu gewöhnen".

26) Mit der Arbeit: Überblick über die in der Rostocker Chirurgischen Klinik beobachteten Fälle von Frakturen am unteren Ende des Humerus im Zeitraum von 1901 bis 1920 (MS).

27) Mit der Arbeit: Ein Beitrag zum Eiweißverbrauch der Knaben im Alter von 9-15 Jahren.

benamtlicher Gefängnisarzt in Schönberg; unverheiratet; am 26.9.1942 im Alter von 83 Jahren an Altersschwäche in Schönberg gestorben

Dettbarn, Dr. Günther Gustav August
geboren am 6.9.1908 in Danzig/Westpreußen; Sohn eines Oberzollsekretärs; Oberrealschule, 1929 Abitur; Medizinstudium in Wien, Berlin und Rostock; 1937 Approbation; bis Anfang 1937 Assistenzarzt am Anatomischen Institut der Universität Rostock (Gertrudenstraße); ab Anfang 1937 Assistenzarzt in Tangermünde; ab August 1937 Arztvertreter in der Praxis von → Dr. Heinrich Allerding in Gnoien; ab November 1937 II. Prosektor am Anatomischen Institut der Universität Rostock (St.-Georg-Platz 4); Dezember 1937 Promotion in Rostock;[28] ab Juli 1938 Landassistent in der Praxis von → Dr. Ernst Schornack in Rostock-Warnemünde (Wachtlerstraße 16); ab November 1938 Arztvertreter in Rostock (St.-Georg-Platz 4, Große Wasserstraße 29); ab Ende 1938 Arzt in Lauenburg/Elbe; April 1939 bis mind. 1943 Assistenzarzt am Städtischen Krankenhaus in Brandenburg/Havel (Braunauer Straße 24); Dezember 1942 Heirat mit der Ärztin Dr. Lotte Bialuch (*23.9.1914 in Hohensalza/Posen, †8.6.2000 in Kirchhain/Hessen; Tochter eines Kaufmanns), ein Kind; ab März 1944 Kriegseinsatz in der Wehrmacht; ab mind. 1965 niedergelassener Allgemeinpraktiker in Kirchhain (Römerstraße 13); am 31.3.1985 im Alter von 76 Jahren in Kirchhain gestorben

Dettbarn, Horst Karl August
geboren am 30.6.1912 in Danzig/Westpreußen; Sohn eines Eisenbahnassistenten; Gymnasium in Neustettin, 1932 Abitur; Medizinstudium in Rostock; dazwischen von April 1934 bis Oktober 1935 Wehrdienst im Artillerie-Regiment 12 in Güstrow, zuletzt als Unteroffizier; Medizinalpraktikant in Rostock (Doberaner Straße 7); September 1939 Approbation; ab September 1939 notdienstverpflichteter Hilfskassenarzt in der Praxis von → Dr. Johannes Rüther in Rostock-Brinckmansdorf (Tessiner Chaussee 35/36); Mitglied der HJ und des NSDÄB; Oktober 1940 bis Januar 1941 Kriegseinsatz als Hilfsarzt in der Heeres-Sanitätsstaffel Rostock, Januar 1942 bis Juli 1943 als Hilfsarzt an der Neurologischen Abteilung des Reservelazaretts Rostock, ab Juli 1943 als Truppenarzt beim Sicherungs-Bataillon 272 in Schneidemühl (mit diesem in Griechenland eingesetzt), ab Juni 1944 als Assistenzarzt im Kriegslazarett I/602, im Oktober 1944 verwundet, bis Februar 1945 als Patient in einem Lazarett in Rostock, Februar bis Juni 1945 als Oberarzt und Leiter einer Lazarett-Abteilung der Heeres-Sanitätsstaffel Oberwiesenthal; Juli 1943 Heirat mit der Telefonistin Lieselotte Müller (*17.3.1919 in Rostock, †16.2.1998 in Sangerhausen/Sachsen-Anhalt; Tochter eines Kaufmanns und Handelsvertreters), zwei Kinder; Juni 1945 bis mind. 1950 niedergelassener Allgemeinpraktiker in Rostock (Parkstraße 1); Mai 1948 Promotion in Rostock;[29] mind. 1955 bis 1981 Internist in Berlin/DDR (Adlergestell 253); zwischen 1981 und 1998 in Berlin gestorben

Dettmar, Heinz Kurt
geboren am 1.9.1919 in Chemnitz/Sachsen; Sohn eines Postboten und späteren Postschaffners; Gymnasium in Chemnitz, 1938 Abitur; Medizinstudium; Approbation; mind. Frühjahr bis September 1945 niedergelassener Allgemeinpraktiker in Gadebusch (Mühlenstraße 21); September 1945 Heirat mit der Krankenschwester Elfriede Dix spätere Schwarz (*2.5.1922 in Mülheim/Ruhr, †10.3.2017 in Essen; Tochter eines Schleifers und späteren Vorarbeiters), 1949 Scheidung; mind. 1951 bis 1979 zunächst Arzthelfer, dann Krankenpfleger in Westberlin (Ebersstraße 68, Kaiser-Friedrich-Straße 18); April 1951 Heirat mit der Sekretärin Ilse Kirchberger (*26.12.1922 in Chemnitz, †26.4.1972 in Westberlin); am 26.8.1979 im Alter von fast 60 Jahren in Westberlin gestorben

Deuschl, Dr. Hans Franz
geboren am 21.7.1891 in Grafing/Bayern; Sohn eines Guts- und Brauereibesitzers; Gymnasium in Rosenheim, 1910 Abitur; Medizinstudium in München; Oktober 1914 bis April 1915 Kriegseinsatz als Sanitäter beim bayerischen Lazarettzug (da wegen Knieversteifung nicht kriegsverwendungsfähig); ab 1916 Weiterführung des Medizinstudiums in Erlangen; April bis Mai 1919 Einsatz im Frei-

---

28) Mit der Arbeit: Beziehungen zwischen Leber und Gehirn, Wismar 1937.
29) Mit der Arbeit: Zur Frage des Pneumatocephalus epidurales spontaneus (MS).

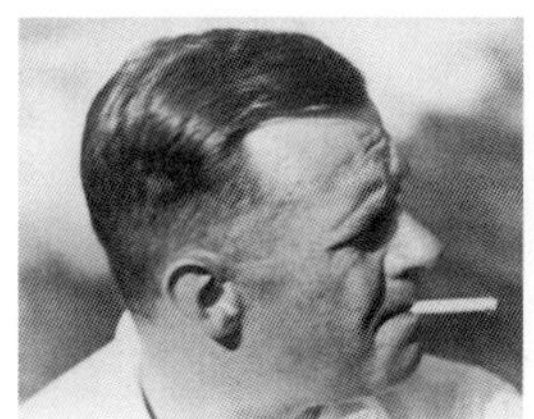

korps Chiemgau gegen die Münchener Räterepublik in Rosenheim; 1919 bis 1920 Medizinalpraktikant an der Heil- und Pflegeanstalt Regensburg und Wöllershof sowie an der Medizinischen Abteilung der Universitätspoliklinik München; Mai 1920 Approbation und Juli 1920 Promotion in München;[30] 1920 bis März 1923 Hilfsarzt bzw. Assistenzarzt an der Heil- und Pflegeanstalt Regensburg; Februar 1922 Heirat mit Martha Seibert (*8.2.1898 in Kempten/Allgäu, †16.7.1977 in Günzburg/Bayern; Tochter eines Königlichen Post-Offizials und späteren Postamtsdirektors), 1928 Scheidung; nach dem Tod seiner Mutter 1923 bis 1925 kaufmännischer Leiter im elterlichen Brauerei- und Gutsbetrieb in Grafing; Dezember 1924 bis 1926 Leiter der Ortsgruppe Grafing des Völkischen Blocks; Januar 1925 bis Juli 1928 dort auch Mitglied des Gemeinderats; 1925 bis 1928 niedergelassener Allgemeinpraktiker in Grafing; 1928 bis März 1931 Assistenzarzt an der Röntgenabteilung des Krankenhauses rechts der Isar in München; dort Eintritt in die NSDAP am 1.9.1929, Mitgliedsnummer 147.015; daneben auch Mitglied des NSDÄB; April 1930 bis 1935 niedergelassener Facharzt für Röntgenologie und Lichtheilkunde in München (Schwanthaler Straße 81); ab März 1931 hauptamtlicher Geschäftsführer des NSDÄB in der Reichsleitung der NSDAP; als einer der ersten Münchener Ärzte im Juni 1931 Eintritt in die SS, Nr. 8.894, sofort zum Standartenarzt der 1. SS-Standarte ernannt und schon im November 1932 zum SS-Sturmbannführer befördert, von November 1932 bis November 1933 Abschnittsarzt des SS-Abschnitts I in München, dort im November 1933 zum SS-Obersturmbannführer und im November 1934 zum SS-Standartenführer befördert; ab 1933 Stellvertreter von Dr. Gerhard Wagner (in dessen Ämtern als Reichsführer des NSDÄB, als Leiter des Sachverständigenbeirates für Volksgesundheit bei der NSDAP-Reichsleitung, als Leiter der Kassenärztlichen Vereinigung Deutschlands, als Leiter des Verbandes der Ärzte Deutschlands und als Reichsamtsleiter der NSDAP) und stellvertretender Führer des NSDÄB sowie Schriftleiter der Zeitschrift „Ziel und Weg" des NSDÄB; April 1935 bis Januar 1941 Leiter der Führerschule der Deutschen Ärzteschaft in Alt Rehse (unter Beibehaltung seiner Funktion als stellvertretender Führer des NSDÄB); im Januar 1937 zum SS-Oberführer befördert und zunächst Führer beim Stab des SS-Abschnitts XXXIII in Schwerin, dann Führer beim Stab des SS-Oberabschnitts Nord/Ostsee; Februar 1937 Heirat mit der Hebamme Sara Toll spätere Hagblom (*27.7.1910 in Stockholm/Schweden, †21.10.1992 in Malung/Schweden; Tochter eines Frauenarztes; bis zur Heirat Schwedin; Eintritt in die NSDAP am 1.5.1937, Mitgliedsnummer 5.283.880), vier Kinder, 1945 Trennung;[31] Januar 1939 ehrenhalber Goldenes Ehrenzeichen der NSDAP und Dienstauszeichnung der NSDAP in Bronze; 1939 bis 1940 auch Chefarzt des Reservelazaretts in Alt Rehse; verlor nach dem Tod des Reichsärzteführers Dr. Gerhard Wagner seinen Rückhalt in der NS-Medizinalverwaltung und mußte im Januar 1941 die Leitung der Führerschule der Deutschen Ärzteschaft in Alt Rehse abgeben; im Auftrag des Reichsführers SS ab November 1941 Leiter des Gesundheitswesens beim Generalkommissar für Estland in Reval mit dem Auftrag, die Seuchengefahr (Flecktyphus) in den Kriegsgefangenen- und Arbeitslagern einzudämmen;[32] daneben auch Leiter der Deutschen Klinik in Reval; ab April 1943 wieder in München (wohnhaft in Gräfelfing, Grosostraße 19); nach Vermittlung durch Heinrich Himmler beim Gauleiter Paul Giesler von Januar 1944 bis 1945 Bürgermeister von Starnberg/Bayern (Reinhardspromenade); 1945 bis 1948 Internierungshaft; November 1948 Spruchkammerverfahren im Rahmen der Entnazifizierung, als „Mitläufer" eingestuft; 1950 bis 1953 selbständiger Produzent von mottensicheren Kleidersäcken in Starnberg (Münchner Straße 10, Leutstettener Straße 2); am 27.4.1953 im Alter von 61 Jahren nach einem Kreislaufkollaps in Starnberg gestorben

---

30) Mit der Arbeit: Über Altersveränderungen von Iris und eorpus cilliare, München 1923.

31) Sara Deuschl ging im August 1945 mit ihren drei noch lebenden Kindern nach Schweden und kehrte nicht mehr zu ihrem Ehemann zurück.

32) Nach Deuschls Auffassung von Januar 1942 könne es „so wie jetzt in der Behandlung der Kriegsgefangenen nicht weiter" gehen; krankheitsbedingt seien nur noch 25 Prozent der Gefangenen arbeitsfähig. Sein dienstlicher Vorschlag an den Reichsführer SS, Heinrich Himmler, lief darauf hinaus, „daß hier radikal durchgegriffen werden muß und die Hälfte der russischen Kriegsgefangenen erschossen werden soll"; die übrigbleibenden Kräfte könnten mehr Lebensmittel und die Kleidung der Erschossenen erhalten. „Ehe mir ein deutscher Soldat, ja auch nur ein Este an einer Seuche stirbt, sterben mir lieber 500 bolschewistische Bestien, die übrigens zu einem größten Teil im Laufe der Zeit bei den jetzigen Verhältnissen doch an Hunger, Erfrieren oder an einer Seuche eingehen" würden. Deuschl meinte, „von diesem Gesichtspunkt aus" sei sein „Vorschlag [des Erschießens] noch humaner als die Beibehaltung der bisherigen Zustände", und schloß: „Die Arbeit hier gefällt mir gut."

Deutsch, Dr. Erich

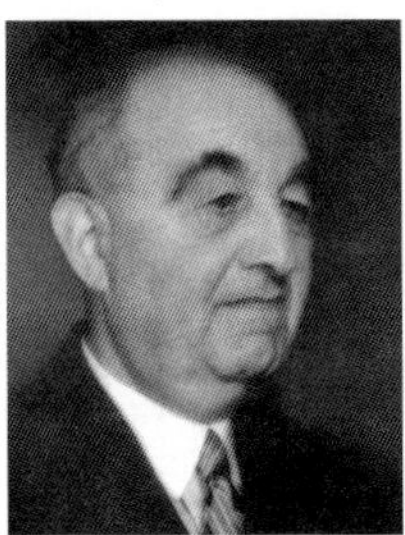

geboren am 14.7.1877 in Berlin; Sohn eines Kaufmanns und Fabrikanten; Gymnasium, 1896 Abitur; Medizinstudium in Freiburg; Dezember 1901 Approbation; 1902 Promotion in Freiburg;[33] ab 1902 niedergelassener Allgemeinpraktiker in Berlin; mind. 1903 bis 1923 niedergelassener Allgemeinpraktiker in Rudow bei Berlin (Kaiser-Wilhelm-Straße 35); August 1903 Heirat mit Marie Kohrs (*25.4.1877 in Berlin, †31.3.1963 in Bergisch Gladbach; Tochter eines Kaufmanns und Kunsthändlers), ein Kind; Kriegseinsatz; zum Medizinalrat ernannt; 1923 bis 1933 Knappschaftsarzt und Stadtmedizinalrat in Wanne-Eickel/Westfalen; wegen seiner jüdischer Herkunft 1933 Entlassung aus den Ämtern; 1933 bis 1934 niedergelassener Allgemeinpraktiker in Aachen (Emmichstraße 186); unter Bezugnahme auf das sogenannte Frontkämpferprivileg im Februar 1934 als Arzt im mecklenburgischen Arztregister (für den Verteilungsbezirk Güstrow und Schwerin) eingetragen; „laut Schreiben des meckl. Arztregisters vom 14.9.1934 kommt eine Zulassung gem. § 15 Abs. 2 nicht in Frage",[34] deshalb im Februar 1935 aus dem mecklenburgischen Arztregister gestrichen; ab 1935 wieder Arzt in Aachen; bis 1936 niedergelassener Allgemeinpraktiker und Betreiber eines kleinen Sanatoriums auf einem Bauernhof in Oeleroth bei Siegburg; September 1938 Entzug der Approbation; mind. 1939 bis 1943 in Odenthal-Schildgen bei Bergisch Gladbach, 1943 bis 1944 in Bergisch Gladbach (Paffrather Straße 24, Altenberger-Dom-Straße 128, Ahornweg); 1944 aus dem Sammellager Köln-Müngersdorf ins Ghetto Theresienstadt deportiert; am 5.10.1944 im Alter von 67 Jahren in Theresienstadt ums Leben gekommen

Dibbert, Dr. Hans Hermann August

geboren am 24.7.1908 in Berlin; Sohn eines Buchhalters; Gymnasium, 1927 Abitur; Medizinstudium in Berlin; August 1933 Approbation und November 1933 Promotion in Berlin;[35] ab November 1933 Mitglied der SS; Dezember 1934 bis Oktober 1936 Assistenzarzt in Berlin; ab Ende 1936 Assistenzarzt bei → Dr. Robert Ehmcke in Bad Kleinen (Häuslerei Nr. 50); Februar 1937 bis mind. 1941 niedergelassener Facharzt für Haut- und Geschlechtskrankheiten in Berlin (Müllerstraße 3); Januar 1938 Heirat mit der Krankenschwester Adelheid Freitag (*13.5.1912 in Nosalewo/Posen, †7.11.1989 in St. Peter-Ording/Schleswig-Holstein); ab Februar 1942 Kriegseinsatz; mind. 1958 in Hannover; bis 1982 in Bückeburg/Niedersachsen (Fürst-Ernst-Straße 8); am 11.1.1982 im Alter von 73 Jahren in Minden/Nordrhein-Westfalen gestorben

Didrich, Dr. Stephan

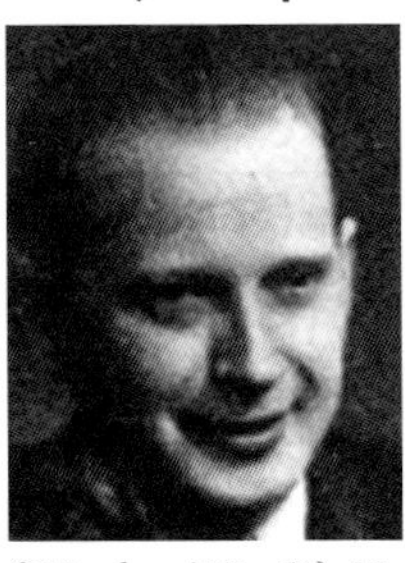

geboren am 9.9.1903 in Paražniai/Litauen; Gymnasium, Abitur; Medizinstudium in Wien; dort 1937 Promotion; Mai 1938 Approbation in Kaunas; Januar 1939 bis Anfang 1945 niedergelassener Allgemeinpraktiker in Prökuls/Memelland; dort auch nebenamtlicher Gefängnisarzt; Juli 1941 Approbation für Deutschland (Memelgebiet); 1941 Heirat mit Elfriede Haak (*29.6.1916 in Wirballen/Litauen, †3.3.2008 in Eldena bei Ludwigslust; Tochter eines Müllers), zwei Kinder; nach Flucht ab März 1945 Arztvertreter in der Praxis von → Dr. Wilhelm Rust in Ludwigslust, dann in der Praxis von → Dr. Wilhelm Helmke in Vellahn bei Hagenow; ab Juli 1945 Arzt in Marsow bei Hagenow; November 1945 bis November 1951 praktischer Arzt in Redefin bei Hagenow (Häuslerei Nr. 53); November 1951 bis 1968 niedergelassener Allgemeinpraktiker in Eldena (Bahnhofstraße 3; Übernahme der Praxis von → Dr. Wilhelm Wangemann); zum Sanitätsrat ernannt; aus gesundheitlichen Gründen 1968 Praxisübergabe an seinen Sohn und seine Schwiegertochter; bis 1969 in Eldena; am 24.4.1969 im Alter von 65 Jahren in Schwerin gestorben

---

33) Mit der Arbeit: Über die tuberkulöse Entzündung des Brustfells. Ein Beitrag zur pathologischen Anatomie der serösen Häute, Berlin 1902.

34) In der Verordnung über die Zulassung von Ärzten zur Tätigkeit bei den Krankenkassen vom 17.5.1934 hieß es im § 15 Abs. 2: „Von der Zulassung ausgeschlossen sind Ärzte nicht arischer Abstammung und Ärzte, deren Ehegatten nicht arischer Abstammung sind."

35) Mit der Arbeit: Der heutige Stand der Lehre von der kataleptischen Totenstarre, Berlin 1933.

Diederichs, Dr. Hans Theodor Karl
geboren am 25.6.1873 in Rostock/Mecklenburg; Sohn eines Kapitäns sowie späteren Spediteurs und Schiffers; Gymnasium in Rostock, 1894 Abitur; Medizinstudium in Rostock und Leipzig; April 1900 Approbation und Juni 1900 Promotion in Rostock;[36] chirurgischer und gynäkologischer Assistenzarzt an den Städtischen Krankenanstalten in Chemnitz und Stettin sowie an der Universitäts-Frauenklinik in Halle; Oberarzt an der Chirurgischen Abteilung des Stadtkrankenhauses in Berlin-Lichterfelde; 1914 bis mind. 1915 Kriegseinsatz, ab 1915 Leiter des Krankenhaus-Lazaretts in Bleicherode und des Hindenburg-Lazaretts in Guben; 1917 bis 1942 niedergelassener Facharzt für Urologie und Frauenheilkunde, ab mind. 1939 mit chirurgischer Privatklinik, in Rostock (Paulstraße 49); Dezember 1921 Heirat mit Bertha Macke (*4.9.1883 in Schönefeld bei Jüterbog; Tochter eines Gendarmeriebeamten und späteren Kaufmanns); ein im Dezember 1930 eingeleitetes Strafverfahren wegen Abtreibung wurde eingestellt;[37] Eintritt in die NSDAP am 1.5.1933, Mitgliedsnummer 2.806.699, im April 1934 als Mitglied gestrichen, da Aufnahme abgelehnt; ein im Februar 1938 eingeleitetes berufsgerichtliches Verfahren vor dem Ärztlichen Bezirksgericht Mecklenburg wegen „Berufsvergehens" endete im November 1938 mit einem Verweis;[38] außerdem „gemäß § 8 der Satzung der KVD" von März 1937 bis Mai 1940 von der Kassenpraxis ausgeschlossen; im April 1942 in Rostock ausgebombt, dann bis Herbst 1942 Tbc-krank und ohne ärztliche Tätigkeit in Fürstenberg; Herbst 1942 bis Mai 1943 Chefarztvertreter am Krankenhaus in Liebenwalde bei Berlin, Arzt in der Städtischen Krankenanstalt in Sommerfeld/Lausitz, in Schwetzingen bei Heidelberg und in Einbeck bei Hannover; anschließend kommissarischer Leiter des Lungensanatoriums und des Leichtkrankenhauses der Reichsbahn-Betriebskrankenkasse Halle in Bad Sachsa; Oktober bis Dezember 1943 Arztvertreter in Kuranstalten und am der Universität Berlin angegliederten Institut für Bäderkunde; Dezember 1943 Rückkehr nach Rostock (Brinckmansdorf, Zorenappelweg 6); ab Dezember 1943 erfolglose Bewerbungen um die Leitung der zum Tbc-Krankenhaus umfunktionierten Heil- und Pflegeanstalt Domjüch; ab März 1944 Arztvertreter bei Dr. Hellmuth Reichel in Bad Pyrmont (Goethestraße 4); ab mind. Frühjahr/Sommer 1945 praktischer Arzt in Fürstenberg (Bahnhofstraße 9); am 12.3.1960 im Alter von 86 Jahren in Fürstenberg gestorben

Diekmann, Dr. Herbert Emil Erich
geboren am 3.6.1905 in (Berlin-)Charlottenburg; Sohn eines Städtischen Obergärtners und späteren Stadtgartendirektors; Reformrealgymnasium, 1923 Abitur; zunächst Bergpraktikant an der Bergakademie Freiberg, dann Medizinstudium in Jena, München, Berlin und Rostock; 1930 bis 1931 Medizinalpraktikant in Wittenberge; Dezember 1931 Approbation; Dezember 1931 bis mind. 1943 niedergelassener Allgemeinpraktiker in Krakow (Haus Uhlenpott); dort Eintritt in die NSDAP am 1.4.1932, Mitgliedsnummer 1.027.244; Mai 1932 Heirat mit der Gymnastiklehrerin Gerda Manns (*2.12.1907 in Berlin, †27.7.2001 in Sierksdorf/Schleswig-Holstein; Tochter eines Kaufmanns und späteren Obertelegraphensekretärs), mind. zwei Kinder; Juli 1933 Promotion in Rostock;[39] ab 1936 auch nebenamtlicher Arzt im Hilfswerk „Mutter und Kind" der NSV in Krakow; ab 1938 auch ärztlicher Beisitzer am Erbgesundheitsgericht Güstrow; nach Kriegsende Arzt in Sierksdorf (An der Koppel 40, Professor-Haas-Straße 29); am 7.9.1975 im Alter von 70 Jahren in Sierksdorf gestorben

---

36) Mit der Arbeit: Zur Kenntnis der Reizleitung in den Cerebrospinalganglien, Rostock 1900.

37) Diederichs konnte glaubhaft versichern, daß die bei Karla Iselhorst (Haushaltshilfe beim Rostocker Lehrer und Stadtrat Paul Mahnke und von diesem geschwängert) vorgenommene Abtreibung notwendig war, da er bei der Untersuchung festgestellt habe, „daß es sich um eine sogenannte Bauchhöhlenschwangerschaft gehandelt hat, bei der nach dem derzeitigen Stand der medizinischen Wissenschaft eine Entfernung der Frucht auf operativem Wege zur Erhaltung des Lebens der Mutter geboten" gewesen sei.

38) Diederichs hatte gegenüber dem Direktor der Heil- und Pflegeanstalt Gehlsheim im Mai 1937 bezüglich der Behandlung zweier Patienten aus Sicht des Gerichts „unberechtigte und unbegründete Vorwürfe gegen die Anstalt und ihre Ärzte erhoben". In Gehlsheim wurden zwei Patienten festgehalten, medikamentös behandelt und waren als vermeintlich „Erbkranke" vom Anstaltsleiter → Prof. Dr. Ernst Braun zur Sterilisation vorgesehen, die Diederichs jedoch für vollkommen gesund und entlassungsfähig hielt und aus der Anstalt „befreien" wollte.

39) Mit der Arbeit: Über die Ursachen des Fehlens von Hirndrucksymptomen bei großen Tumoren des Gehirns, Rostock 1933.

Diekmann, Dr. Lieselotte Margarete (spätere Schrenk)
geboren am 30.7.1918 in Ahlen/Westfalen; Tochter eines Rechnungsführers und späteren Prokuristen; Gymnasium, 1938 Abitur; Mitglied des BDM; Medizinstudium in Marburg; dort im Juli 1942 Approbation und im September 1942 Promotion;[40)] ab August 1942 Volontärassistentin an der Nervenklinik der Universität Marburg; Oktober 1942 bis Juli 1944 Assistenzärztin am DRK-Krankenhaus in Schwerin (Lützowstraße 11); ab Juli 1944 dienstverpflichtete Ärztin in Schwäbisch Hall; mind. 1950 Ärztin in Ahlen; November 1950 Heirat mit dem Psychiater Dr. Martin Schrenk (*29.10.1922 in [Schwäbisch] Hall, †8.2.1995 in Freiburg; Sohn eines Ökonomieverwalters), mind. zwei Kinder, 1972 Scheidung; mind. 1954 in Heidelberg; ab mind. 1963 Internistin in Emmendingen/Baden-Württemberg (Bergstraße 34); am 24.10.2008 im Alter von 90 Jahren in Emmendingen gestorben

Dierling, Dr. Hugo Heinrich Martin
geboren am 29.7.1880 in Klein Bentwisch bei Rostock/Mecklenburg; Sohn eines Gutspächters; Realgymnasium in Rostock, 1900 Abitur; Medizinstudium in Halle, Freiburg, Berlin und Rostock; Juni 1909 Approbation und Promotion in Rostock;[41)] Kriegseinsatz; Assistenzarzt an der Knappschaftsheilstätte Sülzhayn/Harz; Dezember 1919 bis 1929 niedergelassener Facharzt für Innere und Lungenkrankheiten mit Röntgenlaboratorium und Privatklinik in Rostock (Moltkestraße 15, St.-Georg-Straße 7, Paulstraße 12, Augustenstraße 110); unverheiratet; am 28.3.1929 im Alter von 48 Jahren an Lungenentzündung in Rostock gestorben

Dietrich, Dr. Ernst-Albrecht Immanuel
geboren am 27.7.1909 in Altenhagen bei Treptow/Tollense/Pommern; Sohn eines Pastors; Gymnasium, 1928 Abitur; Medizinstudium in Kiel; Januar 1934 Approbation; ab Januar 1934 Assistenzarzt im Arztregisterbezirk Schwerin, dann in Opladen bei Leverkusen, dann in Kiel (Harmsstraße 128); Oktober 1934 Heirat mit Gertrud Bünz (*29.4.1910 in Kiel, †23.9.1996 in Tarp/Schleswig-Holstein; Tochter eines Handelsfachlehrers), mind. drei Kinder; 1934 Promotion in Kiel;[42)] mind. 1935 bis 1936 Assistenzarzt in Bad Oldesloe/Schleswig-Holstein (Schützenstraße 11); März 1937 bis 1941 niedergelassener Allgemeinpraktiker in Wilster/Schleswig-Holstein (Klosterhof 30); ab April 1941 Kriegseinsatz, zuletzt als Assistenz- und Bataillonsarzt im Infanterie-Regiment 209; seit 27.3.1942 im Alter von 32 Jahren in Mjasnoi Bor/Sowjetunion vermißt (1950 für tot erklärt)

Dietrich, Dr. Matthias Friedrich Wilhelm
geboren am 19.5.1897 in Frienstedt bei Erfurt/Sachsen-Weimar-Eisenach; Sohn eines Pastors; Gymnasium, 1916 Abitur; Medizinstudium in Jena; Approbation; März 1924 Promotion in Jena;[43)] mind. 1932 bis 1934 wissenschaftlicher Mitarbeiter in Hamburg (Lübecker Straße 45); Mai 1932 Heirat mit Gerda Helm (*8.6.1907 in Berlin, †11.7.1980 in Lemgo/Nordrhein-Westfalen; Tochter eines Militärarztes), ein Kind; mind. 1937 Sanitätsoffizier und Stabsarzt der Wehrmacht in Neustrelitz (Mühlenstraße 51); mind. 1940 bis 1941 Oberstabsarzt in Frankfurt/Oder (Dirschauer Straße 11); ab mind. 1965 Arzt in Bad Oeynhausen/Nordrhein-Westfalen (Bismarckstraße 30, Bessingerstraße 17); November 1985 Heirat mit Else Brieger verw./gesch. Zühlke (*3.9.1915 in Anklam, †25.6.2008 in Bergen/Niedersachsen); am 29.1.1986 im Alter von 88 Jahren in Bad Oeynhausen gestorben

Dinkler, Dr. Georg
geboren am 28.12.1907 in Aachen/Rheinprovinz; Sohn eines Oberarztes; Gymnasium, Abitur; Medizinstudium in Bonn, Jena, München, Wien und Rostock; Juli 1932 Approbation; 1932 Volontärassistent an der Medizinischen Klinik der Universität Rostock (Schröderplatz); ab Ende 1932 Arzt am Städtischen Krankenhaus in Dortmund (Davidisstraße 9); Eintritt in die NSDAP am 1.3.1933; Septem-

---

40) Mit der Arbeit: Konstitutionelle Retardierung und Neurosen, Marburg 1942.
41) Mit der Arbeit: Beiträge zur Kenntnis der Schmerzen im Ohre und am Warzenfortsatze bei Hysterischen, Rostock 1908.
42) Mit der Arbeit: Harnsteine im Kindesalter, Kiel 1933.
43) Mit der Arbeit: Über die Behandlung der Gesichtsfurunkel. Mit Beobachtungen am Material der chirurgischen Universitätsklinik zu Jena aus den Jahren 1920-22 (MS).

ber 1933 Promotion in Rostock;[44] mind. 1934 Arzt in Bargfeld; Juli 1934 Heirat mit der Krankenschwester Lieselotte Mihm (*9.1.1911 in Kassel, †21.5.2000 in München; Tochter eines Kaufmanns), zwei Kinder, 1960 Scheidung; ab September 1939 Kriegseinsatz bei der Luftwaffe; ab mind. 1950 Facharzt für Innere Krankheiten und Oberarzt an den Städtischen Krankenanstalten in Heilbronn (Gartenstraße, Wartbergstraße 50); Mai 1960 Heirat mit Isolde Horn (*30.6.1925 in Heilbronn, †22.9.1975 in Heilbronn; Tochter eines Kaufmanns); am 5.1.1961 im Alter von 53 Jahren in Heilbronn gestorben

Doeben, Margarete Marie Theresia (geb. Dobczynski)

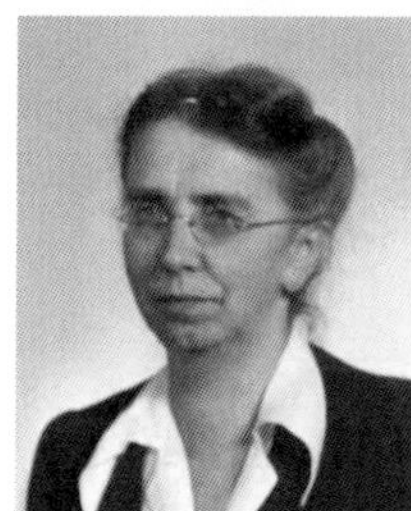

geboren am 4.12.1892 in Christburg/Westpreußen; Tochter eines Arztes; Lyzeum in Allenstein/Ostpreußen und Reformrealgymnasium in Danzig, 1914 Abitur; Medizinstudium in Freiburg, Göttingen, München und Königsberg; Juli bis August 1919 Medizinalpraktikantin an der Lungenheilstätte Frauenwohl in Allenstein, August 1919 bis Juli 1920 an der Diakonissenanstalt Bethanien in Stettin; Juli 1920 Approbation; Juli bis Oktober 1920 Volontärassistentin an der Diakonissenanstalt Bethanien in Stettin; Oktober 1920 bis April 1923 städtische Fürsorgeärztin für Säuglinge und Kleinkinder in Hannover; Mai 1923 bis Januar 1939 niedergelassene Allgemeinpraktikerin in Allenstein (Zeppelinstraße 23, Hindenburgstraße 7); ab Januar 1938 auch nebenamtliche Schulärztin am Staatlichen Gesundheitsamt Allenstein; dort von 1923 bis 1933 Mitglied der DNVP; ab 1934 Mitglied der NS-Frauenschaft; Februar 1939 bis Januar 1945 Hilfsärztin am Staatlichen Gesundheitsamt Allenstein (Parschaustraße 39); dort auch nebenamtliche BDM-Ärztin; August 1943 Namensänderung in Doeben; 1943 zur Medizinalrätin ernannt; nach Flucht aus Allenstein von Januar bis Februar 1945 Umsiedlerärztin bei der Regierung in Köslin/Pommern; Weiterflucht über Stettin nach Schwerin; März bis November 1945 Umsiedlerärztin in Schwerin (Zippendorf, Am Strande 7; Karl-Marx-Straße 14); von der Abteilung Innere Verwaltung des Mecklenburgischen Staatsministeriums im April 1945 dem Staatlichen Gesundheitsamt Schwerin zur Dienstleistung zugewiesen; als Regierungsmedizinaldirektorin von November 1945 bis Dezember 1952 Leiterin der Abteilung vorbeugende Gesundheitsfürsorge im Ministerium für Sozialwesen in Schwerin (Obotritenring 3 und 73);[45] ab April 1946 Mitglied der CDU, 1946 bis 1951 Stadtverordnete in Schwerin; spätestens 1951 zur Obermedizinalrätin ernannt; bis mind. 1953 unverheiratet, ein Pflegekind; ab 1953 im Ruhestand

Döhne, Dr. Ernst Eberhard

geboren am 1.8.1908 in Düsseldorf/Rheinprovinz; Sohn eines Apothekers; Oberrealschule in Düsseldorf, 1929 Abitur; Medizinstudium in Marburg, München und Rostock; Juni 1935 Approbation und August 1936 Promotion in Rostock;[46] ab 1936 Volontärassistent an der Medizinischen Klinik der Städtischen Krankenanstalten in Düsseldorf (Königsallee 34); ab September 1937 Assistenzarzt an der HNO-Klinik der Universität Rostock (Doberaner Straße 137-139); November 1937 bis mind. 1939 Assistenzarzt an der Hals-, Nasen- und Ohrenklinik der Städtischen Krankenanstalten in Düsseldorf (Königsallee 54); April 1938 Heirat mit der technischen Assistentin Liselotte Brose (*15.6.1909 in Posen; Tochter eines Juristen und Ministerialrates), 1948 Scheidung; ab September 1940 Facharzt für Hals-, Nasen- und Ohrenkrankheiten; ab Mai 1944 Betriebs- bzw. Revierarzt in der Firma Oberbilker Stahlwerke in Düsseldorf; spätestens 1948 Habilitation; ab mind. 1948 Privatdozent für Phoniatrie (wohnhaft in Schladern bei Windeck/Nordrhein-Westfalen); Dezember 1948 Heirat mit Lieselotte Schmitt (*9.12.1920 in Schladern, †21.12.1991 in Waldbröl/Nordrhein-Westfalen; Tochter eines Bergmanns und späteren Bauleiters), mind. zwei Kinder; mind. 1954 Arzt in Wissen/Sieg (Nassauer Straße 7); ab mind. 1971 Leiter der Phoniatrischen Abteilung der HNO-Klinik in Düsseldorf; bis 1989 in Windeck (Gartenstraße 3); am 14.10.1989 im Alter von 81 Jahren in Windeck gestorben

---

44) Mit der Arbeit: Untersuchungen über das Elektrokardiogramm nach heißen Seebädern, Berlin 1933.

45) In einer Beurteilung des Ministeriums für Sozialwesen in Schwerin hieß es im September 1951: „Frau Doeben ist eine gute, bewährte Mitarbeiterin, die allen fachlichen, aber vor allem auch allen sozialen Fragen im Gesundheitswesen außerordentlich aufgeschlossen gegenübersteht."

46) Mit der Arbeit: Vergleichende Untersuchungen am Knochensystem junger Tiere nach Injektion von verschiedenen fluorescierenden Farbstoffen und Isouropophyrin. Endgültige Mitteilung, Gütersloh 1935.

Dörfler, Dr. Hermann Karl Julius
geboren am 26.1.1897 in Weißenburg/Bayern; Sohn eines Reichsbahnarztes; Gymnasium, 1917 Abitur; Medizinstudium in Erlangen; Februar 1922 Approbation und Juni 1922 Promotion in Erlangen;[47] Mai 1929 bis mind. 1932 niedergelassener Allgemeinpraktiker in Weißenburg (Schulhausstraße 10); Juli 1932 Heirat mit Hermine Kreuter (*25.8.1905 in Untervintl/Südtirol, †31.7.1978 in Gunzenhausen/Bayern; Tochter eines Diplom-Ingenieurs und späteren Hochschullehrers); ab September 1939 Kriegseinsatz in der Wehrmacht; ab Frühjahr 1945 Arzt für Frauenheilkunde in Schwerin (Hauptstraße 274); Juli 1945 Flucht aus Schwerin; bis 1992 wieder in Weißenburg (Eichstätter Straße 19); am 31.1.1992 im Alter von 95 Jahren in Weißenburg gestorben

Döring, Dr. Hans Albrecht
geboren am 31.3.1886 in Danzig/Westpreußen; Sohn eines Kornwerfers und Kaufmanns; Realgymnasien in Danzig und Insterburg, 1907 Abitur; Medizinstudium in Berlin, Breslau, Marburg, Gießen und Rostock; August 1914 Approbation; Kriegseinsatz; mind. 1918 Oberarzt in Berlin; dort im Dezember 1918 Promotion;[48] bis 1920 niedergelassener Allgemeinpraktiker in Danzig; Februar 1920 Heirat mit Margot Lietzmann gesch. Milde (*19.5.1886 in Danzig, †25.3.1980 in Hamburg; Tochter eines Versicherungsinspektors und späteren Generalagenten), zwei Kinder; ab April 1920 niedergelassener Frauenarzt in Stettin; mind. 1924 Arzt in Wolfenbüttel; bis mind. 1935 wieder niedergelassener Frauenarzt in Stettin (Paradeplatz 16); Oktober 1937 bis März 1938 Ruhen der Zulassung; Februar bis Mai 1939 Arzt in Güstrow; nach endgültiger Ablehnung der Zulassung von Mai 1939 bis mind. 1942 niedergelassener Frauenarzt in Braunschweig (Bohlweg 66, Hennebergstraße 2); ab September 1939 Kriegseinsatz in der Wehrmacht; nach Kriegsende Arzt am Walter-Anna-Heim in Bündheim bei Bad Harzburg; April 1946 bis Mai 1959 Frauenarzt in Goslar/Niedersachsen (Wislicenusstraße 8); ab Mai 1959 in Hamburg (Hallerplatz 1); am 25.6.1969 im Alter von 83 Jahren in Hamburg gestorben

Döring, Helmut Paul Wolfgang
geboren am 10.10.1910 in Cottbus/Brandenburg; Sohn eines Tischlers und späteren Kaufmanns; Oberrealschule in Cottbus, 1929 Abitur; Medizinstudium in Berlin, Innsbruck und Freiburg; Juli 1935 bis Juli 1936 Medizinalpraktikant am Deutschen Kurheim in Bad Nauheim/Hessen sowie an der Universitäts-Frauenklinik und am Pathologischen Institut des Horst-Wessel-Krankenhauses in Berlin; August 1936 Approbation; anschließend Volontärassistent am Pathologischen Institut des Horst-Wessel-Krankenhauses in Berlin, Oktober 1936 bis März 1937 am Pathologischen Institut der Universität Freiburg, April 1937 bis Dezember 1938 an der Medizinischen Klinik der Universität Freiburg, ab März 1939 am Stadtkrankenhaus in Dresden-Friedrichstadt (Friedrichstraße 41); Juni 1939 bis mind. 1942 Hilfsassistent bzw. Hilfsarzt am Physiologischen Institut der Erprobungsstelle der Luftwaffe in Rechlin bei Röbel; August 1939 Promotion in Freiburg;[49] mind. 1946 bis 1947 Arzt in Esslingen/Württemberg; Oktober 1946 Heirat mit Elsbeth Ottenbacher (*30.1.1923 in Esslingen, †6.6.1988 in Öhringen/Baden-Württemberg; Tochter eines Flaschners), mind. drei Kinder; mind. 1948 in Oppenweiler/Württemberg; mind. 1954 in Neuenstein/Württemberg; mind. 1988 bis 1990 in Öhringen (Ulmenstraße 33); am 2.1.1990 im Alter von 79 Jahren in Öhringen gestorben

Döring, Dr. Otto Carl
geboren am 27.9.1880 in Danzig/Westpreußen; Sohn eines Kornwerfers und Kaufmanns; Gymnasium in Thorn, 1901 Abitur; Medizinstudium in Berlin, Halle, München und Königsberg; März 1908 Approbation in Danzig; Januar 1909 Promotion in Königsberg;[50] Assistenzarzt in Halle, Danzig, Elbing und Bad Reichenhall; März 1911 bis 1959 niedergelassener Allgemeinpraktiker in Dassow (Lübecker Straße 54 und 92, Grevesmühlener Straße 10 und 1); Kriegseinsatz im Ersten Weltkrieg, zuletzt als Marinestabsarzt; ab Dezember 1920 Facharzt für Innere Krankheiten; Juni 1924 Heirat mit der Haustochter Sophie Bode (*23.6.1898 in Sulingen/Hannover, †29.6.1960 in Schönberg; Toch-

47) Mit der Arbeit: Über eingebildete Schwangerschaft (MS).
48) Mit der Arbeit: Magenfüllung und plötzlicher Tod, Berlin 1919.
49) Mit der Arbeit: Über das Verhalten der kreisenden Plasma- und Gesamtblutmenge im Unterdruck, Würzburg 1938.
50) Mit der Arbeit: Bantische Krankheit und Milzexstirpation unter Erwähnung eines Falles Bantischer Krankheit mit erfolgreicher Splenectomie, Danzig 1909.

ter eines Arztes), drei Kinder; ab 1933 Mitglied des Opferringes der NSDAP; ab März 1938 Mitglied des NSKK; am 8.3.1959 im Alter von 78 Jahren nach einem Herzinfarkt in Schwerin gestorben

Dörrbecker, Dr. Hans Joachim Albert
geboren am 21.12.1909 in Bielefeld/Westfalen; Sohn eines Polizeikommissars; Realgymnasium in Marburg, 1930 Abitur; Medizinstudium in Königsberg, Marburg, Graz, Berlin und Rostock; 1936 Approbation; 1936 Assistenzarzt in Rostock; ab 1936 Arzt in Berlin; ab 1938 Assistenzarzt am Institut für Konstitutionsforschung der Charité in Berlin; September 1938 Promotion in Rostock;[51)] ab Januar 1939 Schiffsarzt auf der „Übena" in Hamburg; August 1939 bis mind. 1941 Vertrauensarzt bei der Landesversicherungsanstalt in Berlin (Am Kölnischen Park, Bechstedter Weg 13); Mai 1941 Heirat mit der Sekretärin Grete Junkereit (*19.2.1914 in Königsberg, †15.7.2013 in Roquefort-la-Bédoule/ Frankreich; Tochter eines Betriebsleiters), mind. ein Kind; April 1942 bis mind. 1943 Assistenzarzt am Rudolf-Virchow-Krankenhaus in Berlin (Augustenburger Platz 1); ab März 1943 Kriegseinsatz in der Wehrmacht; mind. 1951 bis 1976 Facharzt für Röntgenologie in Westberlin (Berliner Straße 3); am 16.11.2000 im Alter von 90 Jahren in Cassis/Frankreich gestorben

Domansky, Dr. Werner Franz
geboren am 14.11.1884 in Danzig/Westpreußen; Sohn eines Kaufmanns; Gymnasium, 1904 Abitur; Medizinstudium in Halle; 1910 Approbation und Promotion in Halle;[52)] November 1911 Heirat mit Erika Schauen (*1891 in Schwetz/Westpreußen), ein Kind; Regierungs- und Medizinalrat in Oppeln/ Schlesien; dort Eintritt in die NSDAP am 1.5.1933, Mitgliedsnummer 1.893.574; 1935 bis mind. 1941 beamteter Arzt bei der Regierung in Aachen (Maria-Theresia-Allee 47, Rolandstraße 14) und Dozent an der Sozialen Frauenschule; spätestens 1938 zum Oberregierungs- und Medizinalrat ernannt; nach Flucht oder Evakuierung von mind. Frühjahr/Sommer 1945 bis 1946 praktischer Arzt in Klein Roge bei Teterow; am 15.2.1946 im Alter von 61 Jahren an Fleckfieber in Teterow gestorben

Dombrovskis, Dr. Laimdota

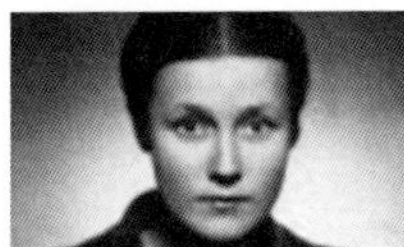

geboren am 8.8.1917 in Trikāta/Lettland; Gymnasium, Abitur; Medizinstudium; Approbation; Promotion; nach Flucht ab mind. Frühjahr 1945 Ärztin in Rehna; Juli 1945 Flucht aus Rehna; November 1950 Auswanderung in die USA; ab 1950 in Oneida/USA; Juli 1956 Einbürgerung in die USA; unverheiratet; am 9.2.1996 im Alter von 78 Jahren in Marietta/USA gestorben

Domnick, Dr. Ottomar Wolfgang Johannes

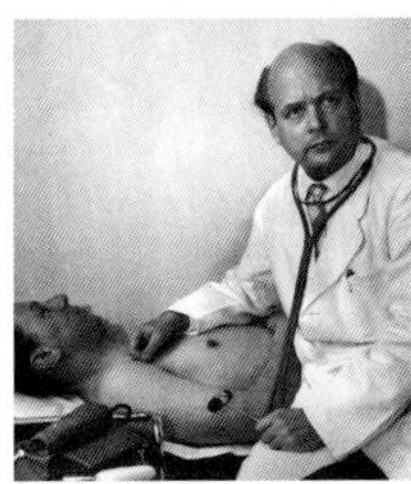

geboren am 20.4.1907 in Greifswald/Pommern; Sohn eines Rechtsanwalts; Lehre in einer Maschinenfabrik und auf einem pommerschen Gut; Gymnasien in Greifswald und Demmin, 1928 Abitur; Medizinstudium in Berlin, München, Innsbruck und Rostock; Januar 1934 Approbation; ab 1934 Volontärassistent an der Universitäts-Nervenklinik Frankfurt/Main, dann in Greifswald (Bahnhofstraße 48); April 1937 Promotion in Greifswald;[53)] 1937 bis 1938 Assistenzarzt am Schloßsanatorium Fürstenberg; ab Juni 1938 Facharzt Für Nerven- und Geisteskrankheiten; Juli 1938 Heirat mit der Assistenzärztin und späteren Fachärztin für Neurologie und Psychiatrie Dr. Margarete Gerhardt (*15.10.1909 in Wongrowitz/Posen, †7.3.1991 in Nürtingen/Baden-Württemberg), mind. ein Kind; ab September 1938 niedergelassener Facharzt für Nervenkrankheiten in Stuttgart (Taubenheimstraße 30, Poststraße 6); ab Dezember 1938 Mitglied des NSDÄB; ab April 1940 Kriegseinsatz, zunächst als Truppenarzt an der Ostfront, 1942 bis 1945 als Stabsarzt im Reservelazarett für Hirnverletzte in Breslau; mind. 1950 bis 1965 wieder niedergelassener Neurologe und Psychiater in Stuttgart (Gerokstraße 65); zusammen mit seiner Ehefrau Ausbau der Gemeinschaftspraxis zu einer psychiatrischen

51) Mit der Arbeit: Regeneration von Extremitäten bei Tritonen nach Zusatz bestimmter Chemikalien und Ultraviolettbestrahlung, Oranienburg 1938.
52) Mit der Arbeit: Über äußere Ursachen der Epilepsie, Friedenau 1910.
53) Mit der Arbeit: Fremdkörper im Organismus, Greifswald 1937.

Privatklinik, die er bis 1984 leitete; mind. 1968 bis 1989 in Nürtingen (Oberensinger Höhe 4); 1972 Albert-Schweitzer-Medaille; ab 1975 Honorarprofessor an der Universität Hohenheim; am 14.6.1989 im Alter von 82 Jahren an chronischem Organversagen in Tübingen gestorben

Donat, Dr. Reinhold Rudolf

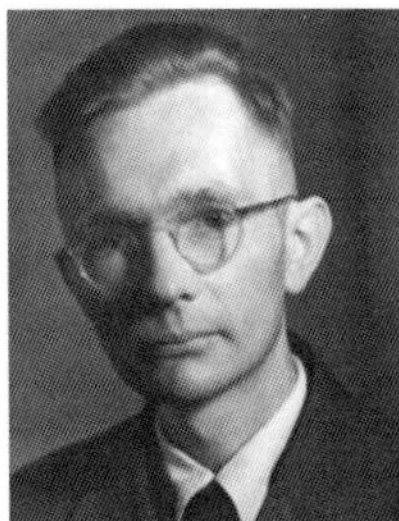

geboren am 3.9.1909 in Dreikronen bei Schwentinental/Schleswig-Holstein; Sohn eines Lehrers; Gymnasium in Kiel, 1929 Abitur; Medizinstudium in Würzburg und Kiel; 1935 bis 1936 Medizinalpraktikant an der Medizinischen und Chirurgischen Universitätsklinik Kiel sowie am Pathologischen Institut der Städtischen Krankenanstalten in Bremen; Juni 1936 Approbation und Juli 1936 Promotion in Kiel;[54] 1936 bis 1938 Assistent am Pathologischen Institut der Städtischen Krankenanstalten in Bremen (Am Schwarzen Moor); dort Eintritt in die NSDAP am 1.5.1937, Mitgliedsnummer 5.632.924; daneben auch Mitglied der SA; 1938 bis 1941 planmäßiger Assistent, ab 1941 wissenschaftlicher Assistent am Pathologischen Institut der Universität Rostock (Strempelstraße 14, Voßstraße 14); ab Mai 1942 Kriegseinsatz bei der Luftwaffe, zuletzt als Oberarzt der Reserve; 1943 Habilitation in Rostock;[55] ab 1943 in Kiel (Elmschenhagener Allee 17); 1944 bis 1947 Dozent für Pathologische Anatomie und stellvertretender Direktor des Pathologischen Instituts der Universität Rostock (Maßmannstraße 33); Dezember 1946 Heirat mit der DRK- und OP-Schwester Johanna Stammermann (*7.3.1915 in Markhausen/Oldenburg, †13.1.1995 in Bremen; Tochter eines Fahrradhändlers), mind. ein Kind, 1952 Scheidung; 1947 bis 1950 Oberarzt an den Städtischen Krankenanstalten in Bremen; 1950 bis 1951 Leiter der Pathologischen Abteilung der Städtischen Krankenanstalten in Itzehoe/Schleswig-Holstein; ab 1953 Leiter der Pathologischen Abteilung des Tuberkuloseforschungsinstituts in Berlin; bis 1969 in Kiel (Elmschenhagener Allee 15); am 20.2.1969 im Alter von 59 Jahren in Kiel gestorben

Dopheide, Dr. Wilhelm Adolf Eduard

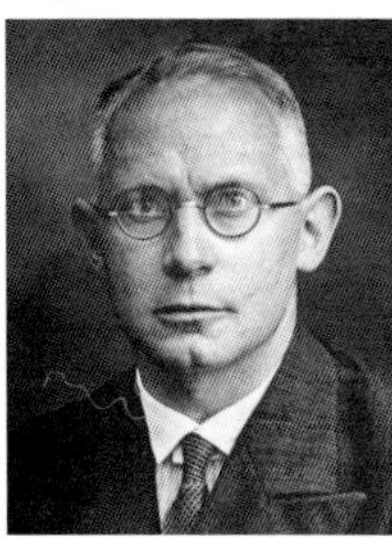

geboren am 27.2.1901 in Bünde/Westfalen; Sohn eines Lehrers; Gymnasium, 1918 Abitur; Medizinstudium in Marburg, Würzburg und Göttingen; November 1925 Approbation; November 1925 bis April 1926 Volontärassistent am Pathologischen Institut der Universität Göttingen; dort Februar 1926 Promotion;[56] Mai bis Juni 1926 Arztvertreter; Juni bis Dezember 1926 Volontärassistent in der Heilstätte der Landesversicherungsanstalt der Rheinprovinz in Denklingen; Januar bis Juni 1927 Volontärassistent an der Lungenheilstätte Amsee bei Waren; Juli 1927 bis Oktober 1928 medizinischer Gutachter am Knappschaftskrankenhaus in Buer/Westfalen; Mai 1928 Heirat mit Frieda Rütz (*17.6.1896 in Neustrelitz, †3.2.1983 in Bad Nauheim/Hessen; Tochter eines Lehrers), zwei Kinder;[57] November 1928 bis November 1929 Assistenzarzt am Pathologisch-Hygienischen Institut der Stadt Chemnitz; November 1929 bis September 1930 Assistenzarzt am Christlichen Kurhos-

54) Mit der Arbeit: Ein Beitrag zu dominant vererbbaren vielfachen Geschwulstbildungen. Lindausche Erkrankung mit Angiom und Gliom des Gehirns, Syringomyclie, Cystenpankreas und ungewöhnlich starker zystisch-hypernephroider Umwandlung beider Nieren, Kiel 1935.

55) Mit der Arbeit: Die Reaktionen des lymphatischen Gewebes bei Krebs, Berlin 1944.

56) Mit der Arbeit: Ein Fall von dorso-lateraler Luxation im Lisfranc'schen Gelenk, Göttingen 1926.

57) Dopheide hatte im August 1935 zwei Kinder adoptiert; bei der späteren Durchsicht der Adoptionsunterlagen der Eltern und Großeltern des eines Kindes fiel ihm „der Name Samson" auf und er „mußte", wie er dem Obersten Parteigericht der NSDAP mitteilte, „die unangenehme Erkundung machen, daß dieser [der Urgroßvater der im April 1932 geborenen Adoptivtochter] mosaischer Abstammung war". Er habe „daraufhin sofort beim Sachverständigen für Rasseforschung ein Gutachten" beantragt; da dieses bislang noch nicht eingetroffen sei, bat Dopheide im März 1935 das Oberste Parteigericht um „Entscheidung, ob ich unter diesen Umständen sowohl in der Partei wie in der SA verbleiben kann, insbesondere, ob ich weiterhin dem [SA-]Sanitäts-Führerkorps angehören darf", zumal in Rostock bislang noch niemand wisse, „daß meine beiden Kinder Adoptivkinder sind". Die Reichsstelle für Sippenforschung kam in einem Gutachten im März 1935 jedoch zu dem Ergebnis, daß das Adoptivkind Dopheides „trotz jüdischen Blutseinschlages als arisch im Sinne" der entsprechenden Gesetze angesehen werden könne und zu gelten habe, weil nur dessen „Urgroßvater mütterlicherseits ... jüdischer Abstammung" sei. Das Oberste Parteigericht teilte Dopheide mit, daß er „trotz der erfolgten Adoption eines nicht rein arischen Kindes Mitglied der Partei bleiben" könne, wies ihn jedoch darauf hin, daß sein „Adoptivkind nicht Mitglied der Bewegung werden" dürfe.

pital und an der Kinderheilstätte in Kolberg/Pommern; Oktober 1930 bis Juli 1931 Assistenzarzt am Pommerschen Tuberkulosekrankenhaus in Hohenkrug; Juli 1931 bis Juli 1934 Oberarzt an der Lungenheilstätte/Tbc-Krankenhaus Waldeck bei Schwaan; dort Eintritt in die NSDAP am 1.5.1933, Mitgliedsnummer 2.806.851; ab Juli 1933 auch Mitglied der SA; Oktober 1933 bis Juli 1934 auch Fürsorgearzt des Kreises Güstrow; als Facharzt für Lungenkrankheiten von August 1934 bis April 1935 Leitender Arzt der Tuberkulose-Fürsorgestelle sowie Fürsorgearzt beim Verein für den Betrieb von Tuberkulosefürsorgestellen im Stadt- und Landkreis Rostock; dort auch SA-Arzt; nach staatsärztlicher Prüfung ab Mai 1935 kommissarischer, als Kreismedizinalrat ab Februar 1936 regulärer Leiter des Staatlichen Gesundheitsamtes des Kreises Hagenow (Hamburger Straße 13, Königstraße 23);[58] daneben ab 1935 auch Leiter des Amtes für Volksgesundheit der Kreisleitung Hagenow der NSDAP; ab 1936 auch Kreisbeauftragter des Rassenpolitischen Amtes der Gauleitung Mecklenburg der NSDAP für den Kreis Hagenow; ab 1937 auch Tuberkulose-Fürsorgearzt für den Kreis Hagenow mit den Fürsorgestellen Boizenburg, Hagenow, Lübtheen und Wittenburg; 1940 KVK II. Kl. o.S.; ab Dezember 1940 zur Dienstleistung nach Krakau/Generalgouvernement abgeordnet; November 1941 bis August 1944 Leiter der Abteilung Gesundheit im Distrikt Galizien des Generalgouvernements in Lemberg;[59] November 1944 auf Vorschlag des Präsidenten der Hauptabteilung Gesundheitswesen in der Regierung des Generalgouvernements, Prof. Dr. Heinrich Teitge, KVK I. Kl. o.S.;[60] Dezember 1944 bis April 1945 stellvertretender Leiter des Staatlichen Gesundheitsamtes des Kreises Parchim; April 1945 Flucht in die westlichen Besatzungszonen; dort von 1945 bis 1947 interniert; anschließend Arzt in der Bodelschwinghschen Anstalt Bethel in Bielefeld; 1949 polnisches Auslieferungsersuchen gescheitert; nach zwei erfolglosen Ermittlungsverfahren Leiter des Gesundheitsamtes Hagen/Nordrhein-Westfalen; am 14.10.1970 im Alter von 69 Jahren in Hagen gestorben

Dornseif, Dr. Walter Ernst

geboren am 21.5.1913 in Radevormwald/Westfalen; Sohn eines Werkmeisters; Gymnasium, 1933 Abitur; Medizinstudium in Heidelberg; als Student Eintritt in die NSDAP am 1.5.1937, Mitgliedsnummer 5.255.520; ab September 1938 Medizinalpraktikant am St.-Georg-Krankenhaus in Hamburg, ab Dezember 1938 am Urban-Krankenhaus in Berlin (Am Urban 12-18); März 1939 Approbation; ab Oktober 1939 Volontärassistent an der Hautklinik der Universität Rostock (Gertrudenplatz, Liskowstraße 26); dort auch Mitglied der SA; Januar 1940 Promotion in Heidelberg;[61] ab Mai 1942 Kriegseinsatz; Heirat mit ? Töpken; ab mind. 1979 in Crailsheim/Baden-Württemberg (Wolfgangstraße 40);

---

58) Obwohl nach dem Erlaß der Nürnberger Gesetze „Einzelaktionen“ verboten waren, leitete Dopheide ab 1935/36 eine umfassende Boykottkampagne gegen die beiden jüdischen Ärzte des Kreises Hagenow, → Dr. Bernhard Aronsohn und → Dr. Hans Sommerfeld, ein, verbot Angehörigen von NS-Organisationen, diese Ärzte aufzusuchen, und wies die Hebammen an, bei Geburten die jüdischen Mediziner nicht mehr hinzuzuziehen. So warnte Dopheide etwa davor, Dr. Sommerfeld bei Geburten zu beteiligen, „weil er ein Jude ist“; die Aufgabe der Hebammen sei, „unsere Frauen dahin zu erziehen, daß sie sich nur von deutschen Ärzten entbinden lassen“. Dopheide, der als Vertrauensarzt der Krankenkassen des Kreises Hagenow feststellen konnte, „daß auffallend viele Volksgenossen sich von Dr. S. behandeln“ lassen, nutzte nach eigenen Worten „jede Gelegenheit, diese Leute darauf hinzuweisen, daß Dr. S. ein nichtdeutscher Arzt sei“. Dopheide: „Ich habe als Nationalsozialist die Pflicht, meine deutschen Volksgenossen aufzuklären, daß sie nur zu deutschen Ärzten gehen“, und „für uns Nationalsozialisten bleibt ein Jude stets ein Jude, mag er nun evangelisch oder katholisch getauft sein“.

59) Dopheide hat sich hier für die Ermordung von Anstaltsinsassen eingesetzt; um die Patienten der einzigen Heilanstalt für Geisteskranke im Distrikt Galizien in Lemberg-Kulparkow zu beseitigen, verhandelte Dopheide Ende 1941 mit der T4- bzw. Euthanasie-Zentrale in Berlin. Als diese wegen des offiziellen Endes der Euthanasie nicht helfen konnte, ergriff Dopheide selbst die Initiative und befahl, die Anstaltsinsassen verhungern zu lassen. Zwischen Ende 1941 und Juni 1942 starben unter Dopheides Verantwortung 1.179 von 1.647 geisteskranken Patienten (72 Prozent). Weil dies der Wehrmacht, die hier ein Lazarett errichten wollte, nicht schnell genug ging, wurden die meisten der anderen Patienten erschossen; nur etwa 100 der ursprünglichen Insassen überlebten. Außerdem beteiligte sich Dopheide an der parallel dazu verlaufenden Tötung der Lemberger Juden, besonders dadurch, daß er den fleckfiebererkrankten Juden jede medizinische Hilfe verweigern ließ. In Lemberg und Umgebung wurden in der Zeit der deutschen Besatzung 540.000 Menschen ermordet, davon 400.000 Juden, darunter fast alle jüdischen Stadtbewohner (130.000).

60) Mit der Begründung, Dopheide sei „von Anfang an im Stellungsbau in vorderster Front tätig. Er hat sich intensiv für die sanitäre Betreuung seines Abschnitts eingesetzt. Seiner aufopferungsvollen Tätigkeit ist es zu verdanken, daß alle Fragen, die auf gesundheitlichem Gebiete anfielen, zur größten Zufriedenheit gelöst wurden. Sein steter Pflichteifer und seine rückhaltlose Einsatzbereitschaft verdienen besondere Anerkennung.“

61) Mit der Arbeit: Untersuchungen über eine etwaige Beeinflussung des Blutalkoholspiegels und der Rauschsymptome durch das Traubenzuckerpräparat Dextroenergen, Hamburg 1938.

Mai 1979 Heirat mit Maria Stelzle verw./gesch. Hagenmüller (*3.12.1923 in Ellenberg/Württemberg, †24.12.2009 in Göppingen/Baden-Württemberg; Tochter eines Hilfsarbeiters); am 26.3.2005 im Alter von 91 Jahren in Crailsheim gestorben

Dowig, Dr. Paul August Rudolph
geboren am 10.6.1891 in Stettin/Pommern; Sohn eines Zahlmeisteraspiranten und späteren Oberzahlmeisters; Gymnasium in Danzig, 1911 Abitur; Medizinstudium in Halle, Freiburg und Rostock (Ulmenstraße 53); Mai 1925 Approbation in München; Juni 1925 Promotion in Erlangen;[62] Januar 1929 bis mind. 1942 niedergelassener Facharzt für Hautkrankheiten in Danzig (Altstädtischer Graben 4/6, Am Holzraum 20, Große Wollwebergasse 28); Oktober 1929 Heirat mit Else Andrée (*17.5.1905 in Elbing/Ostpreußen, †18.5.2000 in Bad Lauterberg/Harz; Tochter eines Architekten); nach Flucht von Frühjahr 1945 bis November 1947 Facharzt am Stadtkrankenhaus in Wismar (Dahlberg); November 1947 bis 1958 Leitender Arzt bzw. Chefarzt an der Städtischen Hautklinik in Braunschweig (Hamburger Straße 235, Salzdahlumer Straße 90); bis 1974 im Ruhestand in Braunschweig (Georg-Westermann-Allee 63); am 11.4.1974 im Alter von 82 Jahren in Braunlage/Niedersachsen gestorben

Dreessen, Dr. Renata Helene
geboren am 3.5.1910 in Wesselburen/Schleswig-Holstein; Tochter eines Bankvorstehers; Gymnasium, 1930 Abitur; Medizinstudium in Kiel; Oktober 1936 Approbation; 1936 Volontärassistentin an der Unfall-Klinik in Berlin-Lichtenberg (Frankfurter Allee 87); Assistenzärztin am Kaiserin-Auguste-Viktoria-Haus in Berlin-Charlottenburg (Heubnerweg 3); Dezember 1938 Promotion in Kiel; [63] April bis September 1939 Sportärztin am Hochschulinstitut für Leibesübungen der Universität Marburg; September 1939 bis mind. Dezember 1941 Sportärztin an der Führerschule des Berliner Hochschulinstituts für Leibesübungen in Neustrelitz (Schloß); ab mind. 1947 Ärztin in Husum/Schleswig-Holstein (Theodor-Storm-Straße 9, Osterende 19, Mönkeweg 10); unverheiratet; am 13.8.1985 im Alter von 75 Jahren in Husum gestorben

Drefers, Dr. Richard Friedrich Franz
geboren am 15.8.1915 in Raduhn bei Parchim/Mecklenburg; Sohn eines Schmiedemeisters; Realgymnasium in Rostock, 1936 Abitur; Medizinstudium in Bonn (Kirschallee 15) und Rostock; als Student in Bonn Eintritt in die NSDAP am 1.4.1939, Mitgliedsnummer 7.051.512; September 1942 Approbation und Oktober 1942 Promotion in Heidelberg;[64] Oktober 1942 bis mind. 1943 Assistenzarzt in Schwerin-Mueß; dort auch Mitglied der SS; Mai 1943 Heirat mit der Studentin Brigitte Weck (*14.12.1921 in Hovedissen bei Bielefeld, †15.7.2003 in Lage/Nordrhein-Westfalen; Tochter eines Saatzuchtleiters), drei Kinder; ab Juli 1943 Kriegseinsatz als Sanitätsfeldwebel im Wehrmachts-Reservelazarett Nassen/Lahn; mind. Mai 1945 bis 1952 niedergelassener Allgemeinpraktiker in Schwerin (Johannesstraße 12); bis 1993 in Lage (Goetheweg 15); am 15.4.1993 im Alter von 77 Jahren in Lemgo/Nordrhein-Westfalen gestorben

Drews, Dr. Werner Alex Leopold
geboren am 21.6.1909 in (Berlin-)Charlottenburg; Sohn eines Bankkorrespondenten und späteren Bankprokuristen; Gymnasium in Berlin, 1929 Abitur; Medizinstudium in Berlin, Jena, Innsbruck und Göttingen; März bis September 1935 Medizinalpraktikant an der Chirurgischen Abteilung, Oktober 1935 bis Februar 1936 an der Inneren Abteilung des Stubenrauch-Kreiskrankenhauses in Berlin-Lichterfelde; Februar 1936 Approbation; anschließend in Rostock (und auf der Liste potentieller Arztvertreter für Mecklenburg); April bis Juni 1936 Landassistent bei einem praktischen Arzt in Bebra/Hessen; mind. 1936 Assistenzarzt am Stubenrauch-Kreiskrankenhaus in Berlin-Lichterfelde; Juni 1937 Promotion in Berlin;[65] ab Juni 1939 Assistenzarzt am Kreiskrankenhaus in Bütow/Pom-

62) Mit der Arbeit: Ein Fall von ausgetragener Schwangerschaft im rudimentären Nebenhorn des Uterus bicornis (MS).
63) Mit der Arbeit: Über Aortitis luetica unter besonderer Berücksichtigung der dabei auftretenden Herzklappen-Veränderungen, Gütersloh 1938.
64) Mit der Arbeit: Untersuchungen über die Bedeutung der chemischen Analyse für die Auffindung von gesundheitsgefährdenden Trinkwasserverunreinigungen (MS).
65) Mit der Arbeit: Spätergebnisse der verschiedenen Operationsmethoden bei perforierten Magengeschwüren, unter

mern; ab März 1940 Kriegseinsatz bei der Luftwaffe; nach Kriegsende Arzt in Eckernförde/Schleswig-Holstein (Langemarckstraße 8); mind. 1961 bis 1980 niedergelassener Allgemeinpraktiker in Schleswig (Bellmannstraße 2); ab Juli 1980 in Taunusstein/Hessen (Roßbachhöhe 5); am 26.9.1986 im Alter von 77 Jahren in Wiesbaden gestorben

Driest, Dr. Wolfgang Hermann Ferdinand
geboren am 9.10.1905 in Gollnow/Pommern; Sohn eines Arztes; Gymnasien in Gollnow und Stettin, 1924 Abitur; Medizinstudium in Greifswald, Marburg, Freiburg, Wien und Rostock; Mai bis Oktober 1930 Medizinalpraktikant an der Medizinischen Klinik der Universität Rostock (Schröderplatz), November 1930 bis Mai 1931 an der Chirurgischen Abteilung des Evangelischen Diakonissenhauses in Karlsruhe; Mai 1931 Approbation und Juni 1931 Promotion in Rostock;[66] Mai bis Dezember 1931 Volontärassistent an der Landesfrauenklinik in Stettin; März 1932 bis Februar 1933 Assistenzarzt an der Heil- und Pflegeanstalt Sachsenberg in Schwerin; ab Februar 1933 Assistenzarzt an der Universitätsklinik Frankfurt/Main; nach Ausscheiden aus dem zivilen Medizinaldienst Arzt in der Flieger-Ersatz-Abteilung 14 in Stade; ab mind. 1937 Assistenzarzt, dann Stabsarzt der Luftwaffe in Fürth/Bayern; Februar 1937 Heirat mit der Lehrerin und späteren Oberstudienrätin Lieselotte Kätelhön (*1.2.1916 in Königsberg, †16.6.2003 in Herborn/Hessen; Tochter eines Oberfachstudiendirektors), mind. drei Kinder; mind. 1938 bis 1941 in Stuttgart; zum Obermedizinalrat ernannt; ab mind. 1965 Arzt in Herborn (Austraße 40); am 25.5.1973 im Alter von 67 Jahren in Herborn gestorben

Drisch, Dr. Joseph Klemens
geboren am 17.6.1906 in Aachen/Rheinprovinz; Sohn eines Kaufmanns; Realgymnasium in Aachen, Abitur; Medizinstudium in Freiburg, München, Münster und Rostock; November 1937 Approbation und Dezember 1937 Promotion in Rostock;[67] ab 1937 Assistenzarzt am Anatomischen Institut der Universität Rostock (Gertrudenstraße, Loignystraße 11); eine für August 1938 vorgesehene Niederlassung als Arzt in Kavelstorf wurde von ihm abgelehnt; 1938 bis 1939 Arztvertreter in Bad Doberan (Elisabethstraße 8); Mitglied der SA; ab August 1939 Arztvertreter in Aachen; ab Oktober 1939 Arztvertreter in der Praxis von → Dr. Kurt Gestewitz in Satow, bis Februar 1940 in der Praxis von → Dr. Johannes Gosau in Bad Doberan (Bismarckstraße 1, Elisabethstraße); Heirat, drei Kinder; ab März 1940 Kriegseinsatz in der Wehrmacht; ab September 1944 Arzt in Aachen (Monheimsallee 39); Mai 1978 Heirat mit Elisabeth Ackermann verw./gesch. Barthel (*5.8.1917 in Berlin); am 23.2.1994 im Alter von 87 Jahren in Aachen gestorben

Drodten, Dr. Heinrich Joseph
geboren am 14.8.1883 in Bölingen/Rheinprovinz; Sohn eines Ackerers und späteren Gutsbesitzers; Gymnasium in Bonn, 1905 Abitur; Medizinstudium in Bonn und München; Januar 1912 Approbation und März 1912 Promotion in Bonn;[68] Assistenzarzt an der Gynäkologischen Abteilung des Marienhospitals in Mülheim/Ruhr und am Carolinenstift in Neustrelitz (Georgstraße 1-6); Juni 1914 bis mind. 1953 niedergelassener Allgemeinpraktiker bzw. Facharzt für Chirurgie in Neustrelitz (Bruchstraße 12); dort auch Fürsorgearzt; November 1923 Heirat mit Caroline Wenzel (*21.6.1887 in Bremen, †1.8.1958 in Neustrelitz; Tochter eines Bäckers und späteren Kaufmanns); Mitglied des NSKK und des NSDÄB; mind. 1935 bis 1937 auch nebenamtlicher Vertragsarzt bei der RAD-Einheit 3/64 (Neustrelitz); ab 1940 Kriegseinsatz in der Wehrmacht; bis 1955 in Neustrelitz (Straße der Solidarität 12); am 22.11.1955 im Alter von 72 Jahren an Bronchialkarzinom und Lungenentzündung in Neustrelitz gestorben

Drost, Dr. Gustav Friedrich Heinrich
geboren am 17.6.1870 in Lüttow bei Zarrentin/Mecklenburg; Sohn eines Lehrers sowie späteren Küsters und Organisten; Gymnasium in Doberan, 1890 Abitur; Medizinstudium in Rostock; April 1895

---

besonderer Berücksichtigung der Neumann'schen Methode, Berlin 1937.

66) Mit der Arbeit: Zur medikamentösen Behandlung der Asthenopie, Leipzig 1931.

67) Mit der Arbeit: Blutzucker und Glutathiongehalt in Blut und Geweben nach parenteraler Glutathionzufuhr, Berlin 1936.

68) Mit der Arbeit: Beitrag zur Kasuistik der Wachstumsstörungen der langen Röhrenknochen, Bonn 1912.

Approbation und Dezember 1895 Promotion in Rostock;[69] Januar 1896 bis Mai 1897 Assistenzarzt am Stift Bethlehem in Ludwigslust; anschließend bis mind. 1900 Assistenzarzt, dann Oberarzt an der Anstalt Maison de Santé in Berlin-Schöneberg (Hauptstraße 17/19); Mai 1900 Heirat mit der Oberin Elisabeth Lüders (*2.1.1866 in Berlin, †16.3.1944 in Berlin; Tochter eines Genremalers), mind. fünf Kinder, spätestens 1919 Scheidung; Mai 1901 bis Juli 1936 niedergelassener Allgemeinpraktiker und Badearzt in Brunshaupten (Dünenstraße 57); Mai 1923 Heirat mit der bei ihm beschäftigten Hausdame Camilla Teuchert (*4.7.1886 in Elstertrebnitz/Sachsen, †27.11.1965 in Eisenach; Tochter eines Müllers und Mühlenbesitzers); 1914 bis 1918 Kriegseinsatz als Stabsarzt, zuletzt als Oberstabsarzt, verwundet, kriegsbeschädigt; 1936 auch nebenamtlicher Arzt im Hilfswerk „Mutter und Kind" der NSV in Brunshaupten; Mitglied des NSDÄB; August 1936 bis 1943 niedergelassener Allgemeinpraktiker in Eisenach (Gartenstraße 6); am 14.7.1946 im Alter von 76 Jahren an Arteriosklerose, allgemeiner Schwäche und Kreislaufkollaps in Eisenach gestorben

Dühr, Dr. Rudolf Emil August

geboren am 10.8.1881 in Barth/Pommern; Sohn eines Apothekers; Gymnasium in Dresden, 1901 Abitur; Medizinstudium in Halle, München, Berlin und Greifswald; September 1906 Approbation und Promotion in Greifswald;[70] Assistenzarzt in Essen, Gelsenkirchen und Friedland; September 1909 Heirat mit Hildegard Dühr (*6.11.1888 in Metzelthin bei Templin, †5.4.1965 in Friedland; Tochter eines Amtmannes); niedergelassener Allgemeinpraktiker in Davos/Schweiz und in Konstanz/Bodensee; Oktober 1917 bis April 1919 Kriegseinsatz als landsturmpflichtiger Arzt im Reservelazarett Baden-Baden; Oktober 1919 bis mind. 1959 niedergelassener Allgemeinpraktiker in Friedland (Königstraße 80, Max-Rothand-Straße 2); 1920 bis 1923 auch Leitender Arzt am Schloßsanatorium Fürstenberg; am 4.8.1962 im Alter von fast 81 Jahren in Friedland gestorben

Düsing, Dr. Rudolf Max Ludwig

geboren am 15.8.1896 in Wismar/Mecklenburg; Sohn eines Gutsbesitzers; Gymnasium in Wismar, Dezember 1915 Notabitur; Kriegseinsatz; ab 1919 Medizinstudium in Rostock, Freiburg und München; Januar 1923 Approbation und Februar 1923 Promotion in Rostock;[71] Januar bis August 1923 Assistenzarzt in Hirschberg/Schlesien; September 1923 bis 1945 niedergelassener Allgemeinpraktiker in Gadebusch (Adolf-Hitler-Straße 4); Mai 1928 Heirat mit Helga Voss (*27.5.1906 in Schwerin; †8.9.1967 in Hamburg; Tochter des Arztes und späteren Sanitätsrates Dr. Albert Voss *1866, †1924), vier Kinder; in Gadebusch Eintritt in die NSDAP am 1.5.1937, Mitgliedsnummer 5.200.026; dort auch nebenamtlicher HJ-Arzt; ab Januar 1939 Mitglied des NSDÄB; ab September 1939 Kriegseinsatz als Wehrmachtsarzt in Bad Kleinen, daneben eingeschränkte Weiterführung seiner Praxis in Gadebusch; am 2.6.1945 im Alter von 48 Jahren an Unterleibstyphus in Gadebusch gestorben

Dugge, Prof. Dr. Carl Paul Friedrich

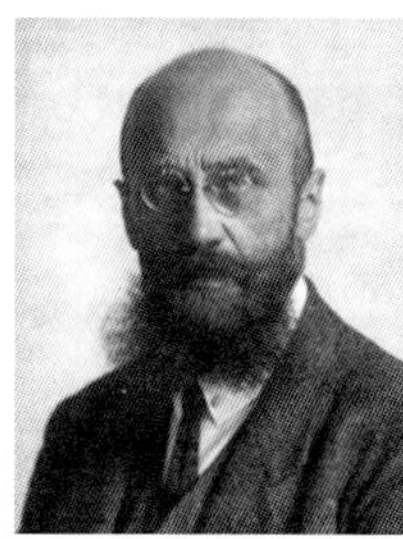

geboren am 18.6.1867 in Bützow/Mecklenburg; Sohn eines Senators und späteren Juraprofessors; Gymnasium in Rostock, 1885 Abitur; Medizinstudium in Tübingen, Rostock und München; dort Februar 1891 Approbation; 1891 bis 1894 Assistenzarzt an der Dermatologischen Universitätsklinik in Breslau, am Stadtkrankenhaus in Altona und an der Gebär- und Gynäkologischen Klinik der Universität Graz; März 1892 Promotion in München;[72] ab 1894 niedergelassener Allgemeinpraktiker in Boizenburg; mind. 1900 bis 1902 praktischer Arzt in Wittenburg; August 1896 Heirat mit Auguste Dugge (*16.5.1864 in Lübeck, †11.12.1909 in Rostock; Tochter eines Kaufmanns); ab April 1902 niedergelassener Allgemeinpraktiker und Stadtphysikus in Rostock; ab April

69) Mit der Arbeit: Über den Wert der Untersuchungen des Mageninhalts mit alizarinsulfonsaurem Natron und Dimethylamidoazobenzol, Rostock 1896.

70) Mit der Arbeit: Über ein Glioma retinae mit massenhaften intrabulbären Metastasen, Greifswald 1906.

71) Mit der Arbeit: Beitrag zur Epidemiologie der Diphtherie. Die Diphtherieepidemie in Wismar in den Jahren 1913 bis 1918 (MS).

72) Mit der Arbeit: Über Sarkome des Mittelohrs, München 1891.

1904 Kreisphysikus in Rostock; 1907 zum Sanitätsrat ernannt; Habilitation in Rostock;[73] Dezember 1909 bis Oktober 1925 auch Privatdozent, ab Mai 1917 Titularprofessor für gerichtliche Medizin an der Universität Rostock (Augustenstraße 26);[74] Oktober 1913 Heirat mit Marie Böbs (*5.7.1872 in Warnsdorf bei Travemünde, †20.5.1923 in Rostock; Tochter eines Hofbesitzers), insgesamt zwei Kinder; 1914 zum Medizinalrat ernannt; 1914 bis 1918 Kriegseinsatz als Chefarzt der Reservelazarette Rostock und Neustrelitz; als Kreisarzt bzw. Kreismedizinalrat von mind. April 1926 bis August 1933 Leiter des Medizinalbezirkes Rostock; dort ab Oktober 1929 auch Hebammenaufsichtsarzt; ab mind. 1930 auch Verwalter des Seehospizes in Heiligendamm; bis 1935 auch ärztlicher Beisitzer am Erbgesundheitsobergericht Rostock; ab Oktober 1939 ohne ärztliche Tätigkeit; bis 1945 in Rostock (Schliemannstraße 12); am 26.3.1945 im Alter von 77 Jahren an beidseitiger Lungentuberkulose in Rostock gestorben

Dugge, Dr. Eckart Friedrich Carl

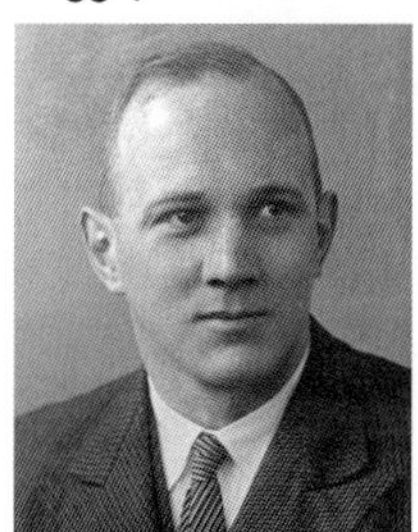

geboren am 23.8.1899 in Vellahn bei Hagenow/Mecklenburg; Sohn des Arztes → Dr. Friedrich Dugge; Gymnasien in Ratzeburg und Rostock; ab September 1918 Kriegseinsatz, im März 1919 aus dem Heer entlassen; November 1920 Abitur; Medizinstudium in München und Rostock; Medizinalpraktikant an der Medizinischen Poliklinik der Universität Rostock (Schröderplatz) und am Allgemeinen Krankenhaus Blumenthal in Hannover; Januar 1927 Approbation und Juli 1927 Promotion in Rostock;[75] Volontärassistent an der Frauenklinik der Universität Rostock (Doberaner Straße 142); Assistenzarzt am Evangelischen Krankenhaus in Schwerte/Ruhr; März 1928 bis mind. 1929 Assistenzarzt am Stift Bethlehem in Ludwigslust; Mai 1929 Heirat mit Eleonore Theobald (*16.11.1902 in Obermylau/Vogtland, †9.6.1969 in Schwerin; Tochter eines Fabrikdirektors), mind. drei Kinder; Oktober 1930 bis Mai 1956 niedergelassener Allgemeinpraktiker in Wittenburg (Adolf-Hitler-Straße/Große Straße 86); dort Eintritt in die NSDAP am 1.5.1933, Mitgliedsnummer 3.520.688; daneben auch Mitglied des NSDÄB und nebenamtlicher HJ-Arzt; ab 1936 auch nebenamtlicher Arzt im Hilfswerk „Mutter und Kind" der NSV in Wittenburg; ab mind. 1937 auch Vertragsarzt des RAD-Lagers für die weibliche Jugend in Kloddram bei Vellahn; ab September 1939 Kriegseinsatz; ab Mai 1956 in Schwerin (Haselholzstraße 11, Richard-Wagner-Straße 43); am 6.1.1992 im Alter von 92 Jahren in Schwerin gestorben

Dugge, Dr. Friedrich Wilhelm Ludwig

geboren am 2.10.1865 in Rostock/Mecklenburg; Sohn eines Hospitalmeisters; Gymnasium in Rostock, 1886 Abitur; Medizinstudium in Rostock; dort im Februar 1892 Approbation; Vertreter des Volontärassistenten und des Assistenzarztes an der Universitäts-Kinderklinik in München (Lindwurmstraße); ab Oktober 1892 Verwalter der „von der Großherzoglichen Mecklenburg-Schwerinschen Regierung errichteten Cholera-Kontrollstation zu Aalbude am Kummerower See"; Oktober 1893 bis Februar 1902 niedergelassener Allgemeinpraktiker in Vellahn bei Hagenow; November 1894 Heirat mit Anna Burmeister (*13.8.1871 in Rostock, †22.3.1953 in Schwerin; Tochter eines Kaufmanns), mind. fünf Kinder; März 1902 bis 1932 niedergelassener Allgemeinpraktiker in Wittenburg (Große Straße 273); November 1902 Promotion in Rostock;[76] 1927 zum Sanitätsrat ernannt; 1932 Aufgabe seiner Praxis in Wittenburg und Übersiedlung nach Rostock-Gehlsdorf (Friedrich-Franz-Straße 16); am 11.6.1936 im Alter von 70 Jahren in Rostock-Gehlsdorf gestorben[77]

---

73) Mit der Arbeit: Untersuchungen zur Magen-Darm-Probe, Rostock 1910.
74) Ende 1925 Niederlegung der Dozentur wegen Überlastung mit amtsärztlicher Tätigkeit.
75) Mit der Arbeit: Rassenhygiene in den Idealstaaten der Vergangenheit, Rostock 1927.
76) Mit der Arbeit: Die Schwankungen der Geburtenhäufigkeit und Sterblichkeit im Mecklenburg-Schwerin während der Jahre 1821 bis 1900, Rostock 1902.
77) In einem Nachruf hieß es, „Dugge war neun Jahre Arzt in Vellahn und übte seit dem Jahre 1902 dreißig Jahre eine umfangreiche Praxis in Wittenburg aus, bis ihn Krankheit zwang, die ihm liebgewordene Tätigkeit aufzugeben. Mit vielen seiner Patienten trauert um ihn der frühere Südwestmecklenburgische Ärzteverein und die frühere Ortsgruppe Südwest des Hartmannbundes. Ehre seinem Andenken!"

Dugge, Dr. Max Wilhelm
geboren am 19.5.1900 in Wittenburg/Mecklenburg; Sohn des Arztes → Prof. Dr. Carl Dugge; Realgymnasium in Rostock, 1918 Abitur; Medizinstudium in Tübingen, Heidelberg und Rostock; Medizinalpraktikant an der Medizinischen Klinik der Universität Rostock (Schröderplatz) und der Deutschen Heilstätte Davos/Schweiz; Mai 1925 Approbation und Juli 1925 Promotion in Rostock;[78] November 1925 bis Oktober 1927 Volontärassistent an der Medizinischen Klinik der Universität Tübingen und Assistenzarzt an der Deutschen Heilstätte Davos; Februar 1928 Heirat mit Käthe Meyer (*9.8.1901 in Warnkenhagen bei Teterow, †5.11.1992 in Delmenhorst/Niedersachsen; Tochter eines Pastors), ein Kind; April 1928 bis 1931 Assistenzarzt am Pathologischen Institut der Universität Rostock (Gertrudenstraße); ab 1931 Arzt in Berlin-Steglitz; 1939 bis 1942 niedergelassener Allgemeinpraktiker in Rostock (Augustenstraße 26, Ulmenstraße 5); am 27.4.1942 im Alter von fast 42 Jahren an einem Herzleiden in Gnoien gestorben

Dumschat, Dr. Benno Albert
geboren am 12.1.1912 in Smaledumen/Ostpreußen; Sohn eines Hauptlehrers; Gymnasium in Gumbinnen, 1931 Abitur; Medizinstudium in Königsberg, Berlin und München; Dezember 1936 bis April 1937 Medizinalpraktikant an der Chirurgischen Universitäts- und Poliklinik in Königsberg, Mai bis August 1937 am Städtischen Krankenhaus in Berlin-Pankow, September bis Dezember 1937 am Krankenhaus des Verbandes der Krankenkassen in Berlin-Wilmersdorf; Dezember 1937 Approbation; Januar bis Mai 1938 Volontärassistent an der Poliklinik der Chirurgischen Universitätsklinik in Königsberg; ab Mai 1938 Hilfsarzt am Städtischen Hufeland-Hospital in Berlin-Buch; Januar 1939 Promotion in Königsberg;[79] ab Februar 1939 Assistenzarzt am Städtischen Krankenhaus in Lübz; Kriegseinsatz in der Wehrmacht; nach 1945 Arzt am Kreiskrankenhaus in Bremervörde; 1958 Heirat mit Johanne Jacobs (*19.9.1924 in Lehe/Hannover, †26.3.2017 in Hamburg; Tochter eines Geschäftsführers), 1963 Scheidung, Dezember 1974 Wiederheirat; ab mind. 1960 Facharzt für Chirurgie in Hamburg (Hummelsbütteler Landstraße 125, Harksheider Straße 3, Auf der Koppel 20); am 9.1.1988 im Alter von fast 76 Jahren in Hamburg gestorben

Dussa, Dr. Wilhelm Johannes Gregor
geboren am 16.11.1897 in Halemba/Schlesien; Gymnasium, 1916 Notabitur; 1916 bis 1918 Kriegseinsatz; Medizinstudium in Breslau; September 1922 Approbation in Berlin; mind. 1923 Arzt am Knappschaftslazarett in Laurahütte/Schlesien; April 1923 Promotion in Breslau;[80] Mai 1925 Heirat mit der Sekretärin Erika Lux (*8.1.1902 in Breslau, †19.9.1959 in Teltow/Brandenburg), drei Kinder; mind. 1926 Arzt in Breslau; niedergelassener Allgemeinpraktiker in Oberleschen/Schlesien; Januar 1929 bis 1934 praktischer Arzt in Schönewalde/Brandenburg; ab Juli 1934 niedergelassener Allgemeinpraktiker in Teltow (Heinersdorfer Weg 64); August 1935 bis September 1938 Ruhen der Zulassung; Oktober 1938 bis 1939 wieder Arzt in Teltow; März bis Mai 1939 Arzt in Mecklenburg; August 1939 bis Juni 1951 niedergelassener Allgemeinpraktiker in Cunewalde/Lausitz (Haus Nr. 465); ab September 1939 Kriegseinsatz; ab Juni 1951 wieder niedergelassener Allgemeinpraktiker in Teltow (Lichterfelder Allee/Philipp-Müller-Allee 92); am 20.1.1981 im Alter von 83 Jahren in Teltow gestorben

---

78) Mit der Arbeit: Über die Fälle von „gelber Leberatrophie", die von 1908 bis Anfang 1923 im Pathologischen Institut der Universität Rostock zur Beobachtung kamen (MS).
79) Mit der Arbeit: Über Tuberkulose der Bursa trochanterica, Königsberg 1938.
80) Mit der Arbeit: Über Rippenbrüche mit Experimenten (MS).

Ebeling, Dr. Ernst Immanuel Gottfried
geboren am 29.1.1880 in Zinzelitz bei Lauenburg/Pommern; Sohn eines Pastors; Gymnasium in Stargard, 1899 Abitur; Medizinstudium in Marburg, Breslau und Rostock; Juni 1904 Approbation und Oktober 1904 Promotion in Rostock;[1)] Juli 1905 bis 1913 niedergelassener Allgemeinpraktiker in Goldberg; Juli 1906 Heirat mit Margarethe Koch (*23.1.1884 in Hohen Sprenz bei Güstrow, †20.9.1956 in Bad Doberan; Tochter eines Pastors), vier Kinder; März 1913 bis Februar 1935 niedergelassener Allgemeinpraktiker in Dobbertin bei Goldberg (Arzthaus); Oktober 1914 bis März 1915 Kriegseinsatz, zuletzt als Stabsarzt der Luftwaffe, dann wegen Ärztemangels reklamiert; ab Gründung 1929 stellvertretendes Mitglied der gemeinsamen Ärztekammer für Mecklenburg-Schwerin und -Strelitz; Mitglied des ärztlichen Ehrengerichts Güstrow; Februar 1935 bis 1959 niedergelassener Allgemeinpraktiker in Bad Doberan (Friedrich-Hildebrandt-Straße/Beethovenstraße 7, Rosenwinkel 1); Mitglied des NSDÄB; ab mind. 1937 auch nebenamtlicher Vertragsarzt bei der RAD-Einheit 7/60 (Bad Doberan); ab 1939 Kriegseinsatz in der Wehrmacht, daneben eingeschränkte Weiterführung seiner Praxis (ab April 1944 durch den dienstverpflichteten → Dr. Werner Jungclaussen, ab März 1945 durch → Dr. Hans Thurow unterstützt); am 9.2.1960 im Alter von 80 Jahren in Bad Doberan gestorben

Ebeling, Dr. Herbert Heinrich Georg
geboren am 9.12.1898 in Hannover; Sohn eines Kaufmanns; Realgymnasium, 1919 Abitur; Medizinstudium in Göttingen, Tübingen, Würzburg und Rostock; Juni 1925 Approbation; mind. 1926 Assistenzarzt am Pathologischen Institut der Universität Rostock (Gertrudenstraße); mind. 1929 Assistenzarzt in Gera; Juli 1929 Heirat mit Hertha Kuhlmann (*24.3.1905 in [Berlin-]Rixdorf, †17.5.1977 in Dessau; Tochter eines Buchhalters, Kaufmanns und Rückkaufhändlers), zwei Kinder; 1929 Promotion in Rostock;[2)] mind. 1930 bis 1933 beamteter Oberarzt an der Lungenheilstätte Amsee bei Waren; Oktober 1933 bis 1960 niedergelassener Facharzt für Lungenkrankheiten in Dessau (Kaiserstraße 23, Stiftstraße 16, Joliot-Curie-Straße 4); ab Juni 1941 Kriegseinsatz in der Wehrmacht; am 14.10.1960 im Alter von 61 Jahren in Dessau gestorben

Eberhard, Dr. Kurt Franz Carl

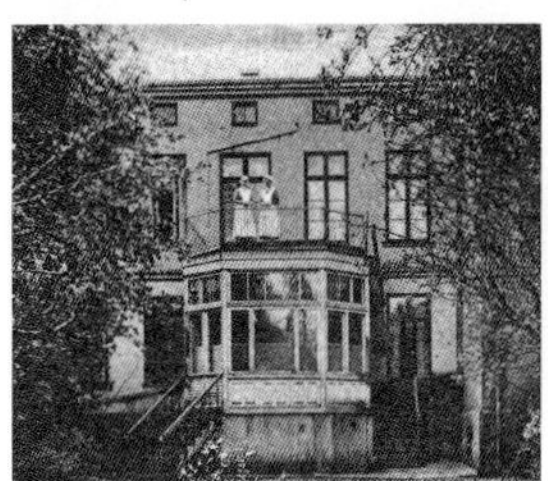

geboren am 27.5.1871 in Grabow/Mecklenburg; Sohn eines Amtsrichters und Ratsherren; Gymnasium in Rostock, 1889 Abitur; Medizinstudium in Rostock und Marburg; März 1894 Approbation und Mai 1895 Promotion in Rostock;[3)] 1894 bis 1895 Assistenzarzt in der Praxis von Dr. Paul Berner in Fürstenberg (*1848, †1916); 1895 bis 1899 niedergelassener Allgemeinpraktiker in Neustadt(-Glewe); Juni 1896 Heirat mit Else Giese (*9.10.1870 in Neustrelitz, †10.10.1943 in Rostock; Tochter eines Kaufmanns), zwei Kinder; 1899 bis 1900 fachärztliche Ausbildung in Berlin (wohnhaft in Wilmersdorf, Fasanenstraße 56); Juli 1900 bis mind. 1945 niedergelassener Frauenarzt mit Privatklinik in Rostock (Augustenstraße 8, Friedrich-Franz-Straße 92); Kriegseinsatz im Ersten Weltkrieg als Truppenarzt und in Heimatlazaretten, zuletzt als Oberstabsarzt; 1918 zum Sanitätsrat ernannt; auch Hausarzt des Hauses Elim („Versorgungshaus in sittlicher Frauennot") in Rostock; ab 1934 Vornahme von Sterilisationen bei Personen, die nach dem Gesetz zur Verhütung erbkranken Nachwuchses unfruchtbar gemacht wurden; am 11.5.1947 im Alter von fast 86 Jahren an Prostata-Hypertrophie, Schrumpfblase und Infektion der Harnwege in Rostock gestorben

Eberhardt, Dr. Kurt Johannes August
geboren am 20.7.1908 in (Berlin-)Tegel; Sohn eines Registrators im Generalstab und späteren Rechnungsrates; Gymnasium, 1928 Abitur; Medizinstudium in Berlin, Tübingen und Rostock (Gehlsdorf,

1) Mit der Arbeit: Beitrag zur Kenntnis der auf multiple Sklerose verdächtigen Sehnervenerkrankungen, Rostock 1905.
2) Mit der Arbeit: Über das Zusammenfallen von klinischer Diagnose und Röntgendiagnose beim ulcus ventriculi, duodeni und pylori, Rostock 1929.
3) Mit der Arbeit: Über das Verhältnis von Fenster- und Fußbodenfläche in einigen öffentlichen und privaten Gebäuden Rostocks, Rostock 1895.

Johann-Albrecht-Straße 10); als Student in Rostock Eintritt in die NSDAP am 1.5.1933, Mitgliedsnummer 2.807.146; mind. 1933 Medizinalpraktikant an der Oberlin-Klinik in Nowawes bei Potsdam (dort auch wohnhaft); Juli 1933 Heirat mit der Ärztin → Ruth Eberhardt geb. Voß, sechs Kinder; 1934 Approbation und September 1934 Promotion in Berlin;[4] 1934 Assistenzarzt an der Oberlin-Klinik in Nowawes bei Potsdam; Sommer 1934 bis Juni 1935 Assistenzarzt am Kreiskrankenhaus in Arnswalde/Kurmark; Juni 1935 bis April 1945 niedergelassener Allgemeinpraktiker in Bützow (Breite Straße 17); ab November 1937 berufsgerichtliches Verfahren vor dem Ärztlichen Bezirksgericht Mecklenburg wegen unberechtigten Verlassens seiner Assistenzarztstelle in Arnswalde und unberechtigter Niederlassung in Bützow, endete im Februar 1938 mit einer Verwarnung; als Regierungsmedizinalrat ab Januar 1939 auch Anstaltsarzt an der Landesstrafanstalt in Bützow-Dreibergen; nach Flucht aus Bützow von Mai bis Juni 1945 niedergelassener Allgemeinpraktiker in Lübstorf bei Schwerin, zuständig auch für die medizinische Versorgung von Kirchstück, Groß Trebbow, Wickendorf, Hundorf, Alt Meteln und Zickhusen; Juni 1945 Flucht in die westlichen Besatzungszonen; mind. 1953 bis 1974 niedergelassener Allgemeinpraktiker in Zarpen bei Lübeck (Hauptstraße 69); Juli 1968 Heirat mit der Gymnastiklehrerin Irma Scheel verw./gesch. Steen (*31.12.1912 in Lübeck, †21.12.1989 in Zarpen; Tochter eines Lehrers); am 13.6.1974 im Alter von 65 Jahren in Zarpen gestorben

Eberhardt, Ruth Maria Karla (Ruthmaria) (geb. Voß)
geboren am 19.12.1907 in Bützow/Mecklenburg; Tochter eines Kaufmanns; Realgymnasium in Güstrow, 1928 Abitur; Medizinstudium in Freiburg, München, Tübingen, Jena, Berlin und Rostock (wohnhaft in Güstrow, Villa Maria); mind. 1933 bis 1934 Medizinalpraktikantin in Potsdam (Leiterstraße 15); Juli 1933 Heirat mit dem Arzt → Dr. Kurt Eberhardt, sechs Kinder; 1934 Approbation; Juni 1935 bis 1945 Assistenzärztin in der Praxis ihres Ehemannes in Bützow (Breite Straße 17); Juni 1945 Flucht in die westlichen Besatzungszonen; mind. 1953 bis 1965 in Zarpen bei Lübeck (Hauptstraße 69); am 28.4.1965 im Alter von 57 Jahren in Bad Schwartau/Schleswig-Holstein gestorben

Ebert, Dr. Arthur Johann Martin
geboren am 20.2.1862 in Belgard/Pommern; Sohn eines Kaufmanns und Hotelbesitzers; Gymnasium in Greifenberg/Pommern, 1882 Abitur; Medizinstudium in Göttingen, Kiel, München und Greifswald; März 1889 Approbation und April 1889 Promotion in Greifswald;[5] Assistenzarzt in Frauendorf bei Stettin und in Neuruppin; Mai 1892 bis 1934 niedergelassener Allgemeinpraktiker in Grevesmühlen (Lübsche Straße/Hindenburgstraße 42); August 1892 Heirat mit Emmy Bernau (*10.12.1865 in Neuruppin, †3.8.1936 in Grevesmühlen; Tochter eines Hotelbesitzers), mind. zwei Kinder; 1913 zum Sanitätsrat ernannt; am 27.1.1941 im Alter von fast 79 Jahren an Verkalkung und Herzschlag in Grevesmühlen gestorben[6]

Ebert, Dr. Claus Eberhard Fritz

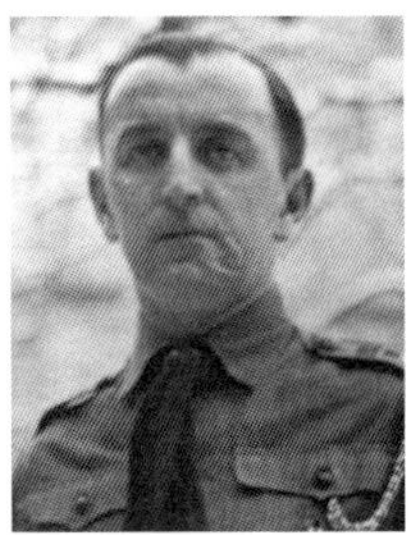

geboren am 26.1.1903 in Grevesmühlen/Mecklenburg; Sohn des Arztes → Dr. Arthur Ebert; Gymnasium, 1924 Abitur; Medizinstudium in Kiel; dort 1929 Promotion;[7] Juni 1931 Approbation; mind. 1932 bis 1959 niedergelassener Allgemeinpraktiker in Grevesmühlen (Hindenburgstraße/August-Bebel-Straße 42); dort Eintritt in die NSDAP am 1.5.1933, Mitgliedsnummer 2.807.155; daneben auch Mitglied der HJ und HJ-Arzt; November 1934 Heirat mit Elise Harbort (*13.1.1909 in Kiel, †20.10.1972 in Hamburg; Tochter eines Bankangestellten), mind. zwei Kinder; ab mind. 1940 auch stellvertretender Leiter der Ärztlichen Bezirksvereinigung Wismar der Mecklenburgischen Ärztekammer (für die Kreise Wismar und Schönberg); am 6.9.1959 im Alter von 56 Jahren in Grevesmühlen gestorben

---

4) Mit der Arbeit: Über die Erfolge der operativen Behandlung der Patellafraktur nach Schultze-Duisburg, Berlin 1934.
5) Mit der Arbeit: Über Resektion des Talocruralgelenks mit dorsalem Lappenschnitt, Greifswald 1889.
6) In einem Nachruf hieß es, Ebert habe „fast 40 Jahre lang in Pflichttreue seinen ärztlichen Beruf in Grevesmühlen ausgeübt und sich durch seine vorbildlichen Eigenschaften als Arzt und Mensch die Achtung und Liebe seiner Patienten und Berufskameraden erworben".
7) Mit der Arbeit: Das Krankheitsbild des Pyovariums, seine Häufigkeit und Ätiologie, Kiel 1929.

Eckstein, Dr. Erich Carl Daniel

geboren am 29.6.1888 in Duisburg/Westfalen; Sohn eines Kaufmanns; Gymnasium in Kaiserslautern, 1909 Abitur; Medizinstudium in Heidelberg und Königsberg; September 1916 Approbation; Kriegseinsatz; 1921 Promotion in Heidelberg;[8] mind. 1923 bis 1924 Arzt in Heidelberg; Oktober 1923 Heirat mit Helena Blaß (*28.12.1893 in Dautenheim bei Alzey, †17.5.1984 in Erlangen; Tochter eines Volksschullehrers), vier Kinder; mind. 1927 bis 1929 Assistenzarzt am Hygiene-Institut der Universität Rostock (Buchbinderstraße 8/9; wohnhaft in Gehlsdorf, Gehlsheimer Straße 9); ab Februar 1929 in Erlangen (Bohlenplatz 2); ab 1931 Oberassistent, ab mind. 1932 Oberarzt, ab mind. 1938 stellvertretender Direktor, dann Direktor der Bakteriologischen Untersuchungsanstalt in Erlangen (Auf dem Berg 2, Österreicher Straße 40, Alterlangen 80, 48 und 27, Geisbergstraße 15); zum Medizinaldirektor ernannt; im Entnazifizierungsverfahren von der Spruchkammer Erlangen im Juni 1948 als „Mitläufer" eingestuft; am 6.6.1973 im Alter von fast 85 Jahren in Erlangen gestorben

Efler, Dr. Johanna (Hanna)

geboren am 5.2.1888 in Schweidnitz/Schlesien; Tochter eines Oberrealschullehrers; Realgymnasium in Breslau, 1908 Abitur; Medizinstudium in Breslau; Medizinalpraktikantin am Allerheiligenhospital in Breslau sowie am Kaiser- und Kaiserin-Friedrich-Kinderkrankenhaus in Berlin; Juni 1914 Approbation in Berlin; 1914 bis 1915 Assistenzärztin am Wöchnerinnenheim des Urban-Krankenhauses in Berlin (Am Urban 12-18), an der Universitäts-Frauenklinik in Erlangen und an der Frauenklinik in Danzig; ab Oktober 1915 Assistenzärztin am Stadtkrankenhaus in Chemnitz; März 1916 Promotion in Breslau;[9] Oktober 1917 bis November 1935 niedergelassene Allgemeinpraktikerin in Schwerin (Wittenburger Straße 1, Elisabethstraße 17); November 1935 bis September 1939 Ärztin beim Gesundheitsamt Rostock-Stadt, eingesetzt in Warnemünde (Bismarckstraße 1, Am Leuchtturm 1); Oktober 1939 bis mind. 1962 wieder niedergelassene Allgemeinpraktikerin in Schwerin (Körnerstraße 17); unverheiratet; am 29.6.1965 im Alter von 77 Jahren in Schwerin gestorben

Egge, Dr. Peter Johannes

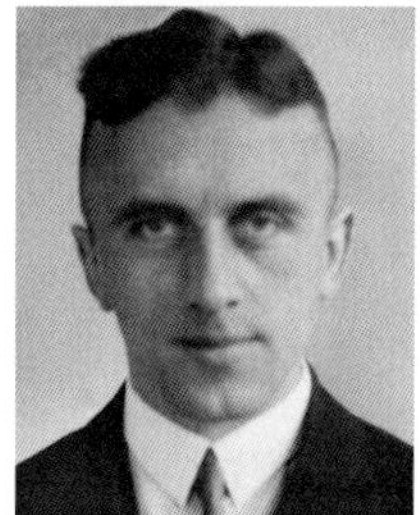

geboren am 11.1.1900 in Blankenmoor bei Wesselburen/Schleswig-Holstein; Sohn eines Hofbesitzers; Oberrealschule in Heide/Holstein, 1920 Abitur; Medizinstudium in Freiburg, Hamburg und Kiel; August 1927 Approbation; ab August 1927 Assistenzarzt in Wernigerode, Braunschweig, Neumünster und Lübeck; dann Arztvertreter in Lebus bei Frankfurt/Oder, Oebisfelde bei Stendal, Thale/Harz, Wernigerode, Uelzen, Ragun bei Bitterfeld, Aschersleben, Halle, Großenehrich/Thüringen, Bad Wildungen und Großenbaum bei Düsseldorf; Eintritt in die NSDAP am 1.9.1929, Mitgliedsnummer 144.171; 1931 bis 1933 Assistenzarzt an der HNO-Klinik der Universität Rostock (Doberaner Straße 137-139, Göbenstraße 8); März 1932 Promotion in Kiel;[10] Mai 1932 Heirat mit Sophie Müller (*2.3.1906 in Wernigerode, †14.6.1998 in Heide; Tochter eines Kaufmanns), vier Kinder; Oktober 1933 bis Mai 1945 niedergelassener Facharzt für Hals-, Nasen- und Ohrenkrankheiten in Güstrow (Hafenstraße 9; Übernahme der Praxis des verstorbenen → Dr. Arthur Sonntag); ab Februar 1935 auch aufsichtführender Arzt und Ärztlicher Leiter des Städtischen Krankenhauses in Güstrow; ab November 1933 Mitglied der SS, Nr. 257.266, als nebenamtlicher Führer der SS-Sanitätsstaffel II (Güstrow) der 22. SS-Standarte im September 1937 zum SS-Untersturmführer befördert, bis mind. 1938 Führer in der SS-Sanitätsabteilung XXXIII, im April 1939 zum SS-Obersturmführer befördert; Mitglied des NSDÄB; als Kreisamtsleiter von November 1933 bis September 1939 auch Leiter des Amtes für Volksgesundheit in der Kreisleitung Güstrow der NSDAP; als Kreisobmann von mind. 1939 bis 1942 auch Leiter der Kreiswaltung Güstrow des NSDÄB; ab 1938 auch ärztlicher Beisitzer am

---

8) Mit der Arbeit: Über spinale progressive Muskelatrophie, amyotrophische Lateralsklerose und spastische Spinalparalyse. Mit anatomischem Bericht über drei Sektionsfälle (MS).

9) Mit der Arbeit: Das klinische Verhalten der Ovarialfibrome nach den Fällen der Breslauer Frauenklinik von 1893 bis 1913, Breslau 1916.

10) Mit der Arbeit: Über Starkstromverletzungen (anhand von 15 Starkstromverletzungen, beobachtet in der Kieler Chirurgischen Universitätsklinik aus den Jahren 1912-1929), Rostock 1930.

Erbgesundheitsgericht Güstrow; ab September 1939 Kriegseinsatz, zunächst in der Sanitäts-Ersatz-Abteilung II in Stettin, dann als Assistenzarzt in der Sanitäts-Ersatz-Kompanie 2 des Infanterie-Regiments 172, zuletzt als Truppenarzt im I. Bataillon des Infanterie-Regiments 172, nach schwerer Ruhrerkrankung 1942 ins Ersatzheer versetzt, als Oberarzt und Oberleutnant in der Heeres-Sanitätsstaffel der Wehrmacht auch Leiter des Reservelazaretts Güstrow, daneben eingeschränkte Weiterführung seiner Praxis, im Februar 1944 zum Stabsarzt befördert; nach Flucht in den Westen von August 1945 bis Mai 1947 im Lager Eselheide interniert; ab Juni 1948 HNO-Arzt in Heide (Marschstraße 1); im August 1948 vom Denazifizierungs-Hauptausschuß für den Kreis Norderdithmarschen als „Mitläufer" eingestuft; am 17.6.1991 im Alter von 91 Jahren in Heide gestorben

Eggers, Dr. Otto Christian Heinrich

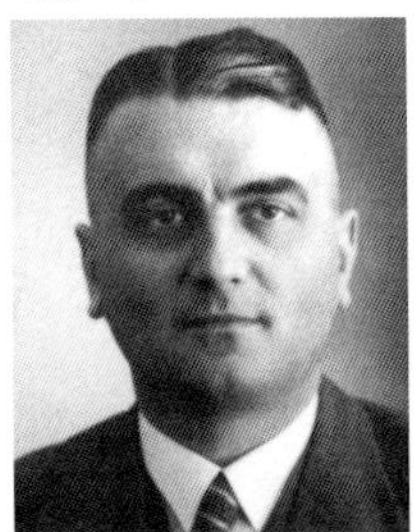

geboren am 30.4.1895 in Schwerin/Mecklenburg; Sohn eines Oberpostrates und späteren Postpräsidenten; Gymnasien in Darmstadt, Wismar und Danzig, 1913 Abitur; Medizinstudium in Berlin an der Kaiser-Wilhelm-Akademie für das militärärztliche Bildungswesen; August 1914 bis November 1918 Kriegseinsatz im Sanitätsdienst bei Feldtruppenteilen, zuletzt als Feldhilfsarzt; Weiterführung des Medizinstudiums in Berlin und Rostock; Dezember 1920 Approbation und Juni 1921 Promotion in Rostock;[11)] bis August 1921 Volontärassistent in Rostock (Prinz-Friedrich-Karl-Straße 6); September 1921 bis Februar 1922 niedergelassener Allgemeinpraktiker in Jördenstorf bei Teterow; Dezember 1921 Heirat mit Margaretha Elster (*27.12.1896 in Kiel, †8.4.1962 Suizid in Uelsby/Schleswig-Holstein; Tochter eines Marine-Maschinisten und späteren Fregattenkapitäns), drei Kinder; März 1922 bis April 1945 niedergelassener Allgemeinpraktiker in Neuburg bei Wismar (Mühlstraße); dort Eintritt in die NSDAP am 1.5.1933, Mitgliedsnummer 2.807.212; ab Dezember 1937 Mitglied des NSDÄB; April 1945 Flucht in die westlichen Besatzungszonen (ab Mai 1945 alleinige Betreuung seiner Praxis durch → Dr. Brigitte von Gazen, die seit Oktober 1944 als Jungärztin bei ihm tätig war); nach Kriegsende bis 1954 Arzt in Fockbek bei Rendsburg/Schleswig-Holstein; im Juni 1946 in Neuburg enteignet;[12)] am 26.12.1954 im Alter von 59 Jahren Suizid in Fockbek

Ehlers, Dr. Otto Friedrich Wilhelm

geboren am 31.5.1889 in Danzig/Westpreußen; Sohn eines Sekretärs der Kaufmannschaft und späteren Oberbürgermeisters; Gymnasium in Danzig, 1910 Abitur; Medizinstudium in Tübingen, Berlin und Rostock; dazwischen von August 1914 bis Januar 1915 Kriegseinsatz; September 1919 Approbation und Juli 1921 Promotion in Rostock[13)] (wohnhaft in Gehlsdorf, Alexandrastraße 6); spätestens 1921 Heirat mit der Pianistin sowie Klavier- und Musiklehrerin Magdalene Gercke, drei Kinder; Januar 1921 bis 1932 niedergelassener Allgemeinpraktiker in Gehlsdorf (Friedrich-Franz-Straße 29); am 6.4.1932 im Alter von 42 Jahren in Gehlsdorf gestorben

Ehlers, Dr. Rolf Theodor Emil

geboren am 21.5.1908 in Halle/Provinz Sachsen; Sohn eines Marine-Stabszahlmeisters; Reformrealgymnasium, 1928 Abitur; Medizinstudium in Greifswald, Marburg, Gießen, Jena und Rostock; Dezember 1934 Approbation und Januar 1935 Promotion in Rostock;[14)] ab 1935 Volontärassistent an der Universitäts-Hautklinik in Jena (Kaiser-Wilhelm-Straße 27); Februar 1936 Heirat mit der Ärztin Dr. Dorothea Friedrich (*30.1.1913 in Pirna, †11.1.2010 in Bad Nenndorf/Niedersachsen; Tochter eines Seminaroberlehrers), ein Kind; bis Anfang 1938 Landassistent in der Praxis von → Dr. Karl Stephan in Tessin (Gnoiener Straße); ab März 1938 Volontärassistent am Strahleninstitut der AOK in

---

11) Mit der Arbeit: Über die Erfolge der in den Jahren 1901 bis 1919 in der Rostocker Chirurgischen Universitätsklinik operativ behandelten Oberkiefercarcinome (MS).

12) Mit der Begründung, Eggers habe als Arzt in Neuburg ein Krankenhaus zu betreuen gehabt, „welches seinerzeit stark mit Ostflüchtlingen belegt war. Er hat diese ihm anvertrauten Kranken kurz vor der Besetzung im Stich und ohne Aufsicht gelassen und ist nach Westen geflüchtet".

13) Mit der Arbeit: Über Milzruptur bei Typhus abdominalis, Rostock 1921.

14) Mit der Arbeit: Der Zwergwuchs, mit besonderer Berücksichtigung der Nanosomia primordialis. Ein neuer derartiger Fall, Bitterfeld 1933.

Magdeburg; September 1938 bis mind. 1944 niedergelassener Facharzt für Haut- und Geschlechtskrankheiten in Radebeul/Sachsen (Nizzastraße 15, Gellertstraße 4); Mitglied der SA und SA-Arzt; ab Juli 1940 Kriegseinsatz in der Wehrmacht; mind. 1960 Arzt in Hohenbostel/Niedersachsen (Rote Reihe 175); am 20.8.1992 im Alter von 84 Jahren in Rinteln/Niedersachsen gestorben

Ehmcke, Dr. Robert Karl Joachim

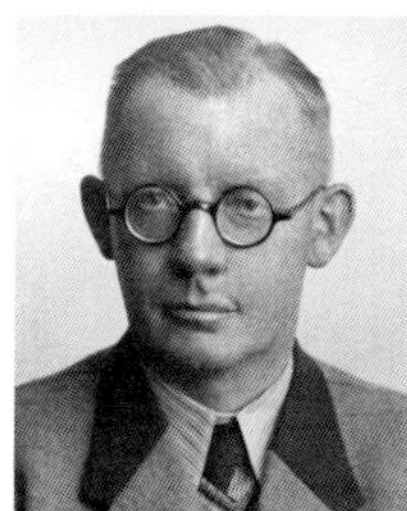

geboren am 19.4.1891 in Hohen Viecheln bei Wismar/Mecklenburg; Sohn eines Kaufmanns; Gymnasium in Wismar, 1910 Abitur; Medizinstudium in Göttingen und Rostock; als Einjährig-Freiwilliger dazwischen von 1913 bis 1914 Militärdienst beim Großherzoglich-Mecklenburgischen Füsilier-Regiment 90; August 1914 bis November 1918 Kriegseinsatz, zuletzt als Feldhilfsarzt; Weiterführung des Medizinstudiums in Rostock; Juni 1919 Approbation; ab Juli 1919 Volontärassistent an der Medizinischen Klinik der Universität Rostock (Schröderplatz); Januar 1920 Promotion in Rostock;[15] Assistenzarzt in Rostock und Osnabrück; Januar 1921 bis 1958 niedergelassener Allgemeinpraktiker in Bad Kleinen (Häuslerei Nr. 50, Waldstraße 15); Januar 1925 Heirat mit der Krankenschwester Hildegard Lambrecht (*19.10.1902 in Losten bei Bad Kleinen, †19.3.1991 in Mölln/Schleswig-Holstein; Tochter eines Erbpächters und Landwirts), zwei Kinder; in Bad Kleinen Eintritt in die NSDAP am 1.4.1936, Mitgliedsnummer 3.725.613; ab November 1939 Mitglied des NSDÄB; am 28.1.1958 im Alter von 66 Jahren an symptomatischer Epilepsie in Wismar gestorben

Ehmke, Dr. Paul Gustav Wilhelm

geboren am 2.3.1893 in Danzig/Westpreußen; Sohn eines Bäckermeisters; Gymnasium in Danzig, 1912 Abitur; Medizinstudium in Tübingen, Freiburg, Kiel, Berlin, Königsberg und Greifswald; dazwischen Kriegseinsatz; Dezember 1915 Heirat mit Hedwig Hafften (*5.12.1886 in Ludwigslust, †9.8.1975 in Hannover; Tochter eines Kaufmanns), fünf Kinder; Juli 1919 Approbation; 1919 bis 1937 niedergelassener Allgemeinpraktiker in Danzig (Sandgrube 52 und 28, Brotbänkengasse 39); April 1920 Promotion in Greifswald;[16] 1937 bis 1939 Facharztausbildung an der Chirurgischen Klinik des Städtischen Krankenhauses in Danzig; ab Juli 1939 Facharzt für Chirurgie; 1940 bis mind. 1942 Leiter der chirurgischen Privatklinik (Liecksche Klinik) in Danzig (Sandgrube 40); daneben Vertrauensarzt auf der Schichau-Werft in Danzig; nach Flucht ab mind. April 1945 Facharzt für Chirurgie in Boizenburg; August 1945 bis Mai 1947 Chefarzt am Krankenhaus in Boizenburg (Hamburger Straße 15); nach Flucht ab 1947 angestellter Mediziner bei der Post, bis mind. 1960 auch niedergelassener Allgemeinpraktiker und Chirurg in Hannover (Rühmkorffstraße 8, Podbielskistraße 47, Bevenser Weg 10); am 14.7.1973 im Alter von 80 Jahren in Hannover gestorben

Ehrhardt, Dr. Wilhelm Heinrich

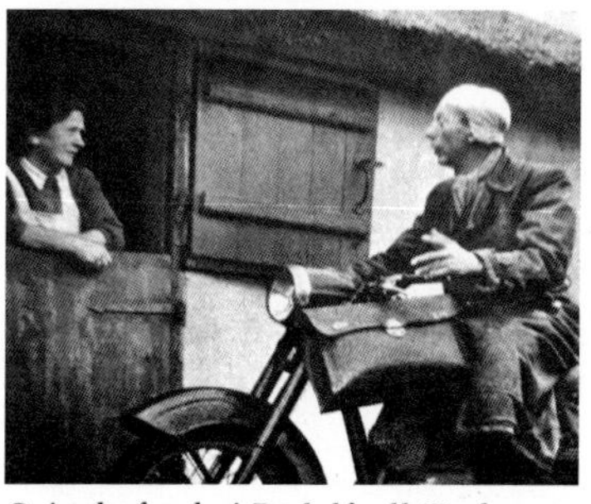

geboren am 28.1.1905 in Hannover; Sohn eines Kellners; Gymnasium, 1925 Abitur; Medizinstudium in Greifswald; Februar 1932 Approbation und März 1932 Promotion in Greifswald;[17] ab März 1934 Arzt in Mecklenburg; 1934 Assistenzarzt am Städtischen Krankenhaus in Stralsund (dort auch wohnhaft: Marienstraße 2-4); September 1934 Heirat mit Editha Steinfurth (*24.7.1912 in Behrenhoff bei Greifswald; Tochter eines Administrators und späteren Landwirts), mind. zwei Kinder; Dezember 1934 bis 1961 niedergelassener Allgemeinpraktiker, Geburtshelfer und Zahnarzt in Vitte/Hiddensee; 1961 Übersiedlung in die Bundesrepublik; bis 1973 Versorgungsarzt in Gaienhofen bei Radolfzell/Bodensee (Hintere Weingärtenstraße 13); am 14.1.1973 im Alter von fast 68 Jahren in Heilbronn/Baden-Württemberg gestorben

---

15) Mit der Arbeit: Zur Ätiologie und Klinik der Vitiligo (MS).
16) Mit der Arbeit: Über die Ergebnisse der Barth'schen Stirnhöhlenoperation, Greifswald 1920.
17) Mit der Arbeit: Blutzucker nach Röntgenbestrahlung, Greifswald 1931.

Ehrich, Prof. Dr. Ernst Eugen Friedrich

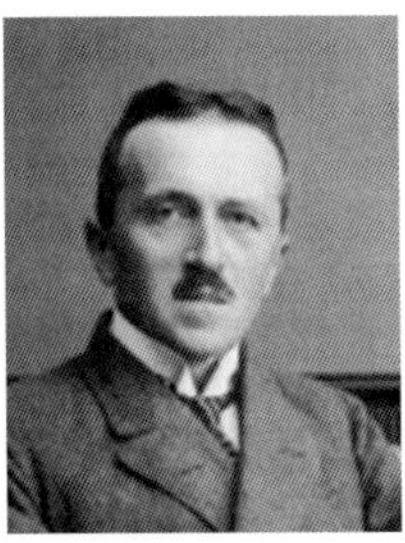

geboren am 20.5.1870 in Bülow bei Waren/Mecklenburg; Sohn eines Pastors; Gymnasium in Schwerin, 1889 Abitur; Medizinstudium in Rostock, Berlin und München; Mai 1894 Approbation und Juni 1895 Promotion in Rostock;[18] ab Juni 1894 Volontärassistent, dann Assistenzarzt an der Chirurgischen Klinik der Universität Rostock (Schröderplatz); April 1900 Habilitation in Rostock;[19] 1900 bis 1904 Privatdozent für Chirurgie in Rostock; ab Juli 1901 Oberarzt an der Chirurgischen Klinik der Universität Rostock; April 1903 Heirat mit Margarethe Rothe (*21.9.1877 in Christinenhof/Schlesien; Tochter eines Oberamtmannes), zwei Kinder; August 1904 bis Juli 1915 außerordentlicher Professor für Chirurgie an der Universität Rostock; März 1908 bis 1939 niedergelassener Allgemeinpraktiker mit chirurgischer Privatklinik (Übernahme der „Borckschen Privatklinik" von → Dr. Helmut Borck, dann „Klinik Professor Ehrich") in Rostock (St.-Georg-Straße 100, Paulstraße 52/54); Kriegseinsatz im Ersten Weltkrieg, zuletzt als Marineoberstabsarzt und Beratender Chirurg für beide Mecklenburg; Mitglied der NSDAP; am 24.4.1939 im Alter von fast 69 Jahren an Angina pectoris und Herzschlag in Rostock gestorben[20]

Ehrich, Dr. Karl August Wilhelm

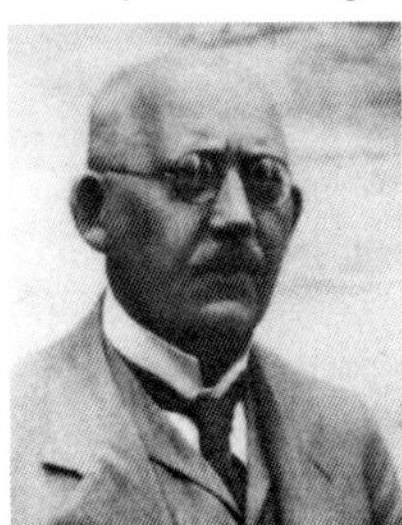

geboren am 28.2.1875 in Marlow/Mecklenburg; Sohn des Arztes und späteren Medizinalrates Dr. Karl Ehrich (*1841, †1918); Gymnasium in Güstrow, 1896 Abitur; Medizinstudium in München und Rostock; Juni 1901 Approbation in Rostock; bis Januar 1902 Volontärassistent an der Universitäts-Frauenklinik in München; August 1902 Promotion in Rostock;[21] bis Dezember 1904 Assistenzarzt an der Chirurgischen Universitätsklinik in Danzig; Dezember 1904 bis 1936 niedergelassener Allgemeinpraktiker mit Entbindungsstation in Marlow (Lange Straße 156); Oktober 1905 Heirat mit Margarete Brunswig (*28.2.1882 in Malchin; Tochter eines Kaufmanns sowie späteren Fabrikbesitzers und Kommerzienrates), mind. vier Kinder; am 31.1.1936 im Alter von fast 61 Jahren an Herzschlag in Rostock gestorben[22]

Ehrich, Dr. Karl Wilhelm Ewald

geboren am 7.7.1906 in Marlow/Mecklenburg; Sohn des Arztes → Dr. Karl Ehrich; Gymnasium in Rostock, 1925 Abitur; Medizinstudium in Heidelberg, Wien und Rostock; August 1932 Approbation; Oktober 1933 Promotion in Rostock;[23] mind. 1935 Assistenzarzt an der Frauenklinik der Universi-

---

18) Mit der Arbeit: Zur klinischen Symptomatologie der Halsrippen, Tübingen 1895.

19) Mit der Arbeit: Klinischer und anatomischer Beitrag zur Kenntnis des Morbus Basedowii, Tübingen 1900.

20) In einem Nachruf hieß es, daß „die Nachricht von dem plötzlichen Hinscheiden des bekannten Chirurgen im ganzen Mecklenburger Land herzliche Anteilnahme finden" werde, „denn Ernst Ehrich war mit seiner mecklenburgischen Heimat auf das engste verwachsen. Unzählig ist die Menge der Kranken, die in der ‚Klinik Professor Ehrich' Heilung suchten und fanden, und die in Ehrich ihren stets hilfsbereiten, gütigen Arzt und Helfer verehrten. Wer den ernsten, stillen und zurückhaltenden am Krankenbette gesehen hatte, konnte sich Ehrich als frohen Gesellschafter mit viel Sinn für die Feinheiten plattdeutschen Humors kaum vorstellen. Wie viele Chirurgen, so suchte und fand Ehrich Erholung und Zerstreuung in der Musik. Selbst ein eifriger Geiger, hatte er seine größte Freude im Familien- und Freundeskreis bei klassischer Musik in seinen Hauskonzerten. Viele Jahre hindurch nahm Professor Ehrich dank seiner Sachkunde und seinem Verständnis maßgebenden Einfluß auf das Musikleben unsrer Stadt. Nun ist Ernst Ehrich von uns gegangen, mitten aus seiner Arbeit heraus. Noch wenige Stunden vor seinem Tode stand er am Operationstisch. Dann versagte plötzlich das Herz, müde von den Sorgen, die es um andere ein Menschenalter hindurch auf sich genommen hatte." Und in einem weiteren Nekrolog hieß es, daß Ehrich „über Mecklenburgs Grenzen hinaus den Ruf eines hervorragenden Chirurgen" genoß, „in dessen bekannter Rostocker Klinik viele Kranke Rat und Heilung fanden. Noch wenige Stunden vor seinem Tode hatte er am Operationstisch, wie so oft in seinem Leben, sein ärztliches Können voll eingesetzt. Seine schlichte Größe als Mensch und Arzt, sein gewinnendes Wesen als Kollege lassen ihn in unseren Reihen fortleben."

21) Mit der Arbeit: Die Gesichtslagen in der Münchener Universitäts-Frauenklinik in den Jahren 1896-1900, Rostock 1902.

22) In einem Nachruf hieß es, „nach schwerer Krankheit verstarb der prakt. Arzt Dr. med. Karl Ehrich in Marlow. Die Rostocker Ärzteschaft betrauert aufrichtig den Tod ihres langjährigen Mitgliedes."

23) Mit der Arbeit: Komplementsbindungsversuche bei Gonorrhoe. Unter Berücksichtigung der in den letzten Jahren gesammelten Erfahrungen an der Universitätshautklinik zu Rostock, Rostock 1933.

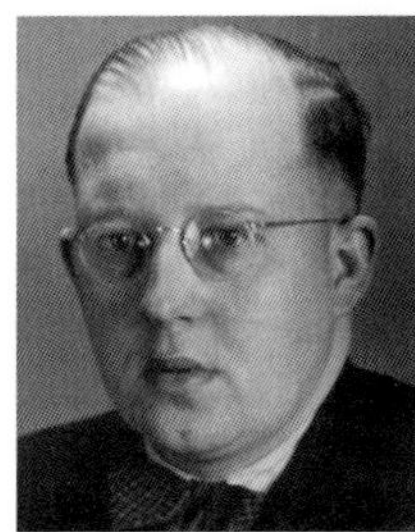

tät Rostock (Doberaner Straße 142); April 1936 bis 1958 niedergelassener Allgemeinpraktiker in Marlow (Adolf-Hitler-Straße/Lange Straße 156 bzw. 56; übernahm die Praxis seines verstorbenen Vaters); ab 1936 auch nebenamtlicher Arzt im Hilfswerk „Mutter und Kind" der NSV in Marlow; dort Eintritt in die NSDAP am 1.5.1937, Mitgliedsnummer 4.517.961; in Marlow auch nebenamtlicher HJ-Unterbannarzt; Mitglied des NSDÄB; Juni 1938 Heirat mit der Haushaltsberaterin Gerda Boldt gesch. Eggers (*1.2.1911 in Rostock, †26.3.2012 in Hamburg; Tochter eines Kaufmanns); 1958 bis 1976 Leiter einer Außendienststelle der Poliklinik Rostock (Otto-Grotewohl-Ring 53); zum Sanitätsrat ernannt; am 6.4.1991 im Alter von 84 Jahren in Rostock gestorben

Ehrich, Dr. Wilhelm Ernst

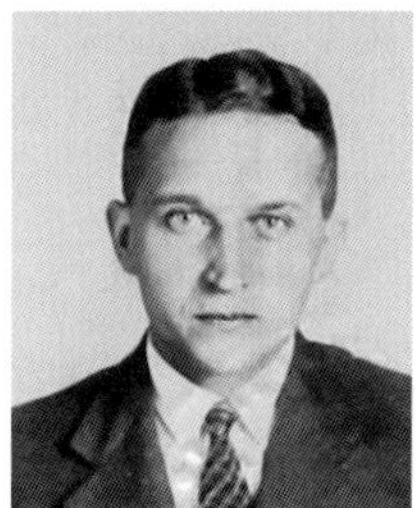

geboren am 29.11.1900 in Dahmen bei Malchin/Mecklenburg; Sohn des Arztes Dr. Wilhelm Ehrich (*1863, †1924); Gymnasium in Güstrow, September 1918 Notabitur; September bis Dezember 1918 Kriegseinsatz als Kanonier beim 4. Garde-Feldartillerie-Regiment in Potsdam; Medizinstudium in Rostock, Freiburg und München; als Student Angehöriger der Marine-Brigade Ehrhardt und Oktober bis November 1923 Zeitfreiwilliger beim Infanterie-Regiment 5 in Rostock; Dezember 1923 Promotion in Rostock;[24)] 1924 bis 1925 Medizinalpraktikant an der Medizinischen und der Anatomischen Klinik der Universität Freiburg; 1925 Approbation; 1925 bis 1926 Volontärassistent am Pathologischen Institut der Universität Freiburg; September 1926 Heirat mit der Jüdin Marie Goldschmidt (*1.8.1901 in Stuttgart, †3.8.1978 in Pennsylvania/USA; Tochter eines Rechtsanwalts), drei Kinder; 1926 bis 1930 Prosektor am Hospital des Rockefeller-Instituts in New York/USA; August bis September 1930 informatorische Tätigkeit am Reichsgesundheitsamt in Berlin; Oktober 1930 bis September 1935 Assistenzarzt am Pathologischen Institut der Universität Rostock (Gertrudenstraße); dort 1931 Habilitation,[25)] seitdem Privatdozent am Pathologischen Institut der Universität Rostock (Liskowstraße 32); Dezember 1935 Emigration in die USA (weil aufgrund seiner Ehe mit einer Jüdin keine weitere wissenschaftliche Laufbahn möglich war); ab mind. 1938 in Philadelphia/USA; dort Dozent an der Pennsylvania University; spätestens 1942 Einbürgerung in die USA; am 25.12.1967 im Alter von 67 Jahren nach einem Herzinfarkt in Philadelphia gestorben

Eichstedt, Dr. Carl Christoph Joachim

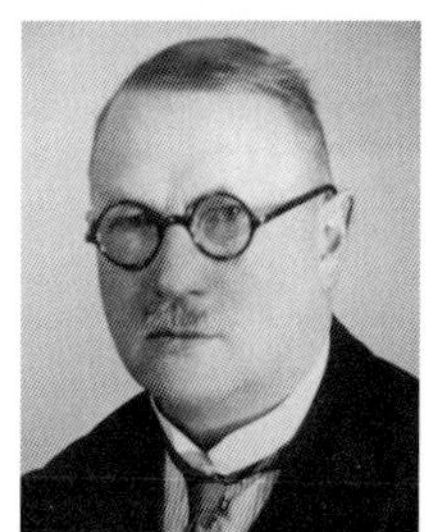

geboren am 7.4.1882 in Hohendorf/Pommern; Sohn eines Gutsadministrators; Gymnasium in Stralsund, 1902 Abitur; Medizinstudium in Rostock, Berlin und München; Februar bis Oktober 1908 Medizinalpraktikant an der Universitäts-Nervenklinik Rostock-Gehlsheim, Oktober 1908 bis Februar 1909 am Städtischen Clemenshospital in Münster; März 1909 Approbation und Promotion in Rostock;[26)] Assistenzarzt an der Heil- und Pflegeanstalt Hildburghausen; Februar 1910 bis mind. 1964 niedergelassener Allgemeinpraktiker in Ribnitz (Lange Straße 397, Große/Neue Klosterstraße 8); Januar 1911 Heirat mit Gertrud Albrecht (*27.5.1886 in Carlewitz bei Rostock, †23.9.1963 in Ribnitz-Damgarten; Tochter eines Gutspächters), drei Kinder; ab Februar 1915 Kriegseinsatz als landsturmpflichtiger Arzt, dann als Kriegs-Assistenzarzt in Galizien, Rußland und der Ukraine, im Februar 1919 aus dem Heer entlassen; in Ribnitz Eintritt in die NSDAP am 1.5.1933, Mitgliedsnummer 2.807.313; auch Mitglied des NSDÄB sowie nebenamtlicher Vertrauensarzt der Kassenärztlichen Vereinigung; zum Sanitätsrat ernannt; am 7.3.1965 im Alter von fast 83 Jahren in Ribnitz-Damgarten gestorben

---

24) Mit der Arbeit: Beitrag zur Kenntnis der Mischgeschwülste der Leber (MS).

25) Mit der Arbeit: Studien über das lymphatische Gewebe mit besonderer Berücksichtigung der Lyphopoese und der Histogenese der Sekundärknötchen, ihres Schicksals und ihrer Bedeutung, Jena 1931.

26) Mit der Arbeit: Zur Frage der Gemeingefährlichkeit der Geisteskranken, Rostock 1909.

Eilers, Dr. Hermann Wilhelm
geboren am 13.5.1891 in Springe/Hannover; Sohn eines Königlichen Revierförsters; Gymnasien in Linden und Hameln/Westfalen, 1911 Abitur; Medizinstudium in Freiburg, Rostock und Leipzig; August 1914 bis November 1918 Kriegseinsatz, zuletzt als Feldhilfsarzt; als Kriegsbeschädigter Weiterführung des Medizinstudiums in Rostock; Juni 1919 Approbation und Januar 1920 Promotion in Rostock;[27] Assistenzarzt am Städtischen Krankenhaus in Osnabrück; März 1920 bis mind. 1959 niedergelassener Allgemeinpraktiker in Rostock (Wismarsche Straße 5); September 1920 Heirat mit der Haustochter Käthe Reinhardt (*1.10.1893 in Rostock, †5.11.1940 in Rostock; Tochter eines Kaufmanns), drei Kinder; Mitglied der NSKOV; am 10.6.1960 im Alter von 69 Jahren in Rostock gestorben

Eißner-Weickert, Dr. Helga Louise (geb. Weickert)
geboren am 23.12.1910 auf Helgoland/Schleswig-Holstein; Tochter eines Leuchtturm-Maschinisten; Gymnasium, 1931 Abitur; Medizinstudium; bis Februar 1937 Medizinalpraktikantin an der Frauenklinik der Universität Rostock (Doberaner Straße 142, Ludwigstraße 12), ab Februar 1937 an der Universitäts-Frauenklinik Leipzig; April 1937 Approbation in Leipzig; April 1937 Promotion in Rostock;[28] mglw. April bis Mai 1937 Volontärassistentin in Rostock; dort Eintritt in die NSDAP am 1.5.1937, Mitgliedsnummer 4.288.608; daneben auch Mitglied der NS-Frauenschaft; ab Mai 1937 Volontärassistentin an den Kneipp-Kurhäusern in Berggieshübel/Sachsen; ab Februar 1939 Arztvertreterin in der Praxis von Dr. Oskar Knor in Langenburg/Württemberg; ab August 1939 in Arnsdorf bei Strehlen/Schlesien; ab Oktober 1939 Arztvertreterin in der Praxis von Dr. Walter Spiess in Liebstadt/Sachsen (Zimmlerstraße 400); ab Januar 1940 Hilfskassenärztin in der Praxis von Dr. Max Winklmann in Dresden (Grillparzerstraße 29); Mai 1940 Heirat mit dem Chemiker Dr. Walther Eißner (*13.1.1895 in Leipzig, †30.3.1942 in Leipzig; Sohn eines Kaufmanns), zwei Kinder; ab November 1940 ohne ärztliche Tätigkeit in Arnsdorf; ab Dezember 1941 dienstverpflichtete Ärztin in Leipzig (Schönbachstraße 19); ab März 1943 ohne ärztliche Tätigkeit in Leipzig; mind. 1950 bis 1951 niedergelassene Allgemeinpraktikerin in Neuenkirchen bei Diepholz/Niedersachsen (Haus Nr. 53); ab mind. 1955 praktische Ärztin in Wilhelmshaven/Niedersachsen (Kaakstraße 1, Viktoriastraße 8); am 24.9.1988 im Alter von 77 Jahren in Wilhelmshaven gestorben

Elfeldt, Dr. Otto August Friedrich

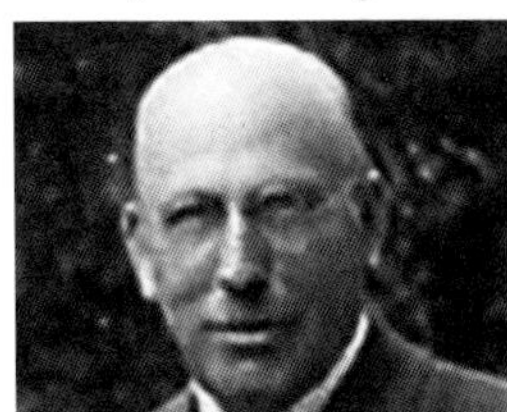

geboren am 9.10.1863 in Ribnitz/Mecklenburg; Sohn eines Schiffers und späteren Kapitäns; Gymnasium in Rostock, 1882 Abitur; Medizinstudium in Berlin, Heidelberg und Greifswald; März 1887 Approbation und Mai 1887 Promotion in Greifswald;[29] Januar 1888 bis Februar 1897 niedergelassener Allgemeinpraktiker in (Bad) Sülze (Rostocker Straße 38); November 1889 Heirat mit Maria Joerges (*29.9.1868 in Wendorf bei Marlow, †1.12.1946 in Rostock; Tochter eines Gutspächters), vier Kinder; März 1897 bis 1917 niedergelassener Allgemeinpraktiker in Gadebusch; dort ab Oktober 1897 auch Kreisphysikus; 1902 zum Sanitätsrat, 1910 zum Medizinalrat ernannt; ab Dezember 1917 Kreisarzt und Stadtarzt in Güstrow (Hafenstraße 10); mind. 1926 bis März 1931 Kreisarzt des Medizinalbezirkes Güstrow (Fritz-Reuter Straße 2); am 25.12.1934 im Alter von 71 Jahren in Güstrow gestorben

Elfeldt, Dr. Werner Ludwig Hermann
geboren am 12.3.1891 in Sülze/Mecklenburg; Sohn des Arztes → Dr. Otto Elfeldt; Gymnasium in Schwerin, 1909 Abitur; Medizinstudium in Heidelberg, Rostock und Marburg; August 1914 Approbation in Marburg; ab August 1914 Kriegseinsatz, aus russischer Kriegsgefangenschaft in Chabarowsk spätestens im Juli 1917 über die Türkei ausgetauscht und nach Gadebusch zurückgekehrt; Assistenzarzt am Paul-Gerhard-Stift in Berlin; Dezember 1918 Promotion in Berlin;[30] mind. 1919

27) Mit der Arbeit: Ein Fall von Scheidewasserverätzung der Cornea mit anatomischem Befund, Rostock 1919.
28) Mit der Arbeit: Organbefunde bei Mangelernährung von weißen Ratten, Berlin 1936.
29) Mit der Arbeit: Zur Kasuistik der Schußverletzungen der Wirbelsäule, Greifswald 1887.
30) Mit der Arbeit: Über einen Fall von fornicalem Adenomyom. „Adenomyositis", Rostock 1918.

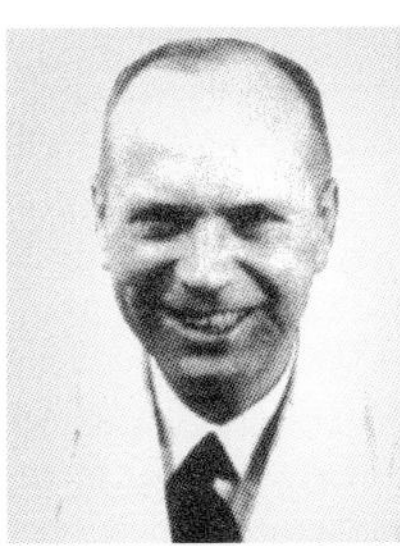

bis 1922 Assistenzarzt an der Chirurgischen Klinik der Universität Rostock (Schröderplatz, St.-Georg-Straße 28); Juli 1919 Heirat mit Marie-Luise Simonis (*25.8.1892 in Neu Panstorf bei Malchin, †18.5.1981 in Barmstedt/Schleswig-Holstein; Tochter eines Gutspächters), drei Kinder; April 1923 bis 1939 niedergelassener Facharzt für Chirurgie und Urologie in Güstrow (Grabenstraße 3, Hafenstraße 10, Fritz-Reuter-Straße 2/3, Eisenbahnstraße/Adolf-Hitler-Straße 18, Gustav-Adolf-Straße 18); 1930 bis 1932 auch chirurgischer Belegarzt, dann ständiger Chirurg und bis 1943 Chefarzt am Stadtkrankenhaus in Güstrow (Plauer Straße 81); bis 1930 Mitglied des Stahlhelm; wegen „Disziplinlosigkeit" 1934 zunächst von der Kassenpraxis ausgeschlossen, im Januar 1935 in eine Geldstrafe von 1.000 RM umgewandelt; ab September 1939 Kriegseinsatz als Stabsarzt, ab mind. 1942 als Chefarzt der Güstrower Wehrmachtslazarette, Praxis ab Oktober 1939 von → Dr. Ulla Maack weitergeführt; nach Kriegsende Chefarzt am Krankenhaus in Barmstedt; am 7.11.1958 im Alter von 67 Jahren nach einem Schlaganfall in Barmstedt gestorben

Ellringmann, Dr. Heinrich
geboren am 5.7.1908 in Lütgendortmund/Westfalen; Sohn eines Volksschullehrers; Reformrealgymnasium in Bochum, 1927 Abitur; Ausbildung zum Apotheker, dann Tätigkeit als Apothekenpraktikant; Medizinstudium in Marburg und Rostock; Dezember 1937 Approbation; August 1938 Promotion in Rostock;[31] 1938 bis mind. 1940 Assistenzarzt am Kreiskrankenhaus des Kreises Schleiden in Mechernich/Eifel (Stiftsweg 10); Januar 1939 Heirat mit Brigitte Holtmann (*30.9.1916 in Duisburg, †14.4.1987 in Ganderkesee/Niedersachsen; Tochter eines Diplom-Ingenieurs), drei Kinder; in Mechernich Eintritt in die NSDAP am 1.4.1940, Mitgliedsnummer 7.948.753; außerdem Mitglied des NSDÄB; ab Dezember 1941 Assistenzarzt an der Medizinischen Poliklinik der Universität Rostock (Schröderplatz, Doberaner Straße 6); mind. 1945 bis 1954 Arzt in Berleburg/Westfalen (Roonstraße 8); am 3.2.1954 im Alter von 45 Jahren an Tuberkulose in Todtmoos/Baden-Württemberg gestorben

Elten, Dr. Max Carl Paul
geboren am 20.10.1876 in Leer/Ostfriesland/Hannover; Sohn eines Kreisarztes und Geheimen Medizinalrates; Gymnasium, Abitur; Medizinstudium in Erlangen; Januar 1910 Approbation; März 1910 Promotion in Erlangen;[32] Kriegseinsatz; mind. 1917 niedergelassener Allgemeinpraktiker in (Berlin-) Charlottenburg (Königsweg 55); November 1917 Heirat mit der „halbjüdischen" Sprechstundenhilfe Editha Hirsch (*11.4.1890 in Berlin, †5.8.1977 in Bukow bei Strausberg; Tochter eines Offiziers), ein Kind; 1919 bis mind. 1925 niedergelassener Frauenarzt in Berlin (Augsburger Straße 54); 1931 bis 1951 niedergelassener Frauenarzt in Stavenhagen (Fritz-Reuter-Straße 449 und 15); dort Eintritt in die NSDAP am 1.4.1936, Mitgliedsnummer 3.725.617; daneben auch Chefarzt am Krankenhaus in Malchin; im Mai 1945 von der SMAD als Kreisarzt und Leiter des Staatlichen Gesundheitsamtes des Kreises Malchin eingesetzt, im September 1945 krankheitshalber Aufgabe dieses Amtes;[33] am 17.3.1951 im Alter von 74 Jahren an hypostatischer Pneumonie und Kreislaufversagen in Stavenhagen gestorben

Eltester, Dr. Otto Friedrich
geboren am 30.10.1880 in Düsseldorf/Rheinprovinz; Sohn eines Berufssoldaten (Hauptmann und späterer Generalleutnant); Gymnasium in Thorn, 1899 Abitur; Medizinstudium in Berlin an der Kaiser-Wilhelm-Akademie für das militärärztliche Bildungswesen; Mai 1905 Approbation und Promotion in Berlin;[34] Mai bis August 1905 Unterarzt im Feldartillerie-Regiment 58; ab August 1905

---

31) Mit der Arbeit: Über die shockhemmende Wirkung des Hormongemisches Quotientin, Würzburg 1936.
32) Mit der Arbeit: Ein Beitrag zum wiederholten Kaiserschnitt, Erlangen 1910.
33) Der Landrat des Kreises Malchin, Dr. Ott, meinte im August 1945, Elten sei „bisher kein Gehalt gezahlt [worden], da er sich in seinem Amt als Kreisarzt nicht sichtbar betätigt" habe, und er unterstützte Eltens Antrag, „ihn von der Tätigkeit als Kreisarzt zu befreien". Elten hatte im Juli 1945 beantragt, ihn wegen seines Alters (69 Jahre) und „wegen enormer Belastung in der Arbeit als Arzt und Chefarzt des Krankenhauses" von seiner Tätigkeit als Kreisarzt zu entbinden.
34) Mit der Arbeit: Über syphilitische Geschwüre der Leber, Berlin 1905.

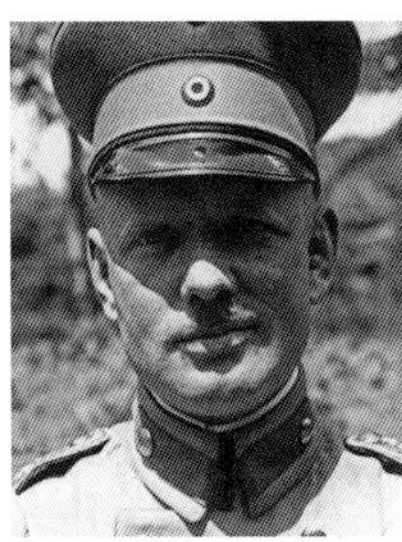

Assistenzarzt, von Januar 1907 bis 1912 Oberarzt im Infanterie-Regiment 13 (mind. 1912 wohnhaft in der Provinzial-Heil- und Pflegeanstalt Korten bei Allenstein/Ostpreußen); März 1912 Heirat mit Elisabeth Altdorfer (*25.12.1886 in Barmen; Tochter eines Arztes und späteren Sanitätsrates), mind. ein Kind; 1912 bis 1921 Bataillons-Arzt im Infanterie-Regiment 174; ab Februar 1921 Oberstabsarzt, von März 1926 bis April 1931 Generaloberarzt und Kommandeur des Sanitäts-Bataillons 6 der Reichswehr; ab April 1931 Oberstarzt und Leitender Arzt in der Infanterie-Division 6; ab Juli 1934 Generalarzt im Wehrkreis II in Stettin (Keddigstraße 5); Juli 1938 bis August 1943 in der Führerreserve der Wehrmacht; ab Frühjahr 1945 zur Flüchtlingsbetreuung in Schwerin eingesetzt (Graf-Schack-Straße 7); mind. 1949 bis 1953 niedergelassener Facharzt für Psychiatrie und Neurologie in Schwerin (Platz der Freiheit 9 und 7); am 13.6.1957 im Alter von 76 Jahren an Tuberkulose in Schwerin gestorben

Elze, Prof. Dr. Curt

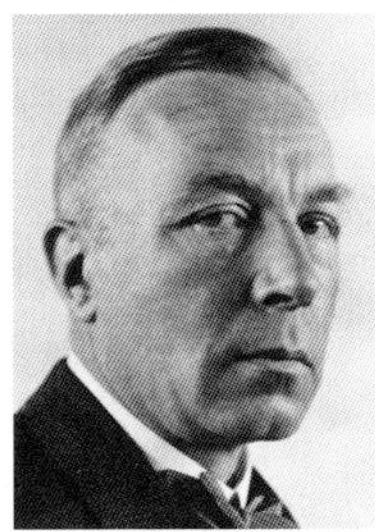

geboren am 16.2.1885 in Halle/Provinz Sachsen; Sohn eines Rechtsanwalts, Notars und Geheimen Justizrates; Gymnasium in Halle, 1902 Abitur; als Einjährig-Freiwilliger von Oktober 1902 bis März 1903 erste Hälfte des Militärdienstes als Feldarzt im Infanterie-Regiment 75; Medizinstudium in Freiburg und Halle; Januar bis Dezember 1908 Medizinalpraktikant an der Medizinischen Universitätsklinik und am Anatomischen Institut der Universität Freiburg; Dezember 1908 Promotion in Freiburg;[35] Januar 1909 Approbation; Februar bis Juli 1909 zweiter Teil des Militärdienstes als Feldarzt in Freiburg; Oktober 1909 bis September 1912 Ausbildung in anatomischer Präparierkunst und 1. Prosektor am II. Anatomischen Institut der Universität Wien; Oktober 1912 bis März 1921 1. Prosektor am Anatomischen Institut der Universität Heidelberg (Bergstraße 58); dort im Dezember 1912 Habilitation[36] und zum Privatdozenten ernannt; ab August 1914 Kriegseinsatz, zunächst als Truppenarzt an der Front, von 1916 bis 1918 Heimatkriegseinsatz als Oberarzt und Stabsarzt im Reservelazarett Heidelberg, EK II; Februar 1916 Heirat mit Anne-Marie Keil (*22.1.1892 in Halle, †8.8.1995 in Kassel; Tochter eines Rechtsanwalts und Justizrates), vier Kinder; im Oktober 1918 zum außerordentlichen Professor an der Universität Heidelberg ernannt; ab April 1921 planmäßiger außerordentlicher Professor für Anatomie und Prosektor am Anatomischen Institut der Universität Gießen; Oktober 1921 bis 1936 ordentlicher Professor für Anatomie und Direktor des Anatomischen Instituts der Universität Rostock (Gertrudenstraße, Paulstraße 30, St.-Georg-Straße 49 und 17); 1926 bis 1927 auch Dekan der Medizinischen Fakultät, März 1931 bis Februar 1932 auch Rektor und 1932 bis 1933 Prorektor der Universität Rostock; November 1936 bis 1940 Professor für Anatomie an der Universität Gießen; dort ab Juli 1938 auch Dekan der Medizinischen Fakultät; in Gießen Eintritt in die NSDAP am 1.4.1940, Mitgliedsnummer 8.007.883;[37] ab April 1940 Professor für Anatomie und Direktor des Anatomischen Instituts der Universität Würzburg (Koeliker Straße 6); dort zeitweise auch Leiter des Rassenbiologischen Instituts; nach Wiedereröffnung ab 1947 erneut Professor für Anatomie an der Universität Würzburg; 1952 emeritiert; am 9.4.1972 im Alter von 87 Jahren in Kassel gestorben

Emmerich, Dr. Wilhelm Friedrich Richard (Fritz)

geboren am 17.12.1898 in Schwerte/Westfalen; Sohn eines Arztes; Gymnasium in Schwerte, 1917 Notabitur; Kriegseinsatz; Medizinstudium in Münster, Tübingen, München und Rostock; Dezember 1923 Promotion in Rostock;[38] Juni 1924 Approbation; mind. 1926 bis 1929 Oberarzt an der Chirur-

35) Mit der Arbeit: Beitrag zur Histologie des embryonalen Säugetierdarmes, Freiburg 1909.

36) Mit der Arbeit: Studien zur allgemeinen Entwicklungsgeschichte des Blutgefäßsystems, Bonn 1913.

37) In einer Beurteilung des Leiters der Dozentenschaft der Universität Gießen hieß es, Elze habe „früher dem Nationalsozialismus in ablehnender Weise gegenübergestanden; ich habe jedoch den Eindruck gewonnen, daß er [nunmehr] in klarer Weise erkannt hat, was der Nationalsozialismus für Deutschland und die Welt bedeutet".

38) Mit der Arbeit: Die Herzfunktions-Prüfungsmethode nach Katzenstein und ihre klinische Brauchbarkeit (MS).

gischen Klinik der Universität Rostock (Maßmannstraße 35, Doberaner Straße 146, Gertrudenplatz, Kröpeliner Straße 16); Mai 1930 Heirat mit Hildegard Schulz (*26.7.1906 in Schlanow/Neumark, †4.5.1945 Suizid in Rostock); Oktober 1930 bis 1945 niedergelassener Facharzt für Urologie in Rostock (Blutstraße 10, Trotzenburger Weg 4, Wallgrabenstraße 1, Am Waldessaum 13); ab Mai 1937 auch Facharzt für Chirurgie; Mitglied der SA und des NSDÄB; ab 1939 Kriegseinsatz als Wehrmachtsarzt in Rostock, daneben eingeschränkte Weiterführung seiner Praxis; am 5.5.1945 im Alter von 46 Jahren Suizid durch Vergiften gemeinsam mit seiner Ehefrau in Rostock

Empting, Dr. Ilse Waldtraut Margot

geboren am 1.11.1912 in Roggendorf bei Gadebusch/Mecklenburg; Tochter eines Försters und späteren Stadtrates; Realgymnasium in Malchin, 1933 Abitur; Medizinstudium in Marburg und Rostock (Dierkow, Lewarkweg 5); April 1940 Approbation; anschließend Assistenzärztin in Rostock; Juli 1940 bis 1942 Assistenzärztin in der Praxis von → Dr. Wilhelm Metzenthin in Ludwigslust (Bassin 24, Schloßstraße 13); dort Eintritt in die NSDAP; 1942 Promotion in Rostock;[39] unverheiratet; am 12.5.1942 im Alter von 29 Jahren an Diphtherie in Ludwigslust gestorben

Engasser, Johann

geboren am 16.1.1920; Gymnasium, 1937 Abitur; Medizinstudium; September 1942 Approbation; ab März 1943 dienstverpflichteter Assistenzarzt in der Praxis von Dr. Otto Staehly in Schiltach/Baden (Hauptstraße 20); ab Dezember 1943 dienstverpflichteter Hilfskassenarzt in der Praxis des verstorbenen → Dr. Ernst Gerlach in Neukloster (Bützower Straße 7); ab Mai 1944 Kriegseinsatz in der Wehrmacht

Engel, Dr. Fritz Paul Erich

geboren am 4.10.1900 in Krackow/Pommern; Gymnasium, 1921 Abitur; Medizinstudium in Greifswald; September 1928 Approbation und Oktober 1928 Promotion in Greifswald;[40] Januar 1929 bis Dezember 1930 niedergelassener Allgemeinpraktiker in Stadtilm/Thüringen; September 1932 bis Juni 1933 praktischer Arzt in Pößneck/Thüringen; Juni 1933 bis August 1934 Facharzt für Hals-, Nasen- und Ohrenkrankheiten in Lübeck (Klingenberg 3/4); September 1934 bis mind. 1952 niedergelassener HNO-Arzt in Neustrelitz (Elisabethstraße 26, Twachtmannstraße 3); dort Eintritt in die NSDAP am 1.5.1937, Mitgliedsnummer 5.037.427; ab Januar 1939 auch Mitglied des NSDÄB; Heirat, zwei Kinder; Kriegseinsatz in der Wehrmacht

Engel, Dr. Herbert

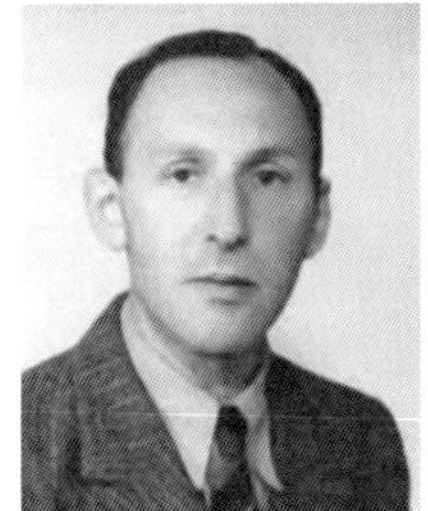

geboren am 6.5.1902 in Röbel/Mecklenburg; Sohn eines Kaufmanns und Strumpfwarenfabrikanten; Gymnasium in Waren, Abitur; Medizinstudium in Kiel; Approbation; Promotion; bis 1931 Arzt in Röbel (Am Markt 10); ab 1931 Arzt in Dortmund; als Facharzt mind. 1932 bis 1934 niedergelassener Allgemeinpraktiker in Paderborn (Westernstraße 43); April 1932 Heirat mit der Schneiderin Hildegard Toffel (*28.3.1907 in Eickel/Westfalen, †14.7.1978 in Ra'anana/Israel; Tochter eines Bergmanns), zwei Kinder; wegen seiner jüdischen Herkunft ab 1933 Praxisboykott in Paderborn; September 1934 Emigration nach Palästina; dort zunächst Arbeit im Straßen- und Häuserbau; 1936 zwar ärztliche Lizenz für Palästina, aber Aufbau einer Landwirtschaft, die er bis 1946 betrieb, da es keinen Bedarf an Ärzten gab; ab mind. 1938 in Ra'anana; 1939 Einbürgerung nach Palästina; in der britischen Armee von 1941 bis 1944 Kriegseinsatz in Nordafrika gegen Deutschland; 1946 bis 1968 Arzt bei einer Krankenkasse in Ra'anana; am 22.1.1992 im Alter von 89 Jahren in Ra'anana gestorben

---

39) Mit der Arbeit: Ein Beitrag zu systematischen und erbbiologischen Untersuchungen der Papillarlinien der menschlichen Fingerbeeren, o.O. 1942.

40) Mit der Arbeit: Die angeborene Synostose der Vorderarmknochen, Greifswald 1928.

Engelhardt, Dr. Friedrich Wilhelm Eduard

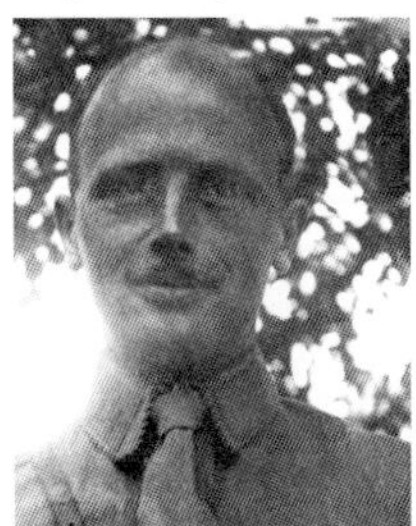

geboren am 17.6.1857 in Boizenburg/Mecklenburg; Sohn eines Apothekenbesitzers; Gymnasium in Hamburg, 1877 Abitur; zunächst Apothekerausbildung, dann Medizinstudium in Leipzig, Freiburg und Rostock; November 1886 Approbation in Rostock; Mai 1887 Promotion in Leipzig;[41] Juli 1887 Heirat mit Marie Elvers (*29.5.1859 in Waren, †7.12.1888 in St. Andreasberg/Harz; Tochter des Arztes und Medizinalrates Carl Elvers *1828, †1889), ein Kind; Juli 1887 bis 1941 niedergelassener Allgemeinpraktiker in Röbel (Hohe Straße 156, Bahnhofstraße 8); Mai 1890 Heirat mit Clara Engel (*12.1.1861 in Malchin, †31.1.1931 in Röbel; Tochter eines Kaufmanns und Kornhändlers sowie späteren Kommerzienrates), ein Kind; 1902 zum Sanitätsrat ernannt; 1903 bis 1923 Vorsitzender des Südmecklenburgischen Ärztevereins; Mitglied der SA und der NSDAP; am 13.2.1941 im Alter von 83 Jahren an Herzschlag in Röbel gestorben[42]

Enneker, Hermann Wilhelm Rudolf

geboren am 24.3.1905 in Nordhausen/Hannover; Sohn eines Hofbesitzers und Landwirts; Realgymnasium in Nordhausen, 1925 Abitur; Medizinstudium in Tübingen, München, Berlin und Rostock; Juli 1931 Approbation; mind. 1933 Assistenzarzt in München; April 1933 Heirat mit der Verkäuferin Else Dose (*8.2.1904 in Wismar, †22.5.1983 in Hamburg; Tochter eines Schlachtermeisters), zwei Kinder, 1948 Scheidung; 1933 Assistenzarzt in Rostock (Johann-Albrecht-Straße 7); September 1933 bis September 1934 niedergelassener Allgemeinpraktiker in Tarnow bei Bützow; September 1934 bis mind. 1949 praktischer Arzt in Bleckede/Elbe (Friedrich-Kücken-Straße 15); September 1949 Heirat mit Liesbeth Ramm verw. Mehm (*21.11.1910 in Alt Wendischthun bei Bleckede, †26.8.1998 in Bleckede; Tochter eines Bauern und Hofbesitzers), 1970 Scheidung; ab September 1939 Kriegseinsatz in der Wehrmacht; mind. 1958 bis 1960 Arzt für Naturheilverfahren in Lüneburg/Niedersachsen (An den Brodbänken 8); bis 1988 in Bad Harzburg/Niedersachsen (Herzog-Julius-Straße 93); am 10.10.1988 im Alter von 83 Jahren in Bad Harzburg gestorben

Entzian, Dr. Werner Hermann

geboren am 1.7.1895 in Jena/Sachsen-Weimar-Eisenach; Sohn des Arztes Dr. Hermann Entzian (*1861, †1909); Gymnasium in Rostock, 1914 Notabitur; August 1914 bis November 1918 Kriegseinsatz im Füsilier-Regiment 90, 1917 schwer verwundet; Jura- und Medizinstudium in Rostock; November 1922 Approbation und Februar 1923 Promotion in Rostock;[43] Assistenzarzt an der Universitäts-Hautklinik in Jena; anschließend Schiffsarzt; Mai 1924 bis mind. 1965 niedergelassener Allgemeinpraktiker in Rostock-Warnemünde (Georginenstraße 1, Bismarckstraße/Heinrich-Heine-Straße 4); Juni 1924 Heirat mit Elisabeth Carow (*9.8.1896 in Rostock, †16.2.1981 in Rostock-Warnemünde; Tochter eines Malermeisters und späteren Fabrikanten), fünf Kinder; in Warnemünde Eintritt in die NSDAP am 1.5.1937, Mitgliedsnummer 4.202.110; daneben auch Mitglied der SA und des NSDÄB; ab 1939 Kriegseinsatz in der Wehrmacht (November 1939 bis Dezember 1942 Praxisvertretung durch die Hilfskassenärztin → Johanna Waldhubel, ab Januar 1943 durch die dienstverpflichtete → Dr. Wilhelmine Sindt); zum Sanitätsrat ernannt; am 28.12.1969 im Alter von 74 Jahren in Rostock-Warnemünde gestorben

Erben, Dr. Fridtjof Paul Hermann

geboren am 23.5.1902 in Wien/Österreich-Ungarn; Sohn eines Direktionssekretärs und Prokuristen; Gymnasium in Wien, 1922 Abitur; Medizinstudium; 1928 Approbation; spätestens 1930 Promotion;

---

41) Mit der Arbeit: Über die Methoden der Bestimmung freier Säuren im Mageninhalte und über deren Auftreten, Röbel 1887.

42) In einem Nachruf für Engelhardt, „einer der ältesten unserer Berufskameraden", hieß es, „seine Tüchtigkeit, Gewissenhaftigkeit und Liebenswürdigkeit verschafften ihm schnell einen sehr großen Wirkungskreis … Er bewahrte sich seine Frische, geistige wie körperliche, bis zuletzt und ist plötzlich ohne vorhergehendes Krankenlager an einem Versagen des Herzens gestorben. Besonders wir Älteren werden seine ausgeprägte Persönlichkeit ehrend im Gedächtnis bewahren."

43) Mit der Arbeit: Klinisches und Experimentelles über das sogenannte Mühlengeräusch am Herzen (MS).

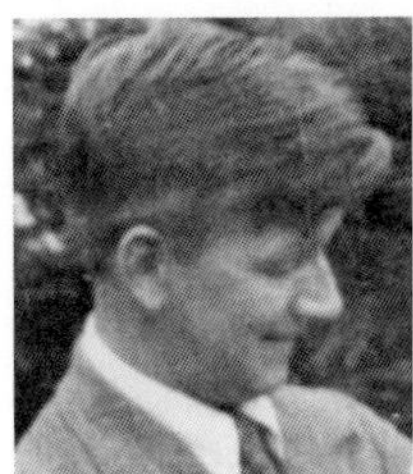

mind. 1930 Assistenzarzt in Freiburg (Karlstraße 73); Juni 1930 Heirat mit Dr. phil. Herta Hannel (*21.7.1904 in Troppau/Schlesien, †22.8.1995 in Schwerin; Tochter eines Apothekers), sieben Kinder; mind. 1931 Assistenzarzt an der Kinderklinik und Poliklinik der Universität Rostock (Augustenstraße 80/82); mind. 1935 bis 1941 Oberarzt und Dozent an der Universitäts-Kinderklinik Königsberg (Am Ausfalltor 42, Ritterstraße 17); dort im Juli 1937 Habilitation;[44] mind. 1950 bis 1953 niedergelassener Facharzt für Kinderkrankheiten in Kühlungsborn (Rudolf-Breitscheid-Straße 4, Neue Reihe 33, Lindenstraße 20); 1956 bis 1967 Chefarzt am Anna-Hospital in Schwerin (Platz der Jugend 25; wohnhaft in Zippendorf); am 27.2.1969 im Alter von 66 Jahren in Schwerin gestorben

Erlemann, Dr. Friedrich

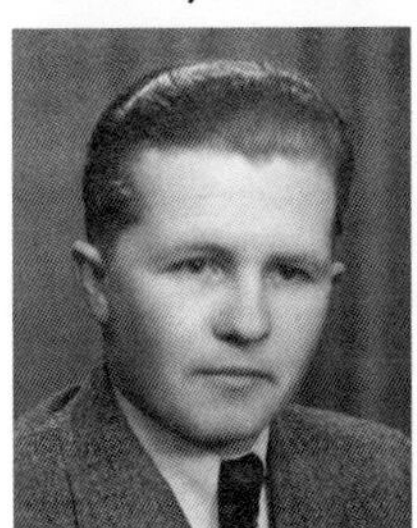

geboren am 3.11.1910 in Heessen/Westfalen; Sohn eines Kötters; Gymnasium, 1931 Abitur; Medizinstudium in Kiel (Hofteichstraße 14); als Student Eintritt in die NSDAP am 1.5.1933, Mitgliedsnummer 3.098.709; Oktober 1937 Heirat mit der Kontoristin Margot Föh (*15.4.1919 in Kiel, †20.8.2005 in Bad Soden am Taunus/Hessen; Tochter einer ledigen Verkäuferin), zwei Kinder, 1959 Scheidung; September 1939 Approbation; ab Mai 1940 Assistenzarzt an der Städtischen Krankenanstalt in Kiel (Hornheimer Weg 15); dort 1940 Promotion;[45] ab Dezember 1941 Werks- bzw. Betriebsarzt bei den Dornier-Flugzeugwerken in Wismar; dort Mitglied der SS und des NSDÄB; mind. 1966 bis 1983 praktischer Arzt in Düsseldorf (Graf-Recke-Straße 99); Juni 1966 Heirat mit der kaufmännischen Angestellten Anna Gockeln (*24.7.1935 in Bochum); am 26.11.1983 im Alter von 73 Jahren in Essen gestorben

Erler, Dr. Georg Wilhelm Otto

geboren am 9.10.1892 in Dresden/Sachsen; Sohn eines Gendarmen und späteren Oberaufsehers; Gymnasium, 1913 Abitur; Kriegseinsatz; Medizinstudium in Jena; April 1920 Approbation; mind. 1921 Assistenzarzt in Dresden (Gerokstraße 65); Juli 1921 Heirat mit Katharina Gottschall (*9.3.1897 in Dresden, †9.4.1973 in Dresden; Tochter eines Königlichen Steueraufsehers und späteren Oberzollsekretärs), ein Kind, 1947 Scheidung; November 1921 bis März 1931 niedergelassener Allgemeinpraktiker in Plaue/Thüringen; 1922 Promotion in Jena;[46] April 1931 bis September 1934 praktischer Arzt in Georgenthal/Vogtland; September 1934 bis mind. 1944 niedergelassener Allgemeinpraktiker in Dresden (Österreicher Straße 50); Mai 1943 Geldstrafe von 50 RM und Verweis, August 1944 erneuter Verweis durch die Ärztekammer Sachsen;[47] im Februar 1945 in Dresden ausgebombt; anschließend bis mind. März 1946 praktischer Arzt in Güstrow (Markt 33); ab mind. 1956 wieder Arzt in Dresden (Reichenbachstraße 66); März 1956 Heirat mit Ruth Lippmann (*4.2.1910 in Dresden, †14.5.1987 in Dresden; Tochter eines Oberpostassistenten); am 13.5.1971 im Alter von 78 Jahren in Dresden gestorben

Ernst, Rudolf Leonhard

geboren am 15.11.1903 in Hof/Bayern; Sohn eines Zementwarenfabrikanten; Gymnasium, 1924 Abitur; Medizinstudium in Erlangen; April 1934 Approbation; Januar 1935 bis Dezember 1937 Assistenzarzt am Stadtkrankenhaus in Schwerin (Werderstraße 30, Gneisenaustraße 9); Dezember 1935 Heirat mit der Ärztin Dr. Else Früholz (*4.8.1904 in Rottweil/Württemberg, †15.2.1996 in Schwäbisch Hall/Baden-Württemberg; Tochter eines technischen Eisenbahnsekretärs), zwei Kinder; in Schwerin Eintritt in die NSDAP am 1.5.1937, Mitgliedsnummer 4.647.108; Januar bis März 1938 Landassistent

44) Mit der Arbeit: Einblicke in den Kohlehydratstoffwechsel durch das Studium der Glykogenose, Berlin 1939.
45) Mit der Arbeit: Eine einfache Methode der Diastasebestimmung des Blutes und ihre klinisch-physiologische Bedeutung, Berlin 1940.
46) Mit der Arbeit: Über einen Fall von Herzmißbildung mit anomalem Septum, Borsdorf 1921.
47) Im ersten Fall hatte Erler offenbar ein Gefälligkeitsattest zur Unmöglichkeit des Arbeitseinsatzes eines Dienstpflichtigen ausgestellt; im zweiten Fall wurde er wegen „Verächtlichmachung der Krankenkasse gegenüber Patienten“ bestraft.

bei → Dr. Hans-Erich Henning in Banzkow bei Crivitz; März bis Mai 1938 wieder in Schwerin; ab Juni 1938 niedergelassener Allgemeinpraktiker und Geburtshelfer in Nagold/Württemberg (Marktstraße 29); November 1938 bis 1973 Arzt in Braunsbach bei Schwäbisch Hall (Geislinger Straße 12); dort Mitglied des NSDÄB, Nr. 23.854; auch Mitglied der SA und SA-Sturmarzt; Kriegseinsatz als Marine-Stabsarzt; am 2.8.1973 im Alter von 69 Jahren in Schwäbisch Hall gestorben

Esau, Dr. Ernst Christian Viktor

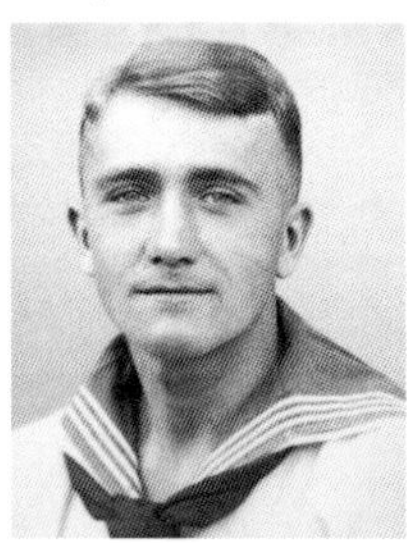

geboren am 28.12.1913 in Oschersleben/Provinz Sachsen; Sohn des Arztes → Dr. Paul Esau; Reformrealgymnasium in Oschersleben, 1932 Abitur; Medizinstudium in Gießen, Kiel, Freiburg und Rostock; als Student in Gießen Eintritt in die NSDAP am 1.5.1933, Mitgliedsnummer 1.985.789; mind. 1938 Medizinalpraktikant in Rostock (Ulmenstraße 78), ab Oktober 1938 am Rudolf-Heß-Krankenhaus in Dresden; Januar 1939 Approbation; anschließend Assistenzarzt in der Praxis seines Vaters in Schwerin (Graf-Schack-Straße 3); August 1940 Promotion in Würzburg;[48] mind. 1940 Assistenzarzt an der chirurgischen Privatklinik von Dr. Rudolf Uhlbach in Dresden (Dietrich-Eckart-Straße, Chemnitzer Straße); Dezember 1940 bis 1945 Kriegseinsatz auf den U-Booten U 188 und U 869 der Kriegsmarine, zuletzt als Marinestabsarzt, 1943 EK I; ab mind. 1944 wieder in Schwerin (Graf-Schack-Straße 3); Juli 1944 Heirat mit der Lehrerin Eva Olsen (*3.6.1921 in Lødingen/Norwegen; Tochter eines Telegraphenbeamten); am 28.2.1945 im Alter von 31 Jahren im Nordatlantik nördlich Casablanca/Marokko beim Untergang seines durch Feindeinwirkung getroffenen U-Bootes ums Leben gekommen

Esau, Dr. Paul Albert Heinrich

geboren am 24.8.1878 in Oerlinghausen/Westfalen; Sohn eines Arztes; Gymnasium, 1898 Abitur; Medizinstudium in Greifswald; Mai 1903 Approbation in Berlin; Mai 1903 Promotion in Greifswald;[49] bis 1909 Arzt in (Berlin-)Charlottenburg (Bayreuther Straße 36); Januar 1909 Heirat mit Gertrud Röver (*13.1.1886 in Hausneindorf bei Quedlinburg, †7.4.1964 in Buxtehude/Niedersachsen; Tochter eines Orgelbaumeisters), mind. fünf Kinder; 1909 bis November 1935 niedergelassener Facharzt für Chirurgie und Frauenheilkunde in Oschersleben (Halberstädter Straße 71); dort auch Chefarzt am Kreiskrankenhaus; Kriegseinsatz bei der Kriegsmarine; Dezember 1935 bis 1944 niedergelassener Allgemeinpraktiker und Facharzt für Chirurgie in Schwerin (Graf-Schack-Straße 3); dort Eintritt in die NSDAP am 1.4.1936, Mitgliedsnummer 3.741.581, dann wieder aus der Partei ausgeschieden, da im Mai 1938 die Aufnahme vom Kreisgericht Schwerin der NSDAP rückwirkend abgelehnt wurde; Mitglied des NSDÄB, dort ebenfalls im Mai 1938 ausgeschieden; im September 1939 zwar zur Wehrmacht einberufen, jedoch sofort wieder zur Ausübung seiner Praxis beurlaubt; vom Amtsgericht Schwerin im Januar 1944 wegen „tätlicher Beleidigung“ zu vier Monaten Gefängnis verurteilt;[50] am 19.9.1944 im Alter von 66 Jahren nach einem Schlaganfall an Atemlähmung in Schwerin gestorben

Eschenburg, Dr. Bernhard Georg Maximilian (Bernd)

geboren am 19.9.1911 in Lübeck/Schleswig-Holstein; Sohn eines Arztes; Gymnasium in Ratzeburg, 1932 Abitur; Medizinstudium in Rostock; als Student Eintritt in die NSDAP am 1.5.1937, Mitgliedsnummer 4.422.488; daneben Mitglied der SS; Dezember 1938 bis Juni 1939 Medizinalpraktikant an der Geburtshilflichen und Gynäkologischen Abteilung des Stadtkrankenhauses in Schwerin (Werderstraße 30) und ab Juni 1939 an der Frauenklinik der Universität Rostock (Doberaner Straße 142); September 1939 Approbation und Oktober 1939 Promotion in Rostock;[51] ab November 1939 dienst-

48) Mit der Arbeit: Über die Beeinflussung des Blutzuckerspiegels durch kombinierte Gabe von Nikotinsäureamid und B 1, Würzburg 1940.

49) Mit der Arbeit: Ein Fall von Milzabscess nach Typhus abdominales nebst Bemerkungen über Milzabscesse überhaupt, Greifswald 1903.

50) Esau wurde vorgeworfen, im August 1943 „nach Beendigung einer Behandlung ein junges Mädchen durch eine ungehörige Berührung tätlich beleidigt“ zu haben.

51) Mit der Arbeit: Das Verhalten des Kreislaufes unter der Geburt sowie der Einfluß der Temperatur auf den Kreislauf und die Entstehung des Hitzekollapses, Rostock 1939.

verpflichteter Arzt in den Praxen von Dr. Herbert Rasmussen und Dr. Martin Lauterbach in Bad Schwartau (Lübecker Straße 6, Hindenburgstraße 14) sowie in der Praxis von Dr. Heinrich Hansen in Satrup/Schleswig-Holstein; September 1940 bis 1941 Hilfskassenarzt in der Praxis von Dr. Carl Hartung in Ahrensburg/Schleswig-Holstein (Waldstraße 7, Manhagener Allee 21); Juni 1941 Heirat mit Gisela Arnoldi (*13.4.1917 in Lübeck, †21.9.1999 in Bad Dürkheim/Rheinland-Pfalz; Tochter eines Arztes), ein Kind, 1949 Scheidung; 1941 Arzt in Schwerin; mind. November 1941 bis 1943 niedergelassener Allgemeinpraktiker in Ahrensburg (Waldstraße 8); ab Mai 1943 Kriegseinsatz in der Wehrmacht; ab mind. 1951 niedergelassener Allgemeinpraktiker in Lübeck (Marlistraße 40); September 1951 Heirat mit Barbara Utz gesch. Wagner spätere Labesius (*17.2.1927 in Stettin, †16.1.1994 in Neustadt/Holstein; Tochter eines Studiendirektors), ein Kind, 1958 Scheidung; Dezember 1958 Heirat mit Ingeborg Rohne gesch. Labesius (*6.8.1920 in Mölln/Schleswig-Holstein, †23.4.1990 in Lübeck; Tochter eines Lehrers); bis 1992 in Lübeck; ab 1992 in Timmendorfer Strand/Schleswig-Holstein (Strandallee 30); September 1994 Heirat mit der Kauffrau Helga Falk verw./gesch. Ravensberg (*28.1.1939 in Naugard/Pommern); am 9.10.1996 im Alter von 85 Jahren in Timmendorfer Strand gestorben

Espenschied, Dr. Richard Wilhelm Julius
geboren am 12.8.1913 in Ludwigsburg/Württemberg; Sohn eines Stabs- und Garnisonsarztes sowie späteren Generaloberarztes; Gymnasium in Ludwigsburg, 1933 Abitur; Medizinstudium in Tübingen, Jena und Rostock; 1937 Approbation und Januar 1938 Promotion in Freiburg;[52] ab 1938 Assistenzarzt am Erbbiologischen Institut der Führerschule der Deutschen Ärzteschaft in Alt Rehse; ab September 1939 Kriegseinsatz in der Wehrmacht; ab mind. 1947 niedergelassener Allgemeinpraktiker in Isny/Allgäu (Staufener Straße 2, Scherrwiesenweg 16); Juli 1947 Heirat mit der Kontoristin Emma Rottmar (*31.10.1924 in Leutkirch/Allgäu, †3.1.1990 in Isny; Tochter eines Viehhändlers), vier Kinder; am 15.8.1993 im Alter von 80 Jahren in Isny gestorben

Espeut, Dr. Günther Hans Paul

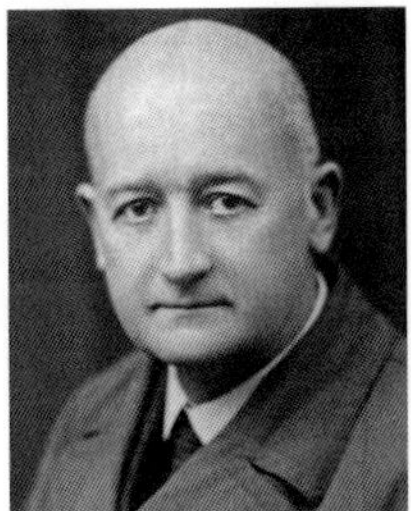

geboren am 23.8.1886 in Spremberg/Brandenburg; Sohn eines Kaufmanns; Realgymnasium in Berlin, 1906 Abitur; Medizinstudium in Berlin, Tübingen und München; Dezember 1912 Approbation und Januar 1913 Promotion in Tübingen;[53] spätestens 1913 Heirat, ein Kind; Oktober 1914 bis November 1918 Kriegseinsatz; Assistenzarzt am Sanatorium Schloß Hornegg/Neckar, mind. 1920 am Elisabethstift in Darmstadt und dann am Sanatorium Friedrichshöhe in Obernigk/Schlesien; Februar 1926 bis etwa 1934 Leitender Arzt der Erholungsheime der Berliner Straßenbahnbetriebe in Graal(-Müritz); dort Eintritt in die NSDAP am 1.5.1933, Mitgliedsnummer 2.807.462; daneben auch Mitglied des NSKK, des NSFK und des NSDÄB; mind. 1934 praktischer Arzt in Rostock-Warnemünde und Volontärassistent an der Frauenklinik der Universität Rostock (Doberaner Straße 142); September 1934 bis März 1937 niedergelassener Allgemeinpraktiker in Penzlin (Große Straße); ab 1936 auch nebenamtlicher Arzt im Hilfswerk „Mutter und Kind“ der NSV in Penzlin; Bewerbung um Niederlassung in Ribnitz im März 1937 zurückgezogen; statt dessen ab April 1937 praktischer Arzt in Mangschütz/Schlesien; dort auch nebenamtlicher Arzt am Staatlichen Gesundheitsamt; mglw. Kriegseinsatz; gilt in Mangschütz als verschollen

Esser, Dr. Friedrich Karl Wilhelm (Fritz)
geboren am 13.11.1909 in Iserlohn/Westfalen; Sohn eines Naturheilkundigen; Gymnasium, 1929 Abitur; Medizinstudium in Heidelberg; 1937 Approbation; 1937 Promotion in Heidelberg;[54] ab 1938 Assistenzarzt am Rudolf-Heß-Krankenhaus in Dresden; April 1940 bis mind. 1941 Werksarzt bei den Heinkel-Flugzeugwerken in Rostock-Marienehe (Am Waldessaum 16, Kaiser-Wilhelm-Straße 26); November 1940 Heirat mit der Sekretärin Erika Braun spätere Winternitz (*18.3.1915 in Darmstadt,

52) Mit der Arbeit: Rassenhygienische Eheverbote und Ehebeschränkungen aus allen Völkern und Zeiten, Stuttgart 1937.
53) Mit der Arbeit: Ein Beitrag zur Ätiologie und Statistik der primären Uvealerkrankungen nach dem Krankenmaterial der Jahre 1910 und 1911, Tübingen 1912.
54) Mit der Arbeit: Der Einfluß saurer und basischer Ernährung auf Blutbild und lymphatisches Gewebe. Ein Selbstversuch, Stuttgart/Leipzig 1937.

†6.11.2007 in Darmstadt; Tochter eines Eisenbahn-Magazinaufsehers und späteren Reichsbahn-Lagermeisters), mind. ein Kind; ab Februar 1942 Betriebsarzt bei den Heinkel-Flugzeugwerken in Jenbach/Tirol; ab April 1943 Betriebsarzt beim Heinkel-Konzern in Budzny/Generalgouvernement; ab Dezember 1943 wieder Betriebsarzt bei den Heinkel-Flugzeugwerken in Jenbach

Esztel, Dr. Paul Anton
geboren am 1.12.1912 in Wien/Österreich-Ungarn; Sohn eines Postbeamten; Gymnasium in Wien, 1933 Abitur; Medizinstudium; Juni 1939 Heirat; Januar 1941 Approbation; Februar 1941 Promotion; ab April 1941 Inspektionsarzt beim Rettungsdienst der Stadt Wien (Radetzkystraße 1); ab Mai 1943 Kriegseinsatz in der Wehrmacht; mind. Mai bis November 1945 praktischer Arzt in Besitz bei Boizenburg; nach 1945 wieder Arzt in Wien; Mai 1985 Heirat mit Aloisia Kindermann; am 30.3.1995 im Alter von 82 Jahren in Wien gestorben

Everke, Dr. Carl Bernhard Hermann

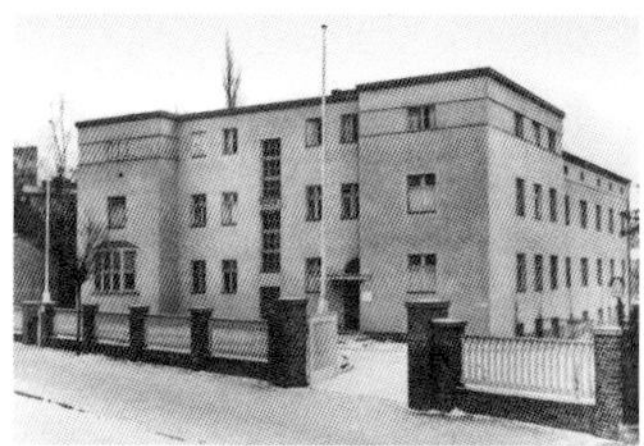
Privatklinik in Stettin

geboren am 30.8.1888 in Bochum/Westfalen; Sohn eines Frauenarztes; Gymnasium in Bochum, 1908 Abitur; Medizinstudium in Marburg; August 1914 Approbation in München; Kriegseinsatz; 1916 Promotion in Marburg;[55] mind. 1921 Arzt in Bremen; Juni 1921 Heirat mit Carmen Martinengo-Zweiffel (*24.4.1892 in Barcelona/Spanien, †17.7.1975 in Münster; Tochter eines Kaufmanns), zwei Kinder; Oktober 1921 bis 1945 niedergelassener Facharzt für Frauenkrankheiten mit Privatklinik in Stettin (Kleine Domstraße 12, Augustastraße 14); ab September 1939 Kriegseinsatz in der Wehrmacht, daneben eingeschränkte Weiterführung seiner Praxis; nach Flucht von März bis Juli 1945 niedergelassener Frauenarzt in Schwerin (Lobedanzgang 4); Juli 1945 Flucht aus Schwerin; mind. 1951 bis Oktober 1959 Frauenarzt in Beckum/Nordrhein-Westfalen (Thüerstraße 11); Oktober 1959 bis 1965 in Münster (Schützenstraße 3); am 19.1.1965 im Alter von 76 Jahren in Hiltrup bei Münster gestorben

Ewald, Ilstraut-Marlen Ida Meta (geb. Oelgarte)
geboren am 15.11.1912 in Cammin/Pommern; Tochter eines Studienrats; Oberrealschule in Cammin, 1931 Abitur; Medizinstudium in Greifswald, Wien, Würzburg, Berlin und Rostock; Juli 1934 Heirat mit dem Arzt → Dr. Werner Ewald, mind. ein Kind; 1937 Approbation; mind. 1938 Ärztin (ohne Privat- und Kassenpraxis) in Gnoien (Lange Straße 46); ab mind. 1939 in Dortmund (Oberbeckerstraße 22); dort ab Juni 1941 Assistenzärztin am Kindergenesungsheim; bis Februar 1978 Ärztin in Dortmund (Altenderner Straße 166); Februar 1978 bis Juli 1997 in Gelsenkirchen (Eulerstraße 8); ab Juli 1997 in Castrop-Rauxel/Nordrhein-Westfalen (Jahnstraße 4); am 17.10.2007 im Alter von fast 95 Jahren in Castrop-Rauxel gestorben

Ewald, Dr. Werner Ludwig Ernst
geboren am 25.1.1910 in Gnoien/Mecklenburg; Sohn eines Friseurs; Oberrealschule in Rostock, 1930 Abitur; zunächst Studium der Mathematik und der Naturwissenschaften in Rostock, dann Medizinstudium in Berlin und Rostock; Juli 1934 Heirat mit der Ärztin → Ilstraut-Marlen Ewald geb. Oelgarte, mind. ein Kind; Approbation; Promotion; mind. 1938 Assistenzarzt in Gnoien (Lange Straße 46); mind. 1938 Volontärassistent an der Medizinischen Poliklinik der Universität Rostock (Schröderplatz); mind. 1939 Assistenzarzt in Dortmund (Oberbeckerstraße 22); ab September 1939 Kriegseinsatz als Unterarzt beim Stab des Infanterie-Regiments 325; am 29.9.1939 im Alter von 29 Jahren an den Folgen einer Verwundung im Feldlazarett 217 bei Modlin/Polen gestorben

55) Mit der Arbeit: Zur Kasuistik Patellarluxationen nach unten, Marburg 1916.

Faaß, Dr. Walter Martin Christian

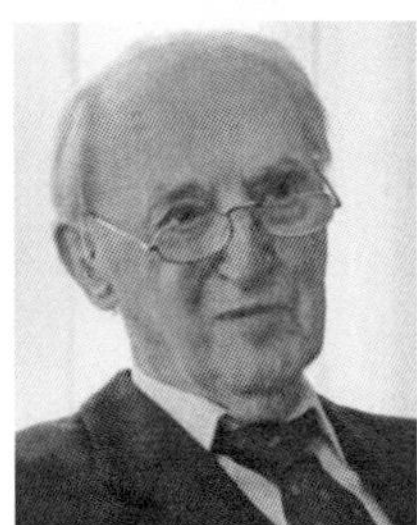

geboren am 12.8.1912 in Hamburg; Sohn eines Kapitäns; Gymnasium in Hamburg, 1932 Abitur; Medizinstudium in Hamburg; Dezember 1938 Approbation; ab Februar 1939 Volontärassistent an der Medizinischen Poliklinik der Universität Rostock (Schröderplatz); April 1939 Promotion in Hamburg;[1] im Mai 1939 in Rostock an Tuberkulose erkrankt; September 1939 bis 1945 zunächst Patient, dann Assistenzarzt am Deutschen Sanatorium in Agra bei Lugano/Schweiz und in Davos/Schweiz; Januar 1946 bis 1954 Lungenfacharzt an der Universitätsklinik in Hamburg-Eppendorf (Martinistraße 27); 1954 bis mind. 1977 Lungenfacharzt an der Tuberkulose-Heilstätte Tönsheide/ Schleswig-Holstein; September 1956 Heirat mit der Kinderärztin Dr. Marianne Schneider (*24.2.1917 in München, †15.1.2017 in Hamburg; Tochter eines Königlichen Berginspektors), zwei Kinder; 1963 zum Medizinalrat, 1972 zum Medizinaldirektor, 1977 zum Leitenden Medizinaldirektor ernannt; ab mind. 1980 in Hamburg (Kanzleistraße 61, Elbschloß-Residenz Klein Flottbek); am 6.1.2017 im Alter von 104 Jahren in Hamburg gestorben

Fabricius, Hans Erich Karl

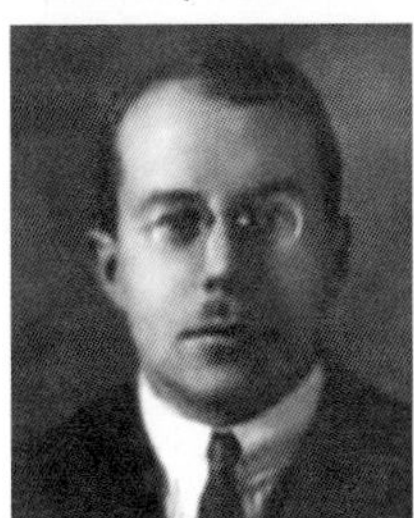

geboren am 15.4.1900 in Lihula/Estland; Sohn eines Pharmazeuten; Gymnasium, 1920 Abitur; Medizinstudium; 1926 Approbation in Reval; November 1940 Heirat mit Martha Jaanson (*15.2.1906 in Pärnu/Estland); nach Umsiedlung 1941 Approbation für Deutschland; ab März 1942 Assistenzarzt an der Medizinischen Klinik der Universität Rostock (Schröderplatz); nach dem Vier-Tage-Bombardement auf Rostock von Juli 1942 bis mind. 1950 Ärztlicher Leiter einer in Rostock-Gehlsheim aufgestellten Baracke, die bis Kriegsende zur Isolierung und Behandlung infektiöser Zwangsarbeiter genutzt[2] und später zum Infektionskrankenhaus umgewandelt wurde (dort auch wohnhaft: Gehlsheimer Straße); Mai 1947 Promotion in Rostock;[3] bis mind. 1965 Leitender Arzt am Tuberkulose-Krankenhaus der Stadt Rostock in Groß Klein (dort auch wohnhaft); spätestens 1965 zum Medizinalrat ernannt; bis 1979 in Rostock (Ahlbecker Straße 6); am 16.2.1979 im Alter von 78 Jahren in Rostock gestorben

Faerber, Dr. Gerhard Paul Alfred

geboren am 5.10.1888 in Schirwindt/Ostpreußen; Gymnasium, 1909 Abitur; Medizinstudium; Mai 1916 Approbation; mglw. 1925 Promotion;[4] Heirat mit Gertrud Dziewoz (*5.11.1891 in Anglitten/Ostpreußen), ein Kind; mind. 1930 bis 1933 Kreisarzt in Lyck/Ostpreußen (Hindenburgstraße 26); dort Eintritt in die NSDAP am 1.5.1933, Mitgliedsnummer 2.077.762; als Medizinalrat und Amtsarzt von 1940 bis 1945 Leiter des Staatlichen Gesundheitsamtes des Kreises Insterburg/Ostpreußen (Schleether Straße 7); nach Flucht zu Kriegsende dem Staatlichen Gesundheitsamt für den Stadt- und Landkreis Schwerin zugewiesen; nach Übergabe der Region an die sowjetische Besatzungsmacht im Juli 1945 Flucht in die westlichen Besatzungszonen; Juli 1945 bis Juni 1946 in Hamburg (Abteistraße 24);

---

1) Mit der Arbeit: Beobachtungen zum Problem der akuten myeloischen Leukämie an Hand von 11 Fällen aus der Zweiten Medizinischen Universitätsklinik Hamburg-Eppendorf, Düsseldorf 1938.

2) Wie die mecklenburgische Medizinalverwaltung Anfang Juli 1942 feststellte, konnte „die Frage der Unterbringung von ausländischen Arbeitern, die an ansteckenden Krankheiten leiden, ... in zweckmäßiger Weise jetzt für Rostock dadurch gelöst" werden, „daß das Landesarbeitsamt Nordmark eine Baracke mit 30 Betten zur Verfügung" gestellt habe, „die in Gehlsheim neben den bereits fertiggestellten Baracken aufgestellt werden" könne. „Eine Entlausungsanlage wird ihr angegliedert werden. Bei dem voraussichtlichen sehr großen Arbeitseinsatz [von Zwangsarbeitern] für Rostock wird die Baracke nicht entbehrt werden können. Da ein russischer Arzt und eine russische Krankenschwester vom Krankenhaus des Landesfürsorgehauses in Güstrow zur Verfügung gestellt" wurden, würde „es genügen, wenn Dr. Fabricius die Oberaufsicht übernimmt. ... Dr. Fabricius wird hierfür, da er die russische Sprache beherrscht, besonders geeignet sein."

3) Mit der Arbeit: Über 1007 Fälle typhöser Erkrankungen aus dem Infektionskrankenhaus Gehlsheim (MS).

4) Mit der Arbeit: Die kriegs- und nachkriegszeitlichen Wirtschaftsschwierigkeiten Deutschlands und ihr Einfluß auf den Gesundheitszustand der Kinder und Jugendlichen auf dem Lande und in den kleinen Städten Ostpreußens bis einschließlich 1923, Berlin 1925.

Juni 1946 bis September 1955 Amtsarzt am Staatlichen Gesundheitsamt Winsen/Luhe/Niedersachsen (Kirchstraße 1, Eppens Allee 4); Oktober 1955 bis März 1957 im Ruhestand in Hamburg (Haselkamp 6); ab März 1957 in Buchholz/Niedersachsen (Am Hang 3)

Färber, Dr. Marie Emma Henriette (Maria)
geboren am 25.11.1896 in Frohnhausen/Hessen-Nassau; Tochter eines Pfarrers; Oberlyzeum, 1917 Abitur; Medizinstudium in Zürich, Wien und Rostock; Juli 1933 Promotion in Leipzig;[5] Juli 1934 Approbation; ab 1934 Assistenzärztin in Neubrandenburg; bis 1938 Ärztin in Bevensen/Hannover; August 1938 bis 1945 niedergelassene Allgemeinpraktikerin in Neustrelitz (Hohenzieritzer Straße 36); nach Flucht im Juli 1945 Enteignung des Praxisinventars; unverheiratet; etwa im Juli/August 1945 im Alter von 48 Jahren Suizid

Falb, Dr. Walter Ernst
geboren am 17.1.1884 in Obdach/Steiermark/Österreich-Ungarn; Sohn eines Privatgelehrten; Gymnasium in Berlin, 1903 Abitur; Medizinstudium in Berlin; dort im Juli 1910 Approbation und im August 1910 Promotion;[6] 1910 bis 1936 aktiver Militärarzt, mind. 1913 als Assistenzarzt in Berlin-Wilmersdorf (Pfalzburger Straße 59), bis 1916 als Oberarzt bei der deutschen Schutztruppe in Kamerun, dann Kriegseinsatz als Bataillonsarzt auf dem europäischen Kriegsschauplatz; als Kriegsbeschädigter ab Januar 1923 Oberstabsarzt, dann Generalarzt in Schwerin; 1930 bis 1933 Leiter des Standortlazaretts Schwerin (Wallstraße), zuletzt als Generaloberarzt; Oktober 1932 Heirat mit der Haustochter Hildegard Trenckner (*28.12.1910 in Pinne/Posen, †20.2.1982 in Bremen; Tochter eines Oberpostsekretärs); ab 1933 in Frankfurt/Oder; Februar 1937 bis 1950 niedergelassener Allgemeinpraktiker, ab 1940 auch Facharzt für Chirurgie in Schwerin (Slüterufer 2, Danziger Straße/Gerhart-Hauptmann-Straße 2); am 30.12.1950 im Alter von fast 67 Jahren an bösartigem Kropf in Berlin gestorben

Falckenberg, Dr. Kurt Paul Friedrich
geboren am 20.7.1875 in Lagardesmühlen bei Küstrin/Pommern; Sohn eines Dampfmühlen- und Rittergutsbesitzers; Gymnasium in Küstrin, 1894 Abitur; Medizinstudium in München, Berlin, Würzburg, Leipzig und Tübingen; Februar 1901 Approbation und März 1901 Promotion in Tübingen;[7] 1903 bis 1904 Assistenzarzt am Pathologischen Institut der Universität Marburg, 1904 bis 1906 an der Lungenheilstätte Belzig bei Berlin, 1906 am Sanatorium in Böblingen/Württemberg, 1907 bis 1908 am Westend-Krankenhaus in (Berlin-)Charlottenburg, 1908 bis 1909 an der Lungenheilstätte St. Andreasberg/Harz und 1909 bis 1911 erneut am Sanatorium in Böblingen; März 1921 Heirat mit Elisabeth Falckenberg (*5.6.1893 in Lagardesmühlen, †23.10.1984 in Starnberg/Bayern; Tochter eines Fabrikbesitzers); April 1921 bis 1944 niedergelassener Allgemeinpraktiker und Facharzt für Lungenkrankheiten in Neubrandenburg (Schwedenstraße 12); dort auch Besitzer des Erholungsheimes Augustusbad; Mitglied des ärztlichen Ehrengerichts Neustrelitz; ab 1936 auch nebenamtlicher Arzt im Hilfswerk „Mutter und Kind" der NSV in Neubrandenburg; ab 1937 auch Tuberkulose-Fürsorgearzt für den Kreis Stargard mit den Fürsorgestellen in Friedland, Fürstenberg, Neubrandenburg, Neustrelitz und Woldegk; als 65-Jähriger Eintritt in die NSDAP am 1.10.1940, Mitgliedsnummer 8.201.275; ab mind. 1940 stellvertretender Leiter der Ärztlichen Bezirksvereinigung Neubrandenburg der Mecklenburgischen Ärztekammer (für die Kreise Neubrandenburg, Neustrelitz und Stargard); am 25.2.1944 im Alter von 68 Jahren an Angina pectoris und Herzasthma in Neubrandenburg gestorben

Falk, Dr. Gerhard
geboren am 7.5.1907 in Grabowo bei Wirsitz/Posen; Sohn eines Pfarrers; Gymnasium, 1927 Abitur; Medizinstudium in Bonn und Rostock; Dezember 1934 Approbation in Schwerin; August 1935 Promotion in Rostock;[8] bis 1936 Assistenzarzt in Stolp/Pommern, 1936 bis Ende 1937 in Rostock-Gehlsdorf (Alexandrastraße 8); Zulassung für Warin im September 1936 abgelehnt; Ende 1937 bis mind.

---

5) Mit der Arbeit: Das Verhalten des Blutbildes unter dem Einfluß von Xylol, Jena 1933.
6) Mit der Arbeit: Ein Fall von habitueller Patellarluxation, Berlin 1910.
7) Mit der Arbeit: Ein Beitrag zur Pathologie und Therapie der iridocyclitis tuberculosa, Tübingen 1901.
8) Mit der Arbeit: Über die Beeinflussung der Hypogalaktie durch Höhensonnenbestrahlung, Stolp 1935.

1939 Assistenzarzt am Städtischen Krankenhaus in Deutsch Krone/Westpreußen; November 1937 Heirat mit Liese-Lotte Boeckmann (*11.10.1909 in Teterow, †7.5.2004 in Berlin; Tochter eines Kaufmanns), mind. zwei Kinder, 1963 Scheidung; 1939 Eintritt in die NSDAP; Februar 1940 bis mind. 1943 Facharzt für Chirurgie und kommissarischer Leiter am Krankenhaus in Rypin bei Danzig; mind. 1950 bis 1958 Chefarzt an der Charité in Berlin (Hugo-Vogel-Straße 10); nach Eintritt in die SED 1958 bis 1960 hauptamtlicher Parteisekretär an der Charité in Berlin; mind. 1963 bis 1966 Facharzt für Chirurgie in Westberlin (Quantzstraße 1, Kurfürstenstraße 18); spätestens 1963 zum Medizinaldirektor ernannt; Mai 1963 Heirat mit der medizinisch-technischen Assistentin Brigitte Kiesler (*19.8.1928 in Viverow bei Köslin/Pommern, †18.3.2012 in Berlin); am 22.1.1966 im Alter von 58 Jahren in Westberlin gestorben

Falkenberg, Dr. Julius Karl Friedrich
geboren am 24.6.1901 in Oberbruck/Elsaß-Lothringen; Sohn eines Zollbeamten; Gymnasien in Mülhausen/Elsaß und Berlin, 1922 Abitur; Medizinstudium in Berlin; Juni 1928 Approbation; anschließend Assistenzarzt am Pathologischen Institut der Universität Berlin; dort im Juli 1928 Promotion;[9] August 1928 bis mind. 1944 niedergelassener Allgemeinpraktiker in Berlin (Raschdorffstraße 106, Residenzstraße 156, 21 und 22); Juli 1932 Heirat mit der Postassistentin Marie Sommer (*10.9.1894 in [Berlin-]Lichtenberg, †24.10.1933 in Berlin; Tochter eines Maschinenwärters), ein Kind; mglw. nach Ausbombung in Berlin von Frühjahr 1945 bis 1967 niedergelassener Allgemeinpraktiker in Fürstenberg (Friedrich-Wilhelm-Straße/Karl-Preuß-Straße 1); dort mind. 1945 bis 1946 auch Arzt am Krankenhaus und Leiter des Seuchenlazaretts; am 5.12.1967 im Alter von 66 Jahren in Templin/Brandenburg gestorben

Feldmann, Dr. Erich
geboren am 13.11.1909 in Rossenbach/Rheinprovinz; Sohn eines Drechslers und späteren Kaufmanns; Oberrealschule in Gummersbach, 1929 Abitur; Medizinstudium in Bonn, Tübingen, München und Rostock; Dezember 1935 Approbation; 1937 Promotion in Bonn;[10] mglw. ab März 1938 Volontärassistent am Staatlichen Gesundheitsamt Güstrow; ab 1938 Hilfsassistent an der Städtischen Kinderklinik in Duisburg und am Staatlichen Gesundheitsamt in Peine; ab Februar 1939 Hospitant an der Universitäts-Nervenklinik in Frankfurt/Main (Kantstraße 11); ab September 1939 Kriegseinsatz als Oberarzt in der Wehrmacht; mind. 1942 bis 1943 niedergelassener Allgemeinpraktiker in Frankfurt/Main (Heinrich-Hoffmann-Straße 10); Mai 1942 Heirat mit der Zahntechnikerin Amely Stahl (*14.9.1912 in Frankfurt/Main, †21.2.2001 in Bonn; Tochter eines Kaufmanns), drei Kinder; bis April 1945 in Welzheim/Württemberg; April 1945 bis 1961 Arzt in Waldbröl/Nordrhein-Westfalen (Bahnhofstraße 35); am 18.3.1961 im Alter von 51 Jahren in Köln gestorben

Fenner, Dr. Hellmut Wilhelm Eduard
geboren am 25.5.1904 in Dortmund/Westfalen; Sohn eines Arztes; Gymnasium, 1925 Abitur; Medizinstudium in Heidelberg; dort im November 1932 Promotion;[11] November 1933 Approbation; mind. 1934 bis 1936 Assistenzarzt am Carolinenstift in Neustrelitz (dort auch wohnhaft: Georgstraße 1-6); Oktober 1934 Heirat mit der Ärztin → Dr. Irmgard Fenner geb. Lorenz, mind. vier Kinder; als Mitglied der HJ ab mind. 1935 auch HJ-Arzt für die Banne Neustrelitz, Stargard und Neubrandenburg der HJ; ab 1936 praktischer Arzt in Fürstenberg; März 1937 bis mind. 1945 niedergelassener Allgemeinpraktiker in Waren; dort Eintritt in die NSDAP am 1.5.1937, Mitgliedsnummer 5.950.459; ab mind. 1938 auch Kreisbeauftragter des Rassenpolitischen Amtes der Gauleitung Mecklenburg der NSDAP für den Kreis Waren und ab Oktober 1938 auch Kreismitarbeiter im Amt für Rassenpolitik der Kreisleitung Waren der NSDAP; ab September 1939 Kriegseinsatz; ab mind. 1941 auch Leiter des Städtischen Krankenhauses in Waren; bis 1967 niedergelassener Allgemeinpraktiker in Dortmund (Goebenstraße 7); am 16.2.1967 im Alter von 62 Jahren in Dortmund gestorben

---

9) Mit der Arbeit: Beitrag zur Kenntnis der chronischen Pfortaderverlegungen, Berlin 1928.
10) Mit der Arbeit: Über primäre Strahlenpilzerkrankung der Ohrspeicheldrüse, Waldbröl 1935.
11) Mit der Arbeit: Über die besonderen Formen der chronischen Peritonitis „Peritonitis aronisa Virchow“ und „Fremdkörpertuberkulose“ mit zwei eigenen Fällen, Heidelberg 1933.

Fenner, Dr. Irmgard Johanna Emma (geb. Lorenz)
geboren am 18.12.1907 in Trakehnen/Ostpreußen; Tochter eines Apothekers; Realgymnasium, 1927 Abitur; Medizinstudium in Freiburg, Bonn, München und Rostock; 1933 Approbation; 1933 Promotion in Heidelberg;[12)] mind. 1934 Ärztin in Magdeburg (Pfälzer Straße 16); Oktober 1934 Heirat mit dem Arzt → Dr. Hellmut Fenner, mind. vier Kinder; mind. 1935 bis 1936 in Neustrelitz; mind. 1937 Ärztin (ohne Kassen- und Privatpraxis) in Waren; ab April 1940 ohne ärztliche Tätigkeit; bis mind. August 1945 praktische Ärztin in Waren (wahrscheinlich in der Praxis ihres Ehemannes); mind. 1967 in Dortmund (Goebenstraße 7); am 27.7.1994 im Alter von 86 Jahren in Lübeck gestorben

Ferdinand, Dr. Heinz Wilhelm Fritz
geboren am 6.5.1911 in Rostock/Mecklenburg; Sohn eines Kaufmanns und späteren Schiffsreeders; Realgymnasium in Lübeck, 1932 Abitur; Medizinstudium in Rostock (Stephanstraße 12); 1939 Approbation; 1939 Kriegseinsatz in der Wehrmacht; Januar 1940 Promotion in Rostock;[13)] ab Juni 1940 Volontärassistent an der Medizinischen Poliklinik der Universität Rostock (Schröderplatz, Kaiser-Wilhelm-Straße 14); mind. 1945 Kriegseinsatz als Oberarzt im Reservelazarett I Graal-Müritz (dort auch wohnhaft); Mai 1945 Heirat mit der DRK-Schwester Gerda Lietzow (*16.2.1923 in Danzig, †13.6.2015 in Wismar; Tochter eines Kaufmanns), mind. zwei Kinder; bis mind. 1945 in Rostock (Kaiser-Wilhelm-Straße 14); mind. 1946 bis 1972 niedergelassener Allgemeinpraktiker in Wismar (Turnplatz 4, Am Markt 18); am 8.1.1972 im Alter von 60 Jahren in Wismar gestorben

Fernow, Dr. Hans-Hubert Heinz Fritz
geboren am 11.7.1909 in Schwerin/Mecklenburg; Sohn eines Bankbeamten und späteren Bankdirektors; Gymnasium in Schwerin, 1928 Abitur; Medizinstudium in München und Rostock; September 1935 Approbation; ab Ende 1935 Assistenzarzt in der Praxis von → Dr. Robert Ehmcke in Bad Kleinen (Häuslerei Nr. 50); Mai 1936 Promotion in Rostock;[14)] Assistenzarzt an der Frauenklinik der Universität Rostock (Doberaner Straße 142, St.-Georg-Straße 63); bis mind. März 1938 Assistenzarzt an der Medizinischen Klinik der Universität Bremen (St.-Jürgen-Straße); März 1938 Heirat mit der Haustochter Christa Prösch (*16.9.1916 in Schwerin, †28.12.2009 in Hamburg; Tochter eines Studienrats), mind. ein Kind; April 1938 bis mind. 1945 niedergelassener Allgemeinpraktiker in Dömitz (Bäckerstraße 11 und 13); dort Eintritt in die NSDAP am 1.4.1940, Mitgliedsnummer 8.017.516; daneben auch Mitglied des NSDÄB; nach Kriegsende niedergelassener Allgemeinpraktiker in Dannenberg/Elbe (Bahnhofstraße 58); am 20.6.1993 im Alter von fast 84 Jahren in Dannenberg gestorben

Fett, Dr. Gerhard
geboren am 13.3.1917 in Friedland/Ostpreußen; Sohn eines Arztes; Gymnasium in Königsberg, 1937 Abitur; nach Ableistung des Arbeitsdienstes ab Herbst 1938 freiwilliger Militärdienst im Pionierbataillon 1 in Königsberg; mit dieser Einheit ab September 1939 Kriegseinsatz (Teilnahme am Polenfeldzug), im Januar 1940 zum Studium kommandiert; Medizinstudium sowie Studium der Geschichte, Kunstgeschichte und Musikwissenschaft in Königsberg, in Berlin an der Militärärztlichen Akademie und in Würzburg; dazwischen ab Sommer 1942 erneuter Kriegseinsatz (u.a. Teilnahme an der Schlacht um Stalingrad); Februar 1945 Approbation und Promotion in Berlin;[15)] ab Mai/Juni 1945 Jungarzt in Schwerin-Neumühle (Schwalbenstraße 8)

Fiechtner, Dr. Hugo I.
geboren am 3.6.1905 in Tarutino/Bessarabien/Rußland; Gymnasium, Abitur; Medizinstudium in Tübingen; dort im Juli 1937 Promotion;[16)] Januar 1939 Approbation; ab März 1939 Assistenzarzt an der

---

12) Mit der Arbeit: Über den Status dysraphicus. Klinisch-erbbiologische und rassenhygienische Untersuchungen an 35 Fällen von Status dysraphicus und 17 Fällen von Syringomyelie, Berlin 1933.
13) Mit der Arbeit: Der Vitamin C-Gehalt der Frauenmilch und der Kuhmilch in den Frühjahrsmonaten, Berlin 1936.
14) Mit der Arbeit: Der Nachweis der Tuberkelbazillen in Punktaten mittels neuer Züchtungsverfahren, Rostock 1936.
15) Mit der Arbeit: Zur Geschichte der medizinischen Fakultät der Albertus-Universität zu Königsberg in den Jahren 1544-1744 (MS).
16) Mit der Arbeit: Läßt sich die angeborene Atresie des Ductus Nao-Öacromalis endoskopisch nachweisen?, Tübingen 1937.

Volksheilstätte Charlottenhöhe/Schwarzwald; November 1939 bis mind. 1940 Tbc-Fürsorgearzt am Staatlichen Gesundheitsamt Tübingen; spätestens 1940 Heirat mit der Ärztin Dr. Gertrud Schwebs (*11.7.1911 in Berlin; Tochter eines Oberpostsekretärs), drei Kinder; ab Januar 1943 niedergelassener Facharzt für Lungenkrankheiten in Graudenz/Westpreußen (Hermann-Göring-Straße 19); nach Flucht ab Frühjahr 1945 Hilfsarzt am Staatlichen Gesundheitsamt Schwerin; dort ab mind. Juli 1945 auch Tuberkulosefürsorgearzt; mind. 1954 bis 1980 Facharzt für Lungenkrankheiten in Westberlin (Alemannenstraße 30 und 97)

Fielitz, Dr. Arno Ernst Adolf
geboren am 9.9.1904 in Neustrelitz/Mecklenburg; Sohn eines Feldwebels und späteren Oberpostsekretärs; Gymnasium in Neustrelitz, 1923 Abitur; Medizinstudium in Tübingen, Erlangen und Rostock; Medizinalpraktikant am Landeskrankenhaus in Neustrelitz und an der Frauenklinik der Universität Rostock; November 1929 Approbation und Dezember 1929 Promotion in Rostock;[17] mind. 1929 Assistenzarzt in Erlangen (Universitätsstraße 10); mind. 1930 Assistenzarzt in Erfurt (Magdeburger Straße 1); dort Eintritt in die NSDAP am 1.12.1930, Mitgliedsnummer 404.953; Mai 1933 bis mind. 1969 niedergelassener Allgemeinpraktiker in Neustrelitz (Augustastraße 18, Strelitzer Straße 50); Dezember 1933 Heirat mit Minna Gemmer spätere Kuhl (*20.7.1914 in Reichenbach bei Waldems/Hessen, †5.6.1982 in Waldems; Tochter eines Gastwirts), 1937 Scheidung (nahm danach auf Verlangen des geschiedenen Ehemannes ihren Mädchennamen wieder an); ab mind. 1935 auch Leiter des Amtes für Volksgesundheit in der Kreisleitung Stargard der NSDAP; ab 1936 auch nebenamtlicher Arzt im Hilfswerk „Mutter und Kind" der NSV in Neustrelitz; Januar 1941 Heirat mit der Gausachbearbeiterin Else Kuhardt (*14.12.1906 in Plau, †25.8.1946 in Neustrelitz; Tochter eines Bäckermeisters), mind. ein Kind; ab Januar 1944 Kriegseinsatz als Bataillonsarzt in der Wehrmacht, dann als Unterarzt und Abteilungsarzt bei der schweren Artillerie-Abteilung 153, Praxis geschlossen; Juli 1945 Enteignung seines Praxisinventars; August 1945 Rückkehr aus Kriegsgefangenschaft; September 1947 Heirat mit Charlotte Schröder (*31.5.1911 in Melz bei Röbel, †17.2.1993 in Lübeck; Tochter eines Lehrers); am 16.4.1971 im Alter von 66 Jahren in Neustrelitz gestorben

Finck, Dr. Annelise Gertrud Margerit **von** (geb. Weckerle)
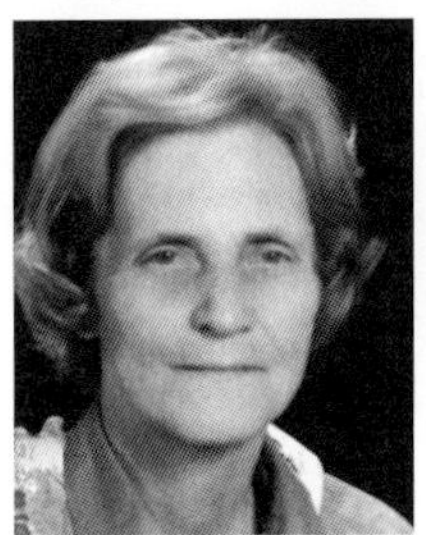
geboren am 13.3.1910 in Ichendorf bei Bergheim/Rheinprovinz; Tochter eines Fabrikdirektors; Gymnasium, 1930 Abitur; Medizinstudium in Heidelberg; 1937 Approbation; ab 1937 Assistenzärztin in der Praxis von → Dr. Robert Ehmcke in Bad Kleinen (Häuslerei Nr. 50); ab Anfang 1938 Assistenzärztin in Weißwasser/Lausitz (Arnimpromenade 1); ab 1938 Ärztin am Stadtkrankenhaus in Dresden (Löbtauer Straße 31, Ferdinandplatz); März 1939 Heirat mit dem Arzt → Dr. Meno von Finck, drei Kinder; ab Mai 1939 ohne ärztliche Tätigkeit in Dresden (Ferdinandplatz 1); 1939 Promotion in Heidelberg;[18] ab Januar 1941 ohne ärztliche Tätigkeit in Gotenhafen (Gotenstraße 58); 1945 Flucht über Swinemünde und Dresden nach Stuttgart-Möhringen; dort ab 1950 Ärztin in der gemeinsam mit ihrem Ehemann gegründeten Privatklinik; bis mind. 1982 in Stuttgart (Salzackerstraße 190); bis 2003 in Tübingen (Pfrondorfer Straße 26); am 5.7.2003 im Alter von 93 Jahren in Tübingen gestorben

Finck, Eva Marie Uli (geb. Wiegandt, spätere Feyerabend)
geboren am 16.9.1914 in Rostock/Mecklenburg; Tochter eines Gymnasialprofessors; Gymnasiale Studienanstalt in Rostock, 1934 Abitur; nach Arbeitsdienst Medizinstudium in Heidelberg, Berlin und Rostock (Alexandrinenstraße 29); sofort nach dem medizinischen Staatsexamen von Dezember 1940 bis Dezember 1941 dienstverpflichtete Kriegshilfsassistentin bzw. Assistenzärztin am Beobachtungskrankenhaus/Tbc-Genesungsheim Schwerin-Lankow (dort auch wohnhaft: Lankower Straße 11-15); Februar 1941 Approbation in Schwerin; März 1941 Heirat mit dem Arzt → Dr. Heinrich

17) Mit der Arbeit: Beitrag zu den Gynatresien (MS).
18) Mit der Arbeit: Über Hypernephrome im allgemeinen mit besonderer Berücksichtigung ihres intravaskulären Wachstums – mit einem eigenen Fall (MS).

Finck, drei Kinder; Januar bis Oktober 1942 ohne ärztliche Tätigkeit in Schwerin; ab Oktober 1942 dienstverpflichtete Aushilfsärztin in der Praxis des verstorbenen → Dr. Ernst Gerlach in Neukloster (Bützower Straße 7), die zu diesem Zeitpunkt von ihrem Ehemann übernommen wurde; nach dessen Tod von Februar 1946 bis mind. 1952 niedergelassene Allgemeinpraktikerin in Neukloster (Bützower Straße/Rosa-Luxemburg-Straße 10); November 1946 Promotion in Rostock;[19)] März 1949 Heirat mit dem Kaufmann Horst Feyerabend (*25.8.1911 in Johannesburg/Südafrika), 1966 Scheidung; nach Übersiedlung in die Bundesrepublik Ärztin in Eggenfelden/Bayern; bis 1973 Ärztin in Hamburg (Heidhörn 2); am 12.1.1973 im Alter von 58 Jahren in Hamburg gestorben

Finck, Dr. Heinrich Theodor Erich

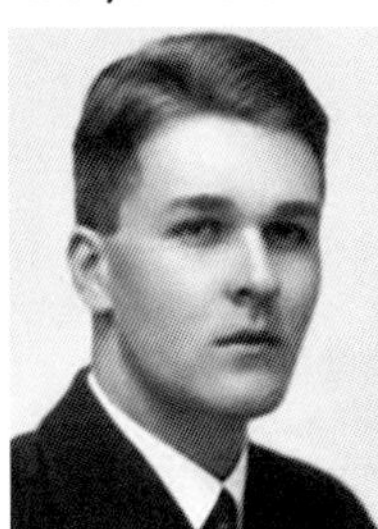

geboren am 10.8.1914 in Moskau/Rußland; Sohn eines Arztes; wegen der Oktoberrevolution 1919 Flucht nach Berlin; 1923 Übersiedlung nach Estland; Gymnasium in Reval, 1933 Abitur; Medizinstudium in Dorpat; nach Staatsexamen 1937 Übersiedlung nach Deutschland; Weiterführung des Medizinstudiums in Berlin und Rostock; Dezember 1940 Einbürgerung nach Deutschland; Dezember 1940 Approbation und Februar 1941 Promotion in Rostock;[20)] ab März 1941 Assistenzarzt an der HNO-Klinik der Universität Rostock (Doberaner Straße 137-139, Alexandrinenstraße 29); März 1941 Heirat mit der Ärztin → Eva Finck geb. Wiegandt, drei Kinder; Juli 1941 bis Oktober 1942 Assistenzarzt am Beobachtungskrankenhaus/Tbc-Genesungsheim Schwerin-Lankow (Lankower Straße 11-15); ab Oktober 1942 dienstverpflichteter Arztvertreter in der Praxis des verstorbenen → Dr. Ernst Gerlach in Neukloster (Bützower Straße 7); dort bis 1945 niedergelassener Allgemeinpraktiker; am 7.10.1945 im Alter von 31 Jahren an Typhus in Neukloster gestorben

Finck, Dr. Meno Theodor **von**

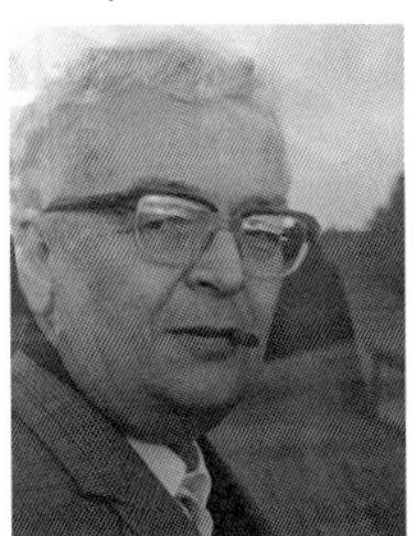

geboren am 7.6.1908 in Charkow/Rußland; Sohn eines Arztes; Realgymnasium in Dresden, 1929 Abitur; Medizinstudium in Greifswald, Innsbruck, Wien, München und Rostock; als Student Eintritt in die NSDAP am 1.7.1930; Januar 1937 Approbation in Schwerin; mglw. 1937 Volontärassistent in Rostock; dort 1937 Promotion;[21)] ab 1937 Volontärassistent am Institut für Wirbeltuberkulose in Klotzsche/Sachsen; mind. 1938 bis 1939 Assistenzarzt am Stadtkrankenhaus in Dresden (Löbtauer Straße 31); März 1939 Heirat mit der Ärztin → Dr. Annelise von Finck geb. Weckerle, drei Kinder; ab August 1940 niedergelassener Allgemeinpraktiker in Gotenhafen (Gotenstraße 58); 1945 Flucht über Flensburg und Dresden nach Stuttgart; ab Ende 1945 niedergelassener Allgemeinpraktiker, ab 1950 mit Privatklinik (gemeinsam mit seiner Ehefrau), in Stuttgart-Möhringen; bis 1982 in Stuttgart (Salzackerstraße 190); am 25.2.1982 im Alter von 73 Jahren in Tübingen gestorben

Finckh, Dr. Johannes Wilhelm

geboren am 8.10.1873 in Reutlingen/Württemberg; Sohn eines Kaufmanns; Gymnasium in Reutlingen, 1891 Abitur; Medizinstudium in Tübingen und Berlin; Juli 1896 Approbation und Promotion in Tübingen;[22)] 1898 bis 1903 Assistenzarzt in Berlin; 1903 bis 1909 zunächst erster Assistenzarzt, nach Habilitation Privatdozent an der Psychiatrischen Universitätsklinik in Tübingen; 1909 bis 1913 Leitender Arzt der Privat-Irrenanstalt Berlin-Niederschönhausen (Schönhauser Straße 27/28, Ladenburgstraße 1); März 1910 Heirat mit Ida Waldschmidt (*11.12.1885 in Freiburg, †11.2.1972 in Stuttgart; Tochter eines Arztes), drei Kinder; 1914 bis 1918 Kreisarzt in Osterode/Ostpreußen; Januar 1919 bis April 1939 niedergelassener Allgemeinpraktiker und Badearzt in Arendsee bzw. Kühlungsborn

---

19) Mit der Arbeit: Über Entwicklung, Technik und Indikation der Bluttransfusion unter besonderer Berücksichtigung von 63 Fällen aus der Rostocker Universitätsfrauenklinik (MS).

20) Mit der Arbeit: Die traumatische Pneumonie, Rostock 1941.

21) Mit der Arbeit: Über die Beziehung der Ablagerung braunen Pigments zur Herzmuskelfunktion im Tierversuch, Berlin 1936.

22) Mit der Arbeit: Über die Reponibilität der veralteten Luxationen des Schultergelenks, Tübingen 1896.

(Poststraße 73); dort auch nebenamtlicher Arzt an Kinderheimen; ab 1936 auch nebenamtlicher Arzt im Hilfswerk „Mutter und Kind" der NSV in Arendsee; wegen Krankheit ab April 1939 ohne ärztliche Tätigkeit in Tübingen (Denzenbergstraße 26; Lustnau, Berghof); am 22.8.1953 im Alter von 79 Jahren an Angina pectoris und plötzlichem Herztod in Tübingen gestorben

Fink, Dr. Ernst Karl Hermann

geboren am 8.4.1916 in Neubrandenburg/Mecklenburg; Sohn eines Oberpostassistenten; Gymnasium, 1936 Abitur; Medizinstudium in Danzig; Juli 1944 Approbation in Berlin; August 1944 Promotion in Danzig; Juni 1945 Heirat mit der Arzthelferin Elisabeth Bormann verw./gesch. Zimmermann (*25.12.1914 in Braunlage/Harz, †27.2.1986 in Schwerin; Tochter eines Arbeiters), mind. drei Stiefkinder; Juli 1945 bis mind. 1990 niedergelassener Allgemeinpraktiker in Schwerin (Ostorfer Ufer 14, Wismarsche Straße/Stalinstraße/Wismarsche Straße 141 und 165, Am Tannenhof 46); April 1993 Heirat mit Ute Neumann verw./gesch. Luttuschka (*26.2.1947 in Dobbertin bei Goldberg); am 17.9.1993 im Alter von 77 Jahren in Schwerin gestorben

Fircks, Dr. Eduard Karl Wilhelm **von**

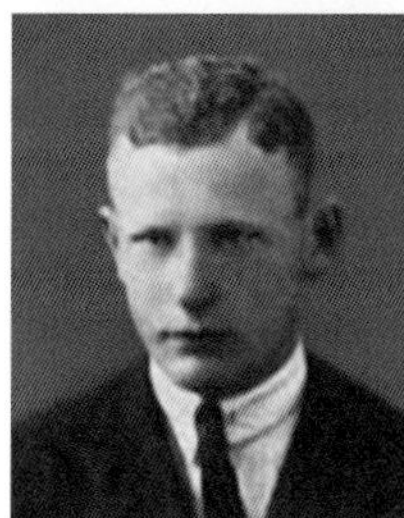

geboren am 24.12.1905 in Bonn/Rheinprovinz; Sohn eines Bergingenieurs; Gymnasium in Wismar, 1925 Abitur; Medizinstudium in Riga; September 1932 Approbation für Lettland; Promotion; mind. 1936 bis 1939 Arzt in Riga; Juni 1936 Heirat mit der Krankenschwester Ilse Grüner (*14.3.1912 in Seeheim/Lettland, †3.10.2001 in Schwerin; Tochter eines Wegebauingenieurs), vier Kinder; Dezember 1939 Approbation für Deutschland; ab 1939 Facharzt für Gynäkologie und Geburtshilfe, ab April 1941 auch Facharzt für Chirurgie; ab Mai 1940 Arzt, von Februar 1942 bis 1945 Chefarzt am Krankenhaus in Wreschen/Wartheland (Poststraße 19); daneben auch Durchgangsarzt bei der Unfallversicherungsanstalt in Posen (Märkische Straße 1); dort Eintritt in die NSDAP am 1.5.1942, Mitgliedsnummer 8.963.654; nach Flucht von Frühjahr/Sommer 1945 bis Februar 1949 praktischer Arzt und Leiter des Hilfsseuchenkrankenhauses in Dreveskirchen bei Wismar; Februar 1949 bis 1967 medizinischer Leiter des neugegründeten Krankenhauses in Warin (Burgstraße 3, Brüeler Straße 2); zum Medizinalrat ernannt; am 24.1.1972 im Alter von 66 Jahren in Warin gestorben[23)]

Fischer, Dr. Foke Jakobs

geboren am 24.4.1889 in Upende/Ostfriesland/Hannover; Sohn eines Schmiedemeisters; Gymnasium in Aurich, 1910 Abitur; Medizinstudium in Kiel, Berlin und Rostock; dazwischen von 1915 bis 1918 Kriegseinsatz; August 1921 Approbation und September 1921 Promotion in Göttingen;[24)] mind. 1927 niedergelassener Allgemeinpraktiker in Hohenhameln bei Hildesheim; Mai 1927 Heirat mit der Haustochter Ilse Halberstadt (*23.10.1905 in Hannover, †14.6.1994 in Hannover; Tochter eines Hofbesitzers), drei Kinder; mind. 1931 niedergelassener Allgemeinpraktiker in Hannover (Im Heidkampe 51); Eintritt in die NSDAP am 1.4.1933; Ende 1935 bis 1936 Arzt in Mecklenburg, mglw. in Gnoien; ab November 1936 niedergelassener Allgemeinpraktiker in Burhave/Oldenburg; bis 1974 in Hannover (Loccumer Straße 1); am 24.1.1974 im Alter von 84 Jahren in Hannover gestorben

Fischer, Dr. Fredi Eitel Erwin

geboren am 1.11.1907 in (Berlin-)Lichtenberg; Sohn eines Ober-Postassistenten und späteren Postinspektors; Gymnasium in Berlin, 1928 Abitur; Medizinstudium in Berlin; April 1935 Approbation; bis 1936 Assistenzarzt in Berlin-Lichtenberg (Ruschestraße 102); Oktober 1936 Promotion in Berlin;[25)] Oktober 1936 bis 1937 Assistenzarzt in Rostock; 1937 praktischer Arzt in Eschwege/Hessen (Friedrich-Wilhelm-Straße 30); September 1937 Heirat mit Else Meyer (*25.10.1911 in [Berlin-]Reinicken-

23) Postume Veröffentlichung durch seine Kinder: Fircks, Eduard von: Erinnerungen. Höhen und Tiefen im Leben eines baltischen Arztes 1905-1972, Wedemark 2003.
24) Mit der Arbeit: Über den Tod durch Verhungern in forensischer Beziehung (MS).
25) Mit der Arbeit: Über die Lage, Form und Größe der Speiseröhre und des Magens beim Keimling, toten Neugeborenen und Säugling (MS).

dorf, †21.2.1999 in Passau/Bayern; Tochter eines Tischlers und späteren Kaufmanns), mind. zwei Kinder; Oktober 1937 bis mind. 1941 niedergelassener Allgemeinpraktiker in Spreenhagen/Brandenburg; ab Januar 1942 Kriegseinsatz in der Wehrmacht; mind. 1962 bis 1997 Radiologe in (West-)Berlin (Weddingstraße 5, Müllerstraße 32, Maximiliankorso 58); am 6.7.1997 im Alter von 89 Jahren in Husum/Schleswig-Holstein gestorben

Fischer, Dr. Fritz Ernst Albert

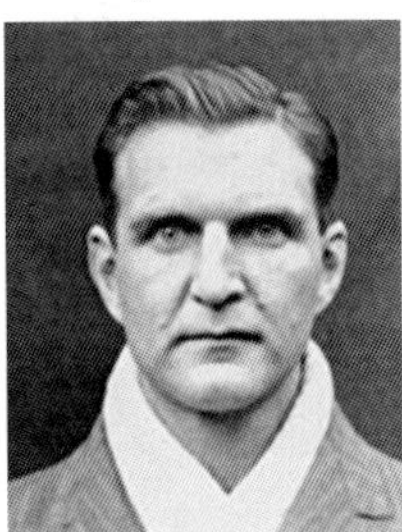

geboren am 5.10.1912 in (Berlin-)Tegel; Sohn eines Kaufmanns; Realgymnasium in Berlin, 1931 Abitur; Medizinstudium in Berlin, Bonn, Leipzig und Hamburg; ab 1.2.1933 Mitglied der SS, Nr. 203.578; Eintritt in die NSDAP am 1.5.1937, Mitgliedsnummer 4.945.298; Januar 1938 Approbation; ab Mai 1938 Assistenzarzt am Pathologischen Institut des Rudolf-Virchow-Krankenhauses in Berlin; Juli 1938 Promotion in Hamburg;[26)] nach Versetzung zur Waffen-SS ab November 1939 Assistenzarzt bei → Prof. Dr. Karl Gebhardt im SS-Lazarett Hohenlychen/Brandenburg; ab Juni 1941 Chirurg und Truppenarzt in der SS-Leibstandarte „Adolf Hitler"; ab Ende 1941 wieder Assistenzarzt im SS-Lazarett Hohenlychen; ab 1942 Menschenversuche an im Konzentrationslager Ravensbrück internierten Frauen (Sulfonamid-Experimente, Versuche zur Knochen-, Muskel- und Nervenerneuerung sowie zur Knochenverpflanzung); Januar 1942 Heirat mit Magdalene Lomb (*19.12.1919 in Jöllenbeck, †2006), drei Kinder; ab Mai 1943 Kriegseinsatz als Truppenarzt bei der Waffen-SS, ab Juni 1943 als Chirurg und Zugführer in der Sanitätsabteilung der 10. SS-Panzer-Division „Frundsberg"; nach Verwundung im August 1944 Amputation des rechten Arms, EK II; nach Genesung als Patient im SS-Lazarett Hohenlychen ab Dezember 1944 als Assistenzarzt an die Charité in Berlin kommandiert; ab April 1945 erneut Assistenzarzt im SS-Lazarett Hohenlychen; im Nürnberger Ärzteprozeß im August 1947 wegen seiner Sulfonamid-Experimente und chirurgischen Versuche zu lebenslanger Haft verurteilt, im Januar 1951 durch den US-amerikanischen Hochkommissar John McCloy zu einer 15-jährigen Haftstrafe begnadigt und im Kriegsverbrechergefängnis Landsberg/Bayern inhaftiert; im April 1954 vorzeitig entlassen; anschließend bis 1977 wissenschaftlicher Mitarbeiter bei der Pharma-Firma Boehringer in Ingelheim/Rheinland-Pfalz; bis 2003 in Ockenheim/Rheinland-Pfalz (Bergstraße 49); am 2.2.2003 im Alter von 90 Jahren in Ockenheim gestorben

Fischer, Dr. Johannes Martin Wilhelm

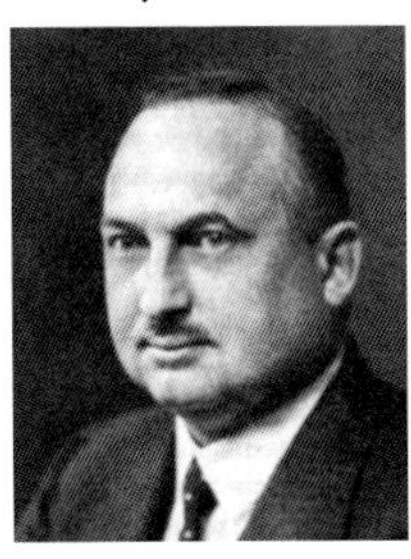

geboren am 3.6.1881 in Minden/Westfalen; Sohn eines Mittelschullehrers; Gymnasium in Minden, 1900 Abitur; zunächst Studium der Theologie und Philologie in Halle, Tübingen, Göttingen und Berlin; als Einjährig-Freiwilliger dazwischen von April bis Oktober 1907 Militärdienst; Medizinstudium in Halle; dort im Dezember 1910 Approbation und Promotion;[27)] anschließend Assistenzarzt an der Nervenklinik der Universität Halle-Wittenberg; ab April 1912 Assistenzarzt an der Privatanstalt für Nerven- und Geisteskranke von Dr. Oestereicher in Berlin; ab Oktober 1912 Hilfsarzt an der Klinik für Nerven- und Gemütskranke der Universität Rostock; ab April 1914 Assistenzarzt an der Heil- und Pflegeanstalt Rostock-Gehlsheim (dort auch wohnhaft); ab August 1914 Kriegseinsatz als Bataillonsarzt im Ersatz-Bataillon des Infanterie-Regiments 154, im September 1915 verwundet, nach Verlust eines Beines zu 70 Prozent erwerbsgemindert und als Kriegsbeschädigter aus dem Heer entlassen, EK II; ab Juli 1916 Assistenzarzt, ab April 1917 Oberarzt, April 1924 bis Mai 1945 Direktor an der Heil- und Pflegeanstalt Sachsenberg in Schwerin (dort auch wohnhaft);[28)] Oktober 1920 Heirat mit Gertrud Gretzschel (*22.8.1893 in Düsseldorf, †16.5.1945 Suizid in Schwerin; Tochter eines Regierungsrates), zwei Kinder; 1926 zum Obermedizinalrat ernannt; ab Juli 1933 Mitglied des NSKK; 1934 auf Initiative des Reichsstatthalters Friedrich Hildebrandt als

26) Mit der Arbeit: Zur Frage der posttraumatischen Entstehung des Seminoms, Berlin 1938.
27) Mit der Arbeit: Die hernia mesentrico-parentalis dextra, veröffentlicht unter dem Titel: Ein rechtsseitiger Bauchfellbruch, Leipzig 1910.
28) Fischer war als Anstaltsleiter an Zwangssterilisationen sowie an der Verschickung von Behinderten in Tötungsanstalten und an Krankenmorden in Sachsenberg beteiligt.

Gerichtsgutachter entbunden;[29] erst im Januar 1940 Anerkennung als Facharzt für Nerven- und Geisteskrankheiten; Februar 1943 KVK II. Kl. o.S.; am 16.5.1945 im Alter von fast 64 Jahren Suizid durch Vergiften gemeinsam mit seiner Ehefrau und der Tochter in Schwerin

Fischer, Dr. Julius Hermann Karl
geboren am 21.8.1877 in Ulm/Württemberg; Sohn eines Zahlmeisters; Gymnasium in Stuttgart, 1895 Abitur; Medizinstudium in Berlin an der Kaiser-Wilhelm-Akademie für das militärärztliche Bildungswesen; Oktober 1901 Approbation und Promotion in Berlin;[30] 1901 bis 1904 Militär-Assistenzarzt bzw. Militär-Oberarzt in Straßburg/Elsaß, 1904 bis 1906 bei den Kolonialtruppen in Deutsch-Südwest-Afrika, 1907 bis 1908 in Berlin und Oldenburg; 1908 bis 1911 Assistenzarzt an Krankenhäusern in Berlin-Moabit und Berlin-Friedrichshain; September 1909 Heirat mit Olga Natje (*14.1.1889 in Burgdorf bei Hannover, †24.12.1972 in Kassel; Tochter eines Kaufmanns und späteren Fabrikbesitzers); 1911 bis 1941 niedergelassener Allgemeinpraktiker und Röntgenarzt in Neubrandenburg (Pfaffenstraße 20); dort auch Inhaber eines medico-mechanischen Instituts; am 11.10.1941 im Alter von 64 Jahren an Lungenkrebs in Neubrandenburg gestorben

Fischer, Dr. Philipp Wilhelm
geboren am 29.7.1873 in Woldegk/Mecklenburg; Sohn eines Pastors und späteren Präpositus; Gymnasium in Friedland, 1895 Abitur; Medizinstudium in Jena und Rostock; Medizinalpraktikant bei Dr. Georg Seeler (*1851, †1928) in Lübtheen; Februar 1902 Approbation und Juli 1903 Promotion in Rostock;[31] Assistenzarzt an der Rückertschen Augenheilanstalt von Dr. Friedrich Peppmüller in Zittau und an der Augenklink der Universität Rostock (Doberaner Straße 140); April 1908 bis 1939 niedergelassener Augenarzt in Wismar (Beguinenstraße 2); dazwischen Januar 1915 bis November 1918 Kriegseinsatz an der Westfront; unverheiratet; am 19.12.1939 im Alter von 66 Jahren an Grippe und Herzmuskelschwäche in Wismar gestorben[32]

Fischer, Prof. Dr. Walther Johann Conrad

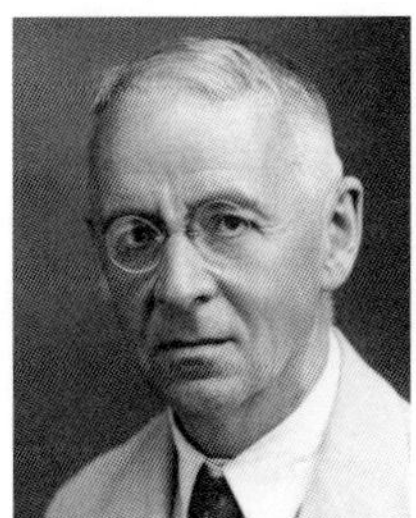

geboren am 27.12.1882 in Stuttgart/Württemberg; Sohn eines Universitätsprofessors; Gymnasium in Tübingen, 1900 Abitur; Medizinstudium in Tübingen, Leipzig und Kiel; als Einjährig-Freiwilliger von Oktober 1900 bis April 1901 und von April bis September 1907 Militärdienst im Infanterie-Regiment 180; September 1906 bis März 1907 Medizinalpraktikant am Pathologischen Institut der Universität Königsberg; Mai 1907 Approbation und Promotion in Tübingen;[33] Oktober 1907 bis Februar 1908 1. Assistent am Pathologischen Institut der Universität Königsberg; März bis September 1908 Assistent am Pathologischen Institut der Universität Tübingen; Oktober 1908 bis September 1910 Assistent am Pathologischen Institut der Universität Freiburg; Oktober 1910 bis Oktober 1912 1. Assistent am Pathologischen Institut der Universität Göttingen; dort im Februar 1911 Habilitation, dann Privatdozent für Allgemeine Pathologie und pathologische Anatomie; Februar 1913 bis März 1919 Dozent für Pathologie an der Deutschen Medizinschule der Tung-Chi-Universität in Shanghai/China; dort ab Juli 1918 Titularprofessor; August bis November 1914 Kriegs-

29) Hildebrandt teilte dem mecklenburgischen Ministerium für Unterricht, Kunst, geistliche und Medizinalangelegenheiten im Juni 1934 mit, daß Fischer als „der ständige medizinische Sachverständige bei den Gerichten in Schwerin ... im Sinne unserer Weltanschauung zu schwach ist und in seinen Sachverständigengutachten zu sehr Milde und Nachsicht ... walten“ lasse, woraufhin viele Angeklagte freigesprochen würden; Fischer sei „ein überaus weicher, seelisch stark beeindruckbarer Mensch“. Benötigt werde jedoch „ein energischerer Arzt, der auch weltanschaulich in konsequenter Haltung dem nationalsozialistischen Staatsgedanken gerecht“ werde. Hildebrandt verlangte, daß Fischer, „der nicht das Vertrauen der Bewegung und auch nicht mein Vertrauen für die Gutachtertätigkeit hat, von seinem Amt entbunden“ werde.

30) Mit der Arbeit: Ein Fall von Polyneuritis peripherica als Folgezustand von Typhus abdominalis, Berlin 1901.

31) Mit der Arbeit: Über Asthenopie und ihre Behandlung, Rostock 1903.

32) In einem Nachruf der Ärztlichen Bezirksvereinigung Wismar hieß es, Fischer sei „an den Folgen eines Kriegsleidens“ gestorben; „er ist uns stets ein standestreues Mitglied gewesen, dessen Andenken wir in Ehren halten werden“.

33) Mit der Arbeit: Über großknotige tumorähnliche Tuberkulose der Leber, wahrscheinlich kombiniert mit Syphilis, Berlin 1907.

einsatz als Oberarzt im 3. See-Bataillon bei der Belagerung von Tsingtau, EK II; September 1915 Heirat mit Johanne Smend (*15.11.1891 in Göttingen, †21.3.1974 in Göttingen; Tochter eines Theologen und Universitätsprofessors); ab Mai 1919 Volontärassistent und Dozent mit Lehrauftrag für Tropenkrankheiten an der Universität Göttingen; April 1921 bis März 1922 Lehrstuhlvertretung für Pathologie und kommissarischer Direktor des Pathologischen Instituts der Universität Bonn; dort im August 1921 zum außerordentlichen Professor ernannt; April 1922 bis März 1946 ordentlicher Professor für Pathologische Anatomie an der Universität Rostock (Gertrudenstraße, Strempelstraße 14, St.-Georg-Straße 34); dort auch Direktor des Pathologischen Instituts und des Gerichtsärztlichen Museums; März 1926 bis Februar 1927 Rektor, 1927 bis 1928 Prorektor und 1928 bis 1929 Dekan der Medizinischen Fakultät der Universität Rostock; bis 1933 Mitglied der DVP; Januar bis Oktober 1935 Lehrstuhlvertretung an der Tung-Chi-Universität in Shanghai; ab September 1939 auch vertretungsweise Professor für Allgemeine Pathologie und pathologische Anatomie an der Universität Jena; ab mind. 1941 auch Leiter der mecklenburgischen Bezirksarbeitsgemeinschaft für Krebsbekämpfung des Reichsausschusses für Volksgesundheitsdienst beim Reichsministerium des Innern; vom Reichsministerium für Wissenschaft, Erziehung und Volksbildung „im Einvernehmen mit dem Auswärtigen Amt und dem Leiter der Partei-Kanzlei" im Juni 1941 für ein Jahr als Gastprofessor nach Tokio entsandt, dann wieder Professor in Rostock; daneben Kriegseinsatz im Reservelazarett Rostock, dort im Februar 1944 zum Oberstabsarzt und im November 1944 zum Oberfeldarzt befördert; November 1945 bis März 1946 erneut Dekan der Medizinischen Fakultät der Universität Rostock; April 1946 bis 1953 ordentlicher Professor für Pathologie an der Universität Jena;[34] dort auch Direktor des Pathologisch-Anatomischen Instituts, des Gerichtsmedizinischen Instituts und des Instituts für Geschichte der Medizin; ab 1952 Mitglied der Deutschen Akademie der Naturforscher Leopoldina; Dezember 1952 medizinische, Juni 1965 zahnmedizinische Ehrendoktorwürde der Universität Rostock; nach der Emeritierung ab September 1953 wissenschaftlicher Mitarbeiter im VEB Jenapharm in Jena; dort 1955 bis 1961 Leiter der Abteilung Histopathologie am Zentralinstitut für Mikrobiologie und experimentelle Therapie der Akademie der Wissenschaften; 1957 als Hervorragender Wissenschaftler des Volkes ausgezeichnet; nach Übersiedlung in die Bundesrepublik ab mind. 1965 in Göttingen (Hainholzweg 17); am 27.7.1969 im Alter von 86 Jahren in Göttingen gestorben

Flach, Dr. Martin Richard Antonie
geboren am 29.5.1912 in Altona/Schleswig-Holstein; Sohn eines Ingenieurs und späteren Fabrikdirektors; Gymnasium in Hamburg, 1932 Abitur; Medizinstudium in Göttingen; September 1939 Approbation in Berlin; ab Januar 1940 Volontärassistent am Krankenhaus in Hamburg-Altona, ab Februar 1940 am Elisabeth-Krankenhaus in Hamburg (Jüthornstraße 24); Juni 1940 Promotion in Göttingen;[35] August 1940 Heirat mit der kaufmännischen Angestellten Ingeborg Voß (*10.3.1914 in Rostock, †15.4.1988 in Hamburg; Tochter eines Drogisten und späteren Reisevertreters), mind. zwei Kinder, 1971 Scheidung; November 1940 bis mind. 1941 Assistenzarzt am Allgemeinen Krankenhaus in Hamburg-Wandsbek (Horner Weg 256); ab Februar 1942 dienstverpflichteter Arzt bei Dr. Hans Voß in Hamburg (Barmbeker Straße 40); ab Januar 1944 Arztvertreter bei → Dr. Franz Bachmann in Güstrow (Hafenstraße 3); nach Kriegseinsatz ab März 1945 praktischer Arzt in Güstrow; ab mind. 1947 niedergelassener Allgemeinpraktiker in Hamburg (Kirchenweg 5, Moschlauer Kamp 48, Am Busbroock 17, Berner Heerweg 383, Alsterkehre 4); September 1971 Heirat mit der Apothekerin Hedwig Keßler (*4.7.1935 in Edenkoben/Pfalz); am 19.1.1999 im Alter von 86 Jahren in Hamburg gestorben

Fleig, Dr. Joachim Wolfgang Paul
geboren am 11.8.1917 in Greifswald/Pommern; Sohn eines Oberlehrers; Gymnasium, 1936 Abitur; Medizinstudium; Oktober 1941 Approbation; Promotion; Mai 1943 Heirat mit der Grundschullehre-

34) Rektor Prof. Dr. Günter Rienäcker teilte der Abteilung Volksbildung der mecklenburgischen Landesregierung im März 1946 mit, daß die Rostocker Universität „sich besonders große Mühe gegeben" habe, „diesen hochverdienten Forscher und Lehrer zu halten", jedoch „leider erfolglos"; Fischers Berufungsbedingungen seien in Jena „sofort angenommen worden, obwohl sie sehr weitreichend waren"; die „Universität Rostock und das Land Mecklenburg" erlitten durch Fischers Wechsel „einen großen Verlust".

35) Mit der Arbeit: Über die Beziehungen zwischen Hypophysenvorderlappen und Schilddrüse bei D-Avitaminose, Berlin 1940.

rin und späteren Oberstudienrätin Waltraud Turck (*22.5.1922 in Goldbach bei Sorau/Lausitz, †8.8.1998 in Lübbecke/Nordrhein-Westfalen; Tochter eines Lehrers und Konrektors), zwei Kinder, spätestens 1981 Scheidung; ab mind. April 1945 Arzt in Rosenhagen bei Dassow; Juni 1945 Flucht aus Rosenhagen; bis mind. 1981 niedergelassener Allgemeinpraktiker in Preußisch Oldendorf/Nordrhein-Westfalen (Zur Schirmke 3); Februar 1981 Heirat mit Susanne Albersmeyer (*23.1.1929 in Duchen bei Guhrau/Schlesien, †24.10.2017 in Dresden); am 24.10.2000 im Alter von 83 Jahren in Preußisch Oldendorf gestorben

Fleischmann, Dr. Richard Julius Christlieb
geboren am 13.9.1864 in Greifenberg/Pommern; Sohn eines Rentamts-Verwesers und Kreissekretärs; Gymnasium, 1885 Abitur; Medizinstudium; Juli 1892 Approbation; Promotion; spätestens 1901 Heirat mit Elise Venzmer (*19.5.1878 in Leussin/Wollin/Pommern, †1.1.1948 in Lübeck; Tochter eines Gutspächters), mind. fünf Kinder; mind. 1901 bis 1938 niedergelassener Allgemeinpraktiker in Naugard/Pommern (Gollnower Straße 5 und 6); ab 1938 ohne ärztliche Tätigkeit; ab Oktober 1939 dienstverpflichteter Arzt in der Praxis seines einberufenen Sohnes Dr. Heinrich Fleischmann in Naugard (Horst-Wessel-Straße 6); nach Flucht von April 1945 bis 1946 Flüchtlingsarzt in Schwerin (Grenadierstraße 12); am 3.2.1946 im Alter von 81 Jahren an Arteriosklerose und Herzinsuffizienz in Lübeck gestorben

Fleischmann, Dr. Wilhelm
geboren am 31.1.1915 in Braunsdorf bei Saalfeld/Schwarzburg-Rudolstadt; Sohn eines Pastors; Gymnasium in Rostock, 1935 Abitur; 1935 Reichsarbeitsdienst; zunächst Studium der Theologie in Bethel, dann Medizinstudium in Rostock und Berlin; dazwischen von Oktober 1936 bis April 1938 Wehrdienst, dann Kriegseinsatz; spätestens 1942 Heirat mit Else ?; November 1942 Approbation in Rostock; ab November 1942 Assistenzarzt an der Heil- und Pflegeanstalt Rostock-Gehlsheim (Gehlsheimer Straße 4); mind. 1944 Arzt in Hamburg (Hochallee 100); ab März 1944 erneuter Kriegseinsatz als Unterarzt; November 1944 Heirat mit der Niederländerin Arendje Briene (*24.7.1925 in Tiel/Niederlande; Tochter eines Chauffeurs), drei Kinder; 1944 Promotion in Rostock;[36] mind. 1947 bis 1951 auf Spiekeroog/Niedersachsen; ab November 1961 niedergelassener Allgemeinpraktiker in Bad Krozingen/Baden-Württemberg (Propsteiweg 8, Litschgistraße 11); am 19.11.1995 im Alter von 80 Jahren in Bad Krozingen gestorben

Flügger, Dr. Georg Hermann
geboren am 15.4.1887 in Hamburg; Sohn eines Kaufmanns; Gymnasium in Hildesheim, 1907 Abitur; Medizinstudium in Marburg, Greifswald, München und Berlin; Medizinalpraktikant an der Chirurgischen Universitätsklinik in Marburg, an der Frauenklinik in Dresden und am Krankenhaus St. Georg in Hamburg; Juni 1913 Approbation und September 1913 Promotion in Marburg;[37] Assistenzarzt am Städtischen Krankenhaus in Neumünster; August 1914 bis November 1918 Kriegseinsatz; Januar 1919 bis 1962 niedergelassener Allgemeinpraktiker in Wismar (Mühlenstraße 1, Mecklenburger Straße 1); März 1919 Heirat mit Charlotte Kraft (*16.12.1892 in Hamburg, †21.5.1983 in Wismar; Tochter eines Kaufmanns), vier Kinder; ab September 1933 Mitglied der SA, ab Juni 1934 SA-Sanitäts-Sturmführer in Wismar; ab April 1935 Mitglied des NSDÄB, Nr. 8.401; ab mind. 1937 auch nebenamtlicher Vertragsarzt beim RAD-Lager für die weibliche Jugend in Gägelow bei Wismar und nebenamtlicher Wehrmachtsarzt in der Sanitäts-Abteilung 12 in Wismar; am 7.12.1962 im Alter von 75 Jahren in Wismar gestorben

Focke, Dr. Friedrich Georg Adalbert
geboren am 20.5.1900 in Bramsche/Hannover; Sohn eines Arztes und späteren Sanitätsrates; Gymnasium in Osnabrück, 1918 Notabitur; Juli bis November 1918 Kriegseinsatz als Seekadett, EK II; Medizinstudium in Münster und Heidelberg; April 1925 Approbation und Promotion in Freiburg;[38] 1925 bis 1926 Assistenzarzt am Pathologischen Institut der Universität Freiburg, bis 1928 am Pathologi-

36) Mit der Arbeit: Zur Frage der Übererregbarkeits-Epilepsie (MS).
37) Mit der Arbeit: Ein Fall von Resektion des Choledochus wegen Carcinom, Marburg 1913.
38) Mit der Arbeit: Über die cartilaginösen Pleuraschwielen an der Lungenspitze, Freiburg 1924.

schen Institut der Universität Basel; bis Januar 1929 Assistenzarzt und Prosektor am Anatomischen Institut der Universität Rostock (Gertrudenstraße); Februar 1929 bis November 1935 Assistenzarzt an der Chirurgischen Klinik der Universität Rostock (dort auch wohnhaft: Maßmannstraße 35), zuletzt als Facharzt für Chirurgie sowie als Facharzt für Röntgenologie und Lichtheilkunde; Eintritt in die NSDAP am 1.12.1931, Mitgliedsnummer 851.227; ab Dezember 1931 auch Mitglied der SA, bis Oktober 1934 Adjutant des Brigadearztes der SA-Brigade 111 (Rostock), als SA-Sanitäts-Sturmbannführer von Oktober 1934 bis Mai 1935 selbst Brigadearzt der SA-Brigade 111; ab November 1935 im hauptamtlichen Parteidienst, zunächst als Ständiger Vertreter des Reichsärzteführers (Dr. Gerhard Wagner) sowie als Leiter der Hauptabteilung Gesundheit im Fachamt Freie Berufe und als Leiter der Fachgruppe Gesundheit der DAF in Berlin (Reichenbacher Straße 79/80, Grünheider Weg 112); April 1936 Heirat mit Maria Hosse (*27.7.1912 in Leipzig, †6.1.1993 in Osnabrück; Tochter eines Apothekers), zwei Kinder; September 1939 bis Februar 1940 Kriegseinsatz als Oberassistenzarzt; nach Entlassung aus der Wehrmacht ab März 1940 wieder in Mecklenburg; als Nachfolger von → Dr. Wilhelm Breßler dort Gauärzteführer und von April 1940 bis 1945 Leiter der Ärztekammer Mecklenburg und der Kassenärztlichen Vereinigung sowie Gauobmann des NSDÄB Mecklenburg in Rostock (Lützowstraße 4, Stephanstraße 12); als Gauamtsleiter daneben ab April 1940 kommissarischer, ab August 1940 regulärer Leiter des Gauamtes für Volksgesundheit der Gauleitung Mecklenburg der NSDAP;[39] KVK II. und I. Kl.; ab mind. März 1943 auch ärztliches Mitglied des dem Oberlandesgericht Rostock angegliederten Erbgesundheitsobergerichts; ab April 1944 auch Lehrauftrag für Vorlesungen an der Universität Rostock zur ärztlichen Rechts- und Standeskunde sowie zur Sozialversicherung; bis mind. Februar 1945 außerdem Leiter des Gauausschusses für gärungslose Früchteverwertung; nach Flucht bis 1948 in Malgarten bei Bramsche/Niedersachsen; am 7.1.1948 im Alter von 47 Jahren an Herzschlag in Malgarten gestorben

Föhrenbach, Dr. Heinrich Adolf
geboren am 26.6.1911 in Tübingen/Württemberg; Sohn eines Berufssoldaten (Leutnant) und späteren Arztes (Internist); Gymnasium in Tübingen und Realgymnasium in Heidelberg, 1930 Abitur; Medizinstudium in Heidelberg, Tübingen, Königsberg und Berlin; Herbst 1936 bis Herbst 1937 Medizinalpraktikant als Sanitätsoffizier im Lazarett Berlin-Tempelhof; Herbst 1937 Approbation; anschließend bis Anfang 1939 Truppenarzt; als Oberarzt in der Sanitätsabteilung 32 ab Anfang 1939 an die Kinderklinik der Universität Rostock (Augustenstraße 80/82) kommandiert; dort im Juni 1939 Promotion;[40] ab mind. 1951 wieder in Württemberg; August 1951 Heirat mit Maria Mürnseer (*10.7.1923 in Karlsruhe; Tochter eines Apothekers und Chemikers); ab mind. 1965 niedergelassener Allgemeinpraktiker in Eberbach/Baden-Württemberg (Gartenstraße 1, Rockenauer Straße 180); am 10.7.2003 im Alter von 92 Jahren in Eberbach gestorben

Fölsing, Dr. Kurt Friedrich Max
geboren am 18.4.1918 in Viersen/Rheinprovinz; Sohn eines Regierungsbaumeisters und späteren Oberreichsbahnrates; Gymnasium in Frankfurt/Main, 1938 Abitur; Medizinstudium in Rostock; galt als „jüdischer Mischling II. Grades"; Juli 1944 Approbation in Schwerin; mind. 1944 Kriegseinsatz als Sanitätsunteroffizier in Rostock (Laurembergstraße 10); August 1944 Heirat mit der Bürohilfskraft und späteren Sprechstundenhilfe Elisabeth Pierstorff (*11.1.1921 in Güstrow, †9.5.1973 in Bremen; Tochter eines Baumeisters), zwei Kinder; November 1944 Promotion in Rostock;[41] ab 1944 praktischer Arzt, bis mind. 1952 niedergelassener Facharzt für Kinderkrankheiten in Güstrow (Gleviner Straße/Stalinstraße 26); dort mind. 1947 bis 1948 (auch) Kinderarzt am Städtischen Krankenhaus (Bachstraße 1); nach Flucht bis April 1961 in Delmenhorst/Niedersachsen; ab April 1961 niedergelassener Kinderarzt in Bremen (Waller Straße 3 und 1); Oktober 1976 Heirat mit der Arzthelferin Marlis Hülsmann (*20.9.1946 in Bremen); am 2.4.1989 im Alter von fast 71 Jahren in Bremen gestorben

39) Anläßlich der Amtseinführung Fockes als Gauamtsleiter betonte Gauleiter Friedrich Hildebrandt: „Es wird Ihre Aufgabe sein, den guten Gesundheitszustand meiner Mecklenburger zu erhalten und auch dafür zu sorgen, daß eine vorbeugende Gesundheitspflege den höchsten Grad von Leistungsfähigkeit jedes Einzelnen sichert."

40) Mit der Arbeit: Beitrag zur Kenntnis des Syndroms Waterhouse-Friderichsen, Bottrop 1939.

41) Mit der Arbeit: Sulfonamid-Prophylaxe bei Fieber unter der Geburt, vorzeitigem Blasensprung und intrauterinen Eingriffen (MS).

Förster, Dr. Günther Alfred Karl
geboren am 14.2.1913 in Schlawa/Schlesien; Sohn eines Schlossermeisters; Gymnasium in Glogau, 1935 Abitur; nach Ableistung des halbjährigen Arbeitsdienstes Medizinstudium in Breslau und Berlin; ab Mai 1941 Medizinalpraktikant an der Pathologischen Abteilung des Urban-Krankenhauses in Berlin (Am Urban 12-18); dort im September 1941 Approbation; ab September 1941 Volontärassistent am Urban-Krankenhaus in Berlin (Droysenstraße 5, Christburger Straße 32); November 1941 Promotion in Berlin;[42] ab Februar 1942 Hilfsarzt, ab November 1943 Assistenzarzt am Horst-Wessel-Krankenhaus in Berlin (Landsberger Allee 157); ab September 1944 Assistenzarzt an der Lungenheilstätte Grabowsee bei Oranienburg; ab mind. April/Mai 1945 dienstverpflichteter Arzt in Flüchtlingslagern in Schwerin (Schlachterstraße 1); Juni 1945 Flucht aus Schwerin; mind. 1955 bis 1977 Facharzt für Lungenkrankheiten in Westberlin (Am Fenn 19, Finckensteinallee 3, Bülowstraße 4)

Förtner, Dr. Rudolf Eduard Anton
geboren am 27.5.1876 in München/Bayern; Sohn eines Hofklavierfabrikanten; Gymnasium in München, 1895 Abitur; Medizinstudium in München und Kiel; Februar 1904 Approbation in Berlin; Juli 1904 Promotion in Kiel;[43] 1904 bis 1906 Assistenzarzt an der Universitäts-Augenklinik in Halle, 1907 an der Schlesischen Augenklinik in Breslau und 1907 bis 1908 an der Knappschafts-Augenklinik in Kattowitz; August 1909 bis 1945 niedergelassener Facharzt für Augenkrankheiten in Schwerin (Wismarsche Straße 33, Kaiser-Wilhelm-Straße/Bismarckstraße 49 und 59); November 1912 Heirat mit Ilse Wöhler (*19.7.1889 in Schwerin, †28.9.1986 in Emmendingen; Tochter eines Weingroßhändlers und späteren Kommerzienrates), zwei Kinder; 1914 bis 1916 Kriegseinsatz als Leiter der Augenlazarette in Schwerin und Swinemünde, 1916 bis 1918 als aktiver Regimentsarzt; in Schwerin Eintritt in die NSDAP am 1.5.1932, Mitgliedsnummer 1.092.649; daneben auch Mitglied des NSDÄB; ab November 1933 Sachverständiger, 1934 bis mind. 1939 ärztlicher Beisitzer am Erbgesundheitsgericht Schwerin; dort auch Mitglied des NSKK, ab Januar 1939 NSKK-Staffelführer; am 27.8.1945 im Alter von 69 Jahren Suizid durch Vergiften in Schwerin

Forjahn, Dr. Gustav Paul Friedrich
geboren am 30.5.1877 in Wustrow bei Ribnitz/Mecklenburg; Sohn eines Lehrers; Gymnasium in Doberan, 1898 Abitur; Medizinstudium in Rostock und Halle; März 1903 Approbation; 1903 bis 1919 aktiver Militärarzt, mind. 1904 bis 1913 als Assistenzarzt im schleswig-holsteinischen Train-Bataillon 9 in Rendsburg, mind. 1914 als Stabsarzt in Rostock; September 1904 Heirat mit Louise Soldat (*22.7.1876 in Güstrow, †21.12.1953 in Wustrow; Tochter eines Drogisten), zwei Kinder; Dezember 1904 Promotion in Rostock;[44] Kriegseinsatz, zuletzt als Oberstabsarzt; 1919 bis mind. 1941 beamteter Regierungsmedizinalrat am Versorgungsamt Rostock (Augustenstraße 15); mind. 1922 bis 1926 auch niedergelassener Facharzt für Haut- und Geschlechtskrankheiten in Rostock (Hopfenmarkt 10); spätestens 1939 zum Oberregierungsmedizinalrat ernannt; mind. 1953 bis 1954 in Wustrow (Stalinstraße 238); am 29.10.1954 im Alter von 77 Jahren an Arterienverkalkung und Herzschlag in Wustrow gestorben

Forjahn, Klaus Kurt Karl
geboren am 6.12.1914 in Rostock/Mecklenburg; Sohn des Arztes → Dr. Gustav Forjahn; Gymnasium in Rostock, 1935 Abitur; Medizinstudium in Rostock; Approbation; mind. 1941 Assistenzarzt in Rostock (Augustenstraße 15); unverheiratet; am 7.6.1941 im Alter von 26 Jahren an Blutvergiftung in Rostock gestorben

Forkel, Dr. Wilhelm Hans Emil
geboren am 22.3.1884 in Darmstadt/Hessen; Sohn eines Papierfabrikanten; Gymnasium, 1903 Abitur; Medizinstudium in München; April 1909 Approbation und Promotion in München;[45] bis 1910

42) Mit der Arbeit: In welche Richtung breitet sich subcutan gespritzte Flüssigkeit aus? (MS).
43) Mit der Arbeit: Zur Kasuistik der Pseudarthrosenoperation, Kiel 1904.
44) Mit der Arbeit: Beitrag zur Chirurgie des Mesenterium mit besonderer Berücksichtigung der Prognose, Borna/Leipzig 1904.
45) Mit der Arbeit: Ein Beitrag zur Lehre vom Gliom, München 1909.

praktischer Arzt in Viöl bei Husum/Schleswig-Holstein; Juni 1910 Heirat mit Hildegard Karnatz (*16.1.1886 in Franzburg/Pommern; Tochter eines Seminarlehrers), 1920 Scheidung; 1910 bis mind. 1937 niedergelassener Allgemeinpraktiker in Greifenhagen/Pommern (Mühlenstraße 25, Schlageterstraße 4; mind. 1921 wohnhaft in Fiddichow bei Greifenhagen, Bahner Straße 43); Kriegseinsatz; Mai 1921 Heirat mit Frieda Voigt (*31.1.1888 in Stettin; Tochter eines Gärtners), insgesamt zwei Kinder; in Greifenhagen Eintritt in die NSDAP am 1.5.1937, Mitgliedsnummer 4.013.683; daneben auch Mitglied des NSKK und des NSDÄB; ab Dezember 1939 Kriegseinsatz; nach Flucht aus Pommern von April 1945 bis mind. 1953 niedergelassener Allgemeinpraktiker in Rostock (St.-Georg-Straße/Friedrich-Engels-Straße 19; ehemalige Praxis von → Dr. Paul Voss); am 10.7.1955 im Alter von 71 Jahren an Cerebralsklerose in Rostock gestorben

Fox, Dr. Hugo Bernhard
geboren am 7.3.1891 in Wuslack bei Heilsberg/Ostpreußen; Sohn eines Grundbesitzers; Gymnasium in Rössel, 1911 Abitur; Medizinstudium in Königsberg und Rostock; Kriegseinsatz; September 1917 Approbation und Oktober 1917 Promotion in Königsberg;[46] April 1919 bis 1938 niedergelassener Allgemeinpraktiker in Bischofstein/Ostpreußen (Rößlerstraße 23); dort auch nebenamtlicher Durchgangsarzt, Gesellschaftsarzt und Arzt für den Deutschen Bauerndienst; Juni 1921 Heirat mit Helene Regenbrecht (*21.2.1899 in Schöndamerau/Ostpreußen, †7.9.1960 in Güstrow), vier Kinder; in Bischofstein Eintritt in die NSDAP am 1.5.1937, Mitgliedsnummer 4.757.045; auch Mitglied des NSKK; Mai 1938 bis 1945 niedergelassener Allgemeinpraktiker in Marienburg/Westpreußen (Adolf-Hitler-Straße 11 und 26); dort ab April 1940 auch Mitglied des NSDÄB; Kriegseinsatz als Assistenzarzt in der Wehrmacht, nach Verwundung im August 1940 als dienstunfähig entlassen; nach Flucht im Januar/Februar 1945 dienstverpflichteter Arzt in einer verlassenen Praxis in Danzig-Langfuhr; März 1945 Einrichtung einer Behelfspraxis in der früheren Praxis von → Dr. August Kluge in Güstrow (Hindenburgwall 7); Ende 1945 bis 1960 niedergelassener Allgemeinpraktiker in der aufgegebenen Praxis von → Dr. Peter Egge in Güstrow (Hafenstraße 9); am 4.9.1960 im Alter von 69 Jahren an degenerativem Myocardschaden und akuter Herzinsuffizienz in Güstrow gestorben

Franckenberg, Dr. Walter Anton
geboren am 4.4.1890 in Altona/Schleswig-Holstein; Sohn eines Eisenbahndirektors; Gymnasium, 1910 Abitur; Medizinstudium in Greifswald; Kriegseinsatz; 1917 Approbation und April 1917 Promotion in Greifswald;[47] 1920 bis mind. 1939 niedergelassener Facharzt für Psychiatrie und Nervenkrankheiten in Stettin (Pölitzer Straße 12, Moltkestraße 4); April 1924 Heirat mit Anna-Liese von Stockhausen (*29.1.1899 in Sablon bei Metz/Lothringen, †19.1.1979 in Bremen; Tochter eines Generalleutnants), drei Kinder; ab September 1939 Kriegseinsatz in der Wehrmacht, daneben eingeschränkte Weiterführung seiner Praxis; mind. Mai bis Juli 1945 Oberstabsarzt im Heeres-Standortlazarett/Heeres-Sanitätsstaffel in Schwerin (Reiferbahn 1); ab mind. Juli 1945 (auch) Arzt an der Heil- und Pflegeanstalt Sachsenberg in Schwerin (dort auch wohnhaft); nach Flucht bis mind. 1959 Nervenarzt in Bremen (Orleansstraße 30); am 22.12.1961 im Alter von 71 Jahren in Bremen gestorben

Franke, Prof. Dr. Ernst August Wilhelm
geboren am 17.7.1875 in Hannover; Sohn eines Kaufmanns und Weinhändlers; Gymnasium in Hannover, 1896 Abitur; als Einjährig-Freiwilliger von April bis Oktober 1896 Militärdienst; Medizinstudium in Göttingen, München und Berlin; März 1901 Approbation und Juni 1901 Promotion in Berlin;[48] Volontärassistent an der Chirurgischen Universitätsklinik in Berlin, dann Schiffsarzt; Januar 1902 bis März 1903 Volontärassistent an den Pathologischen Instituten der Universitäten Göttingen und Berlin; April bis Juli 1903 Volontärassistent an der Chirurgischen Universitätsklinik in Berlin; August 1903 bis September 1905 Assistenzarzt an der Chirurgischen Abteilung des Stadtkrankenhauses in Altona; Oktober 1905 bis Dezember 1910 Assistenzarzt an der Chirurgischen Klinik der Univer-

46) Mit der Arbeit: Über einen Fall von Tumor der Vierhügel, Königsberg 1917.
47) Mit der Arbeit: Über das Auftreten von Kernfiguren in der Hornschicht der Epidermis, Greifswald 1917.
48) Mit der Arbeit: Behandlung und Ausgänge von 44 Depressionsfrakturen am Schädel aus der Chirurgischen Universitätsklinik zu Berlin, Berlin 1901.

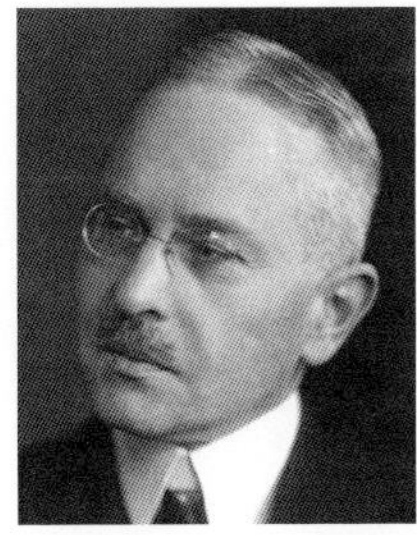

sität Rostock (Schröderplatz); dort 1908 Habilitation,[49] seitdem Privatdozent für Chirurgie; August 1908 Heirat mit Julia Kindermann (*6.4.1884 in Leipzig, †12.10.1946 in Rostock; Tochter eines Kaufmanns), vier Kinder; April 1912 bis 1919 Oberarzt an der Chirurgischen Klinik der Universität Rostock; September 1914 bis Oktober 1918 Kriegseinsatz als kommissarischer Direktor der Klinik und Leiter des Lazaretts „Rotes Kreuz“ in Rostock; ab 1918 Dozent für Chirurgie an der Universität Rostock; 1919 bis 1945 Leiter einer chirurgischen Privatklinik in Rostock (Paulstraße 6 und 27); im Juni 1921 zum nichtbeamteten außerordentlichen Professor für Chirurgie an der Universität Rostock ernannt; ab Gründung 1929 Mitglied der gemeinsamen Ärztekammer für Mecklenburg-Schwerin und -Strelitz; ab 1930 Mitglied des ärztlichen Ehrengerichts Rostock; September 1939 bis Dezember 1940 Kriegseinsatz als Leiter des Lazaretts der Chirurgischen Klinik der Universität Rostock, daneben eingeschränkte Weiterführung seiner zivilärztlichen Tätigkeit; ab Juli 1945 niedergelassener Facharzt für Chirurgie in Rostock (Friedrich-Franz-Straße 33, St.-Georg-Straße 99); im Oktober 1945 Vorschlag des Rostocker Oberbürgermeisters, Franke zum ordentlichen Professor und anstelle des NS-belasteten → Prof. Dr. Johann-Carl Lehmann zum Direktor der Chirurgischen Klinik der Universität Rostock zu bestellen,[50] von der mecklenburgischen Medizinalverwaltung (→ Dr. Hermann Redetzky) mit der Begründung „zu alt“ abgelehnt; im Juli 1947 von der SMAD als außerordentlicher Professor an der Medizinischen Fakultät der Universität Rostock bestätigt; am 15.11.1948 im Alter von 73 Jahren an Verkalkung der Herzkranzgefäße und plötzlichem Herztod in Rostock gestorben

Franke, Dr. Ulrich Eberhard Alexander

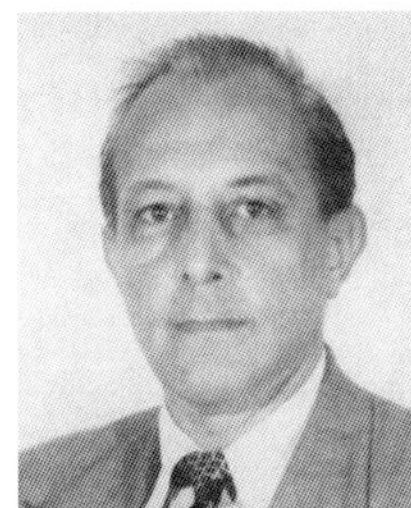

geboren am 23.10.1907 in Königsberg/Ostpreußen; Sohn eines Indologen und Universitätsprofessors; Gymnasium in Königsberg, 1928 Abitur; Medizinstudium in Königsberg; Medizinalpraktikant in Siegen; Februar 1936 Approbation und März 1936 Promotion in Königsberg;[51] ab April 1936 Assistenzarzt in Mecklenburg; noch mind. 1936 Volontärassistent an der Staatlichen Frauenklinik in Hamburg-Finkenau (Catharinsnstraße 54, Flottbecker Chaussee 27); ab Juni 1938 Schiffsarzt auf der Deutschen Afrika-Linie, ab September 1938 bei der Hapag in Hamburg (Dampfer „Portland“, „Menes“ und „Oldenburg“); ab Juni 1939 Schiffsarzt in Königsberg (Albrechtstraße 20); ab November 1939 Kriegseinsatz in der Kriegsmarine, dann in Shanghai/China (mglw. interniert), Juni 1942 bis Februar 1944 als Sanitätsoffizier in der Kriegsmarine; nach 1945 Auswanderung nach Venezuela; dort bis 1950 Chemiker; spätestens 1950 Heirat mit der Krankenschwester Hildegard Lechner (*12.7.1927 in Österreich); August 1950 Auswanderung nach Brasilien

Freerksen, Prof. Dr. Dr. Enno Gerhard Anton

geboren am 11.9.1910 in Emden/Hannover; Sohn eines Kaufmanns und Sparkassendirektors; Gymnasium in Aurich, 1929 Abitur; Studium der Naturwissenschaften und Medizinstudium in Rostock; dort zunächst Mitglied des Wingolf, ab 1930 Mitglied und 1932 bis 1934 Hochschulgruppenführer des NS-Studentenbundes sowie Führer der Rostocker Studentenschaft; Eintritt in die NSDAP am 1.5.1932, Mitgliedsnummer 1.092.860; Februar 1933 Promotion zum Dr. phil. in Rostock;[52] Mai 1933 bis November 1937 Mitglied der SA, zuletzt SA-Oberscharführer im Stab des I. Sturmbanns der

49) Mit der Arbeit: Zur Bakteriologie der akuten und chronischen Appendicitis mit besonderer Berücksichtigung des peritonealen Exsudats, Leipzig 1908.

50) Der Rostocker Oberbürgermeister Christoph Seitz stellte im Oktober 1945 fest, Franke sei „wegen seiner antifaschistischen Gesinnung während der Naziherrschaft verfolgt“ worden. Franke gab im Oktober 1945 an: „Einer politischen Partei habe ich nie angehört, insbesondere nicht der zerflossenen NSDAP, deren Gegner ich stets war, und von der ich genügend gepeinigt, verfolgt und angeprangert worden bin.“

51) Mit der Arbeit: Über Mycosis fungoides. 8 Fälle und die Möglichkeit einer histogenetischen Ausdeutung im Sinne einer Reticulo-Endotheliose, ferner ein Beitrag zur Ätiologie, Königsberg 1935.

52) Mit der Arbeit: Ein neuer Beweis für das rhythmische Wachstum der Kerne durch vergleichende volumetrische Untersuchungen an Zellkernen von Meerschweinchen und Kaninchen, Berlin 1933.

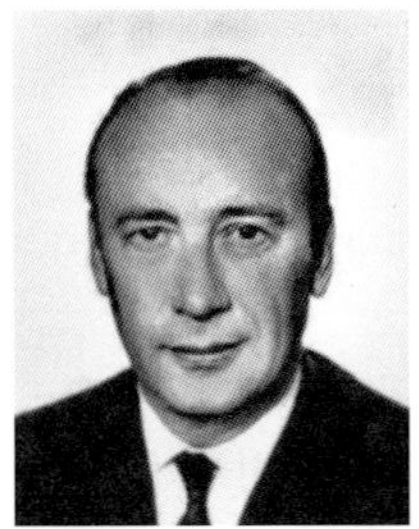

SA-Standarte 90 in Rostock; Juni 1935 Heirat mit der Philologiestudentin Edith Prussas (*2.2.1910 in Karstädt bei Potsdam, †20.4.1995 in Mölln/Schleswig-Holstein; Tochter eines Eisenbahn-Stationsaspiranten und späteren Reichsbahnobersekretärs), drei Kinder; November 1935 Approbation und Promotion zum Dr. med. in Rostock;[53)] 1935 bis 1936 Assistenzarzt und 2. Prosektor am Anatomischen Institut der Universität Rostock (Gertrudenstraße, Friedrichstraße 25, Wismarsche Straße 5); ab Januar 1936 Dozentenbundführer der Universität Rostock; ab November 1936 Oberassistent, dann Prosektor am Anatomischen Institut der Universität Gießen (Wartweg 37); dort 1937 Habilitation;[54)] im Januar 1938 zum Dozentenbundführer und Leiter der Dozentenschaft an der Universität Gießen sowie zum Führer des NS-Dozentenbundes des Gaues Hessen-Nassau ernannt, als solcher Gauhauptstellenleiter in der Gauleitung Hessen-Nassau der NSDAP;[55)] ab 1939 Mitglied der SS, Nr. 347.327, Dienst in der SS-Sanitätsstaffel I/83; in Gießen im Januar 1939 zum Dozenten ernannt; Juni bis Oktober 1939 Gastdozent in Zürich/Schweiz; November 1939 bis Januar 1940 Kriegseinsatz in der Sanitäts-Ersatz-Abteilung 9; ab 1940 Erster Prosektor an der Universität Kiel; dort ab 1941 außerordentlicher Professor für Anatomie; ab 1941 auch Dozentenbundführer an der Universität Kiel, von Mai 1941 bis 1944 Führer des NS-Dozentenbundes des Gaues Schleswig-Holstein und ab November 1942 auch Gauamtsleiter in der Gauleitung Schleswig-Holstein der NSDAP; unter Zuordnung zum SD im Reichssicherheitshauptamt im Mai 1941 zum SS-Untersturmführer, im September 1942 zum SS-Obersturmführer und im Juni 1944 zum SS-Hauptsturmführer befördert; ab Januar 1945 ordentlicher Professor für Anatomie und Geschichte der Medizin an der Universität Kiel; 1950 bis 1978 Direktor des auf Tuberkuloseforschung spezialisierten Forschungsinstituts in Borstel bei Bad Oldesloe/Schleswig-Holstein; daneben ab 1967 ordentlicher Professor für Experimentelle Biologie und Medizin an der Universität Kiel; am 4.10.2001 im Alter von 91 Jahren in Mölln gestorben

Freitag, Dr. Fritz Hermann Louis
geboren am 22.6.1911 in (Berlin-)Charlottenburg; Sohn eines Kaufmanns; Gymnasium, 1930 Abitur; Medizinstudium in Kiel; Januar 1937 Approbation und Februar 1937 Promotion in Kiel;[56)] ab 1937 Volontärassistent an der II. Medizinischen Klinik der Charité in Berlin (Keplerstraße 44); dort Eintritt in die NSDAP am 1.5.1937, Mitgliedsnummer 5.384.803; Mai 1940 bis mind. März 1945 Assistenzarzt an der Universitäts-Nervenklinik Rostock-Gehlsheim (dort auch wohnhaft); in Rostock auch Mitglied der HJ und nebenamtlicher HJ-Arzt; April 1942 Heirat mit der Ärztin → Dr. Ingeburg Freitag geb. Langguth, mind. ein Kind, 1944 Scheidung; März 1945 Heirat mit der Arztsekretärin Gerda Steffen (*15.10.1920 in Neuss/Rheinprovinz, †4.3.1998 in Hamburg; Tochter eines Kaufmanns), ein weiteres Kind; ab mind. 1950 Facharzt für Neurologie in Hamburg (Ernst-Thälmann-Straße 38, Giesestraße 37, Dammannweg 4); am 9.10.1999 im Alter von 88 Jahren in Hamburg gestorben

Freitag, Dr. Ingeburg Elisabeth Dorothea (Inge) (geb. Langguth, später wieder Langguth)
geboren am 4.6.1913 in Schwerin/Mecklenburg; Tochter eines Lehrers; Gymnasiale Studienanstalt in Schwerin, 1932 Abitur; Medizinstudium in Rostock; Mitglied des BDM und des NS-Studentenbundes; ab Anfang 1938 Medizinalpraktikantin in Rostock und ab April 1938 an der Medizinischen Klinik des Krankenhauses Sudenburg in Magdeburg; Januar 1939 Approbation und Promotion in Kiel;[57)] ab Januar 1939 Volontärassistentin an der Universitäts-Nervenklinik Rostock-Gehlsheim; ab Juni 1939 Volontärassistentin an der Frauenklinik der Universität Rostock (Doberaner Straße 142); Juli 1939 bis mind. 1943 zunächst Volontärassistentin, dann Assistenzärztin an der Heil- und Pflegeanstalt Rostock-Gehlsheim (dort auch wohnhaft; übte die Funktion einer Stationsärztin aus, da die

53) Mit der Arbeit: Selbstregulierungen des Gebisses, Berlin 1935.
54) Mit der Arbeit: Die Venen des menschlichen Handrückens, Berlin 1937.
55) Freerksen in dieser Eigenschaft 1938: „Mein besonderes Interesse gilt der Rassenkunde und der Rassenhygiene sowie den damit in Zusammenhang stehenden weltanschaulichen Fragen.“
56) Mit der Arbeit: Zwei Fälle von sogenannter Meningitis tumorosa, Berlin 1935.
57) Mit der Arbeit: Über akute Venenthrombosen, die das Bild einer arteriellen Embolie hervorrufen, Schwerin 1937.

anderen Ärzte im Kriegseinsatz waren); April 1942 Heirat mit dem Arzt → Dr. Fritz Freitag, mind. ein Kind, 1944 Scheidung (nahm 1951 ihren Mädchennamen wieder an); mind. 1946 Arztvertreterin in der Praxis von → Dr. Ilse Thede in Schwerin (Lübecker Straße 129); mind. 1950 bis 1986 niedergelassene Fachärztin für Nervenkrankheiten in Schwerin (Wittenburger Straße 33-35, Gartenweg 1, Alte Dorfstraße 45); am 29.7.2014 im Alter von 101 Jahren in Schwerin gestorben

Freudenberg, Dr. Kurt Walter Martin

geboren am 27.3.1907 in Braunschweig; Sohn eines Posthilfsboten; Gymnasium in Braunschweig, 1928 Abitur; Medizinstudium in Kiel; Mai 1935 Approbation und August 1935 Promotion in Kiel;[58] 1935 Hilfsarzt in Wandsbek/Schleswig-Holstein (Sternstraße 23); August 1935 Heirat mit der Lehrerin Karlota Meyer (*12.7.1906 in Müssen/Lauenburg, †9.6.1963 in Lübeck; Tochter eines Gutspächters), mind. zwei Kinder; 1935 bis mind. 1936 Volontärassistent am Deutschen Samariter-Ordensstift in Kraschnitz/Schlesien; ab Mai 1937 Volontärassistent am Landeskrankenhaus in Braunschweig (Roonstraße 17); Juni 1937 bis Juni 1938 Assistenzarzt in Rostock; ab August 1938 niedergelassener Allgemeinpraktiker in Stockelsdorf bei Lübeck (Segeberger Straße 1, 3 und 40); im Februar 1939 zur Wehrmacht einberufen; am 5.6.2004 im Alter von 97 Jahren in Stockelsdorf gestorben

Freund, Dr. Ernst Ludwig

geboren am 21.1.1905 in Stettin/Pommern; Sohn eines Arztes; Gymnasium in Stettin, 1923 Abitur; Medizinstudium in Hamburg; mind. 1928 Medizinalpraktikant am Helenenstift in Altona (Allee 161); Dezember 1928 Heirat mit der Ärztin Dr. Ruth Werkmeister (*6.8.1902 in [Berlin-]Grunewald, †25.5.1989 in Mölln/Schleswig-Holstein; Tochter eines Kunsthändlers), zwei Kinder, 1975 Scheidung; Juni 1929 Approbation; bis 1933 Assistenzarzt am Städtischen Krankenhaus in Berlin-Reinickendorf; im September 1933 aufgrund seiner jüdischen Herkunft entlassen (galt als „Mischling I. Grades"); November 1933 Promotion in Berlin;[59] 1933 bis 1937 Assistenzarzt am Schloßsanatorium Fürstenberg; 1937 bis 1943 Facharzt für Innere Krankheiten in Berlin (Westendallee 102, Bayerische Straße 6); 1943 Einzug zum Notdienst; ab Januar 1944 Oberarzt, ab 1945 Chefarzt an der Inneren Abteilung des St. Josef-Hospitals in Bochum-Linden; ab 1946 Oberarzt am Krankenhaus Westend in Berlin; mind. 1948 bis 1961 niedergelassener Facharzt für Innere Krankheiten in Westberlin (Westendallee 102, Reichsstraße 7, Stockweg 12); 1948 bis 1956 auch Chefarzt am Städtischen Bürgerhaus-Hospital Charlottenburg; 1956 bis mind. 1959 auch Leitender Arzt am Hospital Spandau (Streitstraße); am 4.7.1977 im Alter von 72 Jahren in Westberlin gestorben

Frey, Prof. Dr. Ernst Kurt

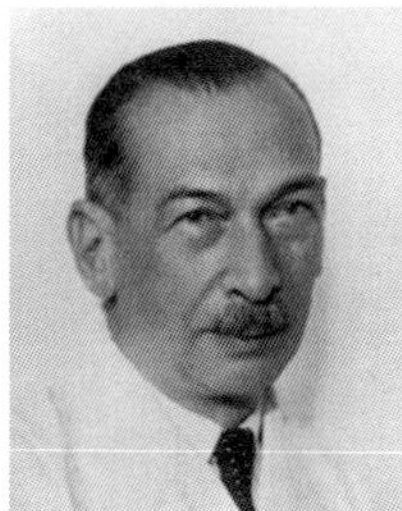

geboren am 22.4.1878 in Steinau/Oder/Schlesien; Sohn eines Fabrikbesitzers; Gymnasium in Wohlau, 1896 Abitur; Medizinstudium in Freiburg, Leipzig, München und Berlin; Februar 1901 Approbation; 1901 Promotion in Breslau;[60] 1901 bis 1903 Volontärassistent an der Chirurgischen Poliklinik des Allerheiligen-Hospitals und der Universitäts-Frauenklinik in Breslau; 1903 bis 1904 niedergelassener Allgemeinpraktiker in Liegnitz/Schlesien; August 1904 Heirat mit Katharina Freund (*1878 in Steinau/Oder/Schlesien, †16.11.1925 in Rostock), mind. ein Kind; ab 1904 Assistent am Pharmakologischen Institut der Universität Jena; dort 1906 Habilitation;[61] seitdem Privatdozent; ab 1912 außerordentlicher Professor am Pharmakologischen Institut der Universität Jena; ab 1912 Assistent, ab 1913 Titularprofessor, ab 1921 außerordentlicher Professor am Pharmakologischen Institut der Universität Marburg; 1914 bis 1918 Kriegseinsatz, zuletzt als Garnisonsarzt; 1923 bis 1930 Professor für Pharmakologie und Direktor des Pharmakologischen Instituts der Univer-

58) Mit der Arbeit: Ein Fall von Diplocheirie und ein Fall von angeborener Opponensaplasie des Daumens. Die ätiologische Bedeutung des Amnion bei der Genese dieser Mißbildungen, Hamburg 1935.
59) Mit der Arbeit: Über die Bedeutung des Cholins und seiner Derivate für die Therapie, Quakenbrück 1933.
60) Mit der Arbeit: Über die Behandlung hochgradiger Kurzsichtigkeit, Breslau 1901.
61) Mit der Arbeit: Der Mechanismus der Salz- und Wasserdiurese. Ein Beitrag zur osmotischen Arbeit der Niere, Jena 1906.

sität Rostock (Gertrudenstraße, Patriotischer Weg 25, Koßfelder Straße 21); 1930 bis 1947 Professor und Direktor des Pharmakologischen Instituts der Universität Göttingen (Dahlmannstraße 6); 1947 emeritiert; bis 1960 im Ruhestand in Freiburg (Lugostraße 2); am 5.2.1960 im Alter von 81 Jahren in Freiburg gestorben

Freytag, Dr. Max Eduard Heinrich
geboren am 16.8.1877 in Greifswald/Pommern; Sohn eines Lehrers; Gymnasium, 1898 Abitur; Medizinstudium in Greifswald; dort im Mai 1904 Promotion;[62] Juni 1904 Approbation; Juli 1906 Heirat mit Marie Mitzlaff (*12.6.1882 in Stettin; Tochter eines Lehrers), drei Kinder; bis 1906 praktischer Arzt in Görzig/Anhalt; 1906 bis mind. 1934 niedergelassener Allgemeinpraktiker in Barth (Markt 14); ab April 1936 niedergelassener Allgemeinpraktiker in Rostock (Amberg 13); mind. 1937 bis 1938 wieder praktischer Arzt in Barth; 1938 bis 1942 wieder niedergelassener Allgemeinpraktiker in Rostock (Amberg 13); am 28.7.1942 im Alter von fast 65 Jahren an Schrumpf- und Zystenniere sowie Kreislaufschwäche in Rostock gestorben

Fricke, Dr. Carl Anton Berthold
geboren am 7.11.1867 in Rostock/Mecklenburg; Sohn eines Töpfermeisters und späteren Ofenfabrikanten; Gymnasium in Rostock, 1887 Abitur; Medizinstudium in Heidelberg, München und Rostock; 1892 Approbation; März 1893 Promotion in Rostock;[63] Juni 1897 bis November 1936 niedergelassener Allgemeinpraktiker in Hamburg (Lübecker Straße 61, Tarpenbekstraße 20); dann „krankheitshalber" Praxisaufgabe und als „morphiumsüchtig" von der Kassenpraxis ausgeschlossen; bis 1944 in Rostock (Alexandrinenstraße 75); ab Juni 1944 praktischer Arzt in Bad Doberan (Bismarckstraße 20); dort ab Februar 1945 ohne ärztliche Tätigkeit (Alexandrinenplatz 6); unverheiratet; am 13.3.1946 im Alter von 78 Jahren an Herzschlag in Bad Doberan gestorben

Frieboes, Prof. Dr. Walther Martin Egon

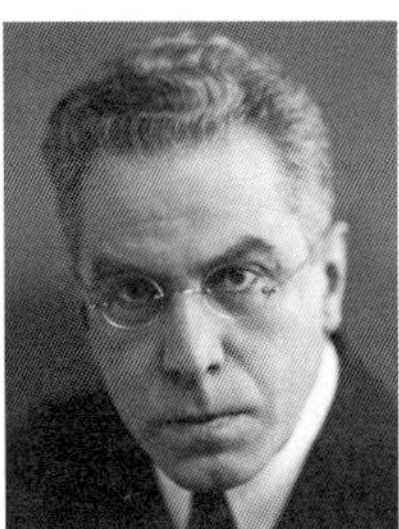

geboren am 22.12.1880 in Gotha/Sachsen-Coburg-Gotha; Sohn eines Bankdirektors; Gymnasien in Berlin und Freienwalde/Oder, 1901 Abitur; Medizinstudium in Rostock, Berlin und Würzburg; Medizinalpraktikant am Institut für Pharmakologie und physiologische Chemie in Rostock (Gertrudenstraße); Februar 1907 Approbation und März 1907 Promotion in Rostock;[64] anschließend drei Semester Philologie- und Geschichtsstudium in Berlin, daneben praktizierender Arzt und weitere medizinische Studien; Juni 1909 Heirat mit Hedwig Gümbel (*21.12.1884 in Speyer, †16.11.1942 in Oberammergau/Bayern; Tochter eines Arztes), zwei Kinder; 1909 bis 1910 Volontärassistent bzw. Assistenzarzt an der Universitäts-Hautklinik in Berlin und an der Hautklinik der Universität Rostock (Schröderplatz); ab Januar 1911 Assistenzarzt, dann Oberarzt an der Dermatologischen Klinik der Universität Bonn; dort im Februar 1912 Habilitation,[65] seitdem Privatdozent; ab 1913 Lehrauftrag für Dermatologie und von 1913 bis 1914 zugleich stellvertretender Direktor der Hautklinik der Universität Rostock; dort im November 1914 zum außerordentlichen Professor ernannt; 1915 bis 1918 Kriegseinsatz als Militärarzt; im Oktober 1919 zum ordentlichen Professor für Dermatologie und Histologie in Rostock (Schröderstraße 24) ernannt; daneben bis September 1932 auch Direktor der Hautklinik und Poliklinik sowie Mitdirektor des Universitätskrankenhauses in Rostock; 1923 bis 1924 Dekan der Medizinischen Fakultät, März 1927 bis Februar 1928 Rektor, 1928 bis 1930 Prorektor der Universität Rostock (Bismarckstraße 10); ab Gründung 1929 stellvertretendes Mitglied der gemeinsamen Ärztekammer für Mecklenburg-Schwerin und -Strelitz; ab Oktober 1932 ordentlicher Professor für Dermatologie an der Universität Berlin; 1932 bis Mai 1945 auch Direktor der

62) Mit der Arbeit: Über ein ungewöhnlich großes „Osteom" eines Sesambeins am Daumen traumatischen Ursprungs, Greifswald 1904.
63) Mit der Arbeit: Ein durch Operation geheilter Fall von primärem myelogenem Sarcom des Schläfenbeines, Rostock 1893.
64) Mit der Arbeit: Beiträge zur Kenntnis der Jute, Rostock 1907.
65) Mit der Arbeit: Beitrag zur Kenntnis der Klinik und Histopathologie der gutartigen Hautepitheliome, Berlin 1912.

Universitäts-Hautklinik der Charité in Berlin (Reichsstraße 3, Douglasstraße 32, Philippstraße 21);[66] ab 1933 Mitglied der Deutschen Akademie der Naturforscher Leopoldina; am 2.5.1945 im Alter von 64 Jahren Suizid durch Vergiften in der Charité in Berlin[67]

Friedel, Dr. Hans Emil
geboren am 30.1.1910 in Greifswald/Pommern; Sohn eines Arztes; Oberrealschule in Remscheid, 1930 Abitur; Medizinstudium in Frankfurt/Main; ab 1936 Mitglied des NSKK; Dezember 1936 bis Juli 1937 Medizinalpraktikant an der Universitäts-Nervenklinik, August bis November 1937 an der Medizinischen Universitätsklinik in Frankfurt/Main (Textorstraße 52); November 1937 Approbation; Dezember 1937 bis Juni 1938 Volontärassistent an der Medizinischen Poliklinik des Städtischen Krankenhauses in Frankfurt/Main (Oppenheimer Landstraße 44); Dezember 1937 Heirat mit Agnes Otto (*27.5.1911 in Lengenfeld/Eichsfeld, †1989 in Genthin bei Brandenburg/Havel; Tochter eines Schuhmachers), mind. zwei Kinder; April 1938 Promotion in Frankfurt/Main;[68] als NSKK-Rottenführer in Frankfurt/Main NSKK-Sturmarzt und Führer einer NSKK-Schar; ab Juli 1938 Hilfsarzt, ab mind. 1941 stellvertretender Leiter des Staatlichen Gesundheitsamtes des Kreises Stargard in Neustrelitz (Paradeplatz 1); dort auch Dienst im Sturm 22 der Motorstaffel III der NSKK-Motorstandarte 111; 1941 Kriegseinsatz als Oberarzt in einer Sanitätsstaffel der Wehrmacht in Cammin/Pommern, dann auf Antrag des Mecklenburgischen Staatsministeriums uk gestellt;[69] mind. 1952 bis 1953 niedergelassener Allgemeinpraktiker in Schwerin (Landreiterstraße 25); bis 1964 in Genthin (Am Birkenwald 14); am 25.10.1964 im Alter von 54 Jahren in Genthin gestorben

Friedrich, Dr. Ernst Albert
geboren am 4.12.1901 in Cottbus/Brandenburg; Sohn eines Postsekretärs und späteren Postrates; Gymnasien in Nakel/Posen und Sorau/Lausitz, 1920 Abitur; Medizinstudium in Jena, Berlin und Breslau; Medizinalpraktikant am Kreiskrankenhaus in Arnswalde/Neumark, an der Inneren Ab-

66) Reichspropagandaminister Joseph Goebbels, der etwa an Forschungen von Prof. Dr. Hans Auler (*1897, †1953) zur Krebsbekämpfung erheblichen Anteil nahm und diese „mit großen Geldsummen und stärkstem persönlichen Interesse“ unterstützte, empfing im März 1942 auch Aulers Kollegen Walter Frieboes und hielt am 5.3.1942 in seinem Tagebuch fest: „Auch von Professor Frieboes lasse ich mir im einzelnen Vortrag halten über seine neuen Methoden zur Bekämpfung von Frostschäden. Professor Auler hat mit ihm zusammen ein zwar sehr einfach anmutendes, aber doch geniales Verfahren erfunden. Die ärztliche Wissenschaft ist durch den Krieg mächtig angespornt worden.“ Am 27.5.1942 notierte Goebbels, daß seiner Ansicht nach „die Forschungen über Dermatologie in der ganzen ärztlichen Wissenschaft am weitesten zurückstehen. Ich veranlasse deshalb, daß Professor Frieboes … eine Summe von 100.000 Mark zur Intensivierung dieser Forschungen zur Verfügung gestellt wird.“ Und Ende Januar 1943 – die Kapitulation der 6. deutschen Armee bei Stalingrad stand unmittelbar bevor – gab Frieboes dem Reichspropagandaminister „einen Bericht über seine Kälteforschungen“. Goebbels hielt am 27.1.1943 fest, Frieboes habe sich „mit einigen Forschern und Gelehrten zusammengetan und versucht hier von ganz neuen Gesichtspunkten aus das Verhältnis des Menschen zur Kälte zu erforschen. Ich glaube, daß diese Arbeit für die Kälteforschung von ausschlaggebender Bedeutung sein wird. Die hunderttausend Mark, die ich dafür zur Verfügung gestellt habe, sind gut angelegt.“

67) Während der stark im Nationalsozialismus verhaftete Frieboes wohl glaubte, eine Niederlage Deutschlands nicht überleben zu können und daraufhin auf dem Gelände des Klinikkomplexes Suizid beging – was vom Verwaltungsdirektor der Charité amtlich beglaubigt wurde –, vermerkte ein früherer Kollege, der Rostocker → Prof. Dr. Hans Curschmann, in seinen Lebenserinnerungen hingegen, diesen „gänzlich unpolitischen, nicht fanatischen Mann“ habe „kurz vor dem Einmarsch der Gegner im April 1945 eine Art Furor“ gepackt, und Frieboes sei Anfang Mai 1945 „mit einer Panzerfaust bewaffnet durch die Straßen“ von Berlin gelaufen; „bei den darauffolgenden Kämpfen hat er den Tod gefunden“.

68) Mit der Arbeit: Über die Verteilung der Pneumokokkentypen bei Erkrankungen des Kindes, Frankfurt/Main 1937.

69) In dem Antrag hieß es u.a., daß das für den Landkreis Stargard und die Städte Neustrelitz und Neubrandenburg zuständige Gesundheitsamt vor dem Krieg mit drei hauptamtlichen Ärzten und zwölf nebenamtlich am Gesundheitsamt tätigen Ärzten besetzt war. Nunmehr, im November 1941, stehe „nur noch der leitende Arzt [→ Dr. Johannes Zwar] zur Verfügung, „die übrigen Ärzte befinden sich bei der Wehrmacht“. Dadurch habe sich der Zustand „dahin verschärft“, daß „nicht mehr die Gewähr für ein ausreichendes Arbeiten des Gesundheitsamtes“ übernommen werden könne; „die gesundheitliche Betreuung der Bevölkerung, insbesondere die Bekämpfung der ansteckenden Krankheiten“, sei „durch die jetzige Besetzung des Gesundheitsamtes Neustrelitz mit praktisch nur einem Arzt in höchstem Maße gefährdet“. Schon vor dem Krieg sei das Gesundheitsamt „kaum noch in der Lage“ gewesen, „bei einer Einwohnerzahl von rund 114.000 und der großen Ausdehnung seines Gebietes die gesetzlichen Pflichtaufgaben zu lösen“. Dies sei nur „durch angespannteste Tätigkeit und dadurch verursachte dauernde Überlastung“ möglich gewesen. „Wenn auch die Betreuung der Schulkinder und der HJ und teilweise auch die durch das Gesetz zur Verhütung erbkranken Nachwuchses anfallenden Arbeiten infolge des Krieges etwas weniger wurden, so sind die Anforderungen an das Gesundheitsamt auf dem Gebiete der Säuglings- und Mütterberatung (Rachitisprophylaxe), des Ehegesundheitsgesetzes und vor allem der amtsärztlichen Zeugnisse gewaltig gestiegen.“

teilung des Stadtkrankenhauses in Liegnitz und an der Chirurgischen Abteilung des Stadtkrankenhauses in Pirna; Februar 1928 Approbation; Assistenzarzt am Stadtkrankenhaus in Pirna; ab Juli 1928 Assistenzarzt am Waldsanatorium Obernigk bei Breslau; April 1929 bis Juni 1931 Assistenzarzt an der Tuberkuloseabteilung des Krankenhauses der Landesversicherungsanstalt Schlesien in Breslau; Juni 1931 Heirat mit Lotte Glaeser (*25.10.1906 in Breslau, †25.2.1947 in Rostock; Tochter eines Obertelegraphenbauführers), zwei Kinder; Juli 1931 bis Oktober 1934 Assistenzarzt an der Tuberkulose-Fürsorgeeinrichtung in Danzig (Ringstraße 52); dort Eintritt in die NSDAP am 1.5.1933, Mitgliedsnummer 2.843.182; ab 1933 auch Mitglied des NSDÄB; November 1934 bis 1941 Oberarzt an der Fürsorgestelle des Hallischen Tuberkuloseverbandes in Halle (Blumenthalstraße 6);[70] Januar 1935 Promotion in Breslau;[71] Februar bis Mai 1939 militärische Ausbildung im Infanterie-Regiment 101; Oktober bis November 1939 Kriegseinsatz als Musterungsarzt in Halle; ab April 1941 Oberarzt und Leiter der Tuberkulosefürsorgestellen der Staatlichen Gesundheitsämter der Kreise Rostock-Land und Rostock-Stadt (Friedrich-Franz-Straße 6) sowie Bezirksleiter des Reichstuberkuloseausschusses; daneben privatärztliche Tätigkeit als Facharzt für Lungenkrankheiten in Rostock (General-Litzmann-Straße 9); ab Ende 1942 auch notdienstverpflichteter Lungenfürsorgearzt für den Kreis Schönberg; im Juni 1945 wegen NS-Belastung aus dem Tbc-Fürsorgedienst entlassen und zunächst als Straßenfeger, ab Juli 1945 als Flüchtlingsarzt eingesetzt;[72] nach überstandener Tbc-Erkrankung ab Januar 1946 II. Tuberkulose-Fürsorgearzt am Gesundheitsamt Rostock; trotz Befürwortung durch das Gesundheitsamt und die Krankenkasse Rostock wurde von der mecklenburgischen Medizinalverwaltung unter Bezugnahme auf die Direktive Nr. 24 des Alliierten Kontrollrats und die Verordnung Nr. 38 des Koordinierungskomitees noch im Dezember 1946 eine Niederlassung und die kassenärztliche Praxis wegen früherer „parteipolitischer Belastung" versagt und verfügt, daß Friedrich „weiterhin als Facharzt an Tbc-Anstalten [zu] verwenden" sei; November 1948 Heirat mit der Diplom-Bibliothekarin Liselotte Jürß (*12.8.1920 in Rostock, †17.10.1995 in Rostock; Tochter eines ledigen Dienstmädchens), mind. ein weiteres Kind; mind. 1949 bis 1966 niedergelassener Facharzt für Lungenkrankheiten in Rostock (Hermannstraße 9, John-Brinckman-Straße 16, Drosselweg 2); am 26.2.1977 im Alter von 75 Jahren in Rostock gestorben

Frimberger, Dr. Ferdinand

geboren am 20.4.1907 in Aichach/Bayern; Sohn eines Postadjunkts und späteren Oberpostinspektors; Gymnasium in Kempten/Allgäu, 1926 Abitur; Medizinstudium in München, Königsberg, Graz und Prag; Medizinalpraktikant am Distriktkrankenhaus in Kempten; Dezember 1932 Approbation; zunächst Arztvertreter, dann Assistenzarzt an der Inneren Abteilung des Hedwigs-Krankenhauses in Berlin; März 1933 Promotion in München;[73] Juli 1936 bis 1937 Assistenzarzt an der Medizinischen Klinik der Universität Bonn (Theaterstraße 5); dort Eintritt in die NSDAP am 1.5.1937, Mitgliedsnummer 5.306.977; ab Juli 1937 Assistenzarzt an der Medizinischen Universitätsklinik in Münster (Westring 3); dort ab 1937 auch Geschäftsführer der Deutschen Hämatologischen Gesellschaft; ab September 1939 Kriegseinsatz in einem Feldlazarett, 1940 zur Militärärztlichen Akademie nach Berlin (Scharnhorststraße 35) versetzt, dort stellvertretender Leiter des Laboratoriums für Bluttransfusion; Januar 1941 Habilitation in Münster;[74] Juni 1941 bis Juni 1943 erneuter Kriegseinsatz als Lei-

70) Die Gauleitung Halle-Merseburg der NSDAP teilte im Februar 1941 mit, daß „in politischer Hinsicht nichts Nachteiliges über Dr. Friedrich bekannt geworden" sei; seine „starke dienstliche Inanspruchnahme" habe „eine besondere politische Tätigkeit in Halle a.d.S. bisher nicht zugelassen"; er werde fachlich „durchaus für befähigt gehalten, selbständig eine Tuberkulose-Fürsorgestelle zu leiten".

71) Mit der Arbeit: Zur Frage der Beziehungen zwischen Tuberkulose und Schwangerschaft, Liebau 1934.

72) Friedrich erhob im September 1945 Einspruch gegen seine Entlassung und stellte heraus, daß er „nie den Nazismus in Wort, Schrift oder Tat propagiert" habe; er habe sich während seiner NSDAP-Zugehörigkeit „nicht aktiv politisch betätigt". Er habe durch seine Tätigkeit als Straßenfeger und Flüchtlingsarzt „willigst zu beweisen versucht", daß er „zur produktiven Mitarbeit im neuen Staat jederzeit bereit" sei. Außerdem habe sein Beitritt zur NSDAP nur den Kranken und damit dem ärztlichen Ethos gedient; Friedrich meinte, es sei „unbestreitbar besser [gewesen], daß ich als Tuberkulose-Fürsorgearzt der Partei angehörte, denn dann konnte ich ungestörter und großzügiger im Interesse der Patienten verfahren, als wenn ich als Nicht-Pg. einer ablehnenden Beobachtung der maßgeblichen Stellen unterstanden hätte".

73) Mit der Arbeit: Zur regionären Verteilung der geistig Gebrechlichen im bayerischen Allgäu, insbesondere im Hinblick auf die Kropffrage, Berlin 1933.

74) Mit der Arbeit: Untersuchungen über die reversible Ballung und Sedimentierung der roten Blutkörperchen. Beitrag

ter eines motorisierten Laboratoriums für Blutkonservierung an der Ostfront; April 1942 Heirat mit Erintrud Ohm (*16.9.1916 in Bottrop/Westfalen, †10.2.1991 in München; Tochter eines Augenarztes), ein Kind; ab Juli 1943 zwar formal Assistenzarzt an der Universität Rostock, tatsächlich jedoch weiterhin Kriegseinsatz als Leiter der Inneren Abteilung des Reservelazaretts in Brandenburg und in einem Feldlazarett an der Ostfront, zuletzt als Stabsarzt; im März 1944 uk gestellt und seitdem Oberarzt an der Medizinischen Klinik der Universität Rostock (Schröderplatz, Roonstraße 12); dort im Dezember 1944 zum Dozenten ernannt und bis Mai 1945 Dozent für Innere Medizin in Rostock;[75] als Oberarzt ab März 1945 auch kommissarischer Leiter der Hilfsklinik in Rostock-Dierkow;[76] Mai 1945 Flucht aus Rostock; im August 1945 aus der Universität Rostock entlassen, „da unter Zurücklassung der Kranken geflohen"; ab mind. 1946 Arzt in Kempten (Joseph-Kösel-Weg 10); dort Beantragung mehrerer Patente für Erfindungen von Geräten für die Innere Medizin (größtenteils zusammen mit seinem Sohn); am 3.12.1982 im Alter von 75 Jahren in Kempten gestorben

Fritschi, Dr. Thomas Josef Hans

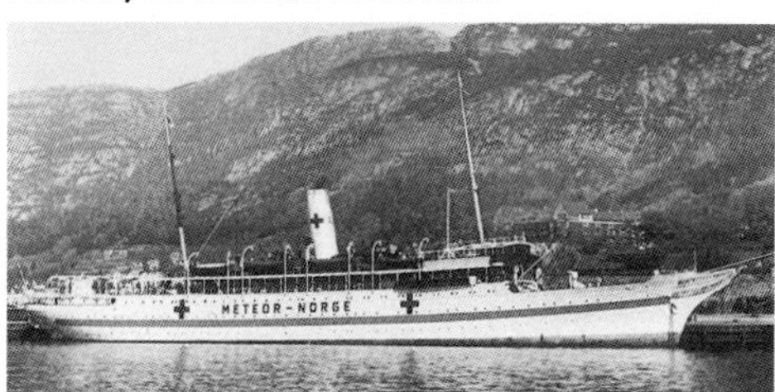

geboren am 16.6.1905 in Stockach/Baden; Sohn eines Apothekers; Gymnasium, Abitur; Medizinstudium in Freiburg; Approbation; mind. 1933 Assistenzarzt in Potsdam (Neue Königstraße 129); dort Eintritt in die NSDAP am 1.5.1933, Mitgliedsnummer 2.279.770; November 1934 Promotion in Freiburg;[77] 1934 bis Anfang 1935 Assistenzarzt an der Hautklinik der Universität Rostock (Gertrudenplatz 3, Friedhofsweg 6); ab Anfang 1935 Arzt in Oranienbaum/Anhalt; mind. 1936 Marineoberassistenzarzt in Wilhelmshaven; November 1936 Heirat mit der Haustochter Wilma Trei (*24.2.1915 in Bederkesa/Hannover, †10.12.2004 in Bad Bederkesa; Tochter eines Tierarztes); Kriegseinsatz als Marine-Oberstabsarzt, Oktober 1942 bis April 1944 als Kommandant und Chefarzt auf dem Lazarettschiff „Meteor", Mai bis August 1944 als Chefarzt im Marinelazarett Herceg Novi/Kroatien; bis 1967 Facharzt für Hautkrankheiten in Cuxhaven/Niedersachsen (Schultheißenstraße 6); am 16.5.1967 im Alter von fast 62 Jahren in Cuxhaven gestorben

Fritze, Dr. Gerhard Konrad Ernst

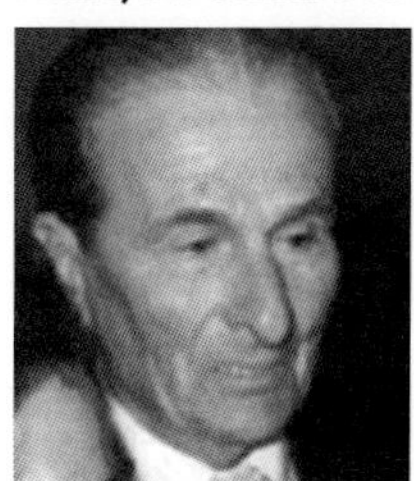

geboren am 7.2.1910 in (Berlin-)Charlottenburg; Sohn eines Militärarztes; Gymnasien in Ettlingen und Strausberg sowie Oberrealschule in Berlin, 1931 Abitur; Medizinstudium in Heidelberg, Tübingen und in Berlin an der Militärärztlichen Akademie (dort auch Fahnenjunker im Sanitätskorps); als Unterarzt und Medizinalpraktikant an die II. Medizinische Klinik, die Frauenklinik, die HNO-Klinik und die Hautklinik der Charité in Berlin kommandiert; Juni 1938 Approbation und August 1938 Promotion in Berlin;[78] Juni 1938 bis 1939 Hilfsarzt, dann Oberarzt in der Heeres-Sanitätsstaffel der Sanitäts-Abteilung 12 in Neustrelitz; dort Ausbildung zum Truppenarzt; Dezember 1938 Heirat mit der Krankenschwester Irmgard Besser spätere Neumann (*8.9.1912 in Dresden, †2.11.2003 in Bad Doberan; Tochter eines Kaufmanns und Buchhalters), vier Kinder, 1965 Scheidung; ab September 1939 Kriegseinsatz als Truppenarzt im II. Bataillon des Infanterie-Regiments 48, später als Adjutant des Divisionsarztes der Infanterie-Division 102, ab Herbst 1942 als Kompaniechef einer Sanitäts-Kompanie der 2. Panzer-Division „Das Reich", im Oktober 1943 schwer verwundet, ab März 1945 als Divisionsarzt der Volksgrenadier-Division 246; Mai bis August 1945 in US-amerikanischer Kriegsge-

---

zur Theorie und Praxis der Blutsenkung, Leipzig 1942.

75) Noch im Januar 1945 bewilligte der Reichsforschungsrat 3.000 RM für Forschungen über Blut und Serum.

76) Dort Denunziation eines Patienten bei der Gestapo, weil dieser „staatsfeindliche Äußerungen" über die militärische Lage in Ostpreußen gemacht hatte.

77) Mit der Arbeit: Über die Hygiene von Ski- und anderen Unterkunftshütten nach speziellen bauhygienischen Gesichtspunkten, Rostock 1934.

78) Mit der Arbeit: Weitere Untersuchungen über den Einfluß der Mischung von Laktalbumin und Kartoffeleiweiß auf den Betriebsstoffwechsel nach Maßgabe der Lage der Harnquotienten C:N und Vacat-O:N, Berlin 1938.

fangenschaft; ab Oktober 1945 Kreisarzt in Neustrelitz (Strelitzer Chaussee 261);[79] ab Juni 1946 Mitglied der SED und Kreistagsabgeordneter in Neustrelitz; ab mind. 1951 Chefarzt an der Betriebspoliklinik der Warnow-Werft in Rostock-Warnemünde; 1951 als Verdienter Arzt des Volkes ausgezeichnet; ab 1963 Lehrauftrag für Arbeitshygiene an der Universität Greifswald; dort im November 1964 Habilitation;[80] 1967 bis 1975 Professor für Arbeitshygiene an der Universität Greifswald; zum Medizinalrat ernannt; am 23.8.1992 im Alter von 82 Jahren an Prostatakrebs in Neustrelitz gestorben

Fröhlich, Prof. Dr. Friedrich Wilhelm

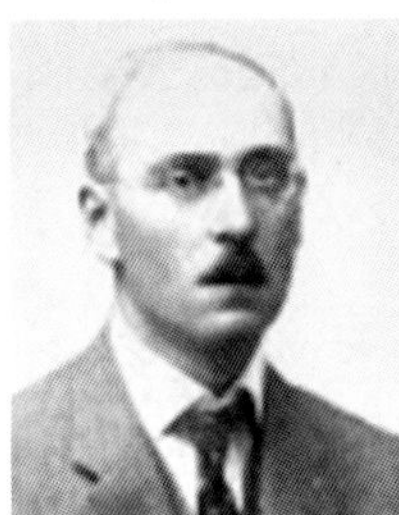

geboren am 28.5.1879 in Wien/Österreich-Ungarn; Sohn eines Kaufmanns; Gymnasien in Wien und Meran, 1899 Abitur; Medizinstudium in Göttingen und Wien; 1905 Approbation und Promotion in Wien;[81] ab 1906 Assistent am Physiologischen Institut der Universität Göttingen; dort 1907 Habilitation,[82] seitdem dort Privatdozent; ab 1911 außerordentlicher Professor für Physiologie an der Universität Bonn; 1909, 1913 und 1914 Forschungsaufenthalte an der Zoologischen Station in Neapel/Italien; 1911 Heirat mit der jüdischen Institutsmitarbeiterin Elisabeth Ruhmann spätere Przibram (*26.3.1890 in Cottbus, †21.5.1944 Suizid in Theresienstadt; Tochter eines Kaufmanns), ein Kind; ab 1914 Kriegseinsatz als Arzt, ab 1915 in russischer Kriegsgefangenschaft, nach Flucht über Indien nach Persien ab 1916 erneut in russischer Kriegsgefangenschaft, dort bis 1920 in Turkestan und Ostsibirien als Arzt tätig; ab 1921 Lehrauftrag für allgemeine Physiologie an der Universität Bonn; Mai 1927 bis 1932 ordentlicher Professor für Physiologie und Direktor des Physiologischen Instituts der Universität Rostock (Gertrudenstraße, Kaiser-Wilhelm-Straße 35, Graf-Schack-Straße 13); dort 1931 bis 1932 auch Dekan der Medizinischen Fakultät; am 8.11.1932 im Alter von 53 Jahren an Herzschlag in Rostock gestorben[83]

Fröhling, Dr. Wolfgang Karl Gustav

geboren am 30.12.1908 in Wangerin/Pommern; Sohn eines Lehrers; Gymnasium, 1928 Abitur; Medizinstudium in Leipzig; bis 1934 Medizinalpraktikant in Stolp/Pommern (An der Plantage 4); Juli 1934 Heirat mit der Krankenschwester Ursula Wentzel (*25.2.1910 in Schruptow bei Greifenberg/Pommern, †12.3.1999 in Hannover; Tochter eines Pastors), mind. sieben Kinder; Juli 1934 Approbation; bis mind. 1935 Arzt in Stolp; mind. 1936 in Eisleben; Januar 1936 Promotion in Leipzig;[84] ab August 1937 Landassistenzarzt bei Dr. Hans Leitloff in Klostermansfeld bei Eisleben (Klosterstraße 2); Oktober 1937 bis 1945 niedergelassener Allgemeinpraktiker in Guben/Brandenburg (Lindengraben 16); ab Dezember 1939 Kriegseinsatz in der Wehrmacht; nach Flucht von Mai/Juni bis August 1945 Leiter des Behelfskrankenhauses in Demern bei Rehna (dort auch wohnhaft); September 1945 Leitender Arzt am Kreiskrankenhaus in Grevesmühlen; am 19.9.1945 im Alter von 36 Jahren an Typhus und Lungenentzündung in Klütz gestorben

Froh, Dr. Magnus Hans Bernhard

geboren am 3.9.1910 in Rostock/Mecklenburg; Sohn eines Schriftsetzers sowie späteren Buchdrukkermeisters und Druckereibesitzers; Realgymnasium in Güstrow, 1929 Abitur; Medizinstudium in Freiburg, Hamburg, Innsbruck und Rostock; als Student in Innsbruck Eintritt in die NSDAP am 1.12.1931, Mitgliedsnummer 851.017; Januar 1935 bis Januar 1936 Medizinalpraktikant an der Medizinischen und der Chirurgischen Klinik der Universität Rostock (Maßmannstraße 35, Warnowufer 2) sowie am Allgemeinen Krankenhaus in Lübeck; Februar 1936 Approbation in Rostock; anschließend Assistenzarzt in Bad Kleinen; ab Juni 1936 Assistenzarzt am Roten-Kreuz-Krankenhaus in Neustet-

79) Galt noch 1946 als „Militarist" und sollte als Amtsarzt von Neustrelitz „durch einen unbelasteten Arzt ersetzt" werden. Wenig später verfügte die mecklenburgische Medizinalverwaltung jedoch, „die Direktorenstelle der hygienischen Zentralstelle ist mit sofortiger Wirkung an den Kreisarzt Dr. Fritze zu übergeben".
80) Mit der Arbeit: Über die körperliche Belastung und Belastbarkeit Jugendlicher, Greifswald 1964.
81) Mit der Arbeit: Zur Kenntnis der Narkose der Nerven, Jena 1903.
82) Mit der Arbeit: Der Mechanismus der nervösen Hemmungsvorgänge, Göttingen 1907.
83) Durch seinen frühen Tod entging Fröhlich der nationalsozialistischen Verfolgung als „Halbjude".
84) Mit der Arbeit: Das Verhalten des Blutcholesterins nach Öl- und Cholesterin-Belastung beim gesunden und kranken Menschen, Leipzig 1936.

tin/Pommern; September 1937 Promotion in Rostock;[85] dann Schiffsarzt; Mai 1939 bis Februar 1940 Arztvertreter in Plau; Februar 1940 bis Dezember 1943 Kriegseinsatz als Stabsarzt bei der Kriegsmarine; September 1943 Heirat mit der Angestellten und späteren Finanzbeamtin Elli Fischer (*17.2.1916 in Neustettin, †3.1.1992 in Karlsruhe; Tochter eines Landwirts), drei Kinder; als Facharzt für Chirurgie von Dezember 1943 bis September 1944 Assistenzarzt am Stadtkrankenhaus in Schwerin (Graf-Heinrich-Straße 30); ab September 1944 Arzt an der Universitätsklinik in Rostock; Ende 1944 bis Februar 1946 praktischer Arzt, ab Januar 1945 auch Leiter des Krankenhauses in Plau; im Februar 1946 abgelöst und ins Umsiedlerlager Kronskamp bei Laage versetzt; mind. 1950 bis 1952 praktischer Arzt in Bützow (Schloßstraße 14, Liselotte-Herrmann-Straße 44); bis 1994 in Karlsbad/Baden-Württemberg (Hans-Thoma-Straße 6); am 20.6.1994 im Alter von 83 Jahren in Karlsbad gestorben

Fromm, Dr. Johannes Kaspar (Hans)
geboren am 12.12.1906 in Greven/Westfalen; Sohn eines Eisenbahnassistenten und späteren Reichsbahnobersekretärs; Gymnasium, 1927 Abitur; Medizinstudium in Münster; Juli 1934 Approbation; ab 1934 Assistenzarzt im Sanatorium Dr. Vogeler in Braunlage/Harz; Arztvertreter in der Praxis von Dr. Rudolf Maske in Wangerin/Pommern (Puhnower Straße 10); mind. 1936 bis November 1938 niedergelassener Allgemeinpraktiker in Berlin (Ulricistraße 62); April 1938 Promotion in Münster;[86] Oktober 1938 Heirat mit der Diät-Assistentin Irene Biermann (*3.2.1915 in Danzig, †20.2.2006 in Köln; Tochter eines Arztes), drei Kinder; als Nachfolger des zwangsweise ausgeschiedenen jüdischen Arztes → Dr. Hans Sommerfeld von Dezember 1938 bis März 1959 niedergelassener Allgemeinpraktiker in Hagenow (Adolf-Hitler-Straße/Bahnhofstraße 4); ab September 1939 Kriegseinsatz, Praxis geschlossen, mglw. bis 1948 in Kriegsgefangenschaft; im März 1959 „illegal" in die Bundesrepublik verzogen; bis 1993 in Gütersloh/Nordrhein-Westfalen (Juistweg 39); am 13.8.1993 im Alter von 86 Jahren in Gütersloh gestorben

Fuchs, Dr. Kurt

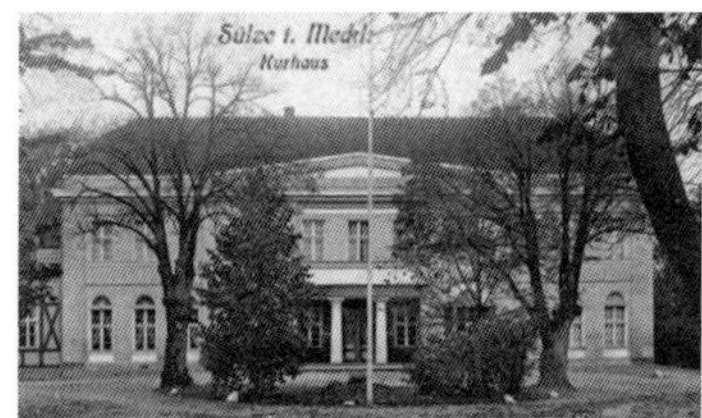

geboren am 5.2.1908 in Schwelm/Westfalen; Sohn eines Realgymnasiallehrers; Realgymnasium, 1928 Abitur; als Schüler 1925 bis 1930 Mitglied der NSDAP; Medizinstudium in Rostock; Dezember 1932 Promotion in Würzburg;[87] mind. 1933 Medizinalpraktikant in Wuppertal-Elberfeld (Hainstraße 35); dort erneuter Eintritt in die NSDAP am 1.5.1933, Mitgliedsnummer 3.479.762; Dezember 1933 Approbation; Assistenzarzt in Wuppertal; bis Februar 1936 praktischer Arzt in Prüm/Eifel; Februar 1936 Heirat mit Gretchen Griese (*21.2.1910 in Lübeck, †31.1.2007 in Rostock; Tochter eines Postanwärters sowie späteren Revisors und Verwaltungsamtmannes), zwei Kinder; Februar 1936 bis 1975 niedergelassener Allgemeinpraktiker in Bad Sülze (Adolf-Hitler-Straße 496, Bahnhofstraße, Rosa-Luxemburg-Straße 17); ab mind. 1939 auch Assistenzarzt, ab mind. 1945 Chefarzt an der Rheuma- und Kinderheilstätte des Sol- und Moorbades bzw. am Kurhaus in Bad Sülze; dort auch Mitglied des NSDÄB; nach Kriegsende wahrscheinlich im sowjetischen Speziallager Fünfeichen interniert; Initiator und Begründer des 1953 eröffneten Salzmuseums in Bad Sülze mit von ihm zusammengetragenen Gegenständen; am 4.1.1975 im Alter von 66 Jahren in Rostock gestorben

Führus, Dr. Johannes
geboren am 26.8.1910 in Sergejewka/Rußland; Gymnasium, Abitur; Medizinstudium; Juni 1940 Approbation in Odessa/Sowjetunion; Promotion; nach Übersiedlung und Einbürgerung nach Deutschland von Januar 1945 bis mind. 1946 dienstverpflichteter Arztvertreter in der Praxis seines späteren Schwiegervaters → Dr. Friedrich Walter in Schwaan (Adolf-Hitler-Straße/Neue Bahnhofstraße 39); Juni 1946 Heirat mit der Lehrerin sowie späteren Frauenärztin und Medizinalrätin Dr. Christa Walter

85) Mit der Arbeit: Zur Kenntnis seltener leukämischer Zustände. Mikromyeloblastenleukämie, leucopenische Reaktion bei chronischer myeloischer Leukämie, Plau 1937.
86) Mit der Arbeit: Die Einwirkung von Thyroxin, Dijodtyrosin und Jodkali auf die Milchsäurebildung im überlebenden Gewebe, Werne/Lippe 1937.
87) Mit der Arbeit: Über Epidermoide nach Radikaloperation, Würzburg 1932.

(*3.6.1921 in Schwaan, †13.11.2009 in Rinteln/Niedersachsen; Tochter des Arztes Dr. Friedrich Walter), ein Kind; wahrscheinlich Verhaftung und Internierung in einem sowjetischen Arbeitslager; am 1.7.1954 im Alter von 43 Jahren an Gehirnblutung bei Cherson/Sowjetunion gestorben

Fürstenberg, Dr. Karl-Egon Paul Rudolf
geboren am 11.2.1915 in Danzig/Westpreußen; Sohn eines Kaiserlichen Schiffsoffiziers; Gymnasium, 1933 Abitur; Medizinstudium in Berlin; September 1939 Approbation; Dezember 1940 Promotion in Berlin;[88] Heirat mit Annemarie Bahlmann (*27.2.1920), zwei Kinder; Kriegseinsatz; ab Juni 1944 notdienstverpflichteter Lungenfacharzt in der Praxis von Dr. Hans Rumfelder in Danzig (Dominikswall 8); nach Flucht ab März 1945 notdienstverpflichteter Allgemeinpraktiker in der Praxis von → Dr. Hans Westphal in Feldberg; dort im April 1945 durch Tieffliegerbeschuß verletzt, dann Patient im SS-Lazarett Hohenlychen

Fulda, Dr. Fritz Paul Siegfried
geboren am 8.2.1917 in Rostock/Mecklenburg; Sohn eines Lehrers; Gymnasium in Rostock, 1937 Abitur; Medizinstudium in Rostock (Doberaner Straße 136) und Berlin; als Student in Rostock Eintritt in die NSDAP am 1.5.1937, Mitgliedsnummer 5.232.031; ab 1939 Medizinalpraktikant in Jena, ab 1940 in Berlin (Ziegelstraße 26); 1941 Approbation und Oktober 1941 Promotion in Rostock;[89] anschließend dort Assistenzarzt (Feldstraße 66), dann in Schleswig; ab Juni 1942 Kriegseinsatz; ab mind. Frühjahr/Sommer 1945 praktischer Arzt in Dargun; mind. 1946 bis 1947 Arzt in Neukalen (Mühlenstraße 15); Juni 1947 Heirat mit der Haustochter Inge Köhne (*15.11.1928 in Neukalen, †23.7.1990 in Rathenow/Brandenburg; Tochter eines Fischermeisters), mind. vier Kinder; mind. 1990 in Mögelin bei Premnitz/Brandenburg (Friedrich-Engels-Straße 3); bis 1995 in Lehnin/Brandenburg; am 17.4.1995 im Alter von 78 Jahren in Lehnin gestorben

Fulde, Dr. Paul Adolf

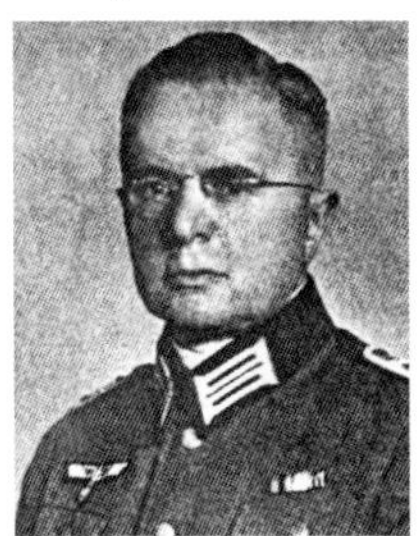

geboren am 9.12.1883 in Frankenstein/Schlesien; Sohn eines Bauführers und Holzwarenhändlers; Gymnasien in Frankenstein und Neiße/Schlesien, 1906 Abitur; Medizinstudium in Breslau und Rostock; als Einjährig-Freiwilliger dazwischen von 1909 bis 1910 Militärdienst im Füsilier-Regiment 90 in Rostock; ab 1912 Medizinalpraktikant am Städtischen Krankenhaus in Beuthen und an der Volksheilstätte in Loslau/Schlesien; Juli 1913 Approbation in Rostock; ab Oktober 1913 2. Assistenzarzt, ab April 1914 1. Assistenzarzt an der Hautklinik der Universität Rostock (Schröderplatz); dort im Mai 1914 Promotion;[90] August 1914 bis Oktober 1918 Kriegseinsatz als Batterie-, Assistenz-, Abteilungs-, Lager- und Feldarzt in den Reserve-Infanterie-Regimentern 222, 223 und 90, im I. Garde-Reserve-Feldartillerie-Regiment sowie in verschiedenen Feld- und Festungslazaretten, im August 1917 zum Oberarzt befördert, EK II und EK I; August 1917 Heirat mit Elly Vick gesch. Grimnitz (*19.5.1878 in Rostock-Warnemünde, †23.5.1945 Suizid in Schwerin; Tochter eines Klempnermeisters; Eintritt in die NSDAP am 1.12.1931, Mitgliedsnummer 750.621), sechs Kinder (davon vier oder fünf aus der ersten Ehe der Frau); ab November 1918 wieder 1. Assistenzarzt an der Hautklinik der Universität Rostock; April 1919 bis 1945 niedergelassener Facharzt für Haut- und Blasenleiden sowie Geschlechtskrankheiten in Schwerin (Franzosenweg 8, Kommandantenstraße 4, Großer Moor 2, August-Brackmann-Weg 8, Paulshöher Weg 18); dort 1923 erster Eintritt in die NSDAP, nach Wiedergründung der Partei erneuter Beitritt am 1.1.1928, Mitgliedsnummer 73.956; ab November 1932 auch Mitglied der SS, Nr. 58.522, im Januar 1933 zum SS-Untersturmführer befördert; April 1933 bis Februar 1935 nebenamtlicher Standartenarzt der 22. SS-Standarte in Schwerin, dort im Juni 1934 zum SS-Obersturmführer befördert; ab 1934 auch ärztlicher Beisitzer am Erbgesundheitsgericht Schwerin; ab 1934 auch Beauftragter des Rassenpolitischen Amtes der Gauleitung

88) Mit der Arbeit: Über intrathoracale Sympathicus-Geschwülste, Berlin 1940.
89) Mit der Arbeit: Beiträge zum Nachweis von Tetanusbazillen in Wunden und zur experimentellen Tetanus-Wundinfektion, 1941 (MS).
90) Mit der Arbeit: Über eine Mißbildung am Kopfe des Schafes (Hypognatus), Rostock 1914.

Mecklenburg der NSDAP und Gastlehrer an der Gauführerschule Mecklenburg in Schwerin;[91] 1934 Goldenes Ehrenzeichen der NSDAP; im Februar 1935 aus dem aktiven Dienst der SS ausgeschieden, von März 1935 bis April 1936 jedoch zV-Führer der 22. SS-Standarte, dort im Juni 1935 zum SS-Hauptsturmführer und im September 1935 zum SS-Sturmbannführer befördert;[92] ab Juni 1936 nebenamtlicher Führer der Sanitätsabteilung XXXIII des SS-Abschnitts XXXIII in Schwerin, im Juli 1937 dienstenthoben;[93] statt dessen von Juli 1937 bis April 1941 Führer in der SS-Stammabteilung Nord/Bezirk 22;[94] dazwischen von September bis Oktober 1938 kurzzeitiger Einsatz bei den verstärkten SS-Totenkopfverbänden im Konzentrationslager Sachsenhausen; November 1938 bis August 1939 Militärdienst; außerdem Kreisführer Schwerin des DRK sowie DRK-Bereitschaftsführer; Mitglied des NSDÄB; ab September 1939 Kriegseinsatz in der Wehrmacht in Schwerin, daneben eingeschränkte Weiterführung seiner Praxis; als Führer in der SS-Stammabteilung 22 im April 1941 zum SS-Obersturmbannführer, im März 1943 zum Oberstabsarzt befördert; am 23.5.1945 im Alter von 61 Jahren Suizid durch Vergiften gemeinsam mit seiner Ehefrau in Schwerin

Fulst, Dr. Karl Philipp Christoph

geboren am 24.1.1899 in Benrath bei Düsseldorf/Rheinprovinz; Sohn eines Kunstgärtners und späteren Gartenoberinspektors; Realgymnasium in Benrath; Juni 1917 bis Januar 1918 Kriegseinsatz; 1921 Abitur; Medizinstudium in Bonn und Rostock; November 1928 Approbation; Promotion; ab mind. 1929 Assistenzarzt an der Hautklinik und Poliklinik der Universität Rostock (Schröderplatz); mind. 1932 bis 1934 Assistenzarzt und stellvertretender Leiter der Dermatologischen Abteilung des Städtischen Allerheiligen-Hospitals in Breslau (Burgfeld Nr. 12/13); als Mitglied der SA ab Juni 1934 auch SA-Arzt; ab 1935 niedergelassener Facharzt für Hautkrankheiten in Düsseldorf (Benrath, Schloßgarten); mind. 1945 Facharzt in Osnabrück (Pottgraben 35); Mai 1945 Heirat mit der Schauspielerin Elisabeth Bielby (*15.4.1906 in Libau/Lettland; Tochter eines Büroangestellten); mind. 1948 bis 1959 Facharzt für Haut-, Harn- und Geschlechtsleiden in Berlin/DDR (Überseestraße 27, Stalinallee 565/ Frankfurter Allee 191); nach Übersiedlung in die Bundesrepublik bis 1971 wieder Facharzt in Düsseldorf (Händelstraße 16); am 6.6.1971 im Alter von 72 Jahren in Düsseldorf gestorben

Fuß, Dr. Georg Friedrich Richard

geboren am 4.9.1888 in Hannover; Sohn eines Kontoristen und späteren Kaufmanns; Gymnasium in Hannover, 1907 Abitur; Medizinstudium in Berlin, Jena, München und Marburg; Juli 1914 Approbation in Marburg; November 1914 bis November 1918 Kriegseinsatz, zuletzt als Oberarzt; ab 1919 Volontärassistent an der Universitäts-Augenklinik in Marburg, bis Dezember 1920 an der Augenstation des Henriettenstifts in Hannover; Juli 1920 Promotion in Marburg;[95] bis Mai 1922 Assistenzarzt bei dem Augenarzt Dr. Hermann Klages in Hannover (Jöhrensstraße 7); Mai 1922 bis mind. 1958 niedergelassener Facharzt für Augenheilkunde in Neustrelitz (Tiergartenstraße 9); Kriegseinsatz in der Wehrmacht, daneben eingeschränkte Weiterführung seiner Praxis

---

91) Referierte dort 1934 über „Rassenfragen und Rassenethik".

92) Der Chef des SS-Sanitätsamtes (und spätere Reichsarzt SS), → Dr. Ernst Grawitz, charakterisierte Fulde als „einen mir aus dem Jahre 1932 (ich war damals sein Abschnittsarzt) wohlbekannten, besonders tüchtigen und vorbildlichen Standartenarzt".

93) Dazu hatte im Juni 1937 eine äußerst negative Beurteilung durch seinen unmittelbaren Vorgesetzten, den Führer des SS-Abschnitts XXXIII, Rudolf Lohse, beigetragen; danach zeichne sich Fulde durch „denkbar große Interessenlosigkeit" aus und benehme sich gegenüber Untergebenen „unkameradschaftlich"; Lohse kündigte deshalb einen „Stellenenthebungsantrag" an. Fulde, der sich um eine Anstellung als Arzt in der Wehrmacht bemühe, solle bei einem Scheitern dieses Vorhabens keineswegs wieder in den hauptamtlichen SS-Dienst übernommen werden; hier suche er nur eine „Altersversorgung". Der Enthebungsantrag folgte im Juni 1937 mit der Begründung, Fulde sei infolge seines Alters und seiner beruflichen Überlastung „nicht in der Lage, die Dienstgeschäfte der San-Abteilung XXXIII zu führen". Der Führer des SS-Oberabschnitts Nord, Emil Mazuw, unterstützte Lohse. Im November 1937 legte dieser nach: Fulde habe, „solange der SS-Abschnitt XXXIII besteht, buchstäblich noch nie mehr als einige Unterschriften für die Schutzstaffel erledigt. ... Seiner Untätigkeit setzte er die Krone damit auf, daß er ein Gesuch um Versetzung in die Stammabteilung einreichte."

94) Sein früherer Vorgesetzter als Abschnittsarzt, Dr. Ernst Grawitz, setzte sich im Juli 1937 gegen Lohse durch und für Fulde ein, gab diesem eine gute Beurteilung – „ehrlicher, kämpferischer Nationalsozialist" – und wollte ihn in seinem Bereich verwenden; dies kam nicht zustande, weil Fulde offenbar seine gutgehende Praxis in Schwerin nicht verlassen wollte und im Kriege auch nicht durfte.

95) Mit der Arbeit: Über die relative Accomadations- und Konvergenzbreite, Marburg 1920.

Gade, Dr. Kurt Gustav Karl
geboren am 6.3.1893 in Hagen/Westfalen; Sohn eines Eisenbahn-Oberingenieurs; Realgymnasium in Kassel, 1912 Abitur; Medizinstudium in Göttingen, Gießen und Rostock (Schröderstraße 45); dazwischen ab August 1914 Kriegseinsatz, im März 1919 als Feldhilfsarzt aus dem Heer entlassen; 1920 Approbation und Promotion in Rostock;[1] Juli 1921 Heirat mit der späteren Küchenhilfe Toni Bruhn spätere Alexander (*2.2.1901 in Doberan, †17.7.1971 in Freiburg; Tochter des Arztes Dr. Robert Bruhn *1862, †1915); bis 1921 Assistenzarzt in Rostock; Oktober 1921 bis 1934 niedergelassener Allgemeinpraktiker in Bad Doberan (Friedrich-Hildebrandt-Straße 7); am 26.12.1934 im Alter von 41 Jahren in Bad Doberan gestorben[2]

Gärtner, Raimund Karl
geboren am 20.7.1912 in Ulm/Württemberg; Gymnasium, 1930 Abitur; Medizinstudium; Medizinalpraktikant am Horst-Wessel-Krankenhaus in Berlin; Dezember 1936 Approbation; Dezember 1936 bis Januar 1939 Assistenzarzt am Stadtkrankenhaus in Lübz; dort Mitglied des NSKK und Eintritt in die NSDAP am 1.5.1937, Mitgliedsnummer 5.083.414; ab Januar 1939 Volontärassistent am Horst-Wessel-Krankenhaus in Berlin (Landsberger Allee 159); ab Dezember 1939 Kriegseinsatz in der Wehrmacht; Januar 1948 Promotion in München;[3] 1948 Heirat mit der HNO-Ärztin Dr. Irmgard Wippenbeck (*3.4.1911 in München, †15.2.1993 in München; Tochter eines Brauerei-Fuhrparkleiters), zwei Kinder; ab mind. 1948 niedergelassener HNO-Arzt (gemeinsam mit seiner Ehefrau) in München (Lipowskystraße 24, Tuttlinger Straße 2); am 17.10.1998 im Alter von 86 Jahren in München gestorben

Galandi, Dr. Helmut U. W.
geboren am 23.1.1910 in Böttchersdorf/Ostpreußen; Sohn eines Gasthofbesitzers; Gymnasium in Königsberg und Oberrealschule in Pillau, 1929 Abitur; Medizinstudium in München, Bonn und Königsberg; Dezember 1935 Approbation und Januar 1936 Promotion in Königsberg;[4] 1935 Volontärassistent am Johanniter-Krankenhaus in Bad Polzin; bis 1938 Polizeiarzt in Düsseldorf (Graf-Adolf-Straße 75, Cranachstraße 16); Oktober bis November 1938 niedergelassener Allgemeinpraktiker in Kavelstorf bei Rostock; Dezember 1938 Landassistent bei Dr. Johannes Grote in Westerland/Sylt (Steinmannstraße 19); Dezember 1938 bis 1942 niedergelassener Allgemeinpraktiker in Budow bei Stolp/Pommern; Heirat; ab März 1942 Kriegseinsatz als Assistenzarzt; seit Juli 1944 im Alter von 34 Jahren in Rumänien vermißt

Galle, Dr. Paul Georg Benedikt

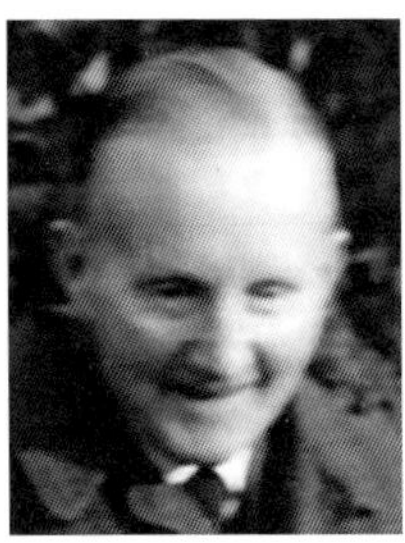

geboren am 3.5.1885 in Meuro bei Wittenberg/Provinz Sachsen; Sohn eines Pfarrers; Gymnasium in Halle, 1906 Abitur; Medizinstudium in Berlin an der Kaiser-Wilhelm-Akademie für das militärärztliche Bildungswesen; Juli 1912 Approbation in Berlin; mind. 1913 Assistenzarzt beim Infanterie-Regiment 141; April 1913 Promotion in Berlin;[5] bis März 1920 aktiver Militärarzt; dazwischen Kriegseinsatz; ab April 1920 beamteter Arzt im Versorgungswesen in Berlin; dort 1920 zum Regierungsmedizinalrat ernannt; daneben von September 1920 bis August 1923 chirurgische Ausbildung am Krankenhaus in Berlin-Moabit; September 1921 Heirat mit der Krankenschwester Ilse Kümmel (*29.4.1898 in Gera, †6.3.1967 in Freiburg; Tochter eines Gymnasialprofessors), vier Kinder; ab 1923 Facharzt für Orthopädie; als Stabsarzt a.D. und Versorgungsarzt von Januar 1924 bis 1935 Leiter der Orthopädischen Versorgungsstelle in Rostock (wohnhaft in Gehlsdorf, I. Uferstraße 9); 1935 bis mind. 1950 Leiter der Orthopädischen Versorgungsstelle in Hannover (Adolf-

1) Mit der Arbeit: Über Pneumokoniosen mit Asthma bei Holzsägereiarbeitern, München 1921.
2) In einem Nachruf des Rostocker Ärztevereins hieß es lapidar, man werde Gade „stets ein ehrendes Andenken bewahren".
3) Mit der Arbeit: Über das Vorkommen von Atresien und Stenosen des Darmkanals in Familien und Sippen. Ein Beitrag zur Erbpathologie dieser Mißbildungen, 1947 (MS).
4) Mit der Arbeit: Über die habituelle Schulterluxation nach hinten (schnappende Schulter) und ihre operative Behandlung, Würzburg 1935.
5) Mit der Arbeit: Über anomale Gichtfälle, Berlin 1913.

straße 10, An der Strangriede 38); dort Eintritt in die NSDAP am 1.5.1937, Mitgliedsnummer 5.187.967; zwischen 1940 und 1942 zum Oberregierungsmedizinalrat ernannt; bis 1960 im Ruhestand in Hannover (Callinstraße 26); am 6.9.1960 im Alter von 75 Jahren in Freiburg gestorben

Ganter, Prof. Dr. Georg (geb. Schroth)

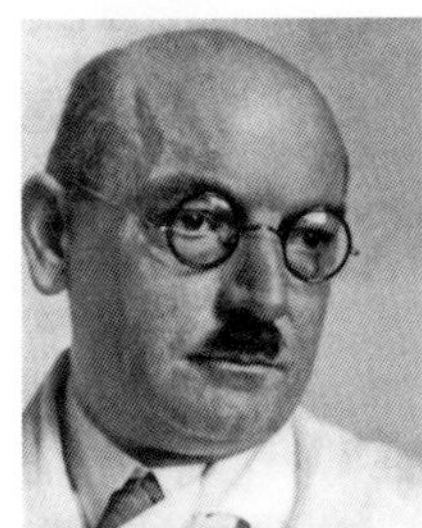

geboren am 18.4.1885 in Unterschönmattenwag/Odenwald/Hessen-Nassau; Sohn eines Steinhauers und Landwirts; 1893 Namensänderung der Eltern in Ganter; Gymnasium in Aarau/Schweiz, 1905 Abitur; als Einjährig-Freiwilliger von April bis September 1905 erster Teil des Militärdienstes im Infanterie-Regiment 113; Medizinstudium in Freiburg und München; dazwischen von April 1907 bis März 1908 bereits Assistent am Physiologischen Institut der Universität Freiburg; Mai 1910 bis September 1911 Medizinalpraktikant und erneut Assistent am Physiologischen Institut der Universität Freiburg; Mai 1911 Approbation; als Einjährig-Freiwilliger von Oktober 1911 bis März 1912 zweiter Teil des Militärdienstes als Unterarzt im Artillerie-Regiment 76 in Freiburg; April 1912 Promotion in Freiburg;[6] April bis Juni 1912 und Oktober 1912 bis September 1916 Assistenzarzt an der Medizinischen Klinik der Universität Tübingen; August 1914 bis September 1915 Kriegseinsatz als Truppenarzt im Reserve-Infanterie-Regiment 110 und im Infanterie-Regiment 185, Oktober 1916 bis Juli 1918 als Lazarettarzt in Karlsruhe, Heidelberg und Greifswald, EK II; Juli 1918 Habilitation in Greifswald;[7] Juli 1918 bis Oktober 1921 Privatdozent für Innere Medizin an der Universität Greifswald; April 1919 bis Oktober 1921 auch Assistenzarzt an der Medizinischen Klinik der Universität Greifswald; April 1920 Heirat mit Gertrud Bartning (*20.7.1885 in Chemnitz, †3.6.1976 in Karlsruhe; Tochter eines Maschinenfabrikbesitzers), ein Kind; November 1921 bis September 1925 zunächst Assistenzarzt, dann Oberarzt und Leiter der Ambulanz der Medizinischen Klinik der Universität Würzburg; dort ab Dezember 1921 Titel und Rang eines außerordentlichen Professors; im Oktober 1925 zum planmäßigen außerordentlichen Professor für Balneologie und physikalische Therapie ernannt; ab März 1926 auch Professor für pathologische Physiologie an der Universität Würzburg; ab April 1926 planmäßiger außerordentlicher Professor für Innere Medizin (für medizinische Poliklinik und medizinische Propädeutik) sowie Direktor der Medizinischen Poliklinik der Universität Rostock (Schröderplatz);[8] dort ab Dezember 1928 Titel und Rang eines ordentlichen Professors; nach Denunziationen durch den Oberarzt → Dr. Werner Böhme ab Dezember 1935 mehrmonatiges Amtsenthebungsverfahren;[9] unter Bezugnahme auf den § 6 des Gesetzes zur Wie-

6) Mit der Arbeit: Über den Temperaturkoeffizienten der Erregungsleitung im motorischen Froschnerven, Altenburg 1912.

7) Mit der Arbeit: Experimentelle Beiträge zur Kenntnis des Vorhofelektrokardiogramms, München 1919.

8) Ganter galt der Medizinischen Fakultät der Universität Rostock 1926 als „überaus originelle und für die Zukunft das Beste versprechende Forschernatur", als „guter Arzt", als „gründlich, kenntnisreich, zuverlässig und absolut wahrhaft".

9) Ab Dezember 1935 wurden vom Oberarzt und späteren → Prof. Dr. Werner Böhme zunächst interne, von der Kreisleitung Rostock-Stadt der NSDAP später auch öffentliche Vorwürfe gegen Ganter erhoben; Böhme hatte in denunziatorischer Absicht Material gesammelt, um Ganter zu diskreditieren und vor allem seine „politische Zuverlässigkeit" in Zweifel zu ziehen. So wurde Ganter vorgeworfen, sich nicht an Betriebsappellen der DAF und Versammlungen aus Anlaß nationalsozialistischer Feiertage zu beteiligen, bei Sammlungen nicht für die NS-Organisationen zu spenden und ausländische Zeitungen zu lesen. Der Hauptvorwurf Böhmes, der letztlich zu Ganters Pensionierung führte, war, daß Ganter in seiner Privatpraxis auch Juden behandelte, was nach geltender Gesetzeslage zwar nicht verboten, Böhme aber „gegen sein inneres Gefühl" gerichtet empfand. Hinzu kamen Behauptungen von durchs Examen gefallenen, möglicherweise von Böhme inspirierten Studenten, „daß die Prüfungsart des Professors Ganter nicht als unparteiisch und seine Prüfungsurteile als parteiisch und voreingenommen gewertet werden" müßten, wofür die Medizinalabteilung des Mecklenburgischen Staatsministeriums nach entsprechenden Untersuchungen im Juni 1936 jedoch „keine Anhaltspunkte" finden konnte. Der Rektor der Universität Rostock, → Prof. Dr. Ernst Brill, teilte dem Mecklenburgischen Staatsministerium im August 1936 mit, daß er „ein freimütiges Bekenntnis Ganters zum Nationalsozialismus noch nicht erlebt" habe; „weder aus Kollegen-, noch aus Studentenkreisen" sei zu hören, daß Ganter „in politischem Sinne zu den Unseren zu zählen" sei; dies habe dazu geführt, daß Ganter „von Parteiseite stark angegriffen" werde. Brill: „Wenn ich ... vom Standpunkt des Nationalsozialisten urteile, so ist für die Universität Rostock die Persönlichkeit Ganters abzulehnen, da ich ihn als einen inneren Gegner der nationalsozialistischen Weltanschauung stets empfunden habe." Im November 1936 informierte das Reichserziehungsministerium die mecklenburgischen Behörden darüber, daß eine bis dahin erwogene Versetzung Ganters an eine andere Universität „leider nicht möglich" sei, und regte statt dessen an, „ihm die Erlaubnis zur Ausübung der Privatpraxis zu entziehen". Die Abteilung Unterricht des Mecklenburgischen Staatsministeriums meinte dagegen, daß zwar

derherstellung des Berufsbeamtentums vom Reichsstatthalter Friedrich Hildebrandt im Mai 1937 in den einstweiligen Ruhestand, Ende Oktober 1937 in den endgültigen Ruhestand versetzt;[10] bis 1940 Inhaber einer Privatklinik in Rostock (Paulstraße 27, Alexandrinenstraße 62); am 5.5.1940 im Alter von 55 Jahren an Herzschlag in Rostock gestorben

Gapinski, Dr. Eduard

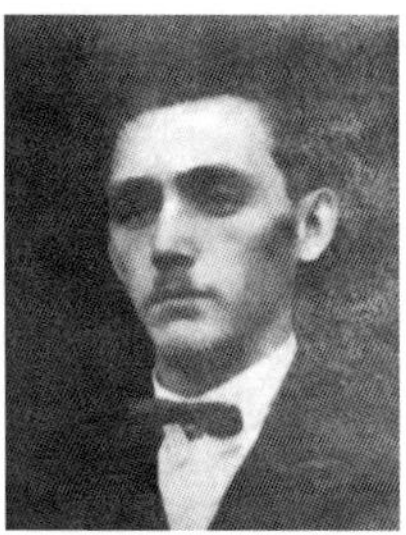

geboren am 23.5.1905 in Saarlouis/Rheinprovinz; Sohn eines Polizei-Sergeanten und späteren Polizeikommissars; Gymnasien in Saarlouis und Kattowitz, 1926 Abitur; Medizinstudium in Berlin, Köln und Rostock; November 1935 Approbation; bis 1937 Arztvertreter in Rostock (Margaretenstraße 23); Juni 1937 bis Mai 1939 niedergelassener Allgemeinpraktiker in Vellahn bei Hagenow; dort Mitglied der SA und ab Mai 1938 des NSDÄB; September 1937 Promotion in Rostock;[11] mind. 1937 auch nebenamtlicher Vertragsarzt bei der RAD-Einheit 8/63 (Brahlstorf) und beim RAD-Lager für die weibliche Jugend in Kloddram bei Vellahn; November 1938 Heirat mit Elsa Sievert gesch. Heinen (*27.12.1896 in Pastow bei Rostock, †19.1.1941 in Hagenow; Tochter eines Arbeiters), mind. ein Stiefkind; Mai 1939 bis 1945 niedergelassener Allgemeinpraktiker in Lübtheen (Klingbergstraße 20); dort Eintritt in die NSDAP am 1.1.1940, Mitgliedsnummer 7.919.101; ab April 1940 Kriegseinsatz als Assistenzarzt in der Sanitäts-Ersatzabteilung 2 in Stettin; Januar 1943 Heirat mit der Stenotypistin Liselotte Neumann spätere Jager (*2.7.1924 in Hohenwoos bei Lübtheen, †5.9.2007 in Wolgast/Mecklenburg-Vorpommern; Tochter eines Schlossers und Kinobesitzers); Kriegseinsatz; 1945 im Alter von 39/40 Jahren gefallen (1950 für tot erklärt)

Gazen (gen. Gaza)**, Dr. Brigitte** Dorothea **von** (spätere Kalow)
geboren am 29.3.1921 in Göttingen/Hannover; Tochter des Arztes → Prof. Dr. Wilhelm Gazen (gen. Gaza); Oberschule in Rostock, 1939 Abitur; Medizinstudium in Göttingen, Freiburg, Berlin und Rostock; Juli 1944 Approbation in Rostock; Volontärassistentin an der Medizinischen Universitätsklinik in Freiburg; 1944 Promotion[12] in Rostock (Lindenbergstraße 8); Oktober 1944 bis April 1945 Jungärztin in der Praxis von → Dr. Otto Eggers in Neuburg bei Wismar (Mühlstraße); ab Mai 1945 alleinige Betreuung der Praxis, weil Eggers in die westlichen Besatzungszonen geflüchtet war; Ärztin in Rostock und bis 1951 in Berlin; spätestens 1951 Heirat mit dem Pharmakogenetiker Prof. Dr. Werner Kalow (*15.2.1917 in Cottbus, †16.2.2008 in Toronto/Kanada; Sohn eines Oberlehrers), zwei Kinder; 1951 Auswanderung nach Kanada; ab 1951 in Toronto; ab 1958 Anästhesistin; spätestens 1962 Einbürgerung nach Kanada; bis 1983 Ärztin am Women's College Hospital in Toronto; am 1.11.2013 im Alter von 92 Jahren in Toronto gestorben

Gazen (gen. Gaza)**, Prof. Dr. Wilhelm** Philipp Immanuel **von**
geboren am 3.2.1883 in Koserow/Usedom/Pommern; Sohn eines Pfarrers; Gymnasium in Greifswald, 1902 Abitur; als Einjährig-Freiwilliger von 1902 bis 1903 Militärdienst; Medizinstudium in Greifswald und Leipzig; 1906 Examen als Turnlehrer; Juni 1907 Approbation; 1907 bis 1908 Assistenzarzt am Pathologisch-Anatomischen und am Bakteriologischen Institut der Universität Greifswald; ab Juli 1908 Assistenzarzt und dann Oberarzt an der Chirurgischen Universitätsklinik in Leip-

---

der „unmittelbare Anlaß zur Prüfung der gegen Professor Ganter zu ergreifenden Maßnahmen die Behandlung von Juden in seiner Privatpraxis" gewesen sei, aber der „tiefere Grund" für ein Vorgehen gegen Ganter liege in der „Einstellung Ganters gegen die nationalsozialistische Weltanschauung"; deshalb solle man sich „nicht auf eine Maßregelung beschränken, die Ganter nur in seiner wirtschaftlichen Stellung" treffe, und man regte erneut seine Versetzung bzw. Entlassung aus dem Hochschuldienst an.

10) Der Rektor Ernst Brill hatte sein Urteil in einem Schreiben an den mecklenburgischen Reichsstatthalter Friedrich Hildebrandt im Mai 1937 in den Worten zusammengefaßt, „daß er ihn [Ganter] als einen inneren Gegner des Nationalsozialismus ansehen müsse". Mit Ganters Vertretung als Klinikleiter und Hochschullehrer wurde im Juni 1937 der Dozent und spätere → Prof. Dr. Friedrich Meythaler beauftragt.

11) Mit der Arbeit: Über die Rapoport'sche Funktionsprüfung der Leber, Düsseldorf 1937.

12) Mit der Arbeit: Über die Beziehungen zwischen abnormer allgemeiner Pigmentierung und Veränderungen im Nervensystem, Breslau 1894.

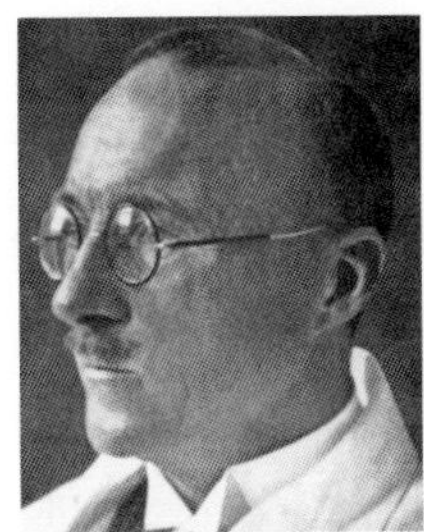

zig; Oktober 1912 Promotion in Greifswald;[13] ab 1912 Volontärassistent an der Universitäts-Frauenklinik in Leipzig; ab Oktober 1912 niedergelassener Facharzt für Chirurgie und Frauenheilkunde in Leipzig; Februar 1913 Heirat mit Hertha Schmidt (*18.12.1889 in Angermünde, †3.3.1984 in Baden-Baden; Tochter eines Rechtsanwalts und Justizrates), drei Kinder; ab August 1914 Kriegseinsatz als Chirurg und Oberarzt in Feldlazaretten und Sanitätskompanien, im Dezember 1918 aus dem Heer entlassen, EK I; ab Dezember 1918 Assistenzarzt an der Chirurgischen Universitätsklinik in Göttingen; dort im Juni 1919 Habilitation,[14] seitdem Privatdozent für Chirurgie; im August 1923 zum nichtbeamteten außerordentlichen Professor an der Universität Göttingen ernannt; ab November 1923 1. Oberarzt der Chirurgischen Universitätsklinik in Göttingen; dort auch Mitarbeiter im Hochschulamt für Leibesübungen;[15] ab April 1928 ordentlicher Professor für Chirurgie sowie Direktor der Chirurgischen Klinik und Poliklinik der Universität Rostock (Maßmannstraße 35, Lindenbergstraße 8); dort 1932 bis 1933 auch Dekan der Medizinischen Fakultät; ab Juli 1933 Mitglied der Flieger-SA, dort auch Pilotenlizenz als Kunstflieger und Untergruppenarzt in der SA-Flieger-Landesgruppe Nordmark; zunächst 1929, ab Oktober 1934 erneut Bedenken gegen die Fortführung seiner Tätigkeit an der Chirurgischen Klinik wegen mehrfachen Auftretens epileptischer Anfälle; im Januar 1936 Anregung des Mecklenburgischen Staatsministeriums, ihn zu pensionieren bzw. zu emeritieren;[16] nach Beurteilungen, u.a. durch Prof. Dr. Ferdinand Sauerbruch, im März 1936 Entscheidung, „keine Versetzung in den Ruhestand" vorzunehmen; am 24.4.1936 im Alter von 53 Jahren an den Folgen eines Verkehrsunfalls (von einem Omnibus überfahren) in Rostock gestorben[17]

Gebhardt, Prof. Dr. Karl Franz

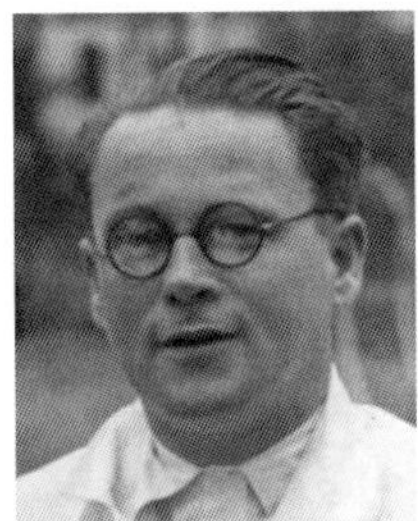

geboren am 23.11.1897 in Haag bei Wasserburg/Bayern; Sohn eines Arztes und Ministerialrates; Gymnasien in Rosenheim, München und Landshut, 1916 Notabitur; ab März 1916 Kriegseinsatz im 4. Bayerischen Infanterie-Regiment, zuletzt als Leutnant, April 1917 bis März 1919 in britischer Kriegsgefangenschaft, EK II und EK I; Medizinstudium in München; als Angehöriger der 15. Freiwilligen-Kompanie/Freikorps von Epp 1919 bis 1920 Teilnahme am Kampf gegen die „Rote Armee" im Ruhrgebiet; ab 1919 Mitglied im Freikorps Oberland; 1923 Medizinalpraktikant am Krankenhaus in Landshut und am Pathologischen Institut der Universität München; November 1923 Teilnahme am Hitlerputsch in München; dort im Dezember 1923 Approbation; ab Dezember 1923 Assistenzarzt, von 1928 bis Oktober 1933 Oberarzt sowie Leiter der Abteilung für Sportmedizin und Nachbehandlung an der Chirurgischen Universitätsklinik in München; dort im März 1924 Promotion; ab 1925 auch Sportarzt beim Reichsausschuß für Leibesübungen; daneben auch Lehrer an der Staatlichen Schule für Krankengymnastik in München; Eintritt in die NSDAP am

---

13) Mit der Arbeit: Über die sogenannten Endotheliome der Haut- und Speicheldrüsen und über die Zahnkeimkystome, Greifswald 1912.

14) Mit der Arbeit: Über die Unterbindung der Arterien und über neuere Unterbindungsverfahren, Göttingen 1920.

15) Gaza besaß neben einem Kfz-Führerschein auch das Allgemeine Deutsche Skilehrerzeugnis und machte mit seinen Studenten jährliche Skikurse im Harz.

16) Gaza wurde nach einem im März 1927 erlittenen Motorradunfall mit Schädelbruch, Gehirnerschütterung und daraus resultierenden epileptischen Anfällen 1929 die Fahrerlaubnis entzogen. Nach langwierigen Krankheiten, bereits seit 1929 beobachteten deutlichen Ausfallerscheinungen bei Vorlesungen und Operationen sowie einem erneuten, im August 1934 durch einen epileptischen Anfall verursachten Autounfall legten im November 1934 führende Mediziner des Landes Mecklenburg ein Gutachten vor, nach dem von Gaza kein Fahrzeug mehr führen und nur unter Aufsicht weiter operieren durfte. Nach dem Tod der im Februar 1934 von ihm behandelten Tochter des mecklenburgischen Landesbauernführers Karl Seemann kam es im Februar 1935 zu einer Anzeige wegen fahrlässiger Tötung, die jedoch niedergeschlagen wurde. Die von Wilhelm von Gaza geleitete Chirurgische Klinik der Universität Rostock gehörte zu den größeren von insgesamt 22 medizinischen Einrichtungen in Mecklenburg, an denen nach dem im Juli 1933 erlassenen Gesetz zur Verhütung erbkranken Nachwuchses Sterilisierungen vorgenommen wurden.

17) In einem Nachruf der Rostocker Ärzteschaft hieß es, von Gaza war „uns in den Jahren seiner Tätigkeit als Leiter der Chirurgischen Universitätsklinik ein unermüdlicher Berater und Helfer gewesen. Seine hervorragenden Eigenschaften als Kollege, Freund und Sportkamerad werden bei uns nie vergessen sein. Sein Andenken lebt immer in uns fort."

1.5.1933, Mitgliedsnummer 1.723.317; 1933 Habilitation in München,[18] dann dort Dozent für Chirurgie; Oktober 1933 Heirat mit Maria Heß (*23.9.1911 in Cham/Bayern, †2001; Tochter eines Königlichen Notars und späteren Justizrates; ab 1937 Mitglied der NS-Frauenschaft), zwei Kinder; November 1933 bis Mai 1945 Chefarzt am Tuberkulose-Sanatorium Hohenlychen/Brandenburg, das er zu einem Sportsanatorium mit orthopädischem Schwerpunkt, dann zu einer orthopädischen Heilanstalt und im Krieg zu einem Lazarett für die Waffen-SS ausbauen ließ; daneben von 1933 bis Mai 1945 Leiter des Medizinischen Instituts für Leibesübungen in Berlin-Charlottenburg; ab 1935 Mitglied der SS, Nr. 265.894; ab 1935 Facharzt für Chirurgie; ab August 1935 außerordentlicher Professor, Dezember 1937 bis Mai 1945 ordentlicher Professor für Sportmedizin an der Universität Berlin; August 1936 Leitender Arzt bei den XI. Olympischen Sommerspielen in Berlin; im November 1936 zum SS-Standartenführer befördert; ab Dezember 1937 auch Direktor des Medizinischen Instituts der Reichsakademie für Leibesübungen; April 1938 bis Mai 1945 auch persönlicher Arzt des Reichsführers SS, Heinrich Himmler; im April 1938 zum SS-Oberführer befördert; Oktober 1939 bis Januar 1940 Kriegseinsatz als Divisionsarzt in der SS-Verfügungstruppe; 1940 bis Mai 1945 auch Beratender Chirurg der Waffen-SS; ab 1940 auch Beratender Kliniker der Organisation Todt; im Oktober 1940 zum SS-Brigadeführer und Generalmajor der Waffen-SS befördert; Juli 1942 bis April 1945 Vornahme von Menschenversuchen, u.a. Leiter der Sulfonamid-Versuche im Konzentrationslager Ravensbrück, in der SS-Klinik in Hohenlychen und im Konzentrationslager Auschwitz sowie zahlreiche Experimente (zu Malaria, Fleckfieber, Gelbsucht, Kälte, Meerwasser, Senfgas, Transplantation, Sterilisation u.a.) an Häftlingen in den Konzentrationslagern Dachau, Sachsenhausen, Natzweiler, Ravensbrück, Buchenwald und Auschwitz; im Januar 1943 zum SS-Gruppenführer befördert und zum „Obersten Kliniker beim Reichsarzt SS", → Dr. Ernst Grawitz, ernannt; Januar bis März 1945 Heeresgruppenarzt bei der Heeresgruppe „Weichsel"; Deutsches Kreuz in Silber, KVK II. und I. Kl. m.S.; April bis Mai 1945 geschäftsführender Präsident, Mai 1945 Präsident des Deutschen Roten Kreuzes; im Mai 1945 in Bremervörde verhaftet; im Nürnberger Ärzteprozeß im August 1947 zum Tode verurteilt; am 2.6.1948 im Alter von 50 Jahren in Landsberg/Bayern hingerichtet

Gebsattel, Dr. Dr. Emil Viktor Klemens **von**

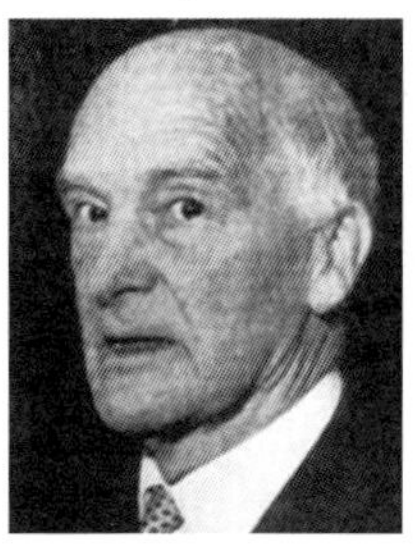

geboren am 4.2.1883 in München/Bayern; Sohn eines Berufssoldaten (Kavallerie-General); Gymnasium in Bamberg, 1903 Abitur; zunächst Studium der Rechtswissenschaften, Philosophie, Psychologie und Kunstgeschichte in Berlin und München; November 1906 Promotion zum Dr. phil. in München;[19] anschließend Tätigkeit als Schriftsteller und Übersetzer; ab 1913 Medizinstudium in München und Berlin; Dezember 1919 Promotion zum Dr. med. in München;[20] Januar 1920 Heirat mit der Wirtschaftsleiterin Karoline von Falkenhayn (*24.12.1894 in Tarnowitz/Schlesien, †20.3.1966 in Bamberg; Tochter eines Landrates und späteren Geheimen Oberregierungsrates), zwei Kinder; Dezember 1920 Approbation; 1920 bis 1922 Assistenzarzt und wissenschaftlicher Mitarbeiter in München; Oktober 1922 bis August 1925 Leitender Arzt an den privaten psychiatrischen Kuranstalten in Berlin-Westend; ab 1923 Facharzt für Nervenkrankheiten; Oktober 1925 bis August 1939 Leitender Arzt am Schloßsanatorium Fürstenberg; bis 1939 auch niedergelassener Allgemeinpraktiker in Fürstenberg; ab September 1939 wissenschaftlicher Mitarbeiter am Deutschen Institut für Psychologische Forschungen und Psychotherapie in Berlin (Budapester Straße 29); ab April 1944 Leiter der Psychotherapeutischen Abteilung der Universitätspoliklinik in Wien (Starkfriedgasse 58, Wollzeile 9); nach Kriegsende bis 1948 Leiter der psychiatrischen Privatklinik „Schloß Hausbaden" in Badenweiler bei Freiburg (wohnhaft in Bamberg); ab 1947 auch Lehrauftrag für Medizinische Psychologie und Psychotherapie an der Universität Freiburg (dort zunächst auch wohnhaft; ab 1950 wieder in Bamberg, Jakobsplatz 4); ab 1950 Honorarprofessor mit Lehrauftrag für Medizinische Psychologie und Psychotherapie an der Universität Würzburg; dort ab 1952 auch kommissarischer Leiter des Instituts für Anthropologie und Erbbiologie; nach 1966 Heirat mit der

18) Mit der Arbeit: Der Bandschaden des Kniegelenks, Leipzig 1933.
19) Mit der Arbeit: Bemerkungen zur Psychologie der Gefühlsirradiation, München 1907.
20) Mit der Arbeit: Beitrag zum Verständnis atypischer Tuberkuloseformen, Leipzig 1920.

Schauspielerin Rosmarie Renz (*31.8.1919 in Bamberg, †23.12.2004 in Bamberg; Tochter eines Rittmeisters); bis mind. 1973 niedergelassener Psychiater in Bamberg (Jakobsplatz 7); am 22.3.1976 im Alter von 93 Jahren in Bamberg gestorben

Gehling, Louise Alma Wilhelmine (geb. Kliem, adopt. Ahlers)
geboren am 1.8.1912 in Kaltennordheim/Sachsen-Weimar-Eisenach; Tochter einer ledigen Mutter; Adoptivtochter des Arztes → Dr. Rudolf Ahlers; 1922 Namensänderung in Ahlers (nach Adoption 1914); Reformrealgymnasium in Malchin, 1933 Abitur; Medizinstudium in Rostock; Juli 1939 Approbation; ab mind. 1942 Ärztin in Rostock (Am Waldessaum 9); Oktober 1942 Heirat mit dem Ingenieur und späteren Gewerbelehrer Paul Gehling (*18.5.1917 in Essen, †13.7.2005 in Rostock; Sohn eines Büroassistenten und späteren Stadtobersekretärs), mind. drei Kinder; ab April 1943 Assistenzärztin an der Hautklinik der Universität Rostock (Gehlsheim); am 4.10.1999 im Alter von 87 Jahren in Rostock gestorben

Gehrcke, Dr. Richard Ludwig Adolf

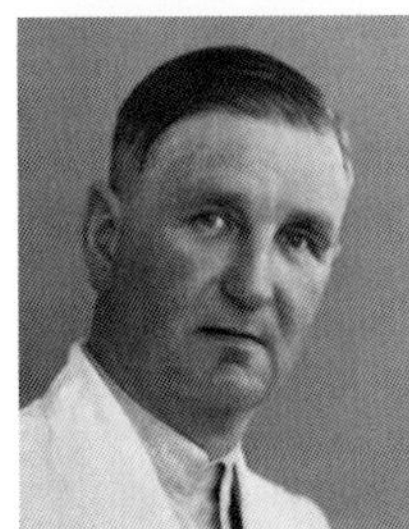

geboren am 16.2.1900 in Karstädt bei Ludwigslust/Mecklenburg; Sohn eines Erbpächters; Oberrealschule, Abitur; Medizinstudium in Rostock; Juli 1937 Approbation; Promotion; 1937 bis 1938 Volontärassistent am Beobachtungskrankenhaus in Schwerin-Lankow (wohnhaft in Fahrbinde); dort Mitglied in der Technischen Nothilfe; ab Februar 1938 Volontärassistent an der Medizinischen Poliklinik des Universitätskrankenhauses in Hamburg-Eppendorf; September bis November 1939 Praxisvertreter des einberufenen → Dr. Eckart Dugge in Wittenburg; ab November 1939 Praxisvertreter des einberufenen → Dr. Johannes Rüther in Rostock-Brinckmansdorf (Tessiner Chaussee 35); bis November 1940 dienstverpflichteter Arztvertreter in der Praxis von → Dr. Otto Witte in Woldegk; ab Dezember 1940 Kriegseinsatz in der Wehrmacht; April 1941 Heirat, mind. zwei Kinder; mind. 1943 in Hamm/Westfalen (Zeppelinstraße 7); mind. 1948 Arzt in Schwerin (Schillerstraße 2); mind. 1952 Arzt in Frankfurt/Oder (Fischerstraße 62); Mai 1952 Heirat mit der Oberschwester Hedwig Rost (*12.9.1921 in Colditz/Sachsen, †13.12.2002 in Berlin; Tochter eines Steingutfabrikarbeiters), 1952 Scheidung; mind. 1953 Arzt am Krankenhaus in Zehdenick/Havel (dort auch wohnhaft); Dezember 1953 Heirat mit der medizinisch-technischen Assistentin Ilse Stadelmann (*29.12.1922 in Nordhausen/Harz; Tochter eines Studienassessors), 1961 Scheidung; mind. 1961 in Gröbzig/Anhalt; Juni 1961 Heirat mit der Kindergärtnerin und Arzthelferin Anne-Marie Freund gesch. Berendt (*1.7.1920 in Kossenblatt/Spree, †29.1.2001 in Engelskirchen/Nordrhein-Westfalen; Tochter eines Stellmachermeisters und späteren Landwirts), ein weiteres Kind; 1961 bis 1979 in Eichwalde bei Berlin/DDR (Schmöckwitzer Straße 86); am 31.3.1979 im Alter von 79 Jahren nach einem Schlaganfall in Königs Wusterhausen gestorben

Gehrke, Dr. Wilhelm August Albert
geboren am 27.7.1872 in Bromberg/Posen; Sohn eines Mehlhändlers; Gymnasium, 1892 Abitur; Medizinstudium in Greifswald; dort 1896 Promotion;[21] März 1905 Approbation; praktischer Arzt in Stettin; Kriegseinsatz; mind. 1915 bis 1945 Leiter des Städtischen Gesundheitsamtes Stettin (Kaiser-Wilhelm-Straße 69/70, Scharnhorststraße 2); nach Flucht ab März 1945 Arzt in Güstrow (Sankt-Jürgens-Weg 3); als Amtsarzt ab Mai 1945 stellvertretender Leiter, ab Juni 1945 Leiter des Staatlichen Gesundheitsamtes des Stadt- und Landkreises Güstrow; unverheiratet; am 15.6.1947 im Alter von 74 Jahren an Magenkarzinom und Herzschwäche in Güstrow gestorben

Geiger, Dr. Werner Hans Friedrich
geboren am 13.12.1910 in Stettin/Pommern; Sohn eines Kaufmanns; Gymnasium, 1930 Abitur; Medizinstudium in Heidelberg; September 1936 Approbation; Juni 1938 Promotion in Heidelberg;[22] ab

21) Mit der Arbeit: Über das Verhalten des Diphtheriebacillus in Wässern und auf Nährsubstraten unter dem Einfluß des direkten Sonnenlichtes, Greifswald 1896.
22) Mit der Arbeit: Blasenektopie, Düsseldorf 1938.

1936 Assistenzarzt an der Lungenheilstätte Liebrechtsborn in Bad Rehburg; mind. 1937 Assistenzarzt am Städtischen Krankenhaus in Villingen/Baden; dort Eintritt in die NSDAP am 1.5.1937, Mitgliedsnummer 5.142.211; ab August 1938 NSV-Arzt am Paracelsus-Institut in Nürnberg (Lutzstraße 5); ab September 1938 Gastarzt am Städtischen Krankenhaus in Nürnberg; ab Dezember 1938 Jungarzt in der Gauamtsleitung der NSV in Nürnberg; ab Februar 1939 wieder Gastarzt am Städtischen Krankenhaus in Nürnberg; ab Mai 1939 Betriebsarzt in Schwaig/Franken (Nürnberger Straße 2); August 1939 Heirat mit der Volkspflegerin Wilhelmine Dryander (*5.10.1914 in Halle, †5.5.1969 in Mettlach/Saarland; Tochter eines Juristen sowie späteren Stadt- und Regierungsrates), mind. vier Kinder; November 1939 bis mind. 1943 zunächst Betriebsarzt, dann leitender Werksarzt bei den Heinkel-Flugzeugwerken in Rostock-Marienehe (wohnhaft in Warnemünde, Parkstraße 19 und 17); ab 1942 Kriegseinsatz bei der Kriegsmarine; mind. 1946 bis 1948 Arzt in Neustadt/Holstein; mind. 1950 Arzt in Heilbronn/Baden-Württemberg (Pfühlstraße 63); bis 1968 niedergelassener Allgemeinpraktiker in Farschweiler/Rheinland-Pfalz; am 30.10.1968 im Alter von 57 Jahren nach einem Herzinfarkt in Daleiden/Rheinland-Pfalz gestorben

Geisler, Dr. Harry
geboren am 24.5.1900 in Gelsenkirchen/Westfalen; Sohn eines Korbwarenhändlers; Gymnasium in Gelsenkirchen, 1918 Abitur; Medizinstudium in Berlin; November 1924 Approbation und Juli 1925 Promotion in Berlin;[23] ab 1929 Assistenzarzt, Dezember 1931 bis Juni 1933 niedergelassener Hautarzt in Neubrandenburg (Neutorstraße 1); Juli 1933 bis 1936 niedergelassener Facharzt für Dermatologie in Ratibor/Schlesien (Oberwallstraße 20); August 1934 Heirat mit der Ärztin → Dr. Marianne Geisler geb. Barthel verw. Spieß, ein Kind und ein Stiefkind; wegen Verfolgung aufgrund seiner jüdischen Herkunft 1936 Übersiedlung nach Berlin (Cäsarstraße 16, Rosenthaler Straße 40/41); Februar 1938 Emigration in die USA; mind. 1940 praktischer Arzt in Galion/USA; ab mind. 1941 in St. Marys/USA; dort Arzt am Joint Township District Memorial Hospital und am St. Rita's Memorial Hospital Lima; am 29.9.1964 im Alter von 64 Jahren nach einem Herzinfarkt in St. Marys gestorben

Geisler, Dr. Marianne Charlotte (geb. Barthel verw. Spieß)
geboren am 3.4.1892 in Berlin; Tochter eines Maschinentechnikers und späteren Ingenieurs; Gymnasium in Berlin, 1914 Abitur; Medizinstudium in Berlin; Juli 1920 Approbation; 1920 bis 1924 niedergelassene Allgemeinpraktikerin in Danzig-Langfuhr; Dezember 1920 Heirat mit dem Kunstmaler Otto Spieß (*14.12.1893 in Düsseldorf, †31.7.1931 in Neubrandenburg; Sohn eines Gymnasialdirektors), ein Kind; September 1923 Promotion in Berlin;[24] Arztvertreterin in Berlin und Heegermühle bei Eberswalde; mind. 1926 bis März 1934 niedergelassene Allgemeinpraktikerin in Neubrandenburg; dort im März 1933 Austritt aus der SPD;[25] ab April 1934 Ärztin in Berlin; August 1934 Heirat mit dem Arzt → Dr. Harry Geisler, ein weiteres Kind; ab Mai 1935 praktische Ärztin in Ratibor/Schlesien (Oberwallstraße 20); September 1936 bis Oktober 1937 wieder Ärztin in Berlin (Cäsarstraße 12, Rosenthaler Straße 40/41); galt wegen der Herkunft ihres Ehemannes als „jüdisch versippt"; Februar 1938 Emigration in die USA; mind. 1940 praktische Ärztin in Galion/USA; mind. 1941 bis 1964 in St. Marys/USA; im Juli 1973 im Alter von 81 Jahren in Powers Lake/USA gestorben

Geitner, Dr. Irmgard Emma Helene (geb. Föllmer)
geboren am 19.4.1906 in Berlin; Tochter eines Gemeindeschullehrers; Gymnasium in Berlin, 1926 Abitur; Medizinstudium in Berlin, München, Jena, Kiel und Rostock; Juli 1932 Approbation und September 1932 Promotion in Rostock;[26] mind. 1935 Ärztin in Werder/Havel; September 1935 Heirat mit dem Arzt → Dr. Dr. Werner Geitner, mind. drei Kinder; mind. 1936 bis 1937 Assistenzärztin in Rostock (Engelstraße 7); 1937 bis mind. 1940 in Dievenow/Pommern; dort ab mind. 1940 ohne ärztli-

23) Mit der Arbeit: Über die primären Ergebnisse der konservativen Myemoperationen an der Berliner Frauenklinik in den Jahren 1914 bis 1924, Berlin 1925.
24) Mit der Arbeit: Gelenkerkrankungen nach Masern (MS).
25) Mit der Begründung, die SPD sei „nicht imstande, die Belange der freiheitlich gesonnenen Bürger zu gewährleisten".
26) Mit der Arbeit: Zur Frage der Menièrschen Krankheit, aus der Universitäts-Hals-, Nasen-, Ohrenklinik zu Rostock, Jena 1932.

che Tätigkeit; mind. 1943 bis 1961 Kinderärztin in Kiel (Bülowstraße 3); bis 1987 in Konstanz/Bodensee (Sonnenbühlstraße 58); am 17.9.1987 im Alter von 81 Jahren in Konstanz gestorben, mglw. Suizid

Geitner, Dr. Dr. Werner Hans Hermann
geboren am 13.1.1908 in (Berlin-)Charlottenburg; Sohn eines Baumeisters; Oberrealschule in Berlin, 1927 Abitur; zunächst Studium der Veterinärmedizin in Berlin und Gießen; Januar 1933 Promotion zum Dr. med. vet. in Gießen;[27)] Medizinstudium in München und Rostock; Juni 1935 Approbation; anschließend Assistenzarzt in Berlin (Joachim-Friedrich-Straße 19); dort im September 1935 Promotion zum Dr. med.;[28)] September 1935 Heirat mit der Ärztin → Dr. Irmgard Geitner geb. Föllmer, mind. drei Kinder; mind. 1936 Assistenzarzt in Rostock (Engelstraße 7); August 1936 bis Februar 1937 Assistenzarzt, Februar 1937 bis mind. 1940 niedergelassener Allgemeinpraktiker in Dievenow/Pommern (Haus Tanne); ab Dezember 1940 Kriegseinsatz bei der Kriegsmarine; mind. 1943 bis 1961 in Kiel (Bülowstraße 3); bis 1987 in Konstanz/Bodensee (Sonnenbühlstraße 58); am 11.9.1987 im Alter von 79 Jahren in Den Helder/Niederlande gestorben

Gemeinhardt, Dr. Hans Karl Oskar
geboren am 30.7.1906 in Halle/Provinz Sachsen; Sohn eines Landschaftskanzleivorstehers; Gymnasium in Halle, 1924 Abitur; Medizinstudium in Halle und Göttingen; mind. 1930 Medizinalpraktikant am Stadtkrankenhaus in Pirna/Sachsen; 1931 Approbation; anschließend Assistenzarzt am Stadtkrankenhaus in Dresden-Johannstadt, dann an der Inneren Abteilung der Universitätsklinik in Halle; Juli 1933 Promotion in Halle;[29)] mind. 1935 Oberarzt an der Inneren Abteilung des Staatskrankenhauses der Landespolizei in Berlin; Dezember 1935 bis mind. 1941 niedergelassener Facharzt für Innere Krankheiten in Schwerin (Tannhöfer Allee 3); daneben auch Stabsarzt in der Sanitätsstaffel der Sanitäts-Abteilung 12 der Wehrmacht in Schwerin (Hamburger Straße 62, Reiferbahn 1) sowie Oberarzt bei der mecklenburgischen Landespolizei; im Februar 1941 zum Oberstabsarzt befördert

Gensch, Dr. Irmtraud Johanna Elfriede (geb. Baumann, spätere Reimold)
geboren am 17.7.1915 in Körlin/Pommern; Tochter eines Elektromaschinenbauers; Oberlyzeum in Körlin, 1934 Abitur; nach halbjährigem freiwilligen Arbeitsdienst Medizinstudium in Berlin und Königsberg; Mitglied des BDM; September 1939 Approbation in Berlin; ab November 1939 Volontärassistentin am Krankenhaus Bethanien in Berlin (Mariannenplatz 3, Kaiser-Franz-Grenadier-Platz 3); ab Frühjahr 1941 Ärztin an einem Privatsanatorium in Berlin; spätestens 1942 Heirat mit dem Facharzt für Chirurgie Dr. Hans-Joachim Gensch (*25.12.1913), spätestens 1953 Scheidung; Juni 1942 Promotion in Berlin;[30)] mglw. nach Ausbombung in Berlin von Mai 1945 bis Mai 1946 niedergelassene Allgemeinpraktikerin in Strohkirchen bei Hagenow; dort auch für die ärztliche Betreuung der Umgebung und des Behelfsseuchenhauses Moraas zuständig; mind. 1950 bis 1952 wieder Ärztin in Berlin (Treskowstraße 2, Hauptstraße 50); Januar 1953 Heirat mit dem Druckereileiter Walter Reimold (*29.4.1913 in Frankfurt/Main, †6.12.1972 in Frankfurt/Main); mind. 1955 bis August 1991 niedergelassene Allgemeinpraktikerin in Frankfurt/Main (Bruchfeldstraße 65); ab August 1991 in Herten/Nordrhein-Westfalen (Beethovenstraße 23); am 28.12.1992 im Alter von 77 Jahren in Herten gestorben

Genz, Dr. Arthur Fritz August
geboren am 15.1.1898 in Berlin; Sohn eines Kassenboten; Gymnasium, 1917 Notabitur; März 1917 bis November 1918 Kriegseinsatz; Medizinstudium in Berlin; dort im August 1925 Approbation; bis 1926 Arzt in Sandberg bei Waldenburg/Schlesien; Juni 1926 Heirat mit Käthe Reich (*15.10.1905 in Dirschau/Westpreußen; Tochter eines Oberpostsekretärs), zwei Kinder; 1926 bis mind. 1927 Arzt in Berlin (Bernburger Straße 35); August 1927 Promotion in Berlin;[31)] Mai 1929 bis Mai 1934 niederge-

27) Mit der Arbeit: Das perforierende Brennen im Bereich des Kniegelenks beim Hunde, Würzburg 1932.
28) Mit der Arbeit: Zwei Fälle schwerer Herzschädigung nach starker körperlicher Anstrengung, Duderstadt 1935.
29) Mit der Arbeit: Die Norm des Harnstoffwertes im menschlichen Blute, Berlin 1933.
30) Mit der Arbeit: Die Ergebnisse der Ernährungsbehandlung bei Tuberkulose (MS).
31) Mit der Arbeit: Die Patella und ihre angeborenen und erworbenen Veränderungen, Charlottenburg 1927.

lassener Allgemeinpraktiker in Niederhohne/Hessen; dort Eintritt in die NSDAP am 1.5.1933, Mitgliedsnummer 2.333.006; als Nachfolger von → Dr. Gerhard Rohde (einschließlich Praxisübernahme) von Juni 1934 bis Januar 1936 niedergelassener Allgemeinpraktiker in Rastow bei Schwerin; dort auch Mitglied des NSDÄB; Januar 1936 bis mind. 1941 niedergelassener Allgemeinpraktiker in Berlin (Greifswalder Straße 4); ab September 1939 Kriegseinsatz in der Wehrmacht, Praxis geschlossen; mglw. mind. 1961 bis 1980 niedergelassener Facharzt für Chirurgie und Frauenarzt in Westberlin (Seestraße 43, Köpenicker Straße 95, Zerndorfer Weg 18, Wittelsbacher Straße 63)

Genzken, Dr. Karl Eduard August

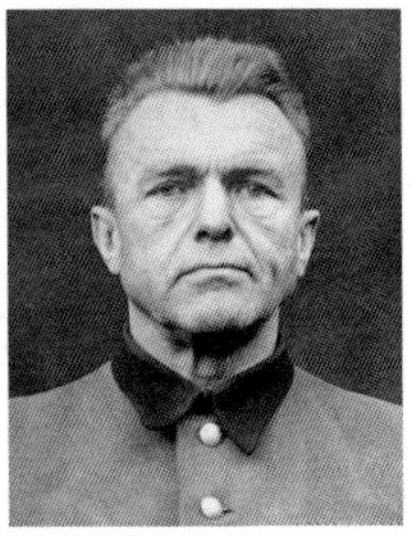

geboren am 8.6.1885 in Preetz/Schleswig-Holstein; Sohn eines Pastors; Gymnasium in Wandsbek, 1906 Abitur; nach Eintritt in die Kaiserliche Marine Medizinstudium in Tübingen, Marburg, München und Kiel; mind. 1912 in Hamburg; August 1912 Approbation; September 1912 Promotion in Kiel;[32] ab mind. 1914 Oberassistenzarzt beim III. See-Bataillon in Tsingtau/China, dort ab September 1914 Kriegseinsatz als Marine-Stabsarzt; nach Einnahme von Tsingtau durch die japanische Armee nicht interniert, sondern im Juni 1915 über Shanghai nach San Francisco/USA gereist; nach Rückkehr nach Deutschland ab Juli 1915 Truppenarzt in der II. Marineartillerie-Abteilung in Wilhelmshaven; anschließend Schiffsarzt und Beteiligung am Aufbau des Sanitätswesens der U-Boot-Flotte; im November 1919 aus der Marine entlassen; 1919 bis Oktober 1934 niedergelassener Allgemeinpraktiker in Preetz; Juli 1920 Heirat mit Margarethe Ströh (*29.12.1899 in Oldesloe/Schleswig-Holstein, †14.6.1987 in Ahrensburg/Schleswig-Holstein; Tochter eines Mühlenbesitzers), drei Kinder, spätestens 1954 Scheidung; Eintritt in die NSDAP am 7.7.1926, Mitgliedsnummer 39.913; Mitglied des NSDÄB, 1933 bis 1934 Kreisamtsleiter des NSDÄB für den Kreis Plön; ab November 1933 Mitglied der SS, Nr. 207.954; Oktober 1934 bis Januar 1935 Referent für Mobilmachungsangelegenheiten in der Marinemedizinalabteilung des Reichswehrministeriums in Berlin (Milinowskistraße 17); Februar 1935 bis März 1936 Vertrauensarzt beim Verband der Krankenkassen für Groß-Berlin (Witzlebenstraße 32); als SS-Sturmbannführer ab März 1936 im hauptamtlichen SS-Dienst, ab Juli 1936 als Führer der Sanitätsstaffel der SS-Verfügungstruppe in Berlin; ab September 1936 Chefarzt des SS-Lazaretts in Berlin-Lichterfelde; ab Februar 1937 Führer der Sanitätsabteilung der SS-Totenkopfverbände und zugleich Leitender Arzt beim Inspekteur der Konzentrationslager, damit verantwortlich für den Sanitätsdienst der SS-Totenkopfverbände sowie für die medizinische Betreuung des Lagerpersonals und der Häftlinge in den Konzentrationslagern Dachau, Sachsenhausen, Buchenwald, Flossenbürg, Mauthausen, Neuengamme und Ravensbrück; im November 1937 zum SS-Standartenführer befördert; als Divisionsarzt von Oktober 1939 bis März 1940 Aufbau des Sanitätswesens der SS-Totenkopf-Division in Dachau; nach Beförderung zum SS-Oberführer von April 1940 bis April 1945 Chef des Sanitätsamtes der Waffen-SS im SS-Führungshauptamt in Berlin (Dauerwaldweg 13), damit Leiter des gesamten Truppensanitätsdienstes der SS und verantwortlich für die Ausbildung, Aufstellung und den Einsatz von SS-Sanitätseinheiten; als Organisator und Koordinator sowie als Vorgesetzter des Hygiene-Instituts der Waffen-SS einer der Hauptverantwortlichen für die medizinischen Versuche an KZ-Häftlingen; im Januar 1943 zum SS-Gruppenführer und Generalleutnant der Waffen-SS befördert; ab Mai 1945 in US-amerikanischer Kriegsgefangenschaft; im August 1947 im Nürnberger Ärzteprozeß zu lebenslanger Haft verurteilt; im April 1954 vorzeitig entlassen und mit Berufsverbot belegt; 1954 bis 1957 praktischer Arzt in Görwihl/Baden-Württemberg (Mitteldorf 84); Oktober 1954 Heirat mit der Apothekerin Helena Beck verw. Meier (*12.5.1902 in Mannheim, †3.6.1956 Suizid in Görwihl; Tochter eines Kaufmanns); am 10.10.1957 im Alter von 72 Jahren nach einem Herzinfarkt in Hamburg gestorben

Gerecke, Dr. Werner Victor Hans

geboren am 7.4.1899 in Hornsey bei London/Großbritannien; Sohn eines Kaufmanns; Gymnasium in Rinteln/Weser, 1919 Abitur; Medizinstudium in Berlin, Würzburg und Rostock; 1924 Promotion

---

32) Mit der Arbeit: Beitrag zur Statistik des Krebses, Kiel 1912.

in Rostock;[33] Juni 1925 Approbation; zunächst wissenschaftlicher Leiter einer pharmazeutischen Fabrik; anschließend Assistenzarzt in Hohenlychen bei Templin; mind. 1927 bis 1929 Badearzt in Alt Gaarz (später Rerik); Oktober 1931 Heirat mit Vera Urbanczyk, mind. ein Kind, spätestens 1945 Scheidung; Februar 1935 bis 1937 beamteter Leiter des Anstalts-Krankenhauses im Zuchthaus in Gollnow/Pommern (Pommernweg 9); mind. 1937 Schiffsarzt auf der „Deutschland"; auf Anforderung des Reichsministers für die besetzten Ostgebiete als Regierungsmedizinalrat ab mind. 1943 Leitender Arzt des Generalbezirks Nikolajew im Reichskommissariat Ukraine; bis mind. April 1945 Regierungsmedizinalrat an der Landesheilanstalt Brandenburg-Görden (Winterfeldtallee 2 und 26); April 1945 Heirat mit der Angestellten bei der Organisation Todt Marianne Baumgärtel (*24.3.1919 in Halle, †14.12.2001 in Berlin; Tochter eines Rechtsanwalts), mind. zwei weitere Kinder; mind. 1948 in Berlin-Buch; mind. 1949 in Tangermünde/Altmark; nach Übersiedlung in die Bundesrepublik bis 1975 in Hardebek bei Bad Bramstedt/Schleswig-Holstein (Gartenstraße 1); am 8.2.1975 im Alter von 75 Jahren in Hardebek gestorben

Gerhards, Dr. Gustav August Heinrich

geboren am 17.10.1906 in Bremen; Sohn eines Bauingenieurs und späteren technischen Oberinspektors; Oberrealschule in Bremen, 1927 Abitur; Medizinstudium in Marburg und Rostock; ab Juni 1933 Mitglied des NSKK; Januar 1934 Approbation und Oktober 1934 Promotion in Kiel;[34] bis 1936 Arzt in Asendorf/Niedersachsen; 1936 Arzt in Mecklenburg; ab November 1936 Schiffsarzt in Bremen (Doventorsteinweg 33, SS „Bremen"); Februar 1937 bis 1963 niedergelassener Allgemeinpraktiker und Geburtshelfer in Wilhelmshaven (Roonstraße 145, Metzer Weg 14); März 1938 Heirat mit der Gymnastiklehrerin Irmingard Voß (*9.5.1913 in Dachau/Bayern, †8.4.2001 in Gersfeld/Rhön; Tochter eines Kunstmalers), fünf Kinder; ab Februar 1942 Kriegseinsatz in der Wehrmacht; am 13.11.1963 im Alter von 57 Jahren in Wilhelmshaven gestorben

Gerlach, Dr. Carl Edzard

geboren am 17.5.1911 in Stettin/Pommern; Sohn eines Landwirts und Gutsbesitzers; Oberrealschulen in Wismar und Rostock, 1931 Abitur; Medizinstudium in München, Berlin, Leipzig, Hamburg und Rostock; Medizinalpraktikant am Auguste-Viktoria-Krankenhaus in Berlin-Schöneberg, ab September 1937 an der Landesanstalt Brandenburg-Görden (Winterfeldtallee 2), ab Februar 1938 am Städtischen Krankenhaus in Swinemünde; Mai 1938 Approbation; anschließend mglw. Volontärassistent in Rostock; dort im Juli 1938 Promotion;[35] ab Oktober 1938 Assistenzarzt an der Landesanstalt Landsberg/Warthe; ab November 1939 Kriegseinsatz; 1945 bis Januar 1963 niedergelassener Allgemeinpraktiker in Bützow (Nachfolger in der Praxis von → Dr. Kurt Eberhardt; Breite Straße 17, Gartenstraße 2); nach psychischer Erkrankung ab Februar 1963 Invalidenrentner; bis mind. 1964 unverheiratet; nach Übersiedlung in die Bundesrepublik ab April 1964 in Manslagt/Ostfriesland

Gerlach, Dr. Emil Ernst Louis

geboren am 9.2.1866 in Reppen/Weststernberg/Brandenburg; Sohn eines Ratsmaurermeisters; Gymnasium in Guben, 1887 Abitur; Medizinstudium in Rostock und München; Mai 1895 Promotion[36] und Februar 1896 Approbation in München; Assistenzarzt an Kliniken und Heilanstalten in Straßburg/Elsaß, München und Stettin; 1898 bis 1935 niedergelassener Allgemeinpraktiker mit Privatklinik und physikalischen Behandlungen in Rostock (Blutstraße 15, Schwaansche Straße 2, Paulstraße 27, Augustenstraße 117); August 1899 Heirat mit Agnes Rahtkens (*9.8.1874 in Middlesbrough/Großbritannien, †6.8.1929 in Rostock; Tochter eines Reeders und Konsuls), zwei Kinder; ab Gründung 1929 stellvertretendes Mitglied der gemeinsamen Ärztekammer für Mecklenburg-Schwerin und -Strelitz; am 29.1.1935 im Alter von fast 69 Jahren an Magenkrebs in Rostock gestorben[37]

---

33) Mit der Arbeit: Zur anatomischen Differentialdiagnose der Blasendivertikel, Rostock 1924.

34) Mit der Arbeit: Die Häufigkeit der Gonorrhoe, festgestellt am Material der Ambulanz der Jahre 1927 bis 1930, Gütersloh 1933.

35) Mit der Arbeit: Über die Wirkung von Novocainemulsionen im Tierexperiment, Rostock 1938.

36) Mit der Arbeit: Über einen Fall von Polyneuritis diabetica, München 1895.

37) In einem Nachruf hieß es, Gerlach sei „nach schwerer Krankheit" verstorben; „der Rostocker Ärzteverein wird das Andenken seines langjährigen Mitglieds in Ehren halten!"

Gerlach, Dr. Ernst Christian Johannes
geboren am 30.1.1906 in Neukloster/Mecklenburg; Sohn des Arztes → Dr. Ernst Gerlach; Gymnasium in Wismar, 1924 Abitur; Medizinstudium in Würzburg, Wien, Innsbruck und Rostock; Dezember 1930 Approbation und Dezember 1931 Promotion in Rostock;[38] 1931 bis mind. 1932 Assistenzarzt an der Hautklinik der Universität Rostock (dort auch wohnhaft: Gertrudenplatz); Januar 1935 bis 1940 niedergelassener Allgemeinpraktiker in Schwerin/Warthe (Adolf-Hitler-Straße 46); dort auch nebenamtlicher Gesellschaftsarzt, RAD-Arzt, Reichsbahnarzt, Sanitätszugarzt sowie Arzt für die Allianz- und Gothaer Versicherung; August 1935 Heirat mit Charlotte Uhlenhut (*10.11.1906 in Braunschweig, †24.11.2008 in Braunschweig; Tochter eines Obersteuerinspektors); in Schwerin/Warthe Eintritt in die NSDAP am 1.5.1937, Mitgliedsnummer 4.630.941; ab März 1940 Kriegseinsatz als Stabsarzt, ab März 1940 „im Westen vermißt", in britischer Kriegsgefangenschaft; am 29.1.1947 im Alter von fast 41 Jahren nach einem Autounfall in Plymouth/Großbritannien gestorben

Gerlach, Dr. Ernst Christian Theodor
geboren am 4.8.1876 in Wasdow bei Gnoien/Mecklenburg; Sohn eines Pastors; Gymnasien in Parchim und Wismar, 1897 Abitur; Medizinstudium in Marburg und Rostock; Mai 1902 Approbation in Rostock; Assistenzarzt in Doberan; April 1904 bis 1919 niedergelassener Allgemeinpraktiker in Neukloster (Bützower Straße 7); Oktober 1904 Promotion in Rostock;[39] Februar 1905 Heirat mit Bertha Raase (*17.4.1884 in Rostock, †28.1.1963 in Warin; Tochter eines Gymnasiallehrers), fünf Kinder; Dezember 1914 bis November 1918 Kriegseinsatz als Regimentsarzt an der Front und als Arzt in einem Kriegslazarett; 1919 bis 1934 Arzt am Lazarus-Krankenhaus in Berlin (Albertinenstraße 27); 1934 bis 1942 wieder niedergelassener Allgemeinpraktiker in Neukloster (Bützower Straße 7); am 24.10.1942 im Alter von 66 Jahren an Lungenentzündung in Schwerin gestorben

Gerlach, Prof. Dr. Günther Emil Franz
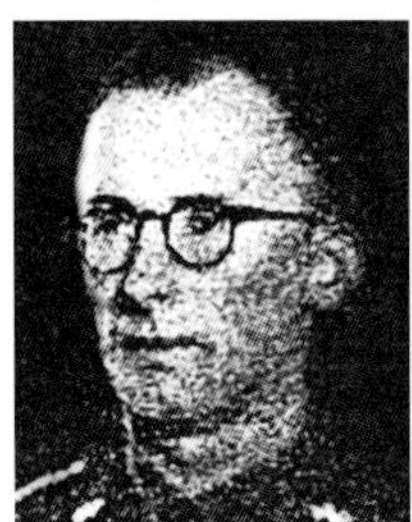
geboren am 17.6.1901 in Rostock/Mecklenburg; Sohn des Arztes → Dr. Emil Gerlach; Realgymnasien in Rostock und Bützow, 1921 Abitur; dazwischen 1919 Volontär auf der Neptun-Werft in Rostock; Medizinstudium in Rostock, München und Graz; Dezember 1926 bis April 1927 Medizinalpraktikant an der Hautklinik, Mai bis Oktober 1927 an der Medizinischen Poliklinik, November bis Dezember 1927 an der Augenklinik der Universität Rostock (Gertrudenplatz, Schröderplatz, Doberaner Straße 140); Dezember 1927 Approbation und Promotion in Rostock;[40] Januar bis September 1928 Volontärassistent am Pathologisch-Anatomischen Institut des Allgemeinen Krankenhauses in Hamburg-Barmbek; Oktober 1928 bis September 1929 Assistenzarzt am Pathologisch-Anatomischen Institut der Universität Rostock (Gertrudenstraße); 1929 bis 1930 Schiffsarzt auf der Hamburg-Amerika-Linie; Mai 1930 bis Oktober 1935 Assistenzarzt, November 1935 bis Dezember 1937 Oberarzt an der Chirurgischen Klinik der Universität Rostock (dort zunächst auch wohnhaft: Maßmannstraße 35; Fahnenstraße 7); dort ab Februar 1932 Mitglied der SA und Eintritt in die NSDAP am 1.3.1932, Mitgliedsnummer 985.070; ab März 1934 Facharzt für Chirurgie; Dezember 1935 Heirat mit der Ärztin → Dr. Paula Gerlach geb. Gerlinghoff, 1939 Ehe für nichtig erklärt; Januar 1937 Habilitation in Rostock;[41] 1937 bis 1940 Privatdozent, 1940 bis 1945 Dozent für Chirurgie und Lehrbeauftragter an der Universität Rostock; dort auch NSKK-Sanitäts-Standartenführer; mind. 1937 mit der Führung des Hochschulringes der NS-Studentenkampfhilfe beauftragt; Januar 1938 bis Juni 1945 Chefarzt am Stadtkrankenhaus in Schwerin (dort zunächst auch wohnhaft: Werderstraße/Graf-Heinrich-Straße 30; Tannhöfer Allee 9); August 1939 Heirat mit der Innenarchitektin Elisabet von Mentzer (*26.11.1917 in Oscars bei Stockholm/Schweden, †4.12.1989 in Ratzeburg/Schleswig-Holstein; Tochter eines Rittmeisters und späteren Farmers), mind. drei Kinder; im Januar 1940 zum Dozenten neuer Ordnung an der Universität Rostock ernannt; ab August 1942 Kriegsein-

38) Mit der Arbeit: Experimentelle Studien über die Einwirkung von Diät auf den Heilungsverlauf von künstlich gesetzten Infektionen, Rostock 1931.
39) Mit der Arbeit: Klinisch-statistischer Beitrag zur Frage der Sehnenplastik und -transplantation, Rostock 1904.
40) Mit der Arbeit: Kritische Beiträge zur Nierenfunktionsprüfung nach Pregl und von Haberer, Rostock 1928.
41) Mit der Arbeit: Mikroskopische Gewebsuntersuchungen im ultravioletten Licht, Schwerin 1942.

satz als Wehrmachtsarzt in Schwerin, daneben eingeschränkte Weiterführung seiner zivilärztlichen Tätigkeit; im November 1944 zum außerplanmäßigen Professor an der Universität Rostock ernannt; Juni 1945 Flucht aus Schwerin; ab August 1945 Stabsarzt am Hospital 17 der Pionierkaserne in Lübeck; bis 1983 in Ratzeburg (Schmilauer Straße 126); am 25.7.1983 im Alter von 82 Jahren in Ratzeburg gestorben

Gerlach, Dr. Marianne (geb. Richter)
geboren am 16.2.1909 in Zeitz/Provinz Sachsen; Tochter eines Kontoristen und Kaufmanns; Gymnasium in Zeitz, 1928 Abitur; Medizinstudium in Göttingen; als Studentin dort Eintritt in die NSDAP am 1.5.1933, Mitgliedsnummer 3.124.006; März 1935 Approbation; Assistenzärztin in Weißenfels, dann in Zeitz (Goethestraße 23); 1935 bis 1936 Assistenzärztin an der Medizinischen Klinik der Universität Rostock (Schröderplatz, Kaiser-Wilhelm-Straße 28); mind. 1936 wieder Assistenzärztin in Zeitz (Goethestraße 23); Oktober 1936 Heirat mit dem Arzt → Dr. Walter Gerlach, zwei Kinder; April 1937 Promotion in Göttingen;[42] ab mind. 1937 in Lübeck (Elsässer Straße 24); September 1963 bis März 1977 teilzeitbeschäftigte Ärztin an der Abteilung Ärztliche Jugendfürsorge des Gesundheitsamtes Lübeck (Edvard-Munch-Straße 22, Uranusweg 8); ab mind. 1990 in Freudenstadt/Baden-Württemberg (Bodelschwinghstraße 14); am 5.1.1998 im Alter von 88 Jahren in Freudenstadt gestorben

Gerlach, Dr. Paula Elisabeth Maria (geb. Gerlinghoff)
geboren am 29.6.1901 in Lippspringe/Westfalen; Tochter eines Försters; Gymnasium, Abitur; Medizinstudium in München (Neureutherstraße 6, Liebherrstraße 1); Approbation; November 1932 Promotion in Berlin;[43] mind. 1933 Volontärassistentin an der Chirurgischen Klinik der Universität Rostock (Maßmannstraße 35); mind. 1935 Ärztin in Bad Lippspringe (Vom-Stein-Straße 10); Dezember 1935 Heirat mit dem Arzt und späteren → Prof. Dr. Günther Gerlach, 1939 Ehe für nichtig erklärt; bis 1945 wieder Ärztin in Bad Lippspringe (Vom-Stein-Straße 10); am 7.7.1945 im Alter von 44 Jahren an Brustkrebs in Bad Lippspringe gestorben

Gerlach, Dr. Walter Hans
geboren am 6.5.1904 in Rostock/Mecklenburg; Sohn des Arztes → Dr. Emil Gerlach; Realgymnasium in Rostock, 1924 Abitur; Medizinstudium in München und Rostock (Augustenstraße 117); Januar bis August 1930 Medizinalpraktikant an der Chirurgischen Klinik, September bis Dezember 1930 an der Medizinischen Poliklinik der Universität Rostock (Maßmannstraße 35, Schröderplatz); dort im Januar 1931 Approbation; ab 1931 Assistenzarzt an der Hautklinik der Universität Rostock (Gertrudenplatz); Juli 1932 Promotion in Rostock;[44] mind. 1935 bis 1936 Assistenzarzt an der Frauenklinik der Universität Rostock (dort auch wohnhaft: Doberaner Straße 142); ab Juli 1936 Assistenzarzt, Januar 1939 bis Juli 1947 Oberarzt an der Chirurgischen Klinik des Allgemeinen Krankenhauses bzw. Städtischen Krankenhauses Süd in Lübeck (Kronsforder Allee 11 und 69/73, Elsässer Straße 24); Oktober 1936 Heirat mit der Ärztin → Dr. Marianne Gerlach geb. Richter, zwei Kinder; Eintritt in die NSDAP am 1.5.1937, Mitgliedsnummer 5.040.425; ab Januar 1939 Mitglied des NSDÄB, Nr. 25.490; ab September 1939 Kriegseinsatz in der Wehrmacht; mind. 1955 bis 1977 niedergelassener Allgemeinpraktiker und Geburtshelfer in Lübeck (Edvard-Munch-Straße 22, Wahmstraße 9-11, Uranusweg 8); bis 1990 in Freudenstadt/Baden-Württemberg (Bodelschwinghstraße 14); am 8.2.1990 im Alter von 85 Jahren in Freudenstadt gestorben

Gerstenberg, Dr. Hans-Werner Erich
geboren am 5.2.1910 in Lüneburg/Hannover; Sohn eines Abteilungsarztes und späteren Landesobermedizinalrates; Gymnasium,1929 Abitur; Medizinstudium in Göttingen, Münster, München und Rostock; als Student in Rostock Eintritt in die NSDAP am 1.11.1930, Mitgliedsnummer 341.871; dane-

42) Mit der Arbeit: Untersuchungen über den Kreislauf und den Gasstoffwechsel bei Schwangeren, Wöchnerinnen und Nichtschwangeren in der Ruhe und nach dosierter Arbeit, Weende-Göttingen 1934.
43) Mit der Arbeit: Osteochondritis dissecans des Kniegelenks nach Funktion, Rostock 1932.
44) Mit der Arbeit: Untersuchungen zur Frage der Dermatosis praecancerosa Bowen, Rostock 1932.

ben Mitglied der SA; Februar 1935 Approbation und Juni 1935 Promotion in Göttingen;[45] 1935 bis 1938 zunächst Volontärassistent, dann Assistenzarzt am Pharmakologischen Institut der Universität Rostock (Gertrudenstraße, Dietrich-Eckart-Straße 24, Hermannstraße 6); Februar 1937 Heirat mit der Krankenschwester Christel Moeller (*8.10.1906 in Tessin, †27.2.1997 in Hannover; Tochter eines Stadtjägers), mind. vier Kinder; August 1938 bis mind. 1943 Assistenzarzt an der Medizinischen Universitätsklinik in Gießen (Wartweg 33); ab September 1939 Kriegseinsatz in der Wehrmacht; ab mind. 1950 niedergelassener Facharzt für Innere Krankheiten in Hannover (Linzer Straße 1 und 5); am 15.6.1986 im Alter von 76 Jahren in Hannover gestorben

Gerstenberger, Dr. Eduard
geboren am 22.10.1895 in Dschaman Abat/Bessarabien/Rußland; Sohn eines Schuhmachers; Gymnasium, 1915 Abitur; Medizinstudium in Dorpat/Estland und Marburg; Februar 1921 Promotion in Marburg;[46] Februar 1922 bis März 1924 Leitender Arzt des Krankenhauses in Purcari/Bessarabien; November 1922 Heirat mit Nelly Bodamer (*27.6.1897 in Friedrichsfeld/Bessarabien, †1.7.1972; Tochter eines Gutsbesitzers), zwei Kinder; September 1924 Approbation in Rumänien; 1924 bis 1926 Arzt am Krankenhaus in Arzis/Bessarabien; 1926 bis 1940 niedergelassener Allgemeinpraktiker in Arzis; 1940 Umsiedlung nach Deutschland; Lagerarzt des Hilfskrankenhauses im Umsiedlerlager 161 in Dösen bei Leipzig; Februar 1941 Approbation für Deutschland; ab Juli 1941 niedergelassener Allgemeinpraktiker in Weisseck bei Wirsitz/Westpreußen (Albert-Forster-Straße 8); „im Zuge der [kriegsbedingten] Rückverlegung der Zivilbevölkerung“ ab März 1945 praktischer Arzt in Burg Schlitz bei Teterow; zum Oberregierungsmedizinalrat ernannt; am 2.2.1986 im Alter von 90 Jahren gestorben

Gerth, Dr. Robert
geboren am 17.7.1908 in Thesdorf bei Pinneberg/Schleswig-Holstein; Sohn eines Lehrers; Gymnasium, 1928 Abitur; Medizinstudium in Kiel; ab Januar 1934 Mitglied der SA; 1934 Medizinalpraktikant in Kiel-Pries; Juni 1934 Heirat mit der Haustochter Clara Brandt (*31.10.1896 in Friedrichsort bei Kiel, †9.11.1957 in Friedrichstadt/Schleswig-Holstein; Tochter eines Berufssoldaten [Major]), zwei Kinder; Januar 1935 Approbation und Promotion in Kiel;[47] anschließend Assistenzarzt in Kiel-Friedrichsort; Juli 1935 bis Mai 1937 Arzt in Mecklenburg; Mai 1937 bis 1956 niedergelassener Allgemeinpraktiker in Friedrichstadt (Am Ostersielzug 6); ab Mai 1940 Kriegseinsatz; am 1.12.1956 im Alter von 48 Jahren nach einem Schlaganfall zwischen Friedrichstadt und Husum gestorben

Gestewitz, Dr. Curt Bernhard Friedrich
geboren am 19.2.1888 in Falkenberg/Provinz Sachsen; Sohn eines Bahnmeisters und späteren technischen Eisenbahnsekretärs; Gymnasien in Köthen, Burg und Magdeburg, 1906 Abitur; Medizinstudium in Halle, München und Rostock; als Einjährig-Freiwilliger dazwischen Militärdienst im Füsilier-Regiment 36; Juli 1912 Approbation und August 1912 Promotion in Rostock;[48] Assistenzarzt in Braunschweig, Northeim, Hamborn und Lauban/Schlesien; 1914 bis 1918 Kriegseinsatz als Regimentsarzt, zuletzt als Oberarzt, 30 Prozent kriegsbeschädigt; September 1919 Heirat mit Ilse Baldewein (*12.5.1898 in Satow, †1.4.1952 in Korbach/Hessen; Tochter des Arztes Dr. Rudolf Baldewein *1868, †1923; Leiterin der Ortsgruppe Satow der NS-Frauenschaft), vier Kinder; mind. 1919 bis 1945 niedergelassener Allgemeinpraktiker in Satow (Haus Nr. 69); daneben auch Hilfsarzt am Staatlichen Gesundheitsamt Rostock-Land; in Satow Eintritt in die NSDAP am 1.10.1930, Mitgliedsnummer 353.151; Februar 1931 bis Mai 1945 Leiter der Ortsgruppe Satow der NSDAP; Mitglied der SA, bis mind. 1934 SA-Brigadearzt; daneben auch Mitglied des NSDÄB; ab 1936 auch nebenamtlicher Arzt im Hilfswerk „Mutter und Kind“ der NSV in Satow; März 1941 Dienstauszeichnung der NSDAP in Bronze; auf Vorschlag des NSDAP-Kreisleiters Ulrich Sievert im September 1942 KVK II. Kl. o.S.;[49]

45) Mit der Arbeit: Spontane Sinusblutungen, Göttingen 1934.
46) Mit der Arbeit: Über einen Fall von Dermatitis herpetiformes (Duhring'sche Krankheit), Marburg 1921.
47) Mit der Arbeit: Die Leitstruktur der Muskelfasern im menschlichen Samenleiter (Untersuchungen an Embryonen vom 3. bis 9. Monat), Leipzig 1934.
48) Mit der Arbeit: Beiträge zur Kenntnis des Verhaltens von Kohlenoxydblut unter gewissen Umständen, Rostock 1912.
49) Mit der Begründung, Gestewitz habe sich „besondere Verdienst bei der Unterbringung und Betreuung der Volksgenossen aus Rostock [erworben], die durch englische Fliegerangriffe obdachlos wurden“; außerdem lägen „weitere

nach Kriegsende verhaftet und enteignet; am 30.6.1947 im Alter von 59 Jahren im sowjetischen Speziallager Fünfeichen ums Leben gekommen

Giercke, Dr. Hans Walter
geboren am 22.5.1893 in (Berlin-)Steglitz; Sohn eines Oberlehrers und späteren Gymnasialprofessors; Gymnasium in Berlin, 1911 Abitur; Medizinstudium in Berlin an der Kaiser-Wilhelm-Akademie für das militärärztliche Bildungswesen; August 1914 bis November 1918 Kriegseinsatz als Feldunterarzt; Juni 1919 Approbation und Oktober 1919 Promotion in Berlin;[50] Assistenzarzt in Schömberg/Schwarzwald, Görbersdorf/Schlesien, Bad Reinerz/Schlesien, Stettin-Hohenkrug und mind. 1922 in Berlin (Filandastraße 31); Juni 1922 Heirat mit der Sekretärin Vera von Dechend (*23.12.1894 in Berlin, †3.4.1948 in Marburg; Tochter eines Regierungsrates), drei Kinder, spätestens 1943 Scheidung; Juli 1924 bis 1933 Leitender Arzt an der Lungenheilstätte/Tbc-Krankenhaus Waldeck bei Schwaan (wohnhaft in Rostock-Barnstorf, dann in der Lungenheilstätte Waldeck); ab März 1927 auch Leitender Arzt der Tuberkulosefürsorgestelle Rostock; ab 1928 Facharzt für Lungenkrankheiten; 1933 bis Juli 1935 beamteter Chefarzt an der Lungenheilstätte Amsee bei Waren; dann als „jüdischer Mischling I. Grades“ Arbeitsverbot an staatlichen Heilstätten; ab April 1936 niedergelassener Allgemeinpraktiker in Neubabelsberg/Brandenburg, November 1936 bis mind. 1941 in Berlin (Kaiserallee 141, Luitpoldstraße 13, Filandastraße 31); daneben auch wissenschaftlicher Mitarbeiter bei der Pharmazeutischen Firma Dr. Hennig in Berlin-Tempelhof; ab April 1943 Arzt an den Wittenauer Heilstätten in Berlin; 1944 bis 1961 erneut Leitender Arzt an der Lungenheilstätte/Tbc-Krankenhaus Waldeck bei Schwaan (dort auch wohnhaft); als Obermedizinalrat im Juli 1948 Heirat mit der Kinderärztin Dr. Dorothea Klare (*21.7.1904 in Dresden, †9.11.1980 in Weimar; Tochter eines Arztes); 1961 im Ruhestand in Schwaan (Bützower Straße 12); 1961 bis 1965 in Catterfeld bei Gotha (Waldheim Maria); 1965 in Weimar (Pflegeheim, Paul-Schneider-Straße 44); am 28.6.1965 im Alter von 72 Jahren in Weimar gestorben

Gierlichs, Dr. Ernst Eberhard Hugo
geboren am 26.4.1909 in Düsseldorf/Rheinprovinz; Sohn eines Rechtsanwalts; Gymnasium, 1927 Abitur; Medizinstudium in Münster; dort im Januar 1934 Promotion;[51] Juni 1934 Approbation; ab 1934 Assistenzarzt am Städtischen Krankenhaus in Guben/Brandenburg; Mitglied der NSDAP, der HJ und des NSDÄB; ab mind. 1937 Assistenzarzt in Rostock; Oktober 1937 Heirat mit Charlotte Wähner (*19.2.1917 in Guben; Tochter eines Kaufmanns), mind. ein Kind; Juli 1938 bis mind. 1943 Assistenzarzt an der Chirurgischen Klinik der Universität Rostock (Maßmannstraße 35, Bei der Tweel 3); ab 1939 Kriegseinsatz; ab März 1941 Facharzt für Chirurgie; erneuter Kriegseinsatz; seit dem 14.3.1944 im Alter von 34 Jahren vermißt (1950 für tot erklärt)

Giesecke, Dr. Horst Erich Lothar
geboren am 5.3.1909 in Oxford-Sao Bento/Brasilien; Sohn eines Diplom-Ingenieurs; ab 1922 wohnhaft in Deutschland; Gymnasium in Schleusingen/Thüringen, 1928 Abitur; Medizinstudium in Göttingen, Gießen und Rostock; ab 1934 Medizinalpraktikant an der Medizinischen Klinik der Universität Rostock (Schröderplatz); 1935 Einbürgerung nach Deutschland; September 1935 Approbation; Januar 1936 bis Mai 1938 Assistenzarzt an der chirurgischen Privatklinik von → Prof. Dr. Ernst Ehrich in Rostock (Paulstraße 52/54); November 1938 Promotion in Rostock;[52] Juli 1939 Heirat mit der Ärztin Dr. Ilse Eisenlohr (*2.3.1909 in Freiburg; Tochter eines Chemikers und späteren Geschäftsführers); ab Dezember 1939 Facharzt für Chirurgie; bis Februar 1940 Assistenzarzt am Landeskrankenhaus in Braunschweig (dort auch wohnhaft: Celler Straße 38); ab März 1940 Arztvertreter in der Praxis seiner Ehefrau in Teuchern bei Weißenfels (Hermann-Göring-Straße 3); ab April 1940 Kriegseinsatz in der Wehrmacht, mind. 1944 als Stabsarzt „im Felde“; mind. 1942 bis 1979 praktischer Arzt

---

besondere Verdienste in der Menschenbetreuung vor in der Leistung von Gemeinschaftsarbeit auf allen Gebieten, besonders bei der Sicherstellung der Ernte und in der Durchführung von Sammelaktionen“.

50) Mit der Arbeit: Die Kriegsverletzungen des Herzens, Jena 1920.

51) Mit der Arbeit: Über die diagnostische Bedeutung des Muck'schen Adrenalin-Sonden-Versuchs bei Kindern, Münster/Düsseldorf 1933.

52) Mit der Arbeit: Über spinale Kinderlähmung bei Erwachsenen, Rostock 1938.

in Braunschweig (Altewiekring 19, Richterstraße 22); Juni 1944 Heirat mit Ilse Bernitz (*22.8.1919 in Berel/Braunschweig, †1.10.2004 in Braunschweig; Tochter eines Pastors), mind. zwei Kinder; am 20.10.1979 im Alter von 70 Jahren in Braunschweig gestorben

Gießwein, Dr. Max Alfred Paul
geboren am 14.12.1884 in Schortewitz/Provinz Sachsen; Sohn eines Tischlermeisters; Gymnasium, 1904 Abitur; Medizinstudium in Berlin an der Kaiser-Wilhelm-Akademie für das militärärztliche Bildungswesen; mind. 1910 Unterarzt beim Infanterie-Regiment 142 in Mühlhausen, kommandiert zur Dienstleistung an die Charité in Berlin; Februar 1911 Approbation und Promotion in Berlin;[53)] Kriegseinsatz; als Stabsarzt a.D. mind. 1923 niedergelassener Allgemeinpraktiker in Berlin (Kulmbacher Straße 6); mglw. 1925 Habilitation in Berlin; seitdem Privatdozent; mind. 1925 bis 1926 niedergelassener Facharzt für Hals-, Nasen-, Ohren-, Stimm- und Sprachleiden in Berlin (Grunewaldstraße 46); Mai 1926 bis mind. 1940 niedergelassener HNO-Facharzt in Elbing/Ostpreußen (Adolf-Hitler-Straße 48); Heirat, zwei Kinder; ab September 1939 Kriegseinsatz in der Wehrmacht, daneben eingeschränkte Weiterführung seiner Praxis; in Elbing Eintritt in die NSDAP am 1.1.1940, Mitgliedsnummer 8.783.469; nach Flucht von mind. Frühjahr/Sommer 1945 bis 1962 niedergelassener HNO-Facharzt in Ludwigslust (Schloßstraße 17, Gartenstraße 14, 19 und 12); November 1953 Heirat mit Ruth Engelmann (*21.11.1911 in Chemnitz, †10.4.2002 in Xanten/Nordrhein-Westfalen; Tochter eines Technikers); am 9.5.1962 im Alter von 77 Jahren in Ludwigslust gestorben

Gily, Dr. Hermann Oskar
geboren am 9.10.1916 in Wien/Österreich-Ungarn; Sohn eines Beamten; Gymnasium in Wien, 1936 Abitur; Medizinstudium; ab September 1939 Kriegseinsatz oder zur Wehrmacht einberufen; Februar 1940 Approbation; Promotion; Arzt in Wien (Lichtensteinstraße 22, Rittergasse 6); um 1941 Praxisvertretung für den eingezogenen → Dr. Johannes Spengler in Brüel; April 1943 Heirat mit der Krankenschwester Elisabeth Sauberer (*18.5.1921 in Wien, †9.9.1989 in Wien); ab Oktober 1943 (erneuter) Kriegseinsatz; ab mind. 1955 wieder Arzt in Wien (Rittergasse 4); am 24.10.1996 im Alter von 80 Jahren in Wien gestorben

Gily, Dr. Meta Herta (geb. Sangals)
geboren am 15.4.1904 in Kallwen bei Tilsit/Ostpreußen; Tochter eines Goldschmieds, Graveurs und Juweliers; Gymnasium in Tilsit, 1924 Abitur; Medizinstudium in Königsberg; Februar 1931 Approbation und Juni 1931 Promotion in Königsberg;[54)] mind. 1935 Ärztin in Berlin (Calmerstraße 11); Oktober 1935 Heirat mit dem landwirtschaftlichen Volontär und späteren Zollangestellten Walter Gily (*3.1.1908 in Altenessen bei Essen, †14.3.1997 in Hamburg; Sohn eines Zechenaufsehers), zwei Kinder, 1938 Scheidung; ab mind. 1937 in Tilsit; ab März 1940 niedergelassene Allgemeinpraktikerin in Tilsit-Kallwen; dienstverpflichtete Ärztin bei Dr. Erich Bloch in Schillen, dann bei Dr. Wilhelm Kaiser in Tilsit (Schenkendorffplatz 11), ab Juli 1941 in Heinrichswalde, ab September 1941 in Heilsberg, ab Dezember 1941 in Königsberg, ab Januar 1942 in Angerburg (alles Ostpreußen); nach Flucht ab 1945 Ärztin in der Praxis von → Dr. Johannes Spengler in Brüel; mind. 1956 bis 1969 niedergelassene Allgemeinpraktikerin in Visselhövede/Niedersachsen (Marktplatz 13); am 17.9.1969 im Alter von 65 Jahren in Rotenburg/Wümme gestorben

Gisbertz, Dr. August Johann
geboren am 25.8.1892 in Diepholz/Hannover; Sohn eines Viehhändlers und Kaufmanns; Gymnasien in Lingen/Ems und Osnabrück, 1912 Abitur; Medizinstudium in Hannover, Freiburg und Rostock (Haedgestraße 3 und 4); mind. 1918 Kriegseinsatz als Assistenzarzt; Juli 1918 Heirat mit Anna Dietrich (*26.8.1894 in Hannover, †4.4.1960 in Bad Rothenfelde/Niedersachsen; Tochter eines Stadtrevisors und späteren Magistratsobersekretärs), vier Kinder; 1918 Approbation; mind. 1919 Assistenzarzt

53) Mit der Arbeit: Über die Resonanz der Mundhöhle und der Nasenräume, im besonderen der Nebenhöhlen der Nase, Berlin 1911.

54) Mit der Arbeit: Klinische Beobachtungen von Hautkarzinomen mit präkanzerösen Zuständen, Königsberg 1930.

in Rostock; dort im September 1919 Promotion;[55] mind. 1922 in Steinfeld/Oldenburg; mind. 1929 in Heiligenstadt/Eichsfeld; als Oberregierungs- und Medizinalrat ab 1935 zweiter Medizinaldezernent, 1937 bis Januar 1945 erster Sachbearbeiter bei der Regierung in Allenstein/Ostpreußen (Kopernikusstraße 5); dort auch nebenamtlicher Vertrauensarzt; Mitglied der NSDAP und des NSDÄB; zeitweise auch Mitarbeiter beim Amt für Rassenpolitik der Gauleitung Ostpreußen der NSDAP; im Februar 1945 vom Amt Mark Brandenburg dem Staatlichen Gesundheitsamt für den Stadt- und Landkreis Schwerin zugewiesen; nach Übergabe der Region an die sowjetische Besatzungsmacht im Juli 1945 Flucht in die westlichen Besatzungszonen; mind. 1954 bis 1962 niedergelassener Allgemeinpraktiker in Diepholz (Grafenstraße 4); am 25.4.1962 im Alter von 69 Jahren in Diepholz gestorben

Gißel, Prof. Dr. Heinrich Georg Karl

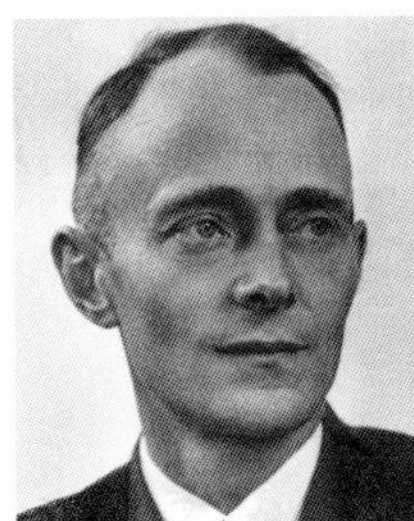

geboren am 17.5.1902 in Kassel/Hessen-Nassau; Sohn eines Landessekretärs; Realgymnasium in Kassel, 1921 Abitur; während der Schulzeit als Bäckergehilfe und 1918 für sechs Monate als Landarbeiter im Vaterländischen Hilfsdienst tätig; 1919 bis 1920 Angehöriger der Stadtwehr und der Offizierskompanie in Kassel; Pharmazie- und Medizinstudium in Göttingen und Berlin; zur Finanzierung des Studiums Apothekerpraktikant bzw. Apothekerassistent an der Schwanenapotheke in Kassel und Tätigkeit als Werkstudent; Februar bis April 1928 Medizinalpraktikant an der Chirurgischen Universitätsklinik in Göttingen, April bis September 1928 an der Chirurgischen Klinik der Universität Rostock (Maßmannstraße 35); dort im September 1928 Promotion;[56] Oktober 1928 bis Januar 1930 Medizinalpraktikant bzw. Volontärassistent an der II. Medizinischen Universitätsklinik in München; dort im Februar 1929 Approbation; März 1930 bis Mai 1934 Assistenzarzt an der Chirurgischen Klinik der Universität Rostock; September 1930 Heirat mit der Medizinstudentin und späteren Schulärztin Wera Körting (*31.8.1903 in Moskau/Rußland, †16.4.1977 in Aachen; Tochter eines Ingenieurs), vier Kinder; 1932 bis 1933 Leiter der vom Wehramt der Studentenschaft und vom NS-Studentenbund Rostock mit der Reichswehr durchgeführten Wehrsport- und Sanitätskurse; ab 1933 Facharzt für Chirurgie; Eintritt in die NSDAP am 1.5.1933, Mitgliedsnummer 2.808.498; ab Juli 1933 auch Mitglied der SA, als SA-Sanitäts-Obertruppführer 1. Sturmbannarzt im Sanitätssturm der SA-Brigade 111; März bis September 1934 auch ärztlicher Referent beim SA-Hochschulamt Rostock und an der dem Chef des Ausbildungswesens der SA unterstehenden SA-Sportschule in Serrahn bei Krakow am See; Mitglied des NSDÄB; Mai 1934 Habilitation in Rostock;[57] November 1934 bis Juli 1944 Leiter der Rostocker Dozentenschaft und Führer des NS-Dozentenbundes der Universität Rostock;[58] im Januar 1935 zum Dozenten ernannt; ab April 1935 Oberarzt, dann 1. Oberarzt an der Chirurgischen Klinik der Universität Rostock (Schliemannstraße 13); im April 1937 zum SA-Sanitäts-Obersturmführer befördert und Führer des Sanitätssturms der SA-Standarte 90 in Rostock; auf Vorschlag seines Amtsvorgängers → Prof. Dr. Ernst Brill ab April 1937 auch Gauführer des NS-Dozentenbundes Mecklenburg, zunächst im Range eines Gauhauptstellenleiters, ab November 1943 als Gauamtsleiter der Gauleitung Mecklenburg der NSDAP;[59] ab 1938 auch Facharzt und Dozent für Orthopädie an der Universität Rostock; März 1939 Aufenthalt in der Militärärztlichen

55) Mit der Arbeit: Über Sanduhrmagen, Rostock 1919.
56) Mit der Arbeit: Über die Abhängigkeit der Novokainwirkung von der Art und Reaktion des Lösungsmittels, Berlin 1928.
57) Mit der Arbeit: Über vegetative Störungen bei traumatischen Hirnschädigungen, insbesondere der Commotio cerebri, Rostock 1935.
58) Gißel nahm in diesen Funktionen maßgeblichen Einfluß auf die Zulassung zu Habilitationen sowie auf die Berufung von Dozenten und Professoren.
59) Der nunmehrige Rektor Brill teilte dem Mecklenburgischen Staatsministerium kurz vor dem Auslaufen des Assistentenvertrages Gißels mit, das es „für die Universität Rostock vom politischen Standpunkt aus unerläßlich" sei, daß Gißel „in Rostock gehalten" werde, worauf dieser umstandslos zum Gaudozentenbundführer ernannt und sein Dienstvertrag verlängert wurde. Außerdem wurde Gißel „als anerkannter Chirurg" von Gauleiter Friedrich Hildebrandt beauftragt, „sich um die an ihn herantretenden Parteigenossen zu kümmern und besonders die führenden Parteigenossen ärztlich zu beraten". Als Oberarzt der Chirurgischen Universitätsklinik, die zu den größeren der insgesamt 22 medizinischen Einrichtungen in Mecklenburg gehörte, an denen nach dem im Juli 1933 erlassenen Gesetz zur Verhütung erbkranken Nachwuchses Sterilisierungen durchgeführt wurden, hat Gißel selbst zahlreiche „Unfruchtbarmachungen" vorgenommen.

Akademie in Berlin (Scharnhorststraße 35); Oktober 1939 bis Juli 1944 Kriegseinsatz in Front- und Feldlazaretten im Frankreichfeldzug, an der Ostfront sowie als Beratender Chirurg im Afrika-Korps und zuletzt in Italien, im Oktober 1942 zum Stabsarzt, dann zum Oberstabsarzt befördert, EK I und KVK I. Kl. m.S.; in Rostock im Februar 1940 zum außerplanmäßigen außerordentlichen Professor für Chirurgie und Orthopädie ernannt; Januar 1943 Goldenes Ehrenzeichen der NSDAP ehrenhalber; an der Universität Rostock im Juni 1943 zum planmäßigen außerordentlichen Professor ernannt; am 24.7.1944 im Alter von 42 Jahren bei einem Partisanenangriff in Italien ums Leben gekommen[60)]

Glass, Dr. Lothar Gerhard
geboren 11.3.1911 in Falkenstein/Vogtland/Sachsen; Sohn eines Postassistenten und späteren Postmeisters; Gymnasium in Leipzig, 1931 Abitur; Medizinstudium in München, Hamburg und Rostock; als Student in München Eintritt in die NSDAP am 1.12.1931, Mitgliedsnummer 736.690; 1938 Approbation; anschließend Assistenzarzt in Rostock (Im Garten 47); mind. 1939 Assistenzarzt am Urban-Krankenhaus in Berlin (dort auch wohnhaft: Am Urban 12-18); Januar 1939 Heirat mit Edeltrud Willkomm (*24.3.1910 in Warnsdorf/Böhmen, †11.4.1996 in Leipzig; Tochter eines Oberlehrers und späteren Bürgerschuldirektors), ein Kind; ab Mai 1939 Landassistent in der Praxis von Dr. Siegfried Glage in Saalfeld (Adolf-Hitler-Straße 12); 1939 Promotion; mind. 1940 in Plauen/Vogtland; ab Juni 1941 dienstverpflichteter Arzt in der Praxis von Dr. Rudolf Guberan in Treuen (Wettinstraße 33), ab Juli 1941 in der Praxis von Dr. Walter Hammer in Theuma, ab Oktober 1941 in der Praxis von Dr. Otto Buschik in Bergen und bei Dr. Hermann Heinel in Werda/alles Vogtland (Hauptstraße 1); ab Juni 1942 Kriegseinsatz in der Wehrmacht in Chemnitz; mind. 1963 bis 1989 Arzt in Bad Lausick bei Leipzig (Friedrich-von-Schiller-Straße 1); zum Medizinalrat ernannt; am 1.1.1989 im Alter von 77 Jahren in Borna/Sachsen gestorben

Gleichmann, Dr. Friedrich Martin Otto (Fritz)
geboren am 9.2.1901 in Großtabarz/Sachsen-Coburg-Gotha; Sohn eines Predigtamtskandidaten; Gymnasium (Erziehungsanstalt) in Schnepfenthal bei Gotha, 1921 Abitur; Medizinstudium in Berlin; 1927 Approbation; Dezember 1927 Promotion in Berlin;[61)] mind. 1931 Assistenzarzt in Hannover (Haltenhoffstraße 67); März 1931 Heirat mit der Medizinalpraktikantin Charlotte Bösser (*13.10.1905 in Chemnitz, †14.11.1999 in Garbsen/Niedersachsen; Tochter eines Arztes), fünf Kinder; mind. 1932 bis 1935 Arzt in Berlin (Berliner Straße 26); ab Juni 1935 Facharzt für Innere Medizin, bis mind. 1944 Chefarzt am Städtischen Krankenhaus in Landsberg/Warthe (Bismarckstraße 20); nach Flucht ab mind. April/Mai 1945 Arzt in Strohkirchen bei Hagenow; mind. 1950 bis 1965 Facharzt für Innere Krankheiten am Agnes-Karll-Krankenhaus in Hannover (Matthiasstraße 14, Grünewaldstraße 26, Lister Kirchweg 18 und 43); am 11.1.1986 im Alter von fast 85 Jahren in Hannover gestorben

Glimm, Dr. Peter Emil Karl
geboren am 10.5.1913 in Klütz/Mecklenburg; Sohn des Arztes → Dr. Peter Glimm; Gymnasium in Wismar, 1931 Abitur; Medizinstudium in Freiburg, Berlin und Rostock; Medizinalpraktikant an der Chirurgischen Abteilung des Krankenhauses in Stolp/Pommern (An der Plantage 4) und ab Januar 1937 an der II. Inneren Abteilung des Westend-Krankenhauses in Berlin-Charlottenburg (Spandauer Chaussee 1); dort Eintritt in die NSDAP am 1.5.1937, Mitgliedsnummer 5.386.285; Dezember 1937 Approbation; anschließend Volontärassistent am Westend-Krankenhaus in Berlin-Charlotten-

60) In der von der Ehefrau aufgegebenen Todesanzeige hieß es, daß Gißel „nach fünfjährigem ununterbrochenem begeistertem Fronteinsatz am 24.7.1944 in Italien sein Leben voll hingebungsvoller Arbeit mit dem Tode für Deutschland krönte“. Gauleiter Friedrich Hildebrandt beklagte, daß er mit Gißel im Gau „einen hervorragenden Mitarbeiter“ verloren habe, der „sowohl als Arzt wie als Mensch einzigartige Qualitäten besaß“; Gißels Hauptverdienst liege darin, „daß er nach der Machtübernahme die Grundlage für die Zusammenarbeit zwischen Partei und Dozentenschaft schuf und in hervorragender Weise viele der Partei bisher unbekannte Persönlichkeiten der nationalsozialistischen Idee nahebrachte und ihnen den Weg zur politischen Auswirkung geebnet“ habe. Seit seinem Eintritt in die NSDAP sei Gißel „unermüdlich tätig“ gewesen, „um an der Universität Rostock die nationalsozialistische Idee kompromißlos zum Durchbruch zu bringen“. Im August 1944 beantragten die Universität und das Mecklenburgische Staatsministerium, Gißel postum zum ordentlichen Professor zu ernennen.

61) Mit der Arbeit: Untersuchungen über den Einfluß von Keimdrüsenpräparaten auf den Stoffwechsel geschlechtsnormaler Tiere, beobachtet am Harnquotienten C:N, Berlin 1927.

burg; ab Februar 1938 Assistenzarzt an der Chirurgischen Abteilung des Evangelischen Krankenhauses Bethesda in München-Gladbach (Ringstraße 15); ab August 1938 Arztvertreter in der Praxis von Dr. Emil-Peter Pumplun in Pretzschendorf/Sachsen; ab September 1938 Landassistent in der Praxis seines Vaters in Klütz (Schloßstraße 56); ab Januar 1939 Assistenzarzt an der Chirurgischen Universitätsklinik in Frankfurt/Main (Eschenbachstraße 16); dort ab Januar 1939 Mitglied des NSDÄB; ab September 1939 Kriegseinsatz bei der Luftwaffe; Juli 1941 Promotion in Rostock;[62] August 1942 Heirat mit Hildegard Minor (*27.6.1920 in Braubach/Rhein, †10.2.1996 in Pirmasens/Rheinland-Pfalz; Tochter eines Bergmanns), mind. zwei Kinder; bis mind. 1950 niedergelassener Allgemeinpraktiker in der Praxis seines verstorbenen Vaters in Klütz (Ernst-Thälmann-Straße 56); nach Übersiedlung in die Bundesrepublik mind. 1954 bis 1973 praktischer Arzt in Hinterweidenthal/Rheinland-Pfalz (Hauptstraße 125); am 27.10.1973 im Alter von 60 Jahren in Dahn/Rheinland-Pfalz gestorben

Glimm, Dr. Peter Friedrich Hans

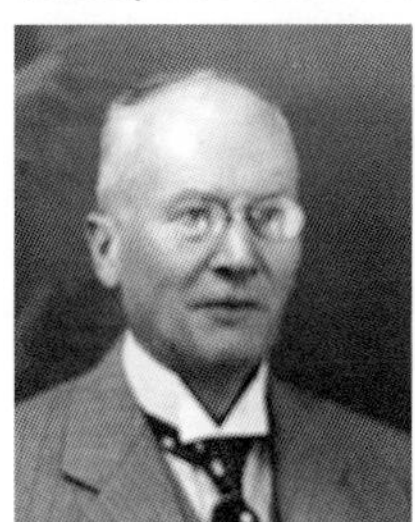

geboren am 7.5.1877 in Greifswald/Pommern; Sohn eines Schlachtermeisters und Viehhändlers; Gymnasium in Greifswald, 1894 Abitur; Medizinstudium in Bonn, Freiburg und Greifswald; März 1899 Promotion[63] und Februar 1900 Approbation in Greifswald; ab 1906 Assistenzarzt in Greifswald und dann in Zeitz; Facharzt für Chirurgie in Magdeburg und bis 1910 in Hamburg (Lindenplatz 31/33); November 1910 Heirat mit Therese Mühlenpfordt (*2.11.1882 in Hamburg, †10.6.1949 in Klütz; Tochter eines Auktionators), acht Kinder; November 1910 bis 1944 niedergelassener Allgemeinpraktiker sowie Facharzt für Chirurgie und Orthopädie in Klütz (Schloßstraße 145 und 56); daneben auch Arzt in Boltenhagen; als 60-Jähriger Eintritt in die NSDAP am 1.5.1937, Mitgliedsnummer 4.723.430; ab Januar 1939 auch Mitglied des NSDÄB; am 5.11.1944 im Alter von 67 Jahren an Herzschlag in Klütz gestorben

Glitsch, Dr. Waldemar Heinrich

geboren am 6.1.1904 in Stuttgart/Württemberg; Sohn eines Arztes für Innere Medizin; Gymnasium, 1923 Abitur; Medizinstudium in Kiel; Juli 1930 Approbation und Oktober 1930 Promotion in Kiel;[64] Eintritt in die NSDAP am 14.11.1931; mind. 1932 bis 1933 Assistenzarzt in Düren/Rheinprovinz (Roonstraße 30); ab 1933 besoldeter Volontärassistent am Pathologischen Institut der Universität Rostock (Strempelstraße 14); September 1933 Heirat mit Erna Pansch (*5.11.1908 in Gaarden bei Kiel, †31.12.1967 in Kiel; Tochter eines Arztes), 1944 Scheidung; mind. 1935 Assistenzarzt in Stuttgart (Waiblingstraße 156); ab mind. 1937 Facharzt für Innere Medizin an der Inneren Abteilung des Landeskrankenhauses in Hersfeld/Hessen; ab Mai 1940 Kriegseinsatz, mind. 1944 als Stabsarzt „im Felde"; Oktober 1944 Heirat mit der Medizinstudentin Margarete Zehbe (*23.9.1915 in Kattowitz/Schlesien; Tochter eines Arztes), zwei Kinder; mind. 1953 bis 1966 Facharzt für Innere Medizin und Leitender Arzt mit Röntgendiagnostik am Kreiskrankenhaus in Bad Hersfeld (Dudenstraße 8, Eichhofstraße 2, Güldene Kammer 1); am 17.8.1980 im Alter von 76 Jahren in Bad Hersfeld gestorben

Glüh, Dr. Bernhard Carl Heinrich

geboren am 6.12.1895 in Borsdorf bei Grimma/Sachsen; Sohn eines Pastors; Gymnasien in Hildesheim, Rinteln und Hannover, 1914 Abitur; ab August 1914 Kriegseinsatz, zuletzt als Unteroffizier, 1916 bis 1918 in russischer Kriegsgefangenschaft, spätestens im August 1918 zurückgekehrt; Medizinstudium in Göttingen und Rostock; Dezember 1922 Approbation und 1925 Promotion in Rostock;[65] mind. 1925 Assistenzarzt an der Augenklinik der Universität Rostock (Doberaner Straße 140); Mai 1925 Heirat mit Hertha Korbach (*8.6.1902 in Berlin, †18.10.1963 in Nordhorn/Niedersachsen; Tochter eines früheren Berufssoldaten [Leutnant a.D.] und städtischen Buchhalters), mind. ein Kind; ab

62) Mit der Arbeit: Beobachtung einer eigenartigen Drucksteigerung bei Glaskörper-Prolaps in die Vorderkammer, Rostock 1941.
63) Mit der Arbeit: Beitrag zur Ätiologie der Tubentuberkulose, Greifswald 1899.
64) Mit der Arbeit: Über die vitalgefärbten Erythrocyten (Retikulocyten) und ihre diagnostische und prognostische Bedeutung, Berlin 1930.
65) Mit der Arbeit: Über Konkrement- und Drusenbildungen in der Linse (MS).

Dezember 1925 Facharzt für Augenkrankheiten; November 1927 bis September 1936 niedergelassener Augenarzt in Forst/Lausitz (Lindenstraße 8); dort Eintritt in die NSDAP am 1.5.1933, Mitgliedsnummer 2.512.280; in Forst auch nebenamtlicher Reichsbahnarzt; September 1936 bis April 1938 niedergelassener Augenarzt in Rostock (Bismarckstraße 10; in der früheren Praxis des emigrierten jüdischen Augenarztes → Dr. Fritz Nelson); dort auch Mitglied der SS und des NSDÄB; April 1938 bis mind. 1941 niedergelassener Augenarzt in Berlin (Behmstraße 1, Altonaer Straße 1); mind. 1951 bis 1963 Facharzt für Augenkrankheiten in Nordhorn (Steinmaate 14, Stadtring 21); bis 1969 in Karlsruhe (Elbinger Straße 26); am 5.7.1969 im Alter von 73 Jahren in Karlsruhe gestorben

Gnant, Dr. Erich Josef

geboren am 17.8.1893 in Laupheim/Württemberg; Sohn eines Arztes und späteren Ministerialrates; Gymnasium, 1912 Abitur; Medizinstudium in Tübingen; Kriegseinsatz als Feldunterarzt im Stab des Feldartillerie-Regiments 116, im April 1916 schwer verwundet, kriegsbeschädigt; Juli 1919 Approbation; 1919 Promotion in Tübingen;[66] ab 1929 Facharzt für Chirurgie; mind. 1931 bis 1943 niedergelassener Chirurg in Hamburg (Mundsburger Damm 44, Hammerbrookstraße 80); dort mehrere berufsgerichtliche Verfahren;[67] ab März 1941 Kriegseinsatz; in Hamburg mehrfach ausgebombt („Totalschaden"); Februar 1944 bis mind. 1947 Chefarzt am Allgemeinen Krankenhaus in Neubrandenburg; ab mind. 1953 Facharzt für Chirurgie in Hamburg (Wexstraße 29, Friedrich-Ebert-Straße 74, Rathausmarkt 19, Colonnaden 9); April 1953 Heirat mit der medizinischen Fußpflegerin Magda Rau gesch. Wehrt (*21.1.1911 in Hamburg, †29.8.1985 in Oldendorf/Luhe/Niedersachsen; Tochter eines Mechanikers und Installateurs); am 23.2.1972 im Alter von 78 Jahren in Hamburg gestorben

Gneiting, Dr. Gisela (geb. Renner)

geboren am 26.10.1915 in Lübeck; Tochter eines Bankdirektors und Stieftochter des Arztes → Dr. Otto Connerth; Gymnasium in Wismar, 1934 Abitur; Medizinstudium; Mitglied des BDM; April 1940 Approbation; Promotion; ab Dezember 1940 Volontärassistentin in Wismar (Mecklenburger Straße 16); ab März 1941 dienstverpflichtete Volontär- bzw. Pflichtassistentin am Städtischen Krankenhaus in Danzig; Februar 1944 Heirat mit dem Arzt Dr. Werner Gneiting (*27.7.1909 in Tübingen, †4.9.2001 in Spaichingen/Baden-Württemberg; Sohn eines Oberamtsbaumeisters); Frühjahr 1945 bis mind. 1950 Ärztin in der Praxis ihres Stiefvaters in Wismar (Lübsche Straße 83); ab mind. 1949 Fachärztin für Innere Krankheiten; mind. 2001 bis 2008 in Trossingen/Baden-Württemberg (Kantstraße 22); am 30.10.2008 im Alter von 93 Jahren in Tuttlingen/Baden-Württemberg gestorben

Gnirke, Dr. Klaus Karl Otto

geboren am 16.11.1913 in Jarmen/Pommern; Sohn eines Geschäftsführers und späteren Mühlenpächters; Gymnasium in Neubrandenburg, 1932 Abitur; Medizinstudium in Halle und Rostock; als Student Eintritt in die NSDAP am 1.5.1937, Mitgliedsnummer 4.523.389; ab Anfang 1938 Medizinalpraktikant in Neubrandenburg und ab März 1938 am Städtischen Krankenhaus in Stargard/Pommern; Januar 1939 Approbation; anschließend mglw. Volontärassistent in Mecklenburg; ab April 1939 Landassistent in der Praxis von Dr. Joachim Großhans in Zachan/Pommern; ab Juni 1939 Arzt in Treptow/Tollense (Bahnhofstraße 30); September 1939 zur Wehrmacht einberufen; Oktober 1939 bis April 1940 dienstverpflichteter Arztvertreter in der Praxis von Dr. Hubert Wilson in Stettin; Oktober 1942 Heirat mit Elisabeth Materlik (*19.12.1915 in Gleiwitz/Schlesien, †24.7.1972 in Obernzell/Bayern), ein Kind; 1944 Promotion in Berlin;[68] mind. 1955 bis 1965 niedergelassener Allgemeinpraktiker in Dortmund (Im Orde 52, Im Odemsloh 8); mind. 1972 bis 1976 niedergelassener Allgemeinpraktiker in Taufkirchen bei München (Rosenstraße 86); bis 2002 in Obernzell; am 19.6.2002 im Alter von 88 Jahren in Passau/Bayern gestorben

---

66) Mit der Arbeit: Über die Zunahme der Tuberkulose im Weltkriege, eine Folge der Hungerblockade (MS).

67) Gnant wurde „wegen Berufsvergehens" in drei Fällen mit Verweis und Geldstrafe von insgesamt 800 RM bestraft. Er hatte sich 1938, 1940 und 1942 geweigert, Gutachten zu erstellen, was als „grobe Verstöße gegen die Berufsordnung" geahndet wurde; außerdem galt er als „suchtverdächtig".

68) Mit der Arbeit: Kasuistischer Beitrag zur Klinik und Erbpathologie der Myotonia congenita (Thomsen'sche Krankheit) (MS). Die Arbeit entstand im Rahmen des Forschungsprojekts „Rassenhygiene" am Kaiser-Wilhelm-Institut für Anthropologie, menschliche Erblehre und Eugenik in Berlin.

Goede, Dr. Fritz Heinrich
geboren am 4.1.1903 in Badeleben/Provinz Sachsen; Sohn eines Arztes; Reformrealgymnasium in Staßfurt, 1922 Abitur; Medizinstudium in Jena, München und Rostock; mind. 1928 Medizinalpraktikant an der Chirurgischen Poliklinik der Universität Rostock (Maßmannstraße 35); März 1929 Approbation; Januar 1930 Heirat mit Ingeborg Erichson (*18.11.1905 in Lehe bei Bremerhaven, †9.7.1977 in Ahrenshoop bei Ribnitz; Tochter eines Buchdruckereibesitzers und Zeitungsverlegers), ein Kind; Januar 1930 bis mind. 1951 niedergelassener Allgemeinpraktiker in Fürstenberg (Karlstraße/Ernst-Thälmann-Straße 26/27); dort Eintritt in die NSDAP am 1.5.1937, Mitgliedsnummer 5.9504.474; dort auch Mitglied der HJ, der SA und des NSDÄB; in Fürstenberg auch nebenamtlicher Bahnarzt, Schularzt und DRK-Bereitschaftsführer; März 1940 Promotion in Rostock;[69] ab März 1943 Kriegseinsatz in der Wehrmacht; ab mind. 1977 in Ahrenshoop (Schifferberg 10); am 1.7.1986 im Alter von 83 Jahren in Ahrenshoop gestorben

Goedeckemeyer, Dr. Dietrich Ottheinrich Hans
geboren am 21.5.1909 in Münden/Hannover; Sohn eines Königlichen Oberförsters und späteren Landforstmeisters; Gymnasium, 1930 Abitur; Medizinstudium in Göttingen; Januar 1938 Approbation; anschließend Landassistent in der Praxis von → Dr. Hermann Willebrand in Stavenhagen, dann in Fürstenberg; August 1938 Promotion in Göttingen;[70] ab Dezember 1938 Volontärassistent an der I. Medizinischen Klinik in München; Juli 1939 Heirat mit der Lehrerin Ruth Nida-Rümelin (*17.5.1905 in Rüttenscheid bei Essen, †26.11.1986 in München; Tochter eines Bildhauers und späteren Kunstprofessors), zwei Kinder; ab September 1939 Hilfsassistent am Paul-Reyher-Kinderkrankenhaus in Berlin (Kniprodeallee 4); ab September 1941 Volontärassistent am Oskar-Ziethen-Krankenhaus in Berlin (Hubertusstraße 4-10) und am Rettungsamt in Berlin (Marienburger Weg 12); mind. 1942 Kinderfacharzt in München (Hörwarthstraße 49); ab Februar 1942 Kriegseinsatz als Assistenzarzt im Grenadier-Regiment 511; nach Verwundung in Orel/Sowjetunion am 3.9.1943 bei Lungenentzündung und Herz-Kreislauf-Schwäche im Alter von 34 Jahren Suizid durch Schlafmittelvergiftung im Reservelazarett Oderberg/Schlesien

Göring, Dr. Karl Henry Hermann
geboren am 15.1.1905 in Mülheim/Ruhr/Rheinprovinz; Sohn eines Apothekers; Gymnasium, Abitur; Medizinstudium in Greifswald; Januar 1937 Approbation; ab Februar 1937 Landarztassistent bei → Dr. Joachim Pfautsch in Ludwigslust (Kanalstraße 12); ab Mai 1937 Assistenzarzt am Städtischen Gesundheitsamt und am Städtischen Krankenhaus in Hamm/Westfalen; September 1937 Promotion in Greifswald;[71] 1938 bis 1939 Assistenzarzt an der Gynäkologischen Abteilung des Bethesda-Krankenhauses in Essen (Wüstenhöferstraße 175); September 1938 Heirat mit der Apothekerin Frieda Ebel (*22.4.1911 in Gelsenkirchen, †22.12.1942 in Güstrow; Tochter eines Kaufmanns), drei Kinder; 1939 Arzt in Neubrandenburg (Schwedenstraße 21); ab Mai 1939 niedergelassener Allgemeinpraktiker in Parchim (Adolf-Hitler-Straße 113); November 1939 bis 1951 Arztvertreter in der Praxis von → Dr. Ulrich Wilbrandt bzw. niedergelassener Allgemeinpraktiker in Plau (Friedrich-Hildebrandt-Straße 15, Wallstraße 6); August 1943 Heirat mit der Apothekerin Edith Kämmerer verw. Schminke (*28.1.1910 in Rostock, †7.7.1976 in Emden/Niedersachsen; Tochter eines Installationsinspektors sowie späteren Betriebs- und Oberingenieurs), drei weitere Kinder; November 1944 Verwarnung wegen Morphiummißbrauchs; am 10.9.1951 im Alter von 46 Jahren an Tuberkulose in Sommerfeld/Havelland gestorben

Göttke, Dr. Edith Annemarie Suse (geb. Resin)
geboren am 11.12.1908 in (Berlin-)Steglitz; Tochter eines Bankbeamten; Oberlyzeum in Berlin, 1928 Abitur; zunächst Studium der Naturwissenschaften, dann Medizinstudium in Berlin, Marburg, Kiel

69) Mit der Arbeit: Der Einfluß des künstlichen Abortes auf den klinischen Verlauf der Lungentuberkulose, Borna/Leipzig 1928.
70) Mit der Arbeit: Beeinflussung der experimentellen Rattenanämie durch Frauenmilch und Leber, Weende-Göttingen 1938.
71) Mit der Arbeit: Die Verletzungen der Harnorgane in Therapie und Folgen, unter Berücksichtigung des Materials der Chirurgischen Universitätsklinik zu Greifswald von 1900-1935, Hamm 1935.

und Rostock; 1935 Approbation; bis 1936 Assistenzärztin in Rostock (Wismarsche Straße 5); März 1936 Heirat mit dem Arzt → Dr. Leonhard Göttke, vier Kinder; Mai 1936 Promotion in Rostock;[72] 1936 bis mind. 1940 in Kriescht/Neumark; bis mind. Frühjahr 1945 Ärztin in der Praxis von Dr. Karl Pillmann in Költschen/Neumark; nach Flucht mind. 1947 bis 1957 in Lindern/Oldenburg; bis 1962 Ärztin in Reutlingen/Baden-Württemberg (Aulberstraße 10); am 10.6.1962 im Alter von 54 Jahren in Reutlingen gestorben

Göttke, Dr. Leonhard Antonius
geboren am 18.10.1903 in Buer/Westfalen; Sohn eines Kaufmanns; Gymnasium in Dorsten, 1924 Abitur; Medizinstudium in Münster, Wien und Rostock; Juni 1931 Approbation; Dezember 1933 Promotion in Rostock;[73] mind. 1933 bis 1936 Assistenzarzt an der Heil- und Pflegeanstalt Rostock-Gehlsheim (dort auch wohnhaft); 1936 Arzt in Berlin (Marbacher Straße 9); März 1936 Heirat mit der Ärztin → Dr. Edith Göttke geb. Resin, vier Kinder; April 1936 bis mind. 1940 niedergelassener Allgemeinpraktiker in Kriescht/Neumark; ab August 1940 Kriegseinsatz in der Wehrmacht; mind. 1947 bis 1949 Arzt in Lindern/Oldenburg; mind. 1962 Arzt in Reutlingen/Baden-Württemberg (Aulberstraße 10); bis 1974 praktischer Arzt in Lastrup/Niedersachsen; am 26.10.1974 im Alter von 71 Jahren in Lastrup gestorben

Götze, Dr. Adolf Emanuel Friedrich
geboren am 1.5.1887 in Wismar/Mecklenburg; Sohn des Arztes und Sanitätsrates Dr. Adolf Götze (*1857, †1918); Gymnasium in Wismar, 1906 Abitur; Medizinstudium in Heidelberg, Marburg, München, Freiburg und Rostock; als Einjährig-Freiwilliger dazwischen von 1908 bis 1909 Militärdienst beim Füsilier-Regiment 90 in Wismar; ab Juni 1912 Medizinalpraktikant am Stadtkrankenhaus in Wismar (Dahlberg); Juni 1913 Approbation und August 1913 Promotion in Rostock;[74] ab 1913 Assistenzarzt an den Universitäts-Augenkliniken in Rostock (Doberaner Straße 140) und in Berlin; 1914 bis 1918 Kriegseinsatz, mind. 1917 als Marine-Oberassistenzarzt auf dem Kleinen Kreuzer „SMS Breslau“; Juni 1917 Heirat mit Ilse Knutzen (*30.1.1897 in Kiel, †13.4.1987 in Wismar; Tochter eines Schreibers und späteren Abteilungsvorstehers der Ortskrankenkasse), drei Kinder; März 1919 bis mind. 1953 niedergelassener Allgemeinpraktiker in Wismar (Lübsche Straße 25, Lübsche Straße 83/ Stalinstraße 159); ab 1930 stellvertretendes Mitglied des ärztlichen Ehrengerichts Rostock; Kriegseinsatz als Wehrmachtsarzt in Wismar, daneben eingeschränkte Weiterführung seiner Praxis; zum Sanitätsrat ernannt; Mitglied der CDU; bis 1962 im Ruhestand in Wismar (Lübsche Straße 83); am 10.5.1962 im Alter von 75 Jahren in Wismar gestorben

Goetze, Dr. Arthur Ludwig Friedrich
geboren am 3.10.1874 in Schönberg/Mecklenburg; Sohn eines Gerichtsassessors und späteren Staatsanwalts; Gymnasium in Neustrelitz, 1894 Abitur; Medizinstudium in Berlin an der Kaiser-Wilhelm-Akademie für das militärärztliche Bildungswesen und in Rostock; Dezember 1900 Approbation in Rostock; Januar 1901 bis Januar 1907 aktiver Militärarzt im Mecklenburgischen Grenadier-Regiment 89 in Schwerin, ab 1901 als Assistenzarzt, ab mind. 1906 als Oberarzt; Oktober 1902 Heirat mit Anna Noebe (*17.9.1875 in Neustrelitz; Tochter eines Landrentmeisters); Dezember 1902 Promotion in Rostock;[75] 1907 bis 1908 aktiver Militärarzt in Berlin; 1908 bis 1913 Stabs- und Bataillonsarzt des Pionierbataillons Nr. 23 in Graudenz/Westpreußen; Oktober 1913 bis November 1922 aktiver Militärarzt in Wismar (Lindenstraße 42); 1914 bis 1918 Kriegseinsatz als Truppenarzt; als Regierungsmedizinalrat von November 1922 bis 1940 zunächst Leitender Arzt, dann Leiter des Versorgungsamtes Rostock (Adolf-Wilbrandt-Straße 10); am 12.9.1941 im Alter von fast 67 Jahren an bösartiger Geschwulst und Beckenvenenthrombose in Rostock gestorben

---

72) Mit der Arbeit: Zur Kasuistik der symptomatischen Schizophrenie, Gütersloh 1934.
73) Mit der Arbeit: Über das Traumleben bei Epileptikern, Rostock 1933.
74) Mit der Arbeit: Zur Frage der Gewöhnung an die Einäugigkeit, Rostock 1913.
75) Mit der Arbeit: Kaiserschnitt bei Eklampsie. Eine Statistik, Schwerin 1902.

Götze, Dr. Ingrid Anna (spätere Dittmer, spätere Fronius)
geboren am 6.9.1919 in Wismar/Mecklenburg; Tochter des Arztes → Dr. Adolf Götze; Oberschule in Wismar, 1938 Abitur; Medizinstudium in Rostock; Juli 1944 Approbation und 1945 Promotion in Marburg;[76] August 1944 bis November 1945 Assistenzärztin am DRK-Krankenhaus in Schwerin (Schlageterplatz 1, Lützowstraße 7/11); November 1945 bis 1948 Ärztin in Wismar (Lübsche Straße 25); Mai 1948 Heirat mit dem Landwirt August-Wilhelm Dittmer (*23.11.1910 in Klein Vielen bei Penzlin, †4.12.1968 in Gadebusch; Sohn eines Landwirts), mind. drei Kinder; ab 1948 Ärztin in Neuhof/Poel; bis mind. 1968 Kreisärztin des Kreises Gadebusch; spätestens 1969 zur Obermedizinalrätin ernannt; August 1969 Heirat mit dem Konstruktionstechniker und Universitätsprofessor Dr. Stefan Fronius (*14.10.1913 in Tekendorf/Rumänien, †2.3.1984 in Berlin; Sohn eines Lehrers sowie späteren Weingut- und Rebschulbesitzers); ab mind. 1969 niedergelassene Allgemeinpraktikerin in Dresden (Bernhardstraße 35, Lukasplatz 4); am 18.6.2016 im Alter von 96 Jahren in Dresden gestorben

Goetze, Dr. Johannes Karl Emil (Hans)
geboren am 2.6.1863 in Gnoien/Mecklenburg; Sohn eines Pastors und späteren Kirchenrates; Gymnasium in Wismar, 1884 Abitur; zunächst Laufbahn als Berufssoldat, wegen Erkrankung 1885 als Fähnrich ausgeschieden; Studium der Philologie und Theologie in Greifswald, Rostock, Leipzig und Erlangen; 1888 bis 1891 in Transvaal/Südafrika; anschließend Medizinstudium in München und Würzburg; Juni 1896 Promotion[77] und November 1896 Approbation in Würzburg; Dezember 1896 bis Januar 1900 niedergelassener Allgemeinpraktiker in Neukalen; Juni 1897 Heirat mit Julie Kottermaier (*16.2.1870 in München; Tochter eines Holzschuhmachers), 1902 Scheidung; Februar 1900 bis September 1936 niedergelassener Allgemeinpraktiker in Warin (Lange Straße 34, Hindenburgstraße 12); Januar 1903 Heirat mit Karoline Manns (*3.1.1865 in Birstein/Hessen, †26.8.1945 in Wismar; Tochter eines Rechtsanwalts), zwei Kinder; zum Sanitätsrat ernannt; ab Oktober 1937 im Ruhestand in Wismar (Lübsche Straße 73); am 19.2.1945 im Alter von 81 Jahren an Altersschwäche in Wismar gestorben

Goetzen, Dr. Hedwig Elisabeth (Hede) **von** (geb. Bensheim)

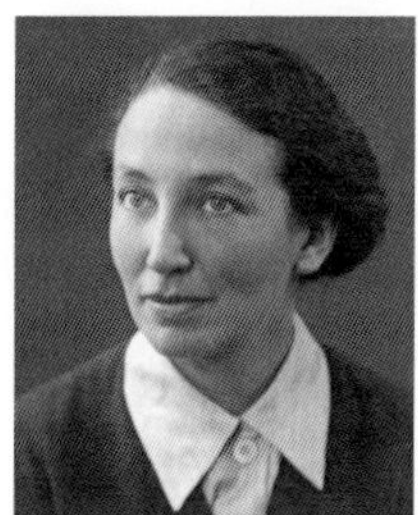

geboren am 27.11.1893 in Mannheim/Baden; Tochter eines Kaufmanns; Mädchen-Oberrealschule in Mannheim, 1912 Abitur; Medizinstudium in Heidelberg und München; Januar 1918 Heirat mit dem Arzt → Dr. Dr. Kurt von Goetzen; 1918 bis 1919 Medizinalpraktikantin an der Augenklinik der Universität Rostock (Doberaner Straße 140); Januar 1919 Approbation und Februar 1919 Promotion in München;[78] ab 1919 niedergelassene Allgemeinpraktikerin sowie frauenärztliche Assistenztätigkeit in der Praxis und gynäkologischen Privatklinik ihres Ehemannes, ab mind. 1932 selbst niedergelassene Fachärztin für Frauenkrankheiten und Geburtshilfe in Rostock (Kaiser-Wilhelm-Straße 33, Friedrich-Franz-Straße 1);[79] bis 1934 auch Erteilung von Unterricht an der Fröbelschen Kinderpflegerinnenschule in Rostock (Paulstraße 5); Mitglied der Fortschrittlichen Volkspartei; 1934 „von Amts wegen gemäß § 15 Abs. 2 Ziff. 5 der Zulassungsordnung" aus dem mecklenburgischen Arztregister beim Oberversicherungsamt Schwerin gestrichen; September 1938 endgültiger Entzug der Approbation aufgrund ihrer jüdischen Herkunft; Mai 1945 bis mind. 1973 wieder niedergelassene Frauenärztin in Rostock (Graf-Schack-Straße 8, Paulstraße 5); Anerkennung als Opfer des Faschismus; zur Sanitätsrätin ernannt; 1968 als Verdiente Ärztin des Volkes ausgezeichnet; am 31.7.1976 im Alter von 82 Jahren in Rostock gestorben[80]

---

76) Mit der Arbeit: Die Sulfonamidbehandlung in der Chirurgie (MS).
77) Mit der Arbeit: Vier Fälle von vaginaler Totalexstirpation des Uterus bei schwerer Adnexerkrankung, Würzburg 1896.
78) Mit der Arbeit: Beitrag zur Frage der traumatischen Entstehung der Chorioidealsarkome, München 1918.
79) Sie war die erste Ärztin in Rostock mit eigener Praxis.
80) Die Hedwig-von-Goetzen-Straße in Rostock ist nach ihr benannt.

Goetzen, Dr. Dr. Kurt Hans Hubert **von**
geboren am 16.2.1887 in Danzig/Westpreußen; Sohn eines Kaufmanns und späteren Fabrikbesitzers; Oberrealschule in Danzig; 1905 bis 1910 aktiver Militärdienst, zuletzt als Leutnant im Dragoner-Regiment 4 in Lüben/Schlesien; Gymnasium in Halle, 1910 Abitur; Medizinstudium in Halle, München und Berlin; Mai 1915 Approbation und Juli 1915 Promotion zum Dr. med. in München;[81] 1915 bis 1919 fachärztliche Ausbildung und Assistenzarzt an den Universitäts-Frauenkliniken in München und Rostock; Januar 1918 Heirat mit der jüdischen Ärztin → Dr. Hedwig von Goetzen geb. Bensheim; Dezember 1919 bis mind. 1947 niedergelassener Facharzt für Geburtshilfe und Frauenleiden mit gynäkologischer Privatklinik (zusammen mit seiner Ehefrau) in Rostock (Kaiser-Wilhelm-Straße 33, Friedrich-Franz-Straße 1, Paulstraße 5); Mai 1929 Promotion zum Dr. phil. in Rostock;[82] bis 1933 auch Vorsitzender der Volkshochschule Rostock (wodurch die Privatklinik mehr auf seine Ehefrau überging), dann wegen SPD-Mitgliedschaft entlassen; am 31.3.1948 im Alter von 61 Jahren an Bronchiektasen, symptomatischer Psychose und Bronchopneumonie in Rostock-Gehlsheim gestorben

Gohlke, Dr. Johanna Adeline (geb. Baake)
geboren am 12.9.1916 in Oldenburg; Tochter eines Kapitäns; Gymnasium, 1936 Abitur; Medizinstudium; Mitglied der NSDAP; Oktober 1942 Approbation in Graz; anschließend Ärztin in Graz (Schönbrunnstraße 72); November 1942 Heirat mit dem Hautarzt Dr. Horst Gohlke (*23.2.1918 in Danzig, †8.7.1978 in Tübingen; Sohn eines Lehrers und späteren Schuldirektors); Promotion; ab Februar 1943 Assistenzärztin am Kreiskrankenhaus in Berchtesgaden, dann am Städtischen Krankenhaus in Traunstein/Bayern, ab Juni 1943 am Winifred-Wagner-Krankenhaus in Bayreuth, ab November 1943 am Stadtkrankenhaus in Gotenhafen bei Danzig; als notdienstverpflichtete BDM-Ärztin im März 1945 der HJ-Gebietsführung Mecklenburg zugewiesen, von dort zur ärztlichen Versorgung eines KLV-Lagers (wahrscheinlich in Lübstorf) abgestellt (wohnhaft in Schwerin, Blücherstraße 9); mind. 1947 bis 1955 Ärztin in Hamburg (Haynstraße 29, Gussau 90, Begel 15, Eulenkrugstraße 68); mind. 1960 niedergelassene Allgemeinpraktikerin in Frankfurt/Main (Eckenheimer Landstraße 143); bis 2003 in Bad Homburg vor der Höhe/Hessen; am 15.6.2003 im Alter von 86 Jahren in Bad Homburg vor der Höhe gestorben

Goldbach, Dr. Heinz Josef Kilian
geboren am 17.10.1920 in Essen/Rheinprovinz; Sohn eines Kaufmanns; Gymnasium, 1938 Abitur; Medizinstudium in Leipzig; als Student dort Eintritt in die NSDAP am 1.9.1939, Mitgliedsnummer 7.105.486; ab August 1942 Medizinalpraktikant an der Landesheilanstalt Thüringen in Stadtroda; ab August 1943 Medizinalpraktikant und dann Assistenzarzt am Pathologischen Institut der Universität Jena (Frommannstraße 7); Dezember 1943 Approbation und 1944 Promotion in Jena;[83] ab April 1944 Assistenzarzt an der Lungenheilstätte Amsee bei Waren; 1946 bis 1957 wissenschaftlicher Assistent am Institut für Gerichtliche und Soziale Medizin in Marburg (Andréstraße 12); Mitbegründer des 1947 gebildeten Marburger Bundes; April 1949 Heirat mit der Ärztin Dr. Ruth Püschel (*10.4.1917 in Neudorf/Oststernberg), mind. zwei Kinder; Juli 1950 Habilitation in Marburg;[84] 1956 bis 1957 außerplanmäßiger Professor für Gerichtliche und Soziale Medizin an der Universität Marburg; am 7.5.1957 im Alter von 36 Jahren an Niereninsuffizienz und rezidivierender Pyelonephritis in Marburg gestorben

Goldberg, Dr. Sigismund Hans Armand
geboren am 5.6.1886 in Kuremaa/Estland; Sohn eines Mühlenbesitzers; Gymnasium, Abitur; Medizinstudium; Mai 1918 Approbation in Dorpat/Estland; Promotion; ab 1918 Facharzt für Innere

---

81) Mit der Arbeit: Die Abnahme der Myopie während der letzten sechs Jahre in einem Münchner Knaben-Internat, München 1915.
82) Mit der Arbeit: Die psychologischen Grundlagen der Perkussion. Ein Beitrag zur medizinischen Psychologie, Leipzig 1929.
83) Mit der Arbeit: Über eine Sippe mit gehäufter cerebellarer Ataxie, Berlin 1943.
84) Mit der Arbeit: Die elastischen Fasern der Lunge in der gerichtsärztlichen Diagnostik (MS).

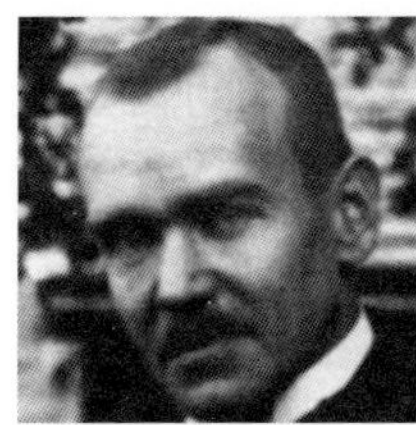

Medizin und Zahnheilkunde; mind. 1925 Arzt in Kuremaa (Villa Dr. Goldberg); mind. 1938 Arzt und Zahnarzt in Palamuse/Estland und Antsla/Estland; nach Übersiedlung 1944 Approbation für Deutschland; ab März 1944 Betriebsarzt bei der Firma Thomsen & Co. in Boizenburg;[85] Mitglied des NSDÄB; Juli 1945 bis Februar 1946 Assistenzarzt am Städtischen Krankenhaus in Boizenburg (Am Schäferbrink 3)

Gosau, Dr. Johannes Emil Friedrich
geboren am 17.1.1903 in Wandsbek/Schleswig-Holstein; Sohn eines Wachtmeisters sowie späteren Kantinenpächters und Restaurateurs; Oberrealschule in Bad Oldesloe, 1924 Abitur; Medizinstudium in Hamburg, München, Würzburg und Rostock; Eintritt in die NSDAP am 1.5.1929; mind. 1934 Medizinalpraktikant in Rostock (Friedrich-Franz-Straße 24); September 1934 Heirat mit der technischen Lehrerin Erna Francke (*15.12.1909 in Soldau/Ostpreußen, †1.9.2015 in Wolfenbüttel/Niedersachsen), fünf Kinder; Oktober 1934 Approbation; Dezember 1934 Promotion in Rostock;[86] Dezember 1934 bis mind. 1939 niedergelassener Allgemeinpraktiker in Bad Doberan (Bismarckstraße 10); dort auch Bereitschaftsführer des DRK; Mitglied der HJ; ab 1936 auch nebenamtlicher Arzt im Hilfswerk „Mutter und Kind" der NSV in Bad Doberan; ab 1939 Kriegseinsatz in der Wehrmacht; ab mind. 1952 niedergelassener Allgemeinpraktiker in Wolfenbüttel (Stadtmarkt 15, Juliusstraße 16); am 20.1.1978 im Alter von 75 Jahren in Wolfenbüttel gestorben

Gossel, Dr. Hans Wilhelm Christian
geboren am 21.3.1907 in Gnoien/Mecklenburg; Sohn eines Zeichenlehrers; Gymnasium in Parchim, 1926 Abitur; Medizinstudium in München und Rostock; Juni 1932 Approbation und November 1932 Promotion in Hamburg;[87] 1932 bis mind. 1933 Assistenzarzt am Städtischen Krankenhaus in Parchim; dort Eintritt in die NSDAP am 1.5.1933, Mitgliedsnummer 3.520.817; September 1934 bis mind. 1940 Assistenzarzt an der Chirurgischen Abteilung des Städtischen Krankenhauses in Stettin (Apfelallee 71/72); dort auch Mitglied der SA und des NSDÄB; August 1935 Heirat mit der Studentin der Naturwissenschaften Johanna Kammüller (*24.4.1911 in Karlsruhe, †3.2.1995 in Freiburg; Tochter eines Großherzoglichen Regierungsbaumeisters und Regierungsbaurates), mind. vier Kinder; ab September 1939 Kriegseinsatz in der Wehrmacht; ab November 1939 Facharzt für Chirurgie; mind. 1941 bis 1944 Arzt in Lörrach/Schwarzwald; mind. 1960 bis 1965 Vertrauensarzt in Freiburg (Johann-Sebastian-Bach-Straße 18); bis Mai 1996 in Freiburg; ab Mai 1996 in Staufen/Baden-Württemberg (Altenheim St. Margarethen, Schloßgasse 1); am 19.9.1996 im Alter von 89 Jahren in Staufen gestorben

Gosselck, Dr. Walter Bernhard Christian
geboren am 20.7.1907 in Rostock/Mecklenburg; Sohn eines Lehrers; Realgymnasium in Rostock, 1926 Abitur; Medizinstudium in Freiburg, München und Rostock (Niklotstraße 10); Juni 1932 Approbation und Juli 1932 Promotion in Rostock;[88] mind. 1933 bis 1934 Assistenzarzt an der chirurgischen Privatklinik von → Prof. Dr. Ernst Ehrich in Rostock (Paulstraße 52/54); dort Eintritt in die NSDAP am 1.5.1933, Mitgliedsnummer 2.808.658; ab November 1933 auch Mitglied der SS; September 1934 bis mind. 1953 niedergelassener Allgemeinpraktiker in Laage (Johann-Albrecht-Straße 19); Oktober 1934 Heirat mit Käthe Ortmann (*23.12.1908 in [Schwerin-]Ostorf; Tochter eines Wachtmeisters und späteren Telegrapheninspektors), zwei Kinder; ab 1936 auch nebenamtlicher

---

85) Die Firma Thomsen & Co. (Werft, Fahrzeug- und Maschinenfabrik) war ein Rüstungs- und Kriegsmusterbetrieb, in dem hunderte Zwangsarbeiter aus der Sowjetunion, Polen, Frankreich, Belgien und den Niederlanden mit der Fertigung von Rumpfsegmenten für U-Boote sowie von Tragflächen für Jagdflugzeuge und bemannte Torpedos beschäftigt waren. Im Sommer 1944 wurde das Ausländer- und Fremdarbeiterlager zum Außenlager Boizenburg des Konzentrationslagers Neuengamme umfunktioniert.
86) Mit der Arbeit: Chronische myeloische Leukämie mit Sepsis tuberculosa acutissima, Leipzig 1934.
87) Mit der Arbeit: Über zwei retroperitoneale Tumoren, Parchim 1932.
88) Mit der Arbeit: Fälle von Lungen-Tumoren, Rostock 1932.

Arzt im Hilfswerk „Mutter und Kind" der NSV in Laage; Kriegseinsatz in der Wehrmacht; ab mind. 1947 auch Leiter des Stadtkrankenhauses in Laage; mind. 1958 bis 1972 niedergelassener Allgemeinpraktiker in Rostock (Klement-Gottwald-Straße 58); am 18.4.1978 im Alter von 70 Jahren in Rostock gestorben

Gottesbüren, Dr. Hermann Lothar Klemens
geboren am 2.8.1903 in Kassel/Hessen-Nassau; Sohn eines Reichsbankbeamten; Gymnasium in Bochum, 1922 Abitur; Medizinstudium in Heidelberg und Berlin; Mai 1927 Promotion in Heidelberg;[89] 1928 Approbation; mind. 1933 bis 1940 beamteter Arzt im Reichsheer bzw. in der Wehrmacht, mind. 1934 bis 1935 als Major im Heeres-Sanitätswesen und Stabsarzt in der Sanitätsstaffel Güstrow der Sanitäts-Abteilung 12 der Wehrmacht (Lange Stege 13, Wendenstraße 4), mind. 1936 bis 1940 als Stabsarzt in Hamburg (Oberstraße 76); April 1934 Heirat mit der Haustochter Theresia Jürgens (*24.12.1908 in Körbecke bei Borgentreich/Westfalen, †19.2.1996 in Borgentreich; Tochter eines Landwirts), mind. drei Kinder; mind. 1942 bis 1943 Kriegseinsatz als Oberfeldarzt in Nordafrika; nach 1945 Arzt in Körbecke bzw. Borgentreich (Mühlentor 21); am 24.5.1995 im Alter von 91 Jahren in Borgentreich gestorben

Gottschalk, Dr. Carl Rudolf Otto
geboren am 21.2.1897 in Gollnow/Pommern; Sohn eines Arztes; Realgymnasium in Pasewalk, 1916 Abitur; 1916 bis 1918 Kriegseinsatz, wegen schwerer Brustfellentzündung nur bei der fahrenden Truppe in der königlichen Train-Abteilung 10; Medizinstudium in Marburg, Würzburg und Greifswald; Dezember 1924 Approbation; 1924 bis mind. 1944 niedergelassener Allgemeinpraktiker in Gollnow (Baustraße 38); März 1925 Promotion in Greifswald;[90] Mai 1932 Heirat mit Frieda Krause verw./gesch. Gartzky (*16.4.1903 in Klein Stepenitz bei Cammin/Pommern); nach Flucht von mind. Juli 1945 bis 1946 praktischer Arzt in Tessin; bis mind. 1950 niedergelassener Allgemeinpraktiker in Anklam (Ravelinstraße 17)

Gottschalk, Dr. Erich Wilhelm

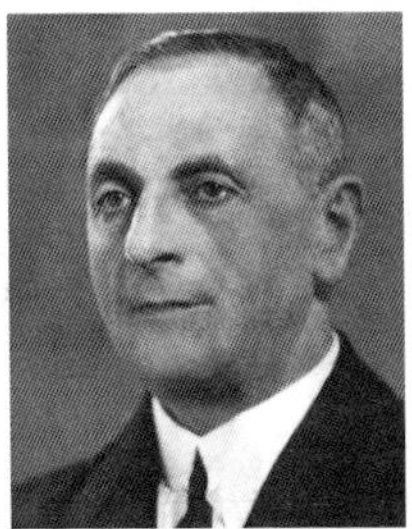

geboren am 30.7.1879 in Bernburg/Provinz Sachsen; Sohn eines Berufssoldaten (Leutnant) und späteren Fabrikbesitzers; Gymnasium in Hannover, 1899 Abitur; Medizinstudium in Berlin, München und Leipzig; August 1904 Approbation; Juli 1905 Promotion in Leipzig;[91] mind. 1905 Arzt in Halle; 1919 bis August 1935 niedergelassener Frauenarzt in Neubrandenburg (Schwedenstraße 18, An der Linde 5-7); Mai 1924 Heirat mit Louise Müller (*4.9.1893 in Heringsdorf/Usedom, †11.7.1984 in Westberlin; Tochter eines Kaufmanns), drei Kinder; wegen seiner jüdischen Herkunft ab August 1935 in Mecklenburg für zwei Jahre von der Kassenpraxis ausgeschlossen; dann Betrieb einer Privatklinik in Neubrandenburg; 1936 Zwangsverkauf seiner Arztpraxis in Neubrandenburg an den SA-Arzt → Dr. Max Wittig; ab 1936 niedergelassener Allgemeinpraktiker in Berlin (Lietzenburger Straße 32); dort 1938 Entzug der Approbation; bis mind. 1941 Weiterführung seiner kleinen Praxis als „Krankenbehandler"; mind. 1946 bis 1954 Facharzt für Frauenkrankheiten und Geburtshilfe sowie Leitender Arzt an der Entbindungs- und Frauenklinik Peters und Peters in Westberlin (Bayerische Straße 8, Mommsenstraße 60); am 30.7.1954 an seinem 75. Geburtstag an Schlagaderverhärtung, Hirnblutung und Lungenentzündung in Westberlin gestorben

Goyert, Dr. Klaus Günther
geboren am 10.12.1910 in Dortmund/Westfalen; Sohn eines Oberlehrers; Reformrealgymnasium in Witten/Ruhr, 1929 Abitur; Medizinstudium in München, Würzburg, Wien, Berlin und Rostock (Horst-Wessel-Straße 118); als Student in München Eintritt in die NSDAP am 1.12.1930, Mitgliedsnummer

89) Mit der Arbeit: Ein Fall von Chorionepithelioma malignum, Borna/Leipzig 1928.
90) Mit der Arbeit: Reinfusion von Blut aus der Bauchhöhle, Gollnow 1924.
91) Mit der Arbeit: Beitrag zur Kenntnis der Knorpel- und Knochengeschwülste, mit besonderer Berücksichtigung eines Falles von Enchondrom des Femur, Leipzig 1905.

374.727; April 1936 Promotion in Rostock;[92] Oktober 1936 Approbation; ab 1936 Assistenzarzt, 1940 bis mind. 1949 Oberarzt an der Hautklinik der Universität Rostock (Schröderplatz, Augustenstraße 80, Schröderstraße 21, Horst-Wessel-Straße 20, Friedrich-Franz-Straße/August-Bebel-Straße 52); ab Januar 1940 Facharzt für Haut- und Geschlechtskrankheiten; August 1940 Heirat mit Anna Cordt (*1.6.1921 in Eutin/Oldenburg, †17.4.2012 in Siegsdorf/Bayern; Tochter eines Oberzahlmeisters); Mitglied des NSDÄB; mind. 1961 bis 1969 Facharzt für Hautkrankheiten in Traunstein/Bayern (Herzog-Otto-Straße 5 und 7); am 11.8.1986 im Alter von 75 Jahren in Ruhpolding/Bayern gestorben

Grässner, Dr. Kurt Walter Franz
geboren am 27.7.1906 in Rendsburg/Schleswig-Holstein; Sohn eines Königlichen Stabsarztes; Gymnasium, 1925 Abitur; Medizinstudium in Hamburg; dort im Mai 1930 Promotion;[93] Januar 1931 Approbation; mind. 1932 Arzt in Hamburg (Wandsbeker Chaussee 27); August 1932 Heirat mit Käte Beeck (*4.1.1909 in Hamburg, †4.6.2002 in Lüneburg/Niedersachsen; Tochter eines Postassistenten und späteren Oberpostinspektors), drei Kinder; bis 1934 Assistenzarzt in Mecklenburg; ab 1934 Arzt in Westensee bei Kiel; mind. 1935 wieder Arzt in Hamburg (Friedensallee 267); mind. 1936 bis 1937 in Rendsburg; Eintritt in die NSDAP am 1.5.1937; ab Mai 1938 niedergelassener Allgemeinpraktiker in Brandenburg/Havel; August 1939 bis mind. 1974 praktischer Arzt in Lüneburg (Hindenburgstraße 107, Bei der Lüner Mühle 3); ab Juni 1940 Kriegseinsatz in der Wehrmacht; bis 1998 im Ruhestand in Lüneburg (Wilschenbrucher Weg 83); am 28.1.1998 im Alter von 91 Jahren in Lüneburg gestorben

Graff, Dr. Lucian Adolf Friedrich
geboren am 23.2.1909 in (Berlin-)Deutsch-Wilmersdorf; Sohn eines Kaufmanns und späteren Bankprokuristen; Gymnasium, 1929 Abitur; Medizinstudium in Heidelberg; als Student dort Eintritt in die NSDAP am 1.5.1933, Mitgliedsnummer 2.896.524; daneben auch Mitglied der SA; Oktober 1934 Promotion in Heidelberg;[94] August 1935 Approbation; ab 1935 Assistenzarzt an den Heilstätten Beelitz/Brandenburg (wohnhaft in Berlin-Steglitz, Liliencronstraße 10); ab Februar 1938 Hilfsarzt, ab Februar 1940 beamteter Arzt am Staatlichen Gesundheitsamt Sorau/Lausitz (Seifersdorfer Straße 1); ab Juli 1938 Mitglied des NSDÄB; Oktober 1938 Heirat mit der Krankenschwester Vera Hirschfeldt spätere Krause (*28.12.1910 in Berlin, †26.9.1985 in Flensburg; Tochter eines Kanzleidiätars und späteren Kanzleisekretärs), spätestens 1951 Scheidung; im Oktober 1939 zum Medizinalrat ernannt; ab Juni 1940 Arzt am Staatlichen Gesundheitsamt Preußisch Stargard/Westpreußen; ab April 1942 Leiter des Staatlichen Gesundheitsamtes Strasburg/Westpreußen (Hochmeisterring 61); bis 1945 Arzt in Graudenz/Westpreußen; nach Flucht ab März 1945 Arzt in Parchim; mind. 1951 Arzt in Lübeck (Hofweg 10); August 1951 Heirat mit Luise Görgens verw./gesch. Wilhelm (*31.8.1919 in Altebabke/Westpreußen); mind. 1955 Arzt in Gelsenkirchen (Heinrich-Heine-Straße 12); als Städtischer Medizinaldirektor a.D. bis 1994 im Ruhestand in Hamm/Nordrhein-Westfalen (Alter Uentroper Weg 26); am 3.3.1994 im Alter von 85 Jahren in Hamm gestorben

Gramckow, Dr. Herbert Joachim Friedrich
geboren am 24.6.1892 in Parchim/Mecklenburg; Sohn eines Uhrmachers und späteren Uhrmachermeisters; Gymnasium in Parchim, 1913 Abitur; Zahnmedizin- und Medizinstudium in München (Oberanger 33, Blumenstraße 38) und Rostock (Borwinstraße 4); dazwischen von Januar 1915 bis Dezember 1918 Kriegseinsatz als Feldunterarzt im bayerischen Pionier-Bataillon 4 (vor allem in Reservelazaretten), im Dezember 1918 zum Feldhilfsarzt ernannt; Juli 1920 Approbation und Dezember 1920 Promotion zum Dr. med. in Rostock;[95] 1921 Approbation als Zahnarzt; mind. 1922 Assistenzarzt an der Zahnklinik der Universität Rostock (Schröderstraße 36/37); ab 1922 niedergelassener Facharzt für Zahn-, Mund- und Kieferkrankheiten sowie Zahnarzt, ab Dezember 1939 nur noch niedergelassener Zahnarzt in Parchim (Neuer Markt 2, Lange Straße 23); November 1922 Heirat mit der

92) Mit der Arbeit: Experimentelle und klinische Untersuchung eines neuen Mittels bei vegetativer Übererregbarkeit, Leipzig 1936.
93) Mit der Arbeit: Die Aktinomykose der Knochen, Wohlau 1929.
94) Mit der Arbeit: Forensische Medizin im Sachsenspiegel, Leipzig 1936.
95) Mit der Arbeit: Das Melanom in der älteren und neueren Forschung (MS).

Arzthelferin Betty Wahls (*8.10.1898 in Parchim, †23.1.1978 in Hamburg; Tochter eines Kaufmanns und späteren Fabrikbesitzers); Eintritt in die NSDAP am 1.5.1937, Mitgliedsnummer 5.866.649; zum Sanitätsrat ernannt; bis 1969 im Ruhestand in Parchim (Buchholzfeld); am 30.4.1969 im Alter von 76 Jahren in Parchim gestorben

Grams, Dr. Helmut Albert Wilhelm
geboren am 23.1.1910 in Gnesen/Posen; Sohn eines Berufssoldaten (Feldwebel); Gymnasium, 1928 Abitur; Medizinstudium in Königsberg; Februar 1935 Approbation und März 1935 Promotion in Königsberg;[96] anschließend Assistenzarzt in Köslin/Pommern; ab August 1935 Arzt in Mecklenburg; ab März 1938 niedergelassener Allgemeinpraktiker in Groß Tychow/Pommern; Heirat mit der medizinisch-technischen Assistentin Emma Girschner (*6.3.1902 auf Ponape/Deutsch-Neuguinea, †8.1.1979; Tochter eines Kolonialarztes, Regierungsbeamten und Ethnologen), drei Kinder; März bis August 1945 Chefarzt am Krankenhaus in Belgard/Pommern; August 1945 in Schwerin (Krügerstraße 2), dann nach Wittenburg abgeordnet; dort von September 1945 bis April 1951 niedergelassener Allgemeinpraktiker (Bahnhofstraße 14; Übernahme der Praxis des zunächst internierten, dann ums Leben gekommenen → Dr. Michael Linden); ab September 1945 auch als Bezirksarzt eingesetzt; April 1951 bis mind. 1952 niedergelassener Allgemeinpraktiker in Malchin; mind. 1958 bis 1962 praktischer Arzt in Güstrow (Karl-Marx-Straße 7); am 13.10.1999 im Alter von 89 Jahren gestorben

Granzow, Dr. Wilhelm August Friedrich
geboren am 20.12.1865 in Roggentin bei Rostock/Mecklenburg; Sohn eines Arbeitsmannes und späteren Domanialbauern; Gymnasium in Neustrelitz, 1887 Abitur; Medizinstudium in Rostock, Berlin und Leipzig; März 1893 Approbation und April 1894 Promotion in Leipzig;[97] Assistenzarzt am Krankenhaus in Dresden-Friedrichstadt; ab Ende 1894 Schiffsarzt bei der Kosmos-Linie in Hamburg; Mai 1895 bis 1933 niedergelassener Allgemeinpraktiker in (Burg) Stargard; November 1902 Heirat mit Anna Röhse (*13.8.1879 in [Burg] Stargard, †15.8.1903 in [Burg] Stargard; Tochter eines Gastwirts); Kriegseinsatz, zuletzt als Stabsarzt; November 1918 Heirat mit Elsa Berckholtz spätere Knebusch (*26.3.1891 in Blankenförde bei [Burg] Stargard, †in Guatemala City/Guatemala; Tochter eines Fischereipächters), spätestens 1922 Scheidung; November 1922 Heirat mit Margarethe Peters (*16.3.1893 in Möllenbeck bei Neustrelitz, †27.11.1969 in Hamburg; Tochter eines Inspektors), ein Kind; stellvertretendes Mitglied des ärztlichen Ehrengerichts Neustrelitz; 1933 krankheitsbedingte Aufgabe seiner Praxis; April 1940 Übersiedlung nach Hamburg (Etzestraße 18); am 11.12.1940 im Alter von fast 75 Jahren nach einem Schlaganfall an Herzlähmung in Hamburg gestorben[98]

Grapow, Dr. Karl-Heinrich Hermann Hans
geboren am 8.1.1906 in Berlin; Sohn eines Kaufmanns; Gymnasium, 1927 Abitur; Medizinstudium in Düsseldorf; Mitglied der HJ; Juni 1935 Approbation; Juli 1935 bis April 1936 Volontärassistent, Juli 1936 bis mind. 1937 Assistenzarzt am Gerichtlichen Institut der Universität Greifswald (Pommerndamm 38); April 1937 Promotion in Düsseldorf;[99] in Greifswald Eintritt in die NSDAP am 1.5.1937, Mitgliedsnummer 5.742.905; spätestens 1939 Heirat mit Anneliese Schmitz, mind. ein Kind; Februar 1939 bis mind. 1949 Assistenzarzt an der Heil- und Pflegeanstalt sowie der Universitäts-Nervenklinik Rostock-Gehlsheim (dort zunächst auch wohnhaft; Rostock, Ulmenstraße 81); Kriegseinsatz, etwa 1941 EK II; ab März 1943 erneuter Kriegseinsatz in der Wehrmacht; mind. 1950 bis 1988 Facharzt für Nerven- und Geisteskrankheiten in Magdeburg (Herderstraße 45, Am Schroteanger 71); November 1982 Heirat mit Erika Fritsch verw./gesch. Müller (*23.11.1924 in Schönau/Schlesien, †10.7.2009 in Magdeburg); am 2.12.1988 im Alter von 82 Jahren in Zerbst/Anhalt gestorben

---

96) Mit der Arbeit: Über Kniekehlencysten, Königsberg 1934.
97) Mit der Arbeit: Beitrag zur Lehre von den complicierten Schädelbrüchen.
98) In einem Nachruf der Ärztlichen Bezirksvereinigung Neubrandenburg hieß es, mit Granzows Tod habe „ein jahrelanges Siechtum sein Ende gefunden … Solange er rüstig und gesund war, hat er, als eines der ältesten Mitglieder unserer ärztlichen Organisation, des damaligen Südostmecklenburgischen Ärztevereins, stets treu zu uns gehalten und fast nie versäumt, an unseren Mitgliederversammlungen teilzunehmen. Sein kameradschaftlich hoch eingestelltes freundliches Wesen wird uns in der Erinnerung bewahrt bleiben."
99) Mit der Arbeit: Zur Serumtherapie der chronischen Encephalitis epidemica, Düsseldorf 1937.

Grauert, Rudolf Theodor Richard

geboren am 4.2.1912 in Kiel/Schleswig-Holstein; Sohn eines Marine-Funktelegraphie-Meisters sowie späteren Maschinisten und Ingenieurs; Realgymnasium in Rostock, 1930 Abitur; Medizinstudium in Leipzig und Rostock; 1937 bis 1938 Medizinalpraktikant an Universitätskliniken in Rostock und am Pathologischen Institut der Universität Kiel; März 1938 Approbation; März 1938 bis 1943 Assistenzarzt an der Hautklinik der Universität Rostock (Schröderplatz, Maßmannstraße 100, Paulstraße 51); dort Mitglied der SA und des NSDÄB; November 1938 Heirat mit der Haustochter Ulla Pentzin (*5.8.1915 in Rostock, †11.9.1969 in Rostock; Tochter eines Kanzlei-Vorstehers und späteren Kaufmanns), 1954 Scheidung; September 1939 bis 1941 Kriegseinsatz als Sanitätsoffizier auf Schiffen der Kriegsmarine, etwa 1941 EK I; März 1943 bis Mai 1945 erneuter Kriegseinsatz als Arzt in Marinelazaretten, zuletzt als Marine-Stabsarzt; nach Kriegsende bis September 1946 Schiffsarzt beim Minensuchverband in der Nordsee; ab September 1946 Facharzt für Dermatologie, Leitender Arzt am Städtischen Ambulatorium für Haut- und Geschlechtskrankheiten sowie Kreisvenerologe in Rostock (August-Bebel-Straße 92); ab Herbst 1952 auch Bezirksvenerologe und stellvertretender Bezirksarzt, ab November 1953 Bezirksarzt des Bezirkes Rostock (Parkstraße 63); als Facharzt für Haut- und Geschlechtskrankheiten von August 1955 bis 1975 ärztlicher Direktor der Städtischen Poliklinik in Rostock (Doberaner Straße 43); auch Vorsitzender der Sektion „Rehabilitation – Organisation und Gesetzgebung“ in der Gesellschaft für Rehabilitation der DDR; widmete sich vor allem dem Ausbau des Jugendgesundheitsschutzes, der Kinderkrippen, der Alters- und Pflegeheime sowie der Rehabilitation Behinderter; Mai 1957 Heirat mit der Sozialarbeiterin Eva Burmeister verw./gesch. Wiehn (*28.10.1917 in Rostock, †8.11.2007 in Rostock; Tochter eines Malers und späteren Malermeisters); ab Juli 1959 auch Leiter der Abteilung Gesundheitswesen und kommissarischer Kreisarzt der Stadt Rostock; Juni 1960 Promotion in Greifswald;[100)] 1961 als Verdienter Arzt des Volkes ausgezeichnet; zum Obermedizinalrat ernannt; bis 2003 im Ruhestand in Rostock (Parkstraße 25); am 25.6.2003 im Alter von 91 Jahren in Rostock gestorben

Graul, Dr. Heinz Gustav Hermann

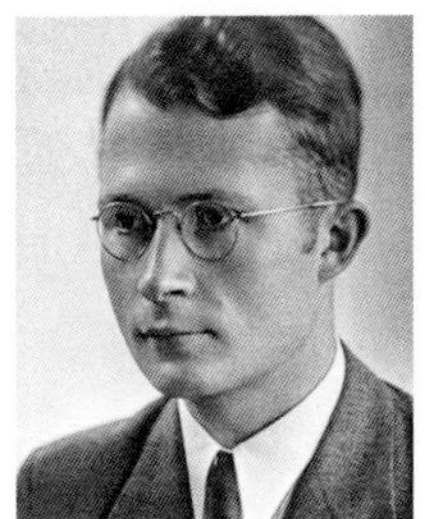

geboren am 22.1.1909 in Leipzig/Sachsen; Sohn eines Kunsthistorikers und Museumsdirektors; Oberrealschule in Leipzig, 1929 Abitur; Medizinstudium in Leipzig, Freiburg und Münster; Dezember 1934 bis November 1935 Medizinalpraktikant am Kinderkrankenhaus der Universität Leipzig; November 1935 Approbation; ab Dezember 1935 Volontärassistent, ab März 1936 Assistenzarzt am Pathologischen Institut der Universität Leipzig (Wilhelmstraße 51); dort im Dezember 1936 Promotion;[101)] März 1937 bis März 1939 zunächst Volontärassistent, dann Assistenzarzt an der Kinderklinik der Universität Rostock (Augustenstraße 80/82); dort Eintritt in die NSDAP am 1.5.1937, Mitgliedsnummer 5.950.478; daneben auch Mitglied der SA und des NSDÄB; April 1939 bis März 1941 Assistenzarzt am Kinderkrankenhaus in Hamburg-Rothenburgsort (Marckmannstraße 129, 131 und 74);[102)] Oktober 1939 Heirat mit der Krankengymnastin und späteren Sprechstundenhilfe Elisabeth Thur (*14.5.1913 in Königsberg, †4.7.2006 in Hamburg; Tochter eines Kaufmanns), vier Kinder; ab März 1941 Kriegseinsatz als Truppenarzt (Hilfsarzt) an der Ostfront, dann als Assistenzarzt, zuletzt als Stabsarzt an der Inneren Abteilung des Armee-Feldlazaretts 502 in Kurland; Mai 1945 bis Dezember 1949 in sowjetischer Kriegsgefangenschaft (zunächst in einem Auffanglager bei Moskau, dann in einem Lager bei Irkutsk, zuletzt in einem Lager bei Donezk); ab Januar 1950 wieder Assistenzarzt am Kinderkrankenhaus in Hamburg-Rothenburgsort; März 1950 bis Juni 1952 Arztvertreter in der Praxis des verstorbenen Dr. Arthur Bohe in Hamburg (Karl-Muck-Platz); Juli 1952 bis September 1979 niedergelassener Facharzt für Kinderheilkunde in Hamburg (Billstedter Hauptstraße 90, 39, 33 und 35, Schäferkampsallee 43, Dammtorwall 10, Gorch-Fock-Stra-

---

100) Mit der Arbeit: Das sozialhygienische Problem der Geschlechtskrankheiten seit 1945 in einem großen Industrie-Stadt- und Landbereich der Deutschen Demokratischen Republik (MS).

101) Mit der Arbeit: Über einen Fall von juveniler Apoplexie, Arteriosklerose und Nierenleiden, Leipzig 1936.

102) Im Kinderkrankenhaus Rothenburgsort wurden von 1940 bis 1945 mehr als 50 behinderte Kinder getötet.

ße 1, Weddestraße 78 und 80, An der Glinder Au 27); Oktober 1979 Verkauf seiner Praxis; bis 2001 im Ruhestand in Hamburg (Sandstraße 6); am 23.8.2001 im Alter von 92 Jahren nach kurzer Krankheit in Hamburg gestorben

Grawitz, Dr. Ernst Robert

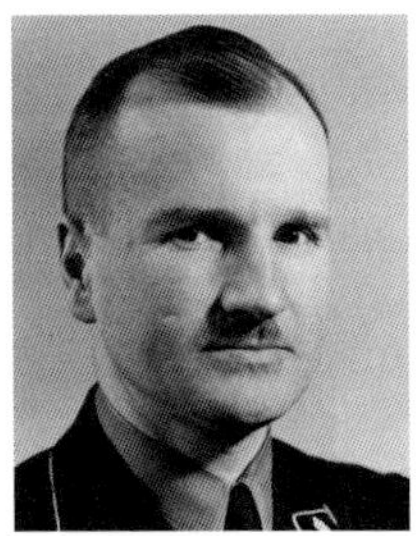

geboren am 8.6.1899 in (Berlin-)Charlottenburg; Sohn eines Militärarztes sowie späteren Internisten, Hämatologen und Universitätsprofessors; Gymnasium in Berlin, 1917 Notabitur; ab Juni 1917 Kriegseinsatz im Jäger-Bataillon 10, zuletzt als Leutnant, September bis November 1918 in britischer Kriegsgefangenschaft; Medizinstudium in Berlin; März 1920 Beteiligung am Kapp-Putsch; anschließend Führer einer Maschinengewehr-Kompanie im Freikorps Olympia; Juli 1925 Approbation und Promotion in Berlin;[103] mind. 1926 bis 1929 zunächst Hilfsarzt, dann Assistenzarzt an der Inneren Abteilung des Krankenhauses Berlin-Westend (Spandauer Berg 15/16); Oktober 1926 Heirat mit Ilse Taubert (*8.2.1905 in Wesel/Rhein, †23.4.1945 Suizid in Potsdam; Tochter eines Berufssoldaten [Major] und späteren SS-Gruppenführers; Eintritt in die NSDAP am 1.11.1931, Mitgliedsnummer 1.102.843), fünf Kinder; ab 1929 niedergelassener Facharzt für Innere Medizin in Berlin (Hohenzollerndamm 39); Eintritt in die NSDAP am 1.11.1931, Mitgliedsnummer 1.102.844; ab November 1931 auch Mitglied der SS, Nr. 27.483; 1933 bis 1936 zunächst wieder Assistenzarzt, dann dirigierender Arzt und Leiter der 3. Inneren Abteilung am Krankenhaus Berlin-Westend; daneben zunächst SS-Sturmbannarzt in der 6. SS-Standarte in Berlin; 1933 Abschnittsarzt des SS-Abschnitts XIII; im Juni 1933 zum SS-Sturmbannführer befördert und zum Gruppenarzt der SS-Gruppe Ost ernannt; im Mai 1934 zum SS-Standartenführer befördert und zum Oberabschnittsarzt des nunmehrigen SS-Oberabschnitts Ost ernannt; im April 1935 zum SS-Oberführer befördert und zum Chef des SS-Sanitätsamtes im SS-Hauptamt ernannt; im Juni 1935 zum Reichsarzt SS ernannt und damit oberster Mediziner der gesamten SS, in dieser Eigenschaft oberste Instanz in allen medizinischen und sanitätsdienstlichen Belangen der gesamten SS; ab Januar 1937 auch stellvertretender Präsident, ab Ende 1937 geschäftsführender Präsident des Deutschen Roten Kreuzes in Berlin (Hansemannstraße 10), ab 1943 in Potsdam; ab Dezember 1939 auch aufsichtsführendes Vorstandsmitglied der SS-Organisation „Lebensborn e.V."; ab April 1940 auch Sanitätsinspekteur der Waffen-SS und der SS-Polizei-Divisionen; im März 1941 zum Generalmajor der Waffen-SS, im Oktober 1941 zum Generalleutnant der Waffen-SS befördert; ab 1941 Genehmigung, Planung, Koordinierung und Förderung von zahlreichen Humanversuchen an Häftlingen in Konzentrationslagern, so auch der Sulfonamid-Versuche und der Sterilisations-Versuche im Konzentrationslager Ravensbrück, der Kampfstoff- und Hepatitis-Versuche im Konzentrationslager Sachsenhausen und der Sepsis- und Phlegmone-Experimente im Konzentrationslager Dachau; September 1941 KVK I. Kl. m.S.; im April 1944 zum SS-Obergruppenführer und General der Waffen-SS befördert; bis 1945 in Potsdam (Straße der SA 59); am 23.4.1945 im Alter von 45 Jahren Suizid durch zwei Handgranaten gemeinsam mit seiner Ehefrau und den Kindern in Potsdam

Grebe, Prof. Dr. Hans Werner Eduard

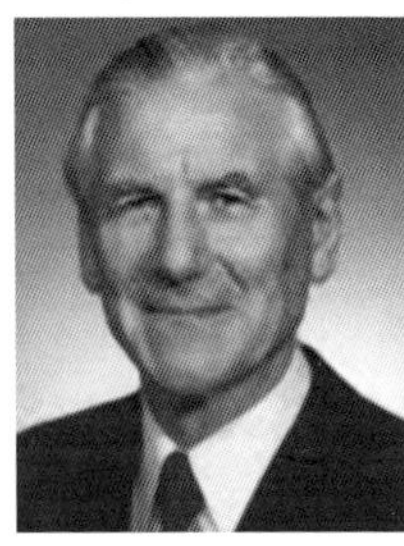

geboren am 25.8.1913 in Frankfurt/Main/Hessen-Nassau; Sohn eines Lehrers und Schulrektors; Gymnasium in Frankfurt/Main, 1931 Abitur; Studium der Turnphilologie und Medizinstudium in Berlin und Frankfurt/Main; dort ab 1931 Mitglied des NS-Studentenbundes; ab 1933 Wehrsportführer der Medizinischen Fakultät der Universität Frankfurt/Main (Rotlintstraße 45); als Student Eintritt in die NSDAP am 1.4.1933, Mitgliedsnummer 1.808.677; an der Universität auch Angehöriger eines SA-Sanitätssturms; 1934 bis 1935 freiwilliger Wehrdienst; April 1937 Promotion in Frankfurt/Main;[104] Medizinalpraktikant am Pathologischen Institut der Universität Frankfurt/Main und an der II. Inneren Abteilung des Horst-Wessel-Krankenhauses in Berlin; Oktober

103) Mit der Arbeit: Ein Fall von Gonokoccen-Sepsis (MS).
104) Mit der Arbeit: Die Häufigkeit der erblichen und nichterblichen Blindheitsursachen, Frankfurt/Main 1938.

1937 Approbation; ab 1937 Sportarzt; ab März 1938 Assistent, ab mind. 1939 Assistenzarzt (bei Otmar von Verschuer) am Institut für Erbbiologie und Rassenhygiene der Universität Frankfurt/Main (wohnhaft in Neu-Isenburg, Roonstraße 11); November 1938 Heirat mit Irmgard Hartmann (*29.6.1918 in Frankfurt/Main, †9.8.2015 in Frankenberg/Eder; Tochter eines Lehrers), mind. drei Kinder; ab Dezember 1939 Mitglied des NSDÄB; ab 1939 Kriegseinsatz als Truppenarzt bei der Infanterie, zuletzt als Bataillons- und Regimentsarzt, im Westfeldzug EK II und EK I, im Ostfeldzug Infanteriesturmabzeichen und Verwundetenabzeichen in Silber; nach Verwundung im Januar 1942 uk gestellt und wieder Tätigkeit am Institut für Erbbiologie und Rassenhygiene in Frankfurt/Main; Oktober bis Dezember 1942 dort auch stellvertretender Leiter sowie Gutachter für das Reichssippenamt; Juli 1942 Habilitation;[105] im Oktober 1942 zum Dozenten für Erbbiologie und Rassenhygiene ernannt; 1942 bis 1945 auch Leiter der Abteilung Wissenschaft im Amt für weltanschauliche Schulung der Reichsjugendführung;[106] im Dezember 1942 mit seinem Lehrer und Mentor Otmar von Verschuer als Dozent und Abteilungsleiter Wechsel an das Kaiser-Wilhelm-Institut für Anthropologie, menschliche Erblehre und Eugenik nach Berlin (Ihnestraße 22/24); daneben auch Dozent für Erbbiologie und Rassenhygiene an der Universität Berlin; ab Januar 1943 Vertretung des Lehrstuhls für Erbbiologie und Rassenhygiene an der Universität Rostock;[107] ab 1944 mit der Wahrnehmung des Lehrfaches Eugenik an der Universität Rostock beauftragt; Oktober 1944 bis 1945 außerordentlicher Professor für Erbbiologie, Rassenhygiene und Eugenik sowie Direktor des neugegründeten Instituts für Erbbiologie und Rassenhygiene an der Universität Rostock (Herbert-Norkus-Straße 16/17); daneben von 1944 bis 1945 Gaudozentenbundführer; April 1945 Flucht aus Rostock; Sommer 1945 bis 1983 niedergelassener Allgemeinpraktiker in Frankenberg/Eder (Goßbergstraße 2); im Juli 1946 von der Spruchkammer in Frankenberg/Eder als „entlastet" eingestuft; 1953 bis 1957 Lehrauftrag für Humangenetik an der Universität Marburg; daneben auch als Sportarzt tätig; ab 1955 Mitarbeit im Weltrat für Sport und Leibeserziehung der UNESCO; 1957 bis 1961 Präsident des Deutschen Sportärzteverbandes; ab 1958 Vizepräsident der Ärztekommission des Internationalen Amateur-Box-Verbandes; daneben publizistisch tätig und Mitglied im Bundesverband Deutscher Schriftstellerärzte; 1973 Bundesverdienstkreuz; 1983 Praxisübergabe an seinen Sohn; am 22.12.1999 im Alter von 86 Jahren in Frankenberg/Eder gestorben

Greggers, Dr. Edgar Hans Johann

geboren am 28.4.1904 in Apolda/Sachsen-Weimar-Eisenach; Sohn eines Tierarztes; Gymnasium, 1924 Abitur; Medizinstudium in Kiel; mind. 1931 bis 1932 Wehrdienst, u.a. als Marineunterarzt auf dem Segelschulschiff „Niobe" der Reichsmarine; Februar 1932 Approbation und Juni 1932 Promotion in Kiel;[108] ab Anfang 1934 Assistenzarzt an der Hautklinik und Poliklinik der Universität Rostock (Schröderplatz); dort ab Juli 1934 Mitglied der SA; ab mind. Dezember 1934 in Damgarten/Pommern; Dezember 1934 Heirat mit Gundela Helentz (*5.3.1911 in Greifenberg/Pommern, †26.6.1997 in Waren), drei Kinder; Januar 1935 bis mind. 1943 niedergelassener Allgemeinpraktiker in Gingst/Rügen (Mühlenstraße 50); ab Mai 1944 Kriegseinsatz; ab mind. 1950 niedergelassener Allgemeinpraktiker, 1952 bis 1966 (auch) Hautarzt und Ärztlicher Direktor am Städtischen Krankenhaus in Waren (Stalinplatz/Neuer Markt 21); zum Sanitätsrat ernannt; am 26.6.1979 im Alter von 75 Jahren in Waren gestorben

Greiling, Dr. Erich Otto

geboren am 2.11.1902 in Gladenbach/Hessen-Nassau; Sohn eines Fußgendarmen und späteren Landjägermeisters; Gymnasium, 1921 Abitur; Medizinstudium in Marburg; dort im November 1926 Pro-

105) Mit der Arbeit: Die Chondrodysplasie, ihre Klinik, Differentialdiagnose und Erbpathologie; erst nach Kriegsende veröffentlicht u.d.T.: Chondrodysplasie, Rom 1955.

106) Bildete hier in Zusammenarbeit mit dem rassenpolitischen Amt der NSDAP HJ-Führer und später NS-Führungsoffiziere in erbbiologischen und rassenhygienischen Fragen aus.

107) Grebe hatte sich nach seinen Angaben vom Juli 1944 in seinen Forschungen bis dahin „ganz besonders mit erbpathologischen Fragestellungen und da vor allem mit Mißbildungen, in erster Linie Wachstumsanomalien (Minderwuchs)" beschäftigt; daneben sei er dem „Totgeburtenproblem nachgegangen" und hatte „im Auftrag des Reichsarbeitsministeriums schon 1938 größere Zwillingsuntersuchungen zur Klärung des Erbeinflusses bei Berufskrankheiten, in erster Linie bei Staublunge, übernommen".

108) Mit der Arbeit: Zur Diagnostik der Halsschnittwunden bei Tötung durch eigene oder fremde Hand, Berlin 1931.

motion;[109] Juli 1927 Approbation; mind. 1929 Arzt in Castrop-Rauxel/Westfalen; April 1929 Heirat mit der Buchhändlerin Ida Hartung (*27.4.1896 in Brandenburg/Havel, †8.7.1979 in Nürnberg; Tochter eines Hotelbesitzers); Militärarzt, ab mind. 1940 als Stabsarzt in Nürnberg (Knauerstraße 10); Kriegseinsatz als Oberstabsarzt; bis mind. Juni 1945 als praktischer Arzt in Neukloster eingesetzt; wahrscheinlich Juli 1945 Flucht; ab mind. 1960 niedergelassener Allgemeinpraktiker in Nürnberg (Knauerstraße 10, Grolandstraße 67); am 30.12.1980 im Alter von 78 Jahren in Nürnberg gestorben

Grieben, Dr. Gernot Georg Theodor
geboren am 17.12.1909 in Oranienburg/Brandenburg; Sohn eines Arztes; Reformrealgymnasium in Oranienburg, 1928 Abitur; Medizinstudium in Berlin, Innsbruck und Rostock; Dezember 1934 Approbation und April 1935 Promotion in Rostock;[110] mind. 1935 Assistenzarzt an der Medizinischen Poliklinik der Universität Rostock (Schröderplatz, Feldstraße 24); ab Januar 1937 niedergelassener Allgemeinpraktiker in Oranienburg (Mühlenstraße 2); ab Februar 1941 Kriegseinsatz, ab Juni 1944 in sowjetischer Kriegsgefangenschaft; Dezember 1953 „Heimkehrer", dann wohnhaft in Westberlin (Ludolfingerplatz 25); mind. 1955 bis 1972 niedergelassener Allgemeinpraktiker in Westberlin (Brodersenstraße 62, Wilhelm-Gericke-Straße 18, Sterkrader Straße 45); unverheiratet; am 9.3.1972 im Alter von 62 Jahren in Westberlin gestorben

Grieben, Dr. Irena Katharina Adele
geboren am 25.12.1912 in Oranienburg/Brandenburg; Tochter eines Arztes; Reformrealgymnasium in Oranienburg, 1932 Abitur; Medizinstudium in Berlin, München und Rostock; ab Januar 1938 Medizinalpraktikantin in Rostock (Hermannstraße 7); dort Mitglied der NS-Frauenschaft und des NSDÄB; Dezember 1938 Approbation; anschließend mglw. Volontärassistentin in Rostock; ab April 1939 Volontärassistentin an der Kinderklinik der Charité in Berlin (Schumannstraße 20/21); Juli 1939 Promotion in Rostock;[111] ab Oktober 1944 Assistenzärztin am Robert-Koch-Krankenhaus in Berlin; zur Sanitätsrätin ernannt; bis 2007 in Bad Oeynhausen/Nordrhein-Westfalen (Eidingsen 22); unverheiratet; am 30.6.2007 im Alter von 94 Jahren in Bad Oeynhausen gestorben

Grieshaber, Dr. Hellmuth Paul Otto
geboren am 5.5.1908 in Freiburg/Baden; Sohn eines Postassistenten und späteren Postinspektors; Gymnasium, 1928 Abitur; Medizinstudium in Freiburg; Dezember 1934 Approbation; 1934 bis mind. 1937 Schiffsarzt bei der Hapag in Hamburg, u.a. auf den Passagierschiffen „Hansa" und „Tacoma"; Mitglied der Marine-SA; Oktober 1937 Promotion in Freiburg;[112] ab Mai 1938 Landassistent bei Dr. Artur Henning in Schnackenburg/Elbe; ab Juli 1938 Landassistent bei Dr. Kurt Nowak in Erkner/Brandenburg (Friedrichstraße 18); ab November 1938 Arztvertreter bei Dr. Heinrich Garnerus in Hamburg (Sonninstraße 34); ab Mai 1939 Landassistent bei Dr. Franz Pfeiffer in Schwittersdorf bei Eisleben; ab Oktober 1939 Assistenzarzt am Allgemeinen Krankenhaus St. Georg in Hamburg; Kriegseinsatz als Oberarzt in der 1. Kompanie der Sanitäts-Ersatz-Abteilung in Neumünster/Schleswig-Holstein, mind. 1944 als Stabsarzt in Hamburg (Landwehrplatz 1); September 1944 Heirat mit der Stenotypistin und späteren Bankangestellten Margarete Busch spätere Wittich (*8.5.1922 in Hamburg, †10.7.2004 in Donaueschingen/Baden-Württemberg; Tochter eines Bankbeamten), 1951 Scheidung; ab mind. Frühjahr/Sommer 1945 Facharzt für Chirurgie, mind. 1952 bis 1959 Leitender Chefarzt am Kreiskrankenhaus in Bützow (Lange Straße/Wilhelm-Pieck-Straße 38); August 1954 Heirat mit der Apothekenhelferin Irmgard Hansmann (*5.5.1936 in Bützow); bis 1980 in Bützow (Wilhelm-Pieck-Straße 38); am 14.7.1980 im Alter von 72 Jahren in Schwerin gestorben

Griewank, Dr. Karl Rudolf Ernst
geboren am 13.11.1891 in Parchim/Mecklenburg; Sohn eines Lehrers; Gymnasium in Parchim, 1912 Abitur; Medizinstudium in München und Rostock; dazwischen von August 1914 bis November 1918

109) Mit der Arbeit: Beiträge zur Kenntnis der Metastasen bei Hodentumoren, Marburg 1927.
110) Mit der Arbeit: Über den Einfluß der Kontraktionen der Darmmuskulatur auf die Darmdurchblutung, Rostock 1935.
111) Mit der Arbeit: Vor- und Nachteile in der Anwendung der Kochkiste, insbesondere über die damit verbundene Zerstörung von Vitamin C, Rostock 1939.
112) Mit der Arbeit: Kombinierte Leber-Eisen-Therapie bei perniciöser Anämie, Schramberg 1937.

Kriegseinsatz als Feldunterarzt im Heeressanitätsdienst; November 1919 Approbation und Februar 1920 Promotion in Rostock;[113] mind. 1920 praktischer Arzt in Parchim; April 1920 Heirat mit Hanna Hartkopf (*24.5.1896 in Celle/Hannover, †2.2.1945 in Wismar; Tochter eines Kaufmanns), zwei Kinder; bis 1921 Volontärassistent am Pathologischen Institut, an der Frauenklinik, der Chirurgischen Klinik und der Augenklinik der Universität Rostock (Gertrudenstraße, Doberaner Straße 142, Schröderplatz, Doberaner Straße 140); April 1921 bis März 1938 niedergelassener Allgemeinpraktiker in Teterow (Moltkestraße 7); dort Eintritt in die NSDAP am 1.5.1933, Mitgliedsnummer 3.520.835; daneben auch Mitglied der SA und des NSDÄB; ab mind. 1935 auch nebenamtlicher Vertragsarzt bei der RAD-Einheit 6/64 (Neu-Sührkow); April 1938 bis mind. Juli 1945 hauptamtlicher Vertrauensarzt und Leiter der Vertrauensärztlichen Dienststelle der Landesversicherungsanstalt Mecklenburg in Wismar (Schlageterallee 11, Gartenstraße 3); Juni 1945 bis mind. 1956 niedergelassener Allgemeinpraktiker in Wismar (Dahlmannstraße 4, Karl-Liebknecht-Straße 30, Dahlmannstraße 51); am 23.8.1958 im Alter von 66 Jahren in Wismar gestorben

Grigat, Dr. Reinhard August Johannes
geboren am 3.3.1903 in Talskeim/Ostpreußen; Sohn eines Lehrers; Gymnasium in Königsberg, 1923 Abitur; zunächst Studium der Rechtswissenschaften, dann Medizinstudium in Königsberg, Wien und Berlin; April 1931 bis Januar 1932 Medizinalpraktikant am Diakonissen-Krankenhaus in Marienburg/Westpreußen, Februar bis April 1932 an der Universitäts-Augenklinik in Königsberg; April 1932 Approbation; April bis Juli 1932 Hilfsarzt an der Abteilung Gesundheitsfürsorge des Städtischen Wohlfahrtsamtes Königsberg; August 1932 bis Juni 1933 Volontärassistent an der Inneren Abteilung der Städtischen Krankenanstalt in Königsberg (Viehmarkt 20); dort Eintritt in die NSDAP am 1.5.1933, Mitgliedsnummer 2.072.865; Juli 1933 bis 1934 Assistenzarzt an der Provinzial-Heil- und Pflegeanstalt Allenburg/Ostpreußen; November 1933 Promotion in Königsberg;[114] Dezember 1933 Heirat mit Elsa Bachus (*27.9.1907 in Königsberg, †11.7.1954 in Kiel; Tochter eines Obermaschinisten), vier Kinder; November 1934 bis September 1936 niedergelassener Allgemeinpraktiker in Allenburg; September 1936 bis November 1937 praktischer Arzt in Königsberg; November 1937 bis 1945 niedergelassener Allgemeinpraktiker in Wehlau/Ostpreußen (Markt 31); dort auch RAD-Arzt, HJ-Arzt und Hilfsarzt am Staatlichen Gesundheitsamt; im Januar 1941 uk gestellt; nach Flucht von Februar 1945 bis März 1947 niedergelassener Allgemeinpraktiker in Lübtheen (Klingbergstraße 20; Nachfolger in der Praxis des gefallenen → Dr. Eduard Gapinski); ab April/Mai 1945 auch Arzt für das Flüchtlingslager in Gudow bei Lübtheen (350 Insassen); März 1947 Wegzug aus Lübtheen; ab mind. 1954 niedergelassener Allgemeinpraktiker in Kiel (Hasseldieksdammer Weg 53, Schillerstraße 6); Juli 1956 Heirat mit der Sprechstundenhilfe Irmgard Lenzen verw. Fiebach (*26.5.1916 in Thiensdorf/Westpreußen, †7.2.2008 in Kiel); am 26.9.1993 im Alter von 90 Jahren in Kiel gestorben

Groddeck, Dr. Horst Erwin Adolf
geboren am 6.3.1909 in Wartenburg/Ostpreußen; Sohn eines Kaufmanns; Gymnasium in Bartenstein/Ostpreußen, 1928 Abitur; zunächst Studium der Mathematik in Berlin, dann Medizinstudium in Berlin und Rostock; 1936 bis 1937 Medizinalpraktikant am Pathologischen Institut, an der Kinderklinik, der Medizinischen Klinik und der Augenklinik der Universität Rostock; Januar 1937 Heirat mit der Krankenschwester Ruth Steinwedel verw. Schröder (*8.5.1901 in Rostock, †21.1.1991 in Graal-Müritz; Tochter eines Tierarztes), ein Kind; Februar 1937 Approbation; 1937 bis 1938 Assistenzarzt an der Augenklinik, der Chirurgischen Poliklinik, der Medizinischen Klinik und dem Anatomischen Institut der Universität Rostock (Doberaner Straße 140, Maßmannstraße 35, Schröderplatz, Gertrudenstraße, Maßmannstraße 10) sowie am Städtischen Krankenhaus in Swinemünde; in Rostock Mitglied der NSDAP, des NSKK und des NSDÄB; Januar bis März 1939 Landassistent in der Praxis des zur Wehrmacht wechselnden → Dr. Fritz Kreutzer in Sanitz (wohnhaft in Rostock-Gehlsdorf, Amtsstraße 11); April 1939 Promotion in Rostock;[115] April 1939 bis mind. 1980 niedergelassener All-

113) Mit der Arbeit: Die abdominelle Schnittentbindung bei Placenta praevia (MS).
114) Mit der Arbeit: Über Verletzungen der Gallenblase, Königsberg 1933.
115) Mit der Arbeit: Sektionsbefunde bei über Achtzigjährigen. Feststellungen am Leichengut des Pathologischen Instituts Rostock in den Jahren 1921-1928, Dresden/Leipzig 1939.

gemeinpraktiker mit Privatklinik für chronisch Kranke in Sanitz (Häuslerei Nr. 32); zum Sanitätsrat ernannt; bis 1991 in Graal-Müritz (Uferstraße 3); am 8.5.1991 im Alter von 82 Jahren in Wismar gestorben

Grömig, Dr. Ursula Margareta (geb. Stern)
geboren am 19.11.1911 in Thorn/Westpreußen; Gymnasium, 1931 Abitur; Medizinstudium in Hamburg; mind. 1937 Medizinalpraktikantin in Hamburg; dort Eintritt in die NSDAP am 1.5.1937, Mitgliedsnummer 4.603.625; Januar 1938 Approbation und Promotion in Hamburg;[116] ab Januar 1938 Volontärassistentin am Krankenhaus in Hamburg-Eppendorf (Goßlerstraße 6); ab November 1938 Assistenzärztin für den RAD (weibliche Jugend) im RADwJ-Bezirk III (Mecklenburg) in Schwerin (Steinstraße 30, Königstraße 6); im November 1940 hauptamtlich vom RAD übernommen und als Stabsoberführerin bis 1945 Ärztin für den RAD (weibliche Jugend) im RADwJ-Bezirk III (Mecklenburg) in Schwerin (Herzogring 69); ab Juli 1939 Mitglied des NSDÄB; Mai 1941 Heirat mit dem Rechtsanwalt und späteren Regierungsrat Johann Grömig (*8.3.1910 in Köln, †28.12.1983 in Stockelsdorf bei Lübeck; Sohn eines Gärtnergehilfen); August 1945 bis 1950 niedergelassene Allgemeinpraktikerin in Schwerin (Steinstraße 30); nach Übersiedlung in die Bundesrepublik von 1950 bis mind. 1964 Ärztin in Lübeck (Schwartauer Allee 69); mind. 1974 bis 2006 in Stockelsdorf (Beethovenstraße 3); am 8.10.2006 im Alter von 94 Jahren in Lübeck gestorben

Grörich, Friedrich Colomann Conrad
geboren am 13.10.1863 in Spremberg/Brandenburg; Sohn eines Zimmermeisters und späteren Baumeisters; Gymnasium in Züllichau, 1884 Abitur; Medizinstudium in Jena, Greifswald, Berlin und Rostock (Barnstorfer Weg 63); Juli 1891 Approbation; 1892 bis 1896 niedergelassener Allgemeinpraktiker in Röbel; August 1893 Heirat mit Johanna Rehberg (*6.9.1874 in Rostock; Tochter eines Kaufmanns), mind. ein Kind; 1896 bis 1931 niedergelassener Allgemeinpraktiker in Stavenhagen (Ivenacker Straße 344, Fritz-Reuter-Straße 449); 1918 zum Sanitätsrat ernannt; ab 1931 im Ruhestand in Rostock (Patriotischer Weg 97); am 28.1.1932 im Alter von 68 Jahren in Rostock gestorben

Grogorick, Gerda Charlotte Margot (spätere Klapper)
geboren am 4.10.1913 in Berlin; Tochter eines Kaufmanns und Hauptgeschäftsführers; Reformrealgymnasium in Leipzig, 1933 Abitur; Medizinstudium in Leipzig und Rostock; mind. 1939 Medizinalpraktikantin an der Universitätsfrauenklinik in Heidelberg; 1939 Approbation; anschließend Volontärassistentin in Rostock (Skagerrakallee 2); ab März 1940 Assistenzärztin an der Medizinischen Klinik des Luitpold-Krankenhauses in Würzburg, ab Mai 1940 am Stadtkrankenhaus in Plauen/Vogtland, ab September 1941 an der Medizinischen Abteilung des Städtischen Krankenhauses in Hildesheim; ab Anfang 1944 dienstverpflichtete Ärztin am Allgemeinen Krankenhaus in Celle/Hannover; September 1944 bis Mai 1945 dienstverpflichtete Assistenzärztin in der Praxis von Dr. Gustav Reimers in Bleckede/Elbe; Sommer bis Ende 1945 Assistenzärztin am Krankenhaus in Schwarmstedt bei Hannover; Ende 1945 bis Ende 1951 Lagerärztin in Benefeld, Fallingbostel und Dedelstorf (alles Niedersachsen); in Dedelstorf auch Ärztin mit „Kassenpraxis auf Widerruf"; Juni 1951 Heirat mit ? Klapper; 1952 bis mind. 1959 Arztvertreterin für mehrere praktische Ärzte; Mai 1959 Promotion in Göttingen[117]

Grohmann, Dr. Max Friedrich Adolph
geboren am 28.3.1867 in Groß Poserin bei Parchim/Mecklenburg; Sohn eines Pastors und späteren Präpositus; Gymnasium in Schwerin, 1887 Abitur; Medizinstudium in Leipzig, Rostock, Tübingen, München und Berlin; März 1893 Approbation in Rostock; Juli 1894 Promotion in Berlin;[118] 1894 bis 1931 niedergelassener Allgemeinpraktiker in Schwerin (Steinstraße 7, Königstraße 9); Oktober 1895 Heirat mit Auguste Detmering (*10.7.1873 in Schwerin, 15.8.1950 in Schwerin; Tochter eines Mini-

---

116) Mit der Arbeit: Über Keratoma dissipatumähnliche Bildungen bei palmoplantarer Lokalisation von Dermatosen, Hamburg 1936.
117) Mit der Arbeit: Über den Zusammenhang zwischen Arthrosis deformans und primär chronischer Polyarthritis, Bad Nenndorf 1957.
118) Mit der Arbeit: Beiträge zur Ätiologie und Symptomatologie des Morbus Basedowii, Berlin 1894.

sterial-Sekretärs sowie späteren Direktors einer Ersparnisanstalt und Geheimen Hofrates), fünf Kinder; 1914 bis 1918 Kriegseinsatz in Reservelazaretten; 1918 zum Sanitätsrat ernannt; ab Februar 1931 auch Gerichtsarzt bei der Spruchkammer des Landgerichts in Schwerin; am 26.4.1931 im Alter von 64 Jahren in Schwerin gestorben

Gronau, Dr. Erik Eduard Gottlieb

geboren am 11.10.1907 in Görlitz/Schlesien; Sohn eines Oberlehrers an einer Maschinenbauschule sowie späteren Diplom-Ingenieurs und Studienrats; Gymnasien in Aachen und Rostock, 1926 Abitur; Medizinstudium in Berlin, Göttingen und Rostock (wohnhaft in Warnemünde, Diedrichshäger Chaussee und Parkstraße 34); Juli 1935 bis Juni 1936 Medizinalpraktikant an der Medizinischen Klinik der Universität Rostock (Schröderplatz; wohnhaft in Graal, Bismarckstraße); Juni 1936 Approbation; Juli bis August 1936 Volontärassistent, August 1936 bis Januar 1937 Assistenzarzt an der Röntgenabteilung der Medizinischen Klinik der Universität Rostock (Engelstraße 6); dort Mitglied der SA; ab Februar 1937 Volontärassistent am Strahleninstitut des Katharinen-Hospitals in Stuttgart; dort Eintritt in die NSDAP am 1.5.1937, Mitgliedsnummer 5.643.820; Mai 1937 Promotion in Rostock;[119] September 1937 bis mind. 1942 Assistenzarzt am Krankenhaus des Verbandes der Krankenkassen in Berlin (Pfalzburger Straße 35, Kurfürstendamm 167, Güntzelstraße 35); ab Juli 1941 Facharzt für Röntgenologie; Februar 1942 Heirat mit der Tänzerin Margot Schiebold verw./gesch. Sulz (*30.6.1914 in Halberstadt/Provinz Sachsen, †30.5.2003 in Hengersberg/Bayern; Tochter eines Oberlehrers); ab Oktober 1942 Mitglied des NSDÄB, Nr. 38.402; ab Mai 1943 Kriegseinsatz in der Wehrmacht; mglw. ab mind. Juli 1945 kommissarisch eingesetzter Assistenzarzt bei → Dr. Wilhelm Bach in Graal-Müritz; bis 1983 im Ruhestand in Hengersberg bei Deggendorf/Bayern (Untersimbach 8); am 17.1.1983 im Alter von 75 Jahren in Plattling/Bayern gestorben

Gronau, Dr. Heinrich Adolf Eduard

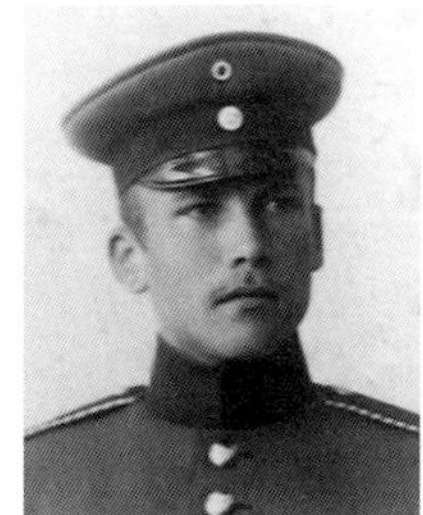

geboren am 19.1.1881 in Neubukow/Mecklenburg; Sohn des Arztes und Medizinalrates Dr. Leopold Gronau (*1835, †1908); Gymnasium in Schwerin, 1902 Abitur; als Einjährig-Freiwilliger 1902 Militärdienst in Würzburg; Medizinstudium in Würzburg, Heidelberg, Göttingen, München und Rostock; ab Juli 1907 Medizinalpraktikant am Städtischen Krankenhaus in Hildesheim und an der Geburtshilflichen Poliklinik der Universitäts-Frauenklinik in Berlin; Juni 1908 Approbation in Berlin; Oktober 1908 Promotion in Rostock;[120] 1908 bis 1910 Assistenzarzt am Stadtkrankenhaus in Wismar (Dahlberg) und in Magdeburg; Oktober 1910 bis 1958 niedergelassener Allgemeinpraktiker in Neubukow (Kröpeliner Straße 154, 23 und 74); Juni 1912 Heirat mit Editha Kretzschmar (*21.11.1879 in Seefeld bei Sternberg, †27.10.1950 in Neubukow; Tochter eines Pastors), sechs Kinder; August 1914 bis November 1918 Kriegseinsatz, zuletzt als Stabsarzt; ab Ende der 1920er Jahre auch Leiter der Mecklenburgischen Volksheilstätte für Alkoholkranke und -gefährdete in Nieder Steffenshagen bei Kröpelin; ab Gründung 1929 Mitglied der gemeinsamen Ärztekammer für Mecklenburg-Schwerin und -Strelitz; Eintritt in die NSDAP am 1.5.1933, Mitgliedsnummer 2.813.411; daneben auch Mitglied der SA und des NSDÄB; als Arzt in Neubukow auch Forschungen zur Ernährungswissenschaft und Diätetik (Rohkost, Vollkorn, Getreidebrei, Reformkost), dabei enge Zusammenarbeit mit → Prof. Dr. Werner Kollath; daneben auch nebenamtlicher Wehrmachts- und Gefängnisarzt; ab mind. 1944 Kriegseinsatz im Heimatdienst als Oberstabsarzt in Schwerin, ab mind. 1945 als Leiter eines provisorischen Militärlazaretts in Neubukow; ging am 2.5.1945 gemeinsam mit zwei anderen Bürgern zu den sowjetischen Truppen bei Berghausen und übergab Neubukow kampflos; von der mecklenburgischen Landesregierung 1949 zum Sonderbeauftragten für Ernährungsfragen ernannt; Mai 1952 Heirat mit der Sekretärin Selma Weinkauf (*4.6.1902 in Posen, †14.5.1982 in Bad Doberan); ab Mai 1956 Facharzt für physikalisch-diätetische Therapie; November 1956 bis 1966 (auch) Ärztlicher Leiter des Sanatoriums Moorbad in Bad Doberan (Eickhöfer Weg 4);

119) Mit der Arbeit Über Chinin-Idiosynkrasie, Wismar 1937.
120) Mit der Arbeit: Beitrag zur Frage der wirtschaftlichen Folgen nicht im Betriebe entstandener körperlicher Schädigungen, Rostock 1908.

1961 zum Ehrenbürger von Neubukow ernannt; 1969 Hufeland-Medaille; zum Sanitätsrat ernannt; am 27.7.1975 im Alter von 94 Jahren in Bad Doberan gestorben[121)]

Gronau, Dr. Heinrich Paul Leopold

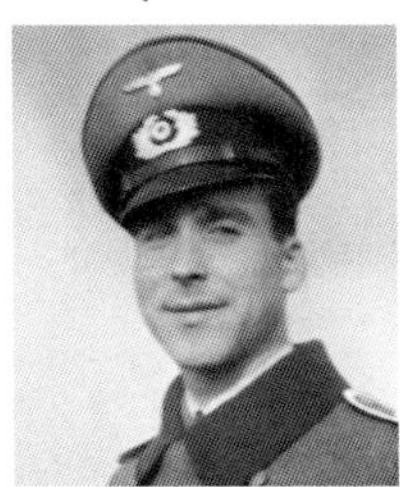

geboren am 20.3.1913 in Neubukow/Mecklenburg; Sohn des Arztes → Dr. Heinrich Gronau; Gymnasium in Wismar, 1932 Abitur; Medizinstudium in Rostock und Würzburg (Augustinerstraße 20); als Student in Würzburg Eintritt in die NSDAP am 1.5.1933, Mitgliedsnummer 3.451.546; bis April 1940 Medizinalpraktikant in Lübeck, ab April 1940 in Düsseldorf (Kronprinzenstraße 10, Witzelstraße 5); November 1941 Approbation; Heirat; bis April 1942 Arzt in Neubukow, wahrscheinlich in der Praxis seines Vaters; ab April 1942 Kriegseinsatz in der Wehrmacht; 1944 Promotion in Düsseldorf;[122)] im Juni 1944 im Alter von 31 Jahren bei Bobruisk/Sowjetunion gefallen

Groneberg, Dr. Heinrich Gottlieb

geboren am 19.1.1907 in Essen/Rheinprovinz; Sohn eines Kaufmanns; Oberrealschule in Essen, 1926 Abitur; Medizinstudium in Gießen, Bonn, Wien, Freiburg, München und Rostock; Januar bis April 1932 Medizinalpraktikant an der Medizinischen Poliklinik, Mai bis Dezember 1932 an der Chirurgischen Klinik der Universität Rostock (Schröderplatz, Maßmannstraße 35); Dezember 1932 Approbation; Januar 1933 bis 1938 zunächst Volontärassistent, dann Assistenzarzt an der Chirurgischen Klinik der Universität Rostock (dort auch wohnhaft: Maßmannstraße 35); September 1934 Promotion in Rostock;[123)] 1938 bis 1939 Oberarzt an der Chirurgischen Klinik des Städtischen Krankenhauses in Erfurt (Nordhäuser Straße 74, Cyriakstraße 19); November 1938 Heirat mit der Haustochter und späteren Krankenschwester Margarete Thielke spätere Rodenroth (*9.3.1914 in Bevensen/Hannover, †6.1.2004 in Bad Schönborn/Baden-Württemberg; Tochter eines Arztes); ab September 1939 Kriegseinsatz als Oberassistenzarzt in der 1. Sanitätskompanie der 29. Infanterie-Division, im Polenfeldzug erkrankt; am 27.9.1939 im Alter von 32 Jahren an Ruhr im Reservelazarett 101 in Berlin gestorben

Gross, Dr. Heinrich Johann Friedrich

geboren am 17.7.1890 in Teterow/Mecklenburg; Sohn eines Zimmermeisters; Gymnasium, 1909 Abitur; Medizinstudium in Kiel, München und Berlin; August 1914 Approbation und November 1916 Promotion in Kiel;[124)] Assistenzarzt an verschiedenen Krankenhäusern; sechs Monate Kriegseinsatz; 1919 bis 1931 niedergelassener Allgemeinpraktiker in Teterow (Moltkestraße 26); Heirat mit Gertrud Ohlbrecht (*21.1.1902 in Teterow, †3.12.1990 in Gnoien; Tochter eines Schneidermeisters); am 2.3.1931 im Alter von 40 Jahren in Rostock gestorben

Groß, Dr. Ulrich Klaus

geboren am 6.10.1895 in Greifenberg/Pommern; Gymnasium, 1916 Abitur; Medizinstudium; August 1922 Approbation; September 1922 Promotion in Berlin;[125)] 1924 bis 1941 niedergelassener Facharzt für Haut-, Harn- und Geschlechtsleiden mit Röntgeninstitut in Berlin (Pappelallee 13, Eberswalder Straße 24); Mai 1936 Heirat mit Ingeborg Allwardt (*18.12.1908 in Kritzow bei Lübz, †21.5.1988 in Lübeck; Tochter eines Rittergutspächters), mind. ein Kind; ab Januar 1940 Kriegseinsatz in der Wehrmacht, daneben eingeschränkte Weiterführung seiner Praxis; mglw. nach Ausbombung in Berlin ab April 1945 praktischer Arzt in Bobzin bei Hagenow; Juni 1945 Flucht aus Bobzin; ab mind. 1950 niedergelassener Facharzt für Haut- und Geschlechtskrankheiten in Lübeck (Mühlenbrücke 3, Holstenstraße 13-15, Rudolf-Groth-Straße 32); am 16.6.1970 im Alter von 74 Jahren in Lübeck gestorben

---

121) Die Dr.-Gronau-Schule in Neubukow ist nach ihm benannt.

122) Mit der Arbeit: Häufigkeit, Komplikationen und Todesursachen bei Lebercirrhose nach den Obduktionsbefunden des Pathologischen Institutes der Medizinischen Akademie in Düsseldorf, 1942 (MS).

123) Mit der Arbeit: Versuche über den Stoffwechsel des lymphatischen Gewebes, Rostock 1934.

124) Mit der Arbeit: Beobachtungen über therapeutische Thyphusvaccination an der Medizinischen Universitätsklinik zu Kiel, Kiel 1916.

125) Mit der Arbeit: Über infantile vagotonische Leukopenie (MS).

Grote, Dr. Ernst Georg Albrecht
geboren am 28.2.1905 in Rössing bei Springe/Hannover; Sohn eines Tierarztes; Realgymnasium in Schwerin, 1926 Abitur; zunächst Studium der Veterinärmedizin in Hannover, dann Medizinstudium in Rostock und München; November 1931 bis Oktober 1932 Medizinalpraktikant am Stift Bethlehem in Ludwigslust; Dezember 1932 Approbation und Promotion in Rostock;[126] Dezember 1932 bis Februar 1933 Volontärassistent an der Universitätspoliklinik in Leipzig; Februar 1933 bis Mai 1935 Assistenzarzt am Diakonissenhaus in Leipzig; dort ab November 1933 Mitglied der HJ und nebenamtlicher Unterbannarzt im HJ-Unterbann Leipzig; Teilnahme am Lehrgang für Rassenkunde und Rassenpflege an der Staatsakademie für Rassen- und Gesundheitspflege in Dresden; Februar 1934 Heirat mit der Ärztin → Dr. Hildegard Grote geb. Weber, mind. fünf Kinder; ab Mai 1935 Assistenzarzt am Stadtkrankenhaus in Schwerin (Werderstraße 30, Regentenstraße 8); Juni 1936 bis 1945 stellvertretender Leiter des Staatlichen Gesundheitsamtes des Stadt- und Landkreises Schwerin (Augustenstraße 6, Lischstraße 8, Wilhelm-Gustloff-Straße 10); dort auch Truppenarzt des HJ-Bannes Schwerin; außerdem Leiter der Hauptabteilung Gesundheit und Volksschutz der Kreiswaltung Schwerin der DAF, Gausportarzt der DAF sowie Beisitzer am Erbgesundheitsgericht Schwerin; 1937 zum Medizinalrat ernannt;[127] Eintritt in die NSDAP am 1.5.1937, Mitgliedsnummer 4.518.985; ab März 1938 Mitglied des NSDÄB; ab Mai 1942 auch Leiter der Untergruppe Mecklenburg des Reichsausschusses für Volksgesundheitsdienst e.V. beim Reichsministerium des Innern; ab 1943 auch kommissarischer Leiter des Staatlichen Gesundheitsamtes des Kreises Hagenow; ab November 1943 auch Gauarzt der NS-Volkswohlfahrt Mecklenburg; Januar 1944 KVK II. Kl. o.S.; bis mind. 1944 auch Vertreter des erkrankten staatlichen Gewerbearztes beim Gewerbeaufsichtsamt Schwerin; ab Januar 1945 Leiter der Abteilung Medizinalangelegenheiten in der Abteilung Innere Verwaltung beim Mecklenburgischen Staatsminister in Schwerin (Cäcilienallee 10);[128] nach Anordnung der Alliierten Militärregierung im Juni 1945 zunächst beurlaubt, ab Juli 1945 wieder stellvertretender Leiter des Staatlichen Gesundheitsamtes des Stadt- und Landkreises Schwerin; im August 1945 aus dem mecklenburgischen Landesdienst entlassen, im Oktober 1945 als Seuchenarzt wieder eingestellt; im August 1945 in Schwerin „zur Ausübung von Krankenkassenpraxis zugelassen"; im April 1946 verhaftet, wegen maßgeblicher Beteiligung an Zwangssterilisationen vom Schwurgericht Schwerin im November 1946 zu fünf Jahren Zuchthaus verurteilt, im Juli 1949 außer Verfolgung gesetzt; anschließend als Arzt an der Schweriner Poliklinik tätig; ab 1949 Facharzt für Innere Medizin; 1950 zwar Erlaubnis zur Eröffnung einer eigenen Arztpraxis in Schwerin, jedoch nach Westberlin (Bregenzer Straße 4) verzogen; bis 1988 im Ruhestand in Kiel (Hasseldieksdammer Weg 50); am 2.10.1988 im Alter von 83 Jahren in Kiel gestorben

Grote, Dr. Hildegard Margarete Klara (geb. Weber)
geboren am 26.3.1909 in Rostock/Mecklenburg; Tochter eines Oberlehrers und späteren Ministerialrates; Gymnasiale Studienanstalten in Rostock und Schwerin, 1928 Abitur; Medizinstudium in München, Leipzig und Rostock; mind. 1934 Medizinalpraktikantin an der Heil- und Pflegeanstalt Rostock-Gehlsheim (dort auch wohnhaft); Februar 1934 Heirat mit dem Arzt → Dr. Ernst Grote, mind. fünf Kinder; April 1935 Approbation in Dresden; Juni 1935 Promotion in Rostock;[129] ab 1937 Ärztin ohne Kassen- und Privatpraxis, ab 1939 mit Privatpraxis in Schwerin (Regentenstraße 8, Wilhelm-Gustloff-Straße 10); dort Eintritt in die NSDAP am 1.5.1937, Mitgliedsnummer 4.518.986; mind. 1940 bis 1941 Kreisabteilungsleiterin für Presse und Propaganda der NS-Frauenschaft des Kreises Rostock; mind. Mai 1945 bis 1952 niedergelassene Allgemeinpraktikerin in Schwerin (Cäcilienallee 10, Lübekker Straße 176); anschließend in Westberlin (Bregenzer Straße 4); ab mind. 1988 in Kiel (Hasseldieksdammer Weg 50); am 22.6.1995 im Alter von 86 Jahren in Kiel gestorben

---

126) Mit der Arbeit: Experimentelle Untersuchungen über die Verwendbarkeit des Sojamehls in der Kinder- und Säuglingsernährung, Wismar 1932.

127) In einer Beurteilung durch den Leiter des Staatlichen Gesundheitsamtes in Schwerin, → Dr. Hans Kölzow, hieß es im Februar 1937 u.a., Grote habe „ein gutes ärztliches Wissen, insbesondere auf dem Gebiet der Erb- und Rassenpflege".

128) In dieser Eigenschaft Nachfolger des langjährigen Medizinaldezernenten der mecklenburgischen Landesregierung, → Dr. Karl-Erich Marung. Dem leitenden Medizinalbeamten unterstand „die gesamte Gesundheitsverwaltung mit ihrer umfangreichen Behördenorganisation (12 staatliche Gesundheitsämter, 3 Heil- und Pflegeanstalten)".

129) Mit der Arbeit: Schizophrenie und Tuberkulose, Bleicherode 1934.

Grothe, Dr. Ingrid (geb. Franck)
geboren am 4.8.1914 in Düsseldorf/Rheinprovinz; Tochter eines Dramaturgen und späteren Schriftstellers; Staatliche Studienanstalt in Schwerin, 1935 Abitur; nach Ableistung des Arbeitsdienstes in der Uckermark Medizinstudium in Freiburg, München, Würzburg, Düsseldorf, Göttingen und Leipzig; Medizinalpraktikantin in Schwerin (Frankenhorst); Juli 1940 Approbation; anschließend mglw. Volontärassistentin in Schwerin; August 1940 bis mind. 1941 dienstverpflichtete Volontärassistentin an der Medizinischen Poliklinik der Universität Leipzig (Nürnberger Straße 55); dort im Mai 1941 Promotion;[130] Heirat mit dem Journalisten und Publizisten Heinz Grothe (*24.3.1912 in Berlin, †9.2.1990 in Berlin); 1966 im Alter von 51/52 Jahren mglw. in Westberlin gestorben

Grové, Dr. Herbert Edmund Julius
geboren am 13.5.1890 in Reval/Estland; Gymnasium, Abitur; Medizinstudium; März 1921 Approbation in Dorpat/Estland; Promotion; nach Umsiedlung im September 1941 Zulassung für Deutschland; ab November 1941 Hilfskassenarzt und Aushilfsarzt in der Praxis von → Dr. Ernst Gerlach in Neukloster (Bützower Straße 7); nach dessen Tod ab Oktober 1942 dienstverpflichteter Arztvertreter in der Praxis von → Dr. Otto Weber in Bad Sülze; mind. 1945 bis 1956 niedergelassener Allgemeinpraktiker in Bad Sülze (Am Markt 115, Karl-Marx-Platz 16); unverheiratet; am 22.1.1956 im Alter von 65 Jahren an Coronarsklerose in Bad Sülze gestorben

Grubel, Dr. Rudolf August Eduard
geboren am 31.12.1898 in Danzig/Westpreußen; Sohn eines Königlichen Postsekretärs und späteren Postdirektors; Gymnasium, 1917 Notabitur; Kriegseinsatz als Unterarzt; Medizinstudium in Münster, Würzburg, Berlin und Rostock; Juni 1924 Approbation; 1925 Promotion in Rostock;[131] mind. 1926 niedergelassener Allgemeinpraktiker in Swinemünde (Blücherstraße 1); Dezember 1926 Heirat mit Hilde Neumann (*8.1.1900 in Münster, †6.3.1996 in Weener/Ostfriesland; Tochter eines Kaufmanns), drei Kinder; mind. 1928 bis 1930 Assistenzarzt an der Heil- und Pflegeanstalt (Rostock-) Gehlsheim (dort auch wohnhaft); ab Oktober 1930 Facharzt für Nervenkrankheiten; Oktober 1930 bis mind. 1937 Anstaltsarzt an der Heilanstalt für Geisteskranke in Strecknitz bei Lübeck; dort Eintritt in die NSDAP am 1.4.1933, Mitgliedsnummer 1.652.739; daneben auch Mitglied des NSDÄB; ab September 1939 Kriegseinsatz; mind. 1949 bis 1965 niedergelassener Facharzt für Nervenkrankheiten in Lübeck (Musterbahn 13, Breite Straße 95-97, Lutherstraße 7); am 24.9.1979 im Alter von 80 Jahren in Lübeck gestorben

Grüder, Dr. Gerhard Carl August
geboren am 26.6.1900 in Grimmen/Pommern; Sohn eines Gymnasialoberlehrers; Gymnasium in Neustrelitz, Dezember 1917 Notabitur; Januar bis November 1918 Kriegseinsatz bei der kaiserlichen Marine, zuletzt als Fähnrich zur See; Medizinstudium in Rostock (Friedrich-Franz-Straße 48), Freiburg und Berlin; Juni 1923 Promotion in Rostock;[132] Medizinalpraktikant in Berlin und Neustrelitz; Juni 1924 Approbation in Neustrelitz; November 1924 bis mind. 1942 niedergelassener Allgemeinpraktiker in Mirow (Strelitzer Straße 11, Amtsstraße 15); März 1925 Heirat mit Susanne Brückner (*27.8.1902 in Feldberg, †29.11.1977 in Kronshagen/Schleswig-Holstein; Tochter eines Landgerichtsrates), zwei Kinder; in Mirow Eintritt in die NSDAP am 1.5.1937, Mitgliedsnummer 5.648.521; ab Februar 1939 auch Mitglied des NSDÄB; ab Februar 1941 Kriegseinsatz in der Kriegsmarine; ab mind. 1977 in Kronshagen; am 13.2.1983 im Alter von 82 Jahren in Kronshagen gestorben

Gründler, Dr. Paul Johannes Theodor
geboren am 29.3.1901 in Züllichau/Brandenburg; Sohn eines Konrektors; Gymnasium in Putbus/Rügen, 1920 Abitur; Medizinstudium in Greifswald und Marburg; dazwischen 1921 Freikorpseinsatz beim Grenzschutz Ost in Oberschlesien; Juli 1926 Approbation in Berlin; Juli 1926 Promotion in

130) Mit der Arbeit: Über den Geburtsverlauf bei Frühgeburten, Eisfeld 1941.
131) Mit der Arbeit: Ein Beitrag zur Frage der Leitungsaphasie, Rostock 1925.
132) Mit der Arbeit: Beitrag zur Kasuistik der Periostitis und Ostitis luetica (MS).

Greifswald;[133] Assistenzarzt an der Provinzialheilanstalt Ueckermünde/Pommern; Januar 1928 bis Juni 1931 Anstaltsarzt an der Heil- und Pflegeanstalt Sachsenberg in Schwerin (dort auch wohnhaft); März 1928 Heirat mit Dora Krüper (*5.6.1902 in Ueckermünde, †15.3.1991 in Preetz/Schleswig-Holstein; Tochter eines Maurer- und Zimmermeisters sowie späteren Ziegelei- und Sägewerksbesitzers), vier Kinder; Juli 1931 bis mind. 1942 niedergelassener Allgemeinpraktiker in Ueckermünde (Hindenburgstraße 69); dort auch Hilfsarzt am Staatlichen Gesundheitsamt; in Ueckermünde Eintritt in die NSDAP am 1.5.1937, Mitgliedsnummer 3.956.833; daneben auch Mitglied des NSKK und des NSDÄB, Nr. 38.167; ab Dezember 1939 Kriegseinsatz in der Wehrmacht, ab Juli 1940 in der Kriegsmarine; bis 1961 Arzt in Preetz (Kührener Straße 11); am 24.3.1961 im Alter von fast 60 Jahren in Preetz gestorben

Gruenhagen, Dr. Ernst George
geboren am 4.4.1875 in Memel/Ostpreußen; Sohn eines Kreisrichters und späteren Landgerichtspräsidenten; Gymnasium in Berlin, 1894 Abitur; als Einjährig-Freiwilliger von April bis Oktober 1894 Militärdienst im Infanterie-Regiment 94; Medizinstudium in Jena und in Berlin an der Kaiser-Wilhelm-Akademie für das militärärztliche Bildungswesen; März 1898 Promotion in Berlin;[134] November 1899 Approbation; mind. 1909 Stabsarzt in Schwerin (Wismarsche Straße 10); Mai 1909 Heirat mit Else Grube (*8.5.1889 in Schneverdingen/Hannover, †23.12.1978 in Oldenburg/Niedersachsen; Tochter eines Kaufmanns), mind. drei Kinder; mind. 1910 Stabsarzt im Grenadier-Regiment „König Wilhelm I." Nr. 7 in Liegnitz/Schlesien; 1911 bis mind. 1918 niedergelassener Allgemeinpraktiker in Stade; ab Oktober 1936 praktischer Arzt in Eddelak/Holstein; August 1937 bis 1941 niedergelassener Allgemeinpraktiker in Lübz (Plauer Chaussee 7); am 31.12.1941 im Alter von 66 Jahren an Herzschlag in Lübz gestorben

Grüssner, Dr. Heinz
geboren am 16.10.1918 in Freiburg/Schlesien; Sohn eines Kaufmanns; Oberrealschule in Freiburg/Schlesien, 1937 Abitur; Medizinstudium in Breslau; als Student Eintritt in die NSDAP am 1.9.1938, Mitgliedsnummer 6.963.784; ab September 1939 Kriegseinsatz als Soldat in Polen und Frankreich, verwundet, kriegsbeschädigt; ab 1941 Weiterführung des Studiums in Würzburg; August 1943 Approbation in München; ab März 1944 Praxisvertreter bei → Dr. Hans Prösch in Güstrow (Hafenstraße 7); 1944 Promotion in Würzburg[135]

Grundey, Hildegard Erika Elfriede (geb. Schmidt)
geboren am 20.1.1909 in Hamburg; Tochter eines Disponenten sowie späteren Kaufmanns und Fahrrad-Grossisten; Oberlyzeum in Rostock, 1928 Abitur; Medizinstudium in Rostock (Augustenstraße 79); Dezember 1937 Approbation; ab Anfang 1938 Volontärassistentin an der Kinderklinik der Universität Rostock (Augustenstraße 80/82); ab Juni 1938 Mitglied des NSDÄB; ab Oktober 1939 dienstverpflichtete Arztvertreterin in der Praxis von → Dr. Erich Krasemann in Rostock (St.-Georg-Straße 32); ab November 1939 Fachärztin für Kinderkrankheiten; bis 1942 Hilfskassenärztin; Dezember 1942 bis 1944 wieder Arztvertreterin in Rostock (Wismarsche Straße 7); Mai 1944 Heirat mit dem Stettiner Polizeipräsidenten Carl Grundey (*29.12.1891 in Berlin, †7.3.1961 in Essen; Sohn eines Kürschners und späteren Kürschnermeisters), mind. ein Kind; ab 1944 in Stettin (Augustastraße 47); eine beabsichtigte Niederlassung in Stargard wurde im November 1944 abgelehnt; ab mind. August 1945 in Lübeck; mind. 1953 Kinderärztin in Münster; mind. 1961 in Essen; bis 1995 in Recklinghausen/Nordrhein-Westfalen (Elper Weg 89); am 25.9.1995 im Alter von 86 Jahren in Recklinghausen gestorben

Gülzow, Maria (geb. Jörgens)
geboren am 27.9.1913 in Stuckenbusch bei Recklinghausen/Westfalen; Tochter eines Landwirts und Erbhofbauern; Oberrealschule in Recklinghausen, 1934 Abitur; Medizinstudium in Rostock; Okto-

---

133) Mit der Arbeit: Über Schauanfälle bei Encephalitis epidemica, Berlin 1926.
134) Mit der Arbeit: Beitrag zur Lehre von den Speicheldrüsentumoren, Berlin 1898.
135) Mit der Arbeit: Beiträge zur prognostischen Bedeutung der Diazoreaktion, Erythrocytensenkung, Leukocytose, Linksverschiebung bei der Tuberkulose (MS).

ber 1940 Approbation in Rostock; ab Dezember 1940 Hilfskassenärztin in der Praxis von → Dr. Walter Gosselck in Laage (Johann-Albrecht-Straße 19); Mitglied des BDM; April 1942 Heirat mit dem Arzt Dr. Georg Gülzow (*7.7.1914 in Stolp/Pommern, †7.9.1976 in Villingen-Schwenningen/Baden-Württemberg; Sohn eines Kaufmanns und Geschäftsinhabers); ab 1943 ohne ärztliche Tätigkeit in Stolp/Pommern (Lange Straße 16); bis mind. 1976 in Villingen-Schwenningen (Oberförster-Ganter-Straße 4); bis 1989 in Konstanz/Bodensee (Uferstraße 16); am 10.11.1989 im Alter von 76 Jahren in Villingen-Schwenningen gestorben

Günther, Dr. Heinrich Ernst Karl

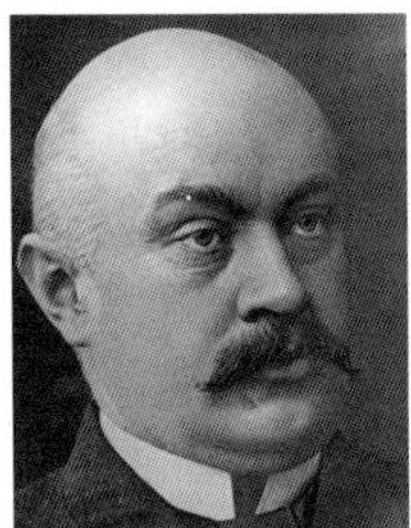

geboren am 17.2.1868 in Röbel/Mecklenburg; Sohn des Arztes Dr. Heinrich Günther (*1833, †1898); Gymnasium in Waren, 1887 Abitur; Medizinstudium in Rostock, Würzburg und Berlin; als Einjährig-Freiwilliger dazwischen Militärdienst beim Füsilier-Regiment 90 in Rostock; März 1892 Approbation und Mai 1892 Promotion in Berlin;[136] bis Dezember 1892 Volontärassistent in Berlin; Januar 1893 bis Dezember 1894 Assistenzarzt am Stift Bethlehem in Ludwigslust; 1895 bis 1898 niedergelassener Allgemeinpraktiker in Ludwigslust; November 1895 Heirat mit Elisabeth Puls (*22.7.1866 in Wiepersdorf bei Wismar, †23.8.1944 in Hagenow; Tochter eines Domänenpächters), vier Kinder; August 1898 bis Juli 1923 Kreisphysikus in Hagenow (Grubenstraße 213), auf eigenen Antrag ausgeschieden; 1903 zum Sanitätsrat und 1911 zum Medizinalrat ernannt; August 1914 bis November 1918 Kriegseinsatz als Chefarzt in Feldlazaretten (u.a. in Frankreich), zuletzt als Oberstabsarzt; Januar 1919 bis Juni 1920 Abgeordneter der DNVP in der Verfassunggebenden Versammlung/Landtag von Mecklenburg-Schwerin, durch Parteiaustritt ausgeschieden; August 1923 bis 1933 Leitender Arzt am Amtskrankenhaus in Hagenow (Lindenplatz 1); dort bis Februar 1929 auch Hebammenaufsichtsarzt; am 26.7.1933 im Alter von 65 Jahren auf einer Reise von Reykjavik/Island nach Magdalenenbucht/Spitzbergen auf dem Dampfschiff „Resolute“ gestorben

Günther, Dr. Johann-Joachim Traugott Friedrich

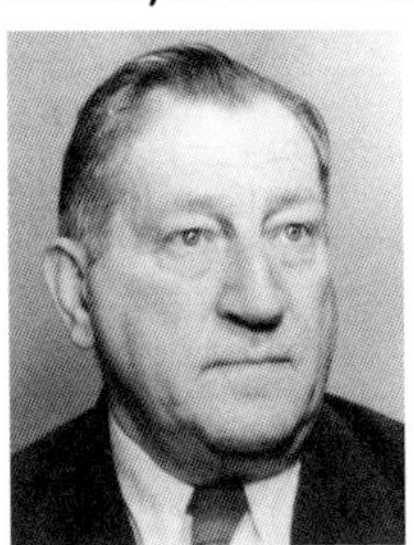

geboren am 11.1.1902 in Hagenow/Mecklenburg; Sohn des Arztes → Dr. Heinrich Günther; Gymnasium, 1921 Abitur; Medizinstudium in Rostock; Juli 1927 Approbation und September 1927 Promotion in Kiel;[137] mind. 1933 Assistenzarzt am Allgemeinen Krankenhaus in Hamburg; dort Eintritt in die NSDAP am 1.5.1933, Mitgliedsnummer 1.866.663; später auch Mitglied des NSDÄB; August 1933 bis April 1939 niedergelassener Allgemeinpraktiker in Hagenow (Hindenburgplatz 1); dort ab mind. 1934 auch Arzt beim Landratsamt des Kreises Hagenow; ab 1934 Vornahme von Sterilisationen bei Personen, die nach dem Gesetz zur Verhütung erbkranken Nachwuchses unfruchtbar gemacht wurden; ab 1936 auch nebenamtlicher Arzt im Hilfswerk „Mutter und Kind“ der NSV in Hagenow; ab Juni 1938 Facharzt für Chirurgie; unter Ruhen der Zulassung als niedergelassener Arzt von Mai 1939 bis mind. August 1945 Leitender Arzt bzw. Chefarzt am neugegründeten Kreiskrankenhaus in Hagenow; Februar 1943 KVK II. Kl. o.S.; bis 1945 auch Leiter des Amtes für Volksgesundheit in der Kreisleitung Hagenow der NSDAP; mind. 1946 bis 1977 (auch) niedergelassener Allgemeinpraktiker und Facharzt für Chirurgie in Hagenow (Rudolf-Breitscheid-Platz 1); unverheiratet; am 18.11.1978 im Alter von 76 Jahren in Hagenow gestorben

Günther, Dr. Johannes Theodor Otto

geboren am 11.8.1878 in Clausthal/Harz/Hannover; Sohn eines Schulinspektors; Gymnasium in Clausthal, 1898 Abitur; Medizinstudium in Berlin an der Kaiser-Wilhelm-Akademie für das militärärztliche Bildungswesen; August 1904 Approbation in Berlin; mind. 1909 Oberarzt im Infanterie-Regiment 28 in Breslau; dort im April 1909 Promotion;[138] Militärarzt in verschiedenen Garnisonen,

136) Mit der Arbeit: Ein Fall von Porro-Operation mit glücklichem Ausgang für Mutter und Kind, Berlin 1892.
137) Mit der Arbeit: Die Bakterienflora im Sperlingsdarm, Hagenow 1926.
138) Mit der Arbeit: Über die Schrotschußverletzungen des Auges vom klinischen und pathologisch-anatomischen

daneben mehrjährige Kommandierungen zu den Universitäts-Augenkliniken in Breslau und Berlin; August 1914 bis Januar 1916 Kriegseinsatz als Chefarzt einer Sanitätskompanie, ab Februar 1916 als Heeressanitäter bei der bulgarischen Armee, 1919 als Oberstabsarzt aus dem Heer entlassen; Mai 1918 Heirat mit Charlotte Weigt (*13.1.1890 oder 1891 in Arnswalde/Neumark; Tochter eines Arztes), drei Kinder; Dezember 1919 bis 1941 niedergelassener Augenarzt mit Augenklinik[139)] in Schwerin (Augustenstraße 5, Hindenburgstraße 21); ab 1930 Mitglied des ärztlichen Ehrengerichts Schwerin; dort Eintritt in die NSDAP am 1.5.1937, Mitgliedsnummer 4.519.884; mind. 1941 Kriegseinsatz als Oberfeldarzt in der Armee-Sanitäts-Abteilung 695; am 28.10.1941 im Alter von 63 Jahren bei einem Flugzeugabsturz in Petric/Bulgarien ums Leben gekommen

Günther, Dr. Marie Charlotte (geb. Erman, spätere Günther-Weintraud)
geboren am 27.2.1916 in Hamburg; Tochter eines Arztes; Gymnasium, 1934 Abitur; Medizinstudium; September 1939 Approbation; Dezember 1939 bis 1940 Volontärassistentin an der Frauenklinik in Hamburg-Altona (Bülowstraße 9); April 1940 Promotion in Hamburg;[140)] Juni 1940 Heirat mit dem Arzt Dr. Ernst Günther (*10.7.1910 in Hamburg, †4.11.1961 in Hamburg; Sohn eines Bürovorstehers), 1941 Scheidung; ab August 1940 Volontärassistentin am Stadtkrankenhaus in Kassel; ab Juli 1941 Assistenzärztin am Krankenhaus am Falkenstein in Hamburg-Blankenese; mind. 1943 Ärztin am Allgemeinen Krankenhaus in Hamburg-Barmbek, aber in Penzlin aufhältlich (wahrscheinlich wegen der Bombenangriffe auf Hamburg); ab März 1944 Assistenzärztin, ab mind. 1947 Oberärztin an der Chirurgischen Abteilung des Stadtkrankenhauses in Güstrow (Goldberger Straße 7); mind. 1948 bis 1980 niedergelassene Frauenärztin in Hamburg (Jenischstraße 25, Kaiser-Wilhelm-Straße 9, Humannstraße 20 und 9); Februar 1948 Heirat mit dem Juristen und Kaufmann Dr. Gerhard Weintraud (*31.1.1906 in Wiesbaden, †5.10.1992 in Hamburg; Sohn eines Arztes), mind. zwei Kinder; am 5.6.2012 im Alter von 96 Jahren in Hamburg gestorben

Guenther, Ursula von (geb. Grosse)
geboren am 8.12.1912 in Breslau/Schlesien; Tochter eines Oberstudienrats; Oberlyzeum in Breslau, 1931 Abitur; Medizinstudium in Breslau; Januar bis August 1937 Medizinalpraktikantin an der Heil- und Pflegeanstalt Breslau; September bis Dezember 1937 Medizinalpraktikantin, Januar bis April 1938 Volontärassistentin an der Inneren Abteilung des Allerheilgen-Hospitals in Breslau (Herderstraße 1); Januar 1938 Approbation; August 1938 bis Januar 1941 Stadtärztin für Schul- und Säuglingsfürsorge am Staatlichen Gesundheitsamt Magdeburg; etwa 1941 Heirat mit Bernd von Guenther, zwei Kinder; Februar 1941 bis Dezember 1944 Hilfsärztin für die Säuglings-, Kleinkinder- und Schulfürsorge am Staatlichen Gesundheitsamt des Kreises Schönberg; ab März 1941 auch Lagerärztin im Rückwanderer-Lager in Boltenhagen (Haus Spangenberg); Januar bis April 1946 Assistenzärztin am Ostseebad-Krankenhaus in Boltenhagen; ab Mai 1946 Ärztin, ab mind. 1947 stellvertretende Leiterin am Gesundheitsamt Schönberg

Günther, Willi Carl Adolf
geboren am 18.9.1905 in Quadenschönfeld bei (Burg) Stargard/Mecklenburg; Sohn eines Stationswärters und späteren Stationsmeisters; Gymnasium, 1926 Abitur; Medizinstudium; September 1933 Approbation; mind. 1935 bis 1936 Arzt in Quadenschönfeld; Juli 1936 bis mind. 1977 niedergelassener Allgemeinpraktiker in (West-)Berlin (Hermannstraße 59-60, Hähnelstraße 19); Dezember 1938 Heirat mit der Betriebsfürsorgerin Maria Ufer (*26.5.1914 in Essen, †14.9.2011 in Ansbach/Bayern; Tochter eines Bergmanns), mind. drei Kinder; bis 1981 im Ruhestand in Colmberg bei Ansbach (Weidenstraße 7); am 21.2.1981 im Alter von 75 Jahren in Ansbach gestorben

Gürsching, Dr. Johannes Nathanael
geboren am 19.2.1903 in Fessenheim bei Nördlingen/Bayern; Sohn eines Pfarrers; Gymnasium, 1922 Abitur; Medizinstudium in München; 1928 Approbation und Mai 1928 Promotion in Mün-

---

Standpunkte aus, Stuttgart 1909.
139) Nach seinem Tod war die Ehefrau bis mind. 1949 Inhaberin der Augenklinik.
140) Mit der Arbeit: Zwillingsuntersuchungen zur Frage der Erblichkeit des Uterus-Carcinom, Hamburg 1939.

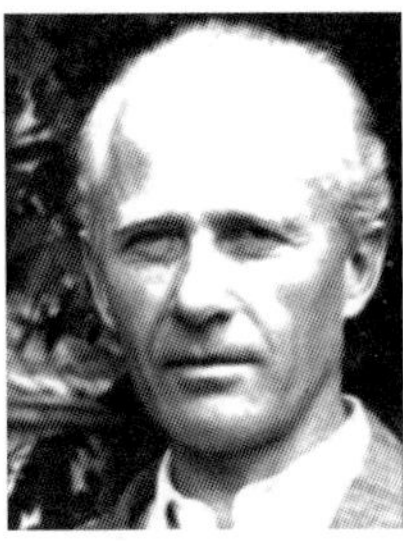

chen;[141] mind. 1938 bis 1939 Assistenzarzt an der Chirurgischen Klinik der Charité in Berlin (Schumannstraße 20/21, Elberfelder Straße 21); Juli 1939 Heirat mit Liselotte Laue (*21.9.1919 in Tangermünde/Altmark, †7.6.1996 in Frankfurt/Main; Tochter eines Schulleiters und späteren Oberstudiendirektors), zwei Kinder; ab September 1939 Kriegseinsatz in der Wehrmacht, im Juni 1941 uk gestellt; bis mind. April 1945 Leiter der Lungenheilstätte der Charité in Grabowsee bei Oranienburg; ab mind. Mai 1945 Arzt in Gülze bei Boizenburg; nach Flucht 1946 bis 1951 Leiter der Chirurgischen Abteilung des Kreiskrankenhauses in Königshofen/Bayern; ab mind. 1964 Facharzt für Chirurgie und Chefarzt in Frankfurt/Main (Burnitzstraße 28); am 2.3.1968 im Alter von 65 Jahren in Frankfurt/Main gestorben

Gütschow, Dr. Ludwig

geboren am 17.4.1890 in Waren/Mecklenburg; Sohn eines Lokomotivführers; Realgymnasium in Rostock, 1908 Abitur; zunächst Studium der Mathematik und Naturwissenschaften in Berlin und München, dann Medizinstudium in Rostock; August 1914 Approbation in Rostock; September 1914 bis November 1918 Kriegseinsatz zunächst als Feldarzt, mind. 1917 als Assistenzarzt in der kaiserlich deutschen Südarmee, zuletzt als Oberarzt; September 1917 Promotion in Rostock;[142] 1919 bis 1953 niedergelassener Allgemeinpraktiker in Goldberg (Kampstraße 6); Januar 1921 Heirat mit Luise Paepcke (*12.2.1900 in Goldberg, †1.2.1995 in Goldberg; Tochter eines Lohgerbers und späteren Fabrikbesitzers), drei Kinder; in Goldberg Eintritt in die NSDAP am 1.5.1933, Mitgliedsnummer 2.811.048; daneben auch Mitglied der SA; ab 1936 auch nebenamtlicher Arzt im Hilfswerk „Mutter und Kind" der NSV in Goldberg; mind. 1937 auch nebenamtlicher Vertragsarzt beim RAD-Lager für die weibliche Jugend in Goldberg; ab mind. 1940 auch stellvertretender Leiter der Ärztlichen Bezirksvereinigung Südmecklenburg der Mecklenburgischen Ärztekammer (für die Kreise Güstrow, Malchin, Parchim und Waren); galt laut Gauparteigericht bzw. der Gauleitung Mecklenburg der NSDAP als „politisch nicht zuverlässig" und sei lediglich durch die Intervention des Leiters der mecklenburgischen Ärztekammer, → Dr. Wilhelm Breßler, in diese „politisch-standesärztliche Stellung gebracht" worden; am 30.1.1953 im Alter von 62 Jahren an Oesophagus-Karzinom in Schwerin gestorben

Gulbin, Dr. Otto Heinrich Johann

geboren am 5.3.1911 in Untermhaus bei Gera/Reuß jüngerer Linie; Sohn eines Färbermeisters und späteren Färbereileiters; Gymnasium, 1930 Abitur; Medizinstudium in Rostock und Leipzig; als Student Eintritt in die NSDAP am 1.6.1930, Mitgliedsnummer 250.236; mind. 1935 Medizinalpraktikant am Rudolf-Heß-Krankenhaus in Dresden; November 1935 Promotion[143] und November 1936 Approbation in Leipzig; Volontärassistent am St.-Elisabeth-Krankenhaus und an der HNO-Universitätsklinik in Leipzig; ab Februar 1938 Arztvertreter in Brandenburg/Havel (Wilhelmsdorfer Landstraße 46); August 1938 Heirat mit der Krankenschwester Martha Rakow (*1.9.1910 in Kattowitz/Schlesien, †2.10.2005 in Schwerin; Tochter eines Reichsbahnsekretärs), mind. zwei Kinder; September 1938 bis 1945 niedergelassener Allgemeinpraktiker in Putlitz/Prignitz; ab September 1939 Kriegseinsatz in der Wehrmacht; nach Flucht ab Mai 1945 Arzt in der Praxis des verstorbenen → Dr. Johannes Brauns in Schwerin (Lindenstraße 10, Münzstraße 14); mind. 1946 bis 1950 wieder praktischer Arzt in Putlitz; ab 1950 niedergelassener Allgemeinpraktiker, mind. 1952 bis 1962 auch Facharzt für Röntgen- und Lichtheilkunde in Schwerin (Güstrower Straße 21); ab mind. 1960 auch Chefarzt an der Strahlenklinik des Bezirkskrankenhauses in Schwerin (Gosewinkler Weg 23); 1960 als Verdienter Arzt des Volkes ausgezeichnet; zum Obermedizinalrat ernannt; am 23.12.1985 im Alter von 74 Jahren in Schwerin gestorben

---

141) Mit der Arbeit: Über eine photodynamische Reaktion im ikterischen Serum, Berlin 1928.
142) Mit der Arbeit: Ein Fall von Polyposis intestinales, Rostock 1917.
143) Mit der Arbeit: Klinische Untersuchungen mit dem Guttadiaphot unter besonderer Berücksichtigung der Gelenkerkrankungen, Leipzig 1935.

Guske, Dr. Irmgard Elise

geboren am 12.3.1912 in Berlin; Tochter eines Schuhmachers und späteren Seifengeschäftsinhabers; Lyzeum und private Vorbereitungsanstalt in Berlin, 1931 Obersekundareife; zunächst Ausbildung zur Krankenpflegerin am Lazarus-Krankenhaus in Berlin; anschließend dort im Beruf tätig; 1937 Begabtenprüfung für Medizin beim Reichserziehungsministerium; anschließend Medizinstudium in Rostock (Johann-Albrecht-Straße 25) und Berlin; Sommer bis Herbst 1940 Medizinalpraktikantin am Stadtkrankenhaus in Güstrow, Sommer bis Herbst 1941 am Stadtkrankenhaus in Ulm und an der Universitätsfrauenklinik in Wien; September 1942 Approbation und Promotion in Berlin;[144)] September 1942 bis Juli 1945 Pflichtassistenzärztin am Stadtkrankenhaus in Schwerin (Graf-Heinrich-Straße 30); August 1945 Wegzug aus Schwerin; mind. 1950 bis Februar 1953 niedergelassene Allgemeinpraktikerin in Teterow (Bornmühlenstraße/Goethestraße 38); Februar 1953 Übersiedlung in die Bundesrepublik (zu ihrem Verlobten)

Gusnar, Dr. Curt Willy Max **von**

geboren am 30.10.1899 in Schweina/Sachsen-Meiningen; Sohn eines Arztes und späteren Sanitätsrates; Realgymnasium in Eisenach, 1916 Abitur; Medizinstudium in Würzburg (Hindenburgstraße 4), Wien, Berlin und Rostock; dazwischen ab Juli 1917 Kriegseinsatz bei der Kaiserlichen Marine, zuletzt Leutnant; im Frühjahr 1919 mit dem Freikorps Epp an der Niederschlagung der Münchner Räterepublik beteiligt; Dezember 1922 Promotion[145)] und April 1924 Approbation in Rostock; 1924 bis mind. 1927 Assistenzarzt am Pathologischen Institut, mind. 1928 bis 1929 an der Chirurgischen Klinik der Universität Rostock (Gertrudenstraße, Maßmannstraße 35); 1929 bis 1933 Assistenzarzt an der Chirurgischen Abteilung des Allgemeinen Krankenhauses St. Georg in Hamburg; ab 1930 Facharzt für Chirurgie; Juli 1933 bis März 1934 niedergelassener Allgemeinpraktiker in Hamburg; 1934 bis mind. 1939 zunächst praktischer Arzt, dann Chefarzt am Städtischen Krankenhaus in Meldorf/Holstein (Hindenburgstraße 13); dort auch Durchführung von Zwangssterilisierungen; Oktober 1936 Heirat mit Elfriede Siegfried gesch. Brose (*11.5.1907 in Büsum/Schleswig-Holstein, †13.12.1989 in Horn-Bad Meinberg/Nordrhein-Westfalen; Tochter eines Kaufmanns und späteren Fabrikanten); 1939 bis 1940 Kriegseinsatz als Stabsarzt auf dem Schlachtschiff „Gneisenau" und im Marinelazarett in Riga, dann abkommandiert zum Heer, 1942 bis 1943 als Oberstabsarzt in der Sanitätskompanie 2/33 der 15. Panzerdivision des Afrika-Korps, Mai bis Oktober 1943 in englisch-amerikanischer Kriegsgefangenschaft, über Oran und Marseille ausgetauscht, anschließend als Oberstabsarzt im Marinelazarett in Malente, 1945 an der Marinekriegsschule Schleswig mit Einsatz als Chefarzt an der Chirurgischen Abteilung des dortigen Stadtkrankenhauses, 1939 EK II sowie 1942 und 1943 KVK II. und I. Kl. m.S.; 1945 bis 1966 Chefarzt am Städtischen Krankenhaus in Heide/Schleswig-Holstein (Landweg 37 und 39, Hamburger Straße 75); 1966 bis 1982 im Ruhestand in (Horn-)Bad Meinberg (Schulstraße 33, Am Müllerberg 35); am 4.11.1982 im Alter von 83 Jahren in Detmold/Nordrhein-Westfalen gestorben

Guthke, Dr. Franz Ludwig Christian

geboren am 25.8.1884 in Hof Barnin bei Crivitz/Mecklenburg; Sohn eines Domänenpächters; Gymnasium in Schwerin, 1904 Abitur; Medizinstudium in Rostock (Neue Werderstraße 43) und Kiel; Juni 1910 bis Juni 1911 Medizinalpraktikant am Stadtkrankenhaus in Wismar (Dahlberg) und am Hygiene-Institut der Universität Rostock (Buchbinderstraße 8/9); Juli 1911 Approbation in Schwerin; als Einjährig-Freiwilliger von Oktober 1911 bis März 1912 erster Teil des Militärdienstes beim Feldartillerie-Regiment 24 in Güstrow; April bis Dezember 1912 Assistenzarzt am Marienstift in Braunschweig; Januar bis März 1913 zweiter Teil des Militärdienstes als Arzt in Schwerin; März 1913 Promotion in Rostock;[146)] ab Mai 1913 niedergelassener Allgemeinpraktiker in Goldberg; 1913 bis 1919 praktischer Arzt in Vierraden/Brandenburg; 1914 bis 1918 Kriegseinsatz; Januar 1919 bis Januar 1948 niedergelassener Allgemeinpraktiker in Crivitz (Bahnhofstraße 128, Burgstraße 14); Mai 1921 Heirat mit Elsa

---

144) Mit der Arbeit: Massenstatistische Untersuchungen über die Wechselbeziehungen von Blutgruppe und Krankheitsdisposition (MS).

145) Mit der Arbeit: Über recidivierende Okulomotoriuslähmung (MS).

146) Mit der Arbeit: Die Tätigkeit des Instituts für öffentliche Gesundheitspflege zu Rostock zur Ermittelung und Bekämpfung übertragbarer Krankheiten im Jahre 1910, Rostock 1912.

Manitius (*15.5.1888 in Nöbeditz bei Weißenfels; Tochter eines Rittergutsbesitzers), zwei Kinder; ab 1930 Mitglied des ärztlichen Ehrengerichts Schwerin; Eintritt in die NSDAP am 1.4.1936, Mitgliedsnummer 3.725.673; ab September 1939 Kriegseinsatz im Heimatdienst als Arzt im Wehrmachtslazarett Schwerin, daneben eingeschränkte Weiterführung seiner Praxis, 1941 aus der Wehrmacht entlassen und vollständige Wiederaufnahme der Praxis; im Januar 1948 von der Hauptabteilung Gesundheitswesen der Landesregierung Mecklenburg wegen NS-Belastung zwei Jahre Praxisentzug und Dienstverpflichtung für das öffentliche Gesundheitswesen angeordnet; bis 1949 praktischer Arzt in Banzkow bei Crivitz; am 10.10.1949 im Alter von 65 Jahren an Lungenentzündung, Darmverschluß und Blinddarmabszeß in Schwerin gestorben

Gutknecht, Edeltrud K. (geb. Buchmann)
geboren am 22.6.1910 in Kattowitz/Schlesien; Tochter eines Volksschullehrers; Oberlyzeum in Neiße, 1930 Abitur; Medizinstudium in Innsbruck, Münster, Breslau und Köln; März 1936 bis März 1937 Medizinalpraktikantin an der Inneren Abteilung des Krankenhauses in Uerdingen, an der Inneren Abteilung des Städtischen Hufeland-Hospitals in Berlin-Buch und an der Chirurgischen Abteilung des Oskar-Ziethen-Krankenhauses in Berlin-Lichtenberg; März 1937 Approbation; ab April 1937 Assistenzärztin an der Heil- und Pflegeanstalt Berlin-Lichtenberg (Herzbergstraße 79); August 1938 Promotion in Berlin;[147)] Heirat mit ? Gutknecht; ab 1944 Hilfsärztin am DRK-Krankenhaus in Posen (Mozartplatz 2), welches 1945 nach Boltenhagen verlegt wurde; bis mind. August 1945 1. Assistenzärztin am Kreiskrankenhaus in Boltenhagen

Gutmann, Dr. Hans Bernhard Karl
geboren am 29.9.1899 in Pleskau/Rußland; Gymnasium, 1918 Abitur; Medizinstudium; Dezember 1924 Approbation in Dorpat/Estland; Promotion; August 1931 Heirat mit der Lehrerin Johanna Uustalu verw./gesch. Kivik (*20.6.1903 in Vaivara/Estland, †1.1.1976 in Augsburg), drei Kinder; bis mind. 1938 in Estland; nach Umsiedlung von Juni 1941 bis mind. 1945 dienstverpflichteter Hilfskassenarzt in der Praxis von → Dr. Bruno Steffens in Rehna (Markt 14/18); Januar 1942 Approbation für Deutschland; ab Dezember 1951 Arzt in Lübeck (Bei der Wasserkunst 5); zum Regierungsmedizinalrat ernannt; am 17.4.1970 im Alter von 70 Jahren in Lübeck gestorben

Gutmann, Dr. Paul Constantin

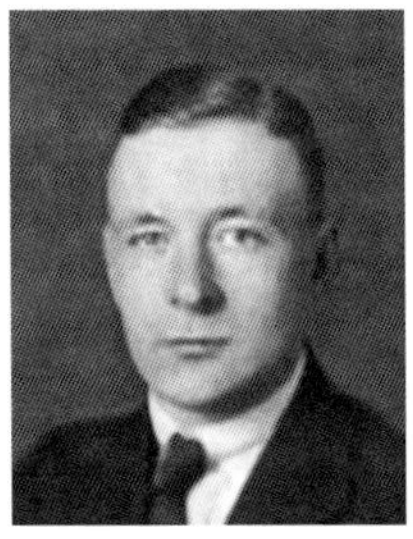

geboren am 11.7.1897 in Dorpat/Estland; Sohn eines Tierarztes; Gymnasium, Abitur; Medizinstudium in Berlin; dort im August 1924 Promotion;[148)] Dezember 1924 Approbation in Dorpat; 1924 Assistenzarzt an der Chirurgischen Universitätsklinik in Dorpat; 1925 bis 1930 Assistenzarzt an der Universitätsklinik und der Medizinischen Heilanstalt in Dorpat; Januar 1927 Heirat mit Hedwig Rechen (*1.5.1894 in Tiflis, †22.12.1973 in Weinheim/Baden-Württemberg; Tochter eines Lehrers), drei Kinder; 1930 bis mind. 1934 niedergelassener Facharzt für Chirurgie in Dorpat; nach Umsiedlung November 1939 Approbation und Facharztanerkennung für Deutschland; 1939 Einbürgerung nach Deutschland; November 1939 bis 1945 Chirurg und Chefarzt am Kreiskrankenhaus in Hohensalza/Warthegau (Bismarckstraße 55); dort auch Durchgangsarzt der Reichsbahn; in Hohensalza Eintritt in die NSDAP am 1.4.1941, Mitgliedsnummer 8.222.614; daneben auch Mitglied der SA und ab Februar 1943 des NSDÄB, Mitgliedsnummer 39.442; nach Flucht von März bis Mai 1945 chirurgischer Assistenzarzt am Kreiskrankenhaus in Hagenow; Juni 1945 Flucht aus Hagenow; bis Juli 1946 in Jardinghausen bei Syke; ab Juli 1946 in Hamburg (Parkstraße 39); ab April 1948 Chirurg, mind. 1957 bis 1958 Leitender Chirurg am Evangelischen Krankenhaus Bethesda in Hamburg-Bergedorf (Burgstraße 39, Reinbeker Weg 36); bis Januar 1965 in Hamburg; Januar 1965 bis 1967 in Freiburg (Pfädle 8); 1967 bis 1973 in Weinheim (Käsackerweg 46); am 22.12.1973 im Alter von 76 Jahren in Weinheim gestorben, mglw. Suizid gemeinsam mit seiner Ehefrau

147) Mit der Arbeit: Die Versorgung der Amputationsstümpfe hinsichtlich der Verhütung der Stumpfneuralgie, Berlin 1938.
148) Mit der Arbeit: Der gegenwärtige Stand der Drahtextension (MS).

Gutmann, Dr. Woldemar
geboren am 24.1.1903 in Mitau/Lettland; Sohn eines Schmiedemeisters; Gymnasium in Mitau, 1922 Abitur; Medizinstudium in Jena (Sophienstraße 43); Juli 1928 Promotion in München;[149)] Januar 1930 Approbation in Riga; praktischer Arzt in Neubad bei Riga; nach Umsiedlung ab Oktober 1941 Arztvertreter in der Praxis von → Dr. Horst Groddeck in Sanitz; ab Oktober 1942 Hilfsarzt in der Praxis von → Dr. Friedrich-Wilhelm Kothe in Warin; November 1942 Approbation für Deutschland; ab Mai 1943 Hilfskassenarzt in der Praxis von → Dr. Wilhelm Martens in Fürstenberg (Moltkestraße 1); ab mind. 1950 Arzt in Hamburg (Grundstraße 26, Falkenbergsweg 71, Soltauer Ring 10); Dezember 1950 Heirat mit Hilda Klischefski verw./gesch. Fleischhauer (*18.4.1906 in Allenburg/Ostpreußen, †21.2.1987 in Hamburg; Tochter eines Schneidemüllers); am 28.7.1995 im Alter von 92 Jahren in Hamburg gestorben

Gutschmidt, Dr. Hans Wilhelm Gustav
geboren am 17.11.1900 in (Berlin-)Charlottenburg; Sohn eines Eisenbahnstationsdiätars und späteren Oberamtmannes; Gymnasium in Berlin, 1918 Abitur; Medizinstudium in Berlin und Innsbruck; November 1924 Approbation und Promotion in Berlin;[150)] Assistenzarzt in der Reichswehr; November 1927 bis mind. 1929 beamteter Oberarzt im Reichsheer, Standortlazarett Schwerin; Mai 1928 Heirat mit der Jüdin Gerda Gutmann (*1.6.1906 in Stargard/Pommern, †22.10.1942 in Riga ermordet; Tochter eines Fabrikbesitzers), spätestens 1935 Scheidung; mind. 1935 bis 1942 Korpshygieniker beim I. Armeekorps (Hygienische Untersuchungsstelle des Wehrkreises I) in Königsberg (Cranzer Allee 34); spätestens 1935 zum Stabsarzt, spätestens 1939 zum Oberstabsarzt, spätestens 1942 zum Oberfeldarzt befördert; April 1935 Heirat mit Auguste Hartmann (*16.11.1910 in Friedersdorf bei Beeskow; Tochter eines Dentisten), mind. ein Kind; mind. 1951 bis 1959 Arzt in Westberlin (Am Hegewinkel 60)

149) Mit der Arbeit: Über Funktionsprüfungen des Pankreas, München 1928.
150) Mit der Arbeit: Singultus als anaphylaktisches Symptom (MS).

Haack, Dr. Dr. Kurt Leo Julius
geboren am 2.4.1901 in Lengerich/Westfalen; Sohn eines Postmeisters; Realobergymnasium in Osnabrück, 1921 Abitur; Medizinstudium in Münster, Königsberg und Rostock; Mai 1926 Promotion zum Dr. phil. in Münster;[1)] Dezember 1927 Heirat mit der Kandidatin der Philosophie und späteren Psychologin Dr. Theodora Berger (*29.5.1903 in [Berlin-]Rixdorf, †5.12.1991 in Schleiden/Nordrhein-Westfalen; Tochter eines Kaufmanns), mind. drei Kinder; Dezember 1928 Approbation; mind. 1929 bis 1931 Volontärassistent am Hygiene-Institut der Universität Rostock (Buchbinderstraße 8/9); März 1930 Promotion zum Dr. med. in Rostock;[2)] ab 1931 Gewerbereferendar in Chemnitz (Dorotheenstraße 70); Eintritt in die NSDAP am 1.5.1933; Mitglied des NSDÄB; ab Oktober 1936 Arzt in Baden-Baden (Lange Straße 2); Mitglied der SA; ab 1937 Mitglied der SS; ab 1938 Abteilungsleiter am Hauptgesundheitsamt in Berlin (Fischerstraße 39-42, Rudower Straße 61); ab 1941 Regierungsrat und ab März 1943 Oberregierungsrat in der Abteilung IV (Gesundheitswesen und Volkspflege) im Reichsministerium des Innern in Berlin (Unter den Linden 72); daneben Mitarbeiter im Rassenpolitischen Amt der Gauleitung Berlin der NSDAP und Leiter der Abteilung Volksgesundheit in der Kreisleitung Neukölln-Treptow der NSDAP; ab 1944 SS-Obersturmführer und Mitarbeiter beim Stab des Reichsführers SS; nach 1945 Oberregierungsrat und Leiter des Hygienischen Instituts in Gelsenkirchen; bis mind. 1955 Arzt in Gelsenkirchen (Liebfrauenstraße 28); bis 1970 im Ruhestand in Schleiden (Langerscheider Weg 2); am 25.7.1970 im Alter von 69 Jahren in Schleiden gestorben

Haacke, Rudolf
geboren am 29.9.1919 in Berlin; Sohn eines Käsereibesitzers; Oberschule in Kyritz, Abitur; Medizinstudium in Rostock; Approbation; mind. Frühjahr/Sommer 1945 praktischer Arzt in Schwaan

Haackert, Dr. Hermine Ottilie (geb. Hadtstein)
geboren am 10.10.1907 in Gelsenkirchen/Westfalen; Tochter eines Fabrikanten; Gymnasium, 1928 Abitur; Medizinstudium; mind. 1936 Medizinalpraktikantin in Detmold/Westfalen (Lortzingstraße 6); Februar 1936 Approbation in Berlin; bis Mai 1936 in Detmold; Mai 1936 bis September 1938 Volontärassistentin am Beobachtungskrankenhaus/Tbc-Genesungsheim Schwerin-Lankow (Lankower Straße 11-15); dort Eintritt in die NSDAP am 1.5.1937, Mitgliedsnummer 5.648.246; ab September 1938 ärztliche Referentin beim RAD in Breslau; Februar 1939 Promotion in Rostock;[3)] Mai 1939 Heirat mit dem Kaufmann August Haackert (*2.8.1907 in Güstrow, †16.10.1978 in Güstrow; Sohn eines Kaufmanns), zwei Kinder; ab Juni 1939 ohne ärztliche Tätigkeit, bis 1944 Ärztin in Güstrow (Pferdemarkt 21); am 1.4.1944 im Alter von 36 Jahren an einer Embolie in Rostock gestorben

Haake, Dr. Heinrich Wilhelm Antonius (Heinz)
geboren am 18.12.1908 in Münster/Westfalen; Sohn eines Verwaltungssekretärs und späteren Stadtoberinspektors; Gymnasium in Münster, 1928 Abitur; Medizinstudium in Wien, Innsbruck und Münster; Approbation; ab 1935 Unterarzt im Reichsheer, Standortlazarett Schwerin; Januar 1936 Promotion in Münster;[4)] mind. 1937 Oberarzt in Herford/Westfalen (Kattenschling 31); Dezember 1937 Heirat mit Christine Schlegtendal (*17.1.1912 in Oldenburg, †25.7.1991 in Offenburg/Baden-Württemberg; Tochter eines Berufssoldaten [Major]), mind. ein Kind; mind. 1938 bis 1997 Arzt für Allgemeinmedizin in Offenburg (Schumannstraße 6); am 13.7.1997 im Alter von 88 Jahren in Lahr/Baden-Württemberg gestorben

Haake, Dr. Karl Heinrich (Karl-Heinz)
geboren am 5.8.1914 in Feroke/Britisch-Ostindien; Sohn eines Kaufmanns und späteren Prokuristen; Gymnasium in Hamburg, 1933 Abitur; Medizinstudium in Rostock; 1939 Approbation und Oktober

---

1) Mit der Arbeit: Experimental-deskriptiv Psychologie der Bewegungen, Konfigurationen und Farben unter Verwendung des Flimmerphänomens, Berlin 1927.
2) Mit der Arbeit: Vereinheitlichung der Bluntersuchungs-Verfahren bei Bleigefährdeten, Chemnitz 1929.
3) Mit der Arbeit: Zum Bilde der unvollständigen Dextroversio Cordis, Homberg 1938.
4) Mit der Arbeit: Über die Einwirkung von Jodsalzen auf den intermediären Kohlenhydratstoffwechsel, Werne/Lippe 1934.

1939 Promotion in Rostock;[5)] Dezember 1939 bis mind. 1943 zunächst Volontärassistent, dann Assistenzarzt am Allgemeinen Krankenhaus St. Georg in Hamburg (zunächst wohnhaft in Bremen, Reederstraße 1; Hamburg, Lohmühlenstraße 5, Agnesstraße 51); Dezember 1940 Heirat mit Ursula Jessel (*30.8.1917 in Hamburg, †12.9.2014 in Velbert/Nordrhein-Westfalen; Tochter eines Studienrates), mind. drei Kinder; ab Oktober 1941 Kriegseinsatz in der Wehrmacht; mglw. nach Ausbombung in Hamburg ab Januar 1945 Arzt in Jarchow-Benzin bei Lübz; nach Flucht mind. 1950 bis 1980 niedergelassener Allgemeinpraktiker in Hamburg (Papenhuder Straße 29 und 39, Agnesstraße 51, Isekai 5 und 8); am 18.5.1997 im Alter von 82 Jahren in Hamburg gestorben

Haarmann, Irma
geboren am 11.6.1909 in Köln/Rheinprovinz; Tochter eines Juristen, Verwaltungsbeamten und späteren Landrats; Gymnasium, 1930 Abitur; Medizinstudium; ab Dezember 1937 Medizinalpraktikantin in Bonn; Januar 1938 Approbation; ab April 1938 Volontärassistentin an der Lungenheilstätte Naurod bei Wiesbaden; ab April 1939 Landarztassistentin in der Praxis von Dr. Wilhelm Klug in Bitburg (Trierer Straße 37); ab Juli 1939 Hilfskassenärztin in der Praxis von Dr. Reinhold Herrfurth in Rummelsburg/Pommern (Adolf-Hitler-Straße 5); ab November 1940 Hilfsärztin am Kreiskrankenhaus in Bütow/Pommern; ab Januar 1941 Hilfskassenärztin am Sanatorium Deutscher Osten in Bad Polzin/Pommern; ab Oktober 1941 Hilfskassenärztin in der Praxis von Dr. Otto-Ernst Wuppermann in Belgard/Pommern (Parkstraße 1), ab Dezember 1941 in der Praxis von Dr. Adolf Hopf in Belgard (Hindenburgstraße 12) und bei Dr. Herbert Giede in Belgard (Luisenstraße 23); nach Flucht ab März 1945 notdienstverpflichtete Hilfskassenärztin in der Praxis von → Dr. Volkmar Nitzsche in Blankenhagen bei Ribnitz; mind. 1960 Ärztin in Lüdinghausen/Nordrhein-Westfalen (Mühlenstraße); bis 1977 niedergelassene Allgemeinpraktikerin in Bonn (Malteserstraße 22); unverheiratet; am 5.1.1977 im Alter von 67 Jahren in Bonn gestorben

Haase, Dr. Emil Friedrich
geboren am 16.5.1899 in Oldenburg; Sohn eines Berufssoldaten (Depot-Vizefeldwebel) und späteren Oberpostsekretärs; Reformrealgymnasium in Halle, 1917 Notabitur; April bis Juli 1917 Tätigkeit im Vaterländischen Hilfsdienst; August 1917 bis Januar 1919 Kriegseinsatz im Heer; zunächst Studium der Philologie, dann Medizinstudium in Halle; Approbation; Mai 1924 Promotion in Halle;[6)] mind. 1926 bis 1935 niedergelassener Allgemeinpraktiker in Buttstädt/Thüringen (Bahnhofstraße 10); Mai 1926 Heirat mit Ursula Ehlers (*19.6.1904 in Halle, †24.10.1932 in Weimar; Tochter eines Buchhändlers), mind. ein Kind; September 1935 Heirat mit der Kindergärtnerin Lieselotte Schulz (*24.9.1911 in Magdeburg, †23.12.1997 in Weimar; Tochter eines Berufssoldaten [Hauptmann]); ab Februar 1938 Stabsarzt, März 1942 bis mind. 1943 Oberfeldarzt in der Sanitätsstaffel Güstrow der Sanitäts-Abteilung 12 der Wehrmacht (Speicherstraße 3)

Haase, Dr. Günter Heino Wilhelm
geboren am 15.3.1913 in Kuchelmiß bei Serrahn/Mecklenburg; Sohn eines Molkereiverwalters; Realgymnasium in Güstrow, 1932 Abitur; Medizinstudium in Freiburg und Rostock; als Student in Rostock Eintritt in die NSDAP am 1.5.1937, Mitgliedsnummer 5.200.133; Oktober 1938 bis März 1939 Medizinalpraktikant an der Medizinischen Klinik der Universität Rostock (Schröderplatz); September 1939 Approbation; September 1939 bis mind. 1943 zunächst Assistenzarzt, dann Leiter der Infektionsabteilung an der Medizinischen Klinik der Universität Rostock (Lessingstraße 13); dort auch Bannarzt des HJ-Bannes Rostock-Stadt und als Nachfolger von → Dr. Albert Voß später HJ-Gebietsarzt für Mecklenburg; März 1940 Heirat mit Christel Freytag (*19.7.1920 in Rostock, †5.4.1991 in Rostock; Tochter eines Obersekretärs und späteren Stadtamtmannes), mind. zwei Kinder; März 1941 Promotion in Rostock;[7)] ab Dezember 1943 Kriegseinsatz in der Wehrmacht, mglw. bis mind.

5) Mit der Arbeit: Die Therapie der Placenta praevia und der vorzeitigen Lösung der normal sitzenden Placenta an der Rostocker Universitäts-Frauenklinik (1.1.1934-30.6.1937), Rostock 1939.
6) Mit der Arbeit: Mit wieviel Darm kann der Mensch leben? (MS).
7) Mit der Arbeit: Statistische Ergebnisse über Klinik und Therapie des Scharlachs auf Grund von 850 Fällen (MS).

1949 in Kriegsgefangenschaft oder interniert; mind. 1952 bis 1959 niedergelassener Facharzt für Innere Krankheiten in Rostock (Stephanstraße 14); am 7.10.1994 im Alter von 81 Jahren in Rostock gestorben

Habedank, Dr. Siegfried Adolf Albrecht

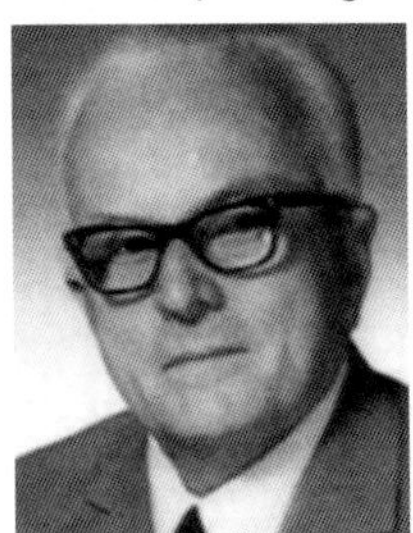

geboren am 6.7.1909 in Callao/Peru; Sohn eines Kaufmanns; Deutsche Schule in Lima/Peru und Oberrealschule in Hamburg, 1929 Abitur; Medizinstudium in Leipzig, Hamburg und München; Januar 1935 bis Januar 1936 Medizinalpraktikant an der HNO-Klinik der Universität Leipzig, am Allgemeinen Krankenhaus St. Georg in Hamburg und an der Chirurgischen Klinik des Städtischen Krankenhauses in Staßfurt; Januar 1936 Approbation; anschließend Volontärassistent am Städtischen Krankenhaus in Staßfurt; Oktober 1936 bis mind. 1937 Volontärassistent am Pathologischen Institut der Universität Leipzig; dort im November 1937 Promotion;[8] 1938 bis mind. 1943 Assistenzarzt und Facharztausbildung an der Klinik für Hals-, Nasen- und Ohrenheilkunde der Universität Rostock (dort auch wohnhaft: Doberaner Straße 137-139); ab September 1939 Kriegseinsatz als Truppenarzt in der Wehrmacht; nach erneutem Kriegseinsatz in sowjetischer Kriegsgefangenschaft, Lagerarzt in Sibirien; ab 1949 Oberarzt, ab 1951 kommissarischer Leiter der HNO-Klinik in Dresden-Friedrichstadt; 1952 bis 1956 Facharzt und Leiter der HNO-Poliklinik am Krankenhaus in Dresden-Johannstadt (Hauffstraße 1); Dezember 1955 Heirat mit der Chemikerin Alinde Rau (*30.7.1929 in Dresden, †1.10.2017 in Görlitz; Tochter eines Oberlehrers), mind. zwei Kinder; 1957 bis 1975 Chefarzt an der HNO-Klinik und der Poliklinik in Görlitz (Straße der Roten Armee 81); 1967 zum Medizinalrat, 1975 zum Obermedizinalrat ernannt; am 2.11.1989 im Alter von 80 Jahren in Görlitz gestorben

Habelitz, Dr. Rudolf Robert Franz

geboren am 24.9.1911 in Greiz/Reuß älterer Linie; Sohn eines Amtsgerichtsaktuars und späteren Justizamtmannes; Reformrealgymnasium in Schleiz, 1932 Abitur; Medizinstudium in München und Rostock; als Student in Rostock Eintritt in die NSDAP am 1.5.1937, Mitgliedsnummer 4.723.631; Medizinalpraktikant an der Orthopädischen Klinik der Universität Rostock (Ulmenstraße 45, Fritz-Reuter-Straße 45); März 1938 Approbation; Oktober 1939 Promotion in Rostock;[9] ab November 1939 dienstverpflichteter Hilfskassenarzt in Bad Doberan (Bismarckstraße 1), ab Februar 1940 in der Praxis von → Dr. Kurt Gestewitz in Satow; September 1940 bis März 1942 notdienstverpflichteter Hilfsarzt für Säuglings-, Kleinkinder- und Schulfürsorge am Staatlichen Gesundheitsamt des Kreises Schönberg sowie in der Praxis von → Dr. Leopold Kraack in Grevesmühlen (Sedanplatz 7); Dezember 1942 bis mind. Januar 1945 notdienstverpflichteter Hilfsarzt in der Praxis von → Dr. Wilhelm Martens in Fürstenberg (Moltkestraße 1); ab Juli 1943 Kriegseinsatz als Assistenzarzt; Januar 1945 Heirat mit der Apothekerin Annemarie Mögelin verw./gesch. Breusing (*30.12.1909 in Landsberg/Warthe, †5.9.1995 in Bielefeld); mind. August 1945 bis 1952 niedergelassener Allgemeinpraktiker in Grevesmühlen (Am Markt 1, August-Bebel-Straße 33); nach Übersiedlung in die Bundesrepublik bis 1988 in Bielefeld (Süntelstraße 18); am 14.12.1988 im Alter von 77 Jahren in Bielefeld gestorben

Habicht, Dr. Rolf Hermann Paul

geboren am 25.11.1908 in Dülken/Rheinprovinz; Sohn eines Tierarztes; Gymnasium, 1928 Abitur; Medizinstudium in Leipzig; Juli 1935 Approbation; Juli 1935 Heirat mit Irmgard Zeidler (*19.12.1912 in Leipzig, †13.1.1949 in Niedereisenhausen/Hessen; Tochter eines Arztes), drei Kinder; Mai 1936 Promotion in Leipzig;[10] bis Anfang 1937 Assistenzarzt am Kurheim Dr. Otto Buchinger in Bad Pyrmont (Helvetiushügel 12); Anfang 1937 bis Mai 1938 Werksarzt bei den Heinkel-Flugzeugwerken in Rostock-Marienehe und den Heinkel-Flugzeugwerken in Oranienburg; ab Mai 1938 niedergelassener

8) Mit der Arbeit: Ein Fall von Obliteration des Ductus thoracicus mit xanthomatöser Lymphendotheliose, Zeulenroda 1937.
9) Mit der Arbeit: Versuche über die Art des Vorkommens der Ascorbinsäure im Blut und über ihre funktionelle Bedeutung, Wismar 1939.
10) Mit der Arbeit: Die naturärztliche Behandlung der Lungenentzündung, Leipzig 1936.

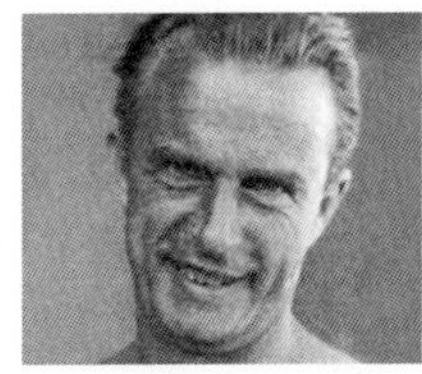

Allgemeinpraktiker in Germendorf bei Oranienburg; ab Januar 1940 Kriegseinsatz bei der Kriegsmarine; mind. 1949 bis 1961 Arzt in Niedereisenhausen (Lahnstraße, Bahnhofstraße 96); Dezember 1952 Heirat mit Ilse Ruge verw./gesch. Bergmann (*25.3.1920 in Misdroy/Pommern, †3.1.1961 in Niedereisenhausen; Tochter eines Spediteurs); am 6.5.1992 im Alter von 83 Jahren in Treffen/Österreich gestorben

Hachez, Dr. Sophie Elise Friederike

geboren am 25.8.1891 in Eutin/Oldenburg; Tochter eines Gymnasialprofessors; Reformrealgymnasium in Kiel, 1915 Abitur; Medizinstudium in Kiel; Juli 1921 Approbation in Berlin; Oktober 1921 Promotion in Kiel;[11] 1921 bis 1922 Assistenzärztin in Köln, 1922 in Kiel, dann in Aachen und 1923 bis 1926 am Josephsheim in Bigge/Westfalen; Juni 1926 bis 1939 niedergelassene Fachärztin für Chirurgie und Orthopädie in Schwerin (Palaisstraße 11); im September 1939 laut ministerieller Verfügung ans Städtische Krankenhaus in Neubrandenburg versetzt, dort bis 1941 Chefärztin; Dezember 1940 bis Mai 1941 erkrankt; im Juni 1941 an die Chirurgische Abteilung des Stadtkrankenhauses in Güstrow dienstverpflichtet, dort bis 1943 Chefärztin; anschließend Chefärztin am Krankenhaus in Lübz (dort angeblich wegen der Weigerung entlassen, bei schwangeren russischen Zwangsarbeiterinnen Abtreibungen vorzunehmen; sie war katholisch); ab April 1944 dienstverpflichtete Hilfskassenärztin für den einberufenen Dr. Werner Kleb am Kreiskrankenhaus in Wolfratshausen/Bayern, dort bis 1945 Chefärztin; 1946 bis 1950 niedergelassene Chirurgin mit Privatklinik in Schwerin (Schliemannstraße 11); 1952 bis 1958 Ärztin an der Theresien-Klinik in Würzburg; 1964 bis mind. 1969 Arztvertreterin in Eutin (Hochkamp 22); unverheiratet; am 10.10.1981 im Alter von 90 Jahren in Eutin gestorben

Hachmeister, Dr. Werner

geboren am 8.9.1907 in Rinteln/Weser/Hessen-Nassau; Sohn eines Kaufmanns sowie späteren Kirchenmalers und Buchhändlers; Gymnasium, 1928 Abitur; Medizinstudium in Hamburg; Februar 1935 Approbation; Mai 1935 bis Januar 1937 Assistenzarzt am Stadtkrankenhaus in Schwerin (Werderstraße 30); März 1936 Promotion in Hamburg;[12] Januar 1937 bis Ende 1938 Assistenzarzt an der Frauenklinik der Universität Rostock (Doberaner Straße 142); dort Eintritt in die NSDAP am 1.5.1937, Mitgliedsnummer 5.232.080; ab Ende 1938 Assistent am Pharmakologischen Institut der Universität Freiburg; 1939 bis mind. 1941 wieder Assistenzarzt an der Frauenklinik der Universität Rostock (dort auch wohnhaft: Doberaner Straße 142); ab Mai 1941 Kriegseinsatz; Juli 1942 Habilitation in Rostock;[13] ab mind. 1948 Facharzt für Gynäkologie und Geburtshilfe in Rinteln (Weserstraße 17); Mai 1948 Heirat mit Erika Bösling (*10.10.1919 in Westendorf/Lüneburger Heide, †14.10.2005 in Schwerin; Tochter eines Mühlenbesitzers); am 8.7.1986 im Alter von 78 Jahren in Rinteln gestorben

Hacke, Dr. Willi August Simon

geboren am 26.10.1919 in Velbert/Rheinprovinz; Sohn eines Schlossers und späteren Privatmusiklehrers; Oberschule in Velbert, 1938 Abitur; Medizinstudium in Rostock (Elisabethstraße 20); dort 1944 Promotion;[14] Approbation; Mai 1944 Heirat mit der DRK-Schwesternhelferin Irma Iwe (*11.3.1924 in Blievenstorf bei Neustadt[-Glewe]; Tochter eines Erbhofbauern), 1950 Scheidung; ab mind. Juni 1945 Arzt in Scharbow bei Hagenow; August 1945 bis mind. 1946 Assistenzarzt am Kreiskrankenhaus in Hagenow (Lange Straße 26); mind. 1949 bis 1950 Assistenzarzt an der Frauenklinik der Universität Rostock (dort auch wohnhaft: Doberaner Straße 142); Dezember 1952 Heirat mit der Krankenschwester Hannelore Cohn (*25.5.1929 in Breslau; Tochter eines Polizei-Inspektors), 1960 Scheidung; nach Übersiedlung mind. 1952 bis 1962 niedergelassener Facharzt für Frauenkrankheiten und Geburtshilfe in Westberlin (Soldiner Straße 32, Scharnweberstraße 108, Pankstraße 38/39); bis 1989 Arzt in Köln (Im Buschfelde 43); am 18.4.1989 im Alter von 69 Jahren in Leverkusen gestorben

11) Mit der Arbeit: Beitrag zur Melancholia cum stupore, Kiel 1920.
12) Mit der Arbeit: Das Koagulationsband nach Weltmann bei entzündlichen Adnextumoren, Hamburg 1935.
13) Mit der Arbeit: Das Problem der tödlichen Lungenembolie (MS), veröffentlicht Berlin 1950.
14) Mit der Arbeit: Vergleichende Beobachtungen über Tubendurchblasung und Hysterosalpingographie (MS).

Hackmann, Dr. Friedrich Heinrich Theodor

geboren am 17.3.1906 in Bremen; Sohn eines Kaufmanns und Prokuristen; Oberrealschule in Bremen, 1926 Abitur; Medizinstudium in Heidelberg, Tübingen, Berlin, München, Freiburg und Greifswald; Juli bis September 1931 Medizinalpraktikant an der Krankenanstalt in Bremen, Oktober 1931 bis Juli 1932 an der Kinderheilanstalt Berlin-Buch; Juli 1932 Approbation; Juli bis November 1932 Assistenzarzt an der Lungenheilstätte/Tbc-Krankenhaus Waldeck bei Schwaan; November 1932 bis März 1934 zunächst Hilfsarzt, dann Assistenzarzt an der Kinderheilanstalt Berlin-Buch; ab März 1934 Assistenzarzt am Städtischen Kinder- und Mütterheim in Berlin-Charlottenburg; August 1934 Promotion in Berlin;[15)] mind. 1936 Assistenzarzt am Hufeland-Hospital in Berlin-Buch (dort auch wohnhaft); April 1936 Heirat mit der Ärztin Anni-Ilse Millahn (*27.11.1905 in Posen), ein Kind; Juni 1937 bis mind. 1941 niedergelassener Kinderarzt in Berlin (Große Frankfurter Straße 146 und 8); ab Mai 1944 Kriegseinsatz in der Wehrmacht; ab Februar 1945 in Gürzenich bei Düren (Schlageterstraße 156); mind. 1948 bis 1979 Facharzt für Kinderkrankheiten in Berlin/DDR (Elbinger Straße 46, Dimitroffstraße 153); am 17.12.1979 im Alter von 73 Jahren in Berlin/DDR gestorben

Hadra, Dr. Edmund Georg

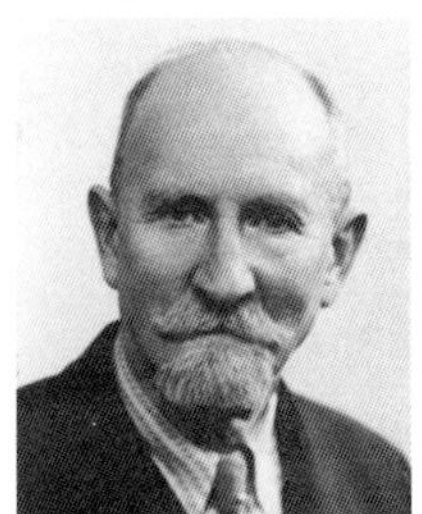

geboren am 17.9.1877 in Berlin; Sohn eines Kaufmanns und Bankiers; Gymnasium in Eisenach, 1898 Abitur; Medizinstudium in Berlin und München; November 1905 Approbation in Berlin; Juli 1906 Promotion in Leipzig;[16)] Assistenzarzt am Wöchnerinnenheim des Urban-Krankenhauses in Berlin (Am Urban 12-18) sowie an den Universitätskliniken in Berlin und Greifswald; 1908 bis 1914 niedergelassener Frauenarzt in Berlin (Königsweg 56, Kaiserdamm 4); Oktober 1909 Heirat mit der Jüdin Elsie Löwenthal (*28.3.1884 in New York/USA, †7.10.1942 in New York; Tochter eines Kaufmanns), ein Kind, 1939 Scheidung; August 1914 bis November 1918 Kriegseinsatz; Februar 1919 bis November 1936 niedergelassener Facharzt für Frauenkrankheiten und Geburtshilfe in Schwerin (Anastasiastraße 1); November 1936 bis 1942 Frauenarzt bzw. „Krankenbehandler" in Berlin (Gillstraße 33, Kaiserdamm 113, Lietzenburger Straße 8); 1937 aufgrund seiner jüdischen Herkunft Entzug der Kassenzulassung; September 1938 Entzug der Approbation; im August 1942 ins Ghetto Theresienstadt deportiert; dort Heirat mit der Jüdin Josefa Ruben (*25.4.1897 in Insterburg/Ostpreußen, †März 1982 in New York; Tochter eines Kaufmanns); März 1947 Auswanderung nach Bolivien, Juli 1948 in die USA; am 6.4.1971 im Alter von 93 Jahren nach einem Hüftbruch in New York gestorben

Häfen, Dr. Klaus Günther **von**

geboren am 8.7.1905 in Tossens/Oldenburg; Sohn eines Arztes; Gymnasium, 1924 Abitur; Medizinstudium in Göttingen; 1929 bis 1930 Medizinalpraktikant an der Medizinischen Universitätsklinik in Göttingen; dort im Dezember 1929 Promotion;[17)] April 1930 Approbation; 1930 bis 1931 Assistenzarzt am Pathologischen Institut der Universität Rostock (Strempelstraße 14); 1931 bis 1939 Assistenzarzt an der Chirurgischen Universitätsklinik in Göttingen; dort Eintritt in die NSDAP am 1.5.1933; 1938 Heirat mit der Ärztin Dr. Lotte Brandt (*14.9.1911 in [Bad Sooden-]Allendorf/Hessen, †27.1.1945 Suizid in Berlin; Tochter eines Arztes), zwei Kinder; Juni 1939 bis 1945 Facharzt für Chirurgie und Leitender Arzt an der Chirurgischen und Geburtshilflichen Abteilung am Krankenhaus Bethesda des Diakonissen-Mutterhauses in Grünberg/Schlesien (Matthäiweg 9); ab Juli 1941 Kriegseinsatz als Stabsarzt in der Wehrmacht, daneben eingeschränkte Weiterführung seiner zivilärztlichen Tätigkeit; 1945 bis 1967 Leitender Arzt an der Chirurgischen Abteilung am Krankenhaus des evangelisch-lutherischen Diakonissen-Mutterhauses in Rotenburg bei Hannover (Soltauer Straße 49); November 1947 Heirat mit Cecilie Seelmann-Eggebert (*26.9.1912 in Danzig, †28.7.2014 in Göttingen; Tochter eines Berufssoldaten [Hauptmann]); ab mind. 1969 Facharzt für Chirurgie in Bovenden bei Göttin-

---

15) Mit der Arbeit: Die Entelechie und ihre feldtheoretische Deutung, Gütersloh 1934.
16) Mit der Arbeit: Die Untersuchung des kleinen Beckens an der Lebenden zu geburtshilflichen Zwecken, Leipzig 1906.
17) Mit der Arbeit: Das Schicksal der appendicitischen Exsudate. Eine Studie auf Grund von 410 in der Chirurgischen Universitätsklinik zu Göttingen in den Jahren 1912-1926 einschließlich behandelten Fällen, Grone 1929.

gen (Grünberger Straße 4); bis 1985 im Ruhestand in Göttingen (Am Kalten Born 39); am 28.11.1985 im Alter von 80 Jahren in Göttingen gestorben

Händel, Dr. Hans Karl Heinrich
geboren am 29.9.1916 in Marburg/Hessen-Nassau; Sohn eines Oberlehrers und späteren Oberstudiendirektors; Reformrealgymnasium in Bitterfeld, 1936 Abitur; Medizinstudium in Rostock; dazwischen ab Juli 1939 Wehrdienst; Approbation; 1942 Promotion in Jena;[18] mind. 1943 bis 1944 Assistenzarzt in Aschersleben/Anhalt (Worthstraße 7); mind. 1944 Kriegseinsatz als Unterarzt „im Felde"; Februar 1944 Heirat mit der medizinisch-technischen Assistentin Charlotte Zehler (*30.1.1922 in Bitterfeld/Sachsen, †14.10.2013 in Gelnhausen/Hessen; Tochter eines Kaufmanns), mind. ein Kind; bis mind. Juli 1945 kommissarisch eingesetzter Chirurg in Wustrow bei Ribnitz; mind. 1957 Arzt in Sarstedt/Niedersachsen (Wellweg 20); mind. 1962 bis 1969 Facharzt für Innere Krankheiten in Bad Orb/Hessen (Hauptstraße 64); bis 1975 Arzt in Wächtersbach/Hessen (Nürnberger Straße 16); am 6.4.1975 im Alter von 58 Jahren in Frankfurt/Main gestorben

Häussermann, Dr. Otto Karl August

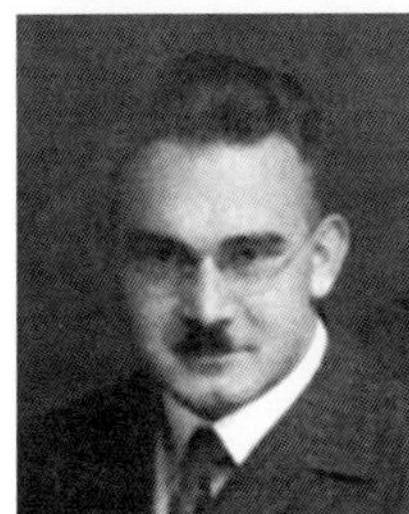

geboren am 28.11.1907 in Reutlingen/Württemberg; Sohn eines stellvertretenden Amtsgerichtsschreibers und späteren Notars; Gymnasium, 1925 Abitur; Medizinstudium in Freiburg; Juli 1931 Approbation; Assistenzarzt in Württemberg; März 1933 Promotion in Freiburg;[19] mind. 1934 Arzt in Danzig (Heugarten 2); Dezember 1934 Heirat mit der Kunstgewerblerin Erika Müller (*21.3.1910 in Klein Zünder bei Danzig, †17.9.1992; Tochter eines Landwirts), vier Kinder; November 1935 bis 1957 niedergelassener Allgemeinpraktiker in Waren (Lange Straße 7, Güstrower Straße/Friedensstraße 42); dort auch nebenamtlicher HJ-Arzt; 1957 bis 1974 in Werder/Havel (Kemnitzer Chaussee 211); am 10.11.1974 im Alter von fast 67 Jahren in Potsdam gestorben

Haffner, Prof. Dr. Gotthilf Heinrich Friedrich
geboren am 10.1.1874 in Zeilitzheim/Bayern; Sohn eines Königlichen Pfarrers; Gymnasium, 1894 Abitur; zunächst Studium der Naturwissenschaften in Erlangen und München; mind. 1901 bis 1904 Gymnasiallehrer in Fürth; Juli 1902 Promotion zum Dr. phil. in Erlangen;[20] mind. 1918 Königlicher Gymnasialprofessor in Weiden/Bayern; Oktober 1918 Heirat mit Rosina Bauer (*22.9.1898 in Nürnberg, †27.1.1992 in Hersbruck/Bayern; Tochter eines Kaufmanns); Habilitation; bis mind. 1934 Medizinstudium in München und Rostock; 1938 Approbation; Anfang 1938 bis 1939 Assistenzarzt in Rostock (Hermannstraße 17); ab Mai 1939 Arzt in Hersbruck, ab Januar 1940 am Waldsanatorium in Planegg/Bayern, ab Juni 1940 an der II. Medizinischen Klinik in München; ab September 1940 stellvertretender Leiter des Sanatoriums Dr. Strokorb in Friedrichsbrunn/Harz; ab Juni 1941 ohne ärztliche Tätigkeit in Hersbruck; dort bis 1947 niedergelassener Allgemeinpraktiker (Großviehbergstraße 12); am 9.8.1947 im Alter von 73 Jahren in Hersbruck gestorben

Hagelberg, Dr. Heinrich Karl Theodor (Heinz)
geboren am 10.5.1902 in Kiel/Schleswig-Holstein; Sohn eines Oberturnlehrers; Gymnasium, 1923 Abitur; Medizinstudium in Kiel; Juli 1930 Approbation und September 1930 Promotion in Kiel;[21] mind. 1931 bis 1933 Assistenzarzt am Stadtkrankenhaus in Schwerin (Werderstraße 30); September 1933 bis 1956 niedergelassener Allgemeinpraktiker in Schönberg/Schleswig-Holstein (Bahnhofstraße 18); Oktober 1933 Heirat mit Dora Robran (*5.6.1905 in Brüel, †7.5.1967 in Schönberg/Schleswig-Holstein; Tochter eines Stellmachermeisters), mind. fünf Kinder; am 11.7.1956 im Alter von 54 Jahren nach einem Herzinfarkt an grippalem Infekt in Schönberg/Schleswig-Holstein gestorben

---

18) Mit der Arbeit: Die Fälle von Präeklampsie während der Jahre 1930 bis 1940 an der Universitäts-Frauenklinik zu Jena (MS).
19) Mit der Arbeit: Genese und Therapie des Lupus elephantiasticus, Quakenbrück 1930.
20) Mit der Arbeit: Über die innere Reibung von alkoholischen Lösungen, Fürth 1903.
21) Mit der Arbeit: Indikationen und Erfolge der Röntgenkastration, Schwerin 1930.

Hagemann, Dr. Jürgen Joachim
geboren am 22.4.1917 in Lübeck; Sohn eines Augenarztes; Gymnasium in Lübeck, 1936 Abitur; Medizinstudium in Rostock und Hamburg; ab Dezember 1940 Militärdienst oder Kriegseinsatz als Sanitätsfeldwebel; Juli 1942 Heirat mit der Schauspielerin Dorothee Ewers (*6.6.1920 in Lübeck, †10.10.2012 in Lübeck; Tochter eines Rechtsanwalts); August 1942 Approbation und 1942 Promotion in Rostock;[22] bis mind. Juli 1945 Assistenzarzt an der Chirurgischen Klinik der Universität Rostock (Maßmannstraße 35); mind. 1949 bis 1985 niedergelassener Allgemeinpraktiker in Lübeck (Wakenitzstraße 49-51); am 21.11.1985 im Alter von 68 Jahren in Lübeck gestorben

Hagemeyer, Dr. Wilhelm Friedrich

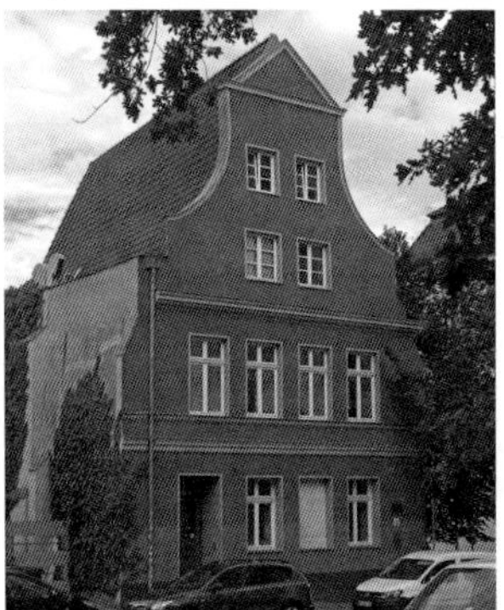
„Wilhelm-Hagemeyer-Haus" in Rostock

geboren am 30.1.1912 in Ennigloh/Westfalen; Sohn eines Eisenwarenkaufmanns; Realgymnasium in Bünde/Westfalen, 1932 Abitur; Medizinstudium in Freiburg, Innsbruck, Berlin und Rostock; Medizinalpraktikant am Städtischen Krankenhaus in Bad Oeynhausen; 1938 Approbation und September 1938 Promotion in Rostock;[23] 1938 bis 1939 Volontärassistent an der Chirurgischen Klinik und am Pathologischen Institut der Universität Rostock (Maßmannstraße 35, Strempelstraße 14); 1939 bis 1945 Kriegseinsatz, mind. 1944 als Stabsarzt in einem Kriegslazarett in Wilna; April 1944 Heirat mit der Philologin und wissenschaftlichen Mitarbeiterin Elisabeth Pirson (*4.12.1909 in Reval/Estland, †vor 2007 in Oberhausen/Nordrhein-Westfalen; Tochter eines Angestellten und Abteilungsleiters), mind. ein Kind; 1945 bis 1951 Assistenzarzt am Johanniter-Krankenhaus in Oberhausen-Sterkrade; bis März 1952 in Bielefeld; ab März 1952 Facharzt für Chirurgie und Durchgangsarzt in Oberhausen (Preußenstraße 23, Finanzstraße 14, Wilhelmstraße 56, Hedwigstraße 22); am 5.6.2006 im Alter von 94 Jahren in Oberhausen gestorben[24]

Hagen, Dr. Karl Ludwig Friedrich
geboren am 27.8.1865 in Rostock/Mecklenburg; Sohn eines Kaufmanns; Gymnasium in Rostock, 1886 Abitur; Medizinstudium in Freiburg, München und Rostock; Juli 1895 Approbation[25] und September 1896 Promotion in Rostock;[26] April 1897 bis November 1899 niedergelassener Allgemeinpraktiker in Rehna, 1899 bis 1914 in Schönberg; Dezember 1911 Heirat mit Elfriede von Bernewitz verw. Degen (*27.8.1868 in Dresden, †4.5.1917 in Pirna; Tochter eines Oberverwaltungsgerichtspräsidenten); 1914 bis Februar 1923 reisender Arztvertreter;[27] März 1923 bis 1938 niedergelassener Allgemeinpraktiker in Carlow bei Schönberg (Haus Nr. 17);[28] 1934 bis 1937 auch nebenamtlicher Vertragsarzt

---

22) Mit der Arbeit: Ein Fall von eosinophilem Adenom der Hypophyse mit Thrombose des Sinus cavernosus und Meningitis (MS).

23) Mit der Arbeit: Beitrag zu den Stoffwechselvorgängen bei der Wundheilung in der Leber, insbesondere über die Beziehungen zwischen Atmung und Glutathion, Düsseldorf 1936.

24) Die „Eheleute Dr. med. Wilhelm und Elisabeth Hagemeyer-Stiftung" unter dem Dach der Deutschen Stiftung Denkmalschutz fördert den Erhalt und die Pflege des Hauses An der Hege 11 in Rostock. Wilhelm Hagemeyer äußerte dazu bei Gründung der Stiftung 1999: „Ich will eines der ältesten Rostocker Bürgerhäuser erhalten und die Nutzung des Gebäudes als Studentenwohnhaus fördern, weil ich selbst hier studiert habe." Seit 2002 wird das „Wilhelm-Hagemeyer-Haus" vom Rostocker Wingolf – einer christlichen, überkonfessionellen, nichtschlagenden Studentenverbindung – als Studentenwohnheim genutzt.

25) Wie das Schwurgericht Schwerin 1939 retrospektiv feststellte, habe Hagen, nachdem er 1886 an „Melancholie" erkrankt war und sich „zur Heilung dieser Störung" ein dreiviertel Jahr in der Heil- und Pflegeanstalt Sachsenberg in Schwerin aufgehalten hatte, erst 1895, „also nach nahezu zehnjähriger Studienzeit", sein medizinisches Staatsexamen „mit Mühe" bestanden.

26) Mit der Arbeit: Einige Versuche über die Rhythmicität des Herzmuskels, Naumburg 1896.

27) Das Schwurgericht Schwerin hielt 1939 fest: Als Hagen als praktischer Arzt merkte, daß seine „medizinischen Kenntnisse und Fähigkeiten nicht ausreichten, um sich gegenüber den anderen Ärzten durchzusetzen, gab er seine Selbständigkeit auf und übernahm Vertretungen, die ihn durch ganz Deutschland führten. Insgesamt handelte es sich um etwas mehr als 40 Vertretungen".

28) Nach 1939 angestellten Ermittlungen der Staatsanwaltschaft Schwerin war die Praxis Hagens „in Schönberg und in Carlow nur unbedeutend, immerhin hatte er ein jährliches Einkommen von etwa 3.000 RM. ... In den letzten Jahren

bei der RAD-Einheit 7/61 (Carlow); im April 1939 vom Schwurgericht Schwerin „wegen fortgesetzter gewerbsmäßiger Abtreibung (Verbrechen gegen § 218 StGB)“ zu drei Jahren Zuchthaus, fünf Jahren Ehrverlust und der Unterbringung in einer Heil- und Pflegeanstalt verurteilt;[29)] nach der von der Abteilung Medizinalangelegenheiten des Mecklenburgischen Staatsministerium im Juni 1939 erfolgten Zurücknahme der Approbation im Juli 1939 aus der Reichsärztekartei gestrichen

Hagen, Dr. Peter von
geboren am 10.5.1907 in Lüttringhausen bei Remscheid/Rheinprovinz; Sohn eines Stadtsekretärs; Gymnasium, 1928 Abitur; Medizinstudium in Freiburg; Dezember 1934 Approbation; Mai 1935 Promotion in Freiburg;[30)] mind. 1936 Assistenzarzt an den Städtischen Krankenanstalten in Essen (Rembrandtstraße 45); Januar 1936 Heirat mit der Haustochter Gela Willms (*5.1.1910 in Kirchweyhe/Niedersachsen, †26.9.1987 in Bremen; Tochter eines Landarztes), vier Kinder; Eintritt in die NSDAP am 1.5.1937, Mitgliedsnummer 5.323.949; ab September 1937 Assistenzarzt an der Lungenheilstätte/Tbc-Krankenhaus Waldeck bei Schwaan; ab 1939 und ab März 1943 Kriegseinsatz in der Wehrmacht; bis 1985 in Weyhe/Niedersachsen (Hauptstraße 14); am 5.1.1985 im Alter von 77 Jahren in Weyhe gestorben

Hahn, Dr. Heinrich Josef Fritz (Heinz)
geboren am 2.2.1918 in Frankfurt/Main/Hessen-Nassau; Sohn eines Kaufmanns; Gymnasium, 1938 Abitur; Medizinstudium; Approbation; mind. 1944 Kriegseinsatz als Unterarzt im Standortlazarett Schwerin (dort auch wohnhaft); 1944 Promotion in Rostock;[31)] Dezember 1944 Heirat mit der Ärztin → Hilde Hahn geb. Pöhlmann, mind. ein Kind; ab mind. 1953 Facharzt für Innere Krankheiten in Frankfurt/Main (Bolongarostraße 77, Foockenstraße 59 und 49, Coventrystraße 35); am 13.2.2014 im Alter von 96 Jahren in Frankfurt/Main gestorben

Hahn, Hilde Anna Berta (geb. Pöhlmann)
geboren am 22.11.1920 in Schwerin/Mecklenburg; Tochter des Arztes → Dr. Carl Pöhlmann; Gymnasium, 1939 Abitur; Medizinstudium; November 1944 Approbation in Karlsruhe; Dezember 1944 Heirat mit dem Arzt → Dr. Heinrich Hahn, mind. ein Kind; Januar 1945 bis mind. 1946 Assistenzärztin am Beobachtungskrankenhaus/Tbc-Genesungsheim Schwerin-Lankow (Lankower Straße 11-15, Schlageterplatz 5); bis mind. 1949 Ärztin in der Praxis ihres Schwagers und ihrer Schwester Dres. Udo und Ursula Deterts (→ Dr. Ursula Weissenborn) in Schwerin (Schelfmarkt 5); ab mind. 1953 in Frankfurt/Main (Bolongarostraße 77); dort ab mind. 1965 niedergelassene Allgemeinpraktikerin (Foockenstraße 49, Coventrystraße 35); am 10.4.2001 im Alter von 80 Jahren in Frankfurt/Main gestorben

---

bezog der Angeschuldigte jährlich eine Rente von 1.000 RM aus der Ärztealtersversicherung“.

29) Dem im Alter von 74 Jahren Verurteilten wurde vorgeworfen, zwischen 1925 und 1934 „im Zustande der verminderten Zurechnungsfähigkeit gewerbsmäßig“ mindestens 17 nachweisbare, wahrscheinlich aber bis zu 30 Abtreibungen „gegen Entgelt in Höhe von 30-150 RM in Carlow und Umgegend vorgenommen zu haben“; meistens habe er „die Schwangerschaft im 2. Monat unterbrochen“, „zweimal jedoch im fünften, einmal im siebten Monat“. Das Gericht hatte – nach Auswertung der privaten Tagebücher Hagens – festgestellt, daß der Angeklagte „sehr gerne gut lebte. Er unternahm häufiger Reisen, insbesondere nach Lübeck und Hamburg, wo er grundsätzlich erste Hotels und Cafés aufsuchte.“ Auch zu Hause trank er „häufiger eine halbe Flasche guten Rotweins“. Mit seinen Einnahmen und der Altersversorgung der Ärzteschaft „konnte der Angeklagte seine Bedürfnisse nicht befriedigen“. Zwar habe er die Schwangerschaftsunterbrechungen zumeist „aus Gutmütigkeit und Willensschwäche“ vorgenommen, dennoch „waren ihm die Einnahmen aus diesen Abtreibungen höchst erwünscht, weil er nur mit ihnen die Kosten seiner über den täglichen Lebensbedarf hinausgehenden Ansprüche bestreiten konnte“. Hagen konnte „aus seiner krankhaften Willensschwäche heraus den Bitten seiner Patienten und seinem Trieb zu dienen, nicht immer den nötigen Widerstand entgegensetzen“. Seine – zumeist in der Weimarer Republik begangenen – „Einzelhandlungen“ hätten sich zwar nicht „gegen höchstpersönliche Rechtsgüter einzelner Volksgenossen“ gerichtet, aber – so die gegen das Rückwirkungsgebot verstoßende Argumentation – „gegen ein Rechtsgut der Gesamtheit, gegen das Interesse des Staates und Volkes an der Erhaltung und Vermehrung der Nation“. Der als „manisch-depressive Natur“, als „vermindert zurechnungsfähiger Sonderling“ angesehene und für haftunfähig erklärte Arzt wurde in der Heil- und Pflegeanstalt Sachsenberg in Schwerin untergebracht.

30) Mit der Arbeit: Ein Beitrag zu Ipsens Narkosephänomen, Freiburg 1934.

31) Mit der Arbeit: Zur Kenntnis der kompletten Vorhof-Kammer-Dissociation (MS).

Haller, Dr. Gustav
geboren am 16.5.1886 in Waldmannshofen/Württemberg; Sohn eines Pfarrers und Schulrats; Gymnasium in Ludwigsburg, 1904 Abitur; Medizinstudium in Berlin an der Kaiser-Wilhelm-Akademie für das militärärztliche Bildungswesen; mind. 1910 Unterarzt im Infanterie-Regiment 46 in Posen, mind. 1911 im Feldartillerie-Regiment 57 in Berlin; Juni 1911 Approbation und Promotion in Berlin;[32] mind. 1915 Kriegseinsatz als Oberarzt im Kürassier-Regiment 1; Dezember 1915 Heirat mit Charlotte Erdmann (*23.9.1885 in Angermünde/Brandenburg, †19.9.1983 in Ahrensbök/Schleswig-Holstein; Tochter eines Königlichen Kreissekretärs und Rechnungsrates), ein Kind; mind. 1920 bis 1921 Stabsarzt der Reichswehr und Assistenzarzt an der Charité in Berlin; mind. 1923 bis 1934 niedergelassener Facharzt für Frauenkrankheiten und Geburtshilfe in Berlin (Platz vor dem Neuen Tor 3); mind. 1928 auch Oberstabsarzt an der geheimen Fliegerschule und Erprobungsstelle der Reichswehr in Lipezk/Rußland; ab 1934 Oberstarzt der Luftwaffe auf dem Flugplatz der Luftwaffenerprobungsstelle in Rechlin bei Röbel; neben dem aktiven Wehrmachts-Sanitätsdienst bis mind. 1944 auch niedergelassener Arzt mit privatärztlicher Tätigkeit in Rechlin; bis 1954 im Ruhestand in Reinfeld/ Schleswig-Holstein (Matthias-Claudius-Straße 21); am 29.1.1954 im Alter von 67 Jahren an Emphysembronchitis und Herzinsuffizienz in Hamburg gestorben

Hamann, Otto Emil Paul
geboren am 13.10.1914 in Gehlsdorf bei Rostock/Mecklenburg; Sohn eines Drogisten und späteren Drogeriebesitzers; Realgymnasium in Rostock, 1935 Abitur; April bis September 1935 Arbeitsdienst bei der RAD-Einheit 5/60 (Güstrow); Oktober 1935 bis Oktober 1937 Wehrdienst im Infanterie-Regiment 27 in Rostock; Medizinstudium in Rostock und Berlin; Dezember 1942 Approbation in Rostock; anschließend dort Assistenzarzt (wohnhaft in Gehlsdorf, Fährstraße 45); ab März 1943 Kriegseinsatz als Arzt im Reservelazarett Treptow/Rega, bis Mai 1945 als Truppenarzt an der Front; Januar 1944 Heirat mit der medizinisch-technischen Assistentin Emilie Wilck (*6.10.1919 in Walsum bei Duisburg, †25.2.2008 in Übach-Palenberg/Nordrhein-Westfalen; Tochter eines Bahnassistenten und späteren Obersteuerinspektors), mind. ein Kind; Mai 1945 bis April 1948 in sowjetischer Kriegsgefangenschaft; Juni bis September 1948 Pflichtassistenzarzt an der Chirurgischen Klinik der Universität Rostock (Maßmannstraße 35); Oktober 1948 bis Februar 1950 Assistenzarzt an der Infektionsabteilung Gehlsheim, ab Februar 1950 wissenschaftlicher Assistent an der Medizinischen Klinik der Universität Rostock (wohnhaft in Gehlsdorf, Fährstraße 45); April 1951 bis mind. 1953 Arzt am Stadtkrankenhaus und Landambulatorium in Malchow (Am Wasserwerk); Februar 1952 Promotion in Rostock;[33] ab April 1954 Facharzt für Innere Medizin; März 1956 Übersiedlung in die Bundesrepublik; ab April 1956 Polizeiarzt in Wuppertal; ab Dezember 1957 Vertragsarzt bei der Kreispolizeibehörde, dann Leitender Medizinaldirektor beim Polizeipräsidenten in Essen; nach einem 1973 erlittenen Herzinfarkt zu 70 Prozent schwerbehindert; ab Dezember 1978 im Ruhestand in Essen (Wesselswerth 59); 1979 Bundesverdienstkreuz; am 24.3.1982 im Alter von 67 Jahren in Essen gestorben

Hammer, Dr. Georg August Julius
geboren am 2.10.1884 in Celle/Hannover; Sohn eines Lehrers; Gymnasium, 1905 Abitur; zunächst Ausbildung zum Lehrer für alte Sprachen; anschließend Tätigkeit an mehreren Gymnasien; zum Studienrat ernannt; Promotion zum Dr. phil.; Medizinstudium in Kiel, Wien und Würzburg; Oktober 1935 Approbation; Arzt in Schleswig-Holstein, Greifswald und auf der Insel Poel; Volontärassistent in Prenzlau (Stettiner Straße 24); bis 1938 Assistenzarzt an der Frauenklinik der Universität Rostock (Doberaner Straße 142); 1938 Arzt in Sondershausen/Thüringen; Oktober 1938 bis mind. 1964 niedergelassener Allgemeinpraktiker in Eisenach/Thüringen (Johannisplatz 2, Straße der SA 7, Johannisstraße 20, Mariental 17); November 1945 Heirat mit Margarete Ritter (*21.8.1897 in Siebleben bei Gotha, †20.5.1966 in Eisenach; Tochter eines Landwirts); am 26.7.1974 im Alter von 89 Jahren in Eisenach gestorben

---

32) Mit der Arbeit: Über Pneumonie in der Schwangerschaft, Ludwigsburg 1911.
33) Mit der Arbeit: Klinische Untersuchungen zur Frage des Zusammenhanges des Typhusbazillus (Eberth) mit Paratyphus A und B, o.O. 1951.

Hannappel, Dr. Karola Anna Katharina

geboren am 28.8.1911 in Hadamar/Hessen-Nassau; Tochter eines Tierarztes; Gymnasium, 1931 Abitur; Medizinstudium in Frankfurt/Main und München; 1937 Approbation; ab 1937 Assistenzärztin an der Medizinischen Universitätsklinik in Frankfurt/Main; dort im April 1939 Promotion;[34] Mai 1939 bis Juli 1942 Stadtärztin am Staatlichen Gesundheitsamt Frankfurt/Main; dort auch Leiterin der Kinderabteilung der „Fürsorgestelle für Gemüts- und Nervenkranke" (Braubachstraße); im Juli 1942 vom Reichsinnenministerium von ihren Dienstgeschäften entbunden und zur kommissarischen Verwendung dem Staatlichen Gesundheitsamt für den Stadt- und Landkreis Wismar zugewiesen; als Nachfolgerin von → Dr. Alfred Neeser dort Vertreterin des Kreismedizinalrats → Dr. Walter Hindenberg, auch in dessen privatärztlicher Tätigkeit;[35] wegen Krankheit, Unterernährung und Beschwerden durch das norddeutsche Klima im Februar 1943 abgelöst; 1943 bis 1975 wieder Ärztin im Bereich Kinder- und Jugendpsychiatrie am kommunalen Gesundheitsamt Frankfurt/Main (Raabestraße 10, Wolfsgangstraße 22, Grethenweg 76); dort nach 1945 auch Leiterin der Ehe- und Erziehungsberatungsstelle; 1957 zur Medizinalrätin, 1962 zur Obermedizinalrätin ernannt; unverheiratet; am 31.1.1989 im Alter von 77 Jahren in Frankfurt/Main gestorben

Hannemann, Dr. Bernhard Johannes Heinrich

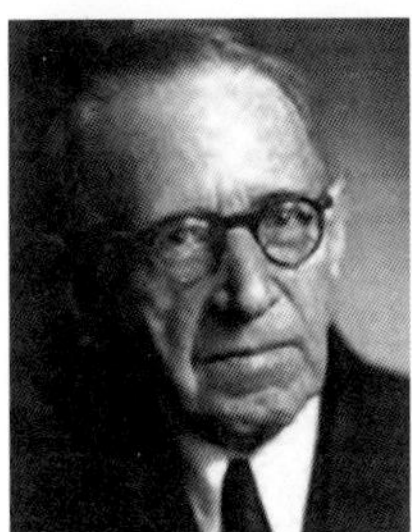

geboren am 16.3.1883 in Berlin; Sohn eines Kaufmanns und Bankangestellten; Gymnasium in Berlin, 1903 Abitur; Medizinstudium in Heidelberg, Berlin und Freiburg; als Einjährig-Freiwilliger dazwischen von 1905 bis 1906 Militärdienst beim Garde-Grenadier-Regiment 2; Juli 1908 Promotion in Freiburg;[36] 1908 bis 1909 Medizinalpraktikant in Freiburg und am Kreiskrankenhaus in Berlin-Lichterfelde; Juni 1909 Approbation; 1909 bis 1910 Assistenzarzt am Pathologischen Institut des Urban-Krankenhauses in Berlin (Am Urban 12-18) und am Westend-Krankenhaus in Berlin-Charlottenburg; 1910 bis 1912 Assistenzarzt an der HNO-Klinik der Universität Rostock (Doberaner Straße 137-139), 1912 bis 1914 an der HNO-Klinik der Universität Jena; Februar 1914 bis mind. 1915 niedergelassener Facharzt für Hals-, Nasen- und Ohrenkrankheiten in Stettin (Falkenwalder Straße 127); April 1914 Heirat mit Gertrud Dobbertin (*5.1.1893 in Rostock, †1.1.1942 in Rostock; Tochter eines Lehrers), drei Kinder; ab 1915 Kriegseinsatz, bis Juli 1919 in französischer Kriegsgefangenschaft; September 1919 bis 1945 niedergelassener Facharzt für Hals-, Nasen- und Ohrenkrankheiten mit Privatklinik in Rostock (Johann-Albrecht-Straße 7, Kaiser-Friedrich-Straße 2 und 1, Kröpeliner Straße 38); 1926 bis 1933 Mitglied des Ausschusses des Rostocker Ärztevereins; Eintritt in die NSDAP am 1.5.1937, Mitgliedsnummer 4.723.645; September 1939 bis August 1944 Kriegseinsatz im Heimatdienst bei der Luftwaffe, mind. 1942 als Oberstabsarzt, daneben eingeschränkte Weiterführung seiner Praxis; aus Altersgründen als Oberfeldarzt aus der Wehrmacht entlassen; 1945 bis 1946 kommissarischer Leiter der HNO-Klinik der Universität Rostock; März 1946 bis November 1947 Mitglied der CDU; mind. 1947 bis 1958 wieder niedergelassener HNO-Arzt in Rostock (Kröpeliner Straße 38, Heinrich-Lersch-Straße 9, Stalinstraße 60);[37] am 26.10.1959 im Alter von 76 Jahren in Rostock gestorben

Hansen, Irmgard Mary Elfriede

geboren am 20.7.1908 in Süderballig/Nordschleswig; Tochter eines Lehrers; Oberlyzeum in Flensburg, 1928 Abitur; Medizinstudium in Kiel und Graz; Dezember 1933 bis Dezember 1934 Medizinalpraktikantin an der Inneren und Kinder-Abteilung des Städtischen Krankenhauses in Wiesba-

34) Mit der Arbeit: Prolanbestimmung im Suboccipital-Liquor und im Urin bei Hypertonien, Burgsteinfurt 1939.

35) In einer von Hindenberg angefertigten dienstlichen Beurteilung hieß es im Dezember 1942, Frau Dr. Hannappel sei „in allen Zweigen der Dienstaufgaben [des Staatlichen Gesundheitsamtes Wismar] eingesetzt" gewesen und habe sich „allen Anforderungen gewachsen" gezeigt; „besonders gute Leistungen erwies sie in der Erb- und Rassenpflege, in der Mütter- und Säuglingsbetreuung und im schulärztlichen Dienst"; bei der „Durchführung der Maßnahmen zur Verhütung der Ausbreitung von Infektionskrankheiten" habe sie „große Umsicht" gezeigt. Frau Hannappel habe eine „besondere Eignung für den Medizinalbeamtenberuf".

36) Mit der Arbeit: Über einen Fall von Syringomyelie, Emmendingen 1908.

37) Verschwieg bei der Entnazifizierung im November 1947 seine NSDAP-Mitgliedschaft.

den; Dezember 1934 Approbation; anschließend Assistenzärztin an der Tuberkulose-Kinderklinik in Scheidegg/Bayern; Sommer 1936 bis Ende 1942 auch BDM-Ärztin; 1936 bis 1938 Volontärassistentin bzw. Assistenzärztin an der Lungenheilstätte Amsee bei Waren; ab März 1938 Assistenzärztin am Städtischen Krankenhaus in Wiesbaden (Hallgarter Straße 1); Juni 1938 bis März 1939 Assistenzärztin an der Kinderheilanstalt Ecktannen in Waren; ab April 1939 Assistenzärztin, ab Juli 1940 Oberärztin an der Kinderabteilung des Krankenhauses am Zeisigwald in Chemnitz; ab März 1940 Fachärztin für Kinderkrankheiten; ab September 1942 Ärztin in der SS-Dienststelle Oslo/Norwegen; ab Februar 1944 Revierärztin an der Kinderheilstätte Auerswalde/Sachsen; März 1945 bis Juni 1946 Assistenzärztin an der Nervenklinik in Chemnitz; Juli 1947 Promotion in Mainz;[38] 1947 bis Januar 1970 niedergelassene Kinderärztin in Wiesbaden (Hallgarter Straße 1, Emser Straße 13, Mauritiusplatz 1, Dotzheimer Straße 57); ab Januar 1970 in Niedernhausen/Hessen; unverheiratet; am 17.2.1990 im Alter von 81 Jahren in Niedernhausen gestorben

Hansen, Prof. Dr. Rolf

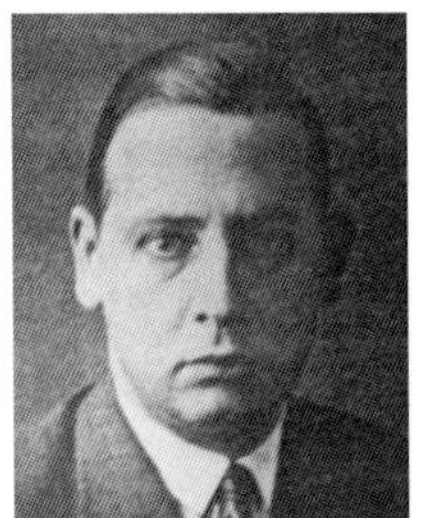

geboren am 23.3.1901 in Hamburg; Sohn eines Amtsanwalts und späteren Amtsrichters; Realgymnasium in Hamburg; Juli bis November 1918 Kriegshilfsdienst beim Westfälischen Jungmannen-Kommando, mit diesem zu Erntearbeiten in Frankreich eingesetzt; April 1919 Abitur; Juli bis Oktober 1919 Freiwilliger im Freikorps in Hamburg-Bahrenfeld; Medizinstudium in Freiburg und Hamburg; 1925 bis 1926 Medizinalpraktikant am Krankenhaus in Hamburg-Eppendorf; April 1926 Approbation und Juli 1926 Promotion in Hamburg;[39] September 1926 bis Februar 1931 Assistenzarzt an den Physiologischen Universitätsinstituten in Freiburg, Jena und Hamburg-Eppendorf sowie an der Chirurgischen Universitätsklinik in Frankfurt/Main und an der chirurgischen Abteilung des Elisabethstifts in Darmstadt; Februar 1931 bis Februar 1934 Assistenzarzt an der Universitäts-Frauenklinik in Hamburg-Eppendorf (dort auch wohnhaft); dort Eintritt in die NSDAP am 1.5.1933, Mitgliedsnummer 3.279.017; ab November 1933 auch Mitglied der SS, Nr. 174.569, Dienst im 3. Sturm des I. Sturmbannes der 28. SS-Standarte in Hamburg; dort im Februar 1934 Habilitation;[40] anschließend Dozent für Frauenheilkunde und Geburtshilfe; März 1934 Heirat mit Ilse Rathje (*19.3.1910 in Hamburg, †30.10.1982 in Hamburg; Tochter eines Kaufmanns und Kaffeemaklers; Eintritt in die NSDAP am 1.1.1940, Mitgliedsnummer 7.919.176), drei Kinder; April 1934 bis mind. 1940 Oberarzt an der Frauenklinik der Universität Rostock (Doberaner Straße 142, Ulmenstraße 81); ab 1934 auch Privatdozent an der universitären Hebammenlehranstalt; Mitglied des NSDÄB und des NS-Dozentenbundes; als SS-Oberscharführer ab 1935 nebenamtlicher Sturmbannarzt des III. Sturmbannes der 22. SS-Standarte in Rostock; bis Februar 1937 auch nebenamtlicher Führer des SS-Sanitätssturmes XXXIII; als SS-Hauptscharführer von Februar bis Juli 1937 nebenamtlicher Führer des Ausbildungsstabes der Sanitätsabteilung XXXIII; Juli 1937 bis Januar 1941 nebenamtlicher Führer der Sanitäts-Abteilung bzw. Abschnittsarzt des SS-Abschnitts XXXIII in Schwerin bzw. Rostock; in Rostock im September 1937 zum SS-Untersturmführer und im September 1939 zum SS-Obersturmführer befördert; ab September 1939 Kriegseinsatz als Abteilungsarzt und Oberarzt, u.a. in der SS-Panzerjägerabteilung 11 im Polen- und Frankreichfeldzug, 1940 EK II, KVK II. Kl. m.S.; im Dezember 1939 zum außerplanmäßigen Professor für Frauenheilkunde an der Universität Rostock ernannt; als Vertreter von → Prof. Dr. Gustav Haselhorst 1940 für die Leitung der Frauenklinik der Universität Rostock und der mecklenburgischen Landeshebammenlehranstalt uk gestellt und aus der Waffen-SS entlassen; auf Drängen des Hamburger Senators Dr. Friedrich Ofterdinger im Dezember 1941 als kommissarischer Direktor an die Frauenklinik in Hamburg-Finkenau versetzt; dort auch Leiter der Hebammenlehranstalt; ab Januar 1942 SS-Führer im SS-Abschnitt XV, im April 1943 zum SS-Hauptsturmführer befördert; nach persönlicher Intervention des Reichsstatthalters Karl Kaufmann ab November 1944 regulärer Direktor der Frauenklinik in Hamburg-Finkenau; ab 1944 auch außerplanmäßiger Professor für Frauenheilkunde und Geburtshilfe an der Universität Hamburg;

38) Mit der Arbeit: Über die Dysostosis cleidocranialis (MS).
39) Mit der Arbeit: Neuere Methoden in der Behandlung der Lepra, Hamburg 1925.
40) Mit der Arbeit: Atmung und Kreislauf bei Lungen- und Thoraxkranken in der Schwangerschaft (MS).

mind. 1952 bis 1953 niedergelassener Facharzt für Frauenkrankheiten und Geburtshilfe in Hamburg (Esplanade 39, Heinrich-Traun-Straße 54, Maria-Louisen-Straße 39); am 9.6.1953 im Alter von 52 Jahren an Lymphogranulomatose, Metastasen und Urämie in Hamburg gestorben

Hantsoo, Dr. Leonhard Johann

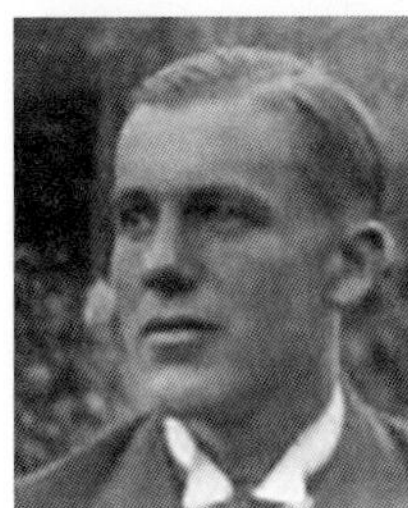

geboren am 2.12.1904 in Reval/Estland; Gymnasium in Reval, Abitur; Medizinstudium in Dorpat/Estland; Approbation; Promotion; bis mind. 1937 Arzt in Dorpat; spätestens 1937 Heirat mit der Krankenschwester und Labortechnikerin Teisi Teder (*13.7.1907 in Woronesch/Rußland, †9.12.1971 in Hyattsville/USA), zwei Kinder; mind. 1940 Arzt in Pärnu/Estland; 1944 Flucht nach Deutschland; November 1944 bis April 1945 notdienstverpflichteter Assistenzarzt am Kreiskrankenhaus in Hagenow (Manfred-von-Richthofen-Straße 1); bis März 1950 im Umsiedlerlager Wentorf bei Hamburg; März 1950 Auswanderung in die USA; mind. 1950 in Baltimore/USA; mind. 1954 bis 1960 Chirurg in Washington/USA; ab mind. 1971 in Hyattsville; am 20.4.1982 im Alter von 77 Jahren in Hyattsville gestorben

Hardt, Dr. Heinrich Eberhard August

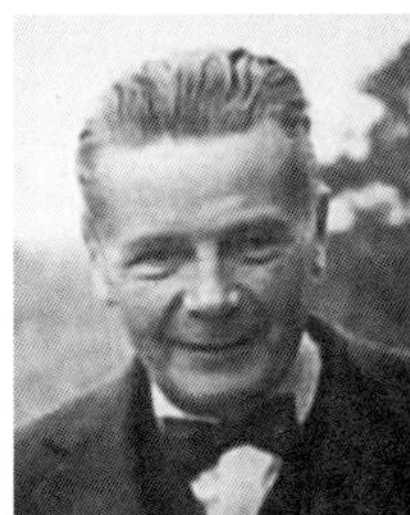

geboren am 18.6.1896 in (Burg) Stargard/Mecklenburg; Sohn eines Hotelbesitzers, Gastwirts, Fabrikanten, Gutsbesitzers und späteren Senators; Gymnasien in Neubrandenburg und Neustrelitz; August 1914 bis August 1918 Kriegseinsatz im Feldartillerie-Regiment 51, zuletzt als Leutnant und Batterieführer, nach viermaliger Verwundung im September 1919 zu 80 Prozent kriegsbeschädigt aus dem Lazarett entlassen, EK II und I sowie Verwundetenabzeichen in Silber; dazwischen im Januar 1916 Notabitur; Medizinstudium in Freiburg und Rostock; Mai 1924 Promotion in Rostock;[41] 1924 bis 1925 Medizinalpraktikant an Universitätskliniken in Jena; dort 1924 Mitbegründer des „Heil- und Erziehungsinstituts für seelenpflegebedürftige Kinder Lauenstein e.V." und der anthroposophisch orientierten Heilpädagogik; Mai 1925 Approbation in Schwerin; anschließend niedergelassener Allgemeinpraktiker in Jena und Heilpädagoge am dortigen Kinderheim „Lauenstein" (dafür begonnene Facharztausbildung zum Chirurgen aufgegeben); Februar 1928 bis 1941 niedergelassener Allgemeinpraktiker in Altefeld bei Eschwege; dort auch Schularzt; September 1928 Heirat mit der Kindergärtnerin und Krankenschwester Margarete Becker (*26.1.1899 in Gotha, †8.3.1972 in Murrhardt/Baden-Württemberg; Tochter eines Drogisten), zwei Kinder; April 1932 Umzug des Kinderheims „Lauenstein" von Jena nach Altefeld, dort weiterhin Heilpädagoge und dann auch Gesamtleiter der Einrichtung (im Heim lebten etwa 70 Kinder und 40 Mitarbeiter); ab Oktober 1933 Mitglied der NSKOV, ab Juli 1936 Mitglied des Opferrings der NSDAP; September bis November 1939 Kriegseinsatz im Reservelazarett Rotenburg/Fulda, November 1939 bis Juni 1940 im Reservelazarett Fürstenhagen bei Kassel, Juni bis August 1940 als Abteilungsarzt im Reservelazarett Bad Wildungen; im August 1940 in die Führerreserve des Wehrkreises IX (Kassel) versetzt und uk gestellt; August 1941 Umzug des Kinderheims „Lauenstein" von Altefeld nach Seewalde bei Wesenberg/Stargard, dort weiterhin Heilpädagoge und Leiter; ab August 1941 auch niedergelassener Allgemeinpraktiker in Seewalde; ab Dezember 1941 hauptamtlich notdienstverpflichteter Hilfsarzt am Staatlichen Gesundheitsamt Neustrelitz; daneben auch Arzt in der NSV-Mütterberatung;[42] bis April 1949 Leitender Arzt am Kinderheim „Lauenstein" in Seewalde, das dann durch das Land Mecklen-

41) Mit der Arbeit: Über das Verhalten des Blutzuckers bei anämischen Zuständen, insbesondere bei perniciöser Anämie (MS).

42) In einer Beurteilung formulierte der Leiter des Staatlichen Gesundheitsamtes Neustrelitz, → Dr. Johannes Zwar, im Oktober 1944, Hardt sei ein „durchaus zuverlässiger und pflichtbewußter Arzt", er habe „überdurchschnittliche [medizinische] Kenntnisse", dennoch lasse er „manchmal etwas die nötige Härte vermissen"; er sei durch seine „80prozentige Erwerbsminderung" aus dem Ersten Weltkrieg „doch etwas behindert", so habe er „praktisch nur eine atmende Lunge"; „die linke Seite ist durch eine riesige Plastik nach Zertrümmerung sämtlicher Rippen durch Granateinschlag ganz dick verschwartet", und Hardts Herz sei „durch Schrumpfung des Bindegewebes erheblich verzogen".

burg übernommen und aufgelöst wurde; ab 1949 in Westberlin; 1950 bis 1956 Heim- und Schularzt am Landschulheim in Benefeld/Lüneburger Heide; 1956 schwer erkrankt und nach Neetze/Lüneburger Heide verzogen (Lebensgemeinschaft „Birkenhof"); bis Oktober 1972 in Murrhardt (Römerstraße 24); ab Oktober 1972 in Ochsenwang/Baden-Württemberg (Am Auricht); am 23.7.1981 im Alter von 85 Jahren in Arlesheim/Schweiz gestorben

Harmel, Dr. Arthur Paul
geboren am 6.3.1872 in Breslau/Schlesien; Sohn eines Gestütsrendanten; Gymnasium in Berlin, 1891 Abitur; Medizinstudium in Berlin an der Kaiser-Wilhelm-Akademie für das militärärztliche Bildungswesen; August 1895 Promotion[43] und November 1897 Approbation in Berlin; Februar 1896 bis Dezember 1922 aktiver Militärarzt, u.a. Dezember 1897 bis Juli 1900 im Standortlazarett Schwerin, Oktober 1902 bis April 1904 als Oberarzt im Artillerie-Regiment 60 in Schwerin (Ostorf, Kaserne), mind. 1904 als Stabsarzt in Prenzlau (Schwedter Straße 21), mind. 1905 als Chefarzt im Armee-Genesungsheim des Ostasiatischen Expeditionskorps in Shioya (Hyōgo)/Japan, mind. 1906 bis 1911 als Stabsarzt im II. Bataillon des 4. Magdeburger Infanterie-Regiments 67 in Metz, April 1921 bis Dezember 1922 als Standortarzt und Chefarzt im Standortlazarett Schwerin, zuletzt als Generalarzt; ab Juni 1921 auch Privatpraxis in Rugensee bei Schwerin; September 1903 Heirat mit Emma Vollbrecht (*18.3.1880 in Schwerin, †29.12.1956 in Schwerin; Tochter des Arztes und Sanitätsrates Dr. Heinrich Vollbrecht *1842, †1921), drei Kinder; Mai 1924 bis 1939 niedergelassener Allgemeinpraktiker in Rugensee bei Schwerin; ab September 1939 Kriegseinsatz auf der NS-Ordensburg Krössinsee/Pommern; mind. 1941 Arzt in Lübstorf bei Schwerin; bis mind. Frühjahr 1945 praktischer Arzt in Brüel; ab mind. August 1945 wieder niedergelassener Allgemeinpraktiker in Rugensee; dort bis 1956 im Ruhestand; am 1.1.1956 im Alter von 83 Jahren an Cerebralsklerose und degenerativem Myocardschaden in Schwerin gestorben

Harmel, Dr. Hans-Dietrich Willy
geboren am 24.5.1911 in Metz/Elsaß-Lothringen; Sohn des Arztes → Dr. Arthur Harmel; Gymnasium, 1931 Abitur; Medizinstudium in Berlin; dort im November 1937 Approbation und im November 1938 Promotion;[44] ab mind. Frühjahr/Sommer 1945 praktischer Arzt in Brüel; bis Juni 1946 Arzt in Rugensee bei Schwerin, wahrscheinlich in der Praxis seines Vaters; Juni 1946 bis mind. 1952 niedergelassener Allgemeinpraktiker in Schwerin (Lübecker Straße 89, Ernst-Thälmann-Straße 20, Steinstraße 27, Karl-Liebknecht-Straße 13); April 1948 Heirat mit der Schauspielerin Helga Janssen verw./gesch. Harmuth (*21.9.1920 in Wilhelmshaven; Tochter eines Ingenieurs); nach Übersiedlung in die Bundesrepublik mind. 1960 bis 1982 niedergelassener Allgemeinpraktiker in Hannover (Steintorfeldstraße 1, Walter-Gieseking-Straße 26); am 13.8.1982 im Alter von 71 Jahren in Hannover gestorben

Harms, Dr. Charlotte Adolfine Luise
geboren am 13.11.1888 in Schlutow bei Malchin/Mecklenburg; Tochter eines Domänenpächters; Realgymnasium, 1909 Abitur; Medizinstudium in Göttingen, Marburg und Rostock; Dezember 1922 Approbation; Februar 1923 Promotion in Hamburg;[45] November 1930 bis 1961 niedergelassene Allgemeinpraktikerin, ab 1938 auch Fachärztin für Frauenkrankheiten in Güstrow (Friedrich-Franz-Straße 6, Bleicherstraße 10); ab 1936 auch nebenamtliche Ärztin im Hilfswerk „Mutter und Kind" der NSV in Güstrow; dort Eintritt in die NSDAP am 1.5.1937, Mitgliedsnummer 5.950.492; mind. 1937 bis 1939 auch für die Mütterberatung zuständige nebenamtliche Hilfsärztin am Staatlichen Gesundheitsamt Güstrow; im Januar 1946 kurzzeitig von der sowjetischen Besatzungsverwaltung inhaftiert, im März 1946 wurde ihre Praxis von Dr. Else Court (die im Konzentrationslager Ravensbrück interniert und dort Häftlingsärztin war) übernommen; bis 1961 auch Ärztin an den Krankenanstalten in Güstrow; unverheiratet; am 12.10.1961 im Alter von 72 Jahren an Schädelbruch mit schwerer Gehirnquetschung und Unterschenkelbruch in Güstrow gestorben

43) Mit der Arbeit: Über Hemiplegie nach Diphtherie, Berlin 1895.
44) Mit der Arbeit: Wie oft kommen metastatische Parotisabszesse bei Magenresektionen vor?, Berlin 1938.
45) Mit der Arbeit: Über angeborene Herzschwielen (MS).

Hartert, Prof. Dr. Wilhelm Ferdinand
geboren am 7.7.1880 in Groß Schneen/Hannover; Sohn eines Arztes; Gymnasium in Göttingen, 1901 Abitur; Medizinstudium in Göttingen, München und Berlin; 1906 Approbation und Oktober 1906 Promotion in Göttingen;[46] 1906 bis 1907 Schiffsarzt; Oktober 1907 bis September 1911 Assistenzarzt am Pathologischen Institut und an der Medizinischen Klinik der Universität Göttingen; ab Oktober 1911 Assistenzarzt an der Chirurgischen Klinik der Universität Tübingen; dort 1916 Habilitation;[47] anschließend bis mind. 1918 Privatdozent und Facharzt für Chirurgie in Tübingen (Rümelinstraße); daneben ab 1916 Kriegseinsatz als ordinierender Arzt im Reservelazarett II in Göttingen; September 1917 Heirat mit der Haustochter Hanna Iben (*24.1.1897 in Vechta/Oldenburg, †21.8.1977 in Neustadt an der Weinstraße/Rheinland-Pfalz; Tochter eines Pastors und späteren Oberkirchenrates), vier Kinder; in Göttingen 1922 zum außerordentlichen Professor ernannt; Mai 1923 bis mind. April 1945 Chefarzt und Direktor des Mecklenburg-Strelitzschen Landeskrankenhauses bzw. des Landeskrankenhauses Carolinenstift in Neustrelitz (Georgstraße 1-6, Tiergartenstraße 13); 1927 zum Obermedizinalrat ernannt; ab 1934 Vornahme von Sterilisationen bei Personen, die nach dem Gesetz zur Verhütung erbkranken Nachwuchses unfruchtbar gemacht wurden; Mitglied des NSKK; Eintritt in die NSDAP am 1.5.1937, Mitgliedsnummer 4.647.573; ab 1940 Kriegseinsatz als Chefarzt des Wehrmachts-Reservelazaretts II in Neustrelitz, daneben Weiterführung der Leitung des Carolinenstifts; mind. 1949 bis 1961 in Bad Tölz/Bayern (Kalvarienberg 1); am 13.11.1961 im Alter von 81 Jahren in Heidelberg gestorben

Hartge, Dr. Edgar Ferdinand August
geboren am 3.5.1911 in Hannover; Sohn eines Kaufmanns sowie späteren Wild- und Geflügelhändlers; Realgymnasium in Hannover, 1930 Abitur; Medizinstudium in Göttingen; nach vierjähriger Studienpause ab 1936 Weiterführung des Medizinstudiums in Rostock; September 1939 Approbation; anschließend mglw. Volontärassistent in Rostock; Juli 1940 bis mind. 1942 Volontärassistent am Krankenhaus Ricklingen in Hannover (Waldhausenstraße 2); ab August 1940 Kriegseinsatz in der Wehrmacht, mind. 1942 als Assistenzarzt „im Felde"; Mai 1941 Promotion in Rostock;[48] Juli 1942 Heirat mit der Kindergärtnerin Anni Wöhrmann (*9.5.1915 in Herford/Westfalen, †2.10.2007 in Hannover; Tochter eines Bäckers und späteren Bäckermeisters), mind. ein Kind; ab mind. 1950 Facharzt für Innere Krankheiten in Hannover (Jordanstraße 49, Redenstraße 5, Wiesenstraße 77); spätestens 1955 zum Medizinalrat ernannt; am 10.8.1993 im Alter von 82 Jahren in Hannover gestorben

Hartkopf, Dr. Walfrid Wilhelm Albert
geboren am 5.3.1912 in Kothlow/Pommern; Sohn eines Lehrers; Oberrealschule in Köslin, 1932 Abitur; Medizinstudium in Göttingen, Marburg, Heidelberg und Rostock; 1938 bis 1939 Medizinalpraktikant am Anatomischen Institut und an der Medizinischen Poliklinik der Universität Rostock (Gertrudenstraße 9, Schröderplatz); April 1939 Approbation in Schwerin; November 1939 bis 1940 Assistenzarzt an der Medizinischen Poliklinik der Universität Rostock (Schröderplatz); Februar 1940 Promotion in Rostock;[49] April 1940 bis 1941 Assistenzarzt an der Chirurgischen Klinik der Städtischen Krankenanstalten in Brandenburg/Havel, 1941 an der Landesfrauenklinik in Stettin und 1941 bis 1942 an der Chirurgischen Klinik des Städtischen Krankenhauses in Bad Freienwalde/Brandenburg; ab Dezember 1942 dienstverpflichteter Arzt in der Praxis von Dr. Walther Kuck in Bad Freienwalde (Gartenstraße 2); ab Juni 1943 Kriegseinsatz in der Wehrmacht, daneben bis Mai 1944 noch in Bad Freienwalde tätig; 1946 bis 1952 Facharzt für Chirurgie an der Chirurgischen Klinik des Städtischen Krankenhauses Heerstraße in Berlin-Charlottenburg, 1952 an der Chirurgischen Klinik der Freien Universität in Westberlin, 1953 am Städtischen Krankenhaus Westend in Westberlin und an der Chirurgischen Abteilung des Evangelischen Krankenhauses in Schwerte/Ruhr; ab 1953 Ober-

46) Mit der Arbeit: Das Dioptometer. Ein neuer Apparat zur subjektiven und objektiven Refraktionsbestimmung, Göttingen 1906.
47) Mit der Arbeit: Ein neuer Weg zur Wahrung vollkommener Asepsis bei Magen-Darm-Operationen, Tübingen 1916.
48) Mit der Arbeit: Die Bedeutung der Persönlichkeitsveränderungen für die Diagnostik der erblichen Fallsucht, Berlin 1940.
49) Mit der Arbeit: Der Einfluß der Röntgenstrahlen auf den Vitamin-A-Haushalt, Rostock 1940.

arzt, mind. 1969 bis 1980 Chefarzt an der Chirurgischen Abteilung des Humboldtkrankenhauses in Westberlin (Emmentaler Straße 43-45); 1991/92 gestorben

Hartmann, Dr. Karl

geboren am 31.10.1888 in Marburg/Hessen-Nassau; Sohn eines Privatlehrers sowie Heimat- und Mundartdichters; Realgymnasium in Siegen, 1909 Abitur; Medizinstudium in Erlangen, Marburg, München und Rostock; Medizinalpraktikant an der Augenklinik der Universität Rostock; August 1914 Approbation in Rostock; August 1914 bis November 1918 Kriegseinsatz, zunächst als Unterarzt im Feldlazarett 6 des XVIII. Armeekorps, dann als Bataillonsarzt im Infanterie-Regiment 21, zuletzt als Oberarzt; Dezember 1917 Promotion in Rostock;[50] 1919 bis April 1920 Assistenzarzt am Kreiskrankenhaus in Berlin-Lichterfelde und an der Universitäts-Frauenklinik in Berlin; Mai 1920 bis 1941 niedergelassener Allgemeinpraktiker in Neubrandenburg (Treptower Straße 11); Juni 1921 Heirat mit dem Kinderfräulein Margarete Ronte (*11.5.1897 in Barmen, †20.4.1984 in Bohnhorst/Niedersachsen; Tochter eines Oberstudienrats), fünf Kinder; Mitglied des ärztlichen Ehrengerichts Neustrelitz; ab 1939 Kriegseinsatz in der Wehrmacht, 1941 Praxis geschlossen (wurde dann vom Hilfskassenarzt → Dr. Alfred Keerd übernommen); Februar 1942 bis April 1945 Chefarzt des Kriegsgefangenenlazaretts Stalag II A der Wehrmacht bei Neubrandenburg; ab Mai 1945 wieder niedergelassener Allgemeinpraktiker in Neubrandenburg, dort auch Behandlung der Führung der sowjetischen Militärverwaltung; 1948 vom sowjetischen Sicherheitsdienst verhaftet und wegen des – nicht zutreffenden – Vorwurfs der „ungenügenden medizinischen Pflege von sowjetischen Kriegsgefangenen" von einem sowjetischen Militärtribunal zu lebenslanger Haft verurteilt; Strafverbüßung im Zuchthaus Bautzen, im Dezember 1955 vorzeitig entlassen; bis 1980 im Ruhestand in Betzdorf/Rheinland-Pfalz (Freiherr-vom-Stein-Straße 18); am 5.6.1980 im Alter von 91 Jahren in Betzdorf gestorben

Hartmann, Dr. Karl Wilhelm

geboren am 30.5.1909 in Grone bei Göttingen/Hannover; Sohn eines Tischlers; Gymnasium, 1929 Abitur; Medizinstudium in Göttingen; März 1935 Approbation und April 1935 Promotion in Göttingen;[51] ab 1936 Assistenzarzt am Pharmakologischen Institut, an der Medizinischen Klinik und dem Pathologischen Institut der Universität Göttingen; mind. 1938 bis 1948 Assistenzarzt an der Chirurgischen Klinik der Universität Rostock (dort auch wohnhaft: Maßmannstraße 35); dort auch Mitglied der SS; ab 1939 Kriegseinsatz, im Februar 1943 aus der Wehrmacht entlassen; Dezember 1941 Heirat mit Maria Boldt (*18.9.1920 in Stettin, †1.8.2007 in Itzehoe/Schleswig Holstein; Tochter eines Lehrers); als Facharzt für Chirurgie und Urologie von 1951 bis 1970 Chefarzt in eigener Privatklinik („Klinik Dr. Hartmann") in Itzehoe (Berliner Platz 6); am 28.6.1970 im Alter von 61 Jahren in Hamburg gestorben

Hartmann, Dr. Walter Gottlob

geboren am 25.10.1905 in Leipzig/Sachsen; Sohn eines Militär-Bauinspektors; Gymnasium, 1925 Abitur; Medizinstudium in Berlin; 1930 bis 1931 Medizinalpraktikant am Paulinenhaus in Berlin-Charlottenburg; September 1931 Approbation und September 1932 Promotion in Berlin;[52] 1931 bis 1933 Assistenzarzt an den Pathologischen Instituten in Dresden-Friedrichstadt und in Berlin-Friedrichshain; ab Januar 1934 Mitglied der SA; 1934 bis Januar 1936 Assistenzarzt am Krankenhaus in Berlin-Lankwitz (Woyrschstraße 30); ab Januar 1936 Assistenzarzt in Mecklenburg; 1936 bis 1937 Assistenzarzt am Kreiskrankenhaus in Rüdersdorf-Kalkberge bei Berlin; als Facharzt für Chirurgie von 1937 bis 1945 Assistenzarzt an der Chirurgischen Universitätsklinik im Krankenhaus St. Jakob in Leipzig (Liebigstraße 20); September 1939 Heirat mit Minna Krais (*19.11.1915 in Stuttgart, †3.2.2015 in Marlow; Tochter eines Arztes), zwei Kinder; ab Juli 1940 Kriegseinsatz bei der Luftwaffe; ab mind. 1949 Arzt, mind. 1958 bis 1972 Chefarzt an der Chirurgischen Abteilung des Kreiskrankenhauses in Forst/Lausitz (Robert-Koch-Straße 35); am 15.7.1981 im Alter von 75 Jahren in Forst gestorben

---

50) Mit der Arbeit: Über den Blendungsschmerz, Rostock 1917.
51) Mit der Arbeit: Der Einfluß der Innendruckerhöhung des isolierten Uterus auf die Wirkung der Wehenmittel, Weende-Göttingen 1935.
52) Mit der Arbeit: Die Wirkung der Adenosinphosphorsäure im Elektrokardiogramm, Berlin 1932.

Hartwig, Dr. Dr. Hans Martin Friedrich
geboren am 27.7.1903 in Gadebusch/Mecklenburg; Sohn eines Friseurs und späteren Dentisten; Gymnasium, 1923 Abitur; Zahnmedizin- und Medizinstudium in Rostock; dort im Juli 1927 Promotion zum Dr. med. dent.;[53)] Juli 1929 Approbation; mind. 1929 Assistenzarzt am Pathologischen Institut der Universität Rostock (Gertrudenstraße); dort 1929 Promotion zum Dr. med.;[54)] November 1931 bis mind. 1968 niedergelassener Facharzt für Zahn-, Mund- und Kieferkrankheiten in Aachen (Theaterplatz 17, Wallstraße 54, Beverstraße 28); November 1931 Heirat mit Elfriede Kosegarten; ab September 1939 Kriegseinsatz in der Wehrmacht; am 20.10.1984 im Alter von 81 Jahren in Aachen gestorben

Hasbach, Dr. Christa Anna Auguste (geb. Bloch, spätere Blumenbach-Hasbach)
geboren am 20.12.1913 in Posen; Lyzeum in Rogasen und Gymnasium in Bromberg, 1932 Abitur; Medizinstudium in Breslau, München, Freiburg und Bonn; 1939 Approbation; ab Juli 1940 Assistenzärztin am Städtischen Krankenhaus in Litzmannstadt (Danziger Straße 77); September 1941 Promotion in Breslau;[55)] Dezember 1941 Heirat mit dem Landwirt und späteren Abteilungsleiter im SS-Ansiedlungsstab in Litzmannstadt Dr. Hasso Hasbach (*6.3.1912 in Berlin, †5.5.1942 in Berlin; Sohn eines Politikers und Gutsbesitzers), ein Kind; ab September 1943 Assistenzärztin an der Städtischen Kinderklinik in Danzig (Delbrückallee 7); als Fachärztin für Kinderkrankheiten nach Flucht bis mind. August 1945 praktische Ärztin in Hundorf bei Rehna; mind. 1950 bis 1968 Kinderärztin in Lüneburg/Niedersachsen (Am Sande 26, Schießgrabenstraße 15, Hindenburgstraße 107); Oktober 1958 Heirat mit dem Nervenfacharzt Dr. Arnold Blumenbach (*14.8.1891 in Riga, †24.1.1977 in Vögelsen bei Lüneburg; Sohn eines Juristen und Sekretärs der Steuerverwaltung); ab mind. 1977 in Vögelsen (Drosselweg 9); am 15.6.2010 im Alter von 96 Jahren in Vögelsen gestorben

Haselhorst, Prof. Dr. Gustav Heinrich Friedrich

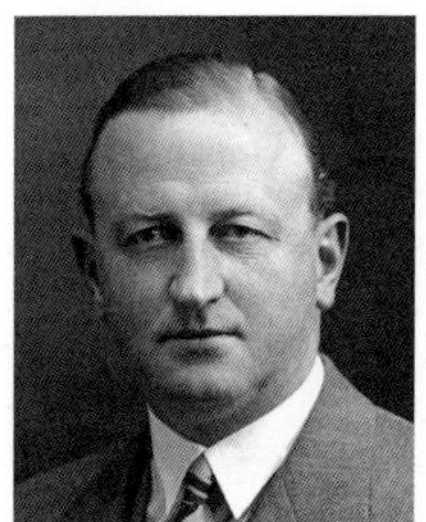

geboren am 28.3.1893 in Westkilver bei Herford/Westfalen; Sohn eines Landwirts; Realgymnasium in Bielefeld, 1912 Abitur; Medizinstudium in Kiel, Heidelberg, Freiburg und Göttingen; dazwischen von August 1914 bis November 1918 Kriegseinsatz als Feldhilfsarzt und Heeressanitäter, EK II und EK I; März 1920 Approbation; ab 1920 Assistenzarzt an der Universitäts-Frauenklinik Hamburg; Oktober 1920 Promotion in Hamburg;[56)] bis Februar 1922 Assistenzarzt an der Medizinischen Klinik der Universität Hamburg, März 1922 bis Mai 1924 wieder an der Universitäts-Frauenklinik Hamburg und Juni 1924 bis April 1926 an der Chirurgischen Universitätsklinik Hamburg; Mai 1926 bis September 1933 Oberarzt an der Universitäts-Frauenklinik Hamburg (Martinistraße 52); dort im Juli 1926 Habilitation;[57)] seitdem Privatdozent für Gynäkologie und Geburtshilfe; ab Juli 1930 nichtplanmäßiger außerordentlicher Professor an der Universitäts-Frauenklinik Hamburg; Dezember 1931 Heirat mit Sigrid Lindau (*17.11.1907 in Magdeburg, †18.12.2000 in Wiesbaden; Tochter eines Kaufmanns), zwei Kinder; Eintritt in die NSDAP am 1.5.1933, Mitgliedsnummer 3.030.100; Oktober 1933 bis Juni 1945 ordentlicher Professor für Gynäkologie und Geburtshilfe an der Universität Rostock (Doberaner Straße 142 und 141) sowie Direktor der Frauenklinik und der mecklenburgischen Landeshebammenlehranstalt der Universität Rostock;[58)] Mitglied des NSDÄB; 1933 bis 1934 Führer der Rostocker Dozentenschaft; Juni 1941 bis April 1944 Dekan der Medizinischen Fakultät der

---

53) Mit der Arbeit: Die Osteomyelitis des Stirnbeins und ihre Beziehungen zu Stirnhöhleneiterungen, Rostock 1927.
54) Mit der Arbeit: Über den Blutgehalt der Milz, Jena 1929.
55) Mit der Arbeit: Meerwassertrinkkuren und ihre Wirkung auf die Harnsäureausscheidung (MS).
56) Mit der Arbeit: Eine neue quantitative Bestimmungsmethode von Bilirubin im Blutserum, Hamburg 1922.
57) Mit der Arbeit: Untersuchungen mit einer selbsttätigen fortlaufenden Registrierung der Körpertemperatur des Menschen und ihre klinische Bedeutung, besonders für das Gebiet der Gynäkologie und Geburtshilfe (MS).
58) Die von Haselhorst geleitete Frauenklinik der Universität Rostock gehörte zu den größeren der insgesamt 22 medizinischen Einrichtungen in Mecklenburg, an denen nach dem im Juli 1933 erlassenen Gesetz zur Verhütung erbkranken Nachwuchses bis mind. 1944 Sterilisierungen vorgenommen wurden, unter Haselhorsts Leitung allein bis 1937 in mindestens 402 Fällen. Auch in der Fachpresse hatte sich Haselhorst aktiv an der Perfektionierung des nationalsozialistischen Auslesewahns beteiligt, so etwa mit den 1934 und 1935 in der „Deutschen Medizinischen Wochenschrift" und im „Zentralblatt für Gynäkologie" veröffentlichten Aufsätzen: Zur Sterilisierung der Frau aus eugenischer Indikation; Unsere Erfahrungen mit der eugenischen Sterilisierung der Frau; Über ein vereinfachtes Verfahren zur Sterilisierung der Frau.

Universität Rostock; im Juni 1945 vorübergehend suspendiert, dann kommissarischer Leiter der Frauenklinik der Universität Rostock, im November 1945 auf eigenen Antrag als Professor und Klinikdirektor entlassen;[59] 1947 bis 1955 Chefarzt an der Städtischen Frauenklinik in Wiesbaden (Friedrichstraße 40); dort bis 1955 auch niedergelassener Frauenarzt (Idsteiner Straße 111); am 27.10.1955 im Alter von 62 Jahren an Magenkrebs, Darmfistel und Schock nach Operation in Mainz gestorben

Haug, Prof. Dr. Karl Friedrich
geboren am 8.11.1903 in Schramberg/Württemberg; Sohn eines Schreiners; Gymnasium, 1922 Abitur; Medizinstudium in Berlin; September 1928 Approbation; Januar 1929 Promotion in Berlin;[60] mind. 1932 bis 1937 Assistenzarzt an der Medizinischen Klinik der Universität Rostock (Schröderplatz, Bismarckstraße 23) sowie an der Heil- und Pflegeanstalt Rostock-Gehlsheim (dort auch wohnhaft); 1936 Habilitation in Rostock;[61] ab März 1937 Facharzt für Innere und Nervenkrankheiten; April 1937 bis mind. 1939 Oberarzt an der Universitäts-Nervenklinik in Gießen (Am Steg 18); dort Eintritt in die NSDAP am 1.5.1937, Mitgliedsnummer 5.391.122; daneben auch Mitglied der SA; Mai 1937 Heirat mit Magdalene Weber (*29.12.1910 in Freiberg/Sachsen, †8.3.2000 in Baden-Baden; Tochter eines Kaufmanns und späteren Fabrikdirektors), mind. zwei Kinder; ab September 1939 Kriegseinsatz in der Wehrmacht; August 1943 bis 1969 außerordentlicher Professor für Psychiatrie und Neurologie an der Universität Stuttgart; mind. 1966 bis 1969 Chefarzt an der Städtischen Nervenklinik (Bürgerhospital) in Stuttgart (Pischekstraße 39); am 23.4.1969 im Alter von 65 Jahren in Stuttgart gestorben

Hausmann, Dr. Hans Karl Emil
geboren am 1.3.1908 in Mainz/Hessen; Sohn eines Kaufmanns und Geschäftsführers; Oberrealschule in Gummersbach, 1929 Abitur; Medizinstudium in Köln, Freiburg und Berlin; September bis Dezember 1933 Medizinalpraktikant an der Medizinischen Universitätsklinik in Berlin-Moabit; Januar bis Juni 1934 Soldat, Juli 1934 bis März 1935 Unterarzt im Reichsheer; 1935 Approbation; März 1935 Promotion in Berlin;[62] mind. 1935 Oberarzt in der Sanitätsabteilung 2 in Deutsch Krone/Westpreußen; Dezember 1935 Heirat mit Helene Fernholz (*10.8.1911 in Bergneustadt/Rheinprovinz, †13.8.1978 in Bergneustadt; Tochter eines Händlers), mind. drei Kinder; mind. 1937 bis 1939 Sanitätsoffizier und Oberarzt in der Wehrmacht in Ludwigslust; Kriegseinsatz; seit dem 24.8.1944 im Alter von 36 Jahren vermißt (1958 für tot erklärt)

Havemann, Dr. Hans-Ulrich Paul Friedrich

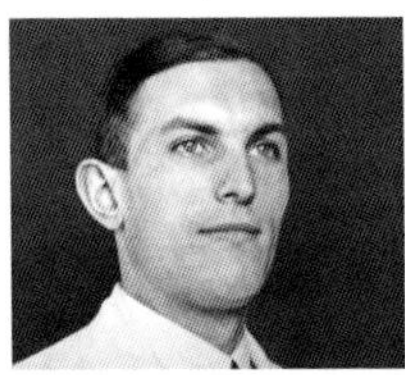

geboren am 26.4.1913 in Rostock/Mecklenburg; Sohn eines Grundschullehrers; Realgymnasium in Rostock, 1932 Abitur; Medizinstudium in Rostock; Mitglied der HJ; mind. 1937 Medizinalpraktikant in Rostock (Trotzenburger Weg 3); dort Eintritt in die NSDAP am 1.5.1937, Mitgliedsnummer 5.083.687; ab mind. 1938 auch Mitglied der SA; Juli 1938 Approbation und Oktober 1938 Promotion in Rostock;[63] mglw. 1938 Volontärassistent in Rostock; ab Januar 1939 Volontärassistent am Rudolf-Heß-Krankenhaus in Dresden; ab März 1939

59) Gründe waren weniger seine Mitgliedschaft in der NSDAP und seine willfährige und aktive Unterstützung der NS-Medizinalpolitik als vielmehr die mit dem Entzug des Ordinariats und der Klinikleitung verbundenen Demütigungen und die angesichts der zunächst radikal erscheinenden Entnazifizierungspraktiken scheinbare Aussichtslosigkeit, Klinik und Professur wieder zu erlangen, was – und dies war wesentlich – auch mit dem Verlust der Möglichkeit zur Erlangung von Zusatzeinnahmen verbunden war. Haselhorsts umfangreiche Privatliquidationen hatten seit vielen Jahren den Neid der Kollegen, das Mißtrauen der Universitätsleitung und den Unwillen der Landesverwaltung erregt. Haselhorst hatte allein seine Bankguthaben in der NS-Zeit um mehr als das Vierzehnfache steigern können; hatten sich nach seinen Angaben 1933 etwa 20.000 RM auf seinen Konten befunden, so waren es 1945 immerhin schon 290.000 RM. Zudem hatten die beginnenden Untersuchungen zur Beteiligung mecklenburgischer Mediziner an den nationalsozialistischen Euthanasie- und Sterilisierungsverbrechen Haselhorst zum Verlassen der sowjetischen Besatzungszone veranlaßt.

60) Mit der Arbeit: Über den Einfluß des Spinates auf die Magensekretion, Berlin 1929.

61) Mit der Arbeit: Die Störungen des Persönlichkeitsbewußtseins und verwandte Entfremdungserlebnisse. Eine klinische und psychologische Studie, Stuttgart 1936.

62) Mit der Arbeit. Zusammenhänge zwischen eosinophil-granulierten Leukocyten im peripheren Blut, im Knochenmark und entzündeten Gewebe (Studien an hyperergischen Meerschweinchen), Berlin 1935.

63) Mit der Arbeit: Wachstum und Differenzierung des Adenocarcinoms der Mamma, Berlin 1936.

Hilfsarzt, ab April 1940 Assistenzarzt am nunmehrigen Gerhard-Wagner-Krankenhaus in Dresden (Fürstenstraße 74, Hugo-Göpfert-Straße 7); ab April 1940 Mitglied des NSDÄB; April 1940 Heirat mit der Krankenschwester Else Flor (*9.6.1915 in Berlin, †13.9.1963 in Bremen; Tochter eines Tischlermeisters), drei Kinder; ab November 1940 Kriegseinsatz in Frankreich und der Sowjetunion, ab 1941 als Arzt in einem Lazarett für sowjetische Kriegsgefangene; nach Kriegsende Arzt in einem Lazarett in Schleswig-Holstein; ab März 1946 Oberarzt (ab Dezember 1947 als Facharzt für Innere Krankheiten) am Städtischen Krankenhaus, 1954 bis März 1993 praktischer Arzt in Delmenhorst/Niedersachsen (Bahnhofstraße 2, Parkstraße 11); August 1964 Heirat mit der Sekretärin Renate Schmidt (*6.12.1930 in Freiburg/Schlesien), zwei weitere Kinder; ab 1982 wohnhaft in Schierbrok bei Delmenhorst (Trendelbuscher Weg 77); am 20.4.2003 im Alter von fast 90 Jahren in Schierbrok gestorben

Havemann, Dr. Kurt Ludwig Wilhelm
geboren am 4.10.1895 in Neukloster/Mecklenburg; Sohn des Arztes → Dr. Ulrich Havemann; Gymnasium in Wismar, August 1914 Abitur; August 1914 bis 1918 Kriegseinsatz im Artillerie-Regiment 24, zuletzt als Leutnant; Medizinstudium in Jena, Marburg, München und Rostock (Neue Bleicherstraße 20); April 1923 Promotion in Rostock;[64] August 1923 Approbation; Assistenzarzt in Rostock, Cuxhaven und Hamburg; November 1924 bis mind. 1962 praktischer Arzt in Neukloster (Hauptstraße/Stalinstraße 3); dort auch nebenamtlicher Schularzt am Lehrerseminar; Juni 1929 Heirat mit Lotte Krüger (*4.10.1901 in Neukloster, †23.4.1984 in Warin; Tochter eines Oberförsters), zwei Kinder; ab November 1933 Mitglied der SA; mind. 1935 bis 1937 auch nebenamtlicher Vertragsarzt bei der RAD-Einheit 3/61 (Neukloster); ab 1936 auch nebenamtlicher Arzt im Hilfswerk „Mutter und Kind" der NSV in Neukloster; Eintritt in die NSDAP am 1.5.1937, Mitgliedsnummer 4.073.349; ab Oktober 1938 Mitglied des NSDÄB, Nr. 23.664; Kriegseinsatz in der Wehrmacht; im November 1943 als SA-Sturmführer im Stab der SA-Standarte 89 (Schwerin) zum SA-Obersturmführer befördert; bis 1981 in Neukloster (Straße des Friedens 3); am 19.2.1981 im Alter von 85 Jahren in Neukloster gestorben

Havemann, Dr. Rudolf Ernst Friedrich
geboren am 21.10.1913 in Stettin/Pommern; Sohn eines Regierungsbaumeisters; Gymnasium, 1933 Abitur; Medizinstudium in Heidelberg; als Student dort Eintritt in die NSDAP am 1.5.1937, Mitgliedsnummer 4.097.239; daneben auch Mitglied der SA und des NSDÄB; März 1939 Approbation; Volontärassistent in Heidelberg, Juli bis September 1939 am Stadtkrankenhaus in Schwerin (Graf-Heinrich-Straße 30); ab September 1939 Kriegseinsatz; dann wieder Assistenzarzt in Schwerin (August-Brackmann-Weg 6); Oktober 1940 Heirat mit der Medizinstudentin und späteren Ärztin Dr. Ingeborg von Engelhardt (*9.5.1914 in Helenendorf/Transkaukasien, †16.8.1952 in Heidelberg; Tochter eines Pastors), ein Kind; Juli 1941 Promotion in Düsseldorf;[65] mind. 1941 erneuter Kriegseinsatz als Assistenzarzt im Panzergrenadier-Regiment 361; als Kriegsgefangener der britischen Armee am 24.12.1941 im Alter von 28 Jahren bei einem Gefangenentransport im Mittelmeer ums Leben gekommen

Havemann, Dr. Ulrich Martin Heinrich
geboren am 5.10.1856 in Dargun/Mecklenburg; Sohn eines Registrators und späteren Amtssekretärs; Gymnasium in Güstrow, 1876 Abitur; Medizinstudium in Rostock und Erlangen; März 1883 Approbation und Promotion in Rostock;[66] April 1883 bis mind. 1936 praktischer Arzt in Neukloster (Ziegenmarkt 144, Hauptstraße 3); Juni 1887 Heirat mit Mathilde Kliefoth (*5.11.1866 in Neukloster, †3.10.1954 in Neukloster; Tochter eines Seminardirektors), sechs Kinder; 1901 zum Sanitätsrat ernannt; November 1901 bis April 1929 auch nebenamtlicher Arzt am Lehrerseminar und an der Blindenanstalt in Neukloster; am 25.6.1939 im Alter von 82 Jahren an Altersschwäche in Neukloster gestorben[67]

---

64) Mit der Arbeit: Über syphilitische Frühmeningitis (MS).
65) Mit der Arbeit: Experimentelle Untersuchungen über die Speicherung kolloider Substanzen in den Harnkanälchen-Epithelien bei Salamandra maculosa, Würzburg 1941.
66) Mit der Arbeit: Über eine seltene Mißbildung des Herzens, Rostock 1883.
67) In einem Nachruf der Ärztlichen Bezirksvereinigung Wismar hieß es, Havemann habe „jahrelang seine Arbeitskraft und sein reiches Wissen in den Dienst der allgemeinen Volksgesundheit gestellt, wofür wir seiner stets dankbar gedenken werden".

Havemann, Dr. Willi Hartwig Otto

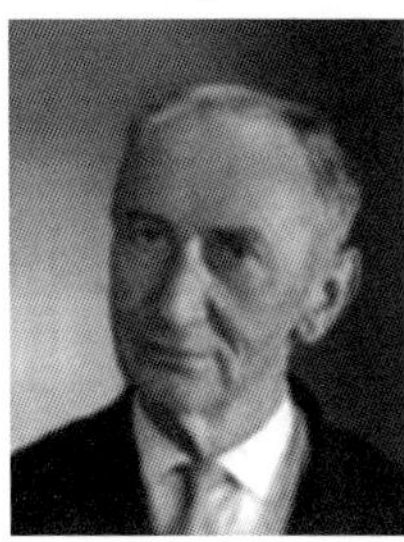

geboren am 23.8.1892 in Grabow/Mecklenburg; Sohn eines Konditors und späteren Konditoreibesitzers; Realgymnasien in Ludwigslust und Malchin, 1913 Abitur; Medizinstudium in Jena, Berlin und Rostock (Gertrudenplatz 3); dazwischen von August 1914 bis 1918 Kriegseinsatz, kriegsbeschädigt aus dem Heer entlassen; November 1920 Approbation in Schwerin; 1921 Promotion in Rostock;[68] ab 1921 Assistenzarzt am Stadtkrankenhaus in Wismar (Dahlberg); bis 1927 Fabrikarzt in Delmenhorst bei Oldenburg; September 1927 bis mind. 1962 niedergelassener Allgemeinpraktiker in Grabow (Kanalstraße 6); mind. 1947 auch für die ärztliche Versorgung von Zierzow, Muchow und Werle (alles bei Grabow) zuständig; Juni 1930 Heirat mit Annemarie Zühlsdorff (*19.11.1909 in Grabow, †14.8.2006 in Hamburg; Tochter eines Schneidermeisters), mind. drei Kinder; mind. 1935 bis 1937 auch nebenamtlicher Vertragsarzt bei der RAD-Einheit 4/63 (Grabow); ab 1936 auch nebenamtlicher Arzt im Hilfswerk „Mutter und Kind" der NSV in Grabow; zunächst Mitglied der HJ; Eintritt in die NSDAP am 1.5.1937, Mitgliedsnummer 5.200.036; außerdem Mitglied des NSDÄB; ab September 1939 Kriegseinsatz im Reservelazarett Neustadt-Glewe, daneben eingeschränkte Weiterführung seiner Praxis; ab April 1941 erneuter Kriegseinsatz, nunmehr ohne Versorgung der Praxis; setzte sich im Mai 1945 (zusammen Hermann Krüger) für die kampflose Übergabe von Grabow ein; bis mind. Oktober 1946 stellvertretender Kreisarzt in Grabow; mind. 1946 Mitglied des „Antifaschistischen Komitees" und der Stadtverordnetenversammlung von Grabow; auch Heimatforscher und Chronist, baute ab 1946 das abgebrannte und 1952 wiedereröffnete Grabower Heimatmuseum auf; zum Sanitätsrat ernannt; bis 1969 in Grabow (Kanalstraße 6); am 20.7.1969 im Alter von 76 Jahren in Ludwigslust gestorben

Hayek, Prof. Dr. Dr. Heinrich Franz Felix **von**

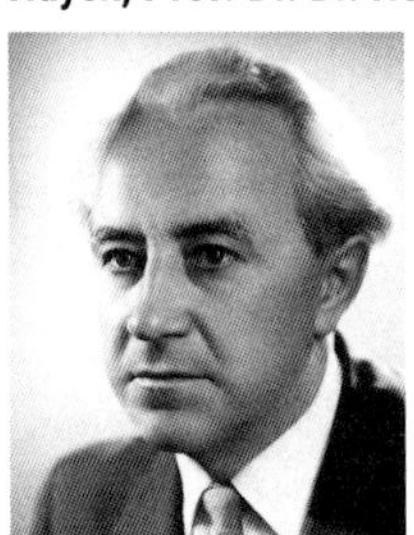

geboren am 29.10.1900 in Wien/Österreich-Ungarn; Sohn eines Arztes und Botanikprofessors; Realgymnasium in Wien, Juli 1918 Abitur; wegen Unterernährung und Körperschwäche kein Kriegseinsatz; Studium der Naturwissenschaften und Medizinstudium in Wien; März 1921 bis August 1923 Demonstrator, September 1923 bis März 1924 Hilfsassistent am II. Anatomischen Institut der Universität Wien; dort im März 1924 Approbation und Promotion zum Dr. med.;[69] April 1924 bis März 1929 Vollassistent am II. Anatomischen Institut der Universität Wien; daneben Studium der Zoologie in Wien; ab Mai 1929 Vollassistent am Anatomischen Institut der Universität Rostock (Prinzenstraße 2); dort im November 1929 Promotion zum Dr. phil.[70] und im November 1930 Habilitation;[71] mind. 1933 bis 1935 Privatdozent in Rostock (Felix-Stillfried-Straße 4); März 1933 Heirat mit der Gymnastiklehrerin Erika Saß (*18.11.1905 in Swinemünde, †24.11.1992 in Wien; Tochter eines Restaurateurs), drei Kinder; ab November 1933 Mitglied der SA; 1935 zum außerplanmäßigen Professor, im April 1936 zum nichtbeamteten außerordentlichen Professor für Anatomie an der Universität Rostock ernannt; Oktober 1935 bis September 1938 Direktor des Anatomischen Instituts der Tung-Chi-Universität (Deutsche Medizinschule) in Shanghai/China, währenddessen von der Universität Rostock beurlaubt; in Tientsin/China Eintritt in die NSDAP am 1.3.1938, Mitgliedsnummer 5.518.677; November 1938 bis 1945 zunächst nichtplanmäßiger außerordentlicher Professor, Oberarzt und 1. Prosektor, dann ordentlicher Professor für Anatomie der Universität Würzburg; nach Wiedereröffnung 1947 bis 1952 erneut Professor für Anatomie an der Universität Würzburg; 1952 bis 1969 Professor für Anatomie an der Universität Wien (Alsergrund); ab 1960 Mitglied der Deutschen Akademie der Naturforscher Leopoldina; am 28.9.1969 im Alter von 68 Jahren in Wien gestorben

68) Mit der Arbeit: Mongolismus und Recklinghausensche Krankheit, 1920 (MS).

69) Mit der Arbeit: Über den Proatlas und über die Entwicklung der Kopfgelenke beim Menschen und bei einigen Säugetieren, Wien 1923.

70) Mit der Arbeit: Über das Schicksal des Proatlas und über die Entwicklung der Kopfgelenke bei Reptilien und Vögeln, Leipzig 1924.

71) Mit der Arbeit: Darmdach, Chorda und Hyperchorda, Bursa pharyngea und ähnliche Bildungen in der Reihe der Wirbeltiere, Berlin 1931.

Hecht, Dr. Gerhard Emil Bruno

geboren am 13.6.1893 in Wirwamühle/Westpreußen; Sohn eines Mühlenbesitzers; Gymnasium in Bromberg, 1912 Abitur; Medizinstudium in Königsberg; August 1914 bis Dezember 1918 Kriegseinsatz; Weiterführung des Medizinstudiums in Greifswald (Gützkower Straße 20); dort 1920 Promotion;[72] Approbation; mind. 1931 Arzt in Wanzleben bei Magdeburg; Juni 1931 Heirat mit Margarete Schimpf verw./gesch. Bandorff (*16.12.1901 in Mittweida/Sachsen, †5.3.1970 in Magdeburg; Tochter eines Direktors); Januar 1937 bis 1939 Oberstabsarzt in der Sanitätsstaffel Neustrelitz der Sanitäts-Abteilung 12 der Wehrmacht (Adolf-Friedrich-Straße 29; auch wohnhaft in Groß Ottersleben bei Magdeburg, Hünefeldstraße 5); 1939 Kriegseinsatz als Oberstabsarzt in der Sanitätskompanie 2/12 in Königsberg; am 10.10.1939 im Alter von 46 Jahren an Ruhr im Reservelazarett III in Königsberg gestorben

Hecker, Dr. Johannes Hermann Karl

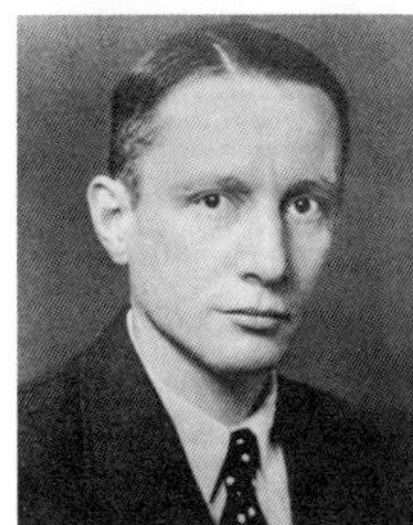

geboren am 4.3.1902 in Stettin/Pommern; Sohn eines Kaufmanns und Versicherungsangestellten; Gymnasien in Merseburg und Stettin, 1923 Abitur; Medizinstudium in Würzburg, Bonn und Greifswald; ab 1925 Mitglied des Stahlhelm, bis 1933 auch der DNVP; April 1929 bis Mai 1930 Medizinalpraktikant am Diakonissenkrankenhaus Bethanien in Stettin; April 1930 Approbation in Berlin; Juni bis September 1930 Arztvertretung bei Dr. Gustav Schwarzwaeller in Gollnow/Pommern, bei Dr. Friedrich Fuhrmann in Wangerin bei Regenwalde/Pommern (Adolf-Hitler-Straße 81) und bei Dr. Ludolf Engelke in Alt-Rahlstedt bei Hamburg (Bahnhofstraße 41); Juli 1930 Promotion in Greifswald;[73] ab September 1930 Assistenzarzt und (nach psychiatrischer Facharztausbildung an den Kückenmühler Anstalten bei Stettin) ab April 1932 beamteter Anstaltsarzt an der Heil- und Pflegeanstalt Sachsenberg in Schwerin (dort auch wohnhaft); Mai 1931 Heirat mit Charlotte Jaenke (*4.10.1905 in Stettin, †8.5.1981 in Duisburg; Tochter eines Rangiermeisters), drei Kinder; ab 1933 Mitglied der SA; als Nachfolger von → Dr. Franz Schlund im April 1935 als Anstaltsarzt zur Heil- und Pflegeanstalt Domjüch bei Neustrelitz versetzt; daneben bis April 1940 auch Privatpraxis in Neustrelitz; dort auch Gutachter am Erbgesundheitsgericht; nach Zustimmung durch das Gaupersonalamt der NSDAP im Juni 1936 zum Medizinalrat ernannt; in Neustrelitz Eintritt in die NSDAP am 1.5.1937, Mitgliedsnummer 4.723.648; als SA-Sanitäts-Rottenführer in Neustrelitz auch Sturmbannarzt des II. Sturmbannes der SA-Standarte 60; ab 1937 Oberarzt an der Heil- und Pflegeanstalt Domjüch;[74] ab etwa 1937 auch Arzt im Strafvollzug der Landesanstalt Neustrelitz, einer Zweiganstalt des Landesfürsorge- und Landesarbeitshauses Güstrow, die auch als Polizeigefängnis diente; ab Januar 1939 Mitglied des NSDÄB; ab September 1939 auch Arzt an der Landesanstalt Neustrelitz;[75] im Zuge der Umwandlung Heil- und Pflegeanstalt Domjüch in ein Tuberkulosekrankenhaus im Juli 1943 als stellvertretender Amtsarzt an das Staatliche Gesundheitsamt Neustrelitz abgeordnet; daneben bis April 1945 weiterhin für die Geisteskranken zuständiger Anstaltsarzt in Domjüch;[76] Ende April 1945 Flucht nach Schwerin (Schäferstraße 12); Mai bis Juli 1945 wieder An-

72) Mit der Arbeit: Der plötzliche Tod bei Gehirnaneurysmen und seine gerichtsärztliche Bedeutung (MS).

73) Mit der Arbeit: Über Herzstichverletzungen, Greifswald 1929.

74) Diese hatte im Oktober 1938 136 männliche und 103 weibliche, im Mai 1939 bereits 274 Insassen bzw. Patienten.

75) Im Mai 1940 stellte die mecklenburgische Medizinalverwaltung einen Antrag auf uk-Stellung Heckers mit der Begründung, es sei zwar verständlich, daß „die ordnungsgemäße Behandlung Geisteskranker [in Domjüch] zur Zeit vor wichtigeren Aufgaben zurückstehen" müsse, aber Heckers Aufgaben in der Landesanstalt Neustrelitz, wo die „dortigen Kranken sämtlich geisteskranke Rechtsbrecher" seien und der „Aufsicht eines erfahrenen Psychiaters dringend bedürfen", würden sein Verbleiben in Neustrelitz erfordern. In der Landesanstalt Neustrelitz befanden sich nach Auskunft des Direktors von Domjüch, → Dr. Karl Josef Schmidt, im Mai 1940 „70 Geisteskranke und 100-130 Schutzhäftlinge". Von der Wehrersatzinspektion Schwerin wurde die uk-Stellung mit der Begründung abgelehnt, daß einer Heil- und Pflegeanstalt, „wo eine ärztliche Behandlung zum Teil nur wenig oder wenigstens nicht akut in Frage kommt, nicht mehr Ärzte zugebilligt werden [könnten], als es verhältnismäßig dem übrigen Zustand im Lande entspricht", und auch dort sei „die ärztliche Versorgung der Zivilbevölkerung stellenweise unzureichend".

76) Hecker war nach eigenen Angaben 1944 in die Pläne des Attentats vom 20. Juli 1944 auf Adolf Hitler eingeweiht, da er mit einem der Mitverschwörer, dem Legationsrat Hans-Bernd von Haeften (*1905, †1944), bekannt war, dessen Sohn in seinem Haushalt in Pension lebte. Er habe mit von Haeften einige Male über den bevorstehenden Umsturz gesprochen und sich bereit erklärt, nach dessen Gelingen Verantwortung zu übernehmen.

staltsarzt an der Heil- und Pflegeanstalt Sachsenberg/Lewenberg; nach Entlassung von → Dr. Paul Schubert im Juli 1945 mit der kommissarischen Leitung des Staatlichen Gesundheitsamtes Wismar beauftragt; auch in Kenntnis seiner NSDAP-Mitgliedschaft und wegen fehlender Alternativen im November 1945 „zur Bewährung“ erneut mit der Wahrnehmung der Dienstgeschäfte des Leiters des Gesundheitsamtes Wismar beauftragt; dort vor allem in der Seuchenbekämpfung aktiv; wegen des Vorwurfs der Tötung von Anstaltspatienten in Domjüch im Februar bzw. April 1946 verhaftet und von einem sowjetischen Militärtribunal im Mai 1946 zum Tode verurteilt; am 10.6.1946 im Alter von 44 Jahren in Schwerin hingerichtet

Hecker, Dr. Paul-Gerhard Carl Caspar
geboren am 29.4.1897 in Nordhausen/Provinz Sachsen; Sohn eines Superintendentur-Vikars und Oberpredigers; Gymnasium, 1915 Notabitur; mind. 1915 bis 1918 Kriegseinsatz, zuletzt als Oberleutnant, verwundet; Medizinstudium in Halle (Harz 11) und Berlin (wohnhaft in Potsdam); März 1921 Heirat mit Charlotte Eggert (*29.3.1898 in [Berlin-]Charlottenburg, †10.3.1983 in Itzehoe/Schleswig-Holstein; Tochter eines Regierungsbaumeisters), vier Kinder; September 1925 Approbation; April 1926 Promotion in Berlin;[77] bis mind. 1928 in Potsdam; ab März 1933 Mitglied der NSDAP; ab Juli 1933 niedergelassener Facharzt für Chirurgie, mind. 1939 bis 1945 Chefarzt der Chirurgischen Abteilung des Krankenhauses Kurmark in Eberswalde (Kaiser-Friedrich-Straße 54); nach Flucht ab mind. Mai 1945 dienstverpflichteter Arzt in mehreren Flüchtlingslagern in Schwerin (Demmlerstraße 9); Juni 1945 Flucht aus Schwerin; mind. 1961 bis 1980 Arzt in Mehlbek/Schleswig-Holstein (Ohlenkamp 24); am 26.5.1980 im Alter von 83 Jahren in Itzehoe gestorben

Heese, Dr. Joachim Siegfried Ewald

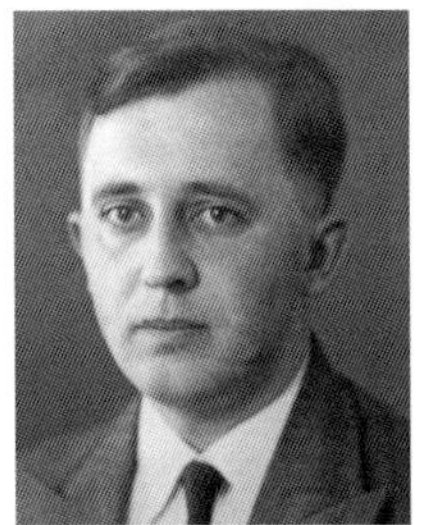

geboren am 3.3.1908 in Meseritz/Posen; Sohn eines Tierarztes und späteren Veterinärrats; Gymnasium in Meseritz und Oberrealschule in Schwerin/Warthe, 1930 Abitur; Medizinstudium in Jena, Berlin und Rostock; als Student Eintritt in die NSDAP am 1.4.1933, Mitgliedsnummer 1.644.946; 1936 Medizinalpraktikant an der Medizinischen Klinik der Universität Rostock (Schröderplatz, Schnickmannstraße 14), ab Januar 1937 am Städtischen Krankenhaus in Swinemünde; Februar 1937 Approbation; anschließend mglw. Volontärassistent in Rostock; dort im März 1937 Promotion;[78] ab Juni 1937 Hilfsarzt am Staatlichen Gesundheitsamt Deutsch Krone/Westpreußen (Königstraße 9); Dezember 1938 Heirat, ein Kind; ab Mai 1940 Hilfskassenarzt in der Praxis von Dr. Heinz Jeske in Jastrow/Pommern (Königsberger Straße 10); im August 1940 zum Medizinalrat ernannt und als Hilfsarzt ans Staatliche Gesundheitsamt Deutsch-Krone (Hindenburgstraße 7) versetzt; offenbar kein Dienstantritt, da ab August 1940 Kriegseinsatz in der Wehrmacht; am 25.9.1944 im Alter von 36 Jahren gefallen

Heger, Dr. Alfred Franz Theodor
geboren am 8.7.1906 in Brüx/Österreich-Ungarn; Sohn eines Mittelschuldirektors; Realgymnasium in Brüx, 1927 Abitur; Medizinstudium in Prag; Juli 1934 bis Juni 1936 Militärdienst in der tschechoslowakischen Armee; 1936 Flucht nach Deutschland; Weiterführung des Medizinstudiums in Königsberg und Berlin; als Kompanieführer im Sudetendeutschen Freikorps im Herbst 1938 an Kämpfen gegen die Tschechoslowakei beteiligt; September 1939 Approbation; anschließend Hilfsarzt am Staatlichen Gesundheitsamt Güstrow; September 1939 Heirat mit ? Hardt (*in Insterburg/Ostpreußen); ab Mai 1940 dienstverpflichteter Arzt in der Praxis von Dr. Otto Griebling in Wörth/Main (Hindenburgstraße 8); anschließend Assistenzarzt an den Krankenhäusern in Obernburg/Main und Klingenberg/Main sowie zugleich in einer Landpraxis; Februar 1941 Promotion in Würzburg;[79]

77) Mit der Arbeit: Untersuchungen über organitherapeutischen Trockenpräparate (MS).
78) Mit der Arbeit: Die Leistungen der häuslichen Geburtshilfe nach einer Statistik über 26.299 geburtshilfliche Fälle in Mecklenburg, Rostock 1936.
79) Mit der Arbeit: Berufsgeheimnis und Abtreibung, Würzburg 1940.

ab April 1941 dienstverpflichteter Arzt in der Praxis von Dr. Anton Deml in Teuschnitz/Bayern; ab Oktober 1942 Kriegseinsatz in der Wehrmacht

Heidemann-Curschmann, Waltraut Anna (geb. Curschmann)
geboren am 21.2.1911 in Greifswald/Pommern; Tochter eines Historikers, Geographen und Privatdozenten sowie späteren Universitätsprofessors; Gymnasium in Greifswald, 1930 Abitur; Medizinstudium in Greifswald (Ludwig-Jahn-Straße 9) und Rostock; 1936 Approbation; 1936 bis Anfang 1937 Volontärassistentin an der Lungenheilstätte Amsee bei Waren; mind. 1939 bis Januar 1940 Assistenzärztin in Waren; August 1939 Heirat mit dem Lungenfacharzt Dr. Waldemar Heidemann (*25.9.1909 in Herford/Westfalen, †6.4.1978 in Herford; Sohn eines Bäckermeisters; Mitglied der NSDAP seit 1.1.1929), zwei Kinder; ab Januar 1940 Ärztin an der Landesheilanstalt Ziegenhals/Schlesien (dort auch wohnhaft: Robert-Koch-Straße 1/2); Februar 1940 bis mind. 1942 ohne ärztliche Tätigkeit in Ziegenhals; mind. 1959 bis 1989 in Herford (Schulwall 4); am 15.4.1989 im Alter von 78 Jahren in Braunschweig gestorben

Heiden, Ernst-Ludwig Walter Günter
geboren am 9.10.1916 in Rostock/Mecklenburg; Sohn eines Kaufmanns und Kolonialwarenhändlers; Oberrealschule in Rostock, 1935 Abitur; Medizinstudium in Rostock; September 1941 Approbation; bis 1943 Volontärassistent in Rostock (Schillerplatz 6); ab Februar 1943 Kriegseinsatz als Unterarzt, zuletzt als Oberarzt in der Panzer-Nachrichtenabteilung 2; März 1943 Heirat mit der DRK-Schwester Vilja Oesterle spätere Kurt (*14.2.1921 in Bütow/Pommern; Tochter eines Beamten), ein Kind; am 22.8.1944 im Alter von 27 Jahren in Mesa Daglesi bei Zagare/Lettland gefallen

Heim, Dr. Erwin Karl
geboren am 5.7.1908 in Oppau/Schlesien; Gymnasium, 1928 Abitur; Medizinstudium in Heidelberg; dort im Dezember 1933 Promotion;[80] bis 1934 Medizinalpraktikant in Berlin (Varziner Straße 9); Juni 1934 Heirat mit der Studentin Johanna Lebrecht (*19.1.1911 in Glogau/Schlesien, †24.12.1996 in Heidelberg; Tochter eines Kaufmanns); 1934 Approbation; mind. 1935 bis 1937 Assistenzarzt an der Lungenheilstätte/Tbc-Krankenhaus Waldeck bei Schwaan; Eintritt in die NSDAP am 1.5.1937, Mitgliedsnummer 5.743.088; September 1938 bis mind. 1939 Arzt am Staatlichen Gesundheitsamt Grimmen (Rakower Straße 7); ab November 1940 Arzt in Cammin/Pommern; zum Medizinalrat ernannt; ab August 1942 Amtsarzt und Leiter des Staatlichen Gesundheitsamts Greifenhagen/Pommern; ab mind. 1960 Amtsarzt und Leitender medizinischer Direktor in Ludwigshafen/Rhein (Mußbacher Straße 48); am 15.3.1987 im Alter von 78 Jahren in Ludwigshafen gestorben

Heimbach, Dr. Ferdinand Joseph
geboren am 29.4.1888 in Malmedy/Rheinprovinz; Gymnasium in Emmerich, 1907 Abitur; Medizinstudium in Berlin an der Kaiser-Wilhelm-Akademie für das militärärztliche Bildungswesen; August 1913 Approbation; Kriegseinsatz; Januar 1918 Promotion in Bonn;[81] Oktober 1919 bis mind. 1927 niedergelassener Allgemeinpraktiker in Kellen/Rheinland; November 1921 Heirat mit Maria Hortmann (*23.2.1901 in Kellen, †30.8.1978 in Hamburg; Tochter eines Gutsbesitzers und späteren Bürgermeisters), drei Kinder; zunächst niedergelassener Allgemeinpraktiker, bis 1940 Oberbahnarzt in Frankfurt/Oder (Fürstenwalder Straße 47); Juni 1940 bis mind. 1943 beamteter Oberarzt bei der Reichsbahndirektion in Posen (Schillerstraße 6, Tannenbergstraße 40); nach Flucht ab Frühjahr 1945 Reichsbahnoberarzt in Schwerin (Alexandrinenstraße 16); ab mind. 1950 niedergelassener Allgemeinpraktiker in Hannover (Gneisenaustraße 2, Hindenburgstraße 1); am 20.5.1957 im Alter von 69 Jahren nach einem Infarkt an Herzinsuffizienz und Herzversagen in Hannover gestorben

80) Mit der Arbeit: Über postanginöse Sepsis unter besonderer Berücksichtigung der in der Heidelberger Klinik beobachteten Fälle, Coburg 1934.
81) Mit der Arbeit: Beobachtungen bei epidemischer Genickstarre im Felde, Emmerich 1918.

Heimes, Dr. Hans Johannes

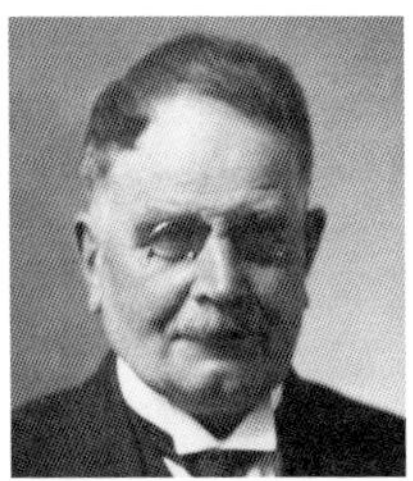

geboren am 25.12.1869 in Wenholthausen/Hessen-Nassau; Gymnasium, 1891 Abitur; Medizinstudium in Greifswald; 1898 Approbation; September 1898 Promotion in Greifswald;[82] ab 1903 niedergelassener Facharzt für Hals-, Nasen- und Ohrenkrankheiten, mind. 1927 bis 1937 in Bad Godesberg (Moltkestraße 62); dort im Alter von 63 Jahren Eintritt in die NSDAP am 1.5.1933, Mitgliedsnummer 2.122.923; ab Juli 1941 ohne ärztliche Tätigkeit in Ganschow bei Güstrow (Hufe VI); unverheiratet; am 12.4.1942 im Alter von 72 Jahren an einem Magenleiden in Ganschow gestorben

Heine, Dr. Alexander

geboren am 8.1.1903 in St. Petersburg/Rußland; Sohn eines Architekten; Gymnasium, 1923 Abitur; Medizinstudium in Dorpat/Estland; dort im Juni 1930 Approbation und Promotion; Dezember 1930 bis Juni 1932 Landbezirksarzt in Reval/Estland; Februar 1931 Heirat mit Alexandra Sukkeus; Juli 1932 bis März 1933 Garnisonsarzt, März 1933 bis Februar 1941 Eisenbahnarzt in Reval; nach Umsiedlung ab April 1941 im Lager „Gasthaus Höhne" in Stralendorf bei Schwerin; Mai 1941 Approbation für Deutschland; ab Juni 1941 Volontärassistent am Stadtkrankenhaus in Dresden (Fürstenstraße 74); September bis November 1941 notdienstverpflichteter Arztvertreter in der Praxis von → Dr. Gerhard Schröder in Marnitz bei Parchim; November 1941 bis August 1944 als Vertragsarzt notdienstverpflichteter Betriebsarzt in der Heeresmunitionsanstalt Priemerburg bei Güstrow;[83] ab August 1944 Arzt an der Heil- und Pflegeanstalt Domjüch bei Neustrelitz; nach Flucht ab mind. Frühjahr 1945 praktischer Arzt in Köchelstorf bei Rehna; Juli 1945 Flucht aus Köchelstorf; mind. 1948 bis 1955 niedergelassener Allgemeinpraktiker in Westberlin (Alt-Tegel 17); am 9.10.1955 im Alter von 52 Jahren an Nierenentzündung, Urämie und Herz-Kreislauf-Versagen in Westberlin gestorben

Heine, Prof. Dr. Josef Maria

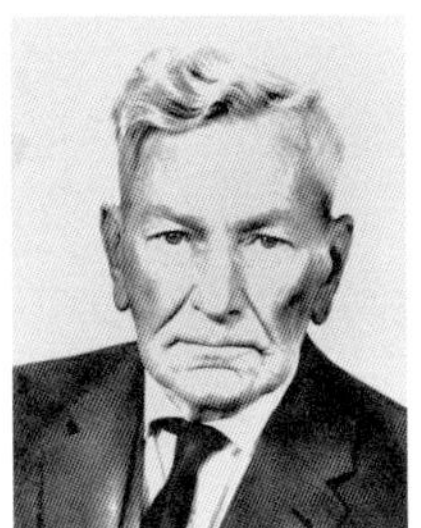

geboren am 10.5.1895 in Ellwangen/Württemberg; Sohn eines Gymnasialprofessors; Gymnasien in Ellwangen und Tübingen, 1913 Abitur; Medizinstudium in Tübingen; ab August 1914 Militärausbildung, Januar 1915 bis Oktober 1918 Kriegseinsatz in Einheiten der Feldartillerie, nach Verwundung im November 1918 als Leutnant aus dem Heer entlassen, EK II; Weiterführung des Medizinstudiums in Dresden und Tübingen; März bis Mai 1919 Angehöriger der Studentenkompanie Stuttgart bei der „Unterdrückung der Spartakisten"; Dezember 1920 Promotion in Tübingen;[84] Februar bis August 1921 Medizinalpraktikant am Kreiskrankenhaus in Salzwedel/Altmark; August 1921 Approbation; September bis Dezember 1921 Arztvertretung in Wickrath/Niederrhein; Januar 1922 bis März 1925 Volontär- bzw. Assistenzarzt am Pathologisch-anatomischen Institut des Stadtkrankenhauses in Dresden-Friedrichstadt; ab April 1925 Assistenzarzt am Pathologischen Institut der Universität Rostock (Gertrudenstraße); dort im Mai 1926 Habilitation;[85] anschließend Privatdozent für Pathologische Anatomie an der Universität Rostock; Januar 1928 Beurlaubung von der Universität Rostock und bis 1931 Leiter des Pathologischen Instituts der Tung-Chi-Universität (Deutsche Medizinschule) in Shanghai/China; nach Rückkehr im Juli 1931 zum außerplanmäßigen außerordentlichen Professor ernannt und 1. Assistent sowie Prosektor am Pathologischen Institut der Universität Rostock (Strempelstraße 14); Dezember 1933 bis 1962 Prosektor und Leitender Oberarzt des Pathologischen Instituts des St.-Georg-Krankenhauses in Hamburg (Oberaltenallee 9, Lohmühlenstraße 3-5); dafür von der Universität Rostock beurlaubt, im Januar 1935 auf eigenen Antrag als Dozent in Rostock gestrichen; bis 1966 im Ruhestand in Hamburg (Rotbuchenstieg 15); unverheiratet; am 16.9.1966 im Alter von 71 Jahren in Hamburg gestorben

---

82) Mit der Arbeit: Beitrag zu den Schnittverletzungen des Kehlkopfes, Greifswald 1898.
83) In der Heeresmunitionsanstalt Priemerburg arbeiteten ab 1944 in größerer Anzahl auch Häftlinge des Zuchthauses Bützow-Dreibergen.
84) Mit der Arbeit: Vorkommen von Diphtheriebazillen ohne klinische Erscheinungen, Tübingen 1921.
85) Mit der Arbeit: Über die Arthritis deformans.

Heinecke, Dr. Paul
geboren am 8.11.1884 in Berlin; Sohn eines Redakteurs und Verlegers; Gymnasium in Berlin, 1902 Abitur; zunächst Volontär in Fabriken für chirurgische Instrumente und Orthopädiebedarf in Berlin, Hannover und Wien; Medizinstudium in Berlin, Bonn und Rostock (Augustenstraße 55); dazwischen Militärdienst beim 9. Rheinischen Infanterie-Regiment in Bonn; Medizinalpraktikant in Rostock, Essen und Bochum; Juni 1910 Approbation und Promotion in Rostock;[86)] 1911 bis 1914 Mitarbeit in der Redaktion des von seinem Vater herausgegebenen „Chirurgisch-technischen Korrespondenzblattes für Chirurgie-Mechaniker" in Berlin; April 1912 Heirat mit Charlotte Flügge (*16.6.1887 in Sanitz bei Rostock, †28.4.1975 in Lelkendorf bei Teterow; Tochter eines Domänenpächters), ein Kind; ab August 1914 Kriegseinsatz; April 1918 bis 1946 niedergelassener Allgemeinpraktiker in Malchin (Markt 11, Lindenstraße 30 und 28); ab Gründung 1929 stellvertretendes Mitglied der gemeinsamen Ärztekammer für Mecklenburg-Schwerin und -Strelitz; in Malchin Eintritt in die NSDAP am 1.5.1937, Mitgliedsnummer 4.202.652; am 9.2.1946 im Alter von 61 Jahren an Flecktyphus in Malchin gestorben

Heinrich, Dr. Otto Franz Theodor
geboren am 6.11.1890 in Paulsdorf/Westpreußen; Sohn eines Oberinspektors und späteren Administrators; Gymnasium in Marienwerder, 1911 Abitur; Medizinstudium in Königsberg, Halle und Greifswald; dazwischen von August 1914 bis November 1918 Kriegseinsatz; Mai 1919 Approbation; anschließend praktischer Arzt im Marienwerder (Kirmarkstraße 92); Januar 1920 Promotion in Greifswald;[87)] mind. 1920 bis Dezember 1937 niedergelassener Allgemeinpraktiker in Stuhm/Westpreußen (Lindenburgstraße 40); Oktober 1920 Heirat mit Elisabeth Wenzel (*13.9.1900 in Groß Waczmirs/Westpreußen; Tochter eines Administrators), drei Kinder; Eintritt in die NSDAP am 30.1.1933; als Oberstabsarzt von Februar bis Juni 1938 Sanitätsoffizier in der Wehrmacht; Juni 1938 bis 1945 niedergelassener Allgemeinpraktiker in Liebemühl bei Osterode/Ostpreußen; nach Flucht von Februar bis mind. April 1945 praktischer Arzt in Wittenburg (für den erkrankten → Dr. Pranas Mockus in der Praxis von → Dr. Eckart Dugge)

Heins, Dr. Lühr-Georg
geboren am 18.4.1905 in Kassel/Hessen-Nassau; Sohn eines Lehrers und späteren Rektors; Gymnasium, 1925 Abitur; Medizinstudium in Marburg; April 1931 Approbation; Juli 1931 Promotion in Marburg;[88)] 1931 bis 1934 Assistenzarzt an der HNO-Klinik der Universität Rostock (Doberaner Straße 137-139); 1934 Arzt in Kassel; September 1934 bis 1955 niedergelassener Facharzt für Hals-, Nasen- und Ohrenkrankheiten in (West-)Berlin (Warschauer Straße 50, Frankfurter Allee 97, Tapiauer Allee 3, Pücklerstraße 46); ab September 1939 Kriegseinsatz in der Wehrmacht; Januar 1942 Heirat mit der kaufmännischen Angestellten Anneliese Bühnemann (*21.9.1916 in Gießen; Tochter eines technischen Reichsbahnamtmannes und Oberingenieurs), mind. ein Kind; am 3.6.1955 im Alter von 50 Jahren nach einem Schlaganfall an massiver Hirnblutung und Hypertonie in Kassel gestorben

Heise, Dr. Dr. Heinz Karl Fritz
geboren am 31.3.1906 in Schwerin/Mecklenburg; Sohn eines Dentisten; Gymnasium in Schwerin, 1925 Abitur; Medizin- und Zahnmedizinstudium in München und Rostock; Juni 1932 Approbation in Schwerin; Juli 1932 Promotion zum Dr. med. in Rostock;[89)] mind. 1932 Assistenzarzt in Rostock; September 1932 Approbation als Zahnarzt in Schwerin; September 1932 Heirat mit Liselotte Schult spätere Hiller (*5.7.1906 in Rostock, †22.2.1988 in Wedel/Schleswig-Holstein; Tochter eines Postassistenten und späteren Oberpostsekretärs), 1949 Scheidung; 1933 bis 1935 Mitglied der SA; mind. 1933 bis 1935 Assistenzarzt an der Poliklinik für Zahnheilkunde der Universität Rostock (Schröderstraße 36/37, Parkstraße 58); August 1935 bis mind. 1941 niedergelassener Facharzt für Zahn-, Mund- und Kieferkrankheiten sowie Allgemeinpraktiker in Schwerin (Wismarsche Straße 39, Adolf-Hit-

86) Mit der Arbeit: Über kongenitalen Schlüsselbeindefekt, Rostock 1909.
87) Mit der Arbeit: Über kompensatorische Hypertrophien, Greifswald 1920.
88) Mit der Arbeit: Exstirpation des Uterus wegen schwerster Geburts- und Abortusblutungen, Marburg 1931.
89) Mit der Arbeit: Über Anomalien der Lendenwirbelsäule, Leipzig 1930.

ler-Straße 150); 1935 Promotion zum Dr. med. dent. in Rostock;[90] ab August 1936 Mitglied der SS, Nr. 191.696; Eintritt in die NSDAP am 1.5.1937, Mitgliedsnummer 4.403.929; neben der ärztlichen Tätigkeit Dienst als SS-Arzt, so bis mind. August 1939 als Führer der SS-Sanitäts-Oberstaffel 22 in Schwerin; ab August 1938 Mitglied des NSDÄB; ab September 1939 Kriegseinsatz als Oberarzt und Oberleutnant in der Luftwaffe, u.a. in der Sanitäts-Bereitschaft 7/XI und in einem Lazarett in Brüssel; dann wieder Arzt in Schwerin; im April 1941 zum SS-Untersturmführer befördert und seitdem hauptamtlicher Führer der SS-Sanitäts-Oberstaffel 22 in Schwerin; ab mind. Februar 1943 erneuter Kriegseinsatz, zunächst bei der Waffen-SS in Rumänien, ab Herbst 1944 in Westungarn,[91] im Februar 1943 zum Stabsarzt, im April 1943 zum Oberstabsarzt befördert, August 1944 Deutsches Kreuz in Silber; mind. 1949 bis 1953 Assistenzarzt am Knappschaftskrankenhaus in Bochum (In der Schornau 25 und 27); Mai 1949 Heirat mit Hanna Vincke adopt. Corsdress verw./gesch. Springorum (*13.9.1921 in Oberhausen/Rheinprovinz, †29.1.2020 in Ratzeburg/Schleswig-Holstein; Tochter eines Kaufmanns und Adoptivtochter eines Arztes), mind. zwei Kinder; bis 1991 in Bielefeld (Waldhof 9); am 17.6.1991 im Alter von 85 Jahren in Bochum gestorben

Heissel, Dr. Else Leontine Adele (geb. Thiele)
geboren am 14.7.1908 in Eving bei Dortmund/Westfalen; Tochter eines Pastors; Oberschule in Dortmund, 1927 Abitur; Medizinstudium in Freiburg, Leipzig, Bonn, Wien, Münster und Kiel; März 1934 Approbation und Juni 1934 Promotion in Kiel;[92] bis 1937 Assistenzärztin in Dortmund (Preußische Straße 2); ab September 1937 Assistenzärztin in Mecklenburg, mglw. in Bad Doberan; Juni 1938 Heirat mit dem Landwirt, Kaufmann, Lehrer, Studienrat, Heimatkundler und Schriftsteller Dr. Sebastian Heissel (*12.7.1902 in Friedingen/Württemberg, †22.11.1974 in Herford/Nordrhein-Westfalen; Sohn eines Bauern; ab Mai 1937 Mitglied der NSDAP), zwei Kinder; ab September 1938 ohne ärztliche Tätigkeit in Bad Doberan (Rostocker Straße 24); anschließend Arztvertreterin in der Praxis von Dr. Josef Brockmann in Beelen/Westfalen; bis Februar 1940 in Ludwigslust; ab Februar 1940 in Herford (Hansastraße 59); ab März 1940 Stadtärztin am Staatlichen Gesundheitsamt Herford (Deichtorwall 5); dort ab mind. 1955 niedergelassene Allgemeinpraktikerin (Bergertorwall 22 und 20); bis August 1999 in Herford (Hämelinger Straße 14); ab August 1999 in Leichlingen/Nordrhein-Westfalen (Weltersbach 9); am 14.7.2000 an ihrem 92. Geburtstag in Leichlingen gestorben

Heitsch, Dr. Rolf Thilo
geboren am 27.11.1907 in Gansgrün bei Plauen/Sachsen; Sohn eines Landwirts und Rittergutsbesitzers; Gymnasium in Plauen, 1928 Abitur; Medizinstudium in Jena und Rostock; Dezember 1933 bis Juli 1934 Medizinalpraktikant an der Medizinischen Klinik, September 1934 bis Dezember 1934 an der Chirurgischen Klinik der Universität Rostock (Schröderplatz, Maßmannstraße 35); Dezember 1934 Approbation; Januar 1935 bis August 1939 Volontärassistent bzw. Assistenzarzt an der Chirurgischen Klinik der Universität Rostock (dort auch wohnhaft: Maßmannstraße 35); Dezember 1936 Promotion in Rostock;[93] dort Eintritt in die NSDAP am 1.5.1937, Mitgliedsnummer 6.076.954; ab Juli 1939 Facharzt für Chirurgie; ab September 1939 Mitglied des NSDÄB; ab September 1939 Kriegseinsatz bei der Luftwaffe; ab Oktober 1939 Assistenzarzt an der Orthopädischen Universitätsklinik in Leipzig (Kaiser-Maximilian-Straße 53); mind. 1950 Facharzt für Chirurgie in Hamm/Westfalen (Bahnhofstraße 18); Oktober 1950 Heirat mit der Verwaltungsangestellten Ottilia Stecher

90) Mit der Arbeit: Erfahrungen über Kurzwellentherapie in der Zahnheilkunde, München 1935.

91) Dort führend in der Standortverwaltung; übermittelte am 20.11.1944 dem Chef des Rasse- und Siedlungshauptamtes, Richard Hildebrandt, seine Gedanken über die Stellung des Arztes in der kämpfenden Truppe, der nicht Medizinalbeamter und nicht „ein truppenfremder Onkel Doktor“, sondern Offizier und Führer sein sollte; „die Gleichzeitigkeit von Arzt und Offizier“ stelle „die Ideallösung unseres ärztlichen Dienstes in der Wehrmacht“ dar; von den medizinischen Nachwuchskräften müsse man verlangen, daß sie „mit dem Skalpell genauso gut umgehen können wie mit der Maschinenpistole“. Heise hatte in Westungarn ein Lazarett aufgebaut und berichtete über sein dortiges Wirken u.a.: „Wir haben dann nach einer Liste des SD eine ganze Reihe Gegner oder Hetzer, Kommunisten usw. aus den Häusern geholt, alle nur irgendwie wertvollen Objekte besetzt und auftretenden Widerstand sofort und unmißverständlich gebrochen. Uns allen ... war es eine helle Freude, und wir waren fast enttäuscht, daß alles so schnell zu Ende ging.“

92) Mit der Arbeit: Manuelle Uterusaustastung unmittelbar post partum zur Entfernung von zurückgebliebenen Placentateilen, Düren 1933.

93) Mit der Arbeit: Der Geruchssinn der Epileptiker, Rostock 1936.

verw./gesch. Lange (*19.4.1917 in Hamm, †12.1.2002 in Gießen; Tochter eines Eisenbahn-Obersekretärs und späteren Reichsbahn-Oberinspektors), mind. ein Kind; bis 1998 in Recklinghausen; am 29.9.1998 im Alter von 90 Jahren in Gießen gestorben

Held, Dr. Woldemar
geboren am 28.5.1904 in Preli/Rußland; Gymnasium, 1923 Abitur; Medizinstudium; 1929 Approbation in Riga; Promotion; Heirat, ein Kind; nach Übersiedlung im Januar 1940 Approbation für Deutschland; ab Februar 1940 niedergelassener Allgemeinpraktiker in Mogilno/Warthegau (Adolf-Hitler-Platz 22, Bahnhofstraße 2); nach Flucht ab Februar 1945 dienstverpflichteter Arzt in Pritzwalk/Brandenburg (Doerfelstraße 14); nach Weiterflucht ab mind. Frühjahr/Sommer 1945 praktischer Arzt in Naschendorf bei Grevesmühlen; mind. August 1945 bis April 1958 niedergelassener Allgemeinpraktiker in Schlagsdorf bei Schönberg; ab April 1958 Facharzt für Lungenkrankheiten in Berlin-Buch

Hellermann, Dr. Walter Richard Wilhelm
geboren am 22.3.1902 in Gnesen/Posen; Sohn eines Steuerinspektors; Gymnasium, 1922 Abitur; Medizinstudium in Erlangen; Juni 1928 Approbation und Promotion in Erlangen;[94] mind. 1931 Oberassistent am Staatlichen Medizinaluntersuchungsamt in Breslau (Tiergartenstraße 75/77); August 1931 Heirat mit Elisabeth Wonschik (*24.10.1909 in Rosenberg/Schlesien; Tochter eines Volksschulrektors), zwei Kinder; Amtsarzt und Leiter des Staatlichen Gesundheitsamtes Bad Kreuznach (Bismarckstraße 4); ab Juli 1937 Amtsarzt und Leiter des Staatlichen Gesundheitsamtes Kyritz/Ostprignitz; dort Eintritt in die NSDAP am 1.5.1937, Mitgliedsnummer 5.769.281; nach kurzer Zeit im Reichsministerium des Innern in Berlin (Schadowstraße 4-5) ab August 1940 Amtsarzt, Medizinalrat und Leiter des Staatlichen Gesundheitsamtes Karthaus bei Danzig; mind. 1942 Fachhygieniker im Reichsinnenministerium, verantwortlich für die Fleckfieber- und Diphtheriebekämpfung; ab März 1943 Mitglied des NSDÄB; nach Flucht ab April 1945 Arzt in Wismar und eingesetzt am Staatlichen Gesundheitsamt Güstrow; nach Kriegsende stellvertretender Amtsarzt am Gesundheitsamt Plön/Schleswig-Holstein und Arzt am Gesundheitsamt Rendsburg/Schleswig-Holstein; ab Anfang 1946 Arzt, bis 1952 Leiter des Landesgesundheitsamtes Schleswig-Holstein; als Oberregierungsrat von 1952 bis 1961 Ärztlicher Direktor am Landeskrankenhaus Schleswig-Stadtfeld (Am Damm 4); zum Regierungsmedizinaldirektor ernannt; am 12.3.1961 im Alter von fast 59 Jahren in Schleswig gestorben

Hellfritz, Dr. Paul Otto Richard
geboren am 4.8.1866 in Rostock/Mecklenburg; Sohn eines Tuchmachermeisters; Gymnasium in Rostock, 1885 Abitur; Medizinstudium in Rostock; Dezember 1890 Approbation und Juli 1891 Promotion in Leipzig;[95] November 1891 bis März 1893 Schiffsarzt bei der Hamburg-Amerika-Linie; 1893 bis 1896 niedergelassener Allgemeinpraktiker in Zorge/Harz; November 1893 Heirat mit Martha Flint (*19.2.1871 in Rostock, †5.4.1946 in Rostock; Tochter eines Hofkonditors), vier Kinder; November 1896 bis September 1934 niedergelassener Allgemeinpraktiker in Bützow (Lange Straße 54, Pferdemarkt 15); 1915 zum Sanitätsrat ernannt; ab mind. 1932 auch Vertreter des Anstaltsarztes an der Strafanstalt Bützow-Dreibergen; September 1934 Ausschluß von der Kassenpraxis („Ruhen der Zulassung gemäß § 24 Abs. 4 der Zulassungsordnung");[96] März 1935 bis mind. 1937 Arzt (ohne Kassen- und Privatpraxis) in Rostock (Eggersstraße 4); dort auch Gefängnisarzt; am 1.12.1947 im Alter von 81 Jahren an Herz-Kreislauf-Schwäche in Rostock gestorben

Hellfritz, Dr. Paul Wilhelm
geboren am 9.3.1899 in Hamburg; Sohn eines Reisenden und Kaufmanns; Gymnasium in Hamburg, 1919 Abitur; Medizinstudium in Hamburg und Rostock; Juli 1926 Approbation in Hamburg; ab 1926

---

94) Mit der Arbeit: Historische Studie zur Erforschung der Innervation des Uterus mit einem Anhange über ihre Darstellungsmethoden, Berlin 1928.

95) Mit der Arbeit: Untersuchung über den Keimgehalt der Rostocker Kanalluft.

96) Darin hieß es: „Die dauernde Entziehung der Zulassung ist zu beschließen, wenn ein Kassenarzt ohne wichtigen Grund die Teilnahme an der kassenärztlichen Versorgung ablehnt." Hellfritz war zu diesem Zeitpunkt 68 Jahre alt.

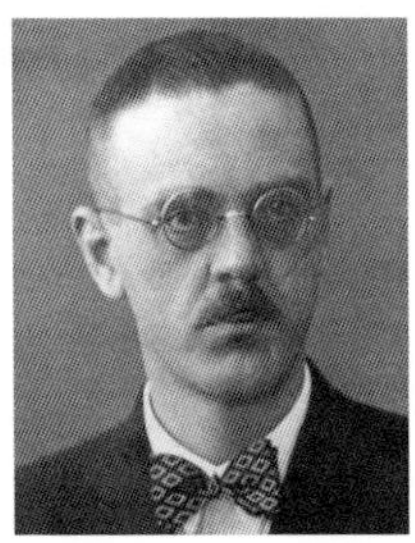

Arzt in Hamburg (Averhoffstraße 7); August 1926 Heirat mit Elisabeth Möller (*2.3.1903 in Hamburg, †9.11.1983 in Hamburg; Tochter eines Handlungsgehilfen und späteren Prokuristen), mind. ein Kind; mind. 1933 bis 1943 niedergelassener Facharzt für Säuglings- und Kinderkrankheiten in Hamburg (Hammerbrookstraße 32, Beim Strohhause 10, Mittelstraße 45); dort Eintritt in die NSDAP am 1.5.1933, Mitgliedsnummer 3.005.479; Mai 1936 Promotion in Hamburg;[97] 1943 in Hamburg „total ausgebombt"; deshalb als Ausgleichsarzt von Februar 1944 bis April 1945 als Hilfskassenarzt in Schwerin eingesetzt (Hindenburgstraße 21, Mozartstraße 2); Mai 1945 bis 1972 wieder niedergelassener Kinderarzt in Hamburg (Diagonalstraße 18 und 36); am 28.11.1972 im Alter von 73 Jahren in Hamburg gestorben

Hellmann, Dr. Rudolf Karl Martin

geboren am 25.12.1905 in Köln/Rheinprovinz; Sohn eines Bau-Assistenten sowie späteren Ingenieurs und Kaufmanns; Realgymnasium in Köln, 1925 Abitur; Medizinstudium in Bonn, Köln und Rostock; Juni 1931 Promotion[98] und 1931 Approbation in Rostock; 1931 bis 1934 Assistenzarzt an der Frauenklinik und der Landeshebammenlehranstalt der Universität Rostock (Doberaner Straße 142 und 141); 1934 bis Juni 1937 Leiter der geburtshilflich-gynäkologischen Abteilung des deutschen Krankenhauses sowie Dozent für Geburtshilfe und Gynäkologie an der Hochschule in Kanton/China; dort Mitglied der NSDAP und Leiter der Ortsgruppe Kanton der Auslandsorganisation der NSDAP; August 1937 bis September 1939 Oberarzt an der Frauenklinik der Städtischen Krankenanstalten in Mannheim (dort auch wohnhaft); dort Vornahme von Sterilisationen bei Personen, die nach dem Gesetz zur Verhütung erbkranken Nachwuchses unfruchtbar gemacht wurden; als Generalsekretär der „Akademie der ärztlichen Fortbildung im Schiffs- und Tropendienst" daneben Betreuung einer Frauenklinik in Hamburg; August 1939 Heirat mit der Ärztin Dr. Elisabeth Oebel (*9.2.1908 in Köln, †5.5.1957 Suizid in Bad Godesberg bei Bonn; Tochter eines Ingenieurs und späteren Direktors), 1951 Scheidung; September 1939 bis Juni 1943 Kriegseinsatz als Sanitätsoffizier bei der Luftwaffe, 1940 bis 1942 Fronteinsatz bei der Sanitätsstaffel des Afrika-Korps der Wehrmacht, im Februar 1942 Flugzeugabsturz überlebt, kriegsbeschädigt; 1943 dienstverpflichteter Arzt in der Praxis von Dr. Arnold Kellendenk in Mechernich/Eifel (Bahnstraße 66); ab März 1943 Facharzt für Frauenkrankheiten; März 1943 bis 1945 Oberarzt bzw. Leitender Arzt am Wöchnerinnenheim der NSV in Hamburg (Mittelweg); mind. 1950 bis 1976 niedergelassener Frauenarzt (ab 1958 mit Privatklinik, deren Verwaltung seine zweite Ehefrau übernahm) in Hamburg (Papenhuder Straße 34, Heilwigstraße 103, 105 und 107); August 1952 Heirat mit der Schuhfabrikantin Ella Ewert verw./gesch. Meraner (*28.6.1913 in Hamburg, †27.4.1986 in Braunschweig; Tochter eines Blockwärters bei der Hochbahn); 1970 wegen „versuchten Totschlags an einem Neugeborenen" (1968) zu einer zweijährigen Freiheitsstrafe verurteilt, nach Anfechtung des Urteils 1971 vom Bundesgerichtshof revidiert und nun wegen „unterlassener Hilfeleistung" angeklagt; ab 1976 im Ruhestand in Hamburg (Hansastraße 28); am 15.9.1980 im Alter von 74 Jahren nach längerer Krankheit in Hamburg gestorben

Helm, Dr. Eberhard Wilhelm Hans

geboren am 10.4.1906 in Cladow bei Landsberg/Warthe/Brandenburg; Sohn eines Forstmeisters; Realgymnasium, 1927 Abitur; Medizinstudium in Tübingen, Göttingen und Rostock; Januar 1934 Approbation; 1934 bis 1944 Assistenzarzt an der Universitäts-Kinderklinik in Hamburg-Eppendorf (Martinistraße 52); 1934 Promotion in Hamburg;[99] Mitglied des NSKK; ab Mai 1939 Facharzt für Kinderkrankheiten; ab September 1939 Kriegseinsatz bei der Luftwaffe, mind. 1941 als Oberarzt „im Felde"; August 1941 Heirat mit der Säuglingsschwester Edith Schurig (*18.9.1917 in [Berlin-]Steglitz, †17.5.1989 in Hamburg; Tochter eines Kaufmanns), drei Kinder; ab September 1944 Direktor der nach Tiegenhof bei Gnesen/Wartheland verlegten Gau-Kinderklinik Posen;[100] im November 1944 uk ge-

97) Mit der Arbeit: Über den Einfluß zusätzlicher Vitamin-C-Gaben auf das Gedeihen von Frühgeburten, Hamburg 1936.
98) Mit der Arbeit: Über die diagnostische Bedeutung der Knochenleitung, Rostock 1930.
99) Mit der Arbeit: Geburtshilfliche Statistik des Staates Hamburg 1901-1930, Berlin 1934.
100) In der Gauheilanstalt Tiegenhof wurden ab 1940 mehr als 1.200 Patienten durch den Einsatz von Gaswagen ermor-

stellt; nach Flucht bzw. Evakuierung von Frühjahr 1945 bis Oktober 1946 Leitender Arzt an der nach Boltenhagen evakuierten Gau-Kinderklinik Posen; Oktober 1946 bis 1955 Facharzt für Kinderkrankheiten in Hamburg (Wiesendamm 42, Fruchtallee 122, Eimsbütteler Straße 60); am 30.8.1955 im Alter von 49 Jahren nach einem Infarkt an Lungenkarzinom in Hamburg gestorben

Helmke, Dr. Wilhelm Heinrich Alfred
geboren am 11.3.1909 in Schweizerhof bei Uelzen/Hannover; Sohn eines Hofpächters; Gymnasium, 1928 Abitur; Medizinstudium in München; Januar 1935 Approbation; Oktober 1935 Promotion in München;[101] ab 1935 Assistenzarzt am Städtischen Krankenhaus in Perleberg; Eintritt in die NSDAP am 1.5.1937, Mitgliedsnummer 4.012.443; ab Oktober 1937 Assistenzarzt am Städtischen Krankenhaus in Brieg/Schlesien; ab März 1939 Arztvertreter in der Praxis von Dr. Gottfried Langerfeld in Lossen/Schlesien; dort auch Mitglied des NSKK; Mai 1939 bis mind. 1974 niedergelassener Allgemeinpraktiker in Vellahn bei Hagenow; Juni 1939 Heirat, zwei Kinder; ab Januar 1941 Kriegseinsatz in der Wehrmacht; April 1971 Heirat mit Luise Biederbick (*22.12.1924 in Kassel, †12.6.2010 in Schwerin; Tochter eines Eisenbahnarbeiters); bis 1995 in Vellahn (Am Markt 3); am 4.7.1995 im Alter von 86 Jahren in Vellahn gestorben

Helms, Dr. Walter Gerhard Adolf
geboren am 9.8.1909 in Nadorst/Oldenburg; Sohn eines Kaufmanns; Oberrealschule in Oldenburg, 1928 Abitur; Medizinstudium in Hamburg, Würzburg, Freiburg, München und Rostock; ab Januar 1934 Medizinalpraktikant an der HNO-Klinik, ab Mai 1934 an der Medizinischen Klinik der Universität Rostock (Doberaner Straße 137-139, Schröderplatz); Dezember 1934 Approbation in Schwerin; April 1935 Promotion in Rostock;[102] 1935 bis 1938 Volontärassistent bzw. Assistenzarzt an der HNO-Klinik der Universität Rostock (Joachim-Schlue-Straße 8); dort Eintritt in die NSDAP am 1.5.1937, Mitgliedsnummer 5.083.692; daneben auch Mitglied der SA und ab März 1938 des NSDÄB; April 1938 Heirat mit Hilde Dau (*23.3.1918 in Oettelin bei Bützow, †15.2.1981 in Hamburg; Tochter eines Lehrers), mind. ein Kind; ab Juni 1938 Facharzt für Hals-, Nasen- und Ohrenkrankheiten; Dezember 1938 bis mind. 1946 niedergelassener HNO-Arzt in Schwerin (Herzogring 14, Adolf-Hitler-Straße/Hauptstraße 165); ab September 1939 Kriegseinsatz in der Wehrmacht; ab Mai 1943 uk gestellt; nach Flucht aus Schwerin mind. 1950 bis 1970 HNO-Facharzt in Hamburg (Moltkestraße/Bernadottestraße 69, Trenknerweg 133); am 6.9.1970 im Alter von 61 Jahren in Hamburg gestorben

Hempel, Adelheid Ottilie Gertrud (geb. von Oertzen)
geboren am 27.3.1921 in Schivelbein/Pommern; Tochter eines Rechtsanwalts und Staatsministers; Oberschule in Rostock, 1939 Abitur; Medizinstudium in Rostock; Februar 1944 Heirat mit dem Arzt → Dr. Oskar Hempel; November 1944 Approbation; November 1944 bis 1946 Jungärztin an der Medizinischen Klinik der Universität Rostock (Schröderplatz, St.-Georg-Straße 94); am 28.7.1946 im Alter von 25 Jahren Suizid durch Vergiften mit Alkoloid in Rostock

Hempel, Dr. Oscar Tjark
geboren am 29.7.1913 in Jever/Oldenburg; Sohn eines Oberlehrers; Gymnasium in Jever, 1933 Abitur; Medizinstudium in Freiburg; September 1939 Approbation; November 1939 Promotion in Freiburg;[103] ab Februar 1940 Volontärassistent, ab Januar 1942 Hilfsarzt am Rudolf-Virchow-Krankenhaus in Berlin (Augustenburger Platz 1); ab März 1942 Kriegseinsatz in der Wehrmacht, als dienstunfähig entlassen; ab Mai 1942 Assistenzarzt am Städtischen Hufeland-Krankenhaus in Berlin-Buch (Karower Straße 11); Facharzt für Innere Krankheiten; Februar 1944 Heirat mit der Ärztin → Adelheid Hempel geb. von Oertzen; bis 1945 Assistenzarzt in Rostock (St.-Georg-Straße 94); am 9.11.1945 im Alter von 32 Jahren an Tuberkulose in Rostock gestorben

---

det; nach dem offiziellen Ende der T4-Aktion wurden in der dortigen „Kinderfachabteilung" bis 1945 auch Kinder durch Medikamentengaben getötet.

101) Mit der Arbeit: Die Umbildung der knöchernen Hüftpfanne bei der angeborenen Hüftverrenkung, Düsseldorf 1936.

102) Mit der Arbeit: Über einen Fall von postanginöser Cavernosusthrombose. Ein Beitrag zum Krankheitsbild der tonsillogenen Allgemeininfektion, Oldenburg 1934.

103) Mit der Arbeit: Ein Beitrag zur Frage der Röntgentiefenbestrahlung bei Seminom, Berlin 1939.

Henke, Dr. Bernhard Feodor Paul

geboren am 28.1.1918 in (Berlin-)Charlottenburg; Sohn eines Bankbeamten; Gymnasium, 1937 Abitur; Medizinstudium in Berlin; Februar 1943 Approbation; 1943 oder 1944 Promotion in Berlin;[104] ab 1943 Volontärassistent in Berlin-Siemensstadt (Quellweg 50); ab Juli 1943 Kriegseinsatz; April 1944 Heirat mit Ilse Lindner, mind. ein Kind; nach Flucht oder Evakuierung zu Kriegsende Arzt in Püttelkow bei Wittenburg; ab April/Mai 1945 Arztvertreter in der Praxis des erkrankten → Dr. Michael Linden in Wittenburg; ab mind. 1946 niedergelassener Allgemeinpraktiker, ab mind. 1951 niedergelassener Facharzt für Innere Krankheiten in Berlin/DDR (Allensteiner Straße 39, Danziger Straße/Dimitroffstraße 71 und 61); Heirat mit der Verkäuferin Gerda Müller verw. Behling (*27.12.1917 in Tientsin/China, †vor 2015; Tochter eines Kaufmanns); bis 2014 im Ruhestand in Berlin (Sächsische Straße 46); am 27.2.2014 im Alter von 96 Jahren in Berlin gestorben

Henkel, Dr. Helga Wally (geb. Dannenberg-Than)

geboren am 31.7.1911 in Riga/Lettland; Gymnasium, Abitur; Medizinstudium in Riga; dort Promotion[105] und September 1938 Approbation; 1938 Heirat mit ? Henkel (†1943 als Angehöriger der Waffen-SS), drei Kinder; nach Umsiedlung Februar 1940 Approbation für Deutschland; Mitglied der NS-Frauenschaft; ab September 1941 nicht vollbeschäftigte Hilfsärztin am Staatlichen Gesundheitsamt Hohensalza/Wartheland (Friedrichsgraben); auch nebenamtliche BDM-Ärztin; 1942 „Genehmigung zur Führung des ‚Dr. med.'"; nach Flucht ab April 1945 notdienstverpflichtete Hilfskassenärztin „zur ärztlichen Versorgung der Zivilbevölkerung" in Alt Meteln bei Schwerin; „noch vor der Besetzung durch amerikanische bzw. englische Truppen" Anfang Mai 1945 Flucht aus Alt Meteln

Henkel, Dr. Ulrich Ludwig Rudolf

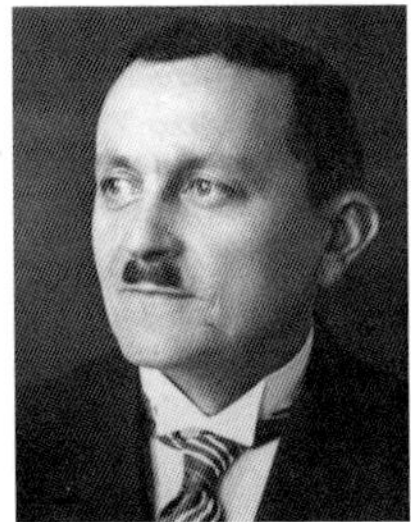

geboren am 5.6.1888 in (Bad) Kleinen/Mecklenburg; Sohn eines Postverwalters und späteren Postsekretärs; Gymnasium in Wismar, 1908 Abitur; Medizinstudium in Jena und Rostock; Oktober 1914 bis November 1918 Kriegseinsatz, bis November 1916 in Kriegsgefangenschaft in Donington Hall/Großbritannien, dann Gefangenenaustausch und als Assistenzarzt in der 9. Kompanie des Infanterie-Regiments 99 in Aachen, kriegsbeschädigt; August 1915 Approbation und April 1919 Promotion in Rostock;[106] Volontärassistent an der Medizinischen Klinik der Universität Rostock (Schröderplatz) und der Universitäts-Nervenklinik Rostock-Gehlsheim; November 1919 Heirat mit Elsa Grund (*2.9.1893 in Parchim, †5.2.1927 in Hagenow; Tochter eines Getreidegroßkaufmanns); November 1919 bis mind. 1962 niedergelassener Allgemeinpraktiker in Hagenow (Elisabethstraße/Stalinstraße 3); 1924 bis 1926 Mitglied des Landtages von Mecklenburg-Schwerin für die Deutschvölkische Freiheitspartei; März 1933 Heirat mit Eleonore Rukopf verw. Knobel (*14.1.1892 in Lokstedt bei Hamburg, †12.5.1977 in Heilbronn/Baden-Württemberg; Tochter eines Polizeisergeanten und späteren Polizeiwachtmeisters), insgesamt zwei Kinder; Eintritt in die NSDAP am 1.5.1933, Mitgliedsnummer 2.809.460, April 1944 Austritt; daneben auch Mitglied der SA und des NSDÄB; ab September 1939 Kriegseinsatz; bis 1968 in Hagenow (Parkstraße 13); am 20.4.1968 im Alter von 79 Jahren in Hagenow gestorben

Hennemann, Dr. Hans Reinhard Oskar

geboren am 30.4.1920 in (Berlin-)Charlottenburg; Sohn eines Kaufmanns und späteren Kohlengroßhändlers; Oberschule in Schwerin, 1939 Abitur; Medizinstudium in Rostock; dort zwischen Januar und März 1945 Promotion[107] und März 1945 Approbation; anschließend Arzt in Schwerin (Schelfstraße 28); März 1945 Heirat mit der DRK-Schwester Susanne Schmidt (*15.1.1926 in Plön/Schleswig-Holstein, †10.2.2011 in Lübeck; Tochter eines Kaufmanns), mind. zwei Kinder; mind. 1945 Kriegsein-

104) Mit der Arbeit: Die Duodenalflora bei ikterischen Lebererkrankungen, besonders bei dem Ikterus simplex s. catarrhalis (MS). Oder mit der Arbeit: Die Konstitution bei chirurgischen Erkrankungen (MS).
105) Mit der Arbeit: Aufhebung der Cocainanästhesie der Hornhaut des Auges normaler Tiere durch Milch.
106) Mit der Arbeit: Zur Kenntnis der Kleinhirnbrückenwinkel-Tumoren (MS).
107) Mit der Arbeit: Verkalkter Leberechinococcus unter besonderer Berücksichtigung seiner differentialdiagnostischen und praktischen Bedeutung, 1944 (MS).

satz als Feldunterarzt in Rostock (Peter-Kalff-Straße 3); ab mind. April/Mai 1945 Arzt in Granzin bei Parchim; ab mind. 1954 Vertrauensarzt und Facharzt für Innere Krankheiten in Lübeck (Overbeckstraße 22, Bülowstraße 24); dort bis 2009 im Ruhestand (Bugenhagenstraße 29); am 29.12.2009 im Alter von 89 Jahren in Bad Schwartau/Schleswig-Holstein gestorben

Hennemann, Dr. Johannes
geboren am 10.4.1907 in Dössel bei Warburg/Westfalen; Sohn eines Ackerwirts; Gymnasium in Marburg, 1927 Abitur; Medizinstudium in München und Rostock; Dezember 1933 Approbation; ab 1934 Assistenzarzt in Neustrelitz; Juni 1936 Promotion in Düsseldorf;[108] Juli und Oktober 1936 Anträge auf Niederlassung von den Ärztekammern Rheinland und Westfalen offenbar abgelehnt; Arztvertreter in Dössel; mind. 1940 Kriegseinsatz als Unterarzt in der Heeres-Sanitätsstaffel in Höxter/Westfalen; unverheiratet; am 5.11.1940 im Alter von 33 Jahren nach einem Unfall an Schädelbruch in Höxter gestorben

Henning, Dr. Dietrich Martin

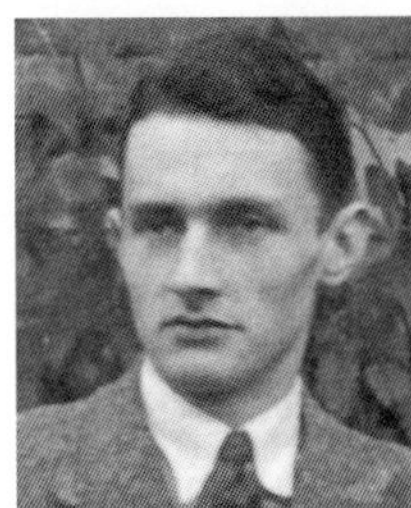

geboren am 1.5.1910 in Rheinsberg/Brandenburg; Sohn eines Arztes; Gymnasium in Grünberg/Schlesien, 1929 Abitur; Medizinstudium in Göttingen, Innsbruck und Rostock; als Student in Rostock Eintritt in die NSDAP am 1.5.1933, Mitgliedsnummer 2.501.899; dort auch Mitglied der SA; Medizinalpraktikant an der Chirurgischen Klinik der Universität Rostock (Maßmannstraße 35); Dezember 1935 Approbation; ab Dezember 1935 Volontärassistent, mind. 1937 bis 1943 Assistenzarzt an der Chirurgischen Klinik der Universität Rostock (dort zunächst auch wohnhaft: Maßmannstraße 35; Ulmenmarkt 1); Februar 1936 Promotion in Rostock;[109] April 1939 Heirat mit der Ärztin → Ilse Henning geb. Aldag, mind. zwei Kinder; mind. 1942 Kriegseinsatz als Oberarzt im Reservelazarett Ib in Rostock, daneben eingeschränkte Weiterführung seiner Kliniktätigkeit; bis 1983 Arzt in Braunschweig (Veltenhöfer Straße 2); am 9.11.1983 im Alter von 73 Jahren in Braunschweig gestorben

Henning, Dr. Hans-Erich
geboren am 19.7.1891 in Neumünster/Schleswig-Holstein; Sohn eines Berufssoldaten (Hauptmann und späterer Oberstleutnant); Gymnasium in Gießen, 1912 Abitur; Medizinstudium in München und Gießen; August 1914 bis November 1918 Kriegseinsatz an der Westfront, zuletzt als Oberleutnant und Batterieführer im Feldartillerie-Regiment Nr. 9, kriegsbeschädigt; März 1923 Approbation in Darmstadt; Mai 1923 Promotion in Gießen;[110] 1923 Assistenzarzt am Städtischen Krankenhaus in Luckenwalde; Oktober 1923 bis 1927 niedergelassener Allgemeinpraktiker in Polleben bei Eisleben; Oktober 1923 Heirat mit der Johanniter-Schwester Friedegard Lessing (*10.12.1889 in Giebichenstein bei Halle, †4.8.1973 in Bückeburg/Niedersachsen; Tochter eines Pfarrers), drei Kinder; Dezember 1927 bis Oktober 1938 niedergelassener Allgemeinpraktiker in Banzkow bei Crivitz; dort Mitglied der SA; ab 1936 auch nebenamtlicher Arzt im Hilfswerk „Mutter und Kind“ der NSV in Banzkow; Oktober 1938 bis mind. 1949 niedergelassener Allgemeinpraktiker und Geburtshelfer in Schwerin (Schelfstraße 9, Adolf-Hitler-Straße 149); ab September 1939 Kriegseinsatz in der Wehrmacht, zur Ausübung seiner Praxis von Februar bis März 1940 beurlaubt; bis 1963 in Lindhorst/Niedersachsen (Oststraße 1); am 1.7.1963 im Alter von fast 72 Jahren in Lindhorst gestorben

Henning, Ilse Auguste (geb. Aldag)
geboren am 20.6.1914 in Lissa/Posen; Tochter eines Studiendirektors; Oberrealschule in Schlochau/Westpreußen, 1932 Abitur; Medizinstudium in Bonn und Rostock; Dezember 1938 Approbation; anschließend Assistenzärztin in Rostock; mind. 1939 in Braunschweig (Geysostraße 11); April 1939

108) Mit der Arbeit: Dammschutz und Episiotomie, Kallmünz 1936.
109) Mit der Arbeit: Untersuchungen über den diagnostischen Wert der Read'schen Formel beim Morbus Basedow, Rostock 1935.
110) Mit der Arbeit: Tuberkulosestatistik an der Gießener Universitätskinderklinik.

Heirat mit dem Arzt → Dr. Dietrich Henning, mind. zwei Kinder; April 1939 bis mind. 1943 ohne ärztliche Tätigkeit in Rostock (Ulmenmarkt 1); ab mind. 1983 in Braunschweig (Veltenhöfer Straße 2); am 24.6.1999 im Alter von 85 Jahren in Braunschweig gestorben

Henrich, Dr. Emil Alfred Maximilian
geboren am 23.8.1904 in Bolanden/Bayern; Sohn eines Volksschullehrers; Gymnasium in Heidelberg, 1924 Abitur; Medizinstudium in München, Jena, Würzburg und Heidelberg; Mai 1931 Promotion in Heidelberg;[111] Approbation; mind. 1936 bis 1937 Assistenzarzt in Bremen (Rheinstraße 10); Juli 1937 bis mind. 1943 Stabsarzt in der Sanitätsstaffel Rostock der Sanitäts-Abteilung 12 der Wehrmacht, kommandiert zur Chirurgischen Klinik der Universität Rostock (Maßmannstraße 35); bis mind. 1949 in Rostock (Ulmenmarkt 5); Heirat; nach Übersiedlung in die Bundesrepublik ab mind. 1969 in Pirmasens/Rheinland-Pfalz (Friedrichstraße 12); Juni 1969 Heirat mit Hildegard Dörr verw./gesch. Töpfer (*8.8.1905 in Roth/Bayern, †19.3.1980 in Kaiserslautern; Tochter eines Adjunkts); zum Obermedizinalrat ernannt; am 3.8.1984 im Alter von fast 80 Jahren in Pirmasens gestorben

Henseleit, Dr. Kurt Otto Karl
geboren am 16.10.1907 in (Berlin-)Weißensee; Sohn eines Malergehilfen; Gymnasium, 1927 Abitur; Medizinstudium in Freiburg;[112] Dezember 1933 Approbation; 1933 Assistenzarzt am Knappschaftskrankenhaus in Sulzbach/Saarland; Mai 1934 Promotion in Freiburg;[113] mind. 1934 bis 1936 Arzt am Kurhaus Bühlerhöhe bei Bühl/Baden (dort auch wohnhaft); Dezember 1934 Heirat mit Rosa Netzer (*29.12.1910 in Leutkirch/Allgäu, †27.11.1988 in Friedrichshafen/Baden-Württemberg; Tochter eines Hilfswärters), mind. ein Kind; mind. 1937 Assistenzarzt am Schloßsanatorium Fürstenberg; ab Juli 1938 Assistenzarzt am Sanatorium Dr. Weidner in Dresden (Malerstraße 31); ab Juni 1939 Landassistent in der Praxis von Dr. Reinhold Berner in Dohna/Sachsen (Burgstraße 17); ab Juni 1939 Facharzt für Innere Krankheiten; ab September 1939 Leiter der Medizinischen Abteilung des Städtischen Krankenhauses in Crimmitschau/Sachsen; ab November 1939 auch dienstverpflichteter Allgemeinpraktiker in der Praxis des eingezogenen Dr. Leo Vollrath in Crimmitschau (Thiemestraße 1); ab Juli 1940 Kriegseinsatz in der Wehrmacht; bis 1973 Internist in Friedrichshafen (Alpenstraße 22); am 8.7.1973 im Alter von 65 Jahren in Ravensburg/Baden-Württemberg gestorben

Hentschel, Dr. Günther Rolf Werner
geboren am 18.6.1919 in Rostock/Mecklenburg; Sohn eines Bücherrevisors sowie späteren Wirtschaftstreuhänders und Steuersachverständigen; Gymnasium in Rostock, 1938 Abitur; Medizinstudium in Rostock (Johannisstraße 5); mind. 1944 in Graal-Müritz (Oststraße); Januar 1944 Approbation und 1944 Promotion in Rostock;[114] ab Oktober 1944 Jungarzt an der Medizinischen Poliklinik der Universität Rostock (Schröderplatz); ab mind. 1957 Facharzt für Innere Krankheiten in Hamburg (Stockkamp 18, Cranachstraße 53, Müllenhoffweg 26); November 2003 Heirat mit der Schiffahrtskauffrau Gisela Kreusch (*5.8.1935 in Altona); am 20.3.2005 im Alter von 85 Jahren in Hamburg gestorben

Herbing, Dr. Günther Rudolf Eduard
geboren am 5.9.1890 in Liegnitz/Schlesien; Sohn eines Gymnasialprofessors; Gymnasium in Liegnitz, 1910 Abitur; Medizinstudium in Berlin an der Kaiser-Wilhelm-Akademie für das militärärztliche Bildungswesen; 1914 bis 1918 Kriegseinsatz, EK I; November 1916 Approbation und Juni 1919 Promotion in Berlin;[115] im März 1920 als Oberarzt aus dem Heeresdienst entlassen; April bis Juni 1920 Vo-

111) Mit der Arbeit: Über Nekrose des Hodens im Anschluß an Zirkulationsstörungen (mit eigenen Fällen), Kaiserslautern 1931.
112) Henseleit entdeckte dort 1932 als Student zusammen mit seinem jüdischen Doktorvater, dem späteren Nobelpreisträger Dr. Hans Adolf Krebs (*1900, †1989), den Harnstoffzyklus („Krebs-Henseleit-Zyklus"); nachdem Krebs 1933 die Lehrbefähigung entzogen worden war und dieser 1933 nach Großbritannien emigrierte, wurde auch Henseleit als sein Vertrauter von weiterer akademischer Forschung ausgeschlossen.
113) Mit der Arbeit: Versuche über die Wirkung von Ornithin und Citrulin auf die Harnstoffbildung in der Leber, Berlin/Leipzig 1932.
114) Mit der Arbeit: Wird durch Tonsillotomie die Neigung zu späteren Anginen begünstigt?, 1944 (MS).
115) Mit der Arbeit: Über die Geschwülste des Kreuzbeins, Berlin 1919.

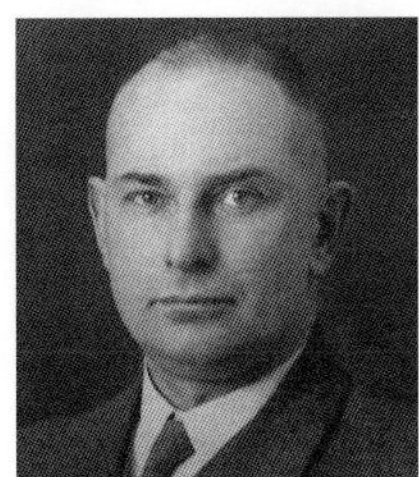

lontärassistent an der Kinderklinik der Universität Rostock (Augustenstraße 80/82); Juni 1920 bis 1936 niedergelassener Allgemeinpraktiker in Rostock (Niklotstraße 8, Barnstorfer Weg 48); November 1921 Heirat mit der Sekretärin Gertrud Rohrmann spätere Hinrich (*6.10.1900 in Schwerin, †2.10.1994 in Rostock; Tochter eines Rentschreibers und späteren Hauptstaatskassenrendanten), ein Kind; ab mind. 1931 auch Vertrauensarzt der Landkrankenkasse Rostock; ab Februar 1931 auch Gerichtsarzt bei der Spruchkammer des Landgerichts Rostock; Eintritt in die NSDAP am 1.5.1933, Mitgliedsnummer 2.809.523; ab mind. 1935 auch nebenamtlicher Vertragsarzt bei der RAD-Einheit 1/60 (Rostock-Dierkow); am 30.3.1936 im Alter von 45 Jahren Suizid durch Erschießen in Rostock[116)]

Herbrand, Dr. Jakob Maria Robert
geboren am 14.5.1907 in Wegberg/Rheinprovinz; Sohn eines Hauptlehrers; Gymnasium, 1926 Abitur; Medizinstudium in Bonn; Juli 1932 Approbation und Promotion in Bonn;[117)] 1932 Assistenzarzt am Marien-Hospital in Bonn; 1932 bis 1933 Assistenzarzt an der Chirurgischen, Orthopädischen und Geburtshilflichen Abteilung des Herz-Jesu-Krankenhauses in Trier; 1933 bis 1934 Assistenzarzt am St.-Josefs-Krankenhaus in Berlin-Tempelhof, 1934 am Gertrauden-Krankenhaus in Berlin-Wilmersdorf; 1934 bis 1937 Assistenzarzt an der Chirurgischen Klinik der Universität Rostock (Maßmannstraße 35); ab August 1936 Facharzt für Chirurgie; April 1937 bis 1938 Oberarzt an der Chirurgischen Abteilung des Marienhospitals in Bonn (Venusberg); dort Eintritt in die NSDAP am 1.5.1937, Mitgliedsnummer 4.613.660; daneben auch Mitglied des NSKK; ab Mai 1938 niedergelassener Arzt in Geisenheim/Hessen (Rheinstraße 7); Juni 1939 Heirat mit Charlotte Schoof (*3.6.1919 in Rostock, †18.4.2003 in Donauwörth/Bayern; Tochter eines Kaufmanns), mind. ein Kind; Juli 1939 bis mind. 1940 praktischer Arzt in Heidesheim/Hessen; ab September 1939 Kriegseinsatz in der Wehrmacht; ab Dezember 1941 Mitglied des NSDÄB; mind. 1944 bis 1945 Facharzt für Chirurgie in Rostock (Kaiser-Wilhelm-Straße 33); mind. 1958 bis 1969 Chefarzt am St.-Josephs-Krankenhaus in Rüdesheim am Rhein/Hessen; bis 1997 in Geisenheim/Hessen (Rüdesheimer Straße 24); am 20.11.1997 im Alter von 90 Jahren in Rüdesheim am Rhein gestorben

Herbst, Dr. Johannes Franz Ludwig
geboren am 14.11.1886 in Magdeburg/Provinz Sachsen; Sohn eines Oberlehrers; Gymnasien in Magdeburg und Rinteln/Weser, 1907 Abitur; Medizinstudium in Marburg, Jena, München und Rostock; August 1913 Approbation in Magdeburg; September 1913 Promotion in Rostock;[118)] August 1914 Approbation als Zahnarzt in Rostock; Assistenzarzt an der Zahnärztlichen Klinik der Universität Rostock (Schröderstraße 36/37); Kriegseinsatz, mind. 1916 als Truppenarzt in Ludwigslust; Januar 1916 Heirat mit Annemarie Dierling (*13.12.1889 in Klein Bentwisch bei Rostock; Tochter eines Gutspächters), ein Kind; ab 1916 niedergelassener Allgemeinpraktiker, ab 1934 auch Facharzt für Zahn- und Mundkrankheiten, Mai 1937 bis mind. 1951 nur noch Zahnarzt in Ludwigslust (Seminarstraße 1, Gartenstraße 6); Juli bis November 1918 erneuter Kriegseinsatz; in Ludwigslust Eintritt in die NSDAP am 1.5.1937, Mitgliedsnummer 5.082.552; daneben auch Mitglied der SA und ab Januar 1939 des NSDÄB; bis 1968 in Ludwigslust (Gartenstraße 6); am 13.3.1968 im Alter von 81 Jahren in Ludwigslust gestorben

Herff, Dr. Dorothee Carla Anna **von**
geboren am 27.1.1905 in Darmstadt/Hessen; Tochter eines Berufssoldaten (Major); Gymnasium, 1926 Abitur; Medizinstudium in Heidelberg; als Studentin Eintritt in die NSDAP am 1.6.1930, Mitglieds-

116) In einem Nachruf des Rostocker Ärzteverein hieß es, „der praktische Arzt Dr.med. Günther Herbing, Ritter des EK I", sei „verstorben". „Der frühe Tod dieses Arztes, der am Vereinsleben stets regen Anteil nahm, hinterläßt bei uns eine schmerzliche Lücke".

117) Mit der Arbeit: Nachuntersuchungen über operierte und nichtoperierte Meniskusverletzungen an der Bonner chirurgischen Universitätsklinik von 1908-1930, Bonn 1931.

118) Mit der Arbeit: Zum Nachweise von Typhusbazillen im Wasser durch Fällungsmethoden, Rostock 1913.

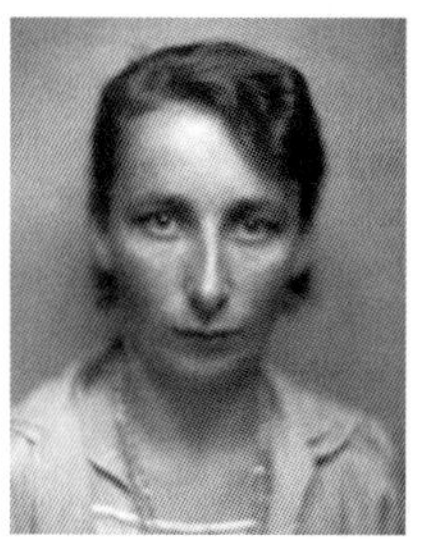

nummer 258.121; März 1935 Approbation und April 1935 Promotion in Heidelberg;[119] ab 1935 Volontärassistentin an der Inneren Abteilung des Allgemeinen Krankenhauses in Lübeck, ab Oktober 1937 am Universitätskrankenhaus in Hamburg-Eppendorf; ab Oktober 1938 Landassistentin in der Praxis von Dr. Garald Petersen in Jugenheim an der Bergstraße; ab Februar 1939 Assistenzärztin am Allgemeinen Krankenhaus in Lübeck; ab September 1939 Volontärassistentin in der Praxis von → Dr. Werner Elfeldt in Güstrow; ab November 1939 Fachärztin für Innere Krankheiten; seitdem Assistenzärztin an der Inneren Abteilung des Allgemeinen Krankenhauses in Lübeck; ab September 1940 Mitglied des NSDÄB; bis 1992 in Seeheim-Jugenheim/Hessen (Karolinenstraße 19); unverheiratet; am 12.7.1992 im Alter von 87 Jahren in Seeheim-Jugenheim gestorben

Herrmann, Dr. Ernst Friedrich Franz (geb. Wiechmann)
geboren am 19.7.1901 in (Berlin-)Lichtenberg; Sohn eines Maschinen-Ingenieurs; Stiefsohn eines Arztes; 1917 Namensänderung in Herrmann (durch erneute Heirat der Mutter); Gymnasien in Berlin und Freienwalde, 1922 Abitur; zunächst Studium der Staats- und Rechtswissenschaften in Greifswald, München und Halle, dann Medizinstudium in Halle und Rostock; ab April 1935 Medizinalpraktikant an der Medizinischen Klinik der Universität Rostock (Schröderplatz); Oktober 1935 bis Mai 1936 zunächst Medizinalpraktikant, dann Assistenzarzt am Beobachtungskrankenhaus/Tbc-Genesungsheim Schwerin-Lankow (Lankower Straße 11-15, Hubertusstraße 15); April 1936 Approbation in Schwerin; Mai 1936 Promotion in Rostock;[120] mind. 1936 praktischer Arzt in Hage/Ostfriesland; August 1936 Heirat mit der Buchhalterin Trudi Beutin (*11.4.1907 in Suckow bei Güstrow, †30.7.1941 in Rostock; Tochter eines Institutsgehilfen), drei Kinder; 1937 Arztvertreter in der Praxis von → Dr. Robert Ehmcke in Bad Kleinen (Häuslerei Nr. 50); April 1937 bis mind. 1941 niedergelassener Allgemeinpraktiker in Merzwiese bei Crossen/Oder (Dorfstraße 30); im März 1939 genehmigte Niederlassung als Allgemeinpraktiker in Kavelstorf bei Rostock nicht angenommen; in Merzwiese Eintritt in die NSDAP am 1.2.1940, Mitgliedsnummer 7.495.011; mind. 1950 praktischer Arzt in Aulosen/Altmark; ab mind. 1953 niedergelassener Allgemeinpraktiker in Tangerhütte/Altmark (Industriestraße 2); März 1953 Heirat mit Ursula Kühner verw. Döhmann (*18.1.1920 in Braunfels/Hessen, †24.3.2001 in Tangerhütte; Tochter eines Kraftwagenführers); am 16.4.1968 im Alter von 66 Jahren in Tangerhütte gestorben

Herrmann, Dr. Gerhard Oskar Paul (geb. Wiechmann)

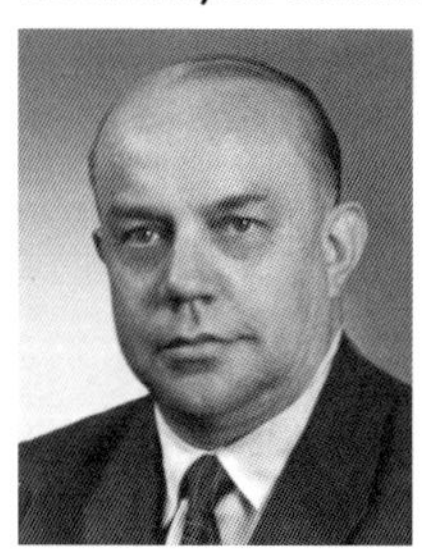

geboren am 6.5.1906 in (Berlin-)Charlottenburg; Sohn eines Maschinen-Ingenieurs; Stiefsohn eines Arztes; 1917 Namensänderung in Herrmann (durch erneute Heirat der Mutter); Gymnasien in Berlin und Stettin, 1925 Abitur; zunächst Studium der Musik und Kunstgeschichte in Leipzig, dann Medizinstudium in Leipzig, Innsbruck, Berlin, Greifswald, Freiburg und Rostock; ab Januar 1932 Medizinalpraktikant am Stadtkrankenhaus in Parchim, dann an der Medizinischen Klinik, ab September 1932 an der Chirurgischen Klinik der Universität Rostock (Schröderplatz, Maßmannstraße 35); April 1933 Approbation in Schwerin; Mai 1933 Promotion in Rostock;[121] ab 1933 Mitglied der SA; ab Oktober 1933 Assistenzarzt, dann Oberarzt, mind. 1949 bis 1973 Chefarzt am Beobachtungskrankenhaus/Tbc-Genesungsheim bzw. an der Heilstätte für Tuberkulose und Lungenkrankheiten bzw. an der Bezirkslungenklinik Schwerin-Lankow (und Basthorst) (dort zunächst auch wohnhaft: Lankower Straße 11-15; Hubertusstraße 15, Kommandantenstraße/Moritz-Wiggers-Straße 1 und 3, Sebastian-Bach-Straße 10); April 1934 Heirat mit der Versicherungsangestellten Ilse Bastmann (*4.1.1912 in Rostock, †26.5.1947 in Schwerin; Tochter eines Malers und späteren Büroangestellten), drei Kinder; in Schwerin Eintritt in die NSDAP am 1.5.1937, Mitgliedsnummer

119) Mit der Arbeit: Sogenannte Arzneimittelidiosynkrasien, Leipzig 1935.
120) Mit der Arbeit: Die Häufigkeit der progressiven Paralyse, Rostock 1935.
121) Mit der Arbeit: Über das Verhalten der Blutkörperchensenkungsreaktion bei akuten Infektionskrankheiten, Güstrow 1933.

4.647.583; daneben auch Mitglied des NSDÄB und des NSKK, im Mai 1940 zum NSKK-Sanitäts-Sturmführer befördert; ab September 1940 Facharzt für Innere Krankheiten; 1937 bis mind. 1941 auch Tuberkulose-Fürsorgearzt für den Kreis Parchim mit den Fürsorgestellen in Goldberg, Lübz, Parchim und Plau; ab Dezember 1943 Kriegseinsatz als Wehrmachtsarzt in Schwerin, daneben eingeschränkte Weiterführung der zivilärztlichen Tätigkeit; Juli 1945 bis mind. 1975 auch niedergelassener Facharzt für Innere Krankheiten in Schwerin (Wismarsche Straße 150); Mai 1950 Heirat mit der Haushälterin Ilse Hadler (*16.12.1921 in Zickhusen bei Bad Kleinen, †15.1.1989 in Schwerin; Tochter eines Arbeiters); spätestens 1971 zum Obermedizinalrat ernannt; ab mind. 1977 im Ruhestand in Schwerin (Sebastian-Bach-Straße 10); am 23.10.1989 im Alter von 83 Jahren in Schwerin gestorben

Herrmann, Dr. Joachim Heinrich Reinhard (geb. Wiechmann)
geboren am 10.3.1899 in Stargard/Pommern; Sohn eines Maschinen-Ingenieurs; Stiefsohn eines Arztes; 1917 Namensänderung in Herrmann (durch erneute Heirat der Mutter); Gymnasium in Berlin, 1919 Abitur; Medizinstudium in Greifswald; Medizinalpraktikant in Stettin; November 1925 Approbation; April 1927 Promotion in Greifswald;[122] Juni 1933 bis 1945 niedergelassener Allgemeinpraktiker in (Stettin-)Altdamm (Bürgersteig 1, Stargarder Straße 17 und 20); Oktober 1933 Heirat mit Else Niebaum (*22.12.1907 in Hannover, †3.10.2008 in Bad Salzuflen/Nordrhein-Westfalen; Tochter eines Fabrikanten), mind. drei Kinder; nach Flucht ab mind. Mai 1945 Arzt in Schwerin (Robert-Beltz-Straße 14); Juli 1945 Flucht aus Schwerin; mind. 1965 bis 1975 niedergelassener Allgemeinpraktiker in Westerenger bzw. Enger/Nordrhein-Westfalen (Haus Nr. 213, Spenger Straße 356); am 27.4.1975 im Alter von 76 Jahren in Enger gestorben

Hertwig, Prof. Dr. Günther Karl Wilhelm

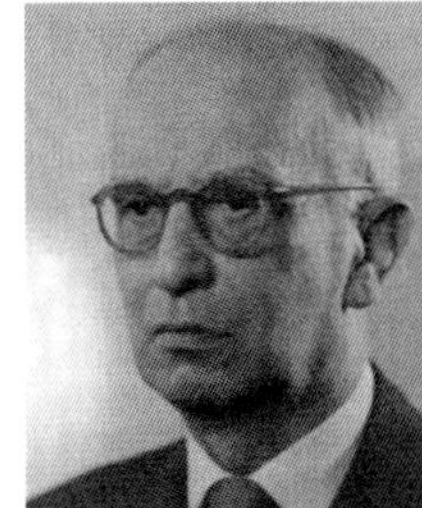

geboren am 10.3.1888 in Jena/Sachsen-Weimar-Eisenach; Sohn eines Anatomen, Zoologen und Universitätsprofessors; Gymnasium in Berlin, 1906 Abitur; Medizinstudium in Berlin, Freiburg und München; Medizinalpraktikant an der Charité in Berlin; Juli 1912 Approbation und Promotion in Berlin;[123] 1912 bis 1913 chemische und serologische Ausbildung; 1913 Volontärassistent am Anatomischen Institut der Universität Berlin; zum Oktober 1914 als 1. Assistent an das Anatomische Institut der Universität Frankfurt/Main berufen, tatsächlich jedoch von Oktober 1914 bis August 1915 Kriegseinsatz als Assistenzarzt in der Verwundetenabteilung der Chirurgischen Klinik der Charité in Berlin und von Oktober 1915 bis Juni 1916 als Hilfsarzt in einem Lazarettzug des Johanniterordens; Oktober 1916 bis März 1917 nunmehr 1. Assistent am Anatomischen Institut der Universität Frankfurt/Main; April 1917 bis November 1918 erneuter Kriegseinsatz als Bataillonsarzt sowie als Stationsarzt an der Chirurgischen Abteilung eines Kriegslazaretts bei Sedan, EK II, Rot-Kreuz-Medaille; Dezember 1918 Habilitation in Frankfurt/Main;[124] ab Januar 1919 Privatdozent für Normale Anatomie und Entwicklungsgeschichte an der Universität Frankfurt/Main; 1919 bis 1922 Mitglied der Deutschen Volkspartei; ab September 1922 nichtplanmäßiger außerordentlicher Professor (Titularprofessor) an der Universität Frankfurt/Main; Oktober 1922 bis Oktober 1937 Oberassistent und 1. Prosektor am Anatomischen Institut der Universität Rostock (Gertrudenstraße, Patriotischer Weg 120, Stephanstraße 7); dort im November 1922 zum außerplanmäßigen außerordentlichen Professor für Anatomie ernannt; März 1925 Heirat mit der Medizin- und Zoologiestudentin Lydia Hondru (*26.4.1903 in Dolgoe/Bessarabien, †vor 1971 in Rumänien; Tochter eines Pastors und Gymnasialprofessors);[125] 1936 bis 1937 auch kommissarischer Leiter des Anatomischen Instituts der Universität Rostock;[126] ab November 1937 vergüteter Forschungsauftrag am Anatomischen und

122) Mit der Arbeit: Zur Ätiologie und Therapie des caput obstipum musculare, Greifswald 1926.
123) Mit der Arbeit: Das Schicksal des mit Radium bestrahlten Spermachromantis im Seeigel: eine experimentell-cytologische Untersuchung, Berlin 1912.
124) Mit der Arbeit: Kreuzungsversuche an Amphibien. T. 1: Wahre und falsche Bastarde, Bonn 1918.
125) Bald nach der Heirat kehrte seine Frau wegen unheilbarer Schizophrenie in ihre Heimat zurück. Hertwig verlor nie den Kontakt zu ihr und lebte jahrzehntelang mit seiner Schwester, der Biologin Prof. Dr. Paula Hertwig (*1889, †1983), zusammen.
126) Hertwig hatte nach 15-jähriger Tätigkeit in Rostock im September 1937 selbst gekündigt, weil er sich im Besetzungsverfahren der Direktorenstelle des Instituts sowie auch im Berufungsverfahren der Professur für Anatomie

Anatomisch-Biologischen Institut der Universität Berlin (Luisenstraße 56, Wangenheimstraße 28); dort ab April 1938 auch Lehrauftrag für Systematische Anatomie; im September 1939 zum außerplanmäßigen Professor an der Universität Berlin ernannt; Dezember 1945 Vorschlag des Rektors → Prof. Dr. Kurt Wachholder, Hertwig als Ordinarius für Anatomie an die Universität Rostock zu berufen;[127)] ab Mai 1946 Professor mit Lehrstuhl für Normale Anatomie und Entwicklungsgeschichte sowie Direktor des Anatomischen Instituts der Universität Halle-Wittenberg; 1955 emeritiert; ab 1956 Mitglied der Akademie der Naturforscher Leopoldina; bis 1970 im Ruhestand in Halle (Humboldtstraße 18); am 4.8.1970 im Alter von 82 Jahren in Halle gestorben

Herzfeldt, Dr. Paul Hermann Carl
geboren am 16.10.1898 in Pentz/Pommern; Sohn eines Lehrers; Gymnasium in Demmin, April 1917 Abitur; zunächst Studium der Philologie in Greifswald; ab Juni 1917 Kriegseinsatz in einer Feldartillerie-Einheit an der Westfront, im Februar 1919 kriegsbeschädigt aus dem Heer entlassen; Medizinstudium in Greifswald, Leipzig und Rostock; Januar 1925 Approbation in Arnstadt/Thüringen; Assistenzarzt in Arnstadt; Juni 1926 bis mind. 1963 niedergelassener Allgemeinpraktiker in Rehna (Markt 3); Dezember 1926 Promotion in Rostock;[128)] August 1927 Heirat mit Mathilde Reuter (*21.3.1903 in Schwerin, †19.2.1980 in Schwerin; Tochter eines Korkfabrikanten), drei Kinder; ab Oktober 1935 Mitglied des NSDÄB; ab 1936 auch nebenamtlicher Arzt im Hilfswerk „Mutter und Kind" der NSV in Rehna; ab mind. 1937 auch nebenamtlicher Vertragsarzt beim RAD-Lager für die weibliche Jugend in Rehna; bis 1969 in Rehna (Markt 3); am 25.7.1969 im Alter von 70 Jahren in Rehna gestorben

Herzog, Dr. Dr. Heinrich
geboren am 29.12.1905 in Nürnberg/Bayern; Gymnasium, 1925 Abitur; Zahnmedizin- und Medizinstudium in Erlangen; April und Mai 1931 Approbation als Arzt und als Zahnarzt; Juni 1931 Promotion zum Dr. med. in Erlangen;[129)] Volontärassistent an der Zahnklinik der Universität Rostock (Schröderstraße 36/37, Horst-Wessel-Straße 116); bis November 1936 Arzt und Zahnarzt in Rostock; ab November 1936 Arzt und Zahnarzt in Frankfurt/Main (Roßmarkt 12); ab Juli 1938 Arzt und Zahn-

---

übergangen fühlte und keine weitere Perspektive für sich in Rostock sah. Zudem hatte er andauernde Differenzen mit dem neuen Direktor des Anatomischen Instituts, → Prof. Dr. Kurt Neubert. Als 1935/36 die Leitung des Anatomischen Instituts neu besetzt werden mußte, räumte der Führer der Dozentenschaft an der Universität Rostock, → Dr. Heinrich Gißel, ein, daß Hertwig zwar die erforderlichen wissenschaftlichen Leistungen aufweise, er stelle „jedoch rein äußerlich betrachtet schon nicht die Persönlichkeit dar, wie man sie von einem Hochschullehrer fordern" müsse; Hertwigs Vorlesungen seien rhetorisch schlecht, und politisch habe er sich „nie hervorgetan und versucht, sich den Ideen des Nationalsozialismus einzuordnen", so daß er „für den Direktorenposten eines Anatomischen Instituts nicht geeignet" sei. Als es im Februar 1937 um die Wiederbesetzung des anatomischen Lehrstuhls ging, wurde von der Rostocker Medizinischen Fakultät der spätere Lehrstuhlinhaber Neubert an zweiter, Hertwig an dritter Stelle genannt; Hertwig, so hieß es, sei „allgemein als ausgezeichneter wissenschaftlicher Forscher bekannt" und von „vielen seiner Fachkollegen in ihren Vorschlägen genannt worden"; wenn Hertwig nicht auf dem ersten Listenplatz erscheine, liege das daran, so Dekan → Prof. Dr. Wilhelm Comberg, daß Hertwigs „Eignung mehr auf dem Gebiet der rein wissenschaftlichen Forschung" und weniger auf dem der studentischen Lehre liege; alle seien sich darin einig, daß Hertwig „vor allem befähigt" sei, „als Leiter eines wissenschaftlichen Forschungsinstitutes Ausgezeichnetes zu leisten". Für die im März 1937 dem Reichserziehungsministerium übersandten konkreten Besetzungsvorschläge wurde Neubert nunmehr auf den 1. und Hertwig auf den 4. Platz gesetzt; auch jetzt hieß es, daß Hertwig „in Deutschland und auch über die Grenzen hinaus als ausgezeichneter Wissenschaftler bekannt" sei; er sei für den Rostocker Anatomielehrstuhl deshalb nicht bevorzugt nominiert worden, „weil er als Lehrer nicht genügend dem entspricht, was wir ... für unsere Fakultät als notwendig bezeichnet" haben; als „Leiter eines [nur] wissenschaftlichen Forschungsinstituts" könne er „ausgezeichnetes leisten", weshalb „die Fakultät begrüßen würde", wenn Hertwig „in absehbarer Zeit eine andere Stelle erhalten könnte".

127) Wie Wachholder im Dezember 1945 der mecklenburgischen Kultusverwaltung mitteilte, sei Hertwig „der einzige in der sowjetischen Besatzungszone zur Verfügung stehende Anatom, der nicht Mitglied der NSDAP war"; Hertwigs Bedingung für eine Annahme des Rufes nach Rostock sei jedoch eine gleichzeitige Berufung seiner Schwester, von der er sich „aus wirtschaftlichen Gründen nicht trennen" könne; Paula Hertwig, die „auch im Auslande, speziell auch in Rußland, einen ganz besonderen Ruf als Forscherin auf ihrem Gebiet" genieße, sollte der außerordentliche Lehrstuhl für Entwicklungsgeschichte und Vererbungslehre übertragen werden, der unter der Firmierung „Lehrstuhl für Erbbiologie, Rassenhygiene und Eugenik" bis April 1945 von → Prof. Dr. Hans Grebe wahrgenommen worden war. Da sich die Wiedereröffnung der Medizinischen Fakultät in Rostock jedoch verzögerte, nahmen Günther und Paula Hertwig einen Ruf an die Universität Halle-Wittenberg an.

128) Mit der Arbeit: Über den Gesundheitszustand der Rostocker Schulkinder, besonders des 4. und 8. Schuljahres (MS).

129) Mit der Arbeit: Ein Fall von Chondrom der Nase, Erlangen 1931.

arzt in Nürnberg (Jakobsplatz 16); ab August 1938 Facharzt für Zahn-, Mund- und Kieferkrankheiten; ab Dezember 1939 wieder Arzt und Zahnarzt in Frankfurt/Main (Roßmarkt 12, Mainzer Landstraße 32); Kriegseinsatz in der Wehrmacht; Dezember 1940 Promotion zum Dr. med. dent. in München;[130] mind. 1952 bis 1977 niedergelassener Facharzt für Zahn-, Mund- und Kieferkrankheiten sowie Fachzahnarzt für Kieferorthopädie in Frankfurt/Main (Weserstraße 58, Kullmannstraße 2); unverheiratet; am 18.8.1977 im Alter von 71 Jahren in Frankfurt/Main gestorben

Hethey, Dr. Kurt Paul
geboren am 28.7.1917 in Berlin; Sohn eines Augenarztes sowie späteren Universitätsprofessors und Oberregierungsmedizinalrates; Gymnasium in Berlin, 1937 Abitur; Medizinstudium in Berlin (Scharnhorststraße 35) und Würzburg; dazwischen mind. 1942 Kriegseinsatz als Feldunterarzt; Oktober 1942 Heirat mit der Arzthelferin Ingeborg Knüfer (*21.8.1921 in Freienwalde/Oder, †25.12.2016 in Hünfeld/Hessen; Tochter eines Studienrates), mind. ein Kind; Februar 1943 Approbation; 1943 Promotion in Würzburg;[131] ab mind. April/Mai 1945 praktischer Arzt in Sülte bei Schwerin; Ende Juni 1945 Flucht aus Sülte; als Oberstarzt von Oktober 1975 bis September 1977 Chefarzt am Bundeswehr-Krankenhaus in Kempten/Allgäu (Im Oberwies 67); am 1.5.1978 im Alter von 60 Jahren in Kempten gestorben

Hettfleisch, Dr. Franz Johann
geboren am 3.3.1904 in Komar/Böhmen/Österreich-Ungarn; Sohn eines Oberlehrers und Schulleiters; Gymnasium, 1924 Abitur; Medizinstudium; Approbation; Promotion; bis 1930 in Trautenau/Böhmen (Tannhäuserstraße 25); ab 1930 Volontärassistent an der Medizinischen Klinik, mind. 1931 bis 1932 an der Chirurgischen Klinik der Universität Rostock (Schröderplatz, Maßmannstraße 35); September 1934 Heirat mit Margareta Vogel spätere Loose (*16.1.1911 in Bilin/Böhmen; †6.5.1993 in Albstadt-Ebingen/Baden-Württemberg), ein Kind, spätestens 1942 Scheidung; Juni 1942 Heirat mit Margarethe Fischer (*18.4.1921 in Ladowitz/Böhmen, †9.11.1988 in Neuenkirchen/Nordrhein-Westfalen); mind. 1950 niedergelassenen Allgemeinpraktiker in Denkendorf bei Esslingen/Baden-Württemberg (Eichersteige 6); ab mind. 1988 in Neuenkirchen (Marktstraße 6); am 23.3.1996 im Alter von 92 Jahren in Neuenkirchen gestorben

Heubach, Dr. Hans Hugo
geboren am 16.7.1908 in Elberfeld/Rheinprovinz; Sohn eines Maschinenfabrikanten; Gymnasium, 1929 Abitur; Medizinstudium in Bonn; Februar 1936 Approbation und März 1936 Promotion in Bonn;[132] 1936 Assistenzarzt am Hygiene-Institut der Universität Bonn und mind. 1937 an der Provinzial-Heil- und Pflegeanstalt Bonn (Theaterstraße 32); dort Eintritt in die NSDAP am 1.5.1937, Mitgliedsnummer 5.307.341; ab Juni 1939 stellvertretender Amtsarzt am Staatlichen Gesundheitsamt Bonn; als Regierungsmedizinalrat ab September 1940 Medizinaldezernent bei der Regierung in Köln (Am Schloßgarten 3, Mozartstraße 1); Mai 1942 Heirat mit der Kulturreferentin im BDM Hedwig Koehl (*19.10.1913 in Saarlouis, †30.5.1997 in Brühl/Nordrhein-Westfalen; Tochter eines Oberfeuerwerkers und späteren Regierungsamtmanns), mind. ein Kind; ab Juni 1944 Amtsarzt in Plöhnen/Ostpreußen (Mielauer Straße 19); nach Flucht zu Kriegsende Arzt am Staatlichen Gesundheitsamt des Kreises Parchim; April 1945 Flucht in die westlichen Besatzungszonen; mind. 1951 Arzt in Bad Godesberg bei Bonn (Kurfürstenstraße 6); mind. 1955 bis 1956 Arzt in Düsseldorf (Poststraße 9); bis 1971 Regierungsmedizinaldirektor, ab 1971 Leitender Regierungsmedizinaldirektor am Versorgungsamt Köln; bis 1973 im Ruhestand in Lövenich bei Köln (Hölderlinstraße 93); am 11.3.1973 im Alter von 64 Jahren in Köln gestorben

---

130) Mit der Arbeit: Die chirurgische Behandlung der Kieferklemme, München 1940.
131) Mit der Arbeit: Soll die medizinische Doktorarbeit verschwinden? Untersuchungen an der Hand der in der Zeit von 1905-1925 bzw. 1923-1941 an der Freiburger bzw. Würzbürger Universitäts-Frauenklinik angefertigten Inauguraldissertationen (MS).
132) Mit der Arbeit: Pathologisch-klinische Betrachtungen der Hypophysengeschwülste mit Bekanntgabe eines eigenen Falles, Bonn 1935.

Heubes, Dr. Oskar Eduard
geboren am 14.12.1898 in Fahr bei Neuwied/Rheinprovinz; Sohn eines Arztes und späteren Sanitätsrates; Gymnasium, 1918 Abitur; Medizinstudium; Approbation; Promotion; bis 1929 Assistenzarzt am Kinderheim der Landesversicherungsanstalt Mecklenburg in Waren; unverheiratet; am 12.1.1929 im Alter von 30 Jahren in Gladbeck/Westfalen gestorben

Heuck, Dr. Hans Georg Paul
geboren am 16.6.1896 in Schwerin/Mecklenburg; Sohn eines Regierungsrates; Gymnasien in Schwerin und Wismar, November 1915 Notabitur; Dezember 1915 bis November 1918 Kriegseinsatz, zuletzt als Leutnant im Telefon-Bataillon 6; Medizinstudium in Rostock (Kaiser-Wilhelm-Straße 38; Warnemünde, Friedrich-Franz-Straße 23), München und Heidelberg; Januar 1923 bis Juni 1926 zunächst Medizinalpraktikant, dann Assistenzarzt an den Städtischen Krankenhäusern in Worms, Ludwigshafen und Mannheim; Juni 1923 Heirat mit Gertrud Lang (*22.10.1896 in Ludwigshafen, †24.4.1946 in Rostock; Tochter eines Chemikers), sechs Kinder; Juni 1923 Promotion in Heidelberg;[133] Juli 1923 Approbation; Juli 1926 bis Juni 1936 niedergelassener Allgemeinpraktiker in Teterow (Moltkestraße 16); dort ab 1927 Mitglied des Kyffhäuser-Bundes und von 1929 bis 1934 des Stahlhelm; wegen Mitgliedschaft im Bruderrat der Bekennenden Kirche von der NSDAP und ihren Gliederungen boykottiert, deshalb Praxisaufgabe in Teterow; Juli 1936 bis 1940 niedergelassener Allgemeinpraktiker in Berlin (Blumenweg 15); wegen „politischer Unzuverlässigkeit" aus dem DRK ausgeschlossen; Januar 1940 bis August 1941 Kriegseinsatz als Stabsarzt im Bau-Bataillon 222; im September 1941 uk gestellt und bis Februar 1943 wieder praktischer Arzt in Berlin (Waldmannstraße 17); im Februar 1943 an Lungentuberkulose erkrankt, deshalb bis Mai 1944 Praxis geschlossen; nach zweimaliger Ausbombung im August und Dezember 1943 von der Ärztekammer Mecklenburg angefordert; Mai 1944 bis 1959 niedergelassener Allgemeinpraktiker in Rostock (Maßmannstraße/Leninallee 28); Mai 1947 Heirat mit der Organistin und Sprechstundenhilfe Christa Vollrath (*10.4.1920 in Rostock, †3.4.1968 in Rostock; Tochter eines Schreibers und späteren Justiz-Sekretärs), zwei weitere Kinder; am 12.8.1959 im Alter von 63 Jahren in Rostock gestorben

Heuck, Dr. Hermann Ludwig Friedrich
geboren am 19.12.1889 in Rehna/Mecklenburg; Sohn eines Amtsrichters und späteren Landgerichtsrates; Gymnasium in Schwerin, 1909 Abitur; Medizinstudium in Heidelberg, Rostock, München und Jena; ab Juni 1914 Medizinalpraktikant an der Medizinischen Klinik der Universität Jena; August 1914 Approbation in Weimar; ab August 1914 Kriegseinsatz, im Januar 1919 als Oberarzt aus dem Heer entlassen; Mai 1919 Promotion in Rostock;[134] Februar 1920 bis November 1934 Mediziner im mecklenburgischen Polizeidienst, zunächst als Arzt im Kommando Rostock der mecklenburgischen Ordnungspolizei; dort 1922 zum Polizeiarzt, spätestens 1929 zum Polizei-Medizinalrat ernannt; nach dem Suizid von → Dr. Hugo Weiberlen als Oberstabsarzt im November 1931 mit der Wahrnehmung der Geschäfte des Leitenden Arztes der mecklenburgischen Ordnungspolizei in Schwerin beauftragt; zum Polizei-Obermedizinalrat und Oberfeldarzt befördert; ab Februar 1932 Leitender Arzt der mecklenburgischen Ordnungs-, später der Landespolizei in Schwerin (Mozartstraße 25); Juli 1934 Heirat mit der Haustochter und späteren Opernsängerin Gertrud Peters (*1.9.1908 in Schwerin, †24.12.1988 in Hamburg; Tochter eines Großherzoglichen Büroassistenten und späteren Stadtrates), zwei Kinder; nach Auflösung der mecklenburgischen Landespolizei im Dezember 1934 Übertritt zum Reichsheer und Dienst als Oberstabsarzt in der Reichswehr-Zentralwerbestelle in Schwerin, dort für die Fliegertauglichkeitsuntersuchungen der Luftwaffe zuständig; als Oberstabsarzt ab mind. 1939 Wehrbezirksarzt in der Wehrersatzinspektion Schwerin; ab Juli 1945 niedergelassener Allgemeinpraktiker in Schwerin (Mozartstraße 25); dort auch Arzt für die Betreuung der im Lager Arsenal untergebrachten Flüchtlinge; nach einer dortigen Ansteckung am 23.12.1945 im Alter von 56 Jahren an Flecktyphus in Schwerin gestorben

---

133) Mit der Arbeit: Die Arthritis deformans und ihre chirurgische Behandlung (MS).
134) Mit der Arbeit: Raynaud'sche Krankheit und periodische Melancholie. Mit pharmakologischen Prüfungen, Berlin 1919.

Heuschert, Dr. Dr. Carl-August Wilhelm Friedrich

geboren am 30.7.1898 in Treptow/Tollense/Pommern; Sohn des Arztes → Dr. Franz Heuschert; Gymnasium in Neubrandenburg, 1917 Notabitur; 1917 bis 1918 Kriegseinsatz; zunächst Studium der Staatswissenschaften in Jena und Rostock; 1926 Promotion zum Dr. rer. pol. in Rostock;[135)] Medizinstudium in Jena und Rostock; mind. 1933 Medizinalpraktikant in Rostock; Januar 1933 Heirat mit der Kunstgeschichtsstudentin Margarethe Zabel (*8.1.1905 in Wien; Tochter des Arztes → Dr. Erich Zabel), zwei Kinder; Juli 1933 Approbation; 1934 Promotion zum Dr. med. in Greifswald;[136)] bis 1934 Assistenzarzt an der Medizinischen Universitätsklinik Greifswald; 1934 bis 1936 Arzt in Rostock (St.-Georg-Straße 12); September 1936 bis 1939 niedergelassener Allgemeinpraktiker in Neubrandenburg (Demminer Straße 11 und 12); dort Eintritt in die NSDAP am 1.5.1937, Mitgliedsnummer 5.648.284; am 24.10.1939 im Alter von 41 Jahren an Osteomyelitis, spontanen Frakturen und Kachexie in Hamburg gestorben[137)]

Heuschert, Dr. Franz Carl Wilhelm

geboren am 6.8.1867 in Boizenburg/Mecklenburg; Sohn des Arztes Dr. August Heuschert (*1823, †1881); Gymnasium in Doberan, 1888 Abitur; Medizinstudium in Rostock, Berlin und Würzburg; Februar 1892 Promotion in Berlin;[138)] März 1893 Approbation in Rostock; Oktober bis November 1893 niedergelassener Allgemeinpraktiker in (Burg) Stargard; Dezember 1893 Heirat mit Marie Dietsch (*9.11.1869 in Neustrelitz, †1.3.1951 in Neubrandenburg; Tochter eines Großherzoglichen Hofgärtners und Garteninspektors), mind. ein Kind; Dezember 1893 bis April 1901 niedergelassener Allgemeinpraktiker in Treptow/Tollense; ab 1901 Facharztausbildung an der Universität Berlin; August 1902 bis 1938 niedergelassener Facharzt für Hals-, Nasen- und Ohrenkrankheiten in Neubrandenburg (Elisabethstraße 7); 1918 zum Sanitätsrat ernannt; am 26.7.1938 im Alter von fast 71 Jahren in Neubrandenburg gestorben[139)]

Heydecke, Dr. Karl-Hermann

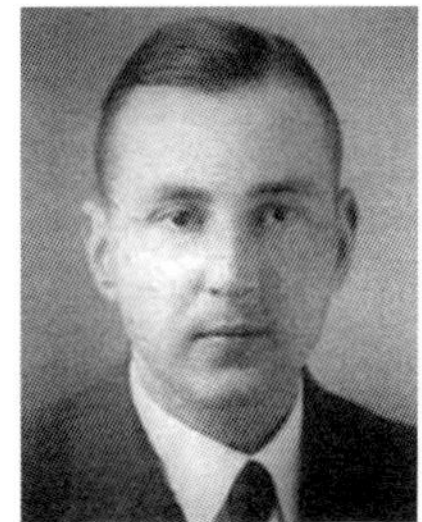

geboren am 20.8.1907 in Wilhelmshaven/Hannover; Sohn eines Marinerichters; Gymnasium, 1928 Abitur; Medizinstudium in Freiburg, Marburg, Bonn und Rostock; 1935 Approbation und August 1936 Promotion in Rostock;[140)] bis 1936 Assistenzarzt in Rostock; ab 1936 Arzt an der Sanatoriums-Heilstätte Kreischa/Sachsen; mind. 1938 Hilfsarzt am Staatlichen Gesundheitsamt Kyritz/Brandenburg; Juli 1938 Heirat mit der Sekretärin Elsa Karlsson spätere Björklund (*16.9.1922 in Los/Schweden, †19.11.2003 in Väddö/Schweden; Tochter eines Arbeiters), ein Kind; ab August 1938 Assistenzarzt an den Kükkenmühler Anstalten in Stettin (Eckerbergstraße 1);[141)] November 1940 bis mind. Anfang 1945 Betriebsarzt bei den Hydrierwerken in Pölitz bei Stettin;[142)]

135) Mit der Arbeit: Eine wirtschaftliche Betrachtung der Staatsforsten im Lande Stargard mit besonderer Würdigung für den Staatshaushalt, Neustrelitz 1925.

136) Mit der Arbeit: Blutmengenuntersuchungen bei kochsalzfreier Kost und Magensaftentziehung, Greifswald 1935.

137) In einem Nachruf der Ärztlichen Bezirksvereinigung Neubrandenburg hieß es: „In den wenigen Jahren, die ein hartes Schicksal ihm nur vergönnte, hat der Verstorbene bald verstanden, sich bei seinen Berufskameraden, seinen Patienten eine verdiente Beliebtheit zu erwerben. Auch von seinem schweren, so schmerzvollen jahrelangen Krankenlager aus hat er immer wieder seiner Praxis gedacht, ihr zu dienen versucht. Wie verlieren in dem Verstorbenen ein liebenswürdiges pflichtbewußtes Mitglied voll wahrer Kameradschaft und Berufsfreudigkeit, dem wir ein treues Andenken bewahren werden."

138) Mit der Arbeit: Die Beziehungen des Typhus abdominalis zur Tuberculose, Berlin 1892.

139) In einem Nachruf der Ärztlichen Bezirksvereinigung Neubrandenburg hieß es, Heuschert „war ein eifrig tätiges Mitglied des früheren Südostmecklenburgischen Ärztevereins und der jetzigen Ärztlichen Bezirksvereinigung Neubrandenburg und hat stets, auch in ernsten Zeiten, bereitwillig mitgearbeitet. Seine Treue wird ihm nicht vergessen werden; wir werden sie ihm über das Grab hinaus bewahren."

140) Mit der Arbeit: Unsere Erfahrungen über den Einfluß der Sterilisierung auf die psychische Gesamthaltung der Sterilisierten, Halle 1935.

141) Die Kückenmühler Anstalten waren die größte diakonische Einrichtung Pommerns; dort wurden ab 1934 die zumeist geistig und körperlich behinderten Patienten aufgrund des Gesetzes zur Verhütung erbkranken Nachwuchses zwangssterilisiert. Der Großteil der rund 1.500 Insassen wurde auf Anordnung des Gauleiters Franz Schwede-Coburg ab Mai 1940 in andere Anstalten verlegt und später im Rahmen der Euthanasie-Aktion T4 ermordet.

142) In Pölitz bestand ab 1940 eines der größten Hydrierwerke Deutschlands. Hier wurde vor allem synthetisches Benzin

ab 1955 praktischer Arzt in Los, ab 1958 in Trosa, ab 1961 in Sveg, ab 1962 Provinzarzt auf Väddö (alles Schweden); am 21.12.1993 im Alter von 86 Jahren in Grisslehamn/Schweden gestorben

Heydemann, Dr. Hans Ernst Rudolf

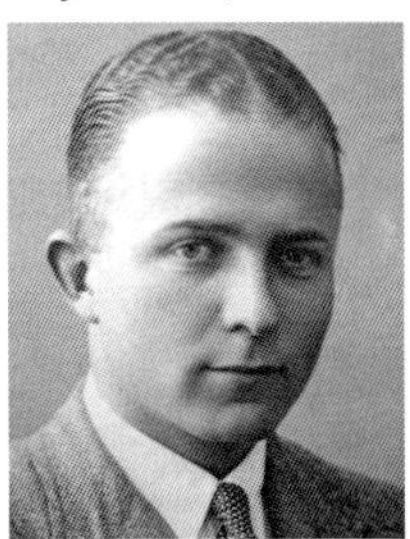

geboren am 12.7.1912 in Boizenburg/Mecklenburg; Sohn des Arztes → Dr. Johannes Heydemann; Realgymnasien in Plön und Ludwigslust, 1934 Abitur; als Schüler Eintritt in die NSDAP am 1.5.1933, Mitgliedsnummer 2.809.613; später auch Mitglied des NSKK; nach RAD-Pflichtdienst Medizinstudium in München und Rostock; September 1939 Approbation; ab Oktober 1939 Volontärassistent an der Medizinischen Klinik, März 1940 bis mind. 1944 Assistenzarzt an der Chirurgischen Klinik der Universität Rostock (Schröderplatz, Maßmannstraße 35, Fritz-Reuter-Straße 75); ab Anfang 1940 auch Werksarzt bei den Heinkel-Flugzeugwerken in Rostock-Marienehe; Juli 1942 Promotion in Rostock;[143)] ab Oktober 1943 Kriegseinsatz, 1944 als Garnisonsarzt in Stettin, zuletzt als Chirurg auf einem Hauptverbandsplatz; bis Dezember 1948 in sowjetischer Kriegsgefangenschaft; 1949 bis 1950 Arzt am Stadtkrankenhaus in Stralsund; Januar 1951 bis Oktober 1973 Chefarzt an der Chirurgischen Abteilung und Ärztlicher Leiter des Stadtkrankenhauses in Malchow (Am Wasserwerk 6); zum Obermedizinalrat ernannt; bis 1980 im Ruhestand in Malchow (August-Bebel-Straße 37); unverheiratet; am 31.8.1980 im Alter von 68 Jahren in Waren gestorben[144)]

Heydemann, Dr. Johannes Christian Hugo

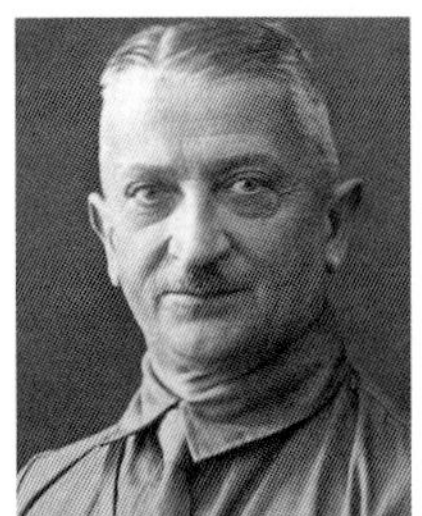

geboren am 8.7.1879 in Schmachthagen bei Waren/Mecklenburg; Sohn eines Gutspächters; Gymnasium in Waren, 1899 Abitur; Medizinstudium in Berlin, München, Erlangen und Rostock; Juni 1904 Approbation und Januar 1905 Promotion in Rostock;[145)] Oktober 1904 bis September 1906 Assistenzarzt in der Praxis von Dr. Karl Waldow (*1866, †1918) in Güstrow; 1907 bis 1908 niedergelassener Allgemeinpraktiker in Güstrow; April 1908 bis mind. 1962 niedergelassener Allgemeinpraktiker in Boizenburg (Markt/Stalinplatz 1); Mai 1908 Heirat mit Anna Vitense (*5.9.1881 in Brüel, †7.2.1954 in Boizenburg; Tochter eines Pastors), drei Kinder; mind. 1913 bis 1945 auch Belegarzt am Krankenhaus in Boizenburg (Mühlenstraße, Vor dem Mühlentor 3); daneben auch Hilfsarzt am Staatlichen Gesundheitsamt und Gefängnisarzt; März 1915 bis November 1918 Kriegseinsatz bei einer Sanitätskompanie, eingesetzt in Frankreich und Rußland; ab 1930 Mitglied des ärztlichen Ehrengerichts Schwerin; Eintritt in die NSDAP am 1.5.1933, Mitgliedsnummer 2.809.614; außerdem Mitglied der SA und des NSDÄB; mind. 1935 bis 1937 auch nebenamtlicher Vertragsarzt bei der RAD-Einheit 7/63 (Boizenburg) und beim RAD-Lager für die weibliche Jugend in Gresse bei Boizenburg; 1954 als Verdienter Arzt des Volkes ausgezeichnet; am 4.10.1963 im Alter von 84 Jahren in Boizenburg gestorben

Heygster, Dr. Hans Karl Heinrich

geboren am 19.2.1905 in Memel/Ostpreußen; Sohn eines Rechtsanwalts; Gymnasium in Memel, 1923 Abitur; Medizinstudium in Marburg, Königsberg und Kiel; 1928 bis 1929 Medizinalpraktikant an der Psychiatrischen und Nervenklinik in Kiel, der II. Medizinischen Klinik der Charité in Berlin und an der Inneren Abteilung des Luisenhospitals in Aachen; Juli 1929 Approbation; 1929 bis 1932 Assistenzarzt an der Universitäts-Nervenklinik in Kiel (Niemannsweg 147); November 1930 Promo-

---

für die Wehrmacht hergestellt. Dabei wurden unter unmenschlichen Arbeits- und Lebensbedingungen Zwangsarbeiter und Häftlinge des Konzentrationslagers Stutthof eingesetzt. Von den insgesamt 30.000 in Pölitz beschäftigten Zwangsarbeitern verstarben mind. 13.000 an industriellen Vergiftungen, Krankheiten und Hunger. Heydecke unterschrieb Dokumente, auf deren Grundlage unverfängliche Totenscheine ausgestellt werden konnten.

143) Mit der Arbeit: Beitrag zur Kenntnis über die Riesenzellengeschwülste des Knochens (MS).

144) Das Seniorenzentrum Dr. Hans Heydemann in Malchow ist nach ihm benannt.

145) Mit der Arbeit: Die Variationen des Herpes corneae nach den Beobachtungen der Rostocker Augenklinik vom 1. Oktober 1901 bis 1. Oktober 1904 nebst Mitteilung eines durch Facialis-Abducens- und Chordaparese complicierten Falles von Herpes zoster ophthalmicus, Rostock 1904.

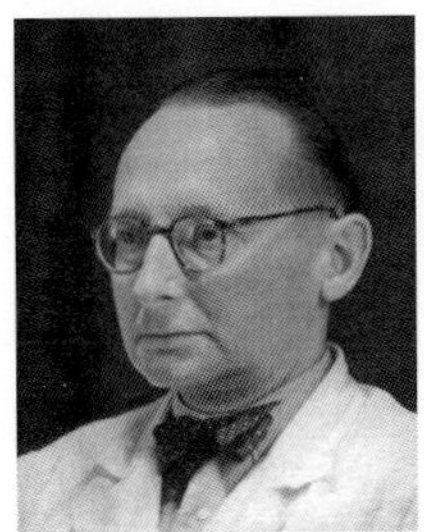

tion in Kiel;[146] März 1931 Heirat mit Gisela Frucht (*28.10.1908 in Saarbrükken, †18.6.1991 in Überlingen/Bodensee; Tochter eines Offiziers), drei Kinder, spätestens 1950 Scheidung; September 1932 bis 1943 niedergelassener Facharzt für Psychiatrie und Nervenkrankheiten in Stettin (Königsplatz 5, Gerhart-Hauptmann-Weg 49); dort auch nebenamtlicher Hilfsarzt am Staatlichen Gesundheitsamt, Wehrmachtsarzt, Gutachter in der Jugendfürsorge sowie ab 1935 Leiter der Neurologischen Abteilung der Krüppel- bzw. Heil- und Pflegeanstalt Bethesda in Stettin und Leiter der Aufnahmebeobachtungsheime für Fürsorgezöglinge; Mitglied der HJ und des NSDÄB; ab Oktober 1939 Kriegseinsatz als Oberarzt in Stettiner Militärlazaretten, daneben eingeschränkte Weiterführung seiner Praxis, die 1943 geschlossen wurde; ab 1943 Kriegseinsatz als Chefarzt des Sonderlazaretts für Hirnverletzte des Wehrkreises II in Stettin; nach Flucht zu Kriegsende bis 1949 Oberarzt und kommissarischer Leiter der Universitäts-Nervenklinik Rostock-Gehlsheim; 1947 Habilitation in Rostock;[147] seitdem Dozent, 1949 bis 1953 Professor für Psychiatrie und Neurologie sowie Leiter der Universitäts-Nervenklinik Rostock-Gehlsheim (wohnhaft in Rostock, St.-Georg-Straße 94); August 1950 Heirat mit der späteren Referentin, Autorin und Redakteurin Anna-Luise von Oertzen gesch. Diehn spätere Heufelder (*9.7.1923 in Rostock, †27.1.1990 in Starnberg/Bayern; Tochter eines Amtsgerichtsrates und Rechtsanwalts sowie späteren Staatsministers), mind. zwei Stiefkinder; nach einer Reihe von politisch motivierten Anfeindungen im Juni 1953 Flucht nach Westberlin; dort mind. 1954 bis 1956 Nervenarzt (Paulsborner Straße 87 und 3); 1956 bis 1961 Professor für Psychiatrie und Neurologie an der Airlangga-Universität in Surabaya/Indonesien; am 30.8.1961 im Alter von 56 Jahren in Surabaya gestorben

Hildebrand, Dr. Hans Martin Ali
geboren am 11.8.1909 in Magdeburg/Provinz Sachsen; Sohn eines Eisenbahn-Assistenten; Gymnasium, 1929 Abitur; Medizinstudium in Düsseldorf; als Student Eintritt in die NSDAP am 1.5.1933, Mitgliedsnummer 2.156.059; Medizinalpraktikant in Würzburg und Gelsenkirchen (Uhlenbrockstraße 5); September 1939 Approbation; ab November 1939 Volontärassistent am Kreiskrankenhaus in Wernigerode (Ilsenburger Straße 17); Januar 1940 Promotion in Düsseldorf;[148] Mitglied der SS; ab Oktober 1940 Revierarzt und hauptamtlicher Werksarzt bei den Heinkel-Flugzeugwerken in Rostock-Marienehe (wohnhaft in Rostock, Zochstraße 12)

Hilgenberg, Dr. Ruth (geb. Franzmeyer)

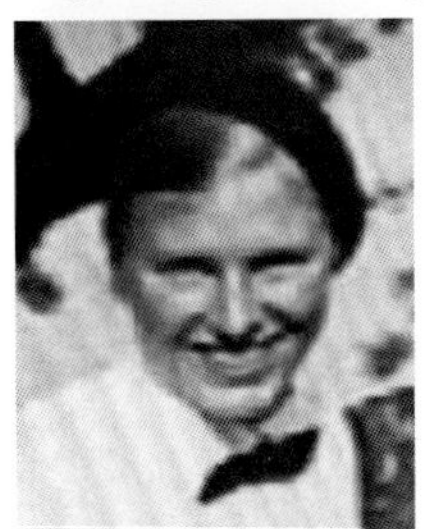

geboren am 15.11.1910 in Bochum/Westfalen; Tochter eines Oberschulrates; Gymnasium, 1930 Abitur; Medizinstudium in Berlin; Januar 1937 Approbation; Juni 1937 Promotion in Berlin;[149] ab 1937 Assistenzärztin am Krankenhaus Westend in Berlin-Charlottenburg; ab August 1939 Arztvertreterin in der Praxis von Dr. Margarete Lau in Schmalenbeck/Holstein; April 1940 Heirat mit dem Facharzt für Innere Krankheiten Dr. Horst Hilgenberg (*14.6.1912 in Zwickau/Sachsen, †29.11.2004 in Kleinmachnow/Brandenburg; Sohn eines Bergassessors), fünf Kinder; Juni 1940 bis mind. 1941 Jugend- und Schulärztin in Berlin (Sandheideweg 3-5); nach Flucht bzw. Evakuierung ab mind. Juli 1945 Ärztin an der Abteilung Kindergärten im Gesundheitsamt der Stadt Rostock; ab mind. 1948 Ärztin in Westberlin (Sandheideweg 3-5, Fröhnerstraße 18); am 3.10.1993 im Alter von 82 Jahren in Berlin gestorben

Hilgert, Dr. Dr. Hermann Ludwig Karl
geboren am 5.6.1904 in Rostock/Mecklenburg; Sohn eines Oberlehrers; Realgymnasium in Rostock, 1924 Abitur; zunächst Studium der Chemie in Freiburg und Rostock (Johann-Albrecht-Straße 16);

146) Mit der Arbeit: Pupillenstörungen und Lebensdauer, Berlin 1928.
147) Mit der Arbeit: Die psychische Symptomatologie bei Stirnhirnläsionen, Leipzig 1948.
148) Mit der Arbeit: Über Thalliumvergiftung, Bleicherode 1939.
149) Mit der Arbeit: Untersuchungen über die Alkalireserve des Blutes bei Patienten mit normaler und verminderter Widerstandsfähigkeit der Haut gegenüber Alkali, Berlin 1937.

1930 bis mind. 1937 (Volontär-)Assistent am Chemischen Institut der Universität Rostock (Ludwigstraße 20); April 1930 Heirat mit der Gutssekretärin Charlotte Siefken (*3.4.1906 in Witten/Ruhr, †4.5.1945 Suizid in Fincken bei Röbel; Tochter eines Buchhalters und späteren Kaufmanns), mind. drei Kinder; 1931 Promotion zum Dr. phil. in Rostock;[150] 1933 bis 1937 nebenberufliches Medizinstudium in Rostock; dort Eintritt in die NSDAP am 1.5.1937, Mitgliedsnummer 5.083.697; ab 1938 Medizinalpraktikant in Rostock; November 1938 Approbation; Januar 1939 bis mind. 1940 Volontärassistent an der Chirurgischen Klinik der Universität Rostock (Maßmannstraße 35 und 86); dort auch Mitglied der SA und des NSDÄB, Nr. 24.529; Dezember 1939 Promotion zum Dr. med. in Rostock;[151] ab 1939 Kriegseinsatz; mind. 1944 bis 1945 Arzt in Fincken; mind. 1949 wieder Arzt in Rostock (Ulmenstraße 68); Mai 1949 Heirat mit der Apothekerin Anneliese Koeltze (*23.8.1909 in Danzig; Tochter eines Rechtsbeistandes), mind. ein weiteres Kind; mind. 1950 bis 1955 praktischer Arzt in Fincken; am 17.5.1955 im Alter von fast 51 Jahren nach einem Herzinfarkt in Fincken gestorben

Hille, Dr. Karl Georg August
geboren am 19.5.1900 in Kolberg/Pommern; Sohn eines Arztes; Gymnasium, 1918 Abitur; Medizinstudium in Marburg, Greifswald, München und Rostock; Juli 1924 Approbation und Promotion in Rostock;[152] bis 1929 Assistenzarzt an der Kinderklinik und Poliklinik der Universität Rostock (Augustenstraße 80/82); ab April 1929 niedergelassener Facharzt für Kinderkrankheiten in Kolberg; ab mind. 1938 auch Chefarzt des Säuglingsheims und der Oberlin-Kinderheilanstalt in Kolberg (Wernerstraße 6); ab September 1939 Kriegseinsatz in der Wehrmacht, daneben eingeschränkte Weiterführung seiner Praxis; Heirat mit Margarete Rehberg (*7.5.1906 in Rostock, †23.7.1990 in Lübeck; Tochter eines Kapitäns), drei Kinder; ab mind. 1947 Facharzt für Kinderkrankheiten in Lübeck (Königstraße 12, Schwartauer Allee 7, Tondernstraße 8); am 4.10.1985 im Alter von 85 Jahren in Lübeck gestorben

Hillemann, Dr. Gerhard Hermann Fritz

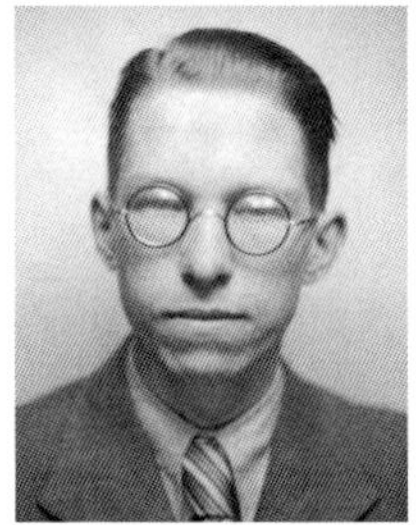

geboren am 27.5.1916 in Schreckendorf/Schlesien; Gymnasium, 1934 Abitur; Medizinstudium in Hamburg; als Student Eintritt in die NSDAP am 1.5.1935, Mitgliedsnummer 3.074.132; Juni 1940 Approbation; ab März 1941 Volontärassistent an der I. Medizinischen Universitätsklinik in Hamburg-Eppendorf; Dezember 1941 Heirat mit Ruth Markhof (*14.5.1919 in Reyersdorf/Schlesien, †8.2.2010 in Unterschleißheim/Bayern); Oktober 1942 Promotion in Hamburg;[153] September 1943 bis mind. 1944 Assistenzarzt an der Gaufrauenklinik und der Hebammenlehranstalt in Posen (Feldstraße 33); ab Januar 1945 Arzt in der Ausweichstelle der Posener Gaufrauenklinik in Boltenhagen; „auf Grund einer Anforderung der Ärztekammer Rostock zur Zeit [April 1945] Arzt für Zivilflüchtlinge auf dem [am 3.5.1945 durch britische Flugzeuge versenkten] Dampfer ‚Cap Arcona' in der Ostsee"; ab mind. August 1945 Assistenzarzt an der Privatfrauenklinik in Boltenhagen; ab mind. August 1945 auch Arztvertreter, bis mind. 1950 niedergelassener Allgemeinpraktiker in Klütz (Markt 4); nach Übersiedlung in die Bundesrepublik mind. 1965 bis 1980 Frauenarzt in München (Blodigstraße 16, Elisabethstraße 76, Frühlingsanger 7); mind. 2009 in Freising/Bayern; ab mind. 2010 in Unterschleißheim (Monikaweg 3); am 10.3.2012 im Alter von 95 Jahren in Unterschleißheim gestorben

Hillenbrand, Dr. Fritz Karl Michael
geboren am 3.4.1907 in Karlsruhe/Baden; Sohn eines Architekten; Gymnasium in Karlsruhe, 1927 Abitur; Medizinstudium in Heidelberg, Freiburg, Würzburg, Rostock und Berlin; Mai 1933 Approbation; Januar 1935 Promotion in Rostock;[154] mind. 1935 Arzt in Berlin (Hubertusstraße 4); August 1935 Heirat mit Margaret Meinck (*25.11.1907 in Brixton bei London/Großbritannien, †November

---

150) Mit der Arbeit: Leitfähigkeitsmessungen anorganischer und organischer Elektrolyte in Hydrazin, Leipzig 1933.
151) Mit der Arbeit: Über das Zusammentreffen von malignen Neubildungen untereinander und mit Krankheiten nicht sekundärer Art, nebst einigen weiteren statistischen Beiträgen zur Krebsfrage, Berlin 1939.
152) Mit der Arbeit: Untersuchungen an Kindern der Ferienheime des See- und Solbades Kolberg (MS).
153) Mit der Arbeit: Über die Therapie der Thyreotoxikosen, zugleich mit einem statistischen Beitrag, Hamburg 1942.
154) Mit der Arbeit: Eingeweidewürmer bei Kindern in Rostock, Rostock 1935.

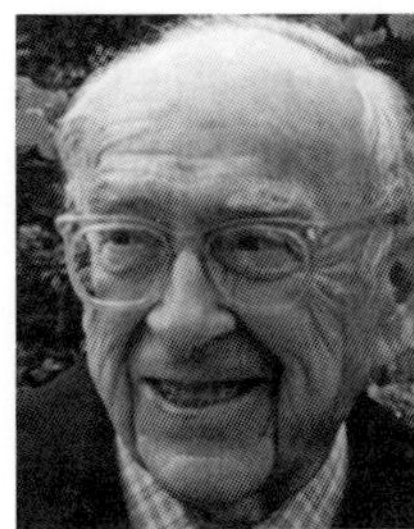

1987 in London; Tochter eines Kanzleibeamten der deutschen Botschaft in London), vier Kinder; 1935 bis 1937 Assistenzarzt an der Kinderklinik der Universität Rostock (Augustenstraße 80/82, Thünenstraße 3); ab Dezember 1937 Arztvertreter in der Praxis von Dr. Volkmann in Damgarten/Pommern; nach Ablehnung einer Niederlassung in Mecklenburg von Januar 1938 bis mind. 1943 niedergelassener Allgemeinpraktiker in Damgarten (Hermann-Göring-Straße 34); Mitglied der HJ; ab Oktober 1939 Kriegseinsatz; nach Kriegsende Auswanderung nach Großbritannien; Sanitätsoffizier auf einem Walfangschiff in der Antarktis und dann auf den Falkland-Inseln; ab 1958 Ärztlicher Leiter am Australasian Hospital in Barkingside bei London; am 7.12.2002 im Alter von 95 Jahren in Taunton/Großbritannien gestorben

Hillmann, Dr. Hans-Jürgen Ludwig
geboren am 25.3.1905 in Ribnitz/Mecklenburg; Sohn eines Amtsrichters; Realgymnasium in Rostock, 1924 Abitur; Medizinstudium in Freiburg und Rostock (Neuer Markt 12); Mai 1930 Promotion in Hamburg;[155] Dezember 1930 Approbation; mind. 1932 bis 1933 Assistenzarzt an der Kinderklinik und Poliklinik der Universität Rostock (Augustenstraße 80/82); mind. 1933 Assistenzarzt in Hannover (Herrenhäuser Kirchweg 5); Oktober 1933 Heirat mit der technischen Lehrerin Gertrud Zander spätere Schauss (*28.3.1899 in Hamburg, †23.3.1991 in Hamburg; Tochter eines Ober-Telegraphenassistenten und späteren Postamtmanns), 1943 Scheidung; April 1934 bis mind. 1965 niedergelassener Allgemeinpraktiker in St. Margarethen/Schleswig-Holstein; ab September 1939 Kriegseinsatz, mind. 1943 als Stabsarzt „im Felde"; August 1943 Heirat mit Elisabeth Voßeler (*14.3.1906 in Aeschach/Bodensee, †15.7.1993 in Freiburg; Tochter eines Poliers und späteren Baumeisters), mind. ein Kind, 1952 Scheidung; März 1952 Heirat mit der Krankenschwester Elfriede Finck (*18.1.1910 in Wisch/Schleswig-Holstein, †24.8.2004 in Kiel; Tochter eines Bäcker- und Konditormeisters), ein weiteres Kind; bis 1985 in St. Margarethen (Hauptstraße 19); am 22.8.1985 im Alter von 80 Jahren in Brunsbüttel/Schleswig-Holstein gestorben

Himpe, Dr. Oskar Max Friedrich

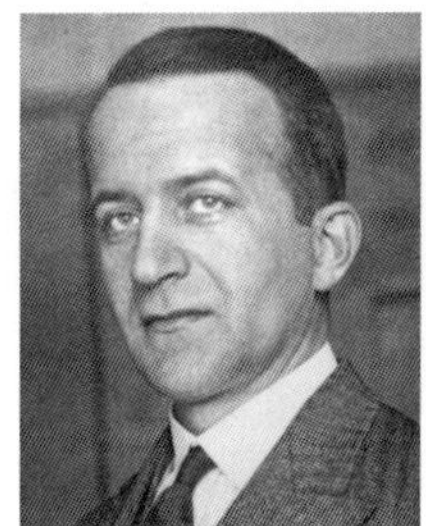

geboren am 9.8.1889 in (Berlin-)Friedenau; Sohn eines Versicherungsbeamten; Gymnasium, 1910 Abitur; Berufssoldat; Kriegseinsatz, zuletzt als Hauptmann; November 1919 Heirat mit Wilhelmina van Marken (*2.12.1896 in Semarang/Niederländisch-Indien, †13.4.1980 in Santa Barbara/USA; Tochter eines Kaufmanns), drei Kinder, Scheidung, November 1956 Wiederheirat; Medizinstudium in Hamburg; Juni 1931 Approbation und Juli 1931 Promotion in Hamburg;[156] 1931 Arzt in Hamburg (Alsterchaussee 3); dort Eintritt in die NSDAP am 1.12.1931, Mitgliedsnummer 858.370; Januar 1932 bis November 1935 niedergelassener Allgemeinpraktiker in Schwerin (Strempelplatz 6, Graf-Schack-Straße 3; übernahm die Praxis des jüdischen Arztes → Dr. Friedrich Tietz, dem 1933 die Kassenzulassung entzogen worden war); in Schwerin ab 1932 auch Dozent an der Nationalsozialistischen Führer- und Fortbildungsschule des Gaues Mecklenburg-Lübeck der NSDAP;[157] Mitglied des NSDÄB; Dezember 1935 bis April 1936 Arzt in Kallstadt bei Bad Dürkheim/Pfalz; April 1936 bis 1964 niedergelassener Allgemeinpraktiker in Hamburg (Ulmenstraße 10, Alte Wöhr 15, Wellingsbütteler Landstraße 160 und 166); Dezember 1940 bis Dezember 1942 Kriegseinsatz in der Wehrmacht; am 5.11.1964 im Alter von 75 Jahren in Hamburg gestorben

Hindenberg, Dr. Walter Ludwig Gottlieb
geboren am 1.10.1879 in Berlin; Sohn eines Kaufmanns; Gymnasium, 1901 Abitur; Medizinstudium in Straßburg und Berlin; April 1906 Promotion in Straßburg;[158] April 1906 bis März 1907 Medi-

155) Mit der Arbeit: Beitrag zur Kenntnis der Sclerodermie, Wandsbek 1930.
156) Mit der Arbeit: Aktive Immunisierung gegen habituelles Erysipel, Hamburg 1931.
157) Referierte u.a. über „Besondere Kapitel der allgemeinen Gesundheitspflege" und leitete „Verbandskursusse für Frauen".
158) Mit der Arbeit: Über ein dyspygisches Becken beim Neugeborenen mit Spina fissa, Straßburg 1906.

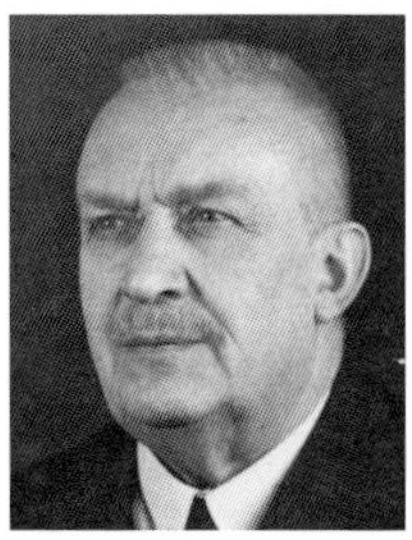

zinalpraktikant am Carolinenstift in Neustrelitz (Georgstraße 1-6); April 1907 Approbation; Mai 1907 bis Dezember 1927 niedergelassener Allgemeinpraktiker in Strelitz-Alt; September 1907 Heirat mit Gertrud Schreiber (*19.11.1882 in Eberswalde, †13.1.1966 in Wismar; Tochter eines Kaufmanns und späteren Gastwirts); Kriegseinsatz als Arzt im DRK-Lazarett in Neustrelitz; ab Januar 1928 Kreismedizinalrat des Kreises Wismar; daneben 1928 bis Juni 1934 kommissarischer Kreismedizinalrat des Medizinalbezirks Grevesmühlen bzw. des Kreises Schönberg;[159)] ab 1934 auch Beisitzer am Erbgesundheitsgericht Rostock; als Amtsarzt von April 1935 bis 1944 Leiter des Staatlichen Gesundheitsamtes des Kreises Wismar (Lübsche Straße 109); ab Juli 1936 Mitglied des NSDÄB, Nr. 14.622; außerdem Mitglied der HJ, des NSKK und Förderndes Mitglied der SS; in Wismar Eintritt in die NSDAP am 1.5.1937, Mitgliedsnummer 6.034.810; am 23.11.1944 im Alter von 65 Jahren an Nephrosklerose in Wismar gestorben

Hinkel, Dr. Adolf
geboren am 12.2.1885 in Reistenhausen/Bayern; Sohn eines Steinmetzes; Gymnasium, 1904 Abitur; Medizinstudium in München; Dezember 1910 Approbation; mind. 1914 Arzt in Reistenhausen; Juli 1914 Heirat mit Agnes Pearson (†vor 1968), ein Kind; 1914 Promotion in München;[160)] bis 1931 Arzt in Schwerin; April 1931 bis mind. 1959 niedergelassener Allgemeinpraktiker und Geburtshelfer in München (Destouchesstraße 20, Hörwarthstraße 22); am 27.8.1967 im Alter von 82 Jahren in München gestorben

Hinneberg, Dr. Karl-Heinz Wilhelm Paul
geboren am 22.11.1908 in Neukalen/Mecklenburg; Sohn des Arztes → Dr. Wilhelm Hinneberg; Gymnasium, 1928 Abitur; Medizinstudium in Marburg und Rostock; Approbation; Juni 1934 Promotion in Rostock;[161)] mind. 1935 bis 1937 Assistenzarzt in Brandenburg/Havel (Wredowstraße 9); November 1935 Heirat mit der Diätassistentin und späteren Sprechstundenhilfe Maria Prinz spätere Fischer (*30.12.1912 in Frankfurt/Main, †1.11.2005 in Tharandt/Sachsen; Tochter eines Apothekers), zwei Kinder; ab 1937 in Guben/Brandenburg; als Sanitätsoffizier der Wehrmacht mind. 1940 bis 1945 Stabsarzt bzw. Oberstabsarzt in Rostock (Ulmenmarkt 5); am 29.11.1945 im Alter von 37 Jahren an Herzschwäche und Wassersucht in Rostock gestorben

Hinneberg, Dr. Wilhelm Otto Carl

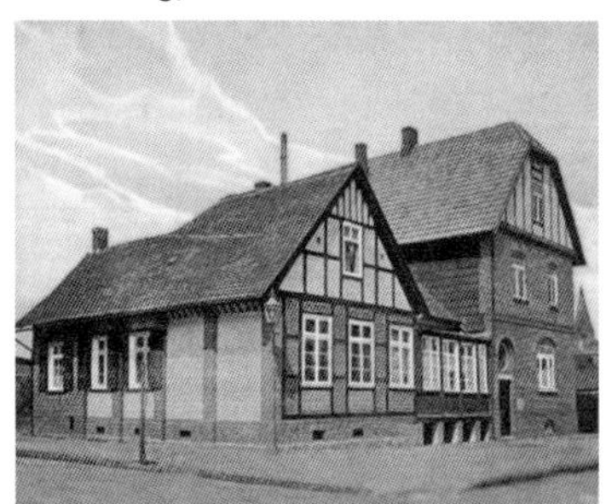
Wohn- und Praxishaus in Neukalen

geboren am 3.9.1876 in Potsdam/Brandenburg; Sohn eines HNO-Arztes; Gymnasium in Potsdam, 1896 Abitur; Medizinstudium in Berlin an der Kaiser-Wilhelm-Akademie für das militärärztliche Bildungswesen und in Rostock (Eselföterstraße 27); Juni 1903 Approbation in Rostock; 1903 bis 1905 aktiver Militärarzt in Stolp und Stettin; 1905 Assistenzarzt in Bad Stuer bei Plau; Januar 1906 bis 1929 niedergelassener Allgemeinpraktiker in Neukalen (Chausseestraße 6); März 1906 Heirat mit Elisabeth Jörn (*20.9.1885 in Hamburg, †6.11.1956 in Wismar; Tochter eines Bauingenieurs), mind. sechs Kinder; September 1914 bis März 1918 Kriegseinsatz als Stabsarzt, dann reklamiert und Weiterführung seiner Praxis; Januar

159) Hindenberg klagte 1934 über die Doppelbelastung als Kreismedizinalrat von zwei Medizinalbezirken und bat, ihn als Kreismedizinalrat von Schönberg zu entbinden; der zuständige Landrat des Kreises Wismar, Dr. Walter Schumann, wandte sich zur Entlastung Hindenbergs im April 1934 u.a. mit dem Argument an das Mecklenburgische Innenministerium: „Nachdem jetzt die mit den Sterilisierungen Minderwertiger verbundenen Arbeiten beginnen, wird der augenblickliche Arbeitsandrang weiter vergrößert." Nachfolger Hindenbergs als Kreismedizinalrat des Kreises Schönberg wurde im Juli 1934 →Dr. Gerhard Rohde.

160) Mit der Arbeit: Die Fälle von mechanischem Ileus an der Chirurgischen Klinik in München in den Jahren 1900-1910, München 1914.

161) Mit der Arbeit: Untersuchungen über den Einfluß von Schlafmitteln auf die Diurese, Jena 1934.

1917 Promotion in Rostock;[162] in Neukalen auch Armenarzt und Hebammenaufsichtsarzt sowie für das Krankenhaus zuständig; am 10.4.1929 im Alter von 52 Jahren in Neukalen gestorben

Hinrichs, Dr. Ferdinand Albert Johann

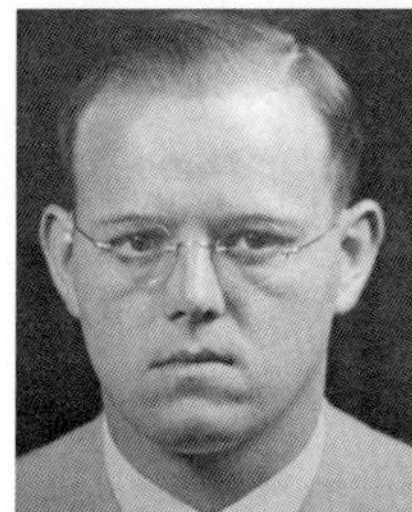

geboren am 26.1.1908 in Emden/Hannover; Sohn eines Kapitäns; Gymnasium in Emden, 1926 Abitur; Medizinstudium in Freiburg, Düsseldorf und Rostock; Juli 1932 Approbation und Dezember 1932 Promotion in Düsseldorf;[163] mind. 1933 Assistenzarzt in Essen (Grummertstraße 48); dort Eintritt in die NSDAP am 1.5.1933, Mitgliedsnummer 2.915.002; daneben auch Mitglied der SA und des NSDÄB; 1934 bis 1937 Assistenzarzt an der Frauenklinik der Universität Rostock (Doberaner Straße 142, Kröpeliner Straße 9); August 1935 Heirat mit der Ärztin → Dr. Martha Hinrichs geb. Schlüter, sieben Kinder; ab 1936 Facharzt für Frauenheilkunde; ab September 1937 niedergelassener Allgemeinpraktiker, Dezember 1938 bis Juni 1945 niedergelassener Facharzt für Frauenkrankheiten und Geburtshilfe in Schwerin (Kaiser-Wilhelm-Straße/Bismarckstraße 61); dort auch Belegarzt am Marienkrankenhaus; September bis Dezember 1939 Kriegseinsatz als Assistenz- bzw. Oberarzt bei der Kriegsmarine in Swinemünde, dann uk gestellt zur Weiterführung seiner Praxis; Juni 1945 Flucht aus Schwerin nach Lübeck; ab 1945 niedergelassener Frauenarzt (gemeinsame Praxis mit seiner Ehefrau) in Leer/Ostfriesland (Mühlenstraße 89); dort ab April 1946 auch Belegarzt am Borromäus-Hospital, wo er die gynäkologische Abteilung aufbaute; ab 1949 Mitglied des Bundesvorstandes, 1952 bis 1956 stellvertretender Vorsitzender des Hartmannbundes; Januar 1967 bis März 1973 Chefarzt an der Geburtshilflich-gynäkologischen Abteilung des Borromäus-Hospitals in Leer (Garrelsstraße 2); am 29.9.1975 im Alter von 67 Jahren in Leer gestorben

Hinrichs, Dr. Martha Ella Henny (geb. Schlüter)

geboren am 19.12.1911 in Dömitz/Mecklenburg; Tochter eines Kaufmanns; Gymnasium in Rostock, 1931 Abitur; Medizinstudium in Bonn, Freiburg, Köln, Düsseldorf und Rostock; August 1935 Heirat mit dem Arzt → Dr. Ferdinand Hinrichs, sieben Kinder; November 1937 Approbation und Januar 1938 Promotion in Rostock;[164] ab 1938 Ärztin in Schwerin (Bismarckstraße 61); dort von Oktober 1939 bis März 1942 als Ärztin in der Praxis ihres Ehemannes dienstverpflichtet; anschließend bis Juni 1945 ohne ärztliche Tätigkeit in Schwerin; Juni 1945 Flucht aus Schwerin nach Lübeck; ab 1945 niedergelassene Allgemeinpraktikerin (gemeinsame Praxis mit ihrem Ehemann) in Leer/Ostfriesland (Mühlenstraße 89, Garrelsstraße 2); am 24.12.1994 im Alter von 83 Jahren in Leer gestorben

Hinzpeter, Dr. Hermann Wilhelm Gustav

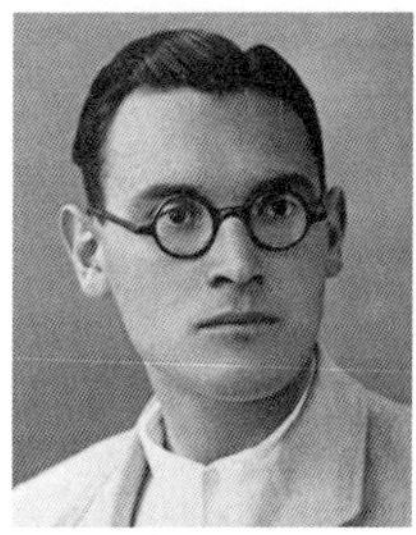

geboren am 10.11.1907 in Ratzeburg/Schleswig-Holstein; Sohn eines Zahlmeisters; Gymnasium in Ratzeburg, 1929 Abitur; Medizinstudium in Kiel und München; als Student Eintritt in die NSDAP am 1.5.1933, Mitgliedsnummer 2.749.974; außerdem Mitglied der SA; ab Januar 1935 Medizinalpraktikant an den Universitätskliniken in Kiel und Hamburg-Eppendorf sowie am Krankenhaus in Altona; Dezember 1935 Approbation in Berlin; Januar 1936 bis 1937 Assistenzarzt am Stift Bethlehem in Ludwigslust (Paul-Friedrich-Allee 4); Februar 1936 Promotion in Kiel;[165] Juni 1936 Heirat mit der Zahnärztin Dr. Anna Hurm (*2.10.1910 in Romanshorn/Schweiz, †15.2.1994 in Ratzeburg; Tochter eines Verwaltungsbeamten und späteren Landesoberinspektors), vier Kinder; Juli 1937 bis Mai 1938 Volontärassistent an der Frauenabteilung des Stadtkrankenhauses in Schwerin (Werderstraße 30); ab Mai 1938 Landarztassistent in Sigmaringen, dann in der Praxis von Dr. Walther Müllenhoff in Templin/Uckermark (Markt 3), bis Dezember 1938 in der Praxis von → Dr. Willi

162) Mit der Arbeit: Zur Kenntnis der angeborenen Hornhauttrübungen, Stuttgart 1916.
163) Mit der Arbeit: Erfahrungen bei der Behandlung des Empyems der Pleurahöhle, Emden 1933.
164) Mit der Arbeit: Über röntgenologisch feststellbare Resultate der Sonderkur bei Ulcus ventriculi und duodeni, Leipzig 1937.
165) Mit der Arbeit: Über die Prognose der Rezidivhernie, Kiel 1934.

Havemann in Grabow (Kanalstraße 6); Dezember 1938 bis 1945 niedergelassener Allgemeinpraktiker in Ludwigslust (Paul-Friedrich-Allee 5, Kanalstraße/Straße der Alten Garde 15); ab Juni 1939 Mitglied des NSDÄB; ab September 1939 Kriegseinsatz in der Sanitätsabteilung II der Infanterie-Division/ Heeres-Sanitätsstaffel Schwerin, eingesetzt als Arzt im Saarland, in Frankreich, Polen und der Sowjetunion, spätestens 1944 zum Oberarzt und 1945 zum Stabsarzt befördert; im April 1945 bei Linz/ Österreich in sowjetische Kriegsgefangenschaft geraten, dort als Arzt in einem provisorischen Krankenhaus eingesetzt; Flucht aus der Kriegsgefangenschaft; Juni 1945 Rückkehr nach Ludwigslust und einige Tage später Weiterflucht nach Ratzeburg; Februar 1946 bis Mai 1974 niedergelassener Allgemeinpraktiker (ab 1972 zusammen mit einem Sohn) in Ratzeburg (Domstraße 22, Bäker Weg 53); am 26.9.1974 im Alter von 66 Jahren an den Folgen einer Hirnembolie in Ratzeburg gestorben

Hirsch, Georg Friedrich Wilhelm

geboren am 29.4.1915 in Dahme/Brandenburg; Sohn eines Zahnarztes; Gymnasium in Templin, 1936 Abitur; Medizinstudium in Rostock (wohnhaft in der Universitäts-Frauenklinik Doberaner Straße 142); dazwischen mind. 1940 Kriegseinsatz als Sanitäts-Unteroffizier; Dezember 1940 Heirat mit der landwirtschaftlichen Lehrerin Maria Hennig (*6.4.1911 in Dahme, †4.10.2008 in Hamburg; Tochter eines Oberlehrers), mind. drei Kinder; Januar 1942 Approbation; mind. 1942 Assistenzarzt in Rostock (Johann-Albrecht-Straße 21); ab Juli 1942 erneuter Kriegseinsatz als Arzt im Luftwaffenlazarett Wismar; Dezember 1956 Promotion in Berlin;[166] bis 1994 Facharzt für Lungenleiden in Nürnberg (Virchowstraße 9); am 7.7.1994 im Alter von 79 Jahren in Nürnberg gestorben

Hirsch, Dr. Trude Therese (geb. Hirsch)

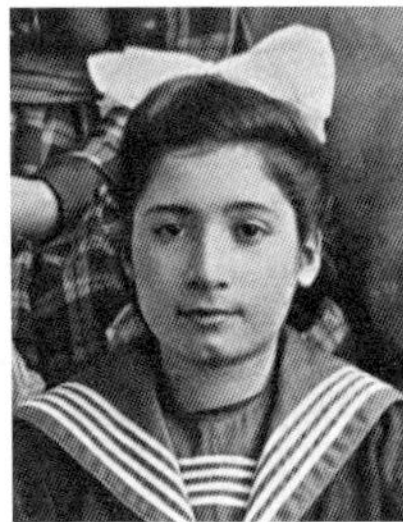

geboren am 13.7.1904 in Hagenow/Mecklenburg; Tochter eines Kaufmanns; Studienanstalt in Schwerin, Abitur; Medizinstudium in Berlin, Freiburg und Rostock; Approbation; März 1933 Promotion in Berlin;[167] mind. 1933 Ärztin in Hagenow; mind. 1935 Kinderärztin in Schwerin (Kaiser-Wilhelm-Straße 65); März 1937 Heirat mit dem jüdischen Zahnarzt Alfred Hirsch (*8.8.1899 in Pirmasens/Bayern, †20.1.1967 in New York/USA; Sohn eines Kaufmanns); 1937 bis 1938 in Nürnberg (Wodanstraße 72); wegen ihrer jüdischen Herkunft im April 1938 Emigration in die USA; mind. 1938 in Louisville/USA; ab mind. 1943 in New York; 1943 Einbürgerung in die USA; am 14.7.1994 im Alter von 90 Jahren in New York gestorben

Hirscher, Dr. Herbert Willi

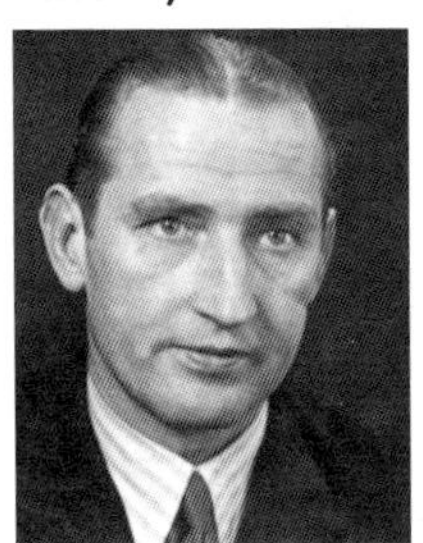

geboren am 30.12.1911 in Skitten/Ostpreußen; Sohn eines Reichsbahn-Obersekretärs; Gymnasium in Königsberg, 1930 Abitur; Medizinstudium in Königsberg und in Berlin an der Militärärztlichen Akademie; 1935 bis 1936 Medizinalpraktikant am Krankenhaus Bethanien und an der Charité in Berlin; September 1936 Approbation; Oktober 1936 Promotion in Berlin;[168] ab 1936 aktiver Militärarzt bei der Wehrmacht; ab September 1939 Kriegseinsatz als Truppenarzt im Feldzug gegen Polen, Frankreich und die Sowjetunion, zuletzt als Divisionsarzt und Oberstabsarzt; im November 1944 schwer verwundet, bis April 1945 als Patient in Wehrmachtslazaretten; als innendienstfähiger Kranker ab April 1945 Stationsarzt an der Inneren Abteilung des Reservelazaretts in Rostock; ab Juli 1945 Assistenzarzt an der Infektionsabteilung der Medizinischen Klinik der Universität Rostock (dort auch wohnhaft: Gehlsheim); Juli 1945 Heirat mit der Sekretärin und späteren Krankenschwester Ilse Russbüldt (*3.4.1910 in Rostock, †21.11.1989 in Bayreuth/Bayern; Tochter eines Stationsarbeiters sowie späteren Zugführers und Reichsbahn-Oberschaffners), ein Kind; 1951 bis 1958 Oberarzt an der Medizinischen Klinik der Universität Rostock (Parkstraße/Kle-

166) Mit der Arbeit: Untersuchungen über die Brauchbarkeit einer Modifikation der Chediak-Reaktion mit stabilisiertem Extrakt im Vergleich zu anderen Seroreaktionen auf Syphilis, Bad Wörishofen 1956.

167) Mit der Arbeit: Über Spontanheilung von malignen Tumoren, o.O. 1933.

168) Mit der Arbeit: Über die Wirkung des Edestins und des bestrahlten Edestins auf den Betriebsstoffwechsel nach Maßgabe der Lage der Harnquotienten C/N und Vacat-O/N, Berlin 1936.

ment-Gottwald-Straße 63); ab 1949 Facharzt für Innere Krankheiten; Januar 1952 Habilitation in Rostock;[169] 1952 bis 1956 Dozent für Innere Medizin an der Universität Rostock; 1956 bis 1958 außerplanmäßiger Professor für Innere Medizin an der Universität Rostock; ab 1957 auch kommissarischer Direktor der Medizinischen Klinik der Universität Rostock; nach Flucht 1958 bis 1959 Vertrauensarzt bei der Landesversicherungsanstalt Schleswig-Holstein in Lübeck; 1959 bis 1960 Betriebsarzt an der Universität Kiel; 1960 bis 1961 Oberarzt, 1961 bis 1963 außerplanmäßiger Professor für Innere Medizin an der Medizinischen Klinik und Poliklinik der Universität Kiel; 1963 bis mind. 1970 Chefarzt am Sanatorium Herzoghöhe in Bayreuth (Kulmbacher Straße 103); am 7.1.1994 im Alter von 82 Jahren in Bayreuth gestorben

Hirsekorn, Dr. Hans-Oscar
geboren am 17.1.1903 in (Berlin-)Charlottenburg; Sohn eines Reichsbank-Oberbuchhalters und späteren Reichsbank-Direktors; Realgymnasium in Köln und Gymnasium in Kattowitz/Schlesien, 1921 Abitur; Medizinstudium in Freiburg, Breslau und Rostock; Dezember 1926 bis November 1927 Medizinalpraktikant an der Medizinischen Klinik und der Hautklinik der Universität Rostock (Schröderplatz); Januar 1928 Approbation in Schwerin; Januar bis Oktober 1928 Assistenzarzt an der Hautklinik der Universität Rostock; dort im Dezember 1928 Promotion;[170] Dezember 1928 bis Oktober 1929 Schiffsarzt auf der Hamburg-Amerika-Linie (Fahrten nach Australien und Ostasien); ab November 1929 Volontärassistent, Januar 1930 bis Oktober 1931 Assistenzarzt am Carolinenstift in Neustrelitz (Georgstraße 1-6); Oktober 1931 bis April 1932 Assistenzarzt am Kreiskrankenhaus in Kyritz/Brandenburg; dort infolge beruflicher Infektion an der Lunge erkrankt; nach fünfmonatiger Kur wieder arbeitsfähig und entschlossen, Lungenfacharzt zu werden; Oktober 1932 bis April 1934 Assistenzarzt an der Johanniterheilanstalt in Sorge/Harz; ab November 1933 Mitglied der SA; April 1934 bis November 1935 Assistenzarzt an der Tuberkulose-Beratungsstelle in Bremen; Januar 1935 Heirat mit Ella Boin (*12.6.1906 in Barmen/Rheinprovinz, †6.2.1986 in Bremen; Tochter eines Nähmaschinenhändlers), vier Kinder; Dezember 1935 bis August 1937 Assistenzarzt an der Inneren Abteilung des Evangelischen Diakonissenhauses in Bremen (Nordstraße 106, Am Dobben 16); dort Eintritt in die NSDAP am 1.5.1937, Mitgliedsnummer 4.109.206; daneben auch Mitglied des NSKK; ab September 1937 Volontärassistent, Januar 1938 bis Mai 1939 Assistenzarzt an den Städtischen Krankenanstalten in Bremen (Bentheimstraße 14, Benquestraße 29); ab November 1938 Mitglied des NSDÄB; Juni 1939 bis mind. 1942 niedergelassener Facharzt für Innere und Lungenkrankheiten in Hannover (Oeltzenstraße 2, Falkenstraße 11); ab September 1939 Kriegseinsatz in der Wehrmacht, ab Dezember 1943 als Stabsarzt; mind. 1947 in Rahden/Westfalen; bis August 1950 in Diepenau/Niedersachsen; August 1950 bis Mai 1991 Facharzt für Innere Krankheiten in Bremen (Am Barkhof 32, Parkallee 49 und 123); ab Mai 1991 in Ratzeburg/Schleswig-Holstein (Schmilauer Straße 120); am 26.11.1991 im Alter von 88 Jahren in Ratzeburg gestorben

Höegh, Dr. Johannes Karl Paul **von**
geboren am 30.4.1896 in (Berlin-)Wilmersdorf; Sohn eines Optikers und Erfinders; Realgymnasium in Goslar, 1914 Notabitur; ab 1914 Kriegseinsatz im 3. Garde-Ulanen-Regiment und im Garde-Jäger-Bataillon, im April 1916 durch Bauchschuß schwer verwundet, 1918 als Leutnant kriegsbeschädigt und zu 60 Prozent erwerbsgemindert aus dem Heer entlassen; zunächst Studium der Physik und Mathematik in Berlin und Rostock (Mühlenstraße 2); zwei Jahre in der optischen Industrie tätig; Medizinstudium in Berlin und Rostock; Medizinalpraktikant in Graal, mind. 1933 an der Medizinischen Klinik der Universität Rostock (Schröderplatz); dort Eintritt in die NSDAP am 1.5.1933, Mitgliedsnummer 2.809.812; 1933 Approbation; 1933 Volontärassistent an der Medizinischen Klinik der Universität Rostock; Dezember 1933 Promotion in Rostock;[171] Ende 1933 bis 1939 niedergelassener Allgemeinpraktiker und Badearzt in Graal(-Müritz) (Villa Mimi, Kaiser-Wilhelm-/Friedrich-Hildebrandt-Straße 11); ein im Januar 1938 eingeleitetes berufsgerichtliches Verfahren des Ärztlichen

169) Mit der Arbeit: Unterernährung und somatische Resistenz. Eine klinische Studie, Leipzig 1953.
170) Mit der Arbeit: Über Lichtsensibilisierung und ihre therapeutische Ausnutzung in der Lupusbehandlung durch Trypaflavin, Rostock 1928.
171) Mit der Arbeit: Über amyloid-nephrotische Schrumpfniere luischen Ursprungs, Rostock 1933.

Bezirksgerichts Mecklenburg wegen Morphiumsucht führte zu einer Entziehungskur von Juni bis Oktober 1938 in Woltorf bei Peine;[172] unverheiratet; am 13.2.1939 im Alter von 42 Jahren an Lungentuberkulose und Herzschwäche in Graal-Müritz gestorben[173]

Hoehne, Dr. Wolfgang Friedrich Gottfried

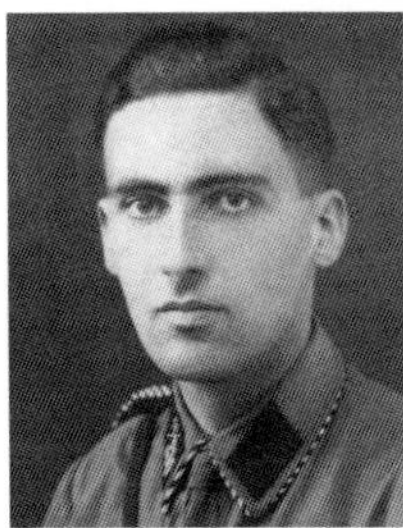

geboren am 9.3.1908 in Gulow/Brandenburg; Sohn eines Pfarrers; Gymnasium, 1929 Abitur; Medizinstudium in Würzburg; als Student Eintritt in die NSDAP am 1.4.1933, Mitgliedsnummer 1.672.574; daneben auch Mitglied der SA; Dezember 1936 bis März 1937 Medizinalpraktikant am Kreiskrankenhaus in Neuruppin; März 1937 Approbation in Würzburg; ab März 1937 Assistenzarzt bei → Dr. Robert Ehmcke in Bad Kleinen (Häuslerei Nr. 50); August 1937 Promotion in Würzburg;[174] Januar 1938 bis Juli 1945 Assistenzarzt an der Inneren Abteilung des Stadtkrankenhauses in Schwerin (Werderstraße/Graf-Heinrich-Straße 30, Gneisenaustraße 9); Mai 1938 Heirat mit der DRK-Schwester Lieschen Vontin (*10.5.1908 in Wendisch Priborn bei Plau, †6.9.1988 in Güstrow; Tochter eines Tischlers), mind. zwei Kinder; Oktober 1940 bis April 1941 Kriegseinsatz in der Wehrmacht, daneben eingeschränkte Weiterführung seiner Krankenhaustätigkeit; Juli 1945 bis mind. 1949 niedergelassener Allgemeinpraktiker und Facharzt für Innere Krankheiten in Schwerin (Schliemannstraße 11, Moltkestraße/Lübecker Straße 176, Obotritenring 57); ab mind. 1952 niedergelassener Facharzt für Innere Krankheiten in Güstrow; zum Medizinalrat ernannt; bis 1987 in Güstrow (Pustekowstraße 1); am 30.1.1987 im Alter von 78 Jahren in Rostock gestorben

Hölscher, Dr. Günther Hans Richard

geboren am 7.3.1907 in Lüneburg/Hannover; Sohn eines Arztes und späteren Sanitätsrates; Gymnasium in Lüneburg, 1927 Abitur; Medizinstudium in Kiel; als Student Eintritt in die NSDAP am 1.12.1931; Dezember 1932 Heirat mit Ingeborg Lemke (*25.5.1911 in Kiel, †17.7.2005 in Embsen bei Lüneburg; Tochter eines Marine-Oberstabsingenieurs und späteren Konteradmirals), vier Kinder; Januar 1933 Approbation und Februar 1933 Promotion in Kiel;[175] ab 1933 Assistenzarzt an der HNO-Klinik der Universität Rostock (Doberaner Straße 137-139, Wismarsche Straße 7); mind. 1935 bis 1936 Arzt in Hamburg (Papenhuder Straße 14); ab April 1936 niedergelassener Facharzt für Hals-, Nasen- und Ohrenkrankheiten in Neumünster/Schleswig-Holstein (Kuhberg 55, Marienstraße 28, Adolf-Hitler-Straße 8); ab März 1941 Kriegseinsatz in der Wehrmacht; ab mind. 1947 niedergelassener HNO-Facharzt (ab mind. 1959 mit Privatklinik) in Lüneburg (Am Sande 53, Volgerstraße 29, Schießgrabenstraße 19, Kefersteinstraße 36); bis 1993 in Lüneburg (Beim Bockelsberg 11); am 14.4.1993 im Alter von 86 Jahren in Winsen/Luhe/Niedersachsen gestorben

Hoeltje, Dr. Käthe Wilhelmine (geb. Kruse)

geboren am 21.12.1907 in Hamburg; Tochter eines Malergehilfen; Adoptivtochter eines Pflanzers; Realgymnasium in Hamburg, 1930 Abitur; 1930 Namensänderung in Hoeltje durch Adoption; Medizinstudium in Hamburg und Rostock; September 1937 Approbation und Oktober 1937 Promotion in

---

172) Der Rostocker Arzt → Dr. Curt von Krueger hatte seinem Freund Johanes von Höegh zur Linderung von dessen kriegsverletzungsbedingten Schmerzen häufig Morphium verschrieben. Schon im Februar 1936 wurde eine Anzeige aus der Graaler Bevölkerung, daß von Höegh „starker Morphinist" sei und die Versorgung seiner Patienten darunter leide, an das Staatliche Gesundheitsamt des Landkreises Rostock weitergegeben. Der Graaler Bürgermeister, der Nationalsozialist und SA-Führer Bogislaw von Bonin, ging dem Vorwurf nach und sprach sich anschließend gegen weitere Untersuchungen aus, da Höegh eine schwere Kriegsverletzung habe, deren schmerzhafte Auswirkungen er mit Morphium bekämpfe, und die Anschuldigungen lediglich durch persönliche Feindschaft begründet seien.

173) In einem Nachruf der Ärztlichen Bezirksvereinigung Rostock hieß es lapidar, daß von Höegh „wegen seines schweren Leidens, das er sich im Weltkrieg zuzog, nur selten an den Veranstaltungen unserer Ärzteschaft teilnehmen" konnte; „wir werden sein Andenken in Ehren halten".

174) Mit der Arbeit: Über 62 Sterilisationen der Würzburger Frauenklinik von 1923 bis 1934 ohne Berücksichtigung der gesetzlichen Sterilisationen, Ochsenfurt 1937.

175) Mit der Arbeit: Heilungsergebnisse der traumatischen Oberschenkelfrakturen, dargestellt an 110 in den Jahren 1918-1928 in der Kieler chirurgischen Universitäts-Klinik behandelten und 1930 nachuntersuchten Fällen, Rostock 1932.

Rostock;[176] 1937 bis 1938 Volontärassistentin an der Kinderklinik der Universität Rostock (Augustenstraße 80), ab 1938 an der Heil- und Pflegeanstalt Hamburg-Langenhorn; ab September 1938 Hilfsärztin an der Heil- und Pflegeanstalt Berlin-Buch; ab Dezember 1938 Hilfsärztin am Staatlichen Gesundheitsamt Rostock (Hermannstraße 17); ab Januar 1940 Assistenzärztin an der gynäkologischen Privatklinik von → Prof. Dr. Otto Büttner in Rostock (Friedrich-Franz-Straße 24); Juni 1940 bis mind. 1943 wieder Hilfsärztin am Staatlichen Gesundheitsamt Rostock (Friedrich-Franz-Straße 6, General-Litzmann-Straße 9); dort auch Jugend- und Schulärztin; Mitglied des NSDÄB; mind. 1950 bis 1953 niedergelassene Allgemeinpraktikerin in Graal-Müritz (Haus Gisela, Ernst-Thälmann-Straße 34); unverheiratet; am 7.4.1960 im Alter von 52 Jahren in Graal-Müritz gestorben

Höppner, Dr. Herbert Julius Friedrich
geboren am 6.10.1898 in Klein Timmendorf/Schleswig-Holstein; Sohn eines Lehrers; Gymnasium, 1917 Notabitur; Kriegseinsatz, ab mind. November 1917 in Kriegsgefangenschaft; Medizinstudium in Kiel; September 1925 Approbation; Februar 1926 Promotion in Kiel;[177] mind. 1931 bis 1932 Assistenzarzt an der Frauenklinik und der Landeshebammenlehranstalt der Universität Rostock (dort auch wohnhaft: Doberaner Straße 142); mind. 1934 bis 1935 Assistenzarzt an den Städtischen Krankenanstalten Mannheim (Adolf-Hitler-Ufer); Dezember 1937 bis mind. 1944 niedergelassener Facharzt für Frauenkrankheiten in Breslau (Neue Schweidnitzer Straße 3, Alte Taschenstraße 66/Taschenstraße 6); ab September 1939 Kriegseinsatz in der Wehrmacht; Dezember 1944 Heirat mit Emmi von Guradze (*26.6.1903 in Königshütte/Schlesien, †5.2.1993 in Eutin/Schleswig-Holstein); mind. 1965 bis 1966 Facharzt für Frauenkrankheiten in Braunschweig (Wilhelm-Bode-Straße 12); bis 1972 in Eutin (Oldenburger Landstraße 5); am 6.8.1972 im Alter von 73 Jahren in Eutin gestorben

Hötzsch, Ehrentraud Frieda
geboren am 14.6.1914 in Taucha/Sachsen; Tochter eines Bäckermeisters; Gymnasium, 1934 Abitur; Medizinstudium; als Studentin Eintritt in die NSDAP am 1.5.1937, Mitgliedsnummer 4.288.669; daneben auch Mitglied der NS-Frauenschaft; August 1941 Approbation in Dresden; ab November 1941 Volontärassistentin an der Chirurgischen Poliklinik in Leipzig (Nürnberger Straße 55); ab Juli 1942 Pflichtassistentin in der Abteilung Gesundheitsdienst des RAD-Bezirks VIII (Sachsen) in Dresden (Hähnelstraße 6); ab März 1943 notdienstverpflichtete RAD-Ärztin im RAD-Bezirk III (Mecklenburg) in Schwerin (Königstraße 32); bis 1982 kaufmännische Angestellte in Hamburg (Moltkestraße 105); unverheiratet; am 15.11.1982 im Alter von 68 Jahren in Hamburg gestorben

Hövelmann, Dr. Karl Wilhelm Ernst
geboren am 4.9.1884 in Ibbenbüren bei Tecklenburg/Westfalen; Sohn eines Privatsekretärs und späteren Bürovorstehers; Gymnasium in Höxter, 1903 Abitur; Medizinstudium in Göttingen, Münster, Berlin und Bonn; dazwischen von August 1914 bis Oktober 1918 Kriegseinsatz; Januar 1920 Approbation und April 1920 Promotion in Bonn;[178] Assistenzarzt in Bonn, Gönnern bei Wiesbaden und Bochum; Januar bis Oktober 1921 Assistenzarzt bei Dr. Paul Glimm (*1867, †1926) in Dargun; November 1921 bis 1933 niedergelassener Allgemeinpraktiker in Dargun (Bahnhofstraße 4); Juli 1932 Heirat mit Betti Voigt (*15.8.1902 in Wollin/Pommern, †in Kork bei Kehl/Baden-Württemberg; Tochter eines Hafenlotsen), mind. ein Kind; 1933 bis mind. 1934 Arzt in Tribsees/Pommern; mind. 1935 praktischer Arzt in Gingst/Rügen; am 5.11.1935 im Alter von 51 Jahren in Greifswald gestorben

Hoffer, Gertrud Anna Käte
geboren am 20.4.1921 in Insterburg/Ostpreußen; Tochter eines Mittelschullehrers; Oberschule in Insterburg, 1939 Abitur; 1939 bis 1940 sechs Monate als DRK-Helferin im Reservelazarett Insterburg tätig; nach Ableistung eines viermonatigen Arbeitsdienstes Medizinstudium in Königsberg, Würzburg, Innsbruck, Danzig und Rostock; April 1945 Approbation; ab April 1945 Pflichtassistenzärztin

---

176) Mit der Arbeit: Untersuchungen über die das Melanophorenhormon bindende Substanz im Blut von Tieren (Fröschen und Kaninchen) und des Menschen nach Dunkelaufenthalt, Berlin 1936.
177) Mit der Arbeit: Ein Fall von Tabes dorsalis mit Ophthalmoplegie und Basedow (MS).
178) Mit der Arbeit: Über Mediastinaltumoren, Bonn 1920.

in Zülow bei Schwerin, dann in den Hilfskrankenhäusern in Schwerin-Görries und Schwerin-Sachsenberg; ab März 1947 Assistenzärztin an der Chirurgischen Abteilung des Stadtkrankenhauses in Schwerin (Werderstraße 30); November 1947 Promotion in Rostock;[179] mind. 1962 bis 2000 praktische Ärztin in Schwerin (Ärztehaus, Lankower Straße 1); bis 2012 in Crivitz; unverheiratet; am 19.4.2012 im Alter von fast 91 Jahren in Crivitz gestorben

Hoffgaard, Dr. Willi Carl Franz

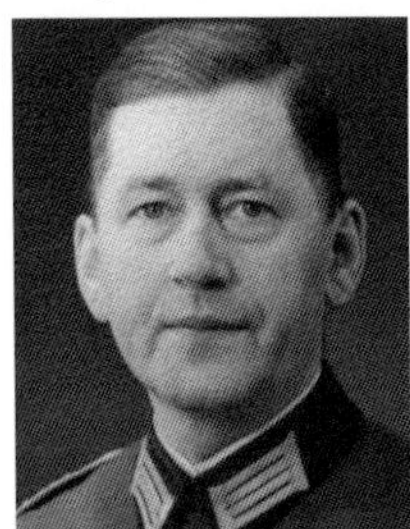

geboren am 27.8.1898 in Rostock/Mecklenburg; Sohn eines Schlossermeisters und späteren Werkmeisters; Gymnasium in Rostock, 1917 Abitur; Medizinstudium in Rostock (Friedhofsweg 44); dazwischen von September 1918 bis Februar 1919 Kriegseinsatz im Garnisonsdienst in Rostock; Juni 1923 Approbation und September 1923 Promotion in Rostock;[180] anschließend Volontärassistent und Assistenzarzt am Pathologischen Institut und an der Medizinischen Poliklinik der Universität Rostock (Gertrudenstraße, Schröderplatz); ab September 1924 Lungenfürsorgearzt in Rostock; Juli 1926 Heirat mit Gertrud Schmidt (*10.10.1904 in Rostock, †14.2.1942 in Rostock; Tochter eines Schuhmachermeisters), zwei Kinder; Januar 1928 bis mind. 1963 niedergelassener Facharzt für Lungenkrankheiten mit Röntgeneinrichtung in Rostock (Gertrudenstraße 1/2); dort Eintritt in die NSDAP am 1.5.1937, Mitgliedsnummer 5.950.498; daneben auch Mitglied der HJ und des NSDÄB; ab 1939 Kriegseinsatz als Oberarzt bei der Wehrmacht in Rostock, daneben eingeschränkte Weiterführung seiner Praxis; Oktober 1942 Heirat mit Helene Lippold (*29.12.1909 in Rostock, †27.9.1988 in Rostock; Tochter eines Kaufmanns), ein weiteres Kind; 1963 als Verdienter Arzt des Volkes ausgezeichnet; am 5.3.1967 im Alter von 68 Jahren in Rostock gestorben

Hoffmann, Dr. Antonie Ida Emilie (Toni) (geb. Opitz)

geboren am 26.12.1878 in Güstrow/Mecklenburg; Tochter eines Hofbuchhändlers; Gymnasium in Güstrow, 1897 Abitur; Medizinstudium; September 1904 Heirat mit dem Arzt → Dr. Max Hoffmann, mind. zwei Adoptivkinder; Approbation; Promotion; bis 1935 Ärztin in Güstrow (Pferdemarkt 19, Domstraße 2); am 8.4.1935 im Alter von 56 Jahren in Güstrow gestorben

Hoffmann, Dr. Carl Oscar

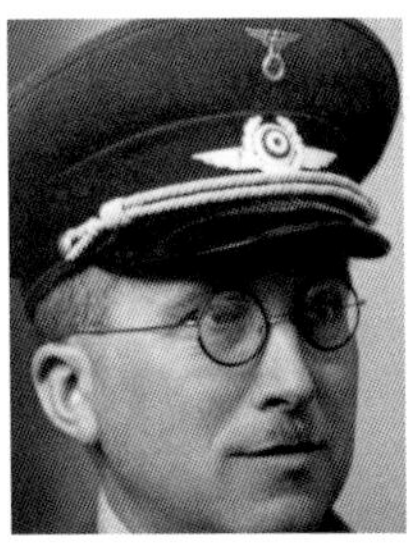

geboren am 23.7.1894 in Wurzen/Sachsen; Sohn eines Gymnasialoberlehrers und späteren Konrektors; Gymnasium, 1913 Abitur; Medizinstudium in Erlangen; als Einjährig-Freiwilliger dazwischen von April bis August 1914 Militärdienst im 19. Infanterie-Regiment in Erlangen; August 1914 bis mind. April 1918 Kriegseinsatz als Sanitätsunteroffizier in bayrischen Sanitätskompanien und in Feldlazaretten an der Westfront, zuletzt als Feldunterarzt; Weiterführung des Medizinstudiums; Juni 1921 Approbation; Promotion; April 1922 bis Juni 1936 niedergelassener Allgemeinpraktiker in Wurzen (Torgauer Platz 5); August 1924 Heirat mit Emmy Troitzsch (*6.1.1902 in Wurzen; Tochter eines Juristen und Stadtrates sowie späteren Bürgermeisters), mind. drei Kinder; in Wurzen Eintritt in die NSDAP am 1.5.1933, Mitgliedsnummer 3.545.413; Juli 1936 bis mind. 1962 niedergelassener Allgemeinpraktiker in Brunshaupten bzw. Kühlungsborn (Häuslerei Nr. 57; Haus Niklot, Dünenstraße/Puschkinstraße 19); ab 1939 Kriegseinsatz bei der Luftwaffe; ab mind. 1948 auch Ärztlicher Leiter des Krankenhauses in Kühlungsborn; am 20.4.1973 im Alter von 78 Jahren in Kühlungsborn gestorben

Hoffmann, Dr. Ernst-August Hermann Max

geboren am 5.11.1913 in Braunschweig; Sohn eines Augenarztes; Reformrealgymnasium in Braunschweig, 1932 Abitur; als Schüler in Braunschweig Eintritt in die NSDAP am 1.2.1932, Mitgliedsnum-

179) Mit der Arbeit: Welche Operationsmethode ergibt den besten kosmetischen Erfolg bei der Operation der Lippenspalte in den letzten 20 Jahren? Nach den Erfahrungen der Chirurgischen Klinik in Danzig 1923-1943 (MS).

180) Mit der Arbeit: Über die Behandlung des frei perforierten Magen- und Duodenalgeschwürs (MS).

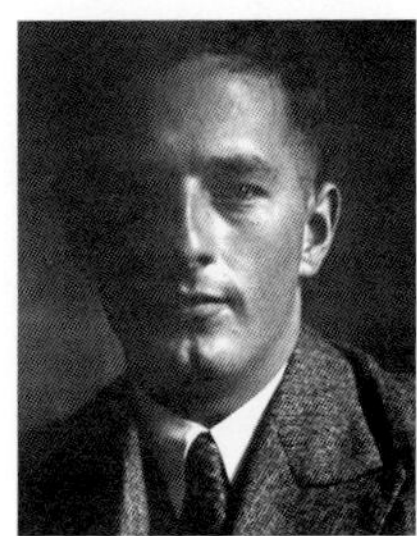

mer 879.206; Medizinstudium in Marburg, Köln und Rostock; dort Mitglied des NS-Studentenbundes; 1938 bis 1939 Medizinalpraktikant am Pathologischen Institut in Braunschweig und an der Medizinischen Klinik der Universität Rostock (Schröderplatz); Juni 1939 Approbation; Juli 1939 bis Mai 1940 Volontärassistent an der Universitäts-Augenklinik in Kiel; August 1939 Promotion in Rostock;[181] Mai 1940 bis mind. 1941 Assistenzarzt an der Augenklinik der Universität Rostock (dort auch wohnhaft: Doberaner Straße 140); Juni 1940 Heirat mit der Stenotypistin Liese-Lotte Renke (*5.3.1920 in Itzehoe/Schleswig-Holstein, †29.6.2020 in Braunschweig; Tochter eines Kaufmanns), mind. ein Kind; ab März 1943 Kriegseinsatz in der Wehrmacht; ab mind. 1965 Facharzt für Augenkrankheiten in Braunschweig (Wolfenbütteler Straße 82, Hamelnweg 13); am 18.1.1997 im Alter von 83 Jahren in Braunschweig gestorben

Hoffmann, Ferdinand Konstantin Julius
geboren am 13.10.1906 in Straßburg/Elsaß-Lothringen; Sohn eines Berufssoldaten (Major); Gymnasium in Berlin, 1927 Abitur; Medizinstudium in Berlin und Rostock; als Student in Rostock Eintritt in die NSDAP am 1.5.1933, Mitgliedsnummer 2.809.842, im März 1935 als Mitglied gestrichen; Oktober 1939 Approbation in Schwerin; Januar bis Juni 1940 Volontärassistent an der Medizinischen Klinik der Universität Rostock (Schröderplatz, John-Brinckman-Straße 7, Stephanstraße 19); Juni 1940 Heirat mit Elli Köhler (*20.1.1909 in Breunsdorf bei Leipzig, †15.5.1996 in Frankfurt/Main; Tochter eines Böttchers), mind. ein Kind, 1948 Scheidung; ab Juni 1940 Volontärassistent an der Universitäts-Augenklinik in Berlin (Ziegelstraße 3/5); ab März 1941 Kriegseinsatz bei der Luftwaffe; mind. 1953 bis 1961 Arzt in Westberlin (Bozener Straße 4, Sonnenallee 142, Im Schwarzen Grund 12); März 1953 Heirat mit Anna Brandt (*22.12.1926 in Riga, †21.8.2005 in Falkensee/Brandenburg), ein Kind; am 12.6.1961 im Alter von 54 Jahren in Westberlin gestorben, mglw. Suizid

Hoffmann, Dr. Johannes Antonius Maria (Hans)
geboren am 4.10.1896 in Koblenz/Rheinprovinz; Sohn eines Kaufmanns; Gymnasium in Koblenz, 1915 Notabitur; Kriegseinsatz, zuletzt als Marine-Unterarzt; zunächst kaufmännische Ausbildung; mind. 1923 Kaufmann in Koblenz (Firmungstraße 9); Juli 1923 Heirat mit der Verkäuferin Ida Mehnert (*28.2.1898 in Trier, †5.5.1986 in Nürnberg; Tochter eines Musikers), 1948 Scheidung; Medizinstudium; Januar 1933 Approbation; Promotion; ab November 1933 praktischer Facharzt für Homöopathie in Elbing/Ostpreußen (Wilhelmstraße 4/5); dort auch nebenamtlicher Werksarzt; Eintritt in die NSDAP am 1.5.1937, Mitgliedsnummer 5.128.136; auch Mitglied der SS und nebenamtlicher SS-Arzt in Elbing; ab November 1939 Mitglied des NSDÄB; ab 1939 Kriegseinsatz bei der Kriegsmarine, daneben eingeschränkte Weiterführung seiner Praxis; nach Flucht ab März 1945 praktischer Arzt und Homöopath in Rostock (Parkstraße 13); mind. 1949 bis 1955 Arzt in Koblenz (Firmungstraße 9); Dezember 1949 Heirat mit der Sprechstundenhilfe Maria Maibaum (*2.1.1922 in Koblenz, †23.12.2017 in Koblenz; Tochter eines Eisenbahn-Betriebsassistenten und späteren Reichsbahn-Obersekretärs), ein Kind; bis 1992 in Rhens/Rheinland-Pfalz; am 8.6.1992 im Alter von 95 Jahren in Rhens gestorben

Hoffmann, Dr. Karl-Joachim
geboren am 3.5.1906 in Langenbielau/Schlesien; Gymnasium, 1925 Abitur; Medizinstudium in Würzburg; 1931 Approbation und Juli 1931 Promotion in Würzburg;[182] ab 1931 Assistenzarzt an der Orthopädischen Klinik in Leipzig (Kaiser-Maximilian-Straße 53); mind. 1932 Arzt in Langenbielau; ab Oktober 1936 Facharzt für Chirurgie; ab Anfang 1938 Assistenzarzt an der Orthopädischen Klinik der Universität Rostock (Ulmenstraße 45, Am Kabutzenhof); 1938 Schiffsarzt bei der Reederei der Deutschen Arbeitsfront in Hamburg auf dem Dampfer „Wilhelm Gustloff“; ab Oktober 1938 Assistenzarzt an der Orthopädischen Universitätsklinik Heidelberg; bis 1945 Kriegseinsatz als Soldat; seit Anfang Mai 1945 im Alter von 39 Jahren bei Tetschen-Bodenbach vermißt

181) Mit der Arbeit: Augenbefund und Allgemeingefäßbefund bei Hypertonikern. Histologische Betrachtungen an Hand von 4 obduzierten Fällen, Kiel 1939.

182) Mit der Arbeit: Beitrag zur Pathogenese und Morphologie der Syringomyelie, München 1931.

Hoffmann, Dr. Lotte Clara (geb. Hoffmann, gesch. Loppin)

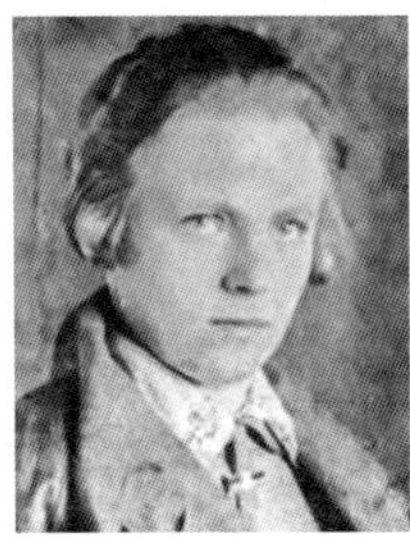

geboren am 9.7.1907 in Königsberg/Ostpreußen; Tochter eines Landesoberinspektors; Gymnasium in Königsberg, 1927 Abitur; Medizinstudium in Marburg und Königsberg; als Studentin in Königsberg Eintritt in die NSDAP am 1.8.1932, Mitgliedsnummer 1.279.509; Oktober 1934 Approbation, November 1934 Promotion in Königsberg;[183] 1935 Heirat mit dem Arzt → Dr. Egon Loppin, ein Kind, spätestens 1938 Scheidung (nahm danach ihren Mädchennamen wieder an); 1935 niedergelassene Ärztin in Malchow, im gleichen Jahr Praxisaufgabe aufgrund der Trennung von ihrem Ehemann; 1935 Volontärassistentin, mind. 1937 bis 1938 Assistenzärztin an der Hautklinik der Universität Rostock (Schröderplatz, Ulmenstraße 81, Parkstraße 11); ab November 1938 Hilfsärztin am Staatlichen Gesundheitsamt Auerbach/Vogtland; ab April 1942 Hilfsärztin am Staatlichen Gesundheitsamt Dirschau/Westpreußen; ab Januar 1943 Jungärztin am Städtischen Gesundheitsamt Plauen/Vogtland; dort ab März 1943 auch Revierärztin bei der Firma Veredlungswerk GmbH; Mitglied des NSDÄB; 1943 bis mind. 1959 niedergelassene Allgemeinpraktikerin in Grünbach bei Schöneck/Vogtland; ab mind. 1960 ärztliche Gutachterin im staatlichen Gesundheitswesen in Auerbach (Hotel „Kronprinz"); zur Sanitätsrätin ernannt; ab mind. 1982 in Rodewisch/Vogtland (Goethestraße 14); am 17.8.1992 im Alter von 85 Jahren an Krebs in Rodewisch gestorben

Hoffmann, Dr. Max Friedrich Gottlieb

geboren am 15.4.1864 in Stotternheim/Sachsen-Weimar-Eisenach; Sohn eines Arztes; Gymnasium in Jena, 1884 Abitur; Medizinstudium in Jena und München; 1888 Promotion in Jena;[184] Januar 1889 Approbation; Assistenzarzt an der Medizinischen Klinik der Universität Rostock (Schröderplatz); September 1892 bis mind. 1947 niedergelassener Allgemeinpraktiker in Güstrow (Markt 33, Pferdemarkt 19, Domstraße 2); September 1904 Heirat mit der späteren Ärztin → Dr. Antonie Hoffmann geb. Opitz, mind. zwei Adoptivkinder; 1913 zum Sanitätsrat ernannt; Mitglied des ärztlichen Ehrengerichts Güstrow; am 22.3.1949 im Alter von fast 85 Jahren an Lungenentzündung in Güstrow gestorben

Hoffmann, Dr. Richard Albert Carl

geboren am 17.10.1860 in Gadebusch/Mecklenburg; Sohn des Arztes Julius Hoffmann (*1817, †1886); Gymnasium in Schwerin, 1880 Abitur; Medizinstudium in Berlin und Rostock; Mai 1886 Approbation in Rostock; 1886 bis 1889 Militärarzt in Schwerin; Mai 1889 Promotion in Leipzig;[185] 1889 bis 1892 Militärarzt in Güstrow sowie 1892 bis 1895 in Saargemünd, Forbach und Morchingen; 1895 bis 1908 Stabsarzt bzw. Oberstabsarzt und Regimentsarzt beim Füsilier-Regiment Nr. 90 in Rostock (Mühlenstraße 12); Juni 1896 Heirat mit Mathilde Lesenberg (*2.3.1864 in Rostock, †14.11.1946 in Rostock; Tochter des Arztes sowie späteren Stadtphysikus, Kreisphysikus und Obermedizinalrates Wilhelm Lesenberg *1830, †1916); ab 1908 in Hannover; mind. 1915 bis 1916 Generalarzt a.D., nach Reaktivierung mind. 1917 bis 1919 Generalarzt, ab mind. 1920 wieder Generalarzt a.D., mind. 1922 bis 1938 Obergeneralarzt a.D. in Rostock (Alexandrinenstraße 8, Friedrich-Franz-Straße 103); am 25.3.1938 im Alter von 77 Jahren an Herzschwäche in Rostock gestorben

Hoffmann-Schuhardt, Dr. Eva Anna (geb. Schuhardt, spätere Nowak)

geboren am 24.8.1906 in Halle/Provinz Sachsen; Tochter eines Oberlehrers; Gymnasium, 1926 Abitur; Medizinstudium in Halle; August 1932 Approbation und Promotion in Halle;[186] ab 1932 Assistenzärztin am Städtischen Krankenhaus in Berlin-Neukölln; Landassistentin bei Dr. Auguste Lotz in Worpswede bei Bremen; Juli bis August 1938 Ärztin in Mecklenburg, endgültige Zulassung abgelehnt; ab August 1938 Hilfsärztin am Krankenhaus Hasenheide in Berlin; Oktober 1938 bis mind. 1958 niedergelassene Fachärztin für Lungenkrankheiten in (West-)Berlin (Kolonnenstra-

---

183) Mit der Arbeit: Komplikationen bei Kieferhöhlenspülungen, Königsberg 1934.
184) Mit der Arbeit: Eine Mischgeschwulst des harten Gaumens, Berlin 1888.
185) Mit der Arbeit: Über Rupturen der Choroidea.
186) Mit der Arbeit: Tierexperimentelle Studien über Nebenschilddrüsenfunktion. Säure-Basen-Ausscheidung, Halle 1931.

ße 66, Reichshofer Straße 79, Hauptstraße 30); Januar 1940 Heirat mit dem Arzt Dr. Erhard Hoffmann, mind. ein Kind; Februar 1962 Heirat mit dem Kaufmann Longin Nowak (*24.2.1904 in Dortmund, †19.3.1984 in Überlingen/Bodensee; Sohn eines Schlossers); bis 1964 in Westberlin (Gardeschützenweg 46); am 15.4.1964 im Alter von 57 Jahren in Westberlin gestorben

Hoffmann-Wülfing, Dr. Johannes Joachim Otto (Hans-Joachim) (geb. Hoffmann)
geboren am 30.8.1910 in Recklinghausen/Westfalen; Sohn eines Hauptlehrers; Realgymnasium in Frankfurt/Main, 1931 Abitur; Medizinstudium in Frankfurt/Main und Rostock; 1933 Eintritt in die NSDAP; 1935 Namensänderung in Hoffmann-Wülfing (Wülfing war der Geburtsname seiner 1913 verstorbenen Mutter); 1937 Promotion in Kiel;[187] dort mind. 1938 Medizinalpraktikant an der Klinik von Dr. Hans Lubinus (dort auch wohnhaft: Brunswiker Straße 8-12); Februar 1938 Heirat mit der Ärztin Dr. Irmgard Bayer (*20.9.1911 in Frankfurt/Main, †23.4.1986 in Kelkheim/Taunus; Tochter eines Obermonteurs und späteren Kaufmanns), drei Kinder, 1943 Scheidung; Juni 1938 Approbation; anschließend Assistenzarzt an der Klinik von Dr. Hans Lubinus in Kiel (Lindenallee 21); ab August 1938 Assistenzarzt in Mecklenburg; ab April 1943 dienstverpflichteter Arztvertreter in der Praxis von Dr. Ernst Cornils in Heide/Holstein (Landweg 45); Dezember 1944 Heirat mit der kaufmännischen Angestellten Irene Siegfried gesch. Stubbe (*29.10.1908 in Büsum/Schleswig-Holstein; †21.9.1993 in Düsseldorf; Tochter eines Kaufmanns und Fabrikanten), mind. vier Stiefkinder; nach 1945 Facharzt für Orthopädie in Bonn-Bad Godesberg; mind. 1960 in Oberlahnstein/Rhein (Ostallee 11); bis 1981 Arzt in Meckenheim/Nordrhein-Westfalen (An den hohen Baumgärten 9); am 19.1.1981 im Alter von 70 Jahren in Meckenheim gestorben

Hofmann, Liselotte (geb. Oppenheuser)
geboren 1908 mglw. in Elbing/Ostpreußen; Gymnasium, Abitur; Medizinstudium; 1936 Approbation; ab 1936 Assistenzärztin in Haustadt/Saar (Adolf-Hitler-Straße 274) und in Beckingen/Saar (Deutschherrenpfad 1); mind. 1937 Ärztin in Saarbrücken; Heirat mit ? Hofmann; ab September 1943 Assistenzärztin an der Hautklinik des Städtischen Krankenhauses in Danzig; nach Flucht bis mind. August 1945 Volontärassistentin am Behelfskrankenhaus in Dassow

Hofmann, Renate (geb. Schiebeler)
geboren am 27.11.1909 in (Berlin-)Charlottenburg; Tochter eines Oberingenieurs und späteren Abteilungsdirektors; Gymnasium in Berlin, 1929 Abitur; Medizinstudium in Berlin (Kurfürstendamm 39); April 1935 Heirat mit dem Chemiker und Universitätsprofessor Dr. Ulrich Hofmann (*22.1.1903 in München, †5.7.1986 in Heidelberg; Sohn eines Chemikers und Geheimen Regierungsrates; Mitglied der NSDAP ab 1937), fünf Kinder; 1936 Approbation in Rostock; dort ab 1937 Ärztin ohne ärztliche Tätigkeit (Schröderstraße 30); bis 1942 in Rostock; 1942 bis 1945 in Wien; 1945 bis 1948 in St. Salvator, Oberaudorf und Moosburg (alles Bayern); 1948 bis 1951 in Regensburg; 1951 bis 1960 in Darmstadt; 1960 bis 1998 in Heidelberg (Hilzweg 35); am 4.2.1998 im Alter von 88 Jahren in Heidelberg gestorben

Hofmann, Dr. Walther Karl Paul

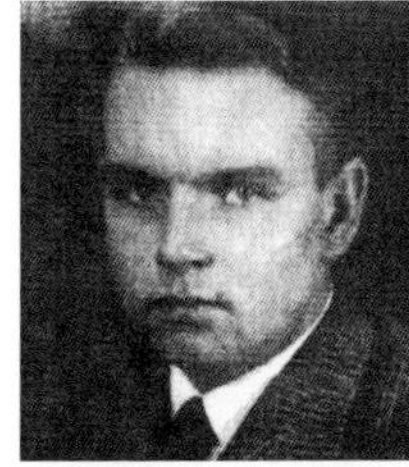

geboren am 3.4.1912 in Grünberg/Schlesien; Sohn eines Lokomotivführers; Oberrealschule in Breslau, 1931 Abitur; 1931 bis 1932 Volontär in Landwirtschaftsbetrieben; Medizinstudium in Jena, Berlin und Rostock; ab Anfang 1938 Medizinalpraktikant in Rostock; dort im Januar 1939 Approbation und Promotion;[188] Mitglied der NSDAP, der HJ-Medizinerkameradschaft und des NSDÄB; ab Juli 1939 Assistenzarzt am Anatomischen Institut der Universität Rostock (Gertrudenstraße 9, Borwinstraße 19/Clausewitzstraße 22); ab 1939 Kriegseinsatz in der Wehrmacht

187) Mit der Arbeit: Versuche über die Abschwächung der Diphtheriegiftwirkung durch den Nebennierenkundenextrakt Cortidyn und durch Sympatol, Kiel 1937.
188) Mit der Arbeit: Zur Frage der Wirkungsmöglichkeit von Prontosil, Berlin 1939.

Hohage, Dr. Rudolf Fritz
geboren am 21.8.1907 in (Berlin-)Charlottenburg; Sohn eines Ingenieurs; Gymnasium, 1928 Abitur; Medizinstudium in Hamburg (wohnhaft in Bergedorf, Grasweg 19); Juli 1931 Heirat mit Eva Greve (*20.11.1906 in Schallershof bei Erlangen, †15.12.1990 in Rotenburg/Fulda; Tochter eines Kunstmalers), fünf Kinder; Januar 1936 Approbation und Februar 1936 Promotion in Hamburg;[189] anschließend Assistenzarzt am Kreiskrankenhaus in Bad Oldesloe/Schleswig-Holstein, bis 1938 in Hamburg (Hochallee 3); mit vorläufiger Zulassung von Juni bis August 1938 praktischer Arzt in Teterow, endgültige Zulassung abgelehnt; August bis September 1938 niedergelassener Allgemeinpraktiker in Biedenkopf und Reichensachsen (beides Hessen); Oktober 1938 bis mind. 1940 praktischer Arzt in Kapellendorf bei Apolda/Thüringen; mind. 1947 bis 1965 niedergelassener Allgemeinpraktiker in Hamburg (Grasweg/Grasredder 19); am 15.6.1966 im Alter von 58 Jahren in Hamburg gestorben

Hoheisel, Ulrich Anton

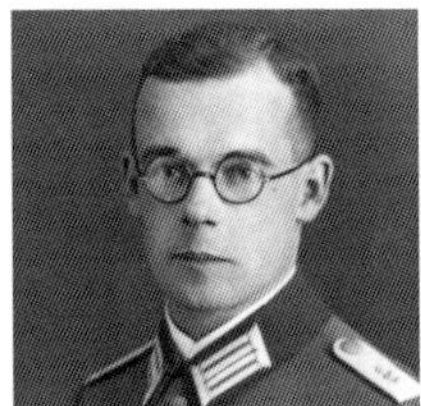

geboren am 7.9.1904 in Kasan/Rußland; Sohn eines Lehrers und Pastors; Gymnasium, 1925 Abitur; Medizinstudium in Tübingen; Approbation; Dezember 1935 bis mind. 1943 Sanitätsoffizier und Stabsarzt in der Sanitätsstaffel Schwerin der Sanitäts-Abteilung 12 der Wehrmacht (Reiferbahn 1, Palaisstraße/Schliemannstraße 14); Juli 1936 Heirat mit Nora Burmeister (*21.1.1910 in Ligat/Lettland, †9.12.1989 in Murnau/Bayern; Tochter eines Chemie-Ingenieurs), fünf Kinder; im April 1941 zum Oberstabsarzt befördert; Kriegseinsatz; am 28.6.1944 im Alter von 39 Jahren in Bobruisk/Sowjetunion gefallen

Holländer, Dr. Martin Franz Friedrich
geboren am 29.8.1865 in Neubrandenburg/Mecklenburg; Sohn eines Kaufmanns; Gymnasium in Neubrandenburg, 1885 Abitur; Medizinstudium in Berlin, Freiburg, Würzburg und Rostock; Juni 1890 Promotion[190] und Juni 1891 Approbation in Würzburg; April 1892 bis Oktober 1913 aktiver Militärarzt, mind. 1909 als Marine-Oberstabsarzt in Wilhelmshaven (Viktoriastraße 7); August 1909 Heirat mit Margaretha Esmann verw./gesch. Schneider (*11.12.1875 in Berlin, 13.12.1945 in Berlin; Tochter eines Maurermeisters); August 1914 bis November 1918 Kriegseinsatz, zuletzt als Marine-Generalarzt; Dezember 1918 bis 1931 niedergelassener Allgemeinpraktiker in Neubrandenburg (Schillerstraße 16); am 4.8.1931 im Alter von fast 66 Jahren in Neubrandenburg gestorben

Hollenkamp, Bodo Franz Gustav
geboren am 30.11.1909 in Helmstedt/Braunschweig; Sohn eines Gerichtsschreiberaspiranten und späteren Justizinspektors; Gymnasium in Braunschweig, 1930 Abitur; Medizinstudium in Hamburg, Innsbruck, Göttingen und Rostock; ab Januar 1938 Medizinalpraktikant an der Universitäts-Nervenklinik Rostock-Gehlsheim; Juli 1939 Approbation; anschließend Volontärassistent an der Universitäts-Nervenklinik Rostock-Gehlsheim, ab Dezember 1939 an der Kinderheilanstalt Braunschweig (Buchenweg 13); Eintritt in die NSDAP am 1.7.1940, Mitgliedsnummer 8.313.387; ab November 1940 Hilfskassenarzt in der Praxis von Dr. Karl Knoke in Coppenbrügge bei Hameln; ab Januar 1941 Arztvertreter in der Praxis von Dr. Wilhelm Schulz in Rehren bei Hessisch Oldendorf; Mai 1941 Heirat mit der Kinderkrankenschwester Annemarie Wandersleb (*27.3.1912 in Bessingen bei Hameln, †12.3.1978 in Coppenbrügge; Tochter eines Pastors), ein Kind; 1941 bis 1943 Arzt in Braunschweig (Buchenweg 13); ab Februar 1942 Mitglied des NSDÄB; ab August 1943 Assistenzarzt an der Universitäts-Augenklinik in Göttingen; mind. 1944 wieder praktischer Arzt in Braunschweig (Buchenweg 13); am 17.9.1944 im Alter von 34 Jahren an Tuberkulose in Helmstedt gestorben

Holling, Dr. Theodor Bernard Josef
geboren am 23.9.1894 in Meppen/Hannover; Sohn eines Rechtsanwalts und Notars; Gymnasium, 1915 Abitur; Medizinstudium in Freiburg; Approbation; Juni 1926 Promotion in Freiburg;[191] mind.

189) Mit der Arbeit: Schrumpfniere ohne Hypertonie und Herzhypertrophie, Ochsenfurt/Main 1935.
190) Mit der Arbeit: Über den späteren Gang der Entwickelung der chronischen Gehirnabscesse, Würzburg 1890.
191) Mit der Arbeit: Ein Fall von progressiv spinaler Muskelatrophie auf syphilitischer Basis (MS).

1926 bis 1931 Kreiskommunalarzt in Ottweiler/Saar; Oktober 1926 Heirat mit Frieda Oberhagemann (*7.11.1898 in Berlin, †4.12.1982 in Trier; Tochter eines Oberfeuerwerkers und späteren Beamten), mind. vier Kinder; ab April 1934 Oberstabsarzt, ab Juli 1942 Oberstarzt in der Sanitätsstaffel Schwerin der Sanitäts-Abteilung 12 der Wehrmacht (Reiferbahn 1, Am Ziegelsee 18, Schelfstraße 32); ab mind. 1946 angestellter Kreisarzt beim Landratsamt in Schwerin; als Medizinalrat ab mind. 1950 niedergelassener Allgemeinpraktiker, mind. 1952 bis 1960 Facharzt für Nervenkrankheiten in Schwerin (August-Bebel-Straße 4); ab mind. 1952 Mitglied der CDU; nach Übersiedlung in die Bundesrepublik mind. 1964 bis Januar 1970 im Ruhestand in Aachen (Von-Brandis-Straße 9); ab Januar 1970 in Trier (Wilmowskystraße 11); am 16.9.1973 im Alter von fast 79 Jahren in Trier gestorben

Holm, Dr. Karl Oswald Julius

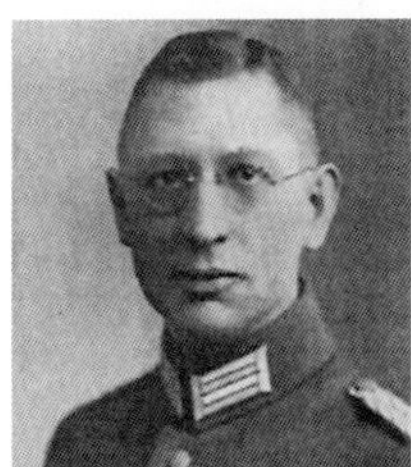

geboren am 15.8.1884 in Militsch/Schlesien; Sohn eines Berufssoldaten (Feuerwerker bei der Infanterie) und späteren Hilfstrigonometers; Gymnasium in Berlin, 1903 Abitur; Medizinstudium in Berlin an der Kaiser-Wilhelm-Akademie für das militärärztliche Bildungswesen; Januar 1910 Approbation und Februar 1910 Promotion in Berlin;[192] mind. 1910 Unterarzt beim Infanterie-Regiment 149 in Schneidemühl/Posen; ab Juni 1912 Oberarzt und Facharzt für Innere Medizin; Kriegseinsatz, ab September 1916 als Stabsarzt, mind. 1917 bis 1918 als Hilfsreferent des Sanitätsdepartments im Kriegsministerium in Berlin; September 1917 Heirat mit Marie Pohlmann (*30.7.1890 in Petershof bei Stuhm/Pommern; Tochter eines Gutsbesitzers), mind. ein Kind; im März 1924 zum Oberstabsarzt, im April 1930 zum Generaloberarzt (Oberfeldarzt) befördert; ab 1932 Dienst in der Sanitätsstaffel Allenstein der Sanitätsabteilung 1 in Königsberg; im April 1933 zum Oberstarzt befördert und seitdem Divisionsarzt der 2. Infanterie-Division in Stettin; ab Juli 1935 Korpsarzt des II. Armeekorps und Wehrkreisarzt des Wehrkreises II in Stettin (damit oberster Militärarzt des Mecklenburg und Pommern umfassenden Wehrkreises II); dort im April 1936 zum Generalarzt, im April 1939 zum Generalstabsarzt befördert; 1939 Heeresgruppenarzt, ab September 1939 Armeearzt der 2. Armee (wohnhaft in Berlin, Kaiserallee 222); ab Oktober 1939 Armeearzt beim Oberbefehlshaber Ost; ab Mai 1940 Armeearzt der 9. Armee (wohnhaft in Berlin, Salzbrunner Straße 25); ab September 1942 Heeresgruppenarzt der Heeresgruppe Mitte; ab Mai 1943 in der Führerreserve des Oberkommandos der Wehrmacht; ab Juli 1943 erneut Korpsarzt des stellvertretenden Generalkommandos des II. Armeekorps und Wehrkreisarzt des Wehrkreises II in Stettin; KVK II. und I. Kl. m.S., August 1943 Deutsches Kreuz in Silber; nach Verlegung der Dienststelle des stellvertretenden Generalkommandos bis mind. April 1945 in Schwerin-Zippendorf[193]

Holtermann, Dr. Heinrich Carl Christian

geboren am 4.11.1856 in Schwerin/Mecklenburg; Sohn eines Ratskellerpächters und späteren Weinhändlers; Gymnasium in Schwerin, 1874 Abitur; Medizinstudium in Marburg und Jena; dazwischen Militärdienst; Juli 1880 Approbation in Jena; 1881 bis 1883 Schiffsarzt beim Norddeutschen Lloyd; 1883 bis 1884 niedergelassener Allgemeinpraktiker in Boizenburg; Juni 1884 bis 1889 I. Assistenzarzt an der Irrenheilanstalt Sachsenberg in Schwerin; Juli 1886 Promotion in Rostock;[194] 1889 bis 1930 niedergelassener Allgemeinpraktiker in Neustadt-Glewe (Große Straße 6, Gärtnereigehöft 1, Amtsfreiheit); dort auch Inhaber eines „Sanatoriums für nervenkranke Damen“ und Hebammenaufsichtsarzt; Februar 1890 Heirat mit Margarethe Staack (*29.6.1867 in Neustrelitz, †8.10.1891 in Neustadt[-Glewe]; Tochter eines Kammerexekutors); Mai 1892 Heirat mit Anna Moldmann (*1.7.1869 in Schwerin, †13.1.1948 in Neustadt-Glewe; Tochter eines Goldschmiedes), mind. ein Kind; 1901 zum Sanitätsrat ernannt; August 1914 bis 1918 Kriegseinsatz als Regimentsarzt, 1918 bis 1919 als Leitender Arzt in den Heereslazaretten Husum, Schleswig und Ludwigslust, zuletzt als Generaloberarzt der Luftwaffe; am 13.4.1930 im Alter von 73 Jahren in Neustadt-Glewe gestorben

---

192) Mit der Arbeit: Die Versorgung des Stumpfes nach der Amputation des Wurmfortsatzes, Berlin 1910.
193) Die gelegentlich in der Literatur und im Internet zu findende Angabe, daß Holm am 30.3.1945 durch Suizid in Schwerin starb, ist nicht zutreffend.
194) Mit der Arbeit: Über die Wirkung des Urethans bei Geisteskranken, Rostock 1886.

Holtz, Prof. Dr. Peter Wilhelm Joseph

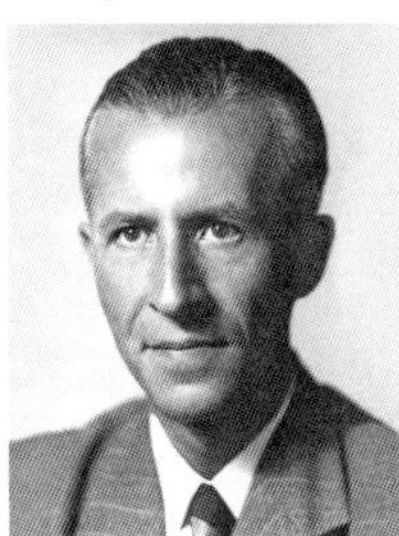

geboren am 6.2.1902 in Stolberg/Rheinprovinz; Sohn eines Textilkaufmanns; Gymnasium in Stolberg, 1920 Abitur; Chemie- und Medizinstudium in Bonn, Heidelberg, Würzburg, Freiburg und München; April 1929 bis November 1930 zunächst Medizinalpraktikant an der Medizinischen Klinik, dann Assistent und Stipendiat der Notgemeinschaft der Deutschen Wissenschaft am Pharmakologischen Institut der Universität Greifswald; April 1930 Approbation; November 1930 Promotion in Bonn;[195] November 1930 bis Mai 1932 Rockefeller-Stipendiat am Pharmakologischen Institut der Universität Cambridge, am National Institute for Medical Research sowie am University College in London; ab Mai 1932 planmäßiger Assistent am Pharmakologischen Institut der Universität Greifswald (Marktstraße 1, Schlageterstraße 3); dort Eintritt in die NSDAP am 1.5.1933, Mitgliedsnummer 2.147.061; ab 1933 auch Mitglied der SA; April 1935 Habilitation in Greifswald;[196] April 1936 bis 1938 Dozent für Pharmakologie und Toxikologie an der Universität Greifswald; daneben auch HJ-Arzt; Mitglied des NS-Dozentenbundes und des NSDÄB;[197] November 1938 bis 1945 planmäßiger außerordentlicher Professor für Physiologische Chemie[198] und Direktor des Physiologisch-Chemischen Instituts der Universität Rostock (Gertrudenstraße 9, Kaiser-Wilhelm-Straße 19); März 1939 Heirat mit der Zahnärztin Dr. Dorothea Schümann (*25.2.1912 in Stralsund, †13.1.1999 in Essen; Tochter eines Lehrers); neben der Professur für Physiologische Chemie Januar von 1940 bis April 1945 auch Lehrstuhlvertretung für Pharmakologie und Toxikologie sowie kommissarischer Direktor des Pharmakologischen Instituts der Universität Rostock (Gertrudenstraße 9);[199] dazwischen von August bis November 1942 wissenschaftlicher Mitarbeiter am Kaiser-Wilhelm-Institut für Zellphysiologie in Berlin-Dahlem; ab 1945 Mitglied der SPD, ab 1946 der SED; im Januar 1946 aus dem Dienst der Universität Rostock entlassen;[200] ab Juni 1946 Lehrauftrag für Pharmakologie an der Universität Greifswald; ab Oktober 1946 ordentlicher Professor mit Lehrstuhl für Pharmakologie und Physiologische Chemie sowie Direktor des Pharmakologischen und Physiologisch-Chemischen Instituts der Universität Rostock; im Juli 1947 von der SMAD als ordentlicher Professor an der Medizinischen Fakultät der Universität Rostock bestätigt; Oktober 1952 Nationalpreis III. Klasse der DDR; ab 1952 Mitglied der Deutschen Akademie der Naturforscher Leopoldina; mind. 1953 Prodekan der Medizinischen Fakultät der Universität Rostock (Lessingstraße 3); ab Februar 1953 ordentliches Mitglied der Akademie der Wissenschaften; anläßlich einer Dienstreise im April 1953 „Republikflucht";[201]

---

195) Mit der Arbeit: Versuche zur Entgiftung des Chloroforms, Leipzig 1929.

196) Mit der Arbeit: Über Reduktions- und Oxydationswirkungen bestrahlter Zucker, Berlin 1936.

197) In einer Beurteilung des stellvertretenden Führers des NS-Dozentenbundes der Universität Greifswald hieß es im Januar 1938, Holtz sei „ein junger Forscher, der nach seinen bisherigen Leistungen für eine ordentliche Professur ... schon jetzt in Frage" komme, ein „glänzender Redner" mit „anerkannter Lehrbefähigung"; er sei „menschlich wie auch politisch zuverlässig", er wirke unter den jüngeren Mitgliedern der Greifswalder Medizinischen Fakultät „in jeder Richtung positiv".

198) Dieser Lehrstuhl war 1938 neu eingerichtet worden; das zugehörige Institut für Physiologische Chemie wurde unter Holtz' Leitung aufgebaut, ist jedoch bei der Bombardierung Rostocks im April 1942 vollständig zerstört worden.

199) Holtz war über Kontakte zur SS-Lehr- und Forschungsgemeinschaft Ahnenerbe auch an Humanversuchen zur Entwicklung eines pflanzlichen Krebsheilextrakts beteiligt. Er war 1942 Trauzeuge und seitdem Schwager des SS-Obergruppenführers Oswald Pohl, der als Leiter des SS-Wirtschafts-Verwaltungshauptamtes u.a. für die wirtschaftliche Ausbeutung der KZ-Häftlinge zuständig war.

200) Vom „Block der antifaschistischen Parteien in Rostock" wurden im Februar 1946 gegen eine Wiedereinstellung von Holtz als Universitätsprofessor „keine Bedenken" erhoben; auch die Universitätsleitung wollte Holtz behalten; dieser sei „nicht nur Physiologe, sondern vor allem auch Pharmakologe und zwar ein besonders hervorragender Fachmann und ausgezeichneter Lehrer auf diesem Gebiet"; es sei, wie Rektor Prof. Dr. Günther Rienäcker hervorhob, „dokumentarisch und durch Zeugenaussagen" belegt, daß Holtz „aktiv im antifaschistischen Sinne auch vor dem 1. Mai 1945 gewirkt" habe und „jetzt als politisch völlig zuverlässig und unbedenklich der Mitarbeit für würdig gehalten" werde. Holtz selbst, der zumindest seine SA-Mitgliedschaft und seine Kontakte zur SS verschwieg, betonte 1946, daß seine „antifaschistische Einstellung und ihre Dokumentierung vor Studenten und Mitarbeitern ... durch den Untersuchungsausschuß der Universität festgestellt" worden sei; auch sei er im März 1945 von zwei Parteifunktionären „mit Konzentrationslager bedroht" worden. Als Mitglied der NSDAP sei er „innerlich stets Gegner des Nationalsozialismus" und „von der Gestapo als Antifaschist mit Verhaftung bedroht" gewesen; er sei zwar Parteimitglied, aber „niemals Nationalsozialist gewesen, sondern habe vielmehr jede Gelegenheit genutzt, den Nationalsozialismus – vor allem im Hochschulbereich – zu bekämpfen".

201) Die mit dem Nationalpreis verbundene Geldprämie in Höhe von 25.000 Mark hatte Holtz nach seinem Verbleiben in der Bundesrepublik der Medizinischen Fakultät der Universität Rostock für Forschungszwecke überlassen. 1957

1953 bis 1970 Professor für Pharmakologie und Direktor des Pharmakologischen Instituts der Universität Frankfurt/Main (Fischerstraße 21); dort mind. 1956 auch Dekan; ab 1957 Vorsitzender der Deutschen Pharmakologischen Gesellschaft; im März 1970 emeritiert; am 9.11.1970 im Alter von 68 Jahren an Bronchialkarzinom in Bonn gestorben

Holz, Dr. Johannes Friedrich August
geboren am 21.10.1909 in Bremen; Sohn eines Seemaschinisten und späteren Schiffsingenieurs; Gymnasium in Rostock, 1928 Abitur; Medizinstudium in Rostock (Windmühlenstraße 10); dort im Dezember 1934 Approbation und im April 1935 Promotion;[202] mind. 1935 bis 1936 Assistenzarzt am Beobachtungskrankenhaus/Tbc-Genesungsheim Schwerin-Lankow (Lankower Straße 11-15); ab 1936 Assistenzarzt in Augsburg (Ravensburger Straße 19 und 12); Februar 1936 Heirat mit Martha Sparrer (*16.2.1913 in Weiden/Bayern, †15.10.1964 in Kleinmachnow/Brandenburg; Tochter eines Schlossermeisters), mind. vier Kinder; November 1939 bis 1943 Facharzt für Innere Krankheiten und Oberarzt am Kreiskrankenhaus in Königs Wusterhausen/Brandenburg; ab Juli 1943 Leitender Arzt am Kreiskrankenhaus in Mittenwalde/Brandenburg; November 1973 Heirat mit Elfi Julius; bis 1996 in Schleswig (Möwenweg 14); am 8.3.1996 im Alter von 86 Jahren in Schleswig gestorben

Holzinger, Dr. Paul Arthur Alexander
geboren am 15.11.1915 in St. Petersburg/Rußland; Gymnasium, Abitur; Medizinstudium; Dezember 1941 Approbation in Dorpat; Promotion; Heirat mit Linda Sümann, ein Kind; nach Approbation für Deutschland ab Dezember 1944 Volontärassistent am Lungensanatorium in Kolmar/Wartheland; nach Flucht ab Februar 1945 notdienstverpflichteter Hilfskassenarzt in der Praxis von → Dr. Rudolf Düsing in Gadebusch (Adolf-Hitler-Straße 4); Juli 1945 Flucht aus Gadebusch und zunächst im Umsiedlerlager Fallingbostel/Lüneburger Heide; spätestens 1947 Heirat mit Marianne ? (*21.2.1917 in Danzig), ein weiteres Kind; Februar 1952 Auswanderung in die USA; mind. 1952 in New York; ab mind. 1956 Arzt in Providence/USA; 1957 Einbürgerung in die USA; Dezember 1966 Heirat mit Elizabeth Mello (*12.5.1922 in Providence, †27.5.1986 in Providence; Tochter eines Arbeiters); am 21.6.1982 im Alter von 66 Jahren an Lymphom und Lungenentzündung in Providence gestorben

Honerla, Dr. Hans Georg Ernst

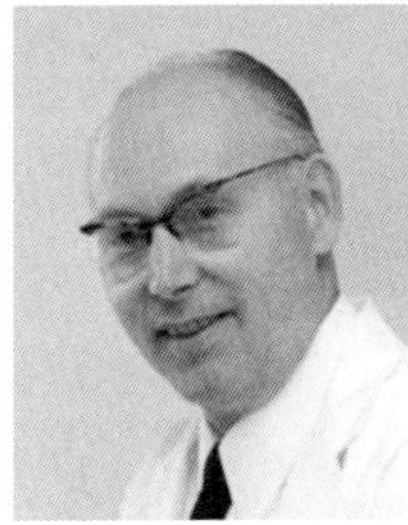

geboren am 28.3.1911 in Lübeck; Sohn eines Hofbesitzers; Gymnasium, 1932 Abitur; Medizinstudium in Düsseldorf; als Student Eintritt in die NSDAP am 1.5.1937, Mitgliedsnummer 5.237.343; daneben auch Mitglied der HJ und des NSDÄB; ab Juli 1938 Medizinalpraktikant am Städtischen Krankenhaus in Wuppertal (Arrenberger Straße 20-54); Oktober 1938 Promotion[203] und Dezember 1938 Approbation in Düsseldorf; anschließend bis mind. 1939 Assistenzarzt am Städtischen Krankenhaus in Wuppertal; Mai 1939 Heirat mit der Bildhauerin Margarethe Jungfer (*30.9.1903 in Bochum, †17.12.1975 in Stralsund; Tochter eines Eisenbahn-Betriebsingenieurs und späteren Reichsbahnrates), mind. ein Kind; ab Juni 1939 Volontärassistent an der Medizinischen Poliklinik der Universität Rostock (Schröderplatz, Alexandrinenstraße 12); mind. 1940 bis 1943 Assistenzarzt in Rostock (Gehlsdorf, Drostenstraße 21); Oktober 1942 bis 1945 Kriegseinsatz in der Wehrmacht; ab September 1945 wieder in Lübeck (Düppelstraße 10); dort mind. 1949 bis Januar 1955 Oberarzt an der Kinderklinik des Städtischen Krankenhauses Süd (Körnerstraße 21); nach Übersiedlung in die DDR ab Januar 1955 in Stralsund (Platz der Solidarität 5); dort bis mind. 1971 Chefarzt an der Kinderklinik (Friedrich-Wolf-Straße 31); bis 1989 im Ruhestand in Stralsund (Heinrich-Heine-Ring 131); am 13.5.1989 im Alter von 78 Jahren in Stralsund gestorben

---

wurde die Universität Rostock vom Staatssekretariat für Hochschulwesen zu einer Stellungnahme zu einem Antrag des Staatssekretariats auf Aberkennung des Nationalpreises wegen illegalen Verlassens der DDR aufgefordert. Sowohl die Medizinische Fakultät als auch der Senat der Universität sahen jedoch auf Grund der wissenschaftlichen Leistungen von Holtz dafür keine Veranlassung.

202) Mit der Arbeit: Der Stereoeffekt Pulfrichs und die Empfindungszeit, München 1934.

203) Mit der Arbeit: Die Bedeutung der Magenspülwasseruntersuchung für die Diagnostik der Kindertuberkulose und für die Beurteilung ihrer Infektiosität, Bottrop 1938.

Hopp, Dr. Walter Erich
geboren am 19.10.1911 in Neudorf bei Landsberg/Warthe/Brandenburg; Sohn eines Versicherungsvertreters und späteren städtischen Angestellten; Oberrealschule in Landsberg, 1932 Abitur; Studium der Pharmazie in Rostock und Medizinstudium in Frankfurt/Main; dort Eintritt in die NSDAP am 1.7.1940, Mitgliedsnummer 8.139.902; 1942 Promotion in Frankfurt/Main;[204)] Dezember 1942 Approbation in Kassel; Januar 1943 bis mind. 1944 dienstverpflichteter Hilfskassenarzt in der Praxis von → Dr. Ernst Schornack in Rostock-Warnemünde (Wachtlerstraße 16); Mai 1944 Heirat mit der Apothekerin Christel Witte (*11.7.1917 in Alt Rehse bei Penzlin, †29.7.2016 in Lichtenhagen Dorf bei Rostock; Tochter eines Lehrers), mind. ein Kind; mind. Juli 1945 bis 1965 niedergelassener Allgemeinpraktiker in Rostock-Warnemünde (Mühlenstraße 46, Dänische Straße 26, Gartenstraße 19); bis 1995 in Lichtenhagen Dorf (Fuchsienhof 2); am 22.12.1995 im Alter von 84 Jahren in Lichtenhagen Dorf gestorben

Hoppe, Dr. Hartwig Gustav Franz
geboren am 9.6.1885 in Hamburg; Sohn eines Postsekretärs; Gymnasium in Schwerin, 1906 Abitur; Medizinstudium in München, Berlin und Rostock; mind. 1912 Medizinalpraktikant am Pathologischen Institut der Universität Rostock und am Städtischen Krankenhaus in Lüneburg/Hannover; Ende 1912 Approbation; 1913 Schiffsarzt; Oktober 1913 Promotion in Rostock;[205)] anschließend Assistenzarzt an der Provinzial-Hebammenlehranstalt in Stettin; bis Januar 1914 wieder in Rostock; Januar 1914 Heirat mit Susanne Lübcke (*29.5.1886 in Schmarl bei Rostock, †20.4.1956 in Parchim; Tochter eines Gutspächters und Landwirts), zwei Kinder; Februar 1914 bis mind. 1956 niedergelassener Allgemeinpraktiker in Parchim (Blutstraße 18, Lindenstraße 24, Straße des Friedens 52, Karl-Marx-Straße 4); ab September 1914 Militärdienst, September 1915 bis November 1918 Kriegseinsatz, zuletzt als Oberarzt; ab 1936 auch nebenamtlicher Arzt im Hilfswerk „Mutter und Kind" der NSV in Parchim; dort Eintritt in die NSDAP am 1.5.1937, Mitgliedsnummer 5.323.372; Kriegseinsatz, zuletzt als Oberstabsarzt; zum Sanitätsrat ernannt; November 1956 Heirat mit der Gemeindeschwester Luise Alex verw./gesch. Smolka (*13.5.1907 in Monsweiler/Elsaß, †16.11.1992 in Parchim); am 18.4.1966 im Alter von 80 Jahren in Parchim gestorben

Hoppe, Dr. Wilhelm August Theodor
geboren am 8.7.1883 in Halle/Provinz Sachsen; Sohn eines Steuerinspektors sowie späteren Oberzollinspektors und Steuerrates; Gymnasium in Schwerin, 1903 Abitur; Medizinstudium in Heidelberg, Rostock, München und Kiel; Medizinalpraktikant am Deutschen Hospital in Neapel, am Rudolf-Virchow-Krankenhaus in Berlin und an der Zahnärztlichen Universitätsklinik in Kiel; Juni 1909 Approbation in Berlin; Juli 1909 Promotion in Kiel;[206)] Juli 1909 Approbation als Zahnarzt; anschließend Assistenzarzt an der Zahnärztlichen Universitätsklinik in Berlin; September 1909 Heirat mit Erna Lorenz (*17.7.1888 in Krakow, †12.6.1964 in Schwerin; Tochter eines Kaufmanns sowie späteren Spritfabrikbesitzers und Kommerzienrates), zwei Kinder, 1937 Scheidung; Oktober 1910 bis mind. 1949 niedergelassener Facharzt für Mund-, Kiefer- und Zahnkrankheiten sowie Zahnarzt in Schwerin (Alexandrinenstraße 14, Tannhöfer Allee 9, Paulstraße 6, Weinbergstraße 16, August-Brackmann-Weg/Am Schweriner See 4); August 1914 bis Januar 1916 Kriegseinsatz, dann bis Juni 1917 Zahnarzt im Garnisonsdienst; Mai 1938 Heirat mit der Musiklehrerin Georgine Schwedtmann (*4.1.1896 in München, †19.4.1988 in Schwerin; Tochter eines Berufssoldaten [Sergeant] und späteren Postinspektors); ab November 1938 Mitglied des NSDÄB; am 22.5.1958 im Alter von 74 Jahren in Schwerin gestorben

Hornberger, Dr. Wilhelm Theodor
geboren am 30.1.1913 in Zwerenberg/Württemberg; Sohn eines Pfarrers; Oberrealschule in Stuttgart, 1932 Abitur; Medizinstudium in Tübingen, Basel, München und Rostock; Approbation; Februar 1939

---

204) Mit der Arbeit: Über Luteohormonwirkung des α-Tocopherolacetats (Vitamin E) im Clauberg-Corner-Test am kastrierten Kaninchen (MS).
205) Mit der Arbeit: Die congenital dystope Niere. Eine Literaturstudie nebst Mitteilung eines neuen Falles beiderseitiger Systopie ohne Verwachsung, Rostock 1912.
206) Mit der Arbeit: Über einen Fall von Tumor cerebri mit langjähriger Epilepsie, Parchim 1909.

Promotion in Tübingen;[207)] 1939 bis mind. 1942 Arzt an der Erprobungsstelle der Luftwaffe in Rechlin bei Röbel; August 1947 Heirat mit der Operationsschwester Liselotte Bressler (*10.1.1912 in Kolberg/Pommern, †27.9.2003 in Bad Herrenalb/Baden-Württemberg), zwei Kinder; am 15.12.1983 im Alter von 70 Jahren in Neuenbürg/Baden-Württemberg gestorben

Hornig, Dr. Friedrich Karl Ernst

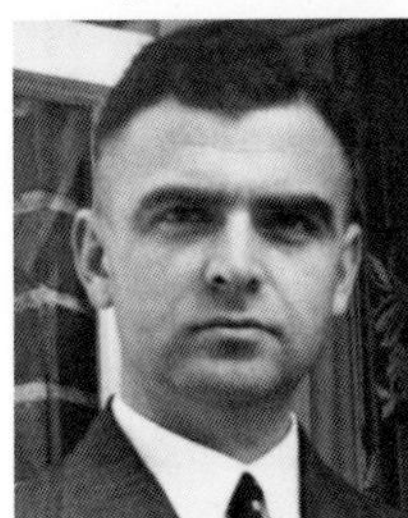

geboren am 6.3.1901 in Ohlau/Schlesien; Sohn eines Fleischermeisters; Gymnasium, 1919 Abitur; Medizinstudium in Breslau; Januar 1925 Approbation; Juni 1928 Promotion in Breslau;[208)] September 1932 Heirat mit Karola Schmidt (*28.11.1909 in Rosenberg/Westpreußen, †26.12.1978 in Hannover); ab mind. 1933 Assistenzarzt, bis Dezember 1939 Leitender Arzt am Sanatorium Heidehaus in Jesteburg/Lüneburger Heide; dort Eintritt in die NSDAP am 1.5.1933, Mitgliedsnummer 3.116.778; ab mind. 1937 auch für die Tuberkulosefürsorge zuständiger nebenamtlicher Hilfsarzt am Staatlichen Gesundheitsamt Güstrow; ab Dezember 1939 Oberarzt, ab Februar 1940 Leitender Arzt an der Lungenheilstätte/Tbc-Krankenhaus Waldeck bei Schwaan; ab Dezember 1939 Facharzt für Lungenkrankheiten; zum Obermedizinalrat ernannt; ab 1941 auch Tuberkulose-Fürsorgearzt am Staatlichen Gesundheitsamt für den Kreis Güstrow-Land; ab November 1942 auch für den Kreis Schönberg zuständiger Lungenfürsorgearzt; ab Januar 1943 Chefarzt und Direktor an der Lungenheilstätte Buchwald-Hohenwiese in Schmiedeberg/Schlesien; nach Flucht mind. 1961 bis Mai 1965 Arzt in Hannover (Osterwalder Wende 27); Mai 1965 bis mind. 1978 in Nienstedt bzw. Bad Münder/Deister (Deisterstraße 13); bis 1993 in Springe/Niedersachsen (Im Stiege 9); am 9.2.1993 im Alter von fast 92 Jahren in Springe gestorben

Hoschek, Dr. Dr. Fritz

geboren am 29.9.1904 in Wien/Österreich-Ungarn; Gymnasium, 1924 Abitur; zunächst Studium der Naturgeschichte und des Turnens in Wien; ab 1927 Lehrer und Prüfer am Institut für Turnlehrerausbildung an der Universität Wien; 1928 Promotion zum Dr. phil.;[209)] Medizinstudium; Approbation; 1934 Promotion zum Dr. med.; mind. 1937 Gruppenarzt beim RAD in Friesack/Havelland (Kurfürstenallee 6); dort Eintritt in die NSDAP am 1.5.1937, Mitgliedsnummer 5.947.420; 1937 bis 1938 Schularzt an der Außenstelle Neustrelitz der Führerschule des Berliner Hochschulinstituts für Leibesübungen; Oktober 1938 bis 1942 Turnpädagoge beim RAD (verantwortlich für Leibesübungen, vor allem für Skilaufen) und bei der Luftwaffe in Wien (Pritzergasse 1, Schelhammergasse 38); Heirat mit Margarete ?; mind. 1942 Kriegseinsatz als Oberarzt im Stab der Luft-Nachrichten-Abteilung 129; am 29.12.1942 im Alter von 38 Jahren in Nowo Alexejewski bei Stalingrad/Sowjetunion gefallen

Hoth, Dr. Friedrich Carl Hermann

geboren am 2.9.1881 in Neuruppin/Brandenburg; Sohn eines Militärarztes; Gymnasium in Schulpforta, 1901 Abitur; Medizinstudium in Berlin, Gießen und Freiburg; Juli 1908 Approbation in Freiburg; Assistenzarzt am Krankenhaus Bethanien in Berlin; Januar 1910 Promotion in Freiburg;[210)] Assistenzarzt an der Poliklinik für Kinderkrankheiten von Prof. Dr. J. Cassel in Berlin und an der Universitäts-Frauenklinik in Marburg; Schiffsarzt beim Bremer Lloyd und bei der Hamburg-Südamerika-Linie; Dezember 1911 bis 1962 niedergelassener Allgemeinpraktiker in Picher bei Hagenow (Büdnerei Nr. 42); 1914 bis 1917 Kriegseinsatz als Arzt in Feldlazaretten und als Bataillonsarzt; ab mind. 1937 auch nebenamtlicher Vertragsarzt beim RAD-Lager für die weibliche Jugend in Göhlen bei Ludwigslust; in Picher Eintritt in die NSDAP am 1.5.1937, Mitgliedsnummer 4.923.117; ab Januar 1939 auch Mitglied des NSDÄB; unverheiratet; am 26.12.1962 im Alter von 81 Jahren in Picher gestorben

---

207) Mit der Arbeit: Über Struma congenita und ihre Beziehung zur mütterlichen Schilddrüse, Tübingen 1938.
208) Mit der Arbeit: Die Nebenwirkungen bei der Pneumencephalographie, Breslau 1928.
209) Mit der Arbeit: Über die Veränderungen des Beckens und seiner Muskulatur durch die Aufrichtung bei den Sauropsiden und Mammaliern über den Processus pectinealis und den Processus pseudopectinealis bei den Vögeln, Wien 1927.
210) Mit der Arbeit: Ein Fall von kongenitalem partiellem Ulnadefekt, Freiburg 1909.

Hotop, Dr. Martin Hans Karl
geboren am 28.12.1890 in Jaschken bei Oletzko/Ostpreußen; Sohn eines Kreissparkassenrendanten; Gymnasium, 1911 Abitur; Medizinstudium in Königsberg; ab August 1914 Kriegseinsatz als Gefreiter im Infanterie-Regiment 43, zuletzt als Feldhilfsarzt, nach Verwundung 50 Prozent kriegsbeschädigt; März 1920 Approbation; März 1925 Promotion in Königsberg;[211] September 1932 Heirat mit der Sängerin sowie späteren Musiklehrerin und Chorleiterin Margarete Klose (*29.8.1899 in Bialla/Ostpreußen, †8.8.1989 in Feldberg), zwei Kinder; bis 1933 Stabsarzt bei der Reichswehr in Rastenburg/Ostpreußen, quittierte seinen Dienst „wegen unüberbrückbarer Differenzen mit den Nazis"; als Strafanstaltsmedizinalrat im Ruhestand bis 1934 Arzt in Wartenburg/Ostpreußen; Oktober 1934 bis 1949 niedergelassener Allgemeinpraktiker in Feldberg (Villa Kausch, Kastanienallee 3; übernahm die Praxis des verstorbenen → Dr. Karl Kausch); Mitglied des NSDÄB; am 2.8.1949 im Alter von 58 Jahren an chronischer Nierenentzündung und Urämie in Feldberg gestorben

Hubert, Elisabeth Helene
geboren am 15.1.1912 in Bottrop/Westfalen; Tochter eines Bahnhofsverwalters und späteren Oberbahnhofsvorstehers; Gymnasium in Bottrop, 1932 Abitur; Medizinstudium in Bonn (Kirschallee 2); Oktober 1939 Approbation; ab Dezember 1939 Volontärassistentin an der Städtischen Kinderklinik in Essen (Hufelandstraße); ab März 1940 Assistenzärztin am Städtischen Krankenhaus in Neubrandenburg; ab Juni 1941 Assistenzärztin am Städtischen Krankenhaus in Wismar (Dahlberg); anschließend „hauptamtlich angestellte Ärztin" an der Kinderklinik in Graal-Müritz; nach Kriegsende Ärztin am Kinderkrankenhaus in Berlin-Wedding; Juni 1948 Promotion in Leipzig;[212] ab mind. 1955 Kinderärztin, bis 1975 Stadtärztin in Bottrop (Moltkestraße 7); unverheiratet; am 8.1.1975 im Alter von fast 63 Jahren in Bottrop gestorben

Hübener, Dr. Axel Johannes Carl
geboren am 13.2.1899 in Schwerin/Mecklenburg; Sohn eines Eisenbahn-Büroassistenten und späteren Eisenbahn-Betriebssekretärs; Gymnasium in Schwerin, 1918 Notabitur; Februar bis November 1918 Kriegseinsatz; Studium der Naturwissenschaften und Medizinstudium in Jena, Leipzig, Heidelberg und Rostock; Februar 1930 Approbation in Schwerin; Juni 1930 bis August 1931 Assistenzarzt an der Deutschen Forschungsanstalt für Tuberkuloseforschung in Hamburg-Eppendorf; Juli 1931 Promotion in Hamburg;[213] Oktober 1932 bis September 1933 Assistenzarzt am Beobachtungskrankenhaus/Tbc-Genesungsheim in Schwerin-Lankow (Lankower Straße 11-15); Oktober 1933 bis 1937 zunächst Assistenzarzt, dann Oberarzt an der Lungenheilstätte Amsee bei Waren; Januar 1934 Heirat mit Ilse Janssen (*23.3.1907 in Braunschweig, †27.9.1964 in Schwerin; Tochter eines Arztes); als Facharzt für Lungenkrankheiten von 1937 bis 1943 Tuberkulose-Fürsorgearzt für den Kreis Rostock-Land mit Sprechstunden in Bad Doberan, Bad Sülze, Kröpelin, Marlow, Rostock, Ribnitz, Tessin und Wustrow bei Ribnitz sowie den Kreis Rostock-Stadt am Staatlichen Gesundheitsamt in Rostock (Friedrich-Franz-Straße 6, Schröderstraße 46); ab Oktober 1937 auch fachärztlicher Berater für Tuberkulosefragen bei den Heinkel-Flugzeugwerken in Rostock-Marienehe;[214] ab Mai 1938 auch Lungenfacharzt für die Bachmann-Flugzeugwerke in Ribnitz;[215] ab November 1943 Leitender Arzt an der Lungenheilstätte Amsee („invalide, arbeitet nur halbtags"); nach Invalidisierung ab Januar 1944 ohne ärztliche Tätigkeit in Schwerin (Paulstraße/Franz-Mehring-Straße 38); dort auch HJ-Arzt; am 7.11.1970 im Alter von 71 Jahren in Schwerin gestorben

---

211) Mit der Arbeit: Ein Fall von Tumor im 4. Ventrikel, Königsberg 1924.

212) Mit der Arbeit: Die Hungerosteopathie, Leipzig 1948.

213) Mit der Arbeit: Tierexperimentelle Untersuchungen von 78 aus dem Lübecker Schutzimpfungsunglück stammenden Tuberkelbazillenstämmen, Berlin 1931.

214) Hübener begründete seinen Antrag auf Nebentätigkeit damit, daß in „erschreckend hohem Maße Tuberkulöse in der Belegschaft der Heinkelwerke vorhanden" seien; ihm selbst würden durch „diese Tätigkeit Nebeneinnahmen zufließen, was mir als ein gewisser Ausgleich zu den weit höheren Nebeneinnahmen, die ich in meiner vorigen Stellung hatte, sehr willkommen wäre".

215) Auch diesen Antrag auf die gut dotierte Nebentätigkeit begründete Hübener mit der Behauptung, „daß in allerletzter Zeit mehrere Fälle schwerer offener Lungentuberkulose unter den Werksangehörigen aufgetreten sind, gegen die das Werk nun von sich aus mit allen verfügbaren Mitteln angehen möchte. Dazu gehört in erster Linie die Erfassung der Kranken zu einem möglichst frühen Zeitpunkt, wofür nur die Röntgenuntersuchung eine ausreichende Gewähr bietet".

Hübener, Dr. Johannes
geboren am 18.12.1897 in Stettin/Pommern; Sohn eines Pastors und späteren Studiendirektors; Gymnasium, 1916 Notabitur; 1916 bis 1918 Kriegseinsatz; Medizinstudium in Halle; Oktober 1924 Approbation und März 1925 Promotion in Halle;[216)] ab Dezember 1928 Facharzt für Kinderkrankheiten; bis 1929 Assistenzarzt an der Kinderklinik der Universität Rostock (Augustenstraße 80/82); 1929 bis März 1937 Arzt in Luckenwalde (Grabenstraße 1); Juli 1929 Heirat mit Marie-Luise Crepon (*7.10.1904 in Plau, †21.6.1988 in Horneburg bei Stade/Niedersachsen; Tochter eines Apothekenbesitzers), mind. drei Kinder; Eintritt in die NSDAP am 1.12.1932; März bis Mai 1937 Arzt in Mecklenburg; nach Ablehnung der Zulassung Mai 1937 bis mind. 1962 niedergelassener Kinderarzt in Lübeck (Mühlenstraße 70, Siegfriedstraße 34); ab September 1939 Kriegseinsatz, daneben eingeschränkte Weiterführung seiner Praxis; am 21.6.1973 im Alter von 75 Jahren in Lübeck gestorben

Hübner, Dr. Leonhard Richard Erich
geboren am 24.7.1897 in Punitz/Posen; Sohn eines Arztes und Sanitätsrates; Gymnasium, 1916 Notabitur; Kriegseinsatz; Medizinstudium in Breslau; Oktober 1922 Heirat; Januar 1923 Approbation; April 1924 bis August 1932 niedergelassener Allgemeinpraktiker in Stojentin bei Stolp/Pommern; März 1925 Promotion in Breslau;[217)] bis 1934 Arzt in Mecklenburg (Verteilungsbezirk Rostock); Februar 1934 bis mind. 1938 niedergelassener Allgemeinpraktiker in Stockelsdorf bei Lübeck (Ahrensböker Straße 72); ab Juni 1939 praktischer Arzt in Breslau (Piastenstraße 7); Juli 1939 Heirat mit der Hausdame Alice Kolshorn (*21.2.1905 in [Berlin-]Schöneberg; Tochter eines Kaufmanns), vier Kinder, 1951 Scheidung; ab Dezember 1939 dienstverpflichteter Arztvertreter bei Dr. Alfred Peipe in Halbau bei Sprottau/Schlesien (Bahnhofstraße 3), ab Dezember 1940 bei seinem Vater Dr. Leonhard Hübner in Breslau (Memellandstraße 7), ab Januar 1941 bei Dr. Martin Biedermann und am Städtischen Krankenhaus in Friedeberg/Schlesien (Bahnhofstraße 7); ab Mai 1943 Kriegseinsatz; bis Mai 1946 in Derkum bei Euskirchen/Rheinprovinz; Mai 1946 bis September 1950 Arzt in Köln (Hermann-Pflaume-Straße 15, Roonstraße 33); September 1950 bis Dezember 1959 niedergelassener Allgemeinpraktiker in (Köln-)Porz (Rheinuferstraße 34, Kaiserstraße 79; ab 1956 auch wohnhaft in Hagen/Westfalen, Schumannstraße 16); April 1957 Heirat mit der Jungbäuerin Susanna Krahm (*7.4.1921 in Floren bei Euskirchen, †12.8.2016 in Erftstadt/Nordrhein-Westfalen; Tochter eines Landwirts); ab Januar 1960 praktischer Arzt in Bliesheim bzw. Erftstadt (Kallenhof 6, Klaus-Schäfer-Straße 11); am 13.11.1976 im Alter von 79 Jahren in Erftstadt gestorben

Hueck, Prof. Dr. Hermann Richard

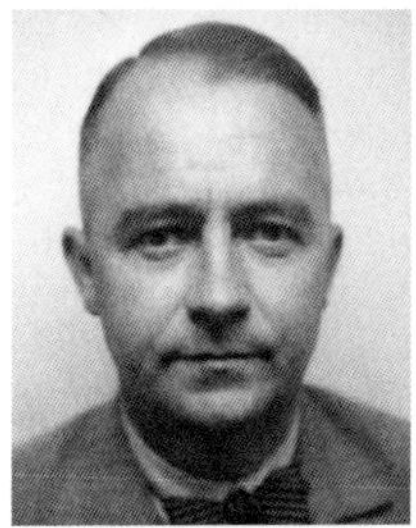

geboren am 23.1.1891 in Lüdenscheid/Westfalen; Sohn eines Fabrikanten; Reformrealgymnasium in Lüdenscheid, 1910 Abitur; Medizinstudium in München, Freiburg und Kiel; Oktober 1914 bis Juli 1918 Kriegseinsatz als Truppenarzt beim Reserve-Jäger-Bataillon 24, bei der Reserve-Pionierkompanie 55, beim Feldartillerie-Regiment 260 und in einem Feldlazarett, zuletzt als Assistenzarzt und Oberstabsarzt, im Juli 1918 schwer verwundet, bis Mai 1919 im Lazarett, 40 Prozent kriegsbeschädigt, EK II und EK I; September 1916 Approbation in München; Juni 1919 bis September 1920 Assistenzarzt an der Chirurgischen Abteilung des Städtischen Krankenhauses in Solingen; September 1919 Promotion in Bonn;[218)] Oktober 1920 bis 1921 Volontärassistent an der Chirurgischen Klinik der Universität Rostock (Schröderplatz, Patriotischer Weg 24); März 1921 Heirat mit Dorothea Peres (*13.5.1894 in Solingen, †19.11.1979 in Karlsruhe; Tochter eines Kaufmanns und späteren Fabrikbesitzers), sechs Kinder; Mai bis Dezember 1921 Assistenzarzt an den Pathologischen Instituten der Universitäten Rostock (Gertrudenstraße) und Leipzig; Januar 1922 bis mind. 1929 Assistenzarzt an der Chirurgischen Klinik der Universität Rostock (Maßmannstraße 35, Moltkestraße 1, St.-Georg-Straße 71); ab 1923 Facharzt für Chirurgie; April 1925 Habilitation in Rostock;[219)]

216) Mit der Arbeit: Über bösartige Geschwulstbildungen im Kindesalter (MS).
217) Mit der Arbeit: Der Oesophagus bei Kyphoskollosen im Röntgenbilde (MS).
218) Mit der Arbeit: Ein Fall von Daumenersatz durch einen unbrauchbaren Finger, Leipzig 1919.
219) Mit der Arbeit: Zur refractometrischen und viskosimetrischen Untersuchung der Eiweißkörper des Blutes, im besonderen nach chirurgischen Eingriffen (MS).

April 1925 bis April 1931 Privatdozent für Chirurgie und Orthopädie an der Universität Rostock; dort ab mind. 1930 Leiter der Chirurgischen Poliklinik; daneben Anstaltsarzt für Chirurgie an der Lungenheilstätte/Tbc-Krankenhaus Waldeck bei Schwaan; im Juni 1930 in Rostock zum außerordentlichen außerplanmäßigen Professor ernannt; daneben Teilhaber und Kommanditist an den väterlichen und schwiegerväterlichen Unternehmen in Lüdenscheid und Solingen; ab Oktober 1931 kommissarischer, von Mai 1931 bis 1960 regulärer Chefarzt und Leiter des Evangelischen Diakonissen-Krankenhauses in Karlsruhe (Graf-Eberstein-Straße 15, Richard-Wagner-Straße 16); dort Eintritt in die NSDAP am 1.5.1933, Mitgliedsnummer 3.080.482; ab Mai 1934 auch Mitglied der SA und ab Februar 1936 des NSDÄB, Nr. 5.312; ab September 1939 Kriegseinsatz in der Wehrmacht; ab 1960 im Ruhestand in Karlsruhe (Graf-Eberstein-Straße 45); am 5.1.1970 im Alter von fast 79 Jahren in Karlsruhe gestorben

Hüttner, Dr. Carl Friedrich Wilhelm
geboren am 24.10.1870 in Nürnberg/Bayern; Sohn eines Berufssoldaten (Major); Gymnasium in Nürnberg, 1890 Abitur; zunächst Laufbahn als Berufssoldat, im Mai 1893 als Leutnant ausgeschieden; Ingenieurstudium in München; Studium der neueren Sprachen in Lausanne/Schweiz; Medizinstudium in Erlangen, Berlin und München; März 1901 Approbation in München; Assistenzarzt in Liebenwalde/Mark und am Lungensanatorium Arlen bei Konstanz; 1904 bis 1907 niedergelassener Allgemeinpraktiker in Walsheim-Gersheim/Pfalz; 1908 bis 1909 praktischer Arzt in Kornblum/Franken; April 1910 bis Anfang 1938 niedergelassener Allgemeinpraktiker in Marnitz bei Parchim (Häuslerei Nr. 49); Mai 1910 Heirat mit Ida Ruhberg (*19.7.1890 in Ilsenburg/Harz, †8.12.1963 in Ilsenburg; Tochter eines Kaufmanns), ein Kind; November 1914 bis November 1918 Kriegseinsatz als Bataillons- und Regimentsarzt, im Januar 1920 als Stabsarzt aus dem Heer entlassen; mit fast 50 Jahren Februar 1920 Promotion in Rostock;[220)] mit 61 Jahren in Marnitz Eintritt in die NSDAP am 1.5.1932, Mitgliedsnummer 1.093.068; mind. 1937 auch nebenamtlicher Vertragsarzt beim RAD-Lager für die weibliche Jugend in Marnitz; Anfang 1938 Aufgabe der Praxis und Umzug nach Parchim (Buchholzallee 30); am 6.12.1938 im Alter von 68 Jahren an Schlagaderverkalkung und Herz-Kreislauf-Schwäche in Rostock-Gehlsheim gestorben[221)]

Hugues, Dr. Anne-Marie Charlotte Agnes (geb. Hugues, gesch. Marienfeld)
geboren am 9.11.1898 in Oberhof bei Sanitz/Mecklenburg; Tochter eines Gutspächters und Berufssoldaten (Hauptmann) sowie späteren Direktors; Realgymnasium in Schwerin, 1919 Abitur; Medizinstudium in Rostock; September 1923 Heirat mit dem Arzt Dr. Otto Marienfeld (*14.8.1897 in Berlin, †18.6.1965 in South Shields/Großbritannien;[222)] Sohn eines Kaufmanns und Prokuristen), ein Kind, 1934 Scheidung (nahm danach ihren Mädchennamen wieder an); Mai 1928 Approbation in Schwerin; Juni 1928 Promotion in Rostock;[223)] bis September 1931 ohne ärztliche Tätigkeit in Ortelsburg/Ostpreußen; März 1932 bis mind. 1952 niedergelassene Allgemeinpraktikerin in Schwerin (Körnerstraße/Demmlerstraße 12, Strempelplatz/Bismarckplatz/Platz der Jugend 13); dort auch nebenamtliche Stadtschulärztin; bis 1933 Mitglied der SPD; ab mind. 1935 auch nebenamtliche Leiterin der Abteilung V (Gesundheitsführung) in der Führung des Obergaues Mecklenburg des BDM in Schwerin; im Krieg auch Hilfsärztin am Staatlichen Gesundheitsamt für den Stadt- und Landkreis Schwerin; nach Kriegsende auch nebenamtliche Schulärztin am Staatlichen Gesundheitsamt für den Stadt- und Landkreis Schwerin (Bismarckplatz 14, Hauptstraße 15); als eine von drei Frauen aus Mecklenburg im März 1947 Mitbegründerin und bis Ende 1947 Mitglied des Bundesvorstandes des DFD; nach Flucht aus Schwerin mind. 1953 Ärztin in Hamburg (Mansteinstraße 36); ab 1958 Ärztin auf Langeoog/Niedersachsen (Um Süd 24); am 12.3.1981 im Alter von 82 Jahren auf Langeoog gestorben

220) Mit der Arbeit: Maligne Thymusgeschwulst, von der Rindensubstanz ausgehend (MS).
221) In einem Nachruf hieß es, Hüttner habe in Marnitz „bis zu seiner Berufsunfähigkeit vor einem Jahre seine oft recht schwierige und anstrengende Dorfpraxis treu versorgt. Den ganzen Weltkrieg hat er an der Front mitgemacht. Kennzeichnend für ihn war sein früher Anschluß an die NSDAP. Hüttner war ein stiller, bescheidener Mensch, der über den engeren Kreis seiner Nachbarkollegen hinaus nur wenig bekannt wurde. Dieser Kreis schätzte ihn als pflichtbewußten Menschen und als gewissenhaften Arzt; er wird ihm auch sein Andenken in Treue bewahren".
222) Emigrierte als „Halbjude" im März 1933 nach Großbritannien.
223) Mit der Arbeit: Über die Ergebnisse der Malaria. Behandlung bei progressiver Paralyse, Halle 1926.

Huhn, Dr. Elisabeth Hedwig (geb. Friedrich)
geboren am 7.7.1911 in Palschau bei Danzig/Westpreußen; Tochter eines Gutsbesitzers; Realgymnasiale Studienanstalt in Danzig, 1930 Abitur; Medizinstudium in München, Königsberg, Hamburg und Göttingen; Januar 1938 Approbation in Berlin; März 1938 Promotion in Göttingen;[224] Februar 1940 Heirat mit dem Facharzt für Innere Krankheiten Dr. Otto Huhn (*2.3.1913 in Gießen, †25.11.1972 in Wuppertal), drei Kinder; Juni 1940 bis 1945 Assistenzärztin an der Kinderabteilung des Städtischen Krankenhauses in Danzig (Delbrückallee 1); Mitglied des BDM; nach Flucht als Kinderfachärztin ab Anfang April 1945 Assistenzärztin auf der Isolierstation der Heil- und Pflegeanstalt Sachsenberg-Lewenberg in Schwerin; Ende April 1945 Flucht aus Schwerin; ab mind. 1954 niedergelassene Kinderärztin (gemeinsame Praxis mit ihrem Ehemann) in Wuppertal (Werth 26, Meckelstraße 17); dort bis 2002 im Ruhestand (Hinsbergstraße 8); am 6.7.2002 im Alter von fast 91 Jahren in Freiburg gestorben

Huisman, Dr. Gerrit (Gert)
geboren am 14.12.1916 in Groningen/Niederlande; Sohn eines Kaufmanns; Gymnasium, 1935 Abitur; Medizinstudium; November 1941 Approbation in Utrecht; Januar 1942 Approbation für Deutschland; Mai bis Dezember 1942 Assistenzarzt an der Universitätsklinik in Berlin; Januar bis Dezember 1943 Volontärassistent an der Universitäts-Nervenklinik in Marburg; Juli 1943 Promotion in Marburg;[225] Januar bis Oktober 1944 Assistenzarzt an der Neurologischen Abteilung des Allerheiligen-Hospitals der Universität Breslau (Burgfeld 12/13); August 1944 Heirat mit Ingeborg Tilch (*1.4.1921 in Breslau, †23.2.1947 in Voorburg/Niederlande), ein Kind; November 1944 bis Februar 1945 Assistenzarzt an der Nervenklinik bzw. der Heil- und Pflegeanstalt Bernburg (Tötungsanstalt für Behinderte); auf Empfehlung der Ärztekammer Mecklenburg ab März 1945 Assistenzarzt („Kriegsaushilfe") an der Heil- und Pflegeanstalt Sachsenberg-Lewenberg in Schwerin; dort im Juni 1945 „Tätigkeit eingestellt" und Rückkehr in die Niederlande; mind. 1947 in Benthuizen/Niederlande; Oktober 1964 Heirat mit Adrienne Jaspers, ein weiteres Kind; am 25.3.1996 im Alter von 79 Jahren in Zürich/Schweiz gestorben

Humbert, Dr. Elisabeth Maria Franziska

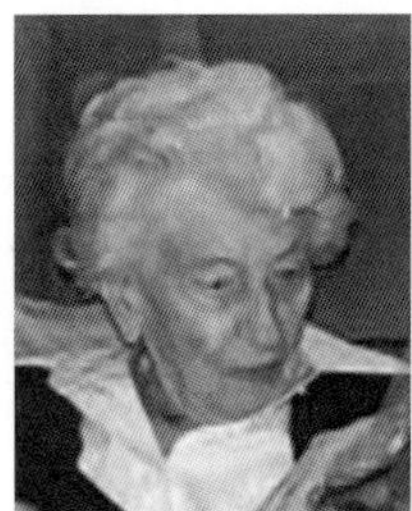

geboren am 26.3.1911 in Wilhelmshaven/Hannover; Tochter eines Berufssoldaten (Sanitätsvizefeldwebel); Gymnasium in Köln, 1930 Abitur; Medizinstudium in Köln; Februar 1937 Approbation und Oktober 1937 Promotion in Köln;[226] ab 1937 Volontärassistentin am Elisabeth-Krankenhaus in Köln-Hohenlind; ab Oktober 1939 dienstverpflichtete Assistenzärztin bei Dr. Carl Wickmann in Lippehne/Brandenburg (Markt 170), September 1940 bis mind. 1941 bei Dr. Witt in Hohen Neuendorf/Brandenburg (Viktoriastraße 5/6); dort Eintritt in die NSDAP am 1.1.1941, Mitgliedsnummer 8.262.883; ab April 1942 Arztvertreterin bei Dr. Karl Gribnitz in Klosterfelde/Brandenburg (Heidestraße 2), ab August 1942 bei Dr. Theodor Braun-Drachholz in Neutrebbin/Brandenburg; nach Flucht ab mind. Frühjahr/Sommer 1945 praktische Ärztin in Schwanheide bei Boizenburg; mind. 1946 bis 1975 niedergelassene Allgemeinpraktikerin in Köln (Severinstraße, Kirchberger Straße 10); unverheiratet; am 20.6.2011 im Alter von 100 Jahren in Köln gestorben

Hundhausen, Dr. Gerhart Rudolf
geboren am 6.7.1911 in Aumetz/Elsaß-Lothringen; Sohn eines Diplom-Ingenieurs und späteren Bergwerksdirektors; Gymnasium, 1930 Abitur; Medizinstudium in Köln und Berlin; als Student in Köln Eintritt in die NSDAP am 1.4.1933, Mitgliedsnummer 1.710.653; November 1935 Promotion in Köln;[227] Dezember 1936 Approbation; ab 1936 Volontärassistent am Pharmakologischen Institut in Köln (Kirchberger Straße 36); ab Februar 1939 Assistenzarzt an der Hals-, Nasen- und Ohrenklinik der Universität Rostock (Doberaner Straße 137-139); Mitglied des NSDÄB, Nr. 20.942; ab

224) Mit der Arbeit: Die konservative Myomoperation und ihre Erfolge, zusammengestellt nach den Krankengeschichten aus den Jahren 1926 bis 1935, Danzig 1938.
225) Mit der Arbeit: Untersuchungen über die diagnostische Bedeutung der idiomuskulären Wulstbildung im Gebiet der Psychiatrie und Neurologie (MS).
226) Mit der Arbeit: Über Dissimulationen bei Erbkrankheiten, Halle 1938.
227) Mit der Arbeit: Die willkürliche Atempause als klinische Funktionsprüfung, Leipzig 1935.

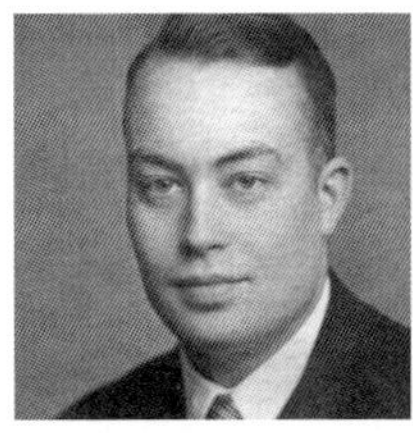

September 1939 Kriegseinsatz bei der Luftwaffe; mind. 1946 Arzt in Schleswig; Juli 1946 Heirat mit Ilse Krause verw. Rademacher (*17.4.1917 in Frankfurt/Oder, †19.2.2015 in Brühl/Nordrhein-Westfalen; Tochter eines Kaufmanns); bis August 1949 in Kiel (Hospitalstraße 20); August 1949 bis 1976 niedergelassener Facharzt für Hals-, Nasen- und Ohrenkrankheiten in Köln (Kirchberger Straße 36, Brunnenstraße 5, Gottesweg 15, Heumarkt 39, Klarenbachstraße 196, Franz-Seiwert-Straße 10); am 27.9.1976 im Alter von 65 Jahren in Köln gestorben

Hungecker, Dr. Ernst

geboren am 24.2.1884 in Tapiau/Ostpreußen; Sohn eines Kaufmanns; Gymnasium, 1905 Abitur; Medizinstudium in Göttingen; Juli 1912 Approbation; 1914 Promotion in Königsberg;[228] mind. 1916 niedergelassener Allgemeinpraktiker in Tapiau; ab 1919 niedergelassener Allgemeinpraktiker in Cranz bei Fischhausen/Ostpreußen; September 1920 Heirat mit Marie Meyer (*29.8.1891 in Ober-Paulsdorf/Schlesien; †12.4.1979 in Neuss/Nordrhein-Westfalen); ab mind. 1922 Rittergutsbesitzer (818 ha), Arzt und Landwirt in Kellaren bei Allenstein/Ostpreußen; nach Flucht ab Frühjahr 1945 Arzt in Hof Ganzow bei Gadebusch; nach Flucht bis Oktober 1953 Arzt in Stürzelberg bei Dormagen/Nordrhein-Westfalen (Oberstraße 58); Oktober 1953 bis 1966 im Ruhestand in Neuss (Linnéplatz 5); am 29.4.1966 im Alter von 82 Jahren in San Remo/Italien gestorben

Hurtzig, Dr. Paul Friedrich Johannes

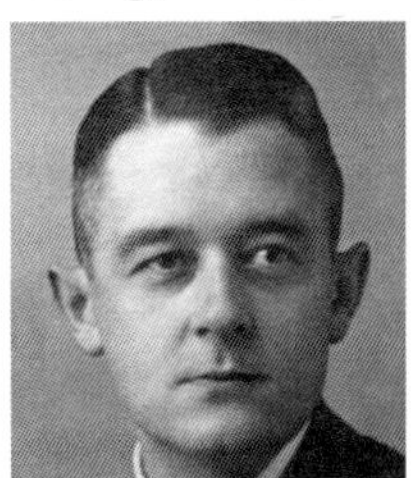

geboren am 16.6.1900 in Ramona/USA; Sohn eines Pastors; Gymnasien in Königsberg und Neustrelitz; dazwischen von 1917 bis 1918 Kriegseinsatz im Feldartillerie-Regiment 16, zuletzt als Gefreiter, kriegsbeschädigt; April 1920 Abitur; Medizinstudium in Marburg, Freiburg, Kiel, Berlin und Rostock; Januar bis Dezember 1926 Medizinalpraktikant am Landeskrankenhaus Carolinenstift in Neustrelitz (Georgstraße 1-6); Dezember 1926 Approbation in Rostock; ab Januar 1927 Assistenzarzt am Landeskrankenhaus Carolinenstift in Neustrelitz; April 1928 Promotion in Rostock;[229] Mai 1928 Heirat mit Berta Stoll (*29.3.1904 in Mitwitz/Bayern; Tochter eines Korbmachermeisters und späteren Fabrikbesitzers), drei Kinder; Mai 1928 bis mind. 1962 niedergelassener Allgemeinpraktiker in Strelitz-Alt bzw. Neustrelitz (Schloßstraße/Friedrich-Hildebrandt-Straße/Neustrelitzer Chaussee/Wilhelm-Stolte-Straße 26 und 82); dort Eintritt in die NSDAP am 1.5.1937, Mitgliedsnummer 5.866.713; ab 1938 auch ärztlicher Beisitzer am Erbgesundheitsgericht Neustrelitz; ab Februar 1939 Mitglied des NSDÄB; ab 1939 Kriegseinsatz in der Wehrmacht, daneben eingeschränkte Weiterführung seiner Praxis; mind. 1941 auch DRK-Bereitschaftsführer in Neustrelitz; 1960 als Verdienter Arzt des Volkes ausgezeichnet; am 11.1.1974 im Alter von 73 Jahren in Neustrelitz gestorben

Hussels, Dr. Carl Ludwig

geboren am 3.6.1887 in Elberfeld/Rheinprovinz; Sohn eines Händlers; Gymnasium in Elberfeld, 1906 Abitur; Medizinstudium in Marburg; 1911 bis 1912 Medizinalpraktikant an der Universitäts-Augenklinik in Marburg; Mai 1912 Promotion in Marburg;[230] Juni 1912 Approbation; ab 1912 Assistenzarzt an den Universitäts-Augenkliniken in Marburg und Köln; November 1914 bis Januar 1945 niedergelassener Augenarzt in Glogau/Schlesien (Markt 12/13, Am Pionierwäldchen 4); dort auch Belegarzt am St.-Elisabeth-Krankenhaus; April 1915 Heirat mit Elisabeth Oesten (*2.3.1889 in Mandelshagen bei Rostock, †24.12.1968 in Westberlin; Tochter eines Ökonomierats), zwei Kinder; nach Flucht von März 1945 bis mind. 1952 niedergelassener Augenarzt in der Praxis des verstorbenen → Dr. Otto Süchting in Wismar (Lübsche Straße 15, Dr.-Leber-Straße 54); nach Flucht ab mind. 1958 niedergelassener Augenarzt in Westberlin (Sedanstraße 27); am 28.9.1969 im Alter von 82 Jahren in Westberlin gestorben

---

228) Mit der Arbeit: Zwei Beträge zur Kasuistik der Polycythämie mit Milztumor, Königsberg 1914.
229) Mit der Arbeit: Die chronische adhäsive Mediastinoperikarditis und ihre Behandlung durch Cardiolyse, Rostock 1928.
230) Mit der Arbeit: Ein Beitrag zur pathologischen Anatomie und Pathogenese des Glaukoms, Marburg 1912.

Icken, Dr. Ernst Eide Theodor

geboren am 29.5.1904 in Cappel/Hannover; Sohn eines Landwirts und Hofpächters; Oberrealschule in Wesermünde, 1926 Abitur; zunächst Studium der Chemie in Marburg, dann Medizinstudium in Marburg, Wien und Rostock; August 1933 bis Februar 1934 Medizinalpraktikant an der Augenklinik der Universität Rostock (Doberaner Straße 140), dann am Städtischen Krankenhaus in Wittstock/Dosse; August 1934 Approbation; August 1934 bis 1937 Assistenzarzt an der Augenklinik der Universität Rostock (Parkstraße 2, Friedhofsweg 34); dort Mitglied der Marine-SA; Dezember 1934 Promotion in Rostock;[1] März 1935 Heirat mit Anni Bölck (*15.4.1909 in Wittstock, †14.1.1967 in Stadtoldendorf/Niedersachsen; Tochter eines Gastwirts), drei Kinder; 1937 Arzt in Kyritz (Adolf-Hitler-Platz 18); ab November 1937 niedergelassener Facharzt für Augenkrankheiten in Stendal (Frommhagenstraße 4); dort Eintritt in die NSDAP am 1.4.1940, Mitgliedsnummer 7.610.336; nach Kriegsende bis 1962 Augenarzt in Stadtoldendorf (Twete 4); am 10.4.1962 im Alter von 57 Jahren in Stadtoldendorf gestorben

Ihlow, Dr. Hans Georg

geboren am 12.1.1906 in Osnabrück/Hannover; Sohn eines Eisenbahn-Bauinspektors; Gymnasium, 1925 Abitur; Medizinstudium in Heidelberg; dort im Dezember 1930 Promotion;[2] August 1931 Approbation; bis Ende 1934 Assistenzarzt am Städtischen Krankenhaus in Wesermünde; Januar 1935 bis mind. 1945 niedergelassener Allgemeinpraktiker in Parchim (Blutstraße 15); September 1935 Heirat mit Anna-Dorette Krull (*3.6.1915 in Rostock, †19.8.1999 in Stuttgart; Tochter des Arztes → Dr. Wilhelm Krull), ein Kind; im November 1935 Verwarnung durch die Bezirksstelle Südmecklenburg der KVD wegen „ungehörigen Verhaltens gegenüber Kassenpatienten"; ab mind. 1940 Kriegseinsatz bei der Kriegsmarine, im November 1940 zum Marineoberassistenzarzt befördert; ab mind. August 1945 Leiter des Städtischen Gesundheitsamtes Parchim; ab etwa Oktober 1945 Leiter des Staatlichen Gesundheitsamtes des Kreises Parchim (Nachfolger von → Dr. Gerhard Pruszkowski); mind. 1947 bis 1952 Arzt im Gesundheitsamt Celle; mind. 1949 auch Kreisarzt in Celle (Amelungstraße 42); zum Medizinalrat ernannt; mind. 1955 bis 1965 Arzt bzw. Vertrauensarzt in Stuttgart (Rippoldsauer Straße 21, Badbrunnenstraße 54); zum Obermedizinalrat ernannt; am 4.5.1975 im Alter von 69 Jahren in Ostfildern-Ruit/Baden-Württemberg gestorben

Illmann, Dr. Hans Philipp Lothar

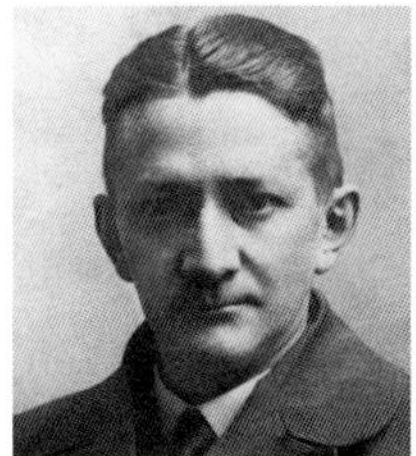

geboren am 12.12.1894 in Sommerfeld/Brandenburg; Sohn eines Gymnasialdirektors; Gymnasium in Friedland, 1913 Abitur; Medizinstudium in Rostock und Berlin; dazwischen 1914 bis 1918 Kriegseinsatz; Juli 1920 Approbation in Berlin; bis 1922 Assistenzarzt in Berlin, bis Dezember 1923 in Hirschberg/Schlesien; Januar 1924 Promotion in Berlin;[3] März 1924 bis 1933 niedergelassener Allgemeinpraktiker in Friedland (Mühlenstraße 42, Markt 15); dort Eintritt in die NSDAP am 1.1.1930, Mitgliedsnummer 183.190; seitdem Leiter der Ortsgruppe Friedland der NSDAP; unverheiratet; am 15.1.1933 im Alter von 38 Jahren in Friedland gestorben

Imhof, Dr. Reinhold Eduard

geboren am 13.4.1902 in Charlottental/Ösel/Estland; Gymnasium, 1923 Abitur; Medizinstudium; Dezember 1931 Approbation in Dorpat/Estland; Promotion; im Februar 1941 Umsiedlung nach Deutschland; durch die Ärztekammer Mecklenburg im November 1941 zunächst als Hilfskassenarzt in die Praxis des verstorbenen → Dr. Julius Fischer in Neubrandenburg (Pfaffenstraße 20) dienstverpflichtet, dann Hilfskassenarzt in Goldberg, Malchow, Schwerin und Lübtheen; ab November 1941 Mit-

---

1) Mit der Arbeit: Untersuchungen über die vom Auge kontrollierten Leistungen stark schwachsichtiger Menschen, Pritzwalk 1934.

2) Mit der Arbeit: Über Karzinome der Haut, besonders der unteren Extremitäten, vom histologischen Charakter der Basaliome, Würzburg 1931.

3) Mit der Arbeit: Zur Kasuistik der Zwerchfellhernie (MS).

glied des NSDÄB; Mai 1942 widerrufliche Approbation, November 1942 endgültige Approbation für Deutschland; Heirat mit Ingrid Paulberg (*27.1.1914 in Dorpat/Estland); am 22.7.1949 im Alter von 47 Jahren in der Schweiz gestorben

Iserbeck, Dr. Albert Bertha Nikolaus

geboren am 30.3.1903 in Wuisse/Elsaß-Lothringen; Gymnasium, 1922 Abitur; Medizinstudium in Würzburg und Rostock; Dezember 1928 Approbation; Mai 1929 Promotion in Rostock;[4] mind. 1929 Assistenzarzt an der Chirurgischen Klinik der Universität Rostock (Maßmannstraße 35); mind. 1935 praktischer Arzt in Penzlin; Juni 1936 bis mind. 1952 niedergelassener Allgemeinpraktiker in Tribsees/Pommern (Lange Heerstraße 7, Grimmer Chaussee 502); von der Landesstelle Pommern der KVD wegen „Nichtbefolgung einer Anordnung bezüglich der ärztlichen Versorgung des HJ-Landjahrlagers Zarrenthin" zu einer Geldstrafe in Höhe von 300 RM verurteilt; nach 1952 Flucht; anschließend Arzt in einem Durchgangslager in Ulm; mind. 1955 bis 1983 Arzt in Mannheim (Uhlandstraße 9); Februar 1975 Heirat mit der Lehrerin Susanne Korus (*12.8.1924 in Hindenburg/Schlesien, †26.3.2015 in Waldsolms/Hessen); am 19.4.1983 im Alter von 80 Jahren in Waldshut-Tiengen/Baden-Württemberg gestorben

Ivens, Dr. Paul Otto Richard

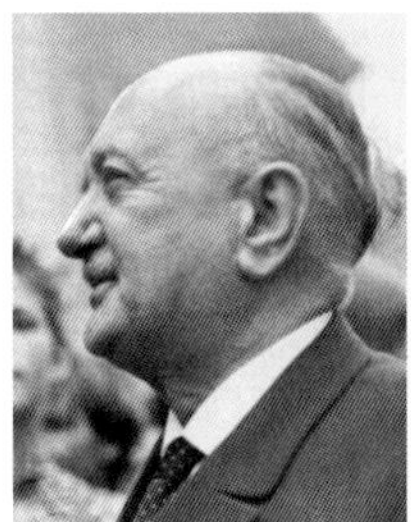

geboren am 28.1.1894 in Billwerder bei Hamburg; Sohn eines Hauptlehrers; Gelehrtenschule in Hamburg, 1912 Abitur; Medizinstudium in Jena und Rostock; dazwischen ab Dezember 1914 Kriegseinsatz im Heeressanitätsdienst, im März 1919 als Feldunterarzt aus dem Heer entlassen; bis 1920 Medizinalpraktikant am Hygiene-Institut der Universität Rostock (Buchbinderstraße 8/9); April 1920 Approbation und März 1921 Promotion in Rostock;[5] mind. 1921 bis 1923 zunächst Volontärassistent, dann Assistenzarzt an der Kinderklinik der Universität Rostock (Augustenstraße 80/82); Juni 1923 bis mind. 1966 niedergelassener Facharzt für Säuglings- und Kinderkrankheiten in Güstrow (Eisenbahnstraße 1, Pferdemarkt 3-4, Lindenstraße 10); Dezember 1924 Heirat mit der Sprechstundenhilfe Hedwig Mense (*16.1.1896 in Gnoien, †28.8.1981 in Krakow; Tochter eines Kaufmanns), zwei Kinder; ab mind. 1927 auch nebenamtlicher Schularzt am Staatlichen Gesundheitsamt für den Stadtkreis Güstrow; ab Gründung 1929 Mitglied der gemeinsamen Ärztekammer für Mecklenburg-Schwerin und -Strelitz; in Güstrow Eintritt in die NSDAP am 1.5.1933, Mitgliedsnummer 2.810.784, Oktober 1935 Austritt; ab 1939 Kriegseinsatz an der Westfront, im Februar 1943 uk gestellt; als Kinderarzt mind. 1945 bis 1962 auch Belegarzt am Stadtkrankenhaus in Güstrow; 1962 zum Sanitätsrat ernannt; 1966 als Verdienter Arzt des Volkes ausgezeichnet; bis 1981 im Ruhestand in Krakow (Pflegeheim Neu Sammit); am 27.11.1981 im Alter von 87 Jahren in Güstrow gestorben

Iwinski, Dr. Edmund

geboren am 4.3.1914 in Berlin; Sohn eines Handelsvertreters; Gymnasium, 1933 Abitur; Medizinstudium; Juni 1939 Approbation in Posen; Promotion; ab April 1943 Assistenzarzt am Städtischen Krankenhaus in Thorn, dann in Bromberg (Wrangelstraße 3); nach Flucht Hilfskassenarzt und Luftschutzarzt in der Praxis des im Oktober 1943 verstorbenen → Dr. Max Wichhusen in Rostock (Friedrich-Franz-Straße 80); ab mind. März 1945 Arzt in Selow bei Güstrow;[6] 1945 bis 1946 Arzt in Laage (Hauptstraße 27/28); unverheiratet; am 11.1.1946 im Alter von 31 Jahren an Lungenentzündung in Laage gestorben

4) Mit der Arbeit: Einfluß des Morphiums auf die Diurese beim Menschen, Fraulautern/Saar 1929.
5) Mit der Arbeit: Beitrag zur Pathologie des Schnupfens im Säuglingsalter (MS).
6) Iwinski kam hier mit Pferd und Wagen sowie vollständigem Instrumentarium an.

Jacobi, Dr. Friedrich Heinrich Theodor

geboren am 22.1.1862 in Neubrandenburg/Mecklenburg; Sohn eines Handschuhfabrikanten und Kürschnermeisters; Gymnasium, 1882 Abitur; Medizinstudium in Straßburg; Juli 1887 Approbation und 1888 Promotion in Straßburg;[1] Oktober 1891 Heirat mit Wilhelmine Berbaum (*11.10.1862 in Waren, †8.10.1940 in Feldberg; Tochter eines Gastwirts), drei Kinder; 1891 bis 1935 niedergelassener Allgemeinpraktiker in Berlin (Koppenstraße 28 und 22); dort auch Vertrauensarzt der Oberpostdirektion Berlin; zum Sanitätsrat ernannt; ab März 1935 niedergelassener Allgemeinpraktiker in Feldberg (Kastanienallee 1); dort 1940 Verzicht auf die Ausübung ärztlicher Tätigkeit; am 27.12.1945 im Alter von 83 Jahren an Herzmuskelschwäche in Feldberg gestorben

Jacobs, Dr. Gertrud Frieda Antoinette (geb. Schroeder)

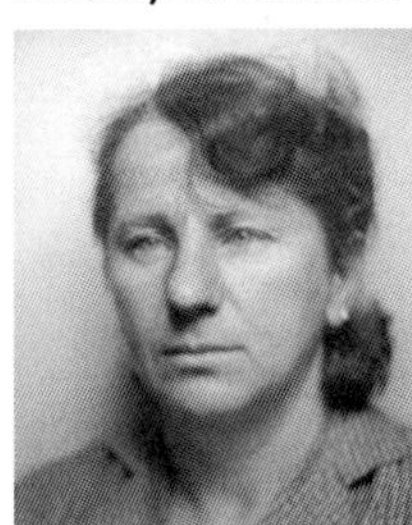

geboren am 11.2.1890 in Gadebusch/Mecklenburg; Tochter des Arztes und späteren Sanitätsrates Dr. Carl Schroeder (*1861, †1927); Gymnasien in Rostock und Doberan, 1913 Abitur; Medizinstudium in München und Rostock; 1915 bis 1918 Kriegseinsatz in Heimatlazaretten; Mai 1919 Approbation und Juni 1920 Promotion in Rostock;[2] Assistenzärztin in Hof/Bayern; Oktober 1920 bis 1955 niedergelassene Allgemeinpraktikerin sowie Ärztin für Kinder- und Frauenkrankheiten in Rostock (Zelckstraße 16, Hopfenmarkt 21 und 23, Grüner Weg 16, Augustenstraße 118, August-Bebel-Straße 80); dort auch Engagement in der Armenfürsorge; Oktober 1923 Heirat mit dem Arzt → Dr. Robert Jacobs, ein Kind; Eintritt in die NSDAP am 1.12.1930, Mitgliedsnummer 393.878; daneben auch Mitglied des NSDÄB; Oktober 1935 gemeinsam mit ihrem Ehemann Übernahme der zwangsverkauften Praxis des jüdischen Arztes → Dr. Willi Sawitz in Rostock; wegen „unleserlicher Schrift auf Rezepten" von der Landesstelle Mecklenburg der KVD im Juni 1941 zu 200 RM Geldstrafe verurteilt; Juli 1955 Übersiedlung in die Bundesrepublik; Juli 1955 bis Januar 1956 in Seesen/Harz (Bergstraße 9, Lautenthaler Straße 20, Grefekestraße); ab Januar 1956 in Emden/Ostfriesland (Neutorstraße 10)

Jacobs, Dr. Paul Friedrich

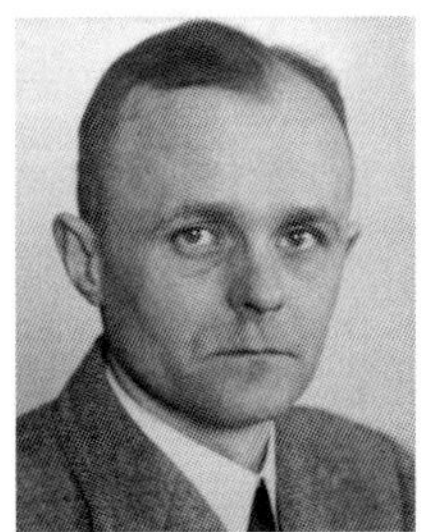

geboren am 12.1.1908 in (Berlin-)Rixdorf; Sohn eines Kaufmanns; Gymnasium, 1928 Abitur; Medizinstudium in Greifswald; April 1936 Approbation; 1936 bis 1938 Assistenzarzt in Bielefeld (Eduard-Windthorst-Straße 39); Dezember 1936 Heirat mit Ursula Nörenberg (*27.2.1914 in Wolgast/Pommern, †31.5.1985 in Lemwerder/Niedersachsen; Tochter eines Lehrers), mind. zwei Kinder; in Bielefeld Eintritt in die NSDAP am 1.5.1937, Mitgliedsnummer 5.830.802; 1938 Arztvertreter bei Dr. Max Petrenz in Malschwitz/Sachsen; Juni bis September 1938 praktischer Arzt in Falkenburg/Pommern; ab September 1938 niedergelassener Allgemeinpraktiker in Wolgast (Bismarckstraße 12); Oktober 1938 Promotion in Greifswald;[3] September 1939 bis mind. 1942 niedergelassener Allgemeinpraktiker in Dargun (Walter-Granzow-Straße); mind. 1960 Arzt in Bad Lippspringe/Nordrhein-Westfalen (Peterstraße 2); bis 1984 in Lemwerder (St.-Veit-Straße 1); am 16.7.1984 im Alter von 76 Jahren in Lemwerder gestorben

Jacobs, Dr. Robert Karl Walter

geboren am 28.4.1899 in Rostock/Mecklenburg; Sohn eines Kaufmanns; Gymnasium in Rostock, 1917 Abitur; Medizinstudium in Freiburg und Rostock (Barnstorfer Weg 29); Oktober 1923 Heirat mit der Ärztin → Dr. Gertrud Jacobs geb. Schroeder, ein Kind; März 1924 Approbation in Rostock; März 1924 Promotion in Greifswald;[4] April 1924 bis 1952 niedergelassener Allgemeinpraktiker in

---

1) Mit der Arbeit: Beitrag zur Anatomie der Steißbeinmusculatur des Menschen, Leipzig 1888.
2) Mit der Arbeit: Bericht über die Ergebnisse der in den letzten 10 Jahren an der Chirurgischen Universitätsklinik zu Rostock operierten Fälle von Prolapsus ani et recti, Rostock 1919.
3) Mit der Arbeit: Diagnose und Therapie der Prostatacarcinome, Greifswald 1938.
4) Mit der Arbeit: Über die Behandlung appendicitischer Abscesse, Greifswald 1923.

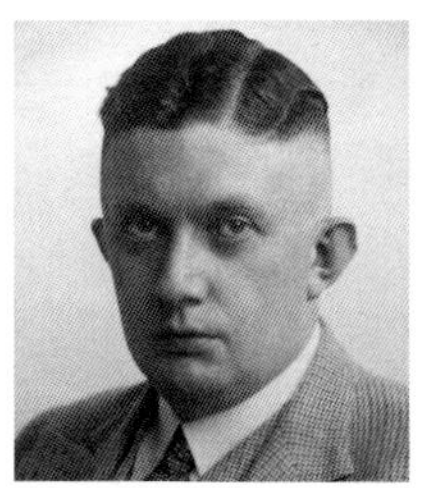

Rostock (Zelckstraße 16, Hopfenmarkt 21 und 23, Grüner Weg 16, Augustenstraße 118, August-Bebel-Straße 80); Eintritt in die NSDAP am 1.10.1931, Mitgliedsnummer 700.016; Mitglied der SA und des NSDÄB; Januar 1934 bis mind. 1939 auch ärztlicher Beisitzer am Erbgesundheitsgericht Rostock; Oktober 1935 gemeinsam mit seiner Ehefrau Übernahme der zwangsverkauften Praxis des jüdischen Arztes → Dr. Willi Sawitz in Rostock; am 12.12.1952 im Alter von 53 Jahren nach einem Schlaganfall in Rostock gestorben

Jaeckel, Dr. Friedrich Eduard Rudolf (Fritz)
geboren am 17.4.1908 in Nebelin bei Karstädt/Brandenburg; Sohn eines Pfarrers; Reformrealgymnasium in Wittenberge, 1929 Abitur; Medizinstudium in Erlangen, Göttingen, Greifswald, Köln und Rostock; als Student Eintritt in die NSDAP am 1.1.1930; ab 1936 Medizinalpraktikant in Rostock und in Wittstock; Februar 1937 Approbation und April 1937 Promotion in Rostock;[5] 1937 bis 1939 Assistenzarzt am Kreiskrankenhaus in Kyritz/Brandenburg (Bergstraße 1); Juni 1938 Heirat mit Lotti Wolff (*5.8.1914 in Warin, †16.8.1939 in Kyritz; Tochter eines Molkereiverwalters); ab März 1939 Arzt in Mecklenburg; September 1939 bis März 1940 Kriegseinsatz; mind. 1942 wieder Assistenzarzt in Kyritz (Bergstraße 1); Juli 1942 Heirat mit der technischen Assistentin und späteren Laborantin Inge Witte (*14.11.1922 in Leddin bei Neustadt/Dosse, †3.11.2013 in Boren/Schleswig-Holstein; Tochter eines Mittelschullehrers), mind. drei Kinder; bis Mai 1945 Arzt in Brandenburg; ab Mai 1945 Arzt, mind. 1958 bis 1985 niedergelassener Allgemeinpraktiker in Süderbrarup/Schleswig-Holstein (Schleswiger Straße 2); 1985 Praxisübergabe an seinen Sohn; bis 1997 in Ekenis/Schleswig-Holstein (Boknis 7); am 25.6.1997 im Alter von 89 Jahren in Schleswig gestorben

Jahn, Dr. August Carl Friedrich
geboren am 21.5.1879 in Grevesmühlen/Mecklenburg; Sohn des Arztes Franz Jahn (*1849, †1918); Gymnasium in Doberan, 1898 Abitur; Medizinstudium in Erlangen, Bonn und Berlin; März 1904 Approbation und Promotion in Erlangen;[6] ab 1906 niedergelassener Allgemeinpraktiker in Tangermünde; November 1906 Heirat mit Elisabeth Feldmann (*7.9.1882 in Bremen, †3.2.1957 in Schwerin; Tochter eines Juristen, Polizeiinspektors und Oberregierungsrates), zwei Kinder; August 1914 bis November 1918 Kriegseinsatz; Dezember 1918 bis 1946 niedergelassener Allgemeinpraktiker in Schwerin (Burgstraße 3); mind. 1923 bis 1939 auch Korpsarzt der mecklenburgischen Landesgendarmerie in Schwerin; ab Oktober 1939 Kriegseinsatz als Wehrmachtsarzt in Schwerin, daneben eingeschränkte Weiterführung seiner Praxis, im August 1942 uk gestellt; am 13.1.1946 im Alter von 66 Jahren an Bauchspeicheldrüsentumor in Schwerin gestorben

Jahn, Herbert Kurt
geboren am 28.8.1907 in (Berlin-)Spandau; Sohn eines Büchsenmacher-Anwärters; Gymnasien in Deutsch Eylau/Westpreußen, Heiligenstadt und Breslau, 1928 Abitur; Medizinstudium in Breslau, Würzburg, Greifswald und Königsberg; ab 1933 Mitglied der SA; als Student Eintritt in die NSDAP am 1.5.1937, Mitgliedsnummer 4.861.521; bis April 1940 Medizinalpraktikant am Marienkrankenhaus in Allenstein/Ostpreußen; dort im April 1940 Approbation; ab Mai 1940 Assistenzarzt und Arztvertreter in Insterburg/Ostpreußen; ab Dezember 1943 Assistenzarzt am Marienkrankenhaus in Allenstein; ab März 1944 dienstverpflichteter Arzt in der Praxis von Dr. Alfred Ruhnau in Allenstein (Kaiserstraße 9); September 1944 Heirat mit der Arztsekretärin Ursula Schulz (*18.4.1918 in Daumen/Ostpreußen, †1.8.1991 in Schwerin); bis 1945 praktischer Arzt und Geburtshelfer in Allenstein; nach Flucht von Februar 1945 bis 1971 niedergelassener Allgemeinpraktiker in Schwerin (Hauptstraße 36, Bismarckplatz/Platz der Jugend 5); daneben mind. 1946 auch Stationsarzt am Krankenhaus in Schwerin-Görries; die mecklenburgische Medizinalverwaltung schlug 1946 den Approbationsent-

5) Mit der Arbeit: Zur Klinik der eitrigen Meningitis im Kindesalter, Rostock 1936.
6) Mit der Arbeit: Darminvagination und ihre chirurgische Behandlung, Erlangen 1904.

zug vor, was offenbar nicht erfolgte; Dezember 1946 bis mind. 1952 auch Arzt am Zentralambulatorium in Schwerin; Mai 1952 Promotion in Rostock;[7] am 2.6.1971 im Alter von 63 Jahren in Schwerin gestorben

Jakimiec, Michał (Michael)
geboren am 25.7.1911 in Bakijeuschtschyna/Rußland; Gymnasium, 1932 Abitur; Medizinstudium; Dezember 1938 Approbation in Wilna/Polen; Heirat, zwei Kinder; ab August 1944 dienstverpflichteter Arztvertreter in der Praxis von → Dr. Werner Baldewein in Malchin; Januar 1945 Approbation für Deutschland; April 1948 bis Mai 1951 Arzt in Myślybórz/Polen; am 9.1.2004 im Alter von 92 Jahren in Wrocław/Polen gestorben

Jakubzik, Dr. Waldemar Oskar
geboren am 26.12.1908 in Lyck/Ostpreußen; Sohn eines Fleischermeisters; Oberrealschule in Treuburg/Ostpreußen, 1930 Abitur; Medizinstudium in Münster, Leipzig, Greifswald und Rostock; September 1933 Heirat mit Gertrud Nagel (*23.4.1911 in Schwaan, †3.12.1997 in Köln; Tochter eines Bäckermeisters), mind. drei Kinder; ab Juni 1936 Medizinalpraktikant in Schwaan (Güstrower Straße 72), dann an der Landesanstalt Teupitz/Brandenburg, ab Februar 1937 am Kreiskrankenhaus in Labiau/Ostpreußen; Eintritt in die NSDAP am 1.5.1937, Mitgliedsnummer 5.949.516; daneben auch Mitglied der SS und des NSDÄB; September 1937 Approbation; Promotion; ab November 1937 Hilfsarzt am Staatlichen Gesundheitsamt Lyck; November 1938 bis mind. 1940 niedergelassener Allgemeinpraktiker in Schwentainen/Ostpreußen; ab Ende 1939 Kriegseinsatz in der Wehrmacht; nach Flucht von mind. Frühjahr/Sommer 1945 bis 1946 praktischer Arzt in Schwaan (Güstrower Straße 72); am 10.2.1946 im Alter von 37 Jahren an Fleckfieber in Güstrow gestorben

Janik, Dr. Fritz Wilhelm Karl

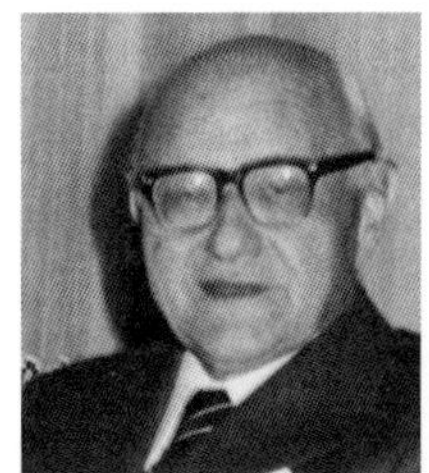

geboren am 7.7.1902 in Görlitz/Schlesien; Sohn eines Tapeziermeisters; Oberrealschule in Görlitz, 1923 Abitur; Medizinstudium in Freiburg und Rostock; Dezember 1933 Approbation; Januar 1934 Promotion in Rostock;[8] 1934 bis 1935 Assistenzarzt am Hygiene-Institut der Universität Rostock (Buchbinderstraße 8/9); ab 1935 Kreisbezirksarzt am Staatlichen Gesundheitsamt Hamburg-Harburg; Oktober 1936 Heirat mit Lotte Burmeister (*19.7.1915 in Waren, †17.11.1994 in Hamburg; Tochter eines Lokomotivführers), drei Kinder; ab 1938 Leiter des Staatlichen Gesundheitsamtes Hamburg-Harburg (Kindtsweg 5, Lohmannsweg 23, Heimfelder Straße 48); spätestens 1939 zum Medizinalrat, spätestens 1941 zum Obermedizinalrat ernannt; im Juli 1943 „zur Übernahme des Gesundheitswesens" nach Warschau abgeordnet, dort bis August 1944 Amtsarzt der Stadt; während des Warschauer Aufstands unter Mitnahme der gesamten medizinischen Ausrüstung des Krankenhauses aus der Stadt geflohen; nach Kriegsende bis mind. 1962 Leitender Medizinaldirektor bei der Gesundheitsbehörde in Hamburg (Rodigallee 62); am 3.11.1992 im Alter von 90 Jahren in Hamburg gestorben

Jansen, Dr. Josef Arnold Heinrich
geboren am 23.8.1908 in Berg bei Nideggen/Rheinprovinz; Sohn eines Lehrers; Gymnasium in Münstereifel, 1929 Abitur; Medizinstudium in Rostock; 1935 Approbation; mind. 1936 in Rostock (und auf der Liste potentieller Arztvertreter für Mecklenburg); Dezember 1936 Promotion in Würzburg;[9] mind. 1938 Arzt in Würzburg (Brettreichstraße 11); September 1938 Heirat mit der Ärztin Dr. Ilse Schildknecht (*7.9.1911 in Aken/Elbe, †13.8.1976 in Düren/Nordrhein-Westphalen; Tochter eines Lehrers); bis 1956 niedergelassener Allgemeinpraktiker in Kreuzau bei Düren (Kommgarten 53); am 27.5.1956 im Alter von 47 Jahren an Bronchialkarzinom, Lungeninfarkt und Herzinsuffizienz in Rottach-Egern/Bayern gestorben

---

7) Mit der Arbeit: Sozialhygienische Analyse der Prostitution und HwG-Frage in Mecklenburg 1946-1950 (MS).
8) Mit der Arbeit: Versuche über die Verwendbarkeit der Ratte in der experimentellen Vaccineforschung, Hamburg 1933.
9) Mit der Arbeit: Über die in den Jahren 1930-34 beobachteten angeborenen Kolobome des Augapfels, Ochsenfurt/Main 1936.

Janssen, Dr. Joachim Heinrich Karl
geboren am 13.12.1904 in Breslau/Schlesien; Sohn eines Arztes; Gymnasien in Braunschweig und Neubrandenburg (Schwedenstraße 19), 1924 Abitur; zunächst Jurastudium in Jena und Rostock, dann Medizinstudium in Kiel, Leipzig und Rostock; Januar 1936 Approbation; anschließend Volontärassistent am Carolinenstift in Neustrelitz (Georgstraße 1-6); Februar 1937 Promotion in Rostock;[10] 1937 Volontärassistent am Deutschen Samariter-Ordensstift in Kraschnitz/Schlesien (dort auch wohnhaft); April 1937 Heirat mit der Haustochter und späteren Laborantin Waltraud Becker (*5.10.1916 in Strasen bei Wesenberg, †28.8.1985 in Rostock; Tochter eines Oberförsters), vier Kinder; Oktober bis Dezember 1937 Arzt in Tessin; Februar 1938 bis September 1950 niedergelassener Allgemeinpraktiker in Kladrum bei Crivitz (Häuslerei Nr. 36); Kriegseinsatz in der Wehrmacht; in Kladrum Eintritt in die NSDAP am 1.1.1940, Mitgliedsnummer 7.917.034; September 1950 bis 1972 niedergelassener Allgemeinpraktiker in Crivitz (Rathausstraße 5, Stalinstraße/Bahnhofstraße 31); am 11.2.1972 im Alter von 67 Jahren in Schwerin gestorben

Jantzen, Dr. Erika Julia Marie (geb. Köhler)
geboren am 4.3.1911 in Steinbach bei Gießen/Hessen-Nassau; Tochter eines Pfarrers; Lyzeum und Studienanstalt in Gießen, 1930 Abitur; Medizinstudium in Gießen und Innsbruck; Dezember 1935 bis Juli 1936 Medizinalpraktikantin an der Medizinischen Klinik, Juli bis September 1936 an der Universitäts-Augenklinik, September bis November 1936 an der Chirurgischen Klinik in Gießen; Dezember 1936 Approbation; Dezember 1936 bis 1937 Volontärassistentin an der Universitäts-Hautklinik in Gießen (Gartenstraße 18); dort Mitglied des BDM und nebenamtliche BDM-Ärztin; März 1937 Promotion in Gießen;[11] 1937 Landassistentin bei Dr. Oskar Joos in Birkenau/Odenwald (Adolf-Hitler-Straße); ab Januar 1938 Lagerärztin im Frauen-Konzentrationslager Lichtenburg;[12] nach Auflösung dieses Lagers von Mai 1939 bis 1940 Lagerärztin im neu errichteten Frauen-Konzentrationslager Ravensbrück;[13] Oktober 1939 Heirat mit dem Kaufmann und Handelsvertreter Günter Jantzen (*20.3.1916 in Berlin, †13.9.1944 bei Autrey-lès-Gray/Frankreich gefallen; Sohn eines Kaufmanns; Mitglied der SS, Angehöriger der Waffen-SS und der SS-Totenkopf-Division), zwei Kinder; wegen Schwangerschaft 1940 aus dem KZ-Dienst ausgeschieden; mind. 1941 bis 1948 in Gießen (Gartenstraße 18); mind. 1947 im Internierungslager Paderborn, aber keine Anklage wegen ihrer Tätigkeit als KZ-Ärztin; ab mind. 1952 niedergelassene Allgemeinpraktikerin in Steinbach bzw. Fernwald (Hellenweg 13); am 24.10.1992 im Alter von 81 Jahren in Fernwald gestorben

Januschewski, Dr. Roman
geboren am 3.8.1891 in Zwiniarz bei Marienwerder/Westpreußen; Sohn eines Besitzers; Gymnasium, 1912 Abitur; Medizinstudium in Königsberg; dazwischen Kriegseinsatz; Mai 1920 Approbation; Juni 1921 Promotion in Königsberg;[14] Oktober 1921 bis 1930 niedergelassener Allgemeinpraktiker in Skaisgirren/Ostpreußen; Mai 1927 Heirat mit Emma Assmus (*3.1.1899 in Gumbinnen/Ostpreußen, †27.9.1953 in Ludwigslust), ein Kind; 1930 bis mind. 1971 niedergelassener Allgemeinpraktiker in Grabow (Mühlenstraße 10/11); mind. 1947 auch für die ärztliche Versorgung von Kremmin-Beckentin und Semmerin-Kastorf (beides bei Grabow) zuständig; in Grabow auch nebenamtlicher Gesellschaftsarzt bei einer privaten Versicherungsanstalt; September 1939 bis März 1941 Kriegseinsatz, wegen Ischiasleidens aus der Wehrmacht entlassen; bis Januar 1977 in Grabow; ab Januar 1977 in Ludwigslust (Grandweg 1); am 5.4.1977 im Alter von 85 Jahren in Ludwigslust gestorben

---

10) Mit der Arbeit: Zur Kenntnis der Einschlafsucht (Narkolepsie), Rostock 1936.
11) Mit der Arbeit: Über Epitheleinsprossung in die vordere Augenkammer mit besonderer Berücksichtigung der Therapie, Gießen 1937.
12) Nach eigener Aussage war sie dort für 300 bis 400 gefangene Frauen zuständig.
13) Die politische Gefangene und Überlebende des KZ Ravensbrück Erika Buchmann beschuldigte Jantzen des Diebstahls aus Häftlingspaketen, schilderte aber auch, daß die Ärztin sich vergeblich an den Lagerkommandanten Max Koegel gewandt hatte, um die Häftlinge bei Minusgraden vor Außenarbeiten und potentiellen Erfrierungen zu bewahren.
14) Mit der Arbeit: Ein Fall von Sarkom des weichen Gaumens. Aus der Privatklinik von Prof. Henke, Königsberg 1921.

Jarmersted, Dr. Kurt Hermann **von**

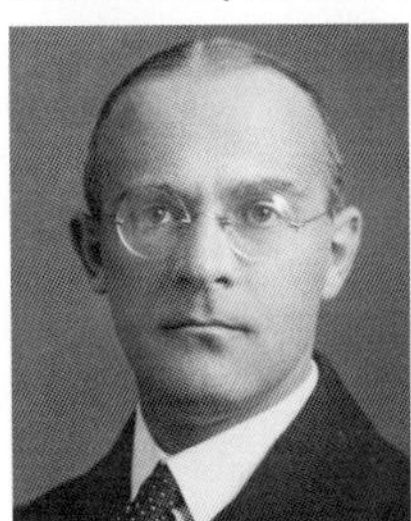

geboren am 26.10.1893 in Libau/Lettland; Sohn eines Arztes; Gymnasium in Libau, 1914 Abitur; Medizinstudium; Juli 1923 Heirat mit Charlotte Rzepka (*6.7.1901 in Jauer/Schlesien, †9.6.1945 in Lübeck); mind. drei Kinder; Promotion; Oktober 1925 Approbation; mind. 1925 bis 1928 Assistenzarzt an der Augenklinik in Königsberg (Bachstraße 19); 1929 bis mind. 1939 niedergelassener Augenarzt in Elbing/Ostpreußen (Heilige Geiststraße 44/45); dort Eintritt in die NSDAP am 1.5.1933, Mitgliedsnummer 2.327.508; ab September 1939 Kriegseinsatz in der Wehrmacht, daneben eingeschränkte Weiterführung seiner Praxis; nach Flucht ab März 1945 notdienstverpflichteter Arzt in der Praxis von → Dr. Gerhard Stubbendorff in Güstrow; bis Mai 1946 in Bad Schwartau/Schleswig-Holstein (Bahnhofstraße); Mai 1946 bis 1959 Augenarzt in Pinneberg/Schleswig-Holstein (Großer Reitweg 34); August 1946 Heirat mit Agathe Müller (*12.7.1916 in Grobin/Lettland, †5.2.1999 in Osdorf bei Eckernförde/Schleswig-Holstein), mind. zwei weitere Kinder; am 22.12.1959 im Alter von 66 Jahren in Pinneberg gestorben

Jatho, Dr. Max Paul Otto

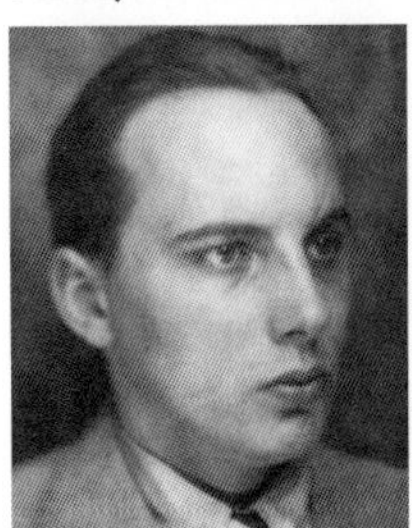

geboren am 25.3.1909 in Köln/Rheinprovinz; Sohn eines Arztes; Gymnasium in Köln, 1928 Abitur; Medizinstudium in Köln; als Student Eintritt in die NSDAP am 1.5.1933, Mitgliedsnummer 2.099.201; daneben auch Mitglied des NSKK; Dezember 1933 Promotion in Köln;[15] Dezember 1934 Approbation; mind. 1935 bis 1936 Assistenzarzt in Köln (Adolf-Hitler-Platz 21); Arztvertreter bei Dr. Matthias Bernardy in Stadtkyll/Eifel; September 1936 bis mind. 1944 niedergelassener Allgemeinpraktiker in Stepenitz/Pommern (Adolf-Hitler-Straße 88); September 1936 Heirat mit der kaufmännischen Angestellten Hildegard Jerusalem (*12.10.1907 in Köln, †2.10.2006 in Bergisch Gladbach/ Nordrhein-Westfalen; Tochter eines Apothekers), vier Kinder; ab Oktober 1942 Mitglied des NSDÄB, Nr. 38.763; nach Flucht ab April 1945 notdienstverpflichteter Arzt in Zierzow bei Grabow; bis 1991 in Bergisch Gladbach (Tannenbergstraße 15); am 30.9.1991 im Alter von 82 Jahren in Bergisch Gladbach gestorben

Jensen, Dr. Wilhelm Christian Gerhart

geboren am 19.8.1907 in Flensburg/Schleswig-Holstein; Sohn eines Hallenmeisters und späteren Oberhallenmeisters; Gymnasium, 1928 Abitur; Medizinstudium in Kiel; Mitglied der HJ; Januar 1935 Approbation; 1935 bis mind. 1940 Assistenzarzt am Anschar-Krankenhaus in Kiel (Annenstraße 66); dort 1936 Promotion;[16] in Kiel Eintritt in die NSDAP am 1.5.1937, Mitgliedsnummer 5.132.788; ab Januar 1939 Mitglied des NSDÄB; ab März 1939 Facharzt für Chirurgie; August 1939 Heirat mit der technischen Assistentin Magdalena Todt (*8.5.1915 in Kiel, †28.3.2008 in Kiel; Tochter eines Malermeisters), mind. drei Kinder; ab September 1939 Kriegseinsatz bei der Luftwaffe, mind. 1944 als Arzt im Luftwaffenlazarett der Flakartillerieschule auf Wustrow bei Rerik; Februar 1942 Habilitation in Rostock;[17] ab mind. 1948 Chirurg in Kiel (Forstweg 39); am 21.2.1980 im Alter von 72 Jahren in Kiel gestorben

Jepsen, Dr. Anton

geboren am 29.9.1902 in Klautoft/Schleswig-Holstein; Sohn eines Landmanns; Gymnasium, Abitur; Medizinstudium in Kiel; April 1930 Approbation und Juni 1933 Promotion in Kiel;[18] Eintritt in die NSDAP am 1.5.1933; mind. 1934 bis 1935 Assistenzarzt in Kiel (Metzstraße 55-57); ab 1935 Arzt in Mecklenburg; ab mind. 1936 wieder Arzt in Kiel (Tirpitzstraße 39); April 1936 Heirat mit Nicoline Smidt (*21.4.1901 in Kiel, †20.10.1980 in Bad Eilsen/Niedersachsen; Tochter eines Kaufmanns), mind.

---

15) Mit der Arbeit: Beobachtungen an 228 Eileiterschwangerschaften, Düsseldorf 1934.
16) Mit der Arbeit: Über Tumoren der Brustwand, Quakenbrück 1936.
17) Mit der Arbeit: Zur Frage der Sudeck'schen Dystrophie (MS). Laut Rektor → Prof. Dr. Otto Steurer erklärte Jensen im März 1942, „daß er eine Lehrbefähigung nicht erstrebe".
18) Mit der Arbeit: Klinische Untersuchungen über Thrombozyten, Kiel 1932.

drei Kinder; ab März 1937 niedergelassener Allgemeinpraktiker, Februar 1938 bis mind. 1964 niedergelassener Facharzt für Innere Krankheiten in Kiel (Klinke 7-9, Niemannsweg 113, 34 und 33); am 10.8.1977 im Alter von 74 Jahren in Kiel gestorben

Jesse, Dr. Ilse Therese Käthe

geboren am 24.11.1906 in Hamburg; Tochter eines Kaufmanns; Oberrealschule in Hamburg, 1925 Abitur; zunächst Studium der Mathematik in Rostock, dann Medizinstudium in München, Freiburg, Wien und Rostock; August 1932 Approbation; ab 1932 Volontärassistentin an der Kinderklinik und Poliklinik, bis 1934 Assistenzärztin an der Medizinischen Klinik der Universität Rostock (Augustenstraße 80/82, Schröderplatz, Ulmenstraße 27); Juli 1933 Promotion in Rostock;[19] ab 1934 Ärztin in Hamburg (Spaldingstraße 142); nach Verfahren wegen „Vergehens gegen das Opiumgesetz" ab September 1938 dienstverpflichtete Arztvertreterin für Dr. Karl Kornmesser in Berlin (Reichenberger Straße 36, Rankestraße 29, Milasstraße 1); mind. 1946 bis 1977 niedergelassene Allgemeinpraktikerin in Berlin/DDR (Schönhauser Allee 126, Gürtelstraße 32); unverheiratet; am 25.1.1998 im Alter von 91 Jahren in Berlin gestorben

Joel, Dr. Werner Fritz Herbert

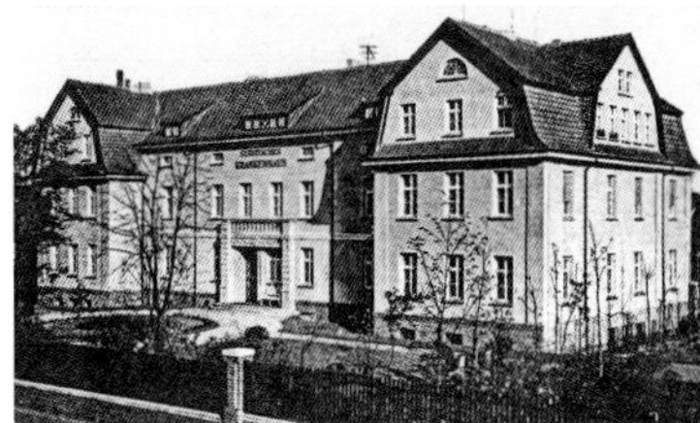

Krankenhaus in Spremberg

geboren am 3.12.1900 in Eschwege/Hessen-Nassau; Sohn eines Regierungsassessors; Gymnasium, 1918 Notabitur; Juni bis Dezember 1918 Kriegseinsatz; Medizinstudium in Berlin; bis 1925 Medizinalpraktikant in Halberstadt/Provinz Sachsen (Gleimstraße 5); Juli 1925 Approbation; bis 1929 Assistenzarzt an der HNO-Klinik und Poliklinik der Universität Rostock (dort auch wohnhaft: Doberaner Straße 137-139); ab 1929 niedergelassener Allgemeinpraktiker in Görbersdorf bei Waldenburg/Schlesien; Dezember 1929 Heirat mit der Kindergärtnerin Elisabeth Wendtlandt (*3.9.1903 in Hinzendorf bei Naugard/Pommern, †2003), zwei Kinder; Oktober 1930 bis mind. 1939 Facharzt für Hals-, Nasen- und Ohrenkrankheiten in Spremberg/Brandenburg (Dresdener Straße 42, Kessel 4); Januar 1932 Promotion in Berlin;[20] galt als „jüdischer Mischling I. Grades mit arischer Ehefrau"; nach 1945 Arzt am Krankenhaus in Spremberg; mind. 1954 Arzt in Celle/Niedersachsen, dann in Heilbronn/Baden-Württemberg (Hobrechtstraße 20); mind. 1955 bis 1965 HNO-Facharzt am Krankenhaus in Kettwig bei Essen (Bahnhofstraße 15); bis Dezember 1973 in Essen; ab Dezember 1973 in Lemgo/Nordrhein-Westfalen (Mozartstraße 15, Echternstraße 126); am 13.12.1994 im Alter von 94 Jahren in Lemgo gestorben

John, Dr. Albert Hermann Heinrich

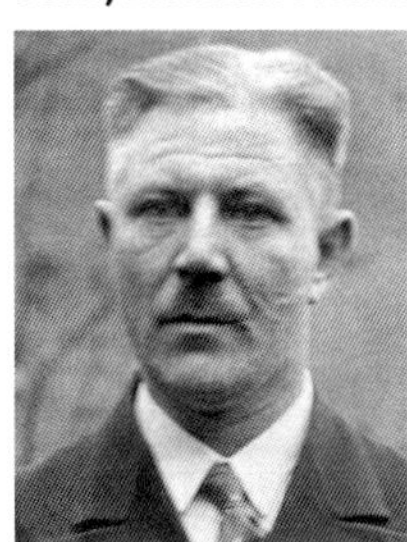

geboren am 2.9.1891 in Wilster/Schleswig-Holstein; Sohn eines Drechslers und späteren Kaufmanns; Realgymnasium in Itzehoe, 1911 Abitur; Medizinstudium in Freiburg, Berlin und Greifswald; als Einjährig-Freiwilliger dazwischen von Oktober 1913 bis April 1914 Militärdienst im Infanterie-Regiment 42; Oktober 1914 bis November 1918 Kriegseinsatz als Feldunterarzt, zuletzt als Feldhilfsarzt in den Infanterie-Regimentern 214 und 46, EK II; Weiterführung des Medizinstudiums; Januar 1920 Approbation und März 1920 Promotion in Greifswald;[21] 1920 Assistenzarzt an der Medizinischen Klinik der Universität Greifswald (Karlsplatz 2); Mai 1920 Heirat mit der Schauspielerin Minna Schulz (*17.10.1888; Tochter eines Kirchenmalers), 1929 Scheidung; Mai 1920 bis 1936 niedergelassener Allgemeinpraktiker in (Bad) Sülze (Bahnhofstraße 496); dort zunächst Mitglied der Deutschen Volkspartei, dann der Deutschvölkischen Freiheitsbewegung; 1927

19) Mit der Arbeit: Über die Wirkung des Introcids bei septischen Erkrankungen, Lippstadt 1933.
20) Mit der Arbeit: Über Hemiatrophia faciei progressiva. Unter besonderer Berücksichtigung des Untersuchungsbefundes an 4 Fällen mit dem Adrenalinsondenversuch (A.S.V.) und farbiger Darstellung der Schweißsekretion, o.O. 1932.
21) Mit der Arbeit: Ein stationärer Fall von Syringomyelie, Greifswald 1920.

bis 1936 auch Leitender Arzt des Kurhauses sowie des Sol- und Moorbades in (Bad) Sülze; November 1929 Heirat mit Gertrud Röthel (*11.6.1910 in Berlin, †25.12.2001 in Rellingen/Schleswig-Holstein; Tochter eines Kaufmanns), insgesamt fünf Kinder; Eintritt in die NSDAP am 1.12.1930, Mitgliedsnummer 393.770; daneben auch Mitglied der SA, ab 1931 SA-Sturmbannarzt; Vorsitzender des Ortsparteigerichts sowie Zellenwart der NSDAP in Bad Sülze; ab 1931 Stadtverordneter, ab Juni 1933 Stadtrat, von März bis August 1934 kommissarischer und bis September 1934 stellvertretender Bürgermeister von Bad Sülze, im September 1934 als Stadtrat amtsenthoben;[22] 1935 Verfahren vor dem Gaugericht Mecklenburg der NSDAP; ab mind. 1935 auch nebenamtlicher Vertragsarzt bei der RAD-Einheit 2/60 (Bad Sülze); 1936 auch nebenamtlicher Arzt im Hilfswerk „Mutter und Kind" der NSV in Bad Sülze; 1936 bis 1952 niedergelassener Allgemeinpraktiker in Berlin (Radickestraße 34 und 46, Handjerystraße 19, Arndtstraße 52); 1938 Verfahren vor dem Obersten Parteigericht der NSDAP, endete mit einer Verwarnung; ab Oktober 1941 auch Betriebsarzt in Berlin; Mitglied des NSDÄB; am 25.10.1952 im Alter von 61 Jahren nach einem Herzinfarkt an Angina pectoris in Berlin/DDR gestorben

Jordans, Dr. Dr. Joseph Wilhelm Maria

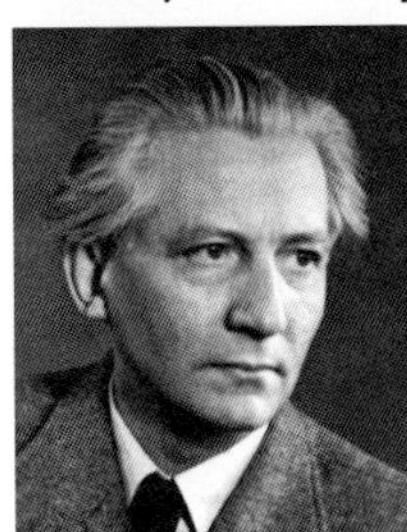

geboren am 19.3.1901 in Kleve/Rheinprovinz; Sohn eines Kaufmanns; Gymnasium, 1921 Abitur; zunächst Studium der Rechts- und Staatswissenschaften, dann Medizinstudium in München, Freiburg und Bonn; Medizinalpraktikant an der Chirurgischen Abteilung des Städtischen Krankenhauses in Nordhausen sowie am Pathologischen Institut des Augustahospitals und an der Inneren Abteilung des Marienhospitals in Köln; 1932 Approbation; Januar bis November 1933 Volontärassistent am Pathologischen Institut der Universität Köln; Dezember 1933 bis April 1935 Assistenzarzt am Pathologischen Institut der Universität Rostock (Strempelstraße 14, Margaretenstraße 14); dort im April 1935 Promotion zum Dr. med.;[23] Mai 1935 bis Juli 1937 Assistenzarzt am Hygienischen Institut der Universität Köln; ab August 1937 Hilfsarzt, April 1938 bis Dezember 1939 Leiter der Hygiene-Abteilung und stellvertretender Leiter der Gerichtsärztlichen Abteilung am Staatlichen Gesundheitsamt Karlsruhe (auch wohnhaft in Köln, Schallstraße 27); Juni 1938 Heirat mit der Telefonistin Irene von Halász (*18.10.1913 in Köln; Tochter eines Telegraphen-Assistenten), 1946 Scheidung; Juli 1938 Amtsarztprüfung; 1939 zum Medizinalrat ernannt; Januar 1940 bis März 1942 Hilfs- bzw. Abteilungsarzt an der Heil- und Pflegeanstalt Wiesloch bei Heidelberg;[24] März 1942 Promotion zum Dr. jur. in Heidelberg;[25] April bis August 1942 beamteter Abteilungsarzt an der Heil- und Pflegeanstalt Emmendingen/Baden;[26] August 1942 bis September 1946 Leiter des Staatlichen Gesundheitsamtes Emmendingen (Romaneistraße 4); ab November 1942 Vorlesungen über „ärztliche Rechts- und Standeskunde" an der Universität Freiburg; September 1946 bis Januar 1948 Prüfarzt des Landesernährungsamtes Baden, zuständig für die ärztlichen Anträge auf Lebensmittelzulagen; im Januar 1948 vom Entnazifizierungs-Hauptausschuß in Köln als „entlastet" eingestuft; ab Februar 1948 Oberverwaltungsdirektor, ab Mai 1953 Städtischer Obermedizinalrat, ab Juni 1956 Städtischer Medizinaldirektor am Gesundheitsamt Köln (Übierring 59, Cäcilienkloster 19, Großer Griechenmarkt 136); Dezember 1957 bis April 1966 Amtsarzt und Leiter des Gesundheitsamtes Köln (Zülpi-

---

22) Der Leiter des Amtes für Kommunalpolitik in der Gauleitung Mecklenburg-Lübeck der NSDAP, Richard Crull, hielt im Oktober 1934 fest: „Der unbesoldete Stadtrat Pg. Dr. John in Bad Sülze mußte seines Amtes enthoben werden, da ein ersprießliches Zusammenarbeiten zwischen dem Bürgermeister und ihm nicht möglich erschien."

23) Mit der Arbeit: Zur Ätiologie und Histologie der unspezifischen chronischen Epididymitis, Leipzig 1935.

24) Veröffentlichte 1941 in der Allgemeinen Zeitschrift für Psychiatrie und ihre Grenzgebiete: Erkrankungs-, Heirats-, Unfruchtbarmachungsalter und Kinderschaften der Schizophrenen in Wiesloch. In der Heil- und Pflegeanstalt Wiesloch wurden ab Ende 1933 Zwangssterilisierungen vorgenommen. Im Rahmen der Aktion T4 fungierte die Anstalt Wiesloch als Sammelpunkt für geisteskranke Patienten; zwischen 1940 und 1944 wurden von Wiesloch aus mehr als 2.200 Menschen zumeist in die Tötungsanstalten Grafeneck sowie Hadamar deportiert und dort ermordet. In Wiesloch selbst kamen zahlreiche Patienten durch Krankheiten und Mangelernährung ums Leben; zwischen März und August 1941 wurden in Wiesloch auch Kinder getötet.

25) Mit der Arbeit: Die deutsche Arbeit und ihre Fürsorge von den Anfängen bis zum Beginn der Neuzeit (MS).

26) Aus der Heil- und Pflegeanstalt Emmendingen wurden mindestens 1.127 geisteskranke Patienten in die Tötungsanstalten Grafeneck und Hadamar verbracht und dort in Gaskammern ermordet.

cher Straße 79; auch wohnhaft in Türnich/Nordrhein-Westfalen, Burgackerstraße 2); Mai 1963 Heirat mit der Konzert- und Opernsängerin Katharina Küster (*24.3.1923 in Köln; Tochter eines Packers); April 1966 bis September 1980 im Ruhestand in Köln (Zülpicher Straße 79); ab September 1980 in Piding/Bayern (Watzmannstraße 6); bis 1990 in Bad Reichenhall/Bayern (Getreidegasse 7); am 2.1.1990 im Alter von 88 Jahren in Bad Reichenhall gestorben

Jores, Dr. Arthur Theodor

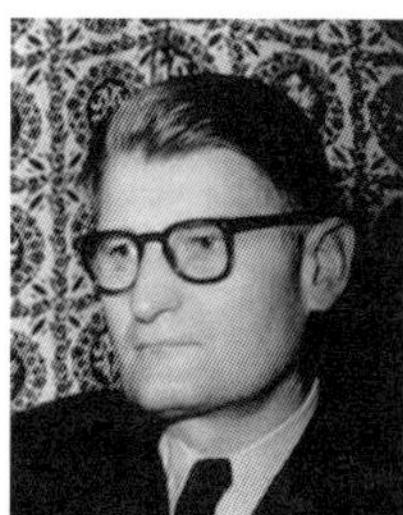

geboren am 10.2.1901 in Bonn/Rheinprovinz; Sohn eines Pathologen und Universitätsprofessors; Reformrealgymnasien in Köln, Marburg und Kiel, 1920 Abitur; Medizinstudium in Kiel und München; Medizinalpraktikant an der Inneren und der Gynäkologischen Abteilung der Universitätsklinik in Hamburg-Eppendorf; 1925 Promotion in Kiel;[27] Januar 1927 Approbation; bis September 1927 Volontärassistent am Pathologischen Institut in Hamburg-Barmbek; Oktober 1927 bis Februar 1928 Schiffsarzt auf der Ostasienroute; März 1928 bis September 1931 Assistenzarzt, Oktober 1931 bis April 1932 Oberarzt am Städtischen Krankenhaus in Altona; September 1928 Heirat mit der Ärztin → Dr. Ilse Jores geb. Budde, zwei Kinder; Mai 1932 bis 1933 Assistenzarzt an der Medizinischen Klinik der Universität Rostock (Schröderplatz); ab 1932 Facharzt für Innere Krankheiten; Mai 1933 Habilitation in Rostock;[28] seitdem Privatdozent an der Medizinischen Klinik der Universität Rostock (Schliemannstraße 16); ab November 1933 Mitglied der SA; in Rostock auch Lehraufträge für Luftfahrtmedizin und Leiter der Fliegeruntersuchungsstelle; nach einem Streit mit dem Oberarzt der Klinik, → Dr. Werner Böhme,[29] 1936 Entzug des Lehrauftrags und Wechsel nach Hamburg (Am Krähenberg 14); dort Pharmakologe ohne ärztliche Tätigkeit in der chemischen Fabrik „Promonta"; ab Dezember 1940 Kriegseinsatz als Arzt in Lazaretten in Norddeutschland und in Dänemark; 1943 aufgrund angeblicher pazifistischer Äußerungen denunziert, sechs Monate wegen des Vorwurfs der Wehrkraftzersetzung in Untersuchungshaft, 1944 freigesprochen; ab 1945 außerordentlicher, 1946 bis 1968 ordentlicher Professor und Direktor der II. Medizinischen Universitätsklinik und Poliklinik in Hamburg-Eppendorf; 1950 bis 1951 Rektor der Universität Hamburg; 1968 emeritiert; am 12.9.1982 im Alter von 81 Jahren in Hamburg gestorben

Jores, Dr. Ilse Helene Dora (geb. Budde)

geboren am 18.11.1895 in Bremen; Tochter eines Lehrers; Gymnasium, 1915 Abitur; Medizinstudium in Kiel; 1925 Approbation und November 1925 Promotion in Kiel;[30] mind. 1927 Assistenzärztin in Bremen (Braunschweiger Straße 51); September 1928 Heirat mit dem Arzt → Dr. Arthur Jores, zwei Kinder; mind. 1928 bis 1932 in Hamburg; 1932 bis 1936 Assistenzärztin in Rostock (Oldendorpstraße 5, Schliemannstraße 16); ab 1936 wieder in Hamburg (Am Krähenberg 14); ab Januar 1940 ohne ärztliche Tätigkeit; am 28.1.1961 im Alter von 65 Jahren in Hamburg gestorben

Joseph, Dr. Bruno

geboren am 13.12.1861 in Pyritz/Pommern; Sohn eines Kaufmanns; Gymnasium in Pyritz, 1880 Abitur; Medizinstudium in Berlin und Greifswald; Februar 1885 Approbation und Promotion in Greifswald;[31] April 1885 bis 1934 niedergelassener Allgemeinpraktiker in Ribnitz (Lange Straße 455 und 13); Juli 1892 Heirat mit der Jüdin Berta Salomon (*24.9.1871 in Röbel, †8.1.1933 in Ribnitz; Toch-

---

27) Mit der Arbeit: Das Verhalten der Kapillaren des Herzens in Systole und Diastole, Borna/Leipzig 1927.

28) Mit der Arbeit: Über das Melanophorenhormon und sein Vorkommen im menschlichen Blutplasma, Berlin 1933.

29) Jores war mit dem späteren Prof. Dr. Werner Böhme aus Gründen der weiteren beruflichen Perspektive und der Besetzung der Oberarztstelle in eine Auseinandersetzung geraten, in der beide versuchten, den jeweils anderen herabzusetzen; als Jores von Böhme der politischen Unzuverlässigkeit beschuldigt wurde, auch, weil er nach wie vor Kontakte zu seinem 1933 emigrierten jüdischen Lehrer Prof. Leopold Lichtwitz unterhielt, betonte Jores im Dezember 1935, daß er sich „in den letzten Jahren nicht nur bemüht habe, die Pflichten eines Deutschen im nationalsozialistischen Staat voll und ganz zu erfüllen, sondern auch" seinen Teil „zur Neugestaltung der Hochschule" beigetragen habe.

30) Mit der Arbeit: Die Symptomatologie der Katatonie (MS).

31) Mit der Arbeit: Ein Fall von Monoplegia brachio-facialis bei complicirtem Schädelbruch mit Ausgang in Heilung nach Trepanation, Greifswald 1885.

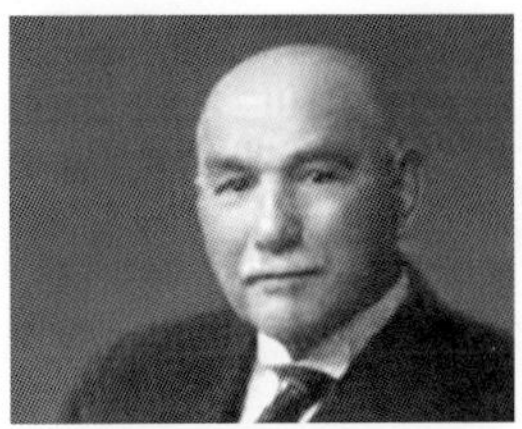

ter eines Kaufmanns), zwei Kinder; 1902 zum Sanitätsrat ernannt; ab 1912 liberaler Stadtvertreter, 1919 bis 1930 Stadtverordnetenvorsteher in Ribnitz; ab Januar 1919 Praxisgemeinschaft mit seinem Schwiegersohn → Dr. Ludwig Thron; mußte nach Aufforderung durch den Hartmannbund und die Stadtverwaltung seine Tätigkeit als Impfarzt in Ribnitz niederlegen, da er jüdischer Herkunft war; am 10.6.1934 im Alter von 72 Jahren in Ribnitz gestorben

Josephy, Dr. Edith (geb. Zimmt)

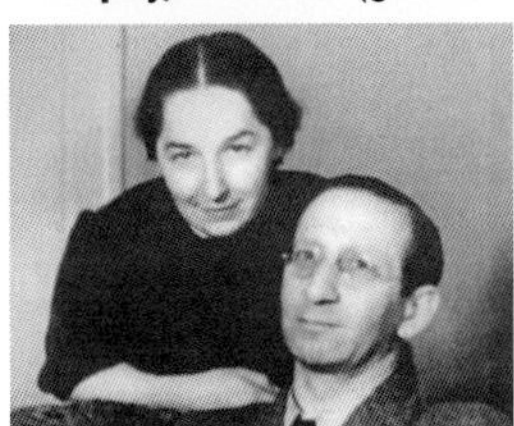

geboren am 8.1.1898 in Posen; Tochter eines Kaufmanns; Realgymnasium und Studienanstalt in Posen, 1917 Abitur; Medizinstudium in Heidelberg, München, Berlin und Rostock (Blücherplatz 1, Kaiser-Wilhelm-Straße 4); Dezember 1921 Heirat mit dem jüdischen Juristen und späteren Amtsgerichtsrat Dr. Franz Josephy (*30.6.1893 in Schwaan, †30.10.1944 in Auschwitz ermordet; Sohn eines Kaufmanns), ein Kind; März 1923 Promotion[32] und Juni 1924 Approbation in Rostock; Assistenzärztin an der Kinderklinik der Universität Rostock (Augustenstraße 80/82, Rembrandtstraße 5); Mai 1928 bis 1933 niedergelassene Fachärztin für Kinderkrankheiten in Rostock (Schillerplatz 5, 12 und 22); aufgrund ihrer jüdischen Herkunft im Januar 1934 erzwungene Praxisaufgabe in Rostock, aus dem mecklenburgischen Arztregister gestrichen; 1936 Übersiedlung nach Berlin (Fasanenstraße 54); als „Krankenbehandlerin" dort zunächst Ärztin im Jüdischen Altersheim, dann Krankenschwester am Jüdischen Krankenhaus (Iranische Straße 2); September 1938 Entzug der Approbation; zusammen mit ihrem Ehemann und den Insassen des Jüdischen Altersheims am 28.5.1943 ins Ghetto Theresienstadt, von dort am 28.10.1944 nach Auschwitz deportiert; am 30.10.1944 im Alter von 46 Jahren in Auschwitz ermordet

Josten, Dr. Johann Wilhelm

geboren am 22.8.1905 in Ruhrort bei Duisburg/Westfalen; Sohn eines Fabrikschlossers; Gymnasium, 1926 Abitur; Medizinstudium in Leipzig; dort im Juni 1931 Promotion;[33] Juni 1932 Approbation; Eintritt in die NSDAP am 1.5.1933; mind. 1933 Assistenzarzt in Wanne-Eickel/Westfalen; August 1933 Heirat mit Christine Schmitz (*19.7.1911 in Duisburg, †4.1.2002 in Lemgo/Nordrhein-Westfalen; Tochter eines Eisenbohrers), mind. zwei Kinder; bis 1934 Assistenzarzt in Duisburg (Welkenbergstraße 4); 1934 Arzt in Friedland; ab Ende 1934 wieder Arzt in Duisburg; Februar 1935 bis mind. 1977 niedergelassener Allgemeinpraktiker und Geburtshelfer in Lemgo (Mittelstraße 78, Rampendal 39); ab September 1939 Kriegseinsatz in der Wehrmacht; am 19.11.1993 im Alter von 88 Jahren in Lemgo gestorben

Jünger, Dr. Rudolf Christian Hermann

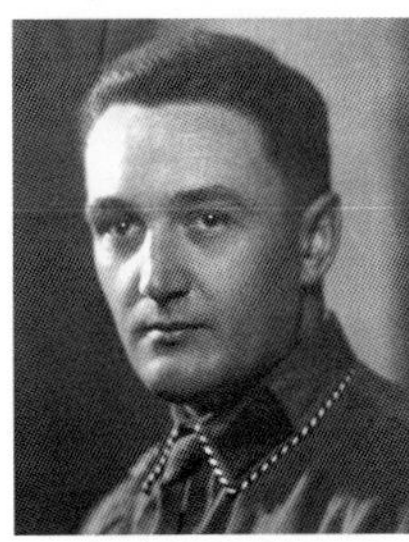

geboren am 8.11.1907 in Reichmannsdorf/Sachsen-Coburg-Gotha; Sohn eines Forstwarts und Revierförsters; Deutsche Aufbauschule in Rudolstadt, 1928 Abitur; Medizinstudium in Jena; ab Oktober 1935 Medizinalpraktikant an der Provinzialheilanstalt Treptow/Rega sowie an der Chirurgischen und der Inneren Abteilung des Thüringischen Landeskrankenhauses in Meiningen; Oktober 1936 Approbation; einige Monate Arztvertreter; Januar 1937 Promotion in Jena;[34] Januar bis Juli 1937 Assistenzarzt an der Provinzialheilanstalt Stralsund; Februar 1937 Heirat mit Liselotte Poppenhäuser (*27.7.1910 in Straßburg/Elsaß; Tochter eines Tünchermeisters), mind. ein Kind; Eintritt in die NSDAP am 1.5.1937, Mitgliedsnummer 5.135.292; ab September 1937 Lagerarzt bei der Zentralverwaltung der Strafgefangenenlager Papenburg/Ems in Aschendorf (Molkerei-

32) Mit der Arbeit: Seltenere Augensymptome bei Encephalitis epidemica, Rostock 1923.
33) Mit der Arbeit: Verlauf und Häufigkeit ascendierender Pyelonephritis bei Diabetes mellitus, Zeulenroda 1931.
34) Mit der Arbeit: Die Fluoreszenzfarben von Blutseren, Eisfeld 1936.

straße);[35] dort auch Mitglied der SA und Standartenarzt der SA-Pionier-Standarte 10; ab Juli 1938 Hilfsarzt, 1939 bis mind. 1943 Arzt am Staatlichen Gesundheitsamt für Rostock-Land in Rostock (Friedrich-Franz-Straße 6, Adolf-Wilbrandt-Straße 8); bis mind. 1940 auch Tuberkulose-Fürsorgearzt des Kreises Rostock-Land; Mitglied des NSDÄB, Nr. 29.358; nach Flucht mind. 1948 bis 1957 Arzt in Helmershausen/Rhön (Haus Nr. 106); am 16.10.1957 im Alter von fast 50 Jahren nach einem Herzinfarkt an Herzinsuffizienz in Helmershausen gestorben

Juhler, Dr. Peter Petersen

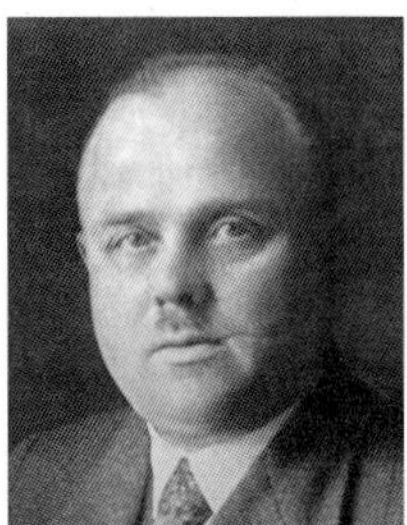

geboren am 19.7.1890 in Allerup/Schleswig-Holstein; Sohn eines Bankvorstehers und Hofbesitzers; Oberrealschulen in Flensburg und Kiel, 1911 Abitur; Medizinstudium in München, Heidelberg und Rostock; dazwischen von August 1914 bis November 1918 Kriegseinsatz, zuletzt als Feldhilfsarzt; April 1920 Approbation und Juli 1920 Promotion in Rostock;[36] Juni bis Oktober 1920 niedergelassener Allgemeinpraktiker in Toftlund/Nordschleswig; November 1920 bis März 1922 niedergelassener Allgemeinpraktiker in Langenhorn bei Husum; Dezember 1920 Heirat mit Margarethe Bätke (*27.11.1889 in Rostock, †21.10.1971 in Rostock; Tochter eines Partikuliers und Buchdruckereibesitzers), drei Kinder; April 1922 bis 1937 niedergelassener Allgemeinpraktiker in Dömitz (Bäckerstraße 13); Eintritt in die NSDAP am 1.3.1932, Mitgliedsnummer 984.097; daneben auch Mitglied des NSDÄB; Dezember 1934 Verfahren vor dem Obersten Parteigericht der NSDAP; ab 1936 auch nebenamtlicher Arzt im Hilfswerk „Mutter und Kind" der NSV in Dömitz; am 23.10.1937 im Alter von 47 Jahren nach einem Autounfall in Ludwigslust gestorben[37]

Juhnke, Dr. Alfred August Albert

geboren am 13.5.1900 in Darkow bei Belgard/Pommern; Sohn eines Landwirts; Gymnasium in Belgard; ab Juli 1918 Kriegseinsatz, im Januar 1919 aus dem Heer entlassen; nach privater Vorbereitung 1921 Abitur am Gymnasium in Kolberg; Medizinstudium in Jena und Rostock; März 1930 Approbation und Mai 1932 Promotion in Rostock;[38] mind. 1936 Arzt in Rostock (Burgwall 40); Januar 1937 bis 1953 niedergelassener Allgemeinpraktiker in Hamburg (Manteuffelstraße 22, Zollstraße 53, Ahrensburger Straße 2); September 1943 Heirat mit der Buchhalterin Elisabeth Elsner (*3.5.1913 in Celle/Hannover, †24.3.1999 in Hamburg; Tochter eines Auktionators); am 18.3.1953 im Alter von 52 Jahren an Kopftumor, Meningitis und Herzschwäche in Hamburg gestorben

Julius, Dr. Wilhelm Johannes

geboren am 28.10.1911 in Hamburg; Sohn eines Hafenpolizei-Offizianten sowie späteren Baudirektors und Seeoffiziers; Oberschule in Hamburg, 1931 Abitur; Medizinstudium in Hamburg, Marburg und Rostock; Februar 1937 Approbation; 1937 bis 1938 Assistenzarzt an der Medizinischen Klinik der Universität Rostock (Schröderplatz); dort im Januar 1938 Promotion;[39] ab Mai 1938 Assistenzarzt am Deutschen Samariter-Ordensstift in Kraschnitz/Schlesien; Oktober 1938 Heirat mit Gertrud Kopplow (*18.9.1912 in Rostock, †3.4.1943 in Rostock-Gehlsheim; Tochter eines Buchhalters und Kaufmanns),

---

35) Die Gauleitung Weser-Ems der NSDAP teilte der Gauleitung Mecklenburg im Juli 1938 mit, daß gegen Jünger zwar „in politischer Hinsicht keine Bedenken" bestehen. Zu beanstanden sei jedoch, daß er „in seiner Eigenschaft als Lagerarzt eines Strafgefangenenlagers fast die gesamte Behandlung den ihm zugeteilten SA-Sanitätern überlassen" habe. „Diese mußten alle Spritzen, selbst intravenöse, verabreichen, weil Dr. Jünger sich sehr oft bis zu 5 Tagen überhaupt nicht sehen ließ. Die Protokolle, die über den Gesundheitszustand der zur Entlassung kommenden Gefangenen Aufschluß geben, mußten infolge der Abwesenheit des Dr. Jünger sehr oft von den SA-Sanitätern unterschrieben werden."

36) Mit der Arbeit: Vergleichende Untersuchungen über die zur Rattenvertilgung im Handel befindlichen Bakterienpräparate (MS).

37) In einem Nachruf des NSDÄB des Kreises Schwerin hieß es: „Die Ärzteschaft verliert in ihm … einen tüchtigen und beliebten Berufskameraden, die Partei einen überzeugten Kämpfer für die Idee des Führers und einen treuen Parteigenossen." Laut diesem Nachruf starb Juhler „als ein Opfer seines Berufes infolge eines Autounfalles in dichtem Nebel".

38) Mit der Arbeit: Zur Kenntnis der Banginfektion beim Menschen, Rostock 1931.

39) Mit der Arbeit: Über die hormonale Regulation des roten Blutbildes. Ein Beitrag zur Sicherungsfunktion des Adrenalins, Leipzig 1937.

mind. ein Kind; Oktober 1939 bis mind. 1940 Assistenzarzt in Sulau/Schlesien; dort Eintritt in die NSDAP am 1.1.1940, Mitgliedsnummer 7.946.509; ab September 1940 Kriegseinsatz in der Wehrmacht; bis mind. 1943 Oberarzt am Deutschen Samariter-Ordensstift in Kraschnitz (Stiftstraße 5)

Junck, Dr. Friedrich Wilhelm Walter (Fritz)

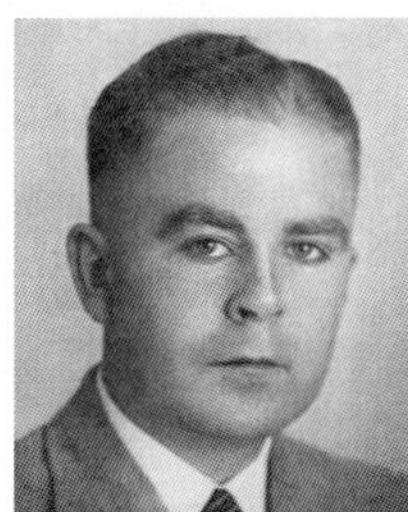

geboren am 19.11.1910 in Grabow/Mecklenburg; Sohn eines Berufssoldaten (Hoboist, dann Leutnant) und späteren Obergerichtsvollziehers; Oberrealschule in Rostock, 1930 Abitur; zunächst Studium der Naturwissenschaften, dann Medizinstudium in Rostock (St.-Georg-Straße 65); als Student Eintritt in die NSDAP am 1.5.1937, Mitgliedsnummer 5.083.457; daneben auch Mitglied des NSKK; mind. 1939 Medizinalpraktikant in Rostock (Gehlsdorf, Pressentinstraße 5); September 1939 Approbation; Oktober 1939 Promotion in Rostock;[40] ab Oktober 1939 dienstverpflichteter Hilfskassenarzt in der Praxis von → Dr. Johannes Rüther in Rostock-Brinckmansdorf (Tessiner Straße 35/36), dann in der Praxis von → Dr. Hans Ludwig Sachse in Rostock-Gehlsdorf (Fährstraße 17), dann in der Praxis von → Dr. Wilhelm Vierheller in Dahmen bei Malchin, dann in Neuburg bei Wismar, Dezember 1940 bis mind. 1943 in der Praxis von → Dr. Hans-Jürgen Lehnhardt in Burg Stargard (Mühlenstraße 2); Dezember 1940 Heirat mit Ursula Braun (*12.12.1919 in Posen; Tochter eines Oberamtmanns und Domänenpächters), mind. zwei Kinder; bis 1965 Arzt in Oldeborg bei Aurich/Ostfriesland (Upende 369); am 13.2.1965 im Alter von 54 Jahren in Sandhorst bei Aurich gestorben

Jungclaussen, Dr. Werner Johannes Theodor

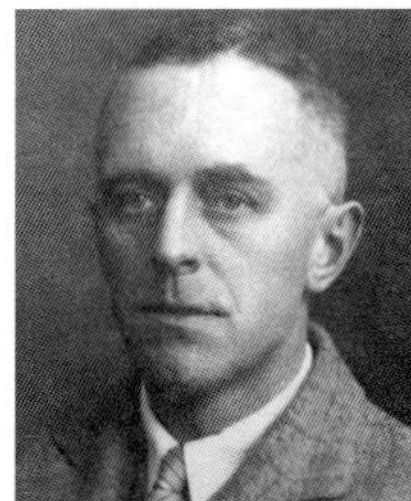

geboren am 4.2.1895 in Dhünn/Rheinprovinz; Sohn eines Pfarrers; Gymnasium, 1914 Notabitur; August 1914 bis November 1918 Kriegseinsatz; Medizinstudium in Kiel; Januar 1923 Approbation und Promotion in Kiel;[41] August 1925 bis August 1937 niedergelassener Allgemeinpraktiker in Quickborn/Holstein (Marktstraße, Kieler Straße); dort Eintritt in die NSDAP am 1.10.1932, Mitgliedsnummer 1.345.487; ab 1.6.1933 auch Mitglied der SS, Dienst als Sturmführer in der 4. SS-Standarte; daneben auch Mitglied des NSDÄB; August 1937 bis März 1944 niedergelassener Allgemeinpraktiker und Geburtshelfer in Hamburg (Wandsbeker Chaussee 243, Hagenau 31, Claudiusstraße 93); mglw. nach Ausbombung in Hamburg ab April 1944 dienstverpflichteter Ausgleichsarzt in der Praxis von → Dr. Ernst Ebeling in Bad Doberan (Adolf-Hitler-Straße 12); ab mind. 1955 wieder niedergelassener Allgemeinpraktiker in Hamburg (Rahlstedter Straße 40, Am Ohlendorffturm 45); Mai 1957 Heirat mit Hedwig Kürsten verw. Heinemann (*3.4.1893 in Edersleben bei Sangerhausen; Tochter eines Lehrers); am 22.12.1973 im Alter von 78 Jahren in Hamburg gestorben

Junge, Dr. Werner Karl Paul

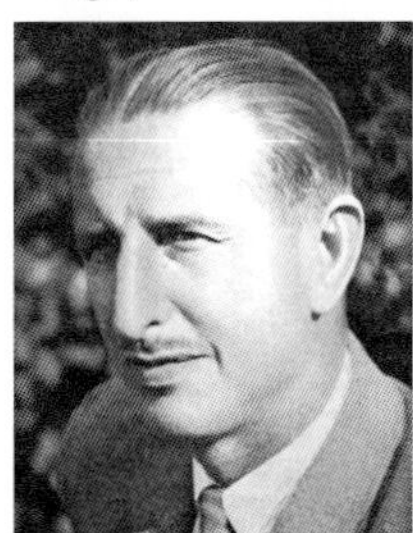

geboren am 23.12.1905 in Schwerin/Mecklenburg; Sohn eines Kaufmanns und Bankdirektors; Gymnasium in Rostock, 1924 Abitur; Medizinstudium in Freiburg, München und Rostock; 1929 oder 1930 Approbation; mind. 1930 bis 1931 Assistenzarzt am Pathologischen Institut der Universität Rostock (Gertrudenstraße, John-Brinckman-Straße 19); April 1931 Promotion in Rostock;[42] mind. 1933 Schiffsarzt; Eintritt in die NSDAP am 1.5.1933, Mitgliedsnummer 1.590.265; bis 1933 Arzt in Rostock; 1933 bis mind. 1941 Missionsarzt in Liberia, leitete dort die Missionskrankenhäuser in Bolahun und Cape Mount; Februar 1933 Heirat mit Olinda Müller (*16.1.1909 in Dresden, †15.8.1971 in Bad Reichenhall/Bayern; Tochter eines Optikers und Mechanikers), mind. zwei

40) Mit der Arbeit: Ein doppelseitiges Lymphom der Konjunktiva, Hamburg 1939.
41) Mit der Arbeit: Ein Beitrag zur Dementia praecox (MS).
42) Mit der Arbeit: Aneurysmabildung auf luischer Grundlage bei einem 19jährigen Mädchen, Dresden/Leipzig 1931.

Kinder; mind. 1943 in Gießen; 1945 bis 1951 Chefarzt an der Tbc-Versehrtenheilstätte Ströbing/Bayern; im Rahmen des Entnazifizierungsverfahrens von der Spruchkammer Moosburg im Juli 1947 als „Minderbelasteter" eingestuft, nach Berufung im Mai 1948 in „Mitläufer" geändert; 1951 bis Dezember 1970 Facharzt für Innere Krankheiten und Chefarzt an der Versorgungskuranstalt in Bad Reichenhall (Traunfeldstraße 7, Paepckestraße 14, Schillerstraße 16); spätestens 1963 zum Obermedizinalrat, spätestens 1970 zum Regierungsmedizinaldirektor ernannt; 1971 Bundesverdienstkreuz; Dezember 1971 Heirat mit Käthe Jung (*11.5.1913 in Arys/Ostpreußen); am 30.1.1974 im Alter von 68 Jahren in Bad Reichenhall gestorben

Jungenitz, Hans Wilhelm

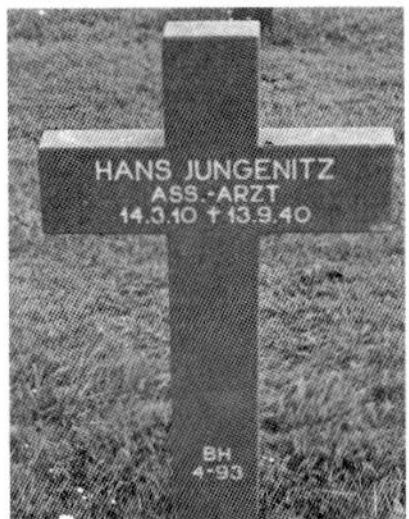

geboren am 14.3.1910 in Hamburg; Sohn eines Lehrers und Mittelschuldirektors; Gymnasium in Hamburg, 1931 Abitur; Medizinstudium in Marburg und Rostock; 1938 Approbation; Anfang 1938 bis 1939 Volontärassistent am Stadtkrankenhaus in Parchim; 1939 bis 1940 Assistenzarzt in Hamburg (Möörkenweg 50); ab 1939 Kriegseinsatz in der Wehrmacht in Parchim, mind. 1940 bei der Heeres-Sanitätsstaffel in Hamburg-Wandsbek, zuletzt als Assistenzarzt in der Sanitätsabteilung 1/30; unverheiratet; am 13.9.1940 im Alter von 30 Jahren in Den Haag/Niederlande in einer Gracht ertrunken

Junghans, Erika Caroline Meta (geb. Altvater)

geboren am 4.2.1915 in Rostock/Mecklenburg; Tochter eines Juristen, Stadtrates und Senators; Staatliche Studienanstalt in Rostock, 1934 Abitur; Medizinstudium in Rostock; Dezember 1940 Approbation; bis April 1942 Volontärassistentin an der Kinderklinik der Universität Rostock (Augustenstraße 80/82, St.-Georg-Straße 38); April 1942 Heirat mit dem Facharzt für Chirurgie Dr. Helmut Junghans (*6.5.1910 in Liegnitz/Schlesien, †21.9.1980 in Lübeck; Sohn eines Arztes), mind. ein Kind; April 1942 bis mind. 1947 ohne ärztliche Tätigkeit in Stade/Elbe (Holtermannstraße 13; Harburger Straße 10); mind. 1954 bis 1962 in Lübeck (St.-Jürgen-Ring 37, Schenkendorfstraße 41, Pferdemarkt 13); mind. 1963 bis 1980 in Bad Schwartau/Schleswig-Holstein (Am Hochkamp 12); bis 1999 in Schäftlarn bei Starnberg/Bayern (Gerhart-Hauptmann-Weg 10); am 9.4.1999 im Alter von 84 Jahren in München gestorben

Jungmann, Dr. Friedrich

geboren am 3.3.1873 in Suure-Konguta/Estland; Gymnasium, 1892 Abitur; Medizinstudium in Dorpat/Estland; dort im Dezember 1898 Approbation; mind. 1901 Assistenzarzt an der Universitätsabteilung des Stadthospitals in Dorpat (Carlowastraße 43); Promotion; Kriegseinsatz; Heirat mit Hedwig ?, ein Kind; bis mind. 1925 Arzt in Dorpat (Haus Hans Lell); nach Umsiedlung im Januar 1942 vorläufige Approbation für Deutschland; ab März 1942 Lagerarzt am Hilfskrankenhaus „Wartburg" in Graal-Müritz (Alexandrastraße 4); ab Dezember 1942 niedergelassener Arzt und Lagerarzt im von der SS betriebenen Umsiedlerlager Waldhorst (Kolumna) bei Lask/Litzmannstadt; dort im Januar 1943 endgültige Approbation für Deutschland; nach „Praxisverlegung" ab April 1944 niedergelassener Allgemeinpraktiker und Lagerarzt im Krankenrevier der Volksdeutschen Mittelstelle in Litzmannstadt (Heerstraße 227)

Kaeding, Dr. Alfred Friedrich Hermann

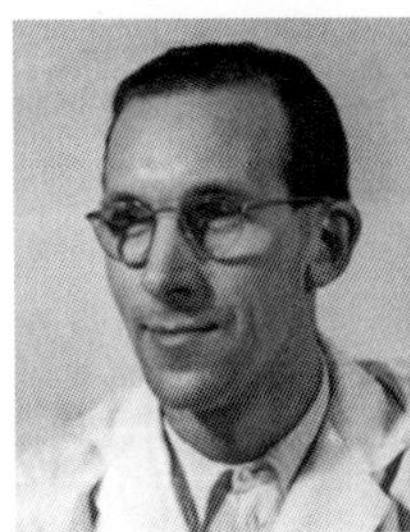

geboren am 22.11.1919 in Rostock/Mecklenburg; Sohn eines Schiffsingenieurs; Oberschule in Rostock, 1938 Abitur; nach Arbeitsdienst Medizinstudium in Rostock; dazwischen mehrmaliger Kriegseinsatz in der Wehrmacht, bis mind. April 1945 als Unterarzt in Rostock (Gerbergang 12); dort 1944 Approbation und 1945 Promotion;[1] April 1945 Heirat mit der Buchhalterin Ursula Speiser adopt. Rummelhagen (*7.2.1924 in Rostock, †29.10.1971 in Rostock; Tochter einer ledigen Mutter), mind. zwei Kinder; ab mind. Juli 1945 Pflichtassistent an der Frauenklinik der Universität Rostock (Doberaner Straße 142), bis 1947 an verschiedenen anderen Rostocker Universitätskliniken; 1947 bis 1951 Assistenzarzt, 1951 bis 1962 Oberarzt an der Medizinischen Klinik der Universität Rostock (Gertrudenplatz, Barnstorfer Weg 28); ab 1952 Facharzt für Innere Medizin; Januar 1956 Habilitation in Rostock;[2] ab 1962 Professor für Innere Medizin und Direktor der Klinik für Innere Medizin an der Universität Rostock; 1961 Verdienstmedaille der DDR; 1965 Hufeland-Medaille; 1969 Vaterländischer Verdienstorden; 1973 zum Obermedizinalrat ernannt; 1979 krankheitshalber emeritiert; am 25.11.1985 im Alter von 66 Jahren in Rostock gestorben

Kaftan, Dr. Günter Wilhelm

geboren am 11.3.1912 in Kassel/Hessen-Nassau; Sohn eines Zahnarztes; Gymnasium in Kassel, 1932 Abitur; Medizinstudium in Rostock; 1939 Approbation; ab 1939 Assistenzarzt in Neubrandenburg; ab Januar 1940 Assistenzarzt, dann stellvertretender Abteilungsdirektor am Kaiser- und Kaiserin-Friedrich-Kinderkrankenhaus in Berlin (Reinickendorfer Straße 61); August 1941 Promotion in Berlin;[3] ab Februar 1942 Kriegseinsatz in der Organisation Todt; mind. 1948 Arzt in Lüdenscheid/Westfalen (Sauerfelder Straße 28); Februar 1948 Heirat mit der kaufmännischen Angestellten Ilse Ebberg (*12.6.1907 in Lüdenscheid, †13.8.1994 in Duisburg; Tochter eines Fabrikanten), mind. ein Kind, 1960 Scheidung; mind. 1960 bis 1978 Arzt in Göttingen (Brentanoweg 2, Tegeler Weg 6); Oktober 1961 Heirat mit der kaufmännischen Angestellten Elisabeth Althaus verw./gesch. Müller-Helms (*29.9.1915 in Berlin-Wilmersdorf, †2.6.1995 in Reinhardshagen/Hessen; Tochter eines Geheimen Expedierenden Sekretärs); am 12.5.1978 im Alter von 66 Jahren in Göttingen gestorben

Kaftan, Dr. Werner Friedrich Theodor

geboren am 14.12.1905 in Kassel/Hessen-Nassau; Sohn eines Zahnarztes; Gymnasium in Kassel, 1927 Abitur; Medizinstudium in Berlin; Eintritt in die NSDAP am 1.5.1933; Oktober 1933 Approbation; Juli 1934 Promotion in Berlin;[4] mind. 1934 bis Januar 1937 Assistenzarzt an der HNO-Klinik der Universität Rostock (Doberaner Straße 137-139, Klosterbachstraße 15); April 1936 Heirat mit der Arzthelferin Ingeborg Tesch (*12.4.1910 in Kassel, †25.2.1999 in Grimma/Sachsen; Tochter eines Großkaufmanns), drei Kinder; ab Januar 1937 Arzt in Lüdenscheid/Westfalen; März 1937 bis 1962 niedergelassener Facharzt für Hals-, Nasen- und Ohrenkrankheiten in Grimma (Leipziger Straße 45 und 20); am 11.8.1962 im Alter von 56 Jahren in Bad Elster/Vogtland gestorben

Kahl, Dr. Adolf Franz Hermann

geboren am 10.12.1893 in Schwerin/Mecklenburg; Sohn eines Apothekers; Gymnasium in Schwerin, 1914 Abitur; ab August 1914 Kriegseinsatz, im Februar 1919 als Sanitäts-Vizefeldwebel aus dem Heer entlassen; Medizinstudium in München, Göttingen und Kiel; Medizinalpraktikant in Marburg und Berlin; August 1922 Approbation in Berlin; September 1922 Promotion in Kiel;[5] Dezember 1922 bis Januar 1926 aktiver Militärarzt in Stargard/Pommern und in Schwerin, zuletzt als Oberarzt; Januar 1926 bis März 1928 Assistenzarzt am Allgemeinen Krankenhaus in Lübeck; April 1928 bis September 1938 niedergelassener Allgemeinpraktiker in Schwerin (Marienplatz 4); dort ab 1934 auch nebenamtlicher HJ-Arzt; mind. 1935 bis 1937 auch nebenamtlicher Vertragsarzt bei der RAD-Einheit 4/61

1) Mit der Arbeit: Unterschiede im Verhalten normal und mesotrophisch ernährter Ratten gegenüber Chloroform (MS).
2) Mit der Arbeit: Diabeteskomplikationen. Eine klinische Studie, Stuttgart 1956.
3) Mit der Arbeit: Der Lungenabszeß und seine chirurgische Behandlung, Berlin 1941.
4) Mit der Arbeit: Die Tumoren der Nierenhüllen, Kassel 1934.
5) Mit der Arbeit: Die Ausbreitung der Diphtherie im Fürstentum Lübeck in den Jahren 1899-1919 (MS).

(Schwerin-Görries); Mai 1936 Heirat mit der späteren Heimleiterin Otti Warncke (*21.4.1913 in Neustrelitz, †19.6.1986 in Königswinter/Nordrhein-Westfalen; Tochter eines Kaufmanns); in Schwerin Eintritt in die NSDAP am 1.5.1937, Mitgliedsnummer 5.950.508; Oktober 1938 bis September 1941 Vertrauensarzt bei der Landesversicherungsanstalt in Halberstadt/Provinz Sachsen (Wernigeröder Straße 58/59); September 1941 bis Mai 1945 Kriegseinsatz in der Wehrmacht, zuletzt als Oberstabsarzt; November 1945 bis April 1946 Arzt am Hilfskrankenhaus (Isolierstation) in Schwerin-Sachsenberg; April 1946 Arzt am Ambulatorium für Geschlechtskranke in Schwerin (Severinstraße 2); Mai 1946 bis 1950 wieder niedergelassener Allgemeinpraktiker in Schwerin (Mozartstraße 18); am 8.2.1950 im Alter von 56 Jahren Suizid durch Vergiften mit Morphium, Scopolamin und Veronal in Schwerin

Kahlisch, Dr. Paul Otto Ernst

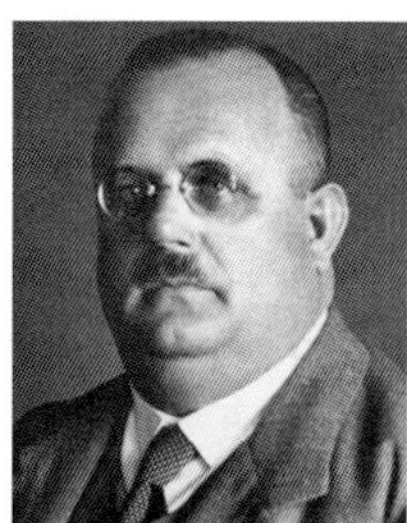

geboren am 31.7.1889 in Berlin; Sohn eines Brauers und späteren Brauereibesitzers; Gymnasium, 1908 Abitur; Medizinstudium in Berlin; dort im August 1914 Approbation; mind. 1917 Arzt in Königsberg (Borchertstraße 26); März 1917 Heirat mit der Krankenpflegerin Marie Lorenz (*6.1.1892 in Groß Engelau bei Königsberg; Tochter einer ledigen städtischen Angestellten), vier Kinder; Kriegseinsatz, mind. 1917 als landsturmpflichtiger Arzt beim Sanitätstransportkommissar in Trier; November 1918 bis 1935 niedergelassener Allgemeinpraktiker in Fürstenberg/Kurmark (Bahnhofstraße, Oderstraße 32); Dezember 1920 Promotion in Berlin;[6] Juni 1922 Kreisarztprüfung in Berlin; September 1924 Heirat mit Ilse Sack (*23.7.1892 in Güstrow, †21.1.1954 in Cottbus; Tochter eines Berufssoldaten [Hauptmann und späterer General]), vier Kinder; Eintritt in die NSDAP am 1.12.1932, Mitgliedsnummer 1.419.735; wegen Vergehens gegen § 218 StGB von Februar 1935 bis März 1936 von der Kassenpraxis ausgeschlossen; ein diesbezügliches Verfahren vor dem Obersten Parteigericht der NSDAP endete mit einer Verwarnung; März 1936 bis mind. 1946 niedergelassener Allgemeinpraktiker in Rastow bei Schwerin (Horst-Wessel-Straße 87); bis 1948 Arzt an der Lungenheilstätte Cottbus (dort auch wohnhaft); am 19.12.1948 im Alter von 59 Jahren an Lungentuberkulose und Herz-Kreislauf-Schwäche in Cottbus gestorben

Kahlstorf, Prof. Dr. Adolf Wilhelm Heinrich

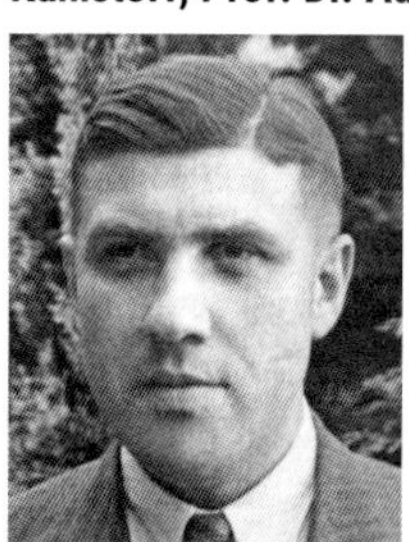

geboren am 25.4.1902 in Grabau bei Hannover; Sohn eines Versteigerers und Händlers; Realgymnasium in Uelzen, 1920 Abitur; Medizinstudium in Freiburg, Göttingen, Rostock und Berlin; Juli 1926 Approbation und Promotion in Berlin;[7] Oktober 1926 bis März 1928 Assistenzarzt am Pathologischen Institut der Universität Rostock (Gertrudenstraße); April bis Oktober 1928 Assistenzarzt an der Röntgenabteilung des Städtischen Krankenhauses in Bremen; Januar bis September 1929 Assistenzarzt an der Medizinischen Universitäts-Poliklinik in Würzburg; Oktober 1929 bis September 1930 Assistent am Röntgeninstitut der Universität Zürich/Schweiz; Oktober 1930 bis mind. 1931 wieder Assistenzarzt an der Medizinischen Universitäts-Poliklinik in Würzburg; Oktober 1931 Heirat mit Luise Hohenstein (*5.10.1907 in Rostock, †30.10.1980 in Lüneburg/Niedersachsen; Tochter eines Kaufmanns sowie späteren Buchhalters und Prokuristen), ein Kind; ab 1932 Facharzt für Innere Medizin; März 1932 Habilitation in Würzburg;[8] seitdem Privatdozent für Innere Medizin und Röntgenkunde an der Medizinischen Universitäts-Poliklinik in Würzburg (Sebastianssteig 1); dort Eintritt in die NSDAP am 1.5.1933, Mitgliedsnummer 3.439.770; ab 1934 Mitglied des NS-Dozentenbundes; Juni 1934 bis August 1936 auch Amtsleiter der NSV in der Ortsgruppe Würzburg-Nikolausberg der NSDAP;[9] 1935 bis 1936 auch kommissarischer Leiter der Medizinischen Poliklinik

6) Mit der Arbeit: Trinkwasserversorgung im Felde (MS).
7) Mit der Arbeit: Ein Beitrag zur Ätiologie und Anatomie der Chondrodystrophia fetalis, Berlin 1925.
8) Mit der Arbeit: Über eine orthodiagraphische Herzvolumenbestimmung, Leipzig 1932.
9) Der NSDAP-Ortsgruppenleiter hielt in einer politischen Beurteilung für die Gauleitung Mainfranken der NSDAP im Juli 1938 fest, Kahlstorf habe sein Amt als Ortsgruppenamtsleiter der NSV „in vorbildlicher Weise" ausgeübt; er sei „ein Mann mit gutem Charakter, guter Gesinnung" und verfüge „über ein großes Fachwissen. Weltanschaulich ist er auf der Höhe" und werde „seine Person voll und ganz für die Bewegung einsetzen".

der Universität Würzburg; ab September 1936 Oberarzt an der Städtischen Krankenanstalt in Königsberg; ab Juni 1937 Mitglied der SS; ab März 1938 ständiger Vertreter des Kreisführers und des Leiters der Führungsabteilung der Kreisstelle Königsberg-Stadt des DRK; ab Juli 1938 Mitglied des NSDÄB, Nr. 22.391; ab Oktober 1938 nichtbeamteter außerordentlicher Professor für Innere Medizin und Röntgenkunde an der Universität Königsberg (Hinterroßgraben 52); April 1939 bis mind. 1940 Leiter der Inneren Abteilung am Krankenhaus Bethanien in Stettin (Alleestraße 7); gegen den Willen der Medizinischen Fakultät der Universität Rostock und der Gaudozentenbundführung im Juli 1940 neben seiner Tätigkeit in Stettin zum außerordentlichen Professor für Innere Medizin und Röntgenkunde an der Universität Rostock ernannt,[10] jedoch kein Dienstantritt; statt dessen mind. 1940 bis 1943 Kriegseinsatz als Leitender Arzt der Inneren Abteilung am Reservelazarett II in Stettin, zuletzt im Kriegslazarett Abteilung 591; 1945 in einer britischen Entlassungsstelle registriert; ab mind. 1946 Arzt am Staatlichen Gesundheitsamt Lüneburg; dort mind. 1949 bis 1966 Chefarzt an der Inneren Abteilung des Städtischen Krankenhauses (Rote Bleiche 3, Bögelstraße 1); bis mind. 1980 in Lüneburg (Gravenhorststraße 24); am 16.2.1992 im Alter von 89 Jahren in Amelinghausen/Niedersachsen gestorben

Kahmann, Dr. Theodor Alfred

geboren am 15.9.1907 in Altenessen bei Essen/Rheinprovinz; Sohn eines Volksschullehrers und späteren Rektors; Realgymnasium in Gladbeck/Westfalen, 1928 Abitur; Medizinstudium in Münster und Innsbruck; Februar bis März 1934 Medizinalpraktikant am Hygienischen Institut der Universität Münster; ab April 1934 Sanitätsoffiziersanwärter im Reichsheer; nach halbjähriger militärischer Ausbildung im Oktober 1934 zum Unterarzt befördert und zum Standortlazarett Berlin-Tempelhof kommandiert; Approbation; Januar 1936 Promotion in Münster;[11] mind. 1937 Sanitätsoffizier und Oberarzt bei der Luftwaffe in Ludwigslust; mind. 1945 Oberstabsarzt in München (Kolberger Straße 21); Februar 1945 Heirat mit der Buchhändlerin Elga Wolz (*13.8.1925 in Würzburg), 1948 Scheidung; bis Mai 1948 in München; Mai 1948 bis März 1960 Ohrenarzt in Warendorf/Westfalen (Gerichtsfuhlke 3, Freckenhorster Straße 42, Brünebrede 47); August 1954 Heirat mit Hedwig Lenzmeier verw. Deitermann (*10.6.1921 in Dortmund, †20.6.2002 in Münster; Tochter eines Sparkassenassistenten), zwei Stiefkinder; ab März 1960 Arzt in Münster (Manfred-von-Richthofen-Straße 11, Haus-Kleve-Weg 20); am 3.9.1984 im Alter von fast 77 Jahren in Münster gestorben

Kahnert, Dr. Helma Margareta Marie

geboren 13.4.1898 in Zoppot bei Danzig/Westpreußen; Tochter eines Stadtrates; Gymnasium, 1918 Abitur; Medizinstudium in München (wohnhaft in Holzen bei Ebenhausen); Januar 1928 Approbation; ab Februar 1928 niedergelassene Ärztin am Kurheim und Kinderheim Schlichterschule in Schliersee/Bayern; September 1930 Promotion in Freiburg;[12] ab 1935 niedergelassene Allgemeinpraktikerin in Berlin-Steglitz (Herrfurthstraße 4); ab September 1938 Assistenzärztin am Schloßsanatorium Fürstenberg; ab Dezember 1940 Assistenzärztin am Carolinenstift in Neustrelitz (Georgstraße 1-6); ab April 1943 Kriegsaushilfsärztin in der Praxis von → Dr. Wilhelm Martens in Neustrelitz (Moltkestraße 1); bis 1947 niedergelassene Allgemeinpraktikerin in Frankenberg/Eder (Neustädter Straße 14); unverheiratet; am 29.9.1947 im Alter von 49 Jahren an Hirntumor, Psychose und Pneumonie in Marburg gestorben

Kahnt, Dr. Egbert Friedrich Karl

geboren am 20.1.1899 in Berlin; Sohn eines Arztes; Gymnasium in Berlin, 1916 Notabitur; ab November 1916 Kriegseinsatz bei der Kriegsmarine, im Februar 1919 als Leutnant entlassen; Medizinstudium in Berlin; 1924 Approbation und 1925 Promotion in Berlin;[13] 1924 bis 1925 Assistenzarzt an der

---

10) Beide Gremien stimmten der Umhabilitierung nur widerstrebend und mit der Maßgabe zu, daß mit Kahlstorfs Berufung keine Anrechte auf die Abhaltung von Pflichtvorlesungen verbunden seien. Grund für diese Ablehnung war zum einen die Entfernung zwischen Stettin und Rostock, die eine regelmäßige Vorlesungstätigkeit verhindern würde, zum anderen die Tatsache, daß in Rostock genügend Dozenten für Innere Medizin und Röntgenologie vorhanden wären, für die durch Kahlstorfs Tätigkeit Nachteile entstehen könnten.

11) Mit der Arbeit: Der Coli-Aerogenes-Titer in beanstandeter Milch, Quakenbrück 1935.

12) Mit der Arbeit: Ein Beitrag zur Neurektomia optico-ciliaris, München 1927.

13) Mit der Arbeit: Die Grippepandemie 1918 und der weitere Verlauf der Grippe bis zum Jahre 1924. Eine klinische Statistik (MS).

Frauenklinik der Charité in Berlin; 1925 bis 1926 Assistenzarzt an der Pathologisch-anatomischen Abteilung, 1926 bis 1930 an der Chirurgischen Abteilung des Krankenhauses Westend in Berlin (Kollatzstraße 14); spätestens 1930 Heirat mit Anneliese Gust (*12.3.1902, †1972), drei Kinder; 1930 bis 1932 Assistenzarzt an der Geburtshilflich-gynäkologischen Abteilung des Virchow-Krankenhauses in Berlin (Crusiusstraße 2); Eintritt in die NSDAP am 1.10.1931 , Mitgliedsnummer 638.052; ab mind. 1932 Facharzt für Chirurgie; ab November 1933 Mitglied der SS, Nr. 180.135, im April 1934 zum SS-Untersturmführer befördert; mind. 1935 niedergelassener Allgemeinpraktiker mit Röntgenlaboratorium in Luckau/Lausitz (Bahnhofstraße 15); ab mind. 1936 Reserveoffizier beim Sanitätsdienst der Luftwaffe; als Militärarzt ab August 1938 Sanitätsoffizier am neu errichteten Luftwaffenlazarett der Flakartillerieschule auf Wustrow bei Rerik; im September 1939 zum Stabsarzt der Luftwaffe befördert; September 1939 bis mind. April 1945 Kriegseinsatz als Chefarzt des Luftwaffenlazaretts Wustrow, zuletzt auch als Oberstarzt im Reichsministerium des Innern in Berlin; mind. 1960 bis März 1971 Facharzt in Hannover (Linzer Straße 5, Namedorfstraße 8); März 1971 bis 1984 in Kirchweyhe bzw. Uelzen/Niedersachsen (Haus Nr. 44, Kirchweyher Straße 13); am 6.10.1984 im Alter von 85 Jahren in Bad Boll/Baden-Württemberg gestorben

Kaiser, Dr. Wilhelm Gottfried Ferdinand
geboren am 7.1.1896 in Stangenberg bei Stuhm/Westpreußen; Sohn eines Oberinspektors; Gymnasium, 1915 Abitur; Medizinstudium in Greifswald; dazwischen Kriegseinsatz; Dezember 1921 Approbation und Januar 1922 Promotion in Greifswald;[14)] 1923 bis 1945 niedergelassener Allgemeinpraktiker in Tilsit/Ostpreußen (Schenkendorfplatz 11); dort Mitglied der NSDAP und des NSDÄB; Heirat, zwei Kinder; ab September 1939 Kriegseinsatz in der Wehrmacht; nach Flucht ab März 1945 notdienstverpflichteter Arzt in der Praxis von → Dr. Walter Lemcke in Ribnitz; dort auch Leiter des Hilfskrankenhauses

Kaiser, Dr. Willi Bernhard Ludwig
geboren am 1.7.1905 in Rosenheim/Bayern; Sohn eines Bauzeichners und späteren Oberinspektors; Gymnasium, 1924 Abitur; Medizinstudium in Hamburg; Oktober 1930 Approbation; ab November 1933 Mitglied der SA; mind. 1934 bis 1935 Assistenzarzt in Achern/Baden; Juni 1934 Heirat mit der Haustochter und späteren Chefarzt-Sekretärin Meta Oltmann spätere Broch, dann wieder Kaiser (*16.12.1912 in Holenweg/Elbe, †26.12.2011 in Hamburg; Tochter eines Kapitäns), mind. drei Kinder; August 1935 Promotion in Hamburg;[15)] Juni bis September 1935 niedergelassener Allgemeinpraktiker in Boizenburg; ab September 1935 praktischer Arzt in Deutschneudorf/Sachsen; Oktober 1940 bis 1953 niedergelassener Allgemeinpraktiker in Hamburg (Allee 215, Altonaer Bahnhofstraße 26, Memellandallee 22); ab November 1940 Kriegseinsatz bei der Luftwaffe; am 12.12.1953 im Alter von 48 Jahren an Einbruch des Lendenwirbelkörpers, destruierendem Knochenprozeß und Parotitis in Hamburg gestorben

Kalckstein, Elfriede Aloisia **von** (geb. Becher, spätere Ahnelt)
geboren am 15.9.1917 in Doglasgrün/Böhmen/Österreich-Ungarn; Tochter eines Lehrers; Gymnasium, 1937 Abitur; Medizinstudium; Dezember 1942 Heirat mit dem Diplom-Landwirt Hans von Kalckstein (*25.8.1905 in Wogau/Ostpreußen, †5.1.1978 in Hamburg; Sohn eines Berufssoldaten [Leutnant] und späteren Rittergutsbesitzers; Eintritt in die NSDAP am 1.2.1931, Mitgliedsnummer 466.654; ab April 1933 Mitglied der SS, Nr. 276.740, SS-Hauptsturmführer), 1956 Scheidung; August 1944 Approbation in Prag; ab Oktober 1944 dienstverpflichtete Ärztin in der Praxis von → Dr. Fritz Goede in Fürstenberg (Karlstraße 26); mind. 1953 bis April 1957 Ärztin mit eigener Firma für chemisch-pharmazeutische Präparate in Hamburg (Heußweg 33, Stückenstraße 64); April 1957 bis 1972 niedergelassene Allgemeinpraktikerin in München (Flemingstraße 20, Buschingstraße 15); Juli 1958 Heirat mit dem Juristen und Ministerialrat Dr. Walter Ahnelt (*7.3.1905 in Karlsbad/Böhmen, †12.11.1961 in München; Sohn eines Arztes); am 17.12.1972 im Alter von 55 Jahren in München gestorben

---

14) Mit der Arbeit: Die chronischen Gelenkaffektionen und ihre Behandlung mit Sanarthrit „Hellner", Greifswald 1922.
15) Mit der Arbeit: Über die Verpflanzung der Kaninchen-„Samenblasen" in die vordere Augenkammer und ihre Veränderungen durch hormonale Reize, Berlin 1935.

Kaliebe, Dr. Johannes Erich Theodor (Hans)
geboren am 24.12.1884 in Treptow/Rega/Pommern; Sohn eines Arztes und späteren Sanitätsrates; Gymnasium in Treptow, 1904 Abitur; Medizinstudium in Berlin an der Kaiser-Wilhelm-Akademie für das militärärztliche Bildungswesen; Juni 1910 Approbation und Promotion in Berlin;[16] mind. 1910 Unterarzt im Infanterie-Regiment 144 in Metz; als Sanitätsoffizier mind. 1915 bis 1916 Oberarzt in Straßburg; ab mind. 1916 Kriegseinsatz; Januar 1916 Heirat mit Elsa Wagener (*10.12.1887 in Lübeck, †16.10.1974 in Schwerin; Tochter eines Kaufmanns); Mai 1922 bis 1945 niedergelassener Internist mit Privatklinik in Kolberg/Pommern (Kaiserplatz 25, Friedrichstraße 7); ab mind. 1929 Facharzt für Innere Krankheiten; ab September 1939 Kriegseinsatz in der Wehrmacht, daneben eingeschränkte Weiterführung seiner Praxis; nach Flucht von Juli 1945 bis mind. 1964 niedergelassener Facharzt für Innere Krankheiten in Schwerin (zunächst in der Praxis von → Dr. Georg Riemschneider; Moltkestraße 89 und 115, Lübecker Straße 41); zum Sanitätsrat ernannt; am 12.6.1969 im Alter von 84 Jahren in Schwerin gestorben

Kallmann, Dr. Peter Lothar Ludwig
geboren am 8.1.1907 in Wollstein/Posen; Sohn eines Hautarztes; Gymnasium in Halle, 1927 Abitur; Medizinstudium in Halle; 1933 Eintritt in die NSDAP; November 1933 Approbation; Juli 1935 Promotion in Halle;[17] bis Dezember 1938 Arzt in Haynau/Schlesien; ab Dezember 1938 Arzt in Mecklenburg; ab April 1939 Arzt in Halle (Richard-Wagner-Straße 20); ab April 1940 dienstverpflichteter Arzt in der Praxis von Dr. Schumann in Halle (Magdeburger Straße 81); ab Oktober 1942 dienstverpflichteter Arzt in der Praxis von Dr. Ernst Nenz in Teicha bei Halle; mind. 1950 bis 1955 praktischer Arzt in Halle (Richard-Wagner-Straße 20); März 1950 Heirat mit Sabine Winternitz gesch. und spätere Bauer (*4.6.1911 in Halle, †2.6.1996 in Hannoversch Münden/Niedersachsen; Tochter eines Arztes und Universitätsprofessors), fünf Stiefkinder; 1955 „ungesetzliches Verlassen der DDR"; am 15.4.1957 im Alter von 50 Jahren in Heppenheim/Hessen gestorben

Kammer, Karl Heinz Hermann
geboren am 27.7.1910 in Dudweiler bei Saarbrücken/Rheinprovinz; Sohn eines Königlichen Bausteigers; Reformrealgymnasium in Völklingen, 1931 Abitur; Medizinstudium in Freiburg, Heidelberg, Greifswald und Rostock; als Student Eintritt in die NSDAP am 1.8.1933, Mitgliedsnummer 3.384.125; daneben auch Mitglied der SS; ab November 1936 Medizinalpraktikant am Städtischen Krankenhaus in Braunschweig und in Rostock; Februar 1938 Approbation; ab März 1938 Volontärassistent an der Hautklinik der Universität Rostock (Schröderplatz, Engelstraße 13); Dezember 1938 bis März 1939 Assistenzarzt an der Dermatologischen Abteilung des Städtischen Krankenhauses in Berlin-Britz (Böwedamm 32-46); März 1939 Heirat mit der Krankenschwester Ursula Szyszynski spätere Fortun (*19.6.1914 in Rathenow/Brandenburg, †29.8.2010 in Rathenow; Tochter eines Berufssoldaten [Trompeter-Sergeant] und späteren Gerichtsvollziehers), 1949 Scheidung; ab April 1939 Hilfsarzt am Städtischen Krankenhaus in Berlin-Britz und nebenamtlicher Mitarbeiter in einer Beratungsstelle für Geschlechtskrankheiten in Berlin (Chausseestraße 111); September 1939 bis mind. März 1945 Kriegseinsatz in der Wehrmacht an der Front; mind. 1950 Facharzt für Hautkrankheiten in Völklingen/Saarland (Poststraße 23); August 1950 Heirat mit der Sekretärin Erna Dhonau (*9.7.1912 in Völklingen, †9.11.1970 in Dillingen/Saar; Tochter eines Elektromonteurs); bis 1987 in Saarbrücken (Königsberger Straße 43); am 24.4.1987 im Alter von 76 Jahren in Saarbrücken gestorben

Kampf, Dr. Hans Walter
geboren am 6.1.1909 in Delitzsch/Provinz Sachsen; Sohn eines Werkmeisters und späteren Zigarrenfabrikanten; Gymnasium, 1928 Abitur; Medizinstudium in Halle; als Student im Februar 1931 Eintritt in die NSDAP; Dezember 1934 Approbation und Januar 1935 Promotion in Halle;[18] 1934 bis Anfang 1937 zunächst Volontärassistent, dann Assistenzarzt am Städtischen Krankenhaus in Wiesbaden; Februar bis April 1937 Assistenzarzt in Mecklenburg; ab Oktober 1937 Volontärassistent an

16) Mit der Arbeit: Über doppelseitige Quadricepsruptur, Berlin 1910.
17) Mit der Arbeit: Über die Kindersterblichkeit vor, während und nach der Geburt, Halle 1935.
18) Mit der Arbeit: Der Glykogengehalt des Meerschweinchenherzens nach Einwirkung von Diphtherietoxin, Halle 1933.

der Universitäts-Frauenklinik in Berlin (Artilleriestraße 18); ab März 1938 Assistenzarzt in der Praxis von Dr. Adolf Buttermann in Berlin (Friedrichstraße 3); ab Oktober 1938 praktischer Arzt in Schönebeck/Elbe (Bahnhofstraße 4); Dezember 1938 Heirat mit der Kindergärtnerin Ruth Kamieth (*15.4.1915 in Stendal/Altmark, †16.6.1989 in Magdeburg; Tochter eines Rechtsanwalts und Notars), mind. zwei Kinder; September 1939 bis März 1943 Kriegseinsatz bei der Kriegsmarine; bis 1985 in Schönebeck (Leninstraße 108); am 24.7.1985 im Alter von 76 Jahren in Schönebeck gestorben

Kantzenbach, Dr. Walter M.
geboren am 16.7.1907 in Rentschkau/Westpreußen; Sohn eines Pastors; Gymnasium in Neuruppin, 1928 Abitur; Medizinstudium in Rostock; Eintritt in die NSDAP am 17.9.1931; September 1936 Approbation; 1936 bis 1938 Volontärassistent an der Medizinischen Klinik der Universität Rostock (Schröderplatz); Januar 1938 Promotion in Rostock;[19] 1938 Landassistent bei Sanitätsrat Dr. Essen in Dornum/Niedersachsen; ab November 1938 praktischer Arzt in Meyenburg/Prignitz (Kurze Straße 6); Heirat; mglw. Kriegseinsatz; am 1.11.1939 im Alter von 32 Jahren gestorben/gefallen

Kapitz, Dr. Otto Hans

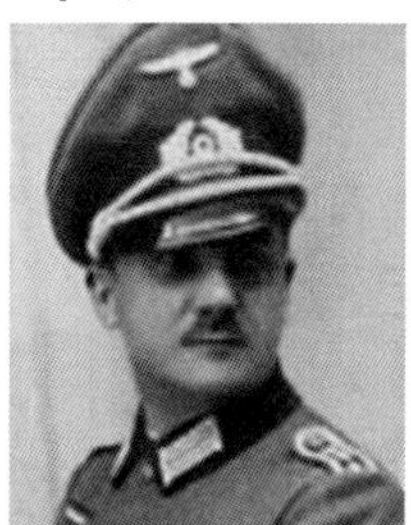

geboren am 11.9.1912 in Freiburg/Baden; Sohn eines Predigers; Gymnasium, 1933 Abitur; Medizinstudium in Kiel; Medizinalpraktikant an der Inneren Abteilung des Krankenhauses in Stralsund; September 1939 Approbation in Berlin; September 1939 Promotion in Kiel;[20] September bis Oktober 1939 Volontärassistent am Städtischen Krankenhaus in Stralsund; ab Oktober 1939 Pflichtassistent in der Praxis von → Dr. Otto Witte in Woldegk; im Oktober 1940 zur Wehrmacht eingezogen, dann Kriegseinsatz als Arzt in einer Sanitätseinheit an der Ostfront; April 1945 Heirat mit der Arzthelferin und späteren Wäschebeschließerin Magdalena Frühschütz spätere Fackler (*20.11.1922 in Steingaden/Bayern, †19.8.1978 in Kaufbeuren/Bayern; Tochter eines Forstarbeiters), mind. sechs Kinder, 1967 Scheidung; bis mind. Sommer 1945 praktischer Arzt in Woldegk (Krumme Straße 17); 1945 bis mind. 1946 niedergelassener Allgemeinpraktiker und Geburtshelfer in Rostock (Scharnhorststraße 5, Friedrich-Franz-Straße 80); mind. 1949 bis 1950 Arzt am adventistischen Kurhaus Wittelsbach in Bad Aibling/Bayern (Rosenheimer Straße 47); 1950 Auswanderung nach Kanada; 1950 bis 1955 Arzt am adventistischen Krankenhaus in Toronto/Kanada; ab 1951 Arzt für Naturheilverfahren, ab 1952 Arzt für Homöopathie; 1955 Rückkehr nach Deutschland; 1955 bis 1958 niedergelassener Allgemeinpraktiker und Arzt für Naturheilverfahren in Schongau/Bayern (Löwenstraße 16; wohnhaft in Peiting/Bayern, Raiffeisenweg 5, dann in Hohenpeißenberg/Bayern, Bahnhofstraße 71, Frühlingstraße 3); März 1958 bis 1972 niedergelassener Allgemeinpraktiker und Geburtshelfer sowie Arzt für Naturheilverfahren in Schwabmünchen/Bayern (Fuggerstraße 5); Mai 1968 Heirat mit seiner Praxismitarbeiterin Anna Langfritz (*6.10.1930 in Schaching/Bayern), zwei weitere Kinder; bis 1974 in Schwabegg bei Schwabmünchen (Hauptstraße 40); am 13.8.1974 im Alter von fast 62 Jahren nach langer Krankheit in Augsburg gestorben

Kappenberg, Dr. Johanna Gertrud Melanie (geb. Lehmann)
geboren am 16.9.1911 in Luckau/Brandenburg; Tochter eines Bäckermeisters; Realgymnasium in Luckau, 1931 Abitur; Medizinstudium in Berlin, Freiburg und Rostock; 1937 Approbation; 1937 Volontärassistentin an der Chirurgischen Klinik der Universität Rostock (Maßmannstraße 35); ab Oktober 1937 Volontärassistentin an der Kinderheilanstalt Hannover, ab Januar 1938 am Stadtkrankenhaus in Kassel; Mai 1938 Promotion in Rostock;[21] ab Dezember 1938 Arztvertreterin der Praxis von Dr. Anna Nebel in Ettlingen/Baden (Schöllbronner Straße 15); Mitglied der NS-Frauenschaft; ab Anfang 1939 Ärztin in Erfurt (Preßburger Straße 85); Februar 1939 Heirat mit dem Facharzt für Orthopädie Dr. Walter Kappenberg (*2.4.1911 in Hannover, †14.6.1998 in Celle/Niedersachsen; Sohn eines Oberpostsekretärs), mind. ein Kind, 1947 Scheidung; ab April 1939 ohne ärztliche Tätigkeit in Erfurt

19) Mit der Arbeit: Zur Kenntnis der Reichardt'schen Hirnschwellung, Düsseldorf 1937.
20) Mit der Arbeit: Nierenfunktionsprüfung bei Uliron, Berlin 1939.
21) Mit der Arbeit: Über rektale Digilanid-Behandlung von Herzkranken, Leipzig 1938.

(Pfalzburger Straße 20); mind. 1948 bis 1962 Ärztin in Erfurt (Trommsendorffstraße 5); 1962 bis Juli 1980 in Neuruppin/Brandenburg; Juli 1980 Übersiedlung in die Bundesrepublik; Juli 1980 bis 1995 in Nußloch/Baden-Württemberg (Heidelberger Straße 6); am 6.5.1995 im Alter von 83 Jahren in Heidelberg gestorben

Kardel, Dr. Dr. Wilhelm August Friedrich
geboren am 23.4.1906 in Tondern/Schleswig; Sohn eines Lehrers und Schulrektors; Realschule in Tondern; 1921 bis 1930 „im praktischen Berufsleben"; 1931 Abitur an der Staatlichen Studienanstalt in Kopenhagen; Medizinstudium in Kopenhagen, Aarhus, Berlin und Rostock; März 1940 Zahnarztprüfung in Rostock; dort im August 1940 Promotion zum Dr. med. dent.[22] und im Juli 1941 Promotion zum Dr. med.;[23] Oktober 1941 Approbation; ab Juli 1943 Assistenzarzt an der Chirurgischen Klinik der Universität Rostock (Maßmannstraße 35)

Kasper, John
geboren am 22.2.1898 in Worcester/USA; Gymnasium, Abitur; Medizinstudium; November 1927 Approbation in Petrograd/Rußland; Heirat, ein Kind; ab Januar 1945 dienstverpflichteter Hilfskassenarzt in der Praxis von Dr. Hans-Jürgen Sommer in Rummelsburg/Pommern (Zillmerstraße 1); als Umsiedlerarzt ab März 1945 Arztvertreter in der Praxis des erkrankten → Dr. Georg Wilbrandt in Kröpelin

Kaufmann, Dr. Heinrich (Heinz)
geboren am 14.3.1906 in Arolsen/Hessen-Nassau; Sohn eines Maurermeisters und späteren Bauunternehmers; Oberrealschule in Butzbach, 1927 Abitur; Medizinstudium in Würzburg, Göttingen, Frankfurt/Main, Marburg, München und Rostock; April 1937 Heirat mit Auguste Georges (*25.9.1913 in Kassel, †1.2.2013 in Bodenwerder/Niedersachsen; Tochter eines Briefträgers), ein Kind; Eintritt in die NSDAP am 1.5.1933; Oktober 1937 Approbation in Berlin; Dezember 1937 Promotion in München;[24] ab 1937 Assistenzarzt an der Heilstätte Buchwald-Hohenwiese/Schlesien; Dezember 1938 bis 1939 Hilfsarzt an der Tbc-Abteilung des Städtischen Gesundheitsamtes Stuttgart (Am Kräherwald 311); ab März 1939 Arzt in Mecklenburg; ab November 1939 dienstverpflichteter Arzt in der Praxis von Dr. Heinrich Günther in Nentershausen, ab Januar 1940 in der Praxis von Dr. Kurt Bleckmann in Trendelburg, ab Februar 1940 in der Praxis von Dr. Constant Wähler in Großalmerode, ab September 1940 in der Praxis von Dr. Georg Becker in Kassel (Gartenstraße 20) (alles Hessen); bis 1995 in Arolsen-Helsen; am 28.7.1995 im Alter von 89 Jahren in Arolsen gestorben

Kaulbach, Dr. Georg Helmut Reinhold
geboren am 22.11.1906 in Putbus/Rügen/Pommern; Sohn eines Oberlehrers und späteren Gymnasialprofessors; Gymnasium in Putbus, 1928 Abitur; Medizinstudium in Wien, Göttingen, Graz, Düsseldorf und Rostock; September 1936 Approbation in Schwerin; Mai 1937 Promotion in Rostock;[25] ab 1937 Arztvertreter in der Praxis von Dr. Karl Meinshausen in Niedermarschacht bei Winsen/Luhe; ab 1938 Assistenzarzt in Rostock (Dethardingstraße 43); ab Mai 1939 Assistenzarzt am Beobachtungskrankenhaus/Tbc-Genesungsheim Schwerin-Lankow (Lankower Straße 11-15); anschließend bis 1944 wieder Arzt in Rostock (Dethardingstraße 43); dazwischen ab September 1939 Kriegseinsatz in der Wehrmacht, mind. 1944 als Oberarzt; unverheiratet; am 24.12.1944 im Alter von 38 Jahren in Gerolstein/Eifel gefallen

Kaulin, Dr. Walter
geboren am 20.9.1901 in Dorpat/Estland; Deutsches Gymnasium in Dorpat, 1922 Abitur; Medizinstudium; Juli 1930 Approbation in Dorpat; Promotion; Dezember 1931 Heirat; nach Übersiedlung nach Deutschland von März 1941 bis mind. 1946 Assistenzarzt am Stadtkrankenhaus in Schwerin (dort

---

22) Mit der Arbeit: Beitrag zur Kasuistik und näheren Kenntnis der Papillome (Langhans) der Schilddrüse, Rostock 1940.
23) Mit der Arbeit: Zur Frage des Ulcus an der großen Magencurvatur, Rostock 1941.
24) Mit der Arbeit: Zur korrigierten Transposition der großen Gefäße an Hand eines Falles mit hohem Lebensalter, Düsseldorf 1936.
25) Mit der Arbeit: Ein weiterer Beitrag zur Kenntnis der malignen Phäochromozytome, Jena 1937.

auch wohnhaft: Graf-Heinrich-Straße/Werderstraße 30); Juni 1942 Approbation für Deutschland und Einbürgerung; Februar 1945 Heirat mit der technischen Assistentin Käthe von der Heyde (*11.12.1909 in Hamburg, †7.6.1985 in Garmisch-Partenkirchen/Bayern; Tochter eines Telegraphen-Inspektors), zwei Kinder; 1947 bis 1967 Chefarzt an der Chirurgischen Abteilung des Krankenhauses in Waren (Gerhart-Hauptmann-Allee 15); dort von 1947 bis 1966 auch Ärztlicher Direktor und Krankenhausleiter; zum Sanitätsrat ernannt; am 22.2.1984 im Alter von 82 Jahren in Waren gestorben

Kauls-Zagelow, Dr. Hertha Grethe Dora (geb. Zagelow)

geboren am 8.1.1899 in Kolberg/Pommern; Tochter eines Kaufmanns; Gymnasium, 1918 Abitur; Medizinstudium in Kiel; Juni 1924 Approbation; Januar 1925 Promotion in Kiel;[26] 1924 bis mind. 1928 Assistenzärztin in Stettin (Kaiser-Wilhelm-Straße 21 und 20); August 1928 Heirat mit dem praktischen Arzt Dr. Carl Kauls (*7.8.1900 in Linden bei Hannover, †26.2.1970 in Hannover; Sohn eines Kontoristen und späteren Kaufmanns), 1940 Scheidung; November 1929 bis mind. 1940 niedergelassene Allgemeinpraktikerin in Stettin (Friedrich-Karl-Straße 9, Pölitzer Straße 103); daneben auch Schulärztin in Stettin; Mitglied der NSDAP, der NS-Frauenschaft und des NSDÄB; nach Flucht ab Frühjahr 1945 Ärztin am Hilfskrankenhaus in Wismar (Mädchen-Volksschule); Juli 1945 Flucht aus Wismar; ab 1945 Ärztin in Hannover (Geibelstraße 39, Hildesheimer Straße 176 und 103, Elkartallee 6); am 2.3.1988 im Alter von 89 Jahren in Hannover gestorben

Kausch, Dr. Karl Martin

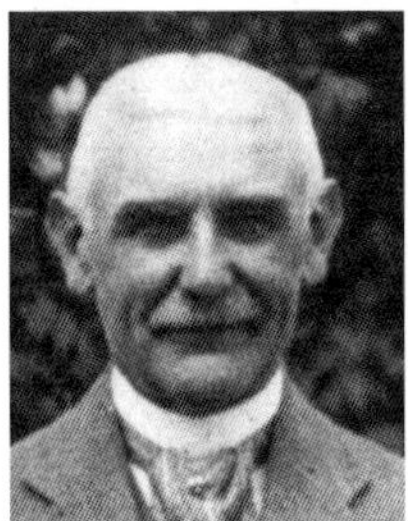

geboren am 10.11.1866 in Pasewalk/Pommern; Sohn eines Ackerbürgers; Gymnasium in Berlin, 1885 Abitur; als Einjährig-Freiwilliger von April bis Oktober 1886 Militärdienst im 5. Pommerschen Infanterie-Regiment 42; Medizinstudium in Greifswald, München und Rostock; Februar 1891 Approbation in Rostock; als Einjährig-Freiwilliger von August 1891 bis Mai 1892 zweiter Teil des Militärdienstes als Unterarzt bzw. Assistenzarzt in bayrischen Regimentern; Februar 1892 Promotion in Würzburg;[27] 1892 bis 1899 niedergelassener Allgemeinpraktiker in Pasewalk; dort ab 1898 auch Kreisarzt; November 1895 Heirat mit Friederike Pohl (*15.12.1875 in Berlin, †30.12.1953 in Feldberg; Tochter eines Kaufmanns), drei Kinder; April 1899 bis 1933 niedergelassener Allgemeinpraktiker in Feldberg (Villa Kausch, Kastanienallee 3); dort auch Besitzer der Wasserheilanstalt; 1914 zum Sanitätsrat ernannt; August 1914 bis 1918 Kriegseinsatz in bayerischen Infanterie-Regimentern und Lazarettabteilungen an der West- und Ostfront, zunächst als Oberarzt, 1915 zum Stabsarzt befördert, zuletzt als Oberstabsarzt; Mitglied des ärztlichen Ehrengerichts Neustrelitz; am 11.12.1933 im Alter von 67 Jahren an einer Embolie in Neustrelitz gestorben[28]

Keding, Dr. Max Karl Fritz

geboren am 2.5.1914 in Kogel bei Zarrentin/Mecklenburg; Sohn eines Oberförsters; Gymnasium, 1932 Abitur; Medizinstudium in München; ab 1937 Medizinalpraktikant in Rostock; August 1938 Approbation; ab September 1939 Kriegseinsatz als Unterarzt in der Wehrmacht; November 1939 Promotion in München;[29] ab März 1940 Volontärassistent an der Medizinischen Klinik der Universität Rostock (Schröderplatz); Juni 1949 Heirat mit Maria Roth (*20.2.1922 in Münstereifel/Rheinprovinz, †19.9.1997 in Wiesbaden; Tochter eines Lederfabrikanten), ein Kind; ab mind. 1952 niedergelassener Allgemeinpraktiker in Wiesbaden (Langgasse 31, Taunusstraße 63); am 23.12.1985 im Alter von 71 Jahren in Wiesbaden gestorben

---

26) Mit der Arbeit: Besonderheiten bei einem Fall von Metastasen nach Mammacarcinom, o.O. 1923.

27) Mit der Arbeit: Über Pachydermia laryngis. Aus dem Ambulatorium für Nasen-, Rachen- und Kehlkopfkranke von Privatdocent Dr. Seifert in Würzburg, Würzburg 1892.

28) In einem Nachruf der Bezirksstelle Neubrandenburg der Kassenärztlichen Vereinigung Deutschlands und des Südostmecklenburgischen Ärztevereins hieß es: „Kausch war ein aufrechter, wackerer Streiter für ärztliche Ehre und Standesvertretung, der sich eifrig am Vereinsleben betätigte. Sein gerades, frisches Wesen erweckte Vertrauen und Zuneigung seiner Kollegen. ... Ein ehrlich empfindender, offener, deutscher Mann, ein standesgetreuer Kollege ist von uns gegangen, dem wir ein treues, dankbares Gedenken bewahren werden. Ehre seinem Andenken!"

29) Mit der Arbeit: 40 Jahre Röntgenstrahlen. Die Bedeutung der Röntgenstrahlen für die Medizin, Speyer 1938.

Keding, Dr. Wilhelm Ludwig Karl

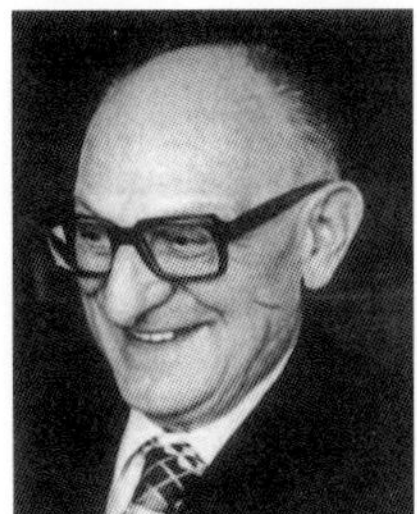

geboren am 3.3.1901 in Greifswald/Pommern; Sohn eines Restaurateurs und späteren Hotelbesitzers; Gymnasium in Stettin, 1921 Abitur; Medizinstudium in Greifswald und Hamburg; Juli 1927 Approbation in Berlin; August 1927 Promotion in Greifswald;[30] Juli 1927 bis Oktober 1928 praktischer Arzt in Ratzeburg/Schleswig-Holstein; Oktober 1928 bis März 1953 niedergelassener Allgemeinpraktiker in Schönberg (Lübecker Chaussee 29, Lübecker Straße 11); Januar 1929 Heirat mit Else Albrecht (*29.10.1903 in Hagenow, †21.9.1992 in Boppard/Rheinland-Pfalz; Tochter eines Gärtners und späteren Gärtnereibesitzers), zwei Kinder; bis Februar 1934 Leiter des Amtes der NSV in der Kreisleitung Grevesmühlen/Schönberg der NSDAP; ab 1936 auch nebenamtlicher Arzt im Hilfswerk „Mutter und Kind" der NSV in Schönberg; ab September 1939 Kriegseinsatz in der Wehrmacht; ab mind. August 1945 auch Leitender Arzt am Kreiskrankenhaus in Schönberg; März 1953 Übersiedlung nach Westberlin (Zitadellenweg 25), dann in die Bundesrepublik; bis April 1953 im Flüchtlingslager Gießen; ab April 1953 in Wiesbaden (Mainzer Straße 69); dort von 1953 bis mind. 1969 niedergelassener Allgemeinpraktiker und Geburtshelfer (Häherweg 5, Gehner Weg 13, Sperberweg 9, Paul-Gerhardt-Straße 29); am 10.3.1984 im Alter von 83 Jahren in Wiesbaden gestorben

Keerd, Dr. Alfred Theodor Alexander

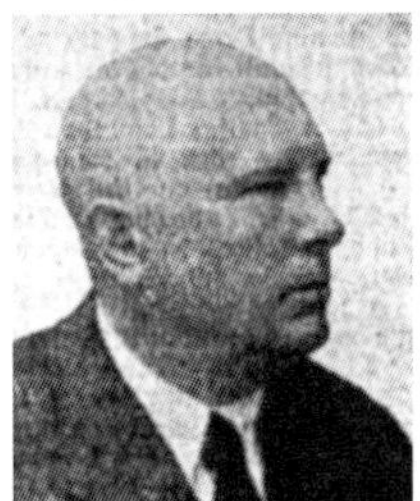

geboren am 25.6.1885 in Dorpat/Estland; Sohn eines Händlers; Gymnasium in Dorpat, 1906 Abitur; zunächst Jurastudium, dann Medizinstudium; April 1913 Approbation in Dorpat; Promotion; 1913 bis 1914 Assistenzarzt an der Klinik für Innere Medizin in Dorpat; ab 1914 Armen- und Fabrikarzt in Reval/Estland; spätestens 1915 Heirat mit Margarethe Kolk (*20.5.1885 in Dorpat), ein Kind, 1918 Scheidung; bis 1921 Arzt an der Militärklinik in Reval; mind. 1923 bis Februar 1941 niedergelassener Arzt für Innere und Infektionskrankheiten in Reval (Alte Poststraße 7); Dezember 1938 Heirat mit Martha Ziehr (*16.1.1890 in Dorpat; Tochter eines Metzgers); ab Juli 1940 Facharzt für Innere Krankheiten; nach Übersiedlung nach Deutschland durch die Mecklenburgische Ärztekammer im Juni 1941 als Hilfskassenarzt in der Praxis des eingezogenen → Dr. Karl Hartmann in Neubrandenburg eingesetzt (Treptower Straße 11, An der Linde 1, Markt 14); April 1942 Approbation für Deutschland; ab mind. Frühjahr 1945 Hilfskassenarzt in Kothendorf bei Schwerin; Juni 1945 Flucht aus Kothendorf; ab mind. 1950 niedergelassener Allgemeinpraktiker in Hannover (Bütersworthstraße 21); am 19.3.1959 im Alter von 73 Jahren in Hannover gestorben

Keeser, Prof. Dr. Eduard Theodor

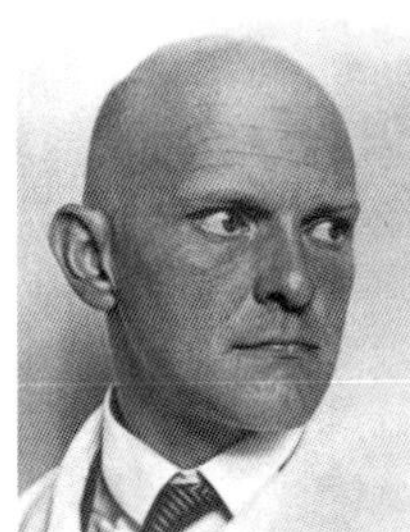

geboren am 27.6.1892 in Elberfeld/Rheinprovinz; Sohn eines Pfarrers; Gymnasien in Elberfeld und Düsseldorf, 1911 Abitur; Medizinstudium in Tübingen und Bonn sowie in Berlin an der Kaiser-Wilhelm-Akademie für das militärärztliche Bildungswesen; als Einjährig-Freiwilliger dazwischen von April bis September 1911 und von April bis September 1912 Militärdienst im Infanterie-Regiment 160; August 1914 bis September 1918 Kriegseinsatz als Feldunterarzt in der Kriegslazarett-Abteilung II des Garde-Reserve-Corps, als Adjutant beim Gouvernements-Arzt in Warschau, in der Heeres-Gasschule, zuletzt im Feldlazarett 287 der I. Armee, EK II; Weiterführung des Medizinstudiums in Berlin; Juli 1919 Approbation; Juli 1919 bis März 1921 Volontärassistent, April 1921 bis Dezember 1922 außerplanmäßiger Assistent an der I. Medizinischen Klinik der Universität Berlin/Charité (Tiergartenstraße 6); daneben Forschungstätigkeit am Physiologischen Institut der Universität Berlin und am Kaiser-Wilhelm-Institut für physikalische Chemie und Elektrochemie; März 1920 Promotion in Berlin;[31] März 1922 Heirat mit der Ärztin → Dr. Irmgard Keeser geb. Homey-

30) Mit der Arbeit: Ersatzmethoden für die intravenöse Einspritzung in die Armvenen, ihre Anwendungsform und Anwendungsbreite, Greifswald 1927.

31) Mit der Arbeit: Über die Pharmakodynamik des Jods mit Untersuchungen über Monojoddihydroxypropan (Alival)

er; Januar 1923 bis September 1927 Assistenzarzt am Pharmakologischen Institut der Universität Berlin; daneben von Juli bis Oktober 1927 auch Leiter der Privatstation der I. Medizinischen Universitätsklinik/Charité in Berlin; dort im Dezember 1927 Habilitation für Pharmakologie; November 1927 bis April 1928 wissenschaftlicher Angestellter, Mai 1928 bis März 1930 Regierungsrat an der Pharmakologischen Abteilung des Reichsgesundheitsamtes in Berlin (Boothstraße 23); daneben ab 1929 Privatdozent für Pharmakologie an der Universität und an der Technischen Hochschule Berlin; ab April 1930 außerordentlicher Professor mit der Amtsbezeichnung und den akademischen Rechten eines ordentlichen Professors sowie Direktor des Pharmakologischen Instituts der Universität Rostock (Gertrudenstraße, Kaiser-Wilhelm-Straße 29); dort im April 1933 zum ordentlichen Professor für Pharmakologie und Pharmakognosie ernannt; ab November 1933 Professor für Pharmakologie und Toxikologie sowie Direktor des Pharmakologischen Instituts der Universität Hamburg; November 1933 Mitunterzeichner des „Bekenntnisses der Professoren an den deutschen Hochschulen zu Adolf Hitler und dem nationalsozialistischen Staat"; 1934 bis 1938 und 1940 bis 1941 Dekan der Medizinischen Fakultät der Universität Hamburg (Agnesstraße 32, Innocentiastraße 18); dort Eintritt in die NSDAP am 1.5.1937, Mitgliedsnummer 4.484.622; ab September 1939 Kriegseinsatz als Fachmann für chemische Kampfstoffe;[32] ab Oktober 1940 auch Mitglied des Senats der Kolonialärztlichen Akademie der NSDAP in Hamburg; Mai 1941 bis Juni 1945 Rektor der Universität Hamburg (Innocentiastraße 38); Juli 1942 Heirat mit der Lektorin Ilse Kissel (*14.7.1908 in Königsberg, †18.3.1981 in Hamburg; Tochter eines Postdirektors), mind. ein Kind; im Juni 1945 von der britischen Militärregierung entlassen; April 1946 bis 1956 wieder ordentlicher Professor für Pharmakologie und Direktor des Pharmakologischen Instituts der Universität Hamburg (Isestraße 53, Bebelallee 153); am 29.1.1956 im Alter von 63 Jahren an einem Lymphosarkom in Hamburg gestorben

Keeser, Dr. Irmgard Anna Viktoria (geb. Homeyer)
geboren am 22.2.1897 in Berlin; Tochter eines Rechtsanwalts, Notars und Justizrates; Gymnasium in Berlin, 1918 Abitur; Medizinstudium in Berlin (Boothstraße 23); März 1922 Heirat mit dem Arzt → Dr. Eduard Keeser; Approbation; Februar 1926 Promotion in Berlin;[33] mind. 1931 Assistenzärztin am Pharmakologischen Institut der Universität Rostock (Gertrudenstraße, Kaiser-Wilhelm-Straße 29); bis mind. 1933 in Rostock; bis 1936 niedergelassene Allgemeinpraktikerin in Hamburg (Agnesstraße 32); am 4.3.1936 im Alter von 39 Jahren Suizid durch Vergiften mit Schlafmittel in Berlin

Kegel, Dr. Ernst Carl Albert
geboren am 17.8.1885 in Berlin; Sohn eines Maurermeisters; Realgymnasium in (Berlin-)Charlottenburg, 1903 Abitur; Medizinstudium in Berlin und München; März 1910 Approbation und Promotion in Leipzig;[34] ab 1910 Arzt in Berlin; bis 1918 Kriegseinsatz in einer bayerischen Kavallerie-Division als Assistenzarzt in Polen; mind. 1925 Oberarzt in Berlin (Sophie-Charlotten-Straße 116); Oktober 1927 bis 1945 niedergelassener Facharzt für Frauenheilkunde (gemeinsame Praxis mit seiner Ehefrau) in Prenzlau/Brandenburg (Lessingstraße 5); 1927 bis 1945 auch Chefarzt am Krankenhaus in Prenzlau; Mai 1928 Heirat mit der Ärztin → Dr. Hanna Kegel geb. Bornhagen, zwei Kinder; Eintritt in die NSDAP am 1.4.1936, Mitgliedsnummer 3.757.318; nach Flucht aus Prenzlau ab mind. Frühjahr 1945 Facharzt für Frauenkrankheiten und Geburtshilfe in Crivitz; mind. 1952 bis 1962 wieder niedergelassener Facharzt für Frauenheilkunde (mind. 1958 bis 1962 gemeinsame Praxis mit seiner Ehefrau) in Prenzlau (Grabowstraße 30); 1952 bis 1965 auch Leiter des Entbindungsheims am Uckerwiek in Prenzlau; dort bis 1967 im Ruhestand (Grabowstraße 30); am 7.5.1967 im Alter von 81 Jahren in Buchholz in der Nordheide/Niedersachsen gestorben

Kegel, Dr. Hanna Anna Louise (geb. Bornhagen)
geboren am 21.12.1896 in (Berlin-)Köpenick; Tochter eines Königlichen Amtsrichters; Gymnasium, 1916 Abitur; Medizinstudium in Berlin; Juli 1923 Approbation; November 1923 Promotion in Ber-

---

und Rizinstearolsäuredijodid (Dijodyl), Berlin 1921.

32) Ab 1940 vom Reichsforschungsrat geförderte Forschungsarbeiten über „die Giftwirkung von Sprengstoffen", ab 1942 Untersuchungen über die „Einwirkungen moderner Sprengstoffe auf den Menschen".

33) Mit der Arbeit: Untersuchungen über die pharmakologische Wirkung des Germaniums (MS).

34) Mit der Arbeit: Erblindung nach Erysipelas faciei, Leipzig 1910.

lin;[35] mind. 1925 bis 1928 Hilfsassistenzärztin bzw. Assistenzärztin in Berlin (Sophie-Charlotten-Straße 116); Mai 1928 Heirat mit dem Arzt → Dr. Ernst Kegel, zwei Kinder; 1930 bis 1945 niedergelassene Fachärztin für Frauenheilkunde (gemeinsame Praxis mit ihrem Ehemann) in Prenzlau (Lessingstraße 5); nach Flucht ab mind. Frühjahr 1945 Fachärztin für Frauenkrankheiten und Geburtshilfe in Crivitz; ab mind. 1952 wieder in Prenzlau; mind. 1958 bis 1962 wieder niedergelassene Fachärztin für Frauenheilkunde (gemeinsame Praxis mit ihrem Ehemann) in Prenzlau (Grabowstraße 30); am 4.8.1968 im Alter von 71 Jahren in Prenzlau gestorben

Keil, Dr. Annelies

geboren am 6.12.1908 in Lübeck; Tochter eines Buchdruckereifaktors; Staatliche Studienanstalt in Lübeck, 1928 Abitur; Medizinstudium in Göttingen, Tübingen, Hamburg und Jena; als Studentin Eintritt in die NSDAP am 1.5.1933, Mitgliedsnummer 2.811.506; Medizinalpraktikantin am Allgemeinen Krankenhaus in Lübeck; April 1936 Approbation; April bis November 1936 Volontärassistentin am Allgemeinen Krankenhaus in Lübeck; Januar 1937 bis Oktober 1938 außerplanmäßige Volontärassistentin an der Chirurgischen Klinik der Universität Rostock (Maßmannstraße 35, Memeler Straße 10); Oktober 1938 bis Februar 1939 Volontärassistentin an der Chirurgischen Abteilung des Städtischen Krankenhauses in Güstrow (Adolf-Hitler-Straße 18); ab Mai 1939 wieder Volontärassistentin an der Chirurgischen Klinik der Universität Rostock; September 1939 Promotion in Rostock;[36] ab September 1939 Hilfskassenärztin bei Dr. Georg Raeschke in Mühlhausen/Thüringen (Böhntalsweg 109), ab Dezember 1940 bei Dr. Otto Nuding in Erfurt (Horst-Wessel-Straße 136); ab Februar 1942 Assistenzärztin am Krankenhaus/Diakonissenanstalt „Alten Eichen" in Hamburg-Stellingen (Voerdemannsweg 19); ab September 1943 Assistenzärztin am Allgemeinen Krankenhaus in Hamburg-Bergedorf; mind. 1953 bis 1976 niedergelassene Allgemeinpraktikerin in Lübeck (Blanckstraße 17); unverheiratet; am 6.5.1976 im Alter von 67 Jahren in Bad Schwartau/Schleswig-Holstein gestorben

Keining, Prof. Dr. Egon

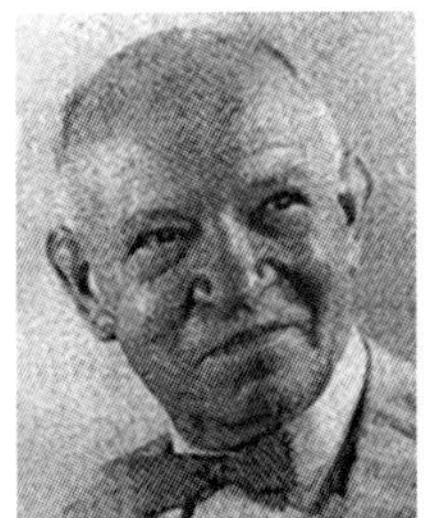

geboren am 23.11.1892 in Soest/Westfalen; Sohn eines Arztes; Gymnasium, 1914 Abitur; wegen langwieriger Unfallverletzung kein Militärdienst und kein Kriegseinsatz; Medizinstudium in Bonn und Marburg; Medizinalpraktikant an der Medizinischen und Dermatologischen Klinik der Universität Bonn; August 1921 Approbation und Promotion in Marburg;[37] August 1921 bis Juni 1924 Assistenzarzt an der Hautklinik der Universität Marburg, Juli 1924 bis März 1927 an der Hautklinik der Charité in Berlin, ab März 1927 an der Universitäts-Hautklinik in Hamburg; dort im Januar 1929 Habilitation;[38] seitdem Privatdozent für Dermatologie und Venerologie; ab Oktober 1930 Oberarzt an der Universitäts-Hautklinik in Hamburg (Loogestieg 6, Curschmannstraße 10); dort im März 1933 zum nichtbeamteten außerordentlichen Professor für Haut- und Geschlechtskrankheiten ernannt; Eintritt in die NSDAP am 1.5.1933, Mitgliedsnummer 3.030.196; ab Oktober 1933 auch Mitglied des NSKK und später des NSDÄB sowie des NS-Dozentenbundes; November 1933 Mitunterzeichner des „Bekenntnisses der Professoren an den deutschen Hochschulen zu Adolf Hitler und dem nationalsozialistischen Staat"; Dezember 1934 Heirat mit der Malerin Margot Alberts (*3.8.1897 in Altona, †22.1.1996 in Wiesbaden; Tochter eines Kaufmanns), ein Kind; an der Universität Hamburg im September 1939 zum außerplanmäßigen Professor für Dermatologie ernannt;[39] September bis Oktober 1939 Kriegseinsatz als Leiter einer Rettungsstelle bei der Hamburger Schutzpolizei; Januar 1940 bis Februar 1941 Lehrstuhlvertretung für Haut- und Geschlechtskrankheiten sowie Leitender Arzt an der Hautklinik der Universität Rostock (Schröderplatz);[40] 1941

---

35) Mit der Arbeit: Ruhrbehandlung mit Karenz und parenteralen Infusionen von physiologischer Kochsalzlösung und Normosal (MS).

36) Mit der Arbeit: Über blanden Verlauf der akuten Osteomyelitis, Lübeck 1939.

37) Mit der Arbeit: Über den serologischen Luesnachweis durch Ausflockung nach der Methode von Sachs und Georgi, Berlin 1920.

38) Mit der Arbeit: Myxoedema circumscriptum basedowianum (MS).

39) Ab Mai 1939 vom Reichsforschungsrat finanzierte Forschungen zur „Behandlung von Kampfgasschäden der Haut".

40) Nach einem alarmierenden Bericht des Kuratoriums der Universität Rostock war die ärztliche Versorgung an der Dermatologischen Klinik durch Einberufungen „schwer gefährdet". Für den gesamten Klinikbetrieb standen im

bis 1944 wieder Oberarzt an der Universitäts-Hautklinik in Hamburg-Eppendorf;[41] ab 1944 Mitglied des Wissenschaftlichen Beirates des Reichsbevollmächtigten für das Gesundheitswesen (Karl Brandt); ab Oktober 1944 Lehrstuhlvertretung, November 1944 bis 1946 ordentlicher Professor für Dermatologie und Leiter der Universitäts-Hautklinik Greifswald; dort im Februar 1945 Erlaubnis zur Niederlassung als Facharzt für Haut- und Geschlechtskrankheiten; November 1946 bis März 1961 Professor für Dermatologie und Direktor der Hautklinik der Universität Mainz; dort auch Landesvenerologe, Lupusbeauftragter und Mitglied des Gesundheitsrats von Rheinland-Pfalz; im April 1961 emeritiert; mind. 1962 bis 1971 im Ruhestand in Wiesbaden (Adalbert-Stifter-Straße 14); am 6.4.1971 im Alter von 78 Jahren in Mainz gestorben

Keitel, Dr. Arthur Walter Bernhard
geboren am 28.5.1904 in Erfurt/Sachsen-Weimar-Eisenach; Sohn eines Bäckermeisters und Kaufmanns; Gymnasium in Erfurt, 1925 Abitur; Medizinstudium in Jena, Halle, München, Würzburg, Wien, Bonn und Rostock; Juli 1933 Approbation; bis Ende 1934 Assistenzarzt am Stift Bethlehem in Ludwigslust; Ende 1934 bis mind. 1936 Arzt an der Landesfrauenklinik in Erfurt (Walkmühlstraße 7); Mai 1935 Promotion in Rostock;[42] August 1936 Heirat mit Hildegard Drabert (*27.3.1913 in Bielefeld, †14.11.2002 in Hamburg; Tochter eines Ingenieurs und späteren Fabrikanten), zwei Kinder, 1947 Scheidung; Eintritt in die NSDAP am 1.5.1937; Oktober 1938 bis mind. 1947 niedergelassener Facharzt für Frauenkrankheiten in Meiningen/Thüringen (Charlottenstraße 6, Straße der SA/Leipziger Straße 4); ab September 1939 Kriegseinsatz in der Wehrmacht, im Dezember 1942 uk gestellt; September 1947 Heirat mit Margarete Opelt verw./gesch. Wieden (*16.7.1917 in Breslau; Tochter eines Kaufmanns), zwei Stiefkinder; nach Übersiedlung in die Bundesrepublik ab mind. 1955 niedergelassener Facharzt für Frauenkrankheiten und Geburtshilfe mit Privatklinik in Lüdenscheid/Nordrhein-Westfalen (Humboldtstraße 29); dort bis 1984 im Ruhestand (Parkstraße 106); am 29.4.1984 im Alter von fast 80 Jahren in Plettenberg/Nordrhein-Westfalen gestorben

Kemmer, Dr. Walter Friedrich Hartmann
geboren am 5.7.1888 in Bingen/Rheinprovinz; Sohn eines Großherzoglichen Reallehrers sowie späteren Schuldirektors und Geheimen Schulrats; Realgymnasien in Darmstadt und Mainz, 1907 Abitur; Zahnmedizin- und Medizinstudium in Gießen, Kiel, München, Tübingen und Rostock; als Einjährig-Freiwilliger dazwischen 1908 Militärdienst beim Infanterie-Regiment 85; Juli 1912 bis Januar 1913 Medizinalpraktikant am Knappschaftskrankenhaus in Bardenberg bei Aachen und am Hygienischen Institut der Universität Würzburg; Juli 1913 Approbation und September 1913 Promotion in München;[43] bis März 1914 Assistenzarzt am Hygienischen Institut der Universität Würzburg; April bis August 1914 Assistenzarzt am Städtischen Krankenhaus in Rendsburg; ab August 1914

Dezember 1939 lediglich ein Assistenzarzt und eine Medizinalpraktikantin zur Verfügung, während für die 140 Betten der Klinik etatmäßig ein Oberarzt, drei Assistenzärzte und drei Medizinalpraktikanten vorgesehen waren. Der Dekan der Medizinischen Fakultät der Universität Rostock, → Prof. Dr. Kurt Wachholder, bedankte sich im Dezember 1940 beim Direktor der Hamburger Universitäts-Hautklinik für die Entsendung Keinings; dieser habe in Rostock für seine Leistung als Klinikleiter und Dozent „von allen Seiten nur höchste Anerkennung“ erfahren, und man betrachte Keining „auf Grund seiner hiesigen Tätigkeit als einen der allerersten Anwärter auf eines der nächsten freiwerdenden Ordinariate“.

41) Von der Abteilung Gesundheitswesen der Regierung des Generalgouvernements wurde Keining im April 1941 zunächst das Angebot unterbreitet, an dem in Krakau neu zu errichtenden „Forschungs-Institut für Ostkrankheiten“ die Leitung der dermatologischen Abteilung zu übernehmen; an diesem Institut sollten „Krankheiten, die im Reich nicht oder nur selten vorkommen, wissenschaftlich erforscht und der deutschen Wissenschaft nutzbar gemacht“ werden. Wie der Leiter der Abteilung Gesundheitswesen der Regierung des Generalgouvernements betonte, waren damit die „typischen Ostkrankheiten Fleckfieber, Trachom, Malaria“ gemeint. Trotz erheblich besserer Besoldung als im Altreich – zum normalen Ordinariengehalt kamen allein 400 RM „Ost-Zulage“ im Monat und unbegrenzte private Liquidationsmöglichkeiten – lehnte Keining eine Berufung nach Krakau ab, da dies für ihn „die Aufgabe sehr vieler an sich lebenswichtiger Ponderabilien, die zum wesentlichen Bestandteil der Lebensgüter eines Deutschen gehören, bedeuten“ würde. Daraufhin wurde Keining vom Staatssekretariat der Regierung des Generalgouvernements im Oktober 1941 das Ordinariat für Dermatologie und die Leitung der Universitäts-Hautklinik an der – an Stelle der „ehemaligen polnischen Universität Krakau“ – neu zu errichtenden deutschen „Kopernikus-Universität“ angetragen; auch diese Stelle lehnte Keining ab.

42) Mit der Arbeit: In oder gleich nach der Geburt: Eine gerichtsmedizinische Erörterung über die Abgrenzung der Kindestötung gegenüber dem Mord bzw. Totschlag einerseits und der Abtreibung andererseits, Würzburg 1935.

43) Mit der Arbeit: Wesen und Behandlung der Dupuytrenschen Kontraktur, Würzburg 1913.

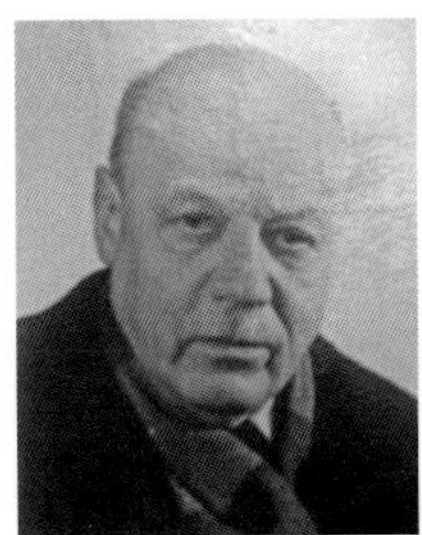

Kriegseinsatz in Feldlazaretten und beim Infanterie-Regiment 31, im Februar 1915 schwer verwundet; nach Genesung im Reservelazarett Tübingen als Kriegsbeschädigter von Februar bis August 1916 Assistenzarzt im Garnisonslazarett Schwerin, August 1916 bis Juli 1918 Chefarzt des Reservelazaretts in Sternberg, Juli bis November 1918 ordinierender Arzt im Festungshilfslazarett Breisach/Rhein; Mai 1917 Heirat mit Cäcilie Christiansen (*25.12.1887 in Bobüll/Dänemark, †November 1918; Tochter eines Hofbesitzers); November 1918 bis Anfang 1939 niedergelassener Allgemeinpraktiker sowie zeitweise auch Facharzt für Mund- und Zahnerkrankungen in Sternberg (Kütiner Straße 8); ab 1919 Mitglied, bis 1933 Vorsitzender der Ortsgruppe Sternberg der Deutschen Demokratischen Partei; 1929 Heirat mit Clara Brandt (*6.9.1896 in Minden/Westfalen, †25.7.1963 in Rostock; Tochter eines Postassistenten), zwei Kinder; Eintritt in die NSDAP am 1.5.1933, Mitgliedsnummer 2.811.306, im Februar 1934 Aufnahme nachträglich abgelehnt;[44] Anfang 1939 Praxisaufgabe in Sternberg;[45] Mai 1939 bis mind. 1953 niedergelassener Allgemeinpraktiker und Geburtshelfer in Rostock (Barnstorfer Weg 28; Biestow, Putlitzallee/Biestower Kirchweg 20); 1940 bis mind. 1947 auch nebenamtlicher Reichsbahn-Vertragsarzt in Rostock; dort auch Bezirksarzt des Bezirkes 8 und des Landbezirkes Rostock-Biestow; im Februar 1942 von der Landesstelle Mecklenburg der KVD mit einer Geldbuße von 100 RM bestraft;[46] zum Sanitätsrat ernannt; April 1964 Heirat mit Charlotte Schulte (*8.3.1920 in Aspenau/Schlesien); am 26.5.1971 im Alter von 82 Jahren in Rostock gestorben

Kempe, Dr. Hans
geboren am 27.5.1907 in Bütow/Pommern; Sohn eines Kaufmanns; Realgymnasium, 1928 Abitur; Medizinstudium in Greifswald, Königsberg, Wien, Freiburg und Rostock; 1936 Approbation; 1936 bis mind. 1937 Volontärassistent an der Frauenklinik der Universität Rostock (Doberaner Straße 142); dort Eintritt in die NSDAP am 1.5.1937; November 1937 Promotion in Rostock;[47] bis 1939 Arzt in Bütow; 1939 Assistenzarzt in der Praxis von Dr. Karl Meinshausen in Niedermarschacht bei Winsen/Luhe; ab Juni 1939 dienstverpflichteter Arzt in der Praxis von → Dr. Herbert Diekmann in Krakow (Haus Uhlenpott), dann in der Praxis von → Dr. Werner Baldewein in Malchin (Friedrich-Franz-Straße 10), dann in der Praxis von → Dr. Albrecht Lindemann in Penzlin; ab November 1940 Kriegseinsatz in der Wehrmacht

Kepp, Dr. Friedrich Victor
geboren am 13.8.1906 in Hermannstadt/Siebenbürgen/Rumänien; Sohn eines Lehrers und späteren Gymnasialprofessors; Gymnasium in Hermannstadt, 1927 Abitur; Medizinstudium in Klausenburg/Rumänien; dort im Mai 1934 Approbation und 1934 Promotion;[48] 1934 bis 1938 Assistenzarzt an der Medizinischen Klinik der Universität Rostock (Schröderplatz, August-Brackmann-Straße 19); Dezember 1937 Approbation für Deutschland; August 1938 bis 1939 Hilfsarzt in der Verwaltungsstelle 22 des Kreisamtes für Volksgesundheit der Kreisleitung Roetgen/Köln-Aachen der NSDAP; Mitglied des NSDÄB; August 1939 Zulassung als niedergelassener Allgemeinpraktiker in Ribnitz; dort jedoch keine Praxis ausgeübt, da ab September 1939 Kriegseinsatz als Arzt in der 3. Ersatz-Kompanie der SS-Leibstandarte „Adolf Hitler“ in Berlin; gefallen

Kernau, Dr. Liselotte (Lotte) (geb. Winiwarter)
geboren am 10.1.1915 in Wien/Österreich-Ungarn; Gymnasium, 1933 Abitur; Medizinstudium; Dezember 1938 Approbation; Promotion; Volontärassistentin an der Universitäts-Kinderklinik in Wien

44) Wahrscheinlich wegen Kemmers Mitgliedschaft in der Loge „Zur aufgehenden Sonne“ in Schwerin und seiner früheren Zugehörigkeit zur DDP.
45) Kemmer 1947: „Vielfache Anfeindungen und Quertreibereien seitens Angehöriger der NSDAP veranlaßten mich 1939, die Praxis in Sternberg aufzugeben und im April nach Rostock überzusiedeln.“
46) Mit der Begründung, Kemmer habe „Patienten ohne richtige Untersuchung krankgeschrieben“.
47) Mit der Arbeit: Nachkrankheiten nach Tonsillektomie, Rostock 1937.
48) Mit der Arbeit: O socoteala inedita a Spitalului Sibian din anii 1537-1538 [Ein Originalbericht vom Hospital in Hermannstadt aus den Jahren 1537-1538], Cluj [Klausenburg] 1934.

(Lazarettgasse 14, Lange Gasse 48); August 1939 Heirat mit dem Kinderarzt Dr. Theodor Kernau (*22.10.1910 in Graz/Österreich-Ungarn, †2.7.1993 in Graz); mind. 1940 Ärztin in Hollabrunn/Österreich; dort Eintritt in die NSDAP am 1.2.1940, Mitgliedsnummer 7.488.151; bis mind. 1942 in Wien (Mariannengasse 2); ab Juni 1943 dienstverpflichtete Ärztin bei Dr. Paul Behrendt in Kahlberg/Westpreußen; ab November 1943 Assistenzärztin im KLV-Lazarett Tiegenhof bei Danzig (Haus der Jugend); ab Mai 1944 Ärztin im KLV-Lager Kahlberg; ab Dezember 1944 Ärztin im KLV-Lager Helaheide auf Hela bei Danzig; ab Januar 1945 Revierärztin in Habichtsberg bei Neustadt/Pommern; nach Flucht ab April 1945 Ärztin in Paetrow bei Gadebusch; ab Juni 1945 praktische Ärztin in Vietlübbe bei Gadebusch; ab mind. 1949 Ärztin in Graz (Elisabethstraße 77); am 23.9.1979 im Alter von 64 Jahren in Graz gestorben

Kessler, Dr. Albrecht Hans Georg

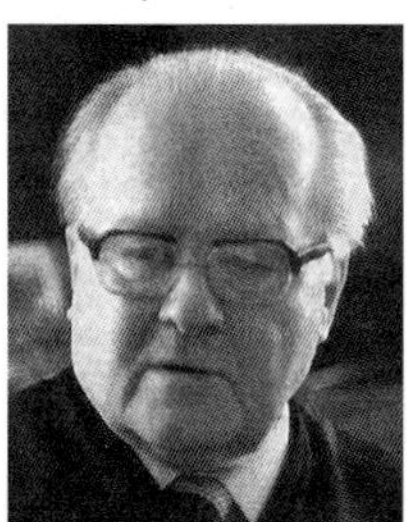

geboren am 21.4.1911 in Pulsnitz/Sachsen; Sohn eines Rechtsanwalts und Notars; Oberrealschule in Kamenz, 1931 Abitur; Medizinstudium in Leipzig, Graz, Innsbruck und Rostock; ab Januar 1936 Medizinalpraktikant in Rostock (Friedrich-Hildebrandt-Straße 29), ab September 1936 am Rudolf-Heß-Krankenhaus in Dresden (Fürstenstraße 74), bis Januar 1937 an der Städtischen Krankenanstalt in Pulsnitz; Januar 1937 Approbation; anschließend mglw. Volontärassistent in Rostock; dort im Mai 1937 Promotion;[49] mind. 1937 Volontärassistent am Städtischen Krankenhaus in Bautzen (Fliesstraße 17); dort Eintritt in die NSDAP am 1.5.1937, Mitgliedsnummer 5.164.789; daneben auch Mitglied der SA; ab Juli 1939 Landassistent in der Praxis von Dr. Elly Lange in Panschwitz bei Kamenz (Flinzstraße 1); Juli 1939 Heirat mit Katharina Benner (*30.3.1915 in Gotthartowitz/Schlesien, †20.10.2004 in Pulsnitz; Tochter eines Buchhalters), zwei Kinder; ab August 1939 niedergelassener Allgemeinpraktiker in Obersteina/Sachsen; ab September 1939 Kriegseinsatz bei der Luftwaffe; ab mind. 1940 in Pulsnitz; dort nach Kriegsende bis mind. 1970 Augenarzt (Poststraße 3); spätestens 1970 zum Medizinalrat ernannt; am 25.4.1985 im Alter von 74 Jahren in Pulsnitz gestorben

Kessler, Dr. Paul Leo

geboren am 20.7.1887 in Moritzkehmen bei Tilsit/Ostpreußen; Sohn eines Rentiers; Realgymnasien in Tilsit und Insterburg, 1909 Abitur; zunächst Studium der Philologie, dann Medizinstudium in Berlin, Königsberg, Freiburg und Rostock; ab August 1914 Kriegseinsatz, dazwischen März 1917 Approbation, Oktober 1918 bis Februar 1919 in britischer Kriegsgefangenschaft; Mai 1920 Promotion in Rostock;[50] ab Dezember 1937 Arzt in Preußisch Holland/Ostpreußen; ab Mai 1939 Arztvertreter in Berlin (Klopstockstraße 38, Invalidenstraße 103); ab August 1939 Arztvertreter in Rastenburg, ab Oktober 1939 dienstverpflichteter Arztvertreter bei Dr. Rabl in Trostberg, ab Dezember 1939 in Schillen, ab Januar 1940 bei Dr. Ludwig Vogl in Drengfurt, ab Mai 1941 wieder in Rastenburg (Friedrichstraße 8) (alles Ostpreußen); ab Dezember 1941 Arztvertreter in Wien (Gonzaga-Gasse 3); ab Mai 1943 Werksarzt bei den Heinkel-Flugzeugwerken in Rostock-Marienehe; ab Januar 1944 Assistenzarzt an der Medizinischen Klinik der Universität Rostock (Gertrudenplatz); mind. 1957 bis Juli 1965 Arzt in Woltorf bei Peine/Niedersachsen; Juli bis Dezember 1965 in Speyer/Rheinland-Pfalz (Otterstadter Weg 12, Paul-Neumann-Straße 16); durch Gerichtsbeschluß im Dezember 1965 aus seiner Wohnung gewiesen und vom Sozialamt der Stadt Speyer in das Erholungsheim Diemerstein bei Frankenstein/Rheinland-Pfalz gebracht; bis Juni 1966 in Lübeck-Travemünde (Fehlingstraße 34); unverheiratet; am 19.6.1966 im Alter von 78 Jahren in Lübeck-Travemünde gestorben

Keutzer, Dr. Hermann Karl

geboren am 2.8.1887 in Offenbach/Main/Hessen; Sohn eines Realgymnasiallehrers und späteren Universitätsprofessors; Gymnasium in Offenbach, 1905 Abitur; Medizinstudium in Würzburg, Rostock

49) Mit der Arbeit: Die exogenen und endogenen Ursachen der Biemer'schen Anämie, Düsseldorf 1937.
50) Mit der Arbeit: Über die Häufigkeit der von Pirquetschen Reaktion im Kindesalter unter dem Einfluß der Kriegsverhältnisse, Leipzig/Würzburg 1919.

und Heidelberg; August 1911 Approbation und Oktober 1911 Promotion in Würzburg;[51] Assistenzarzt in Würzburg und Görbersdorf/Schlesien; Oktober 1912 bis mind. 1920 Oberarzt an der Lungenheilstätte Belzig/Mark; Dezember 1912 Heirat mit Rosa Albrecht (*27.1.1889 in Würzburg, †3.7.1971 in Wiesbaden; Tochter eines Rentners), zwei Kinder; ab 1914 Facharzt für Lungenkrankheiten; August 1914 bis November 1918 Kriegseinsatz als Oberarzt in bayerischen Landwehr-Infanterie- und Artillerie-Regimentern sowie in Sanitätskompanien (vor allem in Lothringen und im Elsaß eingesetzt); Dezember 1921 bis 1933 Chefarzt an der Lungenheilstätte Amsee bei Waren; 1926 zum Obermedizinalrat ernannt; ab Oktober 1933 niedergelassener Facharzt für Lungenkrankheiten in Wiesbaden (Sonnenberger Straße 14, Thelemannstraße 1); dort auch nebenamtlicher Vertrauensarzt der KVD; Mitglied des NSDÄB; am 28.7.1960 im Alter von fast 73 Jahren in Wiesbaden gestorben

Keyserlingk, Dr. Johanna Katharina Marie (Hanna) **von** (geb. Krieger)
geboren am 30.11.1908 in Breslau/Schlesien; Tochter eines Bankbeamten; Gymnasium, 1928 Abitur; Medizinstudium in Kiel; März 1935 Approbation; 1935 Promotion in Kiel;[52] ab Mai 1939 niedergelassene Allgemeinpraktikerin in Memel/Ostpreußen (Hermann-Göring-Straße 24); Juni 1939 Heirat mit dem Arzt Dr. Hugo von Keyserlingk (*16.5.1906 in Danzig, †9.2.1977 in Langdorf bei Regen/Bayern; Sohn eines Gutsbesitzers), mind. sechs Kinder; bis mind. 1943 in Memel; nach Flucht bis August 1945 Assistenzärztin auf der Infektionsstation des Kreiskrankenhauses in Boltenhagen, ab August 1945 am Behelfskrankenhaus in Dassow; nach Flucht mind. 1951 in Rendsburg/Schleswig-Holstein; mind. 1952 bis 1953 in Bielefeld (Hohes Feld 59); mind. 1977 in Langdorf (Waldmann 3); bis 1996 in Zwiesel/Bayern (Franz-Betz-Straße 70); am 1.10.1996 im Alter von 87 Jahren in Zwiesel gestorben

Khaum/Kaum, Johann (eigentlich Brück, Johann Arthur Josef)
geboren am 25.11.1891 in Wien/Österreich-Ungarn; Sohn eines Rechtsanwalts; Gymnasium, 1912 Abitur; drei Semester Medizinstudium; keine Approbation; Kriegseinsatz als Hilfsarzt in Wiener Lazaretten; nach Kriegsende mit gefälschter Approbationsurkunde[53] zunächst Militärarzt in der Ukraine, dann Arzt in Danzig, Lyck und Magdeburg; Heirat mit einer „Volljüdin aus Warschau"; nannte sich seit mind. 1920 Dr. Khaum und seit mind. 1935 Dr. Kaum; Juli 1929 Heirat mit Johanne Freerking verw. Ruwold (*24.9.1895 in Hannover, †21.9.1977 in Hamburg; Tochter eines Sergeanten und Regimentsschreibers); 1930 bis mind. 1931 Volontärassistent an der Medizinischen Klinik der Universität Rostock (dort auch wohnhaft: Schröderplatz); ab 1933 Heilpraktiker, mind. 1935 bis Oktober 1941 niedergelassener Allgemeinpraktiker mit Bestrahlungsinstitut in Hamburg (Schulterblatt 133, Hartwicusstraße 2, Mundsburger Damm 34 und 46);[54] Eintritt in die NSDAP am 1.9.1939, Mitgliedsnummer 7.218.918; im Oktober 1941 „als deutschblütig getarnter Volljude" verhaftet; 1941 bis 1942 Inhaftierung im Konzentrationslager Hamburg-Fuhlsbüttel; im Mai 1942 vom Sondergericht Hamburg als „Volksschädling" wegen „Rassenschande"[55] und „Tarnung jüdischen Geschäftsbetriebs" zum Tode verurteilt; im Juni 1942 aus der Reichsärztekartei gestrichen; am 12.9.1942 im Alter von 50 Jahren in Hamburg hingerichtet[56]

Kiehn, Dr. Georg Hermann Otto
geboren am 26.9.1905 in Rosche bei Uelzen/Hannover; Sohn eines Gastwirts; Gymnasium, 1925 Abitur; Medizinstudium in Hamburg; Juli 1931 Approbation; Februar 1934 Heirat mit der Arzthelferin

---

51) Mit der Arbeit: Stichverletzung der Arteria cubitalis sinistra mit Bildung eines Aneurysma traumaticum, Würzburg 1910.

52) Mit der Arbeit: Statistische Zusammenstellung der Thrombose- und Emboliefälle der gynäkologischen Abteilung der Universitäts-Frauenklinik zu Kiel vom 1.4.1924 bis 1.5.1932, Kiel 1933.

53) Brück bediente sich dabei der Unterlagen eines Studienfreundes, des 1894 in Wien geborenen späteren Arztes und Gewerbemedizinalrates Dr. Alfred Khaum.

54) Die Einträge im Hamburger Telefonbuch (immer mit Sprechzeiten) lauteten: „Dr. Johann A. Kaum, Bestrahlungsinstitut" (1935); „Johann A. Kaum, Doct. Médicin de la legation de Ch., approb. u. promov. Oesterr., elektrophysik. Inst." (1937); „Johann Kaum, approb. u. promov. Oesterr." (1938 und 1939); „Dr. med. Johann Kaum, Arzt" (1940 und 1941).

55) Brück wurden sexuelle Kontakte zu Patientinnen und Sprechstundenhilfen vorgeworfen. Insgesamt kamen 15 Fälle (zu zwölf Frauen) aus den Jahren 1937 bis 1941 zur Verhandlung.

56) Im Sterbeeintrag wird er als Heilkundiger und nicht als Arzt bezeichnet; ein Doktortitel ist nicht vermerkt.

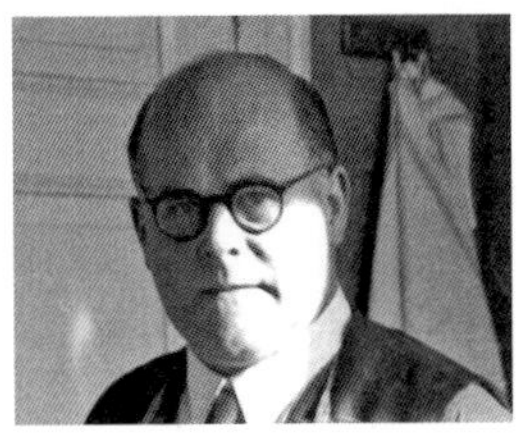

Margarete Albert (*22.11.1912 in Leipzig, †10.10.1973 in Uelzen), mind. drei Kinder; Juni 1934 Promotion in Hamburg;[57)] bis 1934 Assistenzarzt an der Universitäts-Augenklinik in Leipzig; ab 1934 Arzt in Mecklenburg; ab April 1935 niedergelassener Allgemeinpraktiker in Bärwalde/Pommern (Polziner Straße 51); mind. 1952 bis 1977 niedergelassener Allgemeinpraktiker und Geburtshelfer (mit seiner Ehefrau als Assistentin) in Clenze bei Lüchow/Niedersachsen (Lüchower Straße 8 und 13); am 11.6.1977 im Alter von 71 Jahren in Clenze gestorben

Kiel, Dr. Richard Ernst Wilhelm
geboren am 19.8.1907 in Westerhorn/Schleswig-Holstein; Sohn eines Meiereiverwalters; Gymnasium, 1927 Abitur; Medizinstudium in Kiel; 1933 Approbation; Mai 1933 Promotion in Kiel;[58)] mind. 1933 Arzt in Kiel; ab mind. 1936 Sanitätsoffizier und Oberarzt, mind. 1938 bis 1939 Stabsarzt bei der Luftwaffe in Schwerin-Görries (dort auch wohnhaft: Am Kaspelwerder); April 1936 Heirat mit der Hausgehilfin Anna Smolka (*29.6.1909 in Louisenberg bei Eckernförde/Schleswig-Holstein, †13.8.1993 in Celle/Niedersachsen; Tochter eines Arbeiters und späteren Kutschers); ab mind. 1949 niedergelassener Allgemeinpraktiker in Faßberg/Niedersachsen (Jägerweg 59, Große Horststraße 61); am 1.11.1992 im Alter von 85 Jahren in Faßberg gestorben

Kienast, Dr. Hans-Dietrich
geboren am 4.12.1908 in Mäeküla bei Hageri/Estland; Gymnasium, 1929 Abitur; Medizinstudium in Dorpat/Estland; Mai 1936 Approbation und Juli 1936 Promotion in Dorpat; nach Umsiedlung 1940 Approbation für Deutschland; ab Januar 1940 niedergelassener Allgemeinpraktiker in Czersk (ab 1942 Heiderode)/Westpreußen (Adolf-Hitler-Straße 32); nach Flucht ab März 1945 Arzt in Altentreptow; Juli 1954 bis 1975 niedergelassener Allgemeinpraktiker in Neumünster/Schleswig-Holstein (Am Brunnenkamp 14, Hansaring 3); unverheiratet; am 9.2.1975 im Alter von 66 Jahren in Neumünster gestorben

Kieninger, Dr. Georg
geboren am 7.3.1889 in Ballmertshofen/Württemberg; Sohn eines Müllers und Mühlenbesitzers; Gymnasium in Ravensburg, 1908 Abitur; Medizinstudium in Tübingen, Erlangen und Berlin; Medizinalpraktikant in Stuttgart; dort im August 1914 Approbation; August 1914 bis Dezember 1918 Kriegseinsatz als Assistenz- bzw. Oberarzt in bayrischen Regimentern und Sanitätsabteilungen; 1916 bis 1917 mehrfache Lazarettaufenthalte „wegen hochgradiger Nervenschwäche"; Februar 1917 Promotion in Tübingen;[59)] mind. 1921 Arzt am Städtischen Lazarett in Danzig; Oktober 1921 Heirat mit der Lehrerin Hildegard Willum (*19.1.1891 in Breslau; Tochter eines Regierungskasseninspektors), mind. zwei Kinder; Oktober 1922 bis 1945 niedergelassener Spezial- bzw. Facharzt für Haut- und Sexualleiden in Danzig (Holzmarkt 16); ab November 1939 Kriegseinsatz als Dermatologe, zunächst als Leitender Arzt des Reservelazaretts II in Danzig-Oliva, bis Juli 1945 als Oberstabsarzt im Heeres-Standortlazarett/Heeres-Sanitätsstaffel in Schwerin (Reiferbahn 1); Juli 1945 bis mind. 1949 niedergelassener Facharzt für Haut- und Geschlechtskrankheiten in Schwerin (Schliemannstraße 20, Bismarckstraße 85, Wismarsche Straße 170); nach Flucht mind. 1951 bis 1957 niedergelassener Facharzt für Haut- und Sexualleiden in Westberlin (Windscheidstraße 41)

Kiesewetter, Dr. Hermann
geboren am 7.1.1912 in Hochgarth/Böhmen/Österreich-Ungarn; Sohn eines Oberlehrers; Realgymnasium in Graslitz, 1931 Abitur; Medizinstudium in Prag; Mai 1937 Approbation; Promotion; Mai bis September 1937 Hilfsarzt an einer Naturheilanstalt in Nordböhmen; ab Oktober 1937 Truppenarzt bei der tschechoslowakischen Armee; nach dem Vorwurf des Landesverrats im August 1938 Flucht

---

57) Mit der Arbeit: Hausinfektionen in Krankenhäusern und deren Verhütung, Uelzen 1934.
58) Mit der Arbeit: Ein Beitrag zur Funktion der Lamellenkörperchen, Kiel 1933.
59) Mit der Arbeit: Histologische Untersuchungen über die Beziehung der Lymphogranulomatose zur Tuberkulose, Leipzig 1916.

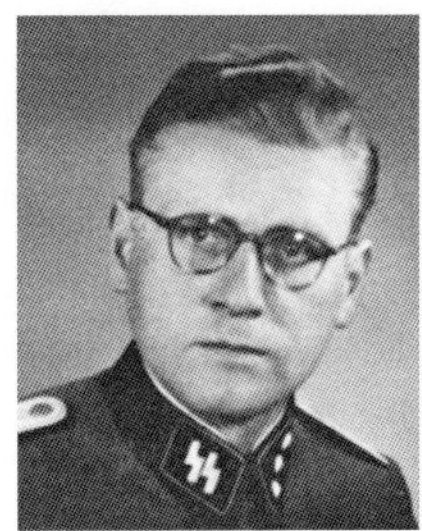

nach Deutschland; ab September 1938 Mitglied der SS, Nr. 310.402; 1938 Truppenarzt für die SS-Wachmannschaften im Konzentrationslager Sachsenhausen, ab Januar 1939 im Konzentrationslager Dachau; ab Dezember 1939 Assistenzarzt an der Naturheilanstalt Waldschloß in Mösnig/Sudetenland; ab Januar 1940 Arztvertreter in der Praxis von Dr. Hugo Baumgart in Bergstadt, dann dienstverpflichteter Assistenzarzt bei Dr. Norbert Hoffmann in Grottkau (Südwall 18), bei Dr. Josef Skudelny in Konstadt (Bahnhofstraße 14) und bei Dr. Hans Langsch in Leobschütz (Wassertorstraße 4) (alles Schlesien); Eintritt in die NSDAP am 1.1.1940, Mitgliedsnummer 7.930.259; ab Februar 1941 Assistenzarzt am Krankenhaus Bethanien in Kreuzburg/Schlesien; ab April 1941 dienstverpflichteter Arzt in der Praxis von Dr. Paul Halder in Groß Strehlitz/Schlesien (Lublinitzer Straße 28, Eichendorffweg 1); im Mai 1941 zur Waffen-SS einberufen und zunächst Truppenarzt in der Flakabteilung des Kommandostabs des Reichsführer SS; ab Oktober 1941 Lagerarzt im Männerlager des Konzentrationslagers Ravensbrück, ab Januar 1942 im Konzentrationslager Mauthausen-Gusen; dort zahlreiche Häftlingsmorde durch Injektionen von Gift und Benzin, Selektion von Häftlingen zur Vergasung sowie chirurgische und internistische Experimente an Häftlingen; Januar 1942 Heirat, ein Kind, 1974 Scheidung;[60] Mai 1942 bis 1944 Kriegseinsatz als Truppenarzt in der 5. SS-Division „Wiking", EK I; im Januar 1945 zum SS-Hauptsturmführer befördert; Mai 1945 bis Juli 1947 Internierung im US-Kriegsgefangenenlager Hammelburg; nach Flucht in Schleswig-Holstein (Seefeld, Kiel und Neumünster) untergetaucht; April 1952 Heirat (unter dem Namen Kühnl) mit ? (†1967); als Dr. Hermann Kühnl von Oktober 1952 bis Dezember 1986 niedergelassener Allgemeinpraktiker in Neumünster (Parkstraße 22); März 1968 Heirat (unter dem Namen Kühnl) mit Annemarie Lückemann (†1980); bis 1992 in Boostedt/Schleswig-Holstein (Forstweg 8); am 21.11.1992 im Alter von 80 Jahren Suizid durch Medikamentenüberdosis in Boostedt

Kima, Dr. Theodor

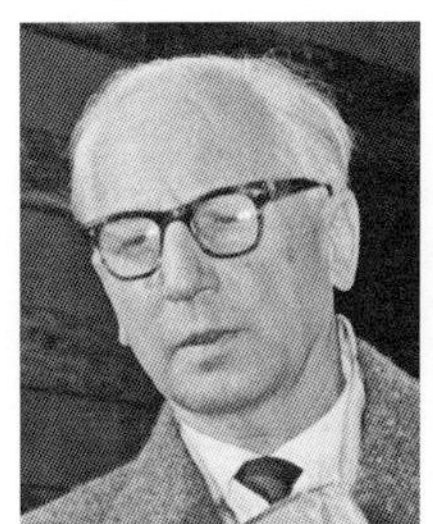

geboren am 9.4.1899 in Dorpat/Estland; Sohn eines Pastors; Gymnasium in Dorpat, 1917 Abitur; Medizinstudium in Dorpat; dazwischen Kriegseinsatz, zuletzt im estnischen Unabhängigkeitskrieg; Dezember 1924 Approbation und Promotion in Dorpat; 1925 Stationsarzt in Ahja/Estland; 1926 bis 1930 Stationsarzt in Vana-Tänassilma/Estland; 1930 bis 1940 Privatarzt für Kinder- und Innere Krankheiten in Viljandi/Estland; Heirat mit Berta Hertel (*25.9.1904 in Astrachan/Rußland; Tochter eines Arztes), ein Kind; nach Umsiedlung 1941 Approbation für Deutschland; ab September 1941 Assistenzarzt am Kreiskrankenhaus in Neuenbürg/Württemberg; ab Juni 1942 Arztvertreter in Thorn (Brückengasse 5); Juli 1942 bis 1945 niedergelassener Allgemeinpraktiker in Bromberg (Schulstraße 7); nach Flucht im Frühjahr 1945 vom sowjetischen Stadtkommandanten als Leiter des städtischen Gesundheitswesens in Crivitz eingesetzt; dort bis mind. August 1945 auch praktischer Arzt; 1948 bis 1952 niedergelassener Allgemeinpraktiker in Schwerin (Heinrich-Mann-Straße 16); dort ab 1948 auch Amtsarzt; 1949 bis 1952 Abteilungsleiter im Ministerium für Sozialwesen (später für Gesundheitswesen bzw. für Arbeit und Gesundheitswesen) von Mecklenburg-Vorpommern in Schwerin (Orleansstraße 16); 1952 bis 1965 Epidemiologe im Ministerium für Gesundheitswesen der DDR in Berlin, dort ab mind. 1961 Sektionsleiter der Abteilung Hygiene; spätestens 1958 zum Professor ernannt; 1961 als Verdienter Arzt des Volkes ausgezeichnet; am 17.2.1980 im Alter von 80 Jahren in Berlin/DDR gestorben

Kinder, Alfred

geboren am 5.11.1913 in Kaunas/Litauen; Gymnasium, 1934 Abitur; Medizinstudium; Januar 1944 Heirat mit Renate Schwetling (*25.2.1918 in Tilsit/Ostpreußen, †27.9.2008 in Frankfurt/Main); 1944 Approbation; ab Juni 1944 Assistenzarzt am Johanniter-Krankenhaus in Preußisch Holland/Ost-

60) Daß Kiesewetter seine zweite und dritte Ehe unter dem Namen Kühnl einging, wovon seine erste Ehefrau keine Kenntnis hatte, erklärt den Zeitpunkt der Scheidung, der nach den beiden folgenden Eheschließungen liegt. Laut Sterbeeintrag war „Dr. Hermann Kühnl" am 23.4.1913 in Schindelwald/Böhmen geboren, was wie der Name falsch ist.

preußen (Karl-Freyburger-Straße 15); nach Flucht ab mind. Mai 1945 Arzt in Hagenow; nach Weiterflucht im August 1947 Promotion in Frankfurt/Main;[61] dort mind. 1948 bis 1980 niedergelassener Allgemeinpraktiker (Alt-Niederursel 34, Praunheimer Weg 31, Oswaltstraße 50); am 20.2.1980 im Alter von 66 Jahren in Frankfurt/Main gestorben

Kirchhoff, Dr. Max Clemens
geboren am 23.11.1865 in Bergen/Rügen/Pommern; Sohn eines Rechtsanwalts und Justizrates; Gymnasium in Greifswald, 1885 Abitur; Medizinstudium in Freiburg, Kiel, Greifswald und München; Oktober 1889 Promotion[62] und März 1890 Approbation in Greifswald; bis 1891 Assistenzarzt in Greifswald; 1892 bis 1907 Frauenarzt in Hagen/Westfalen; Juni 1892 Heirat mit Annemarie Schultz (*3.1.1867 in Wolde bei Stavenhagen, †16.11.1942 in Neubrandenburg; Tochter eines Gutspächters); November 1907 bis 1929 niedergelassener Frauenarzt mit Privatklinik in Neubrandenburg; 1918 zum Sanitätsrat ernannt; 1929 im Alter von 63/64 Jahren gestorben

Kirchner, Dr. Ingeborg Erika Charlotte (geb. Herzog)
geboren am 11.1.1913 in Neumittelwalde/Schlesien; Tochter eines Amtsrichters und späteren Landgerichtsdirektors; Lyzeum in Bad Warmbrunn und Studienanstalt in Hirschberg, 1932 Abitur; Medizinstudium in Wien, Königsberg, München und Rostock (Schröderstraße 37); Medizinalpraktikantin in Rostock; September 1939 Approbation (Kriegsbestallung); anschließend Volontärassistentin in Rostock (Schliemannstraße 6); ab August 1940 Ärztin am Augusta-Hospital in Berlin (Scharnhorststraße 3, Richthofenstraße 58); 1941 Promotion in Rostock;[63] 1941 Heirat mit ? Kirchner, zwei Kinder; ab August 1941 ohne ärztliche Tätigkeit in Herischdorf/Schlesien (Adolf-Hitler-Straße 8)

Kirsch, Dr. Hans Albert Karl
geboren am 18.11.1910 in Düsseldorf/Rheinprovinz; Sohn eines Volksschullehrers und späteren Oberschullehrers; Gymnasium in Emden/Ostfriesland, 1930 Abitur; Medizinstudium in Tübingen und Hamburg; dazwischen als Einjährig-Freiwilliger von November 1934 bis Oktober 1935 Militärdienst bei der Divisions-Nachrichten-Abteilung 2 in Pasewalk/Pommern; 1936 bis 1937 Medizinalpraktikant an der Chirurgischen und der Inneren Abteilung des Städtischen Krankenhauses in Hamburg-Altona sowie an der Universitäts-Kinderklinik in Hamburg-Eppendorf; 1937 Approbation; anschließend Volontärassistent am Diakonissen-Krankenhaus Bethlehem in Hamburg; 1937/38 achtwöchige Sanitätsoffizier-Ausbildung, zuletzt als Unterarzt; Januar 1938 Promotion in Hamburg;[64] in der Sanitäts-Abteilung 12 der Wehrmacht (Schwerin) im September 1940 zum Stabsarzt befördert; mind. 1943 Arzt in Rostock (Dethardingstraße 40), mglw. als Militärarzt; ab mind. 1950 Volontärassistent, dann Arzt in Emden (Philosophenweg 5); Dezember 1950 Heirat mit der Ärztin Dr. Katharina de Haan (*2.5.1920 in Emden, †11.7.2012 in Leer/Ostfriesland; Tochter eines Kaufmanns), mind. zwei Kinder; bis 1999 in Leer (Georgstraße 18); am 29.4.1999 im Alter von 88 Jahren in Leer gestorben

Kittler, Dr. Egon Emil Richard
geboren am 18.4.1894 in Ortrand/Provinz Sachsen; Sohn eines Kaufmanns und späteren Senators; Realreformgymnasium in Görlitz, August 1914 Abitur; Medizinstudium in München; ab November 1914 Kriegseinsatz, „als einziger Sohn im April 1918 aus der Front genommen" und zur Weiterführung des Medizinstudiums nach Gent versetzt, auf dem Rückzug Ende 1918 bis Februar 1919 in belgischer Kriegsgefangenschaft; nach Flucht Weiterführung des Medizinstudiums in Rostock (Göbenstraße 5); Juni 1922 Heirat mit Anna Neumann (*19.1.1894 in Görlitz, †27.9.1925 in Rostock; Tochter eines Oberingenieurs), ein Kind; August 1922 Approbation in Schwerin; September 1922 Promotion in Rostock;[65] ab 1922 Assistenzarzt am Pathologischen Institut, 1923 bis 1928 an der Frauenklinik der Universität Rostock (Gertrudenstraße, Doberaner Straße 142, Schröderstraße 4, Johann-

61) Mit der Arbeit: Sexualhormone als primäre histogenetische Geschlechtsstoffe (MS).
62) Mit der Arbeit: Die Perineorrhaphie nach Lawson-Tait, Greifswald 1889.
63) Mit der Arbeit: Die Physiologie des Kohlehydratstoffwechsels bei Sport und Training (MS).
64) Mit der Arbeit: Ist die Rachitis in den letzten fünf Jahren häufiger geworden? Untersucht an den Ergebnissen der Säuglings- und Kleinkinderberatungsstelle in der Ludolfstraße in Hamburg, Hamburg 1937.
65) Mit der Arbeit: Die Bedeutung der Brotbeschaffenheit für die Volksgesundheit, Rostock 1921.

Albrecht-Straße 7); ab Oktober 1927 Facharzt für Frauenkrankheiten; Juli 1928 bis 1930 Oberarzt an der Frauenklinik und der Hebammenlehranstalt der Universität Rostock (Patriotischer Weg 115); Oktober 1928 Heirat mit Dagmar Fensch (*16.11.1903 in Warin; Tochter eines Amtsverwalters und späteren Ministerialrates), drei weitere Kinder; November 1930 bis mind. 1935 niedergelassener Facharzt für Frauenkrankheiten und Geburtshilfe sowie Inhaber einer Frauenklinik in Eschwege/Hessen (Hindenburg-Anlage 10); dort Eintritt in die NSDAP am 1.2.1932, Mitgliedsnummer 889.454; 1933 bis 1939 auch Mitglied der SA und später des NSDÄB; August 1937 bis mind. 1939 wissenschaftlicher Mitarbeiter für das Filmwesen in der ärztlichen Fortbildung in Berlin (Lindenstraße 42, Zerbster Straße 20); daneben auch Lehrtätigkeit beim Rassenpolitischen Amt der NSDAP;[66] außerdem Vertrauensmann der Kassenärztlichen Vereinigung und Bezirksobmann des NSDÄB; ab September 1939 Kriegseinsatz bei der Luftwaffe; nach Flucht aus Berlin-Lichterfelde von Juni 1945 bis mind. 1952 niedergelassener Facharzt für Frauenkrankheiten und Geburtshilfe in der verwaisten Praxis von → Dr. Gustav Lewerenz in Schwerin (Arsenalstraße 24, Theodor-Körner-Straße 11); die mecklenburgische Medizinalverwaltung schlug 1946 den Approbationsentzug vor; am 5.10.1962 im Alter von 68 Jahren gestorben

Klare, Dr. Hermann Julius Bernhard
geboren am 2.4.1877 in Gräfenhainichen/Sachsen; Sohn eines Lehrers, Rektors und Predigers; Gymnasium, 1897 Abitur; Medizinstudium in Königsberg; März 1902 Approbation; Juli 1902 Promotion in Königsberg;[67] März 1908 Heirat mit Charlotte Thilo (*5.10.1886 in Rehfeld/Neumark, †23.4.1954 in Waren); ab mind. 1918 Kreisarzt in Swinemünde (Eggebrechtstraße 7); zum Medizinalrat ernannt; bis November 1937 Amtsarzt und Leiter des Staatlichen Gesundheitsamtes Nordhausen/Harz (Kölingstraße 1); anschließend in Strausberg/Brandenburg; nach Flucht von mind. Frühjahr/Sommer 1945 bis 1950 niedergelassener Allgemeinpraktiker in Röbel (Bahnhofstraße 53); ab mind. 1954 im Ruhestand in Waren (Gerhart-Hauptmann-Allee 4); am 4.2.1963 im Alter von 85 Jahren an Bronchopneumonie, Gehirnschlag und Arteriosklerose in Waren gestorben

Klarmann, Dr. Bernard (Bernhard)
geboren am 29.1.1904 in Rönkhausen/Westfalen; Sohn eines Landwirts; Gymnasium, 1925 Abitur; Medizinstudium in Kiel; Juni 1936 Approbation und November 1936 Promotion in Kiel;[68] bis Juli 1938 Volontärassistent an der Universitäts-Frauenklinik und der Medizinischen Klinik Lindenburg in Köln; ab August 1938 Gruppenarztanwärter beim Arbeitsgau VI (Mecklenburg) des RAD in Schwerin (Schlachterstraße 17); ab November 1938 Gruppenarztanwärter beim RAD in Wismar; ab Mai 1939 hauptamtlicher RAD-Arzt in Friedland (Kaiserstraße 30); mind. 1940 Arzt in Prüm/Eifel (Oderbergstraße 26); Juni 1940 Heirat mit Anneliese Koch (*21.8.1910 in Solingen/Rheinprovinz, †21.8.1985 in Solingen; Tochter eines Arztes); bis 1979 Arzt in Solingen (Germanenstraße 18); am 3.8.1979 im Alter von 75 Jahren in Solingen gestorben

Klaus, Dr. Friedrich Wolfgang (Fritz)
geboren am 23.7.1890 in Reichenbach/Vogtland/Sachsen; Sohn eines Realschuloberlehrers und späteren Professors; Realgymnasium in Zwickau, 1910 Abitur; Medizinstudium in Leipzig, Freiburg, Kiel und München; Februar 1917 Approbation; Januar 1920 Promotion in Leipzig;[69] mind. 1934 Arzt in Malente-Gremsmühlen/Schleswig-Holstein; Mai 1934 Heirat mit der Küchenschwester Helene

---

66) Unter anderem hielt Kittler an der Führerschule der Deutschen Ärzteschaft in Alt Rehse im Februar 1938 Vorträge zum Thema „Der Film in der ärztlichen Ausbildung" und „Die Entwicklung der Kinematographie" sowie im Februar 1939 zum Thema „Die Arbeit der Filmstellen". 1937 hatte er für das Deutsche Ärzteblatt den Beitrag „Als Kameradschaftsarzt bei unseren Jungärzten" verfaßt, in dem er in Bezug auf die Führerschule der Deutschen Ärzteschaft in Alt Rehse schrieb: „Da ist der ehrlich Suchende, der erkennen läßt, daß ihm bisher Studium und Klinik noch nicht Zeit gelassen haben, sich mit dem geistigen Gut der neuen Zeit so zu befassen, wie er es eigentlich möchte. Bei dem anderen, zu Intellektuellen, muß die ‚cerebro-cardiale Ligatur' gelöst werden, damit das Hirn vom blutwarmen Herzschlag unserer Zeit durchpulst wird."

67) Mit der Arbeit: Über Linsenentfernung bei excessiver Myopie, Königsberg 1902.

68) Mit der Arbeit: Über Mastdarm und Afterfisteln, Gütersloh 1934.

69) Mit der Arbeit: Die Abschnitte über Milch und Wein aus dem „Liber simplicium medicinarum" (Platearius) im Breslauer Codex Salernitanus (MS).

Endrusch (*2.8.1892 in Groß Berschkallen/Ostpreußen; Tochter eines Besitzers); bis August 1934 praktischer Arzt in Reichenbach; September 1934 bis 1936 niedergelassener Allgemeinpraktiker in Spornitz bei Parchim; September 1936 bis 1943 niedergelassener Allgemeinpraktiker und Geburtshelfer in Neustrelitz (Beguinenstraße 10); im Mai 1938 von der Landesstelle Mecklenburg der KVD verwarnt; in Neustrelitz Eintritt in die NSDAP am 1.1.1942, Mitgliedsnummer 8.835.997; ab Mai 1943 praktischer Arzt in Kühlungsborn (Bülowweg 29); am 24.7.1943 wenige Stunden nach seinem 53. Geburtstag Suizid durch Morphiumvergiftung in Kühlungsborn

Kleeberg, Dr. Martin Heinrich Hermann
geboren am 4.7.1898 in Uelzen/Hannover; Sohn eines Lederfabrikanten; Gymnasium, 1917 Notabitur; Kriegseinsatz, 28 Prozent kriegsbeschädigt; Medizinstudium in Kiel; Januar 1925 Approbation; Juni 1926 Promotion in Kiel;[70] mind. 1927 bis 1928 Schiffsarzt, u.a. als Chirurg auf den Schiffen „Columbus" und „München"; August 1929 bis mind. 1949 niedergelassener Facharzt für Innere Krankheiten in Wismar (Krämerstraße 25); September 1935 Heirat mit Hildegard Billmann (*1.4.1909 in Hagen/Westfalen, †31.1.1999 in Münster; Tochter eines Amtsrichters und späteren Amtsgerichtsrates), mind. drei Kinder; in Wismar Eintritt in die NSDAP am 1.5.1937, Mitgliedsnummer 5.083.461; daneben auch Mitglied des NSKK und des NSDÄB; Februar 1940 bis mind. April 1945 Kriegseinsatz als Stabsarzt in der Wehrmacht; bis mind. 1965 niedergelassener Allgemeinpraktiker in Münster (Nordstraße 20, Wichernstraße 3, Finkenstraße 60); am 17.6.1979 im Alter von fast 81 Jahren in Münster gestorben

Kleiminger, Ernst Erich Dietrich
geboren am 31.1.1916 in Weimar/Sachsen-Weimar-Eisenach; Sohn eines Oberlehrers; Gymnasium in Parchim, 1935 Abitur; Medizinstudium in Leipzig, Freiburg und Wien; als Student in Leipzig Eintritt in die NSDAP am 1.5.1937, Mitgliedsnummer 5.872.617; April 1942 Approbation; anschließend Assistenzarzt in Parchim (Hermann-Göring-Straße 2); ab November 1942 Kriegseinsatz als Marineassistenzarzt an der Sperrschule in Kiel-Wik; unverheiratet (verlobt mit Ingeborg Linck); am 3.11.1942 im Alter von 26 Jahren an Pneumonie und schwerer Infektion „kriegsbedingt" im Marinelazarett Kiel-Wik gestorben

Kleiminger, Dr. Johann-Heinrich Georg Martin

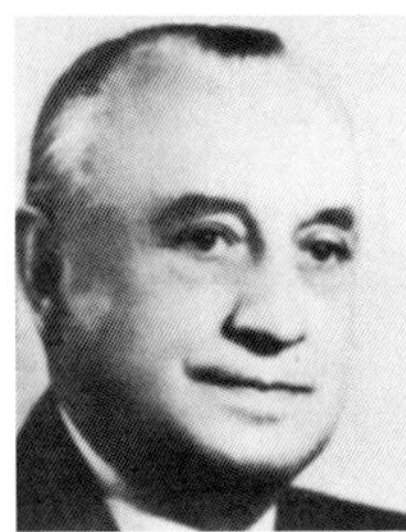

geboren am 18.12.1893 in Teterow/Mecklenburg; Sohn eines Pastors; Gymnasien in Güstrow und Rostock, 1912 Abitur; zunächst Jurastudium in Tübingen, dann Studium der Zahnheilkunde in Tübingen und Rostock; daneben als Einjährig-Freiwilliger von April 1912 bis April 1913 Militärdienst; August 1914 bis Juli 1916 Kriegseinsatz als Offiziersstellvertreter im Grenadier-Regiment 89, zuletzt als Leutnant, nach Verwundung 70 Prozent kriegsbeschädigt; nach einjähriger Lazarettbehandlung Medizinstudium in Rostock; August bis Oktober 1919 Medizinalpraktikant an der Hautklinik der Universität Rostock (Schröderplatz, Ludwigstraße 20), November 1919 bis März 1920 am Städtischen Krankenhaus in Wismar (Dahlberg); Mai 1920 Approbation und Juni 1920 Promotion in Rostock;[71] September 1920 bis mind. 1921 Assistenzarzt am Städtischen Krankenhaus in Wismar; Januar 1921 Heirat mit Margarethe Behrens (*8.3.1894 in Zietlitz bei Schwerin, †13.6.1929 in Rostock; Tochter eines Gutsbesitzers), zwei Kinder; März 1923 bis 1959 niedergelassener Facharzt für Haut- und Blasenleiden in Wismar (Altwismarstraße 6, Dahlmannstraße 6); ab Januar 1928 auch Geschäftsführer des Wismarschen Ärztlichen Bezirksvereins; Mai 1931 Heirat mit Anita von Raven (*27.10.1904 in Rostock, †14.9.1966 in Wismar; Tochter eines Rendanten und späteren Vizedirektors), zwei weitere Kinder; ab Januar 1940 Kriegseinsatz in der Wehrmacht, daneben eingeschränkte Weiterführung seiner Praxis; ab Juli 1941 Mitglied des NSDÄB; am 7.3.1959 im Alter von 65 Jahren in Wismar gestorben

---

70) Mit der Arbeit: Symptomatologie der Schläfenlappentumoren (MS).
71) Mit der Arbeit: Über Corectopie mit Linsenluxation (MS).

Klein, Dr. Gerhardt Franz
geboren am 4.4.1898 in Kreuz (Ostbahn)/Posen; Sohn eines Arztes; Gymnasium, 1917 Notabitur; Kriegseinsatz; Medizinstudium in Hamburg; Januar 1929 Approbation; Mai 1931 Promotion in Hamburg;[72)] Oktober 1931 bis mind. 1944 niedergelassener Allgemeinpraktiker in Bütow/Pommern (Lauenburger Straße 8, Mühlenstraße 5); dort Eintritt in die NSDAP am 1.5.1933, Mitgliedsnummer 3.534.865; daneben auch Mitglied der SA und des NSDÄB; in Bütow auch nebenamtlicher Hilfsarzt am Staatlichen Gesundheitsamt, RAD-Arzt und Bahnarzt; Heirat, vier Kinder; ab September 1942 Kriegseinsatz als Stabsarzt in Pyritz, im Juni 1943 uk gestellt; nach Flucht ab mind. März 1945 Arzt in Bad Doberan (Althöfer Straße 10);[73)] Mai 1952 Heirat mit Marie-Therese von Bünau (*17.8.1914 in [Berlin-]Steglitz, †21.3.2013 in Göttingen; Tochter eines Berufssoldaten [Major] sowie späteren Land- und Forstwirts), mind. zwei weitere Kinder; nach Flucht mind. 1952 bis 1956 Bundesbahnarzt in Osnabrück (Rolandstraße 12); am 31.7.1956 im Alter von 58 Jahren an Herzmuskelschaden und Angina pectoris in Osnabrück gestorben

Kleinhempel, Dr. Karl Theodor
geboren am 15.9.1902 in Straßburg/Elsaß-Lothringen; Sohn eines Reichsbahnrates; 1919 Ausweisung aus Elsaß-Lothringen; Gymnasium in Essen, 1921 Abitur; zunächst Studium des Maschinenbaus in Dresden (Schnorrstraße 39); „mit Rücksicht auf die ungünstigen Veränderungen in der Maschinenindustrie“ ab 1926 Medizinstudium in Münster, Freiburg, Kiel und Berlin; September 1932 Approbation; Eintritt in die NSDAP am 1.5.1933; Dezember 1933 Promotion in Münster;[74)] ab mind. November 1934 Assistenzarzt in Pommern; 1935 bis 1936 Assistenzarzt in Rostock; ab 1936 Arzt am Versorgungsamt in Landau/Pfalz (Horst-Wessel-Straße 10, Paracelsusgasse 9); Arzt an der Versorgungsärztlichen Untersuchungsstelle in Wien (Knöllgasse 16); ab September 1939 Kriegseinsatz in der Wehrmacht, mind. 1941 als Assistenzarzt; als Regierungsmedizinalrat ab Februar 1940 Arzt an der Orthopädischen Versorgungsstelle in Wien (Sandwirtgasse 3, Gumpendorfer Straße 36); Januar 1941 Heirat mit Lucie Zingg (*31.5.1911 in Hamburg, †19.8.1984 in Porta Westfalica/Nordrhein-Westfalen; Tochter eines Konditors und späteren Kaufmanns); mind. 1955 bis 1979 niedergelassener Allgemeinpraktiker und Kinderarzt in Barkhausen bzw. Porta Westfalica (Portastraße 102, Alte Poststraße, Fasanenweg 1); am 28.11.1979 im Alter von 77 Jahren in Porta Westfalica gestorben

Kleinmann, Dr. Reinhold Wilhelm Heinrich
geboren am 7.8.1886 in Königsberg/Ostpreußen; Sohn eines Kaufmanns; Gymnasium in Danzig, 1906 Abitur; Medizinstudium in Königsberg; August 1912 Approbation in Berlin; Assistenzarzt am Luisen-Hospital in Dortmund, am Garnisonslazarett in Königsberg und am Städtischen Krankenhaus in Siegen; August 1914 bis November 1918 Kriegseinsatz, dann sechsmonatiger Fortbildungskurs für dienstentlassene Sanitätsoffiziere in Danzig; Juni 1919 Promotion in Königsberg;[75)] August 1919 bis 1923 praktischer Arzt in Schafstädt bei Merseburg; Juni 1923 bis 1966 praktischer Arzt in Schwerin (Friedrichstraße/Otto-Grotewohl-Straße 2); September 1927 Heirat mit der Haustochter Erna Hopp, dann Wegener (*25.4.1895 in Kiel, †22.10.1975 in Schwerin; Tochter einer ledigen Näherin sowie Stieftochter eines Elektroingenieurs und späteren Stadtoberingenieurs); Mitglied des NSDÄB und des Opferrings der NSDAP; am 9.12.1966 im Alter von 80 Jahren in Schwerin gestorben

Klemm, Dr. Hanns
geboren am 27.2.1911 in Ehrenfriedersdorf/Sachsen; Sohn eines Oberlandesgerichtsrates; Realgymnasium, 1931 Abitur; Medizinstudium in Freiburg und Rostock; Januar 1937 Promotion in Würzburg;[76)]

72) Mit der Arbeit: Zur Behandlung der Cystitis, Cystopyelitis und Pyelitis, Oldenburg 1931.
73) Klein bat am 19.4.1945 den Korpsarzt (Wehrkreisarzt) beim stellvertretenden Generalkommando des II. Armeekorps in Schwerin-Zippendorf um seine „Wiedereinberufung zum aktiven Wehrdienst“; seine „bisherige UK-Stellung“ sei „durch Feindbesetzung meines bisherigen Wohnortes hinfällig geworden“ und die Ärztekammer habe ihm mitgeteilt, „daß für mich in Mecklenburg keine Verwendungsmöglichkeit zu finden sei“. Klein bat deshalb um einen Einsatz in einem Militärlazarett und bemerkte: „Allerdings besitze ich keinerlei Uniformen mehr, auch sonst nichts.“
74) Mit der Arbeit: Erfahrungen mit der Meinickeschen Klärungsreaktion zur Serodiagnose der Lues, o.O. 1933.
75) Mit der Arbeit: Der Gelenkrheumatismus als Invaliditätsursache (MS).
76) Mit der Arbeit: Beobachtungen über Keratitis neuroparalytica, Würzburg 1937.

August 1937 Approbation; ab 1937 Volontärassistent am Rudolf-Heß-Krankenhaus in Dresden (Fürstenstraße 74; Blumenstraße 1); Juni 1939 bis 1944 Assistenzarzt an der Augenklinik der Universität Rostock (Doberaner Straße 140, wohnhaft in der HNO-Klinik Doberaner Straße 137-139); unverheiratet; am 16.2.1944 im Alter von fast 33 Jahren Suizid durch Vergiften in Rostock

Klemp, Dr. Herbert Gustav Max

geboren am 8.2.1910 in Saßnitz/Rügen/Pommern; Sohn eines Eisenbahnobersekretärs; Oberrealschule in Stralsund, 1930 Abitur; Medizinstudium in Greifswald, Jena und Rostock (Quartierstraße 2); Mitglied der SA und des NS-Studentenbundes; Dezember 1936 Heirat mit Ruth Theopold spätere Krämer (*26.7.1913 in Rostock, †18.9.2011 in Güstrow; Tochter eines Tierarztes), ein Kind, 1940 Scheidung; bis 1937 Medizinalpraktikant an der Universitäts-Nervenklinik Rostock-Gehlsheim und am Krankenhaus St. Marienberg in Helmstedt; September 1937 Approbation; ab Juni 1938 Mitglied des NSDÄB; ab April 1938 Volontärassistent an der Universitäts-Nervenklinik Rostock-Gehlsheim; ab Mai 1938 Arztvertreter in Güstrow (Gertrudenstraße 2), ab Oktober 1938 in Dresden (Martin-Luther-Platz 5), ab Oktober 1939 in Sebnitz/Sachsen (Martin-Mutschmann-Straße 42); ab Februar 1940 Hilfskassenarzt in der Praxis von Dr. Georg Schöfer in Siebenlehn/Sachsen (Forsthofstraße 62); ab Mai 1940 dienstverpflichteter Arzt in der Praxis des gestorbenen Dr. Herbert Bier in Jarmen/Pommern; nach Übernahme von dessen Praxis ab Dezember 1940 niedergelassener Allgemeinpraktiker in Jarmen (Demminer Straße 27); September 1941 Promotion in Greifswald;[77)] bis mind. 1950 niedergelassener Allgemeinpraktiker in Altefähr/Rügen (Seeschloß); nach Übersiedlung in die Bundesrepublik ab mind. 1960 Oberregierungsmedizinalrat im Arbeitsministerium Baden-Württemberg[78)] in Stuttgart (Am Kriegsbergturm 47); am 22.6.1990 im Alter von 80 Jahren in Stuttgart gestorben

Klett, Dr. Otto Max Eduard

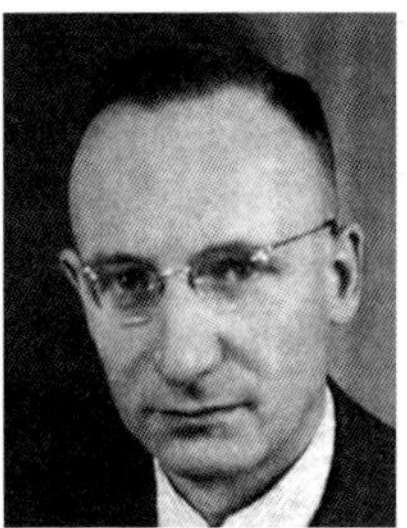

geboren am 4.8.1891 in Grabow/Mecklenburg; Sohn eines Landbaumeisters; Realgymnasien in Grabow, Ludwigslust und Schwerin, 1913 Abitur; Medizinstudium in Rostock; August 1914 bis Februar 1915 Famulus in der Verwundeten- und Krankenpflege am Stift Bethlehem in Ludwigslust; ab März 1915 Kriegseinsatz als Assistenzarzt im Reserve-Lazarett II in Berlin-Tempelhof, im Feldlazarett 71 und im Reserve-Infanterie-Regiment 205, zuletzt als Feldunterarzt, im Mai 1918 schwer verwundet, EK II, nach viermonatiger Lazarettbehandlung Lazarettdienst beim Ersatz-Bataillon des Infanterie-Regiments 24 in Neuruppin; Weiterführung des Medizinstudiums in Berlin und Rostock; Juni 1920 Approbation in Rostock; August 1920 bis Februar 1922 Lagerarzt im Kriegsgefangenenlager und im Heimkehrer- bzw. Flüchtlingslager Priemerburg bei Güstrow; Januar 1922 Heirat mit Jenny Mismahl (*28.11.1896 in Wesel/Rhein, †17.6.1982 in Glücksburg/Schleswig-Holstein; Tochter eines Schuhmachermeisters), drei Kinder; März 1922 Promotion in Rostock;[79)] März 1922 bis Oktober 1928 niedergelassener Allgemeinpraktiker in Lüdershagen bei Barth/Pommern; November 1928 bis Juli 1929 Polizeiarzt in Dresden; 1929 bis 1931 Mitglied der SPD; August 1929 bis Dezember 1936 Vertrauensarzt in Chemnitz; dort Eintritt in die NSDAP am 1.5.1933, Mitgliedsnummer 2.412.650; Januar 1937 bis Juli 1945 beamteter Vertrauensarzt an der Landesversicherungsanstalt Mecklenburg, Abteilung Krankenversicherung, in Schwerin (Adolf-Hitler-Platz 8, Niclotring 4, Sebastian-Bach-Straße 13); dort auch SA-Arzt; ab Januar 1938 auch Gaustellenleiter im Amt für Volkswohlfahrt der Gauleitung Mecklenburg der NSDAP und ab Februar 1938 Leiter der Abteilung Volksgesundheit in der Gauwaltung Mecklenburg der NSV; 1938 bis 1945 auch Mitarbeiter beim Kreisbeauftragten des Rassenpolitischen Amtes der Gauleitung Mecklenburg der NSDAP für den Kreis Schwerin-Stadt; wegen NSDAP-Zugehörigkeit Ende Juli 1945 als Landesvertrauensarzt entlassen; dann niedergelassener Arzt mit Privatpraxis in Schwerin (Sebastian-Bach-Straße 13); am 7.8.1945 „von der deutschen Kriminalpolizei in Untersuchungshaft genommen und am 16.8.1945 von der rus-

77) Mit der Arbeit: Über die Verhütung der Amblyopie eines Auges durch Brillenkorrektur und über die rechtzeitige Überweisung des praktischen Arztes an den Augenarzt zur Brillenbestimmung (MS).

78) 1960 bis 1961 ermittelte die Staatsanwaltschaft Stuttgart gegen Klemp „wegen des Verdachts der passiven Bestechung" im Arbeitsministerium.

79) Mit der Arbeit: Zur Kasuistik aufsteigender Lähmungen (MS).

sischen Militärpolizei in Freiheit gesetzt"; während der Haft gemäß SMAD-Befehl Nr. 124 enteignet, nach der Entlassung Notunterkunft in Schwerin (Herzogring 97); von der Landesverwaltung Mecklenburg Anfang September 1945 „mit sofortiger Wirkung nach Güstrow zum Einsatz in der Seuchenbekämpfung abgeordnet"; ab Ende September 1945 kommissarischer Leiter des Staatlichen Gesundheitsamtes Güstrow (Kiebitzweg 23);[80)] Ende Dezember 1945 wegen NSDAP-Zugehörigkeit erneut entlassen; Januar 1946 bis 1950 niedergelassener Allgemeinpraktiker in Güstrow (Neue Straße 42 und 43);[81)] im März 1950 von der sowjetischen Geheimpolizei verhaftet, im Dezember 1950 vom Sowjetischen Militärtribunal in Schwerin wegen Spionage zum Tode durch Erschießen verurteilt;[82)] am 20.3.1951 im Alter von 59 Jahren in Moskau hingerichtet[83)]

Kletzin, Dr. Karl-Hans

geboren am 14.3.1900 in Altgurkowschbruch bei Friedeberg/Brandenburg; Sohn eines Arztes; Gymnasium, 1920 Abitur; Medizinstudium in Greifswald; Approbation; mind. 1928 Assistenzarzt an der Provinzialheilanstalt Ueckermünde/Pommern; August 1928 Promotion in Greifswald;[84)] September 1928 Heirat mit Ruth Köpnick (*6.11.1907 in Misdroy/Pommern, †11.2.1945 in Wiesbaden; Tochter eines Postinspektors); als Stabsarzt von 1935 bis 1938 Sanitätsoffizier der Wehrmacht in Parchim (Buchholzallee 17, Blutstraße 1); ab 1938 Arzt in München; bis 1941 in Wiesbaden (Rüdesheimer Straße 14); mind. 1941 Kriegseinsatz als Oberfeldarzt in der Sanitätskompanie 2/33 Nr. 21 (Feldlazarett 200); am 18.11.1941 im Alter von 41 Jahren beim Absprung aus einem brennenden Flugzeug bei Derna/Nordafrika ums Leben gekommen

Klimek, Dr. Karl

geboren am 24.7.1905 in Mährisch-Schönberg/Österreich-Ungarn; Sohn eines Hilfsämter-Oberdirektors; Untergymnasium und Handelsakademie in Sarajevo/Bosnien, 1923 Abitur; 1923 bis 1926 als deutscher Korrespondent der Landesbank in Brčko im bosnischen Pflaumenexport tätig; 1926 bis 1927 Militärdienst an der Reserveoffiziersschule in Sarajevo, Leutnantsprüfung; 1928 Ergänzungsreifeprüfung in Berlin; Medizinstudium in Leipzig; Approbation; Dezember 1933 Promotion in Leipzig;[85)] Heirat; Mitglied der SS, Nr. 453.191, zuletzt SS-Obersturmführer; mind. 1942 bis 1943 Lagerarzt im Konzentrationslager Ravensbrück; ab 1943 Kriegseinsatz in der 8. SS-Division „Florian Geyer", mind. 1944 im V. SS-Korps

---

80) Klett bat die Abteilung Medizinalwesen der Landesverwaltung Mecklenburg Mitte Oktober um eine Gehaltserhöhung mit der Begründung, er habe „durch die Trennung von meiner Familie erhebliche Mehrausgaben. Während die Verpflegung in meiner Familie in Schwerin täglich etwa 1 RM pro Tag beträgt, muß ich hier in Güstrow täglich 3,90 RM für die Unterkunft im Gasthaus und über 4 RM für Mittag- und Abendessen bezahlen, denn ich bin bei der geringen und kraftlosen Mittag- und Abendsuppe, die ich hier in Gasthäusern bekomme, gezwungen in zwei verschiedenen Gasthäusern je einmal zu Mittag und zu Abend zu essen, da ich sonst meine anstrengende Tätigkeit im Seucheneinsatz einfach nicht leisten könnte. Mit Trinkgeldern, die ich, um schnell bedient zu werden, reichlicher als früher üblich, geben muß, habe ich durch meinen Einsatz hier in Güstrow, gering gerechnet, etwa 8-9 RM täglich Mehrausgaben, als wenn ich in Schwerin bei meiner Familie leben könnte. Da ich meine Frau, zwei alte Großmütter und drei Kinder – also sechs Personen – zu unterhalten habe, ist es mir unmöglich, dies ohne ausreichende Entlohnung für meine hiesige Tätigkeit zu tun". Die Landesverwaltung antwortete, die „Gewährung von Trennungsentschädigung ist bestimmungsgemäß nicht zulässig, weil Ihr Einkommen die hierfür festgesetzte Grenze von monatlich 500 RM übersteigt".

81) Der Leiter der Abteilung Gesundheitswesen in der mecklenburgischen Landesregierung, → Dr. Hermann Redetzky, hielt in einem Schreiben an die dortige Abteilung Finanzen Ende Februar 1946 fest: „Dr. Klett aus Schwerin war etwa ein halbes Jahr in Güstrow im Seucheneinsatz tätig und war während dieser Zeit, auf Wunsch der SMA, sogar als Amtsarzt eingesetzt worden. Er hat in dieser Zeit willig und einsatzbereit und loyal seine dienstliche Arbeit verrichtet, ist dann vor einigen Wochen im Zuge der weiteren Bereinigung im Einvernehmen mit der SMA von seiner amtsärztlichen Tätigkeit entbunden worden und praktiziert zur Zeit mit unserer Zustimmung in Güstrow. Güstrow ist akutes Fleckfiebergebiet, so daß auch die jetzige Tätigkeit in der Praxis als Seucheneinsatz zu werten ist. Unter diesen Umständen halten wir es nicht [mehr] für gerechtfertigt, Dr. Klett als aktiven Faschisten zu betrachten."

82) Klett soll als Mitglied einer Widerstandsgruppe für die Amerikaner gearbeitet und Kontakte zu einer Widerstandsgruppe in Schwerin unterhalten haben. Neben Klett wurden elf weitere Männer zum Tode verurteilt und hingerichtet.

83) Im November 1994 von der Hauptmilitärstaatsanwaltschaft der Russischen Föderation rehabilitiert.

84) Mit der Arbeit: Bestehen Zusammenhänge zwischen dem gehäuften Auftreten von epileptischen Anfällen und gewissen meteorologischen Erscheinungen?, Greifswald 1928.

85) Mit der Arbeit: 25 Jahre Sellheimische Uterus-Bauchdeckenfistel-Operation, Borna 1933.

Klinke, Prof. Dr. Karl Franz

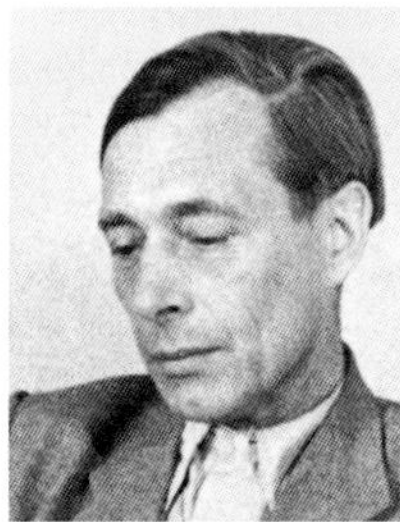

geboren am 11.9.1897 in Breslau/Schlesien; Sohn eines Volksschullehrers und späteren Volksschulrektors; Gymnasium in Breslau, 1916 Abitur; ab 1917 Kriegseinsatz als Fahnenjunker im Pionier-Bataillon 6, im November 1918 als Leutnant aus dem Heer entlassen, EK II, zehn Prozent kriegsbeschädigt; Medizinstudium in Jena und Breslau; 1922 bis 1926 Medizinalpraktikant bzw. Assistenzarzt an der Universitäts-Kinderklinik in Breslau (Berliner Straße 46); dort 1923 Approbation und Promotion;[86] Juli 1926 Heirat mit der Diplom-Ingenieurin Stefanie Schloms (*29.11.1896 in Hindenburg/Schlesien, †27.5.1987 in Ratingen/Nordrhein-Westfalen; Tochter eines Diplom-Ingenieurs), zwei Kinder; als Rockefeller-Stipendiat 1926 bis 1927 Assistent an der Physiologisch-chemischen Anstalt der Universität Basel; Januar 1928 Habilitation in Breslau;[87] seitdem Privatdozent; 1928 bis 1933 Assistenz- bzw. Oberarzt an der Universitäts-Kinderklinik in Breslau (Hansastraße 54); im April 1933 aus politischen Gründen aus dem Hochschuldienst entlassen; 1933 bis März 1944 niedergelassener Facharzt für Kinderkrankheiten in Breslau (Charlottenstraße 64/66); 1934 bis 1944 auch Primararzt bzw. Direktor an der Kinderabteilung des St.-Annen-Krankenhauses in Breslau; bis 1939 andauernde Versuche, einen Lehrstuhl in Großbritannien, den USA oder im Irak zu erhalten; im September 1939 zum Dozenten neuer Ordnung ernannt; September 1939 bis Dezember 1940 Kriegseinsatz als Truppenarzt in einem Pionier-Bataillon der Wehrmacht, ab Januar 1941 als Kinderarzt in verschiedenen Reserve-Lazaretten des Wehrkreises VIII (Breslau), dann als Abteilungsarzt an der Inneren Abteilung eines Reserve-Lazaretts in Breslau; Mai 1941 bis April 1943 Führer der Studenten-Kompanien in Breslau; daneben ab 1941 Lehrauftrag für Pathologische Physiologie und Vorlesungen über Kinderheilkunde an der Universität Breslau; dort im Mai 1942 zum außerplanmäßigen Professor ernannt; April 1944 bis September 1947 ordentlicher Professor für Kinderheilkunde sowie Direktor der Kinderklinik und Poliklinik der Universität Rostock (Herbert-Norkus-Straße/Rembrandtstraße 16/17);[88] daneben auch Fürsorge- und Tuberkulosearzt in Rostock; April bis Juni 1944 erneuter Kriegseinsatz als Oberstabsarzt, im Juli 1944 uk gestellt; ab 1945 Mitglied der CDU und Vorstandsmitglied der Ortsgruppe Rostock der CDU; April 1946 bis September 1947 Dekan der Medizinischen Fakultät der Universität Rostock; im Juli 1947 von der SMAD als ordentlicher Professor für Kinderheilkunde bestätigt; Oktober 1947 bis 1951 Professor für Kinderheilkunde an der Universität Berlin und Direktor an der Kinderklinik der Charité; ab 1951 Professor für Kinderheilkunde, ab mind. 1955 Direktor der Kinderklinik der Medizinischen Akademie in Düsseldorf (Orsoyer Straße 1); ab 1956 Mitglied der Akademie der Naturforscher Leopoldina; bis 1972 in Düsseldorf (Orsoyer Straße 1); am 19.3.1972 im Alter von 74 Jahren in Lintorf bei Ratingen gestorben

Klippel, Dr. Johannes Oswald (Hans)

geboren am 13.8.1918 in Zittau/Sachsen; Sohn eines Lehrers; Gymnasium in Zittau, 1937 Abitur; April bis Oktober 1937 Arbeitsdienst; November 1937 bis März 1939 Wehrdienst; Medizinstudium in Jena und Königsberg; im Oktober 1941 zur Wehrmacht einberufen, jedoch kein Kriegseinsatz, da zur Weiterführung des Studiums nach Leipzig kommandiert; 1942 bis 1943 Medizinalpraktikant an der Medizinischen und Chirurgischen Abteilung des Stadtkrankenhauses sowie an der Kreisfrauenklinik in Zittau; Juni 1943 Approbation; 1943 Promotion in Leipzig;[89] ab mind. Mai 1945 praktischer Arzt in Klein Welzin bei Schwerin; Juni 1945 Flucht aus Klein Welzin; am 30.9.1985 im Alter von 67 Jahren in Niesky/Sachsen gestorben

---

86) Mit der Arbeit: Chemische Untersuchungen über einen Fall von Ringelhaar, Breslau 1923.

87) Mit der Arbeit: Neuere Ergebnisse der Calciumforschung, München 1917.

88) Die ab 1932 vorgesehene Berufung Klinkes zum Professor hatte sich aus politischen Gründen bis 1944 verzögert, als kaum noch geeignetes Personal für die Besetzung der Lehrstühle vorhanden war und man auf Klinke zurückgreifen mußte. In einer Einschätzung des Bevollmächtigten des Führers für das Sanitäts- und Gesundheitswesen (Karl Brandt) hieß es noch im März 1944, daß Klinke 1933 „als Oberarzt der Breslauer Klinik abgesetzt" wurde, „und zwar auf Grund seiner politischen Gesamteinstellung, die mindestens weitgehend nach einer kommunistischen Seite hinüberreichte".

89) Mit der Arbeit: Die Bedeutung des Shenton-Symptomes für die Diagnose der angeborenen Hüftgelenksverrenkung, Zittau 1943.

Kloninger, Dr. Walther Willy Hans (Walter)
geboren am 25.12.1885 in Berlin; Sohn eines Kaufmanns; Realgymnasium in (Berlin-)Charlottenburg, 1906 Abitur; Studium der Veterinärmedizin und Medizinstudium in Berlin; dort im Januar 1914 Approbation; Assistenzarzt an der Chirurgischen Abteilung des Augusta-Viktoria-Krankenhauses in Berlin-Schöneberg; August 1914 bis November 1918 Kriegseinsatz; April 1919 Promotion in Berlin;[90] 1919 bis 1922 Assistenzarzt an der Klinik für Geburtshilfe in (Berlin-)Charlottenburg (Sophie-Charlotten-Straße 116); Juli 1922 Heirat mit der Privatsekretärin Käthe Schubert (*20.8.1894 in Kaisersfelde/Posen; Tochter eines Kaufmanns und späteren Abteilungsvorstandes); 1922 bis 1925 niedergelassener Allgemeinpraktiker in Schlepzig/Spreewald; November 1925 bis mind. 1929 niedergelassener Allgemeinpraktiker in Fürstenberg (Moltkestraße 6, Georgstraße 4); bis Januar 1939 wieder praktischer Arzt in Schlepzig; ab Mai 1939 Vertrauensarzt der Landesversicherungsanstalt Brandenburg in Neuruppin; ab Juli 1939 Vertrauensarzt der Landesversicherungsanstalt Brandenburg in Küstrin; ab September 1939 Kriegseinsatz; bis mind. 1943 in Küstrin (Weinbergstraße 35/36)

Klopfer, Dr. Friedrich (Fritz)
geboren am 3.6.1907 in Friedberg/Bayern; Sohn eines Sekretäraspiranten; Gymnasium, 1927 Abitur; Medizinstudium in München; dort im November 1933 Promotion;[91] Dezember 1933 Approbation; mind. 1933 Assistenzarzt an der Chirurgischen Universitätsklinik in Erlangen; 1934 bis 1935 Sportarzt an der Außenstelle Neustrelitz der Führerschule des Berliner Hochschulinstituts für Leibesübungen; 1935 bis mind. 1936 Assistenzarzt in Zwickau (Crimmitschauer Straße 2); September 1936 Heirat mit Maria Kraetz (*20.11.1909 in Dillingen an der Donau, †10.6.1988 in Erlangen; Tochter eines Baumeisters), mind. zwei Kinder; mind. 1938 bis 1942 wieder Arzt in Erlangen (Theaterplatz 30); ab September 1939 Kriegseinsatz in der Wehrmacht; nach Kriegsende Arzt in Leckwitz bei Großenhain/Sachsen; mind. 1988 bis 1993 wieder in Erlangen (Goethestraße 20); am 1.4.1993 im Alter von 85 Jahren in Forchheim/Bayern gestorben

Klose, Dr. Gerhard Bruno
geboren am 10.6.1906 in Chemnitz/Sachsen; Sohn eines Kaufmanns und Drogengeschäftsinhabers; Realgymnasien in Leipzig und Saalfeld, 1927 Abitur; Medizinstudium in Marburg, München und Göttingen; mind. 1933 Medizinalpraktikant am Pathologischen Institut der Universität Marburg; Approbation; ab mind. 1935 Unterarzt, als Sanitätsoffizier ab mind. 1937 Oberarzt in der Sanitätsstaffel Güstrow der Sanitäts-Abteilung 12 der Wehrmacht (Langestege 13, Speicherstraße 3); Mai 1937 Promotion in Göttingen;[92] November 1937 Heirat mit der Kandidatin der Medizin Eva Krasemann (*13.6.1914 in Güstrow, †22.7.1990 in München; Tochter des Arztes → Dr. Otto Krasemann), mind. zwei Kinder; mind. 1938 bis 1941 Stabsarzt in Berlin (Düsseldorfer Straße 46); bis 1989 Lungenfacharzt im Ruhestand in München (Weitlstraße 66); am 16.1.1989 im Alter von 82 Jahren in München gestorben

Klüßendorf, Dr. Heinrich Otto Konrad
geboren am 1.7.1914 in Rostock/Mecklenburg; Sohn eines Lehrers; Realgymnasium in Rostock, 1934 Abitur; Medizinstudium in Rostock; dazwischen ab Februar 1939 Wehrdienst; als Student in Rostock Eintritt in die NSDAP am 1.4.1941, Mitgliedsnummer 8.833.734; September 1941 Approbation; Promotion; 1941 bis mind. 1944 Assistenzarzt in Rostock (Dethardingstraße 1); ab Oktober 1941 Kriegseinsatz; ab mind. 1984 in Nordhorn/Niedersachsen (Am Museumsturm 4); Juli 1984 Heirat mit der Lehrerin Editha Bahr verw./gesch. Vogel (*2.7.1923 in Eichenberge bei Neustettin/Pommern, †9.11.2005 in Nordhorn); am 28.4.2011 im Alter von 96 Jahren in Nordhorn gestorben

Kluge, Dr. August Christian Ludwig
geboren am 25.10.1862 in Strohkirchen bei Rehna/Mecklenburg; Sohn eines Hausgutspächters; Gymnasium in Güstrow, 1883 Abitur; Medizinstudium in Rostock und Göttingen; Juli 1889 Approbati-

90) Mit der Arbeit: Über die Zerreißung der Nabelschnur unter der Geburt, Berlin 1919.
91) Mit der Arbeit: Die unblutige Umstellung in Narkose bei schweren Fällen von Arthrosis deformans der Hüfte, Kallmünz 1934.
92) Mit der Arbeit: Untersuchungen über ein Histidin aufspaltendes Ferment in der menschlichen Plazenta, Lippstadt 1933.

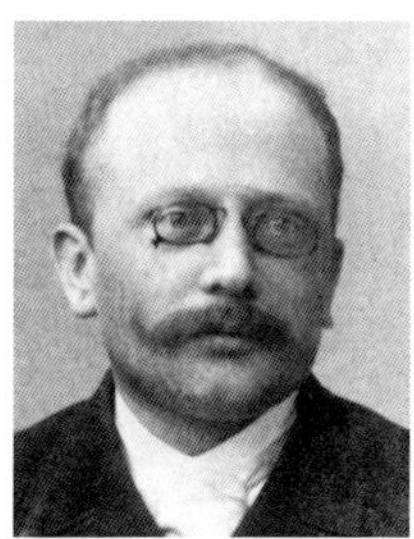

on und September 1890 Promotion in Rostock;[93] 1891 bis etwa 1942 niedergelassener Allgemeinpraktiker in Güstrow (Mühlenstraße 56, Neue Wallstraße/Hindenburgwall 7); Juli 1894 Heirat mit Elsbeth Wyck (*30.6.1869 in Güstrow, †21.8.1942 in Güstrow; Tochter eines Landgerichtsrates und späteren Landgerichtsdirektors), vier Kinder; 1913 zum Sanitätsrat ernannt; ab mind. 1928 auch stellvertretender Vorsitzender des Mecklenburgischen Ärztevereinsbundes e.V. und des Gauverbandes Mecklenburg des Hartmannbundes; ab Gründung 1929 Mitglied der gemeinsamen Ärztekammer für Mecklenburg-Schwerin und -Strelitz; um 1942 Aufgabe der ärztlichen Tätigkeit; nach Kriegsende bis 1947 wieder praktischer Arzt in Güstrow (Karl-Marx-Straße 7); am 6.6.1947 im Alter von 84 Jahren an Rippenfellentzündung und Altersschwäche in Güstrow gestorben

Knabe, Dr. Ernst Paul Martin
geboren am 28.7.1904 in Prenzlau/Brandenburg; Sohn eines Kaufmanns; Gymnasien in Schwedt und Prenzlau, 1923 Abitur; Medizinstudium in Freiburg, Greifswald und Rostock; April 1929 Approbation in Schwerin; Promotion; mind. 1930 Assistenzarzt in Hattingen/Westfalen; dort Eintritt in die NSDAP am 1.6.1930, Mitgliedsnummer 249.642; ab April 1931 Assistenzarzt am Johanniter-Kreiskrankenhaus in Neidenburg/Ostpreußen; dort ab 1934 niedergelassener Allgemeinpraktiker; ab Mai 1939 praktischer Arzt in Potsdam (Wollnerstraße 4); ab November 1939 niedergelassener Facharzt für Chirurgie in Turek/Ostpreußen; ab April 1940 auch Chefarzt am Kreiskrankenhaus in Turek (Robert-Koch-Platz 7/8); dort auch Mitglied des NSKK und des NSDÄB; Heirat, vier Kinder; nach Flucht ab März 1945 notdienstverpflichteter Arzt in der Praxis von → Dr. Josef Aust in Gnoien; ab mind. August 1945 Facharzt für Chirurgie in Güstrow; mind. 1958 bis 1963 niedergelassener Allgemeinpraktiker in Jüchen/Nordrhein-Westfalen (Kölner Straße 22, Alleestraße 11); September 1958 Heirat mit Rose-Marie Gaul (*7.7.1929 in Jüchen); am 1.12.1963 im Alter von 59 Jahren in Jüchen gestorben

Knaebel, Dr. Wilhelm Johannes Carl
geboren am 23.7.1899 in Münster/Westfalen; Sohn eines Bautechnikers und späteren Stadtamtmanns; Realgymnasium in Mülheim/Ruhr; ab August 1917 Kriegseinsatz bei der Kriegsmarine in Wilhelmshaven, dann auf der „Westfalen", Mai bis Dezember 1918 beim Marinekorps Flandern, dann als Artilleristenmaat aus der Marine entlassen; 1919 Abitur in Mülheim/Ruhr; zunächst Studium der Zahnheilkunde, dann Medizinstudium in Berlin; April 1927 Eintritt in die Reichsmarine als Marine-Unterarzt; April 1928 Approbation; mind. 1930 Marine-Oberassistenzarzt auf der „Hannover" in Wilhelmshaven, kommandiert an die Städtische Frauenklinik in Bremen; Juli 1930 Promotion in Hamburg;[94] ab mind. 1935 beamteter Marine-Stabsarzt, mind. 1936 bis 1937 Oberstabsarzt bei der Luftwaffe in Rostock-Warnemünde (Flugplatz); September 1938 bis mind. 1939 Oberstabsarzt und Divisionsarzt der 7. Fliegerdivision der Luftwaffe in Münster; Kriegseinsatz, im Januar 1942 vom Oberfeldarzt zum Oberstarzt der Luftwaffe befördert, Juli 1943 bis August 1944 als Oberstarzt und Leitender Sanitätsarzt der Luftwaffensanitätsabteilung des Generals der Luftwaffe beim Oberbefehlshaber der Marine; ab mind. 1947 niedergelassener Allgemeinpraktiker in Mülheim/Ruhr (Kasernenstraße 11, Virchowstraße 19); Juli 1947 Heirat mit der Sprechstundenhilfe Erna Schaefers (*19.2.1922 in Düsseldorf; Tochter eines kaufmännischen Direktors), mind. zwei Kinder; am 24.8.1987 im Alter von 88 Jahren in Mülheim/Ruhr gestorben

Knappe, Dr. Max Emil Julius
geboren am 16.7.1883 in Rathmannsdorf/Schlesien; Sohn eines Lehrers; Gymnasium in Neiße, 1906 Abitur; Medizinstudium in Greifswald und Breslau; August 1912 Approbation und November 1914 Promotion in Greifswald;[95] mind. 1914 Assistenzarzt an der Chirurgischen Klinik der Universität

93) Mit der Arbeit: Untersuchungen über die Wirkung des Phosphors nebst Bemerkungen über die Bildung der Peptone in den Organen, Rostock 1890.

94) Mit der Arbeit: Die Eklampsiebehandlung der letzten 23 Jahre an der Städtischen Frauenklinik Prof. Schmidt-Bremen, Bremen 1930.

95) Mit der Arbeit: Über einen Fall der Schußverletzung der Harnblase, Neiße 1914.

Greifswald; Kriegseinsatz als Oberarzt; mind. 1917 Arzt in Nordenham/Oldenburg; August 1917 Heirat mit der Lehrerin Anna Nebermann (*10.6.1888 in Lübeck, †7.7.1957 in Lübeck; Tochter eines Geschäftsreisenden und späteren Kaufmanns); März 1919 bis Dezember 1935 niedergelassener Allgemeinpraktiker in Beierfeld/Sachsen (Frankstraße 38); dort auch Kolonnenführer der Ortsgruppe des DRK; Eintritt in die NSDAP am 1.5.1933, Mitgliedsnummer 1.932.124; ab Mai 1933 auch Mitglied der SS, Nr. 120.439, im November 1933 zum SS-Sturmführer befördert; ab Dezember 1935 Arzt in Mecklenburg; ab Mai 1940 Kriegseinsatz in der Wehrmacht; mind. 1945 bis 1948 wieder niedergelassener Allgemeinpraktiker in Beierfeld (Frankstraße 98); am 29.11.1948 im Alter von 65 Jahren an Coronarsklerose und Zwölffingerdarmgeschwür in Kirchberg/Sachsen gestorben

Knarr, Dr. Karl Nikolaus
geboren am 6.3.1911 in Bayreuth/Bayern; Sohn eines Berufssoldaten (Vizefeldwebel) und späteren Obersekretärs; Gymnasien in Neuburg/Donau und Nürnberg, 1931 Abitur; Medizinstudium in Berlin und München; 1937 bis 1938 Medizinalpraktikant am Städtischen Krankenhaus in Nürnberg; Mai 1938 Promotion in München;[96] 1938 Approbation; mind. 1938 Arzt in Wismar; mind. 1941 Arzt in Köln (Oberländer Ufer 116); Februar 1941 Heirat mit Irmtraud Prinz (*19.10.1921 in Köln, †11.9.2010 in Roth/Bayern; Tochter eines Architekten), mind. ein Kind; bis 1986 praktischer Arzt in Hilpoltstein/Bayern (Parkweg 8); am 23.7.1986 im Alter von 75 Jahren in Ansbach/Bayern gestorben

Knepel, Dr. Albert Ferdinand Karl
geboren am 16.12.1906 in Elberfeld/Rheinprovinz; Sohn eines Commis und späteren Buchhalters; Realgymnasium in Elberfeld, 1927 Abitur; Medizinstudium in München, Würzburg und Rostock; 1933 Medizinalpraktikant an der Universitäts-Nervenklinik Rostock-Gehlsheim; Dezember 1933 Approbation; anschließend mglw. Volontärassistent in Rostock; dort im Februar 1934 Promotion;[97] mind. 1936 Arzt an der Heil- und Pflegeanstalt Stadtfeld bei Schleswig (dort auch wohnhaft); Juni 1936 Heirat mit Elisabeth Silinsky (*23.5.1907 in Hamburg, †10.11.1964 in Berlin/DDR; Tochter eines Expedienten); bis 1940 Oberarzt an den Kückenmühler Anstalten in Stettin (Eckerbergstraße 1);[98] ab Oktober 1940 Leiter der Abteilung Erb- und Rassenpflege am Staatlichen Gesundheitsamt Stettin; mind. 1947 bis 1953 Chefarzt und Direktor der Landesheil- und Pflegeanstalt Brandenburg-Görden (dort auch wohnhaft: Anton-Saefkow-Allee 2); am 7.11.1953 im Alter von 46 Jahren nach einem Herzmuskelinfarkt an Herzkranzgefäßverkalkung und -verschluß in Brandenburg/Havel gestorben

Knewitz, Dr. Sigrid Helga Edith (geb. Atzler)
geboren am 11.10.1914 in Königsberg/Ostpreußen; Tochter eines Studienrates; Realgymnasium in Königsberg, 1933 Abitur; Medizinstudium in Königsberg und Marburg; ab Dezember 1938 Medizinalpraktikantin an der Augenklinik der Universität Königsberg; Dezember 1939 Approbation; Januar 1940 Promotion in Königsberg;[99] ab April 1940 Volontärassistentin am Kreis- und Stadtkrankenhaus in Marienwerder/Ostpreußen; ab September 1942 Mitglied des NSDÄB; Februar 1943 Heirat mit dem Facharzt für Chirurgie Dr. Kurt Knewitz (*22.5.1910 in Uszlöken bei Heydekrug/Ostpreußen, †17.2.2003 in Buchholz in der Nordheide/Niedersachsen), mind. drei Kinder; ab November 1943 Assistenzärztin am Kreiskrankenhaus in Wirsitz/Westpreußen; dort Mitglied des BDM; nach Flucht ab März 1945 Ärztin am Städtischen Krankenhaus in Parchim; ab mind. 1950 Ärztin in Buchholz in der Nordheide (Buensener Schulweg 11, Uhlengrund 36); am 5.7.2005 im Alter von 90 Jahren in Buchholz in der Nordheide gestorben

---

96) Mit der Arbeit: Ein Beitrag zur Behandlung der kruppösen Pneumonie mit Vitamin C, Würzburg 1938.

97) Mit der Arbeit: Über Stirnhirntumoren, Berlin 1933.

98) Die Kückenmühler Anstalten waren die größte diakonische Einrichtung Pommerns; dort wurden die zumeist geistig und körperlich behinderten Patienten aufgrund des Gesetzes zur Verhütung erbkranken Nachwuchses ab 1934 zwangssterilisiert. Der Großteil der rund 1.500 Insassen wurde auf Anordnung des Gauleiters Franz Schwede-Coburg ab Mai 1940 in andere Anstalten verlegt und später im Rahmen der Euthanasie-Aktion T4 ermordet.

99) Mit der Arbeit: Der Einfluß von konzentriertem Vitamin A auf die Dunkelanpassungsfähigkeit des Auges, Würzburg-Aumühle 1939.

Kniepf, Dr. Hellmuth Fritz
geboren am 25.12.1891 in Hamburg; Sohn eines Kaufmanns sowie späteren Rentiers und Privatgelehrten; Oberrealschule in Hamburg, 1911 Abitur; Medizinstudium in Straßburg und Rostock (Am Güterbahnhof); dazwischen von August 1914 bis November 1918 Kriegseinsatz in den Infanterie-Regimentern 132 und 171 sowie im Feldartillerie-Regiment 229, zuletzt als Abteilungsarzt, EK II und EK I; Dezember 1919 Approbation und März 1920 Promotion in Rostock;[100)] 1920 bis mind. 1922 Assistenzarzt, dann bis 1940 niedergelassener Facharzt für Innere Krankheiten in Praxisgemeinschaft mit dem Sanatoriumsbetreiber → Dr. Egon Krull in Güstrow (Hindenburgwall 11, John-Brinckman-Straße 9 und 13, Plauer Straße 2); Dezember 1920 Heirat mit Lilly Paepcke (*7.6.1897 in Teterow, †5.9.1976 in Hannover; Tochter eines Kaufmanns), drei Kinder; ab 1925 auch Vertrauensarzt der Güstrower Krankenkassen; ab Gründung 1929 stellvertretendes Mitglied der gemeinsamen Ärztekammer für Mecklenburg-Schwerin und -Strelitz; nach dem Tod von Dr. Egon Krull ab November 1936 alleiniger Weiterbetreiber des Sanatoriums für rheumatische Krankheiten in Güstrow; im Februar 1938 wurde die Einleitung eines berufsgerichtlichen Verfahrens vom Ärztlichen Bezirksgericht Mecklenburg zunächst abgelehnt;[101)] nach Aufhebung dieses Beschlusses durch den Deutschen Ärztegerichtshof in München erteilte das Ärztliche Bezirksgericht Mecklenburg im Mai 1939 wegen Behandlung auswärtiger Patienten an deren Wohnorten einen Verweis, verbunden mit dem Hinweis, daß solche Tätigkeit „lediglich im Sinne einer Konsiliarpraxis möglich" sei; wegen früherer Logenzugehörigkeit erst nach Gnadenerlaß des Führers Eintritt in die NSDAP am 1.4.1940, Mitgliedsnummer 7.754.176; wegen Schwierigkeiten mit der mecklenburgischen Ärztekammer und weil seine Güstrower Praxis „nicht genügend ausgenutzt" würde, von 1940 bis mind. 1941 Rheumaarzt in Berlin (Oranienburger Straße 22); August 1940 endgültige Einstellung des berufsgerichtlichen Verfahrens auf Grund eines Gnadenerlasses des Führers vom 6.4.1940; Juli 1945 Flucht in die westlichen Besatzungszonen; bis 1957 Arzt in Hannover (Podbielskistraße 35); am 27.1.1957 im Alter von 65 Jahren an Asthma bronchiale und Grippe in Hannover gestorben

Knipping, Dr. Johanna Lillie
geboren am 1.12.1910 in Mücheln/Provinz Sachsen; Tochter eines Arztes und späteren Sanitätsrates; Oberlyzeum in Merseburg, 1930 Abitur; Medizinstudium in Heidelberg, Düsseldorf und Rostock (Schliemannstraße 32); Mitglied des BDM; ab Juli 1936 Medizinalpraktikantin an der Heilstätte Liebrechtsborn in Bad Rehburg, ab November 1936 an der Kinderklinik der Universität Rostock (Augustenstraße 80/82); April 1937 bis Juni 1938 zunächst Medizinalpraktikantin, dann Volontärassistentin an der Orthopädischen Beratungsstelle der mecklenburgischen Landeskrüppelanstalt und der Orthopädischen Klinik der Universität Rostock (Ulmenstraße 45, Parkstraße 5); August 1937 Approbation und Promotion in Rostock;[102)] ab Juni 1938 Hilfsärztin am Staatlichen Gesundheitsamt Weimar-Stadt (Stieg 4); ab November 1941 Ärztin am Staatlichen Gesundheitsamt Arnstadt/Thüringen (Karolinenstraße 4); dort Eintritt in die NSDAP am 1.4.1942, Mitgliedsnummer 9.073.727; bis 1954 Medizinalrätin in Worms (Lutherplatz 4); unverheiratet; am 6.10.1954 im Alter von 43 Jahren an Status asthmaticus in Worms gestorben

Knispel, Dr. Fritz Max Hermann
geboren am 25.3.1910 in Alt Gaarz (später Rerik)/Mecklenburg; Sohn eines Kaufmanns; Gymnasium in Wismar, 1930 Abitur; Medizinstudium in Würzburg, Greifswald und Rostock; 1937 Approbation und Februar 1937 Promotion in Rostock;[103)] 1937 bis mind. 1939 Assistenzarzt am Carolinenstift in Neustrelitz (dort auch wohnhaft: Georgstraße 1-6); dort Eintritt in die NSDAP am 1.5.1937, Mitglieds-

---

100) Mit der Arbeit: Über die Jodausscheidung bei cutaner Applikation von Jodlecitinsalbe (MS).

101) Kniepf war ein „Berufsvergehen" vorgeworfen worden, weil er – wie früher auch sein Partner Dr. Egon Krull – zunächst im Sanatorium Güstrow behandelte Patienten später auch weiterhin an deren Wohnorten, also „außerhalb seines Niederlassungsortes", weiterbehandelte. Da Kniepf wie Krull aber „niemals außerhalb Güstrow ‚öffentliche' Sprechstunden abgehalten" hatte und zu seinen auswärtigen Patienten „nur auf deren Bestellung" gefahren sei, war eine Bestrafung nicht möglich.

102) Mit der Arbeit: Über das Auftreten von Biermer'scher Anaemie und essentieller Thrombopenie bei Blutsverwandten, Düsseldorf 1937.

103) Mit der Arbeit: Das Ergebnis der häuslichen Geburtshilfe in Mecklenburg-Schwerin vom Jahre 1931, Rostock 1935.

nummer 5.949.175; Januar 1939 Heirat mit der Buchhalterin Annamaria Brüggemann (*12.8.1912 in Malchow, †24.2.2011 in Neustrelitz; Tochter eines Eisenbahnassistenten und späteren Oberbahnhofsvorstehers), mind. zwei Kinder; ab Herbst 1939 Kriegseinsatz in der Wehrmacht; mind. 1950 bis 1975 niedergelassener Allgemeinpraktiker in Neustrelitz (Ernst-Thälmann-Straße 29); zum Sanitätsrat ernannt; am 9.1.1991 im Alter von 80 Jahren in Neustrelitz gestorben

Knolle, Dr. Armin Wilhelm Fritz
geboren am 19.11.1906 in Paderborn/Westfalen; Sohn eines Zahlmeisters; Gymnasium, 1926 Abitur; Medizinstudium in Marburg; August 1933 Approbation; Januar 1935 Promotion in Marburg;[104)] mind. 1937 Assistenzarzt am Städtischen Gesundheitsamt, dann an der Psychiatrischen und Nervenklinik in Kiel (Lornsenstraße 26); dort Eintritt in die NSDAP am 1.10.1937, Mitgliedsnummer 5.980.693; ab Juli 1940 Assistenzarzt an der Universitäts-Nervenklinik Rostock-Gehlsheim; ab September 1940 Mitglied des NSDÄB; 1942 Arztvertreter für den erkrankten → Dr. Johannes Hecker an der Heil- und Pflegeanstalt Domjüch bei Neustrelitz; ab Oktober 1942 Kriegseinsatz in der Wehrmacht; ab August 1943 Medizinalrat und wissenschaftlicher Assistent bzw. Oberarzt an der Psychiatrischen und Nervenklinik in Kiel (Geibelallee 8); Heirat mit Inge Essensohn; mind. 1960 bis 1971 Leiter der Psychiatrischen Abteilung des Landeskrankenhauses in Heiligenhafen/Schleswig-Holstein (dort auch wohnhaft); zum Medizinaldirektor ernannt; November 1971 Heirat mit der medizinisch-technischen Assistentin Gisela Elwert (*15.2.1925 in Neumünster/Schleswig-Holstein, †31.10.2005 in Neustadt/Holstein; Tochter eines Lehrers); bis 1994 in Heiligenhafen (Am Strande 3, Propst-Röhl-Straße 11); am 2.12.1994 im Alter von 88 Jahren in Heiligenhafen gestorben

Knüppel, Dr. Fritz Hans Ludwig
geboren am 15.5.1903 in Guben/Brandenburg; Sohn eines Arztes; Gymnasium in Berlin, 1923 Abitur; Medizinstudium in München und Rostock; mind. 1936 Medizinalpraktikant in Rostock; November 1936 Approbation; 1936 bis 1938 zunächst Volontärassistent, dann Assistenzarzt an der Medizinischen Klinik der Universität Rostock (Schröderplatz, Ottostraße 23); März 1938 Heirat mit der Postbetriebsangestellten Ruth August (*7.3.1906 in [Berlin-]Deutsch-Wilmersdorf, †31.3.1995 in Remseck am Neckar/Baden-Württemberg; Tochter eines Lehrers und späteren Konrektors); April 1938 bis mind. 1950 niedergelassener Allgemeinpraktiker in Rerik (Mittelallee, Kastanienallee 10); Juni 1939 Promotion in Berlin;[105)] in Rerik Eintritt in die NSDAP am 1.4.1940, Mitgliedsnummer 8.017.571; mind. 1951 bis 1952 Assistenzarzt an der Hautklinik der Universität Rostock (Augustenstraße 80); bis 1958 in Bad Langensalza/Thüringen; 1958 Übersiedlung in die Bundesrepublik; bis September 1958 im Flüchtlingslager Gießen (Rathenaustraße 31); September 1958 bis Dezember 1973 Arzt in Stuttgart (Heidlesäcker 1); ab Dezember 1973 in Nagold/Baden-Württemberg (Keplerstraße 14); am 15.9.1988 im Alter von 85 Jahren in Nagold gestorben

Knust, Dr. Johannes Erdmann Otto
geboren am 13.12.1888 in Teusin bei Demmin/Pommern; Sohn eines Rittergutspächters und späteren landwirtschaftlichen Beamten; Gymnasium, 1910 Abitur; Medizinstudium in Berlin; dazwischen ab mind. 1917 Kriegseinsatz; November 1917 Heirat mit Martha Beuth (*4.4.1888 in Liegnitz/Schlesien; Adoptivtochter eines Eisenbahnmeisters); Juli 1919 Approbation; November 1919 bis 1941 niedergelassener Allgemeinpraktiker in Berlin (Kurfürstenstraße 148); mglw. etwa 1923 Promotion;[106)] Eintritt in die NSDAP am 1.5.1932, Mitgliedsnummer 1.105.712; daneben auch Mitglied der SA und des NSDÄB; ab April 1938 Facharzt für Innere Krankheiten; in Berlin auch nebenamtlicher Vertrauensarzt der Reichsversicherungsanstalt, Leiter der Samariterkurse der Höheren Technischen Lehranstalt und untersuchender Arzt beim Arbeitsamt; ab Juni 1941 Kriegseinsatz in der Wehrmacht, Praxis geschlossen; ab Frühjahr 1945 Arzt in Schwerin (Am Krößnitz 22); am 2.11.1947 im Alter von 58 Jahren gestorben

---

104) Mit der Arbeit: Die Serumbaktericide bei Diabetes mellitus, Marburg 1935.
105) Mit der Arbeit: Über die Entstehung eines Hirnabszesses im Gefolge einer postanginösen Sepsis, Düsseldorf 1939.
106) Mit der Arbeit: Die Epithensalbe in der ärztlichen Praxis, München 1923.

Kny, Dr. Walter Engelbert

geboren am 26.2.1913 in Lassowitz/Schlesien; Sohn eines Volksschullehrers; Gymnasium in Kreuzburg/Schlesien, 1932 Abitur; Medizinstudium in Rostock; dort ab April 1933 Mitglied der SA, Dienst im Sanitätssturm der SA-Standarte 90; August bis November 1934 Arbeitsdienst beim RAD in Fürstenberg; Februar 1937 bis September 1938 Leiter des Studentischen Gesundheitsdienstes des Studentenwerks in Rostock; Dezember 1937 bis August 1938 Medizinalpraktikant an der Chirurgischen Klinik, August bis Dezember 1938 an der Medizinischen Klinik der Universität Rostock (Maßmannstraße 35, Schröderplatz); Mai 1938 Lehrgangsteilnehmer an der Führerschule der Deutschen Ärzteschaft in Alt Rehse; Dezember 1938 Approbation und März 1939 Promotion in Rostock;[107)] ab Mai 1939 Assistenzarzt am Pathologischen Institut der Universität Rostock (Strempelstraße 14, Dethardingstraße 30); dort Eintritt in die NSDAP am 1.1.1940, Mitgliedsnummer 7.916.806; daneben auch Mitglied des NSDÄB; ab Juni 1943 Werks- und Revierarzt bei den Heinkel-Flugzeugwerken in Rostock-Marienehe; mind. 1951 wissenschaftlicher Assistenzarzt in Hamburg (Sievekingsallee 94); Juni 1951 Heirat mit der Beschließerin Luise Blum (*8.12.1909 in Neubrandenburg, †16.8.1988 in Emden/Ostfriesland; Tochter eines Schneidermeisters); spätestens 1952 Habilitation; 1952 bis 1959 Dozent für Chirurgie an der Universität Hamburg (Sievekingsallee 94); mind. 1954 bis 1959 Oberarzt an der Chirurgischen Universitätsklinik und Poliklinik in Hamburg-Eppendorf (Harvestehuder Weg 19); 1959 bis 1981 Facharzt für Chirurgie und Urologie in Emden (Schreyers Hoek 2); am 19.12.1981 im Alter von 68 Jahren in Emden gestorben

Kob, Dr. Hans Joachim

geboren am 10.2.1910 in Königsberg/Ostpreußen; Sohn eines Stabsarztes; Gymnasium, 1928 Abitur; Medizinstudium in Königsberg; Medizinalpraktikant in Lötzen/Ostpreußen; Approbation; 1935 fünfmonatiger Militärdienst im Infanterie-Regiment 1, danach Übergang ins aktive Sanitätsoffizierskorps; Juli 1935 Promotion in Königsberg;[108)] August 1935 bis 1936 Assistenzarzt in der Wehrmacht und Stabsarzt in Allenstein/Ostpreußen (Hohensteiner Querstraße 17); April 1936 bis mind. 1940 Militärarzt und Oberarzt in Schwerin/Warthe; Mai 1938 Heirat mit Olga Sipli (*13.10.1910 in Schackenhof/Ostpreußen, †2.10.1975 in Wittenberge/Brandenburg), vier Kinder; Kriegseinsatz an der Front in der Sowjetunion und in Frankreich; nach Flucht von Juli 1945 bis mind. 1952 niedergelassener Allgemeinpraktiker in Rostock-Dierkow (Swölkenweg 14, Ganterweg 19, Lewarkweg 9); bis 1958 Arzt in Treuenbrietzen/Brandenburg; 1958 bis 1965 niedergelassener Lungenfacharzt in Wittenberge (Perleberger Straße 34, Bentwischer Weg 70); dort auch stellvertretender Amtsarzt; zum Medizinalrat ernannt; 1965 bis 1966 angestellter Arzt in Perleberg/Brandenburg (Eichenpromenade 9); am 17.11.1966 im Alter von 56 Jahren nach einem Herzinfarkt an akutem Herzversagen in Perleberg gestorben

Koch, Dr. Alexander Ernst

geboren am 22.8.1865 in Wandersleben/Provinz Sachsen; Sohn eines Domänenrates; Gymnasium in Halle, 1886 Abitur; Medizinstudium in Halle und Berlin; April 1891 Approbation in Halle; 1891 bis 1893 Assistenzarzt an der Dr. Schreiberschen Augenheilanstalt in Magdeburg; Juni 1892 Promotion in Leipzig;[109)] 1894 Augenarzt in Hannover; 1895 bis 1919 Augenarzt in Berlin (Nürnberger Platz 5); Juni 1913 Heirat mit Emma Schneider (*26.8.1867 in Aschersleben, †10.5.1940 in Kronberg/Taunus; Tochter eines Handelsgärtners); 1915 zum Sanitätsrat ernannt; 1917 bis 1919 Ausbildung in der Ohrenheilkunde bei Dr. Gustav Schulte-Overberg in Berlin (Bogenstraße 25); 1919 bis 1921 Augen- und Ohrenarzt in Ilmenau/Thüringen sowie 1922 bis 1926 in Nürtingen/Württemberg; 1927 bis mind. 1930 niedergelassener Facharzt für Augenheilkunde in Waren; anschließend Augen- und Ohrenarzt in Altona (Ahornweg 22, Caprivistraße 14), ab mind. 1936 ohne ärztliche Tätigkeit; dann in Frankfurt/Main (Wiesenhüttenstraße 39, Nesenstraße 3); ab März 1939 wieder Augen- und Ohrenarzt in Kronberg/Taunus (Bahnhofstraße 4 und 5); ab Juni 1940 ohne ärztliche Tätigkeit; August 1940 bis

---

107) Mit der Arbeit: Über die Verteilung des Lipofuscins in der Skelettmuskulatur in ihrer Beziehung zur Funktion, Berlin 1937.

108) Mit der Arbeit: Die Einwirkung paravertebraler Segmentausschaltung auf die Bewegungsvorgänge der Gallenblase, Tilsit 1934.

109) Mit der Arbeit: Über die Anwendung irisch-römischer Bäder in der Augenheilkunde (MS).

August 1942 in München (Öttingenstraße 4, Neuburger Straße 4); August 1942 bis Juni 1945 in Oberbayern auf dem Lande (wahrscheinlich zum Schutz vor Bombenangriffen); ab Juni 1945 wieder in München (Ettenhuberstraße 6); am 16.10.1945 im Alter von 80 Jahren an Lungenentzündung und Herzschwäche in München gestorben

Koch, Dr. Gerhard Hermann Karl
geboren am 7.2.1913 in Neubrandenburg/Mecklenburg; Sohn eines Kaufmanns und Kolonialwarenhändlers; Gymnasium in Neubrandenburg, 1932 Abitur; ab 1930 Mitglied der HJ und ab 1932 der Artamanen; als Schüler in Neubrandenburg Eintritt in die NSDAP am 1.8.1932, Mitgliedsnummer 1.237.217; Studium der Naturwissenschaften und Medizinstudium in Königsberg, Breslau, Berlin und Rostock; ab August 1932 Mitglied der SS und des NS-Studentenbundes; Medizinalpraktikant in Breslau, an der Heil- und Pflegeanstalt Wuhlgarten in Berlin-Biesdorf, in Neubrandenburg (Katharinenstraße 13) und an der Universitäts-Nervenklinik Rostock-Gehlsheim; Juli 1939 Approbation; ab September 1939 Kriegseinsatz in der Wehrmacht; mit einem Stipendium der Deutschen Forschungsgemeinschaft Studien zur Epilepsieforschung; März 1940 Promotion in Breslau;[110] ab März 1940 Volontärassistent an der Heil- und Pflegeanstalt Rostock-Gehlsheim (dort auch wohnhaft; übte die Funktion eines Stationsarztes aus, da die anderen Ärzte im Kriegseinsatz waren); ab 1942 Assistenzarzt an dem vom NS-Hirnforscher Prof. Dr. Julius Hallervorden geleiteten Kaiser-Wilhelm-Institut für Anthropologie, menschliche Erblehre und Eugenik in Berlin; nach Kriegsende und Kriegsgefangenschaft erneut Assistenzarzt bei Hallervorden in dem nach Dillenburg/Hessen verlegten KWI; anschließend bis mind. 1950 Assistenzarzt an der Universitätsklinik in Tübingen (Osianderstraße 22); ab 1947 Facharzt für Neurologie und Psychiatrie; April 1950 Heirat mit Ana Cudell (*25.10.1915 in Porto/Portugal, †10.12.2005 in Nürnberg); ab 1952 Leiter der humangenetisch-psychoneurologischen Forschungsstelle an der Universität Münster; dort 1954 Habilitation; ab 1960 außerplanmäßiger, ab 1965 ordentlicher Professor für Humangenetik und Anthropologie an der Universität Erlangen; dort 1965 Gründer und bis 1978 auch Leiter des Instituts für Humangenetik und Anthropologie; 1978 emeritiert; bis 1999 in Nürnberg (Stadenstraße 93); am 27.12.1999 im Alter von 86 Jahren in Nürnberg gestorben

Koch, Dr. Herbert Friedrich Ernst
geboren am 8.1.1913 in Groß Bölkow bei Rostock/Mecklenburg; Sohn eines Molkereiverwalters; Gymnasium in Rostock, 1932 Abitur; Medizinstudium in Freiburg und Rostock; ab November 1937 Medizinalpraktikant in Rostock (Roonstraße 10), dort Eintritt in die NSDAP am 1.5.1937, Mitgliedsnummer 7.037.642, und ab Januar 1938 am Horst-Wessel-Krankenhaus in Berlin; daneben auch Mitglied der SA; November 1938 Approbation; anschließend Volontärassistent in Rostock (Königsberger Straße 30), ab Mai 1939 am Horst-Wessel-Krankenhaus in Berlin (Landsberger Allee 159), ab August 1939 im Olympialazarett Döberitz/Brandenburg, ab Oktober 1939 am Westend-Krankenhaus in Berlin-Charlottenburg; Dezember 1939 Promotion in Rostock;[111] ab Mai 1940 Kriegseinsatz in der Wehrmacht; mind. 1957 Oberarzt am Krankenhaus Spandau in Berlin (dort auch wohnhaft: Lynarstraße 12); Dezember 1957 Heirat mit der Krankenschwester Isolde Klage (*21.11.1927 in Wanne-Eickel/Westfalen, †13.9.2011 in Pirmasens/Rheinland-Pfalz; bis 1994 Arzt in Pirmasens (In den Eichen 14, Rubensstraße 3); am 2.1.1994 im Alter von fast 81 Jahren in Ruppertsweiler bei Pirmasens gestorben

Koch, Dr. Karl August
geboren am 18.6.1908 in Löbau/Sachsen; Sohn eines Dentisten; Deutsche Oberschule in Löbau, 1928 Abitur; Medizinstudium in Freiburg, München und Rostock; Oktober 1936 bis 1937 Medizinalpraktikant in Rostock (Horst-Wessel-Straße 131); dort Eintritt in die NSDAP am 1.5.1937, Mitgliedsnummer 4.647.207; daneben auch Mitglied der SA; November 1937 Approbation; ab November 1937 Volontärassistent in Rostock; ab Januar 1938 Jungarzt am Amt für Volksgesundheit der Kreisleitung Dippoldiswalde/Sachsen der NSDAP, dann am Amt für Volksgesundheit Frankenberg/Sachsen (Körnerstraße 2); Februar 1938 Promotion in Rostock;[112] ab Mai 1938 Mitglied des NSDÄB; ab Juli 1938

110) Mit der Arbeit: Beitrag zur Erblichkeit der Sturge-Weberschen Krankheit, Rostock 1939.
111) Mit der Arbeit: Über intrakranielle Blutungen bei Säuglingen und Frühgeburten, Stuttgart 1939.
112) Mit der Arbeit: Beitrag zur Frakturenbehandlung, im besonderen zur Frage der Verschraubung, Düsseldorf 1937.

Lagerhilfsarzt im Arbeitslager Kapellen bei Bergzabern/Pfalz; ab Januar 1939 Jungarzt am Amt für Volksgesundheit der Kreisleitung Dresden der NSDAP (Lüttichaustraße 1); ab Februar 1940 Hilfskassenarzt in der Praxis von Dr. Carl Bräuer in Nünchritz/Sachsen (Meißener Straße 26), September 1940 bis Mai 1943 in der Praxis von Dr. Heinz Zürn in Ottendorf-Okrilla/Sachsen (Radeburger Straße 4, Werthschützstraße 9); Oktober 1942 Heirat mit der Sprechstundenhilfe Hildegard Vetters (*4.4.1915 in Moritzdorf bei Ottendorf-Okrilla, †7.8.2012 in Bautzen; Tochter eines Tischlers), ein Kind; bis 1944 in Ottendorf-Okrilla (Ernst-Thälmann-Straße 9); ab Mai 1943 Kriegseinsatz in der Wehrmacht, sowjetische Kriegsgefangenschaft; Ende Oktober/Anfang November 1944 im Alter von 36 Jahren in einem Kriegsgefangenenlager in Odessa/Sowjetunion ums Leben gekommen

Koch, Dr. Rudolf Karl Theodor
geboren am 3.1.1904 in Lauenburg/Pommern; Sohn eines Möbelfabrikanten; Gymnasium in Lauenburg, 1923 Abitur; zunächst Studium der Naturwissenschaften, dann Medizinstudium in Göttingen, München, Berlin und Greifswald; ab August 1929 Medizinalpraktikant in Flensburg und ab Februar 1930 an der Medizinischen Klinik der Universität Rostock; dort im September 1930 Approbation; September 1930 bis April 1931 Volontärassistent an der Medizinischen Klinik der Universität Rostock; Mai bis September 1931 Schiffsarzt auf der Hamburg-Amerika-Linie; September bis Oktober 1931 Assistenzarzt am Stadtkrankenhaus in Wittenberge; November 1931 bis 1933 Assistenzarzt am Carolinenstift in Neustrelitz (Georgstraße 1-6); Februar 1933 Promotion in Rostock;[113] 1933 bis 1934 Arzt in Mirow; April 1934 bis mind. 1942 niedergelassener Allgemeinpraktiker in Friedland (Schulstraße 5); dort auch nebenamtlicher Schularzt und DRK-Bereitschaftsführer; Juni 1934 Heirat mit Margarethe Wegner (*15.4.1910 in Mirow, †9.4.1959 in Hamburg; Tochter eines Kaufmanns), zwei Kinder; ab 1936 auch nebenamtlicher Arzt im Hilfswerk „Mutter und Kind" der NSV in Friedland; dort zunächst Mitglied der SS; Eintritt in die NSDAP am 1.5.1937, Mitgliedsnummer 5.949.530; ab Februar 1938 auch Mitglied des NSDÄB; während der Kriegszeit auch Hilfskassenarzt in der Praxis von → Dr. Paul-Friedrich Wedemeyer in Woldegk (Adolf-Hitler-Straße 17) und ab September 1941 in der Praxis von → Dr. Gerhard Grüder in Mirow (Amtsstraße 15); mind. 1961 bis 1978 niedergelassener Allgemeinpraktiker in Winsen/Luhe (Eckermannstraße 8, Elsternweg 17); März 1963 Heirat mit der Korrespondentin und Sprechstundenhilfe Margarete Willert verw. Wagner (*13.10.1920 in Rostock, †5.7.2000 in Winsen/Luhe; Tochter eines Malermeisters); am 18.11.1978 im Alter von 74 Jahren in Winsen/Luhe gestorben

Koch, Dr. Theodor August Alexander
geboren am 5.6.1905 in Riga/Lettland; Gymnasium, 1923 Abitur; Medizinstudium; April 1929 Approbation in Wien; Heirat, fünf Kinder; Juni 1936 Approbation in Riga; nach Umsiedlung im Juli 1941 Approbation für Deutschland und Promotion in Berlin; September 1941 bis 1945 niedergelassener Allgemeinpraktiker in Bromberg (Friedrichstraße 2); dort Mitglied der HJ; nach Flucht von Februar bis Juni 1945 Arzt in der Praxis von → Dr. Friedrich Prein in Schwerin (Krügerstraße 4); daneben halbtags revierärztliche Tätigkeit bei der Deutschen Reichsbahn in Schwerin; Juni 1945 Flucht nach Lübeck; mind. 1955 bis 1965 Betriebskassenarzt in Dortmund (Reichswehrstraße 28); Februar 1983 Heirat mit Magdalena Stratmann (*6.2.1922 in Dortmund); am 14.11.1992 im Alter von 87 Jahren in Dortmund gestorben

Kociolek, Dr. Stephanus Franz (Stephan)
geboren am 14.12.1889 in Schwerin/Warthe/Posen; Sohn eines Arbeiters und späteren Landwirts; Gymnasium im Meseritz, 1911 Abitur; Medizinstudium in Berlin; dazwischen von Oktober 1914 bis November 1918 Kriegseinsatz, zuletzt als Feldhilfsarzt; Januar 1921 Approbation und April 1921 Promotion in Berlin;[114] Mai 1921 bis 1947 niedergelassener Allgemeinpraktiker in Wismar (Hinter dem Chor 6); August 1925 Heirat mit Ella Stiegler spätere Schmidt (*9.7.1901 in Wismar, †13.12.1984 in Lübeck; Tochter eines Malermeisters); am 14.5.1947 im Alter von 57 Jahren nach einem Herzschlag in Wismar ertrunken

113) Mit der Arbeit: Über das morphologische Verhalten des Blutes bei Carcinom, Lippstadt 1931.
114) Mit der Arbeit: Zur Casuistik der Luxatio pedis sub talo, Berlin 1921.

Köbnik, Dr. Helmut Reinhold
geboren am 29.4.1904 in Bromberg/Posen; Sohn eines Wachtmeisters und späteren Justizinspektors; Gymnasium in Dramburg/Pommern, 1925 Abitur; Medizinstudium in Greifswald, Berlin und Rostock; Dezember 1936 bis Februar 1938 Medizinalpraktikant in Rostock; März 1938 Approbation; anschließend mglw. Volontärassistent in Rostock; dort im Mai 1938 Promotion;[115] Mitglied der SS; ab Oktober 1938 Volontärassistent am Krankenhaus in Berlin-Britz (Böwedamm 36-42); dort auch nebenamtlicher Fürsorgearzt in der Beratungsstelle des Gesundheitsamtes Berlin-Neukölln und am Hauptgesundheitsamt Berlin; Heirat, ein Kind; mind. 1946 bis 1980 Facharzt für Haut- und Geschlechtskrankheiten in Westberlin (Bergstraße 133, Karl-Marx-Straße 145, Bundesallee 220)

Köhler, Dr. Hans Willy
geboren am 26.6.1914 in Lissa/Posen; Sohn eines Steuerinspektors; Reformrealgymnasium in Spremberg/Lausitz, 1932 Abitur; Medizinstudium in Marburg und Rostock (Friedrich-Franz-Straße 27); dazwischen von März 1934 bis Februar 1935 „beruflich tätig"; als Student in Rostock Eintritt in die NSDAP am 1.5.1937, Mitgliedsnummer 5.324.026; Dezember 1937 Heirat mit Elfriede Caternberg gesch. Rist (*29.9.1907 in Duisburg, †22.7.1979 in Wesselburen/Schleswig-Holstein; Tochter eines Eisenkonstruktionsarbeiters und späteren Betriebsleiters), zwei Kinder; 1938 bis 1939 Medizinalpraktikant in Rostock (Franz-Schubert-Straße 3); dort im September 1939 Approbation und Promotion;[116] Mitglied der SA und des NSDÄB; mind. 1940 Kriegseinsatz als Unterarzt im Reservelazarett I in Rostock; Februar 1943 bis mind. März 1945 Assistenzarzt an der Chirurgischen Klinik der Universität Rostock (Maßmannstraße 35, An der Hasenbäk 8); ab mind. 1979 Chirurg in Wesselburen (Krankenhausweg 5); September 1989 Heirat mit der Arzthelferin Gisela Korth (*25.1.1941 in Landsberg/Warthe); am 8.12.1998 im Alter von 84 Jahren in Wesselburen gestorben

Köller, Ursula Emma Berta (spätere Baumann)
geboren am 5.12.1915 in Bauhof bei (Burg) Stargard/Mecklenburg; Tochter eines Landwirts und Bauernhofpächters; Oberlyzeum in Rostock, 1936 Abitur; Medizinstudium in Rostock; Februar 1942 Approbation; ab Mai 1942 Assistenzärztin am Stift Bethlehem in Ludwigslust; ab August 1942 Assistenzärztin am Kreiskrankenhaus in Nordhorn/Vechte; Mitglied des NSDÄB; September 1949 Heirat mit dem Diplom-Volkswirt Hilmer Baumann (†vor 1982); mind. 1950 bis 1972 praktische Ärztin in Westberlin (Kluckstraße 29, Wilskistraße 91); am 12.1.1981 im Alter von 65 Jahren in Westberlin gestorben

Kölzow, Dr. Hans Heinrich Friedrich
geboren am 9.1.1887 in Schwerin/Mecklenburg; Sohn eines Gymnasiallehrers; Gymnasium in Schwerin, 1906 Abitur; Medizinstudium in Marburg, Rostock (Warnowufer 1) und München; August bis September 1911 Medizinalpraktikant an der Poliklinik für Mund- und Zahnkrankheiten der Universität Rostock (Schröderstraße 36/37), Oktober 1911 bis März 1912 am Carolinenstift in Neustrelitz (Georgstraße 1-6), ab April 1912 an der Chirurgischen Klinik der Universität Rostock (Schröderplatz); Juli 1912 Approbation und Dezember 1912 Promotion in Rostock;[117] als Einjährig-Freiwilliger ab Dezember 1912 Militärdienst im Feldartillerie-Regiment 60; ab April 1913 aktiver Sanitätsoffizier bei der Kaiserlichen Marine; ab August 1914 Kriegseinsatz, u.a. in Tsingtau/China sowie als Schiffsarzt und als Oberarzt an der Infektionsabteilung des Marinelazaretts in Wilhelmshaven, im März 1920 als Stabsarzt kriegsbeschädigt aus der Marine entlassen; August 1915 Heirat mit Mathilde Künze (*22.12.1891 in Finsterwalde/Brandenburg; Tochter eines Bankiers), 1924 Scheidung; Juni 1920 staatsärztliche Prüfung; März 1921 bis Juni 1922 Fürsorgearzt und stellvertretender Kreisarzt für den Kreis Waren; zugleich Leiter des Mecklenburgischen Landesvereins zur Bekämpfung der Tuberkulose in Schwerin; Juli bis August 1922 Kreismedizinalrat von Schwerin; August 1922 bis Dezember 1923 Regierungsrat in der Abteilung Medizinalangelegenheiten des Ministeriums für Unterricht, Kunst, geistliche und Medizinalangelegenheiten von Mecklenburg-Schwerin; ab Januar 1924

115) Mit der Arbeit: Untersuchungen über den Nachweis des vermehrten corticotropen Hormons im Blut von Schwangeren mit Hypertonie, Eisfeld 1938.
116) Mit der Arbeit: Über den Einfluß des Lagerns auf den Vitamin-C-Gehalt verschiedener Sorten roher und gekochter Kartoffeln, Rostock 1938.
117) Mit der Arbeit: Zur operativen Behandlung der Venenthrombosen, speziell der frischen Thromben, Rostock 1912.

wieder Kreismedizinalrat des Kreises Schwerin; Mai 1924 Heirat mit Grete Gehrke (*4.9.1902 in Rostock, †14.3.1982 in Lübeck; Tochter eines Zahlmeisteraspiranten sowie späteren Rechnungs- und Wirtschaftsamtsinspektors), zwei Kinder; ab April 1926 auch kommissarischer Leiter des südlichen Teils des Medizinalbezirkes Grevesmühlen; ab Februar 1931 auch Gerichtsarzt bei der Spruchkammer des Landgerichts Schwerin; ab August 1931 auch Hebammenaufsichtsarzt für Gadebusch; ab 1934 auch stellvertretender Dezernatsleiter IV (Medizinalangelegenheiten) im Mecklenburgischen Ministerium für Unterricht, geistliche und Medizinalangelegenheiten; ab 1934 auch Beisitzer am Erbgesundheitsgericht Schwerin; April 1935 bis August 1945 Amtsarzt und Leiter des Staatlichen Gesundheitsamtes des Stadt- und Landkreises Schwerin (Augustenstraße 6, Hindenburgstraße 20, Obotritenring 59, Herzogring 163); Eintritt in die NSDAP am 1.5.1937, Mitgliedsnummer 6.034.819 und Mitglied des NSDÄB; ab 1937 auch Gefängnisarzt für Mecklenburg; außerdem beratender Arzt der Mecklenburgischen landwirtschaftlichen Berufsgenossenschaft und Vertrauensarzt der AOK Schwerin; als Leiter des Staatlichen Gesundheitsamtes Schwerin im Februar 1943 KVK II. Kl. o.S.; bis mind. Dezember 1944 auch Vertreter des erkrankten leitenden Medizinalbeamte im Mecklenburgischen Staatsministerium → Karl-Erich Marung; im August 1945 als Medizinalrat und Leiter des Staatlichen Gesundheitsamtes Schwerin aus dem mecklenburgischen Landesdienst entlassen; ab Oktober 1945 zur Seuchenbekämpfung weiterbeschäftigt und nunmehr stellvertretender Leiter des Staatlichen Gesundheitsamtes des Stadt- und Landkreises Schwerin; im Dezember 1945 erneut entlassen; wegen maßgeblicher Beteiligung an Zwangssterilisationen in mind. 100 Fällen vom Schwurgericht Schwerin im November 1946 zu zehn Jahren Zuchthaus und Vermögensentzug verurteilt, jedoch schon im Juli 1949 außer Verfolgung gesetzt und bereits ab 1948 wieder Arzt in der Tbc-Fürsorgestelle in Schwerin; dort bis mind. 1949 (auch) praktischer Arzt (Beethovenstraße 23); 1950 Übersiedlung in die Bundesrepublik;[118] ab mind. 1954 im Ruhestand in Lübeck (Hövelnstraße 7, Mengstraße 5-7); am 7.1.1975 im Alter von fast 88 Jahren in Lübeck gestorben

König, Dr. Herbert Siegfried
geboren am 1.3.1910 in Düsseldorf/Rheinprovinz; Sohn eines Kaufmanns; Gymnasium, 1929 Abitur; Medizinstudium in Düsseldorf; als Student Eintritt in die NSDAP am 1.5.1933, Mitgliedsnummer 2.404.530; daneben auch Mitglied der SS und des NSDÄB; 1935 Approbation; 1935 bis mind. 1940 Assistenzarzt an der Frauenklinik und der Landeshebammenlehranstalt der Universität Rostock (dort auch wohnhaft: Doberaner Straße 142); Januar 1936 Promotion in Münster/Düsseldorf;[119] ab September 1939 Kriegseinsatz in der Wehrmacht, etwa 1941 EK II; im Mai 1944 uk gestellt; mind. 1949 bis 1950 Frauenarzt in Barmstedt/Schleswig-Holstein (Große Gärtnerstraße); November 1949 Heirat mit der Krankengymnastin Edith Lewerkühne (*30.7.1923 in Barmstedt, †27.10.2019 in Meerbusch/Nordrhein-Westfalen; Tochter eines Dentisten), mind. zwei Kinder; ab mind. 1955 Frauenarzt in Solingen/Nordrhein-Westfalen (Nachtigallenweg 51); am 17.2.1984 im Alter von fast 74 Jahren in Solingen gestorben

Koeppler, Dr. Dietrich Gustav Friedrich
geboren am 6.3.1914 in Friedland/Mecklenburg; Sohn des Arztes → Dr. Roland Koeppler; Gymnasium in Friedland, 1933 Abitur; Medizinstudium in München; 1939 Approbation; April 1939 Promotion in München;[120] mind. 1939 Assistenzarzt in der Praxis seines Vaters in Friedland (Königstraße 101); 1939 bis 1941 Hilfsarzt am Pathologisch-anatomischen Institut der Universität Wien (Spitalgasse); mind. 1941 Kriegseinsatz als Assistenzarzt im Stab der Panzerjäger-Abteilung 262; unverheiratet; am 22.6.1941 im Alter von 27 Jahren bei Lubycza Królewska/Polen gefallen

Koeppler, Dr. Roland Ernst Carl
geboren am 25.12.1881 in Friedland/Mecklenburg; Sohn des Arztes Dr. Otto Koeppler (*1849, †1917); Gymnasium in Friedland, 1901 Abitur; Medizinstudium in Marburg, Freiburg, Kiel und Rostock (Pa-

118) Kölzow meldete im September 1952 beim Ministerium für Arbeit, Soziales und Vertriebene des Landes Schleswig-Holstein seinen „Anspruch nach dem Gesetz zur Regelung der Wiedergutmachung nationalsozialistischen Unrechts für Angehörige des öffentlichen Dienstes vom 11.5.1951 wegen unterbliebener Beförderung" an.
119) Mit der Arbeit: Beiträge zur Züchtung von Tuberkelbakterien aus dem strömenden Blut, Jena 1934.
120) Mit der Arbeit: Der Wert des Röntgenbildes in der Ohrenheilkunde, München 1937.

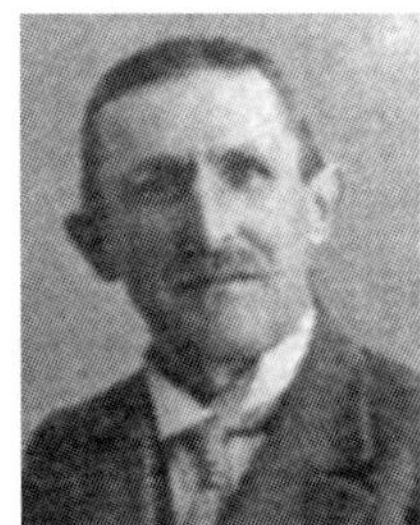

triotischer Weg 19); März 1907 Promotion[121] und April 1907 Approbation in Rostock; Mai 1907 bis August 1908 Volontärassistent in Rostock sowie Assistenzarzt am Freimaurerkrankenhaus in Hamburg und am Wöchnerinnenheim in Stuttgart; Oktober 1908 bis mind. 1953 niedergelassener Allgemeinpraktiker in Friedland (Königstraße/Rudolf-Breitscheid-Straße 101); März 1913 Heirat mit der wissenschaftlichen Lehrerin Dorothea Holz (*18.3.1888 in Barth/Pommern, †16.11.1946 in Greifswald; Tochter eines Seefahrtsschuldirektors), sechs Kinder; Kriegseinsatz als Assistenzarzt der Luftwaffe; stellvertretendes Mitglied des ärztlichen Ehrengerichts Neustrelitz; vor 1933 1. Vorsitzender des Südostmecklenburgischen Ärztevereins; in Friedland Eintritt in die NSDAP am 1.5.1933, Mitgliedsnummer 3.521.079; dort auch nebenamtlicher Gefängnisarzt und HJ-Arzt; mind. 1941 auch Arzt am Krankenhaus Johannisstift in Friedland; zum Medizinalrat ernannt; am 12.6.1956 im Alter von 74 Jahren an Coronarsklerose und Apoplexie in Friedland gestorben[122]

Körner, Dr. Kurt Karl Werner

geboren am 12.8.1895 in Bündheim/Braunschweig; Sohn eines Lehrers; Gymnasien in Harzburg und Goslar, 1914 Abitur; Kriegseinsatz; Medizinstudium in Göttingen, Leipzig und Rostock; Juli 1923 Approbation; mind. 1924 Assistent am Pathologischen Institut der Universität Rostock (Gertrudenstraße); mind. 1928 bis 1929 Assistenzarzt an der Frauenklinik der Universität Rostock (dort auch wohnhaft: Doberaner Straße 142); November 1928 Promotion in Rostock;[123] ab September 1930 niedergelassener Allgemeinpraktiker, Januar 1938 bis mind. 1942 auch Facharzt für Frauenkrankheiten in Stavenhagen (Fritz-Reuter-Straße 1); Eintritt in die NSDAP am 1.5.1937, Mitgliedsnummer 6.076.975; Heirat; Kriegseinsatz in der Wehrmacht; mind. 1950 bis 1952 niedergelassener Facharzt für Frauenkrankheiten in Rostock (Barnstorfer Weg 48)

Körner, Prof. Dr. Otto Maximilian Ferdinand

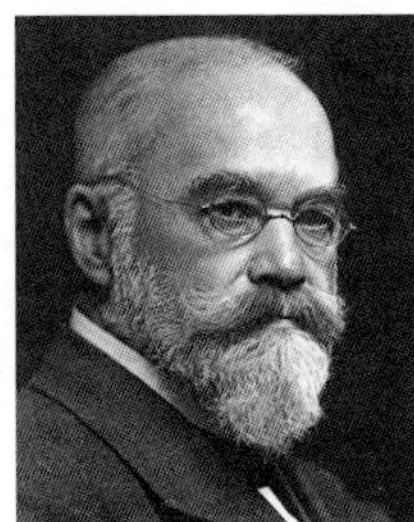

geboren am 10.5.1858 in Frankfurt/Main/Hessen-Nassau; Sohn eines Stadtamtsaktuars und späteren Landgerichtsdirektors; Gymnasium in Frankfurt/Main, 1878 Abitur; Medizinstudium in Marburg, Freiburg und Straßburg; November 1882 Promotion in Straßburg;[124] Januar 1883 Approbation; Oktober 1883 bis Juni 1885 Assistenzarzt an der Medizinischen Klinik und der Ohrenpoliklinik der Universität Straßburg; ab Juli 1885 Assistenzarzt beim Laryngologen Dr. Moritz Schmidt in Frankfurt/Main; November 1886 bis Oktober 1894 niedergelassener Allgemeinpraktiker und Facharzt für Otologie in Frankfurt/Main (Hochstraße 13); Mai 1887 Heirat mit Louise Ebert (*26.1.1861 in Kassel, †29.1.1946 in Berlin; Tochter eines Theologen und späteren Konsistorialrats), drei Kinder; ab Oktober 1894 außerordentlicher Professor für Otologie an der Universität Rostock; ab Februar 1897 ordentlicher Honorarprofessor und ab Oktober 1899 bis 1929 Direktor der von ihm aufgebauten ersten deutschen Universitätsklinik für Ohren-, Nasen- und Kehlkopfkrankheiten an der Universität Rostock (Doberaner Straße 137-139); dort im März 1901 zum ersten deutschen ordentlichen Professor für Ohren- und Kehlkopfheilkunde ernannt; 1904 bis 1905 auch Dekan der Medizinischen Fakultät der Universität Rostock; 1913 zum Geheimen Medizinalrat ernannt; 1913 bis 1914 Rektor, 1914 bis 1915 Prorektor und 1915 bis 1916 erneut Dekan der Medizinischen Fakultät der Universität Rostock; Kriegseinsatz als Chefarzt der Lazarett-Abteilung der HNO-Klinik der Universität Rostock und als fachärztlicher Beirat für die Lazarette beider Mecklenburg, EK I; ab 1926 Mitglied der Akademie der Naturforscher Leopoldina; Februar 1929 Ehrenpromotion der Philosophischen Fa-

121) Mit der Arbeit: Über extragenitale Lokalisationen des ulcus molle, Rostock 1907.
122) Die Dr.-Koeppler-Straße in Friedland ist nach ihm benannt.
123) Mit der Arbeit: Über ein cystisches Xanthom der Kniegegend. Ein kurzer Beitrag zum Kapitel ‚Xanthomatöser Geschwülste', Berlin 1924.
124) Mit der Arbeit: Beiträge zur vergleichenden Anatomie und Physiologie des Kehlkopfes der Säugetiere und des Menschen, Straßburg 1882.

kultät der Universität Rostock; im März 1929 auf eigenen Antrag von der Leitung der Hals-, Nasen- und Ohrenklinik der Universität Rostock entbunden, jedoch bis mindestens 1933 weiterhin Lehrtätigkeit und Mitglied in verschiedenen universitären Prüfungsausschüssen; daneben weiterhin niedergelassener HNO-Arzt in Rostock (Friedrich-Franz-Straße 65); am 9.10.1935 im Alter von 77 Jahren nach einem Schlaganfall an Hirnlähmung in Rostock gestorben[125)]

Körner, Dr. Paul Johann Carl
geboren am 11.11.1873 in Friedland/Mecklenburg; Sohn eines Nagelschmieds, Kaufmanns und Eisenwarenhändlers; Gymnasium in Friedland, 1893 Abitur; Medizinstudium in Tübingen, München, Rostock (Neue Werderstraße 13) und Greifswald; Juli 1896 Promotion in Greifswald;[126)] April 1897 Approbation; Oktober 1898 bis 1938 niedergelassener Allgemeinpraktiker in Arnswalde/Pommern (Hohetorstraße 12, Kampstraße 13); Oktober 1899 Heirat mit Hildegard Engel (*14.11.1873 in Friedland, †1965; Tochter eines Kaufmanns), drei Kinder; Kriegseinsatz im Ersten Weltkrieg; Dezember 1938 Verzicht auf Ausübung des ärztlichen Berufs und Umzug nach Fürstenberg; dort von Oktober 1939 bis 1944 dienstverpflichteter praktischer Arzt (Luisenstraße 6); am 31.12.1944 im Alter von 71 Jahren nach einem Schlaganfall in Fürstenberg gestorben

Körner, Dr. Rudolf Willibald Hartwig
geboren am 17.9.1885 in Deutsch Eylau/Westpreußen; Sohn eines Militärarztes; Gymnasium in Tilsit, 1905 Abitur; Medizinstudium in Berlin an der Kaiser-Wilhelm-Akademie für das militärärztliche Bildungswesen; mind. 1910 Unterarzt im Infanterie-Regiment 43 in Königsberg, kommandiert an die Charité in Berlin; August 1911 Approbation in Berlin; mind. 1912 Assistenzarzt im Grenadier-Regiment 1 in Berlin; dort im Februar 1912 Promotion;[127)] Kriegseinsatz, kriegsbeschädigt; Oktober 1919 bis 1945 niedergelassener Allgemeinpraktiker in Kreuzburg/Ostpreußen; August 1923 Heirat; nach Flucht ab März 1945 notdienstverpflichteter praktischer Arzt in Matgendorf bei Teterow

Körner, Dr. Theodor Franz Paul
geboren am 5.8.1903 in Arnswalde/Pommern; Sohn des Arztes → Dr. Paul Körner; Gymnasium in Stargard/Pommern, 1923 Abitur; Medizinstudium in Tübingen, München und Rostock; Mai 1929 Approbation und Juli 1929 Promotion in Rostock;[128)] mind. 1931 bis 1935 Assistenzarzt an der Chirurgischen Klinik der Universität Rostock (Maßmannstraße 35, Eggersstraße 7); dort Eintritt in die NSDAP am 1.2.1932; März 1934 Heirat mit Liselotte Rabe, zwei Kinder; ab 1935 Arzt in Lübeck; ab Juli 1936 niedergelassener Facharzt für Chirurgie in Neustettin/Pommern (Königsvorstadt 22-26, Mackensenstraße 36); ab Juni 1939 Oberarzt bzw. Chefarzt am Rot-Kreuz-Krankenhaus in Neustettin; ab September 1940 ohne ärztliche Tätigkeit; Kriegseinsatz in der Wehrmacht; mind. 1956 bis 1964 Vertrauensarzt beim Gesundheitsamt Eutin/Schleswig-Holstein (Holstenstraße 38, Bahnhofstraße 42); am 26.11.1989 im Alter von 86 Jahren in Eutin gestorben

Kohl, Dr. Johann Gottlieb Ferdinand (Hans)
geboren am 26.10.1907 in Amberg/Bayern; Sohn eines Gewehrfabrik-Arbeiters und späteren Polizei-Sergeanten; Oberrealschule, 1928 Abitur; Medizinstudium in Erlangen und Rostock; Approbation; Februar 1934 Promotion in München;[129)] mind. 1937 Sanitätsoffizier und Marine-Oberassistenzarzt in Wismar; ab mind. 1946 niedergelassener Allgemeinpraktiker in Regensburg/Bayern (Sonnenstraße 14 und 21); Dezember 1946 Heirat mit der Geschäftsführerin Maria Kremmer (*14.10.1920 in Deggendorf/Bayern, †23.11.2006 in Deggendorf; Tochter eines Kaufmanns), 1947 Scheidung (nahm danach auf Verlangen des geschiedenen Ehemannes ihren Mädchennamen wieder an); am 1.5.1982 im Alter von 74 Jahren in Regensburg gestorben

---

125) Die HNO-Klinik der Universität Rostock ist nach ihm benannt.
126) Mit der Arbeit: Beitrag zur Kasuistik der Dünndarmcarcinome, Greifswald 1896.
127) Mit der Arbeit: Therapie der Phlegmonen, Berlin 1912.
128) Mit der Arbeit: Über Xerostomie insbesondere zentralnervösen Ursprungs, Rostock 1929.
129) Mit der Arbeit: Zur Frage des Transportes Kreißender von der Universitätsfrauenklinik München, München 1934.

Kohlschmidt, Dr. Günther Emil Max
geboren am 13.3.1900 in Blumenthal/Hannover; Sohn eines Kreissekretärs; Gymnasium, 1918 Abitur; Medizinstudium in Kiel; Juli 1924 Approbation; mind. 1928 Schiffsarzt, u.a. als Chirurg auf der „Dresden“; mind. 1929 Assistenzarzt an der Städtischen Krankenanstalt in Bremen (St.-Jürgen-Straße 1); April 1929 Promotion in Kiel;[130)] mind. 1929 bis 1930 Assistenzarzt in Ludwigslust; mind. 1931 niedergelassener Allgemeinpraktiker in Blumenthal (Dillener Straße 80); Januar 1931 Heirat mit Ilse Uffmann (*26.2.1905 in Bielefeld/Westfalen, †6.10.1984 in Bremen; Tochter eines Spediteurs); Mitglied der HJ, der NSDAP und des NSDÄB; ab September 1939 Kriegseinsatz bei der Kriegsmarine; ab mind. 1941 niedergelassener Allgemeinpraktiker in Bremen (Lange Straße/Landrat-Christians-Straße 122, Margarethenallee 27); am 13.1.1975 im Alter von 74 Jahren in Bremen gestorben

Kohte, Dr. Gisela Margarete Else
geboren am 9.5.1912 in (Berlin-)Charlottenburg; Tochter eines Regierungs- und Baurates sowie Privatdozenten; Gymnasium in Berlin, 1931 Abitur; Medizinstudium in Berlin, Kiel und München; 1937 bis 1938 Medizinalpraktikantin an der Frauenklinik der Charité, der Chirurgischen Universitätsklinik und am Kaiserin-Auguste-Viktoria-Haus (Reichsanstalt zur Bekämpfung der Säuglings- und Kindersterblichkeit) in Berlin; dort im Mai 1938 Approbation; ab Juli 1938 Volontärassistentin am Kaiserin-Auguste-Viktoria-Haus in Berlin (Bismarckstraße 62); dort im Juni 1939 Promotion;[131)] August bis November 1939 Volontärassistentin am Stadtkrankenhaus in Schwerin (Graf-Heinrich-Straße 30); ab November 1939 in Posen; dort ab März 1940 Assistenzärztin am Diakonissenhaus; ab Februar 1942 Volontärassistentin an der Städtischen Kinderklinik in Posen (Petristraße 7); Mai 1946 bis mind. 1972 niedergelassene Kinderärztin in Stadthagen/Niedersachsen (Schachtstraße 4); unverheiratet; am 20.3.2004 im Alter von 91 Jahren in Stadthagen gestorben

Kollath, Prof. Dr. Werner Georg

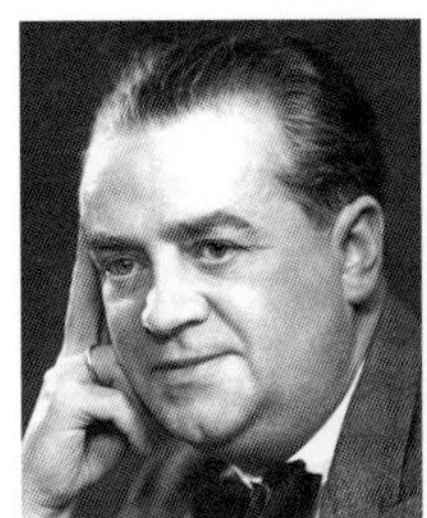

geboren am 11.6.1892 in Gollnow/Pommern; Sohn eines Arztes; Gymnasium in Stettin, 1911 Abitur; Medizinstudium in Leipzig, Freiburg, Berlin und Kiel; ab August 1914 Kriegseinsatz, zunächst als Kanonier im Feldartillerie-Regiment 2, ab 1915 als Feldunterarzt im Jäger-Bataillon 2 und im Telegraphen-Bataillon der 5. Garde-Division, im Januar 1919 aus dem Heer entlassen, EK II; 1915 bis 1917 Mitglied der Nationalliberalen Partei; Fortführung des Medizinstudiums in Marburg; Februar 1920 Approbation; April 1920 bis November 1922 Assistenzarzt an der Psychiatrischen und Nervenklinik der Universität Marburg; dort im Juli 1920 Promotion;[132)] November 1922 bis Februar 1923 Assistent an der Sozialhygienischen Akademie in Berlin-Charlottenburg; März bis Mai 1923 selbständige wissenschaftliche Arbeit in Leipzig; ab Juni 1923 Assistent am Hygienischen Institut der Universität Breslau; Dezember 1923 preußisches Kreisarztexamen in Berlin; Juli 1926 Habilitation in Breslau;[133)] seitdem Privatdozent für Hygiene und Bakteriologie an der Universität Breslau; dort im Juli 1932 zum nichtbeamteten außerordentlichen Professor ernannt; in Breslau Eintritt in die NSDAP am 1.5.1933, Mitgliedsnummer 3.522.586; November 1933 bis August 1934 stellvertretender Direktor des Hygienischen Instituts der Universität Breslau; dort im Dezember 1934 zum Oberassistenten ernannt sowie Lehrauftrag für Bakteriologie und Hygiene für Zahnmediziner; ab 1934 Förderndes Mitglied der SS, später auch Mitglied des NS-Dozentenbundes; ab April 1935 außerordentlicher Professor, ab Oktober 1935 ordentlicher Professor für Hygiene und Bakteriologie sowie Direktor des Hygiene-Instituts der Universität Rostock (Gertrudenstraße, Stephanstraße 14 und 18); ab April 1935 auch Direktor des Mecklenburgischen Landesgesundheitsamtes, des späteren Medizinaluntersuchungsamtes des Landes Mecklenburg; Mai 1935 Heirat mit der Kunstgewerblerin Elisa-

130) Mit der Arbeit: Die psychopathische Konstitution in forensischer Beleuchtung, Kiel 1923.
131) Mit der Arbeit: Die Beeinflussung des weißen Blutbildes durch parenterale Vitamingaben. Tierexperimente und klinische Versuche, Leipzig 1939.
132) Mit der Arbeit: Beiträge zur Pathogenese der Dystrophia adiposo-genitalis, Marburg 1921.
133) Mit der Arbeit: Vitaminsubstanz oder Vitaminwirkung. Eine Studie über Zusammenhänge zwischen Mineral- und Sauerstoffwechsel, Phosphatiden und ultraviolettem Licht, geprüft an den Wachstumsbedingungen des Influenzabazillus (Bazillus Pfeiffer), Jena 1926.

beth Rossdeutscher (*27.10.1899 in Breslau, †1.3.1990; Tochter eines Friseurmeisters); ab August 1936 auch stellvertretender Beisitzer am Erbgesundheitsgericht in Rostock;[134] ab 1937 Mitglied des Fachausschusses für Wasserwirtschaft und Landeskultur bei der Landesplanungsgemeinschaft Mecklenburg; Mai bis November 1937 Dekan der Medizinischen Fakultät der Universität Rostock;[135] September bis Oktober 1939 Kriegseinsatz als Arzt im Reservelazarett IV in Rostock-Gehlsheim, ab November 1939 als Beratender Hygieniker des Korpsarztes des Wehrkreises II, Februar 1943 KVK II. Kl. o.S.; als nebenberuflicher Maler und Graphiker ab Juni 1940 Mitglied der Reichskulturkammer; nachdrückliche Unterstützung durch die NSDAP bei der Veröffentlichung seiner Forschungen;[136] parallel zur wissenschaftlichen Tätigkeit anhaltende Versuche zu deren kommerzieller Verwertung und Einbindung in die NS-Kriegswirtschaft, so 1944 „wissenschaftliche Versuche und geschäftliche Besprechungen für die Herstellung besserer Fruchtsäfte und Marmeladen für das Heer" in Prag; nach langjährigen Forschungen Begründer der Vollwerternährung und Erfinder des Frischkornmüslis;[137] im April 1944 in Rostock ausgebombt; noch im März 1945 uk gestellt; ein universitäres Disziplinarverfahren endete im Juli 1945 mit einem Verweis;[138] vom Präsidenten der Landesverwaltung Mecklenburg-Vorpommern, Wilhelm Höcker, im Oktober 1945 wegen NSDAP-Mitgliedschaft als Universitätsprofessor und als Direktor des Hygiene-Instituts entlassen, als Direktor des Medizinaluntersu-

---

134) 1936 bis 1937 auch Leiter der Gemeinschaftsvorlesung über Erb- und Rassefragen für Mediziner, dort Vorlesungen über „Nationalsozialistische Rassengesetzgebung" und über „Ursachen der Rasseverschlechterung".

135) Kollath plädierte 1937 gegen eine „Humanität in falscher Auslegung" und hielt dazu in seinem Standardlehrbuch (Grundlagen, Methoden und Ziele der Hygiene. Eine Einführung für Mediziner und Naturwissenschaftler, Volkswirtschaftler und Techniker, Leipzig 1937) fest: „Eine höhere und edlere Form der Humanität ist erst jetzt durch die nationalsozialistische Gesetzgebung in Deutschland eingeführt durch die Sterilisationsgesetze." Kollath weiter: „Unsere Zukunft als Volk hängt von zwei Grundbedingungen ab: der Erhaltung der Erbmasse und des Lebensraums unseres Volkes ... Die für uns maßgebende Grundlage ist die Rassenfrage ... Die Schwierigkeiten auf hygienischem Gebiet lagen bisher darin, daß eine ausreichende Gesetzgebung, die z.B. die Ausschaltung Minderwertiger von der Fortpflanzung ermöglichte, in der Vergangenheit nicht bestanden hat", so daß „die Hygiene einen großen Teil ihres Gebietes der Fürsorge für die Minderwertigen eingeräumt" habe. „Diese blieben zeugungsfähig und führten zu fortdauernder Verschlechterung des Volkes." Auch auf einem Empfang des mecklenburgischen Staatsministers Scharf sprach sich Kollath im Februar 1937 für die „Sterilisierung Erbkranker" aus und äußerte die Hoffnung, „daß bei ausreichender Erfassung aller erbkranken Familien von Jahr zu Jahr die Zahl dieser Erbkranken geringer wird"; schließlich könne man es sich „nicht mehr leisten, Unsummen für völkisch Minderwertige auszugeben".

136) So veranlaßte Fred Wilke, Leiter des Reichspropagandaamtes Mecklenburg und Leiter des Propagandaamtes der Gauleitung Mecklenburg der NSDAP, über das Mecklenburgische Staatsministerium im August 1942 die Bereitstellung von Papier für den Druck des Kollathschen Werkes „Die Ordnung unserer Nahrung". Er, Wilke, habe „nach Rücksprache mit dem Professor Kollath" die „Überzeugung [gewonnen], daß es sich in diesem Fall um ein wertvolles, gerade auch durch den Krieg besonders aktuell im Vordergrund stehendes Werk" handele; diese Arbeit habe für die nächsten 50 Jahre „grundlegende Bedeutung".

137) Kollath teilte dem mecklenburgischen Gauleiter Friedrich Hildebrandt im Januar 1945 mit, daß „angesichts der augenblicklichen Notlage infolge des Kohlenmangels die Gefahr" bestehe, „daß die Volksgenossen ungenügend ernährt werden, weil die Mehrzahl nur an gekochte Kost gewöhnt ist und weil die Herstellung hochwertiger Nahrung aus ungekochtem Material unbekannt" sei. Er, Kollath, habe „in Zusammenarbeit mit dem Amt Gesundheit und Volksschutz der DAF seit Jahren nach Verfahren gesucht, mit denen die Ernährung der Bevölkerung sowohl hinsichtlich der Menge wie der Vollwertigkeit gesichert" werden könne und „dabei festgestellt, daß frisch gemahlenes, am besten geschrotetes Getreide (Roggen, Weizen) sich ausgezeichnet zur Ernährung eignet, wenn man das Schrot etwa 10 Std. bei Zimmertemperatur angefeuchtet stehen läßt, sodann mit Milch, Buttermilch unter Zusatz von etwas Zucker oder Marmelade usw. zu Brei verrührt und alsbald ißt"; dieser „Frischbrei" sei „klinisch erprobt", und auch bei gesunden Menschen höre die „sonst so verbreitete Ermüdung auf, die Leistungsfähigkeit steigt. Der so hergestellte Brei sättigt und hält stundenlang vor". Auch der norwegische „Ministerpräsident [Vidkun] Quisling" (1887-1945) sei „persönlich zu dieser Ernährungsform übergegangen", und Kollath habe „zum Zweck der Soldatenernährung" auch einen entsprechenden Vorschlag „an den Reichsführer SS eingereicht", der „z.Z. der Begutachtung" unterliege. Für Mecklenburg schlug Kollath vor, daß „die Mühlen unseres Gaues veranlaßt werden, täglich frisch grobes Schrot herzustellen und dem Kleinhandel zuzuleiten", wo dieses „gegen Brotmarken in gleicher Menge abgegeben [werde könne] wie Mehl", und „durch Zeitung und Drahtfunk" müsse „die Herstellung des Breis bekannt gemacht" werden, der auch in den Werkküchen verabreicht werden solle. Dagegen meinte – allerdings erst im November 1945 – Kollaths universitärer Konkurrent, der Physiologe und nunmehrige Rektor der Universität Rostock → Prof. Dr. Kurt Wachholder, Kollaths Ideen zur Ernährung „entbehren der exakten wissenschaftlichen Durchuntersuchung; seine Ernährungsvorschläge sind bereits von der deutschen Wehrmacht abgelehnt worden".

138) Die von Rektor Kurt Wachholder geleitete Disziplinarkommission hatte Kollath vorgeworfen, „bis in den Beginn des Jahres 1945 hinein regelmäßig von der im Rahmen des Hygienischen Instituts für Tierversuche angeschafften Milch getrunken" und „die Milch dadurch dem eigentlichen Forschungszweck entfremdet" zu haben; außerdem habe Kollath einen „für den Transport von Institutsinventar nach der Ausweichstelle Ludwigslust gestellten Möbelwagen zum allergrößten Teile mit ihm persönlich gehörenden Möbeln beladen lassen" und den Transport der Universität in Rechnung gestellt; damit habe er „das Ansehen des Standes, dem er angehört, gefährdet".

chungsamtes dagegen weiterbeschäftigt;[139)] als „Bewährungseinsatz“ daneben ab August 1945 zunächst Seuchenkommissar, später Oberseuchenkommissar für die Kreise Rostock, Wismar und Güstrow;[140)] Dezember 1945 Antrag auf Aufnahme in die KPD; 1946 Leiter der Hygienisch-Epidemiologischen Station, später der Hygienischen Zentralstelle in Rostock; ab Juni 1946 Mitglied der SED;[141)] Juli 1946 Antrag des Rektors Prof. Dr. Günther Rienäcker auf Wiedereinstellung Kollaths als Professor,[142)] der statt dessen im August 1946 auch als Direktor des mecklenburgischen Medizinaluntersuchungsamtes entlassen wurde;[143)] Oktober 1946 Antrag auf Niederlassung als Facharzt für Hygiene und Gesundheitsberatung, im November 1946 durch die Abteilung Gesundheitswesen der Landesverwaltung Mecklenburg-Vorpommern abgelehnt, weil eine derartige Disziplin „bisher nicht als Fachgebiet anerkannt“ sei sowie „aufgrund politischer Belastung“; März 1947 Flucht aus Rostock; ab

---

139) Kollath protestierte energisch beim Vizepräsidenten des Landes Mecklenburg-Vorpommern, Gottfried Grünberg (1899-1985); so sei es „stadtbekannt“, daß er „nicht nur nicht ein aktiver Faschist“ gewesen sei, sondern daß er „als einziger Professor der Medizinischen Fakultät Rostock das von den faschistischen Rektoren, Dekanen und dem Dozentenführer vertretene Prinzip mit schärfsten Mitteln und unter Gefährdung meiner Existenz bekämpft“ habe; und daß er „heute der Feindschaft der noch amtierenden, aus der faschistischen Ära stammenden Universitätsmitglieder ausgesetzt“ sei, könne er nur „als Folge“ seiner „jahrelangen antifaschistischen Tätigkeit betrachten“. Seine Entlassung müsse er als fehlgelaufene Maßnahme einer falsch unterrichteten Landesverwaltung und der durch diese informierten russischen Administration auffassen, die beide „einer getarnten faschistischen Beeinflussung ausgesetzt“ gewesen seien.

140) Der leitende mecklenburgische Medizinalbeamte → Dr. Hermann Redetzky meinte noch im August 1945, Kollath sei ein „Wissenschaftler von Rang mit großem Erfolg“, der auch deshalb zum Seuchenkommissar ernannt worden sei, weil „in unserem Lande nur ganz vereinzelt derartige Wissenschaftler zur Verfügung“ stünden; „wir können nicht auf die Mitarbeit dieser Männer in der jetzigen großen Seuchengefahr des Landes verzichten“. Wie Redetzky dem Vizepräsidenten der Landesverwaltung von Mecklenburg-Vorpommern, Gottfried Grünberg, im November 1945 mitteilte, habe er „nicht mehr den Eindruck, daß das politische Moment ... zur Entlassung von Prof. K. führte“; statt dessen habe er „die Überzeugung gewonnen, daß – wie so oft an kleinen Universitäten – unter den Professoren Neid, Mißgunst und z.T. auch persönliche Feindschaft bestehen“, die sich „in der Angelegenheit Kollath-Wachholder politisch auszuwirken“ scheinen. „Wachholder ist offenbar menschlich und fachlich der Feind von Kollath.“ So gebe etwa Kollaths Lehre von den Auxonen (Wachstumsstoffen) „der ganzen Vitaminlehre einen starken Stoß, stellt sie z.T. sogar in den Schatten. Eben diese Vitaminlehre verficht Wachholder aber sehr energisch, besonders das Vitamin C“.

141) Der Kreisvorstand Rostock der SED bestätigte im Juni 1946, daß „diese Aufnahme zugleich als Entnazifizierung“ anzusehen sei.

142) Rienäcker meinte, Kollath gehöre „zweifellos zu den eigenwilligsten und produktivsten Forscherpersönlichkeiten seines Fachs“, und außerdem seien „irgendwelche verfügbaren Vertreter seines Faches in der sowjetischen Besatzungszone ... nicht vorhanden“; zudem sei ein Großteil der Vorwürfe gegen Kollath „offenbar mehr auf persönliche als auf politische Motive zurückzuführen“, namentlich der alte Rektor Kurt Wachholder, der auf ähnlichen Gebieten forsche, habe Kollath ausschalten wollen. Dagegen hatten sich Kollaths engere Mitarbeiter schon im Juni 1945 eindeutig ablehnend geäußert, da dieser „in schwierigen Lagen versage“; so habe er „bei den schweren Luftangriffen im April 1942 seine Gefolgschaft im Stich gelassen und ist nachts mit dem Dienstwagen aufs Land gefahren“, er habe „die vielen wertvollen Apparate im Hygienischen Institut in der Buchbinderstraße nicht in den bombensicheren Keller bringen lassen“, weshalb diese völlig zerstört wurden. Bei „allen Löscharbeiten nach Bombenangriffen haben wir unseren Chef stets vermißt“, während dieser „mit dem Dienstwagen Hamsterfahrten aufs Land“ unternahm, obwohl „nicht einmal genug Benzin da war, um Kranke in die Klinik zu fahren“.

143) Der Leiter der Abteilung Gesundheitswesen in der mecklenburgischen Landesverwaltung Dr. Hermann Redetzky, 1948 nunmehr selbst Professor für Sozialhygiene an der Universität Rostock, begründete die Entlassung Kollaths damit, daß dieser als Seuchenkommissar und Amtsleiter versagt und Impfstoffe verschoben habe; außerdem sei Kollath – wie die Überprüfung seiner Nebeneinnahmen gezeigt habe – sehr „merkantil und egoistisch eingestellt“. Kollath wehrte sich im September 1946 gegen erneut auftauchende Vorwürfe zu seiner NS-Belastung; so hätten der Kreisleiter des Kreises Rostock-Stadt der NSDAP, Otto Dettmann, und der Gaudozentenbundführer → Prof. Dr. Heinrich Gißel gegen ihn ein Parteiverfahren eingeleitet, weil er „dem jüdischen Doktoranden Benjamin Hochmann eine Doktorarbeit gegeben“ habe; die wichtigsten NS-Funktionsträger der Universität, so die Rektoren → Prof. Dr. Ernst Brill, → Prof. Dr. Ernst Ruickoldt, → Prof. Dr. Otto Steurer und Prof. Dr. Kurt Wachholder, die Dekane → Prof. Dr. Johann-Carl Lehmann und → Prof. Dr. Gustav Haselhorst, die Dozentenführer Prof. Dr. Heinrich Gißel und → Prof. Dr. Kurt Neubert, seien gegen ihn gewesen, und der Reichsärzteführer Dr. Leonardo Conti und dessen Stellvertreter → Prof. Dr. Kurt Blome und Prof. Dr. Franz Wirz hätten ihn „abgelehnt“, weil er „die Rassenhygiene nicht vertrat, sondern eine reine Umwelt-Hygiene lehrte“; seine Kollegs seien „frei von der geringsten NS-Tendenz“ gewesen, und die Teilnahme an den Verhandlungen des Erbgesundheitsgerichts habe er abgelehnt, seine Auslandsreisen seien nicht von der Partei gefördert und die Drucklegung seiner Schriften sei von der NSDAP verhindert worden. Zum Beitritt zur SS-Förderorganisation sei er „genötigt“ worden, „die spätere Entwicklung der SS war damals in keiner Weise vorherzusehen“, und auch sein Parteieintritt habe nur der Wissenschaft gedient: „Hätte ich diese Konzession damals nicht gemacht, so wäre meine gesamte spätere wissenschaftliche Arbeit unmöglich geworden“; ein von ihm 1944 erwogener Parteiaustritt sei nur deshalb nicht erfolgt, weil dies „gleichbedeutend gewesen [wäre] mit dem vorzeitigen Ende meiner wissenschaftlichen Arbeit, und ich hätte damit gegen meine Pflicht der Wissenschaft gegenüber verstoßen“.

Oktober 1947 Lebensmittelchemiker der Bahlsen-Keksfabrik KG in Hannover (Hohenzollernstraße 16), für die er bereits vor 1945 „Fliegerabwurfnahrung“ begutachtet hatte; galt im britisch geleiteten Entnazifizierungsverfahren auch dort im Oktober 1947 als „belastet“, womit ein Hochschulamt unerreichbar war; nach Kollaths Einspruch vom Berufungsausschuß beim Niedersächsischen Ministerium für die Entnazifizierung im September 1948 als „entlastet“ eingestuft;[144] 1948 bis 1949 Forschungsarbeiten zur Mesotrophie (Fehlernährung) am Pathologischen Institut der Universität Stockholm; 1949 Lehrauftrag an der Universität Freiburg; daneben intensive Kontakte zu Gesundheits- und Ernährungsgremien sowie Tätigkeit als Unternehmensberater in der Lebensmittelindustrie; 1951 wegen Dienstunfähigkeit (Bleivergiftung) pensioniert; ab 1951 Vermarktung seiner Ernährungsforschungen als „Kollath-Frühstück“ über Reformhäuser; daneben Herstellung und Vertrieb von Tierfutter und Probiotika; mind. 1955 bis 1965 in Freiburg (Kartäuserstraße 75, Liebigstraße 7); 1966 Hufeland-Medaille; am 19.11.1970 im Alter von 78 Jahren in Porza/Schweiz gestorben

Kollmorgen, Anneliese Marie (geb. Möller)
geboren am 21.12.1921 in Rostock/Mecklenburg; Tochter eines Kulturingenieurs und Abteilungsvorstandes der Landwirtschaftskammer sowie späteren Landeskulturrates; Oberschule in Güstrow, 1940 Abitur; Medizinstudium in Rostock (wohnhaft in Güstrow, Pustekowstraße 1); September 1944 Heirat mit dem Arzt → Dr. Günther Kollmorgen, drei Kinder; 1945 Approbation; ab Frühjahr/Sommer 1945 Assistenzärztin am Stadtkrankenhaus in Güstrow (Markt 35); mind. 1977 bis 1981 in Berlin/DDR (Am Tierpark 38, Thomas-Mann-Straße 14); ab mind. 2009 im Ruhestand in Zingst/Mecklenburg-Vorpommern (Dünenstraße 25); am 22.7.2013 im Alter von 91 Jahren in Zingst gestorben

Kollmorgen, Dr. Günther Karl Werner
geboren am 25.10.1918 in Güstrow/Mecklenburg; Sohn eines Oberlehrers; Gymnasium in Güstrow, Abitur; Medizinstudium in Rostock; dort im Juni 1944 Approbation und 1944 Promotion;[145] mind. 1944 Kriegseinsatz als Fahnenjunker-Feldwebel und Arzt im Sanitätskorps in Güstrow (Markt 35); September 1944 Heirat mit der Medizinstudentin und späteren Ärztin → Anneliese Kollmorgen geb. Möller, drei Kinder; ab mind. 1977 in Berlin/DDR (Am Tierpark 38); dort als Obermedizinalrat bis mind. 1981 Direktor der Zentralstelle für Ärztliches Begutachtungswesen (Thomas-Mann-Straße 14); bis 2009 im Ruhestand in Zingst/Mecklenburg-Vorpommern (Dünenstraße 25); am 6.11.2009 im Alter von 91 Jahren in Zingst gestorben

Konietzny, Dr. Bernhard Eugen Gregor
geboren am 27.3.1910 in Rybnik/Schlesien; Sohn eines Arztes sowie späteren Obermedizinalrates und Direktors; Reformrealgymnasium, 1930 Abitur; Medizinstudium in Marburg und Rostock; März 1937 Approbation und Mai 1937 Promotion in Rostock;[146] mind. 1937 Assistenzarzt in Brieg/Schlesien (Lindenstraße 1) und am Kreiskrankenhaus in Strehlen/Schlesien; dort Eintritt in die NSDAP am 1.5.1937, Mitgliedsnummer 4.745.028; daneben auch Mitglied der SA; ab Mai 1938 Assistenzarzt an der Chirurgischen Abteilung des Bethesda-Krankenhauses in Duisburg; dort staatsanwaltschaftliche Ermittlungen wegen Verstoßes gegen das Opiumgesetz, nach § 153 StPO eingestellt;[147] bis Oktober 1938 praktischer Arzt in Warin (Adolf-Hitler-Platz 5); Oktober 1938 Heirat mit der Krankenschwester Minna Dahl spätere Keunecke (*4.12.1909 in Sülstorf bei Schwerin, †17.9.1999 in Bad Malente-Gremsmühlen/Schleswig-Holstein; Tochter eines Erbpächters und Bauern); Oktober 1938 bis 1939 niedergelassener Allgemeinpraktiker in Lübtheen; am 25.2.1939 im Alter von 28 Jahren „wahrscheinlich an Herzschlag“ in Breslau gestorben

---

144) Diese Entlastung wurde durch eine Reihe von Falschaussagen erreicht. Danach gelangte die Berufungskommission zu der Ansicht, daß Kollath nur Parteimitglied geworden sei, „weil ohne diesen Beitritt sein berufliches und wissenschaftliches Vorwärtskommen gefährdet war“; sicher sei, daß er „allgemein als völlig unpolitischer Mensch galt und jedenfalls mit dem Nationalsozialismus innerlich nicht einherging. Durch Parteistellen wurde er auch in seiner beruflichen Arbeit wiederholt erheblich gehemmt“.

145) Mit der Arbeit: Beitrag zur Frage der Spontanheilung des Haemangioms (MS).

146) Mit der Arbeit: Zur Frage der akuten und subakuten gelben Leberatrophie im Säuglingsalter, Düsseldorf 1937.

147) Nach § 153 der Strafprozeßordnung konnten staatsanwaltliche Ermittlungen bzw. bereits begonnene Gerichtsverfahren eingestellt werden, wenn das Vergehen gering war und/oder kein öffentliches Interesse an der Strafverfolgung bestand.

Kopacz, Dr. Roman
geboren am 3.1.1910 in Lemberg/Galizien/Österreich-Ungarn; Gymnasium, 1929 Abitur; Medizinstudium; Januar 1935 Approbation und Juni 1938 Promotion in Lemberg (Lewickagasse 7); nach Umsiedlung 1941 Approbation für Deutschland; ab Januar 1942 Volontärassistent an der II. Chirurgischen Klinik in Wien (Spitalgasse 23); August 1943 bis Februar 1944 notdienstverpflichteter Assistenzarzt am Städtischen Krankenhaus in Neubrandenburg; Februar 1944 bis Mai 1945 notdienstverpflichteter Chirurgischer Assistenzarzt am Kreiskrankenhaus in Hagenow

Kopp, Dr. Ingeborg L. M. (Inge)
geboren am 25.3.1910 in Berlin; Tochter eines Fabrikbesitzers; Oberlyzeum in Berlin, 1930 Abitur; Medizinstudium in Berlin (Nestorstraße 14), Würzburg und Rostock; Medizinalpraktikantin in Berlin; 1938 Approbation; Promotion; ab August 1941 Volontärassistentin an der Lungenheilstätte/Tbc-Krankenhaus Waldeck bei Schwaan

Korb, Dr. Herbert Horst
geboren am 7.3.1911 in Bernsbach/Sachsen; Sohn eines Metallwarenfabrikanten; Oberrealschule in Aue, 1930 Abitur; Medizinstudium in Freiburg, Jena, München und Rostock; als Student in Jena Eintritt in die NSDAP am 1.5.1933, Mitgliedsnummer 2.075.463; daneben auch Mitglied des NSKK; während des Studiums 1934 bis 1935 Wehrdienst; 1937 Medizinalpraktikant an der Medizinischen Klinik der Universität Rostock (Schröderplatz); Dezember 1937 Approbation; ab Januar 1938 Volontärassistent an der Medizinischen Klinik der Universität Rostock (Dethardingstraße 46); Mai 1939 bis März 1940 Volontärassistent am Horst-Wessel-Krankenhaus in Berlin (Landsberger Allee 159); August 1939 Heirat mit Sophie Klug (*19.2.1914 in Zschieren/Sachsen, †16.1.2007 in Paderborn/Nordrhein-Westfalen; Tochter eines Arztes), drei Kinder; September 1939 Promotion in Rostock;[148)] ab März 1940 Kriegseinsatz in der Wehrmacht; ab Juni 1942 Assistenzarzt an der II. Chirurgischen Abteilung der Universität Berlin (Allensteiner Straße 22); mind. 1953 bis 1959 Facharzt für Innere Krankheiten am Kreiskrankenhaus in Neuruppin/Brandenburg (Schinkelstraße 13); ab mind. 1962 Internist in Paderborn (Rathausplatz 14); am 12.7.2002 im Alter von 91 Jahren in Paderborn gestorben

Korell-Gerber, Dr. Paulina Katharina (Paula) (geb. Korell, spätere Gerber)
geboren am 26.5.1899 in Frankenthal/Bayern; Tochter eines Lehrers und späteren Bauunternehmers; Lyzeum in Neustadt an der Haardt, 1916 bis 1918 Selbststudium, 1919 Abitur am Realgymnasium in Würzburg; Medizinstudium in Heidelberg, Kiel, München und Zürich; April 1927 Approbation; Juli 1927 Promotion in Kiel;[149)] bis 1930 Assistenzärztin in Duisburg (Lotharstraße 63); 1930 bis mind. 1931 Assistenzärztin an der Kinderklinik der Universität Rostock (dort auch wohnhaft: Augustenstraße 80/82); ab 1931 Fachärztin für Säuglings- und Kinderkrankheiten; mind. 1934 bis 1969 niedergelassene Fachärztin für Kinderkrankheiten in Wiesbaden (Rathausstraße 82); dort auch HJ-Ärztin;[150)] März 1934 Heirat mit dem Volkswirt und Wirtschaftsjuristen Dr. Otto Gerber (*16.3.1890 in Becherbach/Pfalz, †13.2.1975 in Wiesbaden; Sohn eines Bürgermeisters), mind. ein Kind, 1950 Scheidung, März 1955 Wiederheirat; Mai 1942 bis Februar 1943 Ruhen der ärztlichen Tätigkeit; bis 1989 in Wiesbaden (Pfitznerstraße 15); am 25.2.1989 im Alter von 89 Jahren in Kiedrich/Hessen gestorben

Korth, Dr. Friedrich Jacob (Fritz)
geboren am 30.9.1898 in Stettin/Pommern; Sohn eines Magistrats-Bürodiätars und späteren Obersekretärs am Reichsmilitärgericht; Gymnasium, 1920 Abitur; Medizinstudium in Berlin, Gießen und Rostock; Juni 1928 Approbation und September 1928 Promotion in Rostock;[151)] ab 1931 Assistenzarzt an der chirurgischen Privatklinik von → Prof. Dr. Ernst Ehrich in Rostock (Paulstraße 52/54); Eintritt in die NSDAP am 1.5.1933; mind. 1933 bis 1934 Assistenzarzt in Potsdam (Neue Königstraße 129,

148) Mit der Arbeit: Erfahrungen mit Depot-Insulin „Bayer“, Berlin 1939.
149) Mit der Arbeit: Zur Symptomatologie der Hebephrenie, Kiel 1925.
150) Am 8.7.1935 trat sie mit folgender Begründung aus der Deutschen Gesellschaft für Kinderheilkunde aus: „... ist es mit meiner Einstellung zum neuen Staate und meiner Function als Ringärztin in der Hitlerjugend nicht vereinbar, Mitglied in einer Vereinigung zu sein, die mit einem so hohen Procentsatz nichtarischer Mitglieder durchsetzt ist“.
151) Mit der Arbeit: Über Prostatahypertrophie, Rostock 1928.

Spichernstraße 9); Januar 1933 Heirat mit Lotte Stens (*11.12.1908 in Mülheim/Ruhr, †15.9.2001 in Kiel; Tochter eines Bergassessors und späteren Bergwerksdirektors), mind. acht Kinder; 1936 bis mind. 1945 chirurgischer Chefarzt und Leiter der Äußeren geburtshilflichen Abteilung am Paul-Gerhard-Stift in Wittenberg (Lutherstraße 33); ab Juli 1938 Mitglied der SS; April 1942 bis Februar 1943 Kriegseinsatz in der Wehrmacht; bis 1961 Facharzt für Chirurgie in Kiel (Beselerallee 20); am 16.5.1961 im Alter von 62 Jahren in Kiel gestorben

Kortüm, Dr. Georg Hermann Claus
geboren am 11.8.1913 in Beestland bei Demmin/Pommern; Sohn eines Bauern und Rentengutsbesitzers; Reformrealgymnasium in Bützow, 1934 Abitur; Medizinstudium in Rostock; 1940 Approbation; ab 1940 Volontärassistent am Städtischen Krankenhaus in Neubrandenburg; ab Juli 1940 Kriegseinsatz, mind. 1943 als Stabsarzt bei der Wehrmacht; April 1941 Promotion in Rostock;[152)] mind. 1943 in Beestland; Dezember 1943 Heirat mit Charlotte Achauer (*14.9.1919 in Trossingen/Baden, †20.3.2003 in Ludwigsburg/Baden-Württemberg; Tochter eines Orts- und späteren Stadtbaumeisters), mind. ein Kind; mind. 1949 in Trossingen; ab mind. 1967 Facharzt für Innere Krankheiten in Ludwigsburg (Auguste-Supper-Straße 17); am 15.7.1997 im Alter von fast 84 Jahren in Ludwigsburg gestorben

Kosmowski, Dr. Alfred Franz Herrmann
geboren am 7.7.1888 in Kostschin bei Schroda/Posen; Sohn eines Polizeidistriktskommissars und späteren Polizeirates; Gymnasium in Posen, 1908 Abitur; Medizinstudium in Berlin und Rostock (Friedrich-Franz-Straße 30, Grüner Weg 5); Medizinalpraktikant an der Kinderklinik, der Medizinischen Klinik und am Hygiene-Institut der Universität Rostock (Schröderplatz, Buchbinderstraße 8/9); September 1914 Approbation; 1914 bis 1918 Kriegseinsatz als landsturmpflichtiger Arzt im Festungslazarett Posen; Januar 1915 Promotion in Rostock;[153)] mind. 1918 in Louisenhain/Posen; September 1918 Heirat mit Marie Krull (*12.11.1891 in Düsseldorf; Tochter eines Ober-Postdirektionssekretärs und späteren Telegraphendirektors), zwei Kinder; Juni 1919 bis mind. 1956 niedergelassener Allgemeinpraktiker in Röbel (Bahnhofstraße 2); dort Eintritt in die NSDAP am 1.5.1933, Mitgliedsnummer 2.812.200; ab 1936 auch nebenamtlicher Arzt im Hilfswerk „Mutter und Kind" der NSV in Röbel; mind. 1956 bis 1957 (auch) Chefarzt am Landambulatorium bzw. Kreiskrankenhaus in Röbel; 1956 als Verdienter Arzt des Volkes ausgezeichnet; Mitglied der CDU; bis 1964 in Röbel (Wilhelm-Pieck-Straße 2); am 2.6.1964 im Alter von 75 Jahren in Rostock gestorben[154)]

Kossow, Dr. Hermann Robert Emil

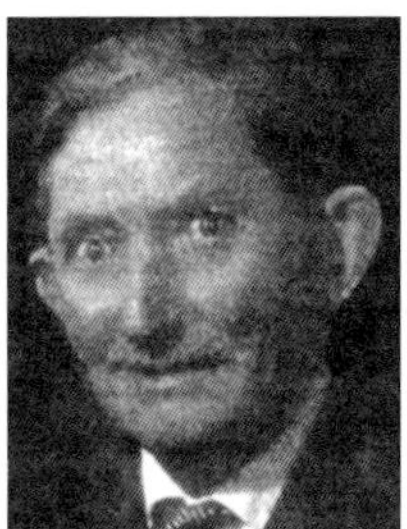

geboren am 3.1.1888 in Marlow/Mecklenburg; Sohn eines Hofbesitzers; Gymnasium in Rostock, 1908 Abitur; Medizinstudium in Rostock, München und Heidelberg; Dezember 1913 Promotion in Heidelberg;[155)] Medizinalpraktikant an der Medizinischen Klinik in Heidelberg; Juni 1914 Approbation; 1914 Assistenzarzt am Pathologischen Institut der Universität Heidelberg; August 1914 bis November 1918 Kriegseinsatz als Bataillons- und Regimentsarzt, zuletzt als Oberarzt in einer Kriegslazarett-Abteilung in der Türkei; Januar bis September 1919 wieder Assistenzarzt am Pathologischen Institut der Universität Heidelberg, dann an der Staatlichen Frauenklinik in Dresden; August 1923 bis mind. 1962 niedergelassener Facharzt für Gynäkologie und Geburtshilfe in Rostock (Doberaner Straße 153, Alexandrinenstraße 97, Friedrich-Franz-Straße/August-Bebel-Straße 37 und 65); Oktober 1924 Heirat mit Ingeborg Birgfeld (*26.9.1895 in Rostock, †19.1.1973 in Rostock; Tochter des Zahnarztes Dr. Paul Birgfeld *1866, †1939), vier Kinder; in Rostock Eintritt in die NSDAP am 1.5.1933, Mitgliedsnummer 2.812.205; dort auch Mitglied der SA und des NSDÄB; daneben auch Vorsitzender der ärztlichen Verrechnungsstelle in Rostock; ab Mai 1938 auch stellvertretender Leiter der Ärztlichen Bezirksvereinigung Rostock der Mecklenburgischen Ärztekammer sowie

152) Mit der Arbeit: Capillarmikroskopische Untersuchungen bei Luft- und Sonnenbädern an der See, Leipzig 1941.
153) Mit der Arbeit: Die medizinische Kinderabteilung des Großherzoglichen Universitätskrankenhauses in Rostock während der ersten acht Jahre ihres Bestehens (1. Oktober 1905 bis 30. September 1913), Stuttgart 1914.
154) Die Dr.-Kosmowski-Straße in Röbel ist nach ihm benannt.
155) Mit der Arbeit: Leber und Acetonkörperbildung, Leipzig 1913.

stellvertretender Leiter der Bezirksstelle Rostock der KVD; ab 1938 auch ärztlicher Beisitzer am Erbgesundheitsgericht Rostock; ab 1939 Kriegseinsatz in der Wehrmacht; am 15.5.1965 im Alter von 77 Jahren in Rostock gestorben

Kost, Dr. Sigrid Johanna Frieda (geb. Kreutzer)
geboren am 15.1.1905 in Rostock/Mecklenburg; Tochter des Arztes → Dr. Friedrich Kreutzer; Lyzeum und Studienanstalt in Rostock, 1925 Abitur; 1925 bis 1926 „im elterlichen Hause tätig"; Medizinstudium in Graz und Rostock (Doberaner Straße 43); Medizinalpraktikantin an der Medizinischen Klinik der Universität Rostock (Schröderplatz); Juli 1931 Heirat mit dem Zahnarzt Dr. Otto Kost (*1.2.1892 in Rellinghausen bei Essen, †25.5.1968 in Rostock; Sohn eines Apothekers), drei Kinder; Oktober 1932 Approbation; 1932 bis 1939 wohl ohne ärztliche Tätigkeit in Rostock (Alexandrinenstraße 98, Adolf-Hitler-Straße/Richard-Wagner-Straße 15); Januar 1934 Promotion in Rostock;[156)] ab September 1939 dienstverpflichtete Ärztin in der Praxis von → Dr. Max Wichhusen in Rostock (Barnstorfer Weg 48); ab mind. Juli 1945 kommissarisch eingesetzte praktische Ärztin in Dierhagen bei Ribnitz; mind. 1949 bis 1965 niedergelassene Allgemeinpraktikerin in Rostock (Schulstraße 7, Richard-Wagner-Straße 15); am 16.4.1969 im Alter von 64 Jahren in Rostock gestorben

Kothe, Friedrich Wilhelm
geboren am 2.9.1907 in Mainz/Hessen; Sohn eines Berufssoldaten (Feldwebel) und späteren Bürodirektors; Realgymnasium, 1928 Abitur; Medizinstudium in Bonn und Rostock; März 1936 Approbation; bis 1937 Assistenzarzt an der Lungenheilstätte/Tbc-Krankenhaus in Waldeck bei Schwaan; April 1937 bis mind. 1942 niedergelassener Allgemeinpraktiker in Warin (Adolf-Hitler-Straße); dort auch HJ-Truppenarzt; November 1937 Heirat mit der Stenotypistin Ursula Wallis (*2.1.1915 in Dömitzow bei Greifswald, †22.11.1993 in Pinneberg/Schleswig-Holstein; Tochter eines Gutspächters und Landwirts), mind. ein Kind; ab Juli 1938 Mitglied des NSDÄB; ab September 1939 Kriegseinsatz in der Wehrmacht; bis 1983 in Scharbeutz/Schleswig-Holstein (Kammerweg 5); am 28.9.1983 im Alter von 77 Jahren in Eutin/Schleswig-Holstein gestorben

Kozakiewicz, Roman W.
geboren am 1.5.1909 in Kolomea/Galizien/Österreich-Ungarn; Gymnasium, 1929 Abitur; Medizinstudium; Approbation; Promotion; Approbation für Deutschland; ab März 1945 Arzt in Strelitz-Alt (Friedrich-Hildebrandt-Straße 124); bis 1949 im Umsiedlerlager Wentorf bei Hamburg; August 1949 Auswanderung in die USA; 1949 bis mind. 1974 niedergelassener Allgemeinpraktiker und Chirurg in Chicago/USA; 1955 Einbürgerung in die USA; bis mind. 1955 unverheiratet; am 5.9.1992 im Alter von 83 Jahren in Fort Lauderdale/USA gestorben

Kraack, Dr. Leopold Wilhelm Karl
geboren am 9.8.1893 in Warin/Mecklenburg; Sohn eines Amtsrichters; Gymnasium in Rostock, 1911 Abitur; Medizinstudium in München und Rostock; als Einjährig-Freiwilliger dazwischen von Oktober 1913 bis März 1914 Militärdienst beim Infanterie-Regiment 90 in Rostock; ab September 1914 Kriegseinsatz als Feldhilfsarzt, September 1915 bis November 1916 in französischer Kriegsgefangenschaft, zeitweise in der Schweiz interniert, anschließend bis November 1918 als Militärarzt in Reservelazaretten; Weiterführung des Medizinstudiums; Februar 1920 Approbation und September 1920 Promotion in Rostock;[157)] ab 1920 Assistenzarzt am Pathologischen Institut der Universität Rostock (Gertrudenstraße, Schillerstraße 5), in Ballenstedt/Harz und am Stadtkrankenhaus in Schwerin (Werderstraße 30); zwei Jahre Schiffsarzt; 1925 bis mind. 1945 niedergelassener Allgemeinpraktiker in Grevesmühlen (Sedanplatz 7); Juli 1929 Heirat mit Erica Rudolph (*28.1.1903 in Hamburg, †15.12.1979 in Lilienthal/Niedersachsen; Tochter eines Prokuristen und Kaufmanns), zwei Kinder; Eintritt in die NSDAP am 1.4.1936, Mitgliedsnummer 3.741.193; mind. 1935 bis 1937 auch nebenamtlicher Vertragsarzt bei der RAD-Einheit 2/61 (Grevesmühlen); Juni 1937 Verfahren vor dem Obersten

---

156) Mit der Arbeit: Über die hämorrhagische Aleukie, Borna/Leipzig 1933.
157) Mit der Arbeit: Die Bedeutung des Hauses Elim (Rostock) für das Land Mecklenburg auf dem Gebiet des Mutterschutzes und der Säuglingsfürsorge (MS).

Parteigericht der NSDAP, endete mit Verwarnung und Ämteraberkennung für ein Jahr; ab Februar 1939 Mitglied des NSDÄB; ab mind. 1960 Arzt in Fischerhude/Niedersachsen (In der Bredenau 22); am 1.2.1980 im Alter von 86 Jahren in Fischerhude gestorben

Krätschell, Dr. Ursula Emma Agnes
geboren am 5.10.1902 in (Berlin-)Weißensee; Tochter eines Pfarrers; Gymnasium, 1923 Abitur; Medizinstudium in Berlin, Tübingen und Rostock; Februar 1930 Approbation und November 1932 Promotion in Berlin;[158)] ab August 1933 Assistenzärztin in Berlin; Oktober 1933 bis Oktober 1934 Assistenzärztin in Mecklenburg; ab November 1934 Stadtschulärztin am Gesundheitsamt Berlin-Lichtenberg (Malchower Straße 23); mind. 1948 bis 1958 niedergelassene Allgemeinpraktikerin in Berlin/DDR (Wischbergeweg 56; Heinersdorf, Straße 19, Nr. 2); unverheiratet; am 20.1.1958 im Alter von 55 Jahren in Berlin/DDR gestorben

Kraft, Dr. Sophie (geb. Fleck)
geboren am 27.1.1890 in Odessa/Rußland; Gymnasium, 1909 Abitur; Medizinstudium; September 1914 Approbation in Charkow/Rußland; Promotion; spätestens 1923 Heirat mit Eduard Kraft (*24.9.1885 in Straßburg), zwei Kinder; ab mind. 1923 Ärztin in Odessa; nach Umsiedlung und Approbation für Deutschland ab Dezember 1943 Arztvertreterin in der Praxis von Dr. Stefanie Krusche in Zgierz/Wartheland (Horst-Wessel-Straße 65); ab Mai 1944 Ärztin im SS-Ansiedlungsstab in Lentschütz/Wartheland; November 1944 bis 1945 niedergelassene Fachärztin für Kinderheilkunde in Lentschütz (Posener Straße 4); nach Flucht von Juni bis September 1945 Kinderärztin in Schwerin (Gadebuscher Straße 120 und 125); September 1945 Wegzug aus Schwerin

Krage, Dr. Hans Philipp Ludwig
geboren am 24.8.1891 in Osnabrück/Hannover; Sohn eines Rechnungsrates; Gymnasium in Stade, 1911 Abitur; zunächst Studium der Philologie in Jena und Berlin, dann Medizinstudium in Jena, Berlin, Greifswald, Hamburg und Rostock (Luisenstraße 11); dazwischen ab Januar 1915 Kriegseinsatz als Feldunterarzt im Feldlazarett 141 der Infanterie-Division 88, EK II, im Mai 1919 aus dem Heer entlassen; Juli 1924 Approbation; ab 1924 Assistenzarzt bei → Dr. Heinrich Gross in Teterow; August 1926 bis 1939 niedergelassener Allgemeinpraktiker in Teterow (Moltkestraße 19); Februar 1927 Heirat mit Lotte Groß (*26.10.1904 in Teterow, †1.5.1995 in Hamburg; Tochter eines Maurermeisters und späteren Hofmaurermeisters), zwei Kinder; Juli 1927 Promotion in Rostock;[159)] Mitglied der SA, Dienst als Sanitätsrottenführer der Marine-SA in Teterow; wegen Morphiumsucht von August bis Oktober 1937 Entziehungskur in der Kuranstalt Berlin-Westend; ab Oktober 1937 Ermittlungen der Reichszentrale für Bekämpfung von Rauschgiftvergehen des Reichskriminalpolizeiamtes (während er sich auf einer erneuten Entziehungskur in einem Sanatorium befand); der von der Ärztekammer Mecklenburg für die Zeit von Mai 1938 bis Mai 1940 beantragte Entzug der Kassenpraxis und das Ruhen der Befugnis zur Ausübung des ärztlichen Berufs wurden vom Mecklenburgischen Staatsministerium abgelehnt; Ende 1938 Wiederzulassung zur ärztlichen Tätigkeit (nachdem er auch nach Bescheinigung von → Dr. Fritz Brandenburg, Kreismedizinalrat und Leiter des Staatlichen Gesundheitsamtes des Kreises Malchin, „morphiumfrei" war); am 3.4.1939 im Alter von 47 Jahren an Herzschlag in Teterow gestorben[160)]

Krajewski, Anna Adelheid Frieda (geb. Kittel)
geboren am 17.12.1908 in Kieth bei Krakow/Mecklenburg; Tochter eines Pastors und späteren Landessuperintendenten; Reformrealgymnasium in Güstrow, 1929 Abitur; Medizinstudium in Freiburg, Wien, Graz und Rostock; 1936 Approbation; 1936 Assistenzärztin an der Lungenheilanstalt Bischofsgrün/Bayern; 1936 bis 1938 Assistenzärztin in Bad Doberan (Klosterstraße 8); Juli 1938 Heirat mit

---

158) Mit der Arbeit: Über das Verhalten des reticulo-endothelialen Systems bei malignen Tumoren an Hand der Kongorotprobe, Berlin 1932.

159) Mit der Arbeit: Statistisches zur multiplen Sklerose in Mecklenburg, Rostock 1927.

160) In einem Nachruf der Bezirksstelle Südmecklenburg der KVD hieß es: „Seine stillfröhliche Natur und sein großes Verständnis für die Klagen und Nöte seiner Kranken machten ihn zu einem sehr gesuchten Arzte, der auch im Kreise seiner Berufskameraden sich allgemeiner Beliebtheit erfreute. So wird er bei ihnen in treuem Andenken bleiben."

dem Architekten und Diplom-Ingenieur sowie späteren Baudirektor und Baudezernenten Dr. Johann Krajewski (*24.11.1910 in Wien, †10.4.1987 in Saarbrücken; Sohn eines Richters), mind. drei Kinder; ab September 1938 ohne ärztliche Tätigkeit in Bremen (Clausewitzstraße 32); mind. 1945 wieder in Bad Doberan (Klosterstraße 10); am 25.12.1945 im Alter von 37 Jahren an Sepsis in Bad Doberan gestorben

Kramer, Dr. Karl Friedrich Philipp

geboren am 5.11.1906 in Gnesen/Posen; Sohn eines Oberzahlmeisters; Gymnasien in Gnesen und Anklam, 1927 Abitur; zunächst Lehrling bei der Deutschen Bank in Berlin; Medizinstudium in Wien und Rostock; ab November 1933 Mitglied der SS, Nr. 182.517; 1933 Medizinalpraktikant am Stift Bethlehem in Ludwigslust; Juni 1934 Approbation; Anfang 1935 bis Juni 1938 Assistenzarzt am Stift Bethlehem in Ludwigslust (Paul-Friedrich-Allee 17); Mai 1936 Heirat mit der technischen Assistentin Irmgard Schröder (*8.9.1909 in Hof Bakendorf bei Hagenow; Tochter eines Domänenpächters); als SS-Rottenführer nebenamtlicher Sturmbannarzt des SS-Sturmbannes II/22, ab August 1936 mit der Führung der Sanitätsstaffel I/22 beauftragt; November 1936 Promotion in Rostock;[161)] in Ludwigslust Eintritt in die NSDAP am 1.5.1937, Mitgliedsnummer 5.0237.921; daneben auch Mitglied des NSDÄB; ab Januar 1938 Facharzt für Innere Krankheiten; ab Juli 1938 Hilfsarzt in der Röntgenabteilung des Rudolf-Virchow-Krankenhauses in Berlin (Augustenburger Platz 1); ab Oktober 1939 Kriegseinsatz in der Wehrmacht; mind. 1950 bis 1977 niedergelassener Facharzt für Innere Krankheiten in Westberlin (Augsburger Straße 66, Fuggerstraße 23, Pardemannstraße 22)

Kramer, Dr. Siegfried Wilhelm

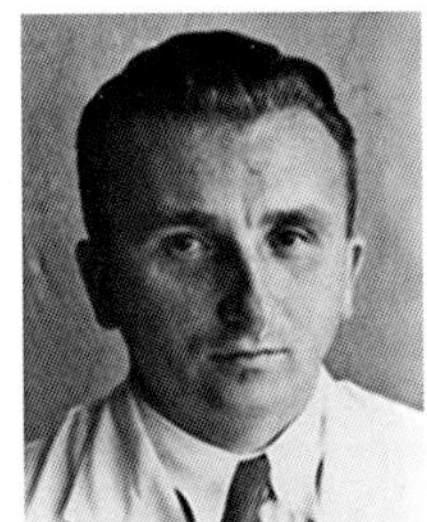

geboren am 27.12.1912 in Seehausen/Provinz Sachsen; Sohn eines Lehrers und Kantors; Oberrealschule, 1932 Abitur; Medizinstudium in Rostock und Würzburg; als Student Eintritt in die NSDAP am 1.5.1933, Mitgliedsnummer 2.066.710; Medizinalpraktikant am Hygiene-Institut der Universität Rostock, ab Januar 1939 in Würzburg (Josef-Schneider-Straße 2) und ab Juni 1939 am Städtischen Krankenhaus in Kitzingen/Bayern; August 1939 Approbation und Promotion in Würzburg;[162)] August 1939 bis Mai 1945 zunächst Assistenzarzt, dann Oberarzt am Hygiene-Institut der Universität Rostock (Gertrudenstraße, Loignystraße 8; ab Januar 1943 wohnhaft in Graal-Müritz, Haus Nr. 70); wegen Unfalls kein Kriegseinsatz; Februar 1940 Heirat mit der kaufmännischen Angestellten Margareta Lutz (*30.6.1910 in Würzburg, †13.10.1974 in Frankfurt/Main; Tochter einer ledigen Mutter), zwei Kinder; Mitglied des NSDÄB; baute nach der kriegsbedingten Zerstörung des Rostocker Universitätslabors ein Ersatzlabor in Ludwigslust auf; von der britischen Besatzungsmacht im Mai 1945 zunächst als Arzt im DP-Lager Buchhorst/Schleswig-Holstein, dann im DP-Lager Geesthacht-Edmundsthal/Schleswig-Holstein eingesetzt; wurde noch im Mai 1945 von den Briten beauftragt, in Geesthacht ein medizinisches Zentrallabor als überregionale seuchenhygienische Untersuchungsstelle aufzubauen (Susannen-Haus der ehemaligen Lungenheilstätte Edmundsthal); 1945 bis mind. 1977 niedergelassener Laborpraktiker in Geesthacht (Lauenburger Straße); ab 1960 Facharzt für Labordiagnostik; ab 1977 schrittweise Übergabe der Praxis an seinen Sohn; September 1977 Heirat mit der zytologischen Assistentin Waltraud Beck (*19.8.1945 in Krumbach/Bayern; Tochter eines Arztes); bis 1996 in Geesthacht (Saseler Stieg 5); am 25.3.1996 im Alter von 83 Jahren in Geesthacht gestorben

Krampe, Dr. Gerhard Siegfried Herbert

geboren am 22.4.1911 in (Berlin-)Lichtenberg; Sohn eines Kaufmanns; Oberrealschule in Berlin, 1932 Abitur; Medizinstudium in Berlin und Rostock; ab Februar 1938 Medizinalpraktikant am Stadtkrankenhaus in Schwerin (Graf-Heinrich-Straße 30); Dezember 1938 Approbation in Schwerin; Dezember 1938 Promotion in Berlin;[163)] Dezember 1938 bis mind. 1946 Assistenzarzt an der Chirurgischen

---

161) Mit der Arbeit: Über die Bedeutung der Senkungsreaktion und des Lekozytenbildes bei Gelenkerkrankungen, Sternberg 1933.

162) Mit der Arbeit: Osteogenesis imperfecta congenita et tarda. Ein Beitrag zur verzögerten Form, nebst Sichtung und ausführlichem Literaturverzeichnis, Würzburg 1938.

163) Mit der Arbeit: Zur Regulation der Durchblutung des tätigen Muskels, Berlin 1938.

Abteilung des Stadtkrankenhauses in Schwerin (dort zunächst auch wohnhaft: Werderstraße 30; Gneisenaustraße 7); dort auch Mitglied der HJ; Mai 1939 Heirat mit der Säuglings- und Kinderkrankenschwester Giesela Müller (*6.3.1917 in Rostock, †3.6.2006 in Ahrensburg/Schleswig-Holstein; Tochter eines Oberlehrers), mind. vier Kinder; Eintritt in die NSDAP am 1.5.1944, Mitgliedsnummer 10.058.424; ab 1944 Kriegseinsatz in der Wehrmacht; mind. 1947 in Hildburghausen/Thüringen; mind. 1953 in Frankfurt/Main; ab mind. 1957 in Bad Vilbel/Hessen (Schlesienring 7); am 23.3.1991 im Alter von fast 80 Jahren in Bad Vilbel gestorben

Kranz, Dr. Berthold Friedrich Wilhelm
geboren am 13.8.1899 in Kuling bei Shanghai/China; Sohn eines Pastors und Missionars; Gymnasien in Bielefeld und Flensburg; ab 1917 Kriegseinsatz als Seekadett in der Kaiserlichen Marine, im November 1918 als Leutnant aus der Marine entlassen; Juli 1918 Abitur; Medizinstudium in Göttingen, Marburg und Jena; dazwischen Freikorpseinsatz „zur Bekämpfung der kommunistischen Unruhen" in Berlin, ab Mai 1921 in Oberschlesien; Juni 1924 bis Juni 1925 Medizinalpraktikant am Carolinenstift in Neustrelitz (Georgstraße 1-6); Juni 1925 Approbation; Juni 1925 Heirat mit Liselott Stein spätere Liepe spätere Wendt spätere ? (*31.8.1905 in Neustrelitz, †1987; Tochter des Arztes → Dr. Wilhelm Stein), drei Kinder; Juni bis September 1925 Volontärassistent an der Universitäts-Frauenklinik in Jena; ab September 1925 Assistenzarzt, dann Stationsarzt der Männerstation, ab Februar 1930 Oberarzt am Carolinenstift in Neustrelitz; April 1928 Promotion in Rostock;[164)] 1931 bis 1936 niedergelassener Chirurg in Fürstenberg (Moltkestraße 1); dort Eintritt in die NSDAP am 1.5.1933, Mitgliedsnummer 2.812.316; ab 1934 Vornahme von Sterilisationen bei Personen, die nach dem Gesetz zur Verhütung erbkranken Nachwuchses unfruchtbar gemacht wurden; auf der Rückkehr von einer Urlaubsreise am 14.3.1936 im Alter von 36 Jahren in München gestorben[165)]

Kranz, Dr. Theodor Ernst Johannes
geboren am 16.2.1898 in Shanghai/China; Sohn eines Pastors und Missionars; Realgymnasien in Berlin und Bielefeld, Februar 1917 Abitur; ab Februar 1917 Kriegseinsatz, im Februar 1919 aus dem Heer entlassen; Medizinstudium in Göttingen, Tübingen und Jena; August bis Dezember 1924 Medizinalpraktikant an der Medizinischen Universitäts-Poliklinik in Jena, Januar bis August 1925 am Städtischen Krankenhaus in Solingen; August 1925 Approbation; Promotion; ab August 1925 Volontärassistent an der Chirurgischen Poliklinik der Universität Jena; Januar 1926 bis Dezember 1927 Assistenzarzt am Städtischen Krankenhaus in Ohligs/Rheinland; Februar bis Juli 1928 Volontärassistent am Städtischen Krankenhaus in Solingen; Oktober 1928 bis 1930 zunächst Assistenzarzt, dann Stationsarzt am Carolinenstift in Neustrelitz (Georgstraße 1-6); April 1930 bis 1948 niedergelassener Allgemeinpraktiker in Templin/Uckermark (Mühlenstraße, Arnimstraße 1, Friedrich-Ebert-Straße 1); dort Eintritt in die NSDAP am 1.5.1937, Mitgliedsnummer 3.984.381; ab 1937 auch Mitglied der SS und SS-Arzt in Templin, zuletzt als SS-Untersturmführer; Heirat mit Marianne ?, mind. vier Kinder; ab April 1941 Kriegseinsatz in der Wehrmacht; bis 1948 in britischer Kriegsgefangenschaft; währenddessen 1948 Enteignung; Mai 1949 Übersiedlung von Templin in die Bundesrepublik

Krasemann, Dr. Erich Paul Hans
geboren am 29.4.1894 in Rostock/Mecklenburg; Sohn eines Uhrmachers und späteren Uhrmachermeisters; Gymnasium in Rostock, 1912 Abitur; Medizinstudium in München, Heidelberg, Rostock (Große Wasserstraße 20, Tessiner Chaussee 11), Königsberg und Breslau; dazwischen ab August 1914 Kriegseinsatz, schwer verwundet, nach Genesung Sanitätsdienst in Heimatlazaretten, im Januar 1919 als Feldunterarzt kriegsbeschädigt aus dem Heer entlassen; März 1920 Approbation und Juli 1920 Promotion in Rostock;[166)] Assistenzarzt an den Universitäts-Kinderkliniken in Bremen und Rostock (Augustenstraße 80/82); Oktober 1922 Heirat mit Edith Voß (*18.1.1899 in Ro-

---

164) Mit der Arbeit: Ein Fall von doppelseitiger pyonephrotischer Steinniere mit multiplen, außergewöhnlich großen Konkrementen, Rostock 1928.

165) In einem Nachruf des Südostmecklenburgischen Ärztevereins und der Bezirksstelle Südmecklenburg der KVD hieß es, Kranz habe sich „neben seiner großen Praxis aller ärztlichen Belange mit frischer Anteilnahme und Tatkraft angenommen. Erschüttert und in tiefer Trauer beklagen wir seinen Verlust".

166) Mit der Arbeit: Beiträge zur Ernährungstherapie mit Buttermehlschmelze (MS).

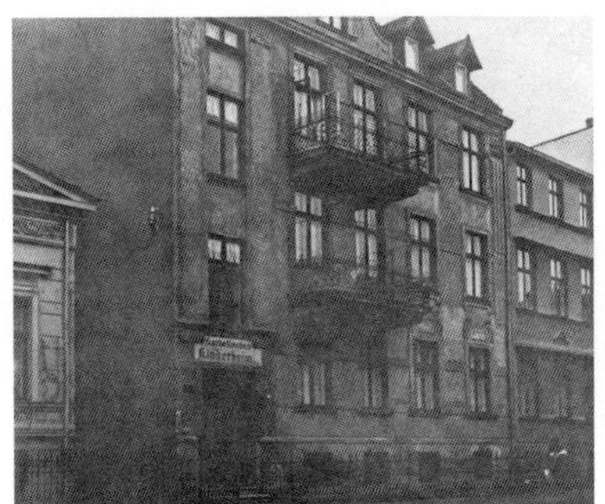
Katholisches Kinderheim in Rotsock

stock, †31.7.1988 in Rostock; Tochter eines Kapitäns), sechs Kinder; November 1922 bis mind. 1966 niedergelassener Facharzt für Säuglings- und Kinderkrankheiten mit Privatklinik und Röntgeneinrichtung in Rostock (Große Wasserstraße 22, Friedrich-Franz-Straße 109, Wallgrabenstraße 4, St.-Georg-Straße/Friedrich-Engels-Straße 32); bis 1938 (Auflösung) auch Leiter des katholischen Kinderheims in Rostock; September 1939 bis Oktober 1940 Kriegseinsatz als Stationsarzt im Reservelazarett I in Rostock; nach 1945 auch Leitender Arzt des Städtischen Säuglingsheimes in Rostock und des Kinderlandes in Rostock-Bramow; am 21.2.1981 im Alter von 86 Jahren in Rostock gestorben

Krasemann, Dr. Otto Carl Anne
geboren am 24.9.1887 in Bützow/Mecklenburg; Sohn eines Gymnasialprofessors; Realgymnasium in Bützow, 1905 Abitur; Medizinstudium in Rostock, München, Freiburg und Leipzig; Januar 1911 bis Januar 1912 Medizinalpraktikant am Stadtkrankenhaus in Güstrow; Januar 1912 Approbation und März 1912 Promotion in Rostock;[167)] Dezember 1912 bis 1913 niedergelassener Allgemeinpraktiker in Güstrow (Mühlenstraße 22); April 1913 bis Juni 1920 Chefarzt am Krankenhaus in Güstrow; Mai 1913 Heirat mit Dora Adam (*11.5.1892 in Erfurt, †7.1.1965 in Hamburg; Tochter eines Kaufmanns), drei Kinder; 1920 bis mind. 1945 wieder niedergelassener Allgemeinpraktiker in Güstrow (Mühlenstraße 22); dort auch Belegarzt am Stadtkrankenhaus; in Güstrow Eintritt in die NSDAP am 1.5.1937, Mitgliedsnummer 5.037.542; ab 1939 Kriegseinsatz in der Wehrmacht, bis April 1945 als Chefarzt aller Militärlazarette in Güstrow; mind. 1949 bis 1958 niedergelassener Allgemeinpraktiker in Hamburg (Jürgensallee 46-48, Weetenkamp 6, Schillerstraße 52, Klövensteenweg 25); am 1.4.1976 im Alter von 88 Jahren in Hamburg gestorben

Kraus, Dr. Georg
geboren am 1.2.1905 in Wollmetshofen bei Augsburg/Bayern; Sohn eines Ökonomen; Gymnasium, 1925 Abitur; Medizinstudium in München; dort im Januar 1933 Promotion;[168)] Dezember 1933 Approbation; ab März 1935 Arzt in München; 1935 bis 1937 Sportarzt an der Außenstelle Neustrelitz der Führerschule des Berliner Hochschulinstituts für Leibesübungen; Mitglied der HJ, nebenamtlicher HJ-Arzt; Oktober 1937 Übergang zur Wehrmacht und seitdem hauptamtlicher Sanitätsoffizier in Berlin; mind. 1948 bis 1958 Facharzt für Innere Krankheiten in München (Von-Goebel-Platz 6, Romanplatz 5 und 8); unverheiratet; am 27.5.1958 im Alter von 53 Jahren in München gestorben

Krause, Prof. Dr. Ernst Hans Ludwig

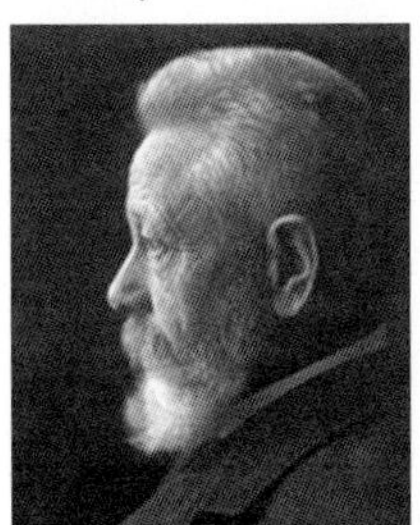

geboren am 27.7.1859 in Stade/Hannover; Sohn eines Lehrers und späteren Gymnasialdirektors; Gymnasium in Rostock, 1877 Abitur; Medizinstudium in Berlin an den Militärärztlichen Bildungsanstalten und Studium der Botanik in Berlin; dort 1881 Promotion;[169)] 1882 Approbation; 1882 bis 1893 Marinearzt, mind. 1891 als Marinestabsarzt in Kiel; Februar 1891 Heirat mit Marie Schumacher (*11.9.1864 in Neustadt[-Glewe], †27.11.1946 in Rostock; Tochter eines Amtsverwalters und späteren Oberamtsrichters); 1893 bis 1904 aktiver Militärarzt, zuletzt als Regimentsarzt eines Infanterie-Regiments, als Oberstabsarzt pensioniert; 1904 Habilitation in Straßburg;[170)] 1904 bis 1918 Privatdozent für botanische Systematik und Pflanzengeographie in Straßburg; dazwischen von August 1914 bis November 1918 Kriegseinsatz, zuletzt als Generaloberarzt und Direktor des Re-

167) Mit der Arbeit: Typhusepidemien durch Bazillenträger, deren Bedeutung und Behandlung, Rostock 1912.
168) Mit der Arbeit: Klumpfüße in Verbindung mit anderen Deformitäten an Händen und Füßen, Kallmünz 1934.
169) Mit der Arbeit: Die Regio olfactoria des Schafes, Berlin 1881.
170) Mit der Arbeit: Nova synopsis ruborium germaniae et virginiae. Monographische Beiträge zur Kenntnis der Gattung Rubus, insbesondere der Brombeeren Deutschlands und Virginiens, Saarlouis 1899.

servelazaretts Rastatt/Baden, EK II; nach Umhabilitation ab Januar 1919 Privatdozent für Pflanzengeographie und botanische Systematik an der Universität Rostock (Ludwigstraße 25); dort ab 1921 außerordentlicher Professor für Botanik; nach Verzicht auf die venia legendi im Oktober 1933 als Professor entlastet; ab 1933 praktischer Arzt in Rostock; dort ab mind. 1940 ohne ärztliche Tätigkeit; beim Bombenangriff auf Rostock im April 1942 verletzt, daraufhin Patient in der Heil- und Pflegeanstalt Domjüch bei Neustrelitz; am 1.6.1942 im Alter von 82 Jahren in Domjüch gestorben

Krause, Dr. Walter Max
geboren am 8.9.1884 in Marienwerder/Westpreußen; Sohn eines Gymnasialprofessors; Gymnasium in Marienwerder, 1902 Abitur; Medizinstudium in Berlin an der Kaiser-Wilhelm-Akademie für das militärärztliche Bildungswesen; Mai 1908 Approbation in Berlin; mind. 1909 Assistenzarzt beim Füsilier-Regiment 86, kommandiert zur Psychiatrischen und Nervenklinik der Universität Kiel; Juli 1909 Promotion in Kiel;[171)] August 1909 bis April 1913 aktiver Militärarzt in der 18. Infanterie-Division; im Mai 1913 zum Städtischen Krankenhaus in Altona kommandiert; August 1914 bis November 1918 Kriegseinsatz, zuletzt als Stabsarzt; Februar 1919 bis September 1922 Assistenzarzt an der Chirurgischen Abteilung des Städtischen Krankenhauses in Altona, ab mind. 1921 als Oberstabsarzt; September 1922 bis mind. 1953 niedergelassener Facharzt für Chirurgie in Neubrandenburg (Stargarder Straße 12, Moltkestraße 7, Rosenstraße 8); Juni 1925 Heirat mit der Lehrerin Anna Giesecke (*19.9.1897 in [Berlin-]Friedenau; Tochter eines Architekten und späteren Stadtrates), neun Kinder; ab Gründung 1929 stellvertretendes Mitglied der gemeinsamen Ärztekammer für Mecklenburg-Schwerin und -Strelitz; ab 1934 Vornahme von Sterilisationen bei Personen, die nach dem Gesetz zur Verhütung erbkranken Nachwuchses unfruchtbar gemacht wurden; bis 1935 auch Amtsleiter des Südostmecklenburgischen Ärztevereins; mind. 1935 auch ärztlicher Beisitzer am Erbgesundheitsgericht Neustrelitz; in Neubrandenburg Eintritt in die NSDAP am 1.5.1937, Mitgliedsnummer 4.646.447; ab September 1939 Kriegseinsatz in der Wehrmacht, bis Mai 1945 als Oberstabsarzt und Chefarzt des Reservelazaretts Neubrandenburg (Augustastraße 1); ab mind. 1940 Leiter der Ärztlichen Bezirksvereinigung Neubrandenburg der Mecklenburgischen Ärztekammer (für Neubrandenburg, Neustrelitz und Stargard); am 7.2.1965 im Alter von 80 Jahren in Neubrandenburg gestorben

Kredel, Dr. Wilhelm Gerhard Victor
geboren am 7.11.1901 in Hannover; Sohn eines Arztes und späteren Chirurgieprofessors; Realgymnasium in Hannover, 1919 Abitur; Medizinstudium in Gießen, Göttingen und Rostock; 1926 Promotion in Rostock;[172)] Mai 1927 Approbation; Oktober 1929 bis mind. 1943 niedergelassener Allgemeinpraktiker in Rostock (Parkstraße 58, Thünenstraße 8); dort auch nebenamtlicher Vertrauensarzt der KVD; Eintritt in die NSDAP am 1.12.1931, Mitgliedsnummer 851.330, im Dezember 1940 ausgetreten bzw. als Mitglied gestrichen; ab 1933 Sachverständiger, 1934 bis mind. 1939 ärztlicher Beisitzer am Erbgesundheitsgericht Rostock; Oktober 1934 Heirat mit Ursula Breitung (*5.10.1910 in Rostock, †7.3.1992 in Hannover; Tochter eines Oberingenieurs und späteren Direktors), zwei Kinder; Mitglied der SA und des NSDÄB; ab 1939 Kriegseinsatz in der Wehrmacht; ab mind. 1950 Facharzt für Innere Krankheiten in Hannover (Rumannstraße 12, Luisenstraße 10, Hindenburgstraße 41); am 8.5.1967 im Alter von 65 Jahren in Hannover gestorben

Krege, Dr. Karl-Heinz Willi Helmut
geboren am 31.8.1910 in Treptow/Rega/Pommern; Sohn eines Berufssoldaten (Sanitätsfeldwebel) und späteren Regierungs-Oberinspektors; Gymnasium, 1931 Abitur; Medizinstudium in Berlin; Approbation; August 1938 Promotion in Berlin;[173)] Juli 1938 bis mind. 1939 Oberarzt in der Sanitätsstaffel Güstrow der Sanitäts-Abteilung 12 der Wehrmacht; im September 1943 zum Stabsarzt befördert; mind. 1943 in Hamburg (Roggenkamp 1); mind. 1943 Kriegseinsatz als Stabsarzt im Offizierslager Krasnoarmeisk/Sowjetunion; unverheiratet; am 26.2.1943 im Alter von 32 Jahren an Fleckfieber in Krasnoarmeisk gestorben

---

171) Mit der Arbeit: Zur Symptomatologie des Hydrocephalus congenitus, Kiel 1909.
172) Mit der Arbeit: Über extrapyramidale, postencephalitische Anfälle (MS).
173) Mit der Arbeit: Die Geschichte der Reit-Exerzier- und Bajonettierknochen, Berlin 1938.

Krehmcke, Dr. Ehrhardt Wilhelm Karl
geboren am 20.12.1909 in Dornbock/Provinz Sachsen; Sohn eines Lehrers; Gymnasium in Köthen, 1930 Abitur; Medizinstudium in Greifswald und Rostock; als Student in Greifswald Eintritt in die NSDAP am 1.5.1932, Mitgliedsnummer 1.159.622; Medizinalpraktikant in Calbe/Saale, ab Mai 1936 in Rostock (Waldemarstraße 18), ab September 1936 an der Landesfrauenklinik in Stettin; Dezember 1936 Approbation; anschließend mglw. Volontärassistent in Rostock; dort im Februar 1937 Promotion;[174)] ab Juni 1937 Volontärassistent an der Landesfrauenklinik in Stettin; ab Juni 1938 Mitglied des NSDÄB, Nr. 22.254; November 1939 Heirat mit Ursula Schürmann (*29.11.1916 in Frankfurt/Oder; Tochter eines Baurates), zwei Kinder, 1954 Scheidung; bis mind. 1940 Arzt in Stettin (Roonstraße 8); mind. 1953 Facharzt in Berlin-Steglitz; August 1961 Heirat mit der Sekretärin Ruth Tenning (*30.6.1925 in Berlin, †6.8.1994 in Regensburg/Bayern; Tochter eines Postschaffners); zum Medizinaldirektor ernannt; bis 1979 in Regensburg (Heitzerstraße 10); am 25.3.1979 im Alter von 69 Jahren in Regensburg gestorben

Kreisler, Dr. Alexander Ernst
geboren am 22.6.1885 in Mitau/Lettland; Sohn eines Bäckermeisters; Gymnasium, 1905 Abitur; Medizinstudium; Dezember 1911 Approbation in Moskau; Promotion; April 1925 Heirat, ein Kind, 1944 Scheidung; nach Umsiedlung 1942 Approbation für Deutschland; ab August 1943 dienstverpflichteter Arzt in der Praxis von → Dr. Horst Sieler in Dobbertin bei Goldberg, November 1943 bis Januar 1945 in der Praxis von → Dr. Johann Steinohrt in Sternberg (Brüeler Straße 2, Pastiner Straße 13, Luckower Straße 2); April 1944 Heirat mit der Säuglingsschwester Eva Grospitz (*7.5.1919 in Tarnow bei Bützow, †19.12.1997 in Sternberg; Tochter eines Molkereiverwalters), mind. ein weiteres Kind; Januar bis August 1945 Betriebsarzt bei der Firma Thomsen & Co. in Boizenburg (Hamburger Straße 36);[175)] August 1945 bis mind. 1953 niedergelassener Allgemeinpraktiker in Sternberg (Papenteichstraße/Goethestraße 10); am 9.4.1961 im Alter von 75 Jahren in Sternberg gestorben

Kress, Dr. Hermann Michael
geboren am 7.6.1870 in Würzburg/Bayern; Sohn eines Kunstmalers; Gymnasium in Würzburg, 1890 Abitur; Medizinstudium in Würzburg; März 1896 Approbation und Juli 1897 Promotion in Würzburg;[176)] ab Januar 1897 Assistenzarzt an der Psychiatrischen Universitätsklinik in Würzburg; ab 1898 Oberarzt an der Inneren Abteilung und Ärztlicher Leiter des Sanatoriums für Nervenkranke in Marienbad bei Goslar; mind. 1899 Leitender Arzt an der Neurologischen und Psychiatrischen Abteilung des Städtischen Krankenhauses in Altona; Februar 1899 Heirat mit Nadja Befritz (*28.2.1877 in Lidköping/Schweden, †in Schweden; Tochter eines Kassierers), mind. ein Kind; 1900 bis 1935 niedergelassener Facharzt für Nerven- und Gemütsleiden mit Privatklinik in Rostock (Friedrich-Franz-Straße 92, Paulstraße 17 und 44); Januar 1924 Heirat mit Marie Büttner (*17.4.1901 in Stettin; Tochter eines Arbeiters); am 8.1.1935 im Alter von 64 Jahren an Bronchopneumonie in Rostock gestorben[177)]

Kretschmer, Dr. Hans-Georg
geboren am 7.5.1911 in Neu Gebhardsdorf bei Greiffenberg/Schlesien; Sohn eines Lehrers; Reformrealgymnasium in Löwenberg/Schlesien, 1932 Abitur; Medizinstudium in Königsberg, Halle, Greifswald und Rostock; September 1939 Approbation; November 1939 Promotion in Greifswald;[178)] ab Dezember 1939 Assistenzarzt am Städtischen Krankenhaus in Neubrandenburg; ab Juli 1940 Assistenzarzt am Kreiskrankenhaus in Rummelsburg/Pommern; ab 1941 dienstverpflichteter Arzt in der Praxis von Dr. Arthur Oehlsen in Labes/Pommern (Mühlenstraße 22); ab Dezember 1941 wie-

174) Mit der Arbeit: Erfahrungen über Auftreten und Heilung der Hauttuberkulose in Mecklenburg seit der Neuordnung des Gesundheitswesens und der neuen Gesetzesregelung der Lupusbekämpfung vom Jahre 1934, Rostock 1937.
175) Die Firma Thomsen & Co. (Werft, Fahrzeug- und Maschinenfabrik) war ein Rüstungs- und Kriegsmusterbetrieb, in dem hunderte Zwangsarbeiter aus der Sowjetunion, Polen, Frankreich, Belgien und den Niederlanden mit der Fertigung von Rumpfsegmenten für U-Boote sowie von Tragflächen für Jagdflugzeuge und bemannte Torpedos beschäftigt waren. Im Sommer 1944 wurde das Ausländer- und Fremdarbeiterlager zum Außenlager Boizenburg des Konzentrationslagers Neuengamme umfunktioniert.
176) Mit der Arbeit: Zur Frage der funktionellen Anpassung, Würzburg 1898.
177) In einem Nachruf des Rostocker Ärztevereins hieß es lapidar: „Wir werden ihm stets ein ehrendes Andenken bewahren."
178) Mit der Arbeit: Pupillenstörungen nach Herpes zoster, Greifswald 1939.

der Assistenzarzt am Kreiskrankenhaus in Rummelsburg; 1942 dienstverpflichteter Arzt in der Praxis von Dr. Kurt Mickley in Körlin/Pommern (Kösliner Straße 77), ab Juni 1942 in der Praxis von Dr. Karl Wallé in Gotendorf/Pommern; mind. 1944 Kriegseinsatz als Oberleutnant bei der Luftwaffe an der Westfront

Kreutzer, Dr. Friedrich August Ludwig
geboren am 24.1.1868 in Rostock/Mecklenburg; Sohn eines Gymnasiallehrers; Gymnasium in Rostock, 1889 Abitur; Medizinstudium in Rostock; November 1895 Approbation; mind. 1896 Assistenzarzt an der Medizinischen Poliklinik der Universität Rostock (Schröderplatz); dort im März 1896 Promotion;[179] April 1896 bis 1932 niedergelassener Allgemeinpraktiker in Rostock (Große Wasserstraße 7, Neuer Markt 13, Doberaner Straße 43); Mai 1899 Heirat mit Anna Baumann (*22.3.1874 in Glambeck bei Wismar, †18.12.1952 in Rostock; Tochter eines Gutspächters), vier Kinder; am 7.7.1932 im Alter von 64 Jahren an Gehirnblutung in Rostock gestorben

Kreutzer, Dr. Fritz Georg Ludwig
geboren am 25.3.1900 in Rostock/Mecklenburg; Sohn des Arztes → Dr. Friedrich Kreutzer; Gymnasium in Rostock, April 1918 Abitur; Juni bis Dezember 1918 Wehrdienst; Medizinstudium in Jena und Rostock; ab Dezember 1925 Medizinalpraktikant an der Chirurgischen Klinik der Universität Rostock und am Stadtkrankenhaus in Schwerin; Dezember 1926 Approbation; ab Dezember 1926 Volontärassistent an der Frauenklinik und der Medizinischen Poliklinik der Universität Rostock; Juni 1927 Promotion in Rostock;[180] Juli 1927 bis 1929 niedergelassener Allgemeinpraktiker in Rostock (Doberaner Straße 43); März 1928 Heirat mit Charlotte Zweigler (*23.7.1906 in Saalfeld, †22.4.1933 in Rostock; Tochter eines Amtsanwalts und späteren Landgerichtsrates), zwei Kinder; 1929 bis Januar 1939 niedergelassener Allgemeinpraktiker in Sanitz (Häuslerei Nr. 32); März 1935 Heirat mit Magdalene Deppe (*25.2.1912 in Unterwüsten/Lippe, †20.6.1988 in Bad Neuenahr/Rheinland-Pfalz; Tochter eines Landwirts), vier weitere Kinder; ab 1936 auch nebenamtlicher Arzt im Hilfswerk „Mutter und Kind" der NSV in Sanitz; dort Mitglied der SA und Eintritt in die NSDAP am 1.5.1937, Mitgliedsnummer 4.519.948; ab mind. 1937 auch nebenamtlicher Vertragsarzt beim RAD-Lager für die weibliche Jugend in Reppelin bei Sanitz; ab Mai 1938 Mitglied des NSDÄB; ab Februar 1939 hauptamtlicher Stabsarzt in der Wehrmacht; Kriegseinsatz, zuletzt als Oberfeldarzt in Parchim; seit Ende April 1945 im Alter von 45 Jahren nach der Kesselschlacht von Halbe/Brandenburg vermißt (1953 für tot erklärt)

Kreutzer, Dr. Johannes Friedrich Adolf
geboren am 14.11.1908 in Ribnitz/Mecklenburg; Sohn eines Oberlehrers und späteren Pfarrers; Gymnasium, 1929 Abitur; Medizinstudium in Tübingen, Bethel, Leipzig, Graz und Rostock; Juli 1935 Approbation in Rostock; 1935 bis 1936 Volontärassistent in Berlin-Frohnau (Veltheimpromenade 13); Februar 1936 bis 1938 Volontärassistent in Kambs bei Schwaan; Juli 1938 bis mind. 1946 Assistenzarzt am Stadtkrankenhaus in Delitzsch/Sachsen (Angerstraße); August 1938 Heirat mit Ingeborg Sobotta (*5.3.1918 in Berlin, †25.3.2016 in Rostock; Tochter eines Ingenieurs), ein Kind; Dezember 1938 Promotion in Rostock;[181] ab September 1939 Kriegseinsatz in der Wehrmacht; bis 1981 in Rostock (Dahlienweg 11); am 31.7.1981 im Alter von 72 Jahren in Rostock gestorben

Kreutzfeldt, Günther Heinrich Joachim
geboren am 6.7.1920 in Schwerin/Mecklenburg; Sohn eines Berufssoldaten (Zeugfeldwebel) und späteren Reichsbankoberinspektors; Gymnasium in Stettin, 1939 Abitur; ab 1938 Mitglied der NSDAP; Medizinstudium in Rostock; 1945 Approbation; bis mind. August 1945 Assistenzarzt im Kriegsgefangenenlager (Restlazarett) in Schönberg; mind. 1947 Volontärassistent am Kreiskrankenhaus in Schönberg; ab mind. 1958 Arzt in Hamburg (Rathenaustraße 188, Fuhlsbüttler Straße 592, Scheffelstraße 18); dort im Februar 1958 Promotion;[182] 1962 Heirat; November 1965 Heirat mit der Fachärz-

179) Mit der Arbeit: Über Varietäten der Kaumuskeln, Wiesbaden 1896.
180) Mit der Arbeit: Über angeborene Anomalien des vorderen Irisblattes, Rostock 1927.
181) Mit der Arbeit: Über die Todesstundenverteilung mit besonderer Berücksichtigung des Kindesalters, Rostock 1935.
182) Mit der Arbeit: Die Nasenschleimhaut beim Kinde, Hamburg 1957.

tin für Innere Krankheiten Dr. Traute Abas (*13.5.1917 in Hamburg, †28.11.1986 in Hamburg; Tochter eines Kaufmanns und Prokuristen); am 4.12.1984 im Alter von 64 Jahren in Hamburg gestorben

Kreutzkamp, Dr. Hans Richard Bernhard
geboren am 26.9.1909 in Wittenberg/Provinz Sachsen; Sohn eines Arztes; Gymnasien in Wittenberg und Heiligenstadt, 1928 Abitur; Medizinstudium in Freiburg, Greifswald, Tübingen und Rostock; November 1935 Approbation; November 1935 bis Oktober 1938 Assistenzarzt an der Kinderheilstätte Cecilienstift in Bad Lippspringe; ab Oktober 1938 Assistenzarzt an der Ernst-Ludwig-Heilstätte Sandbach/Odenwald; ab Februar 1939 Assistenzarzt, bis mind. April 1945 Oberarzt an der Lungenheilstätte/Tbc-Krankenhaus Waldeck bei Schwaan (dort auch wohnhaft); Juli 1939 Promotion in Rostock;[183)] November 1939 Heirat mit der Röntgenassistentin Gertrud Köhring (*25.11.1909 in Minden/Westfalen, †28.11.1990 in Mönchengladbach/Nordrhein-Westfalen; Tochter eines Berufssoldaten [Vizefeldwebel] und späteren Justizinspektors); Eintritt in die NSDAP am 1.2.1940, Mitgliedsnummer 7.433.662; ab März 1940 Facharzt für Lungenkrankheiten; mind. 1946 Arzt in Gladbeck/Westfalen (Bottroper Straße 25); am 23.3.1946 im Alter von 36 Jahren an Tuberkulose in München-Gladbach gestorben

Krickeberg, Dr. Walter Carl Hans
geboren am 24.6.1895 in Tribsees/Pommern; Sohn eines Oberlehrers und Konrektors sowie späteren Gymnasialprofessors, Theaterleiters und Schriftstellers; Realgymnasium in Rostock, August 1914 Notabitur; September 1914 bis November 1918 Kriegseinsatz, EK II; Medizinstudium in Rostock; dort im September 1923 Approbation und im Mai 1924 Promotion;[184)] mind. 1926 Assistenzarzt in Rostock (John-Brinckman-Straße 12); Oktober 1926 bis mind. 1931 Assistenzarzt am Stift Bethlehem in Ludwigslust (dort auch wohnhaft: Bahnhofstraße); Januar 1928 Heirat mit der technischen Laborassistentin Lucie Ißertel (*23.12.1899 in Suckow bei Templin, †9.6.1982 in Westberlin; Tochter eines Rendanten und späteren Regierungsoberinspektors), zwei Kinder, 1934 Scheidung (Ehe für nichtig erklärt); ab August 1935 Facharzt für Röntgenologie in Rostock (John-Brinckman-Straße 12); ab April 1939 Röntgenfacharzt bei der Allgemeinen Ortskrankenkasse in Bielefeld (wohnhaft in Gadderbaum bei Bielefeld, Burgsteig 2, Missionsweg 3); September 1939 Heirat mit der Krankenschwester Magdalene Gruenhoff (*27.10.1908 in Gadderbaum, †12.1.2005 in Bielefeld; Tochter eines Hausvaters und Diakons), mind. ein Kind; ab Oktober 1941 Assistenzarzt an der Medizinischen Klinik der Universität Rostock (Schröderplatz); bis 1966 Röntgenfacharzt in Rostock (Gerhart-Hauptmann-Straße 23, John-Brinckman-Straße 12); am 22.8.1966 im Alter von 71 Jahren in Rostock gestorben

Krieger, Dr. Heinrich Wilhelm (Heinz)
geboren am 8.2.1901 in Ludwigshafen/Rhein/Bayern; Sohn eines Maschineningenieurs; Gymnasium in Amberg, 1920 Abitur; Medizinstudium in Erlangen; dort im Dezember 1926 Approbation; Volontärassistent im Militärlazarett München; März 1927 bis Mai 1929 niedergelassener Allgemeinpraktiker in Tarnow bei Bützow; August 1927 Heirat mit Wera Blanc (*11.8.1903; Tochter eines Berufssoldaten [Generalmajor]), zwei Kinder; ab Juni 1929 niedergelassener Allgemeinpraktiker in Aschaffenburg/Bayern; Dezember 1929 Promotion in Rostock;[185)] ab Dezember 1932 praktischer Arzt in Kronach/Bayern (Stadtgraben 7); ab Juli 1938 niedergelassener Internist in Kaufbeuren/Bayern (Ringweg 23); ab Februar 1941 Kriegseinsatz in der Wehrmacht; mind. 1950 bis 1962 Facharzt für Innere Krankheiten sowie Leitender Arzt an der Inneren und Röntgen-Abteilung des Städtischen Krankenhauses in Kaufbeuren (Gutenbergstraße 8); bis 1978 im Ruhestand in Passau/Bayern (Löwengrube 13); am 11.8.1978 im Alter von 77 Jahren in Passau gestorben

Kriegsmann, Prof. Dr. Georg Conrad Albrecht
geboren am 22.3.1902 in Hildesheim/Hannover; Sohn eines Kaufmanns; Gymnasium in Hildesheim; dazwischen 1917 landwirtschaftlicher Kriegshilfsdienst; 1920 Abitur; Medizinstudium in Kiel, Inns-

183) Mit der Arbeit: Die Strangdurchtrennung nach Jacobaeus, ihre Wirkung und Nebenwirkung, Gütersloh 1939.
184) Mit der Arbeit: Tränensackeiterung bei Verbreiterung des Nasenrückens, insbesondere nach Traumen, Rostock 1923.
185) Mit der Arbeit: Veränderungen des Kitzelgefühls der Haut bei Organerkrankungen, Leipzig 1929.

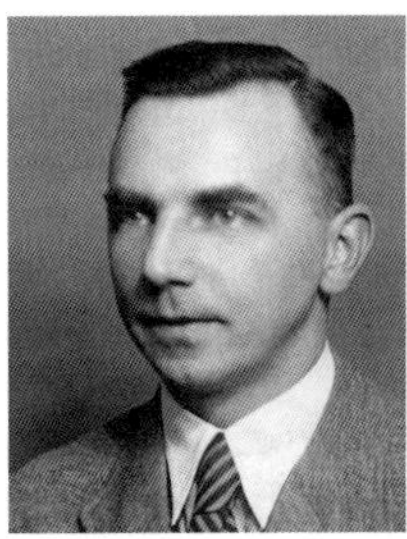

bruck, Freiburg und Göttingen; dazwischen 1923 dreimonatige Tätigkeit als Tiefbauarbeiter am Mittellandkanal; 1925 bis 1926 Medizinalpraktikant an der Universitäts-Nervenklinik in Göttingen und der Medizinischen Klinik der Universität Hamburg; September 1926 Approbation; September 1926 bis Mai 1927 Volontärassistent an den Universitätskliniken für Innere Medizin, Frauenheilkunde und Chirurgie in Hamburg-Eppendorf; Mai bis Juni 1927 Vertretung eines praktischen Arztes in Ebstorf/Lüneburger Heide; Juli bis Oktober 1927 Schiffsarzt auf der Indien-Route der Hapag-Lloyd; November 1927 bis Mai 1929 Assistenzarzt an der Städtischen HNO-Klinik in Magdeburg-Sudenburg; Dezember 1927 Promotion in Göttingen;[186)] ab Juni 1929 Assistenzarzt, ab Januar 1931 Oberarzt an der HNO-Klinik der Universität Rostock (dort zunächst auch wohnhaft: Doberaner Straße 137-139; Hundertmännerstraße 4); Eintritt in die NSDAP am 1.5.1933, Mitgliedsnummer 2.812.443; ab Oktober 1933 Mitglied der SS, Nr. 136.633, als SS-Rottenführer ab 1934 Dienst in der SS-Sanitätsstaffel 22; Mitglied des NSDÄB; Januar 1935 Habilitation in Rostock;[187)] seitdem Privatdozent für HNO-Heilkunde; Dezember 1935 Heirat mit der Ärztin → Dr. Ilse Kriegsmann geb. Hellich, vier Kinder; 1936 SS-Unterscharführer im Stab des III. Sturmbannes der 22. SS-Standarte in Rostock, dort im April 1939 zum SS-Untersturmführer befördert und Sturmbannarzt des III. Sturmbannes der 22. SS-Standarte in Rostock; September 1939 bis September 1941 Kriegseinsatz, zunächst als Leiter der Ohrenstation des Wehrmachts-Standortlazaretts Belgard/Pommern, dann als Leitender Abteilungsarzt von HNO-Abteilungen in verschiedenen Frontlazaretten, zuletzt in der Sanitäts-Ersatzabteilung 2, Februar 1941 KVK II. Kl. m.S.; im März 1940 zum Dozenten für Hals-, Nasen- und Ohrenkrankheiten ernannt; im Oktober 1941 uk gestellt und seitdem wieder Oberarzt an der HNO-Klinik der Universität Rostock (Biestower Kirchweg/Putlitzallee 19); dort im Juni 1942 zum außerplanmäßigen Professor für Hals-, Nasen- und Ohrenkrankheiten ernannt;[188)] daneben auch Leiter des Amtes für Volksgesundheit der Kreisleitung Rostock-Stadt der NSDAP; ab März 1944 auch unbesoldeter Stadtrat der Stadt Rostock; im Juni 1945 aus dem Universitätsdienst in Rostock entlassen; ab mind. 1950 HNO-Facharzt in Hannover (Wedekindstraße 1, Wilhelmstraße 7, Bölschestraße 26); Dezember 1972 Heirat mit Grete Flachsbart (*25.5.1921 in Hannover, †23.4.2015 in Hannover; Tochter eines Kraftwagenführers); am 17.8.1982 im Alter von 80 Jahren in Hannover gestorben

Kriegsmann, Dr. Ilse Ida Magdalene (geb. Hellich)

geboren am 11.8.1900 in Glogau/Schlesien; Tochter eines Ministerialdirigenten; Gymnasium, 1921 Abitur; Medizinstudium in Berlin, Marburg, Breslau, Graz und Rostock; Juni 1931 Approbation und Oktober 1931 Promotion in Rostock;[189)] mind. 1933 bis 1935 Assistenzärztin an der Medizinischen Klinik der Universität Rostock (Schröderplatz, Ludwigstraße 7, Friedrich-Franz-Straße 61); ab Juni 1935 Fachärztin für Innere Medizin; Dezember 1935 Heirat mit dem Arzt → Dr. Georg Kriegsmann, vier Kinder; Dezember 1935 Berufsaufgabe; bis mind. 1945 in Rostock (Hundertmännerstraße 4, Biestower Kirchweg/Putlitzallee 19); mind. 1950 bis 1969 Fachärztin für Innere Krankheiten in Hannover (Wedekindstraße 1, Wilhelmstraße 7); am 2.3.1969 im Alter von 68 Jahren in Gehrden/Niedersachsen gestorben

Kritzler-Kosch, Dr. Hans Julius Eduard (geb. Kritzler)

geboren am 10.1.1888 in Mainz/Hessen; Sohn eines Berufssoldaten (Leutnant, später Oberstleutnant); Gymnasium, 1906 Abitur; als Einjährig-Freiwilliger von April bis September 1906 Militär-

---

186) Mit der Arbeit: Über primäre Polymyositis, Berlin 1927.

187) Mit der Arbeit: Experimentelle Untersuchungen über die Funktion und Histologie des Säugetierlabyrinthes.

188) Die Ernennung Kriegsmanns war von der Medizinischen Fakultät bereits im Januar 1941 beantragt, vom Mecklenburgischen Staatsministerium jedoch abgelehnt worden. Der Leiter der Rostocker HNO-Klinik, → Prof. Dr. Otto Steurer, hielt Kriegsmann im Januar 1942 für einen „ausgezeichneten Diagnostiker, glänzenden Operateur und überaus gewissenhaften Arzt"; durch „Operationsversuche an Leichen versuchte Kriegsmann, die den besten Erfolg versprechenden Operationsmethoden herauszuarbeiten". Der Gaudozentenbundführer → Prof. Dr. Kurt Neubert hielt im Januar 1942 fest, daß Kriegsmann „eine gute wissenschaftliche Befähigung" aufweise, „ein ausgezeichneter Arzt und Operateur" sowie politisch „absolut einwandfrei" sei; er gehöre zu den „stets einsatzbereiten Mitgliedern des NS-Dozentenbundes".

189) Mit der Arbeit: Zur Kenntnis akuter und atypischer Leukämien, Rostock 1931.

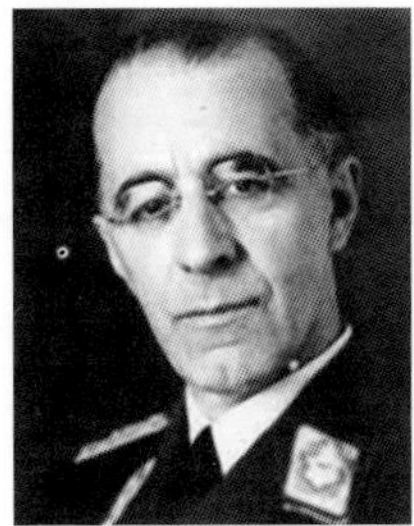

dienst; Medizinstudium in Berlin an der Kaiser-Wilhelm-Akademie für das militärärztliche Bildungswesen; Approbation; März 1911 bis Juli 1912 als Assistenzarzt an die Charité in Berlin kommandiert; Juli bis August 1912 Assistenzarzt am Marine-Hospital in Wilhelmshaven; August bis September 1912 Marine-Assistenzarzt und Hilfsarzt auf dem Kreuzer „Blücher"; Oktober 1912 Promotion in Berlin;[190] ab August 1914 Kriegseinsatz als Stabsarzt am Marine-Hospital und an der Offiziersschule in Wilhelmshaven sowie auf verschiedenen Schiffen (vor allem in der Nordsee, u.a. bei der Schlacht vor dem Skagerrak als Schiffsarzt auf der SMS „Regensburg"), 1919 aus der Marine entlassen; Oktober 1916 Heirat mit Emma Kosch verw. Weicke (*11.7.1888 in Berlin, †15.3.1981 in Bonn; Tochter eines Berufssoldaten [Leutnant, später General]), mind. ein Kind; Februar 1919 bis August 1920 Assistenzarzt an der Gynäkologischen Klinik der Universität Gießen; August 1920 bis Juni 1923 Chefarzt am Wohlfahrtsamt Erbach/Odenwald; ab Juni 1923 Gynäkologe in Erbach, dann in Mannheim, mind. 1933 bis August 1934 in Liegnitz/Schlesien (Martinstraße 14); 1930 Namensänderung in Kritzler-Kosch; in Liegnitz Eintritt in die NSDAP am 1.4.1933, Mitgliedsnummer 1.566.451; ab September 1934 wieder aktiver Militärarzt, bis Oktober 1934 als Stabsarzt bei der Sanitätsstaffel in Dresden, November 1934 bis März 1935 als Oberstabsarzt Leiter der Sanitätsstaffel in Plauen/Vogtland, April bis Juni 1935 bei der Luftwaffe in Kiel, Juni 1935 bis Juni 1936 Leiter der Luftwaffen-Sanitätsstaffel in Schleswig; als Oberstabsarzt von Juli 1936 bis August 1938 Leiter der Sanitätsstaffel der Luftwaffe und Tropenmediziner an der Flakartillerieschule auf Wustrow bei Rerik (u.a. bis Juli 1938 Tätigkeit in Tokio „zur Unterstützung der japanischen medizinischen Hochschulentwicklung"); September 1938 bis Oktober 1939 Oberfeldarzt beim Luftwaffen-Kommando in Ostpreußen; November 1939 bis Juli 1940 Kriegseinsatz als Oberstarzt und Chefarzt in Sprendlingen/Rhein, mind. 1941 als Chefarzt des Luftwaffenlazaretts in Berlin, November 1941 bis Juni 1942 als Chefarzt beim Wehrmachtskommando in der Ukraine, August 1942 bis September 1944 beim Ärztlichen Bataillon des Wehrmachtskommandos in Belgien und Nordfrankreich, September 1944 bis April 1945 als Generalarzt in Wiesbaden und Chefarzt des Luftwaffen-Hospitals in Bayreuth; April 1945 bis September 1947 in US-amerikanischer Kriegsgefangenschaft; nach Rückkehr homöopathischer Arzt in Bonn; bis 1960 im Ruhestand in Ippendorf bei Bonn (Birkenweg 22); am 31.5.1960 im Alter von 72 Jahren nach einem Schlaganfall in Bonn gestorben

Kröber, Dr. Friedrich Karl

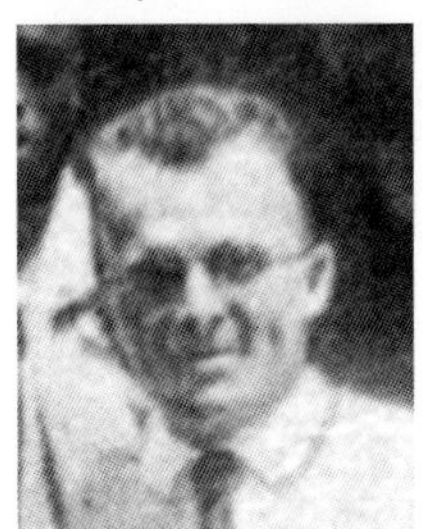

geboren am 6.6.1900 in Bielefeld/Westfalen; Sohn eines Kaufmanns und Eisenwarenhändlers; Gymnasium, 1918 Abitur; Kriegseinsatz; Medizinstudium in Freiburg; April 1925 Approbation und Mai 1925 Promotion in Freiburg;[191] mind. 1927 Arzt in Hamburg (Hegestieg 20); Dezember 1927 Heirat mit Maria Augustin (*9.4.1903 in Gütersloh/Westfalen, †19.2.1978 in Kirchen/Sieg; Tochter eines Agenten), fünf Kinder; Frühjahr 1928 bis 1938 Missionsarzt in Kamachumu bei Bukoba/Ostafrika, dort Gründung und Aufbau des ersten Krankenhauses der Region (Bethel-Mission); nach Rückkehr 1938 Arzt in Bielefeld (Dorotheenstraße 11); September bis Oktober 1938 Arzt in Dargun; ab November 1938 Leitender Arzt am Evangelischen Krankenhaus in Kirchen/Sieg (Johannesstraße); ab Oktober 1939 Kriegseinsatz; am 13.1.1989 im Alter von 88 Jahren in Kirchen/Sieg gestorben[192]

Kröger, Dr. Catharina Dora Elise (spätere Lahn-Kröger, dann wieder Kröger)

geboren am 14.8.1912 in Sierksrade/Schleswig-Holstein; Tochter eines Kaufmanns; Gymnasium, 1932 Abitur; Medizinstudium in Heidelberg, München, Königsberg, Hamburg und Kiel; ab Oktober 1937 Medizinalpraktikantin in Parchim (Mühlenstraße 45), dann an der Städtischen Krankenanstalt

---

190) Mit der Arbeit: Die geschichtliche Entwicklung der Schußwundenbehandlung von Pfohlspeundt bis Fabricius von Hilden, Berlin 1912.

191) Mit der Arbeit: Untersuchungen über den Einfluß der künstlichen Höhensonne auf den Blutzucker (MS).

192) Die Dr.-Friedrich-Kröber-Straße in Kirchen/Sieg ist nach ihm benannt.

in Kiel (Tirpitzstraße 8); November 1938 Approbation; ab Juni 1939 Ärztin am Kreiskrankenhaus in Sulingen/Hannover; ab August 1939 Landassistentin in der Praxis von Dr. Edwin Faber in Sulingen (Obere Straße 1); ab Dezember 1939 Volontärassistentin, ab April 1940 Assistenzärztin an der Hautklinik der Charité in Berlin (Schumannstraße 20/21); daneben Hilfsärztin am Hauptgesundheitsamt Berlin; Juli 1940 Promotion in Kiel;[193] ab mind. Frühjahr/Sommer 1945 Fachärztin für Haut- und Geschlechtskrankheiten am Krankenhaus in Parchim; mind. 1948 bis 1957 Fachärztin für Haut- und Geschlechtskrankheiten in Berlin/DDR (Rittergutstraße 153, Boxhagener Straße 63); September 1948 Heirat mit dem Facharzt für Innere Krankheiten Dr. Günter Lahn (*21.6.1913 in Berlin; Sohn eines Reserve-Lokomotivführers), 1955 Scheidung (nahm danach ihren Mädchennamen wieder an); ab mind. 1963 Fachärztin für Haut- und Geschlechtskrankheiten in Westberlin (Spessartstraße 12); am 27.12.1979 im Alter von 67 Jahren in Westberlin gestorben

Kroeger, Dr. Gerhard Karl Alexander

geboren am 17.4.1910 in Dietrichstein bei Dünaburg/Rußland; Sohn eines Pfarrers; Gymnasium in Neustrelitz, 1930 Abitur; zunächst Studium der Theologie in Jena und Rostock, dann Medizinstudium in Rostock (Ottostraße 15); als Student Eintritt in die NSDAP am 1.6.1931, Mitgliedsnummer 564.310; ab Mai 1931 auch Mitglied im NS-Studentenbund; außerdem Mitglied der SA und SA-Truppführer in Rostock; im November 1932 wegen Beitragsunpünktlichkeit als Mitglied der NSDAP gestrichen, im März 1935 durch das Kreisgericht Rostock-Stadt der NSDAP rückgängig gemacht und Verwarnung erteilt; Juni 1934 bis April 1935 NS-Studentenführer der Universität Rostock (Schwaansche Straße 2); auf Vorschlag von Gauleiter Friedrich Hildebrandt und Reichsstudentenführer Gustav-Adolf Scheel von September 1934 bis April 1937 auch Führer des NS-Studentenbundes Mecklenburg (Gaustudentenführer) und zugleich Hauptstellen-, später Abteilungsleiter des Amtes Studenten in der Gauleitung Mecklenburg-Lübeck der NSDAP; ab März 1939 Medizinalpraktikant an der Hautklinik und der Kinderklinik der Universität Rostock (Schröderplatz, Augustenstraße 80/82, August-Brackmann-Straße 8); September 1939 Approbation; ab September 1939 Kriegseinsatz als Truppenarzt in Polen; November 1939 Heirat mit Anneliese Bley, ein Kind; mind. 1940 Hilfsarzt bei → Prof. Dr. Otto Steurer im HNO-Reservelazarett Rostock und an der Inneren Abteilung des Stadtkrankenhauses in Schwerin; Dezember 1940 bis Januar 1943 erneuter Kriegseinsatz als Abteilungsarzt in einer Fernkampf-Artillerie-Abteilung, ab Januar 1943 als Bataillonsarzt in einem Grenadier-Regiment an der Ostfront und in Frankreich, zuletzt als Oberarzt, nach schwerer Verwundung aus der Wehrmacht entlassen, KVK II. Kl. m.S.; 1943 Promotion in Hamburg;[194] ab 1944 Kreisgeschäftsführer der Kreisleitung Rostock-Stadt der NSDAP; ab mind. 1952 Arzt in Hamburg (Walddörferstraße 406, Isestraße 139, Pestalozzistraße 15, Starstraße 18, Wildschwanbrook 28); April 1966 Heirat mit der Krankenschwester Ursel Otte gesch. Colditz (*4.6.1927 in Grünberg/Schlesien, †24.12.2004 in Hamburg), mind. ein Stiefkind; am 20.8.1982 im Alter von 72 Jahren in Hamburg gestorben

Kröger, Dr. Johann

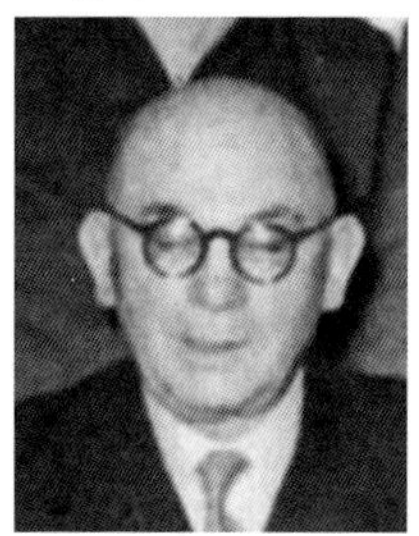

geboren am 24.1.1890 in Blumenthal bei Kiel/Schleswig-Holstein; Sohn eines Küsters und Hauptlehrers; Gymnasium in Lübeck, 1912 Abitur; Medizinstudium in Rostock, Freiburg und Kiel; dazwischen ab August 1914 Kriegseinsatz, im Februar 1919 aus dem Heer entlassen; Dezember 1920 Approbation und Januar 1921 Promotion in Kiel;[195] 1921 Assistenzarzt in Kiel; Juli 1921 bis mind. 1962 niedergelassener Allgemeinpraktiker in Boizenburg (Am Markt 8, An der Quöbbe 4, Stiftstraße 10); September 1921 Heirat mit Ingeborg Grundmann (*25.5.1897 in Lensahn/Schleswig-Holstein, †14.4.1982 in Lübeck; Tochter eines Großkaufmanns), drei Kinder, 1930 Scheidung; Januar 1932 Heirat mit Julia Krahnstöwer gesch. Schiele (*8.4.1902 in Kiel, †2.4.1971 in Boizenburg; Tochter eines Versicherungs-Inspektors und späteren Sprachschuldirektors), ein weiteres Kind und

193) Mit der Arbeit: Über Veränderungen des Blutbildes bei Ulirontherapie, Berlin 1940.
194) Mit der Arbeit: Über Lymphadenose und Lymphosarkomakose der Haut mit normalem Blutbefund und miliaren Lymphocythemen (MS).
195) Mit der Arbeit: Über den Zeitpunkt der Infektion und progressiven Paralyse, Kiel 1920.

ein Stiefkind; Mitglied im NSKK und NSDÄB; Eintritt in die NSDAP am 1.3.1940, Mitgliedsnummer 7.570.727; mind. 1941 bis 1949 auch Belegarzt am Krankenhaus in Boizenburg; am 23.6.1969 im Alter von 79 Jahren in Boizenburg gestorben

Kröger, Dr. Dr. Wilhelm Albert
geboren am 27.3.1888 in Berlin; Sohn eines Hausdieners und späteren Kaufmanns; Oberrealschule in (Berlin-)Charlottenburg; Ausbildung zum Dentisten, danach entsprechende Tätigkeit; ab mind. 1917 Kriegseinsatz als landsturmpflichtiger Dentist (wohnhaft in Berlin, Wilhelmshavener Straße 72); Januar 1917 Heirat mit Charlotte Güntzel spätere Timmann (*1.9.1894 in Breslau; Tochter eines Königlichen Waffenmeisters), 1927 Scheidung; 1918 Abitur; Studium der Zahnmedizin in Berlin; Dezember 1920 Approbation als Zahnarzt; April 1921 Promotion zum Dr. med. dent. in Berlin;[196] mind. 1929 bis 1943 Zahnarzt in Berlin (Knesebeckstraße 86, Berliner Straße 168); März 1929 Heirat mit Johanna Streuber verw./gesch. von Kupfer (*2.7.1890 in Leipzig, †17.10.1945 in Kolonie Stendenitz bei Neuruppin/Brandenburg; Tochter eines Buchhalters), 1939 Scheidung; Medizinstudium in Berlin; Januar 1940 Heirat mit der Krankenschwester Ella Sachse (*8.12.1901 in Unterröppisch bei Gera, †1.8.1978 in Neuruppin; Tochter eines Stellmachermeisters und späteren Bauern); Dezember 1942 Approbation; 1944 Promotion zum Dr. med. in Berlin;[197] bis 1945 Arzt in Neuruppin; nach Flucht von mind. April bis Mai 1945 Allgemeinpraktiker und Zahnarzt in Dersenow bei Boizenburg; bis 1973 wieder in Neuruppin (Fontanestraße 2); am 18.7.1973 im Alter von 85 Jahren in Neuruppin gestorben

Kröpelin, Dr. Annemarie (spätere Teich)
geboren am 19.7.1919 in Ost-Bargum/Schleswig-Holstein; Tochter eines Kaufmanns und späteren Möbelfabrikanten; Oberschule in Schwerin, 1938 Abitur; nach Arbeitsdienst Medizinstudium in Göttingen, Freiburg, Leipzig und Rostock (Friedrich-Franz-Straße 28); als Studentin in Göttingen Eintritt in die NSDAP am 1.9.1940, Mitgliedsnummer 7.716.267; mind. 1941 in Schwerin (Herzogring 102); Januar 1944 Approbation und März 1944 Promotion in Rostock;[198] Mitglied des NSDÄB; ab Juni 1944 Assistenzärztin am Anatomischen Institut der Universität Rostock (Gertrudenstraße 9, Parkstraße 9); mind. 1953 Ärztin in Schriesheim/Baden-Württemberg; Juni 1953 Heirat mit dem Soziologen Dr. Gerhard Teich (*24.3.1912 in Leipzig, †15.5.1986 in Kiel; Sohn eines Betriebswerkstättenvorstands), 1959 Scheidung; zur Medizinaldirektorin ernannt; bis 2008 in Bad Malente-Gremsmühlen/Schleswig-Holstein (Godenbergredder 28); am 24.2.2008 im Alter von 88 Jahren in Bad Malente-Gremsmühlen gestorben

Krome, Dr. Adolf Heinrich Friedrich
geboren am 1.1.1881 in Hannover; Sohn eines Fleischerinnungsmeisters; Realgymnasium in Hannover, 1900 Abitur; Medizinstudium in Göttingen und München; Oktober 1905 Approbation und Promotion in Göttingen;[199] 1909 bis 1910 Schiffarzt auf der Hamburg-Amerika-Linie und Assistenzarzt am Städtischen Krankenhaus in Erfurt; 1910 bis Juni 1911 Assistenzarzt an der Hebammenlehranstalt in Braunschweig; August 1911 bis mind. 1917 niedergelassener Allgemeinpraktiker in Hermannsburg bei Celle; August 1914 bis November 1918 Kriegseinsatz als Truppenarzt; Februar 1917 Heirat mit Margarethe Ausborn (*10.8.1889 in Hannover, †6.3.1986 in Schwerin; Tochter eines Königlichen Regierungsbaumeisters und späteren Baudirektors); Dezember 1918 bis mind. 1953 niedergelassener Allgemeinpraktiker in Bützow (Kirchenstraße 22, Am Ausfall 11 und 41); 1918 bis mind. 1938 auch Anstaltsarzt an der Landesstrafanstalt Bützow-Dreibergen; Mitglied des ärztlichen Ehrengerichts Güstrow; ab mind. 1937 auch nebenamtlicher Vertragsarzt bei der RAD-Einheit 4/60 (Bützow); am 31.12.1975 im Alter von fast 95 Jahren in Bützow gestorben

196) Mit der Arbeit: Gesichts- und Kieferdeformitäten infolge angeborenen Schiefhalses (MS).
197) Mit der Arbeit: Beitrag zur Marmorknochenkrankheit. Ein nach Mammaamputation ermittelter Fall von wahrscheinlicher Marmorknochenkrankheit (MS).
198) Mit der Arbeit: Angebliche Umwandlung von Aleukie in akute Myeloblastenleukämie (MS).
199) Mit der Arbeit: Über die Muskelinsertionen an der Handwurzel und die Beziehungen zwischen den Sehnen und dem Bandapparat des Handgelenks, Göttingen 1905.

Kroneberg, Dr. Hans-Günther Paul Walter

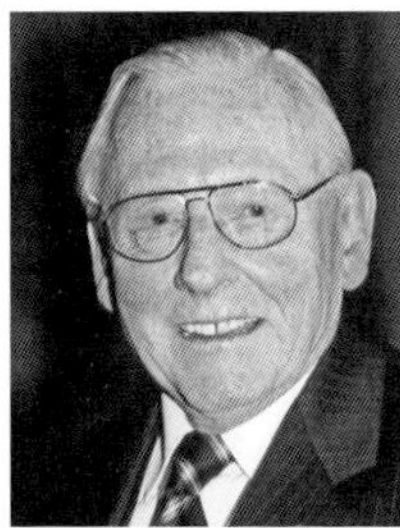

geboren am 24.8.1919 in Wittenberge/Brandenburg; Sohn eines Eisenbahnobersekretärs und späteren Reichsbahnoberinspektors; Reformrealgymnasium in Wittenberge, 1938 Abitur; Mitglied der HJ; als Schüler Eintritt in die NSDAP am 1.9.1937, Mitgliedsnummer 5.514.742; Frühjahr bis Herbst 1938 Arbeitsdienst; ab Herbst 1938 Wehrdienst; Medizinstudium in Rostock (Friedrich-Franz-Straße 42); dazwischen Kriegseinsatz als Feldunterarzt im Artillerie-Regiment 48; 1941 zum nebendienstlichen Studium zur Sanitätsoffiziers-Ergänzungsabteilung nach Rostock versetzt; dort spätestens 1944 halbjähriges Chemiepraktikum; November 1944 Promotion in Rostock;[200] April 1945 Heirat mit der Postangestellten Annedore Kasch (*17.11.1921 in Rostock, †5.12.2000 in Hamburg; Tochter eines Kaufmanns), mind. ein Kind, 1962 Scheidung; Frühjahr 1945 Approbation in Rostock; anschließend dort mglw. Volontärassistent; Juli bis November 1945 Assistenzarzt bei einem praktischen Arzt in Bredstedt/Nordfriesland, Dezember 1945 bis Juli 1946 am Krankenhaus in Breklum/Nordfriesland, August 1946 bis Januar 1947 an der Medizinischen Klinik in Schleswig, Februar bis April 1947 am Städtischen Krankenhaus in Bredstedt; Mai 1947 bis Herbst 1950 Assistenzarzt am Pharmakologischen Institut der Universität Rostock (Gertrudenstraße 9, Thomas-Mann-Straße 7); Herbst 1950 Übersiedlung in die Bundesrepublik; 1950 bis 1952 Mitarbeiter am Paul-Ehrlich-Institut (Staatliche Anstalt für Experimentelle Therapie) in Frankfurt/Main; April 1951 Habilitation in Rostock;[201] ab 1952 Tätigkeit in der Industrie bei Boehringer Mannheim in Wuppertal; 1957 Umhabilitation zur Universität Frankfurt/Main; mind. 1960 wissenschaftlicher Laborleiter in Mannheim (Sandhofer Straße 124); ab März 1961 auch Lehrauftrag, ab mind. 1969 Professor für Pharmakologie und Toxikologie an der Universität Frankfurt/Main; September 1962 Heirat mit der medizinisch-technischen Assistentin Hildegard Lang verw./gesch. Layer (*2.9.1930 in Darmstadt, †27.12.2003 in Haan/Nordrhein-Westphalen), zwei weitere Kinder; 1963 bis 1972 Leiter des Pharmakologischen Instituts der Bayer AG in Wuppertal (Friedrich-Ebert-Straße 217); am 4.11.2007 im Alter von 88 Jahren in Wuppertal gestorben

Kronke, Dr. Paul Ulrich Ernst

geboren am 10.10.1894 in Stavenhagen/Mecklenburg; Sohn eines Kaufmanns; Realgymnasium in Malchin, 1913 Abitur; Medizinstudium in Jena und Rostock (Margaretenstraße 5); dazwischen ab August 1914 Kriegseinsatz in den Feldartillerie-Regimentern 24 und 66, zuletzt als Feldhilfsarzt, 1919 aus dem Heer entlassen; August 1920 Promotion[202] und September 1920 Approbation in Rostock; November 1920 bis mind. 1945 niedergelassener Allgemeinpraktiker in Neustadt(-Glewe) (Große Straße 15, Schulstraße/Horst-Wessel-Straße 4); dazwischen mind. August 1936 Schiffsarzt auf der „Hamburg"; November 1923 Heirat mit Henriette Köhnke gesch. Heidorn (*12.5.1889 in Zarrentin, †5.1.1937 in Neustadt-Glewe; Tochter eines Technikers und späteren Kaufmanns), sechs Kinder; ab mind. 1935 auch nebenamtlicher HJ-Arzt für die Banne Parchim und Ludwigslust der HJ; ab 1936 auch nebenamtlicher Arzt im Hilfswerk „Mutter und Kind" der NSV in Neustadt-Glewe; Mitglied der NSDAP;[203] Februar 1938 Heirat mit Gretchen Tauchert (*5.3.1904 in Boizenburg, †4.8.1950 in St. Peter/Schleswig-Holstein; Tochter eines Lehrers), mind. zwei weitere Kinder; ab September 1939 Kriegseinsatz als Chefarzt des Reservelazaretts Neustadt-Glewe; im August 1942 aus der Wehrmacht entlassen und Weiterführung der eigenen Praxis; Mitglied des NSDÄB; mind. 1950 bis 1963 niedergelassener Allgemeinpraktiker in St. Peter (Haus Losehand, Haus Rungholt, Im Bad 61 und 63); 1951 bis 1961 auch Betreiber eines Kinderheims in St. Peter; April 1957 Heirat mit der Archivleiterin Elfriede Mehner verw./gesch. Bräunlich (*15.1.1916 in Delmenhorst/Oldenburg, †16.2.2006 in Hannover; Tochter eines Predigers), mind. ein Stiefkind; am 12.4.1963 im Alter von 68 Jahren nach einem Schlaganfall in St. Peter gestorben

200) Mit der Arbeit: Blutdrucksteigernde Substanzen des normalen und Hypertonikerharns (MS).
201) Mit der Arbeit: Stoffwechsel- und Kreislaufwirkungen des Arterenols, Rostock 1950.
202) Mit der Arbeit: Über Anatomie und Klinik der rechten Endometritis (MS).
203) Referierte an der Gauschule der NSDAP in Schwerin über „Vererbungslehre (mit Lichtbildern)".

Kroschel, Dr. Hans Georg Max
geboren am 13.9.1890 in Alt Friedrichsdorf bei Friedeberg/Brandenburg; Sohn eines Pastors; Gymnasium in Neuruppin, 1910 Abitur; Medizinstudium in Berlin an der Kaiser-Wilhelm-Akademie für das militärärztliche Bildungswesen und in Greifswald; Juli 1919 Approbation und Juni 1920 Promotion in Greifswald;[204)] 1920 bis 1952 niedergelassener Allgemeinpraktiker in Meyenburg/Brandenburg (Freyensteiner Straße 4); Juni 1920 Heirat mit Helene Driesel (*11.10.1896 in Mainz; Tochter eines Berufssoldaten [Hauptmann, später Oberstleutnant]), zwei Kinder; ab mind. 1937 auch nebenamtlicher Vertragsarzt bei der RAD-Einheit 2/64 in Bad Stuer bei Plau; ab September 1939 Kriegseinsatz in der Wehrmacht; am 22.4.1952 im Alter von 61 Jahren an einem Sarkom in Meyenburg gestorben

Krüger, Dr. Arthur Werner Siegfried
geboren am 26.6.1907 in Grambow bei Stettin/Pommern; Sohn eines Bahnhofsmeisters; Realgymnasium in Berlin, 1926 Abitur; Oktober 1926 bis März 1930 Hauslehrer in Deutsch-Ostafrika; zunächst Studium der Veterinärmedizin in Berlin, dann Medizinstudium in Gießen, Wien und Rostock; als Student in Rostock Eintritt in die NSDAP am 1.5.1933, Mitgliedsnummer 1.611.211; daneben auch Mitglied im NS-Studentenbund; bis September 1936 Medizinalpraktikant in Rostock (Joachim-Schlue-Straße 3), ab Oktober 1936 am Stadtkrankenhaus in Wittenberge, ab April 1937 an der Chirurgischen Klinik der Universität Rostock (Maßmannstraße 35); Juli 1937 Approbation; ab Juli 1937 Arztvertreter in der Praxis von Dr. Werner Scharff in Stettin (Kaiser-Wilhelm-Straße 31); September 1937 Promotion in Rostock;[205)] dort mglw. Volontärassistent; ab November 1938 Hilfskassenarzt am Hufeland-Hospital in Berlin-Buch; ab September 1939 Hilfskassenarzt in der Praxis von Dr. Erich Voigt in Berlin (Buddestraße 19); beabsichtigte Niederlassung in Bastorf bei Kühlungsborn von der Ärztekammer Mecklenburg im Dezember 1939 abgelehnt; ab Februar 1940 Arztvertreter bei Dr. Günter Hanel in Berlin (Tietzenweg 74); ab März 1941 Hilfskassenarzt bei Dr. Herbert Trunk in Berlin (Bismarckstraße 87, St.-Georg-Straße 3), ab Januar 1942 bei Dr. Heinz Müller in Berlin (Ruppiner Straße 33), ab April 1942 bei Dr. Werner Rohde in Berlin (Prenzlauer Straße 53); Mitglied des NSDÄB; Heirat, ein Kind; ab Mai 1943 Kriegseinsatz in der Wehrmacht

Krüger, Dr. Carl Friedrich Adolph
geboren am 2.2.1898 in Parchim/Mecklenburg; Sohn eines Zahnarztes und späteren Gutsbesitzers; Gymnasium in Rostock, Februar 1916 Abitur; Medizinstudium in Rostock; dazwischen November 1916 bis November 1918 Kriegseinsatz im Fußartillerie-Regiment 1, zuletzt als Unteroffizier, EK II, Verwundetenabzeichen in Schwarz; Weiterführung des Medizinstudiums in Königsberg, Leipzig, Freiburg und Rostock (Ludwigstraße 20); Medizinalpraktikant in Rostock, Berlin und Salzwedel; Oktober 1922 Approbation und Dezember 1922 Promotion in Rostock;[206)] 1923 Arztvertreter und Volontärassistent an der Universitäts-Augenklinik in Berlin; 1924 bis 1925 Schiffsarzt bei den Hamburger Stinnes-Linien (Westafrika, Südamerika); 1926 bis 1929 Facharztausbildung zum Augenarzt, unter anderem als Assistenzarzt in Zittau, Göttingen und Berlin sowie als Arztvertreter bei 20 Augenärzten im gesamten Reichsgebiet; ab November 1929 Facharzt für Augenkrankheiten; etwa 1929 Heirat mit Margarethe Menzel (*27.4.1893 in Döringshagen/Pommern), ein Kind, spätestens 1942 Scheidung; März 1930 bis 1932 niedergelassener Augenarzt in Rostock (Kröpeliner Straße 18); wegen Nichtzulassung zur Kassenpraxis 1932 Praxisaufgabe in Rostock; Januar 1932 bis April 1937 niedergelassener Augenarzt in Marienberg/Sachsen; Mai 1937 bis mind. 1963 wieder niedergelassener Augenarzt, ab Juli 1941 mit Privatklinik, in Rostock (Hopfenmarkt 19, Kröpeliner Straße 40 und 24/25, General-Litzmann-Straße/Hermannstraße 22); im Juli 1942 vom Amtsgericht Rostock wegen Vergehens gegen § 113 StGB (Widerstand gegen Vollstreckungsbeamte) zu einer Geldstrafe von 750 RM verurteilt und seitdem in Untersuchungshaft, im August 1942 vom Amtsgericht Rostock wegen Vergehens gegen § 330c StGB (unterlassene Hilfeleistung) zu zehn Monaten Gefängnis verurteilt;[207)]

---

204) Mit der Arbeit: Diaetetik und Therapie in Konrad von Megenbergs Buch der Natur, Greifswald 1920.
205) Mit der Arbeit: Über Unterschiede in der chemischen Zusammensetzung der einzelnen Muskeln in Anpassung an ihre verschiedene funktionelle Beanspruchung, Düsseldorf 1937.
206) Mit der Arbeit: Verlauf der Hornhauteiterung bei Morbus Basedowii (MS).
207) Das Reichssicherheitshauptamt hatte im August 1942 gemeldet, daß Krüger von der Gestapo verhaftet worden sei, „weil er sich geweigert hatte, eine durch einen Bombenangriff feindlicher Flieger in Rostock obdachlos gewordene

ab Oktober 1942 Strafverbüßung in Bützow-Dreibergen, nach Gnadengesuch im April 1943 auf Bewährung entlassen; April 1952 Heirat mit der Angestellten Irmgard Ziems (*9.12.1919 in Wismar, †31.12.2007 in Rostock; Tochter eines Oberkellners und späteren Gastwirts), mind. zwei weitere Kinder; am 18.8.1972 im Alter von 74 Jahren in Rostock gestorben

Krueger, Dr. Curt Johannes Paul **von**

geboren am 18.6.1890 in (Berlin-)Steglitz; Sohn eines Kaiserlichen Rechnungsrates und späteren Geheimen Hofrates im Auswärtigen Amt; Realgymnasium in Berlin, 1911 Abitur; zunächst Jurastudium in Göttingen, dann Medizinstudium in Berlin, Halle und Rostock; als Einjährig-Freiwilliger ab April 1914 Militärdienst; ab August 1914 Kriegseinsatz, im September 1914 schwer verwundet und kriegsbeschädigt aus dem Heer entlassen; Weiterführung des Medizinstudiums in Berlin (Bellevuestraße 45) und Rostock; Mai 1915 Heirat mit Helene Diercke (*27.6.1887 in Osnabrück, †15.5.1952 in Rostock; Tochter eines Geheimen Regierungs- und Schulrates), zwei Kinder; ab Oktober 1916 Medizinalpraktikant an der Medizinischen Klinik der Universität Rostock (Schröderplatz); Oktober 1917 Approbation; ab Oktober 1917 Assistenzarzt an der Medizinischen Klinik der Universität Rostock; 1918 Assistenzarzt an der Anstalt für Geburtshilfe von Prof. Dr. Julius Fressel in Hamburg (An der Alster 43); November 1918 bis mind. 1959 praktischer Arzt in Rostock (Alexandrinenstraße 95, Richard-Wagner-Straße/Adolf-Hitler-Straße/Richard-Wagner-Straße 12 und 95, Reifergraben 3, Wallensteinstraße 1); Dezember 1918 Promotion in Rostock;[208] dort Eintritt in die NSDAP am 1.5.1937, Mitgliedsnummer 5.431.555; außerdem Mitglied des NSDÄB; auch nebenamtlicher RAD-Arzt in Rostock; dort auch stellvertretender Polizeiarzt, als Stabsarzt von Januar 1938 bis mind. 1939 Polizei-Vertragsarzt der mecklenburgischen Polizei (Nachfolger von → Dr. Hans-Eugen Sommer); im Februar 1938 vom Amtsgericht Rostock zu einer Geldstrafe von 500 RM verurteilt;[209] August 1953 Heirat mit der technischen Lehrerin Gerda Jühlcke adopt. Mischok verw./gesch. Ernst (*8.11.1908 in Rostock, †26.12.1996 in Rostock; Tochter einer ledigen Schneiderin sowie Adoptivtochter eines Technikers und späteren Vermessungsingenieurs); am 3.8.1961 im Alter von 71 Jahren in Rostock gestorben

Krüger, Dr. Curt Paul Max

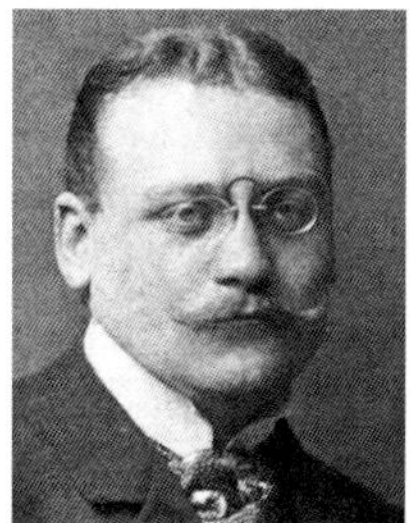

geboren am 12.4.1876 in Penzlin/Mecklenburg; Sohn des Arztes und Sanitätsrates sowie späteren Medizinalrates Dr. Ludwig Krüger (*1837, †1892); Gymnasium in Waren, 1896 Abitur; Medizinstudium in Rostock, Berlin und Leipzig; Juli 1902 Approbation in Leipzig; anschließend Assistenzarzt am Stadtkrankenhaus in Stralsund; Juli 1903 bis 1907 niedergelassener Allgemeinpraktiker in Ribnitz; August 1903 Promotion in Greifswald;[210] Juni 1904 Heirat mit Margarete Zillgenz (*15.6.1877 in Wittstock/Dosse, †23.6.1922 in Greifswald; Tochter eines Theologen und späteren Gymnasialprofessors), zwei Kinder; ab 1907 niedergelassener Allgemeinpraktiker in Sagard/Rügen; Kriegseinsatz als landsturmpflichtiger Arzt; etwa 1920 bis 1939 niedergelassener Allgemeinpraktiker in Neubrandenburg (Neustrelitzer Straße 83); Juli 1923 Heirat mit Karoline Seehase verw. Luchterhand (*19.10.1878 in Hannover, †14.4.1957 in Neubrandenburg; Tochter eines Vize-Wachtmeisters und späteren Gerichtsvollziehers); ab mind. 1939 ohne ärztliche Tätigkeit; am 25.2.1952 im Alter von 75 Jahren nach einem Schlaganfall in Neubrandenburg gestorben

---

Ehefrau mit drei Kindern im Alter von 3-7 Jahren aufzunehmen, trotzdem in seiner Wohnung mehrere Zimmer frei waren". Dazu Krüger im November 1947: „Wegen meiner entschiedenen antifaschistischen Einstellung von vornherein zog ich mir den Haß der Partei zu, die dann auch 1942 nach einem Bombenangriff die Gelegenheit ergriff, mich möglichst unschädlich zu machen und mich wegen Verweigerung der Aufnahme von Obdachlosen bei der Gestapo anzeigte. Das Urteil lautete damals auf 10 Monate Gefängnis."

208) Mit der Arbeit: Ikterus bei Typhus abdominalis, Rostock 1918.

209) Wegen Vergehens gegen die Verschreibungsverordnung des Opiumgesetzes. Curt von Krueger hatte dem schwerkriegsbeschädigten Arzt → Dr. Johannes von Höegh in Graal-Müritz und dem Apotheker Hans Lange in Satow unzulässig hohe Mengen von Morphium verschrieben, ohne dies in seinem Betäubungsmittelbuch zu dokumentieren. In einem weiteren Verfahren vor dem Ärztlichen Bezirksgericht Rostock wurde von Krueger im August 1938 lediglich mit einem Verweis bestraft, da er „nicht aus eigensüchtigen oder sonst unehrenhaften Motiven gehandelt" und seine „langjährige Berufstätigkeit in einer sehr umfangreichen Praxis keinen Anlaß zu irgendwelchen Beanstandungen gegeben hat".

210) Mit der Arbeit: Über das Sarkom der Darmbeinschaufel, Greifswald 1903.

Krüger, Dr. Ernst-Ludwig Hermann Otto

geboren am 15.1.1912 in Grabow/Mecklenburg; Sohn eines Lehrers; Realgymnasium in Rostock, 1930 Abitur; Medizinstudium in München und Rostock; als Student in Rostock Eintritt in die NSDAP am 1.5.1933, Mitgliedsnummer 2.812.593; daneben auch Mitglied der SA; ab 1936 Medizinalpraktikant in Rostock (Liskowstraße 10); Dezember 1936 Heirat mit der Ärztin → Dr. Ingeborg Krüger geb. Wehner, ein Adoptivkind; Juli 1937 Approbation in Schwerin; August 1937 Promotion[211] in Rostock (Eschenstraße 7); August 1937 bis Dezember 1938 Assistenzarzt an der Heil- und Pflegeanstalt Sachsenberg in Schwerin; ab Januar 1939 Mitglied des NSDÄB; nach Ausscheiden aus dem Staatsdienst auf eigenen Wunsch ab Januar 1939 Landarztassistent bei → Dr. Wilhelm Metzenthin in Ludwigslust (Schloßstraße 13), ab Mai 1939 bei → Dr. Friedrich Paul Schulz in Lübz; ab September 1939 niedergelassener Allgemeinpraktiker in Berlin (Frankfurter Allee 22); ab September 1940 Kriegseinsatz bei der Luftwaffe, Weiterführung der Praxis durch seine Ehefrau, ab September 1943 Praxis geschlossen; ab mind. 1949 niedergelassener Allgemeinpraktiker in Lübeck (Im Eichholz 4); am 17.9.1999 im Alter von 87 Jahren in Lübeck gestorben

Krüger, Prof. Dr. Friedrich Carl **von**

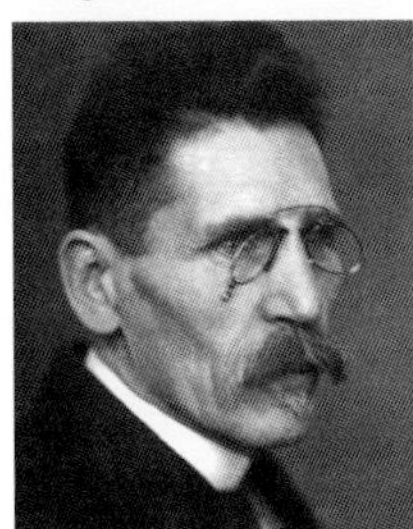

geboren am 6.5.1862 in St. Petersburg/Rußland; Sohn eines Kaufmanns; Deutsche Reformierte Kirchenschule in St. Petersburg, 1879 Abitur; Medizinstudium in Dorpat/Estland; 1885 Approbation und Mai 1886 Promotion in Dorpat;[212] Juli 1886 Heirat mit Mathilde von Weltzien (*20.3.1864 in Dorpat, †24.11.1945 in Gifhorn/Hannover; Tochter eines Gutsbesitzers), neun Kinder; 1886 bis 1887 niedergelassener Allgemeinpraktiker in Dorpat; Februar 1887 bis Januar 1893 Assistent am Physiologischen Institut der Universität Dorpat im russischen Staatsdienst; ab 1891 auch Eisenbahnarzt in Dorpat; März 1888 Habilitation; seitdem Privatdozent für Physiologie und physiologische Chemie an der Universität Dorpat; Februar 1893 bis 1895 dort etatmäßiger Dozent; dazwischen 1893 Studienaufenthalt an den Universitäten Heidelberg und Rostock; ab Februar 1895 planmäßiger außerordentlicher Professor für Physiologische Chemie an der Universität Tomsk/Rußland; dort ab Oktober 1903 ordentlicher Professor für Medizinische Chemie; 1908 bis 1912 Sekretär der ärztlichen Staatsprüfungskommission; 1909 bis 1913 auch Sekretär der Medizinischen Fakultät der Universität Tomsk; 1909 Verleihung des Charakters eines Wirklichen Staatsrates mit dem Titel „Exzellenz" und Gewährung des Anrechts auf den erblichen Adelsstand; nach Beendigung der Lehrtätigkeit in Tomsk 1914 Niederlassung als Privatgelehrter in Pernau/Livland; 1916 Erhebung in den Adelsstand; ab 1916 Ratsherr der Stadt Pernau; während der revolutionären Ereignisse dort 1917 verhaftet, dann Flucht nach Dorpat; ab 1917 Lehrtätigkeit für Physiologie an der privaten Medizinischen Hochschule und an der Zahnärztlichen Schule in Dorpat; ab 1918 Lehrauftrag für Physiologie und physiologische Chemie sowie Leiter des Physiologischen Instituts der neu eröffneten deutschen Universität Dorpat; nach deren Schließung im Dezember 1918 Flucht und Übersiedlung nach Deutschland; Februar 1919 Approbation für Deutschland; ab Februar 1919 Privatdozent für Physiologie und 1. Assistent am Physiologischen Institut der Universität Rostock (Gertrudenstraße, Patriotischer Weg 1 und 24, Lessingstraße 11, Schnickmannstraße 16); dort ab Oktober 1919 Lehrauftrag; im Juni 1921 zum außerplanmäßigen außerordentlichen Professor für Physiologische Chemie ernannt;[213] Juli

211) Mit der Arbeit: Erfolge der häuslichen Geburtshilfe. Bericht über 25.587 Hausgeburten aus Mecklenburg, zusammengestellt aus Hebammenaufzeichnungen aus den Jahren 1926 und 1927, Rostock 1936.

212) Mit der Arbeit: Über das Verhalten des fötalen Blutes im Momente der Geburt, Dorpat 1886.

213) Zwischen 1921 und 1927 bemühte sich die Medizinische Fakultät intensiv um die Verleihung eines persönlichen planmäßigen Extraordinariats an von Krüger; die vier dazu gestellten Anträge wurden vom mecklenburgischen Unterrichtsministerium jedoch stets abgelehnt. Als von Krüger 1936 nach 17 Jahren Tätigkeit im mecklenburgischen Landesdienst ausschied, stand ihm als Oberassistent mit dem Charakter eines nichtplanmäßigen Professors nicht einmal eine Pension zu; er erhielt nach starkem Drängen der Universität lediglich eine Altersbeihilfe von 300 RM. Schon Anfang der 30er Jahre hatte ein Mitglied der Medizinischen Fakultät die dortigen Ordinarien auf die Notlage von Krügers aufmerksam gemacht: Wer dessen Wohnung betrete, „spürt sofort die feuchte Kellerluft und bemerkt den dicken Schimmel an den Wänden. Solche Räume werden sonst polizeilich als untauglich erklärt für menschliches Wohnen, und in diesen Räumen haust unser Kollege mit seiner recht kranken Frau, drei Töchtern und einem Sohn seit Monaten! Wegen des geringen Platzes können auch nicht genügend Möbel aufgestellt werden". Die

1927 Verleihung der Amtsbezeichnung eines Vorstehers der Physiologisch-Chemischen Abteilung des Physiologischen Instituts der Universität Rostock; ab etwa 1930 auch Aufsichtsarzt an der Herrenabteilung des Alexandra-Pflegehauses des Roten Kreuzes in Rostock; ab Mai 1933 Förderndes Mitglied der SS; ab Januar 1934 Mitglied des Vereins für das Deutschtum im Ausland; im September 1936 als außerplanmäßiger außerordentlicher Professor sowie Oberassistent der Universität Rostock ausgeschieden und nach Braunschweig (Cyriaksring 5) übersiedelt;[214] am 13.1.1938 im Alter von 75 Jahren an einer Lungenentzündung in Braunschweig gestorben

Krüger, Hans Karl Ernst
geboren am 10.8.1912 in Neustrelitz/Mecklenburg; Sohn eines Marine-Stabsingenieurs und späteren Korvettenkapitäns; Realgymnasium in Rostock, 1932 Abitur; Medizinstudium in Heidelberg und Rostock (Patriotischer Weg 113); Medizinalpraktikant in Rostock; Februar 1939 Approbation; ab Juli 1939 Volontärassistent an der Hautklinik der Universität Rostock (Schröderplatz, Horst-Wessel-Straße 115); ab 1939 Kriegseinsatz in der Wehrmacht; vermißt, mglw. gefallen (1956 für tot erklärt)

Krüger, Dr. Ingeborg Anna Maria (geb. Wehner)
geboren am 6.9.1908 in Borgfeld bei Stavenhagen/Mecklenburg; Tochter eines Pastors und späteren Propstes; Oberrealschule, 1928 Abitur; Medizinstudium in München, Marburg und Rostock; April 1936 Approbation und September 1936 Promotion in Rostock;[215] 1936 bis 1937 zunächst Volontärassistentin, dann Assistenzärztin an der Frauenklinik der Universität Rostock (Doberaner Straße 142, Eschenstraße 7); Dezember 1936 Heirat mit dem Arzt → Dr. Ernst-Ludwig Krüger, ein Adoptivkind; ab 1937 Assistenzärztin bzw. Volontärassistentin an der Heil- und Pflegeanstalt Sachsenberg in Schwerin; mind. 1938 Assistenzärztin am Hygiene-Institut der Universität Rostock (Gertrudenstraße 9); ab Januar 1939 Assistenzärztin am Stift Bethlehem in Ludwigslust, ab Mai 1939 in Lübz, ab September 1939 in Berlin; Oktober 1940 bis August 1943 Arztvertreterin in der Praxis ihres zur Wehrmacht eingezogenen Ehemannes in Berlin (Frankfurter Allee 22); nach deren Schließung ab Oktober 1943 Arztvertreterin in der Praxis von Dr. Artur Kuhlow in Lübbenau/Spreewald (Hauptstraße 5); Januar 1944 bis Januar 1945 Hilfskassenärztin in der Praxis von Dr. Friedrich Hampel in Soldin/Brandenburg (Richtstraße 16); ab mind. 1949 Ärztin in Lübeck (Im Eichholz 4); am 23.8.1995 im Alter von fast 87 Jahren in Lübeck gestorben

Krüger, Dr. Margarethe Elisabeth Engel (spätere Rosatis-Krüger, dann wieder Krüger)
geboren am 16.3.1910 in Schönberg/Mecklenburg; Tochter eines Bezirksfeldwebels und späteren Verwaltungsinspektors; Staatliche Studienanstalt in Lübeck, 1929 Abitur; Medizinstudium in Jena, Berlin und Rostock; Eintritt in die NSDAP am 1.2.1931, Mitgliedsnummer 458.197; daneben auch Mitglied des BDM und im NS-Studentenbund; Mai 1936 Approbation; 1936 Volontärassistentin an der I. Medizinischen Klinik der Charité in Berlin, ab Januar 1937 am Krankenhaus in Berlin-Grunewald (Caspar-Theyß-Straße); ab April 1937 Hilfsärztin am Staatlichen Gesundheitsamt Plön/Schleswig-Holstein; ab August 1937 Mitglied des NSDÄB; bis Ende 1937 Hilfsärztin in Schönberg; Januar 1938 Promotion in Frankfurt/Main;[216] Januar 1938 bis 1940 niedergelassene Allgemeinpraktikerin und Geburtshelferin in Hamburg (Habichtsplatz 3, Emil-Janssen-Straße 2); ab Mai 1940 Abteilungsleiterin im Amt für Volksgesundheit der Gauwaltung Berlin der DAF, ab Oktober 1940 beim Amt Gesundheits- und Volksschutz im Zentralbüro der DAF in Berlin (Potsdamer Straße 180); ab Oktober 1941 Assistenzärztin am Krankenhaus in Berlin-Steglitz (Rothenburgstraße 18); ab Januar 1943 wissenschaftliche Hilfskraft am Rassenbiologischen Institut der Universität Würzburg (Dominikanerplatz 8, Dietrich-Eckart-Straße 21); ab November 1943 ohne ärztliche Tätigkeit in Schönberg; dort bis mind. August 1945 praktische Ärztin (Lübecker Straße 13); ab mind. 1960 niedergelassene All-

---

Ordinarien und Dozenten wurden aufgefordert, nach einer angemessenen Wohnung Ausschau zu halten und von Krüger dann einige Möbel zu leihen.

214) Von Krüger, der bis zu seinem Tode drei chronisch kranke und arbeitsunfähige Kinder zu versorgen hatte, mußte nach seiner Dienstzeit die teure Stadt Rostock verlassen, in der Hoffnung, in Braunschweig günstiger leben zu können.

215) Mit der Arbeit: Beeinflussen Narkotika die Wirkungen des Heilfiebers?, Berlin 1935.

216) Mit der Arbeit: Zwillingsbefunde im Gau Mecklenburg, Borna/Leipzig 1937.

gemeinpraktikerin in Lübeck (Dornierstraße 63, Schmaler Lehmberg 23); April 1960 Heirat mit dem Zahnarzt Dr. Gustav Rosatis (*10.1.1909 in Lübeck, †8.2.1962 in Lübeck; Sohn eines Kanzlisten bei der Landesversicherungsanstalt), 1961 Scheidung (nahm danach ihren Mädchennamen wieder an); am 31.5.1992 im Alter von 82 Jahren in Lübeck gestorben

Krüger, Otto Erich Martin
geboren am 17.7.1917 in Grabow/Mecklenburg; Sohn eines Lehrers; Realgymnasium in Rostock, 1937 Abitur; Medizinstudium in Rostock; Mitglied der SA; mind. 1943 Kriegseinsatz als Sanitätsunteroffizier; Februar 1943 Heirat mit der Kontoristin Ruth Timm (*19.4.1920 in Rostock, †15.2.1992 in Rostock; Tochter eines Klempnermeisters), mind. zwei Kinder; Januar 1944 Approbation in Rostock; dort ab 1944 Volontärassistent; ab Dezember 1944 erneuter Kriegseinsatz; Juli 1948 Promotion in Rostock;[217)] dort ab mind. 1949 Assistenzarzt, mind. 1958 bis 1982 praktischer Arzt (Liskowstraße 10, August-Bebel-Straße 80, Südring 2); am 19.6.1995 im Alter von fast 78 Jahren in Rostock gestorben

Krüger, Dr. Otto Kurt
geboren am 26.2.1911 in Delitzsch/Sachsen; Sohn eines Bürovorstehers; Gymnasium, 1931 Abitur; Medizinstudium in Greifswald; 1937 Approbation; 1937 bis Anfang 1939 Volontärassistent am Pathologischen Institut der Universität Rostock (Strempelstraße 14); Dezember 1937 Promotion in Greifswald;[218)] ab Februar 1939 Assistenzarzt an der Universitäts-Frauenklinik in Berlin (Artilleriestraße 18); ab September 1939 Kriegseinsatz in der Wehrmacht; laut Reichsärztekartei im Mai 1949 aus der Kriegsgefangenschaft entlassen; 1951 für tot erklärt (zum 31.7.1949)

Krug, Dr. Rudolf Jakobus
geboren am 25.9.1909 in Nordhausen/Provinz Sachsen; Sohn eines Eisenbahnassistenten; Gymnasium, 1930 Abitur; Medizinstudium in Münster; mind. 1937 Medizinalpraktikant am Stadtkrankenhaus in Kassel; dort Eintritt in die NSDAP am 1.5.1937, Mitgliedsnummer 4.508.053; Dezember 1937 Approbation; März 1938 Promotion in Münster;[219)] ab Mai 1938 Volontärassistent an der Medizinischen Universitätsklinik in Münster (Scharnhorststraße 51), ab Februar 1939 an der HNO-Klinik der Universität Frankfurt/Main; August 1939 bis mind. 1943 Assistenzarzt an der HNO-Klinik der Universität Rostock (dort auch wohnhaft: Doberaner Straße 137-139); August 1941 Heirat mit Gertrud Hanneke (*17.3.1913 in Gelsenkirchen, †4.10.1986 in Gelsenkirchen; Tochter eines Kaufmanns), zwei Kinder, spätestens 1958 Scheidung; ab März 1944 Kriegseinsatz in der Wehrmacht; mind. 1951 bis 1959 Facharzt in Gelsenkirchen (Kirchstraße 14, Husemannstraße 47); April 1958 Heirat mit Luise Kober spätere Plehn (*7.10.1925 in Katernberg bei Essen, †28.7.2003 in Minden/Nordrhein-Westfalen; Tochter eines Schlossers), mind. ein weiteres Kind; am 18.6.1959 im Alter von 49 Jahren in Gelsenkirchen gestorben

Krug, Dr. Werner Willy Paul
geboren am 24.11.1899 in Stettin/Pommern; Sohn eines Kaufmanns und späteren Buchdruckerei- und Gutsbesitzers; Gymnasium in Stettin, August 1916 Notabitur; ab Oktober 1916 Kriegseinsatz im Pionier-Bataillon 28 in Küstrin, ab September 1917 im Grenadier-Regiment Nr. 2 in Stettin, ab März 1918 an der Westfront, hier im August 1918 Gasvergiftung, danach im Lazarett in Stettin, im Dezember 1918 als Fähnrich mit einer Kriegsbeschädigung von 33 Prozent aus dem Heer entlassen; Medizinstudium in Marburg und München; ab September 1922 Medizinalpraktikant am Pathologischen Institut der Universität München; November 1922 Eintritt in die NSDAP, Mitgliedsnummer 485; zugleich Angehöriger des Stoßtrupps „Adolf Hitler", als solcher am 9. November 1923 Beteiligung am Marsch auf die Feldherrnhalle (Hitler-Putsch) in München, danach drei Wochen inhaftiert, später dafür mit dem Blutorden der NSDAP ausgezeichnet;[220)] April 1924 Heirat mit Anne-

217) Mit der Arbeit: Über Mißbildungen der Ohrmuschel (MS).
218) Mit der Arbeit: Versuche zur Fixierung des Funktionszustandes der Hauptstücke der menschlichen Niere und zur Bedeutung der Kuppenbläschen der der Epithelien, Leipzig 1937.
219) Mit der Arbeit: Nabelmetastasen bei Blasenkrebs, Münster 1938.
220) Anläßlich einer SS-internen Untersuchung hielt der damalige Führer der 50. SS-Standarte in Flensburg, SS-Hauptsturmführer Günther Pancke, im Juni 1933 fest, daß „Dr. Werner Krug als Angehöriger des Stoßtrupps am 9.11.1923

Marie Schulz spätere Finke (*12.4.1904 in Stettin; Tochter eines Kaufmanns und späteren Bankiers), 1929 Scheidung;[221)] Juni 1924 Approbation; November 1924 Promotion in München;[222)] ab 1924 Volontärassistent, ab 1925 Assistenzarzt bei Prof. Dr. Ferdinand Sauerbruch in München (Kobellstraße 4); in München wegen versuchter „Notzucht, die unter sehr üblen Umständen begangen" wurde, zu drei Monaten Gefängnis verurteilt; ab Mai 1928 praktischer Arzt und Geburtshelfer in Wollin/Pommern, dort noch keine Zulassung zu den Krankenkassen; 1929 erneute Heirat; in Wollin erneuter Eintritt in die NSDAP am 1.12.1929, Mitgliedsnummer 174.924; 1930 zunächst Leiter der Ortsgruppe Usedom, dann Kreisleiter des Kreises Usedom-Wollin der NSDAP; ab Oktober 1930 Mitglied der SS, Nr. 3.867; vom Reichsführer SS im Oktober 1930 zum SS-Truppführer von Wollin ernannt, im März 1931 zum SS-Sturmführer befördert und mit der Aufstellung der 9. SS-Standarte beauftragt; Juni bis Dezember 1931 Führer der 9. SS-Standarte in Wollin (Heiligegeiststraße 7); wegen der Tätigkeit für die SS Vernachlässigung seiner Praxis, dadurch hohe Schulden; deswegen im Januar 1932 Übersiedlung nach Eckernförde/Schleswig-Holstein; auch dort praktischer Arzt und Geburtshelfer ohne Kassenzulassung, die erst im Mai 1933 erfolgte (Kieler Straße 55, Rathausstraße 7); ab März 1932 Leiter der Ortsgruppe Eckernförde der NSDAP, bis Dezember 1932 auch Kreisleiter des Kreises Eckernförde der NSDAP; dann Aufgabe der Parteiämter, auch „weil die Parteikassenverhältnisse unübersichtlich geworden waren"; neben seiner ärztlichen Tätigkeit 1933 bis Juli 1935 dennoch nebenamtlicher Arzt der 50. SS-Standarte (Flensburg); nachdem durch „leichtlebigen Lebenswandel (Liebschaften, Praxiseinrichtung und teure medizinische Gerätschaften)" abermals hohe Schulden (25.000 RM) aufgelaufen waren, erneute Praxisverlegung; ab Juli 1935 niedergelassener Allgemeinpraktiker in Anklam (Steinstraße 8); dort von August bis November 1935 nebenamtlicher Standartenarzt der 74. SS-Standarte und zugleich nebenamtlicher Leiter des Amtes für Volksgesundheit der Kreisleitung Anklam der NSDAP; wegen Erhöhung der Schuldenlast (nunmehr 30.000 RM) erneute Praxisverlegung von Anklam nach Stettin; nach energischem Drängen durch den pommerschen Gauleiter Franz Schwede-Coburg und Nötigung durch die Reichsärztekammer ab Oktober 1935 Übernahme einer Reihe von gut dotierten Ämtern, so als hauptamtlicher Leiter des Amtes für Volksgesundheit in der Gauleitung Pommern der NSDAP in Stettin (Kaiser-Wilhelm-Straße 4), als Leiter der Ärztekammer Pommern, als Leiter der Landesstelle Pommern der Kassenärztlichen Vereinigung Deutschlands, als Leiter der Versorgungskasse bei der Ärztekammer, als Obergutachter der Landesversicherungsanstalt der Provinz Pommern, als Leiter des Rassenpolitischen Amtes in der Gauleitung Pommern der NSDAP, als Vorsitzender des ärztlichen Ehrengerichts und als Gauobmann des NS-Ärztebundes Pommern sowie ab September 1936 auch als Stadtrat von Stettin;[223)] auf Wunsch des damaligen Führers des SS-Abschnitts XIII, Emil Mazuw, ab November 1935 auch nebenamtlicher Arzt und Sanitätsführer des SS-Abschnitts XIII in Stettin (Roonstraße 13), dort im Januar 1936 zum SS-Hauptsturmführer befördert; parallel zum Aufstiegs Emil Mazuws vom Abschnitts- zum Oberabschnittsführer veranlaßte dieser auch den Wechsel Krugs vom SS-Abschnitt XIII zum SS-Oberabschnitt Nord in Stettin; nach Beförderung zum SS-Sturmbannführer ab April 1936 SS-Oberabschnittsarzt im SS-Oberab-

---

den Hitler-Putsch in allen seinen Einzelheiten mitgemacht" habe. „Es wird ferner bemerkt, daß der Führer Herrn Dr. Krug persönlich kennt."

221) Krug wurde wegen Ehebruchs schuldig geschieden, hatte die Prozeßkosten zu tragen und monatlich 500 RM Unterhalt und 100 RM Lebensversicherungsrente für seine geschiedene Ehefrau zu leisten.

222) Mit der Arbeit: Ein Fall von gleichzeitigem Vorkommen eines Hodenteratoms und eines Teratoms im Retroperitoneum mit karzinomatöser Entartung des letzteren, München 1924.

223) Krug, der sich selbst als den „Prototyp des kleinen Landarztes" bezeichnete, hatte bislang alle Angebote unter Hinweis auf seine mangelnde Erfahrung und seine Unfähigkeit in wirtschaftlichen Fragen abgelehnt. Dann hatte er sich dem Druck gebeugt und die gut dotierten Funktionen übernommen. Er erhielt als Leiter des Amtes für Volksgesundheit in der Gauleitung Pommern der NSDAP 400 RM, als Leiter der Ärztekammer Pommern 200 RM, als Amtsleiter der Landesstelle Pommern der Kassenärztlichen Vereinigung Deutschlands 850 RM, als Leiter der Versorgungskasse bei der Ärztekammer 240 RM und als Obergutachter der Landesversicherungsanstalt der Provinz Pommern 350 RM; Krug verfügte also über ein monatliches Einkommen von 2.040 RM. Die Ämter des Leiters des Rassenpolitischen Amtes der Gauleitung Pommern der NSDAP, des Vorsitzenden des ärztlichen Ehrengerichts und des Gauobmanns des NS-Ärztebundes Pommern sowie als Stadtrat von Stettin waren unbesoldet. Im Zuge der späteren Ermittlungen wurde festgestellt, daß Krug „in keinem der [besoldeten] Ämter als Gegenleistung für das Gehalt irgendwelche Tätigkeiten entfaltet" habe, „die Geschäfte wurden ausschließlich durch Vertreter erledigt ... Als Gegenleistung für die Übertragung der staatlichen und berufsständischen Ämter war es Pflicht des Angeklagten", die führenden Parteifunktionäre Pommerns, unter anderem den Gauleiter Franz Schwede-Coburg, „umsonst zu behandeln".

schnitt Nord (später Ostsee), der die Gaue Mecklenburg und Pommern umfaßte;[224] ab 14. Oktober 1936 in Untersuchungshaft;[225] am 24. Oktober 1936 durch einstweilige Verfügung des stellvertretenden pommerschen Gauleiters Artur Kauffmann aus der NSDAP ausgeschlossen; am gleichen Tage auch seiner Dienststellung als SS-Oberabschnittsarzt enthoben und vom SS-Dienst beurlaubt; demzufolge auch Rücknahme der Kandidatur zum Reichstag; vor dem Gerichtsverfahren im Dezember 1936 in die Krankenanstalt des Gefängnisses Berlin-Moabit überführt „zwecks weiterer Beobachtung über seine Zurechnungsfähigkeit"; von der I. Großen Strafkammer des Landgerichts Stettin im März 1937 wegen Untreue in Tateinheit mit Unterschlagung sowie Betrugs zu 18 Monaten Gefängnis und 700 RM Geldstrafe verurteilt;[226] nach der gerichtlichen Verurteilung im März 1937 zum SS-Mann degradiert, aus der SS ausgestoßen und im August 1938 in die „Schwarze Liste" der NSDAP aufgenommen, womit eine künftige Wiederaufnahme in die Partei unmöglich gemacht werden sollte; ab Juli 1939 in Potsdam (Lennéstraße 46/47); ab Ende 1939 Lagerarzt in Dahnen/Eifel; April 1940 Gesuch beim Reichsführer SS zur Bewährung in der Waffen-SS, im Juni 1940 endgültig abgelehnt;[227] ab Oktober 1940 Werksarzt in der Heeresmunitionsanstalt Jüterbog/Brandenburg; im November 1941 vom Ärztlichen Bezirksgericht Brandenburg zu einer Geldstrafe von 1.000 RM verurteilt und mit einem Verweis bestraft; 1941 Heirat mit Emma Riedl (*21.7.1907 in Wien, †11.1.1992; Tochter eines Geschäftsdieners), Scheidung; ab November 1944 dienstverpflichteter Hilfskassenarzt in der Praxis des zur Wehrmacht eingezogenen Dr. Erich Schötz in Doberlug/Lausitz; mind. 1953 in Bernkastel-Kues/Rheinland-Pfalz (Bahnhofstraße 3); Heirat mit Ida Sandbichler spätere von Grubhof Hnatek (*23.5.1913 in Österreich-Ungarn, †2.6.2000); am 3.12.1970 im Alter von 71 Jahren gestorben

Krull, Dr. Eduard Hans Wilhelm

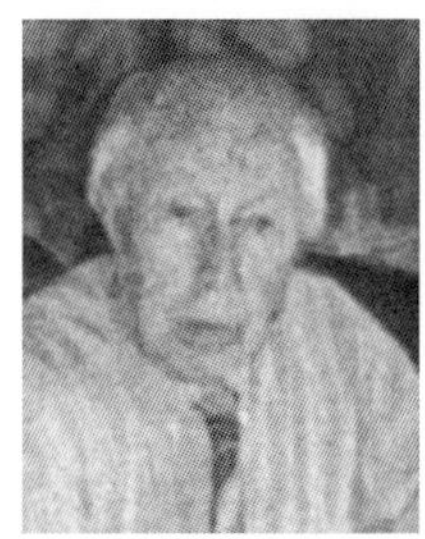

geboren am 23.7.1913 in Güstrow/Mecklenburg; Sohn des Arztes → Dr. Egon Krull; Gymnasium in Güstrow, 1932 Abitur; Medizinstudium in München, Berlin, Königsberg und Rostock; als Student Eintritt in die NSDAP am 1.4.1936, Mitgliedsnummer 3.759.480; März 1939 Approbation in Schwerin; Mai 1939 Promotion in Rostock;[228] ab Mai 1939 Arztvertreter bei → Dr. Hans Meyer in Rostock-Dierkow (Lewarkweg 21), dann bei → Dr. Hans Ludwig Sachse in Rostock-Gehlsdorf (Fährstraße 26); Ende 1939 Assistenzarzt in der von seinem Vater gegründeten und nach dessen Tod von → Dr. Hellmuth Kniepf allein weitergeführten Praxis in Güstrow (Hindenburgwall 11); 1940 bis Mai 1945 niedergelassener Allgemeinpraktiker in der durch den Kriegseinsatz von → Dr. Horst Sieler verwaisten Praxis in Dobbertin bei Goldberg; wegen Schwerhörigkeit uk gestellt;

---

224) Mazuw hatte sich vom Reichsarzt der SS, → Dr. Ernst Grawitz, bescheinigen lassen, daß Krug als SS-Oberabschnittsarzt geeignet sei, da er gänzlich im SS-Sanitätswesen ausgebildet war.

225) Während einer Revision bei der Kassenärztlichen Vereinigung und der Versorgungskasse der Ärztekammer Pommern wurden im September 1936 größere Unregelmäßigkeiten festgestellt; nach erneuter Prüfung und Bestätigung des ersten Ergebnisses geriet Krug in den Verdacht der Unterschlagung. Ihm wurde vorgeworfen, daß er über „zweckgebundene Mittel dieser Dienststellen unberechtigt verfügt und außerdem Gelder dieser Dienststellen unberechtigt für sich verwendet" habe.

226) Krug hatte sich durch zahlreiche Schulden, Kreditaufnahmen und alte Verbindlichkeiten in ein Geflecht von Schulden (etwa 40.000 RM) verstrickt, in dem er die Übersicht verloren hatte; gleichzeitig wollte er von seinem aufwendigen Lebenswandel nicht lassen. Allein aus der von ihm verwalteten Versorgungskasse der pommerschen Ärzte hatte er 23.700 RM entnommen. Das Gericht warf ihm vor, er habe „seine persönlichen Ausgaben nicht seinen Einnahmen angepaßt", und „insbesondere sein hemmungsloser Hang zu Frauen, die in seinem Leben überhaupt eine verhängnisvolle Rolle gespielt haben", hätten ihn „viel Geld gekostet ... sein Umgang mit Serien von Frauen" habe „große Ausgaben verursacht". Von der Aberkennung der bürgerlichen Ehrenrechte hatte die Strafkammer in ihrem Urteil abgesehen, damit Krug nicht die weitere Ausübung des Arztberufes, an dem er sehr hänge, unmöglich gemacht werde. Als strafmildernd wertete das Gericht, daß er „schon sehr früh zur nationalsozialistischen Bewegung gestoßen" sei und „für sie gekämpft" habe, daß „die Art der Verteidigung des Angeklagten mannhaft und anständig" gewesen sei und „auch ein erhebliches Reuegefühl" habe erkennen lassen; als strafmildernd galt auch, daß Krug „in der kritischen Zeit feststellen mußte, daß seine Frau mit dem damaligen, selbst verheirateten stellvertretenden Gauleiter in einem dauernden Ehebruchsverhältnis lebte". Das war Artur Kauffmann gewesen, der Krug dann aus der NSDAP ausgeschlossen hatte.

227) Himmler im Juni 1940: „Die Art der Verfehlungen, die zu Ihrer Ausstoßung aus der Schutzstaffel führten, läßt Ihren Einsatz bei der Waffen-SS nicht zu. Es bleibt Ihnen überlassen, sich als Freiwilliger bei der Wehrmacht zum Frontdienst zu melden."

228) Mit der Arbeit: Über die Nierenfunktion bei hypophysärer Kachexie, Güstrow 1939.

Juni bis Juli 1945 Stationsarzt am Stift Bethlehem in Ludwigslust; August 1945 bis 1978 niedergelassener Allgemeinpraktiker in der von Dr. Hellmuth Kniepf verlassenen Praxis in Güstrow (Neue Wallstraße/Karl-Marx-Straße 11 und 12); 1945/46 vier Monate lang an Fleckfieber und Typhus erkrankt; ab Oktober 1945 auch Vertragsarzt der Staatlichen Versicherungsanstalt, Leitender Arzt am Ambulatorium für Geschlechtskrankheiten und Schularzt der Kreisberufsschule in Güstrow sowie Heimarzt des Altersheims in Hoppenrade bei Krakow; Mai 1948 Heirat mit der Schauspielerin Hildegard Schilmann (*18.9.1924 in Hamburg, †2.3.2011 in Erfurt; Tochter eines Landwirts), drei Kinder; Mitglied der NDPD; zum Medizinalrat ernannt; in den 1950er Jahren auch Kreis- und Amtsarzt des Kreises Güstrow, in den 1960er Jahren auch Bereichsarzt für die Reichsbahn und Leiter des Medizinischen Dienstes des Verkehrswesens in Güstrow; 1978 pensioniert, jedoch Weiterführung seiner Privatpraxis für Rheumatologie in Güstrow (Karl-Marx-Straße/Neue Wallstraße 12); am 25.1.1998 im Alter von 84 Jahren in Güstrow gestorben

Krull, Dr. Egon Franz Theodor

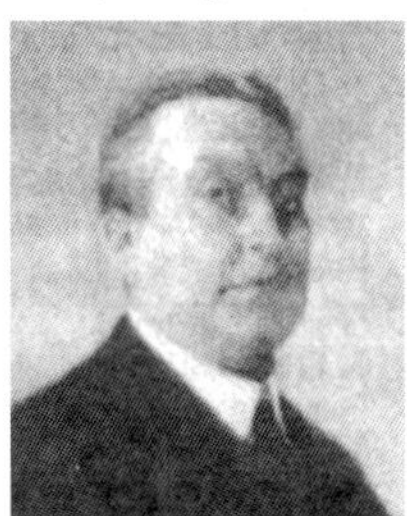

geboren am 6.8.1879 in Güstrow/Mecklenburg; Sohn des Arztes Dr. Eduard Krull (*1842, †1914); Gymnasium in Wismar (Dahlmannstraße 11), 1901 Abitur; Medizinstudium in Rostock, Marburg, Leipzig und München; Medizinalpraktikant am Stift Bethlehem in Ludwigslust und dann an der Frauenklinik der Universität Rostock; März 1908 Approbation und Mai 1909 Promotion in München;[229] Juni 1909 bis 1936 niedergelassener Facharzt für Innere Krankheiten mit Privat-Sanatorium für rheumatische und gichtische Affektionen in Güstrow (Mühlenstraße 22, Hindenburgwall/Neue Wallstraße 11), die er zuletzt gemeinsam mit → Dr. Hellmuth Kniepf betrieb; Februar 1910 Heirat mit Käthe Kusel (*28.11.1883 in Ludwigslust, †24.5.1974 in Güstrow; Tochter eines Kaufmanns und späteren Schokoladenfabrikanten), drei Kinder; zum Sanitätsrat ernannt; am 16.11.1936 im Alter von 57 Jahren in Berlin gestorben[230]

Krull, Dr. Wilhelm Otto Georg

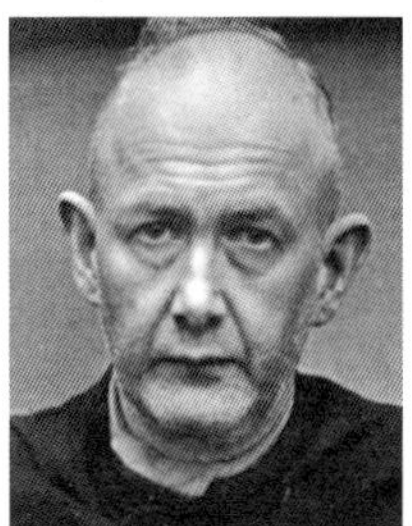

geboren am 10.1.1888 in Güstrow/Mecklenburg; Sohn eines Rechtsanwalts und späteren Hofrats; Realgymnasium in Güstrow, 1908 Abitur; Medizinstudium in München, Kiel, Berlin und Rostock; Medizinalpraktikant in Wiesbaden, an der Lungenheilstätte in Geesthacht/Schleswig-Holstein und in Völklingen/Saar; August 1914 Approbation und Februar 1915 Promotion in Rostock;[231] August 1914 Heirat mit Maria Ackermann (*4.9.1889 in Prüm/Eifel, †13.2.1975 in Stuttgart; Tochter eines Berufssoldaten [Hauptmann] und späteren Bürgermeisters), drei Kinder; mind. 1917 bis 1918 Assistenzarzt an der Medizinischen Klinik der Universität Rostock (Schröderplatz, Lessingstraße 8, Patriotischer Weg 116); wegen starker Kurzsichtigkeit kein Kriegseinsatz, statt dessen ab Juli 1918 als Krankenwärter an das zum Seuchenkrankenhaus umfunktionierte Georgs-Lazarett in Rostock kommandiert; Januar 1919 bis März 1937 Facharzt für Innere, Magen-, Darm- und Stoffwechselkrankheiten sowie niedergelassener Allgemeinpraktiker in Schwerin (Königstraße 14); im Juni 1928 wegen „vorsätzlicher Steuerverkürzung" zu einer Geldstrafe von 3.000 RM verurteilt; 1930 bis 1937 auch Oberarzt bzw. Leitender Arzt an der Inneren Abteilung des Stadtkrankenhauses in Schwerin (Werderstraße 30, Elisabethstraße 4 und 13, Alsenstraße 1); ab März 1937 in Untersuchungshaft wegen Vergehens gegen § 218 StGB; vom Schwurgericht Schwerin im Juni 1937 wegen „gewerbsmäßiger Abtreibung" in mind. 19 Fällen und „unentgeltlicher Abtreibung" in mind. 13 Fällen zu sieben Jahren Zuchthaus verurteilt,[232] als strafverschärfend galt sein Status als „jüdi-

229) Mit der Arbeit: Über Peritonitis acuta nach Perforation einer Pyometra, Güstrow 1909.

230) In einem Nachruf der Bezirksvereinigung Südwestmecklenburg der Reichsärztekammer hieß es, Krull war „als eifriger Verfechter und Verbreiter der von seinem Vater begründeten Ameisensäure-Behandlung ein weit über seine Heimatstadt hinaus bekannter Arzt".

231) Mit der Arbeit: Versuche zur Erzeugung von Typhus bei Tieren, Rostock 1914.

232) Dabei wurde „strafmildernd berücksichtigt, daß der größere Teil der gegen Entgelt vorgenommenen Abtreibungen in der Zeit vor der Machtübernahme [der NSDAP] vorgenommen worden ist, in welcher gerade über die Strafwid-

scher Mischling II. Grades"; durch die Ärztekammer im August 1937 Entzug der Approbation für fünf Jahre; im Dezember 1937 aus der Reichsärztekartei gestrichen; Strafverbüßung im Zuchthaus Bützow-Dreibergen, im Juli 1943 nach Schwerin entlassen; anschließend bis mind. Juli 1945 niedergelassener Allgemeinpraktiker in Pinnow bei Parchim; ab August 1945 wieder Oberarzt an der Inneren Abteilung, ab mind. 1948 Leitender Arzt am Stadtkrankenhaus in Schwerin (Bornhövedstraße 78); am 13.11.1949 im Alter von 61 Jahren an Thrombophlebitis der Beckenvenen und Sepsis in Schwerin gestorben

Kruse, Dr. Ferdinand Karl

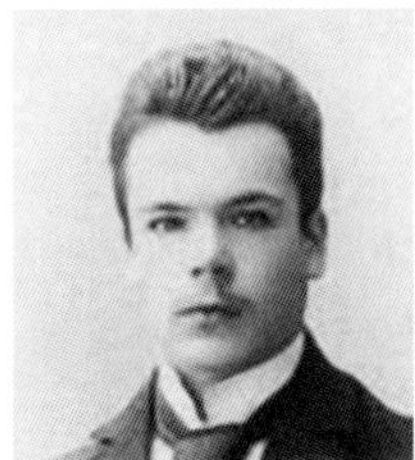

geboren am 10.7.1883 in Dorpat/Estland; Gymnasium, 1902 Abitur; Medizinstudium; Dezember 1908 Approbation in Dorpat; Promotion; Juli 1914 Heirat mit Anna Herbst (*9.10.1890 in Dorpat, †nach 1950 in Kanada), ein Kind; Kriegseinsatz im Ersten Weltkrieg auf russischer Seite; ab Mai 1940 Facharzt für Chirurgie und Zahnerkrankungen; nach Umsiedlung im August 1941 Approbation für Deutschland; zunächst jedoch ab Oktober 1941 im Umsiedlerlager „Döring" in Gadebusch, ab Dezember 1941 als Arzt im Rücksiedlerlager in Eldena bei Ludwigslust untergebracht; ab März 1942 Lagerarzt im Umsiedlerlager „Am Bungenberg" in Waren; zwischen 1942 und 1951 gestorben

Kruse, Dr. Johann Nikolaus

geboren am 14.3.1888 in Stettin/Pommern; Sohn eines Chemikers; Gymnasium in Stettin, 1908 Abitur; Medizinstudium in München, Berlin, Freiburg und Kiel; August 1914 Approbation; August 1914 bis mind. 1917 Kriegseinsatz als Assistenzarzt in verschiedenen Feldlazaretten; Februar 1915 Promotion in Kiel;[233)] mind. 1920 bis 1924 niedergelassener Allgemeinpraktiker in Stettin (Bugenhagenstraße 15); Dezember 1920 Heirat mit der Medizinstudentin Gertrud Heffler (*17.3.1896 in [Berlin-] Schöneberg, †6.5.1976 in Schwerin; Tochter eines Regierungs-Supernumerars sowie späteren Steuerinspektors und Rechnungsrates), mind. zwei Kinder; bis 1928 in Stettin; ab September 1928 niedergelassener Allgemeinpraktiker in Bärwalde/Brandenburg (Königstraße 4); im Oktober 1937 invalidisiert; Vertrauensarzt der Landesversicherungsanstalt in Stettin (Hakenterrasse); ab Mai 1943 Obervertrauensarzt bei der Vertrauensärztlichen Dienststelle in Stargard/Pommern; nach Flucht von Frühjahr 1945 bis mind. 1949 beratender Arzt bei der Sozialversicherungskasse in Schwerin (Grenadierstraße 19, Bäckerstraße 25, Geschwister-Scholl-Straße 7); am 25.1.1966 im Alter von 77 Jahren in Schwerin gestorben

Kühl, Dr. Horst Hugo

geboren am 12.12.1910 in Stettin/Pommern; Sohn eines Königlichen Försters und Hegemeisters; Oberrealschule in Stargard/Pommern, 1930 Abitur; Medizinstudium in Würzburg und Rostock; ab 1936 Medizinalpraktikant am Stadtkrankenhaus in Schwerin (Werderstraße 30); November 1936 Approbation und Promotion in Rostock;[234)] Anfang 1937 bis Februar 1939 Assistenzarzt an der Medizinischen Poliklinik der Universität Rostock (Schröderplatz, Körnerstraße 1); dort auch Mitglied der SA; ab März 1939 Assistenzarzt an der Medizinischen Abteilung des Städtischen Krankenhauses in Karlsruhe; ab Oktober 1939 Kriegseinsatz bei der Kriegsmarine; bis mind. 1943 in Karlsruhe (Maxaustraße 2)

Kühn, Prof. Dr. Adolf Carl Wilhelm

geboren am 27.10.1871 in Gemünden/Hessen-Nassau; Sohn eines Arztes und Medizinalrates; Gymnasium in Göttingen, 1889 Abitur; Medizinstudium in Göttingen, Leipzig und Freiburg; Juni 1894

rigkeit der Abtreibung die Meinungen sehr geteilt waren und ein Teil der damaligen politischen und rechtswissenschaftlichen Führer des Volkes den Standpunkt vertraten, daß die Abtreibung aus dem Strafgesetzbuch zu streichen sei. ... Straferschwerend war aber zu berücksichtigen, daß der Angeklagte auch nach der Machtübernahme die Abtreibungen fortsetzte, in einer Zeit, in der von dem Führer des Volkes immer wieder darauf hingewiesen wurde, welch schweres Verbrechen die Abtreibung gegen die Erhaltung der deutschen Rasse und des deutschen Volkes ist".

233) Mit der Arbeit: Über die nach psychischem Trauma entstehenden Psychosen, Kiel 1914.

234) Mit der Arbeit: Über Erfolge einer modifizierten Langzeitbestrahlung der Basedowstruma, Berlin 1936.

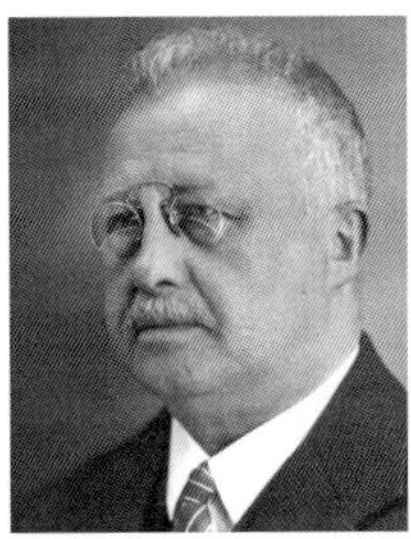

Approbation und Juli 1894 Promotion in Freiburg;[235] ab 1894 Assistenzarzt am Städtischen Krankenhaus in Hannover; bis 1900 Assistenzarzt an der Universitäts-Nervenklinik in Bonn; 1900 bis April 1901 I. Assistent an der Medizinischen Klinik der Universität Rostock (dort auch wohnhaft: Schröderplatz); April 1901 Habilitation in Rostock;[236] ab April 1901 Oberarzt und Privatdozent, April 1912 bis 1926 Titularprofessor an der Medizinischen Klinik der Universität Rostock; ab 1903 Facharzt für Innere Krankheiten; mind. 1909 bis 1940 auch niedergelassener Spezialarzt für Innere Krankheiten und Kinderkrankheiten mit Privatklinik („Diätische Kuranstalt für Magen-, Darm- und Stoffwechselkranke") und Röntgeneinrichtung in Rostock (St.-Georg-Straße 18/19 und 20, Moltkestraße 2, Satower Chaussee 5, Friedrich-Franz-Straße 89); März 1909 Heirat mit der Musiklehrerin Elisabeth Eggers (*9.8.1882 in Todenhagen/Pommern, †17.6.1968 in Wernigerode/Harz; Tochter eines Rittergutsbesitzers), vier Kinder; 1914 bis 1918 Kriegseinsatz als Stabsarzt in Heimatlazaretten und als fachlicher Beirat für Innere Medizin; Juli 1940 bis 1942 im Ruhestand in Wernigerode/Harz (Salzburgstraße 5); am 27.4.1942 im Alter von 70 Jahren an Bauchspeicheldrüsenkrebs in Halle gestorben

Kühn, Dr. Hans Adolf Hindenburg

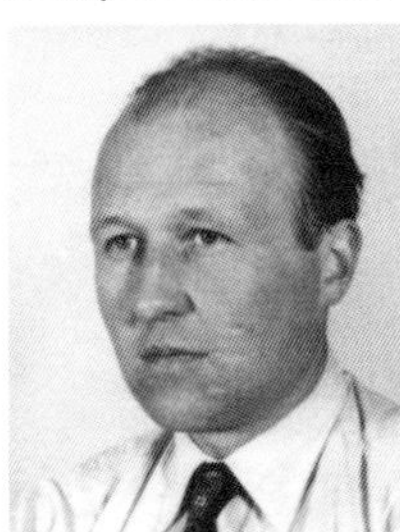

geboren am 24.10.1914 in Rostock/Mecklenburg; Sohn des Arztes → Prof. Dr. Adolf Kühn; 1922 Namensänderung durch Streichung des dritten Vornamens; Gymnasium in Rostock, 1933 Abitur; Medizinstudium in München, Freiburg und Rostock; als Student in Freiburg Eintritt in die NSDAP am 1.5.1937, Mitgliedsnummer 4.584.356; Medizinalpraktikant in Rostock (Friedrich-Franz-Straße 89); Dezember 1938 Approbation; ab Januar 1939 Volontärassistent in Rostock, ab Juni 1939 am Horst-Wessel-Krankenhaus in Berlin (Landsberger Allee 159); Juli 1939 Promotion in Freiburg;[237] November 1939 bis mind. 1943 zunächst Volontärassistent, dann Assistenzarzt am Pathologischen Institut der Universität Freiburg (Albertstraße 19); ab 1940 Kriegseinsatz am Luftfahrtmedizinischen Institut der Universität Freiburg, dann als Oberarzt in einem Luftwaffenlazarett in Bukarest; März 1943 Heirat mit Anneliese Biegel (*5.11.1920 in Freiburg, †27.4.2015 in Freiburg; Tochter eines Baugewerksmeisters), zwei Kinder; 1945 bis 1951 wieder Volontärassistent an der Universität Freiburg; Dezember 1951 Habilitation in Freiburg;[238] 1951 bis 1957 Privatdozent, 1957 bis 1959 außerplanmäßiger Professor für Innere Medizin an der Universität Freiburg; 1959 bis 1965 außerplanmäßiger Professor für Innere Medizin an der Universität Kiel; daneben auch Chefarzt an der Medizinischen Klinik des Städtischen Krankenhauses in Lübeck; 1964 bis 1965 Vertretungsprofessor für Innere Medizin in Lübeck; 1965 bis 1970 ordentlicher Professor für Innere Medizin an der Universität Gießen; 1970 bis 1980 ordentlicher Professor für Innere Medizin an der Universität Würzburg; am 20.1.1999 im Alter von 84 Jahren in Freiburg gestorben

Kühn, Dr. Max Friedrich Franz

geboren am 23.8.1858 in Rockow bei Penzlin/Mecklenburg; Sohn eines Gutspächters; Gymnasium in Waren, 1878 Abitur; Medizinstudium in Würzburg, Greifswald und Rostock; März 1884 Approbation; Dezember 1885 Promotion in Berlin;[239] 1885 Volontärassistent an der Frauenklinik der Universität Berlin (Artilleriestraße); 1886 bis 1887 Assistenzarzt an der Frauenklinik der Universität Rostock (Doberaner Straße 142); 1887 bis 1942 niedergelassener Allgemeinpraktiker in Neubrandenburg (Elisabethstraße 9); Oktober 1899 Heirat mit Louise Farnow (*14.3.1874 in Neubrandenburg, †vor 1943; Tochter eines Weißgerbers und späteren Weißgerbermeisters), ein Kind; 1910 zum Sanitätsrat er-

---

235) Mit der Arbeit: Beitrag zur Kenntnis der gemischten Geschwülste der Parotis, Freiburg 1894.
236) Mit der Arbeit: Weiterer Beitrag zur Kenntnis des Nervenverlaufs in der Rückenhaut von Rana fusca, Bonn 1901.
237) Mit der Arbeit: Über die Bestimmung der Herzspitze bei formveränderten Herzen im Röntgenbild, Berlin 1939.
238) Mit der Arbeit: Über die Leberlymphe und die Bedeutung des Lymphweges für die Entstehung des Resorptionsikterus (MS).
239) Mit der Arbeit: Extraction des nachfolgenden Kopfes vermittelst des Veit-Smellie'schen Handgriffs, Berlin 1885.

nannt; ab 1914 Kriegseinsatz, 1915 bis 1918 als Truppenarzt; mind. 1935 bis 1937 auch nebenamtlicher Vertragsarzt bei der RAD-Einheit 4/64 (Neubrandenburg); am 27.1.1942 im Alter von 83 Jahren an einem Nierenleiden in Neubrandenburg gestorben

Kühne, Wolfgang Otto Emil
geboren am 27.5.1909 in (Berlin-)Treptow; Sohn eines Bankbeamten und späteren Bankvorstehers; Gymnasium, 1929 Abitur; Medizinstudium; April 1935 Approbation; 1935 bis 1936 Assistenzarzt am Kreiskrankenhaus in Bernau/Brandenburg (dort auch wohnhaft); Januar 1936 Heirat mit Edith Kiepenheuer (*24.4.1910 in Berlin, †15.6.1999 in Luckenwalde/Brandenburg; Tochter eines Kaufmanns und späteren Prokuristen), mind. zwei Kinder; ab September 1936 Arzt in Mecklenburg; ab Juni 1937 niedergelassener Allgemeinpraktiker in Luckenwalde (Friedrichstraße 5); am 3.3.1988 im Alter von 78 Jahren in Luckenwalde gestorben

Kühnen, Karl Helmut Bernhard (Karlhelmut)
geboren am 10.8.1922 in Wesel/Rheinprovinz; Sohn eines Buchhalters und späteren Bankbevollmächtigten; Oberschule in Wesel, 1940 Abitur; Medizinstudium in Rostock (Ulmenstraße 80); 1945 Approbation; mind. Juli 1945 bis 1952 niedergelassener Allgemeinpraktiker in Tessin (Gnoiener Straße 13); August 1945 Heirat mit der DRK-Helferin Anne Juhler (*20.11.1922 in Dömitz, †5.8.2011 in Eutin/Schleswig-Holstein; Tochter des Arztes → Dr. Peter Juhler), mind. zwei Kinder; September 1947 Promotion in Rostock;[240] bis mind. 1958 niedergelassener Allgemeinpraktiker in Rostock (Ernst-Barlach-Straße 3); nach Übersiedlung in die Bundesrepublik mind. 1961 bis 1979 niedergelassener Allgemeinpraktiker in Eutin (Plöner Straße 19 und 27); am 13.8.1979 im Alter von 57 Jahren in Eutin gestorben

Küppers, Dr. Dr. Karl Heinrich
geboren am 19.8.1899 in Wickrath/Rheinprovinz; Sohn eines Packers und späteren Kaufmanns; Gymnasium in München-Gladbach, 1917 Notabitur; Juni 1917 bis April 1918 Kriegseinsatz; Philosophie- und Medizinstudium in Bonn, Köln und Berlin (Novalisstraße 1); November 1926 Heirat mit der Malerin Elisabeth Lampenscherf (*11.9.1901 in München-Gladbach, †2.2.1940 in Rerik; Tochter eines Schlossers und späteren Schlossermeisters); Dezember 1927 Promotion zum Dr. phil. in Bonn;[241] November 1929 Approbation; November 1929 bis Oktober 1932 Assistenzarzt, November 1932 bis Februar 1934 Oberarzt an der Landesanstalt Brandenburg-Görden (dort auch wohnhaft: Winterfeldtallee 2); Februar 1932 Promotion zum Dr. med. in Freiburg;[242] ab Februar 1934 I. Assistenzarzt, ab Januar 1935 Oberarzt an der Universitäts-Nervenklinik in Tübingen; ab August 1934 Mitglied des NSKK; Januar bis April 1936 Leiter des Waldsanatoriums und der Privatnervenklinik von Dr. Aloys Wieners in Bernau/Brandenburg; ab Mai 1936 Assistenzarzt, Oktober 1936 bis mind. 1937 Oberarzt an der Psychiatrischen und Nervenklinik der Universität Kiel (Forstweg 45); dort Eintritt in die NSDAP am 1.5.1937, Mitgliedsnummer 3.948.903; ab Dezember 1938 Facharzt für Nerven- und Geisteskrankheiten; ab September 1939 Kriegseinsatz bei der Luftwaffe, zunächst als Unterarzt, ab März 1940 als Oberarzt an der psychiatrisch-neurologischen Sonderabteilung des Luftwaffenlazaretts der Flakartillerieschule auf Wustrow bei Rerik (dort auch wohnhaft), mind. 1943 als Stabsarzt in Tegernsee/Bayern; Oktober 1940 Habilitation in Rostock;[243] strebte dort keine Dozentur an; mind. 1943 bis 1963 Nervenfacharzt in Mönchengladbach (Moselstraße 57, Hohenzollernstraße 133, Goethestraße 6, Schillerstraße 71); September 1943 Heirat mit der Kunstgewerblerin Eva Schmidt (*5.4.1918 in Kiel, †25.12.2002 in Preetz/Schleswig-Holstein; Tochter eines Kunstmalers), 1948 Scheidung; August 1956 Heirat mit der Studentin Dorothea Hildebrandt (*29.4.1926 in Krefeld, †22.4.2007 in Mönchengladbach; Tochter eines Obereichmeisters); am 16.10.1963 im Alter von 64 Jahren in Mönchengladbach gestorben

---

240) Mit der Arbeit: Vergleich zur Beurteilung von Tuberkulosefällen nach dem klinischen Status und der „Biologischen Leukozytenkurve“ (MS).
241) Mit der Arbeit: Hermann Lotze und die Biomechanik, Berlin 1927.
242) Mit der Arbeit: Der Einfluß der Ernährungslage auf die Größe des Gesamtumsatzes und der spezifisch-dynamischen Nahrungswirkung. Beitrag zur Kenntnis des Stoffwechsels im Lauf der Insulinmast, Berlin 1931.
243) Mit der Arbeit: Das Demenzsyndrom des Hirnstammes, o.O. 1942.

Kuhn, Dr. Karl-Friedrich Gustav (geb. Kohn)
geboren am 2.12.1887 in Dortmund/Westfalen; Sohn eines Rechtsanwalts und späteren Justizrates; Gymnasien in Dortmund und Lemgo, 1907 Abitur; Medizinstudium in Marburg, Freiburg, Göttingen und Rostock; Dezember 1912 Promotion in Rostock;[244)] Februar 1914 Approbation in Rostock; ab Februar 1914 Assistenzarzt an der Frauenklinik der Universität Rostock (Doberaner Straße 142); August 1914 Heirat mit Margarethe Schütz (*4.10.1887 in Rostock, †25.9.1976 in Rostock; Tochter eines Rechtsanwalts und späteren Justizrates), zwei Kinder; August 1914 bis November 1918 Kriegseinsatz, zuletzt als Oberarzt der Luftwaffe; 1915 Namensänderung in Kuhn; April 1919 bis 1921 praktischer Arzt in Kaltennordheim/Rhön, 1922 bis 1926 in Baden-Baden; 1926 bis 1948 niedergelassener Allgemeinpraktiker in Rostock (Barnstorfer Weg 5/6, Kaiser-Wilhelm-Straße/Rosa-Luxemburg-Straße 19); dort Mitglied des NSKK; am 19.5.1948 im Alter von 60 Jahren nach einem Schlaganfall an Lungenentzündung in Rostock gestorben

Kuithan, Dr. Walther
geboren am 13.3.1869 in Bielefeld/Westfalen; Sohn eines Seidenfabrikanten; Gymnasium in Bielefeld, 1888 Abitur; Medizinstudium in München; Februar 1894 Approbation; 1895 Promotion in München;[245)] Heirat; bis 1915 praktischer Arzt in Selsingen bei Bremervörde und in Schlutup bei Lübeck; Oktober 1915 bis 1918 niedergelassener Allgemeinpraktiker in Kirchdorf/Poel; 1918 bis 1919 praktischer Arzt in Ribnitz; Februar 1921 bis März 1924 niedergelassener Allgemeinpraktiker in Neukloster, bis 1933 in Dierhagen bei Ribnitz; September 1933 bis April 1935 praktischer Arzt in Groß Garde/Pommern; ab April 1935 niedergelassener Allgemeinpraktiker in Seyda bei Jessen/Elster; wegen „Schwäche der körperlichen und geistigen Kräfte" im Juni 1937 „Entzug der Befugnis zur Ausführung des ärztlichen Berufs"; am 7.9.1937 im Alter von 68 Jahren gestorben

Kundt, Dr. Wilhelm August Otto
geboren am 22.3.1874 in Schwerin/Mecklenburg; Sohn eines Ober-Auditeurs (Militärjuristen) sowie Hypothekenbewahrers und späteren Justizrates; Gymnasium in Schwerin (Kommandantenstraße 6), 1891 Abitur; Medizinstudium in Berlin, Rostock, Straßburg und Greifswald; Mai 1897 Approbation in Greifswald; Assistenzarzt am Lungensanatorium Rehburg in Hannover, an der Universitäts-Nervenklinik Rostock-Gehlsheim und bei Prof. Dr. Hermann Oppenheim in Berlin; Juni 1905 Promotion in Leipzig;[246)] bis 1905 niedergelassener Allgemeinpraktiker in Berlin (Calvinstraße 22); September 1905 Heirat mit Ida Becker (*2.10.1877 in Kapstadt/Südafrika; Tochter eines Kaufmanns), zwei Kinder, 1920 Scheidung; 1905 bis 1931 niedergelassener Nervenarzt in Rostock (Alexandrinenstraße 11); bis 1931 auch Inhaber eines Sanatoriums in Rostock-Bramow (Villa Elisabeth, Warnemünder Straße 6); August 1914 bis November 1918 Kriegseinsatz, zunächst als Neurologe beim Gouvernement Straßburg, dann als Regimentsarzt; etwa 1920 Heirat mit Emma Wulff gesch. Wigger gesch. Schneider (*30.5.1879 in Güstrow, †27.3.1957 in Ribnitz-Damgarten; Tochter eines Milchhändlers und späteren Landwirts); bis 1931 auch Leitender Arzt am Städtischen Alters- und Pflegeheim in Rostock (Beim St.-Katharinenstift 8); am 17.9.1931 im Alter von 57 Jahren in Rostock gestorben

Kuntz, Dr. Gerhard Alex Werner
geboren am 17.1.1915 in Berlin-Wilmersdorf; Sohn eines Apothekers; Gymnasium in Berlin, 1935 Abitur; Medizinstudium in Greifswald; Approbation; Juli 1940 Heirat mit Sigrid Johnsen (*5.1.1916 in Norwegen, †5.3.1982); April 1941 Promotion in Greifswald;[247)] 1942 bis 1945 Militärarzt; nach Entlassung aus der Wehrmacht ab mind. Frühjahr/Sommer 1945 Arzt am Krankenhaus in Dassow; dort bis mind. 1950 niedergelassener Allgemeinpraktiker (Lübecker Straße 58); nach Übersiedlung in die Bundesrepublik ab mind. 1983 Arzt in Kinding/Bayern (Beilngrieser Straße 23, Rumburgstraße 20); am 7.7.2007 im Alter von 92 Jahren in Kinding gestorben

---

244) Mit der Arbeit: Über einen Fall von Tuberculose der Sehnervenscheide beim Rinde (MS).
245) Mit der Arbeit: Die Entwicklung des Kleinhirns bei Säugetieren, München 1895.
246) Mit der Arbeit: Über Myatonia congenita, Leipzig 1905.
247) Mit der Arbeit: Versuche am Kaninchen zur quantitativen Bestimmung der Labyrintheinflüsse auf die Augenbewegungen bei kurzen Drehungen, Greifswald 1941.

Kunze, Dr. Rudolf Ernst

geboren am 31.5.1906 in Oberhausen/Rheinprovinz; Sohn eines Kaufmanns und Drogeriebesitzers; Gymnasium, 1925 Abitur; Medizinstudium in Münster; August 1931 Approbation; mind. 1932 Assistenzarzt in Bunzlau/Schlesien (Löwenburger Landstraße 4); dort Eintritt in die NSDAP am 1.8.1932, Mitgliedsnummer 1.281.198, im Februar 1933 als Mitglied gestrichen; ab Dezember 1932 Assistenzarzt in Lauban/Schlesien; bis 1933 Assistenzarzt in Dresden (Rackwitzstraße 13); dort Wiedereintritt in die NSDAP am 1.5.1933, Mitgliedsnummer 2.444.615; Mai 1933 Promotion in Münster;[248)] 1933 bis 1934 Arzt in Mülheim/Ruhr (Franz-Seldte-Platz 3); ab November 1933 Mitglied der SS, zuletzt SS-Unterscharführer; ab Juni 1934 Mitglied des NSDÄB, Nr. 11.943; Januar 1935 bis Juni 1937 niedergelassener Allgemeinpraktiker in Herzfelde/Niederbarnim (Hauptstraße 14); April 1935 Heirat mit Maria Gass (*13.9.1902 in Schaffhausen/Saar, †25.3.1998 in Wiesbaden; Tochter eines Arztes), mind. drei Kinder; Juni 1937 bis mind. 1942 niedergelassener Allgemeinpraktiker in Grevesmühlen (Bismarckstraße 3); Kriegseinsatz in der Waffen-SS; mind. 1950 bis 1983 niedergelassener Allgemeinpraktiker und Geburtshelfer in Wiesbaden (Scharnhorststraße 15, Rauenthaler Straße 20 und 17, Lahnstraße 45); am 1.1.1983 im Alter von 76 Jahren in München gestorben

Kurz, Dr. Joachim Friedrich

geboren am 24.9.1917 in Schwerin/Mecklenburg; Sohn eines Lehramtskandidaten; Gymnasium in Schwerin, 1937 Abitur; nach Arbeitsdienst Medizinstudium in Tübingen und Rostock; 1937 bis 1939 Mitglied des NSKK; September bis Oktober 1939 Wehrdienst, dann zur Fortsetzung des Studiums nach Berlin kommandiert; Januar bis September 1940 Kriegseinsatz als Sanitäter in einer Fahrkolonne, Oktober bis Dezember 1940 als Hilfsarzt in einem Reservelazarett in Stettin; im Januar 1941 zur Weiterführung des Studiums nach Rostock kommandiert; September 1942 Approbation und Promotion in Rostock;[249)] anschließend Arzt in Schwerin (Parkweg 2); ab Juli 1943 erneuter Kriegseinsatz als Unterarzt, u.a. im Lazarett Waldeck bei Schwaan, mind. Mai bis Juli 1945 als Oberarzt im Heeres-Standortlazarett/Heeres-Sanitätsstaffel in Schwerin (Reiferbahn 1); ab mind. Juli 1945 Arzt am Stadtkrankenhaus in Schwerin (Werderstraße 30); mind. 1948 Assistenzarzt an der Lungenheilstätte/Tbc-Krankenhaus Waldeck bei Schwaan (dort auch wohnhaft); Februar 1948 Heirat mit Gudrun Veit verw. von Liebeherr (*2.7.1925 in Schwaan, †6.10.2014 in Mölln/Schleswig-Holstein; Tochter eines Kaufmanns); bis mind. 1949 niedergelassener Arzt in Schwerin (Klosterstraße 18); mind. 1950 bis 1958 Arzt in Mölln (Im Wirrwinkel); mind. 1961 Arzt in Gröbenzell/Bayern (Bodenseestraße 32); mind. 1963 bis 1968 Facharzt für Lungenkrankheiten in Kirchseeon/Bayern (Kreuzeckstraße 2); auch Arbeitsamtsarzt; bis 2012 wieder in Mölln (Stadtseewerder 2); am 31.12.2012 im Alter von 95 Jahren in Mölln gestorben

248) Mit der Arbeit: Zur Lumbalpunktion bei Augenkrankheiten, Düsseldorf 1933.

249) Mit der Arbeit: Die Verankerung der Basilarmembran in der Lamina spiralis cochlea und im Ligamentum spirale (MS).

Laamann, Dr. Roman Karl

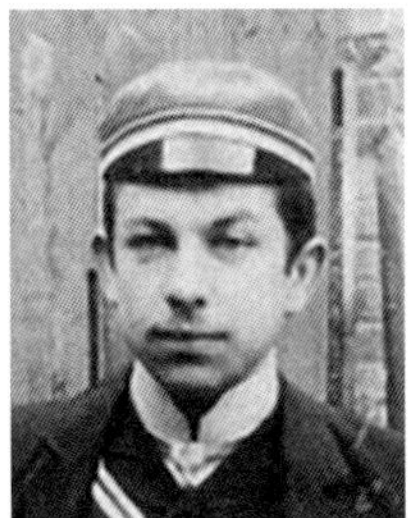

geboren am 22.6.1888 in Dorpat/Estland; Gymnasium, 1908 Abitur; Medizinstudium in Dorpat; dort 1915 Approbation und im September 1915 Promotion; mind. 1921 bis 1924 Arzt in Reval/Estland; spätestens 1921 Heirat mit Eveline Kengsep (*17.10.1892 in Dorpat; †Juni 1937 in Werro/Estland), drei Kinder; mind. 1937 Arzt in Werro; Juni 1939 Heirat mit Elma Raska gesch. Punin verw. Molls (*18.1.1893 in Viljandi/Estland, †27.11.1962 in Überlingen/Bodensee; Tochter eines Tierarztes); nach Umsiedlung Dezember 1941 Approbation für Deutschland; Mai bis August 1942 praktischer Arzt in Schwerin; ab August 1942 Kriegseinsatz in Stettin; daneben dort Privatpraxis; mind. 1962 bis 1963 in Überlingen (Uhlandstraße 3); am 7.9.1963 im Alter von 75 Jahren in Singen/Baden-Württemberg gestorben

Labesius, Dr. Otto Robert Günther

geboren am 26.11.1908 in Myslowitz/Schlesien; Sohn eines Maschinensteigers; Gymnasium, 1930 Abitur; Medizinstudium in Greifswald; Eintritt in die NSDAP am 1.5.1937; Dezember 1937 Approbation; ab 1937 Volontärassistent an der Medizinischen Klinik der Universität Greifswald; Januar 1938 Promotion in Greifswald;[1)] ab Anfang 1938 Landassistent in der Praxis von → Dr. Walter Lemcke in Ribnitz (Markt 3); Juli bis Dezember 1938 Arztvertreter bei → Dr. Johannes von Höegh in Graal(-Müritz) (Friedrich-Hildebrandt-Straße 11); ab Dezember 1938 Volontärassistent an der Universitäts-Frauenklinik in Greifswald; ab 1939 wieder Arzt bei Dr. Walter Lemcke in Ribnitz; ab Mai 1939 Arztvertreter in der Praxis von Dr. Paul Anders in Prerow/Darß; ab Juni 1939 wieder Volontärassistent an der Universitäts-Frauenklinik in Greifswald; ab Oktober 1939 Arztvertreter im „Haus Gisela" in Altheide bei Ribnitz; November 1939 bis Juli 1940 dienstverpflichteter Arzt in der Praxis von Dr. Hans Schieckel in Krummesse bei Lübeck; April 1940 Heirat mit Ingeborg Rohne spätere Eschenburg (*6.8.1920 in Mölln/Schleswig-Holstein, †23.4.1990 in Lübeck; Tochter eines Lehrers), ein Kind, 1958 Scheidung; ab Juli 1940 Kriegseinsatz in der Wehrmacht in Heiligenhafen/Schleswig-Holstein; bis Mai 1947 in Kriegsgefangenschaft; Mai bis Juli 1947 in Lübeck (Stresemannstraße 20); Juli 1947 bis April 1958 praktischer Arzt in Steinhorst/Lauenburg; April 1958 bis 1963 niedergelassener Allgemeinpraktiker in Lübeck (Falkenstraße 36); Dezember 1958 Heirat mit Barbara Utz gesch. Wagner gesch. Eschenburg (*17.2.1927 in Stettin, †16.1.1994 in Neustadt/Holstein; Tochter eines Studiendirektors), zwei Stiefkinder; am 9.10.1963 im Alter von 54 Jahren nach einem Verkehrsunfall in Lübeck gestorben

Labs, Dr. Heinz Rudolf Willi

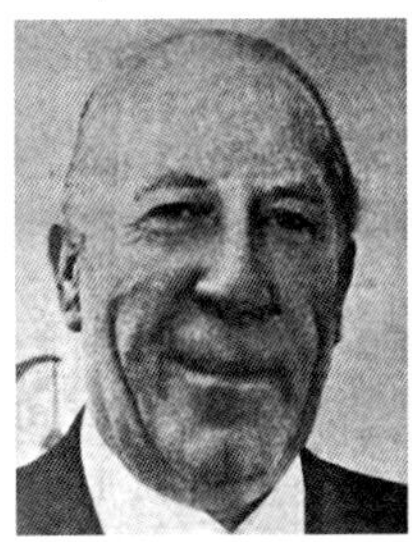

geboren am 20.2.1914 in Stolp/Pommern; Oberrealschule in Stolp, 1933 Abitur; Zahnmedizin- und Medizinstudium in Berlin und Greifswald; Juni 1940 Approbation in Berlin; Juni 1940 Promotion in Greifswald;[2)] ab August 1940 Assistenzarzt am Städtischen Krankenhaus in Stolp; ab November 1942 Arztvertreter in der Praxis von Dr. Otto Friese in Kallies/Pommern (Friedrichstraße 15); als Facharzt für Chirurgie ab Juni 1943 Assistenzarzt, bis 1945 chirurgischer Oberarzt am Städtischen Krankenhaus in Stolp (Wollmarktstraße 14); 1944 Heirat, ein Kind; nach Flucht ab März 1945 Chirurg und Assistenzarzt am Kreiskrankenhaus in Ludwigslust; nach Flucht aus Ludwigslust noch 1945 Chirurg am British DP-Hospital in Huntlosen/Niedersachsen; 1946 bis 1954 Assistenzarzt, 1954 bis 1966 Oberarzt am Allgemeinen Krankenhaus in Hamburg-Altona; 1966 bis 1973 Chefarzt der 2. Chirurgischen Abteilung, 1973 bis 1979 Ärztlicher Direktor und Chefarzt der 1. Chirurgischen Abteilung des Hafenkrankenhauses in Hamburg (Seewartenstraße 10, Bellmannstraße 25, Eggerstedtstraße 12, Bütteler Weg 22, Max-Brauer-Allee 124, Bernstorffstraße 145); ab 1979 im Ruhestand; 1979 bis 1989 Gutachtertätigkeit für den Ärztlichen Dienst beim Senat Hamburg; Au-

---

1) Mit der Arbeit: Ursache und Behandlungserfolg der Sterilität, Lengerich 1936.
2) Mit der Arbeit: Die Beeinflussung der Morbidität und Mortalität der durch Schnittentbindung entbundenen Wöchnerinnen durch die Zeitspanne zwischen Blasensprung und Operation, Stolp 1940.

gust 1992 Heirat mit der Krankenschwester Gertraude Laabs (*23.6.1923 in Broitz bei Greifenberg/ Pommern, †20.4.1996 in Hamburg); am 29.6.2004 im Alter von 90 Jahren in Hamburg gestorben

Ladisch, Dr. Ernst Wilhelm Heinrich

geboren am 30.11.1889 in Bergen/Rügen/Pommern; Sohn eines Apothekers und Chemikers; Gymnasium in München, 1908 Abitur; Medizinstudium in München, Greifswald und Berlin; August 1914 Approbation und September 1914 Promotion in Greifswald;[3)] bis Oktober 1915 Assistenzarzt an der Chirurgischen Klinik der Universität Greifswald; anschließend Kriegseinsatz, mind. 1916 als Assistenzarzt „im Felde"; Dezember 1916 Heirat mit Hedwig Kersten (*12.1.1893 in Bergen/Rügen, †30.8.1982 in Hamburg; Tochter eines Bürgermeisters), drei Kinder; März 1919 bis 1954 niedergelassener Allgemeinpraktiker in Güstrow (Markt 33); dort auch Belegarzt am Stadtkrankenhaus; ab 1930 Mitglied des mecklenburgischen Ehrengerichtshofes für Ärzte (oberste Instanz für berufsgerichtliche Verfahren); mind. 1935 bis 1937 auch nebenamtlicher Vertragsarzt bei der RAD-Einheit 5/60 (Güstrow); Februar 1949 bis mind. 1952 auch Chefarzt und Beratungsarzt an der Poliklinik in Güstrow; 1952 als „über 50 Prozent arbeitsbehindert" eingeschätzt; am 28.1.1954 im Alter von 64 Jahren an Rektumkarzinom in Güstrow gestorben

Lagemann, Dr. Johann Friedrich

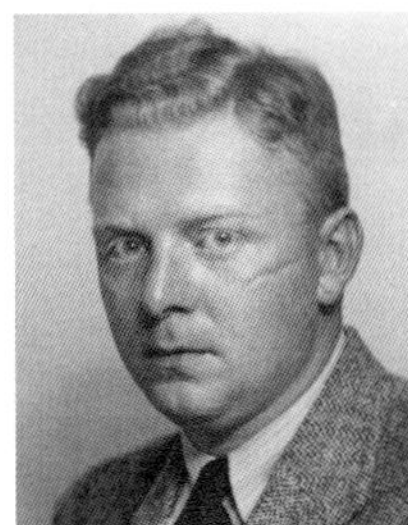

geboren am 11.7.1909 in Bentheim/Hannover; Sohn eines Bäckermeisters; Oberrealschule in Gronau/Westfalen, 1929 Abitur; Medizinstudium in Münster und Rostock; Januar bis Juni 1935 Medizinalpraktikant an der Hautklinik, Juni bis Dezember 1935 an der Medizinischen Poliklinik der Universität Rostock (Schröderplatz); Dezember 1935 Approbation; Januar bis September 1936 Volontärassistent an der Medizinischen Poliklinik der Universität Rostock (Barnstorfer Weg 24/25); Juli 1936 Promotion in Rostock;[4)] Oktober 1936 bis Januar 1937 Arztvertreter in verschiedenen Praxen in Mecklenburg (u.a. bei → Dr. Hans Prösch und → Dr. Otto Krasemann in Güstrow); Februar 1937 Volontärassistent am Röntgeninstitut der Medizinischen Poliklinik der Universität Rostock; ab März 1937 stellvertretender Leiter des Staatlichen Gesundheitsamtes des Kreises Güstrow (Am Mühlbach 16); dort Eintritt in die NSDAP am 1.5.1937, Mitgliedsnummer 6.034.823; Mai 1937 Heirat mit Hildegard Stark (*18.5.1911 in Rostock, †28.1.1944 in Malchow; Tochter eines Feinmechanikers), mind. drei Kinder; ab 1937 auch Tuberkulose-Fürsorgearzt für den Kreis Güstrow-Land mit den Fürsorgebezirken Bützow, Krakow und Laage; Februar 1938 bis 1950 niedergelassener Allgemeinpraktiker in Malchow (Kirchenstraße 1); Mai 1944 Heirat mit der Krankenschwester Luise Wagner (*19.9.1920 in Lengefeld/Sachsen, †31.8.2006 in Oelde/Nordrhein-Westfalen; Tochter eines Kaufmanns), mind. ein weiteres Kind; bis mind. 1947 auch Leitender Arzt am Stadtkrankenhaus in Malchow, dann unter Bezugnahme auf die Kontrollrats-Direktive 24 entlassen; nach Übersiedlung in die Bundesrepublik mind. 1951 praktischer Arzt in Uelzen/Niedersachsen (Dieterichstraße 24); bis 1956 niedergelassener Allgemeinpraktiker in Hestrup bei Nordhorn/Niedersachsen (Haus Nr. 51); am 27.7.1956 im Alter von 47 Jahren an Coma hepaticum, biliärer Zirrhose sowie Herz- und Atemstillstand in Münster gestorben

Lambrecht, Dr. Walther Paul Wilhelm

geboren am 3.4.1911 in Losten bei Bad Kleinen/Mecklenburg; Sohn eines Landwirts und späteren Erbhofbesitzers; Oberrealschule in Wismar, 1931 Abitur; Medizinstudium in München, Düsseldorf und Rostock; Mitglied des NS-Studentenbundes; mind. 1937 Medizinalpraktikant in Willich bei Düsseldorf, ab Mai 1938 an der Universitäts-Frauenklinik in Jena; in Düsseldorf Eintritt in die NSDAP am 1.5.1937, Mitgliedsnummer 5.678.577; dort auch Mitglied der SA; Juli 1938 Approbation; ab Oktober 1938 Volontärassistent am Stadtkrankenhaus in Wismar (Dahlberg; wohnhaft in Bad Klei-

3) Mit der Arbeit: Zur Wirkung der Chinaalkaloide auf die glatte Muskulatur des Kaninchendarms unter Berücksichtigung des Quinetum, der Kombination der Gesamtalkaloide, Greifswald 1914.

4) Mit der Arbeit: Untersuchungen über einen monatlichen Zyklus der Harnsäureausscheidung, Rostock 1936.

nen); Juni 1939 Promotion in Düsseldorf;[5] August 1939 bis mind. 1944 Assistenzarzt am Kreiskrankenhaus in Nordenham/Oldenburg; ab November 1939 Mitglied des NSDÄB; Dezember 1939 Heirat mit der Haustochter Hildegard Mädge (*12.1.1918 in Salzdahlum bei Wolfenbüttel, †8.12.1989 in Varel/Niedersachsen; Tochter eines Landmessers und späteren Vermessungsrates), drei Kinder; mind. 1949 bis 1975 Arzt in Schwei/Oldenburg; am 22.6.1975 im Alter von 64 Jahren in Brake/Niedersachsen gestorben

Lammers, Dr. Philipp Carl Josef

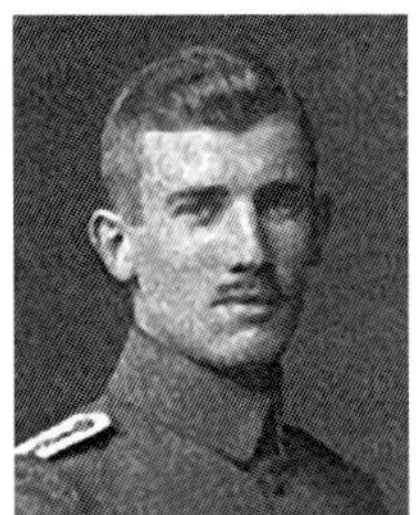

geboren am 15.3.1888 in Schwerin/Mecklenburg; Sohn eines Kaufmanns und Korkfabrikanten; Gymnasium in Meppen, 1910 Abitur; Medizinstudium in Tübingen, Göttingen, München, Kiel und Rostock; August 1914 bis 1915 Kriegseinsatz als Unterarzt, nach Verwundung im Heimatheeresdienst, im Januar 1919 kriegsbeschädigt aus dem Heer entlassen; März 1917 Approbation in Berlin; März 1918 Promotion in Göttingen;[6] Assistenzarzt in Altenburg, Düsseldorf und Barmen; August 1921 bis mind. 1949 niedergelassener Allgemeinpraktiker in Schwerin (Krügerstraße 1, Friedrichstraße/Troststraße 4, Alexandrinenstraße/Horst-Wessel-Straße/Karl-Marx-Straße 29); Mai 1922 Heirat mit der Haustochter Charlotte Bock (*24.10.1896 in Schwerin, †26.8.1968 in Köln; Tochter des Arztes → Dr. Matthias Bock), vier Kinder; in Schwerin auch Vertrauensarzt bei der Reichsbahn; im Juli 1937 für zwei Jahre von der Kassenpraxis ausgeschlossen,[7] im August 1938 Ausschluß auf dem Gnadenwege für beendet erklärt; ab September 1939 Kriegseinsatz in der Wehrmacht, daneben eingeschränkte Weiterführung seiner Praxis; ab mind. 1953 niedergelassener Kinderarzt in Lingen/Ems (Lindenstraße 1); am 27.7.1966 im Alter von 78 Jahren in Lingen gestorben

Lampe, Dr. Kurt Ferdinand **von**

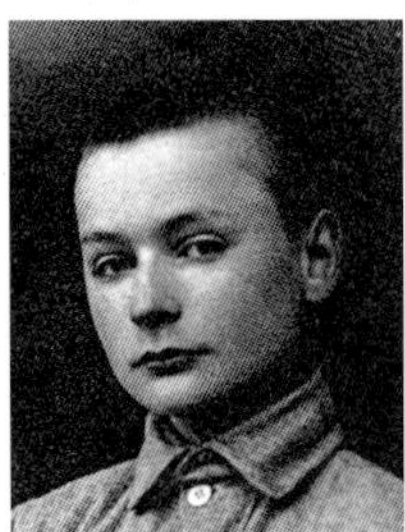

geboren am 29.3.1904 in Noworossijsk/Rußland; Sohn eines Kaufmanns; Reformierte deutsche Schule in Moskau und Domschule in Reval/Estland, 1924 Abitur; Medizinstudium in Graz, Berlin, Freiburg, Wien und Innsbruck; 1929 Approbation und Promotion in Österreich; November 1929 bis Dezember 1931 Medizinalpraktikant bzw. Assistenzarzt an Chirurgischen, Inneren und Gynäkologischen Abteilungen in Homberg, Duisburg und Hattingen, Vertretungen von praktischen Ärzten in Köln sowie Volontärassistent an der Deutschen Forschungsanstalt für Psychiatrie in München; ab 1931 deutsche Staatsbürgerschaft; Januar 1932 bis Dezember 1933 neurologisch-psychiatrische Fachausbildung als Assistenzarzt an der Universitätsklinik in Heidelberg; 1932 Approbation für Deutschland; Oktober 1932 Heirat mit Marie-Luise Brasche (*3.11.1906 in Jörden/Estland, †6.6.1996 in Berlin; Tochter eines Pastors), sieben Kinder; Januar 1934 bis Juni 1935 Assistenzarzt an der Heil- und Pflegeanstalt Reichenau/Bodensee; ab Juli 1934 auch Fliegerarzt im Fliegersturm des Deutschen Luftsportverbandes in Konstanz; Juli 1935 bis Dezember 1936 Abteilungsleiter für Erb- und Rassenpflege am Staatlichen Gesundheitsamt Konstanz; Januar 1937 bis August 1939 Stadtarzt beim Städtischen Gesundheitsamt Königsberg; 1937 zum Medizinalrat ernannt; ab September 1939 Kriegseinsatz bei der Luftwaffe, bis Februar 1942 als stellvertretender Leiter, ab Februar 1942 als Referent in der Abteilung II med. beim Generalkommissar in Reval, März 1942 bis März 1943 als Referent für Medizinal- und Anstaltswesen in der Abteilung Gesundheitswesen und Volkspflege des Reichsministeriums für die besetzten Ostgebiete, März 1943 bis April 1945 als Stabsarzt bei der Wehrmacht; Mai bis Dezember 1945 kommissarisch eingesetzter praktischer Arzt in Tessin; Dezember 1945 Festnahme wegen Rauschgiftvergehens; bis Februar 1946 Entziehungskur in der Heil- und Pflegeanstalt Rostock-Gehlsheim; Februar bis April 1946 Stationsarzt am Seuchenkrankenhaus in Waldeck bei Schwaan; Juni 1946 bis Februar 1949 Assistenzarzt an der Städtischen Kinder-Nervenklinik

5) Mit der Arbeit: Leukocytenwerte und qualitative weiße Blutbilder bei Gefangenen mit verminderter Ausscheidung von l-Ascorbinsäure im Harn, Düsseldorf 1939.
6) Mit der Arbeit: Über Cysticerken im Gehirn, Schwerin 1917.
7) Mit der Begründung, „Dr. Lammers tritt nicht jederzeit rückhaltlos für den nationalsozialistischen Staat ein."

in Berlin-Wittenau (Eichborndamm 238/242); November 1947 erneute Festnahme wegen Rauschgiftvergehens, dann verurteilt und in die Wittenauer Heilstätten in Berlin eingewiesen; Oktober 1949 bis 1952 niedergelassener Facharzt für Nerven- und Gemütsleiden in Westberlin (Roedernstraße 5-7, Brandstraße 7); 1950 erneute Einweisung in die Wittenauer Heilstätten; 1952 wiederum Anordnung zur Einweisung in die Wittenauer Heilstätten; Mai 1952 Verfügung zum Ruhen seiner ärztlichen Tätigkeit durch den Senator für Gesundheitswesen in Westberlin; daraufhin Flucht in die Bundesrepublik und ab 1952 Volontärassistent an der Universitäts-Nervenklinik in Frankfurt/Main sowie am Universitätsklinikum in Heidelberg; mind. 1958 bis 1963 Nervenfacharzt in Westberlin (Schlieperstraße 46); am 4.11.1966 im Alter von 62 Jahren an Lungenkrebs in Graz/Österreich gestorben

Landgraf, Dr. Erhard Otto
geboren am 18.1.1897 in Wurzen/Sachsen; Sohn eines Photographen; Gymnasium, 1916 Abitur; Kriegseinsatz; Medizinstudium in Leipzig; November 1922 Approbation; ab mind. 1923 Arzt in Leipzig (Elisenstraße 24); März 1923 Heirat mit Charlotte Schindler (*17.4.1898 in Leipzig, †15.10.1966 in Leipzig; Tochter eines Schutzmanns), mind. ein Kind; 1927 Promotion in Leipzig;[8] Dezember 1927 bis 1939 niedergelassener Allgemeinpraktiker in Leipzig (Wiedebachstraße 2, Scheffelstraße 43); dort Eintritt in die NSDAP am 1.5.1937, Mitgliedsnummer 5.804.369; ab November 1939 Hilfskassenarzt in der Praxis von Dr. Bruno Schluff in Neidenburg/Ostpreußen (Hindenburgstraße 19); ab Januar 1940 wieder niedergelassener Allgemeinpraktiker in Leipzig (Dufourstraße 38); Kriegseinsatz in der Wehrmacht, mind. Mai bis Juli 1945 als Assistenzarzt im Heeres-Standortlazarett/Heeres-Sanitätsstaffel in Schwerin (Reiferbahn 1); bis 1966 wieder Arzt in Leipzig; am 29.12.1966 im Alter von 69 Jahren in Leipzig gestorben

Lane, Dr. Alexander Karl Friedrich

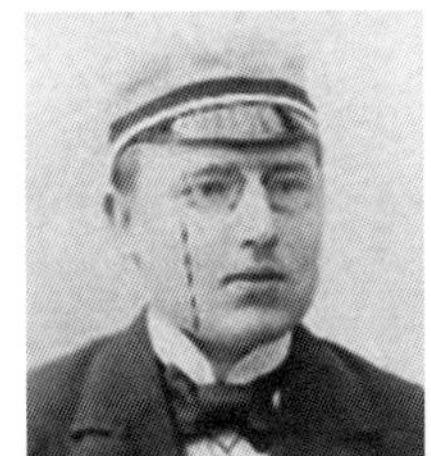

geboren am 20.3.1878 in Dorpat/Estland; Gymnasium, 1897 Abitur; Medizinstudium; März 1903 Approbation in Dorpat; Promotion; ab März 1903 niedergelassener Allgemeinpraktiker in Estland; nach Umsiedlung ab November 1939 praktischer Arzt in Bromberg (Hermann-Göring-Straße 27); Heirat, drei Kinder; Mai 1940 Approbation für Deutschland; ab Dezember 1941 Mitglied des NSDÄB; nach Flucht ab Frühjahr 1945 Praxisvertreter für den eingezogenen → Dr. Fritz Plehn, mind. August 1945 bis 1953 praktischer Arzt und Leiter des Landambulatoriums in Carlow bei Schönberg; Juni 1961 Heirat mit Emmy von Radecki (*2.10.1883 in Riga/Lettland); bis 1961 in Carlow; 1961 in Schwerin (Schelfwerder, Pflegeheim); am 19.9.1961 im Alter von 83 Jahren in Schwerin gestorben

Lange, Dr. Erich Ludwig Carl
geboren am 21.10.1888 in Leussow bei Mirow/Mecklenburg; Sohn eines Lehrers; Gymnasien in Neustrelitz, Neubrandenburg und Friedland, 1909 Abitur; als Einjährig-Freiwilliger von April bis September 1909 Militärdienst im Infanterie-Regiment 90 in Rostock; Medizinstudium in Rostock und München; Mai 1914 Promotion in Rostock;[9] ab Mai 1914 Medizinalpraktikant am Städtischen Krankenhaus in Lübeck; August 1914 Approbation; August 1914 Heirat mit Elisabeth Salow (*11.7.1889 in Friedland, 1960 für tot erklärt; Tochter eines Gymnasiallehrers und späteren Gymnasialprofessors; Eintritt in die NSDAP am 1.10.1932, Mitgliedsnummer 1.345.056; Mitglied der NS-Frauenschaft, Nr. 12.446), zwei Kinder; August 1914 bis November 1918 Kriegseinsatz als Truppenarzt an der Front, zuletzt als Oberarzt, EK II; September 1920 bis mind. 1944 niedergelassener Allgemeinpraktiker in Neubrandenburg (Markt 14, Moltkestraße 3); dort 1920 Mitbegründer und bis 1933 Mitglied der Ortsgruppe des Stahlhelm; seit 1920 Angehöriger des „völkischen Flügels der Deutschnationalen Partei"; Eintritt in die NSDAP am 1.5.1933, Mitgliedsnummer 3.521.156; schon 1931 „erste Fühlung" mit der SS (ärztliche Betreuung der örtlichen SS-Angehörigen), Mitglied der SS seit November 1933, Nr. 193.971; als SS-Scharführer zunächst Arzt in der SS-Sanitätsstaffel II/74; daneben auch Amtsleiter der Ärztlichen Bezirksvereinigung Neubrandenburg sowie Vertragsarzt bei der Luftwaffe; ab Au-

8) Mit der Arbeit: Ein frühmittelalterlicher Botanicus, Leipzig 1928.
9) Mit der Arbeit: Über eine Sirenenmißbildung, insbesondere Urogenitalsystem der Sirenen (MS).

gust 1938 Kreisstellenleiter im Amt für Volksgesundheit, dann Leiter des Amtes für Volksgesundheit der Kreisleitung Stargard der NSDAP, daneben auch Fachredner für Medizin und Rassenhygiene des Kreises Stargard, im Februar 1939 wegen Arbeitsüberlastung Amt aufgegeben; ab 1938 auch ärztlicher Beisitzer am Erbgesundheitsgericht Neustrelitz; im September 1939 zum SS-Untersturmführer, im Januar 1941 zum SS-Obersturmführer befördert und Führer in der SS-Sanitätsoberstaffel 74 Greifswald; ab Oktober 1939 Kriegseinsatz, zunächst als Führer der Luftwaffen-Sanitätsstaffel Jüterbog in der Aufklärungs-Flieger-Schule 3, im Dezember 1939 zum Oberstabsarzt befördert, ab Juni 1940 an der Kampffliegerschule 1 in Tutow bei Jarmen, von September bis Oktober 1940 als Arzt im Luftwaffenlazarett in Braunschweig, dann bis Januar 1941 als Leitender Sanitätsoffizier beim Flak-Regiment 126, ab Januar 1941 als Leitender Sanitätsoffizier bzw. Divisionsarzt im Luftverteidigungskommando 4, das dann Flak-Division wurde, dort im April 1941 KVK II. Kl. m.S., im September 1941 als Leitender Sanitätsoffizier zum Kommandeur der Luftwaffe in der 17. Armee an die Ostfront versetzt, dort bis November 1941 Teilnahme am Feldzug zwischen Dnjepr und Don; auf Antrag des Reichsärzteführers im Dezember 1941 uk gestellt und dem Reichsministerium für die besetzten Ostgebiete bzw. dem Stab des Generalkommissars in Litauen zugewiesen;[10] im Januar 1942 zum SS-Hauptsturmführer befördert; auf Anweisung des Generalkommissars für das Ostland ab April 1942 Leitender Arzt an der Deutschen Klinik (beim Generalkommando) in Riga, „die nur für Angehörige der Zivilverwaltung bestimmt" war; im November 1942 zum SS-Sturmbannführer befördert; ab Januar 1944 wieder Arzt in Neubrandenburg; dort im Mai 1944 zum Führer der Sanitätsoberstaffel 74 ernannt; nach Kriegsende im sowjetischen Speziallager Fünfeichen interniert; am 14.2.1947 im Alter von 58 Jahren in Fünfeichen ums Leben gekommen

Lange, Dr. Karl Johann Friedrich
geboren am 23.10.1864 in Thulendorf bei Ribnitz/Mecklenburg; Sohn eines Sensenschärfermachers und späteren Fabrikbesitzers; Gymnasien in Bützow und Schwerin, 1882 Abitur; Medizinstudium in Marburg, München, Berlin und Rostock; April 1890 Approbation und Juli 1892 Promotion in Rostock;[11] Assistenzarzt an der Frauenklinik der Universität Rostock (Doberaner Straße 142) und am Krankenhaus in Hamburg-Eppendorf; 1893 bis August 1895 niedergelassener Allgemeinpraktiker in Altefähr/Rügen; September 1895 bis Juli 1896 praktischer Arzt in Parchim; August 1896 bis mind. 1945 praktischer Arzt in Rostock (Wismarsche Straße 9 und 3, Friedrichstraße 38, Friedrich-Franz-Straße 85 und 62); November 1898 Heirat mit Meta Ross (*1.1.1876 in Heiligenhagen bei Rostock, †26.2.1922 in Rostock; Tochter eines Erbpächters), ein Kind; 1914 zum Sanitätsrat ernannt; Mitglied des NSDÄB; nach 1936 wegen „Vergehens gegen das Opiumgesetz" kurzzeitig von der Kassenpraxis ausgeschlossen; am 21.1.1946 im Alter von 81 Jahren an Leberschwellung in Rostock gestorben

Lange, Dr. Paul Hans
geboren am 27.4.1903 in Angermünde/Brandenburg; Sohn eines Kaufmanns; Realgymnasium in Angermünde, 1922 Abitur; Medizinstudium in Würzburg, Greifswald und Berlin; Februar 1929 bis Februar 1930 Medizinalpraktikant an der Medizinischen und der Nervenklinik der Charité in Berlin; dort im März 1930 Approbation; anschließend bis Februar 1931 planmäßiger Assistent an der Brandenburgischen Landesanstalt in Eberswalde; März 1931 bis Juli 1933 Assistenzarzt an der Psychiatrischen und Nervenklinik der Universität Greifswald; August 1933 bis Oktober 1934 Abteilungsleiter an den Kückenmühler Anstalten in Stettin; anschließend bis Mai 1936 Assistenzarzt an der Provinzialheilanstalt Stralsund; Juli 1936 bis März 1937 wieder Assistenzarzt an der Psychiatrischen und Nervenklinik der Universität Greifswald; ab April 1937 vollbeschäftigter Hilfsarzt am Staatlichen Gesundheitsamt Aschersleben; dort Aufgabe der Stellung, da vorrangig Bürotätigkeit und keine Arbeit in seinem Fachgebiet möglich; April 1938 bis Februar 1939 Assistenzarzt an der Universitäts-Nervenklinik Rostock-Gehlsheim; zwecks Vorbereitung zur Niederlassung von Februar bis Mai 1939 Assistenzarzt am Städtischen Krankenhaus in Ueckermünde; ab Mai 1939 Militärdienst beim Flak-Regi-

10) Nach einer Beurteilung durch den SS- und Polizeiführer in Litauen, Lucian Wysocki, hatte sich Lange in Kauen/Kowno „bei der Bekämpfung der Fleckfieberseuche Verdienste erworben", was auch die Eliminierung der erkrankten ortsansässigen Bevölkerung einschloß, und „in seiner Freizeit die SS- und Polizeiangehörigen des Standortes Kauen kostenlos beraten und behandelt".

11) Mit der Arbeit: Über das Verhalten der Schwefelharnstoffe im tierischen Körper, Rostock 1892.

ment I/61 in Wismar, dann in Mährisch Ostrau; September 1939 bis mind. 1942 Kriegseinsatz in der Sanitätsstaffel Wismar der Sanitäts-Abteilung 12 der Wehrmacht, eingesetzt als Unterarzt im Luftwaffenlazarett, an der Neurologischen Abteilung und der Flieger-Untersuchungsstelle in Wismar; Mai 1941 Promotion in Hamburg;[12)] mind. 1942 Facharzt für Nervenkrankheiten in Kaltenkirchen/Schleswig-Holstein; Januar 1942 Heirat mit der DRK-Schwester Theresia Hammer (*23.2.1904 in Riedlingen/Württemberg, †7.11.1988 in Riedlingen; Tochter eines Gerbers und späteren Gerbermeisters); bis 1949 Facharzt für Nervenkrankheiten in Stralsund (Rostocker Chaussee 100); am 2.8.1949 im Alter von 46 Jahren an Sublimatvergiftung in Stralsund gestorben, mglw. Suizid

Langeheine, Dr. Arthur Rudolf Fritz
geboren am 4.9.1911 in Felsberg/Hessen-Nassau; Sohn eines Gerichtssekretärs und späteren Justizoberinspektors; Realgymnasium, 1931 Abitur; Medizinstudium in Göttingen und Rostock; 1937 Approbation; 1937 bis 1938 Volontärassistent in Rostock (Dethardingstraße 35); August 1938 bis mind. 1942 Assistenzarzt im Mütterheim in München (Mauerkircher Straße 14, Taxisstraße 3); dort im Januar 1940 Promotion;[13)] Juni 1940 bis mind. 1942 Kriegseinsatz als Oberarzt bei der Luftwaffe; Oktober 1942 Heirat mit der Ärztin Dr. Waltraud Weidel spätere Braun (*5.11.1918 in Magdeburg, †14.2.1987 in Magdeburg; Tochter eines Lehrers sowie späteren Schuldirektors und Propstes), mind. ein Kind, 1949 Scheidung; 1947 bis 1980 niedergelassener Facharzt für Frauenkrankheiten und Geburtshilfe mit Privatklinik in Göttingen (Schildgraben 3); Dezember 1953 Heirat mit der Säuglingsschwester Ulrike Münch (*1.1.1929 in Marburg, †20.6.2019 in Wollbrandshausen/Niedersachsen; Tochter eines Berufssoldaten [Oberleutnant und späterer Generalmajor]); 1972 bis mind. 1982 stellvertretender Bundesvorsitzender des Berufsverbandes der Frauenärzte 1982 Bundesverdienstkreuz; bis 1998 in Göttingen (Habichtsweg 55); am 18.4.1998 im Alter von 86 Jahren in Northeim/Niedersachsen gestorben

Langer, Dr. Walter Helmut
geboren am 19.3.1911 in München/Bayern; Sohn eines Berufssoldaten (Zeugfeldwebel) und späteren Stadtoberinspektors; Gymnasium in Berlin, 1930 Abitur; Medizinstudium in Berlin, Graz und Rostock; April 1937 Promotion[14)] und 1937 Approbation in Rostock; Juli 1937 Heirat mit Dina Madsen (*8.1.1915 in Kopenhagen/Dänemark; Tochter eines Ingenieurs), mind. zwei Kinder, 1971 Scheidung; bis September 1937 Assistenzarzt in Rostock (Goethestraße 9); ab Oktober 1937 Arztvertreter in Benneckenstein/Harz (Bahnhofstraße 19); ab Januar 1938 Assistenzarzt, ab April 1943 Oberassistent an den Heilstätten Grabowsee/Brandenburg; ab April 1941 Kriegseinsatz in der Wehrmacht; mind. 1971 bis 1987 Medizinaldirektor in Helvesiek/Niedersachsen (Griemshoop 1); September 1971 Heirat mit der Röntgenassistentin Karin Möller verw./gesch. Oehlert (*29.7.1934 in Berlin, †30.12.1987 in Rotenburg/Wümme; Tochter eines Bankbeamten); am 31.5.1987 im Alter von 76 Jahren in Rotenburg/Wümme gestorben

Langhans, Dr. George Leopold

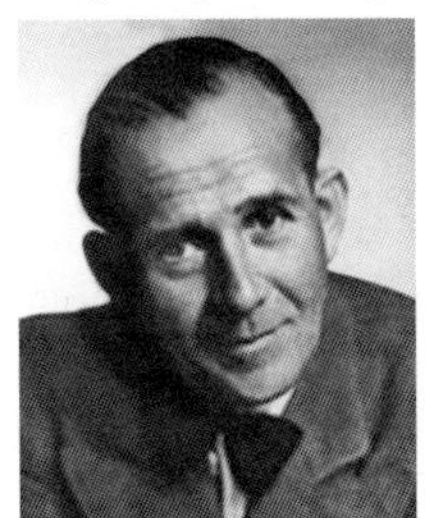

geboren am 16.12.1895 in Bremen; Sohn eines Kapitäns der Handelsmarine; Gymnasium in Bremen, 1914 Abitur; Medizinstudium in Heidelberg; ab Oktober 1914 Kriegseinsatz, im Januar 1919 als Sanitätsfeldwebel aus dem Heer entlassen; Weiterführung des Medizinstudiums in Rostock; 1921 bis Juni 1922 Medizinalpraktikant an der Medizinischen Poliklinik der Universität Rostock (Schröderplatz); Dezember 1921 Heirat mit Anneliese Krickeberg (*22.8.1896 in Osterwieck/Harz, †19.12.1968 in Rostock; Tochter eines Oberlehrers und Konrektors sowie späteren Gymnasialprofessors, Theaterleiters und Schriftstellers), vier Kinder; Juli 1922 Approbation und September 1922 Promotion in Rostock;[15)] Juli 1922 bis April 1923 Assistenzarzt an der Medizinischen Poliklinik der Universität Rostock, dort Tätigkeit in der Tuberkulose-Fürsorge; Mai 1923 bis

12) Mit der Arbeit: Zur Pharmakologie des Theophyllins, Hamburg 1941.
13) Mit der Arbeit: Über eine seltene Lokalisation von Endometriose an der Appendix, München 1939.
14) Mit der Arbeit: Über den Geschmackssinn in der Schwangerschaft, Rostock 1936.
15) Mit der Arbeit: Versuche zur Mikrobestimmung des wahren Blutzuckers vermittels Gärung, Rostock 1922.

April 1926 Assistenzarzt und Facharztausbildung an der Kinderklinik der Universität Rostock (Augustenstraße 80/82); Mai bis Juli 1926 Ausbildung an der Sozialhygienischen Akademie in Berlin-Charlottenburg; August 1926 bis Juli 1933 Fürsorge- und Amtsarzt beim Amt bzw. Landratsamt Güstrow; wegen NS-gegnerischer Einstellung aufgrund des Gesetzes zur Wiederherstellung des Berufsbeamtentums entlassen und pensioniert; August bis Oktober 1933 Hospitant an der Kinderklinik der Universität Rostock; Oktober 1933 bis 1944 niedergelassener Kinderarzt in Rostock (Barnstorfer Weg 48); kaufte die Praxis der jüdischen Ärztin → Dr. Edith Josephy in Rostock (Schillerstraße 12); auch nebenamtlicher Arzt am Säuglingsheim des Hauses Elim („Versorgungshaus in sittlicher Frauennot") in Rostock (Alexandrinenstraße 55); ab September 1939 Kriegseinsatz als Unterarzt im Wehrmachts-Reservelazarett Heiligendamm, in den Reservelazaretten Rostock I und II sowie im Reservelazarett Schwerin, daneben eingeschränkte Weiterführung seiner Praxis; Oktober 1944 bis mind. Juli 1945 Oberstabsarzt und Chefarzt des Reservelazaretts Graal-Müritz; vom sowjetischen Ortskommandanten, Oberst Afanasi Solodow, dort im Mai 1945 auch als Bürgermeister eingesetzt; ab Oktober 1945 Oberregierungs- und Obermedizinalrat bei der Landesverwaltung Mecklenburg-Vorpommern in Schwerin; ab Juni 1946 Mitglied der SED; August 1946 bis mind. 1960 wieder niedergelassener Kinderarzt in Rostock (Barnstorfer Weg 48, Gerhart-Hauptmann-Straße 23); dort auch Schularzt; September 1947 bis 1950 auch Professor mit Lehrauftrag für Sozialhygiene, 1950 bis 1953 für Schulhygiene, 1953 bis 1962 für Anatomie und Physiologie an der Universität Rostock; 1950 bis 1952 Direktor des Instituts für Körpererziehung und Schulhygiene an der Universität Rostock; 1962 Emeritierung; November 1969 Heirat mit Christa-Marie Häger (*16.9.1930 in Kröpelin); bis 1972 in Rostock (John-Brinckman-Straße 12); am 31.7.1972 im Alter von 76 Jahren in Rostock gestorben

Langhans, Dr. Konstantin
geboren am 5.3.1886 in Odessa/Rußland; Oberrealschule in Rostow/Rußland, 1907 Abitur; zunächst Studium der Handelswissenschaften in Moskau, dann Medizinstudium in Heidelberg; spätestens 1919 Heirat mit Auguste Rewitsch, mind. ein Kind; Januar 1920 Approbation; 1920 bis mind. 1921 Arzt in Heidelberg (Werderstraße 14); März 1921 Promotion in Heidelberg;[16)] mind. 1928 Volontärassistent an der Medizinischen Klinik, mind. 1929 Assistenzarzt an der Hautklinik und Poliklinik der Universität Rostock (Schröderplatz); bis 1934 niedergelassener Allgemeinpraktiker in Ketsch/Baden (Goethestraße 1); am 8.8.1934 im Alter von 48 Jahren in Ketsch gestorben

Langmann, Dr. Karl Heinrich Justus
geboren am 24.1.1903 in Styrum bei Oberhausen/Rheinprovinz; Sohn eines Kaufmanns; Realgymnasium in Oberhausen, 1923 Abitur; Medizinstudium in Göttingen, Bonn, München, Kiel (Gutenbergstraße 48) und Rostock; August 1929 Approbation; Februar 1930 bis Juni 1933 Assistenzarzt an der Augenklinik und Poliklinik der Universität Rostock (Doberaner Straße 140, Kröpeliner Straße 21); April 1930 Heirat mit Irene Friele (*4.5.1908 in Oberhausen, †21.6.1989 in Mülheim/Ruhr; Tochter eines Malers und Anstreichers sowie späteren Glasermeisters und Glashändlers), mind. vier Kinder; Juni 1933 Promotion in Rostock;[17)] September 1933 bis mind. 1942 niedergelassener Augenarzt in Pritzwalk/Brandenburg (Bahnhofstraße 15); ab September 1939 Kriegseinsatz in der Wehrmacht, daneben eingeschränkte Weiterführung seiner Praxis; mind. 1949 Arzt in Kleve/Nordrhein-Westfalen (Lindenallee 4); bis 1978 Augenarzt in Mülheim/Ruhr (Saarner Straße 497); am 29.8.1978 im Alter von 75 Jahren in Essen gestorben

Langmann, Dr. Rolf Herbert Heinrich
geboren am 5.8.1911 in Oberhausen/Rheinprovinz; Sohn eines Kaufmanns; Oberrealschule in Oberhausen, 1931 Abitur; Medizinstudium in Innsbruck und Rostock; 1938 Approbation; April 1938 Promotion in Düsseldorf;[18)] April 1938 bis 1939 Assistenzarzt in der Sanitätsstaffel Schwerin der Sanitäts-Abteilung 12 der Wehrmacht (Reiferbahn 1, Lobedanzgang 10); mind. 1939 Arzt in Oberhausen (Lothringer Straße 17); August 1939 Heirat mit Marie Friele (*30.10.1909 in Oberhausen, †24.1.1994

16) Mit der Arbeit: Über Operationserfolge und Suggestivtherapie bei Craurosis vulvae (MS).
17) Mit der Arbeit: Neuere Ansichten über Trachom. Trachom in Mecklenburg, Oberhausen 1933.
18) Mit der Arbeit: Das Werk des französischen Physiologen François Megendie, Oberhausen 1936.

in Mülheim/Ruhr; Tochter eines Malers und Anstreichers sowie späteren Glasermeisters und Glashändlers), mind. zwei Kinder; Eintritt in die NSDAP am 1.1.1940; ab Juli 1946 Arzt, mind. 1973 bis 1980 Leitender Stadtmedizinaldirektor (mit den Schwerpunkten Tuberkulose, Luft- und Lärmhygiene) in Mülheim/Ruhr (Wichernstraße 8); 1972 Bundesverdienstkreuz; am 12.3.2010 im Alter von 98 Jahren in Mülheim/Ruhr gestorben

Lantow, Dr. Otto Martin Carl

geboren am 23.6.1895 in Stavenhagen/Mecklenburg; Sohn eines Kaufmanns; Gymnasien in Dresden und Rostock, 1915 Abitur; 1915 bis 1918 Kriegseinsatz im Füsilier-Regiment 90; Medizinstudium in Rostock; Oktober 1921 Promotion in Rostock;[19] Dezember 1921 Approbation; mind. 1926 Assistenzarzt an der Landesfrauenklinik in Insterburg/Ostpreußen (dort auch wohnhaft); Dezember 1931 bis mind. 1950 niedergelassener Facharzt für Frauenkrankheiten und Geburtshilfe in Rostock (Blutstraße 10, Schnickmannstraße 16, Friedrich-Franz-Straße 17, General-Litzmann-Straße 11, Augustenstraße 44); dort Eintritt in die NSDAP am 1.5.1933, Mitgliedsnummer 2.813.114; daneben auch Mitglied des NSDÄB; wegen „Morphiumsucht" im Oktober 1939 für ein Jahr von der Kassenpraxis ausgeschlossen; nach Beschluß des Kreisgerichts Rostock-Stadt der NSDAP im März 1940 aus der Partei entlassen; durch Mecklenburgisches Staatsministerium im Mai 1941 Approbation entzogen; nach Klage beim Mecklenburgischen Landesverwaltungsgericht im Juli 1943 Wiedererteilung der Approbation; ab Juni 1945 Patient in der Heil- und Pflegeanstalt Sachsenberg in Schwerin; mind. 1956 bis 1968 Gynäkologe in Barth (Hunnenstraße 1); bis 1969 wieder in Rostock (Doberaner Straße 64); unverheiratet; am 4.2.1969 im Alter von 73 Jahren in Rostock gestorben

Lasch, Dr. Carl-Hermann Bernhard Johannes

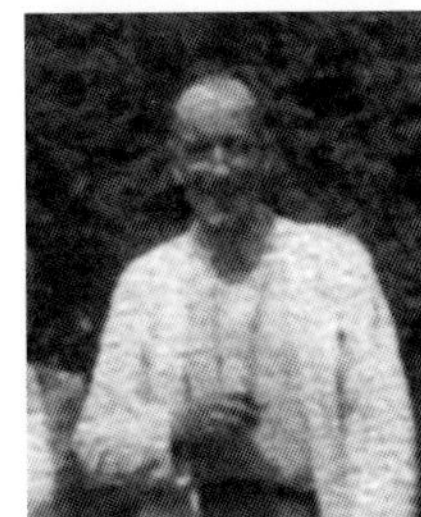

geboren am 17.8.1895 in Godesberg bei Bonn/Rheinprovinz; Sohn eines Kunstmalers; Gymnasium in Düsseldorf, 1913 Abitur; Medizinstudium in Berlin, Hamburg und Düsseldorf; dazwischen ab August 1914 Kriegseinsatz, 1918 in US-amerikanischer Kriegsgefangenschaft, im Mai 1919 aus dem Heer entlassen; Oktober 1920 Approbation in Düsseldorf; Februar 1921 Promotion in Jena;[20] Volontärassistent, dann Assistenzarzt an der Chirurgischen Klinik und am Pathologischen Institut der Universität Jena sowie an der Medizinischen Klinik der Universität Frankfurt/Main; 1922 bis 1924 Oberarzt an der Chirurgischen Abteilung des Städtischen Krankenhauses in Berlin-Reinickendorf; 1924 bis 1929 Assistenzarzt, ab 1925 auch Vorstand und Leiter der Röntgenabteilung an der Chirurgischen Klinik der Universität Rostock (dort zunächst auch wohnhaft: Schröderplatz; Margaretenstraße 59); ab Mai 1925 Facharzt für Röntgenologie und Lichtheilkunde; Mai 1929 Heirat mit Else Speyer (*2.12.1892 in Frankfurt/Main; Tochter eines Reichsbankbuchhalters); Juni 1929 bis 1942 niedergelassener Facharzt für Röntgenologie mit Röntgeninstitut für Diagnostik und Therapie in Rostock (Paulstraße 12); ab 1929 auch Facharzt für Chirurgie; vom Beauftragten des Reichsärzteführers für das ärztliche Fortbildungswesen → Dr. Kurt Blome im ab April 1937 als Leiter des von Gauleiter Friedrich Hildebrandt gegründeten Landesverbandes Mecklenburg für Geschwulstforschung eingesetzt;[21] ab Juni 1938 auch Mitglied des Reichsausschusses für Krebsbekämpfung und ab November 1938 stellvertretender Leiter der Deutschen Röntgengesellschaft; 1939 an führender Stelle bei der Volksröntgenaktion in Mecklenburg beteiligt; Eintritt in die NSDAP am 1.1.1940, Mitgliedsnummer 7.917.265; Mai 1940 Habilitation in Rostock;[22] seitdem auch Dozent für

19) Mit der Arbeit: Über Dystrophia epithelialis corneae (MS).

20) Mit der Arbeit: Über die Entstehung des postoperativen Ulcus pepticum jejuni, Jena 1921.

21) Lasch hatte nach Kritik der bisherigen, aus seiner Sicht unzureichenden Krebsstatistiken in aller Welt ab April 1937 in Rostock eine Zentralstelle für Krebskrankenstatistik aufgebaut, die sämtliche Erkrankungen und Todesfälle „möglichst lückenlos" zu erfassen suchte und dabei „sowohl für die gesamte Ärzteschaft wie auch für sämtliche Universitätskliniken und Krankenhäuser eine Sichtkartei angelegt". Der Leiter des Amtes für Kommunalpolitik der Gauleitung Mecklenburg der NSDAP, Richard Crull, bemerkte dazu: „der Gau Mecklenburg marschiert somit in der Krebsforschung an erster Stelle".

22) Mit der Arbeit: Krebskrankenstatistik. Beginn und Aussicht, Berlin 1940. Darin empfahl Lasch die Bildung eines „Krebsforschungsinstituts mit umfassender und zentraler Planung, wie es das Großdeutsche Reich früher oder später schaffen" werde. Nach dem Urteil des Direktors des Pathologischen Instituts der Universität Rostock,

Röntgenologie und Strahlenkunde an der Universität Rostock; ab Oktober 1941 Mitglied des NSDÄB; ab Mai 1942 Leiter des Röntgeninstituts der Kassenärztlichen Vereinigung in Posen/Wartheland (Margaretenstraße 15/17); ab 1943 einer von sechs Abteilungsleitern am von Dr. Kurt Blome geleiteten Zentralinstitut für Krebsforschung in Nesselstedt/Posen; ab September 1943 auch Dozent an der Universität Posen; Januar 1945 Rückkehr nach Rostock; Frühjahr 1945 bis 1951 niedergelassener Allgemeinpraktiker, Chirurg und Röntgenologe in Wustrow bei Ribnitz (Kuhleger 119); dort von Mai 1945 bis 1951 auch Leitender Arzt des neu eingerichteten Krankenhauses (Strandstraße, Villa Jordan); am 18.7.1951 im Alter von fast 56 Jahren an schwerer innerer Blutung (Nierenlager) in Stralsund gestorben

Lassen, Dr. Marie-Therese
geboren am 21.2.1904 in (Berlin-)Schöneberg; Tochter eines Architekten und späteren Stadtbaurats; Studienanstalt in Berlin, 1923 Abitur; Medizinstudium in Tübingen, Berlin und Freiburg; Medizinalpraktikantin an der II. Inneren Abteilung des Krankenhauses in Berlin-Moabit; November 1929 Approbation; ab 1929 Volontärassistentin am Kaiser-Wilhelm-Institut für Anthropologie, menschliche Erblehre und Eugenik in Berlin-Dahlem; November 1930 Promotion in Berlin;[23] 1931 bis mind. 1932 Assistenzärztin an der Kinderklinik und Poliklinik der Universität Rostock (dort auch wohnhaft: Augustenstraße 80/82);[24] 1933 bis 1935 Assistenzärztin am Städtischen Krankenhaus in Berlin-Lichtenberg (Hubertusstraße 4, Bamberger Straße 5); bis mind. 1966 unverheiratet; November 1936 bis mind. 1966 niedergelassene Fachärztin für Kinderkrankheiten in (West-)Berlin (Bruno-Bauer-Straße 44 und 23); dort auch Leiterin des Kinder- und Jugendärztlichen Dienstes

Latzel, Dr. Maria Martha

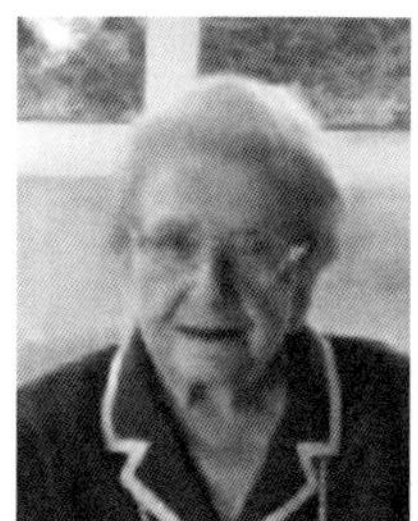

geboren am 3.9.1912 in Loslau/Schlesien; Tochter eines Justizsekretärs; Reformrealgymnasium in Ratibor, 1933 Abitur; Mitglied des BDM; Medizinstudium in Innsbruck, Breslau und Berlin; ab Februar 1939 Medizinalpraktikantin an der Universitäts-Kinderklinik in Breslau; September 1939 Approbation in Berlin; Oktober 1939 Promotion in Breslau;[25] ab November 1939 Volontärassistentin an der Chirurgischen Abteilung des Städtischen Krankenhauses in Ratibor (Augustastraße 3, Moltkestraße 18); Januar 1940 bis August 1944 Assistenzärztin am Anna-Kinderhospital in Schwerin (Bismarckplatz 25); ab August 1944 in Feldberg; nach Kriegsende Kinderärztin in Schleswig-Holstein; ab 1955 niedergelassene Fachärztin für Kinderkrankheiten in Rheydt/Nordrhein-Westfalen; bis 1975 Medizinische Direktorin am Gesundheitsamt Warburg/Nordrhein-Westfalen; bis 2012 im Ruhestand in Detmold/Nordrhein-Westfalen; unverheiratet; am 20.11.2012 im Alter von 100 Jahren in Detmold gestorben

Lau, Dr. Alfred August Louis
geboren am 1.10.1898 in Friedrichshof/Ostpreußen; Sohn eines Kaufmanns; Gymnasien in Insterburg und Nakel/Posen, 1917 Notabitur; Kriegseinsatz im Füsilier-Regiment 34 an der Westfront; Medizinstudium in Königsberg; Juni 1924 Approbation; Berufswechsel aus gesundheitlichen Gründen; Angestellter der Deutschen Ostmesse, dann freier Schriftsteller und Journalist in Königsberg (Goltzallee 22); ab 1924 Redakteur der Zeitschrift „Der Königsberger Rundfunk"; Mai 1926 Promotion in Kö-

---

→ Prof. Dr. Walther Fischer, sei die Arbeit von Lasch ein „ausgezeichneter Beitrag zur Kenntnis der Krebshäufigkeit und der statistischen Erfassung derselben"; Lasch habe gezeigt, „welche Fehler die bisher zur Verfügung stehenden Statistiken aufweisen ... Die in Mecklenburg durch Herrn Lasch ins Leben gerufene Erfassung der Krebskranken ist zweifellos der richtige Weg zu einer annähernden Lösung des wichtigen Problems." Der Direktor der Frauenklinik der Universität Rostock, → Prof. Dr. Gustav Haselhorst, ergänzte, Lasch habe es „verstanden, die Ärzteschaft Mecklenburgs fast 100prozentig zur Mitarbeit heranzuziehen". So sei es „durch die Mitarbeit der frei praktizierenden Ärzte, der Fachärzte und der Kliniken möglich [geworden], die an Krebs Erkrankten fast ausnahmslos zu erfassen und bis zu ihrer Heilung oder ihrem Tode zu verfolgen".

23) Mit der Arbeit: Über klinische und soziale Erfolge der Pneumothoraxbehandlung beim Frühinfiltrat, Leipzig 1930.
24) Veröffentlichte 1931 im „Archiv für Rassen- und Gesellschafts-Biologie" den Aufsatz: Zur Frage der Vererbung „sozialer und sittlicher Characteranlagen" (auf Grund von Fragebögen über Zwillinge).
25) Mit der Arbeit: Die relative Systolensdauer im heißen Bad, Dresden 1939.

nigsberg;[26] dort Eintritt in die NSDAP am 1.8.1930, Mitgliedsnummer 280.081; 1931 bis 1935 Hauptschriftleiter der „Preußischen Zeitung“ in Königsberg (Kaiserstraße 31); in der NS-Zeit auch Leiter des Landesverbandes Ostpreußen im Reichsverband der Deutschen Presse, Reichskultursenator, Präsidialrat in der Reichsrundfunkkammer sowie NSDAP-Gauredner im Gau Ostpreußen der NSDAP; April 1934 Heirat mit der Stenotypistin Trude Grojean (*11.12.1906 in Buddern/Ostpreußen, †15.10.1991 in Laatzen/Niedersachsen; Tochter eines Reichsbahnobersekretärs), zwei Kinder; ab 1935 Intendant des Reichssenders Königsberg; ab März 1944 Assistenzarzt am St. Katharina-Krankenhaus in Königsberg; nach Flucht ab April 1945 Arzt in Tarnow bei Bützow; nach Kriegsende wieder Schriftsteller und Lesereisender; gilt als wichtigster Archivar von Ostpreußens Mundart und Witz; mind. 1955 bis 1971 in Bad Grund/Harz (Hübichweg 16); am 15.10.1971 im Alter von 73 Jahren in Osterode/Harz gestorben

Lau, Dr. Kurt Franz Erich

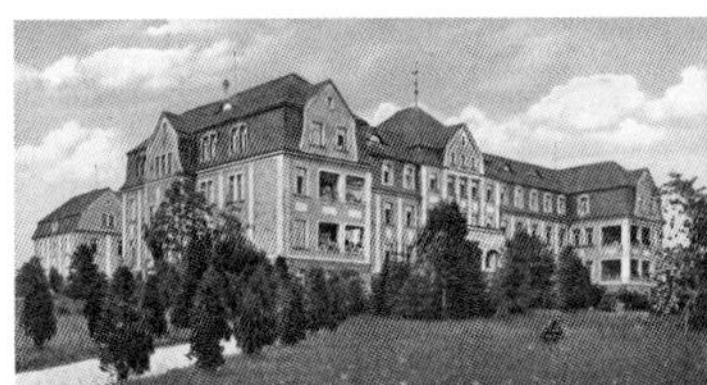

Sanatorium Birkenhof in Greiffenberg

geboren am 7.1.1907 in Schöningen/Braunschweig; Sohn eines Chemikers und späteren Fabrikdirektors; Gymnasium in Helmstedt, 1925 Abitur; Medizinstudium in München, Wien und Rostock; Medizinalpraktikant an der Chirurgischen Klinik und der Medizinischen Poliklinik der Universität Rostock (Maßmannstraße 35, Schröderplatz); 1931 Approbation; Januar 1932 Promotion in Rostock;[27] mind. 1933 bis 1936 I. Assistenzarzt an der Medizinischen Poliklinik der Universität Rostock; Oktober 1936 versuchte Auswanderung in die USA, wohnhaft in New York, Dezember 1936 Rückkehr nach Deutschland; bis März 1937 wieder Assistenzarzt an der Medizinischen Poliklinik der Universität Rostock (Wismarsche Straße 22); April 1937 bis 1940 Oberarzt am Sanatorium Birkenhof in Greiffenberg/Schlesien (dort auch wohnhaft); Juni 1937 Heirat mit Magdalena Larsen gesch. Rahtkens (*11.9.1911 in Rostock, †21.12.2012 in Bad Krozingen/Baden-Württemberg; Tochter eines Schiffsreeders und späteren Konsuls), mind. drei Kinder; ab Mai 1940 ärztlicher Sachbearbeiter bei der Reichsversicherungsanstalt für Angestellte in Berlin (Ruhrstraße 2); ab November 1940 Mitglied des NSDÄB; mind. 1941 wieder Arzt in Rostock; ab 1943 Facharzt für Innere Krankheiten; mind. 1951 bis 1963 Arzt in Gelsenkirchen (Breddestraße 19, Goldbergstraße 76); am 20.9.1963 im Alter von 56 Jahren in Münster gestorben

Lau, Dr. Werner Heinrich Friedrich

geboren am 14.4.1920 in Schwerin/Mecklenburg; Sohn eines Militärischen Abwicklungsbeamten sowie späteren Versicherungsbeamten und Geschäftsstellenleiters; Realgymnasium in Schwerin, 1919 Abitur; Medizinstudium in Rostock (St.-Georg-Straße 56); als Student Eintritt in die NSDAP am 1.9.1939, Mitgliedsnummer 7.151.927; ab März 1942 Arbeitsdienst; 1943 bis 1944 zunächst Medizinalpraktikant, dann Volontärassistent an der Hautklinik der Universität Greifswald; August 1944 Approbation und Promotion in Greifswald;[28] mind. 1944 Kriegseinsatz als Sanitätssoldat in Schwerin (Taubenstraße 9); Dezember 1944 Heirat mit der Dolmetscherin Rosemarie Fischer (*27.7.1921 in Sachsenberg bei Schwerin, †16.5.1945 Suizid in Schwerin; Tochter des Arztes → Dr. Johannes Fischer); Mai 1945 bis 1962 niedergelassener Allgemeinpraktiker und Venerologe in Schwerin (Taubenstraße 9, Käthe-Kollwitz-Straße 1);[29] daneben ab Mai 1946 auch Leitender Arzt an dem mit 100 Bet-

---

26) Mit der Arbeit: Über Geistesstörung nach Kohlenoxydgasvergiftung, Königsberg 1926.

27) Mit der Arbeit: Über die Cystenmilz, Rostock 1931.

28) Mit der Arbeit: Entbindungsverlauf nach vorangegangenem Kaiserschnitt, unter besonderer Berücksichtigung der Frage einer prophylaktischen Sterilisierung (MS).

29) Lau im Januar 1947: „Meine sehr umfangreiche Praxis umfaßt heute zu 90 Prozent Geschlechtskranken-Fachpraxis.“ Ungeachtet dessen untersagte die mecklenburgische Medizinalverwaltung Lau die Führung der Bezeichnung „Venerologe“, da er keine entsprechende Facharztausbildung für Haut- und Geschlechtskrankheiten absolviert habe; er dürfe auf seinem Arztschild höchstens die Bezeichnung „zur Behandlung von Geschlechtskrankheiten zugelassen“ führen. Im April 1947 wurde Lau vom leitenden Medizinalbeamten im Ministerium für Sozialwesen → Dr. Hermann Redetzky darüber informiert, daß sich „in Schwerin ein Zentralambulatorium befindet“, weshalb für „eine venerologische Tätigkeit eines Privatarztes … keinerlei Bedürfnis“ bestehe; Lau wurde aufgefordert, daß er „sofort seine venerologische privatärztliche Tätigkeit einzustellen“ habe. „Um die Härte der venerolgischen Praxisentziehung zu mildern und die Weiterbehandlung seiner Privatpatienten zu ermöglichen“, wurde er „zur Mitarbeit am Zentralambulatorium in Schwerin für eine gewisse Zeit verpflichtet“. Außerdem wurde Lau an den „noch

ten ausgestatteten venerologischen Hilfskrankenhaus in Schwerin-Zippendorf; im Februar 1946 vom Schweriner Oberbürgermeister Christoph Seitz mit einer Geldstrafe von 800 RM belegt;[30] unter Bezugnahme auf die „Bestimmungen der Reichsärzteordnung“ im September 1947 Schließung der Praxis durch die mecklenburgische Medizinalbehörde wegen Nichtbeachtung von ministeriellen Anweisungen und wegen ärztlicher Behandlungsfehler in zwei Fällen; darüber hinaus als vermeintlicher Querulant zu einer „zwangsweisen Unterbringung in der Heil- und Pflegeanstalt Sachsenberg“ aufgefordert; Lau wehrte sich dagegen vor dem Mecklenburgischen Verwaltungsgerichtshof; der Oberstaatsanwalt beim Landgericht Schwerin ließ eine gegen Lau gerichtete Klage nicht zu;[31] ab April 1948 dagegen Klage Laus gegen die mecklenburgische Landesregierung wegen „Versagung der Berufsausübung“; das Verfahren endete im Juli 1948 mit der Rücknahme seines Zulassungsentzuges und der auf eine Intervention der SMAD zurückgehenden Verpflichtung Laus, neben seiner Praxis vier Stunden täglich in der Dermatologischen Abteilung der Städtischen Poliklinik zu arbeiten; 1948 Wiedereröffnung der Praxis,[32] bis 1962 wieder niedergelassener Allgemeinpraktiker in Schwerin (Taubenstraße 9); daneben auch Vertragsarzt an der Justizhaftanstalt Schwerin; Juni 1949 Heirat mit der Arztassistentin Hannelore Qualmann (*9.4.1924 in Schwerin, †2.9.2008 in Schwerin; Tochter eines Bankbeamten), ein Kind; Mitglied der SED; ab Oktober 1951 auch nebenamtlicher „Beauftragter für das Sanitätswesen der Justizhaftanstalten in Mecklenburg“, ab 1952 als „Landes-Anstaltsarzt“; 1962 vom Bezirksgericht Schwerin wegen angeblicher Spionage für einen US-amerikanischen Geheimdienst zu vier Jahren Zuchthaus verurteilt; mind. 1966 bis 1980 wieder niedergelassener Allgemeinpraktiker und Facharzt für Sozialhygiene in Schwerin (Käthe-Kollwitz-Straße 1); am 26.8.1981 im Alter von 61 Jahren in Schwerin gestorben

Lauenstein, Dr. Hermann Hans Ahrend
geboren am 23.8.1903 in Schoningen bei Uslar/Hannover; Sohn eines Pastors; Gymnasium, 1922 Abitur; Medizinstudium in Göttingen; November 1928 Approbation; mind. 1930 bis 1931 Assistenzarzt an der Kinderklinik und Poliklinik der Universität Rostock (dort auch wohnhaft: Augustenstraße 80/82); Februar 1931 Promotion in Göttingen;[33] 1931 Assistenzarzt an der Universitäts-Nervenklinik Rostock-Gehlsheim; ab 1931 Arzt in Jena; mind. 1934 Arzt an der Landesfrauenklinik in Erfurt (dort auch wohnhaft); Juli 1934 Heirat mit Elisabeth Buttler (*12.5.1903 in Greiz/Thüringen, †10.12.1968 in Göttingen; Tochter eines Diakons und Pfarrers), mind. zwei Kinder; 1934 bis 1956 niedergelassener Allgemeinpraktiker in Nörten-Hardenberg bei Göttingen (Adolf-Hitler-Straße 3, Göttinger Straße 81); Juni 1941 bis Mai 1943 Kriegseinsatz in der Wehrmacht; am 10.1.1956 im Alter von 52 Jahren Suizid durch Vergiften in Nörten-Hardenberg

---

ausstehenden Niederlassungsantrag für Schwerin erinnert … bei einer weiteren Verzögerung“ habe er „mit einem Berufsverbot zu rechnen“. Angesichts der weiter zunehmenden Zahlen von Geschlechtskrankheiten und der „nicht vollen Einsatzfähigkeit des Zentralambulatoriums“ erhielt Lau im Mai 1947 eine bis Ende September 1947 befristete Genehmigung „auf Weiterzulassung zur venerologischen Praxis“.

30) Mit der Begründung, Lau habe „die Krankenhausaufnahme der an Typhusverdacht erkrankten Frau Editha von Puttkamer ungebührlich [lange um] elf Tage verzögert“ und gegenüber der dies monierenden Landesverwaltung „einen groben ungebührlichen Ton angeschlagen“.

31) Mit der Begründung, bei Lau handele es sich „um einen Menschen, dem so schnell wie möglich wieder die selbständige Praxis zurückgegeben werden“ müsse. Er, der Staatsanwalt, habe sich die Arbeit, welche Lau „in seiner Wohnung nach Entziehung der ärztlichen Praxis geleistet“ habe, angesehen. „Diese Arbeit kann nur ein ganz normaler Mensch vollbringen“; außerdem sei es wegen des bestehenden Ärztemangels mehr als „bedauerlich, daß dieser Arzt monatelag ohne Ausübung seines Berufes gelassen“ werde. Es sei zu vermuten, daß die von der Ärzteschaft gegen Lau geführten Kampagnen von „einigen Ärzten ausgingen, welche während der Nazizeit höhere Militärärzte waren, Dr. Lau wegen seiner Einstellung gegen Krieg und Militarismus kannten“ und deshalb „gegen ihn eingestellt“ seien.

32) Anläßlich einer Besichtigung der Praxisräume stellte der Vertreter der Sozialversicherungsanstalt Mecklenburg fest: „Der praktische Arzt Dr. Lau übt seit Jahren seine Praxis in einem völlig unzureichenden Raum aus, der jeder Hygiene Hohn spricht und eine Bodenfläche von 3x3 Metern hat. Das größere davor gelegene Zimmer muß als Wartezimmer Verwendung finden, da es sehr dunkel ist und den einzigen Zugang zu dem Praxiszimmer darstellt.“ Eine „tägliche Abfertigung von 40, 50 oder 60 kranken Menschen in den Räumen des Dr. Lau“ sei „nicht mehr vertretbar“. Wie Lau hervorhob, sei „durch die Schließung der Praxen von Dr. [Ludwig] Martins und Dr. [Margot] Thinius“ sein „Patientenkreis erheblich gewachsen und ich kann in meinen Räumlichkeiten wirklich nicht mehr sauber arbeiten und vor allen Dingen nicht soviel Patienten abfertigen wie notwendig“.

33) Mit der Arbeit: Das Katathermometer in der Gewerbehygiene mit besonderer Berücksichtigung des Kalibergbaus, Göttingen 1931.

Laur, Dr. Lotte Luise (geb. Huckstorf)

geboren am 25.6.1904 in Zepelin bei Bützow/Mecklenburg; Tochter eines Erbpächters und Schulzen sowie späteren Hofbesitzers; Gymnasiale Studienanstalt in Rostock, 1924 Abitur; Medizinstudium in München, Bonn, Wien und Rostock; Juli 1929 bis Juni 1930 Medizinalpraktikantin an der Inneren Abteilung der Städtischen Krankenanstalt in Bremen; Dezember 1929 Promotion; Dezember 1930 Approbation; März 1931 bis Februar 1932 Assistenzärztin an der Deutschen Heilstätte in Davos/Schweiz; bis März 1932 in Mistorf bei Schwaan; März 1932 Heirat mit dem Arzt → Dr. Otto Laur; März 1932 bis mind. 1938 in Sohland/Sachsen; September 1939 bis März 1940 Volontärassistentin an der Tbc-Station der Medizinischen Klinik der Universität Rostock (Schröderplatz; Brinckmansdorf, Vagel-Grip-Weg 11); März 1943 bis Januar 1944 wieder Volontärassistentin an der Medizinischen Klinik der Universität Rostock; ab September 1944 Assistenzärztin an der Heil- und Pflegeanstalt Domjüch bei Neustrelitz; bis 1953 wieder in Rostock (Brinckmansdorf, Vagel-Grip-Weg 11); 1953 Flucht nach Westberlin; mind. 1954 bis 1966 in Ravensburg/Baden-Württemberg; bis 1983 in Konstanz/Bodensee (Eichhornstraße 56); am 8.5.1983 im Alter von 78 Jahren in Konstanz gestorben

Laur, Dr. Otto Georg

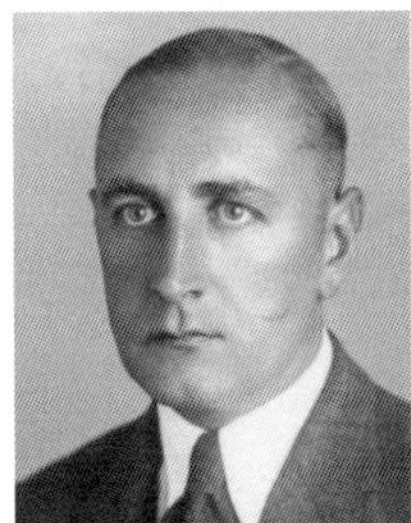

geboren am 3.4.1905 in Pfullendorf/Baden; Sohn eines Kulturmeisters und späteren Spitalverwalters; Gymnasium in Sigmaringen, 1924 Abitur; Medizinstudium in Tübingen, Freiburg, Köln, Wien und Rostock; mind. 1930 Medizinalpraktikant an der Inneren Abteilung der Städtischen Krankenanstalten in Bremen; Juni 1930 Approbation und Juli 1930 Promotion in Rostock;[34] 1930 bis 1932 Assistenzarzt am Waldsanatorium in Davos/Schweiz; März 1932 bis Dezember 1938 niedergelassener Allgemeinpraktiker in Sohland/Sachsen (Heidenberg 377); dort auch Leiter einer Tuberkulose-Behandlungsstelle der Landesversicherungsanstalt Sachsen; März 1932 Heirat mit der Ärztin → Dr. Lotte Laur geb. Huckstorf; 1933 bis 1935 SA-Sturmbannarzt und SA-Sanitäts-Obertruppführer; 1937 bis 1938 Wehrdienst als Unterarzt in den Luftwaffenlazaretten Gotha und Halle; Eintritt in die NSDAP am 1.5.1937, Mitgliedsnummer 4.946.061; daneben auch Mitglied des NSDÄB, Nr. 32.149; ab Januar 1939 Assistenzarzt an der Medizinischen Klinik der Universität Rostock (Schröderplatz; Brinckmansdorf, Vagel-Grip-Weg 11); September 1939 bis März 1944 Kriegseinsatz in Luftwaffenlazaretten in Deutschland und Norwegen, zuletzt als Stabsarzt in der Flak-Abteilung I/611 der Luftwaffe in Stavenhagen; dazwischen 1943 bis 1944 Einsatz am Ausweichkrankenhaus in Graal-Müritz; ab April 1944 kommissarischer, Juni 1944 bis April 1945 fachärztlicher Leiter an der Tuberkulose-Station der Heil- und Pflegeanstalt Domjüch bei Neustrelitz; im Juni 1944 uk gestellt; ab Mai 1945 wissenschaftlicher Assistent und Stationsarzt an der Medizinischen Klinik der Universität Rostock; von der Medizinalverwaltung des Landes Mecklenburg-Vorpommern im August 1945 mit der ärztlichen Leitung der Lungenheilstätte/Tbc-Krankenhaus Waldeck bei Schwaan beauftragt;[35] ab Juni 1946 Facharzt für Innere Medizin; 1947 bis 1948 kommissarischer Leiter der Medizinischen Poliklinik der Universität Rostock; 1948 Habilitation in Rostock;[36] 1948 bis 1952 Dozent für Innere Medizin an der Universität Rostock; ab 1949 auch Leiter des mecklenburgischen Landes-Tuberkulose-Aktionsausschusses in Schwerin; 1952 bis 1953 praktischer Arzt und außerordentlicher Professor mit Lehrauftrag für Innere Medizin an der Universität Rostock (Brinckmansdorf, Vagel-Grip-Weg 11); 1953 Flucht nach Westberlin; ab mind. 1954 Chefarzt an der Inneren Abteilung, ab mind. 1966 Direktor des Städtischen Krankenhauses in Ravensburg/Baden-Württemberg (Bachstraße 57); mind. 1983 in Konstanz/Bodensee (Eichhornstraße 56); Oktober 1985 Heirat mit der me-

34) Mit der Arbeit: Über den negativen Ausfall der Wassermannschen Rektion im Liquor cerebrospinales bei Tabes dorsalis, Pfullendorf 1929.

35) Nach einem Antrag des Rektors der Universität Rostock an den Präsidenten des Landes Mecklenburg-Vorpommern wurde diese Beauftragung wieder zurückgenommen, da Laur „als einziger fachärztlicher Assistent und stellvertretender Oberarzt, Röntgenologe und Lungenfacharzt der [Medizinischen] Klinik für jetzt 630 Betten einschließlich Tuberkulose-Abteilung unabkömmlich“ sei.

36) Mit der Arbeit: Über Causalfaktoren der heutigen Tuberculoseausbreitung und -verlaufsformenänderung und die Möglichkeit ihrer klinischen Objektivierung, Rostock 1949.

dizinisch-technischen Assistentin Edeltraud Opara (*27.8.1922 in Wieschowa/Schlesien, †20.10.1994 in Ravensburg); bis 1990 in Weingarten/Baden-Württemberg (Robert-Koch-Weg 8); am 5.10.1990 im Alter von 85 Jahren in Weingarten gestorben

Lechler, Dr. Friedrich Wilhelm Ludwig

geboren am 20.5.1853 in Barkow bei Plau/Mecklenburg; Sohn eines Landwirts und späteren Gastwirts; Gymnasium in Schwerin, 1874 Abitur; Medizinstudium in Rostock; dort im Juli 1880 Approbation; Assistenzarzt an der Frauenklinik der Universität Rostock (Doberaner Straße 142); April 1883 bis 1930 niedergelassener Allgemeinpraktiker, mind. 1901 bis 1926 mit Privatklinik, in Rostock (Kistenmacherstraße 3, Koßfelder Straße 5, Augustenstraße 13, Haedgestraße 34, Paulstraße 27, Bismarckstraße 14, Boarenstraße 15); Juni 1884 Heirat mit Emmy Griese (*26.12.1864 in Pansevitz bei Bergen/Rügen, †29.9.1912 in Rostock; Tochter eines Gutspächters), zwei Kinder; August 1885 Promotion in Rostock;[37] 1906 zum Sanitätsrat ernannt; mind. 1920 auch Vertrauensarzt der AOK in Rostock; nach Aufgabe seiner Arztpraxis Geschäftsführer der ärztlichen Verrechnungsstelle Rostock; am 23.6.1937 im Alter von 84 Jahren an Lungenentzündung in Rostock gestorben[38]

Lehmann, Prof. Dr. Johann Carl Christian

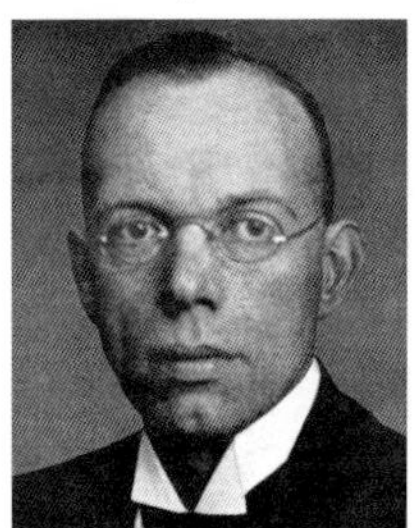

geboren am 7.2.1885 in Rostock/Mecklenburg; Sohn eines Kaufmanns; Gymnasium in Rostock, 1903 Abitur; Medizinstudium in Heidelberg, Berlin und Rostock; ab November 1908 Medizinalpraktikant an der Medizinischen und der Chirurgischen Klinik der Universität Rostock (Schröderplatz); November 1909 Approbation; Januar bis März 1910 Schiffsarzt auf der Hamburg-Südamerika-Linie; März 1910 Promotion in Rostock;[39] April bis September 1910 Assistenzarzt und Prosektor am Städtischen Krankenhaus in Karlsruhe; Oktober 1910 bis 1914 Assistenzarzt an der Chirurgischen Klinik der Universität Rostock; August 1914 Heirat mit Margarethe Evert (*3.2.1891 in Orenburg/Rußland; Tochter eines Kaufmanns), ein Kind; August 1914 bis November 1918 Kriegseinsatz in verschiedenen Feldlazaretten und Sanitätskompanien, zuletzt als Oberarzt und Chefarzt des Feldlazaretts des IX. Reserve-Korps, EK II und EK I; Januar bis März 1919 wieder Assistenzarzt, April 1919 bis Dezember 1928 Oberarzt an der Chirurgischen Klinik der Universität Rostock (Maßmannstraße 35); dort im Juni 1919 Habilitation;[40] seitdem Privatdozent für Allgemeine Pathologie und Pathologische Anatomie; im Juni 1923 zum außerplanmäßigen außerordentlichen Professor für Chirurgie an der Universität Rostock ernannt; 1922 bis 1923 Mitglied der Deutschvölkischen Freiheitspartei; Januar 1929 bis September 1933 Chefarzt an der Provinzial-Krankenpflegerinnen-Lehranstalt Clementinenhaus in Hannover; ab Juli 1933 Mitglied des Stahlhelm; Oktober 1933 bis März 1935 Direktor der Chirurgischen Klinik des Allgemeinen Krankenhauses in Lübeck; dort ab März 1934 Mitglied der SA; April 1935 bis September 1936 Chefarzt an der Chirurgischen Abteilung des Städtischen Krankenhauses I in Hannover; dort Dienst im Sanitätssturm der SA-Brigade 61; Juni 1936 bis Mai 1945 ordentlicher Professor für Chirurgie und Orthopädie sowie (zunächst vertretungsweise) Direktor an der Chirurgischen Klinik und Poliklinik der Universität Rostock (Goethestraße 17, Adolf-Wilbrandt-Straße 6);[41] dort auch SA-Sanitätsrottenführer; in Rostock Eintritt in die NSDAP am

---

37) Mit der Arbeit: Beitrag zur Lehre von den schräg ovalen Becken, Rostock 1885.

38) In einem Nachruf der Bezirksvereinigung Rostock der Reichsärztekammer hieß es, Lechler sei „nach einem arbeitsreichen Leben" gestorben. „Seine Eigenschaften als Arzt und Mensch sowie sein unermüdlicher Einsatz für das ärztliche Standesleben sichern ihm ein ehrendes und bleibendes Gedenken." In einem Nachruf der Verrechnungsstelle Rostock hieß es ergänzend, Lechler habe „seine ganze Arbeitskraft dem Gedanken der Verrechnungsstelle gewidmet. Der Sinn seiner Arbeit war der, die Beziehungen zwischen Arzt und Kranken vom Geschäftlichen loszulösen. Seine Bestrebungen deckten sich völlig mit der heutigen Auffassung von der ärztlichen Ethik, die im Arzt nicht den Verdienenwollenden, sondern den Helfer seiner Mitmenschen" sieht.

39) Mit der Arbeit: Statistisch-klinischer Beitrag zur Appendicitisfrage, auf Grund von 795 operativ behandelten Fällen der Rostocker chirurgischen Klinik, Rostock 1910.

40) Mit der Arbeit: Die Gefahren der Pyelographie. Klinische und experimentelle Versuche zu ihrer Verhütung (MS).

41) Die Berufungskommission der Medizinischen Fakultät vermerkte, daß Lehmann, „obzwar nicht Mitglied der NSDAP, schon früh eine ausgesprochen zuverlässige politische Einstellung gehabt" habe; diese Haltung sei es gewesen, „die ihm früher gelegentlich geschadet und Feinde eingebracht" habe und dadurch seine schon für 1928 vorgesehene Berufung verhindert hätte. Die von Lehmann geleitete Chirurgische Universitätsklinik gehörte zu den

1.5.1937, Mitgliedsnummer 4.517.317; November 1937 bis Dezember 1939 auch Dekan der Medizinischen Fakultät der Universität Rostock; ab 1938 Mitglied des NS-Dozentenbundes; August 1939 bis Juni 1940 Verfahren vor dem Gaugericht Mecklenburg der NSDAP und dem Obersten Parteigericht;[42] ab Oktober 1939 Kriegseinsatz im Heimatdienst, daneben eingeschränkte Weiterführung seiner universitären Tätigkeit; April 1940 bis September 1943 (mit kurzen Unterbrechungen) Kriegseinsatz als Oberstabsarzt, Beratender Feldarzt und Chirurg im Frankreich-, Ost- und Balkanfeldzug der Wehrmacht, Januar 1941 KVK II. Kl., September 1942 KVK I. Kl.; ab Oktober 1943 Kriegseinsatz als Beratender Chirurg für das Ersatzheer im Wehrkreis II, daneben zeitweise Weiterführung seiner universitären Aufgaben; im November 1945 von der mecklenburgischen Kultusverwaltung wegen Mitgliedschaft in der NSDAP zur Entlassung vorgeschlagen, jedoch zunächst als kommissarischer Direktor an der Chirurgischen Klinik der Universität Rostock weiterbeschäftigt;[43] 1947 bis 1950 regulärer Direktor an der Chirurgischen Klinik der Universität Rostock; 1947 Wiederaufnahme der Lehrtätigkeit; im Januar 1948 von der Universität Rostock als ordentlicher Professor für Chirurgie und Orthopädie eingestellt, im März 1948 von der Deutschen Verwaltung für Volksbildung bestätigt; am 16.6.1950 im Alter von 65 Jahren nach einem Schlaganfall an Lungenentzündung in Rostock gestorben

Lehmkuhl, Dr. Heinrich

geboren am 27.3.1901 in Buer/Westfalen; Sohn eines Arztes; Gymnasium, 1920 Abitur; Medizinstudium in Freiburg, München, Düsseldorf, Berlin und Rostock; Mai 1926 Approbation und Promotion

---

größeren der insgesamt 22 medizinischen Einrichtungen in Mecklenburg, an denen nach dem im Juli 1933 erlassenen Gesetz zur Verhütung erbkranken Nachwuchses bis mindestens 1944 Sterilisierungen vorgenommen wurden.

42) Auf Initiative des Gaudozentenbundführers → Dr. Heinrich Gißel hatte Gauleiter Friedrich Hildebrandt im Juli 1939 die Eröffnung eines Gaugerichtsverfahrens gegen Lehmann beantragt und dessen Versetzung aus Mecklenburg gefordert, weil Lehmann als Leiter der Chirurgischen Klinik zusammen mit dem dortigen Assistenzarzt → Dr. Friedrich Lichtenauer und dem 2. Oberarzt → Dr. Otto Voß den 1. Oberarzt und Gaudozentenbundführer Heinrich Gißel „ehrenrührig" angegriffen haben sollte. Im Eröffnungsbeschluß des Gaugerichts wurde Lehmann vorgeworfen, „den Bestrebungen der Partei zuwidergehandelt zu haben", indem er gegen den Gaudozentenbundführer Gißel, der „in der SA Ihr Sturmführer ist, in verantwortungsloser und unkameradschaftlicher Weise intrigiert" habe, „um ihn zu Fall zu bringen"; dabei habe sich Lehmann „unlauterer Mittel" bedient und „längst bekannte" und „bisher nicht beanstandete Vorgänge als Belastungsmaterial herangezogen". Nach Durchsicht des umfangreichen Anklagematerials kam das Oberste Parteigericht zu der Ansicht, daß hier zum einen wissenschaftliche Streitfragen, zum anderen aber vorwiegend betriebsinterne Querelen ausgetragen würden, die durch regionale NSDAP-Dienststellen politisiert worden seien; es empfahl dem Gaugericht Mecklenburg der NSDAP, das Verfahren „mit dem Ziel einer Befriedung zu führen und [sich] auf solche Tatsachen zu beschränken, die ihrem Wesen nach zur Untersuchung vor den Parteigerichten geeignet sind und nicht Dinge berühren, die vorwiegend einer Prüfung und Entscheidung im Disziplinarverfahren der Universitätsbehörden unterliegen". Weil einige „am Verfahren beteiligte Parteigenossen zum Heeresdienst einberufen" waren, wurden im September 1939 zunächst „das vorläufige Ruhen" und im Juni 1940 „mit Rücksicht auf die augenblicklichen besonderen Zeitumstände" die Einstellung des Verfahrens angeordnet. Lehmann wurde vom Gaugericht lediglich ermahnt und aufgefordert, „die die Volksgemeinschaft fördernden Ziele der Bewegung und ihre Bedeutung für Reich und Volk nicht nur mehr und mehr zu erkennen, sondern auch als Parteigenosse nach ihren Grundsätzen zu handeln, wie es insbesondere von den Hochschullehrern unseres nationalsozialistischen Staates gefordert werden" müsse; ein „gedeihliches Zusammenarbeiten aller Kräfte [sei] gerade jetzt ganz besonders geboten". Und das Reichsministerium für Wissenschaft, Erziehung und Volksbildung teilte Lehmann im November 1939 unmißverständlich mit, daß „zumal in der gegenwärtigen Kriegszeit keine weitere Diskussion" dieser Angelegenheit geduldet werden könne; sollte bekannt werden, daß weiterhin „gegen einen im Felde stehenden Kollegen und Kameraden [Gißel] konspiriert" werde, würde der Minister dies „als Bruch der Disziplin und untragbares Verhalten" auffassen und „entsprechend verfolgen".

43) Der „Block der Antifaschistischen Parteien" in Rostock hielt nach „eingehender" Beratung im Oktober 1946 Lehmanns „politische Belastung für unerheblich", außerdem sei sie „durch seine persönliche Haltung während des Nazi-Regimes ausgeglichen worden"; Lehmanns Wiederzulassung müsse vor allem deshalb empfohlen werden, da es „im Interesse der Universität als auch der Studentenschaft" liege, „daß dieser hervorragende Wissenschaftler und Chirurg an der Rostocker Universität einen Lehrauftrag" wiedererhalte. Auch Rektor Prof. Dr. Günther Rienäcker befürwortete im November 1946 Lehmanns Wiederberufung mit der Begründung, daß dieser „von dem früheren Dozentenbund und dessen Führer [Heinrich Gißel, der unter Lehmann als Oberarzt fungierte] außerordentlich stark angegriffen worden" und „der Dozentenbund gegen Professor Lehmann mehrfach vorgegangen" sei. Daraus lasse sich schließen, daß „Lehmann nicht nur kein aktiver Nazi war, sondern in Gegnerschaft zum Nationalsozialismus gestanden" habe; Rienäckers zentrales und auch hier letztlich ausschlaggebendes Argument für Lehmanns Wiederberufung war jedoch, „daß an hochqualifizierten Chirurgen ein ausgesprochener Mangel in unserer Zone besteht". Zudem meinte der Dekan der Medizinischen Fakultät im August 1947, daß Lehmann „in den zwei Jahren nach dem Waffenstillstand [!] sich unter schwierigen Verhältnissen für den Aufbau der neuen demokratischen Ordnung eingesetzt" habe, „so daß damit wohl eine gewisse Sühne gegeben" sei.

in Rostock;[44] mind. 1928 bis 1929 Assistenzarzt an der Kinderklinik und Poliklinik der Universität Rostock (dort auch wohnhaft: Augustenstraße 80/82); ab 1929 Facharzt für Kinderheilkunde; mind. 1931 Kreisassistenzarzt am Gerichtsärztlichen Institut der Universität Münster; ab 1931 stellvertretender Kreisarzt, mind. 1934 bis 1935 Kreisarzt in Lippstadt/Westfalen; September 1931 Heirat mit Mathilde Baller (*2.9.1910 in Hof Glashagen bei Doberan, †28.10.1992 in Erkelenz/Nordrhein-Westfalen; Tochter eines Gutsbesitzers), mind. drei Kinder; ab Mai 1933 Mitglied der NSDAP, daneben auch Mitglied der SA und des NSDÄB; ab 1935 Amtsarzt, 1937 bis 1938 2. Medizinaldezernent bei der Regierung in Köln (Nikolausplatz 4); 1938 zum Medizinalrat und Oberregierungsrat ernannt; 1938 bis 1939 1. Medizinaldezernent bei der Regierung in Marienwerder/Westpreußen; 1939 bis 1942 medizinischer Sachbearbeiter im Reichsministerium des Innern in Berlin (Unter den Linden 72, Jenaer Straße 7); dazwischen 1940 zum Reichsstatthalter nach Kärnten abgeordnet; ab 1942 1. Medizinaldezernent bei der Regierung in Oppeln; bis 1972 Medizinaldirektor a.D. in Erkelenz (Lindenweg 8); am 9.5.1972 im Alter von 71 Jahren in Erkelenz gestorben

Lehnhardt, Dr. Hans Jürgen

geboren am 28.11.1906 in Schloen bei Waren/Mecklenburg; Sohn eines Pastors; Gymnasium, 1925 Abitur; Medizinstudium in Hamburg; Juni 1931 Approbation und Juli 1931 Promotion in Hamburg;[45] mind. 1932 bis 1934 Assistenzarzt in Breslau (Kronprinzenstraße 23/25, Kaiser-Wilhelm-Straße 37); November 1932 Heirat mit Elisabeth Schnorrenpfeil (*5.6.1902 in Gleiwitz/Schlesien, †13.6.1968 in Düsseldorf; Tochter eines Gerichtsassessors und späteren Amtsgerichtsrates), vier Kinder; Juni 1934 bis mind. 1942 niedergelassener Allgemeinpraktiker in Burg Stargard (Neubrandenburger Straße 2 und 13); dort Eintritt in die NSDAP am 1.5.1937, Mitgliedsnummer 7.037.650; daneben auch Mitglied des NSDÄB; in Burg Stargard auch nebenamtlicher Bahnarzt und DRK-Bereitschaftsführer; ab September 1939 Kriegseinsatz in der Wehrmacht, Praxis wurde durch Arztvertreter (1940 bis 1942 → Dr. Johann Burmeister, ab Dezember 1941 → Dr. Friedrich Junck) weitergeführt; nach Kriegsende bis 1966 niedergelassener Allgemeinpraktiker in Eggebek/Schleswig-Holstein (Hauptstraße 26); am 4.11.1966 im Alter von fast 60 Jahren in Hamburg gestorben

Leichnitz, Dr. Otto Ernst

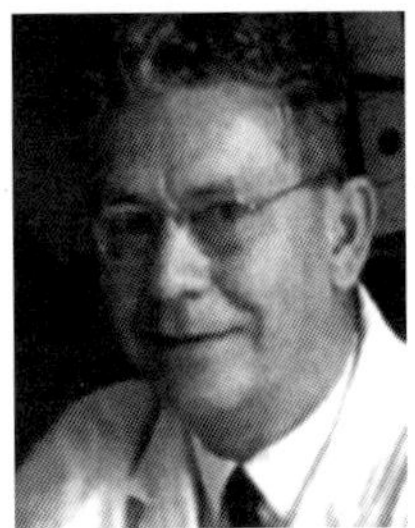

geboren am 14.12.1912 in Schleusenau bei Bromberg/Posen; Sohn eines Fleischers; Gymnasium in Bromberg, 1933 Abitur; Medizinstudium in Posen; 1939 Approbation in Bromberg; ab 1939 Assistenzarzt im Kreis Bromberg; März 1940 Approbation für Deutschland; ab Juni 1940 Assistenzarzt am Städtischen Krankenhaus in Bromberg (Berliner Straße 119, Röntgenstraße 9); November 1941 Heirat mit Adelheid Wille (*9.2.1909 in Tillau/Westpreußen), zwei Kinder; Mai 1942 Promotion in Danzig;[46] nach Flucht ab mind. März 1945 Schiffsarzt zur Betreuung von Flüchtlingen und Verwundeten in Saßnitz, dann praktischer Arzt in Schwerin (Am Tannenhof 24); ab Juli 1945 Assistenzarzt, dann Oberarzt am Stadtkrankenhaus in Wismar (Dahlberg); dort mind. 1946 (auch) niedergelassener Facharzt für Chirurgie (Dr.-Leber-Straße 30); anschließend Oberarzt am Kreiskrankenhaus in Malchin; 1947 bis 1975 Chefarzt am Kreiskrankenhaus in Boizenburg (Eichenweg 6); dort mind. 1950 bis 1962 auch niedergelassener Facharzt für Chirurgie (Hamburger Straße 15); 1966 zum Medizinalrat ernannt; am 19.6.1983 im Alter von 70 Jahren in Boizenburg gestorben

Leithoff, Dr. Wilhelm Carl Robert

geboren am 14.7.1880 in Grabow bei Stettin/Pommern; Sohn eines Holzhändlers; Gymnasium, 1898 Abitur; Medizinstudium in Würzburg; März 1904 Approbation; Februar 1905 Promotion in Würzburg;[47] September 1909 bis mind. 1940 niedergelassener Allgemeinpraktiker (mit Röntgen- und

---

44) Mit der Arbeit: Die Siedlungstypen in Buer, ihre Vorzüge und Nachteile, Rostock 1925.

45) Mit der Arbeit: Über einen Fall von Acne necrotica generalisata, Delmenhorst 1931.

46) Mit der Arbeit: Alte und neue Methoden der Behandlung schlecht heilender Hautdefekte einschließlich Ulcus cruris (MS).

47) Mit der Arbeit: Über eine sacromatöse Varietät des Perithelioma glandulae caroticae, Leipzig 1904.

Lichtbehandlungen) sowie Geburtshelfer in Stettin (Poststraße 6); April 1914 Heirat mit Liesbeth Laue verw. Lenzner (*19.12.1885 in Stettin, †26.4.1920 in Stettin; Tochter eines Kaufmanns); Juli 1924 Heirat mit Marianne Straube gesch. Müller (*6.10.1899 in Stettin; Tochter eines Kaufmanns), insgesamt fünf Kinder; nach Flucht ab mind. Frühjahr/Sommer 1945 praktischer Arzt in Bützow (Am Ausfall); am 27.12.1945 im Alter von 65 Jahren an Fleckfieber in Bützow gestorben

Leitner, Dr. Hans-Joachim von

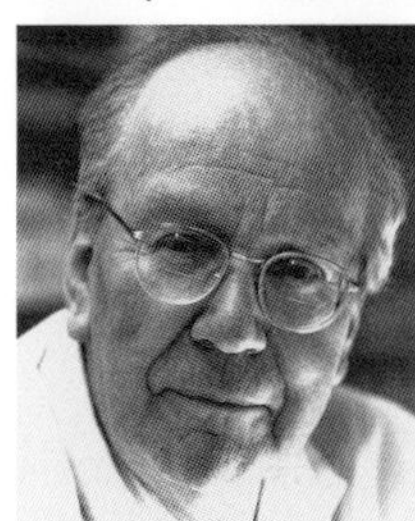

geboren am 27.10.1913 in Grevesmühlen/Mecklenburg; Sohn eines Juristen und Bürgermeisters; Reformrealgymnasium in Lübeck, 1932 Abitur; Medizinstudium in Wien, Graz, Marburg, Hamburg und Rostock; als Student in Hamburg (Moltkestraße 52, Gosslerstraße 53) Eintritt in die NSDAP am 1.5.1937, Mitgliedsnummer 4.957.823; dort auch Mitglied der SA; ab Juli 1938 Medizinalpraktikant in Grevesmühlen, ab Juni 1939 am Allgemeinen Krankenhaus in Hamburg-Barmbek; August 1939 Approbation; ab August 1939 Volontärassistent am Universitäts-Krankenhaus in Hamburg-Eppendorf; ab Februar 1940 Assistenzarzt am Siegfried-Staemmler-Krankenhaus, Mai 1941 bis Februar 1942 am Krankenhaus Mitte in Litzmannstadt; Mai 1940 Promotion in Hamburg;[48] Mai 1940 Heirat mit der Dolmetscherin, Korrespondentin und Sprechstundenhilfe Editha Graf (*6.11.1909 in Magdeburg, †21.3.2004 in Scharbeutz/Schleswig-Holstein; Tochter eines Stadtinspektors), drei Kinder; ab März 1942 Kriegseinsatz als Grenadier im 2. Infanterie-Ersatzbataillon 169 in Posen, ab Mai 1942 als Unterarzt im Reservelazarett Posen; ab Februar 1943 wieder Assistenzarzt am Krankenhaus Mitte in Litzmannstadt (Robert-Koch-Straße 1-3); ab Mai 1944 erneuter Kriegseinsatz in einem Feldlazarett, September 1944 bis Mai 1945 als Truppenarzt in der Panzerabteilung 302; nach Flucht aus Posen ab Mai 1945 in Grevesmühlen, dort als Arzt eingesetzt; Flucht nach Hamburg; ab Februar 1946 Facharzt für Innere Krankheiten; April 1946 bis 2004 niedergelassener Internist mit Privatlabor in Hamburg (Gustav-Leo-Straße 7 und 5); dort auch „Prominentenarzt"; am 22.6.2004 im Alter von 90 Jahren an Aspirationspneumonie in Hamburg gestorben

Leitner, Dr. Rolf Gerhard von

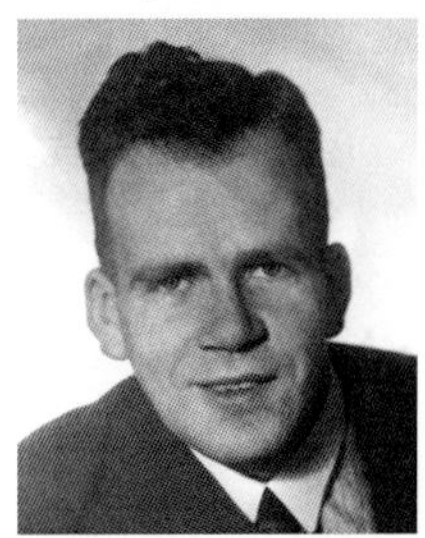

geboren am 7.7.1912 in Grevesmühlen/Mecklenburg; Sohn eines Juristen und Bürgermeisters; Gymnasien in Grevesmühlen und in Lübeck, 1931 Abitur; zunächst Studium der Germanistik in Marburg, dann Medizinstudium in Marburg, Graz, Kiel und Rostock; als Student in Marburg Eintritt in die NSDAP am 1.7.1931, Mitgliedsnummer 572.829; daneben auch Mitglied der HJ; nach freiwilligem Arbeitsdienst Medizinalpraktikant an der Medizinischen Poliklinik und der Chirurgischen Klinik der Universität Rostock (Schröderplatz, Maßmannstraße 35) sowie an der Universitäts-Nervenklinik Rostock-Gehlsheim; November 1938 Approbation; Assistenzarzt an der Chirurgischen Klinik der Universität Rostock (Parkstraße 11); Juni 1939 Heirat mit der Röntgenassistentin Edith Treichel (*19.9.1909 in Johannesberg/Schlesien, †18.3.1987 in Westberlin), vier Kinder, spätestens 1965 Scheidung; ab Juni 1939 Ärztlicher Leiter bzw. Leitender Arzt des Gesundheitsdienstes bei der Gauführung Mecklenburg, dann bei der Reichsführung des Langemarck-Studiums in Berlin (Tannenbergallee 3, Hardenbergstraße 34, Bleibtreustraße 48, Kaiserallee 91); Juni 1940 Promotion in Rostock;[49] ab November 1940 Mitglied des NSDÄB; ab Juli 1943 Assistenzarzt am Oskar-Ziethen-Krankenhaus in Berlin-Lichtenberg (Hubertusstraße 4); mind. 1950 bis 1987 niederge-

---

48) Mit der Arbeit: Lungeneiterungen und konservative Therapie, Berlin 1940.

49) Mit der Arbeit: Über die Lebensschicksale Schwachsinniger, Rostock 1940. Darin hieß es, er habe er gezeigt, wie gefährlich die Fortpflanzungsfähigkeit der Schwachsinnigen ist. Die Schwachsinnigen sind jedoch nicht nur wegen ihrer psychopathischen Züge und ihrer kriminellen und sexuellen Betätigung, sondern auch wegen ihrer beruflichen Leistungsfähigkeit unerwünscht." Keiner der von ihm untersuchten 120 „Probanden" sei „imstande, die vom Staat und seinen einzelnen Organen geschaffenen Einrichtungen zur Erringung einer gewissen geistigen Aktionsbasis ... auszunutzen". Alle „vergingen sich mit ihren amoralischen Trieben gegen die Gesetze der Volksgemeinschaft und des Staates. Ihre Erfassung im Gesetz zur Verhütung erbkranken Nachwuchses ist deshalb besonders zu begrüßen".

lassener Allgemeinpraktiker in Westberlin (Sybelstraße 37, Arysallee 10); mglw. Habilitation;[50] November 1965 Heirat mit der Sprechstundenhilfe Hanna Gruhn verw./gesch. Kirkorowicz (*22.2.1938 in Brwinow bei Warschau), zwei weitere Kinder, 1975 Scheidung; ab mind. 1972 Präsident der Deutschen Gesellschaft für Akupunktur; zum Professor ernannt; am 16.8.1987 im Alter von 75 Jahren in Westberlin gestorben

Leja, Dr. Anton Heinrich

geboren am 24.11.1863 in Kempen/Posen; Sohn eines Lehrers; Gymnasium in Kempen, 1882 Abitur; Medizinstudium; März 1888 Approbation; Promotion; April 1888 bis etwa 1938 niedergelassener Allgemeinpraktiker in Krappitz/Schlesien (Friedrichstraße 3); Mai 1893 Heirat mit Clara Mühlrad (*7.4.1872 in Magdeburg, †14.4.1943 in Krappitz; Tochter eines Kaufmanns), drei Kinder; zum Sanitätsrat ernannt; bis mind. 1943 in Krappitz; nach Flucht bis mind. Anfang 1945 Praxisvertreter bei → Dr. Walter Schultz in Bad Kleinen

Lembcke, Dr. Werner Karl Herbert

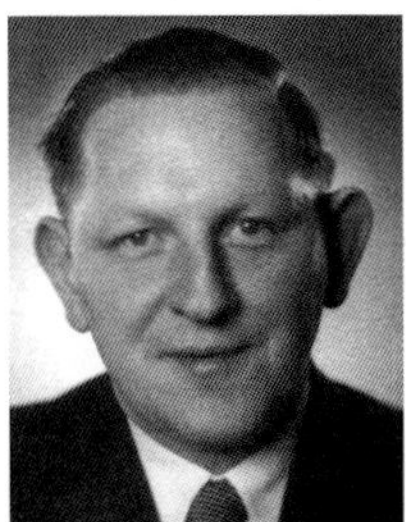

geboren am 30.3.1909 in Rostock/Mecklenburg; Sohn eines Lokomotivführers und späteren Bahnbetriebswerkvorstehers; Realgymnasien in Rostock und Güstrow, 1928 Abitur; Medizinstudium in Jena, München und Rostock; ab Februar 1934 Medizinalpraktikant an der Chirurgischen Abteilung des Allgemeinen Krankenhauses in Lübeck und am Krankenhaus I in Hannover; Februar 1935 Approbation in Weimar; Februar 1935 bis Mai 1938 Assistenzarzt an der Psychiatrischen und Nervenklinik der Universität Jena (Oberer Philosophenweg 3); dort im Juni 1935 Promotion;[51] in Jena Eintritt in die NSDAP am 1.5.1937, Mitgliedsnummer 5.663.628; Mai 1938 bis 1950 Assistenzarzt an der Chirurgischen Klinik der Universität Rostock (Maßmannstraße 35, Voßstraße 25); ab September 1938 Facharzt für Nerven- und Geisteskrankheiten; 1938 Heirat; Mitglied des NSDÄB; September 1939 bis 1945 Kriegseinsatz als Chirurg bei der Luftwaffe, zuletzt als Stabsarzt; Mai bis August 1945 Kriegsgefangenschaft in Österreich; 1950 Habilitation in Rostock;[52] seitdem Dozent für Chirurgie, ab Juli 1950 auch kommissarischer Direktor der Chirurgischen Klinik der Universität Rostock; 1952 bis 1953 Professor mit Lehrauftrag für Chirurgie an der Universität Rostock; 1953 bis 1974 Direktor der Chirurgischen Klinik des Gustav-Ricker-Krankenhauses der Medizinischen Akademie Magdeburg (Leipziger Straße 44);[53] aufgrund seiner Initiative im Januar 1960 Indienststellung des ersten arztbesetzten Notarztwagens „Schnelle Hilfe" der DDR; 1960 Vaterländischer Verdienstorden in Bronze; 1963 als Verdienter Arzt des Volkes ausgezeichnet; ab 1968 Mitglied der Deutschen Akademie der Naturforscher Leopoldina; 1974 Emeritierung; mind. 1979 bis 1989 in Heimburg bei Blankenburg/Harz (Elbingeröder Straße 16); Oktober 1979 Heirat mit Herta Lawaczeck verw./gesch. Löhmann (*2.11.1922 in Krefeld, †1.2.2017 in Bad Rodach/Bayern; Tochter eines Färberei-Besitzers); am 10.8.1989 im Alter von 80 Jahren in Schönebeck/Elbe gestorben

Lemcke, Dr. Hans Martin Carl

geboren am 16.5.1897 in Ribnitz/Mecklenburg; Sohn eines Pastors; Gymnasium in Rostock, 1917 Abitur; Medizinstudium in Rostock (Doberaner Straße 35), Jena und Königsberg; dazwischen von April 1917 bis November 1918 Kriegseinsatz; November 1921 Approbation und Promotion in Ro-

50) Mglw. mit der Arbeit: Die Akupunktur, eine Ordnungstherapie, Heidelberg 1959 (zusammen mit Gerhard Bachmann).

51) Mit der Arbeit: Einige atypische Fälle von multipler Sklerose, Güstrow 1934.

52) Mit der Arbeit: Steht bei der „Commotio cerebri" eine mechanische Schädigung des Hirngewebes im Vordergrund des klinischen Geschehens? (MS).

53) 1956 reichte Lembcke die Kündigung ein, da er ein Angebot aus der Bundesrepublik zur Übernahme einer Klinik mit 250 Betten bekommen hatte. Am Gustav-Ricker-Krankenhaus in Magdeburg herrschte zu dieser Zeit ein solcher Bettenmangel, daß er als anerkannter Hirnchirurg keine Operationen mehr durchführen konnte, sondern die Patienten nach Leipzig und Halle überweisen mußte. Lembcke nahm seine Kündigung zurück, als ihm eine schnellstmögliche Veränderung des Zustandes zugesichert wurde. Das erste Projekt zur baulichen Veränderung des Krankenhauses wurde von ihm selbst ausgearbeitet. Der Architekt setzte sich jedoch mit den Unterlagen nach München ab, wo das Projekt sofort umgesetzt wurde.

DR· MED
HANS LEMCKE
16·5·1897 - 11·1·1968
CLARA LEMCKE
GEB· SCHIEBE
15·10·1898-18·3·1972
SOLDAT
PETER LEMCKE
ZUM GEDENKEN
17·4·1924 -16·4·1944

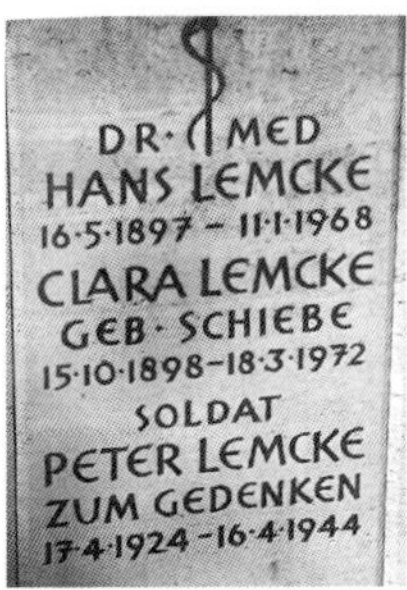

stock;[54] November 1921 bis 1930 niedergelassener Allgemeinpraktiker in Grabow (Kanalstraße 6); Juni 1922 Heirat mit Clara Schiebe (*15.10.1898 in Ribnitz, †18.3.1972 in Lübeck; Tochter eines Kaufmanns und späteren Fabrikbesitzers), zwei Kinder; zur weiteren Ausbildung ab Juli 1928 zeitweise Volontärassistent an der Augenstation des Rudolf-Virchow-Krankenhauses in Berlin; August 1930 bis mind. 1965 niedergelassener Facharzt für Augenkrankheiten in Lübeck (Holstenstraße 13, Hüxterdamm 18); dort Eintritt in die NSDAP am 1.6.1932, Mitgliedsnummer 1.180.992; daneben auch Mitglied der SA und des NSDÄB; ab März 1940 Kriegseinsatz; am 11.1.1968 im Alter von 70 Jahren in Lübeck gestorben

Lemcke, Dr. Walter Wilhelm Hans
geboren am 22.7.1893 in Ribnitz/Mecklenburg; Sohn eines Pastors; Gymnasien in Ribnitz und Rostock, 1912 Abitur; Medizinstudium in Erlangen und Rostock (Doberaner Straße 35); dazwischen von Oktober 1914 bis November 1918 Kriegseinsatz im Füsilier-Regiment 90, zuletzt als Feldhilfsarzt; Juni 1920 Approbation und Juli 1920 Promotion in Rostock;[55] Assistenzarzt am Stadtkrankenhaus in Schwerin und am Stift Bethlehem in Ludwigslust; November 1921 bis mind. 1962 niedergelassener Allgemeinpraktiker in Ribnitz (Markt 3); November 1923 Heirat mit Johanna Neumann (*30.12.1903 in Bochum, †22.10.1993 in Varel/Niedersachsen; Tochter eines Stadtbaumeisters), zwei Kinder; ab 1936 auch nebenamtlicher Arzt im Hilfswerk „Mutter und Kind" der NSV in Ribnitz; Eintritt in die NSDAP am 1.5.1937, Mitgliedsnummer 4.403.599; ab mind. 1937 auch nebenamtlicher Vertragsarzt beim RAD-Lager für die weibliche Jugend auf Schloß Freudenberg bei Ribnitz; außerdem nebenamtlicher Betriebsarzt bei der Walther-Bachmann-Flugzeugbau KG in Ribnitz; dort auch Mitglied der SA und des NSDÄB; ab 1939 Kriegseinsatz bei der Luftwaffe (in seiner Praxis wurde → Dr. Woldemar Lutzuwer von Juni bis August 1941 als Hilfskassenarzt, ab November 1941 als Vertretung eingesetzt; ab Mai 1943 übte → Dr. Max Schledorn als Hilfskassenarzt die Praxis aus und war auch Betriebsarzt der Bachmann-Werke); bis 1981 in Ribnitz-Damgarten (Karl-Marx-Platz 3); am 11.6.1981 im Alter von 87 Jahren in Ribnitz-Damgarten gestorben

Lemke, Dr. Richard August
geboren am 16.8.1898 in Düsseldorf/Rheinprovinz; Sohn eines Bürobeamten und späteren Kaufmanns; Realgymnasium in Düsseldorf, 1918 Abitur; Medizinstudium in Düsseldorf (Glücksburger Straße 20), Jena und Rostock (Friedrich-Franz-Straße 66); Februar 1924 Approbation und 1925 Promotion in Rostock;[56] mind. 1931 bis 1933 Assistenzarzt am Stadtkrankenhaus in Wismar (Dahlberg); mind. 1936 bis Anfang 1940 Assistenzarzt am Evangelischen Krankenhaus in Essen-Borbeck (Wüstenhöferstraße 175); ab Anfang 1940 Assistenzarzt am St. Antonius-Hospital in Kleve/Rheinland; ab März 1940 dienstverpflichteter Arzt in der Praxis von Dr. Erich Drost in Mettmann/Rheinland (Neanderstraße 22); ab Oktober 1941 Kriegseinsatz in der Wehrmacht, im April 1943 uk gestellt; März 1944 Verwarnung wegen „Verstoßes gegen das Rauschgiftgesetz"; ab Mai 1944 Assistenzarzt an der Golzheimer Klinik in Düsseldorf; bis 1946 Facharzt für Chirurgie in Düsseldorf (Glücksburger Straße 20); unverheiratet; am 13.7.1946 im Alter von 47 Jahren am „Zusammenwirken von Herzleiden und Morphium-Gebrauch" in Düsseldorf gestorben

Lemmel, Dr. Gerhard
geboren am 23.1.1902 in Posen; Sohn eines Militär-Intendanturrates und späteren Stadtrates; Gymnasium in Posen und Oberrealschule in Königsberg, 1920 Abitur; Medizinstudium in Marburg, Königsberg, Freiburg und München; Juli 1925 bis Juni 1926 Medizinalpraktikant am Hygienischen Institut, an der Medizinischen und der Chirurgischen Klinik der Universität Königsberg sowie an der Medi-

54) Mit der Arbeit: Statistik des Jahres 1919 über die mikroskopischen Untersuchungen für klinisch-diagnostische Zwekke im Rostocker Pathologischen Institut (MS).
55) Mit der Arbeit: Doppelseitige Cyklopie bei Kephalothorakopagus eines Schafes (MS).
56) Mit der Arbeit: Ein Fall von Rundzellensarcom der Parotis (MS).

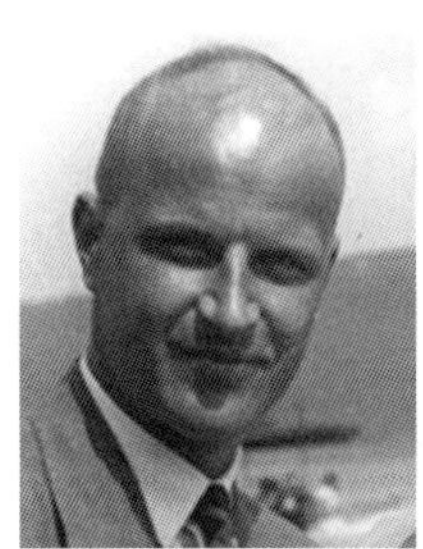

zinischen Universitätsklinik in Leipzig; Juli 1926 Approbation und 1926 Promotion in Königsberg;[57] Juli 1926 bis Januar 1928 Assistenzarzt am Pathologischen Institut der Universität Genf/Schweiz; März bis Oktober 1928 Volontärassistent am Physiologischen Institut der Universität Cambridge/Großbritannien; November 1928 bis März 1933 Assistenzarzt an der Medizinischen Universitätsklinik in Leipzig (Liebigstraße 20); April 1932 Heirat mit der Säuglingsschwester Vera Sembritzki (*30.4.1904 in Amalienau bei Königsberg, †23.11.1953 in Hamburg; Tochter eines Juristen und Stadtrates sowie späteren Bürgermeisters), vier Kinder; April 1933 bis März 1934 Oberarzt an der Medizinischen Klinik des Städtischen Krankenhauses in Magdeburg-Sudenburg; ab November 1933 Mitglied der SS, Mitgliedsnummer 186.898; April bis Oktober 1934 Oberarzt an der I. Inneren Abteilung des Rudolf-Virchow-Krankenhauses in Berlin; November 1934 bis März 1936 wissenschaftlicher Assistent und Assistenzarzt an der Medizinischen Universitätsklinik in Königsberg (Hintertragheim 19); August 1936 Habilitation in Königsberg; November 1936 bis September 1940 Oberarzt an der Medizinischen Universitäts-Poliklinik in Königsberg (Steinmetzstraße 30); als SS-Untersturmführer daneben von April 1937 bis Januar 1938 Führer des SS-Sanitätssturmes VII im SS-Oberabschnitt Nordost in Königsberg; Eintritt in die NSDAP am 1.5.1937, Mitgliedsnummer 4.923.846; daneben auch Mitglied des NSDÄB; April 1938 bis 1945 Dozent für Innere Medizin an der Universität Königsberg; September 1939 bis September 1940 Kriegseinsatz; ab September 1940 Facharzt für Innere Krankheiten und Röntgenologie; seitdem Chefarzt an der Inneren Abteilung, April 1943 bis Januar 1945 Ärztlicher Direktor des Städtischen Krankenhauses in Thorn (Eschenweg 17-25, Albrecht-Russe-Straße 31/33); November 1940 bis mind. 1943 Führer der Sanitäts-Abteilung XXXXI im SS-Oberabschnitt Weichsel in Thorn, dort im April 1942 zum SS-Hauptsturmführer befördert; Januar 1945 Flucht aus Thorn über Danzig nach Schwerin; Februar bis Juni 1945 Facharzt für Innere Krankheiten in der Praxis von → Dr. Georg Riemschneider in Schwerin (Moltkestraße 69); Juli 1945 Flucht aus Schwerin nach Isenhagen bei Celle (Pfarrhaus); Oktober bis November 1945 Lagerarzt im Flüchtlingslager Glüsingen bei Winsen/Luhe; November 1945 bis Dezember 1947 Internierung zunächst im Lager Munster/Lüneburger Heide, dann im Lager Sandbostel bei Bremervörde (wegen SS-Mitgliedschaft); in Sandbostel ab März 1946 auch als Lagerarzt eingesetzt; im Entnazifizierungsverfahren aufgrund von Zeugnissen seiner Assistenzärzte in Thorn entlastet; Januar 1948 bis Januar 1967 Leitender Arzt an der Inneren Abteilung des Kreiskrankenhauses in Bremervörde (die bis 1954 im Waldkrankenhaus in Heinschenwalde untergebracht war; dort auch wohnhaft); Oktober 1954 Heirat mit der Fürsorgerin Margareta Liman (*21.9.1903 in Saarburg/Lothringen, †31.1.1976 in Stade/Niedersachsen; Tochter eines Berufssoldaten [Oberstleutnant]); März 1967 bis Frühjahr 1987 niedergelassener Facharzt für Innere Medizin in Bremervörde (Fluthstraße/Bremer Straße 34, Hermann-Löns-Straße 17); am 23.7.1987 im Alter von 85 Jahren in Baden-Baden gestorben

Lenz, Dr. Erwin Carl Gustav

geboren am 27.7.1900 in (Berlin-)Schöneberg; Sohn eines Kaufmanns; Gymnasium, 1919 Abitur; Medizinstudium in Greifswald; anschließend Medizinalpraktikant in Dramburg/Pommern; Mai 1926 Approbation; Oktober 1926 Promotion in Greifswald;[58] Juli 1931 bis mind. 1945 niedergelassener Allgemeinpraktiker in Röbel (Bahnhofstraße 48, Hohe Straße 37); Juli 1935 Heirat mit Gretchen Schmidt (*28.11.1906 in Roßlau/Provinz Sachsen, †14.2.1993 in Bielefeld; Tochter eines Kaufmanns), mind. zwei Kinder; in Röbel Eintritt in die NSDAP am 1.5.1937, Mitgliedsnummer 5.083.485; auch Mitglied im NSKK, im April 1940 zum NSKK-Sturmführer befördert; Kriegseinsatz in der Wehrmacht; bis Mai 1947 in französischer Kriegsgefangenschaft; Mai 1947 bis 1966 niedergelassener Allgemeinpraktiker in Brackwede bei Bielefeld (Gütersloher Straße 137, Osnabrücker Straße 57, Auf den Köppen 1); am 30.12.1966 im Alter von 66 Jahren in Bielefeld gestorben

57) Mit der Arbeit: Über den Wert der Chlorierungsanlagen von Hallenschwimmbädern unter besonderer Berücksichtigung der Untersuchungen am Königsberger Palästrabad, Königsberg 1926.

58) Mit der Arbeit: Über postoperative Lähmungen im Plexus, Greifswald 1926.

Lenzner, Dr. Rudolf Albert August
geboren am 20.12.1908 in Stettin/Pommern; Sohn eines Arztes; Gymnasium, 1929 Abitur; Medizinstudium in Marburg; August 1937 Approbation; September 1937 Promotion in Marburg;[59] Assistenzarzt an der Universitätsklinik in Marburg; Assistenzarzt am Kreiskrankenhaus in Stettin-Frauendorf (Barnimstraße 55); spätestens 1939 Heirat mit der Krankengymnastin Hermine Engels (*26.5.1915 in Marburg, †27.3.1997 in Lindhorst/Niedersachsen; Tochter eines Arztes), vier Kinder, spätestens 1964 Scheidung; ab September 1939 Kriegseinsatz in der Wehrmacht; mind. 1940 wieder Assistenzarzt in Stettin (Hermann-Göring-Straße 27); nach Flucht Arzt an der Universitätsklinik in Greifswald, dann bis mind. Juli 1945 an der Medizinischen Klinik der Universität Rostock (Schröderplatz); mind. 1955 bis 1968 Facharzt für Innere Medizin und Lungenkrankheiten in Lübeck (Forstmeisterweg 118, Mozartstraße 15); Mai 1964 Heirat mit der Sekretärin Ursula Rosenfeldt (*16.5.1922 in Stettin, †7.4.2017 in München); spätestens 1965 zum Medizinalrat ernannt; am 28.3.1968 im Alter von 59 Jahren in Lübeck gestorben

Leonhardt, Dr. Walther Emil

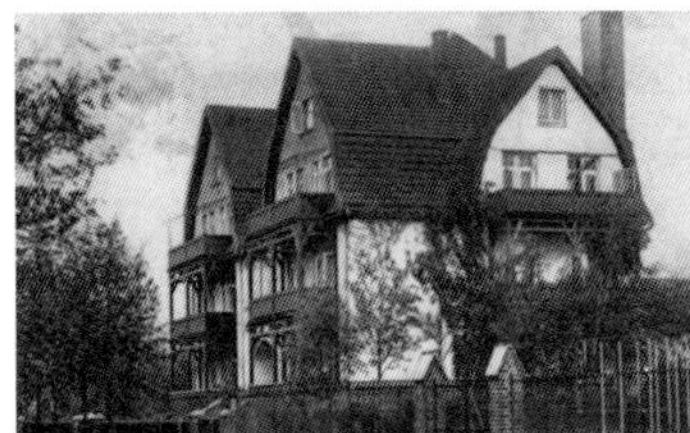
Kinderheim in Graal

geboren am 24.2.1901 in Karlsruhe/Baden; Sohn eines Hauptlehrers; Gymnasium, 1921 Abitur; Medizinstudium in München; August 1927 Approbation und Dezember 1927 Promotion in München;[60] mind. 1936 bis 1942 Chefarzt am Kinder-Erholungsheim der Berliner Verkehrsgesellschaft in Graal(-Müritz) (Horst-Wessel-Straße 1); September 1936 Heirat mit der Kindergärtnerin Nina Mietschke (*16.11.1909 in St. Petersburg/Rußland, †27.9.2004 in Waren), drei Kinder; im Kriege auch dienstverpflichteter Arzt in der Praxis von → Dr. Gaston Schroff in Graal-Müritz (Friedrich-Hildebrandt-Straße 11); dort Eintritt in die NSDAP am 1.1.1940, Mitgliedsnummer 7.971.187; ab November 1940 Kriegseinsatz in der Wehrmacht; nach 1945 Kardiologe in Waren (Gerhart-Hauptmann-Allee 15); zum Sanitätsrat ernannt; am 9.3.1985 im Alter von 84 Jahren in Waren gestorben

Lepère, Dr. Werner Walter Gustav
geboren am 15.4.1898 in Fürstenfelde/Brandenburg; Sohn eines Apothekenbesitzers; Realgymnasium, 1918 Abitur; Medizinstudium in Greifswald, München, Jena und Rostock; Approbation; 1926 Promotion in Rostock;[61] mind. 1928 Facharzt in Stettin (Burscherstraße 6); Juni 1928 Heirat mit Erika Teschke (*16.11.1908 in Stettin; Tochter eines Steuerinspektors), 1931 Scheidung (nahm danach ihren Mädchennamen wieder an); mind. 1931 Assistenzarzt an der Heil- und Pflegeanstalt Sachsenberg in Schwerin; mind. 1932 wieder in Stettin (Burscherstraße 6); am 17.8.1932 im Alter von 34 Jahren in Stettin gestorben, mglw. Suizid

Leporin, Dr. Gerhard Helmut
geboren am 30.4.1894 in Kuhnern/Schlesien; Sohn eines Arztes und späteren Sanitätsrates; Gymnasium, 1914 Abitur; Kriegseinsatz; zunächst Ausbildung zum Offizier; mind. 1923 Oberleutnant a.D. in Breslau (Monhauptstraße 1); Medizinstudium in Breslau; Februar 1929 Approbation; mind. 1929 Arzt in Breslau (Hansastraße 19); dort im Juni 1931 Promotion;[62] September 1933 bis Dezember 1935 Stabsarzt der Reichswehr in Frankfurt/Oder (Fürstenwalder Straße 46); mind. 1935 Assistenzarzt in Stettin (Roonstraße 8-12); Oktober 1935 Heirat mit Ilse Beckmann (*26.3.1898 in Breslau, †2.8.1988 in Bad Kissingen/Bayern); mind. 1936 bis Juli 1945 Facharzt für Frauenkrankheiten in Breslau (Kaiser-Wilhelm-Straße/Straße der SA 180); dazwischen mind. 1937 Arztvertreter in der Frauenarztpraxis von → Dr. Eduard Schroeder in Güstrow; Juli 1945 bis Mai 1949 Arzt in Garitz bei

59) Mit der Arbeit: Wann muß man als Arzt die Tetanusantitoxin-Einspritzung prophylaktisch anwenden?, Marburg 1936.
60) Mit der Arbeit: Das Blutbild bei experimentell erzeugter Rachitis und seine Beeinflussung durch Phosphor-Lebertran- und Höhensonnen-Therapie, München 1926.
61) Mit der Arbeit: Die reflexogenen Zonen des Babinski'schen Phänomens (MS).
62) Mit der Arbeit: Über Pneumokoniosen mit besonderer Berücksichtigung der grobknotigen Form, Breslau 1931.

Bad Kissingen; Mai 1949 bis mind. 1955 Facharzt für Frauenkrankheiten in Bad Kissingen (Schönbornstraße 15, Kurhausstraße 3); zwischenzeitlich ab Februar 1952 Ausübung des ärztlichen Berufes durch die Regierung Unterfranken untersagt; am 23.1.1976 im Alter von 81 Jahren in Bad Kissingen gestorben

Lesnieks/Lesneck, Dr. Woldemars Otto

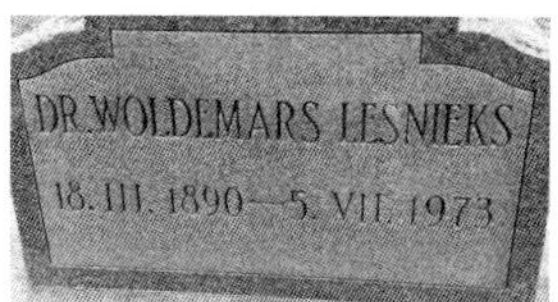

geboren am 18.3.1890 in Sawene/Lettland; Gymnasium in Riga, 1910 Abitur; Medizinstudium in Dorpat/Estland; dort im März 1918 Approbation; Promotion; 1922 bis 1940 Militärarzt in Lettland, u.a. ab 1922 Arzt in Majori und Kreisarzt in Cesvaine, 1927 bis 1935 Arzt in verschiedenen Regimentern, 1935 bis 1939 Direktor des Krankenhauses in Ērgļi/Lettland, ab 1939 Arzt im Garderegiment in Riga; nach Umsiedlung im Juli 1941 Approbation für Deutschland; anschließend Hilfskassenarzt im Umsiedlerlager „Waldschlößchen" in Ludwigslust, dann im Umsiedlerlager „Burghotel" in Neustadt-Glewe; ab Oktober 1941 dienstverpflichteter Hilfskassenarzt in der Praxis von → Dr. Kurt Havemann in Neukloster; Heirat mit Darichan Tchelachspiew verw. Sosiew (*25.5.1880 in Lettland, †27.7.1957 in St. Louis/USA); nach Flucht bis 1950 im Umsiedlerlager Wentorf bei Hamburg; März 1950 Auswanderung in die USA; mind. 1955 bis 1957 Arzt in St. Louis; am 5.7.1973 im Alter von 83 Jahren in Nanuet/USA gestorben

Lessing, Dr. Hermann Benno Rudolf

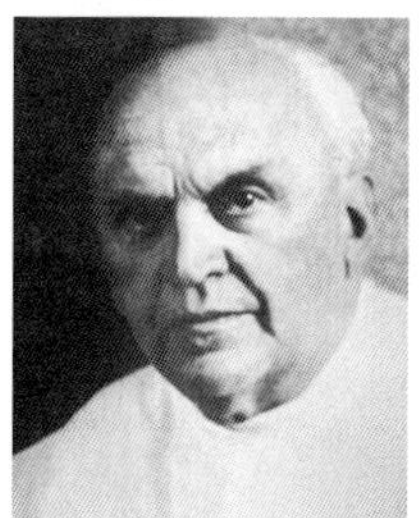

geboren am 12.2.1885 in Stralsund/Pommern; Sohn eines Regierungsreferendars; Realgymnasium in Malchin, 1905 Abitur; Medizinstudium in Berlin und Breslau; März 1912 Approbation und April 1913 Promotion in Berlin;[63] Dezember 1915 Heirat mit Agnes Maaß verw. Wende (*5.12.1888 in Ketzin/Havelland; Tochter eines Ziegeleibesitzers), 1938 Scheidung; Januar 1916 bis 1945 niedergelassener Facharzt für Frauenkrankheiten und Chirurgie, mind. 1934 bis 1941 mit Privatklinik, in Berlin (Uhlandstraße 42, Reichenberger Straße 177, Kaiserallee 31, 24 und 189); dort auch nebenamtlicher Vertrauens- und Gesellschaftsarzt; in Berlin Eintritt in die NSDAP am 1.4.1932, Mitgliedsnummer 1.027.002; daneben auch Mitglied des NSDÄB; ab mind. 1934 zeitweilig auch Arzt in Godendorf bei Fürstenberg; ab mind. 1939 Eigentümer des Landgutes Godendorf (307 ha), aber weiterhin in Berlin wohnhaft; Januar 1939 Heirat mit der Ärztin → Dr. Margarethe Lessing geb. Dietel, zwei Kinder; nach Flucht von Mai 1945 bis mind. 1953 niedergelassener Chirurg und Gynäkologe in Schwerin (Hauptstraße 127, Krügerstraße/August-Bebel-Straße 3); im Zuge der Bodenreform enteignet; die mecklenburgische Medizinalverwaltung schlug 1946 wegen NSDAP-Mitgliedschaft den Approbationsentzug vor; mind. 1949 bis 1957 auch Chefarzt an der Poliklinik in Schwerin; zum Sanitätsrat ernannt; ab mind. 1959 im Ruhestand in Schwerin (Buchenweg 13); am 18.10.1964 im Alter von 79 Jahren in Schwerin gestorben

Lessing, Dr. Margarethe Johanna (geb. Dietel)

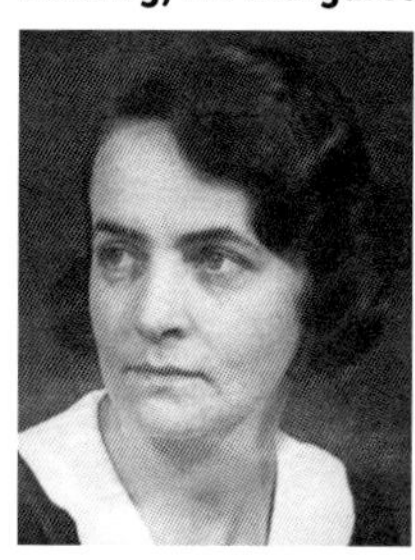

geboren am 24.4.1901 in Frankfurt/Main/Hessen-Nassau; Tochter eines Kaufmanns; Gymnasium, 1921 Abitur; Medizinstudium in Berlin; dort Eintritt in die NSDAP am 1.5.1933, Mitgliedsnummer 3.019.687; mind. 1939 Medizinalpraktikantin in Berlin (Brandenburgische Straße 24); Januar 1939 Heirat mit dem Arzt → Dr. Hermann Lessing, zwei Kinder; Juni 1939 Approbation in Berlin; September 1939 bis 1945 Assistenzärztin in der Praxis und Privatklinik ihres Ehemannes in Berlin (Kaiserallee 24, Uhlandstraße 42); dort im Oktober 1940 Promotion;[64] nach Flucht ab Mai 1945 Assistenzärztin in der Praxis ihres Ehemannes, mind. 1949 bis 1957 niedergelassene Allgemeinpraktikerin und Fachärztin für Chirurgie in Schwerin (Hauptstraße 127, Krügerstraße/Au-

63) Mit der Arbeit: Beitrag zur Lehre von der Placenta praevia, Berlin 1913.
64) Mit der Arbeit: Neuere Anschauungen über den Beginn der Erwachsenen-Tuberkulose, Berlin 1940.

gust-Bebel-Straße 3, Buchenweg 13 und 1); die mecklenburgische Medizinalverwaltung schlug 1946 wegen NSDAP-Mitgliedschaft den Approbationsentzug vor; am 8.8.1987 im Alter von 86 Jahren in Schwerin gestorben

Lettow, Dr. Ulrich Ludwig Carl

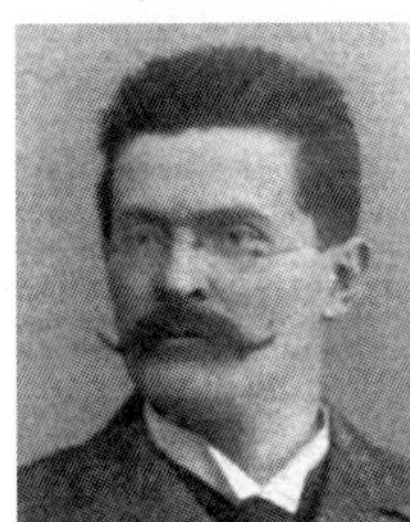

geboren am 31.7.1865 in Ribnitz/Mecklenburg; Sohn eines Stadtsekretärs; Gymnasium in Anklam, 1885 Abitur; Medizinstudium in Halle, Rostock und Greifswald; Juli 1889 Promotion[65] und Mai 1890 Approbation in Greifswald; 1890 bis 1891 niedergelassener Allgemeinpraktiker in Stargard/Pommern; Februar 1891 bis März 1934 niedergelassener Allgemeinpraktiker und Badearzt in Wustrow bei Ribnitz (Strandstraße 22 und 234); 1891 Heirat mit Margarete Friedberg (*1.3.1868 in Stargard/Pommern, †13.12.1902 in Wustrow; Tochter eines Lokomotivführers), zwei Kinder; August 1903 Heirat mit Sabina van der Baan (*8.9.1875 in Delfzyl/Niederlande, †25.11.1957 in Wustrow; Tochter eines Bäckers sowie späteren Gastwirts und Hotelbesitzers), zwei weitere Kinder; 1914 zum Sanitätsrat ernannt; als 67-Jähriger Eintritt in die NSDAP am 1.5.1933, Mitgliedsnummer 2.813.780; war auch Bodendenkmalpfleger mit einer Sammlung steinzeitlicher Funde aus Wustrow und Umgebung; am 4.4.1934 im Alter von 68 Jahren in Rostock gestorben[66]

Leu, Dr. Alfred Carl Erich

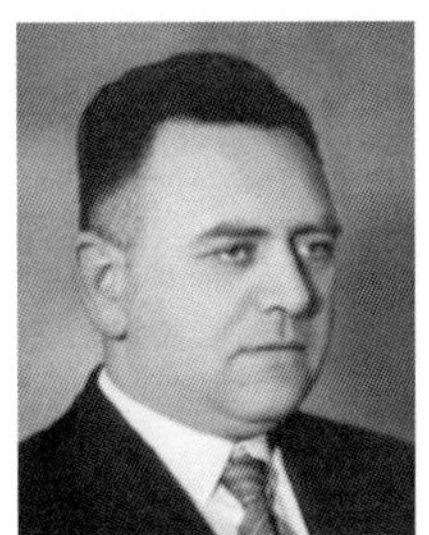

geboren am 11.5.1900 in Schwerin/Mecklenburg; Sohn eines Eisenbahnar beiters; Oberrealschule in Wismar (Dankwartstraße 26); zunächst Schlosserlehre; 1920 Abitur; Medizinstudium in Rostock, Hamburg und Innsbruck; 1925 Medizinalpraktikant in Rostock; Juni 1926 Approbation; 1926 Promotion in Rostock;[67] 1926 bis Februar 1929 Assistenzarzt an den Krankenhäusern in Hamburg-Barmbek und Hamburg-Friedrichsberg, am Knappschaftslazarett in Hindenburg/Schlesien sowie am Kreiskrankenhaus in Cottbus; ab März 1929 Beamtenanwärter, April 1930 bis 1945 Anstaltsarzt (ab 1936 als Oberarzt) an der Heil- und Pflegeanstalt Sachsenberg in Schwerin (dort auch wohnhaft); in Schwerin Eintritt in die NSDAP am 1.5.1933, Mitgliedsnummer 2.813.782; März 1934 Heirat mit Ursula Wolf spätere Kurkowski (*2.7.1913 in [Berlin-]Reinickendorf, †10.3.1998 in Münster; Tochter eines Lehrers und späteren Rektors), zwei Kinder, 1948 Scheidung; in der Anstalt Sachsenberg ab September 1934 „für die Bearbeitung der Anträge gemäß § 3 des Gesetzes zur Verhütung erbkranken Nachwuchses“[68] zuständig, bis Juni 1935 auch selbst „Vornahme der Unfruchtbarmachungen“;[69] neben der Tätigkeit als Anstaltsarzt und Personalreferent der Anstalt umfangreiche Privatpraxis, daneben auch Gutachter und Gerichtsarzt, Vertrauensarzt der Landesversicherungsanstalt sowie Luftschutzarzt; ab April 1934 auch Leitender Arzt der NSV für den Gau Mecklenburg-Lübeck, hier auch Betreuer von Kinder- und Mütterheimen der NSV; März 1936 bis Juli 1937 auch Gauhauptstellenleiter und Leiter der Abteilung Volksgesundheit in der Gauwaltung Mecklenburg-Lübeck der NSV; ab 1936 auch ärztlicher Beisitzer am Erbgesundheitsgericht Schwerin; ab Juli 1937 Fachbeauftragter für die Rauschgiftbekämpfung in Mecklenburg und Mitarbeiter an der Gauschule Mecklenburg der NSDAP in Schwerin; 1939 zum Medizinalrat ernannt; Mai 1941 bis April 1945 auch Leiter der Ehevermittlungsstelle für Unfruchtbargemachte beim Rassenpolitischen Amt

65) Mit der Arbeit: Über Chloralamid als Hypnoticum, Greifswald 1889.

66) In einem Nachruf des Rostocker Ärztevereins hieß es, der „nach kurzer schwerer Krankheit“ verstorbene Lettow habe „über vier Jahrzehnte dem Rostocker Ärzteverein angehört und den Belangen der Rostocker Ärzteschaft stets ein reges Interesse entgegengebracht“; er werde „seinen Kollegen, besonders den älteren, als liebenswürdiger Kollege in Erinnerung bleiben“.

67) Mit der Arbeit: Über die Häufigkeit der allgemeinen Amyloidose im Sektionsmaterial vor und nach dem Kriege (MS).

68) Der § 3 des Gesetzes sah vor, daß „Unfruchtbarmachungen“ entweder durch einen „beamteten Arzt“ oder „für die Insassen einer Kranken-, Heil- oder Pflegeanstalt oder einer Strafanstalt [durch den] Anstaltsleiter“ beantragt werden konnten. Da beide Eigenschaften auf Leu nicht zutrafen, wurde dieser vom Mecklenburgischen Staatsministerium durch eine eigens auf ihn zugeschnittene Sonderverfügung mit dieser Aufgabe betraut.

69) Ab Juni 1935 von dieser Aufgabe entlastet, mit der dann ein externer Chirurg beauftragt wurde, da ein Arzt nicht gleichzeitig Antragsteller und ausführender Operateur sein durfte.

der Gauleitung Mecklenburg der NSDAP; ab Juli 1941 auch Betriebsarzt der Märkischen Elektrizitätswerke sowie Leitender Luftschutzarzt für Schwerin; ab September 1941 auch Leiter der in der Heil- und Pflegeanstalt Sachsenberg-Lewenberg eingerichteten staatlichen Infektionsabteilung sowie Leiter der in die Anstalt Sachsenberg verlegten Kinderfachabteilung der Anstalt Lewenberg; in diesen Funktionen sowie als Stationsarzt der Männer- und Frauenpflegestationen 1941 bis 1945 maßgeblich an der Tötung von mehreren hundert Patienten beteiligt;[70]; ab Juli 1942 auch kommissarischer Leiter des Amtes für Rassenpolitik der Gauleitung Mecklenburg der NSDAP; als Medizinalrat an der Heil- und Pflegeanstalt Sachsenberg-Lewenberg im Februar 1943 KVK II. Kl. o.S.; ab Februar 1944 auch Betriebsarzt der Weingroßhandlung Uhle in Schwerin; Anfang 1944 bis April 1945 geschäftsführender Leiter des Amtes für Rassenpolitik der Gauleitung Mecklenburg der NSDAP; Mai 1945 Flucht in den Westen und zunächst praktischer Arzt in Büsum/Schleswig-Holstein (Bahnhofstraße 34); November 1945 bis Mai 1948 in britischer Internierung in den Lagern Fallingbostel-Oerbke/Lüneburger Heide, Eselheide bei Bielefeld und Adelheide bei Bremen;[71] mehrere seit Juni 1947 über die SMAD gestellte Auslieferungsanträge der Oberstaatsanwaltschaft Schwerin wurden bis Dezember 1950 wiederholt abschlägig beschieden; Mai 1948 bis Juli 1949 Tätigkeit als Hilfsschlosser in Brügge/Westfalen (Am Raffelnberg); Juli bis Dezember 1949 zur Probe beschäftigter zweiter Gerichtsarzt am Gerichtsärztlichen Institut in Köln (Heinsbergstraße 21); nach anonymen Anzeigen wegen seiner Beteiligung an Euthanasie-Verbrechen entlassen;[72] 1950 bis Juli 1960 niedergelassener Facharzt für Nervenkrankheiten in Köln (Mittelstraße 38 und 50, Salierring 8-10); dort auch wieder Gerichtsgutachter; ein Gerichtsverfahren vor dem Schwurgericht Köln wegen Krankenmordes endete im Oktober 1951 mit Freispruch, nach Widerspruch durch die Staatsanwaltschaft vor dem Bundesgerichtshof wurde das Urteil im Dezember 1953 bestätigt; September 1955 Heirat mit der medizinisch-technischen Assistentin Marialuise Haase (*20.2.1920 in Berlin-Wilmersdorf, †5.12.2017 in Bergisch Gladbach/Nordrhein-Westfalen; Tochter eines späteren Bundesbahninspektors); ab Juli 1960 Arzt in Bergisch Gladbach (Weidenbuscher Weg 39); zum Obermedizinalrat ernannt; am 7.6.1975 im Alter von 75 Jahren in Bergisch Gladbach gestorben

Lewerenz, Dr. Gustav Adolph Georg

geboren am 9.3.1876 in Schwaan/Mecklenburg; Sohn eines Kaufmanns sowie späteren Schlachtermeisters und Wurstfabrikanten; Gymnasium in Schwerin, 1895 Abitur; Medizinstudium in Rostock und Kiel; April 1900 Approbation und Februar 1901 Promotion in Kiel;[73] April 1901 bis 1945 niedergelassener Allgemeinpraktiker in Schwerin (Blücherstraße 4, Hubertusstraße 17, Arsenalstraße 24); Mai 1903 Heirat mit Anna Heinke (*18.5.1887 in Kiel, †9.10.1974 in Hannover; Tochter eines Sergeanten im Seebataillon und späteren Eisenbahnassistenten), drei Kinder; Eintritt in die NSDAP am 1.5.1933, Mitgliedsnummer 2.824.627; ab Oktober 1933 auch Gerichtsarzt bei der Spruchkammer des Landgerichts Schwerin; 1934 bis mind. 1939 auch ärztlicher Beisitzer am Erbgesundheitsgericht Schwerin; ab mind. 1935 auch Leiter der Ämter für Volksgesundheit in den Kreisleitungen Hagenow, Schwerin-Stadt und Schwerin-Land der NSDAP; ab 1936 auch nebenamtlicher Arzt im Hilfswerk „Mutter und Kind" der NSV in Schwerin; daneben auch Leiter der Bezirksstelle Schwerin der

70) Zwischen 1939 und 1945 sind in der Anstalt Sachsenberg mindestens 1.900 geistig und körperlich behinderte Patienten durch Gifte, Medikamente, Hunger, Kälte, Vernachlässigung und Nichtbehandlung von Krankheiten ums Leben gekommen.

71) Leus Schwiegervater Ernst Wolf, 1947 Direktor der Oberschule in Gransee, dort auch Stadtverordneter und Kreistagsabgeordneter, schrieb im Juli 1947 an die Spruchkammer in Bielefeld, er sei „als bewußter Antifaschist politischer Gegner" seines Schwiegersohns gewesen, habe mit diesem aber „oft sachlich über unsere Gegensätze in der Politik debattiert. Er hat mir vertraulich manches mitgeteilt ... Soweit er amtlich verpflichtet war, die Beseitigung unheilbarer Geisteskranken zu veranlassen, hat er mir gegenüber stets den Standpunkt vertreten, daß er innerlich nicht verantworten könnte, solche Kranken zu beseitigen, die noch für den produktiven Arbeitsprozeß in Frage kommen". Die Ankläger im Spruchkammerverfahren haben diesen Hinweis auf die von Leu zu verantwortenden Krankenmorde nicht aufgegriffen. Auch der britische Vernehmungsoffizier des Review & Interrogation Staff im Civil Internment Camp 3 in Fallingbostel, C. Benjamin, meinte noch im März 1949, Leu betreffende „Angaben oder Anhaltspunkte über die Ermordung von Geisteskranken sind hier nicht vorhanden".

72) Nach Eingang von zwei anonymen Schreiben vor Ablauf seiner Probezeit gab Leu auf Befragung zu, etwa 100 Personen – zumeist Kinder – „eingeschläfert" zu haben.

73) Mit der Arbeit: Untersuchungen über die Zuckerausscheidung bei gesunden und kranken Kindern, Kiel 1901.

Kassenärztlichen Vereinigung Deutschlands und Leiter der Ärztlichen Bezirksvereinigung Schwerin der Ärztekammer Mecklenburg (für die Kreise Schwerin, Hagenow und Ludwigslust); Mitglied des NSDÄB und als Kreisobmann mind. 1939 bis 1942 auch Leiter der Kreiswaltungen Schwerin-Land und Schwerin-Stadt des NSDÄB sowie Amtsleiter der NSKOV; im Juni 1945 in Schwerin verhaftet und im Juli 1945 von der britischen Besatzungsmacht in die Westzonen verbracht; bis 1947 in Schwarmstedt bei Hannover (Haus Nr. 68); am 2.2.1947 im Alter von 70 Jahren an Myodegeneratio cordis und Dekompensation in Schwarmstedt gestorben

Lexow, Karl-Georg Hermann August

geboren am 13.7.1911 in Schwerin/Mecklenburg; Sohn eines Schlachtermeisters; Gymnasium in Schwerin, 1932 Abitur; Medizinstudium in Rostock; 1938/39 Medizinalpraktikant in Schwerin (Königstraße 9); Dezember 1938 Approbation; anschließend mglw. Volontärassistent in Mecklenburg; ab Oktober 1939 Volontärassistent am Allgemeinen Krankenhaus, ab Januar 1940 an der I. Medizinischen Universitäts-Klinik in Hamburg-Eppendorf; ab März 1940 Kriegseinsatz in der Wehrmacht; mind. 1943 wieder Arzt in Hamburg (Breitenfelder Straße 38); November 1943 Heirat mit der Auslandskorrespondentin Gertrud Hellmund (*26.4.1919 in Viersen/Rheinprovinz, †17.5.2003 in St. Peter-Ording/Schleswig-Holstein; Tochter eines Kaufmanns), mind. fünf Kinder; mind. 1947 bis 1954 Arzt in Westerland/Sylt; März 1957 Promotion in Kiel;[74] bis 1994 Internist in St. Peter-Ording (Im Bad 47); am 27.4.1994 im Alter von 82 Jahren in St. Peter-Ording gestorben

Lichtenauer, Dr. Friedrich Paul

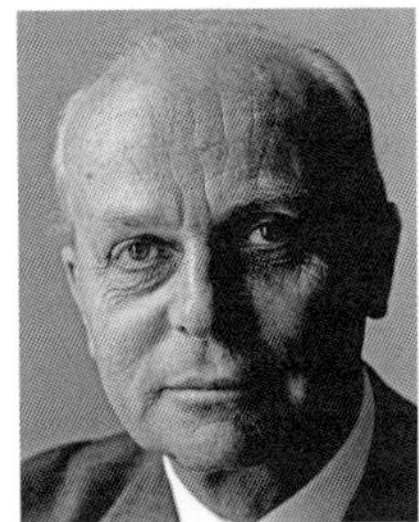

geboren am 11.3.1908 in Stettin/Pommern; Sohn eines Arztes; Gymnasium in Stettin, 1927 Abitur; Medizinstudium in Lausanne, München, Rostock, London und Berlin; Januar bis März 1933 Medizinalpraktikant an der Gynäkologischen Poliklinik der Universität München, April bis Oktober 1933 an der Neurologischen Abteilung des Allgemeinen Krankenhauses in Hamburg-Barmbek, Oktober 1933 bis Januar 1934 am Pathologischen Institut des Allgemeinen Krankenhauses in Hamburg-Eppendorf; ab Oktober 1933 Mitglied der Motor-SA, ab 1934 des NSKK, dort Sanitäts-Obertruppführer, später NSKK-Sturmarzt; Januar 1934 Approbation; Januar bis März 1934 Volontärassistent am Pathologischen Institut des Allgemeinen Krankenhauses in Hamburg-Eppendorf; April 1934 bis Juni 1935 Assistenzarzt an der Chirurgischen Abteilung des Allgemeinen Krankenhauses in Lübeck; Mai 1934 Promotion in Hamburg;[75] September 1934 Heirat mit Paula Imbescheid (*30.8.1911 in Dockenhuden bei Hamburg, †27.1.1992 in Hamburg; Tochter eines Commis und späteren Kaufmanns), vier Kinder; ab Juni 1935 Mitglied des NSDÄB; Juli 1935 bis September 1936 Assistenzarzt an der Chirurgischen Abteilung des Krankenhauses I in Hannover (Möckernstraße 3); Oktober 1936 bis Oktober 1942 Assistenzarzt an der Chirurgischen Klinik der Universität Rostock (Maßmannstraße 35, Clementstraße 5); dort Eintritt in die NSDAP am 1.5.1937, Mitgliedsnummer 5.083.488; ab Juni 1938 Facharzt für Chirurgie und Leiter der Röntgenabteilung der Chirurgischen Klinik der Universität Rostock; September 1939 bis März 1941 Kriegseinsatz als Truppenarzt, nach Erkrankung ab März 1941 im Reservelazarett V in Hamburg, Dezember 1940 KVK II. Kl. m.S.; wegen eines seit August 1939 laufenden Parteiverfahrens wurde im Oktober 1940 eine Habilitation von der Universitätsleitung und der Gauleitung Mecklenburg der NSDAP abgelehnt;[76] wegen Perspektiv-

74) Mit der Arbeit: Der Einfluß der Luftfeuchte und Jahreszeit auf die Perspiratio insensibilis nocturna (MS).

75) Mit der Arbeit: Ein Beitrag zur Chirurgie der arteriellen Embolie in den großen Gefäßen der Extremitäten, Hamburg 1934.

76) Der Gaudozentenbundführer → Dr. Kurt Neubert verweigerte auf Anweisung des Gauleiters und Reichsstatthalters Friedrich Hildebrandt nicht nur die Annahme der Habilitationsschrift, sondern die Durchführung des Habilitationsverfahrens überhaupt; eine Habilitation Lichtenauers werde abgelehnt, „da dieser im Fall [→ Dr. Heinrich] Gißel in einer für einen zukünftigen Dozenten untragbaren Weise charakterlich versagt" habe; unter Hinweis auf die „eindeutige charakterliche Ablehnung Lichtenauers" durch die Parteistellen, die ihm „die charakterliche Eignung als Hochschullehrer abgesprochen" hatten, schloß sich auch der Dekan der Medizinischen Fakultät, → Prof. Dr. Kurt Wachholder, unter positivistischem Hinweis auf die Rechtslage der Ablehnung der Habilitation Lichtenauers an und verwies dabei auf die Reichshabilitationsordnung, nach der „ein Anspruch auf Habilitation nicht besteht".

losigkeit auf eigenen Antrag ab November 1942 erneuter Kriegseinsatz in der Wehrmacht;[77] Anfrage nach Habilitation an der Universität Greifswald wurde von der dortigen Medizinischen Fakultät im Januar 1943 abschlägig beschieden;[78] Mai 1943 bis April 1945 Chefarzt am Krankenhaus Bethanien in Stettin, an dem sein Vater als Direktor wirkte; auf eigenen Antrag im August 1943 aus dem Beamtenverhältnis der Universität Rostock entlassen; April 1945 Flucht nach Hamburg; 1946 im Entnazifizierungsverfahren als unbedenklich, 1948 bei erneuter Überprüfung als entlastet eingestuft; ab 1946 Leiter der Chirurgischen Abteilung des Hilfskrankenhauses in Hamburg-Blankenese; April 1948 Habilitation in Hamburg;[79] 1948 bis 1956 Dozent für Chirurgie an der Universität Hamburg (Frenssenstraße 13, Eißendorfer Pferdeweg 48); 1949 bis 1969 Chefarzt an der Chirurgischen Klinik in Hamburg-Harburg (Südstrand 16); 1956 bis 1969 außerplanmäßiger Professor an der Universität Hamburg; während eines Urlaubs am 11.10.1969 im Alter von 61 Jahren nach einem Autounfall in Andreer/Schweiz ums Leben gekommen[80]

Liebenthal, Dr. Leopold

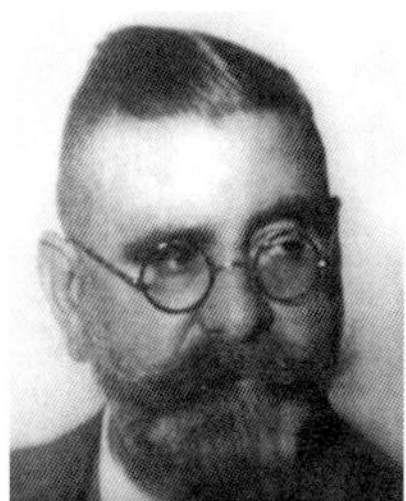

geboren am 26.5.1868 in Bergen/Rügen/Pommern; Sohn eines Kaufmanns; Gymnasien in Stralsund und Kolberg, 1888 Abitur; Medizinstudium in Berlin; dort im April 1894 Approbation; September 1894 Promotion in Leipzig;[81] Oktober 1894 bis 1938 niedergelassener Allgemeinpraktiker in Wismar (Großschmiedestraße 24, Hinter dem Rathause 5 und 27, Altwismarstraße 5, 10 und 21); September 1899 Heirat mit Maria Spohr (*12.4.1875 in Mülheim bei Köln, †14.5.1949 in Wismar; Tochter eines Kaufmanns), zwei Kinder; aufgrund seiner jüdischen Herkunft im September 1938 Entzug der Approbation; nach der Reichspogromnacht am 21.11.1938 zu 5.000 RM „Sühneleistung“ verurteilt, am 29.11.1938 Vermögen beschlagnahmt; am 30.11.1938 im Alter von 70 Jahren an Herzschwäche und Lungenödem in Wismar gestorben[82]

Liebert, Dr. Erich

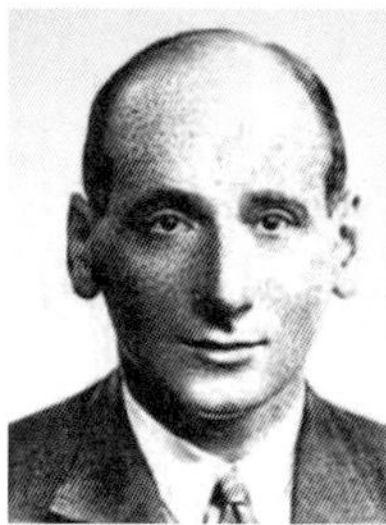

geboren am 27.12.1901 in Berlin; Sohn eines Buchhalters; Gymnasium, 1921 Abitur; Medizinstudium in Berlin; Juli 1927 Approbation und Promotion in Berlin;[83] mind. 1928 bis 1931 Assistenzarzt an der Heil- und Pflegeanstalt (Rostock-)Gehlsheim (dort auch wohnhaft); März 1932 bis 1934 niedergelassener Nervenarzt in Rostock (Friedrich-Franz-Straße 80); nach Anfeindungen wegen seiner jüdischen Herkunft im Mai 1934 Emigration in die USA; mind. 1935 in Chicago/USA; mind. 1937 bis 1960 Facharzt für Neurologie und Psychiatrie am State Hospital in Elgin/USA; 1939 Einbürgerung in die USA; spätestens 1951 Heirat mit Bernice Lane spätere Bonjarnio (*20.3.1916 in Chicago, †24.3.2008 in Bonita Springs/USA; Tochter eines Arbeiters), zwei Kinder; am 13.12.1962 im Alter von fast 61 Jahren in Chicago gestorben

---

77) Der Leiter der Chirurgischen Universitätsklinik, → Prof. Dr. Otto Voß, teilte dem Mecklenburgischen Staatsministerium am 30.10.1942 mit, daß „infolge der Einberufung [Lichtenauers] zur Wehrmacht ... die Durchführung des Röntgenbetriebes in der Klinik erschwert“ sei. „Die Diagnostik kann zur Not mühsam noch von einem kurzfristig angelernten Herren der Klinik übernommen werden. Röntgen- und Radiumtherapie kann jedoch zur Zeit nicht mehr ausgeführt werden, da niemand in der Klinik in dieser Tätigkeit ausgebildet ist ... Ich bin daher gezwungen, einstweilen die Tätigkeit in der Röntgentherapie der Klinik still legen zu lassen.“ Voß bat das Ministerium, „im Interesse der Bevölkerung dringend um Abänderung des so geschaffenen Zustandes durch möglichst umgehende Beschaffung eines Ersatzröntgenologen“.

78) Nach Intervention des Rostocker Pathologen → Prof. Dr. Walther Fischer, der Lichtenauer „üble Machenschaften“, wiederum gegen Gißel, vorwarf.

79) Mit der Arbeit: Experimentelle Untersuchungen zur Kenntnis der Nierenbecken- und Harnleitererweiterung, Berlin/Heidelberg 1948.

80) Der Lichtenauerweg in Hamburg ist nach ihm benannt.

81) Mit der Arbeit: Über das Webersche Syndrom, aus der Nervenklinik des Professors Mendel, Berlin 1894.

82) Die Dr.-Liebenthal-Straße in Wismar ist nach ihm benannt.

83) Mit der Arbeit: Statistisches zur Encephalitis epidemica, Berlin 1927.

Liebmann, Dr. Gerhard Karlheinz

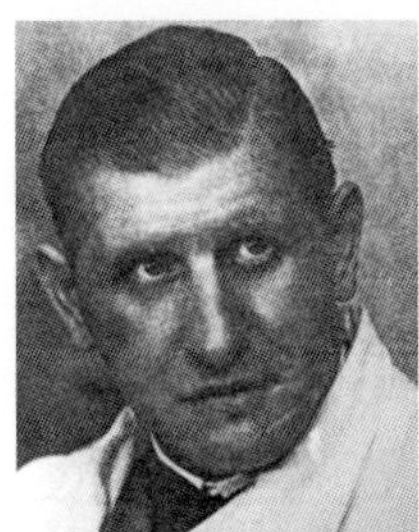

geboren am 14.11.1904 in Merseburg/Provinz Sachsen; Sohn eines Berufssoldaten (Vizefeldwebel) und späteren Verwaltungsbeamten; Gymnasium in Merseburg; 1918 Einsatz als Hilfsdienstjungmann im Kriegsgefangenenlager Merseburg; als Schüler ab 1919 Mitglied im Deutschvölkischen Schutz- und Trutzbund; als Zeitfreiwilliger ab Herbst 1919 militärische Ausbildung in einem Landjägerkorps, mit diesem im März 1920 an der Niederschlagung der mitteldeutschen Aufstände, einschließlich der Straßenkämpfe in Halle, beteiligt; 1920 Mitglied des Stahlhelm, ab April 1920 Mitglied der Organisation Escherich, dort Kurier der Landesleitung Halle; als Angehöriger der 5. Schutzpolizei-Hundertschaft in Halle im März/April 1921 an der Niederwerfung der Unruhen in der Stadt Halle beteiligt; 1923 Abitur; zunächst Jurastudium, dann Medizinstudium in Halle; als Student ab Februar 1923 Mitglied in der Marine-Brigade Ehrhardt, zuletzt als Sanitätszugführer; Dezember 1931 Approbation und März 1932 Promotion in Halle;[84] mind. 1932 bis August 1935 Facharzt und Assistenzarzt in Halle (Grünstraße 5-8, Bernburger Straße 2); Juli 1932 Heirat mit Christiane Leibelt (*16.11.1904 in Hannover, †3.6.1980 in Hannover; Tochter eines Verkäufers sowie späteren Werkmeisters und Tischlermeisters), 1935 Scheidung (nahm danach ihren Mädchennamen wieder an); Eintritt in die NSDAP am 1.5.1933, Mitgliedsnummer 2.261.002; ab September 1933 Mitglied der SS, Nr. 222.768; September 1935 bis Juli 1938 Oberarzt an der Hautklinik der Universität Rostock (Schröderplatz, Doberaner Straße 159, Göbenstraße 12); nach schwerem Autounfall und mehrmonatigem Krankenhausaufenthalt Dienst als SS-Arzt im III. Sturmbann der 22. SS-Standarte in Rostock; nach der Neugliederung des SS-Sanitätskorps nebenamtlicher Arzt und Zugführer im SS-Sanitätssturm XXXIII; als SS-Oberscharführer von Dezember 1937 bis Juli 1938 nebenamtlicher Führer der SS-Sanitäts-Oberstaffel 22 in Rostock; ab August 1938 Oberarzt an der Dermatologischen Abteilung des Städtischen Krankenhauses in Berlin-Britz (Böwedamm 32-46); November 1938 bis mind. 1941 Oberarzt an der Dermatologischen Abteilung des Städtischen Krankenhauses in Berlin-Neukölln (Bergstraße 140); dort auch Fürsorgearzt in der Beratungsstelle für Geschlechtskrankheiten; August 1939 Heirat mit der Krankenschwester Eva Rau (*16.8.1917 in Wieck/Darß, †29.7.1952 Suizid in Berlin; Tochter eines Kaufmanns und späteren Straßenbauunternehmers), ein Kind; im August 1939 zur Waffen-SS einberufen und Dienst in einem SS-Sanitäts-Lehrsturm; im September 1939 zum SS-Untersturmführer befördert sowie zur Sanitäts-Abteilung der SS-Totenkopf-Standarte kommandiert, im April 1940 zum SS-Hauptsturmführer und im April 1942 zum SS-Sturmbannführer befördert; April 1940 bis Juni 1941 Kriegseinsatz als Arzt im SS-Lazarett Prag, ab Juni 1941 als Arzt, Juli 1942 bis Februar 1943 als Chefarzt an der Abteilung für Haut- und Geschlechtskrankheiten im SS-Lazarett Krakau, Februar 1943 bis Januar 1944 als Arzt in den SS-Lazaretten Dachau und Prag, Januar bis März 1944 als Arzt im II. SS-Panzerkorps, ab März 1944 im SS-Sanitäts-Ausbildungs- und Ersatzbataillon in Stettin, 1941 KVK II. Kl. m.S.; bis 1950 Facharzt und Medizinalrat in Halle (Weidenplan 22, Ludwig-Wucherer-Straße 49); am 31.7.1950 im Alter von 45 Jahren an Gallengangskarzinom, Kachexie und Bronchopneumonie in Halle gestorben

Lienau, Dr. Cai Friedrich Karl

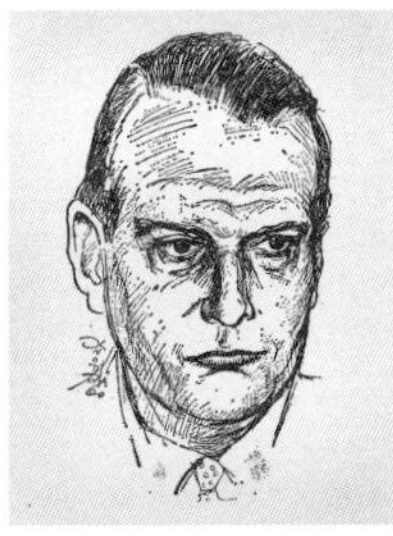

geboren am 26.6.1910 in Hamburg; Sohn eines Nervenarztes; Gymnasium in Hamburg, 1929 Abitur; November 1929 bis April 1930 Volontär bei den Adler-Werken in Frankfurt/Main; Medizinstudium in Heidelberg, München und Rostock; als Student in Heidelberg (Klingenteich 4) Eintritt in die NSDAP am 19.2.1932, Mitgliedsnummer 1.139.068; daneben auch Mitglied der SA, dann des NSKK; Dezember 1936 Approbation und Februar 1937 Promotion in Rostock;[85] Assistenzarzt in Hamburg (Am Weiher 5); April 1937 bis März 1939 Assistenzarzt an der Universitäts-Nervenklinik Rostock-Gehlsheim (dort auch wohnhaft); ab April 1939 Assistenzarzt am Universitätskrankenhaus in Hamburg-Eppendorf; ab September 1939 Kriegseinsatz als Stabsarzt in der Wehr-

84) Mit der Arbeit: Erfahrungen mit der Pyrifer-Behandlung der Gonorrhoe, Halle 1932.
85) Mit der Arbeit: Trauma und Parkinsonismus, Rostock 1936.

macht; ab Oktober 1939 Mitglied des NSDÄB; ab Februar 1940 Facharzt für Nerven- und Geisteskrankheiten; 1940 bis mind. 1980 niedergelassener Nervenarzt mit Privatklinik (von seinem verstorbenen Vater Dr. Arnold Lienau als „Heilanstalt Eichenhain" übernommene „Klinik Dr. Lienau für Nerven- und Gemütskranke") in Hamburg (Eichenstraße 34); März 1942 Heirat mit der Stenotypistin Irmgard Fix (*26.4.1916 in [Berlin-]Charlottenburg, †9.6.2004 in Hamburg; Tochter eines Berufssoldaten [Oberstleutnant]), drei Kinder; am 12.6.1994 im Alter von fast 84 Jahren in Hamburg gestorben

Liening, Elisabeth Christine Lucie (geb. Brunswig)
geboren am 8.5.1912 in Rostock/Mecklenburg; Tochter eines Postsekretärs und späteren Oberpostinspektors; Gymnasiale Studienanstalt in Rostock, 1931 Abitur; Medizinstudium in Graz und Rostock; 1938 Approbation; mind. 1939 Assistenzärztin in Rostock (Bleicherstraße 3); Mai 1939 Heirat mit dem Diplom-Volkswirt Dr. Ernst Liening (*16.9.1911 in Berlin, †6.2.2001 in Berlin; Sohn eines Volksschullehrers), mind. zwei Kinder, 1977 Scheidung; mind. 1940 bis 1942 in Berlin; mglw. nach Ausbombung ab mind. Juli 1945 kommissarisch eingesetzte praktische Ärztin in Tessin; mind. 1950 bis 1951 Ärztin in Berlin/DDR (Vinetastraße 54); mind. 1975 bis 1979 Ärztin in Westberlin (Bayerische Straße 2); bis 2010 im Ruhestand in Hannover; am 31.8.2010 im Alter von 98 Jahren in Hannover gestorben

Liepelt, Dr. Adolf Oskar
geboren am 22.6.1898 in Strelno/Posen; Sohn eines Gendarmerie-Oberwachtmeisters; Gymnasium, 1917 Abitur; Juni 1917 bis November 1918 Kriegseinsatz; Medizinstudium in Breslau und Rostock; Dezember 1923 Promotion in Rostock;[86] Mai 1925 Approbation in Schwerin; ab 1925 Arzt in Rostock (Bahnhofstraße 1); mind. 1928 Assistenzarzt an der Hautklinik, mind. 1929 am Pathologischen Institut der Universität Rostock (Schröderplatz, Gertrudenstraße); 1929 bis Juli 1934 Assistenzarzt an der Frauenklinik und der Landeshebammenlehranstalt der Universität Rostock (dort auch wohnhaft: Doberaner Straße 142); ab mind. 1933 Facharzt für Gynäkologie und Geburtshilfe; Eintritt in die NSDAP am 1.5.1933; daneben auch Mitglied der HJ und nebenamtlicher HJ-Arzt in Rostock; außerdem Mitglied des NSDÄB; ab 1934 Assistenzarzt, ab April 1937 Oberarzt, April 1939 bis mind. 1944 Sekundararzt an der Universitäts-Frauenklinik in Köln (Kerpener Straße 32); ab September 1939 Kriegseinsatz bei der Luftwaffe, mind. 1944 als Stabsarzt; Juli 1941 Habilitation in Köln;[87] seitdem dort Privatdozent; August 1944 Heirat mit der Musikstudentin Anneliese Hünnerscheidt (*26.7.1918 in Köln, †13.4.2005 in Dießen am Ammersee/Bayern; Tochter eines Kaufmanns); mind. 1951 bis 1966 Dozent für Gynäkologie am Psychiatrischen Krankenhaus der Evangelischen Stiftung Tannenhof in Remscheid (Remscheider Straße 76); ab mind. 1968 Dozent für Gynäkologie in Rodenkirchen bei Köln (Rubensstraße 5); am 10.4.1969 im Alter von 70 Jahren Suizid in Rodenkirchen

Lihotzky, Dr. Eduard Bruno
geboren am 27.9.1893 in Hultschin/Schlesien; Sohn eines Metzgermeisters; Gymnasium in Ratibor, 1914 Abitur; Medizinstudium in Königsberg und Breslau; Februar 1917 bis März 1918 Kriegseinsatz; 1919 bis 1920 Medizinalpraktikant an der Chirurgischen Universitätsklinik in Breslau; Juli 1920 Approbation und Februar 1921 Promotion in Breslau;[88] mind. 1925 Assistenzarzt in Berlin (Spandauer Berg 15/16); August 1927 Heirat mit Katharina von Glehn (*24.9.1900 in Kegel/Estland, †24.5.1988 in Augsburg; Tochter eines Gutsbesitzers und Dichters sowie späteren Farmers), drei Kinder; ab Oktober 1929 niedergelassener Facharzt für Chirurgie in Tütz/Grenzmark Posen-Westpreußen (Bahnhofstraße 15); dort auch Chefarzt am St.-Elisabeth-Krankenhaus, nebenamtlicher Durchgangsarzt und Hilfsarzt am Staatlichen Gesundheitsamt; nach Flucht ab Frühjahr 1945 Chirurg am Hilfskrankenhaus (Mädchen-Volksschule), mind. Dezember 1945 bis 1946 niedergelassener Facharzt für Chirurgie und Impfarzt in Wismar (Lübsche Straße 89 und 87); nach Flucht bis 1952 Facharzt für Chirurgie und Lungenkrankheiten in Freising/Bayern (Asamstraße 4); am 10.5.1952 im Alter von 58 Jahren nach einem Schlaganfall an Bluthochdruck in Freising gestorben

---

86) Mit der Arbeit: Bevölkerungs- und gesundheitspolitische Auswirkungen der künstlichen Fehlgeburt, Rostock 1923.
87) Mit der Arbeit: Experimentelle Untersuchungen über den Vitamin-C-Haushalt in der Schwangerschaft und bei Schwangerschaftstoxikosen (MS).
88) Mit der Arbeit: Über seröse Cysten der Kopfschwarte (MS).

Lindemann, Dr. Albrecht Friedrich Gustav
geboren am 9.6.1908 in Hasselfelde/Provinz Sachsen; Sohn eines Amtsrichters und späteren Amtsgerichtsrates; Gymnasium, 1928 Abitur; Medizinstudium; mind. 1933 Medizinalpraktikant in Schöningen/Braunschweig; Dezember 1933 Heirat mit Erika Weicht (*29.11.1910 in Neusalz/Schlesien; Tochter eines Pfarrers), vier Kinder; Februar 1935 Approbation; Promotion; 1935 bis 1937 Assistenzarzt am Krankenhaus Lutherstift in Frankfurt/Oder (Gelbe Presse 21); ab Juli 1937 Assistenzarzt an der Frauenklinik der Universität Rostock (Doberaner Straße 142); Dezember 1937 bis mind. 1942 niedergelassener Allgemeinpraktiker in Penzlin; Kriegseinsatz in der Wehrmacht; mind. 1945 bis August 1948 Arzt in Drangstedt bei Bremerhaven; August 1948 bis 1953 Arzt in Worpswede/Niedersachsen (Haus Nr. 70 und 31); am 27.6.1953 im Alter von 45 Jahren an Bauchspeicheldrüsenkrebs und Kreislaufversagen in Worpswede gestorben

Lindemann, Dr. Arno Karl Walther
geboren am 17.2.1899 in Ostrowo/Posen; Sohn eines Polizeikommissars; Gymnasium, 1917 Notabitur; Kriegseinsatz, kriegsbeschädigt; Medizinstudium in Königsberg; Oktober 1926 Approbation und Promotion in Königsberg;[89] Dezember 1928 bis Mai 1938 niedergelassener Allgemeinpraktiker in Marienburg/Westpreußen (Langgasse 50 und 16); dort auch nebenamtlicher Gefängnisarzt; September 1929 Heirat mit Hilma Kotschedoff (*26.10.1901 in Sandhof bei Marienburg, †31.1.1969 in Hamburg; Tochter eines Kaufmanns), vier Kinder; Eintritt in die NSDAP am 1.5.1933, Mitgliedsnummer 2.291.900; daneben auch Mitglied der SS und ab April 1937 des NSDÄB; ab Mai 1938 beamteter Vertrauensarzt und Leiter der Vertrauensärztlichen Dienststelle in Elbing/Ostpreußen (Nitschmannstraße 18/19, Tannenbergallee 7); nach Flucht ab März 1945 Arzt in Schwerin; nach Flucht bis September 1945 Arzt in Hamburg (Hittfelder Stieg 6); September 1945 bis April 1968 Arzt in Hasloh bei Quickborn/Schleswig-Holstein (Kieler Straße 36); zum Obermedizinalrat ernannt; ab April 1968 wieder in Hamburg (Samlandweg 1); am 2.9.1968 im Alter von 69 Jahren in Frankfurt/Main gestorben

Lindemann, Dr. Paul Friedrich Johann
geboren am 27.11.1904 in Darmstadt/Hessen; Sohn eines Architekten und Assistenten an der Technischen Hochschule sowie späteren Gewerbeschuldirektors; Realgymnasium in Darmstadt, 1925 Abitur; Medizinstudium in Darmstadt, München, Frankfurt/Main und Rostock; März 1932 Approbation und Juli 1932 Promotion in Rostock;[90] 1932 bis 1934 Assistenzarzt an der Kinderklinik und Poliklinik der Universität Rostock (Augustenstraße 80/82); ab Juni 1933 Mitglied der SA, ab Februar 1934 SA-Sturmbannarzt in Rostock; mind. 1934 Arzt in Goddelau/Hessen; mind. 1935 wieder Arzt in Rostock; März 1935 Heirat mit Hedwig Ludwigs (*14.11.1902 in Rostock, †1.7.1983 in Seeheim-Jugenheim/Hessen; Tochter eines Arbeiters); April 1935 bis mind. 1940 niedergelassener Allgemeinpraktiker in Baruth/Mark (Adolf-Hitler-Straße 71); daneben von Februar bis März 1940 dienstverpflichteter Arzt in der Praxis von Dr. Günther Vogel in Lindenberg/Mark; mind. 1961 bis 1967 Arzt in Glückstadt/Schleswig-Holstein (von-Graba-Straße 1); ab mind. 1983 in Seeheim-Jugenheim (Am Grundweg 80); am 26.8.1996 im Alter von 91 Jahren in Seeheim-Jugenheim gestorben

Linden, Dr. Michael
geboren am 16.12.1885 in Meckenheim/Rheinprovinz; Sohn eines Landwirts und Gutsbesitzers; Gymnasien in Rheinbach, Münstereifel, Euskirchen und Siegburg, 1906 Abitur; Medizinstudium in Bonn, Würzburg, München und Rostock; Mai 1912 Promotion[91] und Juni 1913 Approbation in Rostock; Assistenzarzt am Stift Bethlehem in Ludwigslust, in Hersfeld und an der Universitäts-Kinderklinik in Nürnberg; August 1914 bis November 1918 Kriegseinsatz als Unterarzt in bayerischen Reservelazaretten (u.a. in Neumarkt, Nürnberg und Fürth); Juli 1917 Heirat mit Henny Langfeldt (*30.12.1897 in Wittenburg, †31.8.1919 in Wittenburg; Tochter eines Schlachters und späteren

---

89) Mit der Arbeit: Die morphologische und chemische Blutuntersuchung und ihre diagnostische Bedeutung für die Otologie, Marienburg 1926.
90) Mit der Arbeit: Untersuchungen über Diurese und N- und NaCl-Ausscheidung auf den Einfluß des Morphins, Rostock 1932.
91) Mit der Arbeit: Neuere Reduktionsmethoden zur quantitativen Bestimmung des Traubenzuckers im Harne, Rostock 1912.

Viehhändlers); Januar 1919 bis Juli 1945 niedergelassener Allgemeinpraktiker in Wittenburg (Haus Nr. 1065, Bahnhofstraße 14); November 1920 Heirat mit Gertrud Vecqueray (*2.7.1888 in Euskirchen, †17.7.1964 in Bochum; Tochter eines Progymnasiallehrers und späteren Studienrats), insgesamt drei Kinder; in Wittenburg Eintritt in die NSDAP am 1.5.1933, Mitgliedsnummer 3.521.197; daneben auch Mitglied der SA und SA-Sturmarzt in Wittenburg; ab Oktober 1938 auch Gaustellenleiter im Amt für Volksgesundheit der Gauleitung Mecklenburg der NSDAP; daneben auch Gausachbearbeiter für Ernährung und ordentliches Mitglied im Reichsvollkornbrot-Ausschuß; September bis Oktober 1939 Kriegseinsatz im Reservelazarett Bad Kleinen, dann „zur Versorgung der Zivilbevölkerung aus der Wehrmacht entlassen"; im Juli 1945 durch Angehörige der sowjetischen Besatzungsmacht verhaftet und im sowjetischen Speziallager Fünfeichen interniert; am 26.10.1945 im Alter von 59 Jahren in Fünfeichen ums Leben gekommen

Lindenberg, Dr. Hans

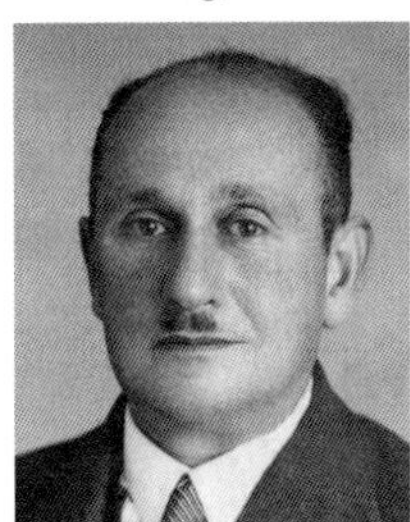

geboren am 13.1.1887 in Berlin; Sohn eines Steinhändlers; Gymnasium in Berlin, 1905 Abitur; Medizinstudium in Berlin, Freiburg und München; ab Mai 1910 Medizinalpraktikant am Krankenhaus in Berlin-Moabit, am Augusta-Hospital in Berlin und an der Chirurgischen Klinik der Universität Rostock (Schröderplatz); Oktober 1910 Promotion in Berlin;[92] Juni 1911 Approbation; Juni 1911 Heirat mit der Jüdin Edith Meyer (*26.2.1887 in Berlin, †24.9.1944 in Theresienstadt ums Leben gekommen; Tochter eines Stadtrates); ab 1911 Assistenzarzt an der Chirurgischen Klinik der Universität Rostock; September 1914 bis November 1918 Kriegseinsatz; April 1919 bis September 1938 niedergelassener Allgemeinpraktiker in Rostock (Prinzenstraße 2, Schröderplatz 1); mind. 1929 auch Leitender Arzt am Vertrauensärztlichen Institut und mind. 1932 Leitender Arzt am Diagnostisches Institut der AOK Rostock; 1933 Entzug der Kassenzulassung aufgrund seiner jüdischen Herkunft; September 1938 Entzug der Approbation; Übersiedlung nach Berlin (Landhausstraße 21, Marburger Straße 9), dort als „Krankenbehandler" tätig; im Februar 1943 im Zuge der „Fabrikaktion" verhaftet; am 19.5.1943 ins Ghetto Theresienstadt deportiert, dort weiterhin als Arzt tätig; am 9.10.1944 ins Vernichtungslager Auschwitz deportiert; am 12.10.1944 im Alter von 57 Jahren in Auschwitz ermordet

Lindner, Dr. Fritz August Hermann

geboren am 31.10.1911 in Tirupati/Britisch Indien; Sohn eines Pfarrers; Gymnasium in Ansbach/Bayern, 1930 Abitur; Medizinstudium in Erlangen, München und Graz; als Student Eintritt in die NSDAP am 1.11.1929, Mitgliedsnummer 164.022; daneben auch Mitglied der SA; Dezember 1935 bis Mai 1936 Medizinalpraktikant an der Psychiatrischen und Nervenklinik, ab Mai 1936 an der Medizinischen Poliklinik der Universität Erlangen; November 1936 Approbation; April 1937 Promotion in Erlangen;[93] ab 1938 hauptamtlicher Gruppenarzt beim RAD; ab Mai 1939 angestellter Vertragsarzt in Eger/Sudetenland; Kriegseinsatz als aktiver Sanitätsoffizier bei der Luftwaffen-Sanitätsstaffel in der Fliegerhorstkommandantur in Crailsheim/Württemberg; nach Flucht oder Evakuierung ab mind. Frühjahr 1945 praktischer Arzt in Feldberg; ab Juni 1945 Arzt im Lazarett des sowjetischen Speziallagers Fünfeichen bei Neubrandenburg; im November/Dezember 1945 im Alter von 34 Jahren an Fleckfieber gestorben

Lindner, Wilhelm Otto Hermann

geboren am 11.9.1912 in Dammwolde bei Röbel/Mecklenburg; Sohn eines Pastors; Gymnasium in Wismar, 1933 Abitur; Medizinstudium in Rostock (Johann-Albrecht-Straße 18); mind. 1939 Medizinalpraktikant in Hamburg; dort Eintritt in die NSDAP am 1.11.1939, Mitgliedsnummer 7.279.176; April 1940 Approbation; anschließend Volontärassistent in Rostock (Liskowstraße 14); ab Juni 1940 Assistenzarzt an den Alsterdorfer Anstalten in Hamburg (Alsterdorfer Straße 440); ab Oktober 1941

92) Mit der Arbeit: Neuere Versuche in der Behandlung der perniziösen Anämie, Berlin 1910.

93) Mit der Arbeit: Über die in der Ehewahl zum Ausdruck kommende Affinität bei Geisteskranken und Psychopathen, Gunzenhausen 1937.

Kriegseinsatz als Oberarzt in der Wehrmacht; Oktober 1943 Heirat; ab mind. 1949 wieder Arzt in Hamburg (Alsterdorfer Straße 355, Rathenaustraße 42); dort im April 1949 Promotion;[94] mind. 1964 bis 1976 Leitender Oberarzt an der Psychiatrischen Abteilung des Krankenhauses Ochsenzoll in Hamburg (Langenhorner Chaussee 551)

Lingemann, Dr. Norbert Wilhelm
geboren am 24.9.1897 in Bochum/Westfalen; Sohn eines Rechtsanwalts und Notars sowie späteren Justizrates; Gymnasium in Bochum, 1917 Abitur; Kriegseinsatz; Medizinstudium in Tübingen, Jena, München und Rostock; August 1924 Approbation und 1925 Promotion in Rostock;[95] mind. 1926 bis 1931 Assistenzarzt an der Augenklinik und Poliklinik der Universität Rostock (dort auch wohnhaft: Doberaner Straße 140); November 1931 bis mind. 1932 niedergelassener Augenarzt in Hamburg (Saling 1); mind. 1934 bis 1938 wieder Assistenzarzt an der Augenklinik der Universität Rostock (dort auch wohnhaft: Doberaner Straße 140); 1938 bis mind. 1949 wieder niedergelassener Augenarzt in Hamburg (Saling 5, Allee 247, Rellinger Straße 26); September 1939 bis August 1942 Kriegseinsatz in der Wehrmacht; bis 1967 in Ilten bei Hannover (Hindenburgstraße 1); unverheiratet; am 27.12.1967 im Alter von 70 Jahren in Ilten gestorben

Linnemann, Dr. Gerhard Friedrich Maurice
geboren am 2.1.1907 in Makrikö bei Konstantinopel/Osmanisches Reich; Sohn eines Chemikers; Gymnasium, 1927 Abitur; Medizinstudium in Marburg; mind. 1933 Medizinalpraktikant in Marburg (Bahnhofstraße 24); dort Eintritt in die NSDAP am 1.5.1933, Mitgliedsnummer 2.828.549; daneben auch Mitglied des NSKK; Februar 1934 Approbation; April 1935 Promotion in Marburg;[96] 1935 Assistenzarzt in Erfurt; August 1935 Heirat mit Annemarie Suntheim (*21.1.1909 in Gießen, †26.9.1995 in Fulda; Tochter eines Ziegeleibesitzers und späteren Landwirts), ein Kind; 1936 Assistenzarzt in Hannoversch Münden (Schöne Aussicht 1); niedergelassener Allgemeinpraktiker in Tann/Rhön; bis Juni 1937 Arztvertreter bei Dr. Peter von Hauth in Raboldhausen bei Kassel und Arzt in Treysa/Hessen; Juli 1937 bis April 1938 niedergelassener Allgemeinpraktiker in Zarrentin (Bahnhofstraße); Mai 1938 bis 1985 praktischer Arzt in Hilders/Rhön (Käsbach 1, In der Schwenk 16); Mitglied des NSDÄB; am 30.3.1985 im Alter von 78 Jahren in Fulda gestorben

Löhnert, Anneliese (geb. Hoffmann)
geboren am 8.9.1915 in Reichenberg/Böhmen/Österreich-Ungarn; Gymnasium, 1933 Abitur; Medizinstudium; mind. 1938 Medizinalpraktikantin in Reichenberg (Franz-Liebig-Platz 3); dort Eintritt in die NSDAP am 8.3.1938, Mitgliedsnummer 6.794.462; Februar 1939 Approbation; ab Juli 1939 Volontärassistentin an der Lungenheilstätte Amsee bei Waren; ab November 1939 Volontärassistentin in Bad Blauda/Sudetenland; ab März 1940 Volontärassistentin, ab Dezember 1940 Assistenzärztin am Krankenhaus in Jägerndorf/Sudetenland; dort auch nebenamtliche Betriebsärztin; Heirat mit dem Arzt Kurt Löhnert (*10.12.1914), ein Kind

Loepp, Dr. Ingeborg
geboren am 18.4.1920 in Tiegenhof/Westpreußen; Tochter eines Arztes und Röntgenologen; Gymnasium in Königsberg, 1938 Abitur; Medizinstudium in Freiburg; Juni 1943 Approbation; 1943 Promotion in Königsberg;[97] ab Juni 1943 Assistenzärztin an der Universitäts-Nervenklinik in Königsberg (Wallenrodtstraße 18); nach Flucht ab Februar 1945 Assistenzärztin an der Universitäts-Nervenklinik Rostock-Gehlsheim; ab März 1945 Ärztin in Bellin bei Güstrow; mind. 1969 bis Januar 1973 Ärztin am Krankenhaus Ochsenzoll in Hamburg (dort auch wohnhaft: Langenhorner Chaussee 560); Januar 1973 bis 1995 Oberärztin in Rellingen/Schleswig-Holstein (Friedenstraße 15); unverheiratet; am 26.3.1995 im Alter von fast 75 Jahren in Pinneberg/Schleswig-Holstein gestorben

94) Mit der Arbeit: Die Torpidität beim Mongolismus, Hamburg 1948.
95) Mit der Arbeit: Zur Entstehung des Altersstares (MS).
96) Mit der Arbeit: Ein Fall von traumatischer Psoriasis, Marburg 1935.
97) Mit der Arbeit: Die peripheren Nervenverletzungen im Polen- und Frankreichfeldzug im Vergleich zum Weltkrieg, Königsberg 1942.

Loewe, Dr. Gustav Georg
geboren am 22.1.1901 in Hilden/Rheinprovinz; Sohn eines Kaufmanns; Gymnasium, 1919 Abitur; Medizinstudium in Köln; dort im August 1924 Promotion;[98] Juli 1925 Approbation; mind. 1929 Assistenzarzt an der Medizinischen Klinik der Universität Rostock (dort auch wohnhaft: Schröderplatz); ab mind. 1931 Assistenzarzt, mind. 1934 bis 1936 Oberarzt an der Chirurgischen Klinik und Poliklinik der Universität Rostock (dort auch wohnhaft: Maßmannstraße 35); 1936 bis 1937 Arzt in Düsseldorf; Eintritt in die NSDAP am 1.5.1937; 1937 Facharzt für Chirurgie in Hilden (Schwanenstraße 1); November 1937 Heirat mit der Säuglingsschwester Irma-Erika Wagner (*11.2.1912 in Husum, †6.11.1996 in Bergisch Gladbach; Tochter eines Oberpostdirektors), zwei Kinder; 1937 bis 1949 niedergelassener Facharzt für Chirurgie in Bergisch Gladbach (Adolf-Hitler-Straße/Hauptstraße 179); daneben zwischenzeitlich Arztvertreter in der Praxis von Dr. Karl Pipo in Wuppertal (Freiligrathstraße 39); ab Mai 1939 auch kommissarischer Leiter des Evangelischen Krankenhauses in Bergisch Gladbach; am 18.9.1949 im Alter von 48 Jahren an Gallensteinen und Herzinsuffizienz in Düsseldorf gestorben

Loewitz, Hans Werner Karl
geboren am 28.11.1913 in Schwerin/Mecklenburg; Sohn eines Schriftsetzers; Realgymnasium in Schwerin, 1933 Abitur; Medizinstudium in München, Greifswald und Rostock (Engelstraße 17, Parkstraße 60); als Student in Rostock Eintritt in die NSDAP am 1.5.1937, Mitgliedsnummer 5.083.744; daneben auch Mitglied der HJ; Oktober 1938 bis 1939 Medizinalpraktikant am Beobachtungskrankenhaus/Tbc-Genesungsheim Schwerin-Lankow (Lankower Straße 11-15, Severinstraße 27); September 1939 Approbation; September 1939 bis 1942 Kriegseinsatz im Reservelazarett III in Schwerin (Lyzeum), ab April 1942 als Truppenarzt; mind. 1943 bis 1945 Oberarzt in Schwerin (Severinstraße 27, Robert-Beltz-Straße 3); April 1943 Heirat mit der Stenotypistin Hanna Schröder (*21.6.1920 in Dargun, †2.5.2017 in Bonn; Tochter eines Amtsgerichtsaktuars und späteren Justizoberinspektors), ein Kind; mind. 1945 erneuter Kriegseinsatz als Stabsarzt in der Wehrmacht; am 17.3.1945 im Alter von 31 Jahren in Pillau/Ostpreußen umgekommen

Lohse, Dr. Gustav Ernst
geboren am 16.5.1901 in Moorfleet bei Hamburg; Sohn eines Arztes; Gymnasium in Hamburg, 1921 Abitur; Medizinstudium in Hamburg; Juni 1927 Approbation und Januar 1928 Promotion in Hamburg;[99] 1927 bis mind. 1929 Assistenzarzt am Stadtkrankenhaus in Schwerin (Werderstraße 30); September 1933 bis mind. 1940 niedergelassener Allgemeinpraktiker und Geburtshelfer in Hamburg (Süderstraße 234); ab September 1939 Kriegseinsatz als Oberarzt in der Wehrmacht; Dezember 1940 Heirat mit der Angestellten Wiltrud Hähnlein (*10.1.1916 in Gräfenhain/Thüringen, †22.5.2003 in Hamburg; Tochter eines Maurermeisters); seit 1945 im Alter von 43/44 Jahren vermißt (1959 für tot erklärt)

Loll, Marguerite Constance (geb. Henry)
geboren am 22.5.1914 in Brüssel/Belgien; Tochter eines Diplom-Ingenieurs; Oberrealschule in Wismar und Oberlyzeum in Rostock, 1934 Abitur; nach sechsmonatigem Arbeitsdienst in Schleswig-Holstein Medizinstudium in Rostock (Alexandrinenstraße 8); September 1939 Approbation; September 1939 bis September 1943 Assistenzärztin an der Kinderklinik der Universität Rostock (Augustenstraße 80/82, Kaiser-Wilhelm-Straße 16); November 1942 Heirat mit dem Zahnarzt Dr. Karl Loll (*14.3.1913 in Kallies/Pommern, †30.1.1945 in Grieten/Kurland gefallen; Sohn eines Landwirts), ein Kind; September 1943 bis Mai 1945 niedergelassene Allgemeinpraktikerin in Polchow bei Laage; Juni 1945 bis mind. 1962 niedergelassene Allgemeinpraktikerin und Kinderärztin in Rostock (Baleckestraße 3); dort im August 1948 Promotion;[100] nach Übersiedlung in die Bundesrepublik ab mind. 1968 Fachärztin für Kinder- und Jugendmedizin in Hamburg (Immenschuur 17); am 21.2.2020 im Alter von 105 Jahren in Hamburg gestorben

---

98) Mit der Arbeit: Über Symphysenrupturen (MS).
99) Mit der Arbeit: Über subkutane Verletzungen intraabdomineller Organe durch stumpfe Gewalt, Schwerin 1927.
100) Mit der Arbeit: Zur Pathogenese der Ödemkrankheit in Kindesalter (MS).

Lolling, Dr. Enno Heiko Georg

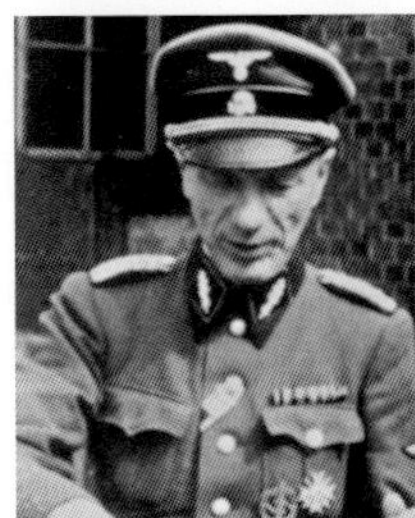

geboren am 19.7.1888 in Köln/Rheinprovinz; Sohn eines Gewerbeschulrates; Gymnasium in Hagen, 1908 Abitur; als Einjährig-Freiwilliger von 1907 bis 1908 Militärdienst; ab April 1908 Dienst bei der Kaiserlichen Marine; daneben Medizinstudium in Berlin an der Kaiser-Wilhelm-Akademie für das militärärztliche Bildungswesen; Juli 1914 Promotion in Kiel;[101] August 1914 Approbation in Berlin; ab August 1914 Kriegseinsatz als Assistenzarzt in der Kaiserlichen Marine, bis November 1915 auf der SMS „Wittelsbach", bis Januar 1917 auf der SMS „Pfeil", bis August 1917 auf der SMS „Hannover", bis April 1918 im Marinelazarett Mürwik, bis Juni 1918 bei der I. Seeflieger-Abteilung, bis Kriegsende bei der II. Küstenabteilung in Flandern, im August 1918 zum Stabsarzt befördert, im Januar 1919 aus der Kaiserlichen Marine entlassen; Januar 1919 bis August 1936 niedergelassener Allgemeinpraktiker in Neustrelitz (Beginenstraße 10); Oktober 1919 Heirat mit Elly Schröder (*7.6.1897 in Strelitz-Alt, †31.7.1985 in Kiel; Tochter eines Amtsschreibers und späteren Regierungsrates), zwei Kinder; ab August 1933 Mitglied der SS, Nr. 179.765; nach überstandener Morphiumsucht im September 1936 als SS-Hauptsturmführer in die Sanitätsabteilung der SS-Verfügungstruppe übernommen; ab September 1936 Truppenarzt an der SS-Junkerschule in Bad Tölz/Bayern; ab November 1936 Einsatz als Lagerarzt im Konzentrationslager Dachau (wohnhaft in München, Ungererstraße 42); Eintritt in die NSDAP am 1.5.1937, Mitgliedsnummer 4.691.483; November 1939 bis Mai 1940 Kriegseinsatz als Leiter des Feldlazaretts der SS-Division „Das Reich"; Mai 1940 bis Februar 1941 Lagerarzt im Konzentrationslager Oranienburg; ab Februar 1941 Leitender Lagerarzt im Konzentrationslager Sachsenhausen; ab Juni 1941 Leitender Arzt bei der Inspektion der Konzentrationslager in Oranienburg (wohnhaft in München, Ungererstraße 42); spätestens 1941 zum SS-Sturmbannführer in der Waffen-SS befördert; ab März 1942 Chef des Amtes D III (Sanitätswesen und Lagerhygiene) im SS-Wirtschafts- und Verwaltungshauptamt und damit Leitender Arzt aller Konzentrationslager sowie Vorgesetzter aller Ärzte von Konzentrationslagern, zugleich für die Krankenversorgung sowohl der SS-Wachmannschaften als auch der Häftlinge – sowie für deren Selektion und Tötung – zuständig; im November 1943 zum SS-Standartenführer befördert; bis April 1945 Arzt im Konzentrationslager Sachsenhausen (Friedlandstraße 14); zu Kriegsende Flucht nach Flensburg; am 27.5.1945 im Alter von 56 Jahren Suizid durch Vergiften im Reservelazarett Flensburg

Loock, Dr. Rolf Paul Heinz

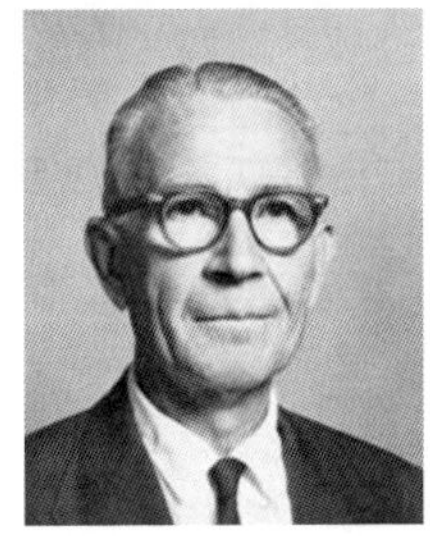

geboren am 12.5.1910 in Osterwieck/Provinz Sachsen; Sohn eines Arztes; Gymnasien in Rinteln/Weser und Wernigerode, 1930 Abitur; Medizinstudium in Göttingen und Rostock; ab Dezember 1935 Medizinalpraktikant an der Medizinischen Poliklinik der Universität Rostock (Schröderplatz); Dezember 1936 Approbation und Januar 1937 Promotion in Rostock;[102] anschließend Volontärassistent in Rostock-Warnemünde (Poststraße 3); ab März 1937 Volontärassistent an der Universitäts-Augenklinik in Jena; ab April 1937 Assistenzarzt an der Augenheilanstalt in Mülheim/Ruhr (von-Gräfe-Straße 37); dort Eintritt in die NSDAP am 1.5.1937, Mitgliedsnummer 5.066.498; daneben auch Mitglied des NSKK; spätestens 1938 Heirat mit Lisa Loock (*1.11.1902, †10.1.1999 in Holmdel Township/USA), drei Kinder; ab März 1939 Assistenzarzt an der Universitäts-Augenklinik in Halle; ab Dezember 1939 Facharzt für Augenkrankheiten und dienstverpflichteter Hilfskassenarzt in der Praxis von Dr. Paul Kaufmann in Wernigerode (Liebfrauenkirchhof 2); ab Dezember 1941 niedergelassener Augenarzt in Krainburg/Kärnten (Fröbelgasse 2); Kriegseinsatz; nach Kriegsende als verwundeter Häftling in Ljubljana/Slowenien; Oktober 1952 Auswanderung in die USA; mind. 1952 in Sausalito/USA; mind. 1957 bis 1968 Arzt am Medical College of Virginia in Richmond/USA; am 20.6.1983 im Alter von 73 Jahren in Freehold Township/USA gestorben

101) Mit der Arbeit: Über die Operation des Empyems und ihre Erfolge, Kiel 1914.
102) Mit der Arbeit: Serum- und operative Tetanusprophylaxe an Hand eines klinischen Falles, Düsseldorf 1936.

Loppin, Dr. Edith Agnes Else (geb. Millies, spätere Koß)
geboren am 1.1.1911 in Potsdam/Brandenburg; Tochter eines Redakteurs; Gymnasium, 1930 Abitur; Medizinstudium in Berlin; Januar 1937 Approbation und Promotion in Berlin;[103] mind. 1937 Assistenzärztin an der Homöopathischen Universitäts-Poliklinik in Berlin (Luisenstraße 19); mind. 1938 Ärztin in Potsdam (Pestalozzistraße 4); Januar 1938 Heirat mit dem Arzt → Dr. Egon Loppin; März 1938 bis 1960 niedergelassene Allgemeinpraktikerin in Marlow (Adolf-Hitler-Straße 199, Rostocker Straße/Ernst-Thälmann-Straße 54); auch nebenamtliche Ärztin im RAD-Lager für die weibliche Jugend in Kölzow bei Marlow; Eintritt in die NSDAP am 1.10.1940, Mitgliedsnummer 8.833.234; Mitglied des NSDÄB; August 1956 Heirat mit dem Fleischermeister Gustav Koß (*28.6.1899 in Stettin, †5.8.1961 in Marlow; Sohn eines Schlossers und späteren Monteurs); am 25.3.1960 im Alter von 49 Jahren in Marlow gestorben

Loppin, Dr. Egon Karl Leopold

Arischer Arzt
häufig vertreten, übernimmt für April **Vertretung.** (Nur Arier) **Dr. Loppin, Bad Kleinen in Mecklbg.,** Apotheke.

geboren am 4.11.1907 in Wismar/Mecklenburg; Sohn eines Apothekers und späteren Apothekenbesitzers; Gymnasium in Wismar, 1926 Abitur; Medizinstudium in Innsbruck, München und Rostock; September 1932 Approbation und Oktober 1932 Promotion in Rostock;[104] bis 1934 Arzt in Rostock (Margaretenstraße 51); ab 1934 Arztvertreter (wohnhaft in Bad Kleinen); Januar 1935 bis 1945 niedergelassener Allgemeinpraktiker in Marlow (Adolf-Hitler-Straße 199); dazwischen dienstverpflichteter Arzt in der Praxis von → Dr. Werner Mühlenbeck in Teterow (Moltkestraße 3); 1935 Heirat mit der Ärztin → Dr. Lotte Hoffmann, ein Kind, spätestens 1938 Scheidung; Januar 1938 Heirat mit der Ärztin → Dr. Edith Loppin geb. Millies; in Marlow Eintritt in die NSDAP am 1.10.1940, Mitgliedsnummer 8.201.284; ab März 1943 Kriegseinsatz in der Wehrmacht; seit 13.1.1945 im Alter von 37 Jahren vermißt (1953 für tot erklärt)

Lorenz, Dr. Erich Otto Hermann
geboren am 13.11.1911 in Naumburg/Provinz Sachsen; Sohn eines Laboranten und späteren Laboratoriumsmeisters; Realgymnasium in Naumburg (Große Georgenstraße 7), 1930 Abitur; Medizinstudium in Halle und Rostock; Februar 1937 Approbation; 1937 Volontärassistent an der Universitäts-Frauenklinik in Jena; ab Januar 1938 Volontärassistent am Stadtkrankenhaus in Wismar (Dahlberg); Mitglied der SA; Februar 1939 Promotion in Jena;[105] 1939 Heirat mit Hilde Lößner (*19.5.1910 in Dresden, †4.1.1996 in Camburg/Saale; Tochter eines Ingenieurs); ab März 1943 Kriegseinsatz in der Wehrmacht; bis 1984 in Camburg (Bahnhofstraße 19); am 6.10.1984 im Alter von 72 Jahren in Jena gestorben

Lork, Dr. Erich Carl

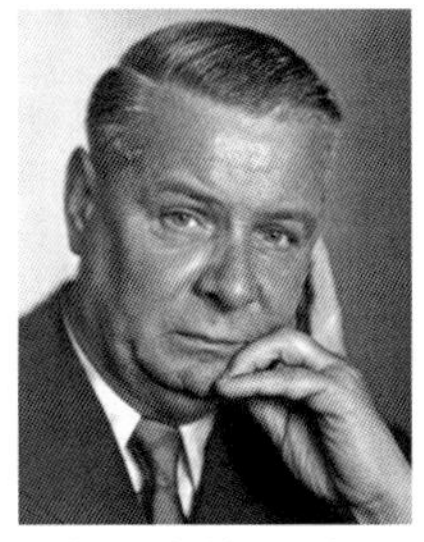

geboren am 7.9.1899 in Dirschau/Westpreußen; Sohn eines Zuschneiders sowie späteren Kaufmanns und Hausverwalters; Gymnasium in Dirschau, 1917 Abitur; ab 1917 Kriegseinsatz, im Juni 1918 verwundet, 1919 aus dem Heer entlassen; Medizinstudium in Göttingen, Königsberg und München; Dezember 1924 Approbation in München; 1925 bis 1927 Volontärassistent an der Universitäts-Frauenklinik in Köln; 1927 Promotion in München;[106] 1927 Assistenzarzt an der Universitäts-Frauenklinik in Freiburg; 1927 bis 1934 Assistenzarzt an der Frauenklinik der Medizinischen Akademie in Danzig (Posadowskyweg 7); dazwischen von 1928 bis 1930 radiologische und röntgenologische Ausbildung in München, Stockholm und Paris; ab 1929 Facharzt für Geburtshilfe und Frauenkrankheiten; in Danzig Eintritt in die NSDAP am 1.5.1933, Mitgliedsnummer 2.841.547; daneben auch Mitglied der SA und des NSDÄB; Oktober 1933 Heirat mit Ruth Bau-

---

103) Mit der Arbeit: Über schwere Blutungen aus Magen- und Duodenalgeschwüren und ihre Behandlung, Potsdam 1937.
104) Mit der Arbeit: Grundumsatz und spezifisch dynamische Eiweißwirkung bei Dermatosen und Lupus vulgaris, Rostock 1931.
105) Mit der Arbeit: Ein Fall von Symphysenruptur bei einer Spontangeburt, Jena 1939.
106) Mit der Arbeit: Die heutigen Anschauungen über die Behandlung der Placenta praevia centralis, München 1927.

mann (*20.7.1911 in Hamburg, †6.1.1983 in Magdeburg; Tochter eines Drogeriebesitzers), vier Kinder; 1934 bis 1935 Oberarzt an der Landesfrauenklinik in Hannover (Schwedenhofstraße 8, Allerstraße 18); dort auch nebenamtlicher Hebammenlehrer; 1935 bis 1936 Oberarzt an einer Frauenklinik in Hamburg; Oktober 1936 bis 1939 niedergelassener Facharzt für Frauenkrankheiten und Geburtshilfe in Zoppot bei Danzig (Seestraße 31); ab September 1939 Kriegseinsatz in der Wehrmacht, zuletzt als Stabsarzt; daneben 1941 bis 1945 1. Oberarzt an der Gaufrauenklinik in Danzig; im Dezember 1944 uk gestellt; nach Evakuierung ab Februar 1945 Leiter des Entbindungsheimes und dreier NSV-Mütterheime in Graal-Müritz; dort ab März 1945 auch niedergelassener Frauenarzt; 1945 bis 1958 Oberarzt an der Frauenklinik der Universität Rostock (Doberaner Straße 142, Humboldtstraße 5); 1948 Habilitation in Rostock; 1948 bis 1953 Dozent für Geburtshilfe und Gynäkologie, 1953 bis 1958 Professor mit Lehrauftrag für Frauenheilkunde und Geburtshilfe an der Universität Rostock; 1957 bis 1958 auch kommissarischer Direktor der Frauenklinik der Universität Rostock; 1959 bis mind. 1968 Leiter der Frauenklinik sowie Professor für Frauenheilkunde und Geburtshilfe an der Medizinischen Akademie in Magdeburg; am 29.9.1978 im Alter von 79 Jahren in Magdeburg gestorben

Lottermoser, Dr. Heinz Ernst Eduard

geboren am 24.5.1908 in Insterburg/Ostpreußen; Gymnasium, 1927 Abitur; Medizinstudium in Königsberg (Claaßstraße 8); Oktober 1931 Heirat mit der Medizinstudentin und späteren Ärztin Ingeborg Hartmann spätere Körner (*15.8.1908 in Leipzig, †15.4.1998 in Frankfurt/Main; Tochter eines Bäckermeisters), fünf Kinder; Oktober 1933 Approbation; mind. 1934 bis 1935 Arzt in Berlin (Alte Allee 19); Dezember 1935 Promotion in Rostock;[107] Mitglied der HJ und des NSDÄB; 1935 bis 1937 hauptamtlicher Werksarzt bei den Heinkel-Flugzeugwerken in Rostock-Marienehe (dort auch wohnhaft); ab 1936 auch Sportarzt in Rostock-Warnemünde (Gartenstraße 50); ab Juli 1937 Hilfsarzt, von Oktober 1937 bis mind. 1938 Assistenzarzt an der Inneren Abteilung des Oskar-Ziethen-Krankenhauses in Berlin (Hubertusstraße 4, Frohnauer Straße 27); Oktober 1938 bis mind. 1942 niedergelassener Allgemeinpraktiker in Berlin (Attilastraße 73 und 118); ab November 1939 Kriegseinsatz bei der Luftwaffe; mind. 1949 bis Juni 1950 Gefängnisarzt an der Jugendstrafanstalt Berlin-Plötzensee (Katzbachstraße 22);[108] 1950 bis mind. 1956 niedergelassener Allgemeinpraktiker in Westberlin (Manfred-von-Richthofen-Straße 15, Tempelhofer Damm 6, Schönburgstraße 7); dort auch Turn- und Sportlehrer sowie Publizist; 1956/57 in Westberlin gestorben

Lotz, Dr. Hans-Heinrich Otto Martin

geboren am 8.9.1912 in Rostock/Mecklenburg; Sohn eines Kammermusikers; Realgymnasium in Rostock, 1932 Abitur; Medizinstudium in Rostock; als Student Eintritt in die NSDAP am 1.5.1937, Mitgliedsnummer 4.723.745; in Rostock auch Mitglied der HJ, der SA und des NSDÄB; ab Februar 1938 Medizinalpraktikant an der Medizinischen Klinik und am Pathologischen Institut der Universität Rostock (Schröderplatz, Strempelstraße 14); April 1939 Approbation; ab Mai 1939 Volontärassistent am Pathologischen Institut der Universität Rostock (Bahnhofstraße 4); Oktober 1939 Promotion in Rostock;[109] ab Februar 1940 Kriegseinsatz bei der Luftwaffe; mind. 1946 bis 1950 Oberarzt am Pathologischen Institut und an der Kinderklinik der Universität Rostock (Rembrandtstraße 16/17, Dethardingstraße 40); 1948 auch kommissarischer Direktor des Pathologischen Instituts der Universität Rostock; ab mind. 1950 Facharzt für Pathologie; 1950 bis mind. 1959 Chefarzt und Direktor am Pathologischen Institut des Städtischen Hufeland-Krankenhauses in Berlin-Buch; August 1953 Heirat; nach Übersiedlung in die Bundesrepublik mind. 1967 Medizinaloberrat in Osnabrück (Ertmanstraße 37); Oktober 1967 Heirat mit Gerda Stöhr adopt. Kaiser gesch. Raben (*9.10.1919 in Rostock, †23.3.2002 in Freiburg; Tochter eines Juristen und Bürgermeisters sowie Adoptivtochter eines Kaufmanns); bis 1988 in Bad Krozingen/Baden-Württemberg (Feldmesserstraße 8); am 19.12.1988 im Alter von 76 Jahren in Weimar gestorben

---

107) Mit der Arbeit: Die Entwicklung der Atemgymnastik in der Neuzeit, Rostock 1935.

108) Lottermoser kritisierte 1950 in der Öffentlichkeit die nach seiner Ansicht unhaltbaren hygienischen Zustände in der Jugendstrafanstalt Plötzensee. Einer fristlosen Entlassung entging er nur dadurch, daß er sich mit dem Ausscheiden als Gefängnisarzt einverstanden erklärte.

109) Mit der Arbeit: Zur Kenntnis der Hämosiderosis im Säuglingsalter, Rostock 1939.

Lucas, Dr. Franz Bernhard

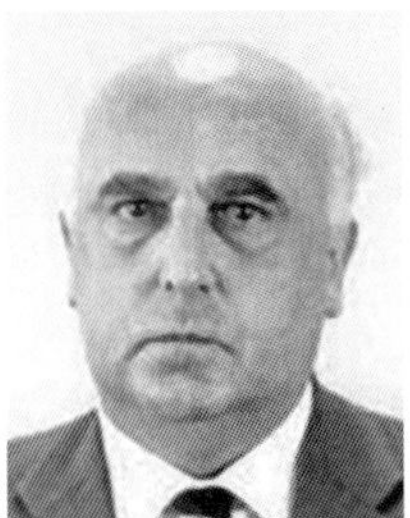

geboren am 15.9.1911 in Osnabrück/Hannover; Sohn eines Fleischermeisters; Gymnasium in Meppen, 1933 Abitur; Juni 1933 bis September 1934 Mitglied der SA; zunächst Studium der Philologie in Münster, dann Medizinstudium in Rostock und Danzig; Eintritt in die NSDAP am 1.5.1937; ab Juli 1937 auch Mitglied der SS, Nr. 350.030; 1942 Approbation und Promotion in Danzig;[110] 1942 zweimonatige Ausbildung an der SS-ärztlichen Akademie der Waffen-SS in Graz; Kriegseinsatz als SS-Truppenarzt in Nürnberg und Belgrad; ab September 1943 Dienst in der Amtsgruppe D (Sanitätswesen) des SS-Führungshauptamtes in Berlin; 1943 zum SS-Obersturmführer befördert; im Dezember 1943 zum von → Dr. Enno Lolling geleiteten Amt D III (Sanitätswesen) des SS-Wirtschafts-Verwaltungshauptamtes nach Oranienburg versetzt; Dezember 1943 bis Sommer 1944 Lager- und Truppenarzt im Konzentrationslager Auschwitz; dort an Selektionen, Vergasungen und Erschießungen von Häftlingen beteiligt; ab Herbst 1944 kurzzeitige Einsätze als Lagerarzt in den Konzentrationslagern Mauthausen, Stutthof und Ravensbrück; ab Januar 1945 Lagerarzt im Konzentrationslager Sachsenhausen; im März 1945 desertiert und in Berlin untergetaucht; April 1945 Flucht in den Westen; ab Mai 1945 Assistenzarzt, dann Oberarzt, bis 1963 Chefarzt an der Gynäkologischen Abteilung des Stadtkrankenhauses in Elmshorn/Schleswig-Holstein (Friedensallee 15); Oktober 1950 Heirat mit Susanna Hinsch (*18.6.1925 in Neumünster/Schleswig-Holstein, †28.4.2001 in Elmshorn; Tochter eines Diplom-Chemikers und späteren Gerberei-Betriebsleiters), zwei Kinder; nach Enttarnung seiner früheren Tätigkeit als SS-Lagerarzt 1963 entlassen; anschließend Eröffnung einer Privatpraxis; 1963 bis 1965 Angeklagter im ersten Auschwitzprozeß; wegen mind. viermaliger Mitwirkung an Selektionen an der Rampe von Auschwitz und damit wegen Beihilfe zum gemeinschaftlichen Mord in mindestens 1.000 Fällen zu drei Jahren und drei Monaten Haft verurteilt; unter Anrechnung der Untersuchungshaft im März 1968 aus dem Gefängnis entlassen; Februar 1969 Revisionsurteil des Bundesgerichtshofs und Anordnung eines neuen Verfahrens, im Oktober 1970 vom Schwurgericht Frankfurt/Main freigesprochen;[111] 1970 bis September 1983 wieder niedergelassener Frauenarzt in Elmshorn (Nibelungenring 18); am 7.12.1994 im Alter von 83 Jahren in Elmshorn gestorben

Luchsinger, Dr. Curt Robert Hugo

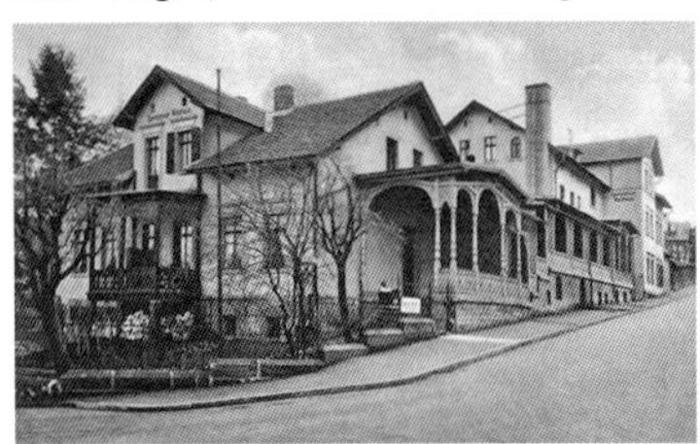

„Waldhaus Dr. Luchsinger"

geboren am 17.8.1892 in Narva/Estland; Sohn eines Kaufmanns; Realgymnasium in Narva, 1911 Abitur; Medizinstudium in Berlin; dazwischen von 1914 bis 1916 als „feindlicher Ausländer" vom Studium ausgeschlossen und als Famulus an der chirurgischen Privatklinik von Prof. Dr. Eugen Hollaender in Berlin (Winterfeldtstraße 5/6) tätig; Mai 1920 Approbation und Promotion in Berlin;[112] mind. 1925 bis 1929 Arzt in Berlin (Gasteiner Straße 14); 1929 bis 1931 Assistenzarzt am Schloßsanatorium Fürstenberg; ab Juli 1931 niedergelassener Allgemeinpraktiker in Ballenstedt/Harz; spätestens 1934 Heirat mit Hene Stenger (*1904, †1983), drei Kinder; mind. 1936 bis 1947 Leiter und Psychotherapeut an seinem Privatsanatorium „Waldhaus Dr. Luchsinger" in Ballenstedt (dort auch wohnhaft: An den Lohden 1-3); ab 1940 Kriegseinsatz in der Wehrmacht; 1948 im Alter von 55/56 Jahren gestorben

Luckenbach, Margarete Anna Malwine

geboren am 12.12.1910 in Königsberg/Ostpreußen; Tochter eines Architekten; Gymnasium in Königsberg, 1930 Abitur; Medizinstudium in Königsberg (Brahmsstraße 38); dort Eintritt in die NSDAP am 1.4.1931, Mitgliedsnummer 533.153; daneben auch Mitglied der NS-Frauenschaft und des BDM so-

110) Mit der Arbeit: Symptomatologie, Diagnose und Therapie der Extrauteringravidität, o.O. 1942.

111) Mit der Begründung, Lucas sei zwar „an der Vernichtung von Menschen beteiligt" gewesen, habe aber „nicht mit Täter-, sondern nur mit Gehilfenwillen" gehandelt, weshalb ihn „kein Schuldvorwurf im strafrechtlichen Sinne" treffen könne.

112) Mit der Arbeit: Behandlung der Mediastinal-Tumoren, Berlin 1920.

wie BDM-Untergauärztin in Ostpreußen; Februar 1936 bis Februar 1937 Medizinalpraktikantin am Kreiskrankenhaus in Heiligenbeil/Ostpreußen; Februar 1937 Approbation in Königsberg; ab Februar 1937 Arztvertreterin bei Sanitätsrat Dr. Carl Rogge in Pillkallen/Ostpreußen (Marktplatz 21), dann bei Dr. Hermann Schiebe in Groß Christinenberg/Pommern, dann bei Dr. Walther Kuck in Bad Freienwalde/Oder (Gartenstraße 2); Januar bis April 1938 Assistenzarztvertreterin am Kreiskrankenhaus in Heiligenbeil; dort auch Mitarbeiterin in der Mütterberatung und Tuberkulosefürsorge am Staatlichen Gesundheitsamt; bis Juli 1938 Arztvertreterin in Stettin (Augustastraße 43); ab August 1938 Volontärassistentin an der Universitätsfrauenklinik in Greifswald, ab Juni 1939 am Städtischen Krankenhaus in Stettin; ab Oktober 1939 dienstverpflichtete Hilfskassenärztin in der Praxis von Dr. Walter Rosinski in Treptow/Rega/Pommern (Bahnhofstraße 11); März 1940 bis 1945 dienstverpflichtete Arztvertreterin in der Praxis von Dr. Hermann Lange in Löcknitz/Pommern (Schmidtstraße 2); nach Flucht ab April/Mai 1945 praktische Ärztin, Oktober 1945 bis Dezember 1946 Assistenzärztin am Kreiskrankenhaus in Hagenow (Elisabethstraße 19); dort am Infektionskrankenhaus „im Seuchendienst und in der Bekämpfung der Geschlechtskrankheiten eingesetzt"; die mecklenburgische Medizinalverwaltung schlug Ende 1945 den Approbationsentzug vor; bis mind. 1947 unverheiratet; ab Januar 1947 dienstverpflichtete Lagerärztin im Umsiedlerlager in Koserow/Usedom[113)]

Luckner, Dr. Max Josef

geboren am 28.9.1906 in Tiefenbach bei Waldmünchen/Bayern; Sohn eines Schlossermeisters; Gymnasium, 1926 Abitur; Medizinstudium in München; dort im November 1932 Promotion;[114)] Februar 1933 Approbation; 1933 bis Anfang 1934 Assistenzarzt am Stadtkrankenhaus in Schwerin (Werderstraße 30); ab Anfang 1934 Arzt am Kreiskrankenhaus in Kalkberge bei Berlin; ab November 1934 Arzt in Württemberg; bis August 1935 praktischer Arzt in Glonn/Bayern; August 1935 bis 1961 niedergelassener Allgemeinpraktiker in Dillingen an der Donau (Adolf-Hitler-Straße/Königstraße 43, Administrationsgasse 1); August 1935 Heirat mit der Wohlfahrtspflegerin Maria Fakler (*1.4.1905 in Wertingen/Bayern, †28.1.2003 in München; Tochter eines Königlichen Amtsrichters und späteren Oberamtsrichters), zwei Kinder; ab September 1939 Kriegseinsatz bei der Luftwaffe; ab August 1946 auch Kolonnenarzt in der Sanitätskolonne der Dillinger Rotkreuzgemeinschaft; dort von November 1946 bis 1960 auch Durchführung der monatlichen ärztlichen Fortbildungen; am 13.4.1961 im Alter von 54 Jahren in Dillingen an der Donau gestorben

Lübbers, Dr. Rolf Eduard Karl

geboren am 23.10.1908 in Hanau/Hessen-Nassau; Sohn eines Kaufmanns; Gymnasium, 1928 Abitur; Medizinstudium in Kiel; Februar 1934 Approbation und Juni 1934 Promotion in Kiel;[115)] 1934 Assistenzarzt am Vereinskrankenhaus in Hannoversch Münden; bis 1935 Arzt in Bernburg; November 1935 bis April 1937 Arzt in Mecklenburg; mind. 1938 Assistenzarzt am Landeskrankenhaus in Braunschweig; mind. 1940 Assistenzarzt am Städtischen Krankenhaus in Waltershausen/Thüringen; ab März 1940 Kriegseinsatz in der Wehrmacht; mind. 1948 bis 1956 Arzt in Lübeck (Plönniesstraße 27-29, Herbartweg 8-10); August 1948 Heirat mit der Postassistentin Elfriede Wedler (*13.12.1921 in Soltau/Lüneburger Heide, †30.9.2014 in Braunschweig; Tochter eines Kaufmanns und späteren Steuerberaters), mind. zwei Kinder; ab mind. 1968 Facharzt für Chirurgie in Hamburg (Kletterrosenweg 8); am 16.8.1991 im Alter von 82 Jahren in Hamburg gestorben

113) Mit Schreiben an die Landesverwaltung Mecklenburg-Vorpommern, Abteilung Umsiedleramt, vom 13.12.1946 versuchte das Gesundheitsamt Hagenow erfolglos, die Versetzung nach Koserow zu verhindern: „Frau Luckenbach hat als Venerologin die ärztliche Tätigkeit an der Geschlechtskrankenabteilung des Kreiskrankenhauses Hagenow und ist als solche zur Zeit nicht entbehrlich oder ersetzbar. Der bisherige Einsatz der Frau Luckenbach in der Seuchen- und Geschlechtskrankenabteilung des Kreiskrankenhauses ist m.E. als Bewährungsdienst anzusehen." Im Abschlußzeugnis des Gesundheitsamtes Hagenow hieß es dann: „Sie hat in diesen verschiedenen Tätigkeiten mit Aufopferung gearbeitet und sich bestens bewährt."

114) Mit der Arbeit: J. U. G. Schäffer's Theorie von der Sensibilität als Lebensprinzip in der organischen Natur und deren Verhältnis zu Will. Cullen's Neuropathologie, Düsseldorf 1933.

115) Mit der Arbeit: Die Deflexionslagen an der Kieler Universitäts-Frauenklinik in der Zeit vom 1. Oktober bis zum 31. März 1931, Lübeck 1932.

Lübbesmeyer, Dr. Ewald August
geboren am 5.8.1906 in Buer-Erle/Westfalen; Sohn eines Arztes; Gymnasium in Buer, Abgang mit Obersekundareife; anschließend praktische Tätigkeit in der Modellschreinerei und Gießerei der Friedrich-Wilhelms-Hütte in Mülheim/Ruhr; Gymnasium in Dorsten, 1929 Abitur; Medizinstudium in Freiburg, München, Innsbruck und Rostock; als Student in Rostock Eintritt in die NSDAP am 1.1.1931, Mitgliedsnummer 458.191; daneben auch Mitglied der SA; 1934 Medizinalpraktikant an der Inneren Abteilung des St. Marien-Hospitals in Buer und an der Chirurgischen Klinik der Universität Rostock; Dezember 1935 Approbation in Rostock; 1935 bis 1937 Volontärassistent an der Chirurgischen Klinik der Universität Rostock (dort auch wohnhaft: Maßmannstraße 35); ab Mai 1937 Schiffsarzt in Hamburg; Oktober 1937 Promotion in Rostock;[116)] ab Oktober 1937 Assistenzarzt, 1938 bis 1946 Oberarzt am Liebfrauenkrankenhaus in Düsseldorf (Degerstraße 59/61, Brehmstraße 47); dazwischen ab November 1939 auch dienstverpflichteter Arzt in der Praxis von Dr. Hermann Kurtz in Düsseldorf (Grafenberger Allee 53); Juni 1938 Heirat mit der Stadtärztin Dr. Irmgard Weghmann (*3.8.1910 in Krefeld, †15.2.1983 in Bergisch Gladbach/Nordrhein-Westfalen; Tochter eines Arztes), zwei Kinder, 1958 Scheidung; ab März 1940 Facharzt für Chirurgie; April 1940 bis 1945 Kriegseinsatz bei der Luftwaffe; 1947 bis 1954 Chefarzt am Krankenhaus in Hermülheim bei Hürth (Luxemburger Straße 95); 1955 bis 1970 Chefarzt an der Chirurgisch-gynäkologischen Abteilung des St.-Hubertus-Stifts in Bedburg/Nordrhein-Westfalen (Am Majershof, Birkenstraße 15); am 3.6.1970 im Alter von 63 Jahren in Bedburg gestorben

Lübcke, Dr. Otto Gustav Philipp
geboren am 3.12.1876 in Schmarl bei Rostock/Mecklenburg; Sohn eines Gutspächters und Landwirts; Gymnasium in Rostock, 1895 Abitur; Medizinstudium in München und Rostock; als Einjährig-Freiwilliger dazwischen Militärdienst im Füsilier-Regiment 90 in Rostock; Januar 1900 Approbation in Rostock; mind. 1900 Assistenzarzt an der chirurgischen Privatklinik von → Dr. Helmuth Borck in Rostock (Reiferweg 3); Assistenzarzt an der Universitäts-Nervenklinik Rostock-Gehlsheim; ab Oktober 1901 Militärdienst bei der Kaiserlichen Marine in Kiel; Mai 1902 Promotion in Rostock;[117)] Oktober 1902 bis 1937 niedergelassener Allgemeinpraktiker in Wismar (Lindenstraße/Adolf-Hitler-Straße 36); August 1904 Heirat mit Elisabeth Prigge (*28.10.1883 in Pasewalk, †18.10.1918 in Wismar; Tochter eines Apothekers und Fabrikbesitzers), zwei Kinder; 1914 bis 1918 Kriegseinsatz als Schiffsarzt der Minensuch-Division in Wilhelmshaven, als Oberarzt in Duhnen und Cuxhaven, zuletzt als Oberarzt beim Ersatz-Depot des Marine-Korps in Flandern; Dezember 1920 Heirat mit Henriette Bachmeyer (*20.2.1888 in Magdeburg, †22.5.1937 nach einem Autounfall in Wismar; Tochter eines Ingenieurs); 1923 bis 1927 auch Vorsitzender des Ärztlichen Bezirksvereins Wismar und Mitglied des Ausschusses des Mecklenburgischen Ärztevereinsbundes; Eintritt in die NSDAP am 1.3.1932, Mitgliedsnummer 984.973; September 1933 bis 1937 auch Leiter der Ärztlichen Bezirksvereinigung Wismar und der Bezirksstelle Wismar der KVD; mind. 1935 bis 1937 auch nebenamtlicher Vertragsarzt bei der RAD-Einheit 1/61 (Wismar); ab August 1935 auch nebenamtlicher Hilfsarzt am Staatlichen Gesundheitsamt Wismar;[118)] als SA-Sanitäts-Sturmbannführer ab April 1936 auch kommissarischer Brigadearzt der SA-Brigade 11 (Mecklenburg); am 19.5.1937 im Alter von 60 Jahren nach einem Autounfall in Wismar gestorben[119)]

116) Mit der Arbeit: Über Regeneration des quergestreiften Muskelgewebes nach Elektrokoagulation, Eisfeld 1937.

117) Mit der Arbeit: Beiträge zur Kenntnis der Schilddrüse, Berlin 1902.

118) Anläßlich der Übernahme dieser mit 200 RM monatlich dotierten Nebenbeschäftigung teilte das Personalamt der Gauleitung Mecklenburg der NSDAP der Abteilung Medizinalwesen des Mecklenburgischen Staatsministeriums in einer politischen Beurteilung im August 1935 mit, daß Lübcke „in seinem Verhalten zu den Pgg. nicht immer kameradschaftlich" sei; man sage ihm nach, „daß er in der Berechnung seiner Honorare unverschämt hohe Preise fordere, gewinnsüchtig sei und in seinem Verkehr die sogenannten ersten Kreise bevorzugt". Lübcke sei zwar seit 1932 Mitglied der NSDAP, habe sich jedoch „für die Bewegung lediglich durch die Beitragszahlung betätigt", betone „jedoch gern in großprächtiger Weise, daß er als alter Pg. in Wismar einen harten Kampf geführt" habe; Lübckes „Einstellung zum heutigen Staat wie zur Partei ist loyal".

119) In einem Nachruf der Ärztlichen Bezirksvereinigung Wismar hieß es, der „an den Folgen eines Kraftwagenunfalles" gestorbene Lübcke habe „35 Jahre lang mit Unterbrechung durch den Weltkrieg als Arzt in Wismar gewirkt und neben einer ausgedehnten Praxis stets Zeit für die Förderung der Interessen des ärztlichen Standes gefunden ... Außer seinen zahlreichen Patienten betrauert die Ärztliche Organisation das plötzliche Hinscheiden dieses tüchtigen, beliebten und um seinen Stand verdienten Berufskameraden".

Lübcke, Dr. Paul Johann Julius
geboren am 7.6.1840 in (Burg) Stargard/Mecklenburg; Sohn eines Apothekers; Gymnasium in Neubrandenburg, 1859 Abitur; Medizinstudium in Würzburg, Tübingen und Königsberg; Approbation; Dezember 1864 Promotion in Würzburg;[120)] 1864 bis mind. 1929 niedergelassener Allgemeinpraktiker in Neubrandenburg (Adolf-Friedrich-Straße 6); Mai 1870 Heirat mit Christine Mordhorst (*30.10.1843 in Rostock, †4.10.1932 in Neubrandenburg; Tochter eines Kaufmanns und Weinhändlers), drei Kinder; 1910 zum Geheimen Sanitätsrat ernannt; am 28.6.1935 im Alter von 95 Jahren in Neubrandenburg gestorben[121)]

Lüdeke, Dr. Friedrich (Fritz)
geboren am 30.1.1889 in Braunschweig; Sohn eines Lotterie-Haupt-Collecteurs und späteren Kaufmanns; Gymnasium in Lübeck, 1909 Abitur; Medizinstudium in Freiburg und Rostock; August 1914 Approbation und Juni 1915 Promotion in Rostock;[122)] mind. 1917 Kriegseinsatz als Assistenzarzt; März 1917 Heirat mit Helene Bastmann (*10.11.1894 in Fahrenhaupt bei Marlow, †10.8.1977 in Schönberg; Tochter eines Gutspächters und späteren Kaufmanns), vier Kinder; Zahnmedizinstudium in Rostock (Prinz-Friedrich-Karl-Straße 6); Oktober 1919 Approbation als Zahnarzt; ab Juli 1921 niedergelassener Allgemeinpraktiker und Zahnarzt, Februar 1939 bis 1946 nur noch niedergelassener Zahnarzt in Grevesmühlen (Lübsche Straße/Hindenburgstraße/August-Bebel-Straße 31); am 18.1.1946 im Alter von fast 57 Jahren an Lungenentzündung in Grevesmühlen gestorben

Lüders, Dr. Adolf Ludwig Albert

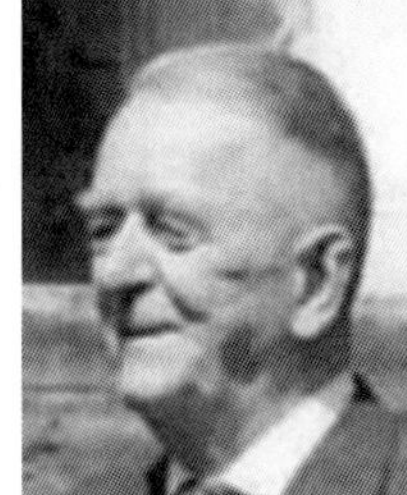

geboren am 16.9.1895 in Grabow/Mecklenburg; Sohn eines Kaufmanns; Realgymnasium in Rostock, 1916 Abitur; 1916 bis November 1918 Kriegseinsatz; Medizinstudium in Berlin, Rostock (Barnstorfer Weg 33) und Hamburg; Januar 1923 Approbation und Promotion in Hamburg;[123)] bis Mai 1923 Volontärassistent am Krankenhaus in Hamburg-Eppendorf und am Institut für Geburtshilfe in Hamburg-Finkenau; Mai 1923 bis 1962 niedergelassener Allgemeinpraktiker in Gadebusch (Friedrich-Hildebrandt-Straße, Am Stadtwald 1); November 1926 Heirat mit Elisabeth Hesse (*30.8.1905 in Gadebusch, †6.10.1981 in Gadebusch; Tochter eines Kaufmanns), drei Kinder; in Gadebusch zunächst Mitglied der SA und des NSDÄB; Eintritt in die NSDAP am 1.10.1941, Mitgliedsnummer 8.835.093; am 11.12.1962 im Alter von 67 Jahren in Schwerin gestorben

Lüders, Dr. Liselotte Anna Klara (geb. Kirsch, spätere Lüders-Kirsch)
geboren am 27.5.1905 in Magdeburg/Provinz Sachsen; Tochter eines Arztes; Gymnasiale Studienanstalt in Magdeburg, 1924 Abitur; 1924 bis 1925 Wirtschaftliche Frauenschule in Obernkirchen/Schaumburg; Medizinstudium in Jena, Freiburg, Lausanne, Berlin und Rostock; Januar 1931 Heirat mit dem Arzt → Dr. Otto Lüders, drei Kinder, 1938 Scheidung; ab Februar 1931 Medizinalpraktikantin am Krankenhaus Altstadt in Magdeburg; Februar 1932 Approbation in Schwerin; Dezember 1932 Promotion in Rostock;[124)] Volontärassistentin in Magdeburg; mind. 1937 Ärztin in Schwerin (Landreiterstraße 23); ab September 1937 ohne ärztliche Tätigkeit in Magdeburg; ab März 1940 Hilfsassistentin in der Praxis von Dr. Friedrich Nußbaum im Magdeburg (Dreiengelstraße 15); ab 1943 dienstverpflichtete Ärztin in Magdeburg; ab Oktober 1944 Hilfskassenärztin mit eigenen Praxisräumen in Magdeburg (Fuchsberg 5/7); ab Januar 1945 wieder dienstverpflichtete Ärztin in Magdeburg; ab mind. 1957 Ärztin für Orthopädie in Kassel (Friedrich-Ebert-Straße 124, An den Vogelwiesen 2); am 8.7.1988 im Alter von 83 Jahren in Kassel gestorben

---

120) Mit der Arbeit: Die Tracheotomie und ihre therapeutische Würdigung beim Croup, Würzburg 1864.
121) In einem Nachruf des Südostmecklenburgischen Ärztevereins hieß es, der Verstorbene sei „immer ein Muster des guten, alten Hausarztes und des verträglichen, stets hilfsbereiten Kollegen gewesen. Ehre seinem Andenken!"
122) Mit der Arbeit: Zur Anatomie der Kolobome am Sehnerveneintritt, Stuttgart 1915.
123) Mit der Arbeit: Beiträge zur Ätiologie der Iritis, Wittenburg 1923.
124) Mit der Arbeit: Zur Kenntnis der hämorrhagischen Diathesen, insbesondere der atypischen Fälle, Rostock 1931.

Lüders, Dr. Otto Rodolfo
geboren am 24.1.1892 in Buenos Aires/Argentinien; Sohn eines Großkaufmanns und Konsuls; Gymnasium in Schwerin, 1911 Abitur; kaufmännische Lehre in Hamburg; als Einjährig-Freiwilliger dazwischen von Oktober 1912 bis September 1913 Militärdienst beim 3. Garde-Feldartillerie-Regiment in Berlin; ab August 1914 Kriegseinsatz, im Januar 1919 aus dem Heer entlassen; zunächst Jurastudium in Berlin, München, Bonn und Rostock (Friedrich-Franz-Straße 82); Heirat mit ? (†vor 1931); bis 1925 als Kaufmann tätig; Medizinstudium in Hamburg, Wien und Rostock; Januar 1931 Heirat mit der Ärztin → Dr. Liselotte Lüders geb. Kirsch, drei Kinder, 1938 Scheidung; ab Februar 1931 Medizinalpraktikant am Krankenhaus Altstadt in Magdeburg; August 1931 Approbation in Schwerin; August 1931 Promotion in Rostock;[125)] mind. 1933 Assistenzarzt in Frankfurt/Main; dort Eintritt in die NSDAP am 1.5.1933, Mitgliedsnummer 2.392.637; daneben auch Mitglied der SS; Januar bis Dezember 1936 niedergelassener Facharzt für Orthopädie in Magdeburg (Kleine Lindenallee 5); Dezember 1936 bis 1969 niedergelassener Facharzt für Orthopädie in Schwerin (Marienstraße/Krügerstraße/August-Bebel-Straße 1, Landreiterstraße 23); ab Dezember 1937 Mitglied des NSDÄB; ab September 1939 Kriegseinsatz in der Wehrmacht, mind. 1940 im Reservelazarett Bad Nauheim/Hessen; mind. 1946 auch angestellter Vertragsarzt in der Poliklinik und bei der Sozialversicherungsanstalt in Schwerin (Röntgenstraße 11, Lübecker Straße 142); bis mind. 1946 argentinische und deutsche Staatsbürgerschaft; spätestens 1964 zum Sanitätsrat ernannt; am 19.4.1969 im Alter von 77 Jahren an einer Lungenkrankheit in Schwerin gestorben

Lüders, Dr. Willy Friedrich Rudolf
geboren am 4.2.1890 in Lübeck; Sohn eines Kaufmanns und späteren Fabrikbesitzers; Realgymnasium in Lübeck, 1911 Abitur; Medizinstudium in Tübingen, Würzburg und Greifswald; August 1914 bis Juni 1915 Militärarzt in Kriegsgefangenenlagern und im Garnisonsdienst; ab Juli 1915 Kriegseinsatz als Feldhilfsarzt; Juli 1920 Approbation und September 1920 Promotion in Greifswald;[126)] ab 1920 Assistenzarzt am Carolinenstift in Neustrelitz (Georgstraße 1-6), dann an der Universitäts-Frauenklinik in Greifswald; August 1920 Heirat mit Ilse Heidensleben (*4.9.1894 in Rostock, †12.9.1921 in Neustrelitz; Tochter eines Hauptzollamtsassistenten und späteren Zollinspektors), ein Kind; 1921 bis 1947 niedergelassener Allgemeinpraktiker in Neustrelitz (Tiergartenstraße 16, Schloßstraße 15); Juli 1923 Heirat mit Marie Starke (*9.2.1904 in Eichberg bei Eltville/Rhein, †12.4.1987 in Hamburg; Tochter eines Arztes), drei Kinder; ab 1938 auch ärztlicher Beisitzer, 1941 bis 1942 beamteter Arzt am Erbgesundheitsgericht Neustrelitz; dort auch nebenamtlicher Wehrmachtsarzt; ab Februar 1939 Mitglied des NSDÄB; am 25.9.1947 im Alter von 57 Jahren an Leberkapselentzündung in Neustrelitz gestorben

Lühken, Dr. Karl-Heinz Friedrich
geboren am 1.12.1910 in Braunschweig; Sohn eines Ingenieurs und späteren Oberingenieurs; Reformrealgymnasium in Braunschweig, 1930 Abitur; Medizinstudium in München, Kiel und Rostock (Maßmannstraße 82); bis August 1936 Medizinalpraktikant am Carolinenstift in Neustrelitz (Georgstraße 1-6); als Mitglied der HJ dort auch HJ- und Jungvolkarzt; ab August 1936 Medizinalpraktikant am Landeskrankenhaus in Braunschweig (dort auch wohnhaft: Celler Straße 38); Januar 1937 Approbation; anschließend Volontärassistent am Carolinenstift in Neustrelitz; Februar 1937 bis mind. 1940 Assistenzarzt an der HNO-Klinik der Universität Gießen (Friedrichstraße 22, Körnerstraße 8, Leihgesterner Weg 24); Februar 1937 Heirat mit der Ärztin Dr. Erika Schuster (*7.5.1911 in Coburg/Bayern, †5.3.2002 in Bad Harzburg/Niedersachsen; Tochter eines Amtsgerichtsassistenten und späteren Justizobersekretärs), mind. vier Kinder; März 1937 Promotion in Rostock;[127)] Eintritt in die NSDAP am 1.5.1937, Mitgliedsnummer 5.863.333; ab Januar 1940 Kriegseinsatz in der Wehrmacht; ab März 1940 Facharzt für Hals-, Nasen- und Ohrenkrankheiten; Arzt an der Heilstätte Seltersberg in Gießen; Mitglied des NSDÄB; ab Mai 1943 erneuter Kriegseinsatz als Stabsarzt im Reser-

---

125) Mit der Arbeit: Zur Kenntnis der Addisonschen Krankheit, insbesondere der gutartigen chronischen Form, Rostock 1931.
126) Mit der Arbeit: Über Choanalatresie, Greifswald 1920.
127) Mit der Arbeit: Die Statik des menschlichen Beckens, Berlin 1935.

velazarett II in Erfurt; mind. 1965 bis 1966 Facharzt in Braunschweig (Donnerburgweg 20); bis 2000 in Bad Harzburg (Dommesstraße 1); am 27.1.2000 im Alter von 89 Jahren in Bad Harzburg gestorben

Lüneburg, Dr. Ernst Karl Heinrich

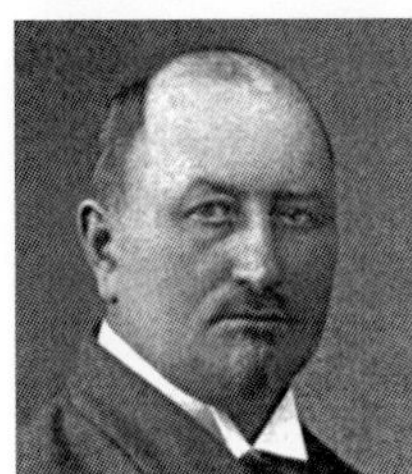

geboren am 8.11.1877 in Benz bei Wismar/Mecklenburg; Sohn eines Landmannes und Hofbesitzers; Gymnasium in Wismar, 1897 Abitur; Medizinstudium in Würzburg und Rostock (Neue Werderstraße 8); Februar 1902 Approbation und Juli 1902 Promotion in Rostock;[128] 1904 bis 1906 niedergelassener Allgemeinpraktiker in Lübtheen; Mai 1904 Heirat mit Frieda Hadler (*21.12.1877 in Benz; Tochter eines Hofbesitzers), ein Kind; Februar 1906 bis 1929 niedergelassener Allgemeinpraktiker in Wismar (Dankwartstraße 30); ab September 1914 Kriegseinsatz, nach Verwundung bis Kriegsende im Heimatsanitätsdienst; am 30.3.1929 im Alter von 51 Jahren in Wismar gestorben

Lüth, Dr. Dora Susanne Karoline (geb. Benz)
geboren am 4.2.1907 in Heidelberg/Baden; Tochter eines Betriebsassistenten und späteren Reichsbahnoberinspektors; Gymnasium in Heidelberg, 1926 Abitur; Medizinstudium in Heidelberg; dort im März 1932 Promotion;[129] Februar 1933 Approbation; Februar 1933 bis August 1937 Volontärassistentin bzw. Assistenzärztin am Auguste-Viktoria-Krankenhaus in Berlin-Schöneberg; ab April 1937 Fachärztin für Innere Krankheiten; ab September 1937 Assistenzärztin an der Universitäts-Nervenklinik Rostock-Gehlsheim (wohnhaft in Rostock, Engelstraße 14, St.-Georg-Straße 19); November 1937 Heirat mit dem Arzt → Dr. Karl-Friedrich Lüth, zwei Kinder; ab Oktober 1939 dienstverpflichtete Arztvertreterin in der Praxis von → Dr. Paul Voß in Rostock (Karlstraße 33); ab Oktober 1943 dienstverpflichtete Hilfskassenärztin in der Praxis von → Dr. Heinrich Drodten in Neustrelitz (Bruchstraße 12); Mitglied des NSDÄB; ab Juli 1945 Ärztin in Schwerin (Kommandantenstraße 6); ab mind. 1981 in Berlin/DDR (Müggelseedamm 284); am 3.6.1989 im Alter von 82 Jahren in Berlin/DDR gestorben

Lüth, Dr. Dr. Karl-Friedrich Johann Joachim
geboren am 23.1.1910 in Wismar/Mecklenburg; Sohn eines Zahlmeisteraspiranten und späteren Obersteuerinspektors; Gymnasium in Lübeck, 1929 Abitur; Medizinstudium in Greifswald und Berlin; April 1935 Promotion zum Dr. phil. in Greifswald;[130] Februar 1936 Approbation; 1936 bis 1937 Assistenzarzt an der Nervenklinik der Charité in Berlin (Schumannstraße, Karlstraße 18); dort Eintritt in die NSDAP am 1.5.1937, Mitgliedsnummer 4.828.013; Juni 1937 Promotion zum Dr. med. in Berlin;[131] 1937 bis mind. 1943 Assistenzarzt an der Universitäts-Nervenklinik Rostock-Gehlsheim (wohnhaft in Rostock, Engelstraße 14, Parkstraße 33); November 1937 Heirat mit der Ärztin → Dr. Dora Lüth geb. Benz, zwei Kinder; in Rostock Mitglied der SA und des NSDÄB; ab 1939 Kriegseinsatz in der Wehrmacht, etwa 1941 EK II; mind. 1950 bis 1951 niedergelassener Facharzt für Nervenkrankheiten in Neustrelitz (Ernst-Thälmann-Straße 29); mind. 1981 bis 1989 Nervenarzt in Berlin/DDR (Müggelseedamm 161 und 284)

Lukowski, Dr. Erich Wilhelm
geboren am 15.8.1900 in Berlin; Sohn eines Eisenbahnarbeiters sowie späteren Stellwerksmeisters und Eisenbahnbeamten; Gymnasium, 1918 Notabitur; Kriegseinsatz, zuletzt als Grenadier; Medizinstudium in Berlin; Januar 1929 Approbation; mind. 1933 bis 1935 Oberarzt am Ludwig-Hoffmann-Hospital in Berlin-Buch; Januar 1933 Heirat mit Margareta Ruppel spätere Rohde (*19.3.1906 in Freiburg, †8.11.1983 in Darmstadt; Tochter eines Berufssoldaten [Sergeant] und späteren Reichsbahnoberinspektors), mind. zwei Kinder; in Berlin Eintritt in die NSDAP am 1.5.1933, Mitgliedsnum-

128) Mit der Arbeit: Beiträge zur Entwicklung und Histologie der Knäueldrüsen in der Achselhöhle des Menschen. Aus dem Anatomischen Institut in Rostock, Rostock 1902.
129) Mit der Arbeit: Eosinophilie und allergische Intrakutanreaktion, Berlin 1932.
130) Mit der Arbeit: Über Vererbung und konstitutionelle Beziehungen der vorwiegenden Form- und Farbbeachtung, Würzburg 1935.
131) Mit der Arbeit: Endokrine Störungen bei eineiigen Zwillingen, Würzburg 1937.

mer 2.584.355; daneben auch Mitglied der SA; ab 1934 Facharzt für Innere Medizin; Juni 1935 Promotion in Berlin;[132] Juni/Juli 1937 bis 1945 Leitender Arzt am Diätkrankenhaus der AOK Berlin in Fürstenberg (Steinförder Straße 132); ab September 1939 Kriegseinsatz; als Stabsarzt von 1943 bis 1945 auch Bezirksinternist für die Wehrmachtsstandorte Alt Rehse, Fürstenberg und Neustrelitz; am 10.6.1945 im Alter von 44 Jahren an einem Hirntrauma im Lazarett Graal-Müritz gestorben

Luns, Konstantin
geboren am 18.5.1917 in Witebsk/Rußland; Gymnasium, 1937 Abitur; Medizinstudium; November 1943 Approbation in Riga; nach Umsiedlung und Approbation für Deutschland ab Februar 1945 Hilfskassenarzt in der Praxis des verstorbenen → Dr. Peter Friedrich Glimm in Klütz; bis mind. August 1945 praktischer Arzt in Klütz (Wismarsche Straße 146)

Lutzuwer, Dr. Woldemar
geboren am 22.8.1888 in Lüwa bei Werro/Estland; Gymnasium, 1908 Abitur; Medizinstudium in Dorpat/Estland; Kriegseinsatz; Mai 1918 Approbation in Dorpat; Promotion; mind. 1923 bis 1937 Arzt in Werro; ab 1930 Facharzt für Röntgenologie, Innere Krankheiten und Geschlechtskrankheiten; September 1934 Heirat mit Olga Boydamow (*3.7.1894, †vor 1973), spätestens 1941 Trennung; nach Umsiedlung Juni bis August 1941 dienstverpflichteter Hilfskassenarzt in der Praxis des zur Wehrmacht einberufenen → Dr. Walter Lemcke in Ribnitz (Markt 3); August bis November 1941 Hilfskassenarzt in der Praxis von → Dr. Ludwig Thron in Ribnitz (Friedrich-Hildebrandt-Straße 13); ab November 1941 vertretungsweise Übernahme der Praxis von Dr. Walter Lemcke in Ribnitz; Juni 1942 Approbation für Deutschland; ab Mai 1943 dienstverpflichteter Arztvertreter in der Praxis von Dr. Josef Grafka in Wirsitz/Westpreußen; bis Juli 1945 in Hamburg; ab Juli 1945 Arzt in Bremen (Am Deich 120, Sedanstraße 70 und 82, Buntentorsteinweg 58, Lahnstraße 9, Langemarckstraße 141); am 3.12.1972 im Alter von 84 Jahren in Bremen gestorben

Luyken, Dr. Wolfgang Karl
geboren am 19.7.1909 in Gummersbach/Westfalen; Sohn eines Pfarrers; Gymnasium in Gummersbach, 1929 Abitur; Medizinstudium in Freiburg; dort im Juni 1933 Promotion;[133] 1935 Approbation; mind. 1937 Sanitätsoffizier und Oberarzt bei der Luftwaffe an der Flakartillerieschule auf Wustrow bei Rerik; 1937 bis 1938 Schiffsarzt, u.a. auf der „Oakland“; Oktober 1938 bis mind. 1939 Arztvertreter in Gummersbach (Kirchplatz 2); mind. 1940 Kriegseinsatz „im Felde“ als Oberarzt in einer Luftgau-Sanitäts-Abteilung; Dezember 1940 Heirat mit der Ballettmeisterin und späteren medizinisch-technischen Assistentin Gertrud Faull (*13.6.1907 in Schwerin, †13.1.1992 in Eutin/Schleswig-Holstein; Tochter eines Juristen und Bankdirektors), 1948 Scheidung; ab Juli 1942 wieder Arztvertreter, mind. 1949 bis 1958 niedergelassener Allgemeinpraktiker in Gummersbach (Zeppelinstraße 2, Dörnenstraße 20); März 1949 Heirat mit Ruth Nölke gesch. Schwilk (*31.10.1925 in Kassel, †31.7.2015 in Lüdenscheid/Nordrhein-Westfalen; Tochter eines Kaufmanns und Fabrikbesitzers), zwei Kinder; am 21.9.1958 im Alter von 49 Jahren auf Langeoog/Niedersachsen gestorben

---

132) Mit der Arbeit: Über myotonische Dystrophie, Berlin 1935.

133) Mit der Arbeit: Die Blutkörperchensenkungsreaktion und ihre Bedeutung in der Venerodermatologie, Gummersbach 1934.

Maack, Ulla Johanna Fritze (spätere Stücker-Maack)
geboren am 26.2.1913 in Rostock/Mecklenburg; Tochter eines Lehrers; Lyzeum und Gymnasiale Studienanstalt in Rostock, 1932 Abitur; zunächst Chemiestudium in Rostock, dann Medizinstudium in Innsbruck und Rostock; ab Januar 1938 Medizinalpraktikantin an der Medizinischen und der Chirurgischen Klinik der Universität Rostock (Schröderplatz, Maßmannstraße 35); Mitglied des BDM; Dezember 1938 Approbation in Schwerin; ab Januar 1939 Volontärassistentin an der Chirurgischen Klinik der Universität Rostock (Göbenstraße 14); ab März 1939 Volontärassistentin an der Chirurgischen Abteilung des Stadtkrankenhauses in Güstrow; ab Oktober 1939 mit der Weiterführung der Praxis des eingezogenen → Dr. Werner Elfeldt in Güstrow (Adolf-Hitler-Straße 18) beauftragt; Juli 1941 bis Februar 1944 Assistenzärztin und Vertreterin des einberufenen Chefarztes → Dr. Dr. Hans Pahl am Städtischen Krankenhaus in Neubrandenburg; November 1944 bis April 1945 dienstverpflichtete niedergelassene Allgemeinpraktikerin in der Praxis des durch Suizid gestorbenen → Dr. Carl Überhuber in Neustrelitz (Adolf-Hitler-Straße 50); April 1945 Flucht nach Fehmarn/Schleswig-Holstein, dort bis März 1946 Praxisvertretungen; März 1946 bis November 1949 Assistenzärztin an der Chirurgischen Abteilung des Landeskrankenhauses in Neustadt/Holstein; ab November 1949 Assistenzärztin, dann Oberärztin an der Chirurgischen Abteilung des Kreiskrankenhauses in Eutin/Schleswig-Holstein (Krankenhauswechsel gemeinsam mit dem Chefarzt → Dr. Georg Ferdinand Arndt); Februar 1952 bis 1955 Assistenzärztin an der Unfallklinik von Prof. Dr. Hans Warner in Mannheim; 1955 bis mind. 1980 niedergelassene Allgemeinpraktikerin in Hamburg (Jüthornstraße 95, Kielstück 6, Rodigallee 238); September 1956 Promotion in Heidelberg;[1] Dezember 1959 Heirat mit dem Architekten Carl Stücker (*1.4.1907 in Gronau/Westfalen, †25.8.1990 in Eutin; Sohn eines Consumverwalters); ab mind. 1990 wieder in Eutin (Waldstraße 9); am 14.7.2000 im Alter von 87 Jahren in Eutin gestorben

Maaß, Dr. Edgar Wilhelm Hans
geboren am 7.11.1893 in Berlin; Sohn eines Rentmeisters; Realgymnasium in Güstrow, 1912 Abitur; Medizinstudium in Freiburg und Rostock; ab August 1914 Militärausbildung und Kriegseinsatz im Infanterie-Regiment 90, verwundet, als Bataillonskommandeur ab September 1918 in englischer Kriegsgefangenschaft, dort Truppenarzt in einem Kriegsgefangenenlager, im Oktober 1919 nach Deutschland entlassen; Weiterführung des Medizinstudiums in Rostock (Friedrichstraße 7); September 1921 Approbation und Promotion in Rostock;[2] 1922 bis 1925 praktischer Arzt in Thedinghausen bei Braunschweig; Juli 1922 Heirat mit der Hospitalshelferin Hedwig Strömer (*15.1.1900 in Bahia/Brasilien, †29.12.1945 in Hamburg; Tochter eines Kaufmanns), drei Kinder; bis 1926 in Bremen; Januar 1926 bis mind. 1930 Arzt in Liberia (mind. 1929 in Bolahun); Mai 1932 bis März 1937 niedergelassener Allgemeinpraktiker in Bützow (Adolf-Hitler-Straße 50); ab 1933 auch Sachverständiger, ab 1934 Beisitzer am Erbgesundheitsgericht Güstrow; mind. 1935 bis 1937 auch nebenamtlicher Vertragsarzt bei der RAD-Einheit 4/60 (Bützow); ab März 1937 Teilnahme an einer Abessinien-Expedition; mind. 1939 bis 1945 Arzt in Hamburg (Wilmans Park 60); mind. 1945 Kriegseinsatz als Marineoberstabsarzt; Ende Mai/Anfang Juni 1945 im Alter von 51 Jahren in Marburg an der Drau erschossen

Maaß, Dr. Helmuth Conrad Hermann
geboren am 20.8.1899 in Altenhausen bei Haldensleben/Provinz Sachsen; Sohn eines Versicherungsbüro-Assistenten und späteren Versicherungskommissars; Gymnasium in Quedlinburg, 1917 Notabitur; September 1917 bis November 1918 Kriegseinsatz; Medizinstudium in Jena; dort im März 1923 Promotion;[3] Juni 1923 Approbation in Weimar; Assistenzarzt am Knappschaftskrankenhaus in Eisleben; 1924 bis Februar 1926 niedergelassener Allgemeinpraktiker in Westerhausen bei Quedlinburg; April 1926 bis August 1927 Assistenzarzt am Krankenhaus in Rinteln/Weser; 1927 bis 1929 Schiffsarzt beim Norddeutschen Lloyd, u.a. als Chirurg auf der „Bremen" und der „Dresden"; Juni

1) Mit der Arbeit: Über die Verhebungskrankheiten und ihre gutachtenwissenschaftliche Beurteilung (MS).
2) Mit der Arbeit: Die elektrolytische Behandlung der Gonorrhoe des Mannes nach dem Verfahren von Charles Russ (MS).
3) Mit der Arbeit: Über den Adduktorenspasmus im Bereich der Littleschen Krankheit und über seine Beseitigung durch intrapelvine, extraperitoneale Obturatoriusresektion, Jena 1923.

1929 bis 1933 niedergelassener Allgemeinpraktiker in Tarnow bei Bützow; September 1929 Heirat mit der technischen Lehrerin Hildegard Weist (*9.6.1907 in Berlin, †23.2.1991 in Braunschweig; Tochter eines Lehrers); Eintritt in die NSDAP am 1.8.1932, Mitgliedsnummer 1.236.587; 1933 bis Juli 1938 niedergelassener Allgemeinpraktiker in Stavenhagen (Fritz-Reuter-Platz 1); ab 1936 auch nebenamtlicher Arzt im Hilfswerk „Mutter und Kind" der NSV in Stavenhagen; ab August 1938 hauptamtlicher Stabsarzt im Polizeidienst in Suhl; bis 1975 Regierungsobermedizinalrat a.D. in Braunschweig (Amalienplatz 1); am 12.3.1975 im Alter von 75 Jahren in Braunschweig gestorben

Maaß, Dr. Wilhelm Heinrich
geboren am 23.5.1902 in Köslin/Pommern; Sohn eines Arztes; Gymnasium, 1921 Abitur; Medizinstudium in Münster; Februar 1928 Promotion in Münster und Düsseldorf;[4] Mai 1928 Approbation; Assistenzarzt in Gotha; September 1930 bis Mai 1935 niedergelassener Allgemeinpraktiker in Neukalen (Nachfolger von → Dr. Wilhelm Hinneberg) (Chausseestraße 6); Februar 1931 Heirat mit der Kauffrau Ilse Gerhard (*29.11.1896 in Rostock, †24.3.1976 in Lübeck; Tochter eines Gymnasiallehrers und späteren Studiendirektors), 1934 Scheidung; in Neukalen Eintritt in die NSDAP am 1.9.1931, Mitgliedsnummer 649.805; daneben auch Mitglied der SA und des NSDÄB; mind. 1932 bis 1934 auch Leiter der Ortsgruppe Neukalen der NSDAP; daneben auch Stadtverordnetenvorsteher; ab Juni 1935 niedergelassener Allgemeinpraktiker in Varel/Friesland (Osterstraße 12 und 10); dort auch Hilfsarzt am Staatlichen Gesundheitsamt; Mai 1938 Heirat mit der Bankangestellten Elfriede Seidel (*20.10.1913 in Varel, †24.3.2015 in Varel; Tochter eines Sattlers), mind. vier Kinder; am 16.2.1983 im Alter von 80 Jahren in Varel gestorben

Mac Lean of Coll, Dr. Percy Alfred
geboren am 18.1.1907 in Tsingtau/China; Sohn eines Marine-Stabsarztes; Gymnasium, 1926 Abitur; Medizinstudium in Berlin; 1932 Approbation; November 1932 Promotion in Königsberg;[5] ab 1932 Assistenzarzt am Städtischen Krankenhaus in Harburg-Wilhelmsburg; bis Ende 1933 Volontärassistent am Pathologischen Institut der Universität Rostock (Strempelstraße 14); ab Ende 1933 Assistenzarzt am Allgemeinen Krankenhaus in Hamburg-Barmbek; ab April 1939 Hilfsarzt am Martin-Luther-Krankenhaus in Berlin (Kaiser-Wilhelm-Straße 10, Caspar-Theyß-Straße 27/29); ab September 1939 Kriegseinsatz in der Wehrmacht; November 1942 Heirat mit Gisela Sorge (*17.3.1919, †1.1.2007), fünf Kinder, spätestens 1978 Scheidung; mind. 1947 bis 1949 in Königssee/Thüringen; ab mind. 1978 in Westberlin; Februar 1978 Heirat mit Waltraud Bücken (*24.2.1937 in Duisburg; Tochter eines Hüttenarbeiters), ein weiteres Kind; am 30.11.1989 im Alter von 82 Jahren in Berlin gestorben

Maercker, Dr. Gerhard Hermann Erich

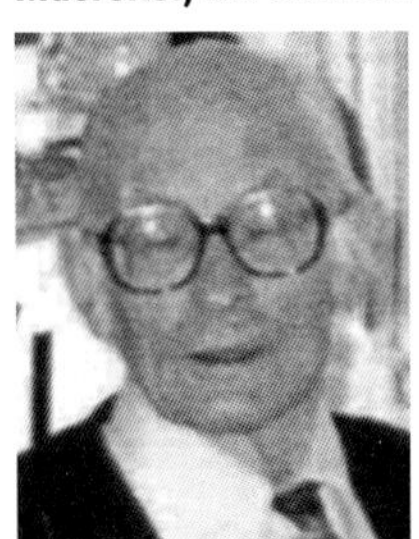

geboren am 14.4.1909 in Vipperow bei Röbel/Mecklenburg; Sohn eines Pastors; Gymnasien in Parchim und Rostock, 1928 Abitur; zunächst Studium der Zahnmedizin in Rostock, dann Medizinstudium in Wien, München und Rostock (wohnhaft in Gehlsdorf, Gehlsheimer Straße 12); Dezember 1935 Approbation; ab 1935 Volontärassistent an der Kinderklinik von Dr. Ernst Wentzler in Berlin-Frohnau (Veltheimpromenade 13); August 1936 Promotion in Rostock;[6] Ende 1936 bis 1937 Assistenzarzt an der Frauenklinik der Universität Rostock (Doberaner Straße 142, Lessingstraße 2); ab 1937 Arzt in Berlin; ab Juli 1938 Assistenzarzt an der Universitäts-Frauenklinik in Berlin (Artilleriestraße 18); bis 1939 wieder Assistenzarzt in Rostock (Lessingstraße 2); März 1939 Heirat mit Eva Schmidt (*22.6.1912 in Kiel, †24.10.1945 in Sternberg; Tochter eines Marine-Maschinisten und späteren Ingenieurs), ein Kind; Mai 1939 bis mind. 1952 niedergelassener Allgemeinpraktiker in Sternberg (Kütiner Straße 8, Pastiner Straße 13; mind. 1948 wohnhaft in Dabel bei

4) Mit der Arbeit: Die Kitt- und Kalkniere. Ein Beitrag zu den Verkalkungs- und Selbstheilungsvorgängen der Nierentuberkulose und ihrer Begutachtung, Leipzig 1930.
5) Mit der Arbeit: Klinik und operative Behandlung der Magen-Kolon-Fistel, Königsberg 1932.
6) Mit der Arbeit: Über den Gehalt der Hypophyse an blutdrucksteigerndem Hormon mit dem Wechsel von Licht und Dunkelheit, Rostock 1936.

Sternberg); Mitglied des NSDÄB; Oktober 1948 Heirat mit der Krankenschwester Margarete Münter (*26.10.1921 in Preußisch Oldendorf, †18.6.1985 in Neubrandenburg; Tochter eines Apothekers), zwei weitere Kinder; mind. 1985 bis 1991 in Neubrandenburg (Juri-Gagarin-Ring 4); am 20.9.1991 im Alter von 82 Jahren in Hamburg gestorben

Mahn, Dr. Lore-Lotte Johanne Emilie (geb. Wisniewski)
geboren am 22.10.1907 in Bartenstein/Ostpreußen; Tochter eines Studienrates; Gymnasium, 1927 Abitur; Medizinstudium in Kiel; dort mind. 1933 Medizinalpraktikantin; dort Eintritt in die NSDAP am 1.5.1933, Mitgliedsnummer 2.730.305; daneben auch Mitglied des BDM und der NS-Frauenschaft; Februar 1934 Approbation und März 1934 Promotion in Kiel;[7] Februar 1934 bis Dezember 1936 Volontärassistentin und fachärztliche Ausbildung an der Universitäts-Frauenklinik in Kiel (Wilhelminenstraße 14, Jahnstraße 5); Dezember 1936 bis April 1939 ärztliche Referentin für den RAD (weibliche Jugend) im RAD-Bezirk III (Mecklenburg) in Schwerin (Friedrich-Franz-Straße 3, Königstraße 6, Günzelinstraße 15); ab Mai 1939 Bezirksärztin für den RADwJ-Bezirk XV in Kiel (Nietzschestraße 30, Jahnstraße 5); November 1939 Heirat mit dem Unteroffizier und späteren Fliegeroffizier (Major) Friedrich-Karl Mahn (*21.11.1915 in Wismar, †17.5.1981 in Lübeck; Sohn eines Kaufmanns), zwei Kinder; mind. 1965 bis 1966 Assistenzärztin in Münster (Rumphorstweg 39); bis 1975 Ärztin in Lübeck-Travemünde (Rose 42); am 27.12.1975 im Alter von 68 Jahren in Telgte/Nordrhein-Westfalen gestorben

Mahn, Dr. Rudolf Wilhelm Hermann
geboren am 11.10.1875 in Neubrandenburg/Mecklenburg; Sohn eines Lehrers; Gymnasium in Neubrandenburg, 1895 Abitur; Medizinstudium in Rostock und Marburg; Juni 1900 Approbation und August 1900 Promotion[8] in Rostock (Ulmenstraße 37); 1901 bis 1903 Assistenzarzt bei → Dr. Hans Schlichting in Parchim; 1903 bis 1921 niedergelassener Allgemeinpraktiker in Parchim (Mühlenstraße 36); Oktober 1904 Heirat mit Ella Voß (*22.4.1884 in Parchim, †7.10.1957 in Neustrelitz; Tochter eines Kaufmanns), zwei Kinder; 1921 bis 1931 niedergelassener Allgemeinpraktiker in (Burg) Stargard (Bahnhofstraße 5); am 3.2.1931 im Alter von 55 Jahren in Neustrelitz gestorben

Mahn, Dr. Walter Ernst Georg
geboren am 10.3.1903 in Mügeln/Sachsen; Sohn eines Fleischers und späteren Bademeisters; Gymnasium, 1922 Abitur; Medizinstudium in Leipzig; Approbation; Oktober 1927 Promotion in Leipzig;[9] mind. 1930 Assistenzarzt am Albertstift in Dresden (Marienallee 13); ab 1931 beamteter Oberarzt im Reichsheer in Güstrow (Neue Straße 2); Oktober 1931 Heirat mit der Fachlehrerin Susanne Delitsch (*13.5.1907 in Leipzig, †2.5.1995 in Kassel; Tochter eines Schriftgestalters und Graphikers sowie späteren Kunstakademie-Professors), vier Kinder; mind. 1933 bis 1936 Stabsarzt in Dresden (Forststraße 33); mind. 1941 bis 1943 in Allenstein/Ostpreußen; bis September 1949 Facharzt in Verden/Aller (Strukturstraße 16); September 1949 bis August 1969 niedergelassener Facharzt für Hals-, Nasen- und Ohrenkrankheiten in Springe/Niedersachsen (Lange Straße 41, Gartenstraße 13, Hindenburgstraße 2, Bahnhofstraße 7 und 1); nach Aufgabe seiner Praxis ab August 1969 in Chieming/Bayern (Hauptstraße 28); am 30.3.1990 im Alter von 87 Jahren in Kassel gestorben

Mainzer, Prof. Dr. Fritz
geboren am 23.11.1897 in München/Bayern; Sohn eines Fabrikanten; Gymnasium in Frankfurt/Main, März 1916 Abitur; Medizinstudium in Frankfurt/Main; September 1916 bis November 1918 Kriegseinsatz in den Infanterie-Regimentern 88 und 116; Weiterführung des Medizinstudiums in Heidelberg und Frankfurt/Main; Medizinalpraktikant an der Medizinischen Universitätsklinik in Frankfurt/Main; 1923 Approbation; Oktober 1923 bis September 1924 Volontärassistent am Chemisch-Physiologischen Institut der Universität Frankfurt/Main (Arndtstraße 1); Mai 1925 Promotion;[10] 1925 bis

---

7) Mit der Arbeit: Follikelhormon und Androkinin im Frauenharn, Kiel 1931.
8) Mit der Arbeit: Untersuchungen über das physiologische Verhalten des Schleiendarms, Bonn 1900.
9) Mit der Arbeit: Über Stieltorsion und völlige Abtrennung von Ovarialtumoren, Zeulenroda 1927.
10) Mit der Arbeit: Über die logischen Prinzipien der ärztlichen Diagnose, Frankfurt/Main 1925.

1929 Assistenzarzt, zuletzt 1. Assistent, an der Medizinischen Abteilung des Städtischen Krankenhauses in Altona, dort auch Abteilungsarzt und Leiter des Physiologisch-Chemischen Labors; August 1929 bis September 1932 Assistenzarzt an der Medizinischen Klinik der Universität Rostock (Schröderplatz, Warnowufer 10); 1930 Habilitation in Rostock;[11] seitdem Privatdozent; Juli 1932 Nichtverlängerung seines Dienstvertrages in Rostock, mglw. wegen seiner jüdischen Herkunft; bis Oktober 1932 Oberarzt an der Inneren Abteilung des Städtischen Krankenhauses in Berlin-Neukölln (dort auch wohnhaft); Oktober 1932 Auswanderung nach Ägypten; Oktober 1932 bis mind. 1942 Chefarzt an der Inneren Abteilung des Israelitischen Krankenhauses (Nouvel Hôspital Israelite) in Alexandria/Ägypten; dort zum Professor ernannt; aufgrund seiner jüdischen Herkunft 1933 aus dem Städtischen Gesundheitswesen Berlins entlassen; mind. 1946 Kardiologe am Swiss Hospital in Alexandria; Heirat mit Hilde Polack (*in Alexandria); am 9.3.1961 im Alter von 63 Jahren in Alexandria gestorben

Malchartzeck, Dr. Hans-Werner Alfred Robert

geboren am 15.4.1908 in Pentsch/Schlesien; Sohn eines Mittelschullehrers und späteren Kreisschulrates; Gymnasium, 1927 Abitur; Medizinstudium in Breslau, Wien und Rostock; Februar 1934 Approbation und September 1934 Promotion in Rostock;[12] 1934 bis Juli 1936 Assistenzarzt an der Medizinischen Klinik der Universität Rostock (Schröderplatz, Ulmenstraße 80); September 1934 Heirat mit der Röntgenassistentin Marie-Luise Junge (*2.9.1910 in Schwerin, †2.9.1993 in Düsseldorf; Tochter eines Kaufmanns und Filialdirektors sowie späteren Konsuls), drei Kinder, 1946 Scheidung (nahm danach ihren Mädchennamen wieder an); August 1936 bis mind. 1940 Oberarzt am Katharinen-Hospital in Stuttgart (Zeppelinstraße 147, Herdweg 5); dort Eintritt in die NSDAP am 1.5.1937, Mitgliedsnummer 5.463.318; daneben auch Mitglied der SA; ab November 1938 Facharzt für Röntgenologie; ab Januar 1940 Kriegseinsatz in der Wehrmacht; ab März 1940 Mitglied des NSDÄB; ab Mai 1942 wieder Assistenzarzt am Katharinen-Hospital in Stuttgart; mind. 1946 Militärarzt in der Mühlenweg-Kaserne in Wilhelmshaven (dort auch wohnhaft: Stabsgebäude); Dezember 1946 Heirat mit Jülie von dem Knesebeck (*11.8.1916 in Eberswalde/Brandenburg, †29.6.1996 in Korvin bei Lüchow/Niedersachsen; Tochter eines Rittergutsbesitzers sowie Land- und Forstwirts), zwei weitere Kinder, 1954 Scheidung (nahm 1988 ihren Mädchennamen wieder an); mind. 1948 bis 1950 Arzt in Wolfenbüttel/Niedersachsen; mind. 1954 Arzt in Lüchow (Theodor-Körner-Straße 5); Juni 1954 Heirat mit der medizinisch-technischen Assistentin Theresia Warmbrunn (*22.9.1923 in Gleiwitz/Schlesien, †19.2.2014 in Bremen; Tochter eines Reichsbahnobersekretärs), mind. ein weiteres Kind; ab mind. 1956 Röntgenarzt und Strahlentherapeut in Bremen (Rembrandtstraße 17); am 2.10.2000 im Alter von 92 Jahren in Bremen gestorben

Malmus, Dr. Friedrich Karl

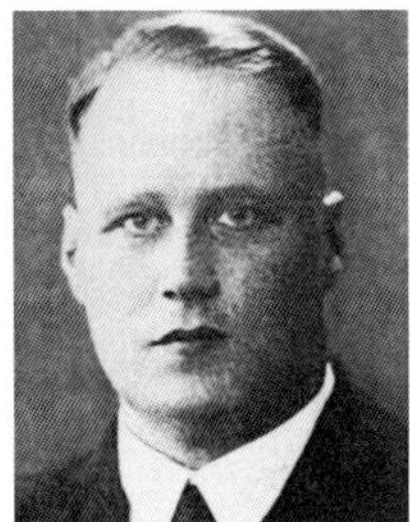

geboren am 22.11.1906 in Kassel/Hessen-Nassau; Sohn eines Kaufmanns; Realgymnasium in Kassel, 1927 Abitur; Medizinstudium in Göttingen, Rostock und München (Lindwurmstraße 70); März 1933 Promotion in München;[13] Eintritt in die NSDAP am 1.5.1933, Mitgliedsnummer 2.186.412; ab November 1933 Mitglied der SS, Nr. 180.210; November 1933 bis August 1934 Dienst im Stab des I. Sturmbannes der 35. SS-Standarte in Kassel; Dezember 1933 Approbation; 1934 bis Dezember 1935 Assistenzarzt an der Inneren Abteilung des Stadtkrankenhauses in Kassel; August 1934 bis November 1935 nebenamtlicher Arzt im 3. Pionier-Sturmbann im SS-Oberabschnitt Rhein, dort im November 1935 zum SS-Oberscharführer befördert; ab Januar 1936 Arzt auf der Unfallstation, Anfang 1937 bis mind. 1939 Assistenzarzt an der Chirurgischen Klinik der Universität Rostock (dort auch wohnhaft: Maßmannstraße 35); August 1936 bis Januar 1939 nebenamtlicher Führer des SS-Sanitätssturms XXXIII in Schwerin, dort im September 1937 zum SS-Untersturmführer befördert; im Februar 1939 vom SS-Dienst entbunden, weil er durch ständige Bereitschaftsdien-

11) Mit der Arbeit: Untersuchungen über die Konzentrationsbeziehungen verschiedener Harnbestandteile, Berlin 1931.
12) Mit der Arbeit: Über Karzinommetastasen im Knochensystem, auf Grund von 67 klinischen Fällen und 449 Sektionen, Rostock 1934.
13) Mit der Arbeit: Epidemiologische Schwankungen des Ulcus molle hinsichtlich seiner zeitlichen und geographischen Ausbreitung sowie seine Beziehungen zur Skabiesmorbidität, Borna/Leipzig 1934.

ste in der Klinik seinen SS-Aufgaben nicht mehr entsprechen konnte; dennoch weiterhin an der Ausbildung des SS-Sanitätspersonals beteiligt; auf Vorschlag des Gaudozentenbundführers → Dr. Heinrich Gißel im Mai 1938 zum Kassenwalter der Gauhauptstelle Mecklenburg des NS-Dozentenbundes ernannt; ab September 1939 Kriegseinsatz in der Wehrmacht, u.a. als Oberarzt im Feldlazarett 175; im März 1943 uk gestellt; März 1943 bis 1949 Assistenzarzt an der Universitätsklinik in Greifswald; ab 1949 Facharzt für Chirurgie an der Poliklinik in Wismar (Mühlenstraße 32); Juli 1949 Heirat mit der Ärztin Dr. Helene Krüger (*21.9.1921 in Güstrow, †23.4.2003 in Sulzbach-Rosenberg/Bayern; Tochter eines Abteilungsbeamten); mind. 1956 bis September 1957 Facharzt in Kassel (Teichstraße 33); September 1957 bis 1964 Oberarzt am Stadtkrankenhaus in Sulzbach-Rosenberg (Krankenhausstraße 16 und 18, Gerhart-Hauptmann-Straße/Graf-Berengar-Straße 2, Schießlweg 10, Knorr-von-Rosenroth-Straße 2); zum Stadtmedizinalrat ernannt; am 1.1.1986 im Alter von 79 Jahren in Sulzbach-Rosenberg gestorben

Maltzan, Dr. Friedrich Franz Adolf **von**

geboren am 19.3.1886 in Burg Penzlin/Mecklenburg; Sohn eines Erblandmarschalls; Gymnasium in Waren, 1907 Abitur; Medizinstudium in Heidelberg, München, Paris, Wien und Berlin; September 1914 Approbation; September 1914 bis November 1918 Kriegseinsatz als Truppenarzt; April 1916 Heirat mit Sylvia Rohde spätere von Wengersky (*21.5.1892 in Buenos Aires/Argentinien, †22.9.1974 in Bozen/Italien; Tochter eines Kaufmanns und Bankiers), ein Kind, 1933 Scheidung; April 1919 Promotion in Berlin;[14] September 1919 bis November 1929 praktischer Arzt in Neuhof bei Penzlin; daneben landwirtschaftlich ungebildeter Erbe von hochverschuldeten Landgütern (1.560 ha), die im November 1929 zwangsversteigert wurden; Anfang 1930 bis 1952 niedergelassener Allgemeinpraktiker und Geburtshelfer in (West-)Berlin (Lutherstraße 25, Bruchwitzstraße 16, Leonorenstraße 95, Kurfürstenstraße 19/21); August 1943 Heirat mit Martha Künzel verw./gesch. Loeck (*12.3.1912 in Kiel, †3.12.1972 in Mühldorf am Inn/Bayern; Tochter eines Botenmeisters), ein weiteres Kind; am 27.3.1952 im Alter von 66 Jahren an Blasenstein und Embolie in Westberlin gestorben

Manass, Dr. Viktoria (geb. Kalevics)

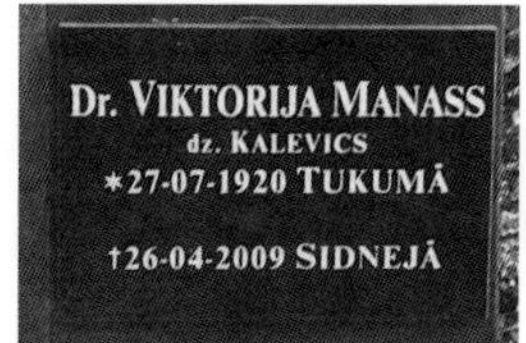

geboren am 27.7.1920 in Tukums/Lettland; Gymnasium, 1938 Abitur; Medizinstudium; Dezember 1943 Approbation in Riga; Promotion; Oktober 1944 Flucht aus Lettland; Assistenzärztin an der Gauklinik in Danzig und bis 1945 im Ortslazarett Danzig-Silberdamm; Heirat mit dem Kraftfahrer Eižēns Manass (*15.12.1918 in Rußland, †7.6.2003 in Sydney/Australien; Sohn eines Arztes; Angehöriger der lettischen SS-Division); März 1945 Evakuierung aus Danzig; ab März 1945 notdienstverpflichtete Ärztin in der Praxis des verstorbenen → Dr. Carl Petersen in Mirow (Mühlenstraße 1); August 1948 Auswanderung nach Australien; ab 1948 in Sydney/Australien; nach Medizinstudium in Sydney 1953 Arztexamen für Australien; am 26.4.2009 im Alter von 88 Jahren in Sydney gestorben

Manke, Dr. Otto Carl Ernst

geboren am 28.9.1895 in Bad Polzin/Pommern; Sohn eines Klempnermeisters; Gymnasium, 1915 Abitur; Medizinstudium in Greifswald; Dezember 1922 Approbation und August 1923 Promotion in Greifswald;[15] mind. 1924 praktischer Arzt in Potsdam; Juni 1924 Heirat mit Gertrud Janne (*31.12.1897 in Berlin, †13.3.1993 in Hannover; Tochter eines Kaufmanns); ab Juli 1927 Kreiskommissionsarzt und stellvertretender Amtsarzt am Kommunalen Gesundheitsamt Oberbarnim in Bad Freienwalde/Brandenburg; dort Eintritt in die NSDAP am 1.5.1937, Mitgliedsnummer 4.634.516; ab Oktober 1939 Facharzt für Kinderkrankheiten; als Medizinalrat bis Frühjahr 1945 Amtsarzt in Bad Freienwalde (Victor-Blüthgen-Straße 4); zu Kriegsende dem Staatlichen Gesundheitsamt für den Stadt- und Landkreis Schwerin zugewiesen; dort Leiter des Behelfskrankenhauses in Schwerin (Moltkestraße); daneben auch Leiter des Ambulatoriums im Gesundheitsamt und vertretungsweise Oberarzt an der Inneren Abteilung des Anna-Hospitals in Schwerin (Strempelplatz 25); Juli

---

14) Mit der Arbeit: Über atypisches Fleckfieber, Berlin 1919.
15) Mit der Arbeit: Über Buttermehlnahrung und Einbrennbuttermilch, Anklam 1922.

1945 Wegzug aus Schwerin; bis 1946 wieder Arzt in Bad Freienwalde (Victor-Blüthgen-Straße 4); am 4.3.1946 im Alter von 50 Jahren an Fleckfieber in Bad Freienwalde gestorben

Mann, Dr. Ulrich Georg Martin
geboren am 26.10.1905 in Dresden/Sachsen; Sohn eines Arztes und späteren Obermedizinalrates; Gymnasium in Dresden, 1925 Abitur; Medizinstudium in Freiburg, München und Rostock; Mai 1931 Approbation und Juni 1931 Promotion in Rostock;[16] mind. 1933 bis 1935 Assistenzarzt an der HNO-Klinik und Poliklinik der Universität Rostock (Doberaner Straße 137-139); Juli 1935 bis Dezember 1939 niedergelassener Facharzt für Hals-, Nasen- und Ohrenkrankheiten in Dresden (Sidonienstraße 16); August 1936 Heirat mit der Ärztin Gudrun Schmidt (*1.11.1908 in [Berlin-]Charlottenburg; Tochter eines Lehrers), ein Kind; ab Dezember 1939 Arztvertreter in der Praxis von Dr. Werner Schnaack in Pirna/Sachsen (Kamenzer Straße 2), dann bei Dr. Alfred Simon in Riesa/Sachsen (Franz-Seldte-Straße 6); 1940 bis mind. 1944 wieder niedergelassener HNO-Arzt in Dresden (Sidonienstraße 16); mind. 1948 Facharzt in Großenhain/Sachsen (Carl-Maria-von-Weber-Allee 87); Januar 1948 Heirat mit der Sprechstundenhilfe Katharina Selbst verw./gesch. Wilhelm verw./gesch. Peters (*16.5.1910 in Worms, †17.8.2004 in Worms; Tochter eines Spenglermeisters und Installateurs), mind. ein weiteres Kind; nach Übersiedlung in die Bundesrepublik bis 1980 Facharzt für Hals-, Nasen- und Ohrenkrankheiten in Worms (Hantalgasse 22); am 30.5.1980 im Alter von 74 Jahren in Worms gestorben

Mann, Dr. Urban Wilhelm Maria
geboren am 1.11.1904 in Paderborn/Westfalen; Sohn eines Arztes; Gymnasium, 1925 Abitur; Medizinstudium in München; Approbation; Mai 1932 Promotion in München;[17] mind. 1934 Arzt in Potsdam (Roonstraße 4); Februar 1934 Heirat mit Ingeborg Stelzer (*18.9.1909 in Deutsch Krone/Westpreußen, †28.3.2003 in Hanau/Hessen); mind. 1935 beamteter Oberarzt und Standortarzt im Reichsheer in Rostock (Dethardingstraße 89 und 30); mind. 1937 Stabsarzt an der Chirurgischen Universitätsklinik in Frankfurt/Main (Eschenbachstraße 28); bis 1950 Chefarzt an der Chirurgischen Abteilung und Direktor des Stadtkrankenhauses in Hanau (Hochstädter Landstraße 18); am 11.9.1950 im Alter von 45 Jahren an Kehlkopfkrebs in Hanau gestorben

Mans, Prof. Dr. Richard Georg Paul

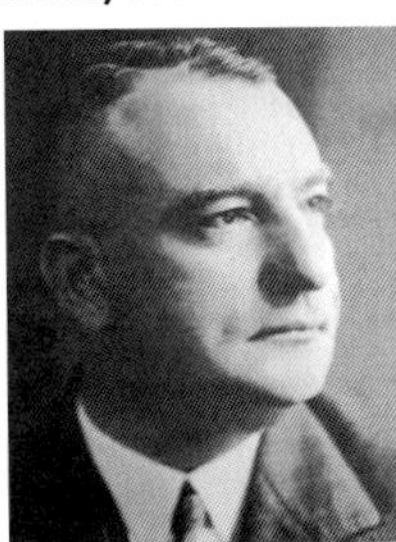

geboren am 7.8.1890 in Grabow bei Stettin/Pommern; Sohn eines Pastors; Gymnasium in Stettin, 1909 Abitur; Medizinstudium in Göttingen, Marburg und Rostock; ab August 1914 Kriegseinsatz als Feldunterarzt im Infanterie-Regiment 31, im Reservelazarett Wandsbek, in der Reserve-Infanterie-Division 25, im Infanterie-Regiment 168 und im Reserve-Infanterie-Regiment 83, im Januar 1919 als Feldhilfsarzt aus dem Heer entlassen, EK II; Weiterführung des Medizinstudiums in Rostock (Niklotstraße 2); August 1920 Approbation in Schwerin; ab August 1920 Volontärassistent, ab Januar 1921 Assistenzarzt an der Augenklinik der Universität Rostock (dort auch wohnhaft: Doberaner Straße 140); dort im März 1921 Promotion;[18] 1922 Heirat, spätestens 1935 Scheidung; ab August 1923 Facharzt für Augenheilkunde; ab 1924 Oberarzt an der Augenklinik der Universität Rostock (Doberaner Straße 140 und 146); dort im Februar 1927 Habilitation;[19] seitdem Privatdozent für Augenheilkunde an der Universität Rostock; dort ab März 1933 außerplanmäßiger außerordentlicher Professor für Augenheilkunde; Mitglied der SA; Juni 1935 Heirat mit Gertrud Weiss (*4.5.1901 in Schwerin, †8.2.1995 in Bielefeld; Tochter eines Buchhalters und späteren Direktors), mind. ein Kind; nach Aufgabe der Universitätslaufbahn von Juli 1935 bis 1953 niedergelassener Facharzt für Augenkrankheiten in Schwerin (Hindenburgplatz/Bahnhofsplatz/Grunthalplatz 8); dort Eintritt in die NSDAP am 1.5.1937, Mitgliedsnummer 4.009.744;[20] ab 1939 auch Chefarzt des DRK-

---

16) Mit der Arbeit: Zur Kenntnis der geschwulstartigen Darmerkrankungen bei Kindern. Ein Beitrag zur Differentialdiagnose der Veränderungen im Magendarmkanal bei agranulocytären Erkrankungen, Rostock 1931.
17) Mit der Arbeit: Zur Beurteilung des Ikterus in der Schwangerschaft, Düsseldorf 1932.
18) Mit der Arbeit: Untersuchungen über das Vorkommen von Diplobazillen in der Nase und in der Mundhöhle, 1920.
19) Mit der Arbeit: Die Genese der angeborenen Hornhauttrübung, Berlin 1927.
20) Referierte an der NSDAP-Gauschule in Schwerin 1937 über „Auge und Erbleiden“ und 1938 über „Die Gesundheits-

Krankenhauses in Schwerin; ab Januar 1939 Mitglied des NSDÄB; Januar 1939 Antrag auf Wiederzulassung als Dozent für Augenheilkunde an der Universität Rostock;[21] dort im März 1939 zum außerplanmäßigen Professor ernannt und Lehrauftrag erteilt; September 1939 bis Juli 1945 Kriegseinsatz im Heeres-Standortlazarett/Heeres-Sanitätsstaffel in Schwerin (Reiferbahn 1), zuletzt als Stabsarzt, daneben eingeschränkte Weiterführung seiner Praxis; am 4.9.1953 im Alter von 63 Jahren an Rektumkarzinom in Schwerin gestorben

Marckwort, Friedrich-Franz Ludwig

geboren am 1.8.1910 in Ostorf bei Schwerin/Mecklenburg; Sohn eines Landwirts, Rittergutspächters und Rittmeisters; Gymnasium in Schwerin, 1931 Abitur; Medizinstudium; Mitglied der HJ; Dezember 1937 Approbation; bis 1938 Volontärassistent in Rostock; ab Juli 1938 Jungarzt im Amt für Volksgesundheit der Gauleitung Halle-Merseburg der NSDAP in Halle; mind. 1938 Assistenzarzt in Wippra/Harz; Dezember 1938 Heirat mit der Sekretärin Hildegard Zeppelin (*12.2.1913 in Ludwigslust, †1.6.1979 in Ratzeburg/Schleswig-Holstein; Tochter eines Betriebsoberinspektors); ab Juni 1939 Betriebsarzt der Volkswagen GmbH in Braunschweig (Güntherstraße 26); dort Eintritt in die NSDAP am 1.12.1939, Mitgliedsnummer 7.316.109; ab November 1939 dienstverpflichteter Arztvertreter in der Praxis von Dr. Gustav Lobsien in Barum bei Wolfenbüttel; ab Juni 1941 Kriegseinsatz in der Wehrmacht; ab 1942 Arzt in Schwerin (Tannhöfer Allee 2); bis 1949 Arzt in Rostock; 1949 bis mind. 1950 Arzt in Bonn (Diezstraße 2); dort im November 1950 Promotion;[22] mind. 1967 in Neckargemünd/Baden-Württemberg; ab mind. 1981 Facharzt für Augenkrankheiten in Ratzeburg (Seminarweg 2); November 1981 Heirat mit Anna-Liese Homann verw./gesch. Bongers (*3.6.1913 in Poggensee bei Mölln/Schleswig-Holstein, †28.10.1990 in Ratzeburg; Tochter eines Hofpächters); Januar 1992 Heirat mit der Lehrerin Charlotte de Vries verw./gesch. Dziuba (*12.5.1926 in Bantin bei Zarrentin, †29.10.1995 in Ratzeburg; Tochter eines Landwirts); am 3.11.1994 im Alter von 84 Jahren in Ratzeburg gestorben

Marckwort, Dr. Gerhard Maria Carl

geboren am 15.2.1909 in Ostorf bei Schwerin/Mecklenburg; Sohn eines Landwirts, Rittergutspächters und Rittmeisters; Gymnasium in Schwerin, 1929 Abitur; Medizinstudium in Würzburg; Approbation; November 1934 Promotion in Würzburg;[23] ab 1936 Assistenzarzt in der Heeres-Sanitätsstaffel Rostock, bis mind. 1937 Sanitätsoffizier und Oberarzt in der Wehrmacht in Rostock (Parkstraße 32); März 1936 Heirat mit der Ärztin und späteren Sanitätsrätin Dr. Dorothea Michovius (*23.11.1908 in Cottbus, †24.4.2003 in Bad Salzuflen/Nordrhein-Westfalen; Tochter eines Kaufmanns und Tuchfabrikanten), mind. fünf Kinder, 1946 Scheidung; mind. 1938 bis 1940 Oberarzt in Stettin (Dianaweg 34); mind. 1946 bis Juli 1960 Augenarzt in Aurich/Ostfriesland (Markt 23, Graf-Edzard-Straße 14); Mai 1947 Heirat mit Alice Cremer spätere Rebensburg (*9.4.1921 in Ostbense/Ostfriesland, †16.11.2001 in Friedeburg/Ostfriesland; Tochter eines Landwirts); Juli 1960 bis 1971 Augenarzt in Herford/Nordrhein-Westfalen (Pagenmarkt 6, Wüstener Weg 17); am 27.9.1971 im Alter von 62 Jahren nach einem Autounfall in Bad Kissingen/Bayern gestorben

Marcus, Dr. Paul Carl

geboren am 17.6.1887 in Rostock/Mecklenburg; Sohn eines Kaufmanns; Gymnasium in Rostock, 1906 Abitur; Medizinstudium in München, Freiburg, Berlin, Kiel und Heidelberg; Mai 1911 Promotion in Heidelberg;[24] ab Juni 1911 Medizinalpraktikant am Städtischen Krankenhaus in Pforzheim; Juni 1912 Approbation in Heidelberg; Assistenzarzt in Darmstadt, Dresden und Wilhelmshaven; 1914 bis 1918 Kriegseinsatz; 1922 bis 1936 niedergelassener Allgemeinpraktiker in Schwaan (Pferde-

---

führung im heutigen Staate".

21) Neben der Medizinischen Fakultät begrüßte auch der Leiter der Dozentenschaft der Universität Rostock, → Dr. Heinrich Gißel, im Januar 1939 die vorgesehene Rückkehr von Mans; dieser sei „zu allen Zeiten ein gern gesehener und beliebter Lehrer der Univ. gewesen" und habe sich „besonders aktiv bereits auch vor der Machtergreifung für die Dozentenschaft eingesetzt".

22) Mit der Arbeit: Über Beobachtungen bei toxoplasmotischen Erkrankungen (MS).

23) Mit der Arbeit: Beiträge zur Kenntnis der Thromboangiitis obliterans (Bürger'sche Krankheit), Bleicherode 1935.

24) Mit der Arbeit: Über die Ätiologie der Prolapse und ihre Dauerheilung durch die Interpositio uteri vesico-vaginalis, München 1912.

markt 134 und 7); dort mind. 1931 bis 1936 Vertrauensmann der jüdischen Gemeinde; Anfeindungen wegen seiner jüdischen Herkunft; unverheiratet; am 22.10.1936 im Alter von 49 Jahren in Rostock gestorben, mglw. Suizid[25)]

Markiefka, Paul-Herbert Gerhard Ulrich
geboren am 29.11.1915 in Grabow/Mecklenburg; Sohn eines Arztes; Realgymnasium in Rostock, 1934 Abitur; Medizinstudium in Rostock (Adolf-Wilbrandt-Straße 8) und Pécs/Ungarn; als Student in Rostock Eintritt in die NSDAP am 1.5.1937, Mitgliedsnummer 4.518.793; Medizinalpraktikant in Rostock (Prinzenstraße 2); ab November 1938 in Fünfkirchen (Pécs)/Ungarn; ab mind. 1940 Kriegseinsatz als Sanitätssoldat; März 1940 Heirat mit der Kandidatin der Philosophie Gertrud Pfeil (*20.11.1913 in Rüstringen/Oldenburg, †26.7.2006 in Heidelberg; Tochter eines wissenschaftlichen Hilfslehrers und späteren Studienrates), mind. zwei Kinder; 1940 Approbation; anschließend mglw. Volontärassistent in Rostock; ab August 1941 erneuter Kriegseinsatz; September 1951 Promotion in Heidelberg;[26)] dort mind. 1959 bis 1960 niedergelassener Allgemeinpraktiker (Zähringerstraße 3); 1960 bis mind. 1966 praktischer Arzt in Mannheim (Fuchsienweg 20); bis 1988 Arzt in Schriesheim/Baden-Württemberg (Blütenweg 6); am 22.10.1988 im Alter von 72 Jahren in Schriesheim gestorben

Marten, Dr. August Karl
geboren am 29.4.1855 in Neuenkirchen bei Stettin/Pommern; Sohn eines Landwirts und Gutsbesitzers; Gymnasium in Stettin, 1875 Abitur; Medizinstudium in Würzburg und Greifswald; Februar 1883 Approbation und Mai 1883 Promotion in Greifswald;[27)] Januar 1884 bis Juni 1888 niedergelassener Allgemeinpraktiker in Sternberg/Neumark; Juli 1884 Heirat mit Marie Tancré (*4.10.1862 in Neuenkirchen bei Stettin, †27.4.1938 in Stettin; Tochter eines Gutsbesitzers); Juli 1888 bis 1891 praktischer Arzt in Freienohl/Ruhr; August 1891 bis mind. 1932 niedergelassener Allgemeinpraktiker in Laage (Breesener Straße 311, Hauptstraße 40); am 6.2.1934 im Alter von 78 Jahren in Laage gestorben[28)]

Martens, Dr. Hans Joachim Heinrich
geboren am 21.12.1909 in Schönberg/Mecklenburg; Sohn eines Postassistenten und späteren Postinspektors; Gymnasium, 1930 Abitur; Medizinstudium in Jena; 1935 bis 1936 Medizinalpraktikant am Kreiskrankenhaus in Kyritz/Brandenburg; Dezember 1936 Approbation und September 1937 Promotion in Jena;[29)] ab Dezember 1936 Volontärassistent am Städtischen Krankenhaus in Wittstock/Dosse; mind. 1937 praktischer Arzt in Kyritz (Perleberger Straße 55); September 1937 Heirat mit der Medizinassistentin Gisela-Alexandra von Beyer spätere Moeltgen (*27.3.1916 in [Berlin-]Charlottenburg; Tochter eines Rittmeisters und späteren Kaufmanns), mind. ein Kind, spätestens 1950 Scheidung; ab Juli 1939 Landassistent in der Praxis seines Bruders → Dr. Wilhelm Martens in Fürstenberg (Moltkestraße 1 und 3); ab Oktober 1939 Volontärassistent, September 1940 bis 1950 Assistenzarzt bzw. Oberarzt an der Chirurgischen Abteilung des Stadtkrankenhauses in Dresden-Friedrichstadt (Parkstraße 10, Friedrichstraße 41); ab April 1941 Facharzt für Chirurgie; Februar 1950 Heirat mit Alix Neugebauer (*11.3.1922 in Dresden, †30.7.1993 in Düsseldorf; Tochter eines Kunstmalers); 1950 bis 1952 Chefarzt der Chirurgischen Abteilung des Städtischen Krankenhauses in Weißenfels/Saa-

25) Laut Sterbeeintrag ist Paul Marcus in einem Rostocker Krankenhaus gestorben. Daß es sich um einen Suizid handelt, wie es unter anderem auf dem in Schwaan verlegten Stolperstein vermerkt ist, ist nicht unwahrscheinlich, konnte aber nicht nachgewiesen werden. Im Oktober 1940 teilte der Chef der Gestapo in Mecklenburg, Ludwig Oldach, der Abteilung Medizinalangelegenheiten des Mecklenburgischen Staatsministeriums mit, daß „die noch vorhandenen Instrumente des verstorbenen jüdischen Arztes Dr. Marcus in Schwaan am 18.9.40 vom Leiter des Staatlichen Gesundheitsamtes des Stadt- und Landkreises Güstrow [→ Dr. Carl Radmann] übernommen und nach Güstrow gebracht worden“ seien; bislang konnte „der Erlös aus dem Verkauf bzw. der Altmaterialverwertung noch nicht festgestellt“ werden.

26) Mit der Arbeit: Untersuchungen über die Kreatinin- und Kreatinausscheidung im Urin des Kindes; zugleich Erprobung einer neuen Methode für die Klinik (MS).

27) Mit der Arbeit: Ein Beitrag zur Kasuistik der Kehlkopfexstirpationen, Greifswald 1883.

28) In einem Nachruf hieß es, mit dem „nach kurzer schwerer Krankheit“ verstorbenen Marten sei „das älteste Mitglied unseres Bezirksvereins [Güstrow] dahingegangen. In früheren Jahren nahm er regen Anteil am Vereinsleben. Auch nach Aufgabe seiner Praxis zeigte er unvermindertes Interesse für den Verein. Wir werden das Andenken des Verstorbenen stets in Ehren halten“.

29) Mit der Arbeit: Einwirkungen des oralen Infektes auf das rote Blutbild, Bochum 1936.

le; 1952 bis 1960 Chefarzt und Ärztlicher Direktor an der Kreiskrankenanstalt in Eisenach/Thüringen; 1960 bis 1963 Arzt am Städtischen Krankenhaus in Rheydt/Rheinland; 1963 bis 1965 Chirurg in Deggendorf/Donau; ab 1965 1. Oberarzt an der Chirurgischen Abteilung des Evangelischen Krankenhauses in Düsseldorf (Fürstenwall 91, Corellistraße 77); am 24.11.1984 im Alter von fast 75 Jahren in Düsseldorf gestorben

Martens, Karl Johannes Alexander
geboren am 14.8.1915 in Waren/Mecklenburg; Sohn eines Aktuars und späteren Oberinspektors; Gymnasium in Schwerin, 1934 Abitur; Medizinstudium in Rostock; dort im September 1939 Approbation; mind. 1941 bis 1945 Kriegseinsatz, zunächst als Unterarzt im Standortlazarett Schwerin (dort auch wohnhaft); Mai 1941 Heirat mit Irmgard Hilmer (*26.2.1920 in Stettin; Tochter eines Gastwirts), mind. drei Kinder; Juli 1945 bis mind. 1950 niedergelassener Allgemeinpraktiker in Schwerin (Bergstraße 63, Lindenstraße 10, Puschkinstraße 9); nach Übersiedlung mind. 1955 bis 1979 praktischer Arzt in Westberlin (Richardplatz 26, Emser Straße 15, Kaiserkorso 2); März 1958 Heirat mit der Lehrerin Gilda Gerlach verw./gesch. Haucke verw./gesch. Staffeldt (*19.7.1919 in [Berlin-]Neukölln, †9.2.2008 in Berlin; Tochter eines Berufsgenossenschaftsbeamten und späteren Oberinspektors), 1960 Scheidung (nahm danach den Namen ihres ersten Ehemannes wieder an); Februar 1961 Heirat mit der Sprechstundenhilfe Ida Zemke spätere Stephan (*8.4.1934 in Dresden; Tochter eines Gärtnergehilfen), 1968 Scheidung; Mai 1993 Heirat mit Ruth Steinberg verw./gesch. Lenz (*11.4.1927 in Klein Wubiser/Neumark, †25.11.2006 in Berlin; Tochter eines Kutschers); bis 1995 in Berlin (Kaiserkorso 3); am 23.3.1995 im Alter von 79 Jahren in Berlin gestorben

Martens, Dr. Wilhelm Max Richard
geboren am 4.9.1906 in Lütgendortmund/Westfalen; Sohn eines Postassistenten und späteren Postinspektors; Gymnasium, 1926 Abitur; Medizinstudium in Jena; März 1933 Approbation; ab 1933 Assistenzarzt am Städtischen Krankenhaus in Wittstock/Dosse; April 1934 Promotion in Jena;[30] bis 1936 Assistenzarzt in Kyritz/Brandenburg; Januar 1936 Heirat mit Christa von Vogel (*17.12.1908 in Seelze/Hannover, †10.7.1965 in Weckesheim/Hessen; Tochter eines Chemikers), ein Kind; Juni 1936 bis mind. 1943 niedergelassener Allgemeinpraktiker in Fürstenberg (Moltkestraße 1 und 3); Eintritt in die NSDAP am 1.5.1937, Mitgliedsnummer 5.037.951; ab Juli 1938 auch Mitglied des NSDÄB; ab September 1939 Kriegseinsatz in der Wehrmacht (Praxis wurde u.a. von → Dr. Rudolf Habelitz, → Dr. Woldemar Gutmann und → Dr. Helma Kahnert weitergeführt); mind. 1950 Arzt in Springe/Niedersachsen (Anger 44); am 18.8.1986 im Alter von fast 80 Jahren in München gestorben

Martin, Dr. Hans-Otto Karl Wilhelm
geboren am 9.3.1913 in Schwedt/Oder/Brandenburg; Sohn eines Berufssoldaten (Leutnant); Gymnasium, 1933 Abitur; Medizinstudium in Berlin; September 1939 Approbation; ab Ende 1939 Volontärassistent in Berlin (Turmstraße 21); ab Februar 1940 Volontärassistent an der Heilklimatischen Forschungsstation in Rostock-Warnemünde; März 1940 Promotion in Berlin;[31] bis März 1942 Arzt in Eichwalde bei Berlin (Königstraße 66); März 1942 Heirat mit der Stenotypistin Hella Wendt spätere Bahnemann (*21.5.1920 in [Berlin-]Oberschöneweide, †13.1.1996 in Eutin/Schleswig-Holstein; Tochter eines Technikers und späteren Ingenieurs); ab März 1942 Arzt in Berlin (Grünauer Weg 25); ab 1942 Kriegseinsatz als Stabsarzt und Oberarzt im Ersatz-Bataillon 4 (Lehr-Bataillon); am 17.9.1942 im Alter von 29 Jahren nach Verwundung im Feldlazarett 112 in Bolchow/Sowjetunion gestorben

Martins, Dr. Ludwig Carl Martin
geboren am 16.5.1901 in Schwerin/Mecklenburg; Sohn eines Kaufmanns; Gymnasium in Schwerin, 1921 Abitur; Medizinstudium in Kiel, München, Berlin und Rostock; Januar 1928 Approbation; Oktober 1929 Promotion in Rostock;[32] mind. 1929 Assistenzarzt an der Universitäts-Nervenklinik Ro-

---

30) Mit der Arbeit: Über das Vorkommen von Histamin oder histaminähnlichen Stoffen im Blute bei Pankreasnekrose, Bochum 1934.
31) Mit der Arbeit: Sella turcica und Konstitution. Versuch einer Sellagrößen- und Formdeutung innerhalb konstitutionsmedizinischer Gefüge, Leipzig 1941.
32) Mit der Arbeit: Über blaue Sklera und Knochenbrüchigkeit, Rostock 1929.

stock-Gehlsheim (dort auch wohnhaft); bis 1931 Arzt in Schwerin; ab 1931 Arzt in Königsberg; Juni 1932 bis Oktober 1933 Arzt in Güstrow; bis November 1933 Arzt in Erfurt; Dezember 1933 bis Oktober 1934 niedergelassener Facharzt für Hals-, Nasen- und Ohrenleiden in Schwerin (Horst-Wessel-Straße 6); Januar 1935 bis mind. 1946 praktischer HNO-Arzt in Berlin-Weißensee (Berliner Allee 91); Februar 1939 Heirat mit Ruth Majewski (*10.2.1915 in Schlawe/Pommern; Tochter eines Tierarztes), mind. zwei Kinder; mind. 1950 bis 1951 wieder niedergelassener HNO-Arzt in Schwerin (Lübecker Straße 19); am 7.6.1951 im Alter von 50 Jahren an Gallensteinleiden und Pankreasabszeß in Schwerin gestorben

Martins, Dr. Paul Ernst Franz

geboren am 5.12.1871 in Kyritz/Pommern; Sohn eines Lehrers sowie späteren Kantors und Organisten; Gymnasium, 1892 Abitur; Medizinstudium in Greifswald; Januar 1896 Promotion in Greifswald;[33] Mai 1897 Approbation; ab Februar 1898 niedergelassener Allgemeinpraktiker in Karstädt/Prignitz; Juli 1899 Heirat mit Magdalene Aebert (*23.9.1866 in Kiel, †16.2.1942 in Ludwigslust; Tochter eines Divisionspredigers und späteren Superintendenten), drei Kinder; 1907 bis Juni 1938 niedergelassener Allgemeinpraktiker in Ludwigslust (John-Brinckman-Straße 19); Kriegseinsatz im Ersten Weltkrieg; im Juni 1936 invalidisiert; Juni 1938 Aufgabe der Praxis; am 19.12.1938 im Alter von 67 Jahren an Herzschlag in Ludwigslust gestorben

Martschke, Dr. Karl Paul Heinrich

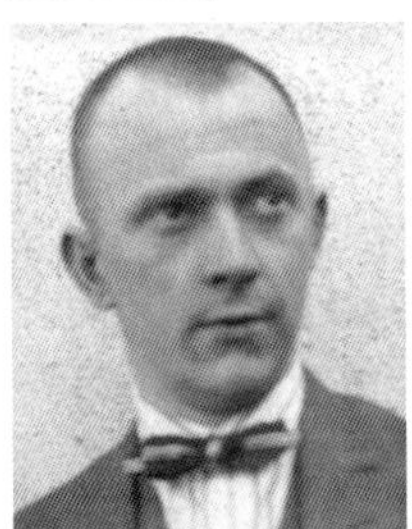

geboren am 28.10.1897 in Warnitz/Neumark/Brandenburg; Sohn eines Försters sowie späteren Bahnhofsvorstehers, Landesstrafanstalt-Sekretärs und Justizamtmannes; Gymnasium in Bautzen, 1914 Notabitur; ab August 1914 Kriegseinsatz, im November 1914 in der Ypernschlacht verwundet, im Mai 1915 zu 50 Prozent kriegsbeschädigt (Unterschenkelamputation) aus dem Heer entlassen; Medizinstudium in Rostock (Wokrenter Straße 31) und Leipzig; August 1923 Promotion[34] und September 1923 Approbation in Leipzig; Assistenzarzt und Arztvertreter in verschiedenen Orten; Mai 1924 Heirat mit der Krankenschwester Johanna Kölbel (*26.1.1897 in Leipzig, †9.7.1970 in Hamburg; Tochter eines Braugehilfen), vier Kinder; Oktober 1924 bis Oktober 1935 niedergelassener Allgemeinpraktiker in Großpostwitz/Sachsen; dort ab 1925 auch nebenamtlicher Fürsorge- und Schularzt sowie Leiter der Säuglingsfürsorgestellen in Obergurig und Großpostwitz; ab September 1932 Mitglied der SS, Nr. 126.209, bis 1936 auch nebenamtlicher SS-Arzt der 46. SS-Standarte in Großpostwitz; Eintritt in die NSDAP am 1.5.1933, Mitgliedsnummer 1.932.574; daneben auch Mitglied des NSDÄB; ab November 1935 stellvertretender Amtsarzt am Staatlichen Gesundheitsamt Rostock-Stadt;[35] Mai 1936 bis April 1938 niedergelassener Allgemeinpraktiker in Rostock (Alexandrinenstraße 56, Fischbank 30, Amberg 13); dort nunmehr nebenamtlicher Hilfsarzt am Staatlichen Gesundheitsamt; ab März 1937 auch stellvertretender Amtsleiter der Bezirksstelle Rostock der KVD und stellvertretender Leiter der Ärztlichen Bezirksvereinigung Rostock; April 1938 bis mind. 1945 niedergelassener Allgemeinpraktiker in Radeberg/Sachsen (Bismarckstraße 1); im April 1939 zum SS-Untersturmführer befördert; mind. 1950 niedergelassener Allgemeinpraktiker in Kühlungsborn (Dünenstraße 15); nach Übersiedlung in die Bundesrepublik mind. 1959 bis 1963 Arzt in Hamburg (Laubsängergang 21, Eimsbütteler Chaussee 59); am 30.6.1963 im Alter von 65 Jahren nach einem Herzinfarkt in Capdepera/Mallorca gestorben

Marung, Dr. Karl-Erich

geboren am 19.11.1876 in Schönberg/Mecklenburg; Sohn des Arztes Dr. Max Marung (*1839, †1897); Gymnasium in Rostock, 1895 Abitur; Medizinstudium in Marburg und Rostock; Dezember 1899 Ap-

---

33) Mit der Arbeit: Beiträge zur Kenntnis der Prostatahypertrophie, Greifswald 1896.

34) Mit der Arbeit: Über die Tragfähigkeit von Unterschenkelstümpfen bei Kriegsamputierten, Kamenz 1923.

35) Martschke hatte im August 1935 gebeten, seine Bewerbung „unter Berücksichtigung meiner Eigenschaft als Alter Kämpfer und als Kriegsbeschädigter ... bevorzugt berücksichtigen zu wollen". Tatsächlich war Martschke jedoch kein „Alter Kämpfer"; dazu hätte es einer NSDAP-Mitgliedsnummer von unter 100.000 bedurft.

probation und Mai 1900 Promotion in Rostock;[36] mind. 1900 bis 1901 Assistenzarzt an der Frauenklinik der Universität Rostock (dort auch wohnhaft: Doberaner Straße 142); 1902 bis September 1926 niedergelassener Allgemeinpraktiker in Rostock (Augustenstraße 79, Zelckstraße 6, Wallgrabenstraße 4); April 1903 Heirat mit Louise Ohlerich (*16.7.1881 in Rostock, †vor 1962; Tochter eines Kaufmanns und Brauereibesitzers), drei Kinder; mind. 1906 bis 1926 auch städtischer Armenarzt in Rostock; ab April 1907 auch mit der Vertretung des Kreisarztes in Rostock beauftragt; ab 1914 Kriegseinsatz als Stabsarzt in den Festungslazaretten Danzig und Thorn, als Regimentsarzt an der Front und als Arzt in einem Feldlazarett, 1919 aus dem Heer entlassen; mind. 1918 bis 1926 auch Vertrauensarzt der AOK Rostock; April 1924 bis 1926 auch Kreisassistenzarzt in Rostock; als Nachfolger von → Prof. Dr. Ludwig Pfeiffer ab Oktober 1926 Landesmedizinalrat im Ministerium für Medizinalangelegenheiten des Landes Mecklenburg-Schwerin; dort im April 1928 zum Ministerialrat ernannt und zunächst Dezernatsleiter IV (Medizinalwesen) im Mecklenburgischen Ministerium für Unterricht, geistliche und Medizinalangelegenheiten; vom Reichsministerium des Innern im Januar 1929 zum Mitglied des Reichsgesundheitsrates ernannt; 1933 bis Januar 1945 Leiter der Abteilung Medizinalangelegenheiten des Mecklenburgischen Staatsministeriums in Schwerin (Hindenburgplatz 8); daneben von Oktober 1933 bis Februar 1934 auch Direktor des Mecklenburgischen Landesgesundheitsamtes in Schwerin (Cäcilienallee 47); zugleich auch Vorstandsmitglied der Stiftung Anna-Hospital in Schwerin (Strempelplatz 25), Vorsitzender des Ausschusses für die staatsärztliche Prüfung, Vorsitzender der Prüfungsbehörde für Hebammen sowie stellvertretender Vorsitzender des Landesausschusses zur Bekämpfung der Tuberkulose; Oktober 1941 bis Mai 1942 auch Leiter der Untergruppe Mecklenburg des Reichsausschusses für Volksgesundheitsdienst e.V. beim Reichsministerium des Innern; als leitender Medizinalbeamter des Landes bis Januar 1945 für die Bearbeitung der Medizinalangelegenheiten des Landes Mecklenburg zuständig;[37] aus gesundheitlichen Gründen im Februar 1945 als leitender Medizinalbeamter zurückgetreten;[38] im Juni 1945 reaktiviert und „mit der Bearbeitung der Medizinalangelegenheiten in der mecklenburgischen Landesverwaltung" beauftragt; auf eigenen Antrag im September 1945 erneut in den Ruhestand versetzt;[39] 1946 bis September 1956 niedergelassener Allgemeinpraktiker in Schwerin (Schloßgartenallee 47, Bahnhofsplatz/Grunthalplatz 8); daneben von 1947 bis 1951 Geschäftsführer der Landesgruppe Ärzte im FDGB und anschließend Beratungsarzt der Sozialversicherung; ab September 1956 im Ruhestand;[40] bis 1961 in Bad Wilsnack/Brandenburg (Pflegeheim); am 26.4.1961 im Alter von 84 Jahren in Bad Wilsnack gestorben

Massenbach, Dr. Wichard Friedrich Adolf **von**

geboren am 9.1.1909 in (Berlin-)Deutsch-Wilmersdorf; Sohn eines Landrats und späteren Regierungspräsidenten; Gymnasium, 1927 Abitur; Medizinstudium in Freiburg, Göttingen und Rostock; 1933 Approbation; 1933 bis 1934 Assistenzarzt an der Medizinischen Universitätsklinik in Göttingen; dort

36) Mit der Arbeit: Über das Verhalten des Jods zum Harn, Rostock 1900.

37) Dem leitenden Medizinalbeamten unterstand die gesamte Gesundheitsverwaltung des Landes Mecklenburg mit ihrer umfangreichen Behördenorganisation; dazu gehörten auch die zwölf staatlichen Gesundheitsämter sowie die drei Heil- und Pflegeanstalten.

38) In einer Befürwortung des Antrags des 68-Jährigen auf Versetzung in den Ruhestand formulierte die Abteilung Innere Verwaltung beim Mecklenburgischen Staatsminister Anfang Februar 1945, daß „der leitende Medizinalbeamte des Landes, Ministerialrat Dr. Marung, schwer erkrankt" sei und gebeten habe, „ihn in den Ruhestand zu versetzen, da mit einer wesentlichen Besserung seines Gesundheitszustandes und einer Wiederherstellung seiner Diensttauglichkeit nicht zu rechnen sei". Der Reichsstatthalter Friedrich Hildebrandt wurde gebeten, „bei dem Führer seine Versetzung in den Ruhestand zu erwirken". Hervorgehoben wurde, daß Marung „dem Lande lange Jahre treu und erfolgreich gedient" habe; obwohl er „der NSDAP nicht angehöre", seien „aber keinerlei Tatsachen bekannt geworden, welche darauf schließen lassen, daß er politisch nicht zuverlässig" sei. Er habe sich „sehr bewährt und sich als leitender Medizinalbeamter besondere Verdienste erworben".

39) In einem Schreiben des Präsidenten des Landes Mecklenburg-Vorpommern, Wilhelm Höcker, hieß es am 31.8.1945: „Anläßlich Ihrer Versetzung in den dauernden Ruhestand spreche ich Ihnen für Ihre dem Lande Mecklenburg geleisteten langjährigen treuen Dienste meinen Dank aus." Und im März 1946 bemerkte das Personalamt beim Präsidenten des Landes Mecklenburg-Vorpommern gegenüber der Abteilung Finanzen des Landes, daß „Dr. Marung der NSDAP oder einer ihrer Gliederungen nicht angehört" habe, weshalb er „bei der Überweisung von Versorgungsbezügen zu berücksichtigen" sei.

40) Anläßlich seines Ausscheidens aus der ärztlichen Tätigkeit hieß es im November 1956 in einer Würdigung: „Alle medizinischen Fortschritte, die seit 1926 in Mecklenburg errungen wurden, sind eng mit dem Namen Dr. Marungs verbunden."

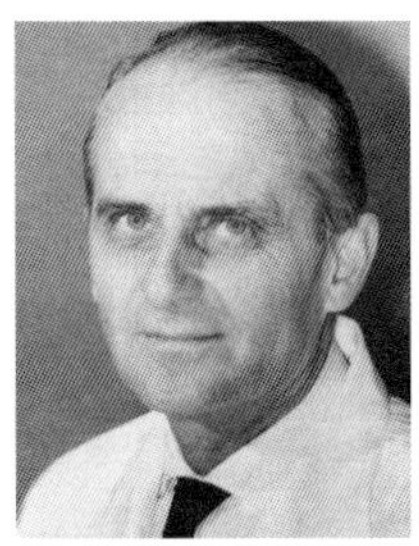

im April 1934 Promotion;[41] 1934 bis 1935 besoldeter Volontärassistent am Pathologischen Institut der Universität Rostock (Strempelstraße 14); 1935 bis 1954 Assistenzarzt bzw. Oberarzt an der Universitätsfrauenklinik in Göttingen; Januar 1937 Heirat mit Helga Stille (*25.7.1911 in Mainz-Kastel, †22.2.1996 in Eutin/Schleswig-Holstein; Tochter eines Berufssoldaten [Hauptmann]), mind. zwei Kinder; 1941 Habilitation in Göttingen;[42] dort 1948 bis 1954 außerplanmäßiger Professor; 1954 bis 1964 Facharzt für Frauenheilkunde und Chefarzt an der Städtischen Frauenklinik in Lübeck (Ratzeburger Allee 158); 1964 Gründungsdekan der Medizinischen Akademie Lübeck (als zweite Medizinische Fakultät der Universität Kiel); 1964 bis mind. 1975 Direktor der Frauenklinik der Medizinischen Akademie Lübeck; dort ab 1964 ordentlicher Professor; nach Emeritierung im Ruhestand in Göttingen; ab mind. 1996 in Eutin (Altenheim, Wilhelmshöhe 3); am 10.4.1998 im Alter von 89 Jahren in Eutin gestorben

Massmann, Dr. Alexander Johann Ferdinand
geboren am 19.7.1873 in Neustrelitz/Mecklenburg; Sohn eines Kaufmanns; Gymnasium in Neustrelitz, 1893 Abitur; Medizinstudium in Kiel; Oktober 1898 Approbation und Promotion in Kiel;[43] zunächst Assistenzarzt, Oktober 1910 bis 1932 Oberarzt an der Heilstätte Oberkaufungen bei Kassel; ab 1910 Lungenfacharzt; Kriegseinsatz, zuletzt als Marine-Oberassistenzarzt; 1932 bis Juni 1938 Leitender Arzt an der Heilstätte Oberkaufungen; Juli 1938 bis mind. 1940 Arzt in Neubrandenburg (Schwedenstraße 9); dort im August 1939 Verzicht auf Ausübung des ärztlichen Berufs

Matatko, Pravoslav
geboren am 8.4.1920 in Prag/Tschechoslowakei; Sohn eines Berufssoldaten (späterer Oberst); Realgymnasium in Jičín/Tschechoslowakei, 1939 Abitur; Medizinstudium in Prag; nach Schließung der dortigen Universität ab 1939 Praktikant am Krankenhaus in Jičín; 1941 bis Januar 1945 Weiterführung des Medizinstudiums in Rostock; ab Januar 1945 dienstverpflichteter Arzt an der Heil- und Pflegeanstalt Domjüch bei Neustrelitz (dort auch wohnhaft); ab mind. Frühjahr 1945 praktischer Arzt in Hundorf bei Rehna; mind. 1949 Sanitäter in Rostock (Gertrudenstraße 6); dort ab 1949 Weiterführung des Medizinstudiums; ab 1950 Medizinalpraktikant am Tuberkulose-Krankenhaus in Rostock-Groß Klein, an der Medizinischen Klinik der Universität Rostock und am Bergbau-Krankenhaus in Annaberg-Buchholz/Sachsen; Approbation; 1952 bis 1953 Stationsarzt an der Inneren Abteilung des Bergbau-Krankenhauses in Annaberg-Buchholz und am Tuberkulose-Krankenhaus in Rostock-Groß Klein; Mai 1953 bis mind. 1957 Leitender Arzt am Betriebsambulatorium des VEB Fischkombinat Saßnitz/Rügen; April 1957 Promotion in Rostock[44]

Mathwig, Dr. Karl Heinrich

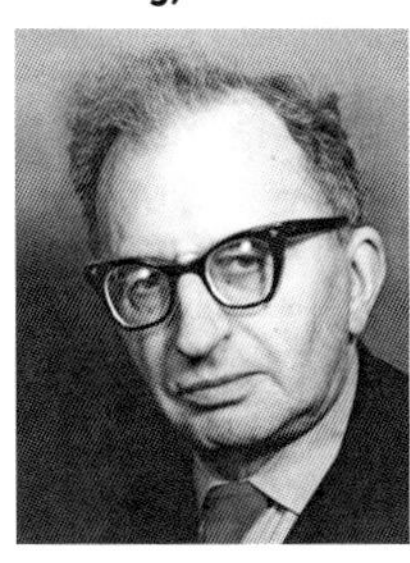

geboren am 24.1.1889 in Hermannsland bei Obornik/Posen; Sohn eines Landwirts; Gymnasium in Rogasen/Posen, 1911 Abitur; Medizinstudium in Halle, Greifswald und Kiel; September 1914 bis November 1918 Kriegseinsatz als Truppenarzt im Feldartillerie-Regiment 20 und in einer Sanitäts-Kompanie, im April 1919 aus dem Heer entlassen, EK II; September 1919 Approbation und November 1919 Promotion in Kiel;[45] Januar bis Dezember 1920 niedergelassener Allgemeinpraktiker in der Provinz Posen; nachdem ihm „die dortige Existenzmöglichkeit durch die Hetze der Polen geraubt" wurde, ab Januar 1921 praktischer Arzt in Kordeshagen/Pommern, dann in Kolberg; dort 1923 Mitglied der Deutschnationalen Volkspartei, 1923 bis 1924 Mitglied der Deutsch-

41) Mit der Arbeit: Untersuchungen über die Beweglichkeit der Schamfugenverbindung in und außerhalb der Schwangerschaft, Göttingen 1934.
42) Mit der Arbeit: Die Wirkung der männlichen und weiblichen Sexualhormone auf die Schamfuge des Meerschweinchens, Würzburg 1941.
43) Mit der Arbeit: Zur Kasuistik der diffusen Ponsgliome, Kiel 1898.
44) Mit der Arbeit: Paramyeloblasten und atypische Monocyten (MS).
45) Mit der Arbeit: Zwei Fälle von akuter halluzinatorischer Verwirrtheit, Kiel 1919.

völkischen Freiheitspartei; ab November 1924 niedergelassener Allgemeinpraktiker in Benkheim/Ostpreußen; November 1926 Heirat mit der Arzthelferin Frieda Swirski (*13.1.1900, †3.4.1992), drei Kinder; Eintritt in die NSDAP am 1.6.1931, Mitgliedsnummer 566.938; ab Juni 1931 auch Mitglied des NSDÄB, Nr. 2.229; Juli 1931 bis Anfang 1938 niedergelassener Allgemeinpraktiker in Kladrum bei Crivitz; dort auch HJ-, SA- und SS-Arzt sowie NSDAP-Bezirksschulungswart; als Assistenzarzt ab Februar 1936 Kreisarztausbildung an der Heil- und Pflegeanstalt Sachsenberg in Schwerin; Februar 1938 bis 1942 niedergelassener Allgemeinpraktiker in Tirschtiegel/Brandenburg (Adolf-Hitler-Platz 112); ab August 1942 Arztvertreter in der Praxis von Dr. Horst Venzke in Züllichau/Brandenburg (Windellstraße 25); ab Mai 1943 Arzt in Betsche/Brandenburg; mind. 1944 bis 1945 wieder niedergelassener Allgemeinpraktiker in Tirschtiegel (Neustädter Markt); nach Flucht von Januar 1945 bis mind. 1946 Arzt in Eichede bei Bad Oldesloe/Schleswig-Holstein; bis 1960 niedergelassener Arzt und Geburtshelfer in Westberlin (Wilsnacker Straße 20); am 8.1.1960 im Alter von fast 71 Jahren in Westberlin gestorben

Matthes, Dr. Gerhard Karl Otto

geboren am 13.6.1908 in Greiz/Reuß älterer Linie; Sohn eines Gymnasialoberlehrers; Gymnasium in Greiz, 1927 Abitur; Zahnmedizin- und Medizinstudium in Rostock; 1933 Approbation als Zahnarzt; 1934 Approbation als Arzt; Juli 1934 Promotion in Leipzig;[46] 1934 bis mind. 1943 Assistenzarzt an der Klinik für Mund- und Zahnkrankheiten der Universität Rostock (Schröderstraße 36/37, Parkstraße 30, Herbert-Norkus-Straße 20, 18 und 5); ab Mai 1938 Facharzt für Zahn-, Mund- und Kieferkrankheiten; Mai 1938 Heirat mit der Zahnärztin Dr. Ursula Feise (*17.9.1912 in Einbeck/Hannover, †14.9.1988 in Einbeck; Tochter eines Oberlehrers), mind. ein Kind; ab Oktober 1943 Kriegseinsatz in der Wehrmacht; ab mind. 1946 Arzt in Einbeck; am 24.1.1996 im Alter von 87 Jahren in Einbeck gestorben

Matthies, Dr. Erich Martin Georg

geboren am 20.6.1912 in Schwerin/Mecklenburg; Sohn eines Gerichtsschreibergehilfen und späteren Ministerialamtmannes; Realgymnasium in Schwerin, Abitur; zunächst Zahnmedizinstudium in Rostock, dann Medizinstudium; Oktober 1943 Heirat mit Inge Dühr (*28.12.1920 in Königsberg, †30.10.2016 in Schwerin; Tochter eines Apothekers und späteren Pharmazierates), zwei Kinder; Januar 1945 Approbation und Promotion in Rostock;[47] Frühjahr/Sommer 1945 bis 1985 niedergelassener Allgemeinpraktiker in Bad Kleinen (Wismarsche Straße 10, Hauptstraße 21); am 18.5.1985 im Alter von 72 Jahren in Schwerin gestorben

Matthiolius, Dr. Heinz Friedrich

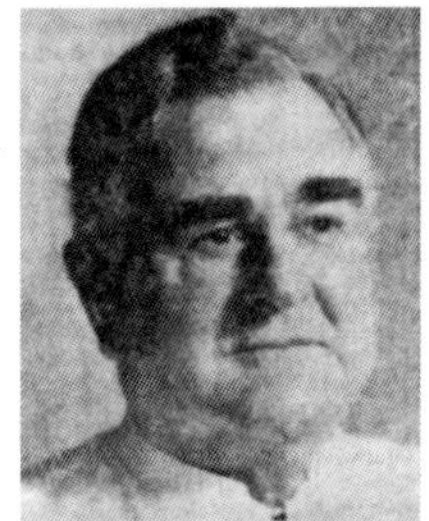

geboren am 23.7.1900 in Iserlohn/Westfalen; Sohn eines Gewerbeinspektions-Assistenten sowie späteren Ingenieurs, Gewerberates und Geschäftsführers; Gymnasium in Bonn, 1919 Abitur; Medizinstudium in Bonn; dort im März 1926 Approbation und Promotion;[48] ab 1926 Assistenzarzt in Bonn, dann in Hamburg und Berlin; anschließend Schiffsarzt; mind. 1930 bis 1932 Assistenzarzt in Solingen (Frankenstraße 98 und 33); März 1930 Heirat mit Gertrud Ottendorff (*6.8.1904 in Essen, †5.5.1984 in Bonn; Tochter eines Gymnasialoberlehrers sowie späteren Oberturndirektors und Ministerialrates), zwei Kinder; ab 1933 Facharzt für Chirurgie und Gynäkologie; bis 1934 Assistenzarzt in Mecklenburg; April 1934 bis mind. 1942 niedergelassener Facharzt für Chirurgie und Leitender Arzt an der Chirurgischen Abteilung des Johanniter-Krankenhauses in Bonn (Goethestraße 15); ab September 1939 Kriegseinsatz als Feldchirurg in der Wehrmacht; 1950 bis Dezember 1968 wieder Chefarzt am Johanniter-Krankenhaus in Bonn (Brentanostraße 20);[49] am 15.4.1977 im Alter von 76 Jahren in Bonn gestorben

---

46) Mit der Arbeit: Über das familiäre Vorkommen von Geschwülsten, Zeulenroda 1934.
47) Mit der Arbeit: Über cardiale Lebercirrhose (MS).
48) Mit der Arbeit: Untersuchungen an Magenkranken, Bonn 1926.
49) Der Antritt seiner Stelle war erst 1950 wieder möglich, weil nach dem Krieg im Johanniter-Krankenhaus die alliierte Postzensurstelle untergebracht war.

Matusch, Dr. Felix Emanuel

geboren am 1.3.1856 in Berlin; Sohn eines Lehrers und Erziehers sowie späteren Rektors; Gymnasium in Berlin, 1876 Abitur; Medizinstudium in Berlin; dort im Juni 1881 Approbation und im Juli 1881 Promotion;[50] ab 1881 Assistenzarzt an der Irrenheilanstalt Berlin-Dalldorf; ab 1884 Hilfsarzt, Oktober 1886 bis 1895 zweiter Arzt, 1895 bis 1923 Leitender Arzt an der Heil- und Pflegeanstalt Sachsenberg in Schwerin (dort auch wohnhaft); 1893 zum Sanitätsrat, 1896 zum Medizinalrat, 1905 zum Obermedizinalrat ernannt; Mai 1896 Heirat mit Ellen Sellin (*21.8.1875 in Schwerin, †3.11.1927 in Schwerin; Tochter eines Gymnasialprofessors), fünf Kinder; ab Januar 1924 im Ruhestand in Schwerin (Tannhöfer Allee 3, Anastasiastraße/Weddigenstraße 19); ungeachtet seines Alters 1936 für eine mögliche Reaktivierung in der Reichsärztekartei erfaßt; am 7.9.1942 im Alter von 86 Jahren an Coronarsklerose in Schwerin gestorben

Matusch, Dr. Johannes Carl

geboren am 8.11.1862 in Frankfurt/Oder/Brandenburg; Sohn eines Kreissekretärs; Gymnasium, 1883 Abitur; Medizinstudium Leipzig; Januar 1892 Approbation; ab Dezember 1892 niedergelassener Allgemeinpraktiker in Arneburg/Elbe; mind. 1894 praktischer Arzt in Gräfenhainichen/Anhalt; November 1894 Heirat mit der Haustochter Marie Bock (*10.3.1868 in Putbus/Rügen; Tochter eines Apothekers), zwei Kinder; November 1902 Promotion in Leipzig;[51] zum Sanitätsrat ernannt; Kriegseinsatz, zuletzt als Oberstabsarzt; November 1936 bis mind. 1937 Arzt in Wesenberg; dort Verzicht auf Ausübung des ärztlichen Berufs; am 2.12.1940 im Alter von 78 Jahren an Herzschwäche in Wesenberg gestorben

Matz, Dr. Hermann Ludwig Carl

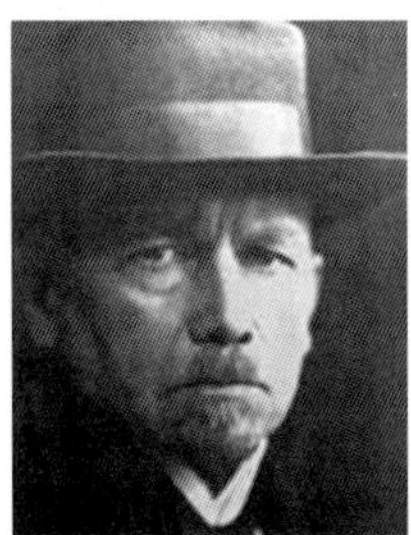

geboren am 16.10.1881 in Ribnitz/Mecklenburg; Sohn eines Realschullehrers und späteren Gymnasialprofessors; Gymnasium in Parchim, 1900 Abitur; Medizinstudium in München, Jena und Rostock; Februar 1905 Approbation und Mai 1905 Promotion in Rostock;[52] mind. 1906 Assistenzarzt am Pathologischen Institut der Universität Rostock (Gertrudenstraße, Neue Werderstraße 50); Assistenzarzt an den Chirurgisch-gynäkologischen Abteilungen der Stadtkrankenhäuser in Lübeck und Chemnitz; ab Oktober 1910 niedergelassener Allgemeinpraktiker, November 1912 bis 1947 auch niedergelassener Facharzt für Chirurgie in Waren (Lange Straße 60); dort auch Belegarzt am „Krankenhaus am Stüde“; in Waren auch Einsatz für einen Neubau und Mitbegründer des 1914 eröffneten Stadtkrankenhauses; April 1913 Heirat mit Elsa Quester (*12.11.1894 in Waren, †11.10.1982 in Waren; Tochter eines Molkereiverwalters), vier Kinder; August 1914 bis Dezember 1918 Kriegseinsatz an der Front sowie im Lazarett- und Verwaltungsdienst in Litauen; Oktober 1920 bis 1947 auch Chefarzt an der Chirurgischen Abteilung sowie Leiter bzw. Ärztlicher Direktor des Stadtkrankenhauses in Waren; dort auch für die Ausbildung der Pflegeschwestern zuständig; spätestens 1930 Kreisarztexamen; ab Oktober 1933 auch Gerichtsarzt bei der Spruchkammer des Amtsgerichts Waren; am 22.3.1947 im Alter von 65 Jahren an Lungenentzündung in Waren gestorben

Matz, Dr. Joachim Hermann Otto

geboren am 22.9.1917 in Rostock/Mecklenburg; Sohn des Arztes → Dr. Hermann Matz; Gymnasium, 1937 Abitur; Medizinstudium in Jena; August 1943 Approbation in Weimar; 1943 Promotion in Jena;[53] Mitglied der HJ und der NSDAP; Februar 1944 Heirat mit Ingeborg Bader-Bleck (*8.6.1926 in Jena, †3.7.2018 in Jena), fünf Kinder; bis März 1944 Arzt in Waren (Bismarckstraße 20); ab März 1944 Kriegseinsatz; mind. 1957 Chirurg in Berlin/DDR (Florapromenade 26); mind. 1963 bis 1968

50) Mit der Arbeit: Über die Erosionen an der Portio vaginalis, Berlin 1881.
51) Mit der Arbeit: Uterusruptur nach Metreuryse, Leipzig 1902.
52) Mit der Arbeit: Zur Lehre von der Placenta praevia, Rostock 1905.
53) Mit der Arbeit: Kreislaufstörungen der Nebennieren an Hand des statistischen Materials des Pathologischen Instituts, aus den Jahren 1938 bis 1941 (MS).

Facharzt für Urologie am Städtischen Krankenhaus in Bremen-Blumenthal (Leuchtenburger Straße 8-12); bis mind. 1983 niedergelassener Facharzt für Chirurgie und Urologie in Bremen (Bermpohlstraße 19); am 19.1.2012 im Alter von 94 Jahren in Bremen gestorben

Matz, Dr. Karl Otto Paul

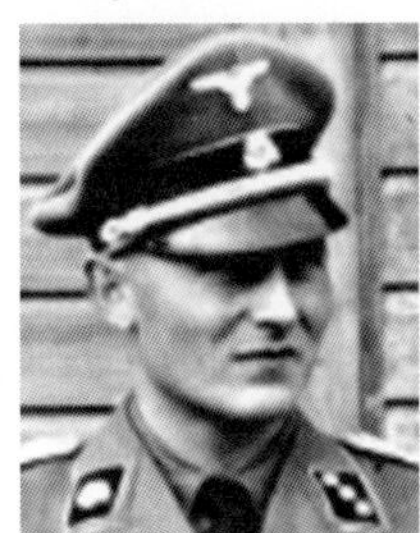

geboren am 21.6.1909 in Kiel/Schleswig-Holstein; Sohn eines Marine-Maschinisten und späteren Marine-Ingenieurs; Oberrealschulen in Stralsund und Berlin, 1930 Abitur; Medizinstudium in Greifswald und Berlin; Frühjahr 1933 bis März 1935 Mitglied der SA, ab März 1935 Mitglied im NSKK und NSKK-Sturmarzt in Berlin; August 1936 bis August 1937 Medizinalpraktikant am Horst-Wessel-Krankenhaus in Berlin; Eintritt in die NSDAP am 1.5.1937, Mitgliedsnummer 4.358.193; August 1937 Approbation und September 1937 Promotion in Greifswald;[54] ab August 1937 Volontärassistent in der Praxis von → Dr. Hans Becker in Penzlin; bis Februar 1938 Arztvertreter in mehreren Stadt- und Landarztpraxen; im Februar 1938 Übertritt in den hauptamtlichen Dienst der SS-Verfügungstruppe, SS-Nummer 291.210; als SS-Untersturmführer von Februar bis März 1938 Ausbildung im SS-Lazarett Berlin; März 1938 Arztvertreter im Konzentrationslager Sachsenhausen; April bis Juni 1938 Waffenausbildung in Ellwangen/Württemberg; Juli 1938 bis mind. 1939 hauptamtlicher SS-Arzt im Konzentrationslager Sachsenhausen; Februar 1939 Heirat mit der Haustochter Elisabeth von Petersen (*30.7.1912 in Schönhof bei Stralsund, †27.3.2007 in Kiel; Tochter eines Berufssoldaten [Oberleutnant und späterer Hauptmann]), drei Kinder; 1939 zum SS-Obersturmführer befördert; SS-Standortarzt im Konzentrationslager Mauthausen; Januar bis Mai 1940 SS-Standortarzt im Konzentrationslager Neuengamme; ab Juni 1940 Kriegseinsatz als SS-Truppenarzt im Artillerie-Regiment der 4. SS-Polizei-Division in Frankreich, von Juni 1941 bis März 1942 als SS-Truppenarzt an der Ostfront, von April 1942 bis Juni 1943 als Arzt im SS-Lazarett Prag, von Juni 1943 bis Juni 1944 als Chef der Sanitätskompanie bei der 13. SS-Division „Handschar" auf dem Balkan (vor allem im Kampf gegen Partisanen eingesetzt), ab Juni 1944 als Divisionsarzt bei der 23. SS-Gebirgs-Division „Kama", ab mind. Januar 1945 bei der 31. SS-Freiwilligen-Grenadier-Division „Böhmen-Mähren", im Januar 1945 zum SS-Obersturmbannführer befördert, KVK I. Kl. m.S.; zu Kriegsende auf dem Rückzug in tschechische Kriegsgefangenschaft geraten, an die Rote Armee überstellt und von dieser an Polen ausgeliefert; Kriegsgefangenschaft in Kattowitz, dort Arzt am Katholischen Krankenhaus; nach Entlassung aus der Kriegsgefangenschaft von Juli 1949 bis Juli 1950 in Schieren/Schleswig Holstein; im August 1949 durch den Entnazifizierungs-Hauptausschuß für den Bezirk Itzehoe als „Mitläufer" eingestuft; bis September 1950 Arztvertreter in Schleswig-Holstein; Oktober 1950 bis 1979 niedergelassener Allgemeinpraktiker in Kiel (Karlstal 39, Klosterkirchhof 11); am 27.2.1999 im Alter von 89 Jahren in Kiel gestorben

Mau, Dr. Friedrich Ludwig Gustav

geboren am 6.2.1890 in Schwerin/Mecklenburg; Sohn eines Landbaumeisters sowie Regierungs- und Baurates; Gymnasium in Wismar, 1910 Abitur; Medizinstudium in München und Marburg; August 1914 bis November 1918 Kriegseinsatz im Infanterie-Regiment 90, in der Sanitätskompanie der 17. Infanterie-Division, dem Grenadier-Regiment 89 und dem Feldartillerie-Regiment 60; Weiterführung des Medizinstudiums in Rostock (Friedrichstraße 31); Juli 1920 Approbation und Promotion in Rostock;[55] 1920 Assistenzarzt bei → Dr. Richard Niewerth in Teterow und am Stadtkrankenhaus in Wismar; Oktober 1921 bis 1938 niedergelassener Allgemeinpraktiker in Wismar (Mecklenburger Straße 30); Oktober 1922 Heirat mit Ellen Habermann (*23.9.1892 in Wismar, †15.1.1978 in Wismar; Tochter des Arztes Franz Habermann *1866, †1907), vier Kinder; Juni 1938 bis mind. 1939 aktiver Sanitätsoffizier in der Wehrmacht, mind. 1939 als Oberstabsarzt; mind. 1952 bis 1962 wieder niedergelassener Allgemeinpraktiker in Wismar (Mecklenburger Straße 30); dort bis 1982 im Ruhestand; am 12.9.1982 im Alter von 92 Jahren in Boltenhagen gestorben

---

54) Mit der Arbeit: Die Totgeburten bei unter der Geburt in die Klinik eingelieferten Frauen, Würzburg 1936.
55) Mit der Arbeit: Über 181 entzündliche Erkrankungen der Adnexe und des Beckenbauchfelles (MS).

Maurer, Dr. Walter Fritz Wilhelm
geboren am 2.6.1890 im Magdeburg/Provinz Sachsen; Sohn eines Kaufmanns; Realgymnasium in Magdeburg, 1912 Abitur; Medizinstudium in Berlin, Jena, Rostock und Halle; dazwischen von 1914 bis 1918 Kriegseinsatz, zuletzt als Feldhilfsarzt; Februar 1921 Approbation in Halle; mind. 1921 Assistenzarzt am Krankenhaus Altstadt in Magdeburg (Kaiser-Wilhelm-Platz 9); April 1921 Heirat mit Gerda Kempfe spätere Schmidt-Vogelsang (*5.8.1893 in Magdeburg, †16.9.1982 in Heidelberg; Tochter eines Kaufmanns), mind. ein Kind; März 1923 Promotion in Halle;[56] März 1923 bis 1939 niedergelassener Allgemeinpraktiker in Krakow (An der Kirche 2); Juli 1935 bis Juni 1937 und Juli 1937 bis Juni 1939 Ausschluß von der Kassenpraxis sowie zweimonatige Gefängnisstrafe wegen Vergehens gegen § 185 StGB (Verleumdung); am 18.8.1939 im Alter von 49 Jahren an Lungenabszeß in Rostock gestorben

Mausbach, Dr. Bernhard
geboren am 8.2.1908 in Bergheim/Rheinprovinz; Sohn eines Notars und späteren Justizrates; Gymnasium in Bedburg, 1929 Abitur; Medizinstudium in Bonn, Freiburg, Münster, Düsseldorf und Rostock; 1935 bis 1936 Medizinalpraktikant in Greifswald; Oktober 1935 Heirat mit Margarete Runne (*6.9.1905 in Hamburg, †21.12.1974 in Mönchengladbach; Tochter einer ledigen Stenographistin); August 1936 Approbation; September 1936 bis Januar 1938 Assistenzarzt an der Universitäts-Kinderklinik in Greifswald; Januar bis September 1938 Arzt in Mecklenburg; November 1938 bis mind. 1943 niedergelassener Allgemeinpraktiker in Berlin (Neue Königstraße 81); März 1941 Promotion in Rostock;[57] im November 1943 in Berlin total ausgebombt; Oktober 1945 bis 1980 niedergelassener Allgemeinpraktiker in Mönchengladbach (Klagenfurter Straße 1, Viersener Straße 114); am 11.1.1980 im Alter von fast 72 Jahren in Mönchengladbach gestorben

Maydell, Dr. Edward Konstantin Eugen **von**
geboren am 18.5.1898 in Waldhof/Estland; Deutsches Gymnasium in Dorpat/Estland, 1919 Abitur; nach Flucht Medizinstudium in Greifswald; anschließend dort Medizinalpraktikant; Mai 1928 Approbation; August 1928 Promotion in Greifswald;[58] mind. 1930 niedergelassener Allgemeinpraktiker in Berlin (Parkstraße 2); August 1930 Heirat mit Waltraut Flinker (*29.3.1911 in Kopperhörn/Oldenburg, †22.3.2008 in Hamburg; Tochter eines Maschinisten und späteren Oberingenieurs), drei Kinder, 1941 Scheidung; bis 1933 in Pößneck; ab 1933 Arzt in Rostock; mind. 1936 bis 1959 wieder niedergelassener Allgemeinpraktiker in (West-)Berlin (Oudenarder Straße 11, Bertastraße 11, Müllerstraße 139); Januar 1942 Heirat mit Eveline Deuse (*1.10.1911 in Berlin, †7.5.1987 in Berlin); am 9.3.1959 im Alter von 60 Jahren in Westberlin gestorben

Meder, Dr. Rolf Leopold

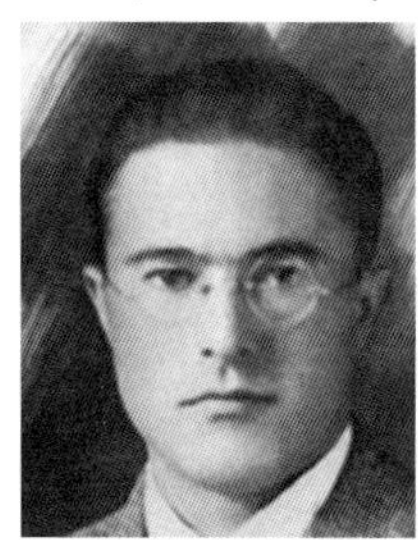

geboren am 18.10.1901 in Ahrensburg/Ösel/Estland; Sohn eines Bankkaufmanns; Gymnasium, 1920 Abitur; Medizinstudium; Dezember 1925 Approbation in Dorpat/Estland; Promotion; ab 1932 niedergelassener Facharzt für Frauenkrankheiten und Geburtshilfe in Dorpat; Oktober 1938 Heirat mit Olga Kuusk (*30.6.1911 in Libau/Lettland, †18.9.1957 in Oberkirch/Baden-Württemberg), 1952 Scheidung; 1939 nach Deutschland umgesiedelt; nach Approbation für Deutschland ab August 1940 niedergelassener Allgemeinpraktiker und Frauenarzt in Pelplin bei Dirschau/Westpreußen (Adolf-Hitler-Straße 12); dort Mitglied des NSFK; nach Flucht von März 1945 bis mind. 1950 niedergelassener Frauenarzt, Geburtshelfer und Chirurg in der verwaisten Praxis von → Dr. Hellmuth Kniepf in Güstrow (Hindenburgwall/Karl-Marx-Straße 11, Trotschestraße 12, Domstraße 2); mind. 1952 Arzt an der Poliklinik in Wismar (dort auch wohnhaft); Juli 1952 Heirat mit der Buchhalterin Renate Wiese (*11.6.1928 in Güstrow, †21.2.2004 in Lohmen bei

56) Mit der Arbeit: Coecum mobile (MS).
57) Mit der Arbeit: Zur Frage des kindlichen Diabetes, Rostock 1936.
58) Mit der Arbeit: Über den Verlauf der Leukozytose bei akuter Appendicitis (zugleich ein Beitrag zur Theorie der Antikörperbildung nach Sahli), Greifswald 1928.

Goldberg; Tochter eines Kaufmanns), zwei Kinder; ab mind. 1953 wieder Arzt in Güstrow (Werderstraße 16); am 10.10.1982 im Alter von fast 81 Jahren in Güstrow gestorben

Medow, Dr. Elly Margarethe Henriette (geb. Neuhaus, gesch. Marquard)
geboren am 21.1.1896 in Magdeburg/Provinz Sachsen; Tochter eines Kaufmanns und Versicherungsdirektors; Gymnasiale Studienanstalt in Magdeburg, 1915 Abitur; zunächst Studium der Philologie und Germanistik in Rostock, dann Medizinstudium in Leipzig, Göttingen und Rostock; Oktober 1920 Heirat mit dem Arzt Dr. Kurt Marquard (*25.1.1895 in Magdeburg, †17.5.1976 in Neuenhain/Taunus; Sohn eines Intendantur-Sekretariatsassistenten sowie späteren Rechnungsrates und Militärbeamten), 1923 Scheidung; 1923 Approbation; September 1923 Promotion in Rostock[59] (Gehlsdorf, Paul-Friedrich-Straße 6); Oktober 1923 Heirat mit dem Arzt → Dr. Walter Medow, ein Kind; bis 1926 in Rostock (wohnhaft in der Heil- und Pflegeanstalt Gehlsheim, wo ihr Ehemann arbeitete); ab 1927 in Schwerin (wohnhaft in der Heil- und Pflegeanstalt Sachsenberg, wo ihr Ehemann arbeitete); ab 1935 Leiterin der Gesundheitsabteilung in der Führung des Obergaues Mecklenburg des BDM zunächst in Bad Kleinen, dann in Schwerin; 1935 bis 1939 auch hauptamtliche, ab 1939 nebenamtliche Obergauärztin für den Obergau Mecklenburg des BDM in Schwerin; im April 1938 zur BDM-Untergauführerin, im April 1940 zur BDM-Gauführerin befördert; daneben ab 1937 Unterabteilungsleiterin, ab Februar 1939 Leiterin des Referates Ärztinnen in der Ärztekammer Mecklenburg; ab Februar 1939 Mitglied des NSDÄB; mind. 1939 Ärztin an der Heil- und Pflegeanstalt Sachsenberg in Schwerin; bis 1946 ohne ärztliche Tätigkeit in Schwerin (wohnhaft in der Heil- und Pflegeanstalt Sachsenberg, wo ihr Ehemann arbeitete); am 16.4.1946 im Alter von 50 Jahren an Ovarialkarzinom in Schwerin gestorben

Medow, Dr. Martin Fritz Bruno

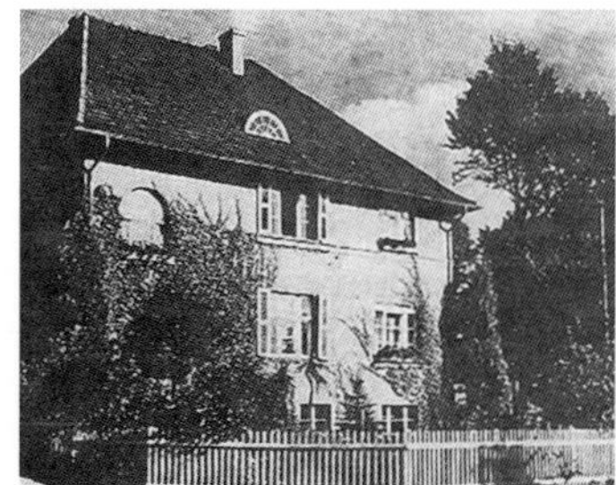
Wohn- und Praxishaus in Kallies

geboren am 6.3.1880 in Bärwalde/Pommern; Sohn eines Pastors; Gymnasium in Dramburg/Pommern, 1899 Abitur; Medizinstudium in Greifswald, Berlin und Freiburg; Mai bis Oktober 1905 Medizinalpraktikant an der Heil- und Pflegeanstalt Emmendingen/Baden; November 1905 Approbation und Promotion in Freiburg;[60] Dezember 1905 bis 1914 Marinearzt in Wilhelmshaven, Kiel und auf See, u.a. von August 1912 bis April 1914 Schiffsarzt auf der SMS „Hamburg“ und zugleich von Januar 1913 bis März 1914 Marine-Stabsarzt bei der U-Boot-Flottille in Kiel; ab 1914 Kriegseinsatz auf dem Hilfskreuzer „Berlin“, mind. 1915 bis Oktober 1916 in Norwegen zurückgehalten, im November 1919 als Marine-Oberstabsarzt aus der Marine entlassen; Januar bis September 1920 Volontärassistent an der Universitäts-Frauenklinik in Greifswald; Oktober 1920 bis 1945 niedergelassener Allgemeinpraktiker in Kallies/Pommern (Viktoriastraße 44 und 314); Oktober 1921 Heirat mit Marie Lademacher (*23.11.1888 in Kallies; †1.5.1980 in Minden/Westfalen); Dezember 1933 bis Januar 1935 Mitglied des NSKK; nach Flucht ab Sommer 1945 Arzt in Mecklenburg; ab September 1945 Amtsarzt und Leiter des Staatlichen Gesundheitsamtes des Kreises Malchin; mind. 1950 bis 1952 niedergelassener Allgemeinpraktiker in Jördenstorf bei Teterow; nach Übersiedlung in die Bundesrepublik ab mind. 1965 im Ruhestand in Minden (Harrelkamp 11, Scharnhorststraße 2); am 29.1.1972 im Alter von 91 Jahren in Minden gestorben

Medow, Dr. Walter Otto Karl
geboren am 9.3.1884 in Groß Grünow/Pommern; Sohn eines Pastors; Gymnasium in Dramburg, 1903 Abitur; Medizinstudium in Erlangen, München, Greifswald und Leipzig; Medizinalpraktikant in München; dort im September 1909 Approbation und im Oktober 1909 Promotion;[61] 1910 Assistenzarzt am Städtischen Krankenhaus in Pforzheim; 1911 bis 1914 Assistenzarzt an der Psychiatrischen Klinik der Universität Erlangen; August 1914 bis November 1918 Kriegseinsatz als Stabsarzt,

59) Mit der Arbeit: Über Anämia pseudoleucaemica infantum (von Jacksch-Hayem) bei Zwillingen, Stuttgart 1922.
60) Mit der Arbeit: Sympathicus-Resection bei Glaucom, Freiburg 1905.
61) Mit der Arbeit: Über ein Papillom des Nierenbeckens (MS).

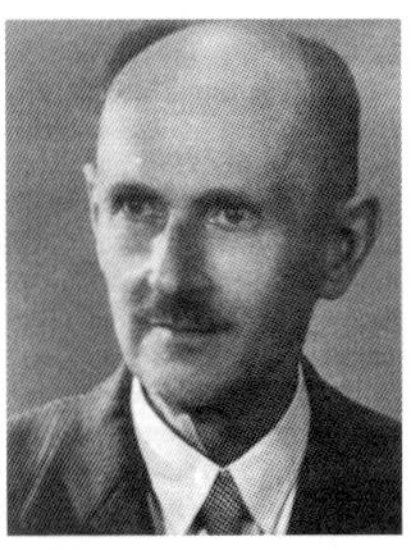

Bataillonsarzt und stellvertretender Regimentsarzt in bayerischen Infanterie-Regimentern; 1919 bis 1926 Assistenzarzt an der Universitäts-Nervenklinik Rostock-Gehlsheim (dort auch wohnhaft); Oktober 1923 Heirat mit der Ärztin → Dr. Elly Medow geb. Neuhaus, ein Kind; Januar 1927 bis April 1945 Anstaltsarzt an der Heil- und Pflegeanstalt Sachsenberg bzw. Sachsenberg-Lewenberg in Schwerin (dort auch wohnhaft); 1929 zum Oberarzt und Medizinalrat ernannt; ab 1940 an der Tötung von geistig und körperlich behinderten Patienten beteiligt; Mai 1945 bis mind. 1949 stellvertretender bzw. kommissarischer Leiter, bis mind. 1952 Arzt an der Heil- und Pflegeanstalt Sachsenberg in Schwerin (dort auch wohnhaft)

Meels, Walter Peter

geboren am 7.2.1912 in Viersen/Rheinprovinz; Sohn eines Schlossers; Gymnasium, 1932 Abitur; Medizinstudium in Köln; September 1939 Approbation; ab März 1940 Pflichtassistent am Evangelischen Krankenhaus in Köln-Kalk, ab September 1940 am Kreiskrankenhaus in Berent/Westpreußen, ab April 1941 an der Inneren Abteilung des Diakonissen-Krankenhauses in Marienburg; November 1942 Heirat mit Marianne Klaine (†vor 1995); ab März 1944 Assistenzarzt am Städtischen Krankenhaus in Bromberg; nach Flucht ab Frühjahr 1945 Assistenzarzt, dann praktischer Arzt in Wismar (Lübsche Straße); etwa Juli 1945 Flucht aus Wismar; August 1946 Promotion in Köln;[62] mind. 1964 bis 1965 Arzt in Osnabrück (Goethering 2); bis 1994 in Lingen/Ems/Niedersachsen (Elisabeth-Feldhaus-Straße 2); am 4.12.1994 im Alter von 82 Jahren in Lingen gestorben

Mehlan, Dr. Karl Heinz

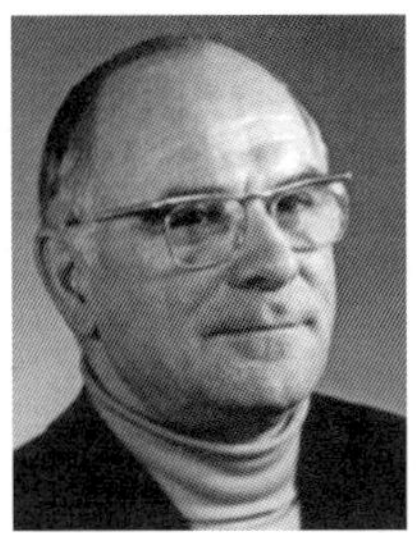

geboren am 18.7.1916 in Crimnitz/Brandenburg; Sohn eines Landwirts; Gymnasium in Altdöbern/Lausitz, 1937 Abitur; 1937 bis 1939 Arbeits- und Wehrdienst; Medizinstudium in Breslau und Leipzig; 1944 Approbation und Promotion in Leipzig;[63] ab 1944 Kriegseinsatz als Assistenzarzt in Lazaretten; ab mind. April 1945 praktischer Arzt in Goldenitz bei Hagenow; ab Mai 1945 auch Arzt im „DP-Camp Goldenitz (MG Hospital)"; Juni 1945 Flucht aus Goldenitz; 1945 bis 1946 praktischer Arzt im Kreis Calau/Lausitz; 1946 bis 1950 Kreisarzt im Industriekreis Senftenberg (Gerhart-Hauptmann-Straße 1); spätestens 1948 zum Medizinalrat ernannt; April 1948 Heirat mit Ilse Becker verw. Boettger (*9.1.1915 in Köln, †13.6.2012 in Rostock; Tochter eines Kaufmanns); 1951 bis 1956 Assistenz- bzw. Oberarzt am Institut für Sozialhygiene der Universität Berlin; dort im Februar 1956 Habilitation;[64] seitdem Dozent für Sozialhygiene; Mitglied der SED; ab 1956 Direktor des neu gegründeten Instituts für Sozialhygiene der Universität Rostock; 1956 bis 1959 Professor mit Lehrauftrag für Sozialhygiene, 1959 bis 1969 Professor mit Lehrstuhl für Sozialhygiene, 1969 bis 1981 ordentlicher Professor für Sozialhygiene an der Universität Rostock (Schliemannstraße 7); 1958, 1962 und 1964 Dekan der Medizinischen Fakultät der Universität Rostock; 1961 als Verdienter Arzt des Volkes, 1964 mit dem Vaterländischen Verdienstorden, 1969 mit der Hufeland-Medaille ausgezeichnet; Protagonist der Legalisierung von Schwangerschaftsunterbrechungen sowie Initiator der Einrichtung von Ehe- und Familienberatungsstellen, des Baus der ersten Kondomfabrik in der DDR und der kostenlosen Abgabe der Anti-Baby-Pille; 1981 zum Obermedizinalrat ernannt; 1986 Ehrendoktorwürde der Universität Rostock; bis 2003 in Rostock; am 9.10.2003 im Alter von 87 Jahren in Kremmen/Brandenburg gestorben

Mehlfeld, Dr. Hildegard Anna Marie (Hilde) (geb. Moehrke)

geboren am 10.5.1898 in Königsberg/Ostpreußen; Gymnasium, 1917 Abitur; Kriegseinsatz als Rote-Kreuz-Schwester; Medizinstudium in Königsberg; Februar 1924 Approbation; März 1925 Promoti-

62) Mit der Arbeit: Über die Häufigkeit von Wilson-Block im Verhältnis zu den übrigen Reizleitungsstörungen, Stolberg 1946.
63) Mit der Arbeit: Die Strahlenbehandlung des Zungencarcinoms (MS).
64) Mit der Arbeit: Die Problematik der Schwangerschaftsunterbrechung aufgrund der sozialen Indikation (MS).

on in Königsberg;[65] ab Dezember 1925 praktische Ärztin in Mandeln bei Königsberg; April 1934 bis mind. 1935 niedergelassene Allgemeinpraktikerin in Königsberg (Königstraße/Straße der SA 59, Prinzenstraße 8, Vorderroßgarten 13/14); Mitglied des BDM, nebenamtliche BDM-Ärztin in Königsberg; dort auch Gesellschaftsärztin; Mitglied des NSDÄB; 1935 Heirat mit ? Mehlfeld, zwei Kinder; nach Flucht Ende April 1945 von der amerikanischen Besatzungsbehörde als Ärztin in Pampow bei Schwerin eingesetzt

Meier, Dr. Wilhelm Richard Otto
geboren am 30.4.1906 in Flensburg/Schleswig-Holstein; Sohn eines Telegraphensekretärs; Gymnasium, 1926 Abitur; Medizinstudium in Berlin; August 1934 Approbation; September 1934 Promotion in Berlin;[66] 1934 Assistenzarzt am Rhönsanatorium Bad Kissingen/Bayern; mind. 1934 Assistenzarzt in Bad Mergentheim/Württemberg; ab Juni 1935 Arzt in Schleswig-Holstein; ab August 1935 Arzt in Mecklenburg; mind. 1936 wieder Assistenzarzt in Bad Mergentheim; Januar 1936 Heirat mit der Krankenschwester Marie Meyer (*18.2.1907 in Kiel, †21.8.1986 in Kiel; Tochter eines Telegraphen-Sekretärs und späteren Postamtmanns), mind. drei Kinder; 1936 bis 1938 wieder Arzt in Bad Kissingen; ab Januar 1939 Oberarzt an der Medizinischen Klinik des Städtischen Krankenhauses in Frankfurt/Main; ab März 1941 Kriegseinsatz in der Wehrmacht; bis 1979 Arzt in Owschlag/Schleswig-Holstein (Flachsberg 8); am 7.10.1979 im Alter von 73 Jahren in Schleswig gestorben

Meier-Ahrens, Dr. Gertrud (Gertie) (geb. Ahrens)
geboren am 4.8.1894 in Dömitz/Mecklenburg; Tochter eines Kaufmanns; Höhere Mädchenschule in Ludwigslust, 1917 Abitur; Medizinstudium in Berlin, Tübingen und Freiburg; 1923 bis 1924 Medizinalpraktikantin an der Männer-Poliklinik der III. Medizinischen Klinik der Universität Berlin; Februar 1924 Approbation und Mai 1924 Promotion in Berlin;[67] August 1926 bis 1931 niedergelassene Allgemeinpraktikerin und diplomierte Mensendieck-Lehrerin (Nervenpunktmassage und Säuglingsgymnastik) in Berlin-Halensee (Paulsborner Straße 7); Juni 1927 Heirat mit dem Kaufmann Karl Meier (*20.9.1884 in Hamburg, †29.8.1940 in Hamburg; Sohn eines Kaufmanns); 1931 bis April 1933 niedergelassene Allgemeinpraktikerin in Neustadt-Glewe (Ludwigsluster Straße 22); dort aufgrund ihrer jüdischen Herkunft im April 1933 Entzug der Kassenpraxis; Juni 1934 Zwangsverkauf ihres Hauses in Neustadt-Glewe an die AOK; mind. 1934 Ärztin am Kindergenesungsheim Schönebeck/Elbe; 1935 bis 1938 niedergelassene Allgemeinpraktikerin in Hamburg (Gneisenaustraße 5, Eppendorfer Baum 11); September 1938 Entzug der Approbation; dann zur Bestreitung des Lebensunterhalts Durchführung von Massage-Kursen in Hamburg (Oderfelder Straße 42, „Judenhaus"); nach dem Tod des nichtjüdischen Ehemannes Einweisung in ein weiteres „Judenhaus" in Hamburg (Grindelhof 101); am 19.7.1942 ins Ghetto Theresienstadt, am 9.10.1944 ins Vernichtungslager Auschwitz deportiert; am 12.10.1944 im Alter von 50 Jahren in Auschwitz ermordet

Meißner, Dr. Herbert August
geboren am 8.2.1909 in Bodelschwingh bei Dortmund/Westfalen; Sohn eines Bergmanns und späteren Kaufmanns; Gymnasium, 1929 Abitur; Medizinstudium in Greifswald, Bonn und Rostock; Januar 1936 Approbation und Februar 1936 Promotion in Rostock;[68] 1936 bis 1938 Assistenzarzt, ab Januar 1939 Oberarzt am Carolinenstift in Neustrelitz (dort zunächst auch wohnhaft: Georgstraße 1-6; Georgstraße 15); August 1936 Heirat mit der Kontoristin Margot Kriews (*22.4.1913 in Wolgast/Pommern, †10.2.2004 in Aachen; Tochter eines Kaufmanns), mind. vier Kinder, 1967 Scheidung; in Neustrelitz Eintritt in die NSDAP am 1.5.1937, Mitgliedsnummer 5.647.853; daneben auch Mitglied des NSKK; ab September 1939 Kriegseinsatz; nach Reklamation von Januar 1940 bis 1945 wieder Oberarzt am Carolinenstift in Neustrelitz; ab April 1941 Facharzt für Chirurgie; 1945 bis mind. 1958 Chefarzt der Chirurgischen Abteilung und Ärztlicher Direktor des nunmehrigen Kreiskrankenhauses in Neustrelitz (Dr.-Semmelweis-Straße 16); mind. 1967 bis 1969 Chefarzt an der Chir-

---

65) Mit der Arbeit: Die Behandlungsmethoden bei Hirnabscessen (MS).
66) Mit der Arbeit: Bedeutung des Kontrastmulls für die Chirurgie, Gütersloh 1934.
67) Mit der Arbeit: Über die Ausscheidung von Wismut im Urin (MS).
68) Mit der Arbeit: Untersuchungen über den elektrischen Hautwiderstand nach See- und Sonnenbädern, Berlin 1935.

urgischen Abteilung des Städtischen Krankenhauses in Schopfheim/Baden-Württemberg; November 1967 Heirat mit der Fachärztin und wissenschaftlichen Mitarbeiterin Dr. Christa Elbing (*16.8.1930 in Wittstock/Dosse, †22.3.2019 in Nürnberg; Tochter eines Kaufmanns); bis 1985 in Schopfheim (Stabhalter-Flury-Straße 54); am 28.6.1985 im Alter von 76 Jahren in Freiburg gestorben

Meißner, Dr. Kurt Hugo Johann
geboren am 25.1.1911 in Kaltenlengsfeld/Sachsen-Weimar-Eisenach; Sohn eines Lehrers; Gymnasium in Leipzig (Mölkauer Straße 63), 1930 Abitur; Medizinstudium in Jena; Approbation; ab 1935 Sanitätsoffiziersanwärter, bis mind. 1939 Oberarzt in der Wehrmacht in Schwerin (Obotritenring 41); November 1937 Promotion in Jena;[69] unverheiratet; mind. 1944 Kriegseinsatz als Stabsarzt in einer Sanitätskompanie des Panzer-Regiments 23; am 20.4.1944 im Alter von 33 Jahren nach Verwundung in Stanislaw/Sowjetunion gestorben

Melchert, Dr. Hans Heinrich Friedrich
geboren am 19.7.1884 in Grabow/Mecklenburg; Sohn des Arztes und Sanitätsrates Dr. Hermann Melchert (*1856, †1897); Gymnasien in Rostock und Neubrandenburg, 1906 Abitur; Medizinstudium in München und Rostock; als Einjährig-Freiwilliger dazwischen von 1909 bis 1910 Militärdienst im Bayerischen Feldartillerie-Regiment 1; Dezember 1912 Approbation und Promotion in Rostock;[70] mind. 1913 Assistenzarzt in Rostock (Schießbahnstraße 5), dann in St. Blasien/Baden und Hamburg sowie mind. 1915 bis 1918 an der Heil- und Pflegeanstalt Rostock-Gehlsheim (dort auch wohnhaft); dazwischen Kriegseinsatz, zuletzt als Chefarzt des Festungslazaretts in Lüttich/Belgien; Juni 1919 Heirat mit Maria Mühlen (*7.8.1890 in Lüttich; Tochter eines Rentners), 1927 Scheidung; August 1919 bis mind. 1945 niedergelassener Facharzt für Neurologie und Psychiatrie mit Privatklinik in Rostock (Bismarckstraße 24); Juni 1928 Heirat mit Anna Heffter (*11.2.1900 in Rostock, †17.10.1970 in Schwerin; Tochter eines Oberpostassistenten), mind. zwei Kinder; Eintritt in die NSDAP am 1.1.1931, Mitgliedsnummer 425.323; daneben auch Mitglied der SA, Juli 1932 bis 1940 nebenamtlicher Arzt (ab April 1937 1. Arzt) der SA-Standarte 90 in Rostock; ab 1932 auch Dozent an der NSDAP-Gauschule in Schwerin;[71] als SA-Sanitäts-Standartenführer von Mai 1935 bis März 1937 auch Führer des Sanitäts-Sturms der SA-Brigade 11 in Schwerin; ab 1939 Kriegseinsatz in der Wehrmacht, bis Juli 1945 als Oberstabsarzt im Heeres-Standortlazarett/Heeres-Sanitätsstaffel in Schwerin (Reiferbahn 1, Moltkestraße 66), daneben eingeschränkte Weiterführung seiner Praxis; Juni 1940 Dienstauszeichnung der NSDAP in Bronze; nach Kriegsende Enteignung seines Wohn-, Praxis- und Klinikhauses in Rostock; nach Verhaftung im sowjetischen Speziallager Fünfeichen interniert; am 20.7.1947 im Alter von 63 Jahren in Fünfeichen ums Leben gekommen

Meltzer, Otto Carl Friedrich
geboren am 22.11.1847 in Hagenow/Mecklenburg; Sohn eines Stadtsekretärs; Gymnasium in Schwerin, 1869 Abitur; Medizinstudium in Leipzig, Berlin und Rostock (Lange Straße 10); Juli 1875 Approbation in Rostock; ab 1875 Assistenzarzt an der Augenklinik, 1877 bis 1880 an der Medizinischen Klinik der Universität Rostock (Doberaner Straße 140, Schröderplatz); 1880 bis 1932 niedergelassener Allgemeinpraktiker in Laage (Hauptstraße 200, Johann-Albrecht-Straße 15); 1895 zum Sanitätsrat ernannt; unverheiratet; am 13.10.1932 im Alter von 84 Jahren in Laage gestorben

Melzl, Dr. Eleonore
geboren am 14.8.1912 in Amberg/Bayern; Tochter eines Studienprofessors; Gymnasium in Amberg, 1931 Abitur; Medizinstudium in Freiburg, Erlangen, Berlin und München; bis November 1937 Medizinalpraktikantin an der Medizinischen Poliklinik und der Gynäkologischen Klinik in München; dort im Dezember 1937 Approbation; Dezember 1937 bis Januar 1939 Volontärassistentin an der Universitäts-Kinderklinik in Würzburg; Februar 1939 Promotion in München;[72] Februar bis Dezember

69) Mit der Arbeit: Statistische Untersuchungen über Degenerationen in Myomen, Eisfeld 1937.
70) Mit der Arbeit: Statistische Erhebungen über die Verteilung der Krankheitsgruppen an der chirurgischen Klinik zu Rostock von 1902-1911 (17.480 Fälle), Rostock 1912.
71) Referierte dort u.a. über „Volksgesundheit und Nervenkrankheiten“.
72) Mit der Arbeit: Verschleierung von Mord durch nachträgliche Eisenbahnüberfahrung, Würzburg 1939.

1939 Volontärassistentin an der Medizinischen Universitätsklinik in Erlangen (Theaterplatz 13); Dezember 1939 bis Mai 1941 Assistenzärztin am Stadtkrankenhaus in Schwerin (Werderstraße 30); ab Mai 1941 in Amberg; ab Oktober 1941 wieder Volontärassistentin an der Medizinischen Universitätsklinik in Erlangen (Krankenhausstraße 6); dort auch BDM-Ärztin; unverheiratet; am 10.9.1943 im Alter von 31 Jahren gestorben

Memmert, Dr. Dietrich Wolf
geboren am 30.3.1912 in Schwedt/Oder/Brandenburg; Sohn eines Arztes; Gymnasium in Schwedt; 1931 Abitur; Medizinstudium in Marburg; August 1937 Approbation; November 1937 Promotion in Marburg;[73] ab 1937 Volontärassistent am Kreiskrankenhaus in Frauendorf bei Stettin, ab November 1938 am Kreiskrankenhaus in Angermünde; ab August 1939 Hospitant an der Universitäts-Kinderklinik in Hamburg; ab Januar 1941 Volontärassistent an der Universitäts-Frauenklinik in Hamburg-Eppendorf; ab Januar 1944 dienstverpflichteter Arzt in Preußisch Stargard/Pommern (Markt 27); nach Flucht ab mind. Frühjahr/Sommer 1945 praktischer Arzt in Dargun; mind. 1957 bis 1958 niedergelassener Allgemeinpraktiker in Schwedt/Oder (Karl-Marx-Straße 3); März 1957 Heirat mit der Landwirtschaftsoberlehrerin Christiane Steingräber (*7.1.1923 in Luggewiese/Pommern, †21.5.2018 in Kassel), mind. ein Kind; nach Übersiedlung in die Bundesrepublik mind. 1960 Arzt in Hoya/Weser (Am Kronenfeld 65); mind. 1965 Schularzt in Wetzlar/Hessen (Große Promenade 18); ab mind. 1968 niedergelassener Allgemeinpraktiker in Kassel (Robert-Laugs-Straße 4); am 31.8.1988 im Alter von 76 Jahren in Kassel gestorben

Mende, Dr. Heinrich Oskar Paul
geboren am 23.3.1902 in Rodenpois bei Riga/Lettland; Sohn eines Arztes; Gymnasium in Riga, 1923 Abitur; Medizinstudium in Breslau; dort im Mai 1929 Promotion;[74] Januar 1932 Approbation; mind. 1934 Arzt am Krankenhaus Stadtheide in Tilsit/Ostpreußen (dort auch wohnhaft); Oktober 1934 Heirat mit der Lehrerin Rose-Marie Opitz (*18.4.1912 in Altgebhardsdorf bei Lauban/Schlesien; Tochter eines Pastors), mind. drei Kinder; ab mind. 1935 Arzt, ab mind. 1937 Oberarzt, mind. 1943 bis April 1945 Chefarzt an der Lungenheilstätte/Tbc-Krankenhaus Waldeck bei Schwaan (dort auch wohnhaft); Eintritt in die NSDAP am 1.5.1937, Mitgliedsnummer 5.647.552; ab November 1938 Facharzt für Lungenkrankheiten; mind. 1941 bis 1943 auch Tuberkulose-Fürsorgearzt an den Staatlichen Gesundheitsämtern der Kreise Güstrow und Wismar; bis mind. April 1945 in Waldeck bei Schwaan

Mennecke, Dr. Friedrich Wilhelm Heinrich

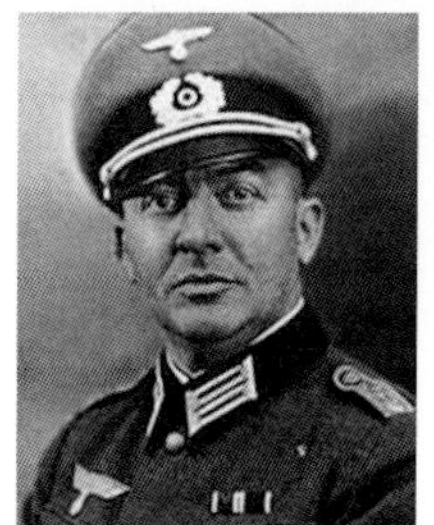

geboren am 6.10.1904 in Groß-Freden/Hannover; Sohn eines Steinhauers und Maurermeisters; Realgymnasium in Einbeck, 1923 Abitur; zunächst Kaufmannslehre bei der Deutschen Spiegelglas AG in Freden, dann dort Tätigkeit als Exportkaufmann; ab 1927 Medizinstudium in Göttingen und Marburg; Eintritt in die NSDAP am 28.3.1932, Mitgliedsnummer 1.095.280; ab Mai 1932 auch Mitglied der SS, Nr. 142.813; Mai 1934 Promotion in Göttingen;[75] Juni 1934 bis Mai 1935 Medizinalpraktikant am Stadtkrankenhaus in Peine, an der Chirurgischen Klinik der Universität Göttingen, an der Landesheilanstalt Göttingen und an der Universitäts-Frauenklinik in Frankfurt/Main; Juni 1935 Approbation; ab Juli 1935 Assistenzarzt am Krankenhaus in Bad Homburg vor der Höhe/Hessen; ab Januar 1936 Anstaltsarzt, ab Januar 1938 Oberarzt, ab Januar 1939 Leiter bzw. Direktor an der Landesheilanstalt Eichberg bei Eltville/Rhein; dort auch Leiter der Ortsgruppe Eichberg der NSDAP; Februar 1937 bis mind. 1940 auch Adjutant des Oberabschnittsarztes im SS-Oberabschnitt Rhein-Westmark in Wiesbaden, zuletzt als SS-Hauptsturmführer; Juni 1937 Heirat mit der medizinisch-technischen Assistentin und seiner späteren Sekretärin Eva Wehlan (*15.3.1913 in Schacksdorf bei Sorau/Lausitz, †27.5.2009 in Göttingen; ab 1940 Mitglied der NSDAP);[76] ab August

73) Mit der Arbeit: Ursachen und Prognose der Trommelfellrupturen, Marburg 1937.
74) Mit der Arbeit: Über Polycythämie mit myeloischer Leukämie, Breslau 1929.
75) Mit der Arbeit: Hämosiderinknötchen am Epikard.
76) 1945 wurde sie aufgrund der Zusammenarbeit mit ihrem Ehemann verhaftet, aber im selben Jahr wieder freigelassen.

1937 auch Kreisbeauftragter des Rassenpolitischen Amtes für die NSDAP-Kreise Rheingau und St. Goarshausen; ab September 1939 Kriegseinsatz als Truppenarzt am Westwall, im Februar 1940 uk gestellt; als Anstaltsdirektor in Eichberg ab Frühjahr 1940 Euthanasie-Gutachter im Rahmen der T4-Aktion, hat dort nach eigenen Angaben mind. 7.000 Patienten „begutachtet"; außerdem Teilnehmer von reisenden Ärztekommissionen, die in verschiedenen Krankenanstalten Patienten zur Tötung selektierten; ab 1941 auch Gutachter im Rahmen der Mordaktion 14f13, dabei Auswahl von zu tötenden Häftlingen in den Konzentrationslagern Auschwitz, Buchenwald, Dachau, Groß-Rosen, Neuengamme und Ravensbrück; ab Januar 1943 Kriegseinsatz als Truppenarzt im Reservelazarett Metz, bei Dünkirchen und in Charkow; im August 1943 an Morbus Basedow erkrankt; nach Genesung ab April 1944 wieder Kriegseinsatz als Arzt im Reservelazarett Brühl/Baden; dort im Juli 1944 an Tuberkulose erkrankt; nach Genesung ab März 1945 Neurologe in einem Truppenlazarett; nach Kriegsende bis Juni 1945 in französischer Kriegsgefangenschaft; bis 1946 in Moringen/Niedersachsen (Hagenbergstraße 7); im April 1946 wegen seiner Beteiligung an der Aktion T4 verhaftet; vom Landgericht Frankfurt/Main im Dezember 1946 wegen Beteiligung „an der Massentötung des sogenannten Euthanasieprogramms des Nationalsozialismus" zum Tode verurteilt; noch vor der Hinrichtung am 28.1.1947 im Alter von 42 Jahren an „beiderseitiger Lungentuberkulose, Herzschwäche, Hämontoe, Lungenödem" im Zuchthaus Butzbach/Hessen gestorben, mglw. Suizid

Mennenga, Dr. Heyo
geboren am 16.2.1882 in Pewsum/Ostfriesland/Hannover; Sohn eines Arztes; Gymnasium in Aurich, 1901 Abitur; Medizinstudium in Tübingen und Kiel; Mai 1906 Approbation und Promotion in Kiel;[77] Assistenzarzt in Braunschweig, Halle und Berlin; Juli 1908 bis mind. 1962 niedergelassener Allgemeinpraktiker in Grevesmühlen (Lübsche Straße/Hindenburgstraße/August-Bebel-Straße 15); dort auch Belegarzt am Krankenhaus; August 1908 Heirat mit Minna Johannsen (*3.5.1886 in Feldstedt/Schleswig-Holstein, †19.9.1946 in Grevesmühlen; Tochter eines Pastors), drei Kinder; Kriegseinsatz; in Grevesmühlen auch nebenamtlicher Bahnarzt, Vertrauensarzt der Mecklenburgischen Landwirtschaftlichen Berufsgenossenschaft und ab Februar 1925 Hebammenaufsichtsarzt; ab 1930 Mitglied des ärztlichen Ehrengerichts Rostock; zum Sanitätsrat ernannt; am 27.11.1969 im Alter von 87 Jahren an Pneumonie in Grevesmühlen gestorben

Mennenga, Dr. Hilde Marie Luise (geb. Kracek)
geboren am 26.1.1916 in Königsberg/Ostpreußen; Oberlyzeum in Königsberg, 1934 Abitur; Medizinstudium in Königsberg; als Studentin Eintritt in die NSDAP am 1.5.1937, Mitgliedsnummer 5.775.969; 1940 Approbation; ab April 1941 Assistenzärztin an der Chirurgischen Abteilung des Städtischen Krankenhauses in Königsberg (Hintertragheim 29); dort 1942 Promotion;[78] April 1943 Heirat mit dem Arzt → Dr. Menno Mennenga, drei Kinder; bis Januar 1945 in Königsberg; nach Flucht von Januar bis mind. August 1945 als Fachärztin für Chirurgie Hilfskraft in der Praxis ihres Schwiegervaters → Dr. Heyo Mennenga in Grevesmühlen (Hindenburgstraße/August-Bebel-Straße 15); bis Ende der 1970er Jahre Kreisjugendärztin in Grevesmühlen (Edgar-André-Straße 20); dort auch Leiterin des Säuglings-, Kinder- und Jugendgesundheitsschutzes; bis 1993 wohnhaft in Grevesmühlen (John-Brinckman-Straße 20); 1993 bis 1996 in Sarstedt/Niedersachsen (Weichsstraße 9); am 14.1.1996 im Alter von fast 80 Jahren in Grevesmühlen gestorben

Mennenga, Dr. Menno Ubbo Cornelius
geboren am 6.7.1909 in Grevesmühlen/Mecklenburg; Sohn des Arztes → Dr. Heyo Mennenga; Gymnasium in Grevesmühlen, 1928 Abitur; Medizinstudium in München (Karlsplatz 20); Februar 1934 Approbation; 1934 Assistenzarzt am Pathologischen Institut der Universität Göttingen; September 1934 Promotion in Kiel;[79] ab 1934 Assistenzarzt an der Chirurgischen Universitätsklinik in Königsberg (Lange Reihe 2); dort im Januar 1939 Habilitation;[80] seitdem Privatdozent; ab September 1939

77) Mit der Arbeit: Ein Fall von sehr kleinem primärem Hodenkrebs mit sehr großen Metastasen der Lunge, Kiel 1906.
78) Mit der Arbeit: Ergebnisse von 161 operativ behandelten Schenkelhalsbrüchen (MS).
79) Mit der Arbeit: Periarteriitis nodosa mit besonderer Berücksichtigung der Leberveränderungen, Kiel 1933.
80) Mit der Arbeit: Experimentelle Untersuchungen über die Erzeugung von Knochennekrosen durch Einspritzung von physiologischer Kochsalzlösung, artfremdem Serum und arteigenem Blut in das Knochenmark, Würzburg 1939.

Kriegseinsatz in der Wehrmacht; April 1943 Heirat mit der Ärztin → Dr. Hilde Mennenga geb. Kracek, drei Kinder; nach Flucht von Anfang 1945 bis mind. 1962 niedergelassener Facharzt für Chirurgie (gemeinsame Praxis mit seinem Vater) in Grevesmühlen (Hindenburgstraße/August-Bebel-Straße 15); mind. 1949 bis 1969 auch Chefarzt an der Chirurgischen Abteilung und Ärztlicher Leiter des Kreiskrankenhauses in Grevesmühlen; August 1953 bis mind. 1969 auch Dozent für Chirurgie an der Universität Rostock; bis 1976 in Grevesmühlen (Edgar-André-Straße 20); am 11.10.1976 im Alter von 67 Jahren in Oberhof/Thüringen gestorben

Mergner, Dr. Friedrich Johann Otto

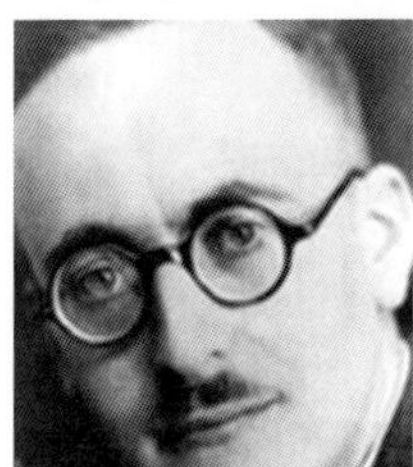

geboren am 5.8.1905 in Segnitz/Bayern; Sohn eines Pfarrers; Gymnasien in Regensburg und Nürnberg, 1924 Abitur; Medizinstudium in Erlangen, Tübingen und Würzburg; Frühjahr 1929 Promotion in Würzburg;[81] Medizinalpraktikant an der Inneren und der Neurologischen Abteilung des Städtischen Krankenhauses in Nürnberg sowie an der Chirurgischen Abteilung des Landeskrankenhauses in Homburg/Saar; Approbation; mind. 1930 bis 1931 Assistenzarzt in Lippstadt/Westfalen (Wiedenbrücker Landstraße 33); ab 1931 Assistenzarzt am Stift Bethlehem in Ludwigslust; Dezember 1931 Heirat mit der Zahnärztin Dr. Friederike Zill (*9.1.1908 in Würzburg, †13.12.1990 in Katzwang bei Nürnberg; Tochter eines Kaufmanns), fünf Kinder; 1932 Übersiedlung ins Leipziger Missionshaus, um sich (gemeinsam mit seiner Ehefrau) auf einen Dienst in Afrika vorzubereiten; dazu weitere medizinische Ausbildung am Institut für Schiffs- und Tropenkrankheiten in Hamburg und an der Universitätsklinik in Berlin sowie Erwerb praktischer Kenntnisse in einer Leipziger Apotheke; als Missionsarzt November 1932 bis September 1939 Leiter des Krankenhauses in Madschame/Tansania, das er mit Operationssaal, Geburtsstation, Apotheke und Schwesternhaus ausbaute; Mitglied der NSDAP, Leiter der Ortsgruppe Moshi/Tansania der NSDAP; im September 1939 verhaftet; 1939 bis 1948 zunächst in Bueb bei Moshi, dann auf einer Insel vor Dar-es-Salam/Tansania und schließlich in Südafrika interniert; 1948 Rückkehr nach Deutschland; Volontärassistent am Marienstift in Braunschweig; Tätigkeit im Werbedienst der Leipziger Mission in der Bundesrepublik; nach erfolglosen Versuchen, eine Anstellung bei einer Anstalt der Inneren Mission zu finden, bis 1984 niedergelassener Allgemeinpraktiker in Katzwang (Übernahme der Praxis seines verstorbenen Onkels); am 27.9.1987 im Alter von 82 Jahren in Katzwang gestorben

Merkel, Julie Rebecca Christine

geboren am 2.4.1912 in Bremen; Tochter eines Kaffee-Großkaufmanns; Oberschule für Mädchen in Bremen, 1933 Abitur; Studium der Volkswirtschaft und Medizinstudium in München, Hamburg, Kiel und Rostock; Frühjahr 1945 Approbation; ab mind. Frühjahr/Sommer 1945 Hilfsärztin am Staatlichen Gesundheitsamt Neustrelitz; November 1945 Promotion in Hamburg;[82] ab mind. 1950 niedergelassene Allgemeinpraktikerin in Bremen (Friedrich-Ebert-Straße 130, Am Dobbert 31, Hackfeldstraße 24); unverheiratet; am 24.9.1995 im Alter von 83 Jahren in Bremen gestorben

Merkt, Dr. Karl Gustav Josef

geboren am 4.5.1913 in München-Gladbach/Rheinprovinz; Sohn eines Kaufmanns und späteren Stadtoberinspektors; Oberrealschule in München-Gladbach, 1932 Abitur; Medizinstudium in Heidelberg, Köln und Bonn; dazwischen ab Frühjahr 1934 Arbeitsdienst in Allmannsweiher bei Lahr/Schwarzwald; ab Januar 1939 Medizinalpraktikant an der Inneren Abteilung des Evangelischen Krankenhauses Bethesda in München-Gladbach; September 1939 Approbation in Berlin; anschließend bis Januar 1940 Assistenzarzt an der Inneren Abteilung des Evangelischen Krankenhauses Bethesda in München-Gladbach; Januar 1940 Heirat mit Elfriede Wittstock (*2.9.1914 in München-Gladbach, †31.12.2005 in Mönchengladbach; Tochter eines Kaufmanns), mind. ein Kind; Januar 1940 Promotion in Köln;[83] Februar bis September 1940 Assistenzarzt beim Arbeitsgau VI (Meck-

81) Mit der Arbeit: Versuche mit Tetrachlorkohlenstoff, Würzburg 1929.
82) Mit der Arbeit: Beitrag zur Aktinomykose der weiblichen Genitalien (MS).
83) Mit der Arbeit: Zur extraartikulären Arthrodese des Hüftgelenkes, Düsseldorf 1940.

lenburg) des RAD in Schwerin; September 1940 bis 1994 wieder Arzt in München-Gladbach bzw. Mönchengladbach (Markfeldstraße 73, Schömkensweg 22); am 2.10.1994 im Alter von 81 Jahren in Mönchengladbach gestorben

Mertens, Heinrich Johann Danger
geboren am 17.9.1874 in Hamburg; Sohn eines Kaufmanns; Gymnasium in Hamburg, 1893 Abitur; Medizinstudium in Jena, Erlangen, Göttingen, Tübingen und Rostock; 1905 Approbation in Rostock; Assistenzarzt am Krankenhaus in Güstrow; zweieinhalb Jahre Arztvertreter in 22 verschiedenen Praxen; Oktober 1908 bis 1935 niedergelassener Allgemeinpraktiker in Dömitz (Elbstraße 44 und 7); April 1909 Heirat mit Frida Zwanger (*3.12.1881 in Tübingen, †14.11.1939 in Dömitz; Tochter eines Schlossers und Herdfabrikanten sowie späteren Schlossermeisters); am 8.10.1935 im Alter von 61 Jahren in Dömitz gestorben[84)]

Mesenbrink, Dr. Bertha Johanne
geboren am 3.5.1915 in Nordermoor/Oldenburg; Tochter eines Hauptlehrers; Oberschule in Oldenburg, 1935 Abitur; Medizinstudium in Münster; dort im Juli 1941 Promotion;[85)] 1941 Approbation; ab Oktober 1941 Pflichtassistentin an der Orthopädischen Universitätsklinik in Münster; ab März 1942 Pflichtassistentin, bis mind. Juli 1945 Assistenzärztin an der Kinderklinik der Universität Rostock (Augustenstraße 80/82); ab mind. 1965 niedergelassene Allgemeinpraktikerin und Kinderärztin in Oldenburg (Nadorster Straße 127, Kanalstraße 15); unverheiratet; am 8.10.1997 im Alter von 82 Jahren in Oldenburg gestorben

Mesewinkel, Dr. Johannes Heinrich Joachim
geboren am 12.8.1891 in Deutsch Krone/Westpreußen; Sohn eines Tierarztes und Schlachthaus-Inspektors; Gymnasium in Deutsch Krone, 1913 Abitur; Medizinstudium in Greifswald, München, Berlin und Königsberg; Juli 1920 Approbation und November 1920 Promotion in Berlin;[86)] Februar 1921 bis Februar 1925 Assistenzarzt an der Inneren Abteilung des Urban-Krankenhauses in Berlin (Am Urban 12-18); März bis September 1925 Assistenzarzt am Kinderkrankenhaus in Berlin-Weißensee; Oktober 1925 bis März 1926 Volontärassistent an der I. Medizinischen Klinik der Charité in Berlin; ab September 1926 niedergelassener Allgemeinpraktiker in Deutsch Krone (Berliner Straße 30); als Facharzt für Innere Krankheiten ab Juni 1928 Oberarzt an der Inneren Abteilung, später Chefarzt des Städtischen Krankenhauses in Deutsch Krone; Juni 1929 Heirat mit Anneliese Schultze (*28.6.1908 in Deutsch Krone, †3.2.1996 in Stralsund; Tochter eines Baumeisters), fünf Kinder; in Deutsch Krone Eintritt in die NSDAP am 1.5.1937, Mitgliedsnummer 4.397.108; ab November 1941 Kriegseinsatz in der Wehrmacht, zuletzt als Oberstabsarzt; wegen Fleckfiebers 1944 aus der Wehrmacht entlassen; nach Flucht ab März 1945 Leitender Arzt an der nach Graal-Müritz verlegten Infektionsabteilung der Medizinischen Klinik der Universität Rostock; mind. 1950 bis 1953 niedergelassener Facharzt für Innere Krankheiten in Anklam (Burgstraße 45); bis 1975 im Ruhestand in Stralsund (Spielhagenstraße 15); am 7.11.1975 im Alter von 84 Jahren in Stralsund gestorben

Meske, Dr. Ortwin
geboren am 5.9.1917 in Königsberg/Ostpreußen; Gymnasium, 1937 Abitur; Medizinstudium; Approbation; Promotion; Juni 1945 bis Juni 1947 praktischer Arzt in Neu Zachun und Alt Zachun bei Hagenow; ab Juli 1947 Pflichtassistenzarzt am Kreiskrankenhaus in Hagenow (dort auch wohnhaft)

Messerschmidt, Dr. Elisabeth Anna Erna (geb. Albrecht, verw./gesch. von Lauenstein)
geboren am 26.5.1912 in Breslau/Schlesien; Tochter eines Verwaltungsjuristen und Landrates; Gymnasium in Lüneburg/Hannover, 1932 Abitur; Medizinstudium in Kiel; Januar 1939 Approbation in

---

84) In einem Nachruf der Bezirksstelle Ludwigslust der Kassenärztlichen Vereinigung Deutschlands hieß es neben der bloßen Bekanntgabe des Sterbefalls lapidar: „Wir werden sein Andenken in Ehren halten."
85) Mit der Arbeit: Vergleichende Untersuchungen der Wirkung einseitiger Armbäder mit raschem und langsamem Temperaturanstieg, Lengerich 1941.
86) Mit der Arbeit: Zwei Fälle von seltenen Ovarialtumoren, Berlin 1920.

Berlin; Januar 1939 Promotion in Kiel;[87] 1939 Assistenzärztin in Lüneburg (Auf dem Michaeliskloster 4); ab April 1939 Assistenzärztin am DRK-Krankenhaus in Schwerin (Lützowstraße 7-11); ab November 1939 dienstverpflichtete Ärztin in der Praxis von → Dr. Franz Guthke in Crivitz (Burgstraße 14), dann in der Praxis von → Dr. Johannes Neumann in Dassow (Lübecker Straße 24), ab April 1940 in Warin, ab Oktober 1940 in der Praxis von → Dr. Fritz Goede in Fürstenberg (Karlstraße 26); Januar 1942 Heirat mit ? von Lauenstein; mind. 1944 Ärztin in Blen-Putach/Elsaß; Juli 1944 Heirat mit dem Apotheker Reinhard Messerschmidt (*2.2.1909 in Neukirch/Ostpreußen, †12.10.1975 in San Bartolomé de Tirajana/Gran Canaria/Spanien; Sohn eines Apothekenbesitzers); bis 2004 in Hanstedt/Niedersachsen (Bergstraße 8); am 2.7.2004 im Alter von 92 Jahren in Salzhausen/Niedersachsen gestorben

Mester, Johanna Maria Christiane (Hanna)
geboren am 29.8.1894 in Wismar/Mecklenburg; Tochter eines Rektors; Oberrealschule in Kiel, 1914 Abitur; Medizinstudium in Halle, Marburg und Rostock (Friedrich-Franz-Straße 41, Schröderstraße 6); 1925 Approbation; bis 1937 Ärztin (ohne Kassen- und Privatpraxis) in Schönberg (Lübekker Chaussee 4); 1937 bis mind. 1940 Ärztin in Rostock (Friedrich-Franz-Straße 37 und 94/95); dort Eintritt in die NSDAP am 1.5.1937, Mitgliedsnummer 4.724.487; ab 1940 ohne ärztliche Tätigkeit; ab Februar 1944 in Bad Doberan (Alexandrinenplatz 8); bis 1979 in Lübeck (Lessingstraße 4); unverheiratet; am 28.10.1979 im Alter von 85 Jahren in Lübeck gestorben

Mestern, Dr. Jürgen Christian August

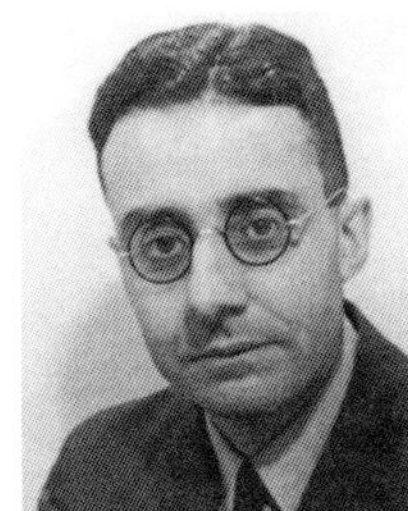

geboren am 9.7.1904 in Hamburg; Sohn eines Kaufmanns; Oberrealschule in Hamburg, 1923 Abitur; Medizinstudium in Freiburg, Hamburg und Rostock; 1929 bis 1930 Medizinalpraktikant an der Chirurgischen Abteilung des Städtischen Krankenhauses in Konstanz und an der Inneren Klinik des Städtischen Krankenhauses in Nürnberg; April 1930 Approbation; Juli 1930 Promotion in Hamburg;[88] ab 1930 Assistenzarzt am Anatomischen Institut der Universität Hamburg; 1932 bis 1935 Assistenzarzt an der Krüppelheil- und Pflegeanstalt Annastift in Hannover; als „jüdischer Mischling II. Grades" zwangsweise Abbruch seiner Ausbildung; 1935 kurzzeitig Leiter einer Privatklinik für Chirurgie und Orthopädie in Dresden und Leitender Arzt an der Orthopädischen Klinik in Erfurt; August 1935 bis Mai 1945 zunächst Assistenzarzt, dann Oberarzt an der Landeskrüppelanstalt Elisabethheim in Rostock (dort auch wohnhaft: Ulmenstraße 45);[89] ab spätestens 1939 Facharzt für Orthopädie; Mai 1939 Heirat mit der Sekretärin Elfriede Seehase (*3.8.1914 in Lärz bei Mirow, †26.8.2003 in Hamburg; Tochter eines Bauern und Erbpächters), drei Kinder; Februar 1946 bis 1948 Direktor des zur Orthopädischen Klinik der Universität Rostock umgewandelten Elisabethheims; 1946 zum Obermedizinalrat ernannt; 1947 Habilitation in Rostock; 1947 bis 1948 Dozent für Orthopädie an der Universität Rostock; am 17.10.1948 im Alter von 44 Jahren an Pneumokokkensepsis und Kreislaufschwäche in Rostock gestorben

Metge, Dr. Ernst August
geboren am 6.2.1888 in Arnstadt/Schwarzburg-Sondershausen; Sohn eines Mühlenbesitzers; Gymnasium in Arnstadt, 1906 Abitur; Medizinstudium in Heidelberg, Göttingen, Leipzig, München und Halle; Juli 1912 Approbation und Promotion in Halle;[90] 1913 bis 1914 Assistenzarzt am Diakonissenhaus in Danzig; 1914 bis 1918 Kriegseinsatz bei der Kriegsmarine, zuletzt als Marinestabsarzt; 1918

87) Mit der Arbeit: Die Unterscheidung pathogener und apathogener pflanzlicher Mikroorganismen durch die Kultur, Jena 1938.

88) Mit der Arbeit: Zur Aetiologie und Pathogenese atypischer Meningitisformen, Hamburg 1930.

89) Der Leitende Arzt der Landeskrüppelanstalt, → Prof. Dr. Paul Scheel, meinte 1947, weil Mestern sich „als außerordentlich tüchtig und zuverlässig erwies, verblieb er bis zum Zusammenbruch in seiner Stellung, ... obgleich die Kreisleitung der NSDAP wegen seiner nicht rein arischen Abstammung seine sofortige Entlassung forderte. Nach fast zehnjährigem Kampf entschied die Gauleitung der NSDAP, daß Dr. Jürgen Mestern bis zum Kriegsabschluß in seiner Stellung zu belassen sei".

90) Mit der Arbeit: Die in der Zeit vom 1. Oktober 1909 bis 1. Juli 1911 beobachteten Augenverletzungen. A: Fremdkörper im Bulbus; B: Verbrennungen und Verätzungen; C: Contusionen; D: Nicht perforierende Verletzungen, Halle 1912.

bis 1920 wieder Assistenzarzt am Diakonissenhaus in Danzig; 1920 bis 1924 Assistenzarzt an der Chirurgischen Klinik der Universität Rostock; Mai 1923 Heirat mit Maria Schleker (*1.5.1897 in Wittenberge/Brandenburg, †9.8.1994 in Schwabach/Bayern; Tochter eines Berufssoldaten [Hauptmann und späterer Major]), zwei Kinder; November 1924 bis 1935 niedergelassener Facharzt für Chirurgie in Parchim (Vor dem Neuen Tor); 1927 bis 1935 auch Chefarzt am Stadtkrankenhaus in Parchim;[91] dort Eintritt in die NSDAP am 1.5.1933, Mitgliedsnummer 2.814.821; daneben auch ab Mai 1934 Mitglied des NSKK und des NSDÄB, Nr. 15.889; ab 1934 Vornahme von Sterilisationen bei Personen, die nach dem Gesetz zur Verhütung erbkranken Nachwuchses unfruchtbar gemacht wurden; ab Oktober 1935 Chefarzt am Stadtkrankenhaus in Wismar (Dahlberg, Fürstengarten 11); ab September 1939 Kriegseinsatz bei der Kriegsmarine; im Dezember 1942 uk gestellt, dann wieder Chefarzt am Stadtkrankenhaus in Wismar; dort im Juni 1945 vom Secret Service verhaftet und in die britische Besatzungszone verbracht; nach Internierung mind. 1949 Chirurg am Krankenhaus in Barmstedt/Schleswig-Holstein; mind. 1950 bis 1965 Chirurg in Hannover (Klingerstraße 5, Böhmerstraße 37); am 5.1.1965 im Alter von 76 Jahren in Hannover gestorben

Metterhausen, Friedrich Christoph Karl
geboren am 6.4.1860 in Wittenburg/Mecklenburg; Sohn eines Pastors und späteren Präpositus; Gymnasium in Güstrow, 1880 Abitur; Medizinstudium in Leipzig, Rostock, Würzburg und Berlin; Juni 1890 Approbation in Rostock; 1890 bis 1891 niedergelassener Allgemeinpraktiker in Boizenburg; 1891 bis 1905 praktischer Arzt in Dorfmark/Hannover, Schneverdingen und Soltau; Februar 1893 Heirat mit Dorothea Gotzsch (*2.8.1873 in Dorfmark; Tochter eines Kaufmanns), mind. ein Kind; 1905 bis 1914 niedergelassener Allgemeinpraktiker in Bremen; 1914 bis 1924 praktischer Arzt in Tanna/Thüringen; 1916 zum Sanitätsrat ernannt; November 1924 bis 1935 niedergelassener Allgemeinpraktiker in Warlin bei Neubrandenburg; ab April 1935 Arzt in Camburg/Saale (Bahnhofstraße 19); ab März 1939 ohne ärztliche Tätigkeit; am 27.7.1941 im Alter von 81 Jahren nach einem Schlaganfall in Camburg gestorben

Metterhausen, Dr. Wolrad Bernhard Friedrich
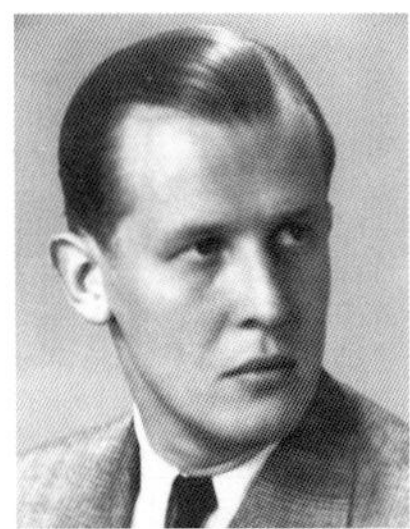
geboren am 17.1.1913 in Harburg/Hannover; Sohn eines Arztes; Realgymnasium in Harburg, 1933 Abitur; Medizinstudium in Rostock und Hamburg; 1940 Approbation; ab März 1942 Assistenzarzt am Marien-Krankenhaus in Hamburg (Eißendorfer Straße 20); ab Mai 1942 Assistenzarzt am St. Anschar-Krankenhaus in Hamburg; September 1942 Promotion in Hamburg;[92] ab Februar 1943 wieder Assistenzarzt am Marien-Krankenhaus in Hamburg; bis Dezember 1943 Assistenzarzt in Güstrow; als Angehöriger der Widerstandsgruppe „Weiße Rose Hamburg" im Dezember 1943 von der Güstrower Ortspolizei für die Gestapo Schwerin in „Schutzhaft" genommen und in der Strafanstalt Bützow-Dreibergen interniert; im Januar 1944 der Gestapo Hamburg überstellt; nach Entlassung ohne Verfahren ab Mai 1944 dienstverpflichteter Arzt in Neubrandenburg (Neutorstraße 1); dort ab März 1945 Facharzt für Innere Krankheiten; mind. 1946 bis 1979 niedergelassener Allgemeinpraktiker in Hamburg (Oberstraße 119, Bremer Straße 1 und 3, Thörlstraße 20, Haakestraße 110, Eißendorfer Straße 20); April 1946 Heirat mit Anna Krziwon spätere Baumbach (*14.9.1924 in Harburg, †29.12.1990 in Hamburg; Tochter eines Kranführers), zwei Kinder, 1960 Scheidung; Februar 1965 Heirat mit der Kontoristin Veronika Schmidt (*29.3.1939 in Cottbus), zwei weitere Kinder; am 26.10.1992 im Alter von 79 Jahren in Hamburg gestorben

Metz, Dr. Emil Jakob
geboren am 6.10.1906 in Ludwigshafen/Rhein/Bayern; Sohn eines Ingenieurs; Gymnasium, 1925 Abitur; Medizinstudium in Freiburg; Dezember 1931 Approbation; Februar 1932 Promotion in Frei-

91) Metge war ein guter Bekannter des Gauleiters Friedrich Hildebrandt, der bei Personalfragen im medizinischen Bereich stark auf Metges Rat hörte; so resultierte etwa die Berufung von → Prof. Dr. Ernst Ruickoldt auf den Lehrstuhl für Pharmakologie an der Universität Rostock aus Metges Fürsprache.

92) Mit der Arbeit: Über Medulloblastome und ihre Metastasierung (MS).

burg;[93] ab 1932 Assistenzarzt am Städtischen Krankenhaus in Mannheim; 1935 bis 1936 Assistenzarzt am Stift Bethlehem in Ludwigslust; 1936 bis mind. 1941 Oberarzt am Städtischen Krankenhaus in Mannheim (dort auch wohnhaft); ab September 1939 Kriegseinsatz als Assistenzarzt in der Wehrmacht; April 1941 Heirat mit der Sekretärin Meli Andreae (*8.2.1910 in Mannheim, †21.10.2007 in Ludwigshafen/Rhein; Tochter eines Kaufmanns), drei Kinder; mind. 1965 bis 1982 Arzt in Eberbach/Baden-Württemberg (Friedrich-Ebert-Straße 16); bis 1990 in Ludwigshafen/Rhein (Teichgasse 7); am 24.3.1990 im Alter von 83 Jahren in Bad Dürkheim/Rheinland-Pfalz gestorben

Metzenthin, Dr. Franz-Achim
geboren am 8.10.1911 in Ludwigslust/Mecklenburg; Sohn des Arztes → Dr. Wilhelm Metzenthin; Oberrealschule, 1932 Abitur; Medizinstudium in Rostock; 1939 Approbation; September 1939 Heirat mit der Röntgenassistentin Gertrud Paulsen (*1.2.1915 in Düsseldorf, †10.3.1991 in Ludwigslust; Tochter eines Bäckers), drei Kinder; ab Dezember 1939 Volontärassistent am Bethesda-Krankenhaus in München-Gladbach (Ringstraße 15); dort Eintritt in die NSDAP am 1.12.1939, Mitgliedsnummer 7.293.827; ab Oktober 1939 Kriegseinsatz in der Wehrmacht; mind. 1941 Arzt in Büderich bei Düsseldorf (Dietrich-Eckart-Straße 11); November 1941 Promotion in Düsseldorf;[94] ab September 1942 Arzt in Ludwigslust (Schloßstraße 13); erneuter Kriegseinsatz in der Wehrmacht; mind. 1946 bis 1976 niedergelassener Allgemeinpraktiker in Ludwigslust (Schloßstraße 13, Finkenweg 6); zum Medizinalrat ernannt; August 1991 Heirat mit Linda Jahnke (*16.7.1925 in Loosen bei Ludwigslust); am 19.3.2003 im Alter von 91 Jahren in Ludwigslust gestorben

Metzenthin, Dr. Wilhelm Otto

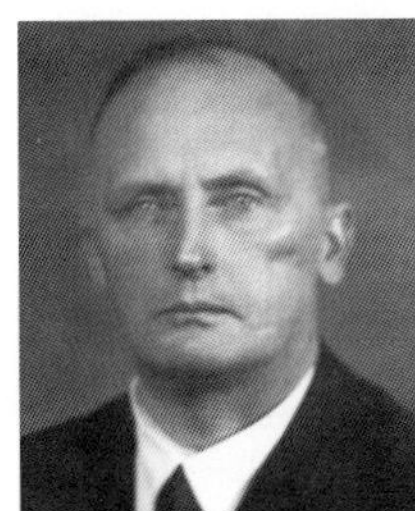

geboren am 27.12.1882 in Rostock/Mecklenburg; Sohn eines Realschullehrers und späteren Gymnasiallehrers; Realgymnasium in Rostock (Warnowufer 6), 1903 Abitur; Medizinstudium in Rostock und München; als Einjährig-Freiwilliger dazwischen Militärdienst im Füsilier-Regiment 90 in Rostock; Medizinalpraktikant an der Frauenklinik und der Medizinischen Klinik der Universität Rostock (Doberaner Straße 142, Schröderplatz) sowie am Stift Bethlehem in Ludwigslust; Juni 1909 Approbation in Rostock; bis April 1910 Assistenzarzt am Stift Bethlehem in Ludwigslust; Juli 1910 Promotion in Rostock;[95] kurzzeitig Schiffsarzt; bis November 1910 Volontärassistent am Pathologisch-Bakteriologischen Institut des Krankenhauses in Altona; November 1910 Heirat mit Marie Venzmer spätere Pachnio (*27.3.1891 in Hamburg, †5.3.1967 in Hamburg; Tochter eines Oberlehrers), vier Kinder, 1924 Scheidung; November 1910 bis 1950 niedergelassener Allgemeinpraktiker in Ludwigslust (Luisenstraße 4, Schloßstraße 49 und 13); August 1914 bis Januar 1915 Kriegseinsatz; November 1924 Heirat mit Editha von Gundlach (*6.12.1893 in Wismar, †28.11.1946 in Ludwigslust; Tochter eines Berufssoldaten [Premierleutnant und späterer Oberst]), mind. ein weiteres Kind; ab Gründung 1929 stellvertretendes Mitglied der gemeinsamen Ärztekammer für Mecklenburg-Schwerin und -Strelitz; ab 1934 Mitglied der SA und Förderndes Mitglied der SS; Juni 1947 Heirat mit der Gymnastiklehrerin Lisa Koschier verw. Luckow spätere Fürst (*12.1.1917 in Hamburg, †24.5.1986 in Westberlin; Tochter eines Prokuristen); am 10.9.1950 im Alter von 67 Jahren an Coronarinsuffizienz, Lungenödem und Myodegeneratio cordis in Ludwigslust gestorben

Metzger, Dr. Rosa Franziska Therese
geboren am 18.4.1912 in München/Bayern; Tochter des Arztes → Dr. Dr. Willy Metzger; Realgymnasium in Berlin, 1932 Abitur; Medizinstudium in Freiburg, Berlin, Königsberg und Rostock; September 1939 Approbation; anschließend Assistenzärztin in Grabow (wahrscheinlich in der Praxis ihres Vaters, Am Hafen); ab November 1939 Arztvertreterin in der Praxis von Dr. Voss in Berlin (Brük-

93) Mit der Arbeit: Beitrag zur Kasuistik der Klinik und Behandlung der chronischen laryngotrachealen Dyspnoe, Oschatz 1931.
94) Mit der Arbeit: Reinigung und Entkeimung der Hände, Düsseldorf 1940.
95) Mit der Arbeit: Zur Kasuistik unvermeidbarer klinischer Fehldiagnosen, Sacroma uteri Gravidität vortäuschend, Ludwigslust 1910.

kenallee 7); Januar 1941 Promotion in Berlin;[96] ab Februar 1941 Hilfskassenärztin in der Praxis von Dr. Ernst-Wilhelm Schwarze in Berlin (Volkswohlstraße 109); ab April 1943 dienstverpflichtete Ärztin in der Praxis von Dr. Voss in Berlin (Brückenallee 7); ab Dezember 1943 Betriebsärztin bei der Firma „Krone & Co." in Berlin-Baumschulenweg (Behrungstraße 50/56); mind. 1948 bis 1969 Ärztin in Westberlin (Joachim-Friedrich-Straße 14, Cicerostraße 61); bis 2002 im Ruhestand in Gräfelfing/Bayern (Pasinger Straße 17); unverheiratet; am 27.3.2002 im Alter von fast 90 Jahren in Gräfelfing gestorben

Metzger, Dr. Dr. Willy Wendelin

geboren am 15.9.1889 in Mainz/Hessen; Sohn eines Friseurs sowie späteren Heilgehilfen und Kaufmanns; Gymnasium in Mainz, 1907 Abitur; zunächst Studium der Chemie; mind. 1912 als Chemiker und Lehramtsaspirant tätig; spätestens 1913 Promotion zum Dr. phil.; mind. 1913 Assistent an der Königlichen Württembergischen Landwirtschaftlichen Versuchsstation in Plieningen/Filder bei Stuttgart; Oktober 1913 Heirat mit dem Kinderfräulein Maria Klinger (*25.5.1893 in München; Tochter eines Tagelöhners und späteren Farmers), ein Kind, 1926 Scheidung; ab August 1914 Kriegseinsatz, 1920 aus dem Heer entlassen; Medizinstudium in Berlin; Medizinalpraktikant am Pharmakologischen Institut und an der Medizinischen Universitätsklinik in Berlin; dort im Februar 1927 Approbation und Promotion;[97] ab Februar 1927 praktischer Arzt in Berlin, dann in Pröttlin/Westprignitz; November 1927 bis mind. 1942 praktischer Arzt in Grabow (Am Hafen); dort Eintritt in die NSDAP am 1.5.1933, Mitgliedsnummer 2.814.840; daneben auch Mitglied der SA und des NSDÄB; Kriegseinsatz in der Wehrmacht; wahrscheinlich gefallen (1958 zum 31.12.1945 für tot erklärt)

Metzmacher, Dr. Karl Alfred Ulrich

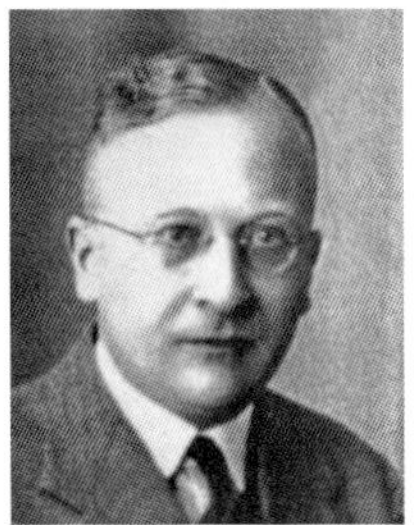

geboren am 22.1.1890 in Schwerin/Mecklenburg; Sohn eines Realgymnasiallehrers und späteren Gymnasialprofessors; Gymnasium in Schwerin, 1908 Abitur; Medizinstudium in Tübingen, Rostock und Würzburg; Mai 1914 Approbation und Promotion in Würzburg;[98] August 1914 bis November 1918 Kriegseinsatz, zuletzt als Regimentsarzt im Reserve-Infanterie-Regiment 84, EK II und EK I; 1919 bis 1923 Assistenzarzt an der Universitäts-Frauenklinik in Würzburg, an der Chirurgischen Universitätsklinik in Heidelberg und am Kaiser-Wilhelm-Krankenhaus in Köslin/Pommern; ab Februar 1924 Leitender Arzt an der Chirurgisch-gynäkologischen Abteilung des Kreiskrankenhauses in Rummelsburg/Pommern, dann Leitender Arzt des gesamten Krankenhauses (Bahnhofstraße 43); Heirat mit ? (†April 1936); Eintritt in die NSDAP am 1.5.1932, Mitgliedsnummer 1.159.260; ab Juli 1932 Mitglied der SS, Nr. 58.523; im April 1933 zum SS-Untersturmführer befördert; April 1933 bis 1935 nebenamtlicher Sturmbannarzt des III. Sturmes der 39. SS-Standarte in Köslin, 1936 Führer des SS-Sanitätssturmes II/39; April 1936 Verkehrsunfall mit seinem Privat-Pkw, bei dem seine mitfahrende Ehefrau ums Leben kam; auf Anordnung des SS-Abschnitts XIII ab Juni 1936 vom SS-Dienst beurlaubt; im September 1936 von der III. Großen Strafkammer des Landgerichts Stolp „wegen fahrlässiger Tötung und Übertretung der Reichsstraßenverkehrsordnung" zu neun Monaten Gefängnis verurteilt, anschließend Strafverbüßung; eine von der Verteidigung eingelegte Revision wurde vom Reichsgericht verworfen; im Dezember 1936 durch einstweilige Verfügung des Gauleiters Franz Schwede-Coburg aus der NSDAP ausgeschlossen;[99] Januar 1937 Gnadengesuch an Adolf Hitler, im März 1937 vom Obersten Parteigericht der NSDAP abgelehnt; nach Entlassung aus dem Gefängnis geplante Niederlassung in Braunschweig abgelehnt; statt dessen von Januar bis Mai 1938 Arzt in Mecklenburg; im Februar 1938 auf eigenen Antrag aus der SS ausgeschieden; ab Juni

96) Mit der Arbeit: Morbus Basedow und Integrationstypologie. Ein heuristisch-theoretischer Versuch zur Frage von Konstitution und Krankheit, Würzburg 1941.

97) Mit der Arbeit: Die Beziehung der antiseptischen Wirkung des Silbernitrats zur Dielektizitätskonstante seiner Lösungsmittel (MS).

98) Mit der Arbeit: Beitrag zur Kasuistik der malignen Hodentumoren, Schwerin 1913.

99) Wie das Gericht meinte auch Schwede-Coburg, Metzmacher habe sich „nach dem Autounfall eine Dreiviertelstunde nicht um seine Frau gekümmert und [dadurch] den Tod derselben verschuldet … Ihre scharf an das Verbrecherische grenzende Handlungsweise macht Sie unwürdig, der NSDAP anzugehören".

1938 niedergelassener Allgemeinpraktiker in Rummelsburg (Kösliner Straße, Villa Kindler, Marktstraße 3); auf Antrag der Reichsärztekammer vom Ärztlichen Bezirksgericht Pommern in einem berufsgerichtlichen Verfahren im Oktober 1938 „wegen standesunwürdigen Verhaltens" mit einem Verweis bestraft; erneutes Gnadengesuch um Wiederaufnahme in die NSDAP im Februar 1940 von der Kanzlei des Führers abgelehnt; 1940 erneute Heirat; am 2.11.1942 im Alter von 52 Jahren in Rummelsburg gestorben

Mey, Dr. Ralph Fridrik (Friedrich)
geboren am 29.6.1899 in Reval/Estland; Sohn eines Tierarztes; Gymnasium, 1919 Abitur; Medizinstudium in Breslau; März 1925 Approbation und Juni 1925 Promotion in Breslau;[100] mind. 1929 Assistenzarzt am Stift Bethlehem in Ludwigslust; ab Juli 1930 niedergelassener Allgemeinpraktiker in Darkehmen/Ostpreußen (Lindenstraße 169); Eintritt in die NSDAP am 1.9.1930; November 1932 Heirat mit der Krankengymnastin Edith Klein spätere Rump (*7.9.1908 in Wilhelmsberg/Ostpreußen; Tochter eines Pfarrers), ein Kind; April 1939 bis mind. 1943 niedergelassener Allgemeinpraktiker in Hamburg (Hammer Landstraße 67, Ausschläger Weg 85); ab Dezember 1940 Kriegseinsatz; mind. 1949 bis 1954 niedergelassener Facharzt für Frauenkrankheiten und Geburtshilfe in Hamburg (Hohensasel 17, Konrad-Reuter-Straße 4, Bahnhofstraße/Stadtbahnstraße 39); am 10.12.1954 im Alter von 55 Jahren nach einem Herzinfarkt in Hamburg gestorben

Meyen, Dr. Georg
geboren am 10.11.1854 in Werben/Pommern; Sohn eines Bürger- und Kirchenältesten; Gymnasium, 1875 Abitur; Medizinstudium in Greifswald; Mai 1881 Approbation; November 1881 Promotion in Greifswald;[101] Oktober 1884 Heirat mit Anna Wolff (*21.3.1863 in Labes/Pommern, †6.11.1936 in Potsdam), zwei Kinder; mind. 1907 bis 1927 Arzt, mind. 1930 bis 1931 im Ruhestand in Potsdam (Karlstraße 1, Lennéstraße 46/47); spätestens 1907 zum Regierungs- und Geheimen Medizinalrat, spätestens 1931 zum Geheimen Obermedizinalrat ernannt; ab 1931 Arzt in Waren (Villenstraße 39); am 23.2.1940 im Alter von 85 Jahren an Herzschwäche in Waren gestorben

Meyer, Dr. August Julius Louis
geboren am 15.5.1888 in Grabow/Mecklenburg; Sohn eines Viehhändlers und Schlachters sowie späteren Schlachtermeisters; Realgymnasium in Ludwigslust, 1909 Abitur; Medizinstudium in Freiburg und Rostock; ab August 1914 Kriegseinsatz, Ende 1916 zum Studium nach Rostock kommandiert, dort im Dezember 1917 Approbation; bis August 1918 erneuter Kriegseinsatz, nach Verwundung von August 1918 bis Februar 1919 in britischer Kriegsgefangenschaft; 1919 bis 1921 Assistenzarzt am Stadtkrankenhaus in Schwerin (Werderstraße 30); April 1921 bis 1945 niedergelassener Allgemeinpraktiker in Klütz (Am Markt 3) und Arzt in Boltenhagen; März 1924 Heirat mit der Haustochter Emma Möller (*31.10.1891 in Schwerin, †2.4.1979 in Klütz; Tochter eines Stellmachermeisters sowie späteren Kaufmanns und Kohlenhändlers); Juli 1927 Promotion in Rostock;[102] ab September 1939 Kriegseinsatz in der Wehrmacht, zuletzt als Oberstabsarzt; im März 1945 wegen Dienstunfähigkeit aus der Wehrmacht entlassen; am 26.3.1945 im Alter von 56 Jahren gestorben

Meyer, Dr. Carl-Heinz Johannes Wilhelm
geboren am 29.7.1907 in Schönberg/Mecklenburg; Sohn eines Kaufmanns; Realgymnasium in Rostock, 1926 Abitur; Medizinstudium in Freiburg, München, Wien und Rostock; Juli 1932 Approbation und Promotion in Rostock;[103] mind. 1933 bis 1935 Assistenzarzt an der Augenklinik der Universität Rostock (Doberaner Straße 140); dort Eintritt in die NSDAP am 1.5.1933, Mitgliedsnummer 2.814.936; bis 1936 Arzt in Leipzig; Januar 1936 bis mind. 1949 niedergelassener Facharzt für Augenkrankheiten in Rostock (Neuer Markt 9, Johann-Albrecht-Straße/Heinrich-Lersch-Straße 16, August-Bebel-Straße 62); April 1938 Heirat mit Herta Liebert (*21.7.1908 in Greifswald, †31.8.1995 in Hamburg; Tochter

100) Mit der Arbeit: Zur Morphologie der interstitiellen Eierstocksdrüse bei der Kuh (MS).
101) Mit der Arbeit: Über Icterus als Complication der croupösen Pneumonie, Greifswald 1881.
102) Mit der Arbeit: Die Extraktion von Eisensplittern aus dem Augapfel durch den Skleralschnitt, Rostock 1927.
103) Mit der Arbeit: Zur Kenntnis der Leberveränderungen bei congenitaler Lues, Rostock 1932.

eines Stationsleiters und späteren Kolonial-Bezirksleiters), mind. vier Kinder; ab 1939 Kriegseinsatz in der Wehrmacht; ab mind. 1958 niedergelassener Augenarzt in Hamburg (Grindelallee 157, Kippingstraße 5); am 2.1.1993 im Alter von 85 Jahren in Hamburg gestorben

Meyer, Dr. Christfried Heinrich Ludwig

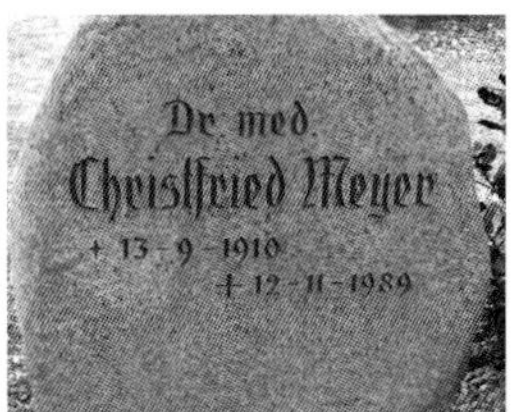

geboren am 13.9.1910 in Hiddenhausen/Westfalen; Sohn eines Pfarrers; Realgymnasium in Bünde, 1931 Abitur; Medizinstudium in Freiburg und Rostock (Gneisenaustraße 9); als Student in Rostock Eintritt in die NSDAP am 1.7.1930, Mitgliedsnummer 292.487; daneben Mitglied des NSKK; Medizinalpraktikant in Bünde/Westfalen, mind. 1937 in Rostock (Oldendorpstraße 21), ab August 1938 am Stadtkrankenhaus in Schwerin (Werderstraße 30); Februar 1939 Approbation; ab Mai 1939 Volontärassistent in Rostock (Voßstraße 18); ab Juli 1939 Arztvertreter in Bünde (Klinkstraße 35); August 1939 Arzt in Niedermarschacht bei Winsen/Luhe; ab September 1939 Kriegseinsatz; Promotion; bis 1949 Arzt in Wittmund/Niedersachsen (Wallstraße 11); April 1949 Heirat mit der Heilgymnastin Erika Bunse (*11.9.1920 in Stuttgart, †8.8.2007 auf Langeoog/Niedersachsen; Tochter eines Arztes), 1956 Scheidung (nahm danach den Namen Meyer-Bunse an); ab 1949 niedergelassener Allgemeinpraktiker auf Langeoog (Mittelstraße 21); April 1960 Heirat mit der Jugendleiterin Johanna Seidel verw. Abel (*5.11.1913 in Wygoda/Westpreußen), Scheidung; am 12.11.1989 im Alter von 79 Jahren auf Langeoog gestorben

Meyer, Dr. Günther Carl Hans

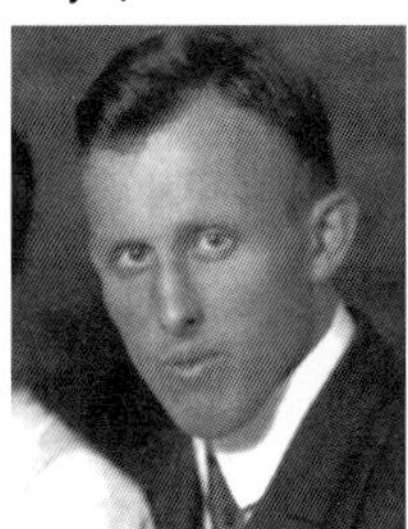

geboren am 14.1.1899 in Warnkenhagen bei Teterow/Mecklenburg; Sohn eines Pastors; Gymnasium in Rostock, September 1917 Notabitur; Oktober 1917 bis November 1918 Kriegseinsatz im Preußischen Pionier-Bataillon 8 sowie in den Pionier-Kompanien 338 und 347; Medizinstudium in Rostock und Freiburg; ab November 1923 Medizinalpraktikant an der Medizinischen Klinik der Universität Rostock (Schröderplatz) und am Stadtkrankenhaus in Wismar (Dahlberg); November 1924 Promotion in Rostock;[104] Dezember 1924 Approbation; Januar bis August 1925 praktischer Arzt in Mühlen-Eichsen bei Schwerin, wegen Nichtzulassung zu den gesetzlichen Krankenkassen Beendigung der Praxis; September 1925 bis Mai 1973 niedergelassener Allgemeinpraktiker und Badearzt in Wustrow bei Ribnitz (Friedrich-Franz-Straße, Strandstraße 21); ab 1925 auch Lehrer für Gesundheitspflege auf Handelsschiffen an der Navigationsschule in Wustrow; November 1925 Heirat mit Elisabeth Hillmann (*7.11.1901 in Waren, †18.4.1974 in Wustrow; Tochter eines Gerichtsassessors und späteren Amtsrichters), zwei Kinder; mind. 1935 bis 1937 auch nebenamtlicher Vertragsarzt bei der RAD-Einheit 6/60 (Dierhagen); ab 1936 auch nebenamtlicher Arzt im Hilfswerk „Mutter und Kind" der NSV in Wustrow; ab September 1945 auch Leitender Arzt am neu eingerichteten Krankenhaus in Wustrow (Strandstraße, Villa Jordan); am 17.8.1973 im Alter von 74 Jahren in Wustrow gestorben

Meyer, Dr. Hans Christian Hermann

geboren am 1.3.1902 in Breslau/Schlesien; Gymnasium, 1922 Abitur; Medizinstudium in Breslau; Juli 1929 Approbation in Berlin; Juli 1929 Promotion in Breslau;[105] mind. 1930 Arzt in Breslau (Webskystraße 8); September 1930 Heirat mit der Turnlehrerin Lilly von Jordan (*23.6.1904 in Straßburg/Elsaß, †25.2.2002; Tochter eines Finanzbeamten sowie späteren Abteilungspräsidenten und Kaiserlichen Regierungsrates), mind. vier Kinder und mind. drei Pflegekinder; mind. 1931 bis Oktober 1936 niedergelassener Allgemeinpraktiker in Illertissen/Bayern; dort Eintritt in die NSDAP am 1.3.1933, Mitgliedsnummer 1.484.263; ab März 1933 auch Mitglied der SA; ab Oktober 1936 RAD-Arzt in Hannover (Kümmelstraße 5); nach Nichtaufnahme der in Ottobeuren/Bayern vorgesehenen ärztlichen Tätigkeit wegen „krankhafter Entschlußunfähigkeit" von der Landesstelle Württemberg der KVD

104) Mit der Arbeit: Ein Fall von akuter lymphatischer Leukämie (Leukanämie), Rostock 1923.
105) Mit der Arbeit: Über die angeborene Beugekontraktur des Kniegelenkes, Breslau 1929.

von Februar bis Dezember 1937 von der Kassenpraxis ausgeschlossen; ab Dezember 1937 Arztvertreter in Schwerin (Slüterufer 43); 1938 Arzt in Berlin; Januar 1939 bis mind. 1943 niedergelassener Allgemeinpraktiker in Rostock-Dierkow (Lewarkweg 21); September 1944 bis 1969 niedergelassener Allgemeinpraktiker in Schwerin (Alexandrinenstraße 9, Slüterufer 43, Karl-Marx-Straße 9); die mecklenburgische Medizinalverwaltung schlug 1946 den Approbationsentzug vor; am 22.12.1969 im Alter von 67 Jahren in Schwerin gestorben

Meyer, Dr. Harro Willy Hans

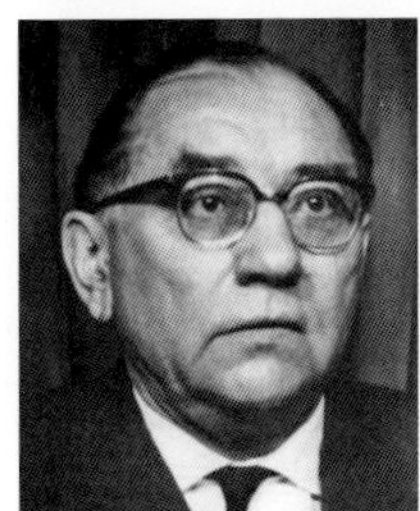

geboren am 1.4.1905 in Halle/Provinz Sachsen; Sohn eines Obersekretärs und späteren Obersteuerinspektors; Gymnasium, 1925 Abitur; zunächst Studium der Philosophie, der Musikwissenschaft und der Zahnmedizin in Leipzig, Berlin und Rostock, dann Medizinstudium; August 1936 Approbation; Promotion; ab 1938 niedergelassener Allgemeinpraktiker in Berlin (Kissinger Straße 9, Grunewaldstraße 53); ab November 1939 Arztvertreter in der Praxis von → Dr. Otto Eggers in Neuburg bei Wismar (Mühlstraße); März 1940 bis 1945 Kriegseinsatz als Truppenarzt, als Oberarzt 1942 in der Sowjetunion verwundet, dann als Landepionier auf der Bodan-Werft in Kressbronn/Bodensee, ab April 1943 wieder an der Front; März 1943 Heirat mit der chemischen Werkstoffprüferin und späteren Arzthelferin Ottilie Rief (*3.11.1924 in Stetten bei Neresheim/Württemberg, †3.3.2020 in Langenargen/Bodensee; Tochter eines Hauptlehrers), vier Kinder; 1945 bis 1965 niedergelassener Allgemeinpraktiker in Kressbronn (Öschweg, Jahnweg 5); spätestens 1947 Eintritt in die SPD; Mitglied in der Arbeitsgemeinschaft sozialdemokratischer Ärzte; 1947 bis 1965 Gemeinderat für die SPD in Kressbronn; 1960 bis 1965 Mitglied des Landtages von Baden-Württemberg; am 7.8.1965 im Alter von 60 Jahren in Tettnang/Baden-Württemberg gestorben

Meyer, Dr. Heinz Martin Wilhelm

geboren am 5.7.1916 in Rostock/Mecklenburg; Sohn eines Kaufmanns und späteren Besitzers einer Likörfabrik; Oberrealschule in Rostock, 1936 Abitur; Medizinstudium in Rostock (Lagerstraße 37 und 8); als Student Eintritt in die NSDAP am 1.5.1937, Mitgliedsnummer 5.162.998; ab Juli 1938 Wehrdienst; April 1941 Heirat mit der Lehrerin Liselotte Stahl (*21.12.1915 in Rostock, †13.1.1992 in Rostock; Tochter eines Oberlehrers und späteren Sonderführers), mind. zwei Kinder; 1941 Approbation; 1941 Promotion in Rostock;[106] ab Oktober 1941 Kriegseinsatz in der Wehrmacht; ab mind. 1942 Assistenzarzt, ab mind. 1949 niedergelassener Allgemeinpraktiker in Rostock (Arndtstraße 2); zum Obermedizinalrat ernannt; bis 1990 in Hohen Sprenz bei Güstrow (Dudinghausen 11); am 27.8.1990 im Alter von 74 Jahren in Güstrow gestorben

Meyer, Dr. Herbert Friedrich Wilhelm

geboren am 19.5.1910 in Rostock/Mecklenburg; Sohn eines Buchhalters und Kaufmanns sowie späteren Hauptkassierers in einem Zeitungsverlag; Oberrealschule in Rostock, 1931 Abitur; Medizinstudium in München, Düsseldorf und Rostock; August 1938 Approbation; Dezember 1938 bis 1939 Volontärassistent an der Medizinischen Klinik der Universität Rostock (Schröderplatz, Zelckstraße 17); dort im Januar 1939 Promotion;[107] unverheiratet; am 4.4.1939 im Alter von 28 Jahren an Scharlach sowie Lungen-, Nieren- und Mittelohrentzündung in Rostock gestorben

Meyer, Dr. Hermann Georg Wilhelm

geboren am 26.9.1901 in Chemnitz/Sachsen; Sohn eines Gemeindepredigers; Gymnasium, 1923 Abitur; Medizinstudium; April 1931 Approbation; Promotion; mind. 1933 Arzt am Allgemeinen Krankenhaus in Hamburg-Barmbek (Martinistraße 44); dort Eintritt in die NSDAP am 1.5.1933, Mitgliedsnummer 3.030.357; mind. 1938 Arztvertreter in Bremen (Mommsenstraße 13) und Hamburg (Schlüterstraße 2); ab März 1938 praktischer Arzt in Teterow; bis Juli 1938 Arzt in Hamburg (Hofweg 48); Juli 1938 Heirat mit der Krankenschwester Hildegard Risch verw. Schlüter (*5.12.1901 in

106) Mit der Arbeit: Zur Operation der intracraniellen Aneurysmen (MS).
107) Mit der Arbeit: Über syphilitische Nephrosen, Rostock 1938.

Honavar/Ostindien, †9.8.1970 in Hamburg; Tochter eines Pfarrers und Missionars), vier Stiefkinder, 1966 Scheidung (nahm danach ihren Namen aus erster Ehe wieder an); ab Juli 1938 Mitglied des NSDÄB; August 1938 bis August 1945 niedergelassener Allgemeinpraktiker in Boizenburg (Stiftstraße 13; übernahm die Praxis des verstorbenen → Dr. Erich Schlüter; Nachfolger wurde → Dr. Klaus Berg); ab September 1939 Kriegseinsatz in der Wehrmacht; mind. 1942 auch Arzt am Krankenhaus in Boizenburg; ab mind. 1968 in Hamburg (Elligersweg 51, Am Husarendenkmal 16); Oktober 1968 Heirat mit Herta Witgen verw./gesch. Gärtner (*28.7.1909 in Langenfelde bei Hamburg, †17.4.1981 in Hamburg; Tochter eines Anstreichers); am 13.1.1985 im Alter von 83 Jahren in Hamburg gestorben

Meyer, Prof. Dr. Hugo Raimund Georg
geboren am 16.10.1893 in Triest/Österreich-Ungarn; Sohn eines Kaufmanns; Gymnasium in Triest, 1912 Abitur; Medizinstudium in München und Graz; dazwischen von August 1914 bis 1918 Kriegseinsatz, zuletzt als Feldhilfsarzt in einem Reservelazarett; November 1919 Approbation und Juni 1920 Promotion in München;[108] 1920 bis 1922 Volontärassistent am Physiologischen Institut der Universität in München; 1922 bis September 1925 Assistenzarzt an der Universitäts-Kinderklinik in Freiburg; Oktober 1925 bis 1927 Assistenzarzt, 1927 bis 1929 Oberarzt an der Universitäts-Kinderklinik in Kiel (Feldstraße 40); März 1928 Heirat mit Hildegard Paszkowski (*19.10.1900 in [Berlin-]Charlottenburg; Tochter eines Universitätsprofessors), drei Kinder; 1929 Habilitation in Kiel;[109] 1929 bis 1934 Privatdozent, 1934 bis Juni 1938 außerordentlicher Professor für Kinderheilkunde an der Universität Kiel (Lorentzendamm 19); dort Eintritt in die NSDAP am 1.8.1932, Mitgliedsnummer 1.245.494; ab 1933 Mitglied der SA, SA-Sturmbannarzt; Mitglied des NSDÄB; ab Juni 1938 Professor für Kinderheilkunde an der Medizinischen Universitäts-Kinderklinik in Danzig; April 1940 bis mind. 1942 auch Direktor der Kinderklinik des Städtischen Krankenhauses in Danzig (Delbrückallee 6); nach Flucht im April 1945 Zuweisung zur Kinderklinik der Universität Rostock (Herbert-Norkus-Straße 16/17)

Meyer, Kurt Joachim Erich
geboren am 4.7.1918 in Rostock/Mecklenburg; Sohn eines Landwirts und späteren landwirtschaftlichen Beamten; Reformrealgymnasium in Bützow, 1938 Abitur; Medizinstudium in Rostock; dort im März 1945 Approbation; mind. 1945 Arzt in Bützow (Wilhelmstraße 16); mind. 1946 Arzt auf der Isolierstation der Heil- und Pflegeanstalt Sachsenberg in Schwerin; mind. 1947 Assistenzarzt am Städtischen Krankenhaus in Güstrow (Am Mühlbach 9); Dezember 1947 Promotion in Rostock;[110] ab mind. 1965 Arzt in Hannover (Hamburger Allee 66, Ackerstraße 5); Dezember 1980 Heirat mit der Vorarbeiterin Herta Reiter verw./gesch. Bleich (*20.12.1928 in Trebitschfeld/Neumark); am 5.10.1991 im Alter von 73 Jahren in Hannover gestorben

Meyer, Dr. Walter
Gymnasium, Abitur; Medizinstudium; Approbation; Promotion; Juli 1938 bis mind. 1941 Assistenzarzt in der Sanitätsstaffel Schwerin der Sanitäts-Abteilung 12 der Wehrmacht (Reiferbahn 1, Lobedanzgang 10); im März 1941 zum Stabsarzt befördert

Meyer, Dr. Wend Joachim Elfried
geboren am 14.5.1912 in Saarenhof bei Dorpat/Estland; Sohn eines Oberförsters; Gymnasium in Riga, 1932 Abitur; Medizinstudium in Riga und Rostock; September 1938 Approbation; April 1939 Promotion in Rostock;[111] bis November 1939 in Riga; nach Umsiedlung von November 1939 bis Januar 1940 Assistenzarzt in der Praxis von → Dr. George Langhans in Rostock (St.-Georg-Straße 83); dort Eintritt in die NSDAP am 1.1.1940, Mitgliedsnummer 7.917.303; dort auch Mitglied des NSKK; Januar bis Mai 1940 Assistenzarzt bzw. Arztvertreter in den Praxen von → Dr. Volkmar Nitzsche in Blankenhagen bei Ribnitz, → Dr. Gerhard Richter in Tessin und → Dr. Wilhelm Metzenthin in Ludwigs-

108) Mit der Arbeit: Die Physiologie der äußeren Pankreassekretion (MS).
109) Mit der Arbeit: Über den Mineralansatz beim wachsenden Organismus, Kiel 1929.
110) Mit der Arbeit: Über Größenverhältnisse der Stirnhöhlen (MS).
111) Mit der Arbeit: Beitrag zur Akrodynie. Encephalitis vegetativa Selter, Rostock 1939.

lust (Schloßstraße 13); ab Juni 1940 Assistenzarzt an der Universitäts-Kinderklinik in Greifswald; ab April 1942 Kriegseinsatz in der Wehrmacht; bis Juni 1945 in Waidhofen/Bayern; Juni 1945 bis August 1952 Arzt in Stade/Niedersachsen (Harburger Straße 16, Wallstraße 2, Harburger Straße 10); August 1946 Heirat mit der Kinderärztin Dr. Elisabeth Quodbach (*23.8.1913 in Neudamm/Ostpreußen, †7.5.1997 in Buxtehude/Niedersachsen; Tochter eines Arztes), 1957 Scheidung; August 1952 bis Juni 1956 in Lima/Peru; ab Juni 1956 Kinderarzt in Stade (Gartenstraße 1, Harsefelder Straße 29; Johannisheim, Sandersweg 15); am 16.6.1992 im Alter von 80 Jahren in Stade gestorben

Meyer, Dr. Wirich Wilhelm

geboren am 5.1.1882 in Nördlingen/Bayern; Sohn eines Königlichen Studienlehrers und späteren Rektors; Gymnasium in Neuburg/Donau, 1902 Abitur; Medizinstudium in München und Erlangen; Juni 1909 Approbation in Erlangen; 1909 bis 1914 aktiver Militärarzt, zunächst als Unterarzt in verschiedenen Infanterie-Regimentern, zuletzt als Assistenzarzt in Straubing/Bayern; September 1911 Promotion in Erlangen;[112] spätestens 1914 Heirat mit Paula Oswald, mind. ein Kind; August 1914 bis 1918 Kriegseinsatz als Oberarzt in verschiedenen Feldlazaretten, u.a. in Frankreich, Galizien und Rußland; mind. 1935 Stabsarzt in Straubing (Ludwigsplatz 17); dort Eintritt in die NSDAP am 1.5.1935, Mitgliedsnummer 3.647.111; September 1936 bis Dezember 1938 Oberstabsarzt der Wehrmacht in Schwerin (Kaiser-Wilhelm-Straße 87); ab Dezember 1938 Oberstabsarzt, dann Oberstarzt in Regensburg/Bayern (Am Mühlbach 1); dort ab mind. 1950 praktischer Arzt (Dechbettener Straße 10); Dezember 1950 Heirat mit Maria Wettinger verw./gesch. Lorenz (*26.4.1907 in Regensburg, †6.4.1990 in Regensburg; Tochter eines Schuhmachers); am 21.1.1973 im Alter von 91 Jahren in Regensburg gestorben

Meyer-Burgdorff, Prof. Dr. Hermann Heinrich (geb. Meyer)

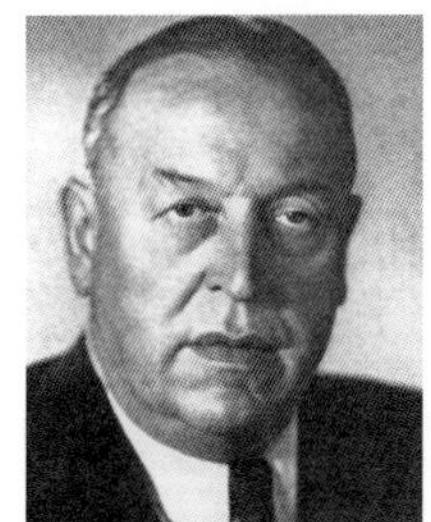

geboren am 14.4.1889 in Hordel/Westfalen; Sohn eines Landwirts; Oberrealschule in Hannover, 1908 Abitur; Medizinstudium in Göttingen, Kiel und Straßburg; Oktober 1913 bis Juli 1914 Medizinalpraktikant an der Medizinischen Klinik der Universität Göttingen; ab August 1914 Kriegseinsatz als Kriegsassistent an der Chirurgischen Klinik der Universität Göttingen, dann bis 1919 als Leiter des Kiefer-Lazaretts in Göttingen, EK II; Oktober 1914 Approbation und 1917 Promotion in Göttingen;[113] 1919 bis 1923 Assistenzarzt an der Chirurgischen Klinik der Universität Göttingen (Goßlerstraße 10); Oktober 1919 bis Februar 1920 auch Assistenzarzt für Orthopädie an der Universität München sowie nebenamtlicher Facharzt für Chirurgie und Orthopädie am Versorgungslazarett Göttingen; September 1920 Heirat mit der Haustochter Gertraut Cassel (*17.4.1895 in Rosdorf bei Göttingen, †2.6.1987 in Göttingen; Tochter eines Ökonomen und späteren Ökonomierates), vier Kinder; Januar 1923 Habilitation in Göttingen; 1923 bis 1930 Oberarzt für Chirurgie an der Universität Göttingen; dort im Dezember 1928 zum außerplanmäßigen außerordentlichen Professor ernannt; 1929 bis 1931 Mitglied des Stahlhelm; 1930 Namensänderung in Meyer-Burgdorff; Oktober 1930 bis März 1935 Oberarzt bzw. 1. Oberarzt an der Chirurgischen Klinik der Universität Rostock (Maßmannstraße 35, Wismarsche Straße 5); dort im November 1931 zum außerplanmäßigen außerordentlichen Professor ernannt; ab November 1933 Mitglied der SA und Dienst als SA-Sanitäts-Truppführer im Sanitätssturm der SA-Brigade 111 in Rostock; ab Juli 1934 Mitglied des Opferrings der NSDAP; April 1935 bis 1956 Direktor der Chirurgischen Klinik des Allgemeinen Krankenhauses in Lübeck (Roeckstraße 44); damit Erlöschen der Rostocker Dozentur; April 1936 Wiederzulassung als Dozent an der Universität Rostock (für Vorlesungen und Forschungsarbeiten); in Lübeck Eintritt in die NSDAP am 1.5.1937, Mitgliedsnummer 4.422.655; dort auch Mitglied des NSDÄB; März 1940 bis 1945 auch wieder außerplanmäßiger Professor an der Universität Rostock; Kriegseinsatz, ab Juni 1943 als Unterarzt in der Sanitäts-Ersatz- und Ausbildungsabteilung 10, Juli 1944 KVK II. Kl. o.S.; bis 1957 im Ruhestand in Lübeck (Roeckstraße 44); am 17.2.1957 im Alter von 67 Jahren an Herzversagen, Herzinsuffizienz und Cerebralsklerose in Kiel gestorben

---

112) Mit der Arbeit: Über einen Fall von Sehnentransplantation bei ausgedehnten Lähmungen infolge Poliomyelitis anterior acuta, Erlangen 1911.

113) Mit der Arbeit: Klinisches über den Tetanus an Hand eines recidivierenden Falles, Tübingen 1917.

Meyersohn, Dr. Franz

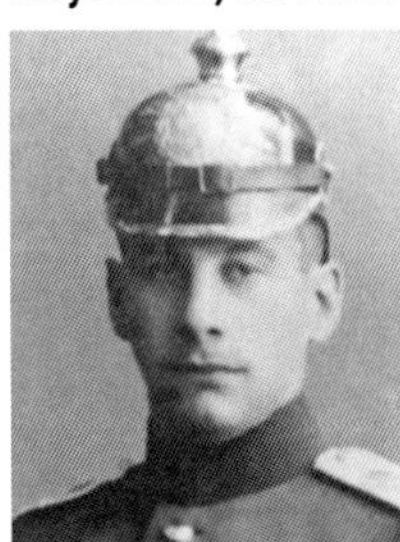

geboren am 9.3.1891 in Schwerin/Mecklenburg; Sohn des Arztes Dr. Bernhard Meyersohn (1856-1920); Gymnasium in Schwerin, 1910 Abitur; Medizinstudium in München, Leipzig, Berlin und Freiburg; März 1915 Approbation in Berlin; bis Oktober 1915 praktischer Arzt in Wischwill/Ostpreußen; Oktober 1915 bis November 1918 Kriegseinsatz als Truppenarzt; mind. 1919 Assistenzarzt an der Poliklinik der Universität Frankfurt/Main; dort im Dezember 1919 Promotion;[114] August 1920 bis Juni 1938 niedergelassener Allgemeinpraktiker in Schwerin (Alexandrinenstraße 7); März 1924 Heirat mit der Jüdin Magdalena Wellisch (*18.8.1900 in Budapest, †29.5.2001 in Framingham/USA; Tochter eines Großkaufmanns), zwei Kinder; wegen seiner jüdischen Herkunft im Juni 1938 Entzug der Kassenzulassung; Zwangsverkauf seines Hauses in Schwerin; Juni 1938 Emigration in die USA; im August 1938 aus der Reichsärztekartei gestrichen; Juni 1939 Ausbürgerung; mind. 1941 bis 1958 niedergelassener Allgemeinpraktiker in Worcester/USA; am 20.3.1959 im Alter von 68 Jahren in Worcester gestorben

Meythaler, Prof. Dr. Friedrich Wilhelm Karl

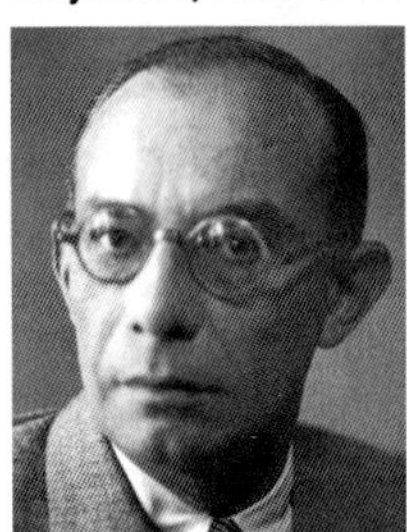

geboren am 18.3.1898 in Offenburg/Baden; Sohn eines Oberbaurates; Gymnasium in Karlsruhe, Oktober 1916 Notabitur; ab November 1916 Kriegseinsatz, zuletzt als Zugführer in einer Maschinengewehr-Kompanie, im Januar 1919 als Leutnant aus dem Heer entlassen; Medizinstudium in Heidelberg und München; Januar bis Juli 1923 Medizinalpraktikant am St. Vincentius-Krankenhaus in Karlsruhe; Juli 1923 Approbation und Promotion in Heidelberg;[115] Oktober 1923 bis Februar 1924 Volontärassistent, März 1924 bis September 1925 Hilfsassistent am Physiologischen Institut der Universität Heidelberg; Oktober 1925 bis Juli 1930 Assistenzarzt an der Medizinischen Universitätsklinik in Würzburg; Februar 1929 Heirat mit der Ärztin Dr. Hermine Baer (*1.8.1897 in Görwihl/Baden, †10.5.1937 in Rostock; Tochter eines Arztes), fünf Kinder; August 1930 bis September 1932 Assistenzarzt an der Universitätsklinik in Bonn (Buschstraße 20); Oktober 1932 bis Juni 1937 Assistenzarzt an der Medizinischen Klinik der Universität Rostock (Parkstraße 30); dort im Juli 1933 Habilitation;[116] seitdem Privatdozent; ab November 1933 Mitglied der SA, zuletzt nebenamtlicher SA-Sanitäts-Sturmführer und 2. SA-Sturmbannarzt in Rostock; ab 1935 auch beratender Sportarzt der NS-Gemeinschaft „Kraft durch Freude" und Lehrauftrag für Sportmedizin, ab 1936 auch für Luftfahrtmedizin an der Universität Rostock; Eintritt in die NSDAP am 1.5.1937, Mitgliedsnummer 4.403.630; Juni 1937 bis Oktober 1938 mit der Wahrnehmung der Dienstgeschäfte des Direktors der Medizinischen Poliklinik (Schröderplatz) und der Vertretung des Lehrstuhls für Innere Medizin der Universität Rostock beauftragt; Oktober 1938 bis Dezember 1942 Oberarzt an der Medizinischen Klinik der Universität Rostock; dort im Mai 1939 zum außerordentlicher Professor für Innere Medizin ernannt; ab September 1939 Kriegseinsatz im Polen-, dann im Rußlandfeldzug, zunächst als Internist in Feldlazaretten, dann als Chefarzt in Feldlazaretten der Wehrmacht und der Waffen-SS; dazwischen im September 1940 zur Leitung der NSV-Schwesternschule in Rostock kurzzeitig uk gestellt; ab Anfang 1941 erneuter Kriegseinsatz als Chef eines Reservelazaretts in Kolberg, bis Ende 1942 als Beratender Internist der Südost-Armee, dann der Armee-Sanitäts-Abteilung 695 und zuletzt der Heeresgruppe Süd auf dem Balkan, dort 1941 medizinische Versuche (Übertragung von Hepatitis auf britische Kriegsgefangene auf Kreta); vom Sanitätsinspekteur des Heeres im Dezember 1942 als Stabsarzt zur Heeres-Sanitätsstaffel nach Erlangen versetzt; ab Dezember 1942 auch außerordentlicher Professor für Innere Medizin und ab Januar 1943 zugleich Direktor der Medizinischen Poliklinik der Universität Erlangen; nach kurzzeitiger Kriegsgefangenschaft bis Oktober 1945 wieder Leiter der Medizinischen Poliklinik der Universität Erlangen, dann auf Befehl der amerikani-

114) Mit der Arbeit: Tabes und Osteomalacie. Ein Beitrag zur Lehre der durch innersecretorische Störungen komplicierten Tabes, Berlin 1920.

115) Mit der Arbeit: Über einen Fall von essentieller Nierenblutung (MS).

116) Mit der Arbeit: Untersuchungen über den Mechanismus der Blutzuckerregulation bei differenzierten Gefäßanastomosen zwischen Leber und Abdominalorganen (MS).

schen Militärregierung amtsenthoben; Juli 1947 Beendigung eines Spruchkammerverfahrens („eingestellt Weihnachts-Amnestie"); August 1947 bis 1967 Stadtmedizinaldirektor, Vorstand und Leiter der II. Medizinischen Klinik des Allgemeinen Städtischen Krankenhauses in Nürnberg; Mai 1948 Wiedererteilung der Lehrbefugnis; 1948 bis 1967 auch außerplanmäßiger Professor für Innere Medizin an der Universität Erlangen (Ebrardstraße 27); am 17.11.1967 im Alter von 69 Jahren in Erlangen gestorben[117)]

Michelchen, Dr. Franz Eduard

geboren am 25.3.1881 in Gröditsch/Brandenburg; Sohn eines Gasthofbesitzers sowie späteren Landwirts und Kantinenpächters; Gymnasien in Berlin und Rostock (Kaiser-Friedrich-Straße 5), 1905 Abitur; Zahnmedizin- und Medizinstudium in Berlin, Freiburg und Rostock (Schröderstraße 4, Paulstraße 25); Juni 1911 Approbation; Oktober 1912 Promotion in Rostock;[118)] Mai 1913 Approbation als Zahnarzt; bis 1913 Volontärassistent am Zahnärztlichen Institut der Universität Berlin (wohnhaft in Friedenau); November 1913 Heirat mit der Schauspielerin Käthe Schabbel spätere Johnsen (*24.7.1885 in Rostock, †22.1.1964 in Westberlin; Tochter eines Kaufmanns und späteren Versicherungssubdirektors), ein Kind, 1936 Scheidung; 1913 bis mind. 1950 niedergelassener Facharzt für Kiefer-, Mund- und Zahnkrankheiten sowie Zahnarzt in Rostock (Schröderstraße 45, Alexandrinenstraße 9, Parkstraße 22, Thünenstraße 8); August 1914 bis November 1918 Kriegseinsatz; mind. 1935 bis 1937 auch Zahnarzt in Graal(-Müritz) (Gemeindehaus); auch nebenamtlicher Kurslehrer an der Akademie für Zahnärztliche Fortbildung; Februar 1937 Heirat mit Klara Rohde (*1.5.1903 in Wismar; Tochter eines Malermeisters), mind. ein Kind und ein Stiefkind; Förderndes Mitglied der SS; ab März 1943 Kriegseinsatz als Stabsarzt in der Wehrmacht; am 26.4.1967 im Alter von 86 Jahren in Rostock gestorben

Mielke, Annemarie

geboren am 14.7.1920; Gymnasium, Abitur; Medizinstudium; Approbation; Juli bis Dezember 1944 Assistenzärztin am Stadtkrankenhaus in Neumünster/Schleswig-Holstein; ab Januar 1945 Assistenzärztin am Stadtkrankenhaus in Waren

Mielke, Dr. Oskar Adolf

geboren am 22.11.1903 in Hamburg; Sohn eines Oberlehrers; Gymnasium in Hamburg, 1922 Abitur; Medizinstudium in Hamburg; dort im Juli 1928 Approbation und im Dezember 1928 Promotion;[119)] bis 1934 Arzt in Mecklenburg; ab April 1934 niedergelassener Facharzt für Hals-, Nasen- und Ohrenkrankheiten in Hamburg (Bruckwiesenstraße 19, Fruchtallee 132 und 109, Wiebischenkamp 16); August 1937 Heirat mit Marga Redien (*10.9.1908 in Lübeck, †1.2.1999 in Oldenburg/Niedersachsen; Tochter eines Handlungsgehilfen); ab Dezember 1940 Kriegseinsatz in der Wehrmacht; am 30.4.1977 im Alter von 73 Jahren in Hamburg gestorben

Miescke, Dr. Klaus Reinhold Wilhelm

geboren am 16.1.1911 in Kolberg/Pommern; Sohn eines Rentiers; Realgymnasium in Kolberg, 1931 Abitur; Medizinstudium in München, Heidelberg, Kiel und Rostock; Mai 1937 Approbation und Promotion in Berlin;[120)] 1937 Volontärassistent an der Chirurgischen Klinik der Universität Rostock (Maßmannstraße 35), 1937 bis 1938 an der Landesfrauenklinik in Stettin (Roonstraße), ab Juni 1938 am Krankenhaus in Berlinchen/Neumark; ab April 1939 niedergelassener Allgemeinpraktiker in Tempelburg/Pommern (Lange Straße 287); ab April 1940 Kriegseinsatz in der Wehrmacht; mind. 1943 bis 1944 in Dummadel/Pommern; Juli 1943 Heirat mit Liselotte Köpsell (*29.6.1921 in Dummadel, †8.1.2003 in Minden/Nordrhein-Westfalen), mind. vier Kinder; nach Flucht mind. 1950

117) In einem Nachruf des Bayerischen Ärzteblattes hieß es: „Wir verlieren … einen profilierten Kliniker, der dem altbewährten Prinzip der breit angelegten Erfahrung den Vorzug gab. Er war ein Gegner des allzu sehr betonten Organspezialistentums. Sein klinisches Interesse galt übergeordneten Krankheitsgruppen mit ihren wechselseitigen Beziehungen."

118) Mit der Arbeit: Zwei Fälle von Hernia diaphragmatica congenita (I. Hernia diaphragmatica spuria sinistra beim Neugeborenen, II. Hernia diaphragmatica vera dextra beim Erwachsenen), Rostock 1912.

119) Mit der Arbeit: Untersuchungen am isoliert überlebenden Darm, Berlin 1929.

120) Mit der Arbeit: Dystrophia musculorum progressiva und Dystrophia adiposo-genitalis, Berlin 1937.

bis 1952 niedergelassener Allgemeinpraktiker in Düvier bei Loitz; nach Übersiedlung in die Bundesrepublik ab 1952 Arzt in Hannover (Donaustraße 28); mind. 1965 bis 1990 Arzt in (Minden-)Kutenhausen (Roderweg 2); am 7.3.1990 im Alter von 79 Jahren in Minden gestorben

Mitschke, Hans August Martin
geboren am 9.2.1915 in Schwerin/Mecklenburg; Sohn eines Konditors und späteren Konditormeisters; Realgymnasium in Schwerin (Adolf-Hitler-Straße 155), 1933 Abitur; Medizinstudium in Rostock; Mitglied der HJ; September 1939 Approbation; ab Oktober 1939 Kriegseinsatz in der Sanitäts-Ersatz-Abteilung 2 in Stettin; ab November 1939 Volontärassistent an der Chirurgischen Universitäts-Klinik in Hamburg-Eppendorf; mind. 1940 erneuter Kriegseinsatz als Unterarzt in Stettin (Falkenwalder Chaussee); März 1940 Heirat mit der Stadtangestellten Frieda Saß (*15.12.1914 in Güstrow, †10.3.1945 in Bad Doberan; Tochter eines Berufssoldaten und späteren Reichsbahnobersekretärs), mind. ein Kind; erneuter Kriegseinsatz, ab mind. März 1945 als Stabsarzt im Reservelazarett Kurhaus in Bad Doberan (Alexandrinenstraße 18); Promotion; mind. 1946 praktischer Arzt in Rostock (Leonhardstraße 6); Mai 1946 Heirat mit der Handelsschülerin Christa Schünmann (*9.11.1923 in Rostock, †14.3.1993 in Bad Oeynhausen/Nordrhein-Westfalen; Tochter eines Hilfslokomotivheizers und späteren Bahnbeamten), mind. ein Kind; 1946 bis mind. 1950 niedergelassener Allgemeinpraktiker in Satow; nach Übersiedlung in die Bundesrepublik mind. 1965 Facharzt in Vlotho/Nordrhein-Westfalen (Herforder Straße 34); bis 1973 Hals-, Nasen- und Ohrenarzt in Bad Oeynhausen (Körnerstraße 19); am 31.5.1973 im Alter von 58 Jahren in Bad Oeynhausen gestorben

Mittelstaedt, Dr. Hildegard Elise Elfriede (geb. Todt, dann Teudt)
geboren am 8.7.1910 in Gießen/Hessen-Nassau; Tochter eines Arztes und späteren Medizinalrates; 1921 Namensänderung der Eltern in Teudt; Oberlyzeum in Essen, 1929 Abitur; Medizinstudium in Bonn, Freiburg, München, Halle, Graz und Rostock; Februar 1936 Approbation in Schwerin; Februar 1937 Promotion in Rostock;[121] mind. 1938 Volontärassistentin am Städtischen Krankenhaus in Weida/Thüringen (Wallstraße 8); April 1938 Heirat mit dem Arzt → Dr. Ottfried Mittelstaedt, mind. vier Kinder; Mitglied des NSDÄB; ab August 1939 Arztvertreterin in der Praxis ihres eingezogenen Ehemannes in Banzkow bei Crivitz; ab November 1939 Assistenzärztin am Krankenhaus der Huyssen-Stiftung in Essen (Pettenkoferstraße 32); Mai 1940 bis mind. 1941 dienstverpflichtete Ärztin in der Praxis ihres eingezogenen Ehemannes in Banzkow; dort später ohne ärztliche Tätigkeit; ab Juni 1945 wieder praktische Ärztin in Banzkow; mind. 1950 bis 1987 in Fallingbostel/Niedersachsen (Landratenhof 4); am 12.3.1987 im Alter von 76 Jahren in Hagen/Nordrhein-Westfalen gestorben

Mittelstaedt, Dr. Ottfried Oskar Edwin
geboren am 26.4.1910 in Wilhelmshaven/Hannover; Sohn eines Marine-Intendanturrates; Gymnasium in Wilhelmshaven, 1929 Abitur; Medizinstudium in Leipzig, Graz und Rostock; als Student in Rostock Eintritt in die NSDAP am 1.5.1933, Mitgliedsnummer 3.111.469; später auch Mitglied des NSKK; ab Dezember 1934 Medizinalpraktikant an der Hautklinik der Universität Rostock (Schröderplatz), dann an der Inneren Abteilung des Krankenhauses in Berlin-Neukölln (Rudower Straße 56); Dezember 1935 Approbation in Schwerin; Landassistent in der Praxis von Dr. Carl-August Bode in Braunfels/Lahn; Volontärassistent am Kreiskrankenhaus in Walsrode/Lüneburger Heide, dann am Evangelischen Krankenhaus in Bochum; Juli 1937 Promotion in Rostock;[122] mind. 1938 Arzt am Krankenhaus der Huyssen-Stiftung in Essen (Henricistraße 88, Pettenkoferstraße 32); April 1938 Heirat mit der Ärztin → Dr. Hildegard Mittelstaedt geb. Teudt, mind. vier Kinder; Oktober 1938 bis mind. 1946 niedergelassener Allgemeinpraktiker in Banzkow bei Crivitz; ab September 1939 Kriegseinsatz in der Wehrmacht, Praxisvertretung durch seine dienstverpflichtete Ehefrau; mind. 1950 bis 1982 Arzt in Fallingbostel/Niedersachsen (Landratenhof 4); am 10.8.1982 im Alter von 72 Jahren in Fallingbostel gestorben

---

121) Mit der Arbeit: Über die Wirkung von Saponinen auf Bakterien, Rostock 1936.
122) Mit der Arbeit: Über das Vorkommen von Diphtheriebazillen bei Tieren. Untersuchung der Vaginalschleimhaut von Kälbern, Rostock 1937.

Mittendrein, Dr. Karl
geboren am 19.8.1914 in Graz/Österreich-Ungarn; Sohn eines Beamten; Gymnasium in Graz, 1934 Abitur; Medizinstudium in Wien; Dezember 1940 Approbation in Wien; Promotion; ab März 1941 Volontärassistent an der II. Medizinischen Klinik in Wien (Garnisongasse 13); ab Mai 1941 Volontärassistent am Elisabethinen-Hospital in Klagenfurt; wegen Fußkrankheit kein Kriegseinsatz, statt dessen von Februar bis April 1942 Assistenzarzt an der Frauenklinik der Universität Rostock (Doberaner Straße 142); April 1942 bis August 1943 Hilfsarzt am Krankenhaus in Schönberg, ab September 1943 in der Praxis von → Dr. Eberhard Wilbrand in Warin, dann in Hagenow, dann wieder in Warin; ab November 1943 Hilfskassenarzt in der Praxis des verstorbenen → Dr. Paul Sowka in Neustrelitz (Friedrich-Hildebrandt-Straße 82, Neustrelitzer Straße 74); anschließend bis August 1945 niedergelassener Allgemeinpraktiker in Schönberg (Hindenburgstraße 3); ab September 1945 Leiter des Staatlichen Gesundheitsamtes des Kreises Schönberg (August-Bebel-Straße 3); dort vom Präsidenten des Landes Mecklenburg-Vorpommern im April 1946 zum Medizinalrat ernannt;[123] Mai 1946 Rückkehr nach Graz; zwischen 1941 und 1946 Heirat mit Margaretha Fuchs (*21.3.1920 in Stainz/Österreich, †30.7.1997 in Graz); am 2.6.2004 im Alter von 89 Jahren in Graz gestorben

Mix, Dr. Karl Wilhelm
geboren am 17.12.1892 in Baldenburg/Pommern; Sohn eines Bäckermeisters; Gymnasium in Neustettin und Realgymnasium in Kolberg, 1913 Abitur; Medizinstudium in Berlin und Greifswald; dazwischen von August 1914 bis November 1918 Kriegseinsatz; Januar 1921 Approbation; November 1921 bis Januar 1922 Volontärassistent an der Nervenklinik, Januar bis April 1922 am Pathologischen Institut der Universität Greifswald; dort im April 1922 Promotion;[124] Januar bis Juni 1924 Volontärassistent an der Chirurgischen Klinik der Universität Greifswald; mind. 1927 bis 1928 wieder Arzt in Greifswald; mind. 1929 Arzt in Friedland; April bis August 1933 wieder Arzt an der Nervenklinik der Universität Greifswald; bis März 1936 Arzt in Fürstenfelde/Brandenburg; mind. 1936 stellvertretender Amtsarzt am Staatlichen Gesundheitsamt Königsberg; November 1936 Bewerbung um eine Stelle als Medizinalrat an der Strafanstalt Bützow-Dreibergen; 1937 Heirat; als Medizinalrat bis 1939 kommissarischer Amtsarzt in Norden/Ostfriesland; ab Mai 1939 Leiter des Staatlichen Gesundheitsamtes Schönlanke/Posen

Mockus, Pranas (später: Frank)
geboren am 6.4.1910 in Sartininkai/Litauen; Gymnasium, 1930 Abitur; Medizinstudium; Juni 1940 Approbation in Kauen/Litauen; September 1941 Heirat mit der Krankenschwester Stefania Bitkevicius (*8.2.1917 in St. Petersburg/Rußland, †22.8.1998 in Merced/USA), mind. zwei Kinder; mind. 1942 Arzt in Kauen; nach Flucht im Dezember 1944 Approbation für Deutschland; seitdem Hilfskassenarzt in der Praxis von → Dr. Eckart Dugge in Wittenburg (Adolf-Hitler-Straße 86); im März 1945 arbeitsunfähig erkrankt; bis 1949 im Umsiedlerlager Wentorf bei Hamburg; Juli 1949 Auswanderung in die USA; 1949 bis mind. 1956 in Chicago/USA; 1956 Einbürgerung in die USA; als Mitarbeiter der Eisenbahn pensioniert; am 11.8.1998 im Alter von 88 Jahren in Merced/USA gestorben

Möckel, Dr. Klaus
geboren am 3.8.1913 in Iserlohn/Westfalen; Sohn eines Arztes; Realgymnasium in Iserlohn, 1933 Abitur; Medizinstudium in Gießen und Rostock; als Student in Gießen Eintritt in die NSDAP am 1.5.1937, Mitgliedsnummer 5.427.713; ab 1938 Medizinalpraktikant in Neustrelitz; 1939 Approbation; ab März 1939 Assistenzarzt am Carolinenstift in Neustrelitz (Georgstraße 1-6); Mai 1939 Promotion in Gießen;[125] ab September 1939 Kriegseinsatz in der Wehrmacht; Juni 1944 Heirat mit Ursula Hüskes, 1950 Scheidung; Juni 1951 Heirat mit Anne-Margarete Stock verw./gesch. Kliche (*6.9.1923 in Grün-

---

123) Der leitende Medizinalbeamte Mecklenburgs, → Dr. Hermann Redetzky, teilte der SMA Mecklenburg im Mai 1946 mit, daß Dr. Mittendrein „österreichischer Staatsangehöriger" sei; er habe „seit Herbst 1945, in der schweren Zeit des Seucheneinsatzes bis jetzt, das Gesundheitsamt Schönberg mit gutem Erfolg geleitet. Wir sind ihm für seine Mitarbeit sehr dankbar. Da er jetzt den begreiflichen Wunsch hat, in seine Heimat Graz zurückzukehren, bitte ich hierdurch für ihn um eine Ausreisegenehmigung dorthin. Dr. M. fährt in seinem eigenen PKW".
124) Mit der Arbeit: Über infantile Fürsorgezöglinge (MS).
125) Mit der Arbeit: Kakaoerzeugnisse und ihr Verhalten gegenüber Bakterien der Typhusgruppe, Dresden 1938.

berg/Schlesien, †2.1.1957 in Iserlohn/Nordrhein-Westfalen), ein Kind; bis 1957 praktischer Arzt in Iserlohn (übernahm die Praxis seines Vaters; Rathausplatz 3); am 26.7.1957 im Alter von fast 44 Jahren an Bauchspeicheldrüsenkrebs und allgemeiner Auszehrung in Hemer/Nordrhein-Westfalen gestorben

Möhlmann, Dr. Heinrich (Heinz)
geboren am 14.2.1906 in Hagen bei Bremen; Sohn eines Auktionators; Gymnasium in Bremen, 1924 Abitur; Medizinstudium in Freiburg, Münster und Rostock; Juni 1930 bis Januar 1931 Medizinalpraktikant an der Hautklinik der Universität Rostock (Schröderplatz), Februar bis Mai 1931 am Carolinenstift in Neustrelitz (Georgstraße 1-6); Juni 1931 Approbation und November 1931 Promotion in Rostock;[126] Juni bis Dezember 1931 Assistenzarzt an der Privatfrauenklinik von → Prof. Dr. Otto Büttner in Rostock (Friedrich-Franz-Straße 24); Januar 1932 bis 1938 Assistenzarzt am Carolinenstift in Neustrelitz; ab 1937 Facharzt für Chirurgie; ab März 1939 Assistenzarzt an der Chirurgischen Abteilung des Luisenhospitals in Aachen (Boxgraben 97); ab September 1939 Kriegseinsatz in der Wehrmacht; ab Dezember 1939 Oberarzt, dann vertretungsweise Leitender Arzt am Städtischen Krankenhaus in Arnstadt/Thüringen; mind. 1942 Arzt in Wittstock/Dosse; mind. 1946 bis 1977 Facharzt für Chirurgie in Wittingen/Niedersachsen (Bahnhofstraße 26, Umweg 21); Februar 1946 Heirat mit Waltraut Wittstock (*20.2.1923 in Stendal/Altmark, †30.4.2008 in Braunschweig; Tochter eines Rechtsanwalts), mind. drei Kinder; am 6.5.1977 im Alter von 71 Jahren in Wittingen gestorben

Möhrke, Dr. Wilhelm August
geboren am 21.2.1892 in Cojehnen/Ostpreußen; Gymnasium in Königsberg, 1910 Abitur; zunächst Studium der Psychologie, Philosophie, Naturwissenschaften und Theologie in Königsberg und Danzig, dann Medizinstudium in Königsberg und Greifswald; Januar 1921 Promotion zum Dr. phil. in Königsberg;[127] März 1923 Approbation; 1923 bis 1924 niedergelassener Allgemeinpraktiker in Riesenburg/Ostpreußen; Februar 1933 bis Februar 1937 praktischer Arzt in Mierunsken/Ostpreußen; dort Eintritt in die NSDAP am 1.5.1933, Mitgliedsnummer 2.322.360; Dezember 1935 Heirat mit Lisbeth Gesewsky (*26.8.1906 in Liebstadt/Ostpreußen), sechs Kinder; ab Oktober 1940 Assistenzarzt an der Landesheilanstalt Kloster Haina/Hessen, ab Juni 1941 am Stadtkrankenhaus in Weinsberg/Württemberg, ab Dezember 1941 an der Robert-Koch-Heilstätte Tuschinek/Wartheland, ab Mai 1942 an der Landesanstalt Eberswalde,[128] ab März 1943 wieder an der Robert-Koch-Heilstätte Tuschinek; nach Flucht ab März 1945 Arzt in Tarnow bei Bützow

Möller, Dr. Erwin Hermann Detlef
geboren am 30.12.1899 in Kaltenkirchen/Schleswig-Holstein; Sohn eines Kaufmanns; Gymnasium, 1918 Abitur; Medizinstudium in Kiel; Juli 1924 Approbation und August 1924 Promotion in Kiel;[129] mind. 1929 Assistenzarzt in Altona; November 1929 Heirat mit Hedwig Claus (*21.10.1901 in Flensburg, †20.1.1984 in Malchin; Tochter eines Postassistenten und späteren Ober-Telegraphenbauführers), zwei Kinder; Mai 1932 bis mind. 1964 praktischer Arzt, ab Januar 1938 auch Facharzt für Chirurgie in Dargun (Schloßstraße 5 und 63); dort Eintritt in die NSDAP am 1.5.1933, Mitgliedsnummer 2.815.202; Kriegseinsatz in der Wehrmacht; am 3.3.1975 im Alter von 75 Jahren in Dargun gestorben

Möller, Dr. Hans Waldemar Ferdinand
geboren am 26.4.1889 in Hamburg; Sohn eines Oberlehrers und Mathematikers; Gymnasium in Waren, 1909 Abitur; Medizinstudium in Kiel, Tübingen, Berlin und Rostock; August 1914 bis November 1918 Kriegseinsatz; Dezember 1914 Approbation in Kiel; Januar bis Juli 1919 Assistenzarzt am St.-Georg-Krankenhaus in Hamburg; bis Juni 1920 Assistenzarzt am Stift Bethlehem in Ludwigslust; Juli 1920 Promotion in Hamburg;[130] Juli 1920 bis September 1937 niedergelassener Allgemein-

126) Mit der Arbeit: Zur Frage der Gewinnung von Gonokokken-Dauerkulturen, Rostock 1931.
127) Mit der Arbeit: Quantitative Untersuchungen über den Schmerz (MS).
128) Sowohl in der Landesheilanstalt Haina als auch in der Landesanstalt Eberswalde wurden Patienten zwangssterilisiert; beide Einrichtungen dienten in der Zeit von Möhrkes Tätigkeit auch als Zwischenanstalten, aus denen Kranke in Tötungsstätte (u.a. nach Hadamar, ins Konzentrationslager Mauthausen) verbracht wurden.
129) Mit der Arbeit: Ein Beitrag zur Lehre von der Imbezillität, Kiel 1924.
130) Mit der Arbeit: Mutation von Kolibakterien (MS).

praktiker in Lübz (Plauer Chaussee 7); Mai 1922 Heirat mit Christel Zingelmann (*9.6.1902 in Bauhof Lübz, †4.9.1974 in Schwerin; Tochter eines Landbaumeisters und späteren Regierungsbaurates), acht Kinder; 1933 bis 1935 Mitglied der SA; Eintritt in die NSDAP am 1.5.1937, Mitgliedsnummer 5.432.576; ab 1936 auch nebenamtlicher Arzt im Hilfswerk „Mutter und Kind" der NSV in Lübz; bis 1937 auch nebenamtlicher Vertragsarzt bei der RAD-Einheit 3/63 (Lübz); Oktober 1937 bis mind. 1973 niedergelassener Allgemeinpraktiker und Geburtshelfer in Schwerin (Johann-Albrecht-Straße/Beethovenstraße 2); dort auch Oberbahnarzt; ab 1938 auch ärztlicher Beisitzer am Erbgesundheitsgericht Schwerin; ab August 1939 Mitglied des NSDÄB; September 1939 bis Juli 1945 Kriegseinsatz als Oberstabsarzt im Heeres-Standortlazarett/Heeres-Sanitätsstaffel in Schwerin (Reiferbahn 1), daneben eingeschränkte Weiterführung seiner Praxis; am 31.1.1975 im Alter von 85 Jahren in Schwerin gestorben

Möller, Dr. James Berthold Martin

geboren am 6.12.1894 in Rostock/Mecklenburg; Sohn eines Schiffsbaumeisters; Realgymnasium in Rostock; 1913 bis 1914 Maschinenbau-Volontär auf der Neptun-Werft in Rostock; August 1914 bis Dezember 1915 Kriegseinsatz bei der Marine-Flieger-Abteilung in Warnemünde und in Zeebrügge/Belgien; anschließend Marine-Ingenieur-Laufbahn bei der Kriegsmarine; Januar 1919 Abitur in Berlin; Medizinstudium in Leipzig und Rostock (Friedrich-Franz-Straße 36); Juli 1924 Approbation und Promotion in Rostock;[131] 1924 bis 1925 Assistenzarzt bei → Dr. Otto Krasemann in Güstrow; April 1925 Heirat mit Edith Heitmann (*23.5.1900 in Bremen, †29.4.1988 in Hamburg; Tochter eines Ober-Steuerkontrolleurs und späteren Zollinspektors), ein Kind; April 1925 bis mind. 1943 niedergelassener Allgemeinpraktiker in Rostock (Ulmenstraße 73, St.-Georg-Straße 40, Barnstorfer Weg 28, 58 und 48); dort auch nebenamtlicher Armenarzt und Vertrauensarzt; im Februar 1939 vom Schwurgericht des Landgerichts Rostock wegen Verstoßes gegen § 218 StGB zu zwei Jahren Zuchthaus und drei Jahren Ehrverlust verurteilt,[132] wegen „schwerer Verletzung der Berufspflichten" darüber hinaus ab November 1939 zeitweiser Entzug der Kassenzulassung; in einer erneuten Verhandlung im Dezember 1939 zu nur noch fünf Monaten Zuchthaus verurteilt;[133] 1942 bis 1945 Kriegseinsatz als Stabsarzt bei der Kriegsmarine in Rostock, zuletzt als Abteilungsarzt bei der 5. Kriegsschiffbau-Lehrabteilung; Mai bis September 1945 in sowjetischer Kriegsgefangenschaft; anschließend Arzt beim Gesundheitsamt Frankfurt/Oder; dort an Tuberkulose erkrankt und nach Rostock entlassen; ab Mai 1946 wieder niedergelassener Allgemeinpraktiker in Rostock (Parkstraße 20); am 2.5.1949 im Alter von 54 Jahren an Tuberkulose in Rostock gestorben

Möller, Dr. Julius Christoph Adolf

geboren am 26.7.1849 in Wismar/Mecklenburg; Sohn eines Sergeanten und späteren Steueroffizianten; Gymnasium in Wismar, 1871 Abitur; zunächst Studium der Theologie, dann Medizinstudium in Rostock; Juni 1880 Approbation in Rostock; 1881 bis 1887 niedergelassener Allgemeinpraktiker in Münchenbernsdorf/Sachsen; Oktober 1881 Heirat mit Marie Duwe (*26.1.1856 in Rostock, †20.1.1923 in Schwaan; Tochter eines Volksschullehrers); Juli 1888 Promotion in Jena;[134] 1888 bis 1889 praktischer Arzt in Carolinensiel/Ostfriesland; August 1889 bis mind. 1930 niedergelassener Allgemeinpraktiker in Schwaan (Pferdemarkt 132, Am Markt 175, Mühlenstraße 72); 1907 zum Sanitätsrat ernannt; am 24.2.1935 im Alter von 85 Jahren in Schwaan gestorben[135]

Mönch, Dr. Curt

geboren am 1.2.1882 in Siebleben bei Gotha/Sachsen-Coburg-Gotha; Sohn eines Bankbeamten; Gymnasium, 1902 Abitur; Medizinstudium in Jena; Approbation; Juli 1908 Promotion in Jena;[136] ab 1908

131) Mit der Arbeit: Über traumatische Ptosis bei peripheren Verletzungen, Rostock 1924.
132) Möller wurde „gewerbsmäßige Abtreibung in drei Fällen" vorgeworfen.
133) Nunmehr wurde Möller nur noch eine versuchte Abtreibung vorgeworfen; in den anderen Fällen mußte er wegen Mangels an Beweisen freigesprochen werden.
134) Mit der Arbeit: Beitrag zur Lehre von der künstlichen Frühgeburt bei Beckenenge, Jena 1888.
135) In einem Nachruf des Rostocker Ärztevereins hieß es, Möller sei „nach kurzer schwerer Krankheit" verstorben. „Wir werden unserem langjährigen Kollegen, der seit seiner Niederlassung dem Rostocker Ärzteverein angehörte, stets ein ehrendes Gedenken bewahren."
136) Mit der Arbeit: Zur Poliomyelitis anterior der Erwachsenen, Jena 1908.

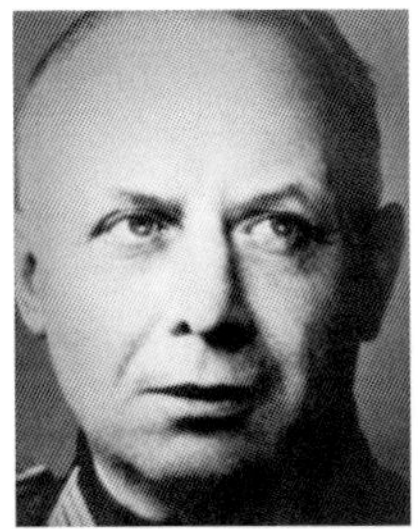

Assistenzarzt, ab 1914 Oberarzt, 1924 bis 1937 Chefarzt und Direktor an der Heil- und Pflegeanstalt Wehnen/Oldenburg; auch ärztlicher Leiter der Bewahr- und Pflegeanstalt Kloster Blankenburg/Oldenburg; war vor allem in Wehnen an pseudomedizinischen Versuchen mit Anstaltspatienten, an Krankenmorden durch Nahrungsentzug und an Zwangssterilisationen beteiligt;[137] August 1914 Heirat mit Cäcilie Buß (*23.8.1891 in Zwischenahn/Oldenburg, †29.10.1991 in Oldenburg/Niedersachsen; Tochter eines Arztes und späteren Sanitätsrates); zum Obermedizinalrat ernannt; Eintritt in die NSDAP am 1.5.1933, Mitgliedsnummer 2.867.515; Kriegseinsatz, mind. 1940 als Oberstabsarzt in Oldenburg (Tirpitzstraße 25); zum Oberstarzt befördert; mind. Frühjahr 1945 bis 1947 Facharzt für Nerven- und Geisteskrankheiten in Güstrow (Hafenstraße 15); ab Januar 1948 niedergelassener Facharzt für Nervenkrankheiten in Westerstede/Niedersachsen; bis 1953 im Ruhestand in Oldenburg (Humboldtstraße 37); am 10.9.1953 im Alter von 71 Jahren an Arteriosklerose und Hirnblutung in Oldenburg gestorben

Moennich, Dr. Paul-Dethlof Wilhelm Friedrich

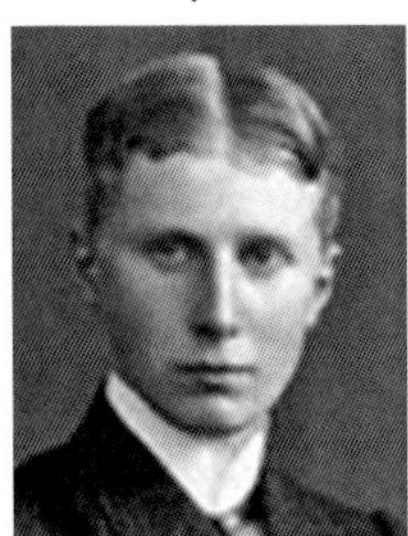

geboren am 17.2.1889 in Gehlsdorf bei Rostock/Mecklenburg; Sohn eines Universitätsprofessors und Kunstmalers; Gymnasium in Rostock, 1907 Abitur; zunächst Studium der Mathematik und Naturwissenschaften in Rostock und Freiburg, dann Medizinstudium in Berlin, Leipzig und Rostock; ab 1913 Medizinalpraktikant an der Universitäts-Nervenklinik Rostock-Gehlsheim, am Pathologischen Institut der Universität Rostock (Gertrudenstraße) und an der Chirurgischen Abteilung des Krankenhauses Hermannswerder bei Potsdam; Juli 1914 Approbation und August 1914 Promotion in Rostock;[138] ab August 1914 Kriegseinsatz als Feldarzt in verschiedenen Frontlazaretten, in der Sanitäts-Kompanie 201 und im Reservelazarett Rostock, im Juli 1919 als Oberarzt aus dem Heer entlassen; anschließend Assistenzarzt im Reservelazarett Rostock, an der chirurgischen Privatklinik von → Prof. Dr. Ernst Ehrich in Rostock (Paulstraße 52/54) und am Krankenhaus Bethanien in Berlin; September 1922 bis Dezember 1959 niedergelassener Facharzt für Chirurgie und Allgemeinpraktiker in Rostock (Augustenstraße 13; Gehlsdorf, Friedrich-Franz-III.-Straße/Fährstraße 13); Mitglied des Opferrings der NSDAP und des NSDÄB; 1938 Aufnahmeantrag in die NSDAP abgelehnt; ab 1939 Kriegseinsatz als Stabsarzt in den Kriegslazarett-Abteilungen 2/612 und 4/606, bis November 1945 im Reservelazarett Graal-Müritz; nach 1945 auch Betriebsarzt auf der Neptun-Werft in Rostock; Dezember 1959 Aufgabe seiner Praxis und Übersiedlung in die Bundesrepublik; ab Dezember 1959 im Ruhestand in Hamburg (Claudiusstraße 55); unverheiratet; am 9.6.1967 im Alter von 78 Jahren in Hamburg gestorben

Mohr, Dr. Kurt Christian Ludwig

geboren am 24.4.1900 in Schwerin/Mecklenburg; Sohn des Arztes → Dr. Leopold Mohr; Gymnasium in Schwerin; 1918 Kriegseinsatz als Fahnenjunker im Füsilier-Regiment 90 in Rostock; September 1919 Abitur in Schwerin; Medizinstudium in Würzburg und Rostock; Juni 1926 Approbation und November 1926 Promotion in Rostock;[139] mind. 1929 Assistenzarzt in Berlin (Turmstraße 21); November 1929 Heirat mit Elisabeth Heift gesch. von Nassau (*15.6.1906 in Bukarest/Rumänien, †7.11.1979 in Schwerin), drei Kinder; Juli 1930 bis 1975 niedergelassener Facharzt für Innere und Stoffwechselkrankheiten in Schwerin (Blücherstraße 9, Arsenalstraße/Wilhelm-Pieck-Straße 13); Eintritt in die NSDAP am 1.5.1937, Mitgliedsnummer 4.009.767; daneben auch Mitglied des NSDÄB; ab September

---

137) Mönch behauptete, daß Schwachsinn vererbbar sei, und sprach sich bereits 1925 für Zwangssterilisationen von psychisch Kranken aus. 1935 veröffentlichte er in der Zeitschrift „Volk und Rasse" den Artikel „Die bevölkerungspolitische Bedeutung des Schwachsinns". In der Heil- und Pflegeanstalt Wehnen nahm er im gleichen Jahr 42 Zwangssterilisationen an männlichen und weiblichen Patienten vor; 1936 waren es 34. In der Anstalt Wehnen kamen während des Dritten Reichs mind. 1.500 Patienten ums Leben; die Morde durch Nahrungsentzug begannen hier schon 1936.

138) Mit der Arbeit: Über das Vorkommen von Pneumokokken im Bindehautsacke nach konservativer Behandlung der Tränensackeiterung, Rostock 1913.

139) Mit der Arbeit: Anatomischer Beitrag zum Myelom (MS).

1939 Kriegseinsatz; im Januar 1940 vom Militärdienst beurlaubt und Weiterführung seiner Praxis; erneuter Kriegseinsatz, verwundet, im Dezember 1943 kriegsbeschädigt (Kriegsversehrtenstufe II) aus der Wehrmacht entlassen; am 4.7.1975 im Alter von 75 Jahren in Schwerin gestorben

Mohr, Dr. Leopold Heinrich Jacob
geboren am 23.11.1871 in Frankfurt/Main/Hessen-Nassau; Sohn eines Postsekretärs und späteren Oberpostsekretärs; Gymnasium in Frankfurt/Main, 1890 Abitur; Medizinstudium in Würzburg und Kiel; Januar 1894 Promotion[140)] und Februar 1895 Approbation in Würzburg; 1895 bis 1896 Assistenzarzt bei → Dr. Paul Berner in Fürstenberg; ab 1896 Assistenzarzt bzw. Volontärassistent in Dresden; März 1897 bis 1936 niedergelassener Allgemeinpraktiker in Schwerin (Marienplatz 2, Blücherstraße 9); Mai 1898 Heirat mit Josephine Stehmann (*13.9.1876 in Wickendorf bei Schwerin, †14.2.1953 in Schwerin; Tochter eines Zementfabrikbesitzers), mind. drei Kinder; August 1914 bis Februar 1916 Kriegseinsatz als Bataillonsarzt, dann (nach einem Unfall) als Chefarzt eines Kriegslazaretts; am 17.9.1936 im Alter von 64 Jahren in Schwerin gestorben[141)]

Moldenhauer, Dr. Irmgard Gerda Adelheid (geb. Genzer)
geboren am 6.2.1911 in Graudenz/Westpreußen; Tochter eines Wachtmeisters; Gymnasium, 1930 Abitur; Medizinstudium in München (Ainmillerstraße 43); Eintritt in die NSDSAP am 1.5.1933; Juli 1937 Approbation und November 1937 Promotion in Königsberg;[142)] ab 1938 Landarztassistentin bei Dr. Erich Parschau in Rössel/Ostpreußen (Mauerstraße 8); Volontärassistentin an der Universitätsfrauenklinik in Königsberg; ab Mai 1939 Volontärassistentin an der Kinderabteilung des Städtischen Krankenhauses in Königsberg; Heirat mit Günther Moldenhauer (†vor 1950); danach zunächst ohne ärztliche Tätigkeit; nach Flucht bis mind. 1950 niedergelassene Kinderärztin und Abteilungsärztin am Städtischen Krankenhaus in Güstrow (Plauer Straße 2); nach Übersiedlung in die Bundesrepublik ab mind. 1976 Kinderärztin in Bonn (Im Apfelgarten 14); am 2.2.2000 im Alter von fast 89 Jahren in Bonn gestorben

Molnár, Dr. Dr. Ladislaus
geboren am 28.9.1902 in Orgovány/Österreich-Ungarn; Gymnasium, 1920 Abitur; Medizinstudium in Budapest; dort von 1925 bis 1926 Medizinalpraktikant an einer Klinik; 1926 Approbation und Promotion zum Dr. med. in Budapest; dort von 1926 bis mind. 1928 Assistenz- bzw. Stationsarzt an der Stomatologischen Klinik; April bis September 1928 Austausch-Assistent an der Klinik für Mund- und Zahnkrankheiten der Universität Rostock (Schröderstraße 36/37); dort im Januar 1929 Promotion zum Dr. med. dent.;[143)] mind. 1929 bis 1930 Assistenzarzt an der Poliklinik für Mund- und Zahnkrankheiten der Universität Rostock (dort auch wohnhaft: Schröderstraße 36/37)

Mommer, Dr. Elly
geboren am 22.2.1885 in Barmen/Rheinprovinz; Tochter eines Fabrikanten; Gymnasium in Weinheim/Württemberg, 1913 Abitur; Medizinstudium in Berlin, München (Kaiser-Ludwig-Platz 8), Freiburg (Mozartstraße 22) und Heidelberg; Februar 1920 Approbation und Dezember 1920 Promotion in Freiburg;[144)] ab 1920 Assistenzärztin an der Medizinischen Klinik der Universität Rostock (Schröderplatz, Moltkestraße 2); Assistenzärztin an der Universitäts-Kinderklinik in Freiburg; Mai 1926 bis 1945 niedergelassene Fachärztin für Säuglings- und Kinderkrankheiten in Rostock (Alexandrinenstraße 9, Paulstraße 33); mind. 1929 bis 1935 auch Ärztin am Haus Elim („Versorgungsanstalt für erstmalig gefallene Mädchen") in Rostock (Alexandrinenstraße 55); ab mind. 1934 auch Ärztin am

---

140) Mit der Arbeit: Über den Einfluß darmreizender Mittel auf den Glykogen-Gehalt der Leber, Würzburg 1894.

141) In einem Nachruf der Bezirksstelle Schwerin der KVD und der Bezirksvereinigung Schwerin der Ärztekammer Mecklenburg hieß es, der Verstorbene habe „trotz seiner umfangreichen Praxis einen großen Teil seiner Freizeit den Interessen seines Standes gewidmet". Er habe „mehrere Jahre die mecklenburgische Ärzteschaft im Beirat des Leipziger Verbandes [Hartmannbund] vertreten, bis ihn ein heimtückisches Leiden zwang, im besten Mannesalter sich von der ärztlichen Tätigkeit zurückzuziehen. Viele seiner früheren Patienten werden mit seines Standesgenossen den frühen Tod dieses tüchtigen, beliebten und treuen Arztes beklagen".

142) Mit der Arbeit: Erfolge der Hormonbehandlung bei hormonaler Sterilität, Königsberg 1937.

143) Mit der Arbeit: Über die Entwicklung der Zahnextraktionsinstrumente, Berlin 1928.

144) Mit der Arbeit: Ein Fall von Aneurysma der Arteria femoralis im Kindesalter, Freiburg 1922.

Wohlfahrtsamt Rostock; dort Eintritt in die NSDAP am 1.5.1937, Mitgliedsnummer 4.519.029; daneben Förderndes Mitglied der SS, Mitglied des NSDÄB und Mitglied des BDM sowie BDM-Ärztin; ab Juli 1945 kommissarisch eingesetzte Kinderärztin in Graal-Müritz; bis 1946 wieder in Rostock (Graf-Schack-Straße 11); unverheiratet; am 10.10.1946 im Alter von 61 Jahren Suizid durch Vergiften mit Veronal in Rostock

Mondt, Dr. Walter Friedrich Karl

geboren am 8.3.1905 in Hannover; Sohn eines Kaufmanns; Gymnasium, 1925 Abitur; Medizinstudium; ab August 1933 Mitglied der SS, zuletzt SS-Oberscharführer; August 1935 Approbation; 1935 bis mind. 1943 Assistenzarzt bzw. Oberarzt in Vertretung an der Frauenklinik, Poliklinik und Landeshebammenanstalt der Universität Rostock (dort zunächst auch wohnhaft: Doberaner Straße 142; An der Hasenbäk 11, Ulmenstraße 81); Januar 1936 Promotion in Rostock;[145] Eintritt in die NSDAP am 1.5.1937, Mitgliedsnummer 5.949.575; Februar 1939 Heirat mit der Sekretärin Gerda Kaben (*3.1.1914 in Neubrandenburg, †26.1.2004 in Halstenbek/Schleswig-Holstein; Tochter eines Kaufmanns), mind. drei Kinder; ab August 1940 Facharzt für Frauenkrankheiten; mind. 1947 bis 1985 niedergelassener Frauenarzt in Kellinghusen/Schleswig-Holstein (Brauerstraße 23, Lindenstraße 5); bis mind. 1975 auch Belegarzt und Chefarzt am Krankenhaus in Kellinghusen; am 30.5.1985 im Alter von 80 Jahren in Westerland/Sylt/Schleswig-Holstein gestorben

Monjé, Prof. Dr. Dr. Manfred Friedrich Johannes

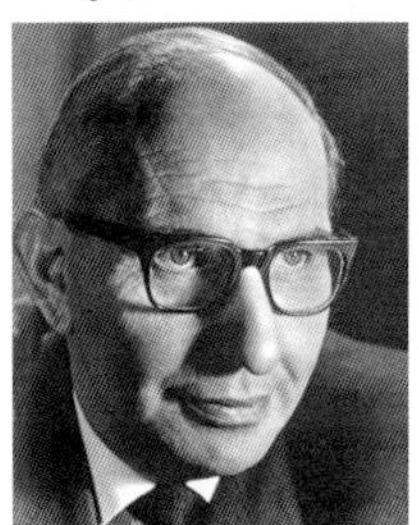

geboren am 9.9.1901 in Wesel/Rheinprovinz; Sohn eines Arztes; Gymnasium in Wesel, 1921 Abitur; zunächst Studium der Theologie und Philosophie, dann Medizinstudium in Greifswald und Bonn; 1925 Promotion zum Dr. phil. in Bonn;[146] dort im Januar 1928 Approbation und Promotion zum Dr. med.;[147] 1928 bis 1929 Assistenzarzt am Physiologischen Institut der Universität Rostock (dort auch wohnhaft: Gertrudenstraße); 1929 Habilitation in Rostock;[148] 1929 bis 1934 Privatdozent für Physiologie an der Universität Rostock (Zelckstraße 5); 1933 bis 1938 Mitglied der SA; 1934 bis 1938 Privatdozent am Physiologischen Institut, 1938 bis 1942 nichtbeamteter außerordentlicher Professor für Physiologie an der Universität Leipzig (Liebigstraße 16); ab 1935 Mitglied des NS-Dozentenbundes; ab 1938 Mitglied der NSDAP; August 1940 Heirat mit der Apothekerin Agnes Meiners (*31.1.1916 in Barßel/Cloppenburg, †8.9.1998 in Molfsee/Schleswig-Holstein; Tochter eines Arztes); ab 1942 Mitglied des NSFK; ab Dezember 1942 außerordentlicher, ab 1944 ordentlicher Professor und Direktor am Physiologischen Institut der Reichsuniversität Posen (Friedrich-Nietzsche-Straße 6); 1947 bis 1955 außerplanmäßiger Professor und Oberarzt an der Augenklinik der Universität Kiel; 1955 bis 1966 ordentlicher Professor für angewandte Physiologie und Sinnesphysiologie an der Universität Kiel; 1966 emeritiert; bis 1981 in Molfsee (Waldblick 21); am 14.9.1981 im Alter von 80 Jahren in Kiel gestorben

Monroy, Dr. Carola Marka Julie **von**

geboren am 3.9.1890 in Schwerin/Mecklenburg; Tochter eines Forstrates und späteren Oberlandforstmeisters; Gymnasium in Schwerin, 1911 Abitur; Medizinstudium in Kiel; August 1924 Approbation in Berlin; November 1924 Promotion in Kiel;[149] anschließend Ärztin in Malchin; ab mind. 1927 niedergelassene Ärztin, 1928 bis Ende 1935 Fachärztin für Lungenkrankheiten in Waren; dort auch Assistenzärztin, mind. 1930 bis 1935 Oberärztin am Kinderheim der Landesversicherungsanstalt; Mitglied der HJ, ab mind. 1935 auch nebenamtliche BDM-Ärztin und HJ-Ärztin für die Banne Waren und Malchin der HJ; Ende 1935 bis 1937 niedergelassene Fachärztin für Lungenkrankheiten in

145) Mit der Arbeit: Geburtshilfliche Leistungen in der Praxis, Rostock 1935.
146) Mit der Arbeit: Die Abhängigkeit des zeitlichen Verlaufs der Gesichtsempfindung vom zeitlichen Verlaufe des Lichtreizes und dem Adaptionszustand, Berlin 1925.
147) Mit der Arbeit: Empfindungszeit und zeitlicher Verlauf der Gehörsempfindung bei Verwendung kurzdauernder Schallreize, München 1926.
148) Mit der Arbeit: Systematische Untersuchung über die Größe der Empfindungszeit, München 1930.
149) Mit der Arbeit: Über die Darmflora des Dorsches (MS).

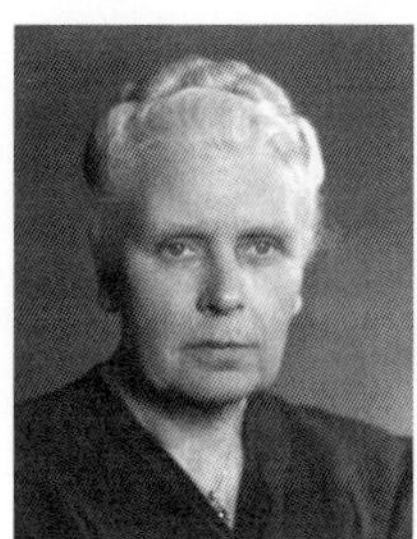

Neustrelitz; 1937 wieder Ärztin in Waren (Güstrower Straße 3); dort Eintritt in die NSDAP am 1.5.1937, Mitgliedsnummer 5.950.555; daneben auch Mitglied des NSDÄB; November 1937 bis September 1939 Assistenzärztin am Beobachtungskrankenhaus/Genesungsheim in Schwerin-Lankow (Lankower Straße 11-15, Heinrichstraße 1); ab September 1939 dienstverpflichtete Arztvertreterin in der Praxis von → Dr. Ernst Gruenhagen in Lübz (Plauer Chaussee 7), ab Mai 1941 in der Praxis von → Dr. Johannes Neumann in Dassow (Lübecker Straße 24), ab November 1941 in Grevesmühlen, ab Dezember 1941 in Neubukow, ab Dezember 1942 in der Praxis des verstorbenen → Dr. Horst Richter in Schwerin; ab Frühjahr 1943 notdienstverpflichtete Assistenzärztin, dann Oberärztin an der Infektionsabteilung der Heil- und Pflegeanstalt Sachsenberg in Schwerin; mind. Juli 1945 bis 1980 niedergelassene Allgemeinpraktikerin und Fachärztin für Innere Krankheiten in Schwerin (Steinstraße 27, Reutzstraße 1); zur Sanitätsrätin ernannt; unverheiratet; am 29.2.1980 im Alter von 89 Jahren in Ludwigslust gestorben

Moschel, Dr. Heinz Martin Carl
geboren am 17.12.1894 in Angermünde/Brandenburg; Sohn eines Apothekers und Fabrikbesitzers; Gymnasium, 1914 Abitur; Medizinstudium in München (Schwanthalerstraße 73); dazwischen von September 1915 bis mind. 1917 Kriegseinsatz als Infanterist; 1922 Promotion in Würzburg;[150)] Januar 1923 Approbation; mind. 1939 bis 1941 niedergelassener Facharzt für Hals-, Nasen- und Ohrenkrankheiten in Berlin (Pariser Straße 62, Berliner Allee 46, Berliner Straße 25); Oktober 1941 Heirat mit Sibylle Faist (*5.1.1906 in Neu-Weißstein/Schlesien; Tochter eines Fabrikdirektors); mglw. nach Ausbombung in Berlin ab mind. Frühjahr/Sommer 1945 HNO-Arzt in Fürstenberg; mind. 1950 bis 1962 HNO-Arzt in Berlin/DDR (Charlottenburger Straße 1); am 2.7.1962 im Alter von 67 Jahren in Berlin/DDR gestorben

Motzkewitsch, Alma (geb. Scheidis)
geboren am 19.3.1906 in Pajewenen/Litauen; Gymnasium, 1926 Abitur; Medizinstudium; Oktober 1934 Approbation in Kowno; Heirat mit dem Arzt → Johann Motzkewitsch, ein Kind; nach Umsiedlung Oktober 1941 Approbation für Deutschland; anschließend Lehrkraft an der Heil- und Pflegeanstalt Sachsenberg in Schwerin; ab November 1943 Sprechstundenhilfe in der Praxis ihres Ehemannes in Schwerin (Weddigenstraße 19, Paulstraße 22); daneben Ärztin für das Deutsche Frauenwerk und den Mütterdienst in Schwerin; Juli 1945 Flucht aus Schwerin; bis März 1946 ohne ärztliche Tätigkeit im Lager Hermann-Löns-Schule in Lüneburg/Hannover (Uelzener Straße 4); ab März 1946 in Nehte/Hannover

Motzkewitsch, Johann
geboren am 24.10.1907 in Pakorbudsch/Litauen; Gymnasium, 1927 Abitur; Medizinstudium; Oktober 1934 Approbation in Kowno; Facharzt für Kinderkrankheiten; Heirat mit der Ärztin → Alma Motzkewitsch geb. Scheidis, ein Kind; nach Umsiedlung ab Juni 1941 Assistenzarzt am Stadtkrankenhaus in Schwerin (Graf-Heinrich-Straße 30); Oktober 1941 Approbation für Deutschland; Oktober 1941 bis Oktober 1943 dienstverpflichteter Arztvertreter in der Praxis von → Dr. Max Bandelow sowie Hilfskassenarzt an der Infektionsabteilung der Heil- und Pflegeanstalt Sachsenberg in Schwerin; ab Oktober 1943 Hilfskassenarzt in eigener Praxis in Schwerin (Weddigenstraße 19, Paulstraße 22); Juni 1945 Flucht aus Schwerin; bis März 1946 Arzt im Lager Hermann-Löns-Schule in Lüneburg/Hannover (Uelzener Straße 4); ab März 1946 in Nehte/Hannover

Mruck, Gertrud Martha
geboren am 6.2.1915 in Wreschen/Posen; Tochter eines Vollziehungsbeamten; Reformrealgymnasium in Gollnow/Pommern, 1934 Abitur; zunächst kaufmännische Lehre in einer Kabelfabrik in Landsberg/Warthe; dort bis 1939 Arbeit im Beruf, 1939 bis 1940 in der Firma Jahn & Co. in Arnswal-

150) Mit der Arbeit: Beiträge zur Toxikologie der Simuliiden (Kriebelmücken), Würzburg 1922.

de/Pommern; anschließend Medizinstudium in Königsberg, Würzburg, Leipzig und Danzig; nach Flucht aus Danzig Beendigung des Medizinstudiums in Rostock; April 1945 Approbation; ab April 1945 Pflichtassistenzärztin in Zülow bei Schwerin, Juni bis November 1945 am Hilfskrankenhaus in Schwerin-Görries, November 1945 bis November 1946 auf der Isolierstation der Heil- und Pflegeanstalt Sachsenberg in Schwerin; November 1946 bis mind. 1949 Assistenzärztin an der Gynäkologischen Abteilung des Stadtkrankenhauses in Schwerin (Werderstraße 30); Januar 1949 Promotion in Rostock;[151] mind. 1975 bis 1980 niedergelassene Fachärztin für Gynäkologie und Geburtshilfe in Schwerin (Hugo-Wenzel-Straße 2, Grevesmühlener Straße 15); dort ab mind. 1982 im Ruhestand (Schillerstraße 35, Schäferstraße 17); unverheiratet; am 26.9.2007 im Alter von 92 Jahren in Schwerin gestorben

Mühlenbeck, Dr. Werner Paul Hans

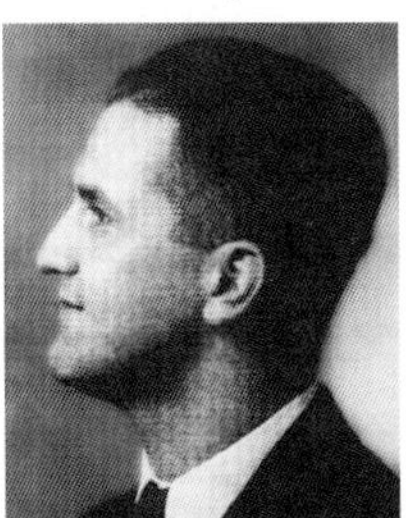

geboren am 3.5.1906 in Rostock/Mecklenburg; Sohn eines Eisenbahn-Büroassistenten und späteren Eisenbahn-Inspektors; Realgymnasien in Rostock und Bützow, 1927 Abitur; Medizinstudium in Rostock (Baleckestraße 1); ab November 1932 Medizinalpraktikant an der Medizinischen Klinik der Universität Rostock und am Stadtkrankenhaus in Wismar; ab November 1933 Mitglied der SS, Nr. 247.889; Dezember 1933 Approbation; Januar 1934 Promotion in Rostock;[152] 1934 bis 1935 Assistenzarzt an der Universitäts-Hautklinik der Charité in Berlin; dort Dienst im 6. Sturm der 42. SS-Standarte; März bis Juni 1934 Sanitätsarztlehrkursus beim SS-Arzt → Dr. Ernst Grawitz an den Heilstätten Beelitz/Brandenburg, dann nebenamtlicher SS-Dienst im Sanitäts-Sturm 3 des SS-Abschnitts III in Berlin; Juni bis August 1936 niedergelassener Allgemeinpraktiker in Neukalen; Juli 1936 Heirat mit der Krankenpflegerin Henriette de Rooij (*25.10.1910 in [Berlin-]Steglitz, †3.5.1945 erweiterter Suizid mit drei Kindern in Teterow; Tochter eines Versicherungsbeamten), vier Kinder; August 1936 bis mind. 1945 niedergelassener Allgemeinpraktiker in Teterow (Moltkestraße 3 und 7); Eintritt in die NSDAP am 1.5.1937, Mitgliedsnummer 4.404.034; in Teterow ab mind. 1937 auch nebenamtlicher Arzt in der Sanitätsstaffel II der 22. SS-Standarte, im September 1937 zum SS-Untersturmführer befördert, ab Dezember 1937 Führer in der Sanitäts-Oberstaffel 22, 1938 Führer in der Sanitäts-Abteilung XXXIII; ab 1939 Kriegseinsatz in der 227. Infanterie-Division, zunächst als Assistenzarzt, ab 1943 als Stabsarzt und Regimentsarzt, Praxis durch den dienstverpflichteten → Dr. Ernst Loppin, ab Februar 1943 durch den dienstverpflichteten → Dr. Max Schledorn weitergeführt; ab März 1945 in Kriegsgefangenschaft bei Bad Nauheim/Hessen, dann im Kriegsgefangenenlager Babenhausen/Hessen, bis August 1947 im Internierungslager Darmstadt; mind. 1955 Assistenzarzt am Bürgerhospital in Friedberg/Hessen; mind. 1956 bis 1965 niedergelassener Allgemeinpraktiker in Bad Nauheim (Ludwigstraße 5); am 7.11.1965 im Alter von 59 Jahren in Bad Nauheim gestorben

Müller, Dr. Arno Karl Alwin

geboren am 3.11.1911 in Staffel/Lahn/Hessen-Nassau; Sohn eines Keramikers und späteren Betriebsleiters; Gymnasium, 1931 Abitur; Medizinstudium in Kiel; Februar 1937 Approbation; 1937 Assistenzarzt in Schramberg/Württemberg (Schiltachstraße 24); dort Eintritt in die NSDAP am 1.5.1937, Mitgliedsnummer 5.892.344; daneben auch Mitglied der SA; Oktober 1937 Promotion in Kiel;[153] ab 1937 Volontärassistent am Hafenkrankenhaus in Hamburg (Seewartenstraße 10); ab August 1938 Assistenzarzt am Kinderhospital in Hamburg (Treskowallee 38); April 1939 bis April 1945 Assistenzarzt am Kreiskrankenhaus in Hagenow (dort auch wohnhaft); Juni 1939 Heirat mit Lotti Lutzke (*20.1.1911 in Hamburg, †23.4.1996 in Hamburg; Tochter eines Gerichtsschreibers und späteren Justiz-Oberinspektors), mind. drei Kinder; ab April 1945 Kriegseinsatz in der Wehrmacht; ab Mai

151) Mit der Arbeit; Die Hüftgelenktuberkulose und ihre klimatische Beeinflussung, nach den Erfahrungen der Chirurgischen Klinik in Danzig 1923-1943 (MS).

152) Mit der Arbeit: Zur Frage der Serologie bei Tuberkulose, Rostock 1933.

153) Mit der Arbeit: Messungen der Hauttemperatur bei der Basedow'schen Krankheit und der Thyreotoxikose, Schramberg 1937.

1945 wieder Assistenzarzt am Kreiskrankenhaus in Hagenow; mind. 1949 bis 1974 niedergelassener Allgemeinpraktiker in Hamburg (Hegestraße 21, Schippelsweg 26, Garstedter Weg 59 und 72); am 25.3.1974 im Alter von 62 Jahren in Hamburg gestorben

Müller, Dr. Carl August Wilhelm

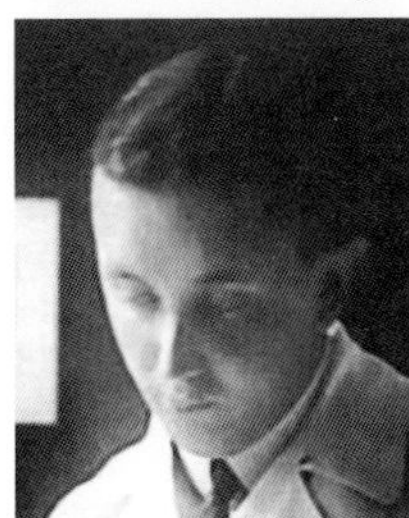

geboren am 6.10.1900 in Hamburg; Sohn eines Zollamtsassistenten und späteren Zollinspektors; Realgymnasium in Rostock, 1918 Notabitur; 1918 kurzzeitiger Kriegseinsatz im Füsilier-Regiment 90; Medizinstudium in Freiburg und Rostock (Patriotischer Weg 19); Dezember 1925 Approbation und Promotion in Rostock;[154] ab 1925 Assistenzarzt an verschiedenen Kliniken, bis 1930 am Stift Bethlehem in Ludwigslust; Juni 1930 bis 1969 niedergelassener Allgemeinpraktiker, Chirurg und Geburtshelfer in Dömitz (Wallstraße 9); dort auch Mitglied der SA; ab September 1939 Kriegseinsatz; 1944 Heirat mit Käthe Goebel (*10.7.1920 in Stargard/Pommern, †12.12.1985 in Ludwigslust), ein Stiefkind; 1946 bis 1948 auch Leiter des Krankenhauses in Dömitz; war danach weiterhin geburtshilflich an den Krankenhäusern in Dömitz und Neu Kaliß tätig, führte Schwangeren- und Mütterberatungen im Landambulatorium sowie in umliegenden Gemeinden durch und betreute das Kinderheim in Neu Kaliß, Kinderkrippen sowie Kindergärten; zum Sanitätsrat ernannt; am 2.2.1969 im Alter von 68 Jahren in Dömitz gestorben

Müller, Eberhard Albert Hermann

geboren am 10.6.1914 in Elbing/Ostpreußen; Sohn eines Oberlehrers; Gymnasium in Rostock, 1932 Abitur; Medizinstudium in Marburg und Rostock; als Student in Rostock Eintritt in die NSDAP am 1.5.1937, Mitgliedsnummer 5.324.202; außerdem Mitglied der SA; 1938 Approbation; ab November 1938 Volontärassistent in Rostock (Prinzenstraße 3); ab Februar 1939 Volontärassistent am Horst-Wessel-Krankenhaus in Berlin; ab Februar 1940 Hilfsarzt am Krankenhaus in Berlin-Spandau (Lynarstraße 12, Sybelstraße 24); ab Oktober 1940 und ab Februar 1941 Kriegseinsatz in der Wehrmacht

Müller, Dr. Emil Heinrich

geboren am 20.8.1911 in Rheydt/Rheinprovinz; Sohn eines Architekten; Realgymnasium in Rheydt, 1930 Abitur; Medizinstudium in Tübingen, München, Königsberg und Düsseldorf; Juli 1936 bis Februar 1937 Medizinalpraktikant an der Neuen Heilanstalt für Lungenkranke in Schönberg/Schwarzwald, März bis Juni 1937 an der Inneren Abteilung des Evangelischen Krankenhauses Bethesda in München-Gladbach; Juli 1937 Approbation; ab August 1937 Volontärassistent am Pathologischen Institut der Universität Rostock (Strempelstraße 14, Parkstraße 53); Januar 1938 Promotion in Düsseldorf;[155] ab November 1940 Assistenzarzt an der Lungenheilstätte Großhansdorf/Schleswig-Holstein; Mai 1943 bis September 1951 Arzt an der Heilstätte Oderberg in St. Andreasberg/Harz, zunächst als Assistenzarzt; September 1944 Heirat mit Therese Kalbow (*26.10.1906 in Perleberg/Brandenburg, †19.2.1997 in Gießen; Tochter eines Kaufmanns), mind. zwei Kinder; ab September 1951 niedergelassener Facharzt für Lungenkrankheiten in Gießen (Westanlage 20, Bahnhofstraße 45; 1959 bis 1991 wohnhaft in Launsbach bzw. Wettenberg bei Gießen, Am Wettenberg, Gießener Straße 82); am 19.3.1991 im Alter von 79 Jahren in Gießen gestorben

Müller, Prof. Dr. Ernst Friedrich Wilhelm

geboren am 18.1.1901 in Veltheim bei Halberstadt/Provinz Sachsen; Sohn eines Volksschullehrers; Gymnasium in Halberstadt, 1920 Abitur; als Schüler 1916 bis 1918 „Jungmann im freiwilligen [Kriegs-] Hilfsdienst" und ab Oktober 1919 Angehöriger des Zeitfreiwilligen-Bataillons der Reichswehrbrigade 4 in Halberstadt, mit diesem „Niederwerfung der roten Aufständischen"; Medizinstudium in Mar-

---

154) Mit der Arbeit: Die Waldschule und ihre Bedeutung in der gesundheitlichen Erholungspflege, insbesondere die Rostocker Waldschule und ihre Erfolge (MS).

155) Mit der Arbeit: Die Briefe Johannes Müllers an Rudolf Wagner, Rostock 1938.

burg[156] und München; Oktober 1926 Approbation; Oktober 1926 bis Oktober 1932 außerplanmäßiger Assistent am Pathologischen Institut der Universität Marburg (Renthof 13); als „völkischer Antiparlamentarier" dort 1927 bis 1933 Mitglied des Tannenbergbundes und des Deutschbundes;[157] November 1928 Promotion in Marburg;[158] August 1930 Heirat mit Maria Göckeler (*25.3.1899 in Aachen, †20.3.1977 in Marburg; Tochter eines Gymnasiallehrers), ein Kind; November 1932 bis Juni 1935 planmäßiger Assistent am Pathologischen Institut der Universität Marburg; ab Oktober 1933 Mitglied der SA; Juli 1935 bis August 1936 ordentlicher Assistent am Physiologisch-Chemischen Institut der Universität Würzburg (Schillerstraße 13); dort im Mai 1936 Habilitation;[159] Oktober 1936 bis März 1939 Oberassistent und Leiter der Chemischen Abteilung des Physiologischen Instituts der Universität Rostock (Gertrudenstraße, Schnickmannstraße 16); dort zunächst auch Lehrauftrag, ab Mai 1937 Dozent für Physiologische Chemie; im Oktober 1937 an erster Stelle für die Besetzung des Lehrstuhls für Physiologische Chemie an der Universität Rostock vorgeschlagen;[160] statt dessen im Auftrag der Dienststelle „Staatssekretär Keppler" der Vierjahresplanbehörde ab Herbst 1938 zur Abteilung für Ernährungsphysiologie ins Reichsgesundheitsamt nach Berlin abgeordnet; ab April 1939 Oberassistent und Dozent, ab Juli 1941 Oberarzt, ab September 1942 außerplanmäßiger Professor am Physiologisch-Chemischen Institut der Universität Würzburg (Hindenburgstraße 25); dort Eintritt in die NSDAP am 1.1.1940, Mitgliedsnummer 7.911.653; ab Dezember 1941 Mitglied des NSDÄB; Kriegseinsatz; bis mind. 1946 in französischer Kriegsgefangenschaft; mind. 1977 in Marburg (Wilhelmstraße 64); bis 1993 in Würzburg (Königsberger Straße 1); am 19.6.1993 im Alter von 92 Jahren in Würzburg gestorben

Müller, Dr. Friedrich Wilhelm

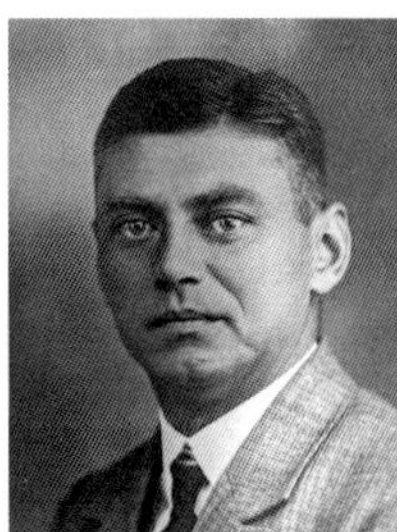

geboren am 26.1.1897 in Bismark/Altmark/Provinz Sachsen; Sohn eines Stations-Aspiranten und späteren Oberbahnassistenten; Gymnasium in Magdeburg, August 1914 Notabitur; zunächst Wehrdienst im Feldartillerie-Regiment 5, dann Kriegseinsatz in den Feldartillerie-Regimentern 4, 7 und 231, zuletzt als Vizewachtmeister, EK I und II sowie Verwundetenabzeichen in Schwarz, im März 1919 aus dem Heer entlassen; März bis April 1919 Freikorpseinsatz im 8. Reichswehr-Jäger-Bataillon (Freikorps von Aulock); Medizinstudium in Breslau und Jena; dazwischen Beteiligung am Kapp-Putsch in Breslau sowie an den „Ruhrkämpfen gegen Spartakus"; Juli 1923 Promotion in Jena;[161] September 1923 Approbation; anschließend Assistenzarzt in Jena; dort 1923 Eintritt in die NSDAP; November 1923 offenbar Beteiligung am Hitlerputsch, denn später Verleihung des Blutordens der NSDAP; 1923 bis 1924 Mitglied der SA, 1924 bis 1926 Mitglied des Stahlhelm; März 1925 Heirat mit Frieda Schöler, ein Kind, 1934 Scheidung; ab September 1926 niedergelassener Facharzt für Haut- und Geschlechtskrankheiten in Neumünster/Schleswig-Holstein (Kuhberg 38, Moltkestraße 20), jedoch ohne Kassenzulassung, die er erst 1932 erhielt;[162] erneuter

---

156) Müller gehörte dort nach eigenen Angaben „einer illegalen Organisation an, die es sich zur Aufgabe gemacht hatte, Waffen sicherzustellen, die laut ‚Friedensvertrag' hätten abgeliefert werden müssen".

157) Müller hatte sich nach seinen Angaben intensiv „mit Rassenfragen beschäftigt" und schon „vor dem Umsturz gelegentlich öffentliche Vorträge darüber gehalten".

158) Mit der Arbeit: Über die quantitative Extraktion des Cholesterins und seiner Ester aus Gewebe und Körperflüssigkeiten, München 1928.

159) Mit der Arbeit: Untersuchungen der Galle auf neue Substanzen, Würzburg 1936.

160) Der Leiter des Physiologischen Instituts der Universität Rostock, → Prof. Dr. Kurt Wachholder, meinte, Müller habe sich seinen „Lehraufgaben mit großem Geschicke unterzogen"; seine Kurse und Vorlesungen seien „sehr eifrig besucht gewesen" und er habe sich davon überzeugt, daß Müllers Vorträge „gründliches Wissen" vermitteln und dabei „doch klar und lebendig" seien. Müller erfülle „sicher alle Voraussetzungen, welche man an den Inhaber des fraglichen Lehrstuhles stellen" könne.

161) Mit der Arbeit: Vergleichende morphologische Untersuchungen des Blutes aus der Effloreszenz und der normalen Haut (MS).

162) Müller hatte nach eigenen Angaben deswegen noch im Februar 1935 rund 16.000 RM Schulden; die Gläubiger waren vor allem Verwandte seiner ersten, nunmehr geschiedenen Ehefrau. In einem Schreiben an den Chef des SS-Amtes, SS-Gruppenführer Kurt Wittje, begründete Müller seine hohe Verschuldung: „Ich mußte dieses Geld aufnehmen, um mich als Arzt niederlassen zu können und um davon den Lebensunterhalt meiner Familie zu bestreiten, da ich in dem roten Neumünster sechs Jahre lang auf meine Zulassung als Kassenarzt warten mußte und während dieser sechs Jahre lediglich Einkünfte aus meiner Privatpraxis hatte. Als ich dann im Jahre 1932 zu den Krankenkassen zugelassen wurde, hatte sich der politische Kampf bereits so verschärft, daß von den marxistischen Krankenkas-

Eintritt in die NSDAP am 1.11.1930, Mitgliedsnummer 355.586; ab Juli 1931 Mitglied der SS, Nr. 14.772; Oktober 1931 bis November 1932 mit der Organisation und Führung des Sanitätswesens des II. Sturmbannes der 40. SS-Standarte in Neumünster beauftragt; im November 1932 zum SS-Sturmbannführer befördert, seitdem bis Januar 1933 Standartenarzt der 40. SS-Standarte; „auf Veranlassung der SS“ Aufgabe der Arztpraxis in Neumünster und Übertritt in den hauptamtlichen Dienst der SS; Januar bis Juni 1933 mit der Wahrnehmung der Geschäfte des Gruppenarztes der damaligen SS-Gruppe Nord in Hamburg beauftragt; im Juni 1933 zum SS-Standartenführer befördert, seitdem bis April 1936 hauptamtlicher Oberabschnittsarzt des SS-Oberabschnitts Nord in Hamburg (zu dem bis April 1936 auch die SS-Einheiten in Mecklenburg gehörten); August 1934 bis Juli 1935 auch Truppenarzt des I. Sturmbanns der SS-Standarte „Germania“ in Hamburg; September 1935 Heirat mit der Stenotypistin Käte Proppe (*24.1.1915 in Neumünster, †30.8.1985 in Achterwehr/Schleswig-Holstein; Tochter eines Bäckermeisters; Eintritt in die NSDAP am 1.5.1933, Mitgliedsnummer 2.747.995); ab Januar 1936 niedergelassener Facharzt für Haut- und Geschlechtskrankheiten in Hamburg (Kieler Straße 89, Averhoffstraße 4, Schulterblatt 139); dort auch Vertrauensarzt der AOK; ab April 1936 auch nebenamtlicher Oberabschnittsarzt des nunmehrigen SS-Oberabschnitts Nordwest bzw. Nordsee in Hamburg (Annenstraße 12) und ab Januar 1937 ärztlicher Beisitzer am Erbgesundheitsgericht Hamburg, obwohl er aus finanziellen Gründen und als Flucht vor seinen Gläubigern eigentlich zur Wehrmacht wechseln wollte; in Hamburg im Januar 1939 zum SS-Oberführer befördert; als SS-Sturmbannführer der Waffen-SS von September 1939 bis Juni 1940 Kriegseinsatz in der Sanitätsabteilung der SS-Totenkopfverbände in Hamburg; Juni 1940 bis September 1941 zur 1. Sanitätskompanie der SS-Polizei-Division kommandiert, dort im Juni 1941 zum SS-Obersturmbannführer und zum Oberstabsarzt befördert; im September 1941 zum SS-Sanitäts-Ersatz-Bataillon nach Oranienburg kommandiert, dort im Dezember 1941 zum SS-Standartenführer der Waffen-SS befördert; anschließend Oberfeldarzt im Sanitäts-Ersatz-Bataillon 55 in Prag; am 20.3.1942 im Alter von 45 Jahren nach Leberkrankheit an Krebs im Reservelazarett II in Neumünster gestorben[163)]

Müller, Dr. Georg Karl Friedrich

geboren am 14.10.1910 in Weißwasser/Sachsen; Sohn eines Kaufmanns; Gymnasium, 1930 Abitur; Medizinstudium in Königsberg; Eintritt in die NSDAP am 1.7.1931; Februar 1936 Approbation und Promotion in Königsberg;[164)] ab 1936 Assistenzarzt am Kreiskrankenhaus in Mohrungen/Ostpreußen; ab Februar 1939 Arztvertreter bei Dr. Paul Moschner in Saalfeld/Ostpreußen; nach dessen Übersiedlung nach Davos/Schweiz Übernahme der Praxis und ab März 1939 niedergelassener Allgemeinpraktiker in Saalfeld (Klosterstraße 22/23); Heirat, ein Kind; nach Flucht ab Frühjahr 1945 Arzt in Schwerin (Güstrower Straße 54); mind. 1983 bis 1993 Arzt in Lottstetten/Baden-Württemberg (Kaltenbrunnenstraße 12); Oktober 1983 Heirat mit Gertrud Künzel verw./gesch. Gohl (*3.10.1918 in Stuttgart, †1.9.1993 in Lottstetten; Tochter eines Sparkassenbuchhalters); bis 1996 in Kempten/Allgäu; am 14.12.1996 im Alter von 86 Jahren in Kempten gestorben

Müller, Dr. Hans Walter Alfred (geb. Raeder)

geboren am 3.11.1908 in Berlin; Sohn einer ledigen Mutter sowie Adoptivsohn eines Kaufmanns und Kolonialwarenhändlers; 1912 Namensänderung in Müller durch Adoption; Reformrealgymnasium in Gollnow/Pommern; 1923 bis 1926 Kaufmannslehre; 1926 bis 1927 Handelsschule in Stettin; ab 1927 wieder Reformrealgymnasium in Gollnow, 1930 Abitur; Medizinstudium in Halle und Rostock; als Student Eintritt in die NSDAP am 1.3.1932, Mitgliedsnummer 985.099, ab 1933 Politischer Leiter der NSDAP-Ortsgruppe Warnow in Rostock; bis August 1937 Medizinalpraktikant an der Frauenklinik der Universität Rostock (Doberaner Straße 142); August 1937 Approbation; August 1937 bis Januar 1946 Assistenzarzt an der Frauenklinik der Universität Rostock (Gertrudenstraße 7); August

---

senmitgliedern niemand zu mir in die Praxis kam. Die 22.000 RM, die ich während dieser Jahre aufzunehmen gezwungen war, habe ich seit der Machtübernahme bis auf den oben angegebenen Betrag von 16.000 RM abgezahlt.“ Müller bat den Chef des SS-Amtes, ihm von seiten der SS einen Kredit zu gewähren bzw. ein Darlehen zu vermitteln; dazu sah sich die SS außerstande.

163) In der Todesmeldung des Fürsorgeoffiziers der Waffen-SS hieß es im Juli 1942, daß Müller keine Schulden hinterlassen habe und seine Witwe ausreichend versorgt sei.

164) Mit der Arbeit: Über Versuche zur Behandlung der Gicht mit Pyrifer, Königsberg 1936.

1938 Heirat mit Gertrud Schneider (*24.8.1907 in Rostock, †24.3.1997 in Rostock; Tochter eines Lehrers), zwei Kinder; ab September 1939 Militärdienst; Dezember 1939 Promotion in Rostock;[165] Mitglied des NSDÄB; im Mai 1940 zum Heeresdienst eingezogen, bis Oktober 1940 Kriegseinsatz als Sanitätssoldat bzw. Unterarzt im Reservelazarett I in Rostock; ab März 1944 erneuter Kriegseinsatz als Unterarzt in der Sanitäts-Ersatz-Abteilung 2 in Stettin; wegen seiner NSDAP-Mitgliedschaft im Januar 1946 von der Universität Rostock entlassen; bis mind. 1949 wieder Assistenzarzt in Rostock (An der Hasenbäk 11)

Müller, Harald Kurt Ulrich
geboren am 10.5.1917 in Neuruppin/Brandenburg; Sohn eines Amtsgerichtsrates und späteren Landgerichtsrates; Gymnasium in Neuruppin, 1937 Abitur; Medizinstudium in Rostock; dazwischen Kriegseinsatz; März 1944 Approbation in Rostock (Orleansstraße 4); ab mind. Mai 1945 ohne ärztliche Tätigkeit in Schönberg (Hindenburgstraße 38); ab September 1945 Leitender Arzt am Behelfskrankenhaus in Demern bei Rehna (Nachfolger von → Dr. Wolfgang Fröhling)

Müller, Johann Nepomuk Joseph
geboren am 8.12.1912 in Vohenstrauß/Bayern; Sohn eines Schneidermeisters; Oberrealschule in Amberg/Bayern, 1933 Abitur; Medizinstudium in Rostock; Oktober 1941 Approbation; ab Januar 1942 Pflichtassistent an der Heilstätte Buchwald/Riesengebirge; Mitglied des NSDÄB; ab April 1944 Assistenzarzt am Städtischen Krankenhaus in Liegnitz/Schlesien; nach Flucht von mind. April bis August 1945 Assistenzarzt an der Lungenheilstätte/Tbc-Krankenhaus Waldeck bei Schwaan (war dort als Pneumothoraxträger „nicht voll arbeitsfähig“); mind. 1952 bis 1957 Chefarzt an der Lungenheilstätte Amsee bei Waren (dort auch wohnhaft); Juli 1952 Heirat mit Irma Misok verw. Wittig (*25.11.1920 in Insterburg/Ostpreußen, †27.3.2015 in Amberg; Tochter eines Maschinenbauers), mind. zwei Kinder und zwei Stiefkinder; bis 1964 Lungenfacharzt in Amberg (Paradeplatz 4); am 15.11.1964 im Alter von fast 52 Jahren in Amberg gestorben

Müller, Dr. Julius Friedrich Gustav
geboren am 3.4.1867 in Hinrichshagen bei Woldegk/Mecklenburg; Sohn eines Oberförsters; Gymnasium in Neubrandenburg, 1886 Abitur; Medizinstudium in Berlin an der Kaiser-Wilhelm-Akademie für das militärärztliche Bildungswesen; Juli 1890 Promotion[166] und April 1892 Approbation in Berlin; Mai 1892 bis März 1885 aktiver Militärarzt in St. Avold/Lothringen; April 1895 bis mind. 1933 niedergelassener Allgemeinpraktiker in Neubrandenburg (Krämerstraße 11); September 1895 Heirat mit Martha Raspe (*3.12.1865 in Grauenhagen bei Feldberg, †3.5.1944 in Neubrandenburg; Tochter eines Domänenpächters), vier Kinder; Kriegseinsatz als Stabsarzt; 1917 zum Sanitätsrat ernannt; Januar 1918 bis mind. 1925 auch Kreisarzt für den Distrikt Neubrandenburg-Friedland-Stargard; 1920 zum Medizinalrat ernannt; daneben auch nebenamtlicher Vertrauensarzt der Landesversicherungsanstalt Mecklenburg; Mitglied im Opferring der NSDAP; ab spätestens 1939 ohne ärztliche Tätigkeit; mind. 1944 wieder Arzt in Neubrandenburg (Yorckstraße 1); bis 1956 im Ruhestand in Schwerin (Platz der Jugend 10); am 14.2.1956 im Alter von 88 Jahren an Altersschwäche in Schwerin gestorben

Müller, Dr. Kurt Eduard Wilhelm
geboren am 21.12.1908 in Bruckhausen bei Duisburg/Westfalen; Sohn eines Kassenassistenten und späteren Stadtoberinspektors; Reformrealgymnasium in Hamborn, 1929 Abitur; Medizinstudium in Rostock; Juli 1935 Approbation; Promotion; ab 1936 Arzt in Neubrandenburg; Eintritt in die NSDAP am 1.5.1937; mind. 1938 Stadtarzt am Staatlichen Gesundheitsamt Duisburg (Gertrudenstraße 7); mind. 1939 Arzt in Schlepzig/Spreewald; März 1939 Heirat mit der Röntgenassistentin Maria Dohmen spätere Müller-Dohmen (*15.10.1907 in Bonn, †2.9.1984 in Heidelberg; Tochter eines Arbeiters); ab September 1939 niedergelassener Allgemeinpraktiker in Bärwalde/Pommern (Markt 150); ab November 1940 Kriegseinsatz in der Wehrmacht; wahrscheinlich am 28.6.1944 im Alter von 35 Jahren gefallen (1950 für tot erklärt)

165) Mit der Arbeit: Brauchbarkeit der neuzeitlichen Desinfektionsmittel, Leipzig 1939.
166) Mit der Arbeit: Eine Schußverletzung des Gehirns, Berlin 1890.

Müller, Dr. Ludwig Joseph Maria
geboren am 12.11.1878 in Wertheim/Baden; Sohn eines Fürstlichen Hauptkassierers; Gymnasium, 1898 Abitur; Medizinstudium in Würzburg; dort im Juli 1905 Approbation und im Januar 1906 Promotion;[167] 1905 bis 1907 Assistenzarzt in Erfurt; anschließend chirurgisch-gynäkologische Ausbildung am Prosper-Hospital in Recklinghausen, an der Herzoglichen Frauenklinik in Braunschweig und am Krankenhaus in Berlin-Reinickendorf; Mai bis November 1918 Kriegseinsatz; 1921 bis Januar 1937 niedergelassener Allgemeinpraktiker in Waren (Güstrower Straße 41/42, 9 und 7/8); Mai 1921 Heirat mit Emma Ahrendhold (*1.7.1883 in Rüdersdorf bei Berlin, †10.3.1947 in Waren; Tochter eines Tischlermeisters); wegen schwerer Krankheit im Januar 1937 Berufsaufgabe in Waren (Kaiser-Wilhelm-Allee 4); am 6.11.1939 im Alter von fast 61 Jahren an Lungenentzündung in Waren gestorben[168]

Müller, Dr. Margaretha Anna
geboren am 7.10.1917 in Wien/Österreich-Ungarn; Gymnasium, 1936 Abitur; Medizinstudium in Wien (Apostelgasse 4); dort im Februar 1943 Approbation; Promotion in Wien; ab März 1944 Kriegshilfsassistentin an der nach Rostock-Dierkow (Schule) verlegten Medizinischen Klinik der Universität Rostock; anschließend Hilfsassistenzärztin an der ausgebombten und nach Graal-Müritz verlegten Kinderklinik der Universität Rostock; mglw. ab Frühjahr 1945 notdienstverpflichtete Ärztin am Stadtkrankenhaus in Wismar (Dahlberg)

Müller, Dr. Paul Carl Walter
geboren am 21.12.1897 in Kolberg/Pommern; Sohn eines Militär-Bauregistrators und späteren Bausekretärs; Gymnasium in Thorn, 1916 Abitur; Medizinstudium in Jena, Königsberg, Berlin, Halle und Würzburg (Marienplatz 5); November 1919 Heirat mit der Sekretärin Hilda Lutter (*6.8.1897 in Oldenburg; Tochter eine Hofmusikers), 1928 Scheidung; November 1921 Promotion in Würzburg;[169] Mai 1922 Approbation; Januar 1925 bis 1935 niedergelassener Allgemeinpraktiker in Norderstapel/Schleswig-Holstein; Juni 1935 Heirat mit Johanna Leitz (*22.8.1915 in Mannheim, †26.12.2011 in Großenbrode/Schleswig-Holstein; Tochter eines Architekten), mind. zwei Kinder; Oktober 1935 bis September 1936 niedergelassener Allgemeinpraktiker in Warin; September 1936 bis 1977 praktischer Arzt in Heiligenhafen/Schleswig-Holstein (Brückstraße 5, Breslauer Straße 17);[170] am 8.9.1977 im Alter von 79 Jahren in Heiligenhafen gestorben

Mueller, Dr. Walter Karl Adolf
geboren am 26.3.1897 auf Gut Zilden/Lettland; Sohn eines Landwirts und Gutsbesitzers; Gymnasium in Riga, 1917 Abitur; August 1918 bis Februar 1919 Kriegseinsatz, dann Freikorpseinsatz im Baltikum, zuletzt als Gefreiter; Medizinstudium in Dorpat/Estland und Berlin; Februar 1927 Approbation in Berlin; ab Februar 1927 Volontärassistent an der Dermatologischen Abteilung, Oktober 1927 bis Oktober 1928 Assistenzarzt an der Inneren Abteilung des Städtischen Krankenhauses in Potsdam; Dezember 1927 Promotion in Berlin;[171] November 1928 bis März 1929 Assistenzarzt am Kreiskrankenhaus in Köslin/Pommern; April 1929 bis mind. 1946 niedergelassener Allgemeinpraktiker in Wismar (Dankwartstraße 30); Oktober 1929 Heirat mit der Haustochter Elisabeth Hoyer (*20.10.1902 in Grabow, †30.6.2003 in Delmenhorst/Niedersachsen; Tochter eines Rektors und Pastors), zwei Kinder, 1940 Scheidung, Juni 1943 Wiederheirat; Eintritt in die NSDAP am 1.8.1932, Mitgliedsnum-

167) Mit der Arbeit: Neue Untersuchungen über die quantitative Aufnahme organischer Nitrokörper durch die Haut, Würzburg 1906.
168) In einem Nachruf der Bezirksvereinigung Südmecklenburg der Reichsärztekammer hieß es, Müller habe sich „nach gründlicher chirurgischer und gynäkologischer Ausbildung" in Waren niedergelassen, „wo er neben seiner großen Allgemeinpraxis in ausgedehntem Maße operativ tätig war. Ganz seinen Kranken sowie seiner Familie lebend, erfreute er sich allseitiger Liebe und Achtung. Leider erkrankte er … so schwer, daß er vorzeitig seine Berufstätigkeit gänzlich aufgeben mußte. Wir werden das Andenken an den bescheidenen, liebenswürdigen und warmherzigen Berufskameraden in Ehren halten".
169) Mit der Arbeit: Über einen Fall von angeborener Kontraktur des linken Beines mit Coxa valga (MS).
170) Dort im November 1937 Verweis durch das Ärztliche Bezirksgericht Schleswig-Holstein wegen „Beleidigung eines anderen Arztes".
171) Mit der Arbeit: Zur Kasuistik der metastatischen Hauttumoren (MS).

mer 1.236.726; nach Ungültigkeitserklärung[172] Wiedereintritt in die NSDAP am 1.1.1941, Mitgliedsnummer 8.293.895; daneben auch Mitglied des NSDÄB und als Mitglied der SS auch nebenamtlicher SS-Arzt bei der SS-Verfügungstruppe 13/SS 2 in Wismar; die mecklenburgische Medizinalverwaltung schlug wegen SS-Zugehörigkeit 1946 den Approbationsentzug vor; nach Flucht mind. 1949 bis 1968 niedergelassener Allgemeinpraktiker in Seedorf/Schleswig-Holstein; am 21.3.1968 im Alter von fast 71 Jahren in Seedorf gestorben

Müller, Werner Helmuth Eduard
geboren am 30.3.1913 in Schwerin/Mecklenburg; Sohn eines Berufssoldaten (Vizewachtmeister); Gymnasium in Schwerin, 1932 Abitur; Medizinstudium in München (Frauenlobstraße 26); als Student Eintritt in die NSDAP am 1.5.1937, Mitgliedsnummer 4.126.677; daneben auch Mitglied der SA; ab Juli 1938 Medizinalpraktikant am Stadtkrankenhaus in Schwerin (Werderstraße 30); Dezember 1938 Approbation; ab Juli 1939 Assistenzarzt am Anna-Kinderhospital in Schwerin (Bismarckplatz 25, Güstrower Straße 13); unverheiratet; ab September 1939 Kriegseinsatz als Oberarzt im Stab des Sicherungsbataillons 258; am 11.2.1943 im Alter von 29 Jahren an Trichinose in Gomel/Sowjetunion gestorben

Müller, Prof. Dr. Wilhelm Friedrich Karl

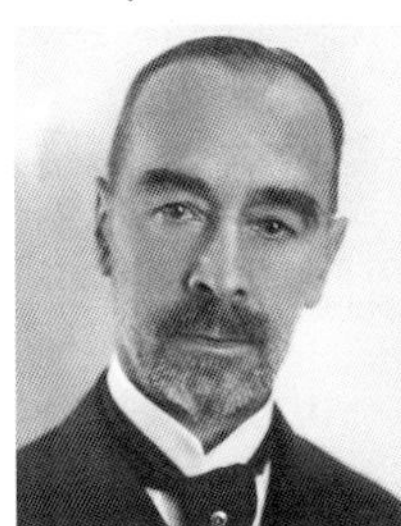

geboren am 22.6.1855 in Del Mirador/Mexiko; Sohn eines Arztes; Gymnasien in Homburg vor der Höhe/Hessen und Weilburg/Lahn, 1873 Abitur; Medizinstudium in Heidelberg, Leipzig, Würzburg und Göttingen; als Einjährig-Freiwilliger dazwischen von Oktober 1875 bis März 1876 Militärdienst; April 1878 Approbation und 1879 Promotion in Göttingen;[173] April 1878 bis Juni 1879 Assistenzarzt am Pathologischen Institut, Juli 1879 bis März 1880 an der Medizinischen Poliklinik, April 1880 bis März 1881 an der Medizinischen Klinik der Universität Göttingen; April bis August 1881 Arztvertreter; September 1881 bis März 1888 Assistenzarzt an der Chirurgischen Klinik der Universität Göttingen; dort im August 1884 Habilitation,[174] seitdem dort Privatdozent; April 1888 bis September 1901 niedergelassener Allgemeinpraktiker und Leiter der Riedel'schen Privatklinik in Aachen (Monheimsallee 49); Juli 1888 Heirat mit Agnes von Estorff (*18.4.1860 in Würzburg, †27.3.1942 in Weimar; Tochter eines Kammerherrn), fünf Kinder; Oktober 1889 bis September 1901 auch Leitender Arzt an der Chirurgischen Abteilung des Luisenhospitals in Aachen; im Dezember 1900 zum Titularprofessor ernannt; Oktober 1901 bis 1928 ordentlicher Professor für Chirurgie und Leiter der Chirurgischen Klinik der Universität Rostock (Kaiser-Wilhelm-Straße 16); 1905 bis 1906 auch Dekan der Medizinischen Fakultät der Universität Rostock; daneben auch Mitglied der mecklenburgischen Landesmedizinalkommission; 1913 zum Geheimen Medizinalrat ernannt; 1913 bis 1914 erneut Dekan der Medizinischen Fakultät der Universität Rostock; August 1914 bis September 1918 Kriegseinsatz als Generalarzt und Beratender Chirurg des II. Armee-Korps, EK II und EK I; im April 1928 auf eigenen Antrag emeritiert, tatsächlich jedoch weiterhin Mitglied der Medizinischen Fakultät, der ärztlichen und zahnärztlichen Prüfungskommission der Universität Rostock sowie bis mind. 1930 Arzt in Rostock (Lindenbergstraße 3); 1936 Übersiedlung nach Weimar; am 28.6.1937 im Alter von 82 Jahren nach einem Schlaganfall in Weimar gestorben

Müller-Bardey, Dr. August Gustav Carl (geb. Müller)
geboren am 25.8.1892 in Bad Stuer bei Plau/Mecklenburg; Sohn eines Versicherungsgeneralagenten; Gymnasien in Schwerin und Wismar, 1912 Abitur; Medizinstudium in Heidelberg und Rostock; dazwischen von August 1914 bis November 1915 Kriegseinsatz als Truppenarzt, dann bis Februar 1919 im Heimat-Sanitätsdienst; November 1920 Approbation und Februar 1921 Promotion in

172) Mueller galt parteiintern als 1932 ausgetretener Alt-Parteigenosse, der im August 1932 den Reichsorganisationsleiter der NSDAP, Gregor Strasser, zu veranlassen versucht hatte, die mecklenburgische NSDAP- und SA-Führung auszuwechseln.

173) Mit der Arbeit: Experimentelle Untersuchungen über das Verhalten der Lymphdrüsen bei der Resorption von Blutextravasaten, Göttingen 1879.

174) Mit der Arbeit: Akute Osteomyelitis der Gelenkgebiete (MS).

Rostock;[175] ab März 1921 Volontärassistent an der Medizinischen Poliklinik der Universität Rostock (Schröderplatz; wohnhaft in Gehlsdorf); Oktober 1921 Heirat mit der Haustochter Ingeborg Schmidt (*23.10.1896 in Schwerin, †3.7.1993 in Öhringen/Baden-Württemberg; Tochter eines Bankdirektors und Rechtsanwalts), drei Kinder; Oktober 1921 bis 1927 Assistenzarzt, ab Januar 1923 auch Leiter der Röntgenabteilung an der Medizinischen Klinik der Universität Rostock (Alexandrinenstraße 97); Dezember 1927 Habilitation;[176] Dezember 1927 bis Juni 1932 Privatdozent für Innere Medizin und Oberarzt an der Medizinischen Klinik der Universität Rostock (Augustenstraße 41); Mai 1932 bis Mai 1935 niedergelassener Facharzt für Innere Medizin mit Röntgeninstitut in Schwerin (Lübecker Straße 67); 1935 bis mind. 1960 Leitender Arzt an der Inneren Abteilung des Evangelischen Krankenhauses Bethesda in München-Gladbach bzw. Mönchengladbach (Regentenstraße 59); 1936 Namensänderung in Müller-Bardey; gehörte zu den in der NS-Zeit ermächtigten Ärzten, Strahlenbehandlungen für Zwangssterilisationen einzusetzen; ab Juni 1942 Kriegseinsatz in der Wehrmacht; bis 1964 in Mönchengladbach; ab 1964 in Wüstenrot/Baden-Württemberg (Georg-Kropp-Straße 177); am 18.7.1964 im Alter von 71 Jahren gestorben

Münch, Dr. Wilhelm Karl Friedrich
geboren am 27.11.1907 in Lübeck; Sohn eines Oberlehrers an einer Baugewerkschule und späteren Diplom-Ingenieurs; Reformrealgymnasium in Lübeck, 1928 Abitur; Medizinstudium in Freiburg, Kiel und Rostock; April 1937 Approbation; Juni 1937 Promotion in Hamburg;[177] Mai 1937 bis Januar 1938 Assistenzarzt am Städtischen Krankenhaus in Neubrandenburg; ab Februar 1938 Assistenzarzt an den Staatlichen Wohlfahrtsanstalten in Hamburg; ab Dezember 1938 Volontärassistent am Allgemeinen Krankenhaus in Hamburg-Altona; ab März 1939 ohne ärztliche Tätigkeit in Lübeck (Blanckstraße 2); 1939 Kriegseinsatz; ab März 1940 dienstverpflichteter Arzt in der Praxis des eingezogenen Dr. Hans Schalong in Garz/Rügen (Wendorfer Straße 239); mind. 1942 bis 1945 Arzt in Lübeck (Blanckstraße 2, Lachswehrallee 21); mind. 1942 erneuter Kriegseinsatz als Oberarzt in der Graf-Goltz-Kaserne in Hamburg-Rahlstedt; Juni 1942 Heirat mit der Angestellten Ruth Kuchenbrandt verw./gesch. Sack spätere Beneke (*5.8.1915 in Lübeck, †13.5.1986 in Lübeck; Tochter eines Lehrers und späteren Rektors); mind. 1945 erneuter Kriegseinsatz als Stabsarzt; am 6.4.1945 im Alter von 37 Jahren in Semisewac bei Sarajevo/Jugoslawien gefallen

Mugrauer, Dr. Richard Eduard Walter
geboren am 2.4.1903 in Salzburg/Österreich-Ungarn; Sohn eines Arztes; Gymnasium, 1923 Abitur; Medizinstudium in Breslau; August 1924 Heirat, ein Kind, 1943 Scheidung; September 1929 Approbation und Promotion in Breslau;[178] bis 1933 Assistenzarzt am Beobachtungskrankenhaus/Tbc-Genesungsheim in Schwerin-Lankow (Lankower Straße 11-15); ab Dezember 1933 niedergelassener Facharzt für Lungenkrankheiten in Zittau/Sachsen (Hospitalstraße 4); Oktober 1943 Heirat mit der Zahnärztlichen Helferin Elise Schuster (*12.5.1921 in Zittau, †21.12.2011 in Dresden; Tochter eines Orgelbaumeisters), mind. zwei weitere Kinder; am 2.1.1962 im Alter von 58 Jahren in Zittau gestorben

Mulert, Dr. Detlev Carl Immanuel
geboren am 26.3.1864 in Dramburg/Pommern; Sohn eines Arztes und Kreisphysikus; Gymnasium in Stolp/Pommern, 1885 Abitur; zunächst Studium der Theologie und der Philologie in Berlin, Leipzig und Göttingen, dann Medizinstudium in Kiel, München und Rostock; Juni 1896 Approbation; Juni 1897 Promotion in Rostock;[179] mind. 1899 Assistenzarzt am Städtischen Krankenhaus in Stralsund (Frankenstraße 62); Oktober 1899 Heirat mit Louise Bier (*27.4.1879 in Stralsund, †3.3.1962 in Rostock-Gehlsdorf; Tochter eines Rentiers und Ratsherrn), mind. vier Kinder; ab mind. 1900 Volon-

175) Mit der Arbeit: Symmetrische Tränendrüsenschwellungen (MS).
176) Mit der Arbeit: Zur Röntgentherapie des Asthma bronchiale (MS).
177) Mit der Arbeit: Zur Frage der Ätzwirkung von Arsenik, Brechweinstein und Antimontrioxyd, Hamburg 1936.
178) Mit der Arbeit: Über die praktische Verwertbarkeit der Sachs'schen Schwimmprobe auf Vollständigkeit der Placenta, Breslau 1929.
179) Mit der Arbeit: Ein Fall von multiplen Endotheliomen der Kopfhaut, zugleich ein Beitrag zur Endotheliomfrage, Berlin 1897.

tärassistent am Pathologischen Institut, bis 1902 Assistenzarzt an der Medizinischen Klinik der Universität Rostock (Gertrudenstraße, Schröderplatz, Prinz-Friedrich-Karl-Straße 4); Oktober 1902 bis 1938 niedergelassener Allgemeinpraktiker in Rostock bzw. (Rostock-)Gehlsdorf (St.-Georg-Straße 14; Gehlsdorf, Friedrich-Franz-Straße 28 und 39); 1915 bis 1923 auch stellvertretender Kreisarzt für die Medizinalbezirke Rostock und Gnoien; am 17.1.1938 im Alter von 73 Jahren in Rostock-Gehlsdorf gestorben[180)]

Mylenbusch, Dr. Rudolf

geboren am 1.9.1896 in Müllerhof/Sieg/Rheinprovinz; Sohn eines Kaufmanns und Viehagenten; Gymnasium, 1916 Abitur; bis 1918 Kriegseinsatz als Unteroffizier, verwundet; Medizinstudium in München (Luisenstraße 51, Augustenstraße 92, Zieblandstraße 7); August 1933 Approbation in München; mind. 1934 Arzt in Herford/Westfalen; Juli 1934 Heirat mit der Kontoristin Martha von Oesen verw. Schlottke (*25.8.1900 in Breitenstein/Harz, †29.8.1981 in Neuss/Nordrhein-Westfalen; Tochter eines Glasschleifers), ein Kind; Januar 1936 Promotion in München;[181)] bis 1937 Arzt in Rastenburg/Ostpreußen; ab April 1937 Arzt in Mecklenburg; ab Oktober 1937 in Dresden; ab Januar 1938 in Strasburg/Uckermark; ab März 1938 Facharzt für Chirurgie; 1938 Arztvertreter in der Praxis von Dr. Franz Ziegler in Kirchberg/Sachsen (Langenfelder Straße 106); Mai 1938 bis mind. 1967 niedergelassener Allgemeinpraktiker und Chirurg in (West-)Berlin (Holsteinische Straße 22, Berliner Straße 130, Clausewitzstraße 2, Teltower Damm 29); Kriegseinsatz; mind. 1969 bis 1980 in Kaarst/Nordrhein-Westfalen (Oststraße 12); bis 1983 in Lohmar/Nordrhein-Westfalen (Evangelisches Altenheim Wahlscheid, Heiligenstock 27); am 5.6.1983 im Alter von 86 Jahren in Troisdorf/Nordrhein-Westfalen gestorben

---

180) In einem Nachruf des NSDÄB des Kreises Rostock hieß es: „Der Tod hat seiner ärztlichen Tätigkeit, die er seit 1905 ohne Unterbrechung in Gehlsdorf ausgeübt hat, ein jähes Ende gesetzt. Die Ärzteschaft verliert in ihm einen treuen und allseits beliebten Berufskameraden."

181) Mit der Arbeit: Untersuchungen zur Unterscheidung des Kreislaufhormons „E. K. Frey" von Histamin, Cholin und Hypophysin, Bielefeld 1936.

Nabel, Dr. Hans Heinrich
geboren am 1.7.1912 in Wermelskirchen/Rheinprovinz; Sohn eines Stadttierarztes; Gymnasium in Wermelskirchen, 1933 Abitur; Medizinstudium in Freiburg; ab März 1939 Medizinalpraktikant an der Universitätsklinik in Freiburg (Mathildenstraße 6); erhielt als „jüdischer Mischling I. Grades" eine bis 1943 befristete Approbation in Freiburg; ab Februar 1942 Volontärassistent an der Universitätsklinik in Freiburg (Mathildenstraße 6); ab August 1942 Assistenzarzt am Städtischen Krankenhaus in Kolberg/Pommern; Facharzt für Chirurgie; 1944 Promotion in Freiburg;[1] von der amerikanischen Militärregierung im Mai 1945 als Arzt in Redefin bei Hagenow eingesetzt, dann praktischer Arzt in Hagenow; Mai 1945 Heirat mit Gertrud Reupert (*18.7.1913 in Greifswald, †28.1.2003 in Wermelskirchen; Tochter eines Eisenbahnschlossers), 1978 Scheidung; Juni 1945 Flucht aus Hagenow; mind. 1950 bis 1958 Oberarzt an der Chirurgischen Abteilung der Städtischen Krankenanstalten in Remscheid; 1960 bis 1976 Chefarzt an der Chirurgischen Abteilung und Ärztlicher Direktor des Städtischen Krankenhauses in Wermelskirchen (Wustbacher Straße 4); spätestens 1969 zum Obermedizinalrat, spätestens 1976 zum Medizinaldirektor ernannt; Januar 1985 Heirat mit der Sekretärin Christel Caplan (*17.8.1937 in Wermelskirchen, †29.12.1999 in Leverkusen); am 19.8.1993 im Alter von 81 Jahren in Wermelskirchen gestorben

Naegele, Dr. Elisabeth Magdalene Ernestine (geb. Hebron)
geboren am 27.10.1897 in Leipzig/Sachsen; Tochter eines Handlungsreisenden sowie späteren Fabrikbesitzers und Konsuls; Oberlyzeum und Realgymnasium in Berlin, 1919 Abitur; Medizinstudium in Rostock und Berlin; Juni 1925 Approbation in Berlin; Juli 1926 Promotion in Rostock;[2] bis Oktober 1926 Assistenzärztin an der Charité und an der Privatfrauenklinik des jüdischen Gynäkologen Prof. Dr. Paul Strassmann in Berlin (Innsbrucker Straße 40); Oktober 1926 Heirat mit dem Arzt → Dr. Eugen Naegele, ein Kind, 1935 Scheidung; Oktober 1926 bis 1935 niedergelassene Allgemeinpraktikerin in Schwerin (Kaiser-Wilhelm-Straße 43, Am Ziegelsee 3); 1935 bis mind. 1961 niedergelassene Frauenärztin in (West-)Berlin (Kurfürstendamm 44, Bleibtreustraße 15); ab mind. 1962 in Garmisch-Partenkirchen/Bayern (Alpspitzstraße 33, Höllentalstraße 57); am 28.9.1979 im Alter von fast 82 Jahren in Garmisch-Partenkirchen gestorben

Naegele, Dr. Eugen Wilhelm
geboren am 19.2.1895 in Ludwigsburg/Württemberg; Sohn eines Prokuristen und späteren Fabrikanten; Gymnasium und Oberrealschule in Ludwigsburg, 1913 Abitur; Medizinstudium in Tübingen; als Einjährig-Freiwilliger von Oktober 1913 bis März 1914 Militärdienst im Württembergischen Feldartillerie-Regiment 65; ab August 1914 Kriegseinsatz, im Februar 1919 aus dem Heer entlassen; Weiterführung des Medizinstudiums in Tübingen, Freiburg und Rostock; Januar 1922 Approbation in Schwerin; April 1922 Promotion in Rostock;[3] Assistenzarzt, ab Oktober 1924 Oberarzt an der Frauenklinik und der Landeshebammenlehranstalt der Universität Rostock (dort auch wohnhaft: Doberaner Straße 142); bis Oktober 1926 Facharzt für Geburtshilfe und Frauenkrankheiten in Berlin (Innsbrucker Straße 40); Oktober 1926 Heirat mit der Ärztin → Dr. Elisabeth Naegele geb. Hebron, ein Kind, 1935 Scheidung; Oktober 1926 bis 1973 niedergelassener Facharzt für Frauenkrankheiten und Geburtshilfe mit Privatklinik in Schwerin (Kaiser-Wilhelm-Straße 43, Am Ziegelsee/Dr. Hans-Wolf-Straße 3); September 1935 Heirat mit Mechthild von Eschwege (*24.3.1904 in Münster, †23.4.1991 in Crivitz; Tochter eines Berufssoldaten [Hauptmann]), mind. zwei Kinder; in Schwerin Eintritt in die NSDAP am 1.5.1937, Mitgliedsnummer 4.009.776; daneben auch Mitglied der SA, des NSKK und ab November 1939 des NSDÄB; auch nebenamtlicher Lehrer bei der Schwesternausbildung des DRK in Schwerin; September 1939 bis Juli 1945 Kriegseinsatz im Heeres-Standortlazarett/Heeres-Sanitätsstaffel in Schwerin (Reiferbahn 1), zuletzt als Oberstabsarzt, daneben eingeschränkte Weiterführung seiner Praxis; am 26.7.1973 im Alter von 78 Jahren in Schwerin gestorben

---

1) Mit der Arbeit: Beziehungen zwischen Vitalfärbung, Phagozytose und Fettablagerung in den v. Kupfferschen Sternzellen und Leberzellen (MS).
2) Mit der Arbeit: Beitrag zur Kasuistik der Aneurysmen des Truncus anonymus und der Arteria carotis communis (MS).
3) Mit der Arbeit: Das Trichterbecken als Geburtshindernis. Mit 5 Skizzen, Rostock 1921.

Nagel, Dr. Gerhard Oswald Karl
geboren am 19.1.1913 in Fürstlich Poltnitz bei Parchim/Mecklenburg; Sohn eines Volksschullehrers; Reformrealgymnasium in Güstrow, 1931 Abitur; Studium der Zahnmedizin in Graz und Rostock; 1934 Approbation als Zahnarzt; August 1936 Promotion zum Dr. med. dent. in Rostock;[4] August 1936 bis mind. 1937 zahnärztlicher Assistent in Röbel (Bahnhofstraße 7); dort Eintritt in die NSDAP am 1.5.1937, Mitgliedsnummer 5.949.246; neben der beruflichen Tätigkeit Medizinstudium in Rostock; 1939 Approbation; ab 1939 niedergelassener Allgemeinpraktiker in Strenz bei Güstrow; ab November 1939 Kriegseinsatz in einer Sanitäts-Ersatz-Abteilung in Leipzig (König-Georg-Kaserne); mind. 1949 Assistenzarzt an der Frauenklinik der Universität Rostock (dort auch wohnhaft: Doberaner Straße 142); Mai 1949 Heirat mit Lisa Braunreiter verw. Dallmeyer (*30.9.1915 in Güstrow, †11.8.1983 in Mainz; Tochter eines Baustoff-Kaufmanns), mind. zwei Stiefkinder; Mai 1951 Promotion zum Dr. med. in Rostock;[5] nach Übersiedlung in die Bundesrepublik ab mind. 1954 niedergelassener Facharzt für Hals-, Nasen- und Ohrenkrankheiten in Mainz (Kaiserstraße 27, Bruchspitze 17, Jacob-Goedecker-Straße 3); am 6.6.2011 im Alter von 98 Jahren in Mainz gestorben

Nagell, Prof. Dr. Hermann Oskar Julius

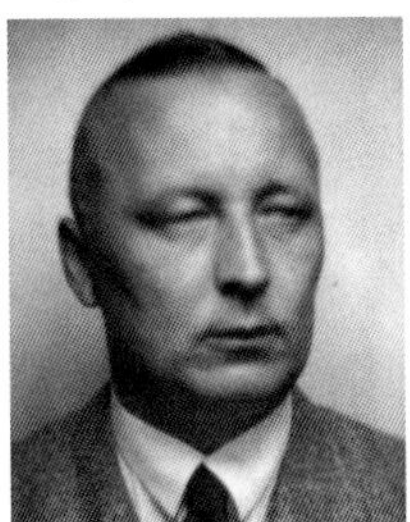

geboren am 3.3.1895 in Kassel/Hessen-Nassau; Sohn eines Apothekenbesitzers; Realgymnasien in Kassel und Papenburg; Juli 1915 bis November 1918 Kriegseinsatz im Feldartillerie-Regiment 17 und in der Gebirgsartillerie-Abteilung 11, zuletzt als Gefreiter; dazwischen wegen Herzleidens Heimatkommandierung nach Düsseldorf zur „Ausbildung an Spezialwaffen für die Fliegerabwehr“; dort Abitur; Medizinstudium in Bonn, Göttingen, Rostock und München; Mai 1922 Promotion in Rostock;[6] August bis Oktober 1922 Medizinalpraktikant in Hamburg-Eppendorf; November 1922 bis September 1923 Medizinalpraktikant bzw. Assistenzarzt am Hygiene-Institut der Universität Rostock (Buchbinderstraße 8/9); dort im Mai 1923 Approbation; Oktober 1923 bis März 1924 Schiffsarzt; April 1924 bis 1927 planmäßiger Assistent, Dezember 1927 bis mind. 1932 Oberarzt an der Hautklinik der Universität Rostock (Schröderplatz, Neue Werderstraße 45); dort im Juli 1929 Habilitation;[7] seitdem bis 1933 Privatdozent für Haut- und Geschlechtskrankheiten; nach dem Weggang von → Prof. Dr. Walther Frieboes von Oktober 1932 bis September 1933 kommissarischer Leiter der Hautklinik und Lehrstuhlvertreter für Dermatologie an der Universität Rostock (Gertrudenplatz 3); dafür zum nichtplanmäßigen außerordentlichen Professor ernannt; ab April 1934 nichtbeamteter außerordentlicher Professor und Dozent sowie Oberarzt an der Dermatologischen Klinik der Charité in Berlin (Olivaer Platz 10); Februar 1935 Heirat mit Margarete Fink (*23.9.1903 in Rostock, †22.1.1995 in Kassel; Tochter eines Restaurateurs), mind. ein Kind; August 1934 bis 1945 Dirigierender Arzt an der Dermatologischen Abteilung des Krankenhauses in Berlin-Spandau; ab Juli 1938 Mitglied des NSDÄB, Nr. 19.909; ab September 1939 Kriegseinsatz als Dermatologe in einer Kriegslazarett-Abteilung, ab Juli 1942 als Beratender Dermatologe beim Wehrmachtsbefehlshaber Ukraine und bei der Heeresgruppe B, nach deren Zerschlagung ab Mai 1944 als Beratender Dermatologe einer anderen Heeresgruppe an der Ostfront; Eintritt in die NSDAP am 1.3.1940, Mitgliedsnummer 7.547.518; 1945 bis mind. 1960 Leitender Arzt bzw. Chefarzt an der Dermatologischen Abteilung des Stadtkrankenhauses in Kassel (Lindenstraße 23); im März 1947 Angebot zur Übernahme eines Lehrstuhls für Dermatologie an der Universität Rostock abgelehnt; mind. 1950 auch Leiter der Geschlechtskrankenberatungsstelle in Kassel (Renthof 3); am 27.8.1969 im Alter von 74 Jahren in Kassel gestorben

---

4) Mit der Arbeit: Zur Histologie der Carotiden und ihrer Kopfäste, Rostock 1936.
5) Mit der Arbeit: Puerperale und postoperative Thrombosen und Embolien an der Universitäts-Frauenklinik Rostock von 1939 bis 1948 (MS).
6) Mit der Arbeit: Serologische und röntgenologische Ergebnisse des Echinokokkennachweises an Hand der Erfahrungen der chirurgischen Universitätsklinik zu Rostock in den Jahren 1919-1920, Rostock 1922.
7) Mit der Arbeit: Über das Vorkommen unspezifischer Hemmungen bei der Wassermannschen Reaktion, Leipzig 1930.

Nahmmacher, Dr. Hans Siegfried Werner
geboren am 6.9.1914 in Rostock/Mecklenburg; Sohn des Arztes → Dr. Johannes Nahmmacher; Gymnasien in Malchow und Waren, 1933 Abitur; Mitglied der HJ, erster Leiter der im November 1931 gegründeten Ortsgruppe Malchow der HJ (mit 15 Mitgliedern); als Schüler in Malchow Eintritt in die NSDAP am 1.8.1932, Mitgliedsnummer 1.237.149; dort auch Mitglied der SA; Medizinstudium in Tübingen und Rostock; September 1939 Approbation; Januar 1940 Promotion in Rostock;[8] ab Januar 1940 Kriegseinsatz als Unterfeldarzt in der Wehrmacht; mind. 1940 Assistenzarzt in Schwerin (Richard-Wagner-Straße 39); September 1940 Heirat mit der Haustochter Lieselotte Neumann (*28.1.1920 in Alt Sammit bei Krakow, †9.1.2013 in Reichelsheim/Odenwald; Tochter eines Landwirts), drei Kinder; ab 1941 Assistenzarzt am Stadtkrankenhaus in Neubrandenburg; mind. 1942 bis 1943 in Schwerin; November 1943 bis 1945 Assistenzarzt an der HNO-Klinik der Universität Rostock (Doberaner Straße 137-139, Putlitzallee 12); am 9.8.1945 im Alter von fast 31 Jahren in Rostock gestorben

Nahmmacher, Dr. Johannes Wilhelm Hermann (Hans)
geboren am 10.7.1885 in Malchow/Mecklenburg; Sohn des Arztes und Sanitätsrates Dr. Johannes Nahmmacher (*1858, †1919); Gymnasien in Doberan und Neustrelitz, 1904 Abitur; Medizinstudium in Tübingen, Greifswald, Berlin, München und Rostock; ab Dezember 1909 Medizinalpraktikant an der Augenklinik der Universität Rostock (Doberaner Straße 140), dann am Stift Bethlehem in Ludwigslust; November 1910 Approbation und Dezember 1910 Promotion in Rostock;[9] Assistenzarzt an der Universitäts-Frauenklinik in Breslau; Oktober 1912 bis März 1938 niedergelassener Allgemeinpraktiker in Malchow (Güstrower Straße 305, Kirchenstraße 147 und 1); Juni 1913 Heirat mit Eva Kerstenhann (*27.9.1891 in Güstrow, †12.2.1947 in Matgendorf bei Teterow; Tochter eines Landgerichtsrates sowie späteren Staatsanwalts und Landgerichtspräsidenten), zwei Kinder; Kriegseinsatz; ab 1930 stellvertretendes ärztliches Mitglied des mecklenburgischen Ehrengerichtshofes (oberste Instanz für berufsgerichtliche Verfahren); in Malchow Eintritt in die NSDAP am 1.12.1931, Mitgliedsnummer 850.772; daneben Mitglied der SA, zuletzt SA-Sanitäts-Standartenführer; ab mind. 1935 auch nebenamtlicher Vertragsarzt bei der RAD-Einheit 6/64 (Alt-Schwerin); ab 1936 auch nebenamtlicher Arzt im Hilfswerk „Mutter und Kind" der NSV in Malchow; April 1938 bis Mai 1945 beamteter Vertrauensarzt und Leiter der Vertrauensärztlichen Dienststelle der Landesversicherungsanstalt Mecklenburg in Schwerin (Graf-Schack-Straße 3/5, Richard-Wagner-Straße 39); Mitglied des NSDÄB; nach Kriegsende „in Güstrow eingesetzt zur Seuchenbekämpfung"; August 1945 Zulassung zur Allgemeinpraxis in Schwerin; mind. 1947 bis 1953 niedergelassener Allgemeinpraktiker in Matgendorf (Haus Nr. 1); September 1949 Heirat mit der Krankenschwester Josepha Felski (*18.4.1901 in Ossowo/Westpreußen, †11.11.1964 in Teterow); am 18.2.1953 im Alter von 67 Jahren an Leberzirrhose in Matgendorf gestorben

Nahmmacher, Dr. Werner Hermann Gotthold
geboren am 14.8.1888 in Malchow/Mecklenburg; Sohn des Arztes und Sanitätsrates Dr. Johannes Nahmmacher (*1858, †1919); Gymnasium in Neustrelitz, 1908 Abitur; Medizinstudium in Tübingen, Greifswald, Rostock, München und Kiel; Juli 1914 Approbation in Rostock; August 1914 Promotion in Kiel;[10] 1914 Assistenzarzt an der Frauenklinik der Universität Rostock (Doberaner Straße 142); ab September 1914 Kriegseinsatz als Assistenzarzt im Feldartillerie-Regiment 500 und im Reserve-Infanterie-Regiment 227, im Januar 1919 kriegsbeschädigt aus dem Heer entlassen, EK II und EK I, Verwundetenabzeichen in Schwarz; 1919 Assistenzarzt an der Chirurgischen Klinik der Universität Rostock (Schröderplatz); Oktober 1919 bis März 1938 niedergelassener Allgemeinpraktiker in Malchow (Güstrower Straße 36); Februar 1921 Heirat mit Henny Schultz (*10.6.1898 in Woldegk, †10.5.1945 Suizid in Rostock; Tochter eines Landesökonomierates; Eintritt in die NSDAP am 1.5.1937, Mitgliedsnummer 5.232.877), drei Kinder; ab November 1933 Mitglied der SS, Nr. 193.953; zunächst Dienst als nebenamtlicher Arzt in der Sanitätsstaffel II der 22. SS-Standarte, dort im September 1937 zum SS-Untersturmführer befördert und nunmehr Führer in der SS-Sanitäts-Oberstaffel 22, ab 1938

---

8) Mit der Arbeit: Über Echinokokken des Gehirns, Berlin 1938.
9) Mit der Arbeit: Beiträge zur Pathologie des Buphthalmus, Rostock 1910.
10) Mit der Arbeit: Über die Erfolge der Eiweißmilchbehandlung im Heinrich-Kinder-Hospital, Kiel 1914.

Führer in der SS-Sanitätsabteilung XXXIII in Rostock, im April 1941 zum SS-Obersturmführer befördert; ab November 1933 auch Sachverständiger beim Erbgesundheitsgericht Neustrelitz; Eintritt in die NSDAP am 1.5.1937, Mitgliedsnummer 5.037.961; daneben auch Mitglied des NSDÄB, Nr. 25.291; April 1938 bis Mai 1945 beamteter Vertrauensarzt und Leiter der Vertrauensärztlichen Dienststelle der Landesversicherungsanstalt Mecklenburg in Rostock (Kräwtweg 7 und 6); am 10.5.1945 im Alter von 56 Jahren Suizid gemeinsam mit seiner Ehefrau in Rostock

Nathrath, Dr. Walter Bernard Maria
geboren am 24.5.1909 in Bottrop/Westfalen; Sohn eines Arztes; Gymnasium in Bottrop, 1930 Abitur; Medizinstudium in Münster; Dezember 1936 Approbation; 1936 bis mind. 1940 Assistenzarzt am Knappschaftskrankenhaus in Bottrop (Osterfelder Straße 157); August 1938 Promotion in Münster;[11] ab September 1939 Kriegseinsatz in der Wehrmacht, mind. 1940 als Unterarzt; Mai 1940 Heirat mit der Büroangestellten Renata Kimmel (*13.5.1916 in Drensteinfurt/Westfalen, †8.9.2008 in München; Tochter eines Arztes), mind. vier Kinder; als „Wehrmachtsarzt" ab mind. Mai 1945 Arzt in Lübstorf bei Schwerin; mind. 1947 bis 1983 wieder Arzt in Bottrop (Kirchhellener Straße 12); am 24.6.1983 im Alter von 74 Jahren an einer Lungenkrankheit in Gauting/Bayern gestorben

Naumann, Dr. Werner Karl Wilhelm
geboren am 23.5.1909 in Dresden/Sachsen; Sohn eines Bankbeamten und späteren Prokuristen; Realgymnasium in Dresden, 1928 Abitur; Medizinstudium in Greifswald, Leipzig und Rostock; August 1935 Approbation und Promotion in Kiel;[12] 1935 bis 1936 Assistenzarzt am Rudolf-Heß-Krankenhaus in Dresden (Fürstenstraße 74); ab 1936 Arzt in Mecklenburg; mind. 1937 wieder Arzt am Rudolf-Heß-Krankenhaus in Dresden (dort auch wohnhaft: Fürstenstraße 74); März 1937 Heirat mit der technischen Assistentin Margarete Brauße (*1.6.1912 in Dresden, †17.7.1993 in Düsseldorf; Tochter eines Referendars und späteren Regierungsrates); ab 1938 Arzt am Stadtkrankenhaus in Dresden; ab August 1939 Facharzt für Innere Krankheiten am nunmehrigen Gerhard-Wagner-Krankenhaus in Dresden (Fürstenstraße 74); Kriegseinsatz bei der Luftwaffe; bis 1991 Internist in Düsseldorf (Schloßmannstraße 25); am 29.5.1991 im Alter von 82 Jahren in Düsseldorf gestorben

Neeser, Dr. Alfred Emil
geboren am 14.3.1900 in Silberhof bei Reußendorf/Bayern; Sohn eines Schulverwesers und späteren Oberlehrers; Gymnasium, 1919 Abitur; Medizinstudium in Würzburg; Dezember 1925 Approbation; 1927 Promotion in Würzburg;[13] Juni 1928 Heirat mit Else Klauenberg (*29.1.1897 in Hannover, †14.6.1972 in Wörgl/Österreich; Tochter eines Silberarbeiters), drei Kinder, spätestens 1949 Scheidung; Mai 1930 bis mind. 1939 Stadtarzt in Wismar (Burgwall 12); Eintritt in die NSDAP am 1.5.1937, Mitgliedsnummer 6.076.995; ab Januar 1939 auch Mitglied des NSDÄB; als beamteter Arzt von Juli 1939 bis Juli 1942 stellvertretender Leiter des Staatlichen Gesundheitsamtes des Kreises Wismar; dort auch nebenamtlicher Vertrauensarzt sowie zuständig für die Behandlung von Wanderern und der Insassen des Alters- und Pflegeheims Wismar; ab Juli 1942 Amtsarzt, ab mind. 1943 Leiter der Nebenstelle Nordenham (Lutherstraße 12) des Staatlichen Gesundheitsamtes Wesermarsch in Brake; bis 1949 Arzt am Gesundheitsamt Nordenham; 1949 bis 1982 niedergelassener Allgemeinpraktiker in Langwarden bzw. Butjadingen/Niedersachsen (Butjadinger Straße); Oktober 1949 Heirat mit Adele Tonndorf verw./gesch. Engelhardt (*1.8.1921 in Altona, †23.12.1953 in Langwarden; Tochter eines Kaufmanns); Dezember 1954 Heirat mit Charlotte Pohl verw./gesch. Hümpel (*1.5.1908 in Posen; Tochter eines Forst-Oberrentmeisters); am 6.7.1982 im Alter von 82 Jahren in Butjadingen gestorben

Negnal, Dr. Hermann Franz Rudolph
geboren am 13.11.1892 in Rehna/Mecklenburg; Sohn eines Kaufmanns; Realgymnasium in Malchin, 1913 Abitur; Medizinstudium in Jena; Oktober 1914 bis November 1918 Kriegseinsatz; Weiterfüh-

---

11) Mit der Arbeit: Paraesthesien und Sensibilitätsstörungenbei multipler Sklerose und Myelose, Bottrop 1938.
12) Mit der Arbeit: Über Polyneuritiden nach Gebrauch von Apiol, Würzburg 1934.
13) Mit der Arbeit: Klinische Untersuchungen über die Todesursachen der Kinder, die während der Geburt oder innerhalb der ersten neun Tage verstorben sind (MS).

rung des Medizinstudiums in Rostock (St.-Georg-Straße 55) und Jena; mind. 1921 Medizinalpraktikant bzw. Assistenzarzt am Stift Bethlehem in Ludwigslust; November 1921 Approbation und Promotion in Rostock;[14] September 1922 bis 1932 niedergelassener Allgemeinpraktiker in Rehna; Mai 1924 Heirat mit Marie Meyer (*11.9.1898 in Rehna, †22.10.1991 in Rehna; Tochter eines Hoftischlermeisters), mind. ein Kind; am 29.6.1932 im Alter von 39 Jahren in (Rostock-)Gehlsheim gestorben

Nehls, Dr. Gerhard Paul Karl
geboren am 11.1.1917 in Gumbinnen/Ostpreußen; Sohn eines Kreistierarztes; Gymnasium, 1936 Abitur; Medizinstudium in Königsberg (Lawsker Allee 84/86); April 1942 Approbation; ab Juli 1942 Volontärassistent an der HNO-Klinik der Universität Königsberg; dort 1942 Promotion;[15] nach Flucht zu Kriegsende bis 1952 niedergelassener Facharzt für Hals-, Nasen- und Ohrenkrankheiten (zuletzt nur mit Privatpraxis) sowie HNO-Arzt am Stadtkrankenhaus und an der Städtischen Poliklinik in Güstrow (Plauer Straße 2, 75 und 80, Gustav-Adolf-Straße 18); Mai 1947 Heirat mit der Krankenschwester und Arzthelferin Elfriede Just (*1.3.1923 in Saatzig/Pommern, †24.9.2001 in Bad Dürkheim/Rheinland-Pfalz; Tochter eines Landwirts); nach Haft in Güstrow ab Dezember 1952 in Westberlin (Am Volkspark 65); bis 1968 Facharzt für Hals-, Nasen- und Ohrenkrankheiten in Bad Dürkheim (Wasserhohl 19); am 4.5.1968 im Alter von 51 Jahren in Ludwigshafen am Rhein gestorben

Nelle, Dr. Johannes Albert Friedrich (Hans)
geboren am 17.10.1889 in Hamm/Westfalen; Sohn eines Pfarrers und späteren Superintendenten; Gymnasium in Hamm, 1908 Abitur; Medizinstudium in Berlin an der Kaiser-Wilhelm-Akademie für das militärärztliche Bildungswesen; August 1914 Approbation; Kriegseinsatz; November 1916 Promotion in Berlin;[16] mind. 1919 Oberarzt im I. Bataillon des Oldenburgischen Infanterie-Regiments 91 in Oldenburg; Mai 1919 Heirat mit der Haustochter Marie Smend (*30.6.1892 in Friedberg/Hessen, †3.10.1982 in Rastede/Niedersachsen; Tochter eines Theologen und Universitätsprofessors), fünf Kinder; 1919 bis 1959 niedergelassener Allgemeinpraktiker in Oldenburg (Donnerschweer Straße 89, Staugraben 10); ab Januar 1939 Mitglied des NSDÄB; ab September 1939 Kriegseinsatz als Stabsarzt bei der Luftwaffe, mind. 1941 als Oberstabsarzt an der Flakartillerieschule auf Wustrow bei Rerik; mind. 1941 auch DRK-Bereitschaftsführer in Rerik; am 29.9.1959 im Alter von fast 70 Jahren in Oldenburg gestorben

Nelson, Dr. Fritz
geboren am 23.8.1890 in Berlin; Sohn eines Kunstmalers; Gymnasium in Berlin, 1909 Abitur; Medizinstudium in Berlin, Kiel, München und Freiburg; September 1914 Approbation in Kiel; September 1914 bis November 1918 Kriegseinsatz als Marine-Assistenzarzt; Mai 1917 Promotion in Kiel;[17] bis 1918 in (Berlin-)Charlottenburg; Januar 1918 Heirat mit der Chemikerin und wissenschaftlichen Assistentin sowie späteren Lehrkraft an einer Kinderpflegerinnenschule Dr. Mathilde Gerhardt (*24.2.1890 in Potsdam, †3.11.1987 in Colorado Springs/USA; Tochter eines Gymnasialprofessors), vier Kinder; 1918 bis 1919 Arzt in Kiel; Februar 1919 bis 1923 Assistenzarzt in Freiburg (Wölflinstraße 15); Juni 1923 bis 1936 niedergelassener Augenarzt mit Privatklinik in Rostock (Alexandrinenstraße 101, St.-Georg-Straße 2, Paulstraße 27, Bismarckstraße 10); wegen seiner jüdischen Herkunft diskriminiert; Zwangsverkauf der Praxis in der Bismarckstraße 10 (ab September 1936 betrieb dort → Dr. Bernhard Glüh eine Augenarztpraxis); Juni 1936 Emigration in die USA; mind. 1938 bis 1958 niedergelassener Augenarzt in Colorado Springs/USA; am 2.1.1958 im Alter von 67 Jahren in Colorado Springs gestorben

Nerger, Dr. Bruno Erich Felix
geboren am 23.7.1878 in Rostock/Mecklenburg; Sohn eines Gymnasiallehrers und späteren niederdeutschen Sprachforschers; Gymnasium in Rostock, 1896 Abitur; als Einjährig-Freiwilliger April

14) Mit der Arbeit: Über angeborene Beweglichkeitsstörungen des Auges mit besonderer Berücksichtigung der Erblichkeit, Rostock 1921.
15) Mit der Arbeit: Über die sogenannte Erstickungsstelle des Kehldeckels, Königsberg 1941.
16) Mit der Arbeit: Ist die Unterbrechung der Gravidität bei Otosklerose gerechtfertigt?, Berlin 1917.
17) Mit der Arbeit: Über Zwangsvorstellungen, Kiel 1917.

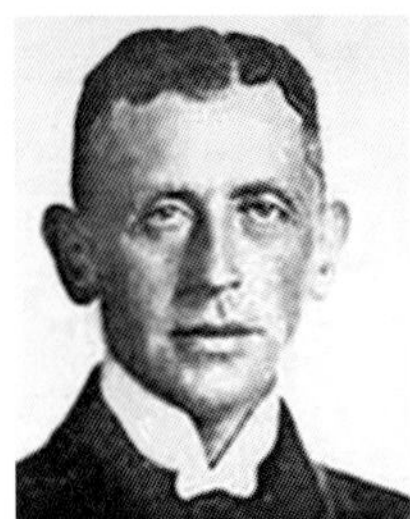

1896 bis März 1897 Militärdienst beim Großherzoglich-Mecklenburgischen Füsilier-Regiment 90; Medizinstudium in Rostock und in Berlin an der Kaiser-Wilhelm-Akademie für das militärärztliche Bildungswesen; ab 1900 Unterarzt an der Universitäts-Frauenklinik in Berlin (Artilleriestraße); Februar 1901 bis 1902 als Marine-Unterarzt an die Charité in Berlin kommandiert; Mai 1902 Approbation; aktiver Militärarzt in Kiel (u.a. als Oberarzt an der Hautabteilung des dortigen Lazaretts) und in Flensburg sowie Schiffsarzt (u.a. auf der SMS „Blücher" und der SMS „Fürst Bismarck"); ab 1904 Hilfsarzt beim Kaiserlichen Ostasien-Marinegeschwader in Tsingtau/China; August 1906 Promotion in Kiel;[18] Januar 1911 bis mind. 1912 Marine-Stabsarzt in Breslau (Garvestraße 9); Kriegseinsatz, zunächst als Marine-Stabsarzt und Assistent des Sanitätsamtes an der Ostseestation der Marine in Kiel, zuletzt als Marine-Generalarzt, im Januar 1919 aus der Marine entlassen; Januar 1919 Heirat mit Catharina Syppli (*23.3.1883 in Flensburg, †29.10.1953 in München; Tochter eines Tabakfabrikanten), zwei Kinder; Januar 1919 bis 1938 niedergelassener Allgemeinpraktiker sowie Facharzt für Hals-, Nasen-, Ohren- und Kehlkopfkrankheiten in München (Montgelasstraße 8, Karlsplatz 4); ab 1938 Arzt, mind. 1939 bis 1942 Marine-Generaloberarzt a.D. in Rostock (Prinz-Friedrich-Karl-Straße 8); mind. 1943 bis 1944 wieder in München (Seinsheimstraße 22); am 8.4.1944 im Alter von 65 Jahren an Parkinson, Lungenembolie und Stenokardie in München gestorben

Netzel, Dr. Hans Karl August
geboren am 5.8.1910 in Rostock/Mecklenburg; Sohn eines Kaufmanns und späteren Provisionsvertreters; Realgymnasium in Rostock, 1930 Abitur; Medizinstudium in Rostock (Prinzenstraße 4) und Graz; ab Januar 1936 Medizinalpraktikant an der Medizinischen Klinik der Universität Rostock (Schröderplatz) und an der Privatfrauenklinik von → Prof. Dr. Otto Büttner in Rostock (Friedrich-Franz-Straße 24); Dezember 1936 Approbation; ab März 1937 Assistenzarzt in der Praxis von → Dr. Wilhelm Metzenthin in Ludwigslust (Schloßstraße 13); März 1937 Promotion in Rostock;[19] dort zunächst Mitglied der SA, Eintritt in die NSDAP am 1.5.1937, Mitgliedsnummer 5.324.177; ab Mai 1937 Assistenzarzt in Rostock (Lloydstraße/Goethestraße 18); ab Februar 1938 Mitglied des NSDÄB; ab Juni 1938 Schiffsarzt bei der Hamburg-Südamerika-Linie auf der „Monte Sarmiento"; ab Januar 1939 Assistenzarzt am Kreiskrankenhaus in Bergen/Rügen; ab September 1939 Kriegseinsatz in der Wehrmacht, mind. 1943 als Oberarzt im Reservelazarett Braunsberg/Ostpreußen (dort auch wohnhaft); mind. 1946 bis 1976 Arzt in Hamburg (Bahnhofstraße 15, Arnoldstraße 36, Ottenser Hauptstraße 35, Walderseestraße 89); März 1943 Heirat mit der Laborantin Gerda Martens (*4.1.1922 in Altona, †6.8.2007 in Hamburg; Tochter eines Kaufmanns), mind. ein Kind; am 7.12.1976 im Alter von 66 Jahren in Hamburg gestorben

Neu, Dr. Otto Emil Karl
geboren am 10.8.1893 in Langenbach bei Wiesbaden/Hessen-Nassau; Sohn eines Pfarrers und späteren Gymnasialprofessors; Gymnasium in Dillenburg, 1913 Abitur; Medizinstudium in Bonn, München, Tübingen und Gießen; dazwischen von September 1914 bis November 1918 Kriegseinsatz, Dezember 1918 bis März 1920 Hilfsarzt im Kriegsgefangenenlazarett des XVIII. Armeekorps in Gießen; April 1920 Approbation in Gießen; April bis Mai 1920 Arztvertreter bei Dr. Eduard Tenbaum in Limburg/Lahn (Diezer Straße 50); Mai 1920 bis November 1922 Assistenzarzt an der Inneren und der Chirurgischen Abteilung des Bürgerhospitals sowie an der Röntgenabteilung der Chirurgischen Klinik in Frankfurt/Main; Januar 1922 Promotion in Gießen;[20] November 1922 bis März 1925 Assistenzarzt an der Chirurgischen Abteilung der Augusta-Krankenanstalt in Bochum; April 1925 bis Januar 1929 zunächst 1. Assistenzarzt, dann Oberarzt, Chirurg und Frauenarzt am Carolinenstift in Neustrelitz (Georgstraße 1-6); Mai 1925 Heirat mit Karola Thiel (*14.6.1900 in Egenroth/Hessen, †26.4.1991 in Braunfels/Hessen; Tochter eines Pfarrers), mind. ein Kind; Februar 1929 bis mind. 1944

18) Mit der Arbeit: Beiträge zur Kenntnis des Xeroderma pigmentosum, Kiel 1906.
19) Mit der Arbeit: Über 140 Fälle ektopischer Gravidität, Rostock 1936.
20) Mit der Arbeit: Über das Auftreten der Menstruation nach gynäkologischen Operationen, Frankfurt/Main 1921.

Chefarzt am Kreiskrankenhaus in Kyritz/Brandenburg (Perleberger Straße 56); dort Eintritt in die NSDAP am 1.5.1933, Mitgliedsnummer 2.300.272; Kriegseinsatz in der Wehrmacht; mglw. Kriegsgefangenschaft; 1959 für tot erklärt (zum 22.4.1946)

Neubert, Prof. Dr. Kurt Karl-Friedrich

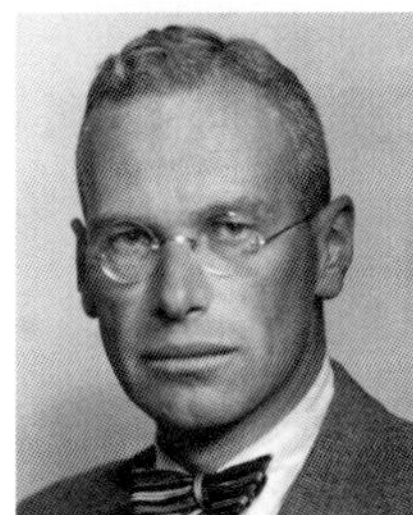

geboren am 15.8.1898 in Frankenthal/Bayern; Sohn eines Richters und späteren Landgerichtspräsidenten; Gymnasien in Aschaffenburg und Landshut, 1916 Notabitur; ab November 1916 Militärdienst, März 1917 bis November 1918 Kriegseinsatz im 9. bayerischen Feldartillerie-Regiment, im Januar 1919 als Unteroffizier aus dem Heer entlassen, EK II; Medizinstudium in Tübingen und München; Januar 1924 Promotion in Tübingen;[21] 1924 Medizinalpraktikant am Städtischen Krankenhaus in Landshut und an der Universitäts-Poliklinik in Tübingen; Oktober 1924 Approbation; ab Oktober 1924 außerordentlicher, April 1925 bis September 1932 ordentlicher Assistent am Anatomischen Institut der Universität Tübingen; daneben 1928 Vertretung des 1. Prosektors der Anatomischen Anstalt der Universität in Würzburg; Mai 1925 Heirat mit Margot Koch (*3.2.1902 in Eislingen/Württemberg, †4.3.1967 in Innsbruck/Österreich; Tochter eines Kaufmanns und Holzhändlers), sechs Kinder; Februar 1930 Habilitation in Tübingen; seitdem Privatdozent für Anatomie an der Universität Tübingen; ab Oktober 1932 Prosektor, April 1936 bis Januar 1937 1. Prosektor und Dozent am Anatomischen Institut der Universität Würzburg (Schellingstraße 3); dort Eintritt in die NSDAP am 1.5.1933, Mitgliedsnummer 3.416.765; ab Juli 1933 auch Mitglied der SA, als SA-Rottenführer Referent für weltanschauliche Schulung im SA-Sturmbann III/9 in Würzburg; dort auch Mitglied des NS-Dozentenbundes; ab September 1934 nebenamtlicher Mitarbeiter des Rassenpolitischen Amtes der Gauleitung Mainfranken der NSDAP;[22] ab 1936 auch Amtsleiter des NS-Dozentenbundes in der Gauleitung Mainfranken in Würzburg; im Juli 1936 zum nichtbeamteten außerordentlichen Professor für Anatomie ernannt und ab Juli 1936 beamteter Oberarzt am Anatomischen Institut der Universität Würzburg;[23] ab Februar 1937 Lehrstuhlvertretung für Anatomie und stellvertretender Leiter, ab April 1937 kommissarischer Leiter des Anatomischen Instituts der Universität Rostock (Gertrudenstraße); daneben SA-Scharführer im Sanitätssturm der SA-Standarte 90 in Rostock; ab Januar 1938 persönlicher ordentlicher Professor, November 1942 bis August 1945 planmäßiger ordentlicher Professor für Anatomie an der Universität Rostock (Thünenstraße 3) und nunmehr auch regulärer Direktor des Anatomischen Instituts; ab Mai 1938 auch Leiter des Amtes für Wissenschaft und Erziehung des NS-Dozentenbundes des Gaues Mecklenburg der NSDAP; September bis Dezember 1939 Kriegseinsatz als Chefarzt des Reservelazaretts Saßnitz der Wehrmacht; 1940 bis 1945 auch kommissarischer Führer des NS-Dozentenbundes des Gaues Mecklenburg der NSDAP und stellvertretender Führer des NS-Dozentenbundes an der Universität Rostock; wegen NS-Belastung im August 1945 aus dem mecklenburgischen Landesdienst entlassen; ab Juli 1948 Professor zur Wiederverwendung, ab 1951 Honorarprofessor an der Universität Tübingen; ab Mai 1952 ordentlicher Professor für Anatomie an der Universität Würzburg (Rothweg 5); dort 1958 bis 1959 auch Dekan der Medizinischen Fakultät; im August 1966 emeritiert; am 4.5.1972 im Alter von 73 Jahren in Würzburg gestorben

Neumann, Dr. Erich Hermann Theodor

geboren am 25.11.1890 in Greifswald/Pommern; Sohn eines Bäckermeisters; Gymnasium in Greifswald, 1909 Abitur; Medizinstudium in Greifswald; dort im August 1914 Approbation; August 1914

21) Mit der Arbeit: Der Übergang der arteriellen in die venöse Blutbahn bei der Milz, Berlin 1924.

22) Dort „Abhaltung von Schulungsvorträgen über Bevölkerungspolitik und Rassenpflege".

23) Der Gaudozentenbundführer des Gaues Mainfranken der NSDAP in Würzburg stellte Neubert nicht nur wissenschaftlich das beste Zeugnis aus; politisch sei Neubert schon „vor der Machtübernahme durchaus national eingestellt" gewesen, er sei „politisch als unbedingt zuverlässig zu bezeichnen" und nehme es „mit seinem Nationalsozialismus sehr ernst". Im Vorfeld von Neuberts Berufung nach Rostock teilte auch der Kreisleiter des Kreises Würzburg der NSDAP im April 1937 seinen Rostocker Amtskollegen Otto Dettmann mit, daß über Neuberts „politische Zuverlässigkeit keine Bedenken" bestünden; Neubert trete „als Redner für rassenpolitische Vorträge auf", und „mit seinem Einsatz für den heutigen Staat ist zu rechnen".

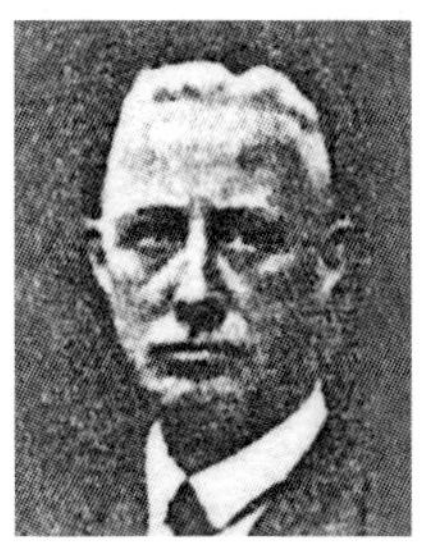

bis November 1918 Kriegseinsatz, zuletzt als Oberarzt; Oktober 1917 Promotion in Greifswald;[24] ab 1919 Assistenzarzt am Carolinenstift in Neustrelitz (Georgstraße 1-6); April 1920 bis Mai 1945 niedergelassener Allgemeinpraktiker in Neustrelitz (Bruchstraße 13); als Gendarmerie-Oberleutnant von Januar 1920 bis mind. 1933 auch nebenamtlicher Leitender Arzt bei der mecklenburg-strelitzschen Staats-Gendarmerie in Neustrelitz; Januar 1921 Heirat mit Margarethe Distelmeyer (*29.10.1896 in Neustrelitz, †22.9.1985 in Herford/Nordrhein-Westfalen; Tochter eines Haushofmeisters), vier Kinder; in einem Verfahren vor dem Landgericht Neustrelitz 1930 wegen Fahrens in betrunkenem Zustand, wobei ein Fahrzeuginsasse ums Leben kam, freigesprochen; September 1939 bis November 1940 Kriegseinsatz; Eintritt in die NSDAP am 1.6.1940, Mitgliedsnummer 7.634.491; nach Flucht aus Neustrelitz von Mai bis September 1945 praktischer Arzt in Schwerin (Lischstraße 13); September 1945 Wegzug aus Schwerin; mind. 1946 bis 1952 wieder niedergelassener Allgemeinpraktiker in Neustrelitz (Bruchstraße 13); nach Übersiedlung in die Bundesrepublik bis 1962 praktischer Arzt in Wiesbaden (Schöne Aussicht 57); am 8.10.1962 im Alter von 71 Jahren in Wiesbaden gestorben

Neumann, Dr. Johannes Georg
geboren am 17.6.1897 in Leipzig/Sachsen; Sohn eines Prokuristen und späteren Kaufmanns; Gymnasium in Leipzig, 1916 Abitur; Medizinstudium in Leipzig; dort im Dezember 1921 Promotion[25] und im Juli 1922 Approbation; Assistenzarzt am Krankenhaus der Franziskanerinnern in Saarlouis; Juni 1923 bis mind. 1942 niedergelassener Allgemeinpraktiker in Dassow (Lübecker Straße 47 und 24); März 1924 Heirat mit Gertrud Müller (*24.9.1901 in Lübeck, †20.8.1983 in Trittau/Schleswig-Holstein; Tochter eines Kaufmanns), drei Kinder; Eintritt in die NSDAP am 1.5.1933, Mitgliedsnummer 2.815.786; daneben auch Mitglied der SA und des NSDÄB; ab mind. 1935 auch Leiter des Amtes für Volksgesundheit in den Kreisleitungen Schönberg und Wismar der NSDAP; ab 1936 auch nebenamtlicher Arzt im Hilfswerk „Mutter und Kind" der NSV in Dassow; ab mind. 1938 auch Kreisbeauftragter des Rassenpolitischen Amtes der Gauleitung Mecklenburg der NSDAP für den Kreis Schönberg und zugleich stellvertretender Kreisbeauftragter des Rassenpolitischen Amtes der Gauleitung Mecklenburg der NSDAP für den Kreis Wismar; als Kreisobmann mind. 1939 bis 1941 auch Leiter der Kreiswaltung Schönberg des NSDÄB; ab September 1939 Kriegseinsatz in der Wehrmacht; ab mind. 1940 auch Leiter der Ärztlichen Bezirksvereinigung Wismar der Mecklenburgischen Ärztekammer und der KVD (für die Kreise Wismar und Schönberg); bis 1961 niedergelassener Allgemeinpraktiker in Großensee/Schleswig-Holstein; am 22.6.1961 im Alter von 64 Jahren in Trittau gestorben

Neumann, Dr. Karl-Joachim Wilhelm Gerhard
geboren am 13.5.1907 in Dieuze/Elsaß-Lothringen; Sohn eines Proviantmeisters und späteren Magazindirektors; Realgymnasium in Rostock, 1927 Abitur; Medizinstudium in Rostock (Baleckestraße 7), Marburg und Freiburg; als Student in Rostock Eintritt in die NSDAP am 1.1.1929, Mitgliedsnummer 108.766; Medizinalpraktikant am Krankenhaus Unter den Linden in Berlin; Juni 1934 Approbation; ab 1934 Hilfsarzt am Gesundheitsamt Münster-Land (Friedrich-Wilhelm-Weber-Straße 5); mind. 1935 Arzt in Berlin (Unter den Eichen 44-46); Juni 1935 Heirat mit Ilse Wunderlich (*9.11.1912 in Bochum, †1.8.1994 in Hamburg; Tochter eines Lehrers), drei Kinder; September 1937 Promotion in Münster;[26] ab November 1937 Leitender Arzt in der Abteilung A beim Stabsamt des Reichsbauernführers in Berlin-Lichterfelde (Holbeinstraße 46); Mai 1938 bis mind. 1943 niedergelassener Allgemeinpraktiker in Tessin; dort auch Mitglied der SS und nebenamtlicher Lagerarzt des RAD; Kriegseinsatz; bis 1947 in britischer Kriegsgefangenschaft; 1947 bis Dezember 1961 niedergelassener Allgemeinpraktiker in Hamburg (Brahmsallee 13, Neue Straße 51 und 35, Schloßmühlendamm 2, Vogelerstraße 29, Am Fuchsberg, Haselhainer Nebenweg 1, Am Waldschlößchen 23, Wall-

24) Mit der Arbeit: Eine Auslese seltener Tuberkulosefälle. Aus dem Pathologischen Institut Greifswald, Greifswald 1917.
25) Mit der Arbeit: Über die fovea centralis bei Affen und beim Menschen (Macacus rhesus und Macacus nemestrinus), Zeulenroda 1922.
26) Mit der Arbeit: Zur Frage der Erblichkeit der Psoriasis, Quakenbrück 1937.

grabenstraße 45, Friedrich-Ludwig-Jahn-Straße 21, Denickestraße 1); Januar 1960 bis Dezember 1961 auch wohnhaft in Nürnberg (Paracelsusstraße 135, Prinzregentenufer 5); ab Januar 1962 Arzt in Nordrach/Baden-Württemberg (Talstraße 180); bis 1982 wieder in Hamburg (An den Teichwiesen 5); am 19.9.1982 im Alter von 75 Jahren in Bad Segeberg/Schleswig-Holstein gestorben

Neumann, Dr. Lieselotte Klara (geb. Pauly, verw. Neinaß)

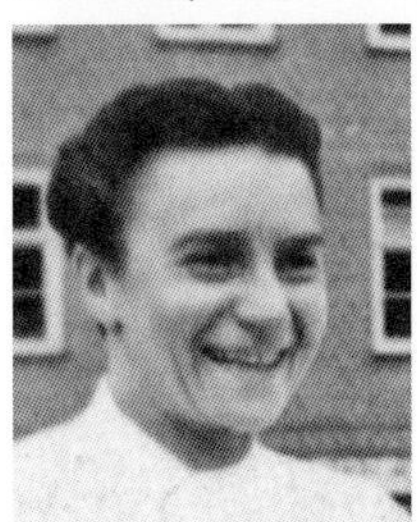

geboren am 26.6.1904 in Lowentschin/Posen; Tochter eines Landgerichtsdirektors; Gymnasium, 1924 Abitur; Medizinstudium in Königsberg; Heirat mit ? Neinaß (†vor 1933); mind. 1932 Medizinalpraktikantin am Stadtkrankenhaus in Schneidemühl/Posen (Albrechtstraße 23); September 1932 Heirat mit dem Arzt → Dr. Paul Neumann; ab September 1939 freiwillig am Stadtkrankenhaus in Schneidemühl tätig; September 1940 Approbation in Berlin; ab März 1941 Assistenzärztin am Stadtkrankenhaus in Schneidemühl; dort Mitglied der NS-Frauenschaft; Mai 1941 Promotion in Berlin;[27] bis 1945 in Schneidemühl; nach Flucht von April 1945 bis mind. 1964 Assistenzärztin am Kreiskrankenhaus in Hagenow (dort zunächst auch wohnhaft); im Juni 1945 an Diphtherie erkrankt; bis 1995 im Ruhestand in Hagenow (Parkstraße 14); am 11.12.1995 im Alter von 91 Jahren in Hagenow gestorben

Neumann, Dr. Paul Erich Otto

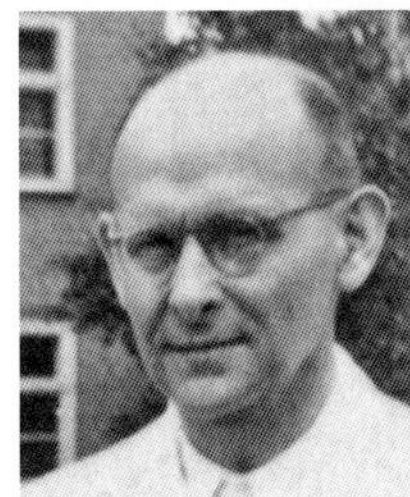

geboren am 1.6.1892 in Berlin; Sohn eines Viehhändlers; Gymnasium, 1911 Abitur; Medizinstudium; Kriegseinsatz; März 1920 Approbation in Karlsruhe; Promotion; ab 1927 Facharzt für Innere Krankheiten; März 1928 bis März 1929 niedergelassener Allgemeinpraktiker in Grünberg/Schlesien; ab April 1929 Leitender Internist, August 1938 bis 1945 Chefarzt am Stadtkrankenhaus in Schneidemühl/Posen (Albrechtstraße 23, Berliner Straße 20); September 1932 Heirat mit der Ärztin → Dr. Lieselotte Neumann geb. Pauly; in Schneidemühl Eintritt in die NSDAP am 1.5.1937, Mitgliedsnummer 5.277.765; daneben auch Mitglied der SA und ab November 1939 des NSDÄB; nach Flucht von April 1945 bis mind. 1957 Facharzt für Innere Krankheiten am Kreiskrankenhaus in Hagenow (dort zunächst auch wohnhaft); ab Mai 1945 auch als Arzt in Quassel bei Lübtheen eingesetzt; mind. 1946 auch nebenamtlicher Hilfsarzt für die Lungenfürsorge am Gesundheitsamt Hagenow; dort mind. 1950 bis 1951 auch niedergelassener Facharzt für Innere Krankheiten; bis 1986 im Ruhestand in Hagenow (Parkstraße 14); am 4.4.1986 im Alter von 93 Jahren in Hagenow gestorben

Nicolai, Dr. Harald Dieter

geboren am 26.7.1917 in Darmstadt/Hessen; Sohn eines Architekten; Gymnasium in Rostock, 1937 Abitur; ab November 1933 Mitglied der HJ, 1944 ausgeschlossen; nach sechs Monaten Arbeitsdienst Medizinstudium in Rostock; September 1939 bis Anfang 1941 Kriegseinsatz als Funker, dann Beurlaubung zur Weiterführung des Medizinstudiums in Rostock und Berlin; Oktober 1943 Approbation und November 1943 Promotion[28] in Rostock (Schillerstraße 11); ab Dezember 1943 erneuter Kriegseinsatz als Assistenzarzt in Lazaretten und Feldtruppenteilen der Wehrmacht, nach schwerer Verwundung im Mai 1945 entlassen; Mai 1944 Heirat mit der technischen Zeichnerin Christiane Sandberg (*26.1.1923 in Stavenhagen, †14.1.1992 in Singen/Baden-Württemberg; Tochter eines Bahnvorstehers und späteren Reichsbahn-Oberinspektors), ein Kind; ab Juli 1945 praktischer Arzt in Rostock, auch in Flüchtlingslagern tätig; Februar 1946 bis Juni 1947 Pflichtassistent an der Frauenklinik und der Medizinischen Poliklinik der Universität Rostock (Doberaner Straße 142, Rembrandtstraße 18); Juni 1947 bis mind. 1958 niedergelassener Allgemeinpraktiker in Rostock (Rosa-Luxemburg-Straße 28); nach Übersiedlung in die Bundesrepublik ab mind. 1965 niedergelassener Allgemeinpraktiker in Singen (Uhlandstraße 65); am 14.1.1992 im Alter von 74 Jahren in Singen gestorben

27) Mit der Arbeit: Ein Beitrag zur Kalkgicht, Berlin 1941.
28) Mit der Arbeit: Schicksal der in der Zeit von 1.1.1937-31.12.1941 in der Rostocker Chirurgischen Universitätsklinik genagelten Schenkelhalsfrakturen (MS).

Niederhaus, Dr. Emil Hermann Heinrich
geboren am 4.4.1897 in Spork bei Detmold/Westfalen; Sohn eines Landwirts; Gymnasium in Detmold, 1914 Notabitur; 1914 bis 1918 Kriegseinsatz, zuletzt als Leutnant; Medizinstudium in Münster, Erlangen und Leipzig; November 1923 Approbation und November 1924 Promotion in Leipzig;[29] ab 1923 Assistenzarzt an der Medizinischen Poliklinik der Universität Leipzig, bis 1925 an der Heil- und Pflegeanstalt Domjüch bei Neustrelitz; Mai 1925 bis 1950 niedergelassener Allgemeinpraktiker und Homöopath in Waren (Güstrower Straße 33 und 20, Neuer Markt 10 und 12); Mai 1926 Heirat mit Eva Ramin (*7.6.1900 in Strelitz-Alt, †11.3.1980 in Stolberg/Nordrhein-Westfalen; Tochter eines Apothekenbesitzers), drei Kinder, 1939 Scheidung; ab mind. 1937 auch nebenamtlicher Vertragsarzt bei der RAD-Einheit 7/64 (Priesterbäk); Mai 1939 Heirat mit Barbara Faßbender verw./gesch. Schulze-Berge (*25.4.1908 in Oberhausen/Rheinprovinz, †6.1.2002 in Düren/Nordrhein-Westfalen; Tochter eines Rechtsanwalts und späteren Justitiars); ab Januar 1946 auch Amtsarzt des Kreises Waren; ab 1947 Mitglied der LDP; nach Flucht aus Waren bis 1967 niedergelassener Allgemeinpraktiker in Düren (Roonstraße 3); am 5.11.1967 im Alter von 70 Jahren in Düren gestorben

Niederlaender, Dr. Ilse Erna Margarete

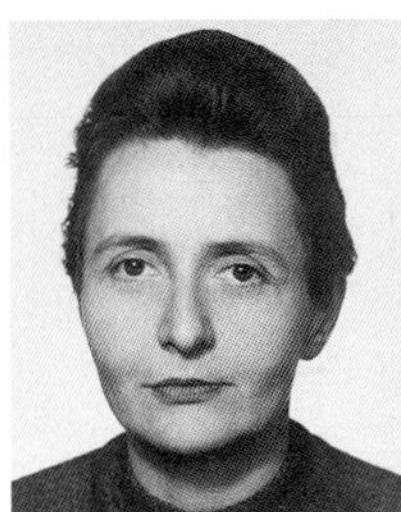

geboren am 12.9.1917 in Sensburg/Ostpreußen; Gymnasium, 1936 Abitur; Medizinstudium in Königsberg; Juli 1942 Approbation; ab Oktober 1942 Assistenzärztin an der Universitäts-Nervenklinik in Königsberg (Alte Pillauer Landstraße 23); dort Mitglied des BDM; 1943 Promotion in Königsberg;[30] ab Juli 1943 Assistenzärztin an der Inneren Abteilung des Marien-Krankenhauses in Allenstein/Ostpreußen; nach Flucht ab März 1945 notdienstverpflichtete Assistenzärztin in der Praxis von → Dr. Karl Heinrich Schmidt in Ludwigslust (Straße der Alten Garde), ab Juli 1945 bei → Dr. Wilhelm Metzenthin in Ludwigslust; dort ab mind. August 1945 Fachärztin für Innere Krankheiten; mind. 1947 niedergelassene Allgemeinpraktikerin in Grabow; mind. 1947 auch für die ärztliche Versorgung von Alt-Fresenbrügge, Neu-Fresenbrügge, Wantzlitz und Dadow (alles bei Grabow) zuständig; bis mind. 1971 unverheiratet; mind. 1955 bis 1971 Ärztin in Westberlin (Stülpnagelstraße 1, Reichsstraße 26)

Niehoff, Dr. Hubert Joseph
geboren am 6.11.1868 in Ochtrup/Westfalen; Sohn eines Kaufmanns; Gymnasium in Rheine/Westfalen, 1888 Abitur; Medizinstudium in Berlin an der Kaiser-Wilhelm-Akademie für das militärärztliche Bildungswesen; August 1892 Promotion in Berlin;[31] Juli 1893 Approbation; Militärarzt in Saarlouis, Metz und Straßburg; Mai 1908 bis 1914 Oberstabsarzt und Regimentsarzt des Dragoner-Regiments Nr. 18 in Parchim (Johann-Albrecht-Straße 5); April 1912 Heirat mit Erna Rauhut (*21.5.1889 in Lübeck; Tochter eines Kaufmanns), mind. ein Kind, 1916 Scheidung; August 1914 bis Januar 1915 Chefarzt einer Sanitätskompanie, dann bis November 1918 Kriegseinsatz als Divisionsarzt, im April 1919 als Generaloberarzt aus dem Heer entlassen; Mai 1919 bis 1933 niedergelassener Allgemeinpraktiker in Parchim (Buchholzallee 32 und 1); Dezember 1919 Heirat mit Else Freise verw. Spitta (*9.4.1881 in Metz, †20.10.1942 in Berlin; Tochter eines Verlagsbuchhändlers und Buchdruckereibesitzers); ab 1930 stellvertretendes ärztliches Mitglied des mecklenburgischen Ehrengerichtshofes (oberste Instanz für berufsgerichtliche Verfahren); am 2.10.1933 im Alter von 64 Jahren in Parchim gestorben

Niemann, Dr. Karl-Heinrich Marian Friedrich
geboren am 24.5.1918 in Zarrentin/Mecklenburg; Sohn eines Eisenbahnassistenten und späteren Reichsbahninspektors; Realgymnasium in Schwerin, 1937 Abitur; Medizinstudium in Rostock (Am

29) Mit der Arbeit: Das Verhalten des Blutzuckerspiegels nach parenteralen und enternalen Einverleibungen von Glykose beim Kaninchen, Weida 1924.
30) Mit der Arbeit: Die Gründe der Sterilität und ihr Behandlungserfolg bei Mann und Frau in der Privatpraxis des Direktors der Universitäts-Frauenklinik in Königsberg 1932-1939 (MS).
31) Mit der Arbeit: Über Lipome an ungewöhnlichen Orten, Berlin 1892.

Güterbahnhof); Mitglied in der Marine-HJ; als Student in Rostock Eintritt in die NSDAP am 1.9.1940, Mitgliedsnummer 7.809.464; Februar 1943 Approbation und 1943 Promotion in Rostock;[32] anschließend Volontärassistent in Rostock (Hermann-Göring-Platz 1); unverheiratet; mind. 1944 Kriegseinsatz als Unterarzt in der Wehrmacht; am 10.10.1944 im Alter von 26 Jahren in Röhe bei Eschweiler/Rheinprovinz tödlich verunglückt

Niemann, Dr. Walter Adolf Karl-Heinz

geboren am 25.7.1911 in Rostock/Mecklenburg; Sohn eines Lehrers und späteren Handelslehrers; Realgymnasium in Rostock, 1931 Abitur; Medizinstudium in München und Rostock; Januar 1937 Approbation in Bremen; März 1937 Promotion in Rostock;[33] anschließend dort mglw. Volontärassistent (Horst-Wessel-Straße 117); 1937 Assistenzarzt bei Dr. Schäfer in Bremen (Steffensweg 23); anschließend Schiffsarzt auf der „Henry Horn“ (Reederei H.C. Horn in Hamburg); ab Juli 1938 Assistenzarzt an der Landesfrauenklinik in Celle/Hannover; ab September 1939 Kriegseinsatz als Unterarzt im Marinelazarett Ostswine/Pommern; Dezember 1939 Heirat mit der Sprechstundenhilfe Erika Nissen (*30.5.1914 in Waren, †5.12.1975 in Schwerin; Tochter eines Reichsbahnoberinspektors), mind. zwei Kinder; Februar 1946 bis mind. 1976 niedergelassener Allgemeinpraktiker in Schwerin (Obotritenring 127); am 3.8.1979 im Alter von 68 Jahren in Schwerin gestorben

Nieny, Dr. Carl Hermann Max

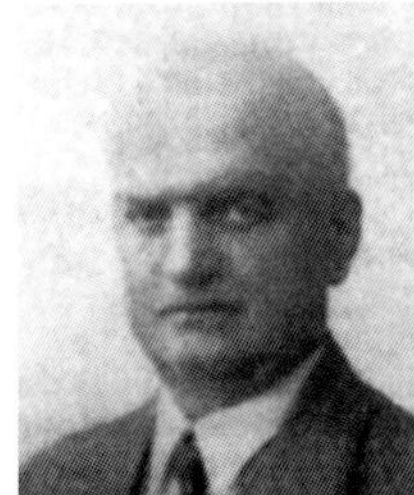

geboren am 4.5.1873 in Rostock/Mecklenburg; Sohn eines Kaufmanns; Gymnasium in Rostock, 1892 Abitur; Medizinstudium in Rostock (Hopfenmarkt 22), München und Kiel; Januar 1898 Approbation in Schwerin; Februar 1898 Promotion in Rostock;[34] Militärdienst im mecklenburgischen Füsilier-Regiment 90 und in der kaiserlichen Marine; Assistenzarzt an der Chirurgischen Abteilung des Stadtkrankenhauses in Chemnitz und an der Chirurgisch-Orthopädischen Privatklinik von Prof. Dr. Albert Hoffa in Würzburg; November 1902 Heirat mit Martha Frick (*28.8.1879 in Rostock, †12.2.1952 in Schwerin; Tochter eines Juristen und Geheimen Hofrates), drei Kinder; November 1902 bis mind. 1946 niedergelassener Facharzt für Chirurgie und Orthopädie in Schwerin (Wismarsche Straße/Adolf-Hitler-Straße 15 und 180); dort auch Inhaber einer Privatheilanstalt, verbunden mit einem Institut für Heilgymnastik und Massage sowie einem Röntgenlaboratorium; ab 1903 engagiert im Deutschen Roten Kreuz, bis mind. 1938 Landeskolonnenführer Mecklenburg des DRK; August 1914 bis November 1918 Kriegseinsatz bei der Kaiserlichen Marine; ab Mai 1919 auch Leitender Oberarzt, bis Dezember 1937 Chefarzt am Stadtkrankenhaus in Schwerin (Werderstraße 30); bis 1934 Mitglied der SA; im Dezember 1937 als Chefarzt zurückgetreten, jedoch Weiterführung seiner privaten Praxis sowie bis mind. 1941 auch Stadtarzt und Polizeiarzt der Schutzpolizei in Schwerin; am 3.3.1948 im Alter von 74 Jahren an Lungenödem und Herzschwäche in Schwerin gestorben

Niewerth, Dr. Richard Georg

geboren am 9.8.1880 in Rostock/Mecklenburg; Sohn eines Apothekers; Gymnasium in Rostock, 1899 Abitur; Medizinstudium in Heidelberg, Leipzig, Kiel, Berlin und Rostock (Augustenstraße 31); Januar 1904 Approbation und März 1904 Promotion in Rostock;[35] 1904 bis 1908 Assistenzarzt und Schiffsarzt; März 1908 bis 1955 niedergelassener Allgemeinpraktiker in Teterow (Blücherstraße, von-Pentz-Straße 1); Juni 1910 Heirat mit Elisabeth Treplin spätere Fröhner (*5.4.1878 in Detmold/Westfalen; Tochter eines Gymnasialprofessors), 1920 Scheidung; Kriegseinsatz; März 1921 Heirat mit Ilse Mussaeus (*3.5.1884 in Dümmerstück bei Schwerin; Tochter eines Kammerpächters und späteren Fabrikbesitzers), zwei Kinder; in Teterow Eintritt in die NSDAP am 1.5.1933, Mitgliedsnummer 3.521.388;

32) Mit der Arbeit: Beitrag zur Frage der Entstehung und des klinischen Bildes der Dermatitis reticularis pigmentosa atrophicans idiopathica (MS).
33) Mit der Arbeit: Zur Frage der Arbeitsfähigkeit und Invalidität bei Epileptikern, Rostock 1936.
34) Mit der Arbeit: Zur Pathologie und Therapie der Halskiemenfisteln, Tübingen 1898.
35) Mit der Arbeit: Die elektrolytische Leitfähigkeit des Humor aqueus, Rostock 1904.

ab mind. 1935 auch HJ-Arzt für die Banne Güstrow-Stadt und Güstrow-Land der HJ; ab 1936 auch nebenamtlicher Arzt im Hilfswerk „Mutter und Kind" der NSV in Teterow; ab mind. 1937 auch nebenamtlicher Vertragsarzt bei den RAD-Lagern für die weibliche Jugend in Friedrichshagen/Lalendorf und Sukow/Thürkow; am 25.7.1955 im Alter von fast 75 Jahren an Leberkrebs in Teterow gestorben

Nifontoff, Dr. Nikolai Iwanowitsch
geboren am 18.5.1889 in Reval/Estland; Sohn eines Hofrates; Gymnasium in Reval, 1909 Abitur; Medizinstudium in Reval; Juli 1916 Heirat mit Wanda Rosenthal (*3.12.1888 in Reval, †22.12.1963 in Schwerin); 1916 Approbation in Dorpat/Estland; 1916 bis 1918 Kriegseinsatz; 1918 bis 1919 Dienst in einer Freiwilligenarmee; 1919 bis 1920 Arzt für die englische Militärmission in Süßrußland; 1920 Arzt im englischen Marine-Krankenhaus auf Limnos/Griechenland; 1920 bis 1921 Arzt in Serbien; 1921 Rückkehr nach Estland; mind. 1925 bis 1939 Facharzt für Geschlechtskrankheiten in Reval; nach Umsiedlung im November 1939 Approbation für Deutschland; Dezember 1939 bis 1945 niedergelassener Facharzt für Haut- und Geschlechtskrankheiten in Posen (Wilhelmplatz 8); November 1941 Promotion in Berlin; nach Flucht von Mai 1945 bis 1952 niedergelassener Facharzt für Haut- und Geschlechtskrankheiten in Schwerin (zunächst in der Praxis des Heilpraktikers Kurt Birkholz; Königstraße/Puschkinstraße 57); auch Chefarzt am Fachkrankenhaus für Haut- und Geschlechtskrankheiten in Schwerin-Görries sowie Facharzt an der Spezialambulanz der SMAD und am Ambulatorium in Schwerin; am 21.3.1952 im Alter von 62 Jahren nach einem Schlaganfall in Dessau gestorben

Nissen, Dr. Hans Johannsen
geboren am 25.5.1905 in Tingleff/Schleswig; Gymnasium, 1926 Abitur; Medizinstudium in Kiel; März 1936 Approbation und 1936 Promotion in Kiel;[36] bis November 1936 Assistenzarzt am Staatlichen Gesundheitsamt Flensburg (Friesische Straße 102); ab November 1936 Arzt in Mecklenburg; ab Oktober 1940 dienstverpflichteter Arzt in der Praxis von Dr. Heinrich Hansen in Satrup/Schleswig-Holstein; ab Juni 1941 beamteter Hilfsarzt am Staatlichen Gesundheitsamt Flensburg (Friesische Straße 102); als Medizinalrat von Juli 1942 bis mind. 1943 stellvertretender Leiter des Staatlichen Gesundheitsamtes Eckernförde/Schleswig-Holstein (Am Mühlenberg 4); April 1943 Heirat mit der Sekretärin Gerda Zenkner (*28.12.1914 in Berlin); als Obermedizinalrat mind. 1961 bis 1964 Amtsarzt in Niebüll/Schleswig-Holstein (Uhlebüller Straße 12); zum Kreismedizinaldirektor ernannt; bis 1971 im Ruhestand in Niebüll; am 5.7.1971 im Alter von 66 Jahren in Flensburg gestorben

Nitzsche, Dr. Volkmar Oskar Ernst
geboren am 21.2.1908 in Münster/Westfalen; Sohn eines Diplom-Ingenieurs; Gymnasium, 1928 Abitur; Medizinstudium in Frankfurt/Main und Kiel; als Student in Frankfurt/Main Eintritt in die NSDAP am 1.4.1933, Mitgliedsnummer 1.820.760; daneben auch Mitglied der SA; ab 1936 Medizinalpraktikant an der Chirurgischen Abteilung des Krankenhauses in Bremen; Dezember 1936 Approbation; ab März 1937 Assistenzarzt an der Chirurgischen Abteilung des Krankenhauses in Bremerhaven; ab September 1937 Arztvertreter in der Praxis des wegen Vergehens gegen § 175 StGB zu einer Zuchthausstrafe verurteilten Dr. Theo Niese in Kronshagen bei Kiel; ab April 1938 Assistenzarzt am Städtischen Krankenhaus in Rendsburg; ab Juli 1938 Arztvertreter in Hennstedt/Schleswig-Holstein; ab September 1938 Arztvertreter in Oldenburg (Junkerstraße 9); Dezember 1938 Heirat mit Ingeborg Gürtler (*16.5.1914 in Pleschen/Posen; Tochter eines Berufssoldaten [Oberstleutnant]), 1950 Scheidung; bis Januar 1939 Volontärassistent am Evangelischen Krankenhaus in Oldenburg; Januar 1939 bis mind. 1956 niedergelassener Allgemeinpraktiker in Blankenhagen bei Ribnitz (Nachfolger in der Praxis von → Dr. Julius Beu); daneben auch Chefarzt am Krankenhaus in Sanitz; Februar 1939 Promotion in Kiel;[37] Mitglied des NSDÄB; September 1950 Heirat mit der Kindergärtnerin Resi Urban gesch. Dreyer verw./gesch. Krüger (*21.12.1911 in Doberan, †20.12.2002 in Laage; Tochter eines Stuhlmachers und Tischlers), insgesamt vier Kinder und ein Pflegekind; bis 1977 niedergelassener Allgemeinpraktiker in Laage (Friedrich-Engels-Straße 6); am 19.6.1977 im Alter von 69 Jahren an Darmverschluss, Pankreatitis und Lungenemphysem in Gransee/Brandenburg gestorben

---

36) Mit der Arbeit: Die Verteilung der Phosphorverbindungen im Blut von Mensch und Tier, Berlin 1935.
37) Mit der Arbeit: Zur Histologie und Pathogenese der eisenharten Struma Riedel, Kiel 1939.

Nöhring, Dr. Richard Christian Wilhelm

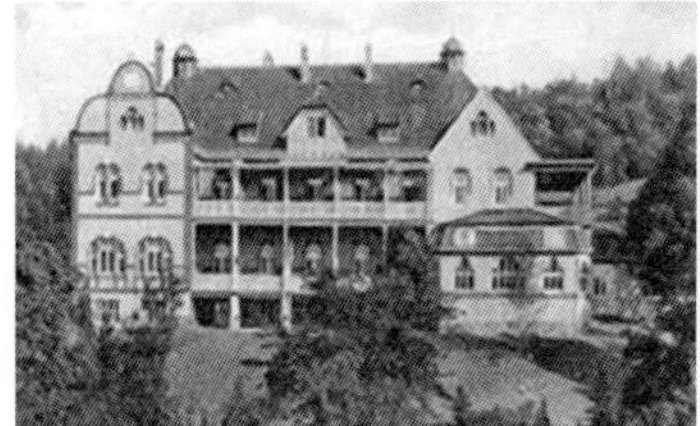

Privatsanatorium in Coswig

geboren am 18.9.1869 in Lübeck; Sohn eines Architektur- und Kunstphotographen sowie späteren Kunsthändlers; Gymnasium in Lübeck, 1889 Abitur; Medizinstudium in München und Kiel; Mai 1895 Promotion[38] und 1895 Approbation in Kiel; bis November 1895 in Schwerin; November 1895 bis August 1904 niedergelassener Allgemeinpraktiker in Lübeck (Breite Straße 53, Bäckergrube 41, Breite Straße 12 und 49); 1898 Heirat mit Harriet Hofmeister (*10.2.1880 in Emden/Hannover; Tochter eines Telegraphendirektors), mind. ein Kind, spätestens 1927 Scheidung; August 1904 bis mind. 1927 Arzt mit Privatsanatorium für Lungenkranke in Coswig/Sachsen (Hohensteiner Straße 84, Am Ameisenhügel 2-4, Am weiten Born 45); Oktober 1927 Heirat mit der kaufmännischen Angestellten Helga Borgwaldt gesch. Fraustadt spätere Hündchen, dann wieder Nöhring (*15.7.1895 in Lübeck, †12.5.1981 in Hamburg; Tochter eines Großkaufmanns), 1929 Scheidung; mind. 1928 bis 1930 Arzt für Herz- und Lungenkrankheiten mit Privatpraxis in Hamburg (Sierichstraße 141); 1931 bis mind. 1933 Lungenarzt (ohne Kassen- und Privatpraxis) in Neu Schlagsdorf bei Warin; ab März 1939 ohne ärztliche Tätigkeit

Nölle, Ursula Milli Lisette (geb. Nölle, gesch. Peters)
geboren am 15.5.1912 in (Berlin-)Grunewald; Tochter eines Königlichen Kommerzienrates und späteren Großindustriellen; Oberrealschule in Hamburg, 1932 Abitur; Medizinstudium in München und Rostock; ab Januar 1938 Medizinalpraktikantin in Rostock; Januar 1939 Approbation; anschließend Assistenzärztin am Hygiene-Institut der Universität Rostock (Buchbinderstraße 8/9); November 1939 Heirat mit dem Arzt → Paul Peters, mind. ein Kind, 1942 Scheidung (nahm danach ihren Mädchennamen wieder an); Mitglied der NS-Frauenschaft und ab November 1940 des NSDÄB, Nr. 22.158; bis 1943 Ärztin in Rostock (Schröderstraße 46); dort ab Dezember 1943 ohne ärztliche Tätigkeit (Stephanstraße 8)

Noglich, Dr. Otto Wilhelm Theodor
geboren am 2.7.1864 in Greifswald/Pommern; Sohn eines Rentiers; Gymnasium in Demmin, 1884 Abitur; Medizinstudium in Greifswald und Rostock (Stampfmüllerstraße 20); Juli 1890 Approbation in Rostock; mind. 1891 bis 1892 Assistenzarzt an der Frauenklinik der Universität Rostock (Doberaner Straße 142 und 109); August 1892 Promotion in Leipzig;[39] August 1892 bis 1935 niedergelassener Allgemeinpraktiker in Rostock (Friedrich-Franz-Straße 50, Paulstraße 33); April 1901 Heirat mit Katharina Schauss (*17.12.1878 in Berlin, †28.7.1960 in Bielefeld; Tochter eines Porträtmalers und Kunstprofessors), mind. zwei Kinder; 1915 zum Sanitätsrat ernannt; ab 1930 Mitglied des ärztlichen Ehrengerichts Rostock; am 18.12.1935 im Alter von 71 Jahren in Rostock gestorben[40]

Nolte, Dr. Johannes Paul Heinrich (Hans)

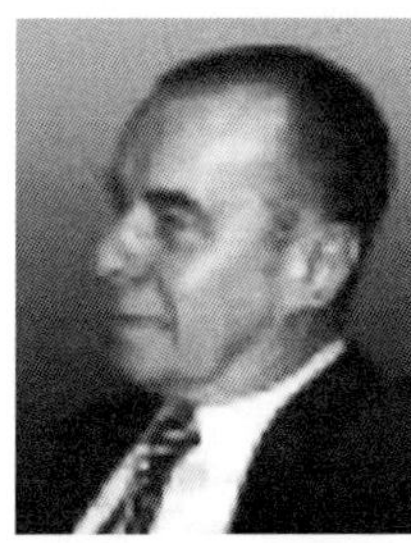

geboren am 21.6.1910 in Habelschwerdt/Schlesien; Sohn eines Seminarlehrers und späteren Studienrates; Gymnasium in Breslau, 1930 Abitur; Medizinstudium in Wien, Greifswald und Rostock; als Student Mitglied im NS-Studentenbund und in der SA; ab 1936 Medizinalpraktikant an der Universitäts-Nervenklinik Rostock-Gehlsheim sowie an der Hautklinik und der Medizinischen Klinik der Universität Rostock (Schröderplatz), ab November 1936 am Städtischen Krankenhaus in Leobschütz/Schlesien; März 1937 Approbation; anschließend mglw. Volontärassistent in Rostock; ab Mai 1937 vollbeschäftigter Hilfsarzt am Staatlichen Gesundheitsamt Burgdorf/Hannover (Marktstraße 50); dort Eintritt in die NSDAP am 1.5.1937, Mitgliedsnummer 4.182.604;

38) Mit der Arbeit: Über Beziehungen zwischen Hysterie und multipler Sclerose, Kiel 1895.
39) Mit der Arbeit: Untersuchungen des Nabelschnurrestes auf Microben (MS).
40) In einem Nachruf der Bezirksstelle Rostock der KVD hieß es, Noglich sei „nach langem schwerem Leiden“ gestorben. „Wir betrauern den Tod des Herrn Sanitätsrats Dr. Noglich aufrichtig. Er war uns ein vorbildlicher Kollege, der durch sein aufrechtes und hilfsbereites Wesen sich ein bleibendes Gedenken bei uns gesichert hat.“

August 1937 Heirat mit Erika Blohm (*26.3.1912 in Rostock, †17.8.1996 in Speyer/Rheinland-Pfalz; Tochter eines Feuerwehrmanns), zwei Kinder; Januar 1939 Promotion in Rostock;[41] ab Januar 1939 Mitglied des NSDÄB; ab September 1939 Hilfsarzt am Staatlichen Gesundheitsamt Norden/Ostfriesland (Hindenburgstraße 31); ab November 1940 Assistenzarzt an der Landesheilanstalt Tiegenhof bei Gnesen/Wartheland;[42] ab März 1942 Kriegseinsatz in der Wehrmacht; zum Obermedizinalrat ernannt; bis 1982 im Ruhestand in Speyer (Schopenhauerweg 3); am 31.3.1982 im Alter von 71 Jahren in Speyer gestorben

Nommensen, Dr. Johannes Ludwig

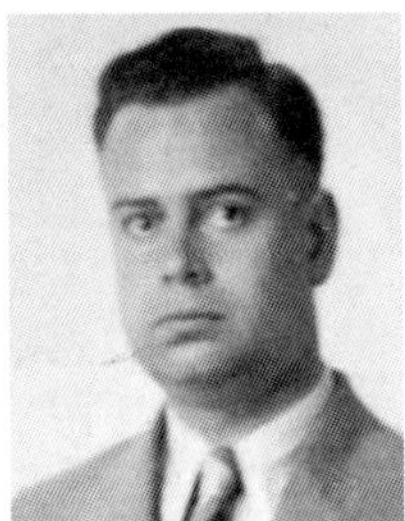

geboren am 26.12.1909 in Si Goempar/Sumatra (Niederländisch-Indien); Sohn eines Missionspredigers; wegen Schulausbildung 1920 Übersiedlung nach Deutschland; Oberrealschule in Itzehoe und Gymnasium in Elberfeld, 1932 Abitur; Medizinstudium in Marburg, Kiel und Tübingen; ab November 1933 Mitglied der SS, Nr. 194.673; Eintritt in die NSDAP am 1.5.1937, Mitgliedsnummer 3.970.356; Januar 1938 bis 1939 Medizinalpraktikant am Städtischen Krankenhaus in Neumünster (dort auch wohnhaft); Dezember 1938 Heirat mit der Mittelschullehrerin Dr. Johanna Bröcker (*4.7.1909 in Kiel, †9.3.1983 in Börm/Schleswig-Holstein; Tochter eines Meiereibesitzers; Mitglied der NSDAP), ein Kind; März 1939 Approbation und Promotion in Kiel;[43] ab Mai 1939 Volontärassistent an der chirurgischen Privatklinik von Dr. Hans Lubinus in Kiel (Brunswiker Straße 8-12, Reventlouallee 4); im September 1939 zur Waffen-SS einberufen, dort bis Februar 1940 Lagerarzt im Konzentrationslager Sachsenhausen, bis April 1940 im Konzentrationslager Ravensbrück; ab Mai 1940 Lagerarzt im Konzentrationslager Dachau; ab Herbst 1941 Standortarzt im Konzentrationslager Neuengamme; ab Frühjahr 1942 Kriegseinsatz als Truppenarzt in der 5. SS-Panzer-Division „Wiking", im September 1943 schwer verwundet; nach Genesung zunächst beim SS-Pionier-Ersatzbataillon in Stettin, von März bis Juli 1944 bei der SS-Junkerschule in Braunschweig, bis August 1944 bei der Amtsgruppe D III (Sanitätswesen) des SS-Wirtschafts- und Verwaltungshauptamtes eingesetzt; ab September 1944 Sanitätsdienst beim SS-Flak-Ausbildungs- und Ersatzbataillon in München und Regensburg; Februar bis Mai 1945 Truppenarzt bei der SS-Panzergrenadier-Division „Horst Wessel", zuletzt als SS-Hauptsturmführer; Mai 1945 bis September 1953 in sowjetischer Kriegsgefangenschaft, deshalb nicht im Ravensbrück-Prozeß angeklagt; ab 1954 wieder Arzt an der chirurgischen Privatklinik von Dr. Hans Lubinus in Kiel; September 1956 bis 1967 niedergelassener Allgemeinpraktiker in Havetoft/Schleswig-Holstein; am 23.2.1967 im Alter von 57 Jahren in Kiel gestorben

Nordmann, Dr. Constantin Hugo Ludwig

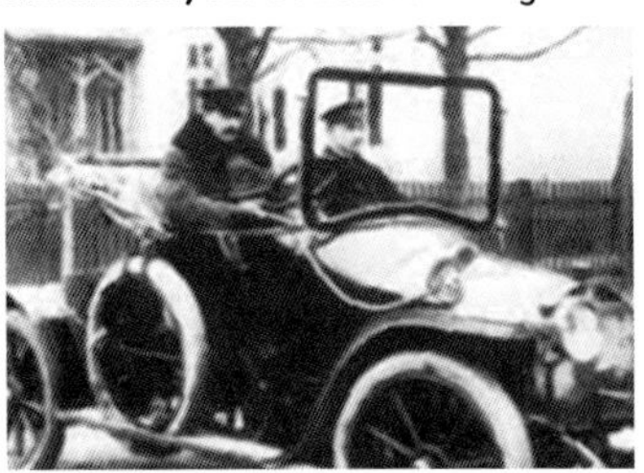

geboren am 13.11.1880 auf Gut Boldtshof bei Strasburg/Brandenburg; Sohn eines Gutsbesitzers; Gymnasien in Neubrandenburg und Emden sowie Lyzeum in Hannover, 1899 Abitur; Medizinstudium in München und Kiel; Januar 1908 Approbation und Promotion in Kiel;[44] September 1909 Heirat mit Ella Schliemann (*8.4.1883 in Oppendorfer Mühle bei Kiel, †18.3.1951 in Hannover; Tochter eines Müllers und Fabrikanten), drei Kinder; ab Oktober 1909 praktischer Arzt in Hannover; mind. 1910 bis Ende 1934 niedergelassener Allgemeinpraktiker in Uetze/Hannover (Feldstraße 3); Mitglied der NSDAP; Anfang 1935 bis 1936 Arzt in Burg Stargard; ab Februar 1939 ohne ärztliche Tätigkeit; am 31.12.1939 im Alter von 59 Jahren gestorben[45]

41) Mit der Arbeit: Zwillingsschwangerschaft bei angeborener Syphilis. Ein Beitrag zur Frage der Übertragung der Syphilis auf die Frucht, Düsseldorf 1938.
42) Zwischen Dezember 1939 und 1944 wurden mind. 5.000 Patienten der Anstalt Tiegenhof zunächst in der Gaskammer des Forts VII in Posen bzw. in mobilen Gaswagen, dann durch Hunger und Medikamente ermordet.
43) Mit der Arbeit: Der Unfall als Symptom, Lengerich 1938.
44) Mit der Arbeit: Ein Fall von Leberruptur, Kiel 1907.
45) Die Nordmannstraße in Uetze ist nach ihm benannt.

Nowack, Günther Paul Wilhelm
geboren am 4.4.1912 in Pschow/Schlesien; Sohn eines Bergbeamten; Oberrealschulen in Gleiwitz und Illertissen/Bayern, 1933 Abitur in Augsburg; Medizinstudium in Jena, Innsbruck und Breslau; dazwischen längere Krankheit; September 1942 Approbation; ab März 1943 dienstverpflichteter Assistenzarzt am Kreiskrankenhaus in Turek/Wartheland; ab Juni 1943 Assistenzarzt am DRK-Krankenhaus in Posen, welches 1945 nach Boltenhagen verlegt wurde; mind. Frühjahr/Sommer 1945 bis 1953 Internist und Leitender Arzt bzw. Chefarzt am Kreiskrankenhaus in Boltenhagen, dort Betreuung der Inneren und der Kinder-Abteilung sowie zeitweise der Tbc-Station; ab 1946 Mitglied der SED; mind. 1952 bis 1953 auch niedergelassener Allgemeinpraktiker in Boltenhagen (Mittelweg 25); 1953 bis 1955 Kurarzt in Heiligendamm, dort Einrichtung eines Hautsanatoriums; 1955 bis April 1957 Leitender Arzt am Rheuma-Sanatorium Bad Doberan; August 1956 Heirat mit Grete Neumann (*12.2.1917); April 1957 bis September 1965 Leitender Arzt am Solbad Bad Dürrenberg/Saale (Schladebacher Straße 1); Juni 1964 Promotion in Halle;[46] ab September 1965 Arzt am Sanatorium Munschwitz-Löhma/Thüringen (dort auch wohnhaft)

Nuber, Dr. Liselotte Ulrike Sophie (geb. Herding)
geboren am 12.2.1912 in Waren/Mecklenburg; Tochter eines Oberlehrers; Gymnasium in Bad Doberan, 1930 Abitur; Medizinstudium in Erlangen, Göttingen, Innsbruck und Rostock; November 1936 Approbation; Juni 1937 Promotion in Rostock;[47] bis 1937 Assistenzärztin in der Praxis von → Dr. Robert Ehmcke in Bad Kleinen (Häuslerei Nr. 50); ab 1937 Ärztin an einem Berliner Krankenhaus (Reinickendorfer Straße 61); ab Juli 1939 Assistenzärztin an der Universitäts-Kinderklinik in Greifswald (dort auch wohnhaft); Dezember 1939 Heirat mit dem Berufssoldaten (Hauptmann) sowie späteren Silberschmied und Oberarchivrat Dr. Axel Nuber (*12.9.1906 in Tübingen, †30.9.1984 in Schwäbisch Gmünd/Baden-Württemberg; Sohn eines Berufssoldaten [Oberstleutnant]), mind. drei Kinder; ab Juni 1940 ohne ärztliche Tätigkeit in Halle (Am kleinen Galgenberg 2); November 1940 bis 1943 in Schwerin (Landreiterstraße 9); ab August 1943 in Bad Doberan (Adolf-Hitler-Straße 13); nach Kriegsende bis mind. 1984 in Schwäbisch Gmünd; bis 1994 in Freiburg (Weierweg 10); am 27.6.1994 im Alter von 82 Jahren in Freiburg gestorben

---

46) Mit der Arbeit: Über einige Faktoren bei der Entstehung der chronischen Bronchitis, des chronischen Lungenemphysems und der Emphysembronchitis. Untersucht an den 2.279 Kurpatienten eines Jahres in Bad Dürrenberg, Halle 1964.

47) Mit der Arbeit: Bericht über die Poliomyelitis-Epidemie 1934 der Universitäts-Kinderklinik zu Rostock unter besonderer Berücksichtigung der Therapie mit Rekonvaleszentenserum, Gütersloh 1935.

Obenhaus, Dr. Ewald Friedrich Martin
geboren am 23.4.1895 in Rostock/Mecklenburg; Sohn eines Lehrers; Realgymnasium in Rostock, Januar 1915 Notabitur; Juni 1915 bis November 1918 Kriegseinsatz im Heeressanitätsdienst an der Ost- und Westfront; Medizinstudium in Hamburg und Rostock (Lazarett St.-Georg-Straße, Friedhofsweg 44); Medizinalpraktikant an der Universitätsklinik in Rostock; November 1922 Approbation und Januar 1923 Promotion in Rostock;[1] 1923 bis 1968 niedergelassener Allgemeinpraktiker in Lübtheen (Bahnhofstraße 7, Leninstraße 36); dort ab Januar 1928 auch Armenarzt; Mai 1923 Heirat mit Gustava Meyer (*18.3.1894 in Dreilützow bei Wittenburg, †24.3.1977 in Lübtheen; Tochter eines Pastors), zwei Kinder; Eintritt in die NSDAP am 1.4.1933, Mitgliedsnummer 1.653.711; daneben auch Mitglied der SA und des NSDÄB; mind. 1935 bis 1938 auch nebenamtlicher Vertragsarzt bei der RAD-Einheit 1/63 (Lübtheen) und 5/63 (Jessenitz); ab 1936 auch nebenamtlicher Arzt im Hilfswerk „Mutter und Kind" der NSV in Lübtheen; mind. 1937 auch nebenamtlicher Vertragsarzt beim RAD-Lager für die weibliche Jugend in Lübtheen; nach 1945 auch Leiter des Landambulatoriums in Lübtheen; am 21.3.1977 im Alter von 81 Jahren in Lübtheen gestorben

Oberdalhoff, Dr. Gunther Friedrich August
geboren am 22.11.1907 in Schwerin/Mecklenburg; Sohn des Zahnarztes Dr. Gustav Oberdalhoff (*1878); Gymnasium in Schwerin, 1929 Abitur; Medizinstudium in Hamburg; bis Oktober 1935 Medizinalpraktikant am Krankenhaus in Quedlinburg (dort auch wohnhaft); Oktober 1935 Approbation; ab Oktober 1935 Arztvertreter in der Praxis von → Dr. George Reid in Schwerin (Marienstraße 6); dort auch Mitglied des NSKK; Februar 1936 Promotion in Kiel;[2] anschließend Assistenzarzt an der Nervenklinik der Universität Greifswald; ab September 1939 Kriegseinsatz in der Wehrmacht; ab April 1941 Facharzt für Nerven- und Geisteskrankheiten; ab April 1941 erneuter Kriegseinsatz; mind. 1944 wieder Arzt in Schwerin (Krügerstraße 6); April 1944 Heirat mit Gisela Jordan (*29.8.1920 in Wandsbek/Schleswig-Holstein, †10.9.2003 in Oldenburg/Niedersachsen; Tochter eines Verbands-Geschäftsführers); ab mind. 1960 niedergelassener Arzt für Nervenheilkunde in Oldenburg (Hindenburgstraße 11, Herbartstraße 1, Drögen-Hasen-Weg 59, Nikolausstraße 9); am 2.5.1987 im Alter von 79 Jahren in Oldenburg gestorben

Oberg, Dr. Irmgard Sophie Marie
geboren am 4.10.1904 in Wismar/Mecklenburg; Tochter eines Ingenieurs und Maschinenfabrikanten; nach Lyzeum zwei Jahre Hauswirtschafterin in Wismar und Kassel; Oberrealschule in Wismar, 1927 Abitur; Medizinstudium in Berlin, Innsbruck und Rostock; Dezember 1932 Approbation und Januar 1934 Promotion in Rostock;[3] September bis Dezember 1936 Assistenzärztin an der Kinderheilstätte Landeshut/Schlesien; ab Dezember 1936 Ärztin am Allerheiligen-Hospital Breslau (An der Barbarakirche 2-5); Juni 1937 bis mind. 1966 niedergelassene Allgemeinpraktikerin in Wismar (Lübsche Straße 72 und 76, Stalinstraße 214/Lübsche Straße 134); daneben ab November 1937 auch Ärztin für den Untergau Wismar des BDM; Mitglied des NSDÄB, Nr. 17.713; unverheiratet; am 4.3.1982 im Alter von 77 Jahren in Wismar gestorben

Oberheuser, Dr. Herta
geboren am 15.5.1911 in Köln/Rheinprovinz; Tochter eines Ingenieurs; Gymnasium in Düsseldorf, 1931 Abitur; Medizinstudium in Bonn und Düsseldorf; ab 1935 Mitglied des BDM und des NS-Studentenbundes; Eintritt in die NSDAP am 1.5.1937; März 1938 Approbation in Düsseldorf; Mai 1938 Promotion in Bonn;[4] ab 1938 Mitglied des NSDÄB; 1938 Assistenzärztin am Physiologischen Institut der Universität Bonn und an der Medizinischen Klinik in Düsseldorf; ab Ende 1938 Assistenzärztin an der Hautklinik der Städtischen Krankenanstalten in Düsseldorf (Fürstenwall 234); ab Juli

---

1) Mit der Arbeit: Über die Wandlung des Naevusbegriffes und insbesondere über zwei eigenartige Fälle von naevusartigen, multipel auftretenden Basalzellentumoren, Rostock 1922.
2) Mit der Arbeit: Ein induzierter Querulant. Kasuistischer Beitrag zu der Erkrankungsform des „induzierten Querulantenwahns", Flensburg 1935.
3) Mit der Arbeit: Amyloidartige Ablagerungen in Milz und Nieren eines 2½ Monate alten Säuglings, Rostock 1932.
4) Mit der Arbeit: Zuckungs- und Wulstschwelle des musculus rectus abdominis und ihre Beeinflussung durch die Narkose, Bonn 1937.

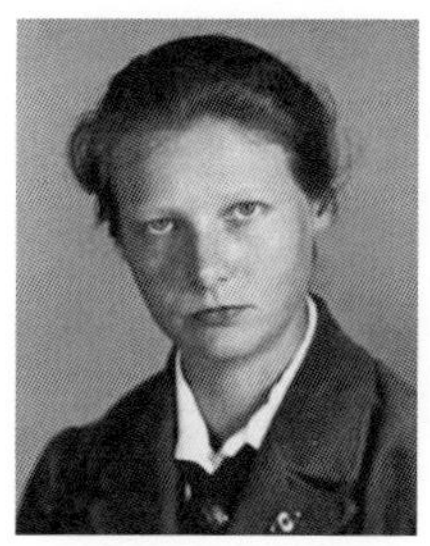

1939 Lehrgang für Ärztinnen an der Führerschule der Deutschen Ärzteschaft in Alt Rehse; ab Dezember 1940 Fachärztin für Haut- und Geschlechtskrankheiten; 1940 bis 1941 Mitarbeiterin am Staatlichen Gesundheitsamt Düsseldorf; ab April 1941 Lagerärztin im Konzentrationslager Ravensbrück; dort aktive Beteiligung an Sulfonamid-Experimenten, Zwangsabtreibungen und Tötungen von weiblichen Häftlingen durch Benzininjektionen; Sommer 1943 bis Mai 1945 chirurgische Assistentin bei → Dr. Karl Gebhardt in der Heilanstalt Hohenlychen; dort weiterhin Assistenz bei Humanexperimenten, aber auch für die medizinische Versorgung der vor Ort ansässigen Familien der Ärzte zuständig; als einzige Frau im Nürnberger Ärzteprozeß angeklagt, im April 1947 zu 20 Jahren Haft verurteilt, im April 1952 wegen „guter Führung" aus dem Kriegsverbrechergefängnis Landsberg/Bayern entlassen; ab 1952 niedergelassene Allgemeinpraktikerin in Stocksee bei Neumünster und zugleich Anstaltsärztin an der Johanniter-Heilstätte Plön/Schleswig-Holstein; nach Protesten der Arbeitsgemeinschaft ehemaliger Ravensbrückerinnen 1956 strafrechtliches Verfahren eingeleitet, daraufhin im August 1958 Entzug der Approbation, die Anfechtungsklage Oberheusers wurde im Dezember 1960 abgewiesen; Ende 1960 Schließung ihrer Praxis; ab Mai 1965 in Bad Honnef/Nordrhein-Westfalen; unverheiratet; am 24.1.1978 im Alter von 66 Jahren in Linz/Rhein gestorben

Oberhoff, Dr. Harald Ernst

geboren am 27.12.1912 in Elmshorn/Schleswig-Holstein; Sohn eines Turnlehrers und späteren Studienrates; Realgymnasium in Elmshorn, 1933 Abitur; Medizinstudium in Freiburg, Marburg, Hamburg, Kiel und Rostock; Approbation; ab mind. 1938 Unterarzt, mind. 1939 bis 1941 Oberarzt und Adjutant des Divisionsarztes (→ Dr. Karl Tellgmann) der 12. Infanterie-Division und des Kommandeurs der Sanitäts-Abteilung 12 in Schwerin (Lobedanzgang 10); dazwischen 1939 Schiffsarzt auf der „New York"; Oktober 1939 Promotion in Rostock;[5] Dezember 1940 Heirat mit der medizinisch-technischen Assistentin Frieda Zimmer (*31.3.1913 in Bitburg/Rheinprovinz, †29.2.2000 in Hamburg; Tochter eines Amtsgerichtssekretärs und späteren Justiz-Oberinspektors), zwei Kinder, 1968 Scheidung; in der Sanitäts-Abteilung 12 der Wehrmacht im November 1943 zum Stabsarzt befördert; mind. 1944 in Rostock; mind. 1947 bis 1961 niedergelassener HNO-Arzt in Wedel/Schleswig-Holstein (Theodor-Johannsen-Straße 14 und 22); Mai 1969 Heirat mit Ursula Hoff verw./gesch. Dehn spätere Peters (*21.11.1941 in Berlin), 1970 Scheidung, Januar 1972 Wiederheirat; bis 1980 Facharzt in Holm bei Pinneberg/Schleswig-Holstein (Steinberg 2); am 18.12.1980 im Alter von fast 68 Jahren in Pinneberg gestorben

Oberreit, Dr. Erwin Gustav Edmund

geboren am 10.11.1902 in Ludwigshafen/Rhein/Bayern; Sohn eines Chemikers; Gymnasium, 1924 Abitur; Medizinstudium in Heidelberg; dort im Juni 1931 Promotion[6] und im Juli 1931 Approbation; 1934 bis 1938 Assistenzarzt an den Städtischen Krankenanstalten in Mannheim (dort auch wohnhaft); ab Juni 1938 Facharzt für Haut- und Geschlechtskrankheiten; September 1938 Heirat mit der Sprechstundenhilfe Marta Beyler (*12.9.1914 in Mannheim, †7.3.2015 in Heidelberg; Tochter eines Ingenieurs), zwei Kinder; Januar 1939 bis mind. 1942 niedergelassener Facharzt für Haut- und Harnleiden sowie Geschlechtskrankheiten in Neubrandenburg (Neutorstraße 1, Gneisenaustraße 14); dort Mitglied des NSKK; ab 1940 Kriegseinsatz in der Wehrmacht, Praxis geschlossen; mind. 1955 bis 1966 Facharzt in Mannheim (Angelstraße 4); am 5.12.1997 im Alter von 95 Jahren in Heidelberg gestorben

Obmann, Karl-Heinz Hermann Julius

geboren am 1.7.1919 in Marienthal bei Schweina/Sachsen-Meiningen; Sohn eines Arztes; Oberschule in Bad Liebenstein, 1938 Abitur; Medizinstudium in Rostock; dort im Mai 1945 Approbation; ab

---

5) Mit der Arbeit: Reizbildungs- und Reizleitungsstörungen in den Vorhöfen bei pleuromediastinaler Schwartenbildung, Borna/Leipzig 1939.
6) Mit der Arbeit: Über Nierentumoren, Heidelberg 1931.

Frühjahr 1945 Arzt bei der Flüchtlingsbetreuung in Schwerin (Hagenower Straße 8); Promotion; ab mind. Dezember 1945 in Schweina (Ernst-Thälmann-Straße 8); Dezember 1945 Heirat mit der Säuglingsschwester Ruth Schultz (*9.11.1922 in Schweina), 1948 Scheidung; mind. 1950 Assistenzarzt in Jena (Beethovenstraße 32); August 1950 Heirat mit der Ärztin Brigitte Meerguth (*27.7.1924 in Meiningen, †21.3.1978 in Mannheim; Tochter eines Handelsvertreters), mind. drei Kinder; mind. 1955 bis 1956 Facharzt für Chirurgie in Nobitz/Thüringen (Altenburger Straße 13); nach Übersiedlung in die Bundesrepublik mind. 1963 Facharzt für Urologie und Oberarzt am Johanniter-Krankenhaus in Bonn; ab mind. 1965 Facharzt für Urologie in Mannheim (Waldparkstraße 28, Köthener Weg 18); Februar 1980 Heirat mit der Postangestellten Elise Moschkau verw./gesch. Pollitz (*29.12.1921 in Dönges bei Bad Salzungen/Thüringen, †15.7.1986 in Mannheim; Tochter eines Telegraphenarbeiters); am 16.10.1986 im Alter von 67 Jahren in Mannheim gestorben

Oehlmann, Dr. Kurt Ludwig Otto

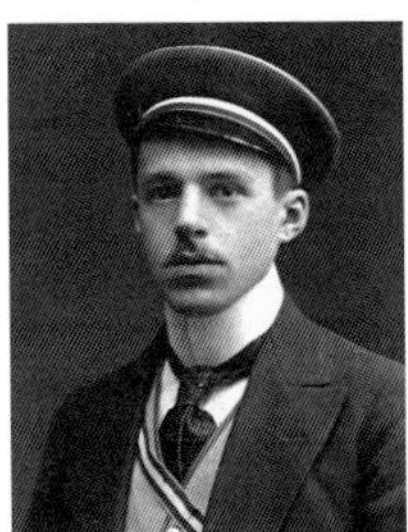

geboren am 21.8.1886 in Prenzlau/Brandenburg; Sohn eines Berufssoldaten (Oberst und Bataillonskommandeur); Gymnasium in Wismar, 1907 Abitur; Medizinstudium in Berlin an der Kaiser-Wilhelm-Akademie für das militärärztliche Bildungswesen; Juli 1913 Approbation und August 1913 Promotion in Berlin;[7] 1913 bis 1914 Unterarzt bzw. Assistenzarzt im 5. Westpreußischen Infanterie-Regiment 148 in Bromberg; März 1914 Heirat mit Anna Wiedemann (*30.10.1883 in Karow bei Wismar; Tochter eines Maschinenbauers), mind. drei Kinder; 1914 bis 1918 Kriegseinsatz als Oberarzt; 1919 bis 1920 Freikorpseinsatz als Stabsarzt im Grenzschutz Ost; September 1920 bis mind. 1924 Stabsarzt der Reichswehr und niedergelassener Allgemeinpraktiker in Schwerin (Augustenstraße 6); 1925 bis mind. 1930 Stabsarzt bzw. Oberstabsarzt und Standortarzt beim III. Bataillon des 5. Infanterie-Regiments in Rostock (Kaserne Ulmenstraße, Alexandrinenstraße 9); mind. 1939 bis 1941 Korpsarzt in Berlin (Duisburger Straße 14); 1939 zum Generalarzt und 1942 zum Generalstabsarzt befördert; Kriegseinsatz als Armeearzt der 2. Armee, 1939 KVK II. Kl. m.S., KVK I. Kl. m.S., Oktober 1944 Deutsches Kreuz in Silber; ab Mai 1945 auf der Halbinsel Hela in sowjetischer Kriegsgefangenschaft, anschließend im Gefängnis Butyrka, dann im Lager Nr. 48 der Region Iwanowo und im Kriegsgefangenenlager Nr. 27 in Krasnogorsk interniert; ab November 1945 im Gefängnis Nr. 1 des Innenministeriums der UdSSR in Kursk und schließlich im Zwangsarbeitslager Workuta inhaftiert; im November 1947 vom sowjetischen Militärtribunal zu „25 Jahren Besserungsarbeitslager" verurteilt; Zwangsarbeit in der Ziegeleifabrik 2 von Workuta; am 26.7.1948 im Alter von fast 62 Jahren in Workuta ums Leben gekommen

Oelkers, Prof. Dr. Hans-Adolf Ottomar Ernst

geboren am 6.4.1901 in (Berlin-)Charlottenburg; Sohn eines Diplom-Ingenieurs; Gymnasium in Berlin, 1922 Abitur; Medizinstudium in Berlin; Juni 1927 bis Mai 1928 Medizinalpraktikant an der I. Medizinischen Universitätsklinik und der Chemischen Abteilung des Pathologischen Instituts der Charité in Berlin; Juni 1928 Approbation und Promotion in Berlin;[8] Volontärassistent an der Chemischen Abteilung des Pathologischen Instituts der Charité in Berlin; Oktober 1930 bis 1933 Assistent am Pharmakologischen Institut der Universität Rostock (Gertrudenstraße, Schliemannstraße 40, Eggersstraße 6); September 1931 Heirat mit der chemischen Assistentin Ingrid Lange (*28.4.1911 in Riga/Lettland; Tochter eines Kaufmanns), vier Kinder; Februar 1933 Habilitation in Rostock;[9] seitdem Privatdozent für Pharmakologie und bis Februar 1934 Vollassistent am Pharmakologischen Institut der Universität Rostock; ab November 1933 auch kommissarischer Direktor des Pharmakologischen Instituts und Lehrstuhlvertreter für Pharmakologie an der Universität Rostock; ab Oktober 1934 Mitglied des NS-Dozentenbundes; ab 1934 Oberarzt, dann Sekundararzt am Universitäts-Krankenhaus in Hamburg-Eppendorf (Martinistraße, Eppendorfer Landstraße 47); 1934 bis 1939 auch Privatdozent

7) Mit der Arbeit: Über Aphonie nach Kehlkopfverletzungen mit Ausgang in Heilung, Berlin 1913.
8) Mit der Arbeit: Ein Beitrag zum Krankheitsbild der Angina abdominis. Zur Diagnose der Sklerose der Mesenterialgefäße, Berlin 1928.
9) Mit der Arbeit: Zur Pharmakologie des Cocains, Berlin 1933.

für Pharmakologie an der Universität Hamburg; dort Eintritt in die NSDAP am 1.5.1937, Mitgliedsnummer 5.112.135; Mai 1939 bis 1948 nichtbeamteter außerordentlicher Professor für Pharmakologie an der Universität Hamburg (Rehagen 5); ab September 1939 Kriegseinsatz als Marinestabsarzt am Marineärztlichen Forschungsinstitut in Carnac/Frankreich; 1948 Entlassung aus der Universität Hamburg auf eigenen Wunsch; bis 1977 in Hamburg (Eppendorfer Landstraße 47); am 25.12.1977 im Alter von 76 Jahren in Großhansdorf/Schleswig-Holstein gestorben

Oertzen, Dr. Friedrich Ludwig Max

geboren am 10.5.1871 in Laage/Mecklenburg; Sohn eines Stadtsekretärs; Gymnasium in Rostock, 1892 Abitur; Medizinstudium in Erlangen und Rostock; Dezember 1897 Approbation und Januar 1899 Promotion in Rostock;[10] Assistenzarzt an den Medizinischen Universitäts-Kliniken in Rostock (Schröderplatz) und Berlin; Mai 1900 bis 1938 niedergelassener Allgemeinpraktiker in Rostock (Schröderstraße 45 und 46); Oktober 1900 Heirat mit Margaret Urban (*22.11.1875 in Montevideo/Uruguay, †2.1.1945 in Rostock; Tochter eines Kaufmanns; Eintritt in die NSDAP am 1.12.1931, Mitgliedsnummer 851.301); Januar 1909 bis Juli 1923 auch Redakteur des „Korrespondenzblattes des Mecklenburgischen Ärztevereinsbundes"; ab Oktober 1913 auch Polizeiarzt, Vertrauensarzt der Landesversicherungsanstalt und bis 1936 nebenamtlicher Gefängnisarzt in Rostock; Mitglied der NSDAP und des NSDÄB; am 10.3.1938 im Alter von 66 Jahren an Lungenschlag in Rostock gestorben[11]

Oetjen, Dr. Hans Joachim

geboren am 2.3.1908 in Hamburg; Sohn eines Lehrers; Gymnasium in Hamburg, 1927 Abitur; Medizinstudium in Hamburg; Oktober 1931 Heirat mit Oda Bauers (*13.3.1909 in Hamburg, †24.8.1992 in Münster; Tochter eines Lehrers), drei Kinder; Februar 1933 Approbation; Februar 1935 Promotion in Hamburg;[12] mind. 1935 bis 1936 Assistenzarzt in Hamburg (Baumkamp 29); ab 1936 niedergelassener Allgemeinpraktiker in Schönberg; Februar 1937 bis mind. 1940 niedergelassener Allgemeinpraktiker in Hamburg (Wandsbeker Chaussee 66 und 73); ab März 1944 dienstverpflichteter Arzt in der Praxis des verstorbenen → Dr. Franz Dethloff in Schönberg (Am Markt 1), ab September 1944 in der Praxis von Dr. Werner Peus in Hamburg (Lübecker Straße 11); mind. 1947 bis 1973 niedergelassener Allgemeinpraktiker in Hamburg (Hornungweg 1, Heuertweg 19, Steenkamp 9, Nüßlerkamp 9); bis 1980 in Babenhausen/Hessen (Am Rehsprung 4); am 31.12.1980 im Alter von 72 Jahren in Babenhausen gestorben

Offermann, Dr. Walter

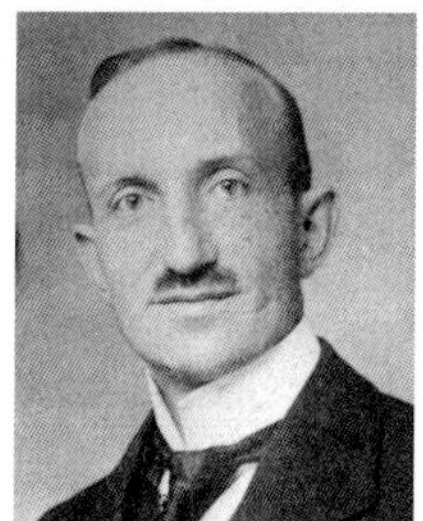

geboren am 17.4.1887 in Bromberg/Posen; Gymnasium in Königsberg, 1906 Abitur; Medizinstudium in Königsberg, München und Berlin; März 1913 Approbation; mind. 1914 Assistenzarzt in Frankfurt/Main; 1914 Promotion in Freiburg;[13] Kriegseinsatz; März 1923 Heirat mit Liesbeth Spieshöfer (*7.4.1894 in Darkehmen/Ostpreußen, †24.8.1973 in Scharbeutz/Schleswig-Holstein; Tochter eines Bauern, Kaufmanns und Fuhrunternehmers), zwei Kinder; mind. 1926 bis 1929 Frauenarzt und Chirurg in Insterburg/Ostpreußen (Alter Markt 11); als Oberfeldarzt ab Oktober 1937 Leiter der Sanitätsstaffel Lötzen der Sanitätsabteilung 11 der Wehrmacht; ab 1939 Kriegseinsatz als Divisionsarzt der 311. Infanterie-Division; als Nachfolger von → Dr. Karl Tellgmann ab November 1939 als Divisionsarzt der 12. mecklenburgischen Infanterie-Division; im September 1940 zum Oberstarzt befördert; im Juni 1944 bei Mogilew in sowjetische Kriegsgefangenschaft ge-

10) Mit der Arbeit: Über das Vorkommen von Pneumococcen auf der normalen menschlichen Bindehaut, nebst Beitrag zur Kenntnis der Wundinfektion des Auges, Rostock 1898.

11) In einem Nachruf für „das Mitglied des NSD-Ärztebundes, Parteigenossen Dr. med. Friedrich Oertzen" hieß es: „Sein vorbildliches Pflichtbewußtsein hat ihn seine schon längere Zeit vorhandenen Krankheitsbeschwerden überwinden lassen, so daß er bis kurz vor seinem Ableben als Arzt tätig geblieben ist. Seine unermüdliche Arbeit für seine Kranken, seine Tätigkeit als Vertrauensarzt und sein Dienst für die Ärzteschaft sichern ihm ein bleibendes und ehrendes Gedenken."

12) Mit der Arbeit: Über einen Fall von Zusammentreffen von primärem, metastasierendem Lebercarcinom mit multiplen Echinococcen der Leber und der Milz, Hamburg 1934.

13) Mit der Arbeit: Sind die Oxydasenfermente durch Röntgen- und Mesothoriumbestrahlung beeinflußbar?, Weimar 1914.

raten; mind. 1973 bis 1974 in Scharbeutz (Hansastraße 16); August 1973 bis 1974 auch wohnhaft in Bremen (Haus Blumenkamp, Billungstraße 23); am 8.3.1974 im Alter von 86 Jahren in Bremen gestorben

Ogniwek, Dr. Heinz Willi Paul
geboren am 11.6.1908 in (Berlin-)Charlottenburg; Sohn eines Schlafwagenschaffners; Gymnasium in Berlin, 1928 Abitur; Medizinstudium in Berlin; April 1935 Approbation; September 1938 Heirat mit der Stenotypistin Ilse Ricklefsen (*22.8.1909 in [Berlin-]Charlottenburg, †22.8.2011 in Berlin; Tochter eines Uhrmachers und späteren Werkmeisters), mind. drei Kinder, spätestens 1958 Scheidung; Oktober 1938 Promotion in Berlin;[14] Oktober 1938 bis 1943 niedergelassener Allgemeinpraktiker und zugleich Amtsarzt bei der ärztlichen Dienststelle des Arbeitsamtes in Berlin-Charlottenburg (Reichsstraße 8, Dahlmannstraße 27); dort auch Mitglied des NSKK; Juli bis September 1943 Kriegseinsatz in der Wehrmacht, dann uk gestellt; anschließend Arztvertreter in der Praxis von Dr. Hans Lehmann in Sandersleben/Anhalt (Adolf-Hitler-Platz 13); ab Februar 1945 Ausgleichsarzt bei der Posenschen Feuersozietät in Posen (Königsplatz 8); nach Flucht ab Frühjahr 1945 Facharzt für Innere Krankheiten, mind. 1946 bis 1952 niedergelassener Allgemeinpraktiker in Schwerin (Herzogring/Obotritenring 154 und 152); mind. 1955 bis 1960 praktischer Arzt in Berlin/DDR (Gryphiusstraße 3/4); am 10.9.1961 im Alter von 53 Jahren in Berlin gestorben

Ohlsen, Dr. Otto Heinrich Wilhelm
geboren am 8.3.1863 in Marlow/Mecklenburg; Sohn eines Realschullehrers; Gymnasium in Rostock, 1882 Abitur; Medizinstudium in Rostock und Tübingen; April 1887 Approbation und Januar 1888 Promotion in Rostock;[15] ab April 1888 niedergelassener Allgemeinpraktiker in Rostock-Warnemünde; ab März 1889 aktiver Militärarzt, zunächst als Assistenzarzt in Flensburg, 1891 bis mind. 1893 in Berlin (Blücherstraße 26, Hasenheide 58), dann in Oldenburg, ab 1893 als Stabsarzt in Rudolstadt; Juli 1892 Heirat mit Anna Foerster (*17.8.1872 in Schwanebeck/Harz; Tochter eines Fabrikbesitzers), mind. zwei Kinder, 1914 Scheidung; August 1914 bis August 1917 Kriegseinsatz als Divisionsarzt, bis 1919 als Kriegslazarettdirektor, als Generaloberarzt aus dem Heer entlassen; 1919 bis mind. 1933 niedergelassener Allgemeinpraktiker in Rostock (Bleicherstraße 17, Große Mönchenstraße 30); Januar 1928 Heirat mit Franziska Immink (*26.1.1892 in Amsterdam/Niederlande, †15.4.1961 in Dordrecht/Niederlande; Tochter eines Kaufmanns); mind. 1935 bis 1937 Arzt ohne Privat- und Kassenpraxis in Rostock (Augustenstraße 113, Kaiser-Wilhelm-Straße 14); am 24.1.1937 im Alter von 73 Jahren nach einem Schlaganfall in Rostock gestorben

Ohnesorge, Dr. Helene Marie Wilhelmine (Lena) (geb. Voss, spätere Ohnesorge-Voss)

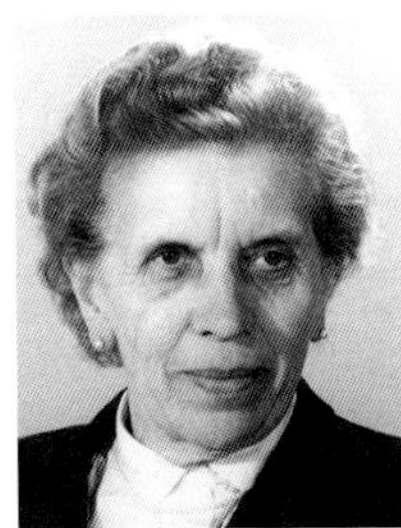

geboren am 17.7.1898 in Prenzlau/Brandenburg; Tochter eines Böttchermeisters und späteren Fabrikanten; Oberlyzeum in Prenzlau, Lehrerinnenprüfung; Studienanstalt in Stettin, 1918 Abitur; Medizinstudium in Berlin, Marburg, Würzburg, Innsbruck, Greifswald und Kiel; 1923 bis 1924 Medizinalpraktikantin am Kreiskrankenhaus in Prenzlau und in einem Kinderkrankenhaus in Berlin; Juni 1924 Approbation; September 1924 Heirat mit dem Arzt Dr. Hans Ohnesorge (*16.11.1892 in Bergen/Rügen, †1.10.1953 in Lübeck; Sohn eines Kreisbaumeisters), vier Kinder; Januar 1925 Promotion in Kiel;[16] 1925 bis 1945 niedergelassene Allgemeinpraktikerin in Prenzlau (Brüssower Straße 1); dort auch nebenamtliche Vertragsärztin an der Provinzialfürsorgeanstalt für Mädchen sowie an der Provinzialpflege- und Siechenanstalt; Januar bis April 1945 auch Flüchtlingsärztin in Prenzlau; nach Flucht von April bis Juni 1945 Ärztin am Hilfskrankenhaus in Wismar (Mädchen-Volksschule); Juni 1945 Flucht nach Lübeck; 1945 bis Oktober 1957 niedergelassene Allgemeinpraktikerin in Lübeck (Musterbahn 1); 1950 Mitbegründerin und bis 1958 Mitglied

14) Mit der Arbeit: Der Arzt in der Berufsberatung. Seine Aufgaben für den Arbeitseinsatz und die biologisch richtige Entwicklung jugendlicher Arbeitskraft, Berlin 1938.
15) Mit der Arbeit: Zusammensetzung und diätetischer Wert der Schlempemilch (MS).
16) Mit der Arbeit: Zur Epidemiologie der Parotis epidemica. Ein Beitrag aus Kieler Schulen, 1923 (MS).

des Gesamtdeutschen Blocks/Bund der Heimatvertriebenen und Entrechteten (GB/BHE); 1950 bis 1958 Mitglied des Landtages von Schleswig-Holstein (für den GB/BHE); Oktober 1957 bis Mai 1967 Ministerin für Arbeit, Soziales und Vertriebene des Landes Schleswig-Holstein in Kiel (Blocksberg 10); ab 1959 Mitglied der CDU; 1962 bis 1967 erneut Mitglied des Landtages von Schleswig-Holstein (für die CDU); 1965 bis 1973 Präsidentin des Deutschen Ärztinnenbundes; 1966 Bundesverdienstkreuz; 1974 Paracelsus-Medaille; bis 1987 in Lübeck (Ruhleben 7); am 12.8.1987 im Alter von 89 Jahren in Bochum gestorben

Oja, Dr. Karl Friedrich

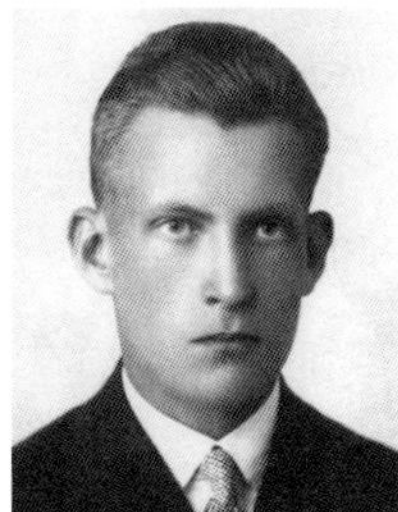

geboren am 3.8.1913 in Pärnu/Estland; Gymnasium, 1932 Abitur; Medizinstudium in Dorpat/Estland; 1938 Approbation in Dorpat; Promotion; spätestens 1939 Heirat mit Kersti Niederberger (*9.2.1916 in Estland, †17.4.1979 in Portland/USA), vier Kinder; mind. 1939 bis 1942 Arzt in Pärnu; Umsiedlung nach Deutschland; April 1943 bis Mai 1945 Assistenzarzt am Stadtkrankenhaus in Parchim; nach Einmarsch der Roten Armee Flucht aus Parchim, dann enteignet; bis 1949 im Umsiedlerlager Wentorf bei Hamburg; Dezember 1949 Auswanderung in die USA; November 1983 Heirat mit Frida Krievins spätere Xhonga-Decker (*11.12.1921 in Riga/Lettland, †2015 in Santa Monica/USA); am 12.10.1984 im Alter von 71 Jahren in Santa Monica gestorben

Oldach, Friedrich-August Robert Ernst

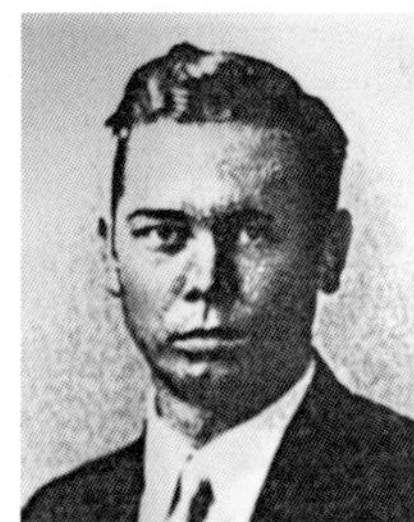

geboren am 28.2.1906 in Zapkendorf bei Güstrow/Mecklenburg; Sohn eines Molkereiverwalters; Gymnasium in Wismar, 1924 Abitur; als Schüler von März 1922 bis November 1923 Angehöriger des Bundes Wiking, anschließend bis März 1924 der Marine-Brigade Ehrhardt in Wismar; zunächst Jurastudium in Rostock und Tübingen, wegen Lungenkrankheit für zwei Jahre unterbrochen und Aufenthalt in der Schweiz sowie in Italien; Eintritt in die NSDAP am 1.2.1929, Mitgliedsnummer 112.226; Februar 1929 bis Mai 1933 auch Mitglied der SA; Medizinstudium in Halle und Rostock; Mitbegründer der Hochschulgruppe des NS-Studentenbundes in Rostock; ab Juli 1933 Angehöriger des SD und Mitglied der SS, Nr. 107.009; ab Juli 1933 Auftrag, die SD-Organisation des Unterabschnitts Mecklenburg-Ost aufzubauen; Juli 1933 bis 1938 nebenamtlicher Leiter der SD-Außenstelle Rostock, dort im November 1936 zum SS-Untersturmführer befördert; ab 1936 Medizinalpraktikant an der Chirurgischen Klinik der Universität Rostock (Maßmannstraße 35); dort im Juli 1937 Approbation; anschließend Assistenzarzt an der Chirurgischen, der Medizinischen und der Frauenklinik der Universität Rostock (Schröderplatz, Doberaner Straße 142); nach Besetzung der SD-Außenstelle Rostock mit einem hauptamtlichen Führer 1939 bis mind. 1944 weiterhin ehrenamtlich für den SD tätig, dort im April 1939 zum SS-Obersturmführer und im Januar 1941 zum SS-Hauptsturmführer befördert; bis Juni 1943 Assistenzarzt an der Hautklinik der Universität Rostock (Augustenstraße 31); Juni 1943 bis mind. 1945 dienstverpflichteter Hilfskassenarzt in einer Praxis für Hautkrankheiten in Rostock (Laurembergstraße 26); daneben für die medizinische Versorgung eines Polizeireviers und einer Polizeistation sowie als Arzt bei einer Rettungsstelle in Rostock tätig; Januar 1945 Heirat mit der medizinisch-technischen Assistentin Annemarie Kluth (*4.12.1920 in Brunshaupten, †12.12.2017 in Hessisch Oldendorf/Niedersachsen; Tochter eines Landwirts); nach 1945 Arztvertreter in Altenkirchen/Westerwald; August 1953 Promotion in Hamburg;[17] mind. 1955 bis 1958 Arzt in Hamburg (Süderfeldstraße 55); galt trotz zweier Entziehungskuren 1955 im Krankenhaus in Lüneburg/Niedersachsen und 1957 in der Nervenklinik in Alzey/Rheinland-Pfalz laut Einschätzung des Ministeriums des Innern Rheinland-Pfalz vom Januar 1958 als „betäubungsmittelabhängig“; bis 1987 in Hameln/Niedersachsen (Falkestraße 6); am 25.2.1987 im Alter von fast 81 Jahren in Hameln gestorben

---

17) Mit der Arbeit: Experimentelle Prüfung von chemischen Substanzen auf ihre photodynamische Wirksamkeit mittels Paramaecienversuchen (MS).

Oldenburg, Dr. Erich Reinhard Wilhelm
geboren am 15.11.1915 in Parchim/Mecklenburg; Sohn eines Sergeanten und späteren Polizei-Hauptwachtmeisters; Oberrealschule in Wismar, 1935 Abitur; Medizinstudium in Rostock; als Student Mitglied der HJ und des NS-Studentenbundes; Juni 1941 Approbation; 1941 Promotion in Hamburg;[18] mind. 1943 Volontärassistent in Wismar (Turmstraße 4); Januar 1943 Heirat mit der Krankenschwester Gertrud Denzin (*5.2.1914 in Magdeburg, †5.9.1989 in Braunschweig; Tochter eines Glasarbeiters und späteren Museumswärters); ab April 1943 Kriegseinsatz als Assistenzarzt bei der Wehrmacht; als Regierungsmedizinalrat ab mind. 1965 Arzt für Allgemeinmedizin in Braunschweig (Poststraße 14, Adolfstraße 24); zum Landesmedizinaldirektor ernannt; am 7.3.1984 im Alter von 68 Jahren in Braunschweig gestorben

Oltmann, Dr. Heinrich Otto
geboren am 28.6.1911 in Estebrügge bei Stade/Hannover; Sohn eines Arztes; Realgymnasium, 1931 Abitur; Medizinstudium in Jena und Rostock; Approbation; Anfang 1939 bis 1941 Assistenzarzt in Rostock (Voßstraße 9); dort im Oktober 1940 Promotion;[19] mind. 1941 Kriegseinsatz als Unterarzt in der Heeres-Sanitätsstaffel in Neubrandenburg; unverheiratet; am 19.8.1941 im Alter von 30 Jahren an Fleischvergiftung im Reservelazarett Rostock gestorben

Onken, Dr. Kurt Reinhard Justus
geboren am 2.7.1908 in Wilhelmshaven/Hannover; Sohn eines Augenarztes; Gymnasium in Wilhelmshaven, 1928 Abitur; Medizinstudium in Freiburg, München, Kiel, Münster und Rostock; ab Dezember 1933 Medizinalpraktikant an der Augenklinik und der Medizinischen Klinik der Universität Rostock (Doberaner Straße 140, Schröderplatz); Dezember 1934 Approbation; 1934 bis 1938 Volontärassistent bzw. Assistenzarzt an der Augenklinik der Universität Rostock (Herbert-Norkus-Straße 12); April 1935 Promotion in Rostock;[20] Dezember 1935 Heirat mit Ursula Prahl (*24.8.1914 in Nienrade/Schleswig-Holstein, †26.10.1995 in Wilhelmshaven; Tochter eines Magistratsassessors), vier Kinder; in Rostock zunächst Mitglied der SA; Eintritt in die NSDAP am 1.5.1937, Mitgliedsnummer 5.038.656; ab April 1938 Facharzt für Augenkrankheiten; ab Juli 1938 Assistenzarzt an der Augenklinik der Saarknappschaft in Saarbrücken (Graf-Johann-Straße 30); ab September 1939 Kriegseinsatz bei der Luftwaffe; ab August 1942 erneuter Kriegseinsatz; ab mind. 1950 Augenarzt in Wilhelmshaven (Bebelallee/Adalbertstraße 9, Bülowstraße 47); am 15.12.1986 im Alter von 78 Jahren in Wilhelmshaven gestorben

Oppers, Dr. Edith Ruth Esther (geb. Krauel)

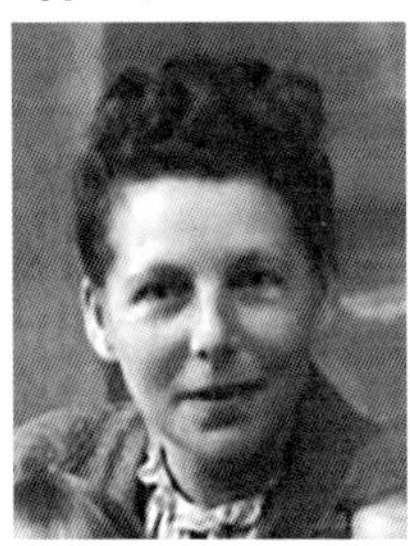

geboren am 3.4.1912 in Berlin; Tochter eines Maurermeisters; Gymnasiale Studienanstalt in Rostock, 1931 Abitur; Medizinstudium in Rostock und Berlin; November 1937 Approbation in Rostock; ab Dezember 1937 Ärztin (ohne Kassen- und Privatpraxis) in Grevesmühlen (Dietrich-Eckart-Straße 3); März 1938 Promotion in Berlin;[21] Eintritt in die NSDAP am 1.5.1938; ab Juli 1938 Assistenzärztin an der Hautklinik der Charité in Berlin (Luisenstraße 2, Pestalozzistraße 2, Grusemarktstraße 20, Techowpromenade 63); Oktober 1938 Heirat mit dem Assistenzarzt Dr. Kurt Oppers geb. Opperskalski (*12.8.1911 in Neustadt/Schlesien, †29.10.1995 in Berlin; Sohn eines Schuhfabrikanten), zwei Kinder; ab Januar 1945 Assistenzärztin an der Ausweichabteilung des Städtischen Krankenhauses Lübeck in Timmendorfer Strand (Haus Neptun); ab mind. 1954 Ärztin in Westberlin (Waldstraße 57, Kienhorststraße 151); am 1.11.2005 im Alter von 93 Jahren in Berlin gestorben

---

18) Mit der Arbeit: Gesundheitsverhältnisse und -einrichtungen, ärztliche Versorgung und wichtigste Infektionskrankheiten in Nigeria in den Jahren 1921 bis 1937, Hamburg 1941.
19) Mit der Arbeit: Über den Bau der Shrapnellschen Membran und ihre Beziehungen zum Bau des Mittelohres, Würzburg 1940.
20) Mit der Arbeit: Augenuntersuchungen bei Patienten mit Lupus vulgaris, Rüstringen 1934.
21) Mit der Arbeit: Über das Vorkommen von hochwirksamen, die Blutgerinnung hemmenden Stoffen in Meeresalgen, Berlin 1938.

Orendi, Dr. Benno

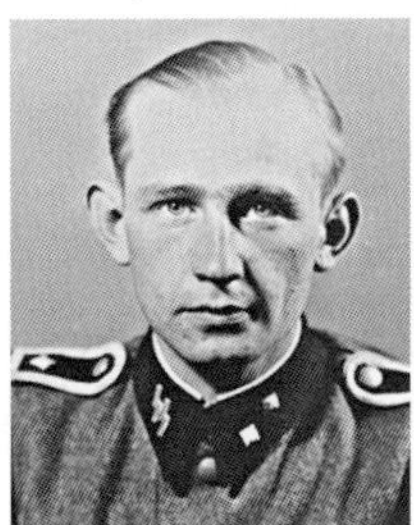

geboren am 29.3.1918 in Hermannstadt/Rumänien; Sohn eines Diplom-Ingenieurs; Gymnasium, 1938 Abitur; mehrfach unterbrochenes Medizinstudium in Klausenburg, Greifswald, Würzburg, München und Berlin; Juli bis September 1939 am Krankenhaus in Kitzingen/Bayern; ab September 1939 wieder in München; März bis Juni 1940 in Laufen/Bayern; als Student im Juni 1940 Übernahme in die Waffen-SS; ab Juni 1941 Kriegseinsatz in der 4. Panzer-Jäger-Abteilung im Ostfeldzug und in der 1. SS-Panzer-Division „Leibstandarte Adolf Hitler"; im Herbst 1942 zum Studienabschluß nach Berlin kommandiert; 1943 Approbation; Oktober 1943 Heirat mit der Medizinstudentin und späteren Ärztin Dr. Renate Jaeger spätere Thygesen (*19.9.1921 in Altona, †2.5.2009 in Hamburg; Tochter eines Proviantamt-Inspektors und späteren Amtsrates), ein Kind; April 1944 Promotion in Berlin;[22] als SS-Untersturmführer von April bis Dezember 1944 Lagerarzt und Assistenzarzt bei → Dr. Percival Treite im Konzentrationslager Ravensbrück; dort Beteiligung an Humanexperimenten zur Regenerierung von Knochen, Muskeln und Nerven sowie an Versuchen mit Antibiotika; bis 1948 in Lauenburg/Elbe (Elbstraße 78); im vierten Ravensbrück-Prozeß im Juni 1948 in Hamburg zum Tode verurteilt; am 17.9.1948 im Alter von 30 Jahren im Zuchthaus Hameln hingerichtet

Ossenberg, Dr. Wilhelm Heinrich (Willy)

geboren am 23.6.1906 in Lüdenscheid/Westfalen; Sohn eines Bäckermeisters; Oberrealschule in Lüdenscheid, 1927 Abitur; Medizinstudium in Heidelberg, Würzburg, Kiel und Rostock; August 1934 Approbation; ab Ende 1935 Assistenzarzt in der Praxis von → Dr. Johann Steinohrt in Sternberg (Brüeler Landstraße 2); mind. 1937 in Bielefeld (Turnerstraße 61); April 1937 Promotion in Rostock;[23] April 1937 Heirat mit Julie Bünger (*30.3.1904 in Rengsdorf bei Neuwied/Rheinprovinz, †5.7.1985 in Neuwied; Tochter eines Arztes), mind. drei Kinder; ab November 1937 Assistenzarzt in der Praxis seines Schwiegervaters Sanitätsrat Dr. Robert Bünger in Neuwied (Hofgründchen 11); April 1938 bis 1976 niedergelassener Allgemeinpraktiker in Neuwied (Hofgründchen 11); ab September 1939 Kriegseinsatz in der Wehrmacht, Praxis wurde ab 1942 vom 75-jährigen Schwiegervater geführt; am 10.3.1976 im Alter von 69 Jahren in Neuwied gestorben

Ostendorf, Dr. Friedrich (Fritz)

geboren am 23.1.1910 in Bocholt/Westfalen; Sohn eines Volksschullehrers und späteren Volksschulrektors; Gymnasium, 1929 Abitur; Medizinstudium in Münster; als Student Eintritt in die NSDAP am 1.12.1931, Mitgliedsnummer 818.911; 1935 Medizinalpraktikant am Clemens-Hospital in Münster; dort im Januar 1936 Approbation und im März 1936 Promotion;[24] Assistenzarzt an der Poliklinik für Erb- und Rassenpflege des Kaiserin-Auguste-Viktoria-Hauses in Berlin-Charlottenburg (Neue Christstraße 4, Spandauer Berg 23); ab April 1937 Hilfsarzt, ab Januar 1939 stellvertretender Amtsarzt am Staatlichen Gesundheitsamt Lüneburg/Hannover (Ilmenaustraße 3, Barckhausenstraße 48, Am Werder 17); Februar 1938 Heirat mit Dorothea Eggebrecht (*21.4.1905 in Berlin, †16.5.1954 in Neuenkirchen/Nordrhein-Westfalen; Tochter eines Mechanikers); ab November 1939 Mitglied des NSDÄB; als Medizinalrat ab Mai 1940 Leiter des Staatlichen Gesundheitsamtes Kulm/Westpreußen (Hornstraße 1); nach Flucht ab Anfang 1945 niedergelassener Allgemeinpraktiker in Ludwigslust; ab mind. April 1945 (auch) stellvertretender Leiter des Staatlichen Gesundheitsamtes Ludwigslust; mind. 1947 Leiter der Abteilung Gesundheitswesen der Stadt Bad Doberan; nach Flucht von 1954 bis 1968 niedergelassener Allgemeinpraktiker in Denkendorf bei Esslingen/Baden-Württemberg (Wilhelmstraße 4, Albrecht-Bengel-Straße 6 und 8); September 1954 Heirat mit der Studienreferendarin Ina-Renate Frimel verw. Olberz (*24.11.1923 in Altwasser/Schlesien, †27.4.1976 in Esslingen; Tochter eines Zahnarztes), zwei Kinder und ein Stiefkind; 1984 Bundesverdienstkreuz; am 13.1.1991 im Alter von fast 81 Jahren in Denkendorf gestorben

---

22) Mit der Arbeit: Über Erkrankung innerer Organe bei erblicher Fallsucht (MS).
23) Mit der Arbeit: Die essentielle Thrombopenie (Morbus maculosus Werlhofii), Bethel 1936.
24) Mit der Arbeit: Über die Steigerung der Wirkung des Belebtschlammverfahrens durch Bakterienzufuhr, Münster 1936.

Ott, Dr. Paul Gustav Ernst
geboren am 24.12.1908 in Staudernheim/Rheinprovinz; Sohn eines Landwirts; Realgymnasium in Bad Kreuznach, 1928 Abitur; Medizinstudium in Marburg, Bonn, Heidelberg, Greifswald und Rostock; Approbation; März 1936 Promotion in Kiel;[25] bis 1939 Arzt in Mecklenburg; ab 1939 Arzt in Losheim/Rheinprovinz; 1943 Heirat mit Magda Huhn (*7.6.1915 in Konitz/Westpreußen); ab mind. 1953 niedergelassener Allgemeinpraktiker in Kirn/Rheinland-Pfalz (Am Buchenhang 2); Dezember 1953 Heirat mit Edelgard Brendel verw./gesch. Krumfuß (*27.4.1920 in Simmern unter Dhaun/Rheinprovinz; Tochter eines Lehrers); am 8.3.1977 im Alter von 68 Jahren in Kirn gestorben

25) Mit der Arbeit: Häufigkeit und Ursache der pathologisch gesteigerten Blutverluste sub partu. Bei Spontan-, Forceps- und Extraktionsgeburten der Kieler Universitäts-Frauenklinik in der Zeit vom 1.1.1929 bis 31.12.1932, Düsseldorf 1934.

Paasch, Dr. Irma Fritze Anna
geboren am 11.7.1896 in Schwerin/Mecklenburg; Tochter eines Bankbeamten und späteren Bankdirektors; Gymnasium in Güstrow, 1917 Abitur; Medizinstudium in Göttingen, München und Rostock (Friedrichstraße 17, Neuer Markt 34); Dezember 1923 Approbation in Schwerin; Januar 1924 Promotion in Rostock;[1] anschließend Assistenzärztin in Rostock, Kiel, Schmiedeberg/Riesengebirge und Berlin; Dezember 1927 bis 1966 niedergelassene Fachärztin für Säuglings- und Kinderkrankheiten in Schwerin (Große Paulstraße/Franz-Mehring-Straße 18 und 46); dort Mitglied des BDM; Eintritt in die NSDAP am 1.5.1937, Mitgliedsnummer 5.200.057; ab Februar 1939 Mitglied des NSDÄB; ab Juli 1945 auch nebenamtliche Ärztin für Säuglingsfürsorge am Staatlichen Gesundheitsamt für den Stadt- und Landkreis Schwerin in Schwerin (Paulstraße 9); unverheiratet; am 25.1.1966 im Alter von 69 Jahren in Schwerin gestorben

Padtberg, Dr. Karl-Friedrich
geboren am 2.12.1920; Gymnasium, Abitur; Medizinstudium; Approbation; Promotion; Februar 1941 bis Dezember 1942 und Dezember 1944 bis April 1945 Kriegseinsatz in der Wehrmacht, zuletzt als Unterarzt; bis mind. August 1945 Facharzt für Chirurgie in Neuhaus/Elbe bei Boizenburg

Pätz, Dr. Werner Max
geboren am 20.8.1913 in Paunsdorf bei Leipzig/Sachsen; Sohn eines Musikers; Gymnasium in Leipzig, 1933 Abitur; Medizinstudium in Leipzig; 1938 bis 1939 Medizinalpraktikant an der Staatlichen Frauenklinik in Chemnitz, am Städtischen Krankenhaus in Zeitz und an der Hautklinik der Universität Rostock; September 1939 Approbation; anschließend Assistenzarzt in Rostock (August-Brackmann-Straße 29); ab Januar 1940 Assistenzarzt am Staatlichen Gesundheitsamt Stettin; Juli 1940 Promotion in Leipzig;[2] mglw. Kriegseinsatz; am 29.1.1945 im Alter von 31 Jahren mglw. in Königshütte/Schlesien ums Leben gekommen

Pahl, Dr. Dr. Hans John
geboren am 28.12.1899 in Hamburg; Sohn eines Weinhändlers; Oberrealschule in Hamburg, 1917 Notabitur; Juni 1917 bis November 1918 Kriegseinsatz, zuletzt als Kanonier; zunächst Studium der Philosophie in Hamburg, Heidelberg und Berlin; September 1922 bis Oktober 1925 privater Nachhilfelehrer in Hamburg; daneben von April bis Juli 1923 Hilfskraft am Finanzamt Hamburg; Medizinstudium in Hamburg; dort im Oktober 1930 Promotion zum Dr. phil.;[3] März bis Juli 1932 Medizinalpraktikant am Städtischen Krankenhaus in Berlin-Friedrichshain, August 1932 bis Februar 1933 am Carolinenstift in Neustrelitz (Georgstraße 1-6); Februar 1933 Approbation und Promotion zum Dr. med. in Hamburg;[4] März bis Juni 1933 Volontärassistent, ab Juli 1933 Assistenzarzt am Carolinenstift in Neustrelitz; ab 1934 Assistenzarzt, bis mind. April 1945 Chefarzt am Stadtkrankenhaus in Neubrandenburg (Pfaffenstraße 22); Juni 1934 Heirat mit Luise Pott (*16.10.1904 in Stavenhagen, †28.5.1971 in Wiehl/Nordrhein-Westfalen; Tochter eines Schneiders), zwei Kinder; Mitglied der HJ; Eintritt in die NSDAP am 1.5.1937, Mitgliedsnummer 5.950.568; ab Oktober 1938 Facharzt für Chirurgie; ab März 1939 Mitglied des NSDÄB; ab September 1939 Kriegseinsatz in der Wehrmacht, dann uk gestellt; Juli 1955 bis 1973 niedergelassener Allgemeinpraktiker in Wiehl (Ülpebergstraße 8); am 13.3.1973 im Alter von 73 Jahren in Gummersbach/Nordrhein-Westfalen gestorben

Pahnke, Dr. Alfred Friedrich Heinrich
geboren am 4.12.1905 in Danzig/Westpreußen; Sohn eines Büroassistenten; Gymnasium, 1926 Abitur; Medizinstudium in Danzig; mind. 1933 Medizinalpraktikant in Danzig (Olivaer Tor 17, Münchengasse 4); dort Eintritt in die NSDAP am 1.5.1933, Mitgliedsnummer 2.843.603; daneben auch Mitglied der HJ; April 1934 Approbation in Berlin; ab Dezember 1939 Facharzt für Chirurgie, später Chefarzt am Kreiskrankenhaus in Neustadt/Westpreußen (Adolf-Hitler-Straße 251); dort auch Schul-

1) Mit der Arbeit: Die gutartigen Geschwülste der Vulva und Vagina (MS).
2) Mit der Arbeit: Über die Syphilis der Kniegelenke, Zeulenroda 1940.
3) Mit der Arbeit: Hamburg und das Problem einer deutschen Wirtschaftseinheit im Frankfurter Parlament 1848/49, Hamburg 1930.
4) Mit der Arbeit: Ein Beitrag zur Tendovaginitis stenosans de Quervain, Lippstadt 1933.

medizinalrat; Januar 1941 Promotion in Danzig;[5] Mitglied des NSDÄB; Heirat, drei Kinder; nach Flucht ab März 1945 Arztvertreter in der Praxis von → Dr. Gerhard Schröder in Marnitz bei Parchim, ab April 1945 in Grabow

Paintner, Dr. Maria
geboren am 7.5.1902 in Frontenhausen/Bayern; Tochter eines Arztes; Gymnasium, 1921 Abitur; Medizinstudium in Jena; September 1928 Approbation und November 1928 Promotion in Jena;[6] Ende 1933 bis 1934 Volontärassistentin an der Lungenheilstätte/Tbc-Krankenhaus Waldeck bei Schwaan; ab 1934 Ärztin an der Heilstätte Friedrichsheim bei Kandern/Baden; ab Juni 1936 niedergelassene Allgemeinpraktikerin in Jena; Mai 1937 bis mind. 1939 Fachärztin für Lungenkrankheiten in Zwickau/Sachsen (Lothar-Streit-Straße 12, Äußere Plauensche Straße 28, Hardtstraße 16 und 10); bis 1991 wieder in Frontenhausen; unverheiratet; am 21.10.1991 im Alter von 89 Jahren in Dingolfing/Bayern gestorben

Palm, Dr. Julius Franz
geboren am 14.10.1849 in Aachen/Rheinprovinz; Gymnasium, 1869 Abitur; Medizinstudium in Bonn; Approbation; 1873 Promotion in Bonn;[7] spätestens 1920 zum Geheimen Sanitätsrat ernannt; mind. 1920 Arzt für Haut- und Geschlechtskrankheiten in Berlin (Große Frankfurter Straße 74); mind. 1929 bis 1935 Arzt (mind. 1931 bis 1935 ohne Privat- und Kassenpraxis) in Fürstenberg (Steinförder Straße 142), mglw. am Diätkrankenhaus der AOK Berlin in Fürstenberg (Steinförder Straße 132); unverheiratet; am 9.7.1935 im Alter von 85 Jahren in Fürstenberg gestorben

Pannke, Dr. Hans Arnold Hermann
geboren am 28.6.1908 in Saussienen bei Königsberg/Ostpreußen; Sohn eines Landwirts und Rittergutspächters sowie späteren landwirtschaftlichen Administrators; Gymnasium, 1928 Abitur; Medizinstudium in München, Wien, Freiburg und Rostock; Dezember 1934 Approbation; Februar 1935 Promotion in Rostock;[8] 1935 bis mind. 1940 Assistenzarzt an der Landesfrauenklinik in Insterburg/Ostpreußen (dort auch wohnhaft: Augustastraße 6); November 1935 Heirat mit Lieselotte Gruber (*6.10.1911 in Plauen/Vogtland, †25.5.2010 in Essen; Tochter eines Rechtsanwalts und Notars), zwei Kinder; in Insterburg Eintritt in die NSDAP am 1.5.1937, Mitgliedsnummer 4.649.708; ab April 1938 auch Mitglied des NSDÄB; ab September 1939 und ab September 1943 Kriegseinsatz in der Wehrmacht; nach Flucht ab Frühjahr 1945 Facharzt für Frauenkrankheiten und Geburtshilfe, mind. 1946 bis 1948 Leitender Arzt an der Städtischen Frauenklinik in Wismar (Mecklenburger Straße 11, Klußer Damm 1); dort mind. 1946 bis Dezember 1957 auch niedergelassener Frauenarzt (Dr.-Leber-Straße 30); nach „illegalem" Verzug ab Dezember 1957 Frauenarzt an der Geburtsklinik von Dr. Rudolf Neyer in Herford/Westfalen (Lübbertorwall 16, Lübberstraße 2); am 29.9.1977 im Alter von 69 Jahren in Herford/Nordrhein-Westfalen gestorben

Papius, Dr. Dr. Erich August Hermann
geboren am 1.11.1889 in Berlin; Sohn eines Eisenbahn-Büroassistenten und späteren Rechnungsrates; Realgymnasium in Berlin, 1909 Abitur; zunächst Studium der Zahnheilkunde in Berlin; 1913 Approbation als Zahnarzt; 1914 bis 1918 Kriegseinsatz; 1919 Promotion zum Dr. med. dent.; 1919 bis April 1943 niedergelassener Zahnarzt in Berlin (Dönhoffstraße 4, Petersburger Straße 81, Godesberger Straße 1, Gundelfinger Straße 43, Frankfurter Allee 47); November 1920 Heirat mit Lonni Prause (*20.9.1900 in Berlin; Tochter eines Schlachtermeisters), mind. ein Kind; ab 1940 Medizinstudium in Berlin; Januar 1943 Approbation als Arzt; März 1944 Promotion zum Dr. med. in Berlin;[9] mglw. nach Ausbombung in Berlin bis mind. Frühjahr 1945 praktischer Arzt in Klütz

5) Mit der Arbeit: Peritonales Exsudat bei Hernienoperationen als Zeichen begleitender Appendizitis, Plauen 1941.
6) Mit der Arbeit: Das weiße Blutbild und die Senkungsreaktion bei 130 Tuberkulose-Fällen, Borna/Leipzig 1927.
7) Mit der Arbeit: Ueber Echinococcen der Leber, Aachen 1873.
8) Mit der Arbeit: Über einen ungewöhnlichen Fall von beiderseitigem Disgeminom der Ovarien, Zeulenroda 1933.
9) Mit der Arbeit: Über Zusammenhänge zwischen Erkrankungen der Zähne und Erkrankungen anderer Organe bzw. Organsysteme (MS).

Parchwitz, Heinz Karl
geboren am 3.12.1918 in Züllichau/Brandenburg; Sohn eines Filzfabrikanten und Schuhhändlers; Oberschule, 1938 Abitur; Medizinstudium in Rostock; Approbation; ab mind. Juli 1945 Arzt an der Infektionsabteilung der Medizinischen Klinik der Universität Rostock in Rostock-Gehlsheim; mind. 1949 bis 1950 Assistenzarzt an der Medizinischen Klinik der Universität Rostock (Gertrudenplatz; wohnhaft in Gehlsdorf, Amtsstraße 5); Juli 1950 Promotion in Rostock;[10)] 1960 Habilitation in Bonn;[11)] mind. 1965 bis 1967 Privatdozent sowie Facharzt für Röntgenologie und Strahlenheilkunde in München (Dachauer Straße 177); ab 1967 Privatdozent, Facharzt und Strahlentherapeut in Westberlin (Falkenseer Chaussee 196, Klosterstraße 34); am 20.6.1983 im Alter von 64 Jahren in Westberlin gestorben

Parrisius, Dr. Hermann Wilhelm
geboren am 13.6.1919 in Brenden bei Bonndorf/Baden; Sohn eines Landwirts und Gutsbesitzers; Gymnasium, 1939 Abitur; Medizinstudium in Berlin (Potsdamer Straße 48); dazwischen mind. 1942 Kriegseinsatz als Sanitätsfeldwebel; November 1942 Heirat mit der Kontoristin Liese-Lotte Uplegger (*28.12.1919 in Güstrow, †10.8.1992 in München; Tochter eines Maurers), mind. zwei Kinder; Approbation; 1944 Promotion in Berlin;[12)] mind. Frühjahr/Sommer 1945 bis 1947 niedergelassener Allgemeinpraktiker in Güstrow (Mühlenstraße 22, Karl-Marx-Straße 7); nach Übersiedlung in die Bundesrepublik mind. 1962 bis 1978 praktischer Arzt in München (Tegernseer Landstraße 154, Delpstraße 14); bis 1995 in Bad Aibling/Bayern (Röntgenstraße 12); am 22.5.1995 im Alter von fast 76 Jahren in Bad Aibling gestorben

Paschen, Dr. Carl Heinrich Wilhelm
geboren am 27.1.1878 in Schwerin/Mecklenburg; Sohn des Arztes Dr. Richard Paschen (*1848, †1894); Gymnasium in Schwerin, 1897 Abitur; Medizinstudium in München, Rostock und Berlin; Januar 1902 Approbation in Schwerin; Mai 1903 Promotion in Rostock;[13)] Assistenzarzt in Dresden, Rostock und Bielefeld; ab Dezember 1908 niedergelassener Allgemeinpraktiker, 1915 bis mind. 1962 niedergelassener Facharzt für Chirurgie und Frauenheilkunde in Schwerin (Alexandrinenstraße/Horst-Wessel-Straße/Karl-Marx-Straße 4); 1914 bis 1918 Kriegseinsatz; November 1915 Heirat mit Georgine Heuck (*4.5.1893 in Schwerin, †30.1.1984 in Schwerin; Tochter eines Ministerialassessors und späteren Ministerialdirektors), zwei Kinder; ab Mai 1921 auch dirigierender Arzt, ab mind. 1930 Vorstandsmitglied und nebenamtlicher Chefarzt des Anna-Kinderhospitals in Schwerin (Strempelplatz 25); nach Anordnung des Mecklenburgischen Staatsministeriums von April bis Oktober 1940 an das Stadtkrankenhaus in Wismar (Dahlberg, Fürstengarten 11) als Vertretung des Chefarztes → Dr. Ernst Metge dienstverpflichtet; am 31.3.1963 im Alter von 85 Jahren in Schwerin gestorben

Paschen, Dr. Heinrich Franz Richard
geboren am 31.10.1863 in Schwerin/Mecklenburg; Sohn eines Zahlmeisters und späteren Rechnungsrates; Gymnasium in Schwerin, 1883 Abitur; Medizinstudium in Würzburg und Greifswald; Dezember 1889 Approbation in Würzburg; August 1890 Promotion in Leipzig;[14)] Volontärassistent an der Chirurgischen Universitätsklinik in Göttingen und an der Hebammenlehranstalt in Hannover; 1891 bis 1940 niedergelassener Allgemeinpraktiker in Schwerin (Apothekerstraße 45 und 39); Oktober 1892 Heirat mit Anna Larsson (*29.12.1868 in Hamburg, †4.7.1949 in Schwerin; Tochter eines Schlossermeisters), drei Kinder; 1913 zum Sanitätsrat ernannt; daneben auch Gutachter bei der Landesversicherungsanstalt und dem Versorgungsgericht sowie Oberbahnarzt, Schularzt und Theaterarzt; ab 1930 Mitglied des mecklenburgischen Ehrengerichtshofes (oberste Instanz für berufsge-

---

10) Mit der Arbeit: Zur Frage des Mechanismus der Strahlenwirkung (MS).
11) Mit der Arbeit: Über den röntgenologischen Nachweis von Magenvarizen bei portaler Hypertension unter besonderer Berücksichtigung des Weichteilbildes der Varikosen (MS).
12) Mit der Arbeit: Die Verwendung von Goldpräparaten bei der stationären Behandlung des chronischen Gelenkrheumatismus. Erfahrungen an 357 Kranken der Bettenabteilung des Forschungsinstituts für Rheumabekämpfung zu Berlin (MS).
13) Mit der Arbeit: Zur Kenntnis der primären akuten Osteomyelitis des Schädels, Rostock 1903.
14) Mit der Arbeit: Beitrag zur Lehre von der Wirkung des Sandfilters auf die Reinigung des Wassers, Schwerin 1890.

richtliche Verfahren); ab Februar 1931 auch Gerichtsarzt bei der Spruchkammer des Landgerichts in Schwerin; am 13.8.1940 im Alter von 76 Jahren gestorben[15)]

Passarge, Dr. Edgar

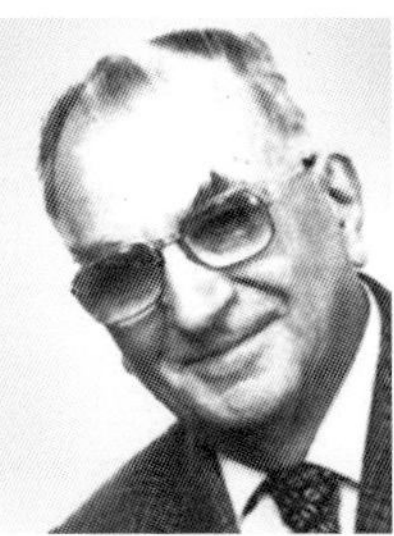

geboren am 26.6.1906 in Breslau/Schlesien; Sohn eines Geographen, Geologen und Paläontologen; Gymnasium in Hamburg, 1926 Abitur; Medizinstudium in Hamburg; Juni 1932 Approbation und Juli 1932 Promotion in Hamburg;[16)] mind. 1934 bis 1936 Assistenzarzt am Hafenkrankenhaus in Hamburg (dort zunächst auch wohnhaft: Seewartenstraße 10; Brockmannsweg 1); Oktober 1934 Heirat mit der Hilfslehrerin Margarete Wolf (*6.11.1909 in Altkloster bei Buxtehude/Hannover, †19.12.2005 in Großhansdorf/Schleswig-Holstein; Tochter eines Königlichen Oberlehrers und späteren Studienrates), mind. drei Kinder; ab Juni 1936 Facharzt für Chirurgie; mind. 1937 Assistenzarzt am Anatomischen Institut der Universität Heidelberg (Rottmannstraße 34); dort Mitglied des NSKK und Eintritt in die NSDAP am 1.5.1937, Mitgliedsnummer 4.140.635; Anfang 1938 bis mind. 1943 Assistenzarzt und Prosektor am Anatomischen Institut der Universität Rostock (Gertrudenstraße 9, Oldendorpstraße 1); ab 1939 Kriegseinsatz in der Wehrmacht; im April 1941 zum NSKK-Sanitäts-Obertruppführer befördert; April 1946 bis mind. 1981 praktischer Arzt und Geburtshelfer in Hamburg (Zur Guten Hoffnung 62); dort ab mind. 1950 auch Reichsbahnarzt; bis Juli 1992 in Hamburg; ab Juli 1992 im Ruhestand in Großhansdorf (Seniorenwohnanlage Rosenhof, Hoisdorfer Landstraße 61); am 31.8.1996 im Alter von 90 Jahren in Großhansdorf gestorben

Paukstat, Dr. Bruno

geboren am 30.10.1874 in Königsberg/Ostpreußen; Sohn eines Fabrikanten; Gymnasium in Königsberg, 1892 Abitur; Medizinstudium in Königsberg; dort im Juni 1898 Approbation; bis 1902 Assistenzarzt an der privaten Augenklinik von Dr. Theodor Treitel in Königsberg; 1902 bis mind. 1904 Oberarzt im Dragoner-Regiment Nr. 10 in Ostpreußen; Juni 1904 Promotion in Königsberg;[17)] bis 1909 Stabsarzt in Tientsin/China; Juli 1909 Heirat mit Anna Renk (*16.4.1879 in Königsberg, †25.3.1953 in Westberlin; Tochter eines Arbeiters), ein Pflegekind; mind. 1932 Arzt in Mirano/Italien; mind. 1933 Arzt in Santiago/Chile; dort im Mai 1933 Eintritt in die NSDAP; mind. 1938 in Berlin (Klopstockstraße 7); mind. 1940 in München (Pettenkoferstraße 9); ab mind. 1945 praktischer Arzt, bis mind. 1949 im Ruhestand in Wittenburg (Schlüterstraße 12, Bahnhofstraße 1); Mitglied der SED; nach Übersiedlung bis 1953 in Westberlin (Bismarckallee 41); am 19.11.1953 im Alter von 79 Jahren an Herzmuskelentartung und Herz-Kreislauf-Versagen in Westberlin gestorben

Paul, Dr. Friedrich Traugott

geboren am 10.3.1909 in Brandenburg/Havel/Brandenburg; Sohn eines Arztes; Gymnasium in Gütersloh, 1929 Abitur; Medizinstudium in Königsberg, Berlin, Rostock und Düsseldorf; Mai 1936 Approbation; 1936 bis mind. 1937 Volontärassistent bzw. Assistenzarzt am Stadtkrankenhaus in Reichenbach/Vogtland; Dezember 1937 Heirat mit der Röntgenassistentin Ilse Klauke (*20.12.1904 in Twedterholz bei Flensburg, †23.8.1967 in Texel/Niederlande; Tochter eines Lehrers), drei Kinder; ab 1938 Assistenzarzt an der Säuglings- und Kleinkinderheilanstalt des Landeskrankenhauses in Go-

---

15) In einem Nachruf der Ärztlichen Bezirksvereinigung Schwerin der Reichsärztekammer hieß es, Paschen war „in zahlreichen Familien der ständige ärztliche Berater und Helfer. Schon früh und viele Jahre war er Mitglied im Vorstand des Allgemeinen Mecklenburgischen Ärztevereins und Mitglied im Beirat des Mecklenburgischen Ärztevereinsbundes; er war Vertreter der Ärzte in der Landesvertragskommission und in anderen Kommissionen; in der Ärztlichen Verrechnungsstelle für Privatpraxis in Schwerin unterstand die Geschäftsführung seiner Aufsicht. Sein Wirken im Jugendamt und Kinderheim, seine ausgedehnte Tätigkeit als Gutachter bei der Landesversicherungsanstalt und dem Versorgungsgericht, seine Stellung als Oberbahnarzt, als Schularzt und Theaterarzt stellen unter Beweis, daß er nicht nur bei der Ärzteschaft ein besonderes Vertrauen genoß. Uns war er ein zuverlässiger treuer Berufskamerad. In Treue bewahren wir sein Andenken".

16) Mit der Arbeit: Spezifische Zellreaktionen des hämatopoetischen Apparates. Myeloische, lymphatische und endotheliale Reaktion, Winsen/Luhe 1932.

17) Mit der Arbeit: Betrachtungen über die Skiascopie und ihre Anwendung im militärischen Ersatzgeschäft, Königsberg 1904.

tha; ab März 1939 Arztvertreter in der Praxis von Dr. Otto Heider in Tabarz (Zimmerberg 14); April bis Mai 1939 aktiver Sanitätsoffizier in der Sanitätsabteilung der Kriegsmarine in Flensburg; ab Mai 1939 Arztvertreter in Flensburg (Bremer Straße 2); ab September 1939 Volontärassistent, bis mind. 1943 Assistenzarzt an der Kinderklinik der Universität Rostock (Augustenstraße 80/82, Maßmannstraße 86); dort im Oktober 1939 Promotion;[18] Kriegseinsatz in der Kriegsmarine; Eintritt in die NSDAP am 1.1.1940, Mitgliedsnummer 8.833.039; Mitglied des NSDÄB; ab Juli 1945 kommissarisch eingesetzter praktischer Arzt in Satow; August 1968 Heirat mit Erika Zenker (*3.12.1924 in Schreiberhau/Schlesien); bis 1979 praktischer Arzt in Speyer/Rheinland-Pfalz (Fischmarkt 2); am 29.10.1979 im Alter von 70 Jahren in Villingen-Schwenningen/Baden-Württemberg gestorben

Pauli, Horst Karl
geboren am 30.8.1911 in Bernsdorf bei Eckartsberga/Sachsen-Weimar-Eisenach; Sohn eines Buchhalters und späteren kaufmännischen Fabrikdirektors; Reformrealgymnasium in Bitterfeld, 1931 Abitur; Medizinstudium in Jena und Rostock; ab 1937 Medizinalpraktikant an der Universitäts-Nervenklinik Rostock-Gehlsheim, ab Januar 1938 im Werk Neu-Staßfurt bei Bitterfeld, ab März 1938 am Carolinenstift in Neubrandenburg (Georgstraße 1-6); Juni 1938 Approbation; ab September 1938 Arztvertreter im Werk Neu-Staßfurt; anschließend Assistenzarzt in Rostock; ab Ende 1938 Arzt in Dornum/Ostfriesland; Dezember 1938 Heirat mit der Haustochter Johanna Brauns (*15.11.1917 in Wismar, †7.11.2004 in Rostock; Tochter eines Bankprokuristen und späteren Bankdirektors), mind. zwei Kinder, 1957 Scheidung; ab Februar 1940 dienstverpflichteter Hilfskassenarzt in der Praxis von Dr. Wilhelm Winter in Norden/Ostfriesland (Hindenburgstraße 10); ab August 1940 Kriegseinsatz in der Wehrmacht; mind. 1941 bis 1943 wieder Arzt in Rostock (Im Garten 9)

Paulsen, Dr. Johannes Friedrich Adolf
geboren am 24.8.1866 in Schwerin/Mecklenburg; Sohn eines Sergeanten und späteren Postmeisters; Gymnasien in Ludwigslust und Waren, 1886 Abitur; zunächst Studium der Naturwissenschaften in Rostock (Doberaner Straße 10), dann Medizinstudium in Leipzig; Mai 1894 Approbation in Rostock; Juli 1894 Promotion in Leipzig;[19] Assistenzarzt in Meiningen; 1895 bis 1944 niedergelassener Allgemeinpraktiker in Rostock-Warnemünde (Bismarckstraße 15); September 1896 Heirat mit Elisabeth Kabelmann (*2.2.1874 in Parchim, †30.7.1957 in Dresden; Tochter eines Berufssoldaten [Trompeter] sowie späteren Revisionsaufsehers und Zollbeamten), zwei Kinder; am 28.1.1944 im Alter von 77 Jahren nach einem Schlaganfall in Rostock-Warnemünde gestorben

Pawlowski, Dr. Horst
geboren am 30.10.1907 in Sdorren/Ostpreußen; Gymnasium, 1928 Abitur; Medizinstudium in Königsberg; Februar 1937 Approbation und März 1937 Promotion in Königsberg;[20] 1937 bis 1938 Assistenzarzt am Kreiskrankenhaus in Neidenburg/Ostpreußen; ab Januar 1939 niedergelassener Allgemeinpraktiker in Passenheim bei Ortelsburg/Ostpreußen (Gartenstraße 8); Heirat; nach Flucht ab April/Mai 1945 Arzt in Lübtheen, mind. 1946 am dortigen Bezirkskrankenhaus; mind. 1950 bis 1952 niedergelassener Allgemeinpraktiker in Lübtheen (Rudolf-Breitscheid-Straße 16)

Pecht, Dr. Herbert Friedrich Horst
geboren am 5.10.1906 in Doberan/Mecklenburg; Sohn eines Oberlehrers und späteren Schuldirektors; Gymnasium, 1926 Abitur; Medizinstudium in Jena, München, Berlin und Rostock; Juni 1931 Approbation und Juli 1931 Promotion in Rostock;[21] ab 1931 Assistenzarzt an der Staatlichen Wohlfahrtsanstalt in Hamburg (Oberaltenallee 60); bis 1934 Arzt in Lübeck; ab 1934 Arzt in Schwerin (Johann-Albrecht-Straße 22); mind. 1937 Sekundärarzt an der Staatlichen Wohlfahrtsanstalt in Ham-

18) Mit der Arbeit: Das allgemein verbreitete Emphysem. Hautemphysem bei Masern, Rostock 1939. Paul dankte in seiner Dissertationsschrift ausdrücklich seinem Doktorvater, dem Chefarzt Dr. Rudolf Käckel aus Gotha, der seit 1939 als „jüdischer Mischling II. Grades" galt.
19) Mit der Arbeit: Ein Fall von acuter Osteomyelitis mit ulcer. Endocarditis (MS).
20) Mit der Arbeit: Die jahreszeitlichen Schwankungen der chirurgischen Infektionskrankheiten der Haut, Königsberg 1935.
21) Mit der Arbeit: Glaukom nach Erregung, Borna/Leipzig 1930.

burg (dort auch wohnhaft: Oberaltenallee 60); März 1937 Heirat mit Ida Hebestreit spätere Borck (*23.11.1910 in Hamburg, †29.1.1990 in Frankenthal/Rheinland-Pfalz; Tochter eines Postsekretärs und späteren Oberpostinspektors), mind. zwei Kinder; 1938 bis mind. 1943 Assistenzarzt bzw. Physikus bei der Staatlichen Gesundheitsverwaltung in Hamburg (Immenhof 37); dort ab mind. 1940 auch Gerichtsarzt; spätestens 1940 zum Medizinalrat ernannt; bis 1947 niedergelassener Allgemeinpraktiker in Hamburg (Rethelstraße 13, Adickesstraße 184); am 9.6.1947 im Alter von 40 Jahren an Herzschwäche und Herzembolie in Hamburg gestorben

Peeck, Dr. Hans Heinrich Carl
geboren am 27.2.1883 in Parchim/Mecklenburg; Sohn eines Bürgermeisters und Geheimen Hofrates; Gymnasium in Parchim, 1903 Abitur; als Einjährig- Freiwilliger Militärdienst in München; Medizinstudium in München und in Berlin an der Kaiser-Wilhelm-Akademie für das militärärztliche Bildungswesen; aktiver Militärarzt im Feldartillerie-Regiment 60 in Schwerin; im Oktober 1908 als Unterarzt zur Charité in Berlin kommandiert, dort Medizinalpraktikant an der Chirurgischen Klinik, der II. Medizinischen Klinik, der Psychiatrischen Klinik und der Augenklinik; Januar 1910 Approbation in Berlin; mind. 1912 Assistenzarzt beim Grenadier-Regiment 89 in Schwerin; Juni 1912 Promotion in Rostock;[22] 1914 bis 1918 Kriegseinsatz als Truppenarzt, kriegsbeschädigt; August 1919 bis 1926 niedergelassener Allgemeinpraktiker in Gnoien; Oktober 1919 Heirat mit Lina Herr (*25.10.1897 in Hamburg, †17.7.1967 in Hagenow; Tochter eines Kaufmanns sowie späteren Landwirts und Spargelplantagenbesitzers); August 1926 bis 1934 Kreismedizinalrat des Kreises Hagenow in Hagenow (Elisabethstraße 13 und 9); Mitglied der SA, als SA-Sanitätssturmführer bis 1934 auch Standartenarzt der SA-Reiterstandarte 11; am 1.12.1934 im Alter von 51 Jahren in Hamburg gestorben[23]

Pehse, Dr. Luise (geb. Oppermann)
geboren am 9.3.1912 in Schwerin/Mecklenburg; Tochter eines Gerichtsassessors und späteren Amtsgerichtsrates; Gymnasium in Parchim, 1931 Abitur; Medizinstudium in Rostock; bis März 1937 Medizinalpraktikantin in Parchim (Friedrich-Franz-Straße 13), März bis Dezember 1937 am Städtischen Krankenhaus in Neubrandenburg; Dezember 1937 Approbation in Schwerin; Januar 1938 Promotion in Rostock;[24] Dezember 1937 bis September 1938 Volontärassistentin am Städtischen Krankenhaus in Neubrandenburg; dort Eintritt in die NSDAP am 1.12.1937, Mitgliedsnummer 5.984.125; ab September 1938 Assistenzärztin am Rhön-Sanatorium Bad Kissingen (Ringstraße 5); ab 1939 Assistenzärztin in Oppelsbohm/Württemberg; ab Oktober 1939 dienstverpflichtete Arztvertreterin in der Praxis von Dr. Paul Hess in Löbejün/Saale (Adolf-Hitler-Ring 1); ab Dezember 1939 Hilfskassenärztin in der Praxis von Dr. Walter Friedrich in Hohenmölsen/Provinz Sachsen (Neumarkt 14); Dezember 1940 Heirat mit dem Arzt Dr. Günther Pehse (*3.7.1911 in Bischofswerda/Sachsen, †29.9.1970 in Hohenmölsen; Sohn eines Dentisten), mind. zwei Kinder; bis 1948 Ärztin in Hohenmölsen (Altmarkt 19); am 30.11.1948 im Alter von 36 Jahren in Hohenmölsen an Coma ureamicum gestorben

Peltret, Dr. Johannes Emil Max
geboren am 28.3.1890 in Frankfurt/Oder/Brandenburg; Sohn eines Kaufmanns und späteren Fabrikbesitzers; Gymnasium in Frankfurt/Oder, 1908 Abitur; Medizinstudium in Berlin an der Kaiser-Wilhelm-Akademie für das militärärztliche Bildungswesen; Mai 1914 Approbation; 1914 bis 1918 Kriegseinsatz, EK II; mind. 1919 Oberarzt in der Garnison Hannover (Arndtstraße 33); September 1919 Heirat mit Ellen Egert (*14.11.1890 in Ludwigsburg/Württemberg, †5.6.1972 in Isernhagen bei Hannover; Tochter eines Sergeanten); mind. 1920 in Potsdam; Februar 1920 Promotion in Berlin;[25] 1920 zum Stabsarzt, 1928 zum Oberstabsarzt befördert; mind. 1925 Stabsarzt in Berlin (Augusta-

22) Mit der Arbeit: Beitrag zur Kenntnis der Entstehung von Typhusepidemien durch Milchversorgung. Die Typhusepidemie in Schwerin im Herbste 1909, Parchim 1912.
23) In einem Nachruf der Ortsgruppe Ludwigslust des Hartmannbundes hieß es lapidar, Peeck habe „dem Südwest-Mecklenburgischen Ärzteverein und der Ortsgruppe Ludwigslust des Hartmannbundes seitdem 1. November 1926 angehört. Wir werden ihm ein ehrendes Gedenken bewahren".
24) Mit der Arbeit: Häufigkeit, Indikation und Erfolge der Zangenentbindung an der Rostocker Universitäts-Frauenklinik in der Amtsperiode von Geheimrat Sarwey (1. September 1908 bis 31. August 1933), Parchim 1936.
25) Mit der Arbeit: Über Leberresektion, Berlin 1920.

straße 44); ab 1926 Mitglied der Deutschen Gesellschaft für Rassenhygiene; ab 1933 Oberfeldarzt im II. Armee-Korps in Stettin; als Hygieniker und Bakteriologe ab Juni 1935 Schulungsleiter und stellvertretender Leiter der Führerschule der Deutschen Ärzteschaft in Alt Rehse; daneben mind. 1935 auch Arzt in Penzlin; ab April 1936 Mitglied des NSDÄB; 1936 bis 1940 Mitglied der Reichsärztekammer, als Oberstarzt a.D. ab mind. 1937 auch ärztlicher Geschäftsführer der Reichsärztekammer in München; dort Eintritt in die NSDAP am 1.5.1937, Mitgliedsnummer 5.018.336; Oktober bis Dezember 1939 und Mai bis Juni 1940 Kriegseinsatz, EK I; Dezember 1940 bis 1943 Leiter der Führerschule der Deutschen Ärzteschaft in Alt Rehse, zuletzt als Generaloberarzt a.D.; im Dezember 1941 als SS-Standartenführer in die SS übernommen, Mitgliedsnummer 459.561; nach Kriegsende mind. 1945 in Bad Salzuflen/Westfalen; mind. 1950 bis November 1960 Arzt in Hannover (Wedekindstraße 32); ab November 1960 wieder in Bad Salzuflen (Obernbergstraße 47); am 5.8.1965 im Alter von 75 Jahren in Bad Salzuflen gestorben

Pelzhof, Dr. Karl Andreas Richard (geb. Pelczynski)
geboren am 28.7.1907 in Görlitz/Schlesien; Sohn eines Friseurs und Zahntechnikers sowie späteren Zahnarztes; 1923 Namensänderung in Pelzhof; Gymnasium in Castrop-Rauxel/Westfalen, 1927 Abitur; Medizinstudium in Bonn; März 1934 Approbation und April 1934 Promotion in Bonn;[26] ab August 1934 Assistenzarzt in Berlin; bis 1936 Arzt in Brüssow/Uckermark; April 1936 bis 1945 niedergelassener Allgemeinpraktiker in Grevesmühlen (Hindenburgstraße 33); 1936 Heirat; in Grevesmühlen Eintritt in die NSDAP am 1.4.1940, Mitgliedsnummer 8.017.742; Juli 1945 Flucht aus Grevesmühlen; mind. 1951 bis 1955 Facharzt in Castrop-Rauxel (Wartburgstraße 26); September 1955 Heirat mit der Zahnärztin Dr. Katharina Vierzig (*14.5.1925 in Elbing/Westpreußen, †7.7.2014 in Bad Salzuflen/Nordrhein-Westfalen; Tochter eines Pfarrers); bis 1992 in Bad Salzuflen (Langenbergstraße 14); am 8.6.1992 im Alter von 84 Jahren in Bad Salzuflen gestorben

Penkert, Dr. Hans Ludolf

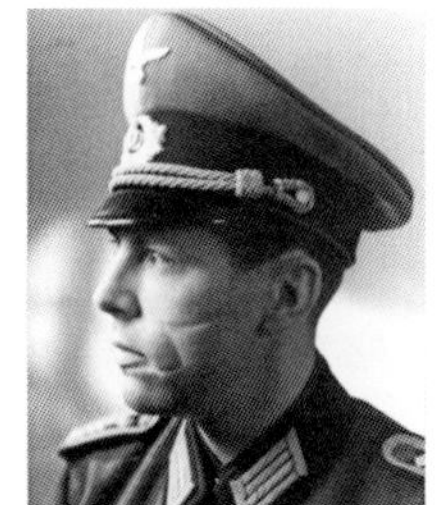

geboren am 29.6.1913 in Halle/Provinz Sachsen; Sohn eines Arztes; Gymnasium in Magdeburg, 1931 Abitur; Medizinstudium in Marburg, München, Leipzig und Greifswald; Medizinalpraktikant an den Krankenhäusern der Kahlenberg-Stiftung und Altstadt in Magdeburg; Oktober 1936 Promotion in Leipzig;[27] Oktober 1937 Approbation; ab 1937 Volontärassistent an der Medizinischen Klinik der Universität Rostock (Schröderplatz) und am Pathologischen Institut des Krankenhauses in Hamburg-Eppendorf; ab Ende 1937 Jungärztekurs an der Führerschule der Deutschen Ärzteschaft in Alt Rehse; ab Februar 1939 Volontärassistent am Pathologischen Institut der Universität Freiburg; ab Juli 1940 Volontärassistent an der Augenklinik der Universität Rostock (Doberaner Straße 140); dort auch Mitglied des NSKK; mind. 1940 Kriegseinsatz als Unterarzt der Wehrmacht, wegen latenter Tbc nur als Augenarzt in Reservelazaretten; August 1941 Heirat mit der technischen Assistentin Ilse Opitz (*31.1.1919 in Magdeburg, †18.9.2004 in Waldenbuch/Baden-Württemberg; Tochter eines Ingenieurs), drei Kinder; Juni 1945 bis 1946 Volontärassistent an der Universitäts-Augenklinik in Greifswald; 1946 bis 1952 niedergelassener Augenarzt in Ludwigslust (Hotel Weimar, Schulstraße 9, Gneisenaustraße, Gartenstraße 12, Stresemannstraße 12); nach Übersiedlung ab 1952 in Westberlin, dann in Hameln/Niedersachsen; anschließend Arztvertreter im Raum Hamburg; mind. 1968 bis 1978 niedergelassener Augenarzt und Belegarzt in Einbeck/Niedersachsen (Gartenstraße 2); 1978 bis 1988 niedergelassener Augenarzt in Dettenhausen/Baden-Württemberg; dort bis 2002 im Ruhestand (Roßwiesenstraße 21); am 22.2.2002 im Alter von 88 Jahren in Schönaich/Baden-Württemberg gestorben

Penshorn, Dr. Hans Reemt Louis
geboren am 29.6.1887 in Schwerin/Mecklenburg; Sohn eines Kaufmanns; Gymnasium in Nürnberg, 1909 Abitur; Medizinstudium in München, Straßburg, Berlin und Rostock (Margaretenstraße 65, Ka-

26) Mit der Arbeit: Das Blutbild und die Senkungsgeschwindigkeit bei Schizophrenen, Bonn 1933.
27) Mit der Arbeit: Über den Einfluß der verschiedenen Faktoren auf den Ausgang der Eklampsie, Leipzig 1936.

sernenstraße 71); August 1914 bis April 1916 Kriegseinsatz als Feldhilfsarzt, nach Verwundung dann bis 1918 am Hygienischen Institut der Universität Straßburg; Februar 1917 Promotion[28] und Dezember 1917 Approbation in Straßburg; 1918 bis 1919 Assistenzarzt am Stadtkrankenhaus in Schwerin (Werderstraße 30); 1919 bis 1920 Assistenzarzt an der Hautklinik des Rudolf-Virchow-Krankenhauses, 1920 bis 1921 an der Urologischen Klinik des jüdischen Sanitätsrates Dr. Artur Lewin in Berlin; April 1921 bis 1935 niedergelassener Facharzt für Haut- und Harnleiden in Schwerin (Königstraße 29, Elisabethstraße 15); November 1921 Heirat mit Bertha Geyer (*31.8.1892 in Bühl/Baden, †11.11.1925 in Schwerin; Tochter eines Eisenbahnbeamten); Mai bis September 1935 Hautarzt und Urologe in Berlin-Neukölln; Oktober 1935 bis mind. 1962 wieder niedergelassener Facharzt für Haut- und Geschlechtskrankheiten sowie Chirurg in Schwerin (Graf-Schack-Straße 8, Schloßstraße 32, Weinbergstraße 15); ab September 1939 Kriegseinsatz in der Wehrmacht, im August 1941 nach Schwerin versetzt, übte neben militärärztlicher Tätigkeit nun wieder seine Praxis aus; März 1940 Heirat mit der Sprechstundenhilfe Ilse Behncke (*15.7.1902 in Lübeck, †31.8.1956 in Schwerin; Tochter eines Eisenbahn-Zugführers); Januar 1960 Heirat mit Annamarie Pröhl (*26.10.1902 in Schwerin, †16.3.1968 in Schwerin; Tochter eines Gutsbesitzers und späteren Ökonomierates); am 21.7.1966 im Alter von 79 Jahren in Schwerin gestorben

Pensky, Dr. Charlotte Franziska Henriette (geb. Permien)
geboren am 30.8.1913 in Bern/Schweiz; Tochter eines Gaswerksdirektors; Gymnasium in Rostock, 1932 Abitur; Medizinstudium in Rostock; September 1939 Approbation; Eintritt in die NSDAP am 1.1.1940, Mitgliedsnummer 7.918.293; März 1940 Promotion[29] in Rostock (Bleicherstraße 26); Februar 1941 Heirat mit dem Arzt → Dr. Peter Pensky; April 1941 bis 1942 Assistenzärztin an der Medizinischen Klinik der Universität Rostock (Schröderplatz, Im Garten 46); am 24.4.1942 im Alter von 28 Jahren gemeinsam mit ihrem Ehemann bei einem Bombenangriff auf Rostock ums Leben gekommen

Pensky, Dr. Peter Olaf
geboren am 18.9.1913 in Stettin/Pommern; Sohn eines Arztes; Gymnasium in Stettin, 1933 Abitur; Medizinstudium in Rostock; als Student Eintritt in die NSDAP am 1.5.1937, Mitgliedsnummer 5.784.462; ab 1939 Medizinalpraktikant in Rostock (Ferdinandstraße 27); September 1939 Approbation und Februar 1940 Promotion in Rostock;[30] ab März 1940 Hilfsarzt am Augusten-Hilfskrankenhaus in Rostock; Februar 1941 Heirat mit der Ärztin → Dr. Charlotte Pensky geb. Permien; mind. 1941 bis 1942 Assistenzarzt an der Chirurgischen Klinik der Universität Rostock (Maßmannstraße 35, Im Garten 46); am 24.4.1942 im Alter von 28 Jahren gemeinsam mit seiner Ehefrau bei einem Bombenangriff auf Rostock ums Leben gekommen

Pesch, Dr. Johann Adam Hermann (Hans)
geboren am 20.11.1916 in Köln/Rheinprovinz; Sohn eines Kaufmanns und späteren Betriebsführers; Gymnasium in Köln, 1937 Abitur; April bis Mai 1937 Reichsarbeitsdienst; Medizinstudium in Berlin; Juli 1942 Approbation; ab 1942 Assistenzarzt in Köln (Richard-Wagner-Straße 30, Bensberger Marktweg 69); mind. 1942 Kriegseinsatz als Sturmführer und Abteilungsarzt; Oktober 1942 Heirat mit der Ärztin Dr. Maria Mettlach gesch. Asmuth (*2.2.1918 in Köln, †31.1.1991 in Köln; Tochter eines Postsekretärs und späteren Postamtmanns), zwei Kinder; Oktober 1942 Promotion in Berlin;[31] ab Mai 1944 erneuter Kriegseinsatz; ab mind. Mai 1945 dienstverpflichteter Arzt in Flüchtlingslagern in Schwerin (Klosterstraße 13); Juni 1945 Flucht aus Schwerin; ab Oktober 1945 wieder in Köln (Marthastraße 3); mind. 1948 bis 1977 niedergelassener Allgemeinpraktiker (gemeinsame Praxis mit seiner Ehefrau) in Köln (Bergisch Gladbacher Straße 1027, Dellbrücker Hauptstraße 131, Carl-Muth-Straße 7); am 3.2.1977 im Alter von 60 Jahren in Köln gestorben

---

28) Mit der Arbeit: Mitralfehler in Schwangerschaft, Geburt und Wochenbett, Straßburg 1917.
29) Mit der Arbeit: Das klinische Bild der Nebennierenmarkgeschwülste, Rostock 1940.
30) Mit der Arbeit: Über familiäre essentielle Thrombopenie mit tödlicher Hirnblutung, Wismar 1940.
31) Mit der Arbeit: Die Provokationsmethoden des epileptischen Symptomenkomplexes (MS).

Peter, Dr. Rudolf Hermann

geboren am 9.1.1910 in Landau/Bayern; Sohn eines Bankvorstandes; Gymnasium, 1930 Abitur; Medizinstudium in Heidelberg; Dezember 1937 Approbation und September 1938 Promotion in Heidelberg;[32] ab Mai 1938 hauptamtlicher RAD-Arzt im Arbeitsgau VI (Mecklenburg) in Schwerin (Schlachterstraße 17); Ende 1938 bis 1940 Arbeitsfeldarzt bzw. RAD-Arzt im Arbeitsgau XXIV (Mittelrhein) in Hillesheim/Eifel (Wiesbaumer Straße 123); Dezember 1938 Heirat mit Irma Freiermuth (*25.9.1916 in Erfenbach bei Kaiserslautern, †14.9.2002 in Wiesbaden; Tochter eines Gärtners und späteren Bankdieners), zwei Kinder; in Hillesheim Eintritt in die NSDAP am 1.2.1940, Mitgliedsnummer 7.444.547; ab Mai 1940 RAD-Arzt in Geilenkirchen/Rheinprovinz, ab Dezember 1940 in Aachen (Kierstraße 2), ab April 1941 in Neustadt an der Weinstraße (Landauer Straße 35), ab März 1942 in Pirmasens/Pfalz (Zweibrücker Straße 18); nach Kriegsende bis 1978 niedergelassener Allgemeinpraktiker in Bingen/Rheinland-Pfalz (Friedrichstraße 9); am 3.3.1978 im Alter von 68 Jahren in Bad Kreuznach/Rheinland-Pfalz gestorben

Peters, Prof. Dr. Albert Georg Hans

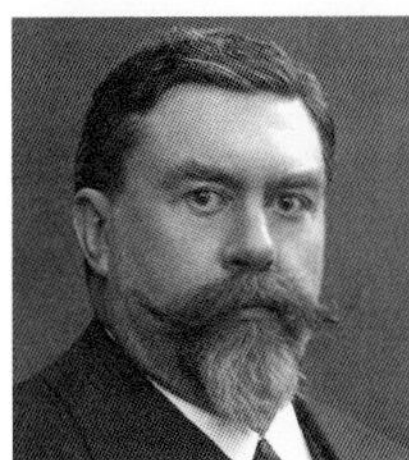

geboren am 19.9.1862 im Meggen/Westfalen; Sohn eines Chemikers sowie späteren Hütteningenieurs und -direktors; Realgymnasien in Siegen und Soest, 1880 Abitur; Medizinstudium in Bonn, Berlin und Tübingen; als Einjährig-Freiwilliger dazwischen von April bis September 1882 Militärdienst beim Infanterie-Regiment 125 in Tübingen; August 1885 Promotion[33] und Februar 1886 Approbation in Bonn; März bis August 1886 zweiter Teil des Militärdienstes als Einjährig-Freiwilliger beim Infanterie-Regiment 125 in Tübingen und beim Garde-Ulanen-Regiment in Berlin; Oktober 1886 bis September 1888 Assistenzarzt an der Universitäts-Augenklinik in Bonn; ab November 1888 niedergelassener Facharzt für Augenkrankheiten in Bonn (Hofgartenstraße 17); Mai 1890 Heirat mit der Jüdin Johanna Cohen (*28.10.1868 in Bonn, †30.9.1946 in Rostock; Tochter eines Verlagsbuchhändlers), fünf Kinder; Mai 1892 Habilitation in Bonn; seitdem Privatdozent für Augenheilkunde an der Universität Bonn; dort im Mai 1898 zum Titularprofessor ernannt; Oktober 1901 bis März 1933 ordentlicher Professor für Augenheilkunde und Direktor der Augenklinik der Universität Rostock (Doberaner Straße 140, Prinz-Friedrich-Karl-Straße 7); Mai bis Oktober 1906 auch kommissarischer Direktor der Frauenklinik der Universität Rostock (Doberaner Straße 142); 1906 bis 1907 auch Dekan der Medizinischen Fakultät der Universität Rostock; 1913 zum Geheimen Medizinalrat ernannt; 1914 bis 1915 erneut Dekan der Medizinischen Fakultät der Universität Rostock; Juli 1915 bis Juni 1916 Rektor und 1916 bis 1917 Prorektor der Universität Rostock; daneben 1915 bis November 1918 Kriegseinsatz im Heimatkriegsgebiet als fachtechnischer Beirat für Augenheilkunde bei den mecklenburgischen Truppen in Rostock, als Obergutachter und Beratender Augenarzt für den Bezirk des IX. Armee-Korps sowie als Leiter der Abteilung Augenklinik des Reservelazaretts Rostock; Mitglied der Deutschen Volkspartei; im März 1933 emeritiert; leistete noch im August 1934 den obligatorischen Beamteneid auf Adolf Hitler; am 12.5.1938 im Alter von 75 Jahren an Lungenentzündung in Rostock gestorben

Peters, Dr. Carl Theodor Ludwig

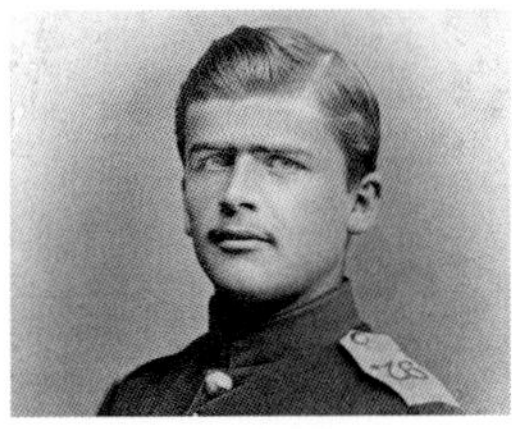

geboren am 26.5.1861 in Groß Rolübbe bei Eutin/Oldenburg; Sohn eines Hofpächters; Gymnasium in Schwerin, 1881 Abitur; Medizinstudium in Greifswald, Göttingen und Berlin; Februar 1890 Approbation in Berlin; September 1890 Promotion in Leipzig;[34] 1890 bis 1892 Arztvertreter in Berlin und Umgebung; Februar 1892 bis 1942 niedergelassener Allgemeinpraktiker in Kröpelin (Wismarsche Straße 498 und 28); Mai 1898 Heirat mit Meta Buchholz (*14.4.1877 in Friedrichshöhe bei Rostock; Tochter eines Erbpächters sowie späteren Tuchmachermeisters und Fa-

32) Mit der Arbeit: Zur Frage der Häufigkeit bei Placenta praevia bei Erstgebärenden. Kommt Placenta praevia in den letzten Jahren bei Erstgebärenden häufiger vor als früher?, Würzburg 1938.

33) Mit der Arbeit: Über die Regeneration des Epithels der Cornea, Bonn 1885.

34) Mit der Arbeit: Über Ätiologie, Diagnostik und Therapie der Hydronephrose (MS).

brikbesitzers), zwei Kinder; 1914 zum Sanitätsrat ernannt; ab 1936 auch nebenamtlicher Arzt im Hilfswerk „Mutter und Kind" der NSV in Kröpelin; am 1.9.1942 im Alter von 81 Jahren an beiderseitigem Unterschenkelbruch und Fettembolie in Rostock gestorben

Peters, Dr. Elisabeth (geb. Klingbeil)
geboren am 9.11.1912 in Metz/Elsaß-Lothringen; Tochter eines Berufssoldaten (Oberleutnant); Oberlyzeum in Königsberg, 1932 Abitur; Medizinstudium in Königsberg; 1938 Heirat mit dem Militärarzt sowie späteren Amtsarzt und Obermedizinalrat Dr. Klaus Peters (*31.8.1909); Januar 1939 Approbation in Königsberg; dort ab September 1939 Volontärassistentin an der Chirurgischen Universitätsklinik; Oktober 1939 Promotion in Königsberg;[35)] dort von Juni 1940 bis 1945 Assistenzärztin an der Städtischen Krankenanstalt; nach Flucht ab Mai 1945 zur Flüchtlingsbetreuung in Schwerin eingesetzt; Juni 1945 bis mind. 1946 praktische Ärztin in Schwerin (Cäcilienallee 64); mind. 1949 bis 1962 niedergelassene Allgemeinpraktikerin in Wismar (Dr.-Leber-Straße 54)

Peters, Heinz Ernst Friedrich
geboren am 20.12.1910 in Frankfurt/Main/Hessen-Nassau; Sohn eines Friseurmeisters; Gymnasium in Rostock, 1931 Abitur; Medizinstudium; mind. 1937 Medizinalpraktikant an der Heil- und Pflegeanstalt Rostock-Gehlsheim; in Rostock Eintritt in die NSDAP am 1.5.1937, Mitgliedsnummer 5.648.651; Approbation; bis 1940 Volontärassistent an der Heil- und Pflegeanstalt Rostock-Gehlsheim (wohnhaft in Rostock, Kröpeliner Straße 20); Kriegseinsatz als Unterarzt in einer Heeres-Sanitätsstaffel, mind. 1940 als Oberarzt im Stab des Infanterie-Regiments 479; unverheiratet; am 14.6.1940 im Alter von 29 Jahren bei einem Bombenangriff auf Büdingen/Hessen ums Leben gekommen

Peters, Dr. Hinrich Johann
geboren am 16.2.1910 in Haale/Schleswig-Holstein; Sohn eines Landmanns und Hofbesitzers; Realgymnasium, 1929 Abitur; Medizinstudium in Graz, Kiel und Rostock; Dezember 1936 Approbation; 1936 bis 1938 Assistenzarzt am Kreiskrankenhaus in Neuruppin/Brandenburg; Eintritt in die NSDAP am 1.5.1937, Mitgliedsnummer 5.950.690; Januar 1938 Promotion in Kiel;[36)] 1938 bis mind. 1939 Assistenzarzt am Städtischen Krankenhaus in Parchim; Juli 1938 Heirat mit der Stenotypistin Liselotte Raschdorf (*4.7.1915 in [Berlin-]Steglitz, †26.12.1997 in Hamburg; Tochter eines Marine-Stabszahlmeisters und späteren Kapitäns), 1951 Scheidung; Kriegseinsatz in der Wehrmacht; ab mind. 1952 Chefarzt in Uetersen/Schleswig-Holstein (Reeperbahn 7 und 14); Mai 1952 Heirat mit Inge Ulex verw./gesch. von Hanstein (*25.3.1920 in Eckholt bei Pinneberg/Schleswig-Holstein, †26.1.2017 in Uetersen; Tochter eines Landwirts und Hofbesitzers), mind. ein Kind; zum Kreismedizinaldirektor ernannt; am 29.3.1974 im Alter von 64 Jahren in Uetersen gestorben

Peters, Dr. Klaus Heinrich

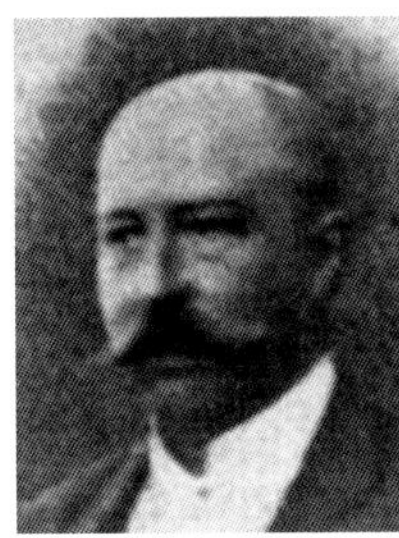

geboren am 16.6.1860 in Neuland bei Stade/Hannover; Sohn eines Getreidehändlers; Gymnasium in Clausthal, 1881 Abitur; Medizinstudium in Tübingen, Göttingen und Rostock; Februar 1890 Approbation in Rostock; 1890 bis 1892 Assistenzarzt am Stadtkrankenhaus in Schwerin (dort auch wohnhaft: Werderstraße 30); ab Anfang 1892 praktischer Arzt in Grabow; Oktober 1892 Promotion in Leipzig;[37)] Ende 1892 bis 1931 niedergelassener Allgemeinpraktiker in Klütz (Bothmer, Boltenhagener Chaussee 9), daneben zeitweise Praxis in Boltenhagen; 1914 zum Sanitätsrat ernannt; September 1920 Heirat mit Alma Roloff (*11.3.1876 in Boltenhagen, †27.12.1968 in Klütz; Tochter eines Hotelbesitzers und Gastwirts); am 13.6.1931 im Alter von fast 71 Jahren in Klütz gestorben

---

35) Mit der Arbeit: Die Allergiekrankheiten in Abhängigkeit von Jahreszeit und Luftkörperwechsel, Ebenrode 1939.
36) Mit der Arbeit: Über Leberverletzungen, Würzburg 1937.
37) Mit der Arbeit: Beiträge zur Lehre von der Filtration des Wassers, insbesondere durch Filter aus Infusorienerde (MS).

Peters, Paul Gerhard

Peter Peters
† 5.6.1877 † 12.12.1964
Gerdine Peters
geb. Knudsen
† 7.10.1877 † 8.12.1969
Paul Peters
† 8.4.1909 1943 gefallen in Stalingrad

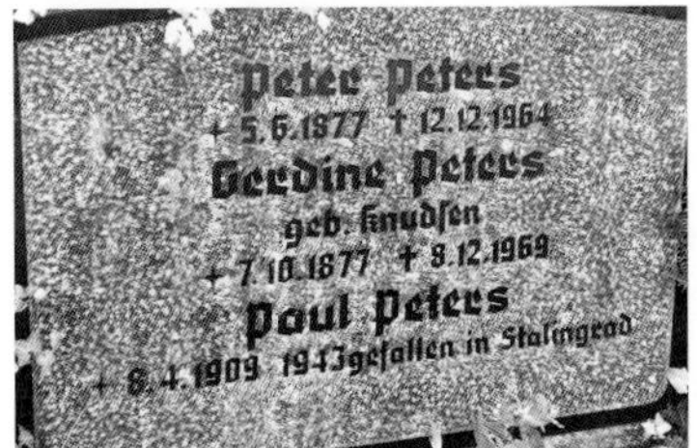

geboren am 8.4.1909 in Boldixum/Föhr/Schleswig-Holstein; Sohn eines Postsekretärs und späteren Postamtmannes; Oberrealschule in Hannover, 1929 Abitur; Medizinstudium in Würzburg und Rostock; als Student Eintritt in die NSDAP am 1.1.1932, Mitgliedsnummer 892.439, November 1932 Austritt; ab Anfang 1938 Medizinalpraktikant in Rostock; 1939 Approbation; anschließend bis 1941 Assistenzarzt in Rostock (Schröderstraße 46, Göbenstraße 17); November 1939 Heirat mit der Ärztin → Ursula Nölle, mind. ein Kind, 1942 Scheidung; ab Dezember 1941 Kriegseinsatz als Stabsarzt, dann in sowjetischer Kriegsgefangenschaft; im Herbst 1943 im Alter von 34 Jahren im Lager Rudnija bei Smolensk/Sowjetunion ums Leben gekommen

Petersen, Dr. Carl Martin Eduard

geboren am 9.9.1869 in Vietzen bei Mirow/Mecklenburg; Sohn eines Domänenpächters und späteren Amtmannes; Gymnasium in Waren, 1889 Abitur; Medizinstudium in Leipzig, Tübingen, Greifswald, Erlangen und Kiel; Mai 1897 Approbation und Juni 1897 Promotion in Kiel;[38] Oktober 1897 bis 1945 niedergelassener Allgemeinpraktiker in Mirow (Mühlenstraße 1); Juni 1902 Heirat mit Elise Maecker (*16.2.1882 in Mirow, †4.1.1964 in Mirow; Tochter eines Kaufmanns), drei Kinder; am 19.7.1945 im Alter von 75 Jahren an Altersschwäche in Mirow gestorben

Petrovs, Dr. Zenta Charlotte (geb. Ozolins)

geboren am 22.11.1906 in Cēsis/Lettland; Gymnasium in Cēsis, 1924 Abitur; Medizinstudium in Riga; dort im Dezember 1929 Approbation; Promotion; 1930 bis 1933 Bezirksärztin in Driceni/Lettland; 1933 bis 1944 niedergelassene Allgemeinpraktikerin und Chefärztin an der Inneren Abteilung des Städtischen Krankenhauses in Cēsis; Heirat mit dem Fabrikanten Janis Petrovs (*7.7.1905 in Riga, †28.7.1966 in Melbourne/Australien); 1944 Umsiedlung nach Deutschland; ab Dezember 1944 dienstverpflichtete Ärztin in der Praxis von → Dr. Stanislaus Bajon in Güstrow (Trotschestraße 15); Januar 1945 Approbation für Deutschland; nach Kriegsende in verschiedenen Lagern, u.a. in Glückstadt/Schleswig-Holstein (Moltkestraße 20) und in Singen/Schwarzwald; bis 1949 im Umsiedlerlager Lahr/Schwarzwald; Mai 1949 Auswanderung nach Australien; bis 1956 Studium der Zahnmedizin in Melbourne; dort von 1956 bis 1984 praktische Zahnärztin; am 20.12.1987 im Alter von 81 Jahren in Melbourne gestorben

Pfautsch, Dr. Joachim Theodor

geboren am 31.3.1898 in (Berlin-)Staaken; Sohn eines Diakons und Pastors; Gymnasium in Berlin; ab 1915 Kriegseinsatz als Fahnenjunker, August 1916 bis Juni 1918 in russischer Kriegsgefangenschaft, dann wieder Kriegseinsatz; 1918 Abitur in Berlin; Januar bis Dezember 1919 Freikorpseinsatz beim Grenzschutz Ost; Medizinstudium in Berlin und Königsberg; April 1924 Approbation in Berlin; April 1924 bis 1939 niedergelassener Allgemeinpraktiker in Ludwigslust (Paul-Friedrich-Allee 10, Kanalstraße/Straße der Alten Garde 12); Mai 1924 Heirat mit Friederike Schreiber (*5.4.1900 in Kaiserswerth/Rhein, †14.11.1936 in Ludwigslust; Tochter eines Oberkonsistorialrates), sieben Kinder; September 1924 Promotion in Berlin;[39] August 1938 Heirat mit der Kandidatin der Medizin Helene von Koppelow (*23.7.1904 in Ludwigslust, †30.6.2001 in Rothenberg/Hessen; Tochter eines Berufssoldaten [Rittmeister und späterer Generalmajor]), ein weiteres Kind; Mitglied der SS; in Ludwigslust auch nebenamtlicher Wehrmachtsarzt; ab September 1939 Kriegseinsatz als Oberstabsarzt in der Aufklärungsabteilung 19; am 18.9.1939 im Alter von 41 Jahren in Henrykow bei Warschau/Polen gefallen[40]

---

38) Mit der Arbeit: Über Endotheliom der Pleura, Kiel 1897.

39) Mit der Arbeit: Grippe und Peritonitis (MS).

40) In einem Nachruf der Ärztlichen Bezirksvereinigung Schwerin der Reichsärztekammer hieß es, Pfautsch, der „eine umfangreiche Praxis in Ludwigslust" betrieb, sei „in den Kämpfen vor Warschau für Führer und Vaterland" gefallen. „Mit ihm, der nur ein Alter von 41 erreichte, verlieren eine Witwe und sechs Kinder den sorgenden Vater, seine Kranken den treuen Berater und unsere Organisation, der er seit seiner Niederlassung angehörte, einen aufrichtigen und liebenswürdigen Berufskameraden von vornehmer Gesinnung."

Pfautsch, Dr. Ulrich Gerhard Albert

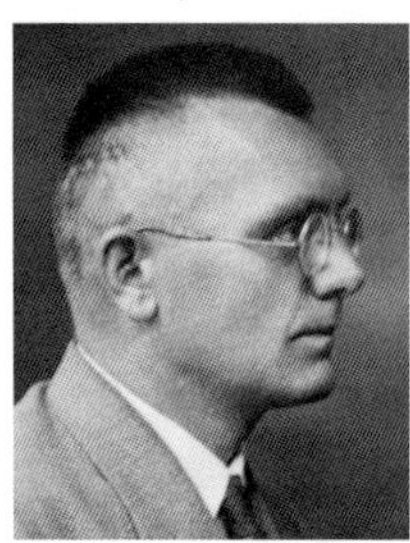

geboren am 14.1.1894 in Jüterbog/Brandenburg; Sohn eines Diakons und Pastors; Gymnasium in Berlin, 1913 Abitur; Medizinstudium in Tübingen und Berlin; dazwischen von 1914 bis 1918 Kriegseinsatz, zuletzt als Feldunterarzt im Reserve-Infanterie-Regiment 203, kriegsbeschädigt, Verwundetenabzeichen in Schwarz, EK II; 1920 Medizinalpraktikant am Stadtkrankenhaus in Berlin-Spandau; Oktober 1920 Approbation; 1920 bis 1922 Assistenzarzt am Kreiskrankenhaus in Nauen; Mai 1922 Promotion in Berlin;[41] 1922 bis 1934 niedergelassener Allgemeinpraktiker in Spornitz bei Parchim; daneben ab 1923 Amtsarzt in Parchim; April 1927 Heirat mit Gerda Juschke (*23.4.1900 in (Berlin-)Steglitz, †28.4.1978 in Hannover; Tochter eines Juristen und Intendantur-Assessors sowie späteren Geheimen Kriegs- und Ministerialrates), fünf Kinder; 1932 staatsärztliche Prüfung; Eintritt in die NSDAP am 1.5.1933, Mitgliedsnummer 2.809.201; ab Januar 1934 Amtsarzt, Kreismedizinalrat und von April 1935 bis 1945 Leiter des Staatlichen Gesundheitsamtes des Kreises Parchim in Parchim (Vor dem neuen Tor 6, Am Ilepol 3), dort Engagement beim Ausbau der Säuglingsfürsorge auf dem Lande; in Parchim auch HJ-Bannarzt; ab 1934 auch Dozent für Rassefragen an der NSDAP-Gauführerschule in Schwerin;[42] ab 1934 auch Sachverständiger bzw. Beisitzer beim Erbgesundheitsgericht Schwerin; Mai 1935 Teilnahme an einem Fortbildungskurs über Rassefragen;[43] ab August 1935 auch Leiter des Amtes für Volksgesundheit der Kreisleitung Parchim der NSDAP; ab Februar 1937 auch Kreiswart des NS-Reichsbundes der Kinderreichen für den Kreis Parchim; ab 1937 auch Tuberkulose-Fürsorgearzt für den Kreis Parchim; ab mind. 1938 auch Kreisbeauftragter des Rassenpolitischen Amtes der Gauleitung Mecklenburg der NSDAP für die Kreise Ludwigslust und Parchim; als Oberstabsarzt im August 1943 KVK II. Kl. o.S.; wie alle Kreismedizinalräte uk gestellt; übernahm Anfang Mai 1945 die Leitung des Städtischen Krankenhauses in Parchim; nach einer Anzeige wegen angeblicher Bereicherung an jüdischem Eigentum Ende Mai 1945 verhaftet und in die Sowjetunion deportiert; im Herbst 1945 im Alter von 51 Jahren an Fleckfieber und Herzschwäche in einem Seuchenlazarett südlich von Tschernjachowsk (Insterburg)/Sowjetunion gestorben

Pfeifer, Dr. Max Ludwig Oswald

geboren am 9.1.1913 in Plauen/Sachsen; Sohn eines Fleischermeisters und späteren Genossenschaftsdirektors; Oberrealschule in Plauen, 1933 Abitur; Medizinstudium in Rostock; 1939 Approbation; ab November 1939 Assistenzarzt am Sanatorium von Dr. Paul Köhler in Bad Elster/Vogtland; Dezember 1939 Promotion in Rostock;[44] ab September 1940 dienstverpflichteter Arzt in der Praxis von Dr. Max Gläsel in Adorf/Vogtland (Bürgermeister-Todt-Straße 19); Oktober 1941 bis mind. 1943 Assistenzarzt am Städtischen Krankenhaus in Plauen (Haydnstraße 2); ab Juli 1943 Kriegseinsatz in der Wehrmacht; August 1943 Heirat mit Elise Kindmann (*26.12.1919 in Markneukirchen/Vogtland, †1.3.2009 in Hanau/Hessen; Tochter eines Betriebsleiters), mind. ein Kind; ab Juni 1944 Revierarzt bei den Firmen Uebel & Co. sowie Guth & Lindert in Plauen; nach Flucht ab mind. Frühjahr/Sommer 1945 praktischer Arzt in Teterow; mind. 1952 wieder in Plauen; nach Übersiedlung in die Bundesrepublik bis 1978 praktischer Arzt in Mühlheim am Main (Jahnstraße 18); am 25.2.1978 im Alter von 65 Jahren in Mühlheim am Main gestorben

Pfeiffer, Prof. Dr. Ludwig Carl Ehrenfried

geboren am 17.8.1861 in Würzburg/Bayern; Sohn eines Regierungsdirektors; Gymnasium in München, 1879 Abitur; Medizinstudium in München; dort im Januar 1884 Approbation; Februar 1884 bis November 1885 Assistenzarzt an der Chirurgischen Abteilung des Städtischen Krankenhauses in Mün-

---

41) Mit der Arbeit: Die Kohlenhydrattoleranz bei der Dystrophia adiposo-genitalis (MS).

42) Referierte dort u.a. über „Praktische Bevölkerungspolitik“ und über „Rasse und Vererbung als Grundlage für die soziale Arbeit“; veröffentlichte u.a.: Geburtenentwicklung und Rassenhygiene, in: Mecklenburgische Monatshefte, 3 (1927), S. 509-512.

43) Betonte im Juni 1935 sein „Interesse auf dem Gebiet der Erb- und Rassefragen“ und wollte deshalb die Siedler der von der NSDAP initiierten Heimstättensiedlung untersuchen.

44) Mit der Arbeit: Über Operationen beim genitalen Descensus und Prolaps und bei Retroflexio uteri an der Rostocker Universitäts-Frauenklinik aus den Jahren 1934-1937, Würzburg-Aumühle 1939.

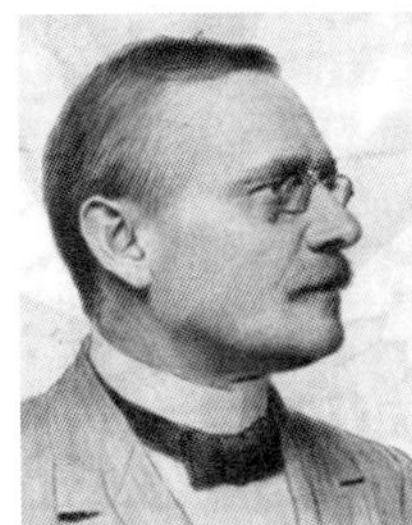

chen; Januar 1886 Promotion in München;[45] Mai 1886 bis November 1887 Assistenzarzt am Pathologischen Institut der Universität München; November 1887 bis 1890 Assistent am Hygiene-Institut der Universität München; dort 1890 Habilitation;[46] 1890 bis April 1894 Privatdozent am Hygiene-Institut der Universität München; ab Mai 1894 außerordentlicher, 1899 bis 1916 ordentlicher Professor für Hygiene an der Universität Rostock (Bismarckstraße 9 und 17, Stephanstraße 4); 1894 bis 1916 auch Direktor des Hygiene-Instituts der Universität Rostock (Buchbinderstraße 8/9); ab 1894 auch Mitglied der Mecklenburgischen Medizinalkommission; September 1896 Heirat mit Hedwig Schlosser (*21.9.1869 in Schwaan, †9.6.1905 in Rostock; Tochter eines Landgerichtsrates), zwei Kinder; ab 1906 auch Mitglied des Reichsgesundheitsrates; ab März 1912 auch Direktor des Mecklenburgischen Landesgesundheitsamtes in Rostock; 1912 zum Geheimen Medizinalrat, 1913 zum Geheimen Obermedizinalrat ernannt; Juli 1914 Heirat mit Elisabeth Nizze (*1.5.1890 in Breiholz/Schleswig-Holstein, †5.10.1970 in Plön/Schleswig-Holstein; Tochter eines Regierungsbaumeisters und späteren Baurates), drei weitere Kinder; Oktober 1916 bis 1926 Direktor des nach Schwerin verlegten Landesgesundheitsamtes, Landesmedizinalrat und Vortragender Rat im Mecklenburgischen Ministerium für Medizinalangelegenheiten in Schwerin (Jungfernstieg 17, Schelfstraße 29, Blücherplatz 3), Nachfolger wurde → Dr. Karl-Erich Marung; ab Oktober 1926 offiziell im Ruhestand, aber noch in den 30er und 40er Jahren (mglw. als Arztreserve) in der Reichsärztekartei und in der Kartei des NSDÄB erfaßt; Mitglied des Opferringes der NSDAP; am 7.1.1945 im Alter von 83 Jahren an Prostatahypertrophie, Lungenentzündung und Herzschwäche in Schwerin gestorben

Pfitzner, Dr. Walter Hans Colmar

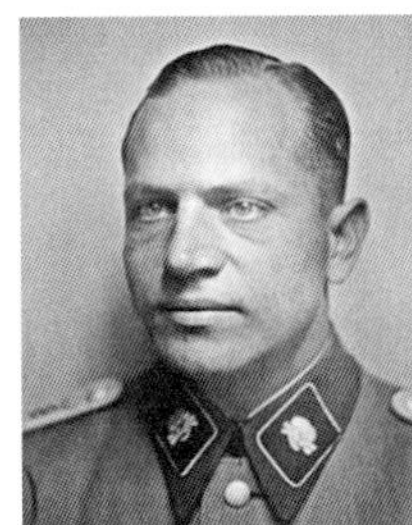

geboren am 23.4.1910 in Rotterdam/Niederlande; Sohn eines Kaufmanns und Rohtabakhändlers; 1923 Übersiedlung und 1928 Einbürgerung nach Deutschland; Gymnasium, 1929 Abitur; April bis Oktober 1929 freiwilliger Wehrdienst; Medizinstudium in Marburg, München und Bonn; ab August 1933 Mitglied der SS, Nr. 223.210; Dezember 1936 Approbation; Dezember 1936 bis August 1937 Lagerarzt im Konzentrationslager Sachsenhausen; Januar 1937 Promotion in Bonn;[47] Eintritt in die NSDAP am 1.5.1937, Mitgliedsnummer 5.718.253; September 1937 bis April 1939 Adjutant des Führers der Sanitätsabteilung der SS-Verfügungstruppen, in dieser Eigenschaft ab Mai 1938 auch SS-Standortarzt im Konzentrationslager Lichtenburg; Juli bis August 1939 Lagerarzt im Konzentrationslager Ravensbrück; September 1939 Standartenarzt der 5. SS-Totenkopf-Standarte in Berlin; ab Oktober 1939 Abteilungsarzt im SS-Totenkopf-Artillerieregiment in München; anschließend bis Mai 1943 Truppenarzt beim Artillerieregiment der 3. SS-Panzer-Division „Totenkopf", als SS-Hauptsturmführer mind. 1940 wohnhaft in Kassel (Bayernstraße 7); November 1940 Heirat mit der Kandidatin der Medizin Sieghilde Loël (*19.3.1917 in Goldberg/Schlesien, †14.6.1946 Suizid in Rotterdam; Tochter eines Regierungs- und Vermessungsrates), ein Kind; ab Mai 1943 Arzt im Auffanglager für Volksdeutsche am SS-Truppenübungsplatz Heidelager; ab August 1943 Standortarzt auf dem SS-Truppenübungsplatz Heidelager; ab November 1943 Brigadearzt der 3. Estnischen SS-Freiwilligen-Brigade, ab Mai 1944 Divisionsarzt der aus dieser Brigade hervorgegangenen 20. SS-Waffen-Grenadier-Division; im November 1944 zum SS-Obersturmbannführer befördert; nach Flucht ab mind. Juli 1945 in Rotterdam; am 14.6.1946 im Alter von 36 Jahren Suizid gemeinsam mit seiner Ehefrau und dem Sohn in Rotterdam

Pfordte, Dr. Karl-Heinz

geboren am 1.1.1912 in Essen/Rheinprovinz; Sohn eines Kaufmanns und späteren Kürschners; Realgymnasium in Essen, 1932 Abitur; Medizinstudium in Bonn und Rostock; als Student in Bonn Mit-

---

45) Mit der Arbeit: Über den Fettgehalt des Körpers und verschiedener Theile desselben bei fetten und mageren Thieren, München 1887.
46) Mit der Arbeit: Zur Kenntnis der giftigen Wirkung der schwefligen Säure und ihrer Salze, München 1890.
47) Mit der Arbeit: Verkalkungen der Zwischenwirbelscheiben (Calcinosis intervertebralis), Bonn 1936.

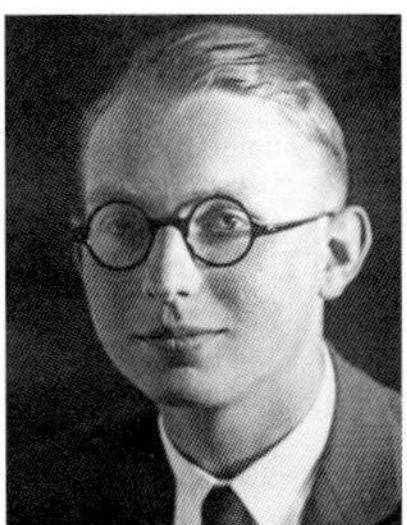

glied des NS-Studentenbundes und Eintritt in die NSDAP am 1.5.1933, Mitgliedsnummer 3.144.063; ab 1937 Medizinalpraktikant am Krankenhaus in Hamburg-Barmbek; Februar 1939 Approbation und Januar 1940 Promotion in Hamburg;[48] Volontärassistent am Krankenhaus in Hamburg-Barmbek, ab Juni 1939 am Universitätskrankenhaus in Hamburg-Eppendorf (Brahmsallee 61, Eppendorfer Landstraße 42); ab September 1939 Kriegseinsatz in der Wehrmacht; ab April 1940 Assistenzarzt an der Hautklinik der Universität Rostock (Gertrudenplatz, Oldendorpstraße 9); mind. 1950 Arzt in Bremke bei Göttingen; August 1950 Heirat mit der Photographin Christa-Maria von Uslar-Gleichen (*20.12.1923 in Binenwalde bei Neuruppin, †14.3.2016 in Düsseldorf; Tochter eines Berufssoldaten [Hauptmann]), mind. ein Kind; ab mind. 1955 Arzt in Düsseldorf (Konkordiastraße 52); am 16.11.1983 im Alter von 71 Jahren in Düsseldorf gestorben

Pfreimbter, Dr. Richard Leonhard
geboren am 27.4.1886 in Bamberg/Bayern; Sohn eines Lokomotivführers und späteren Bahnsekretärs; Gymnasium in Bamberg, 1905 Abitur; Medizinstudium in München, Erlangen und Berlin; Januar 1912 Approbation und März 1912 Promotion in München;[49] 1912 bis 1915 Assistenzarzt am Pathologischen Institut der Universität Jena; Mai 1915 bis November 1918 Kriegseinsatz als landsturmpflichtiger Arzt sowie als Armeepathologe und -bakteriologe in bayrischen Lazarett-Abteilungen an der Ost- und Westfront; 1919 Prüfung für den ärztlichen Staatsdienst; 1919 bis Dezember 1921 I. Assistent am Gerichtsmedizinischen Institut der Universität München (Schillerstraße 25, Elisabethstraße 42, Lessingstraße 5); ab Januar 1922 Abteilungsleiter am Mecklenburgischen Landesgesundheitsamt in Schwerin (Marienstraße 20); 1922 zum Regierungs- und Medizinalrat ernannt; Februar 1925 Heirat mit Maria-Antonie Gittler (*13.4.1900 in Noveant/Lothringen; Tochter eines Arztes); Januar 1934 bis März 1937 Leiter der Gerichtsmedizinischen Abteilung am mecklenburgischen Landeskriminalamt bzw. an der Kriminalpolizeistelle Schwerin; daneben auch Abteilungsleiter an der Landesimpfanstalt und am Gewerbeaufsichtsamt in Schwerin (Parkweg 5); ab Februar 1934 ständiger Vertreter des Schweriner Kreismedizinalrates für das Gebiet der Erbgesundheitspflege; zugleich Beisitzer und Hilfsarzt am Erbgesundheitsgericht Schwerin;[50] Eintritt in die NSDAP am 1.4.1936, Mitgliedsnummer 3.741.780; April 1937 bis 1945 Gewerbemedizinalrat und Leiter des Gewerbeaufsichtsamtes in Schwerin; ab Dezember 1942 Mitglied des NSDÄB, Nr. 37.765; wegen Ärztemangels erst im Dezember 1945 aus dem Schweriner Gesundheitsamt entlassen, dann an einer Privatklinik in Schwerin tätig; im April 1946 verhaftet; Juni und November 1946 Prozeß wegen maßgeblicher Beteiligung an Zwangssterilisationen in mind. 100 Fällen; vom Schwurgericht Schwerin zu zehn Jahren Gefängnis und Vermögenseinzug verurteilt, im Juli 1949 wegen Krankheit außer Verfolgung gesetzt; bis 1953 in Schwerin (Augustenstift); am 6.10.1953 im Alter von 67 Jahren an Hirnschlagaderverkalkung und hochgradiger Demenz in Schwerin gestorben

Philippson, Dr. Ilse Paula Käte (spätere Rainoff/Rainova)
geboren am 17.2.1903 in Feldberg/Mecklenburg; Tochter eines Kaufmanns; Gymnasiale Studienanstalt in Rostock, 1922 Abitur; Medizinstudium in Rostock (Friedrich-Franz-Straße 23), Berlin, Freiburg und Bonn (Kölnstraße 163); November 1928 Promotion in Bonn;[51] 1928 Approbation; anschließend bis 1929 Assistenzärztin in Feldberg (Fürstenberger Straße 1); 1929 bis April 1933 Assistenzärztin am Kaiser- und Kaiserin-Friedrich-Kinderkrankenhaus in Berlin (dort auch wohnhaft); wegen ihrer jüdischen Herkunft im April 1933 Entlassung aus dem städtischen Gesundheitswesen Berlins; anschließend Vertretungsärztin in der Praxis von Dr. Käthe Beutler in Berlin (Reichskanzlerplatz 2); bis September 1933 Kinderärztin in Feldberg (Fürstenberger Straße 1); September 1933 Heirat mit dem bulgarischen Facharzt für Innere Krankheiten Dr. Iwan Rainoff (*16.9.1900 in Tirnowo/Bulgarien; Sohn eines Kaufmanns); anschließend Übersiedlung nach Bulgarien; ab Septem-

48) Mit der Arbeit: Ein Beitrag zum klinischen Bild der Naevi spili, Hamburg 1939.
49) Mit der Arbeit: Die Bedeutung der Tuberculinreaktionen auf die Diagnose der Initialtuberculose (MS).
50) Referierte an der Führerschule des Gaues Mecklenburg der NSDAP in Schwerin u.a. über „Lehren aus der Praxis am Erbgesundheitsgericht".
51) Mit der Arbeit: Über Chemismus und Chemotherapie maligner Tumoren, Bonn 1927.

ber 1933 in Sofia/Bulgarien; Erwerb des bulgarischen Staatsexamens; Kinderärztin in Sofia; am 6.6.1988 im Alter von 85 Jahren in Sofia gestorben

Pich, Dr. Hans Hermann
geboren am 30.7.1901 in Oldesloe/Schleswig-Holstein; Sohn eines Gastwirts; Gymnasium, 1921 Abitur; Medizinstudium in Kiel; Februar 1928 Approbation und Promotion in Kiel;[52] April 1931 Heirat mit der Ärztin → Dr. Marie Pich geb. Corell, drei Kinder; mind. 1933 bis 1934 Assistenzarzt in Berlin (Elisabethstraße 23); Mai 1934 bis August 1938 niedergelassener Allgemeinpraktiker in Dargun (Schloßstraße 63); ab 1936 auch nebenamtlicher Arzt im Hilfswerk „Mutter und Kind" der NSV in Dargun; dort Eintritt in die NSDAP am 1.5.1937, Mitgliedsnummer 4.202.801; September 1938 bis Mai 1939 niedergelassener Allgemeinpraktiker in Berlin-Spandau (Falkenhagener Chaussee 262); ab Mai 1939 aktiver Sanitätsoffizier, dann Kriegseinsatz als Arzt auf dem Fliegerhorst in Neubrandenburg (Siegertstraße 5); mind. 1958 Arzt in Rotenburg/Fulda; bis 1982 in Moorrege bei Uetersen/Schleswig-Holstein (An der Düne 3); am 24.5.1982 im Alter von 80 Jahren in Uetersen gestorben

Pich, Dr. Marie Katharina (geb. Corell)
geboren am 7.4.1895 in Seifertshausen/Hessen-Nassau; Tochter eines Pfarrers; Gymnasium, 1915 Abitur; Medizinstudium in Frankfurt/Main; Januar 1925 Approbation und Juli 1926 Promotion in Frankfurt/Main;[53] 1926 bis 1927 Volontärassistentin am Städtischen Krankenhaus in Frankfurt/Main (Forsthausstraße 93); 1928 bis 1929 Assistenzärztin an der Augenklinik in Gießen; April 1931 Heirat mit dem Arzt → Dr. Hans Pich, drei Kinder; mind. 1933 bis 1934 in Berlin (Elisabethstraße 23); ab Mai 1934 Ärztin in der Praxis ihres Ehemannes in Dargun (Schloßstraße 63); dort bis August 1938 auch nebenamtliche BDM-Ärztin; September 1938 bis Mai 1939 Ärztin in der Praxis ihres Ehemannes in Berlin-Spandau (Falkenhagener Chaussee 262); Mai 1939 bis mind. 1940 auf dem Fliegerhorst in Neubrandenburg (Siegertstraße 5); dort Eintritt in die NSDAP am 1.6.1940, Mitgliedsnummer 7.633.019; ab Februar 1942 ohne ärztliche Tätigkeit; mind. 1982 bis Mai 1986 in Moorrege bei Uetersen/Schleswig-Holstein (An der Düne 3); ab Mai 1986 in Solingen/Nordrhein-Westfalen; 1997 im Alter von 101/102 Jahren gestorben

Pielahn, Dr. Herbert Otto Horst
geboren am 5.7.1915 in Göhren/Rügen/Pommern; Sohn eines Konditors und Konditoreibesitzers; Oberrealschule in Stralsund, 1935 Abitur; nach sechsmonatigem Arbeitsdienst Medizinstudium in Rostock (Goethestraße 2) und Berlin; März 1941 Heirat mit der technischen Assistentin Elisabeth Fellner (*31.8.1914 in Meran/Südtirol; Tochter eines Arztes), ein Kind; Oktober 1941 Approbation und Dezember 1941 Promotion in Rostock;[54] ab Dezember 1941 Arztvertreter in der Praxis von → Dr. Heinrich Wasmuth in Rostock (Am Kabutzenhof 30); ab Januar 1942 dienstverpflichteter Hilfskassenarzt, bis mind. 1950 niedergelassener Allgemeinpraktiker in der früheren Praxis von → Dr. Hans Möller in Lübz (Plauer Chaussee 7); ab Frühjahr/Sommer 1945 auch praktischer Arzt in Plau; bis 1970 Arzt in Bergen/Rügen (Arndtstraße 8); am 18.11.1970 im Alter von 55 Jahren in Bergen gestorben

Piepenborn, Dr. Jürgen Richard Eugen
geboren am 17.1.1903 in (Berlin-)Charlottenburg; Sohn eines Zahnarztes; Gymnasium, 1923 Abitur; Medizinstudium; Oktober 1929 Approbation; mind. 1931 bis 1933 Assistenzarzt an der Chirurgischen Klinik der Universität Rostock (dort auch wohnhaft: Maßmannstraße 35); Dezember 1933 Promotion in Rostock;[55] mind. 1934 Assistenzarzt in Danzig; August 1934 Heirat mit der Kontoristin Luise Voß (*4.5.1911 in Groß Ridsenow bei Laage; Tochter eines Administrators und späteren Domänenpächters), 1937 Scheidung (Ehe für nichtig erklärt);[56] Eintritt in die NSDAP am 1.6.1936; Septem-

---

52) Mit der Arbeit: Über zwei Fälle von Proteus-Allgemeininfektionen, Kiel 1928.
53) Mit der Arbeit: Das normale Blutbild beim Greise, Würzburg 1926.
54) Mit der Arbeit: Zusammenfassende Darstellung der Leberfunktionsprüfungen (MS).
55) Mit der Arbeit: Versuche über den Wirkungsgrad von Röntgenstrahlen verschiedener Wellenlänge auf die Milz der Maus, bei gleicher Dosis, gemessen in R-Einheiten, Berlin 1929.
56) In der Reichsärztekartei wurde vermerkt: „Die Ehe wurde am 12. Okt. 1937 durch Beschluß des Landgerichts wegen Schizophrenie der Ehefrau für nichtig erklärt."

ber 1936 bis November 1938 Arzt in Berlin-Spandau; 1938 bis mind. 1943 Facharzt für Röntgenologie und Leitender Arzt der Vertrauensärztlichen Dienststelle und des Röntgeninstituts der Landesversicherungsanstalt in Berlin-Lichtenberg (Deutschmeisterstraße 3, Kurhausstraße 35); September 1939 Heirat mit der Hauswirtschaftsberaterin Martha Brüggemann (*19.7.1903 in Bielefeld, †20.5.1985 in Köln; Tochter eines Generaldirektors der Elektrizitätswerke), zwei Kinder, 1954 Scheidung; mind. 1948 bis 1983 Facharzt für Röntgenologie in Westberlin (Waldseeweg 14, Am Rosenanger 19, Alt-Wittenau 34, Markgrafenstraße 83)

Pietsch, Ursula Katharina Helene (geb. Lehmann)

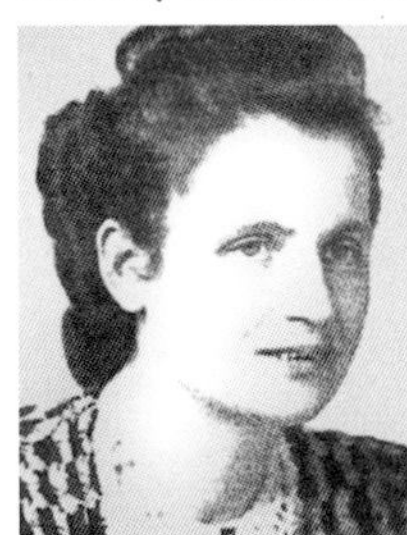

geboren am 10.7.1909 in Luckau/Brandenburg; Tochter eines Tierarztes und späteren Veterinärrates; Realgymnasium in Arnswalde/Pommern, 1929 Abitur; Medizinstudium in Freiburg und Rostock; April 1935 Heirat mit dem Arzt → Dr. Walter Pietsch, mind. ein Kind; 1936 Approbation; mind. 1937 Assistenzärztin in Schwerin (Gneisenaustraße 7); ab 1938 Ärztin in Malchow (Güstrower Straße 35); dort ab 1940 ohne ärztliche Tätigkeit, aber während des Kriegseinsatzes und der Kriegsgefangenschaft ihres Ehemannes bis mind. August 1945 Weiterführung seiner Praxis (erste niedergelassene Ärztin in Malchow); 1946 in Vertretung ihres Ehemannes kurzzeitig auch Chefärztin am Stadtkrankenhaus in Malchow; Juli 1961 Flucht in die Bundesrepublik; bis März 1972 in Fockbek/Schleswig-Holstein (Rendsburger Straße 33); ab März 1972 in Hamburg (Saseler Chaussee 155 und 95); am 10.6.1982 im Alter von fast 73 Jahren in Hamburg gestorben

Pietsch, Dr. Walter Alfred Georg

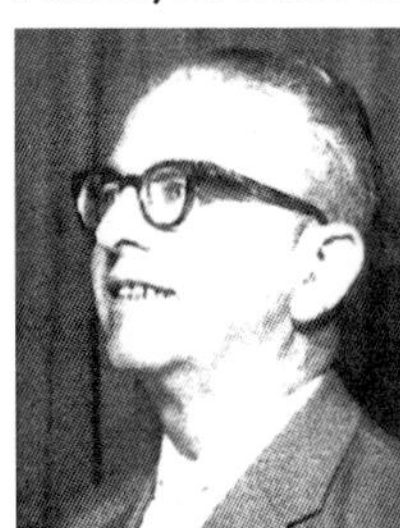

geboren am 11.10.1904 in Hamburg; Sohn eines Buchhalters und späteren Kaufmanns; Oberrealschule in Hamburg, 1924 Abitur; Medizinstudium in Hamburg und Rostock; Dezember 1933 Approbation in Rostock; anschließend dort Assistenzarzt; Juni 1934 bis März 1938 Assistenzarzt am Stadtkrankenhaus in Schwerin (Werderstraße 30, Gneisenaustraße 7); April 1935 Heirat mit der Ärztin → Ursula Pietsch geb. Lehmann, mind. ein Kind; Juni 1936 Promotion in Rostock;[57)] Eintritt in die NSDAP am 1.5.1937, Mitgliedsnummer 4.647.300; März 1938 bis 1961 niedergelassener Allgemeinpraktiker in Malchow (Güstrower Straße 35; Nachfolger von → Dr. Werner Nahmmacher); ab September 1940 auch Leitender Arzt am Stadtkrankenhaus in Malchow; Kriegseinsatz, Kriegsgefangenschaft, Weiterführung der Praxis durch seine Ehefrau; Juli 1961 Flucht in die Bundesrepublik; bis März 1972 Arzt in Fockbek/Schleswig-Holstein (Rendsburger Straße 33); ab März 1972 im Ruhestand in Hamburg (Saseler Chaussee 155 und 95); am 15.9.1985 im Alter von fast 81 Jahren in Hamburg gestorben

Pihlak, Dr. Eduard Ferdinand

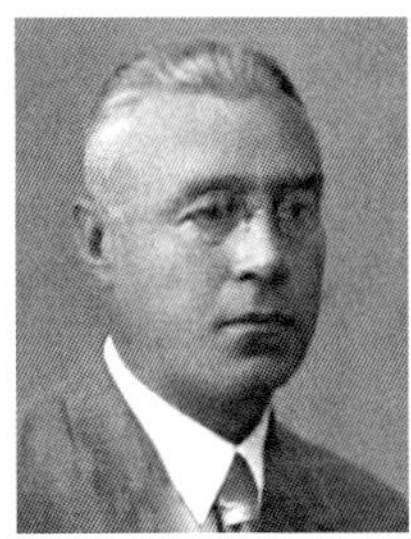

geboren am 29.9.1888 in Viljandi/Estland; Sohn eines Hof- und Fabrikbesitzers; Gymnasium, 1908 Abitur; Medizinstudium in St. Petersburg/Rußland; Approbation; Promotion; August 1913 Heirat mit der Lehrerin Meta Tibar (*8.8.1893 in Viljandi, †25.5.1945 Suizid in Güstrow); Kriegseinsatz in der estnischen Armee, zuletzt als Hauptmann im Sanitätswesen; 1919 bis 1920 Arzt in Rapla/Estland; Dezember 1920 bis 1940 Bezirksarzt in Harju/Estland sowie Leiter des Gesundheitsamtes für den Landkreis Harju; ab 1942 Leiter des Gesundheitsausschusses der Innendirektion Estlands; bis Ende 1944 Arzt in Gotenhafen (Helablick 15); nach Flucht Approbation für Deutschland; ab Januar 1945 notdienstverpflichteter Hilfsarzt am Staatlichen Gesundheitsamt des Kreises Güstrow in Güstrow (Jehann-Mariken-Straat 36); am 12.4.1945 im Alter von 56 Jahren an Bronchial-Karzinom in Rostock gestorben

57) Mit der Arbeit: Anschauungen über die Bedeutung von Leber und Galle im Altertum bis Galen, Rostock 1935.

Pilling, Dr. Erich Thomas
geboren am 29.3.1866 in Dresden/Sachsen; Sohn eines Rechtsanwalts und Notars; Gymnasium in Dresden, 1887 Abitur; Medizinstudium in Leipzig und Rostock (Friedrich-Franz-Straße 45); Dezember 1893 Approbation und August 1894 Promotion in Rostock;[58] 1894 bis 1895 niedergelassener Allgemeinpraktiker in Rostock (Zelckstraße 16); Juli 1894 Heirat mit Auguste Draussel (*1.10.1867 in Rostock, †13.10.1920 in Dresden; Tochter eines Maschinisten und späteren Tischlermeisters), mind. ein Kind; 1895 bis mind. 1929 niedergelassener Allgemeinpraktiker, Wundarzt und Geburtshelfer in Dresden (Gabelsberger Straße 24, Blasewitzer Straße 26, Holbeinstraße 90); Juli 1926 Heirat mit Frieda Draussel (*18.7.1875 in Rostock; Tochter eines Maschinisten und späteren Tischlermeisters); zum Sanitätsrat ernannt; bis 1933 praktischer Arzt in Rostock-Warnemünde (Mühlenstraße 47); am 11.4.1933 im Alter von 67 Jahren in Rostock-Warnemünde gestorben

Pinker, Dr. Alfred Oskar
geboren am 24.9.1910 in Orlow/Rußland; Sohn eines Arztes; Oberschule in Dresden, 1931 Abitur; Medizinstudium in Göttingen, Kiel, Königsberg, Freiburg und Hamburg; Januar 1937 bis Februar 1938 Medizinalpraktikant am Universitäts-Krankenhaus in Hamburg-Eppendorf; März 1938 Approbation und April 1938 Promotion in Hamburg;[59] März 1938 Volontärassistent an der Universitäts-Frauenklinik in Hamburg, März bis Mai 1938 an der Frauenklinik der Universität Rostock (Doberaner Straße 142, Schröderstraße 16), Juni 1938 bis Juni 1940 an der Röntgenabteilung des Universitäts-Krankenhauses in Hamburg-Eppendorf; Dezember 1938 Heirat mit Irmgard Mensing (*31.5.1916 in Hamburg; †29.3.1941 in Hamburg; Tochter eines Kaufmanns), ein Kind; Juni 1940 bis Mai 1945 Kriegseinsatz in der Wehrmacht als Arzt in mehreren Lazaretten; Mai bis September 1945 Kriegsgefangenschaft; Herbst 1945 bis Herbst 1986 niedergelassener Allgemeinpraktiker in Hamburg (Robert-Koch-Stieg 8, Lenhartzstraße 1); spätestens 1948 Heirat mit Hedwig Mensing (*4.4.1921 in Hamburg, †20.10.2006 in Sankt Michaelisdonn/Schleswig-Holstein; Tochter eines Kaufmanns), ein weiteres Kind; in den 70er Jahren zahlreiche Monate auch Bordarzt auf dem Forschungsschiff „Meteor"; am 17.12.1991 im Alter von 81 Jahren in Hamburg gestorben

Pippel, Dr. Kurt Adolf Heinrich
geboren am 28.11.1907 in Cunrau/Provinz Sachsen; Sohn eines Kaufmanns; Reformrealgymnasium in Gardelegen, 1929 Abitur; Medizinstudium in Berlin, Wien, Düsseldorf und Rostock; Mai 1936 Promotion in Rostock;[60] 1936 Approbation; anschließend mglw. Volontärassistent in Rostock; mind. 1937 Volontärassistent am Landeskrankenhaus in Braunschweig (dort auch wohnhaft: Celler Straße 38); Mai 1937 Heirat mit Elfriede Götting (*26.7.1913 in Derenburg bei Blankenburg/Harz; †15.8.1992 in Aurich/Ostfriesland; Tochter einer ledigen Dienstmagd), mind. vier Kinder; ab 1937 Arzt in Neustadt/Schlesien; dort ab Juli 1939 auch Hilfsarzt am Staatlichen Gesundheitsamt; September 1939 bis mind. 1941 Medizinalrat und Oberlandrat in Olmütz/Protektorat Böhmen und Mähren; als Medizinaldirektor von 1954 bis 1972 Amtsarzt in Aurich (Breiter Weg 61); dort bis 1975 im Ruhestand; am 23.12.1975 im Alter von 68 Jahren gestorben

Pistorius, Dr. Hugo Carl Ludwig
geboren am 25.3.1856 in Friedenthal/Pommern; Sohn eines Gutsbesitzers; Gymnasium in Friedland, 1877 Abitur; Medizinstudium in Leipzig, Marburg und Rostock; Februar 1882 Approbation und März 1882 Promotion in Marburg;[61] Assistenzarzt an der Medizinischen Klinik der Universität Marburg; 1884 bis 1929 niedergelassener Allgemeinpraktiker in Friedland (Kaiserstraße 85); August 1886 Heirat mit Luise Klegin (*9.3.1864 in Swinemünde, †30.5.1941 in Friedland; Tochter eines Kapitäns), zwei Kinder; 1910 zum Sanitätsrat ernannt; am 18.1.1929 im Alter von 72 Jahren in Friedland gestorben

---

58) Mit der Arbeit: Über die Halsrippen des Menschen, Rostock 1894.
59) Mit der Arbeit: Über die Dauer der Schwangerschaft und die Berechnung des Geburtstermines, Hamburg 1937.
60) Mit der Arbeit: Über Neuritiden, speziell Peroneuslähmungen bei Rübenrupfern, Rostock 1935.
61) Mit der Arbeit: Beiträge zur Pathologie der acuten Arsenikvergiftung, Leipzig 1882.

Plaettig, Dr. Richard Friedrich Wilhelm
geboren am 3.5.1909 in Mengede bei Dortmund/Westfalen; Sohn eines Ingenieurs und späteren Oberingenieurs; Gymnasium in Bochum, 1929 Abitur; Medizinstudium in Bonn, Rostock und Hamburg; ab Oktober 1933 Mitglied der SS, Nr. 136.785, mind. 1935 Dienst im SS-Sanitätssturm des Oberabschnitts Nord in Hamburg; dort 1936 Approbation und im Oktober 1936 Promotion;[62] 1936 bis 1941 zunächst Volontärassistent, dann Assistenzarzt an der Kinderklinik der Städtischen Krankenanstalt in Dortmund (Klever Straße 3); Eintritt in die NSDAP am 10.5.1937, Mitgliedsnummer 5.845.468; ab Oktober 1941 Arztvertreter; im Februar 1942 zur Waffen-SS einberufen; ab Juni 1942 Arzt bei der SS-Flak-Ersatzabteilung in Arolsen; ab Januar 1943 Arzt in der SS-Artillerie-Schule II in Beneschau bei Prag; ab August 1943 Lagerarzt im Männerlager des Konzentrationslagers Ravensbrück; ab Januar 1944 Lagerarzt im Konzentrationslager Mauthausen; April 1944 bis Mai 1945 Lagerarzt in den Konzentrationslagern Gusen bei Linz und Wiener Neustadt (beides Außenlager von Mauthausen); im November 1944 zum SS-Hauptsturmführer befördert; ab mind. 1955 Arzt in Gladbeck/Nordrhein-Westfalen (Horster Straße 410); März 1955 Heirat mit Margarete Est (*21.7.1923 in Gladbeck, †22.11.2011 in Gelsenkirchen/Nordrhein-Westfalen; Tochter eines Magazinverwalters); ein Strafverfahren wegen seiner Tätigkeit im Konzentrationslager Wiener Neustadt wurde im Juli 1967 „gemäß § 412 StPO" (Ausbleiben des Angeklagten, Einspruchsverwerfung) vorläufig eingestellt; am 24.7.1976 im Alter von 67 Jahren in Gladbeck gestorben[63]

Plagemann, Dr. Gustav Friedrich Wilhelm
geboren am 22.11.1864 in Wismar/Mecklenburg; Sohn eines Kapitäns; Gymnasium in Wismar, 1884 Abitur; Medizinstudium in Berlin an der Kaiser-Wilhelm-Akademie für das militärärztliche Bildungswesen; Dezember 1888 Promotion[64] und November 1890 Approbation in Berlin; bis April 1899 aktiver Militärarzt, so ab Februar 1891 als Assistenzarzt in Cottbus und Berlin sowie zuletzt als Oberstabsarzt und Bataillonsarzt beim Infanterie-Regiment 142 in Mülhausen/Elsaß; Mai 1899 bis Juni 1909 niedergelassener Allgemeinpraktiker in Garding/Schleswig-Holstein; Mai 1899 Heirat mit Elisabeth Glatz (*27.6.1872 in Spremberg/Lausitz, †16.2.1939 in Rostock; Tochter eines Walkergesellen und späteren Spenglermeisters); Juli 1909 bis September 1914 praktischer Arzt in Kirchdorf/Poel; Oktober 1914 bis mind. 1934 niedergelassener Allgemeinpraktiker in Wismar (Lübsche Straße 14, Gartenstraße 2); ab Oktober 1914 Kriegseinsatz als Leiter des Reservelazaretts in Wismar, daneben eingeschränkte Weiterführung seiner Praxis; 1916 zum Sanitätsrat ernannt; bis 1937 im Ruhestand in Wismar; 1937 bis 1938 in Bad Doberan (Friedrich-Franz-Straße 10); am 20.9.1938 im Alter von 73 Jahren nach mehreren Schlaganfällen an Arteriosklerose und Pneumonie in Rostock-Gehlsheim gestorben

Plagemann, Dr. Hermann Paul Wilhelm
geboren am 1.6.1881 in Parchim/Mecklenburg; Sohn eines Schlachters und späteren Viehhändlers; Gymnasium in Parchim, 1899 Abitur; Medizinstudium in München, Freiburg und Rostock; 1904 Approbation und April 1905 Promotion in Rostock;[65] 1905 bis 1911 Volontärassistent an der Chirurgischen Klinik der Universität Rostock (Schröderplatz); September 1911 Heirat mit Elisabeth Strömer (*11.10.1885 in Hamburg, †23.9.1967 in Niedermarsberg/Nordrhein-Westfalen; Tochter eines Hauptzollamts-Assistenten und späteren Zollinspektors), vier Kinder; 1911 bis 1945 niedergelassener Facharzt für Chirurgie, Orthopädie und Röntgenheilkunde mit chirurgischer Privatklinik, orthopädischer Heilanstalt, Bandagen-Werkstatt und Lichtheil-Institut in Stettin (Moltkestraße 11 und 7, Am Königstor 8, Lindenhofer Weg); ab September 1939 Kriegseinsatz in der Wehrmacht, daneben eingeschränkte Weiterführung seiner Praxis; nach Flucht ab mind. Mai/Juni 1945 praktischer Chirurg in Schwerin (Jungfernstieg 3); Juli 1945 Flucht aus Schwerin; ab mind. 1950 niedergelassener Chirurg in Hamburg (Guldtweg 7, Bargfredestraße 8); am 22.9.1960 im Alter von 79 Jahren in Hamburg gestorben

---

62) Mit der Arbeit: Postoperative Komplikationen, akute Appendicitis und Wetter, Würzburg 1935.
63) Eine 2013 eingerichtete „Dr. med. Richard und Margarete Plaettig-Stiftung" in Neuss hat laut Stiftungssatzung die Unterstützung wissenschaftlicher Forschung auf den Gebieten der Augenheilkunde, speziell zur Makuladegeneration, der Diabetologie und der Bilharziose, besonders in Entwicklungsländern, zum Ziel.
64) Mit der Arbeit: Congenitale Gelenkcontracturen, Berlin 1888.
65) Mit der Arbeit: Beiträge zur direkten operativen Behandlung der Wirbelsäulentuberkulose, Rostock 1905.

Plakolm, Dr. Gerhard F.
geboren am 14.3.1913 in Österreich-Ungarn; Gymnasium, 1932 Abitur; Medizinstudium; Juli 1938 Approbation; Promotion; anschließend Volontärassistent am Krankenhaus in Wien-Mödling (Spitalgasse 9, Fürstenstraße 11); ab Oktober 1939 Hilfsarzt an der II. Medizinischen Klinik in Wien (Richtergasse 30); ab Dezember 1939 Kriegseinsatz in der Wehrmacht; mind. 1940 Spitalarzt in Wien (Spitalgasse 23); bis mind. Frühjahr 1945 Facharzt für Chirurgie in Schwerin (Schmiedestraße)

Platzhoff, Dr. Hermann Eugen Johannes

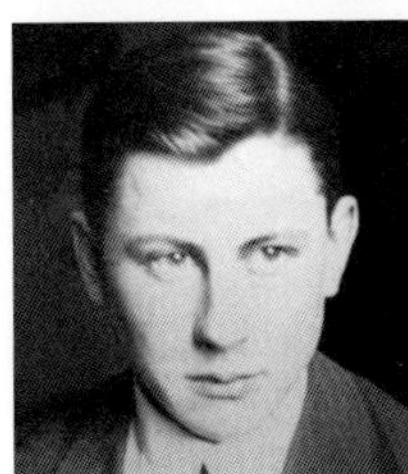

geboren am 1.8.1909 in Weißensee bei Erfurt/Sachsen-Weimar-Eisenach; Sohn eines Königlichen Superintendenten; Gymnasium, 1930 Abitur; Medizinstudium in Tübingen und Halle; als Student Eintritt in die NSDAP am 1.5.1931, Mitgliedsnummer 525.418; daneben auch Mitglied der SA; bis Dezember 1937 Medizinalpraktikant in Hamburg; Dezember 1937 Heirat mit der Prokuristin Emma Garlip (*1.10.1906 in Stendal/Altmark, †8.6.1988 in Wismar; Tochter eines Töpfermeisters), mind. zwei Kinder; Dezember 1937 Approbation; Februar 1938 Promotion in Hamburg;[66] ab Februar 1938 Jungarzt, dann Assistenzarzt beim Amt für Volksgesundheit der NSDAP in Hamburg (Lorichsstraße 30); ab Oktober 1938 Mitglied des NSDÄB; ab Juli 1939 Militärdienst als Unterarzt im Reservelazarett I in Hamburg-Eppendorf, dann Kriegseinsatz, später in britischer Kriegsgefangenschaft, offenbar ausgetauscht; mind. Frühjahr/Sommer 1945 bis 1983 praktischer Arzt in Bobitz bei Bad Kleinen (Krankower Straße 4); am 27.3.1983 im Alter von 73 Jahren in Bobitz gestorben

Plechavičius, Dr. Leonardas/Leonard

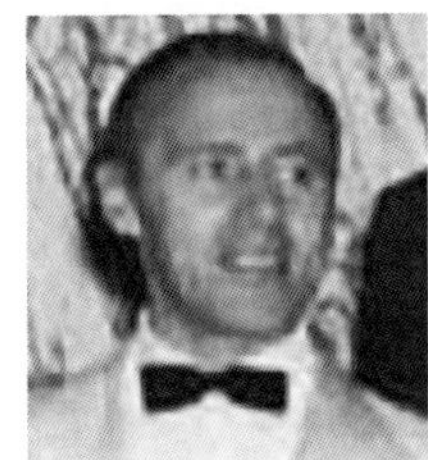

geboren am 20.12.1904 in Bukanciai/Litauen; Sohn eines Landwirts; Gymnasium, 1926 Abitur; Medizinstudium in Wien, Italien und Litauen; Approbation; 1932 Promotion; mind. 1935 Arzt in Memel/Litauen (Bahnhofstraße 13/15); August 1939 Heirat mit der Kunstmalerin Zofija/Sophie Liseckaite (*26.9.1910 in Spygliai/Litauen, †12.4.2010 in New York/USA; Tochter eines Richters), zwei Kinder; mind. 1940 Chirurg in Telsiai/Litauen; nach Flucht aus Litauen ab mind. Mai 1945 Arzt in Schönberg; Juni 1945 Flucht nach Lübeck; bis 1949 im Umsiedlerlager Wentorf bei Hamburg; Juni 1949 Auswanderung in die USA; ab mind. 1954 Arzt am St.-Elisabeths-Hospital in New York/USA; 1954 Einbürgerung in die USA; am 18.3.1974 im Alter von 69 Jahren in New York gestorben

Plehn, Dr. Fritz Karl Wilhelm
geboren am 6.12.1908 in Lübeck; Sohn eines Malers und späteren Malermeisters; Oberrealschule, 1928 Abitur; Medizinstudium in Innsbruck, Wien und Rostock; Juni 1935 Heirat mit der Bankangestellten Siegrid Grüder (*29.7.1914 in Posen; Tochter eines Kaufmanns und späteren Majors), drei Kinder; bis Januar 1938 Medizinalpraktikant in Rostock (Ludwigstraße 26); dort im Januar 1938 Approbation; Promotion; ab September 1938 Arztvertreter bei Dr. Julius Bockemüller[67] in Sickte bei Braunschweig; Januar 1939 bis mind. 1952 niedergelassener Allgemeinpraktiker in Carlow bei Schönberg; dort Eintritt in die NSDAP am 1.2.1940, Mitgliedsnummer 7.434.303; ab Februar 1941 auch Mitglied des NSDÄB; bis April 1945 Kriegseinsatz in der Wehrmacht, Praxisvertretung durch → Dr. Alexander Lane; mind. 1955 bis 1960 Arzt in Schwerin (Jägerweg 1, Lennéstraße 1); am 8.2.1961 im Alter von 52 Jahren in Schwerin-Sachsenberg gestorben

Plieninger, Dr. Theodor
geboren am 6.6.1899 in München/Bayern; Sohn eines Paläontologen, Geologen und Universitätsprofessors; Gymnasium, 1917 Notabitur; mind. 1918 Kriegseinsatz als Gefreiter, verwundet; Medi-

---

66) Mit der Arbeit: Nebennierenblutungen im Puerperium und bei Neugeborenen, Hamburg 1937.

67) Dr. Julius Bockemüller galt als „jüdischer Mischling I. Grades", wurde vom 2. Senat des Volksgerichtshofes wegen „Vorbereitung zum Hochverrat" zum Tode sowie zu dauerndem Ehrverlust verurteilt und am 20.4.1943 hingerichtet.

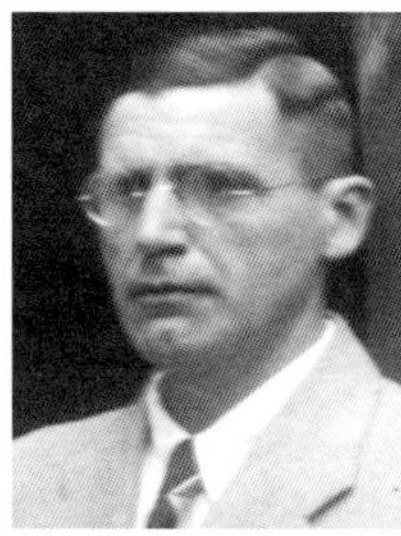

zinstudium in Tübingen; Dezember 1924 Approbation und März 1925 Promotion in Tübingen;[68] September 1925 Heirat mit Ilse Rümelin (*29.3.1901 in Tübingen, †18.3.2001 in Tübingen; Tochter eines Juristen und Universitätsprofessors); mind. 1932 bis 1934 Oberarzt an der Prinzregent-Luitpold-Kinderheilstätte Scheidegg/Allgäu; dort Eintritt in die NSDAP am 1.5.1933, Mitgliedsnummer 3.550.340; 1934 bis 1939 Chefarzt und Direktor der Lungenheilstätte/Tbc-Krankenhaus Waldeck bei Schwaan; ab 1937 auch Tuberkulose-Fürsorgearzt im Fürsorgebezirk Schwaan; zum Obermedizinalrat ernannt; ab Januar 1940 ohne ärztliche Tätigkeit in Rimsting/Bayern (Haus Nr. 27); am 5.2.1944 im Alter von 44 Jahren an zunehmender Anoxämie und Lungentuberkulose in Rimsting gestorben

Plümecke, Dr. Dr. Otto Gottfried Adolf

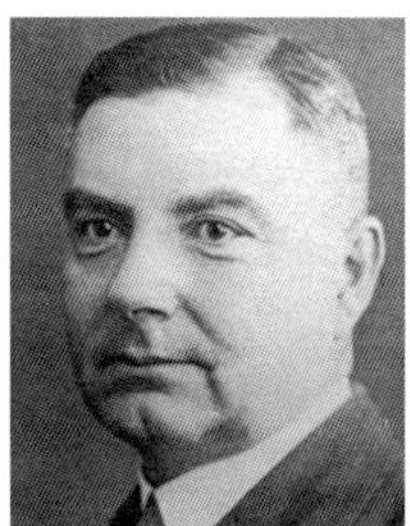

geboren am 4.2.1882 in Jatzke bei Friedland/Mecklenburg; Sohn eines Pastors; Gymnasium in Friedland, 1901 Abitur; zunächst Studium der Mathematik und Naturwissenschaften in Rostock und Berlin; November 1905 Promotion zum Dr. phil. in Rostock;[69] mind. 1906 bis 1907 Lehrer an der Navigationsschule in Rostock (Augustenstraße 69); Oktober 1906 Heirat mit Elise Berndt spätere Runge (*10.7.1884 in Küstrin/Pommern; Tochter eines Rentiers), 1920 Scheidung; 1909 bis 1920 Oberlehrer am Lyzeum und Oberlyzeum in (Berlin-)Neukölln; dazwischen Kriegseinsatz, als Hauptmann zu 40 Prozent kriegsbeschädigt aus dem Heer entlassen, EK II und EK I; ab mind. 1920 Medizinstudium in Berlin (Beckerstraße 7); Juli 1920 Heirat mit der Korrespondentin Anna Wiese (*3.4.1892 in Eckernförde/Schleswig-Holstein, †2.5.1945 mglw. Suizid in Brodhagen bei Bad Doberan; Tochter eines Kaufmanns), insgesamt mind. vier Kinder; Januar 1922 Approbation und Promotion zum Dr. med. in Berlin;[70] ab 1922 niedergelassener Allgemeinpraktiker, mind. 1930 bis 1941 niedergelassener Facharzt für Frauenkrankheiten und Geburtshilfe mit Privatklinik „Sanatorium Richters" in Berlin (Eisenacher Straße 83, Mommsenstraße 15, Lessingstraße 35, Kalckreuthstraße 12); dort Eintritt in die NSDAP am 1.12.1930, Mitgliedsnummer 388.004; daneben auch Mitglied des NSDÄB und des NSKK, zuletzt NSKK-Sturmführer; mglw. nach Ausbombung in Berlin bis mind. Mai 1945 niedergelassener Frauenarzt in Rostock (Amberg 13)

Pochat, Dr. Emil Friedrich Wilhelm

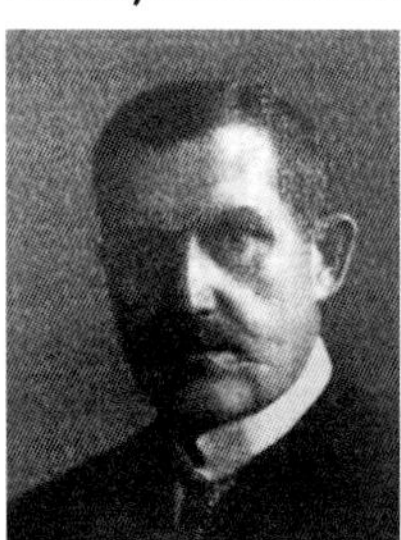

geboren am 5.10.1866 in Treptow/Tollense/Pommern; Sohn eines Kaufmanns; Gymnasien in Neustrelitz, Neubrandenburg und Stettin, 1888 Abitur; Medizinstudium in Berlin, Marburg und Kiel; als Einjährig-Freiwilliger dazwischen von 1890 bis 1891 Militärdienst in Stettin; 1893 Approbation; Assistenzarzt in Stettin; November 1894 Promotion in Kiel;[71] mind. 1901 bis 1933 niedergelassener Allgemeinpraktiker in Swinemünde/Pommern (Kleiner Markt 3, Eggebrechtstraße 11); ab 1901 auch Dirigierender Arzt am Krankenhaus und Badearzt in Swinemünde; Oktober 1903 Heirat mit Dora Wossidlo (*16.8.1881 in Stettin, †10.1.1942 in Rostock; Tochter eines Kaufmanns); zum Sanitätsrat ernannt; als 66-Jähriger Eintritt in die NSDAP am 1.5.1933, Mitgliedsnummer 2.180.815; ab März 1936 Arzt in Rostock (Kaiser-Wilhelm-Straße 19); am 17.10.1936 im Alter von 70 Jahren an Lungenentzündung und Herzschwäche in Rostock gestorben

Podestà, Dr. Hans Hermann

geboren am 7.9.1908 in Tsingtau/China; Sohn eines Augen- und Militärarztes sowie Oberregierungsmedizinalrates; Gymnasien in Wilhelmshaven, Cuxhaven, Münster und Eilenburg, 1929 Abitur; Me-

68) Mit der Arbeit: Ein Fall von multipler Sclerose mit dem Zustandsbilde der Friedreichschen Ataxie, Tübingen 1925.
69) Mit der Arbeit: Über die Schichtung von Flammen, die in Orgelpfeifen brennen, Berlin 1905.
70) Mit der Arbeit: Ein Fall von Blutung bei submukösem Uterusmyom (MS).
71) Mit der Arbeit: Ein Beitrag zur Pathologie und operativen Behandlung von Lungenabscessen, Kiel 1894.

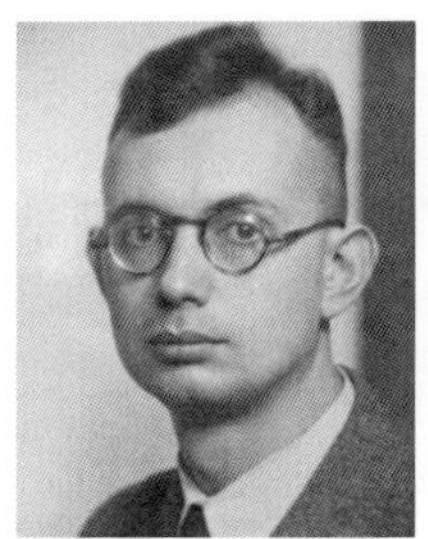

dizinstudium in Königsberg, Kiel, Leipzig, Wien und Berlin; als Student in Leipzig Eintritt in die NSDAP am 1.12.1931, Mitgliedsnummer 821.054; ab Januar 1932 Mitglied der SS, später der SA, dort zuletzt SA-Sturmführer; November 1934 bis April 1935 Medizinalpraktikant an der Medizinischen Universitätsklinik in Kiel; Mai bis Dezember 1935 Hilfsassistent am Physiologischen Institut der Universität Rostock (Gertrudenstraße 9); Dezember 1935 Approbation; Dezember 1935 bis mind. 1943 Assistenzarzt am Physiologischen Institut der Universität Rostock (Hundertmännerstraße 4); Februar 1936 Promotion in Kiel;[72] März 1936 Heirat mit der Medizinstudentin Irmtraud Axhausen (*3.6.1912 in Leipzig, †28.9.1999 in Fränkisch-Crumbach/Hessen; Tochter eines Rechtsanwalts und späteren Justizrates), ein Kind, spätestens 1951 Scheidung; als Mitglied des NS-Dozentenbundes mind. 1938 Leiter des Akademischen Außenamtes der Rostocker Dozentenschaft; ab 1939 Kriegseinsatz als Arzt im Reservelazarett Ib in Rostock; dazwischen Arbeitsurlaub;[73] im Oktober 1942 zum Stabsarzt befördert; bis Juni 1946 in britischer Kriegsgefangenschaft; ab mind. 1951 niedergelassener Augenarzt in Hamburg (Königstraße 126, Gerhart-Hauptmann-Platz 12, Mönckebergstraße 11, Sierichstraße 2, Poststraße 31 und 17); 1951 Heirat mit der Krankenschwester Hildegard Noering verw. Ziebolz (*7.8.1913 in Königsberg, †2.6.1994 in Hamburg; Tochter eines Gutsbesitzers), ein weiteres Kind; am 29.9.1994 im Alter von 86 Jahren in Hamburg gestorben

Pöhlmann, Dr. Carl Max Arnold

geboren am 16.5.1891 in Schwerin/Mecklenburg; Sohn eines Eisenbahnbetriebssekretärs und späteren Eisenbahnoberinspektors; Gymnasium in Schwerin, 1909 Abitur; Medizinstudium in Berlin und Jena; August 1914 bis Oktober 1915 Kriegseinsatz; November 1914 Approbation; November 1915 bis November 1918 zur Lungenheilstätte Belzig/Brandenburg kommandiert; Juli 1916 Promotion in Jena;[74] Juli 1917 Heirat mit Hilda Hilboll (*24.9.1895 in Lengerich/Westfalen, †31.12.1966 in Frankfurt/Main; Tochter eines Amtmannes), zwei Kinder; Januar 1919 bis 1947 niedergelassener Facharzt für Innere und Lungenkrankheiten mit Röntgenlaboratorium in Schwerin (Schlageterplatz/Schelfmarkt 5); 1924 bis mind. 1944 auch Tuberkulose-Fürsorgearzt für die Stadt und den Landkreis Schwerin; Oktober 1927 (Eröffnung) bis mind. 1944 auch Leitender Arzt bzw. Chefarzt am Beobachtungskrankenhaus/Tbc-Genesungsheim in Schwerin-Lankow (Lankower Straße 11-15); mind. 1933 bis 1934 Stadtverordneter in Schwerin; dort Eintritt in die NSDAP am 1.5.1937, Mitgliedsnummer 5.950.575; daneben auch Mitglied des NSDÄB; bis 1939 Vorsitzender des Vereins Schweriner Ärzte e.V.; daneben auch HJ-Arzt in Schwerin; ab September 1939 und von August 1940 bis Juli 1945 Kriegseinsatz als Oberstabsarzt im Heeres-Standortlazarett/Heeres-Sanitätsstaffel in Schwerin (Reiferbahn 1) sowie als Chefarzt der Schweriner Wehrmachtslazarette, daneben teilweise Weiterführung seiner zivilärztlichen Tätigkeit; als Oberstabsarzt mind. 1943 auch Bezirksinternist für die Wehrmachtsstandorte Parchim, Ludwigslust, Schwerin und Lübtheen; am 25.6.1947 im Alter von 56 Jahren an Herzschlag in Schwerin gestorben

Pörtener, Dr. Bernhard Kasimir

geboren am 16.3.1905 in Hamburg; Sohn eines Postpraktikanten; Gymnasium, 1924 Abitur; Medizinstudium in Köln; dort im Juni 1929 Promotion;[75] Juni 1930 Approbation; 1930 bis mind. 1936 zunächst Assistenzarzt, dann Oberarzt am Stadtkrankenhaus in Worms (Liebfrauenring 5); Juli 1935 Heirat mit Ingeburg Wilimzig (*22.9.1912 in Deutsch Krone/Westpreußen, †30.11.1999 in Wehrheim/Hessen), zwei Kinder; bis November 1937 Arzt in Düsseldorf; bis 1938 wieder Arzt in Worms (Dirolfstraße); Juli bis August 1938 Arzt in Mecklenburg; September 1938 bis mind. 1960 niedergelassener

72) Mit der Arbeit: Der Ablauf des galvanischen Hautreflexes bei halbseitigen Hirnläsionen, Leipzig 1935.

73) Der Direktor des Physiologischen Instituts der Universität Rostock, → Prof. Dr. Kurt Wachholder, setzte sich im Januar 1940 für Podestà ein und erklärte, daß dieser „seit gut einem Jahr an einer größeren Untersuchung über das zumal im Kriege recht wichtige Sehen in der Dämmerung" arbeite; „die Untersuchung ist schon ziemlich weit gediehen und sollte seine Habilitationsarbeit werden. Leider hat seine Einberufung die Fertigstellung der ... wertvollen Arbeit" verhindert.

74) Mit der Arbeit: Ein Beitrag zur Pathologie des vesicalen Ureterendes, Jena 1916.

75) Mit der Arbeit: Über Varizen der vorderen Bauchwand, Köln 1929.

Facharzt für Innere Krankheiten in Frankfurt/Main (Bockenheimer Landstraße 55, Schumannstraße 64); September 1939 bis November 1944 Kriegseinsatz bei der Kriegsmarine; mind. 1961 bis 1966 Facharzt für Innere Krankheiten in Usingen/Hessen (wohnhaft in Pfaffenwiesbach bei Usingen, Kapersburger Straße 19); am 9.4.1966 im Alter von 61 Jahren in Frankfurt/Main gestorben

Poetschke, Dr. Gerd Herrmann Willy

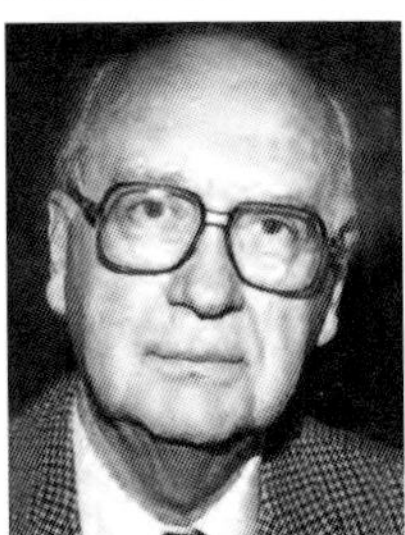

geboren am 2.5.1911 in Kursk/Rußland; Sohn eines Kaufmanns; Realgymnasium in Leipzig, 1931 Abitur; Medizinstudium in München, Königsberg und Rostock; mind. 1937 Medizinalpraktikant in Liegnitz/Schlesien; dort Eintritt in die NSDAP am 1.5.1937, Mitgliedsnummer 4.419.685; 1937 Approbation; 1937 bis mind. 1942 Assistenzarzt am Hygiene-Institut der Universität Rostock (Gertrudenstraße 9, Doberaner Straße 43); Januar 1938 Promotion in Rostock;[76] dort auch Mitglied der HJ und des NSDÄB; Januar 1938 Heirat mit der Medizinstudentin Marianne Nabitz (*13.2.1914 in Liegnitz, †4.5.2007 in Starnberg/Bayern; Tochter eines Beamten), mind. ein Kind; ab März 1943 Kriegseinsatz in verschiedenen Lazaretten, dann als beratender Hygieniker auf dem Balkan und bei der Heeres-Sanitäts-Inspektion; 1946 bis mind. 1952 Oberassistent am Hygienischen Institut und am Medizinischen Untersuchungsamt der Universität Marburg (Pilgrimstein 2); dort 1950 Habilitation; ab Dezember 1950 auch Dozent für Hygiene und Bakteriologie an der Universität Marburg; mind. 1953 bis 1954 wissenschaftlicher Assistent am Institut für Virusforschung der Universität Heidelberg (Thibautstraße 3); mind. 1955 bis 1959 Leiter der Abteilung Serologie und Mikrobiologie an der Deutschen Forschungsanstalt (Max-Planck-Institut) in München-Schwabing (wohnhaft in Stockdorf bei München, Gautinger Straße 15); mind. 1962 bis 1967 Facharzt mit Privatlaboratorium für mikrobiologische Fein- und Schnelldiagnostik in München (Galeriestraße 24 und 28; wohnhaft in Starnberg, Eichenweg 15); als Honorarprofessor a.D. ab mind. 1991 im Ruhestand in Starnberg; am 3.3.2004 im Alter von 92 Jahren in Starnberg gestorben

Pohl, Eduard

geboren am 11.7.1907 in Rewa bei Putzig/Westpreußen; Gymnasium, 1928 Abitur; Medizinstudium; Februar 1936 Approbation; 1936 Assistenzarzt in Rössel/Ostpreußen; Mai 1936 Heirat mit Margareta Schwarz (*4.12.1913 in Mehlsack/Ostpreußen; Tochter eines Bürgermeisters), mind. drei Kinder; Januar 1937 bis mind. 1939 niedergelassener Allgemeinpraktiker in Brüssow/Uckermark; nach Flucht ab mind. Frühjahr/Sommer 1945 praktischer Arzt in Lüdersdorf bei Schönberg; bis mind. 1953 Arzt in Würselen/Nordrhein-Westfalen (Verbindungsweg)

Pohrt, Dr. Otto Albert Johannes

geboren am 12.8.1882 in Kokenhusen/Lettland; Sohn eines Pastors; Gymnasium in Plön, 1902 Abitur; Medizinstudium in Erlangen, Göttingen, Jena und in Berlin an der Kaiser-Wilhelm-Akademie für das militärärztliche Bildungswesen; März 1909 Approbation und Juli 1909 Promotion in Berlin;[77] 1909 bis März 1910 Assistenzarzt beim Infanterie-Regiment 85 in Rendsburg; im März 1910 als aktiver Militärarzt ausgeschieden; Assistenzarzt am Krankenhaus in Hamburg-Eppendorf; 1914 bis 1916 Kriegseinsatz; November 1918 bis Juni 1945 niedergelassener Facharzt für Chirurgie in Schwerin (Schelfstraße 10, Krügerstraße 5, Alexandrinenstraße 2, Schelfstraße 32, Schloßstraße 32); Oktober 1919 Heirat mit Luise Weyerbusch (*30.4.1897 in Elberfeld/Rheinprovinz, †31.3.1938 in Schwerin; Tochter eines Fabrikbesitzers), drei Kinder; ab Gründung 1929 Kassenführer und stellvertretender Schriftleiter der gemeinsamen Ärztekammer für Mecklenburg-Schwerin und -Strelitz; ab 1930 stellvertretendes Mitglied des mecklenburgischen Ehrengerichtshofes (oberste Instanz für berufsgerichtliche Verfahren); ab September 1939 Kriegseinsatz in Schwerin, daneben eingeschränkte Weiterführung seiner Praxis, ab 1940 Fronteinsatz, Praxis geschlossen; Juni 1945 Flucht aus Schwerin; bis 1950 Facharzt für Chirurgie in Brokstedt/Schleswig-Holstein; am 9.11.1950 im Alter von 68 Jahren nach Prostata-Adenom-Operation an Kreislaufschwäche in Hamburg gestorben

76) Mit der Arbeit: Untersuchung über den Aminosäurenstoffwechsel bei Nierenkranken, Rostock 1937.
77) Mit der Arbeit: Beitrag zur Lehre von den traumatischen psychopathischen Konstitutionen, Berlin 1909.

Pokrzywnicki, Dr. Hans P. J. **von** (gen. von Pok/Pock)
geboren am 10.1.1888 in Neukirch bei Bromberg/Posen; Sohn eines Gutsbesitzers; Gymnasium in Konitz/Westpreußen, 1909 Abitur; Medizinstudium in Berlin, Tübingen, Rostock und Königsberg; August 1914 Approbation in Rostock; Kriegseinsatz; Juni 1920 Promotion in Berlin;[78)] September 1920 bis 1945 niedergelassener Allgemeinpraktiker in Nakel/Westpreußen (Markt 8); dort auch Mitglied der SA und des NSDÄB; nach Flucht von mind. Frühjahr 1945 bis 1969 niedergelassener Allgemeinpraktiker und Geburtshelfer in Wismar (Turnerweg, Lindenstraße 36, Dahlmannstraße 6 und 16), zuletzt als Sanitätsrat

Polemann, Gerd Eduard

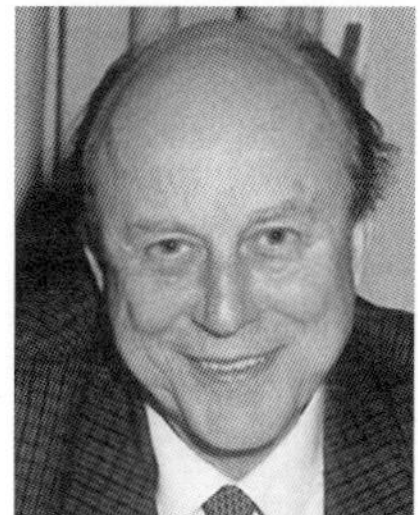

geboren am 22.8.1919 in Köln/Rheinprovinz; Sohn eines Ober-Telegraphenassistenten und späteren Postinspektors; Oberschule in Köln, 1939 Abitur; Medizinstudium in Rostock; Mai 1945 Approbation in Rostock; ab Frühjahr 1945 als Arzt zur Flüchtlingsbetreuung in Schwerin (Hagenower Straße 8) eingesetzt; Flucht aus Schwerin; Oktober 1948 Promotion in Köln;[79)] ab mind. 1950 Facharzt für Hautkrankheiten in Köln (Overather Straße 6); Juni 1956 Heirat mit der Dolmetscherin Cosima Will (*7.2.1935 in Bad Oeynhausen/Westfalen, †31.7.2009 in Krefeld; Tochter eines Kaufmanns), mind. ein Kind; mind. 1957 bis 1963 Oberarzt an der Universitäts-Hautklinik in Köln; etwa 1957 Habilitation; August 1963 bis September 1984 Chefarzt sowie Facharzt für Hautkrankheiten und Laboratoriumsmedizin an der Städtischen Hautklinik in Krefeld (Ostwall 230); zum Obermedizinaldirektor ernannt; September 1984 bis 2004 im Ruhestand in Krefeld; am 5.2.2004 im Alter von 84 Jahren in Meerbusch/Nordrhein-Westfalen gestorben

Poll, Dr. Bernhard Friedrich Carl
geboren am 10.3.1870 in Stettin/Pommern; Sohn eines Kaufmanns und späteren Fabrikbesitzers; Gymnasium in Stettin, 1889 Abitur; zunächst Studium der Rechtswissenschaften (erstes juristisches Staatsexamen), dann Medizinstudium in Greifswald und Rostock; Januar 1899 Approbation und Mai 1899 Promotion in Rostock;[80)] 1899 bis 1900 Assistenzarzt am Stift Bethlehem in Ludwigslust (Schulstraße 1); Mai 1899 Heirat mit Anna Negendanck (*2.11.1877 in Neuhof/Prignitz, †30.1.1948 in Grabow; Tochter eines Gutspächters), drei Kinder; Juli 1900 bis 1951 niedergelassener Allgemeinpraktiker in Grabow (Kießerdamm 6 und 8); dort auch nebenamtlicher Bahnarzt; 1914 bis 1918 Kriegseinsatz, achtmal verwundet, kriegsbeschädigt; ab mind. Mai 1945 auch Leiter des Behelfskrankenhauses in Grabow (Hotel „Stadt Hamburg", Große Straße 28); am 13.8.1951 im Alter von 81 Jahren an Altersschwäche in Ludwigslust gestorben

Pollerbeck, Dr. Arthur Joseph Heinrich

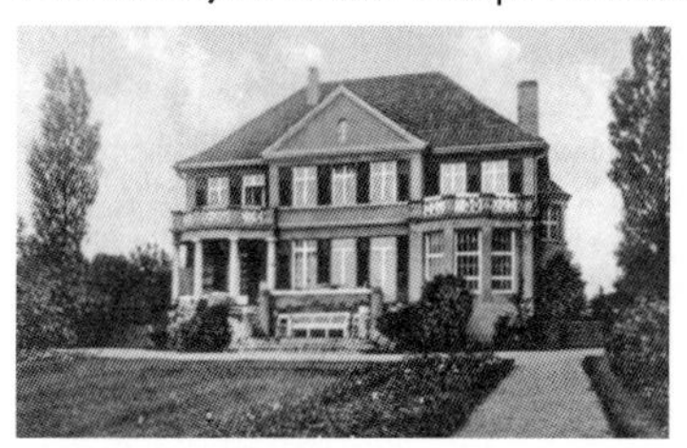

Sanatorium in Bad Kleinen

geboren am 16.8.1897 in Borbeck bei Essen/Rheinprovinz; Sohn eines Kaufmanns; Gymnasium in Essen, Juni 1915 Notabitur; ab September 1915 Kriegseinsatz, im Januar 1919 aus dem Heer entlassen; Medizinstudium in Göttingen und Münster; Juli 1925 Promotion[81)] und Februar 1926 Approbation in Heidelberg; Assistenzarzt an den Heilstätten Beelitz/Brandenburg und Berlin; ab November 1927 Zweiter Arzt, April 1928 bis 1931 Leitender Arzt am Sanatorium/Lungenheilstätte in Bad Kleinen; August 1929 Heirat mit Elinore Gorke (*29.12.1899 in Reichenau/Schlesien, †8.5.1944 in Dresden; Tochter eines Rittergutsbesitzers und späteren Direktors), ein Kind; 1931 bis mind. 1932 Oberarzt an der Lungenheilstätte Reiboldsgrün/Vogtland; Dezember 1933 bis mind. 1944 niedergelassener Facharzt für Lun-

78) Mit der Arbeit: Die Thyreoditis. Aus der chirurgischen Universitätsklinik der Charité zu Berlin (MS).
79) Mit der Arbeit: Über einen Fortschritt in der Behandlung des Lupus vulgaris durch hohe Vitamin-D2-Dosen (MS).
80) Mit der Arbeit: Ein Fall von multipler Zottengeschwulst im Ureter und Nierenbecken, Tübingen 1899.
81) Mit der Arbeit: Fälle von Oesophagusfremdkörpern, Essen 1926.

genkrankheiten in Dresden (Antonstraße 2); 1935 bis März 1938 auch nebenamtlicher Vertragsarzt (Fachgutachter für Lungenkrankheiten) beim Versorgungsamt Dresden; ab November 1939 Kriegseinsatz in der Wehrmacht; 1964 Heirat mit Gertraude Kotte (*8.8.1919 in Dresden, †1.1.2000 in Leipzig; Tochter eines Reichsbahn-Obersekretärs); bis 1972 in Dresden (Carolinenstraße 6); am 15.8.1972 im Alter von fast 75 Jahren in Freital/Sachsen gestorben

Poschmann, Dr. Luzia (Lucia) (spätere Heins)

LUCIA POSCHMANN HEINS, M.D.
DEC. 13, 1915 — MAY 12, 1975
KARL HEINS
HUSBAND OF LUCIA POSCHMANN
SEPT. 24, 1903 — SEPT. 9, 1983

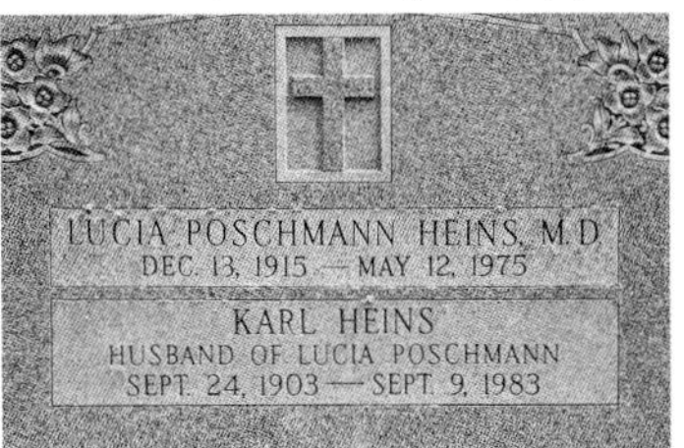

geboren am 13.12.1915 in Springborn/Ostpreußen; Tochter eines Lehrers; Oberlyzeum in Königsberg, 1936 Abitur; nach viermonatigem Arbeitsdienstausgleich bei der NSV Medizinstudium in Königsberg, Innsbruck und Wien; Dezember 1942 Approbation und Promotion in Königsberg;[82] nach Flucht ab März 1945 Ärztin in Rerik; ab mind. Mai 1945 Assistenzärztin am Stadtkrankenhaus in Wismar (Dahlberg); Juni 1954 Auswanderung in die USA; ab mind. 1957 in New York/USA; spätestens 1961 Einbürgerung in die USA; Heirat mit dem Künstler Karl Heins (*24.9.1903 in Bremen, †9.9.1983 in New York; Sohn eines Arbeiters); am 12.5.1975 im Alter von 59 Jahren in New York gestorben

Posoreck, Dr. Ilse Luise Emilie (spätere Vollmer)
geboren am 9.2.1912 in Berlin; Tochter eines Kaufmanns und späteren Bankdirektors; Oberlyzeum in Berlin, 1931 Abitur; Medizinstudium in Berlin (Am Bayerischen Platz); 1937 bis 1938 Medizinalpraktikantin am Kreiskrankenhaus in Nowawes bei Potsdam (dort auch wohnhaft); April 1938 Approbation; April 1938 bis mind. Mai 1945 zunächst Volontärassistentin, dann Assistenzärztin an der Lungenheilstätte Amsee bei Waren und der angeschlossenen Kinderheilstätte Ecktannen in Waren (dort jeweils auch wohnhaft); 1939 bis 1945 auch Tuberkulose-Fürsorgeärztin am Staatlichen Gesundheitsamt Neustrelitz; Mai 1941 Promotion in Berlin;[83] ab April 1942 Fachärztin für Lungenkrankheiten; 1945 bis 1946 unbesoldete beratende Lungenfachärztin am Kreiskrankenhaus in Neu-Ulm/Bayern (wohnhaft in Illertissen); ab April 1946 2. Amtsärztin am Gesundheitsamt Güstrow, dort vor allem Arbeit in der Seuchenbekämpfung sowie Aufbau und bis mind. 1954 Leitung der Tuberkulose-Fürsorgestelle in Güstrow (mit Nebenstellen in Bützow, Laage, Schwaan und Krakow); galt ab 1949 als zu 50 Prozent „arbeitsbehindert durch Röntgenschaden"; Februar 1950 Heirat mit dem Arzt Prof. Dr. Hubert Vollmer (*12.3.1905 in Cosel/Schlesien, †3.2.1970 in Bützow; Sohn eines Schiffbauingenieurs; Eintritt in die NSDAP am 1.5.1933, im Dezember 1939 ausgetreten); bis September 1966 in Güstrow (Ernst-Thälmann-Straße 7); September 1966 bis 1973 in Bützow (Gartenstraße 30); am 1.3.1973 im Alter von 61 Jahren in Wismar gestorben

Prange, Dr. Dr. Franz Berthold Paul

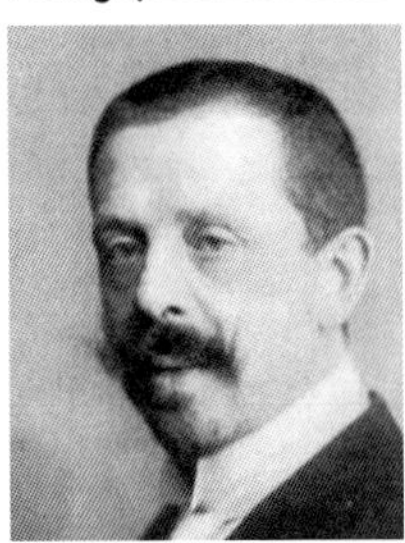

geboren am 22.5.1898 in Rostock/Mecklenburg; Sohn eines Kaufmanns; Gymnasium in Rostock, November 1916 Notabitur; März 1917 bis August 1918 Kriegseinsatz als Kanonier, kriegsbeschädigt; Studium der Naturwissenschaften und der Philologie sowie Medizinstudium in Berlin, Prag, Leipzig und Rostock (Große Mönchenstraße 33); dazwischen 1920 Praktikant am Institut für Sexualwissenschaft in Berlin; Oktober 1921 Promotion zum Dr. phil. in Rostock;[84] Dezember 1923 bis Mai 1924 Medizinalpraktikant an der Universitäts-Nervenklinik Rostock-Gehlsheim; ab Juni 1924 Leiter der Hilfsstelle für inkretorische Forschung, 1926 bis 1927 auch Leiter der Abteilung für seelische Sexualleiden am Institut für Sexualwissenschaft bei Dr. Magnus Hirschfeld in

82) Mit der Arbeit: Die symptomatische Thrombopenie (MS).
83) Mit der Arbeit: Die rechtlichen und medizinischen Voraussetzungen der Schwangerschaftsunterbrechung mit besonderer Berücksichtigung der Tuberkulose, Berlin 1941.
84) Mit der Arbeit: Vier Fälle von Hermaphroditismus masculinus bei der Hausziege. Kritisches zur Steinach'schen Pubertätsdrüsenlehre und Beiträge zur Genese des teratologischen Hermaphroditismus (MS).

Berlin; August 1925 Approbation und 1926 Promotion zum Dr. med. in Rostock;[85] ab 1926 Mitglied der SPD und der Deutschen Friedensgesellschaft; 1927 bis mind. 1929 Volontärassistent an der Medizinischen Klinik der Universität Rostock (Schröderplatz); anschließend Assistenzarzt an der Heilanstalt Berlin-Herzberge; 1931 bis mind. 1963 niedergelassener Facharzt für Nervenkrankheiten (mind. 1935 bis 1940 mit Privatklinik) in Rostock (Große Mönchenstraße 33, Dethardingstraße 40, Koßfelder Straße 11); unverheiratet; am 20.10.1969 im Alter von 71 Jahren in Rostock gestorben

Prein, Dr. Friedrich Wilhelm (Fritz)
geboren am 30.4.1887 in Annen/Westfalen; Sohn eines Landwirts und Gutsbesitzers; Oberrealschule in Hagen, 1906 Abitur; Medizinstudium in Bonn und Rostock; August 1914 Approbation in Schwerin; August 1914 Promotion[86] in Rostock (wohnhaft in Warnemünde); August 1914 Heirat mit Margarethe Colas (*10.6.1893 in Berlin, †14.4.1965 in Berlin/DDR; Tochter eines Rentiers und späteren Hotelbesitzers), ein Kind; ab August 1914 Kriegseinsatz als Unterarzt, zuletzt als Oberarzt; ab 1917 Abteilungsleiter beim Mecklenburgischen Landesgesundheitsamt in Schwerin (Roonstraße 22); Oktober 1921 bis 1969 niedergelassener Allgemeinpraktiker und Röntgenarzt mit Diagnostischem und Röntgen-Laboratorium in Schwerin (Marienstraße/Krügerstraße/August-Bebel-Straße 4); ab Gründung 1929 stellvertretendes Mitglied der gemeinsamen Ärztekammer für Mecklenburg-Schwerin und -Strelitz; ab September 1939 Kriegseinsatz; August 1966 Heirat mit Anneliese Schulz (*29.4.1920 in Prechlau/Pommern, †21.12.1998 in Ratzeburg/Schleswig-Holstein); am 16.1.1969 im Alter von 81 Jahren in Schwerin gestorben

Preiser, Dr. Erich Karl Rudolf
geboren am 22.1.1884 in Barzdorf/Schlesien; Sohn eines Rentiers; Gymnasium in Jauer, 1902 Abitur; als Einjährig-Freiwilliger von April bis September 1902 erster Teil des Militärdienstes im Infanterie-Regiment 42; Medizinstudium in Greifswald, Leipzig, Breslau und Würzburg; Juli 1908 Approbation; Juli 1909 Promotion in Leipzig;[87] als Einjährig-Freiwilliger von September 1909 bis Februar 1910 zweiter Teil des Militärdienstes als Arzt im 1. Schweren Reiter-Regiment in Dresden; Oktober 1913 bis 1945 niedergelassener Facharzt für Innere Krankheiten in Stettin (Am Königstor 8, Pölitzer Straße 3); August 1914 bis mind. 1916 Kriegseinsatz als Oberarzt bzw. Stabsarzt in bayerischen Sanitätsabteilungen, vor allem in Feldlazaretten an der Westfront; Oktober 1917 Heirat mit Katharina Wegener, ein Kind; nach Flucht oder Evakuierung aus Stettin Konsilarius am Stadtkrankenhaus in Wismar (Dahlberg); ab März 1945 Praxisvertreter bei → Dr. Martin Kleeberg, dann Arzt am Hilfskrankenhaus (Mädchen-Volksschule) in Wismar; mind. 1949 bis 1955 niedergelassener Facharzt für Innere Krankheiten in Wismar (Turnerweg 6 und 8); am 28.3.1955 im Alter von 71 Jahren nach einem Herzinfarkt an Magen-Karzinom und Coronarsklerose in Wismar gestorben

Prettin, Dr. Fritz Julius
geboren am 4.9.1910 in Tempelburg/Pommern; Sohn eines Arztes; Gymnasium in Dramburg, 1931 Abitur; Medizinstudium in Halle, Königsberg, München, Berlin und Rostock; Medizinalpraktikant in Rostock; dort im März 1938 Promotion[88] und 1938 Approbation; anschließend Volontärassistent in Rostock; mind. 1938 Landassistent in der Praxis von Dr. Alfred Jungnitz in Oranienbaum bei Dessau (Schloßstraße 7); ab Juli 1939 Assistenzarzt am Krankenhaus Westend in Berlin; ab Oktober 1939 Assistenzarzt an der Städtischen Frauenklinik in Berlin-Charlottenburg (Spandauer Chaussee 1); anschließend dienstverpflichteter Arzt in der Praxis von Dr. Werner Kroll in Jastrow/Westpreußen (Berliner Straße 19); ab Mai 1943 Kriegseinsatz in der Wehrmacht; mglw. Heirat mit Anna Kannemann, mglw. ein Kind; bis 1953 Arzt in Bieren/Nordrhein-Westfalen; ab 1953 Arzt in Herford/Nordrhein-Westfalen (Leopoldstraße 12, In der Masch 9); am 21.2.1996 im Alter von 85 Jahren in Herford gestorben

---

85) Mit der Arbeit: Die Gynäkomastie des Mannes und ihre Beziehungen zur Gesamtkonstitution, Leipzig 1926.
86) Mit der Arbeit: Die Entwickelung des vorderen Extremitätenskeletts beim Haushuhn, Wiesbaden 1914.
87) Mit der Arbeit: Weitere klinische Beobachtungen über die Therapie der Diphtherie mit Pyocyanes, Leipzig 1909.
88) Mit der Arbeit: Thrombose und tödliche Lungenembolie, Berlin 1936.

Preuß, Dr. Gertrud Anna (geb. Jablonski)
geboren am 9.2.1897 in Danzig/Westpreußen; Tochter eines Kaufmanns; Gymnasium, 1916 Abitur; Medizinstudium in Königsberg; März 1927 Approbation in Berlin; Dezember 1928 Promotion in Königsberg;[89] April 1932 Heirat mit dem Facharzt für Innere Krankheiten Dr. Walter Preuß (*28.5.1898 in Lodz/Polen/Rußland, †30.12.1954 in Essen; Eintritt in die NSDAP am 1.5.1936); Juli 1932 bis 1945 niedergelassene Kinderärztin in Danzig (Holzmarkt 18); nach Flucht von April bis Juli 1945 Fachärztin für Kinderheilkunde in der Praxis von → Dr. Carl Bienias in Schwerin (Bismarckplatz 23); Juli 1945 Flucht aus Schwerin; mind. 1953 bis Februar 1968 Kinderfachärztin in Essen (Karnaper Straße 142 und 82, Am Schlagbaum 2); ab Februar 1968 in Bad Kreuznach/Rheinland-Pfalz (Uhlandstraße 4, Mannheimer Straße 271, Saline Theodorshalle 22); am 27.3.1988 im Alter von 91 Jahren in Bad Kreuznach gestorben

Prévôt, Prof. Dr. Robert Paul

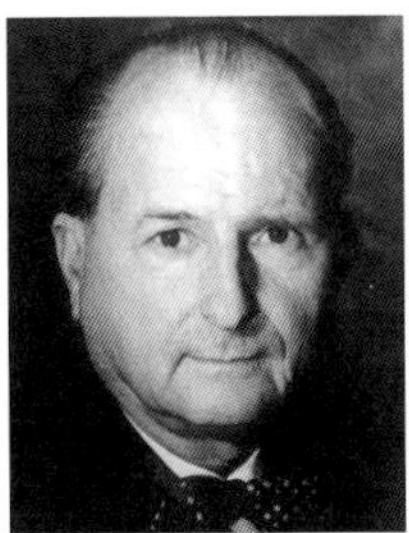

geboren am 22.9.1901 in Kassel/Hessen-Nassau; Sohn eines Architekten; Gymnasium, 1921 Abitur; Medizinstudium in Marburg; Juli 1927 Approbation; 1927 bis 1929 Assistenzarzt und röntgenologische Fachausbildung in Kassel; Mai 1929 Promotion in Marburg;[90] 1929 bis 1930 Assistenzarzt am Pathologischen Institut der Universität Rostock (Gertrudenstraße); 1930 bis 1931 Assistenzarzt an der II. Medizinischen Klinik der Charité in Berlin; 1931 bis 1935 Assistenzarzt in Dortmund; dazwischen 1933 zur weiteren röntgenologischen Fachausbildung in Zürich/Schweiz; ab 1935 (ab 1940 als Oberarzt) Leiter der Röntgenabteilung des Universitäts-Krankenhauses in Hamburg-Eppendorf (Lattenkamp 9, Lenhartzstraße 15); dort im November 1937 Habilitation;[91] 1937 bis 1944 Privatdozent für Röntgenologie an der Universität Hamburg; ab Dezember 1939 Facharzt für Röntgenologie; 1944 bis 1945 sowie 1947 bis 1948 außerplanmäßiger, 1948 bis 1957 außerordentlicher, 1957 bis 1970 ordentlicher Professor für Radiologie an der Universität Hamburg (Elbchaussee 165); April 1948 Heirat mit Gerda Krueger verw./gesch. Beyer (*27.6.1910 in [Berlin-]Reinickendorf, †24.8.1998 in Hamburg; Tochter eines Gemeinde-Büroassistenten und späteren Stadtoberinspektors), mind. fünf Stiefkinder; 1953 bis 1970 Direktor der Radiologischen Klinik und des Strahleninstituts an der Universitätsklinik in Hamburg-Eppendorf; 1970 emeritiert; bis 1998 in Hamburg (Trenknerweg 42); am 5.3.1998 im Alter von 96 Jahren in Hamburg gestorben

Prietz, Dr. Hans Joachim Adolf
geboren am 2.12.1911 in Filehne/Posen; Sohn eines Landwirts; Oberrealschule in Schneidemühl, 1930 Abitur; Medizinstudium in Marburg, Freiburg, Königsberg, Düsseldorf und Rostock; Februar 1937 Approbation in Rostock; ab 1937 Volontärassistent an der Röntgenabteilung der Medizinischen Klinik der Universität Rostock (Schröderplatz); ab Mai 1939 Assistenzarzt am Städtischen Krankenhaus in Stuttgart-Bad Cannstatt (Waiblinger Straße 133); November 1939 Heirat mit Anna Kühnemann (*14.4.1916 in Stettin; Tochter eines Kaufmanns und späteren Prokuristen), drei Kinder; ab Januar 1940 Assistenzarzt am Röntgeninstitut der AOK in Weimar (Torweg 6); spätestens 1941 Promotion; ab mind. 1941 Kriegseinsatz als Marine-Assistenzarzt, ab Juni 1942 im Marinelazarett Leer/Ostfriesland (Königstraße 40); anschließend bis Oktober 1952 Arzt in Leer (Brunnenstraße 22, Mühlenstraße 62); Oktober 1952 Auswanderung nach Kanada; ab Oktober 1952 in Regina/Kanada

Prinsen, Dr. Bernardus Aleidus
geboren am 25.9.1904 in Rijssen/Niederlande; Sohn eines Sattlers; Gymnasium, 1923 Abitur; Medizinstudium in Leiden/Niederlande; dort im Februar 1930 Approbation; 1930 bis mind. 1938 Arzt in Haaften/Niederlande; April 1930 Heirat mit Hendrika Bolk (*5.11.1905 in Almelo/Niederlande; Tochter eines Ladenbesitzers), 1949 Scheidung; 1935 Promotion in Utrecht/Niederlande;[92] ab September

89) Mit der Arbeit: Klimakterielle Psychosen, Hannover 1926.
90) Mit der Arbeit: Über faserige Entartung der Gehirncapillaren im Alter, Berlin 1929.
91) Mit der Arbeit: Ergebnisse neuzeitlicher Röntgenuntersuchungen am operierten Magen, Leipzig 1937.
92) Mit der Arbeit: Intellectmetingen bij kinderen. Bijdrage tot een vergelijkend onderzoek von stad en platteland (MS).

1944 dienstverpflichteter Arzt in Laage (St.-Jürgen-Straße 11, Johann-Albrecht-Straße 8); Januar 1945 Approbation für Deutschland; Juli 1953 Heirat mit Marie van der Zee (*3.9.1912 in Fort de Kock/Sumatra, †8.5.2002 in Den Haag/Niederlande; Tochter eines Kaffeehausbetreibers); am 5.5.1981 im Alter von 76 Jahren in Den Haag gestorben

Prinz, Dr. Walter Gustav Adolf

geboren am 15.8.1891 in Dahl bei Hagen/Westfalen; Sohn eines Lehrers; Gymnasium, 1911 Abitur; Medizinstudium in Göttingen; Kriegseinsatz, kriegsbeschädigt; 1920 Approbation und September 1921 Promotion in Göttingen;[93] März 1922 bis mind. 1940 niedergelassener Allgemeinpraktiker, Wundarzt und Geburtshelfer in Stettin (Pölitzer Straße 94, 22 und 93, Pettenkoferweg 7); Heirat, spätestens 1931 Scheidung; August 1931 Heirat mit Käthe Roeker (*16.5.1909 in Cammin/Pommern), sieben Kinder; ab 1937 Mitglied des NSDÄB; 1939 bis August 1943 Kriegseinsatz; nach Praxisschließung ab September 1943 notdienstverpflichteter Hilfskassenarzt bei Dr. Wilsen in Stettin (Krekower Straße 132), ab April 1944 bei Dr. Heinrich Ibrügger in Labes/Pommern (Adolf-Hitler-Straße 1); ab August 1944 dienstverpflichteter Arzt bei Dr. August Gatz in Degow bei Kolberg, ab November 1944 bei Dr. Arthur Oehlsen in Labes (Mühlenstraße 22); nach Flucht ab März 1945 niedergelassener Allgemeinpraktiker und Geburtshelfer in Tewswoos bei Dömitz; 1945 bis mind. 1946 praktischer Arzt in Grabow; bis 1948 Arzt in Seppenrade bei Lüdinghausen/Westfalen (Ondrup 69); am 14.10.1948 im Alter von 57 Jahren an schwerer Bewußtlosigkeit, Herzschaden und Lungenentzündung in Seppenrade gestorben, mglw. Suizid („Arzneimittelintoxikation nicht ausgeschlossen")

Prinzenberg, Dr. Bruno Julius Wilhelm

geboren am 30.9.1910 in Krefeld/Rheinprovinz; Sohn eines Kaufmanns; Gymnasium, 1931 Abitur; Medizinstudium in Greifswald; 1937 Approbation; ab 1937 Volontärassistent an der Chirurgischen Abteilung der Klinik in Köln-Lindenthal; Februar 1938 Promotion in Greifswald;[94] ab August 1939 Arztvertreter bei Dr. Bernhard Kwiet in Ostswine/Usedom; ab Oktober 1939 Volontärassistent an der HNO-Klinik der Universität Greifswald; mind. 1940 Arzt in Krefeld (Breite Straße 63); Juli 1940 Heirat mit Gisela Noeske (*10.12.1910 in Danzig), ein Kind, 1956 Scheidung; ab Januar 1942 Kriegseinsatz in der Wehrmacht; Juni 1945 bis 1947 Leiter des Lazaretts im sowjetischen Speziallager Fünfeichen bei Neubrandenburg, dort der sowjetischen Sanitätsgruppe unterstehend; mind. 1951 bis 1958 Facharzt für Hals-, Nasen- und Ohrenkrankheiten an der Poliklinik Oberspree in Berlin/DDR (Wilhelminenhofstraße 2); nach Übersiedlung in die Bundesrepublik von 1958 bis 1991 Facharzt für Hals-, Nasen- und Ohrenleiden in Krefeld (Marktstraße 50/52, Meisenweg 36); Dezember 1958 Heirat mit der Ärztin Dr. Hertha Wolff (*4.3.1909 in Fiume/Italien, †18.5.2004 in Krefeld); am 14.8.1991 im Alter von 80 Jahren in Duisburg gestorben

Prisko, Dr. Julius

geboren am 3.4.1881 in Võrumaa/Estland; Gymnasium, 1902 Abitur; Medizinstudium; dazwischen Kriegseinsatz als Chirurg an einem Spezialkrankenhaus für Schwerverletzte in St. Petersburg/Rußland; Mai 1918 Approbation in Dorpat/Estland; Promotion; März 1921 Heirat mit der Ärztin Dr. Erika Sorgenfrei (*20.5.1892 in Warschau, †nach 1962 in Penrith/Australien), fünf Kinder; mind. 1921 bis 1923 Arzt in Dorpat; ab mind. 1926 Facharzt für Chirurgie und chirurgische Orthopädie in Viljandi/Estland; Gründer und Eigentümer eines Krankenhauses in Reval/Estland; nach Flucht ab November 1944 dienstverpflichteter Arzt in der Praxis des verstorbenen → Dr. Huldreich Rennecke in Wismar (Adolf-Hitler-Straße 30); Januar 1945 Approbation als Chirurg und chirurgischer Orthopäde für Deutschland; nach Flucht aus Wismar bis 1950 im Umsiedlerlager Delmenhorst; Januar 1950 Auswanderung nach Australien; ab 1963 im Ruhestand in Thirlmere/Australien; am 16.3.1967 im Alter von fast 86 Jahren in Thirlmere gestorben

93) Mit der Arbeit: Schicksal von Patienten mit phlyktänulären Augenerkrankungen (MS).

94) Mit der Arbeit: Die künstliche Geburtseinleitung unter besonderer Berücksichtigung der Chinin-Hypophysinkur, Greifswald 1936.

Prochnow, Dr. Franz Erwin
geboren am 7.9.1909 in Janowitz/Posen; Sohn eines Apothekenbesitzers; Gymnasium, 1929 Abitur; Medizinstudium in Würzburg, Berlin und Rostock; 1936 Medizinalpraktikant in Rostock (Horst-Wessel-Straße 20); Dezember 1936 Approbation; ab Dezember 1936 Volontärassistent in Rostock; ab März 1937 Volontärassistent an der Augenklinik der Charité in Berlin; ab Mai 1938 Assistenzarzt am Städtischen Krankenhaus in Finsterwalde; ab November 1938 Mitglied des NSDÄB; ab September 1939 Volontärassistent am Städtischen Krankenhaus in Berlin-Neukölln (Rudower Straße 56); ab August 1940 Assistenzarzt an einem Behelfskrankenhaus in Berlin (Nordmarkstraße 15); ab Juni 1942 Assistenzarzt am Städtischen Krankenhaus in Berlin-Buch (Schönerlinder Chaussee); ab September 1942 dienstverpflichteter Hilfskassenarzt in der Praxis von Dr. Wilhelm Minnigerode in Berlin (Frankfurter Allee 9); August 1943 Promotion in Rostock;[95] ab August 1943 Hilfskassenarzt in der Praxis von Dr. Friedrich Geiße in Berlin (Greifswalder Straße 206); mind. 1946 bis 1950 Facharzt für Hals-, Nasen- und Ohrenkrankheiten in Westberlin (Augustastraße 55, Hauptstraße 107)

Pröhl, Dr. Werner Karl August
geboren am 22.11.1886 in Ortenberg/Hessen; Sohn eines Gräflichen Oberförsters und späteren Forstmeisters; Gymnasium, 1906 Abitur; Medizinstudium in Berlin; August 1914 Approbation; Kriegseinsatz; Oktober 1919 Promotion in Berlin;[96] April 1921 bis mind. 1936 niedergelassener Allgemeinpraktiker in Velbert/Rheinland (Kirchstraße 28 und 35); Mai 1922 Heirat mit Ruth Herminghaus (*29.7.1901 in Velbert, †12.7.1979 in Recklinghausen; Tochter eines Kaufmanns), sechs Kinder; bis 1938 Hilfsarzt am Staatlichen Gesundheitsamt Bergisch Gladbach; ab Juni 1938 stellvertretender Leiter und kommissarischer Amtsarzt des Staatlichen Gesundheitsamtes Marienburg/Westpreußen (Gaeblerstraße 1); nach Flucht ab Februar 1945 vom Mecklenburgischen Staatsministerium zur Flüchtlingsbetreuung in Schwerin eingesetzt; mind. 1950 bis 1952 niedergelassener Allgemeinpraktiker in Friedersdorf bei Königs Wusterhausen/Brandenburg (Berliner Straße 23); am 26.5.1952 im Alter von 65 Jahren an Apoplexie in Friedersdorf gestorben

Prösch, Erika Lucie Karla
geboren am 9.7.1916 in Düsseldorf/Rheinprovinz; Tochter eines Postassistenten und späteren Oberpostinspektors; Oberschule in Hamburg, 1926 Abitur; Medizinstudium in Rostock; mind. 1942 in Hamburg (Osterstraße 21); September 1942 Approbation in Rostock; ab April 1943 Assistenzärztin an der Chirurgischen Klinik der Universität Rostock (Maßmannstraße 35); ab April 1945 notdienstverpflichtete Hilfskassenärztin in Ludwigslust; November 1946 Promotion in Rostock;[97] mind. 1952 niedergelassene Fachärztin für Innere Krankheiten in Schwerin (Obotritenring 141); nach Übersiedlung in die Bundesrepublik mind. 1955 bis 1960 Ärztin in Hamburg (Osterstraße 21); bis 2006 in Weimar; unverheiratet, ein Kind; am 3.1.2006 im Alter von 89 Jahren in Weimar gestorben

Prösch, Dr. Gustav Johann Fritz
geboren am 17.5.1874 in Marnitz bei Parchim/Mecklenburg; Sohn eines Erbpächters; Gymnasium in Parchim, 1895 Abitur; Medizinstudium in Rostock; dort im Februar 1900 Approbation; 1900 bis 1901 Assistenzarzt in Rostock (Friedhofsweg 7); Januar 1901 Heirat mit Auguste Pleß (*28.4.1878 in Siggelkow bei Parchim, †16.3.1966 in Bad Doberan; Tochter eines Erbpächters), zwei Kinder; Februar 1901 bis 1936 niedergelassener Allgemeinpraktiker in (Bad) Doberan (Am Kamp 19 und 14); Mai 1901 Promotion in Rostock;[98] August 1914 bis August 1915 Kriegseinsatz; Eintritt in die NSDAP am 1.5.1933, Mitgliedsnummer 2.817.356; daneben auch Mitglied des NSDÄB; bis 1936 auch Badearzt in Bad Doberan; am 28.2.1936 im Alter von 61 Jahren in Berlin gestorben[99]

---

95) Mit der Arbeit: Untersuchungen über die Steigerung des Sympathicotonus durch kalte Seebäder (MS).
96) Mit der Arbeit: Zur Casuistik der Herztumoren (MS).
97) Mit der Arbeit: Blutbild und Senkungsgeschwindigkeit der Erythrozyten bei Morbus Bang (MS).
98) Mit der Arbeit: Beitrag zur Kasuistik und zur Lehre der ektopischen Schwangerschaft aus der Universitäts-Frauenklinik, Rostock 1901.
99) In einem Nachruf des NSDÄB und der Bezirksstelle Rostock der KVD hieß es, „der praktische Arzt [und] Parteigenosse Dr. Gustav Prösch“ sei „nach einem arbeitsreichen Leben“ gestorben. „Wir werden sein Andenken in Ehren halten.“

Prösch, Dr. Hans Wilhelm Heinrich

geboren am 17.9.1900 in Darß bei Lübz/Mecklenburg; Sohn eines Lehrers; Gymnasium in Doberan, Juli 1918 Notabitur; Juli bis November 1918 Kriegseinsatz; zunächst Studium der Mathematik und Naturwissenschaften, dann Medizinstudium in München und Rostock (Bahnhofstraße 9); Januar 1926 Approbation; 1926 bis 1928 Assistenzarzt und Arztvertreter; Januar 1928 Promotion in Rostock;[100] 1928 bis mind. 1929 Assistenzarzt in der Praxis von → Dr. Otto Krasemann in Güstrow; Januar 1931 bis 1972 niedergelassener Allgemeinpraktiker in Güstrow (Hafenstraße/Adolf-Hitler-Straße/Hafenstraße 7); Mai 1935 Heirat mit der Haustochter Florence Heins (*16.3.1911 in Halstenbek/Schleswig-Holstein, †29.1.1997 in Güstrow; Tochter eines Geschäftsführers sowie späteren Baumschulenbesitzers und Fotografen), drei Kinder; ab Mai 1945 Obmann der Güstrower Ärzte; am 21.5.1972 im Alter von 71 Jahren in Schwerin gestorben

Provos, Dr. Constantin

geboren am 22.6.1904 in Serres/Griechenland; Gymnasium, 1923 Abitur; Medizinstudium; 1928 Approbation in Wien; Promotion; April 1939 Heirat mit der Krankenschwester Ruth Süssmilch (*11.8.1911 in Nichtsfelde bei Mewe/Westpreußen, †1.10.1975 in Lübeck), mind. ein Kind; bis mind. 1939 Arzt in Serres; ab Dezember 1942 Assistenzarzt am DRK-Krankenhaus in Eberswalde/Brandenburg; Mai bis Oktober 1944 Arzt in Weilheim/Bayern; ab März 1945 Facharzt für Chirurgie und Frauenheilkunde in Fürstenberg (Schliemannstraße 7); bis November 1945 in Bassum/Hannover; November 1945 bis März 1946 Arzt in Stade/Hannover (Harburger Straße 27); ab März 1946 in Nottensdorf bei Stade (Schragenberg 4); am 18.3.1949 im Alter von 44 Jahren in Athen/Griechenland gestorben

Prütz, Dr. Franz Louis Hermann

geboren am 3.7.1865 in Groß Daberkow bei Woldegk/Mecklenburg; Sohn eines Gutspächters; Gymnasium, 1886 Abitur; Medizinstudium in Greifswald; dort im Juni 1894 Promotion;[101] Mai 1895 Approbation; mind. 1900 bis 1929 niedergelassener Frauenarzt mit Privatklinik in Gleiwitz/Schlesien (An der Promenade 4, Mietheallee 4); Januar 1900 Heirat mit Mathilde Holz verw. Hegenscheidt (*6.3.1873 in Pirna/Sachsen, †17.7.1947 in Rostock; Tochter eines Ingenieurs sowie späteren Industriellen und Generaldirektors), ein Kind und drei Stiefkinder; zum Sanitätsrat ernannt; ab mind. 1931 Facharzt für Frauenkrankheiten in Rostock (Stephanstraße 8); ab mind. 1939 ohne ärztliche Tätigkeit; am 1.10.1942 im Alter von 77 Jahren an Magenkrebs in Rostock gestorben

Pruszkowski, Dr. Gerhard Anton

geboren am 4.12.1910 in Braunsberg/Ostpreußen; Sohn eines Arztes; Gymnasium, 1930 Abitur; Zahnmedizin- und Medizinstudium in Königsberg; 1935 Approbation als Zahnarzt; als Medizinalpraktikant Eintritt in die NSDAP am 1.5.1937, Mitgliedsnummer 5.130.075; daneben auch Mitglied der SA; Oktober 1938 Approbation als Arzt; ab November 1938 Hilfsarzt am Staatlichen Gesundheitsamt Rastenburg/Ostpreußen (Wilhelmstraße 11); Januar 1939 Promotion in Königsberg;[102] April 1939 Heirat mit der Kindergärtnerin Margarete Romansky (*20.1.1913 in Heiligenbeil/Ostpreußen, †3.1.1994 in Hamburg; Tochter eines Reichsbahn-Obersekretärs), drei Kinder; ab November 1939 Mitglied des NSDÄB; ab Dezember 1939 Kriegseinsatz als Stabsarzt, nach Verlust des linken Unterarms im November 1944 aus der Wehrmacht entlassen; ab Dezember 1944 vollbeschäftigter Hilfsarzt am Staatlichen Gesundheitsamt Braunsberg (Adolf-Hitler-Platz 2); brachte als Flüchtlingsarzt im Februar 1945 etwa tausend Frauen und Kinder aus Ostpreußen per Schiff nach Kolberg; im März 1945 als Arzt in der Abteilung Inneres beim Mecklenburgischen Staatsminister in Schwerin eingesetzt; April bis Juli 1945 Leiter des Staatlichen Gesundheitsamtes des Kreises Parchim, dann versetzt oder entlassen (Nachfolger wurde → Dr. Hans Ihlow); mind. 1950 bis 1966 Facharzt für Lungenkrankheiten in Hamburg (Hochallee 113, Segeberger Chaussee 105, Lüneburger Straße 8, Oderfelder Straße 5); am 15.3.1966 im Alter von 55 Jahren nach einem Herzinfarkt in Hamburg gestorben

---

100) Mit der Arbeit: Conjunctivitis metastatica gonorrhoeica, Rostock 1927.
101) Mit der Arbeit: Beitrag zur Behandlung des Abortus, Greifswald 1894.
102) Mit der Arbeit: Ist nach afebrilen Aborten eine Cürettage notwendig? Auf Grund der Beziehungen der histologischen Ergebnisse des Cürettage-Materials an 289 Fällen zu den sonstigen klinischen Befunden, Königsberg 1938.

Przywara, Dr. Leonhard Engelbert (Leo)
geboren am 6.8.1907 in Gleiwitz/Schlesien; Sohn eines Ingenieurs; Gymnasium in Gleiwitz, 1926 Abitur; Medizinstudium in Greifswald, Tübingen und Wien; Januar 1933 Approbation und Mai 1933 Promotion in Greifswald;[103] Eintritt in die NSDAP am 1.5.1933, Mitgliedsnummer 2.225.210; 1933 bis mind. 1934 Assistenzarzt am Rudolf-Virchow-Krankenhaus in Berlin (dort auch wohnhaft: Augustenburger Platz 1); August 1934 Heirat mit der medizinisch-technischen Assistentin Ursula Below (*12.1.1910 in Posen; Tochter eines Ingenieurs und späteren Fabrikanten; Eintritt in die NSDAP am 1.5.1933, Mitgliedsnummer 2.146.908), zwei Kinder; Niederlassungsversuche in Swinemünde und Eisenach fehlgeschlagen; bis 1938 zunächst wissenschaftlicher Mitarbeiter, dann Leiter der wissenschaftlichen Abteilung der Firma Dr. Madaus & Co. in Radebeul/Sachsen (Winzerstraße 5); Juli 1938 bis Januar 1939 niedergelassener Internist in Berlin (Ostender Straße 30, Warschauer Straße 16); ab November 1938 Facharzt für Innere Krankheiten; Januar 1939 bis 1943 niedergelassener Facharzt für Innere Krankheiten in Rostock (Hopfenmarkt 5, Bismarckstraße 17); Kriegseinsatz als Stabsarzt bei der Kriegsmarine; am 9.10.1943 im Alter von 36 Jahren auf einem Lazarettschiff ums Leben gekommen

Ptok, Dr. Walter Lorenz Edmund
geboren am 29.11.1905 in Ratibor/Schlesien; Sohn eines Lehrers; Gymnasium in Ratibor, 1926 Abitur; Medizinstudium in Graz und Rostock; mind. 1935 Medizinalpraktikant in Neiße/Schlesien (Bergstraße 7); November 1935 Approbation; ab 1935 Volontärassistent am St. Josephs-Krankenhaus in Breslau (Oppenauer Straße 21); November 1936 Promotion in Breslau;[104] Juni 1938 bis mind. 1940 niedergelassener Allgemeinpraktiker in Köben/Schlesien (Schützenstraße 119); 1939 Heirat mit der Ärztin → Dr. Annemarie Ptok-Piechotta geb. Piechotta, drei Kinder; ab März 1943 niedergelassener Allgemeinpraktiker in Strehlen/Schlesien; nach Flucht ab Frühjahr/Sommer 1945 praktischer Arzt in Spornitz bei Parchim; ab mind. 1951 Facharzt für Innere Krankheiten in Eichwalde bei Berlin (Stubenrauchstraße 17), mind. 1955 bis 1957 in Berlin/DDR (Schmöckwitz, Waldstraße 184); nach Übersiedlung in die Bundesrepublik bis März 1958 in Heidenheim/Baden-Württemberg; März 1958 bis Dezember 1959 Arzt in Bad Griesbach/Baden-Württemberg; Dezember 1959 bis Dezember 1971 Arzt in Herrenalb/Baden-Württemberg (Kurpromenade 7); ab Dezember 1971 in Gernsbach/Baden-Württemberg (Friedrichstraße 16); bis 1987 in Karlsruhe (Hohenzollernstraße 55); am 11.11.1987 im Alter von fast 82 Jahren in Filderstadt/Baden-Württemberg gestorben

Ptok-Piechotta, Dr. Annemarie Franziska (geb. Piechotta)
geboren am 2.1.1913 in Rosdzin/Schlesien; Gymnasium, 1932 Abitur; Medizinstudium in Breslau; Februar 1939 Approbation; ab Juli 1939 Volontärassistentin an der Medizinischen und Neurologischen Klinik des Krankenhauses in Görlitz; 1939 Heirat mit dem Arzt → Dr. Walter Ptok, drei Kinder; November 1939 bis mind. 1940 Assistenzärztin in der Praxis ihres Ehemannes in Köben/Schlesien (Schützenstraße 119); Dezember 1939 Promotion in Breslau;[105] ab März 1943 in Strehlen/Schlesien; nach Flucht ab Frühjahr/Sommer 1945 praktische Ärztin in Spornitz bei Parchim; ab mind. 1951 in Eichwalde bei Berlin (Stubenrauchstraße 17), mind. 1955 bis 1957 in Berlin/DDR (Schmöckwitz, Waldstraße 184); nach Übersiedlung in die Bundesrepublik bis März 1958 in Heidenheim/Baden-Württemberg; März 1958 bis Dezember 1959 in Bad Griesbach/Baden-Württemberg; Dezember 1959 bis Dezember 1971 in Herrenalb/Baden-Württemberg (Kurpromenade 7); ab Dezember 1971 in Gernsbach/Baden-Württemberg (Friedrichstraße 16); ab mind. 1987 in Karlsruhe (Hohenzollernstraße 55, Erlenweg 2); am 8.10.2001 im Alter von 88 Jahren in Karlsruhe gestorben

Pückoff, Dr. Alide (geb. Liller)
geboren am 8.8.1900 in Tarwast bei Viljandi/Estland; Tochter eines Landwirts; Gymnasium, 1918 Abitur; Medizinstudium; Dezember 1924 Approbation in Dorpat; Promotion; ab mind. 1931 Ärztin

---

103) Mit der Arbeit: Die Herzkontraktionsphasen bei Gesunden und Kranken, Greifswald 1933.
104) Mit der Arbeit: Über die Verwendungsmöglichkeiten von Ultraviolett-Glas und die Ergebnisse der versuchsweisen Anwendung an den Schulen in Derschau und Luboschütz, Breslau 1936.
105) Mit der Arbeit: Über die praktische Verwertbarkeit der Kolloidphasenpufferung in der Serodiagnostik der Tuberkulose, Breslau 1938.

in Viljandi; spätestens 1931 Heirat mit dem Arzt → Dr. Herbert Pückoff, zwei Kinder; Oktober 1939 Umsiedlung nach Deutschland; Januar 1940 bis 1945 niedergelassene Fachärztin für Kinderheilkunde (zusammen mit ihrem Ehemann) in Bromberg (Bachmannstraße 5); März 1941 Approbation für Deutschland in Berlin; nach Flucht von März bis Juni 1945 Kinderärztin in der Praxis von → Dr. Gustav Lewerenz in Schwerin (Arsenalstraße 24); Juni 1945 Flucht aus Schwerin in die westlichen Besatzungszonen; mind. 1951 bis 1968 in Hamm/Westfalen (Südstraße 29); bis 1988 in Oldenburg/Niedersachsen (Rauhehorst 165); am 2.12.1988 im Alter von 88 Jahren in Oldenburg gestorben

Pückoff, Dr. Herbert Carl

geboren am 4.5.1898 in Dorpat/Estland; Gymnasium in Dorpat, 1916 Abitur; Medizinstudium in Dorpat; dort im Dezember 1924 Approbation; Promotion; ab mind. 1931 Arzt in Viljandi/Estland; spätestens 1931 Heirat mit der Ärztin → Dr. Alide Pückoff geb. Liller, zwei Kinder; September 1939 Approbation für Deutschland in Berlin; Oktober 1939 Umsiedlung nach Deutschland; November 1939 bis 1945 niedergelassener Facharzt für Frauenheilkunde (zusammen mit seiner Ehefrau) in Bromberg (Bachmannstraße 5); nach Flucht von März bis Juni 1945 niedergelassener Frauenarzt in der Praxis von → Dr. Gustav Lewerenz in Schwerin (Arsenalstraße 24); Juni 1945 Flucht aus Schwerin in die westlichen Besatzungszonen; mind. 1951 bis 1968 Facharzt für Frauenkrankheiten und Geburtshilfe in Hamm/Westfalen (Südstraße 29); mind. 1988 bis 1989 in Oldenburg/Niedersachsen (Rauhehorst 165); am 26.12.1989 im Alter von 91 Jahren in Oldenburg gestorben

Pütter, Melitta Edith Elsa (geb. Pilger)

geboren am 7.5.1913 in (Berlin-)Charlottenburg; Tochter eines Arztes; Gymnasium in Berlin, 1932 Abitur; Medizinstudium; September 1939 Approbation; November 1939 bis 1942 Assistenzärztin an einer Frauenklinik in Berlin-Charlottenburg (Knesebeckstraße 14, Pulsstraße 4/14, Schillerstraße 6); Juni 1940 Heirat mit dem Assessor, darauffolgenden Stadt- und Kreishauptmann von Lemberg-Land/Distrikt Galizien sowie späteren Ministerialrat Berthold Pütter (*24.12.1911 in Berlin, †15.6.1987 in Bonn; Sohn eines Geheimen Regierungsrates), ein Kind, spätestens 1954 Scheidung; ab März 1942 Assistenzärztin am St. Gertrauden-Krankenhaus in Berlin-Wilmersdorf; als Fachärztin für Gynäkologie und Geburtshilfe ab Juli 1943 ohne ärztliche Tätigkeit in Criewen bei Angermünde/Brandenburg (Pfarrhaus); nach Flucht oder Evakuierung von Juli bis September 1945 Ärztin in der Praxis von → Dr. Eckart Dugge in Wittenburg (Große Straße 86); September 1945 bis mind. 1958 niedergelassene Allgemeinpraktikerin in Westberlin (Knesebeckstraße 14); 1982 im Alter von 68/69 Jahren gestorben

Puff, Dr. Dr. Gerhard Johannes

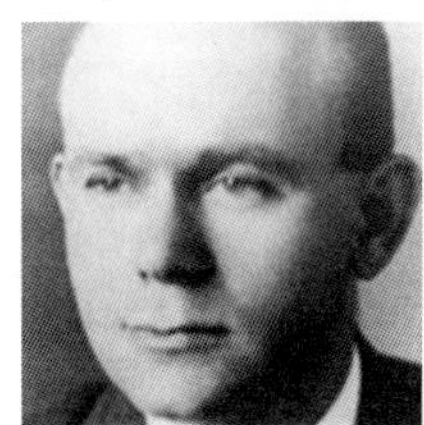

geboren am 21.10.1899 in Prenzlau/Brandenburg; Sohn eines Gymnasiallehrers; Gymnasium in Prenzlau, April 1918 Notabitur; ab April 1918 Kriegseinsatz; Zahnheilkunde- und Medizinstudium in Berlin; März 1922 Promotion zum Dr. med. dent. in Berlin;[106] Dezember 1924 Promotion zum Dr. med. in Tübingen;[107] Dezember 1924 Approbation; anschließend Assistenzarzt an den Stadtkrankenhäusern in Prenzlau und Döbeln/Sachsen, an der Universitäts-Frauenklinik in Leipzig, an der Universitäts-Augenklinik in Tübingen sowie am Institut für Tropenmedizin in Hamburg; mind. 1926 praktischer Arzt in Klein Flottbek bei Hamburg (Elbchaussee 192); Juli 1926 Heirat mit der Lehrerin Maria Leuckfeld (*26.10.1901 in Parbatipur/Britisch-Indien, †16.9.1976 in Wismar; Tochter eines Missionars), vier Kinder; Oktober 1926 bis März 1932 Missionsarzt (für das Missionswerk Leipzig) in Madschame/Deutsch-Ostafrika; 1932 aus dem Missionsdienst ausgeschieden; März 1933 bis Juni 1938 niedergelassener Allgemeinpraktiker in Woldegk (Adolf-Hitler-Straße 250); Juli 1938 bis mind. 1964 niedergelassener Allgemeinpraktiker und Geburtshelfer in Wismar (Krämerstraße 19, Altwismarstraße 21, Lindenstraße 36, Lübsche Straße 63, Stalinstraße 199, Lübsche Straße 125, Dr.-Liebenthal-Straße 13);

106) Mit der Arbeit: Über den Wirkungsbereich der Schulzahnklinik unter spezieller Berücksichtigung ihrer Beziehungen zu den sozialen Fürsorgestellen und der Mitwirkung bei der Bekämpfung von Kinderkrankheiten (MS).

107) Mit der Arbeit: Über die Behandlung des Bettnässens auf Grund der Typeneinteilung. Ergebnis der Behandlung von 200 Fällen (MS).

ab August 1938 Mitglied des NSDÄB; ab September 1939 Kriegseinsatz in der Wehrmacht; ab mind. 1949 Mitglied der CDU; spätestens 1963 zum Medizinalrat ernannt; am 21.6.1990 im Alter von 90 Jahren in Wismar gestorben

Puls, Dr. Friedrich-Karl Martin Albert
geboren am 6.9.1908 in Wismar/Mecklenburg; Sohn eines Dentisten; Oberrealschule in Wismar, 1928 Abitur; Medizinstudium in Innsbruck, Marburg, Jena, Berlin und Rostock; ab Mai 1935 Medizinalpraktikant an der Medizinischen Klinik und der Frauenklinik der Universität Rostock (Schröderplatz, Doberaner Straße 142) sowie am Stadtkrankenhaus in Wismar (Dahlberg); Juni 1936 Approbation; ab 1936 Assistenzarzt in Wismar (Lübsche Straße 14); anschließend Landassistent bei → Dr. Paul Kronke in Neustadt-Glewe; Januar 1937 Promotion in Rostock;[108] ab März 1937 aktiver Militärarzt bei der Kriegsmarine, mind. 1938 bis 1939 als Assistenzarzt im Marinelazarett Pillau/Ostpreußen (dort auch wohnhaft), mind. 1941 in Gotenhafen; Juni 1938 Heirat mit der Kindergärtnerin Katharine Klenk (*31.7.1910 in Schildesche bei Bielefeld, †4.12.2002 in Jüchen/Nordrhein-Westfalen; Tochter eines Monteurs und späteren Platzmeisters), mind. zwei Kinder; bis 1948 Arzt in Dabel bei Sternberg; am 24.7.1948 im Alter von 39 Jahren an Herzschlag in Dabel gestorben

Pulst, Dr. Werner Friedrich Karl
geboren am 4.6.1912 in Berlin; Sohn eines Apothekenbesitzers; Gymnasium in Lübeck, 1930 Abitur; Medizinstudium in Tübingen und Rostock; während des Studiums auch pharmazeutische Lehre bei seinem Vater in Lübeck; von Oktober 1934 bis Juni 1935 freiwilliger Militärdienst in einem Rostokker Infanterie-Regiment; ab August 1936 Medizinalpraktikant an der HNO-Klinik der Universität Rostock (Doberaner Straße 137-139) und am Städtischen Krankenhaus in Spremberg/Lausitz; September 1937 Approbation in Schwerin; Januar 1938 Promotion in Rostock;[109] ab Juni 1938 Arztvertreter in Wittstock/Dosse; ab August 1938 Assistenzarzt in Rostock (Haedgestraße 22); ab September 1938 Mitglied des NSKK sowie Mitglied des NSDÄB; Oktober 1938 Heirat mit Grete Grützmacher (*4.8.1913 in Woldegk, †23.12.1996 in Neustadt/Holstein; Tochter eines Barbiers), mind. zwei Kinder; Oktober 1938 bis September 1939 Assistenzarzt an der Landesheilanstalt Neustadt/Holstein; ab September 1939 Kriegseinsatz in der Wehrmacht, 1943 bis 1944 als Regimentsarzt in der Sowjetunion; 1944 bis 1949 in sowjetischer Kriegsgefangenschaft, Spätheimkehrer mit 30-prozentiger Erwerbsminderung (durch Eiweißmangelschaden und Malaria); ab 1949 Assistenzarzt, mind. 1953 bis 1961 Oberarzt an der Neurologisch-psychiatrischen Abteilung des Landeskrankenhauses in Neustadt/Holstein (Wiesenhof 8); ab Oktober 1951 Facharzt für Nerven- und Geisteskrankheiten; 1951 zum Medizinalrat, 1955 zum Obermedizinalrat, 1961 zum Medizinaldirektor ernannt; 1961 bis September 1975 Chefarzt an der Psychiatrisch-neurologischen Frauenabteilung und Ärztlicher Direktor des Landeskrankenhauses in Neustadt/Holstein; 1969 zum Leitenden Medizinaldirektor ernannt; September 1975 bis Juni 1976 als angestellter Arzt am Landeskrankenhaus in Neustadt/Holstein weiterbeschäftigt (Reiferbahn 8); am 12.4.1983 im Alter von 70 Jahren in Neustadt/Holstein gestorben

Puschmann, Dr. Erich Franz Rudolph
geboren am 26.11.1889 in Köthen/Provinz Sachsen; Sohn eines Stadtrats und späteren Bürgermeisters; Gymnasium in Köthen, 1910 Abitur; Medizinstudium in Jena, Marburg und Rostock (Talstraße 1, Waldemarstraße 20); dazwischen ab 1916 Kriegseinsatz als Truppenarzt und in Feldlazaretten, im März 1919 als Oberarzt aus dem Heer entlassen; Januar 1920 Approbation und September 1920 Promotion in Rostock;[110] 1920 bis Januar 1922 Assistenzarzt an der chirurgischen Privatklinik von → Prof. Dr. Ernst Ehrich in Rostock (Paulstraße 52/54); Oktober 1920 Heirat mit Asta Brede (*24.12.1894 in Minden/Westfalen, †12.11.1964 in Hamburg; Tochter eines Sergeanten und späteren Oberpostsekretärs), 1932 Scheidung; Februar 1922 bis mind. 1959 niedergelassener Allgemeinprakti-

108) Mit der Arbeit: Häufigkeit des engen Beckens, seine Diagnose sowie die Geburtsleitung bei engem Becken, Rostock 1936.
109) Mit der Arbeit: Die Stirnhöhlenpneumatisation unter Berücksichtigung der Beziehungen zwischen Stirnhöhlenaplasie und Supraorbitalneuralgien, Wismar 1937.
110) Mit der Arbeit: Die Erfolge der Nervennaht auf Grund von 81 Fällen (MS).

ker in Rostock (Brandesstraße 2, Augustenstraße 6, Friedrich-Franz-Straße/August-Bebel-Straße 104 und 3); Dezember 1932 Heirat mit Gertrud Mlasowsky adopt. Frenz (*6.10.1906 in Dresden, †8.9.1991 in Rostock; Tochter einer ledigen Wirtschaftsgehilfin sowie Adoptivtochter eines Universitätsfecht- und Tanzlehrers), ein Kind; Förderndes Mitglied des NSFK; 1939 bis 1945 Kriegseinsatz als Stabsarzt im Truppen- und Lazarettdienst der Wehrmacht; am 27.6.1961 im Alter von 71 Jahren in Rostock gestorben

Puskeppelies, Dr. Max Otto Gustav
geboren am 14.6.1895 in Königsberg/Ostpreußen; Sohn eines Faßkellners; Gymnasium, 1915 Abitur; ab mind. 1915 Kriegseinsatz, schwer verwundet, 25 Prozent erwerbsgemindert; Medizinstudium in Berlin; Februar 1922 Approbation und August 1922 Promotion in Berlin;[111] mind. 1932 niedergelassener Allgemeinpraktiker in Charlottenhöhe bei Calmbach/Enz; dort Eintritt in die NSDAP am 1.4.1932, Mitgliedsnummer 1.098.179; September 1933 bis 1936 Kassenarzt auf Helgoland (Siemensterrasse 65); April 1936 bis 1938 niedergelassener Allgemeinpraktiker in Warin; April 1938 bis April 1939 Entzug der Approbation wegen „Verstoßes gegen das Opiumgesetz"; im Januar 1939 von der Großen Strafkammer des Landgerichts Güstrow wegen fortgesetzten Vergehens gegen § 6 der Verordnung über das Verschreiben von Betäubungsmitteln zu 600 RM Geldstrafe verurteilt; August 1938 bis März 1939 Entziehungskuren in der Heilanstalt Woltorf bei Peine und im Sanatorium Ilten/Hannover; ab April 1939 Assistenzarzt an der Landesheil- und Pflegeanstalt Leubus/Schlesien; am 29.4.1939 im Alter von 43 Jahren in Breslau gestorben, mglw. Suizid

Pust, Dr. Georg Albert
geboren am 25.9.1909 in Geestemünde/Hannover; Sohn eines Arztes; Gymnasium in Bremerhaven, 1929 Abitur; Medizinstudium in Tübingen, Kiel, München und Rostock; Medizinalpraktikant am Städtischen Krankenhaus in Wesermünde (Borriesstraße 38) und in Rostock; Juni 1936 Approbation; ab Juli 1936 Volontärassistent in Wesermünde (Hartwichstraße 8); Oktober 1936 Promotion in Rostock;[112] Januar 1937 bis Juni 1939 Assistenzarzt an der Medizinischen Klinik der Universität Rostock (Schröderplatz, Doberaner Straße 39, Voßstraße 12); April 1937 Heirat mit Renate Friedrichs spätere Opelt (*4.3.1918 in Geestemünde; Tochter eines Direktors und späteren Kaufmanns), 1950 Scheidung; in Rostock zunächst Mitglied der SA; Eintritt in die NSDAP am 1.5.1937, Mitgliedsnummer 4.403.694; Juli 1939 bis mind. 1940 Assistenzarzt am Städtischen Krankenhaus in Mainz (Fichteplatz 1); ab Oktober 1940 Facharzt für Röntgenologie; mind. 1951 bis 1974 niedergelassener Röntgenfacharzt in Mainz (Ballplatz 3, Ebersheimer Weg 45); Mai 1951 Heirat mit der medizinisch-technischen Assistentin Ursula Liesegang (*20.8.1923 in Bonn, †22.2.1994 in Mainz; Tochter eines Chemikers), insgesamt mind. drei Kinder; zum Sanitätsrat ernannt; bis mind. 1994 in Mainz; bis 2000 im Ruhestand in Langen bei Bremerhaven (Debstedter Straße 26-30); am 18.11.2000 im Alter von 91 Jahren in Bremerhaven gestorben

Putscher, Dr. Kurt Friedrich Karl
geboren am 20.4.1917 in Neustrelitz/Mecklenburg; Sohn eines Magistrats-Registrators; Gymnasium, 1937 Abitur; Medizinstudium in Bonn, Jena und Berlin; als Student in Bonn Eintritt in die NSDAP am 1.4.1938, Mitgliedsnummer 7.051.462; April 1943 Approbation und Promotion in Breslau;[113] ab Juli 1943 Assistenzarzt in Neustrelitz (Adolf-Friedrich-Straße 9); ab September 1943 Kriegseinsatz als Sanitätsfeldwebel in der Wehrmacht; mglw. Kriegsgefangenschaft; 1959 für tot erklärt (zum 31.7.1949)

---

111) Mit der Arbeit: Über divertikuläre Myome des Magen-Darmtraktus mit Hinweis auf die Malignität der Myome, Berlin 1922.
112) Mit der Arbeit: Thrombose und Embolie, Rostock 1935.
113) Mit der Arbeit: Über die soziale Lage deutscher Umsiedler aus dem Buchenland (MS).

Quensel, Dr. Wolfgang Friedrich Wilhelm
geboren am 9.10.1906 in Leipzig/Sachsen; Sohn eines Arztes und späteren Universitätsprofessors; Gymnasium, 1926 Abitur; Medizinstudium in Leipzig; dort im Oktober 1932 Promotion;[1] 1933 Approbation; ab 1933 Assistenzarzt am Physiologischen Institut der Universität Heidelberg (Schloß-Wolfsbrunnenweg 8); mind. 1934 Assistenzarzt am Physiologischen Institut der Universität Rostock (Gertrudenstraße); spätestens 1934 Heirat mit der Medizinstudentin Emilie Bach (*2.1.1909 in Dresden, †11.10.2002 in Ahrensburg/Schleswig-Holstein; Tochter eines Juristen und Oberfinanzrates sowie späteren Geheimen Regierungsrates), 1949 Scheidung; mind. 1938 bis 1949 Nervenarzt und Neurophysiologe in Heidelberg (Bergstraße 52); dort im März 1938 Habilitation;[2] ab April 1941 Kriegseinsatz in der Wehrmacht; ab 1949 Arzt an den Wahrendorffschen Krankenanstalten für psychisch Kranke in Ilten/Niedersachsen; Dezember 1949 Heirat mit Alice van der Haegen (*12.2.1918 in Stettin, †24.1.2015 in Lübeck; Tochter eines Wäschereibesitzers); mind. 1961 bis 1973 Facharzt für Neurologie und Psychiatrie sowie Ärztlicher Leiter des Sanatoriums Schloß Waldleiningen bei Kaiserslautern; bis 1974 in Stegen bei Freiburg (Attentalstraße 11); am 2.8.1974 im Alter von 67 Jahren in Freiburg gestorben

Quest, Dr. Karl Max Joachim
geboren am 30.11.1909 in (Berlin-)Weißensee; Sohn eines Kaufmanns; Deutsche Aufbauschule und Realgymnasium in Gera, 1929 Abitur; Medizinstudium in Jena und Rostock; 1938 Medizinalpraktikant in Rostock (Lloydstraße 4); April 1939 Approbation und Mai 1939 Promotion in Rostock;[3] ab Juni 1939 Arztvertreter in Malchin; November 1939 bis 1940 dienstverpflichteter Arzt in der Praxis von → Dr. Wilhelm Breßler in Rostock (Baleckestraße 3); dort Eintritt in die NSDAP am 1.1.1940, Mitgliedsnummer 7.917.343; Mitglied des NSDÄB; September 1940 Heirat mit Charlotte Biedermann (*10.9.1910 in Lüttichau/Sachsen, †18.7.2007 in Osterholz-Scharmbeck/Niedersachsen; Tochter eines Molkereibesitzers), mind. ein Kind; ab 1940 notdienstverpflichteter Hilfskassenarzt in Rostock (Goethestraße 4); mind. 1943 bis 1944 niedergelassener Allgemeinpraktiker in Rostock (Maßmannstraße 28); dort auch Bereitschaftsführer bei der Luftschutzpolizei; von der Strafkammer des Landgerichts Rostock im Juni 1944 wegen fahrlässiger Tötung zu neun Monaten Gefängnis verurteilt;[4] ab Oktober 1944 Strafverbüßung im Gefängnis-Sondervollzug in Bützow-Dreibergen, im März 1945 vorzeitig nach Rostock mit der Maßgabe entlassen, sich bei der Ärztekammer zu melden; mind. 1946 in Brake/Niedersachsen; ab mind. 1965 Arzt in Osterholz-Scharmbeck (Rübhofstraße 17); am 16.7.1977 im Alter von 67 Jahren in Osterholz-Scharmbeck gestorben

Quodbach, Dr. Karl August Albert
geboren am 30.12.1910 in Neudamm/Neumark/Brandenburg; Sohn eines Arztes; Reformrealgymnasium in Wittenberge, 1930 Abitur; Medizinstudium in München, Greifswald und Rostock; 1935 bis 1936 Medizinalpraktikant am Städtischen Krankenhaus in Wittenberge, am Pathologischen Institut des Stadtkrankenhauses in Dresden-Friedrichstadt und am Städtischen Krankenhaus in Brandenburg/Havel; ärztliches Landvierteljahr in Greifenberg/Pommern; 1936 Approbation in Schwerin; 1936 bis 1938 Assistenzarzt am Pathologischen Institut der Universität Rostock (dort auch wohnhaft: Strempelstraße 14); Januar 1937 Promotion in Rostock;[5] ab Juli 1938 Assistenzarzt am Knappschaftskrankenhaus in Senftenberg; ab Oktober 1938 Assistenzarzt am Städtischen Krankenhaus in Wittenberge; ab Dezember 1938 Hilfsassistent, ab Februar 1939 Assistenzarzt am Städtischen Krankenhaus

---

1) Mit der Arbeit: Über die Polarisationskapazität („Permeabilität") des Froschmuskels in Abhängigkeit vom Stoffwechsel, Berlin 1932.
2) Mit der Arbeit: Untersuchungen über den Muskelstoffwechsel des Warmblüters. Der Verlauf der Muskeldurchblutung während der tetanischen Kontraktion, Berlin 1937.
3) Mit der Arbeit: Über Cataracta electrica mit entsprechenden Versuchen am Kaninchenauge, Rostock 1938.
4) Mit der Begründung, Quest habe im August 1943 „fahrlässig den Tod des 17jährigen Hans Georg Facklam verschuldet", indem er bei mehrfachen Untersuchungen des Patienten zunächst dessen Blinddarmentzündung und später eine Bauchfellentzündung nicht erkannt, statt dessen Magenschleimhautentzündung diagnostiziert und deshalb falsche Medikamente verordnet sowie darüber hinaus einen weiteren Krankenbesuch abgelehnt habe. Als der Patient Mitte August 1943 durch einen anderen Arzt in die Chirurgische Klinik eingewiesen wurde, habe er „nicht mehr gerettet werden können, sondern sei an den Folgen der Bauchfellentzündung am 30.8.1943 verstorben".
5) Mit der Arbeit: Tagesschwankungen im Urobilinogen- und Farbgehalt des Harns, Rostock 1936.

in Berlin-Köpenick (Achenbachstraße 2-8); Dezember 1938 Heirat mit der Ärztin → Dr. Ursula Quodbach geb. Suhrcke, 1948 Scheidung; November 1939 bis 1945 Kriegseinsatz in der Wehrmacht; bis 1947 in Kriegsgefangenschaft; 1947 bis 1948 Arzt am Kreiskrankenhaus in Buchholz/Lüneburger Heide; 1948 bis 1954 Oberarzt am Stadt- und Kreiskrankenhaus in Minden/Westfalen (Hahler Straße 56); Januar 1949 Heirat mit der Krankenschwester Irja Arkonsuo (*18.4.1915 in Hausjärvi/Finnland, †7.6.1997 in Hohenfelde bei Bad Doberan; Tochter eines Geschäftsinhabers); Facharzt für Chirurgie; 1954 bis 1955 Arzt am Städtischen Krankenhaus in Karl-Marx-Stadt (Leninstraße); 1955 bis 1969 Chefarzt an der Chirurgischen Abteilung des Kreiskrankenhaus in Bad Doberan; als Medizinalrat ab 1969 Ärztlicher Direktor am Kreiskrankenhaus in Kühlungsborn; bis 1985 in Bad Doberan (Straße des Friedens 34); am 12.2.1985 im Alter von 74 Jahren in Kühlungsborn gestorben

Quodbach, Dr. Ursula Frieda Amalie (geb. Suhrcke, spätere Schachanowski)
geboren am 15.9.1910 in Puchow bei Penzlin/Mecklenburg; Tochter eines Administrators und Gutsverwalters; Reformrealgymnasium in Neubrandenburg, 1929 Abitur; Medizinstudium in Greifswald, Freiburg, Hamburg und Rostock; Juli 1936 Promotion[6] und 1936 Approbation in Rostock; mind. 1936 Volontärassistentin an der Universitäts-Kinderklinik in Greifswald und mglw. in Rostock; mind. 1938 Ärztin in Puchow; ab Ende 1938 Ärztin in Wittenberge (Adolf-Hitler-Straße 32); Dezember 1938 Heirat mit dem Arzt → Dr. Karl Quodbach, 1948 Scheidung; ab März 1940 Assistenzärztin an der Universitäts-Kinderklinik in Greifswald; ab November 1942 ohne ärztliche Tätigkeit in Berlin; ab Januar 1943 Assistenzärztin am Städtischen Krankenhaus in Berlin-Köpenick (Achenbachstraße 2-8); mind. 1949 bis 1950 Ärztin in Wittenberge (Rudolf-Breitscheid-Straße 25); Dezember 1949 Heirat mit dem Vermessungsinspektor Eduard Schachanowski (*19.9.1908 in Marienburg/Westpreußen), mind. ein Kind, 1959 Scheidung; ab mind. 1955 in Berlin/DDR (Gustav-Adolf-Straße 169, Langhansstraße 26, Zingster Straße 74); am 6.8.2019 im Alter von 108 Jahren in Berlin gestorben

6) Mit der Arbeit: Über die Wirkung einiger deutscher Heilquellen auf die Pflanzenentwicklung, Rostock 1936.

Raabe, Dr. Erich Franz Adolf

geboren am 9.1.1902 in Kassel/Hessen-Nassau; Sohn eines Berufssoldaten (Leutnant) sowie späteren Rittmeisters und Landwirtschaftslehrers; Gymnasium in Fulda, 1922 Abitur; Medizinstudium in Würzburg und Rostock; 1930 Approbation; mind. 1932 bis 1936 Assistenzarzt an der Universitäts-Nervenklinik Rostock-Gehlsheim; Dezember 1932 Heirat mit Anna Neumann (*30.4.1911 in Königsberg, †24.11.1994 in Glücksburg/Schleswig-Holstein); März 1937 Promotion in Leipzig;[1] ab Juni 1937 ärztlicher Leiter des Kurheims in Bollersdorf bei Buckow/Märkische Schweiz; ab April 1941 Kriegseinsatz; nach Kriegsende Chefarzt an der Psychiatrischen Klinik in Berlin-Wuhlgarten; bis 1985 in Glücksburg (Fördestraße 14); am 16.7.1985 im Alter von 83 Jahren in Flensburg gestorben

Raabe, Dr. Friedrich Johannes (Fritz)

geboren am 21.1.1915 in Seeburg bei Duderstadt/Hannover; Sohn eines Landwirts; Gymnasium in Duderstadt, 1935 Abitur; Medizinstudium in Rostock; September 1942 Approbation und 1942 Promotion in Rostock;[2] 1942 bis 1943 in Seeburg (Haus Nr. 65); mind. 1943 Kriegseinsatz als Unterarzt und Truppenarzt an der Flugzeugführerschule in Rostock-Warnemünde; unverheiratet; am 31.3.1943 im Alter von 28 Jahren in Rostock-Warnemünde ertrunken

Raddag, Dr. Otto Willi Paul

geboren am 2.8.1894 in Ganzkow/Pommern; Sohn eines Hauptlehrers; Gymnasium, 1914 Abitur; Kriegseinsatz, kriegsbeschädigt (70 Prozent erwerbsgemindert) aus dem Heer entlassen; Medizinstudium in Greifswald; dort im März 1924 Promotion;[3] August 1924 Approbation; ab 1925 niedergelassener Allgemeinpraktiker in Stargard/Pommern (Bahnhofstraße 16); mind. 1927 praktischer Arzt in Groß Jestin/Pommern; Juni 1927 Heirat mit der Haustochter Marie Noltemeyer (*4.7.1902 in Bramsche/Hannover, †31.12.1992 in Lilienthal/Niedersachsen; Tochter eines Kaufmanns), mind. zwei Kinder, 1944 Scheidung, Mai 1952 Wiederheirat; bis 1933 praktischer Arzt in Treptow/Tollense; Juli 1933 bis März 1934 Arzt in Mecklenburg; mind. 1935 wieder niedergelassener Allgemeinpraktiker in Stargard/Pommern (Bahnhofstraße 16); Juni 1938 bis mind. 1940 praktischer Arzt in Stettin (Große Lastadie 62, Augustaplatz 1); ab April 1940 Kriegseinsatz in der Wehrmacht; mind. 1952 bis Oktober 1958 niedergelassener Allgemeinpraktiker in Nordhorn/Niedersachsen (Bahnhofstraße 21, Hauptstraße 38); ab Oktober 1958 praktischer Arzt in Osnabrück (Johannisstraße 122, Schloßstraße 87); am 6.8.1969 im Alter von 75 Jahren in Osnabrück gestorben

Radebold, Dr. Carl

geboren am 31.7.1892 in Herne/Westfalen; Sohn eines Baurates; Gymnasium in Stade, 1912 Abitur; Medizinstudium in Freiburg, Göttingen und Kiel; dazwischen Kriegseinsatz als Truppenarzt, zuletzt als Feldhilfsarzt in Feldlazaretten; Juli 1920 Approbation und November 1925 Promotion in Kiel;[4] Assistenzarzt; Januar 1926 Heirat mit Elisabeth Busch spätere Luy (*8.2.1905 in Berlin; Tochter eines Schuhwarenfabrikanten), zwei Kinder, spätestens 1943 Scheidung; August 1926 bis 1935 niedergelassener Allgemeinpraktiker bzw. Facharzt für Chirurgie in Malchin; dort Mitglied der HJ, des NSKK, des NSDÄB und der NSDAP; bis November 1935 praktischer Arzt in Waren; November 1935 bis Januar 1936 praktischer Arzt in Ribnitz; Januar 1936 bis 1938 niedergelassener Allgemeinpraktiker und Chirurg in Kröpelin (Markt 9); Juni 1938 bis mind. 1942 niedergelassener Allgemeinpraktiker in Chemnitz (Straße der SA 38; übernahm die Praxis des jüdischen Arztes Dr. Curt Berliner nach dessen Inhaftierung und Verurteilung zu 18 Monaten Zuchthaus); ab Juni 1940 Kriegseinsatz in der Wehrmacht, im November 1942 Praxis geschlossen; mind. 1963 bis 1969 Arzt in Pöcking/Bayern; bis 1978 in Ainring/Bayern (Salzstraße 1); am 28.4.1978 im Alter von 85 Jahren in Freilassing/Bayern gestorben

---

1) Mit der Arbeit: Die Psittakosis in Sachsen und ihre Bekämpfung. Übersicht über die sächsischen Fälle von Papageienkrankheit des Menschen in den Jahren 1929-1935 unter besonderer Berücksichtigung der epidemiologischen Verhältnisse, Zeulenroda 1937.

2) Mit der Arbeit: Über das Verhalten der Leukozyten im strömenden Blut von Streptokokkeninfektionen unter Prontosileinwirkung (MS).

3) Mit der Arbeit: Über Hallux valgus und seine operative Behandlung (MS).

4) Mit der Arbeit: Encephalitis nach Grippe (MS).

Rademacher, Dr. Richard Wilhelm

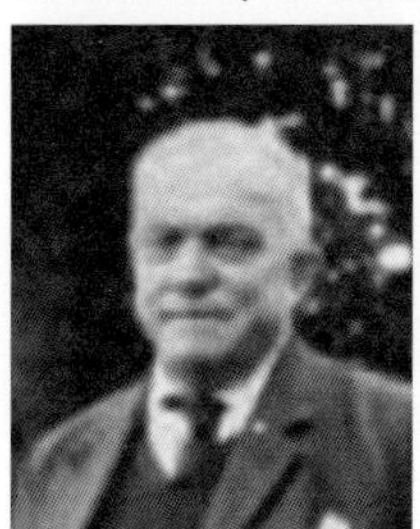

geboren am 20.6.1894 in Krefeld/Rheinprovinz; Sohn eines Handelsschuldirektors; Gymnasium in Krefeld, 1912 Abitur; Medizinstudium in Münster, Bonn und Rostock; dazwischen ab August 1914 Kriegseinsatz, zunächst beim Infanterie-Regiment 67, nach schwerer Verwundung neun Monate dienstuntauglich, ab April 1916 erneuter Kriegseinsatz als Feldunterarzt, im Januar 1917 erneut schwer verwundet, ab Februar 1918 erneuter Kriegseinsatz als Truppenarzt; ab Dezember 1918 Feldhilfsarzt bzw. Korpsarzt beim IX. Armeekorps und wachhabender Arzt im Garnisonslazarett Schleswig; zur Weiterführung seines Studiums nach Rostock (Grüner Weg 9) beurlaubt, im März 1920 aus dem Heer entlassen; November 1919 Heirat mit Margott Petersen (*27.8.1896 in Schleswig, †26.8.1951 in Neukalen; Tochter eines Fischereibesitzers), drei Kinder; Juli 1921 Approbation und Oktober 1921 Promotion in Rostock;[5] Assistenzarzt bei → Dr. Wilhelm Hinneberg in Neukalen; 1922 bis 1925 niedergelassener Allgemeinpraktiker in Altkalen; 1926 bis 1934 niedergelassener Allgemeinpraktiker in Dargun (Schloßstraße 63); dort Eintritt in die NSDAP am 1.10.1932, Mitgliedsnummer 1.344.788; ab 1934 praktischer Arzt in Rheinhausen-Hochemmerich (Georgstraße); Juni 1935 bis mind. 1962 niedergelassener Allgemeinpraktiker in Neukalen (Nachfolger von → Dr. Wilhelm Maaß; Horst-Wessel-Straße/Chausseestraße/Straße der Freundschaft 6); August 1953 Heirat mit Irma Burkhardt gesch. Horch (*12.8.1901 in Magdeburg, †26.4.1989 in Neukalen; Tochter eines Eisenbahn-Bureau-Diätars); 1956 bis August 1966 auch Leiter des Landambulatoriums in Neukalen; am 25.12.1973 im Alter von 79 Jahren in Neukalen gestorben[6]

Radicke, Dr. Horst Paul Robert

geboren am 22.5.1906 in Wischwill/Memel/Ostpreußen; Gymnasium, 1926 Abitur; Medizinstudium in Königsberg; Mai 1934 Approbation in Berlin; bis 1935 Arzt in Berlin (Friedrich-Wilhelm-Straße 14); August 1935 bis mind. 1937 Hilfsarzt am Staatlichen Gesundheitsamt Tilsit/Ostpreußen (Moltkestraße 4); April 1937 Promotion in Königsberg;[7] in Tilsit Eintritt in die NSDAP am 1.5.1937, Mitgliedsnummer 4.752.240; Heirat mit Herta Niedzwetzki (*19.2.1915 in Insterburg/Ostpreußen, †9.2.2001 in Bad Honnef/Nordrhein-Westfalen; Tochter eines Regierungsbezirksrevisors), mind. drei Kinder; April 1939 bis Oktober 1944 Amtsarzt und Leiter des Staatlichen Gesundheitsamtes Heydekrug/Ostpreußen (Lindenallee 10); dort auch nebenamtlicher Gefängnisarzt; zum Medizinalrat ernannt; ab Oktober 1942 Mitglied des NSDÄB, Nr. 38.919; Oktober 1944 Flucht aus Heydekrug; ab März 1945 Arzt am Stadtkrankenhaus in Crivitz; dort auch zuständig für die Flüchtlingsbetreuung; zu Kriegsende dem Staatlichen Gesundheitsamt für den Stadt- und Landkreis Schwerin zugewiesen; nach Übergabe der Region an die sowjetische Besatzungsmacht im Juli 1945 Flucht in die westlichen Besatzungszonen; zum Landesobermedizinalrat ernannt; bis 1990 in Bad Honnef (Am Spitzenbach 2); am 1.8.1990 im Alter von 84 Jahren in Bad Honnef gestorben

Radloff, Dr. Arthur Heinrich Alwin

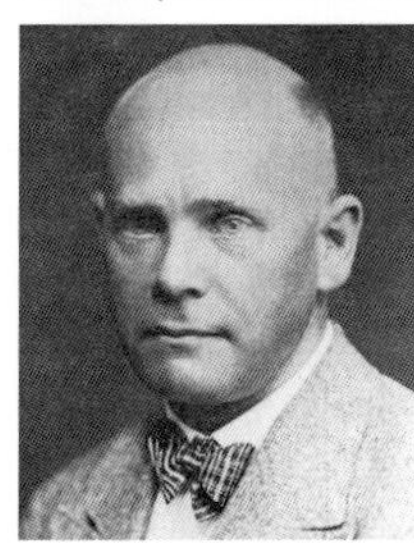

geboren am 9.5.1882 in Neubrandenburg/Mecklenburg; Sohn eines Kämmereisekretärs und Bücherrevisors; Gymnasium in Neubrandenburg, 1902 Abitur; Medizinstudium in München und Rostock; Medizinalpraktikant an der Augenklinik der Universität Rostock (Doberaner Straße 140) und am Stift Bethlehem in Ludwigslust; Februar 1910 Approbation und März 1910 Promotion in Rostock;[8] Dezember 1910 bis November 1927 niedergelassener Allgemeinpraktiker in Banzkow bei Crivitz (Häuslerei Nr. 92); Mai 1911 Heirat mit Anne-Marie Brockmann (*12.9.1887 in Wismar; Tochter eines Lotteriecollecteurs); August 1914 bis November 1918 Kriegseinsatz, zuletzt als Oberarzt und Stabsarzt; 1926 staatsärztliche Prüfung; ab Dezember 1927 Kreisarzt, August

5) Mit der Arbeit: Beitrag zur Kasuistik von Arsenmelanose und Keratose bei Lichen ruber verru verrucosus (MS).
6) Die Dr.-R.-Rademacher-Straße in Neukalen ist nach ihm benannt.
7) Mit der Arbeit: Exhairese des N. obturatorius bei Spasmen und Schmerzzuständen, Königsberg 1937.
8) Mit der Arbeit: Über familiären Nystagmus, Rostock 1909.

1935 bis mind. März 1946 als Amtsarzt und Kreismedizinalrat Leiter des Staatlichen Gesundheitsamtes des Kreises Ludwigslust (Paul-Friedrich-Allee 11, Luisenstraße 4);[9] dort auch nebenamtlicher Vertrauensarzt der Landesversicherungsanstalt; September 1929 Heirat mit Regina Hacker (*9.2.1895 in Schwerin, †10.10.1976 in Hamburg; Tochter eines Soldaten und Hautboisten); ab April 1930 auch Hebammenaufsichtsarzt für Neustadt-Glewe; ab 1937 auch Tuberkulose-Fürsorgearzt für den Kreis Ludwigslust; Mitglied des Opferringes der NSDAP; August 1944 KVK II. Kl. o.S.; wegen maßgeblicher Beteiligung an Zwangssterilisierungen in mehreren hundert Fällen vom Schwurgericht Schwerin im November 1946 zu fünf Jahren Zuchthaus verurteilt; noch vor Außerkraftsetzung der Verfolgung im Juli 1948 aus der Untersuchungshaft geflohen; mind. 1950 Arzt am Gesundheitsamt Hamburg-Harburg (Mergellstraße 14); bis 1955 im Ruhestand in Hamburg (Vierlandenstraße 13); am 24.9.1955 im Alter von 73 Jahren nach einem Herzinfarkt an Coronarsklerose in Hamburg gestorben

Radmann, Dr. Carl Friedrich Wilhelm

geboren am 28.3.1888 in (Berlin-)Reinickendorf; Sohn eines Kaufmanns; Gymnasien in Kolberg und Greifenberg/Pommern, 1906 Abitur; Medizinstudium in Jena und Greifswald; als Einjährig-Freiwilliger von Oktober 1911 bis September 1912 Militärdienst im 4. Garde-Regiment zu Fuß; in dieser Zeit auch Medizinalpraktikant am Städtischen Krankenhaus in Zeitz; Juli 1912 Approbation und Promotion in Greifswald;[10] Assistenzarzt am Krankenhaus Bethanien in Berlin; August 1914 bis November 1918 Kriegseinsatz im Train-Bataillon 2 und im Pionier-Bataillon 3, unter anderem als Regimentsarzt und leitender Mediziner der deutschen Truppen bei der bulgarischen Armee, zuletzt als Stabsarzt, EK II und EK I; Januar 1919 Heirat mit Maria von Szymonski (*28.3.1886 in Slawitz bei Oppeln/Schlesien, †3.5.1945 Suizid in Güstrow; Tochter eines Hauptmanns; Eintritt in die NSDAP am 1.9.1932, Mitgliedsnummer 1.314.999), ein Kind; März 1919 bis Januar 1934 niedergelassener Allgemeinpraktiker in Friedland (Schulstraße 5); 1928 staatsärztliche Prüfung; zunächst Mitglied des Deutschvölkischen Schutz- und Trutzbundes, der Organisation Escherich, des Stahlhelm (bis 1933 Führer der Ortsgruppe Friedland) und der DNVP; in Friedland Eintritt in die NSDAP am 1.5.1933, Mitgliedsnummer 2.817.637; ab August 1933 Mitglied der SA, zuletzt Sturmbannarzt des I. Sturmbannes der 24. SA-Standarte; ab Oktober 1933 kommissarischer, ab Januar 1934 regulärer Kreisarzt und Kreismedizinalrat des Kreises Malchin; als Amtsarzt von April 1935 bis 1945 Leiter des Staatlichen Gesundheitsamtes des Kreises Güstrow (Klosterhof 1, Pustekowstraße 25); ab 1936 auch Beisitzer am Erbgesundheitsgericht Rostock; ab Oktober 1938 auch Kreisstellenleiter im Rassenpolitischen Amt der Kreisleitung Güstrow der NSDAP; mind. 1939 bis 1945 auch Leitender Arzt des Landesfürsorge- und Landesarbeitshauses in Güstrow; in der Kriegszeit auch Leiter des Amtes für Volksgesundheit des Kreises Güstrow der NSDAP; kein Kriegseinsatz, uk gestellt; am 3.5.1945 im Alter von 57 Jahren Suizid durch Vergiften gemeinsam mit seiner Ehefrau und der Tochter in Güstrow

Radmann, Dr. Christiane Marie Luise

geboren am 24.11.1910 in Ueckermünde/Pommern; Tochter eines Bäckermeisters; Oberlyzeum in Stralsund, 1930 Abitur; Medizinstudium in Wien und Rostock; Februar 1936 Approbation; mind. 1936 Volontärassistentin am Kreiskrankenhaus in Osterode/Ostpreußen; Februar 1937 Promotion in Rostock;[11] bis 1937 Assistenzärztin an der Privatfrauenklinik von → Prof. Dr. Otto Büttner in Ro-

9) In einem Schreiben an den Leiter des Amtes für Volksgesundheit der Kreisleitung Ludwigslust der NSDAP, → Dr. Karl Röper, beschwerte sich Radloff: „Kann von Ihnen nicht verhindert werden, daß noch immer bei den Gesundheitsämtern völlig sinnlose Anzeigen von Parteidienststellen, die keine Ahnung haben, aber durch irgendwelche Schulungskurse hellhörig geworden sind, eingehen? ... Wir sind ja über die meisten einschlägigen Fälle genau orientiert." Von Röper denunziert und vom Mecklenburgischen Staatsministerium zur Stellungnahme aufgefordert, wehrte sich Radloff nachdrücklich gegen die Einmischung von Parteidienststellen in „Erbgesundheitsfragen". In einem Schreiben an die Abteilung Medizinalangelegenheiten des Mecklenburgischen Staatsministeriums kritisierte Radloff im Mai 1937 die „zahlreichen Anzeigen und Mitteilungen von angeblichen Erbkrankheiten bei Volksgenossen durch Stützpunktleiter, Ortsgruppenleiter, braune Schwestern namentlich aus den Landgemeinden an das Gesundheitsamt". „Nur in den seltensten Fällen" hätten „diese Anzeigen wirkliche Erbkrankheiten" betroffen. Er habe den „Eindruck, daß die Anzeigen weiter nichts als Denunzierungen mißliebiger Volksgenossen" wären; „die gleichen Wahrnehmungen" würden „auch von anderen Gesundheitsämtern gemacht". Das Ministerium sah sich veranlaßt, Radloffs Auffassung „aufs Schärfste zu mißbilligen".

10) Mit der Arbeit: Eine ungewöhnliche Form von Irisverletzung durch Contusion, Greifswald 1912.

11) Mit der Arbeit: Zur Pathogenese der Meningitis tuberculosa, Berlin 1935.

stock (Friedrich-Franz-Straße 24); ab 1937 wieder Ärztin in Osterode; ab März 1939 Assistenzärztin an der Universitäts-Kinderklinik in Leipzig; ab Juni 1939 Arztvertreterin in der Praxis von Dr. Friedrich Krüger in Erxleben/Anhalt; ab Juli 1939 notdienstverpflichtete Arztvertreterin in der Praxis von Dr. Boese in Elbing/Ostpreußen (Bismarckstraße 21); bis 2000 in Neuwied/Rheinland-Pfalz; unverheiratet; am 2.5.2000 im Alter von 89 Jahren in Neuwied gestorben

Rapp, Dr. Ernst Hermann
geboren am 27.11.1911 in Gotha/Sachsen-Coburg-Gotha; Sohn eines Bankinspektors und späteren Versicherungsprokuristen; Gymnasium in Gotha, 1931 Abitur; Medizinstudium in Berlin und Rostock; März 1938 Approbation und Juli 1938 Promotion in Rostock;[12)] ab Juli 1938 Assistenzarzt an der chirurgischen Privatklinik von → Prof. Dr. Ernst Ehrich in Rostock (Paulstraße 52/54, Körnerstraße 11); ab März 1943 Kriegseinsatz in der Wehrmacht; vor 1945 Heirat; mind. 1949 bis 1955 Assistenzarzt an der Universitäts-Nervenklinik Rostock-Gehlsheim (dort auch wohnhaft); als Nervenfacharzt ab mind. 1962 Leitender Arzt an der Nervenabteilung der Poliklinik in Rostock (Hermannstraße 24); April 1962 Heirat mit Monika Przybilski (*10.4.1944 in Malchin; Tochter eines technischen Angestellten), mind. zwei Kinder; am 2.8.1984 im Alter von 72 Jahren in Rostock gestorben

Rasmus, Dr. Kurt Hans Julius
geboren am 8.9.1903 in Bukowitz bei Schwetz/Westpreußen; Sohn eines Arztes; Gymnasium, 1923 Abitur; Medizinstudium in Bonn; dort im Dezember 1928 Promotion;[13)] August 1933 Approbation in Lemberg; Mai 1934 bis 1941 niedergelassener Allgemeinpraktiker in Wissek/Westpreußen (Marktstraße); dort bis März 1941 auch kommissarischer Amtsarzt; September 1936 Heirat, vier Kinder; im März 1940 Antrag auf Aufnahme in die NSDAP; nach Approbation für Deutschland im April 1941 Übernahme der Praxis seines gestorbenen Vaters und seitdem niedergelassener Allgemeinpraktiker in Bukowitz bzw. Hasenmühl (1942 umbenannt); Mitglied der SS; Eintritt in die NSDAP am 1.11.1943, Mitgliedsnummer 9.641.546; auch Leiter des Amtes für Volksgesundheit der Kreisleitung Schwetz der NSDAP; auf Vorschlag des Gauamtsleiters für Volksgesundheit der Gauleitung Danzig-Westpreußen der NSDAP im September 1942 KVK II. Kl. o.S.;[14)] nach Flucht zunächst Arzt in Bollewick bei Röbel, ab März 1945 Assistenzarzt am Kreiskrankenhaus in Neubrandenburg; mind. 1953 bis 1963 niedergelassener Allgemeinpraktiker in Höringhausen bei Waldeck/Hessen (Lindenweg 17); Oktober 1953 Heirat mit der Haustochter Elisabeth Frese (*15.4.1926 in Höringhausen; Tochter eines Elektromeisters), mind. ein Kind; am 20.11.1963 im Alter von 60 Jahren in Korbach/Hessen gestorben

Raspe, Dr. Günter Theodor
geboren am 19.12.1910 in Oldenburg; Sohn eines Museumsdirektors; Realgymnasium in Rostock, 1930 Abitur; Medizinstudium in Freiburg, Innsbruck und Rostock (Ludwigstraße 16); Mai 1936 Approbation; September 1936 Promotion in Rostock;[15)] 1936 bis 1940 Assistenzarzt an der Kinderklinik der Universität Rostock (dort auch wohnhaft: Augustenstraße 80/82); mind. 1940 Kriegseinsatz als Unterarzt im Stab des Infanterie-Regiments 89; unverheiratet; am 5.6.1940 im Alter von 29 Jahren in Franleu/Frankreich gefallen

Raspe, Dr. Max Friedrich Franz
geboren am 22.9.1865 in Crivitz/Mecklenburg; Sohn eines Juristen, Amtsverwalters und späteren Ministerialdirektors; Gymnasium in Schwerin, 1885 Abitur; Medizinstudium in Jena, Rostock und

12) Mit der Arbeit: Wachstum und Differenzierung von Lebermetastasen des Adenocarcinoms des Magens, Berlin 1936.
13) Mit der Arbeit: Zum Problem des geborenen Verbrechers, Bonn 1929.
14) Mit der Begründung, Rasmus habe sich „während der kriegerischen Wochen des Polenfeldzuges tatkräftig für die ärztliche Versorgung der Verletzten und Kranken eingesetzt“, außerdem habe er „neben einer ausgedehnten Landpraxis bis zum 31. März 1941 die amtsärztlichen Geschäfte geführt und sich der Bekämpfung der Seuchen tatkräftig und mit Erfolg angenommen“. Rasmus habe sich – „gestützt auf seine Erfahrungen als Distriktarzt zu polnischer Zeit“ – „energisch, den politischen Forderungen Rechnung tragend, für die Ausschaltung ungeeigneter polnischer Medizinalpersonen und für den Einsatz deutscher Hilfskräfte“ eingesetzt und dabei „seine restlose Einsatzbereitschaft unter Beweis gestellt“.
15) Mit der Arbeit: Der Buchweizen. Mit besonderer Berücksichtigung seiner Anwendung in der Kinderheilkunde, Rostock 1935.

Kiel; Februar 1891 Approbation und August 1891 Promotion in Rostock;[16] 1891 Assistenzarzt am Hygiene-Institut der Universität Rostock (Buchbinderstraße 8/9); ab Dezember 1891 Volontärassistent an der Heilanstalt Sachsenberg in Schwerin, 1892 an der Hebammenlehranstalt in Hannover; April 1892 bis 1941 niedergelassener Allgemeinpraktiker in Schwerin (Blücherstraße 13, Arsenalstraße 17); Mai 1892 Heirat mit Martha Francke (*4.12.1868 in Schwerin, †14.10.1941 in Schwerin; Tochter eines Apothekers), vier Kinder; 1893 bis Dezember 1923 auch Arzt an der Landes-Impfanstalt in Schwerin; dort jahrzehntelang auch Schularzt und Theaterarzt; ab 1899 Stadtverordneter in Schwerin; 1915 zum Sanitätsrat ernannt; Kriegseinsatz als Leitender Zivilarzt am Vereinslazarett Marienhaus in Schwerin; Februar 1921 bis 1933 auch Leiter der neubegründeten Landesgeschäftsstelle des Mecklenburgischen Ärztevereinsbundes und des Gauverbandes Mecklenburg des Hartmannbundes, dort auch Schrift- und Kassenführer; ab April 1924 auch Schriftleiter der „Mitteilungen des Mecklenburgischen Ärztevereinsbundes und des Gauverbandes Mecklenburg des Hartmannbundes"; ab Gründung 1929 Kassenführer der gemeinsamen Ärztekammer für Mecklenburg-Schwerin und -Strelitz, 1933 mit der Leitung der Geschäftsstelle dieser nun aufgelösten Ärztekammer beauftragt; ab 1933 Mitglied der NSDAP; ab 1933 Mitglied in der Arbeitsgemeinschaft zur Bekämpfung der Tuberkulose des Gaues Mecklenburg; 1934 bis mind. 1939 ärztlicher Beisitzer des dem Oberlandesgericht Rostock angegliederten Erbgesundheitsobergerichts Rostock; bis mind. 1937 auch Leiter der Abteilung Gesundheit der HJ-Gebietsführung in Schwerin sowie Leiter der Gaufachgruppe Gesundheit und Wohlfahrt der Gauwaltung Mecklenburg der DAF; ab November 1937 auch Sachbearbeiter bei der Ärztekammer Mecklenburg für Fälle von Kurpfuscherei und Mißstände im Gesundheitswesen; als Gaustellenleiter bis 1941 auch Leiter bzw. Geschäftsführer der Abteilung Gesundheit des Amtes für Volkswohlfahrt der Gauleitung Mecklenburg der NSDAP; am 17.2.1941 im Alter von 75 Jahren nach einem Schlaganfall in Schwerin gestorben[17]

Ratschow, Prof. Dr. Max Gustav Paul

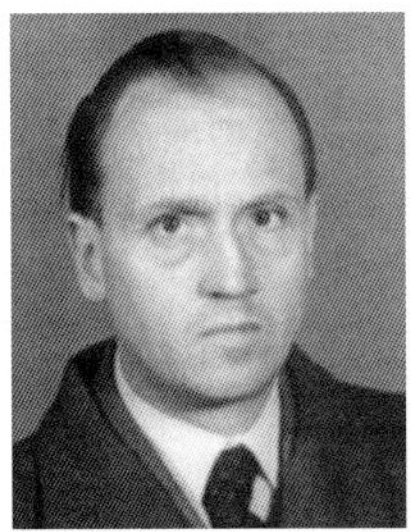

geboren am 7.8.1904 in Rostock/Mecklenburg; Sohn eines Kaufmanns und späteren leitenden Bankbeamten; Gymnasium in Rostock, 1924 Abitur; als Schüler ab 1921 Mitglied im Deutschvölkischen Schutz- und Trutzbund; Forstlehre in der Mecklenburgischen Staatsforstverwaltung (Abschluß als Revierjäger); zunächst Studium der Forstwissenschaft in Freiburg und München (1926 Abschluß als Forstverwalter), dann Medizinstudium in Rostock (Augustenstraße 116), Freiburg, Wien, München, Berlin und Breslau; anschließend Medizinalpraktikant an der Hautklinik in Breslau; dort im Dezember 1930 Approbation und Promotion;[18] 1930 bis 1932 Assistenzarzt an der Medizinischen Universitätsklinik in Frankfurt/Main; 1932 Heirat mit Adalberta Schrameier (*19.5.1904 in Tsingtau/China, †17.4.1993 in Bad Krozingen/Baden-Württemberg; Tochter eines Zivilgouverneurs und Geheimen Ministerialrates), vier Kinder, 1941 Scheidung; 1932 bis 1934 Assistenzarzt, 1934 bis 1938 Oberarzt bzw. 1. Oberarzt an der Inneren Abteilung des Stadtkrankenhauses in Hamburg-Altona (Blankeneser Landstraße 5); Eintritt in die NSDAP am 1.5.1933, Mitgliedsnummer 2.817.843; 1933 „Spezialausbildung in erbbiologischer Forschung" bei Prof. Dr. Otmar von Verschuer; mind. 1934 Mitglied des Erbgesundheitsgerichts beim 1. Zivilsenat Hamburg und mind. 1935 des Erbgesundheitsobergerichts beim Oberlandesgericht Hamburg; ab 1936 Mitglied des NSDÄB; 1936

16) Mit der Arbeit: Über den Einfluß des Sonnenlichts auf Mikroben, Schwerin 1891.

17) In einem Nachruf der Gauleitung Mecklenburg der NSDAP hieß es am 18.2.1941: „Viele Jahre hat der Verstorbene mit vorbildlichem Diensteifer und stetiger Zuverlässigkeit als Sachbearbeiter in der Arbeitsgemeinschaft zur Bekämpfung der Tuberkulose im Gau Mecklenburg mitgewirkt. Als Fachmann war Parteigenosse Dr. Raspe ein ausgezeichneter Berater für unsere Abteilung Gesundheit, deren Arbeit er bis in die letzten Tage ohne Rücksicht auf seinen zunehmenden Schwächezustand erledigte. Durch sein besonders bescheidenes und freundliches Wesen ist er unser aller Freund geworden." Und in einem Nachruf der Ärztlichen Bezirksvereinigung Schwerin der Reichsärztekammer hieß es, Raspe habe „als praktischer Arzt in Schwerin und weiter Umgebung zahlreiche Familien als ständiger Berater und Helfer" betreut; „nach der Machtübernahme stellte er seine Kräfte restlos und bis in die letzten Tage ... zur Verfügung. Uns allen war er ein treuer Berufskamerad und ein zuverlässiger Berater, dessen Andenken wir in Treue bewahren".

18) Mit der Arbeit: Experimentelle und klinische Untersuchungen über die künstliche Venenverödung, unter besonderer Berücksichtigung der Calorose, Breslau 1930.

Habilitation in Kiel;[19] mind. 1938 Privatdozent in Halle; Juli bis Dezember 1938 Facharzt für Innere Medizin in Rostock; 1939 bis 1941 Assistenzarzt an der Medizinischen Universitätsklinik in Halle; 1939 bis 1940 Kriegseinsatz als Abteilungsleiter im Reservelazarett Halle; mind. 1940 auch Amtswalter im NS-Dozentenbund, mind. 1941 auch Leiter des Auslandsamtes der Deutschen Dozentenschaft an der Universität Halle-Wittenberg; ab 1941 Oberarzt, ab März 1943 außerplanmäßiger Professor an der Medizinischen Universitätsklinik in Halle; Juni 1941 Heirat mit der Fachärztin für Innere Medizin Dr. Marie-Luise Steckner (*13.6.1918 in Halle, †7.7.2009 in Darmstadt; Tochter eines Gerichtsassessors), drei weitere Kinder; ab Mai 1943 erneuter Kriegseinsatz als Sanitätssoldat in Eilenburg sowie als Truppenarzt in Zittau und Rouen/Frankreich, im April 1945 erkrankt aus der Wehrmacht entlassen; im Oktober 1945 von der Universität Halle-Wittenberg entlassen, aber auf Anweisung der SMAD wieder eingestellt; nach 1945 Mitglied der CDU; August 1946 bis 1952 Direktor der Medizinischen Universitätsklinik in Halle; ab 1948 auch ordentlicher Professor für Pathologische Physiologie in Halle (Senefelder Straße 6); 1952 Übersiedlung in die Bundesrepublik; mind. 1952 Gastprofessor an der Universität Köln; 1953 bis 1963 ordentlicher Universitätsprofessor für Innere Medizin und Chefarzt an der Medizinischen Klinik der Städtischen Krankenanstalten in Darmstadt (Moserstraße 1, Steinbergweg 23); dort Einrichtung einer Forschungsstelle für Gefäßkrankheiten (ab 1963 Klinik für Angiologie), womit er zum Begründer der Angiologie in Deutschland wurde; ab 1962 Präsident der Deutschen Gesellschaft für Kreislaufforschung; zum Obermedizinalrat ernannt; ab Juli 1963 auch Honorarprofessor an der Universität Heidelberg; am 8.11.1963 im Alter von 59 Jahren nach einem Herzinfarkt in Darmstadt gestorben[20]

Ratzeburg, Dr. Hans Ludwig Hermann
geboren am 30.1.1882 in Schwerin/Mecklenburg; Sohn eines Stadtwachtmeisters und späteren Domökonomus; Gymnasium in Schwerin, 1901 Abitur; Medizinstudium in Kiel, Breslau und München; Januar 1905 Approbation in Berlin; Juli 1905 Promotion in Breslau;[21] Assistenzarzt in Dresden und Sandersleben/Anhalt; Februar 1906 bis 1917 niedergelassener Allgemeinpraktiker in Wismar; Juli 1907 Heirat mit Mathilde Wienhusen (*18.6.1887 in Schwerin; Tochter eines Klempnermeisters), ein Kind; 1915 bis 1916 Kriegseinsatz als Bataillonsarzt, wegen Erkrankung kriegsbeschädigt aus dem Heer entlassen; Februar 1920 bis 1938 niedergelassener Allgemeinpraktiker in Schwerin (Körnerstraße 7, Demmlerstraße 7); auf eigenen Antrag Ruhen der Zulassung und im Mai 1939 Praxisaufgabe; ab Juni 1945 wieder niedergelassener Allgemeinpraktiker „im beschränkten Umfange" in Schwerin (Demmlerstraße 7); am 6.6.1957 im Alter von 75 Jahren in Schwerin-Sachsenberg gestorben

Rauhut, Dr. Heinz Franz Julius
geboren am 9.5.1911 in Friedeberg/Neumark/Brandenburg; Sohn eines Tierarztes; Gymnasium in Friedeberg, 1931 Abitur; Medizinstudium in Freiburg, Königsberg, Innsbruck, Berlin und Rostock; Dezember 1936 Approbation in Schwerin; 1936 bis mind. 1941 zunächst Volontärassistent, dann Assistenzarzt an der Augenklinik der Universität Rostock (dort zunächst auch wohnhaft: Doberaner Straße 140; Laurembergstraße 19, Dethardingstraße 12, Kosegarten 12); dort Mitglied der SA und des NSDÄB; August 1939 Heirat mit der Sekretärin Ilse Prein (*3.3.1919 in Schwerin, †12.2.1967 in Rostock-Warnemünde; Tochter des Arztes → Dr. Friedrich Prein), mind. drei Kinder, 1947 Scheidung; November 1939 Promotion in Rostock;[22] ab 1939 Kriegseinsatz in der Wehrmacht; mind. 1944 in Landsberg/Warthe; ab Mai 1946 niedergelassener Augenarzt in Schwerin (Lübecker Straße 89, August-Bebel-Straße 4); mind. 1951 Augenarzt in Brandenburg/Havel (Stalinstraße 37); Juni 1951 Heirat mit der Apothekerin Charlotte Uter verw./gesch. Uelentrup (*21.2.1911 in Leipzig, †20.6.1999 in Göttingen; Tochter eines Buchhandlungsgehilfen); ab mind. 1960 niedergelassener Augenarzt in Hannover (Am Karl-Peters-Platz 22, Lindemannallee 19); am 23.1.1990 im Alter von 78 Jahren in Hannover gestorben

---

19) Mit der Arbeit: Diagnostik der peripheren Durchblutungsstörungen, Dresden 1939.
20) Der Max-Ratschow-Weg in Darmstadt ist nach ihm benannt.
21) Mit der Arbeit: Über Vorkommen und Ätiologie der Arteriosklerose. Nebst einigen anhangweisen symptomatischen Bemerkungen; aus der Universitäts-Frauenklinik zu Breslau, Borna/Leipzig 1905.
22) Mit der Arbeit: Über Haut- und Schleimhauterkrankung der Nase und des Nasenrachenraumes bei Myeloblastenleukämie, Düsseldorf 1938.

Rausch, Dr. Conrad Eduard
geboren am 31.5.1908 in Plauen/Sachsen; Sohn eines Frauenarztes; Realgymnasium in Halberstadt/Provinz Sachsen, 1928 Abitur; Medizinstudium in Marburg, Leipzig und Rostock; Februar 1934 bis Februar 1935 Medizinalpraktikant in Rostock und Berlin; Februar 1935 Approbation in Schwerin; 1935 bis mind. 1937 Assistenzarzt an der Staatlichen Frauenklinik in Hamburg (Finkenau 35); Januar 1936 Promotion in Rostock;[23)] in Hamburg Eintritt in die NSDAP am 1.5.1937, Mitgliedsnummer 5.434.203; ab Anfang 1938 Schiffsarzt bei der Reederei H. C. Horn in Hamburg; März 1938 Heirat mit Anneliese Sperling (*6.7.1910 in Halle, †8.8.1999 in Buchholz in der Nordheide/Niedersachsen; Tochter eines Saatzucht-Inspektors), mind. zwei Kinder; Juni 1938 bis 1940 Assistenzarzt an der Gynäkologisch-geburtshilflichen Abteilung des Stadtkrankenhauses in Schwerin (Graf-Heinrich-Straße 30); August 1940 bis Juni 1945 niedergelassener Facharzt für Frauenkrankheiten und Geburtshilfe in Schwerin (Sebastian-Bach-Straße 11); ab März 1943 auch ärztliches Mitglied des dem Oberlandesgericht Rostock angegliederten Erbgesundheitsobergerichts; ab Juni 1944 Kriegseinsatz als Wehrmachtsarzt in Schwerin, daneben eingeschränkte Weiterführung seiner Praxis; Juni 1945 Flucht aus Schwerin; mind. 1946 in Halberstadt (Plantage 5); bis 1965 Arzt in Buchholz in der Nordheide (Berliner Straße 19); am 14.3.1965 im Alter von 56 Jahren in Buchholz in der Nordheide gestorben

Rausche, Dr. Werner Gottfried Adolf
geboren am 5.3.1910 in Genthin/Provinz Sachsen; Sohn eines Obergärtners; Reformrealgymnasium in Luckau/Lausitz, 1931 Abitur; Medizinstudium in Berlin, Freiburg und Greifswald; als Einjährig-Freiwilliger dazwischen Militärdienst beim Infanterie-Regiment „Stettin" in Greifswald; ab Mai 1933 Mitglied der SA, dann im NSKK, mind. 1938 NSKK-Scharführer; als Student Eintritt in die NSDAP am 1.5.1937, Mitgliedsnummer 3.956.132; August 1938 bis 1939 Medizinalpraktikant an der Chirurgischen Universitätsklinik in Greifswald (Wolgaster Straße 49, Fischstraße 39); August 1938 Heirat mit der Stenotypistin Ursula Müller (*29.10.1918 in Treuenbrietzen/Brandenburg, †7.9.2007 in Pinneberg/Schleswig-Holstein; Tochter eines Berufssoldaten [Zeug-Leutnant und späterer Oberleutnant] und späteren Kaufmanns), mind. fünf Kinder; März 1939 Approbation; Oktober 1939 Promotion in Greifswald;[24)] ab Oktober 1939 Assistenzarzt in der Praxis von Dr. Walter Westphal in Demmin (Luisenstraße 19); Juni 1940 bis mind. 1943 Assistenzarzt an der Chirurgischen Universitätsklinik in Greifswald; Kriegseinsatz in der Wehrmacht; ab Januar 1945 Assistenzarzt am Kreiskrankenhaus in Hagenow; mind. 1955 Arzt in Lübeck (Wahmstraße 35-37); bis 1964 Arzt in Pinneberg (Danziger Straße 2); am 10.12.1964 im Alter von 54 Jahren in Pinneberg gestorben

Rautenberg, Dr. Otto Theobald
geboren am 2.1.1903 in Preußisch Eylau/Ostpreußen; Sohn eines Regierungsbaurates; Gymnasium, 1923 Abitur; Medizinstudium in Königsberg, München, Berlin und Rostock; Juli 1931 Approbation in Berlin; August 1931 Promotion in Königsberg;[25)] 1931 bis mind. 1932 Assistenzarzt am Pathologischen Institut der Universität Rostock (Strempelstraße 14); Eintritt in die NSDAP am 1.5.1933; mind. 1933 Assistenzarzt am Kreiskrankenhaus in Rastenburg/Ostpreußen; Oktober 1933 Heirat mit der Büroangestellten Ilse Hauschild (*1.8.1907 in Gallhöfen/Ostpreußen, †29.5.1994 in Havixbeck/Nordrhein-Westfalen; Tochter eines Försters), drei Kinder; bis Oktober 1937 Arzt in Rauschen/Ostpreußen (Villa Rupp); ab Oktober 1937 Arzt in Mecklenburg; ab 1938 Assistenzarzt an der Lungenheilstätte Vogelsang-Gommern bei Schönebeck/Elbe; ab Juli 1938 Arzt an den Heilstätten Beelitz/Brandenburg; ab Dezember 1938 wegen Krankheit ohne ärztliche Tätigkeit in Rauschen (Villa Rupp); ab Mai 1939 Heimarzt am Kurheim in Fauljoppe/Schlesien; ab Dezember 1940 ohne ärztliche Tätigkeit in Lüben/Schlesien (Bahnhofstraße 24); ab April 1941 Chefarzt am Kreiskrankenhaus in Buk/Warthegau; ab Juli 1941 Facharzt für Chirurgie, ab August 1941 kommissarischer Leiter des Kreiskrankenhauses in Gostingen/Warthegau (Bismarckstraße 9); nach Flucht bis mind. 1949 Chirurg am Kreiskranken-

23) Mit der Arbeit: Über die Bedeutung der Senkungsreaktion in der Diagnostik der Geschwüre und Geschwülste des Magens und Darms und der Gallenerkrankungen, Schwerin 1935.

24) Mit der Arbeit: Vorzeitige Schwangerschaftsunterbrechungen aus medizinischer Indikation. Ein Bericht über die an der Universitäts-Frauenklinik Greifswald in den Jahren 1924-1933 ausgeführten Fälle, Greifswald 1939.

25) Mit der Arbeit: Über perihiläre Auskultationszeichen in Seitenlage bei beginnender Lungentuberkulose nach Professor Sihle, Leipzig 1930.

haus in Boltenhagen; August 1961 bis September 1966 Arzt in Salzgitter/Niedersachsen (Erikastraße 8); September 1966 bis November 1971 in Gersfeld/Rhön (Am Komberg 1); ab November 1971 in Unzhorst bei Bühl/Baden-Württemberg (Im Bügen 6); am 28.2.1986 im Alter von 83 Jahren gestorben

Redetzky, Dr. Hermann Wilhelm Artur

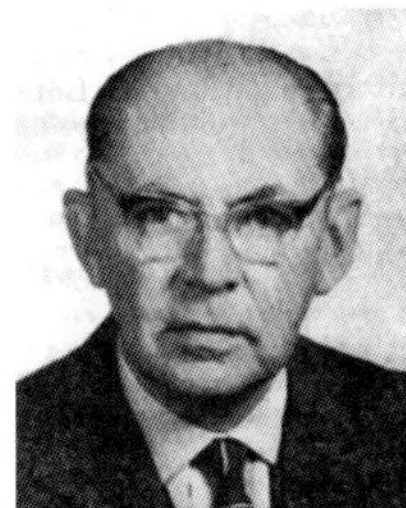

geboren am 10.8.1901 in Lüben/Schlesien; Sohn eines Obersteuerinspektors; Gymnasien in Lüben und Thorn, 1919 Abitur; Medizinstudium in Greifswald, Breslau und Königsberg; Juni 1925 Approbation und Promotion in Königsberg;[26] 1925 bis 1930 Assistenzarzt und Facharztausbildung am Rudolf-Virchow-Krankenhaus und an der Charité in Berlin (Augustenburger Platz 1) sowie in Bad Rehburg; daneben Studium der Sozialhygiene; Februar 1928 Heirat mit Elfriede Gauer (*7.10.1897 in Allenstein/Ostpreußen; Tochter eines Seifenfabrikbesitzers), mind. drei Kinder; 1930 bis 1933 Mitglied der SPD; ab 1930 Facharzt für Innere Medizin; 1930 Kreisarztexamen; 1930 bis 1932 Medizinalassessor im Dezernat für Kurpfuscher- und Rauschgiftbekämpfung im Polizeipräsidium in Berlin; 1932 bis Februar 1933 Medizinalrat im Preußischen Ministerium für Volkswohlfahrt in Berlin (Mansfelder Straße 26); daneben Amtsarzt in Hoyerswerda; nach der Machtübernahme der NSDAP auf eigenen Wunsch aus dem Beamtenverhältnis ausgeschieden; August 1933 bis Januar 1937 niedergelassener Facharzt für Innere Krankheiten in Berlin (Steglitzer Straße 26, Borstellstraße 1); Februar 1937 bis 1945 niedergelassener Allgemeinpraktiker in Neustrelitz (Seestraße 38); 1940 bis 1945 Kriegseinsatz in Lazaretten der Wehrmacht in Stettin, zuletzt als Stabsarzt im Standortlazarett Neustrelitz, KVK II. Kl.; Mai bis Juli 1945 Arzt im Standortlazarett Schwerin (Reiferbahn 1); Juli 1945 bis Sommer 1948 Leiter der Abteilung/Hauptabteilung Gesundheitswesen zunächst in der Landesverwaltung, dann im Ministerium für Sozialwesen der Landesregierung Mecklenburg-Vorpommern in Schwerin[27] (Röntgenstraße 11, Gunzelinstraße 20, Schelfmarkt 1, Klara-Zetkin-Straße 20), ab Januar 1946 als Regierungsdirektor, ab Oktober 1946 als Ministerialdirigent; ab 1945 Mitglied der SPD, ab 1946 der SED; 1946 Gründer und seitdem nebenamtlicher Chefarzt der ersten Poliklinik der SBZ in Schwerin; 1947 Habilitation in Rostock;[28] anschließend Dozent für Sozialhygiene und Gesundheitsvorsorge, 1948 bis 1953 Professor mit Lehrauftrag für Sozialhygiene an der Universität Rostock; Sommer 1948 bis 1949 Direktor des Zentralinstituts für Sozial- und Gewerbehygiene in Berlin; 1949 bis November 1951 erneut „Leitung des Gesundheitswesens in Mecklenburg" (wohnhaft in Schwerin); November 1951 bis 1954 wiederum Direktor des Zentralinstituts für Sozial- und Gewerbehygiene in Berlin (wohnhaft in Eichwalde bei Berlin, Beethovenstraße 38); 1952 als Verdienter Arzt des Volkes ausgezeichnet; November 1953 bis 1956 stellvertretender Minister für Gesundheitswesen der DDR; 1954 bis 1958 Kandidat des Zentralkomitees der SED; ab 1955 korrespondierendes, ab 1961 ordentliches Mitglied der Deutschen Akademie der Wissenschaften; 1955 bis 1961 Rektor der Akademie für Sozialhygiene, Arbeitshygiene und ärztliche Fortbildung in Berlin Lichtenberg, dort auch ordentlicher Professor und Leiter des Instituts für Planung und Organisation des Gesundheitsschutzes der Akademie; 1961 bis 1964 Rektor der aus dieser Einrichtung hervorgegangenen Deutschen Akademie für Ärztliche Fortbildung in Berlin; 1961 Vaterländischer Verdienstorden in Silber; 1962 zum Obermedizinalrat ernannt; nach Herzinfarkt 1964 emeritiert und Hufeland-Medaille in Gold; 1966 Vaterländischer Verdienstorden in Gold; 1971 Banner der Arbeit und Ehrendoktorwürde der Universität Rostock; bis 1978 in Eichwalde (Beethovenstraße 38); am 22.2.1978 im Alter von 76 Jahren in Eichwalde gestorben

Redlich, Dr. Elmar

geboren am 7.6.1898 in Hof Lappier bei Wolmar/Lettland; Sohn eines Landwirts; Gymnasium in Dorpat/Estland, 1916 Abitur; Studium der Veterinärmedizin in Dorpat; 1922 bis 1927 Assistent am Pathologischen Institut der veterinärmedizinischen Fakultät an der Universität Dorpat; Mai 1923

26) Mit der Arbeit: Tracheopathia osteoplastica, Königsberg 1925.
27) Redetzky im August 1945: „Die Reichsärztekammer ist als aufgehoben anzusehen. Die Geschäfte der Ärztekammern Mecklenburg und Pommern sind auf mich übergegangen."
28) Mit der Arbeit: Entwicklung, Vereinheitlichung und Demokratisierung des öffentlichen Gesundheitswesens, Berlin 1948.

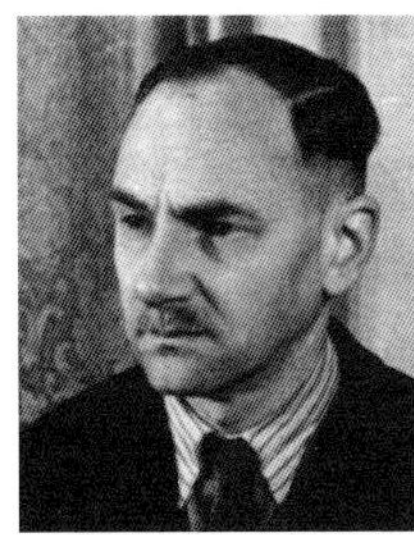

Heirat mit Erika Jaegermann (*28.2.1891 in Wolmarshof/Estland, †2.4.1948 in Perleberg/Brandenburg; Tochter eines Försters), zwei Kinder; 1925 Promotion zum Dr. med. vet. in Dorpat;[29] 1927 bis 1929 Bezirkstierarzt und Tierarzt für Tuberkulosebekämpfung beim estnischen Landwirtschaftsministerium; 1929 bis 1934 Leiter der Abteilung für Seuchendiagnostik am staatlichen Seruminstitut in Dorpat; dort gleichzeitig Medizinstudium; Juni 1934 Approbation in Dorpat; 1934 bis 1938 niedergelassener Allgemeinpraktiker auf dem Lande in Estland; 1938 bis 1939 Arzt am staatlichen Lungensanatorium Taagepera/Estland; 1939 Bezirksarzt in Viljandi/Estland; Oktober 1939 Übersiedlung nach Deutschland und Approbation; November 1939 bis 1945 niedergelassener Allgemeinpraktiker in Bromberg (Johannisstraße 2); dort Mitglied der NSDAP und ab März 1942 des NSDÄB; nach Flucht ab Juli 1945 Arzt in der Praxis des Heilpraktikers Karl Birkholz in Schwerin (Königstraße 57 und 62); dort von August bis September 1945 Arzt zur Typhusbekämpfung bei der Landesregierung Mecklenburg; September 1945 bis September 1946 niedergelassener Allgemeinpraktiker und Arzt zur Typhusbekämpfung in Karstädt/Prignitz; September bis Oktober 1946 Arzt bei der Zentralstelle für Hygiene, Oktober 1946 bis Februar 1953 Tbc-Fürsorgearzt beim Gesundheitsamt Perleberg (Krämerstraße 4); Juli 1951 Heirat mit der Fürsorgerin Brigitte Schultze (*26.12.1920 in Pölitz/Pommern, †10.4.2008 in Mücheln/Sachsen-Anhalt); ab Februar 1953 in Kapellendorf bei Apolda/Thüringen; bis 1980 in Mücheln; am 15.12.1980 im Alter von 82 Jahren in Mücheln gestorben

Regge, Dr. Trude (geb. Fischer, spätere Schwisow)
geboren am 9.1.1905 in Hochlarmark bei Recklinghausen/Westfalen; Tochter eines Stationsdiätars; Gymnasium, 1925 Abitur; Medizinstudium in Hamburg; Dezember 1934 Approbation und Juni 1935 Promotion in Hamburg;[30] 1935 bis mind. 1941 Assistenzärztin am Städtischen Krankenhaus in Hamburg-Altona (Hammerbrookstraße 14, Besenbinderhof 3); Januar 1942 Heirat mit dem praktischen Arzt Dr. Arno Regge (*2.10.1896 in Gumbinnen/Ostpreußen; Sohn eines Arztes), ein Kind, 1950 Scheidung; Oktober 1942 bis 1944 niedergelassene Fachärztin für Nervenkrankheiten in Gumbinnen (Kirchenstraße 6); nach Flucht von Oktober 1944 bis mind. 1946 niedergelassene Allgemeinpraktikerin und Fachärztin für Nervenleiden in Hagenow (Lange Straße 97 und 88); ab mind. 1949 praktische Ärztin in Hamburg (Brackdamm 14, Sievekingsallee 107, Nöpps 24); Dezember 1956 Heirat mit dem Facharzt für Mund- und Kieferkrankheiten Dr. Dr. Wilhelm Schwisow (*2.12.1901 in Hamburg, †7.11.1980 in Hamburg; Sohn eines Zahnarztes); am 17.3.1982 im Alter von 77 Jahren in Hamburg gestorben

Rehberg, Dr. Hermann Heinrich Martin

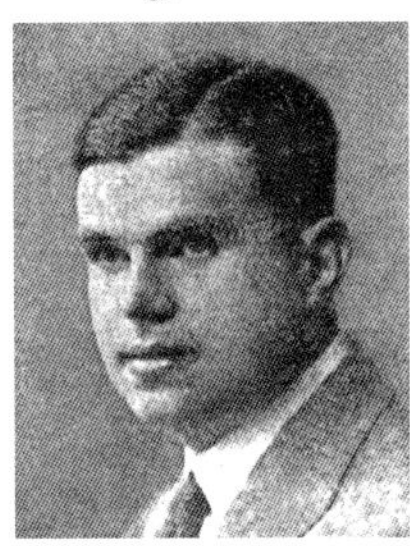

geboren am 28.8.1905 in Schwerin/Mecklenburg; Sohn des Arztes Dr. Franz Rehberg (*1877, †1920); Gymnasium, 1925 Abitur; Medizinstudium in Heidelberg; dort im August 1930 Promotion;[31] September 1931 Approbation in Karlsruhe; Oktober 1931 bis Oktober 1935 zunächst Assistenzarzt an der Inneren Abteilung des Stadtkrankenhauses in Schwerin (Werderstraße 30), dann an der Allgemeinen Städtischen Krankenanstalt in Kiel; Mitglied der HJ; Eintritt in die NSDAP am 1.5.1933, Mitgliedsnummer 2.817.738; November 1935 bis mind. 1958 niedergelassener Allgemeinpraktiker und Facharzt für Innere Medizin in Schwerin (Elisabethstraße 6, 16 und 30, Körnerstraße 17 und 16); 1936 Heirat mit Ursula Dahse (*16.2.1912 in Ostorf bei Schwerin, †15.4.1979 in Villingen-Schwenningen/Baden-Württemberg; Tochter eines Ministerialrates sowie späteren Eisenbahn-Generaldirektors und Reichsbahnpräsidenten); bis Oktober 1938 auch Leiter der Inneren Abteilung des Stadtkrankenhauses in Schwerin[32] sowie Lehrer und Mitglied der Prüfungskommission an

---

29) Mit der Arbeit: Diaptomus graciloides (Lilljeborg) als neuer erster Zwischenwirt von Dibothriocephalus latus, nebst Bemerkungen über die experimentelle Entwicklung des Procercoides dieser Cestode, Dorpat 1926.

30) Mit der Arbeit: Adsorptionsversuche mit alkoholischen Organextrakten, Jena 1934.

31) Mit der Arbeit: Über die Nierenveränderungen bei Typhus abdominalis, Heidelberg 1930.

32) Rehberg legte dieses ab Oktober 1938 hauptamtlich besetzte Amt nieder, „weil er nicht beabsichtigt, Arzt in fester Anstellung zu werden, sondern weiterhin seine Privat- und Kassenpraxis in Schwerin ausüben will".

der Schwesternschule des Stadtkrankenhauses in Schwerin; ab 1937 auch ärztlicher Beisitzer am Erbgesundheitsgericht Schwerin; ab Mai 1940 Kriegseinsatz, Praxis geschlossen; nach Übersiedlung in die Bundesrepublik ab mind. 1965 Facharzt für Innere Krankheiten in Lübeck (Nibelungenstraße 103, Neue Hafenstraße 84); am 10.7.1974 im Alter von 69 Jahren in Lübeck gestorben

Rehse, Dr. Joachim Ludwig Ernst

geboren am 18.7.1912 in Rostock/Mecklenburg; Sohn eines Eisenbahnpraktikanten und späteren Generalvertreters; Gymnasium in Schwerin, 1932 Abitur; Medizinstudium in Rostock und Hamburg; als Student Eintritt in die NSDAP am 1.4.1936, Mitgliedsnummer 3.744.656; September 1939 Approbation und Promotion in Hamburg;[33] Volontärassistent in Schwerin (Marienstraße/Krügerstraße 21); ab November 1939 Assistenzarzt in der Rettungsstelle des Horst-Wessel-Krankenhauses in Berlin; ab Mai 1940 dienstverpflichteter Arzt in der Praxis von Dr. Martin Palm in Berlin (Frankfurter Allee); Leiter der Lungenfürsorgestelle in Berlin-Siemensstadt; ab April 1942 Oberarzt am Paulinenhaus in Berlin-Charlottenburg (Eschenallee 28-30); 1945 als Miteigentümer/Anteilseigner der Brauerei Mahn & Ohlerich in Rostock auf besatzungshoheitlicher Grundlage enteignet; mind. 1946 bis 1965 Facharzt für Innere Krankheiten und Lungenfürsorgearzt in Westberlin (Kirschenallee 13, Rüsternallee 37, Pommernallee 5, Reichsstraße 95 und 106, Heerstraße 41); Juli 1946 Heirat mit der Krankenschwester Gertrud Belau (*9.6.1917 in Cottbus, †10.10.1994 in Berlin; Tochter eines Munitionsarbeiters); am 24.1.1965 im Alter von 52 Jahren in Westberlin gestorben

Reibmayr, Dr. Ilse

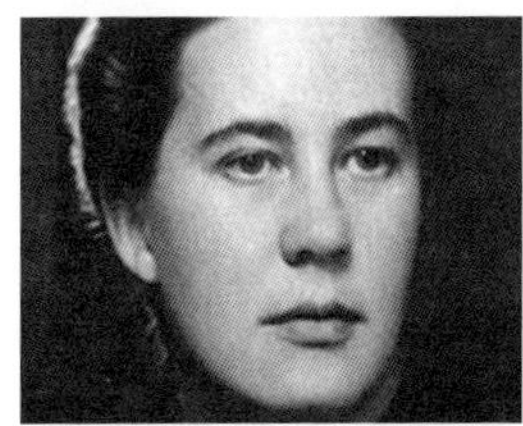

geboren am 30.5.1917 in Graz/Österreich-Ungarn; Tochter eines Apothekers; Gymnasium in Graz, 1936 Abitur; Mitglied des BDM, 1936 bis 1939 BDM-Führerin in Graz-Land; Medizinstudium in Graz; dort Eintritt in die NSDAP am 1.10.1940, Mitgliedsnummer 8.437.991; Dezember 1940 bis März 1941 Hilfskraft am Institut für Histologie und Embryologie der Universität Graz; Juni 1941 Promotion in Graz; 1941 Approbation; ab Juli 1941 Assistenzärztin am Kinderheim der Sonnenheilstätte Stolzalpe bei Murau/Steiermark; ab August 1942 Assistenzärztin am Gaukrankenhaus in Judenburg/Steiermark; ab November 1942 wieder Assistenzärztin am Kinderheim der Sonnenheilstätte in Stolzalpe; ab Januar 1944 Sekundärärztin am Gaukrankenhaus in Leoben/Steiermark; wegen medizinischer Hilfe für einen verwundeten Partisanen im September 1944 verhaftet und zu sechs Wochen Gefängnis verurteilt; nach Verbüßung der Strafe in Leoben im November 1944 ins Konzentrationslager Ravensbrück verbracht; dort auch als Häftlingsärztin eingesetzt (mußte sich um 560 Geburten und Neugeborene kümmern, von denen die meisten an Hunger starben); nach der Befreiung des Lagers im April 1945 von der Roten Armee als Ärztin zur Krankenbetreuung verpflichtet; bis Dezember 1945 Fachärztin für Frauenleiden und Geburtshelferin in Fürstenberg; Dezember 1945 Rückkehr nach Österreich; Dezember 1945 bis 1997 niedergelassene Frauenärztin, ab 1966 mit privater Entbindungsklinik, in Weißenbach/Steiermark; 1997 Aufgabe ihrer Praxis; unverheiratet, ein Adoptivkind; am 5.10.2005 im Alter von 88 Jahren in Weißenbach gestorben

Reiche, Dr. Paul Kurt

geboren am 2.6.1879 in Sangerhausen/Provinz Sachsen; Sohn eines Platzinspektors und späteren Kaufmanns; Gymnasien in Halle und Sangerhausen, 1899 Abitur; Medizinstudium in Berlin und Kiel; November 1907 Approbation; 1907 bis 1909 Assistenzarzt in Berlin; Oktober 1909 bis 1934 niedergelassener Allgemeinpraktiker in Golßen/Lausitz; 1916 bis 1918 Kriegseinsatz als landsturmpflichtiger Arzt; Februar 1918 Heirat mit Frieda Bischof (*2.4.1887 in Berlin; Tochter eines Arbeiters), ein Kind, 1934 Scheidung; Mai 1934 Promotion in Halle;[34] ab 1934 niedergelassener Allgemeinpraktiker in Penzlin; 1934 erneute Heirat; ab Juni 1938 praktischer Arzt in Stargard/Pommern (Bahnhofstraße 7)

33) Mit der Arbeit: Beitrag zur Klinik und Erbpathologie der amyotrophischen Lateralsklerose, Hamburg 1938.
34) Mit der Arbeit: Der Umfang der intern-medizinischen Kenntnisse des Celsus, Baruth/Berlin 1934.

Reichel, Dr. Alice Dorothea (geb. Bingel)
geboren am 31.7.1911 in Neuhaus/Westfalen; Tochter eines Militärarztes; Oberrealschule, 1930 Abitur; Medizinstudium in Marburg, Göttingen, Berlin und Rostock; Dezember 1936 Approbation; ab 1936 Volontärassistentin am Salvator-Krankenhaus in Halberstadt/Provinz Sachsen; November 1937 Promotion in Rostock;[35] ab Oktober 1938 Assistenzärztin am Diakonissenhaus in Halle; ab mind. 1939 Ärztin in Rostock (Friedrich-Hildebrandt-Straße 19); Januar 1940 Heirat mit dem Arzt → Dr. Wolf Reichel; ab September 1940 Assistenzärztin an der Medizinischen Klinik der Universität Rostock (Schröderplatz, Schröderstraße 16); Mitglied des NSDÄB; bis 1953 in Rostock (An der Hasenbäk 8); ab 1953 Ärztin in Berlin/DDR (Wiltbergstraße 50); am 26.4.1991 im Alter von 79 Jahren in Berlin gestorben

Reichel, Dr. Hans Joachim
geboren am 24.7.1901 in Schlesiengrube/Schlesien; Sohn eines Arztes und späteren Medizinalrates; Gymnasien in Beuthen und Ohlau, 1921 Abitur; Medizinstudium in Breslau und Jena; Juni 1927 Promotion in Breslau;[36] Juli 1927 Approbation; 1927 bis April 1932 Assistenzarzt an der Medizinischen Poliklinik der Universität Breslau, an den Pathologischen Instituten in Gelsenkirchen und Jena, an der Psychiatrischen Abteilung des Stadtkrankenhauses in Plauen, an der Nervenheilanstalt in Chemnitz und an der Sozialhygienischen Akademie in Berlin-Charlottenburg; April 1932 Kreisarztprüfung; ab Mai 1932 beamteter Medizinalassessor in Remscheid, mind. 1933 bis 1934 in Nordhausen/Harz (Hohensteiner Straße 13); Mai 1933 Heirat mit Marie Barkhausen (*31.12.1908 in Ahrensberg bei Wesenberg, †26.12.1982 in Hannover; Tochter eines Fürstlichen Försters), vier Kinder; August 1934 bis September 1939 Kreisarzt des Kreises Jauer/Schlesien (Flurstraße 8); dort auch Vertrauensarzt und Gefängnisarzt; 1934 zum Medizinalrat ernannt; ab 1935 Mitglied des NSFK; in Jauer Eintritt in die NSDAP am 1.5.1937, Mitgliedsnummer 4.740.972; daneben auch Mitglied des NSDÄB, Nr. 25.597, und Mitglied der SA, ab 1943 SA-Sanitäts-Sturmbannführer; im September 1939 zur Regierung nach Krakau ins Generalgouvernement kommandiert; dort zunächst Stadtmedizinalrat in Krakau und Leiter der Unterabteilung Gesundheitswesen im Distrikt Krakau, ab April 1940 Distriktsarzt in Lublin[37] und ab Dezember 1941 wieder in Krakau; 1943 zum Oberregierungs- und Obermedizinalrat ernannt; im Januar 1945 vom Reichsinnenministerium zur Flüchtlingsbetreuung nach Mecklenburg abgeordnet; vom Mecklenburgischen Staatsministerium im Februar 1945 dem Staatlichen Gesundheitsamt Güstrow zugeteilt und seitdem Leiter der dortigen Krankenversorgung der Flüchtlinge; vom Güstrower Oberbürgermeister im Mai 1945 mit der Leitung des Städtischen Gesundheitsamtes Güstrow beauftragt; Juni 1945 Übernahme der Praxis des in Kriegsgefangenschaft befindlichen und später enteigneten → Dr. Arno Fielitz in Neustrelitz (Augustastraße 18); darüber hinaus vom sowjetischen Stadt- und Kreiskommandanten in Neustrelitz als Seuchenarzt für die Stadt und den Kreis Neustrelitz eingesetzt sowie zum „Bezirks-Sanitätsrat mit voller Verantwortung" ernannt; vom dortigen Landrat im Juli 1945 auch als Hilfsarzt zum 2. Amtsarzt des Staatlichen Gesundheitsamtes Neustrelitz ernannt;[38] ab November 1945 Leiter der hygienisch-epidemiologischen Station, ab 1946 der Zentralstelle für Hygiene in Neustrelitz; Entzug der Niederlassungsgenehmigung infolge seines Entnazifizierungsverfahrens; mind. 1965 bis 1966 in Braunschweig (Herzogin-Elisabeth-Straße 13); mind. 1968 in Kirchheim bei München; mind. 1969 bis Januar 1988 in München (Geisenbrunner Straße 88 und 90, Westendstraße 174); ab Januar 1988 in Mering/Bayern (Mendelstraße 7); am 14.2.1988 im Alter von 86 Jahren in Mering gestorben

35) Mit der Arbeit: Die Prüfung der Wirkungsintensität intravenös verabreichten Insulins als Standardisierungsmethode für Insulin, Leipzig 1937.

36) Mit der Arbeit: Ein Beitrag zur Ätiologie der Spondylitis infectiosa. Ein Fall von metastasischer Spondylitis nach einer Cystopyelitis, Breslau 1927.

37) In Lublin mit der Fleckfieber- und Seuchenbekämpfung im dortigen Ghetto beauftragt; dazu Einrichtung einer „Judenpolizei", die die Bewegungs„freiheit" der Ghettoinsassen überwachen und einschränken sollte.

38) Die Abteilung Innere Verwaltung des Landes Mecklenburg-Vorpommern teilte dem Staatlichen Gesundheitsamt Neustrelitz am 11.10.1945 mit, daß angesichts der NS-Belastung Reichels dessen Übernahme „in den Dienst des Landes Mecklenburg-Vorpommern nicht in Frage kommen" könne. „Da er [aber] zur Seuchenbekämpfung dringend gebraucht wird, bin ich mit seiner vorläufigen Weiterbeschäftigung einverstanden, bitte jedoch um baldige Ablösung durch einen Nichtparteigenossen bemüht zu sein."

Reichel, Dr. Wolf Siegfried

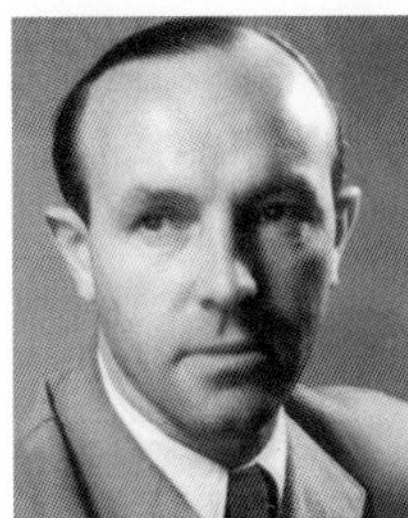

geboren am 22.7.1910 in Sprottau/Schlesien; Sohn eines Oberlehrers; Pädagogium in Niesky/Lausitz, 1929 Abitur; Medizinstudium in Freiburg, Graz und Rostock; Eintritt in die NSDAP am 1.4.1933; ab Mai 1933 auch Mitglied der SA; Dezember 1934 bis November 1935 Medizinalpraktikant an der Hautklinik, der Chirurgischen Klinik und der Medizinischen Klinik der Universität Rostock (Schröderplatz, Maßmannstraße 35); November 1935 Approbation; ab November 1935 Assistenzarzt an der Medizinischen Klinik der Universität Rostock; Januar 1936 Promotion in Rostock;[39] ab 1936 Mitglied des NSDÄB; wegen einer 1938 erworbenen Berufskrankheit von Mai 1938 bis März 1939 Patient in der Deutschen Heilstätte in Davos/Schweiz, deshalb auch nicht kriegsverwendungsfähig; ab März 1939 kommissarischer Oberarzt und stellvertretender Leiter der Medizinischen Klinik der Universität Rostock (Kosegarten 3, Schröderstraße 16, An der Hasenbäk 8); Januar 1940 Heirat mit der Ärztin → Dr. Alice Reichel geb. Bingel; ab Februar 1946 Mitglied der LDP; ab 1946 Facharzt für Innere Medizin, Röntgenologie und Strahlenheilkunde sowie Leiter der Röntgenstation der Medizinischen Universitätsklinik Rostock; von der mecklenburgischen Landeskommission für Denazifizierung im Oktober 1947 als „entlastet" eingestuft; ab 1948 Oberarzt an der Medizinischen Klinik der Universität Rostock; Januar 1950 Habilitation in Rostock;[40] 1950 bis 1952 Dozent, 1952 bis 1953 Professor für Röntgenologie mit Lehrauftrag an der Universität Rostock; dazwischen 1951 bis 1952 Arbeitsurlaub am Institut für Medizin und Biologie in Berlin-Buch; ab 1951 Mitglied der Akademie der Wissenschaften der DDR; ab 1952 auch Bezirksbeauftragter für die Geschwulstbekämpfung für den Bezirk Rostock und Mitglied des Röntgenprüfungsausschusses für Mecklenburg; ab 1952 stellvertretender Direktor des Städtischen Klinikums in Berlin-Buch; ab 1953 Chefarzt am dortigen Zentral-Röntgen-Institut; 1960 Vaterländischer Verdienstorden in Bronze; 1963 zum Medizinalrat, 1965 zum Obermedizinalrat ernannt; 1966 als Verdienter Arzt des Volkes ausgezeichnet; ab 1976 im Ruhestand in Berlin/DDR (Wiltbergstraße 50); am 25.7.1993 im Alter von 83 Jahren in Berlin gestorben

Reichner, Dr. Dr. Hans

geboren am 11.2.1903 in Zittau/Sachsen; Sohn eines Amtsgerichtsassessors und späteren Rechtsanwalts; Gymnasium in Zittau, 1922 Abitur; Medizinstudium in Jena und Rostock; März 1926 Promotion zum Dr. phil. in Rostock;[41] dort 1929 Promotion zum Dr. med.;[42] 1929 Approbation; mind. 1929 Assistenzarzt an der Universitäts-Nervenklinik Rostock-Gehlsheim (dort auch wohnhaft); mind. 1934 bis 1943 Assistenzarzt an der Psychiatrischen Universitätsklinik in Heidelberg (Voßstraße 4, Schloß-Wolfsbrunnenweg 10); September 1936 Heirat mit der Bewegungschor-Leiterin Margarethe Andreae (*21.8.1909 in Heidelberg, †25.5.1987 in Heidelberg; Tochter eines Privatiers), zwei Kinder; ab April 1941 Kriegseinsatz als Schiffsarzt auf einem Blockadebrecher der Kriegsmarine; spätestens 1943 Habilitation; bis mind. 1950 Neurologe in Heidelberg (Schröderstraße 37); ab mind. 1959 Facharzt für Neurologie und Psychiatrie in Kaiserslautern (Fischerstraße 23); am 19.9.1972 im Alter von 69 Jahren in Kaiserslautern gestorben

Reid, Dr. George Wilhelm Victor

geboren am 14.1.1888 in Stettin/Pommern; Sohn eines Kaufmanns; Gymnasien in Stettin und Berlin sowie Realgymnasium in Bützow, 1908 Abitur; Medizinstudium in München, Berlin und Rostock (Wismarsche Straße 16); Juni 1913 Promotion in Rostock;[43] Juni 1913 bis Juni 1914 Medizinalpraktikant am Krankenhaus in Hamburg-Eppendorf sowie an der Heil- und Pflegeanstalt Rostock-Gehls-

---

39) Mit der Arbeit: Ein Fall von echtem Diabetes mellitus auf traumatisch-infektiöser Grundlage und dessen gutachtliche Beurteilung, o.O. 1934.

40) Mit der Arbeit: Die Röntgentherapie des Schmerzes, 1948 (MS).

41) Mit der Arbeit: Experimentelle und kritische Beiträge zur Psychologie des Verstehens, Leipzig 1927.

42) Mit der Arbeit: Elektrometrische Bestimmung der Wasserstoffzahl im Liquor cerebro-spinalis bei einigen Nerven- und Geisteskrankheiten, insbesondere bei genuiner Epilepsie (mit einer neuen Wasserstoffelektrode), Berlin 1929.

43) Mit der Arbeit: Beiträge zur Kenntnis der chemischen Natur und des biologischen Verhaltens des Ricins, Rostock 1914.

heim (dort auch wohnhaft); Juli 1914 Approbation in Schwerin; 1914 bis 1917 Assistenzarzt an der Universitäts-Nervenklinik Rostock-Gehlsheim (dort auch wohnhaft); Dezember 1916 Heirat mit Helene Niemann (*15.12.1891 in Bützow, †23.8.1966 in Lübeck; Tochter eines Senators), drei Kinder, 1949 Scheidung; ab 1917 Facharzt für Nervenkrankheiten; 1917 bis September 1928 zunächst Assistenzarzt, dann Oberarzt an der Heilanstalt Strecknitz bei Lübeck; Oktober 1928 bis mind. 1952 niedergelassener Facharzt für Nervenkrankheiten und Psychiatrie in Schwerin (Gustavstraße/Severinstraße 4); dort auch Vertrauensarzt der Reichsversicherungsanstalt; zunächst Mitglied der HJ und des NSKK; Eintritt in die NSDAP am 1.5.1937, Mitgliedsnummer 4.647.736; ab Januar 1939 auch Mitglied des NSDÄB; ab September 1939 Kriegseinsatz als Wehrmachtsarzt in Schwerin, daneben eingeschränkte Weiterführung seiner Praxis; ab mind. 1941 auch Arzt in der Gauwaltung Mecklenburg der DAF und ab mind. 1943 Bannarzt des HJ-Bannes Schwerin; ab Juli 1945 auch nebenamtlicher Schularzt für Hilfsschulkinder am Staatlichen Gesundheitsamt für den Stadt- und Landkreis Schwerin; mind. 1953 bis September 1959 Nervenarzt in Kleinmachnow/Brandenburg (Machaweg 8); Februar 1953 Heirat mit der Sekretärin und späteren medizinisch-technischen Assistentin Anneliese Bartrow adopt. Richter verw./gesch. Markowsky (*20.2.1926 in Berlin, †1.10.1975 in Bad Rappenau/Baden-Württemberg; Tochter einer ledigen Hausangestellten und Adoptivtochter einer ledigen Telegraphensekretärin); nach Übersiedlung in die Bundesrepublik von September 1959 bis 1961 in Bad Rappenau (Siegelsbacher Straße 40); am 26.9.1961 im Alter von 73 Jahren in Heidelberg gestorben

Reifland, Dr. Alfred Georg

geboren am 4.2.1913 in (Berlin-)Neukölln; Sohn eines Schlachtermeisters; Gymnasium in Berlin, 1933 Abitur; Medizinstudium in Berlin; 1937 Medizinalpraktikant an der III. Medizinischen Universitäts-Poliklinik in Berlin (Ziegelstraße 5-9); Dezember 1937 Approbation; April 1938 Promotion in Berlin;[44] 1938 Volontärassistent am Institut für gerichtliche Medizin in Berlin; ab September 1938 Assistenzarzt an der Pathologischen Abteilung des Urban-Krankenhauses in Berlin (dort auch wohnhaft: Am Urban 12-18); September 1938 Heirat mit der Bankangestellten und späteren Masseuse Gertrud Haker (*3.11.1913 in [Berlin-]Neukölln; Tochter eines Tischlers), mind. zwei Kinder; mind. 1939 Arzt in Berlin (Teupitzer Straße 6); ab März 1939 Assistenzarzt an der Orthopädischen Klinik der Universität Rostock (Ulmenstraße 45, Wismarsche Straße 6/7); anschließend dienstverpflichteter Arzt in der Praxis von → Dr. Peter Friedrich Glimm in Klütz (Schloßstraße 56); ab September 1940 Assistenzarzt an der Krüppelheil- und Lehranstalt „Hindenburghaus“ in Königsberg; ab Dezember 1941 dienstverpflichteter Arzt in der orthopädischen Praxis des eingezogenen Dr. Walther Ruppel in Königsberg (Steindamm 27/29); ab November 1943 Bereitschaftsarzt in Königsberg; mind. 1946 bis 1948 niedergelassener Facharzt für Orthopädie mit Orthopädischem Heilinstitut und Privatklinik in Westberlin (Bergstraße 125, Karl-Marx-Straße 189); am 8.5.1948 im Alter von 35 Jahren an Krebs, Kreislaufschwäche und Anämie in Westberlin gestorben

Reiland, Christa Guschi Hanna (spätere Greve)

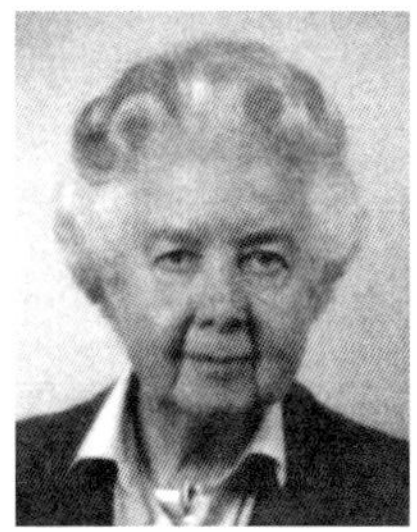

geboren am 5.2.1921 in Schwerin/Mecklenburg; Tochter eines Ministerial-Registrators sowie späteren Ministerialbeamten, Oberregierungsrates und Leiters des Landesarbeitshauses in Güstrow; Oberschule in Güstrow, 1939 Abitur; als Schülerin in Güstrow Eintritt in die NSDAP am 1.9.1939, Mitgliedsnummer 7.150.268; Medizinstudium in Rostock; 1945 Approbation; mind. Mai 1945 bis 1947 Assistenzärztin bei → Dr. Franz Bachmann an der Inneren Abteilung des Stadtkrankenhauses in Güstrow (Hansenstraße 18); Dezember 1947 Heirat mit dem Tierarzt und späteren Regierungsveterinärdirektor Dr. Otto Greve (*28.3.1918 in Gädebehn bei Neubrandenburg, †24.5.1979 in Lemgo/Nordrhein-Westphalen; Sohn eines Lehrers), ein Kind; 1952 Flucht in die Bundesrepublik; ab mind. 1979 in Lemgo (Am Kolk 3); am 8.12.2001 im Alter von 80 Jahren in Lemgo gestorben

---

44) Mit der Arbeit: Ein Beitrag zur Blutzuckerwirkung der Bäder. Der Einfluß der ansteigenden Armbäder auf den Blutzucker. Die Änderung der Blutzuckerbelastung durch das Bad. Die Rolle der Hautgewebshormone, Berlin 1938.

Reinhard, Dr. Hans Georg Bernhard
geboren am 14.8.1910 in Wiesbaden/Hessen-Nassau; Sohn eines Landwirtschaftskammer-Sekretärs; Gymnasium, 1930 Abitur; Medizinstudium in Frankfurt/Main; Juni 1936 Approbation; Februar 1937 Promotion in Frankfurt/Main;[45] 1936 Assistenzarzt am Rudolf-Heß-Krankenhaus in Dresden; ab November 1936 Assistenzarzt am Priessnitz-Krankenhaus in Mahlow bei Potsdam; April 1937 bis mind. 1938 Assistenzarzt und Sportarzt am Institut für Leibesübungen und körperliche Ertüchtigung der Universität Rostock (Augustenstraße 44, Felix-Stillfried-Straße 3); dort Eintritt in die NSDAP am 1.5.1937, Mitgliedsnummer 5.232.408; daneben auch Mitglied der SA; März 1938 Heirat mit Liselotte Christner (*10.9.1919 in Bühlau bei Dresden, †2.2.1995 in Zweibrücken/Rheinland-Pfalz; Tochter eines Kaufmanns), ein Kind; ab November 1939 Mitglied des NSDÄB; ab März 1939 Assistenzarzt, ab April 1940 Oberassistent, Januar 1943 bis 1944 Oberarzt am Rudolf-Heß-Krankenhaus (ab 1941 Gerhard-Wagner-Krankenhaus) in Dresden (Fürstenstraße 74, Hindenburgufer 29); mind. 1944 Kriegseinsatz als Unterarzt in der Sanitäts-Ersatz-Abteilung 4 der Wehrmacht; am 4.1.1944 im Alter von 33 Jahren an Fleckfieber in Wapniarka/Rumänien gestorben

Reinhardt, Dr. Christian Gottfried
geboren am 30.4.1861 in Mühlhausen/Provinz Sachsen; Sohn eines Berufssoldaten (Wachtmeister); Gymnasium in Mühlhausen, 1881 Abitur; Medizinstudium in Jena und Berlin; März 1886 Approbation in Jena; 1886 bis 1889 niedergelassener Allgemeinpraktiker in Großwechsungen bei Nordhausen; Dezember 1886 Heirat mit Marie Sieber (*23.10.1863 in Jena; Tochter eines Hotelbesitzers); 1887 Promotion in Jena;[46] 1889 bis 1910 niedergelassener Allgemeinpraktiker in Eisenach; 1910 zum Sanitätsrat ernannt; 1914 bis 1918 Kriegseinsatz, zuletzt als Oberstabsarzt; 1922 bis 1933 niedergelassener Allgemeinpraktiker und Badearzt in (Graal-)Müritz (Fritz-Reuter-Straße 1); dort auch Leitender Arzt des Friedrich-Franz-Hospizes; am 21.2.1933 im Alter von 71 Jahren in Rostock gestorben

Reinicke, Dr. Hans August Otto
geboren am 24.7.1902 in Nordleda/Hannover; Sohn eines Arztes und Sanitätsrates; Gymnasium in Cuxhaven, 1922 Abitur; Medizinstudium in Göttingen und Rostock; Januar 1931 Approbation und Promotion in Rostock;[47] anschließend praktischer Arzt in Woldegk; Mai 1931 Heirat mit Liselotte Wittholz (*5.3.1909 in [Berlin-]Steglitz, †27.1.1986 in Zeitz/Anhalt; Tochter eines Registrators und späteren Bezirksdirektors), sechs Kinder; 1931 bis Oktober 1936 niedergelassener Allgemeinpraktiker in Fürstenwerder/Brandenburg; ab Oktober 1936 niedergelassener Allgemeinpraktiker in Zeitz (Bismarckstraße/Liebknechtstraße 7); am 12.10.1972 im Alter von 70 Jahren in Zeitz gestorben

Reiter, Prof. Dr. Hans Conrad Julius

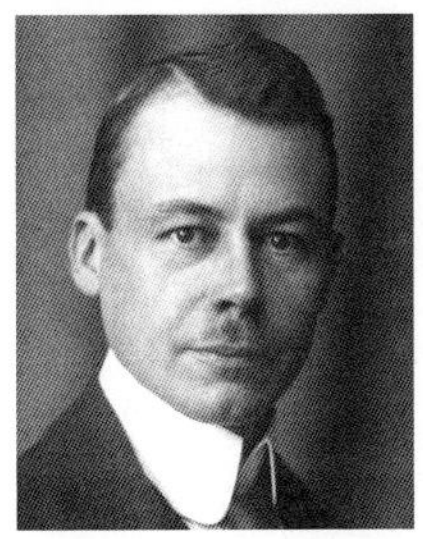

geboren am 26.2.1881 in Reudnitz/Sachsen; Sohn eines Kaufmanns und Fabrikbesitzers; Gymnasium in Leipzig, 1901 Abitur; Medizinstudium in Leipzig, Breslau und Tübingen; März 1906 Approbation und Juli 1906 Promotion in Leipzig;[48] 1906 bis 1907 Studienreise und Tätigkeit am Institut Pasteur in Paris sowie 1908 Studienreise zum St. Marys-Hospital in London; Juli 1908 Heirat mit Lina Lautenschläger (*12.8.1882 in Könitz bei Saalfeld, †29.6.1962 in Markkleeberg/Sachsen; Tochter eines Zimmermanns und Bergarbeiters), zwei Adoptivkinder, spätestens 1942 Scheidung; 1908 wissenschaftlicher Assistent und Leiter des Laboratoriums an der Universitäts-Poliklinik für Lungenleiden in Berlin; 1909 bis 1911 Betrieb eines eigenen bakteriologisch-serologischen Laboratoriums in Berlin, daneben Tätigkeit an der Abteilung Immunitätsforschung des Pharmakologischen Instituts der Universität Berlin; ab Dezember 1911 Assistenzarzt und Leiter des Untersuchungsamtes am Hygienischen Institut der Universität Königsberg; dort im März 1913

45) Mit der Arbeit: Der Sesam und seine Ausnutzung, Darmstadt 1936.
46) Mit der Arbeit: Zwei Fälle von Pyosalpinx, Jena 1886.
47) Mit der Arbeit: Die Säuglingssterblichkeit in Mecklenburg-Schwerin und Mecklenburg-Strelitz im Hinblick auf die drei Rott'schen Senkungsperioden, Neustrelitz 1929.
48) Mit der Arbeit: Nephritis und Tuberkulose, Leipzig 1906.

Habilitation;[49] seitdem Privatdozent für Bakteriologie und Hygiene an der Universität Königsberg; ab April 1914 stellvertretender Abteilungsvorstand am Hygienischen Institut der Universität Berlin (Rubensstraße 30); ab August 1914 Kriegseinsatz als Arzt und Laboratoriumsleiter, zuletzt als Beratender Hygieniker der deutschen Truppen bei der 1. bulgarischen Armee, 1916 bis 1917 zur Leitung des Hygienischen Instituts nach Saarbrücken kommandiert, mind. 1918 Oberarzt der Landwehr, im Dezember 1918 aus dem Heer entlassen, EK II; September 1915 gemeinsam mit Prof. Dr. Erich Hübener Entdeckung des Erregers der „Weilschen Krankheit", 1916 Beschreibung der „Reiterschen Krankheit"; im Mai 1918 zum nichtplanmäßigen, außerordentlichen (Titular-)Professor an der Universität Berlin ernannt; ab Februar 1919 1. Assistent, dann Abteilungsleiter am Hygiene-Institut der Universität Rostock (Buchbinderstraße 8/9, Orleanstraße 2); dort mit sozialbiologischen und rassehygienischen Fragen beschäftigt; 1919 bis 1926 Mitglied, 1919 bis 1923 Abgeordneter der DVP in der Rostokker Stadtverordnetenversammlung und 1921 bis 1922 auch Vorsitzender der DVP in Rostock; ab April 1921 Lehrauftrag für Sozialhygiene an der Universität Rostock; dort im Juni 1921 zum außerplanmäßigen außerordentlichen Professor ernannt; nach Beurlaubung durch die Universität Rostock ab April 1923 stellvertretender Abteilungsleiter, ab Oktober 1924 Abteilungsvorsteher am Kaiser-Wilhelm-Institut für experimentelle Therapie und Biochemie in Berlin-Dahlem; 1926 zum Obermedizinalrat ernannt; Oktober 1926 bis September 1933 Direktor des Mecklenburgischen Landesgesundheitsamtes in Schwerin (Cecilienallee 59); daneben von Januar 1927 bis November 1933 auch unbesoldeter Honorarprofessor mit Lehrauftrag für Sozialhygiene an der Universität Rostock; Eintritt in die NSDAP am 1.8.1931, Mitgliedsnummer 621.885; ab März 1932 Mitglied des NSDÄB; ab 1932 auch Leiter der Nationalsozialistischen Führer- und Fortbildungsschule des Gaues Mecklenburg-Lübeck der NSDAP in Schwerin;[50] ab Juli 1932 Abgeordneter des Landtags von Mecklenburg-Schwerin, dort Beteiligung an den Vorarbeiten zur Neuorganisation des deutschen Gesundheitswesens, der Jugenderziehung, der Reform des Studentenrechts und der Hochschulen; mind. 1933 Obmann der Reichsfachschaft Hochschullehrer und Wissenschaftler des NSLB an der Universität Rostock; ab Juli 1933 kommissarischer Leiter, ab Oktober 1933 regulärer Präsident des Reichsgesundheitsamtes in Berlin (Klopstockstraße 18);[51] ab Januar 1934 auch Honorarprofessor für Hygiene der Universität Berlin; ab Januar 1935 auch NSDAP-Hauptstellenleiter im Hauptamt für Volksgesundheit im Stab des Stellvertreters des Führers, Mitglied des Sachverständigenbeirates für Volksgesundheit in der Reichsleitung der NSDAP sowie des Reichsausschusses für Volksgesundheitsdienst beim Reichsministerium des Innern, Vorstandsmitglied der Kriminalbiologischen Gesellschaft und der Reichszentrale für Gesundheitsführung im Reichsinnenministerium; ab 1935 auch Mitglied der Deutschen Akademie der Naturforscher Leopoldina, Vorsitzender des ärztlichen Ausschusses der Deutschen Gesellschaft Gewerbehygiene, der Deutschen Gesellschaft für Hygiene, des Deutschen Vereins für öffentliche Gesundheitspflege und der Deutschen Gesellschaft für Ernährungsforschung sowie Präsident des Reichsgesundheitsrates; ab 1941 auch Mitglied der SA, zuletzt SA-Standartenführer; ab 1942 auch Mitglied des wissenschaftlichen Senats des Heeres-Sanitätswesens; daneben Mitglied des Großen Rates des Deutschen Roten Kreuzes, des Frauenvereins für Deutsche in Übersee und Vorsitzender

49) Mit der Arbeit: Vaccinetherapie und Vaccinediagnostik, Stuttgart 1913.

50) Mit etwa 45 Dozenten; referierte dort selbst u.a. zu folgenden Themen: „Der soziale Gedanke in der Wirtschaft", „Deutsche Bevölkerungspolitik", „Deutsche Rassenpflege", „Das jüdische erbbiologische Problem" sowie „Anlage und Erziehung".

51) Das Reichsgesundheitsamt war eine dem Reichsinnenministerium unmittelbar unterstellte Reichsbehörde mit den Aufgabengebieten: Unterstützung des Ministeriums in Fragen des Medizinal- und Veterinärwesens, Vorbereitung der entsprechenden Gesetzgebung, Aufsicht über die Einhaltung der einschlägigen Medizinalbestimmungen, Führung der Medizinal- und Veterinärstatistik des Deutschen Reichs, Durchführung wissenschaftlicher Forschungen in eigenen Laboratorien. Anläßlich des Wechsels von Reiter nach Berlin stellte der Führer der Rostocker SA-Studenten und vormalige Leiter des NS-Studentenbundes an der Universität Rostock, der Medizinstudent Adolf Puls, im Juli 1933 heraus: „Wir Studenten haben immer wieder auf unsere Lehrer geblickt in der Hoffnung, daß Sie uns Führer in der Neugestaltung des Staates würden. Sie waren der einzige, Herr Professor Reiter, der nicht nur das nationalsozialistische Abzeichen trug, sondern der sich überall und stets für die nationalsozialistische Bewegung eingesetzt hat. Sie trugen nicht nur das braune Hemd äußerlich, Sie waren und sind uns immer das Vorbild des nationalsozialistischen Dozenten gewesen." Und Rektor Prof. Dr. Paul Schulze meinte, es sei Reiter „zu danken, daß er den Studierenden Gebiete [wie die Rassenhygiene] eröffnet habe, die heute erst voll anerkannt werden. Dank gebührt ihm auch dafür, daß er in seinen Kreisen der NSDAP die Wege geebnet habe". In seiner Eigenschaft als Präsident des Reichsgesundheitsamtes nahm Reiter durch entsprechende Interventionen und Empfehlungen bis mindestens 1944 Einfluß auf die Besetzung von medizinischen Lehrstühlen, so auch in Rostock.

zahlreicher wissenschaftlicher Gesellschaften und Arbeitsgemeinschaften; November 1942 Heirat mit der Sekretärin Eva von Hegener (*18.5.1908 in Hamburg, †27.5.1974 in Marburg; Tochter eines Berufssoldaten [Major und späterer Oberst]), mind. ein weiteres Kind; im August 1945 von der US-Armee verhaftet; im November 1946 als Zeuge im Nürnberger Kriegsverbrecher-Gefängnis inhaftiert, im Dezember 1947 entlassen; ab 1949 Arzt an der Königin-Elena-Klinik in Kassel; 1952 pensioniert; bis 1969 in Kassel (Kunoldstraße 62); am 25.11.1969 im Alter von 88 Jahren in Kassel gestorben[52)]

Rennecke, Dr. Huldreich Theodor August
geboren am 4.2.1870 in Teterow/Mecklenburg; Sohn des Arztes Dr. Albrecht Rennecke (*1838, †1899); Gymnasium in Wismar, 1889 Abitur; Medizinstudium in Berlin an der Kaiser-Wilhelm-Akademie für das militärärztliche Bildungswesen; Dezember 1893 Promotion[53)] und Juli 1895 Approbation in Berlin; ab August 1895 aktiver Militärarzt in Bromberg, dann in Danzig, bis 1910 als Stabsarzt im Infanterie-Regiment 66 in Magdeburg (Pappelallee 15), 1910 bis April 1911 als Oberstabsarzt in Ettlingen/Baden (Thiebauthstraße 2); August 1901 Heirat mit Annemarie Schmidt (*31.5.1876 in Teterow, †17.6.1910 in Karlsruhe; Tochter eines Pastors); ab 1911 Arzt in Wismar; dort von April 1913 bis mind. 1939 niedergelassener Facharzt für Chirurgie (Lindenstraße/Adolf-Hitler-Straße 71 und 30, Bürgermeister-Haupt-Straße 36); August 1914 bis August 1916 Kriegseinsatz als Divisionsarzt; Mai 1916 Heirat mit Helene Wittjen (*17.10.1888 in Bremen, †28.1.1977 in Wismar; Tochter eines Prokuristen und Kaufmanns), ein Kind; September 1916 bis Oktober 1935 auch Leitender Arzt, dann Direktor des Stadtkrankenhauses in Wismar (Dahlberg); auf Vorschlag der NSDAP ab April 1933 auch Stadtverordneter in Wismar; ab 1934 Vornahme von Sterilisationen bei Personen, die nach dem Gesetz zur Verhütung erbkranken Nachwuchses unfruchtbar gemacht wurden; am 3.4.1944 im Alter von 74 Jahren an Herzschwäche und Entkräftung in Wismar gestorben

Reuter, Dr. Hans-Henning Berthold
geboren am 17.5.1910 in Schwerin/Mecklenburg; Sohn eines Revisors und späteren Viehversicherungsdirektors; Gymnasium in Schwerin, 1929 Abitur; Zahnmedizin- und Medizinstudium in Rostock; 1936 Approbation; Juli 1937 Promotion in Rostock;[54)] mind. 1938 bis 1943 Assistenzarzt an der Klinik für Zahn-, Mund- und Kieferkrankheiten der Universität Rostock (Herbert-Norkus-Straße 20, Voßstraße 9, Strempelstraße 12/13, An der Hasenbäk 11); Juli 1938 Heirat mit Liselotte Müller (*17.1.1915 in Rostock, †4.7.2011 in Alfeld/Leine; Tochter eines Rechtsanwalts), mind. zwei Kinder; mind. 1942 bis 1943 Kriegseinsatz als Hauptmann und Kompanieführer in der 3. Kompanie des Grenadier-Regiments 572, 1942 EK II; am 21.2.1943 im Alter von 32 Jahren bei Nikolajewka/Sowjetunion gefallen

Reuter, Dr. Hedwig Elisabeth Margarete (geb. Blödorn)
geboren am 20.10.1903 in Stettin/Pommern; Tochter eines Berufssoldaten (Feldwebel); Gymnasium, 1923 Abitur; Medizinstudium in Berlin; Januar 1935 Approbation; Februar 1936 Promotion in Berlin;[55)] September 1937 bis 1938 Arztvertreterin in Swinemünde (Grenzstraße 21); April 1938 Heirat mit dem Volkswirt und Steuersyndikus Hellmuth Reuter (*5.8.1897 in Minden/Westfalen, †22.4.1945 mglw. Suizid in Redlin bei Kolberg; Sohn eines Kaufmanns), ein Stiefkind; Juni bis Oktober 1938 Ärztin in Mecklenburg, dann Zulassung abgelehnt; Oktober 1938 bis mind. 1945 niedergelassene

52) Veröffentlichte u.a.: Kommende Heilkunst, Stuttgart 1934; Ziele und Wege des Reichsgesundheitsamtes im Dritten Reich. Zum 60jährigen Bestehen des Reichsgesundheitsamtes, Leipzig 1936; Obst und flüssiges Obst in der Volksernährung und Krankenbehandlung, Berlin 1938 (mit W. Heupke); Das Reichsgesundheitsamt 1933-1939. 6 Jahre nationalsozialistische Führung, Berlin 1939; Volksgesundheit und Werbung, Berlin 1939 (mit L. Conti und H. Hunke); Carl Flügge's Grundriß der Hygiene. Für Studierende und praktische Ärzte, Medizinal- und Verwaltungsbeamte, Berlin 1940 (als Hg. mit B. Möllers); Erb- und Rassenpflege, Leipzig 1940 (mit B. Möllers); Genußgifte. Leistung, Rasse, Berlin 1940 (mit G. Hecht); Die biologischen Gefahren des Rauchens für die Frau, Berlin 1941; Gesundheitsverwaltung des Großdeutschen Reiches, Leipzig 1941 (mit B. Möllers und W. Hallbauer); Verhütung und Bekämpfung übertragbarer Krankheiten im Großdeutschen Reich, Leipzig 1944 (mit B. Möllers und W. Hallbauer).

53) Mit der Arbeit: Glaukom im aphakischen Auge, Berlin 1893.

54) Mit der Arbeit: Zur Kenntnis der leukocytären Reaktion des Blutes bei Carcinomen des Bauchraums, Rostock 1937.

55) Mit der Arbeit: Die Einwirkung von Haus-Brunnenkuren auf die Blutbaktericidie des Menschen, Berlin 1936.

Allgemeinpraktikerin in Bad Polzin/Pommern (Adolf-Hitler-Straße 30); ab mind. 1955 niedergelassene Allgemeinpraktikerin in Hannover (Bartold-Knaust-Straße 47); am 3.12.1976 im Alter von 73 Jahren in Hannover gestorben

Reuter, Dr. Ulrich Heinz
geboren am 1.12.1915 in Manfort bei Leverkusen/Rheinprovinz; Sohn eines Chemikers; Reformrealgymnasium in Dillingen/Saar, 1935 Abitur; zunächst Arbeit in mechanischen Werkstätten und Studium der Elektrotechnik in Stuttgart; nach Arbeitsdienst Medizinstudium in Heidelberg; ab Dezember 1938 freiwilliger Militärdienst bei der Luftwaffe, im Januar 1940 zur Weiterführung des Medizinstudiums nach Göttingen kommandiert; dort im Januar 1942 Promotion;[56] 1942 Approbation; anschließend Militärarzt in Malchow (Karower Landstraße); ab September 1942 Kriegseinsatz; April 1950 Heirat mit der Diplom-Psychologin Dr. Roswitha Ischebeck (*19.6.1921 in Langerfeld bei Barmen/Rheinprovinz, †6.1.2012 in Minden/Westfalen; Tochter eines Fabrikanten), sechs Kinder; ab mind. 1965 Facharzt für Urologie in Minden (Bismarckstraße 1, Robert-Koch-Straße 3); am 10.9.1989 im Alter von 73 Jahren in Minden gestorben

Reyher-Jensen, Dr. Hermine Ida Johanna (Herma) (geb. Jensen, gesch. Wegner)
geboren am 12.6.1895 in Wasdow bei Gnoien/Mecklenburg; Tochter eines Pastors; Realgymnasium in Ludwigslust, 1914 Abitur; Medizinstudium in Rostock; Oktober 1918 Heirat mit dem Arzt, Anatomen und Zoologen Prof. Dr. Dr. Richard Wegner (*13.5.1884 in Gelsenkirchen, †11.2.1967 in Greifswald; Sohn eines Geheimen Regierungs- und Baurates), zwei Kinder, 1931 Scheidung; April 1923 Approbation; Oktober 1930 Promotion in Marburg;[57] mind. 1931 Assistenzärztin an der Hautklinik und Poliklinik der Universität Rostock (dort auch wohnhaft: Gertrudenplatz); ab 1934 niedergelassene Allgemeinpraktikerin, 1936 bis mind. 1941 auch Fachärztin für Hautkrankheiten in Berlin (Köpenikker Straße 40); April 1938 Heirat mit dem Kaufmann Kurt Reyher (*15.3.1900 in Gotha, †20.6.1984 in Hannover; Sohn eines Friseurs), 1954 Scheidung; spätestens 1947 Auswanderung in die Schweiz; mind. 1947 bis Juli 1948 Ärztin in Zürich/Schweiz; Juli 1948 Auswanderung nach Chile; 1948 bis mind. 1956 Ärztin in Chile; nach Rückkehr in die Bundesrepublik bis 1968 in Friedrichsgabe/Schleswig-Holstein (Ulzburger Straße 449); am 4.3.1968 im Alter von 72 Jahren in Friedrichsgabe gestorben

Reymer, Dr. Bruno Karl
geboren am 1.4.1861 in Heilsberg/Ostpreußen; Sohn eines Kaufmanns und Ziegeleibesitzers; Gymnasium, 1881 Abitur; zunächst Lehrerausbildung; mind. 1888 Lehrer in Berlin (Lothringer Straße 43); Februar 1888 Heirat mit der Verkäuferin Marie Jähnigen (*29.9.1865 in Berlin, †spätestens 1916; Tochter eines Schmieds); Medizinstudium in Halle; dort 1891 Promotion;[58] Approbation; mind. 1916 niedergelassener Allgemeinpraktiker in Altwasser/Schlesien; Februar 1916 Heirat mit der Erzieherin Marie Seidel (*9.2.1886 in Kassel, †18.8.1969 in Westberlin; Tochter eines Musikers); mind. 1931 Arzt in Neustrelitz; ab mind. 1934 im Ruhestand in Berlin (Dernburgstraße 5); am 12.10.1935 im Alter von 74 Jahren in Berlin gestorben

Richter, Dr. Gerhard
geboren am 10.1.1913 in Teplitz-Schönau/Österreich-Ungarn; Gymnasium, 1931 Abitur; Medizinstudium in Prag; Approbation; September 1937 Promotion in Prag; Juni 1940 bis 1943 Arbeitsfeldarzt im Arbeitsgau VI (Mecklenburg) des RAD in Schwerin; 1943 Wegzug aus Schwerin

Richter, Dr. Gerhardt Paul
geboren am 14.9.1907 in Porto/Portugal; Sohn eines Pfarrers; Gymnasien in Sorau/Lausitz, Niesky/Lausitz, Stettin und Berlin, 1927 Abitur; Medizinstudium in Leipzig, Kiel, Heidelberg, München und Greifswald; Juni 1934 bis Juni 1935 Medizinalpraktikant am Carolinenstift in Neustrelitz (Georgstraße 1-6) und an der Frauenklinik der Universität Rostock (Doberaner Straße 142); Januar 1936 Heirat

56) Mit der Arbeit: Zur Frage des Erfolges der Milzexstirpation bei hämolytischem Ikterus (MS).
57) Mit der Arbeit: Zwei Fälle von essentiellen Teleangiektasien, Marburg 1930.
58) Mit der Arbeit: Über myelogenes Riesenzellensarkom, Halle 1891.

mit Margarethe Heling (*26.10.1910 in Barth, †2.2.1996 in Rostock; Tochter eines Schuhmachermeisters), vier Kinder; Juli 1935 Approbation; Assistenzarzt am Städtischen Krankenhaus in Torgau und am Kreiskrankenhaus in Köthen; mind. 1937 Assistenzarzt am Städtischen Krankenhaus in Staßfurt (Schäfereiberg 6); dort Mitglied des NSKK und Eintritt in die NSDAP am 1.5.1937, Mitgliedsnummer 4.847.477; Mai 1937 Promotion in Rostock;[59] 1937 Arztvertreter in Rostock (Gehlsdorf, Hummelbrink 2); bis Dezember 1937 Arzt in Blankenburg; Dezember 1937 bis mind. 1959 niedergelassener Allgemeinpraktiker in Tessin (Bahnhofstraße 1); ab 1939 Kriegseinsatz in der Wehrmacht; ab Ende 1939 Gruppenarztanwärter beim RAD in Friedland; August 1950 bis 1968 auch Ärztlicher Leiter des Krankenhauses in Tessin; ab mind. 1996 in Rostock (Schliemannstraße 43); am 21.3.2002 im Alter von 94 Jahren in Rostock gestorben

Richter, Dr. Hans Carl Heinrich
geboren am 10.7.1878 in Rostock/Mecklenburg; Sohn eines Tischlers sowie späteren Tischlermeisters und Möbelfabrikanten; Gymnasium in Rostock, 1897 Abitur; Medizinstudium in Rostock (Große Mönchenstraße 23), Bonn und München; Juli 1902 Approbation in Rostock; als Einjährig-Freiwilliger Oktober 1902 bis September 1903 Militärdienst beim Füsilier-Regiment 90 in Rostock und beim Grenadier-Regiment 89 in Schwerin; November 1903 bis September 1905 verschiedene Arztvertretungen; Oktober 1905 bis 1911 niedergelassener Allgemeinpraktiker in Warin (Mühlendammstraße 136); Februar 1906 Promotion in Rostock;[60] Mai 1906 Heirat mit Johanna Moratzky (*30.1.1879 in Neubukow, †4.1.1972 in Velten bei Oranienburg; Tochter eines Hofzimmermeisters), sechs Kinder; Juli 1911 bis 1941 niedergelassener Allgemeinpraktiker in Neubukow (Kröpeliner Straße 146 und 5); August 1914 bis August 1918 Kriegseinsatz als Stabsarzt in einer Munitionskolonnen-Abteilung und im Reservelazarett Marienwerder/Westpreußen, dann als Regimentsarzt an der Westfront; ab August 1918 in französischer Kriegsgefangenschaft, bis Mai 1919 in Montauban, bis Februar 1920 als Arzt am Hospital de Royallieu bei Compiègne; ab 1936 auch nebenamtlicher Arzt im Hilfswerk „Mutter und Kind" der NSV in Neubukow; am 10.11.1941 im Alter von 63 Jahren nach einem Schlaganfall in Rostock gestorben

Richter, Dr. Hans Friedrich Arno
geboren am 22.4.1909 in Warin/Mecklenburg; Sohn des Arztes → Dr. Hans Richter; Realgymnasium, 1929 Abitur; Medizinstudium in Köln, München und Rostock; als Student Eintritt in die NSDAP am 1.12.1930; März 1934 Approbation; Promotion; mind. 1935 Assistenzarzt an der chirurgischen Privatklinik von → Prof. Dr. Ernst Ehrich in Rostock (Paulstraße 52/54; wohnhaft in Gehlsdorf, Hummelbrink 2); bis Februar 1937 Arzt in Neubukow, wahrscheinlich in der Praxis seines Vaters (Kröpeliner Straße 5); Februar 1937 bis mind. 1946 niedergelassener Allgemeinpraktiker in Petershagen bei Berlin (Lindenstraße 10; kaufte die Praxis des jüdischen Arztes Dr. Max Manasse, der in die USA emigrierte); 1937 Heirat mit Irmgard Fuchs (*1.7.1912 in Marzenin/Posen), mind. zwei Kinder; bis 1950 wieder niedergelassener Allgemeinpraktiker in Neubukow (Kröpeliner Straße 5); ab 1950 wieder in Petershagen (Johannesstraße 51/52); am 5.2.1970 im Alter von 60 Jahren in Berlin/DDR gestorben

Richter, Dr. Hermann F.
geboren am 13.8.1915 in Linz/Österreich-Ungarn; Sohn eines Sportlehrers; Gymnasium, 1935 Abitur; Medizinstudium in Innsbruck; September 1941 Approbation in Linz (Hauptstraße 44); Promotion; ab Oktober 1941 Lagerarzt im Konzentrationslager Dachau, dann im Konzentrationslager Mauthausen; zu Übungszwecken dort nichtfachmännische Organentnahmen bei Häftlingen, die zu zahlreichen Todesfällen führten; außerdem exzessive Tötung von mehreren hundert sowjetischen Kriegsgefangenen durch Injektionen ins Herz; auch deswegen Behandlung an der Psychiatrisch-neurologischen Beobachtungsstation der Waffen-SS in Gießen; anschließend Lagerarzt in den Konzentrationslagern Ravensbrück, Groß-Rosen und Loibl; 1943 zum SS-Obersturmführer befördert; ab August 1943 wieder Lagerarzt im Konzentrationslager Mauthausen; im Mai 1945 im Alter von 29 Jahren bei Linz ums Leben gekommen, mglw. Suizid

---

59) Mit der Arbeit: Beiträge zur Kenntnis des Atemtypus in der Schwangerschaft, Barth 1937.
60) Mit der Arbeit: Zur Kenntnis der konstitutionellen Albuminurie, Dortmund 1906.

Richter, Dr. Horst
geboren am 3.7.1898 in Leipzig/Sachsen; Sohn eines Kaufmanns; Gymnasium in Leipzig, Januar 1918 Notabitur; Februar bis Dezember 1918 Kriegseinsatz in einem Reservelazarett und am Städtischen St.-Georg-Krankenhaus in Leipzig; Medizinstudium in Leipzig, Greifswald, Halle und Rostock; Mai 1925 Approbation in Schwerin; Oktober 1925 Promotion in Rostock;[61] 1925 Assistenzarzt in der Praxis von → Dr. Otto Krasemann in Güstrow; Oktober 1925 bis Mai 1927 niedergelassener Allgemeinpraktiker in Steinbach-Hallenberg/Thüringen; Juni 1926 Heirat mit Hannah Jacobi (*13.5.1902 in Boizenburg, †12.2.1993 in Hamburg; Tochter eines Apothekenbesitzers), drei Kinder; Juni 1927 bis 1942 niedergelassener Allgemeinpraktiker in Schwerin (Steinstraße 27); mind. 1935 bis 1937 auch nebenamtlicher Vertragsarzt bei der RAD-Einheit 5/61 (Schwerin-Lewenberg) und beim RAD-Lager für die weibliche Jugend in Lützow; ab mind. 1935 auch HJ-Arzt für die Banne Hagenow, Schwerin-Stadt und Schwerin-Land der HJ; daneben auch Vertrauensarzt der Reichspost; in Schwerin Eintritt in die NSDAP am 1.5.1937, Mitgliedsnummer 4.519.046; Mitglied des NSDÄB; nach „Berufsunfall" (Myokarditis und schwere Nierenschädigung durch septischen Scharlach) am 25.2.1942 im Alter von 43 Jahren an Herzversagen und Lungenentzündung in Schwerin gestorben[62]

Richter, Dr. Käthe Emma Auguste
geboren am 29.3.1915 in Blankenburg bei Prenzlau/Brandenburg; Tochter eines Lehrers; Gymnasium, 1934 Abitur; als Schülerin Eintritt in die NSDAP am 1.10.1933, Mitgliedsnummer 1.769.172; Medizinstudium in Berlin; dort Promotion; März 1945 Approbation; ab April/Mai 1945 als Jungärztin in der Praxis von → Dr. Adolf Lüders in Gadebusch (Lübsche Straße 12) eingesetzt; mind. 1946 Pflichtassistenzärztin am Stadtkrankenhaus in Schwerin (dort auch wohnhaft: Werderstraße 30); mind. 1950 bis 1960 niedergelassene Allgemeinpraktikerin in Gadebusch (Bahnhofstraße 4, Wismarsche Straße 28); Anfang 1960 „illegal" in die Bundesrepublik verzogen; bis 2008 in Bad Kissingen/Bayern (Eschenstraße 24); unverheiratet; am 13.12.2008 im Alter von 93 Jahren in Bad Kissingen gestorben

Richter, Dr. Magdalene Annemarie (geb. Bingel)
geboren am 27.11.1917 in Saarbrücken/Rheinprovinz; Tochter eines Arztes; Oberschule in Rostock, 1936 Abitur; Medizinstudium in Rostock (Fritz-Reuter-Straße 82); dort auch Mitglied des BDM; März 1942 Approbation in Rostock; ab April 1942 Volontärassistentin, ab Februar 1944 Assistenzärztin an der Medizinischen Klinik der Universität Rostock (Schröderplatz, Fritz-Reuter-Straße 82); dort 1943 Promotion;[63] Oktober 1944 Heirat mit dem Juristen und Amtsgerichtsrat Dr. Arnt Richter (*28.5.1913 in Löbau/Sachsen; Sohn eines Steuerdirektors), mind. ein Kind; mind. 1945 in Timmendorfer Strand/Schleswig-Holstein; bis 1995 in Regensburg/Bayern (Adolf-Schmetzer-Straße 40); am 2.5.1995 im Alter von 77 Jahren in Regensburg gestorben

Richter, Dr. Max
geboren am 29.3.1896 in München/Bayern; Sohn eines Berufssoldaten (Feldwebel) und späteren Geheimen Rechnungsrates im Bayerischen Kriegsministerium; Realgymnasium in Nürnberg; dazwischen ab August 1914 Kriegseinsatz im Infanterie-Regiment 14, im November 1914 schwer verwundet; 1916 Abitur; 1917 bis April 1919 Verwendung im Heeressanitätsdienst, zuletzt als Vizefeldwebel, EK II; „kämpfte 1919 mit Einwohnerwehr Münchens gegen Räterepublik Bayern, mit Freikorps Wolff gegen Spartakistenverbände"; Medizinstudium in München; dort im März 1923 Approbation und Promotion;[64] 1923 bis 1924 praktischer Arzt in München; Oktober 1923 Heirat mit Ottilie Hellberg (*26.4.1896 in München, †25.8.1977 in Memmingen/Allgäu; Tochter eines Hauptzollamts-Assisten-

---

61) Mit der Arbeit: Über einen excessiven Fall von persistierender Pupillarmembran (MS).

62) In einem Nachruf hieß: „Heute morgen starb nach kurzer schwerer Krankheit der in weiten Kreisen der Schweriner Bevölkerung bekannte praktische Arzt Parteigenosse Dr. med. Horst Richter ... In den 15 Jahren seiner Schweriner Tätigkeit ist Dr. Richter ein bekannter und beliebter Arzt in Schwerin und weiterer Umgebung geworden ... Der Verstorbene war nicht nur ein stets hilfsbereiter Berater seiner Kranken, auch darüber hinaus ein außerordentlich kameradschaftlicher Berufskollege. Zahlreiche Patienten, aber auch die Ärzte Schwerins, verlieren in Dr. Richter einen treuen Menschen und stets zuverlässigen Mitarbeiter."

63) Mit der Arbeit: Zur Frage der Sehnenplastik bei Radialislähmung (MS).

64) Mit der Arbeit: Über Meningitis serosa und Folgekrankheiten (MS).

ten und späteren Oberzollamtmannes); Januar 1924 bis Dezember 1927 niedergelassener Allgemeinpraktiker in Zierow bei Wismar; Januar 1928 bis 1937 niedergelassener Allgemeinpraktiker in Wismar (Lübsche Straße 35); Mitglied des NSKK, 1933 bis 1935 NSKK-Staffelführer in Wismar; vom Schöffengericht Wismar im Juli 1937 wegen Betrugs und Vergehens gegen die Betäubungsmittelverordnung („Opiumgesetz") sowie wegen Morphiummißbrauchs zu fünf Monaten Gefängnis, 600 RM Geldstrafe und der Unterbringung in einer Entziehungsanstalt verurteilt;[65] unter Anrechnung der Untersuchungshaft von September bis November 1937 Strafverbüßung in Bützow-Dreibergen, dort Gefangenenarbeit als Tauzupfer; nach der Gefängnisstrafe ab April 1938 für zwei Jahre von der Kassenpraxis ausgeschlossen sowie Einweisung in die Heil- und Pflegeanstalt Ueckermünde; ab Dezember 1938 Arztvertreter in Huglfing/Bayern; ab November 1939 dienstverpflichteter Arzt in der Praxis von Dr. Gottfried Jung in Gessertshausen bei Augsburg; im März 1944 erneute Geldstrafe von 500 RM durch die Landesstelle Mecklenburg der KVD verhängt; April 1944 Wiederzulassung als Arzt und Wiederaufnahme der Kassenpraxis; mind. Frühjahr 1945 bis 1953 niedergelassener Allgemeinpraktiker in Wismar (Lindenstraße 36, Lübsche Straße 35, Stalinstraße 169); am 24.7.1955 im Alter von 59 Jahren an Morphinismus, hochgradiger Abmagerung und Cystitis in Wismar gestorben

Richter, Dr. Ruth (spätere Voigt-Richter)
geboren am 18.7.1909 in Langenfeld/Neumark/Brandenburg; Tochter eines Pfarrers; Oberlyzeum in Stettin, 1929 Abitur; Medizinstudium in Berlin, Greifswald, Wien, Hamburg und Rostock; ab Januar 1938 Medizinalpraktikantin an der Lungenheilstätte Amsee bei Waren, März bis Juli 1938 an der Medizinischen Klinik der Universität Rostock (Schröderplatz); Juli 1938 Approbation und Promotion in Leipzig;[66] ab Juli 1938 Volontärassistentin an der Medizinischen Klinik der Universität Rostock (wohnhaft in Gehlsdorf, Hummelbrink 6); ab Februar 1940 Ärztin an der Tuberkulose-Heilstätte Lindenhof in Coswig/Sachsen, ab September 1940 an der Heilstätte Hohwald bei Neustadt/Sachsen, ab Dezember 1940 wieder an der Heilstätte Lindenhof in Coswig; Mitglied der NS-Frauenschaft; Februar 1951 Heirat mit dem Berufssoldaten (Oberstleutnant) Otto Voigt (*11.1.1904 in Augsburg, †6.8.1991 in Kempten/Allgäu; Sohn eines Eisenbahnstationsdieners und späteren Zugführers); mind. 1951 bis 1965 niedergelassene Fachärztin für Lungenkrankheiten in Rosenheim/Bayern (Bahnhofstraße 2, Kufsteinstraße 1; wohnhaft in Aising/Bayern, Spitzsteinweg 12); bis mind. 1969 in Aising; ab mind. 1991 in Kempten (Hieberstraße 4); am 15.6.1999 im Alter von 89 Jahren in Kempten gestorben

Rickmann, Edgar R. K.
geboren am 13.8.1889 in Lode/Lettland; Gymnasium, 1909 Abitur; Medizinstudium; April 1918 Approbation in Dorpat; nach Umsiedlung ab Juni 1941 dienstverpflichteter Hilfskassenarzt in der Praxis von → Dr. Stanislaus Bajon in Güstrow (Trotschestraße 15); 1942 Approbation für Deutschland; ab Mai 1942 hauptamtlicher Arzt bei der Organisation Todt; Mitglied der NSDAP; Heirat, zwei Kinder, spätestens 1948 Scheidung; im Entnazifizierungsverfahren im Oktober 1948 von der Spruchkammer Tübingen als „unbelastet" eingestuft; bis November 1948 Arzt in Schlupfen bei Fronhofen/Württemberg; ab November 1948 in Grünkraut bei Ravensburg/Württemberg (Knollengraben)

Riebes, Dr. Ernst Nathanael
geboren am 10.7.1883 in Friedrichsbruch/Westpreußen; Sohn eines Pfarrers; Gymnasium in Elbing/Ostpreußen, 1903 Abitur; Medizinstudium in Freiburg (Eschholzstraße 1, Albertstraße 38) und München; dazwischen als Einjährig-Freiwilliger ab April 1906 erster Teil des Militärdienstes im Infanterie-Regiment 113; mind. 1909 Medizinalpraktikant in München; Dezember 1909 Approbation in Frei-

65) Richter war bereits 1934 wegen Vergehens gegen das Betäubungsmittelgesetz mit einer Geldstrafe sanktioniert worden und hatte sich „zur Bekämpfung seiner Rauschmittelsucht" zwischen 1935 und 1937 drei Entziehungskuren unterzogen, nach denen er „immer wieder rückfällig geworden" war. Um „seinen übergroßen Bedarf an Rauschmitteln decken zu können", habe Richter „unrechtmäßige Wege eingeschlagen". So wurde ihm in der neuerlichen Verhandlung im Juli 1937 vorgeworfen, „fortgesetzt auf Verschreibung von Betäubungsmitteln Namen und Wohnung des Kranken, für den die Arznei bestimmt war, unrichtig angegeben zu haben und diese Betäubungsmittel für sich verbraucht zu haben"; außerdem habe er „bei Wismarer Apotheken für seinen Praxisbedarf Betäubungsmittel bezogen und ebenfalls für sich verbraucht, obwohl die Anwendung nicht ärztlich begründet war".

66) Mit der Arbeit: Über den Nachwuchs der verheirateten Arbeitslosen, Leipzig 1938.

burg; Januar 1910 Promotion in München;[67] Februar 1910 Heirat mit der Hautärztin Dr. Charlotte Salecker (*12.5.1882 in Elbing, †26.10.1967 in Bochum; Tochter eines Arztes), drei Kinder; als Einjährig-Freiwilliger ab April 1910 zweiter Teil des Militärdienstes als Arzt; 1910 bis mind. 1913 praktischer Arzt in Königsberg (Mühlenstraße 36); mind. 1914 Assistenzarzt an der Universitätsklinik in Bern/Schweiz; ab August 1914 Kriegseinsatz als Oberarzt in Feldlazaretten an der Westfront, kriegsbeschädigt; 1916 bis mind. 1944 niedergelassener Hautarzt (zusammen mit seiner Ehefrau) in Königsberg (Münzstraße 10 und 23, Am Stadtwald 25); dort auch Chefarzt am Städtischen Krankenhaus sowie nebenamtlicher Dozent an der Handelshochschule; dazwischen von Dezember 1939 bis Januar 1940 auch dienstverpflichteter Hilfskassenarzt bei Dr. Roland Schatz in Allenstein/Ostpreußen (Magisterstraße 4); nach Flucht aus Königsberg bis Mai 1945 Arzt im befreiten Konzentrationslager Sachsenhausen; Mai 1945 bis 1946 niedergelassener Facharzt für Haut- und Geschlechtskrankheiten in der Praxis des durch Suizid verstorbenen → Dr. Paul Fulde in Schwerin (Kommandantenstraße 4); am 12.8.1946 im Alter von 63 Jahren nach Schädel- und Rippenbruch an Herzversagen in Schwerin gestorben

Riech, Dr. Günther Paul Albert
geboren am 25.10.1911 in Ruß/Memel/Ostpreußen; Sohn eines Arztes; Gymnasium in Lyck, 1931 Abitur; Medizinstudium in Königsberg; nach Wehrdienst im September 1939 Approbation; anschließend bis mind. 1942 Kriegseinsatz als Truppenarzt, zuletzt als Bataillonsarzt; Juli 1940 Heirat mit Gerda Kerreck (*7.2.1917 in Danzig), zwei Kinder, 1954 Scheidung; April 1942 Promotion in Königsberg;[68] dort bis 1944 Assistenzarzt (Beethovenstraße 35); ab März 1944 erneuter Kriegseinsatz in der Wehrmacht; nach Flucht zu Kriegsende mind. 1945 vollbeschäftigter Hilfsarzt am Staatlichen Gesundheitsamt des Kreises Parchim; ab mind. 1946 Arzt, mind. 1949 bis Juli 1960 Medizinalrat am Gesundheitsamt Rostock-Stadt (August-Bebel-Straße 6, Parkstraße 10); ab mind. 1949 auch stellvertretender Stadtarzt und stellvertretender Leiter des Gesundheitsamtes Rostock-Stadt; Januar 1955 Heirat mit Hedwig Paul verw./gesch. Kramer (*10.8.1906 in Leipzig, †17.7.1978 in Hamburg; Tochter eines Maschinisten); nach Übersiedlung in die Bundesrepublik von Juli 1960 bis nach 1990 in Hamburg (Brockdorffstraße 19); anschließend in Goslar/Niedersachsen (Rammelsberger Straße 42)

Rieck, Dr. Heinrich Johann Friedrich
geboren am 25.4.1863 in Rehna/Mecklenburg; Sohn eines Kaufmanns; Gymnasium in Güstrow, 1885 Abitur; Medizinstudium in Kiel und München; Juli 1898 Approbation in München; 1898 bis 1902 Assistenzarzt am Städtischen Krankenhaus in Stargard/Pommern; dort auch Armen- und Polizeiarzt; Februar 1904 Promotion in München;[69] Juni bis November 1904 praktischer Arzt in Runkel/Lahn; Dezember 1904 bis März 1905 niedergelassener Allgemeinpraktiker in Warin; Juni 1905 bis 1931 niedergelassener Allgemeinpraktiker in Teterow (Rostocker Straße 14); August 1920 Heirat mit der späteren Oberschwester Martha Lange (*5.1.1874 in Gartz/Oder, †10.11.1958 in Lübeck; Tochter eines Sergeanten und späteren Gendarmerie-Oberwachtmeisters); ab 1931 in Bad Schwartau/Schleswig-Holstein (Eutiner Straße 13, Lübecker Straße 41); am 26.7.1943 im Alter von 80 Jahren an Kreislaufstörungen, Hypertonie und Herzembolie in Bad Schwartau gestorben

Riecke, Dr. Fritz Karl Emil
geboren am 9.8.1913 in Schwenningen/Württemberg; Sohn eines Pfarrers; Gymnasium in Urach, 1933 Abitur; Medizinstudium in Tübingen, Rostock und München; dort Eintritt in die NSDAP am 1.5.1937, Mitgliedsnummer 5.226.644; daneben auch Mitglied der SA; ab Februar 1938 Medizinalpraktikant am Rudolf-Virchow-Krankenhaus in Berlin (Ostender Straße 49); März 1939 Approbation; Mai 1939 Assistenzarzt in Schorndorf/Württemberg (Goethestraße 35); August 1939 Promotion in München;[70] ab August 1939 Assistenzarzt am Städtischen Katharinen-Hospital in Stuttgart (Königs-

---

67) Mit der Arbeit: Beitrag zur Kenntnis der sogenannten idiopathischen Herzhypertrophie im frühen Kindesalter, Leipzig 1909.
68) Mit der Arbeit: Die kongenitale radio-ulnare Synostose (MS).
69) Mit der Arbeit: Krebs-Statistik nach den Befunden des pathologischen Instituts zu München vom Jahre 1854-1903, München 1904.
70) Mit der Arbeit: Untersuchungen zur Bestimmung und Beurteilung der Wärmedurchgangszahl von Kleidungsstoffen, München 1939.

bergstraße 60); ab März 1941 Mitglied des NSDÄB; ab Juni 1941 Kriegseinsatz in der Wehrmacht; ab mind. August 1945 praktischer Arzt in Grevesmühlen (Wismarsche Straße 5); ab mind. 1950 Oberarzt in Aalen/Württemberg (Gmünder Straße 59, Stuttgarter Straße 75); November 1950 Heirat mit der Ärztin Dr. Annemarie Stützel verw. Goes (*10.9.1919 in Wittenberg, †31.10.2004 in Aalen; Tochter eines Ingenieurs und Fabrikanten), mind. zwei Kinder; bis 2005 in Nürnberg (Eichendorffstraße 41); am 13.12.2005 im Alter von 92 Jahren in Nürnberg gestorben

Riemschneider, Dr. Georg Dietrich Waldemar
geboren am 1.7.1901 in Hausdorf bei Neurode/Schlesien; Gymnasium, 1921 Abitur; Medizinstudium in München und Jena; Dezember 1925 Approbation in München; 1926 bis mind. 1929 Assistenzarzt in Jena (Johannisplatz 8); März 1929 Heirat mit der Kunsthistorikerin und Autorin sowie späteren Leiterin der Volkshochschule und des Mecklenburgischen Landesmuseums in Schwerin Dr. Margarete Hoerner (*17.8.1899 in Königsberg, †1.2.1985 in München; Tochter eines Richters und Oberlandesgerichtsrates), zwei Kinder; November 1930 Promotion in Jena;[71)] bis 1935 Arzt in Jena; September 1935 bis 1954 niedergelassener Facharzt für Innere Krankheiten in Schwerin (Tackertstraße 11, Lübecker Straße 67, Moltkestraße 89, Obotritenring 83, Wismarsche Straße 199); Mitglied der HJ; Aufnahme in den NSDÄB abgelehnt; ab September 1939 Kriegseinsatz in der Wehrmacht; Oktober 1951 bis Juli 1952 auch (zeitweise kommissarischer) Hauptabteilungsleiter „Heilwesen“ im Ministerium für Gesundheitswesen des Landes Mecklenburg in Schwerin; dort mind. 1953 bis 1954 auch Bezirksarzt; Mitglied der SED; ab 1954 in Leipzig, mind. 1958 bis 1964 als Kreisarzt (Christianstraße 28); dort auch Stadtrat für Gesundheitswesen; mind. 1966 bis Juli 1975 im Ruhestand in Leipzig; 1966 als Verdienter Arzt des Volkes ausgezeichnet; nach Übersiedlung in die Bundesrepublik ab Juli 1975 in München (Allgäuer Straße 34); am 21.3.1986 im Alter von 84 Jahren in München gestorben

Riesenkampff, Dr. Justus Nicolai Gustav
geboren am 15.8.1901 in Reval/Estland; Sohn eines Rechtsanwalts; Gymnasium; Kriegseinsatz; Abitur; Medizinstudium in Riga und München; Juni 1925 Promotion in Königsberg;[72)] 1931 Approbation in Riga; dort ab Mai 1931 niedergelassener Facharzt für Augenkrankheiten; Dezember 1933 Heirat mit Erika Lieven (*13.5.1908 in Pärnu/Estland, †9.1.1983 in Bitche/Frankreich; Tochter eines Notars; galt in Deutschland als „jüdischer Mischling II. Grades“), zwei Kinder; ab Februar 1940 niedergelassener Facharzt für Augenkrankheiten in Ostrowo/Warthegau (Nordallee 1); dort auch nebenamtlicher Berater für Augenkrankheiten am Städtischen Krankenhaus; Juli 1940 Approbation für Deutschland; in Ostrowo Mitglied der SA und ab November 1941 des NSDÄB; nach Flucht zunächst in Greifswald; Februar bis April 1945 Facharzt für Augenkrankheiten in Boizenburg (Königstraße 9); Juli bis Oktober 1945 praktischer Facharzt für Augenheilkunde in Schwerin (Spieltordamm 6); ab Oktober 1945 in Ludwigslust; mind. 1954 bis 1969 niedergelassener Augenarzt in Pirmasens/Rheinland-Pfalz (Turnstraße 21 und 24); Übergabe der Praxis an seinen Sohn; am 7.1.1975 im Alter von 73 Jahren in Pirmasens gestorben

Riffelmacher, Dr. Karl Friedrich
geboren am 14.5.1906 in Roth/Bayern; Sohn eines Verwalters; Gymnasium, 1927 Abitur; Medizinstudium in Erlangen; Dezember 1933 Approbation; 1933 bis 1938 Assistenzarzt am Henriettenstift in Hannover; September 1936 Promotion in Erlangen;[73)] September 1936 Heirat mit Elise Valentin (*14.11.1912 in Roth, †25.9.2007 in Nürnberg; Tochter eines Brauereibesitzers), mind. ein Adoptivkind; ab April 1938 Facharzt für Chirurgie; August bis September 1938 Arzt in Boizenburg, endgültige Zulassung abgelehnt; September bis November 1938 Anträge auf Zulassung als praktischer Arzt in Michelstadt/Hessen, Frankfurt/Main und Gronau/Hannover, alle drei Zulassungen nicht angenommen; ab November 1944 Assistenzarzt in Wolfsburg (damals „Stadt des KdF-Wagens bei Fal-

---

71) Mit der Arbeit: Klinische Erfahrungen mit der fraktionierten Magenaushebung nach Alkoholprobefrühstück, Jena 1930.
72) Mit der Arbeit: Über einen Fall von totaler Hemiatrophie, Königsberg 1925.
73) Mit der Arbeit: Der Kalkspiegel im Klimakterium, Erlangen 1936.

lersleben"); mind. 1958 bis 1959 Leitender Arzt an der Chirurgischen Abteilung und Chefarzt des Stadtkrankenhauses in Wolfsburg (Albert-Schweitzer-Straße 19); bis 1975 in Roth (Parkstraße 2); am 27.7.1975 im Alter von 69 Jahren in Nürnberg gestorben

Rindfleisch, Dr. Heinrich Friedrich
geboren am 3.3.1916 in Straßburg/Elsaß-Lothringen; Sohn eines Zahlmeisters; Gymnasium, 1936 Abitur; Medizinstudium in Berlin; ab mind. 1938 Mitglied der SS; 1942 Approbation; September 1942 Promotion in Berlin;[74] Oktober 1942 Heirat mit der Krankengymnastin Elisabeth von Dobschütz (*27.3.1917 in Sorau/Lausitz, †24.6.1989 in Freiburg; Tochter eines Berufssoldaten [Oberstleutnant]), vier Kinder, 1967 Scheidung (nahm danach ihren Mädchennamen wieder an); Lagerarzt in den Konzentrationslagern Groß-Rosen, Ravensbrück und Sachsenhausen (wohnhaft in Birkenwerder, Lindenallee 24); ab März 1943 Standortarzt im Konzentrationslager Majdanek, dort Beteiligung an Humanexperimenten mit zahlreichen Todesopfern; ab Januar 1945 Kriegseinsatz in der 16. SS-Panzergrenadier-Division „Reichsführer SS"; ab mind. Juli 1945 in Birkenwerder bei Oranienburg (Lindenallee 24); obwohl nach Kriegsende international (Belgien, Frankreich, Polen) als Mörder gesucht, zunächst Arzt auf der Chirurgischen Station eines Westberliner Krankenhauses, dann ohne juristische Verfolgung bis 1969 Chefarzt an der Chirurgischen Abteilung des Johanniter-Krankenhauses in Rheinhausen bei Duisburg (wohnhaft in Essen, Virchowstraße 120); Mai 1967 Heirat mit Helma Berghaus verw./gesch. Wegener (*7.10.1930 in Haan/Rheinprovinz), ein weiteres Kind; am 14.1.1969 im Alter von 52 Jahren in Essen gestorben

Rintelen, Dr. Kurt Carl Franz
geboren am 14.2.1908 in Stralsund/Pommern; Sohn eines Militärarztes und späteren Medizinalbeamten (Regierungsmedizinalrat); Gymnasium in Stralsund, 1927 Abitur; Medizinstudium in Tübingen, München, Berlin und Rostock; Dezember 1932 Approbation und Februar 1933 Promotion in Rostock;[75] 1933 bis 1935 Assistenzarzt am Pharmakologischen Institut der Universität Rostock (Gertrudenstraße, Barnstorfer Weg 41); 1935 bis mind. 1941 wissenschaftlicher Hilfsarbeiter am Reichsgesundheitsamt in Berlin (Klopstockstraße 18, Körnerstraße 1, Händelallee 44); April 1940 Heirat mit der Oberschullehrerin Ilse Devrient (*14.2.1909 in [Berlin-]Groß-Lichterfelde; Tochter eines Geheimen Sekretärs im Reichsamt des Innern); ab mind. 1957 Arzt in Westberlin (Kuglerstraße 92, Hohenzollerndamm 117, Hagenstraße 37); am 12.5.1970 im Alter von 62 Jahren in Westberlin gestorben

Rischer, Dr. Freymuth
geboren am 19.9.1913 in Breslau/Schlesien; Gymnasium, 1933 Abitur; Medizinstudium in Breslau; September 1939 Approbation; ab September 1939 Kriegseinsatz; März 1943 Promotion in Breslau;[76] Heirat, zwei Kinder; im April 1945 aus der Wehrmacht entlassen; nach Verwundung von → Dr. Karl-Egon Fürstenberg ab April 1945 notdienstverpflichteter Hilfskassenarzt in der Praxis von → Dr. Hans Westphal in Feldberg; mind. 1950 bis 1979 Arzt in Westberlin (Riemeisterstraße 44, Onkel-Tom-Straße 109 und 123)

Rißmann, Dr. Eitel-Friedrich Bernhard Joachim
geboren am 7.3.1906 in Hannover; Sohn eines Finanzbeamten und späteren Abteilungspräsidenten; Gymnasium in Königsberg, 1926 Abitur; Medizinstudium in Königsberg, Berlin und Kiel; als Student Eintritt in die NSDAP am 1.5.1932, Mitgliedsnummer 1.114.141, im August 1932 ausgetreten; Februar 1934 Approbation und Promotion in Kiel;[77] 1934 bis mind. 1937 Assistenzarzt am St. Hildegard-Krankenhaus in Berlin-Charlottenburg (Riehlstraße 14); Dezember 1935 Heirat mit Erna Lemme (*2.5.1907 in Rostock, †1945 in Mecklenburg; Tochter eines Gerichtsassessors und späteren Amtsgerichtsrates), mind. drei Kinder; ab März 1938 Facharzt für Innere Medizin; ab Juli 1938 Land-

74) Mit der Arbeit: Ausschaltung des Gelenkschmerzes durch Strontiumbromid (MS).
75) Mit der Arbeit: Proteasen und ihre Beeinflussung durch Morphin und Cocain, Stralsund 1932.
76) Mit der Arbeit: Untersuchungen über die Beeinflussung von Harnmenge, Harnchlor, Harnkalium und Harnnatrium durch Injektion von Wasser oder Coffein bei variiertem Chlorgehalt der Nahrung, (MS).
77) Mit der Arbeit: Durch welche Faktoren wird die Anordnungsweise der Fibrillen im jungen Sehnenregenerat bestimmt?, Leipzig 1933.

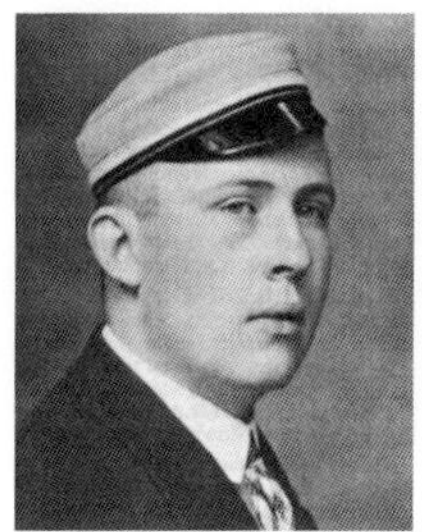

assistent bei Dr. Hans Schmitt in Ihringshausen bei Kassel; Oktober 1938 bis 1939 niedergelassener Internist in Berlin (Hufelandstraße 11); dort auch nebenamtlicher Mitarbeiter im Amt für Volksgesundheit der Kreisleitung Berlin-Charlottenburg der NSDAP; ab September 1939 Kriegseinsatz als Leitender Arzt des Deutschen Distrikt-Krankenhauses in Krakau, 1939 KVK II. Kl.; 1940 Oberarzt am St.-Hildegard-Krankenhaus in Berlin; dort erneuter Eintritt in die NSDAP am 1.6.1940, Mitgliedsnummer 7.621.855; Ende 1940 bis mind. 1943 Chefarzt an der Inneren Abteilung des Krankenhauses in Krakau/Generalgouvernement; ab April 1944 erneuter Kriegseinsatz als Arzt an der Ostfront; nach Verwundung ab 1944 als Patient in einem Lazarett in Elbing/Ostpreußen; nach dessen Verlegung nach Parchim ab mind. Frühjahr/Sommer 1945 Chefarzt am Städtischen Krankenhaus in Parchim; ab mind. August 1945 Internist und Leiter des Hilfskrankenhauses auf Schloß Wiligrad bei Schwerin; mind. 1950 bis 1951 niedergelassener Facharzt für Innere Krankheiten in Demmin (Mozartstraße 1); ab 1951 Chefarzt an der Klinik für Innere Medizin und Infektionskrankheiten am Städtischen Krankenhaus in Berlin-Prenzlauer Berg (Oderberger Straße 61); 1959 Hufeland-Medaille; Habilitation in Berlin/DDR; seitdem auch Dozent für Infektiologie an der Humboldt-Universität in Berlin; 1968 zum Obermedizinalrat ernannt; ab 1971 im Ruhestand; am 22.7.1986 im Alter von 80 Jahren in Berlin/DDR gestorben

Rissom, Dr. Heinz Otto Richard

geboren am 31.10.1907 in Paderborn/Westfalen; Sohn eines Kriegsgerichtsrates und späteren Landgerichtsrates; Gymnasium, 1927 Abitur; Medizinstudium in Kiel; August 1933 Approbation und Dezember 1933 Promotion in Kiel;[78)] mind. 1935 bis Januar 1937 Assistenzarzt an der HNO-Klinik und Poliklinik der Universität Kiel (dort auch wohnhaft: Hospitalstraße 20); dort Mitglied der SS; Januar bis April 1937 Arzt in Mecklenburg; April 1937 bis mind. 1941 niedergelassener Facharzt für Hals-, Nasen- und Ohrenkrankheiten in Lübeck (Breite Straße 46); August 1937 Heirat mit Maren Jaborg (*24.9.1916 in Kiel, †25.7.1938 in Lübeck; Tochter eines Arztes), ein Kind; ab November 1940 Kriegseinsatz in der Wehrmacht; April 1941 Heirat mit der Lehrkraft im Mütterdienst Käte Gerhard spätere Lüders (*6.3.1918 in Ratzeburg/Schleswig-Holstein, †28.6.1991 in Mölln/Schleswig-Holstein; Tochter eines Schriftstellers und späteren Redakteurs), ein weiteres Kind, 1942 Scheidung; ab mind. 1946 Facharzt für Hals-, Nasen- und Ohrenkrankheiten in Flensburg (Moltkestraße 25); März 1946 Heirat mit der Übersetzerin und Lektorin Ursula Thiele (*29.7.1921 in Lübeck, †23.5.2002 in Flensburg; Tochter eines Chefredakteurs), mind. drei weitere Kinder; am 19.11.1988 im Alter von 81 Jahren in Flensburg gestorben

Ritter, Dr. Hans Theodor

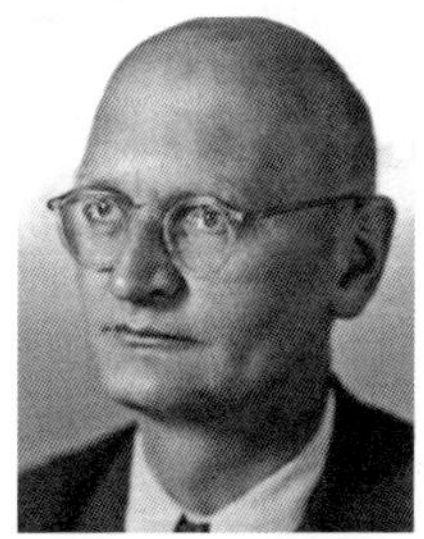

geboren am 4.5.1897 in Hamburg; Sohn eines Kaufmanns sowie späteren Fabrikanten und Heimatschriftstellers; Realgymnasien in Hamburg, Grabow und Rostock, Juni 1915 Notabitur; ab Juni 1915 Kriegseinsatz im Feldartillerie-Regiment 60, im Februar 1919 als Vizewachtmeister aus dem Heer entlassen, EK II; zunächst Studium der Naturwissenschaften in Rostock, dann Medizinstudium in Tübingen und München; Juli 1924 Approbation und August 1924 Promotion in München;[79)] 1924 Assistenzarzt am Krankenhaus rechts der Isar in München; 1924 bis 1925 Assistenzarzt an der Heil- und Pflegeanstalt in Meseritz-Obrawalde/Posen; März 1925 bis August 1952 niedergelassener Allgemeinpraktiker und Homöopath in Rostock (Alexandrinenstraße 7, Neue Wallstraße/Ernst-Barlach-Straße 3); 1926 Heirat mit der Lehrerin Anne-Marie Weidemann (*15.1.1903 in Grabow, †23.12.1991 in Westerburg/Rheinland-Pfalz; Tochter eines Kaufmanns), zwei Kinder; ab 1933 Mitherausgeber der „Allgemeinen Homöopathischen Zeitung"; 1939 bis 1945 auch Luftschutz-Bereitschaftsführer und Leiter der Rettungsstelle IV in Rostock; Juni 1945 bis 1946 auch Obmann der frei praktizierenden Ärzte des Stadt- und Landkreises Rostock sowie kommissarischer Leiter der Ab-

---

78) Mit der Arbeit: Vom Wesen der ischämischen Muskelkontraktur, Lübeck 1932.
79) Mit der Arbeit: Über die Perforation des Magen- und Duodenalgeschwüres in die freie Bauchhöhle (MS).

teilung G des Gesundheitsamtes Rostock; dort 1946 Habilitation;[80] ab Dezember 1946 auch Dozent für Innere Medizin an der Universität Rostock; September 1952 Flucht in die Bundesrepublik;[81] 1952 bis 1956 niedergelassener Allgemeinpraktiker und Homöopath in Plettenberg/Westfalen (Poststraße 3); 1953 Umhabilitierung an die Universität Frankfurt/Main; 1953 bis 1956 auch Dozent an der dortigen Medizinischen Fakultät; Januar 1957 bis Februar 1969 Chefarzt an der Homöopathischen Poliklinik des Robert-Bosch-Krankenhauses in Stuttgart (Klopstockstraße 45 und 24); September 1957 bis 1965 auch außerplanmäßiger Professor an der Universität Frankfurt/Main; ab 1969 im Ruhestand in Stuttgart; 1972 Bundesverdienstkreuz; am 29.2.1988 im Alter von 90 Jahren in Stuttgart gestorben

Ritter, Dr. Ursula
geboren am 6.8.1906 in Dortmund/Westfalen; Tochter eines Bergreferendars; Gymnasium, 1926 Abitur; Medizinstudium in Berlin; dort im Oktober 1931 Approbation und Promotion;[82] bis 1935 Ärztin in Gelsenkirchen-Buer; ab September 1935 Ärztin in Mecklenburg; ab Dezember 1938 Assistenzärztin, ab Juli 1940 Fachärztin für Innere Krankheiten an der II. Medizinischen Universitätsklinik der Charité in Berlin (Podbielskiallee 44); mind. 1946 bis 1948 Fachärztin für Innere Krankheiten in Westberlin (Teltower Damm 5, Roonstraße 35); unverheiratet; am 21.7.1948 im Alter von fast 42 Jahren an kompliziertem Schädelbruch und zentralem Kreislaufversagen in Westberlin gestorben

Rittgerodt, Dr. Wilhelm Heinrich August

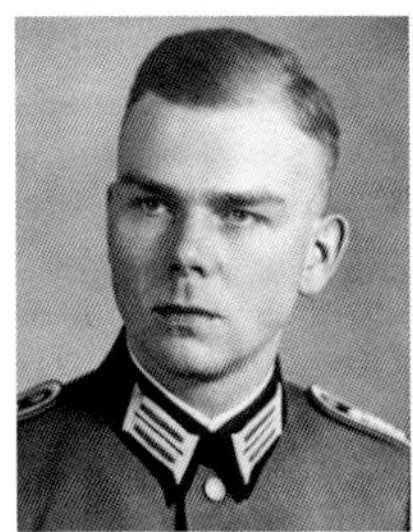

geboren am 29.8.1909 in Sensburg/Ostpreußen; Sohn eines Postbeamten; Oberrealschule in Helmstedt, 1929 Abitur; Medizinstudium in Heidelberg, Königsberg, Hamburg, Wien und Köln; als Student Eintritt in die NSDAP am 1.5.1933, Mitgliedsnummer 3.124.570; Medizinalpraktikant an der Neurologisch-psychiatrischen Universitätsklinik in Köln, ab Juli 1935 an der Neurologischen Klinik der Universität Hamburg; Dezember 1935 Promotion in Köln;[83] Februar 1936 Approbation; Februar bis April 1936 Volontärassistent an der II. Medizinischen Universitätsklinik in Hamburg; ab April 1936 Assistenzarzt am Anatomisch-pathologischen Institut des Landeskrankenhauses Braunschweig; ab Oktober 1937 Assistenzarzt an der Chirurgischen Abteilung des Evangelischen Krankenhauses in Mülheim/Ruhr; dort ab 1937 Mitglied und Truppenarzt der HJ; ab Januar 1939 Stationsarzt und Leiter des Laboratoriums an der Landesfrauenklinik in Gleiwitz (Goethestraße 15); in Mülheim und Gleiwitz zugleich Kreismitarbeiter am Amt für Volksgesundheit der dortigen NSDAP-Kreisleitungen; als Nachfolger von → Dr. Paul Schubert ab September 1939 zunächst vollbesoldeter Hilfsarzt, dann stellvertretender Leiter des Staatlichen Gesundheitsamtes des Kreises Wismar; November 1939 Heirat mit Luise Schickendantz (*in Köln; Tochter eines Arztes), mind. ein Kind; ab Anfang 1940 Kriegseinsatz als Assistenzarzt beim Musterungsstab des Wehrbezirkskommandos Treuburg/Ostpreußen,[84] dann als Truppenarzt, bis 1945 als Oberstabsarzt und Chef der Sanitätskompanie 1/229, KVK I. Kl. m.S., April 1945 Deutsches Kreuz in Silber; im Dezember 1941 auf

80) Mit der Arbeit: Die Behandlung der Herz- und Gefäßkrankheiten unter besonderer Berücksichtigung der Homöopathie, Berlin 1947.

81) In einem Schreiben an das Gesundheitsamt Rostock nannte Ritter folgende Gründe für seine „nur sehr schweren Herzens" unternommene Übersiedlung: Zum einen lebten seine Kinder im Westen, denen er wieder ein „Elternhaus" und Rückhalt geben wolle; außerdem habe er zahlreiche verwandtschaftliche und freundschaftliche Beziehungen „zu Persönlichkeiten des Westens", und er befürchte, diese wegen der politischen Entwicklungen im Osten nicht mehr besuchen zu können. Den letzten Ausschlag gab aber die Verweigerung einer Erlaubnis zu einer Teilnahme an einer medizinischen Fachtagung in Karlsruhe, die für Ritter wissenschaftlich sehr wichtig gewesen wäre; Ritter: „Ich mußte hierin ein Vorzeichen des künftigen Schicksals ähnlicher Anträge meinerseits sehen und damit zu der Erkenntnis gelangen, daß für meine wissenschaftliche Weiterentwicklung und die Propagierung meiner wissenschaftlichen Ideen in Rostock keine Basis mehr bestand." Es sei ihm schwergefallen, sich von seiner „Rostocker Lehrtätigkeit zu trennen und meine mir aus einer 27jährigen Hausarztpraxis anhängenden Patienten im Stich zu lassen".

82) Mit der Arbeit: Hat der Eiweißgehalt des Blutserums Einfluß auf das Guttadiaphot?, Leipzig 1931.

83) Mit der Arbeit: Über die gekreuzten Adductorenreflexe und ihre diagnostische Verwertbarkeit, Düsseldorf 1936.

84) Trotz eindrücklicher Appelle und dramatischer Schilderungen der katastrophalen personellen Situation im Sektor des staatlichen Gesundheitswesens in Mecklenburg seitens der dortigen Medizinalverwaltung lehnte die Wehrmacht eine uk-Stellung Rittgerodts ab.

eigenen Antrag aus dem mecklenburgischen Landesdienst entlassen;[85] ab mind. 1965 niedergelassener Allgemeinpraktiker in Königslutter/Niedersachsen (Wallstraße 14); am 15.1.1987 im Alter von 77 Jahren in Königslutter gestorben

Riwoldt, Dr. Karl-Heinz Franz Hermann
geboren am 18.3.1912 in (Berlin-)Groß-Lichterfelde; Sohn eines Bankbeamten und späteren Gauamtsrevisors der NSDAP; Realgymnasien in Berlin und Stettin, 1930 Abitur; Medizinstudium in Marburg, München (Landwehrstraße 15), Berlin und Rostock; Mitglied der HJ; November 1934 bis Oktober 1935 Wehrdienst in der Reichswehr bzw. Wehrmacht; November 1936 bis Juni 1937 Medizinalpraktikant am Städtischen Krankenhaus in Stettin (Stolzestraße 2) und an der Medizinischen Klinik der Universität Rostock (Schröderplatz); in Stettin Eintritt in die NSDAP am 1.5.1937, Mitgliedsnummer 5.905.100; Juni 1937 Approbation; 1937 bis mind. 1941 Assistenzarzt an der Medizinischen Klinik der Universität Rostock (Parkstraße 14); dort im Dezember 1938 Promotion;[86] ab September 1939 Kriegseinsatz als Unterarzt der Wehrmacht „im Felde", 1941 EK II; Oktober 1939 Heirat mit der Ärztin Dr. Hildegard Matthäus (*21.8.1912 in Duisburg, †15.5.1993 in Siebeldingen bei Landau/Rheinland-Pfalz; Tochter eines Geschäftskassierers sowie späteren Bürovorstehers und Kaufmanns), mind. ein Kind; mind. 1967 bis 1979 in Westberlin (Am Heideberg 20); bis 1993 in Annweiler am Trifels/Rheinland-Pfalz (Südring 15); am 15.5.1993 im Alter von 81 Jahren gemeinsam mit seiner Ehefrau nach einem Autounfall in Siebeldingen gestorben

Robert, Dr. Charles Ehrenreich Friederich (Carl)
geboren am 24.8.1854 in Rostock/Mecklenburg; Sohn eines Sprachlehrers sowie späteren französischen Vizekonsuls und Privatdozenten; Gymnasium in Rostock, 1875 Abitur; Medizinstudium in Rostock, Heidelberg und Straßburg; März 1881 Approbation und November 1881 Promotion in Rostock;[87] Assistenzarzt an der Universitäts-Frauenklinik in Bonn; Juli 1883 Heirat mit Maria Mayer (*10.7.1859 in Bonn, †2.1.1931 in Rostock; Tochter eines Justizrates), mind. vier Kinder; 1883 bis mind. 1937 niedergelassener Allgemeinpraktiker in Rostock (Koßfelder Straße 10, Wallgrabenstraße 1); 1901 zum Sanitätsrat ernannt; ab Februar 1931 auch Gerichtsarzt bei der Spruchkammer des Landgerichts Rostock; als 77-Jähriger Eintritt in die NSDAP am 1.12.1931, Mitgliedsnummer 851.202; am 17.6.1938 im Alter von 83 Jahren an Lungenentzündung in Rostock gestorben[88]

Roch, Dr. Günther Paul Erwin

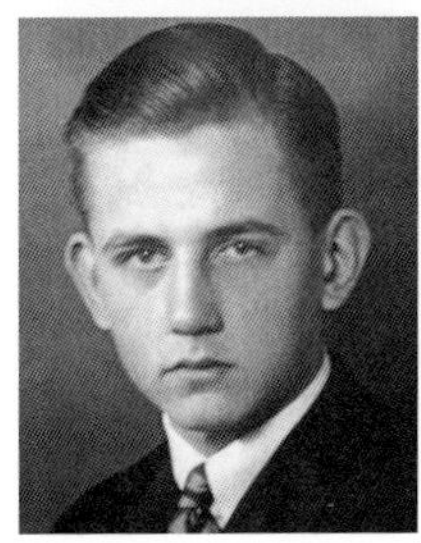

geboren am 25.11.1912 in Bautzen/Sachsen; Sohn eines Museumsordners und späteren Stadtmuseumsdirektors; Reformrealgymnasium in Dresden, 1932 Abitur; Medizinstudium in Rostock (Zelckstraße 5); als Student Eintritt in die NSDAP am 1.5.1932, Mitgliedsnummer 1.092.795; in Rostock auch Mitglied der SA und des NS-Studentenbundes, mind. 1935 bis 1936 Führer der Studentenschaft der Universität Rostock; Dezember 1937 bis November 1938 Medizinalpraktikant an der Chirurgischen und der Medizinischen Klinik der Universität Rostock (Maßmannstraße 35, Schröderplatz); November 1938 Approbation; ab November 1938 Volontärassistent, ab Juli 1939 Kriegshilfsassistent an der Chirurgischen Klinik der Universität Rostock (dort auch wohnhaft: Maßmannstraße 35); 1942 Promotion in Rostock;[89] ab Januar 1943 dienstverpflichteter Assistenzarzt am

85) Rittgerodt schrieb im November 1941 „aus dem Felde" an das Mecklenburgische Staatsministerium: „Da durch die Länge und die voraussichtlich noch weitere Dauer des Krieges der Zeitpunkt meiner Rückkehr in den Zivilberuf auf unbestimmte Zeit hinausgezögert wird und ich während der jetzigen Dienstzeit Freude am Soldatenberuf gefunden habe, habe ich den Wunsch, in den aktiven Wehrdienst überzutreten. Ich bedauere, daß ich den Staat Mecklenburg durch meine Anstellung belastet habe, ohne dort Dienst tun zu können."

86) Mit der Arbeit: Ergebnisse der neueren Forschung über den Kohlenhydratstoffwechsel bei Hautkrankheiten, Gütersloh 1937.

87) Mit der Arbeit: Ein Fall von spastischer Spinalparalyse, Rostock 1881.

88) In einem Nachruf der Ärztlichen Bezirksvereinigung Rostock hieß es, Robert habe „in seltener geistiger und körperlicher Frische bis kurz vor seinem Tode sein Schaffen unermüdlich dem kranken Menschen gewidmet. Seine hervorragenden Eigenschaften als Arzt, Mensch und Kollege sichern ihm ein bleibendes Andenken".

89) Mit der Arbeit: Zur Differentialdiagnose der Gefäßgeschwülste des Gehirns (MS).

Städtischen Krankenhaus in Lübz; März 1943 bis mind. 1944 Assistenzarzt an der Chirurgischen Klinik der Universität Rostock (dort zunächst auch wohnhaft: Maßmannstraße 35; Lindenbergstraße 10); März 1943 Heirat mit der technischen Assistentin Käthe Wegner (*31.7.1920 in Rostock, †26.7.2013 in Kaiserslautern; Tochter eines Kaufmanns), zwei Kinder; im November 1947 durch die Abteilung K5/B1 des mecklenburgischen Landeskriminalamtes auf Grundlage des Befehls 201 der SMAD in Rostock mit der Begründung „Verbrechen gegen die Menschlichkeit" verhaftet; nach Entlassung bis mind. 1949 Arzt in Rostock (Eichendorffstraße 4); ab mind. 1955 Facharzt für Urologie in Kaiserslautern (Im Starennest 10); am 14.1.1964 im Alter von 51 Jahren in Kaiserslautern gestorben

Rodenroth, Dr. Walter Erich

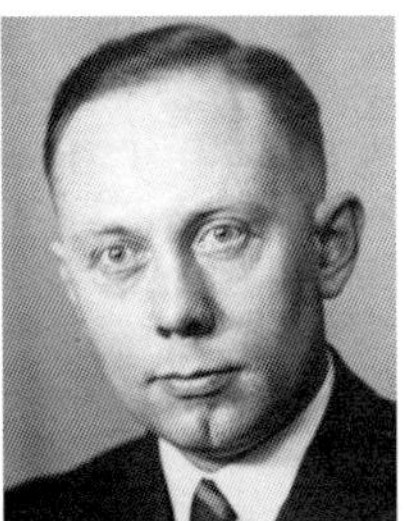

geboren am 24.4.1908 in Hattingen/Westfalen; Sohn eines Postassistenten und späteren Oberpostsekretärs; Gymnasium, 1928 Abitur; Medizinstudium in Bonn; dort Eintritt in die NSDAP am 15.5.1932, Mitgliedsnummer 1.107.610; daneben auch Mitglied der SA; 1933 Medizinalpraktikant am Städtischen Krankenhaus in Altona; Juli 1934 Approbation in Berlin; ab 1934 Volontärassistent an der Kinderklinik in Bremen (Friedrich-Karl-Straße); Januar 1935 Promotion in Bonn;[90] mind. 1936 bis 1937 Schiffsarzt und Chirurg auf der „Berlin" und der „Columbus"; ab August 1938 Facharzt für Kinderkrankheiten; ab September 1938 Assistenzarzt an der Medizinischen Klinik der Städtischen Krankenanstalt in Bremen; ab November 1938 Assistenzarzt an der Universitäts-Frauenklinik in Hamburg-Finkenau; ab März 1939 Schiffsarzt auf der „Milwaukee"; Februar 1940 bis November 1945 niedergelassener Facharzt für Kinderheilkunde in der Praxis des verstorbenen → Dr. Ernst Roser in Schwerin (Horst-Wessel-Straße/Alexandrinenstraße 9); außerdem nebenamtlicher Arzt am Anna-Kinderhospital in Schwerin (Bismarckplatz 25) sowie Stabsarzt und Oberarzt auf dem Fliegerhorst in Schwerin-Görries (dort auch wohnhaft); Januar 1943 Heirat mit der Krankenschwester Margarete Thielke verw. Groneberg (*9.3.1914 in Bevensen/Hannover, †6.1.2004 in Bad Schönborn/Baden-Württemberg; Tochter eines Arztes), mind. ein Kind; nach 1945 Kinderarzt in Freiburg (Heinrich-von-Gayling-Weg 3); am 3.9.1992 im Alter von 84 Jahren in Freiburg gestorben

Rodenwald, Dr. Karl-Heinz Hans Heinrich

geboren am 23.6.1907 in Silesen/Pommern; Sohn eines Mühlenbesitzers; Gymnasium in Belgard/Pommern, 1928 Abitur; Medizinstudium in Würzburg, Innsbruck und Rostock; ab Dezember 1933 Medizinalpraktikant an der Medizinischen und der Chirurgischen Klinik der Universität Rostock (Schröderplatz, Maßmannstraße 35) sowie an der Chirurgischen Klinik des Allgemeinen Krankenhauses in Lübeck; Dezember 1934 Approbation; ab 1934 Assistenzarzt an der chirurgischen Abteilung des Stifts Bethlehem in Ludwigslust (Paul-Friedrich-Allee 16, John-Brinckman-Straße 3); Oktober 1935 Heirat mit der Hilfslehrerin Charlotte Krüger (*9.11.1912 in Malchin, †17.5.2006 in Raisdorf/Schleswig-Holstein; Tochter eines Eisendrehers); September 1936 Promotion in Rostock;[91] ab Juni 1939 Facharzt für Chirurgie; September 1939 bis September 1943 Kriegseinsatz als Wehrmachtsarzt in Ludwigslust, daneben eingeschränkte Weiterarbeit am Stift Bethlehem; ab mind. 1945 Oberarzt, ab mind. 1969 Leitender Arzt am Stift Bethlehem in Ludwigslust (Otto-Kaysel-Straße 5); dort mind. 1945 bis 1972 auch niedergelassener Chirurg und Geburtshelfer (Kanalstraße 12); 1946 im Schweriner Ärzteprozeß wegen der Vornahme von Sterilisationen angeklagt; am 28.6.1982 im Alter von 75 Jahren in Ludwigslust gestorben

Röer, Dr. Hans

geboren am 14.9.1907 in Nordhausen/Provinz Sachsen; Sohn eines Kaufmanns und späteren Spediteurs; Realgymnasium in Nordhausen, 1927 Abitur; Medizinstudium in Tübingen, Greifswald, Berlin, Freiburg und Rostock; Februar 1933 Approbation; März 1933 Promotion in Rostock;[92] mind. 1934 bis 1936 Assistenzarzt an der Klinik und Poliklinik für Hals-, Nasen- und Ohrenkrankheiten der

90) Mit der Arbeit: Der Blutzucker des Menschen bei Operation in Avertinnarkose, Bonn 1933.
91) Mit der Arbeit: Über das Verhalten des Blutzuckerspiegels bei Sonnenbädern am Strande, Sternberg 1934.
92) Mit der Arbeit: Röntgenologische Untersuchungen über die Pneumatisation des Warzenfortsatzes, Nordhausen 1932.

Universität Rostock (dort zunächst auch wohnhaft: Doberaner Straße 137-139; Klosterbachstraße 8); März 1935 Heirat mit der Ärztin Dr. Magdalena Lockert (*30.7.1908 in Schöneworth bei Freiburg/Elbe, †20.3.1987 in Solingen; Tochter eines Betriebsingenieurs und späteren Eisenbahndirektors); ab August 1936 niedergelassener HNO-Facharzt in Solingen/Westfalen (Katternberger Straße 24, Merscheider Straße 19); ab September 1939 Kriegseinsatz bei der Kriegsmarine; am 25.2.1987 im Alter von 79 Jahren in Solingen gestorben

Röhl, Dr. Liselotte Hildegard

geboren am 1.2.1905 in Cottbus/Brandenburg; Tochter eines Kaufmanns; Oberrealschule in Kiel, 1924 Abitur; zunächst Studium der Philosophie in München (Franz-Joseph-Straße 4), dann Medizinstudium in Rostock; März 1939 Promotion in Kiel;[93] 1939 Approbation in Berlin; ab Juli 1939 Volontärassistentin am Kindersanatorium in Schömberg/Württemberg; ab Juni 1940 Volontärassistentin am Städtischen Krankenhaus in Cottbus (Straße der SA 1); ab November 1943 Assistenzärztin an der Landesfrauenklinik in Insterburg/Ostpreußen; ab April 1944 Assistenzärztin in Tilsit/Ostpreußen (Schenkendorfplatz 8); nach Flucht von September 1944 bis mind. 1946 zunächst Assistenzärztin, dann Leitende Ärztin an der Gynäkologisch-geburtshilflichen Abteilung des Stadtkrankenhauses in Schwerin (dort auch wohnhaft: Graf-Heinrich-Straße/Werderstraße 30); mind. 1951 Fachärztin für Gynäkologie und Geburtshilfe in Cottbus (Ostrower Damm 1); mind. 1966 bis 1969 Fachärztin für Lungenkrankheiten sowie für Gynäkologie und Geburtshilfe an der Klinik der Bundesbahn-Versicherungsanstalt in Schömberg (Römerweg 58); dort bis November 1976 (Poststraße 35); ab November 1976 in Pforzheim/Baden-Württemberg (Kurt-Schumacher-Straße 4, Westendstraße 2); unverheiratet; am 5.9.1993 im Alter von 88 Jahren in Pforzheim gestorben

Rönbeck, Dr. Gustav Johann Wilhelm

geboren am 30.6.1863 in Neustrelitz/Mecklenburg; Sohn eines Fuhrmanns und späteren Fuhrwerksbesitzers; Gymnasium in Neustrelitz, 1883 Abitur; Medizinstudium in Berlin, Würzburg und Rostock (Badstüberstraße 27); Juli 1888 Approbation in Rostock; September 1888 Promotion in Leipzig;[94] Januar 1890 bis 1930 niedergelassener Allgemeinpraktiker in Fürstenberg (Karlstraße 26/27); Oktober 1892 Heirat mit Frieda Behrns (*23.7.1870 in Grevesmühlen, †3.4.1948 in Fürstenberg; Tochter eines Mühlenbesitzers), mind. drei Kinder; Kriegseinsatz als Oberstabsarzt im Militärlazarett und im Offiziersgefangenenlager in Fürstenberg; 1918 zum Sanitätsrat ernannt; am 22.2.1930 im Alter von 66 Jahren in Fürstenberg gestorben

Röper, Dr. Karl Hermann Bernhard

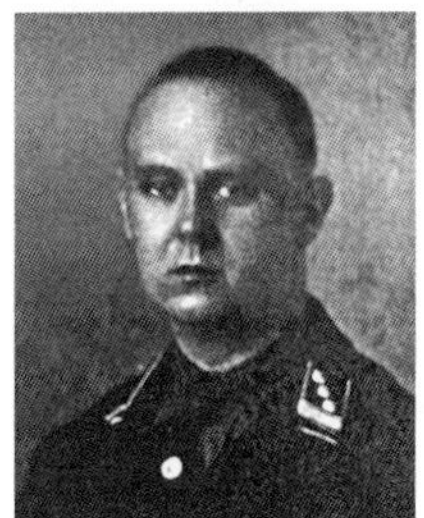

geboren am 2.11.1904 in Sternberg/Mecklenburg; Sohn eines Gastwirts und späteren Hotelbesitzers; Oberrealschulen in Schwerin (Bäckerstraße 37) und Wismar, 1924 Abitur; zunächst Chemiestudium, dann Medizinstudium in München, Freiburg, Kiel und Rostock; Februar 1925 Teilnehmer an der Gründungsversammlung der NSDAP in München; in Freiburg Betätigung für die NSDAP, 1925 bis 1931 Dienst in der SS und der SA, 1930 bis 1931 als SA-Führer; als Student in Rostock erneuter Eintritt in die NSDAP am 1.8.1928, Mitgliedsnummer 95.090; ab Juni 1929 Medizinalpraktikant am Pharmakologischen Institut und der Medizinischen Klinik der Universität Rostock (Gertrudenstraße, Schröderplatz) sowie am Stift Bethlehem in Ludwigslust; September 1929 Promotion in Rostock;[95] Juni 1930 Approbation; April bis Juli 1931 Assistenzarzt an der Medizinischen Klinik der Universität Rostock; Mai 1931 Heirat mit der Kunstgewerbelehrerin Hildegard Schröder (*18.4.1907 in Staffhorst bei Sulingen/Hannover, †25.9.1957 in Verden/Aller; Tochter eines Lehrers), sechs Kinder; Ende 1931 bis September 1935 zunächst Assistenzarzt, zuletzt chirurgischer Oberarzt am Stift Bethlehem in Ludwigslust (Paul-Friedrich-Allee 29, Bahnhofstraße 60); dort schon 1930 örtlicher SA-Führer, mind. 1931 SA-Arzt und mind. 1930 bis 1931 Leiter der Ortsgrup-

93) Mit der Arbeit: Geburt im Schlaf als gerichtsärztliches Problem, Breslau 1938.
94) Mit der Arbeit: Über die Desinfektion der Darmentleerungen bei Typhuskranken (MS).
95) Mit der Arbeit: Untersuchungen über die Wirksamkeit des Thyroxins, Sternberg 1929.

pe Ludwigslust der NSDAP sowie NSDAP-Gauredner von Mecklenburg-Lübeck; ab Dezember 1931, dem Zeitpunkt der Gründung der 22. SS-Standarte in Mecklenburg, Mitglied der SS, Nr. 138.126; vom damaligen Abschnittsarzt des SS-Abschnitts III und späteren Reichsgesundheitsführer Dr. Leonardo Conti im Februar 1932 zum Sturmbannarzt des II. Sturmbannes der 22. SS-Standarte in Ludwigslust ernannt; im April 1934 zum SS-Untersturmführer befördert und bis Juni 1936 Sturmbannarzt des II. Sturmbannes der 22. SS-Standarte, dort im Juni 1935 zum SS-Obersturmführer befördert; 1934 Goldenes Ehrenzeichen der NSDAP; ab mind. 1935 Leiter des Amtes für Volksgesundheit in den Kreisleitungen Parchim und Ludwigslust der NSDAP; ab Oktober 1935 niedergelassener Allgemeinpraktiker und Facharzt für Chirurgie, mind. 1937 bis April 1945 auch Direktor des Städtischen Krankenhauses in Parchim (Alexandrastraße 21); Juni 1936 bis Dezember 1937 auch nebenamtlicher Führer der Sanitäts-Oberstaffel der 22. SS-Standarte, dort im September 1936 zum SS-Hauptsturmführer befördert;[96] in Parchim auch NSDAP-Kreisredner und ab mind. 1938 Mitarbeiter beim Kreisbeauftragten des Rassenpolitischen Amtes der Gauleitung Mecklenburg der NSDAP für den Kreis Parchim; wegen beruflicher Überlastung auf eigenen Antrag ab Dezember 1937 kein aktiver SS-Dienst mehr und Überweisung als Führer in den Bezirk 22 der SS-Stammabteilung Nord, dort im April 1941 zum SS-Sturmbannführer befördert; Februar 1940 Dienstauszeichnung der NSDAP in Bronze und Silber; als Kreisobmann 1939 bis mind. 1941 auch Leiter der Kreiswaltung Parchim des NSDÄB; daneben auch DRK-Kreisstellenleiter; Kriegseinsatz als Stabsarzt in Parchim, daneben eingeschränkte Weiterführung seiner Praxis; mit dem medizinischen Personal des Parchimer Krankenhauses im April 1945 Flucht aus Mecklenburg; zeitweise in amerikanischer Kriegsgefangenschaft; 1947 in Mecklenburg enteignet; mind. 1965 bis 1981 praktischer Arzt in Lemke bzw. Marklohe/Niedersachsen (An der Freilichtbühne 300); Februar 1965 Heirat mit Edith Lepke (*6.8.1921 in Friedland bei Göttingen, †20.7.2007 in Nienburg/Weser; Tochter eines Fabrikarbeiters); am 12.10.1981 im Alter von fast 77 Jahren in Gehrden/Niedersachsen gestorben

Roericht, Marianne Eva Melanie (spätere Behn)
geboren am 10.11.1920 in Breslau/Schlesien; Tochter eines Gutsbesitzers und späteren Abteilungsleiters; Gymnasium in Breslau, 1940 Abitur; als Schülerin Eintritt in die NSDAP am 1.9.1938, Mitgliedsnummer 7.018.642; Medizinstudium; Approbation; nach Flucht von mind. Frühjahr/Sommer 1945 bis 1947 praktische Ärztin und Assistenzärztin am Städtischen Krankenhaus in Güstrow (Plauer Straße 81, Hafenstraße 7); Promotion; Juli 1948 Heirat mit dem Arzt → Dr. Hans Behn, mind. ein Kind, 1955 Scheidung; mind. 1948 niedergelassene Allgemeinpraktikerin (zusammen mit ihrem Ehemann) in Güstrow (Plauer Straße 80)

Roese, Dr. Erna (geb. Austerlitz, spätere Kremer)
geboren am 30.12.1889 in Oberglogau/Schlesien; Tochter eines Kaufmanns und späteren Spediteurs; Gymnasium in Leipzig, 1908 Abitur; Medizinstudium in Heidelberg, Leipzig, Berlin und München; 1915 Approbation und 1917 Promotion in München;[97] Assistenzärztin in München-Nymphenburg; mind. 1919 bis 1920 Assistenzärztin an der Kinderklinik der Universität Rostock (dort auch wohnhaft: Augustenstraße 80/82); Juli 1920 Heirat mit dem praktischen Arzt Dr. Richard Roese (*6.4.1887 in Hamburg, †12.12.1928 in Rostock; Sohn eines Arztes); 1920 bis 1934 niedergelassene Allgemeinpraktikerin in Stavenhagen (Schultetusstraße 436); wegen ihrer jüdischen Herkunft 1934 Emigration nach Rumänien und vor 1939 nach Australien; Heirat mit ? Kremer; am 15.5.1985 im Alter von 95 Jahren in Sydney/Australien gestorben

96) In der Beförderungsbegründung durch den Abschnittsarzt des SS-Abschnitts XXXIII, → Dr. Paul Fulde, hieß es, Röper sei „seinem Charakter und seiner Lebensauffassung nach Nationalsozialist und danach SS-Mann, wie er sein soll. Ich kann mir keinen besseren Kameraden denken als R. Er ist uneigennützig, pflichtbewußt und immer opfer- und einsatzbereit. Seine Haltung gegenüber seiner Familie, seiner Sippe und seinem Volke und seinem und unseren Führer und unserer Bewegung gegenüber war stets beispielgebend in Worten und vor allem in Taten. Auch als Arzt ist er Nationalsozialist und ein wirklicher SS-Führer. Als Chirurg und Chefarzt des Stadtkrankenhauses von Parchim hat er sich aus obigen Gründen in kurzer Zeit das Vertrauen und die Hochachtung der städtischen Behörden ... und die seiner Umgebung und Patienten erworben. Er ist ein tüchtiger Chirurg und beliebter Arzt", der „nach dem Grundsatz arbeitet: Erst Du, dann ich".

97) Mit der Arbeit: Ein Beitrag zur Lehre von spontaner Netzerosion, München 1917.

Rösing, Dr. Kurt Heinrich Friedrich

geboren am 24.8.1909 in Dessau/Provinz Sachsen; Sohn eines Kaufmanns sowie späteren Lebensmittelgroßhändlers und Agenten; Reformrealgymnasium in Köthen, 1930 Abitur; Medizinstudium in Leipzig, Berlin und Rostock; 1936 Medizinalpraktikant in Rostock; dort im Dezember 1936 Approbation und im Februar 1937 Promotion;[98] ab Januar 1938 Volontärassistent an der Chirurgischen Klinik der Universität Rostock (Maßmannstraße 35, Friedrich-Hildebrandt-Straße 3); ab Juli 1938 Assistenzarzt an der Chirurgischen Abteilung der Städtischen Krankenanstalt in Dessau (Antoinettenstraße 25); Dezember 1939 Heirat mit Giesa Köppen (*3.10.1919 in Rostock, †18.7.1991 in Espelkamp/Nordrhein-Westfalen; Tochter eines Masseurs), mind. drei Kinder; in Dessau Eintritt in die NSDAP am 1.3.1940, Mitgliedsnummer 7.504.447; ab Oktober 1941 Kriegseinsatz in der Wehrmacht; bis mind. 1945 Arzt in Dessau (Jahnstraße 49); ab mind. 1949 Arzt in Zerbst/Anhalt (Puschkinpromenade 12); am 19.1.1988 im Alter von 78 Jahren in Zerbst gestorben

Rössing, Dr. Rosemarie (spätere Schumacher)

geboren am 16.12.1919 in Gramsdorf bei Nienburg/Saale/Provinz Sachsen; Tochter eines Pfarrers und späteren Konsistorialrates; Gymnasium in Magdeburg, 1939 Abitur; Medizinstudium in Freiburg; 1944 Approbation; November 1944 Promotion in Freiburg;[99] Dezember 1944 bis April 1945 Assistenzärztin am Beobachtungskrankenhaus/Tbc-Genesungsheim in Schwerin-Lankow (Lankower Straße 11-15); nach Flucht ab April 1945 Ärztin in Wedel/Schleswig-Holstein (ABC-Straße 3); Juni 1945 Heirat mit dem Studenten und späteren Journalisten Günther Schumacher (*28.11.1919 in Wedel, †14.2.2000 in Niebüll/Schleswig-Holstein; Sohn eines Volksschullehrers), mind. ein Kind; mind. 1950 Ärztin am Krankenhaus in Wedel (Bahnhofstraße 48); dort ab mind. 1965 niedergelassene Allgemeinpraktikerin (Tinsdaler Weg 10); bis mind. 2000 in Wedel; ab mind. 2000 auch wohnhaft in Süderlügum/Schleswig-Holstein (Westerstraße 34); am 16.3.2017 im Alter von 97 Jahren in Hamburg gestorben

Rößler, Dr. Hans Friedrich Eduard

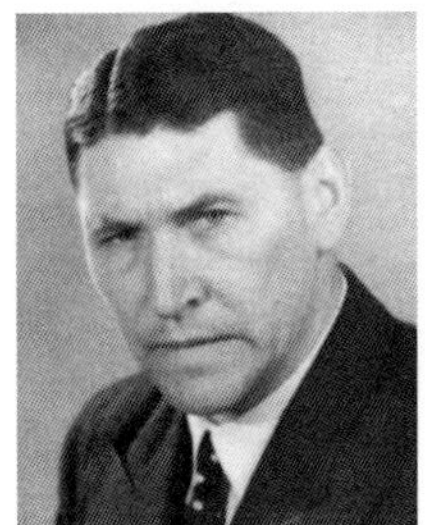

geboren am 5.7.1892 in Leese/Weser/Hannover; Sohn eines Pastors; Gymnasium in Hannoversch Münden, 1911 Abitur; Medizinstudium in Marburg und Rostock; dazwischen ab September 1914 Kriegseinsatz, zuletzt als Feldhilfsarzt beim Infanterie-Regiment 74, im Januar 1919 aus dem Heer entlassen; Juli 1920 Approbation und September 1920 Promotion in Rostock;[100] Volontärassistent an der Medizinischen und der Chirurgischen Klinik der Universität Rostock (Maßmannstraße 35); mind. 1922 Assistenzarzt an der Frauenklinik der Rostock (Doberaner Straße 142); März 1922 Heirat mit Margarethe Pitsch (*28.3.1899 in Rostock, †12.11.1969 in Mülheim/Ruhr; Tochter eines Restaurateurs), ein Kind; April 1922 bis August 1934 niedergelassener Allgemeinpraktiker in Laage (Johann-Albrecht-Straße 19); dort Eintritt in die NSDAP am 1.4.1933, Mitgliedsnummer 1.654.013; ab 1934 Beisitzer am Erbgesundheitsgericht Güstrow; August 1934 bis mind. 1943 Ärztlicher Geschäftsführer der Landesstelle Mecklenburg der Kassenärztlichen Vereinigung Deutschlands, stellvertretender Leiter der Landesstelle Mecklenburg der KVD und stellvertretender Leiter der Ärztekammer Mecklenburg der Reichsärztekammer in Rostock (Parkstraße 62, Lützowstraße 4); mind. 1935 bis 1943 niedergelassener Allgemeinpraktiker in Rostock (Dietrich-Eckart-Straße/Eichendorffstraße 8); ab Februar 1939 auch Gaumitarbeiter am Amt für Volksgesundheit der Gauleitung Mecklenburg der NSDAP; ab 1939 Kriegseinsatz in der Wehrmacht, mglw. Kriegsgefangenschaft; 1954 für tot erklärt (zum 31.7.1949)

Röttger, Dr. Gerhard Johann (Gerd)

geboren am 17.1.1902 in Beeck bei Duisburg/Westfalen; Sohn eines Betriebsführers und späteren Bergwerksdirektors; Reformrealgymnasium in Essen, 1923 Abitur; Medizinstudium in München,

98) Mit der Arbeit: Zur Kenntnis der Landryschen Paralyse, Düsseldorf 1937.
99) Mit der Arbeit: Kinderaussagen vor Gericht (MS).
100) Mit der Arbeit: Über tonische Reaktion des Sphinkter pupillae und des Ciliarmuskel (MS).

Berlin und Rostock; Januar 1931 Approbation und März 1931 Promotion in Rostock;[101] 1931 Heirat mit Martha Oberdiek (*12.11.1904 in Hannover, †16.4.1986 in Überlingen/Bodensee; Tochter eines Kaufmanns), drei Kinder; mind. 1932 bis 1933 Assistenzarzt an der Frauenklinik und der Landeshebammenlehranstalt der Universität Rostock (Doberaner Straße 142, Laurembergstraße 18); ab 1934 Oberarzt am Städtischen Krankenhaus in Worms (Gaustraße 5); mind. 1935 bis 1936 Assistenzarzt in Wittenberge (Perleberger Straße 143); Eintritt in die NSDAP am 1.5.1937; ab April 1939 niedergelassener Facharzt für Chirurgie sowie Chirurg am Städtischen Krankenhaus in Dillenburg/Hessen (Hindenburgstraße 7); ab April 1943 Kriegseinsatz in der Wehrmacht; mind. 1950 bis 1959 niedergelassener Facharzt für Chirurgie und Frauenleiden in Haiger/Hessen (Obertor 3 und 10); mind. 1961 bis 1963 niedergelassener Facharzt für Chirurgie und Frauenleiden in Gedern/Hessen (Am Prinzengarten 1); mind. 1964 bis 1969 in Bad Vilbel/Hessen (Am Hahnen 17); am 28.7.1981 im Alter von 79 Jahren in Überlingen gestorben[102]

Röttger, Dr. Heinrich Karl

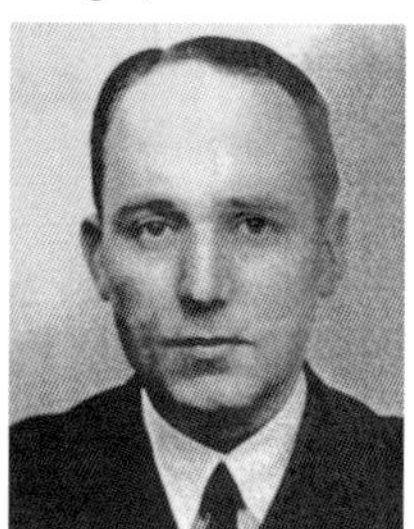

geboren am 6.10.1898 in Gardelegen/Provinz Sachsen; Sohn eines Arztes; Realgymnasium in Gardelegen, Kadettenanstalt in Bernburg, März 1917 Notabitur an der Hauptkadettenanstalt in Berlin-Lichterfelde; April 1917 bis Mai 1918 Kriegseinsatz im Infanterie-Regiment 66, nach Verwundung von Mai 1918 bis April 1919 im Lazarett, Verwundetenabzeichen in Schwarz, EK II; als zu 30 Prozent Kriegsbeschädigter Medizinstudium in Berlin und Rostock (Brandesstraße 12); dort 1919 bis 1920 Angehöriger eines Zeitfreiwilligen-Bataillons, mit diesem Teilnahme am Kapp-Putsch; als Angehöriger der bewaffneten „Technischen Nothilfe" in Mecklenburg „gegen Kommunisten eingesetzt"; Juli 1925 Approbation und Oktober 1925 Promotion in Berlin;[103] Volontärassistent an der Universitäts-Frauenklinik in Berlin; Assistenzarzt am Krankenhaus in Berlin-Westend, am Sanatorium von Dr. Hugo Schmidt in Bad Nauheim/Hessen und an der Chirurgischen Universitäts-Poliklinik in Berlin; Januar 1928 bis 1929 niedergelassener Allgemeinpraktiker in Rostock (Hopfenmarkt 23); März 1928 Heirat mit Irmgard Moncke (*21.1.1905 in Rostock, †9.1.1977 in Frankfurt/Main; Tochter eines Rechtsanwalts), sieben Kinder; 1929 bis 1933 praktischer Arzt in Bad Mergentheim/Württemberg; April 1933 bis September 1936 niedergelassener Allgemeinpraktiker sowie Facharzt für Magen-, Darm- und Stoffwechselkrankheiten in Berlin (Björnsonstraße 22); dort auch nebenamtlicher Vertrauensarzt der Reichsversicherungsanstalt und Gesellschaftsarzt; Eintritt in die SS am 29.6.1933, Mitgliedsnummer 139.885; als SS-Untersturmführer ab Februar 1936 auch Führer des Ausbildungsstabes der Sanitätsabteilung XXIII im SS-Oberabschnitt Spree in Berlin; September 1936 bis mind. 1941 wieder niedergelassener Allgemeinpraktiker und ärztlicher Leiter des Sanatoriums „Haus Schwaben" in Bad Mergentheim (Löffelstelzer Straße 20); dort auch Arzt im Ausbildungsstab der SS-Sanitäts-Abteilung X; Eintritt in die NSDAP am 1.5.1937, Mitgliedsnummer 5.456.983; Mitarbeiter im Rassenpolitischen Amt der Gauleitung Württemberg der NSDAP; ab September 1939 Kriegseinsatz in der Waffen-SS, zunächst als Chef einer Sanitäts-Kompanie, dann als Kommandeur des Sanitäts-Ersatz-Bataillons der SS-Verfügungstruppe, dort im Oktober 1939 zum SS-Obersturmführer, im Januar 1940 zum SS-Hauptsturmführer befördert; Juli 1940 bis April 1941 Brigadearzt im Feldlazarett der SS-Panzer-Grenadier-Division „Das Reich", dort im Januar 1941 zum SS-Sturmbannführer befördert; April bis Juli 1941 Arzt beim Befehlshaber der Waffen SS im Oberabschnitt Nordost in Ostpreußen; Juli bis Oktober 1941 Arzt im SS-Sanitätsamt in Berlin; im Oktober 1941 zum SS-Lazarett Berlin kommandiert, dann bis Mai 1942 Chefarzt des SS-Lazaretts in Wien; ab Mai 1942 wieder im SS-Sanitätsamt in Berlin und Arzt im dortigen DRK-Bereitschaftslazarett; Juli 1942 bis September 1944 Leiter der Sanitätsabteilung 102 (motorisiertes SS-Lazarett) beim Generalkommando des II. SS-Panzerkorps, dort 1942 KVK II. Kl. m.S., im Januar 1943 zum SS-Obersturmbannführer befördert, 1943 KVK I. Kl. m.S., Juni 1944 Deutsches Kreuz in Silber;[104] ab Septem-

---

101) Mit der Arbeit: Über Säurewerte des Magensaftes bei Dermatosen und Lupus vulgaris, Essen 1930.

102) Stiftungszweck der 2004 in Bad Vilbel errichteten Dr. Gerhard- und Martha-Röttger-Stiftung ist die Förderung von Wissenschaft und Forschung auf dem Gebiet der Humanmedizin.

103) Mit der Arbeit: Ein Fall von mit Erfolg operiertem, geplatztem Nabelschnurbruch (MS).

104) In einer Beurteilung durch den Korpsarzt des II. SS-Panzerkorps, Generalleutnant Dr. Friedrich Dermietzel, hieß

ber 1944 Arzt im II. SS-Panzerkorps, ab November 1944 Korpsarzt im Generalkommando des XII. SS-Armeekorps, im Januar 1945 zum SS-Standartenführer befördert; nach Kriegsende wieder Arzt in Bad Mergentheim (Löffelstelzer Straße 20, Austraße 40); am 16.8.1992 im Alter von 93 Jahren in Bad Mergentheim gestorben

Rohardt, Dr. Walter Otto Friedrich

geboren am 4.8.1892 in Einbeck/Hannover; Sohn eines Landmessers sowie späteren Oberlandmessers und Landesökonomierates; Realgymnasien in Einbeck und Neumünster, 1912 Abitur; Medizinstudium in Göttingen, Kiel und Rostock; dazwischen ab 1914 Kriegseinsatz als Feldunterarzt in einem Infanterie-Regiment, im Februar 1917 zum Reservelazarett Rostock, Abteilung Universitäts-Nervenklinik Rostock-Gehlsheim, kommandiert (dort auch wohnhaft); April 1918 Approbation und Februar 1919 Promotion in Rostock;[105] Assistenzarzt an der Universitäts-Nervenklinik Rostock-Gehlsheim (dort auch wohnhaft); März 1919 bis 1932 niedergelassener Nervenarzt, ab 1925 auch Inhaber des Schloßpark-Sanatoriums in Schwerin (Friedrichstraße 12, Elisabethstraße 21, Weinbergstraße 1); Mai 1919 Heirat mit der Buchhalterin und Bankbeamtin Eva Steiner (*9.5.1892 in Schwerin, †20.4.1952 in Schwerin; Tochter eines Bankdirektors und späteren Kommerzienrates), ein Kind, 1936 Scheidung; November 1933 bis März 1935 niedergelassener Nervenarzt in Hannover; dort Eintritt in die NSDAP am 1.5.1933, Mitgliedsnummer 2.956.916; mind. 1938 niedergelassener Nervenarzt in Berlin (Kurfürstendamm 36); ab Juli 1938 auch Hilfsarzt am Institut für gerichtliche Medizin der Universität Berlin (Hannoversche Straße); wegen „Verstoßes gegen das Opiumgesetz" laut § 7 der Reichsärzteordnung ab August 1939 Verbot der ärztlichen Tätigkeit[106] sowie Entziehungskur in der Heil- und Pflegeanstalt Berlin-Wittenau; mind. 1941 wieder niedergelassener Nervenarzt in Berlin (Uhlandstraße 29); ab Februar 1943 Volontärassistent am Rudolf-Virchow-Krankenhaus in Berlin (Augustenburger Platz 1); ab mind. 1944 Nervenarzt in Fulda/Hessen (Hindenburgstraße 1, Lindenstraße 11); Oktober 1944 Heirat mit der Kandidatin der Medizin und späteren Ärztin Dr. Lena Groth verw./gesch. Nottebohm (*16.4.1912 in Hamburg, †10.3.1993 in München; Tochter eines Ingenieurs); am 24.5.1947 im Alter von 54 Jahren Suizid durch Schlafmittelvergiftung mit Luminal in Fulda

Rohde, Dr. Erich Wilhelm Ludwig

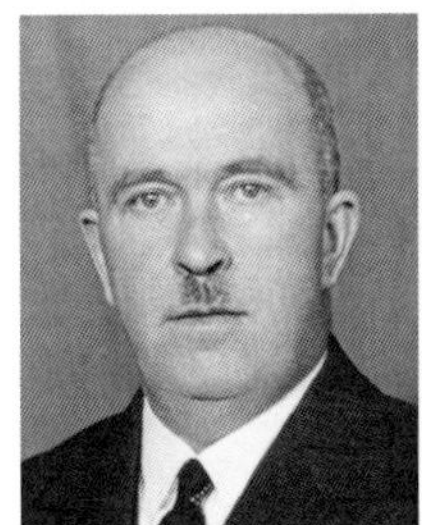

geboren am 9.8.1879 in Eberswalde/Brandenburg; Sohn eines Kaufmanns; Gymnasium, 1899 Abitur; Medizinstudium in Greifswald; dort im Juli 1904 Promotion[107] und 1905 Approbation; 1905 bis 1914 Assistenzarzt an der Kinderheilanstalt Stettin; 1914 bis 1918 Kriegseinsatz als Ober- bzw. Stabsarzt; Juni 1919 bis mind. 1944 niedergelassener Allgemeinpraktiker und Kinderarzt in Stettin (Turnerstraße 72, Barnimstraße 11); Oktober 1920 Heirat mit der Lehrerin Else Rohr (*27.10.1892 in Raudten/Schlesien, †21.2.1986 in Karlsruhe; Tochter eines Eisenbahninspektors), ein Kind; Eintritt in die NSDAP am 1.5.1933, Mitgliedsnummer 2.672.026; daneben auch Mitglied des NSDÄB; ab Januar 1942 Kriegseinsatz, im Mai 1943 schwer kriegsbeschädigt aus der Wehrmacht entlassen; nach Flucht von März bis mind. August 1945 stundenweise ärztliche Betäti-

---

es im Juni 1944, Röttger sei „ein vorbildlicher Truppenführer und Kommandeur, der sich durch Erziehung, Ausbildung, weltanschaulich politische Ausrichtung und eigenes Beispiel in der von ihm geführten SS-Sanitäts-Abteilung 102 einen allen Anforderungen gewachsenen SS-Verband geschaffen hat". Röttger sei ein „hervorragender Arzt und Facharzt für Stoffwechselerkrankungen, der bei der Truppe, insbesondere bei der höheren Truppenführung, als Arzt sehr gesucht ist". Röttger sei eine „Persönlichkeit von besten Qualitäten und großer menschlicher Reife und Lebenserfahrung. Gottgläubig. Sehr gutes Familienleben … Überzeugter Nationalsozialist und SS-Mann." Röttger sei „auf Grund seiner großen Erfahrung als Arzt und seiner Bewährung … als Kommandeur einer Korps-Sanitätsabteilung für jede ärztliche Dienststellung in der Waffen-SS geeignet, soweit der Zustand seiner Gesundheit das erlaubt (chron. Nieren-Blasen-Leiden und eben überstandenes Fleckfieber)".

105) Mit der Arbeit: Hirnstörungen nach Carotisverletzungen, Leipzig 1919.

106) Im § 7 der Reichsärzteordnung vom 13.12.1935 hieß es: „Die Befugnis zur Ausübung des ärztlichen Berufs ruht, wenn die zuständige Behörde feststellt, daß dem Arzt infolge eines körperlichen Gebrechens oder wegen Schwäche seiner körperlichen oder geistigen Kräfte oder wegen einer Sucht die für die Ausübung des ärztlichen Berufs erforderliche Eignung oder Zuverlässigkeit fehlt. Die Befugnis lebt wieder auf, sobald die Behörde ihre Feststellung aufhebt."

107) Mit der Arbeit: Über Krebse im jugendlichen Alter, Greifswald 1904.

gung in der Adler-Apotheke von Karl Riehl in Rehna; mind. 1946 bis 1952 niedergelassener Facharzt für Kinderkrankheiten in Rehna (Mühlenstraße 15); nach Übersiedlung in die Bundesrepublik bis 1960 Facharzt für Kinderkrankheiten in Karlsruhe (Neufeldstraße 28); am 28.12.1960 im Alter von 81 Jahren in Karlsruhe gestorben

Rohde, Dr. Gerhard Wilhelm

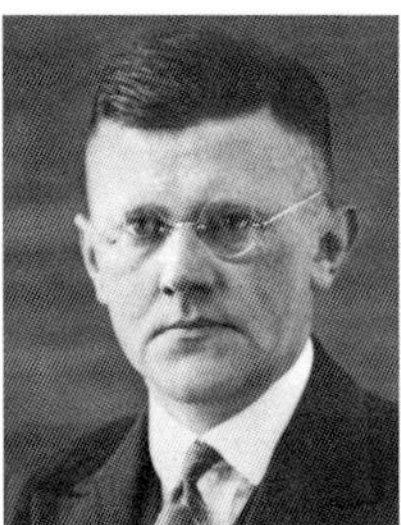

geboren am 6.2.1897 in Kiel/Schleswig-Holstein; Sohn eines Postassistenten und späteren Telegrapheninspektors; Oberrealschule in Kiel, 1915 Notabitur und Helfer beim DRK; Medizinstudium in Kiel; dazwischen ab August 1916 Kriegseinsatz, zunächst im Ersatz-Bataillon des Reserve-Infanterie-Regiments 31, zuletzt als Sanitäts-Unteroffizier in der Kriegslazarett-Abteilung 130; ab Dezember 1921 Medizinalpraktikant am Stift Bethlehem in Ludwigslust; Juli 1922 Approbation und September 1922 Promotion in Kiel;[108)] bis Oktober 1922 Assistenzarzt am Stift Bethlehem in Ludwigslust; Oktober 1922 bis Oktober 1933 niedergelassener Allgemeinpraktiker in Rastow bei Schwerin; April 1923 Heirat mit Grete König (*30.8.1899 in Grevesmühlen, †21.7.1984 in Schleswig; Tochter eines Stationsjägers und späteren Forstmeisters), zwei Kinder; Eintritt in die NSDAP am 1.10.1931, Mitgliedsnummer 699.902; ab Januar 1932 auch Mitglied der SA, später auch des NSDÄB; November 1933 bis Februar 1934 Gauarzt für den Arbeitsgau VI (Mecklenburg) des RAD;[109)] ab April 1934 Medizinalassessor im Medizinalbezirk Rostock (Friedrich-Franz-Straße); ab Juli 1934 kommissarischer Leiter und nach staatsärztlicher Prüfung von Oktober 1935 bis 1945 Leiter des Staatlichen Gesundheitsamtes des Kreises Schönberg (Bahnhofstraße); 1936 zum Kreismedizinalrat ernannt; als SA-Sanitätsstandartenführer auch Standartenarzt der SA-Reiterstandarte 11 in Schönberg sowie Vertrauensarzt der Orts- und Landkrankenkasse Schönberg; als Gauhauptstellenleiter ab mind. 1938 auch Leiter der Hauptstelle Schulung, später auch Leiter der Hauptstelle Praktische Bevölkerungspolitik des Rassenpolitischen Amtes der Gauleitung Mecklenburg der NSDAP; als solcher auch Leiter der Rassen- und Bevölkerungspolitischen Auskunftsstelle in Schwerin;[110)] daneben auch NSDAP-Gauredner; ab 1939 auch ärztlicher Beisitzer am Erbgesundheitsobergericht Rostock; als Nachfolger von → Dr. Wilhelm Breßler ab 1940 auch Leiter der Ärztekammer Mecklenburg; 1944 wie alle Kreismedizinalräte uk gestellt; August 1944 KVK II. Kl. o.S.; im Oktober 1945 aus dem mecklenburgischen Landesdienst entlassen; mind. 1959 bis 1960 Arzt in Neumünster/Schleswig-Holstein (Färberstraße 2); mind. 1962 Regierungsmedizinalrat beim Versorgungsamt in Schleswig (Ringstraße 11); bis 1979 in Güby/Schleswig-Holstein (Ahrensberg); am 28.8.1979 im Alter von 82 Jahren in Güby gestorben

Rohde, Dr. Werner Peter Karl

geboren am 21.10.1902 in Magdeburg/Provinz Sachsen; Sohn eines Versicherungsmathematikers und späteren Versicherungsdirektors; Reformrealgymnasium in Magdeburg, 1922 Abitur; zunächst Wirtschaftslehre in Kambs bei Schwaan, dann Medizinstudium in München und Rostock; Eintritt in die NSDAP am 1.6.1930; Dezember 1933 Approbation; März 1934 Promotion in Hamburg;[111)] Februar 1935 bis mind. 1941 niedergelassener Allgemeinpraktiker in Berlin (Prenzlauer Straße 53/55); Dezember 1935 Heirat mit Hildegard Wolff (*5.3.1909 in [Berlin-]Spandau, †27.9.1975 in Rostock; Tochter eines Werkzeugmachers), mind. zwei Kinder; ab April 1940 Kriegseinsatz in der Wehrmacht; mglw. nach Ausbombung in Berlin von mind. Juli 1945 bis 1952 niedergelassener Allgemeinpraktiker in Ribnitz (Lange Straße 84); als Sanitätsrat ab mind. 1975 in Rostock (Beim St.-Katharinenstift 8, Aleksis-Kivi-Straße 1); am 2.4.1985 im Alter von 82 Jahren in Rostock gestorben

---

108) Mit der Arbeit: Mitteilung eines Falles von Delirium acutum mit wahrscheinlichen Beziehungen zu psychoneurotischen Magenbeschwerden bei asthenischer Konstitution, Kiel 1921.

109) Vom mecklenburgischen Gauarbeitsführer Ludwig Schröder im Februar 1934 fristlos entlassen, weil Rohde sich mit Gauleiter Friedrich Hildebrandt verbündet und gegen unhaltbare Zustände im RAD gewehrt hatte; nach der Entlassung Rohdes beantragte der Gauleiter ein Parteiausschlußverfahren gegen Schröder.

110) Das Gauamt für Rassenpolitik hatte im Januar 1940 in Schwerin eine „Rassen- und Bevölkerungspolitische Auskunftsstelle" eingerichtet, „die jedermann zur Auskunft und Deutung zur Verfügung" stand.

111) Mit der Arbeit: Über primäre melanotische Tumoren des Zentralnervensystems und seiner Hüllen, Ribnitz 1934.

Rohrmann, Dr. Wilhelm Max Karl
geboren am 10.3.1903 in Schwerin/Mecklenburg; Sohn eines Rentschreibers sowie späteren Hauptstaatskassenrendanten und Finanzrates; Gymnasium in Schwerin, 1923 Abitur; Medizinstudium in Göttingen, Freiburg und Rostock; Dezember 1929 Approbation und Januar 1930 Promotion in Rostock;[112] 1930 Stabsarzt der Reichswehr in Schwerin (Augustenstraße 25); 1930 bis 1931 Stabsarzt in Wittenburg; 1931 Arzt in Kyritz; September 1931 Heirat mit Martha Weidemann (*24.1.1910 in Schwerin, †16.4.1998 in Lübeck; Tochter eines Kaufmanns), mind. zwei Kinder; Januar 1932 bis mind. 1938 niedergelassener Allgemeinpraktiker in Wittstock/Dosse (Am Markt 7); ab März 1941 Kriegseinsatz in der Wehrmacht; ab mind. 1952 niedergelassener Allgemeinpraktiker in Lübeck (Roeckstraße 18, Krügerstraße 19, Arnimstraße 74); am 10.9.1989 im Alter von 86 Jahren in Lübeck gestorben

Rohwedder, Dr. Hans Heinrich
geboren am 8.6.1890 in Albersdorf/Schleswig-Holstein; Sohn eines Arztes und späteren Kreisarztes; Gymnasien in Oldesloe und Ratzeburg, 1911 Abitur; Medizinstudium in Freiburg, München und Kiel; dazwischen bis Anfang 1914 Militärdienst im Jäger-Bataillon 9; August 1914 bis 1918 Kriegseinsatz im Jäger-Bataillon 9 und im Luftkreiskommando II, zuletzt als Leutnant und Stabsarzt, verwundet, EK II und EK I; November 1919 Promotion[113] und Mai 1920 Approbation in Kiel; dort auch Mitglied der Organisation Escherich und der Einwohnerwehr Lübeck; bis Dezember 1921 Assistenzarzt am Krankenhaus in Lübeck; Januar 1922 bis Januar 1924 Fürsorgearzt in Rostock; zugleich Leitender Arzt an der Lungenheilstätte/Tbc-Krankenhaus Waldeck bei Schwaan; September 1922 Heirat mit Anneliese Mauß (*7.10.1901 in Lübeck, †11.11.1995 in Ratzeburg/Schleswig-Holstein; Tochter eines Konditors), vier Kinder; 1924 staatsärztliche Prüfung; Februar 1924 bis Juni 1925 auftragsweise Kreisarzt von Malchin; Juli 1925 bis 1933 regulärer Kreisarzt des Kreises Malchin; dort ab April 1929 auch Hebammenaufsichtsarzt; in Malchin Eintritt in die NSDAP am 1.5.1933, Mitgliedsnummer 2.818.097; ab 1934 auch Beisitzer am Erbgesundheitsgericht des Kreises Güstrow; ab April 1934 Amtsarzt und als Kreismedizinalrat von 1935 bis August 1945 Leiter des Staatlichen Gesundheitsamtes des Kreises Waren (Kaiser-Wilhelm-Allee 15); daneben von 1935 bis 1943 auch beamteter Arzt am Erbgesundheitsgericht Neustrelitz; September 1943 KVK II. Kl. o.S.; wie alle Kreismedizinalräte uk gestellt; im August 1945 aus dem mecklenburgischen Landesdienst entlassen; mind. 1947 bis 1955 Medizinalrat in Ratzeburg (Domhof 8); am 16.4.1955 im Alter von 64 Jahren an Morbus Parkinson, Pneumonie und Kreislaufversagen in Ratzeburg gestorben

Rohwedder, Dr. Paul
geboren am 10.11.1899 in Oldesloe/Schleswig-Holstein; Sohn eines Kreisarztes; Gymnasium in Ratzeburg, Juni 1917 Notabitur; ab Juni 1917 Kriegseinsatz, ab Juli 1918 als Sanitäts-Unteroffizier beim Minenwerfer-Bataillon V, Anfang 1919 aus dem Heer entlassen; Medizinstudium in Kiel, München und Rostock; Januar bis November 1924 Medizinalpraktikant an der Inneren und der Chirurgischen Abteilung des Krankenhauses in Lübeck (dort auch wohnhaft); November 1924 Approbation; November 1924 bis 1927 Assistenzarzt an der Chirurgischen Abteilung des Krankenhauses in Lübeck; 1926 Promotion in Rostock;[114] 1927 bis 1928 Assistenzarzt an der Chirurgischen Abteilung der Städtischen Krankenanstalten in Essen; 1928 bis 1932 Assistenzarzt an der Frauenklinik in Berlin-Charlottenburg; dazwischen mind. 1930 Schiffsarzt auf der „Los Angeles"; Februar 1932 bis 1939 niedergelassener Allgemeinpraktiker und Chirurg sowie Belegarzt am Krankenhaus in Lübz (Plauer Landstraße 1); ab 1934 Vornahme von Sterilisationen bei Personen, die nach dem Gesetz zur Verhütung erbkranken Nachwuchses unfruchtbar gemacht wurden; ab Januar 1935 Facharzt für Chirurgie; Oktober 1935 Heirat mit Johanna Schnabel (*1.7.1911 in Liebenthal/Schlesien, †18.3.2008 in Mölln/Schleswig-Holstein; Tochter eines Schulrates), vier Kinder; Eintritt in die NSDAP am 1.5.1937, Mitgliedsnummer 5.231.882; ein im Januar 1939 vom Ärztlichen Bezirksgericht Mecklenburg eingeleitetes berufsgerichtliches Verfahren wurde im März 1939 eingestellt;[115] ab Septem-

---

112) Mit der Arbeit: Über percinöse Anämie bei Jugendlichen, Rostock 1929.
113) Mit der Arbeit: Über periodische Melancholie, Kiel 1919.
114) Mit der Arbeit: Blaue Sklera und Knochenbrüchigkeit (MS).
115) Dem eine Zweituntersuchung vornehmenden Rohwedder wurde vorgeworfen, einem an Harnröhrenverengung leidenden Patienten geraten zu haben, „nicht einen praktischen Arzt, sondern ein größeres Krankenhaus aufzusu-

ber 1939 Kriegseinsatz als Chirurg in einem Feldlazarett der 12. Infanterie-Division in Polen, Frankreich, den Niederlanden, Ostpreußen und der Sowjetunion, Herbst 1941 bis Frühjahr 1942 als Arzt im Heimatkriegsdienst an der Chirurgischen Klinik der Universität Rostock (Maßmannstraße 35), Frühjahr 1942 bis Frühjahr 1944 als Leitender Arzt des Feldlazaretts 32 in der Sowjetunion, Frühjahr 1944 bis März 1945 als Divisionsarzt der 12. Infanterie-Division in Westpreußen und an der Westfront, Mai 1940 EK II, 1941 KVK I. Kl., 1943 EK I; ab März 1945 in amerikanischer, dann in britischer Kriegsgefangenschaft, bis August 1945 als Arzt im Kriegsgefangenenlazarett in Lintfort/Rheinland; August 1945 Rückkehr in sein Elternhaus nach Ratzeburg; 1945 bis 1953 Chefarzt an der Frauenklinik in Mölln; nach Umzug und Umwandlung der Klinik 1953 bis 1967 Facharzt für Geburtshilfe und Frauenleiden sowie Chefarzt an der Geburtshilflich-gynäkologischen Abteilung des Krankenhauses Bethesda in Hamburg-Bergedorf (Glindersweg 80; wohnhaft in Mölln, Alt-Möllner Straße 24); 1967 Pensionierung; 1967 bis 1979 Arzt mit Privatpraxis in Mölln (Alt-Möllner Straße 48); am 14.9.1996 im Alter von 96 Jahren in Mölln gestorben

Rolbetzki, Dr. Alexander C. (späterer von Rolbeck)
geboren am 12.12.1910 in Strusendorf/Westpreußen; Sohn eines Landwirts; Gymnasium in Schneidemühl, 1933 Abitur; Medizinstudium in Berlin und Jena; 1933 bis 1945 Mitglied der SA; Februar 1941 Approbation und Juli 1941 Promotion in Jena;[116] ab Mai 1941 Volontärassistent an der 2. Medizinischen Klinik der Charité in Berlin; August 1941 Heirat mit der Arzthelferin Erika Wurl (*26.12.1919 in Alaunwerk bei Freienwalde/Brandenburg, †22.11.1986 in Tübingen; Tochter eines Mauers), zwei Kinder; ab Oktober 1941 Volontärassistent am Krankenhaus in Ueckermünde, ab Oktober 1942 am Städtischen Krankenhaus in Stralsund; Dezember 1942 bis mind. 1943 dienstverpflichteter Arzt in der Praxis von Dr. Oskar Meyer in Torgelow/Pommern (Königstraße 7); nach Flucht ab April 1945 von der amerikanischen Besatzungsbehörde eingesetzter, von der britischen Besatzungsbehörde bestätigter Arzt in den Lagern Lübesse, Ortkrug und Hasenhäge (alles bei Schwerin); Juli 1945 bis Mai 1950 praktischer Arzt in Ludwigslust (Schweriner Straße 34); die mecklenburgische Medizinalverwaltung schlug 1946 den Approbationsentzug vor; Mai 1950 bis Juli 1951 Leiter des Landambulatoriums in Zarrentin; dort auch Bezirksarzt; ab Juli 1951 Amtsarzt für den Bezirk Prenzlauer Berg in Berlin/DDR (Dimitroffstraße 75); nach Übersiedlung in die Bundesrepublik bis mind. 1986 in Uhingen/Baden-Württemberg (Im Dobel 13); anschließend in Eschenbach/Baden-Württemberg (Daimlerstraße 3); Namensänderung in von Rolbeck; bis 1998 in Bad Ditzenbach/Baden-Württemberg (Auendorfer Straße 10); am 5.1.1998 im Alter von 87 Jahren in Bad Ditzenbach gestorben

Rollwage, Dr. Walter Hermann Otto

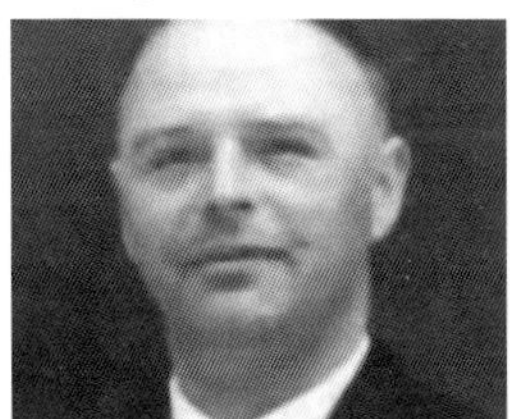

geboren am 2.8.1902 in Broitzem/Braunschweig; Sohn eines Arztes; Gymnasium in Braunschweig, 1921 Abitur; Medizinstudium in Erlangen, München (Bavariaring 35), Kiel und Rostock; 1936 bis 1937 Medizinalpraktikant an der Kinderklinik der Universität Rostock (Augustenstraße 80/82), an der Provinzialheilanstalt Stralsund und an der Chirurgischen Klinik der Universität Rostock (Maßmannstraße 35); Juni 1937 Approbation; Januar 1938 Promotion in Rostock;[117] ab Anfang 1938 Assistenzarzt in der Praxis von → Dr. Ernst Bahr in Rostock-Warnemünde (Wachtlerstraße 11); Mai 1938 Heirat mit Margarethe Bruhn (*18.6.1907 in Rostock, †30.3.2001 in Goslar; Tochter eines Kaufmanns); mind. 1938 Arzt in Bad Doberan; ab September 1939 dienstverpflichteter Assistenzarzt in der Praxis seines Vaters Dr. Hermann Rollwage in Vechelde/Braunschweig, mind. 1940 in der Praxis von → Dr. Ernst Schornack in Rostock-Warnemünde (Wachtlerstraße 16; wohnhaft in Rostock, Tessiner Straße 12); ab Februar 1941 dienstverpflichteter Arzt in der Praxis von → Dr. Hans Berkhausen in Penzlin; mind. August 1945 bis 1946 niedergelassener Allgemeinpraktiker in Penzlin; im April 1946 von der sowjetischen Militärpolizei verhaftet; ab mind. Ende 1946 wie-

---

chen“. Durch diese Behauptung habe Rohwedder „das Ansehen eines Berufskameraden [→ Dr. Ulrich Wilbrandt] gefährdet“, der die Erstuntersuchung offenbar nicht gründlich genug vorgenommen hatte.

116) Mit der Arbeit: Bewegungen im Krankengut (Männer) an der Psychiatrischen- und Nervenklinik zu Jena in der Zeit vom 1.1.1921 bis 31.12.1940, Jena 1941.

117) Mit der Arbeit: Urethral-Prolaps bei kleinen Mädchen, Rostock 1937.

der niedergelassener Allgemeinpraktiker in Penzlin; spätestens 1950 Flucht in die Bundesrepublik; bis 1994 in Edemissen bei Peine/Niedersachsen (Kabelbergsweg 1); am 27.8.1994 im Alter von 92 Jahren in Peine gestorben

Rolsch, Dr. Wolfgang Otto
geboren am 3.11.1900 in Altenburg/Sachsen-Altenburg; Sohn eines Lehrers und späteren Oberlehrers; Gymnasium, 1920 Abitur; Medizinstudium in Leipzig; dort im Dezember 1924 Promotion;[118] Dezember 1925 Approbation; mind. 1929 Assistenzarzt am Carolinenstift in Neustrelitz (Georgstraße 1-6); ab Januar 1930 niedergelassener Allgemeinpraktiker in Nobitz bei Altenburg; mind. 1931 niedergelassener Allgemeinpraktiker, Wundarzt und Geburtshelfer in Altenburg (Münsaer Straße 17); mind. 1936 bis 1950 wieder praktischer Arzt in Nobitz (Adolf-Hitler-Straße, Altenburger Straße 13); Februar 1936 Heirat mit Margarete Schiller verw./gesch. Steffen (*14.11.1902 in Heppens/Hannover, †15.9.1980 in Essen; Tochter eines Ober-Bootsmannsmaats), ein Kind; ab September 1939 Kriegseinsatz bei der Luftwaffe; am 30.3.1951 im Alter von 50 Jahren nach einem Schlaganfall an Pneumonie, Gehirnlähmung und Herz-Kreislauf-Schwäche in Altenburg gestorben

Romberg, Dr. Wolfram Heinrich Hermann

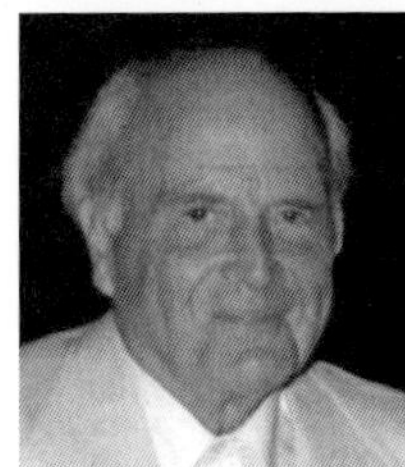

geboren am 14.7.1910 in Danzig/Westpreußen; Sohn eines Stabsapothekers; Gymnasium, 1930 Abitur; Medizinstudium in Königsberg; Approbation; Januar 1936 Promotion in Königsberg;[119] mind. 1937 Oberarzt in Gießen (Bergstraße 27); spätestens 1943 Heirat mit Gertrud ?, mind. zwei Kinder; mind. 1943 bis 1945 Arzt in Königsberg; nach Flucht von mind. Frühjahr/Sommer 1945 bis 1950 praktischer Arzt in Lalendorf bei Teterow; mind. 1952 bis 1962 niedergelassener Allgemeinpraktiker in Lübz (Plauer Chaussee 7); 1989 im Alter von 78/79 Jahren gestorben

Rosebrock, Dr. Joachim Curt Carl
geboren am 19.7.1901 in (Berlin-)Charlottenburg; Sohn eines Chemikers; Gymnasium, 1922 Abitur; Medizinstudium in München; dort im März 1930 Promotion;[120] Dezember 1930 Approbation; April 1934 bis mind. 1941 niedergelassener Allgemeinpraktiker und Facharzt für Hautkrankheiten in Berlin (Pettenkoferstraße 2, Frankfurter Allee 288); ab Oktober 1941 Kriegseinsatz in der Wehrmacht; ab mind. April/Mai 1945 Oberarzt im Flüchtlingslager in Körchow bei Wittenburg; bis Juli 1955 in Glückstadt/Schleswig-Holstein; Juli 1955 bis August 1969 Hautarzt in Wedel/Schleswig-Holstein (Bahnhofstraße 17, Rosengarten 3); August 1969 bis Juli 1984 in Starnberg/Bayern (Von-der-Tann-Straße 10); ab Juli 1984 wieder in Wedel; Heirat mit Martha Pomian; am 26.8.1997 im Alter von 96 Jahren in Wedel gestorben

Rosenbaum, Dr. Otto

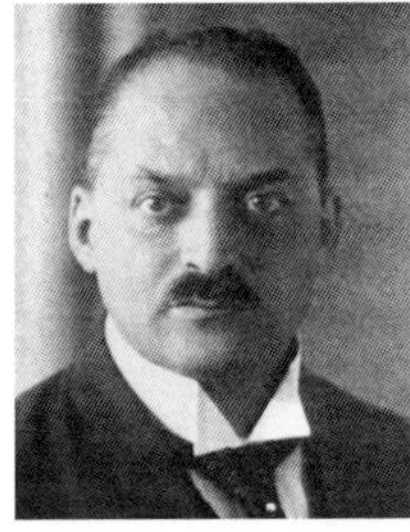

geboren am 8.3.1875 in Schwerin/Mecklenburg; Sohn eines Kaufmanns; Gymnasien in Schwerin und Neubrandenburg, 1895 Abitur; Medizinstudium in München, Jena, Rostock, Berlin und Kiel; Mai 1900 Approbation und Juli 1900 Promotion in Kiel;[121] Assistenzarzt am Urban-Krankenhaus in Berlin (Am Urban 12-18); März 1903 bis September 1938 niedergelassener Allgemeinpraktiker in Schwerin (Wallstraße 23, Schloßstraße 29 und 12, Kaiser-Wilhelm-Straße/Bismarckstraße 65); Oktober 1913 Heirat mit der Jüdin Stephanie Vogel (*31.5.1886 in Berlin, †16.7.1943 in Sobibór ermordet; Tochter eines Kaufmanns), drei Kinder; August 1914 bis November 1918 Kriegseinsatz, zuletzt als Stabsarzt; 1934 bis 1939 Vorsteher der jüdischen Gemeinde Schwerin

118) Mit der Arbeit: Die Typhus-Epidemie in Lützen bei Leipzig (Herbst 1922 bis Frühjahr 1924) (MS).
119) Mit der Arbeit: Untersuchungen über die Fußgeschwulst, Königsberg 1935.
120) Mit der Arbeit: Das Wandern der Masern im Binnenland, München 1930.
121) Mit der Arbeit: Über Retinitis pigmentosa, Kiel 1900.

und 1935 bis 1938 Mitglied des Oberrates der Israelitischen Landesgemeinde Mecklenburg; wegen seiner jüdischen Herkunft im September 1938 Entzug der Approbation; August 1939 Emigration in die Niederlande; ab 1939 in Amsterdam, dann in Oisterwijk/Niederlande; am 13.7.1943 aus dem Internierungslager Westerbork ins Vernichtungslager Sobibór deportiert; am 16.7.1943 im Alter von 68 Jahren in Sobibór ermordet

Rosenfeld, Prof. Dr. Max Heinrich Gustav (späterer Rosefeldt)

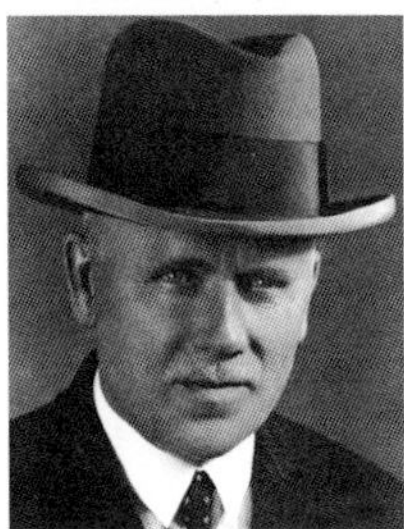

geboren am 25.8.1871 in Königsberg/Ostpreußen; Sohn eines Kaufmanns; Gymnasium in Königsberg, 1890 Abitur; Medizinstudium in Königsberg, München und Straßburg; dazwischen als Einjährig-Freiwilliger von April bis September 1892 sowie von Oktober 1896 bis April 1897 Militärdienst beim Infanterie-Regiment 41; Juli 1896 Approbation und 1897 Promotion in Straßburg;[122] Oktober 1897 bis September 1899 Assistenzarzt an der Medizinischen Klinik der Universität Straßburg; Oktober 1899 bis September 1901 Assistenzarzt an der Psychiatrischen Klinik der Universität Straßburg; Oktober 1901 bis Juli 1914 Oberarzt an der Psychiatrischen und Nervenklinik der Universität Straßburg; dort im Juli 1903 Habilitation;[123] Oktober 1903 Heirat mit Hedwig Leydhecker (*16.3.1877 in Straßburg, †12.3.1957 in Westberlin; Tochter eines Zollverwaltungspräsidenten), drei Kinder; 1906 zum Titularprofessor, im Oktober 1908 zum nichtbeamteten außerordentlichen Professor ernannt; Juli 1914 bis November 1918 Kriegseinsatz zunächst als Bataillonsarzt im Infanterie-Regiment 171, dann als Feldarzt in einem Feldlazarett des XV. Armeekorps, zuletzt als Chefarzt im Festungslazarett in Straßburg, EK II; Februar 1919 bis Mai 1920 Chefarzt eines Nervenlazaretts des XII. Armeekorps in Frankfurt/Main; Mai 1920 bis September 1936 ordentlicher Professor für Psychiatrie und Neurologie an der Universität Rostock; daneben auch Direktor der Heil- und Pflegeanstalt Rostock-Gehlsheim (dort auch wohnhaft), der Psychiatrischen und Nervenklinik sowie der Poliklinik für Nerven- und Gemütskranke der Universität Rostock; Juli 1922 bis Juni 1923 Dekan der Medizinischen Fakultät, Juli 1923 bis Juni 1924 Rektor, 1924 bis 1925 Prorektor der Universität Rostock; im Juni 1926 zum Obermedizinalrat ernannt; vor 1933 Mitglied der Deutschen Volkspartei; ab Juli 1933 Förderndes Mitglied der SS; Juni 1936 Emeritierung aus Altersgründen und Übersiedlung nach Berlin (Forststraße 30); ab Februar 1937 Vertragsarzt an der Versorgungsärztlichen Untersuchungsstelle in Berlin und wissenschaftlicher Hilfsarbeiter beim „Zentralblatt für die gesamte Neurologie und Psychiatrie"; nannte sich ab 1937 – wegen häufiger Nachfragen zu seiner „arischen" Abstammung – Rosefeldt; ab Juni 1941 Kriegseinsatz als Oberstabsarzt in Berlin; 1948 bis 1949 Vertrauensarzt und Obergutachter bei der Landesversicherungsanstalt in Westberlin (Forststraße 30); am 26.8.1956 im Alter von 85 Jahren in Westberlin gestorben

Rosenhain, Dr. Erich

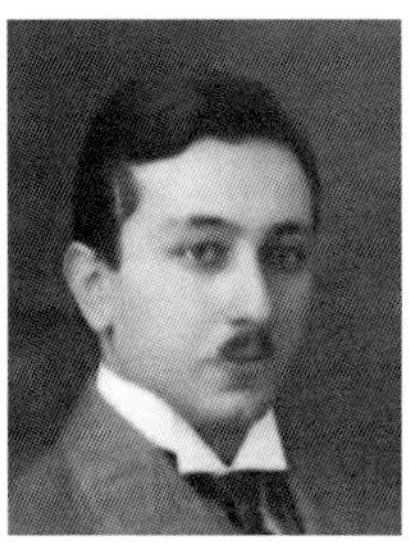

geboren am 23.8.1888 in Wormditt/Ostpreußen; Sohn eines Arztes; Gymnasium in Braunschweig, 1907 Abitur; Medizinstudium in Freiburg, Marburg, München und Berlin; August 1913 Approbation und November 1913 Promotion in Berlin;[124] 1914 bis 1918 Kriegseinsatz als Assistenzarzt im Infanterie-Regiment 164, EK; Oktober 1920 Kreisarztprüfung; mind. 1921 Assistenzarzt in Breslau (Auenstraße 44); September 1921 Heirat mit der jüdischen Ärztin → Dr. Gertrud Rosenhain geb. Hammerstein, drei Kinder; mind. 1922 bis 1929 niedergelassener Chirurg und Nervenarzt sowie Betreiber des Sanatoriums „Thalheim" (zusammen mit seiner Ehefrau) in Bad Landeck/Schlesien (Thalheimer Straße 5); Oktober 1931 bis November 1935 niedergelassener Nervenarzt sowie Eigentümer und Leiter des Schloßpark-Sanatoriums (zusammen mit seiner Ehefrau) in Schwerin (Friedrichstraße 10, Königstraße 81, Weinbergstraße 1); wegen seiner jüdischen Herkunft 1935 Entzug der Konzession zur Führung der Privatklinik und deren zwangsweise Schließung; klag-

122) Mit der Arbeit: Ein Beitrag zur Kenntnis des salzsauren Hämins, Leipzig 1897.
123) Mit der Arbeit: Über den Einfluß psychischer Vorgänge auf den Stoffwechsel, Straßburg 1903.
124) Mit der Arbeit: Über das Mintzsche Bouillonprobefrühstück, Berlin 1913.

te dagegen vor dem Landesverwaltungsgericht und gewann im November 1935 den Prozeß, ohne jedoch die Konzession zurückzuerhalten, da die Polizei das Urteil ignorierte;[125] Dezember 1935 Emigration in die USA; ab Dezember 1935 Arzt in New York/USA; 1944 Einbürgerung in die USA; am 3.3.1959 im Alter von 70 Jahren in New York gestorben

Rosenhain, Dr. Gertrud Rosa Adele (geb. Hammerstein)

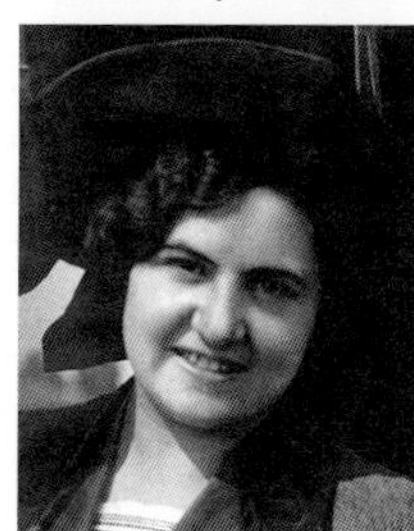

geboren am 3.7.1887 in Stettin/Pommern; Tochter eines Amtsrichters; Höhere Töchterschule in Stettin, 1902 verlassen; Ausbildung zur Krankenschwester (staatliches Schwesternexamen); mind. 1907 bis 1910 Krankenschwester am Westend-Krankenhaus in (Berlin-)Charlottenburg; nach privater Vorbereitung 1912 Abitur am Realgymnasium in Goslar; Medizinstudium in Würzburg, Freiburg, Erlangen, München und Breslau; Februar 1919 Approbation in Berlin; Februar 1919 Promotion in Breslau;[126] Neurologin in Stettin (Lindenstraße 12); September 1921 Heirat mit dem jüdischen Arzt → Dr. Erich Rosenhain, drei Kinder; mind. 1922 bis 1929 Betreiberin des Sanatoriums „Thalheim" (zusammen mit ihrem Ehemann) in Bad Landeck/Schlesien (Thalheimer Straße 5); Oktober 1931 bis November 1935 niedergelassene Allgemeinpraktikerin und Leiterin des Schloßpark-Sanatoriums (zusammen mit ihrem Ehemann) in Schwerin (Friedrichstraße 10, Königstraße 81, Weinbergstraße 1); wegen ihrer jüdischen Herkunft im Februar 1936 Emigration in die USA; ab 1936 Ärztin in New York/USA; 1943 Einbürgerung in die USA; am 4.1.1983 im Alter von 95 Jahren in New York gestorben

Rosenkranz, Helmut Fritz Werner

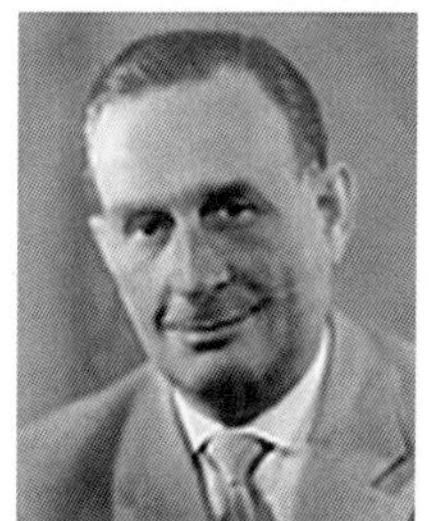

geboren am 3.6.1906 in Kassel/Hessen-Nassau; Sohn eines Gewerbe-Oberlehrers; Realgymnasium in Kassel, 1923 Abgang mit mittlerer Reife; nach dreijähriger Banklehre in Kassel Weiterführung der Schulausbildung am Realgymnasium in Hofgeismar, 1928 Abitur; Medizinstudium in München, Gießen und Rostock; dazwischen Tätigkeit als Werkstudent in einer Seifenfabrik und im Baugeschäft zur Weiterfinanzierung des Studiums; als Student in Rostock Eintritt in die NSDAP am 1.5.1937, Mitgliedsnummer 4.527.378; daneben auch Mitglied der SS und des NSDÄB;[127] November 1937 Heirat mit Käthe Kruse (*1.12.1911 in Rostock-Warnemünde, †28.6.2003 in Rostock-Warnemünde; Tochter eines Zimmermeisters und Bauunternehmers), mind. ein Kind; Oktober 1938 bis Februar 1939 Medizinalpraktikant an der Kinderklinik, März bis September 1939 an der Hautklinik der Universität Rostock (Augustenstraße 80/82, Schröderplatz); September 1939 Approbation; ab September 1939 Volontärassistent, ab Oktober 1939 Assistenzarzt, ab 1943 Oberarzt, Mai 1945 bis März 1952 kommissarischer Direktor (Nachfolger des durch Suizid verstorbenen → Prof. Dr. Ernst Brill) an der Hautklinik der Universität Rostock (dort zunächst auch wohnhaft: Schröderplatz, dann Augustenstraße 80/82; Warnemünde, Poststraße 22 und 16); ab September 1939 Kriegseinsatz als Arzt im Reservelazarett an der Hautklinik der Universität Rostock, Januar 1940 bis September 1943 als Leitender Arzt an den Abteilungen für Haut- und Geschlechtskrankheiten der Kriegslazarette in Lublin/Polen sowie Roslawl und Smolensk/Sowjetunion, zuletzt als Stabsarzt, KVK II. Kl.; ab August 1947 Mitglied der SED; 1947 bis 1952 auch Landes-Lupusarzt in Schwerin; ab 1947 auch Lehrverpflichtung an der Universität Rostock; dort im Juli 1948 Promotion;[128] 1948 Mitbegründer und 1. Vorsitzender der Gesellschaft für Dermatologie und Venerologie; 1951 als Verdienter Arzt des Volkes ausgezeichnet; bis 1952 auch Leitender Arzt an der Lupusheilstätte Stralsund; 1952 bis 1967 Chefarzt am Elisabeth-Sanatorium und an der von ihm gegründeten Lupusheilstätte Güterfelde in Stahnsdorf bei Potsdam (dort auch wohnhaft: Potsdamer Damm 1), zuletzt als Obermedizi-

125) 1938 erwarb die Gestapo das leerstehende Sanatorium in der Weinbergstraße 1 als Dienstgebäude.
126) Mit der Arbeit: Zur Therapie des definitiven Anus praeternaturalis, Breslau 1918.
127) Rosenkranz gab 1948 in einem Personal-Fragebogen der Universität Rostock an: „NSDAP von 1938 bis 1939, SS nein"; „Partei eingetreten im März 1938, Ausweis war datiert vom 1. Mai 1937".
128) Mit der Arbeit: Die Behandlung der Lues während der Schwangerschaft und nach der Geburt (MS).

nalrat; auch Landes-Lupusarz und Landesvenerologe in Brandenburg sowie Chefarzt an der Hautklinik des Bezirkskrankenhauses in Potsdam; Verdienstmedaille der DDR; im Juni 1966 zum Professor ernannt;[129] am 25.4.1967 im Alter von 60 Jahren in Potsdam gestorben

Rosenstiel, Dr. Willi Paul Eugen
geboren am 15.7.1906 in Braunschweig; Sohn eines Kaufmanns und späteren Prokuristen; Gymnasium in Braunschweig, 1926 Abitur; zunächst Jurastudium in Göttingen, dann Medizinstudium in München und Rostock; April 1934 Approbation und Juni 1934 Promotion in Kiel;[130] bis 1935 Assistenzarzt am Marienstift in Braunschweig (Helmstedter Straße 35); ab 1935 Arzt in Mecklenburg; Mai 1936 bis mind. 1971 niedergelassener Allgemeinpraktiker in Königslutter/Niedersachsen (Saarstraße 18, Westernstraße 21); Februar 1935 Heirat mit Erika Krusekopp (*31.7.1909 in Potsdam, †12.5.2004 in Königslutter; Tochter eines Berufssoldaten [Trompeter-Sergeant] und späteren Postinspektors), mind. zwei Kinder; ab September 1939 Kriegseinsatz in der Wehrmacht; am 19.11.1987 im Alter von 81 Jahren in Königslutter gestorben

Rosenthal, Dr. Hugo Georg
geboren am 4.4.1908 in Stuttgart/Württemberg; Sohn eines Apothekenbesitzers; Reformrealgymnasium in Luckenwalde, 1931 Abitur; Medizinstudium in Würzburg, Jena und Rostock; als Student Eintritt in die NSDAP am 1.5.1937, Mitgliedsnummer 5.423.370; daneben auch Mitglied der SA und des NSDÄB; Dezember 1937 bis Dezember 1938 Medizinalpraktikant an der Hautklinik und der Kinderklinik der Universität Rostock (Schröderplatz, Augustenstraße 80/82, Niklotstraße 1); Januar 1938 Heirat mit Ruth Lappe (*26.8.1914 in Dessau, †24.5.2008 in Neustadt/Holstein; Tochter eines Magistratssyndikus und späteren Bürgermeisters), mind. vier Kinder; Januar 1939 Approbation; ab Februar 1939 Volontärassistent, Juni 1939 bis mind. 1943 Assistenzarzt an der Kinderklinik der Universität Rostock (Prinzenstraße 3, Engelstraße 14); dort im Oktober 1939 Promotion;[131] mind. 1940 Kriegseinsatz als Unterarzt im Reservelazarett I in Rostock; ab März 1944 erneuter Kriegseinsatz in der Wehrmacht; ab mind. 1949 Arzt in Neustadt/Holstein (Am Heisterbusch 51), zuletzt als Chefarzt; am 10.4.1986 im Alter von 78 Jahren in Neustadt/Holstein gestorben

Rosenthal, Rolf Hermann Adolf

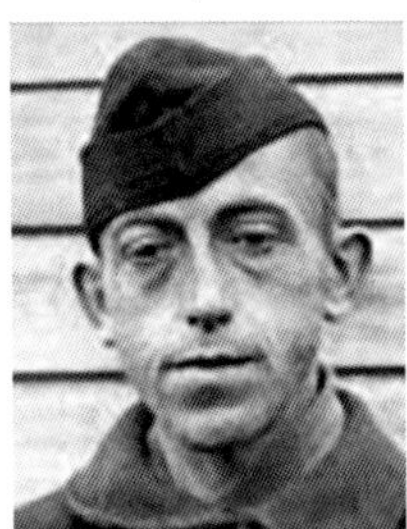

geboren am 22.1.1911 in Braunschweig; Sohn eines Schiffsoffiziers und Steuermanns; Gymnasium in Braunschweig, 1931 Abitur; ab März 1928 Mitglied der HJ; Juni 1928 bis Februar 1932 Mitglied der SA; als Schüler Eintritt in die NSDAP am 1.2.1929, Mitgliedsnummer 112.187; Medizinstudium in Jena, Würzburg, Göttingen und Rostock; dazwischen ab 1936 einjähriger Wehrdienst in der Kriegsmarine; ab 1.3.1932 Mitglied der SS, Nr. 31.442; 1939 Approbation; anschließend Volontärassistent an der Chirurgischen Klinik der Universität Rostock (Maßmannstraße 35); 1939 bis 1941 Arzt in Braunschweig (Am Hohen Tore 2); Juni 1939 Heirat mit der Ärztin Dr. Dorothea Sievers spätere Axhausen spätere Lauto (*16.1.1910 in Jakobshagen/Pommern; Tochter eines Juristen und späteren Oberzollinspektors), 1947 Scheidung; ab September 1939 Kriegseinsatz in der Kriegsmarine; ab März 1941 Arztvertreter in Polle/Weser; März 1941 Einberufung zur SS nach Hamburg, der er nicht Folge leistete, daraufhin verhaftet und in Polen eingesetzt; bis Januar 1942 Lagerarzt im Konzentrationslager Sachsenhausen; ab Januar 1942 SS-Standortarzt im Konzentrationslager Ravensbrück; dort an Menschenversuchen, Zwangssterilisationen und Patiententötungen beteiligt; im Juli 1943 verhaftet, im Konzentrationslager Sachsenhausen interniert, im Dezember 1943

129) Die Ernennung erfolgte in Würdigung seiner Verdienste und auf Grund von Aufsatz-Veröffentlichungen ohne Habilitation, die Rosenkranz aufgrund der schwierigen Umstände und hohen Arbeitsbelastungen ab 1945 in Rostock nicht absolviert hatte.

130) Mit der Arbeit: Anatomische Ursachen der Blutungen bei Patientinnen unter 20 Jahren (nach dem Material der Kieler Universitäts-Frauenklinik vom 1.10.1922-1.10.1930), Kiel 1933.

131) Mit der Arbeit: Beitrag zur Frage der Klinik und des Wesens der Hand-Schüller-Christianschen Krankheit, Rostock 1939.

vom Feldgericht der SS und der Polizei zunächst zu achteinhalb Jahren Zuchthaus verurteilt und aus der SS ausgestoßen;[132] bis 1947 wohnhaft in Bevern/Niedersachsen; wegen seiner Zugehörigkeit zur Waffen-SS im Juni 1945 verhaftet; im Februar 1947 von einem britischen Militärgericht im ersten Ravensbrück-Prozeß zum Tode verurteilt; am 3.5.1947 im Alter von 36 Jahren im Zuchthaus Hameln hingerichtet

Roser, Dr. Ernst Friedrich
geboren am 1.3.1888 in Wiesbaden/Hessen-Nassau; Sohn eines Chemikers und Hotelbesitzers; Gymnasium in Wiesbaden, 1906 Abitur; Medizinstudium in Bonn, Heidelberg und München; Juli 1912 Approbation in Berlin; September 1912 Promotion in Bonn;[133] Assistenzarzt in Berlin und Heidelberg; 1914 bis 1918 Kriegseinsatz, zuletzt als Bataillonsarzt, EK II und EK I; mind. 1919 bis 1921 Arzt in Wiesbaden (Parkstraße 7); März 1919 Heirat mit Olga Klein (*17.11.1896 in Biélany/Rußland, †7.2.1985 in Singen/Baden-Württemberg; Tochter eines Kaufmanns und Rittergutsbesitzers), vier Kinder; ab April 1921 niedergelassener Allgemeinpraktiker, bis 1939 auch Facharzt für Kinderkrankheiten in Schwerin (Alexandrinenstraße/Horst-Wessel-Straße 9); dort auch Leitender Arzt an der Inneren Abteilung und Vorstandsmitglied des Anna-Hospitals (Strempelplatz 25) sowie nebenamtlicher Hilfsarzt am Staatlichen Gesundheitsamt Schwerin; Eintritt in die NSDAP am 1.5.1937, Mitgliedsnummer 4.520.054; 1939 Kriegseinsatz als Stabsarzt in der Transportkommandantur bei der Heeres-Sanitätsstaffel in Schwerin; am 26.12.1939 im Alter von 51 Jahren nach einem Autounfall an Rippenzertrümmerung und Verletzung der Lunge im Reservelazarett Schwerin gestorben[134]

Roß, Dr. Bernhard

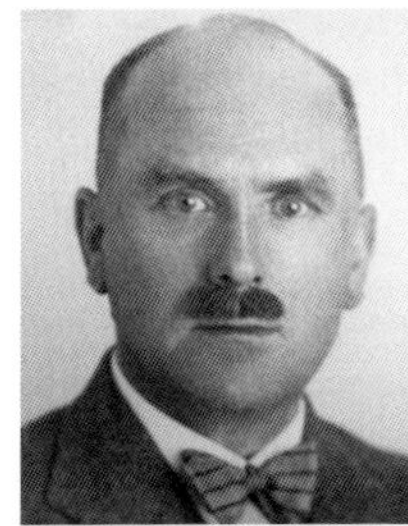

geboren am 15.9.1885 in Neuenkirchen/Westfalen; Sohn eines Holzschuhmachers und späteren Holzschuhmachermeisters; Gymnasium, 1906 Abitur; Medizinstudium in Würzburg; dort im Mai 1913 Promotion[135] und im Juni 1913 Approbation; bis August 1914 Assistenzarzt an einem privaten Lungensanatorium in Sülzhayn/Harz; August 1914 bis Mai 1915 Kriegseinsatz, Mai bis Juni 1915 in französischer Kriegsgefangenschaft, danach ordinierender Arzt an einem Sanatorium in Clausthal, dort auch Bataillonsarzt; praktischer Arzt auf Sylt und Amrum; Juni 1918 Heirat mit Dorothee Prochnow (*17.10.1890 in Luckenwalde/Brandenburg, †1.5.1945 Suizid in Laage; Tochter eines Appreteurs und späteren Kaufmanns), zwei Kinder; Januar 1919 bis 1944 niedergelassener Allgemeinpraktiker in Laage (Johann-Albrecht-Straße 5); dort ab mind. 1933 Stadtverordneter, ab Februar 1934 auch stellvertretender Stadtverordnetenvorsteher; Eintritt in die NSDAP am 1.8.1935, Mitgliedsnummer 3.677.942; ab Oktober 1935 auch Ratsherr der Stadt Laage; ab mind. 1937 auch nebenamtlicher Vertragsarzt beim RAD-Lager für die weibliche Jugend in Wardow bei Laage; am 14.6.1944 im Alter von 58 Jahren an Magengeschwür, Peritonitis und Pneumonie in Rostock gestorben

Rosskamm, Dr. Alfred (späterer Ross)
geboren am 14.5.1900 in Fordon bei Bromberg/Posen; Sohn eines Lehrers und späteren Konrektors; Gymnasium, 1918 Abitur; Medizinstudium in Berlin; Approbation; Januar 1925 Promotion in Berlin;[136] mind. 1928 Arzt in Berlin (Hohenzollernstraße 14); mind. 1929 Arzt in Neustrelitz; mind.

---

132) Wegen „fortgesetzten militärischen Ungehorsams", wegen Abtreibung bei einer Häftlingskrankenschwester, mit der er ein Verhältnis hatte, sowie wegen „Verletzung der Obhutspflicht und Urkundenfälschung". Die Strafe wurde im Juni 1944 auf sechs Jahre Zuchthaus verringert.

133) Mit der Arbeit: Behandlung der croupösen Pneumonie mit hohen Kampferdosen, Bonn 1912.

134) In einem Nachruf des Leiters des Staatlichen Gesundheitsamtes Schwerin, → Dr. Hans Kölzow, hieß es, Roser habe sich „als Fürsorgearzt der Mütterberatung, Säuglings- und Kleinkinderfürsorge um die gesundheitliche Betreuung und Ertüchtigung der Jugend hervorragend verdient gemacht". Und in einem Nachruf der Ärztlichen Bezirksvereinigung Schwerin der Reichsärztekammer hieß es, Roser habe sich „in unermüdlicher Berufsfreudigkeit hier [in Schwerin] und in weiter Umgebung eine ausgedehnte Praxis als beliebter Kinderarzt" erworben. „Wir bewahren unserem lieben, pflichtbewußten, treuen Berufskameraden ein treues Andenken."

135) Mit der Arbeit: Über Cholesteatome des Mittelohres, Würzburg 1913.

136) Mit der Arbeit: Über Herz- und Gefäßverletzungen bei Tod durch stumpfe Gewalt (MS).

1931 bis 1932 niedergelassener Allgemeinpraktiker in Berlin (Manteuffelstraße 36); 1933 Registrierung für ein Medizinstudium in Großbritannien; bis 1934 in Berlin; wegen seiner jüdischen Herkunft im Mai 1934 Emigration nach Großbritannien; ab 1934 in Glasgow/Großbritannien; mind. 1939 bis 1941 Schiffsarzt in Liverpool/Großbritannien; spätestens 1941 Einbürgerung nach Großbritannien; November 1941 Emigration in die USA; 1941 bis mind. 1952 in New York/USA; bis mind. 1942 unverheiratet; 1947 Einbürgerung in die USA; mind. 1949 bis 1952 Schiffsarzt und Chirurg auf verschiedenen Schiffen mit Heimathafen New York

Rossner, Dr. Gertrud

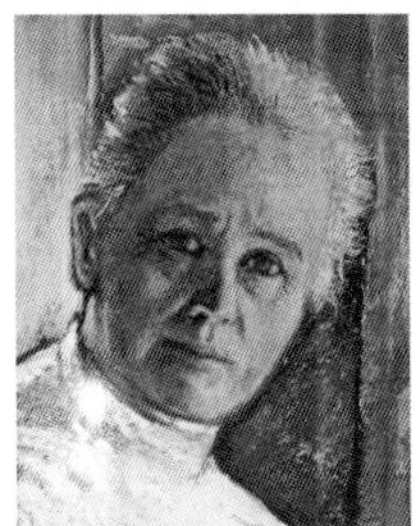

geboren am 3.8.1903 in Murowana Goslin/Posen; Realgymnasium in Berlin, 1923 Abitur; Medizinstudium in Berlin, Greifswald und Jena; September 1928 bis September 1929 Medizinalpraktikantin an der Medizinischen Klinik der Universität Göttingen; dort im September 1929 Approbation und Promotion;[137] April 1934 bis 1945 niedergelassene Fachärztin für Kinderheilkunde in Strausberg/Brandenburg (Wilhelmstraße 97); nach Flucht ab Frühjahr 1945 Kinderärztin in Krebsförden bei Schwerin; bereits 1945 bis 1984 wieder niedergelassene Kinderärztin in Strausberg (Otto-Langenbach-Ring 23); zur Sanitätsrätin ernannt; ab 1976 Ehrenbürgerin von Strausberg; unverheiratet; am 19.3.1984 im Alter von 80 Jahren in Rüdersdorf bei Berlin gestorben

Rost, Dr. Joachim Gustav Hermann

geboren am 13.6.1906 in (Berlin-)Charlottenburg; Sohn eines Gerichtssekretärs und späteren Justizoberrentmeisters; Gymnasium, 1925 Abitur; Medizinstudium in Berlin; Approbation; mind. 1932 Assistenzarzt im Standortlazarett Schwerin; Januar 1932 Heirat mit der technischen Assistentin Alice Reichard (*5.1.1907 in Straßburg/Elsaß, †13.4.1945 erweiterter Suizid mit drei Kindern in Bayreuth/Bayern; Tochter eines Ministerialrates), fünf Kinder; bis 1933 beamteter Oberarzt im Reichsheer in Schwerin (Am Ziegelsee 38); 1933 Arzt in Glogau/Schlesien; 1933 bis mind. 1938 Stabsarzt in Berlin (Rönnestraße 16); dort im Februar 1934 Promotion;[138] ab mind. 1939 Stabsarzt, mind. 1940 bis 1943 Oberstabsarzt in Breslau (Agathstraße 9)

Roth, Dr. Theodor Martin Ludwig

geboren am 14.5.1909 in Lübeck; Sohn eines Oberlehrers und späteren Oberstudienrates; Gymnasium in Lübeck, 1928 Abitur; zunächst Studium der Zahnheilkunde in München, dann Medizinstudium in München, Freiburg, Wien und Rostock; 1934 Medizinalpraktikant an den Chirurgischen Abteilungen des Rudolf-Virchow-Krankenhauses in Berlin und des Städtischen Krankenhauses in Berlin-Britz sowie an der Medizinischen Klinik der Universität Rostock (Schröderplatz); Juli 1935 Approbation; Juli 1935 bis Anfang 1938 sportärztlicher Assistent am Institut für Leibesübungen der Universität Rostock (Hundertmännerstraße 3); April 1936 Heirat mit der Gymnastiklehrerin Elisabeth Schade (*27.6.1905 in Postillon bei Puerto Max/Paraguay; Tochter eines Zahnarztes und Gutsbesitzers), mind. zwei Kinder, 1949 Scheidung; in Rostock Eintritt in die NSDAP am 1.5.1937, Mitgliedsnummer 5.084.163; Anfang 1938 bis mind. 1940 Assistenzarzt an der Medizinischen Klinik der Universität Rostock; daneben auch Bezirksleiter Mecklenburg des Sportärztebundes in Rostock; dort auch Mitglied des NSKK und des NSDÄB, Nr. 31.603; April 1939 Promotion in Rostock;[139] 1939 bis mind. 1940 Kriegseinsatz als Unterarzt bei der Luftwaffe; ab November 1942 Arzt in Stolberg/Harz; mind. 1949 bis 1952 Oberarzt an der Radiologischen Universitätsklinik Heidelberg; April 1949 Heirat mit Waltraud von Negelein (†vor 2000); 1952 bis 1998 niedergelassener Facharzt für Radiologie in Kaiserslautern (Am Altenhof, Karl-Marx-Straße 1-3, Stresemannstraße 55; erste Röntgenpraxis in der Region Kaiserslautern); am 2.5.1999 im Alter von fast 90 Jahren in Kaiserslautern gestorben

---

137) Mit der Arbeit: Über die Eigenschaften des präsystolischen Geräusches bei Mitralstenose, Borna/Leipzig 1929.

138) Mit der Arbeit: Über die Verlaufsweise der Lues nach Salvarsan-Dermatitis auf Grund jahrelanger Nachbeobachtung, Berlin 1934.

139) Mit der Arbeit: Über die Pleuraergüsse beim therapeutischen Pneumothorax, Wismar 1939.

Rother, Dr. Carl Johann August

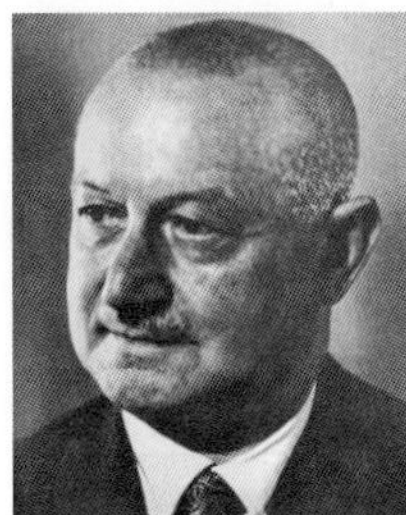

geboren am 19.5.1889 in Friedrichsort/Schleswig-Holstein; Sohn eines Mechanikers sowie späteren Marineingenieurs und Oberdecksoffiziers; Oberrealschule in Kiel, 1909 Abitur; Medizinstudium in Kiel (Waitzstraße 34) und München; August 1914 Heirat mit Elise Kühl (*25.1.1878 in Hamburg, †16.9.1949 in Schönberg; Tochter eines Glasers), ein Kind; August 1914 bis August 1918 Kriegseinsatz als Truppenarzt; November 1918 Approbation; bis 1919 Oberarzt im Reservelazarett (Hamburg-)Wandsbek; Mai 1919 Promotion in Kiel;[140] August 1919 bis mind. 1962 niedergelassener Allgemeinpraktiker in Schönberg (Siemzer Straße 89, Hindenburgstraße/August-Bebel-Straße 12); von der Landesstelle Mecklenburg der KVD von August bis November 1939 wegen „Nichterstattung von Gutachten" von der Kassenpraxis ausgeschlossen und mit einer Geldstrafe von 100 RM belegt; Juli 1950 Heirat mit Lotte Hentschel verw. Firle (*18.4.1905 in Dargun, †12.1.1993 in Schönberg; Tochter eines Hotelbesitzers und Gastwirts); am 10.10.1973 im Alter von 84 Jahren in Schönberg gestorben

Rotmann, Dr. Franz Adolf Johann

geboren am 12.3.1871 in Ortelsburg/Ostpreußen; Sohn eines königlich-preußischen Baurates; Gymnasium in Prenzlau, 1888 Abitur; Medizinstudium in Berlin und Greifswald; August 1892 Promotion in Greifswald;[141] Februar 1893 Approbation; bis Januar 1896 Assistenzarzt an der Medizinischen Klinik der Universität Greifswald; Februar 1896 bis 1898 Assistenzarzt an der Chirurgischen Abteilung des Allgemeinen Krankenhauses in Lübeck; Juli 1898 bis 1945 niedergelassener Allgemeinpraktiker in Malchin (Mühlenstraße 243, Steinstraße 3); April 1902 Heirat mit Hilda Schoener (*17.1.1880 in Port of Spain/Trinidad, †1.5.1945 Suizid in Malchin; Tochter eines Großkaufmanns und Konsuls), fünf Kinder; August 1914 bis November 1918 Kriegseinsatz, zunächst als Stabsarzt beim Reserve-Landsturm-Bataillon und zugleich als ordinierender Arzt an der Chirurgischen Abteilung des Reservelazaretts Wismar, dann als Chirurg in Feldlazaretten an der Westfront; 1917 zum Sanitätsrat ernannt; am 1.5.1945 im Alter von 74 Jahren Suizid gemeinsam mit seiner Ehefrau in Malchin

Rottgardt, Dr. Walther Emil

geboren am 8.5.1913 in Lübeck; Sohn eines Mathematikers und späteren Versicherungsmathematikers; Realgymnasium in Lübeck, 1933 Abitur; Medizinstudium in Göttingen, Heidelberg und Rostock; Approbation; November 1938 bis mind. 1939 Assistenzarzt bzw. Oberarzt im Standortlazarett bzw. in der Sanitätsstaffel Schwerin der Sanitäts-Abteilung 12 der Wehrmacht (Reiferbahn 1, Lobedanzgang 10); Januar 1939 Promotion in Berlin;[142] Dezember 1939 Heirat mit der Haustochter Maria Giesecke spätere Vossieg (*13.5.1919 in Königsberg; Tochter eines Berufssoldaten [Major und späterer Oberst]); Kriegseinsatz in der Wehrmacht, im August 1941 zum Stabsarzt befördert, mglw. Kriegsgefangenschaft; 1951 für tot erklärt (zum 31.7.1949)

Rotthauwe (gen. Gathmann), **Dr. Gustav**

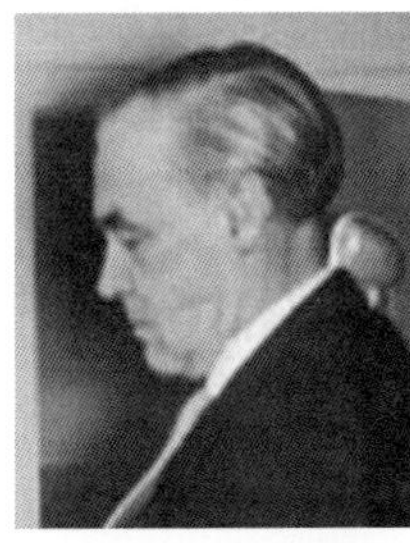

geboren am 31.12.1906 in Gelsenkirchen/Westfalen; Sohn eines Kaufmanns und späteren Färbereibesitzers; Oberrealschule in Gelsenkirchen, 1928 Abitur; Medizinstudium in München, Berlin und Rostock (Am Wendländer Schilde); als Student in Rostock Eintritt in die NSDAP am 1.1.1930, Mitgliedsnummer 201.216; ab Juni 1933 Mitglied der SA und ab November 1935 des NSKK, dort Rottenführer; Januar 1934 bis Januar 1935 Medizinalpraktikant am Krankenhaus in Berlin-Lankwitz; Januar 1935 Approbation in Rostock; anschließend Volontärassistent an der Neurologischen Abteilung des Krankenhauses in Berlin-Lankwitz, dann Assistenzarzt am Pathologischen Institut der Universität Rostock (Strempelstraße 14); Oktober 1938 bis 1951 zu-

140) Mit der Arbeit: Zur Lehre der Paranoia chronica, Kiel 1919.
141) Mit der Arbeit: Ein Fall von Cystofibromyoma uteri, Greifswald 1892.
142) Mit der Arbeit: Die geschlossene Niere, Schwerin 1939.

nächst Volontärassistent, dann Assistenzarzt (ab mind. 1943 als Facharzt für Chirurgie) an der Chirurgischen Klinik der Universität Rostock (dort zunächst auch wohnhaft: Maßmannstraße 35; Bismarckstraße 28); Oktober 1938 Promotion in Rostock;[143)] ab 1939 Kriegseinsatz in der Wehrmacht; April 1943 Heirat mit der technischen Assistentin Ruth Krugmann (*5.12.1916 in Rostock, †18.6.2006 in Mettmann/Nordrhein-Westfalen; Tochter eines Apothekers), mind. ein Kind; bis 1944 erneuter Kriegseinsatz in der Wehrmacht, dann bis 1948 in sowjetischer Kriegsgefangenschaft, dort auch Lagerarzt für Chirurgie; nach Übersiedlung in die Bundesrepublik 1951 Arzt in Gelsenkirchen (Feldmarkstraße 83); 1951 bis 1956 Arzt an der Städtischen Krankenanstalt in Wuppertal-Barmen (Robert-Koch-Platz 3); 1956 bis mind. 1973 Leitender Chefarzt am Evangelischen Krankenhaus in Wülfrath/Nordrhein-Westfalen (Südstraße 12, Stiftstraße 7), dort auch Leiter der Chirurgischen Abteilung; 1973 Bundesverdienstkreuz; am 26.7.1994 im Alter von 87 Jahren in Wülfrath gestorben

Roux, Dr. Gundela (geb. Spangenberg)
geboren am 23.4.1917 in Schwerin/Mecklenburg; Tochter eines Staatsanwalts sowie späteren Amtsgerichtsrates und stellvertretenden Vorsitzenden des Erbgesundheitsgerichts Schwerin; Gymnasium in Schwerin, 1937 Abitur; Medizinstudium in Leipzig (Beethovenstraße 23); Juni 1943 Heirat mit dem Arzt Dr. Heinz Roux (*14.6.1917 in Leipzig, †seit 1945 verschollen; Sohn eines Eisenbahnschreibers); Juni 1944 Approbation in Schwerin; Juli 1944 Promotion in Leipzig;[144)] Juli 1944 bis mind. 1949 (zunächst notdienstverpflichtete) Assistenzärztin am Anna-Kinderhospital in Schwerin (Bismarckplatz/Platz der Jugend 25); mind. 1957 bis 1977 niedergelassene Fachärztin für Kinderkrankheiten in Schwerin (Steinstraße 27); dort ab mind. 1980 im Ruhestand (Johannes-Brahms-Straße 21, Pawlowstraße 9); am 5.9.2003 im Alter von 86 Jahren in Schwerin gestorben

Rüdt, Dr. Gisela Toni Marie (geb. Kappe, spätere Albrecht)
geboren am 1.10.1920 in Blankenese/Schleswig-Holstein; Tochter eines Oberlehrers; Gymnasium, 1939 Abitur; Medizinstudium in Straßburg (Karl-Hauss-Straße 32); Januar 1944 Heirat mit dem Berufssoldaten (Hauptmann) Harald Rüdt (*24.12.1915 in Elberfeld/Rheinprovinz, †4.1.1999 in Marburg; Sohn eines Regierungsbaumeisters und späteren Reichsbahndirektors), 1952 Scheidung; Oktober 1944 Approbation und Promotion in Straßburg; Dezember 1944 bis Januar 1945 Assistenzärztin an der Chirurgischen Abteilung des Stadtkrankenhauses in Schwerin (Graf-Heinrich-Straße 30); Januar 1945 Wegzug aus Schwerin; mind. 1949 bis 1990 Ärztin in Hamburg (Adickesstraße 194 und 1, Blankeneser Bahnhofstraße 36); Februar 1954 Heirat mit dem Arzt und späteren Prof. Dr. Heinrich Albrecht (*2.9.1921 in Berlin, †6.8.1967 in Hamburg; Sohn eines Kaufmanns), mind. ein Kind; lebte 2022 in Berlin (Seniorenresidenz Villa Clay, Clayallee 225)

Rühenbeck, Lotte
geboren am 19.2.1917 in Bonn/Rheinprovinz; Tochter eines Gewerbe-Oberlehrers; Gymnasium in Bonn, 1926 Abitur; Medizinstudium in Bonn; Approbation; ab mind. Juli 1945 Volontär- bzw. Assistenzärztin an der Chirurgischen Klinik der Universität Rostock (Maßmannstraße 35); August 1955 Promotion in Bonn;[145)] mind. 1959 bis 1960 Ärztin in Wuppertal (Bouterwekstraße 49); ab mind. 1965 Ärztin in Bonn (Mozartstraße 40); unverheiratet, ein Kind; am 30.1.1993 im Alter von fast 76 Jahren in Bonn gestorben

Rürup, Dr. Friedhelm Emil Joseph
geboren am 10.11.1877 in Bünde/Westfalen; Sohn eines Kaufmanns; Gymnasium in Gütersloh, 1897 Abitur; zunächst Apothekerausbildung; 1897 bis 1899 Apothekengehilfe in Braunschweig, ab 1899 an anderen Orten; Studium der Pharmazie in Münster; Mai 1906 Approbation als Apotheker; ab 1906 Unterapotheker im Garnisonslazarett in Metz; im Februar 1908 zum Oberapotheker befördert; August 1908 Heirat mit Johanna Diefenthal (†1.9.1926); nach Tätigkeit in mehreren Apotheken im Janu-

143) Mit der Arbeit: Ungewöhnlich große Magenschleimhautinsel im unteren Oesophagus, Rostock 1938.
144) Mit der Arbeit: Geburtshilfliche Statistik 1932 unter Zugrundelegung des Materials der Universitäts-Frauenklinik zu Leipzig (MS).
145) Mit der Arbeit: Spätergebnisse der extrapleuralen Pneumolyse. Nachuntersuchungen von 205 Patienten, die in den Jahren 1944 bis 1947 operiert wurden (MS).

ar 1911 Gründung einer Medizinal-Drogerie mit Fabrikation physiologisch-chemischer Präparate in Hamburg; ab August 1914 Kriegseinsatz als Oberapotheker, nach Herzneurose im Mai 1917 aus dem Heer entlassen; ab mind. 1918 Medizinstudium in Kiel und Rostock (Vogelsang 6, Stampfmüllerstraße 1); Dezember 1921 Promotion[146] und Juli 1922 Approbation in Rostock; November 1922 bis mind. 1952 niedergelassener Allgemeinpraktiker und Apotheker in Langhagen bei Krakow; Oktober 1927 Heirat mit Wilhelmine Brackmann (*14.9.1894 in Lauenburg/Elbe; Tochter eines Kapitäns), zwei Kinder; bis mind. 1952 in Langhagen

Ruess, Dr. Leo Alwin Ernst

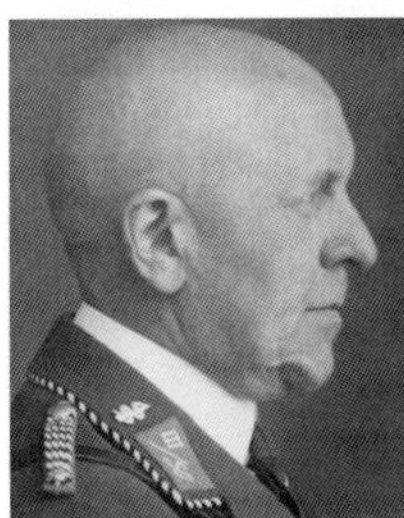

geboren am 27.1.1882 in Braunschweig; Sohn eines Berufssoldaten (Trompeter und Unteroffizier) sowie späteren Plantagenbesitzers; Realgymnasium in Braunschweig, 1901 Abitur; zunächst Studium der Philologie, dann Medizinstudium in Göttingen und Würzburg; August 1911 Approbation; Februar 1913 Promotion in Göttingen;[147] mind. 1913 niedergelassener Allgemeinpraktiker in Fürstlich Drehna bei Luckau/Lausitz; Mai 1913 Heirat mit Maria Morawitzky (*16.11.1886 in Pilchowitz/Schlesien, †10.5.1973 in Eisenberg/Thüringen; Tochter eines Seminarlehrers), ein Kind; 1913 bis mind. 1944 niedergelassener Allgemeinpraktiker in Raudten/Schlesien (Glogauer Straße 16 und 22); dort Eintritt in die NSDAP am 1.5.1933, Mitgliedsnummer 1.968.052; nach Flucht ab mind. Frühjahr/Sommer 1945 praktischer Arzt in Dümmer bei Schwerin; bis 1969 in Burkersdorf bei Kirchberg/Sachsen; am 2.1.1969 im Alter von fast 87 Jahren in Burkersdorf gestorben

Rüssel, Dr. Heinrich August

geboren am 19.2.1913 in Gersweiler bei Saarbrücken/Rheinprovinz; Sohn eines Bürovorstehers und späteren Bankdirektors; Gymnasium in Saarbrücken, 1933 Abitur; Medizinstudium in Frankfurt/Main; September 1939 Approbation; Dezember 1939 bis mind. 1943 Volontärassistent bzw. Assistenzarzt am Städtischen Krankenhaus in Frankfurt/Main (Eschenbachstraße 14); dort im Juni 1940 Promotion;[148] ab Juli 1940 Kriegseinsatz in der Wehrmacht, mind. 1943 als Oberarzt „im Felde"; Februar 1943 Heirat mit der Krankenschwester Johanne Dittrich (*3.7.1921 in Dresden, †25.12.2012 in Saarbrücken; Tochter eines Fabrikdirektors), ein Kind; ab mind. April 1945 als Chirurg in Schwerin (Moltkestraße 192) zur Flüchtlingsbetreuung eingesetzt; Juli 1945 Flucht aus Schwerin; bis 1987 Facharzt für Chirurgie in Saarbrücken (Dillinger Straße 2); am 16.5.1987 im Alter von 74 Jahren in Völklingen/Saarland gestorben

Rüter, Dr. Emil Heinrich Karl

geboren am 3.4.1888 in Rietberg/Westfalen; Sohn eines Rentmeisters und späteren Rechnungsrates; Realgymnasium in Bielefeld, 1908 Abitur; Medizinstudium in Tübingen, Marburg, Münster, Würzburg, Erlangen und Jena; August 1914 Approbation und Juni 1915 Promotion in Jena;[149] Kriegseinsatz; 1919 bis 1927 niedergelassener Allgemeinpraktiker in Bielefeld (Große Kurfürstenstraße 3); September 1921 Heirat mit Auguste Schmidt (*4.4.1899 in Bielefeld, †22.12.1922 in Bielefeld; Tochter eines Mechanikers und späteren Elektrotechnikers); Dezember 1925 Heirat mit Gertrud Balgé (*24.10.1900 in Rostock, †19.8.1993 in Neusäß/Bayern; Tochter eines Kaufmanns), vier Kinder; ab Dezember 1933 praktischer Arzt in Gera; ab Februar 1935 Arzt in Mecklenburg, im April 1935 Zulassung abgelehnt; dann bis März 1936 wieder praktischer Arzt in Gera; ab 1937 hauptamtlicher Oberstabsarzt bei der Luftwaffe; mind. 1939 Facharzt in Breslau (Kleinburgstraße 21); nach 1945 bis mind. 1960 Facharzt in Esslingen/Baden-Württemberg (Vogelsangstraße 1); bis 1964 in Freudenstadt/Baden-Württemberg (Tripsenweg 16); am 28.1.1964 im Alter von 75 Jahren in Freudenstadt gestorben

---

146) Mit der Arbeit: Über das Vorkommen des Trypsins im Magen und seine Beziehungen zum Säuregehalt desselben (MS).
147) Mit der Arbeit: Über 20 Fälle von Lungenembolie aus der Königlichen Universitäts-Frauenklinik zu Göttingen, Göttingen 1913.
148) Mit der Arbeit: Leberabszesse, Gelnhausen 1939.
149) Mit der Arbeit: Beiträge zur Frage der Beziehungen zwischen Tuberkulose und Schwangerschaft, Bielefeld 1914.

Rüther, Dr. Heinrich Ludwig

geboren am 27.12.1910 in Münster/Westfalen; Sohn eines Staatsanwaltschaftssekretärs und späteren Justizoberinspektors; Realgymnasium in Münster, 1931 Abitur; Medizinstudium in Münster und Rostock; mind. 1937 Medizinalpraktikant an der Medizinischen Klinik der Universität Rostock (Schröderplatz) und in Neustettin; in Rostock Eintritt in die NSDAP am 1.5.1937, Mitgliedsnummer 4.203.238; dort auch Mitglied des NSKK; Dezember 1937 Approbation; ab Dezember 1937 Volontärassistent an der Medizinischen Poliklinik der Universität Rostock (wohnhaft in Brinckmansdorf, Tessiner Chaussee 35/36); Januar 1938 Promotion in Rostock;[150] ab September 1938 Assistenzarzt am Elisabeth-Krankenhaus in Essen (Moltkestraße 61); Dezember 1938 Heirat mit Elisabeth Baller (*14.10.1912 in Hof Glashagen bei Doberan, †7.7.1975 in Passau/Bayern; Tochter eines Gutsbesitzers und Landwirts); Mitglied des NSDÄB; ab April 1940 dienstverpflichteter Arzt in der Praxis des eingezogenen Dr. Alfons Sträter in Essen (Böhmerstraße 27, Berliner Straße 47), ab Dezember 1941 in der Praxis des eingezogenen Dr. Heinrich Klaus in Essen (Frankenstraße 154, Düppelstraße 24); dort ab Januar 1942 auch Revierarzt; mind. 1976 bis 1997 Facharzt für Radiologie in Mülheim/Ruhr (Steinmetzstraße 21); Dezember 1976 Heirat mit Hermine Sprenger (*8.6.1924 in Bottrop/Westfalen, †9.11.1995 in Mülheim/Ruhr; Tochter eines Bergmanns); am 13.11.1997 im Alter von 86 Jahren in Oberhausen/Nordrhein-Westfalen gestorben

Rüther, Dr. Ingeborg (Inge) (geb. Frieboes, spätere Haland)

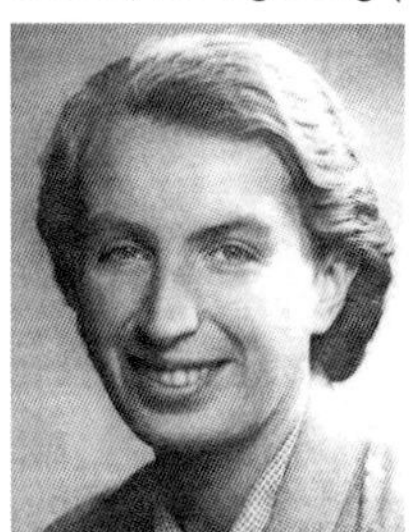

geboren am 10.3.1910 in Rostock/Mecklenburg; Tochter des Arztes → Prof. Dr. Walther Frieboes; Gymnasium in Rostock, 1930 Abitur; Medizinstudium in Bonn, München, Rostock (Bismarckstraße 10), Innsbruck, Königsberg, Berlin und Hamburg; August 1937 Promotion[151] und 1937 Approbation in Hamburg; anschließend Ärztin in Berlin (Douglasstraße 32); Oktober 1937 Heirat mit dem Arzt Dr. Heinrich Rüther (*4.4.1909 in Hamburg, †22.9.1980 in Lübeck; Sohn eines Oberlehrers und späteren Studiendirektors), vier Kinder, 1948 Scheidung; November 1937 bis mind. 1938 ohne ärztliche Tätigkeit in Leipzig (Thiemstraße 2); ab Januar 1944 Hilfskassenärztin, ab Januar 1945 dienstverpflichtete Ärztin, mind. 1949 bis 1953 praktische Ärztin in Kirchdorf/Poel; Januar 1949 Heirat mit dem Hofbesitzer Hans Haland (*28.1.1909 in Timmendorf/Poel, †7.2.2005 in Glücksburg/Schleswig-Holstein; Sohn eines Erbpächters), zwei weitere Kinder; 1953 Übersiedlung in die Bundesrepublik; bis 1996 in Glücksburg (Fördestraße 6); am 8.3.1996 im Alter von fast 86 Jahren in Flensburg gestorben

Rüther, Dr. Johannes Josef

geboren am 16.7.1891 in Bochum/Westfalen; Sohn eines Gerichtsaktuars sowie späteren Staatsanwaltschaftssekretärs und Justizoberinspektors; Realgymnasien in Duisburg und Münster, 1911 Abitur; Medizinstudium in Münster, Gießen, München und Rostock; dazwischen als Einjährig-Freiwilliger von Oktober 1913 bis März 1914 Militärdienst im Infanterie-Regiment 116 in Gießen; ab August 1914 Kriegseinsatz, zunächst als Unterarzt im Kriegsgefangenenlager Münster, dann als Feldhilfsarzt in Frankreich, Galizien, der Ukraine, auf der Krim, im Kaukasus, in Mazedonien, Serbien und Bulgarien, im Januar 1919 aus dem Heer entlassen; April 1920 Approbation und Mai 1920 Promotion[152] in Rostock (Feldstraße 65); Mai 1920 bis September 1922 Assistenzarzt an verschiedenen Kliniken und Arztvertreter praktischer Ärzte in Mecklenburg und Westfalen; September 1922 Heirat mit Margarethe Baller (*25.10.1899 in Alt Steinhorst bei Marlow, †31.1.1963 in Rostock; Tochter eines Rittergutsbesitzers), vier Kinder; Oktober 1922 bis mind. 1956 niedergelassener Allgemeinpraktiker in Rostock-Brinckmansdorf (Tessiner Chaussee 35/36); ab 1930 stellvertretendes Mitglied des ärztlichen Ehrengerichts Rostock; ab 1935 Mitglied der Reiter-SA; September 1939 bis November 1940 Kriegseinsatz als Oberstabsarzt und Regimentsarzt im Artillerie-Regiment 175, November 1940 bis Juni

150) Mit der Arbeit: Sechs weitere Beobachtungen über gemeinsames Auftreten von Spondylitis ankylopoetica und Iritis rheumatica, Würzburg 1937.

151) Mit der Arbeit: Die Mucosusotitis der Kinder, Gütersloh 1937.

152) Mit der Arbeit: Ein weiterer Fall von Phakocele mit anatomischem Befund (MS).

1942 als Chefarzt der Sanitäts-Kompanie 2/175, Juni bis August 1942 als Oberstabsarzt in der Sanitäts-Ersatz-Abteilung in Stettin, August 1942 bis Juni 1943 in der Außenstelle des Heeres-Personalamtes in Stettin, Juli 1943 bis April 1945 als Oberfeldarzt bei der Heeres-Sanitätsstaffel in Neubrandenburg, April bis Juli 1945 als Oberfeldarzt im Heeres-Standortlazarett/Heeres-Sanitätsstaffel in Schwerin (Reiferbahn 1, Eupener Straße 25); 1956 als Verdienter Arzt des Volkes ausgezeichnet; am 29.4.1964 im Alter von 72 Jahren in Rostock gestorben

Ruffert, Dr. Gerhard August Gustav

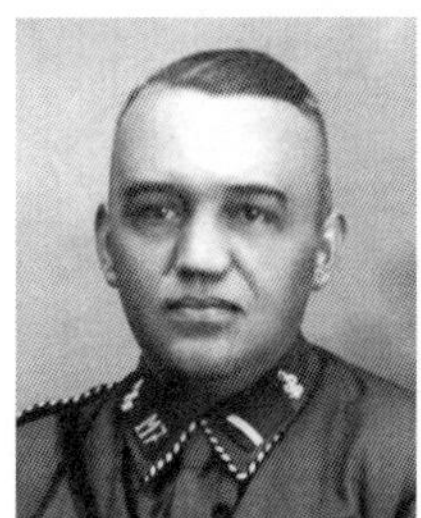

geboren am 9.4.1898 in Wittichow bei Pyritz/Pommern; Sohn eines Lehrers; Gymnasium, 1918 Notabitur; Kriegseinsatz; Medizinstudium in Greifswald; Januar 1924 Approbation und Dezember 1924 Promotion in Greifswald;[153) Februar 1925 bis 1945 niedergelassener Allgemeinpraktiker in Schivelbein/Pommern (Bahnhofstraße 46, Kaiserplatz 3, Kirchenstraße 12/13), später auch Arzt an der Lungenheilstätte/Tbc-Krankenhaus Repzin/Pommern; Januar 1926 Heirat mit Margarethe Both (*27.12.1899 in Altdamm/Pommern, †23.12.1990 in Schwerte/Nordrhein-Westfalen; Tochter eines Tierarztes und späteren Schlachthofdirektors), drei Kinder; in Schivelbein Eintritt in die NSDAP am 1.5.1933, Mitgliedsnummer 2.147.449; daneben auch Mitglied des NSKK und des NSDÄB Kriegseinsatz in der Wehrmacht; nach Flucht ab April 1945 Arzt in Herzfeld bei Parchim; nach Flucht in den Westen bis Juli 1951 Arzt in Wrescherode bei Bad Gandersheim/Niedersachsen (Haus Nr. 42); Juli 1951 bis 1961 praktischer Arzt in Bad Gandersheim (Braunschweiger Straße 3); am 21.1.1961 im Alter von 62 Jahren in Göttingen gestorben

Ruģēns, Dr. Voldemārs Ernests

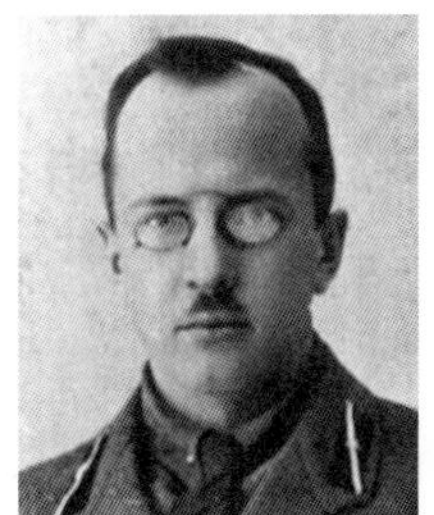

geboren am 11.2.1895 in Wolmar/Lettland; Gymnasium, 1914 Abitur; Medizinstudium in Moskau und Riga; dazwischen Kriegseinsatz als Arzt an verschiedenen Krankenhäusern in Lettland; mind. 1918 Medizinalpraktikant am Hospital in Wolmar, 1919 bis 1922 am Krankenhaus des Roten Kreuzes in Riga, 1923 bis 1924 an einem Sanatorium des Roten Kreuzes in Krimulda/Lettland; Januar 1924 Approbation in Riga; Promotion; 1924 bis 1928 Arzt am Krankenhaus des Roten Kreuzes in Riga; Heirat mit der Krankenschwester Alice Gulbi, ein Kind; 1929 bis 1931 Arzt und Direktor am Stadtkrankenhaus in Valka/Lettland; 1931 bis 1944 Chefarzt und Direktor am Bezirkskrankenhaus in Talsi/Lettland; 1935 bis 1940 auch Bataillonsarzt in Talsi; nach Approbation für Deutschland von Dezember 1944 bis mind. August 1945 notdienstverpflichteter Hilfskassenarzt in der Praxis von → Dr. Erwin Lenz in Röbel; 1945 Rückkehr nach Talsi und seitdem wieder Chefarzt am dortigen Bezirkskrankenhaus; 1954 bis 1970 Facharzt für Gynäkologie, Chirurgie und Pädiatrie am Zentralkrankenhaus des Bezirkes Talsi; ab 1970 im Ruhestand in Riga; am 31.10.1983 im Alter von 88 Jahren in Riga gestorben[154)

Ruhm, Dr. Heinz Max Hermann

geboren am 28.2.1911 in Breslau/Schlesien; Sohn eines Polizeischulrates; Oberrealschule in Breslau, 1931 Abitur; Medizinstudium in Breslau, Innsbruck und Bonn; Eintritt in die NSDAP am 1.5.1932; Januar 1937 bis Januar 1938 Medizinalpraktikant an der Universitäts-Frauenklinik in Breslau sowie an den Städtischen Krankenhäusern in Guben/Brandenburg und Liegnitz/Schlesien; Januar 1938 Approbation; ab Januar 1938 Assistenzarzt an der Chirurgischen Abteilung, Januar 1939 bis mind. 1941 an der Inneren Abteilung des Städtischen Krankenhauses in Guben; Juli 1939 Heirat mit Marianne Smogur (*1.7.1916 in Dresden, †23.3.2006 in Landshut/Bayern; Tochter eines Ingenieurs); ab September 1939 Kriegseinsatz in der Wehrmacht; Oktober 1941 Promotion in Berlin;[155) nach Flucht

153) Mit der Arbeit: Über Nieren- und Uretersteine auf Grund von Material der Chirurgischen Universitäts-Klinik zu Greifswald (MS).
154) Die Voldemārs-Ruģēns-Straße in Talsi/Lettland ist nach ihm benannt.
155) Mit der Arbeit: Multiple, seltene hypoplastische Extremitätenmißbildungen bei 33jähriger Frau (MS).

oder Evakuierung mind. 1945 bis 1950 niedergelassener Allgemeinpraktiker und Facharzt für Innere Krankheiten in Güstrow (Markt 17, Hafenstraße 5); nach Übersiedlung in die Bundesrepublik ab mind. 1965 Obermedizinalrat, dann Medizinaldirektor in Landshut (Gabelsbergerstraße 53); am 19.7.1983 im Alter von 72 Jahren in Landshut gestorben

Ruhnstruck, Dr. Theodor Hans

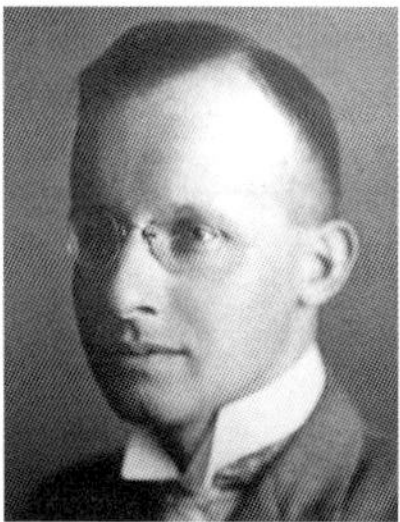

geboren am 6.6.1897 in Lübeck; Sohn eines Oberpostassistenten und späteren Rechnungsdirektors; Oberrealschule, 1914 Notabitur; Medizinstudium in Hamburg; dazwischen von Herbst 1914 bis November 1918 Kriegseinsatz, zuletzt als Leutnant, EK II, EK I; Juli 1922 Approbation und November 1922 Promotion in Hamburg;[156] Volontärassistent am Krankenhaus in Hamburg-Eppendorf; nach Chemiestudium in Rostock ab August 1922 Bakteriologe in der Chemischen Fabrik von Dr. Ernst Heilmann in Güstrow; Dezember 1923 Anklage wegen Giftmordes, 1924 eingestellt;[157] mind. 1925 praktischer Arzt in Rostock; März 1925 Heirat mit Paula Wattenberg verw. Heilmann (*10.10.1886 in Rotenburg/Wümme, †15.11.1970 in Bremen; Tochter eines Weinhändlers; Witwe des jüdischen Fabrikanten Dr. Ernst Heilmann; ab 1931 Mitglied der NSDAP), vier Stiefkinder (galten als „halbjüdisch"); ab 1928 Assistenzarzt an der Medizinischen Klinik der Universität Rostock (Schröderplatz); dort Eintritt in die NSDAP am 1.12.1931, Mitgliedsnummer 851.288; in Rostock auch NSDAP-Blockleiter und SA-Sturmbannarzt; ab Juli 1932 niedergelassener Facharzt für Innere Medizin in Rostock (Kaiser-Wilhelm-Straße 35); im November 1934 aus der NSDAP ausgeschlossen; vom Sondergericht Schwerin im Juni 1936 wegen „Heimtücke" zu zweieinhalb Jahren Gefängnis verurteilt, Strafverbüßung in Bützow-Dreibergen;[158] nach Entlassung von Dezember 1937 bis Dezember 1939 wegen „Vergehens gegen das Heimtückegesetz" durch die mecklenburgische Ärztekammer von der Kassenpraxis ausgeschlossen; anschließend dienstverpflichteter Arzt in Penzlin; mind. 1955 bis 1967 niedergelassener Facharzt für Innere Krankheiten in Hamburg (Eppendorfer Landstraße 14); mind. 1968 Facharzt für Innere Krankheiten in St. Dionys/Lüneburger Heide; mind. 1970 bis 1971 wieder in Hamburg (Lenhartzstraße 10); bis 1979 in Detmold/Nordrhein-Westfalen (Friedrich-Ebert-Straße 70); am 18.9.1979 im Alter von 82 Jahren in Detmold gestorben

Ruickoldt, Prof. Dr. Ernst Christian Emil

geboren am 9.9.1892 in Weimar/Sachsen-Weimar; Sohn eines Arztes; Gymnasium in Weimar, 1911 Abitur; Medizinstudium in München und Göttingen; ab August 1914 Kriegseinsatz als Truppen-

156) Mit der Arbeit: Über den diagnostischen Wert der Hay-Probe bei Schwangeren (MS).

157) Als Heilmann im Dezember 1923 starb, gab es Gerüchte, „daß es sich nicht um einen natürlichen Todesfall handele. Es erfolgte eine Untersuchung durch die Staatsanwaltschaft in Güstrow, die zwar das Vorhandensein von Blausäure in den Eingeweiden von Heilmann feststellte, aber gegen den Angeklagten Ruhnstruck, der bei der ärztlichen Behandlung von Heilmann 1923 mitgewirkt hatte, weiteres Beweismaterial nicht ermitteln konnte, so daß das Verfahren gegen den Angeklagten wegen der Beschuldigung des Giftmordes an dem Fabrikanten Heilmann eingestellt wurde".

158) Daß Theodor Ruhnstruck die vier als halbjüdisch eingestuften Kinder aus der ersten Ehe seiner Frau adoptiert hatte, wurde erst nach 1933 zu einem Politikum und veranlaßte das Gaugericht Mecklenburg der NSDAP auf Anweisung des Gauleiters Friedrich Hildebrandt, 1934 die Nichtigkeit der Parteimitgliedschaft des Ehepaars Ruhnstruck zu verfügen, obwohl das Oberste Parteigericht zugunsten der beiden entschieden hatte. Das von Karl Buschmann geleitete Sondergericht Schwerin stellte fest, daß das Ehepaar Ruhnstruck bei seinem Eintritt in die NSDAP gegen den „Grundsatz der Rassereinheit" verstoßen habe und sie nur in die Partei eingetreten seien, um „etwaigen Gefahren, die ihren halbjüdischen Kindern durch das Programm der NSDAP nach der Machtergreifung drohen könnten, vorzubeugen". Diese Erfahrung trieb das ursprünglich NS-affine Ehepaar in die Opposition, die sich in teils drastischen regimekritischen Äußerungen manifestierte. So hatte Theodor Ruhnstruck behauptet, der Rostocker Oberbürgermeister Walter Volgmann habe „bei einer Bank Unterschlagungen begangen [was zutraf] und würde nun durch das Dritte Reich geschützt", und Gauleiter Hildebrandt heiße jetzt „Friedrich Blinddarm, denn er sei immer gereizt und völlig überflüssig". Paula Ruhnstruck ging schließlich so weit zu äußern, „Hitler müßte in einen Käfig gesperrt, von Ort zu Ort gefahren und von jedermann solange geschlagen werden dürfen, bis kein Fleisch mehr auf den Knochen verbleibe", und ihr Ehemann meinte, Hitler sei ein „Donauphantast", und „dieser hergelaufene Tscheche solle nur machen, daß er dort wieder hinkomme, wo er hergekommen" sei. Das Sondergericht berücksichtigte bei seiner Strafzumessung für beide Ehepartner „die Niedrigkeit der Gesinnung und die skrupellose Selbstsucht". Nach mehreren Gnadengesuchen eines Sohnes bewilligte der Reichsjustizminister die Aussetzung der Reststrafe von einem Jahr mit vierjähriger Bewährungsfrist. Das Ehepaar Ruhnstruck wurde im Dezember 1937 aus der Haft entlassen.

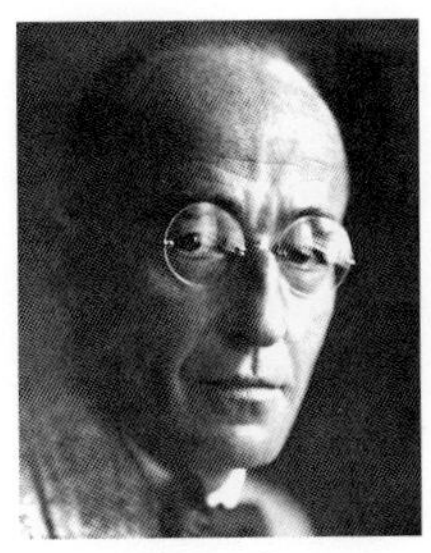

arzt, als Feldhilfsarzt und zuletzt als Bataillonsarzt in einem Infanterie-Regiment, ab April 1917 in russischer Kriegsgefangenschaft, im August 1917 ausgetauscht und erneuter Kriegseinsatz, ab November 1918 in britischer Kriegsgefangenschaft, im Januar 1919 Rückkehr nach Deutschland; Fortsetzung des Medizinstudiums in München; April 1920 Approbation; April 1920 Heirat mit Hertha Faltin (*23.9.1899 in Bad Alexandersbad/Bayern, †8.3.1986 in Dresden; Tochter eines Arztes), vier Kinder; Mai 1920 bis September 1921 Volontärassistent an der Universitäts-Kinderklinik in München; dort im August 1921 Promotion;[159)] Oktober 1921 bis September 1923 Assistenzarzt am Pathologischen Institut der Universität Rostock (Gertrudenstraße); ab Oktober 1923 Assistenzarzt, mind. 1929 bis März 1930 Oberarzt am Pharmakologischen Institut der Universität Rostock (Gertrudenstraße, Baleckestraße 4, Wismarsche Straße 6/7, Johann-Albrecht-Straße 14); 1922 bis 1930 auch Leiter der Sportärztlichen Beratungsstelle beim Amt für Leibesübungen der Stadt Rostock; ab April 1930 Assistenzarzt am Pharmakologischen Institut der Universität Göttingen; dort im Juli 1931 Habilitation; seitdem bis März 1934 Privatdozent für Arzneimittellehre und I. Assistent am Pharmakologischen Institut der Universität Göttingen (Max-Planck-Straße 11); dort ab Juli 1933 Mitglied der SA, zuletzt SA-Sanitäts-Hauptsturmführer sowie Gas- und Luftschutz-Sachverständiger der Stadt Göttingen; April 1934 bis Oktober 1945 ordentlicher Professor für Pharmakologie, Toxikologie und Pharmakographie sowie Direktor des Pharmakologischen Instituts an der Universität Rostock (Orleansstraße 7);[160)] ab 1935 auch Beratender Sportarzt der NS-Gemeinschaft „Kraft durch Freude“ sowie Erster Arzt der SA-Marine-Standarte 4 in Rostock, dort im April 1936 zum SA-Sanitäts-Sturmführer, im November 1936 zum SA-Sanitäts-Obersturmführer, im April 1937 zum SA-Sanitäts-Hauptsturmführer, im November 1937 zum SA-Sanitäts-Sturmbannführer, im April 1939 zum SA-Sanitäts-Obersturmbannführer befördert; Eintritt in die NSDAP am 1.5.1937, Mitgliedsnummer 4.071.831; daneben auch Mitglied des NSDÄB, im NS-Dozentenbund und im NS-Reichsbund der Kinderreichen; bis Dezember 1937 auch nebenamtlicher Landesgewerbearzt von Mecklenburg; November 1937 bis Juni 1941 Rektor der Universität Rostock; neben seiner universitären Tätigkeit ab September 1939 Kriegseinsatz als Arzt in Rostocker Reservelazaretten; März 1940 Sturz vom Dach der Universität, danach teilweise gelähmt und bis November 1941 in Lazarettbehandlung (galt als kriegsdienstbeschädigt mit 80-prozentiger Erwerbsminderung);[161)] März bis April 1945 vertretungsweise Führung der Rektoratsgeschäfte der Universität Rostock (für den mit Wehrforschungsaufträgen befaßten → Prof. Dr. Kurt Wachholder); im Oktober 1945 wegen NS-Belastung aus dem Dienst der Universität Rostock entlassen;[162)] November 1945 bis Februar 1948 Arzt an der Kinderklinik der

159) Mit der Arbeit: Über das Vorkommen hypertrophischer Muskulatur bei Hypothyreosen, München 1921.

160) Von der Rostocker Berufungskommission wurde Ruickoldts hervorragende Lehrbefähigung gelobt; seine Vorlesungen, aber auch seine „Vorträge vor Ärzten und vor Laien über allgemein interessierende Fragen aus dem Gebiet der Pharmakologie, wie z.B. über Gasvergiftungen und Gasschutz erfreuen sich großer Beliebtheit“. Sein Kollege Prof. Dr. Edwin Hauberrisser von der Universität Göttingen bezeichnete Ruickoldt als „Nationalsozialist aus innerer Überzeugung“, er dürfe „keinesfalls etwa als Konjunktur-Pg. bewertet werden“. Daß Ruickoldt sich erst nach 1933 offen zur NSDAP bekannt habe, liege in den Verhältnissen der Universität Göttingen begründet, „denn die Göttinger Fakultät war vor der nationalen Erhebung ganz ... marxistisch oder wenigstens liberalistisch eingestellt, so daß es fast ... allen Privatdozenten erst nach dem Umbruch möglich war, sich offen zur Partei und zur SA zu bekennen, ohne schweren Nachteilen ausgesetzt zu werden“; Ruickoldt sei „einer der wenigen Dozenten, der den tieferen Sinn des nationalsozialistischen Hochschullehrers wirklich erfaßt“ habe.

161) Ruickoldt war während des Luftschutzdienstes durch ein zur Verdunkelung mit Dachpappe verkleidetes Oberlicht des Universitätshauptgebäudes gestürzt, mehr als 13 Meter tief auf eine Steintreppe gefallen und hatte sich zahlreiche Bruchverletzungen zugezogen.

162) Ruickoldt äußerte gegenüber dem Rektor, „da nicht alle früheren Parteigenossen der NSDAP entlassen worden“ seien, müsse er „in der gegen mich ausgesprochenen Maßregelung eine Maßnahme erblicken, die nur im Bestehen besonderer mir zur Last gelegter Verfehlungen ihren Rechtsgrund“ haben könne. Ruickoldt war sich „einer solchen Verfehlung nicht bewußt“ und berichtete im Oktober 1945, er habe als SA-Standartenarzt „mit der militärischen oder politischen Führung der SA niemals irgend etwas zu tun gehabt“; er habe lediglich die SA-Angehörigen „regelmäßig und wiederholt sportärztlich untersucht“, die „Sanitätsdienstgrade in Erster Hilfe bei Unfällen ausgebildet“ und gesundheitspolitische „Vorträge vor Nichtsanitätern“ gehalten. Und in seinem Entnazifizierungsverfahren suchte Ruickoldt im Februar 1948 zu begründen, warum und wie er sich mit dem NS-Regime eingelassen habe und behauptete, „von außen hätte ich nur schimpfen können, von innen her habe ich viele Dinge so lenken und machen können, wie keiner von Ihnen, die jetzt [über mich] richten, es anders oder besser hätte machen können ... Ich bin nicht Saufkumpan, noch überhaupt Gast von jemand gewesen, vom Gauleiter [Friedrich Hildebrandt] nicht,

Universität Rostock (Rembrandtstraße 16/17) und an der Beratungsärztlichen Dienststelle der Staatlichen Sozialversicherung; März 1948 bis mind. 1959 niedergelassener Facharzt für Kinderheilkunde in Rostock (Gertrudenstraße 1/2, Patriotischer Weg 119); ab Oktober 1954 erneut auch ordentlicher Professor für Pharmakologie und Leiter des Pharmakologischen Instituts, ab 1956 auch kommissarischer Leiter des Physiologisch-Chemischen Instituts der Universität Rostock; 1962 emeritiert; bis 1972 im Ruhestand in Rostock (Augustenstraße 91); am 8.10.1972 im Alter von 80 Jahren in Rostock gestorben

Rupar, Dr. Johann (Hans)
geboren am 25.7.1900 in Knittelfeld/Österreich-Ungarn; Gymnasium, 1921 Abitur; Medizinstudium; Mai 1930 Approbation; Promotion; spätestens 1932 Heirat mit Erna Kitner (*1909 in Österreich; Tochter eines Arztes), fünf Kinder; mind. 1938 niedergelassener Allgemeinpraktiker und Bahnarzt in Admont/Steiermark; ab November 1941 dienstverpflichteter Arzt bei Dr. Hugo Ullrich in Steinbach-Hallenberg/Thüringen (Bismarckstraße 23), ab Mai 1942 bei Dr. Karl Gries in Küllstedt/Thüringen, ab Januar 1943 wieder bei Dr. Hugo Ullrich in Steinbach-Hallenberg, ab Dezember 1944 bei Dr. Hubertus Purschke in Silberberg/Schlesien; nach Flucht ab mind. Frühjahr/Sommer 1945 praktischer Arzt in Herzfeld bei Parchim; mind. 1949 bis 1963 wieder niedergelassener Allgemeinpraktiker in Admont; am 16.8.1963 im Alter von 63 Jahren in Rottenmann/Österreich gestorben

Rupp, Dr. Johannes Wilhelm Karl (Hans)
geboren am 24.12.1879 in Bojanowo/Posen; Sohn eines Königlichen Polizeidistriktkommissars und späteren Polizeirates; Gymnasium in Lissa/Posen, 1899 Abitur; Medizinstudium in Berlin an der Kaiser-Wilhelm-Akademie für das militärärztliche Bildungswesen; daneben von April bis September 1899 Militärdienst als Einjährig-Freiwilliger; September 1903 bis Oktober 1904 Medizinalpraktikant an der Charité in Berlin; Oktober 1904 bis April 1920 aktiver Militärarzt im Sanitätsdienst in Berlin (u.a. mind. 1909 als Oberarzt beim Bezirkskommando I; wohnhaft in Groß-Lichterfelde, Gärtnerstraße 2), Saarburg/Lothringen, Straßburg und Görlitz; dazwischen von 1914 bis 1918 Kriegseinsatz als Truppenarzt an der Front, zuletzt als Oberstabsarzt; Mai 1905 Promotion in Berlin;[163] Juli 1909 Heirat mit Margarete Haacke (*5.7.1884 in Küstrin; Tochter eines Kaufmanns), ein Kind; April 1920 bis 1943 zunächst Regierungsmedizinalrat, dann Regierungsobermedizinalrat bei den Versorgungsämtern in Görlitz und Breslau (Oranienstraße 15); dazwischen von September 1939 bis Oktober 1940 Kriegseinsatz als Militärarzt in Straßburg und Berlin; ab Juli 1943 Regierungsmedizinaldirektor am Hauptversorgungsamt für Danzig-Westpreußen in Danzig (Pfefferstadt 49); nach Evakuierung seiner Dienststelle ab März 1945 Leiter der Ausweichstelle Wismar des Hauptversorgungsamtes Danzig; nach Kriegsende bis Februar 1946 Leiter des Vertrauensärztlichen Dienstes am Staatlichen Gesundheitsamt Wismar (Schweriner Straße 1); ab März 1946 mit der Leitung des Staatlichen Gesundheitsamtes Demmin beauftragt (Anklamer Straße 14); am 4.10.1946 im Alter von 66 Jahren an Herzschlag in Demmin gestorben

Ruppelt, Dr. Elisabeth Maria Helene
geboren am 11.5.1908 in Breslau/Schlesien; Tochter eines Ingenieurs; Lyzeum, Frauenschule und Kindergärtnerinnenseminar in Breslau (Abschluß mit Examen); 1926 bis 1927 Arbeit als Kindergärtnerin; Säuglingspflegeschule und Oberlyzeum in Breslau, 1931 Abitur; Medizinstudium in Breslau und Berlin; ab Juli 1937 Medizinalpraktikantin am Auguste-Viktoria-Krankenhaus in Berlin-Charlottenburg; August 1938 Approbation und September 1938 Promotion in Breslau;[164] ab August 1938 Volontärassistentin, ab August 1939 Hilfsärztin, ab Januar 1942 Assistenzärztin am Horst-Wessel-Krankenhaus in Berlin (Landsberger Allee 159); ab November 1944 Assistenzärztin am „Krankenhaus

von Heinkel [Chef der Ernst-Heinkel Flugzeugwerke] nicht, von [Otto] Dettmann [Kreisleiter des Kreises Rostock der NSDAP] und [Walter] Volgmann [Oberbürgermeister von Rostock] nicht. Ich habe mehrere Male ein Parteiamt abgelehnt, im Dozentenbund und in der Ärztekammer und [im] Erbgesundheitsgericht und Ehrengericht. Ich habe [lediglich] den kulturpolitischen Posten des Rektors bekleidet".

163) Mit der Arbeit: Über Echinokokkus im Beckenbindegewebe, im Anschluß an einen in der chirurgischen Klinik der Königlichen Charité von Herrn Geheimrat Prof. Dr. König operierten Fall, Berlin 1905.

164) Mit der Arbeit: Über einige mechanische Eigenschaften der menschlichen Haut, Breslau 1937.

der Reichshauptstadt“ in Eberswalde (Oderberger Straße 8); nach Flucht ab mind. Mai 1945 Ärztin für Kinderheilkunde in Schwerin (Martinstraße 5); ab Juli 1945 praktische Ärztin, Kinderärztin und Leiterin des Kinderheims in Klein Welzin bei Schwerin; bis mind. 1954 unverheiratet; mind. 1954 bis 1955 Fachärztin für Kinderheilkunde in Westberlin (Neue Kantstraße 10)

Ruppin, Dr. Hans-Joachim
geboren am 31.7.1909 in Thorn/Westpreußen; Gymnasium, 1929 Abitur; Medizinstudium in Breslau (Weinstraße 52); Approbation; Promotion; September 1938 Heirat mit Elly Baether (*7.10.1909 in Stettin; Tochter eines Telegraphen- und Postassistenten), spätestens 1943 Scheidung; im April/Mai 1945 „von der englisch-amerikanischen Besatzungsstelle eingesetzt“, betreute als Arzt im Lager Schwechow bei Hagenow 3.500 Flüchtlinge; mind. 1968 bis 1969 Arzt in Erfelden/Hessen (Kurt-Schumacher-Straße 45)

Ruser, Ingeborg Marie Gertrud (geb. von Leitner)
geboren am 15.9.1907 in Grevesmühlen/Mecklenburg; Tochter eines Juristen und Bürgermeisters; Höhere Schule in Grevesmühlen, Lyzeum in Schwerin und Oberlyzeum in Lübeck, 1929 Abitur; Medizinstudium in Innsbruck, Rostock, Freiburg, Berlin, Graz und Kiel; April 1934 Heirat mit dem Kaufmann Heinrich Ruser (*3.9.1902 in Bützow, †17.12.1941 in Rostock; Sohn eines Kaufmanns und späteren Fabrikbesitzers), vier Kinder; 1934 bis mind. 1935 in Shanghai/China (wo ihr Ehemann arbeitete); mind. 1941 in Frankfurt/Main (Raimundstraße 146); ab 1943 Weiterführung des Medizinstudiums in Rostock; Approbation; Mai bis September 1945 Volontärassistentin am Kreiskrankenhaus in Grevesmühlen; September bis Dezember 1945 Assistenzärztin am Typhuskrankenhaus in Kalkhorst bei Klütz; ab Januar 1946 Assistenzärztin an der Medizinischen Klinik der Universität Rostock (Schröderplatz); dort im Juli 1946 Promotion;[165] mind. 1950 bis 1952 praktische Ärztin in Schwaan (Bahnhofstraße); mind. 1958 bis 1989 niedergelassene Fachärztin für Kinderkrankheiten in Güstrow (Weinbergstraße/General-Panfilow-Straße 15 und 24); am 2.8.1989 im Alter von 81 Jahren in Dierhagen bei Ribnitz gestorben

Russow, Dr. Erich Herbert Willy

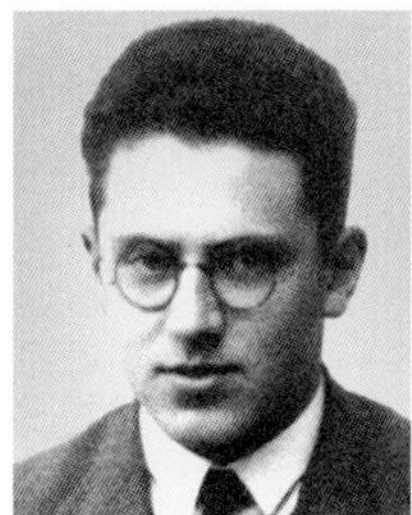

geboren am 3.4.1909 in Dettmannsdorf-Kölzow bei Marlow/Mecklenburg; Sohn eines Kaufmanns und Gastwirts sowie späteren Hotelbesitzers; Realgymnasium in Malchin, 1929 Abitur; Medizinstudium in Freiburg, Kiel und Rostock; Dezember 1934 bis Dezember 1935 Medizinalpraktikant am Pathologischen Institut und an der Medizinischen Poliklinik der Universität Rostock (Strempelstraße 14, Gertrudenplatz); Anfang 1936 Approbation; anschließend Arzt in Malchin (Steinstraße 17); als „Halbjude“ spätestens im September 1936 Emigration nach Großbritannien, im Oktober 1936 in die USA; September 1936 Heirat mit Erna Burmeister (*9.5.1912 in Bromberg/Posen, †8.10.2004 in Pendelton/USA), fünf Kinder; April 1937 Promotion in Rostock;[166] mind. 1939 bis 1949 niedergelassener Arzt in New York/USA; 1943 Einbürgerung in die USA; am 17.2.1999 im Alter von 89 Jahren in Pendelton gestorben

Rust, Dr. Karl Friedrich Ernst
geboren am 6.11.1862 in Falkenwalde/Neumark/Brandenburg; Sohn eines Gastwirts und Kaufmanns; Gymnasium in Greifenberg/Pommern, 1884 Abitur; Medizinstudium in Berlin, Erlangen und Rostock; April 1890 Approbation; November 1891 Promotion in Leipzig;[167] bis 1892 Volontärassistent in Königslutter/Braunschweig; ab 1892 Assistenzarzt an der Irrenanstalt Dalldorf bei Berlin; ab 1895 Zweiter Arzt, 1912 bis 1916 Oberarzt an der Heil- und Pflegeanstalt Sachsenberg in Schwerin (dort auch wohnhaft); 1901 zum Sanitätsrat, 1915 zum Medizinalrat ernannt; Juli 1916 bis März 1929 Leitender Arzt bzw. Direktor am Heim für geistesschwache Kinder Sachsenberg-Lewenberg in

165) Mit der Arbeit: Das Auftreten von Lungenödemen im Kindesalter (MS).
166) Mit der Arbeit: Die Blutversorgung hypertrophischer und atrophischer Herzen, Dresden/Leipzig 1936.
167) Mit der Arbeit: Der Bacteriengehalt des Tabaks (MS).

Schwerin (Moltkestraße 54, Friedrich-Franz-Straße 38, Gutenbergstraße 72); April 1917 Heirat mit Marie Vollbrecht (*2.1.1883 in Schwerin, †24.11.1943 in Schwerin; Tochter des Arztes und späteren Sanitätsrates Dr. Heinrich Vollbrecht *1842, †1921), zwei Kinder; 1926 zum Obermedizinalrat ernannt; ab März 1929 im Ruhestand in Schwerin (Moltkestraße 144); vor 1940 Verzicht auf Ausübung des ärztlichen Berufs; am 30.10.1945 im Alter von fast 83 Jahren nach einer Bronchopneumonie an Herzschwäche in Schwerin gestorben

Rust, Wilhelm Emil Hermann

geboren am 2.7.1887 in St. Petersburg/Rußland; Sohn eines Oberlehrers und Staatsrates; Reformgymnasium in St. Petersburg, 1907 Abitur; Medizinstudium in Rostock und Freiburg; dazwischen von Dezember 1915 bis 1918 Kriegseinsatz, dann bis 1919 Freikorpseinsatz im Baltikum; Mai 1921 Approbation; August 1921 bis Oktober 1922 Assistenzarzt bei → Dr. Hans Schlichting in Parchim; November 1922 bis Oktober 1923 Assistenzarzt am Stift Bethlehem in Ludwigslust; Februar 1924 bis 1952 niedergelassener Allgemeinpraktiker in Ludwigslust (Schloßfreiheit 1, Bahnhofstraße 6, Kanalstraße 11); Februar 1931 Heirat mit Ottilie Selleneit (*26.4.1907 in Dömitz, †17.1.2006 in Ludwigslust; Tochter eines Kaufmanns), vier Kinder; in Ludwigslust auch Hilfsarzt am Staatlichen Gesundheitsamt, Vertrauensarzt und Gesellschaftsarzt der Victoria-Versicherung; ab 1936 auch nebenamtlicher Arzt im Hilfswerk „Mutter und Kind" der NSV in Ludwigslust; zunächst Mitglied des NSKK und des NSDÄB; Eintritt in die NSDAP am 1.1.1941, Mitgliedsnummer 8.833.450; ab Anfang 1945 wegen Schädelbruchs zeitweise arbeitsunfähig; am 11.4.1952 im Alter von 64 Jahren an Coronarsklerose und Kranzaderverschluß in Ludwigslust gestorben

Ruszynski, Dr. Franz Friedrich Karl

geboren am 6.10.1899 in Altdamm/Pommern; Sohn eines Zahlmeisteraspiranten und späteren Reichsbankrates; Gymnasium, 1919 Abitur; Medizinstudium in Berlin; dort im Juli 1924 Approbation und Promotion;[168] April 1925 bis Januar 1929 zunächst Standortarzt, zuletzt Oberarzt im Heeres-Standortlazarett Schwerin (Wallstraße 23); ab Februar 1929 in Berlin-Friedenau; August 1934 bis 1943 niedergelassener Facharzt für Frauenkrankheiten in Berlin-Tegel (Schloßstraße 25); November 1940 bis 1943 Kriegseinsatz, zuletzt als Stabsarzt im Reservelazarett 137 in Berlin (Ellerbeker Straße 7/8), daneben eingeschränkte Weiterführung seiner Praxis; unverheiratet; am 1.2.1943 im Alter von 43 Jahren Suizid durch Erschießen in Berlin

Ruttner, Dr. Friedrich

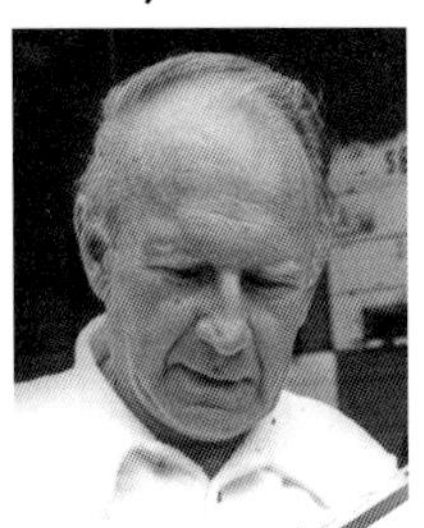

geboren am 15.5.1914 in Eger/Böhmen/Österreich-Ungarn; Sohn eines Limnologen; Gymnasium, 1933 Abitur; Medizinstudium in Wien; Eintritt in die NSDAP am 1.5.1938, Mitgliedsnummer 6.360.728; daneben auch Mitglied der SS; Dezember 1938 Approbation und Promotion; ab Januar 1939 Volontärassistent am Erbbiologischen Institut der Führerschule der Deutschen Ärzteschaft in Alt Rehse; November 1939 bis 1945 Assistenzarzt an der Neurologisch-psychiatrischen Abteilung des Allgemeinen Krankenhauses in Innsbruck (Silvester-Fink-Straße 82, Tempelstraße 5, Burgenlandstraße 33), 1945 Entlassung; Heirat mit der Ärztin Dr. Sophie Poten (*4.9.1914); nach Kriegsende Studium der Zoologie in Wien; anschließend Karriere als Bienenkundler; Mitbegründer der Arbeitsgruppe Bienengenetik an der Biologischen Station in Lunz am See/Österreich, ab 1957 des ausgegliederten Instituts für Bienenkunde (das später als Bundesanstalt dem österreichischen Landwirtschaftsministerium unterstand); mglw. Habilitation; ab 1965 Professor für Zoologie an der Universität Frankfurt/Main; daneben bis 1981 auch Leiter des Instituts für Bienenkunde in Oberursel/Hessen; am 3.2.1998 im Alter von 83 Jahren in Lunz am See gestorben

168) Mit der Arbeit: Beitrag zur pathologischen Anatomie und Klinik der Kankroiden der Nase und des äußeren Gehörgangs (MS).

Sach, Dr. Walther Wilhelm Heinrich

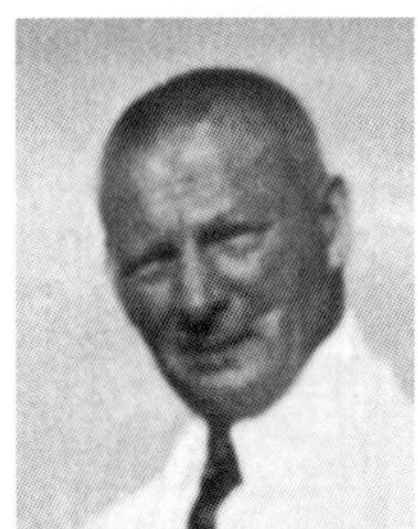

geboren am 12.9.1884 in Schleswig/Schleswig-Holstein; Sohn eines Historikers und Gymnasialdirektors; Gymnasium in Hadersleben, 1905 Abitur; Medizinstudium in Rostock, Jena und Breslau; 1912 Medizinalpraktikant an der Heil- und Pflegeanstalt Wehnen/Oldenburg; 1912 Approbation und Januar 1913 Promotion in Jena;[1] Assistenzarzt in Hamborn/Rheinprovinz; Oktober 1913 bis 1945 niedergelassener Allgemeinpraktiker und Geburtshelfer in Schönberg (Marienstraße 15, Lübecker Straße 88 und 14); daneben auch Chirurg am Elisabeth-Krankenhaus in Schönberg (Ludwig-Bicker-Straße); 1914 bis 1918 Kriegseinsatz als Bataillons- und Regimentsarzt in Feldlazaretten, kriegsbeschädigt, Verwundetenabzeichen in Silber; Juni 1920 Heirat mit Elsa Böbs (*29.11.1894 in Bauhof Schönberg, †6.10.1978 in Lübeck; Tochter eines Domänenpächters und späteren Oberamtmannes), zwei Kinder; ab April 1934 Mitglied der SA, dort SA-Sanitäts-Sturmführer und Sturmbannarzt; Eintritt in die NSDAP am 1.5.1937, Mitgliedsnummer 4.071.836; ab Dezember 1938 Mitglied des NSDÄB, Nr. 24.370; ab September 1939 Kriegseinsatz als Oberarzt in Lazaretten in Belgien, Rumänien und der Ukraine, 1942 an Diphtherie erkrankt und für vier Monate zur Gesundung wieder in Schönberg, danach erneuter Kriegseinsatz, ab Mai 1943 als Garnisonsarzt und Chefarzt der Militärlazarette in Schwerin, bis Juli 1945 als Oberfeldarzt im Heeres-Standortlazarett/Heeres-Sanitätsstaffel in Schwerin (Reiferbahn 1), EK II; im Juli 1945 in Schwerin verhaftet; September 1945 bis Dezember 1946 im sowjetischen Speziallager Fünfeichen, Dezember 1946 bis Juni 1947 im Kriegsgefangenenlager 69 in Frankfurt/Oder, Juni 1947 bis Dezember 1949 im Kriegsgefangenenlager Krasnogorsk bei Moskau und in dessen Nebenlagern interniert, dort auch als Arzt tätig; ab Dezember 1949 in einem Moskauer Gefängnis inhaftiert; ab Januar 1950 im Kriegsgefangenenlager 388 in Stalinogorsk/Sowjetunion interniert; am 21.3.1950 im Alter von 65 Jahren im Lager Stalinogorsk ums Leben gekommen

Sachse, Dr. Hans Ludwig

geboren am 7.7.1880 in Schwerin/Mecklenburg; Sohn eines Gymnasialprofessors; Gymnasium in Schwerin, 1899 Abitur; Medizinstudium in München, Freiburg und Rostock (Barnstorfer Weg 39); Juli 1904 Approbation und Juni 1905 Promotion in Rostock;[2] Oktober 1904 bis Oktober 1905 Assistenzarzt bei → Dr. Rudolf Ahlers in Stavenhagen; Assistenzarzt am Städtischen Krankenhaus in Hildesheim und an der Hebammenlehranstalt in Hannover; mind. 1906 niedergelassener Allgemeinpraktiker in Döhren/Hannover; Juni 1907 bis 1933 niedergelassener Allgemeinpraktiker in Krakow (Mühlenstraße 7/8); September 1907 Heirat mit Helene Deiter (*9.11.1882 in Emden, †2.4.1961 in Rostock; Tochter eines Gymnasialprofessors), drei Kinder; 1933 bis 1946 niedergelassener Allgemeinpraktiker in Rostock-Gehlsdorf (Großherzog-Friedrich-Franz-III.-Straße/Fährstraße 17 und 26); am 4.1.1946 im Alter von 65 Jahren an Fleckfieber in Rostock gestorben

Sachse, Dr. Hans Otto Karl

geboren am 6.6.1906 in (Berlin-)Schöneberg; Sohn eines Kaufmanns und späteren Direktors; Gymnasium, 1926 Abitur; Medizinstudium in Berlin; 1932 bis 1933 Medizinalpraktikant an der Inneren Abteilung des Krankenhauses in Berlin-Moabit; ab April 1933 Mitglied der SS; Juli 1933 Approbation in Berlin; 1933 bis 1934 Assistenzarzt an der Inneren Abteilung des Rudolf-Virchow-Krankenhauses in Berlin; 1934 bis 1935 Assistenzarzt am Pathologischen Institut des Krankenhauses am Friedrichshain in Berlin (Gärtnerstraße 22); 1935 Schiffsarzt bei der Hapag; November 1935 Promotion in Berlin;[3] Dezember 1935 Heirat mit der Buchhändlerin Lenchen Karstensen (*4.12.1908 in Husum, †16.11.2004 in Hamburg; Tochter eines Kaufmanns), drei Kinder; ab März 1936 Arzt in Mecklenburg; ab 1936 Volontärassistent, ab Januar 1939 Assistenzarzt an der Chirurgischen Abteilung des Urban-Krankenhauses in Berlin (Am Urban 12-18, Planufer 76); September 1939 bis 1945 Kriegseinsatz bei

1) Mit der Arbeit: Ein Fall von Hämatometra im rudimentären Nebenhorn eines Uterus unicornis, Jena 1912.
2) Mit der Arbeit: Über die Jodreaktion der Leukocyten. Aus der Medicinischen Klinik der Universität Rostock, Rostock 1905.
3) Mit der Arbeit: Akute peptische Veränderungen an Kontaktstellen, Naumburg 1935.

der Kriegsmarine, überlebte als Oberstabsarzt im Februar 1945 bei Stolpmünde die Versenkung des Verwundeten- und Flüchtlingsschiffes „Steuben“; ab 1945 Chefarztvertretungen; bis 1959 praktischer Arzt in Heide/Schleswig-Holstein; 1959 bis mind. 1969 niedergelassener Facharzt für Chirurgie in Elmshorn/Schleswig-Holstein (Vormstegen 23,Binsenweg 10); am 6.12.1985 im Alter von 79 Jahren in Elmshorn gestorben

Sack, Dr. Friedrich
geboren am 19.7.1891 in Höchberg/Bayern; Sohn eines Forstamtsassistenten und späteren Oberforstmeisters; Gymnasium in Schweinfurt, 1910 Abitur; Medizinstudium in München, Erlangen, Würzburg, Berlin und Kiel; ab November 1914 Kriegseinsatz, im Januar 1919 aus dem Heer entlassen; Mai 1917 Approbation und April 1919 Promotion in Kiel;[4] Volontärassistent am Institut für Geburtshilfe und am St. Georg-Krankenhaus in Hamburg; Hilfsarzt am Landeskrankenhaus in Altenburg; Mai 1920 bis August 1935 niedergelassener Allgemeinpraktiker in Warin; Heirat, spätestens 1932 Scheidung; Mai 1932 Heirat mit Maria Feilner (*28.7.1899 in Ansbach/Bayern, †2.3.1965 in Jena; Tochter eines Königlichen Rentamtmannes und späteren Regierungsrates); in Warin Mitglied der SA; September 1935 bis mind. 1965 niedergelassener Allgemeinpraktiker in Eisenberg/Thüringen (Wächtergasse 5); dort Eintritt in die NSDAP am 1.5.1937, Mitgliedsnummer 4.868.239; ab Dezember 1938 Mitglied des NSDÄB, Nr. 24.685; ab Dezember 1941 Kriegseinsatz in der Wehrmacht, daneben bis Januar 1943 eingeschränkte Weiterführung seiner Praxis, dann Praxis geschlossen; am 10.12.1969 im Alter von 78 Jahren in Eisenberg gestorben

Sadowski, Dr. Georg Klemens
geboren am 19.7.1904 in Allenstein/Ostpreußen; Gymnasium in Allenstein, 1925 Abitur; als Schüler von Juli bis August 1923 Zeitfreiwilliger bei der Reichswehr und Mitglied der Technischen Nothilfe; Medizinstudium in Tübingen, Königsberg, Wien und Graz; ab Oktober 1930 Medizinalpraktikant an der Medizinischen Universitätsklinik in Tübingen, ab Februar 1931 an der Chirurgischen und der Inneren Abteilung des Krankenhauses in Waiblingen/Württemberg, Juli bis Oktober 1931 an der Heilstätte Überruh/Württemberg; November 1930 Promotion in Tübingen;[5] Oktober 1931 Approbation; Oktober 1931 bis September 1935 Assistenzarzt an der Heilstätte Überruh; März 1933 Heirat mit der chemisch-physiologischen Assistentin Benedikta Kolb, mind. drei Kinder; Eintritt in die NSDAP am 1.5.1933, Mitgliedsnummer 3.586.719; daneben auch Mitglied der SA und des NSDÄB; ab Oktober 1935 Facharzt für Lungenkrankheiten; Oktober 1935 bis 1937 Leitender Arzt der Tuberkulose-Fürsorgestelle am Staatlichen Gesundheitsamt Rostock (Friedrich-Franz-Straße 6, Dahlienweg 13); August 1937 bis mind. 1943 Stadtarzt und Leitender Arzt an der Tbc-Fürsorgestelle in Königsberg/Ostpreußen (Pionierstraße 3 und 10);[6] Flucht aus Königsberg; als Medizinalrat mind. 1949 bis 1969 Facharzt für Lungenkrankheiten in Aalen/Württemberg (Obere Bohlstraße 8, Karl-Mikeler-Straße 12); dort von 1953 bis mind. 1959 Mitglied des Kreistages; bis 1974 in Bad Waldsee/Baden-Württemberg (Biberacher Straße 34); am 5.7.1974 im Alter von fast 70 Jahren in Bad Waldsee gestorben

Sähloff, Dr. Otto Albert Friedrich
geboren am 16.7.1916 in Ludwigsdorf bei Neukalen/Mecklenburg; Sohn eines Erbpächters und Landwirts; Reformrealgymnasium in Malchin, 1937 Abitur; Medizinstudium in Rostock; Medizinalpraktikant am Städtischen Krankenhaus in Lübeck; 1941 Approbation und Promotion in Rostock;[7] mind. 1941 Arzt in Neukalen (Schlageterstraße 2); ab November 1941 Kriegseinsatz; spätestens 1965 Heirat mit der Fachärztin für Innere Krankheiten Dr. Lieselotte Hartwein (†23.3.2021 in

4) Mit der Arbeit: Beitrag zur Lehre von den Generationspsychosen des Weibes. Aus der Psychiatrischen und Nervenklinik der Universität Kiel, Kiel 1919.
5) Mit der Arbeit: Bakterium abortus infektiosi Bang, Tübingen 1931.
6) Seinen Wechsel von Rostock nach Königsberg begründete Sadowski damit, „daß die Stellung des leitenden Arztes der Tuberkulose-Fürsorgestelle in Rostock die am schlechtesten bezahlte Stellung im ganzen Deutschen Reich“ sei; außerdem würden ihm hier Nebeneinnahmen durch privatärztliche Tätigkeit seitens der Reichsärztekammer untersagt.
7) Mit der Arbeit: Testungen mit Tillmanns Reagens bei Dermatosen (MS).

Bad Orb/Hessen); mind. 1965 bis 2005 Facharzt für Innere Krankheiten in Bad Orb (Sälzerstraße 55, Lindenallee 13); am 10.3.2005 im Alter von 88 Jahren in Gelnhausen/Hessen gestorben

Säuferlin, Dr. Hans Max
geboren am 8.11.1902 in Halle/Provinz Sachsen; Sohn eines Ingenieurs; Gymnasium in Halle, 1922 Abitur; Medizinstudium in Halle und Rostock; Approbation; mind. 1932 Assistenzarzt in Halle (Spitze 26); dort im März 1932 Promotion;[8] August 1932 Heirat mit der Krankenschwester Hildegard Haussen spätere zu Leiningen-Westerburg-Altleiningen (*25.12.1901 in Herborn/Hessen, †30.5.1990 in Gießen; Tochter eines Pfarrers), ein Kind; ab 1934 Assistenzarzt, 1935 Oberarzt an der Hautklinik und Haut-Poliklinik der Universität Rostock (Schröderplatz, Fahnenstraße 9); 1935 bis 1937 niedergelassener Allgemeinpraktiker in Tessin; dort ab 1936 auch nebenamtlicher Arzt im Hilfswerk „Mutter und Kind" der NSV; Mitglied der NSDAP und des NSDÄB; am 28.9.1937 im Alter von 34 Jahren in Gießen gestorben[9]

Salge, Dr. Erika Christel Wilhelmine (geb. Zschimmer)
geboren am 7.5.1910 in Rostock/Mecklenburg; Tochter eines Rechtsanwalts; Gymnasium in Rostock, 1930 Abitur; Medizinstudium in Jena und Rostock; April 1936 Approbation und Mai 1936 Promotion in Rostock;[10] Mitglied der NS-Frauenschaft; ab 1936 Assistenzärztin an der Kinderklinik der Universität Rostock (Augustenstraße 80/82); ab März 1937 Landarztassistentin in der Praxis von → Dr. Fritz Kreutzer in Sanitz (Häuslerei Nr. 32); ab Juli 1937 Volontärassistentin an der Chirurgischen Klinik der Universität Rostock (Maßmannstraße 35); ab 1938 Arztvertreterin in Rostock (Kaiser-Wilhelm-Straße 5); ab November 1939 Arztvertreterin in der Praxis von → Dr. Adolf Krome in Bützow (Am Ausfall 11); Januar 1940 bis 1941 Hilfskassenärztin in der Praxis von → Dr. Friedrich Witten in Rostock (Maßmannstraße 100, Kaiser-Friedrich-Straße 3); März 1941 Heirat mit dem Chemiker Dr. Willy Salge (*27.10.1901 in Kohnsen bei Einbeck/Hannover, †2.8.1980 in Einbeck; Sohn eines Lehrers), mind. ein Kind; März 1941 bis 1942 dienstverpflichtete Assistenzärztin am Krankenhaus Ricklingen in Hannover (Maschstraße 6); ab Januar 1943 Betriebsärztin bei der „Wetzell Gummiwerke AG" in Hildesheim;[11] bis November 1980 in Einbeck (Bürgermeisterwall 8); ab November 1980 in Denzlingen/Baden-Württemberg (Stuttgarter Straße 1); am 17.11.1990 im Alter von 80 Jahren in Denzlingen gestorben

Salinger, Dr. Julius Felix
geboren am 30.3.1884 in Berlin; Sohn eines Rechtsanwalts und Notars; Gymnasium in Berlin, 1902 Abitur; Medizinstudium in Berlin; April 1909 Approbation; September 1909 Promotion in Leipzig;[12] 1910 bis 1924 niedergelassener Allgemeinpraktiker sowie Facharzt für Innere und Nervenkrankheiten in Berlin (Barbarossastraße 38, Sigmaringer Straße 28 und 16); Juli 1910 Heirat mit Martha Saft (*3.8.1885 in Halle, †in Berlin; Tochter eines Restaurateurs), zwei Kinder, 1923 Scheidung; 1914 bis 1918 Kriegseinsatz; April 1924 Heirat mit Erika Heinrichs (*1.6.1894 in Berlin; Tochter eines Arztes); Mai 1924 bis Dezember 1933 Leitender Arzt am Sanatorium für Innere und Nervenkrankheiten „Sonnenhof" in Graal; wegen seiner jüdischen Herkunft im April 1933 Entzug der Kassenpraxis; ab 1934 Arzt mit Privatpraxis in Berlin-Schöneberg; 1936 Emigration nach Großbritannien, dann nach Südafrika; ab mind. 1937 in Kapstadt/Südafrika; am 27.10.1955 im Alter von 71 Jahren in Kapstadt gestorben

---

8) Mit der Arbeit: Über den Vorfall der Harnröhre bei der Frau, Stuttgart 1928.
9) In einem Nachruf des NSDÄB des Kreises Rostock hieß es über den „Parteigenossen Dr. med. Hans Säuferlin ...: Seine unermüdliche Arbeit im Dienste der Partei, der Ärzteschaft und seiner Kranken sichern ihm, der viel zu früh aus unseren Reihen gerissen wurde, ein bleibendes und ehrendes Gedenken".
10) Mit der Arbeit: Gehalt der menschlichen Hypophyse an oxytocischem Hormon, Berlin 1935.
11) Die „Wetzell Gummiwerke AG" in Hildesheim waren ein kriegswichtiger Betrieb, bei dem 1943 ca. 400 ausländische Zwangsarbeiter beschäftigt waren.
12) Mit der Arbeit: Beitrag zur Symptomatologie und Diagnose des Prostatakarzinoms mit besonderer Berücksichtigung der Frühdiagnose, Leipzig 1909.

Salinger, Dr. Walter Georg Hans
geboren am 26.1.1899 in Berlin; Sohn eines Buchhalters und späteren Kaufmanns; Gymnasium in Berlin, 1919 Abitur; Medizinstudium in Berlin; dort im August 1923 Approbation und Promotion;[13] April 1924 bis mind. 1941 niedergelassener Allgemeinpraktiker und Geburtshelfer in Berlin (Prenzlauer Allee 33 und 221); September 1928 Heirat mit der Telegraphen-Betriebsassistentin Hildegard Kupsch (*28.1.1900 in [Berlin-]Rixdorf, †10.2.1978 in Mannheim; Tochter eines Königlichen Polizeileutnants), zwei Kinder; galt als „jüdischer Mischling I. Grades"; ein wegen „sittlicher Verfehlungen" eingeleitetes Verfahren vor dem Deutschen Ärztegerichtshof in München wurde auf Grund eines Gnadenerlasses vom April 1940 im Juli 1940 eingestellt; nach Flucht oder Ausbombung mind. Frühjahr bis August 1945 praktischer Arzt in Rehna (Bülower Straße 15); mind. 1946 bis 1965 niedergelassener Allgemeinpraktiker und Geburtshelfer in Berlin/DDR (Prenzlauer Allee 25); nach Übersiedlung in die Bundesrepublik ab 1965 in Mannheim (Schleiermacherstraße 1); am 18.2.1981 im Alter von 82 Jahren in Mannheim gestorben

Sander, Dr. Dr. Fritz Albert

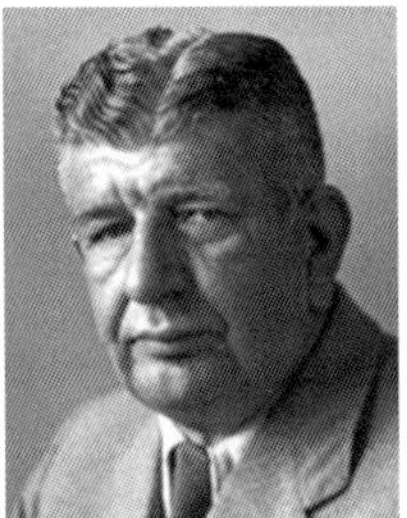

geboren am 28.8.1898 in Königsberg/Ostpreußen; Sohn eines Müllers und Ingenieurs; Realgymnasium in Braunschweig, 1916 Abitur; Januar bis September 1917 Kriegseinsatz im Infanterie-Regiment 92, zuletzt als Gefreiter, Oktober 1917 bis September 1919 in britischer Kriegsgefangenschaft; zunächst Studium der Chemie, Biologie und Nahrungsmittelchemie in Braunschweig (Abschluß als Diplom-Ingenieur); dort im November 1922 Promotion zum Dr. ing.;[14] 1922 Teilnahme an den Freikorpskämpfen beim Grenzschutz Ost in Oberschlesien; 1923 Zulassung als staatlich approbierter Lebensmittelchemiker; März 1923 bis September 1926 Chemiker in Forschungslaboratorien der BASF in Ludwigshafen und bei den Leuna-Werken in Merseburg; mind. 1928 Chemiker in Braunschweig (Madamenweg 16); Studium der Volkswirtschaft, Landwirtschaft und Biologie sowie Medizinstudium in Göttingen, Köln, Bonn, Wien und Bonn; Juli 1932 Promotion zum Dr. med.[15] und 1932 Approbation in Köln; Januar 1933 bis September 1935 Assistent am Hygienischen Institut der Universität Greifswald und am Tropeninstitut in Hamburg sowie tropenhygienische Studienreisen durch afrikanische Länder; ab November 1933 Mitglied der SA, zuletzt SA-Sturmbannarzt; September 1935 Heirat mit der Ärztin → Dr. Margarete Sander geb. Schnock, drei Kinder; als Medizinalrat ab Oktober 1935 Abteilungsleiter am Mecklenburgischen Medizinaluntersuchungsamt in Rostock und zugleich Oberassistent am Hygiene-Institut der Universität Rostock (Gertrudenstraße, Parkstraße 62); dort Eintritt in die NSDAP am 1.5.1937, Mitgliedsnummer 4.723.835; April 1939 Habilitation in Rostock;[16] im Juli 1940 zum Dozenten für Hygiene und Bakteriologie ernannt; seitdem bis 1945 formal Oberarzt am Hygiene-Institut der Universität Rostock sowie Abteilungsvorstand am Mecklenburgischen Landesgesundheitsamt in Rostock; tatsächlich jedoch von September 1939 bis Februar 1945 Kriegseinsatz, zunächst als Wehrmachts-Unterarzt in Rostock, ab Juli 1940 als Beratender Hygieniker und Korps-Hygieniker, zuletzt als Oberstabsarzt beim Korpsarzt für den Wehrkreis II in Stettin;[17] daneben ab Oktober 1940 auch Lehrstuhlvertretung für Hygiene an der Universi-

13) Mit der Arbeit: Kongenitale Kiefergelenksankylose und Vogelgesicht (MS).

14) Mit der Arbeit: Über den Einfluß von Saponinen, Kolloiden und Aciditäten auf die Gärfähigkeit von Hefen (MS).

15) Mit der Arbeit: Über den Einfluß von Kohlenstoffverbindungen, insbesondere der aromatischen Reihe, auf Mäuse bei cutaner Applikation, Greifswald 1933.

16) Mit der Arbeit: Die atypischen Bakterienformen unter besonderer Berücksichtigung des Problems bakterieller Generationswechselvorgänge, Würzburg 1938.

17) Sander sei hier nach eigenem Bekunden von September 1945 „mehrfach gezwungen" gewesen, sich „in ausgesprochen antifaschistischem Sinne zu betätigen"; so habe er „bei einer Besichtigung eines großen russischen Kriegsgefangenenlagers in Ostpommern höchst unerfreuliche Zustände" festgestellt, sei „völlig entsetzt und niedergeschlagen" gewesen und habe „eine einstündige eindringliche Auseinandersetzung" mit den Führern des zuständigen SD-Kommandos gewagt, denen er „das Sinnwidrige ihres Vorgehens klarzumachen suchte". Sander habe daraufhin – ohne daß eine akute Notwendigkeit vorlag – das Lager wegen vermeintlicher Fleckfiebergefahr sperren und zahlreiche Gefangene in Arbeitskommandos in Mecklenburg und Pommern einsetzen lassen, so daß „keiner der zu diesem Kommando eingeteilten Leute nach Sachsenhausen (KZ- und Vernichtungslager) gelangte". Und schon „kurz darauf" ließ Sander angeblich „sämtliche Großlager wegen Fleckfieber sperren und setzte dadurch allenthal-

tät Greifswald; nach einer Anweisung des Reichsinnenministeriums ab Februar 1945 vom Mecklenburgischen Staatsministerium zur Flüchtlingsbetreuung eingesetzt; ab Mai 1945 Dozent für Hygiene und Oberarzt am Hygiene-Institut der Universität Rostock, Medizinalrat und Abteilungsleiter am Medizinaluntersuchungsamt in Rostock sowie Blutgruppengutachter für das Land Mecklenburg; im September 1945 aus dem mecklenburgischen Landesdienst entlassen und bis Juni 1946 Tätigkeit als Seuchenkommissar in Ueckermünde;[18] ab August 1946 Direktor der Zentralstelle für Hygiene in Rostock sowie kommissarischer Direktor des Hygiene-Instituts der Universität Rostock und kommissarischer Direktor des Mecklenburgischen Medizinaluntersuchungsamtes; 1948 zum Oberregierungs- und Obermedizinalrat ernannt; 1948 bis 1950 Dozent für Hygiene, 1950 bis 1959 Professor mit Lehrauftrag für Hygiene an der Universität Rostock;[19] am 2.7.1959 im Alter von 60 Jahren in Rostock gestorben

Sander, Dr. Heinrich
geboren am 9.2.1906 in Fränkisch-Crumbach bei Darmstadt/Hessen; Sohn eines Lehrers; Gymnasium, 1926 Abitur; Medizinstudium in Würzburg; Medizinalpraktikant an der Chirurgischen Universitäts-Klinik in Würzburg; dort im April 1935 Promotion;[20] Februar 1936 Approbation; anschließend Volontärassistent am Pharmakologischen Institut in Würzburg; Eintritt in die NSDAP am 1.5.1937; April bis Mai 1938 Landassistent und Arztvertreter in der Praxis von → Dr. Hans-Erich Henning in Banzkow bei Crivitz; ab Mai 1938 Landassistent in der Praxis von Dr. Albert Osmanski in Zehdenick/Brandenburg (Am Kirchplatz 9); Januar 1939 bis mind. 1941 praktischer Arzt in Berlin (Stralauer Allee 35); April 1939 Heirat mit Hermine Bonifer (*29.12.1917 in Jügesheim/Hessen, †5.9.2016 in Dietzenbach/Hessen; Tochter eines Landwirts), mind. drei Kinder; mind. 1946 bis 1971 niedergelassener Allgemeinpraktiker in Offenbach/Main (Große Marktstraße 58, Buchrainweg 124); am 3.11.1971 im Alter von 65 Jahren in Frankfurt/Main gestorben

Sander, Dr. Margarete Josefine (Meta) (geb. Schnock)

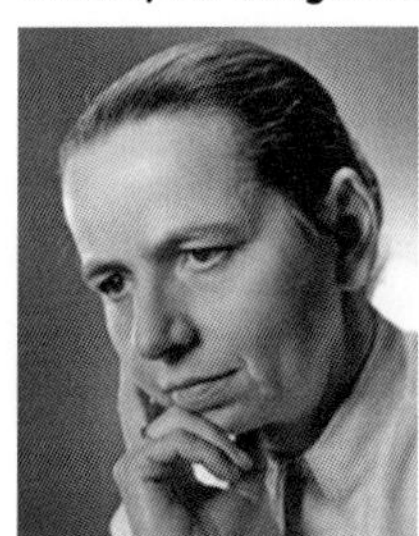

geboren am 8.9.1906 in Mülhofen/Rheinprovinz; Tochter eines Kaufmanns; Gymnasium in Köln, 1926 Abitur; Medizinstudium in Köln; 1932 bis 1933 Medizinalpraktikantin an der Universität Köln; Juni 1932 Promotion in Köln;[21] Juni 1933 Approbation; 1933 bis 1935 Assistenzärztin am Hygiene-Institut der Universität Greifswald; September 1935 Heirat mit dem Arzt → Dr. Dr. Fritz Sander, drei Kinder; ab 1935 Assistenzärztin am Hygiene-Institut, ab 1940 an der Frauenklinik, ab 1943 an der Chirurgischen Klinik, ab 1944 wieder an der Frauenklinik der Universität Rostock (Gertrudenstraße, Doberaner Straße 142, Maßmannstraße 35, Parkstraße 62); ab 1943 Nebentätigkeit als Hebammenlehrerin an der Frauenklinik der Universität Rostock; 1948 bis 1951 Ärztliche Leiterin der Schwesternschule in Rostock, ab 1950 als Oberärztin; Oktober 1953 Habilitation in Rostock;[22] seitdem Dozentin für Gynäkologie und Geburtshilfe; 1958 bis 1971 Leitende Ärztin an der Frauenklinik in Wismar; daneben ab 1959 Professorin für Geburtshilfe und Gynäkologie

---

ben der Tätigkeit des SD in diesem wichtigen Zeitpunkt ein Ende". Auch die Überwachung durch die Gestapo in Rostock habe „dazu geführt, mich innerlich vollständig von der Weltanschauung der NSDAP loszulösen".

18) Im Rahmen seines Entnazifizierungsverfahrens bat Sander im September 1945, „mir meine im Kriege bewiesene antifaschistische Betätigung, wenigstens den konkreten Fall der zweifellosen Errettung von 1.400 politischen Häftlingen vor einem sehr traurigen Schicksal, als bereits vollzogene Bewährung in Anrechnung zu bringen" und ihn „nicht als Angehörigen der NSDAP zu behandeln".

19) Der Leiter des mecklenburgischen Medizinalwesens, → Dr. Hermann Redetzky, bescheinigte im Juli 1950 in einer Beurteilung, Sander sei ein „vielseitig gebildeter Wissenschaftler" und „zugleich der einzige Blutgruppengutachter in Mecklenburg"; er habe „sehr umfangreiche Kenntnisse, über 100 eigene Veröffentlichungen", sei „mit rücksichtslosem persönlichen Einsatz ... seit 1945 unermüdlich im Seuchenkampf tätig" und „äußerst wertvoll für den öffentlichen Gesundheitsdienst". Sander habe „bei der Typhus- und Fleckfieberbekämpfung an den gefährdeten Ostgrenzen unter persönlichen Entbehrungen einen vorzüglichen Seuchenbewährungseinsatz absolviert"; seine Berichte und seine Arbeit seien „mustergültig".

20) Mit der Arbeit: Über Darmerscheinungen bei chirurgischen Nierenerkrankungen, Würzburg 1935.

21) Mit der Arbeit: Blutbild und Infektionsverlauf bei mit Paratyphus-, Schottmüller-, Breslau- und Gärtnerbakterien gefütterten weißen Mäusen, Greifswald 1933.

22) Mit der Arbeit: Die Plazenta, das aktive Schutzorgan der Frucht bei der heterospezifischen Schwangerschaft (MS).

an der Universität Rostock (erste Professorin der DDR für dieses Fachgebiet); 1965 als Verdiente Ärztin des Volkes ausgezeichnet; ab 1971 im Ruhestand in Wismar (Friedrich-Wolf-Straße 15); am 9.5.1996 im Alter von 89 Jahren in Wismar gestorben[23)]

Sarwey, Prof. Dr. Otto Claudius

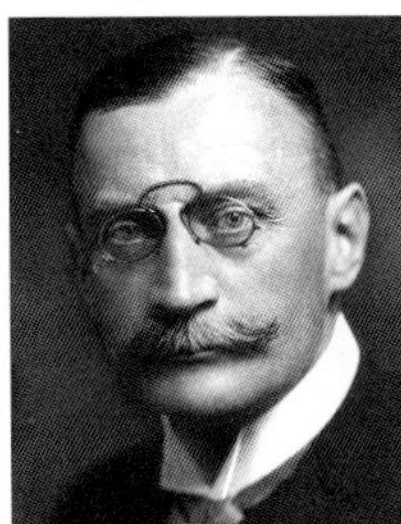

geboren am 14.11.1864 in Stuttgart/Württemberg; Sohn eines Rechtsanwalts und späteren Staatsministers; Gymnasium in Stuttgart, 1892 Abitur; Medizinstudium in Tübingen, Berlin und Würzburg; dazwischen von Oktober 1884 bis März 1885 Militärdienst als Einjährig-Freiwilliger; März 1889 Approbation; April bis Dezember 1889 zweiter Teil des Militärdienstes als Arzt; Januar 1890 Promotion in Tübingen;[24)] Volontärassistent an der Chirurgischen Universitäts-Poliklinik in Berlin, an der Heilanstalt Winnenden/Württemberg und an der Hebammenlehranstalt in Stuttgart; ab April 1891 Assistenzarzt, ab Juli 1900 Oberarzt an der Geburtshilflichen und Frauenklinik der Universität Tübingen; dort im Juli 1896 Habilitation;[25)] seitdem Privatdozent; ab Juli 1900 außerordentlicher Professor an der Universität Tübingen; Mai 1904 Heirat mit Cornelie Lust (*8.4.1883 in Göppingen/Württemberg, †20.1.1975 in Herrenberg/Baden-Württemberg; Tochter eines Landgerichtsdirektors), zwei Kinder; September 1906 bis 1933 ordentlicher Professor für Gynäkologie und Geburtshilfe an der Universität Rostock; Oktober 1906 bis 1933 auch Direktor der Frauenklinik, der Poliklinik für Geburtshilfe und der Landeshebammenlehranstalt der Universität Rostock (dort auch wohnhaft: Doberaner Straße 142); 1912 zum Geheimen Medizinalrat ernannt; August 1914 bis November 1918 Kriegseinsatz als Zivilarzt im Heimatkriegsgebiet; im März 1933 aus Altersgründen emeritiert, auf eigenen Antrag unter Hinweis auf finanzielle Schwierigkeiten Verlängerung seines Dienstvertrages bis März 1934; am 31.8.1933 im Alter von 68 Jahren an metastatischer Osteomyelitis, Eiterung am Kreuzbein und septischer Thrombose in Rostock gestorben[26)]

Saschenbrecker, Dr. Richard Heinrich Carl

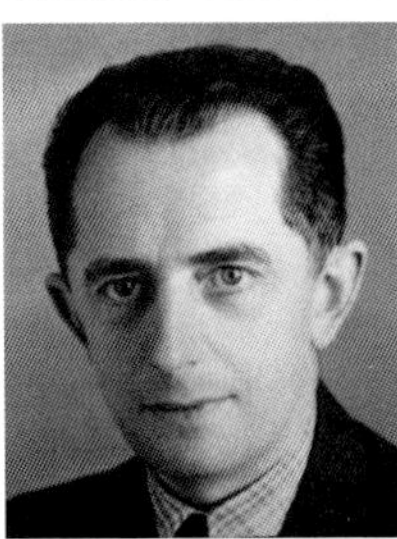

geboren am 9.10.1893 in Schwerin/Mecklenburg; Sohn eines Lehrers und späteren Oberbürgermeisters; Gymnasium in Schwerin, 1913 Abitur; Medizinstudium in Marburg; August 1914 bis November 1918 Kriegseinsatz als Feldarzt im Feldartillerie-Regiment 58, zuletzt als Leutnant, EK II; Weiterführung des Medizinstudiums in Rostock (Paulstraße 56, Wismarsche Straße 29); Januar bis August 1922 Medizinalpraktikant an der Medizinischen Klinik der Universität Rostock (Schröderplatz); August 1922 Approbation in Schwerin; August 1922 bis Dezember 1925 Volontärassistent an der Chirurgischen Klinik der Universität Rostock (Schröderplatz); September 1922 Promotion in Rostock;[27)] Februar 1926 bis Juli 1927 Assistenzarzt an der Chirurgischen Abteilung der Städtischen Krankenanstalten in Essen; August 1927 bis mind. 1962 niedergelassener Facharzt für Chirurgie in Schwerin (Wittenburger Straße 1, Moltkestraße/Lübecker Straße 1); Juli 1928 Heirat mit Editha Schultz (*22.12.1902 in Schwerin, †8.5.1970 in Schwerin; Tochter eines Kaufmanns sowie spä-

---

23) Die Meta-Sander-Straße in Schwerin ist nach ihr benannt.

24) Mit der Arbeit: Über die Kastration der Frauen, Tübingen 1890.

25) Mit der Arbeit: Die künstliche Frühgeburt bei Beckenenge, Berlin 1896.

26) Sarweys erster und ältester Oberarzt, der spätere → Prof. Dr. Otto Büttner, beschrieb seinen Chef als einen Arzt, der „bereits ein Jahr nach seinem Amtsantritt einer der meistbeschäftigten Gynäkologen Deutschlands geworden" sei. Weniger der forschenden Wissenschaft als vielmehr der praktischen Tätigkeit des Arztes zugetan, trage Sarweys „Lebensbild keinerlei Züge des Professors vom alten Schlag, auch ist es nicht das eines modernen Professors"; Sarwey sei ein Mann „von außerordentlicher Lebenskraft, der Betätigung sucht in intensiver praktischer Arbeit", der „die Grenzen seiner Begabung kennt und in seiner innerlichen Bescheidenheit und Wahrhaftigkeit den Mut hat, sein Leben seinen Anlagen gemäß einzurichten". In Büttners Nachruf hieß es weiter, Sarwey habe an „die Überlegenheit der operativen Behandlung geglaubt", und habe modernen Behandlungsmöglichkeiten und allem, „was mit dem Messer nicht angreifbar war, ... skeptisch gegenübergestanden". Ein geradezu „klassisches Beispiel für seinen Konservatismus" sei seine Neigung zum „Pfannenstiel'schen Fascienquerschnitt"; Sarwey sei „vielleicht der einzige gynäkologische Operateur Deutschlands, der nur diesen Schnitt anwandte, keine Kontraindikationen anerkannte und jede andere Schnittführung für überflüssig erklärte".

27) Mit der Arbeit: Über den Geburtsverlauf bei congenitaler Cystenniere (MS).

teren Möbelfabrikanten und Stadtrats), zwei Kinder; ab Oktober 1933 Mitglied im NSKK und nebenamtlicher Arzt an der Motorsportschule Hansa des NSKK in Schwerin; Eintritt in die NSDAP am 1.5.1937, Mitgliedsnummer 4.647.756; ab September 1939 Kriegseinsatz als Wehrmachtsarzt in Schwerin, daneben eingeschränkte Weiterführung seiner Praxis; ab Juni 1942 Mitglied des NSDÄB, Nr. 38.263; Mai bis August 1945 dienstverpflichteter Arzt im Lazarett der Universitätsklinik in Rostock; November 1946 bis September 1950 halbtags auch Chirurg an der Poliklinik in Schwerin; ab September 1950 halbtags auch Landessportarzt beim Ministerium für Gesundheitswesen in Schwerin;[28] am 25.6.1967 im Alter von 73 Jahren in Schwerin gestorben

Saß, Käthe Berta Auguste (spätere Repke)
geboren am 3.11.1921 in Greifswald/Pommern; Tochter eines Bürodirektors und späteren Stadtverwaltungsdirektors; Oberschule für Mädchen in Greifswald, 1939 Abitur; Medizinstudium in Greifswald und Rostock; April 1945 Approbation; ab Mai 1945 zur Flüchtlingsversorgung eingesetzte Ärztin in Schwerin (Robert-Beltz-Straße 70); Juni 1945 Flucht aus Schwerin; September 1947 Promotion in Düsseldorf;[29] mind. 1950 Ärztin in Essen (Ottostraße 3); mind. 1951 bis 1955 wieder in Greifswald; Januar 1951 Heirat mit dem Biochemiker und Pharmakologen sowie späteren Prof. Dr. Kurt Repke (*7.6.1919 in Friesack/Brandenburg, †10.1.2001 in Berlin; Sohn eines Bäckermeisters), vier Kinder; ab 1955 in Berlin/DDR (Defreggerstraße 4, Hufelandstraße 2, Röntgentaler Weg 14); am 2.11.2010 im Alter von fast 89 Jahren in Berlin gestorben

Sauvant, Dr. Ernst Otto

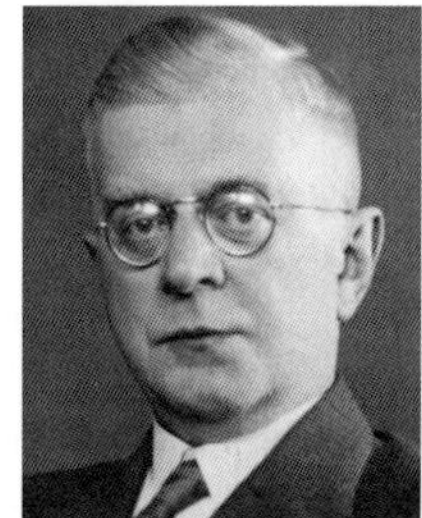

geboren am 8.12.1884 in Heydekrug/Ostpreußen; Sohn eines Bahnhof-Restaurateurs; Realgymnasium in Insterburg, 1907 Abitur; Medizinstudium in Königsberg und Greifswald; Januar 1913 bis Januar 1914 Medizinalpraktikant am Städtischen Krankenhaus in Tilsit und an der orthopädischen Privatklinik von Prof. Dr. Heinrich Hoeftman in Königsberg; Januar 1914 Approbation; anschließend bis 1916 Assistenzarzt an der Hoeftman'schen Klinik in Königsberg; dort im März 1915 Promotion;[30] 1916 bis 1918 Kriegseinsatz als Landsturmarzt „im Felde“; 1919 bis Januar 1945 niedergelassener Allgemeinpraktiker in Königsberg (Lizentgrabenstraße 14, Goltzallee 2); Juli 1920 Heirat mit Else Hinz (*15.3.1893 in Königsberg, †29.3.1965 in Bamberg; Tochter eines Schuhmachermeisters), zwei Kinder; in Königsberg Eintritt in die NSDAP am 1.5.1933, Mitgliedsnummer 2.321.691; ab März 1940 auch Mitglied des NSDÄB; in Königsberg auch nebenamtlicher RAD-Arzt und Vertrauensarzt der See-Berufsgenossenschaft; Januar bis März 1945 Arzt in einem Flüchtlingslager in Swinemünde/Pommern; nach Flucht von März bis Juni 1945 praktischer Arzt in Stäbelow bei Rostock; Juli 1945 bis Mai 1958 niedergelassener Allgemeinpraktiker (ab Juli 1954 mit staatlicher Arztpraxis) in Anklam (Stettiner Straße 46, Stalinstraße 29); dort bis August 1953 auch nebenamtlicher Betriebsarzt in der Zuckerfabrik; Mai 1958 bis 1962 im Ruhestand in Anklam (Straße des Nationalen Aufbauwerkes 26); am 17.7.1962 im Alter von 77 Jahren in Greifswald gestorben

Sawitz, Dr. Willi Georg (geb. Sawellowitz)
geboren am 29.4.1893 in Rostock/Mecklenburg; Sohn eines Lehrers und Gemeindepredigers; 1904 Namensänderung der Eltern in Sawitz; Gymnasium in Rostock, 1911 Abitur; Medizinstudium in München und Rostock (Krämerstraße 11, Ulmenstraße 24); dazwischen von Oktober 1914 bis November 1918 Kriegseinsatz, zuletzt als Feldhilfsarzt; November 1919 Approbation; 1919 bis 1921 Volontärassistent am Städtischen Krankenhaus in Berlin-Friedrichshain; Januar 1920 Promotion in

---

28) In einer Beurteilung der Kaderabteilung des Landessportausschusses Mecklenburg hieß es im Mai 1951, Saschenbrecker sei „seit längerer Zeit als Landessportarzt verantwortlich für die gesundheitliche Betreuung der Sportler unseres Landes“ und habe dabei „große Aktivität“ gezeigt. Darüber hinaus sei es „ihm gelungen, in aller Kreisen des Landes Mecklenburg Kreissportärzte einzusetzen. In Sportveranstaltungen, Funktionärsschulungen und an den Sportschulen des Landes“ sei er „in wissenschaftlichen Vorträgen über Sport, Anatomie und Physiologie tätig. Bei den Sportlern unseres Landes wird seine Tätigkeit anerkannt und infolgedessen ist er ein sehr beliebter Sportfreund“.

29) Mit der Arbeit: Allgemeininfektion durch Abtreibung (MS).

30) Mit der Arbeit: Über Frakturen des os naviculare und os lunatum manus, Wiesbaden 1915.

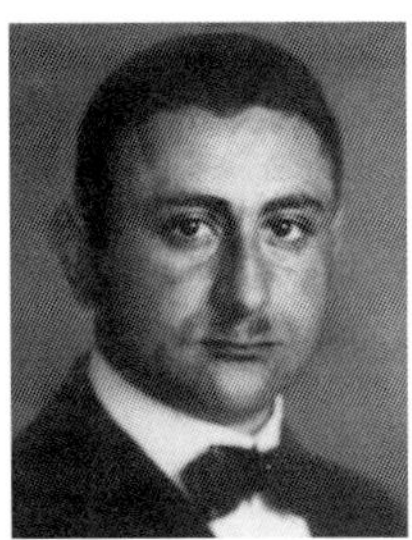

Rostock;[31] 1921 bis Februar 1923 praktischer Arzt in Berlin; März 1923 bis Oktober 1935 niedergelassener Allgemeinpraktiker in Rostock (Schröderstraße 17, Grüner Weg 16); wegen seiner jüdischen Herkunft boykottiert, im Oktober 1935 Zwangsverkauf seiner Praxis an die Ärzte → Dr. Robert Jacobs und → Dr. Gertrud Jacobs; März 1936 Emigration in die USA; 1936 Heirat mit Antonie Voss (*28.7.1899 in Kaiserslautern, †3.4.1994 in Bethesda/USA; Tochter eines Ingenieurs);[32] ab 1936 Assistent, ab 1938 Dozent, mind. 1942 bis 1943 außerordentlicher Professor und Hämatologe am Tropeninstitut der Tulane University in New Orleans/USA; 1941 Einbürgerung in die USA; 1943 bis 1957 Professor für Parasitologie am Jefferson Medicine College in Philadelphia/USA; am 19.4.1957 im Alter von fast 64 Jahren nach einem Hirninfarkt in Philadelphia gestorben

Schachenmayr, Dr. Erwin
geboren am 11.11.1907 in Kempten/Bayern; Sohn eines Postadjunkts und späteren Postinspektors; Gymnasium in Kempten, 1927 Abitur; Medizinstudium in München, Wien und Prag; ab Januar 1933 Medizinalpraktikant am Distrikt-Spital in Kempten; Januar 1934 Approbation; April 1934 bis September 1936 Assistenzarzt an der Kinderklinik der Universität Rostock (Augustenstraße 80/82); dort im Dezember 1935 Promotion;[33] September 1936 Heirat mit der Säuglingsschwester Erika Stresow (*27.10.1912 in Schwerin, †20.3.2008 in Memmingen/Bayern; Tochter eines Ministerialkontrolleurs und späteren Finanzrates), drei Kinder; ab Oktober 1936 Hilfsarzt am Städtischen Gesundheitsamt Kassel-Bettenhausen (Faustmühlenweg 31); ab April 1937 Assistenzarzt an der Universitäts-Kinderklinik in Greifswald; dort Eintritt in die NSDAP am 1.5.1937, Mitgliedsnummer 5.783.095; ab August 1938 Mitglied des NSDÄB; ab Oktober 1938 Landassistent; ab April 1939 niedergelassener Kinderarzt in Auerbach/Vogtland (Schützenstraße 13); ab April 1940 Kriegseinsatz in der Wehrmacht; mind. 1965 Kinderarzt in Memmingen (Lindentorstraße 7); bis 1989 in Grönenbach/Bayern (Ludwig-Eberle-Straße 3); am 21.11.1989 im Alter von 82 Jahren in Grönenbach gestorben

Schack, Dr. Lothar
geboren am 4.9.1903 in Curityba/Brasilien; Sohn eines Kaufmanns und Konsuls in Brasilien; Gymnasium, 1923 Abitur; Medizinstudium in Kiel; Februar 1929 Approbation; mind. 1930 bis 1931 Volontärassistent an der Pathologisch-anatomischen Anstalt der Universität Freiburg (Albertstraße 19, Rennweg 1); Eintritt in die NSDAP am 1.2.1932; 1934 bis Anfang 1937 Assistenzarzt an der Frauenklinik der Universität Rostock (dort zunächst auch wohnhaft: Doberaner Straße 142; Parkstraße 4); Oktober 1934 Heirat mit Lisa Baacke (*23.8.1909 in Bochum; Tochter eines Kaufmanns und späteren Direktors), vier Kinder; Anfang 1937 bis Mai 1938 Assistenzarzt an der Chirurgischen Abteilung des Städtischen Krankenhauses in Arnstadt/Thüringen (Kiesewetterstraße 7); September 1937 Promotion in Freiburg;[34] Mai 1938 bis 1946 niedergelassener Facharzt für Frauenkrankheiten in Augsburg (Hochfeldstraße 2); ab September 1939 Kriegseinsatz in der Wehrmacht; 1946 Auswanderung nach Südamerika

Schäfer, Dr. Friedrich Ulrich Eduard
geboren am 3.3.1910 in (Berlin-)Steglitz; Sohn eines Museumsdirektors; Gymnasium in Berlin, 1930 Abitur; Medizinstudium in Berlin, Königsberg, Innsbruck, Graz und Rostock; Approbation; ab 1933 Militärarzt als Truppenarzt in der Reichswehr, mind. 1935 als Sanitätsoffiziersanwärter in Schwerin; November 1935 Promotion in Rostock;[35] mind. 1936 als Oberarzt in Hamburg (Tesdorpfstraße 1); Juli 1936 Heirat mit der praktischen Ärztin Dr. Elfriede Küster (*31.1.1909 in Minden/West-

31) Mit der Arbeit: Acrosphyxia chronica anaesthetica combiniert mit Brachymesophalangie (MS).
32) Da eine Heirat mit seiner nichtjüdischen Verlobten in Deutschland nicht gestattet war, emigrierte er gemeinsam mit ihr und heiratete nach Ankunft in den USA.
33) Mit der Arbeit: Familienuntersuchungen an einer gehobenen ländlichen Bevölkerungsgruppe im bayerischen Allgäu, Rostock 1934.
34) Mit der Arbeit: Untersuchungen an Schulkindern im badischen Weinbaugebiet, München/Berlin 1937.
35) Mit der Arbeit: Wadenbeinbrüche auf dem Boden funktioneller Umbauzonen, Gütersloh 1935.

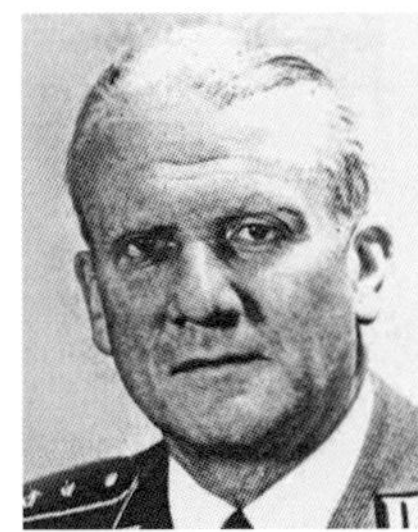

falen, †1.8.2002 in Gütersloh/Nordrhein-Westfalen; Tochter eines Diplom-Ingenieurs und späteren Studienrates), drei Kinder; mind. 1940 bis 1943 Stabsarzt im Heer in Lübeck (Falkenstraße 6); bis 1945 aktiver Militärarzt; ab 1946 niedergelassener Allgemeinpraktiker in Hessen; 1958 Eintritt in die Bundeswehr; Arzt an der Sanitätstruppenschule, beim Stab für NATO-Übungen und bei der Sanitätsinspektion der Bundeswehr; Wehrbereichsarzt in Mainz; 1962 zum Oberstarzt befördert; ab April 1968 Inspizient des Sanitäts- und Gesundheitswesens der Territorialen Verteidigung bei der Bundeswehr; bis 1996 in Bonn (Deutschherrenstraße 94); am 24.7.1996 im Alter von 86 Jahren in Bonn gestorben

Schäfer, Dr. Wilhelm Bernhard Ludwig

geboren am 10.10.1910 in Bremen; Sohn eines Kaufmanns; Gymnasium in Bremen, 1930 Abitur; Medizinstudium in München und Hamburg; in Bremen Eintritt in die NSDAP am 1.9.1930, Mitgliedsnummer 306.686; daneben auch Mitglied der SS; ab Dezember 1935 Medizinalpraktikant am Allgemeinen Krankenhaus in Hamburg-Eppendorf; ab April 1939 in Bremen (Hastedter Heerstraße 361); 1939 bis Oktober 1942 Kriegseinsatz bei der Kriegsmarine; ab mind. 1940 in Rostock (Anklamer Straße 2); vom Kreisgericht Rostock-Stadt der NSDAP im Februar 1940 aus der Partei ausgeschlossen; Oktober 1941 Approbation; Promotion; ab Dezember 1941 Volontärassistent am Pathologischen Institut der Universität Rostock (Strempelstraße 14); bis 1982 Arzt in Kiel (Bergstraße 7); unverheiratet; am 9.1.1982 im Alter von 71 Jahren in Kiel gestorben

Schaeffer, Dr. Oskar

geboren am 28.10.1863 in Hamburg; Sohn eines Überseekaufmanns; Gymnasium in Hamburg, 1881 Abitur; Medizinstudium in Heidelberg, Straßburg, Kiel, Leipzig und München; 1890 Promotion[36] und 1892 Approbation in München; anschließend dort Assistenzarzt; Dezember 1894 Habilitation in Heidelberg;[37] mind. 1896 bis 1920 Privatdozent für Geburtshilfe und Gynäkologie an der Universität Heidelberg (Leopoldstraße 12); 1896 Heirat mit Maria Lehmkuhl (*1872 in Kampen/Niederlande; Tochter eines Fabrikanten), zwei Kinder, 1917 Scheidung; August 1914 bis November 1918 Kriegseinsatz als Stabsarzt und Chef von Sanitätskompanien bzw. Leitender Chirurg in Feldlazaretten; Januar 1918 Heirat mit der Operationsschwester Eugenie Palmer (*18.8.1888 in Steinheim/Murr, †29.6.1984 in Hamburg; Tochter eines Kaufmanns und späteren Fabrikanten); 1919 Militärarzt beim Freikorps der Eisernen Division im Baltikum; mind. 1920 Frauenarzt in Stuttgart-Cannstatt, dann niedergelassener Allgemeinpraktiker und Chirurg in Dieburg und Bobenhausen (beides Hessen); 1925 bis 1935 Leitender Arzt an den Kindergenesungsheimen Bethesda und Siloah in Bad Sülze; ab 1935 Arzt in Nordhastedt/Dithmarschen; am 3.5.1944 im Alter von 80 Jahren an Nierenentzündung und Altersschwäche in Nordhastedt gestorben

Schaetzing, Dr. Eberhard Gustav Wilhelm

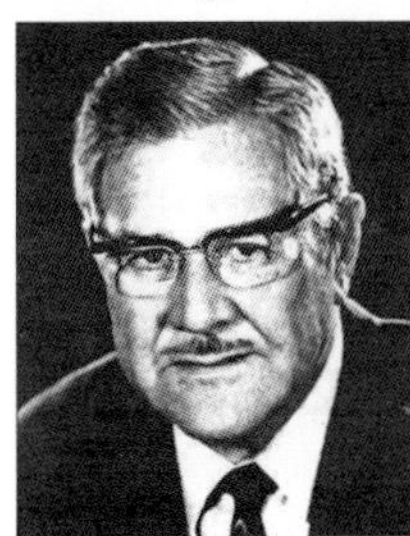

geboren am 30.4.1905 in Köln/Rheinprovinz; Sohn eines Regierungs-Landmessers und späteren Oberlandmessers; Gymnasium in Köln, 1925 Abitur; Studium der Psychotherapie und Philosophie sowie Medizinstudium in Freiburg, Leipzig, Bonn, Berlin, Rostock und Köln (Sieboldstraße 22); April 1932 Approbation; Mai 1932 Promotion in Berlin;[38] Eintritt in die NSDAP am 1.6.1932; mind. 1932 Assistenzarzt am Gräfin-Rittberg-Krankenhaus in Berlin-Lichterfelde (Carstennstraße 58); mind. 1933 bis 1934 Assistenzarzt an der Frauenklinik und der Landeshebammenanstalt der Universität Rostock (dort auch wohnhaft: Doberaner Straße 142); 1936 bis 1938 Schiffsarzt bei der Hapag, u.a. auf der „New York“; April 1938 bis 1970 niedergelassener Facharzt

36) Mit der Arbeit: Über die Behandlung der Ruptura uteri mit complettem Austritt des Kindes, München 1889.
37) Mit der Arbeit: Experimentelle Untersuchungen über die Wehenthätigkeit des menschlichen Uterus, ausgeführt mittelst einer neuen Pelotte und eines neuen Kymographion, Berlin 1896.
38) Mit der Arbeit: Ein Fall von Aktinomykose des Hodensackes (MS).

für Frauenleiden, Geburtshilfe und Psychotherapie mit Privatklinik in (West-)Berlin (Kaiserstraße 5, Hohenzollernstraße 24, Kronprinzenallee/Clayallee 321); Juli 1938 Heirat mit Herta Bartelt (*2.10.1915 in Rathenow/Brandenburg, †20.3.1966 in Berlin; Tochter eines Kaufmanns und späteren Bücherrevisors), zwei Kinder, 1951 Scheidung (nahm danach ihren Mädchennamen wieder an); ab September 1939 Kriegseinsatz als Assistenzarzt, ab 1940 als Oberarzt in der Wehrmacht (u.a. Teilnahme am Überfall auf Polen und am Westfeldzug), wegen zeitweiser Erblindung durch tuberkulöse Uveitis im Februar 1942 aus der Wehrmacht entlassen; Oktober 1951 Heirat mit Charlotte Jung (*19.3.1913 in Frankfurt/Main, †20.4.2003 in Starnberg/Bayern; Tochter eines Elektro-Ingenieurs); ab mind. 1973 in Starnberg (Am Hochwald 17); ab 1973 Präsident der Deutschen Psychotherapeutischen und Sozialmedizinischen Gesellschaft; am 13.12.1989 im Alter von 84 Jahren in Herrsching am Ammersee/Bayern gestorben

Schafft, Dr. Walther Julius Richard
geboren am 4.2.1912 in Hersfeld/Hessen-Nassau; Sohn eines Rechtsanwalts und späteren Bürgermeisters; Gymnasium in Hersfeld, 1932 Abitur; Medizinstudium in Göttingen, Jena, Hamburg und Rostock; 1938 Approbation; mind. 1938 Assistenzarzt an der Orthopädischen Heil- und Pflegeanstalt Bethesda in Züllchow bei Stettin; mind. 1939 Assistenzarzt in Rostock (Kaiser-Wilhelm-Straße 19); dort im April 1939 Promotion;[39] Mai 1939 bis mind. 1945 Assistenzarzt am Sanatorium „Haus Deutschland“ in Hersfeld (Vitalisstraße 5); ab September 1939 Kriegseinsatz als Oberarzt in der Wehrmacht; Januar 1943 Heirat mit der Arzthelferin Gisela Seyfarth (*25.5.1920 in Pferdsdorf/Rhön; Tochter eines Lehrers), mind. drei Kinder; bis 1998 in Bad Hersfeld (Am Hopfengarten 7); am 2.1.1998 im Alter von 85 Jahren in Bad Hersfeld gestorben

Schalk, Dr. Else Frida

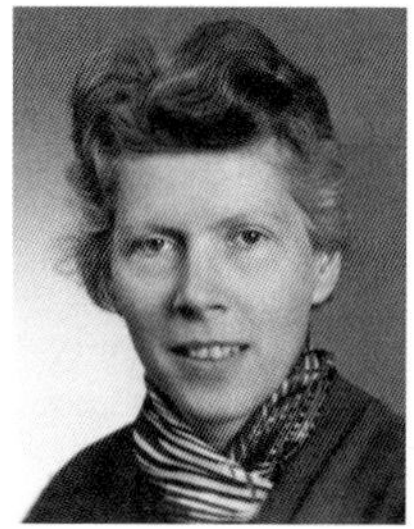

geboren am 10.1.1920 in Marienburg/Westpreußen; Tochter eines Textilkaufmanns; Gymnasium, 1939 Abitur; Medizinstudium; Approbation; Promotion; nach Flucht ab mind. Frühjahr 1945 Assistenzärztin am Stift Bethlehem in Ludwigslust; ab mind. 1946 Ärztin am Städtischen Gesundheitsamt Schwerin (Lübecker Straße 121); ab mind. 1948 Ärztin, ab mind. 1968 stellvertretende Ärztliche Direktorin an der Tbc-Heilstätte bzw. Klinik für Tuberkulose und Lungenkrankheiten in Schwerin-Lankow (Lankower Straße 11-15, Adolf-Wilbrandt-Straße 4, Lübecker Straße/Ernst-Thälmann-Straße 152); 1968 Hufeland-Medaille in Gold; spätestens 1990 zur Sanitätsrätin ernannt; bis mind. 1990 Fachärztin für Innere Medizin und Lungenkrankheiten in Schwerin (Schäferstraße 17); unverheiratet, ein Kind; am 31.10.2005 im Alter von 85 Jahren in Schwerin gestorben

Schalk, Dr. Hermann
geboren am 31.5.1880 in Kotzargen/Ostpreußen; Sohn eines Landwirts; Elementarschule in Kotzargen und Privatseminar in Karlshof/Ostpreußen; 1902 bis 1904 Militärdienst bei der Feldartillerie und im Sanitätskorps, 1904 bis 1908 Sanitätsdienst im Infanterie-Regiment 128; ab 1908 Studienreisen durch den Orient und Selbststudium; ab 1911 Medizinstudium an der Amerikanischen Hochschule in Beirut; 1915 Approbation für die Türkei und Zuerkennung des Doktortitels durch den Staat New York/USA; Mai 1915 bis Oktober 1918 Kriegseinsatz bei der Militärmission Konstantinopel als Assistenzarzt bzw. Leitender Arzt in Lazaretten und Krankenhäusern auf den Dardanellen, in der Türkei und in Syrien, EK II; 1919 Abitur in Danzig; zur Erlangung der Zulassung als Arzt für Deutschland ab 1920 Medizinstudium in Berlin; Oktober 1921 Approbation; März 1922 Promotion in Berlin;[40] Dezember 1935 bis Juli 1936 niedergelassener Allgemeinpraktiker in Maldeuten/Ostpreußen; Juli 1936 bis 1943 praktischer Arzt in Riesenburg/Westpreußen (Markt 17); nach Schließung der eigenen Praxis ab Juli 1943 dienstverpflichteter Arztvertreter in der Praxis von Dr. Leo von Przewoski in Schwarzendorf/Westpreußen; nach Flucht von mind. Frühjahr bis August 1945 praktischer Arzt in Sülstorf bei Schwerin (Mitversorgung von Boldela bei Schwerin)

39) Mit der Arbeit: Hautcarcinome des Rumpfes und der Extremitäten, Wismar 1939.
40) Mit der Arbeit: Die Ursachen therapeutischer Resistenz bei Malariafällen in der Türkei (MS).

Schammer, Dr. Johannes Moritz
geboren am 19.5.1895 in Dresden/Sachsen; Sohn eines Gerichtsaktuars und späteren Sekretärs; Gymnasium in Dresden, 1915 Abitur; Medizinstudium in Jena und Rostock (Waldemarstraße 23, Wokrenter Straße 22); dazwischen ab mind. 1915 Kriegseinsatz, zuletzt als Leutnant im Füsilier-Regiment 90, verwundet, mind. 1918 bis 1919 in Kriegsgefangenschaft, EK II; Juni 1923 Approbation und Promotion in Jena;[41] mind. 1925 Arzt in Lübeck (Sophienstraße 15); Juni 1925 Heirat mit der Ärztin → Dr. Martha Schammer geb. Rebien; Juli 1925 bis Mai 1941 niedergelassener Allgemeinpraktiker (zusammen mit seiner ersten Ehefrau) in Herrnburg bei Schönberg (Haus Nr. 83); dort Eintritt in die NSDAP am 1.5.1933, Mitgliedsnummer 2.819.210; ab Mai 1933 auch Mitglied der SA, SA-Sanitäts-Obersturmführer; ab Juli 1934 Mitglied des NSDÄB, Nr. 12.261; ab Juni 1941 Kriegseinsatz als aktiver Militärarzt bei der Luftwaffe; ab mind. 1953 niedergelassener Allgemeinpraktiker (zusammen mit seiner ersten Ehefrau) in Lübeck (Brandenbaumer Landstraße 216); Dezember 1970 Heirat mit der Fernmeldesekretärin Gertrud Gödel (*16.4.1920 in Hamburg, †3.8.2010 in Lübeck; Tochter eines Musikers); bis 1977 in Lübeck (Blücherstraße 10); am 25.8.1977 im Alter von 82 Jahren in Lübeck gestorben

Schammer, Dr. Martha Maria Magdalena (geb. Rebien)
geboren am 25.11.1896 in Lübeck; Tochter eines Handlungsreisenden und späteren Kaufmanns; Realgymnasium in Lübeck, 1916 Abitur; Medizinstudium in Heidelberg, Jena und Rostock (Bismarckstraße 8); Mai 1924 Approbation und Juli 1924 Promotion in Rostock;[42] mind. 1925 Ärztin in Hamburg (Breitenfelder Straße 46); Juni 1925 Heirat mit dem Arzt → Dr. Johannes Schammer; Juli 1925 bis mind. August 1945 niedergelassene Allgemeinpraktikerin (bis Mai 1941 zusammen mit ihrem Ehemann, der dann aktiver Militärarzt bei der Luftwaffe wurde) in Herrnburg bei Schönberg (Haus Nr. 83); ab mind. 1953 niedergelassene Allgemeinpraktikerin (zusammen mit ihrem Ehemann) in Lübeck (Brandenbaumer Landstraße 216); am 1.2.1970 im Alter von 73 Jahren in Lübeck gestorben

Schanen, Dr. Heinz Friedrich Karl
geboren am 20.7.1915 in Dortmund/Westfalen; Sohn eines Prokuristen; Realgymnasium in Dortmund, 1935 Abitur; Medizinstudium in Berlin an der Militärärztlichen Akademie (dort auch Fahnenjunker im Sanitätskorps), in Würzburg und Danzig; Februar 1942 Promotion in Danzig;[43] Februar 1942 Approbation; anschließend Feldunterarzt an der Militärärztlichen Akademie in Berlin (dort auch wohnhaft: Scharnhorststraße 35); Februar 1942 Heirat mit der medizinisch-technischen Assistentin Elisabeth Riehn (*6.2.1916 in [Berlin-]Karlshorst, †7.2.1981 in Bremen; Tochter eines Bankabteilungsdirektors), mind. zwei Kinder; in der Sanitäts-Abteilung 12 der Wehrmacht (Schwerin) im März 1944 zum Oberarzt befördert; mind. 1945 in Potsdam; bis Februar 1948 in Westberlin; Februar 1948 bis September 1950 Arzt am Landeskrankenhaus/Lungenheilanstalt Holdheim in Oberneuland bei Bremen (dort zunächst auch wohnhaft: Apfelallee 30; Auf der Heide 11); ab September 1950 HNO-Arzt in Bremen (Auf der Wachsbleiche 13 und 26, Weserstraße 86, Overbecks Garten 7); am 18.5.1984 im Alter von 68 Jahren in Bremen gestorben

Schantz, Gottfried Hermann Bruno
geboren am 3.7.1911 in Cottbus/Brandenburg; Sohn eines Königlichen Berginspektors; Gymnasium, 1932 Abitur; Medizinstudium; September 1939 Approbation in Rostock; ab Februar 1940 Volontärassistent an der Medizinischen Klinik der Universität Rostock (Schröderplatz); ab März 1940 Volontärassistent am Deutschen Samariter-Ordensstift in Kraschnitz/Schlesien; ab März 1943 Arztvertreter in der Praxis von Dr. August-Wilhelm Bock in Rösslingen bei Breslau, ab April 1943 in der Praxis von Dr. Walter Vogt in Schmolz/Schlesien; ab September 1943 dienstverpflichteter Arzt in der Praxis von Dr. Werner Standke in Markt-Bohrau/Schlesien, ab Mai 1944 in der Praxis von Dr. Gottfried Blieske in Jordansmühl/Schlesien; mind. 1950 bis 1981 Facharzt für Innere Krankheiten in Berlin/DDR (Neanderstraße 29, Inselstraße 13, Alfelder Straße 146); am 10.9.1993 im Alter von 82 Jahren in Berlin gestorben

---

41) Mit der Arbeit: Medizin und soziale Fürsorge in den Reichsabschieden von 990 bis 1746 (MS).
42) Mit der Arbeit: Über nephrotische Schrumpfnieren.
43) Mit der Arbeit: Über die intravenöse Evipan-Natrium-Narkose und ihre Verwendbarkeit im Kriege, Danzig 1940.

Schaper, Dr. Eberhard Hermann Ewald

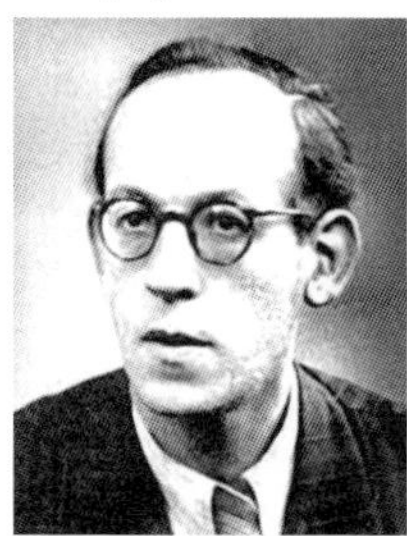

geboren am 21.6.1910 in Halberstadt/Provinz Sachsen; Sohn eines Lehrers; Gymnasium, 1931 Abitur; Medizinstudium in Berlin; Januar 1937 Approbation und März 1937 Promotion in Berlin;[44] ab 1937 Volontärassistent am Paulinenhaus in Berlin-Charlottenburg (Eschenallee 28-30); ab September 1938 Assistenzarzt am Röntgeninstitut von → Dr. Carl-Hermann Lasch in Rostock (Paulstraße 12); ab Oktober 1939 Arztvertreter in Berlin-Lichtenberg (Rittergutstraße 152); dienstverpflichteter Arzt in der Praxis von Dr. Kurt Hahn in Berlin (Dieffenbachstraße 40); ab September 1942 Facharzt für Röntgenologie; Heirat mit Edith Hucke (*5.5.1913 in Valparaiso/Chile, †9.9.2004 in Pucón/Chile), zwei Kinder; ab Mai 1943 Arztvertreter in Berlin (Altonaer Straße 30, Oranienburger Straße 35); mind. 1946 Facharzt für Röntgenologie und Strahlenheilkunde in Westberlin (Reinickendorf, Hauptstraße 36/37); Dezember 1947 Auswanderung (über Frankreich und Brasilien) nach Chile; spätestens 1957 Einbürgerung nach Chile; mind. 1957 bis 1959 Arzt in Valdivia/Chile; am 8.1.1995 im Alter von 84 Jahren in Pucón gestorben

Scharff, Dr. Horst Werner

geboren am 23.6.1910 in Halle/Provinz Sachsen; Sohn eines Arztes und späteren Regierungsmedizinalrates; Realgymnasium in Berlin, 1930 Abitur; Medizinstudium in Gießen, Göttingen, Berlin und Rostock; bis 1936 Medizinalpraktikant in Rostock, ab 1936 in Berlin (Knesebeckstraße 78/79); Februar 1937 Promotion[45] und 1937 Approbation in Rostock; anschließend dort Assistenzarzt; ab Ende 1937 Assistenzarzt, ab November 1942 Oberarzt am Auguste-Viktoria-Heim bzw. Krankenhaus Kurmark in Eberswalde/Brandenburg (dort auch wohnhaft); September 1938 Heirat mit der Sekretärin Esther Menchen (*22.8.1911 in Neiße/Schlesien, †4.2.2000 in Kassel; Tochter eines Berufssoldaten [Major]), zwei Kinder; mind. 1963 bis 1974 Arzt in Kassel (Luisenstraße 8), zuletzt als Obermedizinalrat; am 22.11.1974 im Alter von 64 Jahren in Kassel gestorben

Scharlau, Dr. Alwin Christian Albert

geboren am 30.3.1888 in Slate bei Parchim/Mecklenburg; Sohn eines Kaufmanns und Brunnenpächters; Gymnasium in Neubrandenburg, 1907 Abitur; Medizinstudium in München und Rostock; mind. 1913 Medizinalpraktikant am Hygiene-Institut und an der Medizinischen Klinik der Universität Rostock (Buchbinderstraße 8/9, Schröderplatz); Juni 1913 Approbation und Promotion in Rostock;[46] anschließend Landarztvertreter in Sachsen; Oktober 1913 bis Dezember 1918 Assistenzarzt an der Hautklinik der Universität Rostock (Schröderplatz, Mühlenstraße 9); Dezember 1918 Heirat mit Hedwig Monicke (*5.7.1896 in Plau, †15.3.1962 in Rostock; Tochter eines Kaufmanns); Dezember 1918 bis mind. 1962 niedergelassener Facharzt für Haut-, Blasen- und Geschlechtskrankheiten in Rostock (Alexandrinenstraße 99, Richard-Wagner-Straße 16, Augustenstraße 3); dort Mitglied des Opferrings der NSDAP; am 3.2.1965 im Alter von 76 Jahren in Rostock gestorben

Scharlau, Dr. Gustav Hans Carl

geboren am 11.9.1882 in Rostock/Mecklenburg; Sohn eines Kaufmanns; Gymnasium in Rostock, 1900 Abitur; Medizinstudium in Marburg, Würzburg und Rostock (Fritz-Reuter-Straße 69); Medizinalpraktikant an der Medizinischen und der Chirurgischen Klinik der Universität Rostock (Schröderplatz); Juli 1907 Approbation und Dezember 1907 Promotion in Rostock;[47] 1908 bis 1911 Assistenzarzt an der chirurgischen Privatklinik von → Prof. Dr. Ernst Ehrich in Rostock (Paulstraße 52/54); November 1912 Approbation als Zahnarzt; ab 1912 Assistenzarzt, bis mind. 1918 Oberarzt an der Zahnklinik der Universität Rostock (Schröderstraße 36, Augustenstraße 79); August 1914 bis November 1918 Kriegseinsatz, zunächst als Marine-Oberassistenzarzt auf der SMS „Augsburg", zuletzt als Marinestabsarzt; Februar 1919 bis mind. 1943 niedergelassener Arzt für Zahn-, Mund- und

44) Mit der Arbeit: Über Kohlenoxydvergiftungen, Berlin 1937.
45) Mit der Arbeit: Zur Röntgenbehandlung innerer Kehlkopfcarcinome nach Coutard, Rostock 1936.
46) Mit der Arbeit: Beitrag zur Kenntnis des Vorkommens der Finne von Taenia solium beim Menschen, Rostock 1912.
47) Mit der Arbeit: Über Erfahrungen mit Tuberkulin an der medizinischen Universitätsklinik zu Rostock, Rostock 1907.

Kieferkrankheiten sowie praktischer Zahnarzt in Rostock (Paulstraße 24, Augustenstraße 3); mind. 1924 Stadtverordneter für die DNVP in Rostock; mind. 1931 bis 1932 auch Landeshochschulführer bzw. Hochschulpolitischer Referent des Stahlhelm-Studentenrings Langemarck; ab mind. 1932 auch Vorsitzender der Disziplinarkammer Mecklenburg des Reichsvereins Deutscher Zahnärzte; ab 1939 Facharzt für Mund- und Kieferkrankheiten; ab 1939 Kriegseinsatz in der Wehrmacht; April 1942 Zerstörung seiner Praxis in Rostock durch Bombenangriff; ab mind. 1946 Zahnarzt in Güstrow (Hafenstraße 11); unverheiratet; am 21.12.1958 im Alter von 76 Jahren in Güstrow gestorben

Scharnke, Prof. Dr. August Johannes Hermann
geboren am 4.4.1885 in Striegau/Schlesien; Sohn eines Fabrikbesitzers; Gymnasium in Mannheim, 1905 Abitur; Medizinstudium in Berlin an der Kaiser-Wilhelm-Akademie für das militärärztliche Bildungswesen; als Einjährig-Freiwilliger dazwischen von April bis September 1904 Militärdienst; Oktober 1908 bis September 1909 Medizinalpraktikant als Unterarzt an der Medizinischen, der Chirurgischen und der Kinderklinik sowie am Pathologischen Institut der Charité in Berlin; dort im Januar 1910 Approbation; Januar 1910 bis Januar 1913 zunächst Unterarzt, dann Assistenzarzt und schließlich Oberarzt im Infanterie-Regiment 53 in Köln; im Februar 1913 als klinischer und wissenschaftlicher Assistent zur Psychiatrischen und Nervenklinik der Universität Straßburg kommandiert; dort im Dezember 1913 Promotion;[48] ab August 1914 Kriegseinsatz als aktiver Truppenarzt, zunächst als Bataillonsarzt, dann als Regimentsarzt im Infanterie-Regiment 55, von Februar 1917 bis Januar 1919 als Chefarzt der Armee-Sanitätskompanie 622, zuletzt als Oberstabsarzt; im April 1919 erneut zur Psychiatrischen und Nervenklinik der Universität Straßburg kommandiert, im April 1920 aus dem Heer entlassen; ab April 1920 Oberarzt an der Psychiatrischen und Nervenklinik der Universität Marburg; dort im April 1921 Habilitation;[49] seitdem Privatdozent für Psychiatrie und Neurologie; Oktober 1921 Heirat mit der Ärztin → Dr. Susanne Scharnke geb. Krause, zwei Kinder; Juli 1925 bis 1927 außerplanmäßiger außerordentlichen Professor an der Universität Marburg; Mai 1927 bis 1931 Oberarzt an der Heil- und Pflegeanstalt (Rostock-)Gehlsheim (Gehlsheimer Straße 6); Juni 1927 bis 1931 auch außerplanmäßiger außerordentlicher Professor sowie Dozent für Psychiatrie und Neurologie an der Nervenklinik der Universität Rostock (Gehlsheim); am 4.10.1931 im Alter von 46 Jahren in Rostock gestorben

Scharnke, Dr. Susanne Franzerl Clara (geb. Krause)
geboren am 1.4.1896 in Elbing/Ostpreußen; Tochter eines Arztes; Gymnasium, 1915 Abitur; Medizinstudium in Marburg; Oktober 1921 Heirat mit dem Arzt → Dr. August Scharnke, zwei Kinder; Juni 1922 Approbation und August 1922 Promotion in Marburg;[50] mind. 1929 bis 1932 Assistenzärztin an der Heil- und Pflegeanstalt (Rostock-)Gehlsheim (Gehlsheimer Straße 6); mind. 1935 Ärztin an der Psychiatrischen und Nervenklinik der Universität Jena; Oktober 1936 bis mind. 1942 niedergelassene Fachärztin für Nerven- und Gemütsleiden in Jena (Fritz-Sauckel-Straße 18, Engelplatz 10)

Schatz, Dr. Roland Friedrich
geboren am 14.5.1893 in Rostock/Mecklenburg; Sohn des Arztes und Geheimen Medizinalrates Prof. Dr. Friedrich Schatz (*1841, †1920); Gymnasium in Rostock, 1913 Abitur; Medizinstudium in Kiel, Freiburg und Rostock (Loignystraße 1); dazwischen ab August 1914 Kriegseinsatz im Heeressanitätsdienst, 1919 aus dem Heer entlassen; Dezember 1920 Approbation in Greifswald; 1921 bis 1924 Assistenzarzt an der Universitäts-Hautklinik in Greifswald; September 1924 bis September 1927 niedergelassener Allgemeinpraktiker in Parchim; Juli 1925 Promotion in Greifswald;[51] Oktober 1927 bis 1929 niedergelassener Facharzt für Haut- und Blasenleiden mit Röntgen- und Lichtbehandlung in Rostock (Breite Straße 24); dort ab 1927 Mitglied der NSDAP; mind. 1928 Vorsitzender des Ortsparteigerichts Rostock der NSDAP; ab April 1929 Facharzt für Hautkrankheiten in Allenstein/Ostpreußen; dort auch

48) Mit der Arbeit: Enuresis und Spina bifida occulta, Berlin 1913.
49) Mit der Arbeit: Über die Notwendigkeit einer ätiologischen Gestaltung der Paralysetherapie (MS).
50) Mit der Arbeit: Untersuchungen über die ausflockende Wirkung von Alkaloiden auf Eiweißstoffe in saurer, neutraler und alkalischer Lösung (MS).
51) Mit der Arbeit: Über Nebenerscheinungen nach örtlicher Betäubung durch Alypin nitricum unter besonderer Berücksichtigung eines nach Einspritzung in die Harnröhre beobachteten Todesfalles, Greifswald 1925.

Leiter der ärztlichen Berufsvereinigung; August 1930 Heirat mit Erna Rößler (*25.11.1892 in Obrigheim/Baden, †30.3.1956 in Minden/Nordrhein-Westfalen; Tochter eines Gipsgrubenbesitzers); ab November 1935 niedergelassener Hautarzt in Saarbrücken; Januar 1936 bis 1945 wieder Facharzt für Haut- und Geschlechtsleiden in Allenstein (Magisterstraße 4); mind. 1940 Kriegseinsatz; nach Flucht von April bis Juni 1945 Arztvertreter in der Praxis von → Dr. Hans Ihlow in Parchim; Juni 1945 Facharzt für Haut- und Geschlechtskrankheiten in Schwerin (Bismarckstraße 85); Juni 1945 Flucht aus der sowjetischen Besatzungszone; ab mind. 1956 Facharzt in Minden (Priggenhagen 9, Greisenbruchstraße 11); Dezember 1960 Heirat mit Alwine Lübcke (*7.10.1890 in Alt Jabel bei Lübtheen, †9.3.1970 in Minden; Tochter eines Erbpächters); am 13.5.1968 im Alter von fast 75 Jahren in Minden gestorben

Schauwecker, Dr. Wolfgang Ferdinand August
geboren am 12.7.1912 in (Berlin-)Steglitz; Gymnasium, 1931 Abitur; Medizinstudium in Berlin an der Kaiser-Wilhelm-Akademie für das militärärztliche Bildungswesen; Approbation; September 1936 Promotion in Berlin;[52] mind. 1937 Sanitätsoffizier und Assistenzarzt im Heer in Neustrelitz; September 1939 Heirat mit Annemarie Tengelmann (*23.4.1917 in Dortmund, †28.10.1993 in Bensheim/Hessen; Tochter eines Bergwerksdirektors), drei Kinder; mind. 1940 Stabsarzt in Berlin (Scharnhorststraße 34-36); Kriegseinsatz; mind. 1955 Arzt in Gelsenkirchen (Virchowstraße 131); mind. 1960 bis 1977 Leitender Arzt am Knappschafts-Vorsorgeheim Schloß Schönberg in Bensheim (Alter Schloßweg 15, Nibelungenstraße 36); zum Medizinaldirektor ernannt; bis mind. 1997 in Bensheim; November 1997 Heirat mit Heide von Leth; bis 2006 im Ruhestand in Lindenfels/Hessen (Schloßwaldweg 5); am 28.11.2006 im Alter von 94 Jahren in Lindenfels gestorben

Schedel, Dr. Hans Werner
geboren am 19.2.1909 in Feudenheim bei Mannheim/Baden; Sohn eines Versicherungsbeamten und späteren Versicherungsdirektors; Gymnasium, 1929 Abitur; Medizinstudium in München; September 1937 Approbation; Oktober 1940 Promotion in München;[53] mind. 1944 bis 1945 Arzt in Rostock (Gehlsdorf, Hummelbrink 5); Juli 1944 Heirat mit der Sekretärin Edith Janssen (*17.1.1914 in [Berlin-]Pankow, †vor 1992; Tochter eines Briefträgers und späteren Postschaffners), mind. ein Kind; 1945 Flucht nach Dänemark; mind. 1946 bis 1947 Arzt in Kopenhagen/Dänemark; bis 1991 in Wennigsen/Deister/Niedersachsen (Linderter Straße 27); am 15.10.1991 im Alter von 82 Jahren in Springe/Niedersachsen gestorben

Scheel, Dr. Konrad Robert Ernst
geboren am 17.5.1909 in Hasseldorf/Pommern; Sohn eines Lehrers; Gymnasium in Pyritz, 1929 Abitur; Medizinstudium in Jena, Wien, Berlin und Rostock; August 1936 Approbation in Rostock; ab 1936 Volontärassistent bei → Dr. Max Richter in Wismar (Lübsche Straße 35); mind. 1937 Volontärassistent in Rostock (Doberaner Straße 47); dort auch Mitglied des NSKK; April 1937 Promotion in Rostock;[54] Oktober 1938 bis März 1939 Assistenzarzt am Stadtkrankenhaus in Schwerin (Werderstraße 30); ab März 1939 in Teterow; ab April 1939 Jungarzt in der Praxis von → Dr. Franz Rotmann in Malchin; ab September 1939 Volontärassistent am Carolinenstift in Neustrelitz (Georgstraße 1-6); ab Oktober 1940 Kriegseinsatz in der Wehrmacht; mind. 1946 bis 1977 niedergelassener Allgemeinpraktiker und Facharzt für Chirurgie in Teterow (Rudolf-Breitscheid-Straße 19 und 7); Juli 1949 Heirat mit Erika Gertz (*21.12.1925 in Rostock, †18.8.1986 in Rostock; Tochter eines Kaufmanns), ein Kind; als Sanitätsrat bis 1992 im Ruhestand in Teterow (Von-Moltke-Straße 7); am 18.7.1992 im Alter von 83 Jahren in Gnoien gestorben

Scheel, Dr. Kurt Otto Gustav
geboren am 26.6.1909 in Berlin; Sohn eines Landwirts; Reformrealgymnasium in Bad Harzburg, 1930 Abitur; Medizinstudium in Jena, München und Rostock; mind. 1937 Medizinalpraktikant in

52) Mit der Arbeit: Beitrag zur intrapelvinen, extraperitonealen Resektion des Nervus obturatorius, Berlin 1936.
53) Mit der Arbeit: Über die Auswertbarkeit der Lungenkontaktaufnahmen in der klinischen Röntgendiagnostik und ihre Technik, Würzburg 1937.
54) Mit der Arbeit: Über das Verhalten der Leukocyten und der Senkungsreaktion bei Kindern während einer Ostseebadekur, Wismar 1937.

Rostock; dort Eintritt in die NSDAP am 1.5.1937, Mitgliedsnummer 5.647.913; daneben auch Mitglied des NSKK; Dezember 1937 Approbation und Oktober 1938 Promotion in Rostock;[55] bis 1939 Hilfsassistent am Pathologischen Institut der Universität Rostock (dort auch wohnhaft: Strempelstraße 14); ab 1939 Arzt am Städtischen Krankenhaus in Berlin-Neukölln; mind. 1940 wieder Arzt in Rostock, dann wieder in Bad Harzburg (Herzog-Wilhelm-Straße 79); mind. 1940 bis 1941 Kriegseinsatz als Oberarzt im Stab des Fallschirm-Fla-MG-Bataillons der Luftwaffe; unverheiratet; am 20.5.1941 im Alter von 31 Jahren auf dem Flugplatz Iraklion/Kreta/Griechenland gefallen

Scheel, Dr. Paul Friedrich Carl

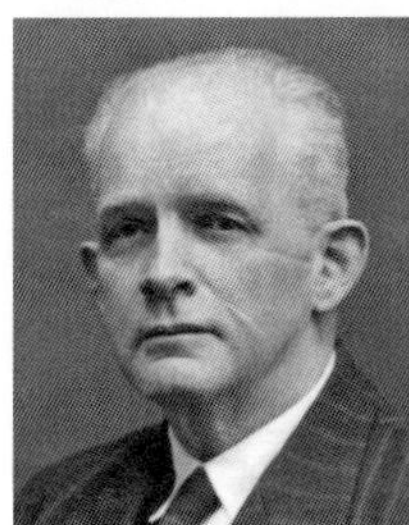

geboren am 1.10.1883 in Rostock/Mecklenburg; Sohn des Arztes und Medizinalrates Dr. Ludwig Scheel (*1849, †1913); Gymnasium in Rostock, 1901 Abitur; als Einjährig-Freiwilliger von Oktober 1901 bis September 1902 Militärdienst im Infanterie-Regiment 90 in Rostock; Medizinstudium in Tübingen, Rostock (Breite Straße 19) und Heidelberg; ab Mai 1908 Medizinalpraktikant am Pathologischen Institut und an der Chirurgischen Klinik in Rostock (Gertrudenstraße, Schröderplatz) sowie an der Medizinischen Universitätsklinik in Heidelberg; Mai 1909 Approbation und Oktober 1910 Promotion in Rostock;[56] Juli 1909 bis Juni 1913 Assistenzarzt an der Chirurgischen Klinik der Universität Rostock; August bis Oktober 1913 Volontärassistent an der Orthopädischen Universitäts-Poliklinik in Wien; November 1913 bis März 1914 Assistenzarzt an der Orthopädischen Universitätsklinik in München; April bis August 1914 Assistenzarzt an der Krüppelheilanstalt (Oskar-Helene-Heim) in Berlin-Dahlem; August 1914 bis Juli 1915 Kriegseinsatz als Chirurg und Oberarzt in der Heeres-Sanitätskompanie 9, Juli bis Dezember 1915 als Oberarzt im zum Reservelazarett umfunktionierten Oskar-Helene-Heim in Berlin, Dezember 1915 bis März 1919 als Abteilungsarzt und Stabsarzt an der Orthopädischen Abteilung des Reservelazaretts Rostock, EK II; Januar 1917 Heirat mit der Wirtschafterin (an der Landeskrüppelanstalt Elisabethheim in Rostock) Margarethe Müller (*14.12.1892 in Berlin, †9.5.1969 in Rostock; Tochter eines Staatsanwaltes sowie späteren Oberstaatsanwaltes und Oberjustizrates), zwei Kinder; April 1919 bis Dezember 1923 Leitender Arzt an der Orthopädischen Beratungs- und Beschaffungsstelle beim Versorgungsamt Rostock; Oktober 1919 bis April 1942 auch Leitender Arzt an der mecklenburgischen Landeskrüppelanstalt Elisabethheim in Rostock (Ulmenstraße 45); mind. 1919 bis 1920 Mitglied der DNVP; 1921 bis 1923 Vorsitzender des Rostocker Ärzte-Vereins; März 1922 bis mind. 1951 auch niedergelassener Facharzt für Orthopädie und orthopädische Chirurgie mit Privatklinik in Rostock (Augustenstraße 16 und 112, Paulstraße 40, Kaiser-Friedrich-Straße 2); ab 1929 Beiratsmitglied des Landesausschusses Mecklenburg für hygienische Volksbelehrung; Eintritt in die NSDAP am 1.5.1933, Mitgliedsnummer 2.819.285; daneben auch Mitglied des NSDÄB; 1933 bis 1945 auch nebenamtlicher Arzt der HJ-Banne Rostock-Stadt und Rostock-Land sowie stellvertretender Gebietsarzt des HJ-Gebiets Mecklenburg; ab 1934 Vorstandsmitglied der Deutschen Orthopädischen Gesellschaft und Mitglied der Internationalen Gesellschaft für Orthopädische Chirurgie und Traumatologie; ab 1935 auch Sachverständiger der Reichsarbeitsgemeinschaft zur Bekämpfung des Krüppeltums im Reichsausschuß für Volksgesundheitsdienst und ab Juni 1938 Landeskrüppelarzt für Mecklenburg; ab mind. 1938 auch Mitarbeiter des Schulungsamtes der Kreisleitung Rostock-Stadt der NSDAP sowie Mitarbeiter beim Kreisbeauftragten des Rassenpolitischen Amtes der Gauleitung Mecklenburg der NSDAP für den Kreis Rostock-Stadt; April 1938 Habilitation in Rostock;[57] Januar 1939 bis 1944 auch Dozent für Orthopädie an der Universität Ro-

55) Mit der Arbeit: Untersuchungen über das braune Pigment (Lipofuscin) in der Leber, München 1938.
56) Mit der Arbeit: Über ein eigenartiges Kankroid der Niere, Berlin 1910.
57) Mit der Arbeit: Beiträge zur Pathologie der Zwischenwirbelscheibe, Gütersloh 1938. Der Leiter der Rostocker Dozentenschaft und Gaudozentenbundführer → Prof. Dr. Heinrich Gißel hielt Scheel „für einen charakterlich in jeder Weise einwandfreien Menschen", der sich „immer als guter Kamerad erwiesen" habe. Seine Habilitationsschrift zeuge zwar von „guter fachlicher Beobachtung, ohne jedoch klinisch, experimentell oder sonst der Forschung ... Neues zu bringen", und Scheels „kleinere Vorträge" zeigten lediglich „eine normale pädagogische Befähigung". Gißel meinte, daß „auf Grund der rein wissenschaftlichen Leistungen die Habilitation [als] nicht gesichert erscheinen dürfte"; da Scheel aber „politisch in jeder Weise als zuverlässig anzusehen" sei, sollte „unter Berücksichtigung seiner Gesamtpersönlichkeit, insbesondere seiner ärztlichen Tätigkeit", die Habilitation dennoch genehmigt werden, denn schließlich könne Scheel als „ausgezeichneter Kenner der gesamten Krüppelleiden" immerhin „wertvolle Kollegs halten".

stock; September 1939 bis Oktober 1940 Kriegseinsatz als Stabsarzt im Wehrmachts-Standortlazarett Rostock; nach Übernahme des Vorsitzes der Stiftung Elisabethheim durch den Kreisamtsleiter der NSV des Kreises Rostock-Stadt, Karl Dau, im April 1942 als Leitender Arzt zunächst suspendiert; Juli 1943 bis Mai 1945 wieder Leitender Arzt am Elisabethheim in Rostock; März bis April 1945 erneuter Kriegseinsatz, nunmehr als Beratender Orthopäde im Wehrkreis II und als Stabsarzt im Wehrmachts-Standortlazarett Rostock, dort ärztliche Untersuchung der Volkssturmpflichtigen; Juli 1945 bis Februar 1946 erneut Leitender Arzt an der Landeskrüppelanstalt Elisabethheim in Rostock; ab Juli 1945 auch nebenamtlicher Arzt für Krüppelfürsorge am Staatlichen Gesundheitsamt für den Stadt- und Landkreis Schwerin; im Oktober 1945 aus dem Universitätsdienst entlassen; Dezember 1945 bis Februar 1949 auch Betriebsarzt, Seuchenarzt und Bezirksarzt am Gesundheitsamt Rostock; wegen NS-Belastung heruntergestuft und von Februar 1946 bis März 1948 nur noch Assistenzarzt an der zur Orthopädischen Klinik der Universität Rostock erweiterten ehemaligen Landeskrüppelanstalt Elisabethheim;[58] April 1948 bis März 1950 Oberarzt und stellvertretender Direktor, ab März 1950 Direktor an der Orthopädischen Klinik der Universität Rostock (Elisabethheim); ab März 1949 auch Vertragsarzt der Sozialversicherungsanstalt Mecklenburg zur Betreuung der Körperbehinderten und Versehrten der Kreise Rostock, Waren, Malchin, Neubrandenburg und Neustrelitz; im April 1950 zum Dozenten, 1951 zum Professor ernannt; ab Februar 1953 ordentlicher Professor mit Lehrstuhl für Orthopädie an der Universität Rostock; 1953 als Verdienter Arzt des Volkes, 1955 mit dem Vaterländischen Verdienstorden in Bronze ausgezeichnet; 1957 emeritiert; am 9.1.1959 im Alter von 75 Jahren in Rostock gestorben

Schellhaas, Dr. Heinrich Karl Friedrich
geboren am 10.4.1887 in Crumstadt/Hessen; Sohn eines Arztes; Gymnasium in Laubach, 1911 Abitur; Medizinstudium in Gießen, Kiel, Freiburg und Breslau; Oktober 1914 bis August 1918 Kriegsein-

58) In einer für die mecklenburgische Ärzteschaft einmaligen, 24 Seiten umfassenden Denkschrift über seine „Erfahrungen in der NSDAP" versuchte Scheel im März 1946 – zum Teil noch im Banne der NS-Diktion – seine Motivlagen, seine Handlungen und sein Engagement für den Nationalsozialismus zu erklären. So habe er „bis zum Ende des letzten Krieges an die unbedingte Anständigkeit unseres ganzen Volkes geglaubt" und daran, daß „der deutsche Soldat [als] Auslese eines Volkes von Idealisten ... sich rein erhalten" habe. Erst „mit dem grausigen Zusammenbruch" des NS-Regimes sei ihm die Erkenntnis gekommen, daß „das deutsche Volk unter seinen Soldaten, seinen Beamten und Führern Bestien besessen" habe, „die vor den gemeinsten Verbrechen, dem kaltblütigen Hinsiechenlassen und viehischem Massenmord nicht zurückschreckten, und das nicht nur als Einzelfall, sondern als System". Diese „Schande" könne „nur getilgt werden, wenn rücksichtslos alle, die an diesen Verbrechen beteiligt gewesen sind, aus dem Volkskörper ausgestoßen werden". Der Nationalsozialismus habe „alle, die sich ihm nicht als Konjunkturritter ... angeschlossen haben, schwer enttäuscht", weil er „in dem entscheidendsten Punkt seines Programmes, dem Kampf gegen den Kapitalismus, versagt" habe. Scheel habe geglaubt, den Nationalsozialismus für sein medizinisches Wirken einspannen zu können: „Nachdem ich den Gauleiter über die Ziele und Notwendigkeiten der Krüppelfürsorge aufgeklärt hatte, stellte er mir die Presse der Partei zur Aufklärung zur Verfügung", und Scheel trat – unter dem Eindruck des „Tages von Potsdam" – der NSDAP bei, „um innerhalb der Partei das von mir als Aufgabe gewählte ärztliche und soziale Arbeitsgebiet möglichst intensiv fördern zu können", auch „in der Überzeugung, daß es Aufgabe jedes Deutschen ist, dem Volk auf diese Weise zu dienen". Es sei ihm jedoch „nicht gelungen, hinter den Vorhang zu sehen und zu erkennen, wie wir alle betrogen wurden und das System mit Lüge und Verbrechen verteidigt wurde". Nun bedaure er, „daß auch ich 12 Jahre mich im Glauben, meinem Volk zu nützen, für ein System eingesetzt habe, welches das ganze Volk in Unglück und Schande gebracht" habe; andererseits hätte er ohne Mitgliedschaft in der NSDAP „niemals das schaffen können", was er „zum Besten der Gesundheitspflege unseres Volkes erreicht" habe, und „nur durch Anschluß an die Partei" und Mitarbeit in deren Schulungswesen sei ihm „die segensreiche Aufklärungsarbeit möglich" gewesen, und „nur mit ihrer Unterstützung konnte ich die Organisation der Krüppelfürsorge ... soweit vorwärts bringen". Er habe „bei jeder Gelegenheit" Widersprüche, die „von unteren Dienststellen [der NSDAP] ... verzapft wurden", in der „Diskussion klären lassen in einer Weise, die dem allgemeinen gesunden deutschen Empfinden entsprach". Gegen den indirekten Vorwurf, er habe wie viele andere Ärzte auf seinem Fachgebiet aktiv an der NS-Erbgesundheitspolitik mitgewirkt, zumal „in der Orthopädie von jeher die Forschung nach der Entstehung der angeborenen Mißbildungen mit an erster Stelle" stehe und Ursachen für „Mißbildungen" auch in der „vererbbaren fehlerhaften Keimanlage zu suchen" seien, wehrte sich Scheel mit dem Hinweis, daß „im Zusammenhang mit der Sterilisationsgesetzgebung der Vorstand der Deutschen Orthopädischen Gesellschaft in der nationalsozialistischen Zeit mit vielen irrigen Auffassungen aufräumen konnte", und er meinte, die Gauleitung davon überzeugt zu haben, „daß höchstens ein Zehntel aller von mir untersuchten Fälle angeboren" sei, und – so implizit – nur dieser geringe Prozentsatz durch Sterilisation an der Fortpflanzung gehindert werden müsse. Es sei, so Scheel, „immer noch viel ehrenvoller, eine falsche Überzeugung gehabt und verfochten zu haben, als gar keine". Scheel im November 1947: „Ich bedaure, daß ich mit dem größten Teile des Deutschen Volkes auf den verbrecherischsten Betrug hereingefallen bin, der je verübt worden ist, und damit Verbrechen unterstützt habe, die das ganze Deutsche Volk und leider auch die Deutsche Ärzteschaft schwer schänden."

satz; Juni 1920 Approbation und August 1923 Promotion in Breslau;[59] Assistenzarzt an der Chirurgischen Universitätsklinik in Breslau; Assistenzarzt und Arztvertreter in Simmerfeld bei Frankfurt/Oder, in Deggendorf/Donau, in Oschatz/Sachsen und Hoyerswerda/Sachsen; mind. 1928 Facharzt für Chirurgie in Züllichau/Brandenburg; Mai 1928 Heirat mit Ingeborg Windemuth gesch. Zimmer spätere Schilling (*15.10.1906 in Unruhstadt/Schlesien, †16.3.1942 in Berlin; Tochter eines Apothekenbesitzers); Januar 1929 bis mind. 1931 niedergelassener Allgemeinpraktiker und Chirurg in Fürstenberg; dort mind. 1931 auch Besitzer des Schloßsanatoriums; mind. 1932 Arzt in Berlin (Bruchwitzstraße 32); am 11.10.1932 im Alter von 45 Jahren in Berlin gestorben

Schemmel, Dr. Johann Josef
geboren am 3.9.1899 in Geldersheim bei Schweinfurt/Bayern; Sohn eines Ökonomen und späteren Spitalverwalters; Gymnasium in Geldersheim; ab Juli 1917 Kriegseinsatz in bayerischen Infanterie-Regimentern, zuletzt als Gefreiter, im Januar 1919 aus dem Heer entlassen; 1920 Abitur; Medizinstudium in Würzburg; 1925 Approbation; 1927 Promotion in Würzburg;[60] mind. 1929 Assistenzarzt an der Medizinischen Poliklinik der Universität Rostock (Gertrudenplatz); ab November 1938 Hilfsarzt am Staatlichen Gesundheitsamt Gerolzhofen/Bayern; Juni 1939 bis 1949 Leitender Arzt bzw. Bezirksarzt am Staatlichen Gesundheitsamt Tirschenreuth/Bayern (Metzgerstraße 514); unverheiratet; am 8.10.1949 im Alter von 50 Jahren in Tirschenreuth gestorben

Schenk, Dr. Karl Stefan
geboren am 15.2.1891 in Würzburg/Bayern; Sohn eines Regierungsregistrators und Königlichen Rates; Gymnasium in Würzburg, 1911 Abitur; Medizinstudium in Würzburg; dazwischen von August 1914 bis November 1918 Kriegseinsatz als Feldhilfsarzt in bayerischen Infanterie-Regimentern und Sanitätseinheiten, zuletzt als Assistenzarzt; August 1917 Approbation; spätestens 1926 Promotion; mind. 1926 Arzt an der Heilstätte der Landesversicherungsanstalt Sachsen in Gottleuba; Mai 1926 Heirat mit Käthe Dethlefsen gesch. Dammer (*23.9.1887 in Husum/Schleswig-Holstein; Tochter eines Kaufmanns), ein Kind; Eintritt in die NSDAP am 1.5.1933, Mitgliedsnummer 2.967.767; daneben auch Mitglied des NSDÄB, Nr. 17.069; als Medizinalrat von März 1938 bis Mai 1945 beamteter Vertrauensarzt und Leiter der Vertrauensärztlichen Dienststelle der Landesversicherungsanstalt Mecklenburg in Rostock (Johann-Albrecht-Straße 23); ab September 1939 Kriegseinsatz in der Wehrmacht, ab mind. Oktober 1944 uk gestellt; mind. Juli 1945 bis 1955 niedergelassener Allgemeinpraktiker in Rostock (Neuer Markt/Ernst-Thälmann-Platz 13, Heinrich-Lersch-Straße 23); am 15.6.1955 im Alter von 64 Jahren an Gehirnblutung und Myocardschaden in Rostock gestorben

Schenkel, Dr. Edmund Josef
geboren am 8.6.1910 in Oberbalbach/Baden; Sohn eines Landwirts; Gymnasium, 1931 Abitur; Medizinstudium in Heidelberg; mind. 1937 Medizinalpraktikant in Heidelberg (Bienenstraße 3); dort Eintritt in die NSDAP am 1.5.1937, Mitgliedsnummer 4.033.541; Oktober 1937 Approbation in Karlsruhe; ab November 1937 Sport- und Schularzt an der Führerschule des Berliner Hochschulinstituts für Leibesübungen in Neustrelitz (Schloß); dort auch Mitglied des NSFK; Januar 1938 Promotion in Heidelberg;[61] ab November 1939 Mitglied des NSDÄB; ab November 1939 Kriegseinsatz; mind. 1954 bis 1961 Facharzt für Innere Krankheiten in Westberlin (Bundesplatz 14); am 29.9.1981 im Alter von 71 Jahren in Schiltigheim/Frankreich gestorben

Scherer, Dr. Max Adolph Peter
geboren am 2.1.1878 in Dillenburg/Hessen-Nassau; Sohn eines Königlichen Bergamtsassessors und späteren Bergbeamten; Gymnasium, 1898 Abitur; Medizinstudium in Kiel; September 1905 Approbation und Oktober 1905 Promotion in Kiel;[62] praktischer Arzt in Wirges/Westerwald, Ziebingen/Bran-

---

59) Mit der Arbeit: Zur Kasuistik der Nabelgeschwülste unter Mitteilung von vier Fällen aus der Chirurgischen Universitätsklinik zu Breslau (MS).
60) Mit der Arbeit: Die Wirkung von Atropin auf den menschlichen Dünndarm, Würzburg 1925.
61) Mit der Arbeit: Über den Erfolg der mit Operation kombinierten Strahlenbehandlung bei primärem Ovarialkarzinom, Heidelberg 1937.
62) Mit der Arbeit: Über die Geistesstörungen beim Zeugungs- und Fortpflanzungsgeschäft des Weibes, Lübbecke 1905.

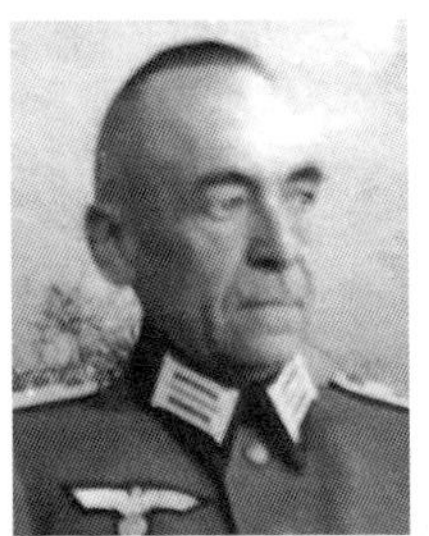

denburg und Königstein/Pfalz; mind. 1914 praktischer Arzt in Berlin (Schönwalder Straße 21); März 1914 Heirat mit der Krankenschwester Frieda Reetz spätere Daffner (*7.9.1891 in Ueckermünde/Pommern, †4.3.1987 in Straubing/Bayern; Tochter eines Gärtners und späteren Maschinisten), 1922 Scheidung (nahm danach – auf seine Verfügung – ihren Mädchennamen wieder an); Juni 1915 bis Oktober 1918 Kriegseinsatz; mind. 1923 praktischer Arzt in Barleben bei Magdeburg; bis 1928 niedergelassener Allgemeinpraktiker in Dargun; ab 1928 praktischer Arzt in Elbing/Ostpreußen; September 1929 Heirat mit Erna Horn (*1.5.1884 in Marienwerder/Westpreußen, †5.6.1970 in Bad Wildungen/Hessen; Tochter eines Oberlehrers); ab 1931 praktischer Arzt in Neuburg bei Wismar; Mai 1932 bis Juni 1936 Arzt in Rodewisch/Sachsen, ab 1936 in Lychen/Uckermark (Bismarckstraße 67); November 1941 bis 1948 praktischer Arzt in (West-)Berlin (Otawistraße 38); dort im Juni 1942 wegen „Verstoßes gegen das Rauschgiftgesetz" vom Ärztlichen Bezirksgericht Berlin verwarnt; am 2.11.1948 im Alter von 70 Jahren an Magenkrebs in Westberlin gestorben

Scherff, Dr. Ilse Anna

geboren am 11.7.1909 in Rostock/Mecklenburg; Tochter eines Schmiedemeisters und späteren Fabrikbesitzers; Lyzeum in Rostock, 1930 Abitur; Medizinstudium in Rostock (Patriotischer Weg 106); Medizinalpraktikantin am Johanniter-Krankenhaus in Gerdauen/Ostpreußen; Februar 1937 Approbation; ab März 1937 Landarztassistentin in Schlippenbeil/Ostpreußen (Adolf-Hitler-Platz 9); dort Eintritt in die NSDAP am 1.5.1937, Mitgliedsnummer 5.126.008; daneben auch Mitglied der NS-Frauenschaft und des NSDÄB; ab August 1937 Assistenzärztin am Johanniter-Krankenhaus in Gerdauen; Oktober bis Dezember 1937 Arztvertreterin in Mecklenburg; Januar bis April 1938 Volontärassistentin an der Frauenklinik, ab Mai 1938 an der Medizinischen Poliklinik der Universität Rostock (Doberaner Straße 142, Gertrudenplatz, Lange Straße 72); dort im Juni 1939 Promotion;[63] Juni 1939 bis mind. 1969 niedergelassene Allgemeinpraktikerin in Rostock-Warnemünde (Mühlenstraße 14, Dehmelstraße/Schillerstraße 10); bis 1999 im Ruhestand in Rostock-Warnemünde (Schillerstraße 10); unverheiratet; am 30.7.1999 im Alter von 90 Jahren in Rostock gestorben

Scheurlen, Dr. Friedrich Wilhelm Paul (Fritz)

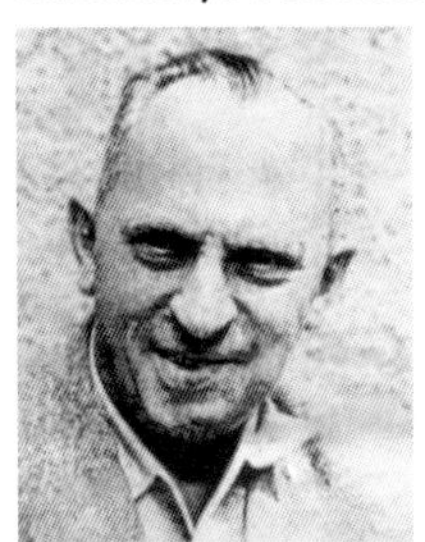

geboren am 28.1.1896 in Straßburg/Elsaß-Lothringen; Sohn eines Militärarztes und späteren Ministerialrates; Gymnasium, 1916 Notabitur; Kriegseinsatz; Medizinstudium in Tübingen; August 1922 Approbation und September 1922 Promotion in Tübingen;[64] mind. 1925 Arzt in Überruh bei Isny/Allgäu; September 1925 Heirat mit Marie Boness (*3.9.1896 in Rostock-Warnemünde, †17.5.1975 in Böblingen/Baden-Württemberg; Tochter eines Maschinisten und späteren Maschineninspektors), drei Kinder; mind. 1932 bis 1935 Oberarzt an der Heilstätte Stadtwald der Preußisch-Hessischen Eisenbahngemeinschaft in Melsungen/Hessen; dort Eintritt in die NSDAP am 1.5.1933, Mitgliedsnummer 2.553.782; als Facharzt für Lungenkrankheiten und Obermedizinalrat von 1935 bis mind. April 1945 Leitender Arzt bzw. Chefarzt an der Lungenheilstätte Amsee bei Waren (dort auch wohnhaft) und am Kinderheim in Waren; ab 1937 auch Tuberkulose-Fürsorgearzt für den Kreis Waren mit den Fürsorgestellen in Amsee, Malchow, Penzlin und Röbel; ab mind. 1975 in Böblingen (Beethovenstraße 8); am 11.2.1978 im Alter von 82 Jahren in Böblingen gestorben

Scheven, Dr. Karl August Wilhelm

geboren am 28.9.1888 in Rühn bei Bützow/Mecklenburg; Sohn eines Pastors und späteren Geheimen Oberschulrates; Gymnasium in Schwerin, 1909 Abitur; Medizinstudium in Heidelberg, München und Rostock (Neue Werderstraße 35); dazwischen von April bis Oktober 1912 Militärdienst; August 1914 Approbation in Berlin; ab August 1914 Kriegseinsatz als Arzt bei der Infanterie-Division 36, im Oktober 1914 bei Warschau in russische Kriegsgefangenschaft geraten und in Sibirien interniert, im

---

63) Mit der Arbeit: Untersuchungen über den Carotin- und Vitamin A-Gehalt des Blutserums, Rostock 1939.
64) Mit der Arbeit: Zur Kenntnis des Typhus abdominales in Württemberg in den letzten 50 Jahren (MS).

Mai 1917 nach Deutschland ausgetauscht, im Dezember 1918 regulär aus dem Heer entlassen, EK II, Verwundetenabzeichen in Schwarz; November 1917 Promotion in Rostock;[65] Januar 1919 bis Mai 1920 Assistenzarzt an der Chirurgischen Klinik der Universität Rostock (dort auch wohnhaft: Schröderplatz); 1920 staatsärztliche Prüfung; September 1920 bis März 1924 niedergelassener Allgemeinpraktiker in Pötrau bei Büchen/Lauenburg; dort auch nebenamtlicher Bahnarzt in Büchen; Februar 1921 Heirat mit Käthe Elfeldt (*14.10.1893 in Sülze, †5.12.1992 in Essen; Tochter des Arztes → Dr. Otto Elfeldt), fünf Kinder; April 1924 bis Juni 1925 auftragsweise Kreisarzt, Juli 1925 bis 1931 Kreismedizinalrat und regulärer Kreisarzt des Kreises Waren in Waren (Friedrich-Franz-Straße 24); April 1931 bis 1935 Kreismedizinalrat und Kreisarzt des Kreises Güstrow in Güstrow (Adolf-Hitler-Straße 18); daneben ab Oktober 1933 auch Gerichtsarzt bei der Spruchkammer des Amtsgerichts Waren; ab Januar 1934 zugleich Beisitzer am Erbgesundheitsgericht Güstrow;[66] als Amtsarzt und Kreismedizinalrat von April 1935 bis 1945 Leiter des Staatlichen Gesundheitsamtes des Kreises Rostock-Land in Rostock (Lloydstraße/Goethestraße 9); ab Dezember 1944 auch vertretungsweise Leiter des Staatlichen Gesundheitsamtes Wismar; wie alle Kreismedizinalräte uk gestellt; Juni bis August 1945 medizinischer Begleiter einer Kommission der SMAD zur Besichtigung der sanitären und hygienischen Verhältnisse im Kreisgebiet; August 1945 bis 1955 praktischer Arzt in Bad Doberan (Bismarckstraße 33, Friedrich-Engels-Straße 17); mind. 1950 auch Arzt an der Sozialversicherungs-Heilstätte Heiligendamm; Mitglied der CDU, mind. 1950 Kreistagsabgeordneter; am 17.10.1955 im Alter von 67 Jahren an Myodegeneratio cordis, Multipler Sklerose und Lungenentzündung in Rostock gestorben

Schibalski, Dr. Philipp Wilhelm Louis (geb. Szczybalski)

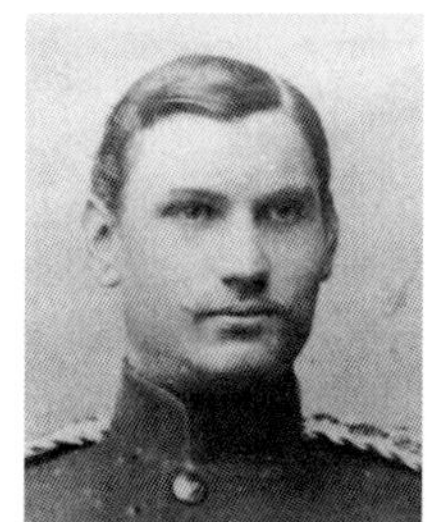

geboren am 6.12.1873 in Aweyden/Ostpreußen; Sohn eines Pastors; Gymnasium in Lyck, 1893 Abitur; zunächst Studium des Bauwesens in Berlin, dann Medizinstudium in Königsberg; Juli 1899 Approbation in Berlin; August 1900 Promotion in Königsberg;[67] zwischen 1900 und 1911 Namensänderung in Schibalski; bis 1904 Assistenzarzt an Augenkliniken in Königsberg, Stuttgart und Würzburg; September 1904 bis März 1911 niedergelassener Augenarzt in Weißenfels/Saale; April 1911 Heirat mit Wilhelmine von Gizycki (*24.6.1881 in Mühlen/Ostpreußen, †13.7.1978 in Dorsten/Nordrhein-Westfalen; Tochter eines Pastors), ein Kind; April 1911 bis 1935 niedergelassener Facharzt für Augenkrankheiten mit Privatklinik in Schwerin (Luisenplatz/Hindenburgplatz 8); August 1914 bis November 1918 Kriegseinsatz; ab 1930 Mitglied des ärztlichen Ehrengerichts Schwerin; ab 1935 Arzt in Stolp/Pommern; Januar 1938 Verzicht auf Ausübung des ärztlichen Berufs; bis Januar 1945 im Ruhestand in Gustkow/Pommern; nach Flucht über Rummelsburg/Pommern von Januar bis April 1945 in Bad Doberan; April bis September 1945 in Uelzen/Lüneburger Heide; September 1945 bis 1956 in Altschermbeck bei Schermbeck/Nordrhein-Westfalen (Freudenberger Straße 300); am 15.3.1956 im Alter von 82 Jahren an Altersschwäche, Herz-Kreislauf-Schwäche und Altersbrand in Schermbeck gestorben

Schiedlausky, Dr. Gerhard Oskar

geboren am 14.1.1906 in Berlin; Sohn eines Buchhalters und späteren Bücherrevisors; Realgymnasium in Berlin, 1926 Abitur; Medizinstudium in Berlin und Innsbruck; Eintritt in die NSDAP am 1.9.1931, Mitgliedsnummer 617.194; März 1932 Approbation; Dezember 1932 bis Juli 1933 sowie ab 1936 Mitglied der SS, Nr. 213.323; Juli 1933 Promotion in Berlin;[68] Juli 1933 bis März 1934 Medizinalassessor im Polizeidienst; 1934 bis 1939 niedergelassener Allgemeinpraktiker in Lebus/Oder (Adolf-

65) Mit der Arbeit: Untersuchungen über den Saponincharakter der Cholsäure, Stuttgart 1917.

66) In einem Schreiben des Kreisausschusses des Kreises Güstrow an das Mecklenburgische Innenministerium hieß es in einer Beschreibung der Tätigkeit Schevens im September 1934: „Der Umfang der Aufgaben des Kreisarztes hat sich im Laufe des Jahres infolge der rassenhygienischen Gesetzgebung ganz außerordentlich erweitert. Als ärztliches Mitglied des Erbgesundheitsgerichtes für den Landgerichtsbezirk Güstrow hat der Kreisarzt seit dem 1. Januar 1934 etwa 300 Sterilisationsanträge begutachtet, in der gleichen Zeit etwa 550 Personen auf Ehetauglichkeit. Die Zahl der rassenhygienisch untersuchten Siedler und einzubürgernden Ausländer ist mindestens ebenso hoch gewesen."

67) Mit der Arbeit: Ein Fall Cysticercus racemosus des Gehirns mit Arteriitis obliterans gigantocellularis (MS).

68) Mit der Arbeit: Über Pankreascysten, Berlin 1933.

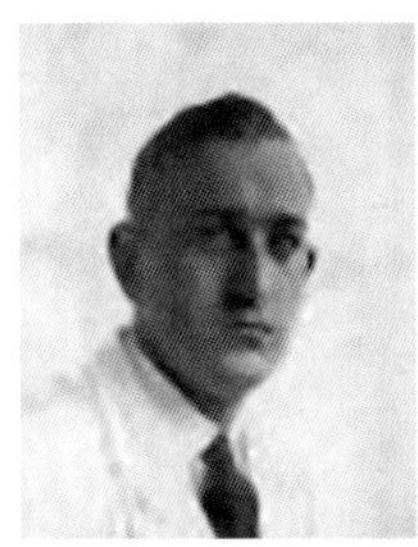

Hitler-Straße 174); Dezember 1934 Heirat mit der Krankenschwester Erna Löhr (*8.7.1911 in Wanne/Westfalen, †10.3.1996 in Berlin; Tochter eines Bergmanns und späteren Fahrhauers), fünf Kinder; im Oktober 1939 zur Waffen-SS einberufen und Dienst bei der Einwanderer-Zentralstelle in Posen; im August 1940 zum SS-Untersturmführer befördert; Januar bis März 1941 Ärztelehrgang bei der SS-Verfügungstruppe „Germania" in Hamburg; ab April 1941 Ausbildung zum SS-Arzt in den Konzentrationslagern Dachau, Oranienburg, Mauthausen und Flossenbürg; Dezember 1941 bis August 1943 Leitender Standortarzt im Konzentrationslager Ravensbrück; dort Sulfonamid-Versuche zur Behandlung von Gasbrand an polnischen Frauen; daneben Auswahl von weiblichen Häftlingen für deren Einsatz als Zwangsprostituierte in den Männerlagern Mauthausen, Buchenwald, Flossenbürg und Dachau; September bis Oktober 1943 Lagerarzt im Konzentrationslager Natzweiler; Oktober 1943 bis April 1945 Lagerarzt im Konzentrationslager Buchenwald, zuletzt als SS-Hauptsturmführer; bis November 1945 in Oberlangheim bei Lichtenfels/Bayern; November 1945 bis 1947 in Herten/Nordrhein-Westfalen (Gravelottestraße 12); im ersten Ravensbrück-Prozeß im Februar 1947 in Hamburg zum Tode verurteilt; am 3.5.1947 im Alter von 41 Jahren im Zuchthaus Hameln hingerichtet

Schiel, Dr. Verena Elisabeth

geboren am 24.7.1916 in Chemnitz/Sachsen; Tochter eines Postinspektors; Gymnasium, 1936 Abitur; Medizinstudium; Februar 1943 Approbation in Wien; Promotion; 1943 Assistenzärztin in Erfurt (Ludendorffstraße 40); ab November 1943 Assistenzärztin in der Praxis von → Dr. Wilhelm Vierheller in Neustrelitz (Beguinenstraße 10); ab Januar 1945 dienstverpflichtete Hilfskassenärztin in der Praxis von → Dr. Fritz Knüppel in Rerik (Mittelallee); bis 1984 wieder in Erfurt (Schillerstraße 41); unverheiratet; am 5.12.1984 im Alter von 68 Jahren in Erfurt gestorben

Schiersmann, Dr. Otto Karl Hermann

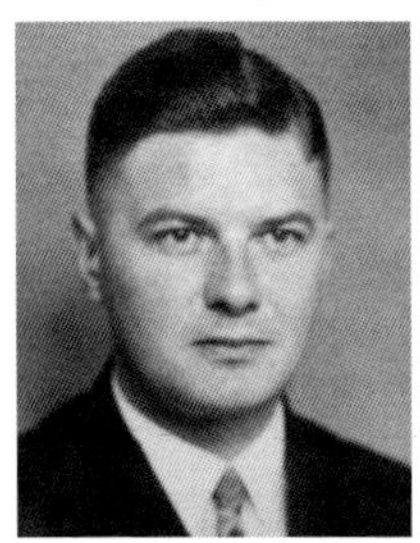

geboren am 25.6.1904 in Liegnitz/Schlesien; Sohn eines Kaufmanns und Generalagenten sowie späteren Landwirts; Gymnasien in Breslau und Dramburg/Pommern sowie Oberrealschule in Köslin/Pommern; ab April 1921 Offiziersanwärter beim 5. Preußischen Infanterie-Regiment; nach privater Vorbereitung im Februar 1924 Abitur am Realgymnasium in Rostock; März 1924 Offiziersanwärterprüfung in 5. Preußischen Infanterie-Regiment, dann aus gesundheitlichen Gründen Übertritt in den Heeresverwaltungsdienst, im Juli 1926 aus dem Heeresdienst ausgeschieden; zunächst Jurastudium, dann Medizinstudium in Rostock, München und Wien; Juli 1931 bis Juni 1932 Medizinalpraktikant an der Chirurgischen und der Medizinischen Klinik der Universität Rostock (Maßmannstraße 35, Schröderplatz); Juni 1932 Approbation; Juli 1932 bis Juni 1934 Volontärassistent an der Universitäts-Nervenklinik Rostock-Gehlsheim (dort auch wohnhaft); Januar 1933 Promotion in Rostock;[69] April 1933 Heirat mit der Zahnärztin Margarete Friedrichs (*31.10.1906 in Rostock, †13.10.1981 in Wuppertal; Tochter eines Oberpostassistenten und späteren Oberpostsekretärs), fünf Kinder; Eintritt in die NSDAP am 1.5.1933, Mitgliedsnummer 2.819.383; ab Mai 1933 auch Mitglied der SA, dort zuletzt SA-Sanitäts-Obersturmführer; ab Juni 1934 Gesundheitswalter der NSV; Juli 1934 bis 1946 Assistenzarzt an der Heil- und Pflegeanstalt Rostock-Gehlsheim (dort auch wohnhaft); ab August 1935 Mitglied des NSDÄB; September 1939 bis August 1940 Kriegseinsatz als Bataillonsarzt im Infanterie-Regiment 202, EK II; Dezember 1939 Habilitation in Rostock;[70] ab No-

69) Mit der Arbeit: Untersuchungen über den Druck in der Magenblase, Berlin 1933.

70) Mit der Arbeit: Einführung in die Enzephalographie. Die Röntgenuntersuchung nach lumbaler Luftfüllung der Liquorräume als diagnostisches Hilfsmittel in der Psychiatrie und Neurologie, Leipzig 1942. In einer Beurteilung des Leiters der Dozentenschaft der Universität Rostock, → Prof. Dr. Kurt Neubert, hieß es im März 1940, Schiersmann sei „kein trockener Gelehrter, sondern in erster Linie ein Arzt, der seine wissenschaftlichen Interessen und Fähigkeiten in den Dienst der Behandlung und Heilung von Kranken stellt … Er hat sowohl psychiatrische als auch neurologische Abteilungen so gut wie selbständig geführt und dabei stets volle Zuverlässigkeit und ausgezeichnete ärztliche wie organisatorische Fähigkeiten bewiesen. Als Lehrer besitzt Schiersmann eine geschickte anregende Art des Vortrages, die stets lebensnah bleibt und den Zuhörern infolgedessen viel zu geben vermag." Außerdem

vember 1940 erneuter Kriegseinsatz als Stabsarzt im Reservelazarett Ie in Rostock; Dezember 1940 bis 1946 auch Dozent für Psychiatrie und Neurologie an der Universität Rostock;[71)] wegen NS-Belastung im Januar 1946 aus dem mecklenburgischen Landesdienst entlassen;[72)] nach Flucht ab mind. 1950 Dozent und Facharzt in Wuppertal (Parkstraße 35); dort mind. 1952 bis 1966 Chefarzt an der Neurologisch-Psychiatrischen Abteilung des Krankenhauses Bethesda (Mozartstraße 48); bis 1981 in Wuppertal (Hainstraße 56); am 18.12.1981 im Alter von 77 Jahren in Wuppertal gestorben

Schievelbein, Dr. Uwe Wilhelm Friedrich
geboren am 20.2.1911 in Lauenburg/Pommern; Sohn eines Oberlehrers; Realgymnasium in Kassel, 1929 Abitur; zunächst Studium der Biologie in Greifswald, dann Medizinstudium in Greifswald, Gießen, München und Marburg; Februar bis Oktober 1935 Medizinalpraktikant an der Provinzialheilanstalt Lauenburg; ab November 1935 Sanitätsfahnenjunker im Infanterie-Regiment 4, nach Waffenausbildung als Unterarzt an das Standortlazarett Stettin versetzt; September 1936 Approbation; September 1936 bis Februar 1937 Assistenzarzt an der Inneren Abteilung, ab Februar 1937 an der Chirurgischen Abteilung, ab März 1937 an der Nervenabteilung des Standortlazaretts Stettin; April 1937 Promotion in Marburg;[73)] Juni 1937 bis mind. 1939 Oberarzt in der Sanitätsstaffel Rostock der Sanitäts-Abteilung 12 der Wehrmacht (Wächterstraße 28); mind. 1941 Kriegseinsatz als Stabsarzt im Infanterie-Regiment 282; seit dem 27.12.1941 im Alter von 30 Jahren in Worobi/Sowjetunion vermißt

Schildbach, Dr. Otto Robert Moritz
geboren am 29.1.1902 in Dresden/Sachsen; Sohn eines Kaufmanns; Gymnasium, 1922 Abitur; Medizinstudium in Freiburg; Dezember 1927 Approbation; September 1929 Promotion in Freiburg;[74)] April 1932 bis Juni 1933 Assistenzarzt in Fürstenberg; August 1935 bis 1955 niedergelassener Facharzt für Frauenkrankheiten und Chirurg in Berlin (Frankfurter Allee/Stalinallee 277, 276, 79, 78 und 366); August 1938 Heirat mit Gertrud Steigerwald (*14.8.1909 in Friedrichstadt/Schleswig-Holstein; Tochter eines Ziegeleibesitzers), mind. zwei Kinder, 1955 Scheidung; nach Flucht aus der DDR von 1955 bis mind. 1969 Frauenarzt in Westberlin (Drygalskistraße 4, Joachimsthaler Straße 21)

Schillbach, Dr. Ernst Siegfried
geboren am 14.2.1863 in Jena/Sachsen-Weimar-Eisenach; Sohn eines Arztes und späteren Medizinprofessors; Gymnasium in Jena, 1883 Abitur; Medizinstudium in Jena; dort im Dezember 1888 Approbation; Januar 1889 bis Januar 1890 Prosektor am Pathologischen Institut der Universität Jena; ab 1890 Militärarzt in Jena; dort im Januar 1891 Promotion;[75)] April 1892 Heirat mit Jenny Schwarz (*6.5.1865 in Zeulenroda/Vogtland, †2.9.1944 in Jena; Tochter eines Geheimen Justiz- und Oberlandesgerichtsrates), mind. ein Kind; mind. 1894 bis 1895 Königlicher Sanitätsoffizier in Weimar (Bernhardstraße 6); Dezember 1895 bis 1899 Stabsarzt in Güstrow; Dezember 1899 bis 1904 Stabsarzt in Neustrelitz; als Oberstabsarzt 1904 Regimentsarzt in Wesel/Rhein, 1905 bis November 1907

---

sei Schiersmann ein „überzeugter Nationalsozialist und politisch absolut zuverlässig. Er ist SA-Sturmführer und versieht als solcher Vertrauensstellungen, in denen er seine organisatorische Geschicklichkeit und seine politische Aktivität verwerten kann". Er genieße „das Vertrauen der Studentenschaft" und beteilige sich am Aufbau der Kameradschaften „mit großer Hingabe und Begeisterung".

71) In einer Erklärung des Direktors der Universitäts-Nervenklinik Rostock-Gehlsheim hieß es, daß „die Assistenten der hiesigen Klinik ... sowohl im Dienst der Klinik als auch der Anstaltsabteilungen bzw. der Poliklinik verwandt" würden; dabei würden die Anstaltsabteilungen der Heil- und Pflegeanstalt genauso betreut wie die Klinikabteilungen der Psychiatrischen und Nervenklinik. So habe Schiersmann „von Anfang an bis zu seiner Habilitation sowohl klinische als auch Anstaltsabteilungen als auch die Poliklinik betreut", dennoch stehe „die Tätigkeit als Anstaltsassistent ... hinter der des wissenschaftlichen Assistenten durchaus zurück".

72) Veröffentlichte u.a.: Sterilisationsgesetz und Ehe, in: Deutsche Zeitschrift für Gerichtliche Medizin, 24 (2-3/1935), S. 150-165 (zusammen mit seinem Chef, → Prof. Dr. Wolf Skalweit); hielt darin das Gesetz zur Verhütung erbkranken Nachwuchses für „einen Markstein in der Geschichte der Gesundheitspolitik" und für einen „Wendepunkt in der gesundheitspolitischen Gesetzgebung überhaupt".

73) Mit der Arbeit: Die Erfahrungen mit der Sterilisierung in der Provinzialheilanstalt Lauenburg und ihre zu erwartenden Auswirkungen für die Volksgesundheit, Marburg 1937.

74) Mit der Arbeit: Über die Erfolge der operativen Behandlung des Gallensteinleidens unter besonderer Berücksichtigung der Dauer der Erkrankung und des Lebensalters der Kranken zu Zeit der Operation, Dresden 1929.

75) Mit der Arbeit: Zwei Fälle von Durchlöcherung der Tricuspidalklappe mit Cyanose, Jena 1891.

in Schwerin; 1907 aus dem Militärdienst ausgeschieden; 1907 bis mind. 1929 niedergelassener Allgemeinpraktiker in Neustrelitz (Zierker Straße 8); 1908 zum Großherzoglichen Leibarzt, 1910 zum Geheimen Sanitätsrat ernannt; August 1914 bis März 1919 Kriegseinsatz als Direktor des Reservelazaretts Neustrelitz; im November 1919 zum Generaloberarzt ernannt; bis 1936 in Jena (Kaiser-Wilhelm-Straße 18); am 21.12.1936 im Alter von 73 Jahren in Jena gestorben

Schilling, Dr. Carl Friedrich

geboren am 30.4.1878 in Wiesbaden/Hessen-Nassau; Sohn eines Dieners und späteren Viktualienhändlers; Gymnasium in Wiesbaden, 1898 Abitur; Medizinstudium in Heidelberg; 1904 Approbation; August 1910 Promotion in Tübingen;[76] ab mind. 1918 Arzt in Sensburg/Ostpreußen; August 1918 Heirat mit Erika Hilbert verw. von Saucken (*22.3.1888 in Sensburg, †3.9.1959 in Tuttlingen/Baden-Württemberg), mind. ein Stiefkind; als Facharzt für Innere Krankheiten und Kreismedizinalrat ab mind. 1926 Kreisarzt, 1935 bis 1941 Leiter des Staatlichen Gesundheitsamtes Sensburg (Gartenstraße 15, Adolf-Hitler-Straße 33); als Medizinalrat ab Februar 1941 Amtsarzt bei der Regierung in Allenstein/Ostpreußen; nach Flucht ab mind. Frühjahr/Sommer 1945 Arzt ohne Tätigkeit in Hagenow; nach Flucht aus Mecklenburg bis Juli 1950 in Panker bei Lütjenburg/Schleswig-Holstein; ab Juli 1950 im Ruhestand in Lübeck-Travemünde (An der Logleine 5); am 10.3.1954 im Alter von 75 Jahren nach einem Schlaganfall an Herz-Kreislauf-Versagen, Altersaufbrauch und Cerebralsklerose in Lübeck-Travemünde gestorben

Schilling, Prof. Dr. Viktor Adolf Theodor

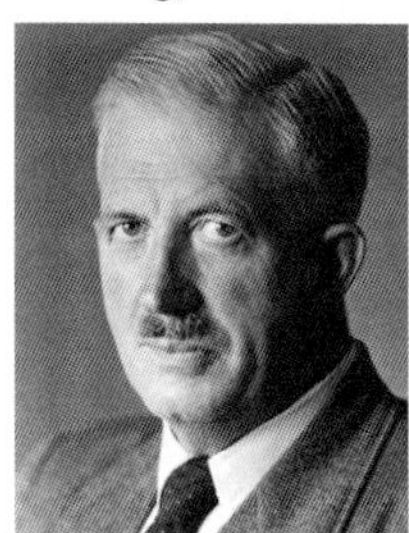

geboren am 28.8.1883 in Torgau/Provinz Sachsen; Sohn eines Militärarztes; Gymnasien in Hannover, Prenzlau und Allenstein/Ostpreußen, 1903 Abitur; Medizinstudium in Berlin an der Kaiser-Wilhelm-Akademie für das militärärztliche Bildungswesen; dort im Mai 1909 Approbation und Promotion;[77] als Einjährig-Freiwilliger von 1909 bis 1910 Militärdienst; April 1910 bis Oktober 1913 an das Institut für Schiffs- und Tropenkrankheiten nach Hamburg kommandiert; 1913 bis 1914 Ausbildung zum Korps-Hygieniker in Hannover; August 1914 bis Oktober 1918 Kriegseinsatz, zunächst als Chefarzt von Heereslazaretten in Metz/Lothringen, dann als Korps-Hygieniker in Galizien und Rußland sowie als Armee-Etappenhygieniker in Aleppo/Syrien, zuletzt als Beratender Hygieniker im türkischen Generalstab und als Leiter des Bakteriologischen Labors in Konstantinopel, EK II und EK I; Januar 1917 Heirat mit Franziska Hemmer (*24.9.1887 in Metz, †18.9.1964 in Rostock; Tochter eines Lehrers), zwei Kinder; Oktober 1918 bis Mai 1919 Korps-Hygieniker des X. Armee-Korps in Hannover; ab 1919 Assistenzarzt, dann Stationsarzt, ab Juli 1927 Oberarzt, ab September 1932 stellvertretender Direktor an der I. Medizinischen Klinik der Charité in Berlin; dort im Januar 1921 Habilitation;[78] seitdem Privatdozent und ab 1922 außerordentlicher Professor; ab 1921 Facharzt für Innere Medizin; mind. 1925 bis 1926 auch niedergelassener Facharzt für Innere Krankheiten in Berlin (Sächsische Straße 8); als Nachfolger des in die Emigration gezwungenen jüdischen Internisten Dr. Georg Klemperer (*1865, †1946) von April 1933 bis September 1934 Direktor der IV. Medizinischen Klinik der Charité in Berlin-Moabit; dort Eintritt in die NSDAP am 1.5.1933, Mitgliedsnummer 3.020.512; daneben auch Mitglied des NSDÄB; außerdem Führer des Deutschen Nichtordinarienverbandes, Führungsmitglied der Preußischen Dozentenschaft, Vorstandsmitglied der Ärztekammer von Groß-Berlin und Mitglied des Ausschusses der Deutschen Medizinischen Gesellschaft; ab Oktober 1934 ordentlicher Professor für Innere Medizin an der Universität Münster (Brockhoffstraße 14); dort 1937 Mitbegründer, später Vorsitzender der Deutschen Gesellschaft für Hämatologie; mit der Einleitung eines förmlichen Dienststrafverfahrens durch das Reichsministerium für Wissenschaft, Erziehung und Volksbildung im Februar 1938 von der Leitung der Medizinischen Universitäts-

76) Mit der Arbeit: Kasuistischer Beitrag zur Lehre von den Zwangsvorgängen bei Entarteten, Tübingen 1910.

77) Mit der Arbeit: Zur Morphologie, Biologie und Pathologie der v. Kupferschen Sternzellen, besonders der menschlichen Leber, Berlin 1909.

78) Mit der Arbeit: Die Zelltheorie des Erytrocyten als Grundlage der klinischen Wertung anämischer Blutbefunde, Berlin 1921.

klinik Münster entbunden,[79] im Juli 1939 mit einem Verweis bestraft;[80] August 1939 Auftrag zum Aufbau eines Instituts für Blutkonservierung und Bluttransfusion, dann bis März 1941 Kriegseinsatz als Oberstabsarzt und Leiter des Zentrallaboratoriums für Bluttransfusionsfragen am Robert-Koch-Institut in Berlin (das die Versorgung der Wehrmacht mit Blutkonserven organisieren sollte) sowie als Lehrer an der Militärärztlichen Akademie in Berlin (Scharnhorststraße 35) und als außerordentliches Mitglied des wissenschaftlichen Senats des Heeressanitätswesens; April 1941 bis Februar 1946 ordentlicher Professor für Innere Medizin an der Universität Rostock sowie Direktor der Medizinischen Klinik und Mitdirektor des Universitätskrankenhauses in Rostock (Schröderplatz, Goethestraße 9);[81] nach deren weitgehender Zerstörung durch einen Bombenangriff im April 1942 Aufbau, Organisation und Leitung von Hilfskrankenhäusern in Rostock, Bad Sülze und Graal-Müritz; im April 1944 selbst ausgebombt; wegen NS-Belastung im Februar 1946 zunächst aus dem Universitätsdienst entlassen, jedoch Weiterbeschäftigung als kommissarischer Direktor der Medizinischen Klinik der Universität Rostock; daneben Bewährungseinsatz als Seuchenkommissar; November 1946 Antrag der Medizinischen Fakultät auf Übertragung eines Forschungsauftrages;[82] 1948 Wiedereinsetzung als

79) Die Schilling zur Last gelegten Delikte waren umfangreich und werfen ein bezeichnendes Licht auf die Arbeitsverhältnisse an der Medizinischen Universitätsklinik. So wurde Schilling u.a. beschuldigt, als Klinikdirektor einem auswärtigen Mediziner eine nicht vorhandene Oberarztstelle angeboten zu haben, woraufhin dieser seine alte Anstellung aufgegeben und dadurch eine „Vermögensbeschädigung“ erlitten habe; neben weiterem „pflichtwidrigen Verhalten“ gegenüber diesem Assistenzarzt wurde Schilling „die Überschreitung seiner Amtsbefugnisse als Klinikdirektor zum Schaden verschiedener Klinikangestellter“ vorgeworfen, gegen die er unbefugte und unbegründete Kündigungen verhängt und weiteren Angestellten mit Kündigungen gedroht hatte; hinzu kam „ehrverletzendes Verhalten“ gegenüber einem Assistenzarzt, den Schilling mehreren Dienststellen gegenüber des Diebstahls bezichtigt hatte. Während man Schilling in den bislang skizzierten Fällen außerdem eine „erhebliche Verletzung der Wahrheitspflicht bei Ausübung seiner dienstlichen Pflichten“ zur Last legte, wurde ihm darüber hinaus die „Abgabe unwahrer dienstlicher Erklärungen in eigener Sache“ vorgehalten: So soll Schilling sich „zur Rechtfertigung seines Verhaltens in den vorstehenden Punkten gegenüber dem Universitätsrat auf einen selbstgefertigten Aktenauszug“ berufen haben, der in „wesentlichen Punkten eine Abweichung von den Originalurkunden enthielt“.

80) Obwohl sich diese und weitere Beschuldigungen im Verfahrensverlauf bestätigten und Schilling als notorischer Lügner entlarvt wurde, wurde das Verfahren im Juli 1939 mit der Erteilung eines Verweises eingestellt. Das Reichserziehungsministerium begründete diese „unverhältnismäßig milde Strafe“ damit, daß es zwar nahegelegen habe, „wegen der festgestellten Verfehlungen Anschuldigung vor dem ordentlichen Dienststrafgericht zu erheben“, daß jedoch davon abgesehen worden sei, weil „der feststehende Sachverhalt trotz der Erschwerung, die er durch die dargestellten Persönlichkeitsmängel erhält, zur Verhängung der allerschwersten Strafe, nämlich der Dienstentlassung, voraussichtlich nicht ausgereicht“ hätte. Und um die „nächstschwerere Strafe, d.h. diejenige der Gehaltskürzung bis zur Höchstdauer von fünf Jahren, herbeizuführen“, hätte es „eines langwierigen weiteren Verfahrens bedurft“. Schilling wurde „eine Reihe von Persönlichkeitsmängeln“ attestiert, und er wurde aufgefordert, durch „stärkste Selbstbesinnung, Selbstkritik und Selbstzucht“ an deren Beseitigung zu arbeiten. Durch seinen „weitgehenden Hang zur Unaufrichtigkeit“, seinen „Hang zur Selbstgerechtigkeit“ und zur „völligen Einsichtslosigkeit gegenüber eigenen Fehlern und begangenem Unrecht“ sowie durch den Machtmißbrauch als Klinikleiter gegenüber dem Klinikpersonal habe er die Amtspflichten „als Hochschullehrer und Klinikdirektor verletzt“ und das Vertrauensverhältnis an der von ihm geleiteten Klinik „vollständig zerrüttet“. NSDAP-Gauleiter Alfred Meyer bat den Reichserziehungsminister Bernhard Rust im Juni 1939, Schilling aus Münster zu versetzen, da dieser „durch seinen ausgesprochenen Mangel an Wahrheitsliebe ... an der Universität das Vertrauen der Studenten, der Dozenten und Beamten restlos verloren habe“; Schillings weitere Verwendung in Münster würde „größte Unruhe innerhalb der Universität hervorrufen“. In den von Schilling nach 1945 verfaßten Lebensläufen und ausgefüllten Personalbögen stilisierte er sich zum Opfer der NS-Diktatur; unter Bezugnahme auf seine arbeitsrechtliche Maßregelung beantwortete er Fragen nach Verfolgung und Bestrafung im Dritten Reich: „1934 Ablehnung als Rektor in Münster“, „1937 Disziplinarverfahren wegen berechtigter Verweigerung der Praktikantenscheine an den [NS-]Studentenführer Krüner, 1939 illegales Eingreifen des Gauleiters Meyer in Münster gegen Wiedereinsetzung in das Amt [des Klinikleiters in Münster] und illegale Versetzung nach Rostock 1941“.

81) Die Rostocker Medizinische Fakultät hatte ihre ablehnende Haltung gegenüber Schilling bereits vor dessen Berufung deutlich gemacht und vom zuständigen Sachbearbeiter des Reichserziehungsministeriums die ausdrückliche Zusage erhalten, daß eine Berufung Schillings nach Rostock gegen den Willen der Fakultät nicht erfolgen werde. Nach der trotzdem erfolgten Berufung Schillings legte der Dekan der Medizinischen Fakultät, → Prof. Dr. Kurt Wachholder, in Übereinstimmung mit dem Gaudozentenbundführer → Prof. Dr. Kurt Neubert entschiedenen Protest gegen die Versetzung Schillings an die Universität Rostock ein. Das Reichserziehungsministerium wies jedoch im Februar 1941 in scharfer Form darauf hin, „daß ein Protest gegen Entscheidungen des Herrn Reichswissenschaftsministers unstatthaft sei“; Proteste gegen Regierungsentscheidungen „seien der Zeit von vor 1933 angemessen, aber nicht [gegenüber] der nationalsozialistischen Staatsführung“. Die Fakultäten hätten zwar ein Vorschlags-, jedoch kein Ablehnungsrecht.

82) Scheinbar ganz im Gegensatz zu den sonst eher lasch gehandhabten Entnazifizierungspraktiken an der Universität Rostock meinte der Dekan der Medizinischen Fakultät, → Prof. Dr. Karl Klinke, im November 1946, da Schilling seit 1933 der NSDAP angehört habe, sei dessen „Weiterbeschäftigung an der hiesigen Fakultät unter den heutigen Verhältnissen nicht tunlich“, und Schillings „Wiederbeauftragung [sei] trotz Rehabilitation durch den Antifablock

Professor mit Lehrstuhl für Innere Medizin an der Universität Rostock (Borenweg 10);[83] ab 1951 Mitglied im Wissenschaftlichen Senat des DDR-Gesundheitsministeriums; 1952 Gründer und bis 1960 Vorsitzender der Hämatologischen Gesellschaft der DDR; im Oktober 1953 als Hervorragender Wissenschaftler des Volkes ausgezeichnet; 1955 Vaterländischer Verdienstorden in Bronze; Dezember 1956 Auftrag des Staatssekretariats für Hochschulwesen der DDR zum Aufbau einer Hämatologischen Forschungsabteilung „im internationalen Maßstabe" und einer Station für Tropenmedizin an der Medizinischen Klinik der Universität Rostock; seitdem Direktor und Leiter dieser Einrichtungen; im September 1957 emeritiert; Oktober 1958 Vaterländischer Verdienstorden in Silber und Ehrendoktorwürde der Universität Rostock; ab April 1960 Ehrenpräsident der Deutschen Hämatologischen Gesellschaft; am 30.5.1960 im Alter von 76 Jahren nach einem Herzinfarkt in Rostock gestorben[84]

Schimanski, Dr. Walter Alfred
geboren am 10.8.1905 in Illowo/Ostpreußen; Sohn eines Postmeisters; Gymnasium in Osterode/Ostpreußen, 1926 Abitur; Medizinstudium in Königsberg und Innsbruck; August 1932 Approbation und September 1932 Promotion in Königsberg;[85] ab 1932 Oberassistent an der Chirurgisch-gynäkologischen Abteilung des Johanniter-Krankenhauses, bis mind. 1945 Facharzt für Chirurgie in Stendal/Altmark (Nordwall 15); ab 1934 Mitglied der SS, Nr. 217.296, mind. 1936 SS-Unterscharführer in der 44. SS-Standarte; ab Februar 1941 Kriegseinsatz bei der Luftwaffe als Arzt auf dem Fliegerhorst in Güstrow, daneben auch Chirurg am Stadtkrankenhaus in Güstrow (Plauer Straße 81); mind. 1944 (erneuter) Kriegseinsatz als Stabsarzt in Wismar; Juni 1944 Heirat mit der DRK-Schwester Ilse Fick (*19.10.1911 in Doberan, †28.12.2008 in Lübeck; Tochter eines Hotelbesitzers), mind. ein Kind; bis 1982 Facharzt für Chirurgie in Lübeck (Klosterstraße 10); am 25.2.1982 im Alter von 76 Jahren in Lübeck gestorben

Schimkus, Dr. Irmgard Maria Margarete
geboren am 15.3.1907 in Stettin/Pommern; Tochter eines Buchhalters und späteren Kaufmanns; Gymnasium in Stettin, 1927 Abitur; Medizinstudium in Königsberg; dort im Juli 1934 Promotion;[86] 1934 Approbation; mind. 1940 niedergelassene Fachärztin in Stettin (Arndtstraße 35); bis mind. 1945 unverheiratet; nach Flucht bis mind. Frühjahr 1945 Kinderärztin in Rerik

Schimmel, Dr. Ernst
geboren am 11.6.1909 in Altenbögge/Westfalen; Sohn eines Landwirts; Gymnasium, 1930 Abitur; Medizinstudium in Marburg; Juli 1937 Approbation und August 1937 Promotion in Marburg;[87] Ein-

---

Rostock kaum durchzusetzen". Klinke bat die Zentralverwaltung für Volksbildung der SBZ in Berlin, „dem verdienten Forscher eine Arbeitsmöglichkeit, wenn möglich außerhalb Rostocks", zu vermitteln. Nachdem aber eine sowjetische Kommission deutlich gemacht hatte, daß die Medizinische Fakultät sich bemühen solle, Schilling in Rostock zu halten – Klinke: „die Russen sind von dem Namen Schilling zutiefst beeindruckt" –, teilte Klinke dem Direktor der I. Medizinischen Klinik der Charité und Vizepräsidenten der Deutschen Zentralverwaltung für Volksbildung, Prof. Dr. Theodor Brugsch, schon im Dezember 1946 die „vertrauliche Vorgeschichte" mit; danach wäre Schilling „seiner politischen Haltung nach wohl von vornherein tragbar gewesen. Wegen der häufigen Reibereien mit den Kollegen bestehe aber eine gewisse Animosität gegen ihn, die sowohl von Seiten der Fakultät wie von Seiten der Landesregierung zu Vorbehalten Anlaß" gegeben habe; außerdem sei Schillings Lehrtätigkeit „zu einseitig auf Hämatologie festgelegt".

83) Angesichts der prekären personellen Situation der Medizinischen Fakultät teilte Rektor Prof. Dr. Günther Rienäcker der Zentralverwaltung für Volksbildung im September 1947 mit, daß Schilling sich als Mitglied der NSDAP „jeglicher politisch aktiver Tätigkeit enthalten" habe, er „zahlreiche einwandfreie Entlastungszeugnisse" vorweisen könne und vom Nationalsozialismus nicht besonders gefördert, sondern eher gehemmt worden sei; Rienäcker wies nunmehr darauf hin, daß Schilling „ein Forscher von Weltruf" sei; er sei überzeugt, daß Schilling „im antifaschistischen Sinne wirken und lehren" werde, und setzte sich „gerade wegen des Weltrufes ... des führenden Hämatologen" für eine Wiedereinsetzung Schillings ein. Auch Dekan Klinke war – trotz Kenntnis der Aktenlage und der Vorgänge in Münster – nunmehr der Auffassung, daß Schilling „gerade mit den Parteidienststellen stets erhebliche Schwierigkeiten gehabt" habe und deshalb „von Münster nach Rostock strafversetzt" worden sei.

84) Nach der 1991 erfolgten Umbenennung der Leninallee ist die Schillingallee in Rostock nach ihm benannt.

85) Mit der Arbeit: Klinische Beobachtungen zur Pathogenese, Symptomatologie, Diagnose und Therapie des Megasigma, Königsberg 1931.

86) Mit der Arbeit: Über die frühinfantile spinale Muskelatrophie Typ Werdnig-Hoffmann, Königsberg 1934.

87) Mit der Arbeit: Meningitis tuberkulosa und Trauma in versicherungsrechtlicher und forensischer Beziehung, Marburg 1937.

tritt in die NSDAP am 1.5.1937; 1937 bis 1938 Jungarzt bei der Verwaltungsstelle 21 des Amtes für Volksgesundheit der Gauleitung Bayerische Ostmark der NSDAP in Parsberg/Bayern; bis Dezember 1938 Arzt in Mecklenburg; Dezember 1938 bis 1939 Assistenzarzt bei der Verwaltungsstelle 10 des Amtes für Volksgesundheit in der Gauleitung Bayerische Ostmark der NSDAP in Bamberg (Kapuzinerstraße 33); Mai 1939 Heirat mit der Studentin Hildegard Böhm (*12.2.1915 in Krinitz bei Grabow, †17.4.2010 in Bamberg; Tochter eines Lehrers), mind. zwei Kinder; ab 1939 dienstverpflichteter Arzt in der Praxis von Dr. Georg Förtsch in Bischberg/Bayern, ab Juni 1940 in der Praxis des verstorbenen Dr. Heinrich Maier in Hallstadt bei Bamberg, dann bei Dr. Wolfram Otto in Adelsdorf/Bayern; mind. 1945 bis 1971 niedergelassener Allgemeinpraktiker in Bamberg (Dr.-Martinet-Straße 22; wohnhaft in Gaustadt bei Bamberg, Höhenstraße 4); am 26.10.1971 im Alter von 62 Jahren in Bamberg gestorben

Schinzel, Dr. Alfred Franz Ferdinand

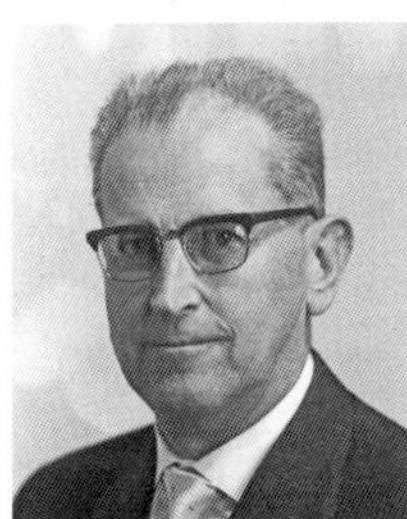

geboren am 1.11.1904 in Wien/Österreich-Ungarn; Gymnasium, 1923 Abitur; Medizinstudium; 1929 Approbation und Promotion; anschließend Assistenzarzt am Hygienischen Institut der Universität Wien; ab mind. 1932 Assistenzarzt am Hygiene-Institut der Universität Rostock (dort auch wohnhaft: Buchbinderstraße 8/9); als Amtsarzt 1937 bis 1952 Leiter der Hygienisch-Bakteriologischen Untersuchungsanstalt in Wien (Hintzerstraße 10, Zeindlhofergasse 11); ab Dezember 1940 auch beamteter Leiter der Hygiene-Untersuchungsstelle in Wien IX; ab März 1942 auch Physikats-Arzt der Gemeindeverwaltung des Reichsgaues Wien (Sobieskygasse 31, Rienösselgasse 7); März 1942 Heirat mit Gudrun Bürger (*1.11.1918 in Köln, †14.11.1998 in Natters bei Innsbruck/Österreich; Tochter eines Studienrates), drei Kinder; Mitglied der „Wiener Gesellschaft für Rassenpflege“; ab Juni 1952 Arzt, bis mind. 1975 Vorstand und Professor am Institut für Hygiene und Mikrobiologie der Universität Innsbruck (dort zunächst auch wohnhaft: Schöpfstraße 41; Kaiser-Franz-Josef-Straße 6, Vill 40); 1953 Habilitation; zum Medizinalrat ernannt; mind. 1965 auch Universitätsprofessor in Wien (Krottenbachstraße 33); bis 1981 im Ruhestand in Innsbruck (Vill 90); am 24.4.1981 im Alter von 76 Jahren an Prostata- und Leberkrebs in Innsbruck gestorben

Schiwek, Dr. Werner Hans

geboren am 25.6.1909 in Preußisch Eylau/Ostpreußen; Sohn eines Seminarlehrers; Gymnasien in Tilsit und Königsberg, 1929 Abitur; Medizinstudium in Königsberg; Mai 1936 Approbation; ab 1936 Volontärassistent, dann Oberarzt und Facharzt für Innere Krankheiten an der Hoeftman'schen Klinik in Königsberg (Luisenallee 44, Augustastraße 13, Kraus-Allee 29); dort im November 1937 Promotion;[88] ab Oktober 1939 Kriegseinsatz in der Wehrmacht; April 1942 Heirat mit der Ärztin Dr. Anna Wolters (*19.4.1913 in Welldorferhof bei Jülich/Rheinprovinz, †10.10.2006 in Kiel; Tochter eines Gutsbesitzers); nach Flucht bis mind. 1947 Chefarzt am Typhuskrankenhaus in Bothmer bei Klütz; ab August 1946 Mitglied der SED; nach Übersiedlung in die Bundesrepublik mind. 1961 bis August 1983 Internist und Oberregierungsmedizinalrat in Kiel (Graf-Spee-Straße 51); ab August 1983 in Trappenkamp/Schleswig-Holstein (Breslauer Straße 31); bis 2007 in Molfsee/Schleswig-Holstein (Schulenhof 1); am 4.4.2007 im Alter von 97 Jahren in Kiel gestorben

Schledorn, Dr. Max Joachim Friedrich

geboren am 19.2.1915 in Berlin-Wilmersdorf; Sohn eines Königlichen Kassensekretärs und späteren Amtsrates; Realgymnasium in Berlin, 1934 Abitur; Medizinstudium in Berlin und Rostock; 1938 Heirat, zwei Kinder; Eintritt in die NSDAP am 1.1.1940; April 1941 Approbation; ab 1941 Kriegseinsatz, wegen Krankheit (Arthrose und Nephrose) im Januar 1943 als Unterarzt aus der Wehrmacht entlassen; ab Februar 1943 dienstverpflichteter Arzt in der Praxis von → Dr. Werner Mühlenbeck in Teterow (Moltkestraße 7); ab Mai 1943 Hilfskassenarzt in der Praxis des zur Wehrmacht einberufenen → Dr. Walter Lemcke in Ribnitz (Markt 3, Mühlenberg 1); daneben auch Betriebsarzt bei der Walther-

88) Mit der Arbeit: Über die Behandlung der Raynaudschen Erkrankung durch Operationen am Sympathikus, Königsberg 1937.

Bachmann-Flugzeugbau KG in Ribnitz; Juli 1943 Promotion in Rostock;[89] mind. 1948 bis 1982 Arzt in Detmold/Westfalen (Palaisstraße 4); Juni 1948 Heirat mit Wilhelmine Leise; Oktober 1967 Heirat mit der Sekretärin Regina Heise verw./gesch. Stadler (*23.8.1924 in Detmold); am 12.12.1982 im Alter von 67 Jahren in Schneverdingen/Niedersachsen gestorben

Schlegel, Thilo Wilhelm Johannes
geboren am 11.6.1910 in Pissen/Provinz Sachsen; Sohn eines Bauern und Gutsbesitzers; Oberrealschule in Weißenfels, 1930 Abitur; Medizinstudium in Rostock; ab 1938 Medizinalpraktikant in Rostock; dort Mitglied der SS; Approbation; ab 1939 Kriegseinsatz in der Wehrmacht; ab Dezember 1941 Volontärassistent an der HNO-Klinik der Universität Rostock (Doberaner Straße 137-139, Orleansstraße 2); erneuter Kriegseinsatz; wahrscheinlich gefallen (1974 zum 31.12.1945 für tot erklärt)

Schlemmer, Artur Karl August
geboren am 20.3.1908 in Hofgeismar/Hessen-Nassau; Sohn eines Kornhausverwalters und späteren Versicherungs-Generalagenten; Realgymnasium in Hofgeismar, 1928 Abitur; zunächst Ausbildung im Versicherungsfach und Bezirksleiter einer Versicherung; Februar 1934 Heirat mit der Buchhalterin Hedwig Goldmann verw. Bouteiller (*6.8.1903 in Waldbreitbach bei Neuwied, †7.11.1940 in Kassel; Tochter eines Bürgermeisters), ein Kind, 1935 Scheidung; Medizinstudium in Marburg (Barfüßerstraße 4) und Rostock; mind. 1939 Medizinalpraktikant an der HNO-Klinik der Universität Rostock (Doberaner Straße 137-139, Dornblüthstraße 10); September 1939 Approbation; eine für Oktober 1939 vorgesehene Dienstverpflichtung als Allgemeinpraktiker in Mirow kam nicht zustande, statt dessen Hilfskassenarzt in der Praxis des gefallenen → Dr. Joachim Pfautsch in Ludwigslust (Straße der Alten Garde 12); September 1940 Heirat mit der Haustochter Magda Prahl (*2.4.1914 in Wittenburg, †17.12.2005 in Bremen; Tochter eines Schlachters und späteren Schlachtermeisters), 1950 Scheidung (nahm danach ihren Mädchennamen wieder an); ab mind. 1940 Kriegseinsatz; bis 1967 Handelsvertreter in Hofgeismar (Neue Straße 6); am 6.2.1967 im Alter von 58 Jahren in Hofgeismar gestorben

Schleusner, Dr. Ulrich Karl Woldemar
geboren am 29.2.1912 in Berlinchen/Neumark/Brandenburg; Sohn eines Arztes; Gymnasium, 1932 Abitur; Medizinstudium in Hamburg; Approbation; Oktober 1938 Promotion in Hamburg;[90] mind. 1939 Arzt am Stadtkrankenhaus in Osterburg/Altmark (dort auch wohnhaft); Januar 1939 Heirat mit Liselotte Scheele (*3.7.1913 in Hamburg, †zwischen 1942 und 1944; Tochter eines Prokuristen), drei Kinder; ab 1939 Arzt in Mecklenburg; mind. 1940 bis 1942 Arzt in Berlinchen (Richtstraße 34); mind. 1944 Kriegseinsatz als Oberstabsarzt und Leutnant im Stab des Panzer-Grenadier-Regiments 73; am 2.5.1944 im Alter von 32 Jahren in Tovmachyk bei Nadwirna/Sowjetunion gefallen

Schlichting, Dr. Hans Friedrich Emil

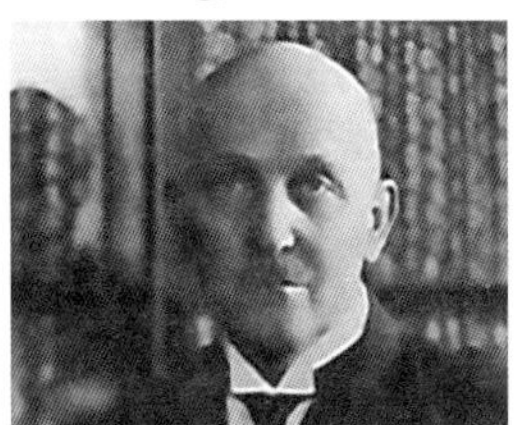

geboren am 17.9.1872 in Güstrow/Mecklenburg; Sohn eines Pastors und späteren Schloßpredigers; Gymnasium in Güstrow, 1893 Abitur; Medizinstudium in Rostock und Marburg; Januar 1898 Approbation und April 1898 Promotion in Rostock;[91] 1898 bis April 1900 Assistenzarzt an der Frauenklinik der Universität Rostock (Doberaner Straße 142); Mai bis September 1900 Volontärassistent an verschiedenen Kliniken; Oktober 1900 bis 1953 niedergelassener Allgemeinpraktiker, ab 1901 mit privater Frauenklinik, in Parchim (Buchholzallee/Stalinallee 2, 39 und 45);[92]

89) Mit der Arbeit: Beitrag zur Frage des Bestehens einer Kriegshypotension (MS).
90) Mit der Arbeit: Über die Zusammenhänge zwischen Diabetes mellitus und Erkrankungen der Leber und der Gallenwege, Marburg 1938.
91) Mit der Arbeit: Klinische Studien über Geschmackslähmungen nach Zerstörung der Chorda tympani und des Plexus tympaticus, Wiesbaden 1898.
92) Die Landeszeitung für Mecklenburg berichtete 1951: „Der hiesige praktische Arzt Dr. Schlichting ist mit seinen 78 Jahren noch außerordentlich rüstig. Er übt nicht nur nach wie vor seine Praxis aus, sondern ist auch noch Tag für Tag bei Wind und Wetter unterwegs, um seine Patienten, unter ihnen zahlreiche auf dem Lande, zu besuchen."

September 1905 Heirat mit Marie Kuthe (*3.6.1886 in Wismar, †22.10.1930 in Parchim; Tochter eines Oberlehrers und späteren Gymnasialprofessors), drei Kinder; Mai 1931 Heirat mit Christa Maaß (*25.12.1898 in Parchim, †23.1.1977 in Parchim; Tochter eines Kaufmanns), drei weitere Kinder; als 64-Jähriger Eintritt in die NSDAP am 1.5.1937, Mitgliedsnummer 4.202.408; am 25.1.1953 im Alter von 80 Jahren an Carcinom ventriculi, Kachexie und Arteriosklerose in Parchim gestorben

Schlüter, Dr. Carl-August Hermann Wilhelm
geboren am 13.12.1892 in Schlakendorf bei Neukalen/Mecklenburg; Sohn eines Gutspächters; Gymnasium in Rostock, Februar 1915 Abitur; Kriegseinsatz; Medizinstudium in Berlin, Breslau und Rostock; 1922 Approbation; Dezember 1922 Promotion in Rostock;[93] Assistenzarzt in Teupitz/Brandenburg; ab 1936 Psychiater (ohne Privat- oder Kassenpraxis) in Schlakendorf; Hilfsarzt am Staatlichen Gesundheitsamt Landsberg/Warthe; als Medizinalrat ab 1938 Amtsarzt und Leiter des Staatlichen Gesundheitsamtes Schwerin/Warthe; ab Oktober 1939 Facharzt für Nervenkrankheiten; nach Flucht mind. 1948 bis 1960 Arzt in Neumünster/Schleswig-Holstein (Brachenfelder Straße 60, Marienstraße 3); Mai 1948 Heirat mit der Musiklehrerin Käthe Krüger (*30.3.1900 in Graudenz/Westpreußen; Tochter eines Konrektors); am 13.9.1960 im Alter von 67 Jahren in Neumünster gestorben

Schlüter, Dr. Erich Ludwig Friedrich
geboren am 15.7.1896 in Greifswald/Pommern; Sohn eines Postdirektors; Realgymnasium in Ludwigslust, 1916 Abitur; Kriegseinsatz; Medizinstudium in Heidelberg und Rostock; Juli 1925 Approbation; Juli 1925 Promotion in Heidelberg;[94] mind. 1928 bis 1929 Arzt am Landeskrankenhaus in Braunschweig (dort auch wohnhaft: Celler Straße 38); April 1928 Heirat mit der Krankenschwester Hildegard Risch spätere Meyer (durch Heirat mit → Dr. Hermann Meyer, der nach dem Tod ihres Ehemannes dessen Praxis übernahm), dann wieder Schlüter (*5.12.1901 in Honavar/Ostindien, †9.8.1970 in Hamburg; Tochter eines Pfarrers und Missionars), vier Kinder; Facharzt für Chirurgie; 1931 bis 1938 niedergelassener Allgemeinpraktiker in Boizenburg (Stiftstraße 13); dort auch nebenamtlicher Luftschutzlehrer; Mitglied der HJ und des NSDÄB; Eintritt in die NSDAP am 1.5.1937, Mitgliedsnummer 5.200.066; am 6.1.1938 im Alter von 41 Jahren nach einem Autounfall in Boizenburg gestorben[95]

Schlüter, Dr. Franz Carl Ludwig
geboren am 14.7.1878 in Wismar/Mecklenburg; Sohn eines Postsekretärs und späteren Oberpostkassenbuchhalters; Gymnasien in Kiel und Schwerin, 1897 Abitur; Medizinstudium in Kiel, München und Rostock (Friedrichstraße 29); als Einjährig-Freiwilliger dazwischen 1899 Militärdienst; Februar 1902 Approbation und Promotion in Rostock;[96] März 1902 bis 1906 niedergelassener Allgemeinpraktiker in Alsenz/Pfalz; Mai 1902 Heirat mit Paula Berger (*22.3.1875 in Rostock, †16.3.1945 in Rostock; Tochter eines Großherzoglichen Musikdirektors), zwei Kinder, 1939 Scheidung; 1906 bis 1938 niedergelassener Allgemeinpraktiker in Rostock (Neuer Markt 12, Alexandrinenstraße 93, Hopfenmarkt 3 und 5);[97] 1916 bis 1918 Kriegseinsatz als Stabsarzt an der Front; Mitglied des Opferrings der NSDAP; vom Schwurgericht Rostock im Juli 1938 „wegen Abtreibung in 17 Fällen", die in den Jahren 1926 bis 1936 vorgenommen worden waren, zu zwei Jahren Gefängnis verurteilt; nach Revision durch die Staatsanwaltschaft und Aufhebung des Urteils durch das Reichsgericht im Dezember 1938

93) Mit der Arbeit: Keuchhusten und Impfung (MS).
94) Mit der Arbeit: Untersuchungen über die Wärmeregulation. Über die Hautwasserabgabe bei Einschränkung der Flüssigkeitszufuhr, Berlin 1925.
95) In einem Nachruf der Kreiswaltung Schwerin des NSDÄB hieß es, Schlüter sei „an den Folgen eines Autounfalles, den er auf einer Berufsfahrt erlitten hatte", gestorben. „Wir werden unserem Berufskameraden, der schon in jungen Jahren ein tragisches Opfer seines Berufs geworden ist, allzeit ein ehrendes Andenken bewahren."
96) Mit der Arbeit: Die Reizleitung im Säugetierherzen, Rostock 1902.
97) Laut späteren Ermittlungen der Staatsanwaltschaft lebte der Angeklagte „in ungünstigen Vermögensverhältnissen. Der größte Teil seiner Einnahmen war gepfändet. Er war daher für seinen persönlichen Lebensunterhalt ausschließlich auf den Verdienst aus der Privatpraxis angewiesen, weil die Einnahmen aus der Krankenkasse gar nicht erst in seine Hände kamen, sondern sofort vielen Gläubigern ausgehändigt wurden". Ursache für seine faktische Privatinsolvenz sei „das unglückliche Familienleben mit einer krankhaft verschwenderischen Frau, die ihn in eine tiefe Schuldenlast und ungünstige wirtschaftliche Lage hineingebracht" habe.

vom Schwurgericht Rostock zu fünf Jahren Zuchthaus und einem fünfjährigen Berufsverbot verurteilt, das erst mit der Entlassung aus dem Zuchthaus beginnen sollte;[98] Strafverbüßung im Zuchthaus Bützow-Dreibergen; nach weiteren Ermittlungen im Februar 1939 zu einer Gesamtstrafe von insgesamt sechseinhalb Jahren Zuchthaus verurteilt;[99] kehrte im Februar 1944 „vollkommen nervlich gebrochen" nach Rostock zurück; anschließend Hilfsarzt bei den Heinkel-Flugzeugwerken in Rostock-Marienehe, „wo ich Ausländer zu verarzten hatte, die mir sehr zugetan waren"; Mai 1945 bis Oktober 1947 wieder niedergelassener Allgemeinpraktiker in Rostock (Amberg 13);[100] ab November 1945 Mitglied der KPD; im Oktober 1947 „auf Veranlassung der Strafkammer des Landgerichts Güstrow, Zweigstelle Rostock, ... zur Beobachtung" in die Universitäts-Nervenklinik Rostock-Gehlsheim eingewiesen; ein im November 1947 erstelltes medizinisches Gutachten des kommissarischen Leiters der Klinik, → Dr. Hans Heygster, bescheinigte Schlüter „eine sehr ausgeprägte Altersveränderung des Gehirns (senile Demenz)";[101] daraufhin entzog im Dezember 1947 Ministerialdirigent → Dr. Hermann Redetzky, Leiter der Abteilung Gesundheitswesen in der Landesregierung Mecklenburg, unter Bezugnahme auf § 7 der Reichsärzteordnung von 1935 „mit sofortiger Wirkung ... die Befugnis zur Ausübung des ärztlichen Berufs";[102] bis 1952 in Ueckermünde (Robert-Koch-Straße 23); am 29.4.1952 im Alter von 73 Jahren an Altersschwäche und Hirnschwund in Ueckermünde gestorben

Schlüter, Dr. Richard Gustav

geboren am 31.3.1901 in Kiel/Schleswig-Holstein; Sohn eines Ingenieurs; Gymnasium, 1921 Abitur; Medizinstudium in Kiel, Jena, Innsbruck und Hamburg; August 1923 Heirat mit Magdalena Beyer (*21.7.1903 in Plauen/Vogtland, †28.12.1988 in Hannover; Tochter eines Redakteurs und späteren Chefredakteurs), vier Kinder, spätestens 1947 Scheidung; Juli 1925 Approbation; 1925 bis 1926 Assistenzarzt an verschiedenen Krankenhäusern; Juli 1926 Promotion in Hamburg;[103] März 1927 bis mind. 1966 niedergelassener Allgemeinpraktiker in Wesenberg (Markt, Adolf-Hitler-Straße, Mittelstraße 68, Bahnhofstraße 270); mind. 1941 auch Leiter des städtischen Hospitals in Wesenberg; Mitglied des NSDÄB; Mai 1947 Heirat mit Margarete Keitel gesch. Günnel (*5.3.1916 in Sondershausen/Thüringen, †10.7.2009 in Wesenberg; Tochter eines Hof- und Kammermusikers), ein Kind; bis 1981 in Wesenberg (Bahnhofstraße 11); am 17.6.1981 im Alter von 80 Jahren in Neustrelitz gestorben

Schlund, Dr. Franz Matthäus

geboren am 14.9.1889 in Pautzfeld/Bayern; Sohn eines Landwirts; Gymnasium in Kempten/Allgäu, 1909 Abitur; zunächst Studium der Philosophie und der Naturwissenschaften, dann Medizinstudium in München und Erlangen; dazwischen von August 1914 bis November 1918 Kriegseinsatz, zunächst im Reservelazarett Stuttgart, dann als Truppenarzt; Dezember 1919 Approbation und Februar 1920 Promotion in Erlangen;[104] März 1920 bis März 1922 Assistenzarzt an der Universitäts-Nervenklinik in Gießen; ab April 1922 Assistenzarzt, April 1923 bis Dezember 1927 Anstaltsarzt an der Heil- und Pflegeanstalt Sachsenberg in Schwerin; Juni 1924 Heirat mit der Violinlehrerin Elsa Eglau (*15.11.1891 in Konstanz/Bodensee, †14.12.1962 in Konstanz; Tochter eines Kaufmanns und späteren Prokuristen), drei Kinder; 1928 zum Medizinalrat ernannt; 1928 bis 1935 Facharzt für Nerven- und

98) Schlüter wurden nunmehr weitere „gewerbsmäßige Abtreibungen in vier Fällen" vorgeworfen.
99) Schlüter wurde diesmal wegen „fünf weiterer Fällen der gewerbsmäßigen Abtreibung" verurteilt; wegen seines „reumütigen Geständnisses" wurden die ermittelten Abtreibungen mit einer zusammengezogenen Strafe von sechseinhalb Jahren bedacht, während die Staatsanwaltschaft insgesamt zehn Jahre Zuchthaus gefordert hatte. Dies sei zwar „eine schwere Strafe, der Angeklagte habe sich aber auch durch seine verbrecherischen Handlungen sehr schwer gegen die Volksgemeinschaft und gegen die Zukunft des Deutschen Volkes vergangen".
100) Schlüter im November 1947: „Ich war durch den Verlust meiner ärztlichen Instrumente, die ich einem jungen Kollegen in Sternberg geliehen hatte, völlig mittellos."
101) Heygster weiter: „Es bestehen ungewöhnlich schwere Störungen des Gedächtnisses und der Merkfähigkeit mit Herabsetzung des Urteilsvermögens ... Es wird vorsorglich darauf hingewiesen, daß auf Grund dieser chronischen und nicht besserungsfähigen Veränderungen Herr Dr. S. nicht mehr zur Ausübung seiner Praxis fähig ist. Er ist darüber hinaus auch unfähig, selbständig für seine Angelegenheiten zu sorgen, so daß die Bestellung eines Pflegers bzw. Vormundes erfolgen muß."
102) Redetzky: „Nach Ablauf eines Jahres wird Ihnen Gelegenheit gegeben, sich einer erneuten fachärztlichen Untersuchung zu unterziehen, wobei endgültig entschieden wird, ob Sie zur Ausübung des ärztlichen Berufs in Zukunft noch zugelassen werden können oder nicht."
103) Mit der Arbeit: Zur Insulinbehandlung des Diabetes in der Gravität, Schwerin 1926.
104) Mit der Arbeit: Ein Fall von angeborenem Schulterblatthochstand (MS).

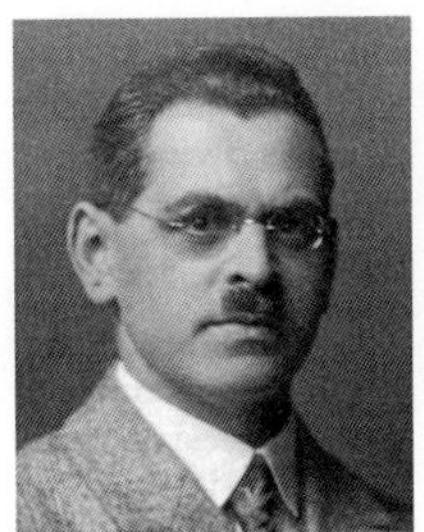

Geisteskrankheiten sowie Oberarzt an der Heil- und Pflegeanstalt Domjüch bei Neustrelitz; ab 1933 Mitglied der SA, ab Dezember 1933 SA-Sanitäts-Obersturmführer; ab Februar 1934 auch Vertreter des Kreismedizinalrats für das Gebiet der Erbgesundheitspflege und zugleich Beisitzer am Erbgesundheitsgericht Neustrelitz; Februar 1935 bis 1941 Oberarzt und Leiter der Kinderabteilung an der Anstalt Sachsenberg-Lewenberg/Anstalt für geistesschwache Kinder in Schwerin (Adolf-Hitler-Straße 298); dort Eintritt in die NSDAP am 1.5.1937, Mitgliedsnummer 5.949.322; ab 1941 als Hilfsarzt zum Staatlichen Gesundheitsamt Schwerin abgeordnet (Gutenbergstraße 27); dort auch SA-Arzt; ab Juni 1945 wieder beamteter Anstaltsarzt und Abteilungsarzt an der Heil- und Pflegeanstalt Sachsenberg; dort im September 1945 entlassen, dann in nichtleitender Position „Weiterbeschäftigung mit dem Ziel der Bewährung";[105] trotz Belegung der Anstalt mit 650 Patienten (darunter „zahlreiche nervenkranke Flüchtlinge"), die nur von drei Ärzten betreut wurden, im Oktober 1945 endgültig entlassen mit der „Erwägung, ob ein Bewährungseinsatz in einem Umsiedlerlager angebracht erscheint"; die mecklenburgische Medizinalverwaltung schlug 1946 den Approbationsentzug vor; bis mind. 1946 in Schwerin (Paulstraße 26); nach Flucht mind. 1955 Direktor der Heil- und Pflegeanstalt Mainkofen in Natternberg/Bayern; ab mind. 1962 am Bodensee; bis 1981 im Ruhestand in Reichenau/Bodensee (Pflegeheim des Psychiatrischen Landeskrankenhauses, Feursteinstraße 55); am 24.4.1981 im Alter von 91 Jahren in Reichenau gestorben

Schmidla, Dr. Walther Paul
geboren am 6.10.1900 in Ratibor/Schlesien; Sohn eines Sergeanten sowie späteren Amts-Gemeindevorstehers und Bürgermeisters; Gymnasium in Breslau, 1921 Abitur; Medizinstudium in Marburg, Kiel und Rostock; 1929 Approbation; 1929 bis 1934 Assistenzarzt an der Hautklinik und Poliklinik der Universität Rostock (Schröderplatz, Karlstraße 7); dort im November 1931 Promotion;[106] ab 1934 Assistenzarzt an der Universitäts-Hautklinik der Charité in Berlin (Luisenstraße 2); ab September 1939 Kriegseinsatz; ab September 1942 Oberarzt an der Universitäts-Hautklinik der Charité in Berlin; mind. 1950 bis 1978 Facharzt für Haut- und Geschlechtskrankheiten in Westberlin (Fritschestraße 65)

Schmidt, Dr. Carl Friedrich August
geboren am 25.9.1867 in Remplin bei Malchin/Mecklenburg; Sohn eines Herzoglichen Leibkutschers; Gymnasium in Neustrelitz, 1888 Abitur; Medizinstudium in Berlin und Rostock; März 1893 Approbation und Mai 1893 Promotion in Rostock;[107] April 1895 bis 1929 niedergelassener Allgemeinpraktiker in Rostock-Warnemünde (Am Strom 90/91); dort auch Badearzt, Armenarzt und Hebammenaufsichtsarzt; April 1898 Heirat mit Clementine Klöpper (*25.6.1875 in Rostock, †13.12.1934 in Rostock-Gehlsheim; Tochter eines Gymnasiallehrers), vier Kinder; ab 1901 Mitglied der Warnemünder Badeverwaltung; auch Arzt an den Hospitälern zum Heiligen Geist und zum St. Georg in Rostock; 1917 zum Sanitätsrat ernannt; am 9.10.1929 im Alter von 62 Jahren in Rostock-Warnemünde gestorben

Schmidt, Dr. Carl-Ludwig Clemens Oscar
geboren am 29.11.1898 in Rostock-Warnemünde/Mecklenburg; Sohn des Arztes → Dr. Carl Schmidt; Gymnasium in Rostock, 1916 Notabitur; Kriegseinsatz; Medizinstudium in Hamburg und Rostock;

105) Anstaltsleiter → Dr. Walter Medow meinte im September 1945, Schlund sei mit seinem Parteieintritt 1937 lediglich „dem allgemeinen Druck erlegen", zumal „Hitler und seine Partei ihre Ziele lange äußerst geschickt zu tarnen verstanden" und sie „Meister in der Suggestion waren". Schlund habe „von der Parteiherrschaft keine Vorteile, sondern nur Nachteile gehabt"; so habe Schlund als Oberarzt der Heilanstalt Domjüch „unter den Angriffen von Mitgliedern der SS und des Ortsgruppenleiters schwer zu leiden" gehabt, die auch verhinderten, daß er nach dem Tode des bisherigen Anstaltsleiters zu dessen Nachfolger avancieren konnte. Schlunds Tätigkeit in der SA habe sich „auf gelegentliche Untersuchungen auf Dienstfähigkeit und vereinzelte Kurzkurse über erste Hilfe" beschränkt. Medow garantierte, daß Schlund „in Zukunft bewußt und zuverlässig im demokratischen Sinne tätig sein" werde.

106) Mit der Arbeit: Über die Bewertung der Malaria-Therapie der Gonorrhoe an Hand der bisherigen Veröffentlichungen und auf Grund der Erfahrungen an der Universitäts-Hautklinik Rostock, Rostock 1931.

107) Mit der Arbeit: Über den Desinfektionswert des Kresols, Solveols und Solutols, Rostock 1893.

Oktober 1923 Approbation; Februar 1924 Promotion in Rostock;[108] 1925 bis 1930 Schiffsarzt auf den Dampfern „Deutschland", „Albert Ballin" und „New York"; 1930 kurzzeitig niedergelassener Allgemeinpraktiker in der Praxis seines verstorbenen Vaters in Rostock-Warnemünde (Am Strom 90/91); 1931 bis März 1935 wieder Schiffsarzt auf den Dampfern „Duisburg" und „New York" (dort auch wohnhaft: Heimathafen Hamburg); April 1934 Heirat mit Margaretha Brügmann spätere Wollstädter, ab 1951 wieder Schmidt (*4.6.1905 in Tondern/Schleswig; Tochter eines Bahnhofswirts), mind. zwei Kinder; April 1935 bis 1944 niedergelassener Allgemeinpraktiker in Hamburg (Gänsemarkt 44, Wandsbeker Chaussee 46, Reventlowstraße 60); dort auch nebenamtlicher Schularzt; Eintritt in die NSDAP am 1.5.1935, Mitgliedsnummer 3.657.038; ab Februar 1940 Kriegseinsatz als Stabsarzt in einem Genesungsheim am Chiemsee/Bayern, bis 1944 als Stabsarzt im Reservelazarett Middelburg/Schleswig-Holstein; am 23.10.1944 im Alter von 45 Jahren an Mandelentzündung, Abszeß, Phlegmone, Zuckerkrankheit und Kreislaufschwäche im Marinelazarett Malente/Schleswig-Holstein gestorben

Schmidt, Dr. Erich Julius

geboren am 7.5.1909 in Stettin/Pommern; Sohn eines Mittelschullehrers; Realgymnasium in Stettin, 1930 Abitur; Medizinstudium in Würzburg, Halle und Rostock; Medizinalpraktikant an der Chirurgischen und der Medizinischen Klinik der Universität Rostock (Maßmannstraße 35, Schröderplatz); Januar 1937 Approbation; anschließend Assistenzarzt in Rostock (Kosegarten 11); ab März 1937 Arztvertreter in der Praxis von Dr. Hans-Stephan Hammerschmidt in Stettin (Oberwiek 73); April 1937 Promotion in Rostock;[109] April 1937 bis Oktober 1938 Assistenzarzt am Stadtkrankenhaus in Wismar (dort auch wohnhaft: Dahlberg); dort zunächst Mitglied der Marine-SA; Eintritt in die NSDAP am 1.5.1937, Mitgliedsnummer 4.009.863; Oktober 1938 Heirat mit der Krankenschwester Irene Müller (*26.8.1913 in Isenhagen/Hannover; Tochter eines Gastwirts), drei Kinder; ab Oktober 1938 Assistenzarzt an der Lungenheilanstalt Müllrose/Brandenburg; ab September 1939 Kriegseinsatz; ab 1943 in Swinemünde/Pommern; bis 1964 niedergelassener Allgemeinpraktiker in Wahrenholz/Niedersachsen (Haus Nr. 234); am 23.9.1964 im Alter von 55 Jahren in Wahrenholz gestorben

Schmidt, Dr. Franz Joseph (geb. Schmitt)

geboren am 29.7.1879 in Aschaffenburg/Bayern; Sohn eines Arztes; Gymnasien in Aschaffenburg und Münnerstadt, 1898 Abitur; Medizinstudium in Würzburg; dort im Dezember 1903 Approbation und im März 1904 Promotion;[110] spätestens 1904 Namensänderung in Schmidt; 1904 bis 1907 Assistenzarzt an den Medizinischen Kliniken der Universitäten Frankfurt/Main und Würzburg sowie am Krankenhaus in Wiesbaden; Oktober 1907 Heirat mit Luise Ottmann (*11.6.1876 in Metz/Lothringen, †12.9.1952 in Graal-Müritz; Tochter eines Eisenbahnbetriebsassistenten); 1907 Arztvertreter in Badenweiler/Schwarzwald; ab Herbst 1907 Arzt in der Praxis seines Vaters Dr. Joseph Schmitt in Aschaffenburg, 1909 Übernahme dieser Praxis; Juli 1914 bis mind. 1947 niedergelassener Facharzt für Innere Krankheiten mit Privatklinik in Rostock (Friedrich-Franz-Straße 14 und 74, Bismarckstraße 4, Gerhart-Hauptmann-Straße 5); Mai 1917 bis Dezember 1918 Kriegseinsatz, zunächst als landsturmpflichtiger Arzt in einem Lazarett in Stade, zuletzt als Stabsarzt im Reservelazarett Parchim; auf Veranlassung der Ärztekammer Mecklenburg von Juli 1942 bis April 1943 auch Leiter der Inneren Abteilung des Krankenhauses in Güstrow; in Rostock Mitglied des Opferrings der NSDAP und des NSDÄB; bis 1951 in Graal-Müritz (Pflegeheim der Stadt Rostock); am 26.10.1951 im Alter von 72 Jahren an Cerebralsklerose und Halbseitenlähmung in Graal-Müritz gestorben

Schmidt, Dr. Friedrich Karl Otto

geboren am 24.5.1904 in Grünberg/Hessen-Nassau; Sohn eines Pfarrers und späteren Dekans; Gymnasium, 1925 Abitur; Medizinstudium in Gießen, München, Königsberg, Köln und Wien; 1934 Medizinalpraktikant an der Universitäts-Hautklinik in Gießen, 1935 am Luisen-Hospital in Aachen; Juli

108) Mit der Arbeit: Über einen Fall von Hemiplegia alternans superior als Beitrag zur Symptomatologie der Pedunculusaffectionen (MS).
109) Mit der Arbeit: Über die Beziehungen zwischen Schwangerschaft und der Basedowschen Krankheit, Wismar 1937.
110) Mit der Arbeit: Über den Nicotingehalt des Tabaks und des Tabaksrauches, Aschaffenburg 1904.

1935 Approbation; Ende 1935 bis Juli 1937 Assistenzarzt an der Hautklinik der Universität Rostock (Schröderplatz, Laurembergstraße 4); spätestens 1936 Promotion; in Rostock Mitglied der SA; Eintritt in die NSDAP am 1.5.1937, Mitgliedsnummer 4.071.892; Juli 1937 bis März 1938 Assistenzarzt in der Praxis von Dr. Karl Linser in Dresden (Viktoriastraße 28, Werderstraße 43); Juni 1937 Heirat mit der Krankenschwester Else Wöhler (*4.5.1909 in Wismar; Tochter eines Bremsers und späteren Reichsbahnoberzugschaffners), 1952 Scheidung; ab März 1938 auch Mitglied des NSDÄB; April 1938 bis April 1943 Stadtarzt und als Abteilungsleiter beamteter Hilfsarzt am Staatlichen Gesundheitsamt Stettin (Wallstraße 11-16, Bismarckstraße 16, Pionierstraße 2); ab Dezember 1938 Facharzt für Haut- und Geschlechtskrankheiten; ab April 1943 Kriegseinsatz in der Wehrmacht; 1945 bis 1946 in sowjetischer Kriegsgefangenschaft; ab Oktober 1946 Leitender Arzt am Hilfskrankenhaus in Schwerin-Görries (Rogahner Straße 1/2); ab Mai 1949 Mitglied der SED; als Landesvenerologe ab Juni 1950 Leiter der Zentralstelle zur Bekämpfung der Geschlechtskrankheiten in Schwerin; dort mind. 1950 bis 1953 auch niedergelassener Facharzt für Haut- und Geschlechtskrankheiten (Stalinstraße 170; wohnhaft im Krankenhaus Görries); Mai 1953 Heirat mit der Sprechstundenschwester Hilda Thoms (*15.8.1924 in Hagen bei Falkenwalde/Pommern), mind. ein Kind, 1966 Scheidung; bis Juli 1958 in Schwerin; Juli 1958 bis 1960 in Neuruppin/Brandenburg (Neustädter Straße 6); 1960 in die Bundesrepublik „illegal verzogen"; ab mind. 1966 Oberregierungsmedizinalrat in Frankfurt/Main (Bäckerweg 9, Friedberger Landstraße/Mercatorstraße 40); Juni 1966 Heirat mit der medizinisch-technischen Assistentin Margarete Weisbrod verw./gesch. Schwarz (*31.10.1924 in Kassel, †17.3.2011 in Frankfurt/Main; Tochter eines Lehrers); am 24.4.1979 im Alter von fast 75 Jahren in Frankfurt/Main gestorben

Schmidt, Dr. Friedrich Rudolf Heinrich

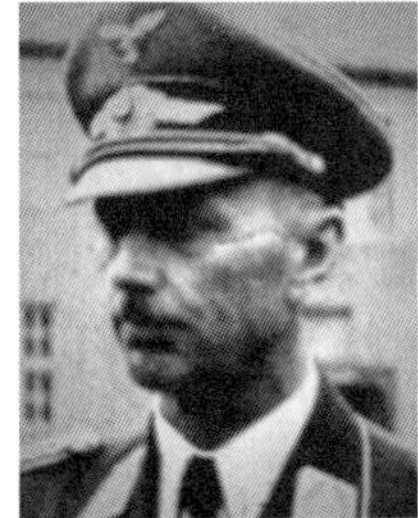

geboren am 13.9.1893 in Straßburg/Elsaß-Lothringen; Sohn eines Rechnungsrates im Kriegsministerium; Realgymnasium in (Berlin-)Charlottenburg, 1912 Abitur; 1912 Eintritt in die Armee; Medizinstudium in Berlin an der Kaiser-Wilhelm-Akademie für das militärärztliche Bildungswesen (Fritschestraße 46); dazwischen bis 1918 Kriegseinsatz; September 1919 Heirat mit Louise Gebhardt adopt. Wagner (*5.9.1895 in Tanne/Harz, †24.11.1976 in Braunschweig; Tochter eines Schmieds); März 1920 Approbation; Juni 1920 Promotion in Berlin;[111] ab 1920 Assistenzarzt in der Reichswehr; im August 1923 zum Oberarzt, im Mai 1925 zum Stabsarzt, im April 1934 zum Oberstabsarzt, im Oktober 1936 zum Oberfeldarzt in der Luftwaffe befördert; ab 1936 Kriegseinsatz in der Legion Condor in Spanien; 1937 Sanitätsoffizier der Luftwaffe in Rostock-Warnemünde; 1937 bis November 1938 Sanitätsoffizier bei der Luftwaffe in Dresden; im März 1938 zum Oberstarzt befördert; Dezember 1938 bis Mai 1940 Chefarzt am Luftwaffen-Hospital in Braunschweig; ab Juni 1940 Kriegseinsatz als Luftgauarzt in Norwegen und als Kommandeur der Luftgau-Sanitäts-Abteilung Norwegen; im September 1940 zum Generalarzt, im September 1942 zum Generalstabsarzt ernannt; 1942 bis Januar 1943 Kommandeur des Luftwaffenlazaretts Mitte in Berlin; Februar 1943 bis Mai 1945 Kommandeur der 1941 eingerichteten Ärztlichen Akademie der Luftwaffe in Berlin-Wittenau; Mai bis Dezember 1945 in westalliierter Kriegsgefangenschaft; bis 1974 im Ruhestand in Braunschweig (Gudrunstraße 28); am 21.2.1974 im Alter von 80 Jahren in Braunschweig gestorben

Schmidt, Dr. Gerhard Gottlieb Christian

geboren am 9.12.1906 in Bad Polzin/Pommern; Sohn eines Arztes (Chirurg) und späteren Geheimen Medizinalrates; Oberrealschule in Stettin; als Einjährig-Freiwilliger Militärdienst im Reiter-Regiment 6 in Schwedt/Oder; 1929 Abitur in Stettin; Medizinstudium in Greifswald, Freiburg, München und Rostock; als Student in Greifswald Eintritt in die NSDAP am 1.4.1931, Mitgliedsnummer 499.053; Januar 1935 bis Januar 1936 Medizinalpraktikant an der HNO-Klinik der Universität Rostock (Doberaner Straße 137-139); Januar 1936 Approbation; Januar 1936 bis 1939 zunächst Volon-

111) Mit der Arbeit: Über chronisch entzündliche Fremdkörpertumoren an den Bauchdecken (Schloffer'sche Tumoren) (MS).

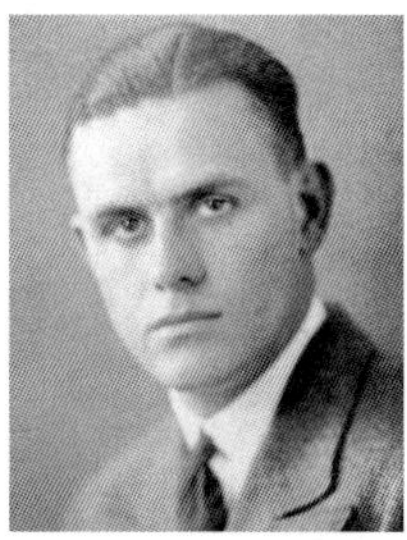

tärassistent, dann Assistenzarzt an der HNO-Klinik der Universität Rostock (Karlstraße 7, Parkstraße 24); dort im Februar 1937 Promotion;[112] März 1937 Heirat mit der Ärztin → Dr. Waltraut Schmidt geb. Wordell, drei Kinder, 1951 Scheidung; ab April 1939 Facharzt für Hals-, Nasen- und Ohrenkrankheiten; Juli 1939 Antrag auf Niederlassung in Neubrandenburg; statt dessen ab Juli 1939 HNO-Arzt bei Frau Geheimrat Schmidt (mglw. seine Mutter) in Bad Polzin (Chausseestraße 10); ab September 1939 Kriegseinsatz bei der Luftwaffe; mind. 1940 bis 1941 wieder Assistenzarzt in Rostock (Parkstraße 56 und 24); mind. 1943 wieder in Bad Polzin (Chausseestraße 186); mind. 1951 bis 1967 HNO-Facharzt in Lehrte/Niedersachsen (Köthenwaldstraße 48, Manskestraße 47); Februar 1951 Heirat mit Ingeborg Carstens verw. Maercken zu Geerath (*30.8.1920 in Hannover, †2.2.2011 in Hameln/Niedersachsen; Tochter eines Prokuristen und späteren Fabrikanten), mind. ein Kind; am 17.10.1967 im Alter von 60 Jahren in Lehrte gestorben

Schmidt, Dr. Hans
geboren am 8.3.1914 in Glashütte bei Norderstedt/Schleswig-Holstein; Sohn eines Lehrers; Gymnasium, 1934 Abitur; Medizinstudium; als Student Eintritt in die NSDAP am 1.5.1937, Mitgliedsnummer 5.445.453; 1939 Approbation; Promotion; ab Februar 1939 Volontärassistent am Städtischen Krankenhaus in Konstanz; ab November 1939 Volontärassistent an der Landeshebammenschule in Stuttgart; ab März 1940 Assistenzarzt am Stadtkrankenhaus in Wismar (Dahlberg); ab März 1943 Kriegseinsatz in der Wehrmacht; ab mind. 1948 Arzt in Quickborn/Schleswig-Holstein (Pinneberger Straße 7); September 1948 Heirat mit Eva Mullikas (*28.3.1922 in Hamburg, †23.1.2016 in Scharbeutz/Schleswig-Holstein; Tochter eines Geschäftsführers und Kaufmanns), vier Kinder; am 27.6.2003 im Alter von 89 Jahren in Quickborn gestorben

Schmidt, Dr. Hans Paul August
geboren am 23.2.1908 in Dom-Brandenburg bei Brandenburg/Havel/Brandenburg; Sohn eines Tierarztes; Gymnasium in Brandenburg, 1927 Abitur; Medizinstudium in Berlin, Greifswald und Rostock; Dezember 1934 Approbation; ab Dezember 1934 Assistenzarzt an der Heil- und Pflegeanstalt Kortau bei Allenstein/Ostpreußen; August bis November 1935 Assistenzarzt in Rostock; dort im September 1935 Promotion;[113] Oktober 1935 Heirat mit Frieda Klimmeck (*6.8.1912 in Prostken bei Lyck/Ostpreußen); ab September 1939 Kriegseinsatz in der Wehrmacht; als Facharzt für Innere Krankheiten ab mind. 1965 Medizinalrat, dann Obermedizinalrat in Lübeck (Am Klosterhof 4); am 5.3.1994 im Alter von 86 Jahren in Lübeck gestorben

Schmidt, Dr. Heinrich Bruno
geboren am 16.8.1917 in Tremessen/Posen; Sohn eines Postinspektors; Oberschule in Jastrow/Pommern, 1937 Abitur; April bis Oktober 1937 Ableistung des Arbeitsdienstes; November 1937 Eintritt in die Wehrmacht, Anfang 1940 beurlaubt; Medizinstudium in Greifswald; ab Mai 1940 Kriegseinsatz im Frankreichfeldzug, 1941 erneut von der Wehrmacht beurlaubt; als Sanitätsoffiziersanwärter Weiterführung des Medizinstudiums in Greifswald; spätestens 1945 Heirat; März 1945 Promotion in Greifswald;[114] Approbation; mind. Mai bis Juli 1945 Unterarzt im Heeres-Standortlazarett/Heeres-Sanitätsstaffel in Schwerin (Reiferbahn 1, Voßstraße)

Schmidt, Dr. Herbert Jürgen Heinz
geboren am 31.3.1907 in Pampow/Pommern; Sohn eines Buchhalters; Realgymnasium in Swinemünde, 1927 Abitur; Medizinstudium in Jena, Greifswald, Leipzig und Rostock; Oktober 1934 Approbation; ab Oktober 1934 Assistenzarzt am Stift Bethlehem in Ludwigslust; 1935 Assistenzarzt am Städtischen Krankenhaus in Parchim; 1935 bis Dezember 1936 wieder Assistenzarzt am Stift

112) Mit der Arbeit: Zur Frage des Abszeßtonsillektomie, Rostock 1936.
113) Mit der Arbeit: Zur Kenntnis der Duodenaldivertikel, Rostock 1935.
114) Mit der Arbeit: Über Tumoren und tumorähnliche Bildungen im Herzen, Greifswald 1944.

Bethlehem in Ludwigslust; dort Mitglied der HJ; ab Januar 1937 Landarztassistent in der Praxis von → Dr. Richard Niewerth in Teterow (wohnhaft in Rostock, Adolf-Hitler-Straße 5); April 1939 Promotion in Rostock;[115)] mind. 1939 bis 1943 Arzt in Rostock (Warnowufer 64), mglw. als Militärarzt; Januar 1941 Heirat mit Anneliese Mann; mind. 1943 Kriegseinsatz als Stabsarzt im Stab der Fla-Batterie 619; am 24.7.1943 im Alter von 36 Jahren in Perwomaisk/Sowjetunion gefallen

Schmidt, Dr. Irma Martha Josefine (geb. Hoeter)

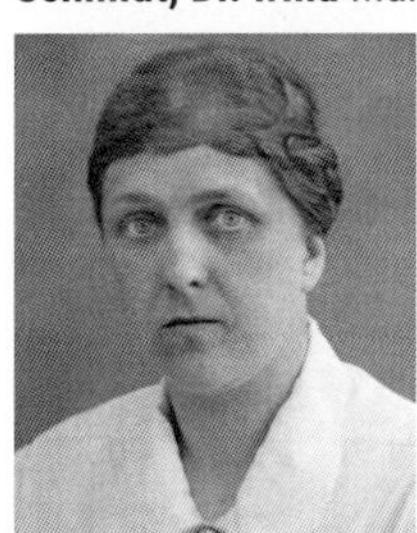

geboren am 2.1.1895 in Hannover; Tochter eines Kaufmanns; Gymnasium in Münster, 1916 Abitur; Medizinstudium in München, Münster, Gießen und Köln; Dezember 1921 Promotion in Köln;[116)] März 1923 Approbation in München; Oktober 1923 bis 1942 niedergelassene Allgemeinpraktikerin (zusammen mit ihrem Ehemann) in Ludwigslust (Kanalstraße 17 und 30); November 1923 Heirat mit dem Arzt → Dr. Karl Heinrich Schmidt, fünf Kinder; zunächst Mitglied der NS-Frauenschaft; Eintritt in die NSDAP am 1.5.1933, Mitgliedsnummer 2.819.625; daneben auch Mitglied des NSDÄB; von der Strafkammer des Landgerichts Schwerin im März 1942 wegen „gewerbsmäßiger Abtreibung (Vergehens gegen § 218 StGB)" in fünf Fällen zu zwei Jahren Zuchthaus und drei Jahren Ehrverlust verurteilt;[117)] Juni 1942 Entzug der Approbation; im August 1942 aus dem NSDÄB, im Dezember 1942 durch Verfügung des NSDAP-Kreisleiters aus der Partei ausgeschlossen; im Oktober 1945 „auf Anordnung des Chefs der Russischen Geheimpolizei bis auf weiteres von der Ausübung der ärztlichen Praxis ausgeschlossen";[118)] bis 1968 in Ludwigslust (Kanalstraße 30); am 31.5.1968 im Alter von 73 Jahren in Eberswalde/Brandenburg gestorben

Schmidt, Dr. Johann Erich (Hans)

geboren am 12.10.1908 in Unterweißenbach bei Selb/Bayern; Sohn eines Gastwirts und Landwirts; Oberrealschule in Hof, 1929 Abitur; Medizinstudium in Erlangen und Rostock; Dezember 1936 Promotion in Erlangen;[119)] Februar 1937 Approbation; ab 1937 Volontärassistent an der Hautklinik der Universität Rostock (Schröderplatz); Eintritt in die NSDAP am 1.5.1937, Mitgliedsnummer 5.677.336; ab Dezember 1937 Arztvertreter in der Praxis des verstorbenen → Dr. Hans Säuferlin in Tessin (Bahnhofstraße 1); dort auch Mitglied der SA; ab August 1939 Volontärassistent am Sanatorium Birkenhof in Greiffenberg/Schlesien; ab November 1939 dienstverpflichteter Arzt in der Praxis des zur Wehrmacht übergetretenen Dr. Walther Plötz in Wigandsthal bei Lauban/Schlesien (Bahnhofstraße 8); mind. 1940 Arzt am Evangelischen Krankenhaus Lutherstift in Frankfurt/Oder (dort auch wohnhaft); August 1940 Heirat mit der Diätassistentin Eva Kuwert (*4.9.1913 in Gnesen/Posen, †10.6.1994 in Nürnberg; Tochter eines Professors), mind. ein Kind; ab Oktober 1940 dienstverpflichteter Arzt in der Praxis von Dr. Walter Fiehn in Wehrau-Klitschdorf bei Bunzlau, ab September 1942 in der Praxis von Dr. Eberhard Günther in Haynau (Parkstraße 3), ab November 1942 wieder in der Praxis von Dr. Walter Fiehn in Wehrau-Klitschdorf, ab Juni 1944 in der Praxis von Dr. Ernst Schober in Kittlitztreben (alles Schlesien); im September 1944 zum „Unternehmen Barthold" einberufen;[120)] bis 1996 in Selb (Geschwister-Scholl-Straße 23); am 11.1.1996 im Alter von 87 Jahren in Selb gestorben

---

115) Mit der Arbeit: Sind die die Darmfunktion und den Blutdruck beeinflussenden Hypophysenhinterlappenextrakte identisch?, Wismar 1939.

116) Mit der Arbeit: Beitrag zur Klinik des otitischen Kleinhirnabscesses (MS).

117) Laut „Niederdeutschem Beobachter" war dabei „strafmildernd" berücksichtigt worden, „daß der letzte Fall rund 6 Jahre zurück" lag, „strafverschärfend" wirkte jedoch, „daß sie als Ärztin sich der Schwere ihres Verbrechens voll bewußt sein mußte".

118) In einer „politischen Einschätzung" der mecklenburgischen Medizinalverwaltung hieß es im November 1946, sie sei eine „starke Aktivistin und dafür in Ludwigslust bekannt und gefürchtet gewesen".

119) Mit der Arbeit: Zur Kenntnis des Gemmangioms und seiner Beziehungen zum Angiosarkom, Erlangen 1937.

120) Im Rahmen des von der Organisation Todt geleiteten „Unternehmens Barthold" wurden ab August 1944 in Schlesien Verteidigungsanlagen gegen die vorrückende Rote Armee angelegt, die aus Panzergräben, Stacheldrahtverhauen und Maschinengewehrstellungen bestanden; diese Sperranlagen erwiesen sich militärisch gesehen als vollkommen wertlos.

Schmidt, Dr. Johannes Gottlieb Hermann
geboren am 27.8.1861 in Parchim/Mecklenburg; Sohn eines Superintendenten; Gymnasium in Schwerin, 1881 Abitur; Medizinstudium in Rostock, München und Berlin; März 1886 Approbation in Rostock; 1886 bis 1941 niedergelassener Allgemeinpraktiker in Dassow (Hofstraße 31, 32 und 21, Horst-Wessel-Straße 31); August 1892 Promotion in Rostock;[121] Oktober 1892 Heirat mit Anna Hillmann (*31.12.1873 in Harkensee bei Dassow, †30.5.1946 in Dassow; Tochter eines Gutsbesitzers und späteren Domänenrates), zwei Kinder; 1909 zum Sanitätsrat ernannt; am 23.2.1941 im Alter von 79 Jahren an Herzschwäche und Lungenentzündung in Dassow gestorben[122]

Schmidt, Dr. Käthe Meta Margarete (geb. Mehlhose)
geboren am 11.10.1900 in Görlitz/Schlesien; Tochter eines Augenarztes; Realgymnasium in Görlitz, 1921 Abitur; Medizinstudium in Jena, Breslau, Berlin, München und Rostock; 1926 Approbation; Mai 1927 Promotion in Breslau;[123] mind. 1928 Assistenzärztin an der Universitäts-Augenklinik in Gießen; Juli 1930 Heirat mit dem Arzt → Dr. Walter Schmidt; 1930 bis 1934 niedergelassene Augenärztin in Waren (Güstrower Straße 9, Am Alten Markt 8); am 21.4.1934 im Alter von 33 Jahren an einer bei ihrer ärztlichen Tätigkeit erworbenen Sepsis in Waren gestorben[124]

Schmidt, Dr. Karl Heinrich Ludwig

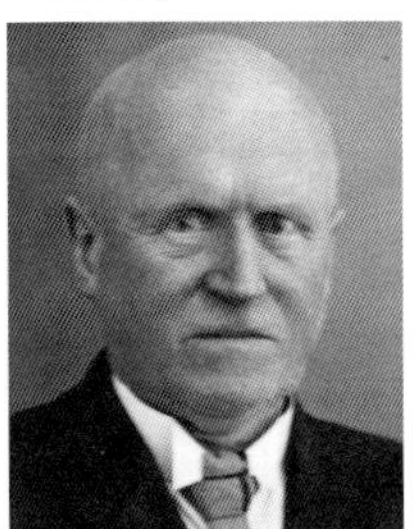

geboren am 14.8.1867 in Ludwigslust/Mecklenburg; Sohn eines Schmiedemeisters; Gymnasium im Güstrow, 1886 Abitur; Studium der Mathematik und Naturwissenschaften sowie Medizinstudium in Rostock; dort im Juli 1891 Approbation; 1891 bis 1892 Schiffsarzt; November 1892 Promotion in Rostock;[125] 1893 bis 1897 niedergelassener Allgemeinpraktiker in Alt Meteln bei Schwerin; Juni 1893 Heirat mit Louise Matthiessen (*10.7.1868 in Husum/Schleswig-Holstein, †10.4.1923 in Ludwigslust; Tochter eines Physikers und späteren Universitätsprofessors), fünf Kinder; 1897 bis 1898 praktischer Arzt in Röbel; 1898 bis mind. 1945 niedergelassener Allgemeinpraktiker (1923 bis 1942 zusammen mit seiner zweiten Ehefrau) in Ludwigslust (Theodor-Körner-Straße 1, Schulstraße 12, Kanalstraße 2, 17 und 30); Kriegseinsatz im Ersten Weltkrieg als Arzt im Reservelazarett Ludwigslust; November 1923 Heirat mit der Ärztin → Dr. Irma Schmidt geb. Hoeter, fünf weitere Kinder; in Ludwigslust auch nebenamtlicher Arzt in der Landhilfe der HJ; als 66-Jähriger Eintritt in die NSDAP am 1.5.1933, Mitgliedsnummer 3.521.679; außerdem Mitglied des NSDÄB; 1945 auch Arzt im Konzentrationslager Wöbbelin bei Ludwigslust (Außenlager von Neuengamme); bis 1957 im Ruhestand in Ludwigslust (Kanalstraße 30); am 2.4.1957 im Alter von 89 Jahren an Altersschwäche in Ludwigslust gestorben

Schmidt, Karl Heinz
geboren am 26.2.1917 in Süderbrarup/Schleswig-Holstein; Sohn eines Schriftsetzers; Reformrealgymnasium in Eckernförde und Gymnasium in Flensburg, 1937 Abitur; April bis September 1937 Ableistung des Arbeitsdienstes; September 1937 Eintritt in die Wehrmacht, zunächst im 6. Flak-Regiment in Hamburg, ab August 1938 im Regiment „General Göring“ in Berlin eingesetzt; als Sanitätsoffiziersanwärter Medizinstudium in Greifswald, Hamburg und Kiel; Approbation; ab mind.

121) Mit der Arbeit: Über Echinococcengeschwülste in der weiblichen Brust, Rostock 1892.

122) In einem Nachruf der Ärztlichen Bezirksvereinigung Wismar der Reichsärztekammer hieß es, Schmidt sei „länger als ein halbes Jahrhundert in Dassow als praktischer Arzt tätig“ gewesen. „Er wirkte unermüdlich zum Wohle seiner Kranken bis in die letzten Wochen seines arbeitsreichen Lebens. Als Vorbild eines pflichtgetreuen Arztes und eines wohlwollenden Berufskameraden wird er uns unvergessen bleiben.“

123) Mit der Arbeit: Zur Therapie des Glaukoma simplex, Lauenburg/Hamburg 1927.

124) In einem Nachruf des Südmecklenburgischen Ärztevereins hieß es, Käthe Schmidt sei „im blühenden Alter von 33 Jahren nach kurzer schwerer Krankheit infolge Blutvergiftung“ gestorben; „ein tragisches Geschick raffte sie auf dem Höhepunkt des Lebens dahin. In den kurzen Jahren, die sie in Waren praktizierte, hat sich Frau Dr. Schmidt sowohl als Arzt wie als Mensch viele Sympathien erworben. Der leider zu früh Verstorbenen werden wir stets ein ehrendes Andenken bewahren“.

125) Mit der Arbeit: Die Veränderung des Warnowwassers innerhalb und unterhalb Rostock in bacteriologischer und chemischer Hinsicht, Rostock 1892.

Frühjahr 1945 Pflichtassistenzarzt in Gadebusch; Oktober 1948 Promotion in Kiel;[126)] mind. 1952 bis 1977 Facharzt für Urologie in Hamburg (Am Elbpark 1, Ritterstraße 76); August 1952 Heirat mit der Inhaberin einer Verlagsbuchhandlung Gerda Buck (*5.1.1923 in Harburg/Hannover, †6.6.1994 in Diepholz/Niedersachsen; Tochter eines Buchhändlers); am 20.10.1977 im Alter von 60 Jahren in Diepholz gestorben

Schmidt, Dr. Karl Josef

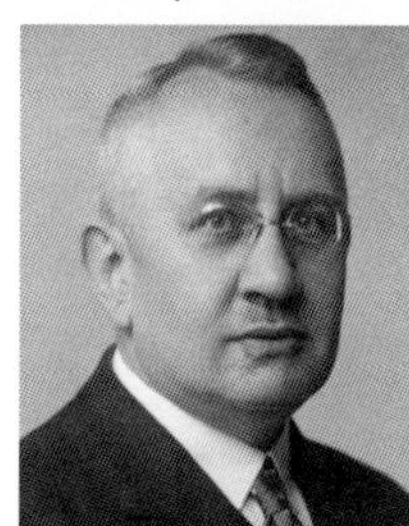

geboren am 18.3.1887 in Unterschneidheim/Württemberg; Sohn eines Arztes; Gymnasium in Weiden, 1907 Abitur; Medizinstudium in Erlangen; dort im Januar 1914 Approbation und im Februar 1914 Promotion;[127)] ab Januar 1914 Assistenzarzt an der Heil- und Pflegeanstalt Sachsenberg in Schwerin; September 1914 bis Juni 1915 Kriegseinsatz als Bataillonsarzt; im Juli 1915 reklamiert und seitdem Anstaltsarzt an der Heil- und Pflegeanstalt Sachsenberg; daneben Leiter eines Reservelazaretts für psychisch Kranke in Schwerin; Mai 1917 Heirat mit Erica Starck (*4.12.1894 in Dammwolde bei Röbel, †14.4.1953 in Hamburg; Tochter eines Pastors), fünf Kinder; Oktober bis Dezember 1918 erneuter Kriegseinsatz als Oberarzt und Bataillonsarzt im Infanterie-Regiment 212; ab 1919 Facharzt für Psychiatrie; in der Heil- und Pflegeanstalt Sachsenberg im Mai 1924 zum Oberarzt und im April 1926 zum Medizinalrat ernannt; ab Januar 1925 auch vereidigter Gerichtsgutachter; im März 1929 zum Obermedizinalrat ernannt und seitdem bis Januar 1935 Leiter des Kinderheims Lewenberg/Heil- und Pflegeanstalt für geistesschwache Kinder in Schwerin; dort Eintritt in die NSDAP am 1.5.1933, Mitgliedsnummer 2.819.632; ab 1934 Protagonist der extensiven Anwendung des Gesetzes zur Verhütung erbkranken Nachwuchses;[128)] ab mind. 1934 auch Kreisamtsleiter des NSDÄB und Leiter des Amtes für Volksgesundheit in der Kreisleitung Schwerin-Stadt der NSDAP;[129)] Februar 1935 bis Juli 1944 Direktor der Heil- und Pflegeanstalt Domjüch bei Neustrelitz;

126) Mit der Arbeit: Untersuchungen über die Wirkung des β-(3,4-Dioxyphenyl)-aethylalkohols auf den Blutdruck, Kiel 1944.

127) Mit der Arbeit: Über einen auf die linke Articulatio sacroilica verlagerten Grawitz'schen Tumor mit 6jährigem klinischen Verlauf, München 1913.

128) Veröffentlichte u.a.: Das Gesetz zur Verhütung erbkranken Nachwuchses und die rassenhygienische Bedeutung der erblichen Geisteskrankheiten, insbesondere des angeborenen Schwachsinns, in: Mecklenburgische Schulzeitung, 65 (1934), S. 354 ff.; darin rechnete Schmidt mit „6 Millionen geistig nicht vollwertigen" Menschen in Deutschland, von denen „220.000 Erbkranke in Anstalten untergebracht" seien, die „durch ihre Anstaltsunterbringung dem deutschen Volke Kosten in einer Höhe von rund 275 Millionen RM aufbürden"; vergleiche man „die Ausgaben für die Erbkranken mit den Mitteln, die gesunden Familien im Durchschnitt zur Verfügung stehen, dann kann nicht der geringste Zweifel bestehen, daß der Unterhalt dieser Erbgeschädigten schon für ein wirtschaftlich blühendes Volk eine ungeheure Belastung bedeuten würde, daß er aber für das deutsche Volk unter den heutigen wirtschaftlichen Verhältnissen eine Unmöglichkeit darstellt". Außerdem würden die „ständige Zunahme der Erbkranken, die sich meist hemmungslos und verantwortungslos fortzupflanzen pflegen", und die „ins Uferlose wachsenden Wohlfahrtslasten einen Notstand der Gemeinschaft begründen, der zu energischer Abwehr" aufrufe. Das Gesetz zur Verhütung erbkranken Nachwuchses habe „nun endlich die gesetzlichen Grundlagen geschaffen" sowie den Ärzten und Erbbiologen „die seit langem erstrebte Möglichkeit gegeben, der bedrohlichen Zunahme erbkranker Menschen entgegenzutreten". Veröffentlichte weiterhin: Der Schwachsinn, seine Ätiologie, seine rassenhygienische Wertung und seine Stellung im Rahmen des Gesetzes zur Verhütung erbkranken Nachwuchses, in: Psychiatrisch-Neurologische Wochenschrift. Zentralblatt für das gesamte Irrenwesen und die praktische Psychiatrie und Neurologie, 36 (1934), Nr. 16; veröffentlichte in seiner Eigenschaft als Anstaltsleiter von Lewenberg u.a.: Geschichte und Aufgaben des Kinderheims Lewenberg, in: Ebenda, 37 (1935), S. 1 ff. In dieser Bilanz der Kinderheil- und Pflegeanstalt hielt es Schmidt für „eine Selbstverständlichkeit, daß jeder durch Anstaltsbehandlung wirtschaftlich und sozial brauchbar gemachte erblich Schwachsinnige vor seiner Entlassung aus der Anstalt sterilisiert" werden müsse, wobei „die Indikation für die Sterilisierungsanträge ... keineswegs eng gestellt" werden dürfe. Schon Ende 1934 seien 354 seit 1929 aus der Anstalt entlassene Personen den zuständigen Kreismedizinalräten zur Sterilisierung angezeigt worden; und zwischen März und Dezember 1934 seien bereits 17 noch in der Anstalt befindliche „Pfleglinge unfruchtbar gemacht" worden. Schmidt meinte, „das Gesetz zur Verhütung erbkranken Nachwuchses [sei] rassenhygienisch unzweifelhaft von allergrößter Bedeutung, da es der Verschlechterung unseres völkischen Erbgutes" entgegenwirke; eine „wesentliche Aufgabe der Anstalt" Lewenberg sei es, „an der biologischen Sanierung und damit an der Aufartung unseres Volkes" mitzuwirken; die Anstaltsarbeit sei „Dienst am Volk".

129) Veröffentlichte in dieser Eigenschaft u.a.: Rassenhygiene und Bevölkerungspolitik im nationalsozialistischen Staat, in: Ärzteblatt für Pommern, Mecklenburg und Lübeck, 1935, S. 5 ff.; darin beklagte Schmidt, daß sich „in den Heil- und Pflegeanstalten in ansteigendem Maße Geisteskranke und schwachsinnige Menschen sammeln, die mit hohen Kosten erhalten werden müssen, während erbgesunde Volksgenossen keine Arbeit finden. Wir häufen in unserem

dort ab 1935 auch Leiter des Amtes für Rassenpolitik der Kreisleitung Stargard der NSDAP; ab mind. 1938 auch Kreisbeauftragter des Rassenpolitischen Amtes bei der Gauleitung Mecklenburg der NSDAP für den Kreis Neustrelitz; ab Dezember 1939 Facharzt für Nerven- und Geisteskrankheiten; im Juni 1940 uk gestellt; Februar 1943 KVK II. Kl. o.S.; August bis November 1944 kommissarischer Direktor der Heil- und Pflegeanstalt Sachsenberg-Lewenberg in Schwerin; im Januar 1945 als Leiter an das Staatliche Gesundheitsamt des Kreises Hagenow abgeordnet, dafür im Februar 1945 erneut uk gestellt; im Juli 1945 „mit sofortiger Wirkung" aus dem mecklenburgischen Landesdienst entlassen; auf „Anordnung des Chefs der Russischen Geheimpolizei" im September 1945 zunächst von der inzwischen in Hagenow aufgenommenen „Ausübung der ärztlichen Praxis ausgeschlossen"; im Oktober 1945 als Arzt der Heil- und Pflegeanstalt Ueckermünde zugeteilt (Ravensteinstraße 23);[130] am 27.11.1945 im Alter von 58 Jahren an Herzschlag in Ueckermünde gestorben

Schmidt, Dr. Michaela Maria (geb. Hein)
geboren am 15.9.1909 in Leobschütz/Schlesien; Gymnasium, 1928 Abitur; Medizinstudium in Göttingen; Januar 1936 Approbation in Berlin; Februar 1936 Promotion in Göttingen;[131] ab 1936 Assistenzärztin am Städtischen Krankenhaus in Leobschütz (Bahnhofstraße 18); Landarztassistentin bei Dr. Schleuning in Falkenberg/Schlesien (Neißer Straße 39); Januar 1938 bis mind. 1940 niedergelassene Allgemeinpraktikerin in Danzig (Milchkannengasse 22); spätestens 1940 Heirat mit dem Leiter der Landesbildstelle Danzig Bruno Schmidt; nach Flucht von Mai/Juni 1945 bis mind. 1946 zur Flüchtlingsbetreuung eingesetzte Ärztin in Schwerin (Hermannstraße 4)

Schmidt, Dr. Otto

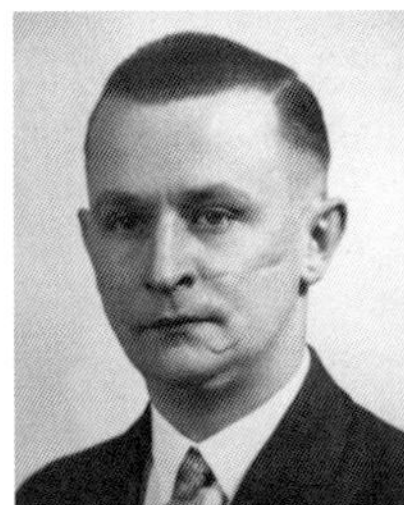

geboren am 23.1.1900 in Berlin; Sohn eines Geheimen expedierenden Sekretärs und Kalfaktors sowie späteren Geheimen Rechnungsrates und Direktors; Gymnasium, 1917 Notabitur; Kriegseinsatz, zuletzt als Kanonier; Medizinstudium in Jena; mind. 1928 Medizinalpraktikant in Berlin-Steglitz (Lutherstraße 11); Juni 1928 Heirat mit Emma Diersch (*13.5.1903 in Bornsdorf bei Luckau/Lausitz, †20.3.1996 in Berlin; Tochter eines Arbeiters), drei Kinder, 1940 Scheidung; Januar 1929 Approbation und Juni 1929 Promotion in Jena;[132] April 1931 bis 1945 niedergelassener Allgemeinpraktiker in Fürstenberg (Karlstraße 14); dort Eintritt in die NSDAP am 1.5.1933, Mitgliedsnummer 2.819.662; außerdem Mitglied des NSDÄB; in Fürstenberg auch Leitender Arzt am Erholungsheim der AOK Berlin; mind. 1935 bis 1937 auch nebenamtlicher Vertragsarzt bei der RAD-Einheit 5/64 (Fürstenberg); ab 1936 auch nebenamtlicher Arzt im Hilfswerk „Mutter und Kind" der NSV in Fürstenberg; September 1939 bis Februar 1940 Kriegseinsatz; Oktober 1940 Heirat mit der Krankenschwester Elisabeth Rummler spätere Schwiegk (*22.6.1912 in Zanow/Pommern, †5.11.2002 in Fürstenberg; Tochter eines Bauunternehmers), mind. ein weiteres Kind und ein Stiefkind; ab Juli 1944 erneuter Kriegseinsatz; am 2.5.1945 im Alter von 45 Jahren Suizid in Pelzkuhl bei Fürstenberg

Schmidt, Dr. Paul Georg Reinhold
geboren am 10.2.1902 in Zabrze (Hindenburg)/Schlesien; Sohn eines Baumeisters; Realgymnasium in Neisse, 1919 Notabitur; Militäreinsatz als Sanitäts-Unteroffizier im „Grenzschutz Ost"; Medizinstudium in Breslau, Tübingen, München und Rostock; Mai 1925 Promotion in Rostock;[133] 1925 bis 1926 Medizinalpraktikant an der Medizinischen Poliklinik der Universität Rostock (Gertrudenplatz)

Volk von Jahr zu Jahr in zunehmendem Maße Erbkranke und Minderwertige an, da die natürliche Zuchtwahl so gut wie ausgeschaltet ist".

130) Die mecklenburgische Medizinalverwaltung betonte gegenüber der Anstaltsleitung, daß Schmidts Beschäftigung nur „auf jederzeitigen Widerruf" erfolgen und „wegen seiner langjährigen Mitgliedschaft in der NSDAP nur als Notlösung angesehen werden" könne; die Anstaltsleitung habe sich „ständig um seine Ablösung durch einen Nichtparteigenossen zu bemühen".

131) Mit der Arbeit: Über Spätgeburten. Ein Beitrag zur Frage der Schwangerschaftsdauer, Ratibor 1935.

132) Mit der Arbeit: Zur Kenntnis der Gynäkomastie, Berlin 1929.

133) Mit der Arbeit: Untersuchungen über die Wirkung medikamentöser Einreibungen auf die Hautkapillaren und den Stoffwechsel, Leipzig 1925.

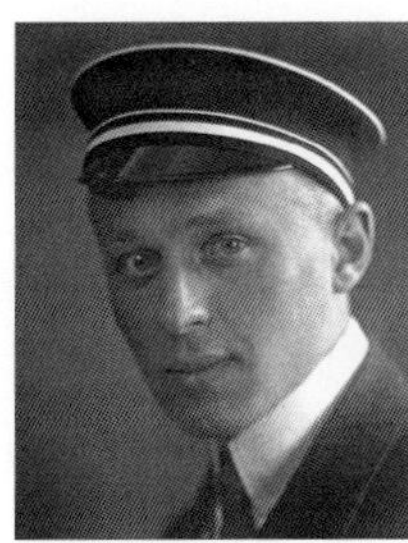

und am Pathologischen Institut der Universität Freiburg; Juli 1926 Approbation in Schwerin; 1926 bis 1927 Assistenzarzt an der HNO-Klinik der Universität Breslau (Kaiserstraße 76); dort Erkrankung an Tuberkulose und Beschluß, Lungenarzt zu werden; September 1927 Heirat mit Ruth Kornstaedt (*25.1.1906 in Doberan, †9.9.1996 in Bonn; Tochter eines Apothekenbesitzers), sechs Kinder; 1928 bis 1931 zunächst Assistenzarzt, dann Oberarzt an der Lungenheilstätte/Tbc-Krankenhaus Waldeck bei Schwaan; 1931 bis 1934 Assistenzarzt an der Chirurgischen Klinik der Universität Rostock (Maßmannstraße 35, Dethardingstraße 103); ab Juli 1934 Facharzt für Chirurgie; 1934 bis 1937 Arzt am Pommerschen Tbc-Krankenhaus Hohenkrug bei Stettin; 1936 Habilitation in Rostock;[134)] als Medizinaldirektor von 1937 bis 1960 Chefarzt an der Westerwaldklinik (Tbc-Krankenhaus/Lungenheilstätte) in Waldbreitbach; dort Eintritt in die NSDAP am 1.5.1937, Mitgliedsnummer 3.955.785; daneben auch Mitglied des NSKK und ab November 1939 des NSDÄB; ab Mai 1939 Facharzt für Lungenkrankheiten; 1939 bis 1940 Kriegseinsatz als Oberarzt in einem Lazarett; 1949 Umhabilitation an die Universität Bonn; dort 1952 zum außerplanmäßigen Professor ernannt; 1960 bis 1967 Chefarzt an der Aggertalklinik in Engelskirchen bei Bergisch Gladbach; 1963 bis 1964 Vorsitzender der Deutschen Tuberkulosegesellschaft; 1967 Bundesverdienstkreuz; als Obermedizinaldirektor ab 1967 im Ruhestand in Aachen (St. Vither Straße 25); am 5.5.1987 im Alter von 85 Jahren in Aachen gestorben

Schmidt, Dr. Rudolf Gustav Bernhard

geboren am 22.1.1910 in Stettin/Pommern; Sohn eines Oberbürgermeisters; Gymnasium, 1930 Abitur; Medizinstudium in Würzburg; dort im Januar 1937 Promotion;[135)] bis Februar 1937 Medizinalpraktikant am Stadtkrankenhaus in Schwerin (Graf-Heinrich-Straße 30); Februar 1937 Approbation; September 1937 bis April 1938 Assistenzarzt in Hildesheim; Mai 1938 bis September 1939 Assistenzarzt am Stift Bethlehem in Ludwigslust; Mitglied der HJ; August 1938 Heirat mit Annemarie Wenckebach (*18.6.1914 in Rotenburg/Wümme, †12.4.1990 in Lüneburg/Niedersachsen; Tochter eines Königlichen Amtsgerichtsrates), ein Kind; ab September 1939 Kriegseinsatz als Unterarzt im Infanterie-Regiment 60 (wohnhaft in Lüneburg, Vor dem Neuen Tore 2); am 23.5.1940 im Alter von 30 Jahren in Mont Damion bei Charleville/Frankreich gefallen

Schmidt, Dr. Walter

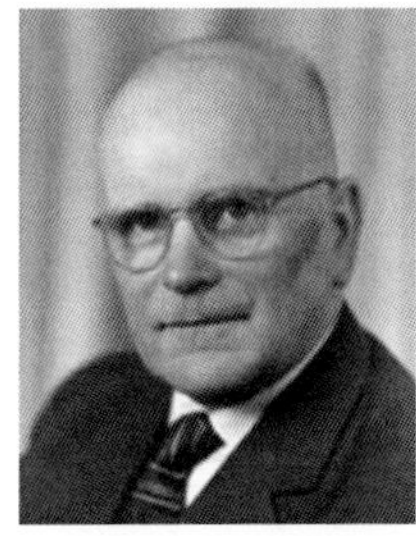

geboren am 2.4.1900 in Hüllen bei Gelsenkirchen/Westfalen; Sohn eines Pastors; Gymnasium, 1920 Abitur; Medizinstudium; August 1926 Approbation; Promotion; bis 1930 Arzt in Gießen; April 1930 bis 1973 niedergelassener Facharzt für Hals-, Nasen- und Ohrenkrankheiten in Waren (Güstrower Straße 9, Am Alten Markt 8); Juli 1930 Heirat mit der Ärztin → Dr. Käthe Schmidt geb. Mehlhose; 1931 bis 1949 auch Belegarzt, 1949 bis 1973 auch Chefarzt an der HNO-Abteilung des Krankenhauses in Waren (von ihm als Belegabteilung gegründet und 1949 zur Hauptabteilung umgewandelt); August 1935 Heirat mit der Haustochter Gertrud Ahrendhold (*30.10.1908 in Rüdersdorf bei Berlin, †26.10.1994 in Waren; Tochter eines Tischlers), drei Kinder; ab 1936 auch nebenamtlicher Arzt im Hilfswerk „Mutter und Kind" der NSV in Waren; als Sanitätsrat dort auch kommissarischer Kreisarzt und ab Juni 1945 Leiter des Staatlichen Gesundheitsamtes des Kreises Waren; bis 1991 im Ruhestand in Waren (Gerhart-Hauptmann-Allee 3); am 4.6.1991 im Alter von 91 Jahren in Waren gestorben

Schmidt, Dr. Waltraut Wilhelmine Brunhilde (geb. Wordell)

geboren am 27.1.1910 in Treptow/Tollense/Pommern; Tochter eines Arztes; Reformrealgymnasium in Treptow, 1930 Abitur; Medizinstudium in Greifswald, Freiburg, Rostock und München (Schwan-

---

134) Mit der Arbeit: Differentialdiagnose der Lungenkrankheiten mit besonderer Berücksichtigung der Tuberkulose, Leipzig 1936.

135) Mit der Arbeit: Über das klinische Bild des tuberkulösen Primärstadiums der Kindertuberkulose, Würzburg 1936.

thaler Straße 37); Januar 1936 Approbation und Promotion in Rostock;[136] ab 1936 Volontärassistentin, 1937 bis 1938 Assistenzärztin an der Medizinischen Klinik der Universität Rostock (Schröderplatz, Doberaner Straße 152, Parkstraße 24); dort Mitglied der NSDAP; März 1937 Heirat mit dem Arzt → Dr. Gerhard Schmidt, drei Kinder, 1951 Scheidung; September 1938 Verzicht auf Ausübung des ärztlichen Berufes; ab Juli 1939 in Altentreptow; ab September 1941 wieder in Rostock (Parkstraße 56 und 24); ab Januar 1943 in Bad Polzin/Pommern (Chausseestraße 186); dort ab Mai 1943 erneut ohne ärztliche Tätigkeit; bis 1994 in Ratzeburg/Schleswig-Holstein (Schmilauer Straße 120); am 13.1.1994 im Alter von fast 84 Jahren in Ratzeburg gestorben

Schmidt, Dr. Werner Carl August
geboren am 2.11.1896 in Lübeck; Sohn eines Haupt-Zollamtsassistenten und späteren Zollinspektors; Gymnasium in Friedland, 1915 Notabitur; 1915 bis 1916 Kriegseinsatz; 1916 bis 1919 Ausbildung und Tätigkeit als Apotheker; Medizinstudium in Jena und Rostock; September 1923 Approbation und Promotion in Rostock;[137] September 1923 bis September 1925 Assistenzarzt am Carolinenstift in Neustrelitz (Georgstraße 1-6); Oktober 1925 bis mind. 1948 niedergelassener Allgemeinpraktiker in Krakow (Mühlenstraße 3); August 1926 Heirat mit der DRK-Schwester Else Wegner (*20.10.1892 in Wismar, †24.2.1969 in Malchin; Tochter eines Arbeitsmannes und späteren Gastwirts), zwei Kinder; im Dezember 1939 von der Landesstelle Mecklenburg der KVD „wegen Nichtbeantwortung wichtiger Anfragen" mit einer Geldstrafe von 100 RM belegt; in Krakow Eintritt in die NSDAP am 1.4.1940, Mitgliedsnummer 7.571.368; August 1948 Anmietung des Städtischen Krankenhauses in Krakow zur Einrichtung einer Privatklinik; ab mind. 1969 in Malchin (Wiesenstraße 14, Kreuzstraße 27); am 20.3.1980 im Alter von 83 Jahren in Malchin gestorben

Schmidt, Dr. Werner Ferdinand Oscar
geboren am 15.10.1901 in Bonn/Rheinprovinz; Sohn eines Arztes und Medizinprofessors; Gymnasium, 1922 Abitur; Medizinstudium in Würzburg; dort 1927 Promotion;[138] Januar 1928 Approbation; mind. 1932 Arzt am Landeskrankenhaus in Braunschweig (dort auch wohnhaft: Celler Straße 38); September 1932 Heirat mit Anna-Lise Lange (*6.9.1907 in Einbeck/Hannover, †26.5.1955 in Braunschweig; Tochter eines Geschäftsreisenden), drei Kinder; mind. 1934 Arzt in Mecklenburg; Februar 1935 bis 1945 niedergelassener Facharzt für Urologie in Braunschweig (Kaiser-Wilhelm-Straße 3); ab September 1939 Kriegseinsatz in der Wehrmacht, zuletzt als Stabsarzt; am 9.5.1945 im Alter von 43 Jahren zwischen Časlau und Žehušice/Tschechoslowakei ums Leben gekommen

Schmidt, Dr. Werner Theodor Friedrich

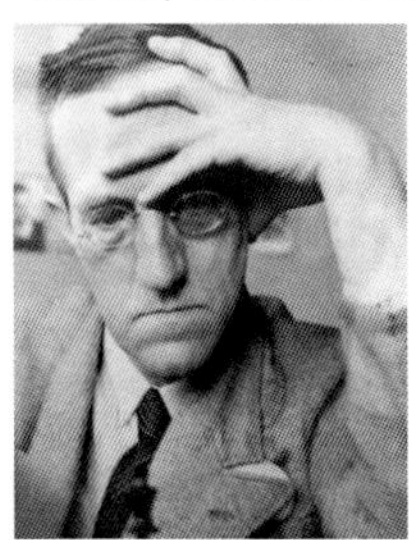

geboren am 18.2.1890 in Rostock/Mecklenburg; Sohn eines Postsekretärs; Realgymnasium in Rostock, 1909 Abitur; Medizinstudium in Freiburg und Rostock (Göbenstraße 4); August 1914 Approbation und November 1914 Promotion in Rostock;[139] Dezember 1914 bis September 1919 niedergelassener Allgemeinpraktiker in Sydowsaue und Podejuch bei Stettin (wohnhaft in Stettin, Stoltingstraße 17); daneben von 1914 bis 1919 Kriegseinsatz als landsturmpflichtiger Arzt beim II. Armeekorps in Stettin; Dezember 1914 Heirat mit der Lehrerin Elisabeth Schreiber (*16.1.1886 in Stettin; Tochter eines Postsekretärs und späteren Rechnungsrates), sechs Kinder; Oktober 1919 bis 1929 niedergelassener Allgemeinpraktiker in Fürstenberg; ab 1929 praktischer Arzt in Bremen; Eintritt in die NSDAP am 1.5.1933; Februar 1936 bis mind. 1949 niedergelassener Allgemeinpraktiker sowie Facharzt für Frauenkrankheiten und Geburtshilfe in Naumburg/Saale (Geor-

136) Mit der Arbeit: Über Erfahrungen und Erfolge in der Behandlung von Coma diabeticum an der Medizinischen Universitäts-Klinik Rostock, unter besonderer Berücksichtigung eines Falles von extremer Hyperglykämie, Rostock 1936.
137) Mit der Arbeit: Die Totalexstirpation des Uterus bei Placenta praevia, (MS).
138) Mit der Arbeit: Die Farbreaktionen der Corpora amylacea des Rückenmarks, der Lungen und der Prostata und ihre Beeinflußbarkeit am Schnittpräparat, Berlin 1926.
139) Mit der Arbeit: Welche verschiedenen Methoden zur Diagnostizierung des Oxyurasis gibt es und welche ist wegen der Leichtigkeit der Ausführung und ihrer Zuverlässigkeit die allein empfehlenswerte?, Rostock 1914.

gentor 1, Kollwitzstraße 17); nach Übersiedlung in die Bundesrepublik bis Januar 1951 Arzt am Sanatorium Hohe Mark in Oberursel/Taunus (dort auch wohnhaft); Januar 1951 bis 1952 Arzt am Hilfskrankenhaus in Gorspen-Vahlsen bei Petershagen/Nordrhein-Westfalen (dort auch wohnhaft: Haus Nr. 3; auch wohnhaft in Minden/Nordrhein-Westfalen, Lindenstraße 6); am 28.9.1952 im Alter von 62 Jahren an Herzwassersucht in Gorspen-Vahlsen gestorben

Schmidt, Dr. Wilhelm Ludwig Albert

geboren am 28.4.1868 in Schwerin/Mecklenburg; Sohn eines Ministerialrates und späteren Ministerialdirektors; Gymnasium in Schwerin, 1889 Abitur; Medizinstudium in München, Heidelberg und Rostock; März 1895 Approbation in Rostock; 1896 Promotion in Leipzig;[140] Assistenzarzt an der Augenklinik der Universität Leipzig; ab Herbst 1897 niedergelassener Allgemeinpraktiker, 1903 bis 1945 auch Facharzt für Augenkrankheiten mit Privatklinik in Rostock (Alexandrinenstraße 94, Friedrich-Franz-Straße 92, Adolf-Hitler-Straße/Richard-Wagner-Straße 11); Oktober 1900 Heirat mit Elisabeth Reichhoff (*27.10.1874 in Borkow bei Sternberg, †10.11.1947 in Rostock; Tochter eines Rittergutsbesitzers); Kriegseinsatz als kontraktverpflichteter Zivilarzt im Heimatkriegsgebiet; ab Mai 1921 auch Vorsitzender des Mecklenburgischen Ärztevereinsbundes e.V. und des Gauverbandes Mecklenburg des Hartmannbundes; außerdem stellvertretendes ärztliches Mitglied beim ärztlichen Bezirksgericht Mecklenburg; ab 1930 Mitglied des mecklenburgischen Ehrengerichtshofes für Ärzte (oberste Instanz für berufsgerichtliche Verfahren); Förderndes Mitglied der SS; am 26.8.1945 im Alter von 77 Jahren an Darmkatarrh in Rostock gestorben

Schmidt-Petersen, Dr. Asmus Otto

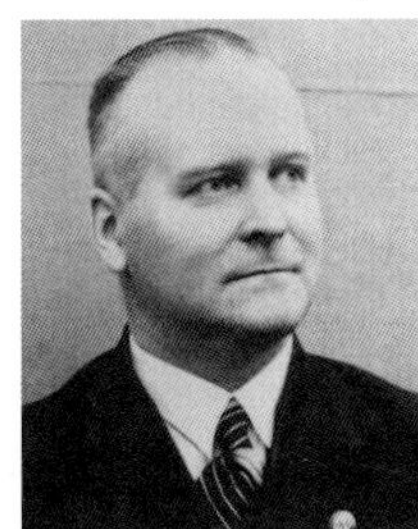

geboren am 8.8.1891 in Bredstedt/Schleswig; Sohn eines Arztes und späteren Sanitätsrates; Gymnasium in Husum, 1912 Abitur; Medizinstudium in Erlangen und Rostock; dazwischen Kriegseinsatz als Feldhilfsarzt, EK II; mind. 1919 Medizinalpraktikant an der Augenklinik der Universität Rostock (Doberaner Straße 140, Wismarsche Straße 5); November 1919 Kreisarztexamen in Berlin; Januar 1920 Promotion in Rostock;[141] Februar 1920 Approbation; mind. 1925 Facharzt für Chirurgie in Hamburg (Eppendorfer Weg 42); März 1925 Heirat mit Ingeborg Helbing (*7.3.1907 in Wandsbek/Schleswig-Holstein, †23.2.1973 in Hamburg; Tochter eines Kaufmanns und Fabrikbesitzers), sechs Kinder; als Medizinalrat im Landesjustizdienst ab April 1929 Anstaltsarzt an der Landesstrafanstalt Bützow-Dreibergen, dem Zentralgefängnis Bützow, dem Landesfürsorge- und Landesarbeitshaus Güstrow sowie dem Landeskinderheim Güstrow; Eintritt in die NSDAP am 11.4.1933, Mitgliedsnummer 2.819.747; ab Juni 1933 Mitglied der SA, bis 1936 Sanitäts-Sturmführer im SA-Sturmbann 1/24; ab September 1933 auch NSV-Gesundheitswalter in Güstrow; ab Mai 1935 Mitglied des NSDÄB; 1936 bis Februar 1937 auch Kreiswart des NS-Reichsbundes der Kinderreichen für den Kreis Güstrow; aus dem Landesjustizdienst im Januar 1937 Versetzung in den Reichsjustizdienst als Regierungsmedizinalrat bei den Strafanstalten Bützow-Dreibergen; daneben auch Anstaltsarzt im Amts- und Landgerichtsgefängnis Güstrow und dem Strafgefangenenlager Serrahn;[142] ab April 1937 auch kommissarischer Vertrauensarzt des Kreises Güstrow; bis Februar 1939 auch Kreishauptstellenleiter im Amt für Volkswohlfahrt der Kreisleitung Güstrow der NSDAP; nach erheblichen Differenzen mit dem Direktor der Strafanstalt Bützow-Dreibergen im März 1938 aus dem Reichsjustizdienst ausgeschieden;[143] April 1938 bis Mai 1945 hauptamtlich beamteter Vertrauensarzt

140) Mit der Arbeit: Über einen Fall von Papillo-Retinitis bei Chlorose, Wiesbaden 1896.
141) Mit der Arbeit: Über die umschriebene Grubenbildung in der Sehnervenpapille (MS).
142) Im Januar 1937 beurteilte der Direktor der Strafanstalt Bützow-Dreibergen, Friedrich Karl Jenz (1893-1941), die beruflichen Leistungen von Schmidt-Petersen. Demnach behandle er die Strafgefangenen „in streng sachlicher" und „sehr bestimmter Art". Schmidt-Petersen sei „als Arzt nicht überall beliebt, trotzdem er in Ausübung seiner ärztlichen Tätigkeit die besten Erfolge aufzuweisen" habe. In politischer Hinsicht bekenne er „sich aufrichtig zum nat.-soz. Staat". Insgesamt hielt Jenz „ihn auch für eine höhere Dienststellung gut geeignet". In einer politischen Beurteilung durch die Gauleitung Mecklenburg der NSDAP hieß es im Juli 1936, Schmidt-Petersen sei vor der Machtübernahme „rechts eingestellt" gewesen und stelle sich nun „der Bewegung jederzeit gern und freudig zur Verfügung".
143) Im Juli 1937 wurde gegen den Direktor der Strafanstalten Bützow-Dreibergen, Friedrich Jenz, ein Dienststrafverfah-

bei der Landesversicherungsanstalt Mecklenburg und Leiter der Abteilung Krankenversicherung der Vertrauensärztlichen Dienststelle in Güstrow (Schondorfstraße 20); September bis Dezember 1939 Kriegseinsatz als Stabsarzt in Frontlazaretten; ab Januar 1940 auch wieder Arzt am Landeskinderheim Güstrow; Mai 1945 Flucht aus Güstrow; bis Dezember 1955 in Bad Hersfeld/Hessen (Schlippental 12); ab Dezember 1955 Arzt in Hamburg (Güntherstraße 4, Diekweg 11, Flaßheide 42 und 21); zum Obermedizinalrat ernannt; am 1.4.1978 im Alter von 86 Jahren in Hamburg gestorben

Schmidt-Rüte, Dr. Charlotte Else Christine (geb. Driest)
geboren am 19.12.1908 in Gollnow/Pommern; Tochter eines Arztes; Oberlyzeum in Stettin, 1929 Abitur; Medizinstudium in Göttingen, Leipzig, Innsbruck, Graz, Greifswald, Kiel, Freiburg und Rostock; Medizinalpraktikantin in Stettin, Bremen und Oldenburg; Dezember 1936 Approbation; Mai 1937 Promotion in Greifswald;[144] ab mind. 1938 Ärztin in Gollnow; März 1938 Heirat mit dem Arzt Dr. Erich Schmidt-Rüte geb. Schmidt (*5.3.1911 in Blankenese/Schleswig-Holstein, †1.4.1994 in Bruchhausen-Vilsen/Niedersachsen; Sohn eines Kaufmanns), ein Kind; ab Mai 1939 Ärztin in der Praxis ihres Vaters bzw. ihres Ehemannes in Gollnow (Barnimstraße 44); ab Mai 1944 dienstverpflichtete Hilfskassenärztin in der Praxis von Dr. Günther Stoltz in Massow/Pommern (Brunnenstraße 33); nach Flucht ab Mai 1945 unbesoldete Hospitantin an der Frauenklinik der Universität Rostock (Doberaner Straße 142), eingesetzt in Bad Doberan; mind. 1958 im Ministerium in Hannover tätig; mind. 1994 bis Mai 1995 in Bruchhausen-Vilsen (Lessingstraße 1); ab Mai 1995 in Hamburg (Seniorenresidenz Augustinum, Neumühlen 37); am 7.1.2006 im Alter von 97 Jahren in Hamburg gestorben

Schmiedeknecht, Hellmuth Gottfried

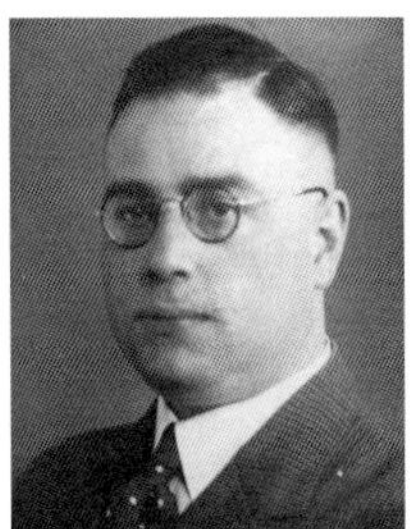

geboren am 3.3.1904 in Bochum/Westfalen; Sohn eines Verwaltungssekretärs und späteren Rendanten; Gymnasium in Bochum, 1925 Abitur; Medizinstudium; als Student Eintritt in die NSDAP am 1.5.1933, Mitgliedsnummer 3.572.702; mind. 1938 Medizinalpraktikant am Knappschaftskrankenhaus in Essen-Steele (dort auch wohnhaft: Am Deimelsberg 34); Mai 1938 Heirat mit Antonie Koch (*8.7.1917 in Castrop/Westfalen, †3.12.1997 in Lünen/Nordrhein-Westfalen; Tochter eines Architekten), fünf Kinder; Juni 1938 Approbation; September 1938 bis mind. 1940 Assistenzarzt am Knappschaftskrankenhaus in Essen-Steele (Westfalenstraße 298); ab April 1940 Kriegseinsatz bei der Waffen-SS, zuletzt als SS-Hauptsturmführer; mind. 1944 bis 1945 Arzt in Lychen bei Fürstenberg (Bismarckstraße 53), mglw. im nahegelegenen SS-Lazarett Hohenlychen; ab Frühjahr/Sommer 1945 praktischer Arzt in Mistorf bei Schwaan; Ende 1945 bis Februar 1950 im sowjetischen Speziallager Sachsenhausen, Februar 1950 bis Oktober 1952 in der Strafvollzugsanstalt Waldheim inhaftiert, dort jeweils auch als Arzt tätig; nach Entlassung und Flucht im Dezember 1953 Promotion in Münster;[145] mind. 1955 bis 1968 niedergelassener Allgemeinpraktiker in Werne/Nordrhein-Westfalen (Schüttenwall 5); 1955 Bundesverdienstkreuz; am 30.3.1968 im Alter von 64 Jahren in Werne gestorben

---

ren eröffnet, nachdem Gefängniswärter einen Häftling schwer mißhandelt hatten, der später an den Folgen dieser Quälereien gestorben ist. Jenz wurde im Ergebnis dieses Verfahrens lediglich verwarnt und im Dezember 1937 von Generalstaatsanwalt Dr. Walter Pufpaff (1899-1942) wieder in sein Amt eingesetzt. Schmidt-Petersen wandte sich daraufhin empört direkt an den Staatssekretär Roland Freisler (1893-1945) im Reichsjustizministerium, schilderte detailliert die Zustände im Strafvollzug in Bützow-Dreibergen und beschrieb eine „Kette von schwersten Mißhandlungen an Strafgefangenen". Dabei benannte Schmidt-Petersen eine ganze Reihe von mißhandelten Häftlingen und auch die beteiligten Wärter. Wegen dieser Zustände zog Schmidt-Petersen die Konsequenz, daß es ihm „unmöglich" sei, „noch weiter mit Herrn Oberregierungsrat Jenz zusammenzuarbeiten", da „eine ärztliche Tätigkeit unter einem solchen Direktor zwecklos" sei. Generalstaatsanwalt Pufpaff, den Schmidt-Petersen mit seinem direkten Schreiben an Freisler übergangen hatte, mußte daraufhin erneut Ermittlungen in dieser Sache einleiten. Im Januar 1938 präsentierte er seine Ergebnisse schriftlich dem Reichsminister der Justiz. Dabei stellte er sämtliche Aussagen Schmidt-Petersens in Frage. Zu Mißhandlungen sei es nicht gekommen; Gewalt sei nur dann angewendet worden, wenn Häftlinge „widersetzlich gewesen" seien. Zuletzt schlug Pufpaff sogar vor, „Dr. Schmidt-Petersen zu beurlauben". Dazu kam es jedoch nicht. Schmidt-Petersen schied zum März 1938 aus dem Justizdienst aus. Strafanstaltsdirektor Jenz wurde 1938 zur Schutzpolizei nach Berlin versetzt und ist im Juli 1941 in Finnland gefallen.

144) Mit der Arbeit: Über einen Fall von Neurofibrom in der Aderhaut mit Hydrophthalmus, Stettin 1936.

145) Mit der Arbeit: Zur Frage des Narbenkrebses in silikotischer Schwiele der Lunge (MS).

Schmieter, Dr. Karl-Joachim Ernst Benno

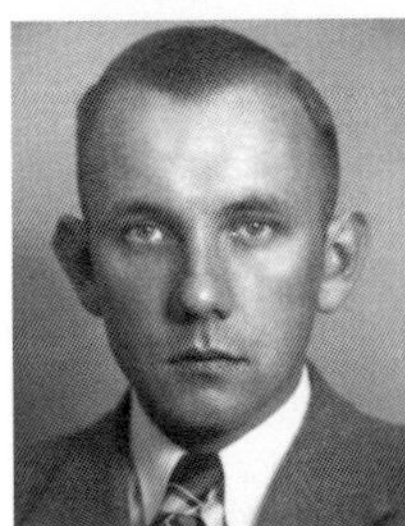

geboren am 26.4.1914 in Ludwigslust/Mecklenburg; Sohn eines Telegraphensekretärs und späteren Obertelegrapheninspektors; Realgymnasium in Ludwigslust, 1933 Abitur; Medizinstudium in Bonn und Rostock; als Student in Rostock Eintritt in die NSDAP am 1.5.1933, Mitgliedsnummer 2.819.757; außerdem Mitglied der SA; September 1939 Approbation; mind. 1941 bis 1947 Assistenzarzt an der Chirurgischen Klinik der Universität Rostock (dort zunächst auch wohnhaft: Maßmannstraße 35; St.-Georg-Straße 58, Körnerstraße 2); August 1941 Heirat mit der Stenotypistin und späteren Buchhalterin Marie Andresen (*19.5.1912 in Rostock, †11.5.2008 in Tessin; Tochter eines Tischlers und späteren Tischlermeisters), mind. drei Kinder; 1944 Promotion in Rostock;[146)] als Facharzt für Chirurgie von Januar 1948 bis mind. 1980 Leiter der Chirurgischen Abteilung des Stadtkrankenhauses in Güstrow (Plauer Straße 81); 1962 zum Medizinalrat, 1969 zum Obermedizinalrat ernannt; 1964 als Verdienter Arzt des Volkes ausgezeichnet;[147)] ab mind. 1982 im Ruhestand in Güstrow (Weinbergstraße 22); am 11.1.1998 im Alter von 83 Jahren in Güstrow gestorben

Schmitt, Dr. Charlotte (geb. Polin)
geboren am 25.2.1916 in Eisenstadt/Österreich-Ungarn; Gymnasium, 1935 Abitur; Medizinstudium in Wien; dort im März 1940 Approbation und Promotion; Februar 1941 bis September 1942 Assistenzärztin am Stadtkrankenhaus in Schwerin (Graf-Heinrich-Straße 30); spätestens 1942 Heirat mit ? Schmitt; ab September 1942 Hilfsärztin am Krankenhaus in Eisenstadt (Wiener Straße 141 und 193); ab November 1944 ohne ärztliche Tätigkeit

Schmitz, Dr. Aloysius Severin (Alois)

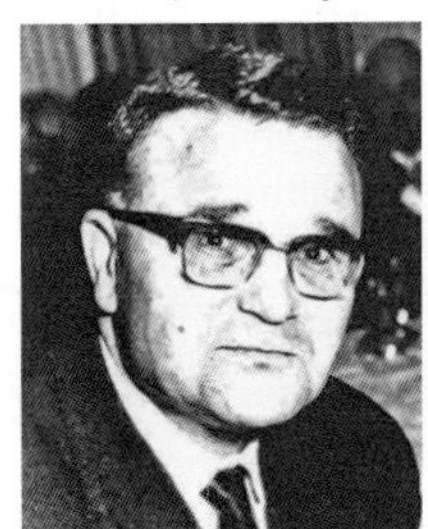

geboren am 16.1.1910 in Saffig/Rheinprovinz; Sohn eines Ackerers; Gymnasium, 1930 Abitur; Medizinstudium in München und Bonn; 1937 Approbation; ab 1937 Assistenzarzt am Brüderkrankenhaus in Trier (Nordallee 6); dort Eintritt in die NSDAP am 1.5.1937, Mitgliedsnummer 4.384.714; Februar 1938 Heirat mit Hildegard Krings (*18.1.1912 in Saffig, †21.4.2003 in Koblenz; Tochter eines Schreiners und Wirts), zwei Kinder; November 1938 Promotion in Kiel;[148)] ab 1940 Hilfsarzt am Staatlichen Gesundheitsamt in Ahrweiler/Rheinprovinz (Wilhelmstraße); als Medizinalrat ab Januar 1942 Amtsarzt am Staatlichen Gesundheitsamt Rosenberg/Westpreußen (Hindenburgstraße 46); nach Flucht ab März 1945 2. Arzt am Staatlichen Gesundheitsamt Wismar; dort bis 1953 als Amtsarzt tätig; als Ministerialdirektor von 1953 bis 1969 Leiter der Gesundheitsabteilung im Innenministerium von Rheinland-Pfalz in Mainz; 1969 bis 1972 Ministerstellvertreter, ab 1972 Staatssekretär im Ministerium für Soziales, Gesundheit und Sport von Rheinland-Pfalz (wohnhaft in Koblenz-Karthause); 1970 und 1974 Bundesverdienstkreuz; am 24.12.1988 im Alter von 78 Jahren in Koblenz gestorben

Schmitz, Dr. Heinrich Paul
geboren am 20.9.1910 in Bochum/Westfalen; Sohn eines Wirts und späteren Landwirts; Gymnasium in Gelsenkirchen, 1932 Abitur; Medizinstudium in Rostock (August-Brackmann-Straße 21); als Student in Rostock Eintritt in die NSDAP am 1.5.1937, Mitgliedsnummer 5.431.735; dort auch Mitglied der HJ und des NS-Studentenbundes; Juni 1938 bis Juni 1939 Medizinalpraktikant am Carolinenstift in Neustrelitz (Georgstraße 1-6) sowie an der Chirurgischen Klinik und der Augenklinik der Universität Rostock (Maßmannstraße 35, Doberaner Straße 140); Juni 1939 Approbation; ab Juni 1939

---

146) Mit der Arbeit: Beitrag zur Kasuistik und näheren Kenntnis der Mélorhéostose (Léri) (MS).
147) Die Auszeichnung erfolgte „für vorbildliche Leistung und pflichtbewussten Einsatz bei der Bergung und medizinischen Betreuung der Verletzten des Eisenbahnunglücks in Langhagen, Bezirk Schwerin, am 1.11.1964".
148) Mit der Arbeit: Über den Einfluß der Schwangerschaftshormone auf die Bewegungen des Harnleiters im Hinblick auf die Schwangerschaftsatonie der Ureteren, Berlin 1937.

Wehrdienst, dann Kriegseinsatz als Truppenarzt in Polen, Frankreich und der Sowjetunion; 1942 Promotion in Rostock;[149] anschließend dort mglw. Volontärassistent; ab mind. 1943 Arzt in Gelsenkirchen; mind. 1943 erneuter Kriegseinsatz als Oberarzt in der Wehrmacht; Juli 1943 Heirat mit Ilse Flugmacher (*16.12.1916 in Kiel, †8.1.1996 in Gelsenkirchen; Tochter eines Oberbootsmannsmaats und späteren Reichsbahn-Obersekretärs), mind. ein Kind; mind. 1955 bis 1984 Werksarzt in Gelsenkirchen (Dorstener Straße 67, Droste-Hülshoff-Straße 22); am 17.6.1984 im Alter von 73 Jahren in Herten/Nordrhein-Westfalen gestorben

Schmölder, Dr. Wilhelm Karl Emil
geboren am 3.12.1890 in Bremerhaven/Bremen; Sohn eines Kapitäns und späteren Lloyd-Oberinspektors; Gymnasium in Bremerhaven, 1911 Abitur; Medizinstudium in Freiburg; Approbation; mind. 1920 bis 1926 Arzt in Selsingen bei Bremervörde; Juni 1920 Heirat mit Fritzi Meyer (*12.6.1898 in Bremerhaven, †16.9.1957 in Bremen; Tochter eines Lloyd-Offiziers und späteren Lloyd-Kapitäns), zwei Kinder; 1921 Promotion in Freiburg;[150] Januar 1936 bis mind. 1940 Oberstabsarzt und Standortarzt in der Sanitätsstaffel Rostock der Sanitäts-Abteilung 12 der Wehrmacht (Schützenkaserne Adolf-Hitler-Straße, Paulstraße 33); in der Sanitäts-Abteilung 12 der Wehrmacht (Schwerin) im Februar 1942 zum Oberstarzt befördert; mind. 1944 Kriegseinsatz als Oberstarzt; am 18.12.1944 im Alter von 54 Jahren an einer Lungenembolie im Lazarett Uman bei Kiew/Sowjetunion gestorben

Schmude, Dr. Hans Franz
geboren am 16.8.1907 in Zgoin/Schlesien; Sohn eines Lehrers; Gymnasien in Sohrau und Cosel, 1928 Abitur; zunächst Jurastudium in Breslau, dann Medizinstudium in Breslau, Wien, Innsbruck und Rostock; April 1936 Approbation; 1936 Volontärassistent am Kreiskrankenhaus in Neidenburg/Westpreußen; Januar 1937 Promotion in Rostock;[151] mind. 1937 Assistenzarzt an der Medizinischen Klinik der Universität Rostock (Schröderplatz, Horst-Wessel-Straße 99); ab Anfang 1938 Assistenzarzt am Carolinenstift in Neustrelitz (Georgstraße 1-6); ab Juni 1938 Betriebsarzt bei den Arado-Flugzeugwerken in Rostock-Warnemünde; ab März 1939 Assistenzarzt am Kreiskrankenhaus in Sprottau/Schlesien; ab September 1939 Kriegseinsatz in der Wehrmacht; mind. 1940 bis 1943 wieder Betriebsarzt bei den Arado-Flugzeugwerken in Rostock-Warnemünde (Fritz-Reuter-Straße 23); Februar 1940 Heirat mit Klara Fründt (*24.3.1907 in Parchim, †7.8.1982 in Altentreptow; Tochter eines Berufssoldaten [Sergeant]); mind. 1950 bis 1972 niedergelassener Allgemeinpraktiker in Altentreptow (Bahnhofstraße 5, Straße der DSF 34, Karl-Liebknecht-Straße 3); am 6.12.1987 im Alter von 80 Jahren in Altentreptow gestorben

Schmülling, Dr. Johannes Rudolf (Hans-Rudolf)

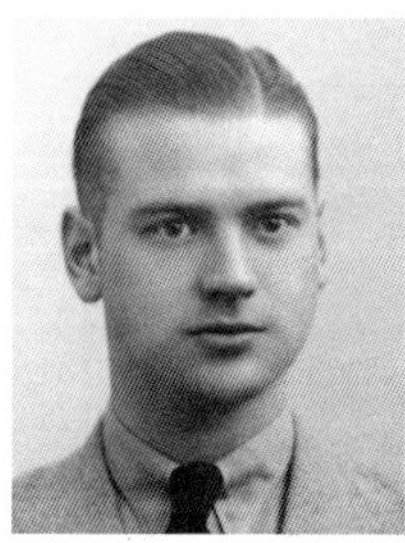

geboren am 23.2.1912 in Hörde bei Dortmund/Westfalen; Sohn eines Juristen; Gymnasium, 1932 Abitur; Medizinstudium in Düsseldorf; mind. 1936 Medizinalpraktikant in Dortmund (Hermannstraße 15); dort Eintritt in die NSDAP am 1.5.1933, Mitgliedsnummer 3.572.242; Dezember 1936 Approbation; Januar 1938 Promotion in Düsseldorf;[152] ab September 1938 Schiffsarzt auf der „Rhakotis“ und der „Sauerland“; ab Mai 1939 Volontärassistent am Kreiskrankenhaus in Stettin-Frauendorf; ab Oktober 1939 Volontärassistent an der HNO-Klinik der Universität Rostock (Doberaner Straße 137-139); ab Ende 1939 Kriegseinsatz in der Wehrmacht; Januar 1942 Heirat mit Margarete Halbach (*27.3.1919 in Dahlhausen bei Radevormwald/Westfalen, †9.11.1989 in Minden/Nordrhein-Westfalen; Tochter eines Kaufmanns); mind. 1960 bis 1973 niedergelassener Allgemeinpraktiker in Stadthagen/Niedersachsen (Krumme Straße 29, Wilhelm-Bartels-Straße 5); am 1.12.1973 im Alter von 61 Jahren in Stadthagen gestorben

---

149) Mit der Arbeit: Ein Fall von isolierter Abducenslähmung bei Herpes zoster ophthalmicus (MS).
150) Mit der Arbeit: Beitrag zur Dosimetrie der medizinischen Quarzlampen (Kromayersche Lampe und künstliche Höhensonne).
151) Mit der Arbeit: Über die resorptive Milzschwellung, Berlin 1936.
152) Mit der Arbeit: Die Verdienste Johann Friedrich August von Esmarchs um die Entwicklung der Chirurgie, Köln 1938.

Schnapauff, Dr. Carl August Wilhelm
geboren am 23.9.1893 in Tessin/Mecklenburg; Sohn des Arztes → Dr. Hermann Schnapauff; Gymnasium in Güstrow, 1912 Abitur; Medizinstudium in Tübingen, Hamburg und Rostock (Göbenstraße 2); dazwischen von August 1914 bis November 1918 Kriegseinsatz; Juli 1920 Approbation und September 1920 Promotion in Rostock;[153] Assistenzarzt in Hamburg und Ulm; Oktober 1922 bis 1935 niedergelassener Allgemeinpraktiker in Tessin (Bahnhofstraße); September 1925 Heirat mit Isa Frödin (*26.10.1901 in Gryt/Schweden, †25.12.1990 in Timrå/Schweden; Tochter eines Inspektors); in Tessin Eintritt in die NSDAP am 1.5.1933, Mitgliedsnummer 2.819.792; ab 1935 Stabsarzt bei der Reichswehr in Neumünster/Schleswig-Holstein; bis 1936 wieder Arzt in Tessin; ab 1936 Arzt in Quedlinburg; Kriegseinsatz als Oberstarzt in der Sanitätskompanie 216 der 390. Division; westlich von Jodczyki/Sowjetunion gefallen

Schnapauff, Dr. Hermann Bernhard Anton
geboren am 4.3.1855 in Reinstorf bei Neukloster/Mecklenburg; Sohn eines Gutspächters; Gymnasium in Wismar, 1877 Abitur; Medizinstudium in Tübingen, Berlin und Halle; 1883 Approbation in Halle; Assistenzarzt in Carlsfeld/Sachsen; 1884 bis mind. 1930 niedergelassener Allgemeinpraktiker in Tessin (Rostocker Straße 60, Bahnhofstraße 334); dort bis September 1929 auch Hebammenaufsichtsarzt; Juli 1887 Heirat mit Martha Dinter (*9.11.1864 in Grimma/Sachsen, †25.2.1942 in Rostock; Tochter eines Gymnasialprofessors), mind. vier Kinder; Februar 1888 Promotion in Rostock;[154] 1903 zum Sanitätsrat ernannt; ab mind. 1931 in Rostock (Reifergraben 1, Hermannstraße 16, Stephanstraße 18, Parkstraße 7); am 9.1.1936 im Alter von 80 Jahren nach einem Schlaganfall in Rostock gestorben[155]

Schneider, Dr. Otto Ludwig
geboren am 10.12.1880 in Neubukow/Mecklenburg; Sohn eines Rechtsanwalts und Bürgermeisters; Gymnasium in Rostock, 1899 Abitur; Medizinstudium in München, Rostock (Roonstraße 27), Leipzig, Kiel und Berlin; Juni 1904 Approbation; Juni 1905 Promotion in Kiel;[156] mind. 1911 Arzt in Freiburg, mind. 1914 in Heidelberg; spätestens 1915 Heirat mit Mathilde ? (*1890), mind. drei Kinder; bis August 1923 Arzt in Cuxhaven; ab August 1923 in Hongkong/China; mind. 1928 bis 1943 Arzt für Tropenkrankheiten in Rostock (Wächterstraße 25, Graf-Schack-Straße 10)

Schneider, Dr. Waldemar Wiktor
geboren am 7.11.1909 in Grenzhausen/Posen; Gymnasium, 1930 Abitur; Medizinstudium; Dezember 1938 Approbation in Posen; Promotion; ab Mai 1940 niedergelassener Allgemeinpraktiker in Litzmannstadt (Heerstraße 155); ab April 1941 Kriegseinsatz als Arzt im Reservelazarett Krotoschin; Januar 1942 Approbation für Deutschland; ab November 1942 Mitglied des NSDÄB, Nr. 25.058; nach Kriegseinsatz wieder Arzt in Litzmannstadt (Heerstraße 155); spätestens 1945 Heirat, mind. ein Kind; Frühjahr bis Juli 1945 erneuter Kriegseinsatz als Oberarzt im Heeres-Standortlazarett/Heeres-Sanitätsstaffel in Schwerin (Reiferbahn 1); Oktober 1945 bis November 1948 Leiter des Staatlichen Gesundheitsamtes des Stadt- und Landkreises Schwerin; als Obermedizinalrat von Oktober 1946 bis November 1948 auch Leiter des Städtischen Gesundheitsamtes Schwerin; ab November 1946 auch praktischer Arzt in Schwerin; dort wegen „Sabotage" verhaftet; 1949 bis 1950 Arzt in Berlin/DDR (Aßmannstraße 48); nach Flucht von 1950 bis 1965 Facharzt in Stuttgart (Augustenstraße 88, Königstraße 60, Schloßstraße 59, Gutenbergstraße 108, Hainbuchenweg 26); 1965 bis mind. 1968 Arzt in Aßlar/Hessen (Mühlweg 27); am 14.2.1996 im Alter von 86 Jahren in Arnhem/Niederlande gestorben

Schnelle, Dr. Walter Samuel Nestor
geboren am 17.7.1870 in Rostock/Mecklenburg; Sohn eines Rechtsanwalts; Gymnasium in Rostock, 1891 Abitur; Medizinstudium in Berlin an der Kaiser-Wilhelm-Akademie für das militärärztliche Bil-

---

153) Mit der Arbeit: Fragen der Hautpigmentbildung in der neueren Forschung (MS).
154) Mit der Arbeit: Beiträge zur Physiologie des Pepsins, Rostock 1888.
155) In einem Nachruf hieß es, das „Ehrenmitglied des Rostocker Ärztevereins" Dr. Hermann Schnapauff sei „hochbetagt nach einem arbeitsreichen Leben" gestorben; „wir werden sein Andenken in Ehren halten".
156) Mit der Arbeit: Über einen Fall von myelogenem Sarkom der oberen Tibiaepiphyse, Kiel 1905.

dungswesen; Februar 1895 Promotion in Berlin;[157)] Approbation; ab November 1896 Assistenzarzt und aktiver Militärarzt; mind. 1901 Stabs- und Bataillonsarzt im Garde-Jägerbataillon in Potsdam (Eisenhartstraße 5); Dezember 1901 Heirat mit Wilhelmine Moers (*7.11.1880 in Celle/Hannover, †9.1.1950 in Rostock; Tochter eines Berufssoldaten [Hauptmann]), drei Kinder; mind. 1910 Stabs- und Bataillonsarzt im Infanterie-Regiment 27 in Halberstadt/Provinz Sachsen (Domplatz 33); als Oberstabsarzt a.D. mind. 1933 bis 1938 Facharzt für Hals-, Nasen- und Ohrenkrankheiten in Hamburg (Schäferkampsallee 61, Immenhof 15); mind. 1939 bis 1942 Ohrenarzt in Rostock (Danziger Freiheit 2); bis 1944 in Weimar (Dietrich-Eckart-Straße 3); am 21.9.1944 im Alter von 74 Jahren an Dickdarmkrebs und Kreislaufschwäche in Weimar gestorben

Schneller, Dr. Hans Joachim
geboren am 13.2.1912 in Eydtkuhnen/Ostpreußen; Sohn eines Kaufmanns; Reformrealgymnasium in Stallupönen, 1930 Abitur; Medizinstudium in Königsberg, Wien, Innsbruck, Freiburg und Rostock; ab Anfang 1937 Medizinalpraktikant in Rostock (Laurembergstraße 4), ab August 1937 am Krankenhaus in Hamburg-Barmbek; Dezember 1937 Approbation; anschließend mglw. Volontärassistent in Rostock; dort im Februar 1938 Promotion;[158)] Oktober 1938 bis mind. 1939 Hilfsarzt am Urban-Krankenhaus in Berlin (Am Urban 12-18); dort Eintritt in die NSDAP am 1.12.1939, Mitgliedsnummer 7.312.414; ab Februar 1940 Kriegseinsatz in der Wehrmacht; ab November 1941 Assistenzarzt am Urban-Krankenhaus in Berlin; als SS-Hauptsturmführer mind. 1943 Arzt im SS-Lazarett Berlin-Lichterfelde (Unter den Eichen 44/46); März 1943 Heirat mit der Buchhalterin Alke Friedrich (*28.4.1920 in Elsnigk bei Köthen), 1950 Scheidung; mind. 1951 bis 1969 Facharzt für Innere Krankheiten in Hamburg (Hallerstraße 3); Oktober 1951 Heirat mit der Apothekenhelferin Gisela Treppenhauer (*25.7.1925 in Elbing/Ostpreußen, †22.8.2011 in Barsbüttel/Schleswig-Holstein; Tochter eines Lehrers), mind. ein Kind; am 17.8.1969 im Alter von 57 Jahren in Hamburg gestorben

Schnettler, Dr. Otto Heinrich Julius
geboren am 29.1.1907 in Castrop/Westfalen; Sohn eines Bürovorstehers und späteren Stadtoberinspektors; Gymnasium, 1927 Abitur; Medizinstudium in Düsseldorf; als Student Eintritt in die NSDAP am 1.5.1937, Mitgliedsnummer 4.449.865; daneben auch Mitglied der SA; ab Dezember 1937 Medizinalpraktikant in Düsseldorf, ab November 1938 am Städtischen Hufeland-Hospital in Berlin-Buch; Januar 1939 Approbation; Mai 1939 bis mind. 1942 Assistenzarzt am Städtischen Hufeland-Hospital in Berlin-Buch (dort zunächst auch wohnhaft; Schönlinder Chaussee 63); Juni 1939 Heirat mit Elise Schäfer (*20.2.1911 in Bochum, †26.8.1999 in Aachen; Tochter eines Zechenbeamten), mind. zwei Kinder; 1940 Promotion in Düsseldorf;[159)] nach Ausbombung oder Flucht ab Frühjahr 1945 praktischer Arzt in Wittenförden und Wandrum bei Schwerin; ab mind. 1955 Lungenfacharzt in Aachen (Kaiserplatz 8, Paßstraße 11-13); am 11.4.1979 im Alter von 72 Jahren in Aachen gestorben

Schoch, Dr. Bernhard Ferdinand
geboren am 23.4.1908 in Königsaue/Provinz Sachsen; Sohn eines Pastors; Gymnasium, 1928 Abitur; Medizinstudium in Jena und Rostock; 1934 Approbation und November 1934 Promotion in Rostock;[160)] 1934 Assistenzarzt am Beobachtungskrankenhaus/Tbc-Genesungsheim Schwerin-Lankow (Lankower Straße 11-15); Juli 1934 Heirat mit der Medizinstudentin Elisabeth Mayer (*24.6.1911 in Homberg/Hessen, †28.7.1948 in Offenbach/Main; Tochter eines Lehrers), mind. drei Kinder; ab 1934 Assistenzarzt am Staatlichen Gesundheitsamt Ortelsburg/Ostpreußen (Adolf-Hitler-Platz 25); mind. 1935 bis 1936 Assistenzarzt an der Lungenheilstätte/Tbc-Krankenhaus Waldeck bei Schwaan; ab 1936 Arzt in Schreiberhau/Schlesien; Oktober 1939 bis mind. 1943 Hilfsarzt am Staatlichen Gesundheitsamt Schneidemühl/Posen; mind. 1948 Medizinalrat in Offenbach (Senefelderstraße 79); April 1949 Heirat mit Christel Günther (*21.12.1921 in Schneidemühl, †17.5.2014 in Brühl/Nordrhein-

157) Mit der Arbeit: Die Chirurgie des Johannes Mesuë junior. Schluß des 4. Buches, Berlin 1895.
158) Mit der Arbeit: Über den Wandel in der Diätbehandlung des Diabetes mellitus in den letzten 20 Jahren, Lasdehnen 1937.
159) Mit der Arbeit: Zur Verhütung der Röntgenstrahlenleukopenie, Berlin/Wien 1940.
160) Mit der Arbeit: Über den Einfluß der Temperatur auf die katalatische Wirkung des Blutes gesunder Menschen, Güstrow 1933.

Westfalen); bis 1988 Kreismedizinaldirektor a.D. in Duisburg (Auf dem Flaskamp 22); am 29.2.1988 im Alter von 79 Jahren in Duisburg gestorben

Schoedel, Dr. Heinrich Christian
geboren am 27.7.1913 in Bayreuth/Bayern; Sohn eines Kaufmanns und späteren Prokuristen; Gymnasium in Bayreuth, 1934 Abitur; Medizinstudium in Erlangen; 1939 Approbation; anschließend Assistenzarzt in Friedland (mglw. nicht angetreten); bis Ende 1939 Assistenzarzt in Rostock (Moltkestraße 10); ab Ende 1939 beim RAD; ab Februar 1940 Volontärassistent an der Medizinischen Universitäts-Poliklinik in Erlangen (Östliche Stadtmauerstraße 29); dort im Juni 1940 Promotion;[161)] Juni 1940 Heirat mit Emma Meier (*23.12.1913 in Hollfeld/Bayern, †23.11.2010 in Erlangen; Tochter eines Tierarztes); ab Oktober 1941 Kriegseinsatz in der Wehrmacht; bis 1984 Arzt in Erlangen (Sophienstraße 89); am 15.4.1984 im Alter von 70 Jahren in Erlangen gestorben

Schömann, Dr. Eckart Wilhelm Georg
geboren am 11.3.1893 in Altdöbern/Brandenburg; Sohn eines Arztes und späteren Sanitätsrates; Gymnasium in Königsberg/Neumark; Oktober 1914 bis Februar 1916 Kriegseinsatz, zu 33 Prozent kriegsbeschädigt; dazwischen im September 1915 Abitur; Medizinstudium in Marburg und Greifswald; dazwischen von April bis Juli 1919 Freikorpseinsatz; März 1925 Approbation in Greifswald; Volontärassistent auf der Absonderungsstation für Lungenkranke an der Medizinischen Universitäts-Klinik in Greifswald, dann an der Lungenheilstätte Kolkwitz bei Cottbus; Juli 1926 Promotion in Greifswald;[162)] Assistenzarzt in Giengen/Württemberg; Volontärassistent am Knappschaftskrankenhaus in Altdöbern; Assistenzarzt in Bad Schmiedeberg, dann in Flatow/Grenzmark; ab August 1928 praktischer Arzt in Eldena bei Ludwigslust; September 1928 Heirat mit Erika Blohm (*30.3.1907; Tochter eines Kaufmanns), drei Kinder; ab September 1931 praktischer Arzt in Wildberg/Pommern; mind. 1934 praktischer Arzt in Mecklenburg (Verteilungsbezirk Neustrelitz); ab Dezember 1934 praktischer Arzt in Velgast/Pommern; ab Januar 1939 Assistenzarzt an der Landesheilanstalt Stralsund, ab April 1943 am Städtischen Krankenhaus in Demmin, ab Juni 1943 am Städtischen Krankenhaus in Stolp, ab August 1943 an der Heil- und Pflegeanstalt Ueckermünde (alles Pommern); ab Oktober 1944 Assistenzarzt am Kreiskrankenhaus in Bergen/Rügen; dort auch nebenamtlicher Sanitätskolonnenarzt

Schöneberg, Dr. Georg Wilhelm Otto

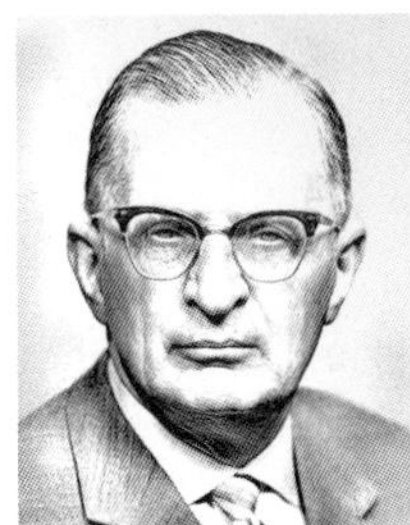

geboren am 8.12.1893 in Nauen/Brandenburg; Sohn eines Sattlers und späteren Tapeziermeisters; Gymnasium,1914 Abitur; Kriegseinsatz; Medizinstudium in München; dort im März 1923 Approbation und Promotion;[163)] als aktiver Militärarzt mind. 1925 bis 1926 Assistenzarzt in der 2. Sanitätsabteilung Stettin (im Standortlazarett wohnhaft: Friedrichstraße 17); März 1925 Heirat mit Anna Gleichen (*2.12.1894 in Berlin, †21.6.1962 in Bochum; Tochter eines Gymnasiallehrers und späteren Geheimen Regierungsrates); mind. 1934 Stabsarzt in Berlin-Grunewald (Cunostraße 44); als Facharzt für Innere Krankheiten ab Februar 1935 beamteter Stabsarzt der Wehrmacht im Standortlazarett Schwerin (Regentenstraße 12); ab mind. 1936 Oberstabsarzt, mind. 1939 bis 1941 Oberfeldarzt und Facharzt für Innere Krankheiten in Berlin-Tempelhof (Dorfstraße 36); ab mind. 1942 Facharzt für Innere Krankheiten, ab mind. 1950 medizinischer Leiter der Vertrauensärztlichen Dienststelle in Bochum (Körnerstraße 8); am 27.8.1973 im Alter von 79 Jahren in Bochum gestorben

Schöneich, Dr. Rudolf Friedrich Georg
geboren am 1.1.1920 in Forst/Brandenburg; Sohn eines Tischlermeisters; Oberschule in Forst, 1939 Abitur; Medizinstudium in Rostock; dazwischen mind. 1944 Kriegseinsatz als Fahnenjunker-Feldwebel im Sanitätskorps in Forst (Bahnhofstraße 85); September 1944 Heirat mit der Photographin Ro-

161) Mit der Arbeit: Über den Ekzemtod unter besonderer Berücksichtigung der Todesfälle von Ekzemkindern der Universitäts-Kinderklinik Erlangen, Erlangen 1940.
162) Mit der Arbeit: Über Blasenscheidenfisteln und ihre operative Behandlung an der Universitätsfrauenklinik zu Greifswald in den Jahren 1918-1924, Greifswald 1926.
163) Mit der Arbeit: Über Inversio uteri puerperalis (MS).

semarie Fiesinger (*23.11.1922 in Forst, †19.11.2007 in Cottbus; Tochter eines Ingenieurs sowie späteren Oberingenieurs und Prokuristen), mind. drei Kinder; Promotion; 1945 Approbation; ab mind. Juni 1945 Assistenzarzt an der Medizinischen Klinik der Universität Rostock (Schröderplatz); ab mind. 1950 in Cottbus; dort ab mind. 1955 Chefarzt an der Strahlenabteilung des Bezirkskrankenhauses (Holbeinstraße 15); zum Obermedizinalrat ernannt; am 17.5.1990 im Alter von 70 Jahren in Cottbus gestorben

Scholle, Dr. Gerda Anna Martha

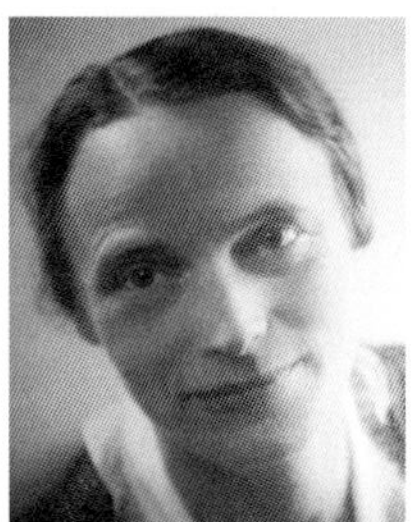

geboren am 17.9.1907 in Kröpelin/Mecklenburg; Tochter eines Amtsrichters und späteren Amtsgerichtsrates; Gymnasium in Rostock, 1927 Abitur; zunächst Studium der Philosophie in Rostock (Johann-Albrecht-Straße 17), dann Medizinstudium in Wien, Königsberg und Rostock (Parkstraße 62); Medizinalpraktikantin an der Universitäts-Nervenklinik Rostock-Gehlsheim und am Städtischen Krankenhaus in Berlin-Neukölln; Dezember 1936 Approbation in Schwerin; Februar bis April 1937 Volontärassistentin am Anna-Hospital in Schwerin (Strempelplatz 25); ab April 1937 in Rostock; ab Mai 1937 Hilfsärztin am Hufeland-Hospital in Berlin-Buch; Juni 1937 Promotion in Rostock;[164] Juli 1938 bis März 1939 Assistenzärztin beim Deutschen Roten Kreuz (Marien-Krankenhaus) in Schwerin (Lützowstraße 11); März 1939 bis mind. 1940 Assistenzärztin am Städtischen Waisenhaus in Berlin (Alte Jacobstraße 33/35); dort Eintritt in die NSDAP am 1.7.1940, Mitgliedsnummer 8.155.118; mind. 1949 bis 1972 Ärztin in Westberlin (Quellweg 38); bis 1992 in Preetz/Schleswig-Holstein (Buchenweg 15); unverheiratet; am 5.5.1992 im Alter von 84 Jahren in Preetz gestorben

Scholz, Dr. Edith Margot (geb. Grüber)

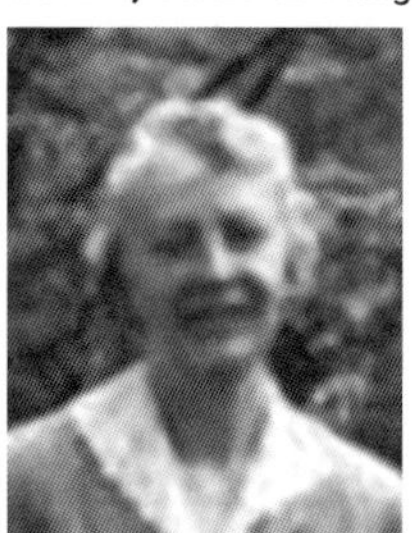

geboren am 5.4.1907 in Halver/Westfalen; Tochter eines Schneiders und späteren Kaufmanns; Gymnasium, 1925 Abitur; Medizinstudium in Bonn; August 1931 Approbation; Dezember 1931 Promotion in Bonn;[165] ab 1931 Assistenzärztin am Kinderkrankenhaus in Hamburg-Rothenburgsort; ab 1933 Mitglied der NSDAP; bis Dezember 1937 Ärztin in Halver (Frankfurter Straße 32); ab Dezember 1937 Ärztin in Mecklenburg; ab Februar 1940 dienstverpflichtete Ärztin in der Praxis des einberufenen Dr. Wolfgang Pernice in Frankfurt/Oder (Bahnhofstraße 25 und 27); März 1940 Heirat mit dem Berufssoldaten (Oberleutnant) Heinz Scholz (*23.12.1914 in Posen, †11.8.1942 bei Woronow/Sowjetunion gefallen; Sohn eines Kaufmanns und Banksekretärs); ab November 1940 dienstverpflichtete Ärztin in der Praxis von Dr. Günther Palmgren in Niederlehme/Brandenburg (Neuemühlestraße 30); ab Mai 1941 Hilfsärztin am Krankenhaus in Eberswalde; mind. 1942 Ärztin in Berlin-Friedenau (Rembrandtstraße 13); ab Januar 1943 Ärztin am Staatlichen Gesundheitsamt Bad Freienwalde/Brandenburg; ab Mai 1944 Ärztin am St. Josephs-Hospital in Wipperfürth/Rheinland; nach 1945 bis mind. 1974 niedergelassene Fachärztin für Kinderkrankheiten in Lüdenscheid/Westfalen (Kohlmeisenweg 20, Bonhoefferstraße 11); am 20.4.1993 im Alter von 86 Jahren in Lüdenscheid gestorben

Scholz, Dr. Kurt Paul

geboren am 26.11.1907 in Städtel Leubus/Schlesien; Sohn eines Landesobersekretärs; Oberrealschule in Breslau, 1928 Abitur; zunächst Jurastudium in Breslau, dann Medizinstudium in Breslau und Rostock (Haedgestraße 13); Eintritt in die NSDAP am 1.5.1937, Mitgliedsnummer 4.463.629; daneben auch Mitglied der SS; November 1937 Approbation; anschließend Arztvertreter in der Praxis von → Dr. Heinrich Wasmuth in Rostock (Am Kabutzenhof 30); Januar 1938 Promotion in Rostock;[166] Januar 1938 bis mind. 1941 Assistenzarzt am Städtischen Krankenhaus in Konstanz/Bodensee (Mai-

164) Mit der Arbeit: Über die Eisenreaktion im Gehirn der Paralytiker, Rostock 1936.
165) Mit der Arbeit: Über die Änderung der chemischen Blutzusammensetzung nach Ölfrühstück, Bonn 1932.
166) Mit der Arbeit: Über Iritis Rheumatica und Wetter, Düsseldorf 1937.

naustraße); Juni 1938 Heirat mit Ilse Göhrendt (*25.4.1915 in Rostock, †26.9.2005 in Konstanz; Tochter eines Bankbeamten und späteren Bankvorstehers), mind. zwei Kinder; ab September 1939 Kriegseinsatz in der Wehrmacht; ab mind. 1955 praktischer Arzt in Konstanz (Conrad-Gröber-Straße 2, St.-Gebhard-Platz 16, Koberleweg 9); am 28.11.1983 im Alter von 76 Jahren in Konstanz gestorben

Scholz, Wolfgang Ernst Hermann
geboren am 25.4.1921 in Berlin; Sohn eines Handlungsbevollmächtigten und späteren Versicherungsdirektors; Realgymnasium in Berlin, 1939 Abitur; Medizinstudium in Berlin und Rostock; dazwischen Kriegseinsatz; als Angehöriger der Studentenabteilung der Wehrmacht im April 1945 Notapprobation; April 1945 bis März 1947 Pflichtassistenzarzt an der Chirurgischen Klinik und Poliklinik sowie an der Medizinischen Poliklinik der Universität Rostock (Maßmannstraße 35, Augustenstraße 31); bis mind. Juli 1945 auch Unterarzt in einem Rostocker Lazarett; März bis Juni 1947 Arzt am Infektionskrankenhaus in Rostock-Gehlsheim; Juli 1947 bis mind. 1950 Assistenzarzt an der Medizinischen Poliklinik der Universität Rostock (Rembrandtstraße 18, Thomas-Müntzer-Platz 14); dort im Dezember 1949 Promotion[167)]

Schomburg, Dr. Erich Paul Wilhelm
geboren am 8.10.1885 in Gutenswegen bei Haldensleben/Provinz Sachsen; Sohn eines Arztes; Gymnasium in Halle, 1904 Abitur; Medizinstudium in Halle; 1910 Approbation; 1911 Promotion in Halle;[168)] Kriegseinsatz; April 1922 bis mind. 1944 niedergelassener Facharzt für Chirurgie und Frauenkrankheiten in Stettin (Passauer Straße 1, Kaiser-Wilhelm-Straße 2); Juli 1922 Heirat mit Mary Frey (*12.8.1902 auf Gut Chudleigh bei Voka/Estland), zwei Kinder; mind. 1931 bis 1935 auch Chefarzt an der Chirurgischen Abteilung des Fliedner-Kinderkrankenhauses/Kinderheilanstalt in Stettin; ab mind. 1935 auch Leitender Arzt am Buchheide-Krankenhaus in Stettin-Finkenwalde; dort Mitglied der SA und des NSDÄB; ab September 1939 Kriegseinsatz in der Wehrmacht, daneben eingeschränkte Weiterführung seiner Praxis; nach Flucht ab Mai/Juni 1945 Arzt in Schwerin (Münzstraße 2); Juli 1945 bis 1953 niedergelassener Allgemeinpraktiker sowie Facharzt für Chirurgie und Frauenheilkunde in Zarrentin (Amtsstraße/Thomas-Müntzer-Straße 7); am 8.2.1953 im Alter von 67 Jahren an Gehirnarteriosklerose und Herzmuskeldegeneration in Zarrentin gestorben

Schoo, Dr. Heinrich Johann
geboren 17.10.1890 in Rütenbrock/Emsland/Hannover; Sohn eines Müllers; Gymnasium in Lingen, 1913 Abitur; Medizinstudium in Münster, Berlin, Breslau und Göttingen; dazwischen Kriegseinsatz; Juli 1920 Approbation und November 1920 Promotion in Breslau;[169)] 1929 bis Juni 1931 zunächst Assistenzarzt, dann Oberarzt an der HNO-Klinik und Poliklinik der Universität Rostock (dort auch wohnhaft: Doberaner Straße 137-139); Juli 1931 bis 1933 niedergelassener HNO-Facharzt in Eberswalde/Brandenburg; Oktober 1933 bis mind. 1942 niedergelassener HNO-Facharzt in Neusalz/Schlesien (Freystädter Straße 23, Gruschwitzstraße 13); Heirat mit Hildegard Lange (†vor 1967), zwei Kinder; ab Februar 1942 Kriegseinsatz in der Wehrmacht, daneben eingeschränkte Weiterführung seiner Praxis; bis 1966 Facharzt in Meppen/Niedersachsen (Markt 27); am 7.3.1966 im Alter von 75 Jahren in Meppen gestorben

Schoof, Dr. Walther Friedrich Carl
geboren am 16.8.1896 in Seesen/Harz/Hannover; Sohn eines Konservenfabrikanten und späteren Bankvorstandes; Gymnasium, 1917 Abitur; Medizinstudium in Göttingen; Approbation; September 1923 Promotion in Göttingen;[170)] mglw. mind. 1927 Oberarzt in Bremen (Mainstraße 36); mind. 1930 bis 1932 beamteter Stabsarzt der Reichswehr in Schwerin (Wallstraße 23, Königstraße 3); Mai 1930 Heirat mit Margarethe Fisser (*28.6.1897 in Soltau/Lüneburger Heide, †29.9.1974 in Brühl/Nordrhein-Westfalen; Tochter eines Rechtsanwalts und Notars); mind. 1937 bis 1938 Oberstabsarzt in Celle/

167) Mit der Arbeit: Die Wertigkeit der Symptome der vegetativen Dystonie (MS).
168) Mit der Arbeit: Zwei Fälle von multiplem Echinococcus, Halle 1911.
169) Mit der Arbeit: Fremdkörper im Oesophagus und ihre Entfernung (MS).
170) Mit der Arbeit: Über Zwerchfellhernien (MS).

Hannover (Goedekestraße 8), bis März 1945 in Münsingen/Württemberg; März 1945 bis mind. 1949 Arzt in Beedenbostel bei Celle (Haus Nr. 66); als Oberstarzt a.D. bis 1955 wieder in Celle (Clemens-Cassel-Straße 16); am 18.1.1955 im Alter von 58 Jahren nach einem Herzinfarkt in Celle gestorben

Schoop, Dr. Erich Ernst Heinrich

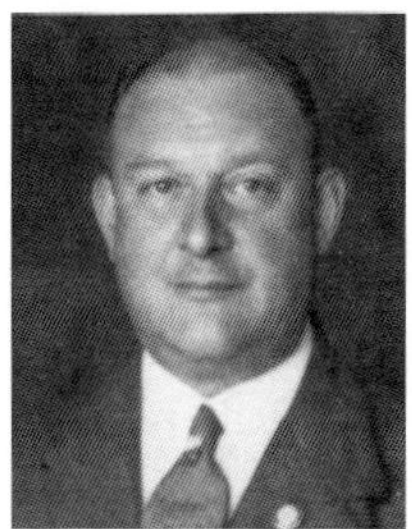

geboren am 29.7.1891 in Melkof bei Lübtheen/Mecklenburg; Sohn eines Pastors und späteren Präpositus; Gymnasien in Neubrandenburg und Friedland, 1912 Abitur; Medizinstudium in München und Rostock (Kurze Straße 5 und 4); dazwischen von August 1914 bis November 1918 Kriegseinsatz, zunächst im Mecklenburgischen Dragoner-Regiment 18, zuletzt als Flugzeugführer; Juli 1921 Approbation und November 1922 Promotion in Rostock;[171] Assistenzarzt bei → Dr. Peter Friedrich Glimm in Klütz; Dezember 1922 bis 1966 niedergelassener Allgemeinpraktiker in Goldberg (Werderstraße 4); November 1924 Heirat mit Emilie Mühlenpfordt (*20.10.1903 in Hamburg, †1969; Tochter eines Amtsrichters und späteren Oberamtsgerichtsdirektors), drei Kinder; Eintritt in die NSDAP am 1.5.1933, Mitgliedsnummer 2.819.968; 1961 zum Sanitätsrat ernannt; bis 1972 im Ruhestand in Goldberg (Werderstraße 4); am 10.5.1972 im Alter von 80 Jahren in Goldberg gestorben

Schornack, Dr. Ernst Hermann

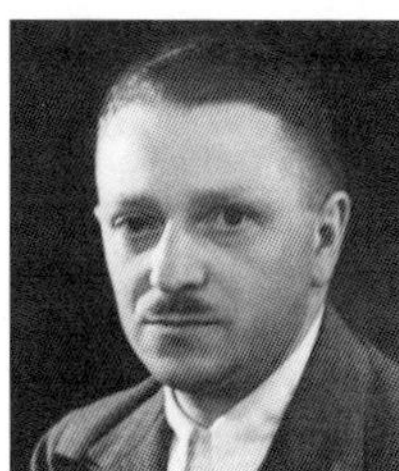

geboren am 15.8.1892 in Rostock/Mecklenburg; Sohn eines Buchbindermeisters; Realgymnasium in Rostock, 1911 Abitur; zunächst Studium der Neuphilologie in Marburg und Berlin, dann Medizinstudium in Rostock (Grüner Weg 5); dazwischen von August 1914 bis November 1918 Kriegseinsatz, zuletzt als Feldhilfsarzt, verwundet; Juli 1920 Approbation und August 1920 Promotion in Rostock;[172] anschließend Assistenzarzt an der Hautklinik, der Frauenklinik und der Medizinischen Klinik der Universität Rostock (Gertrudenstraße, Doberaner Straße 142, Schröderplatz); 1921 bis 1922 praktischer Arzt in Lübtheen; 1922 bis September 1923 Assistenzarzt an der Inneren Klinik des Krankenhauses in Luckenwalde/Brandenburg; Oktober 1923 bis mind. 1949 niedergelassener Allgemeinpraktiker in Rostock-Warnemünde (Bismarckstraße 10, Moltkestraße 8, Wachtlerstraße 16); April 1924 Heirat mit Emma Richter (*1.4.1902 in Frankfurt/Oder, †1978 in Schweden; Tochter eines Tapeziermeisters), drei Kinder; in Rostock-Warnemünde Eintritt in die NSDAP am 1.5.1933, Mitgliedsnummer 2.819.901; daneben auch Mitglied des NSDÄB; ab 1936 auch nebenamtlicher Arzt im Hilfswerk „Mutter und Kind" der NSV in Rostock-Warnemünde; ab 1939 Kriegseinsatz in der Wehrmacht; am 30.12.1971 im Alter von 79 Jahren in Sollentuna/Schweden gestorben

Schornack, Dr. Ludwig Wilhelm Ernst

geboren am 20.6.1910 in Bingen/Hessen-Nassau; Sohn eines Rechnungsrates; Gymnasium, 1929 Abitur; Medizinstudium in Rostock; 1935 Approbation; Assistenzarzt in Darmstadt (Goethestraße 27); Januar 1937 Promotion in Berlin;[173] 1937 bis 1938 Assistenzarzt in der Praxis von → Dr. Ernst Schornack in Rostock-Warnemünde (Wachtlerstraße 16); ab 1938 Assistenzarzt an der Heil- und Pflegeanstalt des Deutschen Samariter-Ordensstifts in Kraschnitz/Schlesien; ab September 1939 Kriegseinsatz als Stabsarzt in der Wehrmacht, ab mind. 1944 in Kriegsgefangenschaft; unverheiratet; am 21.9.1944 im Alter von 34 Jahren an doppelseitiger Lungenentzündung und Unterernährung im Kriegsgefangenenlazarett Balti/Sowjetunion gestorben

Schottke, Dr. Wolfgang Friedrich Oscar

geboren am 22.8.1902 in Graslitz/Böhmen/Österreich-Ungarn; Sohn eines Pastors; Gymnasien in Rawitsch/Posen und Breslau, 1921 Abitur; dazwischen von Frühjahr 1918 bis September 1919 Vater-

171) Mit der Arbeit: Myotonische Dystrophie mit Tetanie (MS).
172) Mit der Arbeit: Einfluß des Kollumkarzinoms auf das Endometrium (MS).
173) Mit der Arbeit: Einfluß eiweißreicher und kohlehydratreicher Kost auf die Entzündung, Berlin 1937.

ländischer Hilfsdienst und Militärdienst; zunächst Studium der Chemie in Breslau sowie praktische Arbeit in Gießereien und Schlossereien, dann Medizinstudium in Greifswald und Breslau; August 1929 Approbation und Promotion in Breslau;[174] mind. 1931 niedergelassener Allgemeinpraktiker in Rothsürben bei Breslau; Juni 1931 Heirat mit der Haustochter Dorothea Jentsch (*24.5.1912 in Breslau), mind. ein Kind; Ende 1934 bis mind. 1935 Leitender Arzt am Kinderheim in Graal bei Ribnitz; mind. 1935 auch Direktor des Erholungsheims der Betriebskrankenkasse der Berliner Straßenbahnbetriebs-GmbH in Graal; ab 1938 Mitarbeiter in der Abteilung Krankenversicherung der Landesversicherungsanstalt Schlesien in Waldenburg (Adolf-Hitler-Aue), dann bei der AOK in Waldenburg, zuletzt als Obervertrauensarzt; als Oberregierungsmedizinalrat von Juni 1940 bis mind. 1943 Leiter des Landesarbeitsamts Schlesien in Breslau (Straße der SA 87, Gutenbergstraße 13)

Schraep, Dr. Maria Margarete Elisabeth

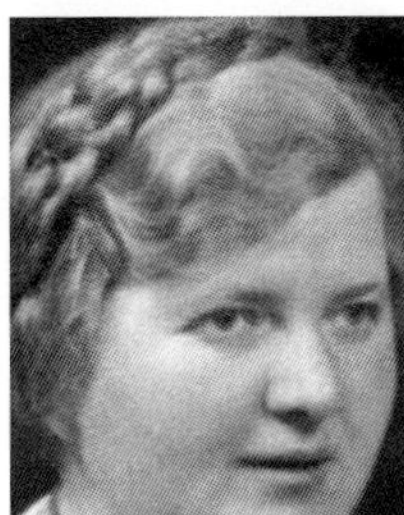

geboren am 27.10.1907 in Malchin/Mecklenburg; Tochter eines Rektors und späteren Pastors; Oberlyzeum in Rostock, 1928 Abitur; Medizinstudium in Rostock; Mitglied des NS-Studentenbundes; mind. 1937 bis 1938 Medizinalpraktikantin in Borgfeld bei Stavenhagen, in Rostock und in Lübeck; in Borgfeld Eintritt in die NSDAP am 1.5.1937, Mitgliedsnummer 7.037.676; Februar 1938 Approbation und April 1938 Promotion in Rostock;[175] anschließend Assistenzärztin in Borgfeld; 1939 bis mind. 1950 Assistenzärztin, mind. 1947 bis 1948 auch vertretende Direktorin am Hygiene-Institut der Universität Rostock (Gertrudenstraße 9, Adolf-Hitler-Straße 15, August-Brackmann-Straße 16, Parkstraße 9); Mitglied des NSDÄB, Nr. 27.944; bis mind. 1961 unverheiratet; bis April 1961 in Rostock, dann „illegal" in die Bundesrepublik verzogen

Schreiber, Dr. Werner Martin Johannes

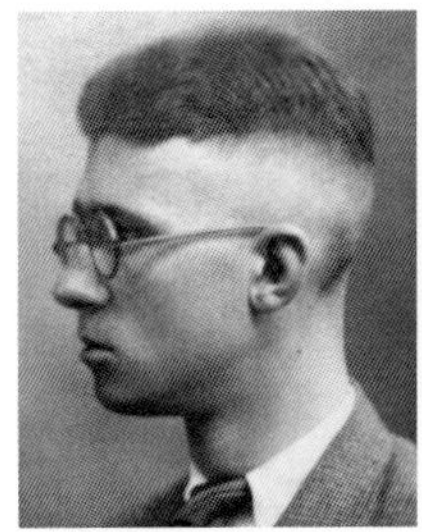

geboren am 23.3.1913 in Bremen; Sohn eines Pfarrers und späteren Oberkonsistorialrates; Gymnasium in Berlin, 1932 Abitur; Medizinstudium in Marburg, München, Königsberg und Rostock; als Student in Marburg Eintritt in die NSDAP am 1.5.1933, Mitgliedsnummer 3.515.029; ab Januar 1938 Medizinalpraktikant in Rostock (Am Röper 2), April bis Dezember 1938 am Stift Bethlehem in Ludwigslust; Dezember 1938 Approbation; Januar 1939 Promotion in Rostock;[176] ab Januar 1939 Volontärassistent am Evangelischen Diakonissenhaus in Freiburg; 1939 Arzt in Bremen (Am Dobben 123); Oktober 1939 bis mind. Sommer 1945 Assistenzarzt am Stift Bethlehem in Ludwigslust; dort auch Mitglied des NSKK und ab Januar 1940 des NSDÄB; Juni 1945 Heirat mit Hildegard Nicolai verw. Eymess (*28.7.1905 in Crivitz, †25.1.2000 in Laupheim/Baden-Württemberg; Tochter eines Apothekenbesitzers); bis 1951 Arzt in Bremen (Osterdeich 84); am 18.7.1951 im Alter von 38 Jahren an Tuberkulose in Bremen gestorben

Schretzenmayr, Prof. Dr. Albert

geboren am 2.1.1906 in München/Bayern; Sohn eines Königlichen Reallehrers und späteren Oberstudiendirektors; Gymnasium in Passau, 1924 Abitur; Medizinstudium in Tübingen, Greifswald, Wien und Rostock; April 1930 Approbation und Juni 1930 Promotion in Rostock;[177] 1930 bis 1933 Assistenzarzt an der Medizinischen Poliklinik der Universität Rostock (Schröderplatz, Gertrudenstraße 7), dort auch wissenschaftlicher Mitarbeiter von → Prof. Dr. Georg Ganter; 1933 bis 1936 Assistenzarzt an der Medizinischen Universitätsklinik in Köln; ab April 1934 Facharzt für Innere Krankheiten; Mitglied des NSKK; 1935 Habilitation in Köln; ab 1936 Privatdozent; 1936 bis 1939 Leiter der Medizinischen Klinik an der Militärakademie in Kanton/China; dort Eintritt in die NSDAP am 1.11.1938, Mitgliedsnummer 6.991.943; 1938 zum außerplanmäßigen Professor ernannt; ab Juli 1939

174) Mit der Arbeit: Über die Behandlung rheumatischer Erkrankungen mit Spiroprotasin, Breslau 1929.
175) Mit der Arbeit: Beiträge zur Geschichte der Hygiene in Mecklenburg, Wismar 1936.
176) Mit der Arbeit: Über das Verhalten parenchymatöser Organe bei artifiziellen Starkstromverletzungen, Eisfeld 1937.
177) Mit der Arbeit: Die neueren Auffassungen über die Lymphogranulomatose, Rostock 1929.

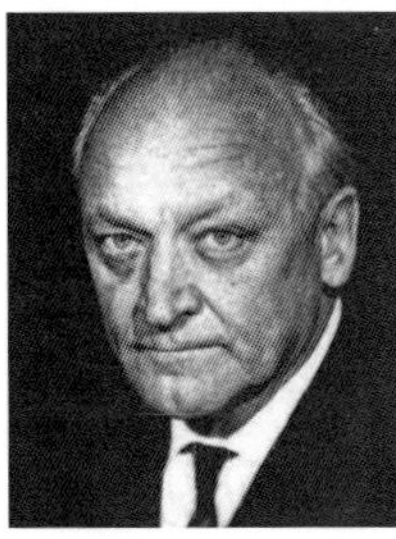

Assistenzarzt an den Medizinischen Universitätskliniken in Halle und Köln (Joseph-Stelzmann-Straße 9); November 1939 bis 1944 niedergelassener Facharzt für Innere Krankheiten und Leitender Arzt an der Inneren Abteilung des Stadtkrankenhauses in Gotenhafen (Felix-Dahn-Straße 5); ab November 1940 Mitglied des NSDÄB; April 1944 bis 1945 Chefarzt an der Medizinischen Klinik und am Diakonissenkrankenhaus in Bromberg (Röntgenstraße 9); nach Flucht ab mind. März 1945 Arzt in Malchin; mind. 1946 bis 1949 niedergelassener Allgemeinpraktiker in Bachhagel/Bayern; 1949 bis mind. 1976 niedergelassener Internist in Augsburg; dort auch Belegarzt am Diakonissenkrankenhaus (Karlstraße 5, Prinzregentenstraße 1; wohnhaft in Aystetten/Bayern, Maierhaldenweg 6); 1952 bis 1979 auch Vorsitzender des Deutschen Senats für ärztliche Fortbildung der Bundesärztekammer; 1969 und 1975 Bundesverdienstkreuz; bis 1995 in Aystetten (Grasweiherweg 9); am 16.2.1995 im Alter von 89 Jahren in Augsburg gestorben

Schretzenmayr, Dr. Viktor Hans

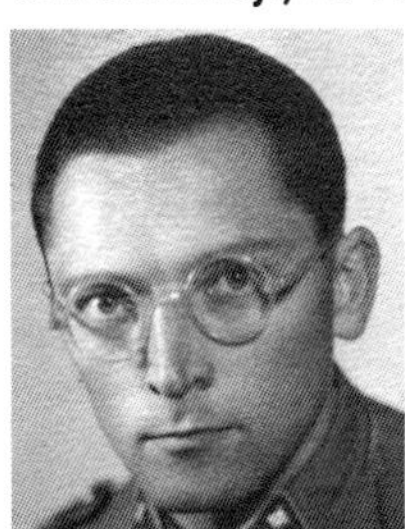

geboren am 10.9.1911 in Passau/Bayern; Sohn eines Königlichen Reallehrers und späteren Oberstudiendirektors; Gymnasien in Passau und Pirmasens, 1930 Abitur; Medizinstudium in Rostock (Hansastraße 5) und Hamburg; dazwischen von 1934 bis 1935 freiwilliger Wehrdienst; 1936 bis Anfang 1937 Medizinalpraktikant in Rostock (Hopfenmarkt 9); dort Eintritt in die NSDAP am 1.5.1937, Mitgliedsnummer 6.077.033; Juli 1937 Heirat mit Ilse Heilmann (*18.4.1913 in Völklingen/Saarland, †25.10.1997 in Bad Reichenhall/Bayern; Tochter eines Diplom-Ingenieurs), ein Kind; August 1937 Approbation; ab 1937 Volontärassistent, ab April 1938 Assistenzarzt an der Heil- und Pflegeanstalt Rostock-Gehlsheim; Mitglied des NSFK, Sanitäts-Obertruppführer und 1. Sturmarzt im NSFK-Sturm 2/12 in Rostock; dort im September 1938 Promotion;[178] Mitglied des NSDÄB; ab März 1943 Kriegseinsatz in der Wehrmacht; 1946 bis mind. 1976 niedergelassener Facharzt für Neurologie und Psychiatrie in Bad Reichenhall (Bahnhofstraße 11 und 12; bis 1950 wohnhaft in Karlstein bei Bad Reichenhall); am 13.4.1983 im Alter von 71 Jahren in Bad Reichenhall gestorben

Schroeder, Dr. Eduard Karl

geboren am 30.11.1887 in Staßfurt/Provinz Sachsen; Sohn eines Kaufmanns und späteren Fabrikdirektors; Gymnasium in Cottbus, 1908 Abitur; Medizinstudium in Rostock und Greifswald; Juni 1914 Heirat mit Agnes Beumer (*21.7.1890 in Greifswald, †4.5.1945 Suizid gemeinsam mit ihrem Sohn → Dr. Günther Schroeder in Güstrow; Tochter eines Kreisarztes und Medizinprofessors), zwei Kinder; August 1914 Approbation in Greifswald; Oktober 1914 bis August 1915 Kriegseinsatz, EK I; Juli 1916 Promotion in Greifswald;[179] Februar bis Dezember 1918 erneuter Kriegseinsatz; ab 1919 Assistenzarzt an der Universitäts-Frauenklinik in Greifswald (Moltkestraße 11); Februar 1921 bis 1939 niedergelassener Facharzt für Frauenkrankheiten und Geburtshilfe in Güstrow (Wasserstraße 13); daneben auch gynäkologischer Belegarzt am Stadtkrankenhaus in Güstrow; ab 1934 Vornahme von Sterilisationen bei Personen, die nach dem Gesetz zur Verhütung erbkranken Nachwuchses unfruchtbar gemacht wurden; Beisitzer am Erbgesundheitsgericht Güstrow; dort Mitglied des NSKK, zuletzt Sturmarzt des NSKK-Motorsturmes 13/M 111; Eintritt in die NSDAP am 1.5.1937, Mitgliedsnummer 5.083.565; am 5.1.1939 im Alter von 51 Jahren an Herzschlag in Güstrow gestorben[180]

---

178) Mit der Arbeit: Über das Verhalten des Blut- und Liquorzuckers bei der Insulinshockbehandlung der Schizophrenie, Würzburg 1938.

179) Mit der Arbeit: Über Uterusruptur der Kaiserschnittnarbe bei nachfolgender Schwangerschaft, Berlin 1916.

180) In einem Nachruf der Ärztlichen Bezirksvereinigung Südmecklenburg hieß es, „ein Herzschlag“ habe „dem rastlosen Schaffen … unseres Berufskameraden Pg. Dr. med. Eduard Schroeder … ein Ende gemacht“. Schroeder habe „es in kurzer Zeit verstanden, durch seine ärztliche Tüchtigkeit das Vertrauen seiner Patientinnen bis weit über den Bereich Güstrows hinaus zu erwerben. Mit seinen Kollegen verband ihn eine stets bewährte Kollegialität. Wir werden ihm ein ehrendes Andenken bewahren“.

Schröder, Dr. Ernst Friedrich
geboren am 7.4.1904 in Gladbeck/Westfalen; Sohn eines Postassistenten; Gymnasium in Gladbeck, 1924 Abitur; Medizinstudium in Berlin; Oktober 1931 Approbation; September 1932 Promotion in Berlin;[181)] bis Anfang 1934 niedergelassener Allgemeinpraktiker in Essen-Borbeck; Februar 1934 Eintragung (oder Vormerkung) als Arzt in Mecklenburg für Schwerin oder Wismar; mind. Juli 1934 bis Juni 1935 wieder Arzt in Essen-Borbeck (Wüstenhöferstraße 175); Juli 1934 Heirat mit der Laborantin Maria Koch (*9.2.1902 in Minden/Westfalen, †27.12.1980 in Lübeck; Tochter eines Landmessers), mind. zwei Kinder; Juli 1935 bis 1978 niedergelassener Allgemeinpraktiker in Lübeck-Travemünde (Vorderreihe 28, Fehlingstraße 9); Eintritt in die NSDAP am 1.10.1941, Mitgliedsnummer 8.873.155; am 7.2.1978 im Alter von 73 Jahren in Lübeck gestorben

Schroeder, Dr. Franz Peter Ludwig
geboren am 22.1.1874 in Buchholz bei Arnswalde/Brandenburg; Sohn eines Domänenpächters; Gymnasium in Greifswald, 1894 Abitur; Medizinstudium in Greifswald und Jena; März 1898 Promotion[182)] und Februar 1899 Approbation in Greifswald; 1901 bis 1913 Facharzt für Blasen-, Nieren- und Hautkrankheiten in Gleiwitz/Schlesien; Juli 1901 Heirat mit Magdalene Moennich (*15.2.1877 in Schlatkow/Pommern, †2.5.1942 in Schmatzin bei Greifswald; Tochter eines Rittergutsbesitzers), zwei Kinder; April 1913 bis 1942 niedergelassener Facharzt für Blasen-, Nieren- und Hautkrankheiten mit Privatklinik und Röntgeneinrichtung in Rostock (Bei der Marienkirche 24, Lindenbergstraße 4); August 1914 bis Oktober 1918 Kriegseinsatz als Marine-Stabsarzt in Heimatlazaretten, auf dem Flugplatz Warnemünde und im Lazarett Liebau/Schlesien; 1930 bis 1931 Mitglied des ärztlichen Ehrengerichts Rostock; am 21.5.1942 im Alter von 68 Jahren Suizid durch Ertrinken in Rostock

Schroeder, Dr. Friedrich Andreas Max (Fritz)
geboren am 3.11.1892 in Tessin/Mecklenburg; Sohn des Arztes und späteren Sanitätsrates Dr. Carl Schroeder (*1861, †1927); Realgymnasium in Rostock, 1912 Abitur; Medizinstudium in Greifswald und Rostock (Zelckstraße 16); dazwischen ab August 1914 Kriegseinsatz, im Februar 1919 als Oberleutnant aus dem Heer entlassen; Januar 1921 Approbation und März 1921 Promotion in Rostock;[183)] Februar 1921 bis mind. 1943 niedergelassener Allgemeinpraktiker in Rostock (Kröpeliner Straße 21, Bismarckstraße 2); dort auch nebenamtlicher Gesellschaftsarzt; September 1921 Heirat mit Margarethe Nitschke (*12.5.1896 in [Berlin-]Wilmersdorf, †5.2.1982 in Altenholz/Schleswig-Holstein; Tochter eines Verwaltungsdirektors), zwei Kinder; Mitglied der NSDAP, des NSKK und des NSDÄB; ab 1939 Kriegseinsatz; nach Kriegsende bis 1962 Arzt in Kiel (Manrade 28); am 21.5.1962 im Alter von 69 Jahren in Kiel gestorben

Schröder, Dr. Friedrich-Wilhelm Karl Ludwig
geboren am 27.12.1909 in Warin/Mecklenburg; Sohn eines Amtsrichters und späteren Amtsgerichtsrates; Gymnasium in Wismar, 1930 Abitur; Medizinstudium in München, Würzburg und Rostock; 1933 bis November 1934 Medizinalpraktikant am Stadtkrankenhaus in Wismar (Dahlberg); November 1934 Approbation und Januar 1935 Promotion in Rostock;[184)] November 1934 bis 1937 Assistenzarzt am Stadtkrankenhaus in Wismar; 1937 Arzt am Diakonissen-Krankenhaus in Elbing/Ostpreußen; ab 1937 Assistenzarzt, mind. 1950 bis 1952 Oberarzt an der Chirurgischen Klinik der Städtischen Krankenanstalten in Erfurt (dort zunächst auch wohnhaft; Uhlandstraße 15, Nordhäuser Straße 74); April 1938 Heirat mit der Chemikerin Dr. Anneliese Renner (*5.6.1911 in Lübeck, †29.10.1993 in Husum/Schleswig-Holstein; Tochter eines Bankdirektors und Stieftochter des Arztes → Dr. Otto Connerth), mind. zwei Kinder; ab April 1939 Facharzt für Chirurgie; ab September 1939 Kriegseinsatz bei der Kriegsmarine; 1952 bis mind. 1958 Chefarzt an der Chirurgischen Abteilung

181) Mit der Arbeit: Über die Erythrokonten, zugleich ein Beitrag zur Frage der Erythrozytenstruktur, Leipzig 1932.
182) Mit der Arbeit: In der hiesigen medizinischen Klinik behandelte complicierte Fälle von Typhus abdominalis und dessen Therapie, Greifswald 1898.
183) Mit der Arbeit: Über parenterale Milchinjektion bei gonorrhoischen Augenerkrankungen (MS).
184) Mit der Arbeit: Untersuchungen in vitro über Phagocytose und Zerfall der polymorphkernigen Leukocyten im Verlauf experimenteller Immunisierung von Kaninchen, Berlin/Heidelberg 1934.

des Klara-Zetkin-Krankenhauses in Weißenfels/Saale (Naumburger Straße 76); nach Übersiedlung in die Bundesrepublik bis 1974 Facharzt für Chirurgie in Bredstedt/Schleswig-Holstein (Birkenweg 1); am 16.2.1974 im Alter von 64 Jahren in Bredstedt gestorben

Schroeder, Dr. Gerhard Adolf Hermann
geboren am 7.6.1910 in Rostock/Mecklenburg; Sohn eines Kammermusikers; Realgymnasium in Rostock, 1930 Abitur; zunächst Studium der neueren Sprachen, dann Medizinstudium in Rostock (Bei den Polizeigärten 3); als Student in Rostock Eintritt in die NSDAP am 1.5.1937, Mitgliedsnummer 5.038.717; Medizinalpraktikant in Magdeburg und Kassel (Pfeiferstraße 2); April 1941 Heirat mit der Sekretärin Franziska Kemmerich (*7.6.1914 in Baumberg bei Monheim/Rhein, †27.3.2007 in Hamburg; Tochter eines Gütervorstehers), mind. zwei Kinder; November 1941 Approbation in Kassel; 1941 Promotion in Rostock;[185] anschließend bis März 1942 Volontärassistent in Rostock; ab März 1942 Kriegseinsatz in der Wehrmacht; mind. 1946 bis 1981 niedergelassener Allgemeinpraktiker in Hannover (Appelstraße 28); am 18.6.1981 im Alter von 71 Jahren in Langenargen/Bodensee gestorben

Schröder, Dr. Gerhard Georg Friedrich
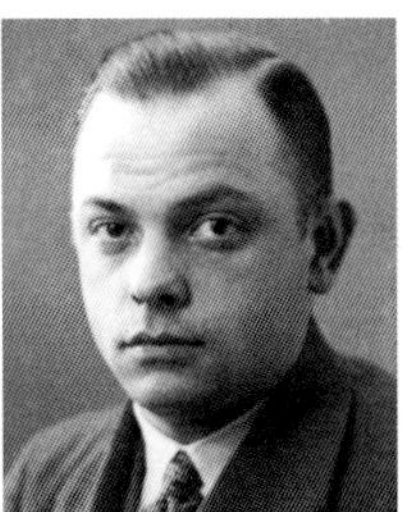
geboren am 2.9.1908 in Staffhorst bei Sulingen/Hannover; Sohn eines Lehrers; Realgymnasium in Hannover, 1929 Abitur; Medizinstudium in Freiburg, Würzburg, Kiel und Rostock (Fahnenstraße 1); als Student in Rostock Eintritt in die NSDAP am 1.12.1932, Mitgliedsnummer 1.406.732; Medizinalpraktikant am Stift Bethlehem in Ludwigslust; Dezember 1935 Approbation; Dezember 1935 bis 1938 Assistenzarzt am Stadtkrankenhaus in Parchim; August 1936 Promotion in Rostock;[186] November 1937 Heirat mit der Kontoristin Elisabeth Wellhausen (*8.5.1919 in Sternberg, †5.3.1987 in Neulingen/Baden-Württemberg; Tochter eines Lehrers), mind. drei Kinder; Februar 1938 bis mind. 1952 niedergelassener Allgemeinpraktiker in Marnitz bei Parchim (Parchimer Straße); nach Übersiedlung in die Bundesrepublik mind. 1965 Vertrauensarzt in Maulbronn/Baden-Württemberg (Schefenackerstraße 19); bis 1998 in Butzbach/Hessen; am 19.9.1998 im Alter von 90 Jahren in Mühlacker/Baden-Württemberg gestorben

Schroeder, Dr. Günther Hermann
geboren am 25.9.1918 in Greifswald/Pommern; Sohn des Arztes → Dr. Eduard Schroeder; Gymnasium in Güstrow, 1939 Abitur; Medizinstudium in Bonn und Rostock; als Student in Bonn Eintritt in die NSDAP am 1.4.1938, Mitgliedsnummer 7.051.464; mind. 1942 Medizinalpraktikant in Rostock (Doberaner Straße 152); mind. 1942 Kriegseinsatz als Sanitätsfeldwebel bei der Wehrmacht; Februar 1943 Approbation und 1943 Promotion in Rostock;[187] mind. 1943 Arzt in der Praxis seines verstorbenen Vaters in Güstrow (Wasserstraße 13, John-Brinckman-Straße 5); ab März 1943 erneuter Kriegseinsatz als Unterarzt; unverheiratet; am 4.5.1945 im Alter von 26 Jahren Suizid gemeinsam mit seiner Mutter in Güstrow

Schröder, Dr. Hans Louis Martin
geboren am 18.4.1904 in Goldberg/Mecklenburg; Sohn eines Kaufmanns; Realgymnasium in Güstrow, 1924 Abitur; Medizinstudium in Freiburg, Bonn und Rostock; bis Juni 1931 Medizinalpraktikant am Stadtkrankenhaus in Wismar (dort auch wohnhaft: Dahlberg); Juni 1931 Approbation und Promotion in Rostock;[188] ab Juni 1931 Assistenzarzt am Stadtkrankenhaus in Wismar; ab mind. 1933 Arzt in Perleberg/Brandenburg; Oktober 1933 Heirat mit Anna-Lise Karnatz (*30.11.1907 in Schwetzin bei Teterow, †4.5.1985 in Lauenburg/Elbe; Tochter eines Inspektors), mind. vier Kinder; Oktober 1934 bis mind. 1958 niedergelassener Allgemeinpraktiker in Perleberg (Bäckerstraße 29, Karl-Marx-Straße 6); ab September 1939 Kriegseinsatz bei der Luftwaffe; nach Übersiedlung in die Bundesre-

185) Mit der Arbeit: Luxationsfrakturen der Fußwurzel (MS).
186) Mit der Arbeit: Untersuchungen über zyklische Vorgänge im menschlichen Organismus, Sternberg 1934.
187) Mit der Arbeit: Über die Erkennung der Milztumoren (MS).
188) Mit der Arbeit: Zur Frage des Angriffsmechanismus der Röntgenstrahlen auf das Asthma bronchiale, Wismar 1931.

publik mind. 1985 bis 1989 in Lauenburg/Elbe (Alte Wache 10); am 17.7.1989 im Alter von 85 Jahren in Westberlin gestorben

Schröder, Dr. Hans-Jürgen
geboren am 23.7.1912 in Dahmen bei Malchin/Mecklenburg; Sohn eines Sekretärs sowie späteren Gutsverwalters, Kaufmanns, Versicherungsbeamten und Privatsekretärs; Oberrealschulen in Wismar und Rostock, 1931 Abitur; ab 1933 Mitglied der HJ; Medizinstudium in Freiburg, Königsberg und Rostock; Eintritt in die NSDAP am 1.5.1937, Mitgliedsnummer 5.950.610; mind. 1938 Medizinalpraktikant in Rostock; dort im März 1938 Approbation und im Juni 1938 Promotion;[189)] ab 1938 Volontärassistent am Pathologischen Institut der Universität Rostock (Strempelstraße 14, Laurembergstraße 5); ab 1939 Kriegseinsatz in der Wehrmacht; ab April 1941 Assistenzarzt am Städtischen Krankenhaus in Neubrandenburg (Pfaffenstraße 22); Juni 1941 Heirat mit Gertrud Putz (*11.3.1920 in Itzehoe/Schleswig-Holstein, †11.9.2010 in Bad Bevensen/Niedersachsen; Tochter eines Schlachtermeisters), zwei Kinder; Oktober 1941 bis mind. 1942 Assistenzarzt am Pathologischen Institut der Universität Rostock; dort auch nebenamtlicher HJ-Arzt; mind. 1944 erneuter Kriegseinsatz als Stabsarzt; im Oktober 1944 von der Partei-Kanzlei der NSDAP als NS-Führungsoffizier vorgesehen;[190)] mind. 1946 niedergelassener Allgemeinpraktiker in Rostock (Johann-Albrecht-Straße 28); bis 2001 in Bad Bevensen (Amselstieg 17-23); am 3.11.2001 im Alter von 89 Jahren in Bad Bevensen gestorben

Schroeder, Dr. Heinz Otto
geboren am 6.2.1917 in Greifswald/Pommern; Sohn des Arztes → Dr. Eduard Schroeder; Gymnasium in Güstrow, 1937 Abitur; Medizinstudium in Rostock; dort 1942 Promotion;[191)] 1942 Approbation; anschließend kurzzeitig Arzt in der Praxis seines verstorbenen Vaters in Güstrow (Wasserstraße 13, John-Brinckman-Straße 5); ab Mai 1942 Kriegseinsatz als Unterarzt in der Sanitätsabteilung Schwerin der Wehrmacht; Mai 1942 Heirat mit der Ärztin Dr. Ida Kolbeck (*19.9.1916 in [Idar-]Oberstein, †24.9.2008 in Idar-Oberstein/Rheinland-Pfalz; Tochter eines Gewerbeoberlehrers), mind. ein Kind; mind. 1951 in Koblenz; ab 1957 HNO-Arzt, 1959 bis 1960 Leitender Arzt am Städtischen Krankenhaus in Idar-Oberstein; 1960 bis September 1988 niedergelassener HNO-Arzt in Idar-Oberstein (Auf der Idar, Otto-Decker-Straße); dort von 1960 bis April 1985 auch Belegarzt am Städtischen Krankenhaus; ab September 1988 im Ruhestand in Idar-Oberstein (Weissborr 4); am 18.6.2018 im Alter von 101 Jahren in Idar-Oberstein gestorben

Schröder, Dr. Horst Karl Hermann
geboren am 27.4.1913 in Köslin/Pommern; Sohn eines Ingenieurs; Oberrealschulen in Berlin und Köslin, 1931 Abitur; Medizinstudium in Innsbruck, Rostock und Düsseldorf; ab April 1935 Sanitätsoffiziersanwärter im Reichsheer in Königsberg; ab November 1935 Weiterführung des Medizinstudiums in Berlin an der Militärärztlichen Akademie; Mai 1937 bis mind. 1940 Unterarzt bzw. Oberarzt bei der Sanitätsstaffel in Stettin (Immelmannstraße 28); Approbation; Juli 1938 Promotion in Berlin;[192)] Juli 1940 Heirat mit Charlotte-Dorothea Piper (*30.5.1917 in Stettin; Tochter eines Kaufmanns); nach Flucht oder Evakuierung ab mind. Frühjahr/Sommer 1945 praktischer Arzt in Bobitz bei Bad Kleinen; bis 1961 in Hemslingen bei Rotenburg/Wümme; 1961 bis 1984 niedergelassener Allgemeinpraktiker in Hamburg (Bondenwald 21); am 2.11.1984 im Alter von 71 Jahren in Hamburg gestorben

Schröder, Dr. Karl Otto Hermann
geboren am 1.9.1913 in Rostock/Mecklenburg; Sohn eines Amtsgerichtsaktuars und späteren Justizoberinspektors; Oberrealschule in Schwerin, 1933 Abitur; Medizinstudium in Rostock; September

189) Mit der Arbeit: Über die Wirkung des ultravioletten Lichtes auf die Haut der Meerschweinchen, Rostock 1937.
190) Max Milkow, der Leiter des Personalamtes der Gauleitung Mecklenburg der NSDAP, meinte im November 1944 über Schröder, daß „für die Zeit seiner Tätigkeit in Rostock bekannt [sei], daß er sehr fleißig, ordentlich und intelligent ist. Die politische und weltanschauliche Zuverlässigkeit dürfte gegeben sein", weshalb Schröder „als NS-Führungsoffizier, und zwar vom Bataillon bis zum Regiment, geeignet" sei.
191) Mit der Arbeit: Über das hämatologische Verhalten des postrachitischen Status (MS).
192) Mit der Arbeit: Einfluß der Röstung eines reinen tierischen Eiweißes auf dessen ernährungsphysiologische Wirkung am Beispiel des Caseins, Berlin 1938.

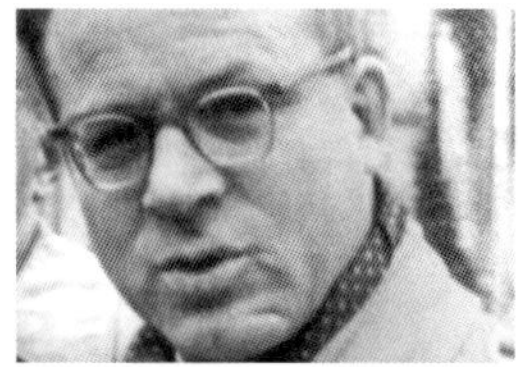

1939 Approbation und Mai 1940 Promotion in Rostock;[193] April 1941 Heirat mit Erika Benz-Ballstädt (*1.4.1919 in Borntin bei Greifenberg/Pommern, †21.6.2014 in Crivitz), zwei Kinder; mind. 1943 bis 1946 Oberarzt bzw. Stabsarzt in Schwerin (Jägerweg 5, Robert-Beltz-Straße 3); September 1948 bis 1978 Chefarzt und Ärztlicher Direktor des von ihm gegründeten Krankenhauses in Crivitz (Amtsstraße 1); dort mind. 1950 bis 1962 auch niedergelassener Facharzt für Chirurgie (Molkereistraße 8); zum Obermedizinalrat ernannt; am 14.8.1984 im Alter von fast 71 Jahren in Crivitz gestorben

Schroeder, Dr. Karl-Ludwig Hermann

geboren am 17.8.1896 in Wollstein/Posen; Sohn eines Arztes; Gymnasium in Berlin, 1914 Notabitur; Kriegseinsatz; Medizinstudium in Berlin; Oktober 1920 Approbation und November 1920 Promotion in Berlin;[194] mind. 1921 bis 1923 Arzt in Meuselbach/Thüringen; September 1921 Heirat mit der Ärztin Dr. Käthe Schultz (*1.6.1895 in Berlin, †8.2.1947 in Westberlin; Tochter eines Kaufmanns), mind. ein Kind, 1932 Scheidung; bis 1933 Arzt in Rostock (Koßfelder Straße 2); 1933 bis 1945 Arzt und Schriftsteller in Berlin (Knobelsdorffstraße 4); August 1933 Heirat mit der Lehrerin Helene Voss spätere Driessen (*4.11.1908 in Flensburg, †17.5.2005 in Berlin; Tochter eines Eisenbahn-Werkmeisterassistenten und späteren Reichsbahnamtmannes), 1937 Scheidung; am 27.3.1945 im Alter von 48 Jahren an Lungenentzündung und Herz-Kreislauf-Schwäche in Berlin gestorben

Schröder, Dr. Theodor Wilhelm Eduard

geboren am 23.12.1864 in Wismar/Mecklenburg; Sohn eines Landdrosten und Amtshauptmanns; Gymnasium in Wismar, 1884 Abitur; Medizinstudium in Jena, Heidelberg und Rostock; Juli 1889 Approbation in Rostock; September 1889 Promotion in Leipzig;[195] Assistenzarzt am Stift Bethlehem in Ludwigslust; 1892 bis 1894 Facharzt für Hals-, Nasen- und Ohrenleiden in Berlin, Köln und Münster; 1894 bis 1913 niedergelassener HNO-Arzt in Rostock (Bei der Marienkirche 16); dort von Dezember 1898 bis Januar 1909 auch Schriftleiter des „Korrespondenz-Blattes des Allgemeinen Mecklenburgischen Ärztevereins"; September 1904 Heirat mit Isolde Wette (*16.7.1882 in Köln, †31.8.1945 in Wismar; Tochter eines Arztes), zwei Kinder; 1913 zum Sanitätsrat ernannt; April 1913 bis mind. 1931 niedergelassener Facharzt für Hals-, Nasen- und Ohrenleiden in Wismar (Altwismarstraße 10); am 10.2.1943 im Alter von 78 Jahren an Herzschlag und Altersschwäche in Wismar gestorben

Schröder, Dr. Ulrich Hermann Claus

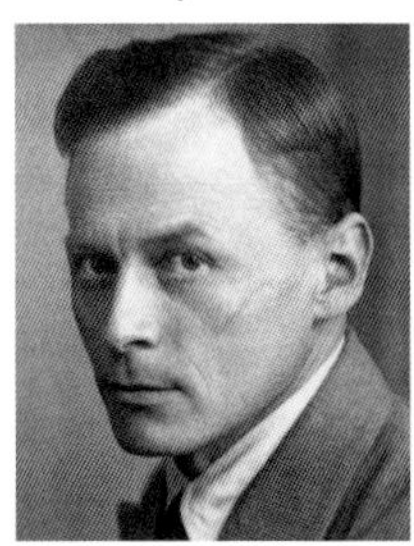

geboren am 26.3.1898 in Ribnitz/Mecklenburg; Sohn eines Lehrers und Kantors; Oberrealschule in Wismar, 1918 Abitur; Medizinstudium in Marburg, München und Rostock; Juni 1923 Approbation; August 1923 Promotion in Rostock;[196] mind. 1929 bis 1934 Oberarzt an der Frauenklinik der Universität Rostock (Doberaner Straße 142, Wismarsche Straße 1); Januar 1931 Heirat mit Gretchen Lambrecht (*19.6.1902 in Neukloster, †26.3.1988 in Neubrandenburg; Tochter eines Postassistenten und späteren Oberpostassistenten); in Rostock Eintritt in die NSDAP am 1.5.1933, Mitgliedsnummer 2.820.166; 1934 bis 1940 niedergelassener Frauenarzt in Waren; ab 1934 Vornahme von Sterilisationen bei Personen, die nach dem Gesetz zur Verhütung erbkranken Nachwuchses unfruchtbar gemacht wurden; durch einstweilige Verfügung des Kreisleiters 1940 aus der NSDAP ausgeschlossen; ab Dezember 1940 in Untersuchungshaft, im Oktober 1941 vom Sondergericht Rostock wegen Vergehens gegen § 176 RStGB, Abs. 2 (Sittlichkeitsverbrechen) in Tateinheit mit Vergehen gegen § 224 StGB (Körperverletzung) und § 185 StGB (Beleidigung) zu drei Jahren und sechs Monaten Zuchthaus, vier Jahren Ehrverlust sowie fünf Jahren Berufsverbot verurteilt;[197]

---

193) Mit der Arbeit: Zur Differenzialdiagnose des Hypophysen- und Hypothalmussyndroms, Rostock 1940.

194) Mit der Arbeit: Über symmetrischen Brand (Raynaud'sche Gangrän) nebst einem Beitrag zu seiner Casuistik. Aus der Chirurgischen Universitäts-Klinik zu Berlin (MS).

195) Mit der Arbeit: Über den situs transversus viscerum (MS).

196) Mit der Arbeit: Beitrag zur Statistik des Uteruskarzinoms (MS).

197) Das Sondergericht Rostock urteilte, Schröder habe sich „in mehreren Fällen an Patientinnen, die seine Sprechstun-

November 1946 bis August 1947 Arzt am Ambulatorium in Waren; September 1947 bis März 1948 dienstverpflichteter Arzt am Ambulatorium in Neubrandenburg (Scheunenstraße 28); April 1948 bis etwa 1970 Facharzt für Frauenkrankheiten an der Poliklinik in Neubrandenburg (Turmstraße 28); bis 1988 im Ruhestand in Neubrandenburg (Städtisches Pflegeheim, Ameisenweg 19); am 29.8.1988 im Alter von 90 Jahren in Neubrandenburg gestorben

Schroeter, Dr. Dr. Erwin Julius Konrad

geboren am 26.6.1907 in Danzig/Westpreußen; Sohn eines Oberstudienrates; Realgymnasium in Danzig, 1927 Abitur; Jura- und Medizinstudium in Rostock, Freiburg, Berlin, Jena und Wien; März 1931 Promotion zum Dr. jur. in Jena;[198] März 1937 Promotion zum Dr. med. in Rostock;[199] Dezember 1937 Approbation; anschließend wissenschaftlicher Mitarbeiter am Mecklenburgischen Landesgesundheitsamt in Rostock (Gertrudenstraße 9); ab Januar 1939 praktischer Arzt in Zechau-Leesen/Thüringen; ab April 1940 praktischer Arzt in Rositz/Thüringen (Hindenburgstraße 17); März 1940 Heirat mit der Gymnastiklehrerin Lieselotte Schminke (*24.10.1910 in Kassel; Tochter eines Kaufmanns), 1947 Scheidung; ab Oktober 1940 vorübergehend zur Waffen-SS einberufen; Dezember 1940 bis mind. 1941 wissenschaftlicher Assistent an der Deutschen Forschungsanstalt für Psychiatrie in München; Februar 1941 bis 1943 Kriegseinsatz bei der Waffen-SS als Arzt im SS-Lazarett in Dachau;[200] 1943 bis 1950 Arzt in München (Seestraße 3); Oktober 1949 Heirat mit der Ärztin Dr. Elisabeth Bieler (*27.4.1923 in Frankfurt/Main; Tochter eines Kaufmanns), mind. zwei Kinder; ab 1950 Facharzt für Innere Krankheiten und Homöopath in Kassel (Karl-Marx-Straße 176); bis 1984 im Ruhestand in Burtenbach/Bayern (Schertlinhaus 2); am 16.11.1984 im Alter von 77 Jahren in Burtenbach gestorben

Schroff, Dr. Gaston

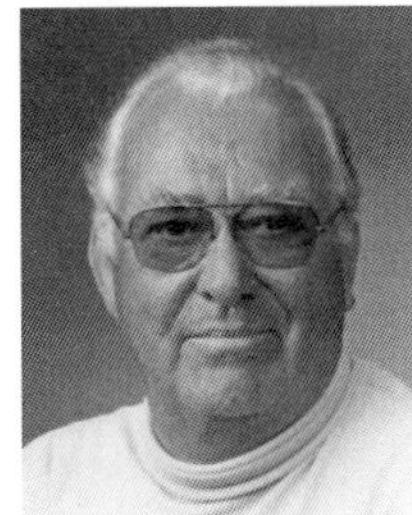

geboren am 8.1.1911 in Paris/Frankreich; Sohn eines Kunstschlossers und späteren Gewerbehauptlehrers; Oberrealschule in München, 1930 Abitur; zunächst Lehre als Kunstschlosser, dann Medizinstudium in München und Rostock; Dezember 1936 Approbation; Februar 1937 Promotion in Rostock;[201] 1937 bis April 1939 Assistenzarzt am Mecklenburgischen Landesgesundheitsamt und am Hygiene-Institut der Universität Rostock (Gertrudenstraße 9, Gertrudenplatz 2, Zorenappelweg 92); dort Eintritt in die NSDAP am 1.5.1937, Mitgliedsnummer 4.517.431; daneben auch Mitglied der SA; ab Mai 1939 niedergelassener Allgemeinpraktiker in Graal-Müritz (Friedrich-Hildebrandt-Straße 11); Mitglied des NSDÄB; Heirat mit Alice ?, nach 1945 Scheidung; ab März 1943 Kriegseinsatz als Stabsarzt und Kapitänleutnant einer Schnellbooteinheit der Kriegsmarine in Norwegen, ab Januar 1945 als Arzt im Marine-Militärlager in Barmstedt/Schleswig-Holstein; Oktober 1945 bis Dezember 1981 praktischer Arzt und Geburtshelfer in Barmstedt (Königstraße 46, Bahnhofstraße 9, Feldstraße 8, Marktstraße); 1954 Heirat mit Else-Lore Rieken (*22.3.1921 in Elmshorn/Schleswig-Holstein, †10.6.1995 in Barmstedt; Tochter eines Brauerei-Niederlassungsleiters); am 22.5.1986 im Alter von 75 Jahren in Barmstedt gestorben

Schubarth, Dr. Richard Karl Bernhard

geboren am 1.9.1878 in Plauen/Sachsen; Sohn eines Arztes und späteren Sanitätsrates; Gymnasium in Plauen, 1898 Abitur; Medizinstudium in Leipzig, Kiel, Freiburg, Montpellier und München; Juni

---

de besuchten, unsittlich vergangen“ und damit „das Vertrauen, das ihm von kranken Volksgenossinnen entgegengebracht war, schwer mißbraucht“. Während das Gericht mindestens fünf Fälle als erwiesen ansah, mußte „wegen einiger anderer Fälle das Verfahren eingestellt werden, da die Strafanträge zu spät gestellt waren“. In „weiteren Fällen erfolgte Freispruch mangels Beweisen“.

198) Mit der Arbeit: Die Lehre von der Vereinbarkeit im deutschen öffentlichen Recht, Elbing 1930.

199) Mit der Arbeit: Volksbiologische Auswirkung der Siedlung. Erörtert an der neuzeitlichen Siedlung in Mecklenburg. Aus dem Mecklenburgischen Landesgesundheitsamt, Leipzig 1936.

200) Schröter begann 1940 an der Deutschen Forschungsanstalt mit dem Studium von Akten des Vormundschaftsgerichtsbezirks München für ein Projekt über „die erbbiologische Wertigkeit des unehelichen Kindes“. Als Arzt im SS-Lazarett in Dachau forschte er weiter zum Thema, wertete das erhobene Material aus und hielt darüber Vorträge.

201) Mit der Arbeit: Hormonale Verschiebung in Hypophyse und Auge mit dem Wechsel zwischen Licht und Dunkelheit bei Kalt- und Warmblütern, Rostock 1934.

1904 Approbation; August 1904 Promotion in München;[202] mind. 1911 bis 1914 praktischer Arzt in (Berlin-)Friedenau (Kaiserallee 93); Oktober 1911 Heirat mit Margarethe Schaaf (*14.9.1882 in Berlin, †23.9.1951 in Ludwigslust; Tochter eines Sattlermeisters); ab August 1914 Kriegseinsatz als Oberarzt, von Februar 1915 bis mind. 1917 als Stabsarzt im 10. bayerischen Infanterie-Regiment und in Feldlazaretten an der Westfront; August 1921 bis mind. 1944 niedergelassener Frauenarzt in Köslin/Pommern (Markt 7, Danziger Straße 84); nach Flucht von mind. Frühjahr/Sommer 1945 bis 1953 niedergelassener Facharzt für Frauenkrankheiten in Ludwigslust (Stresemannstraße 4); am 29.5.1955 im Alter von 76 Jahren an Arteriosklerose, Kranzaderverschluß und Urämie in Ludwigslust gestorben

Schubert, Dr. Friedrich Adolf Ludwig (Fritz)

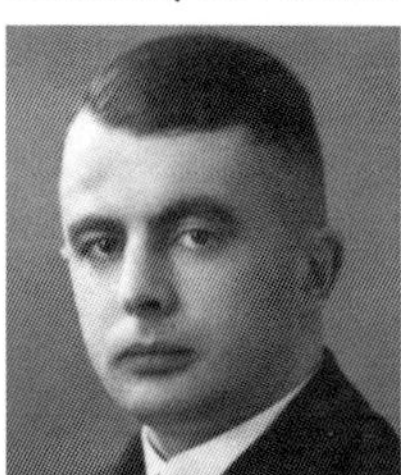

geboren am 7.3.1899 in Geestemünde/Hannover; Sohn eines Regierungs- und Baurates; Gymnasien in Stralsund und Magdeburg; März 1917 bis November 1918 Kriegseinsatz im Westfälischen Pionier-Bataillon 24; 1919 Abitur; Medizinstudium in Heidelberg und Rostock; August 1925 Approbation und März 1927 Promotion in Rostock;[203] Assistenzarzt an den Universitäts-Hautkliniken in Rostock (Schröderplatz), Danzig und Jena; Dezember 1928 bis 1962 niedergelassener Facharzt für Haut- und Geschlechtskrankheiten sowie Blasenleiden in Rostock (Hopfenmarkt 24, Prinz-Friedrich-Karl-Straße/Wielandstraße 4, Stalinstraße 78); März 1930 Heirat mit Elisabeth-Dorothea Kross spätere Fischer (*3.1.1910 in Rostock, †1.11.1998 in Cuxhaven/Niedersachsen; Tochter eines Kaufmanns), ein Kind, 1958 Scheidung; in Rostock Eintritt in die NSDAP am 1.8.1931, Mitgliedsnummer 621.962; ab 1939 Kriegseinsatz als Wehrmachtsarzt in Rostock, daneben eingeschränkte Weiterführung seiner Praxis; Juni 1959 Heirat mit Hella Spangenberg (*20.10.1924 in Ahrenshoop bei Ribnitz, †18.6.1977 in Rostock; Tochter eines Arbeiters); am 22.1.1962 im Alter von 62 Jahren in Rostock gestorben

Schubert, Dr. Gerhard Gustav Kurt

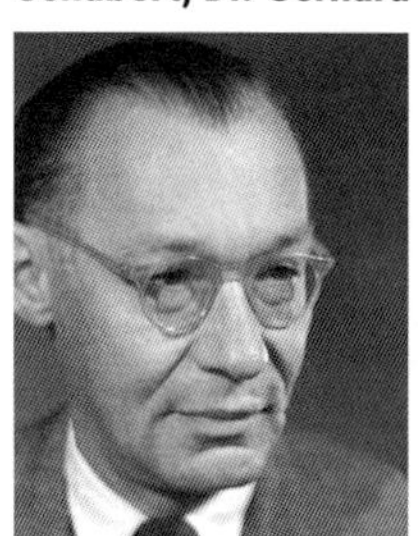

geboren am 5.1.1907 in Trebnitz/Schlesien; Gymnasium, 1927 Abitur; Medizinstudium in Breslau und Wien; Dezember 1932 Promotion in Leipzig;[204] Januar 1933 Approbation; anschließend Assistenzarzt an der Chirurgischen Abteilung und am Pathologischen Institut des Stadtkrankenhauses in Dresden-Johannstadt; dort Mitglied der SA und SA-Arzt; Juli 1934 Heirat mit Margot Richter (*22.4.1905 in Mockau bei Leipzig; Tochter eines Rechtsanwalts), 1962 Scheidung; bis 1936 Assistenzarzt am Kaiser-Wilhelm-Institut für Hirnforschung in Berlin-Buch; ab Januar 1937 I. Assistent am Forschungsinstitut für Erbbiologie und Rassenpflege an der Führerschule der Deutschen Ärzteschaft in Alt Rehse; ab April 1939 Assistenzarzt an der Universitäts-Frauenklinik in Göttingen; ab September 1939 Kriegseinsatz in der Wehrmacht; Habilitation; seitdem Privatdozent und Oberarzt an der Universitäts-Frauenklinik in Göttingen (Rohnsweg 55); 1943 bis 1944 erneuter Kriegseinsatz als Stabsarzt im Militärlazarett Nordbahnhof in Paris; dort auch selbständige Forschungstätigkeit am Institut für Nuklearchemie bei Frédéric Joliot-Curie; ab 1945 Direktor der Universitäts-Frauenklinik in Hamburg-Eppendorf (Martinistraße 52); dort auch als Strahlenbiologe tätig; 1950 bis 1964 ordentlicher Professor für Geburtshilfe und Gynäkologie an der Universität Hamburg; ab 1960 Mitglied der Deutschen Akademie der Naturforscher Leopoldina; Dezember 1963 Heirat mit der Ärztin Dr. Elisabeth Niehus (*19.9.1919 in Elmshorn/Schleswig-Holstein, †7.4.1998 in Hamburg; Tochter eines Uhrmachers); am 18.2.1964 im Alter von 57 Jahren an Hirnblutung in Hamburg gestorben

Schubert, Dr. Johann Josef Friedrich (Hans)

geboren am 14.3.1906 in Würzburg/Bayern; Sohn eines Lehrers; Gymnasium in Würzburg, 1926 Abitur; Medizinstudium in Würzburg; Juli 1932 Approbation; mind. 1934 bis 1935 Assistenzarzt am

---

202) Mit der Arbeit: Die operative Behandlung der Scheiden-Gebärmuttervorfälle und drei Fälle von ausgeführter Ventrofixation nebst Colporrhaphia ant et post, München 1904.

203) Mit der Arbeit: Drei Jahre Wismuth-Therapie an der Dermatologischen Universitätsklinik zu Rostock, Rostock 1926.

204) Mit der Arbeit: Untersuchungen über den Cholesteringehalt des Blutserums bei Tuberkulösen mit besonderer Berücksichtigung der mit Pneumothorax behandelten Fälle, Zeulenroda 1932.

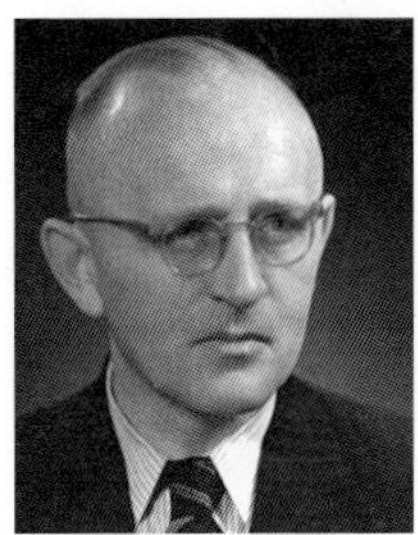

Hygiene-Institut der Universität Rostock (Gertrudenstraße, Ulmenstraße 52); dort im Mai 1934 Promotion;[205] September 1934 Heirat mit der wissenschaftlichen Zeichnerin Erika Guderjahn (*1.9.1904 in Bromberg/Posen, †9.6.1978 in Göttingen), mind. ein Kind; Mitglied der SA; August bis Dezember 1936 Wehrdienst; ab Januar 1937 Assistenzarzt am Hygiene-Institut der Universität Königsberg (Neuendorfer Weg); dort Eintritt in die NSDAP am 1.5.1937, Mitgliedsnummer 4.860.756; ab September 1939 Kriegseinsatz in der Wehrmacht, im Januar 1943 uk gestellt; 1940 Habilitation; seitdem bis 1945 Privatdozent für Hygiene und Bakteriologie an der Universität Königsberg (Stobäusstraße 4); blieb nach Einnahme Königsbergs durch die Rote Armee im April 1945 noch bis März 1948 in der Stadt und arbeitete im „Krankenhaus der Barmherzigkeit", das für die verbliebenen Deutschen bestimmt war; 1950 zum außerplanmäßigen Professor für Hygiene an der Universität Göttingen ernannt; bis 1951 Chefarzt in Lübeck (Ratzeburger Allee 160); am 31.8.1951 im Alter von 45 Jahren nach einem Herzinfarkt in Lübeck gestorben

Schubert, Dr. Paul Max

geboren am 5.3.1889 in Elsterberg/Sachsen; Sohn eines Kaufmanns; Realgymnasium in Plauen, 1911 Abitur; Medizinstudium in München, Kiel, Würzburg, Bonn und Rostock; dazwischen ab Oktober 1913 Militärdienst als Einjährig-Freiwilliger in Würzburg; Mai 1915 bis Juni 1918 Kriegseinsatz als Feldhilfsarzt im Feldartillerie-Regiment 11, bis Januar 1919 in Heimatlazaretten; Juli 1919 Approbation in Rostock; Juli 1919 bis Juni 1921 zunächst Volontärassistent, dann Assistenzarzt an der Medizinischen Klinik der Universität Rostock (Schröderplatz); dort im Juli 1920 Promotion;[206] Juli 1921 bis Juni 1922 Assistenzarzt an der Kinderklinik des Städtischen Krankenhauses in Magdeburg; Juli bis Dezember 1922 Assistenzarzt an der Universitäts-Kinderklinik in Jena; Januar bis November 1923 Assistenzarzt an der Kinderheilanstalt Dresden; Januar bis Juni 1924 erwerbslos; Juni 1924 bis mind. 1935 niedergelassener Facharzt für Kinderkrankheiten in Wismar (Lübsche Straße 50, Fürstengarten 23); Juli 1926 bis mind. 1931 auch Amtsarzt bzw. Kommunalarzt in Wismar; Juni 1927 Heirat mit der Haustochter Auguste Fricke (*6.4.1902 in Abbenrode/Harz, †vor 1968; Tochter eines Getreidehändlers und späteren Landwirts), zwei Kinder; ab Juli 1935 (auch) stellvertretender Leiter des Staatlichen Gesundheitsamtes des Kreises Wismar (Am Schützengarten 2);[207] Eintritt in die NSDAP am 1.5.1937, Mitgliedsnummer 4.519.066; daneben auch Mitglied des NSDÄB; ab 1937 auch Tuberkulose-Fürsorgearzt für die Kreise Wismar-Stadt und Wismar-Land mit den Fürsorgestellen in Brüel, Neubukow, Neukloster und Wismar; 1938 zum Medizinalrat ernannt; ab mind. 1938 stellvertretender Leiter des Staatlichen Gesundheitsamtes des Kreises Güstrow; dort auch nebenamtlicher Bannarzt des HJ-Bannes Güstrow; nach langer Krankheit (und nach dem Tode von → Dr. Walter Hindenberg) von November 1944 bis Juli 1945 Amtsarzt und Leiter des Staatlichen Gesundheitsamtes des Kreises Wismar, dann entlassen; bis 1967 im Ruhestand in Grünstadt/Rheinland-Pfalz (Obergasse 59); am 21.9.1967 im Alter von 78 Jahren in Grünstadt gestorben

Schülke, Dr. Ute Ada Ina (geb. Krause)

geboren am 8.11.1919 in Bützow/Mecklenburg; Tochter eines Kaufmanns und späteren Inhabers einer Manufakturgesellschaft; Oberschule in Bützow, 1938 Abitur; nach Arbeitsdienst Medizinstudium in Leipzig, Rostock (wohnhaft in Warnemünde, Paschenstraße 10), Marburg, Halle und Graz; Mai 1942 Heirat mit dem Röntgenfacharzt Dr. Eberhard Schülke (*7.2.1915 in Barmen/Rheinprovinz, †27.6.1980 in Wülfrath/Nordrhein-Westfalen; Sohn eines Arztes); Dezember 1943 Approbation; anschließend Assistenzärztin in Bützow (Adolf-Hitler-Straße 15); Mitglied der NSDAP; ab Oktober 1944 Assistenzärztin am Altersheim der NSV in Graal-Müritz; Februar 1945 Promotion in Rostock;[208]

205) Mit der Arbeit: Beobachtungen an Leuchtbakterien, Rostock 1934.
206) Mit der Arbeit: Ursächlicher Zusammenhang zwischen Blasenmole und Luteincysten (MS).
207) In dieser Eigenschaft zuständig für die Bereiche Tuberkulose sowie Mütter und Säuglinge, daneben Schularzt und Seuchenarzt sowie im Innendienst „mit erbbiologischen Zeugnissen beschäftigt".
208) Mit der Arbeit: Häufigkeit und Ursachen der Nichtfüllungen des Ventrikelsystems bei der lumbalen Encephalographie (MS).

mind. 1950 bis 1980 niedergelassene Fachärztin für Kinder- und Jugendmedizin in Wuppertal (Winklerstraße 6, Schützenstraße 47, Am Raukamp 50); am 16.7.2016 im Alter von 96 Jahren in Wuppertal gestorben

Schümann, Dr. Hans-Joachim

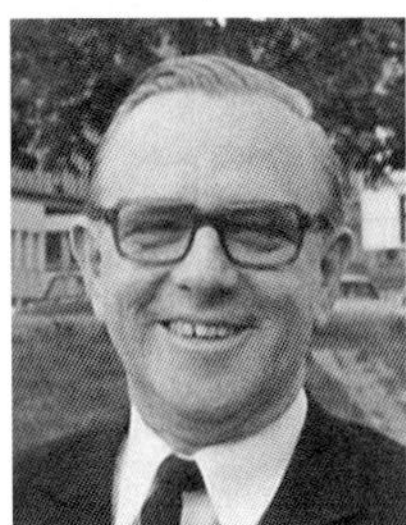

geboren am 28.12.1919 in Stralsund/Pommern; Sohn eines Lehrers; Gymnasium in Stralsund, 1938 Abitur; September 1935 bis April 1938 Mitglied der HJ; als Schüler Eintritt in die NSDAP am 1.9.1937, Mitgliedsnummer 4.819.061; April bis Oktober 1938 Ableistung des Arbeitsdienstes; ab November 1938 Wehrdienst; anschließend Kriegseinsatz als Unterarzt, im Januar 1940 von der Wehrmacht zum Studium beurlaubt; Medizinstudium in Köln, Greifswald und Rostock; April 1945 Approbation und Promotion in Rostock;[209] anschließend dort mglw. Volontärassistent; Mai 1945 bis März 1946 Assistenzarzt an der Chirurgischen Abteilung des Kreiskrankenhauses in Oschersleben/Bode; ab März 1946 Assistenzarzt an der Medizinischen Klinik der Universität Rostock (Schröderplatz, Lessingstraße 3); ab 1946 Mitglied der SPD; ab 1947 Assistent am Physiologisch-Chemischen Institut der Universität Rostock (Universitätsplatz); Juli 1949 Heirat mit der medizinisch-technischen Gehilfin Anne-Lies Ribbe (*15.3.1925 in Greifswald, †23.9.2018 in Altenholz/Schleswig-Holstein; Tochter eines Kreissparkassensekretärs), zwei Kinder; April 1951 Habilitation in Rostock;[210] 1951 Dozent für Pharmakologie und Toxikologie an der Universität Rostock; 1951 bis 1953 Wissenschaftler bei der Schering AG in Westberlin; 1953 bis 1964 wissenschaftlicher Assistent und Oberarzt am Pharmakologischen Institut der Universität Frankfurt/Main (Kirchhainer Straße 65); 1964 bis 1985 ordentlicher Professor am neu gegründeten und von ihm eingerichteten Klinikum der Universität Essen; 1971 bis 1974 Präsident der Deutschen Pharmakologischen Gesellschaft; 1985 emeritiert; bis 1998 in Altenholz (Ostpreußenplatz 33); am 5.9.1998 im Alter von 78 Jahren in Altenholz gestorben

Schümann, Dr. Willi Karl Emil

geboren am 10.7.1918 in Dargun/Mecklenburg; Sohn eines Briefträgers und späteren Oberpostschaffners; Oberrealschule in Rostock, 1937 Abitur; Medizinstudium in Rostock; dort Mitglied des NS-Studentenbundes und der SA; Eintritt in die NSDAP am 1.4.1941, Mitgliedsnummer 8.833.846; bis Januar 1943 Medizinalpraktikant in Rostock (Schwaansche Straße 2); Januar 1943 Approbation und Promotion in Rostock;[211] Januar 1943 Heirat mit der Sekretärin in der Abteilung IV/2 (Heimtücke, Wehrkraftzersetzung und Rundfunkverbrechen) der Mecklenburgischen Gestapo Gerda Reetz (*22.2.1918 in Kiel, †6.5.2012 in Neumünster/Schleswig-Holstein; Tochter eines Verwaltungsinspektors und späteren Regierungsamtmannes); mind. 1943 Volontärassistent in Schwerin (Gartenstraße 22, Herzogring 239); ab April 1943 Kriegseinsatz als Sanitätsfeldwebel in der Sanitäts-Ersatz-Abteilung 2 in Stettin; September 1945 bis mind. 1950 niedergelassener Allgemeinpraktiker in Schwerin (Obotritenring 239); nach Übersiedlung in die Bundesrepublik mind. 1961 bis 1980 niedergelassener Facharzt für Haut- und Geschlechtskrankheiten in Neumünster (Großflecken 41, Grünewaldstraße 16); am 21.5.1980 im Alter von 61 Jahren in Neumünster gestorben

Schüren, Dr. Otto Wilhelm

geboren am 4.6.1899 in Eickel/Westfalen; Sohn eines Amtssekretärs und späteren Amtsrentmeisters; Gymnasium, 1920 Abitur; Medizinstudium in Marburg; Juli 1927 Approbation; 1928 Promotion in Marburg;[212] mind. 1929 Assistenzarzt an der Augenklinik und Poliklinik der Universität Rostock (dort auch wohnhaft: Doberaner Straße 140); Oktober 1929 Heirat mit Magdalene Kaiser (*26.3.1904 in Lollar/Hessen, †4.8.1994 in Lübeck; Tochter eines Hochofen-Ingenieurs und späteren Betriebsdirektors), ein Kind; ab Juni 1930 niedergelassener Facharzt für Augenkrankheiten in Zoppot bei

209) Mit der Arbeit: Carotissinusentlastung und Blutzuckerspiegel (MS).
210) Mit der Arbeit: Über das Vorkommen von Arterenol im Nebennierenmark, Rostock 1950.
211) Mit der Arbeit: Über die Verwendbarkeit eines neuen Imidazolins (Priscol) für die Magendiagnostik (MS).
212) Mit der Arbeit: Zur Frage der parenteralen Milchtherapie bei Augenerkrankungen, Kirchhain 1928.

Danzig (Viktoriastraße 5); ab Oktober 1937 praktischer Augenarzt in Greiz/Thüringen (Bismarckstraße 22); Juli 1938 bis mind. 1965 niedergelassener Augenarzt in Lübeck (Breite Straße 49, Hohelandstraße 71, Pferdemarkt 13, Breite Straße 77); ab September 1939 Kriegseinsatz bei der Kriegsmarine; bis 1978 im Ruhestand in Lübeck (Weberkoppel 63); am 9.1.1978 im Alter von 78 Jahren in Remscheid/Nordrhein-Westfalen gestorben

Schürhoff, Dr. Erich Adolf
geboren am 19.7.1888 in Haspe/Westfalen; Sohn eines Wirts und Brennereibesitzers; Realgymnasium in Hagen, 1908 Abitur; Medizinstudium in Heidelberg, München und Kiel; August 1914 Approbation und März 1915 Promotion in Kiel;[213] August 1914 bis November 1918 Kriegseinsatz als Truppenarzt; ab 1919 Assistenzarzt an der Universitäts-Augenklinik in Kiel; November 1920 bis mind. 1952 niedergelassener Facharzt für Augenkrankheiten in Güstrow (Pferdemarkt 19, Hafenstraße 7); August 1922 Heirat mit Katharina Klesser (*8.11.1898 in Aerzen bei Hameln, †14.11.1974 in Hannover; Tochter eines Arztes), zwei Kinder; Eintritt in die NSDAP am 1.5.1937, Mitgliedsnummer 5.649.144; nach Übersiedlung in die Bundesrepublik mind. 1965 im Ruhestand in Minden/Westfalen (Hessenring 42); bis 1973 in Hannover (Ostfeldstraße 10); am 7.9.1973 im Alter von 85 Jahren in Hannover gestorben

Schüttemeyer, Dr. Wilhelm Klemens
geboren am 29.1.1913 in Rheine/Westfalen; Sohn eines Bürgermeisters; Gymnasium, 1932 Abitur; Medizinstudium in Berlin; Approbation; September 1937 Promotion in Berlin;[214] ab 1937 Sanitätsoffizier und Unterarzt bei der Luftwaffe in Wismar; mind. 1938 Oberarzt bei der Luftwaffe an der Flakartillerieschule auf Wustrow bei Rerik (dort auch wohnhaft); August 1938 Heirat mit Renate Keßler (*5.3.1912 in Duisburg, †23.7.2002 in Bochum; Tochter eines Prokuristen und späteren Fabrikdirektors), mind. ein Kind; mind. 1941 in Stralsund; mind. 1950 bis 1953 Assistenzarzt an der Chirurgischen Universitätsklinik in Kiel (Holtenauer Straße 69); dort im Juni 1952 Habilitation;[215] seitdem bis mind. 1966 Dozent für Chirurgie an der Universität Kiel; März 1953 bis mind. 1966 Chefarzt an der Chirurgischen Abteilung des Elisabeth-Hospitals in Bochum (Bleichstraße 15, Teylestraße 21); am 5.1.1997 im Alter von fast 84 Jahren in Bochum gestorben

Schüttpelz, Dr. Clara Anna (geb. Troschel)
geboren am 20.9.1896 in Kolberg/Pommern; Tochter eines Königlichen Regierungsbauführers, späteren Schiffbaumeisters und Marine-Baurates sowie einer Ärztin;[216] Gymnasium, 1916 Abitur; Medizinstudium in Jena; August 1922 Approbation in Weimar; anschließend praktische Ärztin in Zedlitzfelde/Pommern; Oktober 1922 Heirat mit dem Diplom-Landwirt Walter Schüttpelz (*12.4.1898 in Belkow/Pommern, †27.9.1971 in Bremen), sieben Kinder; Dezember 1923 Promotion in Jena;[217] mind. 1925 praktische Ärztin in Eventin/Pommern; mind. 1928 niedergelassene Allgemeinpraktikerin in Jena; dort Eintritt in die NSDAP am 1.11.1928, Mitgliedsnummer 110.693, im Januar 1929 ausgeschlossen; mind. 1933 niedergelassene Allgemeinpraktikerin in Stettin; dort erneuter Eintritt in die NSDAP am 1.5.1933, Mitgliedsnummer 2.653.286; daneben auch Mitglied der NS-Frauenschaft; März 1934 bis 1937 niedergelassene Allgemeinpraktikerin in Pölitz/Pommern; ab Juli 1937 praktische Ärztin in Pyritz/Pommern; bis 1945 niedergelassene Allgemeinpraktikerin in Ziegenort/Pommern; nach Flucht von Frühjahr/Sommer 1945 bis 1946 praktische Ärztin in Güstrow; 1946 bis 1952 niedergelassene Allgemeinpraktikerin in Oldenburg/Niedersachsen; 1952 bis 1970 praktische Ärztin in Wardenburg bei Oldenburg (Harbern II); am 25.1.1970 im Alter von 73 Jahren in Oldenburg gestorben

Schütz, Dr. Otto
geboren am 18.7.1921 in Biebrich bei Wiesbaden/Hessen-Nassau; Sohn eines Volksschulrektors; Oberschule in Höchst bei Frankfurt/Main, 1940 Abitur; Medizinstudium in Rostock; 1945 Approba-

213) Mit der Arbeit: Zur Differentialdiagnose zwischen Hysterie und multipler Sclerose, Kiel 1914.
214) Mit der Arbeit: Über die sogenannten Arterienabbinder zur Umschnürung blutender Gliedmaßen, Rheine 1937.
215) Mit der Arbeit: Fettembolie und Fermentgeschehen (MS).
216) Elise Troschel (1869-1952) war die erste Medizinstudentin an einer deutschen Universität.
217) Mit der Arbeit: Über einen Fall von Prolapsus vesicae urinariae per urethram (MS).

tion; Promotion; ab mind. Frühjahr 1945 praktischer Arzt in Teterow; mind. Juli 1945 bis 1951 Assistenzarzt in Frankfurt/Main (Hochmuhl 6, Holbeinstraße 20); Juli 1945 Heirat mit der Ärztin Dr. Hilde Bär (*17.10.1921 in Wismar, †12.8.1992 in Frankfurt/Main; Tochter eines Oberlehrers), mind. ein Kind; am 28.7.1951 im Alter von 30 Jahren infolge eines Unglücksfalls an schwerer Gehirnerschütterung, Stirnbeinbruch und zentraler Atemlähmung in Offenbach/Main gestorben

Schütze, Dr. Ekkehard Gustav Wilhelm

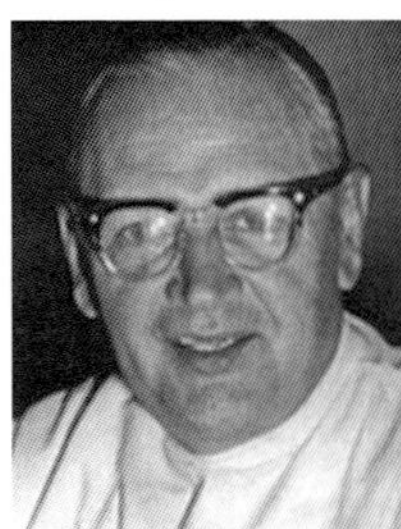

geboren am 4.5.1908 in (Berlin-)Köpenick; Sohn eines Lehrers; Gymnasium, 1928 Abitur; Medizinstudium in Greifswald und Berlin; 1933 bis 1934 Medizinalpraktikant am Krankenhaus in Klettwitz/Brandenburg und in Landsberg/Warthe; März 1934 Approbation und Promotion in Berlin;[218] 1934 bis 1935 Assistenzarzt am Städtischen Krankenhaus in Dessau; 1935 bis 1937 Assistenzarzt am Evangelischen Diakonissenhaus in Witten/Ruhr; Juli 1937 bis 1938 Oberarzt an der Chirurgischen Abteilung des Stadtkrankenhauses in Köslin/Pommern (Eisenhard-Rothe-Straße 3); Oktober 1938 Heirat mit Ruth von Gruben gesch. Gellert (*10.9.1905 in Stolp/Pommern; Tochter eines Regierungspräsidialsekretärs), 1940 Scheidung (nahm danach ihren Mädchennamen wieder an); ab Oktober 1938 Landarztassistent in der Praxis von Dr. Max Becker in Zeuthen/Mark (Kaiser-Wilhelm-Straße 5); November 1938 bis 1942 niedergelassener Allgemeinpraktiker in Bütow/Pommern (Markt 4); Mitglied des NSDÄB; Oktober 1941 Heirat mit Helene Morlock (*14.4.1908 in Düsseldorf, †13.5.1981 in Schwerin; Tochter einer ledigen Dienstmagd); August 1942 bis 1945 Leitender Arzt (als Vertreter des zur Wehrmacht übergetretenen → Prof. Dr. Günther Gerlach) und Facharzt für Chirurgie am Stadtkrankenhaus in Schwerin (dort auch wohnhaft: Graf-Heinrich-Straße 30); ab September 1942 Kriegseinsatz als Chirurg in einer Sanitätskompanie der Wehrmacht, Ende 1942 bis Juli 1945 als Hauptchirurg und Stabsarzt im Standortlazarett/Heeres-Sanitätsstaffel in Schwerin (Reiferbahn 1); 1945 bis 1974 Chefarzt am Stadt- bzw. Bezirkskrankenhaus in Schwerin (dort auch wohnhaft: Werderstraße 30); Mitglied der SPD, dann der SED; 1950 als Verdienter Arzt des Volkes ausgezeichnet; Anfang der 1950er Jahre aus der SED ausgeschlossen;[219] 1953 Habilitation in Rostock;[220] ab 1954 auch Dozent, ab 1961 Titularprofessor für Chirurgie an der Universität Rostock; 1959 Verdienstmedaille der DDR; am 4.10.1980 im Alter von 72 Jahren an Ruptur eines Aortenaneurysmas in Schwerin gestorben

Schütze, Dr. Ulrich Friedrich Franz

geboren am 31.7.1880 in Hamburg; Sohn eines Kaufmanns; Gymnasium in Kiel, 1900 Abitur; Medizinstudium in Kiel und München; April 1902 Eintritt in die Kaiserliche Marine; März 1905 Approbation und April 1905 Promotion in Kiel;[221] ab April 1905 aktiver Marine-Sanitätsoffizier, mind. 1913 bis 1914 als Marine-Stabsarzt auf dem Kreuzer „Moltke" in Wilhelmshaven; Juni 1913 Heirat mit Gerda Stahl (*24.3.1889 in Grabow/Oder, †31.7.1962 in Meißen; Tochter eines Technikers und späteren Ingenieurs), ein Kind; August 1914 bis Oktober 1915 Kriegseinsatz als Schiffsarzt auf dem Kreuzer „Moltke", Mai 1916 bis Juni 1918 als Regimentsarzt des 1. Matrosen-Regiments in Flandern, im September 1917 zum Marine-Oberstabsarzt ernannt; März 1919 bis Oktober 1934 niedergelassener Allgemeinpraktiker in (Burg) Stargard; Oktober 1934 bis 1946 praktischer Arzt und Geburtshelfer in Meißen (Dresdener Straße 6, Hafenstraße 13); am 17.4.1946 im Alter von 65 Jahren an Tuberkulose und Herzmuskelschwäche in Meißen gestorben

Schüz, Dr. Hermann Christof Ludwig

geboren am 22.5.1898 in Lauterbach/Hessen; Sohn eines Gastwirts und späteren Prokuristen; Gymnasium, 1916 Notabitur; ab November 1916 Kriegseinsatz, im Januar 1919 aus dem Heer entlassen;

218) Mit der Arbeit: Transitorische Glykosurie bei Tubarabort. Beobachtungen an drei Fällen, Berlin 1934.
219) Der Ausschluß erfolgte, weil Schütze die Umwandlung der SED in eine „Partei neuen Typus" offen kritisiert hatte. Seine ärztliche Tätigkeit konnte er aber weiter ausüben, da Mediziner zu dieser Zeit unentbehrlich waren.
220) Mit der Arbeit: Der Schenkelhalsbruch und seine Behandlung unter besonderer Berücksichtigung der homoioplastischen Osteosynthese (MS).
221) Mit der Arbeit: Ein Fall von einseitiger isolierter totaler Oculomotoriusparalyse auf luetischer Basis, Kiel 1905.

Medizinstudium in Frankfurt/Main, Würzburg und Gießen; Mai 1923 Promotion[222] und Juni 1923 Approbation in Gießen; bis Februar 1924 Arztvertreter; Februar 1924 bis Februar 1927 Arzt im Standortlazarett Münster; Februar bis September 1927 Oberarzt in der Reichswehr bei der Heeres-Sanitätsstaffel in Minden/Westfalen (Blumenstraße 10); Juni 1927 Heirat mit Hedwig Löchner (*4.9.1906 in Mannheim, †19.5.2002 in Worms; Tochter eines Buchhalters und späteren Direktors), mind. ein Kind; Oktober 1927 bis 1931 Standortarzt und Oberarzt der Reichswehr in Güstrow; ab 1931 Arzt in München; bis 1982 Facharzt für Innere Krankheiten in Worms (Rudi-Stephan-Allee 17); am 7.9.1982 im Alter von 84 Jahren in Worms gestorben

Schuhmacher, Alexander Richard Albert
geboren am 8.7.1906 in Gevelsberg/Westfalen; Sohn eines Bankbeamten sowie späteren Kaufmanns und Prokuristen; Gymnasium, 1927 Abitur; Medizinstudium in Rostock; mind. 1933 Medizinalpraktikant in Dortmund (Friedenstraße 42); September 1933 Heirat mit der Ärztin → Lotte Schuhmacher geb. Rüter, sechs Kinder; Oktober 1934 Approbation; November 1934 bis Juli 1936 praktischer Arzt in Manebach bei Ilmenau/Thüringen; Juli 1936 bis 1942 niedergelassener Allgemeinpraktiker in Gnoien (Lange Straße 25); dort auch Arzt am Städtischen Krankenhaus; am 24.6.1942 im Alter von fast 36 Jahren an einem Lungenödem in Gnoien gestorben

Schuhmacher, Lotte Elisabeth Hedwig (geb. Rüter)
geboren am 11.6.1905 in Mitteldorf bei Bleicherode/Provinz Sachsen; Tochter eines Pastors; Gymnasium, 1926 Abitur; Medizinstudium; mind. 1933 Medizinalpraktikantin in Dortmund (Friedenstraße 42); September 1933 Heirat mit dem Arzt → Alexander Schuhmacher, sechs Kinder; November 1934 bis Juli 1936 in Manebach bei Ilmenau/Thüringen; ab Juli 1936 in Gnoien; 1942 Approbation; ab April 1942 Arztvertreterin ihres erkrankten Ehemannes, August 1942 bis mind. 1952 (zunächst dienstverpflichtete) niedergelassene Allgemeinpraktikerin in der Praxis ihres nunmehr verstorbenen Ehemannes in Gnoien (Lange Straße 25)

Schulemann, Dr. Kurt Karl Emil

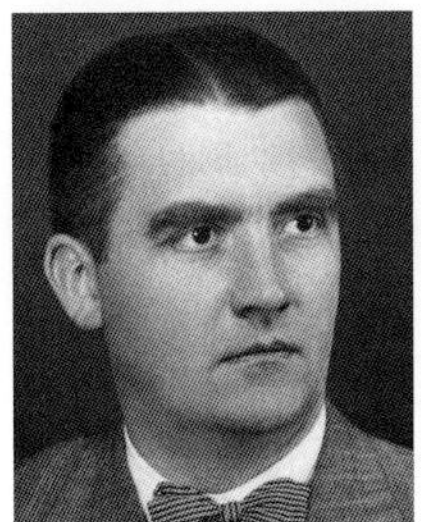

geboren am 12.3.1898 in Hohenstein/Ostpreußen; Sohn eines Kaufmanns; Gymnasium, 1918 Abitur; Medizinstudium in Königsberg; Dezember 1925 Approbation in Königsberg; ab mind. 1927 Arzt in Danzig (Schellmühlerweg 1); Dezember 1927 Promotion in Königsberg;[223] Dezember 1927 Heirat mit der Lehrerin Ida Boehm (*22.8.1900 in Danzig, †14.11.1994 in Wedel/Schleswig-Holstein; Tochter eines Wassermesser-Kontrolleurs und späteren Kassierers), drei Kinder; Dezember 1929 bis 1945 niedergelassener Facharzt für Frauenkrankheiten und Geburtshilfe, 1933 bis 1945 mit Privatklinik, in Danzig (Posadowskyweg 3, Langgasse 56, Hundegasse 48/49, Sandgrube 23, Heinrich-Scholtz-Weg 1/2); dort Eintritt in die NSDAP am 1.5.1933, Mitgliedsnummer 3.397.018; daneben auch Mitglied des NSDÄB und des NSKK, zuletzt nebenamtlicher NSKK-Brigadearzt; 1935 bis 1944 auch Dozent für Geburtshilfe und Frauenkrankheiten an der Medizinischen Akademie Danzig; nach Flucht ab Mai 1945 Facharzt für Frauenheilkunde in Schwerin (Bismarckplatz 23, Burgsee-Allee 9); Juni 1945 Flucht aus Schwerin nach Hamburg; mind. 1950 bis 1965 Frauenarzt in Hannover (Bödekerstraße 3, Tizianstraße 12, Emil-Nolde-Weg 31); am 15.4.1965 im Alter von 67 Jahren in Hannover gestorben

Schulte, Dr. Dietrich Martin Wilhelm (Dieter)
geboren am 8.1.1913 in Borbeck bei Essen/Rheinprovinz; Sohn eines Augenarztes; Gymnasium in Essen, 1931 Abitur; Medizinstudium in Marburg, Münster und Königsberg; 1936 bis 1937 Medizinalpraktikant an der Universitäts-Augenklinik in Königsberg und an der Inneren Abteilung des Krankenhauses in Essen; September 1937 Heirat mit Irmgard Neumann (*11.8.1912 in Thorn/Westpreußen, †7.9.2011 in Essen), drei Kinder; 1937 Approbation; 1937 bis 1945 wissenschaftlicher Assistent

222) Mit der Arbeit: Die Wirkung des Organpräparates „Animasa“ auf den Blutdruck des Menschen, Gießen 1923.
223) Mit der Arbeit: Ein Fall von Epidermoidcyste der Clitoris, Königsberg 1927.

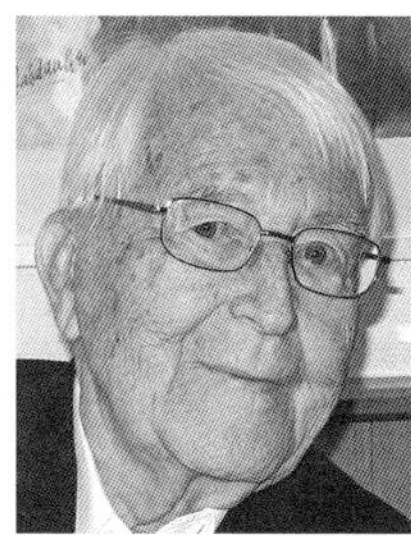

an der Universitäts-Augenklinik in Königsberg; dort im August 1938 Promotion;[224] ab 1939 Facharzt für Augenheilkunde; ab September 1939 Kriegseinsatz als Truppenarzt in der Wehrmacht, ab 1942 als Augenarzt in verschiedenen Kriegslazaretten; 1944 zur Habilitation an die Universitäts-Augenklinik in Königsberg (zugleich Kriegslazarett) versetzt; nach Flucht aus Königsberg 1945 erneuter Kriegseinsatz als Truppenarzt und Stabsarzt an der Oderfront, verwundet, im Mai 1945 ins Lazarett nach Rostock gekommen; nach Genesung 1945 bis 1950 wissenschaftlicher Assistent und Oberarzt an der Augenklinik und Poliklinik der Universität Rostock (Doberaner Straße 140, Fritz-Reuter-Straße 81); dort 1947 Habilitation;[225] 1949 bis 1950 auch Dozent für Augenheilkunde an der Universität Rostock; ab 1950 Direktor der Universitäts-Augenklinik in Greifswald; 1950 bis 1951 auch Professor mit Lehrauftrag für Augenheilkunde, 1951 bis 1952 mit vollem Lehrauftrag an der Universität Greifswald; nach Flucht aus der DDR von 1952 bis 1977 Chefarzt an den Augenheilanstalten in Mülheim/Ruhr; ab mind. 2011 im Ruhestand in Essen (Renteilichtung 8-10); am 14.5.2013 im Alter von 100 Jahren in Essen gestorben

Schulten, Prof. Dr. Hans Joachim

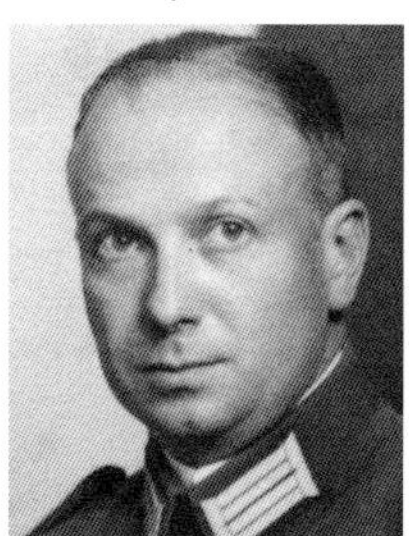

geboren am 25.7.1899 in Elberfeld/Rheinprovinz; Sohn eines Arztes; Gymnasium in Elberfeld, 1917 Notabitur; ab 1917 Kriegseinsatz, ab Ende 1918 in britischer Kriegsgefangenschaft, Ende 1919 entlassen, EK II; Medizinstudium in Tübingen, Kiel und Erlangen; dazwischen als Zeitfreiwilliger 1920 Teilnahme „an der Niederwerfung des Kommunistenaufstandes im Ruhrgebiet"; Mai 1924 Approbation und Juni 1924 Promotion in Erlangen;[226] 1924 bis 1925 Assistent an der Physikalisch-Chemischen Abteilung der Medizinischen Klinik und am Physiologischen Institut der Universität Kiel, am Pharmakologischen Institut der Universität Freiburg sowie am Bereich Hämatologie der Universität Zürich; ab 1925 Assistenzarzt, ab 1930 Oberarzt an der II. Medizinischen Universitätsklinik in Hamburg-Eppendorf (Naumannsweg 6 und 4); Mai 1926 Heirat mit Margarete Laubenburg (*29.1.1899 in Remscheid, †8.10.1956 in Köln; Tochter eines Arztes), fünf Kinder; 1929 Habilitation in Hamburg; dort ab 1930 Dozent für Innere Medizin; zunächst Mitglied des Stahlhelm; ab August 1933 Mitglied der SA, dort SA-Scharführer; November 1933 Mitunterzeichner des „Bekenntnisses der Professoren an den deutschen Hochschulen zu Adolf Hitler und dem nationalsozialistischen Staat"; im Juli 1935 zum nichtbeamteten, außerordentlichen Professor an der Universität Hamburg ernannt; ab 1936 auch Vertrauensarzt beim Amt für Volksgesundheit der Gauleitung Hamburg der NSDAP; dort Eintritt in die NSDAP am 1.5.1937, Mitgliedsnummer 3.987.712; daneben auch Mitglied des NSDÄB; ab August 1938 Lehrstuhlvertretung, von Oktober 1938 bis September 1943 außerordentlicher Professor für Innere Medizin sowie Direktor der Medizinischen Poliklinik der Universität Rostock (Gertrudenplatz, Baleckestraße 3); dort auch Vorsitzender der Medizinischen Gesellschaft Rostock; September 1939 bis 1940 Kriegseinsatz als Chefarzt des Reservelazaretts Rostock I der Wehrmacht, daneben eingeschränkte Weiterführung seiner universitären Tätigkeit; ab Mai 1940 erneuter Kriegseinsatz als Arzt in Feldlazaretten an der Westfront, ab Oktober 1940 als Leiter der Inneren Beobachtungsabteilung des Kriegslazaretts Brüssel, dann als Beratender Internist (ab 1941 als Stabsarzt) beim Militärbefehlshaber für Belgien und Nordfrankreich, ab 1942 als Beratender Internist der 2. Panzer-Armee an der Ostfront und auf dem Balkan, 1942 KVK II. Kl. m.S.; ab Oktober 1943 ordentlicher Professor für Innere Medizin und Direktor der Medizinischen Universitäts- und Poliklinik sowie der Städtischen Krankenanstalten in Köln-Merheim; daneben ab Oktober 1943 erneuter Kriegseinsatz als Beratender Internist und Wehrkreisarzt des Wehrkreises VI in Köln, 1943 zum Oberstabsarzt befördert, 1943 KVK I. Kl. m.S.; 1945 Entlassung aus amerikanischer Kriegsgefangenschaft; bis August 1946 in Bad Godesberg bei Bonn (Dürenstraße 11); ab August 1946 praktischer

224) Mit der Arbeit: Über binasale Hemianopsie, Königsberg 1938.
225) Mit der Arbeit: Gefäßstudien mit Augenspiegel und Spaltlampe.
226) Mit der Arbeit: Über neutrophile Leukozyten mit veränderten Granulis bei Infektionskrankheiten im Kindesalter, Erlangen 1924.

Arzt in Köln-Ostheim; nach Wiederzulassung als Hochschullehrer durch die Militärregierung von September 1947 bis 1965 wieder ordentlicher Professor für Innere Medizin und Direktor der Medizinischen Universitäts- und Poliklinik sowie der Städtischen Krankenanstalten in Köln-Merheim (Titusstraße 26, Ostmerheimer Straße 200 und 390; 1960 bis 1965 wohnhaft in Bensberg bei Bergisch Gladbach, Schau ins Land 8); 1949 bis 1950 auch Dekan der Medizinischen Fakultät und 1954 bis 1955 Rektor der Universität Köln; mind. 1956 Vorsitzender des Wissenschaftlichen Beirats der Bundesärztekammer und Präsident des Deutschen Ärztetages;[227)] September 1958 Heirat mit Ilsemarie Wedthoff gesch. Stahl (*21.6.1909 in Hennef/Sieg, †20.2.1987 in Köln; Tochter eines Kaufmanns); 1958 Paracelsus-Medaille; ab 1964 Mitglied der Deutschen Akademie der Naturforscher Leopoldina; am 5.3.1965 im Alter von 65 Jahren in Köln gestorben[228)]

Schultz, Dr. Friedrich Ernst August

geboren am 1.12.1879 in Teterow/Mecklenburg; Sohn des Arztes und späteren Sanitätsrates Dr. Hermann Schultz (*1851, †1908); Gymnasium in Doberan, 1902 Abitur; Medizinstudium in Heidelberg, Rostock, Berlin und München; Medizinalpraktikant in Lörrach/Baden; August 1909 Promotion[229)] und September 1909 Approbation in München; Assistenzarzt in Stuttgart; März 1910 bis 1932 praktischer Arzt in Malchin (Friedrich-Franz-Straße 10); April 1912 Heirat mit der Haustochter Susanne Bretschneider spätere Zenker (*10.8.1893 in Dresden; Tochter eines Kaufmanns), zwei Kinder, 1920 Scheidung; Juni 1920 Heirat mit Erna Betche (*27.10.1884 in Rostock, †27.2.1973 in Malchin; Tochter eines Maurermeisters); am 18.2.1932 im Alter von 52 Jahren in Malchin gestorben

Schultz, Dr. Gerhard Artur

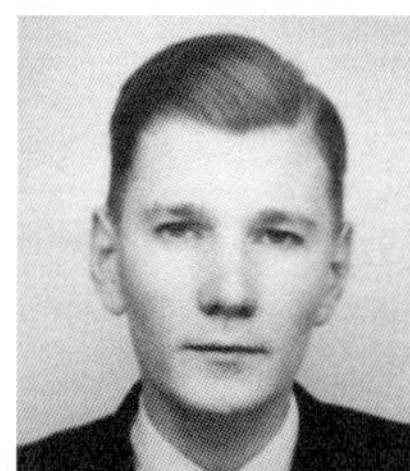

geboren am 21.2.1913 in (Berlin-)Weißensee; Sohn eines Buchhalters; Gymnasium, 1933 Abitur; Medizinstudium in Berlin; als Student Eintritt in die NSDAP am 1.5.1933, Mitgliedsnummer 2.280.406; daneben auch Mitglied der SA; ab August 1938 Medizinalpraktikant in Potsdam (Schützenstraße 11); September 1939 Approbation; anschließend Volontärassistent am Krankenhaus Hermannswerder in Potsdam; April 1940 Promotion in Berlin;[230)] ab April 1940 Assistenzarzt, Oktober 1943 bis 1945 Oberarzt am DRK-Krankenhaus in Posen (Bernhardiner Platz); 1944 Heirat; nach Flucht ab März 1945 Arzt in der Ausweichstelle der Posener Gaufrauenklinik in Boltenhagen

Schultz, Dr. Gudrun

geboren am 26.6.1917 in Tilsit/Ostpreußen; Gymnasium, 1937 Abitur; Medizinstudium in Berlin; dort Eintritt in die NSDAP am 1.4.1941, Mitgliedsnummer 8.293.265; März 1944 Approbation; April 1945 Promotion in Greifswald;[231)] Frühjahr 1945 bis mind. 1949 Assistenzärztin an der Städtischen Frauenklinik in Wismar; bis mind. 1981 unverheiratet; mind. 1960 bis 1981 Frauenärztin in Berlin/DDR (Pistoriusstraße 121)

Schultz, Dr. Helmut Karl

geboren am 1.6.1913 in Breslau/Schlesien; Sohn eines Schulrates und späteren Oberregierungsrates; Gymnasium in Dramburg/Pommern, 1934 Abitur; Medizinstudium in Berlin und Rostock; September 1939 Approbation und Oktober 1939 Promotion in Greifswald;[232)] November 1939 bis 1940 Volontärassistent an der Frauenklinik der Universität Rostock (Doberaner Straße 142); Juni 1940 bis mind. 1944 Assistenzarzt am Städtischen Krankenhaus in Elbing/Ostpreußen (dort auch wohnhaft); ab Juli 1940 Kriegseinsatz in der Wehrmacht, mind. 1944 als Stabsarzt; Januar 1944 Heirat mit der Gym-

227) Als einer der bekanntesten Spezialisten für Blutkrankheiten wurde Schulten im Februar 1957 unter konspirativen Umständen nach Moskau gerufen, um den schwer erkrankten stellvertretenden Vorsitzenden des Ministerrates der Sowjetunion und Minister für Maschinenbau, Wjatscheslaw Malyschew (*1902, †1957), zu behandeln.
228) Die Hans-Schulten-Straße in Köln ist nach ihm benannt.
229) Mit der Arbeit: Struma sarcomatosa permagna mit Perforation in die Trachea und den Oesophagus, Teterow 1909.
230) Mit der Arbeit: Pathogene Bakterien oder deren Sporen im Alkohol, Berlin 1940.
231) Mit der Arbeit: Congenitale laterale und mediale Halsfisteln (MS).
232) Mit der Arbeit: Untersuchungen über Blutdruck und Elektrokardiogramm des insulinbehandelten Diabetikers, Erlangen 1939.

nastiklehrerin Else Schüerhoff (*14.8.1922 in Soest/Westfalen; Tochter eines Ziegeleibesitzers), 1948 Scheidung; ab mind. 1949 Frauenfacharzt in Hannover (Eichendorffstraße 10, Königstraße 28, Bödekerstraße 102, Leisewitzstraße 46, Dopmeyerhof 9); März 1949 Heirat mit der Ärztin Dr. Ursula Schmidt (*7.1.1922 in Hannover; Tochter eines Direktors), mind. zwei Kinder; am 15.5.2008 im Alter von fast 95 Jahren in Hannover gestorben

Schultz, Dr. Hermann Ludwig Friedrich

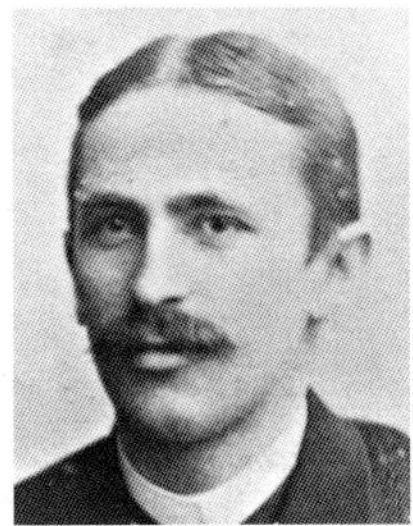

geboren am 6.1.1867 in Haselholz bei Schwerin/Mecklenburg; Sohn eines Stationsjägers und späteren Revierförsters; Gymnasium in Schwerin, 1885 Abitur; Medizinstudium in Greifswald, Rostock, Göttingen, Leipzig und Berlin; Juli 1891 Approbation und September 1892 Promotion in Rostock;[233] Assistenzarzt am Hygiene-Institut der Universität Rostock; 1893 bis 1896 erkrankt, dazwischen Assistenzarzt in Berlin und Leipzig; Januar bis Juni 1896 Volontärassistent an der Chirurgischen Abteilung des Königin-Augusta-Hospitals in Berlin; Oktober 1896 bis 1935 niedergelassener Allgemeinpraktiker in Rostock (Krämerstraße 11, Vogelsang 12, Augustenstraße 75); Juli 1900 Heirat mit Anna Weinrebe (*11.7.1870 in Schwerin, †24.4.1959 in Gadebusch; Tochter eines Obertelegraphenassistenten), 1920 Scheidung; 1915 zum Sanitätsrat ernannt; August 1920 Heirat mit Frieda Techel (*22.1.1882 in Kieth bei Krakow, †7.7.1967 in Rostock; Tochter eines Pastors), ein Kind; Juli 1921 bis 1932 auch Vorsitzender der Ortsgruppe Rostock des Hartmannbundes, dort zuletzt auch ärztlicher Geschäftsführer; Juli 1923 bis 1932 auch nebenamtlicher Leiter des Ärztebüros der kassenärztlichen Abteilung vom Rostocker Ärzteverein; bis 1941 im Ruhestand in Rostock (Augustenstraße 75); am 16.2.1941 im Alter von 74 Jahren nach einem Schlaganfall in Wismar gestorben[234]

Schultz, Dr. Walter Max Heinrich (späterer Schultz-Friese)

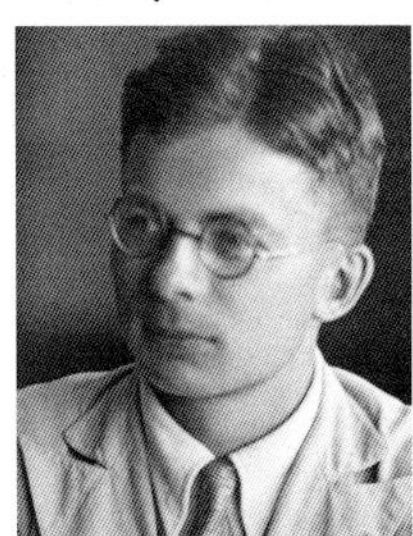

geboren am 11.8.1908 in Crivitz/Mecklenburg; Sohn des Arztes Dr. Alfred Schultz (*1875, †1923); Realgymnasium in Schwerin, 1927 Abitur; Medizinstudium in Freiburg, Wien, Hamburg und Rostock (Friedrich-Franz-Straße 37); als Student in Rostock Eintritt in die NSDAP am 1.5.1933, Mitgliedsnummer 2.820.406; ab September 1933 Medizinalpraktikant an der Medizinischen und der Frauenklinik der Universität Rostock (Gertrudenplatz, Doberaner Straße 142); Oktober 1934 Approbation; Oktober 1934 bis Juni 1935 Assistenzarzt an der Hautklinik der Universität Rostock (Gertrudenplatz, Am Röper 2); Juli bis September 1935 Landarztassistent; Oktober 1935 bis Juli 1936 Assistenzarzt an der Kinderklinik der Universität Rostock (Augustenstraße 80/82); September bis Dezember 1936 Assistenzarzt am Stadtkrankenhaus in Wismar (Dahlberg); Januar 1937 bis mind. 1951 niedergelassener Allgemeinpraktiker mit privatem Naturheilsanatorium (dem ersten in Norddeutschland) in Bad Kleinen (Hauptstraße 21); dort Mitglied der HJ und nebenamtlicher HJ-Truppenarzt;[235] Juni 1937 Promotion in Rostock;[236] ab September 1939 Kriegseinsatz als Truppenarzt bei der Luftwaffe, ab mind. Anfang 1945 Praxisvertretung durch → Dr. Anton Leja; November 1941 Heirat mit Margarete Schulze (*21.11.1917 in Wismar, †1.8.2001 in Überlingen/Bodensee; Tochter einer ledigen Haustochter); in Bad Kleinen Errichtung der ersten Sauna in der DDR; bis 1954 Ausbil-

233) Mit der Arbeit: Über einfache Methoden zur Kohlensäurebestimmung in der Luft, Rostock 1892.

234) In einem Nachruf der Bezirksvereinigung Rostock der Reichsärztekammer hieß es, „unser allseitig verehrter Berufskamerad" habe sich „aufgrund seines großen Wissens und Könnens eine ansehnliche Praxis geschaffen. Er gehörte zu jenem Kreise der Ärzte, die in vorbildlicher Weise den alten Hausarzt verkörperten". Außerdem habe er „den Belangen des ärztlichen Standes stets ein besonderes Interesse entgegen" gebracht. „Seine vornehme Gesinnung, sein ausgeprägter Gerechtigkeitssinn und seine stete Opferbereitschaft waren die Grundzüge seines Charakters. In diesem Geiste wird er in der Erinnerung aller derer, die ihn gekannt haben, fortleben."

235) In einer Beurteilung der Gauleitung Mecklenburg der NSDAP hieß es, Schultz sei „im wesentlichen als Hydrotherapeut tätig und genießt in dieser Tätigkeit einen sehr guten Ruf. Er versucht, seinen Kranken auch durch Vorträge den Wert einer vernünftigen Lebensweise und einer naturnahen Ernährung klar zu machen. Eine politische Betätigung liegt nicht vor, da er völlig in seiner ärztlichen Tätigkeit aufgeht. Er wird jedoch als politisch zuverlässig bezeichnet".

236) Mit der Arbeit: Eine auffallend hohe langdauernde Rest-N-Erhöhung bei Nierenhypoplasie, Sternberg 1936.

dung zum Facharzt für Innere Medizin und für Physikalisch-diätetische Therapie (Naturheilverfahren) in Güstrow und Schwerin sowie an der Rheuma- und Wirbel-Tbc-Klinik in Dresden; 1954 bis 1957 Arzt an der Medizinischen Klinik in Berlin-Buch; 1957 bis 1960 Leitender Arzt am Ambulatorium für natürliche Heilweisen in Berlin-Niederschöneweide; 1960 Flucht aus der DDR; 1960 bis 1965 Badearzt in Bad Salzuflen/Nordrhein-Westfalen; ab 1965 am Bodensee, zunächst als Sanatoriumsarzt in Überlingen und Meersburg, dann als niedergelassener Arzt und Naturheilkundler (mit Schwerpunkt Krebs und Rheuma) in Überlingen (Ernatsreute 2, Hutbühlstraße 27); 1988 Bundesverdienstkreuz; am 10.10.2000 im Alter von 92 Jahren in Überlingen gestorben

Schultz, Prof. Dr. Wilhelm Gottfried (Willi)

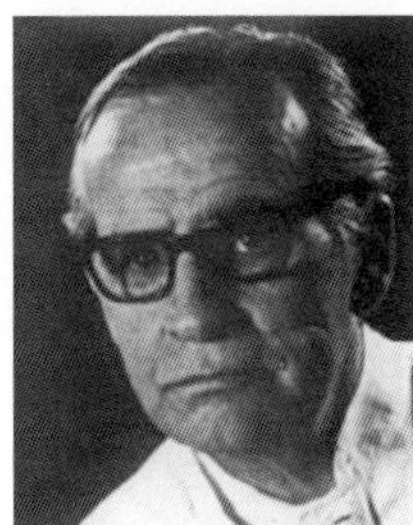

geboren am 26.11.1900 in Duisburg/Westfalen; Sohn eines Rechtsanwalts und Notars; Gymnasien in Duisburg und Moers, 1919 Abitur; dazwischen 1918 Militärausbildung, aber kein Kriegseinsatz mehr; Medizinstudium in Tübingen, München und Würzburg; Juli 1926 Approbation; 1926 bis 1927 Schiffsarzt; 1927 Promotion in Würzburg;[237)] 1927 bis 1928 Volontärassistent am Pathologischen Institut der Universität Freiburg; 1928 bis 1930 Assistenzarzt an der III. Medizinischen Universitäts-Klinik in Hamburg-Eppendorf; 1930 bis 1933 Assistenzarzt an der Universitäts-Frauenklinik in Hamburg-Eppendorf (Martinistraße 52); 1933 bis 1935 Oberarzt an der Frauenklinik der Universität Halle-Wittenberg (Luisenstraße 4); Eintritt in die SS am 1.9.1933, dort SS-Oberscharführer in der 26. SS-Standarte in Halle; Oktober 1934 Heirat mit Heidi Nolte spätere Karoli (*29.9.1913 in Tientsin/China; Tochter eines Kaufmanns), zwei Kinder, 1938 Scheidung; 1935 Habilitation in Halle; 1935 bis 1939 Privatdozent für Geburtshilfe und Gynäkologie an der Universität Hamburg; ab 1935 Oberarzt an der Universitäts-Frauenklinik in Hamburg-Eppendorf; ab 1939 außerplanmäßiger Professor für Geburtshilfe und Gynäkologie an der Universität Hamburg; ab 1939 Kriegseinsatz als Schiffsarzt auf einem Sperrbrecher; 1941 kommissarischer Direktor der Frauenklinik der Medizinischen Akademie in Danzig; ab 1941 außerplanmäßiger Professor an der Reichsuniversität Posen und zunächst stellvertretender Leiter, ab 1943 Chefarzt an der Gaufrauenklinik mit Hebammenlehranstalt in Posen (Feldbergstraße 33); nach deren Verlegung ab Januar 1945 Chefarzt in der Ausweichstelle der Posener Gaufrauenklinik in Boltenhagen; ab Mai 1945 Chefarzt am Ausweichkrankenhaus der Gaufrauenklinik Posen in Bad Bevensen/Hannover; 1947 bis 1965 wieder außerplanmäßiger Professor für Geburtshilfe und Gynäkologie an der Universität Hamburg; 1948 bis 1952 Leitender Oberarzt an der Geburtshilflich-gynäkologischen Abteilung des Krankenhauses Elim in Hamburg (Butenfeldsreem 22); 1952 bis 1965 Chefarzt an der Frauenklinik in Hamburg-Altona (Elbchaussee 187); Januar 1965 Heirat mit der Zoologin Dr. Ursula Roth verw./gesch. Sierts (*7.4.1924 in Hof/Bayern, †21.2.1983 in Hamburg; Tochter eines Studienrates); 1965 bis 1969 Konsiliarius am Israelitischen Krankenhaus in Hamburg; am 18.10.1969 im Alter von 68 Jahren in Hamburg gestorben

Schultze, Dr. Herbert Hermann Albert

geboren am 21.10.1889 in (Berlin-)Charlottenburg; Sohn eines Lehrers und späteren Oberlyzeallehrers; Gymnasium in Berlin, 1909 Abitur; Medizinstudium in Berlin; dort im August 1914 Approbation; bis 1916 Kriegseinsatz als Assistenzarzt im Lazarett des Städtischen Krankenhauses in Berlin-Westend, von November 1916 bis August 1917 als Truppenarzt in Mazedonien; Februar 1916 Promotion in Berlin[238)] (wohnhaft in Charlottenburg, Spandauer Berg 15/16); September 1916 Heirat mit der Krankenschwester Else Tornow (*26.9.1886 in Berlin; Tochter eines Destillateurs); 1917 bis 1933 niedergelassener Allgemeinpraktiker in Fürstenberg (Friedrich-Wilhelm-Straße 13); April 1920 Heirat mit der Säuglingspflegerin und Krankenschwester Margarethe Möbus (*7.12.1895 in [Berlin-] Charlottenburg, †15.5.1985 in Gransee/Brandenburg; Tochter eines Königlichen Hofzimmermeisters und späteren Tiefbauingenieurs), drei Kinder, 1930 Scheidung; 1932 wegen „Alkoholismus, falscher Liquidation und grober Kunstfehler“ beim Ehrengericht Neustrelitz der Ärztekammer angezeigt; am 4.3.1933 im Alter von 43 Jahren in Fürstenberg gestorben

---

237) Mit der Arbeit: Klinische Untersuchungen über die Diagnose der weiblichen Gonorrhöe, Leipzig 1925.
238) Mit der Arbeit: Über das spontane perirenale Hämatom, Leipzig 1916.

Schultze, Dr. Paul August Friedrich

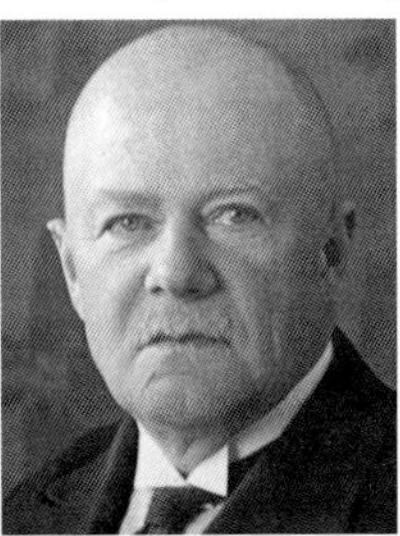

geboren am 12.9.1874 in Detershagen bei Kröpelin/Mecklenburg; Sohn eines Gutsinspektors; Gymnasien in Doberan und Güstrow, 1896 Abitur; Medizinstudium in Jena und Rostock (Doberaner Straße 152); als Einjährig-Freiwilliger von April 1900 bis Mai 1901 Militärdienst beim Grenadier-Regiment 89 in Schwerin und beim Dragoner-Regiment 18 in Parchim; März 1901 Approbation und Juni 1902 Promotion in Rostock;[239] November 1901 bis 1955 praktischer Arzt in Kröpelin (Wismarsche Straße 410, Adolf-Hitler-Straße/Hauptstraße/Wilhelm-Pieck-Straße 7); dort auch nebenamtlicher Gefängnisarzt; Oktober 1902 Heirat mit Anna Keding (*15.2.1878 in Kröpelin, †25.6.1937 in Kröpelin; Tochter des Arztes und späteren Sanitätsrates Dr. Theodor Keding *1841, †1901), zwei Kinder; 1914 bis 1918 Kriegseinsatz, zunächst als Truppenarzt und Stabsarzt, nach Verwundung als Chefarzt im Lager (Hamburg-)Lokstedt, dann als aktiver Bataillonsarzt, zuletzt als Chefarzt im Lazarett Mölln/Lauenburg, als Oberstabsarzt kriegsbeschädigt aus dem Heer entlassen; als 62-Jähriger Eintritt in die NSDAP am 1.5.1933, Mitgliedsnummer 2.820.420; daneben auch Mitglied des NSDÄB; am 7.5.1955 im Alter von 80 Jahren an Urämie in Kröpelin gestorben

Schulz, Dr. Adolf

geboren am 5.8.1872 in Danzig/Westpreußen; Gymnasium, 1891 Abitur; Medizinstudium in Würzburg; März 1896 Approbation; 1896 Promotion in Würzburg;[240] 1902 bis mind. 1944 niedergelassener Facharzt für Hals-, Nasen- und Ohrenkrankheiten in Danzig (Langer Markt 11, Hansaplatz 2 und 12); Kriegseinsatz im Ersten Weltkrieg, zuletzt als Stabsarzt; Heirat, fünf Kinder; nach Flucht bis mind. Frühjahr/Sommer 1945 HNO-Arzt in Güstrow

Schulz, Dr. Carl Samuel Michael

geboren am 10.8.1869 in Grochowo/Westpreußen; Sohn eines Rittergutsbesitzers; Gymnasium in Konitz, 1890 Abitur; Medizinstudium in Breslau, Würzburg und Königsberg; Mai 1898 Approbation und 1902 Promotion in Würzburg;[241] ab 1904 niedergelassener Allgemeinpraktiker in Gollantsch/Posen; mind. 1912 praktischer Arzt in Schloppe/Posen; Oktober 1912 Heirat mit Gertrude Roppel (*15.3.1893 in Passenheim/Ostpreußen, †10.2.1960 in Güstrow; Tochter eines Kaufmanns), zwei Kinder; nach Vertreibung aus Polen von Juli 1921 bis mind. 1929 niedergelassener Allgemeinpraktiker in Mirow; 1931 bis Anfang 1936 praktischer Arzt in Hohen Sprenz bei Güstrow; Anfang 1936 bis 1945 niedergelassener Allgemeinpraktiker in Güstrow (Hageböcker Straße 42); ab März 1945 „wegen Altersgebrechlichkeit nicht mehr einsatzfähig"; am 16.6.1945 im Alter von 75 Jahren an Altersschwäche in Güstrow gestorben

Schulz, Dr. Friedrich Adolph August

geboren am 19.12.1876 in Levkendorf bei Laage/Mecklenburg; Sohn eines Gutspächters; Gymnasien in Wismar und Doberan, 1897 Abitur; Medizinstudium in Marburg und Rostock; dazwischen als Einjährig-Freiwilliger 1899 erster Teil des Militärdienstes; 1901 Approbation und Mai 1902 Promotion in Rostock;[242] als Einjährig-Freiwilliger 1902 zweiter Teil des Militärdienstes; Assistenzarzt am Allgemeinen Krankenhaus in Lübeck; Juni 1903 bis Februar 1905 niedergelassener Allgemeinpraktiker in Lübeck; Juni 1903 Heirat mit Elisabeth Glantz (*4.8.1880 in Roez bei Malchow, †26.12.1959 in Schwerin; Tochter eines Pächters und späteren Rittergutsbesitzers), vier Kinder; 1905 bis 1913 praktischer Arzt in Dobbertin bei Goldberg; April 1913 bis September 1938 niedergelassener Allgemeinpraktiker in Lübz (Bahnhofstraße 4); ab August 1914 Kriegseinsatz als Arzt im Füsilier-Regiment 90 in Rostock, Mai 1915 bis 1916 als Stabsarzt in bayerischen Kriegslazarettabteilungen (u.a. im Reser-

239) Mit der Arbeit: Beitrag zur Lehre der psychischen und nervösen Erkrankungen infolge von Verletzungen und Unfall, Rostock 1902.

240) Mit der Arbeit: Die Anwendung der Zange an der Königlichen Universitäts-Frauenklinik zu Würzburg in den Jahren 1889-1896, Danzig 1896.

241) Mit der Arbeit: Über einen Fall von kongenitaler Amputation der rechten oberen Extremität, Würzburg 1902.

242) Mit der Arbeit: Beiträge zur Kenntnis der sog. Myositis ossificans traumatica an der Hand zweier Fälle von cystöser Knochenneubildung im Muskel, Tübingen 1902.

velazarett Colmar/Elsaß), EK II; stellvertretendes Mitglied des ärztlichen Ehrengerichts Güstrow; September 1938 Praxisaufgabe aus Altersgründen und Übergabe an seinen Sohn → Dr. Friedrich Schulz; bis 1945 im Ruhestand in Schwerin (Burgmannstraße/Am Tannenhof 1); am 26.9.1945 im Alter von 68 Jahren an Lungenentzündung und Herzschwäche in Schwerin gestorben

Schulz, Dr. Friedrich Paul Otto
geboren am 29.12.1908 in Dobbertin bei Goldberg/Mecklenburg; Sohn des Arztes → Dr. Friedrich Schulz; Gymnasium, 1929 Abitur; Medizinstudium in Halle; Oktober 1936 Approbation; Oktober 1936 bis 1937 Volontärassistent an der Frauenklinik der Universität Rostock (Doberaner Straße 142); Dezember 1936 Promotion in Halle;[243)] 1937 bis August 1938 Arztvertreter in der Praxis seines Vaters in Lübz; dort Eintritt in die NSDAP am 1.5.1937, Mitgliedsnummer 5.082.740; August 1938 Heirat mit der Stenotypistin Herta Janzen (*25.3.1914 in Wesel/Rhein, †18.6.2012 in Bonn; Tochter eines Oberschullehrers), 1946 Scheidung; ab August 1938 Assistenzarzt an der HNO-Klinik der Universität Rostock (Doberaner Straße 137-139); Oktober 1938 bis mind. 1939 niedergelassener Allgemeinpraktiker (Übernahme der Praxis seines Vaters) in Lübz (Bahnhofstraße 4); ab 1939 Kriegseinsatz in der Wehrmacht, mind. 1940 als Unterarzt im Reservelazarett 2 im Carolinenstift in Neustrelitz (Georgstraße 1-6); im Juli 1940 Niederlassung in Ribnitz abgelehnt, da → Dr. Friedrich Kepp im August 1939 (kurz vor dessen Kriegseinsatz) schon den Zuschlag erhalten hatte; ab Mai 1943 niedergelassener Allgemeinpraktiker in Neustrelitz (Augustastraße 24); nach Flucht mind. 1950 bis 1965 Facharzt für Hautkrankheiten in Fulda/Hessen (Karlstraße 4, Markt 14); Dezember 1950 Heirat mit Monika Apfelbaum verw./gesch. Kalisch spätere Siegmann (*26.7.1922 in Köln, †15.11.2000 in Usingen/Hessen; Tochter eines Rechtsanwalts), mind. zwei Kinder, 1958 Scheidung; Mai 1961 Heirat mit der Sekretärin Gertrud Girnatis (*28.7.1913 in Berlin-Wilmersdorf, †24.10.2005 in Hünfeld/Hessen; Tochter eines Tapezierers), 1974 Scheidung; bis 1999 in München (Stroblstraße 30); am 23.12.1999 im Alter von fast 91 Jahren in München gestorben

Schulz, Dr. Hans Kurt Max
geboren am 6.7.1878 in Berlin; Sohn eines Geheimen Kanzlei-Sekretärs und späteren Rechnungsrates; Gymnasium in Berlin, 1897 Abitur; Medizinstudium in Berlin an der Kaiser-Wilhelm-Akademie für das militärärztliche Bildungswesen; mind. 1903 Unterarzt im preußischen Grenadier-Regiment 7; April 1903 Promotion in Berlin;[244)] als aktiver Militärarzt 1905 zum Oberarzt ernannt; 1907 bis 1910 zur Universität Breslau kommandiert (Tiergartenstraße 66/68); ab 1911 Stabsarzt in Berlin; August 1914 bis November 1918 Kriegseinsatz als Truppenarzt; März 1917 Heirat mit Sophie Schönwalder (*15.1.1883 in Koschmin/Posen; Tochter eines Regierungsrates); Januar bis Oktober 1919 Freikorpseinsätze im Baltikum; November 1919 bis 1923 Reichswehr-Arzt in Schwerin, dort 1920 zum Oberstabsarzt ernannt, 1923 als Generaloberarzt aus der Reichswehr entlassen; 1920 bis 1931 (auch) niedergelassener Facharzt für Chirurgie, Orthopädie und Frauenkrankheiten in Schwerin (Rostocker Straße 94); ab 1931 Arzt in Liegnitz/Schlesien; März 1934 bis Februar 1938 Gauarzt im Arbeitsgau X (Niederschlesien) des RAD in Görlitz (Holteistraße 7, Mühlweg 7, Adolf-Hitler-Straße 36); ab Februar 1938 Gauarzt im Arbeitsgau XI (Mittelschlesien) des RAD in Breslau-Bischofswalde; am 16.8.1939 im Alter von 61 Jahren in Breslau gestorben

Schulz, Dr. Ilse-Dore Karla Sophie (geb. Franck)
geboren am 1.5.1911 in Rostock/Mecklenburg; Tochter eines Amtsdiätars und späteren Regierungsoberinspektors; Lyzeum in Wismar und Studienanstalt in Schwerin, 1930 Abitur; Medizinstudium in Freiburg, Hamburg und Rostock; Medizinalpraktikantin in Rostock (Dethardingstraße 37), ab August 1936 am Anna-Hospital in Schwerin (Bismarckplatz 25, Regentenstraße 9); November 1936 Approbation und Dezember 1936 Promotion in Rostock;[245)] mind. 1937 Ärztin in Schwerin; Februar 1937 Heirat mit dem Berufssoldaten (Oberleutnant im Reichskriegsministerium) und späteren In-

243) Mit der Arbeit: Die Masernencephalitis, Halle 1935.
244) Mit der Arbeit: Zwei Fälle von primärem Erysipelas gangraenosum penis et scroti, Berlin 1903.
245) Mit der Arbeit: Wachstum und Differenzierung rein infiltrierend wachsender Andenocarcinome, Rostock/Berlin 1935.

genieur Dr. Friedrich Schulz (*16.10.1908 in Stettin, †4.1.1970 in Westberlin; Sohn eines Berufssoldaten [Zeugfeldwebel]), mind. ein Kind; ab Oktober 1941 vertretungsweise Vertrauensärztin bei der Landesversicherungsanstalt in Berlin (Am Köllnischen Park 3); mind. 1952 bis 1976 niedergelassene Allgemeinpraktikerin in Westberlin (Bismarckstraße 62, Moritzstraße 24, Kurpromenade 66); am 8.8.1998 im Alter von 87 Jahren in Berlin gestorben

Schulz, Prof. Dr. Jänis
geboren am 22.5.1885 in Groß-Roop/Lettland; Gymnasium, 1905 Abitur; Medizinstudium; Dezember 1911 Approbation in Dorpat/Estland; Promotion; Heirat, ein Kind; Habilitation; nach Flucht ab Dezember 1944 dienstverpflichteter Arzt in der Praxis von → Dr. Walter Pietsch in Malchow (Güstrower Straße 35); März 1945 Approbation für Deutschland; bis mind. August 1945 praktischer Arzt in Malchow

Schulz, Dr. Karl Hermann Max
geboren am 19.2.1905 in Rothenburg/Oder/Schlesien; Sohn eines Lehrers; Realgymnasium, 1925 Abitur; Medizinstudium in Rostock; dort im Juni 1932 Approbation und im Juli 1932 Promotion;[246)] mind. 1932 Assistenzarzt an der Staatlichen Frauenklinik in Dresden, mind. 1933 bis 1934 an der Frauenklinik der Universität Rostock (Doberaner Straße 142), ab 1934 in Berlin; 1936 Heirat; Eintritt in die NSDAP am 1.5.1937; ab Februar 1938 Facharzt für Frauenkrankheiten; ab März 1940 dienstverpflichteter Arzt in den Praxen der einberufenen Frauenärzte Dr. Carlheinz Greve und Dr. Günter Schwerk in Bautzen/Sachsen (Wilhelmstraße 2, Löhrstraße 6, Wallstraße 6); November 1940 bis September 1941 Kriegseinsatz in der Wehrmacht; Januar 1943 bis mind. 1978 niedergelassener Frauenarzt in (West-)Berlin (Kurfürstendamm 160, Innsbrucker Straße 35, Podbielskiallee 79, Hauptstraße 97, Elvirasteig 45)

Schulz, Dr. Ursula A. M.
geboren am 6.11.1910 in Schwadtken bei Preußisch Eylau/Ostpreußen; Gymnasium, 1931 Abitur; Medizinstudium; September 1939 Approbation und Promotion; ab Juli 1941 Assistenzärztin an der Landesfrauenklinik in Insterburg/Ostpreußen; ab November 1943 Assistenzärztin an der Chirurgisch-gynäkologischen Abteilung des Kreiskrankenhauses in Gumbinnen/Ostpreußen; Ärztin am Zivilkrankenhaus in Rauschen/Samland; nach Flucht ab April 1945 Ärztin am Stadtkrankenhaus in Wismar (Dahlberg); bis August 1956 in Beidenfleth/Schleswig-Holstein; August 1956 bis 1968 Ärztin in Heide/Schleswig-Holstein (Gorch-Fock-Straße 10, Hamburger Straße 27, Stiftstraße 77); unverheiratet; am 15.2.1968 im Alter von 57 Jahren in Heide gestorben

Schulz, Dr. Waldemar Carl Wilhelm
geboren am 15.9.1881 in Hannover; Sohn eines Eisenbahn-Obersekretärs und Rechnungsrates; Gymnasium, 1902 Abitur; Medizinstudium in Kiel; April 1909 Approbation und August 1909 Promotion in Kiel;[247)] Hausarzt an der Städtischen Krankenanstalt in Kiel; mind. 1910 Arzt in Hannover; Dezember 1910 Heirat mit Louise Lamp (*12.1.1887 in Kiel, †25.5.1975 in Kiel; Tochter eines Astronomen und Observators der Seewarte sowie späteren Universitätsprofessors), ein Kind; September 1912 bis mind. 1922 niedergelassener Allgemeinpraktiker in Bad Bramstedt/Schleswig-Holstein; Kriegseinsatz; bis September 1933 praktischer Arzt in Lübz; September 1933 bis August 1934 niedergelassener Allgemeinpraktiker in Rehna; August 1934 bis mind. 1941 praktischer Arzt in Dänischenhagen bei Kiel; ab Februar 1941 Kriegseinsatz, zuletzt als Oberstabsarzt; am 15.8.1944 im Alter von fast 63 Jahren im Leichtkranken-Kriegslazarett 3/604 in Heidelberg gestorben

Schulz, Dr. Wolfgang Johannes
geboren am 24.3.1908 in Leipzig/Sachsen; Sohn eines Ober-Postpraktikanten sowie späteren Postdirektors und Postrates; Gymnasium, 1928 Abitur; Medizinstudium in Rostock und Jena; ab Juli

246) Mit der Arbeit: Der Geburtsverlauf bei alten Erstgebärenden, Rostock 1932.
247) Mit der Arbeit: Zur Ausheilung von Lungenabszessen ohne operativen Eingriff, beobachtet an einigen Fällen der Städtischen Krankenanstalt zu Kiel, Kiel 1909.

1933 Mitglied der SA; Dezember 1935 Promotion in Jena;[248] Dezember 1936 Approbation; 1936 bis 1939 Assistenzarzt am Stadtkrankenhaus in Großenhain/Sachsen (Lobersbergstraße 14); Eintritt in die NSDAP am 1.5.1937; Februar 1938 Heirat mit der technischen Assistentin Anne-Liese Meyer (*3.1.1911 in Werdau/Sachsen, †11.2.1993 in Tauberbischofsheim/Baden-Württemberg; Tochter eines Arztes), mind. drei Kinder, 1962 Scheidung; ab Mai 1939 Arzt in Mecklenburg; ab November 1939 Kriegseinsatz; mind. 1940 bis 1943 wieder in Großenhain; mind. 1962 Arzt in Langenhessen/Sachsen (Crimmitschauer Straße 15); August 1962 Heirat mit Gertraud Schmidt verw. Michaelis (*30.5.1922 in Langenhessen, †19.3.2020 in Wolkenstein/Sachsen; Tochter eines Schmieds), mind. ein weiteres Kind; bis 1965 Arzt in Wolkenstein (Freiberger Straße 159); am 2.4.1965 im Alter von 57 Jahren in Zschopau/Sachsen gestorben

Schulz-Kroenert, Dr. Herbert (geb. Schulz)

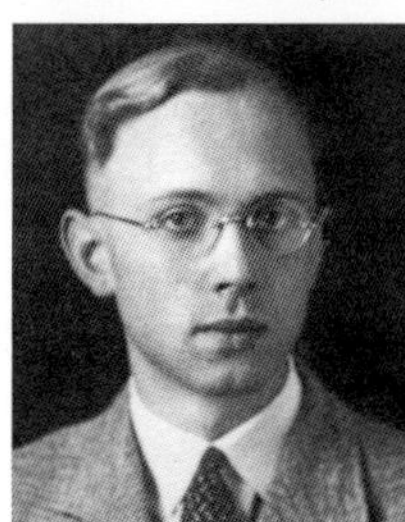

geboren am 4.8.1908 in (Berlin-)Charlottenburg; Sohn eines Rechtsanwalts und Notars; Gymnasium, 1929 Abitur; Medizinstudium in Berlin und Marburg; als Student in Berlin Eintritt in die NSDAP am 1.9.1932, Mitgliedsnummer 1.313.959; daneben auch Mitglied der SA; Januar 1939 Approbation in Marburg; ab Februar 1939 Assistenzarzt in Berlin (Suarezstraße 18); Promotion; 1940 Namensänderung in Schulz-Kroenert (auch Eltern); September 1941 bis mind. 1942 Volontärassistent am Kreiskrankenhaus in Bergen/Rügen (Kalandstraße 8); Februar 1942 Heirat mit der NS-Schwester Liselotte Trettin (*14.12.1919 in Rothwasser/Schlesien, †22.9.2011 in Boizenburg; Tochter eines Schachtmeisters), drei Kinder; ab Januar 1944 notdienstverpflichteter Hilfskassenarzt in der Praxis des nach einem Kriegseinsatz in der Waffen-SS verstorbenen Dr. Erich Schultz in Schivelbein/Pommern (Friedrichstraße 15, Glasenappstraße 2); nach Flucht ab April 1945 Arzt in der Praxis von → Dr. Wilhelm Helmke in Vellahn bei Hagenow; mind. 1950 bis 1973 niedergelassener Allgemeinpraktiker in Boizenburg (Stiftstraße 19, Thälmannstraße 1, Eichenweg 19); am 5.4.1997 im Alter von 88 Jahren in Boizenburg gestorben

Schulze, Dr. Johannes Karl Theodor

geboren am 18.1.1888 in Adenbüttel/Hannover; Sohn eines Pastors; Gymnasium in Hameln, 1907 Abitur; zunächst Studium der Philologie in Göttingen, Halle und Rostock, dann Medizinstudium in Rostock; dazwischen von August 1914 bis November 1918 Kriegseinsatz; Juli 1919 Approbation und Januar 1920 Promotion in Rostock;[249] Assistenzarzt am Städtischen Krankenhaus in Hannover und dann am Stift Bethlehem in Ludwigslust; 1920 bis mind. 1962 niedergelassener Allgemeinpraktiker in Neustadt(-Glewe) (Am Schloßgarten); Juli 1921 Heirat mit Ilse Zentner (*16.3.1896 in Rostock, †23.5.1971 in Neustadt-Glewe; Tochter eines Kaufmanns), zwei Adoptivkinder; in Neustadt-Glewe zunächst Mitglied der SA; Eintritt in die NSDAP am 1.5.1937, Mitgliedsnummer 4.009.900; ab März 1939 auch Mitglied des NSDÄB; ab Januar 1940 Kriegseinsatz bei der Luftwaffe auf dem Fliegerhorst Neustadt-Glewe, daneben eingeschränkte Weiterführung seiner Praxis; ab Dezember 1944 erneuter Kriegseinsatz, betreute „nebenbei die zivilen Gefolgschaftsmitglieder in der näheren Umgebung des Fliegerhorstes Lüneburg“; bis 1971 im Ruhestand in Neustadt-Glewe (Am Schloßgarten); am 4.11.1971 im Alter von 83 Jahren in Neustadt-Glewe gestorben

Schulze, Dr. Werner Friedrich Karl

geboren am 1.7.1911 in Rostock/Mecklenburg; Sohn eines Lehrers; Aufbauschule in Neukloster, 1930 Abitur; Medizinstudium in München und Rostock; als Student in Rostock Eintritt in die NSDAP am 1.5.1937, Mitgliedsnummer 4.518.888; daneben auch Mitglied der SA und des NSDÄB; ab 1938 Medizinalpraktikant in Rostock (Moltkestraße 5); April 1939 Approbation; ab Mai 1939 Assistenzarzt in Niedermarschacht bei Winsen/Luhe; ab Juli 1939 Assistenzarzt am Pathologischen Institut des Städtischen Krankenhauses in Karlsruhe/Baden (Yorckstraße 34); ab September 1939 Kriegseinsatz in

248) Mit der Arbeit: Studien über Hormonwirkungen auf den Blutzuckerspiegel des Menschen, Berlin 1936.
249) Mit der Arbeit: Über gleichzeitige Störungen im Bereich der Augen und der Ohren (MS).

der Wehrmacht; 1941 Promotion in Rostock;[250] bis 1945 Assistenzarzt in Rostock (Moltkestraße 5); unverheiratet; am 16.3.1945 im Alter von 33 Jahren an Lungentuberkulose in Rostock gestorben

Schulze-Seegert, Dr. Herbert Hugo Andreas (geb. Schulze)
geboren am 24.8.1916 in Stralsund/Pommern; Sohn eines Ingenieurs sowie späteren Oberingenieurs und Elektrizitätswerkdirektors; Gymnasium in Schwerin, 1936 Abitur; nach Arbeits- und Militärdienst Medizinstudium in Freiburg, Leipzig und Rostock; als Student in Rostock Eintritt in die NSDAP am 1.9.1939, Mitgliedsnummer 7.152.001; dort auch Mitglied des NSKK; 1939 Namensänderung in Schulze-Seegert (Erweiterung um den Geburtsnamen seiner Mutter); Februar 1943 Approbation und März 1943 Promotion in Rostock;[251] ab 1943 Assistenzarzt in Schwerin (Wilhelm-Gustloff-Straße 58); 1943 bis mind. 1944 Kriegseinsatz als Unterarzt in der Luftwaffen-Sanitätsstaffel in Dievenow/Pommern (dort auch wohnhaft); August 1943 Heirat mit der Nachrichtenhelferin Kaethe Preen (*16.1.1918 in Tribsees/Pommern, †11.2.2015 in Eckernförde/Schleswig-Holstein; Tochter eines Gastwirts und späteren Hotelbesitzers), mind. ein Kind, 1981 Scheidung; nach Kriegsende bis mind. 1949 Arzt am Gesundheitsamt Schwerin (Obotritenring 40); mind. 1960 (auch) Internist am Landambulatorium in Gadebusch; zum Medizinaldirektor ernannt; nach Übersiedlung in die Bundesrepublik ab mind. 1981 im Ruhestand in Bremen (Mühlenfeldstraße 25); Mai 1981 Heirat mit Hildegard Brüggemann verw./gesch. Wiechmann (*23.10.1914 in Bremen; Tochter eines Kaufmanns); am 16.4.2002 im Alter von 85 Jahren in Bremen gestorben

Schumacher, Dr. Wilhelm Karl Albert
geboren am 19.11.1908 in Würzburg/Bayern; Sohn eines Staatsanwalts und späteren Landgerichtsdirektors; Gymnasium, 1928 Abitur; Medizinstudium in Würzburg, Marburg, Berlin und Rostock; Dezember 1932 Promotion in Würzburg;[252] Januar 1934 Approbation; 1934 bis 1940 Assistenzarzt an der Psychiatrischen und Nervenklinik der Universität Würzburg (Füchsleinstraße 15); dort Eintritt in die NSDAP am 1.3.1940, Mitgliedsnummer 7.530.204; April 1940 bis mind. 1941 Assistenzarzt an der Universitäts-Nervenklinik Rostock-Gehlsheim (dort auch wohnhaft); ab August 1940 einer von bislang 40 bekannten T4-Gutachtern im Euthanasie-Programm der Nationalsozialisten;[253] November 1941 Heirat mit der Zahnärztin Dr. Helene Brodack (*5.7.1908 in Kassel, †1.1.1992 in Aschaffenburg/Bayern; Tochter eines Eisenbahnsekretärs), mind. zwei Kinder; ab März 1942 „im Sonderauftrag der Reichsarbeitsgemeinschaft Heil- und Pflegeanstalten" Arzt an der Landesanstalt Brandenburg-Görden (Winterfeldtallee 2); dort in der Euthanasie-Forschungsabteilung mit Untersuchungen an geistig behinderten Menschen beschäftigt, die später getötet wurden; ab März 1943 Kriegseinsatz in der Wehrmacht; als Arzt für Nervenheilkunde bis 2005 im Ruhestand in Aschaffenburg (Neuhofstraße 11); am 1.3.2005 im Alter von 96 Jahren in Aschaffenburg gestorben

Schumacher, Dr. Wolfgang Alfred Hermann
geboren am 9.12.1919 in Stralsund/Pommern; Sohn eines Montage-Inspektors; Gymnasium in Stralsund, 1939 Abitur; als Schüler Eintritt in die NSDAP am 1.9.1937, Mitgliedsnummer 4.819.060; ab 1938 Arbeitsdienst, ab November 1938 Wehrdienst, dann Kriegseinsatz; Medizinstudium in Berlin; Juni 1943 Approbation und Juli 1943 Promotion in Berlin;[254] Oktober 1943 Heirat mit der Buchhändlerin Anneliese Baumgarten (*21.5.1919 in [Berlin-]Charlottenburg, †2.2.1985 in Konstanz/Bodensee); ab mind. Frühjahr 1945 Arzt in der Praxis von → Dr. Paul Ahrens in Wismar (Lübsche Straße 37); etwa Juli 1945 Flucht aus Wismar; 1945 bis 1956 als praktischer Arzt tätig; 1956 bis 1964 Arzt im Sanitätsdienst der Bundeswehr (Heer); 1964 bis 1969 beamteter Arzt im Bundesministerium für Gesundheitswesen, 1969 bis 1981 im Bundesministerium für Jugend, Familie und Gesundheit (hier Referent

250) Mit der Arbeit: Der Bau der Lymphknotenkapsel beim Menschen (MS).
251) Mit der Arbeit: Ein Fall von Pneumokokkose (MS).
252) Mit der Arbeit: Zur Würdigung der subjektiven Beschwerden bei der Wahrscheinlichkeitsdiagnose auf dauernde traumatische Hirnschädigung, Würzburg 1932.
253) T4-Gutachter waren Ärzte, die anhand von in Kranken-, Heil- und Pflegeanstalten ausgefüllten Meldebögen mit den Daten von kranken und behinderten Menschen – ohne diese Patienten je selbst gesehen oder untersucht zu haben – entschieden, wer von diesen Personen in speziell dafür eingerichteten Tötungsanstalten ermordet, zumeist vergast, wurde.
254) Mit der Arbeit: Untersuchungen über die spezielle und individuelle Variabilität der Höhenkrampfschwelle (MS).

und Referatsleiter vor allem in den Bereichen Hygiene und Seuchenbekämpfung); ab mind. 1985 in Überlingen/Bodensee (Rosenhag 4); am 29.10.2016 im Alter von 96 Jahren in Überlingen gestorben

Schumann, Dr. Horst

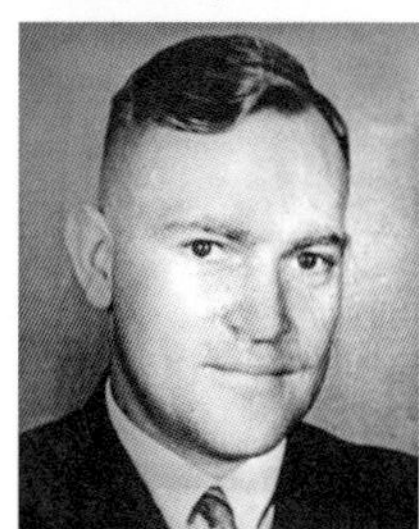

geboren am 1.5.1906 in Halle/Provinz Sachsen; Sohn eines Arztes und späteren Medizinalrates; Gymnasium in Halle, 1925 Abitur; Medizinstudium in Leipzig und Innsbruck; Eintritt in die NSDAP am 1.2.1930, Mitgliedsnummer 190.002; ab 1932 auch Mitglied der SA; 1932 Approbation; Juli 1932 bis mind. 1933 Assistenzarzt an der Chirurgischen Abteilung der Universitätsklinik in Halle (Krukenbergstraße 4); dort im Juli 1933 Promotion;[255] November 1933 Heirat mit Frieda Meye spätere Goetsch (*4.9.1909 in Tornau bei Halle, †29.3.1982 in Minden/Westfalen; Tochter eines Gutsbesitzers), zwei Kinder, 1944 Scheidung; Mitglied des NSDÄB; ab 1934 Mitarbeiter, dann Stadtarzt am Städtischen Gesundheitsamt Halle (Händelstraße 33); dort auch SA-Standartenarzt, stellvertretender Gauobmann des NSDÄB, Leiter des Amtes für Volksgesundheit in der Gauleitung Halle-Merseburg der NSDAP und ärztlicher Beisitzer am Erbgesundheitsgericht Halle; ab Januar 1940 Einsatz im Rahmen des Euthanasie-Programms in der Aktion T4; dort zunächst Umbau des Samariterheims für Behinderte auf Schloß Grafeneck/Württemberg zur ersten deutschen Tötungsanstalt;[256] ab Juni 1940 Leitender Arzt an der Tötungsanstalt Pirna-Sonnenstein;[257] als Gutachter einer Ärztekommission ab April 1941 im Rahmen der Aktion 14f13 Selektionen von alten, arbeitsunfähigen und kranken Häftlingen in den Konzentrationslagern Buchenwald, Dachau, Flossenbürg, Groß-Rosen, Mauthausen und Neuengamme, die anschließend u.a. in Pirna-Sonnenstein ermordet wurden; Dezember 1941 bis April 1942 Kriegseinsatz in der Organisation Todt, dort Aufbau eines Notlazaretts in Minsk; ab Frühjahr 1942 wieder Anstaltsarzt in der Tötungsstätte Pirna-Sonnenstein; ab November 1942 SS-Lagerarzt im Konzentrationslager Auschwitz, dort vielfach tödlich endende Sterilisationsversuche an mehreren hundert Männern und Frauen mittels Röntgenstrahlen; ab Mai 1944 Lagerarzt im Konzentrationslager Ravensbrück, dort Humanversuche mit Kindern von Sinti und Roma; spätestens 1944 zum Obermedizinalrat ernannt; September 1944 Heirat mit der Büroangestellten Josepha Pütz (*17.1.1921 in Gladbeck/Westfalen, †7.6.2003 in Frankfurt/Main; Tochter eines Waschmeisters), mind. vier weitere Kinder, 1969 Scheidung; ab September 1944 in Halle (Magdeburger Straße 81); ab Januar 1945 Kriegseinsatz als Truppenarzt an der Westfront; Mai bis Oktober 1945 in US-amerikanischer Kriegsgefangenschaft; im August 1945 aus dem städtischen Dienst in Halle entlassen; ab Oktober 1945 in Gladbeck (Moltkestraße 58); ab 1946 städtischer Sportarzt, ab 1949 praktischer Arzt in Gladbeck; dort ab Juli 1950 auch Arzt der Ruhrknappschaft; nach seiner Enttarnung als Euthanasiearzt im Februar 1951 Flucht ins Ausland;[258] 1951 bis 1955 Schiffsarzt; ab 1955 praktischer Arzt in Sudan; nach erneuter Enttarnung ab 1959 Arzt in Nigeria; ab 1960 Leiter eines Urwaldkrankenhauses in Kete Krachi/Ghana; ein deutsches Auslieferungsgesuch wurde 1962 abgelehnt; nach dem Sturz des ihn schützenden ghanaischen Staatspräsidenten Kwame Nkrumah im November 1966 an die Bundesrepublik ausgeliefert; ab September 1970 Prozeß vor dem Landgericht Frankfurt/Main, im April 1971 wegen Verhandlungsunfähigkeit eingestellt und aus der Untersuchungshaft entlassen; bis 1983 in Frankfurt/Main (Draisbornstraße 5); am 5.5.1983 im Alter von 77 Jahren in Frankfurt/Main gestorben

Schunck, Dr. Gustav Wilhelm Bruno

geboren am 13.9.1920 in Ahrensbök/Schleswig-Holstein; Sohn eines Postsekretärs und späteren Oberpostinspektors; Oberschule in Eutin, 1938 Abitur; als Schüler Eintritt in die NSDAP am 1.9.1938, Mitgliedsnummer 6.967.258; daneben auch Mitglied der HJ; nach Arbeitsdienst Medizinstudium in

255) Mit der Arbeit: Zur Frage der Jodresorption und der therapeutischen Wirkung sogenannter Jodbäder, Halle 1933.

256) Unter Schumanns Leitung wurden hier 1.239 Patienten mit Kohlenmonoxid vergast. Insgesamt wurden in der Anstalt Grafeneck 10.654 behinderte Patienten ermordet.

257) Hier wurden zwischen Juni 1940 und August 1941 unter Leitung Schumanns 13.720 Patienten und mehr als 1.000 KZ-Häftlinge in der Gaskammer getötet.

258) Erst im August 1952 erging ein Fahndungsersuchen, in dem es hieß, Schumann werde „wegen Massenmordes" gesucht, „besonderes Kennzeichen 3 cm lange Narbe an der linken Kinnseite". Schumann sei „seit dem 22.5.51 flüchtig. Wo wurde er nach diesem Tage gesehen? Für Hinweise, die zur Ergreifung des Gesuchten führen, wird eine Belohnung in Höhe von 500 DM ausgesetzt".

Kiel und Berlin; ab Sommer 1940 Medizinalpraktikant an der Lungenheilstätte Mölln, im „Medizinischen Facheinsatz Ost" sowie am Hygiene-Institut und an der Frauenklinik der Universität Rostock (Gertrudenstraße, Doberaner Straße 142); ab Oktober 1941 Kriegseinsatz in der Wehrmacht; Landwirtschaftsstudium und Weiterführung des Medizinstudiums in Rostock; mind. 1943 Medizinalpraktikant in Kiel (Saldernstraße 10); März 1943 Approbation und Promotion in Rostock;[259] anschließend dort Assistenzarzt (Vögenstraße 12); ab Juni 1943 erneuter Kriegseinsatz als Sanitätssoldat in der Wehrmacht; September 1943 Heirat mit der Medizinstudentin und späteren Ärztin → Dr. Irmgard Schunck geb. Vowinckel, mind. sieben Kinder; nach Flucht mind. 1951 bis 1952 Arzt in Kellinghusen/Schleswig-Holstein; mind. 1954 bis 2005 Arzt in Hamm/Nordrhein-Westfalen (Von-Thünen-Straße 148); am 5.12.2005 im Alter von 85 Jahren in Münster gestorben

Schunck, Dr. Irmgard Ingeborg Gudrun (geb. Vowinckel)
geboren am 11.12.1918 in Lütz bei Cochem/Rheinprovinz; Tochter eines Fabrikanten und Webereibesitzers; Oberschule in Krefeld, 1938 Abitur; Medizinstudium in Rostock (Feldstraße 64); September 1943 Heirat mit dem Arzt → Dr. Gustav Schunck, mind. sieben Kinder; September 1944 Approbation in Rostock; Promotion; mind. 1944 Ärztin in Rostock (Horst-Wessel-Straße 25) und in Groß Potrems bei Laage (Gutshaus); nach Flucht mind. 1951 bis 1952 in Kellinghusen/Schleswig-Holstein; mind. 1954 bis 2005 in Hamm/Nordrhein-Westfalen (Von-Thünen-Straße 148); bis 2011 in Willingen/Hessen (Neuer Weg 15); am 1.6.2011 im Alter von 92 Jahren in Brilon/Nordrhein-Westfalen gestorben

Schute, Dr. Wilhelm Joseph
geboren am 5.12.1891 in Kleinenging bei Lindern/Oldenburg; Sohn eines Kaufmanns und späteren Gutsbesitzers; Gymnasium, 1912 Abitur; Medizinstudium in Münster und Rostock; dazwischen Kriegseinsatz; Approbation; Dezember 1922 Promotion in Rostock;[260] bis 1936 beamteter Stabsarzt an der Flakartillerieschule auf Wustrow bei Rerik (dort auch wohnhaft); unverheiratet; am 12.6.1936 im Alter von 44 Jahren auf Wustrow gestorben

Schwabe, Dr. Ernst Friedrich Wilhelm

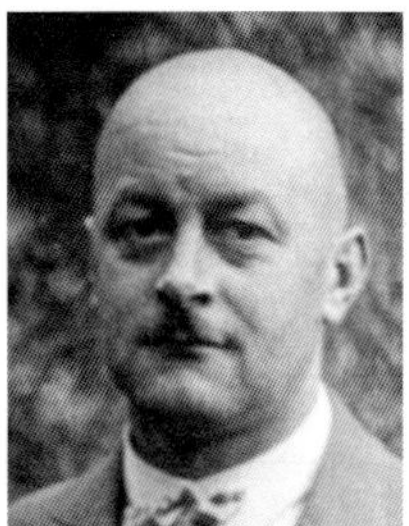

geboren am 30.12.1893 in Stumpertenrod/Hessen; Sohn eines Pfarrers; Gymnasium in Gießen, 1913 Abitur; Medizinstudium in Gießen und Marburg; Kriegseinsatz; September 1920 Approbation; ab September 1920 niedergelassener Allgemeinpraktiker in Kowahlen/Ostpreußen; November 1920 Promotion in Berlin;[261] ab November 1921 praktischer Arzt in Reimannswalde/Ostpreußen; März 1922 Heirat mit der Jüdin Frieda Hertzfeld, Oktober 1935 Scheidung; unter Berufung auf § 15 der Zulassungsordnung 1935 von der Kassenpraxis ausgeschlossen, nach erfolgter Scheidung 1936 Wiederzulassung als Kassenarzt;[262] August 1936 Heirat mit Else Schlopsnies (*7.2.1910 in Wittauten/Ostpreußen, †28.5.1988; Tochter eines Volksschullehrers), drei Kinder; Eintritt in die NSDAP am 1.7.1940, Mitgliedsnummer 8.146.034; daneben auch Mitglied des NSDÄB; nach Flucht ab mind. Frühjahr/Sommer 1945 praktischer Arzt in Wesenberg; mind. 1958 bis 1966 niedergelassener Facharzt für Innere Krankheiten in Demmin (Philipp-Müller-Straße 25 und 14); am 18.4.1966 im Alter von 72 Jahren an Bauchspeicheldrüsenkrebs in Greifswald gestorben

Schwärmer, Dr. Kurt Prosper Joseph
geboren am 4.5.1905 in Düsseldorf/Rheinprovinz; Sohn eines Kapitäns; Gymnasium, 1925 Abitur; Medizinstudium; Februar 1932 Approbation in Hamburg; Promotion; Februar 1934 Heirat mit der medizinisch-technischen Assistentin Beatrice Scholz (*16.2.1911 in München, †17.1.1972 in Bux-

259) Mit der Arbeit: Die Bedeutung des kombinierten Kalk-Vitamin-Präparates „Calcipot D" für die Rachitisprophylaxe (MS).
260) Mit der Arbeit: Über den Einfluß des vegetativen Nervensystems auf den Vollhardschen Wasserversuch (MS).
261) Mit der Arbeit: Zur Casuistik der Prostatasteine (MS).
262) Die Reichsärztekammer stellte im Februar 1936 fest, Schwabe sei „mit einer Nichtarierin verheiratet" gewesen, habe sich aber im Oktober 1935 scheiden lassen und werde „deshalb [in der Reichsärztekartei] wieder als deutschblütig geführt".

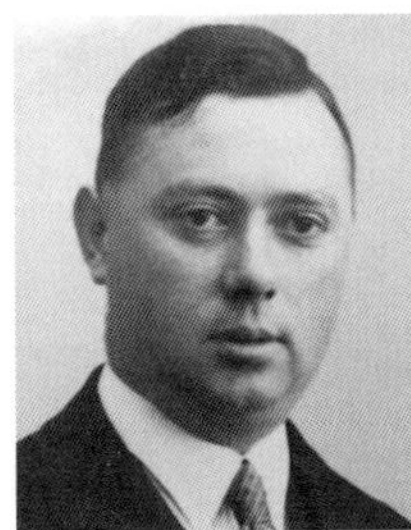

tehude/Niedersachsen; Tochter eines Kaufmanns und Kautschukhändlers), ein Kind, 1950 Scheidung; mind. 1935 Assistenzarzt in Hamburg-Wohldorf („Haus Alsterruh"); dort Eintritt in die NSDAP am 1.2.1935, Mitgliedsnummer 3.598.803; ab Juni 1935 niedergelassener Allgemeinpraktiker auf Langeoog/Hannover; ab Oktober 1939 praktischer Arzt in Hamburg (Bergstedter Weg, Haus Kneese); ab Juni 1941 Arzt in Bayreuth (Dietrich-Eckart-Straße 21); ab Oktober 1941 kommissarischer, Februar 1942 bis Februar 1944 regulärer Leiter der Abteilung Gesundheit und Gauarzt in der Gauamtsleitung Mecklenburg der NSV in Schwerin (Adolf-Hitler-Straße 8, wohnhaft in Lübstorf bei Schwerin); anschließend Arztvertreter in der Praxis von → Dr. Peter Friedrich Glimm in Klütz; Mai bis August 1944 Arztvertreter in der Praxis von → Dr. Franz Guthke, ab August 1944 in der Praxis von → Dr. Ernst Bartolomaeus in Crivitz; ab Januar 1945 notdienstverpflichteter Arzt in Schwerin; Mai bis November 1945 wieder in Lübstorf (ohne Praxis); mind. 1952 bis 1955 wieder niedergelassener Allgemeinpraktiker auf Langeoog (Um Süd 2, Süderdünenring); Mai 1952 Heirat mit der Arzthelferin Marianne Guthke verw./gesch. Holtmann (*1.4.1923 in Crivitz, †10.2.2015 in Schönkirchen/Schleswig-Holstein; Tochter des Arztes Dr. Franz Guthke), zwei weitere Kinder; am 26.10.1955 im Alter von 50 Jahren an Herz-Kreislauf-Schwäche bei Arzneimittelüberdosierung auf Langeoog gestorben, mglw. Suizid

Schwager, Dr. Friedrich-Wilhelm Hermann Heinrich
geboren am 19.11.1919 in Güstrow/Mecklenburg; Sohn eines Chemikers und späteren Drogeriebesitzers; Oberschule in Güstrow, 1939 Abitur; Medizinstudium in Rostock; 1945 Approbation; 1945 Promotion in Berlin;[263)] Frühjahr/Sommer 1945 bis mind. 1947 Assistenzarzt zunächst am Stadtkrankenhaus, dann am Zentralambulatorium in Güstrow (Brunnenplatz 18); dort mind. 1950 bis 1952 niedergelassener Allgemeinpraktiker (Karl-Marx-Straße 7); ab mind. 1959 Arzt in Rostock (Augustenstraße 65, Lange Straße 25); November 1959 Heirat mit der Ärztin Dr. Annelies Pfister (*28.9.1934 in Eisleben/Provinz Sachsen); am 12.5.1993 im Alter von 73 Jahren in Rostock gestorben

Schwalbe, Dr. Friedrich Georg Hermann (Fritz)
geboren am 21.6.1907 in Heidelberg/Baden; Sohn des Arztes und späteren Rostocker Universitätsprofessors Prof. Dr. Ernst Schwalbe (*1871, †1920); Realgymnasium in Rostock, 1926 Abitur; Medizinstudium in Heidelberg, Freiburg, Graz und Rostock; Juli 1932 Approbation und Januar 1933 Promotion in Rostock;[264)] dort bis 1934 Assistenzarzt (Zelckstraße 12); 1934 bis Januar 1935 Assistenzarzt am Kreiskrankenhaus in Gardelegen/Altmark (dort auch wohnhaft); September 1934 Heirat mit der technischen Assistentin Charlotte Rilke (*1.3.1892 in Jersitz/Posen, †28.5.1969 in Coburg/Bayern; Tochter eines Arztes); Januar 1935 Antrag auf Zulassung als Arzt in Mecklenburg; Dezember 1935 bis 1938 niedergelassener Allgemeinpraktiker in Gardelegen (Adolf-Hitler-Straße 8); am 24.7.1938 im Alter von 31 Jahren nach einem Schädelbruch in Salzwedel/Altmark gestorben

Schwarz, Dr. Clemens Rudolf Alois
geboren am 29.9.1904 in Queißen/Schlesien; Sohn eines Landbriefträgers und späteren Postassistenten; Gymnasium, 1925 Abitur; Medizinstudium in Hamburg; dort im Juli 1931 Promotion;[265)] Mai 1932 Approbation; ab 1933 Assistenzarzt am Stadtkrankenhaus in Schwerin (Werderstraße 30); Oktober 1934 bis 1954 niedergelassener Allgemeinpraktiker in Duvenstedt bei Hamburg bzw. Hamburg (Up'm Höckerbarg 165, Hauptstraße 5, Duvenstedter Damm 21); Oktober 1934 Heirat mit der Zahnärztin Dr. Marie Litewski (*22.8.1906 in Hamburg, †20.8.1983 in Hamburg; Tochter eines Diplom-Ingenieurs und Regierungs-Landmessers sowie späteren Baurates), vier Kinder; am 16.5.1954 im Alter von 49 Jahren nach einem Schlaganfall an Hypertonie und Nierenblutung in Hamburg gestorben

263) Mit der Arbeit: Ein Fall von Sinus pericranii vergesellschaftet mit einem narkomatös entarteten Hämangiom (MS).
264) Mit der Arbeit: Über die ektopischen Endometriosen, Berlin 1932.
265) Mit der Arbeit: Über Pneumoniebehandlung, Hamburg 1931.

Schwarz, Prof. Dr. Egbert Wolfgang

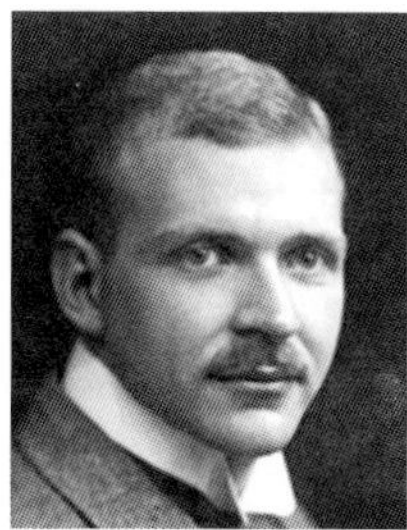

geboren am 22.6.1890 in Kemmern bei Riga/Lettland; Sohn eines Arztes; Gymnasien in Birkenruh/Lettland und Rostock, 1910 Abitur; Medizinstudium in Leipzig, Freiburg und Rostock; April 1916 bis Juli 1917 Assistent am Pathologischen Institut der Universität Rostock (Gertrudenstraße) und zugleich Medizinalpraktikant an der gynäkologischen Privatklinik von → Prof. Dr. Otto Büttner in Rostock (Augustenstraße 80); dort im März 1917 Promotion;[266] 1917 Einbürgerung nach Deutschland; ab August 1917 Medizinalpraktikant an der Chirurgischen Klinik der Universität Rostock (Gertrudenstraße); Dezember 1917 bis November 1918 Kriegseinsatz im Reserve-Infanterie-Regiment 90, in der Maschinengewehr-Scharfschützen-Abteilung des Infanterie-Regiments 75 sowie als Unterarzt und Bataillonsarzt beim Reserve-Infanterie-Regiment 93 an der Westfront, zuletzt als Leutnant, EK II; August 1918 Heirat mit Hedwig Müller (*11.6.1896 in Aachen, †27.3.1981 in Erfurt; Tochter des Arztes → Prof. Dr. Wilhelm Müller), fünf Kinder; September 1918 Approbation; ab Dezember 1918 Assistenzarzt an der Chirurgischen Klinik der Universität Rostock (Johann-Albrecht-Straße 28); dort im Februar 1921 Habilitation;[267] seitdem Privatdozent, ab Juni 1926 außerplanmäßiger außerordentlicher Professor für Chirurgie an der Universität Rostock; ab 1929 Erster Oberarzt an der Chirurgischen Klinik der Universität Rostock (Maßmannstraße 35); ab 1933 Mitglied der SS, Nr. 263.673; im März 1933 wegen persönlicher Zerwürfnisse vom Direktor der Chirurgischen Klinik, → Prof. Dr. Wilhelm von Gaza, gekündigt, doch bis März 1934 weiterhin Tätigkeit als Oberarzt an der Chirurgischen Klinik der Universität Rostock (Baleckestraße 7);[268] ab April 1934 Chefarzt an der Chirurgischen Klinik des Städtischen Krankenhauses in Erfurt (Nordhäuser Straße 74); dort Eintritt in die NSDAP am 1.5.1937, Mitgliedsnummer 5.104.065; im Januar 1937 zum SS-Untersturmführer befördert und Führer in der Sanitätsabteilung XXVII; ab 1939 SS-Obersturmführer und Führer der SS-Sanitäts-Oberstaffel 67; 1939 bis 1946 Ärztlicher Direktor am Städtischen Krankenhaus bzw. an den Städtischen Krankenanstalten in Erfurt; ab September 1939 Kriegseinsatz an der zum Reservelazarett umfunktionierten Chirurgischen Klinik in Erfurt, daneben Weiterführung seiner Tätigkeit als Krankenanstaltsdirektor; 1946 Entzug der Approbation durch das Landesgesundheitsamt in Weimar; nach Protesten durch die Belegschaft der Städtischen Krankenanstalten in Erfurt von 1950 bis 1956 dort wieder Ärztlicher Direktor; 1951 als Verdienter Arzt des Volkes ausgezeichnet; ab 1954 auch Professor für Chirurgie sowie Direktor der Chirurgischen Klinik und Poliklinik der neu errichteten Medizinischen Akademie Erfurt; dort von September 1956 bis 1959 auch Rektor; ab 1955 korrespondierendes Mitglied der Deutschen Akademie der Wissenschaften, Mitglied der Sächsischen Akademie der Wissenschaften und Mitglied der Deutschen Akademie der Naturforscher Leopoldina; Vaterländischer Verdienstorden in Silber; am 23.12.1966 im Alter von 76 Jahren in Erfurt gestorben

Schwarz, Dr. Paul Karl Robert

geboren am 30.8.1898 in Grimmen/Pommern; Sohn eines Kaufmanns; Gymnasium in Berlin; ab Januar 1917 Kriegseinsatz, ab April 1918 in englischer Kriegsgefangenschaft; nach Rückkehr im September 1919 Abitur ohne Prüfung zuerkannt; Medizinstudium in Berlin und Gießen; 1924 bis 1925 Medizinalpraktikant an der Inneren Abteilung des Westend-Krankenhauses in Berlin-Charlottenburg; Februar 1925 Approbation; anschließend Volontärassistent an der Dermatologischen Abteilung

266) Mit der Arbeit: Über Geschwulstbildungen an den Geschlechtsdrüsen und Nebennieren bei Scheinzwittern. Ein Beitrag zur Kenntnis der vorzeitigen Geschlechtsreife, Rostock 1917.

267) Mit der Arbeit: Über die anatomischen Vorgänge bei der Sehnenregeneration und dem plastischen Ersatz von Sehnendefekten durch Sehne, Fascie und Bindegewebe (MS).

268) Schwarz war im Dezember 1932 vom Rat der Stadt Wismar in Aussicht gestellt worden, 1933 die Funktion des Chefarztes des Städtischen Krankenhauses in Wismar übernehmen zu können. Nach Intervention von Ludwig Oldach, dem damaligen Kreisleiter des Kreises Wismar der NSDAP und Leiter des Städtischen Wohlfahrtsamtes Wismar sowie späterem Chef der mecklenburgischen Gestapo, mußte die Stadt Wismar ihre Zusage jedoch zurücknehmen. Der gelernte Finanzbeamte Oldach war nach eingeholten „Erkundigungen" der Meinung, daß Schwarz „die für einen Leiter eines Krankenhauses erforderlichen sonstigen Fähigkeiten" nicht besitze; außerdem sei „die Stelle des hiesigen Chefarztes derart begehrt, daß wir wesentlich bessere Kräfte als Herrn Professor Schwarz bekommen können". Aufgrund dieser Absage war der Dienstvertrag von Schwarz mit der Universität Rostock zunächst verlängert worden.

des Rudolf-Virchow-Krankenhauses in Berlin; dort im Mai 1925 Promotion;[269] mind. 1930 bis 1934 beamteter Oberarzt der Reichswehr in Rostock, Standort A (Orleansstraße 4); Juli 1930 Heirat mit Martha Menschel (*9.10.1899 in Plettenberg/Westfalen, †8.5.1981 in Reinbek/Schleswig-Holstein; Tochter eines Maschinenwärters und späteren Fabrikanten), mind. ein Kind; mind. 1936 Stabsarzt in Bonn (Baumschulenallee 2); mind. 1938 bis 1943 Oberstabsarzt in Hamburg (Maria-Louisen-Straße 94); dort ab mind. 1940 auch Facharzt für Innere Krankheiten; ab mind. 1949 niedergelassener Internist in Hamburg (Maria-Louisen-Straße 39); am 22.12.1977 im Alter von 79 Jahren in Hamburg gestorben

Schweiger, Dr. Ernst Karl Paul

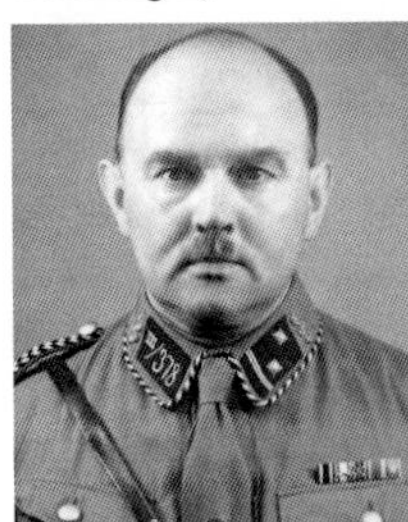

geboren am 15.11.1887 in Rastenburg/Ostpreußen; Sohn eines Kaufmanns; Gymnasium in Rastenburg, 1908 Abitur; Medizinstudium in München und Königsberg; dazwischen als Einjährig-Freiwilliger von Oktober 1910 bis März 1911 Militärdienst im Feldartillerie-Regiment 52; Juni 1914 Approbation und Juli 1914 Promotion in Königsberg;[270] ab Juli 1914 praktischer Arzt in Heringsdorf/Pommern; ab August 1914 Kriegseinsatz als Unterarzt im Feldlazarett 12, von September bis Oktober 1914 in französischer Kriegsgefangenschaft, ab November 1914 als Arzt im Fußartillerie-Regiment 2, von Mai 1915 bis mind. Januar 1917 als Assistenzarzt beim Stab des deutschen Alpen-Korps in Tirol und Serbien; Januar 1919 bis mind. 1939 niedergelassener Allgemeinpraktiker in Treuburg/Ostpreußen (Adolf-Hitler-Platz 24/25); dort auch nebenamtlicher Reichsbahnarzt; Eintritt in die NSDAP am 1.5.1933, Mitgliedsnummer 3.535.827; daneben auch Mitglied der SA und des NSDAB; Heirat, zwei Kinder; ab September 1939 Kriegseinsatz in der Wehrmacht; nach Flucht bis mind. Frühjahr/Sommer 1945 praktischer Arzt in Raben Steinfeld bei Schwerin

Schweinitz, Dr. Kurt Wilhelm Emil

geboren am 22.3.1890 in Magdeburg/Provinz Sachsen; Sohn eines Berufssoldaten (Leutnant sowie späterer Brigadekommandeur und Generalmajor); Gymnasien in Lissa, Jüterbog, Wittenberg und Fürstenwalde, 1910 Abitur; Medizinstudium in Lausanne, Freiburg, München und Rostock; August 1914 bis November 1918 Kriegseinsatz als Truppenarzt beim Feldartillerie-Regiment 18, im Reservelazarett Havelberg, beim Armierungs-Bataillon X sowie bei den Reserve-Infanterie-Regimentern 52 und 48; Februar 1917 Approbation und März 1917 Promotion in Rostock;[271] 1919 bis 1920 Assistenzarzt an der Frauenklinik der Universität Rostock (dort auch wohnhaft: Doberaner Straße 142); Februar 1920 Heirat mit Liese-Lotte Eißfeldt (*29.12.1894 in Bremerhaven, †15.6.1986 in Lünen/Nordrhein-Westfalen; Tochter eines Kaufmanns), drei Kinder, 1939 Scheidung; 1920 bis Dezember 1932 niedergelassener Facharzt für Geburtshilfe und Frauenleiden mit Privatklinik in Rostock (Schröderstraße 40, Am Waldessaum 21); mind. 1928 bis 1929 Vorsitzender der Ortsgruppe Rostock des Hartmannbundes; Januar 1933 bis 1939 niedergelassener Allgemeinpraktiker in Köslin/Pommern (Markt 9 und 16); Oktober 1939 Heirat mit Elly Kohl gesch. Schmurr spätere Thaler (*12.2.1910 in Köslin, †1.10.1969 in Bremen; Tochter eines Postinspektors), mind. ein weiteres Kind; Oktober 1939 bis April 1940 dienstverpflichteter Allgemeinpraktiker in Groß Tychow/Pommern; ab Mai 1940 Kriegseinsatz in der Wehrmacht; bis 1954 praktischer Arzt in Bremen (Buntentorsteinweg 331); am 5.9.1954 im Alter von 64 Jahren nach einem Herzinfarkt an Herzinsuffizienz und Herz-Kreislauf-Versagen in Bremen gestorben

Schwer, Dr. Kurt W.

geboren am 12.6.1908 in Matzdorf/Schlesien; Sohn eines Gastwirts; Reformrealgymnasium, 1929 Abitur; Medizinstudium in Breslau und Rostock; 1936 Approbation; ab 1936 Volontärassistent, ab 1937 Assistenzarzt an der Medizinischen Klinik der Universität Rostock (Schröderplatz, Dobera-

269) Mit der Arbeit: Über Bluttransfusionen bei inneren Krankheiten (MS).
270) Mit der Arbeit: Über Atonia uteri, mit besonderer Berücksichtigung der Behandlung mit Pituitrin, Secacornin und Momburg, Königsberg 1914.
271) Mit der Arbeit: Zur Symptomatologie und Pathogenese des Magenschwindels, Rostock 1917.

ner Straße 152, St.-Georg-Platz 4); dort im März 1937 Promotion;[272] ab August 1939 Arztvertreter in Kohlsdorf bei Freiwaldau/Sudetenland; ab Februar 1940 Hilfsarzt, ab April 1942 Assistenzarzt am Horst-Wessel-Krankenhaus in Berlin (Landsberger Allee 159); ab Juli 1943 Assistenzarzt am Landeskrankenhaus in Lübben/Spreewald; ab mind. 1946 Facharzt für Innere Krankheiten, mind. 1950 bis 1975 Facharzt für Röntgenologie und Strahlenheilkunde in Westberlin (Olympische Straße 2, Reinickendorfer Straße 14 und 114)

Schwerdtfeger, Dr. Walter Heinrich Julius
geboren am 20.5.1916 in Kehl/Rheinprovinz; Sohn eines Berufssoldaten (Rittmeister und späterer Major); Oberrealschule in Kehl, 1935 Abitur; nach Arbeitsdienst Medizinstudium in Freiburg, Heidelberg, Göttingen und Breslau; September 1940 Approbation und Promotion in Breslau; bis Dezember 1940 Assistenzarzt am Stadtkrankenhaus in Wismar (Dahlberg); Dezember 1940 bis 1941 notdienstverpflichteter Arzt in der Praxis von → Dr. Max Bandelow in Schwerin (Kommandantenstraße 4); unverheiratet; am 2.10.1941 im Alter von 25 Jahren Suizid durch Schlafmittel in Schwerin

Schwertner, Dr. Max Friedrich-Franz Paul
geboren am 18.6.1909 in Hartha/Sachsen; Sohn eines Rechtsanwalts und Notars; Realgymnasium in Rostock, 1929 Abitur; Medizinstudium in Leipzig und Rostock; mind. 1937 Medizinalpraktikant in Rostock; dort im März 1937 Approbation und im Mai 1937 Promotion;[273] 1937 Volontärassistent in Rostock (John-Brinckman-Straße 13); Oktober 1937 bis mind. 1942 Assistenzarzt am Städtischen Krankenhaus in Mainz (Langenbeckstraße 1); Mitglied des NSDÄB; September 1942 Heirat mit der Ärztin Dr. Lotte Schnitger (*13.7.1911 in Bochum, †25.7.1994 in Frankfurt/Main; Tochter eines Gerichtsassessors und späteren Landgerichtspräsidenten), mind. ein Kind, spätestens 1953 Scheidung; ab Februar 1943 Assistenzarzt, ab mind. 1957 Oberarzt am Städtischen Krankenhaus in Offenbach/Main (Robert-Koch-Straße 10); April 1957 Heirat mit der Innenarchitektin Frieda Hertel (*25.8.1909 in Wiesbaden, †18.12.1999 in München; Tochter eines Diplom-Ingenieurs); bis 1995 im Ruhestand in Offenbach/Main (Gutenbergstraße 10); am 21.12.1995 im Alter von 86 Jahren in Offenbach/Main gestorben

Seeck, Dr. Erich Friedrich Ludwig
geboren am 7.8.1901 in Berlin; Sohn eines Lehrers und späteren Rektors; Gymnasium, 1920 Abitur; Medizinstudium; August 1931 Approbation; ab 1933 angestellter Arzt und Sportarzt in Berlin, dann in Tangermünde/Altmark und in Rostock; April 1936 Heirat mit der kaufmännischen Angestellten Irmgard Böckl (*26.12.1907 in Stettin, †5.2.1996 in Oldenburg/Niedersachsen; Tochter eines Schneiders), mind. ein Kind; ab 1936 Vertragsarzt, ab 1939 beamteter Arzt und Regierungsmedizinalrat am Versorgungsamt Oldenburg (Heiligengeiststraße 31); Juli 1939 Promotion; ab September 1939 Kriegseinsatz in der Wehrmacht; bis 1965 im Ruhestand in Oldenburg (Ziegelhofstraße 60); am 14.2.1965 im Alter von 63 Jahren in Rastede bei Oldenburg gestorben

Seefisch, Dr. Heinrich Ernst Günther
geboren am 12.7.1909 in (Berlin-)Charlottenburg; Sohn eines Arztes (Chirurg) und späteren Sanitätsrates; Gymnasium, 1930 Abitur; Medizinstudium in Göttingen, Freiburg, München, Graz, Wien und Rostock; Dezember 1935 Approbation und Januar 1936 Promotion in Rostock;[274] bis Januar 1937 Assistenzarzt an der Medizinischen Klinik der Universität Rostock (Schröderplatz, Kosegarten 1); Januar 1937 bis 1945 Assistenzarzt am Paul-Gerhardt-Stift in Berlin (Müllerstraße 56/58, Goethestraße 1, Dortmunder Straße 3, Wichernstraße 20); August 1937 Heirat mit der späteren Germanistin Dr. Marianne Gaus (*1.10.1913 in [Berlin-]Charlottenburg, †27.4.2005 in Heidelberg; Tochter eines Juristen und Kaiserlichen Legationsrates sowie späteren Ministerialdirektors im Auswärtigen

272) Mit der Arbeit: Über die resorptionsmindernde Wirkung des Calciums bei gleichzeitiger Insulinapplikation, Wismar 1936.
273) Mit der Arbeit: Untersuchungen über den Gehalt der Hypophyse an antidiuretischem Hormon in der Gravidität, zugleich ein Beitrag zur hypophysären Genese der Eklampsie, Rostock 1936.
274) Mit der Arbeit: Experimentelle Untersuchungen über den Mechanismus der alimentären Hyperglykämie, Braunschweig 1935.

Amt), mind. ein Kind; in Berlin Eintritt in die NSDAP am 1.2.1940, Mitgliedsnummer 7.467.480; daneben auch Mitglied des NSDÄB; ab Mai 1940 Facharzt für Innere Medizin; ab Juni 1940 Kriegseinsatz bei der Luftwaffe, mind. 1945 als Stabsarzt; am 4.5.1945 im Alter von 35 Jahren Suizid in Lermoos/Tirol

Seefried, Dr. Siegfried Heinrich Andreas
geboren am 18.7.1920 in Hirschberg-Cunnersdorf/Sachsen; Sohn eines Pastors und Reisepredigers; Gymnasium, 1939 Abitur; Medizinstudium in Berlin; Mitglied der HJ; Juli 1943 Approbation; anschließend Assistenzarzt in Berlin (Leykestraße 6); dort 1943 Promotion;[275)] ab März 1944 Arzt und Leiter der Abteilung Gesundheitsführung in der HJ-Gebietsführung Mecklenburg in Schwerin (Severinstraße 4); dort auch angestellter Inspektionsarzt für die Erweiterte Kinderlandverschickung; ab Oktober 1944 Jungarzt am Kreiskrankenhaus in Prenzlau/Brandenburg; nach Flucht von mind. Mai bis August 1945 praktischer Arzt in Hülseburg bei Wittenburg; 1947 bis 1949 in Bückeburg/Niedersachsen; April 1949 Heirat mit der Hauswirtschafterin und Sprechstundenhilfe Marianne Droste verw. Pawelzik (*30.1.1913 in Bremen, †24.7.2015 in Bremen; Tochter eines Kaufmanns), zwei Kinder; 1949 bis 1956 Arzt an einer Klinik in Bremen (Osterholzer Landstraße 51); ab 1956 niedergelassener Nervenarzt in Bremen (Hastedter Heerstraße 29/31, Joseph-Haydn-Platz, Bürgermeister-Spitta-Allee); am 15.2.2012 im Alter von 91 Jahren in Bremen gestorben

Seelig, Elfriede Feigel (spätere Koll, spätere Rader)

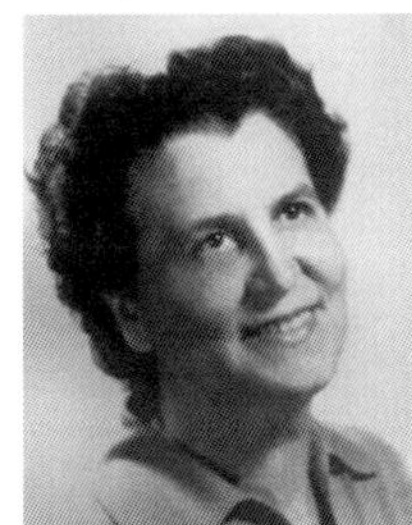

geboren am 7.3.1907 in Güstrow/Mecklenburg; Tochter eines Kaufmanns; Realgymnasium in Güstrow, 1926 Abitur; Medizinstudium in Rostock, Berlin und Bonn; 1932 Approbation; Assistenzärztin an einem Krankenhaus in Berlin, im April 1933 wegen ihrer jüdischen Herkunft entlassen; 1933 bis 1935 Ärztin (ohne Kassen- und Privatpraxis) in Güstrow (Pferdemarkt 46); Oktober 1935 Emigration nach Italien, wohnhaft in Mailand; Juli 1937 Heirat mit dem Maler und Graphiker Walter Koll (*16.3.1906 in Itzehoe/Schleswig-Holstein, †1.8.1949 in Itzehoe; Sohn eines Malermeisters), 1939 Trennung;[276)] mind. 1945 bis 1946 Assistenzärztin in einem Mailänder Krankenhaus; zwischen 1946 und 1965 Promotion; 1952 Auswanderung nach Israel; spätestens 1965 Heirat mit dem Arzt Dr. Gustav Rader; ab mind. 1965 Ärztin in Haifa/Israel; am 26.3.1996 im Alter von 89 Jahren in Haifa gestorben

Seeliger, Dr. Hermann Louis
geboren am 28.1.1883 in Wolfenbüttel/Braunschweig; Sohn eines Polizeikommissars; Gymnasium in Wolfenbüttel, 1902 Abitur; Medizinstudium in Berlin an der Kaiser-Wilhelm-Akademie für das militärärztliche Bildungswesen; Februar 1909 Approbation und Promotion in Berlin;[277)] anschließend aktiver Militärarzt, mind. 1909 in Perleberg, mind. 1912 als Oberarzt beim 2. Nassauischen Infanterie-Regiment 88 in Idstein/Hessen; November 1912 Heirat mit Marie Groche (*20.7.1889 in Frankfurt/Oder, †27.8.1972 in Beendorf bei Helmstedt/Niedersachsen; Tochter eines Kaufmanns und späteren Weinhändlers), drei Kinder; im Februar 1914 zum Stabsarzt befördert; August 1914 bis 1918 Kriegseinsatz, zunächst im Jäger-Bataillon 14, zuletzt als Oberstabsarzt und Chefarzt in verschiedenen Lazaretten; April 1919 bis September 1936 niedergelassener Allgemeinpraktiker in Vellahn bei Hagenow (Häuslerei); ab Gründung 1929 Mitglied der gemeinsamen Ärztekammer für Mecklenburg-Schwerin und -Strelitz; ab 1930 Mitglied des mecklenburgischen Ehrengerichtshofes für Ärzte (oberste Instanz für berufsgerichtliche Verfahren); in Vellahn Eintritt in die NSDAP am 1.4.1936, Mitgliedsnummer 3.741.826; auch Mitglied des NSDÄB; ab September 1936 niedergelassener Allgemeinpraktiker in Beendorf (Bahnhofstraße 2); zum Sanitätsrat ernannt; am 16.8.1973 im Alter von 90 Jahren in Beendorf gestorben

---

275) Mit der Arbeit: Vegetative Störungen an Magen und Darm bei Hirntumoren (MS).

276) Walter Koll war zusammen mit Elfriede Seelig nach Italien geflüchtet. Nach seiner Rückkehr nach Deutschland wurde er im November 1941 vom Landgericht Güstrow wegen „Rassenschande“ zu einer zweijährigen Zuchthausstrafe verurteilt und im April 1943 auf Bewährung entlassen.

277) Mit der Arbeit: Über experimentelle traumatische Nierentuberkulose, Berlin 1909.

Seemann, Dr. Christian Johannes Franz
geboren am 15.1.1864 in Nieklitz bei Zarrentin/Mecklenburg; Sohn eines Landwirts und Domänenpächters; Gymnasium in Neubrandenburg, 1885 Abitur; Medizinstudium in Würzburg; März 1893 Approbation und 1893 Promotion in Würzburg;[278)] mind. 1903 bis 1931 niedergelassener Allgemeinpraktiker in Rheinsberg/Brandenburg (Villa Rheinsberg, Kirchstraße 5, Seestraße 21); August 1903 Heirat mit Frieda Riedel (*10.4.1874 in Berlin, †13.4.1904 in Berlin; Tochter eines Zahlmeisters, Feldzeugmeisters und Leutnants); Oktober 1910 Heirat mit Elsa Kelpin (*17.2.1889 in Rheinsberg; Tochter eines Hotelbesitzers); als Sanitätsrat ab mind. 1913 auch Kreisarzt in Rheinsberg; als 67-Jähriger Eintritt in die NSDAP am 1.12.1931, Mitgliedsnummer 820.453; ab März 1934 niedergelassener Allgemeinpraktiker in Rostock-Warnemünde (Am Strom 14); mind. 1935 bis 1936 praktischer Arzt in Ribnitz; ab 1936 im Ruhestand in Rostock-Warnemünde (Friedrich-Franz-Straße 53); am 28.8.1946 im Alter von 82 Jahren an Herz-Kreislauf-Schwäche in Rostock-Warnemünde gestorben

Seer, Dr. Dr. Max Johannes Heinrich
geboren am 18.1.1893 in Neubrandenburg/Mecklenburg; Sohn eines Dentisten; Gymnasium in Neubrandenburg, 1913 Abitur; Zahnmedizin- und Medizinstudium in Jena, Würzburg, Kiel und Rostock; dazwischen ab August 1914 Kriegseinsatz, im Januar 1919 als Feldunterarzt aus dem Heer entlassen; Juni 1920 Approbation und Januar 1921 Promotion zum Dr. med. in Kiel;[279)] Juli 1921 Approbation als Zahnarzt; 1921 bis Mai 1924 Assistenzarzt an der Universitätsklinik in Jena; dort im Dezember 1923 Promotion zum Dr. med. dent.;[280)] Juni 1924 bis April 1940 niedergelassener Facharzt für Zahn-, Kiefer- und Mundkrankheiten, ab April 1940 nur noch Zahnarzt in Neubrandenburg (Adolf-Hitler-Straße 13, Lessingstraße 7); April 1925 Heirat mit Elfriede Schumacher (*1.10.1905 in Neubrandenburg, †15.8.1989 in Neubrandenburg; Tochter eines Bankdirektors), drei Kinder; Mitglied der SA; mind. 1950 bis 1959 Zahnarzt an der Poliklinik in Neubrandenburg; 1959 als Verdienter Arzt des Volkes ausgezeichnet; am 28.4.1968 im Alter von 75 Jahren in Neubrandenburg gestorben

Segelitz, Dr. Wolfgang Ludwig
geboren am 2.9.1910 in Zappendorf bei Halle/Provinz Sachsen; Sohn eines Chemikers und Fabrikdirektors; Gymnasium, 1931 Abitur; Medizinstudium in München (Thierschstraße 37); Eintritt in die NSDAP am 1.5.1937, Mitgliedsnummer 4.866.670; daneben auch Mitglied der SS; September 1938 Approbation; ab Januar 1939 Volontärassistent an der Chirurgischen Universitätsklinik in Würzburg (Horst-Wessel-Straße 24, Hindenburgstraße 11); Juni 1939 bis mind. 1940 Assistenzarzt an der Orthopädischen Klinik der Universität Rostock (Ulmenstraße 45, Am Kabutzenhof 31, Goethestraße 17); dort im November 1939 Promotion;[281)] August 1942 bis mind. 1943 Assistenzarzt am Kreiskrankenhaus in Ludwigslust (dort auch wohnhaft); März 1943 Heirat mit der Krankengymnastin Gerda Hannemann (*14.5.1920 in Rostock, †5.8.1991 in Kühlungsborn; Tochter des Arztes → Dr. Bernhard Hannemann), zwei Kinder; ab März 1944 Kriegseinsatz in der Wehrmacht; mind. 1949 bis 1951 praktischer Arzt in Stralsund (Gustav-Adolf-Straße 44); mind. 1960 bis 1975 niedergelassener Facharzt für Hals-, Nasen- und Ohrenkrankheiten in Güstrow (Goldberger Straße 87); am 24.9.1977 im Alter von 67 Jahren in Güstrow gestorben

Segiet, Dr. Anna Marie (Annemarie) (geb. Giffhorn)
geboren am 3.4.1909 in Hötensleben bei Oschersleben/Provinz Sachsen; Tochter eines Kinderarztes; Reformrealgymnasium in Braunschweig, 1929 Abitur; Medizinstudium in Leipzig, München, Kiel, Breslau und Rostock; ab Januar 1938 Medizinalpraktikantin in Rostock; Januar 1938 Promotion in Hamburg;[282)] Juli 1938 Approbation; ab Juli 1939 Volontärassistentin an der Medizinischen

278) Mit der Arbeit: Ein Fall von sehr verbreiteter amyloider Degeneration als Beitrag zur Ätiologie derselben, Würzburg 1893.
279) Mit der Arbeit: Der Einfluß der Füllungsmaterialien auf das Wachstum der Bakterien (MS).
280) Mit der Arbeit: Über die Umformung des Kiefers und die Stellungsveränderung der Zähne bei Akromegalie (MS).
281) Mit der Arbeit: Beitrag zur Arachnodaktylie, Rostock 1939.
282) Mit der Arbeit: Über den Einfluß seltener Erden auf Fermente, Hamburg 1937.

Klinik der Universität Rostock (Schröderplatz; wohnhaft in Warnemünde, Alexandrinenstraße 79 und 31); Oktober 1939 Heirat mit dem Arzt → Dr. Rudolf Segiet, mind. zwei Kinder; mind. 1940 bis 1941 in Braunschweig; ab mind. 1957 Ärztin am Tbc-Krankenhaus in Blankenburg/Harz (dort zunächst auch wohnhaft; Adolf-Ledebur-Ring 2); am 19.12.1995 im Alter von 86 Jahren in Blankenburg gestorben

Segiet, Dr. Rudolf Josef Viktor (Rolf)
geboren am 4.3.1910 in Schoffschütz/Schlesien; Sohn eines Volksschullehrers und späteren Volksschulrektors; Realgymnasium in Kreuzburg, 1930 Abitur; Chemie- und Medizinstudium in Innsbruck, Kiel, Gießen, Breslau und Rostock; 1938 Approbation; Promotion; 1938 bis 1941 Werksarzt und Assistenzarzt beim Gesundheitsdienst der Heinkel-Flugzeugwerke in Rostock-Marienehe (wohnhaft in Warnemünde, Hermannstraße 2); Oktober 1939 Heirat mit der Ärztin → Dr. Anna Segiet geb. Giffhorn, mind. zwei Kinder; ab April 1941 Arzt im Generalgouvernement;[283)] nach Kriegsende in Rot an der Rot/Baden; bis 1957 niedergelassener Allgemeinpraktiker in Hüttisheim bei Ulm (Arzthaus); am 10.3.1957 im Alter von 47 Jahren in Innsbruck/Österreich gestorben, mglw. Suizid

Segiet, Dr. Walter
geboren am 15.2.1913 in Schoffschütz/Schlesien; Sohn eines Volksschullehrers und späteren Volksschulrektors; Gymnasium in Kreuzburg, 1933 Abitur; April bis September 1933 Arbeitsdienst in Luckau/Schlesien; Medizinstudium in Rostock; dazwischen von Juli bis September 1937 Wehrdienst in Frankfurt/Oder; mind. 1939 Medizinalpraktikant am Pathologischen Institut der Universität Rostock (Strempelstraße 14); September 1939 Approbation in Schwerin; anschließend Assistenzarzt am Pathologischen Institut der Universität Rostock (Dethardingstraße 30); dort im November 1939 Promotion;[284)] bis mind. Dezember 1945 im Durchgangslager Uthwerdum/Ostfriesland

Sehrwald, Dr. Anna von (geb. Usai, spätere Dinse)
geboren am 5.10.1912 in Peterhof/Rußland; Gymnasium, 1932 Abitur; Medizinstudium; 1938 Approbation in Dorpat; Promotion; nach Übersiedlung 1939 Approbation für Deutschland; ab Oktober 1940 Volontärassistentin an der Landesfrauenklinik in Posen; ab Oktober 1941 Assistenzärztin an der nunmehrigen Gaufrauenklinik in Posen; Heirat mit dem Facharzt für Innere Krankheiten Dr. Hans von Sehrwald (*1909 in Werro/Estland; Sohn eines Rechtsanwalts und Richters), spätestens 1959 Scheidung; nach Flucht ab mind. Frühjahr 1945 Leiterin der Ausweichstelle der Posener Gaufrauenklinik, ab mind. August 1945 der daraus hervorgegangenen Privatfrauenklinik in Boltenhagen; mind. 1949 bis 1951 Fachärztin für Frauenkrankheiten am Kreiskrankenhaus in Schönberg (Parkstraße 187); dort mind. 1952 (auch) niedergelassene Frauenärztin (Prolliussteig 7); nach Übersiedlung in die Bundesrepublik ab mind. 1956 Frauenärztin in Eislingen/Fils/Baden-Württemberg (Lindenstraße 12, Königstraße 60); Juni 1959 Heirat mit dem Kunstmaler und Graphiker Eduard Dinse (*27.7.1908 in Landau/Pfalz, †31.1.1995 in Göppingen/Baden-Württemberg; Sohn eines Reisenden); am 13.1.2004 im Alter von 91 Jahren in Eislingen gestorben

Seiler, Dr. Gustav Johannes Julius
geboren am 26.9.1887 in Herreth bei Coburg/Bayern; Sohn eines königlichen Pfarrers; Gymnasium, 1908 Abitur; Medizinstudium; Januar 1913 Approbation; Promotion; Kriegseinsatz, mind. 1918 als Oberarzt und Truppenarzt bei der 6. Türkischen Armee in Konstantinopel; August 1918 Heirat mit Irma Brohm (*17.4.1890 in Berlin; Tochter eines Arztes und späteren Geheimen Sanitätsrates), zwei Kinder, 1935 Scheidung; September 1931 bis Januar 1935 niedergelassener Allgemeinpraktiker in Gnoien; ab Januar 1935 praktischer Arzt in Pappenheim/Bayern (Beckstraße 13); ab August 1942 Kriegseinsatz in der Wehrmacht; ab mind. 1959 niedergelassener Allgemeinpraktiker in München (Irnfriedstraße 8); am 15.6.1977 im Alter von 89 Jahren in München gestorben

---

283) Möglicherweise in Mielec, der ersten „judenfreien" Stadt im besetzten Polen, wo es auch Werkstätten der Heinkel-Flugzeugwerke gab.
284) Mit der Arbeit: Zur Pathogenese der sog. Coli-Meningitis der Neugeborenen, München 1939.

Seitz, Dr. Friedrich Karl Georg (Fritz)
geboren am 16.7.1899 in Konstanz/Baden; Sohn eines Zahnarztes; Gymnasium, 1919 Abitur; Medizinstudium in Jena; Approbation; Februar 1926 Promotion in Jena; [285] mind. 1929 bis 1931 Assistenzarzt an der Privatfrauenklinik von → Prof. Dr. Otto Büttner in Rostock (Friedrich-Franz-Straße 24, Leonhardstraße 13); ab 1931 Assistenz-Frauenarzt am Krankenhaus in Dargun; mind. 1932 wieder Arzt in Rostock (Friedrich-Franz-Straße 47); unverheiratet; am 9.9.1932 im Alter von 33 Jahren in Berlin gestorben, mglw. Suizid

Selcke, Dr. Kurt Felix Walter

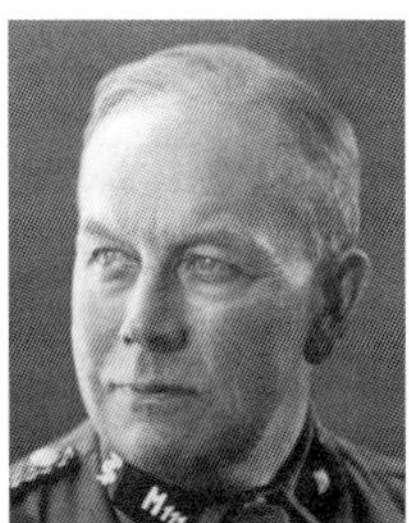

geboren am 6.3.1873 in Pasewalk/Pommern; Sohn eines Zimmermeisters; Gymnasium in Stettin, 1892 Abitur; Medizinstudium in Greifswald, Freiburg und Rostock; Juli 1896 Approbation; September 1898 Promotion in Rostock;[286] bis Frühjahr 1899 Assistenzarzt an der Frauenklinik der Universität Rostock (Doberaner Straße 142); Frühjahr bis Herbst 1899 praktischer Arzt in Doberan; Herbst 1899 bis 1945 niedergelassener Allgemeinpraktiker in Rostock (Kröpeliner Straße 7, Wismarsche Straße 3, Schröderplatz 1, Friedrich-Franz-Straße 78, Blutstraße 17, Mühlenstraße 1); ab mind. 1906 auch städtischer Armenarzt in Rostock; Oktober 1909 Heirat mit Martha Klußmann (*26.6.1888 in Hameln; Tochter eines Apothekenbesitzers), drei Kinder; 1914 bis 1918 Kriegseinsatz als Bataillons- und Regimentsarzt, zuletzt als Stabsarzt; in Rostock auch Rechnungsführer der Kassenärztlichen Vereinigung; als 64-Jähriger Eintritt in die NSDAP am 1.5.1937, Mitgliedsnummer 4.647.759; daneben auch Mitglied des NSKK; ab mind. 1937 auch nebenamtlicher Vertragsarzt bei der RAD-Einheit 1/60 (Rostock-Dierkow); ab 1938 ärztlicher Beisitzer am Erbgesundheitsgericht Rostock; am 1.5.1945 im Alter von 72 Jahren bei der Einnahme der Stadt durch die Rote Armee in Rostock-Schutow ums Leben gekommen („von Russen erschossen")

Sell, Dr. Günther Max Josef
geboren am 22.11.1903 in Berlin; Sohn eines Prokuristen und späteren Fabrikdirektors; Gymnasium, 1924 Abitur; Medizinstudium; 1931 Approbation; Promotion; als aktiver Militärarzt mind. 1931 Assistenzarzt in der 6. Preußischen Sanitätsabteilung in Paderborn (dort auch wohnhaft: Standortlazarett); September 1931 Heirat mit der Laborantin Maria Reichart (*29.11.1910 in [Berlin-]Friedenau; Tochter eines Gymnasialoberlehrers), mind. ein Kind, 1940 Scheidung; bis 1937 in Celle/Hannover; als Stabsarzt ab 1937 Sanitätsoffizier bei der Luftwaffe in Neubrandenburg; ab März 1940 Stabsarzt und Assistenzarzt an der Universitäts-Ohrenklinik in Jena (Lessingstraße 2, Lindenhöhe 6); ab 1941 Kriegseinsatz in der Wehrmacht, zuletzt als Oberstabsarzt; mind. 1943 Arzt in Halle-Dölau, mglw. im dortigen Luftwaffenlazarett; August 1943 Heirat mit der kaufmännischen Angestellten Elvira Wolff (*6.6.1916 in [Berlin-]Charlottenburg; Tochter eines Kaufmanns), zwei Kinder; ab mind. August 1945 in Bad Gandersheim/Harzvorland; bis 1948 Arzt in Clausthal-Zellerfeld/Harz (Osteröder Straße 13); am 29.11.1948 im Alter von 45 Jahren nach Operation von Zwölffingerdarmgeschwüren an Herz-Kreislauf-Schwäche in Clausthal-Zellerfeld gestorben

Sellin, Dr. Otto E.
geboren am 18.1.1907 in Wien/Österreich-Ungarn; Sohn eines Theologen, Bibelforschers und Universitätsprofessors; Gymnasien in Rostock, Kiel und Berlin, 1926 Abitur; zunächst Studium der Rechtswissenschaften in Berlin, dann Medizinstudium in Berlin und Greifswald; 1938 Medizinalpraktikant an Medizinischen und Chirurgischen Kliniken in Berlin und Leipzig; Dezember 1938 Approbation; ab März 1939 Volontärassistent an der Chirurgischen, der HNO- und der Haut-Universitätsklinik in Berlin (Ziegelstraße, Landgrafenstraße 11); ab November 1939 Volontärassistent an der Universitätskinderklinik in Greifswald; ab März 1940 Volontärassistent am Städtischen Krankenhaus in Berlin-Spandau, ab April 1940 an der Frauenklinik der Charité in Berlin (Schumannstraße 20/21); Juni 1940 Heirat mit Elfriede Krüger (*3.7.1913 in Swinemünde/Pommern, †1.5.1945 Suizid in Penzlin; Tochter

---

285) Mit der Arbeit: Beitrag zur forensischen Beurteilung von Fistulae cervico-vaginales bei Frühgeburten (MS).
286) Mit der Arbeit: Über die Hernia processus vaginalis encystica, Tübingen 1898.

eines Bürodirektors); September 1940 Promotion in Greifswald;[287] ab Juni 1941 Assistenzarzt in der Praxis des wegen Morphiummißbrauchs in einer Entziehungskur befindlichen → Dr. Hans Becker in Penzlin; ab Oktober 1941 dienstverpflichteter Arzt in der Praxis des eingezogenen → Dr. Albrecht Lindemann in Penzlin; bis April 1945 niedergelassener Allgemeinpraktiker in Penzlin (Bahnhofsvorplatz); am 1.5.1945 im Alter von 38 Jahren Suizid durch Ertrinken gemeinsam mit seiner Ehefrau in Penzlin

Selmer, Dr. Bernhard Max Alexander

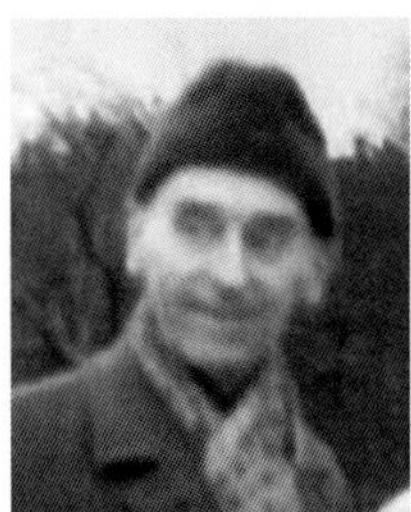

geboren am 7.1.1909 in Neustrelitz/Mecklenburg; Sohn eines Juristen und Staatsrates; Gymnasium in Neustrelitz, 1928 Abitur; Medizinstudium in Marburg, München, Berlin und Rostock; als Student in München Eintritt in die NSDAP am 1.12.1930, Mitgliedsnummer 369.191; daneben auch Mitglied der HJ und der SA; Medizinalpraktikant in Neustrelitz (Elisabethstraße 15), in Rostock-Warnemünde, in Rostock (Bismarckstraße 5), am Allgemeinen Krankenhaus in Lübeck, ab Januar 1938 an der Staatlichen Frauenklinik in Hamburg-Finkenau; März 1938 Approbation in Schwerin; anschließend mglw. Volontärassistent in Mecklenburg; Juli 1938 bis 1943 Assistenzarzt am Versorgungsheim in Hamburg-Altona (Oberaltenallee 60, Richardstraße 1); März 1939 Heirat mit der Erzieherin Olga Koch (*19.6.1911 in Lübeck, †12.10.2001 in Teltow/Brandenburg; Tochter eines Schmieds), drei Kinder; ab November 1940 Mitglied des NSDÄB; Juni 1941 Promotion in Hamburg;[288] ab September 1943 dienstverpflichteter Hilfskassenarzt in der Praxis des verstorbenen Dr. Walther Butz in Schönebeck/Elbe (Bahnhofstraße 13); am 16.4.1995 im Alter von 86 Jahren in Schönebeck gestorben

Senff, Dr. Albert

geboren am 20.4.1901 auf Schloß Norburg/Alsen/Dänemark; Sohn eines Justizoberinspektors; Gymnasium; 1922 Abitur; Medizinstudium in Königsberg; Oktober 1933 Approbation; Dezember 1934 Promotion in Königsberg;[289] ab 1933 Assistenzarzt, mind. 1935 bis 1939 Facharzt an der Chirurgischen Abteilung des Stadtkrankenhauses in Peine/Hannover (Gerhart-Hauptmann-Straße 9); Oktober 1935 Heirat mit der Krankenschwester Wilhelmine Schwiegershausen (*11.5.1913 in Goslar/Hannover, †21.12.2006 in Goslar; Tochter eines Büroassistenten und späteren Wohlfahrtsamt-Direktors), mind. vier Kinder; in Peine Eintritt in die NSDAP am 1.5.1937, Mitgliedsnummer 5.402.081; ab September 1939 Kriegseinsatz bei der Luftwaffe auf dem Fliegerhorst in Güstrow; daneben auch Chirurg am Stadtkrankenhaus in Güstrow; als Nachfolger von → Dr. Werner Elfeldt von Januar 1943 bis mind. 1946 Chefarzt und Leiter der Chirurgischen Abteilung des Stadtkrankenhauses in Güstrow (Plauer Straße 81, Trotschestraße 15); nach Flucht mind. 1949 bis 1954 Facharzt für Chirurgie und Chefarzt in Salem bei Ratzeburg/Schleswig-Holstein; mind. 1949 Abgeordneter für die Deutsche Partei (DP) im Kreistag Herzogtum Lauenburg; am 6.1.1954 im Alter von 52 Jahren an Herzmuskelschaden, dekompensiertem Hypertonus und akutem Herzversagen in Lübeck gestorben

Senske, Albert Karl August

geboren am 19.2.1868 in Breesen bei Gadebusch/Mecklenburg; Sohn eines Stationsjägers und späteren Revierförsters; Gymnasium in Neubrandenburg, 1888 Abitur; Medizinstudium in Berlin und Rostock; Juli 1900 Approbation in Rostock; mind. 1900 Arztvertreter bei Dr. Albert Rietzkow (*1864, †1904) in Gadebusch (Steinstraße 45); 1901 bis 1931 niedergelassener Allgemeinpraktiker in Gadebusch (Bahnhofstraße 2); dort auch Hebammenaufsichtsarzt; Juni 1906 Heirat mit Adelheid Büttner (*3.10.1887 in Gadebusch, †10.10.1962 in Gadebusch; Tochter eines Pastors und späteren Präpositus), mind. ein Kind; ab 1930 stellvertretendes Mitglied des ärztlichen Ehrengerichts Schwerin; 1931 im Alter von 62/63 Jahren gestorben

---

287) Mit der Arbeit: Ringschatten im Lungenröntgenbild, Greifswald 1940.

288) Mit der Arbeit: Die Spätfolgen bei 10 Fällen von Coxa vara epiphysaria adolescentium auf Grund von Nachuntersuchungen, Hamburg 1941.

289) Mit der Arbeit: Die Bedeutung der konstitutionellen Hydrolabilität für den Verlauf und die Prognose der akuten Infektionskrankheiten dystrophischer Säuglinge, Königsberg 1932.

Settgast, Dr. Kurt Wilhelm
geboren am 4.2.1908 in Krefeld/Rheinprovinz; Sohn eines Arztes; Gymnasium, 1928 Abitur; Medizinstudium; Januar 1934 Approbation; Promotion; April 1937 Heirat mit Erika Baumgarten (*2.4.1912 in Halle, †9.10.1991 in Bonn; Tochter eines Arztes und späteren Universitätsprofessors), drei Kinder; bis 1937 Arzt in Essen; November bis Dezember 1937 praktischer Arzt in Dömitz, dann Zulassung zurückgegeben; Januar 1938 bis mind. 1974 niedergelassener Allgemeinpraktiker in Bösingfeld/Lippe (Adolf-Hitler-Straße/Mittelstraße 129); ab September 1939 Kriegseinsatz in der Wehrmacht, im September 1944 uk gestellt; bis 1983 in Bonn (Dechant-Heimbach-Straße 13); am 12.1.1983 im Alter von fast 75 Jahren in Bonn gestorben

Seuffer, Dr. Edgar
geboren am 2.3.1891 in Esslingen/Neckar/Baden; Sohn eines Kaufmanns und späteren Direktors; Realgymnasium in Mannheim, 1911 Abitur; Medizinstudium in Heidelberg und Rostock (Neue Werderstraße 43, Friedhofsweg 38, Wokrenter Straße 31); Approbation; Promotion; März 1918 Heirat mit Mathilde Höhler (*14.7.1891 in Ettenheim/Baden, †20.7.1978 in Heidelberg; Tochter eines Direktors); mind. 1920 Assistenzarzt an der Hautklinik und der Medizinischen Klinik der Universität Rostock (Schröderplatz); mind. 1925 bis 1931 Facharzt für Lungenkrankheiten in Mannheim (Stefanienufer 3), ab 1933 an der Medizinischen Poliklinik der Universität Rostock (Gertrudenplatz 3, St.-Georg-Straße 74); mind. 1934 wieder Arzt in Mannheim; am 12.12.1934 im Alter von 43 Jahren in Mannheim gestorben, mglw. Suizid

Severin, Dr. Hans-Willy Helmut Max
geboren am 31.7.1909 in Striesdorf bei Laage/Mecklenburg; Sohn eines Lehrers; Gymnasium in Rostock, 1929 Abitur; Medizinstudium in München, Graz und Rostock; 1935 bis 1936 Medizinalpraktikant am Stift Bethlehem in Ludwigslust; Februar 1936 Approbation; anschließend auf der Liste potentieller Arztvertreter für Mecklenburg; 1936 bis mind. 1940 zunächst Volontärassistent, dann Assistenzarzt am Sanatorium Birkenhof in Greiffenberg/Schlesien; September 1937 Promotion in Rostock;[290] Juni 1938 Heirat mit der Damenschneiderin Käthe Schulz (*21.10.1916 in Drossen/Weststernberg; Tochter eines Textilkaufmanns); ab September 1939 Kriegseinsatz in der Wehrmacht; bis Dezember 1948 wieder in Striesdorf; Dezember 1948 bis Januar 1951 praktischer Arzt in Hohen Sprenz bei Güstrow; Januar 1951 bis Juli 1958 niedergelassener Allgemeinpraktiker in Rostock (Weberstraße 14); im Juli 1958 „illegal“ in die Bundesrepublik verzogen

Seyffardt, Dr. Johannes Heinrich Ernst (Hans)

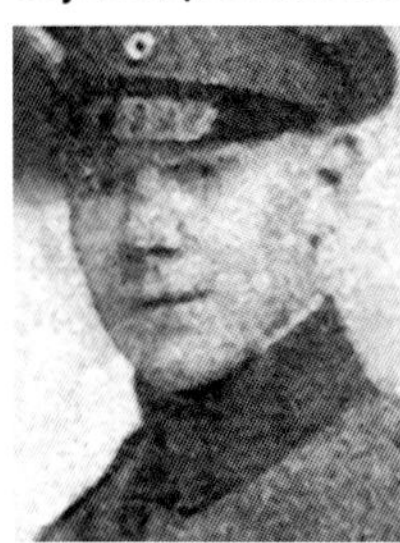

geboren am 2.9.1892 in Weilburg/Lahn/Hessen-Nassau; Sohn eines Berufssoldaten (Leutnant); Reformrealgymnasium in Düsseldorf, 1911 Abitur; Medizinstudium in Berlin an der Kaiser-Wilhelm-Akademie für das militärärztliche Bildungswesen; Kriegseinsatz, zuletzt als Oberstabsarzt; Juni 1919 Approbation und September 1919 Promotion in Berlin;[291] mind. 1923 bis 1929 Arzt in Düsseldorf; Mai 1923 Heirat mit Helene Diefenhardt (*24.6.1896 in Hattenheim bei Eltville/Rhein, †17.5.1967 in Martinsthal bei Eltville/Rhein; Tochter eines Gutsverwalters und späteren Weingutbesitzers), zwei Kinder; Februar 1935 bis Juli 1937 zunächst beamteter Stabsarzt, dann Oberstabsarzt der Wehrmacht in Schwerin (Anastasiastraße 19); August 1935 bis 1937 auch niedergelassener Facharzt für Frauenkrankheiten und Geburtshilfe in Schwerin (Mozartstraße 18); im Mai 1937 in der RÄK gestrichen, „da zur Wehrmacht“; Juli 1937 bis mind. 1940 Oberfeldarzt und Facharzt für Frauenkrankheiten in Berlin (Meinekestraße 3); als Regierungsmedizinalrat bis 1956 Arzt in Düsseldorf (Feldstraße 22); am 22.7.1956 im Alter von 63 Jahren an Lungenkarzinom in Mainz gestorben

---

290) Mit der Arbeit: Über den Einfluß der Ostseekur auf erholungsbedürftige Kinder unter Berücksichtigung medikamentöser und biologischer Faktoren, Rostock 1937.
291) Mit der Arbeit: Zur Kasuistik des Peniskarzinoms, Berlin 1919.

Siche, Dr. Georg Carl
geboren am 10.9.1896 in Beuthen/Schlesien; Sohn eines Grenzaufsehers und späteren Zollinspektors; Gymnasium, 1916 Abitur; Kriegseinsatz; Medizinstudium in Königsberg; Juli 1922 Approbation und Promotion in Königsberg;[292] bis 1923 praktischer Arzt in Wuttrienen/Ostpreußen; Juni 1923 Heirat mit der Telegraphengehilfin und späteren Wirtschafterin Ortrud Stadie (*5.2.1901 in Beuthen, †17.8.1968 in Hamburg; Tochter eines Schaustellers), 1944 Scheidung; 1923 bis mind. 1944 niedergelassener Allgemeinpraktiker in Allenstein/Ostpreußen (Wilhelmstraße 12 und 13, Kaiserstraße 4); dort auch nebenamtlicher Vertrauensarzt bei der Berufskrankenkasse; Mitglied der SA; nach Flucht ab März 1945 praktischer Arzt in Waren

Sick, Dr. Werner Karl Paul
geboren am 26.10.1906 in Leipzig/Sachsen; Sohn eines Arztes und späteren Universitätsprofessors; Gymnasium in Leipzig, 1927 Abitur; Medizinstudium in Leipzig; April 1930 Heirat mit Margarethe Boerner (*29.6.1908 in Leipzig, †26.3.2001 in Geesthacht/Schleswig-Holstein; Tochter eines Kunsthändlers und Auktionshaus-Inhabers), sechs Kinder; August 1931 Promotion in Leipzig;[293] August 1932 Approbation; 1932 bis April 1945 zunächst Assistenzarzt, zuletzt Oberarzt an der Lungenheilstätte Amsee bei Waren; ab April 1938 Facharzt für Lungenkrankheiten; ab 1937 auch Tuberkulose-Fürsorgearzt für den Kreis Malchin mit den Fürsorgestellen Dargun, Gnoien, Malchin, Stavenhagen und Teterow; Eintritt in die NSDAP am 1.4.1941, Mitgliedsnummer 8.294.132; nach aktiver Tötung von Patientinnen an der Lungenheilstätte Amsee unter Zurücklassung der übrigen Pflegebedürftigen im April 1945 Flucht nach Schleswig-Holstein;[294] nach Kriegsende bis zur Pensionierung Lungenfacharzt für die Rentenversicherung in Schleswig-Holstein; am 4.11.1993 im Alter von 87 Jahren in Geesthacht gestorben

Siebenrock, Dr. Karl Christian Thomas
geboren am 19.8.1912 in Görlitz/Schlesien; Sohn des Inhabers einer Vorbereitungsanstalt und Institutsvorstehers; Gymnasium in Görlitz, 1932 Abitur; Medizinstudium; Februar 1937 Promotion in Rostock;[295] April 1937 Approbation; Eintritt in die NSDAP am 1.5.1937; ab 1937 Volontärassistent am Hygiene-Institut der Universität Rostock (Buchbinderstraße 8/9); anschließend Volontärassistent in Nikolaiken/Ostpreußen, dann Arztvertreter in Görlitz (Hospitalstraße 18); ab Januar 1939 niedergelassener Allgemeinpraktiker in Großgarten/Ostpreußen; Oktober 1940 Heirat mit Erika Madzeyka (*3.12.1910 in Großgarten, †2.4.1974 in Bergen-Enkheim bei Frankfurt/Main; Tochter eines Kantors), spätestens 1958 Scheidung; ab April 1941 Kriegseinsatz in der Wehrmacht; ab mind. 1948 niedergelassener Allgemeinpraktiker in Wiesbaden (Hauptstraße 153 und 151, Im Zwetschenfeld 11); August 1958 Heirat mit der Kontoristin und Arztsekretärin Armida Laux verw./gesch. Bormann (*8.11.1923 in Wiesbaden, †23.10.1980 in Wiesbaden; Tochter eines Buchbinders); am 9.9.1995 im Alter von 83 Jahren in Wiesbaden gestorben

Siegel, Dr. Ernst Eduard Hermann
geboren am 10.10.1866 in Reval/Estland; Sohn eines Juristen; Gymnasium, 1887 Abitur; Medizinstudium; Oktober 1894 Approbation in Dorpat/Estland; Promotion; Heirat mit Marie Köster (*26.12.1872

---

292) Mit der Arbeit: Die Methodik der chirurgischen Behandlung bei otitischen Komplikationen (MS).
293) Mit der Arbeit: Blutzuckerkurven bei akuten fieberhaften Infekten, München 1931.
294) Bei einer Vernehmung durch die Landespolizei von Schleswig-Holstein gab Sick im Januar 1967 zu Protokoll, daß er in den letzten Kriegstagen sieben seiner Patientinnen durch die Verabreichung einer hohen Dosis von Evipan, einem Narkotikum, gezielt getötet habe. Die zuständige Staatsanwaltschaft akzeptierte kritiklos Sicks Rechtfertigungsstrategie, wonach diese Kranken ohnehin bald gestorben wären und er sie nur vor der drohenden Vergewaltigung durch Soldaten der Roten Armee habe bewahren wollen. Er habe sich zu den Krankenmorden nach „vielstündigem Widerstreit" und „nach schwersten inneren Kämpfen" durchgerungen und die Tötungen als seine „menschliche Aufgabe" angesehen. Sick wurde nicht strafrechtlich verfolgt; die Staatsanwaltschaft Lübeck stellte die Ermittlungen wegen Mordes ein, da Sick nicht aus niederen, sondern geradezu „aus höheren Beweggründen" gehandelt habe. Zugunsten von Sick ausgesagt und Krankenmorde in Amsee verneint hatten → Dr. Hellmut Fenner, früher Leiter des Krankenhauses in Waren und Mitarbeiter des Rassenpolitischen Amtes der Kreisleitung Waren der NSDAP, → Dr. Emil Niederhaus, früher Allgemeinpraktiker in Waren, und → Dr. Paul Rohwedder, Allgemeinpraktiker in Lübz.
295) Mit der Arbeit: Organbefunde bei Mangelernährung von weißen Ratten, Berlin 1937.

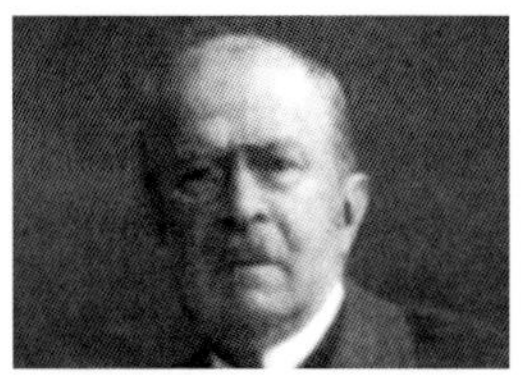

in Karjama/Estland, †24.6.1954 in Berlin/DDR); nach Übersiedlung 1941 Approbation für Deutschland; ab März 1942 dienstverpflichteter Arzt in der Praxis von → Dr. Walther Sach in Schönberg (Lübecker Straße 15); 1944 bis 1946 Arzt in Berlin-Adlershof (Waldstraße 28); am 15.5.1946 im Alter von 79 Jahren an Lungentuberkulose, Arteriosklerose und Herzschwäche in Berlin gestorben

Siegfried, Dr. Paul Julius

geboren am 9.5.1880 in Sergitten/Ostpreußen; Sohn eines Landwirts und Gutsbesitzers; Gymnasium in Königsberg, 1899 Abitur; Medizinstudium in Königsberg und Leipzig; dazwischen als Einjährig-Freiwilliger Militärdienst beim Grenadier-Regiment 3 in Königsberg; 1907 bis 1908 Medizinalpraktikant am St.-Marien-Krankenhaus in Danzig; Juli 1908 Approbation; Promotion; 1909 Arztvertreter in mehreren Landarztpraxen; ab 1910 Assistenzarzt am Stadtkrankenhaus in Königsberg, ab 1911 am Stadtkrankenhaus II in Hannover; nach Weiterbildung in Berlin von November 1912 bis Januar 1945 niedergelassener Facharzt für Dermatologie in Königsberg (Kantstraße 8); 1914 bis 1918 Kriegseinsatz, zuletzt als Stabsarzt in einem Feldlazarett; ab 1922 Mitglied der DNVP; 1922 Heirat mit Emma Woeller (*21.4.1888 in Berlin, †19.7.1964 in Den Haag/Niederlande; Tochter eines Partikuliers), drei Kinder; ab September 1939 Kriegseinsatz als Stabsarzt im Reservelazarett II in Königsberg, daneben eingeschränkte Weiterführung seiner Praxis, im März 1940 aus der Wehrmacht entlassen; Januar 1945 Flucht aus Königsberg; anschließend Arzt in Langendamm bei Ribnitz; September 1945 bis 1950 Facharzt für Dermatologie in Rostock (Bei der Marienkirche 24); am 16.4.1950 im Alter von fast 70 Jahren an Herzschlag in Rostock gestorben

Sieler, Dr. Horst Anton Max

geboren am 24.11.1909 in Rostock/Mecklenburg; Sohn eines Generalagenten und späteren Versicherungsdirektors; Gymnasium in Rostock, 1928 Abitur; Medizinstudium in Rostock (Neue Wallstraße 9) und Freiburg; Medizinalpraktikant an der Medizinischen und der Chirurgischen Klinik der Universität Rostock (Schröderplatz, Maßmannstraße 35) sowie an der Universitäts-Frauenklinik in Halle; Juni 1936 Approbation in Rostock; ab Juli 1936 Volontärassistent an der Universitäts-Frauenklinik in Halle; 1936 bis Mai 1937 Assistenzarzt an der mecklenburgischen Landeskrüppelanstalt Elisabethheim in Rostock (Ulmenstraße 45, Neue Wallstraße 9); Dezember 1936 Heirat mit Ida Büge (*17.7.1916 in Hamburg, †23.1.1972 in Ratzeburg/Schleswig-Holstein; Tochter eines Oberzahlmeisters), mind. vier Kinder; Mai 1937 Promotion in Rostock;[296] Juni 1937 bis mind. 1944 niedergelassener Allgemeinpraktiker in Dobbertin bei Goldberg; ab September 1939 Kriegseinsatz in der Wehrmacht (Praxis durch → Dr. Eduard Krull und → Dr. Alexander Kreisler vertreten); ab mind. 1954 Arzt in Ratzeburg; mind. 1963 bis 1971 Chefarzt an der Inneren Abteilung des DRK-Krankenhauses in Ratzeburg; als Facharzt für Innere Krankheiten daneben auch Privatpraxis in Ratzeburg (Wedenberg 13); April 1973 Heirat mit der medizinisch-technischen Assistentin Anke Solterbeck (*3.9.1931 in Stockelsdorf/Schleswig-Holstein, †15.12.2019 in Ratzeburg; Tochter eines Lehrers und späteren Konrektors), mind. drei weitere Kinder; am 27.2.1975 im Alter von 65 Jahren in Ratzeburg gestorben

Siemund, Dr. Heinrich Adolf Friedrich

geboren am 28.3.1893 in Schwerin/Mecklenburg; Sohn eines Eisenbahngüter-Expedienten sowie späteren Eisenbahnbeamten und Oberbahnhofsvorstehers; Realgymnasium in Bützow, 1912 Abitur; als Einjährig-Freiwilliger ab April 1912 Militärdienst im Füsilier-Regiment 90 in Rostock; Medizinstudium in Jena, München und Rostock (Reiferweg 1); dazwischen von September 1914 bis November 1918 Kriegseinsatz im Reserve-Infanterie-Regiment 90; Weiterführung des Medizinstudiums in Rostock (Stampfmüllerstraße 35); dort im August 1920 Approbation und im Oktober 1920 Promotion;[297] Juni 1927 Heirat mit Charlotte Kempe (*18.12.1904 in Neuruppin/Brandenburg, †3.7.1982 in Schwe-

296) Mit der Arbeit: Zur Kenntnis des Morbus Basedow bei Männern, Malchin 1937.
297) Mit der Arbeit: Über eine eigenartige Schwellung am Rücken und an beiden Oberarmen eines Säuglings (MS).

rin; Tochter eines Arztes), vier Kinder; mind. 1927 bis 1928 als Stabsarzt zur Universitäts-Augenklinik in Tübingen kommandiert; ab Januar 1930 Facharzt für Augenkrankheiten; November 1930 bis mind. Juli 1945 zunächst Stabsarzt, zuletzt Kriegseinsatz als Oberstarzt in der Sanitätsstaffel Schwerin der Sanitäts-Abteilung 12 der Wehrmacht und im Heeres-Standortlazarett Schwerin (Lobedanzgang 10, Reiferbahn 1, Bismarckstraße 73); November 1930 bis 1953 (auch) niedergelassener Facharzt für Augenkrankheiten in Schwerin (Schlageterplatz 4, Reiferbahn 11, Münzstraße 20, Ernst-Thälmann-Straße 21, Stalinstraße 155); am 7.10.1953 im Alter von 60 Jahren an Arteriosklerose und Hirnembolie in Schwerin gestorben

Siess, Dr. Manfred

geboren am 10.2.1920 in Ulm/Württemberg; Sohn eines Rechtsanwalts und Notars; Gymnasium in Ulm, 1938 Abitur; nach Arbeitsdienst Medizinstudium in Tübingen, München und Freiburg; dazwischen von Februar bis Dezember 1942 Kriegseinsatz; 1944 Promotion in Freiburg;[298)] ab November 1944 erneuter Kriegseinsatz als Feldunterarzt im Sanitätsdienst in Ulm (Adolf-Hitler-Ring 95); November 1944 Heirat mit der technischen Assistentin Wiltraud Knauß (*31.7.1920 in Berlin, †11.7.2018 in Freiburg; Tochter eines Berufssoldaten [Hauptmann und späterer General]), mind. zwei Kinder; 1945 Approbation; ab mind. Mai 1945 praktischer Arzt in Dümmer bei Schwerin; Ende Juni 1945 Flucht aus Dümmer; August 1945 bis April 1947 Volontärassistent bzw. Assistenzarzt an der Inneren Abteilung des Städtischen Krankenhauses in Ulm; Mai 1947 bis September 1949 Volontärassistent am Pathologischen Institut der Universität Tübingen; ab Oktober 1949 wissenschaftlicher Assistent, Oktober 1958 bis März 1959 Oberassistent am Pharmakologischen Institut der Universität Tübingen; dort im März 1956 Habilitation;[299)] seitdem Dozent für Pharmakologie und Toxikologie an der Universität Tübingen; ab April 1959 Oberassistent am Pharmakologischen Institut der Universität Marburg (Pilgrimstein 2); nach Umhabilitation an die Universität Marburg 1959 bis 1962 Privatdozent, 1962 bis 1966 außerplanmäßiger Professor, 1966 bis 1967 ordentlicher Professor an der Universität Marburg; 1967 bis mind. 1973 ordentlicher Professor sowie Leiter der Abteilung für Angewandte und Klinische Pharmakologie der Universität Tübingen (Wächterstraße 49, Wilhelmstraße 56, Stauffenbergstraße 72); am 6.12.2007 im Alter von 87 Jahren in Tübingen gestorben

Sievers, Dr. Eberhard Ludwig Rudolf

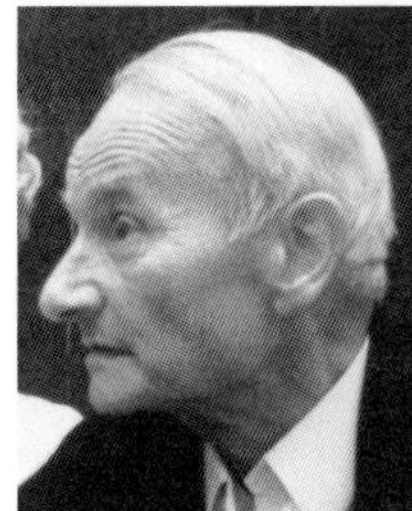

geboren am 6.1.1911 in Herford/Westfalen; Sohn eines Kaufmanns; Gymnasium, 1930 Abitur; Medizinstudium in München; dort im Januar 1935 Promotion;[300)] Dezember 1935 Approbation; ab Dezember 1935 hospitierender Arzt beim Gruppenarzt des RAD in Nordhorn/Hannover; Dezember 1936 Heirat mit Irma Pschorn (*2.4.1913 in München, †7.3.2006 in Recklinghausen/Nordrhein-Westfalen; Tochter eines Lehrers), zehn Kinder; mind. 1937 Volontärassistent bei den Heinkel-Flugzeugwerken in Rostock-Marienehe (Bleicherstraße 6/8); dort Eintritt in die NSDAP am 1.5.1937; ab September 1938 Assistenzarzt an den Städtischen Krankenanstalten in Bremen; ab März 1939 Arztvertreter in Nordhorn (Adolf-Hitler-Straße 58); ab Dezember 1939 Arztvertreter in der Praxis von Dr. Christian Schüssler in Holzwickede/Hannover; ab Februar 1940 dienstverpflichteter Assistenzarzt bei Dr. Felix Sandfort in Fröndenberg (Adolf-Hitler-Platz 1), ab April 1940 bei Dr. Walter Tappert in Castrop-Rauxel (Münsterstraße 57), dann bei Dr. Hermann Verstege in Wattenscheid (Parkstraße 39), ab Mai 1940 bei Dr. Wilhelm Schönefeld in Wattenscheid (Freiheitstraße 8), ab September 1940 bei Dr. Paul Drügg in Bochum (Sonnenscheinstraße 8-10), ab November 1940 bei Dr. Peter Mausbach in Gelsenkirchen (Dorstener Straße 21) (alles Westfalen); ab April 1941 Arztvertreter bei Dr. Josef Möller, anschließend bei dem zur Wehrmacht einberufenen

298) Mit der Arbeit: Amylnitrit und seine Wirkung auf Blutdruck und Blutzucker bei Normo-, Hyper- und Hypotonikern (MS).

299) Mit der Arbeit: Vergleichende histologische und chemische Untersuchungen verschiedener Funktionszustände von überlebenden quergestreiften Muskeln unter pharmakologischer Beeinflussung des Kohlenhydratstoffwechsels, Tübingen 1955.

300) Mit der Arbeit: Bericht aus dem Leben eines erbgleichen Zwillingspaares mit einigen bemerkenswerten psychischen Diskordanzen, Berlin 1935.

Dr. Carl Seydel in Recklinghausen (Bochumer Straße 165, Weddigenstraße 18); am 5.1.1992 im Alter von fast 81 Jahren in Recklinghausen gestorben

Silberkuhl, Dr. Wilhelm
geboren am 6.10.1868 in Haan/Rheinprovinz; Sohn eines Gasthofbesitzers; Realgymnasium in Essen und Gymnasium in Köln, 1888 Abitur; Medizinstudium in München, Straßburg und Greifswald; dazwischen 1890 Militärdienst beim Infanterie-Regiment 105; August 1892 Promotion in Greifswald;[301] Mai 1893 Approbation; mind. 1896 bis 1933 niedergelassener Facharzt für Augenkrankheiten in Essen (Bahnhofstraße/Hindenburgstraße 102, Rottstraße 43); September 1896 Heirat mit Maria Borgmeyer (*27.8.1873 in Greifswald, †2.8.1938 in Essen; Tochter eines Uhrmachers und späteren Hotelbesitzers), ein Kind; als Sanitätsrat von 1933 bis mind. 1935 Augenarzt in Bad Doberan; anschließend Augenarzt in Bad Godesberg bei Bonn (Deutschherrenstraße 145); ab April 1938 im Ruhestand in Recklinghausen/Westfalen (Bismarckplatz 9); am 20.3.1944 im Alter von 75 Jahren gestorben

Silkalns, Dr. Aina (geb. Priede)
geboren am 14.8.1912 in Riga/Lettland; Tochter eines Bankdirektors; Gymnasium, 1930 Abitur; Medizinstudium; August 1936 Approbation in Riga; Promotion; spätestens 1937 Heirat mit dem Forstingenieur und späteren Kesselassistenten Teodors Silkalns (*26.8.1906 in Lettland, †1980 in Preston/Australien), zwei Kinder; bis 1944 Kinderärztin in Lettland; nach Flucht ab September 1944 dienstverpflichtete Kinderärztin in der Praxis von → Dr. Arno Fielitz in Neustrelitz (Augustastraße 18); Januar 1945 Approbation für Deutschland als Fachärztin für Kinderkrankheiten; nach Kriegsende im Umsiedlerlager Fallingbostel/Lüneburger Heide; bis November 1949 im Durchgangslager Seedorf bei Zeven; November 1949 Auswanderung nach Australien; mind. 1950 in Perth/Australien; mind. 1963 bis 1980 Laborassistentin in Melbourne/Australien; am 19.10.2002 im Alter von 90 Jahren in Melbourne gestorben

Simsch, Dr. Gerhard Carl Wilhelm
geboren am 12.6.1897 in Berlin; Sohn eines Lehrers; Gymnasium in Berlin, 1915 Abitur; zunächst Studium der Physik und Chemie in Berlin; 1916 bis November 1918 Kriegseinsatz; Medizinstudium in Berlin und Freiburg; Dezember 1923 Approbation; Assistenzarzt am Krankenhaus in Berlin-Moabit und an der Lungenheilstätte Belzig/Mark; ab Oktober 1925 zweiter Arzt am Genesungsheim für Lungenkranke in Bad Kleinen; November 1927 Promotion in Rostock;[302] ab Dezember 1927 Fürsorgearzt in Bad Salzungen/Thüringen; ab mind. 1930 wieder Lungenarzt in Bad Kleinen; Heirat, zwei Kinder; mind. 1936 Facharzt für Innere Medizin und Leitender Arzt an der Inneren Abteilung des Städtischen Krankenhauses in Glogau/Schlesien (Promenadenstraße 19); mind. 1940 niedergelassener Facharzt für Innere Medizin in Leipzig (Kaiser-Wilhelm-Straße 69); als Oberregierungsmedizinalrat mind. 1957 bis 1962 Leiter der versorgungsärztlichen Untersuchungsstelle in Nürnberg (Bärenschanzstraße 8); Oktober 1959 Heirat mit Christa Harms gesch. Siegerler (*21.6.1925 in Hamburg, †9.12.1989 in Großhansdorf/Schleswig-Holstein; Tochter eines Buchdruckers), ein weiteres Kind; mind. 1964 bis 1987 im Ruhestand in Nürnberg (Helenenstraße 35); am 3.4.1987 im Alter von 89 Jahren in Westberlin gestorben

Sinats, Reinis
geboren am 3.2.1910 in Bilska/Lettland; Gymnasium, 1929 Abitur; Medizinstudium; September 1935 Approbation in Riga; Krankenhausarzt in Lettland; November 1944 Heirat mit Juzefa Veliks (*4.11.1916 in Liksna/Lettland, †4.4.1961 in Nashville/USA), zwei Kinder; nach Flucht Arzt in Elbing/Danzig-Westpreußen (Schmiedestraße 10); Dezember 1944 Approbation für Deutschland als Facharzt für Hautkrankheiten; ab Dezember 1944 dienstverpflichteter Lagerarzt in Neumark/Westpreußen (Central-Hotel); nach erneuter Flucht ab März 1945 Arzt in Kröpelin (Bützower Straße 75); mind. 1947 Arzt in Lübeck; mind. 1949 in Münster, dann in Glückstadt/Schleswig-Holstein; bis 1951

301) Mit der Arbeit: Ein diffuses Gliosarkom des Rückenmarks, Greifswald 1892.
302) Mit der Arbeit: Untersuchungen über die Modifizierung der Erythem- und Pigmentbildung durch äußere Einflüsse, Berlin 1927.

im Umsiedlerlager Wentorf bei Hamburg; Februar 1951 Auswanderung in die USA; mind. 1952 Arzt am Western State Hospital in Memphis/USA; mind. 1956 bis 1961 Oberarzt in Nashville/USA; 1956 Einbürgerung in die USA; im Dezember 1964 im Alter von 54 Jahren in Monroe/USA gestorben

Sindt, Dr. Wilhelmine Frieda Bertha
geboren am 8.3.1905 in Bremerhaven/Bremen; Tochter eines Handlungsgehilfen sowie späteren Kaufmanns und Geschäftsführers; Lyzeum in Bremerhaven, 1921 Abgang mit mittlerer Reife; 1922 bis 1928 Buchhalterin im Geschäft ihres Vaters; Oberlyzeum und Studienanstalt in Stralsund, 1931 Abitur; Medizinstudium in Rostock und Berlin; Dezember 1936 bis April 1937 Medizinalpraktikantin an der Hautklinik der Universität Rostock (Schröderplatz) und der Universitäts-Nervenklinik Rostock-Gehlsheim, April bis Dezember 1937 am Hufeland-Hospital in Berlin; Dezember 1937 Approbation; Januar 1938 bis 1939 Assistenzärztin an der Privatfrauenklinik von → Prof. Dr. Otto Büttner in Rostock (Friedrich-Franz-Straße 24); dort im März 1938 Promotion;[303] ab Oktober 1939 Assistenzärztin am Paul-Reyher-Kinderkrankenhaus in Berlin-Weißensee; April 1940 bis April 1942 wieder Assistenzärztin an der Privatfrauenklinik von Prof. Dr. Otto Büttner in Rostock (Friedrich-Franz-Straße 24); nach Zerstörung der Praxis durch Bombenangriff von Mai bis Oktober 1942 Arztvertreterin in der Praxis von → Dr. Karl Neumann in Tessin, Oktober bis Dezember 1942 in der Praxis von → Dr. Martin Hotop in Feldberg; ab Januar 1943 dienstverpflichtete Arztvertreterin in der Praxis von → Dr. Werner Entzian in Rostock-Warnemünde (Bismarckstraße 4); Mai 1946 bis mind. 1965 niedergelassene Allgemeinpraktikerin in Rostock-Warnemünde (Georginenplatz 6/7); bis 1995 in Rostock (Fritz-Meyer-Scharffenberg-Weg 10); unverheiratet; am 21.5.1995 im Alter von 90 Jahren in Rostock gestorben

Sitschowa, Dr. Wera
Gymnasium, Abitur; Medizinstudium; Approbation; Promotion; 1944 Approbation für Deutschland; ab Frühjahr 1945 notdienstverpflichtete Ärztin am Stadtkrankenhaus in Wismar (Dahlberg)

Sittel, Dr. Hermann Karl Ludwig
geboren am 1.1.1911 in Pirmasens/Bayern; Sohn eines Großkaufmanns; Oberrealschule in Pirmasens, 1931 Abitur; Medizinstudium in München, Wien und Rostock; März 1937 Approbation in Schwerin; Juni 1937 Promotion in Rostock;[304] 1937 Assistenzarzt in Rostock; Eintritt in die NSDAP am 1.6.1937; 1937 bis 1949 Assistenzarzt am Städtischen Krankenhaus in Pirmasens (Kronprinzenstraße 16); Oktober 1937 Heirat mit der Medizinstudentin Maria Buck (*3.9.1914 in Münster, †14.11.1999 in Pirmasens; Tochter eines Unterzahlmeisters und späteren Steuerinspektors), drei Kinder; September 1939 bis 1945 Kriegseinsatz in der Wehrmacht; 1949 bis mind. 1969 niedergelassener Facharzt für Chirurgie in Pirmasens (Hauptstraße 5-7, Schillerstraße 21, Schäferstraße 1 und 74); dort auch Durchgangsarzt und Belegarzt am Städtischen Krankenhaus; am 27.3.1999 im Alter von 88 Jahren an Nierenversagen in Pirmasens gestorben

Skalweit, Prof. Dr. Wolf

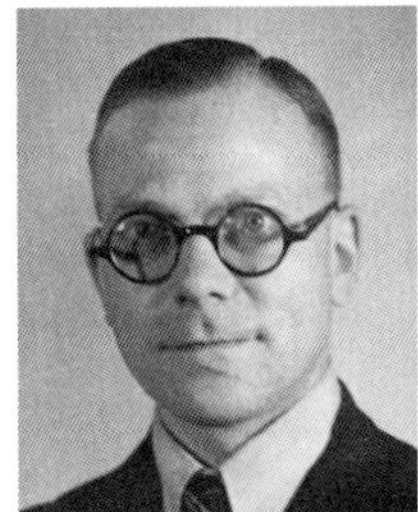

geboren am 14.12.1900 in Königsberg/Ostpreußen; Sohn eines Regierungsbaumeisters; Realgymnasien in Duisburg und Essen, Mai 1918 Notabitur; Juni bis August 1918 Kriegseinsatz als Fahnenjunker beim Ersatz-Bataillon des Eisenbahn-Regiments 3 in Hanau, September bis November 1918 in einem Lazarett; Medizinstudium in Marburg, Bonn, Würzburg, Düsseldorf und Hamburg; dazwischen als Zeitfreiwilliger im Studentenkorps der Universität Marburg im April 1920 Beteiligung an „Unternehmungen gegen Thüringer Spartakisten"; Januar bis Dezember 1924 Medizinalpraktikant an der Inneren, Psychiatrischen und Dermatologischen Abteilung der Städtischen Krankenanstalten in Essen; Januar bis August 1925 zunächst Medizinalpraktikant, dann Volontärassistent in der Prosektur des Knappschaftskrankenhauses „Bergmannsheil" in

303) Mit der Arbeit: Über das Verhalten von Blutbild und Blutzucker nach Kurzwellenbestrahlung, Rostock 1936.
304) Mit der Arbeit: Über die Störungen des Kohlehydratstoffwechsels beim akuten Myokardinfarkt, Berlin 1937.

Bochum; Juli 1925 Approbation und Dezember 1925 Promotion in Hamburg;[305] September 1925 bis Mai 1926 Assistenzarzt am Pathologischen Institut der Städtischen Krankenanstalten in Essen; ab Juni 1926 Assistenzarzt an der Heil- und Pflegeanstalt Rostock-Gehlsheim (dort auch wohnhaft); August 1927 Heirat mit Annaliese Röpke (*10.3.1903 in Hannover, †23.2.1995 in Berlin; Tochter eines Kaufmanns), sieben Kinder; ab Oktober 1932 Oberarzt an der Heil- und Pflegeanstalt sowie der Universitäts-Nervenklinik Rostock-Gehlsheim (Gehlsheimer Straße 6); im Oktober 1932 zum Medizinalrat bei den Landeskrankenanstalten des Landes Mecklenburg-Schwerin ernannt; Januar 1933 Habilitation in Rostock;[306] seitdem Privatdozent für Neurologie und Psychiatrie an der Universität Rostock; ab November 1933 Mitglied der SA, als SA-Truppführer Sturmbannarzt des I. Sturmbannes der SA-Standarte 90 in Rostock; Januar 1934 Teilnahme an dem von Ernst Rüdin geleiteten „erbbiologisch-rassehygienischen Lehrgang“ an der Deutschen Forschungsanstalt für Psychiatrie/Kaiser-Wilhelm-Institut in München; ab Februar 1934 Vertreter des Amtsarztes → Dr. Walter Buschmann für das Gebiet der Erbgesundheitspflege sowie stellvertretender Amtsarzt des Kreises Rostock-Stadt für den Bereich Erb- und Rassenpflege;[307] als ärztliches Mitglied von Februar 1934 bis August 1939 Beisitzer am dem Oberlandesgericht Rostock angegliederten Erbgesundheitsobergericht Rostock, auch hier führender Protagonist und Aktivist bei der Umsetzung des Gesetzes zur Verhütung erbkranken Nachwuchses; außerdem Vorsitzender des Ortsverbandes Rostock der Deutschen Gesellschaft für Rassenhygiene[308] und bis September 1939 Kreisschulungswart im NS-Reichsbund der Kinderreichen;[309] ab Juli 1934 Mitglied des NSDÄB; von November 1934 bis Oktober 1935 vom Mecklenburgischen Staatsministerium für eine Ausbildung in nationalsozialistischer Erb- und Rassenpolitik beurlaubt;[310] ab November 1935 wieder Oberarzt an der Heil- und Pflegeanstalt sowie der Universitäts-Nervenklinik Rostock-Gehlsheim[311] sowie Dozent für Psychiatrie und Neurologie an der Universität Rostock; dort Eintritt in die NSDAP am 1.5.1937; ab 1937 Mitglied des NS-Dozentenbundes; ab mindestens 1938 auch Kreisbeauftragter des Rassenpolitischen Amtes der Gauleitung Mecklenburg der NSDAP für den Kreis Rostock-Stadt; als SA-Obersturmführer daneben nunmehr Sturmbannarzt des IV. Sturmbannes der SA-Standarte 90 in Rostock; im Oktober 1939 zum außerplanmäßigen außerordentlichen Professor für Neurologie und Psychiatrie an der Universität Ro-

305) Mit der Arbeit: Hämogramm und Luetin-Reaktion bei Impfmalaria, Essen 1925.

306) Mit der Arbeit: Konstitution und Prozeß in der Schizophrenie. Untersuchungen mit dem Rohrbach'schen Formdeutungsversuch, Leipzig 1934.

307) In dieser Eigenschaft war Skalweit zwischen März 1934 und Juli 1938 vom Mecklenburgischen Staatsministerium beauftragt, „den Amtsarzt [und späteren Leiter des Staatlichen Gesundheitsamtes des Kreises Rostock-Stadt] auf dem Gebiete der Erbgesundheitspflege, insbesondere bei der Bearbeitung der Anträge gemäß § 3 des Gesetzes zur Verhütung erbkranken Nachwuchses, zu unterstützen“. Dieser Paragraph sah vor, daß Anträge auf „Unfruchtbarmachung“ von beamteten Ärzten sowie von Leitern einer Krankenanstalt, einer Heil- und Pflegeanstalt und auch einer Strafanstalt gestellt werden konnten und sollten.

308) Anläßlich einer Tagung zur Auswertung erster Erfahrungen bei der Anwendung des Gesetzes zur Verhütung erbkranken Nachwuchses brüstete sich Skalweit damit, daß er allein schon bis November 1934 für insgesamt 83 Personen die Sterilisierung beantragt hatte; er beklagte, daß „die Pflicht zur Anzeige aller Erbkranken, auch der zweifelhaften Fälle, ... von vielen Ärzten noch zu wenig beachtet“ würde, und forderte, man dürfe bei der Entscheidung zur Sterilisierung „nicht zu engherzig“ sein. Für Skalweit lag „ein ausreichender Grund zur Sterilisierung im allgemeinen schon dann vor, wenn es sich um einen ehemaligen Hilfsschüler handelt ... Auch wenn durch die Hilfsschule schließlich noch ein leidliches praktisches Wissen hat vermittelt werden können, also wenn die Betreffenden das Ziel der Hilfsschule erreicht haben“, beweise doch „die Tatsache, daß eine besondere Aufwendung von staatlichen ... Mitteln erforderlich war, allein zur Genüge die Unerwünschtheit einer Belastung des Volkes mit derartigem Erbgut“.

309) Dort und auch vor anderen NS-Gliederungen sowie Ortsgruppen der NSDAP im Gau Mecklenburg zahlreiche Vorträge über Erbbiologie und Bevölkerungspolitik.

310) Von November 1934 bis Juni 1935 zunächst Teilnahme an dem von Arthur Gütt, Ministerialdirektor im Reichsinnenministerium, dem Rassenpolitischen Amt der NSDAP und dem Rasse- und Siedlungsamt der SS im Kaiser-Wilhelm-Institut für Anthropologie, menschliche Erblehre und Eugenik in Berlin-Dahlem durchgeführten Lehrgang zur Ausbildung von Spezialisten für Rassenhygiene und Erbkunde (dort Kurse bei Eugen Fischer, Fritz Lenz, Otmar von Verschuer und Hans Weinert); von Juli bis Oktober 1935 Teilnahme an dem vom Reichsausschuß für Volksgesundheitsdienst beim Reichsinnenministerium organisierten Lehrgang in der Deutschen Forschungsanstalt für Psychiatrie in München (hier Kurse bei Ernst Rüdin).

311) Die von → Prof. Dr. Ernst Braun geleitete Psychiatrische und Nervenklinik der Universität Rostock gehörte wie die angeschlossene Heil- und Pflegeanstalt Rostock-Gehlsheim zu den größeren der insgesamt 22 medizinischen Einrichtungen in Mecklenburg, an denen nach dem im Juli 1933 erlassenen Gesetz zur Verhütung erbkranken Nachwuchses bis mindestens 1944 Sterilisierungen vorgenommen wurden.

stock ernannt;[312] ab September 1939 Kriegseinsatz, zunächst als Bataillonsarzt am Westwall, ab April 1940 als Neurologe und Psychiater beim Stab einer Kriegslazarettabteilung an der Westfront und auf dem Balkan, ab August 1941 als Beratender Psychiater beim Stab der Panzer-Armee des deutschen Afrika-Korps, im November 1941 zum Stabsarzt befördert, bis Oktober 1943 in Kriegsgefangenschaft,[313] ab Februar 1944 erneuter Kriegseinsatz als Beratender Neurologe und Psychiater einer Armeegruppe in Italien, EK II und – auf Antrag von Generalfeldmarschall Albert Kesselring – im April 1944 KVK II. und KVK I. Kl. m.S.; Mai 1945 bis Mai 1946 Arzt in Kriegsgefangenenlagern; bis November 1946 Arzt im Flüchtlingslager Hersel bei Bonn; ab 1947 wissenschaftlicher Mitarbeiter und Gutachter, dann Leitender Nervenarzt an der Neurologischen Station des Landeskrankenhauses in Wuppertal-Ronsdorf; März 1949 erfolglose Bewerbung bei der Deutschen Verwaltung für Volksbildung um Einstellung an einer Hochschule in der sowjetischen Besatzungszone;[314] ab 1951 Arzt an der Landesklinik für Hirnverletzte in Bonn; ab 1953 Dirigierender Arzt für Nerven- und Gemütskrankheiten sowie stellvertretender Ärztlicher Direktor an den Karl-Bonhoeffer-Heilstätten in Westberlin (Oranienburger Straße, Calandrellistraße 44); am 13.4.1986 im Alter von 85 Jahren in Westberlin gestorben

Skrodzki, Dr. Wilhelm Friedrich August

geboren am 1.8.1872 in Angerburg/Ostpreußen; Sohn eines Seminardirektors und späteren Regierungs- und Provinzialschulrates; Gymnasium in Berlin, 1891 Abitur; Medizinstudium in Berlin an der Kaiser-Wilhelm-Akademie für das militärärztliche Bildungswesen; November 1895 Promotion in Berlin;[315] März 1897 Approbation; bis 1900 aktiver Militärarzt in Lyck/Ostpreußen; ab März 1900 Assistenzarzt, ab 1901 Oberarzt, 1903 bis Januar 1908 Stabsarzt bei der kaiserlichen Schutztruppe in Deutsch-Ostafrika; ab Januar 1908 Bataillonsarzt beim Infanterie-Regiment 52 in Cottbus; bis Dezember 1908 Stabsarzt in (Berlin-)Friedrichshagen; 1909 bis 1910 Regierungsarzt beim Kaiserlichen Gouvernement in Togo; 1911 bis 1912 Stabsarzt im Grenadier-Regiment Kronprinz in Königsberg; Mai 1911 Heirat mit Magdalena Pachnio (*4.11.1883 in Groß Hasselberg/Ostpreußen, †28.5.1917 in Rostock; Tochter eines Rittergutsbesitzers); 1913 bis 1914 Regimentsarzt in Ludwigslust; 1914 bis 1918 Kriegseinsatz, mind. 1917 als Oberstabsarzt in Rostock (Lloydstraße 1), zuletzt als Generaloberarzt, kriegsbeschädigt; Januar 1919 bis mind. 1958 niedergelassener Allgemeinpraktiker in (Bad) Do-

---

312) Prof. Dr. Ernst Braun hielt im April 1939 in einem für die Ernennung Skalweits zum Professor bestimmten Gutachten fest, daß „die erbgesundheitliche Gesetzgebung des nationalsozialistischen Staates" für Skalweit eine „außerordentliche Arbeitslast" gebracht habe, indem er „zum stellvertretenden Amtsarzt ernannt wurde und nunmehr mit der praktischen Durchführung des Gesetzes in ungewöhnlich hohem Grad belastet" sei. Und als Mitglied des Erbgesundheitsobergerichts habe Skalweit „einen ganz wesentlichen und in vielen Fällen ausschlaggebenden Einfluß auf die Durchführung der Erbgesundheitsgesetze im Gau Mecklenburg" gehabt. Außerdem sei Skalweit „seit dem Umbruch bei der SA und ist hier einer der aktivsten Kämpfer, die ich kenne"; Skalweit habe als Sturmbannarzt „zahllose Abende und Tage in seinem SA-Dienst zugebracht", er sei „auch sehr beliebt als Vortragender für alle möglichen nationalsozialistischen Formationen", hier halte er „klare und ausgezeichnete Vorträge über die Probleme der Erbbiologie und Bevölkerungspolitik". Braun meinte, daß es „die Eigenart unserer Fächer" mit sich bringe, „daß unsere berufliche Arbeit, der vor allem der Schutz der Rasse vor Erbkrankheiten anvertraut ist, in besonderem Maße von nationalsozialistischen Gedanken geprägt" sein müsse, „wenn sie gut sein soll". Skalweit habe „seine ganzen Nebeninteressen und sein Privatleben diesem Zeichen unterstellt, und seine Opferbereitschaft und sein Leistungswillen für den nationalsozialistischen Gedanken" seien „allgemein bekannt und anerkannt". Skalweit sei „ein Hochschullehrer, wie die nationalsozialistische Universität ihn dringend braucht". Rektor → Prof. Dr. Ernst Ruickoldt unterstützte den Antrag zur Ernennung Skalweits auch im Hinblick auf dessen „unermüdliche Einsatzbereitschaft in der SA sowie seiner wissenschaftlichen und beruflichen Leistung mit wärmster Befürwortung".

313) Gemäß Meldung des Heimkehrerlagers Kornwestheim vom 26.10.1943 war Skalweit auf dem Wege des Gefangenenaustausches aus amerikanischer Kriegsgefangenschaft zurückgekehrt und nach Rostock entlassen worden.

314) Der um Auskunft gebetene Dekan der Medizinischen Fakultät der Universität Rostock teilte der Deutschen Verwaltung für Volksbildung im April 1949 mit, daß „die älteren Mitglieder des Lehrkörpers übereinstimmend bekundet" haben, „daß sie persönlich nichts gegen Herrn Skalweit einzuwenden" hätten. Jedoch seien durch dessen „kollegial anfechtbare" gutachterliche Stellungnahme der Rostocker Internist → Dr. Theodor Ruhnstruck und dessen Ehefrau zu zweieinhalb Jahren Gefängnis verurteilt worden, und Skalweit soll „ein führendes Mitglied der SA gewesen sein"; deshalb sei es „wohl in seinem eigenen Interesse, nicht in die Ostzone zurückzukommen". Zwar habe sich Frau Skalweit in der Zeit der Kriegsgefangenschaft ihres Mannes „tapfer durchgeschlagen", aber „beiden Eheleuten Skalweit fehle das Verständnis dafür, daß und warum sie in der Ostzone nicht gern gesehen" seien. Die „wissenschaftliche Beurteilung von Skalweit" sei zwar „durchaus günstig", aber wegen seiner Vergangenheit sei eine Einstellung „an einer Hochschule unserer Zone nicht am Platze".

315) Mit der Arbeit: Zur Ätiologie der Nebenhöhlenempyeme, Berlin 1895.

beran (Am Kamp 4, 11 und 5); September 1919 Heirat mit Anna Pachnio verw. Wendt (*5.1.1885 in Groß Hasselberg, †24.6.1969 in Lahr/Schwarzwald; Tochter eines Rittergutsbesitzers), insgesamt sieben (Stief-)Kinder; zwischen 1958 und 1969 gestorben

Slobin, Dr. Paul
geboren am 15.1.1897 in Kaunas/Litauen; Gymnasium, 1916 Abitur; Kriegseinsatz; Medizinstudium; 1937 Approbation in Kaunas; Promotion; Heirat mit einer Zahnärztin; März 1941 Umsiedlung nach Deutschland; nach Approbation für Deutschland ab März 1945 notdienstverpflichteter Arzt in der Praxis von → Dr. Hans Ludwig Sachse in Rostock-Gehlsdorf (Fährstraße 26; wohnhaft in Dierkow-Dorf, Hof 3); mind. August 1945 bis 1958 niedergelassener Allgemeinpraktiker in Rehna (Nachfolger in der Praxis des im Kriegseinsatz verstorbenen → Dr. Bruno Steffens, Markt 18; Hinterstraße 2)

Sniehotta, Dr. Johannes Marian Josef
geboren am 25.6.1920 in Neu-Heiduk/Schlesien; Sohn eines Volksschullehrers und späteren Volksschulrektors; Gymnasium in Beuthen, 1938 Abitur; nach siebenmonatigem Arbeitsdienst Medizinstudium in Breslau, Wien, Prag und Danzig; Oktober 1941 bis November 1943 Kriegseinsatz in der Sowjetunion, zweimal verwundet; im November 1943 zum Weiterstudium nach Rostock kommandiert; Approbation; mind. 1944 Assistenzarzt in Rostock; dort 1944 Promotion;[316)] ab mind. 1950 Facharzt in Frankfurt/Main (Mainzer Landstraße 50, Bornheimer Landstraße 22, Marbachweg 316); August 1950 Heirat mit Marianne Keulertz (*22.6.1924 in Viersen/Rheinprovinz, †7.12.2007 in Frankfurt/Main; Tochter eines Formers und späteren Expedienten), mind. drei Kinder; am 25.10.1997 im Alter von 77 Jahren in Frankfurt/Main gestorben

Snitkin, Dr. Peter von
geboren am 12.12.1886 in St. Petersburg/Rußland; Gymnasium, 1906 Abitur; Medizinstudium; 1914 Approbation in Dorpat/Estland; Promotion; Arzt in Riga; Heirat, ein Kind; nach Umsiedlung von Juni bis August 1941 Hilfsarzt in Neukloster; ab September 1941 dienstverpflichteter Hilfskassenarzt in der Praxis von → Dr. Paul-Friedrich Wedemeyer in Woldegk (Adolf-Hitler-Straße 17, Burgtorstraße 1)

Söhn, Dr. Erich Robert Peter
geboren am 24.5.1903 in Paris/Frankreich; Sohn eines Kaufmanns, Gymnasium, 1923 Abitur; Medizinstudium in Kiel; Juli 1928 Approbation und August 1928 Promotion in Kiel;[317)] mind. 1932 bis 1933 Assistenzarzt an der Frauenklinik und der Landeshebammenanstalt der Universität Rostock (dort auch wohnhaft: Doberaner Straße 142); Eintritt in die NSDAP am 25.5.1932; mind. 1934 Arzt in Berlin-Charlottenburg (Berliner Straße 137); Juni 1934 Heirat mit der medizinisch-technischen Assistentin Käthe Meyer (*18.8.1912 in Heringsdorf/Pommern, †28.6.1980 in Westberlin; Tochter eines Stadtrates und Stieftochter eines Amtsgerichtsrates), ein Kind; ab März 1935 niedergelassener Allgemeinpraktiker, April 1936 bis 1978 Facharzt für Frauenleiden und Geburtshilfe in (West-)Berlin (Grolmanstraße 34/35, Müllerstraße 182/183, 173 und 156); 1979 bis mind. 1980 im Ruhestand in Westberlin (Hohenheimer Straße 13)

Soltmann, Dr. Carl-Heinz Adolf Martin
geboren am 15.4.1905 in Neustrelitz/Mecklenburg; Sohn eines Postassistenten und späteren Postinspektors; Gymnasium in Neustrelitz und Oberrealschule in Wismar, 1926 Abitur; Medizinstudium in Wien, Innsbruck und Rostock; 1933 bis 1934 Medizinalpraktikant in Eisenach/Thüringen (Mühlhäuser Straße 94); Mai 1933 Promotion in Rostock;[318)] Mitglied der SA; Eintritt in die NSDAP am 7.3.1934; April 1935 Approbation; Juni 1935 bis August 1937 niedergelassener Allgemeinpraktiker in Wittenburg (Adolf-Hitler-Straße 29); September 1937 bis mind. 1939 praktischer Arzt in Wismar (Altwis-

---

316) Mit der Arbeit: Beziehung zwischen Strommenge und Alter von Geisteskranken bei der Elektroschock-Therapie (MS).

317) Mit der Arbeit: Das klinische Bild der Eklampsie in der ersten Hälfte der Schwangerschaft mit einem Bericht über einen weiteren Fall, Berlin 1928.

318) Mit der Arbeit: Über einen ungewöhnlichen Fall von Granulosazelltumor des Ovars, Rostock 1931.

marstraße 5); November 1939 Heirat mit der Krankenschwester Käte Gutschmidt (*4.10.1910 in Rostock, †14.8.2012 in Duisburg; Tochter eines Kaufmanns); nach Kriegsende Arzt in Hohen Neuendorf bei Berlin; mind. 1957 Arzt in Moers/Nordrhein-Westfalen; bis 1976 Augenarzt in Duisburg (Friedrich-Ebert-Straße 76); am 27.11.1976 im Alter von 71 Jahren in Duisburg gestorben

Sommer, Dr. Hans-Eugen Louis Willi

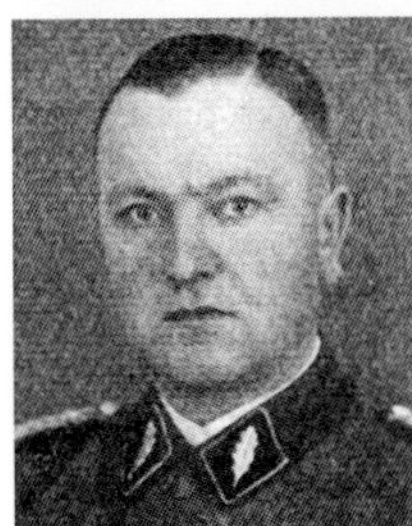

geboren am 13.12.1901 in Rostock/Mecklenburg; Sohn eines Herrenschneiders und späteren Schneidermeisters; Realgymnasium in Rostock, März 1919 Oberprimareife; als Freiwilliger von März bis November 1919 Dienst im 3. Garde-Feldartillerie-Regiment (Garde-Kavallerie-Schützendivision „Walter von Lüttwitz") in Potsdam, um „an den Kämpfen gegen Spartakus in Berlin teilzunehmen"; November 1919 Abitur am Realgymnasium in Potsdam; Medizinstudium in Rostock (Koßfelder Straße 37); dazwischen 1920 Angehöriger des Zeitfreiwilligen-Bataillons Rostock, mit diesem im März 1920 Beteiligung am Kapp-Putsch in Mecklenburg; 1921 bis 1923 Angehöriger des Freikorps Roßbach, mit diesem 1921 Teilnahme an den Grenzlandkämpfen in Oberschlesien; im Dezember 1922 wegen Beteiligung an einer antisemitischen Kundgebung in Ribnitz zu 500 Mark Strafe verurteilt; ab 1923 Mitglied im Rostocker Hitler-Kampfbund; ab November 1923 Angehöriger des III. Bataillons des Infanterie-Regiments 5 der Schwarzen Reichswehr in Rostock; mind. 1924 Leiter der deutschvölkischen Studentenbewegung Rostock; März 1924 Mitbegründer der Ortsgruppe Rostock der Nationalsozial(istisch)en Vereinigung, einer Tarnorganisation der verbotenen NSDAP; ab April 1925 Mitglied der SA; Eintritt in die NSDAP am 4.5.1925, Mitgliedsnummer 3.199; Mai bis Oktober 1925 Medizinalpraktikant an der Poliklinik der Universität Rostock; dort im August 1925 Promotion;[319] November 1925 bis März 1926 Medizinalpraktikant an der Chirurgischen Abteilung des Augusta-Krankenhauses in Bochum, März bis Mai 1926 an der Hautklinik der Universität Rostock (Schröderplatz); Mai 1926 Approbation; Juli 1926 bis März 1933 niedergelassener Allgemeinpraktiker in Brüel; Dezember 1926 Heirat mit Liselotte Gottschalk (*22.12.1906 in Rostock, †22.2.1940 in Rostock; Tochter eines Juweliers; Eintritt in die NSDAP am 1.5.1937, Mitgliedsnummer 5.284.255), sechs Kinder;[320] 1926 bis 1929 auch Leiter der Ortsgruppe Brüel der NSDAP; 1928 bis 1933 auch Beisitzer am Gaugericht des Gaues Mecklenburg-Lübeck der NSDAP; im Juni 1929 von der NSDAP als Nachfolger für ein Landtagsmandat vorgesehen; als Angehöriger der SA-Standarte 89 1930 zum SA-Sturmführer, 1932 zum SA-Sturmbannführer, im Januar 1933 zum SA-Obersturmbannführer befördert;[321] Januar bis April 1931 Leiter der Abteilung Ärztefragen in der Gauleitung Mecklenburg-Lübeck der NSDAP; im Juni 1932 von der NSDAP erneut als Nachfolger für ein Landtagsmandat vorgesehen; als Nachfolger von → Dr. Hugo Weiberlen ab Juli 1932 auch Polizeiarzt in Schwerin, hier geheimer Verbindungsmann der Gauleitung der NSDAP zur mecklenburgischen Polizei; nach vom Regierungskommissar Friedrich Hildebrandt befohlener Praxisaufgabe im April 1933 als Stabsarzt in die mecklenburgische Landespolizei übernommen und bis Oktober 1934 Dienst als Polizeiarzt in der IV. und V. Abteilung der Mecklenburgischen Landespolizei bzw. der Revier-Hauptmannschaften der Schutzpolizei in Rostock (Horst-Wessel-Straße 120) und in Güstrow;[322] im April 1933 von der NSDAP erneut als Nachfolger für ein Landtagsmandat vorgesehen; 1934 Goldenes Ehrenzeichen der NSDAP; im November 1934 zum Polizei-Medizinalrat ernannt und seitdem bis Januar 1938 Leitender Arzt der

319) Mit der Arbeit: Die Tenotomie als Operationsmethode zur Beseitigung des Strabismus convergens, Rostock 1929.

320) In einer Todesanzeige hielt Polizeipräsident Sommer fest, daß seine Frau als „Inhaberin des Ehrenkreuzes der deutschen Mutter" gestorben sei, „nachdem sie vor drei Wochen unserem sechsten Kinde das Leben schenkte. Sie war eine echte deutsche Mutter." Auch NSDAP-Kreisleiter Otto Dettmann lobte Frau Sommer „als eine bis zum letzten Einsatz bereite deutsche Mutter", die erst starb, als sie „dem deutschen Volke das sechste Kind geschenkt" hatte.

321) Noch lange nach Sommers aktiver SA-Zeit lobte Gauleiter Friedrich Hildebrandt dessen Einsatz: „Wie Sie uns als SA-Mann in Mecklenburg in Saalschlachten geschützt haben und im entscheidenden Augenblick immer zur Stelle waren", nötigte Hildebrandt noch retrospektiv hohe Achtung ab, auch, daß Sommer „in der großen Zeit des Kampfes auf alle materiellen Vorteile verzichtet" habe, „Frau und Kinder außer acht ließ und in echt soldatischer Weise dem Führer folgte".

322) Die Mecklenburgische Landespolizei bestand zu dieser Zeit aus den fünf Großabteilungen Schutzpolizei, Landjägerei/Gendarmerie, Kriminalpolizei, Verwaltungspolizei und Kommunalpolizei. Als Stabsarzt der Landespolizei ressortierte Sommer zunächst in der Sanitätsabteilung der Schutzpolizei.

mecklenburgischen Schutzpolizei beim Ministerium des Innern; 1934 bis 1935 auch Leiter des Schulungsamtes der Kreisleitung Rostock-Stadt der NSDAP; 1938 erfolglose Kandidatur für den Reichstag; im Januar 1938 aus dem polizeiärztlichen Dienst ausgeschieden und mit der Wahrnehmung der Dienstgeschäfte des Polizeipräsidenten in Rostock beauftragt; Oktober 1938 bis Mai 1945 regulärer Polizeipräsident von Rostock, des einzigen Polizeipräsidiums in Mecklenburg (Doberaner Straße 12, Wallensteinstraße 26); im November 1938 zum SA-Standartenführer befördert; ab April 1939 Mitglied der SS, Nr. 327.336, Übernahme als SS-Standartenführer, bis 1945 nicht mehr befördert; Oktober 1940 KVK II. Kl. o.S., nach dem Vier-Tage-Bombardement auf Rostock im April 1942 KVK I. Kl. m.S.; März 1941 Heirat mit der Krankenschwester Elise Wendt verw. Deuster (*11.7.1911 in Leipzig, †7.9.2013 in Hamburg; Tochter eines Arztes), vier weitere Kinder; März 1941 Dienstauszeichnung der NSDAP in Bronze und Silber; als Nachrücker für den gefallenen Gauobmann der DAF, Fritz Montag, von März 1943 bis April 1945 Mitglied des Deutschen Reichstags; April 1945 Flucht aus Rostock nach Wismar, dort in britischer Kriegsgefangenschaft und einer Sanitätseinheit zugeteilt; nach erneuter Flucht über Dänemark nach Hamburg bis 1948 in britischer Kriegsgefangenschaft bei Bielefeld; 1948 bis mind. 1949 illegaler Vertretungsarzt in verschiedenen Hamburger Arztpraxen (unter dem Namen Lommer); 1951 bis 1952 Reisevertreter der Firma „Hartmann Verbandsstoffe" in Hamburg (Hochhausring 4); auf einer Geschäftsreise am 18.4.1952 im Alter von 50 Jahren nach einem Verkehrsunfall in Deichsende bei Cuxhaven/Niedersachsen gestorben

Sommer, Dr. Hermann Christian
geboren am 31.10.1909 in Mannheim/Baden; Sohn eines Bäckermeisters und späteren Gastwirts; Oberrealschule in Mannheim, 1930 Abitur; Medizinstudium in Heidelberg, Innsbruck und Rostock; als Student von Oktober 1931 bis Mai 1935 Mitglied der SA sowie Eintritt in die NSDAP am 11.11.1931, Mitgliedsnummer 614.114; ab Mai 1933 Mitglied der SS, Nr. 100.409; März 1935 Promotion in München;[323] April 1936 Approbation; April 1936 bis 1938 Assistenzarzt am Anatomischen Institut der Universität Greifswald; Juli 1937 bis August 1938 zunächst als SS-Rottenführer, dann als SS-Unterscharführer nebenamtlicher Führer der SS-Sanitäts-Oberstaffel 74 in Greifswald; August 1938 bis Februar 1939 Assistenzarzt an der Frauenklinik der Universität Rostock (dort auch wohnhaft: Doberaner Straße 142); Februar 1939 bis November 1941 hauptamtlicher Führer des SS-Sanitäts-Sturms XXXIII in Schwerin, im April 1939 zum SS-Untersturmführer, im November 1941 zum SS-Obersturmführer befördert; unverheiratet; ab August 1940 Kriegseinsatz als Oberleutnant und Oberarzt bei der Luftwaffe, 1941 KVK II. Kl. m.S.; ab 1941 erneuter Kriegseinsatz in der Sowjetunion, zuletzt als Hauptmann und Stabsarzt auf einem Hauptverbandsplatz der Luftwaffe; ab Februar 1943 bei Stalingrad vermißt; am 27.8.1943 im Alter von 33 Jahren an Flecktyphus im Klosterlager Oranki/Sowjetunion gestorben

Sommer, Dr. Otto
geboren am 13.5.1904 in Fredeburg/Westfalen; Sohn eines Amtsrichters und späteren Amtsgerichtsrates; Gymnasium, 1924 Abitur; Medizinstudium in Berlin, Wien und Rostock; Approbation; mind. 1935 bis 1943 Assistenzarzt an der Chirurgischen Klinik der Universität Rostock (dort auch wohnhaft: Maßmannstraße 35); dort im April 1939 Promotion[324]

Sommerfeld, Dr. Hans Adolf
geboren am 24.11.1894 in Luckenwalde/Brandenburg; Sohn eines Kaufmanns; Gymnasium in Berlin, 1914 Abitur; August 1914 bis März 1917 Kriegseinsatz, verwundet (Verlust des linken Unterschenkels), 50 Prozent erwerbsgemindert; Medizinstudium in Freiburg, Halle und Berlin; Medizinalpraktikant am Rudolf-Virchow-Krankenhaus in Berlin; dort im März 1921 Approbation und im April 1921 Promotion;[325] Volontärassistent am Rudolf-Virchow-Krankenhaus und am Städtischen Krankenhaus in Berlin-Wilmersdorf; Juni 1922 bis 1938 niedergelassener Allgemeinpraktiker in Hagenow (Bahn-

323) Mit der Arbeit: Der vaginale Kaiserschnitt, Philippsburg 1935.
324) Mit der Arbeit: Untersuchungen über den Nierenglomerulus, Jena 1934.
325) Mit der Arbeit: Die Beziehungen und Einflüsse der Chlorose auf das Wachstum des weiblichen Organismus in der Entwicklungsperiode, Berlin 1921.

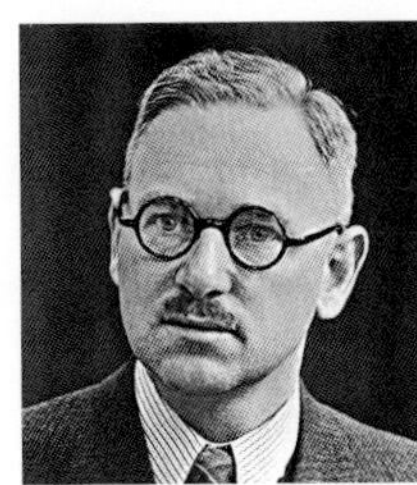

hofstraße/Adolf-Hitler-Straße 4); Oktober 1922 Heirat mit der Krankenschwester Margarete Swolinsky (*4.4.1892 in Greifenhagen/Pommern, †24.9.1978; Tochter eines Zollinspektors), zwei Kinder; wegen seiner jüdischen Herkunft auf Veranlassung des Kreismedizinalrats → Dr. Wilhelm Dopheide ab 1935 systematisch boykottiert;[326] im September 1938 Entzug der Approbation; Herbst 1938 bis Sommer 1945 ohne ärztliche Tätigkeit in Hamburg (Goernestraße 8);[327] August 1945 bis 1965 niedergelassener Allgemeinpraktiker in Hamburg (Eppendorfer Landstraße 33, Schmuckshöhe 10); am 24.5.1965 im Alter von 70 Jahren in Hamburg gestorben

Sonntag, Dr. Arthur Conrad Julius
geboren am 22.2.1871 in Berlin; Sohn eines Hefefabrikanten; Gymnasium in Wittstock, 1891 Abitur; Medizinstudium in Berlin, München und Erlangen; Dezember 1895 Promotion[328] und Juli 1896 Approbation in Erlangen; bis 1901 Assistenzarzt in Berlin; ab 1901 niedergelassener Allgemeinpraktiker, ab mind. 1915 niedergelassener Facharzt für Hals-, Nasen- und Ohrenkrankheiten in Berlin (Alexandrinenstraße 113, Friedrichstraße 13, Hallesches Ufer 7/8, Cecilienallee 59); mind. 1915 auch Arzt an der Poliklinik in Berlin-Wedding (Reinickendorfer Straße 1); März 1901 Heirat mit Marguerite Berneaud (*17.12.1880 in Danzig, †16.5.1945 in Timmendorfer Strand/Schleswig-Holstein; Tochter eines Kaufmanns), zwei Kinder; 1914 bis 1918 Kriegseinsatz, zuletzt als Stabsarzt; 1919 bis 1933 niedergelassener Facharzt für Hals-, Nasen- und Ohrenkrankheiten in Güstrow (Hafenstraße 9); daneben ab mind. 1930 auch HNO-Belegarzt am Stadtkrankenhaus in Güstrow (Plauer Straße 81); ab 1930 Mitglied des ärztlichen Ehrengerichts Rostock; stellvertretendes Mitglied des ärztlichen Ehrengerichts Güstrow; am 19.10.1933 im Alter von 62 Jahren in Frankfurt/Main gestorben[329]

Sonntag, Gerda (geb. Weyand, spätere Beyler)
geboren am 5.11.1912 in Maudach bei Ludwigshafen/Rhein/Bayern; Tochter eines Volksschullehrers sowie späteren Oberlehrers und Rektors; Gymnasium, 1932 Abitur; Medizinstudium in Heidelberg und Nürnberg; Juli 1939 Approbation; als Fachärztin für Frauenheilkunde 1939 kurzzeitig Assistenzärztin am Städtischen Krankenhaus in Ludwigshafen (Hafenstraße 56); September 1939 bis Juli 1941 Lagerärztin im Konzentrationslager Ravensbrück; Juli 1941 Heirat mit dem Arzt → Dr. Walter Sonntag, zwei Kinder; mind. 1948 in Odernheim am Glan/Pfalz; mind. 1953 bis 1974 wieder in Ludwigshafen (Hafenstraße 56); Oktober 1953 Heirat mit dem kaufmännischen Angestellten Erich Beyler (*24.7.1921 in Altrip bei Ludwigshafen, †16.10.1984 in Ludwigshafen; Sohn eines Maschinenbau-Ingenieurs), ein weiteres Kind; bis 1995 in Mutterstadt bei Ludwigshafen (Limburger Straße 1); am 18.11.1995 im Alter von 83 Jahren in Ludwigshafen gestorben

---

326) Sommerfeld hatte sich bereits im Februar, im August und im Dezember 1935 an den Stellvertreter des Führers gewandt und diesen unter Berufung auf seinen Einsatz als Frontkämpfer um „Berufs- und Ehrenschutz" gebeten. Rudolf Heß hatte daraufhin den Gauleiter und Reichsstatthalter Friedrich Hildebrandt beauftragt, eine Untersuchung durchzuführen; nach deren Abschluß teilte Hildebrandt Sommerfeld im Dezember 1935 mit, daß „eine Sabotage gegen Sie nicht vorliege"; es sei „amtlich festgestellt, daß irgendeine Anweisung zu einem Boykott nicht gegeben worden ist, weder von Parteidienststellen noch [von der] SA"; und daß die SA „ihre Untersuchungen nicht bei Ihnen als jüdischem Arzt vornehmen lassen wollte, ... dagegen ist nichts zu sagen". Sommerfelds Verlangen, daß die Partei für ihn „irgendwie öffentlich Stellung nehmen" solle, sei „unmöglich", „wir können auch nicht für arische Ärzte, ebenso auch nicht für Kriegsbeschädigte oder andere Erwerbsgeminderte irgend eine Erklärung abgeben". Wenn Sommerfeld aber glaube, daß gegen ihn nach dem Erlaß der Nürnberger Gesetze eigentlich nicht mehr zulässige „Einzelaktionen" unternommen würden, so solle er dafür Beweise beibringen; Hildebrandt: „Ich werde rücksichtslos vorgehen gegen denjenigen, der die Gesetze nicht beachtet." Dennoch inszenierte der Kreismedizinalrat Dr. Wilhelm Dopheide, der als Vertrauensarzt der Krankenkassen des Kreises Hagenow feststellen konnte, „daß auffallend viele Volksgenossen sich von Dr. S. behandeln" lassen, weiterhin weitreichende Boykottmaßnahmen gegen Sommerfeld und nutzte nach eigenen Worten „jede Gelegenheit, diese Leute darauf hinzuweisen, daß Dr. S. ein nichtdeutscher Arzt sei"; Dopheide: „Ich habe als Nationalsozialist die Pflicht, meine deutschen Volksgenossen aufzuklären, daß sie nur zu deutschen Ärzten gehen."

327) Seine Familie wurde in diesen Jahren vom Bruder der Ehefrau finanziell unterstützt.

328) Mit der Arbeit: Über die infolge von Äther- oder Chloroformnarkosen nach Laparatomien entstehenden Pneumonien, Erlangen 1896.

329) Nach seinem Tod wurde die Praxis von → Dr. Peter Egge übernommen.

Sonntag, Dr. Hermann Gustav August
geboren am 2.6.1862 in Uelzen/Hannover; Sohn eines Arztes; Gymnasium in Güstrow, 1882 Abitur; Medizinstudium in Göttingen; August 1888 Approbation und Dezember 1889 Promotion in Göttingen;[330] Heirat, zwei Kinder; niedergelassener Allgemeinpraktiker in Friedeburg/Ostfriesland, dann in Schmargendorf bei Berlin; Kreisphysikus in Lüchow/Wendland, Hankensbüttel/Hannover und Greifenhagen/Pommern; Kreisarzt in Iserlohn/Westfalen, Witzenhausen/Hessen und Eisleben; zum Medizinalrat ernannt; aus gesundheitlichen Gründen aus dem Staatsdienst entlassen; ab Juli 1912 niedergelassener Allgemeinpraktiker in Vellahn bei Hagenow; ab Oktober 1913 praktischer Arzt in Göttingen; ab Dezember 1924 niedergelassener Allgemeinpraktiker und Badearzt in Koserow/Usedom, dann praktischer Arzt in Cottbus; April 1932 bis Dezember 1933 niedergelassener Allgemeinpraktiker in Jördenstorf bei Teterow; ab Dezember 1933 praktischer Arzt in Stepenitz/Pommern; April 1938 bis mind. 1939 niedergelassener Allgemeinpraktiker in Gülzow/Pommern; dort aus Altersgründen Niederlegung der Praxis

Sonntag, Dr. Rudolf Jean Julius
geboren am 21.12.1901 in Berlin; Sohn des Arztes → Dr. Arthur Sonntag; Gymnasien in Berlin, Stolp und Güstrow, 1921 Abitur; Medizinstudium in Freiburg und Rostock; ab April 1927 Medizinalpraktikant an der Medizinischen Poliklinik der Universität Rostock (Schröderplatz); Mai 1928 Approbation und Juli 1928 Promotion in Rostock;[331] Mai 1931 bis mind. 1945 niedergelassener Facharzt für Hals-, Nasen- und Ohrenkrankheiten in Wismar (Lindenstraße 33, Hinter dem Rathaus 6); dort Eintritt in die NSDAP am 1.5.1933, Mitgliedsnummer 2.818.961; daneben auch Mitglied der SA und des NSDÄB; Heirat mit Margarete Strauch (*30.7.1907 in Groß Upahl bei Bützow, †2.11.1992 in Eutin/Schleswig-Holstein; Tochter eines Gutspächters), ein Kind; als SA-Sanitäts-Sturmführer bis April 1936 Standartenarzt der SA-Standarte 89 (Schwerin), ab April 1936 Brigadearzt der SA-Brigade 11 (Mecklenburg), im Januar 1938 zum SA-Sanitäts-Sturmbannführer befördert; ab mind. 1937 auch Leiter des Amtes für Volksgesundheit der Kreisleitung Wismar der NSDAP sowie Leiter des Amtes für Volksgesundheit der Kreiswaltung Wismar der DAF; nach einer Auseinandersetzung mit → Dr. Wilhelm Breßler im Februar 1938 aus dem NSDÄB ausgeschlossen;[332] 1938 auch NSDAP-Parteiverfahren, nach Einspruch Sonntags im April 1939 nur mit einer Verwarnung bestraft; Kriegseinsatz bei der Luftwaffe in Wismar, daneben eingeschränkte Weiterführung seiner Praxis; als DRK-Oberfeldführer ab mind. 1941 auch DRK-Kreis- und Bereitschaftsführer in Wismar; im Januar 1941 zum SA-Obersturmbannführer befördert; ab mind. 1952 HNO-Facharzt in Lübeck (Holstenstraße 13-15, Wakenitzstraße 42); am 21.11.1989 im Alter von fast 88 Jahren in Lübeck gestorben

Sonntag, Dr. Dr. Walter Eugen
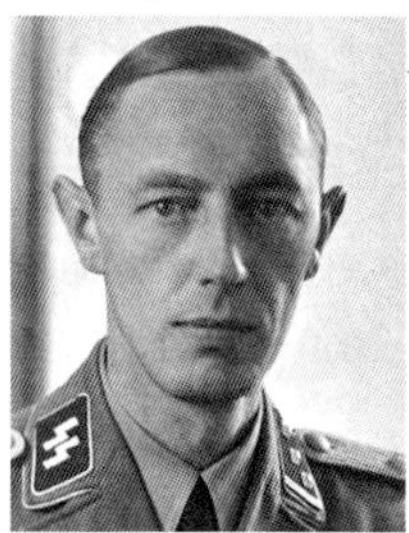
geboren am 13.5.1907 in Sablon bei Metz/Elsaß-Lothringen; Sohn eines Berufssoldaten (Feldwebel) und späteren Ministerialdirektors; Gymnasium in Merzig, 1927 Abitur; zunächst Studium der Zahnheilkunde in München und Kiel; November 1932 Approbation als Zahnarzt; Assistenzarzt an der Zahnklinik der Universität Kiel; Eintritt in die NSDAP am 1.5.1933, Mitgliedsnummer 2.683.413; Juni 1933 Promotion in Kiel;[333] ab November 1933 Mitglied der SS, Nr. 257.328; ab 1934 niedergelassener Zahnarzt in Kiel (Dahlmannstraße 6); daneben Medizinstudium in Kiel; Mai 1939 Approbation als Arzt; ab August 1939 SS-Hilfsarzt, dann Lagerarzt im Konzentrationslager Sachsenhausen; dort Humanversuche mit dem Giftgas Lost (Senfgas); Mai 1940 bis Dezember 1941 Leitender Standortarzt im Konzentrationslager Ravensbrück; auf der Suche nach einem Heilmittel gegen Geschlechtskrankheiten dort Humanversuche an weiblichen Häftlingen, tötete darüber hinaus arbeitsunfähige Insassinnen durch Phenolinjektionen und war an Selektionen sowie Miß-

330) Mit der Arbeit: Über die Bedeutung des Ozons als Desinficiens, Leipzig 1890.
331) Mit der Arbeit: Beiträge zur Kenntnis der Sprachstörungen bei otogenen Schläfenlappenabscessen, Berlin 1928.
332) Sonntag wurde von Breßler beschuldigt, das Ansehen des NSDÄB geschädigt zu haben, indem er über Breßler Gerüchte verbreitet habe, „die zu beweisen er nicht in der Lage gewesen sei"; außerdem habe Sonntag interne Angelegenheiten des NSDÄB an andere Gliederungen der Partei weitergegeben.
333) Mit der Arbeit: Über die Lymphogranulomatose, Kiel 1933.

handlungen von Häftlingen beteiligt; Juli 1941 Heirat mit der ebenfalls im Konzentrationslager Ravensbrück tätigen Ärztin → Dr. Gerda Sonntag geb. Weyand, ein Kind; weil ein Ehemann nicht Vorgesetzter seiner Ehefrau an gleicher Stelle sein konnte, ab Dezember 1941 Kriegseinsatz als Truppenarzt bei der 3. SS-Panzer-Division „Totenkopf" an der Ostfront; August bis September 1942 als Patient im SS-Lazarett Riga; September 1942 bis Juli 1943 zum SS-Sanitäts-Bataillon versetzt, daneben Behandlung im SS-Lazarett Dachau und Kuraufenthalt in Bad Nauheim; als „garnisonverwendungsfähig Heimat" mit eingeschränkter Tauglichkeit von Juli 1943 bis April 1944 zur SS-Lazarettabteilung Bad Nauheim versetzt; 1943 erneute Promotion in München;[334)] April bis September 1944 Truppenarzt auf dem SS-Truppenübungsplatz Jamlitz; auch Lagerarzt im Nebenlager Jamlitz des Konzentrationslagers Sachsenhausen; September 1944 bis April 1945 Leitender Arzt an der SS-Lazarettabteilung Veldes am See; ab 1945 in britischer Kriegsgefangenschaft in Kärnten, dann Lagerzahnarzt in Graz; 1947 nach Minden/Westfalen, dann nach Hamburg verlegt; im vierten Ravensbrück-Prozeß im Juni 1948 in Hamburg zum Tode verurteilt; am 17.9.1948 im Alter von 41 Jahren im Zuchthaus Hameln hingerichtet

Sorgenfrei, Dr. Karl Ernst Walter
geboren am 20.2.1899 in Stendal/Provinz Sachsen; Sohn eines Lehrers; Gymnasium in Stendal, 1919 Abitur; Medizinstudium in Jena, Heidelberg, Berlin und Rostock; Dezember 1924 Approbation; Oktober 1926 Promotion in Rostock;[335)] mind. 1928 bis 1931 Assistenzarzt am Hygiene-Institut der Universität Rostock (Buchbinderstraße 8/9); ab 1931 Arzt, ab mind. 1937 Leitender Arzt an der Staatlichen Rheumaheilanstalt in Bad Elster/Vogtland (Haus Nr. 80); ab Dezember 1939 wissenschaftlicher Hilfsarbeiter, ab mind. 1942 Medizinalrat an der Staatlichen Landesstelle für öffentliche Gesundheitspflege in Dresden (Reichsstraße 1, Winckelmannstraße 29); Dezember 1942 Heirat mit der technischen Assistentin Margot Hofmann (*14.5.1908 in Wiesbaden, †6.4.1999 in Dresden; Tochter eines Fabrikbesitzers), mind. ein Kind; ab mind. 1951 Arzt in Bautzen/Sachsen (Zinzendorfstraße 1); am 23.10.1957 im Alter von 58 Jahren in Bautzen gestorben

Sowade, Dr. Hans Ludwig
geboren am 1.5.1910 in Straßburg/Elsaß-Lothringen; Gymnasium, 1931 Abitur; Medizinstudium in Breslau; November 1938 Approbation; mind. 1939 Volontärassistent in Breslau (Augustastraße 36); dort Mitglied des NSKK und des NSDÄB; Juli 1939 Promotion in Breslau;[336)] November 1939 bis 1940 Assistenzarzt am Stadtkrankenhaus in Limbach/Sachsen; dort Eintritt in die NSDAP am 1.1.1940, Mitgliedsnummer 7.945.405; Juni 1940 Heirat mit Ursula Hähndel (*20.3.1917 in Breslau), zwei Kinder; ab Juni 1940 Werksarzt bei den Heinkel-Flugzeugwerken in Rostock-Marienehe (wohnhaft in Bad Doberan, Dammchaussee 34); mind. 1946 bis Januar 1950 niedergelassener Allgemeinpraktiker und Geburtshelfer in Bad Doberan (Parkentiner Weg 2, Dammchaussee 34); im Januar 1950 „illegal" in die Bundesrepublik verzogen

Sowka, Dr. Hans-Joachim

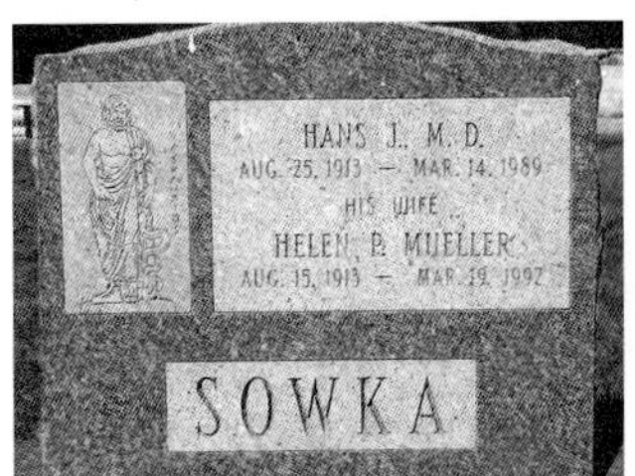

geboren am 25.8.1913 in Cottbus/Brandenburg; Sohn des Arztes → Dr. Paul Sowka; Gymnasium in Neustrelitz, Abitur; Medizinstudium in Heidelberg (Hohe Bergstraße 29); als Student Eintritt in die NSDAP am 1.5.1937, Mitgliedsnummer 5.612.461; ab November 1938 Medizinalpraktikant am Carolinenstift in Neustrelitz (Georgstraße 1-6); Juni 1939 Approbation in Karlsruhe; September 1939 Promotion in Heidelberg;[337)] September 1939 bis April 1940 Volontärassistent bzw. Assistenzarzt am Carolinenstift in Neustrelitz (dort auch wohnhaft); April 1940 Heirat mit der Buchhalterin Helene Müller (*15.8.1913 in Ziegelhausen bei Heidelberg, †19.3.1992 in Collin/USA; Tochter eines Kauf-

---

334) Mit der Arbeit: Die Medizinalgesetzgebung seit 1933 (MS).
335) Mit der Arbeit: Eine neue gärungsanalytische Mikromethode zur Bestimmung des wahren Blutzuckers, Rostock 1926.
336) Mit der Arbeit: Biologische und histologische Untersuchungen über Vitamin E, Breslau 1939.
337) Mit der Arbeit: Agglutinationsversuche in der Scharlachdiagnostik, Heidelberg 1938.

manns und späteren Verwaltungsbeamten), ein Kind; ab April 1940 Hilfskassenarzt in der Praxis seines verstorbenen Vaters in Neustrelitz (Friedrich-Hildebrandt-Straße 82); dort auch Mitglied des NSFK; sollte zunächst an das Deutsche Distrikts-Krankenhaus nach Krakau versetzt werden, dann aber ab November 1942 Assistenzarzt an der Chirurgischen Abteilung des St.-Vincent-Krankenhauses in Karlsruhe; mind. 1946 in Hamburg; April 1950 Auswanderung in die USA; ab mind. 1959 Arzt in New York/USA; am 14.3.1989 im Alter von 75 Jahren in New York gestorben

Sowka, Dr. Paul Johannes Theophil

geboren am 27.4.1881 in Leipzig/Sachsen; Sohn eines Oberpostsekretärs; Gymnasium, 1901 Abitur; Medizinstudium in Leipzig und München; Februar 1909 Approbation und Promotion in Leipzig;[338] Juli 1910 bis Juli 1923 niedergelassener Allgemeinpraktiker in Lübbenau/Spreewald (Hauptstraße 27); Juli 1911 Heirat mit Charlotte Schwoche (*6.9.1887 in Cottbus, †24.10.1920 in Lübbenau; Tochter eines Privatiers), mind. ein Kind; 1914 bis 1918 Kriegseinsatz, zuletzt als Stabsarzt; August 1922 Heirat mit Hella Klein (*5.5.1893; Tochter eines Privatiers); Juli 1923 bis Oktober 1925 praktischer Arzt in Lauterbach/Schwarzwald; November 1925 bis 1939 niedergelassener Allgemeinpraktiker in Neustrelitz (Friedrich-Hildebrandt-Straße 82); ab mind. 1937 auch nebenamtlicher Vertragsarzt bei der RAD-Einheit 6/64 (Strelitz-Alt) und beim RAD-Lager für die weibliche Jugend in Groß Schönfeld; Heirat mit Anna Schütt (*1906); 1939 Kriegseinsatz als Oberstabsarzt und Standortarzt in Neustettin/Pommern; am 2.12.1939 im Alter von 58 Jahren nach einer Operation im Reservelazarett Neustettin gestorben[339]

Spangenberg, Dr. Gerhard Friedrich

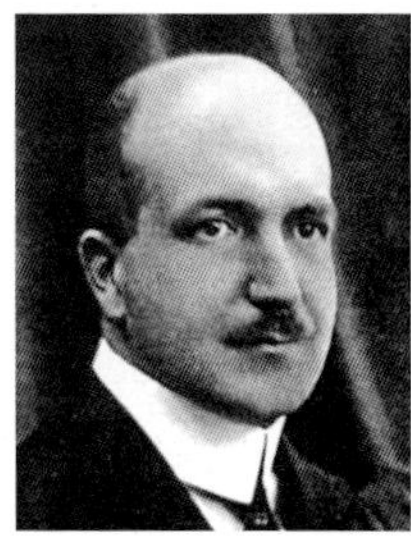

geboren am 26.9.1888 in Dömitz/Mecklenburg; Sohn des Arztes → Dr. Otto Spangenberg; Gymnasium in Rinteln/Weser, 1910 Abitur; als Einjährig-Freiwilliger von April bis November 1910 Militärdienst beim Leib-Regiment in München; Medizinstudium in München, Kiel, Freiburg und Rostock; August 1914 bis 1918 Kriegseinsatz, zunächst im Reservelazarett II in Wismar, dann als Truppenarzt an der Ostfront, im Februar 1919 aus dem Heer entlassen; September 1916 Approbation in Rostock; Oktober 1916 Promotion in Kiel;[340] Juli 1919 bis 1969 niedergelassener Allgemeinpraktiker und Geburtshelfer in Dömitz (Haus Nr. 48, Elbstraße/Horst-Wessel-Straße/Walter-Rathenau-Straße 13 und 6); Mai 1921 Heirat mit Gertrud Becker (*1899 in Swinemünde, †22.7.1922 in Dömitz), ein Kind; Juli 1924 Heirat mit Hildegard Schoppe (*8.6.1904 in Dömitz, †16.5.1980 in Schwerin; Tochter eines Kaufmanns), drei weitere Kinder; bis Mai 1929 auch Hebammenaufsichtsarzt in Dömitz; dort Mitglied der HJ; Eintritt in die NSDAP am 1.4.1936, Mitgliedsnummer 3.741.831; ab mind. 1937 auch nebenamtlicher Vertragsarzt beim RAD-Lager für die weibliche Jugend in Dömitz; ab Januar 1939 Mitglied des NSDÄB; in Dömitz auch nebenamtlicher Reichsbahnarzt sowie DRK-Bereitschaftsführer; in einem Verfahren wegen Vergehens gegen die Verbrauchsregelungsstrafverordnung im Juni 1942 vom ihm offensichtlich wohlgesonnenen Amtsgericht Dömitz freigesprochen; nach Berufung durch die Staatsanwaltschaft Schwerin von der Strafkammer des Landgerichts Schwerin im September 1942 wegen Kriegswirtschaftsverbrechens zu sechs Monaten Gefängnis und 1.000 RM Geldstrafe verurteilt,[341] jedoch kein Approbationsentzug und nicht aus der

---

338) Mit der Arbeit: Über einen Fall von Nieren-Echinococcus mit einer Casuistik der letzten 10 Jahre, Leipzig 1909.

339) In einem Nachruf der Ärztlichen Bezirksvereinigung Neubrandenburg der Reichsärztekammer hieß es, mit Sowka „verlieren wir einen unserer ältesten Berufskameraden, der stets treu zu unserer Ärztlichen Bezirksvereinigung und zu ihrem Vorgänger, dem Südostmecklenburgischen Ärzteverein, gehalten hat. In seiner Praxis ein beliebter Arzt, hat er sich jetzt wieder mit Begeisterung dem aktiven Militärdienste gewidmet, dem er bereits im Weltkriege angehört hatte. Wir werden ihm ein ehrendes Andenken bewahren".

340) Mit der Arbeit: Über die Einwirkung des Erysipels auf den Verlauf von Psychosen, Kiel 1916.

341) Spangenberg wurde vorgeworfen, in seiner Eigenschaft als Arzt in der Zeit von September 1939 bis Dezember 1941 von zwei Patienten Fleisch- und Wurstwaren für ärztliche Dienstleistungen verlangt und erhalten zu haben, ohne dafür Lebensmittelmarken abzugeben. Im Urteil des Landgerichts Schwerin hieß es, Spangenberg „habe seine ärztliche Tätigkeit dazu benutzt, um von seinen Patienten bezugsbeschränkte Lebensmittel markenfrei zu beziehen"; er habe „seinen Beruf für den Erwerb von Fleischwaren eingesetzt". Den Richtern war klar, daß bei dem „großen Ärztemangel" die „Gefahr bestehe, daß Wurst- und Fleischlieferanten vor anderen Volksgenossen bevorzugt abgefertigt", also behandelt würden; Spangenbergs Verhalten sei „genauso unwürdig und verwerflich, wie alle sonsti-

NSDAP oder dem NSDÄB ausgeschlossen; Strafverbüßung in Bützow-Dreibergen, im August 1943 nach Dömitz entlassen;[342] 1961 zum Sanitätsrat ernannt; 1972 Verkauf seines Hauses Elbstraße 6 an das Gesundheitswesen der DDR und Umzug nach Schwerin; bis 1976 im Ruhestand in Schwerin (Gustav-Sobottka-Straße 5); am 2.11.1976 im Alter von 88 Jahren in Ludwigslust gestorben

Spangenberg, Dr. Kurt Fedor Wilhelm
geboren am 24.9.1886 in Rodenberg/Hessen-Nassau; Sohn eines Oberverwaltungsgerichtsrates und Geheimen Oberregierungsrates; Gymnasium in (Berlin-)Charlottenburg, 1905 Abitur; Medizinstudium in Berlin an der Kaiser-Wilhelm-Akademie für das militärärztliche Bildungswesen; Juli 1911 Approbation; September 1913 Promotion in Berlin;[343] aktiver Militärarzt in Offenburg und Konstanz; Januar 1914 bis mind. 1916 zur Universität Halle-Wittenberg kommandiert; August 1914 bis 1918 Kriegseinsatz, mind. 1916 als Oberarzt in der 50. Infanterie-Division, zuletzt als Stabsarzt; Dezember 1916 Heirat mit Erna Weydemann (*10.7.1881 in Berlin, †5.3.1970 in Oberursel/Taunus; Tochter eines Polizeihauptmanns und späteren Oberpolizeiinspektors), ein Adoptivkind; 1919 bis 1928 niedergelassener Allgemeinpraktiker in Marlow; Mai 1928 bis März 1929 ohne ärztliche Tätigkeit in Rostock-Gehlsdorf (Alexandrastraße 6); ab April 1929 niedergelassener Allgemeinpraktiker in Neukalen; anschließend bis 1933 Oberarzt an der Evangelischen Heil- und Pflegeanstalt Remscheid-Lüttringhausen; als Facharzt für Psychiatrie von September 1933 bis 1956 Leitender Arzt an der geschlossenen Abteilung der Kuranstalt Hohe Mark in Oberursel; dort Beteiligung an der Sterilisierung von Personen, die nach dem Gesetz zur Verhütung erbkranken Nachwuchses unfruchtbar gemacht wurden; ab Dezember 1939 Kriegseinsatz als Leiter der zum Reservelazarett umfunktionierten Kuranstalt Hohe Mark in Oberursel; Oktober 1970 Heirat mit der Arztsekretärin Hildegard Schanz verw. Betz (*2.8.1911 in München, †23.1.2007 in Forchheim/Bayern; Tochter eines Königlichen Amtsrichters); bis 1977 in Oberursel (Frankfurter Landstraße 11); am 19.5.1977 im Alter von 90 Jahren in Oberursel gestorben

Spangenberg, Dr. Otto Carl

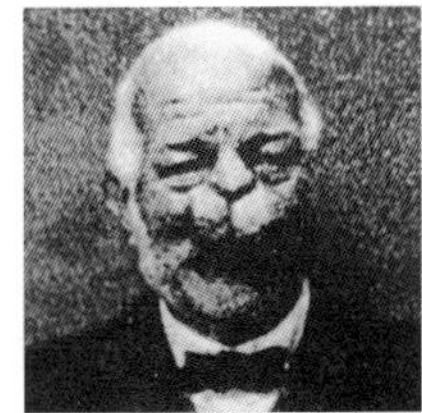

geboren am 10.9.1855 in Dömitz/Mecklenburg; Sohn eines Apothekenbesitzers; Gymnasium in Celle, 1875 Abitur; Medizinstudium in Marburg, Berlin und Freiburg; Februar 1880 Approbation und Promotion in Freiburg;[344] 1880 bis Juni 1929 niedergelassener Allgemeinpraktiker in Dömitz (Elbstraße 56, Haus Nr. 48, Elbstraße 13); Juli 1882 Heirat mit Auguste Schulz (*5.4.1855 in Ziegenhain/Hessen, †27.10.1909 in Dömitz; Tochter eines Oberförsters); 1899 zum Sanitätsrat ernannt; ab 1932 Ehrenbürger der Stadt Dömitz; am 9.4.1935 im Alter von 79 Jahren in Dömitz gestorben[345]

Speck, Dr. Hugo Fritz
geboren am 10.10.1896 in Berlin; Sohn eines Vollziehungsbeamten und späteren Polizeibeamten; Gymnasium in Berlin, 1915 Notabitur; 1915 bis 1918 Kriegseinsatz, zuletzt als Sanitäts-Unteroffi-

---

gen Ausnutzungen von gewerblichen oder beruflichen Vormachtstellungen". Spangenberg war Hausarzt bei den Schlachtern Gustav Hann in Conow und August Meyer in Malliß. Die genaue Menge der von beiden bezogenen Fleisch- und Wurstwaren ließ sich nachträglich nicht mehr feststellen, „nachdem der zum Tode verurteilte Hann hingerichtet ist und nachdem Frau Meyer [deren Mann ebenfalls zum Tode verurteilt wurde] dazu übergegangen ist, Geistesstörung zu simulieren". Das Gericht ging von einer geschätzten Gesamtmenge von „mindestens 50 Pfund" aus und warf Spangenberg vor, zumindest mittelbar zu den Todesurteilen für die beiden Schlachter beigetragen zu haben: „Denn wenn der Hausarzt als Akademiker und Respektperson sich bedenkenlos über gesetzliche Bestimmungen hinwegsetzt, liegt es auf der Hand, daß sich ein Schlachter in seinem Gewissen beruhigt und in seinem verbrecherischen Tun bestärkt fühlt."

342) Zwei von Spangenberg im April und im Juni 1943 eingereichte Gnadengesuche wurden vom Schweriner Oberstaatsanwalt Wilhelm Beusch abgelehnt.

343) Mit der Arbeit: Über das Durchdringen von Schall durch Verschlüsse des Gehörganges mit besonderer Berücksichtigung der gangbaren Antiphone, Berlin 1913.

344) Mit der Arbeit: De halluce valgo (MS).

345) In einem Nachruf hieß es, Spangenberg „war Mitbegründer des Südwest-Mecklenburgischen Ärztevereins e.V. und später Mitglied des Hartmannbundes. Bis Juni 1929 hat er mit unermüdlichem Eifer seine beschwerliche Praxis in Dömitz versehen … Für die ärztliche Organisation hat der Verstorbene großes Interesse gezeigt und ist ihr immer treu geblieben. So werden auch wir ihm über den Tod hinaus ein treues Gedenken bewahren".

zier, verwundet und zeitweilig vermißt; Medizinstudium in Berlin; dort im August 1923 Approbation und im Januar 1924 Promotion;[346] Assistenzarzt an der Medizinischen Klinik der Charité in Berlin; anschließend Arztvertreter; bis 1928 Assistenzarzt in Luckenwalde/Brandenburg; September 1928 bis mind. 1939 niedergelassener Allgemeinpraktiker in Friedland (Kaiserstraße 18); etwa 1929 Heirat, vier Kinder, 1948 Scheidung; Mitglied der NSDAP und des NSDÄB; ab mind. 1937 auch nebenamtlicher Vertragsarzt beim RAD-Lager für die weibliche Jugend in Klockow bei Friedland; ab September 1939 Kriegseinsatz als Stabsarzt in der Wehrmacht, Praxis geschlossen; mind. 1948 bis März 1965 niedergelassener Allgemeinpraktiker in Boostedt/Schleswig-Holstein (Twiete); August 1948 Heirat mit Elise Schiller gesch. Schattschneider (*22.7.1901 in Berlin; Tochter eines Kaufmanns); ab März 1965 in Vielbrunn/Hessen (Tannenweg 2); am 4.3.1967 im Alter von 70 Jahren in Vielbrunn gestorben

Spehlmann, Dr. Felix Gustav Franz
geboren am 6.5.1898 in Mitau/Lettland; Sohn eines Arztes; Gymnasium, 1919 Abitur; Medizinstudium; Approbation; Promotion; mind. 1925 bis 1931 Arzt in Mitau; Februar 1925 Heirat mit Elisabeth Flaschel (*25.8.1901 in Beuthen/Schlesien, †11.7.1994 in Oldenburg/Niedersachsen; Tochter eines Realschuldirektors und späteren Oberstudiendirektors), fünf Kinder; ab Februar 1925 Facharzt für Innere und Lungenkrankheiten; mind. 1936 Arzt in Riga; nach Übersiedlung Januar 1940 Approbation für Deutschland; März 1940 bis mind. 1942 niedergelassener Allgemeinpraktiker in Gnesen/Warthegau (Platz der Freiheit 20); dort Eintritt in die NSDAP am 1.2.1942, Mitgliedsnummer 8.749.853; ab Oktober 1942 auch Mitglied des NSDÄB, Nr. 38.728; nach Flucht ab März 1945 notdienstverpflichteter Arzt in Lübz; mind. 1946 bis 1965 niedergelassener Allgemeinpraktiker in Oldenburg (Cäcilienstraße 4, Klingenbergplatz 24, Robert-von-Meyer-Straße 71); am 15.5.1970 im Alter von 72 Jahren in Oldenburg gestorben

Speiser, Dr. Paul Gustav Eduard

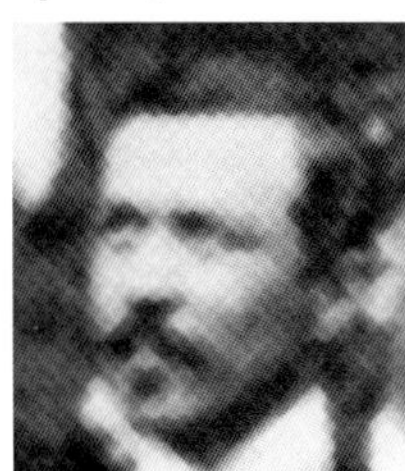

geboren am 21.8.1877 in Königsberg/Ostpreußen; Sohn eines Ingenieurs; Gymnasium in Königsberg, 1897 Abitur; Medizinstudium in Königsberg; Januar 1901 Approbation; Februar 1901 Promotion in Königsberg;[347] mind. 1903 niedergelassener Allgemeinpraktiker in Bischofsburg/Ostpreußen (Am Markt 20); Februar 1903 Heirat mit Christiane Eick (*19.6.1876 in Danzig, †3.5.1945 Suizid in Lohmen bei Goldberg; Tochter eines Kaufmanns), vier Kinder; mind. 1913 in Labes/Pommern; Kriegseinsatz; Polizeiarzt und Medizinalrat in Tilsit/Ostpreußen; anschließend ab mind. 1939 ohne ärztliche Tätigkeit; als Kreisarzt a.D. mind. 1942 bis 1943 im Ruhestand in Königsberg (Kaiserstraße 12); nach Flucht von März bis Mai 1945 dienstverpflichteter praktischer Arzt in Lohmen;[348] am 3.5.1945 im Alter von 67 Jahren Suizid gemeinsam mit seiner Ehefrau in Lohmen

Spengler, Dr. Johannes Christian August (Hanns)
geboren am 24.5.1886 in Trebbin/Brandenburg; Sohn eines Predigers und Pfarrers; Gymnasium in (Berlin-)Spandau, 1904 Abitur; Medizinstudium in Berlin an der Kaiser-Wilhelm-Akademie für das militärärztliche Bildungswesen; April 1911 Approbation und Dezember 1912 Promotion in Berlin;[349] mind. 1912 in Graudenz/Westpreußen; Heirat; mind. 1917 Kriegseinsatz als Stabsarzt; mind. 1927 bis 1928 Arzt in Jungfer bei Danzig (Tiegenhof 88); mind. 1933 niedergelassener Allgemeinpraktiker in Neuteich/Westpreußen; dort Eintritt in die NSDAP am 1.5.1933, Mitgliedsnummer 2.234.493; ab 1933 Mitglied der SS, Nr. 95.661; März 1935 Heirat mit Erna Klatt (*4.1.1905 in Zuckau/Westpreußen, †18.2.1989 in Celle/Niedersachsen); Dezember 1935 bis mind. 1945 niedergelassener Allgemein-

---

346) Mit der Arbeit: Uterusperforationen bei Aborten, ihre Therapie und Prognose (MS).
347) Mit der Arbeit: Über die Nycteribiiden, Fledermausparasiten aus der Gruppe der pupiparen Dipteren, Königsberg 1901.
348) In einem Schreiben der Ärztekammer Mecklenburg heißt es im März 1945, Speiser fühle „sich nicht mehr in der Lage, nennenswerte ärztliche Arbeit zu leisten. Wir haben ihn gebeten, in Lohmen selbst und in der näheren Umgebung Praxis auszuüben. Herr Dr. Speiser hat zugestimmt".
349) Mit der Arbeit: Über die Folgen des Verlustes des Mittelfingers für die Brauchbarkeit der Hand, Hannover 1912.

praktiker in Brüel; ab mind. 1936 Oberscharführer in der 22. SS-Standarte; Kriegseinsatz bei der Waffen-SS sowie im Rasse- und Siedlungshauptamt der SS, im November 1943 zum SS-Obersturmbannführer befördert, bis Juli 1944 als Arzt beim Hauptfürsorge- und Versorgungsamt der SS, Praxisvertretung u.a. durch → Dr. Hermann Gily und → Dr. Meta Gily, im November 1944 zum SS-Standartenführer befördert; mind. 1949 bis 1953 niedergelassener Allgemeinpraktiker in Garßen bei Celle (Haus Nr. 75); am 5.9.1953 im Alter von 67 Jahren an Prostatakrebs und Herzschwäche in Garßen gestorben

Spering, Dr. Heinz Fritz
geboren am 29.5.1905 in Wilhelmshaven/Hannover; Sohn eines Tierarztes und späteren Schlachthofdirektors; Gymnasium in Wilhelmshaven, 1926 Abitur; Medizinstudium in Frankfurt/Main; Approbation; Juli 1931 Promotion in Frankfurt/Main;[350] mind. 1935 bis 1936 Assistenzarzt bei der Wehrmacht in Rostock; ab 1936 in Wilhelmshaven; mind. 1937 Assistenzarzt in Frankfurt/Main (Mörfelder Landstraße 110); unverheiratet; am 27.10.1937 im Alter von 32 Jahren in Frankfurt/Main gestorben, mglw. Suizid

Spiegelberg, Dr. Rudolf Friedrich Gustav

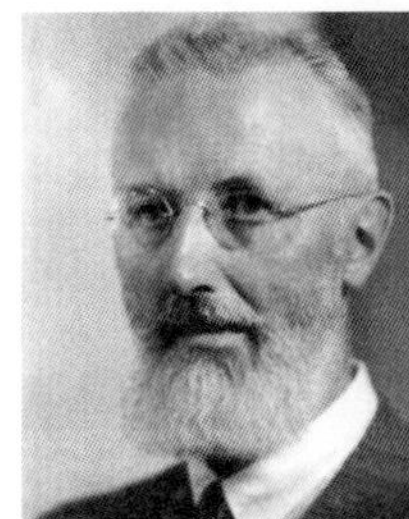

geboren am 25.12.1890 in Berlin; Sohn eines Kaufmanns; Gymnasium in Berlin, 1908 Abitur; Medizinstudium in Jena, Leipzig, Heidelberg, Berlin und Rostock (Lindenstraße 6); August 1914 Approbation in Schwerin; anschließend bis Juni 1916 Assistenzarzt am Stadtkrankenhaus in Meißen; Dezember 1914 Promotion in Rostock;[351] ab Juli 1916 Kriegseinsatz, ab September 1916 als Unterarzt, April 1917 bis September 1918 als Assistenzarzt (wohnhaft in Berlin, Wisbyer Straße 68); März 1918 Heirat mit der Lehrerin Margaretha Wilm (*29.10.1889 in St. Johann bei Saarbrücken, †5.10.1970 in Weinheim/Baden-Württemberg; Tochter eines Militäranwärters und späteren Verbandsdirektors), acht Kinder; Oktober 1918 bis 1941 niedergelassener Allgemeinpraktiker in Kirchdorf/Poel; 1941 Praxisaufgabe aufgrund eines Herzleidens; Mitglied im NS-Reichsbund der Kinderreichen; Sommer 1942 Umzug von Kirchdorf nach Sukow bei Schwerin; dort von Oktober 1943 bis mind. August 1945 nur halbtags tätiger praktischer Arzt, da weiterhin herzleidend; nach 1945 Arzt in Oberhausen/Rheinland; mind. 1951 bis 1952 Arzt im Ruhestand und Schriftsteller in Westberlin (Hellebergeweg 21); am 22.11.1952 im Alter von 61 Jahren an akutem Herztod in Westberlin gestorben

Spieker, Dr. Wilhelm Johannes
geboren am 27.1.1910 im Marasch/Osmanisches Reich; Sohn eines Missionars; Gymnasium, 1930 Abitur; Medizinstudium in Kiel; Juli 1936 Approbation und August 1936 Promotion in Kiel;[352] ab November 1936 Volontärassistent an der HNO-Klinik des Städtischen Krankenhauses in Hannover; ab November 1938 Assistenzarzt an der Inneren Abteilung des Städtischen Krankenhauses in Essen (Hufelandstraße 55); ab November 1938 Mitglied des Opferrings der NSDAP; ab Juni 1939 Volontärassistent, ab September 1941 Assistenzarzt an der Ohrenklinik des Städtischen Krankenhauses in Stettin (Apfelallee 72); Januar 1944 Heirat mit Ellen Schulz (*29.7.1923 in Regenwalde/Pommern, †7.11.2012 in Gelsenkirchen/Nordrhein-Westfalen); nach Flucht von Frühjahr/Sommer 1945 bis mind. 1958 niedergelassener Facharzt für Hals-, Nasen- und Ohrenkrankheiten in Wismar (Lindenstraße, Turnerweg 6, Stalinstraße 159, Ernst-Thälmann-Straße 13); mind. 1960 Arzt in Werne/Nordrhein-Westfalen (Münsterstraße 7); bis 1999 in Gelsenkirchen (Ahstraße 14); am 7.9.1999 im Alter von 89 Jahren in Neustadt/Holstein gestorben

---

350) Mit der Arbeit: Ein Beitrag zur Ätiologie der Taubstummheit mit besonderer Berücksichtigung des Geburtstraumas, Frankfurt/Main 1931.
351) Mit der Arbeit: Diphtheriebacillen beim Geflügel, Jena 1914.
352) Mit der Arbeit: Das hormonale Gleichgewicht und hormonale Entgleisungen im interferometrischen Bild des Serums, Würzburg 1935.

Spier, Dr. Brigitte Paula Dorothea (geb. Graumann)
geboren am 7.8.1914 in Hamburg; Tochter eines Münzwardeins und späteren Münzdirektors; Gymnasium in Hamburg, 1934 Abitur; nach halbjährlichem Aufenthalt in Großbritannien und freiwilligem Arbeitsdienst Medizinstudium in Hamburg, Freiburg, Würzburg und Leipzig; August 1940 Approbation; September 1940 Heirat mit dem Hautarzt und späteren Prof. Dr. Hans-Wolfgang Spier (*25.6.1912 in Posen, †1975 in Westberlin); ab Oktober 1940 Volontärassistentin am Universitätskrankenhaus in Hamburg-Eppendorf (Andreasstraße 22); Januar 1941 Promotion in Hamburg;[353] ab Mai 1943 dienstverpflichtete Assistenzärztin in der Praxis von Dr. Wilhelm Lochmann in Hamburg (Methfesselstraße 57); ab Januar 1944 Assistenzärztin an der mecklenburgischen Landeskrüppelanstalt Elisabethheim in Rostock (Ulmenstraße 45); dort auch Mitglied der NS-Frauenschaft; ab Oktober 1944 dienstverpflichtete Ärztin in Dassow; mind. 1949 bis 1957 Ärztin in Hamburg (Andreasstraße 22); ab 1957 Ärztin in Westberlin (Bilsestraße 4, Königsallee 53); am 26.8.1983 im Alter von 69 Jahren in Westberlin gestorben

Spitzfadem, Dr. Otto Friedrich
geboren am 9.6.1910 in Pirmasens/Bayern; Sohn eines Kaufmanns; Gymnasium in Pirmasens, 1931 Abitur; Medizinstudium in München, Hamburg, Freiburg und Rostock; Februar 1937 Approbation und Juni 1937 Promotion in Rostock;[354] ab 1937 Assistenzarzt in Crivitz; September 1937 Heirat mit Liselotte Prösch (*21.6.1913 in Schwerin, †12.11.2001 in Hamburg; Tochter eines Oberlehrers); Landassistenzarzt bei Dr. Karl Werle in Albersweiler/Pfalz; bis 1939 Assistenzarzt am Kreiskrankenhaus in Prenzlau/Brandenburg (dort auch wohnhaft); am 14.1.1939 im Alter von 28 Jahren nach einem Verkehrsunfall an einem Schädelbruch in Eberswalde/Brandenburg gestorben

Sporer, Dr. Alfred Georg Maria

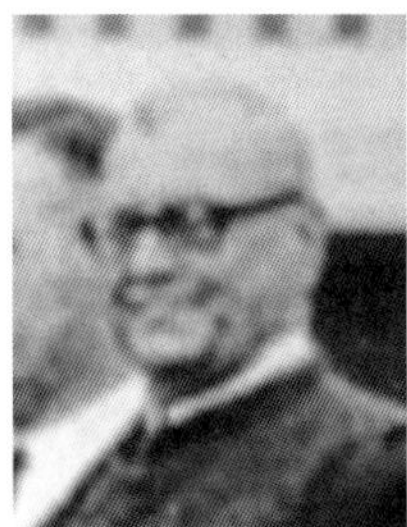

geboren am 24.10.1911 in Straubing/Bayern; Sohn eines Messungsamtsdirektors; Gymnasium, 1931 Abitur; Medizinstudium in München; 1936 Approbation; mind. 1936 Volontärassistent am Krankenhaus Schwabing in München; dort im Juni 1937 Promotion;[355] August 1939 bis mind. 1941 Assistenzarzt an der Chirurgischen Abteilung des Krankenhauses in Erding/Bayern; ab September 1939 Kriegseinsatz bei der Luftwaffe, mind. 1941 als Oberarzt; November 1941 Heirat mit der Sekretärin Edith Otto (*13.3.1914 in [Berlin-]Treptow, †9.2.2008 in Haag/Bayern; Tochter eines Kaufmanns und späteren Direktors), mind. ein Kind; ab Oktober 1944 Revierarzt bei der Firma Straßenbau AG Berlin in Kablow/Brandenburg; ab Frühjahr 1945 als Arzt zur Flüchtlingsbetreuung in Schwerin (Grenadierstraße 26) eingesetzt; Juni 1945 Flucht aus Schwerin; mind. 1952 bis 1975 niedergelassener Allgemeinpraktiker in Aschau am Inn/Bayern (Hauptstraße 33); am 12.10.1975 im Alter von fast 64 Jahren in Aschau am Inn gestorben

Springer, Dr. Karl-Heinz
geboren am 2.6.1912 in Miechowitz/Schlesien; Sohn eines Apothekers; Gymnasium in Miechowitz, 1931 Abitur; Medizinstudium in München, Heidelberg und Rostock; Januar 1937 Promotion in München;[356] bis November 1937 Medizinalpraktikant in München (Haydnstraße 5, Löfftzstraße 1); dort zunächst Mitglied des NSKK; Eintritt in die NSDAP am 1.5.1937, Mitgliedsnummer 4.589.053; Dezember 1937 Approbation; ab Dezember 1937 Assistenzarzt am Städtischen Krankenhaus in Bad Reichenhall/Bayern; ab April 1938 Volontärassistent an der Universitäts-Frauenklinik in München (Maistraße), ab Januar 1939 wieder am Städtischen Krankenhaus in Bad Reichenhall; ab Januar 1939 Mitglied des NSDÄB, Nr. 25.662; Dezember 1939 bis November 1943 Hilfskassenarzt bei Dr. Julius Schütz in Rehhof und bei Dr. Walter Grode in Rauterskirch (beides Ostpreußen); etwa 1941 Heirat mit Dora ?, ein Kind; ab November 1943 Assistenzarzt am Diakonissenhaus in Marienburg/West-

353) Mit der Arbeit: Über Pilzerkrankungen der Lunge, Hamburg 1940.
354) Mit der Arbeit: Das weiße Blutbild bei den Anginen, Würzburg 1935.
355) Mit der Arbeit: Narbige Stenosen des Muttermundes und der Scheide als Geburtshindernis, Würzburg 1937.
356) Mit der Arbeit: Der Quotient Systolendauer/Pulsdauer als Funktion des Blutdruckes und der Druckamplitude unter Adrenalinwirkung, Kallmünz 1937.

preußen; nach Flucht im Februar 1945 der Chirurgischen Klinik der Universität Rostock (Maßmannstraße 35) zugewiesen; März 1945 Sondereinsatz bei der Flüchtlingsbetreuung in Danzig; ab April 1945 wieder in Rostock, wegen Lungenkrankheit jedoch Rückkehr nach Bayern; mind. 1965 Arzt in Irsee/Bayern (Baumannstraße 9)

Staa, Dr. Hildegard Karoline Loide **von**

geboren am 13.2.1906 in Uerdingen/Rheinprovinz; Tochter eines Arztes; Realgymnasium, 1926 Abitur; Medizinstudium in Münster, Bonn, Kiel und Rostock; November 1931 Approbation und Dezember 1931 Promotion in Rostock;[357)] 1932 bis Ende 1934 Assistenzärztin am Allgemeinen Krankenhaus in Lübeck; ab Ende 1934 Assistenzärztin in Mecklenburg; mind. 1936 bis 1938 Ärztin an der Inneren Abteilung des Allgemeinen Krankenhauses in Lübeck (Brömbsenstraße 2); September 1938 bis 1969 Fachärztin für Innere Krankheiten in Frankfurt/Main (Unterlindau 77); unverheiratet; am 3.6.1969 im Alter von 63 Jahren in Frankfurt/Main gestorben

Stadler, Dr. Hermann

geboren am 8.9.1911 in Daglfing bei München/Bayern; Sohn eines Landgerichtsrates und späteren Landgerichtsdirektors; Gymnasium in München, 1931 Abitur; Medizinstudium in München, Heidelberg und Rostock; Dezember 1936 Promotion in München;[358)] bis Dezember 1937 Medizinalpraktikant in Berlin und am Krankenhaus in Hamburg-Barmbek; in Hamburg zunächst Mitglied der SA; Eintritt in die NSDAP am 1.5.1937, Mitgliedsnummer 4.975.210; Dezember 1937 Approbation in München; Dezember 1937 bis Januar 1939 hospitierender Arzt an der Inneren Abteilung des Allgemeinen Krankenhauses in Hamburg-Wandsbek; ab Februar 1939 Volontärassistent, August 1939 bis 1943 Assistenzarzt an der Chirurgischen Abteilung des Allgemeinen Krankenhauses in Hamburg-Wandsbek (Jüthornstraße 24, Friedastraße 10); September 1939 Heirat mit der Masseuse Helga Steinvorth (*28.9.1911 in Hamburg, †9.4.2004 in Bremen; Tochter eines Lehrers und späteren Oberstudiendirektors), mind. drei Kinder; ab Juli 1942 Mitglied des NSDÄB, Nr. 38.487; November 1943 bis 1957 Chefarzt und Leiter der Chirurgisch-gynäkologisch-geburtshilflichen Abteilung des Städtischen Krankenhauses bzw. Kreiskrankenhauses in Lübz; 1958 bis 1959 Assistenzarzt an der Städtischen Krankenanstalt in Bielefeld (Oelmühlenstraße); 1959 bis mind. 1969 niedergelassener Facharzt für Chirurgie in Bielefeld (Niedernstraße 14); bis 2004 in Bremen (Marcusallee 39); am 17.4.2004 im Alter von 92 Jahren in Bremen gestorben

Staffeld, Dr. Friedrich Karl Martin

geboren am 26.4.1880 in Klein Nemerow bei (Burg) Stargard/Mecklenburg; Sohn eines Lehrers; Gymnasium in Neubrandenburg, 1901 Abitur; Medizinstudium in Greifswald und Berlin; Medizinalpraktikant in Schwetz/Westpreußen; Januar 1908 Promotion in Greifswald;[359)] 1908 Approbation in Berlin; Februar 1908 bis 1935 niedergelassener Allgemeinpraktiker in Friedland (Markt 15); April 1908 Heirat mit Anna Meyer (*17.11.1885 in Penzlin; Tochter eines Kaufmanns), mind. zwei Kinder; am 19.7.1935 im Alter von 55 Jahren in Friedland gestorben[360)]

Staffeld, Dr. Grete Hermine Erna

geboren am 20.12.1910 in Friedland/Mecklenburg; Tochter des Arztes → Dr. Friedrich Staffeld; Gymnasium in Neustrelitz, 1931 Abitur; ab 1934 Mitglied des BDM; Medizinstudium in Greifswald; Dezember 1936 Approbation; bis Frühjahr 1937 Assistenzärztin in der Praxis ihres Bruders → Dr. Hans Staffeld in Friedland (Königstraße 92); April 1937 Promotion in Greifswald;[361)] ab Frühjahr 1937 Assistenzärztin am Städtischen Krankenhaus in Stettin (Apfelallee 72); ab August 1938 Assistenzärz-

357) Mit der Arbeit: Zur Frage der Operation bei der Osteochondritis dissecans, Berlin 1930.
358) Mit der Arbeit: Die traumatische Sattelnase und ihre chirurgische Wiederherstellung, Hamburg 1937.
359) Mit der Arbeit: Zur Diagnostik der Hodenkrebse, Greifswald 1908.
360) In einem Nachruf des Südostmecklenburgischen Ärztevereins hieß es, Staffeld sei „nach langer schwerer Krankheit" gestorben. „Voll in seinem Berufe aufgehend, hat er doch stets ein warmes Herz für die Belange des ärztlichen Standes bewiesen, war uns ein lieber Kollege und ein standesgetreues Mitglied unserer ärztlichen Organisation. Wir werden ihm ein herzliches Andenken bewahren."
361) Mit der Arbeit: Krebsnachweis im Serum durch Ninhydrin. Nachprüfung der Methode von Privatdozent Dr. H. Lehmann-Facius und Dr. F. Witting, Greifswald 1937.

tin am Krankenhaus Marienstift in Braunschweig; ab November 1938 Landassistentin bei Dr. Adolf Thiele in Stederdorf bei Uelzen/Hannover; ab Mai 1939 ohne ärztliche Tätigkeit in Friedland (Königstraße 92); ab November 1940 dienstverpflichtete Ärztin bei Dr. Ernst Asmus in Uetze/Hannover, ab Dezember 1940 bei Dr. Stein in Ebstorf bei Uelzen, ab März 1941 bei Dr. Otto Classen in Schatensen bei Uelzen, bei Dr. Ellen Wilke in Bergen bei Celle/Hannover (Celler Straße 62), bei Dr. Karl von Zimmermann in Gartow bei Lüchow/Wendland (Hohenberger Straße 66), ab Mai 1943 wieder bei Dr. Ellen Wilke in Bergen bei Celle, ab November 1944 bei Dr. Karl Kampschulte in Hänigsen/Hannover; bis 1981 Ärztin in Uelzen (Ebstorfer Straße 39); unverheiratet; am 15.12.1981 im Alter von fast 71 Jahren in Uelzen gestorben

Staffeld, Dr. Hans Theodor Martin
geboren am 24.2.1909 in Friedland/Mecklenburg; Sohn des Arztes → Dr. Friedrich Staffeld; Gymnasium, 1929 Abitur; Medizinstudium in Greifswald; Januar 1934 Approbation und Februar 1934 Promotion in Greifswald;[362)] bis 1935 Assistenzarzt in Braunschweig; Januar 1936 bis 1952 niedergelassener Allgemeinpraktiker in Friedland (Königstraße 92, Markt 18); dort Mitglied des NSKK und des NSDÄB; Mai 1938 Heirat mit der Säuglingsschwester Eva-Margarete Albrecht (*21.7.1909 in Malchin, †9.10.1997 in Walsrode/Niedersachsen; Tochter eines Rechtsanwalts), fünf Kinder; Januar bis März 1941 notdienstverpflichtet, dann Wiederaufnahme seiner Praxis in Friedland; nach Übersiedlung in die Bundesrepublik 1952 bis mind. 1956 praktischer Arzt in Ebstorf bei Uelzen/Niedersachsen; mind. 1964 bis 1985 niedergelassener Allgemeinpraktiker in Neumünster/Schleswig-Holstein (Kieler Straße 205, Schulstraße 102); am 2.6.1985 im Alter von 76 Jahren in Neumünster gestorben

Stage, Dr. Wolfgang Kurt Otto
geboren am 27.6.1913 in Rostock/Mecklenburg; Sohn eines Berufssoldaten (Hauptmann, dann Oberstleutnant) und späteren Teilhabers einer Tiefbaufirma; Realgymnasium in Rostock, 1933 Abitur; Medizinstudium in München, Berlin, Hamburg und Rostock; Mitglied der HJ; Oktober 1935 bis September 1936 Wehrdienst in Güstrow; Eintritt in die NSDAP am 1.5.1937, Mitgliedsnummer 5.950.621; Juni 1939 Approbation; ab 1939 Volontärassistent an der Medizinischen Poliklinik der Universität Rostock (Schröderplatz, Schliemannstraße 3); Oktober 1939 Promotion in Rostock;[363)] ab 1939 Kriegseinsatz als Stabsarzt in der Wehrmacht; mind. 1943 wieder Arzt in Rostock (Schliemannstraße 3); Oktober 1943 Heirat mit der Zahnärztin Dr. Elisabeth Möller verw. Schimming (*5.8.1914 in Rostock, †11.3.1999 in München; Tochter eines Kaufmanns), drei Kinder; mind. 1946 bis 1947 in Walsrode/Hannover; bis 1963 praktischer Arzt in Fallingbostel/Lüneburger Heide; dort auch Ausbildung zum Kneipp-Arzt; ab 1963 praktischer Kneipp-Kurarzt in Bad Wörishofen/Bayern (Watzmannweg 8); am 1.10.1974 im Alter von 61 Jahren Suizid durch Öffnen der Pulsadern in Bad Wörishofen

Stahl, Prof. Dr. Rudolf Louis Emanuel

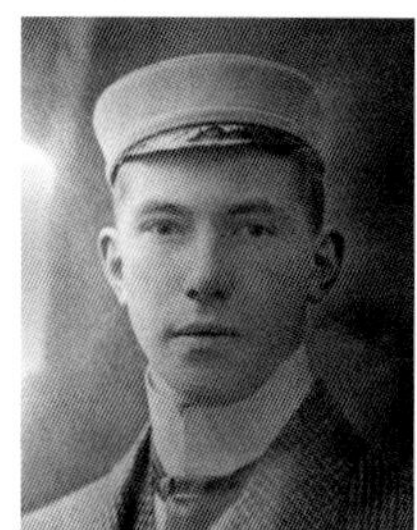

geboren am 8.3.1889 in Breslau/Schlesien; Sohn eines Kaufmanns; Reformrealgymnasium in Breslau, 1908 Abitur; Medizinstudium in Breslau und Bonn; als Einjährig-Freiwilliger dazwischen von 1910 bis 1911 Militärdienst in Breslau; 1913 bis 1914 Medizinalpraktikant an der Medizinischen Universitätsklinik in Breslau (Agnesstraße 14)und an der Chirurgischen Universitätsklinik in Berlin; Mai 1914 Approbation; August 1914 bis November 1918 Kriegseinsatz, zunächst als Bataillons- und Regimentsarzt, dann als Leiter der Inneren Abteilung eines Feldlazaretts, zuletzt als Oberarzt; März 1915 Promotion in Breslau;[364)] ab Januar 1919 Assistenzarzt an der Medizinischen Klinik der Universität Rostock; März 1920 Heirat mit Edith Würth spätere Hölscher (*8.1.1900 in Hannover, †28.5.1984 in Kreuth/Bayern; Tochter eines Fabrikbetriebs-Ingenieurs und späteren Generaldirektors), mind. zwei Kinder, 1929 Scheidung; ab Januar 1922 Facharzt für Innere Krankheiten;

362) Mit der Arbeit: Die Rolle der Chloride und formoltitrablen Substanzen im Magenchemismus, Greifswald 1934.
363) Mit der Arbeit: Über Colitis Ulcerosa, Rostock 1939.
364) Mit der Arbeit: Beitrag zur Methodik der Blutzuckerbestimmung unter besonderer Berücksichtigung der Methoden von Möckel-Frank und Forschbach-Severin, Breslau 1915.

1922 Habilitation in Rostock;[365] ab März 1922 Privatdozent für Innere Medizin, Januar 1923 bis Juli 1929 auch Oberarzt an der Medizinischen Klinik der Universität Rostock (dort zunächst auch wohnhaft: Schröderplatz; Schillerstraße 12); daneben ab 1924 Schriftführer der Medizinischen Sektion der Naturforschenden und Medizinischen Gesellschaft zu Rostock, Mitbegründer der nordwestdeutschen Gesellschaft für Innere Medizin sowie 1. Schriftführer und 2. Vorsitzender des Rostocker Ärztevereins; in Rostock im Juni 1926 zum außerplanmäßigen außerordentlichen Professor ernannt; ab Juli 1929 Primärarzt, bis 1946 Chefarzt an der Inneren Abteilung des Diakonissenkrankenhauses Bethanien in Breslau (Klosterstraße 112 und 120, Ohlauer Stadtgraben 2, Haydnstraße 1); außerdem zur kassenärztlichen Tätigkeit verpflichteter Professor an der Universität Breslau; Oktober 1929 Heirat mit der Malerin, Kunsterzieherin und Werklehrerin Ursula Schultze (*27.3.1906 in Kiel, †15.5.2001 in Bad Dürkheim/Rheinland-Pfalz; Tochter eines Kapitänleutnants und späteren Fregattenkapitäns), fünf Kinder; in Breslau Förderndes Mitglied der SS und Mitglied des NSDÄB; Eintritt in die NSDAP am 1.5.1937, Mitgliedsnummer 4.079.386; 1948 bis 1954 Chefarzt am Städtischen Krankenhaus II in Braunschweig (Am Bülten 42); 1984 Bundesverdienstkreuz; am 11.10.1986 im Alter von 97 Jahren in Braunschweig gestorben

Stahr, Dr. Berthold Karl Emil

geboren am 9.10.1886 in Lüneburg/Hannover; Sohn eines Baumeisters; Realgymnasium in Lübeck, 1906 Abitur; Medizinstudium in Marburg, München, Kiel und Freiburg; Juni 1912 Approbation; mind. 1914 Arzt in Marienburg/Westpreußen; ab August 1914 Kriegseinsatz als Unterarzt, ab 1916 als Oberarzt in Feldlazaretten der bayerischen Infanterie-Regimenter 20 und 12, zuletzt als Bataillons- und Stabsarzt, im Dezember 1918 aus dem Heer entlassen, EK II und EK I; Oktober 1919 Promotion in Kiel;[366] Oktober 1919 bis 1939 niedergelassener Allgemeinpraktiker in Lübeck (Fackenburger Allee 13-15); Juli 1920 Heirat mit Maria Sapinski (*18.1.1897 in Marienburg, †20.6.1972 in Düsseldorf), vier Kinder; in Lübeck Eintritt in die NSDAP am 1.5.1933, Mitgliedsnummer 2.820.973, im Oktober 1934 ausgeschieden, da Aufnahme abgelehnt; Mai 1939 bis mind. Juli 1945 niedergelassener Allgemeinpraktiker in Kühlungsborn (Adolf-Hitler-Straße/Poststraße 22); Mitglied des NSDÄB; bis 1949 Leiter des privaten „Kinderheim Stahr“ (gemeinsam mit seiner Ehefrau, die es danach allein weiterführte) in Kühlungsborn (Ernst-Thälmann-Straße 22); 1949 bis mind. 1952 wieder niedergelassener Allgemeinpraktiker in Kühlungsborn (Ernst-Thälmann-Straße 22); vor 1973 gestorben

Stanitzek, Dr. Paul Josef

geboren am 25.11.1887 in Myslowitz/Schlesien; Sohn eines Gastwirts; Gymnasium in Myslowitz, 1908 Abitur; Zahnmedizin- und Medizinstudium in München, Breslau und Rostock (Neue Werderstraße 19, Friedhofsweg 38, Friedrichstraße 6, Lange Straße 16); mind. 1914 Medizinalpraktikant in Rostock; Februar 1914 Heirat mit Margarethe Heldt (*7.4.1885 in Rostock, †9.11.1962 in Rostock; Tochter eines Hofbäckermeisters), mind. drei Kinder; Juli 1914 Approbation; Januar 1915 bis November 1918 Kriegseinsatz als Lager-, Quarantäne- und Truppenarzt; Februar bis Juni 1919 Assistenzarzt am Zahnärztlichen Institut der Universität Rostock; dort im Juli 1919 Promotion;[367] mind. 1920 bis 1952 niedergelassener Allgemeinpraktiker, Facharzt für Zahn- und Mundkrankheiten sowie Zahnarzt in Rostock (Vogelsang 15, Paulstraße 9, Friedhofsweg/Steyrische Straße 2, Gertrudenstraße 6, Stettiner Straße 7); dort Eintritt in die NSDAP am 4.5.1925, Mitgliedsnummer 3.201, Januar 1926 Austritt; im Februar 1934 vom Schwurgericht des Amtsgerichts Rostock als Nebenangeklagter wegen „versuchter einfacher Abtreibung“ zu einem Jahr Gefängnis verurteilt, außerdem wurde ihm „auf die Dauer von zwei Jahren die Ausübung des Berufs als praktischer Arzt, nicht [jedoch] als Zahnarzt untersagt“;[368] bis 1961 in Rostock (Warschauer Straße 7); am 7.2.1961 im Alter von 73 Jahren in Rostock gestorben

365) Mit der Arbeit: Zur Pathologie des Blutplättchenapparates (MS).
366) Mit der Arbeit: Über einige Beziehungen zwischen Alkoholismus und Epilepsie. Beitrag zur Frage der Alkoholepilepsie, Kiel 1919.
367) Mit der Arbeit: Über die Herstellung von Nasenprothesen mit Berücksichtigung der Prothesen aus gelatinierenden Massen, Rostock 1919.
368) Der Hauptangeklagte Karl Rieser, Kaufmann in Rostock, wurde „wegen gewerbsmäßiger Abtreibung“ zu einer

Starck, Dr. Ursula Auguste Helene
geboren am 25.5.1910 in Hamburg; Tochter eines Eisenbahn-Obersekretär; Gymnasium, 1930 Abitur; Medizinstudium in Hamburg; Juli 1939 Approbation und September 1939 Promotion in Hamburg;[369] ab November 1939 Volontärassistentin, dann Assistenzärztin an den Alsterdorfer Anstalten in Hamburg (Kaiser-Friedrich-Ufer 28); Januar 1940 bis November 1943 Hilfskassenärztin in der Praxis des einberufenen → Dr. Friedrich-Wilhelm Kothe in Warin (Adolf-Hitler-Straße, Burgstraße 1); dort Mitglied des BDM; ab November 1943 wieder Ärztin, mind. 1947 bis 1980 niedergelassene Allgemeinpraktikerin in Hamburg (Frühlingsgarten 44, Langenhorner Chaussee 4, Aurikelstieg 2, Floot 16); unverheiratet, ein Adoptivkind; am 12.6.1994 im Alter von 84 Jahren in Hamburg gestorben

Starke, Dr. Hermann Ernst Louis
geboren 25.1.1870 in Halle/Provinz Sachsen; Sohn eines Staatsanwalts sowie späteren Oberstaatsanwalts und Geheimen Oberjustizrates; Gymnasium in Kiel, 1891 Abitur; Medizinstudium in Tübingen und Kiel; Februar 1896 Approbation und September 1896 Promotion in Kiel;[370] Februar 1896 bis Juli 1897 Volontärassistent am Anschar-Krankenhaus und Arztvertreter in Kiel; Juli bis Oktober 1897 Volontärassistent an der Universitäts-Frauenklinik in Berlin; Februar bis Mai 1898 Ostafrikareise; ab Mai 1898 praktischer Arzt in Kiel; ab April 1900 Volontärassistent an der Heil- und Pflegeanstalt Eichberg/Rheingau; April 1901 bis November 1903 Assistenzarzt an der Provinzial-Irrenanstalt St. Jürgen bei Schleswig (dort auch wohnhaft); Oktober 1902 Heirat mit Margarete Gleitsmann (*5.8.1875 in Jakobshagen/Pommern, †13.5.1943 in Neustrelitz; Tochter eines Kreisarztes und Medizinalrates), drei Kinder; Dezember 1903 bis Juli 1906 Oberarzt an der Heil- und Pflegeanstalt Eichberg; ab Juli 1906 Erster Oberarzt und stellvertretender Direktor an der Heil- und Pflegeanstalt Neustadt/Holstein; November 1913 bis Februar 1935 Direktor der Landesirrenanstalt bzw. Landesheilanstalt Domjüch bei Neustrelitz (Fritz-Reuter-Straße 3); 1916 zum Sanitätsrat, 1921 zum Medizinalrat, 1927 zum Obermedizinalrat ernannt; Oktober 1934 eigener Antrag auf Pensionierung, im Februar 1935 in den Ruhestand versetzt; am 23.11.1942 im Alter von 72 Jahren an Herzarteriosklerose in Neustrelitz gestorben

Starke, Dr. Karl Hugo
geboren am 5.10.1862 in Detmold/Westfalen; Sohn eines Kaufmanns; Gymnasium in Burgsteinfurt, 1883 Abitur; Medizinstudium in Jena, Leipzig und Würzburg; Mai 1892 Approbation; 1892 bis Mai 1917 praktischer Arzt in Schlangen/Lippe; Februar 1908 Promotion in Leipzig;[371] September 1914 bis 1916 Kriegseinsatz im Heimatheeresdienst und als Truppenarzt; Dezember 1914 Heirat mit Benita von Foelkersahm (*9.6.1885 in Mitau/Kurland; Tochter eines Landmarschalls), mind. ein Kind; Juni 1917 bis 1932 niedergelassener Allgemeinpraktiker in Wismar (Lübsche Straße 17); am 11.2.1932 im Alter von 69 Jahren in Wismar gestorben

Stattmüller, Dr. Konrad (gen. Kurt)
geboren am 16.3.1892 in Kaiserslautern/Bayern; Sohn eines Lokomotivführers; Gymnasium, 1912 Abitur; Medizinstudium in Würzburg; dazwischen ab Oktober 1914 Kriegseinsatz als Infanterist im 22. bayerischen Infanterie-Regiment, im Dezember 1914 „wegen Dienstunbrauchbarkeit" aus dem Heer entlassen; Mai 1919 Approbation und August 1919 Promotion in Würzburg;[372] mind. 1923 Assistenzarzt an der Medizinischen Universitäts-Poliklinik in Würzburg; mind. 1928 bis 1933 Assistenzarzt an der Medizinischen Poliklinik der Universität Rostock (Schröderplatz, Paulstraße 23); Juli 1933 bis 1960 niedergelassener Facharzt für Innere und Nervenkrankheiten in Dortmund (Ostenhellweg 1, Altenderner Straße 73, Heiliger Weg 86); ab September 1939 Kriegseinsatz in der Wehrmacht; mind. 1940 bis 1960 auch Chefarzt am Josef-Hospital in Dortmund; Heirat mit Edeltraut ?; bis Juli

---

Zuchthausstrafe von fünf Jahren verurteilt; außerdem wurde ihm für fünf Jahre die Ausübung seines Nebengewerbes als Naturheilkundiger und Homöopath untersagt.

369) Mit der Arbeit: Untersuchungen über den Einfluß verschiedener Körperhaltung auf die Vitalkapazität der Lunge, Hamburg 1938.

370) Mit der Arbeit: Operative Behandlung der coxa vara, Kiel 1896.

371) Mit der Arbeit: Zur Kasuistik der Spontanresorption seniler Katarakte, Leipzig 1908.

372) Mit der Arbeit: Über die Schätzung des Lebensalters beim Menschen (MS).

1964 in Dortmund; Juli 1964 bis 1966 im Ruhestand in Graz/Österreich (Am Dominikanergrund 10); am 6.10.1966 im Alter von 74 Jahren an Arteriosklerose und Hirnerweichung in Graz gestorben

Stechele, Dr. Günther
geboren am 4.5.1880 in Eisenach/Sachsen-Weimar-Eisenach; Sohn eines Gymnasiallehrers; Gymnasium in Eisenach, 1899 Abitur; Medizinstudium in Berlin an der Kaiser-Wilhelm-Akademie für das militärärztliche Bildungswesen; Februar 1906 Approbation; ab Mai 1906 Assistenzarzt im 4. Lothringischen Feldartillerie-Regiment; im Juli 1907 aus dem Heer ausgeschieden und bei den deutschen Schutztruppen angestellt; als Kolonialoffizier ab Juli 1907 praktischer Arzt bei der deutschen Schutztruppe in Kamerun, ab August 1907 in Douala, ab 1908 in Banjo, mind. 1912 in Dume, ab Februar 1913 in Ngarabinsam, im März 1908 zum Oberarzt und im Januar 1913 zum Stabsarzt befördert; Dezember 1909 Promotion in Leipzig;[373)] 1914 bis 1916 Kriegseinsatz als Stabsarzt bei der deutschen Schutztruppe, Teilnahme am Feldzug in Kamerun, ab 1916 Internierung in Pamplona/Spanien; ab 1920 niedergelassener Allgemeinpraktiker in Stuttgart (Hölderlinstraße 4, Eulenbergstraße 60); mind. 1924 bis 1926 Medizinalrat in Dresden (Ludwig-Richter-Straße 31); als Oberstabsarzt a.D. mind. 1927 Arzt in Eisenach (Karthäuserstraße 33); Dezember 1927 Heirat mit Alma Marquardt verw./gesch. Redeker (*22.7.1887), 1935 Scheidung; mind. 1929 bis 1930 Arzt in Berlin (Riehlstraße 5, Paulsborner Straße 76); 1930 bis 1935 Kassenarzt in Schacht-Audorf bei Rendsburg; ab November 1933 Mitglied der SA; Februar 1935 bis Januar 1938 niedergelassener Allgemeinpraktiker in Bad Sülze; anschließend praktischer Arzt in Liebau/Schlesien; ab September 1939 ärztlicher Sachbearbeiter, als Oberregierungsmedizinalrat ab Mai 1942 Leiter des Landesarbeitsamts in Stuttgart (Relenbergstraße 60); 1940 Heirat mit Amalie Marquardt; bis 1946 in Stuttgart (Alexanderstraße 27); am 14.4.1946 im Alter von fast 66 Jahren in Heidelberg gestorben

Steffen, Dr. Katharina Augusta Klara (Kaethe) (geb. Kunitz)
geboren am 2.4.1901 in Schweinitz/Provinz Sachsen; Tochter eines Diakons und späteren Studiendirektors; Gymnasium, 1921 Abitur; Medizinstudium in Königsberg; November 1928 Approbation und Januar 1929 Promotion in Königsberg;[374)] mind. 1935 bis Anfang 1937 Ärztin auf der Krankenstation des Waisenhauses Friedrichsberg in Hamburg (Schlankreye 25); ab Anfang 1937 Assistenzärztin in Mecklenburg; 1937 bis 1938 Fachärztin und Assistenzärztin in Hamburg (Hauersweg 1); Juli 1938 Heirat mit dem Oberregierungsrat Walter Steffen (*23.6.1887 in Cammin/Pommern, †18.2.1973 in Weimar; Sohn eines Kaufmanns), mind. ein Kind; ab August 1938 ohne ärztliche Tätigkeit in Weimar (Cranachstraße 38); dort bis 1986 im Ruhestand (Dr.-Salvador-Allende-Straße 2); am 29.6.1986 im Alter von 85 Jahren in Weimar gestorben

Steffen, Dr. Rudolf Friedrich Gustav
geboren am 23.5.1908 in Stargard/Pommern; Sohn eines Bäckermeisters; Gymnasium in Stargard, 1928 Abitur; Medizinstudium in Jena und Rostock; ab November 1933 Mitglied der SA; Februar 1935 Approbation und Juli 1936 Promotion in Kiel;[375)] bis Dezember 1936 Assistenzarzt in Deutsch Krone/Westpreußen; ab Januar 1937 Assistenzarzt in Mecklenburg; ab August 1937 niedergelassener Allgemeinpraktiker in Treptow/Rega (Kurze Marktstraße 5); Praxis in Rega krankheitshalber aufgegeben, dann Ausbildung zum Augenarzt an der Augenklinik der Universität Greifswald; im September 1939 zur Wehrmacht eingezogen, jedoch wegen Krankheit und Ausbildung uk gestellt; August 1941 Heirat mit Frida Lindeke (*15.2.1905 in Stettin, †vor 2000; Tochter eines Arbeiters); ab Mai 1943 Assistenzarzt an der Universitäts-Augenklinik in Greifswald; bis 1999 in Groß Ippener/Niedersachsen (Hespenriede 1); am 20.12.1999 im Alter von 91 Jahren in Groß Ippener gestorben

Steffens, Dr. Bruno Ernst Wilhelm
geboren am 28.9.1895 in Kassel/Hessen-Nassau; Sohn eines Landesbauinspektors und späteren Straßenbau-Oberinspektors; Gymnasium in Kassel; ab 1914 Kriegseinsatz, zunächst im Landwehr-Hu-

---

373) Mit der Arbeit: Über Chininprophylaxe bei den Schutztruppen, Leipzig 1909.
374) Mit der Arbeit: Hydronephrose und accessorisches Nierengefäß, Königsberg 1927.
375) Mit der Arbeit: Die Diagnose und Therapie der Uretersteine, Tübingen 1936.

saren-Regiment 14, dann in den MG-Scharfschützen-Abteilungen 26 und 43, zuletzt als Fliegerbeobachter in der Flieger-Ersatz-Abteilung 14, im Dezember 1918 als Unteroffizier entlassen, EK II; 1920 Abitur in Kassel; Medizinstudium in Marburg; Mai 1929 Heirat mit Gisela Drevs (*9.8.1905 in Hof Gammelin bei Hagenow, †13.2.1994 in München; Tochter eines Gutspächters), mind. ein Kind; Medizinalpraktikant an der Chirurgischen Klinik in Marburg und am Städtischen Krankenhaus in Schramberg/Schwarzwald; April 1931 Approbation und Oktober 1931 Promotion in Marburg;[376)] 1931 Assistenzarzt am Kreiskrankenhaus in Luckau/Lausitz; ab November 1931 niedergelassener Homöopath in Luckau, ab Oktober 1933 in Warsow bei Schwerin, Januar 1934 bis 1935 in Zachun bei Hagenow; April 1935 bis 1938 praktischer Arzt in Rehna (Markt 14 und 18); das Oberversicherungsamt in Potsdam und der Zulassungsausschuß der Verwaltungsstelle Mecklenburg der Kassenärztlichen Vereinigung Deutschlands hatten die Zulassung zur Kassenpraxis im Januar 1933 für Luckau und im September 1934 für Warsow und Zachun abgelehnt,[377)] einen Antrag auf Zulassung zur Kassenpraxis für Rehna stellte Steffens nicht mehr; Juni 1936 Verwarnung durch die Ärztekammer Mecklenburg-Lübeck;[378)] im August 1938 von der Großen Strafkammer des Landgerichts Schwerin wegen „Vergehens gegen das Opiumgesetz" und „fortgesetzter unerlaubter Verschreibung von Morphium" zu sechs Monaten Gefängnis verurteilt;[379)] noch 1939 vom zuständigen Medizinalrat als „rauschgiftsüchtig" bezeichnet; 1939 vom Finanzamt Grevesmühlen wegen „Umsatz- und Einkommensteuergefährdung" zu 1.200 RM Geldstrafe verurteilt; im März 1941 vom Amtsgericht Rehna als „Morphinist" wegen „Opiumvergehens" zu zehn Monaten Gefängnis und drei Jahren Berufsverbot als Arzt verurteilt;[380)] noch während seiner Haft im Januar 1942 von der Strafkammer des Landgerichts Schwerin wegen fahrlässiger Körperverletzung („Hervorrufung einer Fehlgeburt") zu neun Monaten Gefängnis und somit – unter Zusammenziehung beider Strafen (Verstoß gegen das Betäubungsmittelgesetz und fahrlässige Körperverletzung) – zu einer Gesamtstrafe von einem Jahr und drei Monaten Gefängnis verurteilt; bis Juli 1942 Strafverbüßung in der Landesstrafanstalt Bützow-Dreibergen;[381)] mind. 1943 in Kassel; mind. 1944 wieder in Rehna (Markt 18); mind. 1944 Kriegseinsatz als Marine-Artilleriemaat; am 14.8.1944 im Alter von 48 Jahren an Lungenentzündung im Reservelazarett Libau/Lettland gestorben

Stehr, Dr. Ludwig Detlev Karl

geboren am 9.10.1901 in Kiel/Schleswig-Holstein; Sohn eines Bäckermeisters; Reformrealgymnasium in Kiel, 1919 Abitur; anschließend Militärdienst beim Landesjägerkorps in Gotha/Thüringen; Medizinstudium in Kiel und Breslau; Juni 1926 Approbation und Juli 1926 Promotion in Kiel;[382)]

---

376) Mit der Arbeit: Über Fiebertherapie bei gonorrhoischen Erkrankungen, Marburg 1931.

377) Mit der Begründung, Steffens habe Arzneimittel, die nur in Apotheken hergestellt und über diese vertrieben werden durften, selbst hergestellt, verschrieben und an Patienten abgegeben; er habe sich als homöopathischer Arzt niedergelassen, „ohne nach seiner Vorbildung dazu berechtigt zu sein" und habe „mit der Kurpfuscherfirma ‚Kajocka Heilbund' in geschäftlichen Beziehungen gestanden". Außerdem hatte Steffens seinen Militärpaß gefälscht, „indem er die Bezeichnung ‚Unteroffizier' durch ‚Leutnant' ersetzt" hatte. Dafür wurde er im Juli 1933 rechtskräftig mit einem Verweis und einer Geldstrafe in Höhe von 500 RM bestraft.

378) Verbunden mit dem Hinweis, daß es ihm verboten sei, „Kranke brieflich oder sonstwie aus der Ferne zu behandeln, besondere Heilverfahren oder eigene Heilmittel in Drucksachen oder Flugschriften zu empfehlen sowie anpreisende Zeitungsaufsätze zu veranlassen".

379) Steffens wurde vorgeworfen, mehreren Patienten Morphium verabreicht zu haben, obwohl dies medizinisch nicht begründet war; außerdem habe er „im Jahre 1938 sich selber täglich durchschnittlich 25 Tabletten Dicodid und Acedicon verschrieben, ohne daß hierfür eine ärztlich begründete Notwendigkeit vorlag".

380) Steffens wurde vorgeworfen, „in hohem Grade Morphinist" zu sein und „in einer Anzahl von Fällen auf den Namen von Patienten morphiumhaltige Arzneien bezogen, diese aber zur Befriedigung seiner Sucht selbst verbraucht" zu haben. Außerdem „verschrieb er fortgesetzt Kokain", das er letztlich für sich selbst verbrauchte; ebenso mindestens 1.400 Dicodid-Tabletten und 120 Acedicon-Tabletten. Bei der Strafzumessung wurde „strafmildernd berücksichtigt, daß der Angeklagte nicht aus Gewinnsucht, sondern allein aus seiner psychopathischen Veranlagung heraus zur Befriedigung seiner Rauschgiftsucht gehandelt" habe.

381) Die Ärztekammer Mecklenburg ventilierte gegenüber der Abteilung Inneres des Mecklenburgischen Staatsministeriums im September 1942 die Frage, ob „dem Dr. Steffens die Bestallung zu entziehen oder ob ihm [nur] die Niederlassung in Mecklenburg für immer zu versagen" sei; mit „letzterer Entscheidung würde man diesem Arzt noch eine Chance geben", wenngleich die Ärztekammer meinte, daß „Dr. St. diese Chance nicht mehr verdient" habe; entsprechend entschied das Reichsinnenministerium im März 1943, daß das Gesuch Steffens vom Februar 1943 „um Aufhebung des Berufsverbots ... abgelehnt" sei.

382) Mit der Arbeit: Über Spätresultate bei Nephrolithiasis und Ureteolithiasis (MS).

anschließend Assistenzarzt am Rudolf-Virchow-Krankenhaus in Berlin (dort zunächst auch wohnhaft: Augustenburger Platz 1; Lietzensee-Ufer 7); dort auch Bannarzt der HJ; als Facharzt für Innere Krankheiten ab Mai 1939 Oberarzt, dann Ärztlicher Leiter der Röntgenabteilung am Oskar-Ziethen-Krankenhaus in Berlin-Lichtenberg (Hubertusstraße 4); ab Oktober 1939 auch Facharzt für Röntgenologie; ab 1939 Kriegseinsatz in der Wehrmacht; März 1940 Habilitation in Berlin;[383)] September 1940 Heirat, Scheidung; erneuter Kriegseinsatz, bis mind. Mai 1945 als Stabsarzt im Reservelazarett I in Graal-Müritz (dort auch wohnhaft); ab mind. 1952 Röntgenfacharzt in Westberlin (Reichsstraße 103, Bettinastraße 11); am 3.8.1980 im Alter von 78 Jahren in Westberlin gestorben

Stein, Ursula Margarete Anna (geb. Sielaff)
geboren am 28.11.1917 in Berlin; Tochter eines Lehrers und späteren Direktor-Stellvertreters; Gymnasium in Berlin, 1938 Abitur; Medizinstudium in Berlin (Stubbenkammerstraße 5); September 1943 Heirat mit dem Kandidaten der Medizin und späteren Arzt Dr. Helmut Stein (*8.5.1915 in [Berlin-] Charlottenburg, †5.3.2001 in Hamburg; Sohn eines Lokomotivhilfsheizers und späteren Oberlokomotivführers), mind. drei Kinder; Februar 1945 Approbation in Berlin; ab Frühjahr 1945 Assistenzärztin in der Praxis von → Dr. Otto Connerth in Wismar; Dezember 1945 Promotion in Berlin;[384)] ab mind. 1953 Ärztin in Hamburg (Husumer Straße 12, Lorichsstraße 42, Elsa-Brändström-Straße 9); am 24.4.1986 im Alter von 68 Jahren in Hamburg gestorben

Stein, Dr. Wilhelm Ernst Max
geboren am 26.4.1878 in Neustrelitz/Mecklenburg; Sohn eines Kammerpedells; Gymnasium in Neustrelitz, 1896 Abitur; Medizinstudium in Greifswald und Rostock (Friedrichstraße 27); als Einjährig-Freiwilliger dazwischen von Oktober 1898 bis März 1899 erster Teil des Militärdienstes beim Feldartillerie-Regiment 24 in Güstrow; Februar 1902 Approbation; März 1902 bis 1903 zweiter Teil des Militärdienstes beim schleswig-holsteinischen Infanterie-Regiment 163; März 1903 Promotion in Rostock;[385)] 1903 bis August 1914 niedergelassener Allgemeinpraktiker in Neustrelitz (Markt 15); Januar 1904 Heirat mit Elsa Cordua (*19.11.1881 in Striesdorf bei Laage, †8.7.1951 in Neustrelitz; Tochter eines Hausgutspächters), vier Kinder; ab August 1914 Kriegseinsatz als Oberstabsarzt, EK II und EK I; ab Januar 1916 Kreisarzt in Neustrelitz; als Medizinalrat ab August 1919 Medizinalreferent im Mecklenburg-Strelitzschen Staatsministerium; 1921 zum Vortragenden Rat, im April 1925 zum Ministerialrat ernannt; als Dezernent für Medizinalangelegenheiten und Veterinärsachen ab April 1925 oberster Medizinalbeamter des Landes Mecklenburg-Strelitz; daneben auch Leiter des Fürsorgewesens und der Hauptfürsorgestelle sowie Leitender Arzt am Landes-Säuglingsheim; nach der Vereinigung beider Mecklenburg ab April 1934 Kreisarzt und als Kreismedizinalrat ab 1935 Leiter des Staatlichen Gesundheitsamtes Neustrelitz (Schloßstraße 10); ab 1934 auch beamteter Arzt am Erbgesundheitsgericht Neustrelitz; im März 1935 auf eigenen Antrag in den Ruhestand versetzt, dennoch bis April 1939 Vertrauensarzt; nach Reaktivierung ab Oktober 1940 Kriegseinsatz als Chefarzt des Reservelazaretts Neustrelitz; sofort nach dem Einmarsch der Roten Armee mit Genehmigung des sowjetischen Militärkommandanten und des neuen Oberbürgermeisters ab April 1945 Leiter des Gesundheitswesens in Neustrelitz; Juni bis Oktober 1945 Leiter, dann 2. Amtsarzt am Staatlichen Gesundheitsamt Neustrelitz; bis mind. 1952 in Neustrelitz; nach Übersiedlung in die Bundesrepublik bis 1956 in Hamburg (Moorweidenstraße 14); am 23.8.1956 im Alter von 78 Jahren an Hirnarteriosklerose und Herz-Kreislauf-Versagen in Bremen gestorben

Steinhagen, Dr. Joachim-Heinrich Klaus Hermann
geboren am 17.12.1912 in Wangern/Poel/Mecklenburg; Sohn eines Eigentümers und späteren Landwirts; Gymnasium in Wismar, 1933 Abitur; Medizinstudium in Freiburg, Würzburg und Rostock; Dezember 1937 Promotion in Düsseldorf;[386)] 1938 bis 1939 Medizinalpraktikant in Rostock; Mai 1939

---

383) Mit der Arbeit: Variationen und Fehlbildungen im Bau des knöchernen Thorax, Leipzig 1940.
384) Mit der Arbeit: Der Prothrombingehalt des Blutes als Indikator für Leberschädigungen (MS).
385) Mit der Arbeit: Beiträge zur Frage der modernen Varicenoperationen an den unteren Extremitäten, Neumünster 1902.
386) Mit der Arbeit: Das vierte Buch des Tetrabiblon des byzantinischen Arztes Aetios von Amida. Aus dem Griechischen ins Deutsche übertragen, Quakenbrück 1937.

Approbation; anschließend mglw. Volontärassistent in Rostock; ab 1939 Volontärassistent am Auguste-Viktoria-Krankenhaus in Berlin-Schöneberg; ab April 1940 Volontärassistent am Jakob-Sprenger-Krankenhaus in Gelnhausen/Hessen; wegen Vergehens gegen § 173 StGB[387] im Juni 1943 aus dem Ärzteregister gestrichen; bis 1956 praktischer Arzt in Frankfurt/Main (Goldsteinstraße 96); unverheiratet; am 10.8.1956 im Alter von 43 Jahren in Frankfurt/Main gestorben, mglw. Suizid („tot aufgefunden, angeblich vorher Kreislaufstörungen")

Steinhauer, Dr. Karl
geboren am 26.7.1907 in Herzogenrath/Rheinprovinz; Sohn eines Steueraufsehers und späteren Oberzollsekretärs; Gymnasium, 1928 Abitur; ab 1933 Mitglied der SA; Medizinstudium in Leipzig; dort im Juli 1936 Promotion;[388] Januar 1937 Approbation; 1937 bis März 1938 Volontärassistent an der Frauenklinik der Universität Rostock (Doberaner Straße 142); dort Eintritt in die NSDAP am 1.5.1937; ab April 1938 Volontärassistent an der Ohrenklinik der Charité in Berlin; ab März 1939 Volontärassistent am Rudolf-Virchow-Krankenhaus in Berlin (Augustenburger Platz 1); ab Mai 1939 Arztvertreter in Wittenberg (Falkstraße 15); ab Januar 1940 dienstverpflichteter Arzt in der Praxis von Dr. Heinrich Günther in Nentershausen bei Bebra/Hessen; ab August 1940 Kriegseinsatz in der Wehrmacht; mind. 1951 praktischer Arzt in Hebenshausen bei Witzenhausen/Hessen (Hauptstraße 42); September 1951 Heirat mit der Volksschullehrerin Hedwig Heinrich (*22.4.1921 in Gemünden/Main, †22.4.2018 in Heidelberg; Tochter eines Kaufmanns); mind. 1967 bis 1969 niedergelassener Allgemeinpraktiker in Biblis/Hessen (Wingertstraße 38); bis 1990 in Mainz (Unterer Michelsbergweg 10); am 13.3.1990 im Alter von 82 Jahren in Mainz gestorben

Steinohrt, Dr. Johann Albrecht Theodor
geboren am 29.5.1885 in Sternberg/Mecklenburg; Sohn des Arztes Dr. Albrecht Steinohrt (*1847, †1912); Gymnasium in Schwerin, 1907 Abitur; Medizinstudium in Heidelberg und Rostock; ab Juni 1912 Medizinalpraktikant an der Augenklinik der Universität Rostock (Doberaner Straße 140); Juni 1913 Approbation und Promotion in Rostock;[389] Assistenzarzt in Köthen/Anhalt und in Beerfelden/Hessen; August 1914 bis November 1918 Kriegseinsatz, mind. 1917 als Assistenzarzt, mind. 1918 als Oberarzt der Landwehr, verwundet; November 1917 Heirat mit Elisabeth Raegener (*20.5.1893 in Dresden, †4.5.1945 Suizid in Sternberg; Tochter eines Kaufmanns), zwei Kinder; Februar 1919 bis 1945 niedergelassener Allgemeinpraktiker in Sternberg (Brüeler Chaussee 384 und 2); ab November 1933 Mitglied der SA, zuletzt SA-Sanitäts-Sturmführer und SA-Sturmarzt in Sternberg; Ab 1936 auch nebenamtlicher Arzt im Hilfswerk „Mutter und Kind" der NSV in Sternberg; Eintritt in die NSDAP am 1.5.1937, Mitgliedsnummer 4.723.899; ab Mai 1938 Mitglied des NSDÄB, Nr. 21.921; in Sternberg auch nebenamtlicher Schularzt und Arzt an der Postschutzschule;[390] am 4.5.1945 im Alter von fast 60 Jahren Suizid durch Vergiften gemeinsam mit seiner Ehefrau in Sternberg

Steinschen, Dr. Hermann
geboren am 1.10.1879 in Baerl bei Duisburg/Westfalen; Sohn eines Ackerers; Gymnasium, 1900 Abitur; Medizinstudium in Köln; Heirat, ein Kind, spätestens 1936 Scheidung; März 1920 Approbation und Dezember 1922 Promotion in Köln;[391] 1923 bis 1935 niedergelassener Allgemeinpraktiker in

---

387) § 173 RStGB stellte Geschlechtsverkehr unter Verwandten (Inzest) unter Strafe.

388) Mit der Arbeit: Das Krankheitsbild der Bronchektasen im Anschluß an die in der Leipziger Chirurgischen Universitätsklinik in den Jahren 1925-1935 ausgeführten Operationen unter besonderer Berücksichtigung der chirurgischen Therapie, Zeulenroda 1936.

389) Mit der Arbeit: Zur Kenntnis der epithelialen Geschwülste der Cornea, Rostock 1912.

390) In Sternberg bestand auf dem Gelände des ehemaligen Technikums seit 1935 eine von insgesamt acht Postschutzschulen des Dritten Reichs. Die Aufgabe des 1933 eingeführten bewaffneten Postschutzes hatte zunächst in der Objektsicherung von Dienstgebäuden und technischen Anlagen der Reichspost bestanden, hinzu kam später der Schutz des Post- und Fernmeldebetriebes für Staats- und Parteidienststellen und der Begleitschutz für Geldtransporte. Ab 1936 waren alle Postbeamten bis zum 45. Lebensjahr verpflichtet, dem Postschutz beizutreten, wurden dort paramilitärisch ausgebildet und weltanschaulich geschult. Im Frühjahr 1942 war der eine „Friedensstärke" von 45.000 Mann aufweisende Postschutz als SS-Postschutz in die Allgemeine SS überführt worden; anschließend wurde der SS-Postschutz sowohl zum Aufbau deutscher Poststrukturen in den besetzten Ostgebieten als auch im Kampfeinsatz von Einheiten der Waffen-SS sowie zur Partisanenbekämpfung eingesetzt.

391) Mit der Arbeit: Morphinismus und Entmündigung (MS).

Koblenz (Kaiser-Wilhelm-Ring 56); 1935 Arztvertreter in Mecklenburg und in Stederdorf/Hannover; April 1935 bis April 1936 praktischer Arzt in Boffzen/Weser; April 1936 Heirat mit der Wanderlehrerin Maria Steffes-Tun spätere Millas (*3.11.1896 in Koblenz, †22.10.1972 in Koblenz; Tochter eines Agenten); April 1936 bis 1940 niedergelassener Allgemeinpraktiker in Großbreitenbach/Thüringen (Schulstraße 12, Hauptstraße 230); am 4.3.1940 im Alter von 60 Jahren an Herz-Kreislauf-Schwäche in Großbreitenbach gestorben

Stekker, Dr. Georg Ludwig Heinrich

geboren am 24.2.1894 in Schwerin/Mecklenburg; Sohn eines Gymnasialprofessors; Gymnasium in Schwerin, 1913 Abitur; Medizinstudium in Tübingen und Rostock (Neue Werderstraße 19); dazwischen ab August 1914 Kriegseinsatz, zunächst als Unterarzt in einem Feldlazarett, später als Truppenarzt, im Januar 1919 aus dem Heer entlassen; Juli 1920 Approbation und Promotion in Rostock;[392] Oktober 1920 bis 1935 niedergelassener Allgemeinpraktiker in Brüel (Am Bahnhof 94); Dezember 1922 Heirat mit Irmgard Schumann (*10.8.1905 in Lobmachtersen/Braunschweig, †5.10.1987 in Bayreuth; Tochter eines Apothekenbesitzers); am 4.4.1935 im Alter von 41 Jahren an Lungenentzündung in Brüel gestorben[393]

Stelling, Dr. Kurt Hermann Heinrich

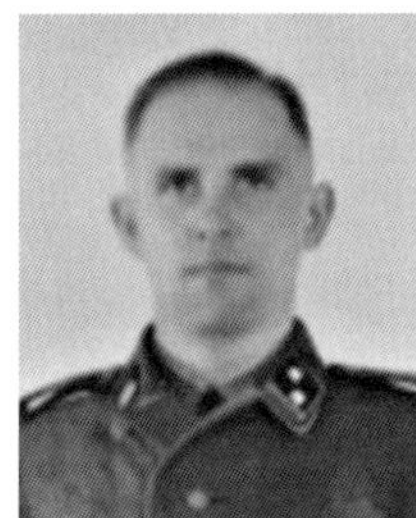

geboren am 25.2.1911 in Duisburg/Westfalen; Sohn eines Ingenieurs und späteren Oberingenieurs; Gymnasium in Breslau, 1932 Abitur; Medizinstudium in Graz und Breslau; Eintritt in die NSDAP am 4.5.1932, Mitgliedsnummer 1.082.053; ab Oktober 1932 Mitglied der SS, Nr. 248.515; ab September 1937 Medizinalpraktikant am Pathologischen Institut der Universität Breslau und am Knappschaftskrankenhaus in Martinau sowie in den SS-Lazaretten in Dachau und Berlin; September 1938 Approbation und Oktober 1938 Promotion in Breslau;[394] Dezember 1938 Heirat mit Annemarie Sukkau (*13.4.1914 in Berdjansk/Rußland, †26.5.1948 Suizid in Westberlin), ein Kind; bis Dezember 1938 Hilfsarzt im SS-Lazarett Berlin; ab Januar 1939 SS-Truppen- und Lagerarzt in dem im Aufbau befindlichen Konzentrationslager Ravensbrück; anschließend Leiter der Inneren Abteilung im Häftlingsrevier des Konzentrationslagers Sachsenhausen (wohnhaft in Berlin, Karlsruher Straße 13); Herbst 1939 bis 1942 Kriegseinsatz als Truppenarzt in der SS-Division „Totenkopf", zuletzt als SS-Hauptsturmführer, EK II und I; am 3.6.1942 im Alter von 31 Jahren in Nowoselskoje/Sowjetunion gefallen

Stephan, Dr. Carl

geboren am 16.5.1896 in Großenbehringen/Sachsen-Coburg-Gotha; Sohn eines Lehrers; Gymnasium, 1914 Notabitur; August bis Dezember 1914 Kriegseinsatz; Medizinstudium in Halle; Januar 1923 Approbation in Jena; 1923 bis mind. 1926 niedergelassener Allgemeinpraktiker in Gotha (Lindenauallee 8); Oktober 1924 Heirat mit Wilhelmine Becker (*26.1.1903 in Mainz, †2.6.1998 in St. Georgen/Baden-Württemberg; Tochter eines Kaufmanns und späteren Bankdirektors), zwei Kinder; 1924 Promotion in Halle;[395] praktischer Arzt in Rauenstein bei Sonneberg, dann in Amorbach/Bayern; Mai 1932 bis Dezember 1936 niedergelassener Allgemeinpraktiker in (Garmisch-)Partenkirchen (Adolf-Hitler-Platz 15); dort ab Juli 1932 Mitglied der SA; Eintritt in die NSDAP am 1.10.1932, Mitgliedsnummer 1.343.764; Dezember 1936 bis April 1938 niedergelassener Allgemeinpraktiker in Tessin (Gnoiener Straße); Mai 1938 bis mind. 1940 praktischer Arzt für Naturheilverfahren mit Sanatorium und Privatklinik in Wernigerode/Harz (Große Bergstraße 9 und 5, Am Jägerkopf 3); dort

---

392) Mit der Arbeit: Über die Beziehungen zwischen Cataract und innersecretorischen Störungen nebst Mitteilung eines Falles von Cataract und Sklerodermie, verbunden mit Störungen der Stimme (MS).

393) In einem Nachruf der Bezirksstelle Wismar der KVD hieß es: „Wir betrauern in dem Verstorbenen einen pflichtbewußten Arzt und Kollegen und werden sein Andenken in Ehren halten."

394) Mit der Arbeit: Drei Jahre Bluttransfusion auf der chirurgischen Abteilung des Krankenhauses Bethesda, Breslau, Libau 1937.

395) Mit der Arbeit: Über operative Behandlung des Ulcus cruris varicosum mit besonderer Berücksichtigung der Methode nach Rindfleisch-Friedel (MS).

Mitglied des NSDÄB; ab Dezember 1940 Kriegseinsatz in der Wehrmacht; bis 1981 in St. Georgen (Storzenbergstraße 22); am 26.12.1981 im Alter von 85 Jahren in St. Georgen gestorben

Stephan, Dr. Walter Julius Heinrich
geboren am 6.1.1894 in Flensburg/Schleswig-Holstein; Sohn eines Bataillonsschreibers und Sergeanten sowie späteren Rechnungsrates; Reformrealgymnasium in Kiel, August 1914 Abitur; Medizinstudium in Königsberg und Kiel; dazwischen von Mai 1915 bis November 1918 Kriegseinsatz; Mai 1921 Approbation und August 1921 Promotion in Kiel;[396] Assistenzarzt am St.-Georg-Krankenhaus in Hamburg; März 1924 Heirat mit Charlotte Rohde (*8.12.1896 in Magdeburg, †19.3.1991 in Preetz/Schleswig-Holstein; Tochter eines Lehrers), zwei Kinder; bis März 1931 Assistenzarzt am Stift Bethlehem in Ludwigslust; anschließend Schiffsarzt auf der Hamburg-Südamerika-Linie; Eintritt in die NSDAP am 1.8.1932, Mitgliedsnummer 1.216.992; Juli 1933 bis 1934 niedergelassener Allgemeinpraktiker in Alt Jabel bei Lübtheen; als Oberarbeitsarzt von Juni 1934 bis März 1942 hauptamtlicher Gauarbeitsarzt des Arbeitsgaues VI (Mecklenburg) des RAD in Schwerin (Palaisstraße/Schliemannstraße 19, Schleswiger Straße 5); ab März 1938 Mitglied des NSDÄB; ab März 1942 Arzt im Arbeitsgau XXXIII (Alpenland) des RAD in Innsbruck/Tirol (Universitätsstraße 3, Schloß Mentlberg); bis 1981 in Preetz (Greifswalder Weg 19); am 11.4.1981 im Alter von 87 Jahren in Preetz gestorben

Sterckel, Dr. Herbert Gustav Johannes
geboren am 28.5.1909 in Rostock/Mecklenburg; Sohn eines Dentisten; Oberrealschule, 1929 Abitur; Medizinstudium in Berlin und Rostock; Dezember 1935 Approbation; Promotion; mind. 1937 Assistenzarzt am Kreiskrankenhaus in Treuburg/Ostpreußen; dort Eintritt in die NSDAP am 1.5.1937, Mitgliedsnummer 5.477.232; daneben auch Mitglied der SA und des NSDÄB, Nr. 26.057; bis Ende 1937 Arztvertreter bei Dr. Alfred Ahlendorf in Bad Reinerz/Schlesien; ab Anfang 1938 Arzt in der Praxis von → Dr. Joseph Aust in Gnoien (Teterower Straße 15); August 1938 bis mind. 1953 niedergelassener Allgemeinpraktiker in Kröpelin (Markt 2 und 8); Februar 1939 Heirat mit Elfriede Markiefka (*14.5.1914 in Nieder Rydultan bei Rybnik/Schlesien, †29.6.1981 in Bad Doberan; Tochter eines Arztes), mind. drei Kinder; ab 1939 Kriegseinsatz in der Wehrmacht; mind. 1958 bis 1964 niedergelassener Allgemeinpraktiker in Bad Doberan (Friedrich-Engels-Straße 17); am 19.2.1964 im Alter von 54 Jahren in Berlin/DDR gestorben

Stern, Dr. Hans Friedrich Wilhelm
geboren am 16.5.1911 in Hamm/Westfalen; Sohn eines Oberlehrers; Gymnasium in Minden, 1932 Abitur; Medizinstudium in Marburg und Rostock; April 1938 Promotion[397] und 1938 Approbation in Marburg; ab 1938 Volontärassistent, dann Assistenzarzt an der Lungenheilstätte/Tbc-Krankenhaus Waldeck bei Schwaan (dort auch wohnhaft); Oktober 1938 Heirat mit der Ärztin → Dr. Margarethe Stern geb. Hartje, mind. sechs Kinder; ab Februar 1939 Hilfsarzt, ab März 1940 Medizinalrat am Staatlichen Gesundheitsamt Schleswig (Lollfuß 98, Bellmannstraße 29, Stadtweg 39); ab April 1940 Kriegseinsatz in der Wehrmacht; als Kreismedizinaldirektor bis 1977 im Ruhestand in Schleswig (Regenpfeiferweg 30); am 23.12.1977 im Alter von 66 Jahren in Schleswig gestorben

Stern, Dr. Margarete Lucie Anna (geb. Hartje)
geboren am 9.5.1912 in Güstrow/Mecklenburg; Tochter eines Kaufmanns und Manufakturisten; Realgymnasium in Güstrow; 1932 Abitur; Medizinstudium in München, Bonn, Düsseldorf, Königsberg und Rostock; Februar 1938 Promotion in Marburg;[398] 1938 Approbation; anschließend Assistenzärztin in Güstrow (Markt 13); Oktober 1938 Heirat mit dem Arzt → Dr. Hans Stern, mind. sechs Kinder; ab Dezember 1938 Hilfsärztin am Staatlichen Gesundheitsamt Schleswig (Lollfuß 98, Bellmannstraße 29, Stadtweg 39); ab Juli 1943 ohne ärztliche Tätigkeit; bis mind. 1977 in Schleswig (Regenpfeiferweg 30); am 19.11.1991 im Alter von 79 Jahren in Uelsby/Schleswig-Holstein gestorben

---

396) Mit der Arbeit: Über Aneurysmen nach Schußverletzungen. Aus dem Anschar-Krankenhaus Kiel, Kiel 1921.
397) Mit der Arbeit: Tierexperimentelle Untersuchungen über einige Wirkungen des Hersfelder Lullus- und Linggbrunnens, Marburg 1936.
398) Mit der Arbeit: Vergleichende experimentelle Untersuchungen über den Keimgehalt verschiedener Puder, Marburg 1937.

Sternberg, Dr. Hermann Heinrich August
geboren am 22.4.1909 in Einbeck/Hannover; Sohn eines Bäckermeisters; Realgymnasium in Einbeck, 1928 Abitur; zunächst Jurastudium in Göttingen, dann Medizinstudium in Göttingen, Würzburg und Rostock; als Student Eintritt in die NSDAP am 1.5.1933, Mitgliedsnummer 3.185.319; daneben Mitglied der SA; bis Juli 1936 Medizinalpraktikant in Rostock (Doberaner Straße 148); dort im Juli 1936 Approbation und im August 1936 Promotion;[399] August 1936 bis mind. 1944 Assistenzarzt am Stift Bethlehem in Ludwigslust (dort zunächst auch wohnhaft; Schloßstraße 35); Juli 1939 Heirat mit Elisabeth Gehrke (*6.8.1911 in Jeebel bei Salzwedel/Altmark, †12.12.2003 in Fulda/Hessen; Tochter eines Lehrers), mind. zwei Kinder, 1961 Scheidung; ab September 1939 Kriegseinsatz in der Wehrmacht; mind. 1962 bis 1966 niedergelassener Allgemeinpraktiker in Einbeck (Marktstraße 44); Juli 1962 Heirat mit der kaufmännischen Angestellten Luise Lauenstein (*4.10.1912 in Homburg vor der Höhe/Hessen, †18.12.1978 in Einbeck; Tochter eines Oberkellners); am 5.1.1966 im Alter von 56 Jahren in Einbeck gestorben, mglw. Suizid

Sternberg, Ilse Agnes Anna (spätere Günther)
geboren am 8.4.1922 in (Burg) Stargard/Mecklenburg; Tochter eines Tierarztes; Oberschule in Neubrandenburg, 1941 Abitur; Medizinstudium in Rostock; 1945 Approbation; ab mind. Juni 1945 Assistenzärztin an der Chirurgischen Klinik der Universität Rostock (Maßmannstraße 35); mind. 1950 bis 1959 niedergelassene Allgemeinpraktikerin in Burg Stargard (Ernst-Thälmann-Straße 14); August 1951 Heirat mit dem Studenten und späteren Bauingenieur Hans Günther (*13.7.1925 in [Burg] Stargard, †24.12.2003 in Rostock; Sohn eines Kaufmanns und Drogisten), mind. zwei Kinder; mind. 2003 in Bad Doberan (Thünenstraße 26); bis 2008 in Schwerin (Adam-Scharrer-Weg 12); am 29.10.2008 im Alter von 86 Jahren in Schwerin gestorben

Sternberg, Dr. Wolfgang Robert
geboren am 10.11.1895 in Dorpat/Estland; Gymnasium, 1916 Abitur; Kriegseinsatz; Dezember 1918 bis März 1920 Kriegseinsatz als „Baltikumkämpfer"; Medizinstudium in Jena; Februar 1924 Approbation und April 1924 Promotion in Jena;[400] ab 1925 niedergelassener Allgemeinpraktiker in Plauen/Vogtland (Trockentalstraße 8); März 1931 Heirat mit Olga Baetge (*28.6.1900 in Lindenthal bei Rehden/Westpreußen, †9.4.1969 in Berlin/DDR; Tochter eines Gutsbesitzers und Landwirts), ein Kind, spätestens 1952 Scheidung; mind. 1931 bis Dezember 1935 niedergelassener Allgemeinpraktiker in Niedertrebra/Thüringen; Eintritt in die NSDAP am 1.11.1932; Dezember 1935 bis 1938 praktischer Arzt in Mecklenburg; November 1938 bis mind. 1940 niedergelassener Allgemeinpraktiker in Berlin-Mahlsdorf (Bahnhofstraße 32, Hönower Straße 79); ab März 1940 Kriegseinsatz in der Wehrmacht; mind. 1949 bis 1961 niedergelassener Allgemeinpraktiker in Hamburg (Lenhartzstraße 6, Graumannsweg 21, Langenhorner Chaussee 113 und 118); Januar 1952 Heirat mit der Prokuristin Elsa Schüler verw./gesch. Bielefeld (*19.5.1900 in Eisenach, †6.7.1990 in Großhansdorf/Schleswig-Holstein; Tochter eines Schlossers); bis 1974 in Horn-Bad Meinberg/Nordrhein-Westfalen (Krumme Straße 16); am 10.2.1974 im Alter von 78 Jahren in Horn-Bad Meinberg gestorben

Steurer, Prof. Dr. Otto Friedrich
geboren am 9.11.1893 in Freudenstadt/Württemberg; Sohn eines Färbermeisters; Oberrealschulen in Reutlingen und Esslingen, 1911 Abitur; Medizinstudium in Tübingen und Straßburg; August 1914 bis März 1915 Kriegseinsatz im Dragoner-Regiment 25; nach Verwundung ab 1915 Weiterführung des Studiums im Lazarett, daneben Dienst als Feldunterarzt in einem Reservelazarett in Tübingen; dort im Januar 1917 Approbation und im Dezember 1917 Promotion;[401] ab April 1918 erneuter Kriegseinsatz als Abteilungs- und stellvertretender Regimentsarzt im Feldartillerie-Regiment 65; Dezember 1918 bis August 1919 Arzt an der Inneren Abteilung des Reservelazaretts II in Stuttgart; September

399) Mit der Arbeit: Untersuchungen über die Identität zwischen Melanophorenhormon und adrenotopem Hormon, Rostock 1936.
400) Mit der Arbeit: Beitrag zur Kenntnis der Karzinome in der Ileocoecalgegend an Hand von Beobachtungen an der Chirurgischen Universitätsklinik zu Jena (MS).
401) Mit der Arbeit: Über Blutungen aus dem Ohr und den oberen Luftwegen infolge vasomotorischer Störungen, Leipzig 1918.

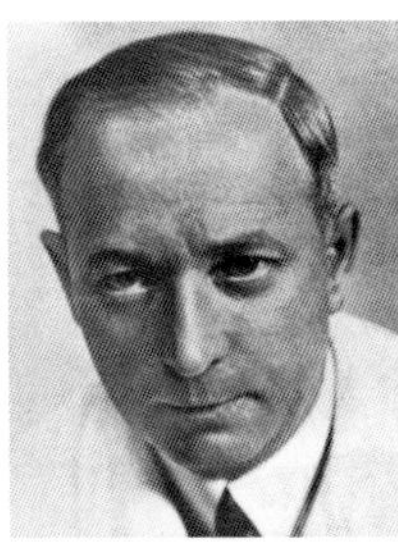

1919 bis August 1920 Hilfsassistent am Pathologischen Institut der Universität München; September 1920 bis Januar 1921 Praxisvertreter bei verschiedenen HNO-Ärzten; Januar 1921 bis März 1923 Assistenzarzt an der HNO-Klinik der Universität Jena; April 1923 bis März 1926 Oberarzt an der HNO-Klinik der Universität Tübingen; dort im Juni 1923 Habilitation;[402] seitdem Privatdozent; April bis Oktober 1926 vertretungsweise Leiter der HNO-Klinik der Universität Jena; Oktober 1926 bis März 1929 wieder Oberarzt an der HNO-Klinik der Universität Tübingen; dort im März 1927 zum außerordentlichen Professor ernannt; März 1928 Heirat mit Olga Bänziger (*23.11.1905 in St. Gallen/Schweiz; Tochter eines Kaufmanns); April 1929 bis 1945 ordentlicher Professor für Otiatrie, Rhinologie und Laryngologie sowie Direktor der HNO-Klinik der Universität Rostock (Doberaner Straße 137-139, John-Brinckman-Straße 16); 1933 bis 1934 auch Dekan der Medizinischen Fakultät der Universität Rostock; ab April 1937 Leiter der Vereinigung der Klinikdirektoren in Rostock; dort Eintritt in die NSDAP am 1.5.1937; außerdem Mitglied des NS-Reichskriegerbundes, des NS-Dozentenbundes und Förderndes Mitglied der SS; Februar 1939 bis Mai 1941 Prorektor, Juni 1941 bis März 1944 Rektor der Universität Rostock;[403] ab 1940 Mitglied der Akademie der Naturforscher Leopoldina; Juni 1942 KVK II. Kl. m.S.; unter Aufhebung seiner uk-Stellung und unter Beibehaltung seiner Stellung als Direktor der HNO-Klinik im Oktober 1944 zum Kriegseinsatz bei der Heeres-Sanitätsstaffel in Rostock einberufen und zum Beratenden Otologen für den Wehrkreis II ernannt; im April 1945 mit der Wahrnehmung des HNO-Lehrstuhls an der Universität Hamburg beauftragt; 1946 bis 1959 ordentlicher Professor sowie Direktor der HNO-Klinik und -Poliklinik der Universität Hamburg (Martinistraße 52, Badestraße 26); am 29.7.1959 im Alter von 65 Jahren nach einem Herzinfarkt in Hamburg gestorben

Steyerthal, Dr. Armin Eduard Sylvester

Sanatorium Bad Kleinen (Mecklenburg)
am Schweriner See
für innere und Nervenleiden,
Hydrotherapie - Massage - Psychotherapie
Fernspr.: Bad Kleinen 50. **Sanitätsrat Dr. Armin Steyerthal**

geboren am 11.12.1862 in Wickensen/Braunschweig; Sohn eines Arztes; Gymnasium in Braunschweig, 1883 Abitur; Medizinstudium in Jena, Greifswald, Leipzig, Kiel und Berlin; April 1888 Approbation und Promotion in Berlin;[404] Assistenzarzt am Marienstift in Braunschweig; Schiffsarzt beim Norddeutschen Lloyd; 1890 bis 1895 niedergelassener Allgemeinpraktiker in Brüel; 1895 bis mind. 1915 praktischer Arzt und Direktor der von ihm gegründeten Wasserheilanstalt in (Bad) Kleinen (Erbpachthufe 1, Gallentiner Chaussee 7);[405] Oktober 1903 Heirat mit Marie Holtz verw. Tetzner (*6.4.1870 in Jeeser/Pommern; Tochter eines Versicherungsbeamten); 1912 zum Sanitätsrat ernannt; Kriegseinsatz, zuletzt als Oberstabsarzt; April 1922 bis 1935 niedergelassener Facharzt für Nervenkrankheiten und Leiter des Sanatoriums in Bad Kleinen; ab Gründung 1929 stellvertretendes Mitglied der gemeinsamen Ärztekammer für Mecklenburg-Schwerin und -Strelitz; als 69-Jähriger Eintritt in die NSDAP am 1.5.1932, Mitgliedsnummer 1.093.373; am 13.3.1935 im Alter von 72 Jahren an den Folgen einer Grippe in Wismar gestorben[406]

---

402) Mit der Arbeit: Beiträge zur pathologischen Anatomie und Pathologie der tympanogenen Labyrinthentzündungen (MS).

403) Auf Anforderung des Reichsführers SS und des Reichsministeriums für Wissenschaft, Erziehung und Volksbildung sind unter dem Rektorat Steurers (und teilweise assistiert von den Professoren Dr. Heinz Maybaum und → Dr. Kurt Wachholder) mindestens sieben Personen aus „rassischen" Gründen die an der Universität Rostock erworbenen Doktorgrade aberkannt worden: im Juni 1941 Fritz Guttmann, im August 1941 David Tannenbaum, im September 1941 Matthias Futter, Adolf Süßmann und Johannes Bargsten, im Oktober 1941 Herbert Marcuse und im November 1941 Walter Ostwald. Steurer stellte im Juni 1943 einen Antrag auf Entlassung als Rektor, wurde aber erst im März 1944 von seinem Amt entbunden. Sein Nachfolger wurde Prof. Dr. Kurt Wachholder.

404) Mit der Arbeit: Zur micro-chemischen Reaktion des normalen menschlichen Fettgewebes, Berlin 1888.

405) 1905 hatte die Anstalt 268 Patienten in drei Pensionsklassen; davon waren 205 Nervenkranke. Steyerthal setzte durch, daß sich der Ort ab 1915 Bad Kleinen nennen durfte.

406) In einem Nachruf hieß es, daß Steyerthal „sich an der Arbeit zum Wohle des Ärztebundes seit vielen Jahren mit großer Gewissenhaftigkeit beteiligt" habe. „Nicht nur viele Patienten werden den treuen ärztlichen Berater vermissen, sondern auch mancher Kollege wird nicht vergessen, was er dem Verstorbenen für seine Hilfe durch Rat und Tat zu verdanken hat. Die Mitglieder der KVD, Bezirksstelle Wismar, werden das Andenken des hingeschiedenen Kollegen stets in Ehren halten."

Stichweh, Dr. Margret Henny Clementine (geb. Kulenkampff)

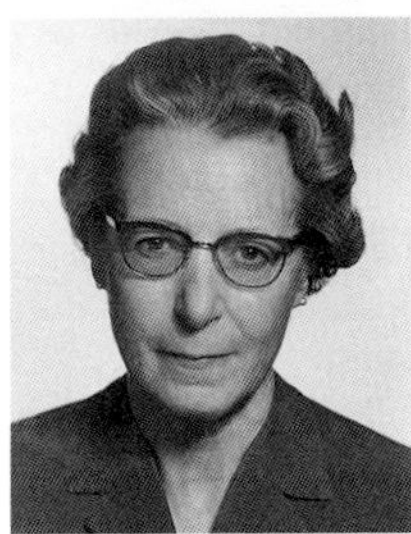

geboren am 15.9.1897 in Bremen; Tochter eines Rechtsanwalts und Notars; Gymnasium, 1917 Abitur; Medizinstudium in Göttingen; Medizinalpraktikantin in Bremen; April 1936 Approbation; Juni 1936 Promotion in Göttingen;[407] bis November 1936 Assistenzärztin an der Lungenheilstätte Amsee bei Waren; November 1936 bis mind. 1937 Assistenzärztin an der Inneren Abteilung des Heinrich-Braun-Krankenhauses in Zwickau/Sachsen; dort Eintritt in die NSDAP am 1.5.1937, Mitgliedsnummer 4.287.986; auch Mitglied des BDM und nebenamtliche HJ-Ärztin; ab Februar 1938 Volontärassistentin an der Universitäts-Frauenklinik in Leipzig (Kaiser-Maximilian-Straße 55); ab Mai 1938 Arztvertreterin bei Dr. Paul Götting in Delmenhorst (Bismarckstraße 29); März 1939 Versuch, sich als Ärztin in Rostock-Warnemünde niederzulassen; nach Ablehnung von Mai 1939 bis mind. 1960 niedergelassene Allgemeinpraktikerin in Hannover (Haasemannstraße 5, Podbielskistraße 18, Alleestraße 1); ab Dezember 1939 Mitglied des NSDÄB; Oktober 1941 Heirat mit dem Kaufmann und Fabrikbesitzer Dr. Wilhelm Stichweh (*11.5.1899 in Hannover, †11.8.1979 in Hannover; Sohn eines Kaufmanns); am 11.6.1984 im Alter von 86 Jahren in Hannover gestorben

Stock, Dr. Martin Wilhelm August

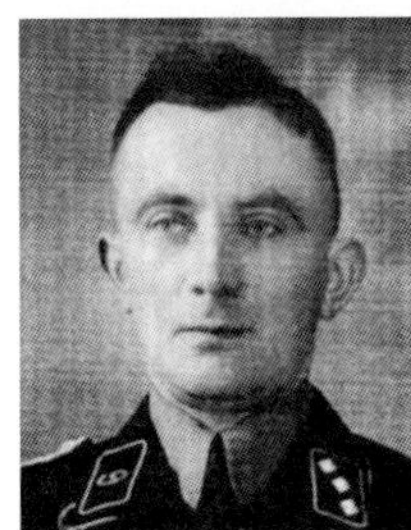

geboren am 28.1.1900 in Lingen/Ems/Hannover; Sohn eines Königlichen Landmessers und späteren Vermessungsrates; Gymnasien in Greifswald und Stettin, April 1918 Notabitur; nach vaterländischem Hilfsdienst von Juni bis November 1918 Kriegseinsatz im Infanterie-Ersatz-Bataillon 140, im Dezember 1918 als Musketier aus dem Heer entlassen; Medizinstudium in Greifswald und Leipzig; in Greifswald 1920 am Kapp-Putsch beteiligt; September 1924 Approbation; anschließend bis September 1933 zunächst Assistenzarzt, dann Oberarzt an der Krüppelanstalt Bethesda in Züllchow/Pommern (Gaussenstraße 3); August 1926 Heirat mit der Bibliothekarin Charlotte Braun (*2.11.1903 in Ehingen/Donau, †7.3.2000 in Lüdenscheid/Nordrhein-Westfalen; Tochter eines Gymnasiallehrers und späteren Professors), zehn Kinder; Dezember 1927 Promotion in Berlin;[408] Eintritt in die NSDAP am 1.5.1932, Mitgliedsnummer 1.070.595; ab Juli 1932 auch Mitglied der SS, Nr. 173.305; ab Juni 1933 niedergelassener Allgemeinpraktiker in Züllchow (wohnhaft in Stettin-Bredow, Anstaltstraße 24); dort auch Reichsbahnarzt; ab Juni 1934 nebenamtlicher Arzt des III. SS-Sturmbanns der 9. SS-Standarte in Stettin, im Juni 1934 zum SS-Untersturmführer befördert; ab November 1934 stellvertretender Standartenarzt, nach Beförderung zum SS-Obersturmführer ab Juni 1935 regulärer Standartenarzt der 9. SS-Standarte „Pommern";[409] ab Februar 1935 Facharzt für Orthopädie; Juni 1936 bis März 1937 nebenamtlicher Führer der SS-Sanitäts-Abteilung Nord; ab Oktober 1936 niedergelassener Orthopäde in Stettin (Kaiser-Wilhelm-Straße 10); Oktober 1936 bis März 1938 auch Oberabschnittsarzt des SS-Oberabschnitts Nord (später Ostsee) in Stettin, der die Gaue Mecklenburg und Pommern umfaßte; im November 1936 zum SS-Hauptsturmführer, im April 1937 zum SS-Sturmbannführer befördert; im März 1938 auf eigenen Wunsch als SS-Oberabschnittsarzt entlassen, da seine umfangreiche Praxis die ordnungsgemäße Führung der Dienstgeschäfte nicht mehr gestattete (Nachfolger wurde → Dr. Reinhold Daum); statt dessen zum nebenamtlichen Personalreferenten des Oberabschnittsarztes Nord/Ostsee ernannt (diese Dienststellung entsprach weniger seinen Ambitionen, so daß er inoffiziell als stellvertretender Oberabschnittsarzt fungierte);[410] auf Wunsch des Führers des SS-Oberabschnitts, Emil Mazuw, ab November 1941 erneut zum Oberabschnittsarzt des SS-Oberabschnitts Ostsee ernannt und zugleich zum SS-Obersturmbannführer befördert; ab Mai 1942 Kriegseinsatz in der Wehrmacht, zunächst eingeschränkte Wei-

---

407) Mit der Arbeit: Beitrag zur Erforschung der Psyche der Mongoloiden, Berlin 1935.
408) Mit der Arbeit: Über einige Fälle von Verlagerung der Kniescheibe nach außen, Stettin 1928.
409) In einer dienstlichen Beurteilung hieß es im April 1935: „Wie kaum einer unserer SS-Ärzte ist Dr. Stock stets einsatzbereit, opferwillig, arbeitsfreudig."
410) In einer Beurteilung des Führers des SS-Oberabschnitts Ostsee, Emil Mazuw, hieß es im Oktober 1941, Stock habe „als stellvertretender Oberabschnittsarzt neben seiner umfangreichen Privatpraxis ungeheure Arbeit ehrenamtlich für die SS geleistet".

terführung seiner Praxis, später als Leutnant und Assistenzarzt in einer Infanterie-Division, 1942 KVK II. Kl. o.S.; mind. 1955 bis 1959 praktischer Facharzt für Orthopädie in Heedfeld bei Lüdenscheid (Haus Nr. 317); am 3.11.1959 im Alter von 59 Jahren in Heedfeld gestorben

Stoecklein, Dr. Willy Paul
geboren am 31.1.1907 in Eisenach/Sachsen-Weimar-Eisenach; Sohn eines Postanwärters und späteren Oberpostsekretärs; Gymnasium, 1927 Abitur; Medizinstudium in Berlin und Rostock; Mai 1935 Approbation und Juli 1935 Promotion in Berlin;[411] Landassistent bei Dr. Alfons Bosch in Themar/Thüringen (Adolf-Hitler-Straße 28); mind. 1937 Assistenzarzt am Städtischen Krankenhaus in Brandenburg/Havel (dort auch wohnhaft: Hochstraße); Juni 1937 Heirat mit der Säuglingsschwester Gertrud Krüger (*23.7.1904 in Berlin, †12.8.1996 in Berlin; Tochter einer ledigen Mutter), mind. ein Kind, 1962 Scheidung; ab Januar 1938 Arztvertreter bei Dr. Schulz in Berlin-Charlottenburg (Eosanderstraße 13); März 1938 bis mind. 1941 praktischer Arzt und Geburtshelfer in Berlin (Gleimstraße 10); ab September 1939 Kriegseinsatz in der Wehrmacht; mglw. nach Ausbombung in Berlin ab mind. Mai 1945 Arzt in Schwerin (Bischofstraße 17); mind. 1948 bis 1970 praktischer Arzt und Geburtshelfer in Westberlin (Wexstraße 29); am 9.4.1984 im Alter von 77 Jahren in Westberlin gestorben

Stöphasius, Dr. Hellmuth Egon Constantin
geboren am 25.4.1895 in Sonneberg/Sachsen-Meiningen; Sohn eines Postdirektors; Gymnasium, 1915 Abitur; Kriegseinsatz; Medizinstudium in Breslau; April 1924 Approbation und Juli 1924 Promotion in Breslau;[412] Juni 1925 bis Juli 1935 niedergelassener Allgemeinpraktiker in Grünbach/Vogtland (Bahnhofstraße 21); September 1928 Heirat mit Ursula Bernhardt (*23.8.1899 in Stettin, †2.12.1965 in Lübeck; Tochter eines Kaufmanns), zwei Kinder; Eintritt in die NSDAP am 1.4.1933, Mitgliedsnummer 1.744.326; August 1935 bis mind. 1944 praktischer Arzt in Schwedt/Oder (Schloßfreiheit 19); nach Flucht ab Frühjahr 1945 niedergelassener Facharzt für Homöopathie in Schwerin (Moltkestraße 171); nach Flucht 1945 in Lübeck (Mühlenstraße 57); am 30.12.1945 im Alter von 50 Jahren an Myokardschaden und Kreislaufschwäche in Lübeck gestorben

Stolpe, Dr. Herbert Julius Max
geboren am 10.12.1906 in Proskau/Schlesien; Gymnasium, 1927 Abitur; Medizinstudium in Hamburg (Breitenfelder Straße 60); August 1936 Heirat mit der Stenotypistin Hildegard Vogel (*21.8.1906 in Groß Wartenberg/Schlesien), mind. ein Kind, 1949 Scheidung; April 1938 Approbation und März 1940 Promotion in Hamburg;[413] mind. 1941 bis 1944 Arzt in Hamburg (Rothenbaumchaussee 101); mglw. nach Ausbombung ab mind. Frühjahr/Sommer 1945 praktischer Arzt in Zierzow bei Grabow; ab mind. 1946 wieder Arzt in Hamburg (Löwenstraße 38 und 36, Lokstedter Steindamm 94); Juni 1949 Heirat mit Nelly Bauer gesch. Niemann (*11.3.1923 in Altona, †24.12.2014 in Hamburg; Tochter eines Ingenieurs), mind. ein weiteres Kind; am 8.12.1984 im Alter von fast 78 Jahren in Hamburg gestorben

Stolte, Hermine

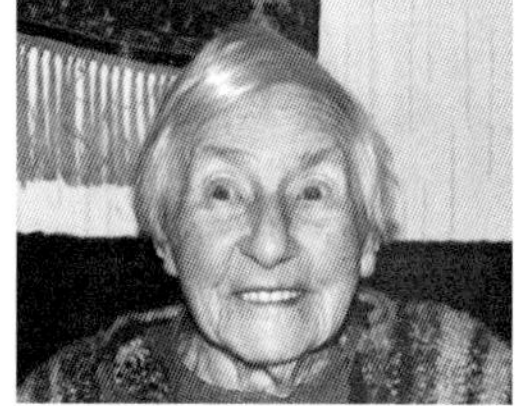

geboren am 12.1.1922 in Breslau/Schlesien; Tochter des Kinderarztes und späteren Rostocker Universitätsprofessors Dr. Karl Stolte (*1881, †1951); Gymnasium in Breslau, 1940 Abitur; Medizinstudium in Rostock; Approbation; ab mind. Juli 1945 Assistenzärztin, mind. 1954 bis 1955 Oberärztin an der Kinderklinik und Poliklinik der Universität Rostock (Rembrandtstraße 16/17); dort im Februar 1946 Promotion;[414] 1955 bis Dezember 1990 niedergelassene Kinderärztin in Rostock (Gertrudenstraße 1/2, Trojanstraße 7); 1963 als Verdiente Ärztin des Volkes

411) Mit der Arbeit: Die Schwierigkeiten der Geburt bei alten Erstgebärenden, Berlin 1935.

412) Mit der Arbeit: Beziehung zwischen Operation und Menstruation. 955 operierte Fälle an der Universitäts-Frauenklinik zu Breslau vom 1. April 1917 bis 1. April 1922 (MS).

413) Mit der Arbeit: Über die klinische, röntgenologische und pathologisch-anatomische Diagnose von Lungen-Kavernen bei Kindern, Hamburg 1939.

414) Mit der Arbeit: Typhus abdominalis und Paratyphus im Kindesalter während der Epidemie des Jahres 1945/46 in Mecklenburg (MS).

ausgezeichnet; bis 2022 im Ruhestand in Rostock (Trojanstraße 7); unverheiratet; am 17.4.2022 im Alter von 100 Jahren in Rostock gestorben

Stolzenburg, Dr. Friedrich Adolf Maria (Fritz)
geboren am 19.12.1888 in Borgfeld bei Stavenhagen/Mecklenburg; Sohn eines Pastors; Gymnasium in Güstrow, 1909 Abitur; Medizinstudium in Freiburg, Leipzig, Straßburg und Rostock (Neue Werderstraße 24); August 1914 Approbation in Rostock; ab August 1914 Kriegseinsatz, mind. 1916 als Unterarzt in einem Feldlazarett; Oktober 1916 Promotion in Rostock;[415)] Mai 1917 bis 1919 niedergelassener Allgemeinpraktiker und stellvertretender Regimentsarzt in Allenstein/Ostpreußen; Mai 1919 bis August 1933 niedergelassener Allgemeinpraktiker in Wesenberg; April 1925 Heirat mit Paula Grobbecker (*25.4.1895 in Wesenberg, †6.12.1978 in Westberlin; Tochter eines Schmiedemeisters und späteren Senators), zwei Kinder; September 1933 bis mind. 1940 niedergelassener Allgemeinpraktiker in Berlin (Wetzlarer Straße 15); am 25.2.1945 im Alter von 56 Jahren gestorben

Stoppel, Dr. Hans Karl Max
geboren am 1.10.1889 in Wismar/Mecklenburg; Sohn eines Gymnasiallehrers und späteren Gymnasialdirektors; Gymnasium in Wismar, 1910 Abitur; Medizinstudium in Jena, Freiburg, Leipzig und Rostock (Friedrichstraße 9); August 1914 bis November 1918 Kriegseinsatz, mind. 1915 als Feldunterarzt im Reserve-Infanterie-Regiment 205, EK II; März 1917 Approbation und Februar 1920 Promotion in Rostock;[416)] anschließend Assistenzarzt am Stadtkrankenhaus in Wismar, an der Hebammenlehranstalt in Berlin-Neukölln und am Städtischen Krankenhaus in Frankfurt/Oder; April 1921 bis 1923 niedergelassener Allgemeinpraktiker in Malchow; März 1923 bis 1925 praktischer Arzt in Wismar (Schützenweg 5); ab 1925 Schiffsarzt; ab mind. 1928 niedergelassener Allgemeinpraktiker in Preußisch Börnecke/Anhalt; ab mind. 1937 Arzt (ohne Kassen- und Privatpraxis) in Wismar (Schützenweg 5); bis 1941 Angestellter in Berlin (Artilleriestraße 9); unverheiratet; im April 1941 in das Konzentrationslager Sachsenhausen deportiert, von der SS als „§ 175-Berufsverbrecher" eingestuft und im Juni 1941 in die Tötungsanstalt Pirna-Sonnenstein verbracht; im Rahmen der NS-Euthanasie-Aktion „14f13" am 8.7.1941 im Alter von 51 Jahren in Pirna-Sonnenstein ermordet

Storp, Dr. Claus Hans Gustav
geboren am 13.6.1898 in Königsberg/Ostpreußen; Sohn eines Arztes; Gymnasium, 1918 Abitur; Medizinstudium in Königsberg; Approbation; Juli 1924 Promotion in Königsberg;[417)] ab mind. 1925 Assistenzarzt, mind. 1927 bis 1930 Oberarzt in Braunschweig (Sandweg 16); Oktober 1925 Heirat mit Freda Collin (*27.8.1899 in Wilhelmshaven, †18.7.1969 in Westberlin; Tochter eines Kaiserlichen Marine-Baumeisters und späteren Marine-Oberbaurates); mind. 1931 bis 1932 Oberarzt und Stabsarzt in der 3. Sanitäts-Abteilung der Reichswehr in Ludwigslust; bis 1933 Stabsarzt der Reichswehr in Berlin (Cunostraße 48); am 24.1.1933 im Alter von 34 Jahren in Berlin gestorben

Straub, Dr. Curt Friedrich

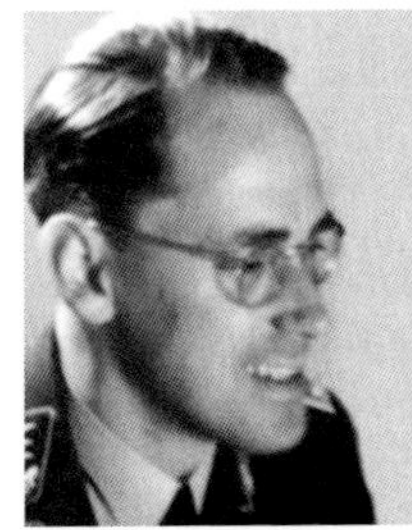

geboren am 25.7.1907 in Paraperi/Britisch-Indien; Sohn eines Missionars; Gymnasium, Abitur; Medizinstudium in Wien und Berlin; Juli 1932 Promotion in Tübingen;[418)] Juli 1933 Approbation; ab 1933 Assistenzarzt am Krankenhaus in Hamburg-Barmbek; anschließend Assistenzarzt bei Prof. Dr. Ferdinand Sauerbruch an der Charité in Berlin; mind. 1936 Schiffsarzt auf der „Bremen"; Mai 1937 Heirat mit der Musikstudentin und späteren Klavierlehrerin Ilse Peppler (*16.6.1914 in Sonneberg/Thüringen, †14.6.1997 in Taunusstein/Hessen; Tochter eines Juristen und Bürgermeisters), zwei Kinder; mind. 1938 bis 1940 Assistenzarzt am Tropeninstitut in Hamburg (Rübenkamp 78); ab November 1939 Kriegseinsatz bei der Luftwaffe, dann als Lazarettarzt an

415) Mit der Arbeit: Beitrag zur Behandlung der Bauchschüsse im Felde, Rostock 1916.
416) Mit der Arbeit: Das Sektionsmaterial des pathologischen Instituts zu Rostock aus dem Jahre 1911 (MS).
417) Mit der Arbeit: Beitrag zur Entstehung des Teerkrebses (MS).
418) Mit der Arbeit: Die bakteriologische Untersuchung des Speiseeises in Tübingen, Tübingen 1932.

der Front; mind. Frühjahr bis August 1945 praktischer Arzt in Boltenhagen (Haus Ludkenau); noch 1945 Flucht in die amerikanische Besatzungszone; bis mind. 1948 in Wisper/Hessen; mind. 1949 bis 1972 niedergelassener Allgemeinpraktiker in Wehen bzw. Taunusstein (Bahnhofstraße 11, Platterpfad 3, Goethestraße 8, Bornpfad 8); am 31.1.1989 im Alter von 81 Jahren in Taunusstein gestorben

Straub, Dr. Herbert Erich
geboren am 28.1.1906 in Saarbrücken/Rheinprovinz; Sohn eines Gymnasial-Oberlehrers und späteren Studienprofessors; Gymnasium in Saarbrücken, 1926 Abitur; Medizinstudium in Tübingen und Rostock; Oktober 1931 Approbation; bis 1934 Arzt am Josephs-Krankenhaus in Völklingen/Saar; ab 1934 Arzt in Mecklenburg (Verteilungsbezirk Rostock); ab Februar 1935 praktischer Arzt in Blieskastel/Saar; April 1935 Promotion in Bonn;[419)] Juli 1935 bis mind. 1965 niedergelassener Allgemeinpraktiker in Metzingen/Württemberg (Reutlinger Straße 32, Maybachstraße 2); März 1936 Heirat mit Käthe Fetzer (*7.4.1909 in Kiel, †29.10.1994 in Bad Urach/Baden-Württemberg; Tochter eines Oberstückmeistermaats und späteren Telegrapheninspektors), mind. drei Kinder; ab Dezember 1940 Kriegseinsatz in der Wehrmacht; am 17.6.1991 im Alter von 85 Jahren in Metzingen gestorben

Straube, Dr. Günter Ernst
geboren am 14.3.1905 in Pirna/Sachsen; Sohn eines Kaiserlichen Bankbuchhalters und späteren Reichsbankdirektors; Realgymnasium, 1925 Abitur; Medizinstudium in Breslau, Berlin, Wien, Königsberg und Rostock (Alexandrinenstraße 6); April 1931 Approbation; Juni 1931 Promotion in Rostock;[420)] 1931 Assistenzarzt an der Heil- und Pflegeanstalt (Rostock-)Gehlsheim (dort auch wohnhaft); mind. 1931 Assistenzarzt am Städtischen Krankenhaus in Ludwigshafen/Rhein; mind. 1933 bis 1935 Assistenzarzt an der Medizinischen Klinik der Universität Rostock (Schröderplatz, Alexandrinenstraße 6, Parkstraße 1); mind. 1936 Facharzt und Oberarzt an der Inneren Abteilung des Städtischen Krankenhauses in Ludwigshafen (Bergmannstraße 1, Rupprechtplatz 16); Januar 1936 Heirat mit der technischen Assistentin Margarete Müller (*1.10.1909 in Taltitz bei Oelsnitz/Vogtland, †3.2.2004 in Bad Soden am Taunus/Hessen; Tochter eines Pfarrers); ab Juli 1940 Kriegseinsatz in der Wehrmacht; spätestens 1949 Habilitation; mind. 1949 Arzt an der Landesheilstätte Hofheim am Taunus; mind. 1952 bis 1980 Facharzt für Innere Krankheiten und Chefarzt eines Privatkrankenhauses in Frankfurt/Main-Sachsenhausen (Friedrich-Ebert-Straße 29, Schifferstraße 78-86 und 61, Bernhard-Mannfeld-Weg 36, Anton-Burger-Weg 116); bis 1992 in Bad Soden am Taunus (Sodener Waldweg 2); am 1.2.1992 im Alter von 86 Jahren in Breuberg/Hessen gestorben

Straube, Dr. Dr. Wolfgang Johann August
geboren am 7.7.1900 in Elberfeld/Rheinprovinz; Sohn eines Kaiserlichen Bankbuchhalters und späteren Reichsbankdirektors; Gymnasium, 1918 Notabitur; Kriegseinsatz; Studium der Staatswissenschaften und Medizinstudium in Breslau; dort im August 1924 Promotion zum Dr. rer. pol.;[421)] April 1926 Approbation; Juli 1927 Promotion zum Dr. med. in Breslau;[422)] mind. 1930 bis 1931 Assistenzarzt an der Poliklinik für Nerven- und Gemütskranke der Universität Rostock (Universitätsplatz 1) sowie an der Heil- und Pflegeanstalt (Rostock-)Gehlsheim (dort auch wohnhaft); ab April 1931 Facharzt für Innere Medizin und Psychiatrie; 1931 bis 1933 Facharzt in Magdeburg (Walter-Rathenau-Straße 32); Januar 1933 Heirat mit Martha Zentner gesch. Wendler (*20.4.1896 in Magdeburg, †31.5.1979 in Münster; Tochter eines Bäckermeisters), drei Kinder; ab April 1933 niedergelassener Facharzt für Innere Krankheiten in Kraschnitz/Schlesien; mind. 1937 bis 1941 auch Chefarzt am Deutschen Samariter-Ordensstift in Kraschnitz (Stiftstraße); dort Eintritt in die NSDAP am 1.5.1937, Mitgliedsnummer 5.420.244; daneben auch Mitglied der SA und ab Januar 1939 des NSDÄB; ab September 1941 Kriegseinsatz als Arzt im Reservelazarett Kraschnitz; als Landesrat von 1955 bis 1966 Gesundheitsdezernent (vor allem für Psychiatrie) im Landschaftsverband Westfalen-Lippe in Münster (Rudolfstraße 92 und 22); am 1.7.1987 im Alter von fast 87 Jahren in Münster gestorben

---

419) Mit der Arbeit: Zur Kenntnis der Zirbeldrüsengeschwülste, der sogenannten Pinealome, München 1931.
420) Mit der Arbeit: Über das Blutbild der Lymphogranulomatose, Leipzig 1931.
421) Mit der Arbeit: Die Gliederung der Todesursachen unter besonderer Berücksichtigung der Ermittelungsverfahren, Breslau 1924.
422) Mit der Arbeit: Die Mundleimarbeiterinnen. Eine gewerbemedizinische Studie, Breslau 1927.

Strauß, Dr. Heinrich

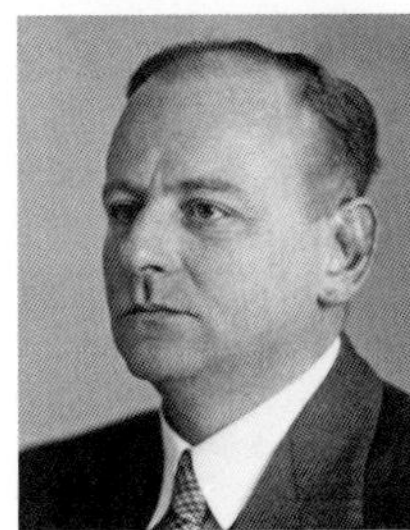

geboren am 17.9.1894 in Berlin; Sohn eines Kaufmanns und späteren Bankprokuristen; Reformrealgymnasium in Berlin, Februar 1914 Abitur; Medizinstudium in Freiburg, Berlin und Rostock (Patriotischer Weg 51); dazwischen 1915 bis 1918 Kriegseinsatz an der Front; Januar 1922 Approbation und Juli 1922 Promotion in Rostock;[423)] mind. 1922 Volontärassistent an der Medizinischen Klinik und Poliklinik der Universität Rostock (Schröderplatz); April 1923 bis Oktober 1938 niedergelassener Allgemeinpraktiker in Kavelstorf bei Rostock (Häuslerei Nr. 8, Büdnerei Nr. 2); November 1926 Heirat mit Marie Müller (*9.9.1890 in Strelitz-Alt, †14.4.1943 in Rostock; Tochter eines Oberlandesgerichtssekretärs), ein Kind; wegen seiner jüdischen Herkunft im Oktober 1938 Entzug der Approbation; November bis Dezember 1938 Internierung im Zuchthaus Alt-Strelitz; Dezember 1938 bis Mai 1945 ohne ärztliche Tätigkeit in Rostock (Ludwigstraße 31); nach Kriegsende vom sowjetischen Kommandanten als Kreisarzt in Rostock eingesetzt; August 1945 bis mind. 1958 Leiter des Staatlichen Gesundheitsamtes des Kreises Rostock-Stadt (Augustenstraße 91); zum Obermedizinalrat ernannt; Anerkennung als Opfer des Faschismus; 1950 als Verdienter Arzt des Volkes ausgezeichnet; ab mind. 1954 Lehrbeauftragter für Soziale Hygiene an der Universität Rostock; auch Leiter der Tauglichkeitsuntersuchungen für Seeleute sowie der Ehe- und Sexualberatungsstelle in Rostock; außerdem Aufbau und mind. 1957 Leiter des Medizinischen Dienstes des Verkehrswesens, Direktion Schiffahrt; mind. 1960 Oberbahnarzt in Berlin/DDR (Stalinallee 158); am 24.2.1961 im Alter von 66 Jahren in Berlin/DDR gestorben

Strecker, Dr. Günther Carl Ludwig

geboren am 14.7.1873 in Friedrichsfelde bei Penzlin/Mecklenburg; Sohn eines Rittergutsbesitzers; Gymnasium in Rostock, 1894 Abitur; Medizinstudium in Rostock (St.-Georg-Straße 49); dort im Juni 1900 Approbation und Promotion;[424)] als Einjährig-Freiwilliger 1900 Militärdienst als Arzt im Füsilier-Regiment 90 in Rostock (Garnisonslazarett St.-Georg-Straße); 1900 bis 1902 aktiver Militärarzt in Altona; Mai 1902 bis 1930 niedergelassener Allgemeinpraktiker in Malchow (Güstrower Straße 335 und 74); April 1904 Heirat mit Juliane Tiedemann (*24.8.1882 in Hamburg, †23.2.1969 in Hamburg; Tochter eines Kaufmanns), ein Kind; August 1914 bis November 1918 Kriegseinsatz, zuletzt als Oberstabsarzt; am 5.10.1930 im Alter von 57 Jahren in Malchow gestorben

Streit, Dr. Tilo Willy

geboren am 27.4.1909 in Stötteritz bei Leipzig/Sachsen; Sohn eines Realschullehrers und späteren Ober-Studiendirektors; Gymnasium, 1929 Abitur; Medizinstudium in Jena und Leipzig; als Student Eintritt in die NSDAP am 1.11.1931, Mitgliedsnummer 713.933; März 1934 Promotion in Leipzig;[425)] März 1935 Approbation in Dresden; mind. 1935 Assistenzarzt an der Medizinischen Universitätsklinik in Leipzig (Naunhofer Straße 14); 1936 bis mind. 1938 Assistenzarzt am Deutschen Kriegerkurhaus in Davos-Dorf/Schweiz; Oktober 1939 Heirat mit der Säuglingsschwester und späteren Kosmetikerin Lotte Lehmann spätere Cordts (*8.1.1915 in Bremen, †20.9.2009 in Hamburg; Tochter eines Lehrers und späteren Oberlehrers), mind. ein Kind, 1949 Scheidung (nahm danach auf Verlangen des geschiedenen Ehemannes ihren Mädchennamen wieder an); September 1939 bis Januar 1941 Gauarzt und Leiter der Abteilung Volksgesundheit in der Gauwaltung Mecklenburg der NSV sowie Gauhauptstellenleiter im Rassenpolitischen Amt der Gauleitung Mecklenburg der NSDAP in Schwerin (Bahnhofshotel Hindenburgplatz, Johannesstraße 11, Adolf-Hitler-Straße 133); ab Januar 1941 Leiter der Hauptstelle Heilverschickung im Hauptamt für Volksgesundheit der NSDAP und der Reichsleitung der NSV in Berlin (Humboldtstraße 6); ab Januar 1942 wieder Arzt in Davos; ab März 1944 Chefarzt an der Heilstätte für Lungenkrankheiten in Lautrach bei Memmingen/Bayern; mind. 1950 bis 1965 Lungenfacharzt in Memmingen (Hindenburgring 37); April 1950 Heirat mit der Ge-

423) Mit der Arbeit: Über Oesophagustuberkulose (MS).
424) Mit der Arbeit: Über das Sauerstoffbedürfnis des ausgeschnittenen Säugetierherzens. Aus dem Physiologischen Institut der Universität Rostock, Bonn 1900.
425) Mit der Arbeit: Der Kreislauf beim Diabetes mellitus, Leipzig 1934.

schäftsführerin Anna Kustermann (*25.10.1911 in Benningen/Allgäu, †27.5.1970 in Memmingen; Tochter eines Ökonomen); am 6.12.1965 im Alter von 56 Jahren in Memmingen gestorben

Struck, Dr. Wilhelm Friedrich August
geboren am 9.1.1905 in Parchim/Mecklenburg; Sohn des Arztes → Dr. Dr. Wilhelm Struck; Gymnasium in Parchim, 1923 Abitur; Medizinstudium in München, Greifswald und Rostock; Mai bis Oktober 1928 Medizinalpraktikant am Stadtkrankenhaus in Görlitz, November 1928 bis Februar 1929 an der Landesfrauenklinik in Paderborn, Februar bis Mai 1929 am Carolinenstift in Neustrelitz (Georgstraße 1-6); Mai 1929 Approbation und Promotion in Rostock;[426] Mai 1929 bis 1933 Assistenzarzt am Carolinenstift in Neustrelitz; dort Eintritt in die NSDAP am 1.6.1932, Mitgliedsnummer 1.181.145; Oktober 1933 Antrag auf Zulassung als praktischer Arzt in Rehau/Bayern; offenbar abgelehnt, denn von Oktober 1933 bis 1934 Oberarzt am Carolinenstift in Neustrelitz; Januar 1934 Heirat mit Renate Haberland (*5.1.1915 in Woldegk, †15.3.2007 in Bonn; Tochter eines Pastors und Rektors), fünf Kinder; ab 1934 Facharzt für Chirurgie, mind. 1935 bis 1938 Chefarzt am Städtischen Krankenhaus in Neubrandenburg (Am Markt 13, Blücherstraße 7); ab 1934 Vornahme von Sterilisationen bei Personen, die nach dem Gesetz zur Verhütung erbkranken Nachwuchses unfruchtbar gemacht wurden; ab 1939 Kriegseinsatz in der Wehrmacht, zunächst als Arzt im Reservelazarett II in Neustrelitz, dann an der Front; ab mind. 1940 Chefarzt am Städtischen Krankenhaus in Neustrelitz; dort Mitglied des NSKK, im April 1940 zum NSKK-Sanitäts-Sturmführer befördert; mind. 1946 bis 1952 niedergelassener Allgemeinpraktiker sowie Facharzt für Chirurgie und Frauenkrankheiten in Parchim (Lange Straße/Straße des Friedens 113); nach Übersiedlung in die Bundesrepublik bis 1990 in Weinheim/Baden-Württemberg (Freudenbergstraße 13); am 29.1.1990 im Alter von 85 Jahren in Weinheim gestorben

Struck, Dr. Dr. Wilhelm Friedrich Franz
geboren am 10.8.1866 in Schlawe/Pommern; Sohn eines Maurermeisters; Gymnasium in Schlawe, Abgang mit Obersekundareife; Ausbildung zum Apothekengehilfen sowie Pharmaziestudium in München und Greifswald; Mai 1890 Approbation als Apotheker; als Einjährig-Freiwilliger von Oktober 1891 bis September 1892 Militärdienst, zuletzt als Unterapotheker; da „keine Aussicht" bestand, „eine Apotheke käuflich zu erwerben", zunächst Ausbildung zum Zahntechniker, dann mit Genehmigung des Reichskanzlers Chlodwig zu Hohenlohe-Schillingsfürst ohne Abitur Studium der Zahnmedizin in Berlin und der Naturwissenschaften in Rostock; Mai 1897 Approbation als Zahnarzt; August 1897 bis mind. 1899 niedergelassener Zahnarzt in Gütersloh/Westfalen; im November 1897 zum Oberapotheker befördert; August 1899 Heirat mit Alma Lewin (*19.1.1873 in Groß Stepenitz/Pommern, †22.10.1928 in Parchim; Tochter eines Schiffseigners), mind. drei Kinder; 1901 bis mind. 1902 praktischer Zahnarzt in Stettin (Am Königsthor 9); März 1903 bis 1919 niedergelassener Zahnarzt in Parchim (Lange Straße 61); 1919 Abitur in Neubrandenburg; 1919 bis 1922 Medizinstudium in Rostock (Augustenstraße 15); Juni 1920 Promotion zum Dr. med. dent.;[427] Februar 1922 Approbation als Arzt; März 1922 Promotion zum Dr. med. in Rostock;[428] März 1922 bis 1939 niedergelassener Allgemeinpraktiker und Zahnarzt in Parchim (Lange Straße 61); als 67-Jähriger Eintritt in die NSDAP am 1.5.1933, Mitgliedsnummer 2.821.413, im Februar 1934 ausgeschieden, da Aufnahme abgelehnt; Stadtverordneter in Parchim; am 3.3.1939 im Alter von 72 Jahren an einem Blasenleiden gestorben[429]

Struve, Regina Emma Luise
geboren am 13.10.1920 in Hamburg; Tochter eines Kaufmanns und späteren Schiffahrtsabteilungsleiters; Oberschule in Rostock, 1940 Abitur; Medizinstudium in Rostock; 1945 Approbation; ab Früh-

426) Mit der Arbeit: Fazialislähmungen im Verlauf der multiplen Sklerose, Rostock 1928.
427) Mit der Arbeit: Die Befestigung der Zähne, Rostock 1920.
428) Mit der Arbeit: Beitrag zur pathologischen Anatomie des sympathisch erkrankten Auges, Rostock 1921.
429) In einem Nachruf der Bezirksstelle Südmecklenburg der KVD hieß es, Struck habe seit 1922 „die ärztliche und zahnärztliche Praxis nebeneinander" ausgeübt. „Dazu betätigte er sich damals auch rege an Gemeindeangelegenheiten, besonders als Stadtverordneter. Ein schweres Blasenleiden setzte dem Schaffen des stets fleißigen und noch immer recht rüstigen Mannes ein rasches Ende. Wir werden ihm unser Andenken bewahren."

jahr/Sommer 1945 Assistenzärztin am Stadtkrankenhaus in Güstrow (Plauer Straße 1); unverheiratet; am 26.9.1945 im Alter von fast 25 Jahren an Typhus in Güstrow gestorben

Stubbe, Dr. Theodor Wolfgang Amadeus
geboren am 11.5.1889 in Berlin; Sohn eines Musikers und späteren Musikdirektors; Gymnasien in Waren und Hannover, 1909 Abitur; Medizinstudium in München, Marburg und Rostock; August 1914 Approbation in München; August 1914 Meldung zum Kriegseinsatz, nicht angenommen, deshalb zunächst „Übernahme der Praxis eines im Felde stehenden Arztes" in München; ab Juni 1916 Kriegseinsatz im Reservelazarett Passau, von August 1917 bis November 1918 als landsturmpflichtiger Arzt in bayerischen Feldlazaretten an der Front, ab November 1918 im Reserve-Jägerbataillon 2; Januar 1919 Promotion in Rostock;[430)] Assistenzarzt an einer chirurgischen Privatklinik in München sowie am Pathologischen Institut und an der Kinderklinik der Universität Rostock (Gertrudenstraße, Augustenstraße 80/82); Dezember 1922 bis 1931 niedergelassener Allgemeinpraktiker in Goldberg; Juli 1923 Heirat mit Hanna Ahrens (*4.7.1900 in Hof Nesow bei Rehna, †6.11.1978 in Gadebusch; Tochter eines Gutspächters), drei Kinder; 1931 bis mind. 1962 niedergelassener Allgemeinpraktiker in Gadebusch (Steinstraße 28, Adolf-Hitler-Straße 10, Bahnhofstraße 1, Karl-Marx-Straße 10); dort ab 1936 auch nebenamtlicher Arzt im Hilfswerk „Mutter und Kind" der NSV; in Gadebusch Eintritt in die NSDAP am 1.5.1937, Mitgliedsnummer 4.403.797; daneben auch Mitglied der SA; ab September 1939 Kriegseinsatz in der Wehrmacht, daneben eingeschränkte Weiterführung seiner Praxis; die mecklenburgische Medizinalverwaltung schlug 1946 den Approbationsentzug vor; bis 1977 in Gadebusch (Karl-Marx-Straße 10); am 30.3.1977 im Alter von 87 Jahren in Schönberg gestorben

Stubbendorff, Dr. Gerhard Emil Heinrich
geboren am 8.11.1867 in Gostorf bei Grevesmühlen/Mecklenburg; Sohn eines Revierförsters; Gymnasium in Schwerin, 1886 Abitur; zunächst Theologiestudium in Rostock (Gertrudenstraße 7), dann Medizinstudium in Tübingen, München, Berlin und Rostock (Friedrichstraße 27); Juni 1893 Approbation und Dezember 1893 Promotion in Rostock;[431)] 1893 bis 1897 Assistenzarzt an der Heimstätte für Verletzte in (Berlin-)Niederschönhausen sowie am Medicomechanisch-orthopädischen Institut und am Elisabethkrankenhaus in Berlin; 1897 bis mind. 1946 niedergelassener Allgemeinpraktiker in Güstrow (Pferdemarkt 30, Mühlenstraße 49); dort auch Belegarzt am Stadtkrankenhaus; Februar 1909 Heirat mit Hedwig Roeper (*28.2.1880 in Rostock, †22.12.1921 in [Rostock-]Gehlsheim; Tochter eines Rechtsanwalts und Universitätssekretärs sowie späteren Universitätsquästors), zwei Kinder; Kriegseinsatz als Leitender Arzt des Lazaretts vom Roten Kreuz in Güstrow; 1918 zum Sanitätsrat ernannt; ab April 1927 auch Reichsbahn-Vertragsarzt in Güstrow; bis mind. 1932 Vorsitzender der Ortsgruppe Güstrow des Hartmannbundes; wegen „Altersgebrechlichkeit" im März 1945 „nicht mehr einsatzfähig" (seitdem unterstützt durch den notdienstverpflichteten → Dr. Kurt von Jarmersted); bis mind. 1947 in Güstrow (Mühlenstraße 49)

Stubbendorff, Dr. Herbert Hans Carl
geboren am 6.1.1910 in Güstrow/Mecklenburg; Sohn des Arztes → Dr. Gerhard Stubbendorff; Gymnasium in Güstrow, 1929 Abitur; Medizinstudium in Tübingen, Würzburg, Köln, Leipzig und Rostock; ab Mai 1933 Mitglied der SA; Januar 1935 Approbation und März 1935 Promotion in Rostock;[432)] anschließend Assistenzarzt am Landeskrankenhaus in Hersfeld/Hessen; Juli 1935 bis März 1936 Assistenzarzt am Beobachtungskrankenhaus/Tbc-Genesungsheim Schwerin-Lankow (Lankower Straße 11-15); März 1936 Wegzug aus Schwerin, dann in Güstrow (und auf der Liste potentieller Arztvertreter für Mecklenburg); Eintritt in die NSDAP am 1.5.1937, Mitgliedsnummer 4.508.749; bis 1938 Arzt in Bad Reinerz/Schlesien; Juni 1938 bis mind. 1941 niedergelassener Allgemeinpraktiker in Teterow (Malchiner Straße 18); ab September 1939 Kriegseinsatz bei der Kriegsmarine; mind. 1947 bis 1952 Arzt in Hamburg (Roonstraße 47); Oktober 1947 Heirat mit der Röntgen-Assistentin

430) Mit der Arbeit: Zur Kenntnis der Akromegalie mit Diabetes (MS).
431) Mit der Arbeit: Die Differentialdiagnose der tierischen Parasiten-Eier und pflanzlicher Sporen, Rostock 1893.
432) Mit der Arbeit: Beitrag zur Frage der von Roulet beschriebenen „Retothelsarkome", Rostock 1935.

Ingeburg Hauto (*30.10.1912 in Altona; Tochter eines Eisenbahnwegewärters und späteren Oberzugführers), drei Kinder; bis 1973 Arzt in Lütjensee/Schleswig-Holstein (Depensteegen); am 2.7.1973 im Alter von 63 Jahren in Bad Oldesloe/Schleswig-Holstein gestorben

Studemund, Dr. Julius Carl Friedrich
geboren am 30.6.1862 in Neukloster/Mecklenburg; Sohn eines Bauconducteurs und späteren Stadtbaudirektors; Gymnasium in Rostock, 1882 Abitur; Medizinstudium in Rostock (Augustenstraße 103); dort im Februar 1888 Approbation; 1888 bis 1889 Schiffsarzt in Hamburg; Mai 1889 Promotion in Leipzig;[433] September 1889 bis 1935 niedergelassener Allgemeinpraktiker in Rostock (Kröpeliner Straße 35 und 38, Breite Straße 1, Friedrichstraße 32, Wismarsche Straße 68 und 14, Doberaner Straße 28, Kirchenstraße 7, Stephanstraße 7, Alexandrinenstraße 88/89, Moltkestraße 23, Margaretenstraße 54); September 1897 Heirat mit Gertrud Caspar (*25.2.1871 in Magdeburg, †21.7.1949 in Rostock; Tochter eines Kaufmanns und späteren Fabrikbesitzers), drei Kinder; 1912 zum Sanitätsrat ernannt; 1914 bis 1916 Kriegseinsatz als Stabs- und Regimentsarzt an der Front, 1916 bis 1919 als Oberstabsarzt in verschiedenen Lazaretten und beim Bezirkskommando Rostock des Heeres; am 23.11.1935 im Alter von 73 Jahren nach einem Schlaganfall in Rostock gestorben[434]

Studemund, Dr. Ursula Ruth (spätere Heidemann)
geboren am 6.6.1917 in Lötzen/Ostpreußen; Tochter eines Baurates; Staatliche Studienanstalt in Rostock, 1936 Abitur; Medizinstudium in Rostock (Johann-Albrecht-Straße 8); März 1943 Approbation und 1943 Promotion in Rostock;[435] anschließend dort Assistenzärztin (Johann-Albrecht-Straße 8); ab September 1943 Assistenzärztin am Westend-Krankenhaus in Berlin-Charlottenburg (Scharrenstraße 23-27); spätestens 1952 Heirat mit dem Arzt Dr. Wilhelm Heidemann (*5.8.1910 in Riga; Sohn eines Arztes), mind. ein Kind; mind. 1952 bis 1978 Ärztin in Westberlin (Taunusstraße 2, Schwäbische Straße 26)

Stüdemann, Dr. Kurt Wilhelm August
geboren am 14.8.1891 in Plau/Mecklenburg; Sohn eines Stationsvorstehers und späteren Rechnungsrates; Gymnasium in Parchim, 1910 Abitur; Medizinstudium in Berlin an der Kaiser-Wilhelm-Akademie für das militärärztliche Bildungswesen; ab 1914 Kriegseinsatz, mind. 1917 bis 1918 als Marine-Assistenzarzt in Wilhelmshaven; Juni 1917 Approbation und Promotion in Berlin;[436] mind. 1918 praktischer Arzt in Parchim; Dezember 1918 Heirat mit Käthe Grund (*20.3.1899 in Ruest bei Goldberg, †18.3.1944 in Eglfing/Bayern; Tochter eines Erbpächters und späteren Kaufmanns), zwei Kinder, 1938 Scheidung; ab mind. 1919 Assistenzarzt in Rostock (Friedrich-Franz-Straße 45); März 1922 bis Oktober 1942 niedergelassener Facharzt für Geburtshilfe und Frauenkrankheiten mit gynäkologischer Privatklinik in Rostock (Gehlsdorf, Elisabethstraße 8; Neuer Markt 11, Hopfenmarkt 20, Friedrich-Franz-Straße 33); dort Eintritt in die NSDAP am 1.12.1931, Mitgliedsnummer 750.487; ab 1934 Vornahme von Sterilisationen bei Personen, die nach dem Gesetz zur Verhütung erbkranken Nachwuchses unfruchtbar gemacht wurden; Mitglied des NSDÄB; bis März 1937 auch stellvertretender Amtsleiter der Bezirksstelle Rostock der KVD und stellvertretender Leiter der Ärztlichen Bezirksvereinigung Rostock; Oktober 1938 Heirat mit Anna Schulz gesch. Müller (*6.6.1908 in Kiel, †7.3.2004 in Süderlügum/Schleswig-Holstein; Tochter eines Schmiedegesellen und späteren Zollsekretärs), mind. vier weitere Kinder; ab 1939 Kriegseinsatz bei der Kriegsmarine, daneben eingeschränkte Weiterführung seiner Praxis; ab November 1942 Leitender Arzt an der Gynäkologischen und Geburtshilflichen Abteilung des Landeskrankenhauses in Teschen/Schlesien (Bielitzer Straße 7, Garnisonstraße 7); ab mind. 1955 Frauenarzt in Berlin/DDR (Am Treptower Park 35, Schillingstraße 29); am 19.1.1966 im Alter von 74 Jahren in Berlin/DDR gestorben

---

433) Mit der Arbeit: Ein Beitrag zur Lehre vom Eiweißbedarf des gesunden Menschen, Bonn 1891.
434) In einem Nachruf der Bezirksstelle Rostock der KVD hieß es lapidar, Studemund sei „nach schwerer Krankheit" verstorben. „Die Rostocker Ärzteschaft betrauert aufrichtig den Tod ihres langjährigen Mitgliedes."
435) Mit der Arbeit: Über die orthostatische Albuminurie (MS).
436) Mit der Arbeit: Über Beteiligung der Zunge bei Morbus maculosus Werlhofii, Berlin 1917.

Stuhr, Vera Marie (spätere Tietze)
geboren am 30.7.1919 in Rostock-Warnemünde/Mecklenburg; Tochter eines Seemaschinisten und späteren Unfallingenieurs; Staatliche Studienanstalt in Rostock, 1939 Abitur; Medizinstudium in Rostock; 1945 Approbation; ab mind. Juli 1945 Assistenzärztin bei → Dr. Walter Hopp in Rostock-Warnemünde; mind. 1949 Assistenzärztin in Schwerin (Bornhövedstraße 78); Juni 1949 Heirat mit dem Konzertmeister Walter Tietze (*5.3.1903 in Bromberg/Posen, †6.6.1953 in Berlin/DDR; Sohn eines Rentners); mind. 1953 bis 1965 Chirurgin in Berlin/DDR (Weerthstraße 7); bis 2003 in Petershagen/Eggersdorf bei Strausberg/Brandenburg (Birkenallee 18); am 22.11.2003 im Alter von 84 Jahren in Strausberg gestorben

Stumpfegger, Dr. Ludwig Josef

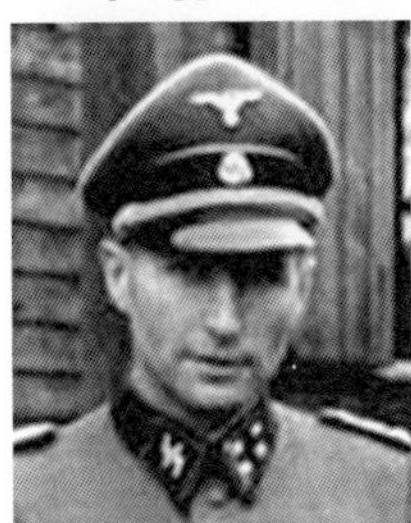

geboren am 11.7.1910 in München/Bayern; Sohn eines Königlichen Postsekretärs und späteren Postamtmannes; Gymnasium, 1930 Abitur; Medizinstudium in München; ab Juni 1933 Mitglied der SS, Nr. 83.668; Eintritt in die NSDAP am 1.5.1935, Mitgliedsnummer 3.616.119; 1936 Approbation; ab 1936 Assistenzarzt bei → Dr. Karl Gebhardt in der Heilanstalt Hohenlychen (dort auch wohnhaft); Mai 1938 Promotion in München;[437] November 1939 Heirat mit Gertrud Spengler gesch. Peitz (*17.10.1915 in München, †30.7.2005 in München; Tochter eines Königlichen Forstamtsassessors und späteren Ministerialrates), mind. ein Kind und ein Stiefkind; November 1939 bis April 1940 Kriegseinsatz bei der Waffen-SS und Leitender Arzt an der Chirurgischen Abteilung im SS-Lazarett Berlin; anschließend vertretungsweise Begleitarzt von Heinrich Himmler, ab September 1941 Leiter der Chirurgengruppe beim Kommandostab des Reichsführers SS; als Assistenzarzt in Hohenlychen Knochentransplantationsexperimente an Häftlingen im nahegelegenen Konzentrationslager Ravensbrück; mit diesem „Material" 1944 Habilitation in Berlin;[438] auf Vorschlag Himmlers ab Oktober 1944 Begleitarzt Adolf Hitlers in dessen Führerhauptquartier in Rastenburg und in der Reichskanzlei in Berlin; dort auch an der Tötung der Kinder von Joseph und Magda Goebbels beteiligt; im April 1945 zum SS-Standartenführer befördert; bis 1945 wohnhaft in Hohenlychen (Jagdhaus); am 2.5.1945 im Alter von 34 Jahren Suizid in Berlin

Süchting, Dr. Otto Heinrich
geboren am 15.8.1903 in Minden/Westfalen; Sohn eines Oberingenieurs und späteren Universitätsprofessors; Gymnasium, 1923 Abitur; Medizinstudium in Hamburg; September 1928 Approbation und Promotion in Hamburg;[439] März 1932 bis 1942 niedergelassener Facharzt für Augenheilkunde in Wismar (Lübsche Straße 15); Juli 1932 Heirat mit der späteren Inhaberin eines Schreibbüros Charlotte Pentzlin (*26.8.1899 in Wildkuhl bei Röbel, †23.1.1997 in Göttingen; Tochter eines Gutsverwalters und späteren Rittergutspächters), drei Kinder; Mitglied der SA, ab 1933 auch SA-Sturmbannarzt, ab 1938 Führer des SA-Sanitätssturms I/89 in Wismar; Kriegseinsatz als Oberarzt in der Sanitäts-Ersatzkompanie 2; am 24.10.1942 im Alter von 39 Jahren an Typhus im Feldlazarett 630 in Simferopol/Krim/Sowjetunion gestorben

Sürth, Dr. Egon
geboren am 6.4.1901 in Köln/Rheinprovinz; Sohn eines Kaufmanns sowie späteren Direktors einer Wach- und Schließgesellschaft; Realgymnasium in Naumburg, 1921 Abitur; Medizinstudium in Halle, Köln, München, Kiel und Rostock; Anfang 1931 Approbation; 1931 Assistenzarzt in Barby/Elbe (Georgsplatz 74); mind. 1931 Assistenzarzt an der Medizinischen Klinik und der Kinderklinik der Universität Rostock (Schröderplatz, Augustenstraße 80/82); dort im Oktober 1931 Promotion;[440] wegen seiner jüdischen Herkunft spätestens 1934 Emigration nach Italien; mind. 1934 bis 1940 Arzt in

437) Mit der Arbeit: Beiträge zur funktionell-genetischen Liquorforschung, Würzburg 1938.
438) Mit der Arbeit: Die freie autoplastische Knochentransplantation in der Wiederherstellungschirurgie der Gliedmaßen. Erfahrungen und Ergebnisse, Berlin 1944.
439) Mit der Arbeit: Beobachtungen zur Vitalfärbung der Urinleukocyten nach Seyderhelm, Berlin 1928.
440) Mit der Arbeit: Vergleichende Untersuchungen über einige Wurmmittel, Rostock 1931.

Messina/Italien; 1940 Emigration nach Singapur; dort im Juli 1940 von australischen Streitkräften als „feindlicher Ausländer" gefangengenommen und nach Australien verbracht; nach Freilassung ab Oktober 1942 Kriegseinsatz als Korporal in einer Arbeitskompanie der australischen Armee; 1944 Militärarzt am District Hospital in Beaconsfield/Australien; Dezember 1944 bis 1962 praktischer Arzt und Krankenhausarzt in Beaconsfield; 1945 Einbürgerung nach Australien; 1946 Heirat mit der Musiklehrerin Betty Ling (*um 1920, †12.2.2021 in Lindisfarne/Australien); ab 1963 praktischer Arzt in Taroona/Australien; am 14.4.1967 im Alter von 66 Jahren in Taroona gestorben

Sunder, Dr. Theodor Karl Adolf

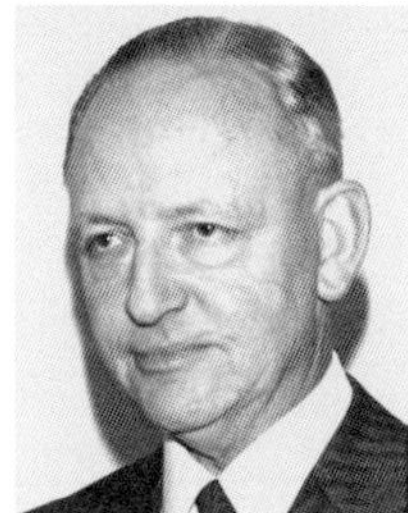

geboren am 20.6.1913 in Lomé/Togo; Sohn eines Arztes und späteren Medizinalrates; Gymnasium, 1933 Abitur; Medizinstudium; Eintritt in die NSDAP am 1.5.1937; März 1939 Approbation in München; Promotion; anschließend Assistenzarzt in Neubrandenburg, dann in Bremen (Knochenhauerstraße 19); ab Oktober 1939 dienstverpflichteter Arzt bzw. Arztvertreter bei Dr. Wilhelm Hacker in Kronach (Klosterstraße 9), dann in Wolframs-Eschenbach (Zum Wolframskrug), ab Oktober 1940 in Wendelstein, dann bei Dr. Richard Lauer in Pleinfeld, dann bei Dr. Georg Lang in Berolzheim, ab November 1940 bei Dr. Kasimir Dobrzynski in Nassenfels (alles Bayern), dann bei Dr. Karl Hoffmann in Heidenheim/Württemberg, dann bei Dr. Friedrich Ortner in Bechhofen, ab April 1941 bei Dr. Matthias Lechner in Waldmünchen (Ziegelhüttenweg 1), ab Mai 1941 bei Dr. Hanns Seuss in Floss (alles Bayern); ab April 1942 Assistenzarzt an der Chirurgischen Abteilung des Städtischen Krankenhauses in Hof/Sachsen; ab Februar 1943 dienstverpflichteter Arzt bei Dr. Karl Heinrich Meyersiek in Heiligenrode bei Bremen; April 1943 Heirat mit der RAD-Führerin und späteren Sprechstundenhilfe Elise Meth (*2.12.1918 in München; Tochter eines Kaufmanns), drei Kinder; ab November 1943 Kriegseinsatz in der Wehrmacht; bis August 1951 Arzt in Heiligenrode; ab August 1951 niedergelassener Allgemeinpraktiker in Bremen (Waller Heerstraße 27); am 14.4.1983 im Alter von 69 Jahren an Hirntumor in Bremen gestorben

Surmann, Dr. Helga Elfriede

geboren am 25.08.1909 in Bochum/Westfalen; Tochter eines Schulrates und Rektors; Oberlyzeum in Bochum, 1929 Abitur; Medizinstudium in Rostock; dort 1941 Approbation und Promotion;[441] bis Januar 1942 Volontärassistentin in Bochum (Lessingstraße 53); Januar 1942 bis 1943 Assistenzärztin an der HNO-Klinik der Universität Rostock (dort auch wohnhaft: Doberaner Straße 137-139); 1943 Vorwürfe der „Hurerei" durch den Gauleiter und Reichsstatthalter Friedrich Hildebrandt;[442] unverheiratet; am 14.10.1943 im Alter von 34 Jahren Suizid durch Morphiumvergiftung in Rostock

Swensson, Dr. Horst Boto Harald

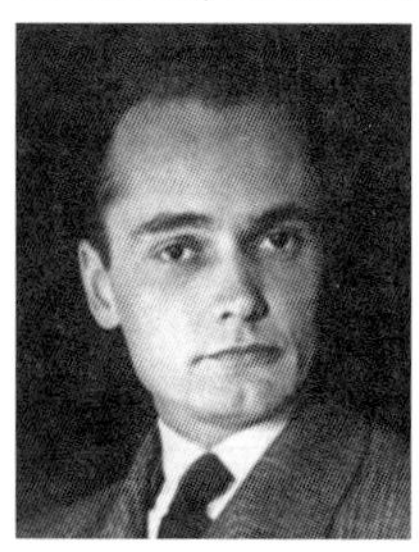

geboren am 23.6.1908 in (Berlin-)Steglitz; Sohn eines Sekretärs des Königlich Schwedischen Konsulats; Realgymnasium in Berlin, 1929 Abitur; Medizinstudium in Rostock; Juli bis Dezember 1935 Medizinalpraktikant am Pathologischen Institut, Januar bis Juni 1936 an der Medizinischen Klinik der Universität Rostock (Strempelstraße 14, Schröderplatz); Juni 1936 Approbation in Schwerin; anschließend Volontärassistent in Rostock (Voßstraße 68), dann in Dömitz; August bis November 1936 Assistenzarzt an der Chirurgischen Abteilung des Horst-Wessel-Krankenhauses in Berlin; ab Dezember 1936 Hilfsarzt im Staatsdienst in Berlin (Knausstraße 8); Dezember 1936 Heirat mit der Medizinalpraktikantin und späteren Kinderärztin Dr. Irmgard Büsselberg (*27.4.1910 in Nowawes bei Potsdam, †3.11.1998 in Berlin; Tochter eines Ingenieurs), drei Kinder, spätestens 1951 Scheidung; ab Februar 1937 Hilfsarzt am Staatlichen Gesundheitsamt Leipzig-Land in

441) Mit der Arbeit: Endokarditis ulcerosa bei Bangscher Krankheit (MS).
442) Ihr wurde ein Verhältnis mit dem „halbjüdischen" Apotheker Dr. Wilhelm Boldt (Doberaner Straße 43) unterstellt, der gegenüber der Klinik lebte, in der sie auch wohnte. Hinter Boldt habe „ein Kreis sexuell verwahrloster Elemente" gestanden. Selbst der Verlobte der Surmann habe seine Braut als „sexuell verwahrlost" bezeichnet; diese hätte nach Ermittlungen auch in der Klinik logierende Sanitätsfeldwebel „mit aufs Zimmer genommen".

Leipzig (Wilhelm-Seyffarth-Straße 4); September 1937 Promotion in Rostock;[443] mind. 1938 bis 1939 in Cröbern bei Leipzig (Hopfenberg 21); ab Februar 1940 stellvertretender Amtsarzt, als Medizinalrat von Februar 1941 bis 1944 Amtsarzt und Leiter des Staatlichen Gesundheitsamtes Stollberg/Sachsen (Teichstraße 269); dort Eintritt in die NSDAP am 1.1.1941, Mitgliedsnummer 8.972.454; 1944 bis mind. 1945 Arzt bei der Auto Union AG in Chemnitz; mind. 1951 bis 1970 HNO-Arzt in Westberlin (Kurfürstendamm 130)

Swerbejew, Dr. Erika von (geb. Raspe, spätere Woest-von Swerbejew)
geboren am 24.11.1908 in Wismar/Mecklenburg; Tochter eines Rechtsanwalts sowie späteren Stadtkämmerers und Bürgermeisters; Gymnasium in Wismar, 1928 Abitur; Medizinstudium in Marburg; Mai 1935 Approbation und Promotion in Marburg;[444] mind. 1937 Assistenzärztin in der Praxis von → Dr. Alexander Tschirch in Wismar (Adolf-Hitler-Straße 56); Februar 1939 bis mind. 1942 Assistenzärztin an der privaten Nervenklinik von Dr. Heinrich Stoltenhoff in Dresden (Josefstraße 12); November 1940 Heirat mit dem Arzt Dr. Nikolaus von Swerbejew (*21.2.1905 in St. Petersburg/Rußland, †27.4.1945 in Berlin gefallen; Sohn eines Sprachlehrers), zwei Kinder; Oktober 1941 Verweis durch das Ärztliche Bezirksgericht des Landes Sachsen wegen Vergehens gegen das Opiumgesetz; ab März 1943 ohne ärztliche Tätigkeit; ab Oktober 1943 dienstverpflichtete Hilfskassenärztin in der Praxis von → Dr. Alexander Tschirch in Wismar (Mecklenburger Straße 11, Adolf-Hitler-Straße 56); mind. 1949 bis 1953 niedergelassene Nervenärztin in Wismar (Dr.-Leber-Straße 56); September 1949 Heirat mit dem Kaufmann Paul Woest (*27.11.1897 in Wismar, †14.10.1955 in Westberlin; Sohn eines Arbeiters); nach Übersiedlung ab März 1953 Nervenärztin in Westberlin (Hähnelstraße 15, Am Schäfersee 63, Brienzer Straße 56); am 12.8.2001 im Alter von 92 Jahren in Berlin gestorben

Symann, Dr. Friedrich Anton
geboren am 23.4.1911 in Erkenschwick/Westfalen; Sohn eines Reviersteigers; Gymnasium, 1931 Abitur; Medizinstudium in Bonn; Juni 1938 bis Juni 1939 Medizinalpraktikant am Pathologischen Institut und an der Medizinischen Klinik der Universität Bonn, an der Heilstätte Neuenahr der Landesversicherungsanstalt Rheinprovinz sowie am Elisabeth-Hospital in Bochum; Juni 1939 Approbation; ab August 1939 Volontärassistent am Elisabeth-Hospital in Bochum; ab Oktober 1939 dienstverpflichteter Assistenzarzt in der Praxis des HNO-Arztes Dr. Wilhelm Goerdt in Bochum (Bongardstraße 4); Dezember 1939 Promotion in Bonn;[445] ab Februar 1940 dienstverpflichteter Assistenzarzt in der Praxis des verstorbenen HNO-Arztes Dr. Ernst Meyer-Diehl in Hattingen/Westfalen (Augustastraße 30); ab Mai 1940 Assistenzarzt am Elisabeth-Hospital in Bochum; ab Oktober 1940 dienstverpflichteter HNO-Arzt in der Praxis von Dr. Johann Nordbeck in Herne/Westfalen (Schulstraße 36); Januar 1941 bis mind. 1942 dienstverpflichteter Arzt in Hamm/Westfalen (Adolf-Hitler-Straße 2, Brückenstraße 23); Februar 1942 Heirat mit Anna Frink (*3.5.1921 in Brilon/Westfalen, †23.3.1984 in Essen; Tochter eines Kaufmanns), mind. vier Kinder, 1970 Scheidung; ab mind. Frühjahr 1945 praktischer Arzt in Warin; nach Kriegsende bis 1991 wieder Arzt in Hamm (Brentanostraße 1); am 4.1.1991 im Alter von 79 Jahren in Hamm gestorben

Szerreiks, Dr. Walter Louis Max
geboren am 21.6.1905 in Schirwindt/Ostpreußen; Sohn eines Lehrers und späteren Rektors; Gymnasium in Königsberg, 1924 Abitur; Medizinstudium in Wien, Heidelberg, Innsbruck und Königsberg; September 1930 Approbation und Promotion in Königsberg;[446] als aktiver Militärarzt von 1930 bis 1931 Assistenzarzt in der Sanitätsabteilung 1 in Insterburg/Ostpreußen; Dezember 1930 Heirat mit Dorothea Mühling (*2.2.1908 in Königsberg, †16.6.1934 in Ludwigslust), ein Kind; 1931 bis 1935 beamteter Oberarzt im Reichsheer und Stabsarzt in der 2. Preußischen Sanitätsabteilung in Ludwigslust (Neustädter Chaussee 24); 1935 bis 1938 Sanitätsoffizier in Elbing/Ostpreußen, dann bei

443) Mit der Arbeit: Über das Vorkommen von eosinophilen Granulocyten in der menschlichen Milz, Jena 1936.
444) Mit der Arbeit: Über die intrauterine Lage, Stellung und Haltung von Zwillingen im Röntgenbild. Nachgewiesen an Hand von 43 Fällen mit 47 Röntgenbildern aus der Universitäts-Frauenklinik zu Marburg, Marburg 1935.
445) Mit der Arbeit: Krebs- und Strahlentherapie. Ein Bericht über die histologische Untersuchung zweier mit Strahlen behandelter Karzinome, Bonn 1939.
446) Mit der Arbeit: Häufigkeit und Prognose der manuellen Plazentalösung, Königsberg 1929.

der Wehrmacht in den vorzeitigen Ruhestand versetzt; ab Januar 1939 Hilfsarzt am Staatlichen Gesundheitsamt Hamburg-Altona, ab Oktober 1939 am Staatlichen Gesundheitsamt Elbing/Ostpreußen (Tannenbergallee 71), ab Januar 1940 wieder am Staatlichen Gesundheitsamt Hamburg-Altona (Turnstraße 8); März 1940 bis März 1944 Kriegseinsatz in der Wehrmacht, zuletzt als Oberstabsarzt, dann für das Versorgungsamt I Breslau uk gestellt und ab April 1944 als Vertragsarzt zum Versorgungsamt Görlitz in Liegnitz (Goebenstraße 6) abgeordnet; bis Dezember 1948 in sowjetischer Kriegsgefangenschaft; Dezember 1948 bis 1949 in Sulingen/Niedersachsen (Lange Straße 92); ein im Januar 1949 gestellter Antrag auf Wiedereinstellung beim Gesundheitsamt Hamburg-Altona wurde abgelehnt;[447)] 1949 bis 1970 wieder Arzt in Hamburg (Jochen-Fink-Weg 46, Mansteinstraße 5, Heytwiete 11); Juni 1950 Heirat mit der Krankenschwester Christel Manuel (*8.12.1917 in Schönrohr bei Danzig, †25.10.1992 in Hamburg; Tochter eines Kaufmanns), ein weiteres Kind; am 31.3.1970 im Alter von 64 Jahren in Hamburg gestorben

---

447) Hintergrund für diese Entscheidung war eine in den Jahren 1939/40 beobachtete „Neigung zur Trunksucht", die auf den frühen Verlust seiner ersten Ehefrau (sie starb im Kindbett) und auf die Umstände seiner vorzeitigen Versetzung in den Ruhestand bei der Wehrmacht zurückgeführt wurde.

Tammet, Dr. Alexander (geb. Tamberg)

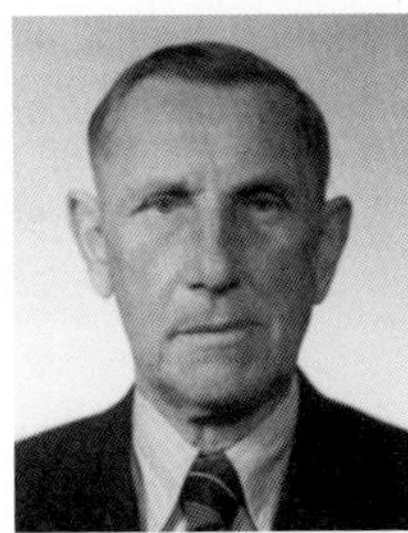

geboren am 16.3.1874 in Karkus/Estland; Gymnasium, 1894 Abitur; Medizinstudium; Approbation; Promotion; 1906 bis 1944 Facharzt für Innere Medizin in Valga/Estland; dort ab 1928 auch Stadt- und Kreisarzt; Oktober 1909 Heirat mit Vanda Grave (*17.9.1883 in Laatre/Estland, †28.6.1960 in Lübeck), ein Kind; 1936 Namensänderung in Tammet; zum Obermedizinalrat ernannt; nach Flucht ab 1944 Arzt in Schwerin (Apothekerstraße 48); ab Januar 1945 Kriegsaushilfskraft am Staatlichen Gesundheitsamt Schwerin; bis Juni 1950 in einem DP-Lager; Juni 1950 bis 1961 in Lübeck (Vorwerker Straße 103, Mönkhofer Weg 60); 1955 Einbürgerung nach Deutschland; am 22.7.1961 im Alter von 87 Jahren in Lübeck gestorben

Tardel, Dr. Hans Theodor Fritz

geboren am 19.8.1916 in Wismar/Mecklenburg; Sohn eines Ratsaktuars sowie späteren Ratskanzlisten und Stadtinspektors; Oberrealschulen in Wismar und Rostock, 1935 Abitur; Mitglied der HJ, im September 1934 wegen „grober Disziplinlosigkeit und Befehlsverweigerung" ausgeschlossen und in die „Schwarze Liste" der NSDAP eingetragen, um eine spätere Parteimitgliedschaft unmöglich zu machen; Medizinstudium in Leipzig und Rostock; dazwischen ab Herbst 1938 Wehrdienst; ab September 1939 Kriegseinsatz; nach dem Polenfeldzug zur Weiterführung des Studiums nach Berlin und Rostock (Am Kabutzenhof 23) beurlaubt und uk gestellt; April 1941 Heirat mit der NS-Schwester Irmgard Stäbener (*19.1.1920 in Neubrandenburg, †28.5.2020 in Stuttgart; Tochter eines Schlossers und späteren Schlossermeisters), mind. ein Kind; September 1941 Approbation; Oktober 1941 Promotion in Rostock;[1] ab Februar 1942 Kriegseinsatz, u.a. als Arzt im Kriegsgefangenenlazarett Neubrandenburg; mind. 1943 Assistenzarzt in Rostock (Am Kabutzenhof 23); ab mind. 1950 Arzt in Stuttgart (Im Kienle 10, Sonnenbergstraße 17); am 10.7.1991 im Alter von 74 Jahren in Stuttgart gestorben

Tarnogrocki, Dr. Friedrich August Adalbert

geboren am 9.10.1891 in Ostrowo/Posen; Gymnasium in Rawitsch, 1910 Abitur; Medizinstudium in Jena und in Berlin an der Kaiser-Wilhelm-Akademie für das militärärztliche Bildungswesen; Kriegseinsatz; Dezember 1916 Approbation; April 1918 Promotion in Berlin;[2] April 1924 bis mind. 1944 niedergelassener Allgemeinpraktiker in Pölitz/Pommern (Horst-Wessel-Straße 5); dort auch nebenamtlicher Vertrauensarzt und RAD-Arzt; Heirat; nach Flucht ab Frühjahr 1945 praktischer Arzt in Hundorf bei Rehna

Taros, Dr. Karl Ferdinand

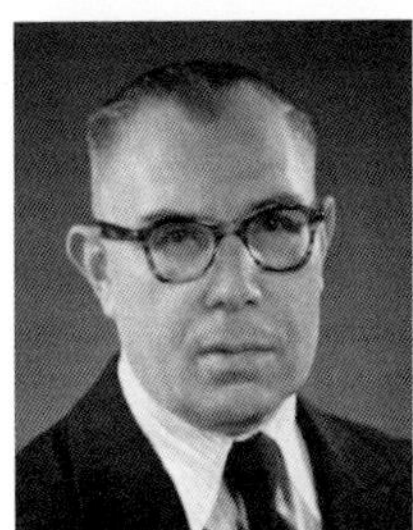

geboren am 4.5.1896 in Dorpat/Estland; Sohn eines Pastors; Gymnasium, 1916 Abitur; Medizinstudium in Dorpat; dort 1922 Approbation; Promotion; mind. 1925 bis 1938 Arzt in Pernau/Estland; August 1925 Heirat mit Edith Heermeyer (*5.7.1904 in Riga), drei Kinder; nach Flucht aus Estland von Oktober 1941 bis Juni 1943 dienstverpflichteter praktischer Arzt in Kirchdorf/Poel; 1942 Approbation für Deutschland; ab Juli 1943 niedergelassener Dermatologe in Königshütte/Schlesien (Adolf-Hitler-Platz 16); ab mind. 1947 niedergelassener Facharzt für Haut- und Geschlechtskrankheiten in Hamburg (Jungfernstieg 30, Plan 5, Heymannstraße 1); am 1.4.1982 im Alter von 85 Jahren in Hamburg gestorben

Tartler, Dr. Georg

geboren am 23.3.1899 in Nußbach/Siebenbürgen/Österreich-Ungarn; Sohn eines Lehrers und Schulrektors; Schlosserlehre; Gymnasium in Kronstadt; 1916 bis 1918 Kriegseinsatz in der österreichischen Armee; Übersiedlung nach Deutschland; Realgymnasium in Gießen, Abitur; Landwirtschaftsstudi-

1) Mit der Arbeit: Der Wasserstoß als Provokationsmethode für epileptische Anfälle (MS).
2) Mit der Arbeit: Behandlungsmethoden des Gasödems, Berlin 1918.

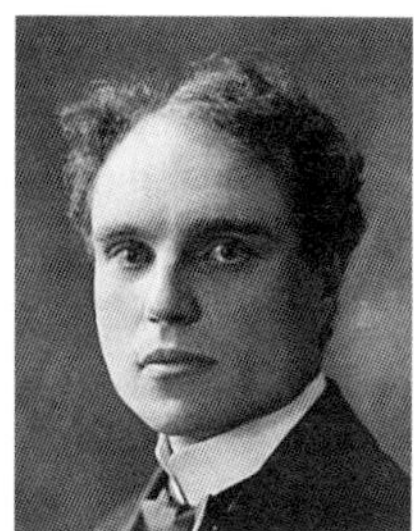

um in Halle; Tätigkeit als Diplom-Landwirt, außerdem Schriftleiter der Zeitschrift „Der deutsche Landwirt im In- und Auslande"; Medizinstudium in Gießen und Halle (Gütchenstraße 13); Dezember 1932 Heirat mit der Ärztin Dr. Elsa Wegener (*4.3.1896 in Halle, †19.8.1975 in Züssow bei Greifswald; Tochter eines Bautechnikers), ein Kind; März 1934 Approbation und August 1934 Promotion in Halle;[3] ab 1934 Assistenzarzt am Hygiene-Institut der Universität Halle-Wittenberg, dann am Medizinaluntersuchungsamt und an der Staatlichen Desinfektorenschule in Halle; dort zunächst Mitglied der SA, Dienst als SA-Sanitäter; Eintritt in die NSDAP am 1.5.1937, Mitgliedsnummer 4.340.402; nach der Besetzung des Sudetenlandes zur Wehrmacht einberufen und ab Juni 1939 Standortarzt im Protektorat Böhmen und Mähren; ab September 1939 Kriegseinsatz als Hygieniker beim Generalkommando in Posen; Dezember 1939 Habilitation in Halle;[4] mind. 1940 bis 1945 Oberassistent am Hygiene-Institut der Universität Halle-Wittenberg (Leipziger Straße 70); 1941 zum SA-Sanitäts-Hauptsturmführer befördert; ab Oktober 1942 Mitglied des NSDÄB, Nr. 38.753; erneuter Kriegseinsatz, bis Juli 1945 als Oberfeldarzt im Heeres-Standortlazarett/Heeres-Sanitätsstaffel in Schwerin (Reiferbahn 1, Amtsschule); nach Kriegsende Aufbau und Leitung des Bakteriologischen Untersuchungsamtes und Seuchenkommissar für Mecklenburg; 1945 bis mind. 1946 auch Leiter der Zentralstelle für Hygiene in Schwerin; ab 1948 Mitglied der SED; ab 1952 Professor sowie Direktor des Instituts für Medizinische Mikrobiologie und Epidemiologie an der Universität Greifswald; dort mind. 1954 Prorektor, mind. 1961 Dekan der Medizinischen Fakultät, 1965 bis 1966 Rektor; ab 1957 Stadtverordneter in Greifswald; dort auch Stadtrat; 1962 als Verdienter Arzt des Volkes ausgezeichnet; 1974 Vaterländischer Verdienstorden in Gold; am 30.10.1976 im Alter von 77 Jahren in Greifswald gestorben

Taurit, Dr. Woldemar Otto

geboren am 2.1.1896 in St. Petersburg/Rußland; Deutsche Kirchenschule in St. Petersburg, 1913 Abitur; zunächst Studium der Naturwissenschaften in St. Petersburg, dann Medizinstudium in St. Petersburg und Berlin; dazwischen von 1918 bis 1920 Teilnahme an den Kämpfen im Baltikum als Maschinengewehrschütze in der Baltischen Landeswehr; 1923 Heirat mit Ilse Bürger (*5.2.1900 in Rußland, †8.1.1977 in Berlin), drei Kinder, spätestens 1932 Scheidung; 1924 bis 1925 Medizinalpraktikant am Urban-Krankenhaus in Berlin (Am Urban 12-18); September 1925 Approbation und Juni 1926 Promotion in Berlin;[5] September 1925 bis Juli 1926 Volontärassistent an der Inneren Abteilung, ab Juli 1926 Assistenzarzt an der Chirurgischen Abteilung des Urban-Krankenhauses in Berlin; ab Februar 1932 niedergelassener Allgemeinpraktiker in Zossen/Brandenburg (Bahnhofstraße 51); März 1932 Heirat mit Helene Prenzlau (*28.12.1909 in Abasowka/Rußland, †19.5.1974 in Lübeck; Tochter eines Arztes), vier weitere Kinder; Eintritt in die NSDAP am 1.5.1933; ab Januar 1940 niedergelassener Allgemeinpraktiker, bis 1945 auch Facharzt für Chirurgie und Chefarzt am Kreiskrankenhaus in Vandsburg/Westpreußen; nach Flucht ab März 1945 notdienstverpflichteter Arzt am Stadtkrankenhaus in Schwerin (Graf-Heinrich-Straße 30); Juni 1945 Flucht aus Schwerin; Juni 1945 bis April 1946 in Krummesse/Schleswig-Holstein; April 1946 bis 1954 Arzt in Lübeck (Waldersee-straße 45); am 2.8.1954 im Alter von 58 Jahren an Thrombophlebitis und Lungenembolie in Lübeck gestorben

Teebken, Dr. Georg Johann Herbert (Gerd)

geboren am 7.5.1901 in Oldenburg; Sohn eines Kaufmanns; Gymnasium in Oldenburg, 1921 Abitur; Medizinstudium in Kiel; Juni 1928 Approbation und September 1928 Promotion in Kiel;[6] mind. 1932 bis 1935 Assistenzarzt an der Universitäts-Frauenklinik in Kiel (dort auch wohnhaft); August 1932 Heirat mit der kaufmännischen Angestellten Gertrud Frerichs spätere Lohe (*15.11.1901

3) Mit der Arbeit: Die hygienische Eroberung der Tropen durch die weiße Rasse, Halle 1934.
4) Mit der Arbeit: Die akute Bleivergiftung. Ein experimenteller Beitrag zur Klärung der Frage der Giftigkeit von Bleiverbindungen in quantitativen Versuchen, München 1941.
5) Mit der Arbeit: Chinin- und atoxylresistente Lipasen im Blutserum (MS).
6) Mit der Arbeit: Amenorrhoe in der Kriegs- und Nachkriegszeit. Ein Rückblick im 10. Jahre nach dem Kriege, Leipzig 1928.

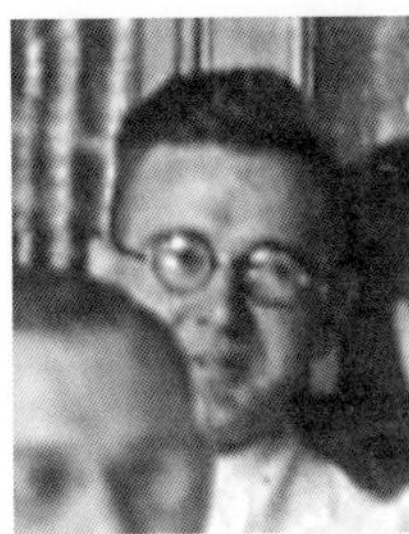

in Oldenburg, †12.9.1983 in Nordenham/Niedersachsen; Tochter eines Kaufmanns), 1935 Scheidung; 1935 Assistenzarzt in Mecklenburg; Januar 1936 bis mind. 1948 niedergelassener Allgemeinpraktiker in Preetz/Schleswig-Holstein (Bahnhofstraße 10); ab Februar 1942 Kriegseinsatz in der Wehrmacht; November 1948 Heirat mit der Gymnastiklehrerin und späteren Kosmetikerin Franziska Demmel spätere Buße (*20.6.1923 in Sünching/Bayern, †10.7.1999 in München; Tochter eines Kraftwagenführers und späteren städtischen Angestellten), ein Kind; mind. 1949 Arzt am Krankenhaus in Westerland/Sylt; mind. 1958 bis 1962 wieder niedergelassener Allgemeinpraktiker in Preetz (Bahnhofstraße 20); am 20.5.1962 im Alter von 61 Jahren in Preetz gestorben

Teichmann, Dr. Georg Albert Rudolf
geboren am 5.4.1876 in Posen; Sohn eines Oberpostsekretärs; Gymnasium in Breslau, 1895 Abitur; Medizinstudium in Breslau; dort im Juli 1900 Approbation; Oktober 1901 bis 1903 Assistenzarzt am Augustahospital in Breslau; dort im März 1902 Promotion;[7] Oktober 1903 bis Januar 1945 niedergelassener Allgemeinpraktiker in Breslau (Bahndamm 5, Monhauptstraße 1); Mai 1904 Heirat mit Käthe Rössig (*19.1.1882 in Danzig; Tochter eines Apothekers), drei Kinder; 1914 bis 1918 Kriegseinsatz, zuletzt als Stabsarzt der Landwehr, EK II; ab 1924 auch Vertrauensarzt bei der Vertrauensärztlichen Dienststelle der Landesversicherungsanstalt in Breslau; Eintritt in die NSDAP am 1.5.1933, Mitgliedsnummer 2.032.373, im Mai 1936 vom Kreisgericht Breslau der NSDAP aus der Partei ausgeschlossen; nach Flucht ab Juli 1945 Arzt ohne Tätigkeit, November 1945 bis Dezember 1952 Chefarzt am Kreiskrankenhaus, bis Dezember 1950 auch Leitender Arzt an der Kreispoliklinik in Hagenow (Lange Straße 76); dort von September 1945 bis mind. 1949 auch Vertrauensarzt (Beratungsarzt) für die Sozialversicherung; bis Oktober 1953 in Hagenow (Feldstraße 19); nach Übersiedlung in die Bundesrepublik ab Oktober 1953 in Rastatt/Baden-Württemberg

Teichmann, Hans Ulrich
geboren am 4.8.1910 in Breslau/Schlesien; Sohn des Arztes → Dr. Georg Teichmann; Gymnasium in Breslau, 1931 Abitur; Medizinstudium; Oktober 1936 Approbation; November 1936 Heirat mit Adelheid Grunning (*30.9.1916 in Krappitz/Schlesien; Tochter eines Baumeisters), mind. drei Kinder; ab August 1937 Mitglied der NSDAP; mind. 1938 bis 1939 Arzt in Kall/Eifel; Oktober 1941 bis 1945 hauptamtlicher Arzt beim RAD, Juli 1945 bis August 1952 niedergelassener Allgemeinpraktiker in Hagenow (Lange Straße 76); Juni 1947 bis März 1948 auch dienstverpflichteter Hilfsarzt zur Betreuung der Mütterberatungsstelle am Gesundheitsamt Hagenow; dort ab Juli 1947 auch Bezirksvenerologe (Nachfolger von → Dr. Gerd Dau); in Hagenow auch Vertragsarzt bei der Volkspolizei; im August 1952 „illegal" in die Bundesrepublik verzogen

Tellgmann, Dr. Karl Oskar
geboren am 25.8.1887 in Eschwege/Hessen-Nassau; Sohn eines Hofphotographen; Gymnasium in Eschwege, 1907 Abitur; Medizinstudium in Berlin an der Kaiser-Wilhelm-Akademie für das militärärztliche Bildungswesen; August 1913 Approbation und Promotion in Berlin;[8] ab 1913 aktiver Militärarzt als Unterarzt an der Charité in Berlin, dann als Assistenzarzt in Minden/Westfalen; Kriegseinsatz als Bataillons- und Regimentsarzt im Infanterie-Regiment 15 sowie als Arzt in Sanitätskompanien und Feldlazaretten; nach dem Krieg Freikorpseinsätze im Baltikum, nach Verwundung 20 Prozent kriegsbeschädigt; ab mind. 1919 Oberarzt, ab 1920 Stabsarzt in Minden; November 1920 Heirat mit Magdalene Wröndel (*2.9.1896 in Minden, †13.5.1979 in Minden; Tochter eines Zigarrenfabrikanten), drei Kinder; 1922 bis 1925 Assistenzarzt an der III. Medizinischen Klinik der Charité in Berlin (Ziegelstraße 18/19); ab April 1925 Facharzt für Innere Krankheiten; ab Mai 1925 Stabsarzt, ab Oktober 1928 Oberstabsarzt bei der Reichswehr in Schwerin; als Oberfeldarzt von Januar 1934 bis August 1939 Divisionsarzt der 12. Infanterie-Division und zugleich Kommandeur der Sanitäts-Abteilung 12 in Schwerin (Ostorfer Ufer 9), dort im März 1936 zum Oberstarzt befördert; August

---

7) Mit der Arbeit: Über Hallux varus, Breslau 1902.
8) Mit der Arbeit: Die Behandlung der Varicen an den unteren Extremitäten, Berlin 1913.

1939 bis September 1942 Leitender Arzt im Stab des II. Armeekorps in Stettin (Augustastraße 46), das die Gaue Mecklenburg und Pommern umfaßte, dort im Januar 1940 zum Generalarzt befördert; im September 1942 in die Führerreserve des Oberkommando des Heeres versetzt, im November 1943 als Generaloberarzt aus der Wehrmacht entlassen; ab Februar 1944 stellvertretender Chefarzt, April bis Juli 1944 Leitender Arzt am Beobachtungskrankenhaus/Tbc-Genesungsheim Schwerin-Lankow (Lankower Straße 11-15); ab Juli 1944 wieder in Stettin; Juni 1945 bis mind. 1950 niedergelassener Facharzt für Innere Krankheiten in Schwerin (Ostorfer Ufer 5, Königstraße/Puschkinstraße 27); nach Übersiedlung in die Bundesrepublik bis 1955 im Ruhestand in Minden (Marineglacis 19); am 18.8.1955 im Alter von fast 68 Jahren an Hirngefäßschädigung, Halbseitenlähmung und Herzmuskelschaden nach Fleckfieber in Minden gestorben

Teuchert, Dr. Günter Helmut Dieter
geboren am 27.3.1914 in (Berlin-)Steglitz; Sohn eines Oberlehrers und späteren Germanistik-Universitätsprofessors; Gymnasium in Rostock, 1933 Abitur; zunächst Jurastudium in Tübingen, dann Medizinstudium in Rostock; dazwischen von November 1937 bis März 1939 Wehrdienst; ab September 1939 Kriegseinsatz in der Wehrmacht; Ende 1939 zur Weiterführung des Studiums nach Berlin kommandiert; dort 1940 Lazarettdienst, dann uk gestellt und Weiterführung des Medizinstudiums in Rostock; Mitglied der HJ und des NS-Studentenbundes; März 1941 Approbation und April 1941 Promotion in Rostock;[9] dort von 1941 bis mind. 1942 Assistenzarzt (Barnstorf, Meisenweg 5); August 1941 bis mind. 1942 erneuter Kriegseinsatz als Unterarzt; März 1942 Heirat mit der Privatsekretärin Ursula Lehr (*20.9.1919 in Kriescht/Neumark, †25.4.1999 in München; Tochter eines Rektors); nach Tätigkeit als praktischer Arzt bis 2007 im Ruhestand in Aalen/Baden-Württemberg (Keplerstraße 6); am 29.3.2007 im Alter von 93 Jahren in Aalen gestorben

Tews, Dr. Kurt Karl Franz
geboren am 3.1.1909 in (Berlin-)Deutsch-Wilmersdorf; Vater eines Schuldieners und späteren Schulhausmeisters; Oberrealschule in Berlin, 1930 Abitur; Medizinstudium in Berlin; 1937 Approbation; 1937 bis 1938 Arztvertreter in der Praxis von Dr. Otto Tigges in Berlin (Behringstraße 2, Kochstraße 66); dort im August 1938 Promotion;[10] ab 1938 Militärdienst, 1939 bis 1945 Kriegseinsatz als Sanitätsoffizier und Stabsarzt bei der Luftwaffe, ab mind. 1941 in Hagenow; November 1941 Heirat mit der Stenotypistin Ilse Brune (*12.9.1920 in Berlin, †15.2.2002 in Rodgau/Hessen; Tochter eines Sergeanten und späteren Reichsbahn-Zugführers), drei Kinder; August 1945 bis 1948 zweiter Amtsarzt am Staatlichen Gesundheitsamt Hagenow (Karl-Marx-Straße 30); im Februar 1946 schwer erkrankt; am 26.1.1948 im Alter von 39 Jahren an Lymphogranulomatose in Hagenow gestorben

Thalheim, Dr. Ernst Hermann Karl
geboren am 2.9.1912 in Leer/Ostfriesland/Hannover; Sohn eines Arztes; Gymnasium, 1932 Abitur; Medizinstudium in Kiel; als Student Eintritt in die NSDAP am 1.5.1933, Mitgliedsnummer 2.731.394; daneben auch Mitglied der SA; Dezember 1937 Approbation; ab Januar 1938 Volontärassistent am Evangelischen Diakonissenhaus in Bremen (Horner Straße 101); ab September 1938 Landarztassistent bei → Dr. Joachim Pfautsch in Ludwigslust (Straße der Alten Garde 12); ab Dezember 1938 Arztvertreter bei Dr. Josef Kirchhof in Bremen (Hansastraße 219); ab Januar 1939 Arztvertreter bei Dr. Joachim Pfautsch und Assistenzarzt am Stift Bethlehem in Ludwigslust; ab September 1939 Kriegseinsatz als Unterarzt und Truppenarzt bei der Wehrmacht; Oktober 1939 Promotion in Münster;[11] erneuter Kriegseinsatz, mind. 1943 als Stabsarzt in Bremen (Horner Straße 101); Juni 1943 Heirat mit der Postassistentin Emilie de Boer (*29.11.1913 in Leer, †11.6.1986 in Leer; Tochter eines Schmiedemeisters); ab mind. 1950 niedergelassener Allgemeinpraktiker in Leer (Bergmannstraße 16, Blinke 40-42); am 21.1.1996 im Alter von 83 Jahren in Leer gestorben

---

9) Mit der Arbeit: Ein Beitrag zur Benennung und Einordnung der atrophisierenden Alopecien, Rostock 1941.
10) Mit der Arbeit: Selbstversuch über das Übergangsstadium im Ablauf des Betriebsstoffwechsels bei Änderung der Nahrungseiweißmischung in qualitativer Hinsicht, Berlin 1938.
11) Mit der Arbeit: Die Bedeutung der Tuberkulose-Abteilung einer Kinderklinik für die Infektionsquellenforschung, Erlangen 1939.

Thede, Dr. Ilse Erna Marie (geb. Blieffert, spätere Hahmann)

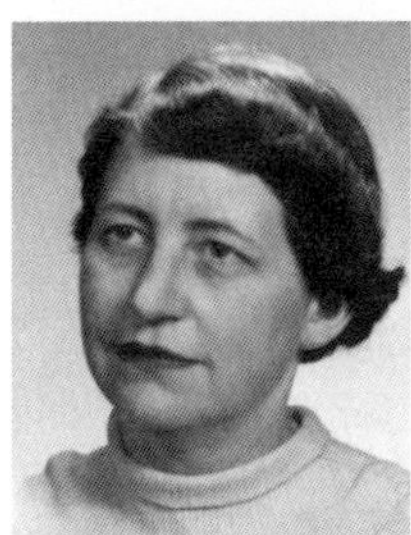

geboren am 5.9.1911 in Malchin/Mecklenburg; Tochter eines Gas- und Wasserwerksinspektors sowie späteren Ingenieurs und Betriebsleiters der Gas- und Wasserwerke; Lyzeum und Studienanstalt in Schwerin, 1932 Abitur; Medizinstudium in Freiburg, Kiel und Rostock; April 1938 Heirat mit dem Arzt → Dr. Kurt Thede, 1944 Scheidung; Mai 1939 Approbation und Juli 1939 Promotion in Rostock;[12] Juli 1939 bis März 1946 Assistenzärztin am Beobachtungskrankenhaus/Tbc-Genesungsheim Schwerin-Lankow (Lankower Straße 11-15, Moltkestraße 129); dort Mitglied der NS-Frauenschaft und ab November 1939 Mitglied des NSDÄB; Eintritt in die NSDAP am 1.4.1940, Mitgliedsnummer 7.571.417; März 1946 bis mind. 1959 niedergelassene Fachärztin für Lungen- und Innere Krankheiten in Schwerin (Alte Dorfstraße 45, Lübecker Straße 127 und 129; mind. 1946 durch → Dr. Ingeburg Freitag vertreten); Dezember 1951 Heirat mit dem Bankkaufmann Ernst Hahmann (*16.7.1899 in Aussig/Böhmen, †2.8.1988 in Ludwigslust); ab mind. 1955 auch wieder Ärztin am Beobachtungskrankenhaus/Tbc-Genesungsheim Schwerin-Lankow; am 11.4.2008 im Alter von 96 Jahren in Schwerin gestorben

Thede, Dr. Kurt Carl Hans

geboren am 13.5.1911 Schwerin/Mecklenburg; Sohn eines Mittelschullehrers und späteren Mittelschulrektors; Gymnasium in Schwerin, 1929 Abitur; Medizinstudium in Freiburg, München, Berlin und Rostock; Mitglied der HJ; ab April 1935 Medizinalpraktikant an der Medizinischen Klinik der Universität Rostock (Schröderplatz), bis April 1936 am Beobachtungskrankenhaus/Tbc-Genesungsheim Schwerin-Lankow (Lankower Straße 11-15); April 1936 Approbation in Schwerin; April 1936 bis mind. 1945 Assistenzarzt am Tbc-Beobachtungskrankenhaus/Genesungsheim Schwerin-Lankow (Moltkestraße 129); Dezember 1936 Promotion in Rostock;[13] in Schwerin Eintritt in die NSDAP am 1.5.1937, Mitgliedsnummer 5.431.780; dort auch nebenamtlicher Arzt im Reichsluftschutzbund; April 1938 Heirat mit der Ärztin → Dr. Ilse Thede geb. Blieffert, 1944 Scheidung; ab September 1939 Kriegseinsatz in der Wehrmacht; mind. 1941 auch Tuberkulose-Fürsorgearzt am Staatlichen Gesundheitsamt des Kreises Hagenow; mind. 1945 erneuter Kriegseinsatz als Stabsarzt „im Felde“; Januar 1945 Heirat mit der Postangestellten Ursula Köhn (*4.11.1920 in Redefin bei Hagenow, †5.1.2018 in Rahden/Nordrhein-Westfalen; Tochter eines Landgestütsaufsehers); ab mind. 1956 niedergelassener Facharzt für Innere Krankheiten in Lübbecke/Nordrhein-Westfalen (Bleichstraße 9, Lange Straße 37); dort bis 1990 im Ruhestand (Obere Tilkenbreite 3); am 6.10.1990 im Alter von 79 Jahren in Minden/Nordrhein-Westfalen gestorben

Theile, Klaus Georg

geboren am 25.12.1919 in Zwickau/Sachsen; Sohn eines Chemikers und späteren Versicherungsvertreters; Gymnasium in Zwickau, 1939 Abitur; Medizinstudium in Rostock; 1945 Approbation; ab mind. Juni 1945 Arzt in Schwaan (Güstrower Straße 35); Juni 1945 Heirat mit der chemisch-technischen Assistentin Thea Fröhlingsdorf (*11.3.1923 in Schwaan; Tochter eines Kaufmanns), mind. zwei Kinder; Sommer 1945 bis mind. 1953 niedergelassener Allgemeinpraktiker in Güstrow (Hageböcker Straße 42, Gleviner Straße 9, Mühlenstraße 22); mind. 1947 auch stellvertretender Leiter des Städtischen Gesundheitsamtes Güstrow; Juni 1958 Promotion in Jena;[14] Kinderarzt in Aue-Bad Schlema/ Sachsen; bis 1999 in Eibenstock/Sachsen (Vodelstraße 44); am 2.2.1999 im Alter von 79 Jahren in Aue gestorben

Thiel, Dr. Ewald Friedrich

geboren am 5.7.1908 in Bochum/Westfalen; Sohn eines Schuhmachermeisters und Schuhhändlers; Gymnasien in Bochum und Rheinbach, 1929 Abitur; Medizinstudium in Berlin, Münster, Wien, Inns-

12) Mit der Arbeit: Zur Behandlung des kindlichen Streptococcen-Empyems mit Prontosil, Gütersloh 1938.
13) Mit der Arbeit: Über Wandbauveränderungen an den Thymusarterien, Jena 1936.
14) Mit der Arbeit: Kinderärztliche Erfahrungen bei der Luxatio coxae congenita und ihren Vorstufen im Säuglingsalter, Jena 1957.

bruck und Düsseldorf; ab Juli 1933 Mitglied der SA; von dort im Frühjahr 1935 als Truppenarzt zur HJ überwiesen und Arzt für den HJ-Bann Bochum; daneben auch Mitglied des NS-Studentenbundes; Dezember 1934 bis Juni 1935 Medizinalpraktikant an der Chirurgischen Abteilung des Krankenhauses Bergmannsheil in Bochum, Juni bis Oktober 1935 an der Inneren Abteilung des Städtischen Krankenhauses in Stettin, November bis Dezember 1935 am Pommerschen Tuberkulose-Krankenhaus in Hohenkrug bei Stettin; Dezember 1935 Approbation; ab Ende 1935 Landassistent bei Dr. Oskar Gamb in Veckerhagen/Weser (Adolf-Hitler-Straße 5); 1936 Assistenzarzt am Homöopathischen Krankenhaus in Stuttgart; ab 1936 Hilfsarzt am Staatlichen Gesundheitsamt Rostock; von dort unter Weiterzahlung der Bezüge und mit einem Gehaltszuschuß zur Ausbildung für das Amtsarztexamen nach Berlin delegiert; auf Empfehlung des Leiters des Staatlichen Gesundheitsamtes Rostock, → Dr. Walter Buschmann, und des Leiters des Amtes für Volksgesundheit bei der Kreisleitung Rostock-Stadt der NSDAP, → Dr. Otto Cassebaum, vom Mecklenburgischen Staatsministerium im Januar 1937 gekündigt;[15] April 1937 Promotion in Rostock;[16] Anträge auf Zulassung als praktischer Arzt in Bielefeld, Westerholt, Dortmund und Veckerhagen wurden 1938 abgelehnt; mind. 1938 Assistenzarzt in Stuttgart (Tulpenstraße 29); Juni 1938 Heirat mit Elisabeth-Charlotte Köhler (*28.4.1918 in Essen, †4.8.2018 in Schmallenberg/Nordrhein-Westfalen; Tochter eines Technikers und späteren Wirts), mind. drei Kinder; ab Februar 1939 Hilfsarzt am Staatlichen Gesundheitsamt Stuttgart; April 1939 bis mind. 1941 niedergelassener Allgemeinpraktiker, Geburtshelfer und homöopathischer Arzt in Berlin (Reichenberger Straße 150); mind. 1943 in Fürstenberg; ab mind. 1950 Arzt in Bochum (Quellenweg 2 und 22); am 7.7.1980 im Alter von 72 Jahren in Bochum gestorben

Thiel, Dr. Wolfgang Heinrich Wilhelm

geboren am 13.7.1908 in Münster/Westfalen; Sohn eines Chemikers und Privatdozenten sowie späteren Universitätsprofessors; Gymnasium in Marburg, 1926 Abitur; Medizinstudium in Marburg, München, Graz und Freiburg; als Student in München Eintritt in die NSDAP am 1.7.1930, Mitgliedsnummer 270.423; 1931 Medizinalpraktikant in München (Nymphenburger Straße 174); Februar 1932 Approbation und Promotion in Marburg;[17] ab Mai 1933 Volontärassistent am Physiologischen Institut der Universität Kiel; dort seit 1933 Mitglied der SS, Nr. 136.955; 1934 bis 1936 Assistenzarzt an der Universitätsfrauenklinik in Königsberg (Drummstraße 22/24); dort bis April 1936 auch Führer in der Sanitätsabteilung des SS-Abschnitts VII (Nordost); im Januar 1935 zum SS-Untersturmführer, im September 1935 zum SS-Obersturmführer befördert; Mai 1936 bis 1937 Assistenzarzt an der Städtischen Frauenklinik in Duisburg; daneben von Oktober 1936 bis Januar 1937 Arzt im Ausbildungsstab der Sanitätsabteilung des SS-Abschnitts V (West) in Duisburg, Januar 1937 bis März 1938 nebenamtlicher Führer des Ausbildungsstabes der SS-Sanitätsabteilung V; Oktober 1937 bis 1938 Assistenzarzt an der Gynäkologisch-geburtshilflichen Abteilung des Stadtkrankenhauses in Darmstadt (Grafenstraße 9, Bessunger Straße 3); April 1938 Heirat mit der Haustochter, Schneiderin und Büroangestellten Gerda Hageböck spätere Lehmann spätere May (*24.2.1913 in Düsseldorf, †9.11.1980 in Darmstadt; Tochter eines Ingenieurs und späteren Oberingenieurs), 1940 Scheidung; als Facharzt für Frauenkrankheiten ab März 1938 Assistenzarzt an der Geburtshilflich-gynäkologischen Abteilung

---

15) Mit der Begründung, daß Thiel „die auf ihn gesetzten Erwartungen nicht erfülle, und daß er als Stellvertreter des Amtsarztes nicht genügen werde"; gebraucht würde in Rostock „ein kenntnisreicher, fleißiger und umsichtiger Stellvertreter". Der Kreisleiter des Kreises Rostock-Stadt der NSDAP, Otto Dettmann, monierte im Februar 1937 gegenüber der Medizinalabteilung des Mecklenburgischen Staatsministeriums, daß Thiel „auf Kosten des Staates nach Berlin geschickt" worden sei, um dort sein Amtsarztexamen zu machen. „Nachdem er dieses absolviert habe, sei er nicht in den Staatsdienst zurückgegangen; er habe vielmehr seine Stellung einfach nicht wieder angenommen, ohne daß irgend etwas gegen ihn unternommen" worden sei. „Es müßten doch hier Mittel und Wege gefunden werden, daß derartige skandalöse Vorfälle, daß irgendwelche Volksgenossen sich in dieser Art und Weise auf Kosten des Staates Vorteile verschafften, sich nicht wiederholten." Das Staatsministerium antwortete im März 1937, „es wäre zwecklos gewesen, einen seinen Aufgaben nicht gewachsenen Hilfsarzt noch länger zu halten und ihm Gehalt zu zahlen". Eine „Handhabe", ihm die „gewährten Gehaltsbezüge wieder abzufordern", sei aus juristischen Gründen „nicht gegeben. Der Mangel an Ärzten, die sich den Gesundheitsämtern zur Verfügung stellen, ist zur Zeit sehr groß, und es ist schwierig, wirklich geeignete Ärzte zu finden". So sei es „erklärlich, daß die Besetzung der Stelle mit Thiel nicht der erste Fehlschlag bei den Gesundheitsämtern war und auch nicht der letzte sein" werde.

16) Mit der Arbeit: Die Luxatio acromio-clavicularis, Bochum 1937.

17) Mit der Arbeit: Versuche über das Vorhandensein des Wachstumshormons in verschiedenen Hypophysen-Vorderlappen-Präparaten und über seine Wirkung auf das Längenwachstum der langen Röhrenknochen, Marburg 1932.

des Stadtkrankenhauses in Güstrow; daneben von März 1938 bis Dezember 1940 Arzt in der Sanitätsoberstaffel des SS-Abschnitts XXXIII (Ostsee) in Güstrow; April 1939 bis mind. 1953 niedergelassener Facharzt für Frauenkrankheiten in Güstrow (Wasserstraße 13) sowie Belegarzt am dortigen Stadtkrankenhaus; Juli 1940 Heirat mit der Sekretärin Mechthild Staudinger (*27.4.1920 in Schwerin, †12.2.2012 in Ratzeburg/Schleswig-Holstein; Tochter eines Berufssoldaten [Hauptmann]), mind. drei Kinder; ab Januar 1941 auch nebenamtlicher Führer in der Sanitätsoberstaffel der 22. SS-Standarte in Güstrow; Kriegseinsatz als Sanitätsfeldwebel und Unterarzt, dann als Leutnant und Assistenzarzt, dann uk gestellt; im Januar 1942 zum SS-Hauptsturmführer befördert; mind. April 1945 bis 1966 auch Chefarzt der Geburtshilflich-gynäkologischen Abteilung des Stadtkrankenhauses in Güstrow (Goldberger Straße 80); am 25.3.1967 im Alter von 58 Jahren in Güstrow gestorben

Thiele, Dr. Hertha Franziska (geb. Hahn)
geboren am 12.11.1900 in Hamburg; Tochter eines Volksschullehrers; Gymnasium, 1920 Abitur; Medizinstudium in Hamburg; Juli 1927 Approbation; Februar 1928 Promotion in Hamburg;[18] mind. 1930 bis 1931 Assistenzärztin in Hamburg (Ottersbekallee 3); Mai 1930 Heirat mit dem Arzt Dr. Klaus Thiele (*16.8.1901 in Halle, †29.6.1985 in Hamburg; Sohn eines Bakteriologen und späteren Landwirtschaftsrates), vier Kinder, 1953 Scheidung; ab Dezember 1931 niedergelassene Allgemeinpraktikerin in Hamburg (Barkenkoppel 5); ab mind. 1937 ohne ärztliche Tätigkeit; ab mind. Frühjahr 1945 praktische Ärztin in Dassow; Juli 1945 Flucht aus Dassow; ab mind. 1955 wieder Ärztin in Hamburg (Barkenkoppel 5); am 26.11.1980 im Alter von 80 Jahren in Hamburg gestorben

Thiele, Dr. Wolfgang Hans Robert

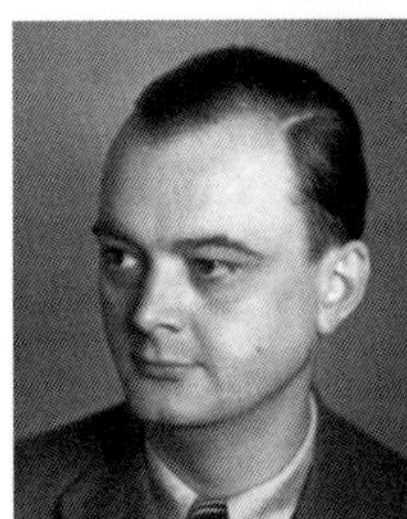

geboren am 10.3.1906 in Leipzig/Sachsen; Sohn eines Postassistenten und späteren Postinspektors; Gymnasium in Leipzig, 1926 Abitur; Medizinstudium in Leipzig; Medizinalpraktikant an der I. Medizinischen Klinik und der Kinderklinik des Stadtkrankenhauses in Dresden-Friedrichstadt; Dezember 1932 Promotion in Leipzig;[19] Februar 1933 Approbation und seitdem Volontärassistent, ab April 1933 Hilfsarzt, von September 1933 bis mind. 1934 Assistenzarzt an der II. Medizinischen Klinik des Stadtkrankenhauses in Dresden-Friedrichstadt; dort seit 1934 Mitglied der SA und SA-Arzt; März 1934 Heirat mit Dorothea Erdmann (*17.5.1906 in Königswinter/Rheinprovinz, †25.6.1952 in Hamburg; Tochter eines Malers und Anstreichers sowie späteren Malermeisters), drei Kinder; ab April 1937 Facharzt für Innere Medizin; ab April 1937 Assistenzarzt an der Medizinischen Poliklinik der Universität Rostock (Schröderplatz); dort Eintritt in die NSDAP am 1.5.1937, Mitgliedsnummer 4.517.466; daneben auch Mitglied des NSDÄB, Nr. 24.056; in Rostock auch Jungarztobmann des NSDÄB für den Gau Mecklenburg, Mitarbeiter im Amt für Volksgesundheit der Gauleitung Mecklenburg der NSDAP, Gauvertrauensmann der Abteilung Angestellte Ärzte der Reichsärztekammer, Vertrauensmann des NS-Dozentenbundes an der Medizinischen Fakultät und bis 1944 Pressereferent der Universität Rostock; dort im Dezember 1939 Habilitation;[20] August 1940 bis März 1945 Dozent für Innere Medizin[21] sowie Oberarzt und stellvertretender Direktor der Medizinischen Poliklinik der Universität Rostock (Dietrich-Eckart-Straße 19); daneben umfangreiche Privatpraxis sowie persönlicher Arzt („Leibarzt") des Rostocker Oberbürgermeisters Walter Volgmann und des Kreisleiters des Kreises Rostock-Stadt der NSDAP, Otto Dettmann; von diesen gegen den Willen der

18) Mit der Arbeit: Versuche über die Einwirkung von gepufferter Milchsäure auf Bakterien mit besonderer Berücksichtigung der weiblichen Genitalflora, Berlin 1928.

19) Mit der Arbeit: Über die Assimilationswirbel des Lenden-Kreuzbein-Abschnitts und ihre klinische Bedeutung, Meuselwitz 1933.

20) Mit der Arbeit: Versuch einer Systematik des Vitamin-A-Stoffwechsels, Rostock 1939.

21) Anläßlich der Verleihung der Dozentur stellte der Leiter der Dozentenschaft der Universität Rostock und Gaudozentenbundführer, → Prof. Dr. Kurt Neubert, im März 1940 fest, daß Thiele „ein begabter Wissenschaftler" sei, der „mit großer Zähigkeit und nüchterner Kritik seine Untersuchungen durchführt". Aus seinen Veröffentlichungen werde deutlich", daß Thiele als ein ernsthafter, konsequenter und vielseitiger Wissenschaftler durchaus den Anforderungen entspricht, die an einen Dozenten der inneren Medizin zu stellen" seien. Auch „politisch" sei Thiele als „einwandfrei positiv zu beurteilen". Die „Erteilung der Lehrbefugnis" könne seitens der Dozentenschaft „warm befürwortet" werden.

Universität ständig uk gestellt und im März 1945 als Leiter der neugeschaffenen Diabetiker-Station der Medizinischen Poliklinik der Universität Rostock eingesetzt;[22] Mai 1945 Flucht aus Rostock; danach aus dem mecklenburgischen Landesdienst entlassen, da er „unter Zurücklassung der Kranken geflohen" war; im September 1945 von der britischen Militärregierung als Leitender Arzt des Kreiskrankenhauses in Dannenberg/Elbe eingesetzt;[23] mind. 1952 bis 1953 Arzt und Dozent am Sanatorium „Waldfrieden" in Hitzacker/Elbe (dort auch wohnhaft); ab mind. 1956 Dozent, mind. 1962 bis 1965 Professor an der Universitäts-Nervenklinik in Würzburg (Füchsleinstraße 15); März 1958 Heirat mit der Ärztin Dr. Rosemarie Bender (*26.12.1922 in Karlsruhe, †19.6.2009 in Heilbronn/Baden-Württemberg; Tochter eines Kaufmanns); bis 1973 im Ruhestand in Weinsberg/Baden-Württemberg (Weißenhof); am 18.4.1973 im Alter von 67 Jahren in Gießen gestorben

Thielmann, Dr. Walther Alfred Johannes
geboren am 5.5.1903 in Vallendar/Rheinprovinz; Sohn eines Lehrers und späteren Rektors; Gymnasium, 1924 Abitur; Medizinstudium in Köln; April 1931 Approbation und Februar 1932 Promotion in Köln;[24] Eintritt in die NSDAP am 1.4.1933; daneben Mitglied des NSDÄB; April 1935 bis mind. 1943 niedergelassener Facharzt für Haut- und Blasenleiden in Rostock (Gertrudenstraße 1/2; Nachfolger in der Praxis des verstorbenen → Dr. Otto Dahmen); auch Leiter einer Station für Geschlechtskrankheiten in Rostock; ab 1939 Kriegseinsatz in der Wehrmacht; ab mind. 1953 Facharzt für Haut- und Harnleiden in Elmshorn/Schleswig-Holstein (An der Bahn 16, Klostersande 36, Mühlendamm 1); November 1953 Heirat mit Ingeborg Steinsohn verw./gesch. Müller (*3.7.1912 in Kiel, †21.2.1983 in Elmshorn; Tochter eines Schiffszimmermanns und späteren Ingenieurs); am 21.11.1982 im Alter von 79 Jahren in Elmshorn gestorben

Thierfelder, Dr. Ulrich Ernst Clemens
geboren am 21.1.1883 in Königswartha/Sachsen; Sohn eines Arztes und späteren Medizinalrates; Gymnasium in Meißen, 1903 Abitur; Medizinstudium in Leipzig und Rostock; Medizinalpraktikant an der Chirurgischen Abteilung des Kinderkrankenhauses in Leipzig und am Stift Bethlehem in Ludwigslust; Juli 1909 Approbation und August 1909 Promotion in Leipzig;[25] August 1909 bis 1916 niedergelassener Allgemeinpraktiker in Marlow; Dezember 1909 Heirat mit Maria Miodunski (*4.8.1881 in Pieckel/Westpreußen, †23.12.1967 in Schwerin; Tochter eines Tischlermeisters), drei Kinder; Kriegseinsatz an der Front und zwei Jahre im Heimatlazarettdienst; 1916 bis 1930 niedergelassener Allgemeinpraktiker in Schwerin (An der Paulskirche 22); am 12.3.1930 im Alter von 47 Jahren in Schwerin gestorben

Thinius, Dr. Margot Valerie Elisabeth (geb. Hippler)
geboren am 22.6.1905 in Bromberg/Posen; Gymnasium, 1925 Abitur; Medizinstudium in Münster; März 1932 Approbation und Mai 1932 Promotion in Münster;[26] Mitglied der NS-Frauenschaft; 1934 bis 1935 Assistenzärztin an der Lungenheilstätte „Waldhaus Charlottenburg" in Sommerfeld/Havelland; mind. 1936 Ärztin an der Kinderheilstätte Wangen/Allgäu; Dezember 1936 Heirat mit dem kaufmännischen Angestellten und späteren Verwaltungsangestellten Karl Thinius (*3.11.1909 in Berlin, †6.5.2009 in Münster; Sohn eines Kaufmanns), mind. zwei Kinder; ab Dezember 1943 dienst-

---

22) Eine von den Rostocker NSDAP-Dienststellen gewünschte Berufung zum Professor konnte durch die Medizinische Fakultät und den Rektor der Universität verhindert werden.

23) Thiele bat im Zuge der Entnazifizierungsverfahren in der britischen Besatzungszone im Januar 1947 den neuen Rektor der Universität Rostock, Prof. Dr. Günther Rienäcker, ihm ein Zeugnis auszustellen, „aus dem sich ergibt, daß ich kein politisches Amt an der Universität innegehabt und mich auch sonst nicht als politischer Aktivist exponiert habe". Trotz Einsichtnahme in Thieles Personalakten und der schriftlichen Zeugnisse einiger Rostocker Professoren, aus denen sich eine Reihe von belastenden Momenten ergeben hatten, bescheinigte Rienäcker dem „sehr verehrten Kollegen" Thiele im Februar 1947, daß ihm „nicht bekannt" sei, „daß Sie an der Universität Rostock ein politisches Amt inne gehabt oder sich sonst irgendwie im Nazisinne als politischer Aktivist exponiert haben"; ihm [Rienäcker, der seinerzeit selbst von Thiele behandelt worden war] sei lediglich bekannt, daß Thiele sich „in vorzüglicher und dankenswerter Weise ärztlich betätigt" habe und „ganz in seiner beruflichen Arbeit aufgegangen" sei. „Zahlreiche Patienten wissen Ihnen für Ihre ärztliche Tätigkeit hier heute noch Dank."

24) Mit der Arbeit: Über verschorfende Oesophagitis, Köln 1932.

25) Mit der Arbeit: Über Dünndarmsarkome im Kindesalter, Leipzig 1909.

26) Mit der Arbeit: Das Schicksal unserer Psoriasispatienten nach klinischer und ambulanter Behandlung, Münster 1932.

verpflichtete Leiterin der Bezirksheilstube des RAD in Schwerin (Möwenburgstraße 6); ab Juni 1945 zur ärztlichen Versorgung von Flüchtlingen in Schwerin eingesetzt (Güstrower Straße 3); dort bis 1951 niedergelassene Allgemeinpraktikerin (Schelfstraße 9); nach Übersiedlung in die Bundesrepublik bis mind. 1965 praktische Ärztin in Münster (Gartenstraße 61, Breul 19, Telemannstraße 10); am 8.11.1987 im Alter von 82 Jahren in Münster gestorben

Thinius, Dr. Walther Gottlob Wilhelm
geboren am 9.7.1884 in Cottbus/Brandenburg; Sohn eines Königlichen Gerichtsassessors; Gymnasium, 1905 Abitur; Medizinstudium in Greifswald; Juli 1912 Approbation; mind. 1913 bis 1914 Assistenzarzt am Auguste-Viktoria-Krankenhaus vom Roten Kreuz in Berlin-Weißensee (Bernauer Straße 115-117); 1913 Promotion in Greifswald;[27] Kriegseinsatz; mind. 1921 bis 1922 Sekundärarzt und Leiter der Inneren Abteilung des Städtischen Krankenhauses in Stolp/Pommern (dort auch wohnhaft); September 1922 Heirat mit der Kontoristin Marie Manke verw. Gerlach (*8.8.1891 in Berlin, †2.1.1967 in [Bonn-]Bad Godesberg; Tochter eines Straßenbahnschaffners), mind. zwei Kinder, 1951 Scheidung; Januar 1924 bis mind. 1939 niedergelassener Facharzt für Innere Krankheiten in Stolp (Blumenstraße 25, Hasenweg); Mitglied des NSDÄB; ab September 1939 Kriegseinsatz bei der Luftwaffe, zuletzt als Oberstabsarzt; vom Oberfeldarzt der britischen Besatzungsmacht im Mai 1945 als Leiter und Chefarzt am Stadtkrankenhaus in Wismar (Dahlberg) eingesetzt (Nachfolger des verhafteten → Dr. Ernst Metge); bis 1949 Internist am Stadtkrankenhaus in Wismar (Vogelsang 8); 1949 bis mind. 1962 niedergelassener Facharzt für Innere Krankheiten in Wismar (Krämerstraße 25); August 1951 Heirat mit der Sprechstundenhilfe Anna Havenstein verw. Lange (*24.10.1917 in Stettin, †22.7.1964 in Wismar); am 11.3.1964 im Alter von 79 Jahren in Wismar gestorben

Tholen, Dr. Wilhelm
geboren am 10.7.1886 in Bocket/Rheinprovinz; Sohn eines Ackerers; Gymnasium in Münstereifel, 1906 Abitur; Medizinstudium in Würzburg und Berlin; Dezember 1911 Promotion in Leipzig;[28] 1912 Approbation; Dezember 1912 bis mind. 1944 niedergelassener Allgemeinpraktiker in Falkenberg/Brandenburg (Adolf-Hitler-Straße 12; wohnhaft in Hohenfinow, Gutsbezirk); Dezember 1912 Heirat mit Gertrud Schnellinger (*14.7.1889 in Halberstadt/Provinz Sachsen, †23.1.1969 in Falkenberg; Tochter eines Kaufmanns), drei Kinder; ab September 1939 Kriegseinsatz in der Wehrmacht; nach Flucht ab mind. Frühjahr 1945 praktischer Arzt in Dassow; bis mind. 1969 wieder in Falkenberg (Karl-Marx-Straße 12), dann Wegzug; am 23.5.1971 im Alter von 84 Jahren gestorben

Thomas, Dr. Detlev Friedrich
geboren am 8.7.1907 in Ahrensburg/Schleswig-Holstein; Sohn eines Kaufmanns und späteren Bankiers; Oberrealschule in Bad Oldesloe, 1926 Abitur; Medizinstudium in Marburg, München, Hamburg und Kiel; Medizinalpraktikant am Institut für physikochemische Medizin in Kiel und am Stadtkrankenhaus in Schwerin (Werderstraße 30); Mai 1933 Promotion in Kiel;[29] Approbation; ab 1936 beamteter Oberarzt der Wehrmacht in Rostock; mind. 1938 bis 1940 Stabsarzt in Göttingen (Feuerschanzengraben 15); September 1938 Heirat mit der Diplom-Turn- und Sportlehrerin Ursel Stechert (*27.3.1912 in Sorau/Lausitz, †26.1.1995 in Itzehoe/Schleswig-Holstein; Tochter eines Reichsbank-Direktors), mind. ein Kind; bis Juni 1946 in Duisburg (Oranienstraße); ab Juni 1946 Facharzt für Innere Krankheiten in Itzehoe (Mühlenstraße 25, Feldschmiede 34, Viktoriastraße 21); am 8.11.1985 im Alter von 78 Jahren in Itzehoe gestorben

Thorlichen, Dr. Meta Anne
geboren am 20.6.1908 in Hamburg; Tochter eines Kaufmanns; Gymnasium, 1928 Abitur; Medizinstudium in Hamburg; Eintritt in die NSDAP am 1.5.1933; Februar 1937 Approbation und Promotion in Hamburg;[30] mind. 1937 Volontärassistentin am St.-Adalbert-Hospital in Oppeln/Schlesien; ab Mai

27) Mit der Arbeit: Zur Kenntnis des Diabetes insipidus, Greifswald 1913.
28) Mit der Arbeit: Zur Kasuistik des Xanthoma diabeticum, Borna/Leipzig 1912.
29) Mit der Arbeit: Eine einfache Methode der Kryoskopie kleinster Flüssigkeitsmengen, Kiel 1932.
30) Mit der Arbeit: Hämolysierende Streptokokken im Rachen- und Tonsillenabstrich von Scharlachkranken, Ochsenfurt 1935.

1939 Assistenzärztin an der Medizinischen Poliklinik der Universität Rostock (Schröderplatz); ab Oktober 1939 Assistenzärztin an der Frauenklinik in Hamburg-Finkenau; mind. 1947 bis 1974 niedergelassene Frauenärztin in Hamburg (Dammtorstraße 14, Plan 5, Parkstraße 22); unverheiratet; am 25.4.2001 im Alter von 92 Jahren in Hamburg gestorben

Thormann, Dr. Heinrich Friedrich Gustav
geboren am 11.2.1889 in Sievertshagen bei Franzburg/Pommern; Sohn eines Gutsbesitzers; Gymnasien in Stralsund und Demmin, 1911 Abitur; Medizinstudium in München, Berlin und Rostock (Patriotischer Weg 10); August 1914 bis November 1918 Kriegseinsatz, zuletzt als Feldunterarzt; Oktober 1919 Approbation und Juni 1920 Promotion in Rostock;[31] 1919 bis 1920 Volontärassistent am Pathologischen Institut und an der Medizinischen Klinik der Universität Rostock (Gertrudenstraße, Schröderplatz, Tessiner Chaussee 3); März 1920 bis Februar 1924 niedergelassener Allgemeinpraktiker in Barth/Pommern; Dezember 1920 Heirat mit Elisabeth Osten (*21.8.1881 in Berlin, †31.3.1950 in Pirna/Sachsen; Tochter eines Buchhalters und späteren Bankbeamten); ab März 1924 Assistenzarzt, Oktober 1925 bis 1931 Oberarzt an der HNO-Klinik der Universität Rostock (Doberaner Straße 137-139, Göbenstraße 6); 1931 bis 1943 niedergelassener HNO-Facharzt in Pirna (Bahnhofstraße 10); galt als „jüdischer Mischling I. Grades“; am 10.10.1943 im Alter von 54 Jahren an durchgebrochenem Magengeschwür in Pirna gestorben

Thron, Dr. Ludwig Georg

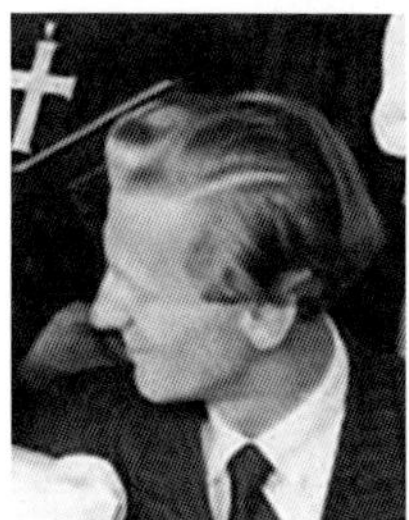

geboren am 15.9.1889 in Bayreuth/Bayern; Sohn eines Oberlehrers; Gymnasium in Bayreuth, 1908 Abitur; Medizinstudium in Erlangen und München; Januar bis August 1914 Medizinalpraktikant in Schweinfurt; August 1914 Approbation und Oktober 1914 Promotion in Erlangen;[32] August 1914 bis November 1918 Kriegseinsatz in bayerischen Infanterie-Regimentern, zunächst als Unterarzt, zuletzt als Stabsarzt; Dezember 1915 Heirat mit der Jüdin Annemarie Joseph (*18.11.1895 in Ribnitz, †3.11.1989 in Telgte/Münsterland; Tochter des Arztes → Dr. Bruno Joseph), zwei Kinder; Januar 1919 bis mind. 1962 niedergelassener Allgemeinpraktiker in Ribnitz (Lange Straße 96, Friedrich-Hildebrandt-Straße/Lange Straße/Karl-Marx-Straße 13), dort bis 1933 Praxisgemeinschaft mit seinem jüdischen Schwiegervater; ab 1937 (als Kunstmaler) auch wohnhaft in Ahrenshoop bei Ribnitz (Schifferweg 3); Disziplinarverfahren wegen „Berufsvergehens“, im Juli 1940 nach Amnestie eingestellt; 1961 zum Sanitätsrat ernannt; am 21.12.1964 im Alter von 75 Jahren in Ribnitz-Damgarten gestorben

Thurow, Dr. Hans Ulrich Walter
geboren am 24.4.1897 in Stargard/Pommern; Sohn eines Arztes; Gymnasium in Stargard, Februar 1917 Abitur; Medizinstudium in Heidelberg, Leipzig, Greifswald und Rostock; Juli 1923 Approbation und August 1923 Promotion in Rostock;[33] März 1924 bis 1945 niedergelassener Allgemeinpraktiker in Stargard (Poststraße 3, Hindenburgstraße 5); ab April 1937 Mitglied des NSDÄB; ab Dezember 1939 Kriegseinsatz in der Wehrmacht; November 1942 Heirat mit Ingeborg Koch, zwei Kinder; nach Flucht von März 1945 bis 1954 niedergelassener Allgemeinpraktiker (zunächst in der Praxis von → Dr. Ernst Ebeling) in Bad Doberan (Beethovenstraße 7, Rosenwinkel 11 und 1); am 27.12.1954 im Alter von 57 Jahren an Blasenkrebs in Bad Doberan gestorben

Tichelaar, Dr. Gerda Alwine Jannetje
geboren am 24.9.1912 in Danzig/Westpreußen; Tochter eines Käserei-Instruktors der Landwirtschaftskammer und späteren Molkerei-Direktors; Oberlyzeen in Stralsund und Naumburg/Saale, 1932 Abitur; Medizinstudium in Jena, Berlin und Rostock; September 1939 Approbation und De-

31) Mit der Arbeit: Über die Wiederholungsmöglichkeit der Sectio caesarea cervicalis transperitoneales mesouterina (MS).
32) Mit der Arbeit: Über einen Fall diffuser Sarkomatose des Bauchfells als Implantationsmetastase nach operativer Ruptur eines cystischen Ovarial-Tumors, Bayreuth 1914.
33) Mit der Arbeit: Beziehungen zwischen Lungentuberkulose und Herzklappenfehler (MS).

zember 1939 Promotion in Rostock;[34] ab April 1940 Volontärassistentin, dann Assistenzärztin an der Hautklinik der Universität Rostock (Schröderplatz, Wismarsche Straße 6); anschließend Arztvertreterin in der Praxis von → Dr. Franz Schroeder in Rostock; dort Mitglied der NS-Frauenschaft; ab Juli 1943 dienstverpflichtete Arztvertreterin in der Praxis von → Dr. Franziska Bendermacher in Neubrandenburg (Adolf-Hitler-Straße 14); ab Oktober 1943 Assistenzärztin an der Hautklinik des Städtischen Krankenhauses in Danzig

Tietz, Dr. Friedrich Paul (später Frederick)

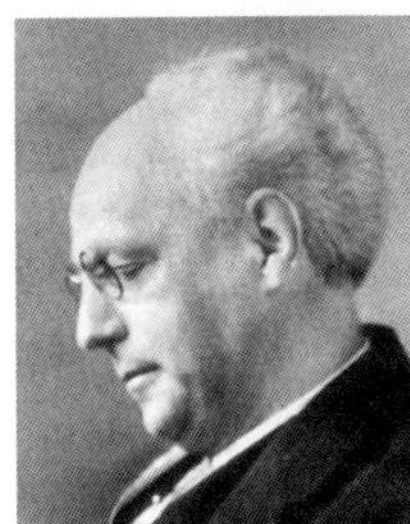

geboren am 20.5.1888 in Schwerin/Mecklenburg; Sohn eines Kaufmanns; Gymnasium in Schwerin, 1906 Abitur; Medizinstudium in Freiburg, München, Berlin und Kiel; Oktober 1912 Approbation und Dezember 1912 Promotion in Kiel;[35] Assistenzarzt am Krankenhaus in Berlin-Schöneberg, am Städtischen Krankenhaus in Bremen und an der Hebammenlehranstalt in Bamberg; 1914 bis 1918 Kriegseinsatz im Reservelazarett des Marienstifts in Braunschweig; 1919 bis 1933 niedergelassener Allgemeinpraktiker in Schwerin (Großer Moor 2, Graf-Schack-Straße 3); Mai 1925 Heirat mit der Jüdin Elsie Süßkind (*28.12.1904 in Hamburg, †21.12.1991 in Los Angeles/USA; Tochter eines Kaufmanns), zwei Kinder; wegen seiner jüdischen Herkunft 1933 Entzug der Kassenzulassung und Übersiedlung zu den Schwiegereltern nach Hamburg; dort von 1933 bis 1936 Arzt mit Privatpraxis (Haynstraße 15, Sievekingsallee 39); März 1936 Emigration in die USA; ab mind. 1940 niedergelassener Allgemeinpraktiker in New York/USA; 1943 Einbürgerung in die USA; am 15.2.1954 im Alter von 65 Jahren in New York gestorben

Tietz, Dr. Kurt Heinrich Fritz

geboren am 18.1.1908 in Greifswald/Pommern; Sohn eines Postpraktikanten und späteren Postdirektors; Gymnasien in Stettin und Halberstadt/Provinz Sachsen, 1928 Abitur; Medizinstudium in Berlin, Jena und Rostock; Oktober 1934 Approbation; Oktober 1934 bis September 1935 Volontärassistent an der Hautklinik und der Medizinischen Klinik der Universität Rostock (Schröderplatz, Strandstraße 92); mind. 1936 Assistenzarzt in Sülzhayn/Harz; Mai 1936 Heirat mit Meta Henschke (*6.1.1916 in Neubrandenburg, †30.4.2000 in Jacobsdorf bei Frankfurt/Oder; Tochter eines Schuhmacher- und Schäftemachermeisters), zwei Kinder; Mai 1937 bis 1938 niedergelassener Allgemeinpraktiker in Thierenberg/Ostpreußen; September 1937 Promotion in Rostock;[36] Oktober 1938 bis mind. 1941 niedergelassener Allgemeinpraktiker in Lichtenfeld/Ostpreußen; dort Eintritt in die NSDAP am 1.7.1941, Mitgliedsnummer 8.485.566; ab März 1943 auch Mitglied des NSDÄB; nach 1945 Arzt in Haldensleben/Anhalt (Neuhaldensleber Straße 107); am 18.4.1988 im Alter von 80 Jahren in Haldensleben gestorben

Tietzen, Dr. Heinrich Karl Christlieb

geboren am 25.12.1866 in Berlinchen/Neumark/Brandenburg; Sohn eines Arztes und späteren Sanitätsrates; Gymnasium, 1887 Abitur; Medizinstudium; Approbation; Promotion; ab mind. 1896 niedergelassener Allgemeinpraktiker in Treptow/Rega; August 1896 Heirat mit Agnes Uhrlandt (*25.1.1868 in Naugard/Pommern, †29.6.1939 in Bad Oeynhausen/Westfalen; Tochter eines Kataster-Kontrolleurs und späteren Königlichen Rechnungsrates); als Sanitätsrat mind. 1931 bis 1935 Arzt (ohne Kassen- und Privatpraxis) in Schwerin (Friedrich-Wilhelm-Allee 2); ab 1936 Arzt in Bad Oeynhausen (Ostkorso 4); am 20.10.1939 im Alter von 72 Jahren an Arteriosklerose in Bad Oeynhausen gestorben

Tigges, Dr. Werner Wilhelm

geboren am 31.1.1908 in Barmen/Rheinprovinz; Sohn eines Arztes; Gymnasium, 1928 Abitur; Medizinstudium in Düsseldorf; März 1934 Promotion in Münster und Düsseldorf;[37] Januar 1935 Approba-

---

34) Mit der Arbeit: Zur Kenntnis des „Nephrotyphus", Rostock 1939.
35) Mit der Arbeit: Zur Lehre von den in der Haft entstehenden Psychosen, Kiel 1912.
36) Mit der Arbeit: Über Eunuchoidismus mit Diabetes insipidus nach einseitiger Testektomie, Rostock 1935.
37) Mit der Arbeit: Selbstverletzung von Gefangenen, Düsseldorf 1934.

tion in Düsseldorf; Januar bis August 1935 Assistenzarzt an der Heil- und Pflegeanstalt Sachsenberg in Schwerin; ab September 1935 Assistenzarzt am Knappschaftskrankenhaus in Hindenburg/Schlesien; mind. 1936 Arzt in Bedburg-Hau/Rheinprovinz; September 1936 Heirat mit der Arztassistentin Johanna Eickhoff (*5.6.1910 in Borbeck bei Essen, †30.1.2007 in Krefeld; Tochter eines Lokomotivführers und späteren Reichsbahnvorstehers), mind. zwei Kinder; Eintritt in die NSDAP am 1.5.1937; ab November 1938 niedergelassener Facharzt für Nervenkrankheiten in Krefeld (Ostwall 43); ab Februar 1942 Kriegseinsatz in der Wehrmacht; ab mind. 1954 wieder niedergelassener Facharzt für Nervenkrankheiten, Neurologie und Psychiatrie in Krefeld (Albrechtplatz 17); am 29.7.1995 im Alter von 87 Jahren in Krefeld gestorben

Tilk, Dr. Georg Otto Ulrich

geboren am 14.6.1910 in Frankenstein/Schlesien; Sohn eines Bahnspediteurs; Gymnasium in Frankenstein, 1929 Abitur; Medizinstudium in Düsseldorf; dort 1934 Approbation; ab 1935 Volontärassistent an der Städtischen Krankenanstalt in Düsseldorf; ab 1936 Assistenzarzt in Rostock-Warnemünde; 1937 Promotion in Düsseldorf und Münster;[38] 1937 bis 1940 Assistenzarzt an der Chirurgischen Klinik der Städtischen Krankenanstalt in Düsseldorf; Dezember 1940 bis 1943 Volontärassistent an der Chirurgischen Universitätsklinik in Gießen (Geranienweg 11); ab 1943 Facharzt für Chirurgie; 1943 bis 1945 Kriegseinsatz als Lazarett-Chirurg in Athen/Griechenland, Skopje/Jugoslawien, Zagreb/Jugoslawien und Bad Gastein/Österreich; Juli 1945 Heirat mit Edith Foerster (*24.6.1920 in Königsberg, mind. ein Kind; 1946 bis 1978 Leitender Arzt am Katholischen Schwesternhaus des St.-Joseph-Krankenhauses in Gießen (Keplerstraße 11, Südanlage 7); dort mind. 1959 bis 1969 auch niedergelassener Facharzt für Chirurgie (Alicenstraße 22); 1978 bis 1997 im Ruhestand in Gießen (Geranienweg 11); am 29.1.1997 im Alter von 86 Jahren in Steinau an der Straße/Hessen gestorben

Tiltiņš, Dr. Antonija Rozālija Erna (geb. Sīpols)

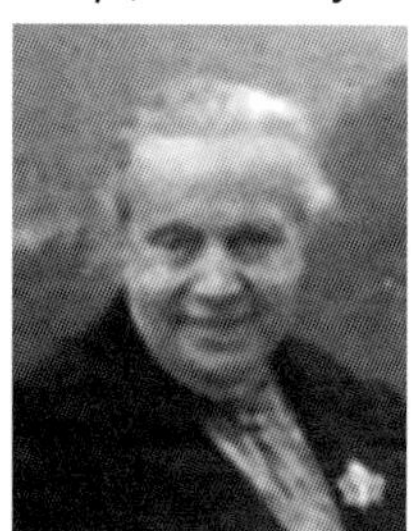

geboren am 18.4.1907 in Riga/Lettland; Tochter eines Schmieds; Gymnasium, 1926 Abitur; Medizinstudium; September 1933 Approbation; Promotion; August 1936 Heirat mit dem Arbeiter und späteren Büchsenmacher Antons Tiltiņš (*11.9.1888 in Dikli/Lettland, †9.9.1967 in Montreal/Kanada), fünf Kinder; mind. 1937 bis 1943 Fachärztin für Innere und Kinderkrankheiten in Riga; nach Flucht und Approbation für Deutschland ab März 1945 notdienstverpflichtete Hilfskassenärztin im Flüchtlingslager in Schimm bei Wismar; nach Kriegsende in Glückstadt/Schleswig-Holstein (Am Hafen 47); bis Juli 1950 im Umsiedlerlager Fallingbostel/Lüneburger Heide; Juli 1950 Auswanderung nach Kanada; mind. 1957 bis 1962 Anästhesistin in Ottawa/Kanada; ab mind. 1965 Anästhesistin in Montreal/Kanada; am 17.9.1998 im Alter von 91 Jahren in Montreal gestorben

Timann, Dr. Carl August Eduard

geboren am 6.12.1875 in Rheinsberg/Brandenburg; Sohn eines Kaufmanns; Gymnasium in Wittstock, 1896 Abitur; Medizinstudium in Greifswald, Berlin und Rostock; Mai 1902 Approbation und November 1902 Promotion in Rostock;[39] mind. 1913 Arzt am Zuchthaus Waldheim/Sachsen; Februar 1913 Heirat mit Rosalie Mühlpfort (*7.4.1884 in Halle; Tochter eines Rentiers); ab mind. 1916 Arzt an der Landesgefangenenanstalt Bautzen/Sachsen (Anstaltsstraße); Dezember 1916 Heirat mit Else Martin (*22.9.1883 in Tarnowitz/Schlesien, †21.9.1952 Suizid in Berlin/DDR; Tochter eines Fabrikdirektors), mind. ein Kind; als Regierungsmedizinalrat mind. 1936 Arzt an der Landesanstalt Großschweidnitz/Sachsen;[40] mind. 1939 Arzt in Berlin-Grünau (Wilhelmstraße 21); ab April 1940 Arztvertreter in der Praxis von → Dr. Erich Neumann in Neustrelitz (Bruchstraße 13); ab März 1944

38) Mit der Arbeit: Untersuchungen über die Abhängigkeit des Gefäßbandschattens von der Thoraxtiefe, Dresden 1937.

39) Mit der Arbeit: Die operative Behandlung der Spina ventosa mittels freier Autoplastik, zugleich ein Beitrag zur Frage der funktionellen Anpassung, Tübingen 1902.

40) In der Landesanstalt Großschweidnitz wurden im Rahmen der nationalsozialistischen Krankenmordaktionen zwischen 1939 und 1945 mehr als 5.500 Menschen getötet; rund 2.000 weitere wurden von hier aus in die Tötungsanstalt Pirna-Sonnenstein deportiert und dort ermordet.

Arztvertreter, mind. 1946 bis 1952 niedergelassener Allgemeinpraktiker mit Nervenbehandlungen in Berlin-Grünau (Wassersportallee 30); am 10.5.1957 im Alter von 81 Jahren an apoplektischem Insult in Berlin/DDR gestorben

Timm, Dr. Rudolf Günter Alfons
geboren am 26.5.1907 in Kolberg/Pommern; Sohn eines Kaufmanns; Realgymnasium in Kolberg, 1928 Abitur; Medizinstudium in Erlangen und Rostock; April 1934 Approbation; ab 1934 Volontärassistent an der Städtischen Krankenanstalt in Dessau; anschließend Landarztassistent bei Dr. Alfred Jungnitz in Oranienbaum (Schloßstraße 7); Dezember 1935 Promotion in Königsberg;[41] ab April 1938 Assistenzarzt, Februar 1939 bis mind. 1944 Oberarzt an der Städtischen Krankenanstalt in Dessau (Schlageterallee 28); August 1938 Heirat mit Susanne Langhammer (*21.8.1912 in Chemnitz, †26.8.1994 in Bordesholm/Schleswig-Holstein; Tochter eines Patent-Ingenieurs), drei Kinder; Kriegseinsatz; März 1945 bis mind. 1952 niedergelassener Facharzt für Frauenkrankheiten und Geburtshilfe (zuletzt nur mit Privatpraxis) sowie Chefarzt am Städtischen Krankenhaus in Güstrow (Goldberger Straße 80, Werderstraße 17); nach Übersiedlung in die Bundesrepublik ab mind. 1953 in Hessen; mind. 1955 bis Januar 1957 niedergelassener Facharzt für Frauenkrankheiten und Geburtshilfe sowie Arzt am Mathildenhospital in Büdingen/Hessen (Gymnasiumstraße 15); ab Januar 1957 Frauenarzt, mind. 1966 bis 1972 Chefarzt an der Geburtshilflich-gynäkologischen Abteilung des Evangelischen Krankenhauses in Saarbrücken (dort zunächst auch wohnhaft: Großherzog-Friedrich-Straße 44; Schafbrücke bei Saarbrücken, Am Geißberg 89, Bergstraße 2); ab September 1972 in Prem am Lech/Bayern (Gründl, Haus Nr. 186); bis 1976 Facharzt in Lechbruck/Bayern (Enzianweg 20); am 27.1.1976 im Alter von 68 Jahren in Hannover gestorben

Timsries, Leonie Therese
geboren am 1.12.1917 in Krefeld/Rheinprovinz; Tochter eines Sparkassenbeamten; Gymnasium, 1937 Abitur; Medizinstudium; als Studentin Eintritt in die NSDAP am 1.11.1939, Mitgliedsnummer 7.263.297; Juli 1944 Approbation; ab Januar 1945 Jungärztin an der Augenklinik der Universität Rostock (Doberaner Straße 140); bis 1996 in Mainhardt (Heilbronner Straße 41) und in Korntal-Münchingen (Källerstraße 2) (beides Baden-Württemberg); unverheiratet; am 15.12.1996 im Alter von 79 Jahren in Mainhardt gestorben

Tofahrn (gen. Laakmann), **Dr. Wilhelm** Peter
geboren am 26.10.1887 in Hamborn/Rheinprovinz; Sohn eines Ackerers; Gymnasium in Hamborn, 1908 Abitur; Medizinstudium; Oktober 1916 Approbation; Promotion; Kriegseinsatz; 1919 bis mind. 1940 niedergelassener Allgemeinpraktiker in Gollnow/Pommern (Bahnhofstraße 31); spätestens 1920 Heirat, zwei Kinder; Januar 1945 Heirat mit Feodora Steinhardt; nach Flucht 1945 bis 1950 niedergelassener Allgemeinpraktiker in Dömitz (Bäckerstraße 13; Nachfolger in der Praxis von → Dr. Hans-Hubert Fernow); am 25.9.1950 im Alter von 62 Jahren an chronischer Nierenentzündung und Urämie in Ludwigslust gestorben

Tonack, Dr. Ursula Margarete Klara (geb. Hahn)
geboren am 10.1.1910 in (Berlin-)Schöneberg; Tochter eines Bankrevisors; Gymnasium in Berlin, 1929 Abitur; Medizinstudium in Berlin (Roggensteig 6), Graz und Greifswald; 1934 Promotion in Greifswald;[42] Dezember 1934 bis September 1935 Medizinalpraktikantin an der Universitäts-Kinderklinik in Greifswald; Dezember 1935 Approbation; Dezember 1935 bis Oktober 1937 Assistenzärztin am Städtischen Krankenhaus und an der Universitäts-Kinderklinik in Frankfurt/Main; Dezember 1937 Heirat mit dem Kinderarzt Dr. Walter Tonack (*1.6.1907 in Sablon bei Metz/Lothringen, †10.3.1942 in Schala/Sowjetunion gefallen; Sohn eines Oberpostsekretärs), zwei Kinder; ab Dezember 1937 Assistenzärztin in der Praxis ihres Ehemannes in Hamburg (Elligersweg 6); August 1939 bis mind. 1943 niedergelassene Kinderärztin in Hamburg (Billhorner Röhrendamm 25, Borgfelder

---

41) Mit der Arbeit: Die chirurgischen Sportverletzungen in den letzten drei Jahren an der chirurgischen Universitätsklinik in Königsberg, Ohlau 1935.
42) Mit der Arbeit: Besitzt der junge Säugling eine Sonderstellung im C-Vitamin-Stoffwechsel?, Würzburg 1935.

Straße 241); ab Februar 1944 niedergelassene Kinderärztin in Neubrandenburg (Schwedenstraße 17, Adolf-Hitler-Straße); mind. 1950 bis 1972 Kinderärztin in Westberlin (Hufelandstraße 11, Güntzelstraße 50); bis mind. 2005 im Ruhestand in Berlin

Torhorst, Dr. Arnold Wilhelm Hermann
geboren am 27.5.1909 in Barmen/Rheinprovinz; Sohn eines Arztes; Gymnasium, 1928 Abitur; Medizinstudium in Freiburg; Januar 1934 Approbation; Februar 1934 Promotion in Freiburg;[43] mind. 1934 besoldeter Volontärassistent am Pathologischen Institut der Universität Rostock (Strempelstraße 14); ab 1935 Arztvertreter in Mainz, Bielefeld und Offenburg; mind. 1936 Assistenzarzt in Dresden (Friedrichstraße 41); August 1936 Heirat mit der Ärztin Dr. Esther Kaufmann (*29.11.1909 in Konstanz/Bodensee, †6.5.1997 in Bad Tölz/Bayern; Tochter eines Großherzoglichen Dampfschifffahrts-Inspektors und späteren Reichsbahnoberrates), mind. zwei Kinder; ab Oktober 1938 niedergelassener Facharzt für Hals-, Nasen- und Ohrenkrankheiten, ab mind. 1960 auch Inhaber eines Fachgeschäfts für Hals-, Nasen- und Ohrenleiden in Bergisch Gladbach (Am Broich 11, An der Jüch 47-49); ab Juni 1942 Kriegseinsatz bei der Luftwaffe; am 29.3.1989 im Alter von 79 Jahren in Bergisch Gladbach gestorben

Toušek, Dr. Miloš
geboren am 20.11.1914; Gymnasium, 1934 Abitur; Medizinstudium; Juni 1939 Approbation in Prag; Promotion; als Protektorats-Angehöriger im Dezember 1943 Approbation für Deutschland; ab Februar 1944 Assistenzarzt an der Medizinischen Klinik der Universität Rostock (Dierkow, Schule, Uhlenweg 39); nach Kriegsende Arzt in der Tschechoslowakei; mglw. 1946 Heirat mit Anna Cheníčková (*1922, †11.5.2003), zwei Kinder; mglw. am 26.4.1986 im Alter von 71 Jahren gestorben

Traupe, Dr. August Friedrich Wilhelm
geboren am 26.4.1911 in Edemissen/Hannover; Sohn eines Kaufmanns; Gymnasium, 1931 Abitur; Medizinstudium in Göttingen; März 1937 Approbation und Juni 1937 Promotion in Göttingen;[44] 1937 Assistenzarzt am Kreiskrankenhaus in Eschwege/Hessen (Luisenstraße 23); Juli 1937 bis Januar 1939 Assistenzarzt in Mecklenburg; ab Februar 1939 Hilfsarzt am Staatlichen Gesundheitsamt Nordhorn/Hannover (Neuenhauser Straße 182); März 1942 Heirat mit Marie Eicke; nach 1945 Arzt in Nordhorn (Am Wassergarten 2); am 18.12.1999 im Alter von 88 Jahren in Nordhorn gestorben

Trede, Dr. Hans-Hermann Karl Joachim
geboren am 13.7.1910 in Rostock/Mecklenburg; Sohn eines Aktuars und späteren Stadtinspektors; Realgymnasium in Rostock, 1930 Abitur; Zahnmedizin- und Medizinstudium in Rostock (Patriotischer Weg 97); als Student in Rostock Eintritt in die NSDAP am 1.5.1933, Mitgliedsnummer 2.821.965; dort auch Mitglied der SA; Medizinalpraktikant in Rostock (Horst-Wessel-Straße 117); Dezember 1936 Approbation; anschließend Assistenzarzt am Landeskrankenhaus in Eschwege/Hessen; ab März 1937 Volontärassistent, Juni 1937 bis 1943 Assistenzarzt am Stadtkrankenhaus in Wismar (dort auch wohnhaft: Dahlberg); Mitglied des NSDÄB; Juni 1939 Promotion in Rostock;[45] Oktober 1942 Heirat mit der Zahnärztin Dr. Hanna Jost (*29.3.1916 in Duisburg, †8.4.2004 in Bad Oeynhausen/Nordrhein-Westfalen; Tochter eines Pfarrers), ein Kind; mind. 1943 Kriegseinsatz als Marine-Stabsarzt bei der 10. U-Boot-Flottille; am 20.7.1943 im Alter von 33 Jahren im Mittelatlantik gefallen

Treial, Karl
geboren am 1.4.1905 in Sootoga/Estland; Gymnasium, 1925 Abitur; Medizinstudium; Juni 1933 Approbation in Dorpat; nach Flucht und Approbation für Deutschland ab März 1945 Arzt in Lübz (Adolf-Hitler-Straße 17); mglw. ab Frühjahr/Sommer 1945 praktischer Arzt in Plau; bis 1949 im Um-

---

43) Mit der Arbeit: Die Ätiologie der Septumdeviation mit besonderer Berücksichtigung der Heredität, ihre Behandlung und die Erfolge der subperichondralen Septumresektion, Kehl 1934.
44) Mit der Arbeit: Die postmortale Rektumtemperatur und ihre Beziehungen zur Todeszeit, Düsseldorf 1937.
45) Mit der Arbeit: Über den traumatischen Exophthalmus pulsans, Rostock 1939.

siedlerlager Wentorf bei Hamburg; Oktober 1949 Auswanderung in die USA; mind. 1949 in Boston/USA; mind. 1956 bis 1983 in Waterbury/USA; unverheiratet; am 19.12.1983 im Alter von 78 Jahren an Herzstillstand und Hirnödem in Burlington/USA gestorben

Treite, Dr. Percival Carl (Percy)

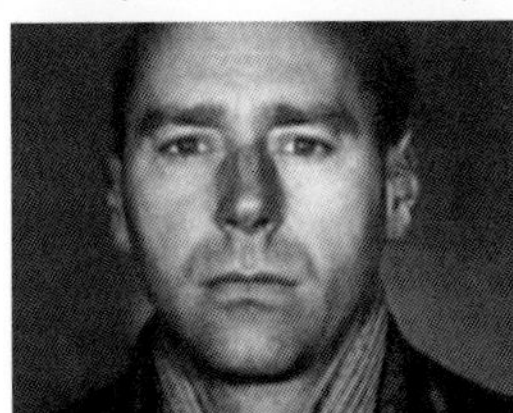

geboren am 10.9.1911 in (Berlin-)Neukölln; Sohn eines Offiziers der Heilsarmee und späteren Finanzsekretärs; Gymnasium in Berlin, 1931 Abitur; Chemie- und Medizinstudium in Berlin; ab Oktober 1933 Mitglied der SS, Nr. 220.796; Januar bis Dezember 1937 Medizinalpraktikant an der Medizinischen Klinik und der Universitäts-Frauenklinik der Charité in Berlin; Eintritt in die NSDAP am 1.5.1937, Mitgliedsnummer 5.386.859; Januar 1938 Approbation; Januar 1938 bis mind. 1939 Volontärassistent bzw. Assistenzarzt an der Universitäts-Frauenklinik und am Pathologischen Institut der Charité in Berlin (Artilleriestraße 18, Loreleystraße 3); dort im Dezember 1938 Promotion;[46)] Juli 1939 Heirat mit der Stenotypistin Margarete Dettmer (*5.2.1909 in Berlin, †22.4.1945 Suizid in Berlin; Tochter eines Hutmachermeisters); nach gynäkologischer und strahlentherapeutischer Weiterbildung 1943 Habilitation in Berlin;[47)] dort ab Mai 1943 Dozent für Gynäkologie und Geburtshilfe (Oranienburger Straße 17); Mitte 1943 zur Waffen-SS einberufen, zunächst im SS-Lazarett in Prag, ab August 1943 im Konzentrationslager Oranienburg; September 1943 bis April 1945 Lagerarzt im Konzentrationslager Ravensbrück (wohnhaft in Berlin, Trieglawstraße 46); in Ravensbrück gemeinsam mit → Dr. Richard Trommer Sterilisationsexperimente an Sinti und Roma sowie Beteiligung an Selektionen; im Februar 1947 im ersten Ravensbrück-Prozeß in Hamburg zum Tode verurteilt; am 8.4.1947 im Alter von 35 Jahren Suizid durch Vergiften im Zuchthaus Hamburg-Fuhlsbüttel

Trendtel, Dr. Dr. Friedrich Johann Georg (Fritz)

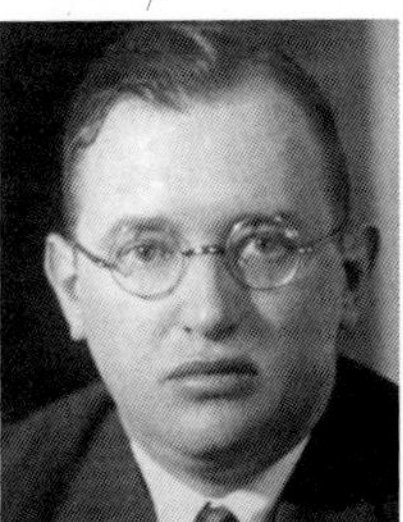

geboren am 6.3.1902 in Düsseldorf/Rheinprovinz; Sohn eines Kaufmanns; Gymnasium, 1921 Abitur; Studium der Naturwissenschaften und Medizinstudium in Münster und Kiel; Januar 1924 Promotion zum Dr. phil. in Münster;[48)] Juli 1925 Approbation und Promotion zum Dr. med. in Kiel;[49)] mind. 1925 Assistenzarzt am Krankenhaus Süd in Lübeck (dort auch wohnhaft: Kronsforder Allee 71-73); Oktober 1925 Heirat mit der Ärztin Dr. Käthe Hagge spätere Manthey (*21.6.1900 in Kiel, †5.7.1985 in Hildesheim; Tochter eines Lehrers und späteren Mittelschulrektors), fünf Kinder, 1940 Scheidung; mind. 1927 bis 1928 Schiffsarzt auf der „München"; mind. 1929 Assistenzarzt und kinderfachärztliche Ausbildung am Kinderkrankenhaus in Kiel; mind. 1930 Arzt in Bremen (Prager Straße 9); Ende 1930 bis 1937 Stadtarzt in (Hamburg-)Altona (Bellmannstraße 5, Luisenweg 8), zuletzt als Medizinalrat; ab 1933 auch beratender Arzt der HJ in Altona; dort Eintritt in die NSDAP am 1.5.1933, Mitgliedsnummer 2.728.897; ab 1937 Arzt am Staatlichen Gesundheitsamt Unna/Westfalen (Königgrätzstraße 38, Jägerweg 8); Juni 1939 bis 1940 Amtsarzt und Dezernent am Staatlichen Gesundheitsamt Leipzig (Lampestraße 4); dort auch Stadtrat und Leiter einer Feldscher-Schule zur Ausbildung von HJ-Sanitätern; 1940 fristlose Kündigung durch die Stadtverwaltung Leipzig;[50)] April 1940 Heirat mit der früheren Gewerbelehrerin und nunmehrigen Führerin des Bezirkes III (Mecklenburg) des RAD weibliche Jugend, Johanna Wolf (*22.6.1909 in [Berlin-]Deutsch-Wilmersdorf, †5.10.1981 in Hannover; Tochter eines Fliesenlegers; Eintritt in die NSDAP am 1.5.1933, Mitgliedsnummer 2.591.427); als Obermedizinalrat von 1940 bis mind. 1944 stellvertretender Amts-

46) Mit der Arbeit: Der Gehalt an Kalium, Kalzium, Natrium und Magnesium in der Muskulatur des nichtgraviden und graviden menschlichen Uterus, Leipzig 1938.
47) Mit der Arbeit: Die Frühdiagnose des Plattenepithel-Karzinoms am Collum uteri, Stuttgart 1944.
48) Mit der Arbeit: Untersuchungen über Bindung von Säure an unlösliches Eiweiß (MS).
49) Mit der Arbeit: Ein Fall von Schizophrenie und Katatonie in derselben Generation einer Familie unter Berücksichtigung hereditärer Verhältnisse (MS).
50) Trendtels großes Interesse für das Bordell- und Prostitutionswesen in Leipzig hatte ihn in Konflikt mit der Stadtverwaltung gebracht, wobei unterstellt wurde, daß sein spezielles Engagement nicht nur beruflich bedingt war.

arzt am Staatlichen Gesundheitsamt Schwerin (Theodor-Körner-Straße 20); dort auch Stadtrat; Mitglied des NSDÄB; Kriegseinsatz als Chefarzt eines Reservelazaretts in Tarnopol/Galizien; bis Juni 1945 Kinderarzt in Schwerin (Theodor-Körner-Straße 20); Juni 1945 bis mind. 1946 Kinderarzt in Bad Schwartau/Schleswig-Holstein; mind. 1947 bis 1949 niedergelassener Kinderarzt in Pinneberg/Schleswig-Holstein; ab Juli 1949 Chefarzt am Kinderkrankenhaus in Hamburg-Borgfelde, im April 1950 beurlaubt und Ende 1950 aus dem Hamburger Staatsdienst entlassen;[51] ab April 1951 Städtischer Obermedizinalrat auf Probe in Hannover; dort mind. 1955 bis 1973 niedergelassener Allgemeinpraktiker (Peiner Straße 68, Engelbosteler Damm 119 und 34); am 5.8.1973 im Alter von 71 Jahren in Laatzen/Niedersachsen gestorben

Triebenstein, Dr. Otto Heinrich
geboren am 17.9.1888 in Bebra/Hessen-Nassau; Sohn eines Arztes und späteren Sanitätsrates; Gymnasium in Hersfeld, 1906 Abitur; Medizinstudium in Marburg, Würzburg, Erlangen und München; als Einjährig-Freiwilliger dazwischen von Oktober 1908 bis März 1909 erster Teil des Militärdienstes beim Feldartillerie-Regiment 10 in Erlangen; Juli 1911 bis Juli 1912 Medizinalpraktikant an der Universitäts-Augenklinik in Marburg und an der Hautklinik des Krankenhauses in Frankfurt/Main-Sachsenhausen; Juli 1912 Approbation und Promotion in Marburg;[52] als Einjährig-Freiwilliger von August 1912 bis Februar 1913 zweiter Teil des Militärdienstes als Militärarzt in München; ab Mai 1913 Assistenzarzt an der Augenklinik der Universität Rostock (Doberaner Straße 140); ab August 1914 Kriegseinsatz als Assistenzarzt in bayerischen Infanterie-Regimentern sowie als Truppenarzt in Lazarett- und Sanitätseinheiten, zuletzt als Oberarzt in den Reservelazaretten München und Passau, im Februar 1919 aus dem Heer entlassen, EK II; ab Oktober 1919 Oberarzt an der Augenklinik der Universität Rostock (Doberaner Straße 140); Dezember 1919 Heirat mit Elisa Jacob (*19.3.1894 in Valparaiso/Chile; Tochter eines Großkaufmanns), zwei Kinder; 1921 Habilitation in Rostock; seitdem bis 1932 Privatdozent für Augenheilkunde in Rostock; Oktober 1922 bis 1948 niedergelassener Facharzt für Augenheilkunde in Rostock (Doberaner Straße 159, Bismarckstraße 27, Lloydstraße/Goethestraße 20); Januar bis Juli 1933 Mitglied des Stahlhelm; September 1939 bis Mai 1945 Kriegseinsatz als Militärarzt in Feld- und Heimatlazaretten, zuletzt als Oberstabsarzt und Leiter der Augenabteilung des Reservelazaretts Rostock; am 17.12.1948 im Alter von 60 Jahren an Bronchialkrebs in Schwerin gestorben

Troeger, Dr. Irmgard Johanna Lina (geb. Rothstein)
geboren am 4.8.1906 in (Berlin-)Friedenau; Tochter eines Gymnasial-Oberlehrers und späteren Schulrates; Gymnasium, 1926 Abitur; Medizinstudium in Münster und Innsbruck; August 1930 bis August 1931 Medizinalpraktikantin an der Psychiatrischen und Nervenklinik sowie der Universitäts-Kinderklinik in Münster; August 1931 Approbation in Münster; ab August 1931 Assistenzärztin an der Heil- und Pflegeanstalt Sachsenberg in Schwerin; April 1933 Promotion in Münster;[53] Heirat mit ? Troeger; ab August 1940 Assistenzärztin am Robert-Koch-Krankenhaus in Berlin-Charlottenburg (Dahlmannstraße 8); mind. 1946 bis 1973 Fachärztin für Nervenkrankheiten in Westberlin (Fritz-Reuter-Allee 50, Dernburgstraße 28)

Trommer, Richard Hans
geboren am 16.6.1910 in Münnerstadt/Bayern; Sohn eines Kaufmanns; Gymnasium, 1930 Abitur; als Schüler Eintritt in die NSDAP am 1.7.1929, nach Austritt erneuter Eintritt am 21.5.1933; ab 1933 auch Mitglied der SS; Medizinstudium in Würzburg, Kiel und Frankfurt/Main; Mai 1937 Approbation; ab 1937 Assistenzarzt am Ludwig-Hoffmann-Hospital in Berlin-Buch; ab Juli 1938 Landarztassistent bei Dr. Wilhelm Liebenow in Schönhausen/Elbe (Bismarckstraße 4); November 1938 Heirat

51) Nach Beschwerden von ihm unterstellten Ärzten, die bei Operationen mit Trendtel zusammengearbeitet hatten, wurde eine Untersuchungskommission für das Kinderkrankenhaus eingesetzt, die schwere ärztliche Mängel bei Trendtel feststellte. Dazu gehörte neben medizinischen Fehleinschätzungen vor allem wiederholtes unsteriles Arbeiten bei Operationen, was zu Schäden bei den Kindern geführt hatte.

52) Mit der Arbeit: Über Verlauf und Ätiologie der in den letzten 16 Jahren in der Marburger Augenklinik beobachteten Fälle von Erkrankungen des Uvealtraktus, Marburg 1912.

53) Mit der Arbeit: Über Beschäftigungsneurosen, Münster 1932.

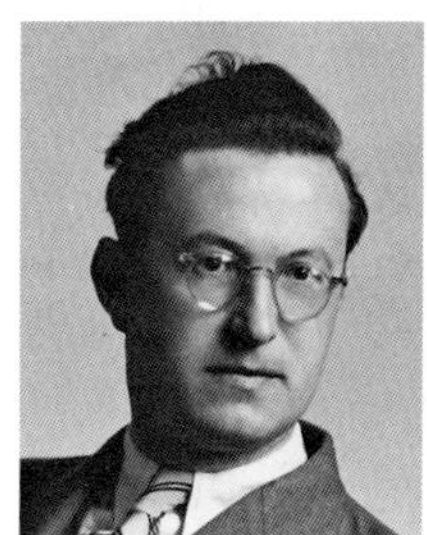

mit Hildegard Wilhelm (*19.4.1911 in Berlin; Tochter eines Postboten und späteren Postassistenten), drei Kinder; ab Februar 1939 Hilfsarzt am Staatlichen Gesundheitsamt Wesermünde (Kistnerstraße 14); im Mai 1941 zur Waffen-SS einberufen; ab Herbst 1941 Lagerarzt im Konzentrationslager Flossenbürg; dort Ermordung von Häftlingen durch Giftspritzen; 1942 bis 1943 Lagerarzt im Konzentrationslager Neuengamme; September 1943 bis April 1945 Leitender Standortarzt im Konzentrationslager Ravensbrück, zuletzt als SS-Hauptsturmführer; dort gemeinsam mit → Dr. Percival Treite Sterilisationsexperimente an Sinti und Roma sowie im Rahmen der Evakuierung des Lagers auch an der Selektion von kranken, arbeits- und marschunfähigen Häftlingen beteiligt, die im Anschluß ermordet wurden; seit Mai 1945 im Alter von 34 Jahren verschollen, mglw. Suizid (1950 für tot erklärt)

Tschirch, Dr. Alexander Leberecht Paul
geboren am 22.8.1890 in Brandenburg/Havel/Brandenburg; Sohn eines Realgymnasiallehrers und späteren Gymnasialprofessors; Realgymnasium in Brandenburg, 1910 Abitur; Medizinstudium in München, Kiel, Berlin, Bonn und Jena; März 1915 Approbation; Juni 1916 Promotion in Jena;[54)] zunächst Assistenzarzt an der Chirurgischen Klinik, mind. 1917 bis 1919 an der Frauenklinik der Universität Jena; März 1917 Heirat mit der Ärztin → Dr. Gertrud Tschirch geb. Evers, drei Kinder; Juli bis November 1918 Kriegseinsatz; ab 1918 Facharzt für Gynäkologie; Februar 1919 bis April 1945 niedergelassener Facharzt für Frauenkrankheiten und Geburtshilfe mit Privatklinik (zusammen mit seiner Ehefrau)[55)] in Wismar (Mecklenburger Straße 11); ab 1930 Mitglied des Ärztlichen Ehrengerichts Rostock; bis mind. 1933 Vorstandsmitglied im Ärztlichen Bezirksverband Wismar; ab Januar 1934 Mitglied der HJ, ab mind. 1935 auch HJ-Arzt für die Banne Schönberg, Wismar-Stadt und Wismar-Land; ab 1934 Vornahme von Sterilisationen bei Personen, die nach dem Gesetz zur Verhütung erbkranken Nachwuchses unfruchtbar gemacht wurden; ab 1936 auch nebenamtlicher Arzt im Hilfswerk „Mutter und Kind" der NSV in Wismar; dort Eintritt in die NSDAP am 1.5.1937, Mitgliedsnummer 4.519.078; ab Juni 1938 Mitglied des NSDÄB; bis November 1945 in amerikanischer Gefangenschaft; November 1945 bis 1955 niedergelassener Frauenarzt in Lübeck (Holstenstraße 13-15, Am Burgfeld 9); am 2.11.1955 im Alter von 65 Jahren nach einem Herzinfarkt in Lübeck gestorben

Tschirch, Dr. Gertrud Anna Marie (geb. Evers)
geboren am 8.8.1889 in Doberan/Mecklenburg; Tochter des Arztes und späteren Sanitätsrates Dr. Georg Evers (*1860, †1909); Höhere Mädchenschule in Wismar; Lehrerinnenseminar, 1909 Lehrerinnenprüfung; nach privater Vorbereitung 1911 Abitur am Realgymnasium in Hannover; Medizinstudium in Marburg, Freiburg und Jena; Medizinalpraktikantin am Diakonissenkrankenhaus in Dresden, mind. 1917 am Stadtkrankenhaus in Wismar (Dahlberg); März 1917 Heirat mit dem Arzt → Dr. Alexander Tschirch, drei Kinder; Mai 1917 Approbation und Promotion in Jena;[56)] Assistenzärztin an der HNO-Klinik und der Kinderklinik der Universität Jena; Oktober 1918 bis 1945 niedergelassene Allgemeinpraktikerin mit Privatklinik (zusammen mit ihrem Ehemann) in Wismar (Mecklenburger Straße 11); dort auch nebenamtliche Schul- und Säuglingsfürsorgeärztin; ab Januar 1934 Mitglied des BDM und nebenamtliche BDM-Untergauärztin in Wismar; dort Eintritt in die NSDAP am 1.5.1937, Mitgliedsnummer 4.519.077; ab Juni 1938 auch Mitglied des NSDÄB; nach Flucht aus Wismar ab April 1945 praktische Ärztin in Lübeck (Am Burgfeld 9, Curtiusstraße 3-5); am 7.3.1972 im Alter von 82 Jahren in Lübeck gestorben

Tubenthal, Dr. Erik George Gustav
geboren am 23.11.1911 in Reval/Estland; Sohn eines Bildhauers; Gymnasium, 1932 Abitur; Medizinstudium; Eintritt in die NSDAP am 1.6.1942; Februar 1944 Approbation in Danzig; Promotion; ab

54) Mit der Arbeit: Typhus und Typhusschutzimpfungen bei Schwangeren und Wöchnerinnen, Berlin 1916.
55) Die Privatklinik für Frauenkrankheiten und Geburtshilfe verfügte 1937 über 22 Betten. Nach Kriegsende wurde sie von der Stadt Wismar übernommen und auf 60 Betten erweitert.
56) Mit der Arbeit: Über einige Fälle von periodischem Fieber, gebessert durch Neosalvarsan, Rostock 1916.

Juni 1944 Hilfsarzt, ab Oktober 1944 dienstverpflichteter Assistenzarzt in der Praxis von Dr. Helfried Urbantschitsch in Gotenhafen (Gotenstraße 42); 1944 Heirat; nach Flucht ab mind. Frühjahr/Sommer 1945 Leiter des Krankenhauses in Woldegk; nach Weiterflucht mind. 1948 Arzt in Elmshorn/Schleswig-Holstein; Dezember 1948 Heirat mit der Krankenschwester Charlotte Bahlke verw./gesch. Obermeyer (*12.2.1919 in Hornshagen bei Woldegk, †2.2.2002 in Pinneberg/Schleswig-Holstein; Tochter eines Maschinenschlossers); ab mind. 1960 Arzt in Pinneberg (Feldstraße 1); am 4.6.1980 im Alter von 68 Jahren in Pinneberg gestorben

Tümmeler, Hans Martin
geboren am 24.9.1903 in Eschweiler/Rheinprovinz; Sohn eines Oberpostpraktikanten und späteren Oberpostrates; Gymnasium in Bonn, 1924 Abitur; Medizinstudium in Bonn, Köln und Rostock; ab Anfang 1939 Medizinalpraktikant in Rostock; 1939 Approbation; ab September 1939 Kriegseinsatz in der Wehrmacht; März 1940 bis mind. 1941 zunächst Volontärassistent, dann Assistenzarzt an der Universitäts-Nervenklinik sowie der Heil- und Pflegeanstalt Rostock-Gehlsheim (dort auch wohnhaft); mind. 1941 erneuter Kriegseinsatz als Arzt im Kriegslazarett 3/606; August 1941 Heirat mit Ingrid Friedrichs (*6.4.1920 in Berlin, †28.2.1945 in Neckargemünd/Baden durch Bombenangriff; Tochter eines Fabrikanten), mind. ein Kind; mind. 1945 Arzt in Neckargemünd (Schützenhausstraße 9); Promotion; mind. 1951 bis 1960 niedergelassener Allgemeinpraktiker in Heidelberg (Bachstraße 18, Schröderstraße 16); bis 1985 im Ruhestand in Neckargemünd (Seniorenzentrum, Kümmelbacherhof 1); am 27.5.1985 im Alter von 81 Jahren in Neckargemünd gestorben

Tumasch, Dr. Vitaut (Witold) (späterer Tumash)

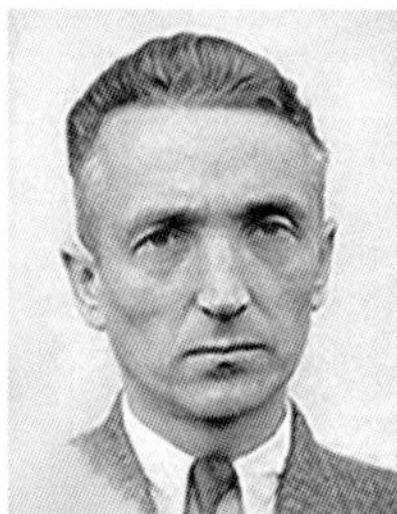

geboren am 20.12.1910 in Spiaglica bei Wilna/Rußland; Gymnasium, 1932 Abitur; Medizinstudium; Mai 1939 Approbation in Wilna; Promotion; spätestens 1942 Heirat mit Ksenia Gregorchuk (*4.8.1913 in Stoily/Rußland, †25.9.1989 in New York/USA), zwei Kinder; Oktober 1943 Approbation für Deutschland; ab April 1944 dienstverpflichteter Hilfskassenarzt in der Praxis von → Dr. Franziska Bendermacher in Neubrandenburg (Adolf-Hitler-Straße 14); ab Mai 1944 Hilfskassenarzt in der Praxis von → Dr. Werner Baldewein in Malchin; ab April 1945 Arzt in der Treckleitstelle in Sternberg; bis Oktober 1950 im Umsiedlerlager Wentorf bei Hamburg; Oktober bis November 1950 im Umsiedlerlager Bremerhaven; November 1950 Auswanderung in die USA; ab mind. 1956 Arzt in New York/USA; 1956 Einbürgerung in die USA; am 27.4.1998 im Alter von 87 Jahren in New York gestorben

Tyrell, Dr. Paul B. J.
geboren am 8.12.1906 in Ahaus/Westfalen; Sohn eines Rentmeisters; Gymnasium in Ahaus, 1927 Abitur; Medizinstudium in Münster; dort im Juli 1932 Approbation; 1932 Promotion in Münster und Düsseldorf;[57)] ab April 1933 Mitglied der SS; 1934 bis 1936 Assistenzarzt am Stadtkrankenhaus in Schwerin (Werderstraße 30); ab 1936 Arzt in Hollfeld/Bayern; August 1937 bis mind. 1945 niedergelassener Allgemeinpraktiker in Dessau (Herzog-Friedrich-Ring 1); August 1938 Heirat mit Margarethe Lentze (*10.5.1914 in [Berlin-]Dahlem, †27.12.2010 in Bonn; Tochter eines Juristen, Wirklichen Geheimen Legationsrates im Auswärtigen Amt und Kaiserlichen Konsuls), drei Kinder; ab September 1939 Kriegseinsatz; bis 1949 niedergelassener Allgemeinpraktiker in Borghorst/Nordrhein-Westfalen (Lechtestraße 1); am 26.11.1949 im Alter von fast 43 Jahren infolge einer Zugüberfahrung an Schädelbruch und Unterschenkelverlust zwischen Borghorst und Nordwalde gestorben, mglw. Suizid

Tzschucke, Dr. Eva (geb. Echarti)
geboren am 30.8.1913 in Dresden/Sachsen; Tochter eines Rechtsanwalts und Notars; Oberschule in Dresden, 1933 Abitur; Medizinstudium in München, Leipzig, Freiburg und Hamburg; 1937 Heirat mit

57) Mit der Arbeit: Shocktod beim Boxkampf, Berlin 1932.

dem Juristen und Diplomkaufmann sowie späteren Geschäftsführer Dr. Hans Tzschucke (*1.6.1904 in Dresden, †11.7.1976 in Bonn; Sohn eines Assessors und Hilfsrichters), zwei Kinder; September 1939 Approbation; April 1940 Promotion in Hamburg;[58] ab Juni 1941 Volontärassistentin am Städtischen Krankenhaus in Dresden (Friedrichstraße); ab August 1942 ohne ärztliche Tätigkeit; ab Juli 1944 Betriebs- und Revierärztin bei den Verkehrsbetrieben in Danzig-Gotenhafen (Rossbachweg 31); nach Flucht ab mind. Frühjahr/Sommer 1945 praktische Ärztin in Göhlen bei Ludwigslust; mind. 1964 Betriebsärztin bei der Deutschen Werft in Hamburg; ab mind. 1965 Ärztin in Bonn (Lengsdorfer Straße 18, Flodelingsweg 18); am 24.4.1999 im Alter von 85 Jahren in Bonn gestorben

58) Mit der Arbeit: Liquorbefunde bei genuiner und symptomatischer Epilepsie, Hamburg 1939.

Ude, Dr. Fritz Wilhelm Ludwig
geboren am 5.3.1910 in Halle/Provinz Sachsen; Sohn eines Eisenbahnpraktikanten; Gymnasium, 1930 Abitur; Medizinstudium in Halle; ab Oktober 1933 Mitglied der NSDAP und der SS; November 1935 Approbation und Dezember 1935 Promotion in Halle;[1] anschließend Assistenzarzt in Magdeburg, dann am Krankenhaus des Johanniterordens in Schwerin/Warthe (Adolf-Hitler-Straße 26); mind. 1936 Arzt in Neubrandenburg; November 1936 Heirat mit Annalise von Ohlen (*1.6.1908 in Qualzow bei Mirow, †28.1.1999 in Herzberg am Harz/Niedersachsen; Tochter eines Freischulzen); Februar 1937 bis März 1938 Assistenzarzt in Mecklenburg; April 1938 bis mind. 1940 niedergelassener Allgemeinpraktiker in Blesen bei Schwerin/Warthe; ab Oktober 1940 Kriegseinsatz in der Wehrmacht, daneben eingeschränkte Weiterführung seiner Praxis; mind. 1960 Arzt in Polle/Weser (Burgstraße 11); mind. 1965 praktischer Arzt in Hannover (Mecklenheidestraße 14); bis 1966 niedergelassener Allgemeinpraktiker in Herford/Nordrhein-Westfalen (Meierstraße 59); am 13.2.1966 im Alter von fast 56 Jahren in Köln gestorben

Uderstadt, Dr. Horst Berthold Hermann
geboren am 16.7.1913 in Waltershausen/Sachsen-Gotha; Sohn eines Postsekretärs und späteren Obersteuerinspektors; Gymnasium, 1933 Abitur; Medizinstudium in München (Landwehrstraße 32); 1937 Medizinalpraktikant an der Medizinischen Klinik der Universität Rostock (Schröderplatz); Eintritt in die NSDAP am 1.5.1937, Mitgliedsnummer 5.083.850; daneben auch Mitglied der SA; Dezember 1937 Promotion in Kiel;[2] Dezember 1937 Approbation; Dezember 1937 bis April 1938 hauptamtlicher Gruppenarzt im Arbeitsgau VI (Mecklenburg) des RAD in Schwerin (Schlachterstraße 17, Wismarsche Straße/Adolf-Hitler-Straße 30), Oktober 1938 bis April 1939 in Rostock (Johann-Albrecht-Straße 25); dazwischen ab April 1938 „auf Reisen"; nach Ausschluß aus der NSDAP und Ausscheiden aus dem RAD-Dienst ab Mai 1939 Arztvertreter in Berlin (Rosenheimer Straße 28); ab Februar 1940 dienstverpflichteter Hilfskassenarzt bei Dr. Walter Kulemann in Berlin (Grätzstraße 28, Grunewaldstraße 21, Rosenheimer Straße 28); ab Mai 1940 Kriegseinsatz in der Wehrmacht, mind. 1942 als Sanitätsunteroffizier; Januar 1942 Heirat mit der Kontoristin Frieda Gomm (*27.4.1919 in Kiel, †6.12.1992 in Überlingen/Bodensee; Tochter eines Matrosen); ab März 1943 Mitglied des NSDÄB, Nr. 32.130; bis 1992 in Überlingen (Mozartstraße 20); am 22.12.1992 im Alter von 79 Jahren in Überlingen gestorben, mglw. Suizid

Überhuber, Dr. Carl Joseph Christian
geboren am 15.7.1892 in Rostock/Mecklenburg; Sohn eines Modisten und späteren Damenschneidermeisters; Realgymnasium in Rostock, 1911 Abitur; Medizinstudium in Rostock; dazwischen Kriegseinsatz als landsturmpflichtiger Arzt und als Bataillonsarzt in Münster; Juli 1917 Approbation und August 1917 Promotion in Rostock;[3] Assistenzarzt an der Frauenklinik der Universität Rostock (Doberaner Straße 142), an den Städtischen Krankenanstalten in Elberfeld und am Städtischen Krankenhaus in Krefeld; August 1918 Heirat mit Elisabeth Wolters (*15.5.1889 in Krefeld, †23.10.1972 in Neustrelitz; Tochter eines Packknechts und späteren Kaufmanns), zwei Kinder; Dezember 1919 bis 1944 niedergelassener Allgemeinpraktiker in Neustrelitz (Strelitzer/Adolf-Hitler-Straße 50); September 1939 bis Februar 1941 Kriegseinsatz in der Wehrmacht, deshalb Praxis geschlossen; am 21.7.1944 im Alter von 52 Jahren Suizid durch Vergiften in Neustrelitz[4]

---

1) Mit der Arbeit: Ileus durch Meckel'sches Divertikel. 3 Fälle aus der Chirurgischen Universitätsklinik zu Halle/Saale, Bleicherode 1935.
2) Mit der Arbeit: Die Wirkung fettlöslicher Vitamine auf Granulierung und Epithelisierung infizierter Wunden, Kiel 1936.
3) Mit der Arbeit: Beiträge zur Kenntnis des Bingelkrautes, Stuttgart 1917.
4) Warum sich der seit mehr als 24 Jahren in Neustrelitz als Allgemeinpraktiker ansässige Carl Überhuber am Morgen des 21. Juli 1944 um 5.20 Uhr das Leben nahm, konnte bislang nicht ermittelt werden. Denkbar sind vor allem drei Motivlagen, von denen die ersten beiden jedoch eher unwahrscheinlich sind. Unterstellt man, Überhuber sei ein aktiver und gläubiger Nationalsozialist gewesen, wäre möglich, daß er in der Annahme, sein Führer sei bei dem Attentat ums Leben gekommen, selbst nicht mehr weiterleben wollte. Dagegen spricht, daß Überhuber einerseits wohl kein fanatischer Nationalsozialist war. Andererseits hatte der Großdeutsche Rundfunk schon am 20. Juli zwischen 17 und 19 Uhr insgesamt vier Meldungen über das mißglückte Attentat ausgestrahlt; kurz nach Mitternacht wurde eine später mehrfach wiederholte Ansprache Hitlers vom Sender Königsberg über alle Rundfunkstationen des Reiches verbreitet, so daß Überhuber davon ausgehen mußte, daß Hitler lebte und damit für ihn kein Grund mehr bestand, sich zu töten. Nicht ganz undenkbar ist auch die Überlegung, daß Überhuber in irgendeiner Weise – und

Ufer, Dr. Theodor Karl Benno

geboren am 23.4.1891 in Untereggendorf/Österreich-Ungarn; Sohn eines Ingenieurs und späteren Spinnereidirektors; Gymnasium in Wiener Neustadt, 1910 Abitur; Medizinstudium in Freiburg, München, Kiel und Berlin; ab August 1914 Kriegseinsatz, im April 1919 aus dem Heer entlassen; Mai 1917 Approbation und August 1917 Promotion in Berlin;[5] anschließend Assistenzarzt in Berlin; mind. 1924 praktischer Arzt in Beetz-Sommerfeld/Brandenburg; Juli 1924 Heirat mit der Krankenschwester Klara Eisenblätter (*1.6.1895 in Pillau/Ostpreußen; Tochter eines Kolonialoffiziers); Oktober 1924 bis Juni 1927 Oberarzt am Städtischen Krankenhaus in Stralsund; Juli 1927 bis Mai 1937 niedergelassener Allgemeinpraktiker in Grevesmühlen (Bismarckstraße 5); dort ab März 1933 Mitglied der SA; ab 1936 auch nebenamtlicher Arzt im Hilfswerk „Mutter und Kind" der NSV in Grevesmühlen; ab Juni 1937 aktiver Wehrmachtsarzt in Hanau/Hessen (Hauptbahnhofstraße 29), mind. 1938 als Stabsarzt, mind. 1939 als Oberstabsarzt; Kriegseinsatz in der Wehrmacht, Kriegsgefangenschaft; bis März 1946 in Hanau; März 1946 bis 1966 niedergelassener Facharzt für Chirurgie und Frauenheilkunde in Darmstadt (Dieburger Straße 241, Otto-Wolfskehl-Straße 32, Goebelstraße 32, Poststraße 4, Wilhelm-Jäger-Straße 15); dort ab mind. 1949 auch Reichsbahnarzt; im Entnazifizierungsverfahren zunächst als „Mitläufer" eingestuft und zu einer Sühneleistung von 500 RM verurteilt, im Laufe des Verfahrens als „Mitläufer" gestrichen und Sühneleistung auf 2.000 RM erhöht; am 6.4.1966 im Alter von fast 75 Jahren in Darmstadt gestorben

Uhlenbrock, Dr. Kurt Robert Erich (späterer Uhlenbroock)

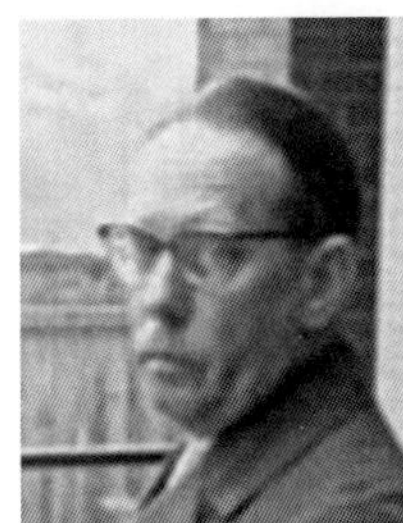

geboren am 2.3.1908 in Rostock/Mecklenburg; Sohn eines Bankvertreters und Kaufmanns sowie späteren Generalagenten; Gymnasium in Rostock, 1929 Abitur; Medizinstudium in Innsbruck und Rostock (Göbenstraße 17); ab 1933 Mitglied der SA; August 1935 Approbation und September 1935 Promotion in Rostock;[6] 1935 Volontärassistent am Allgemeinen Krankenhaus in Lübeck (Kronsforder Allee); ab 1935 Assistenzarzt am Physiologischen Institut, bis März 1938 am Pathologischen Institut der Universität Rostock (Gertrudenstraße, Strempelstraße 14, Lessingstraße 5); Mai 1936 Heirat mit der Staatsangestellten Annaliese Gablowsky (*2.4.1910 in Neuendorf bei Rostock, †4.5.1984 in Hamburg; Tochter eines Schmiedemeisters), zwei Kinder und ein Adoptivkind; Eintritt in die NSDAP am 1.5.1937, Mitgliedsnummer 3.982.866; Mitglied der SS, Nr. 391.825; ab März 1938 hauptamtlicher Sanitätsoffizier in der SS-Verfügungstruppe und Polizeioberarzt in Hamburg; ab Januar 1940 Angehöriger der Waffen-SS; ab 1940 Stabsarzt bei der 4. SS-Polizei-Grenadier-Division; Februar bis März 1942 Einsatz im SS-Ersatzbataillon in Oranienburg, ab Juni 1942 beim SS-Sanitätsamt in Berlin; August bis September 1942 Standortarzt im Vernichtungslager Auschwitz; dort mit Fleckfieber infiziert; nach Genesung ab November 1942 Arzt bei der 5. SS-Panzer-Division „Wiking", ab 1943 als SS-Sturmbannführer; ab Juli 1943 als Stabsarzt Dienst im Sanitätsamt der Ordnungspolizei in Hamburg (Hochallee 127); mind. 1950 bis 1980 niedergelassener Allgemeinpraktiker und Facharzt für Chirurgie in Hamburg (Hochallee 95); dort auch Tätigkeit an verschiedenen Krankenhäusern und bis mind. 1971 auch Inhaber eines Labors für Arzneimittelprüfung (Schulterblatt 112); spätestens 1955 zum Medizinalrat ernannt; im Juni 1960 im Zuge des ersten Frankfurter Auschwitz-Prozesses in Hamburg verhaftet, im November 1960 Haftverschonung und gerichtliche Verfolgung mangels Beweisen eingestellt;[7] im September 1964 als Zeuge im

---

sei es nur als Mitwisser oder als Sympathisant – am Attentat auf Hitler beteiligt oder in dessen Randbereiche eingeweiht gewesen sein könnte und er befürchten mußte, nach dem Scheitern dieses Vorhabens verhaftet zu werden. Nach allen bisherigen Forschungen zum Gesamtkomplex „20. Juli 1944" ist jedoch davon auszugehen, daß Überhubers Name und seine Person weder in zentralen noch in regionalen, nicht einmal in peripheren Zusammenhängen mit dem Attentat auftaucht. Eine dritte Möglichkeit für Überhubers Suizid am Morgen des 21. Juli 1944 besteht darin, daß sein Tod gar nichts mit den zeitgleichen politischen Ereignissen zu tun hatte und er sich aus persönlichen Gründen, von denen eine Vielzahl denkbar sind, das Leben genommen hat.

5) Mit der Arbeit: Die Meniskusverletzungen im Kniegelenk und eine neue Schnittführung zur Kniegelenksöffnung, Berlin 1918.

6) Mit der Arbeit: Über den Einfluß der Herzaktion auf die Durchblutung der Koronararterien, Rostock 1935.

7) Uhlenbroock wurde vorgeworfen, am 29.8.1942 an der Selektion von 746 an Flecktyphus infizierten Personen beteiligt gewesen zu sein, die in Auschwitz vergast worden waren. Da es an beweiskräftigen Belastungszeugen für diese

Auschwitz-Prozeß vernommen; 1966 Namensänderung in Uhlenbroock; am 7.8.1992 im Alter von 84 Jahren in Hamburg gestorben

Uhlhorn, Dr. Emma (geb. Jüres)
geboren am 15.2.1898 in Bochum/Westfalen; Tochter eines Kaufmanns und späteren Fabrikbesitzers; Oberlyzeum in Bochum und Realgymnasium in Münster, 1918 Abitur; Medizinstudium in Marburg, Freiburg, München, Bonn, Heidelberg und Rostock; Oktober 1922 Heirat mit dem Medizin- und Jurastudenten sowie späteren Rechtsanwalt und Notar Dr. Otto Uhlhorn (*31.8.1895 in Hude/Oldenburg, †30.7.1937 in Rostock; Sohn eines Pastors und späteren Seminardirektors), zwei Kinder; März 1927 Approbation und 1927 Promotion in Rostock;[8] April 1930 bis mind. 1950 niedergelassene Allgemeinpraktikerin in Rostock (Graf-Schack-Straße 18, Margaretenstraße 49, Friedrich-Franz-Straße/August-Bebel-Straße 1); dort Eintritt in die NSDAP am 1.5.1937, Mitgliedsnummer 5.200.977; daneben auch Mitglied des BDM und des NSDÄB; nach Übersiedlung in die Bundesrepublik mind. 1956 bis 1967 niedergelassene Frauenärztin in Fellbach/Baden-Württemberg (Ernst-Wiechert-Platz 6, Bahnhofstraße 44); 1967 bis mind. 1969 Frauenärztin in Murnau/Bayern (Moosrain 28); bis 1986 in Mölln/Schleswig-Holstein (Sterleyer Straße 44); am 5.8.1986 im Alter von 88 Jahren in Mölln gestorben

Uhlich, Dr. Erika Marga Elisabeth (geb. Thom)
geboren am 17.7.1914 in Alt Damerow/Pommern; Tochter eines Kaufmanns; Reformrealgymnasium in Gollnow/Pommern; 1934 Abitur; Medizinstudium in Rostock; September 1939 Approbation; Dezember 1939 Heirat mit dem Arzt Dr. Arnold Uhlich (*17.8.1913 in Chemnitz, †8.8.1986 in Oldenburg/Schleswig-Holstein; Sohn eines Rechtsanwalts); ab Januar 1940 Jungärztin am Städtischen Krankenhaus in Stettin (Apfelallee 71/72); Februar 1940 Promotion in Rostock;[9] ab Mai 1941 Assistenzärztin an der Inneren Abteilung des Städtischen Krankenhauses in Deutsch Krone/Westpreußen; nach Flucht bis mind. Frühjahr/Sommer 1945 praktische Ärztin in Hagenow

Uhlig, Dr. Margaretha Dorothea
geboren am 22.7.1893 in Schneeberg/Sachsen; Tochter eines Gymnasialoberlehrers; Gymnasium, 1913 Abitur; Medizinstudium in Leipzig; dort im Juni 1920 Promotion;[10] September 1921 Approbation; ab Januar 1922 niedergelassene Allgemeinpraktikerin in Schneeberg (Am Marienplatz 5/6); ab Mai 1945 als Ärztin in Redefin bei Hagenow eingesetzt; bis 1954 wieder Ärztin in Schneeberg (Am Marienplatz 5/6); unverheiratet; am 29.9.1954 im Alter von 61 Jahren an Myocardschaden in Schneeberg gestorben

Uhlmann, Dr. Paul Julius Ernst
geboren am 11.7.1909 in Münden/Hannover; Sohn eines Militärmusikers (Hornist und Sergeant) sowie späteren Obersteuersekretärs und Vollziehungsbeamten; Realgymnasium in Leer/Ostfriesland, 1930 Abitur; Medizinstudium in Göttingen und Rostock; Mitglied der HJ; Medizinalpraktikant an der Medizinischen, der Chirurgischen und der Hautklinik der Universität Rostock (Schröderplatz, Maßmannstraße 35); November 1937 Approbation; ab Dezember 1937 Assistenzarzt in der Praxis von → Dr. Julius Beu in Blankenhagen bei Ribnitz; ab April 1938 Landarztassistent in der Praxis von → Dr. Wilhelm Metzenthin in Ludwigslust (Schloßstraße 13); Juli 1938 Promotion in Rostock;[11] ab August 1938 Arztvertreter in der Praxis von → Dr. Gerhardt Richter in Tessin (Bahnhofstraße 1); ab Oktober 1938 Arztvertreter in Leer (Torumer Straße 2); ab November 1938 Assistenzarzt am Städtischen Krankenhaus in Bredstedt/Nordfriesland; mind. 1941 in Flensburg (Am Burgfried 7); Januar 1941 Heirat mit der Ärztin Dr. Margot von der Heyde (*15.2.1912 in Flensburg, †12.6.2001 in Kiel;

Tat fehlte, ging Uhlenbroock straffrei aus. Außerdem leugnete Uhlenbroock, SS-Standortarzt gewesen zu sein, und behauptete, er sei als SS-Häftling nach Auschwitz gekommen.

8) Mit der Arbeit: Totale Exstirpationen des Magens, Berlin 1927.

9) Mit der Arbeit: Über einen eigenartigen Fall von aleukämisch-leukämischer Lymphadenose mit Ikterus, Hamburg 1940.

10) Mit der Arbeit: Über den Schneeberger Lungenkrebs. Aus dem Pathologischen Institut des Friedrichstädter Krankenhauses in Dresden, Berlin 1920.

11) Mit der Arbeit: Experimentelle Untersuchungen über die Beeinflussung von Leberschädigungen durch Vitamin A (Vogan), Düsseldorf 1938.

Tochter eines Amtsgerichtssekretärs und späteren Justizoberinspektors), mind. drei Kinder; ab April 1943 Kriegseinsatz in der Wehrmacht; mind. 1946 bis 1948 wieder in Bredstedt; ab mind. 1964 Oberfeldarzt bei der Bundeswehr in Itzehoe/Schleswig-Holstein (Gablonzer Weg 9, Adolf-Rohde-Straße 42); am 26.5.1994 im Alter von 84 Jahren in Itzehoe gestorben

Uhthoff, Dr. Kurt August Alexander

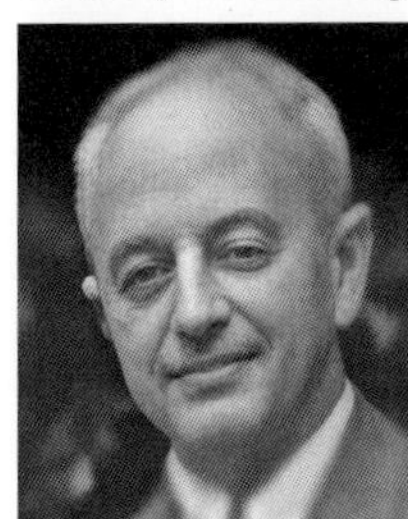

geboren am 28.9.1891 in Marburg/Hessen-Nassau; Sohn eines Arztes und Universitätsprofessors; Gymnasium in Breslau, 1912 Abitur; Studium der Landwirtschaft und Medizinstudium in Breslau; dazwischen Kriegseinsatz als Feldhilfsarzt, kriegsbeschädigt (25 Prozent erwerbsgemindert); April 1920 Approbation und Oktober 1920 Promotion in Breslau;[12] mind. 1920 Landwirt in Wasdow bei Gnoien; Oktober 1920 Heirat mit der Haustochter und späteren Schriftstellerin Gerda Schwabe (*2.8.1896 in Bützow, †21.10.1988 in Schwerin; Tochter eines Domanialamtmannes und Landrentmeisters sowie späteren Geheimen Finanzrates), zwei Kinder; Militärarzt und mind. 1929 Landwirt in Breslau (Fasanenweg 77); ab 1930 Diplom-Landwirt, ab mind. 1934 auch landwirtschaftlicher Buch- und Vertragsbetriebsprüfer in Schwerin (Ostorfer Ufer 14); ab mind. 1937 auch Arzt ohne Kassen- und Privatpraxis in Schwerin; ab September 1939 Kriegseinsatz als Oberstabsarzt in der Wehrmacht; ab 1940 wieder Diplom-Landwirt in Schwerin; ab mind. 1949 wieder Arzt in Schwerin (Rudolf-Breitscheid-Straße 2); dort ab mind. 1956 im Ruhestand; am 9.9.1980 im Alter von fast 89 Jahren in Schwerin gestorben

Ullrich, Dr. Eveline Elfriede Josephine (geb. Ayrer)

geboren am 29.4.1899 in Guben/Brandenburg; Tochter eines Arztes (Chirurg) und Sanitätsrates; Gymnasium in Guben, 1919 Abitur; Medizinstudium in München (Agnesstraße 42); 1926 Approbation; mind. 1927 Volontärassistentin an der Universitäts-Kinderklinik München (Lindwurmstraße 4); Februar 1928 Promotion in Tübingen;[13] September 1929 Heirat mit dem Arzt → Prof. Dr. Otto Ullrich, zwei Kinder; 1929 bis 1934 in München; 1934 bis 1939 Kinderärztin in Essen-Bredeney (Am Ruhrstein 31); August 1939 bis 1943 Ärztin in Rostock (Barnstorf, Blumenweg 17); ab Oktober 1943 in Bonn (Mozartstraße 3); dort ab Januar 1944 ohne ärztliche Tätigkeit; bis 1995 in Bonn (Beethovenstraße 51, Kolberger Straße 11); am 23.8.1995 im Alter von 96 Jahren in Münster gestorben

Ullrich, Prof. Dr. Otto Julius

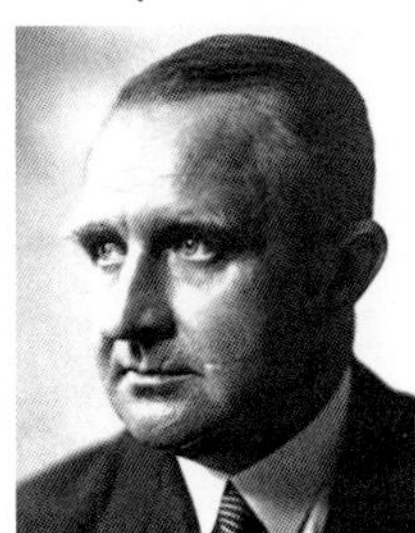

geboren am 7.1.1894 in Werdau/Sachsen; Sohn eines Tuchfabrikanten; Realgymnasium in Zwickau, 1912 Abitur; Medizinstudium in Heidelberg und München; dazwischen ab September 1914 Militärdienst beim Infanterie-Regiment 133 in Zwickau, von September 1915 bis November 1918 Kriegseinsatz an der Front, zuletzt als Feldhilfsarzt, EK II; Juli 1920 Approbation und August 1920 Promotion in München;[14] ab September 1920 Volontärassistent an der Kinderklinik, von Mai bis Dezember 1921 am Hygienischen Institut der Universität München; ab Januar 1922 Assistenzarzt an der Universitäts-Kinderklinik München, dann dort Leiter des Ambulatoriums; ab 1923 Freikorps-Angehöriger und Mitglied im Bund Oberland; als Facharzt für Kinderheilkunde von Mai 1925 bis 1934 Oberarzt und stellvertretender Direktor an der Universitäts-Kinderklinik in München; dort im Februar 1929 Habilitation;[15] seitdem Privatdozent an der Medizinischen Poliklinik der Universität München; September 1929 Heirat mit der Ärztin → Dr. Eveline Ullrich geb. Ayrer, zwei Kinder; Januar bis Juni 1934 Ärztlicher Direktor am Kaiserin-Auguste-Krankenhaus in Berlin-Charlottenburg; dort im Januar 1934 zum außerordentlichen Professor ernannt; ab März 1934 Mitglied

---

12) Mit der Arbeit: Über die Kriegsblinden Schlesiens (MS). Als Buch veröffentlicht u.d.T. Über das Schicksal der Kriegsblinden und ihre Versorgung mit besonderer Berücksichtigung der Kriegsblinden Schlesiens, Halle 1921.
13) Mit der Arbeit: Über Mehrfachbildung des menschlichen Ovars mit Bekanntgabe eines eigenen Falles (MS).
14) Mit der Arbeit: Ein Fall von Elephantitis der Augenlider auf traumatischer Grundlage, München 1920.
15) Mit der Arbeit: Experimentelle Beiträge zur Pathogenese der rachitischen Ossificationsstörung bei Mensch und Tier, München 1929.

der SA und des NSDÄB; Juli 1934 bis Juli 1939 Chefarzt an der Kinderklinik der Städtischen Krankenanstalten in Essen (Hufelandstraße 55, Am Ruhrstein 31); daneben ab Juni 1937 außerordentlicher Professor für Kinderheilkunde an der Universität Münster;[16] August 1939 bis September 1943 Direktor der Kinderklinik und ordentlicher Professor für Kinderheilkunde an der Universität Rostock (Augustenstraße 80/82; Barnstorf, Blumenweg 17); September bis Oktober 1939 Kriegseinsatz als Chefarzt eines Reservelazaretts; ab 1940 Herausgeber der „Zeitschrift für Kinderheilkunde"; ab mind. 1941 auch Gaufachberater für Mecklenburg der Reichsarbeitsgemeinschaft „Mutter und Kind" im Reichsausschuß für Volksgesundheitsdienst e.V. beim Reichsministerium des Innern; Oktober 1943 bis 1957 Direktor der Kinderklinik und Professor für Kinderheilkunde an der Universität Bonn (Lennéstraße 30, Mozartstraße 3); nach dem Bombenangriff auf Bonn im Oktober 1944 KVK II. Kl.; ab 1945 Herausgeber der „Medizinischen Monatsschrift" und ab 1947 der „Monatsschrift für Kinderheilkunde"; ab 1952 Mitglied der Deutschen Akademie der Naturforscher Leopoldina; am 22.10.1957 im Alter von 63 Jahren in Bonn gestorben

Umnus, Dr. Dr. Otto Robert Ludwig (geb. Umnuß)

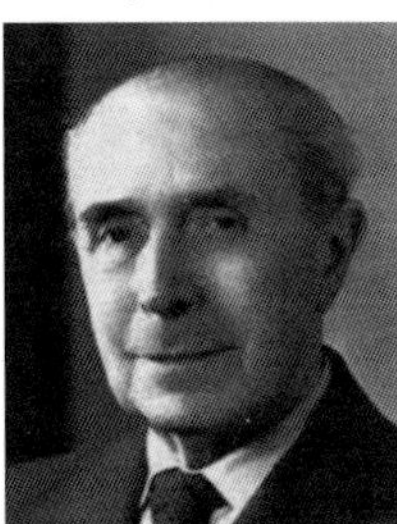

geboren am 25.8.1884 in Berlin; Sohn eines Molkereibesitzers; Gymnasium in Berlin, 1902 Abitur; zunächst Studium der Veterinärmedizin in Berlin; dort 1912 Promotion zum Dr. med. vet.;[17] anschließend Tätigkeit als Tierarzt auf einem Berliner Schlachthof; Medizinstudium in Berlin; September 1914 Approbation; August 1916 Promotion zum Dr. med. in Berlin;[18] Kriegseinsatz; 1919 bis 1944 niedergelassener Facharzt für Hautkrankheiten und Harnleiden in Berlin (Kaiserallee 55 und 141); März 1921 Heirat mit der medizinisch-technischen Assistentin Charlotte Schreib (*14.1.1893 in Berlin, †17.3.1976 in Lunden/Schleswig-Holstein; Tochter eines Kaufmanns), zwei Kinder; Mitglied der NSDAP; ab September 1939 Kriegseinsatz, daneben eingeschränkte Weiterführung seiner Praxis; nach Ausbombung in Berlin von 1944 bis 1946 niedergelassener Arzt in Wustrow bei Ribnitz (Anastasiastraße 240); September 1945 bis 1946 auch Leiter des neu eingerichteten Krankenhauses in Wustrow (Villa Jordan, Strandstraße); ab 1946 wieder niedergelassener Facharzt für Hautkrankheiten mit Diagnostischem Institut und Labor in Westberlin (Kaiserallee/Bundesallee 141); 1975 im Alter von 90/91 Jahren in Westberlin gestorben

Unholtz, Dr. Lucia Rosa Olga (Luzie) (geb. Bauer)

geboren am 30.6.1911 in Heilbronn/Württemberg; Tochter eines Kaufmanns; Gymnasium, 1931 Abitur; Medizinstudium in Heidelberg; Dezember 1937 Approbation; Dezember 1937 bis 1938 Volontärassistentin am Staatlichen Gesundheitsamt Güstrow; September 1938 Promotion in Heidelberg;[19] 1938 bis mind. 1939 hauptamtliche Sachbearbeiterin und BDM-Ärztin für den BDM-Obergau 25 (Saarpfalz bzw. Westmark) in Neustadt an der Weinstraße (Hindenburgstraße; wohnhaft in Ludwigshafen/Rhein, Niedererdstraße 73); August 1939 Heirat mit dem Lungenfacharzt Dr. Karl Unholtz (*24.2.1912 in Heidelberg, †14.7.1975 in Überlingen/Bodensee; Sohn eines Messerschmiedemeisters), mind. zwei Kinder; mind. 1940 bis 1952 in Heidelberg (Burgweg 10); ab Juni 1940 ohne ärztliche Tätigkeit; 1952 bis mind. 1979 in Westberlin (Klopstockstraße 19); bis 2004 in Konstanz/Bodensee (Eichhornstraße 56); am 1.1.2004 im Alter von 92 Jahren in Konstanz gestorben

Unshelm, Prof. Dr. Egon Ernst August

geboren am 2.3.1900 in Berlin; Sohn eines Arztes; Gymnasium in Berlin, Juni 1918 Notabitur; Juni bis November 1918 Heimatkriegseinsatz als Fahnenjunker im Feldartillerie-Regiment 27 in Mainz; Medizinstudium in Berlin; dazwischen als Angehöriger des Zeitfreiwilligen-Regiments des Generals

16) Der Leiter der Dozentenschaft der Universität Münster und die Gauleitung Essen der NSDAP meinten im Juli 1938 in einer politischen Beurteilung für die Universität Rostock, Ullrich sei „zwar nicht Pg., aber hinsichtlich der politischen Zuverlässigkeit bestehen keine Bedenken", und „eine Betätigung in konfessionellen Verbänden" habe „nie vorgelegen".

17) Mit der Arbeit: Die photobiologische Sensibilisierungstheorie in der Pellagrafrage, Jena 1912.

18) Mit der Arbeit: Die bakteriologische Diagnostik der infektiösen Colitiden, Berlin 1916.

19) Mit der Arbeit: Der vorzeitige Blasensprung, Erlangen 1937.

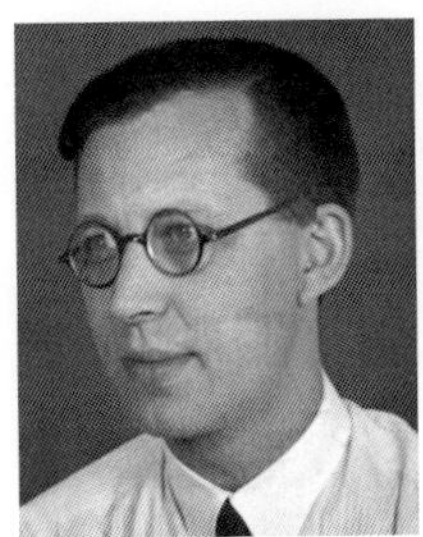

Walter Reinhard im März 1920 Teilnahme am Kapp-Putsch; Oktober 1923 bis Dezember 1924 Medizinalpraktikant an der Universitäts-Kinderklinik und der I. Medizinischen Klinik der Charité sowie von Januar bis April 1925 am Pathologischen Institut des Krankenhauses Westend in Berlin (Nürnberger Straße 25/26); Mai 1925 Approbation; Mai bis August 1925 Volontärassistent am Pathologischen Institut des Krankenhauses Westend in Berlin; September 1925 bis Juli 1927 von der Rockefeller-Stiftung finanzierter Ausbildungsassistent am Physiologisch-Chemischen Institut der Universität Leipzig; Februar 1927 Promotion in Bonn;[20)] August 1927 bis September 1931 Assistenzarzt an der Universitäts-Kinderklinik in Hamburg-Eppendorf (dort auch wohnhaft); November 1930 Heirat mit der Stenotypistin Ella Richter (*9.5.1902 in Berlin, †1.1.1984 in Rastatt/Baden-Württemberg; Tochter eines Klempners), zwei Kinder; Juli 1931 Gründung und bis September 1931 Obmann einer Betriebszelle der NSBO in Hamburg; Eintritt in die NSDAP am 1.8.1931, Mitgliedsnummer 625.219; Oktober 1931 bis Februar 1935 wissenschaftlicher Assistent an der Kinderklinik der Universität Köln; ab Oktober 1931 Blockwart einer Ortsgruppe der NSDAP in Köln; als HJ-Bannführer von September 1933 bis Februar 1934 nebenamtlicher Obergebietsarzt des HJ-Obergebiets West in Köln;[21)] Februar bis Juli 1935 Oberarzt an der Kinderklinik der Medizinischen Akademie in Düsseldorf;[22)] März 1935 Habilitation in Köln;[23)] als Privatdozent für Kinderheilkunde im Juli 1935 nach Rostock versetzt, dort von August 1935 bis Oktober 1942 Oberarzt an der Kinderklinik der Universität Rostock (Augustenstraße 80/82, St.-Georg-Straße 70, Kaiser-Wilhelm-Straße 37); ab 1935 Mitglied des NSDÄB und des NS-Dozentenbundes; September 1939 bis Februar 1941 Kriegseinsatz als Assistenzarzt bei der Luftwaffe, zuletzt als Oberarzt im Flugabwehrbereich Brüssel; im März 1940 zum Dozenten neuer Ordnung ernannt; im Februar 1941 uk gestellt, im März 1941 aus der Wehrmacht entlassen; ab April 1942 auch Kreisamtsleiter für Volksgesundheit und Rassenpolitik in der Kreisleitung Rostock-Stadt der NSDAP; nach den Bombenangriffen auf Rostock ab April 1942 als Vertreter des Gauamtsleiters für Volksgesundheit, → Dr. Friedrich Focke, auch Angehöriger des Sonderstabes des Gauleiters Friedrich Hildebrandt; im Oktober 1942 zum außerplanmäßigen Professor für Kinderheilkunde an der Universität Rostock ernannt;[24)] nach Beurlaubung durch das Mecklenburgische Staatsministerium ab November 1942 „für die Dauer des Krieges" kommissarischer Chefarzt, dann regulärer Direktor des Städtischen Kinderkrankenhauses in Karlsruhe; daneben ab April 1944 auch außerplanmäßiger Professor für Kinderheilkunde an der Universität Straßburg;[25)] bis 1958 Facharzt für Kinderheilkunde in Rastatt (Murgtalstraße 2); am 3.8.1958 im Alter von 58 Jahren in Rastatt gestorben

Urban, Dr. Heinz Johannes Georg

geboren am 4.5.1906 in (Berlin-)Pankow; Sohn eines Korrespondenten; Gymnasium, 1926 Abitur; Medizinstudium in Berlin; April 1932 Approbation; 1932 bis mind. 1933 Assistenzarzt an der Kin-

---

20) Mit der Arbeit: Ein klinisch bemerkenswerter Fall von Pseudohermaphroditismus masculinus competus, Berlin 1927.

21) Unshelm gehörte zu einer Gruppe von politisch aktiven, NS-affinen Kinderärzten, die sich in der HJ engagierten und – so hieß es in der von ihnen formulierten Erklärung – helfen wollten, „Schäden zu überwinden, an denen die vergangene Zeit krankte, damit ein gesundes, lebensmutiges und opferwilliges, der nationalsozialistischen Idee entsprechendes Geschlecht heranwächst".

22) Dort an der Vertreibung des jüdischen Klinikleiters, Prof. Dr. Albert Eckstein (1891-1950), beteiligt. Dieser wurde bezichtigt, einen Todesfall in der Klinik verschuldet zu haben, und flüchtete nach einem Berufsverbot in die Türkei.

23) Mit der Arbeit: Über das Glykogen im Blut des Menschen, Berlin 1935.

24) Im Ernennungsantrag der Medizinischen Fakultät der Universität Rostock hieß es im Juni 1942, Unshelm habe zwar „eine größere Anzahl wertvoller wissenschaftlicher Arbeiten veröffentlicht"; dennoch müsse „eine gewisse Einseitigkeit in den [Forschungs- und Veröffentlichungs-]Themen der letzten Jahre" konstatiert werden, was aber durch seine häufigen Arbeitsplatzwechsel bedingt sei; Unshelm sei jedoch „ein gewissenhafter und befähigter Kliniker" sowie „ein guter Lehrer", und „besonders hervorzuheben" sei „sein Einsatz auf politischem Gebiet"; so habe er sich „seit 1931 [als] Mitglied der NSDAP frühzeitig und mit Energie und unter mancherlei persönlichen Opfern für den Nationalsozialismus eingesetzt" und „als Obmann, Blockwart, in der HJ und in der Dozentenschaft wertvolle Aufbauarbeit geleistet".

25) In einer Beurteilungsnotiz des Bevollmächtigten für das Sanitäts- und Gesundheitswesen hieß es im Januar 1944: „Die wissenschaftlichen Leistungen von Unshelm reichen für ein Ordinariat nicht aus. Nach der Übernahme der Kinderklinik in Karlsruhe hat er sich bisher nicht durchzusetzen vermocht. Vor allen Dingen fand er nicht die Anerkennung der maßgebenden Karlsruher Ärzte."

derklinik und Poliklinik der Universität Rostock (Augustenstraße 80/82); März 1933 Promotion in Berlin;[26] mind. 1936 praktischer Arzt in Berlin (Sachsenring 91); Mai 1936 Heirat mit der Krankenschwester Erika Büchsel (*25.5.1912 in Tongshan/China, †3.11.2011 in Havelberg/Sachsen-Anhalt), mind. zwei Kinder; Juni 1939 bis 1971 niedergelassener Allgemeinpraktiker in Havelberg (Schulstraße 7, Genthiner Straße 10); dazwischen ab Februar 1940 dienstverpflichteter Allgemeinpraktiker in der Praxis des eingezogenen Dr. Ernst Mellin in Ketzin/Brandenburg (Adolf-Hitler-Straße 17); ab November 1940 Kriegseinsatz bei der Luftwaffe; am 31.5.1971 im Alter von 65 Jahren in Havelberg gestorben

Urberg, Dr. Elmar Carl Andreas

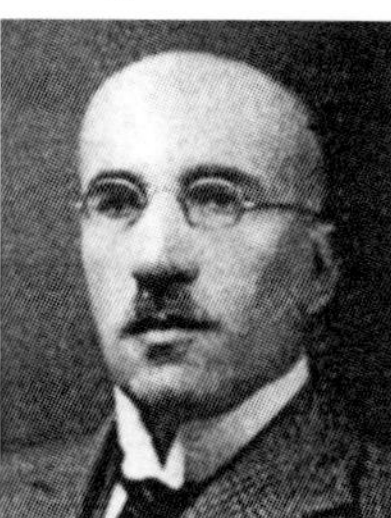

geboren am 8.12.1880 in Dorpat/Estland; Sohn eines Schuhmachermeisters; Gymnasium in Dorpat, 1900 Abitur; zunächst Studium der Chemie in Dorpat, dann Medizinstudium in Wien und Dorpat; März 1909 Approbation in Dorpat; 1909 bis 1911 Assistenzarzt am Kinderhospital, 1911 bis 1912 am I. Stadtkrankenhaus in Riga; mind. 1912 Schiffsarzt; Promotion; 1913 bis 1940 niedergelassener Allgemeinpraktiker und Facharzt für Innere Krankheiten in Dorpat; dort auch Feuerwehr-Arzt; 1918 bis 1920 Teilnahme am estnischen Unabhängigkeitskrieg; November 1919 Heirat mit Gerda Pinding (*23.5.1898 in Reval/Estland, †26.8.1993 in Rostock), ein Kind; im Februar 1941 durch die deutsch-russische Umsiedlungskommission nach Deutschland gebracht; Februar bis Juli 1941 im Umsiedlerlager Banzkow bei Crivitz; nach Approbation für Deutschland von Juli 1941 bis April 1942 Assistenzarzt am Hilfskrankenhaus Augustenschule in Rostock; Juni 1942 bis Mai 1945 Werksarzt bei den Heinkel-Flugzeugwerken in Rostock-Marienehe (Braesigweg 149, Heinkelhaus Nr. 11); im Auftrag der Roten Armee von Juni 1945 bis Oktober 1947 Werksarzt bei den ehemaligen Heinkel-Werken in Rostock; November 1947 bis mind. 1949 Werksarzt bei der Neptun-Werft in Rostock; dort mind. 1952 bis 1962 niedergelassener Allgemeinpraktiker (Franz-Schubert-Straße 24); am 31.7.1968 im Alter von 87 Jahren in Rostock gestorben

26) Mit der Arbeit: Über puerperale hämatogene Infektionen mit besonderer Berücksichtigung der Pyämie und Sepsis (MS).

Vanselow, Dr. Hans Friedrich (Hansfritz)
geboren am 14.4.1892 in Köln/Rheinprovinz; Sohn eines Arztes (Polizei-Stadtphysikus) und Sanitätsrates; Gymnasium, 1912 Abitur; Medizinstudium in Frankfurt/Main; Approbation; April 1920 Promotion in Frankfurt/Main;[1] dort mind. 1921 Arzt; mind. 1927 bis 1928 Polizei-Medizinalrat in Dortmund (Kaiserstraße 80); April 1927 Heirat mit Else Schütz (*8.3.1902 in Dortmund, †11.5.2003 in Dortmund; Tochter eines Kaufmanns), mind. ein Kind; bis März 1934 Facharzt für Haut- und Geschlechtskrankheiten in Remscheid; April 1934 bis 1938 niedergelassener Facharzt für Haut- und Harnleiden sowie Geschlechtskrankheiten in Neubrandenburg (Neutorstraße 1, Schwedenstraße 2; als „Halbjude" Nachfolger in der Praxis des jüdischen Arztes → Dr. Harry Geisler); am 22.9.1938 im Alter von 46 Jahren an Herzschlag in Neubrandenburg gestorben[2]

Varendorff, Dr. Karl-Eberhard Oskar **von**
geboren am 24.3.1913 in Stettin/Pommern; Sohn eines Rechtsanwalts und Notars sowie späteren Landgerichtsrates; Gymnasium in Stolp, 1932 Abitur; Medizinstudium in Innsbruck, Wien, München und Rostock; Approbation; bis 1937 Assistenzarzt in Neustrelitz; ab 1937 Arzt in Stettin; Juli 1939 Promotion in Rostock;[3] mind. 1953 niedergelassener Allgemeinpraktiker in Langwedel bei Nortorf/Schleswig-Holstein; August 1953 Heirat mit der Betriebsfürsorgerin Bilke von Poeppinghausen (*26.2.1926 in Hamburg, †13.11.1967 in Nortorf; Tochter eines Diplom-Gartenbauinspektors), mind. drei Kinder; mind. 1958 bis 1985 niedergelassener Allgemeinpraktiker in Nortorf (Große Mühlenstraße 1, Hermann-Löns-Weg 7); am 7.5.1985 im Alter von 72 Jahren in Nortorf gestorben

Veer, Dr. Armin Wilhelm **de**
geboren am 15.5.1895 in Giersleben/Provinz Sachsen; Sohn eines Arztes; Gymnasium, 1914 Notabitur; Kriegseinsatz; Medizinstudium in Halle; Oktober 1922 Approbation; Februar 1923 Promotion in Halle;[4] mind. 1925 bis 1927 Assistenzarzt in Jena (Gartenstraße 9, Wilhelm-Stade-Straße 2); Juli 1925 Heirat mit der Lehrerin Margareta Hofmann (*1.6.1897 Niedergräfenhain/Sachsen, †17.8.1936 in Beelitz/Brandenburg; Tochter eines Kaufmanns), drei Kinder; Juni 1935 bis mind. 1943 Facharzt für Innere Medizin und Chefarzt an den Heilstätten Beelitz (dort auch wohnhaft); dort zunächst Mitglied der SA; Eintritt in die NSDAP am 1.5.1937, Mitgliedsnummer 4.239.770; 1938 Heirat mit Esmeralda Gottlieb (*11.12.1906 in Peiskretscham/Schlesien), mind. zwei weitere Kinder; Kriegseinsatz, bis mind. Juli 1945 als Oberfeldarzt im Heeres-Standortlazarett/Heeres-Sanitätsstaffel in Schwerin (Reiferbahn 1); mind. 1945 Arzt am Stadtkrankenhaus in Schwerin (dort auch wohnhaft: Graf-Heinrich-Straße 30); mind. 1946 Arzt am Marienkrankenhaus in Schwerin (Röntgenstraße, Steinstraße 14); dort mind. 1950 bis 1959 niedergelassener Facharzt für Innere Krankheiten (Taubenstraße 8); bis mind. 1962 (auch) Chefarzt an der Inneren Klinik des Bezirkskrankenhauses in Schwerin (Wismarsche Straße 298); 1962 als Verdienter Arzt des Volkes ausgezeichnet; am 5.12.1965 im Alter von 70 Jahren in Schwerin gestorben

Vehse, Dr. Gerhard Theodor Wilhelm
geboren am 12.7.1907 in Freyenstein/Brandenburg; Sohn eines Arztes; Realgymnasium, 1928 Abitur; Medizinstudium in Lausanne, Tübingen und Rostock; Juli 1935 Approbation und Mai 1936 Promotion in Rostock;[5] mind. 1937 Assistenzarzt am Schloßsanatorium Fürstenberg, dann in Rostock (Orleansstraße 13); Juni 1938 Heirat mit Helene Korff (*27.7.1910 in Rostock, †29.9.1997 in Hamburg; Tochter eines Rechtsanwalts); ab Dezember 1938 niedergelassener Allgemeinpraktiker in Freyen-

1) Mit der Arbeit: Ein Beitrag zur Lehre der Spontan-Aneurysmen der Arteria occipitalis (MS).
2) In einem Nachruf der Ärztlichen Bezirksvereinigung Neubrandenburg der Reichsärztekammer hieß es, „unser Berufskamerad" habe „schnell das Vertrauen der Bevölkerung sich zu erwerben verstanden. Er war ein angesehener, beliebter Arzt, der trotz ernster Erkrankung bis zuletzt seinen ärztlichen Pflichten nachgekommen" sei. „Wir verlieren in ihm ein liebenswürdiges, standestreues Mitglied, dem wir ein warmes Andenken bewahren werden."
3) Mit der Arbeit: Zur Behandlung bösartiger Tumoren der oberen Luftwege, insbesondere mit der Röntgen-Langzeitbestrahlung, Düsseldorf 1937.
4) Mit der Arbeit: Vergleichende Bewertung einiger Nierenfunktionsprüfungen (MS).
5) Mit der Arbeit: Untersuchungen über das Verhalten des Blut-Cholesterins nach Sonnen- und kalten Seebädern, Rostock 1935.

stein (Pritzwalker Straße 19); ab September 1939 Kriegseinsatz bei der Luftwaffe, mind. 1945 als Stabsarzt; am 10.3.1945 im Alter von 37 Jahren bei Wesel/Rhein gefallen

Veitinger, Dr. Otto Gustav

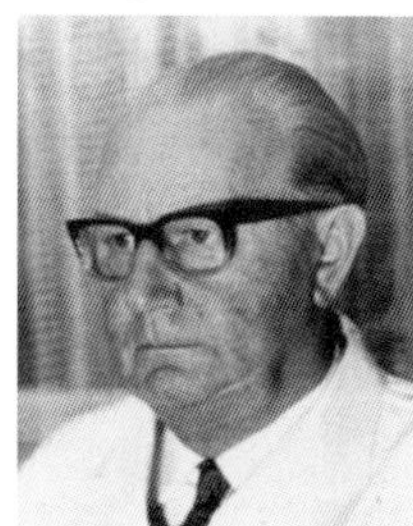

geboren am 11.6.1901 in Aalen/Württemberg; Sohn eines Oberpräzeptors und späteren Gymnasialprofessors; Gymnasium in Stuttgart, 1921 Abitur; Medizinstudium in Tübingen und Rostock; Juni 1926 Approbation und Oktober 1928 Promotion in Rostock;[6] mind. 1928 bis 1931 Assistenzarzt an der Frauenklinik und Landeshebammenlehranstalt der Universität Rostock (dort auch wohnhaft: Doberaner Straße 142); 1931 bis 1936 Volontärassistent und Assistenzarzt an der Chirurgischen Klinik der Universität Rostock (dort auch wohnhaft: Maßmannstraße 35); ab November 1936 Facharzt für Chirurgie; 1936 bis 1938 Oberarzt an der Chirurgischen Klinik in Berlin-Britz; September 1938 bis 1945 Ärztlicher Direktor am Kreiskrankenhaus in Mohrungen/Ostpreußen; Dezember 1938 Heirat; 1947 bis 1965 Ärztlicher Direktor am Kreiskrankenhaus in Kirchheim unter Teck/Baden-Württemberg (zunächst wohnhaft in Stuttgart, Dahlienstraße 3; Kirchheim unter Teck, Notzinger Straße 77, Mozartstraße 30); September 1976 Heirat mit Lieselotte Nieske (*24.10.1919 in Berlin, †13.7.2012 in Kirchheim unter Teck); am 2.8.1987 im Alter von 86 Jahren in Kirchheim unter Teck gestorben

Velde, Dr. Wolfgang

geboren am 20.9.1904 in Sankt Peter bei Diedenhofen/Elsaß-Lothringen; Sohn eines Berufssoldaten (Oberleutnant und späterer Oberstleutnant); Gymnasium in Hanau/Main, 1924 Abitur; Medizinstudium in Tübingen, Wien und Rostock; Juli 1932 Approbation; März 1934 Promotion in Rostock;[7] mind. 1935 bis Oktober 1936 Assistenzarzt an der Kinderklinik der Universität Rostock (Augustenstraße 80/82); Oktober 1936 bis Juli 1937 Assistenzarzt an der Universitäts-Kinderklinik in Greifswald (Soldmannstraße 15); Mai 1937 Heirat mit der Säuglingsschwester Ina Schröder (*11.9.1909 in Lübeck, †22.3.1999 in Berlin; Tochter eines Kaufmanns), zwei Kinder; ab Juli 1937 Arzt in Lübeck (Brömbsenstraße 13); Dezember 1937 bis mind. 1976 niedergelassener Facharzt für Kinderkrankheiten in Berlin bzw. Westberlin (Schönhauser Allee 43 und 146, Knesebeckstraße 4, Schlüterstraße 55, Leibnizstraße 55, Pankstraße 42, Corneliusstraße 25); Februar 1942 bis März 1943 Kriegseinsatz in der Wehrmacht; am 25.7.1993 im Alter von 88 Jahren in Berlin gestorben

Venske, Dr. Eva-Marie Henny

geboren am 8.9.1917 in Marienburg/Westpreußen; Tochter eines Oberlehrers; Gymnasium in Marienburg, 1936 Abitur; Medizinstudium; November 1941 Approbation; Promotion; nach Flucht ab Frühjahr 1945 Ärztin am Hilfskrankenhaus in Schwerin-Görries, dann am Hilfskrankenhaus im Schloß Schwerin (dort auch wohnhaft); unverheiratet; am 28.10.1945 im Alter von 28 Jahren an Fleckfieber und Herz-Kreislauf-Schwäche in Schwerin gestorben

Verth, Dr. Christa Martha **zur** (spätere Hoffmann-zur Verth)

geboren am 9.7.1919 in Kiel/Schleswig-Holstein; Tochter eines Militärarztes (Marine-Oberstabsarzt) und späteren Universitätsprofessors; Gymnasium in Hamburg, 1939 Abitur; Medizinstudium in Hamburg; Approbation; 1944 Promotion in Hamburg;[8] ab September 1944 Jungärztin in der Praxis von → Dr. Hermann Bausamer in Bad Doberan (Alexandrinenstraße 22); mind. 1948 bis 1951 Assistenzärztin an der Medizinischen Abteilung des Marienkrankenhauses in Hamburg; mind. 1953 bis 1958 niedergelassene Fachärztin für Innere Medizin in Hamburg (Nonnenstieg 3, Esplanade 42); Juli 1958 Heirat mit dem Redakteur Dr. Wilhelm Hoffmann (*25.3.1899 in Marburg, †5.2.1967 in Köln; Sohn eines Arztes); 1958 bis mind. 1967 in Köln; bis 1996 Ärztin für Psychotherapie in

6) Mit der Arbeit: Bericht über einen Fall von massenhaften Carcinommetastasen im Groß- und Kleinhirn, Berlin 1927.
7) Mit der Arbeit: Über den Gehalt des Melanophorenhormons in menschlichen Organen, Rostock 1933.
8) Mit der Arbeit: Beobachtungen bei 3.321 Scharlachfällen in Hamburg St. Georg vom 1. Januar 1941 bis zum 30. Juni 1942 (MS).

Rösrath/Nordrhein-Westfalen (Im Weidenauel 5); am 27.5.1996 im Alter von 76 Jahren in Lohmar/ Nordrhein-Westfalen gestorben

Vetter, Dr. Ernst Jakob
geboren am 14.9.1879 in Klein-Karben/Hessen-Nassau; Sohn eines Pfarrers; Gymnasium in Darmstadt, 1898 Abitur; Medizinstudium in Gießen; Dezember 1903 Approbation; Juni 1904 Promotion in Gießen;[9] Oktober 1904 bis März 1911 niedergelassener Allgemeinpraktiker in Berstadt/Hessen; Mai 1906 Heirat mit Else von Scharfenort (*19.11.1884 in Mainz, †11.9.1948 in Radeberg/Sachsen; Tochter eines Berufssoldaten [Oberstleutnant und späterer Oberst]), zwei Kinder; ab April 1911 aktiver Sanitätsoffizier als Oberarzt in Mainz, dann als Stabsarzt in Darmstadt; ab August 1914 Kriegseinsatz als Regimentsarzt; Dezember 1920 bis 1926 Oberstabsarzt und Standortarzt in Fulda (Leipziger Straße 1); Juni 1926 bis mind. 1930 Standortarzt und Chef des Standortlazaretts der Reichswehr in Schwerin; im Mai 1927 zum Generaloberarzt befördert; mind. 1935 bis 1941 Generalarzt in Dresden (Nürnberger Straße 57, Hähnelstraße 15); bis 1948 praktischer Arzt in Radeberg (Talstraße 2); am 6.12.1948 im Alter von 69 Jahren an Leberkarzinom, Kachexie und Kreislaufschwäche in Radeberg gestorben

Viereck, Dr. Heinrich Johannes Martin
geboren am 4.4.1879 in Tessin/Mecklenburg; Sohn eines Lehrers und späteren Rektors; Gymnasium in Doberan, 1897 Abitur; Medizinstudium in Freiburg, München, Berlin und Rostock (wohnhaft in der Medizinischen und Chirurgischen Universitätsklinik, Gertrudenplatz); Februar 1902 Approbation in Schwerin; Dezember 1902 Promotion in Rostock;[10] mind. 1913 Stabsarzt in Marburg (Deutschhausstraße 24); Oktober 1913 Heirat mit Margarete André (*18.6.1898 in Göttingen, †16.5.1987 in Marburg; Tochter eines Juristen und Universitätsprofessors), fünf Kinder; Kriegseinsatz, kriegsbeschädigt; mind. 1915 Assistenzarzt in Leipzig (Liebigstraße 14); 1919 bis mind. 1922 niedergelassener Allgemeinpraktiker in Marburg; als Kreismedizinalrat ab mind. 1926 Arzt und Leiter des Medizinalbezirkes Ludwigslust sowie kommissarischer Leiter des Medizinalbezirkes Hagenow; ab April 1933 Facharzt für Innere Medizin und Kinderheilkunde; mind. 1934 Beisitzer am Erbgesundheitsobergericht Kassel; Arzt in Naumburg/Saale (Hallesche Straße 58); als Oberregierungsmedizinalrat ab Januar 1942 Vertrauensarzt bei der Landesversicherungsanstalt Sachsen in Dresden (Fürstenstraße 6); dort ab Juni 1943 auch Revier- und Betriebsarzt bei der Straßenbahn AG; Förderndes Mitglied der SS, Nr. 59.150; bis 1965 im Ruhestand in Marburg (Wilhelmstraße 34); am 8.10.1965 im Alter von 86 Jahren in Marburg gestorben

Vierheller, Dr. Wilhelm Christoph Georg
geboren am 6.5.1883 in Crumstadt/Hessen; Sohn eines Arztes und späteren Sanitätsrates; Gymnasium in Darmstadt, 1902 Abitur; Medizinstudium in Gießen und München; Medizinalpraktikant am Städtischen Krankenhaus in Ludwigshafen, am St.-Elisabeth-Hospital in Frankenthal/Pfalz und am Städtischen Krankenhaus in Wiesbaden; August 1914 Approbation; ab August 1914 Kriegseinsatz, zunächst als Assistenz- und Truppenarzt, dann als Oberarzt in Feldlazaretten, im März 1919 aus dem Heer entlassen; Juli 1917 Heirat mit Ella Rohde (*21.8.1894 in Friedland, †29.4.1918 in Friedland; Tochter eines Rentiers), ein Kind; April bis November 1919 Kriegsvolontärarzt an der Universitäts-Nervenklinik (Rostock-)Gehlsheim (dort auch wohnhaft); November 1919 bis 1936 niedergelassener Allgemeinpraktiker in Neukalen (Bahnhofstraße 23 und 19, Mühlenstraße 15); August 1920 Heirat mit Marie Rotenhäuser (*13.8.1898 in Neukalen, †20.4.1996 in Hamburg; Tochter eines Malers und späteren Malermeisters), zwei Kinder; Oktober 1922 Promotion in Rostock;[11] 1936 bis mind. 1941 niedergelassener Allgemeinpraktiker in Dahmen bei Malchin; mind. 1943 bis September 1944 niedergelassener Allgemeinpraktiker in Neustrelitz (Beguinenstraße 10); nach einem Verfahren vor dem Volksgerichtshof im September 1944 Entzug der Approbation nach § 5 der Reichsärzteordnung[12]

---

9) Mit der Arbeit: Über Verschließung von Bauchwunden und Bruchpforten, Darmstadt 1904.
10) Mit der Arbeit: Beiträge zur Hämatologie des Neugeborenen, Rostock 1902.
11) Mit der Arbeit: Über Sensibilitätsstörungen bei Läsionen des Rückenmarks, verlängerten Marks und Hirnstammes und ihre Beziehungen zu den kortikalen Sensibilitätsstörungen, Berlin 1923.
12) Nach § 5 der Reichsärzteordnung konnte die Zulassung entzogen werden, „wenn dem Arzte die bürgerlichen Eh-

(Praxis wurde ab November 1944 von dem notdienstverpflichteten → Dr. Vytautas Zymantas weitergeführt); November 1946 bis 1952 niedergelassener Allgemeinpraktiker in Güstrow (Schloßplatz 7); als Stadtarzt daneben auch Leiter des Städtischen Gesundheitsamtes Güstrow; am 18.8.1952 im Alter von 69 Jahren nach einem Schlaganfall an Cerebralsklerose und Polyarthritis in Rostock-Gehlsheim gestorben

Vietense, Dr. Karl Georg August
geboren am 4.3.1890 in Malliß bei Dömitz/Mecklenburg; Sohn eines Bahnhofsvorstehers und späteren Rechnungsrates; Realgymnasium in Rostock, 1911 Abitur; Medizinstudium in München und Rostock (Am Güterbahnhof); dazwischen von September 1914 bis November 1918 Kriegseinsatz, zunächst als Feldunterarzt, dann in einem Kriegslazarett, zuletzt als Bataillonsarzt beim Pionier-Bataillon 2; November 1919 Approbation in Schwerin; Juni 1920 Promotion in Rostock;[13] Assistenzarzt bei → Dr. Otto Krasemann in Güstrow; Arztvertreter in Stavenhagen; Mai 1921 bis 1944 niedergelassener Allgemeinpraktiker in Güstrow (Markt 17); 1926 wegen Steuerhinterziehung zu 1.000 RM Geldstrafe verurteilt; Juli 1927 Heirat mit Margarethe Uplegger (*27.3.1901 in Güstrow; Tochter eines Schuhmachers und späteren Schuhmachermeisters), drei Kinder; im Juni 1937 vor dem Schwurgericht Güstrow wegen „gewerbsmäßiger Abtreibung“ bzw. „Beihilfe zur Abtreibung“ angeklagt, jedoch freigesprochen;[14] am 5.2.1944 im Alter von fast 54 Jahren in Güstrow gestorben

Vileisis, Vilius
geboren am 23.2.1914 in Nausėdžiai/Litauen; Gymnasium, Abitur; Medizinstudium; September 1940 Approbation in Kauen/Litauen; Februar 1941 Heirat mit Alfreda Stancikos (*31.10.1916 in Andizhan/Rußland, †10.3.1997 in Burbank/USA), ein Kind; nach Flucht ab November 1944 dienstverpflichteter Arzt in der Praxis von → Dr. Joachim Janssen in Kladrum bei Crivitz; Januar 1945 Approbation für Deutschland; bis mind. August 1945 praktischer Arzt in Kladrum; April 1951 Auswanderung in die USA; 1951 bis mind. 1961 praktischer Arzt und Chirurg in Chicago/USA; 1961 Einbürgerung in die USA; am 8.5.1991 im Alter von 77 Jahren in Burbank gestorben

Vilmar, Dr. Werner Karl
geboren am 6.5.1918 in Kiel/Schleswig-Holstein; Sohn eines Betriebsingenieurs; Gymnasium, 1937 Abitur; Medizinstudium in Marburg (Rosenstraße 7); dort als Student Eintritt in die NSDAP am 1.5.1938, Mitgliedsnummer 6.989.817; August 1942 Approbation in Marburg; anschließend Assistenzarzt in Boizenburg (Feldstraße 14); mind. 1942 Kriegseinsatz als Feldwebel in der Wehrmacht; November 1942 Heirat mit der Medizinstudentin Ingelene Ressel (*23.11.1920 in Berlin, †14.3.1968 in Castrop-Rauxel/Nordrhein-Westfalen; Tochter eines Berufssoldaten [Oberst]), mind. drei Kinder; November 1942 Promotion in Marburg (Biegenstraße 30);[15] ab März 1943 erneuter Kriegseinsatz als Truppenarzt in einer Heeres-Sanitätsstaffel in Arnswalde/Pommern; 1945 bis 1946 im Kriegsgefangenenlager Camp Forrest/USA interniert, dort als Arzt am General Hospital No. 2 eingesetzt; 1948 bis 1952 Arzt am Krankenhaus Rheiderland in Weener/Niedersachsen, 1952 bis 1954 am Kranken-

---

renrechte aberkannt worden sind; wenn durch eine schwere strafrechtliche oder sittliche Verfehlung des Arztes erwiesen ist, daß ihm die für die Ausübung des ärztlichen Berufs erforderliche Eignung oder Zuverlässigkeit fehlt; wenn der Arzt durch berufsgerichtliches Urteil für unwürdig erklärt ist, den ärztlichen Beruf auszuüben“. Laut einer eidesstattlichen Aussage, die Paul Röper, bis 1945 Vorsitzender des NSDAP-Gaugerichts von Mecklenburg, am 2.7.1948 im Civil Internment Camp 7 in Eselheide machte, sei ein Verfahren gegen Vierheller wegen Hochverrats vor dem Volksgerichtshof, das unweigerlich mit einem Todesurteil hätte enden müssen, auf Betreiben des Gauleiters Friedrich Hildebrandt dahingehend beeinflußt worden, daß Vierheller nur sechs Jahre Gefängnis bekam. Dieses Verfahren ist in den Unterlagen des Volksgerichtshofes bislang nicht nachweisbar; dagegen ist der Entzug der Approbation dokumentiert.

13) Mit der Arbeit: Über das biochemische Verhalten von Glycolsäure und Qxalsäure insbesondere gegen isolierte menschliche Organzellen (MS).

14) Im Verfahren stellte sich heraus, daß Vietense bei der Untersuchung einer Patientin nach deren Fehlgeburt versehentlich die Gebärmutter durchbohrt hatte, woran diese später gestorben war. Bei einer weiteren, schwangeren Patientin, die eine Abtreibung wünschte, konnten ihm aktive Handlungen zur Herbeiführung eines Schwangerschaftsabbruches nicht nachgewiesen werden.

15) Mit der Arbeit: Die Veränderlichkeit des einphasischen Frosch-EKG nach thermischem Querschnitt, Dresden 1943.

haus in Nordenham/Niedersachsen, 1954 bis 1959 an den Städtischen Krankenanstalten in Stade/Niedersachsen, 1959 bis 1964 am Elisabeth-Krankenhaus in Geilenkirchen/Nordrhein-Westfalen; als Facharzt für Chirurgie von 1964 bis mind. 1980 Chefarzt an der Chirurgischen Abteilung des Evangelischen Krankenhauses in Castrop-Rauxel (Wittener Straße 62); Februar 1969 Heirat mit Margareta Saller verw./gesch. Greving (*24.6.1923 in Schwandorf/Bayern, †23.11.2008 in Kronberg im Taunus; Tochter eines Telephonisten); mind. 1982 bis 2001 in Laufen/Bayern (Bischof-Hartl-Straße 15); am 20.10.2001 im Alter von 83 Jahren in Fridolfing/Bayern gestorben

Vocke, Dr. Hans Walter Karl

geboren am 4.2.1912 in (Berlin-)Schmargendorf; Sohn eines Kaufmanns; Oberrealschule in Kiel, 1931 Abitur; Medizinstudium in Kiel und Rostock; Medizinalpraktikant in Rostock (Große Mönchenstraße 29), ab Anfang 1937 am Carolinenstift in Neustrelitz (Georgstraße 1-6); dort Eintritt in die NSDAP am 1.5.1937, Mitgliedsnummer 5.648.870; daneben auch Mitglied der HJ; November 1937 Approbation in Schwerin; Dezember 1937 bis September 1938 hauptamtlicher HJ-Truppenarzt in der Abteilung Gesundheitsführung der Gebietsführung Mecklenburg der HJ in Bad Kleinen und in Schwerin (Blücherstraße 13); März 1938 Promotion in Rostock;[16] Oktober 1938 bis März 1939 Volontärassistent am Anna-Hospital in Schwerin (Strempelplatz 25); ab Februar 1939 Mitglied des NSDÄB; ab April 1939 Assistenzarzt an der Universitäts-Kinderklinik in Greifswald (Soldmannstraße 15); 1939 bis mind. 1941 niedergelassener Allgemeinpraktiker und Geburtshelfer in Berlin (Exerzierstraße 1); mind. 1944 Kriegseinsatz als Stabsarzt in der Sanitätskompanie der Panzerjäger-Abteilung 2; am 11.2.1944 im Alter von 32 Jahren in Sowka/Sowjetunion gefallen

Vogel, Dr. Karl

geboren am 2.9.1892 in Laudohn/Lettland; Gymnasium, 1911 Abitur; Medizinstudium; Mai 1917 Approbation in Dorpat; Promotion; Heirat; bis 1939 Arzt in Dorpat; nach Umsiedlung im Oktober 1939 Einbürgerung und Approbation für Deutschland; November 1939 bis Anfang 1945 niedergelassener Facharzt für Augenkrankheiten mit Privatklinik in Posen (Hardenbergstraße 10, Ritterstraße 36); spätestens 1937 Heirat mit der Sprechstundenhilfe Hedwig ? (*2.4.1909 in St. Petersburg/Rußland), insgesamt fünf Kinder; in Posen zunächst Mitglied der SA und ab Juni 1942 des NSDÄB, Nr. 24.472; Eintritt in die NSDAP am 1.6.1943, Mitgliedsnummer 9.536.633; nach Flucht ab März 1945 notdienstverpflichteter Arzt in der Praxis des Heilpraktikers Kurt Birkholz, bis mind. 1949 niedergelassener Facharzt für Augenkrankheiten in Schwerin (Königstraße 57, Hindenburgstraße/Ernst-Thälmann-Straße 21, Jungfernstieg 13)

Vogt, Dr. Walter Carl Otto

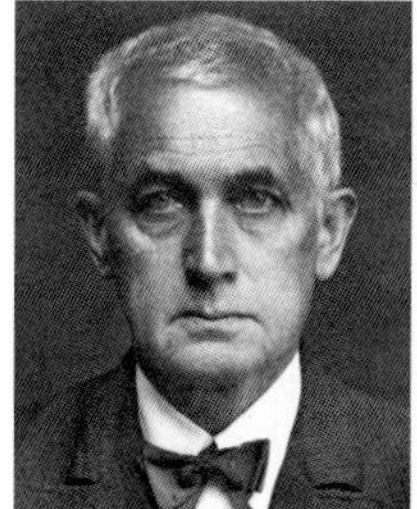

geboren am 14.2.1875 in Husum/Schleswig-Holstein; Sohn eines Pastors; Gymnasium in Husum, 1892 Abitur; Medizinstudium in Kiel, Jena, Berlin und Rostock; Januar 1904 Approbation in Rostock; Promotion; Assistenzarzt an der Wasserheilanstalt in (Bad) Kleinen; Dezember 1904 bis 1941 niedergelassener Allgemeinpraktiker in Bützow (Lange Straße/Adolf-Hitler-Straße 34); April 1906 Heirat mit Grethe Liß (*18.7.1883 in Waren, †5.8.1965 in Bremen; Tochter eines Gendarmen und späteren Gendarmerie-Oberwachtmeisters), drei Kinder; 1914 bis 1918 Kriegseinsatz, zuletzt im Infanterie-Regiment 9; in Bützow Eintritt in die NSDAP am 1.5.1933, Mitgliedsnummer 2.822.253; Juni bis Juli 1937 wegen „vernachlässigter und verzögerter Abrechnung mit den Krankenkassen“ von der Kassenpraxis ausgeschlossen, dann wieder zugelassen; in Bützow auch DRK-Bereitschaftsführer; ab Anfang 1941 dienstverpflichteter Arzt in der Praxis von → Dr. Johannes Neumann in Dassow (Lübecker Straße 24), ab Mai 1941 in der Praxis von → Dr. Gerhard Grüder in Mirow (Amtsstraße 15; wohnhaft in Bützow); am 11.8.1941 im Alter von 66 Jahren nach einem Schlaganfall an Magenperforation in Neustrelitz gestorben

16) Mit der Arbeit: Erweiterung der Blase, der Harnleiter und des Nierenbeckens bei angeborenem Harnröhrenverschluß und angeborener Harnröhrenverengung, München 1937.

Voigt, Dr. Anna Emma Wilhelmine
geboren am 17.3.1887 in Wismar/Mecklenburg; Tochter eines Berufssoldaten (Sergeant und Bataillonsschreiber) sowie späteren Militärdepartements-Registrators; Höhere Mädchenschulen in Rostock, Wismar und Schwerin; Lehrerinnenseminar in Schwerin; nach privater Vorbereitung im Februar 1913 Abitur in Doberan; Medizinstudium in Marburg und Rostock (Breite Straße 22); April bis August 1918 Medizinalpraktikantin am Stift Bethlehem in Ludwigslust; ab September 1918 Hilfsassistentin an der Hautklinik der Universität Rostock (Schröderplatz); April 1919 Approbation und Mai 1919 Promotion in Rostock;[17] anschließend Assistenzärztin an der Hautklinik der Universität Rostock; September 1920 bis mind. 1962 niedergelassene Fachärztin für Haut- und Blasenleiden sowie Geschlechtskrankheiten in Rostock (Zochstraße 14, Paulstraße 16, Friedrich-Franz-Straße/August-Bebel-Straße 40); zur Sanitätsrätin ernannt; unverheiratet; am 28.1.1974 im Alter von 86 Jahren in Rostock gestorben

Voigtlaender, Dr. Heinz Joachim

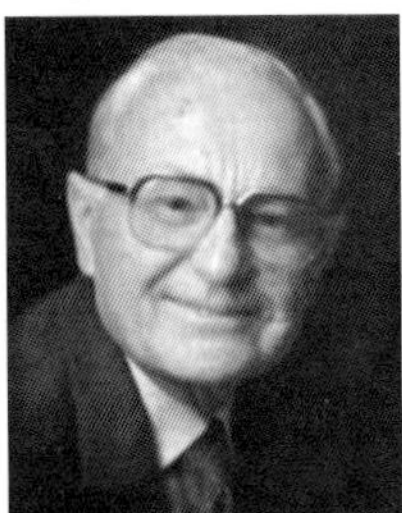

geboren am 30.9.1911 in Oranienbaum/Provinz Sachsen; Sohn eines Arztes; Reformrealgymnasium in Dessau, 1932 Abitur; Medizinstudium in Hamburg; dazwischen von November 1934 bis Oktober 1935 Wehrdienst im Reiter-Regiment 14 in Ludwigslust; Januar 1939 Approbation und Oktober 1939 Promotion in Hamburg;[18] 1939 Assistenzarzt an der Inneren und der Gynäkologischen Abteilung der Städtischen Krankenanstalt in Dessau sowie an der Chirurgischen und der Gynäkologischen Abteilung des Kreiskrankenhauses in Salzwedel/Altmark; ab November 1939 Assistenzarzt, 1945 bis Oktober 1946 Oberarzt an der Chirurgischen Abteilung des Stifts Bethlehem in Ludwigslust (Schulstraße 14); Dezember 1939 Heirat mit Christel Wollank (*13.10.1916 in Techentin bei Ludwigslust, †11.5.2014 in Osterholz-Scharmbeck/Niedersachsen; Tochter eines Landwirts), mind. drei Kinder; Oktober bis November 1940 Kriegseinsatz als Unterarzt im Reiter-Regiment 14 in Ludwiglust, daneben eingeschränkte Weiterarbeit am Stift Bethlehem; in Ludwigslust Eintritt in die NSDAP am 1.1.1941, Mitgliedsnummer 8.293.944; März 1942 bis Dezember 1944 erneuter Kriegseinsatz als Chirurg in den Sanitäts-Kompanien 1 und 613 sowie als Truppenarzt bei verschiedenen Einheiten, Januar bis Mai 1945 als Chirurg im Feldlazarett 670 (Fachlazarett für Hirnchirurgie), 1942 EK II; Mai bis Juni 1945 amerikanische Kriegsgefangenschaft; Oktober 1946 Flucht in die westlichen Besatzungszonen; 1947 DRK-Lagerarzt in Eggebek/Schleswig-Holstein; ab März 1948 Oberarzt, 1955 bis 1976 Leitender Arzt und Chefarzt an der Chirurgischen Abteilung des Kreiskrankenhauses in Osterholz-Scharmbeck (Am Weißen Sande 5, Am Kohlhof 20); am 25.9.2005 im Alter von fast 94 Jahren in Osterholz-Scharmbeck gestorben

Volbert, Dr. Karl Heinz Bernhard
geboren am 20.5.1919 in Rheine/Westfalen; Sohn eines Studienrates; Gymnasium in Rheine, 1938 Abitur; Medizinstudium in Düsseldorf (Talstraße 96); April 1942 Heirat mit der Privatsekretärin Ingeburg Hellmann adopt. Kersting (*16.9.1921 in Duisburg, †18.6.1990 in Klein Berßen/Niedersachsen; Tochter einer ledigen Mutter), mind. drei Kinder; 1942 Approbation und Promotion in Düsseldorf;[19] ab Oktober 1942 Assistenzarzt am Kreiskrankenhaus in Greifenberg/Pommern; ab September 1943 Arztvertreter in der Praxis von Dr. Karl Meylahn in Jasenitz/Pommern; ab Januar 1945 dienstverpflichteter Arzt in der Praxis von Dr. August Gatz in Degow/Pommern; nach Flucht ab mind. Frühjahr 1945 praktischer Arzt in Neuenhagen bei Dassow; 1949 bis 1988 niedergelassener Allgemeinpraktiker in Klein Berßen (Groß Berßener Straße 3); am 13.2.2011 im Alter von 91 Jahren in Klein Berßen gestorben

---

17) Mit der Arbeit: Beiträge zur Kenntnis der adstringierenden Wirkung der Aluminiumsalze mit besonderer Berücksichtigung der ameisensauren Tonerde, Rostock 1918.

18) Mit der Arbeit: Beitrag zur Beurteilung blasenbildender Hauterkrankungen unter dem Bilde eines Pemphigus oder einer Dermatitis herpetiformis Duhring bei Jugendlichen, Oranienbaum 1938.

19) Mit der Arbeit: Über Beobachtungen bei tödlichen Verkehrsunfällen in den Jahren 1935-1940 (MS).

Volkmar, Dr. Herbert August Paul

geboren am 24.9.1905 in Krauthausen bei Eisenach/Sachsen-Weimar; Sohn eines Lehrers; Gymnasium, 1925 Abitur; Medizinstudium in Würzburg; dort im April 1931 Promotion;[20] Januar 1932 Approbation; mind. 1933 bis 1934 Assistenzarzt an der Kinderklinik und Poliklinik der Universität Rostock (dort auch wohnhaft: Augustenstraße 80/82); Juli 1935 bis mind. 1970 niedergelassener Allgemeinpraktiker in Wiesbaden (Bahnhofstraße 1, Ringstraße 8); Februar 1940 Heirat mit Marianne Kost gesch. Dafinger (*2.2.1908 in Pausa/Vogtland, †15.9.1993 in Wiesbaden; Tochter eines Arztes); ab Februar 1940 Kriegseinsatz bei der Luftwaffe; am 9.6.1991 im Alter von 85 Jahren in Wiesbaden gestorben

Vollenbruck, Dr. Heinz Wilhelm

12.12.1910 + 22.9.1944
STABSARZT
DR. HEINZ VOLLENBRUCK
3.6.1913 + 22.9.1944
OBERGEFREITER
OTTO WIESE
24.8.1905 + 22.9.1944

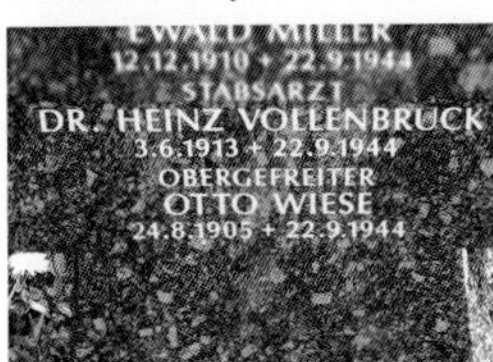

geboren am 3.6.1913 in Mülheim/Ruhr/Rheinprovinz; Sohn eines Ingenieurs; Oberrealschule in Mülheim, 1932 Abitur; Medizinstudium in Marburg, Berlin und Rostock; 1937 Promotion in Düsseldorf;[21] Dezember 1938 Approbation; März 1939 bis mind. 1941 Assistenzarzt am Stift Bethlehem in Ludwigslust; ab September 1939 Kriegseinsatz bei der Heeres-Sanitätsstaffel in Neustrelitz, mind. 1941 „im Felde"; Juli 1941 Heirat mit der Ärztin Dr. Ingeborg Strey (*28.10.1915 in Dirschau/Westpreußen, †29.7.2006 in Mülheim/Ruhr; Tochter eines Kreisoberinspektors), zwei Kinder; mind. 1944 erneuter Kriegseinsatz als Stabsarzt; am 22.9.1944 im Alter von 31 Jahren in Krajná Bystrá/Slowakei gefallen

Voss, Dr. Albert Eduard Hans

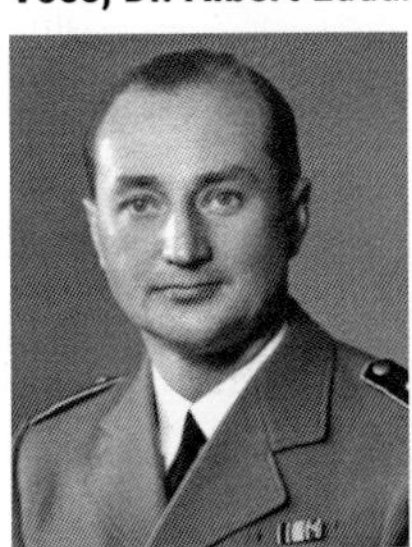

geboren am 10.4.1897 in Schwerin/Mecklenburg; Sohn des Arztes und späteren Sanitätsrates Dr. Albert Voss (*1866, †1924); Gymnasium in Schwerin, Dezember 1915 Abgang mit Oberprimareife; Januar 1916 bis November 1918 Kriegseinsatz an der Front, zuletzt als Leutnant; Februar 1919 Abitur; Medizinstudium in Greifswald, Jena und Rostock; Dezember 1923 Approbation in Schwerin; Januar 1924 Promotion in Rostock;[22] Dezember 1923 bis Mai 1945 niedergelassener Allgemeinpraktiker in Schwerin (Lübecker Straße 29, Moltkestraße 41); dort auch Arzt am Säuglingsheim und Leiter der Säuglingspflegerinnenschule in Schwerin-Ostorf; März 1924 Heirat mit Esther Hugues (*27.3.1901 in Oberhof bei Sanitz, †10.11.1998 in Tostedt/Niedersachsen; Tochter eines Gutspächters und Berufssoldaten [Hauptmann] sowie späteren Direktors), fünf Kinder; ab 1932 auch Oberbannarzt und Leiter der Abteilung Gesundheitsfürsorge in der Führung des Oberbannes Mecklenburg-Lübeck der HJ; als HJ-Gefolgschaftsführer ab mind. 1935 Leiter der Abteilung Gesundheitsführung in der Gebietsführung Mecklenburg der HJ, im März 1935 zum Unterbannführer befördert; als Bannführer später auch nebenamtlicher HJ-Gebietsarzt für das Gebiet Mecklenburg der HJ;[23] in Schwerin Eintritt in die NSDAP am 1.5.1937, Mitgliedsnummer 5.950.638; Mitglied des NSDÄB; ab Oktober 1938 auch kommissarischer Leiter des Rassenpolitischen Amtes der Gauleitung Mecklenburg der NSDAP; September 1939 bis September 1940 Kriegseinsatz, 1941 EK II; im November 1943 zum HJ-Oberbannführer befördert; Mai bis Juni 1945 Inhaftierung in Schwerin, dann in ein britisches Internierungslager überführt; mind. 1953 bis 1967 Arzt in Stellichte bei Walsrode/Niedersachsen (Rittergut); am 28.10.1967 im Alter von 70 Jahren in Tostedt gestorben

---

20) Mit der Arbeit: Röntgenerfahrungen bei Cholesteatomen des Mittelohres, Leipzig 1931.

21) Mit der Arbeit: Untersuchungen über den Alkoholgehalt im Blut und im Speichel des menschlichen Körpers, Düsseldorf 1937.

22) Mit der Arbeit: Über die Empfindlichkeit der Haut innerlich Kranker gegenüber verdünnter Karbolsäure-Applikation, Rostock 1922.

23) Auf einer Tagung der Führerschaft des Gebietes Mecklenburg der HJ behandelte Voss in einem Vortrag in Januar 1943 „ein außerordentlich wichtiges Problem unter dem Blickpunkt der nationalsozialistischen Weltanschauung, dabei von dem Rassegedanken ausgehend. Alle Einflüsse, die geeignet sind, die Rassenreinheit zu gefährden, müssen beseitigt werden". Auf einem Appell zur „Verpflichtung der Jugend" hob Oberbannführer Voss im März 1944 hervor: „Nationalsozialismus ist eine urdeutsche Angelegenheit, wofür jeder zu sterben bereit sein muß. Wir müssen auf Gedeih und Verderb zusammenhalten und nur zum Wohle der Gemeinschaft leben … Der Sinn des Lebens" bestehe darin, „der Gemeinschaft zu dienen".

Voß, Dr. Heinrich Johann Kasimir

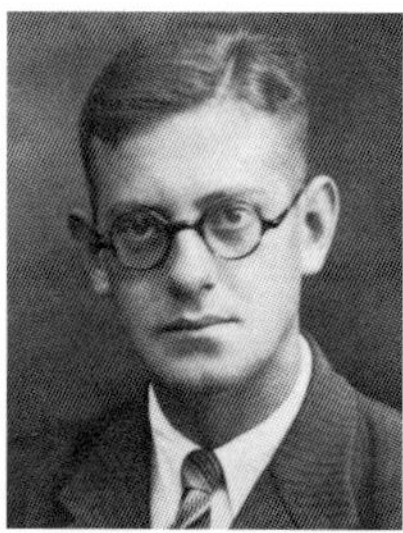

geboren am 5.7.1907 in Alexandrabad/Rußland; Sohn des Arztes → Karl Voß; Realgymnasium, 1928 Abitur; Medizinstudium in Heidelberg, Kiel, Leipzig und Rostock; mind. 1933 Medizinalpraktikant am Allgemeinen Krankenhaus in Lübeck; dort Eintritt in die NSDAP am 1.5.1933, Mitgliedsnummer 2.822.392; daneben auch Mitglied der SA sowie des NSDÄB; Dezember 1933 Approbation und Februar 1934 Promotion in Rostock;[24] mind. 1934 Assistenzarzt in Perleberg, mind. 1935 in Lauchhammer, bis 1936 in Elsterwerda (alles Brandenburg); April 1936 bis 1971 niedergelassener Allgemeinpraktiker in Hagenow (Königstraße 19 und 16, Bismarckstraße/Karl-Marx-Straße 22); Juni 1936 Heirat mit der Apothekerassistentin Elli Charchulla (*28.9.1910 in Königsberg/Ostpreußen, †15.3.1992 in Hagenow; Tochter eines Kaufmanns), fünf Kinder; mind. 1937 auch nebenamtlicher Vertragsarzt beim RAD-Lager für die weibliche Jugend in Hagenow; ab Oktober 1943 Kriegseinsatz; am 29.9.1971 im Alter von 64 Jahren in Hagenow gestorben

Voss, Heinz Fritz Wilhelm

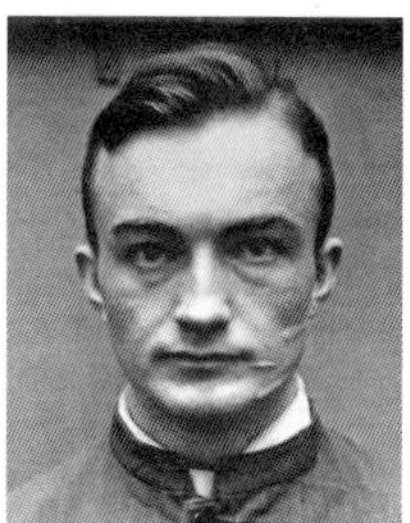

geboren am 8.8.1903 in Schwerin/Mecklenburg; Sohn des Arztes und späteren Sanitätsrates Dr. Albert Voss (*1866, †1924); Gymnasium in Schwerin, 1924 Abitur; Medizinstudium in Göttingen, Greifswald, Düsseldorf und Rostock; 1932 bis 1933 Medizinalpraktikant an der Hautklinik und der Medizinischen Klinik der Universität Rostock (Gertrudenplatz, Schröderplatz) sowie am Stadtkrankenhaus in Wismar (Dahlberg); Oktober 1933 Approbation; November 1933 bis Mai 1934 chirurgischer Assistenzarzt am Städtischen Krankenhaus in Velbert/Rheinprovinz; ab Juni 1934 Mitglied der HJ und bis 1936 HJ-Unterbannarzt im Stab der HJ-Gebietsführung Mecklenburg in Schwerin, in der sein Bruder → Dr. Albert Voss (später HJ-Gebietsarzt von Mecklenburg) Leiter der Abteilung Gesundheitsführung war; im Mai 1936 von der Großen Strafkammer des Landgerichts Schwerin wegen „zweier fortgesetzter Verbrechen" gegen §§ 175, 176 RStGB („widernatürliche Unzucht") zu drei Jahren Zuchthaus und drei Jahren Ehrverlust verurteilt; Strafverbüßung im Zuchthaus Bützow-Dreibergen; 1936 „gemäß § 8 Abs. 1 Ziff. 3 Zul.O." aus dem mecklenburgischen Arztregister gestrichen;[25] im September 1938 vorzeitig auf Bewährung nach Schwerin entlassen (Lübecker Straße 29 und 41); dort bis mind. 1947; nach Übersiedlung in die Bundesrepublik ab mind. 1961 Arzt in Westerland/Sylt (Boysenstraße 12, Gaadt 24); unverheiratet; am 27.8.1984 im Alter von 81 Jahren in Westerland gestorben

Voß, Dr. Karl Johann Pierre

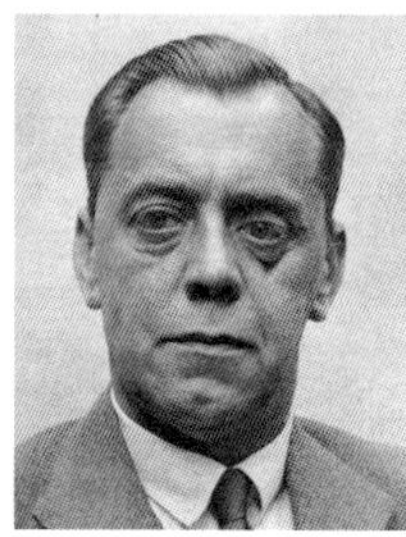

geboren am 1.5.1880 in Moskau/Rußland; Sohn eines Kaufmanns; Gymnasium in Dorpat/Estland, 1899 Abitur; Medizinstudium in Dorpat; 1906 Approbation für Rußland; 1906 bis 1912 Arzt in Südrußland, u.a. mind. 1907 in Alexandrabad und mind. 1908 bis 1911 als Militärarzt in Jerewan; August 1906 Heirat mit Marie von Raupach (*10.8.1880 in Dorpat, †3.2.1962 in Lübeck; Tochter eines Tierarztes), drei Kinder; ab 1912 praktischer Arzt in Jewe/Estland; 1914 bis 1918 Kriegseinsatz als Arzt; Februar bis Dezember 1918 unter der deutschen Militärverwaltung in Livland Kreisarzt des Kreises Petschory; Freikorpseinsatz als Kombattant im Balten-Regiment, kriegsbeschädigt (Verlust eines Auges); bis Mai 1920 in Taps/Estland; Mai 1920 Übersiedlung nach Deutschland, „Erwerb der deutschen Reichsangehörigkeit"; Mai 1920 bis 1943 Arzt in Lübeck

---

24) Mit der Arbeit: Über die Häufigkeit normaler Pupillenreaktionen bei progressiver Paralyse, Berlin 1933.

25) Dieser Passus in der Zulassungsordnung sah vor, daß ein Arzt „aus der Arztregister gestrichen" wird, „wenn er nicht zugelassen ist, mit der Rechtskraft der Entscheidung darüber, daß die Voraussetzungen für seine Eintragung nach § 5 nicht oder nicht mehr gegeben sind". Und nach § 5 der Zulassungsordnung war eine Eintragung in das Arztregister „nur zu versagen, wenn der Arzt nicht deutscher Staatsangehöriger ist oder sich nicht im Besitze der bürgerlichen Ehrenrechte befindet".

(Fleischhauerstraße 33, Fahlenkampsweg 2); Dezember 1920 Promotion in Rostock;[26] in Lübeck Eintritt in die NSDAP am 1.6.1930, Mitgliedsnummer 250.142; Januar bis Dezember 1931 auch Leiter der Abteilung Medizinalwesen bzw. Medizinalangelegenheiten in der Gauleitung Mecklenburg-Lübeck der NSDAP; am 16.1.1943 im Alter von 62 Jahren an Leberkrebs und Herzleiden in Lübeck gestorben

Voß, Prof. Dr. Otto Hinrich

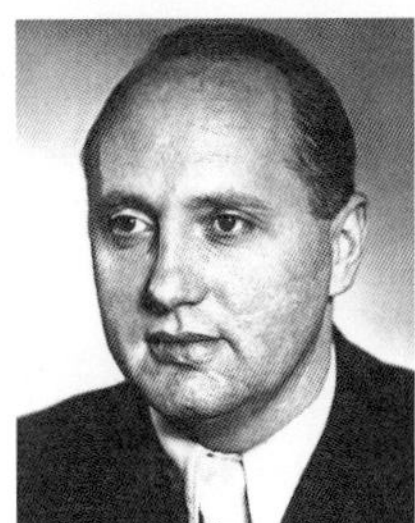

geboren am 3.2.1902 in Altona/Schleswig-Holstein; Sohn eines Eisenbahn-Betriebs-Sekretärs und späteren Eisenbahn-Oberinspektors; Gymnasium in Altona, 1920 Abitur; Medizinstudium in Tübingen, Kiel, München und Hamburg; Juni 1926 Approbation und Promotion in Hamburg;[27] Oktober 1926 bis Dezember 1927 Assistenzarzt an den Physiologischen Instituten der Universitäten Tübingen und Berlin; Januar bis Dezember 1928 Assistenzarzt an der Medizinischen Klinik der Universität Köln; Januar bis April 1929 Schiffsarzt auf der Hamburg-Südamerika-Linie; April 1929 bis März 1931 planmäßiger außerordentlicher Assistent an der Chirurgischen Universitätsklinik in Frankfurt/Main; März 1931 bis November 1935 planmäßiger Assistent an der Chirurgischen Universitätsklinik in Hamburg; ab 1933 Facharzt für Chirurgie; ab April 1933 Lehrauftrag für Chirurgische Propädeutik an der Universität Hamburg; ab April 1933 Mitglied des NSDÄB; Eintritt in die NSDAP am 1.5.1933, Mitgliedsnummer 3.279.028; ab Juni 1933 Mitglied der SS, Nr. 207.795, als SS-Unterscharführer zunächst Sturmbannarzt des III. Sturmbannes der SS-Standarte 28 in Hamburg, ab Januar 1936 Dienst in der SS-Sanitäts-Abteilung XV; Juli 1933 Habilitation in Hamburg;[28] seitdem Privatdozent für Chirurgie an der Universität Hamburg; November 1933 Mitunterzeichner des „Bekenntnisses der Professoren an den deutschen Hochschulen zu Adolf Hitler und dem nationalsozialistischen Staat"; ab 1933 Vertrauensarzt im Amt für Volksgesundheit der Gauleitung Hamburg der NSDAP; 1935 und 1936 mehrmonatige Hospitanz an der auf Hirnchirurgie spezialisierten Neurochirurgischen Klinik der Universität Stockholm; ab November 1935 Assistenzarzt an der Neurologischen Klinik der Universität Hamburg, dort von 1936 bis 1938 Leiter der Neurochirurgischen Abteilung der Universitäts-Nervenklinik in Hamburg-Eppendorf (Martinistraße 52, Heilwigstraße 59); April 1936 Heirat mit der Zahnärztin Dr. Ursula Fischer (*1.11.1907 in Görlitz, †16.4.1996 in Hamburg; Tochter eines Volksschullehrers), ein Kind; ab Februar 1938 II. Oberarzt an der Chirurgischen Klinik und Privatdozent für Chirurgie an der Universität Rostock (Maßmannstraße 35, Fahnenstraße 17);[29] ab Oktober 1938 auch kommissarischer Leiter des Rassenpolitischen Amtes der Gauleitung Mecklenburg der NSDAP; im Februar 1940 in Rostock zum außerplanmäßigen Professor für Chirurgie ernannt; Oktober 1941 bis Juli 1943 Lehrauftrag für Hirnchirurgie an der Universität Rostock; im April 1942 zum SS-Untersturmführer befördert und Führer in der SS-Sanitäts-Abteilung XXXIII; ab mind. 1943 stellvertretender Direktor der Chirurgischen Klinik der Universität Rostock (Dethardingstraße 9); im Juni 1945 aus dem Rostocker Universitätsdienst entlassen; mind. 1947 Chefarzt am Krankenhaus in Meldorf/Schleswig-Holstein (Österstraße 45); ab mind. 1966 Chirurg in Hamburg (Gaedechensweg 16); am 23.8.1968 im Alter von 66 Jahren in Hamburg gestorben

Voss, Dr. Paul Louis Adélard

geboren am 7.12.1890 in Rostock-Warnemünde/Mecklenburg; Sohn eines Kapitäns; Gymnasium in Rostock, 1910 Abitur; Medizinstudium in München, Bonn und Königsberg; als Einjährig-Freiwilliger dazwischen von 1913 bis 1914 Militärdienst; August 1914 bis November 1918 Kriegseinsatz, zunächst als Unterarzt, zuletzt als Feldhilfsarzt, EK II; Oktober 1917 Heirat mit Friederike Peters (*10.10.1894 in Eupen/Rheinprovinz, †28.11.1948 in Lüneburg/Hannover; Tochter eines Fabrikan-

26) Mit der Arbeit: Über den gegenwärtigen Stand der Therapie der weiblichen Genitaltuberkulose (MS).
27) Mit der Arbeit: Graphische Darstellung der Head'schen Zonen und ausstrahlende Schmerzen für den klinischen Unterricht, Altona 1925.
28) Mit der Arbeit: Beiträge zur Klinik des Morbus Basedow, Berlin 1934.
29) In Rostock kam es ab 1939 auf Initiative des Gauleiters Friedrich Hildebrandt zu einem Verfahren vor dem Gaugericht Mecklenburg der NSDAP wegen Karrierestreitigkeiten unter den Klinikärzten, worin auch Voß involviert war, das aber wegen des Krieges eingestellt wurde.

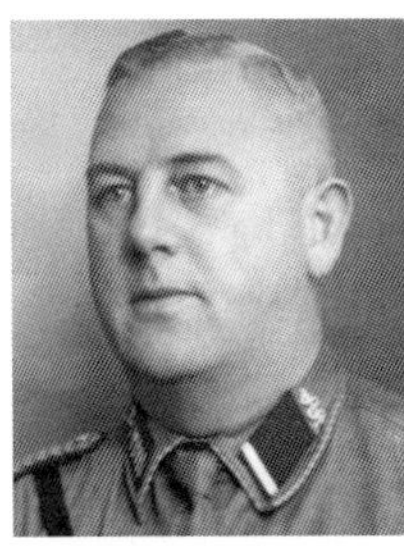

ten), drei Kinder; März 1919 Approbation in Königsberg; April bis Juni 1919 Militäreinsatz beim Grenzschutz Ost; mind. 1920 Assistenzarzt an der Medizinischen Klinik und der Kinderklinik der Universität Rostock (Schröderplatz, Augustenstraße 80/82); dort im September 1920 Promotion;[30] Januar 1921 bis mind. 1945 niedergelassener Allgemeinpraktiker mit Röntgeneinrichtung in Rostock (Friedrich-Franz-Straße 52, St.-Georg-Straße 19; wohnhaft in Alt-Bartelsdorf); dort auch nebenamtlicher Vertrauensarzt der Landesversicherungsanstalt; Eintritt in die NSDAP am 1.5.1937, Mitgliedsnummer 5.083.602; ab 1939 Kriegseinsatz in der Wehrmacht; Mitglied des NSKK, im April 1940 zum NSKK-Sanitäts-Sturmführer befördert; mind. 1948 bis 1964 Arzt in Lüneburg (Feldstraße 10, Friedenstraße 18); am 17.10.1964 im Alter von 73 Jahren in Hamburg gestorben

Voss, Dr. Stefan Wilhelm Walther (Steffen)
geboren am 23.8.1908 in Röbel/Mecklenburg; Sohn des Arztes → Dr. Walter Voss; Gymnasium in Waren, 1929 Abitur; Medizinstudium in Würzburg, Jena, Leipzig, Innsbruck, München und Rostock; März 1936 Approbation in Rostock; Oktober 1936 Promotion in Erlangen;[31] bis November 1936 Volontärassistent am Städtischen Krankenhaus in Hof/Bayern; ab November 1936 Assistenzarzt in Mecklenburg; ab 1937 Volontärassistent am Pathologischen Institut, September 1938 bis mind. 1945 Assistenzarzt an der Chirurgischen Klinik der Universität Erlangen (Krankenhausstraße 6); Mai 1939 Heirat mit Maria Hoffmann (*28.11.1912 in Nürnberg, †5.12.2003 in Gunzenhausen/Bayern; Tochter eines Gärtnermeisters), mind. vier Kinder, 1967 Scheidung; Kriegseinsatz in der Wehrmacht, im September 1943 uk gestellt; mind. 1955 bis 1973 niedergelassener Facharzt für Chirurgie in Lübeck-Travemünde (Achterdeck 2); August 1968 Heirat mit der Sekretärin Maria Kössel (*15.9.1936 in Zell/Allgäu; Tochter eines Maurers); bis 1985 in Lübeck; 1985 bis 1994 in Grassau/Bayern; 1994 bis 1996 in Pfronten/Bayern (Vilstalstraße 42); am 25.10.1996 im Alter von 88 Jahren in Pfronten gestorben

Voss, Dr. Walter Emanuel Gustav
geboren am 5.9.1879 in Rostock/Mecklenburg; Sohn eines Kaufmanns; Gymnasium in Rostock, 1898 Abitur; Medizinstudium in München, Kiel und Rostock (Ulmenstraße 21); Januar 1903 Approbation und Januar 1904 Promotion in Rostock;[32] Assistenzarzt in Rostock und in Harburg; Oktober 1906 bis mind. 1953 niedergelassener Allgemeinpraktiker in Röbel (Breite Straße 402, Hindenburgstraße/Breite Straße/Straße des Friedens 48); Dezember 1906 Heirat mit Melitta Rühl (*14.2.1881 in Würzburg, †4.1.1921; Tochter eines Berufssoldaten [Hauptmann]), mind. ein Kind; August 1914 bis November 1918 Kriegseinsatz als Oberarzt bzw. Stabsarzt bei mobilen Einheiten an der Front; April 1924 Heirat mit Marie Mengel (*21.5.1901 in Altona, †23.6.1995 in Bad Iburg/Niedersachsen; Tochter eines Gefangenen-Aufsehers und späteren Kaufmanns); Eintritt in die NSDAP am 1.5.1937, Mitgliedsnummer 5.084.182; im Mai 1945 vom sowjetischen Stadtkommandanten in Röbel als Stadtarzt eingesetzt; am 6.11.1960 im Alter von 81 Jahren in Röbel gestorben

30) Mit der Arbeit: Über einen Fall von Achylia gastrica und pancreatica und Hypochylia hepatica auf konstitutioneller Grundlage (MS).

31) Mit der Arbeit: Ein weiterer Beitrag zur Frage der anlagemäßig bedingten Hüftgelenkspfannenverbildungen, Erlangen 1936.

32) Mit der Arbeit: Klinisch-statistischer Beitrag zur Frage der sogenannten traumatischen Lokal-Tuberkulose, speziell der Knochen und Gelenke, Rostock 1903.

Wachholder, Prof. Dr. Kurt Otto Eduard

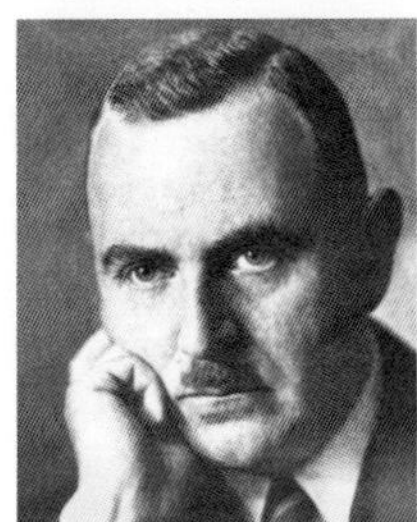

geboren am 23.3.1893 in Oberhausen/Rheinprovinz; Sohn eines Bergwerksdirektors; Realgymnasium in Düsseldorf, 1912 Abitur; Medizinstudium in Freiburg und Bonn; dazwischen von August 1914 bis Dezember 1918 Kriegseinsatz als Feldhilfsarzt im Reserve-Feldartillerie-Regiment 59 und im Reserve-Feldlazarett der Reserve-Infanterie-Division 77, EK II; Weiterführung des Medizinstudiums in Bonn; dort im Juni 1920 Approbation und im September 1920 Promotion;[1] ab 1920 Assistenzarzt am Physiologischen Institut der Universität Breslau (Drosselweg 22); Dezember 1920 Heirat mit der Krankenschwester und seiner späteren wissenschaftlichen Mitarbeiterin Felicia Baetzer (*21.2.1890 in Pallanza/Italien, †12.3.1964 in Bonn), drei Kinder; März 1923 Habilitation in Breslau;[2] seitdem Privatdozent für Physiologie an der Universität Breslau; ab Juli 1928 außerordentlicher Professor an der Universität Breslau (Elsterweg 23, Zeisigweg 15); 1929 Lehrstuhlvertretung an der Universität Zürich; ab Mai 1933 ordentlicher Professor für Physiologie und Direktor des Physiologischen Instituts der Universität Rostock (Lützowstraße 4); ab Juni 1933 Förderndes Mitglied der SS; ab Juli 1934 Mitglied des NS-Lehrerbundes, ab 1937 des NS-Beamtenbundes, ab 1939 des NS-Dozentenbundes;[3] ab September 1939 Kriegseinsatz als Stabsarzt im Reservelazarett Groß Born/Pommern; zur Weiterführung der universitären Tätigkeit im Januar 1940 zur Wehrkreislehrküche der Wehrmachts-Sanitätsstaffel nach Rostock versetzt; Januar 1940 bis Mai 1941 Dekan der Medizinischen Fakultät der Universität Rostock, Juni 1941 bis März 1943 Prorektor der Universität Rostock (Wallensteinstraße 25); 1943 mit „wehrwirtschaftlich wichtigen" Forschungsarbeiten beauftragt;[4] April 1944 bis Dezember 1945 Rektor der Universität Rostock;[5] im November 1944 zum Oberfeldarzt befördert; im Mai 1945 vom Ortskommandanten der Roten Armee mit der Wiedereröffnung der Universität beauftragt; im Januar 1946 zunächst entlassen, ab September 1946 wieder Direktor des Physiologischen Instituts der Universität Rostock;[6] 1947 Wiedererteilung der Lehrbefugnis

---

1) Mit der Arbeit: Über den Wischreflex des Frosches. Ein Beitrag zur Analyse der Reflexfunktionen des Rückenmarks, Jena 1920.

2) Mit der Arbeit: Untersuchungen über die Innervation und Koordination der menschlichen Bewegungen mit Hilfe der Aktionsströme, Breslau 1923.

3) Der Gauführer des NS-Dozentenbundes, → Dr. Heinrich Gißel, artikulierte im September 1938 seinen Eindruck, daß Wachholder sich „in jeder Weise mit den nationalsozialistischen Ideen beschäftigt und sich voll und ganz eingeordnet" habe; Wachholder werde zwar „niemals ein politischer Aktivist werden, aber stets ein unbedingt zuverlässiger Mitarbeiter", den man „ohne weiteres und ohne jede Bedenken zu jeder Tätigkeit heranziehen" könne.

4) Bereits seit 1937 unternahm Wachholder mit finanzieller Unterstützung des Reichsforschungsrates Untersuchungen zur landwirtschaftlichen Chemie sowie Vitaminforschungen für die Wehrmacht; parallel dazu verlagerte er seine Forschungen immer stärker auf das Gebiet der Arbeits- und Wehrphysiologie. In Zusammenarbeit mit dem Heereswaffenamt unternahm er 1943 auch „Untersuchungen über die derzeitige Ernährungslage"; Wachholder hat laut dem Beauftragten für medizinische Wissenschaft und Forschung beim Bevollmächtigten für das Sanitäts- und Gesundheitswesen (Prof. Dr. Paul Rostock) „auf der Ernährungstagung der Wehrmacht [Ende 1944] einen sehr guten Vortrag über Vitaminbedarf gehalten". Und anläßlich eines Vortrages zur 525-Jahr-Feier der Universität Rostock betonte Wachholder noch im November 1944 „ausdrücklich", daß wesentliche Teile der Forschungen seines Instituts „entstanden sind aus den Anregungen, welche wir bei ganz speziellen kriegsbedingten Forschungsaufgaben gewonnen haben"; seine Arbeiten zeigten, wie notwendig es sei, „nicht nur alle unsere Leistungen zum Höchsteinsatz zu steigern, sondern uns auch auf dem Höchststande unserer Leistungsfähigkeit [zu] erhalten"; dieses sei, „unserem Führer folgend, die Forderung des Tages", und er hoffe, daß „auch alle andere, vielfach noch weit direkter kriegseingestellte wissenschaftliche und auch praktische Arbeit an unserer Rostocker Universität sich als fruchtbar für unser Volk erweisen möge".

5) Der Leiter der Abteilung Wissenschaft, Erziehung und Volksbildung des Mecklenburgischen Staatsministeriums und Kurator der Universität Rostock, Rudolf Krüger, hatte bereits im August 1943 festgehalten, daß Gauleiter Friedrich Hildebrandt „der Entwicklung der Universität mit schwerer Sorge entgegensehe, wenn, wie beabsichtigt, ein Mann wie der Professor Dr. Wachholder im Oktober dieses Jahres Rektor der Universität Rostock werde". Wachholder sei „kein Parteigenosse und auch sonst in jeder Beziehung für dieses Amt ungeeignet". Der amtierende Rektor, → Prof. Dr. Otto Steurer, der Wachholder vorgeschlagen hatte, erklärte jedoch auf Nachfrage Krügers, „daß der Vorschlag, Professor Dr. Wachholder zu seinem Nachfolger zu bestellen, gerade von dem Leiter der Dozentenschaft, Professor Dr. Gißel, gemacht" worden sei. Erst als kein geeignetes NSDAP-Mitglied für die Rektoratsfunktion gefunden werden konnte, stimmte Hildebrandt der Ernennung Wachholders 1944 zu. Wachholder bat den Mecklenburgischen Staatsminister Friedrich Scharf im Februar 1945, ihn vorübergehend vom Amt des Rektors zu entbinden, da er bis April 1945 einen „dringenden Wehrforschungsauftrag" für das Oberkommando des Heeres zu erfüllen habe.

6) Wachholder meinte 1946, er habe seine Fördernde Mitgliedschaft in der SS „als eine Art Lösegeld" betrachtet, „mit dem ich mich gegenüber stärkeren Anknüpfungsversuchen seitens der Partei loskaufen konnte". Nach der Schilderung von seinen „schweren Auseinandersetzungen" mit dem NSDAP-Kreisleiter und dem Gaustudentenbundführer

als Professor für Physiologie;[7] nach politischen Auseinandersetzungen im Zusammenhang mit der „Zweiten Hochschulreform", nicht eingehaltenen Zusagen des Staatssekretariats für Hochschulwesen der DDR und den Folgen des 17. Juni 1953 im September 1953 in die Bundesrepublik übersiedelt;[8] ab Oktober 1953 ordentlicher Professor für Physiologie und Direktor des Physiologischen Instituts der Universität Bonn; im März 1961 emeritiert; am 7.8.1961 im Alter von 68 Jahren in Bonn gestorben

Wacker, Dr. Helmuth Karl Friedrich
geboren am 21.3.1864 in Neukloster/Mecklenburg; Sohn eines Ökonomen und Wirtschaftslehrers; Gymnasium in Doberan, 1885 Abitur; zunächst Studium der Theologie in Rostock, dann Medizinstudium in München und Rostock; April 1892 Approbation in Rostock; 1892 bis 1893 Assistenzarzt an der Augenklinik und der Medizinischen Klinik der Universität Rostock (Doberaner Straße 140, Schröderplatz); 1893 bis 1913 niedergelassener Allgemeinpraktiker in Lübz (Amtsfreiheit 24); Oktober 1895 Heirat mit Christiane Fromm (*3.3.1867 in Schwerin, †11.12.1931 in Güstrow; Tochter eines Sekretärs), drei Kinder; Februar 1900 Promotion in Rostock;[9] März 1913 bis mind. 1938 niedergelassener Allgemeinpraktiker in Güstrow (Hafenstraße 2); 1918 zum Sanitätsrat ernannt; Juli 1923 bis September 1938 auch geschäftsführender Leiter der ärztlichen Verrechnungsstelle in Güstrow; 1939 bis 1940 Geschäftsführer der ärztlichen Verrechnungsstelle in Wismar (Lübsche Straße 95); am 7.2.1940 im Alter von 75 Jahren an Magen-Darm-Krebs in Wismar gestorben[10]

---

kam Wachholder zu dem Fazit, er habe „von 1933 an bis zum Schluß des Naziregimes stets offen opponiert und aktiv angekämpft gegen den Einfluß, den die Partei auf die Universität zu nehmen sich bemühte". Dagegen betonte die Entnazifizierungskommission der Stadt Rostock im Juni 1946, Wachholder sei „dadurch bekannt, daß er mehrfach Proklamationen auf seinen ‚geliebten Führer' öffentlich vor dem Universitätsgebäude zu Gehör brachte"; wenn er auch nicht Mitglied der Partei gewesen sei, so habe er sich „doch aktiv für die Ziele der NSDAP eingesetzt und war ein eifriger Verfechter der faschistischen Ideologie und ein treuer Anhänger Hitlers". Im Unterschied dazu gelangte der „Block der Antifaschistischen Parteien" der Stadt Rostock im Juli 1946 „zu der Überzeugung", daß Wachholder „durch seine persönliche Haltung und seine Handlungen ... als Antifaschist" zu bezeichnen sei.

7) Rektor Prof. Dr. Günter Rienäcker setzte sich im Juli 1947 bei der mecklenburgischen Landesregierung stark für seinen Amtsvorgänger ein; Wachholder sei „als ausgesprochener Wissenschaftler im Grunde unpolitisch" und „niemals Mitglied einer politischen Partei" gewesen; nachdem er sich geweigert habe, einen politischen Anschlag im Physiologischen Institut auszuhängen, sei er „als politisch ganz unzuverlässig beurteilt" worden, weshalb Berufungen an andere Universitäten gescheitert seien. Wachholder habe sich ab 1945 „in ganz besonders aktiver Weise für die Erhaltung der Universität, der Kliniken, für den Wiederaufbau des Lehrkörpers der Universität und für die Wiedereröffnung der Medizinischen Fakultät eingesetzt". Zudem sei Wachholder „als Physiologe völlig unersetzlich": Falls er den an ihn ergangenen Ruf an die Universität Leipzig annehme, sei Wachholders Lehrstuhl „einfach nicht wieder zu besetzen", da es Physiologen oder auch nur geeignete Vertreter für diesen Lehrstuhl „einfach nicht gibt". Die Regierung solle Wachholder, der bis jetzt nicht endgültig bestätigt sei, definitiv berufen.

8) Wachholder teilte dem Dekan der Medizinischen Fakultät der Universität Rostock im September 1953 mit, daß er einen Ruf an die Universität Bonn angenommen und Rostock verlassen habe. Er begründete diesen Schritt, der ihm „nicht leicht gewesen" sei, u.a. mit der Nichteinhaltung von Zusagen des Staatssekretariats für Hochschulwesen hinsichtlich der materiellen und räumlichen Ausstattung seines Instituts. Das Staatssekretariat habe ihn „in den letzten Jahren derart schlecht behandelt", daß er „jedes Vertrauen zu ihm und damit zu einem erfolgreichen Arbeiten-Können in der DDR verloren" habe. Hinzu komme, daß er „nach dem 17. Juni wie ein Gefangener behandelt" worden sei; man habe „den Haupteingang des Institutsgebäudes [in dem sich Wachholders Wohnung befand] abgeschlossen", so daß er „tagsüber unter dauernder Kontrolle", jeden Tag ab 18 Uhr sowie „von Sonnabend mittag bis Montag früh von der Außenwelt völlig abgeschnitten" gewesen sei. Und gegenüber dem Staatssekretariat für Hochschulwesen der DDR führte Wachholder im September 1953 aus: „Wenn nach dem 17. Juni erklärt worden ist, das Staatssekretariat werde einem Fortgehen [bei Berufungen nach Westdeutschland] grundsätzlich keine Schwierigkeiten entgegenstellen, behalte sich aber im Einzelfalle eine ‚Diskussion' vor, mit dem Ziele, den betreffenden Hochschullehrer der DDR zu erhalten", so sei dies „für Jeden, der die Verhältnisse in der DDR kennt, nur eine versteckte Verhinderung der Freizügigkeit. Da das Staatssekretariat seine in dem mit mir abgeschlossenen Einzelvertrag eingegangenen Verpflichtungen nicht einhält, sehe ich mich auch meinerseits nicht an die im Einzelvertrage ausgemachte Kündigungsfrist gebunden". Wachholder hatte 1947, 1950 und 1952 Rufe der Universitäten Leipzig, Jena und Istanbul abgelehnt.

9) Mit der Arbeit: Über Coincidenz zweier acuter Infectionskrankheiten bei demselben Individuum, Lübz 1900.

10) In einem Nachruf der Bezirksvereinigung Südmecklenburg der Reichsärztekammer hieß es, der verstorbene „Berufskamerad" Wacker sei „einer der bekanntesten und um die Versorgung der Ärzte Mecklenburgs besonders verdienten Kollegen. Als es gegen Ende der Inflation immer klarer wurde, daß es Geld und Geldeswert nicht mehr gab, daß also alles für das Alter und für die Familie Ersparte verlorenging, daß auch für den Einzelnen keine Grundlage für den Neuaufbau vorhanden war, griff Herr Wacker die Gedankengänge von Graf Gauting auf. Dieser zeigte, daß es in damaliger Zeit nur eine sichere Unterlage für eine Versorgung gab, die Arbeitskraft der Kollegenschaft, und daß man diese hierzu zusammenfassen müsse. Die erforderliche Organisation zu schaffen, war unendlich mühsam, besonders bei dem erklärlichen Mißtrauen, das damals gegen alle geldlichen Unternehmungen herrschte. Wacker aber brachte den erforderlichen Optimismus auf und erreichte nach rastloser, mühevollster Arbeit und Überwin-

Wacks, Ulrich Hans Joachim

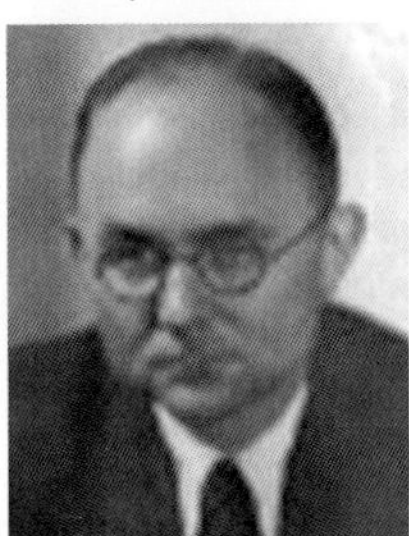

geboren am 11.7.1911 in Greifenberg/Pommern; Sohn eines Meldeamtsvorstehers; Gymnasium in Greifenberg, 1930 Abitur; Medizinstudium in Rostock; bis September 1936 Medizinalpraktikant an der Heil- und Pflegeanstalt Sachsenberg in Schwerin; dort Mitglied der SA; ab September 1936 Medizinalpraktikant an der Kranken- und Pflegeanstalt Frankenthal/Pfalz, ab Januar 1937 am Städtischen Krankenhaus in Ludwigshafen/Pfalz; April 1937 Approbation; ab Juni 1937 Assistenzarzt am Kreiskrankenhaus in Stallupönen/Ostpreußen; ab November 1940 niedergelassener Allgemeinpraktiker in Trakehnen/Ostpreußen; daneben ab 1940 Oberarzt am Krankenhaus in Ebenrode/Ostpreußen; dort Eintritt in die NSDAP am 1.1.1941, Mitgliedsnummer 8.480.526; März 1941 Heirat mit der Krankenschwester Ruth Schipper (*26.11.1917 in Rastenburg/Ostpreußen, †20.12.1991 in Dargun; Tochter eines Krankenpflegers), vier Kinder; ab November 1941 Mitglied des NSDÄB; Oktober 1944 Flucht aus Ostpreußen; mind. Frühjahr/Sommer 1945 bis Juni 1982 niedergelassener Allgemeinpraktiker in Dargun (Schloßstraße 57); zum Sanitätsrat ernannt; bis 1992 im Ruhestand in Dargun; am 19.7.1992 im Alter von 81 Jahren in Lüdershagen bei Barth gestorben

Waechter, Dr. Hermann Julius Gustav

geboren am 3.5.1878 in Schwaan/Mecklenburg; Sohn des Arztes und späteren Sanitätsrates Dr. Gustav Waechter (*1844, †1917); Gymnasium in Rostock, 1897 Abitur; Medizinstudium in Berlin an der Kaiser-Wilhelm-Akademie für das militärärztliche Bildungswesen; Februar 1903 Approbation in Berlin; Militärarzt im Fußartillerie-Regiment 15 (wohnhaft in Überruh bei Isny/Allgäu); März 1909 Promotion in Freiburg;[11] bis 1909 Oberarzt im 1. Unterelsässischen Feldartillerie-Regiment 31 in Hagenau/Elsaß (Hüffelshof); November 1909 Heirat mit Elly Ridder (*24.10.1889 in Wesel/Rhein, †10.1.1989 in Pulheim/Nordrhein-Westfalen; Tochter eines Kaufmanns), drei Kinder; Ende 1909 bis 1945 niedergelassener Facharzt für Lungenkrankheiten in Hirschberg/Schlesien (Adolf-Hitler-Straße 27); dort auch Regierungsmedizinalrat; nach Flucht von Juni 1945 bis mind. 1952 zunächst Arzt in der Praxis von → Dr. Friedrich Prein, dann niedergelassener Facharzt für Lungenkrankheiten in Schwerin (Krügerstraße 4 und 7, Burgstraße 3); nach Übersiedlung in die Bundesrepublik bis 1959 in Wettesingen bei Volkmarsen/Hessen (Kurstadt 116); am 6.7.1959 im Alter von 81 Jahren in Wettesingen gestorben

Waegeler, Dr. Heinrich August

geboren am 15.7.1888 in Assmannshausen/Hessen-Nassau; Sohn eines Restaurateurs und späteren Hotelpächters; Gymnasium in Hadamar, 1907 Abitur; Medizinstudium in Bonn, Freiburg und München; 1912 bis 1913 Medizinalpraktikant an der Chirurgischen Abteilung des Krankenhauses in Hamburg-Eppendorf, am Pathologischen Institut der Universität Freiburg und an der Inneren Abteilung des Städtischen Krankenhauses in Frankfurt/Main; März 1913 Promotion in Freiburg;[12] Juli 1913 Approbation; Juli 1913 bis September 1914 Assistenzarzt an der Inneren Abteilung des Städti-

---

dung vieler bürokratischer Schwierigkeiten, daß 1924 die Ärztliche Verrechnungsstelle für Privatpraxis, mit einer Ärzteversorgung gekoppelt, ihren Betrieb aufnehmen konnte. Mehr als die Hälfte der Mecklenburgischen Ärztevereine hatten sich angeschlossen. Dieses Ergebnis erreichte Herr Wacker nicht etwa dadurch, daß er ein glänzender Redner oder blendender Agitator war, er überzeugte vielmehr die Zuhörer, weil diese fühlten, daß ein innerlichst von der Richtigkeit seine Ideen überzeugter, bedachtsamer, vornehmer Charakter zu ihnen sprach. Mit unendlicher Geduld konnte er immer wieder auf die stets von neuem vorgebrachten Einwände eingehen, stets ausgleichend, nie aggressiv, oft mit leichtem Humor. Als Geschäftsführer der VS erwies er sich allen Schwierigkeiten gewachsen. Der Betrieb wurde mustergültig geordnet, Herr Wacker war in keiner Weise einseitig, und er wußte die damals ständig wachsenden Anforderungen wohl zu meistern. Durch alle Klippen wie Deflation – eine besonders gefährliche Krise –, Einführung der Festmark usw. wußte Herr Wacker sein Schiff zu steuern. Als 1936 auch die ärztliche Versorgung von der Reichsärztekammer übernommen wurde, stand sie geldlich so tadellos da, daß sie in die Verwaltung derselben übergehen konnte. Als Mensch war Herr Wacker von seltener Liebenswürdigkeit und Bescheidenheit. Er liebte Geselligkeit und besaß einen feinen Humor, auch war er ein vorbildlicher Familienvater. Wer je mit ihm zu tun gehabt, wird ihn nur in ungetrübtester Erinnerung haben. Sein Andenken wollen wir in treuen Ehren halten".

11) Mit der Arbeit: Über Carcino-Sarcome der Schilddrüse, Freiburg 1909.

12) Mit der Arbeit: Zur Histogenese der Nabeladenome nebst einem kasuistischen Beitrag, Wiesbaden 1913.

schen Krankenhauses und am Krankenhaus Sandhof in Frankfurt/Main (Sandhöfer Allee 4); September 1914 bis Dezember 1918 Kriegseinsatz als Assistenzarzt im Festungslazarett Metz; Mai 1917 Heirat mit Olga Müller (*30.9.1893 in Weißwasser/Lausitz, †31.5.1965 in Rostock; Tochter eines Fabrikbesitzers), fünf Kinder; April 1919 bis Mai 1922 Assistenzarzt an der Inneren Abteilung des Rudolf-Virchow-Krankenhauses in Berlin; ab 1923 niedergelassener Facharzt für Innere Krankheiten in Stolp/Pommern (Bütower Straße 2); dort Mitglied des Opferrings der NSDAP; ab September 1939 Kriegseinsatz als Truppenarzt im Polenfeldzug, November 1939 bis Mai 1942 als Leitender Arzt der Inneren Abteilung eines Lazaretts in Bromberg/Posen, Mai bis Juni 1942 als Arzt in einem Lazarett in Marienburg/Westpreußen, Juni 1942 bis Januar 1945 in einem Lazarett in Elbing/Ostpreußen, Februar bis März 1945 in einem Lazarett in Güstrow, ab März 1945 in einem Lazarett in Rostock, zuletzt als Oberstabsarzt; Dezember 1945 bis 1950 niedergelassener Facharzt für Innere Krankheiten in Rostock (St.-Georg-Straße 12, Rosa-Luxemburg-Straße 35); am 9.10.1950 im Alter von 62 Jahren an Rektumkarzinom und Hirnmetastasen in Rostock gestorben

Wängler, Dr. Kurt Hinrich Johannes

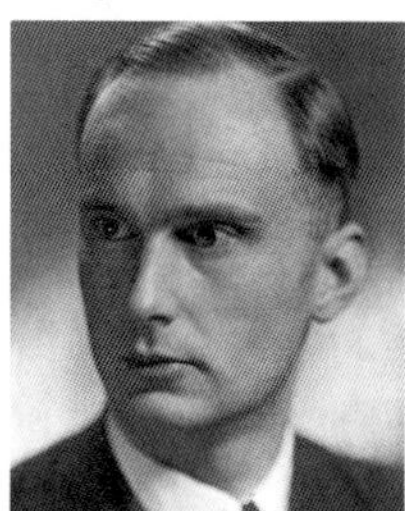

geboren am 29.8.1911 in Wandsbek/Schleswig-Holstein; Sohn eines Prokuristen; Gymnasium, 1931 Abitur; Medizinstudium in Kiel; August 1937 Approbation und Promotion in Kiel;[13] mind. 1937 Volontärassistent am Kinderkrankenhaus in Hamburg-Rothenburgsort (Marckmannstraße 131); dort Eintritt in die NSDAP am 1.5.1937, Mitgliedsnummer 3.973.133; ab März 1938 Hilfsarzt, mind. 1939 bis Juni 1940 stellvertretender Leiter des Staatlichen Gesundheitsamtes Neustrelitz (Twachtmannstraße 14); dort auch nebenamtlicher HJ-Truppenarzt; Juni 1938 Heirat mit der Krankenschwester Margot Kötter (*20.4.1918 in Datteln/Westfalen, †23.8.2008 in Hannover; Tochter eines Kaufmanns), zwei Kinder, 1947 Scheidung; Juli 1940 bis 1945 Leiter des Bezirksgesundheitsamtes Bremen-Lesum (Kurfürstenallee 45, Auf dem Hohen Ufer 1, Lüder-von-Bentheim-Straße 31); ab Februar 1941 Mitglied des NSDÄB; 1941 zum Medizinalrat ernannt; März 1948 Heirat mit Lieselotte Meise (*24.1.1920 in Neuhardenberg/Brandenburg, †6.4.1994 in Lehre/Niedersachsen; Tochter eines Kaufmanns), zwei weitere Kinder; Juni 1954 bis März 1976 Obervertrauensarzt bei der Landesversicherungsanstalt Oldenburg-Bremen in Bremen (Schwachhauser Heerstraße 32, Ostpreußische Straße 7), zuletzt als Leitender Medizinaldirektor; am 28.11.1977 im Alter von 66 Jahren in Bremen gestorben

Wagner, Dr. Carl Friedrich J.

geboren am 4.9.1913 in Salem/USA; Sohn eines schweizerischen Chemikers; Gymnasium in Schwerin, 1933 Abitur; Medizinstudium; bis 1939 Medizinalpraktikant in Bad Reichenhall/Bayern; April 1939 Approbation; mind. 1939 Assistenzarzt in Schwerin (Moltkestraße 97, Friedrich-Franz-Straße); ab Oktober 1939 Kriegseinsatz in der Wehrmacht; April 1940 Promotion in Rostock;[14] ab Juli 1940 dienstverpflichteter Arzt in der Praxis des einberufenen Dr. Friedrich Noeske in Stettin (Heinrichstraße 45), ab Dezember 1941 an der chirurgischen Privatklinik des einberufenen Dr. Volkmar Riemann in Stargard/Pommern (Bahnhofstraße 3), ab April 1942 in Zachan/Pommern; ab April 1944 erneuter Kriegseinsatz in der Wehrmacht

Wagner, Dr. Ingeborg

geboren am 30.4.1901 in Zoppot bei Danzig/Westpreußen; Tochter eines Bankbeamten; Gymnasium, 1919 Abitur; Medizinstudium in Heidelberg; dort im Juni 1923 Promotion;[15] Juni 1926 Approbation in Karlsruhe; Dezember 1931 bis 1945 niedergelassene Fachärztin für Kinderkrankheiten in Elbing/Ostpreußen (Hospitalstraße 5, Adolf-Hitler-Straße 14); nach Flucht von Juli 1945 bis mind. 1982 niedergelassene Kinderfachärztin (zunächst in der Praxis von → Dr. Max Bandelow) in Schwerin

13) Mit der Arbeit: Die Galaktose-Doppelbelastung als Leberfunktionsprüfung in verschiedenen Gestationsphasen, Hamburg 1937.
14) Mit der Arbeit: Morphologie der Leukocytenentwicklung, Rostock 1940.
15) Mit der Arbeit: Über Ichthyosis congenita, Heidelberg 1926.

(Severinstraße 4, Obotritenring 120, Paulstraße/Franz-Mehring-Straße 22); bis 1986 im Ruhestand in Schwerin (Pilaer Straße 2); unverheiratet; am 23.4.1986 im Alter von fast 85 Jahren in Schwerin gestorben

Wagner, Dr. Jannette (geb. Janssen)
geboren am 18.12.1904 in Pewsum bei Emden/Hannover; Tochter eines Tischlers, Zimmer- und Maurermeisters sowie späteren Bauunternehmers; Oberrealschule und Studienanstalt in Emden, 1926 Abitur; zunächst Studium der Philologie in Bonn und Freiburg, dann Medizinstudium in Marburg und Rostock; 1935 bis 1936 Medizinalpraktikantin an der Universitäts-Nervenklinik Rostock-Gehlsheim und an der Kinderklinik der Universität Rostock (Augustenstraße 80/82); April 1936 Promotion[16] und 1936 Approbation in Rostock; anschließend dort mglw. Volontärassistentin; Mai 1937 Heirat mit dem Arzt → Dr. Otto Wagner, mind. drei Kinder; Mai 1937 bis 1999 in Gadderbaum bzw. Bielefeld (Friedhofsweg 26); ab mind. 1940 ohne ärztliche Tätigkeit; am 5.2.1999 im Alter von 94 Jahren in Bielefeld gestorben

Wagner, Dr. Karl Theodor Erich (Carltheo)

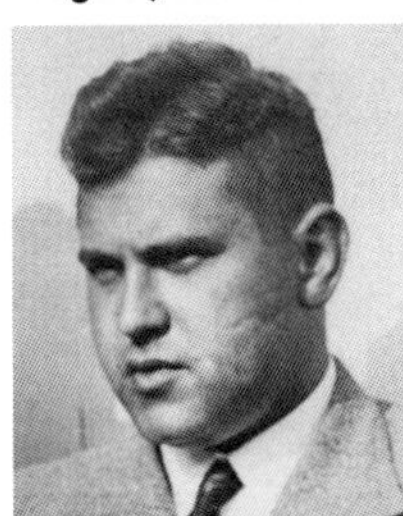

geboren am 26.6.1905 in Gronau bei Hanau/Hessen-Nassau; Sohn eines Pastors; Reformrealgymnasium, 1926 Abitur; Medizinstudium in Marburg und Rostock; als Student Eintritt in die NSDAP am 1.5.1933, Mitgliedsnummer 2.665.967; daneben auch Mitglied der SA und des NSDÄB; Dezember 1934 Approbation und Dezember 1935 Promotion in Rostock;[17] 1935 Landarztassistent bei → Dr. Ernst Burmeister in Sternberg und Volontärassistent an der Chirurgischen Klinik der Universität Rostock (Maßmannstraße 35); Mai 1936 Heirat mit der Ärztin → Dr. Veronika Wagner geb. von Wittern, zwei Kinder, spätestens 1946 Scheidung; mind. 1936 bis 1937 Assistenzarzt an der Chirurgischen Klinik der Universität Rostock (Rosengarten 11, Danziger Freiheit 2); Dezember 1937 bis mind. 1941 niedergelassener Allgemeinpraktiker in Neubrandenburg (Ihlenfelder Straße 3, Demminer Straße 12, Neveriner Straße 26); ab September 1939 Kriegseinsatz als Stabsarzt in der Wehrmacht, Weiterführung der Praxis durch seine erste Ehefrau; mind. 1946 bis 1966 niedergelassener Allgemeinpraktiker und Geburtshelfer in Ahrensbök/Schleswig-Holstein (Mösberg 82, Plöner Straße 34); Dezember 1946 Heirat mit Elisabeth Kreutzfeldt verw./gesch. Grabbert (*27.2.1912 in Leppin bei [Burg] Stargard, †23.11.2012 in Ratekau/Schleswig-Holstein; Tochter eines Inspektors und späteren Administrators), mind. zwei weitere Kinder; am 10.12.1966 im Alter von 61 Jahren in Ahrensbök gestorben

Wagner, Dr. Otto Heinrich Paul
geboren 21.3.1908 in Essen/Rheinprovinz; Sohn eines Kaufmanns; Gymnasium, 1927 Abitur; Medizinstudium in Bonn; 1933 Approbation; April 1934 Promotion in Bonn;[18] mind. 1935 bis 1937 Assistenzarzt an der Universitäts-Nervenklinik Rostock-Gehlsheim (dort auch wohnhaft); als Neurologe und Psychiater von 1937 bis 1955 Oberarzt an den von Bodelschwinghschen Anstalten Bethel in Gadderbaum bei Bielefeld (Friedhofsweg 26); Mai 1937 Heirat mit der Ärztin → Dr. Jannette Wagner geb. Janssen, mind. drei Kinder; ab 1939 Kriegseinsatz in der Wehrmacht; am 4.11.1955 im Alter von 47 Jahren an Apoplexie und Hypertonie in Gadderbaum gestorben

Wagner, Dr. Veronika Elisabeth Abigail (geb. von Wittern)
geboren am 7.9.1909 in Naugard/Pommern; Tochter eines Amtsgerichtsrates; Realgymnasium in Naugard, 1929 Abitur; Medizinstudium in Marburg und Rostock; Dezember 1935 Approbation und Februar 1936 Promotion in Rostock;[19] Mai 1936 Heirat mit dem Arzt → Dr. Karl Wagner, zwei Kin-

16) Mit der Arbeit: Über meine Erfahrungen mit einer neuen, von Reifler angegebenen Schwefelsäureprobe im Liquor cerebrospinalis, Berlin 1936.
17) Mit der Arbeit: Zur Kenntnis der Alterstuberkulose, Rostock 1936.
18) Mit der Arbeit: Die Ergebnisse der Behandlung der Nephrolithiasis an der Chirurgischen Klinik der Universität Bonn in den Jahren 1920-1931, Bonn 1934.
19) Mit der Arbeit: Findet sich in der Gravität eine Vermehrung des uteruserregenden Hormons?, Leipzig 1935.

der, spätestens 1946 Scheidung; ab Juni 1938 ohne ärztliche Tätigkeit in Neubrandenburg (Ihlenfelder Straße 3); September 1939 bis mind. 1969 niedergelassene Allgemeinpraktikerin (zunächst als dienstverpflichtete Vertreterin ihres einberufenen Ehemannes, ab mind. 1946 alleinige Führung der Praxis) in Neubrandenburg (Demminer Straße/Wilhelm-Pieck-Straße 2 und 12); am 18.9.1979 im Alter von 70 Jahren in Neubrandenburg gestorben

Walde, Dr. Artur vorm
geboren am 20.1.1904 in Gladbeck/Westfalen; Sohn eines Kaufmanns; Realgymnasium in Gladbeck, 1923 Abitur; Medizinstudium in Marburg, Berlin, Wien, Hamburg und Rostock; Oktober 1929 Approbation und 1930 Promotion in Rostock;[20] mind. 1934 Assistenzarzt an der Medizinischen Klinik der Universität Rostock (Schröderplatz); November 1934 bis April 1935 praktischer Arzt in Goldbach/Ostpreußen; ab April 1935 niedergelassener Allgemeinpraktiker in Tapiau/Ostpreußen (Neustraße 91); September 1935 Heirat mit Johanne Klinkner (*22.10.1899 in Hildesheim, †1.5.1997 in Frankfurt/Main; Tochter eines Schuhmachers), ein Kind, 1940 Scheidung; August 1940 Heirat mit Gerda Kehler (*11.6.1912 in Pillau/Ostpreußen, †21.12.1985 in Bad Neuenahr/Rheinland-Pfalz), ein weiteres Kind; mind. 1953 bis 1964 niedergelassener Allgemeinpraktiker in Zemmer bei Trier (Schleidweilerstraße 41); am 6.7.1964 im Alter von 60 Jahren in Zemmer gestorben

Waldgraf, Dr. Franz Karl Ernst (geb. Podolsky)
geboren am 7.5.1905 in Rauden bei Ratibor/Schlesien; Gymnasium, 1926 Abitur; Medizinstudium in Kiel; mind. 1935 Medizinalpraktikant in Kiel (Metzstraße 55/57); Juli 1935 Heirat mit Frida Roggenkamp (*22.5.1905 in Dietrichsdorf bei Kiel, †30.12.1972 in Eutin/Schleswig-Holstein; Tochter eines Schankwirts), mind. fünf Kinder; August 1935 Approbation; 1935 Promotion in Kiel;[21] ab 1935 Assistenzarzt am Staatlichen Gesundheitsamt Montabaur/Westerwald (Hohe Straße); mind. 1937 bis 1939 Arzt in Dernbach/Westerwald; Oktober 1939 bis mind. 1940 Hilfsarzt am Staatlichen Gesundheitsamt Unna/Westfalen; als Medizinalrat ab September 1941 Amtsarzt und Leiter des Staatlichen Gesundheitsamtes Arnswalde/Pommern; 1942 Namensänderung in Waldgraf; nach Flucht ab mind. April/Mai 1945 praktischer Arzt in Dümmer bei Schwerin; Juni 1945 Flucht aus Dümmer; ab spätestens November 1945 in Braunschweig; als Städtischer Medizinaldirektor bis 1966 Leiter des Städtischen Gesundheitsamtes Braunschweig (wohnhaft in Wendhausen bei Braunschweig, Oheweg 2); am 21.5.1966 im Alter von 61 Jahren in Braunschweig gestorben

Waldhubel, Dr. Ernst Wilhelm Karl
geboren am 17.9.1914 in Grebs bei Dömitz/Mecklenburg; Sohn eines Erbpächters und späteren Landwirts; Gymnasium in Rostock, 1934 Abitur; Medizinstudium in Rostock; 1939 Approbation; spätestens 1941 Promotion; Kriegseinsatz, mind. 1941 als Feldunterarzt in Berlin, 1941 bis mind. 1942 in der Sanitäts-Abteilung 12 der Wehrmacht in Rostock (wohnhaft in Warnemünde, Trojanstraße 3 und Bismarckstraße 4), dort im Februar 1942 zum Oberarzt befördert; Juli 1941 Heirat mit der Ärztin → Johanna Waldhubel geb. Jonas; als Stabsarzt nach Kriegsende wieder wohnhaft in Grebs; Juni 1945 Heirat mit der Haustochter Dietlinde Kock (*14.4.1925 in Zarrentin; Tochter eines Zimmermeisters), mind. drei Kinder; mind. 1948 bis 1950 Arzt in Hagenow; mind. 1952 niedergelassener Allgemeinpraktiker in Schwerin (Am Ziegelsee 12); mind. 1955 Arzt in Berlin/DDR (Wilhelm-Pieck-Straße 218); nach Übersiedlung in die Bundesrepublik mind. 1958 Oberarzt am Stiftungskrankenhaus in Speyer (Albert-Pfeiffer-Straße 10); als Facharzt für Urologie und Chirurgie mind. 1963 bis 1976 niedergelassener Urologe und Belegarzt in Bad Kreuznach/Rheinland-Pfalz (Salinenstraße 16, Josef-Schneider-Straße 10, Röntgenstraße 37); bis 1997 in Bäk/Schleswig-Holstein (Schwalbenweg 28); am 24.10.1997 im Alter von 83 Jahren in Ratzeburg/Schleswig-Holstein gestorben

Waldhubel, Johanna Josephine Marie (geb. Jonas)
geboren am 19.1.1910 in Zarfzow bei Wismar/Mecklenburg; Tochter eines Lehrers; Oberlyzeum in Rostock, 1931 Abitur; Medizinstudium in Rostock; als Studentin Eintritt in die NSDAP am 1.5.1937,

---

20) Mit der Arbeit: Über den Einfluß von Infektionskrankheiten auf den Diabetes mellitus, Gladbeck 1930.
21) Mit der Arbeit: Vergleichende Untersuchungen über den Natriumgehalt der Säugetiermuskulatur, Würzburg 1933.

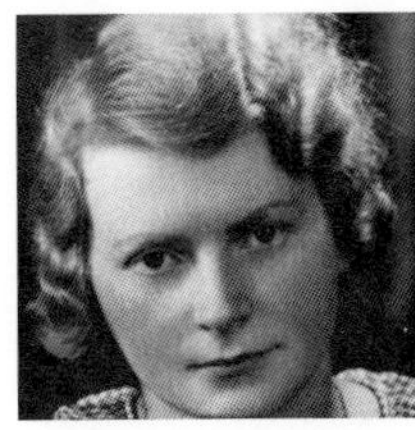

Mitgliedsnummer 5.950.255; daneben auch Mitglied der NS-Frauenschaft; ab März 1938 Medizinalpraktikantin am Hygiene-Institut der Universität Rostock (Gertrudenstraße; wohnhaft in Bargeshagen bei Rostock); März 1939 Approbation; November 1939 bis 1942 Hilfskassenärztin in der Praxis von → Dr. Werner Entzian in Rostock-Warnemünde (Bismarckstraße 4); ab Februar 1940 Mitglied des NSDÄB; Juli 1941 Heirat mit dem Arzt → Dr. Ernst Waldhubel; am 31.12.1942 im Alter von 32 Jahren Suizid durch Schlafmittelvergiftung in Rostock

Waldmann, Dr. Gertrud Auguste Anna (geb. Hawerkamp)
geboren am 7.6.1919 in Rostock/Mecklenburg; Tochter eines Großkaufmanns und späteren Inhabers einer Getreidefirma; Oberschule in Rostock, 1938 Abitur; Medizinstudium in Freiburg und Rostock (John-Brinckman-Straße 9); Dezember 1942 Heirat mit dem Arzt → Dr. Horst Waldmann, mind. ein Kind; November 1943 Approbation und 1943 Promotion in Rostock;[22] anschließend Assistenzärztin in Rostock (John-Brinckman-Straße 9); mind. 1949 in Ennigloh/Westfalen (Wittekindstraße 7); mind. 1955 in Essen (Goldfinkstraße 54); mind. 2002 in Kreuztal/Nordrhein-Westfalen (Weiherstraße 4); am 28.2.2008 im Alter von 88 Jahren in Krefeld gestorben

Waldmann, Dr. Horst Walter Heinrich
geboren am 18.12.1916 in Hildesheim/Hannover; Sohn eines Seminar-Oberlehrers; Realgymnasium in Bünde/Westfalen, 1936 Abitur; nach RAD-Pflichtdienst von Oktober 1936 bis März 1938 freiwilliger Wehrdienst im Infanterie-Regiment 58 und in der Sanitäts-Abteilung 6, zuletzt als Gefreiter; Eintritt in die NSDAP am 1.5.1937, Mitgliedsnummer 5.972.206; daneben auch Mitglied der SA; Medizinstudium in Jena und Rostock; Juli bis Dezember 1940 Kriegseinsatz in mehreren Feldlazaretten an der Westfront, im Oktober 1940 zum Sanitäts-Unteroffizier befördert; Weiterführung des Medizinstudiums in Freiburg und Rostock (John-Brinckman-Straße 16); im Mai 1941 zur Heeresstudenten-Kompanie der Universität Rostock kommandiert, im Oktober 1941 zum Sanitätsfeldwebel befördert; Dezember 1942 Heirat mit der Ärztin → Dr. Gertrud Waldmann geb. Hawerkamp, mind. ein Kind; Februar 1943 Approbation und Promotion in Rostock;[23] ab Februar 1943 Assistenzarzt in Rostock (John-Brinckman-Straße 9); ab Oktober 1943 erneuter Kriegseinsatz als Sanitätsfeldwebel; mind. 1949 Arzt in Ennigloh/Westfalen (Wittekindstraße 7); mind. 1955 Facharzt in Essen (Goldfinkstraße 54); bis 2002 in Kreuztal/Nordrhein-Westfalen (Weiherstraße 4); am 27.7.2002 im Alter von 85 Jahren in Kreuztal gestorben

Waldow, Dr. Heinz-Jürgen
geboren am 18.6.1909 in Osthofen/Hessen; Sohn eines Arztes; Gymnasium, 1929 Abitur; zunächst Jurastudium, dann Medizinstudium in München, Kiel, Innsbruck und Rostock; Januar 1935 Approbation in Schwerin; September 1935 Promotion in Rostock;[24] als Vertreter von → Dr. Rudolf Ernst von März bis April 1936 Assistenzarzt am Stadtkrankenhaus in Schwerin (Werderstraße 30); Mai 1936 Wegzug aus Schwerin; März 1937 bis 1989 niedergelassener Allgemeinpraktiker in Osthofen (Adolf-Hitler-Straße 41, Friedrich-Ebert-Straße 25); Mai 1937 Heirat mit der Röntgenassistentin Emma Hoffmann (*30.4.1912 in Oldenburg, †10.1.1982 in Mainz; Tochter eines Arztes), vier Kinder; ab September 1939 Kriegseinsatz in der Kriegsmarine; am 26.6.1989 im Alter von 80 Jahren in Worms gestorben

Waldschmidt, Dr. Rudolf Friedrich Johannes
geboren am 27.6.1901 in Hannover; Sohn eines Kaufmanns und späteren Grossisten; Gymnasium, 1922 Abitur; Medizinstudium in Würzburg; Mai 1928 Approbation und Promotion in Würzburg;[25] mind. 1931 bis Januar 1932 Assistenzarzt am Landeskrankenhaus in Braunschweig (dort auch wohn-

22) Mit der Arbeit: Weitere Untersuchungen über eine neuartige Flockungsreaktion mit Hayemscher Lösung (MS).
23) Mit der Arbeit: Über Blutungen aus dem Respirationstrakt während der Schwangerschaft (MS).
24) Mit der Arbeit: Endokardreaktionen bei Säuglingen und Kleinkindern an Mitral- und Tricuspidalklappen, Berlin 1935.
25) Mit der Arbeit: Über Angiome der Orbita bei Kindern, Würzburg 1927.

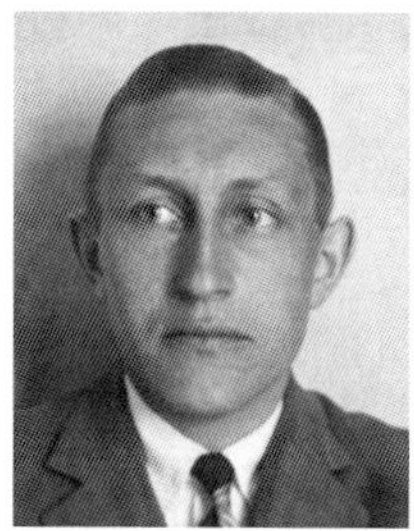

haft: Celler Straße 38); Januar 1932 bis Mai 1933 niedergelassener Allgemeinpraktiker in Grevesmühlen (Wismarsche Straße 22; wohnhaft in Grevenhagen bei Bad Kleinen); Eintritt in die NSDAP am 1.2.1932, Mitgliedsnummer 945.454, nach Verlust der Unterlagen erneuter Eintritt am 1.5.1933, Mitgliedsnummer 2.822.584; ab Mai 1933 auch Mitglied der SA; Mai 1932 Heirat mit der medizinisch-technischen Assistentin Hildegard Ilgmann (*22.11.1904 in [Berlin-]Charlottenburg; Tochter eines Oberfeuerwerkers und späteren Bankrates), drei Kinder; Mai 1933 bis mind. 1943 niedergelassener Allgemeinpraktiker in Brüel (Charlottenstraße); ab Mai 1935 Mitglied des NSDÄB, Nr. 14.505; ab 1936 auch nebenamtlicher Arzt im Hilfswerk „Mutter und Kind" der NSV in Brüel; als SA-Obersturmführer nebenamtlicher Standartenarzt der SA-Standarte 89 (Schwerin), im November 1943 zum SA-Hauptsturmführer befördert; September 1945 bis November 1960 (zunächst dienstverpflichteter) niedergelassener Allgemeinpraktiker in Ferdinandshof bei Ueckermünde (Schulstraße 31, Bahnhofstraße 122); nach Übersiedlung in die Bundesrepublik von Januar 1961 bis 1981 Arzt in Gildehaus bzw. Bad Bentheim/Niedersachsen (Bahnhofstraße 6, Schulstraße 30); am 17.9.1981 im Alter von 80 Jahren in Bad Bentheim gestorben

Walling, Dr. Walther Ernst
geboren am 9.7.1898 in Weida/Sachsen-Weimar; Sohn eines Kaufmanns; Oberrealschule in Zeitz, 1919 Abitur; Medizinstudium in Jena und Rostock; Juli 1924 Approbation und Promotion in Würzburg;[26] mind. 1928 bis 1929 Assistenzarzt an der Frauenklinik und der Landeshebammenlehranstalt der Universität Rostock (dort auch wohnhaft: Doberaner Straße 142); April 1931 bis September 1934 niedergelassener Allgemeinpraktiker in Schmölln/Thüringen (Adolf-Hitler-Platz 3); Juli 1934 Heirat mit Bertha Annsinn (*24.1.1904 in Saalfeld, †30.5.1981 in Löbnitz/Sachsen; Tochter eines Bahnhofswirts und Hoteliers); ab Oktober 1934 praktischer Arzt in Sachsenberg-Georgenthal/Vogtland; ab Juli 1938 niedergelassener Allgemeinpraktiker in Berlin (Wilhelmshavener Straße 59); ab März 1939 praktischer Arzt in Stadtroda/Thüringen (Adolf-Hitler-Straße 13); ab September 1939 Kriegseinsatz; bis 1976 in Löbnitz (Anlage 1); am 26.2.1976 im Alter von 77 Jahren in Löbnitz gestorben

Walter, Dr. Friedrich Karl
geboren am 7.6.1871 in Sorau/Brandenburg; Sohn eines Königlichen Kreisrichters und späteren Oberregierungsrates; Oktober 1890 bis November 1905 Berufssoldat im aktiven Militärdienst, zuletzt als Oberleutnant; Gymnasium in Münster, 1910 Abitur; Medizinstudium in Münster, München, Berlin und Rostock; August 1914 bis April 1916 Kriegseinsatz im Heeressanitätsdienst; August 1917 Approbation und November 1917 Promotion in Rostock;[27] mind. 1917 Volontärassistent an der Provinzial-Hebammenlehranstalt in Paderborn; Februar 1918 bis 1946 niedergelassener Allgemeinpraktiker in Schwaan (Adolf-Hitler-Straße/Neue Bahnhofstraße 39); März 1920 Heirat mit Berta Kramer (*9.5.1895 in Dassel/Solling, †19.3.1941 in Schwaan; Tochter eines Fabrikanten), zwei Kinder; ab 1936 auch nebenamtlicher Arzt im Hilfswerk „Mutter und Kind" der NSV in Schwaan; Mitglied des NSKK und des NSDÄB; am 19.9.1946 im Alter von 75 Jahren an Magenblutung in Schwaan gestorben

Walter, Dr. Lotte Helene Hermine
geboren am 14.12.1903 in Rostock/Mecklenburg; Tochter eines Lehrers; Gymnasiale Studienanstalt in Rostock, 1924 Abitur; Medizinstudium in Freiburg und Rostock; Februar 1930 Approbation und Mai 1930 Promotion in Rostock;[28] ab Oktober 1934 Assistenzärztin an der Medizinischen Klinik der Universität Rostock (Schröderplatz); mind. 1935 bis 1937 Assistenzärztin an der Kinderklinik der Universität Rostock (Augustenstraße 80/82); ab Dezember 1937 Hilfsärztin am Staatlichen Gesundheitsamt Wiedenbrück/Westfalen (Am neuen Werk 5); ab Juni 1938 Fachärztin für Kinderkrankhei-

26) Mit der Arbeit: Bericht über das XXIII. Tausend der Geburten in der Universitäts-Frauenklinik zu Würzburg (MS).
27) Mit der Arbeit: Über traumatischen Schichtstar, Rostock 1917.
28) Mit der Arbeit: Nierenveränderungen bei multiplem Myelom, Rostock 1929.

ten; nach Kriegsende Medizinalrätin, dann Obermedizinalrätin; bis 1982 im Ruhestand in Detmold/Nordrhein-Westfalen (Römerweg 9); unverheiratet; am 13.5.1982 im Alter von 78 Jahren in Detmold gestorben

Walter, Dr. Maximilian Carl Ernst
geboren am 13.7.1869 in Schwerin/Mecklenburg; Sohn eines Oberpostsekretärs und späteren Postdirektors; Gymnasien in Schwerin und Doberan, 1889 Abitur; Medizinstudium in Berlin, Kiel, München und Rostock (wohnhaft in der Universitäts-Frauenklinik, Doberaner Straße 142); Juli 1894 Approbation in Rostock; 1894 bis 1896 Assistenzarzt am Pathologischen Institut der Universität Rostock (Gertrudenstraße); dort im Juli 1896 Promotion;[29] 1896 bis 1897 Assistenzarzt am Allgemeinen Krankenhaus in Lübeck; 1897 bis 1900 Assistenzarzt an der Chirurgischen Klinik der Universität Rostock (Schröderplatz); März 1900 bis Oktober 1934 niedergelassener Allgemeinpraktiker in Güstrow (Neue Wallstraße/Hindenburgwall 3 und 13), dann Praxisaufgabe; unverheiratet; am 10.6.1945 im Alter von 75 Jahren an Altersschwäche in Güstrow gestorben

Walther, Dr. Fritz Wilhelm August
geboren am 6.2.1888 in Mülheim bei Köln/Rheinprovinz; Sohn eines Oberturnlehrers; Gymnasium in Mülheim, 1908 Abitur; Medizinstudium in Würzburg, Leipzig, München und Straßburg; mind. 1913 Medizinalpraktikant am Evangelischen Krankenhaus in Köln-Kalk; März 1914 Promotion in Straßburg;[30] Juli 1914 Approbation; mind. 1914 Assistenzarzt am Evangelischen Krankenhaus in Köln-Kalk und an der Universitäts-Kinderklinik in Straßburg; ab 1914 Kriegseinsatz als Truppenarzt, zuletzt als Stabsarzt im Lazarett in Schwerin, im August 1918 aus dem Heer entlassen; April 1919 bis 1935 niedergelassener Allgemeinpraktiker in Zarrentin (Chausseestraße 28); Februar 1921 Heirat mit Leoni Schulte (*1.12.1892 in Alt-Ruppersdorf bei Lübeck, †25.9.1966 in Nürnberg; Tochter eines Hofbesitzers); am 1.12.1935 im Alter von 47 Jahren Suizid

Waltz, Dr. Heinz

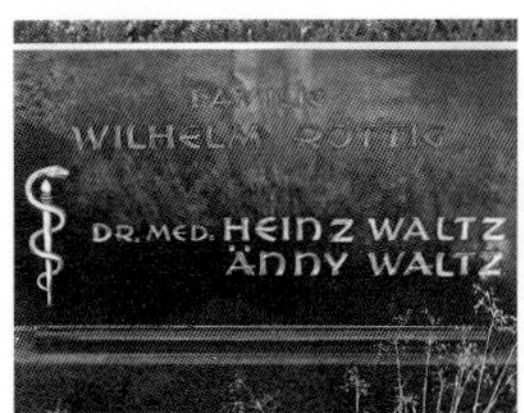

geboren am 17.3.1918 in Berlin; Sohn eines Kaufmanns sowie späteren Bankbeamten und Genossenschaftsdirektors; Gymnasium in Rostock, 1938 Abitur; Medizinstudium in Rostock (Parkstraße 1); Approbation; 1943 Promotion in Berlin;[31] Kriegseinsatz in der Sanitäts-Abteilung 12 (Schwerin) der Wehrmacht, dort im Februar 1943 zum Assistenzarzt befördert; mind. 1953 Facharzt für Lungenkrankheiten in Braunschweig (Magniterwall 17); Januar 1953 Heirat mit der Ärztin Dr. Liselotte Link (*22.12.1919 in Urbach-Kirchdorf/Westerwald, †10.11.1957 in Gymnich bei Erftstadt/Nordrhein-Westfalen; Tochter eines Berufssoldaten [Hauptmann]); mind. 1956 bis August 1974 niedergelassener Facharzt für Lungenkrankheiten in Köln (Hahnenstraße 12; bis 1959 wohnhaft in Gymnich, Schützenstraße 16); August 1962 Heirat mit der Sekretärin Anna Röttig (*3.11.1922 in Geistingen bei Hennef/Sieg, †30.5.2011 in Hennef; Tochter eines Amtsrichters), ein Kind; August 1974 bis 1986 Lungenfacharzt in Siegburg/Nordrhein-Westfalen (Bahnhofstraße 27, Im Bruchgarten 14); am 3.3.1986 im Alter von fast 68 Jahren in Siegburg gestorben

Wanckel, Dr. Hermann Gustav
geboren am 12.9.1895 in Meyenburg/Brandenburg; Sohn eines Arztes und späteren Sanitätsrates; Realgymnasium in (Berlin-)Neukölln, 1914 Notabitur; August 1914 bis November 1918 Kriegseinsatz; Medizinstudium in Berlin und Rostock (Kistenmacherstraße 27); Januar 1922 Approbation und Februar 1922 Promotion in Berlin;[32] Februar 1922 bis August 1945 niedergelassener Allgemeinpraktiker in Parchim (Lindenstraße 37, Am Kreuztor 1); April 1922 Heirat mit Katharina Wünscher (*5.9.1896

29) Mit der Arbeit: Über ein multiples Auftreten primärer bösartiger Neoplasmen, Berlin 1896.
30) Mit der Arbeit: Über fieberhafte Aborte mit spezieller Berücksichtigung ihrer Therapie, Leipzig 1914.
31) Mit der Arbeit: Über Uterusoperforationen bei instrumentellen intrauterinen Eingriffen (MS).
32) Mit der Arbeit: Eine Beobachtung congenitaler Stenose des Aortenostium, kombiniert mit Stenose des Ostium venosum sinistrum bei geschlossener Kammerscheidewand (MS).

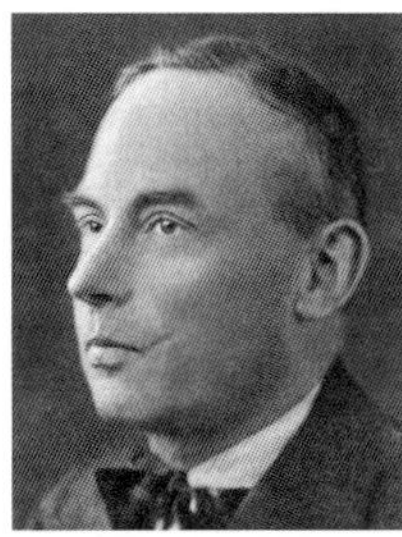

in Chemnitz, †29.12.1967 in Parchim; Tochter eines Kaufmanns und Reisenden sowie späteren Fabrikbesitzers), zwei Kinder; in Parchim Eintritt in die NSDAP am 1.5.1933, Mitgliedsnummer 2.822.622; ab 1933 auch Mitglied des NSDÄB und 1933 bis 1934 Mitglied der SA; mind. 1935 bis 1937 auch nebenamtlicher Vertragsarzt bei der RAD-Einheit 2/63 (Parchim); Kriegseinsatz als Oberarzt in der Fahr-Ersatz-Abteilung der Wehrmacht in Parchim, daneben eingeschränkte Weiterführung seiner Praxis; ab 1941 auch V-Mann des SD; im August 1945 verhaftet und im Speziallager Nr. 2 des NKWD in Buchenwald interniert; im Rahmen der Waldheim-Prozesse im Mai 1950 vom Landgericht Chemnitz zu 15 Jahren Zuchthaushaft verurteilt;[33] am 6.7.1953 im Alter von 57 Jahren an Herzmuskelschwäche in der Justizvollzugsanstalt Waldheim ums Leben gekommen

Wangemann, Wilhelm Friedrich Carl

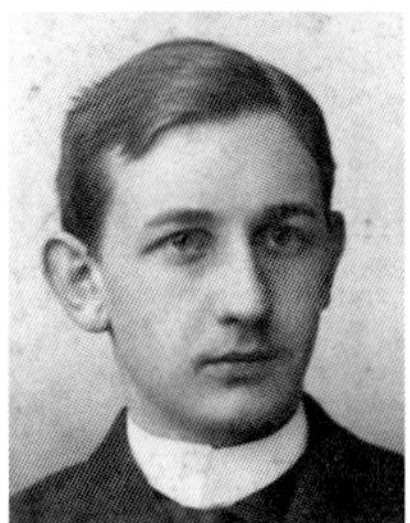

geboren am 3.10.1874 in Schwerin/Mecklenburg; Sohn eines Hauptsteueramts-Kontrolleurs und späteren Obersteuerinspektors; Gymnasien in Güstrow und Rostock, 1896 Abitur; Medizinstudium in Erlangen, Jena, München und Rostock (Doberaner Straße 152); Mai 1905 Approbation in Rostock; Assistenzarzt am Stift Bethlehem in Ludwigslust; Juli 1906 bis 1951 niedergelassener Allgemeinpraktiker in Eldena bei Ludwigslust (Dömitzer Chaussee/Häuslerei Nr. 31); Januar 1907 Heirat mit Rosalie Melville (*30.5.1883 in Mitau/Kurland, †4.11.1973 in Wolfsburg; Tochter eines Taxators), vier Kinder; als Mitglied des NSDÄB abgelehnt; am 24.11.1951 im Alter von 77 Jahren an einem Sarkom in Eldena gestorben

Warncke, Dr. Kurt Paul Walter

geboren am 3.7.1907 in (Berlin-)Schöneberg; Sohn des Arztes → Dr. Paul Warncke; Gymnasium in Berlin,1928 Abitur; Medizinstudium in Rostock; als Student dort Eintritt in die NSDAP am 1.12.1930, Mitgliedsnummer 393.864; November 1934 Approbation in Berlin; mind. 1935 Assistenzarzt in Rostock (Fritz-Reuter-Straße 3); dort im Mai 1935 Promotion;[34] ab 1935 Hilfsarzt, mind. 1937 bis Juni 1938 stellvertretender Leiter des Staatlichen Gesundheitsamtes in Neustrelitz (Seestraße 30);[35] Juli 1935 Heirat mit der Kontoristin Thusnelda Schröter (*22.7.1915 in Samotschin/Posen, †3.2.2002 in Buchloe/Bayern), vier Kinder; ab Juni 1938 Leitender Arzt am Staatlichen Gesundheitsamt Westerstede/Oldenburg; Mitglied des NSDÄB; ab September 1939 Arzt in Posen; als Medizinalrat ab April 1940 Amtsarzt und Leiter des Gesundheitsamtes für den Kreis Obornik/Warthegau sowie ab Juli 1940 auch für den Kreis Samter/Warthegau (Hartmannstraße 12); Kriegseinsatz, Kriegsgefangenschaft; nach 1945 in Oldenburg; ab 1952 Landesmedizinalrat in Braunschweig (Margaretenhöhe 34); am 5.10.1983 im Alter von 76 Jahren in Braunschweig gestorben

Warncke, Dr. Paul Theodor

geboren am 25.10.1869 in Neustrelitz/Mecklenburg; Sohn eines Pastors; Gymnasium in Neustrelitz, 1889 Abitur; Medizinstudium in Leipzig, Berlin, Marburg, Tübingen und Rostock; Juli 1897 Approbation und November 1897 Promotion in Rostock;[36] Assistenzarzt in Meiningen/Thüringen, Halle und Bad Kissingen/Bayern; Facharzt für Nervenleiden; 1899 bis 1901 niedergelassener Allgemeinpraktiker in Bad Doberan; praktischer Arzt in Bad Königsbrunn/Bayern; Juli 1905 Heirat mit Helene Rennschuh (*1875, †1962), drei Kinder; ab 1905 niedergelassener Nervenarzt in Berlin-Schöneberg (Maaßenstraße 14); etwa 1927 Schließung der Praxis aus gesundheitlichen Gründen; bis 1929 Arzt

---

33) Wegen seiner Tätigkeit als V-Mann des Sicherheitsdienstes der SS, in deren Rahmen er „der nationalsozialistischen Gewaltherrschaft wesentliche Unterstützung gewährt“ habe.

34) Mit der Arbeit: Endogene und exogene Faktoren bei der Ulkuskrankheit, Berlin 1935.

35) Nach Auffassung des Personalamtes der Gauleitung Mecklenburg der NSDAP sei gegen den Assistenzarzt Dr. Warncke „politisch nichts einzuwenden“. Er sei „hinsichtlich der Bestimmungen des Gesetzes zur Wiederherstellung des Berufsbeamtentums als einwandfrei anzusehen“ und biete „die Gewähr, sich jederzeit rückhaltlos für den nat.soz. Staat einzusetzen und sich im Sinne der nat.soz. Bewegung zu betätigen“.

36) Mit der Arbeit: Über einen Fall von Shok (MS).

ohne Praxis in Neustrelitz (Seestraße 30); 1929 bis November 1937 Hausarzt an der privaten Nervenheilanstalt mit Sanatorium von Dr. Paul Kruse in Woltorf bei Peine; als 64-Jähriger dort Eintritt in die NSDAP am 1.1.1933, Mitgliedsnummer 1.431.078, August 1936 Austritt; ab Ende 1937 wieder Arzt ohne Praxis in Neustrelitz (Seestraße 30); im April 1940 im Alter von 70 Jahren nach einem Schlaganfall in Posen gestorben

Warnecke, Dr. Paul Julius Wilhelm
geboren am 9.1.1893 in Busdorf/Schleswig-Holstein; Sohn eines Taubstummenlehrers; Gymnasium in Kiel, 1913 Abitur; Medizinstudium in Kiel; dazwischen von 1914 bis 1916 Kriegseinsatz, nach Verwundung bis 1917 im Heimat-Heeresdienst, kriegsbeschädigt; November 1920 Approbation in Kiel; Assistenzarzt am Allgemeinen Krankenhaus in Lübeck; März 1922 bis August 1945 niedergelassener Allgemeinpraktiker in Zarrentin (Bahnhofstraße); Mai 1922 Promotion in Kiel;[37] Juli 1923 Heirat mit Anna Stamer (*11.7.1898 in Stintenburger Hütte bei Zarrentin, †11.6.1987; Tochter eines Gutspächters), vier Kinder; in Zarrentin Eintritt in die NSDAP am 1.5.1933, Mitgliedsnummer 3.521.925; dort auch Mitglied der HJ und des NSDÄB; ab 1936 auch nebenamtlicher Arzt im Hilfswerk „Mutter und Kind" der NSV in Zarrentin; dort auch nebenamtlicher Bahnarzt; September 1939 bis Oktober 1940 Kriegseinsatz; ab September 1945 im sowjetischen Speziallager Fünfeichen interniert; am 12.12.1945 im Alter von fast 53 Jahren in Fünfeichen ums Leben gekommen

Warstat, Dr. Paul Max
geboren am 16.3.1877 in Lauknen/Ostpreußen; Sohn eines Lehrers; Gymnasium, 1897 Abitur; Medizinstudium in München; Februar 1904 Approbation und Promotion in München;[38] April 1905 bis Oktober 1944 niedergelassener Allgemeinpraktiker in Insterburg/Ostpreußen (Alter Markt 3); dort auch nebenamtlicher Vertrauens- und Gesellschaftsarzt; April 1905 Heirat mit Elma Bischoff, vier Kinder; Kriegseinsatz im Ersten Weltkrieg; November 1944 Flucht aus Insterburg; ab März 1945 notdienstverpflichteter Arzt in Mentin bei Parchim; bis 1946 praktischer Arzt in Griebow bei Parchim; am 1.2.1946 im Alter von 68 Jahren an Herzschlag in Griebow gestorben

Waschetta, Dr. Johannes Joseph Aloysius (Hans)
geboren am 30.3.1887 in Wartenburg/Ostpreußen; Sohn eines Gutspächters; Gymnasium in Königsberg, 1907 Abitur; Medizinstudium in Leipzig, Königsberg und Rostock; ab 1914 Kriegseinsatz; März 1915 Approbation in Rostock; Promotion; mind. 1917 Arzt in Rostock; Mai 1917 Heirat mit Hermine Wolff (*24.8.1896 in Aachen, †9.6.1973 in Gnoien; Tochter eines Kaufmanns), ein Kind; 1919 bis 1922 niedergelassener Allgemeinpraktiker in Bartenstein/Ostpreußen; 1922 bis 1925 praktischer Arzt in Wittlich/Eifel; 1925 bis 1938 Obervertrauensarzt bei der Landesversicherungsanstalt der Rheinprovinz in Aachen (Weberstraße 39, Emmichstraße 54, Kaiserallee 149, Siegelallee 8); in Aachen Eintritt in die NSDAP am 1.1.1931, Mitgliedsnummer 424.789, vom Obersten Parteigericht der NSDAP im März 1938 aus der Partei ausgeschlossen; ab Dezember 1938 Arztvertreter in Bonn; März 1939 bis mind. 1953 niedergelassener Allgemeinpraktiker in Gnoien (Lange Straße 17, Bismarckstraße 1); dort auch Belegarzt am Städtischen Krankenhaus; vom Leiter des Staatlichen Gesundheitsamtes Malchin im November 1939 bei der Abteilung Medizinalangelegenheiten des Mecklenburgischen Staatsministeriums angezeigt;[39] vom Amtsgericht Gnoien im Juni 1940 zu einer Geldstrafe von 200 RM und von der Bezirksstelle Südmecklenburg der KVD zu einer Geldstrafe von 75 RM verurteilt;[40] bis 1960 in Gnoien (Karl-Marx-Straße 3); am 2.3.1960 im Alter von fast 73 Jahren in Rostock gestorben

---

37) Mit der Arbeit: Psychopathie des Kindesalters. Aetiologie und sociale Brauchbarkeit (MS).
38) Mit der Arbeit: Beitrag zur Kasuistik der Kleinhirnapoplexien, München 1904.
39) Medizinalrat → Dr. Fritz Brandenburg warf Waschetta vor, für eine Patientin zu hohe Dosen Pantopon sowie Morphium verschrieben und die über die notwendige Krankenbehandlung hinausgehenden Mengen für sich verbraucht zu haben. Nach eingehender Untersuchung und Zeugenvernehmungen kam Brandenburg zwar zu der „Überzeugung", daß Waschetta Morphium und Pantopon „nicht für sich selbst verbraucht hat", meinte aber, daß dieser wegen „Nichtführens eines Morphium- und Kokain-Buches seine Strafe finden" müsse, und äußerte „die Absicht, dem zuständigen Amtsgericht die Verfehlungen des prakt. Arztes Waschetta mitzuteilen und dasselbe zu ersuchen, seine Bestrafung vorzunehmen".
40) In der Urteilsbegründung hieß es, daß die verschriebenen hohen Dosierungen von Morphium zwar „sachlich gerechtfertigt" waren; gerügt und bestraft wurde Waschetta jedoch, weil er es „unterlassen habe, das gesetzlich vor-

Wasielewski, Prof. Dr. Theodor Karl Wilhelm **von**

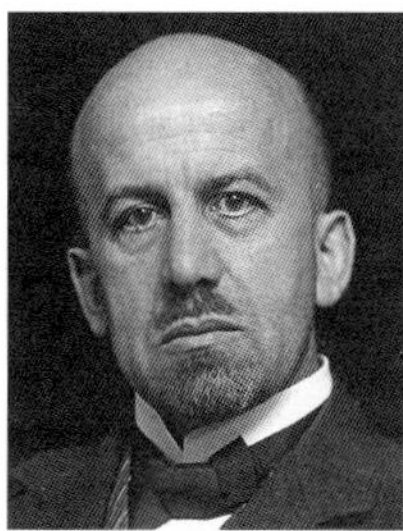

geboren am 6.12.1868 in Neustadt/Westpreußen; Sohn eines Berufssoldaten (Major); Gymnasium in Weimar, 1888 Abitur; Medizinstudium in Berlin an der Kaiser-Wilhelm-Akademie für das militärärztliche Bildungswesen; Mai 1892 Promotion in Berlin;[41] 1892 bis Mai 1907 aktiver Militärarzt; 1892 bis 1893 Unterarzt an der Charité in Berlin; dort im Mai 1894 Approbation; im Juni 1894 als Unterarzt an die Garnison in Halle kommandiert, dort auch truppenärztlicher Dienst beim Füsilier-Regiment 36, daneben von August 1897 bis September 1899 am Hygiene-Institut der Universität Halle-Wittenberg; April 1900 bis Februar 1904 zum Hygiene-Institut nach Berlin kommandiert; dort im Februar 1903 Habilitation;[42] seitdem auch Privatdozent für Hygiene an der Universität Berlin; März 1904 bis April 1906 Bataillonsarzt und Stabsarzt beim Infanterie-Regiment 113 in Freiburg, dort zugleich Leiter einer bakteriologischen Untersuchungsstelle beim Divisionsarzt; Juli 1905 Heirat mit Johanna Gründahl (*9.11.1874 in Buchsweiler/Elsaß; Tochter eines Königlichen Rentmeisters), ein Kind; September 1905 bis Februar 1906 Studienreise zur Erforschung der Malaria nach Rom; ab April 1906 Privatdozent für Hygiene und ab Juli 1906 zugleich Abteilungsvorstand der Parasitologischen Abteilung am Institut für Krebsforschung der Universität Heidelberg, dort ab April 1906 auch Bataillonsarzt im Infanterie-Regiment 110; im Mai 1907 als Oberstabsarzt aus dem Militärdienst ausgeschieden und zum außerordentlichen Professor für Hygiene an der Universität Heidelberg ernannt; ab April 1913 Abteilungsvorstand bzw. Leiter der wissenschaftlichen Abteilung des Instituts für Krebsforschung in Heidelberg; August 1914 bis Februar 1917 Kriegseinsatz als Hygieniker bei der Kriegslazarett-Abteilung des 14. Armeekorps, ab September 1914 als Beratender Hygieniker und Oberstabsarzt beim Armeeoberkommando der Armeeabteilung Falkenhausen, EK II; im Oktober 1916 zum ordentlichen Professor für Hygiene an der Universität Rostock ernannt, aber erst im Februar 1917 nach Rostock versetzt und teilweise Übernahme des Lehrstuhls für Hygiene; daneben ab Juni 1917 Kriegseinsatz als Leiter der neben dem Landesgesundheitsamt eingerichteten „Untersuchungsstelle Rostock für die bakteriologische Untersuchung bei Pestverdacht" und von August 1917 bis Januar 1919 als fachärztlicher Beirat für Hygiene für beide Mecklenburg in Rostock, in dieser Eigenschaft auch Inspizient der Garnisonen und Kriegsgefangenenlager; als Professor für Hygiene von 1917 bis Februar 1935 auch Direktor des Hygiene-Instituts der Universität Rostock (Buchbinderstraße 8/9, Augustenstraße 112, Drosselweg 9); daneben auch Direktor des von Schwerin nach Rostock verlegten Mecklenburgischen Landesgesundheitsamtes; 1919 bis 1920 auch Dekan der Medizinischen Fakultät der Universität Rostock; mind. 1930 auch Direktor der Landeslebensmitteluntersuchungsanstalt beim Hygiene-Institut der Universität Rostock; dort ab Januar 1934 Mitglied des Opferringes der NSDAP, der NS-Kulturgemeinde und des Kampfbundes für deutsche Kultur; im April 1935 emeritiert; bis 1941 in Rostock (Im Garten 46); mind. 1941 Kriegseinsatz als Oberstabsarzt bei der Hygiene-Untersuchungsstelle der Wehrmacht (Stab des Wehrmachtsbevollmächtigen) in Prag; am 30.1.1941 im Alter von 72 Jahren nach einem Gehirnschlag im Reservelazarett München I gestorben

Wasmuth, Dr. Heinrich Martin August

geboren am 2.8.1891 in Wittenburg/Mecklenburg; Sohn eines Apothekers; Realgymnasium in Bützow, 1911 Abitur; Apothekerlehre in Hamburg; 1914 bis 1916 Kriegseinsatz, zuletzt als Feldwebel; Studium der Chemie, Pharmazie und Sozialhygiene sowie Medizinstudium in Rostock (Augustenstraße 56), Jena, Heidelberg, Leipzig und Berlin; 1919 pharmazeutisches Staatsexamen; November 1921 Promotion in Heidelberg;[43] Juni 1922 Heirat mit Martha Habelitz (*25.2.1893 in Neumühle/Thüringen; Tochter eines Rentners), zwei Kinder; Oktober 1922 Approbation in Hamburg; Ende 1922 bis Juli 1927 praktischer Arzt in Hamburg (Papenhuder Straße 28); September 1927 bis 1950 nieder-

---

geschriebene Morphiumbuch zu führen", aus dem die Verschreibungen und Verabreichungen zu ersehen gewesen wären.

41) Mit der Arbeit: Herpes Zoster, Weimar 1892.

42) Mit der Arbeit: Studien und Mikrophotogramme zur Kenntnis der pathogenen Protozoen, Leipzig 1904.

43) Mit der Arbeit: Gerichtsärztliche Bedeutung der Salvarsan-Todesfälle (MS).

gelassener Allgemeinpraktiker und Geburtshelfer in Rostock (Am Kabutzenhof 30, Kaiser-Wilhelm-Straße 3, Parkstraße 58); Mitglied des Opferrings der NSDAP; nach Denunziation im März 1933 in Schutzhaft;[44] nach Entlassung zunächst auch nebenamtlicher Arzt bei der Technischen Nothilfe, dann als „politisch unzuverlässig" als Arzt zum NSKK überweisen; ab 1939 Kriegseinsatz als Abteilungsarzt in der Heeres-Sanitätsstaffel Stettin, dort 1942 „wegen Sabotage der Musterungsbestimmungen abgelöst und ins Feld" geschickt, bis 1945 Truppenarzt; mind. 1947 bis 1950 auch Stadtverordneter für die SED in Rostock; 1950 Übersiedlung in die Bundesrepublik;[45] mind. 1953 Arzt in Detmold und Bielefeld

Wawersig, Dr. Rudolf
geboren am 13.5.1910 in Breslau/Schlesien; Sohn eines Rechtsanwalts und Notars; Gymnasium in Glogau/Schlesien und Reformrealgymnasium in Forst/Lausitz, 1930 Abitur; Medizinstudium in Würzburg, Freiburg und Rostock; Februar bis Ende 1936 Medizinalpraktikant an der Hautklinik der Universität Rostock (Schröderplatz), ab Ende 1936 in Glogau (Fichtestraße 15); in Rostock Mitglied der SS und des NSKK; Februar 1937 Approbation und März 1937 Promotion in Rostock;[46] Februar bis März 1937 Volontärassistent in Rostock (Friedrich-Franz-Straße 81); ab März 1937 Hilfsarzt, von Oktober 1939 bis mind. 1943 Assistenzarzt an der Dermatologischen Abteilung des Rudolf-Virchow-Krankenhauses in Berlin (Augustenburger Platz 1); September bis Oktober 1940 Kriegseinsatz in der Wehrmacht; ab April 1941 Facharzt für Haut- und Geschlechtskrankheiten; in Berlin Eintritt in die NSDAP am 1.1.1942, Mitgliedsnummer 8.743.601; ab Juni 1943 erneuter Kriegseinsatz; mind. 1950 bis 1979 niedergelassener Facharzt für Haut- und Sexualleiden in Westberlin (Kaiserdamm 14 und 13)

Weber, Dr. Friedrich August Albert (Fritz)

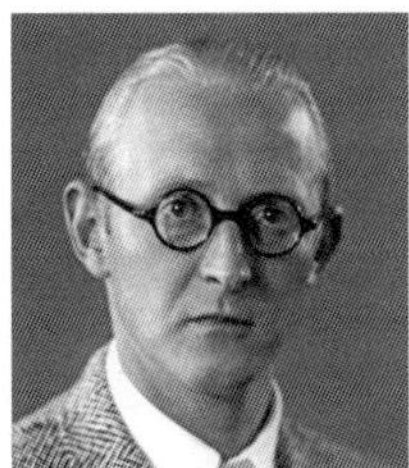

geboren am 12.3.1908 in Hagen/Westfalen; Sohn eines Oberingenieurs und späteren Betriebsleiters; Realgymnasium in Hagen, 1926 Abitur; Medizinstudium in Marburg, Heidelberg und Rostock; ab Anfang 1938 Medizinalpraktikant in Rostock; April 1938 Approbation; Oktober 1938 Heirat mit der Ärztin → Dr. Ingeborg Weber geb. Köhn, drei Kinder; Dezember 1938 bis 1945 Assistenzarzt an der Hautklinik der Universität Rostock (Schröderplatz, Augustenstraße 31, Horst-Wessel-Straße 92, Dethardingstraße 10); April 1939 Promotion in Rostock;[47] dort Mitglied der NSDAP, der SA und des NSDÄB; ab 1939 Kriegseinsatz in der Wehrmacht, zuletzt als Stabsarzt, 1941 EK II; am 2.4.1945 im Alter von 37 Jahren in Bückeburg/Schaumburg-Lippe ums Leben gekommen

Weber, Dr. Heinrich Friedrich Paul
geboren am 12.6.1875 in Teterow/Mecklenburg; Sohn eines Mühlenbauers; Gymnasium in Güstrow, 1894 Abitur; Medizinstudium in München und Rostock; März 1900 Approbation und März 1901 Promotion in Rostock;[48] Schiffsarzt beim Norddeutschen Lloyd; Februar 1902 bis 1905 niedergelassener Allgemeinpraktiker in Dargun; September 1903 Heirat mit Marie Schmidt (*7.4.1883 in Zarnekow bei Dargun, †17.2.1969 in Rostock; Tochter eines Erbpächters), vier Kinder, nach 1918 Scheidung; 1905 bis 1913 niedergelassener Allgemeinpraktiker in Hankensbüttel/Hannover; 1913 bis 1914

---

44) In einem Lebenslauf hielt Wasmuth im November 1947 fest: „Nie politisch tätig gewesen. Gegen Faschismus von vornherein schon in den kleinsten Anfängen eingestellt gewesen aufgrund des [NSDAP-Partei-]Programms und der Darstellung von [Gottfried] Feder über Bank- und Börsenwesen, die ich für dumm und den zukünftigen Ruin hielt. Durch die Nazimachenschaften im Kampf gegen die Nazis. Contrapunkte [gegenüber den Nazis] führten zu meiner Inhaftierung"; nach Entlassung ständige „Meldungen auf der Polizei. Erneute Verhaftung wegen Diffamierung des Führers etc. auf Grund einer Anzeige des Ofensetzers W[eidt] in Rostock" unter dem Vorwurf „Ausnutzung der Sprechstunde zur Propaganda".

45) Wasmuth schenkte der Stadt Rostock 1950 seine Villa in der Rosa-Luxemburg-Straße 3, die er 1938 gekauft und vermietet hatte. 1951 wurde sie zum „Haus der Pioniere".

46) Über pathologische Bewegungen des Herzens bei Zwerchfellhochstand und ihre Beziehungen zu gastro-kardialem Symptomenkomplex und verwandten Zuständen, Leipzig 1936.

47) Mit der Arbeit: Ein Karzinosarkom der Lunge, Jena 1939.

48) Mit der Arbeit: Über eine Pneumonie-Epizootie unter Meerschweinchen, München 1901.

Schiffsarzt bei der Hamburg-Südamerika-Linie; 1914 bis mind. 1931 niedergelassener Allgemeinpraktiker in Rostock (Mühlenstraße 13); dazwischen Kriegseinsatz bei der Kaiserlichen Marine, zuletzt als Marine-Stabsarzt; mind. 1920 bis 1929 auch städtischer Armenarzt bzw. Wohlfahrtsarzt in Rostock; anschließend niedergelassener Allgemeinpraktiker in Neu Krenzlin bei Ludwigslust; Oktober 1934 Entzug bzw. Rückgabe der Kassenzulassung; mind. 1937 in der Heil- und Pflegeanstalt Sachsenberg in Schwerin, wahrscheinlich als Patient, und im Feodora-Heim (Altersheim) in Rostock-Gehlsdorf (Großherzog-Friedrich-Franz-III.-Straße 24/25), wahrscheinlich als Insasse; bis 1945 in Rostock-Gehlsdorf (Fährstraße 42); am 28.11.1945 im Alter von 70 Jahren an Herzschwäche in Rostock-Gehlsdorf gestorben

Weber, Dr. Ingeborg Luise Käte (geb. Köhn, spätere Reimann, dann wieder Weber)

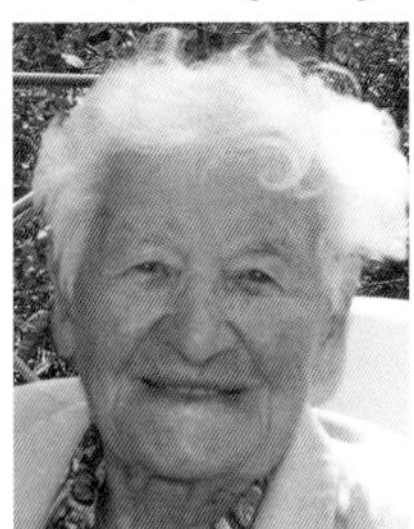

geboren am 24.1.1912 in Rostock/Mecklenburg; Tochter eines Schriftsetzers und späteren Buchdruckers; Gymnasiale Studienanstalt in Rostock, 1932 Abitur; Medizinstudium in Marburg und Rostock (Eschenstraße 12); Dezember 1937 Approbation und Februar 1938 Promotion in Rostock;[49] ab Anfang 1938 Volontärassistentin an der Chirurgischen Klinik der Universität Rostock (Maßmannstraße 35, Dethardingstraße 10, Eschenstraße 12); dort Mitglied der NSDAP; Oktober 1938 Heirat mit dem Arzt → Dr. Friedrich Weber, drei Kinder; ab Februar 1939 ohne ärztliche Tätigkeit; bis mind. 1951 in Rostock (Parkstraße 29); September 1951 Heirat mit dem Arzt Dr. Martin Reimann (*8.11.1909 in Falkenburg/Neumark), 1955 Scheidung (nahm danach ihren Namen aus erster Ehe wieder an); mind. 1952 bis 1962 niedergelassene Allgemeinpraktikerin in Beeskow/Brandenburg; am 14.6.2005 im Alter von 93 Jahren in Berlin gestorben

Weber, Dr. Otto

geboren am 7.6.1893 in Halle/Provinz Sachsen; Sohn eines Kaufmanns; Gymnasium, 1912 Abitur; Medizinstudium; Kriegseinsatz, zuletzt als Marine-Assistenzarzt; März 1918 Approbation; Promotion; September 1923 bis September 1935 niedergelassener Allgemeinpraktiker in Hennstedt/Schleswig-Holstein; Januar 1924 Heirat mit Marie Hinckelmann (*11.10.1897 in Plön/Schleswig-Holstein, †18.9.1965 in Bad Sülze; Tochter eines Zimmermeisters), drei Kinder; in Hennstedt Eintritt in die NSDAP am 1.3.1932, Mitgliedsnummer 1.021.223; daneben auch Mitglied des NSKK und des NSDÄB; Oktober 1935 bis mind. 1953 niedergelassener Allgemeinpraktiker in Bad Sülze (Am Markt); dort auch nebenamtlicher Gefängnisarzt und ab mind. 1937 auch nebenamtlicher Vertragsarzt bei der RAD-Einheit 2/60 (Bad Sülze); ab 1939 Kriegseinsatz in der Wehrmacht; nach Kriegsende im sowjetischen Speziallager Fünfeichen interniert; bis 1973 in Bad Sülze (Karl-Marx-Platz 3); am 15.12.1973 im Alter von 80 Jahren in Bad Sülze gestorben

Weckram, Dr. Alfred Erich

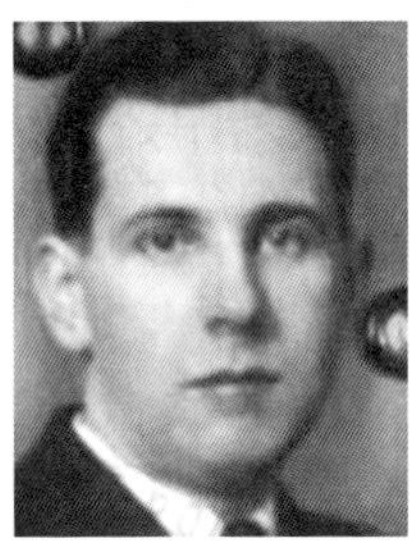

geboren am 3.10.1907 in Sangaste/Estland; Sohn eines Kaufmanns und Gutsbesitzers; Gymnasium in Reval/Estland, 1928 Abitur; Medizinstudium in Dorpat/Estland; dort im Februar 1935 Approbation; ab 1935 Volontärassistent, 1936 bis 1937 Assistenzarzt an der Universitäts-Kinderklinik in Königsberg; 1938 bis 1939 Kinderarzt in Reval; 1938 Heirat mit der Säuglingsschwester Edith Stiller (*16.11.1913 in Arys/Ostpreußen, †20.12.2000 in Bergen/Rügen; Tochter eines Gutsbesitzers), zwei Kinder; nach Umsiedlung im November 1939 Einbürgerung und Approbation für Deutschland; ab November 1939 niedergelassener Allgemeinpraktiker, April 1941 bis 1945 niedergelassener Facharzt für Kinderheilkunde und Leitender Arzt am Städtischen Säuglingsheim in Bromberg/Posen (Adolf-Hitler-Straße 36); 1941 Promotion in Freiburg; Eintritt in die NSDAP am 1.6.1942, Mitgliedsnummer 8.994.365; nach Flucht von mind. Frühjahr 1945 bis 1950 niedergelassener Kinderarzt in Crivitz (Rathausstraße 5); ab 1950 Chefarzt an der Kinderabteilung des Krankenhauses in Bergen/Rügen; dort mind. 1952 bis 1972 (auch) niedergelassener Allgemeinpraktiker

49) Mit der Arbeit: Erfahrungen über den Vitamin-C-Stoffwechsel bei chirurgischen Erkrankungen, Rostock 1937.

und Facharzt für Kinderkrankheiten (Gartenstraße 7, Südstraße 1); 1960 Verdienstmedaille der DDR; spätestens 1963 zum Medizinalrat ernannt; Hufeland-Medaille in Gold; am 28.10.1983 im Alter von 76 Jahren in Bergen gestorben

Wedemeyer, Dr. Paul-Friedrich Karl Wilhelm
geboren am 11.3.1911 in Schwerin/Mecklenburg; Sohn eines Lehrers und späteren Rektors; Realgymnasium in Schwerin, 1930 Abitur; Medizinstudium in Jena und Rostock; ab 1933 Mitglied der SA; Mai 1936 Approbation in Schwerin; 1936 bis 1937 Assistenzarzt am Kreiskrankenhaus in Nauen/Havelland; April 1937 Promotion in Rostock;[50] in Nauen Eintritt in die NSDAP am 1.5.1937, Mitgliedsnummer 4.200.472; ab 1937 Assistenzarzt in Mecklenburg; ab Anfang 1938 Arztvertreter in der Praxis von Dr. Heinrich Kappenberg in Schöneck/Vogtland (Am Stadtpark 2); ab Juni 1938 Landarztassistent bei Dr. Hartmut Czerwonka in Grünefeld/Brandenburg; September 1938 bis mind. 1942 niedergelassener Allgemeinpraktiker in Woldegk (Adolf-Hitler-Straße 17); Januar 1939 Heirat mit Christiane Karnetzky (*7.8.1915 in Nauen, †15.6.2006 in Bornheim/Nordrhein-Westfalen; Tochter eines Tierarztes), ein Kind; ab 1940 Kriegseinsatz in der Wehrmacht; bis 1994 in Braunschweig (Timmerlahstraße 129); am 3.7.1994 im Alter von 83 Jahren in Quedlinburg/Sachsen-Anhalt gestorben

Wege, Dr. Nikolaus Heinz Hermann
geboren am 26.9.1913 in Birkenfeld/Oldenburg; Sohn eines Regierungsassessors und späteren Oberregierungsrates; Gymnasium in Oldenburg, 1932 Abitur; zunächst Jurastudium in Erlangen, dann Medizinstudium in Erlangen, Würzburg, Bonn und Rostock; als Student zunächst Angehöriger der Marine-SA, dann Eintritt in die NSDAP am 1.5.1937, Mitgliedsnummer 5.232.592; September 1939 Approbation und Januar 1940 Promotion in Rostock;[51] ab Februar 1940 Volontärassistent an der Chirurgischen Klinik der Universität Rostock (Maßmannstraße 35); mind. 1941 Arzt in Bremen (Bürgermeister-Smidt-Straße 24); September 1941 Heirat mit der Ärztin Ingeborg Wisgalla (*31.1.1915 in Magdeburg, †22.11.2012 in Dessau/Sachsen-Anhalt; Tochter eines Konrektors), ein Kind; ab Dezember 1941 Kriegseinsatz, zunächst als Marine-Assistenzarzt, mind. 1944 als Stabsarzt in der Kriegsmarine, EK II und EK I; im Juli 1944 von der Partei-Kanzlei der NSDAP als NS-Führungsoffizier vorgesehen;[52] mind. 1950 bis 1951 niedergelassener Allgemeinpraktiker in Magdeburg (Mittelstraße 66); bis 2010 in Dessau (Parkstraße 6); am 31.1.2010 im Alter von 96 Jahren in Dessau gestorben

Wegener, Dr. Fritz Heinrich Johannes
geboren am 14.4.1885 in Berlin; Sohn eines Lehrers; Gymnasium in Berlin, 1904 Abitur; Medizinstudium in Berlin an der Kaiser-Wilhelm-Akademie für das militärärztliche Bildungswesen; Oktober 1909 bis September 1910 Unterarzt an der Charité in Berlin; dort im August 1911 Approbation und im Juni 1912 Promotion;[53] August 1911 bis mind. 1913 Militär-Assistenzarzt in Goldap/Ostpreußen; Juli 1913 Heirat mit Luise Baller (*24.4.1889 in Berlin, †6.7.1973 in [Leverkusen-]Opladen; Tochter eines Ingenieurs), vier Kinder; mind. 1914 Oberarzt an der Unteroffiziersschule in Wehlau/Ostpreußen; ab 1914 Kriegseinsatz in Frontlazaretten und Adjutantenstellungen, im September 1918 zum Stabsarzt befördert; ab Dezember 1918 Freikorpseinsatz als Regimentsarzt im Freikorps-Regiment Lützow beim Grenzschutz Ost; August 1919 bis Anfang 1936 niedergelassener Allgemeinpraktiker in Gielow bei Malchin; Anfang 1936 bis 1945 praktischer Arzt in Malchin (Kalensche Straße 26); dort Eintritt in die NSDAP am 1.4.1936, Mitgliedsnummer 3.741.925; ab mind. 1937 auch nebenamtlicher

---

50) Mit der Arbeit: Untersuchung über die Differenzierung der Brucellabakterien, Wismar 1937.
51) Mit der Arbeit: Über Eierstockschwangerschaft, Würzburg 1939.
52) Max Milkow, der Leiter des Personalamtes der Gauleitung Mecklenburg der NSDAP, hielt Weges Ruf im August 1944 für „tadellos, und auch charakterlich ist er in jeder Beziehung einwandfrei. Von fachärztlicher Seite wird ihm das allerbeste Zeugnis ausgestellt ... Wege stand schon vor der Machtübernahme auf dem Boden der nat.soz. Bewegung ... Als SA-Mann zeigte er sich sehr kameradschaftlich und stets dienst- und einsatzbereit. Er ist Inhaber des SA-Wehrabzeichens ... Er ist weltanschaulich durchaus in Ordnung und bietet die Gewähr, sich auch fernerhin im nat.soz. Sinne für Bewegung und Staat einzusetzen. Parteigenosse Dr. Wege hat somit die Eignung zum NS-Führungsoffizier".
53) Mit der Arbeit: Über einen Fall von Lichen ruber pemphigoides, Berlin 1912.

Vertragsarzt beim RAD-Lager für die weibliche Jugend in Faulenrost/Gielow; im Mai 1939 von der KVD Mecklenburg wegen „Nichterstattung einer Auskunft in einer Unfallsache" mit einer Geldstrafe von 200 RM belegt; Kriegseinsatz in der Wehrmacht; am 5.7.1945 im Alter von 60 Jahren an Tuberkulose gestorben

Wegrad, Dr. Heinz Franz Otto
geboren am 21.1.1904 in Magdeburg/Provinz Sachsen; Sohn eines Frauenarztes; Gymnasium in Magdeburg, 1923 Abitur; Medizinstudium in Leipzig; Oktober 1929 Heirat mit Gloria Alexander spätere Nortje (*7.2.1907 in Johannesburg/Südafrika, †27.3.1961 in Johannesburg), zwei Kinder, spätestens 1943 Scheidung; Dezember 1929 Promotion in Leipzig;[54)] Februar 1930 Approbation; mind. 1932 Arzt in Breslau (Borsigstraße 34); Eintritt in die NSDAP am 1.5.1933; mind. 1935 Assistenzarzt in Dresden (Antonstraße 5); mind. 1936 bis 1937 Assistenzarzt an der Frauenklinik der Universität Rostock (Doberaner Straße 142, Parkstraße 58); 1937 bis mind. 1950 niedergelassener Frauenarzt in Magdeburg (Hohenstaufenring 7, Otto-von-Guericke-Straße 18, Kaiser-Otto-Ring 4); ab Februar 1940 Kriegseinsatz als Oberarzt in der Wehrmacht; August 1943 Heirat mit Ingeborg Armstedt verw. Obbarius (*28.7.1914 in Magdeburg, †6.9.2009 in Schwerin; Tochter eines Kaufmanns), ein weiteres Kind, 1950 Scheidung; Mai 1950 Heirat mit Johanna Lange verw./gesch. Engelhardt (*22.5.1922 in Cradefeld bei Taucha/Sachsen, †30.3.1996 in Bad Liebenzell/Baden-Württemberg; Tochter eines Volksschullehrers); mind. 1961 bis 1965 niedergelassener Facharzt für Frauenkrankheiten und Geburtshilfe in Frankfurt/Main (Am Hauptbahnhof 8; zuletzt wohnhaft in Neu-Isenburg/Hessen (Am Forsthaus Gravenbruch 59); am 31.5.1965 im Alter von 61 Jahren in Neu-Isenburg gestorben

Weiberlen, Dr. Hugo Anton Carl
geboren am 30.11.1880 in Neukalen/Mecklenburg; Sohn eines Gerichtsvollziehers und späteren Geheimen Ministerialkanzlisten; Realgymnasium in Schwerin, 1901 Abitur; zunächst Jura- und Cameraliastudium, dann Medizinstudium in Berlin und Rostock (Wismarsche Straße 12); Februar 1914 Approbation in Schwerin; 1914 Assistenzarzt am Kreiskrankenhaus in Wernigerode; mind. 1914 Unterarzt in Magdeburg; Oktober 1914 Heirat mit Elsbeth Wenzel (*8.1.1885 in Braunschweig, †26.4.1948 in Schwerin; Tochter eines Kammermusikers und späteren Konzertmeisters); Kriegseinsatz als Truppenarzt an der Front, mind. 1917 als Assistenzarzt im Ersatz-Bataillon des Infanterie-Regiments 76 und in anderen Ersatz-Bataillonen, zuletzt als Oberarzt; Januar 1917 Promotion in Breslau;[55)] ab 1917 niedergelassener Allgemeinpraktiker in Schwerin (Rostocker Straße 2); Oktober 1919 bis 1931 auch Leitender Arzt der Mecklenburgischen Ordnungspolizei in Schwerin (Friedrich-Franz-Straße 5), zuletzt als Polizei-Obermedizinalrat; zwischen dem 4. und 10.10.1931 im Alter von 50 Jahren Suizid in der Forst Haselholz bei Schwerin

Weiche, Hans-Joachim
geboren am 21.3.1907 in Jarotschewo/Posen; Sohn eines Arztes; Oberrealschule, 1927 Abitur; Medizinstudium in Greifswald und Rostock (Lange Straße 41); als Student in Rostock Eintritt in die NSDAP am 1.12.1931, Mitgliedsnummer 851.256; daneben auch Mitglied der SA und des NSDÄB; mind. 1934 Medizinalpraktikant in Rostock (Strempelstraße 4); März 1934 Heirat mit der Büroangestellten Karla Maaß (*27.2.1910 in Straßburg/Elsaß, †26.5.1980 in Tating/Schleswig-Holstein; Tochter eines Torfmeisters), zwei Kinder; November 1934 Approbation; mind. 1935 bis 1938 Assistenzarzt an der Hautklinik der Universität Rostock (Gertrudenplatz); ab Januar 1938 Facharzt für Haut- und Geschlechtskrankheiten; März bis Mai 1938 Arztvertreter in Rostock (Dornblüthstraße 14); dort auch Gaumitarbeiter im Amt für Volksgesundheit der Gauleitung Mecklenburg der NSDAP; Mai 1938 bis 1972 praktischer Arzt in Hamburg (Kieler Straße 89, Annenstraße 12); ab 1972 in Tating (Tholendorf 22); am 22.9.1995 im Alter von 88 Jahren in Tating gestorben

54) Mit der Arbeit: Die Diagnose des engen Beckens, Leipzig 1929.
55) Mit der Arbeit: Die Gesichts- und Stirnlagen in der Poliklinik der Breslauer Universitäts-Frauenklinik aus den Jahren 1909-1915, Breslau 1916.

Weichert, Dr. Konrad Hans Joachim
geboren am 10.2.1907 in Kyritz/Brandenburg; Sohn eines Arztes; Gymnasium, 1927 Abitur; Medizinstudium in Greifswald; dort im Januar 1935 Promotion;[56] Januar 1935 Approbation in Berlin; 1935 bis April 1938 Assistenzarzt am Städtischen Krankenhaus in Bad Oeynhausen/Westfalen (Weserstraße 24, Klosterstraße 26, Südstraße 5); dort Eintritt in die NSDAP am 1.5.1937, Mitgliedsnummer 5.410.055; Oktober 1937 Heirat mit der Haustochter Hildegard Abel (*27.7.1910 in Bramsche/Hannover, †29.4.1999 in Minden/Nordrhein-Westfalen; Tochter eines Stationsassistenten und späteren Reichsbahnoberinspektors), mind. zwei Kinder; Mai 1938 bis 1940 hauptamtlicher Arbeitsfeldarzt und Lagerarzt im Arbeitsgau VI (Mecklenburg) des RAD in Schwerin (Schlachterstraße 17, Niklotring 16); dort auch nebenamtlicher SA-Arzt; Kriegseinsatz als Sanitätsfeldwebel; ab Mai 1940 RAD-Arzt in Münster (Am Kreuztor); ab Oktober 1940 wieder RAD-Arzt in Schwerin (Herzog-Ring 85); anschließend RAD-Arzt in Frankfurt/Oder; ab April 1945 wieder Arzt in Schwerin; ab Juli 1945 Leitender Arzt an der Diphtherie- und Scharlachstation des Behelfskrankenhauses in Dreilützow bei Wittenburg; mind. 1949 Arzt in Pritzier bei Hagenow; mind. 1950 bis 1952 niedergelassener Allgemeinpraktiker in Alt Meteln bei Schwerin; nach Übersiedlung in die Bundesrepublik bis 1964 Arzt in Löhne/Nordrhein-Westfalen (Schierholzstraße 3); am 23.2.1964 im Alter von 57 Jahren in Rehme bei Bad Oeynhausen gestorben, mglw. Suizid

Weide, Dr. Irma Berta (geb. Teteris, spätere Sokovs)
geboren am 8.4.1910 in Riga/Lettland; Gymnasium, 1930 Abitur; Medizinstudium; ab Januar 1940 Arztgehilfin an einer Poliklinik, dann an der Nerven-Abteilung sowie der Abteilung für Gynäkologie und Geburtshilfe des Stadtkrankenhauses in Riga; 1943 Approbation; Promotion; spätestens 1944 Heirat mit Pēteris Weide (*16.1.1901 in Riga), ein Kind, zwischen 1945 und 1950 Scheidung; nach Flucht und Approbation für Deutschland ab März 1945 notdienstverpflichtete Ärztin in Dargun; zwischen 1945 und 1950 Heirat mit dem Sekretär Nikolajs Sokovs (*20.12.1911 in Riga, †22.8.1973 in Sydney/Australien), spätestens 1950 Scheidung; bis 1950 im Umsiedlerlager Wentorf bei Hamburg; März 1950 Auswanderung in die USA; 1950 bis mind. 1951 Ärztin am Krankenhaus in Atchison/USA; 1956 Einbürgerung in die USA; ab Dezember 1962 Gerichtsmedizinerin in den USA; ab mind. 1993 in Saint Petersburg/USA; am 26.6.2007 im Alter von 97 Jahren in Saint Petersburg gestorben

Weidinger, Dr. Roman Ludwig Friedrich
geboren am 5.7.1900 in Pinnow-Rottmannshagen/Pommern; Sohn eines Rendanten sowie späteren Fabrikbesitzers und Gutsjägers; Gymnasium in Neustrelitz, 1920 Abitur; Medizinstudium in Rostock; September 1926 Approbation und Dezember 1926 Promotion in Berlin;[57] Assistenzarzt am Städtischen Krankenhaus in Rathenow; mind. 1928 Arzt in Cottbus (Thiemstraße 111, Caglower Straße 7); September 1928 Heirat mit Victoria-Louise Bredow spätere Aschenborn (*29.9.1900 in Kiel, †24.7.1985 in Kiel; Tochter eines Kaiserlichen Korvetten-Kapitäns), mind. ein Kind; Dezember 1930 bis 1935 niedergelassener Allgemeinpraktiker in Forst/Lausitz (Hochstraße 5); August 1935 bis 1939 praktischer Arzt in Malchin; dort Eintritt in die NSDAP am 1.5.1937, Mitgliedsnummer 4.635.686; ab August 1938 Facharzt für Innere Medizin, ab Februar 1939 auch Facharzt für Chirurgie; Mai 1939 bis 1942 Arztvertreter bzw. niedergelassener Allgemeinpraktiker in der Praxis des verstorbenen → Dr. Hans Krage in Teterow (Moltkestraße 19 und 24); ab März 1941 Kriegseinsatz, zuletzt als Assistenzarzt in der Sanitätskompanie 2/181; am 6.7.1942 im Alter von 42 Jahren an Hirntumor in einem Reservelazarett in Warschau gestorben

Weimann, Dr. Dr. Maximilian Peter Johannes
geboren am 20.4.1910 in Straßburg/Elsaß-Lothringen; Sohn eines Arztes; Gymnasium in Düsseldorf, 1930 Abitur; zunächst Studium der Zahnheilkunde in Freiburg, Münster und Rostock; November 1933 Approbation als Zahnarzt und April 1934 Promotion zum Dr. med. dent. in Münster;[58] Me-

---

56) Mit der Arbeit: Erfahrungen bei der praktischen Durchführung des Gesetzes zur Verhütung erbkranken Nachwuchses für den Bereich der Stadt Stettin, Berlin 1935.
57) Mit der Arbeit: Stand der Hände- und Hautdesinfektion auf Grund einer allgemeinen Rundfrage (MS).
58) Mit der Arbeit: Gerichtsmedizinische Identitätsfeststellung und Altersbestimmung auf Grund von Zahn- und Gebißbefund, Emsdetten 1934.

dizinstudium in Bonn, Düsseldorf und Rostock (Prinzenstraße 26); in Rostock Eintritt in die NSDAP am 1.5.1937, Mitgliedsnummer 5.949.390; dort auch Mitglied des NSFK und des NSDÄB; ab Anfang 1939 Medizinalpraktikant in Rostock; September 1939 Approbation als Arzt; Oktober 1939 Heirat mit der zahnärztlichen Helferin Hannah Grebbin (*5.5.1912 in Waren, †29.3.2003 in Mülheim/Ruhr; Tochter eines Rektors), mind. ein Kind; ab März 1940 Volontärassistent an der Medizinischen Poliklinik der Universität Rostock (Schröderplatz); Mai 1940 bis mind. 1943 Assistenzarzt an der Chirurgischen Klinik der Universität Rostock (Maßmannstraße 35, Goethestraße 3, Wächterstraße 28); September 1940 Promotion zum Dr. med. in Rostock;[59] ab März 1943 Kriegseinsatz in der Wehrmacht; nach Kriegsende Arzt und Zahnarzt in Mülheim/Ruhr (Wichernstraße 6); am 18.6.2000 im Alter von 90 Jahren in Mülheim/Ruhr gestorben

Weindel, Dr. Richard
geboren am 8.1.1903 in Prag/Österreich-Ungarn; Sohn eines Diplom-Ingenieurs und Architekten; Gymnasium in Hermannstadt/Siebenbürgen/Rumänien, 1922 Abitur; Medizinstudium in Würzburg, Tübingen und Wien; Approbation; 1929 bis 1930 Assistenzarzt an der Klinik Wenckebach (I. Medizinische Universitätsklinik), 1930 bis 1931 am Spital der Barmherzigen Brüder in Wien; dort im Juni 1931 Promotion;[60] ab März 1932 Militärdienst durch Teilnahme an einem Sanitätsoffiziers-Kurs in Bukarest; Juni 1932 bis Dezember 1935 Auslandsassistenzarzt an der Medizinischen Klinik der Universität Rostock (dort auch wohnhaft: Schröderplatz); ab 1935 Facharzt für Innere Krankheiten; Anfang 1936 bis September 1943 niedergelassener Facharzt für Innere Krankheiten mit Privatpraxis in Hermannstadt (Burgergasse 2); November 1936 Heirat mit Hansi Kinn (*18.5.1908 in Mediasch/Rumänien, †30.11.1998 in Gundelsheim/Baden-Württemberg; Tochter eines Oberstuhlrichters); September 1943 bis Mai 1945 Kriegseinsatz als Oberleutnant sowie Fach- und Abteilungsarzt einer Sanitätskompanie in der 7. SS-Freiwilligen-Gebirgs-Division „Prinz Eugen" auf dem Balkan, im Januar 1945 zum SS-Hauptsturmführer befördert, 1944 KVK II. Kl. m.S.; ab Mai 1945 in Kriegsgefangenschaft im Freilager in Mauterndorf/Kärnten, im Entlassungslager in Aalen/Württemberg, im Gefängnis Heilbronn/Württemberg, Juli 1945 bis November 1947 im Internierungslager Nr. 75 in Kornwestheim/Württemberg, dort mind. 1947 als Arzt tätig; ab November 1947 in Nürtingen/Württemberg (Neckarstraße 16); mind. 1951 bis April 1952 Internist und Lungenarzt in Göppingen/Baden-Württemberg; April 1952 bis mind. 1965 niedergelassener Facharzt für Innere Krankheiten in Stuttgart (Linzerstraße 13, Im Kappelfeld 13); bis 1978 in Gundelsheim (Schloß Horneck); im Juni 1978 im Alter von 75 Jahren gestorben

Weinreich, Dr. Rudolf Peter Robert
geboren am 7.7.1907 in Koblenz/Rheinprovinz; Sohn eines Bergrevier-Büroassistenten; Gymnasium in Koblenz, 1926 Abitur; Medizinstudium in Bonn; dort im Juli 1932 Approbation und im November 1932 Promotion;[61] 1932 bis mind. 1941 zunächst Assistenzarzt, dann Anstaltsarzt an der Heil- und Pflegeanstalt Branitz/Schlesien;[62] Eintritt in die NSDAP am 1.4.1933; ab 1937 Facharzt für Nerven- und Gemütsleiden; ab September 1939 Kriegseinsatz in der Wehrmacht; nach Flucht von mind. 1945 bis 1949 Nervenarzt an der Heil- und Pflegeanstalt Sachsenberg-Lewenberg in Schwerin (dort zunächst auch wohnhaft; Schloßstraße 25);[63] August 1946 Heirat mit der Sprechstundenhilfe Rosa Czernik (*27.4.1921 in Schakanau/Schlesien, †15.10.2011 in Schwerin), mind. fünf Kinder; mind. 1952 bis 1977 niedergelassener Facharzt für Nervenkrankheiten in Schwerin (Severinstraße 4, Gadebuscher Straße 54, Ernst-Thälmann-Straße 269); spätestens 1958 zum Medizinalrat ernannt; am 14.7.1979 im Alter von 72 Jahren in Schwerin gestorben

---

59) Mit der Arbeit: Über chronische hämorrhagische Pericarditis, Rostock 1940.
60) Mit der Arbeit: Meningokokkensepsis und -Endokarditis, Rostock 1934.
61) Mit der Arbeit: Straftaten geisteskranker Frauen. Zusammenhang zwischen Symptomen und Verbrechen, Bonn 1932.
62) 1940 wurden die jüdischen Patienten aus den schlesischen Anstalten, darunter aus Branitz, in der Heil- und Pflegeanstalt Leubus zusammengeführt und in zwei Transporten am 17. und 19.12.1940 in die Irrenanstalt Cholm, deren Patienten zuvor getötet worden waren, deportiert und dort ermordet.
63) Eine wegen NS-Belastung zunächst beabsichtigte Entlassung scheiterte 1946 daran, daß „infolge Mangel derartiger Spezialisten Ersatzeinstellung z.Zt. unmöglich" war.

Weinstein, Dr. Georg Karl Johann
geboren am 10.8.1885 in Rostock/Mecklenburg; Sohn eines Amtsgerichtssekretärs; Gymnasium in Rostock, 1904 Abitur; Medizinstudium in Rostock und Freiburg; Medizinalpraktikant am Evangelischen Krankenhaus in Mülheim/Ruhr und am Kinderhospital in Altona; Juni 1911 Promotion[64] und Juli 1911 Approbation in Rostock; anschließend Volontärassistent am Allgemeinen Krankenhaus in Lübeck und am St.-Georg-Krankenhaus in Hamburg; Dezember 1912 bis mind. 1943 niedergelassener Allgemeinpraktiker mit Röntgeninstitut in Rostock (Neuer Markt 13, Kaiser-Wilhelm-Straße 9); dort auch nebenamtlicher Vertrauensarzt; August 1913 Heirat mit Gerda Krempien (*22.7.1891 in Schwartau/Schleswig-Holstein; Tochter eines Knochenmühlen-Besitzers); August 1914 bis März 1917 Kriegseinsatz als Truppenarzt, ab April 1917 als Oberarzt im Heimatheeresdienst; Mitglied der NSDAP; bis mind. 1943 in Rostock (Kaiser-Wilhelm-Straße 9)

Weisbrod, Elfriede Sigrid Gerda (spätere Borri)
geboren am 4.10.1919 in Heidelberg/Baden; Tochter eines Gerichtsassessors und späteren Oberregierungsrates; Gymnasium, 1938 Abitur; Medizinstudium; Juli 1944 Approbation; ab Februar 1945 dienstverpflichtete Hilfskassenärztin in der Praxis von → Hans Witt in Burg Stargard (Bahnhofstraße 8); nach Flucht mind. 1955 Ärztin in Weinheim/Baden-Württemberg (Hauptstraße 47); Juni 1955 Heirat mit dem Berufssoldaten (Sergeant First Class) Ermando Borri (*7.12.1918 in New York/USA, †23.6.1992; Sohn eines Kochs); mind. 1960 bis 1966 in Mannheim (Washington Street 34); spätestens 1969 Auswanderung in die USA; mind. 1969 in Maryland/USA; Rückkehr nach Deutschland; bis 2002 wieder in Weinheim/Baden-Württemberg (Hauptstraße 47); am 13.10.2002 im Alter von 83 Jahren in Weinheim gestorben

Weishaupt, Dr. Hermann Theodor
geboren am 7.7.1866 in Köslin/Pommern; Sohn eines Regierungs- und Baurates; Gymnasium in Potsdam, 1886 Abitur; Medizinstudium in Genf, Kiel, Berlin und Tübingen; Januar 1891 Approbation und März 1891 Promotion in Tübingen;[65] Assistenzarzt an der Lungenheilanstalt Görbersdorf/Schlesien; bis Herbst 1892 Assistenzarzt am Städtischen Krankenhaus in Potsdam; bis Frühjahr 1893 praktischer Arzt in Potsdam; 1893 bis 1919 niedergelassener Allgemeinpraktiker in Berlin; September 1895 Heirat mit Mathilde Rohrbach (*30.1.1870 in Breese bei Dannenberg, †21.9.1939 in Rostock; Tochter eines Rentmeisters); 1914 bis 1918 Kriegseinsatz als ordinierender Arzt im Kriegsgefangenenlazarett Berlin (Alexandrinenstraße); 1916 zum Sanitätsrat ernannt; Mai 1919 bis Dezember 1934 niedergelassener Allgemeinpraktiker in Plau (Quetziner Straße 2, Große Burgstraße 24); März 1924 bis April 1929 auch Leitender Arzt am Stadtkrankenhaus in Plau; ab Gründung 1929 Mitglied der gemeinsamen Ärztekammer für Mecklenburg-Schwerin und -Strelitz; bis mind. 1937 Leiter der Bezirksstelle Südmecklenburg der Landesstelle Mecklenburg der KVD sowie Leiter der Bezirksvereinigung Südmecklenburg der Mecklenburgischen Ärztekammer (für die Kreise Güstrow, Malchin, Parchim und Waren); als 70-Jähriger Eintritt in die NSDAP am 1.5.1937, Mitgliedsnummer 5.903.898; am 15.1.1945 im Alter von 78 Jahren an Herzschwäche in Plau gestorben

Weishaupt, Hilda Julia (spätere Schinke)

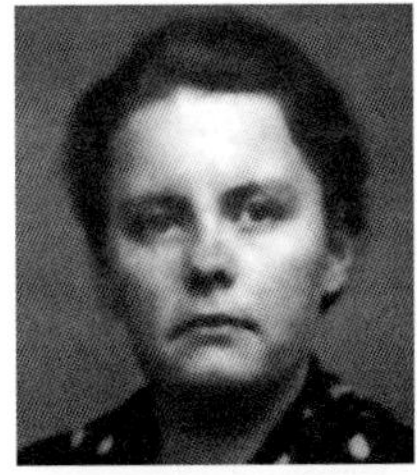

geboren am 13.6.1913 in Meudon/Frankreich; Tochter eines Kunsthändlers; Oberlyzeum in Berlin, 1933 Abitur; zunächst Arbeit als Sprechstundenhilfe, Ausbildung zur medizinisch-technischen Assistentin und kurzzeitige Tätigkeit in diesem Beruf; ab 1937 Medizinstudium in Berlin (Behmstraße 3); Approbation; anschließend bis März 1945 Pflichtassistenzärztin an mehreren Krankenhäusern in Insterburg/Ostpreußen und Königsberg; nach Flucht ab März 1945 Assistenzärztin an der Medizinischen Klinik der Universität Rostock (Schröderplatz), ab Mai 1945 am Stadtkrankenhaus in Güstrow; 1946 bis 1948 Arztvertreterin für einen erkrankten praktischen Arzt in Plau; März

64) Mit der Arbeit: Die Variationen des Herpes corneae nach den Beobachtungen der Rostocker Augenklinik vom 1. Oktober 1904 bis 1. Oktober 1909, Rostock 1910.
65) Mit der Arbeit: Über das Verhältnis von Pseudoleukämie und Tuberkulose, Braunschweig 1891.

1948 Heirat mit dem kaufmännischen Angestellten Richard Schinke (*15.3.1905 in Peine/Hannover, †14.9.1959 in Krakow; Sohn eines Walzwerk-Vorarbeiters), zwei Kinder; Juli 1948 bis April 1952 niedergelassene Allgemeinpraktikerin in Jarmen bei Greifswald (Demminer Chaussee); zur Ausbildung in der Kinderheilkunde von April 1952 bis 1955 wieder Assistenzärztin am Stadtkrankenhaus in Güstrow; 1955 bis 1957 Assistenzärztin an der Kinderklinik und -poliklinik der Universität Rostock (Rembrandtstraße 16/17); ab Januar 1957 Fachärztin für Kinderheilkunde; April bis September 1957 Oberärztin an der Kinderabteilung des Stadtkrankenhauses in Güstrow; Oktober 1957 bis März 1977 Leitende Ärztin an der Kinderabteilung der Krankenanstalten in Wittenberge/Brandenburg (Perleberger Straße 139); März 1960 Promotion in Rostock;[66] zur Medizinalrätin ernannt; bis März 1978 in Wittenberge; nach Übersiedlung von März 1978 bis 1995 in Westberlin (Nußbaumallee 54, Olympische Straße 16); ab 1995 in Lahr/Baden-Württemberg (Holunderstraße 6); am 5.1.1997 im Alter von 83 Jahren in Lahr gestorben

Weiß, Dr. Felix Christian
geboren am 3.2.1855 in Lockwitz bei Dresden/Sachsen; Sohn eines Pastors; Gymnasium in Dresden, 1875 Abitur; Medizinstudium in Tübingen, Heidelberg, München, Rostock, Jena und Leipzig; März 1881 Approbation und April 1881 Promotion in Leipzig;[67] Assistenzarzt in Dresden; Hebammenlehrer in Danzig; Oktober 1883 bis Juni 1937 niedergelassener Facharzt für Frauenkrankheiten mit gynäkologischer Privatklinik in Schwerin (Münzstraße 24 und 20), dann Praxisaufgabe; Februar 1884 Heirat mit Anna Saykowski (*29.8.1861 in Pieckel/Westpreußen, †15.7.1929 in Schwerin; Tochter eines Landwirts und Wirtschaftsbesitzers); 1905 zum Sanitätsrat ernannt; Oktober 1929 Heirat mit der Haustochter Martha Timm (*6.7.1897 in Gadebusch; Tochter eines Kaufmanns); Juli 1937 bis mind. 1938 Arzt ohne Kassen- und Privatpraxis in Bad Doberan (Kurhaus); nach Kriegsbeginn Leiter der Altenbetreuung am Augustenstift in Schwerin (Am Ziegelsee 18); am 2.2.1940 im Alter von fast 85 Jahren nach einem Schlaganfall in Schwerin gestorben

Weissenborn, Dr. Ursula Julie Johanna (geb. Pöhlmann, spätere Deterts)
geboren am 9.8.1918 in Belzig/Brandenburg; Tochter des Arztes → Dr. Carl Pöhlmann; Oberschule in Kassel, 1938 Abitur; Medizinstudium in Rostock und Freiburg (Heimatstraße 6); November 1943 Heirat mit dem Arzt Dr. Hans Weissenborn (*25.6.1918 in Halberstadt/Provinz Sachsen, †19.12.1944 im Kriegsgefangenenlazarett Stalino/Sowjetunion; Sohn eines Bürgermeisters), ein Kind; Approbation; 1944 Promotion in Freiburg;[68] mind. 1944 in Leunenburg/Ostpreußen; nach Flucht ab mind. Mai 1945 Ärztin in der Praxis ihres Vaters in Schwerin (Schelfmarkt 5); August 1945 bis mind. 1947 Assistenzärztin am Stadtkrankenhaus in Schwerin (dort auch wohnhaft: Werderstraße 30); Mai 1947 Heirat mit dem Arzt Dr. Udo Deterts (*18.6.1921 in Köhlen/Hannover, †4.10.2012 in Kandern/Baden-Württemberg; Sohn eines Volksschulrektors; ab September 1939 Mitglied der NSDAP; 1943 bis 1945 Führer des NS-Studentenbundes an der Universität Rostock), mind. ein Kind; mind. 1949 bis 1953 niedergelassene Allgemeinpraktikerin (zunächst zusammen mit ihrem zweiten Ehemann) in der Praxis ihres verstorbenen Vaters in Schwerin (Schelfmarkt 5); bis 1958 in Berlin/DDR (Scharnweberstraße 8); am 16.11.1958 im Alter von 40 Jahren in Berlin/DDR gestorben

Weisweiler, Dr. Johanna Aloysia (Hanna)
geboren am 26.4.1904 in Düren/Rheinprovinz; Tochter eines kaufmännischen Beamten; Gymnasium, 1923 Abitur; Medizinstudium in München; dort im Februar 1932 Promotion;[69] April 1932 Approbation; mind. 1933 Assistenzärztin an der Hautklinik der Universität Rostock (Schröderplatz); ab März 1937 niedergelassene Allgemeinpraktikerin in Berlin (Usedomer Straße 21, Parchimer Allee 73); ab April 1941 Assistenzärztin am Rudolf-Virchow-Krankenhaus in Berlin (Augustenburger Platz 1, Bismarckstraße 72), ab Juni 1942 an der Universitäts-Augenklinik in Bonn, ab Oktober 1943 an der Augenklinik in Köln-Lindenburg, ab Februar 1945 am Sanatorium von Dr. Walther Amelung

66) Mit der Arbeit: Kritische Betrachtung der Sterblichkeit an der Universitäts-Kinderklinik Rostock 1946-1958 (MS).
67) Mit der Arbeit: Über einen Fall von Gehirnlues (MS).
68) Mit der Arbeit: Über die Kumulierung des Bovica (MS).
69) Mit der Arbeit: Über das Vorkommen multipler Dermoidcysten im Gehirn, Murnau 1932.

in Königstein/Taunus (Altkönigstraße 16); ab mind. 1962 Ärztin in Frankfurt/Main (Mousonstraße 23, Platenstraße 37, Buchgasse 3); unverheiratet; am 12.11.1992 im Alter von 88 Jahren in Frankfurt/Main gestorben

Wellemeier, Dr. Harry Hermann Wilhelm
geboren am 16.10.1909 in Opladen/Rheinprovinz; Sohn eines Gastwirts und späteren Lokomotivführers; Oberrealschule in Berlin, 1930 Abitur; Medizinstudium in Hamburg und Rostock; dazwischen von Herbst 1934 bis Herbst 1935 freiwilliger Wehrdienst im Infanterie-Regiment 27 in Rostock; Eintritt in die NSDAP am 1.5.1937, Mitgliedsnummer 5.631.017; August bis September 1937 Medizinalpraktikant an der Ohrenklinik des Städtischen Krankenhauses in Bremen, September bis November 1937 am Staatlichen Gesundheitsamt in Bremen, ab November 1937 an der Medizinischen Klinik der Universität Rostock (Schröderplatz); Januar 1938 Approbation in Rostock; April 1938 Besuch eines vierwöchigen Lehrgangs an der Führerschule der Deutschen Ärzteschaft in Alt Rehse; ab Januar 1939 Volontärassistent an der Medizinischen Klinik der Universität Rostock; März 1939 bis mind. 1943 Assistenzarzt und Sportarzt am Institut für Leibesübungen der Universität Rostock (Oldendorpstraße 5, Clementstraße 6); dort auch Mitglied des NSKK und des NSDÄB; Mai 1939 Heirat mit der medizinisch-technischen Assistentin Lieselotte Mäske spätere Carton (*10.6.1917 in Stolp/Pommern, †10.3.2003 in Worthing/Großbritannien; Tochter eines Bauingenieurs und späteren Tiefbauunternehmers), ein Kind; ab September 1939 Kriegseinsatz in der Wehrmacht; März 1940 Promotion in Rostock;[70] erneuter Kriegseinsatz, zuletzt als Stabsarzt in Rostock (Parkstraße 21); am 10.3.1945 im Alter von 35 Jahren nach einem Unfall an Schädelbasisbruch im Reservelazarett Rostock gestorben

Welsch, Marga Maria Elisabeth (geb. van/von Treeck)
geboren am 17.8.1912; Gymnasium, 1932 Abitur; Medizinstudium; November 1939 Approbation; bis Dezember 1941 Ärztin in Wismar (Birkenweg 8); Heirat mit dem Diplom-Wirtschafter Angelo Welsch, drei Kinder; ab Dezember 1941 in Berlin (Fichtestraße 13); dort ab Juni 1942 ohne ärztliche Tätigkeit

Wendler, Hans-Eberhard Ernst

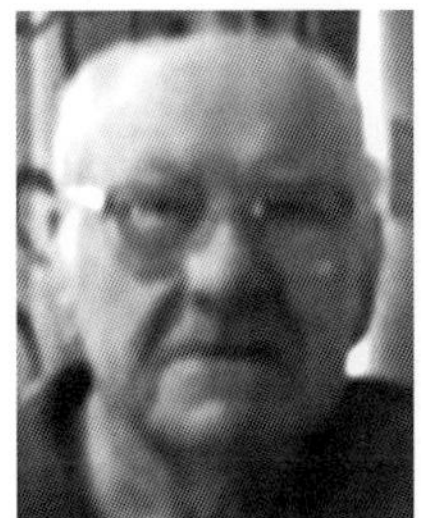

geboren am 1.11.1921 in Groß Mantel bei Königsberg/Ostpreußen; Sohn eines Lehrers und späteren Rektors; Gymnasium in Königsberg, 1939 Abitur; nach Arbeitsdienst Medizinstudium in Greifswald und Berlin; als Student Eintritt in die NSDAP am 1.9.1940, Mitgliedsnummer 7.845.361; ab Sommer 1941 Kriegseinsatz bei der Luftwaffe, wegen eines Hüftgelenkleidens zum Studium freigestellt, im Juli 1944 ganz aus der Wehrmacht entlassen; April 1945 Approbation; ab April/Mai 1945 Jungarzt in Dümmer und Dümmerstück bei Schwerin; anschließend bis Frühjahr 1951 Pflichtassistenzarzt bzw. Assistenzarzt am Stadtkrankenhaus in Schwerin (dort auch wohnhaft: Werderstraße 30); Juli 1949 Heirat mit der Krankenschwester Edith Michels (*3.8.1923 in Jabelitz bei Neukloster, †8.3.2002 in Bad Segeberg/Schleswig-Holstein; Tochter eines Telegraphen-Arbeiters und späteren Postangestellten), 1951 Scheidung; Frühjahr bis Herbst 1951 Assistenzarzt an der Tbc-Heilstätte Blankenhain/Thüringen (Wirthstraße 5); Oktober 1951 Heirat mit der Krankenschwester Eva Tank (*1.4.1927 in Suckow bei Saatzig/Pommern), mind. drei Kinder; ab Herbst 1951 Assistenzarzt, Juni 1953 bis Herbst 1956 Oberarzt an der Medizinischen Klinik der Städtischen Krankenanstalten in Weimar; ab März 1952 Facharzt für Innere Krankheiten; 1956 bis 1958 Assistenzarzt an der Nervenklinik der Medizinischen Akademie Magdeburg; ab Juli 1958 wissenschaftlicher Assistenzarzt, April 1959 bis mind. 1960 Oberarzt am Diabetikerheim Karlsburg bei Greifswald; März 1960 Promotion in Greifswald;[71] mind. 2011 in Lorsch/Hessen (Mannheimer Straße 36); ab mind. 2013 in Mörlenbach/Hessen (Pflegeheim, Brückenacker 4); am 22.4.2015 im Alter von 93 Jahren in Mörlenbach gestorben

---

70) Mit der Arbeit: Nachuntersuchungen von Patienten mit operiertem Magen vom internistischen Standpunkt aus, mit besonderer Berücksichtigung der postoperativen Anaemien, Rostock 1940.

71) Mit der Arbeit: Zur Neuropathia diabetica (MS).

Wenzel, Dr. Ernst Eduard
geboren am 21.11.1910 in Krumknie/Posen; Sohn eines Oberzollsekretärs; Gymnasien in Kreuzburg/Schlesien und Breslau, 1930 Abitur; Medizinstudium in Wien, Breslau und Frankfurt/Main; Eintritt in die NSDAP am 1.5.1933; Februar 1936 bis Januar 1937 Medizinalpraktikant an der Universitäts-Frauenklinik, der Medizinischen Universitäts-Poliklinik, am Städtischen Wenzel-Hanke-Krankenhaus und an der Universitäts-Hautklinik in Breslau; Februar 1937 Approbation; Februar bis Juni 1937 Volontärassistent an der Universitäts-Hautklinik in Breslau; ab Juli 1937 Assistenzarzt an der Hautabteilung des Städtischen Krankenhauses in Mainz; August 1937 Promotion in Breslau;[72] mind. 1938 Assistenzarzt an der Medizinischen Universitätsklinik in Heidelberg, ab Februar 1939 wieder an der Universitäts-Hautklinik in Breslau, ab März 1939 an der Hautklinik des Krankenhauses in Magdeburg-Sudenburg; Juli 1939 bis März 1940 Assistenzarzt an der Hautklinik der Universität Rostock (Gertrudenplatz); Januar 1940 Heirat mit Charlotte Rilk (*4.12.1909 in Jena, †26.10.2004 in Hinterzarten/Baden-Württemberg; Tochter eines Optikers), mind. drei Kinder; ab März 1940 niedergelassener Facharzt für Haut- und Geschlechtskrankheiten in Litzmannstadt (Hermann-Göring-Straße 149); dort auch kommissarischer Chefarzt an der Städtischen Hautklinik sowie Leiter der Beratungsstelle für Haut- und Geschlechtskrankheiten am Städtischen Gesundheitsamt; nach Flucht mind. 1947 bis Juni 1950 Hautarzt in Tabarz/Thüringen (Friedrichrodaer Straße 7); Juni 1950 bis mind. 1957 Facharzt für Haut- und Harnleiden in Berlin/DDR (Atzpodienstraße 43-45, Fürstenbergallee 1, Stalinallee 479); zum Medizinalrat ernannt; mind. 1958 Arzt in Fischbach bei Waltershausen/Thüringen; Übersiedlung in die Bundesrepublik; am 12.5.1985 im Alter von 74 Jahren in Münsingen/Baden-Württemberg gestorben

Wenzel, Walter Joachim Eberhard
geboren am 3.8.1907 in Wehrse/Schlesien; Sohn eines Rechnungsrats; Realgymnasium in Rostock, 1926 Abitur; Medizinstudium in Rostock (Gehlsdorf, Alexandrastraße 6); Februar 1933 Heirat mit Henriette Czizek verw./gesch. Banse (*30.3.1897 in Berlin; Tochter eines Ingenieurs), mind. ein Kind; Juni 1933 Approbation; 1933 bis Januar 1935 praktischer Arzt in Berlin (Landsberger Allee 159); Januar bis November 1935 niedergelassener Allgemeinpraktiker in Dahmen bei Malchin; Ende 1935 wegen Vergehens gegen § 153 StGB (uneidliche Falschaussage bzw. Meineid) und § 263 StGB (Betrug) zu einer Zuchthausstrafe in unbekannter Höhe verurteilt; im November 1935 außerdem „dauernder Entzug der Approbation gemäß § 24,1 Zul.O.";[73] Dezember 1935 Umzug mit seiner Familie nach Kiel; 1936 bis April 1939 Strafverbüßung im Zuchthaus Bützow-Dreibergen; nach Entlassung von April 1939 bis Juni 1940 wieder in Kiel; ab Juli 1940 in Berlin

Werncke, Dr. Kurt
geboren am 7.7.1909 in Odessa/Rußland; Sohn eines Augenarztes; Oberrealschule in Odessa, 1929 Abitur; Medizinstudium in Berlin, Tübingen und Rostock; Januar 1936 Approbation und Mai 1936 Promotion in Rostock;[74] 1936 bis 1939 Assistenzarzt an der Augenklinik der Universität Rostock (dort auch wohnhaft: Doberaner Straße 140); ab März 1939 Landassistent in der Praxis von Dr. Waldemar Teske in Westerland/Sylt (Dr.-Nicolas-Straße 2, Steinmannstraße 19); Mai 1939 Heirat mit der Kindergärtnerin Anna Kacirek (*16.11.1910 in Trupschitz/Böhmen, †28.4.1986 in Neuruppin; Tochter eines Kaufmanns), mind. zwei Kinder; ab August 1939 Arztvertreter in Neuruppin/Brandenburg (Friedrich-Wilhelm-Straße 4); September 1939 bis mind. 1940 Assistenzarzt am Allgemeinen Krankenhaus in Hamburg-Barmbek (Wagenfeld 19); ab Februar 1940 Facharzt für Augenkrankheiten; Kriegseinsatz, spätestens 1942 als kriegsbeschädigt aus der Wehrmacht entlassen; ab Juni 1942 Arztvertreter

---

72) Mit der Arbeit: Die heutige Mode als Ursache von Hautkrankheiten, Breslau 1937.
73) Im § 24 Abs. 1 der Zulassungsordnung hieß es, daß eine „dauernde Entziehung der Zulassung zu beschließen" sei, „wenn die Zulassung aus den Gründen des § 15 nicht hätte erfolgen dürfen oder wenn die Voraussetzungen des § 15 Nr. 1 oder 3 nachträglich eintreten". Und die Nr. 1 und 3 des § 15 sahen vor, daß von „einer Zulassung ausgeschlossen sind: 1. Ärzte gegen deren Zulassung ein in ihrer Person liegender wichtiger Grund vorliegt", sowie „3. Ärzte, die nicht die Gewähr dafür bieten, daß sie jederzeit rückhaltlos für den nationalsozialistischen Staat eintreten".
74) Mit der Arbeit: Untersuchung über die Wirkung Thor-X-geladener Stäbchen nach Einbringung in die Vorderkammer des Kaninchenauges, Rostock 1936.

in Berlin (Charlottenstraße 4); ab Oktober 1942 niedergelassener Augenarzt in Neuruppin (Parkstraße 17, Fontanestraße 4); am 30.1.1989 im Alter von 79 Jahren in Neuruppin gestorben

Werner, Dr. Arno Max
geboren am 28.9.1900 in Zoppot bei Danzig/Westpreußen; Sohn eines Baumeisters und Architekten; Gymnasium, 1920 Abitur; Medizinstudium in Königsberg; Dezember 1925 Approbation und Juli 1926 Promotion in Königsberg;[75] mind. 1930 bis 1931 Assistenzarzt in Schwerin; ab 1931 Arzt in Görlitz; Oktober 1934 bis mind. 1943 Oberarzt am Sanatorium der Reichsversicherungsanstalt für Angestellte in Kreischa bei Dresden (Hindenburgstraße 2); ab mind. 1939 Facharzt für Nerven- und Geisteskrankheiten; mind. 1950 bis 1957 niedergelassener Facharzt für Nervenleiden in Westberlin (Prinzregentenstraße 85)

Werner, Dr. Friedrich Wilhelm Carl
geboren am 18.11.1907 in Parchim/Mecklenburg; Sohn eines Oberlehrers; Gymnasium, 1928 Abitur; Medizinstudium in Freiburg, Kiel, Wien und Rostock (Felix-Stillfried-Straße 4); Juni 1935 Promotion[76] und 1935 Approbation in Rostock; 1935 Assistenzarzt in Rostock (Zelckstraße 10); 1935 bis mind. 1939 Hilfsarzt am Staatlichen Gesundheitsamt Rendsburg/Schleswig-Holstein (Gerhardstraße 20); Juni 1939 Heirat mit der Krankenschwester Martha Uhlig (*8.3.1916 in Leipzig, †14.2.1998 in Neumünster/Schleswig-Holstein; Tochter einer ledigen Arbeiterin), mind. zwei Kinder; als Medizinalrat ab November 1940 Amtsarzt am Staatlichen Gesundheitsamt Neumünster (Kieler Straße 2, Mühlenstraße 11, Steenkoppel 2); am 30.1.1986 im Alter von 78 Jahren in Neumünster gestorben

Werner, Dr. Richard Henry Hans
geboren am 18.12.1912 in Rostock-Warnemünde/Mecklenburg; Sohn eines Kaufmanns; Realgymnasium in Rostock, 1931 Abitur; Medizinstudium in München und Rostock; 1936 Medizinalpraktikant in Rostock; Eintritt in die NSDAP am 1.5.1937, Mitgliedsnummer 5.950.649; 1937 Approbation und Dezember 1937 Promotion in Rostock;[77] 1937 bis 1938 Volontärassistent an der Medizinischen Poliklinik der Universität Rostock (Schröderplatz; Warnemünde, Am Leuchtturm 10); ab 1938 Volontärassistent am Evangelischen Krankenhaus in Mettmann/Rheinland (Gartenstraße 8); ab August 1939 Assistenzarzt, mind. 1942 bis 1953 Oberarzt an den Städtischen Krankenanstalten in Remscheid (Bürgerstraße 97); ab Januar 1940 Kriegseinsatz bei der Luftwaffe; Juli 1942 Heirat mit Ursula Niederhagen (*25.8.1920 in Mettmann, †28.2.2011 in Bergisch Gladbach; Tochter eines Fabrikanten), mind. zwei Kinder; ab mind. 1956 Facharzt, bis 1961 Chefarzt an der Inneren Abteilung des Evangelischen Krankenhauses in Bergisch Gladbach (Schützheider Weg 2); am 26.8.1961 im Alter von 48 Jahren in Köln gestorben

Wernicke, Dr. Hans-Günther Eberhard

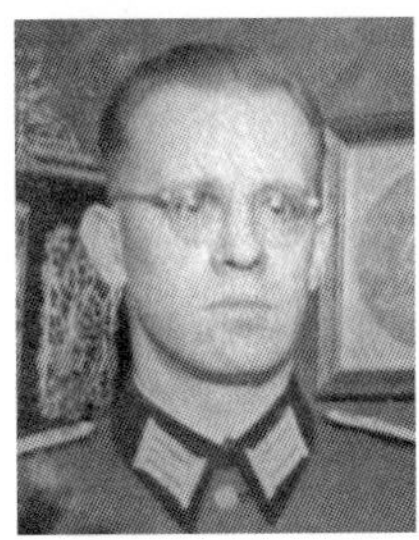

geboren am 13.10.1902 in Posen; Sohn eines Arztes und späteren Universitätsprofessors; Lehre bei der Maschinenfabrik Pauksch, Jaehne & Sohn in Landsberg/Warthe; Gymnasium, 1926 Abitur; Medizinstudium in Berlin, Marburg und Münster; 1932 Approbation; als aktiver Militärarzt 1932 bis 1933 Unter- bzw. Assistenzarzt im Lazarett Berlin-Tempelhof, 1933 bis 1934 Assistenz- bzw. Oberarzt im Reichswehrlazarett Schwerin; 1934 bis 1936 Garnisonsarzt in Berlin-Spandau und in Pasewalk, zuletzt als Stabsarzt; Oktober 1936 Heirat mit Gertrud Hübner verw. Parge verw. Straßer (*23.12.1897 in Berlin, †21.1.1995 in Koblenz; Tochter eines Monteurs sowie späteren Leitungsrevisors und Betriebsingenieurs), ein Stiefkind; 1937 bis 1938 Facharztausbildung an der Chirurgischen Universitätsklinik in Breslau; dort im Januar 1938 Promotion;[78] 1938 bis 1939 Garnisonsarzt in Osterode/Ostpreußen; 1939 bis 1940 Kriegseinsatz als Truppenarzt in Panzerjäger-

75) Mit der Arbeit: Die Bedeutung der Wildbolzschen Eigenharnreaktion für die Diagnose der aktiven Tuberkulose (MS).
76) Mit der Arbeit: Zur Differentialdiagnose der Atherosklerose und Mesaortitis luica, Rostock 1934.
77) Mit der Arbeit: Untersuchungen über das Verhalten des Blutzuckers bei heilklimatischen Bädern, Düsseldorf 1937.
78) Mit der Arbeit: Klinische Erfahrungen mit der Paravertebral-Anästhesie bei Operationen an den Gallenwegen, Breslau 1938.

und Artillerie-Einheiten im Polen- und im Frankreichfeldzug, 1941 bis 1945 als Chefarzt von Feld- und Kriegslazaretten in der Sowjetunion, Frankreich und Dänemark, zuletzt als Oberstabsarzt; Mai 1945 bis Januar 1946 in britischer Kriegsgefangenschaft; Januar bis März 1946 Chefarzt am Hilfskrankenhaus in Husby bei Flensburg; April 1946 Hilfsarzt am Gesundheitsamt Flensburg; als Oberregierungs- und Medizinalrat von Mai 1946 bis mind. 1950 zunächst Referent, dann Oberreferent für Heilfürsorge in der Abteilung Gesundheitswesen im Ministerium für Sozialwesen von Mecklenburg-Vorpommern in Schwerin (Virchowstraße 7); war zu 60 Prozent erwerbsbehindert; ab Mai 1946 Mitglied der CDU; mind. 1952 (auch) niedergelassener Allgemeinpraktiker in Schwerin (Lübecker Straße 49); nach Übersiedlung in die Bundesrepublik mind. 1960 bis 1965 Arzt in Hannover (Linsingenstraße 23); spätestens 1965 zum Obermedizinalrat ernannt; am 28.5.1985 im Alter von 82 Jahren in Peterswald/Rheinland-Pfalz gestorben

Werth, Dr. Gerhard Max Wilhelm
geboren am 22.5.1898 in Rinteln/Weser/Hessen-Nassau; Sohn eines Apothekenbesitzers und Chemikers; Realgymnasium, 1918 Abitur; Medizinstudium in Marburg, Göttingen und Rostock; Mai 1924 Approbation und Juni 1924 Promotion; mind. 1928 bis 1929 Assistenzarzt an der Frauenklinik der Universität Rostock (dort auch wohnhaft: Doberaner Straße 142); September 1932 bis 1954 niedergelassener Facharzt für Frauenkrankheiten und Geburtshilfe in Braunschweig (Breite Straße 5, Hohetorwall 4, Steinweg 37, Jasperallee 19); April 1939 Heirat mit Johanna Grimm spätere Peters (*16.3.1916 in Braunschweig, †30.11.2016 in Braunschweig; Tochter einer ledigen Mutter), zwei Kinder, 1944 Scheidung; ab September 1939 Kriegseinsatz in der Wehrmacht, mglw. als „Oberstabsarzt vom Kriegsgefangenenlager Rodenwalde, betreut nebenamtlich das Lager Goldenbow und Albertinenhof [alles bei Wittenburg] mit 160 Insassen"; am 2.3.1954 im Alter von 55 Jahren an Gehirnerschütterung, Schädelbasisbruch und Kopfwunden in Braunschweig gestorben

Wessel, Dr. Eckhard Heinz Ulrich

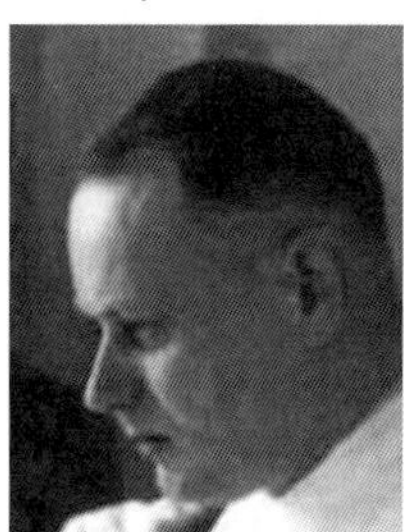

geboren am 11.4.1906 in Bad Polzin/Pommern; Gymnasium, 1927 Abitur; Medizinstudium in Göttingen, Münster, Wien und Berlin; ab Juli 1933 Mitglied der NSDAP; Februar 1934 Approbation in Berlin; Dezember 1934 Promotion in Göttingen;[79] 1934 bis Juli 1939 zunächst Volontärassistent, dann Assistenzarzt an der Chirurgischen Universitätsklinik der Charité in Berlin (dort zunächst auch wohnhaft: Schumannstraße 20/21; Luisenstraße 65); September 1937 Heirat mit Marie-Luise Hintze (*26.6.1911 in Vielitz/Brandenburg, †17.11.1977 in Gießen; Tochter eines Gutsbesitzers), 1953 Scheidung; ab August 1939 Assistenzarzt in Mecklenburg; ab Januar 1940 Kriegseinsatz, 1943 uk gestellt; erneuter Kriegseinsatz; 1945 bis 1948 in Kriegsgefangenschaft; bis 1949 Chirurg in Gießen (Ludwigsplatz 9); 1949 bis 1953 Arzt am Städtischen Krankenhaus in Buxtehude/Niedersachsen; 1953 bis mind. 1957 niedergelassener Facharzt für Chirurgie in Hamburg (Eppendorfer Landstraße 46, Annenstraße 10); Februar 1953 Heirat mit der Direktrice Hannelore Kießling (*31.1.1937 in Hamburg); mind. 1958 freier planmäßiger wissenschaftlicher Assistent an der Universität Hamburg; mind. 1969 bis 1980 Obermedizinalrat bei der Landesversicherungsanstalt in Hamburg (Oderfelder Straße 5); am 27.6.1981 im Alter von 75 Jahren in Hamburg gestorben

Westendorf, Paul Friedrich Carl
geboren am 15.7.1899 in Rostock/Mecklenburg; Sohn eines Kaufmanns; Gymnasium in Rostock; Kriegseinsatz; 1919 Abitur; zunächst Studium der Philologie in Rostock, dann Medizinstudium in Hannover, München und Rostock (Zelckstraße 10); April 1928 Approbation; mind. 1931 Assistenzarzt an der Frauenklinik der Universität Rostock (dort auch wohnhaft: Doberaner Straße 142); mind. 1934 bis 1937 zunächst Volontärassistent, dann Assistenzarzt an der Chirurgischen Klinik der Universität Rostock (dort auch wohnhaft: Maßmannstraße 35); Mitglied der NSDAP, der SA und des NSDÄB; 1939 bis 1945 Kriegseinsatz in der Wehrmacht, zuletzt als Feldarzt an der Ostfront; ab Au-

79) Mit der Arbeit: Pathologisch-anatomische Statistik der infektiösen Erkrankungen der Harnorgane einschließlich der Tuberkulose, Göttingen 1933.

gust 1945 Leitender Arzt im Kriegsgefangenenlazarett (Restlazarett) in Schönberg; ab mind. 1955 Chirurg an der Poliklinik in Stralsund (dort auch wohnhaft: Marienstraße); April 1955 Heirat mit der Schauspielerin und Operettensängerin Irmgard Krahmer verw./gesch. Wittmann (*12.2.1909 in Stützerbach/Thüringen, †17.6.1992 in Halle; Tochter eines Buchhalters), 1957 Scheidung; am 6.1.1967 im Alter von 67 Jahren in Stralsund gestorben

Westphal, Dr. Georg Wilhelm Friedrich

geboren am 4.7.1857 in (Burg) Stargard/Mecklenburg; Sohn eines Hufners und Ackerbürgers; Gymnasium in Neubrandenburg, 1877 Abitur; Medizinstudium in Greifswald, Berlin und Leipzig; Februar 1882 Approbation und Juni 1884 Promotion in Leipzig;[80] ab 1884 Assistenzarzt in Fürstenberg; bis 1885 praktischer Arzt in Lassan bei Greifswald; März 1885 bis mind. 1929 niedergelassener Allgemeinpraktiker in Feldberg (Strelitzer Straße 35); Juli 1886 Heirat mit Elisabeth Thormann (*12.11.1864 in Neubrandenburg, †25.9.1956 in Feldberg; Tochter eines Kaufmanns), fünf Kinder; 1910 zum Sanitätsrat ernannt; Kriegseinsatz im Ersten Weltkrieg, zuletzt als Stabsarzt; im Alter von 82 Jahren ab Oktober 1939 dienstverpflichteter Allgemeinpraktiker in Feldberg, wahrscheinlich für seinen eingezogenen Sohn → Dr. Hans Westphal; bis 1946 in Feldberg (Kastanienallee 1); am 12.10.1946 im Alter von 89 Jahren an Altersschwäche in Feldberg gestorben

Westphal, Dr. Hans Ferdinand Ludwig

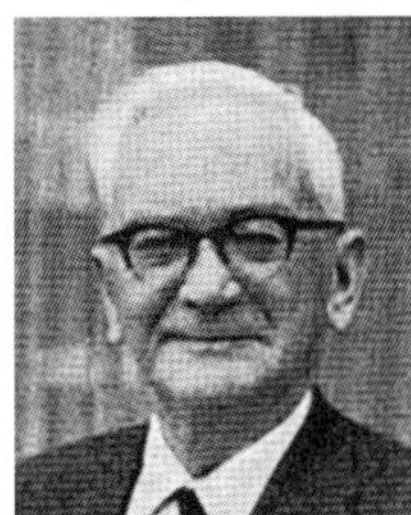

geboren am 6.10.1891 in Feldberg/Mecklenburg; Sohn des Arztes → Dr. Georg Westphal; Gymnasium in Neustrelitz, 1910 Abitur; Medizinstudium in Freiburg, Rostock und Leipzig; Juli 1916 bis November 1918 Kriegseinsatz, zuletzt als Feldunterarzt; Juni 1917 Approbation in Dresden; Januar 1919 aus dem Heer entlassen; Juni 1919 Promotion in Rostock;[81] 1919 bis 1920 Assistenzarzt am Carolinenstift in Neustrelitz (Georgstraße 1-6); April 1920 Heirat mit Bertha Schmeling (*14.3.1893 in Osterode/Harz, †16.6.1952 in Feldberg; Tochter eines Pastors), drei Kinder; 1920 bis 1968 niedergelassener Allgemeinpraktiker in Feldberg (Strelitzer Straße 35); dort auch Aufbau eines kleinen Krankenhauses; ab mind. 1937 auch nebenamtlicher Vertragsarzt beim RAD-Lager für die weibliche Jugend in Lichtenberg/Bredenfelde; ab September 1939 Kriegseinsatz in Feldlazaretten in Frankreich, Polen und der Sowjetunion, bis Juli 1945 als Oberstabsarzt im Heeres-Standortlazarett/Heeres-Sanitätsstaffel in Schwerin (Reiferbahn 1, Krügerstraße 13), Praxis zunächst geschlossen, dann wahrscheinlich durch seinen dienstverpflichteten Vater vertreten; März 1953 Heirat mit Ilse Heise gesch. Bull (*4.10.1907 in [Berlin-]Schöneberg, †22.6.1970; Tochter eines Kaufmanns), zwei Stiefkinder; am 28.9.1968 im Alter von fast 77 Jahren nach einem Herzinfarkt in Neustrelitz gestorben

Wette, Horst Karl Walter

geboren am 4.9.1919 in (Berlin-)Steglitz; Sohn eines Verlagsbuchhändlers; Gymnasium in Berlin, 1939 Abitur; Medizinstudium in Göttingen (Schlageterstraße 1) und Rostock; dazwischen mind. 1944 Kriegseinsatz als Sanitätsfeldwebel in der Wehrmacht; Februar 1944 Heirat mit Elisabeth Schultz (*5.4.1925 in Göttingen; Tochter eines Kaufmanns), 1946 Scheidung; 1945 Approbation; ab mind. Juli 1945 Assistenzarzt an der Kinderklinik der Universität Rostock (Augustenstraße 80/82); Juli 1948 Promotion in Göttingen;[82] mind. 1951 Arzt in Kassel (Wilhelmshöher Allee 198); August 1951 Heirat mit der Bankangestellten Sophie-Charlotte Görcke (*10.12.1927 in Greifswald, †4.7.2012 in Göttingen; Tochter eines Kaufmanns), insgesamt mind. drei Kinder; mind. 1953 bis 1957 Assistenzarzt in Essen (Dammannstraße 74, Ahrfeldstraße 91); bis 2015 in Göttingen; am 4.10.2015 im Alter von 96 Jahren in Göttingen gestorben

80) Mit der Arbeit: Ein Fall von completter Talusluxation mit tödlichem Ausgang durch Tetanus (MS).
81) Mit der Arbeit: Über Geburtenhäufigkeit und Säuglingssterblichkeit in Mecklenburg-Strelitz vor und während des Krieges (1911-1917), Leipzig 1920.
82) Mit der Arbeit: Ein Beitrag zur chronischen Myelose im Kleinkindesalter unter Berücksichtigung des Sulfonamideinflusses (MS).

Wettstein, Martin Julius Heinrich
geboren am 14.1.1902 in Magdeburg/Provinz Sachsen; Sohn eines Lehrers sowie späteren Organisten und Konrektors; Reformrealgymnasium in Magdeburg, 1922 Abitur; Medizinstudium in Halle, Erlangen, Marburg, Leipzig und Rostock; daneben als Sanitätsinspektor von mind. 1937 bis 1943 Leiter des Sanitätsdienstes in Rostock, zuletzt als Oberarzt; dazwischen Approbation; Oktober 1937 Heirat mit der Sekretärin Margarete Graumann (*31.10.1908 in Rostock, †25.12.1960 in Rostock-Gehlsheim; Tochter eines Tapeziermeisters), mind. zwei Kinder; mind. Sommer 1945 bis 1962 niedergelassener Allgemeinpraktiker in Rostock-Gehlsdorf (Landreiterstraße 12); Mai 1962 Heirat mit Berta Duill verw. Denzin (*18.5.1914 in Wetzlar/Hessen, †23.6.1989 in Rostock; Tochter eines Bautechnikers); bis 1963 in Rostock (Klement-Gottwald-Straße 61); am 20.6.1963 im Alter von 61 Jahren in Rostock gestorben

Wettwer, Dr. Dr. Albrecht Franz August
geboren am 1.9.1909 in Stettin/Pommern; Sohn eines Berufsschullehrers und späteren Berufsschuldirektors; Realgymnasium in Magdeburg, 1929 Abitur; zunächst Neusprachen- und Sportstudium in Göttingen, Halle, Southampton und Rostock; als Student in Göttingen Eintritt in die NSDAP am 1.5.1933, Mitgliedsnummer 1.980.558; Dezember 1933 Promotion zum Dr. phil. in Göttingen;[83] 1934 philologisches Staatsexamen; 1934 bis 1938 Medizinstudium in Rostock, Königsberg, Freiburg und Göttingen; Medizinalpraktikant am Städtischen Krankenhaus in Landsberg/Warthe (Hohenzollernstraße 8, Bismarckstraße 79), an der Universitäts-Nervenklinik Rostock-Gehlsheim und an der Frauenklinik der Universität Rostock (Doberaner Straße 142, Voßstraße 18); September 1939 Approbation und Dezember 1939 Promotion zum Dr. med. in Rostock;[84] mind. 1940 Assistenzarzt an der Frauenklinik der Universität Rostock (dort auch wohnhaft: Doberaner Straße 142); Oktober 1940 Heirat mit Ilse Schlutow (*2.1.1919 in Rostock, †30.3.1984 in Preetz/Schleswig-Holstein; Tochter eines Aktuars und späteren Bücherrevisors), zwei Kinder; Kriegseinsatz als Assistenzarzt bei der Luftwaffe; ab März 1943 Volontärassistent an der Frauenklinik der Universität Rostock (Augustenstraße 103); Mitglied des NSDÄB; ab März 1944 erneuter Kriegseinsatz in der Wehrmacht; mind. 1960 bis Oktober 1979 niedergelassener Allgemeinpraktiker in Joldelund/Schleswig-Holstein (Westerallee); Oktober 1979 bis 1984 in Hohenwestedt/Schleswig-Holstein (Rudolphsweg 26); am 28.12.1984 im Alter von 75 Jahren in Preetz gestorben

Wetzel, Dr. Reinhold Wilhelm Hans-Heinrich
geboren am 3.1.1893 in Schönberg/Mecklenburg; Sohn eines Amtsanwalts; Realgymnasien in Schönberg und Lübeck, 1911 Abitur; zunächst Jurastudium in Heidelberg, dann Medizinstudium in Heidelberg, Rostock und Jena; dazwischen ab August 1914 Kriegseinsatz als Truppenarzt in den Infanterie-Regimentern 31 und 34 sowie im Reserve-Feldlazarett 109, im Juli 1917 erkrankt aus dem Heer entlassen; Weiterführung des Medizinstudiums in Rostock (Doberaner Straße 6); Oktober 1919 Approbation und Januar 1920 Promotion in Rostock;[85] Assistenzarzt an der Universitäts-Frauenklinik in Berlin und am Kreiskrankenhaus in Oschersleben/Bode; 1920 bis 1931 niedergelassener Allgemeinpraktiker in Grevesmühlen; Heirat mit ? Vesper, Scheidung; am 12.12.1931 im Alter von 38 Jahren in Grevesmühlen gestorben

Weyand, Dr. Irmgard Eleonore (geb. Schoenerstedt)
geboren am 5.10.1902 in Sangerhausen/Provinz Sachsen; Tochter eines Amtsrichters und späteren Oberlandesgerichtsrates; Oberlyzeum in Naumburg, 1922 Abitur; Philosophie- und Medizinstudium in Freiburg, Leipzig, Marburg und Rostock; Eintritt in die NSDAP am 1.4.1933; Januar 1936 Approbation und August 1936 Promotion in Rostock;[86] August 1936 bis Mai 1939 zunächst Volontärassistentin, dann Assistenzärztin an der Medizinischen Poliklinik der Universität Rostock (Schröderplatz); Juni 1939 bis Januar 1941 Hilfsärztin und Leiterin der schulärztlichen Abteilung am Staatlichen

83) Mit der Arbeit: Englischer Sport im 14. Jahrhundert, Göttingen 1933.
84) Mit der Arbeit: Zur Erbbiologie der tuberösen Sklerose, Rostock 1939.
85) Mit der Arbeit: Sympathische Ophthalmie und Gehörstörungen (MS).
86) Mit der Arbeit: Über die Hyperämiebehandlung, Rostock 1936.

Gesundheitsamt Rostock (Heiligengeisthof 42, Friedrich-Franz-Straße 6, Schillerplatz 8, Loignystraße 3, Kaiser-Friedrich-Straße 2); als Stadtmedizinalrätin von Februar 1941 bis mind. 1942 Ärztin am Staatlichen Gesundheitsamt Nürnberg (Hohenlohestraße 12); Februar 1942 Heirat mit dem Ingenieur und Kaufmann Adolph Weyand (*24.4.1890 in Kempfeld bei Idar-Oberstein, †18.2.1956 in Garmisch-Partenkirchen/Bayern; Sohn eines Schlossers und späteren Maschinenfabrikanten), mind. ein Kind, 1948 Scheidung; ab Juni 1943 ohne ärztliche Tätigkeit in Duisburg (Beeckstraße 69); ab mind. 1950 Ärztin, mind. 1955 bis 1965 Medizinalrätin in Essen (Königsberger Straße 36, Havelring 15); bis 1989 in Düsseldorf (Friedrich-Lau-Straße 27); am 1.7.1989 im Alter von 86 Jahren in Düsseldorf gestorben

Wichhusen, Dr. Max Heinrich Martin
geboren am 7.4.1888 in Gnoien/Mecklenburg; Sohn eines Kaufmanns und späteren Drogisten; Gymnasium in Malchin, 1908 Abitur; zunächst Studium der Mathematik und Physik, dann Medizinstudium in Jena, Kiel und Berlin; dazwischen von August 1914 bis November 1918 Kriegseinsatz in Zivil- und Frontlazaretten, zuletzt als Assistenzarzt; September 1916 Approbation in Berlin; April 1918 Heirat mit Emma Kleine (*27.2.1884 in Zeiden/Siebenbürgen, †30.8.1926 in Gnoien; Tochter eines Kaufmanns); Februar 1919 Promotion in Rostock;[87] Juni 1919 bis 1936 niedergelassener Allgemeinpraktiker in Gnoien; November 1930 Heirat mit Rosa Kleine (*15.4.1888 in Zeiden/Siebenbürgen; Tochter eines Kaufmanns); 1936 bis 1943 niedergelassener Allgemeinpraktiker in Rostock (Barnstorfer Weg 48, Friedrich-Franz-Straße 80); am 30.10.1943 im Alter von 55 Jahren in Rostock gestorben

Wiederhold, Dr. Paul Ernst Albert
geboren am 1.7.1892 in Letzlingen/Provinz Sachsen; Sohn eines Königlichen Hilfsjägers und späteren Königlichen Försters; Gymnasium in Magdeburg, 1913 Abitur; Medizinstudium in Rostock (Friedrichstraße 31); dazwischen ab März 1915 Kriegseinsatz als Feldhilfsarzt, im Februar 1919 aus der Kriegsgefangenschaft entlassen; August 1920 Approbation und Dezember 1920 Promotion in Rostock;[88] Volontärassistent an der Kinderklinik der Universität Rostock (Augustenstraße 80/82), dann bei einem praktischen Arzt und in einem Kreiskrankenhaus; August 1921 bis 1960 niedergelassener Allgemeinpraktiker in Rostock (Kirchenstraße 3, Margaretenstraße 54, Doberaner Straße 43 und 28); dort auch nebenamtlicher Arzt beim Wohlfahrtsamt und ab mind. 1934 Leitender Arzt am Städtischen Altersheim (Beim St.-Katharinenstift 8); November 1921 Heirat mit Margarethe Studemund (*3.12.1900 in Rostock, †16.5.1978 in Rostock; Tochter des Arztes → Dr. Julius Studemund), ein Kind; in Rostock Eintritt in die NSDAP am 1.5.1937, Mitgliedsnummer 5.232.617; daneben auch Mitglied der SA; mind. 1938 bis 1939 auch Vertrauensarzt in Rostock; ab 1939 Kriegseinsatz in der Wehrmacht; am 3.8.1960 im Alter von 68 Jahren in Rostock gestorben

Wiedermann, Eberhard Hermann
geboren am 26.11.1909 in (Berlin-)Charlottenburg; Sohn eines Chemikers; Gymnasium, 1930 Abitur; Medizinstudium in Rostock; 1939 Approbation; anschließend Volontärassistent in Rostock; mind. 1940 Assistenzarzt an einer Universitätsklinik in Berlin (Joachim-Friedrich-Straße 52); Mai 1940 Heirat mit der Ärztin → Viktoria Wiedermann geb. Burckhardt, mind. zwei Kinder; mind. Juli 1941 bis 1942 Assistenzarzt an der Nervenklinik der Charité in Berlin (Niebuhrstraße 4); ab März 1942 Kriegseinsatz in der Wehrmacht; ab mind. Juli 1945 praktischer Arzt in Ribnitz; mind. 1946 bis 1964 wieder Assistenzarzt an einer Universitätsklinik in Westberlin (Niebuhrstraße 4, Mommsenstraße 7, Kurfürstendamm 220, 206 und 29); ab mind. 1952 Facharzt für Neurologie und Psychiatrie; 1964 bis mind. 1966 Neurologe in Frankfurt/Main (Rumpenheimer Straße 68); August 1971 Heirat mit der Leitenden Röntgenassistentin Gisela Volkhardt (*11.2.1930 in Berlin; Tochter eines Kaufmanns); bis 1990 in München (Königsteinstraße 12); am 8.8.1990 im Alter von 80 Jahren in München gestorben

87) Mit der Arbeit: Über die auffallende Häufigkeit der eingeklemmten Hernien während des Krieges, Rostock 1919.
88) Mit der Arbeit: Beitrag zur Kenntnis der Athétose double im Kindesalter (MS).

Wiedermann, Viktoria Anneliese (geb. Burckhardt)
geboren am 31.3.1915 in Halle/Provinz Sachsen; Tochter eines Verlagsbuchhändlers; Gymnasium in Berlin, 1935 Abitur; Medizinstudium in Rostock und Berlin (Blumeshof 12, Niebuhrstraße 4); Mai 1940 Heirat mit dem Arzt → Eberhard Wiedermann, mind. zwei Kinder; März 1945 Approbation in Rostock; ab März 1945 Jungärztin in Wustrow bei Ribnitz; mind. 1946 bis 1964 Assistenzärztin an einer Kinderklinik in Westberlin (Niebuhrstraße 4, Mommsenstraße 7, Kurfürstendamm 220, 206 und 29)

Wiegels, Dr. Wilhelm Friedrich Alfred
geboren am 6.4.1888 in Schwerin/Mecklenburg; Sohn des Zahnarztes Wilhelm Wiegels (*1850, †1937); Gymnasium in Doberan, 1907 Abitur; Medizinstudium in Marburg, Gießen und München; ab 1912 Medizinalpraktikant an der chirurgischen Privatklinik von Dr. Albert Krecke in München, dann an der Inneren Abteilung des Stadtkrankenhauses in Stettin; Juni 1913 Approbation und Promotion in München;[89] Februar bis August 1914 Assistenzarzt an der Universitäts-Frauenklinik in Bremen; August 1914 bis Juni 1916 Kriegseinsatz an der Front, nach Verwundung bis Dezember 1918 im Heimatheeresdienst, kriegsbeschädigt; bis Dezember 1919 wieder Assistenzarzt an der Universitäts-Frauenklinik in Bremen; Dezember 1919 bis Januar 1920 Volontärassistent an der Röntgentherapeutischen Abteilung der Universitäts-Frauenklinik in Erlangen; Januar 1920 bis 1946 niedergelassener Facharzt für Gynäkologie und Geburtshilfe in Schwerin (Kleine Paulstraße 6, Beaugencystraße/Hans-Schemm-Straße/Burgseeallee 9, Bismarckstraße 61); mind. 1931 bis 1940 auch Leitender Arzt, bis mind. August 1945 Oberarzt an der Frauenklinik des Stadtkrankenhauses in Schwerin (Werderstraße/Graf-Heinrich-Straße 30); ab mind. 1931 auch Sportarzt in Schwerin; September 1920 Heirat mit Adela Kugland (*6.9.1893 in Bremen, †2.7.1929 in Schwerin; Tochter eines Rentiers); ab 1929 Mitglied der DNVP; Heirat mit der Sprechstundenhilfe Else Sjørup Jørgensen spätere Hansen (*6.10.1910 in Aarhus/Dänemark; Tochter eines Manufakturisten), insgesamt sechs Kinder; ab September 1933 Mitglied der SA, ab 1938 SA-Hauptsturmführer in Schwerin; ab November 1933 auch medizinischer Sachverständiger am Erbgesundheitsgericht Schwerin;[90] ab 1934 Vornahme von Sterilisationen bei Personen, die nach dem Gesetz zur Verhütung erbkranken Nachwuchses unfruchtbar gemacht wurden; mind. 1934 Referent an der Gauschule der NSDAP in Schwerin;[91] dort Eintritt in die NSDAP am 1.5.1937, Mitgliedsnummer 4.520.134; daneben auch Mitglied des NSDÄB; September 1939 bis Juli 1945 Kriegseinsatz im Heeres-Standortlazarett/Heeres-Sanitätsstaffel in Schwerin (Reiferbahn 1), zuletzt als Oberstabsarzt, daneben eingeschränkte Weiterführung seiner Praxis und der ärztlichen Tätigkeit am Stadtkrankenhaus; April 1946 in Schwerin verhaftet; am 8.7.1946 im Alter von 58 Jahren im sowjetischen Speziallager Fünfeichen ums Leben gekommen

Wiegmann, Dr. Heinz Otto Heinrich

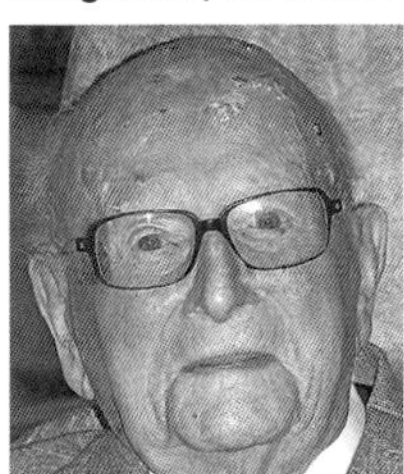

geboren am 8.10.1912 in Treptow/Tollense/Pommern; Sohn eines Tierarztes; Gymnasium in Neubrandenburg, 1932 Abitur; Medizinstudium in Freiburg, Kiel, Marburg und Rostock; 1937 Approbation; Anfang 1938 bis Anfang 1939 Volontärassistent in Rostock; dort im August 1938 Promotion;[92] ab Februar 1939 Assistenzarzt am Städtischen Krankenhaus in Neustadt/Schwarzwald; ab September 1939 Kriegseinsatz in der Wehrmacht; November 1940 Heirat mit Irmela Apelt (†vor 2014), mind. zwei Kinder; 1946 bis 1986 niedergelassener Allgemeinpraktiker in Schluchsee/Baden-Württemberg; daneben auch Bereitschaftsarzt für die Region Schluchsee; mind. 2012 bis 2013 in Lenzkirch/Baden-Württemberg (Alten- und Pflegeheim St. Franziskus, Schwarzwaldstraße 16); am 20.1.2013 im Alter von 100 Jahren in Titisee-Neustadt/Baden-Württemberg gestorben

---

89) Mit der Arbeit: Ein Fall von Verdoppelung des Rückenmarks bei einem vierjährigen Kinde, München 1912.
90) Später ausgeschieden, da Wiegels laut → Dr. Max Raspe (Geschäftsführer der mecklenburgischen Ärztekammer) „als Oberarzt des Stadtkrankenhauses in Schwerin in erster Linie für die Sterilisation weiblicher Personen in Betracht" kam, er also nicht zugleich Gutachter und Operateur sein durfte.
91) Referierte u.a. über „Sterilisation und Gesetz zur Verhütung erbkranken Nachwuchses (mit Lichtbildern)". Veröffentlichte schon 1928: Zur Frage der künstlichen Sterilisierung aus sozialen und eugenischen Gründen.
92) Mit der Arbeit: Über die malignen Tumoren des Nasen-Rachenraums, Rostock 1938.

Wiegreffe, Dr. Wilhelm Friedrich
geboren am 11.1.1912 auf Gut Rehorn bei Rastede/Oldenburg; Sohn eines Landwirts und Gutsbesitzers; Realgymnasien in Oldenburg und Cloppenburg, 1931 Abitur; Medizinstudium in Jena, München und Rostock; Februar 1937 bis Januar 1938 Medizinalpraktikant an der Hautklinik, der Kinderklinik und der Medizinischen Klinik der Universität Rostock (Schröderplatz, Augustenstraße 80/82; Warnemünde, Blücherstraße 9); Eintritt in die NSDAP am 1.5.1937, Mitgliedsnummer 4.874.852; daneben auch Mitglied der SA; Januar 1938 Approbation; ab Februar 1938 Volontärassistent in Rostock; ab Juni 1938 Hilfsarzt an der Chirurgischen Abteilung des Städtischen Krankenhauses in Berlin-Weißensee (Schönstraße); Mai bis August 1939 Arztvertreter bei mehreren praktischen Ärzten in Berlin; ab September 1939 Kriegseinsatz, November 1939 bis mind. 1940 als Unterarzt in einem Lazarett-Zug; November 1940 Heirat mit der Stenotypistin Hanna Schröder (*25.8.1914 in Rostock, †27.6.2000 in Oldenburg/Niedersachsen; Tochter eines Berufssoldaten [Sergeant] sowie späteren Oberzahlmeisters und Reichsbankbeamten), mind. vier Kinder; mind. 1941 bis 1942 Assistenzarzt in Rostock (Oldendorpstraße 6); dort im November 1942 Promotion;[93] bis 1964 niedergelassener Allgemeinpraktiker in Rastede (An der Bleiche 4); am 16.4.1964 im Alter von 52 Jahren in Oldenburg gestorben

Wieland, Dr. Wiltrud (spätere Alexandrowicz)
geboren am 16.1.1919 in Hamburg; Tochter eines Zahnarztes; Gymnasium in Hamburg, 1938 Abitur; Medizinstudium in München (Oberländer Straße 24) und Hamburg; November 1943 Approbation und Promotion in München;[94] anschließend dienstverpflichtete RAD-Ärztin in Hamburg (Sierichstraße 48); ab Januar 1944 notdienstverpflichtete Ärztin für den Bezirk III (Mecklenburg) des RADwJ in Schwerin (Taubenstraße 5); mind. 1950 bis 1963 Fachärztin für Innere Krankheiten, mind. 1964 bis 1967 Nervenärztin in Hamburg (Sierichstraße 48, August-Krogmann-Straße 97, Redingskamp 12); August 1967 Heirat mit dem Kaufmann Friedrich Alexandrowicz (*9.2.1906 in Budapest, †31.10.1967 in Hamburg); bis 2003 im Ruhestand in Bayreuth (Austraße 7); am 21.11.2003 im Alter von 84 Jahren in Bayreuth gestorben

Wiemer, Dr. Johannes Otto
geboren am 10.9.1910 in Königsberg/Ostpreußen; Gymnasium, 1930 Abitur; Medizinstudium in Königsberg; April 1936 Heirat mit Gerda Brilatus (*17.9.1911 in Königsberg, †25.2.1977 in Rendsburg/Schleswig-Holstein), zwei Kinder; Juli 1936 Approbation; ab Oktober 1936 Assistenzarzt am Städtischen Gesundheitsamt, April 1937 bis Anfang 1945 Stadtarzt in Königsberg (Oberhaberberg 6, Unterlaak 4, Altstädter Langgasse 1, Eythstraße 26); dort auch nebenamtlicher Arzt in der Sanitätskolonne des DRK; in Königsberg Eintritt in die NSDAP am 1.5.1937, Mitgliedsnummer 5.286.258; Juni 1938 Promotion in Königsberg;[95] ab November 1940 Mitglied des NSDÄB; zum Medizinalrat ernannt; nach Flucht im Mai 1945 mit der Leitung des Staatlichen Gesundheitsamtes des Kreises Schönberg beauftragt; bis 1962 Arzt in Rendsburg (Dr.-Eckener-Straße 24); am 18.11.1962 im Alter von 52 Jahren in Rendsburg gestorben

Wiener, Dr. Rudolf Gustav Franz
geboren am 1.5.1902 in Zanow/Pommern; Sohn eines Stadthauptkassen-Rendanten und späteren Bürgermeisters; Gymnasium, 1921 Abitur; Medizinstudium in Königsberg; August 1926 Approbation und Oktober 1927 Promotion in Königsberg;[96] 1931 bis mind. 1932 Assistenzarzt an der Kinderklinik und -poliklinik der Universität Rostock (dort auch wohnhaft: Augustenstraße 80/82); mind. 1934 Oberarzt am Kaiser- und Kaiserin-Friedrich-Kinderkrankenhaus in Berlin (Reinickendorfer Straße 61); April 1934 Heirat mit der Telegraphengehilfin und späteren Praxishelferin Charlotte Pollay (*14.9.1903 in Frankfurt/Oder, †8.9.1989 in Deutsch Evern/Niedersachsen; Tochter eines Berufssoldaten [Vizewachtmeister] und späteren Obertelegraphensekretärs), mind. zwei Kinder; April 1935 bis mind. 1941 niedergelassener Facharzt für Kinderkrankheiten in Berlin (Bismarckstraße 70, Fi-

93) Mit der Arbeit: Über Harnsteinerkrankungen im Kindesalter (MS).
94) Mit der Arbeit: Die Beziehungen der Hypophyse zum malignen Wachstum (MS).
95) Mit der Arbeit: Erfahrungen mit der Lumbalanästhesie, Königsberg 1937.
96) Mit der Arbeit: Über die Verwertbarkeit der Encephalographie für die Erkrankungen der hinteren Schädelgrube zur Unterstützung der Vestibular- und Kleinhirnuntersuchungsmethoden, Königsberg 1927.

landastraße 8); ab Juni 1940 Kriegseinsatz in der Wehrmacht; August 1945 bis 1972 Kinderarzt in Lüneburg/Hannover (Uelzener Straße 26 und 59, Am Schifferwall 4, Planckstraße 36); am 8.3.1972 im Alter von 69 Jahren in Lüneburg gestorben

Wiepking, Dr. Hans Walter
geboren am 4.1.1911 in Köln/Rheinprovinz; Sohn eines Volksschullehrers; Gymnasium in Köln, 1930 Abitur; Medizinstudium in Köln und Bonn; August 1935 bis Juli 1936 Medizinalpraktikant an der Medizinischen Klinik und der Klinik für Haut- und Geschlechtskrankheiten der Universität Köln sowie an der Heil- und Pflegeanstalt Sachsenberg in Schwerin; Juni 1936 Promotion in Köln;[97] August 1936 Approbation in Berlin; August 1936 bis Juli 1937 Assistenzarzt an der Heil- und Pflegeanstalt Sachsenberg in Schwerin; ab August 1937 wieder in Köln (Kuenstraße 41); ab mind. 1939 Assistenzarzt, ab mind. 1941 Abteilungsarzt an der „Dr. von Ehrenwall'schen Kuranstalt" in Ahrweiler/Rheinprovinz (dort zunächst auch wohnhaft; dann in Bad Neuenahr, Johannisberg 5); August 1939 Heirat mit Maria Schwellenbach (*1.6.1912 in Köln, †1.10.2003 in Bergisch Gladbach; Tochter eines Kaufmanns), mind. drei Kinder; ab Januar 1941 Facharzt für Nerven- und Geisteskrankheiten; ab Januar 1942 Kriegseinsatz in der Wehrmacht; bis 1988 in Bad Neuenahr-Ahrweiler (Burgweg 11); am 21.7.1988 im Alter von 77 Jahren in Bad Neuenahr-Ahrweiler gestorben

Wiesner, Dr. Alfons Alois Stanislaus
geboren am 25.11.1910 in Stettin/Pommern; Sohn eines Reisenden; Gymnasium, 1931 Abitur; Medizinstudium in Düsseldorf; mind. 1937 Medizinalpraktikant in Köln (Aachener Straße 445); dort Eintritt in die NSDAP am 1.5.1937, Mitgliedsnummer 5.616.269; Februar 1938 Promotion in Düsseldorf;[98] Februar 1938 Approbation in Berlin; bis Juli 1938 Arztvertreter in der Praxis von Dr. Friedrich Kukulka in Weiden bei Köln (Schillerstraße); ab Juli 1938 Volontärassistent an den Städtischen Krankenanstalten in Düsseldorf; ab Februar 1939 Arztvertreter in der Praxis von → Dr. Martin Büschel in Plau (Große Burgstraße 13); März bis Juni 1939 Volontärassistent am Stadtkrankenhaus in Schwerin (Werderstraße 30, Lessingstraße 5); ab Juli 1939 in Spremberg/Brandenburg; ab Oktober 1939 Assistenzarzt, mind. 1959 bis 1967 Chefarzt und Ärztlicher Direktor am Stadtkrankenhaus in Spremberg (Mittelstraße 4); November 1939 Heirat mit der Modezeichnerin Gertrud Halcour (*16.11.1912 in Köln, †28.4.1984 in Spremberg; Tochter eines Gerichtsreferendars), ein Kind; im Mai 1945 vom sowjetischen Stadtkommandanten als Rat für Gesundheitswesen in Spremberg eingesetzt; zum Medizinalrat ernannt; 1959 als Verdienter Arzt des Volkes ausgezeichnet; ab 1959 Ehrenbürger von Spremberg; am 24.8.1985 im Alter von 74 Jahren nach einem Herzinfarkt in Spremberg gestorben

Wigand, Friedrich-Wilhelm Johannes Martin
geboren am 10.8.1899 in Rostock/Mecklenburg; Sohn eines Lehrers und späteren Gymnasialprofessors; Realgymnasium in Rostock, 1918 Notabitur; Kriegseinsatz im Ersatz-Bataillon des Reserve-Infanterie-Regiments 90; zunächst Studium der Naturwissenschaften, ab 1930 Medizinstudium in Rostock (Graf-Schack-Straße 6); dort Eintritt in die NSDAP am 1.5.1933, Mitgliedsnummer 2.823.373; daneben auch Mitglied der SA und des NSDÄB; mind. 1936 Medizinalpraktikant in Rostock; Januar 1936 Heirat mit Frieda Mießmer (*20.1.1902 in Endingen/Baden, †27.10.2000 in Rostock; Tochter eines Tagelöhners), sechs Kinder, 1965 Scheidung; Januar 1937 Approbation; 1937 bis Februar 1939 Volontärassistent an der Chirurgischen Klinik der Universität Rostock (Maßmannstraße 35, Lützowstraße 12); März 1939 bis Anfang 1945 Werksarzt bei den Arado-Flugzeugwerken in Rostock-Warnemünde (Blücherstraße 10); dort ab Januar 1942 auch Hilfskassenarzt; ab Frühjahr 1945 praktischer Arzt in Bardowiek bei Schönberg; August 1945 bis mind. 1951 niedergelassener Allgemeinpraktiker in Selmsdorf bei Schönberg (Alte Schule, Hinterstraße); Juli 1952 Promotion in Rostock;[99] dort bis 1982 (Fritz-Reuter-Straße 6); am 28.8.1982 im Alter von 83 Jahren in Rostock gestorben

---

97) Mit der Arbeit: Beitrag zur Frage der Häufigkeit von Neuritiden und Neuralgien bei Diabetes mellitus mit besonderer Berücksichtigung des Altersdiabetes, Düsseldorf 1936.
98) Mit der Arbeit: Leben und Werk des Tübinger Professors Wilhelm Griesinger, Emsdetten 1937.
99) Mit der Arbeit: Untersuchungen über den Gewebsstoffwechsel in der Niere bei Schädigung infolge Durchblutungssperre (MS).

Wilbrand, Dr. Eberhard Hans

geboren am 29.7.1886 in Hamburg; Sohn eines Arztes; Gymnasium in Altona, 1908 Abitur; Medizinstudium in München und Kiel; Juli 1914 Approbation und Oktober 1914 Promotion in Kiel;[100] 1914 bis November 1918 Kriegseinsatz, kriegsbeschädigt; mind. 1919 in Heide/Schleswig-Holstein; Dezember 1919 Heirat mit Mildred Schenström (*20.1.1894 in Leksand/Schweden, †28.7.1978 in Uppsala/Schweden), zwei Kinder; mind. 1920 in Weddingstädt/Schleswig-Holstein; ab 1927 praktischer Arzt in Seebad Horst/Pommern, von Mai 1937 bis Februar 1938 in Grünberg/Hessen; 1938 praktischer Arzt in Naugard/Pommern (Horst-Wessel-Straße 1); April 1938 bis mind. Sommer 1945 niedergelassener Allgemeinpraktiker in Warin (Hindenburgstraße 12); mind. 1948 bis 1958 praktischer Arzt in Hamburg (Heinrich-Hertz-Straße 3); zum Medizinalrat ernannt; am 7.1.1962 im Alter von 75 Jahren in Hamburg gestorben

Wilbrandt, Dr. Georg Johannes Max (Jürgen)

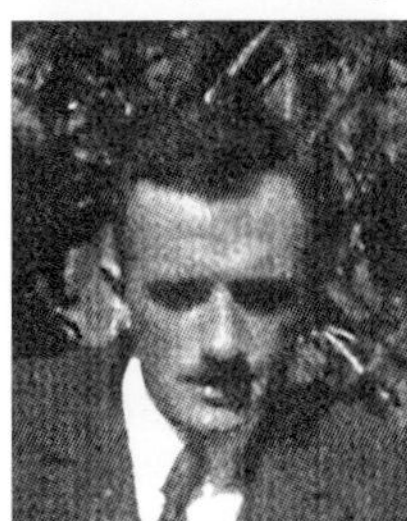

geboren am 26.1.1896 in Schwerin/Mecklenburg; Sohn eines Gymnasialoberlehrers sowie späteren Pastors und Kirchenrates; Gymnasium in Doberan, 1914 Notabitur; Oktober 1914 bis November 1918 Kriegseinsatz; Medizinstudium in Rostock (Kuhstraße 18), München und Erlangen; Dezember 1920 Heirat mit der Krankenschwester Margarete Seemann (*8.8.1898 in Breesen bei Dargun, †17.11.1989 in Rostock; Tochter eines Ökonomierates), zwei Kinder, 1935 Scheidung; Dezember 1922 Approbation in München; Januar 1923 bis September 1926 niedergelassener Allgemeinpraktiker in Dargun; Februar 1923 Promotion in Erlangen;[101] Oktober 1926 bis März 1927 praktischer Arzt in Kirch Lütgendorf bei Waren; März 1927 bis 1942 niedergelassener Allgemeinpraktiker in Rostock (Wendländer Schilde 1, Große Wasserstraße 21, Blutstraße 16); dort Eintritt in die NSDAP am 1.7.1931, Mitgliedsnummer 590.244; daneben auch Mitglied der SA und des NSDÄB; Dezember 1935 Heirat mit der Klavier- und Musiklehrerin Else Groth (*6.2.1909 in Güstrow, †11.9.1975 in Oldenburg/Niedersachsen; Tochter eines Kaufmanns), zwei weitere Kinder; ab Oktober 1942 Arzt in der Praxis des verstorbenen → Dr. Carl Peters in Kröpelin; dort von Januar 1943 bis mind. 1952 niedergelassener Allgemeinpraktiker (Wismarsche Straße 498 und 30); wegen Erkrankung ab März 1945 durch → John Kasper vertreten; nach Übersiedlung in die Bundesrepublik ab 1956 niedergelassener Allgemeinpraktiker in Großenkneten/Niedersachsen (Kurzer Weg 1); am 22.3.1975 im Alter von 79 Jahren in Großenkneten gestorben

Wilbrandt, Dr. Hans August Ludwig

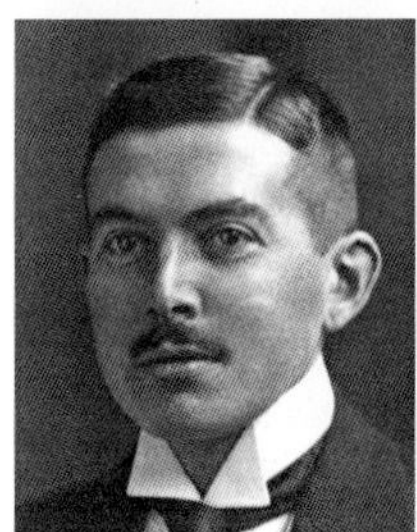

geboren am 4.1.1886 in Vietlübbe bei Gadebusch/Mecklenburg; Sohn eines Pastors; Gymnasium in Parchim, 1906 Abitur; zunächst Studium der Germanistik in Rostock, dann Medizinstudium in Rostock, Freiburg, Berlin und München (Corneliusstraße 2); Medizinalpraktikant in Rostock und Ludwigslust; Juni 1914 Approbation und August 1914 Promotion in Rostock;[102] im August 1914 Assistenzarzt am Stift Bethlehem in Ludwigslust; kein Kriegseinsatz, da als nicht felddienstfähig zurückgestellt; statt dessen von August 1914 bis Juni 1916 Arztvertreter in Lübz; Juli 1916 bis 1953 niedergelassener Allgemeinpraktiker und Augenarzt in (Bad) Doberan (Bismarckstraße/Goethestraße 3); März 1917 Heirat mit Gertrud Schumacher (*3.11.1895 in Lübz, †19.1.1955 in Kühlungsborn; Tochter des Arztes Dr. Heinrich Schumacher *1862, †1923), drei Kinder; 1933 bis 1935 Mitglied der Motor-SA, dann des NSKK, im April 1940 zum NSKK-Sanitäts-Sturmführer befördert; daneben auch Mitglied der NSDAP und des NSDÄB; in Bad Doberan auch nebenamtlicher Gefängnis-

---

100) Mit der Arbeit: Über die Cysten im Bereiche der Vagina nach dem Material der Kieler Universitätsfrauenklinik aus den Jahren 1902-1912, Kiel 1913.

101) Mit der Arbeit: Betrachtungen und Untersuchungen über die Frage des biologischen Zusammenhanges zwischen Körperbau einerseits und Schizophrenie und manisch-depressivem Irresein andererseits. Ein Beitrag zu Kretschmers „Körperbau und Charakter" (MS).

102) Mit der Arbeit: Sterilisation von Trinkwasser mittels Chlorkalk, Rostock 1914.

arzt, öffentlicher Impfarzt und nebenamtlicher Vertragsarzt bei der RAD-Einheit 7/60; am 24.10.1953 im Alter von 67 Jahren an lymphatischer Leukämie in Bad Doberan gestorben

Wilbrandt, Dr. Ulrich Carl August
geboren am 12.6.1898 auf Gut Fahrenkamp bei Barth/Pommern; Sohn eines Gutspächters; Gymnasium in Rostock, 1916 Abitur; Medizinstudium in Frankfurt/Main, Halle und Rostock (Augustenstraße 83); dazwischen ab Juni 1917 Kriegseinsatz, im Januar 1919 aus dem Heer entlassen; Medizinalpraktikant an der Chirurgischen Klinik der Universität Rostock (Schröderplatz) und am Stift Bethlehem in Ludwigslust; Dezember 1922 Approbation und Promotion in Rostock;[103] Dezember 1922 bis 1924 Assistenzarzt am Kreiskrankenhaus in Frauendorf bei Stettin; November 1924 bis Februar 1927 praktischer Arzt in Tarnow bei Bützow; Mai 1925 Heirat mit der Wohlfahrtspflegerin Elsbeth Slonski (*3.2.1892 in Stettin, †13.11.1981 in Plau; Tochter eines Kellners und späteren Kaufmanns), drei Kinder; März 1927 bis mind. 1939 niedergelassener Allgemeinpraktiker in Plau (Marktstraße/Friedrich-Hildebrandt-Straße 15); ab mind. 1935 auch nebenamtlicher Vertragsarzt bei der RAD-Einheit 2/64 in Bad Stuer bei Plau; in Plau Eintritt in die NSDAP am 1.4.1936, Mitgliedsnummer 3.741.946; Kriegseinsatz bei der Luftwaffe; mind. 1940 bis 1943 in Rostock (Borenweg 5), mglw. wegen Erkrankung oder Verwundung; mind. 1946 bis 1974 wieder niedergelassener Allgemeinpraktiker in Plau (Marktstraße 15); am 8.11.1974 im Alter von 76 Jahren in Parchim gestorben

Wilcke, Karl Rudolf Friedrich
geboren am 23.10.1909 in Warin/Mecklenburg; Sohn eines Stadtsekretärs und späteren Stadtinspektors; Aufbauschule, 1930 Abitur; Medizinstudium in Göttingen, Innsbruck und Rostock; 1938 Approbation; anschließend mglw. Arztvertreter in Warin; ab September 1938 Arztvertreter in Berlin-Neukölln (Friedelstraße 59); September 1939 bis 1944 dienstverpflichteter Arztvertreter in der Praxis von Dr. Klaus Greiner in Ruhla/Thüringen (Adolf-Hitler-Straße 4); dort im Januar 1941, im Dezember 1943 und im März 1944 von der Landesstelle Thüringen der KVD verhängte Geldstrafen zwischen 20 und 150 RM, weil „ärztliche Gutachten trotz Mahnung nicht erstattet“ wurden; Dezember 1939 Heirat mit Gertraud Stechern (*22.1.1915 in Leipzig, †vor 1994; Tochter eines Kriegsgerichtsrates), mind. fünf Kinder; ab Mai 1944 Kriegseinsatz in der Wehrmacht; mind. 1951 bis 1977 niedergelassener Allgemeinpraktiker in Westberlin (Blücherstraße 53); bis 1993 im Ruhestand in Berlin (Bundesplatz 3); am 8.2.1993 im Alter von 83 Jahren in Berlin gestorben

Wilda, Dr. Friedrich Otto Gustav

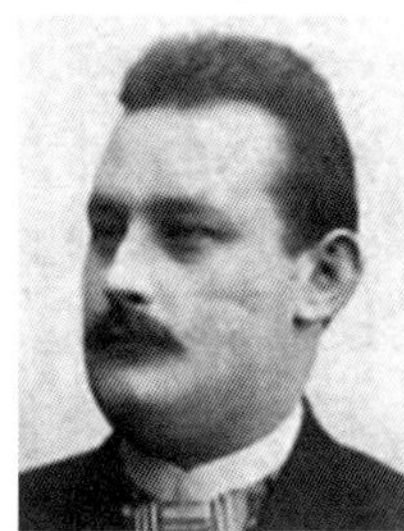

geboren am 23.6.1866 in Dargitz bei Pasewalk/Pommern; Sohn eines Pastors und späteren Rektors; Gymnasien in Anklam und Neustrelitz, 1884 Abitur; Medizinstudium in Halle und Greifswald; März 1890 Promotion in Greifswald;[104] Dezember 1891 Approbation; 1892 zunächst Schiffsarzt, dann Choleraarzt in Hamburg; Januar 1893 bis 1907 niedergelassener Allgemeinpraktiker in Strelitz-Alt, 1907 bis 1941 in Neustrelitz (Töpferstraße 1); November 1894 Heirat mit Else Piper (*20.11.1872 in Neubrandenburg; Tochter eines Juristen, Kanzleirates und Stadtrichters sowie späteren Landgerichtspräsidenten), zwei Kinder; 1915 zum Sanitätsrat ernannt; ab Ende 1915 auch kommissarischer Kreisarzt für Mirow und Neustrelitz; als Medizinalrat von 1916 bis 1919 auch Referent im Ministerium für Medizinalangelegenheiten des Großherzogtums bzw. Freistaates Mecklenburg-Strelitz in Neustrelitz; als Mitglied der DDP von Dezember 1918 bis Februar 1919 Präsident des Verfassunggebenden Landtages von Mecklenburg-Strelitz; Juli 1923 bis Februar 1927 Abgeordneter im dritten ordentlichen Landtag von Mecklenburg-Strelitz (nunmehr als Mitglied der DVP); ab Gründung 1929 Mitglied der gemeinsamen Ärztekammer für Mecklenburg-Schwerin und -Strelitz; ab 1930 Mitglied des mecklenburgischen Ehrengerichtshofes (oberste Instanz für berufsgerichtliche

103) Mit der Arbeit: Konstitutionelle Achylia gastrica und Invalidität (MS).
104) Mit der Arbeit: Über die Anlegung einer Entero-Anastomose, als Operationsverfahren bei eingeklemmten Brüchen mit Gangrän des Darms, Anklam 1890.

Verfahren); am 17.4.1941 im Alter von 74 Jahren an Herz- und Niereninsuffizienz sowie Harnvergiftung in Neustrelitz gestorben[105)]

Wildenrath, Dr. Robert Maria Joseph
geboren am 29.3.1882 in Lobberich/Rheinprovinz; Gymnasium in Emmerich, 1900 Abitur; Medizinstudium in Freiburg, Bonn und Kiel; Mai 1905 Approbation und Promotion in Bonn;[106)] als Medizinalrat mind. 1925 bis 1926 Kreisarzt in Soest/Westfalen; Mai 1925 Heirat mit der Volksschullehrerin Klara Lentze (*8.4.1894 in Forbach/Lothringen, †30.5.1935 in Berlin; Tochter eines Senatspräsidenten), zwei Kinder; mind. 1934 in Stade/Hannover; mind. 1935 bis 1936 Regierungs- und Medizinalrat in Berlin-Lichterfelde (Mariannenstraße 20); 1936 bis 1939 Oberregierungs- und Medizinalrat in Merseburg (Lutherstraße 17); Juli 1936 Heirat mit der Oberin Lotte Lentze (*26.6.1898 in Mülhausen/Elsaß-Lothringen; Tochter eines Senatspräsidenten), ein weiteres Kind; ab Oktober 1939 Oberregierungs- und Obermedizinalrat bei der Regierung in Schneidemühl/Pommern; nach Flucht von mind. 1945 bis 1946 Leiter des Staatlichen Gesundheitsamtes Hagenow; ab mind. 1962 in Merseburg/Saale (Am Stadtpark 6); am 7.12.1968 im Alter von 86 Jahren in Merseburg gestorben

Wildgrube, Dr. Gerhard
geboren am 11.1.1914 in Halle/Provinz Sachsen; Sohn eines Oberlehrers; Oberrealschule in Halle, 1934 Abitur; Medizinstudium in Rostock; mind. 1942 in Leipzig (Albrechtstraße 26); Oktober 1942 Approbation und 1942 Promotion in Rostock;[107)] ab November 1942 Volontärassistent an der Medizinischen Klinik der Universität Rostock (Schröderplatz); ab März 1943 Assistenzarzt am Städtischen Krankenhaus in Finsterwalde/Brandenburg; Mai 1950 Heirat mit Hanna Scherreik (*26.10.1919 in Ragnit/Ostpreußen, †27.8.2008 in Hanau/Hessen), mind. ein Kind; mind. 1960 bis Januar 1984 Facharzt für Innere Krankheiten in Hanau (Friedrich-Ebert-Anlage 23); ab Januar 1984 in Bad Nauheim/Hessen (Hochwaldstraße 58); am 18.3.1985 im Alter von 71 Jahren in Bad Nauheim gestorben

Wildhagen, Hans-Jürgen Helmut Christof

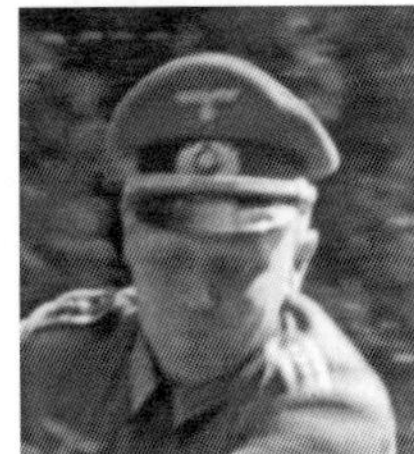

geboren am 12.4.1911 in Wismar/Mecklenburg; Sohn des Zahnarztes Dr. Emil Wildhagen (*1884, †1940); Gymnasium in Wismar, 1931 Abitur; Medizinstudium in München und Rostock; mind. 1937 Medizinalpraktikant in Rostock; Januar 1938 Approbation; bis 1939 Assistenzarzt in Rostock (Maßmannstraße 83); ab Februar 1939 Arztvertreter in Wismar (Adolf-Hitler-Straße 19); ab Oktober 1939 Kriegseinsatz, mind. 1940 als Arzt in der Artillerie-Kaserne in Güstrow (dort auch wohnhaft); September 1940 Heirat mit der Krankenschwester Erna Wasgien (*25.4.1913 in Essen, †3.3.2014 in Hamburg; Tochter eines Landwirts), mind. ein Kind; ab Juni 1944 wieder Arzt in Wismar (Wallstraße 9); mglw. erneuter Kriegseinsatz und Kriegsgefangenschaft; 1963 für tot erklärt (zum 31.7.1949)

Willebrand, Dr. Hermann
geboren am 1.8.1887 in Vorwerk Neuhof bei Ahrensbök/Schleswig-Holstein; Sohn eines Gutspächters und Landwirts sowie Pflegesohn eines Pastors; Gymnasium in Neubrandenburg, 1910 Abitur; Medizinstudium in München, Berlin und Rostock; dazwischen von Dezember 1914 bis November 1918 Kriegseinsatz; Juni 1917 Approbation und Februar 1919 Promotion[108)] in Rostock (wohnhaft in Breesen bei Neubrandenburg, Pfarrhaus); Volontärassistent an der Charité in Berlin; Arztvertre-

---

105) In einem Nachruf der Ärztlichen Bezirksvereinigung Neubrandenburg der Mecklenburgischen Ärztekammer hieß es, „wie der Verstorbene bis kurz vor seinem Tode trotz schweren Leidens bestrebt war, in der jetzigen Zeit voll für die ärztliche Versorgung mitzuarbeiten, so stand sein ganzes Leben im Dienste für seine Mitmenschen. Seinen Berufskameraden war er ein zuverlässiger Berater, half uns oft mit seinem Humor, seinem ausgeglichenen Wesen, seiner reichen Erfahrung, zumal in den schweren Zeiten des Kampfes um unsere Organisation. Er wird uns unvergessen bleiben, als Vorbild der Pflichttreue, der Kollegialität, der Einsatzbereitschaft".

106) Mit der Arbeit: Über die Grenzen der Giftigkeit des Natriumsulfites, Bonn 1906.

107) Mit der Arbeit: Die Behandlung der akuten lobären Pneumonie des Erwachsenen mit Eubasin, Berlin 1940.

108) Mit der Arbeit: Die partielle Okulomotoriuslähmung als entscheidendes Symptom bei der Diagnose otitischer Schläfenlappen-Abszesse, Rostock 1919.

ter in Stavenhagen und Neubukow; März 1921 bis mind. 1959 niedergelassener Allgemeinpraktiker in Stavenhagen (Fritz-Reuter-Straße 4); November 1930 Heirat mit der Haustochter Elsbeth Beneke (*12.1.1906 in Esbeck bei Groß Freden/Leine, †30.10.1986 in Bad Pyrmont/Niedersachsen; Tochter eines Gutspächters und Landwirts), fünf Kinder; im Oktober 1938 von der Gestapo verwarnt;[109] am 17.4.1966 im Alter von 78 Jahren in Stavenhagen gestorben

Willemer, Dr. Wilhelm Georg Conrad
geboren am 31.7.1855 in Drochtersen/Hannover; Sohn eines Pastors; Gymnasium in Stade, 1874 Abitur; Medizinstudium in Würzburg, Göttingen und Tübingen; November 1878 Promotion[110] und Februar 1879 Approbation in Göttingen; 1879 bis 1881 Prosektor an der Universität Tübingen; 1881 bis 1884 Assistenzarzt an der Chirurgischen Universitätsklinik in Göttingen; anschließend Studienreisen; als Facharzt für Chirurgie von April 1885 bis 1931 Leitender Arzt bzw. Chefarzt am Stift Bethlehem in Ludwigslust (Kanalstraße 22, Theodor-Körner-Straße 3 und 10); September 1885 Heirat mit Johanna John (*5.7.1864 in Königsberg, †6.9.1933 in Ludwigslust; Tochter eines Juristen und Strafrechts-Professors), zwei Kinder; 1895 zum Sanitätsrat, 1897 zum Medizinalrat, 1912 zum Obermedizinalrat ernannt; am 11.2.1944 im Alter von 88 Jahren an Grippe in Ludwigslust gestorben

Willemer, Dr. Wilhelm Richard

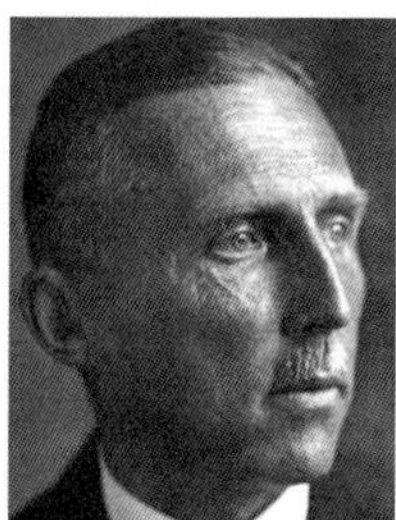

geboren am 10.4.1887 in Ludwigslust/Mecklenburg; Sohn des Arztes → Dr. Wilhelm Willemer; Gymnasien in Ludwigslust und Schwerin, 1906 Abitur; Medizinstudium in Oxford, Göttingen, München und Rostock (Hermannstraße 21, Friedrichstraße 30); Medizinalpraktikant in Altona, Ludwigslust und Berlin; Juni 1912 Approbation und Juli 1912 Promotion in Rostock;[111] Assistenzarzt am Pathologischen Institut der Charité in Berlin sowie am Institut für experimentelle Therapie und an der Chirurgischen Universitätsklinik in Marburg; Kriegseinsatz als Bataillonsarzt, dann als Arzt in den Heereslazaretten Marburg, Erfurt und Skopje/Mazedonien; ab April 1917 Oberarzt am Stift Bethlehem in Ludwigslust; Mai 1925 Heirat mit Annaliese Studemund (*21.12.1904 in Wittenburg, †12.12.1990 in Osterholz-Scharmbeck/Niedersachsen; Tochter eines Pastors), acht Kinder; Oktober 1930 bis 1946 niedergelassener Facharzt für Chirurgie in Ludwigslust (Theodor-Körner-Straße 3); Oktober 1936 bis 1946 auch Leitender Arzt bzw. Chefarzt am Stift Bethlehem in Ludwigslust, dort auch Leiter der Krankenpflegeschule der Diakonissenhäuser; ab 1934 Vornahme von Sterilisationen bei Personen, die nach dem Gesetz zur Verhütung erbkranken Nachwuchses unfruchtbar gemacht wurden; Mitglied des NSDÄB; ab September 1939 Kriegseinsatz als Wehrmachtsarzt, daneben eingeschränkte Weiterführung seiner Praxis; wegen maßgeblicher Beteiligung an Zwangssterilisationen in mehr als hundert Fällen vom Schwurgericht Schwerin im November 1946 zu einem Jahr Gefängnis verurteilt, nach Revision außer Verfolgung gesetzt; 1947 bis mind. 1958 Chefarzt am Kreiskrankenhaus in Osterholz-Scharmbeck (Bahnhofstraße 57, Beckstraße 32); am 19.12.1971 im Alter von 84 Jahren in Osterholz-Scharmbeck gestorben

Willert, Dr. Gerhard Franz Adolph
geboren am 29.4.1899 in Loitz/Pommern; Sohn eines Buchdruckereibesitzers und Zeitungsverlegers; Gymnasium, 1917 Notabitur; Kriegseinsatz, kriegsbeschädigt; Medizinstudium in Berlin; Oktober 1924 Approbation und Promotion in Berlin;[112] ab 1924 Arzt in Berlin (Turmstraße 21); De-

109) Willebrand hatte sich anläßlich „der Behandlung der an Ruhr erkrankten Familie Krietmeyer aus Röckwitz abfällig gegenüber den gesundheitspolitischen Anordnungen geäußert und somit den behördlichen Anordnungen gegenüber mindestens passiven Widerstand geleistet". Ein von der Staatsanwaltschaft Güstrow eingeleitetes Verfahren wegen Vergehens gegen § 327 StGB (Verletzung der von Behörden zum Seuchenschutz angeordneten Absperrmaßnahmen) wurde im Januar 1939 eingestellt.

110) Mit der Arbeit: Über eigentliche, d.h. sich innerhalb der äußeren Scheide entwickelnde Tumoren des Sehnerven, Berlin 1879.

111) Mit der Arbeit: Zur Behandlung des muskulären Schiefhalses, aus der Chirurgischen Klinik zu Rostock, Tübingen 1912.

112) Mit der Arbeit: Ein Fall von Magenkarzinom im jugendlichen Alter (MS).

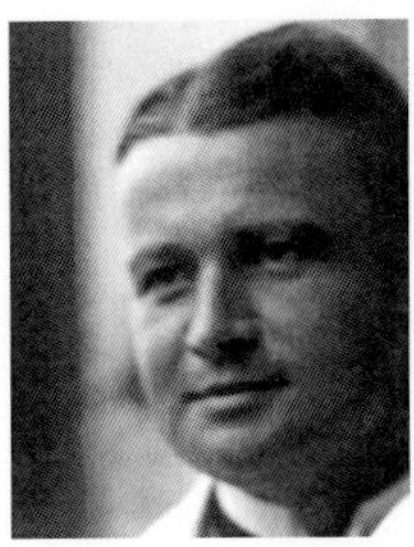

zember 1924 Heirat mit der Laborantin Antonie Brell (*10.4.1898 in Berlin, †24.7.1985 in Hamburg; Tochter eines Kaufmanns und Bücherrevisors), ein Kind; mind. 1925 niedergelassener Allgemeinpraktiker in Berlin (Alt Moabit 52); anschließend Assistenzarzt in Pommern; bis Januar 1936 praktischer Arzt in Loitz; als Nachfolger des durch Suizid gestorbenen → Dr. Fritz Walther von Januar 1936 bis 1956 niedergelassener Allgemeinpraktiker in Zarrentin (Adolf-Hitler-Straße/Hauptstraße 28, Chausseestraße 27, Bahnhofstraße 11); wegen Verstoßes gegen das Opiumgesetz von Mai 1937 bis Mai 1938 von der Kassenpraxis ausgeschlossen; am 29.12.1956 im Alter von 57 Jahren an Bronchialkarzinom in Zarrentin gestorben

Willms, Dr. Ommo Bernhard Georg

geboren am 18.12.1908 in Kirchweyhe/Bremen; Sohn eines Arztes; Gymnasium, 1929 Abitur; Medizinstudium in Erlangen, Wien und Rostock; 1934 Approbation und Oktober 1934 Promotion in Rostock;[113)] 1934 bis 1935 Assistenzarzt an der Medizinischen Klinik der Universität Rostock (Schröderplatz, Haedgestraße 8); unverheiratet; am 27.8.1935 im Alter von 26 Jahren nach einem Motorradunfall in Rostock-Warnemünde gestorben

Wilmanns, Dr. Helene Klara

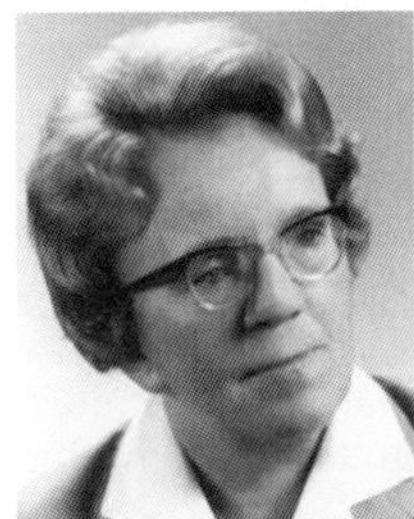

geboren am 29.4.1911 in Bockhorst/Westfalen; Tochter eines Kaufmanns und Fleischereibesitzers; Gymnasium in Bielefeld, 1931 Abitur; Medizinstudium in Heidelberg, Münster und Kiel; Mitglied des BDM; Medizinalpraktikantin an der Chirurgischen, der Inneren und der Psychiatrischen Abteilung des Krankenhauses in Bielefeld, ab Oktober 1937 in Bethel bei Bielefeld (Saronweg 37), dann am Städtischen Krankenhaus in Wuppertal-Elberfeld; Dezember 1937 Approbation; Eintritt in die NSDAP am 1.12.1937, Mitgliedsnummer 6.016.866; ab Januar 1938 Assistenzärztin am Kreiskrankenhaus in Goldap/Ostpreußen; Februar 1938 Promotion in Kiel;[114)] ab Oktober 1938 Assistenzärztin an der Landesfrauenklinik und Hautklinik in Insterburg/Ostpreußen; ab März 1939 Assistenzärztin in Königsberg (Krausallee 10); ab Oktober 1939 dienstverpflichtete Hilfskassenärztin in der Praxis von Dr. Kurt Biegel in Mohrungen/Ostpreußen (Adolf-Hitler-Straße 20), nach dessen Einberufung 1940 bis Januar 1945 alleinige Führung der Praxis; nach Flucht über Stettin ab März 1945 notdienstverpflichtete Hilfskassenärztin in Warnow bei Bützow; ab mind. Juni 1945 Ärztin in Schwerin (Bäckerstraße 11); nach Flucht bis 1949 praktische Ärztin in Bockhorst; 1949 bis 1970 niedergelassene Allgemeinpraktikerin in Versmold/Westfalen (Alte Mairie, Pestalozzistraße 26); unverheiratet; am 27.2.1970 im Alter von 58 Jahren an Asthma in Münster gestorben

Winckelmann, Dr. Berthold Felix

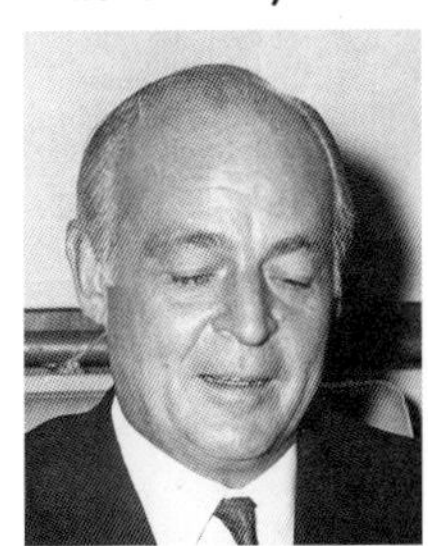

geboren am 17.3.1921 in Braunschweig; Sohn eines Regierungsbaumeisters; Gymnasium in Leipzig,1939 Abitur; Medizinstudium in Rostock; 1944 Approbation; 1944 Promotion in Leipzig;[115)] ab mind. April 1945 Assistenzarzt an der Inneren Abteilung des Stadtkrankenhauses in Güstrow; mind. 1957 Oberarzt am Krankenhaus Bergmannsheil in Gelsenkirchen (dort auch wohnhaft: Schernerweg 4); August 1957 Heirat mit der Studentin des Sportwesens Adelheid Winkhaus (*19.3.1934 in Essen; Tochter eines Bergassessors und späteren Bergwerksdirektors); mind. 1965 bis 1983 Chirurg und Chefarzt an der Sportklinik in Stuttgart (Eduard-Pfeiffer-Straße 97); am 19.10.1983 im Alter von 62 Jahren in Stuttgart gestorben

113) Mit der Arbeit: Lipoidbestimmung im Blutserum bei Hautkrankheiten, zugleich eine Bewertung des Rückert'schen Lipokritverfahrens, Rostock 1933.

114) Mit der Arbeit: Über Placenta praevia, unter Verarbeitung des Materials der Kieler Universitäts-Frauenklinik vom 1. Januar 1930 bis 31. Dezember 1935, Bethel 1936.

115) Mit der Arbeit: Einige Beobachtungen aus der Zeit des Spätwochenbettes (MS).

Winkelmann, Dr. Adolf Ludwig
geboren am 26.3.1887 in Salzkotten/Westfalen; Sohn eines Landgerichtsrates; Gymnasium in Bocholt, 1908 Abitur; Medizinstudium in Würzburg, Berlin und Kiel; August 1914 Approbation und September 1914 Promotion in Kiel;[116] Kriegseinsatz als Schiffs- und Festungsarzt bei der kaiserlichen Marine, dann bei einem Freikorps; August 1915 Heirat mit Wilhelmine Hellweg (*22.8.1890 in Paderborn/Westfalen, †23.1.1961 in Lippstadt/Nordrhein-Westfalen; Tochter eines Bildhauers), zwei Kinder, 1941 Scheidung; bis März 1919 Arzt in Paderborn; März 1919 bis Januar 1940 niedergelassener Allgemeinpraktiker in Lippstadt (Marktstraße 19); dort auch Durchführung von Zwangssterilisierungen; Eintritt in die NSDAP am 1.5.1933, Mitgliedsnummer 3.101.530; ab Juni 1933 auch Mitglied der SS, Nr. 109.112, im Januar 1939 zum SS-Hauptsturmführer befördert; im Februar 1940 zur Waffen-SS einberufen und bis September 1940 Regimentsarzt beim 8. SS-Infanterie-Regiment in Radom, dann als dienstuntauglich und nicht fronttauglich aus der Waffen-SS entlassen; September 1940 bis Dezember 1944 Amtsarzt in Tschenstochau/Schlesien; dort auch nebenamtlicher Polizeivertragsarzt, Leitender Luftschutzarzt und Leitender Arzt am deutschen Krankenhaus; Januar 1942 Heirat mit Margarete Brülle (*29.11.1905 in Lippstadt, †29.3.1988 in Tarrytown/USA; Tochter eines Kaufmanns), zwei weitere Kinder; nach kurzen Einsätzen als Lagerarzt in den Konzentrationslagern Groß-Rosen und ab Januar 1945 in Sachsenhausen – dort als Leiter der Inneren Abteilung an der Selektion kranker und marschunfähiger Häftlinge beteiligt – von Februar bis April 1945 Lagerarzt im Konzentrationslager Ravensbrück; im Rahmen der Evakuierung des Lagers auch dort an der Selektion von kranken, arbeits- und marschunfähigen Häftlingen beteiligt, die im Anschluß ermordet wurden; bis 1947 in Lippstadt (Südertor 1); als Angeklagter im ersten Ravensbrück-Prozeß während der Verhandlungen am 1.2.1947 im Alter von 59 Jahren an Coronarsklerose, Herzschwäche und Herzschlag in Hamburg gestorben

Winkelmann, Dr. Horst Christian Theodor
geboren am 24.10.1916 in Hamburg; Sohn eines Revisors; Gymnasium in Schwerin, 1935 Abitur; ab November 1931 Mitglied der HJ; Medizinstudium in Jena und Rostock; als Student Eintritt in die NSDAP am 1.2.1936, Mitgliedsnummer 3.707.156; November 1938 bis April 1940 Militärdienst und Kriegseinsatz in der Wehrmacht; ab Mai 1940 Medizinalpraktikant in Schwerin (Scharnhorststraße 12); Februar 1942 Approbation; anschließend Volontärassistent in Schwerin (Adolf-Hitler-Straße 121); April 1942 Promotion in Hamburg;[117] ab Juni 1942 Volontärassistent, ab August 1942 Assistenzarzt am Universitätskrankenhaus in Hamburg-Eppendorf (Isestraße 53, Karlstraße 1); mind. 1947 bis 1953 Arzt in Hamburg (Leinpfad 93, Haynstraße 5); ab mind. 1959 Lungenfacharzt in Neumünster/Schleswig-Holstein (Großflecken 41, Am Hohrkamp 1); Dezember 1974 Heirat mit der Sekretärin Uta Weygandt verw./gesch. Schulz-Douglas (*18.10.1944 in Hamburg; Tochter eines Assessors und späteren Rechtsanwalts); am 20.7.1985 im Alter von 68 Jahren in Neumünster gestorben

Winkler, Prof. Dr. Friedrich Wolfgang
geboren am 30.8.1890 in Dresden/Sachsen; Sohn eines Arztes; Gymnasium in Dresden, 1911 Abitur; als Einjährig-Freiwilliger von 1911 bis 1912 Militärdienst im Leibgrenadier-Regiment 8 in Frankfurt/Oder; Medizinstudium in Leipzig und Freiburg; ab August 1914 Kriegseinsatz als Unteroffizier, Unterarzt und Feldhilfsarzt in der Abteilung für Haut- und Geschlechtskrankheiten des Reservelazaretts Leipzig, dann beim Beratenden Chirurgen des XIX. Armeekorps in Leipzig, an der Lungenheilanstalt Mühlhausen, im Reservelazarett Wurzen, ab September 1916 in den Feldlazaretten der Infanterie-Regimenter 408, 415 und 182, EK II; Weiterführung des Medizinstudiums in Leipzig; Januar 1920 Heirat mit Margarethe Voigt (*5.11.1887 in Düsseldorf, †vor 1973; Tochter eines Ingenieurs und späteren Hüttendirektors), zwei Kinder; Juli 1920 Approbation und August 1920 Promotion in Leipzig;[118] ab Juli 1920 Volontärassistent, ab September 1920 Assistenzarzt an der Serologischen Abteilung des Robert-Koch-Instituts für Infektionskrankheiten, im Reichsarbeitsministerium und am

---

116) Mit der Arbeit: Progressive Paralyse und Schwangerschaft, Paderborn 1914.
117) Mit der Arbeit: Über die Wirkung des Filmarons auf Nervensystem und Muskulatur von Blutegel und Regenwurm (MS).
118) Mit der Arbeit: Über die Ausflockungsreaktionen zur Luesdiagnose nach Sachs-Georgi, Meinicke und Lesser, Leipzig 1920.

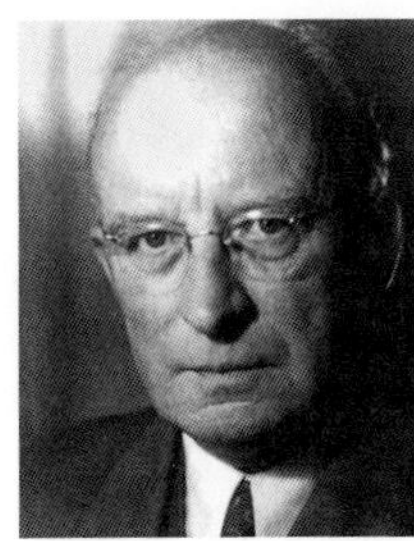

Kaiser-Wilhelm-Institut für Zellforschung in Berlin; ab April 1922 Assistent, ab November 1923 1. Assistent am Hygiene-Institut der Universität Rostock (Buchbinderstraße 8/9); Dezember 1923 Habilitation in Rostock;[119] seitdem Privatdozent für Hygiene an der Universität Rostock (Zelckstraße 12); auf Antrag des Direktors des Hygiene-Instituts, → Prof. Dr. Theodor von Wasielewski, 1926 bis 1927 Forschungsaufenthalt bei Prof. Dr. Herman Lundborg am Institut für Rassebiologie in Uppsala/Schweden zum „Studium der dort besonders entwickelten Einrichtungen für Rassenforschung und Vererbungslehre";[120] im März 1928 zum außerplanmäßigen außerordentlichen Professor für Hygiene an der Universität Rostock ernannt;[121] ab November 1928 auch Vorlesungen zur Schulhygiene am Pädagogischen Institut der Universität Rostock; die zunächst bestehende Absicht, Winkler auf den ab 1933 in Rostock zu schaffenden Lehrstuhl für Rassenkunde und Eugenik zu berufen, wurde wegen negativer Gutachten aufgegeben;[122] bis 1934 Oberassistent und Leiter der Bakteriologischen Abteilung am Hygiene-Institut der Universität Rostock (wohnhaft in Gehlsdorf, Gehlsheimer Straße 11); zum Medizinalrat ernannt und von März 1934 bis Januar 1937 Abteilungsvorstand I (Abteilung Seuchenhygiene) im Mecklenburgischen Landesgesundheitsamt Rostock; im Januar 1937 an das Staatliche Gesundheitsamt nach Neustrelitz, im Dezember 1937 an die Landesstelle für öffentliche Gesundheitspflege nach Dresden versetzt; 1938 aus der Medizinischen Fakultät der Universität Rostock ausgeschieden; mit Übernahme in die Wehrmacht ab April 1939 Professor und Oberstabsarzt an der Militärärztlichen Akademie in Berlin (Scharnhorststraße 35); ab September 1939 aktiver Militärarzt bei der Heeressanitäts-Inspektion in Berlin; daneben ab Juni 1940 auch außerordentlicher Professor mit Lehrbefugnis für Hygiene an der Medizinischen Fakultät der Universität Berlin; Kriegseinsatz als Beratender Hygieniker im Generalgouvernement, dann in einer Heeresgruppe, KVK I. Kl. m.S.; ab Februar 1945 Dienst in der Sanitäts-Abteilung Leipzig der Wehrmacht; ab April 1945 Sonderbeauftragter für Seuchenbekämpfung in Dresden; ab November 1945 Leiter der Zentralstelle für Hygiene beim Landesgesundheitsamt Sachsen, dann bis 1948 kommissarischer Leiter der Hauptabteilung Gesundheitswesen der Landesregierung Sachsen in Dresden; 1946 bis 1950 Mitglied der LDPD; ab 1948 Lehrauftrag an der Universität Halle-Wittenberg; dort 1949 zum Professor mit Lehrstuhl für Hygiene ernannt; mind. 1951 auch Dekan der Medizinischen Fakultät der Universität Halle-Wittenberg; 1957 emeritiert; nach Übersiedlung in die Bundesrepublik bis 1972 im Ruhestand in Bedburg-Hau bei Kleve/Nordrhein-Westfalen (Bahnstraße 13); am 18.7.1972 im Alter von 81 Jahren in Kalkar/Nordrhein-Westfalen gestorben

Winterfeld, Dr. Hans Carl Wilhelm **von**

geboren am 25.10.1888 in (Berlin-)Schöneberg; Sohn eines Landrichters und späteren Amtsgerichtsrates; Gymnasium in (Berlin-)Steglitz, 1907 Abitur; zunächst Jura-, Philosophie- und Literaturstudium in München, Freiburg und Berlin, ab 1914 Medizinstudium in Rostock (Paulstraße 56); da-

---

119) Mit der Arbeit: Studien zur Variola- und Vakzineimmunität (MS).

120) Laut von Wasielewski hatte sich Winkler bereits „seit Jahren mit diesen für die Volksgesundheitslehre, insbesondere für die Lehre von der Volksvermehrung und Volksaufwertung wichtigen Sondergebieten der Hygiene aus eigenem Antrieb mit besonderem Eifer beschäftigt". Seine diesbezüglichen „Vortragsreihen in der Volkshochschule und in Vereinen sowie aus Anlaß der Lehrer-Schulungswochen fanden regen Beifall und boten mannigfache Anregung zu eingehenderer Beschäftigung mit diesen für Deutschlands Zukunft lebenswichtigen Fragen".

121) In der Begründung der Medizinischen Fakultät hieß es im November 1927, neben zahlreichen serologischen und bakteriologischen Forschungen habe sich Winkler „in rassenhygienische Untersuchungen eingearbeitet", dazu „wertvolle Beiträge ... rassenhygienischer Art geliefert" und „mit Unterstützung des Ministeriums ... eine rassenbiologische Untersuchung des mecklenburgischen Volkes in Angriff genommen".

122) Winkler hatte sich mit einer Arbeit über „Rassenmischung als Krankheitsursache" 1933 nachdrücklich für diesen Lehrstuhl empfohlen. Der Dekan der Medizinischen Fakultät, → Prof. Dr. Otto Steurer, meinte im August 1933, weil Winkler Rassenbiologie in Uppsala studiert und „anschließend umfassende rasse- und sozialbiologische Erhebungen an der Bevölkerung Mecklenburgs ... vorgenommen" habe, wäre es für die Universität sowie „die Rassenkunde und -pflege Mecklenburgs ... sehr vorteilhaft, wenn der weitere Ausbau der Rassenforschung Mecklenburgs in seinen Händen bliebe"; die aus Mecklenburg stammenden Reichsmedizinalfunktionäre → Prof. Dr. Hans Reiter und → Dr. Kurt Blome wandten sich im Dezember 1933 jedoch nachdrücklich gegen eine Beauftragung Winklers mit einem Lehrauftrag bzw. die Zuerkennung eines Lehrstuhls, da Winkler zwar Rassenhygiene lehre, aber „seine politische Einstellung alles andere als nationalsozialistisch" sei, wenn er auch „in den letzten Monaten versucht [habe], den Anschluß zu finden".

zwischen von Juli 1917 bis November 1918 Kriegseinsatz, zuletzt als Feldunterarzt; November 1919 Approbation und März 1920 Promotion in Rostock;[123] Assistenzarzt an der chirurgischen Privatklinik von → Prof. Dr. Ernst Ehrich in Rostock (Paulstraße 52/54), am Sanatorium von Dr. Max Rosell in Ballenstedt/Harz, mind. 1922 bis 1924 an der Medizinischen Klinik und -poliklinik der Universität Rostock (Schröderplatz); Juli 1922 Heirat mit Maria von Wechmar spätere Wendt (*10.11.1899 in Schwerin, †2.2.1997 in Oberasbach/Bayern; Tochter eines Berufssoldaten [Oberleutnant und späterer Major]), mind. ein Kind, 1927 Scheidung; 1924 bis 1933 niedergelassener Facharzt für Innere Krankheiten mit Privatklinik in Rostock (Paulstraße 56, Friedrich-Franz-Straße 89); dort Eintritt in die NSDAP am 1.12.1931, Mitgliedsnummer 851.252; am 13.9.1933 im Alter von 44 Jahren in Rostock gestorben

Wirén, Dr. Rudolf Alexander **von**

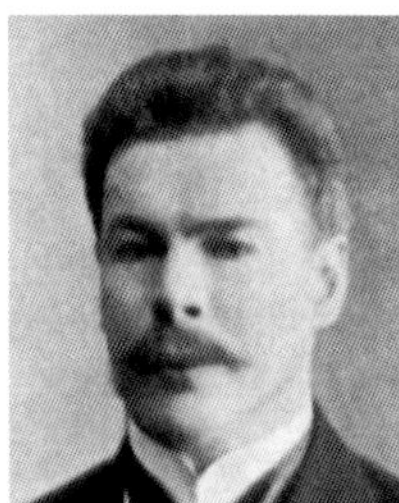

geboren am 10.2.1872 in Kasan/Rußland; Sohn eines Pädagogen; Gymnasium, 1891 Abitur; Medizinstudium; 1896 Approbation in Dorpat/Estland; Promotion; Juni 1899 Heirat mit Agnes von Hunnius (*1.1.1873 in Sarepta/Wolga/Rußland, †12.2.1946 in Schwerin; Tochter eines Arztes), sieben Kinder; mind. 1900 bis 1906 Arzt in Sarepta; ab mind. 1909 Arzt in Rakvere/Estland; nach Umsiedlung im September 1939 Approbation für Deutschland in Schwetz/Weichsel/Danzig-Westpreußen; Juni 1944 bis 1945 Anstaltsarzt am Gaualtersheim in Schwetz; nach Flucht ab März 1945 Arzt in Schwerin (Severinstraße 12); dort auch nebenamtlicher Arzt am Städtischen Altersheim (Claus-von-Pape-Schule); am 1.5.1945 im Alter von 73 Jahren an Urämie, Pleuritis, Prostatahypertrophie und Herzversagen in Schwerin gestorben

Wisch, Dr. Joachim Hermann Martin

geboren am 8.12.1907 in Berlin; Sohn eines Gerichtssekretärs; Gymnasium, 1929 Abitur; Medizinstudium in München; Approbation; Februar 1932 Promotion in München;[124] ab August 1935 Stabsarzt in der Sanitätsstaffel Rostock der Sanitäts-Abteilung 12 der Wehrmacht; mind. 1938 Stabsarzt in Hamburg (Möllner Landstraße 14); mind. 1939 wieder Stabsarzt in Rostock, abgeordnet zur Medizinischen Klinik der Universität Rostock (Schröderplatz); in der Sanitäts-Abteilung 12 der Wehrmacht im Dezember 1940 zum Oberstabsarzt befördert; Heirat mit Ilse ?; bis 1945 in Rostock (Brinckmansdorf, Kösterbecker Weg 2); mind. 1945 Kriegseinsatz in der Wehrmacht; am 20.4.1945 im Alter von 37 Jahren bei Großräschen/Brandenburg gefallen

Wischer, Dr. Gerhard Julius Hans

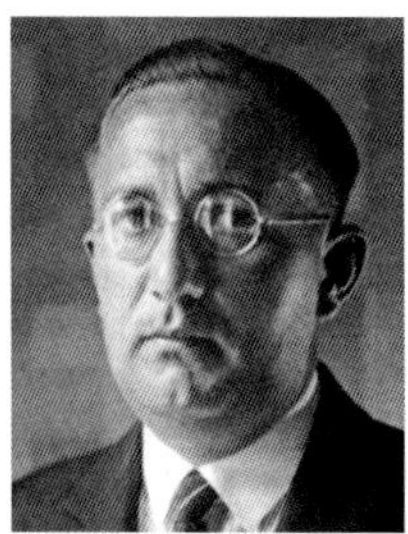

geboren an 1.2.1903 in (Berlin-)Wilmersdorf; Sohn eines Berufssoldaten (Major und späterer Generalleutnant); Realgymnasium in Rostock, 1922 Abitur; 1922 bis 1926 Dienst in der Reichswehr; November 1923 Teilnahme am Hitlerputsch in München; zunächst Jurastudium in Greifswald und Rostock, dann Medizinstudium in Rostock (Friedrich-Franz-Straße 109); dort Mitglied der SA; 1933 bis 1934 Medizinalpraktikant an der Universitätsklinik in Rostock und an der Heil- und Pflegeanstalt Bernburg/Saale; Dezember 1933 Heirat mit Anni Dinse (*29.11.1898 in Mirow, †27.9.1935 in Dresden; Tochter eines Uhrmachers und späteren Uhrmachermeisters), ein Kind; 1934 Approbation; anschließend mglw. Volontärassistent in Rostock; ab Ende 1934 Hilfsarzt, dann Assistenzarzt an der Landesheil- und Pflegeanstalt Arnsdorf/Sachsen, dort auch Begutachtung von „Erbkranken"; Februar 1935 Promotion in Rostock;[125] April 1937 Heirat mit Auguste Schneider (*4.7.1912 in Arfeld/Westfalen, †16.4.2012 in Medebach/Nordrhein-Westfalen; Tochter eines Rendanten und späteren Presbyters), drei weitere Kinder; Eintritt in die NSDAP am 1.5.1937; ab 1938 Abteilungsarzt und stellvertretender Direktor, als Regierungsmedizinalrat von Mai 1939 bis Mai 1945

123) Mit der Arbeit: Über Polyserositis und Panzerherz (MS).
124) Mit der Arbeit: Klinischer Befund und Gewichtsverlauf beim Collum-Carcinom, Borna/Leipzig 1933.
125) Mit der Arbeit: Das Problem der Vernichtung lebensunwerten Lebens im Schrifttum, Rostock 1933.

Direktor der Landesheil- und Pflegeanstalt Waldheim/Sachsen (Niedermarkt 15);[126] ab August 1941 auch Gutachter für die T4-Euthanasie-Aktion in verschiedenen Heil- und Pflegeanstalten; im Oktober 1945 verhaftet und in den sowjetischen Speziallagern Mühlberg und Buchenwald interniert, dort als Lagerarzt tätig; im Rahmen der Waldheim-Prozesse im Juni 1950 wegen der Beteiligung an Patientenmorden zum Tode verurteilt; am 4.11.1950 im Alter von 47 Jahren in der Strafanstalt Waldheim hingerichtet

Wischer, Dr. Hermann Friedrich August
geboren am 1.7.1881 in Neustrelitz/Mecklenburg; Sohn des Militärarztes (Stabsarzt und späterer Generalarzt) Dr. Ferdinand Wischer (*1844, †1910); Gymnasium in Hagenau/Elsaß, 1901 Abitur; Medizinstudium in Straßburg, Berlin und München; Juli 1909 Approbation; Mai 1911 Promotion in Rostock;[127] Kriegseinsatz; mind. 1915 bis 1941 niedergelassener Facharzt für Haut- und Geschlechtskrankheiten in (Berlin-)Charlottenburg (Bismarckstraße 79 und 80); nach Flucht oder Ausbombung ab mind. Frühjahr/Sommer 1945 Facharzt für Haut- und Geschlechtskrankheiten in Ludwigslust; ab mind. 1949 wieder Facharzt für Haut- und Geschlechtskrankheiten in Westberlin (Bismarckstraße 79); unverheiratet; am 13.11.1968 im Alter 87 Jahren in Westberlin gestorben

Wischeropp, Dr. Otto Walther
geboren am 16.8.1889 in Stendal/Provinz Sachsen; Sohn eines Mittelschullehrers; Gymnasium in Arnstadt/Thüringen, 1909 Abitur; Medizinstudium in Halle, Freiburg, Berlin, Rostock und München; 1914 bis 1918 Kriegseinsatz; 1916 Approbation; Assistenzarzt an der HNO-Universitätsklinik Berlin; mind. 1919 Assistenzarzt an der HNO-Klinik der Universität Rostock (Doberaner Straße 137-139, Eschenstraße 8); Januar 1920 Promotion in Rostock;[128] September 1921 Heirat mit Gertrud Hübner spätere Suve (*26.12.1899 in Rostock-Warnemünde, †15.12.1982 in Wedel/Schleswig-Holstein; Tochter eines Hotelbesitzers), mind. ein Kind, 1939 Scheidung; Oktober 1921 bis 1943 niedergelassener Facharzt für Hals-, Nasen- und Ohrenkrankheiten in Rostock (Friedrich-Franz-Straße 88; Warnemünde, Strandweg 6); dort Eintritt in die NSDAP am 1.3.1932, Mitgliedsnummer 985.147; Juli 1942 Heirat mit der Sekretärin Gerda Wille (*7.7.1914 in [Berlin-]Schöneberg; Tochter eines Tierarztes); am 6.6.1943 im Alter von 53 Jahren an Magenkrebs und Herz-Kreislauf-Schwäche in Rostock gestorben

Wisniewski, Dr. Ernst Diether Johannes
geboren am 15.12.1912 in Myslowitz bei Kattowitz/Schlesien; Sohn eines Studienrates; Gymnasium, 1932 Abitur; Medizinstudium in Kiel (Wilhelminenstraße 14, Jahnstraße 5); als Student Eintritt in die NSDAP am 1.5.1933, Mitgliedsnummer 2.730.304; ab 1937 Medizinalpraktikant in Schwerin; Januar 1938 Approbation; Juli 1938 Promotion in Kiel;[129] ab Juli 1938 RAD-Arzt im Arbeitsgau VI (Mecklenburg) in Schwerin (Schlachterstraße 17), ab November 1938 in Wismar (Hinter dem Rathaus); Januar 1939 Heirat mit der DRK-Schwester Carla Schmidt (*16.3.1914 in Schwerin, †21.1.2008 in Helmstedt/Niedersachsen; Tochter eines Musikers), mind. vier Kinder; Mai/Juni 1945 bis 1950 niedergelassener Allgemeinpraktiker in Alt Meteln und Neu Meteln bei Schwerin (wohnhaft in Schwerin, Barcastraße 16); von der Hauptabteilung Gesundheitswesen der Landesregierung Mecklenburg wurde im Januar 1948 angeordnet, daß er wegen seiner NS-Belastung ein Jahr lang zehn Prozent seiner Einnahmen an die Volkssolidarität abzuführen habe; Mai 1950 bis Dezember 1960 niedergelassener Allgemeinpraktiker und Leiter des neu gegründeten Landambulatoriums in Gadebusch (Markt 5); dort auch Leiter der Tbc-Beratungsstelle und ab 1957 Kreistuberkulosearzt; ab Januar 1961 Arzt in Aschersleben/Anhalt (Thomas-Mann-Straße 6); am 3.8.1982 im Alter von 69 Jahren in Aschersleben gestorben

---

126) Diese Anstalt diente als Zwischenanstalt, aus der und über die 1940 und 1941 insgesamt 1.503 Menschen in die Tötungsanstalten Brandenburg sowie Pirna-Sonnenstein verbracht und dort ermordet wurden. Nach dem offiziellen Ende der T4-Aktion wurden im Rahmen der dezentralen Euthanasie in Waldheim selbst mindestens 800 Patienten durch Medikamente und Nahrungsentzug getötet.

127) Mit der Arbeit: Die praktische Verwertbarkeit der Wassermann'schen Reaktion bei Lues, Tabes dorsales und progressiver Paralyse, Rostock 1911.

128) Mit der Arbeit: Beiträge zur pathologischen Anatomie der Taubstummheit (MS).

129) Mit der Arbeit: Die Pneumoradiographie des Kniegelenks an der Kieler Chirurgischen Klinik, Kiel 1936.

Witt, Hans Albert Emil
geboren am 16.7.1900 in Watenbüttel/Braunschweig; Sohn eines Buchhalters; Gymnasium, 1918 Notabitur; Kriegseinsatz als Saal-Assistent; Medizinstudium; Februar 1927 Approbation; Juni 1931 bis mind. 1953 zunächst niedergelassener Allgemeinpraktiker, dann auch Facharzt für Innere Krankheiten in Burg Stargard (Bahnhofstraße 5 und 8); Juli 1931 Heirat mit Marcelle Groulard (*17.12.1906 in Köln, †27.9.1988 in Neubrandenburg; Tochter eines Kaufmanns), ein Kind; bis 1968 in Neubrandenburg (Gartenstraße 5); am 31.8.1968 im Alter von 68 Jahren in Neubrandenburg gestorben

Witte, Dr. Fritz Bruno Erwin
geboren am 24.8.1905 in Altgurkowschbruch/Neumark/Brandenburg; Sohn eines Arztes; Gymnasium in Pyritz/Pommern, 1925 Abitur; Medizinstudium in Greifswald, München und Bonn; ab Juli 1930 Medizinalpraktikant an der Chirurgischen Klinik der Universität Greifswald; Juli 1931 Approbation; September 1931 Promotion in Greifswald;[130)] bis Anfang 1935 Assistenzarzt in Lübeck; ab Anfang 1935 Assistenzarzt in Mecklenburg; September 1935 bis Mai 1936 niedergelassener Allgemeinpraktiker in Ratzeburg/Schleswig-Holstein; Mai bis Dezember 1936 praktischer Arzt in Horst/Pommern; Dezember 1936 bis 1964 niedergelassener Allgemeinpraktiker in Putlitz/Brandenburg (Friedrichstraße 17); spätestens 1939 Heirat mit Hertha Kruse (*5.2.1903 in Kirch Mulsow bei Neubukow, †4.7.1991 in Parchim; Tochter eines Müllers), mind. zwei Kinder; ab September 1939 Kriegseinsatz in der Wehrmacht; am 30.1.1964 im Alter von 58 Jahren in Putlitz gestorben

Witte, Dr. Klaus
geboren am 3.12.1907 in Posen; Sohn eines Arztes; Gymnasium, 1927 Abitur; Medizinstudium in Kiel; Februar 1934 Approbation und Mai 1934 Promotion in Kiel;[131)] ab 1934 Assistenzarzt an der Universitäts-Hautklinik in Königsberg (Alte Pillauer Landstraße 5); Juli 1936 bis Oktober 1938 Arztvertreter in der Praxis von Dr. Pannenberg in Striegengrund/Ostpreußen; dort Eintritt in die NSDAP am 1.5.1937; Oktober 1938 bis Januar 1939 praktischer Arzt in Neubrandenburg, endgültige Zulassung abgelehnt; ab Februar 1939 niedergelassener Facharzt für Hautkrankheiten in Halberstadt/Provinz Sachsen (Lindenweg 26); August 1939 bis mind. 1941 Facharzt für Haut- und Geschlechtskrankheiten in Berlin (Prenzlauer Allee 15); Heirat, mind. zwei Kinder; ab August 1941 Kriegseinsatz bei der Luftwaffe; mind. 1948 Arzt in Gröbers bei Halle; ab mind. 1958 Arzt in Kassel (Friedrich-Ebert-Straße 1, Motzstraße 8); Dezember 1976 Heirat mit Elisabeth Riemenschneider (*2.3.1915 in Braach bei Rotenburg/Fulda, †22.6.2014 in Kassel; Tochter eines Eisenbahnarbeiters); am 19.3.2000 im Alter von 92 Jahren in Kassel gestorben

Witte, Dr. Otto Friedrich Wilhelm
geboren am 5.10.1877 in Woldegk/Mecklenburg; Sohn des Arztes Dr. Otto Witte (*1838, †1920); Gymnasium in Neustrelitz, 1897 Abitur; Medizinstudium in Würzburg, Erlangen und Kiel; April 1903 Approbation und Oktober 1903 Promotion in Kiel;[132)] 1904 bis 1905 Assistenzarzt in Neustrelitz, 1905 bis 1906 in Hannover; Dezember 1906 bis mind. 1959 niedergelassener Allgemeinpraktiker in Woldegk (Baustraße 8, Vor dem Burgtor 335, Burgtorstraße 1, Krumme Straße 17); dort auch nebenamtlicher Gefängnisarzt; April 1909 Heirat mit Frieda Koch (*12.6.1888 in Wandsbek/Schleswig-Holstein, †31.5.1974 in Saarbrücken; Tochter eines Gärtnereibesitzers), drei Kinder; 1914 bis 1918 Kriegseinsatz, zuletzt als Stabsarzt; Mitglied des ärztlichen Ehrengerichts Neustrelitz; in Woldegk Eintritt in die NSDAP am 1.8.1931, Mitgliedsnummer 622.097; ab mind. 1937 auch nebenamtlicher Vertragsarzt beim RAD-Lager für die weibliche Jugend in Woldegk; dort auch Mitglied des NSDÄB; in der Kriegszeit Unterstützung seiner Praxis (ab Oktober 1939 durch den Pflichtassistenten → Dr. Otto Kapitz, bis November 1940 durch den dienstverpflichteten Arztvertreter → Dr. Richard Gehrcke); bis 1964 in Woldegk (Ernst-Thälmann-Straße 21); am 1.6.1964 im Alter von 86 Jahren in Woldegk gestorben

---

130) Mit der Arbeit: Über Halswirbelsäulen-Luxationen, Greifswald 1931.
131) Mit der Arbeit: Zur Kenntnis der hypertrophischen Lebercirrhose, Borna/Leipzig 1934.
132) Mit der Arbeit: Über extragenitale Primäraffecte, Berlin 1903.

Witte, Dr. Otto Karl Martin
geboren am 23.12.1917 in Woldegk/Mecklenburg; Sohn des Arztes → Dr. Otto Witte; Realgymnasium in Neustrelitz, 1938 Abitur; Medizinstudium in Rostock; Mitglied der HJ und der NSDAP; Promotion; Juni 1944 Approbation; anschließend Arzt in Woldegk (Horst-Wessel-Platz 2); ab Juli 1944 Kriegseinsatz als Sanitätsfeldwebel und Arzt im Städtischen Krankenhaus (Lazarett) in Wetzlar/Hessen (dort auch wohnhaft); September 1944 Heirat mit der medizinisch-technischen Assistentin Margrit Geck (*14.3.1923 in Saarbrücken; Tochter eines technischen Betriebsleiters und späteren Ingenieurs), mind. zwei Kinder; ab mind. Juli 1945 Arzt in Schwerin (Schelfstraße 10); ab mind. 1952 Arzt in Saarbrücken (Tulpenstraße 7, Fliederstraße 34); am 31.12.2004 im Alter von 87 Jahren in Saarbrücken gestorben

Wittek, Dr. Wilhelm
geboren am 13.1.1907 in Asch/Böhmen/Österreich-Ungarn; Gymnasium, 1927 Abitur; Medizinstudium in Wien; dort Eintritt in die NSDAP am 4.3.1931, Mitgliedsnummer 441.172; Mai 1933 Approbation; Promotion; Arzt in Feldkirch/Österreich; ab Mai 1939 Hilfsarzt am Staatlichen Gesundheitsamt Tilsit; ab Oktober 1940 kommissarischer Amtsarzt und Leiter des Staatlichen Gesundheitsamtes Tilsit; Dezember 1941 Heirat mit Edith Pohland (*1916 in Tilsit, †2002 in Feldkirch), mind. ein Kind; als Medizinalrat ab Januar 1942 Leiter des Staatlichen Gesundheitsamts Karthaus bei Danzig; ab Juli 1942 Leiter des Staatlichen Gesundheitsamtes Wolkowycze/Galizien; nach Flucht im März 1945 dem Staatlichen Gesundheitsamt Güstrow zugeteilt, dort Mitarbeiter bei der Krankenversorgung der Flüchtlinge; bis 1977 im Ruhestand in Feldkirch (Liechtensteiner Straße 46); am 9.6.1977 im Alter von 70 Jahren in Feldkirch gestorben

Witten, Dr. Friedrich Julius Ernst (Fritz)
geboren am 8.2.1896 in Morsum/Braunschweig; Sohn eines Arztes und späteren Sanitätsrates; Gymnasium in Halberstadt/Provinz Sachsen, 1916 Abitur; Kriegseinsatz als Assistenzarzt, zuletzt als Leutnant, kriegsbeschädigt; Medizinstudium in Halle, Freiburg, München und Rostock; Januar 1924 Approbation; Mai 1925 Promotion in München;[133] mind. 1925 bis 1926 praktischer Arzt in Blender bei Verden/Aller; August 1925 Heirat mit der Kandidatin der Medizin Margarethe Roever (*28.3.1902 in Berlinchen/Neumark; Tochter des Ingenieurs und Juristen sowie späteren Zahnarztes Dr. August Roever *1870, †1942), fünf Kinder, 1951 Scheidung; ab Februar 1929 praktischer Arzt in Ströbeck bei Halberstadt; mind. 1931 bis 1932 niedergelassener Allgemeinpraktiker in Rostock (Bismarckstraße 23); bis Juni 1938 wieder praktischer Arzt in Ströbeck bei Halberstadt; Mitglied der NSDAP, der SA und des NSDÄB; als SA-Sanitäts-Standartenführer ab August 1933 Standartenarzt (später 1. Arzt) der SA-Standarte 27; Juni 1938 bis mind. 1946 wieder niedergelassener Allgemeinpraktiker und Geburtshelfer in Rostock (Maßmannstraße 28 und 100, Thünenstraße 1); dort auch nebenamtlicher Standartenarzt der SA-Standarte 90; März 1941 Dienstauszeichnung der NSDAP in Bronze; nach Flucht mind. 1948 in Verden; mind. 1951 bis 1959 niedergelassener Allgemeinpraktiker in Wolfsburg/Niedersachsen (Auf dem Bullenberge 2, Röntgenstraße 77); März 1951 Heirat mit der Hebamme Elfriede Krieg (*21.10.1924 in Gnoien, †6.7.2017 in Wolfsburg; Tochter eines Lehrers), mind. zwei weitere Kinder; am 2.10.1959 im Alter von 63 Jahren in Wolfsburg gestorben

Wittenburg, Dr. Heinrich Friedrich Ludwig
geboren am 26.5.1886 in Lübeck; Sohn eines Hauptzollamtsassistenten sowie späteren Steuer- und Zollinspektors; Gymnasien in Rostock und Neubrandenburg, 1908 Abitur; Zahnmedizin- und Medizinstudium in Rostock; August 1914 Approbation als Arzt; Juni 1916 bis Juni 1918 Kriegseinsatz, zunächst als landsturmpflichtiger Arzt im Heimatdienst, dann in einer Frontsanitätskompanie; Weiterführung des Zahnmedizinstudiums in Rostock (Adolf-Wilbrandt-Straße 1); Oktober 1919 Approbation als Zahnarzt; September 1920 Promotion in Rostock;[134] Dezember 1922 bis mind. 1951 niedergelassener Facharzt für Zahn-, Mund- und Kieferkrankheiten sowie Zahnarzt in Güstrow (Neue

133) Mit der Arbeit: Ein neuer Fall von symmetrischer fast völliger Nekrose der Nierenrinden nach Eklampsie (MS).
134) Mit der Arbeit: Über einige interessante Zahnmißbildungen (MS).

Wallstraße 10, Adolf-Hitler-Straße/Eisenbahnstraße 11/12), ab mind. 1939 nur noch als Zahnarzt tätig; April 1950 Heirat mit der Sprechstundenhilfe Margarethe Kliefoth (*25.4.1896 in Güstrow, †14.2.1974 in Güstrow; Tochter eines Bierhändlers und späteren Betriebsleiters); am 29.12.1973 im Alter von 87 Jahren in Güstrow gestorben

Wittenburg, Dr. Paul Theodor Franz

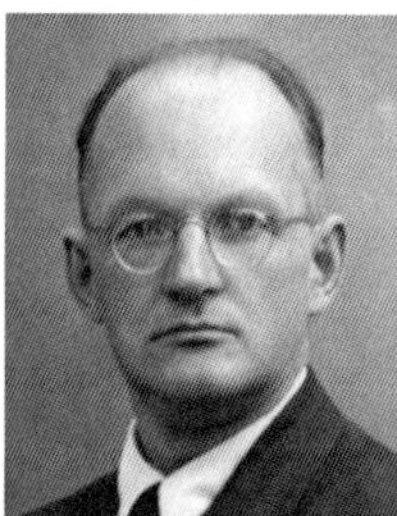

geboren am 22.4.1895 in Rostock/Mecklenburg; Sohn eines Hauptzollamtsassistenten und späteren Steuerinspektors; Gymnasium in Neubrandenburg, August 1914 Notabitur; August 1914 bis November 1918 Kriegseinsatz; Medizinstudium in Rostock; dort im Juli 1922 Approbation und im Dezember 1922 Promotion;[135)] September 1925 Heirat mit Catharina Rosenberg (*30.8.1899 in Neumünster/Schleswig-Holstein, †27.2.1990 in Nordhorn/Niedersachsen; Tochter eines Stationsdiätars), drei Kinder; 1925 bis August 1937 praktischer Arzt in Lautenthal bei Clausthal-Zellerfeld/Hannover; dort zunächst Mitglied der SA; Eintritt in die NSDAP am 1.5.1937, Mitgliedsnummer 4.608.242; ab August 1937 angestellter, März 1938 bis mind. August 1945 beamteter Vertrauensarzt und Leiter der Vertrauensärztlichen Dienststelle bei der Landesversicherungsanstalt Mecklenburg in Ludwigslust (Kanalstraße 9, Gartenstraße 3, Dietrich-Eckart-Straße 1); ab mind. März 1945 auch kommissarischer Leiter der Vertrauensärztlichen Dienststelle der Landesversicherungsanstalt Mecklenburg in Neustrelitz; mglw. ab mind. Frühjahr 1945 auch praktischer Arzt in Leussow bei Ludwigslust; ab mind. August 1945 auch praktischer Arzt in Ludwigslust; bis 1984 in Nordhorn (Steinmaate 15); am 22.7.1984 im Alter von 89 Jahren in Nordhorn gestorben

Wittig, Dr. Max Ludwig Gustav

geboren am 14.3.1896 in Köthen/Provinz Sachsen; Sohn eines Kaufmanns und Prokuristen sowie späteren Fabrikbesitzers; Gymnasium, 1915 Notabitur; 1915 bis 1918 Kriegseinsatz, zuletzt als Leutnant und Stabsarzt; Medizinstudium in Marburg; Oktober 1924 Approbation; September 1927 Promotion in Marburg;[136)] mind. 1927 Assistenzarzt in Greifswald (Fleischerstraße 17); September 1927 Heirat mit Bertha Kornmehl spätere Kühn (*2.3.1901 in Geestemünde/Hannover, †26.3.1964 in Hameln/Niedersachsen; Tochter eines Navigationslehrers und späteren Seefahrtsschuldirektors), 1941 Scheidung; April 1933 bis 1936 Facharzt für Frauenkrankheiten in Insterburg/Ostpreußen; dort auch beamteter Oberarzt an der Hebammenlehranstalt der Provinz Ostpreußen; in Insterburg Eintritt in die NSDAP am 1.5.1933, Mitgliedsnummer 3.535.083; daneben auch Mitglied der SA und des NSDÄB; Juli 1936 bis 1945 niedergelassener Facharzt für Frauenkrankheiten und Geburtshilfe in Neubrandenburg (An der Linde 5-7; Übernahme der Praxis des jüdischen Arztes → Dr. Erich Gottschalk, der verkaufen mußte und nach Berlin ging); als SA-Sturmführer auch SA-Arzt in Neubrandenburg; April 1941 Heirat mit der Haustochter Irma Misok spätere Müller (*25.11.1920 in Insterburg/Ostpreußen, †27.3.2015 in Amberg/Bayern; Tochter eines Maschinenbauers), zwei Kinder; vom Sondergericht Schwerin im Februar 1945 zu sechs Monaten Gefängnis und einer Geldstrafe von 10.000 RM verurteilt;[137)] am 30.4.1945 im Alter von 49 Jahren bei der Einnahme Neubrandenburgs durch die Rote Armee ums Leben gekommen

Wittmann, Dr. Friedrich (Fritz)

geboren am 25.7.1903 in Höchst bei Frankfurt/Main/Hessen-Nassau; Sohn eines Küfers; Gymnasium, 1924 Abitur; Medizinstudium in Berlin; Juli 1931 Approbation; August 1934 bis mind. 1944 niedergelassener Allgemeinpraktiker und Facharzt für Innere Krankheiten in Neuruppin (Friedrich-Wilhelm-Straße 11/12); dazwischen von März bis Mai 1940 dienstverpflichteter Arzt bei Dr. Paul Gundermann in Menz/Brandenburg; Dezember 1934 Heirat mit Irene Krawczyk (*19.7.1908 in Hai-

---

135) Mit der Arbeit: Zur Symptomatologie der endokarditischen Aortenstenose (MS).

136) Mit der Arbeit: Über die sogenannte „Paradoxe Embolie", Dresden/Leipzig 1927.

137) Wegen Schwarzhandels und unberechtigten Bezugs von bewirtschafteten Waren zu überhöhten Preisen. Bereits im November 1944 war Wittig durch einen Strafentscheid des Mecklenburgischen Staatsministers mit einer Ordnungsstrafe von 10.000 RM belegt worden.

deberg/Posen, †5.8.1981 in Verden/Aller); Oktober 1936 Promotion in Berlin;[138)] nach Flucht ab April/Mai 1945 Facharzt für Innere Krankheiten in Boizenburg; nach Weiterflucht bis Juli 1945 in Tesperhude bei Geesthacht/Schleswig-Holstein; Juli 1945 bis 1967 Facharzt für Innere Krankheiten in Verden (Obere Straße 11, Sedanstraße 30); am 19.1.1967 im Alter von 63 Jahren in Bremen gestorben

Wolf, Dr. Hans Eberhard Arno

geboren am 4.11.1905 in Bautzen/Sachsen; Sohn eines Königlichen Spezialkommissars und späteren Regierungs-Kulturrates; Gymnasium in Bautzen, 1926 Abitur; Medizinstudium in Innsbruck, Leipzig, Jena und Rostock; Juni 1932 Approbation und Juli 1932 Promotion in Rostock;[139)] mind. 1933 bis 1935 Assistenzarzt an der HNO-Klinik der Universität Rostock (Doberaner Straße 137-139); Eintritt in die NSDAP am 1.5.1933; mind. 1935 Assistenzarzt an der Universitätsklinik in Mainz (dort auch wohnhaft: Langenbeckstraße 1); April 1935 Heirat mit der Sekretärin Hildegard Appel (*8.7.1909 in Würzburg; Tochter eines Reichsbahninspektors); ab Juli 1936 niedergelassener HNO-Arzt in Berlin-Johannisthal (Sternplatz 13); ab September 1939 Kriegseinsatz in der Wehrmacht; bis 1983 Facharzt für Hals-, Nasen- und Ohrenkrankheiten in Train bei Neustadt an der Donau/Bayern (Am Birkenhain 29); am 1.1.1983 im Alter von 77 Jahren in Train gestorben

Wolff, Dr. Albert Anton Ernst

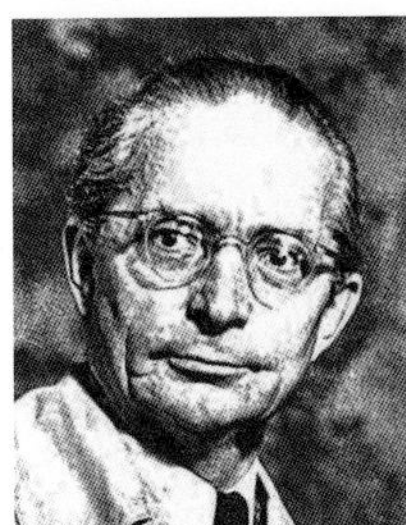

geboren am 22.1.1894 in (Berlin-)Charlottenburg; Sohn eines Schlachtermeisters und späteren Fabrikbesitzers; Gymnasium in Berlin, 1912 Abitur; Medizinstudium in Heidelberg, Berlin und Straßburg; dazwischen von 1914 bis 1918 Kriegseinsatz; Herbst 1919 Approbation und April 1920 Promotion in Berlin;[140)] mind. 1920 Assistenzarzt in Berlin; September 1920 Heirat mit der Putzmacherin Luise Hohberg (*7.1.1900 in Bertholdsdorf bei Windsbach/Bayern, †22.3.1945 in Hildesheim durch Bombenangriff; Tochter eines Molkereibesitzers), vier Kinder, spätestens 1935 Scheidung (nahm danach ihren Mädchennamen wieder an); bis 1925 Mitarbeiter des medizinischen Verlages der Firma J. D. Riedel AG in Berlin; 1925 bis 1927 praktischer Arzt in Alt Töplitz bei Potsdam; März 1927 bis 1928 niedergelassener Allgemeinpraktiker in Kirch Lütgendorf bei Waren; November 1928 bis mind. 1929 praktischer Arzt in Dahmen bei Malchin; mind. 1935 bis 1936 Arzt in Chemnitz (Stollberger Straße 59); September 1935 Heirat mit der Krankengymnastin und späteren Ärztin Dr. Carola Krumbiegel (*7.10.1908 in Dresden, †10.11.1975 in Flensburg; Tochter eines Kassenbeamten), drei weitere Kinder; bis 1950 Arzt in Camberg/Taunus; August 1950 Auswanderung nach Brasilien; ab August 1950 Arzt in Rio de Janeiro/Brasilien; vor 1976 in Rio de Janeiro gestorben

Wolff, Dr. Egon Louis Peter

geboren am 24.7.1884 in Tilsit/Ostpreußen; Sohn eines Königlichen Musikdirektors; Realgymnasium in Tilsit, 1904 Abitur; Medizinstudium in Berlin an der Kaiser-Wilhelm-Akademie für das militärärztliche Bildungswesen; dort im Januar 1911 Approbation und Promotion;[141)] bis 1919 Stabsarzt in einem Infanterie-Regiment in Königsberg; Juni 1919 Heirat mit der „Halbjüdin" Gertrud Schweiger (*20.1.1893 in Königsberg; Tochter eines Bankkassierers und späteren Bankprokuristen); 1919 bis 1939 niedergelassener Allgemeinpraktiker in Preußisch Eylau/Ostpreußen (Königsberger Straße 49), dort auch Chefarzt und Leitender Arzt des Kreiskrankenhauses in Preußisch Eylau; Juli 1939 bis 1945 praktischer Arzt in Königsberg (Goethestraße 4); dort auch nebenamtlicher Vertrauensarzt der Landesversicherungsanstalt, Durchgangsarzt und Gesellschaftsarzt; als dienstverpflichteter Arzt ab Februar 1941 Leiter der Rettungsstelle beim Polizeipräsidium in Königsberg; nach Flucht ab Frühjahr 1945 als Arzt zur Flüchtlingsbetreuung in Schwerin eingesetzt; Juli 1945 bis mind. 1946 niedergelassener Allgemeinpraktiker in der Praxis des inhaftierten → Dr. Albert Voss in Schwerin (Lübecker Straße 45, Moltkestraße 41, Sebastian-Bach-Straße 22)

---

138) Mit der Arbeit: Der Arzt im Spiegelbild der deutschen schöngeistigen Literatur seit dem Beginn des Naturalismus, Berlin 1936.
139) Mit der Arbeit: Über das Verhalten des Blutes unter der Einwirkung des Ostseeklimas, Bautzen 1931.
140) Mit der Arbeit: Die sogenannten Penisknochen beim Manne (MS).
141) Mit der Arbeit: Die Schußverletzungen der Milz, Berlin 1911.

Wolfhagen, Dr. Otto Christian Ernst
geboren am 26.3.1912 in Hamburg; Sohn eines Direktors der Jaluit-Gesellschaft; Gymnasium in Hamburg, 1931 Abitur; Medizinstudium in Hamburg; 1937 Approbation und Dezember 1937 Promotion in Hamburg;[142] 1937 bis 1938 Landassistent in der Praxis von → Dr. Otto Eggers in Neuburg bei Wismar (Mühlstraße); ab 1938 Volontärassistent am Pathologischen Institut des Universitäts-Krankenhauses in Hamburg-Eppendorf; ab September 1939 Kriegseinsatz bei der Luftwaffe; Januar 1940 Heirat mit Editha Schütte (*2.11.1915 in Allenstein/Ostpreußen, †21.10.1971 in Hamburg), mind. ein Kind; mind. 1955 bis 1967 niedergelassener Facharzt für Frauenkrankheiten in Hamburg (Bergedorf, Am Bahnhof 21; Hermann-Distel-Straße 17); am 5.9.1967 im Alter von 55 Jahren nach einem Verkehrsunfall in Maschen/Niedersachsen gestorben

Wollen, Dr. Kurt Hans Martin
geboren am 23.4.1911 in Berlin; Sohn eines Regierungslandmessers; Gymnasium, 1929 Abitur; Medizinstudium in Breslau, Berlin und Rostock; Dezember 1935 Approbation und März 1936 Promotion in Breslau;[143] Dezember 1935 bis 1938 Assistenzarzt am Städtischen Krankenhaus in Neubrandenburg (Neuer Weg 28); dort zunächst Mitglied der SA; Eintritt in die NSDAP am 1.5.1937, Mitgliedsnummer 5.949.405; Juni 1938 bis mind. 1940 niedergelassener Allgemeinpraktiker in Berthelsdorf bei Freiberg/Sachsen (Haus Nr. 27); ab Dezember 1938 Mitglied des NSDÄB; Heirat, ein Kind; ab September 1939 Kriegseinsatz in der Wehrmacht

Wolpmann, Dr. Johannes Arnold Wilhelm (Hans)
geboren am 11.10.1911 in Lübeck; Sohn eines Kaufmanns; Oberrealschule und Gymnasium, 1932 Abitur; zunächst Studium der Philosophie in Rostock, dann Medizinstudium in München; 1938 Approbation; ab Mai 1939 Landassistent in der Praxis von → Dr. Martin Zeller in Schwaan, ab Juni 1939 in der Praxis von Dr. Alfred Dols in Elmenhorst bei Grimmen/Pommern; Juli 1939 Promotion in München;[144] September 1939 ohne ärztliche Tätigkeit in Saal bei Damgarten/Pommern; Oktober 1939 bis mind. 1940 Assistenzarzt an der Städtischen Krankenanstalt in Augsburg (Rote-Torwall-Straße 16); ab März 1940 Kriegseinsatz in der Wehrmacht; ab mind. 1955 Arzt in Lübeck (Friedrich-Wilhelm-Platz 5, Hartengrube 2); unverheiratet; am 18.7.2004 im Alter von 92 Jahren in Lübeck gestorben

Wolter, Dr. Otto Heinrich Karl
geboren am 5.8.1885 in Schönebeck/Provinz Sachsen; Sohn eines Eisenbahnassistenten; Gymnasium in Köthen, 1904 Abitur; Medizinstudium in Halle und Rostock; November 1909 bis November 1910 Medizinalpraktikant an verschiedenen Kliniken und Instituten der Universität Rostock; November 1910 Approbation und Promotion in Rostock;[145] Assistenzarzt und stellvertretender Prosektor am Anatomischen Institut der Universität Rostock; bis 1912 Assistenzarzt am Pathologischen Institut der Universität Tübingen; 1913 bis 1918 Assistenzarzt an der Chirurgischen Klinik der Rostock (Schröderplatz); April 1916 Heirat mit Harriet Krüger (*18.10.1893 in Rostock, †26.6.1984 in Parchim; Tochter eines Bürgermeisters und späteren Geheimen Oberregierungsrates), fünf Kinder; Januar 1919 bis mind. 1962 niedergelassener Facharzt für Chirurgie mit Privatklinik in Rostock (Augustenstraße 110, Friedrich-Franz-Straße 18, Hopfenmarkt 5, Schillerplatz 11, Stalinstraße/Kröpeliner Straße 20, Parkstraße 56); dort auch nebenamtlicher Durchgangsarzt bei der Berufsgenossenschaft; ab 1934 Vornahme von Sterilisationen bei Personen, die nach dem Gesetz zur Verhütung erbkranken Nachwuchses unfruchtbar gemacht wurden; Mitglied im NS-Reichsbund der Kinderreichen; April 1944 Zerstörung seiner Privatklinik durch Bombenangriff; zum Sanitätsrat ernannt; bis 1971 in Rostock (Klement-Gottwald-Straße 56); am 12.8.1971 im Alter von 86 Jahren in Rostock gestorben[146]

---

142) Mit der Arbeit: Nierentumoren im Kindesalter, Hamburg 1937.
143) Mit der Arbeit: Nachweis des Erfolges der Herdbehandlung bei Fokalinfektion an 100 nachuntersuchten Fällen, Breslau 1935.
144) Mit der Arbeit: Blutdruckmessungen und Pulskurven nach Röntgenbestrahlung, Würzburg 1939.
145) Mit der Arbeit: Über das Harneisen, Rostock 1909.
146) Wolter im Oktober 1947 im Rahmen des Entnazifizierungsverfahrens für Ärzte: „Ich habe nie einer Partei angehört, habe nicht gedient und an keinem Krieg teilgenommen!“

Wordell, Dr. Hasso Paul Friedrich

geboren am 11.7.1897 in Törpin bei Demmin/Pommern; Sohn eines Arztes und späteren Sanitätsrates; Pädagogium in Putbus/Rügen, 1916 Abitur; Medizinstudium in Rostock (Kröpeliner Straße 13) und Greifswald; März 1923 Approbation und Mai 1924 Promotion in Greifswald;[147)] mind. 1924 Volontärassistent an der Medizinischen Klinik der Universität Greifswald; Heirat; mind. 1931 bis 1940 niedergelassener Allgemeinpraktiker in Treptow/Tollense bzw. Altentreptow (Oberbaustraße 24); ab mind. 1937 auch nebenamtlicher Vertragsarzt bei der RAD-Einheit 5/64 (Neddemin bei Neubrandenburg); Januar 1940 Heirat mit der Arzthelferin Ruth Luckfiel (*23.2.1916 in Bublitz/Pommern, †30.12.2010 in Bleckede/Niedersachsen), insgesamt zwei Kinder; mind. 1952 bis 1961 niedergelassener Allgemeinpraktiker in Berkenthin bei Ratzeburg/Schleswig-Holstein; am 14.10.1961 im Alter von 64 Jahren in Berkenthin gestorben

Wossidlo, Dr. Klaus Maximilian Otto

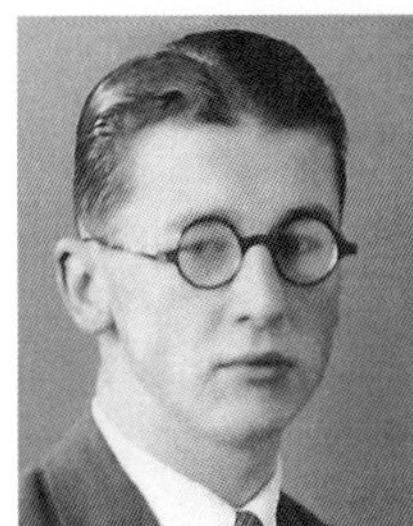

geboren am 7.6.1909 in Duisburg/Westfalen; Sohn eines Arztes; Realgymnasium in Duisburg, 1928 Abitur; Medizinstudium in Freiburg, Bonn, Kiel und Rostock (Margaretenstraße 36, Paulstraße 15); als Student in Kiel Eintritt in die NSDAP am 1.8.1931, Mitgliedsnummer 624.043; Juni 1934 Promotion in Rostock;[148)] Dezember 1935 Approbation in Schwerin; Dezember 1935 bis 1936 Assistenzarzt an der Medizinischen Klinik der Universität Rostock (Schröderplatz, Große Wasserstraße 21); Mitglied der SA, SA-Rottenführer im SA-Reitersturm 12/12 in Rostock; unverheiratet; am 21.4.1936 im Alter von 26 Jahren Suizid in Rostock

Wotke, Dr. Maria-Gabriele (geb. Otto)

geboren am 22.12.1904 in Gelsenkirchen/Westfalen; Tochter eines Buchbindermeisters; Lyzeum und Katholische Studienanstalt in Gelsenkirchen, 1925 Abitur; Medizinstudium in Münster, Hamburg, Wien, Prag und Berlin; mind. 1931 Medizinalpraktikantin an der Klinik von Prof. Dr. Hugo Schrottmüller in Hamburg; 1932 Approbation; ab mind. 1933 Hilfsassistentin, ab 1935 Assistenzärztin am Hygiene-Institut der Universität Rostock (Gertrudenstraße, Bei den Polizeigärten 1); September 1935 Promotion in Hamburg;[149)] mind. 1936 Assistenzärztin in Gelsenkirchen (Schinkelstraße 9); März 1936 Heirat mit dem Arzt Dr. Ernst Wotke (*22.3.1901 in Römerstadt/Mähren, †20.3.1959 in Kempen/Nordrhein-Westfalen), mind. ein Kind; ab 1936 in Jägerndorf/Schlesien (Oberring 13); dort von März 1942 bis mind. 1943 Assistenzärztin in der Praxis ihres Ehemannes (Hermann-Göring-Platz 13); nach Flucht mind. 1959 bis 1969 Ärztin in Kempen (Möhlenring 3); am 9.1.1969 im Alter von 64 Jahren in Kempen gestorben

Wotschack, Dr. Wilhelm Andreas

geboren am 20.7.1893 in Landshut/Bayern; Sohn eines Gymnasialzeichenlehrers und späteren Professors; Gymnasium, 1913 Abitur; als Einjährig-Freiwilliger von April bis September 1913 Militärdienst im 19. Infanterie-Regiment; Medizinstudium in Erlangen; dazwischen von November 1914 bis Dezember 1918 Kriegseinsatz als Feldhilfsarzt, stellvertretender Bataillonsarzt und Assistenzarzt in den Lazaretten Bayreuth, Erlangen und Nürnberg sowie in verschiedenen Feldlazaretten an der West- und an der Ostfront, verwundet, EK II und I; August 1920 Approbation und Promotion in Tübingen;[150)] 1920 bis 1921 Assistenzarzt an der Medizinischen Abteilung der Städtischen Krankenanstalt in Nürnberg; 1921 bis 1924 Assistenzarzt an der Chirurgischen Abteilung des Evangelischen Krankenhauses in Düsseldorf; Facharzt für Chirurgie und Frauenkrankheiten; ab 1924 Assistenzarzt an der Chirurgisch-gynäkologischen Abteilung, ab 1932 stellvertretender Direktor, ab März 1934 Di-

147) Mit der Arbeit: Vergleichende Untersuchungen über den zeitlichen Verlauf der Phosphorausscheidung im Urin Gesunder und Nierenkranker (MS).
148) Mit der Arbeit: Über die vegetative Regulation des weißen Blutbildes, Leipzig 1934.
149) Mit der Arbeit: Über einen Fall von Osteomyelitis nach Trauma, Rostock 1935.
150) Mit der Arbeit: Die Luftfeuchtigkeit in ihrer Einwirkung auf den Menschen (MS).

rektor und Chefarzt am Städtischen Krankenhaus in Elbing/Ostpreußen (dort zunächst auch wohnhaft: Pott-Cowle-Straße 8; St.-Georg-Straße 5); August 1925 Heirat mit Hedwig Klein (*18.12.1898 in Düsseldorf, †26.3.1969 in Amberg/Bayern; Tochter eines Architekten), mind. ein Kind; nach Flucht ab mind. März 1945 Arzt in Sternberg; nach Kriegsende Arzt in Amberg/Bayern; ab mind. 1949 Chefarzt an der Chirurgisch-gynäkologischen Abteilung, ab mind. 1958 auch Direktor des Städtischen Krankenhauses in Sulzbach-Rosenberg/Bayern (Luitpoldplatz 53 und 4); am 20.11.1971 im Alter von 78 Jahren in Sulzbach-Rosenberg gestorben

Wriedt, Dr. Friedrich Christian August
geboren am 8.11.1909 in Wismar/Mecklenburg; Sohn eines Kapitäns; Oberrealschule in Lübeck, 1929 Abitur; Medizinstudium in Hamburg, Innsbruck, Königsberg und Rostock; Januar bis August 1935 Medizinalpraktikant an der Chirurgischen Klinik des Allgemeinen Krankenhauses in Lübeck (Wakenitzstraße 22), ab September 1935 am Allgemeinen Krankenhaus in Hamburg-Barmbek; Dezember 1935 Approbation und April 1936 Promotion in Rostock;[151)] 1936 bis mind. 1943 Assistenzarzt an der Augenklinik der Universität Rostock (dort zunächst auch wohnhaft: Doberaner Straße 140; Fritz-Reuter-Straße 81); September 1939 Heirat mit der Krankenschwester Charlotte Gudat (*5.4.1914 in Westerrönfeld bei Rendsburg/Schleswig-Holstein, †19.5.1993 in Lübeck; Tochter eines Technikers sowie späteren Kaufmanns und Handelsvertreters), mind. zwei Kinder; in Rostock Eintritt in die NSDAP am 1.1.1940, Mitgliedsnummer 7.919.475; daneben auch Mitglied der SA und des NSDÄB; ab mind. 1953 niedergelassener Facharzt für Augenkrankheiten in Lübeck (Hüxtertorallee 13, Klaus-Groth-Straße 3, Elsässer Straße 43); am 20.5.1972 im Alter von 62 Jahren in Lübeck gestorben

Würzbach, Dr. Dr. Kurt Alwin Ernesto
geboren am 24.2.1894 in Magdeburg/Provinz Sachsen; Sohn eines Geschäftsreisenden sowie späteren Generalagenten und Bürovorstehers; Gymnasien in Magdeburg, Rostock und Schwerin, 1910 Abgang mit Primareife; Ausbildung zum Apotheker; Oktober 1913 bis März 1914 Militärdienst in Magdeburg; August bis Dezember 1914 Kriegseinsatz, verwundet, im Dezember 1914 kriegsbeschädigt aus dem Heer entlassen; 1916 Abitur in Berlin; Medizinstudium in Berlin und Rostock (Doberaner Straße 149); September 1920 Approbation und Oktober 1920 Promotion zum Dr. med. in Rostock;[152)] Assistenzarzt am DRK-Krankenhaus in Berlin-Mariendorf und an der Lungenfürsorgestelle Marienheim; 1921 bis 1935 niedergelassener Allgemeinpraktiker in Rostock (Harte Straße 25, Hopfenmarkt 19); Oktober 1922 Heirat mit der Schneiderin Grete Rohse (*27.2.1892 in Rostock, †9.8.1979 in Burg bei Magdeburg; Tochter eines Arbeiters), ein Kind; neben der Tätigkeit als praktischer Arzt ab 1923 Zahnmedizinstudium in Rostock; dort Approbation als Zahnarzt und im März 1924 Promotion zum Dr. med. dent.;[153)] Dezember 1935 bis mind. 1949 niedergelassener Allgemeinpraktiker in Hamburg (Erlenkamp 1, Schulterblatt 144, Mundsburger Damm 28, Neuer Pferdemarkt 12); ein 1936 durchgeführtes berufsgerichtliches Verfahren endete mit einer Geldstrafe von 1.000 RM;[154)] bis 1975 in Burg (Ludwig-Jahn-Straße 19); am 12.5.1975 im Alter von 81 Jahren in Burg gestorben

Wüsthoff, Dr. Rudolf Paul Johannes
geboren am 13.11.1894 in Wittenburg/Mecklenburg; Sohn eines Landwirts; Realgymnasium in Lübeck, 1915 Abitur; Juni 1915 bis November 1918 Kriegseinsatz, verwundet, kriegsbeschädigt; Medizinstudium in Rostock, Hannover, Heidelberg, Berlin und Kiel; Dezember 1922 Approbation in Berlin; Januar 1923 Promotion in Kiel;[155)] ab April 1923 Assistenzarzt an der Medizinischen Universitätsklinik in Kiel; bis September 1925 niedergelassener Allgemeinpraktiker in Ringelheim/Harz; Oktober 1925 bis März 1927 Assistenzarzt am Krankenhaus St. Georg in Hamburg; März 1927 bis mind. 1953 niedergelassener Allgemeinpraktiker in Schwerin (Graf-Schack-Straße 7, Schloßstraße 36);

151) Mit der Arbeit: Über die Beeinflussung des Aciditäts-Quotienten des Harns durch Lecithinaufnahme, Lübeck 1936.
152) Mit der Arbeit: Beiträge zur pharmakologischen Kenntnis einiger natürlich vorkommender Oxycumarine, Rostock 1920.
153) Mit der Arbeit: Beiträge zur Kenntnis verschiedener Abdruckmassen, 1924 (MS).
154) Wegen „Beleidigung" des Rostocker Stadtrats Karl Wulff; Würzbach galt seitdem als „Querulant".
155) Mit der Arbeit: Über einen Fall von Luxationsfraktur im unteren Kopfgelenk (Atlas-Epistropheus-Gelenk) mit Ausgang in Heilung (MS).

Mai 1928 Heirat mit Annemarie Kretschmann (*5.3.1904 in Ringelheim/Harz, †28.11.1950 in Schwerin; Tochter eines Pastors), zwei Kinder; ab Februar 1931 auch Gerichtsarzt bei der Spruchkammer des Landgerichts Schwerin; ab September 1939 Kriegseinsatz, als Oberstabsarzt zuletzt bis Juli 1945 im Heeres-Standortlazarett/Heeres-Sanitätsstaffel in Schwerin (Reiferbahn 1), daneben eingeschränkte Weiterführung seiner Praxis; August 1952 Heirat mit der Lehrerin Gertrud Unruh gesch. Dahs (*29.6.1894 in Pyritz/Pommern, †17.5.1983 in Schwerin); mind. 1954 bis 1964 Oberbahnarzt in Schwerin (Eilgutgebäude); spätestens 1962 zum Obermedizinalrat ernannt; ab mind. 1966 im Ruhestand in Schwerin (Schloßstraße 36); am 8.4.1973 im Alter von 78 Jahren in Schwerin gestorben

Wulsten, Dr. Joachim Heinrich Otto

geboren am 15.5.1895 in (Berlin-)Charlottenburg; Sohn eines Arztes; Gymnasium, 1914 Abitur; Medizinstudium in Berlin; dazwischen mind. 1918 Kriegseinsatz als Sanitäts-Vizefeldwebel, verwundet; Dezember 1922 Approbation und Juni 1923 Promotion in Berlin;[156] mind. 1925 Assistenzarzt in Berlin (Spandauer Berg 15/16); mind. 1927 Arzt am Hindenburg-Krankenhaus in Berlin-Zehlendorf (dort auch wohnhaft); Dezember 1927 Heirat mit der Lehrerin Charlotte Redes (*2.1.1899 in [Berlin-] Charlottenburg; Tochter eines Arztes), 1937 Scheidung; mind. 1931 bis 1939 niedergelassener Facharzt für Chirurgie und Frauenkrankheiten in Reichenau/Sachsen (Brendlerstraße 164); März 1938 Heirat mit der Krankengymnastin Johanna Siegel (*24.7.1901 in Kiel, †28.4.1984 in Stockach/Bodensee; Tochter eines Berufssoldaten [Leutnant und späterer Oberstleutnant]); ab August 1939 Arzt in Mecklenburg; ab September 1939 Kriegseinsatz in der Wehrmacht; bis 1980 praktischer Arzt in Bodman-Ludwigshafen/Bodensee (Kornblumenweg 10); am 21.3.1980 im Alter von 84 Jahren in Überlingen/Bodensee gestorben

Wunderlich, Dr. Felix Adolf Ernst

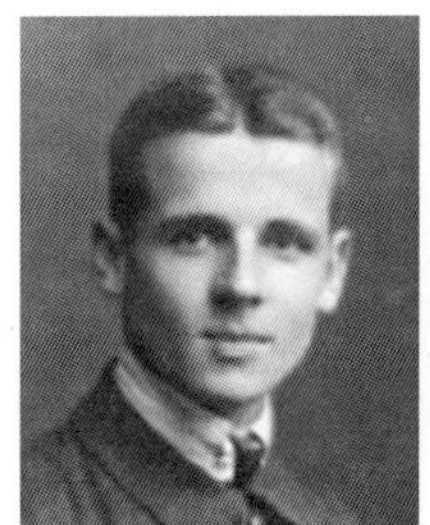

geboren am 2.6.1907 in Stavenhagen/Mecklenburg; Sohn eines Bürgermeisters sowie späteren Rechtsanwalts und Notars; Gymnasium in Schwerin, 1926 Abitur; Medizinstudium in München, Tübingen, Hamburg und Rostock; als Student Eintritt in die NSDAP am 1.12.1930; daneben auch Mitglied der SA und des NSDÄB; Medizinalpraktikant an der Landesheil- und Pflegeanstalt Sachsenberg in Schwerin, am Diakonissenkrankenhaus Bethanien in Stettin und an der Kinderklinik der Universität Rostock (Augustenstraße 80/82); Dezember 1932 Approbation; ab Januar 1933 Assistenzarzt an der Kinderklinik, ab Oktober 1933 an der Medizinischen Poliklinik der Universität Rostock (Schröderplatz, Dietrich-Eckart-Straße 20/21); Juni 1934 Promotion in Rostock;[157] August 1934 Heirat mit Magda Grohmann (*22.10.1909 in Schwerin, †4.5.1987 in Dresden; Tochter eines Rechtsanwalts), fünf Kinder; 1935 kurzzeitig Medizinalassessor in Hagenow; noch 1935 wieder in Rostock (Königsberger Straße 53); als Medizinalrat ab Juni 1937 stellvertretender Amtsarzt und stellvertretender Leiter des Staatlichen Gesundheitsamtes des Kreises Rostock-Stadt (Friedrich-Franz-Straße 6); ab 1938 auch ärztlicher Beisitzer am Erbgesundheitsgericht Rostock; im Kriege auch stellvertretender Leiter des Staatlichen Gesundheitsamtes Rostock-Land; ab mind. 1943 auch Leitender Luftschutzarzt, als Bereitschaftsführer bis mind. 1944 auch Leiter der Abteilung Luftschutzsanitätsdienst im Stab der Luftschutzleitung Rostock; mind. Juli 1945 bis 1949 niedergelassener Allgemeinpraktiker in Rostock (Richard-Wagner-Straße 12, Hans-Sachs-Allee 24); ab mind. 1987 in Dresden; am 16.9.1990 im Alter von 83 Jahren in Dresden gestorben

Wunderwald, Dr. Alexander Richard

geboren am 1.1.1907 in Freiberg/Sachsen; Sohn eines Kaufmanns und Schuhfabrik-Teilhabers; Gymnasium in Freiberg, 1927 Abitur; Medizinstudium in Freiburg, Berlin, Wien, Innsbruck und Rostock; Oktober 1933 Approbation; 1933 bis mind. 1943 Assistenzarzt an der Kinderklinik der Universität

156) Mit der Arbeit: Der Streptococeus mucosus und seine chirurgische Bedeutung (MS).
157) Mit der Arbeit: Zur Frage der Beryllium-Wirkung, Schwerin 1934.

Rostock (Augustenstraße 80/82, Am Waldessaum 15, Georginenweg 11); Mai 1936 Heirat mit Elfriede Bruhns (*31.5.1912 in Neustrelitz, †16.11.2009 in Neusäß/Bayern; Tochter eines Landrichters und späteren Oberlandesgerichtsrates), mind. zwei Kinder; März 1938 Promotion in Berlin;[158] Mitglied des NSDÄB, Nr. 31.861; ab 1939 Kriegseinsatz in der Wehrmacht; mind. 1953 bis 1971 Chefarzt an der Städtischen Kinderklinik in Augsburg (Zollernstraße 85; wohnhaft in Hausen bei Augsburg, Haus Nr. 4); bis 1983 in Diedorf bei Augsburg (Talstraße 1); am 27.8.1983 im Alter von 76 Jahren in Augsburg gestorben

158) Mit der Arbeit: Erfahrungen mit der aktiven Schutzimpfung gegen Diphtherie, Rostock 1938.

Zabel, Dr. Erich Georg Hans
geboren am 23.6.1875 in Krakow/Mecklenburg; Sohn eines Bäckermeisters; Realgymnasium in Güstrow, 1894 Abitur; Medizinstudium in Berlin und Rostock; März 1900 Approbation in Rostock; Mai 1900 bis September 1902 Assistenzarzt an der Medizinischen Poliklinik der Universität Rostock (Schröderplatz, Friedhofsweg 43); Juni 1900 Promotion in Rostock;[1)] ab 1902 selbständige medizinische Weiterbildung in Wien und Berlin; ab mind. 1904 praktischer Arzt in Rostock; April 1904 Heirat mit Margarethe Lorenz (*16.2.1884 in Krakow, †vor 1949; Tochter eines Kaufmanns sowie späteren Spritfabrikbesitzers und Kommerzienrates), zwei Kinder; März 1906 bis mind. 1943 niedergelassener Facharzt für Innere Krankheiten mit Privatklinik und Röntgeneinrichtung in Rostock (St.-Georg-Straße 12); Kriegseinsatz im Ersten Weltkrieg, zuletzt als Stabsarzt; Mitglied des NSDÄB; ab mind. Juli 1945 Facharzt für Innere Krankheiten in Ahrenshoop (Dorfstraße 53); am 24.5.1948 im Alter von fast 73 Jahren an Parkinson und Kopfgrippe in Ahrenshoop gestorben

Zacharias, Dr. Friedrich Anton (Fritz)
geboren am 18.2.1908 in Beverungen/Westfalen; Sohn eines Bahnmeisters und späteren Eisenbahningenieurs; Gymnasium, 1928 Abitur; Medizinstudium in Würzburg und Rostock; Approbation; anschließend Assistenzarzt an der Poliklinik für Haut- und Geschlechtskrankheiten der Universität Greifswald; März 1934 Promotion in Münster;[2)] mind. 1935 Sanitätsoffiziersanwärter bei der Wehrmacht in Rostock; mind. 1940 Stabsarzt in Magdeburg (Gustav-Adolf-Straße 32); Januar 1940 Heirat mit der Haustochter Maria Siemen (*22.12.1914 in Neuhaus bei Paderborn/Westfalen, †9.11.2001 in Paderborn; Tochter eines Maurermeisters und späteren Bauunternehmers), vier Kinder; mind. 1946 bis 1947 in Sinsheim/Baden; mind. 1952 bis 1956 Facharzt für Harn- und Hautkrankheiten in Paderborn (Rathenaustraße 11); am 8.11.1956 im Alter von 48 Jahren nach einem Schlaganfall in Paderborn gestorben

Zehrer, Dr. Gerhard Wolfgang Otto

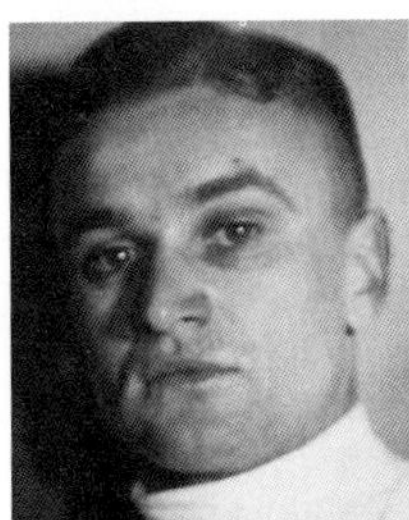

geboren am 6.10.1910 in Melsungen/Hessen-Nassau; Sohn eines Mittelschullehrers; Reformrealgymnasium in Wittenberge, 1929 Abitur; zunächst Jurastudium in Jena, dann Medizinstudium in Jena, München, Graz, Göttingen und Rostock; als Student in Göttingen Eintritt in die NSDAP am 1.9.1930, Mitgliedsnummer 336.794; Medizinalpraktikant an der Hautklinik der Universität Rostock (Gertrudenplatz) und am Städtischen Krankenhaus in Wittenberge (Pritzwalker Straße 14); Mai 1936 Approbation und Juli 1936 Promotion in Rostock;[3)] ab 1936 Volontärassistent, mind. 1938 bis 1942 Assistenzarzt an der Chirurgischen Klinik der Universität Rostock (dort zunächst auch wohnhaft: Maßmannstraße 35; Hundertmännerstraße 4); dort auch Mitglied der SS; Juli 1938 Heirat mit der Krankenschwester Anna Salfeld (*3.5.1913 in Passee bei Neukloster, †21.9.1992 in Bad Segeberg/Schleswig-Holstein; Tochter eines Pastors), vier Kinder; ab 1939 Kriegseinsatz in der Wehrmacht; ab 1942 Arzt in Ulrichswalde/Thüringen; mind. 1961 bis 1992 Chirurg in Bad Segeberg (Am Ihlsee 40); am 1.4.1992 im Alter von 81 Jahren in Kiel gestorben

Zeitler, Dr. Ingeborg Ellen (geb. Heinrich)
geboren am 22.4.1910 in Berlin; Tochter eines Bankdirektors; Reformrealgymnasium in Gotha, 1930 Abitur; Medizinstudium in Bonn, München, Berlin und Rostock; anschließend Medizinalpraktikantin in Rostock-Warnemünde (Alexandrinenstraße 27), in Berlin-Friedenau (Kaiserallee 91) und in Gotha (Kunstmühlenweg 6); Mai 1937 Approbation und August 1938 Promotion in Rostock;[4)] dazwischen und anschließend dort mglw. Volontärassistentin, dann Assistenzärztin in Magdeburg (Leipziger Straße 44) und Königsberg (Giesebrechtstraße 7); Heirat mit dem Frauenarzt Dr. Heinz Zeitler

1) Mit der Arbeit: Varietäten und vollständiges Fehlen des Thränenbeins beim Menschen. Aus dem Anatomischen Institut in Rostock, Wiesbaden 1900.
2) Mit der Arbeit: Die Wirkung von Antimon auf den anaeroben Kohlenhydrat-Stoffwechsel, Quakenbrück 1933.
3) Mit der Arbeit: Zur Frage der Beziehungen zwischen rezidivierendem Herpes und Urtikaria, Rostock 1935.
4) Mit der Arbeit: Die Bedeutung des Endothel-Symptoms bei Morbus Basedow, Gütersloh 1935.

(*9.4.1905 in Dorpat/Estland; Sohn eines Apothekers); ab März 1940 dienstverpflichtete praktische Ärztin, ab September 1944 niedergelassene Allgemeinpraktikerin in Greifswald (Karlsplatz 1); mind. 1951 bis 1977 Ärztin in Westberlin (Neuköllner Straße 355, Bruno-Taut-Ring 3, Thurbrucher Steig 9, Lobber Steig 4)

Zeller, Dr. Martin Maximilian Christoph

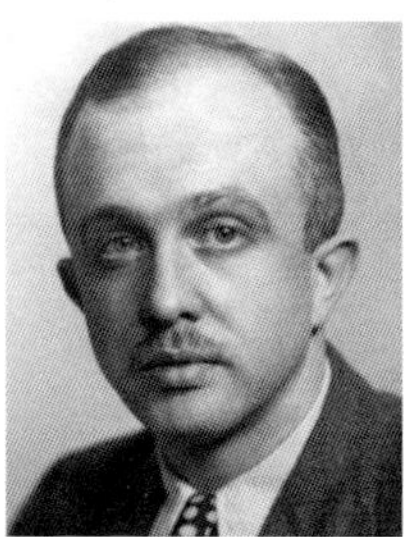

geboren am 21.6.1901 in Dillingen/Saar/Rheinprovinz; Sohn eines Hüttendirektors und Betriebsleiters; Gymnasium, 1922 Abitur; Medizinstudium in Tübingen; Dezember 1925 Heirat mit Ingrid Lundberg (*3.5.1898 in Älvsbyn/Schweden, †31.12.1991 in Vingåker/Schweden; Tochter eines Apothekers), drei Kinder, 1959 Scheidung; Juli 1931 Promotion in Tübingen;[5] August 1931 Approbation; November 1931 bis November 1936 niedergelassener Allgemeinpraktiker in Laage (Pinnowstraße 12); dort Eintritt in die NSDAP am 1.5.1933, Mitgliedsnummer 2.823.635; 1936 bis mind. August 1945 niedergelassener Allgemeinpraktiker in Schwaan (Güstrower Straße 22); zum Obermedizinalrat ernannt; Mitglied des NSDÄB; Kriegseinsatz als Wehrmachtsarzt in Schwaan, daneben eingeschränkte Weiterführung seiner Praxis; nach Kriegsende bis 1963 Arzt in Freudenstadt/Baden-Württemberg; März 1960 Heirat mit der medizinisch-technischen Assistentin Barbara Seeger (*13.9.1911 in Hohensalza/Posen, †30.6.2007 in Freudenstadt; Tochter eines Generaloberarztes); am 17.12.1963 im Alter von 62 Jahren in Freudenstadt gestorben

Zengel, Dr. Vollrath Hermann Heinrich

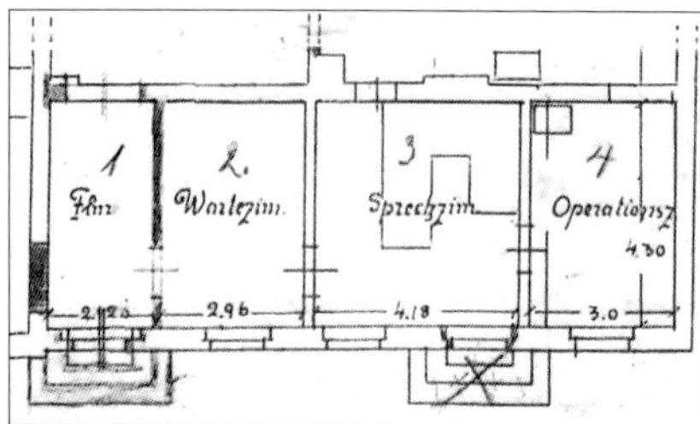

Grundriß der Praxis in Waren

geboren am 2.10.1874 in Jasnitz bei Ludwigslust/Mecklenburg; Sohn eines Lehrers; Gymnasium in Parchim, 1896 Abitur; Medizinstudium in Rostock (Doberaner Straße 19, Koßfelder Straße 22); als Einjährig-Freiwilliger dazwischen von 1898 bis 1899 und von 1901 bis 1902 Militärdienst; Juli 1901 Approbation; ab April 1902 Assistenzarzt an der Medizinischen Klinik der Universität Rostock (Schröderplatz); dort im September 1902 Promotion;[6] Dezember 1902 bis 1956 niedergelassener Allgemeinpraktiker in Waren (Lange Straße 11, Güstrower Straße/Friedensstraße 21); Mai 1904 Heirat mit Ursula Burmeister (*21.5.1881 in Vorder Bollhagen bei Doberan, †5.4.1963 in Waren; Tochter eines Gutspächters und späteren Ökonomierates), zwei Kinder; August 1914 bis November 1918 Kriegseinsatz als Regimentsarzt; ab Oktober 1933 auch Gerichtsarzt bei der Spruchkammer des Amtsgerichts Waren; mind. 1934 auch zeitweise Arzt in Krakow; ab mind. 1937 auch nebenamtlicher Vertragsarzt bei der RAD-Einheit 1/64 (Waren); am 5.8.1956 im Alter von 81 Jahren an Lungenentzündung und Herzinsuffizienz in Waren gestorben[7]

Zeplin, Dr. Siegfried Alfred Hermann

geboren am 5.8.1905 in Greifswald/Pommern; Sohn eines Turnlehrers; Realgymnasium in Rostock, 1922 Abitur; Medizinstudium in München und Rostock (Lessingstraße 12); Januar bis Mai 1931 Medizinalpraktikant an der Medizinischen Klinik der Universität Rostock (Schröderplatz); dort im Mai 1931 Approbation; Mai bis September 1931 Volontärassistent an der Medizinischen Klinik der Universität Rostock (Lessingstraße 12); dort im September 1931 Promotion;[8] November 1931 Heirat mit der

---

5) Mit der Arbeit: Zur Behandlung der Varizen mit künstlicher Thrombosierung. Untersuchung an einer ausgewählten Zahl in der Zeit von 1919-1930 in der Tübinger Hautklinik stationär behandelter Patienten, Leipzig 1931.

6) Mit der Arbeit: Die Verbreitung des Trachoms in Mecklenburg, Rostock 1902.

7) Aus der Chronik des Warener Friedhofs von 2006: „Als ‚Papa Zengel' ist er noch alten Warenern in Erinnerung. Er war ein selbstloser Mediziner, der Tag und Nacht für seine Patienten, auch über Land, da war. Interessant ist, daß er als wohl erster Arzt in Waren Irisdiagnostik praktizierte. Diese Untersuchungsart hatte er während des Studiums bei asiatischen Kommilitonen gelernt."

8) Mit der Arbeit: Über die Entstehung von Reiskörperchen im Schleimbeutelhygromen, Rostock 1931.

Haustochter Irmgard Aeckerle (*28.7.1904 in Wandsbek/Schleswig-Holstein, †18.8.1993 in Ahrensburg/Schleswig-Holstein; Tochter eines Kaufmanns und späteren Fabrikbesitzers), mind. drei Kinder; Dezember 1931 bis März 1932 Assistenzarzt am Krankenhaus in Hamburg-Eppendorf, von April 1932 bis März 1934 am Krankenhaus in Hamburg-Barmbek (Fuhlsbütteler Straße 303); dort Eintritt in die NSDAP am 1.5.1933, Mitgliedsnummer 3.036.329, im Juni 1934 aus der NSDAP gestrichen, da Aufnahme abgelehnt; Mai 1934 bis Mai 1935 zunächst Hilfsarzt, dann Kreisassistenzarzt sowie kommunaler Fürsorgearzt beim Kreisarzt des Kreises Güstrow;[9] Juni 1935 bis Februar 1937 stellvertretender Leiter des Staatlichen Gesundheitsamtes des Kreises Güstrow (Am Sonnenplatz 9);[10] daneben auch nebenamtlicher Arzt am Kinderheim in Krakow, nach dessen Auflösung Gefängnisarzt in Güstrow; nach Kündigung des Staatsdienstes von März 1937 bis 1959 niedergelassener Allgemeinpraktiker in Bützow (Adolf-Hitler-Straße 50, Lange Straße/Wilhelm-Pieck-Straße 53; Nachfolger von → Dr. Edgar Maaß); Kriegseinsatz bei der Luftwaffe, daneben eingeschränkte Weiterführung seiner Praxis; am 7.2.1959 im Alter von 53 Jahren in Bützow gestorben

Zepplin, Dr. Karl-Heinrich Rudolf Otto
geboren am 18.12.1910 in Ludwigslust/Mecklenburg; Sohn eines Zahlmeisteraspiranten und späteren Oberinspektors; Realgymnasium in Rostock, 1931 Abitur; Zahnmedizin- und Medizinstudium in Rostock (Friedhofsweg 6); 1934 bis 1937 Mitglied des NSFK; mind. 1937 Medizinalpraktikant in Rostock; dort Eintritt in die NSDAP am 1.5.1937, Mitgliedsnummer 4.519.240; August 1937 Approbation und September 1937 Promotion in Rostock;[11] 1937 bis mind. 1940 Assistenzarzt am Deutschen Samariter-Ordensstift in Kraschnitz/Schlesien; April 1938 Heirat mit Jutta Martens (*21.5.1914 in Schwerin, †16.4.2008 in Zehdenick/Brandenburg; Tochter eines Kaufmanns), mind. ein Kind; Januar 1940 bis September 1943 Kriegseinsatz in der Wehrmacht; ab September 1943 Assistenzarzt am Wenzel-Hancke-Krankenhaus in Breslau, ab November 1943 an der Heilstätte Buchwald-Hohenwiese/Riesengebirge; nach Flucht mind. 1945 Assistenzarzt an der Lungenheilstätte/Lazarett Waldeck bei Schwaan; bis 1971 Arzt in Stralsund (Gustav-Adolf-Straße 35); am 9.1.1971 im Alter von 60 Jahren in Stralsund gestorben

Ziaja, Dr. Albrecht Franz

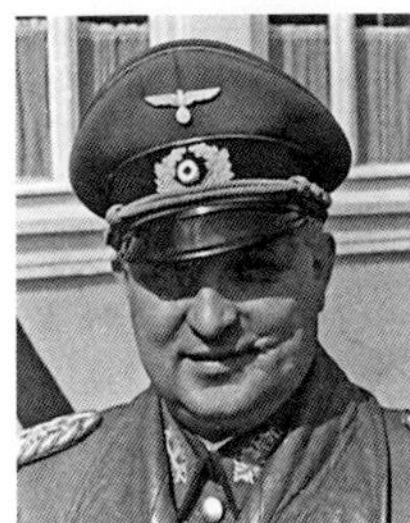

geboren am 1.1.1885 in Leobschütz/Schlesien; Sohn eines Gymnasiallehrers und späteren Gymnasialdirektors; Gymnasium in Schrimm, 1903 Abitur; Medizinstudium in Berlin an der Kaiser-Wilhelm-Akademie für militärärztliches Bildungswesen; Mai 1909 Approbation in Berlin; aktiver Militär-Assistenzarzt in Krotoschin/Schlesien, ab Juli 1909 am Kadettenhaus in Wahlstatt/Schlesien; Juli 1910 Promotion in Berlin;[12] ab 1912 Oberarzt in Berlin-Spandau; April 1913 Heirat mit Emmy Meister (*4.12.1892 in Pudewitz/Posen; Tochter eines Großkaufmanns); Juni 1914 bis Dezember 1920 Stabsarzt in Köslin/Pommern; dazwischen von August 1914 bis November 1918 Kriegseinsatz als Stabsarzt, verwundet, kriegsbeschädigt; Januar 1921 bis Dezember 1923 Arzt an der Universitäts-Augenklinik in Berlin; 1923 zum Oberstabsarzt ernannt; bis 1924 in Berlin (Kaiserallee 93); ab Oktober 1924 Standortarzt der Reichswehr in Ludwigslust; dort von Januar 1925 bis mind. 1930 auch niedergelassener Facharzt für Augenkrankheiten (Grüner Weg 1); mind. 1932 bis 1934 Generaloberarzt in Breslau (Menzelstraße 49, Gabitzstraße 150); 1939 zum Generalstabsarzt befördert; Kriegseinsatz, bis Juli 1941 in der 2. Armee, ab August 1941 in der 4. Armee, ab April 1942

---

9) Auf die Frage, ob Zeplin „dienstordnungsgemäß regelmäßig Überstunden" geleistet habe, gab der Güstrower Kreismedizinalrat → Dr. Carl Radmann im April 1935 gegenüber dem Mecklenburgischen Staatsministerium an: „Das kommt oft vor", und führte zur Begründung an, „weil die Dienstgeschäfte in der gewöhnlichen Dienstzeit nicht zu erledigen sind".

10) Nach einer Auskunft des Personalamtes der Gauleitung Mecklenburg der NSDAP sei gegen den Hilfsarzt Dr. Zeplin „politisch nichts einzuwenden". Er sei „hinsichtlich der Bestimmungen des Gesetzes zur Wiederherstellung des Berufsbeamtentums als einwandfrei anzusehen" und biete „die Gewähr, sich jederzeit rückhaltlos für den nat.soz. Staat einzusetzen und sich im Sinne der nat.soz. Bewegung zu betätigen".

11) Mit der Arbeit: Die bisherigen Ergebnisse der militärischen Fliegeruntersuchungsstelle zu Rostock unter besonderer Berücksichtigung des Kreislaufsystems, Gütersloh 1937.

12) Mit der Arbeit: Zur Kenntnis der subcutanen Handwurzelverletzungen, Berlin 1910.

im Wehrkreis III (Berlin), ab April 1943 als Korpsarzt des Stellvertretenden Generalkommandos des III. Armeekorps, KVK II. und I. Kl. m.S., April 1944 Deutsches Kreuz in Silber; bis mind. 1956 Augenarzt, ab mind. 1957 im Ruhestand in Frankfurt/Main (Hans-Sachs-Straße 2 und 4); am 12.9.1969 im Alter von 84 Jahren gestorben

Zickendraht-Wendelstadt, Dr. Norbert Helmuth
geboren am 16.7.1911 in Groß Apenburg/Provinz Sachsen; Sohn eines Arztes; Gymnasium, 1930 Abitur; Medizinstudium in Göttingen, Jena und Rostock; als Student Eintritt in die NSDAP am 1.4.1933; November 1936 Approbation in Göttingen; ab 1936 Volontärassistent an der Landesfrauenklinik in Celle; Januar 1937 Promotion in Göttingen;[13] Juni 1938 bis 1939 Assistenzarzt in der Praxis seines Vaters in Groß Apenburg (Bahnhofstraße 16); August 1938 Heirat mit Gertrud Matthiessen (*9.2.1915 in Lüchow/Hannover, †12.4.1995 in Dannenberg/Niedersachsen; Tochter eines Schlachters und späteren Bierverlegers), mind. drei Kinder; März bis April 1939 niedergelassener Allgemeinpraktiker in Vellahn bei Hagenow, dann Zulassung zurückgegeben; Mai 1939 bis mind. 1943 praktischer Arzt in Beetzendorf/Altmark; ab Februar 1940 Kriegseinsatz in der Wehrmacht; mind. 1947 bis 1984 Arzt und Zahnarzt in Lüchow (Bleichwiese 4); am 9.3.1984 im Alter von 72 Jahren in Dannenberg gestorben

Zieboldt, Dr. Werner Paul

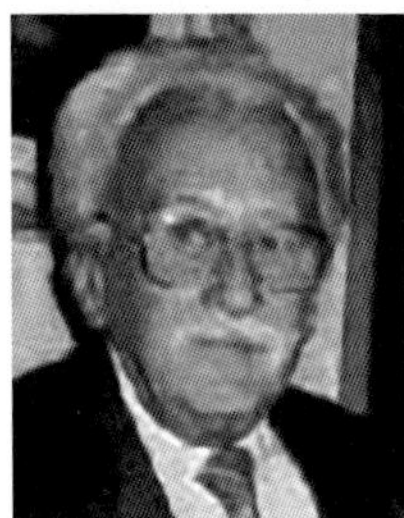

geboren am 4.6.1908 in Danzig/Westpreußen; Sohn eines Reichsbahnobersekretärs; Reformrealgymnasium, 1929 Abitur; Medizinstudium in Göttingen, Innsbruck und Rostock; als Student in Göttingen Eintritt in die NSDAP am 1.12.1930, Mitgliedsnummer 379.469; Januar 1936 Approbation und November 1936 Promotion in Rostock;[14] bis Ende 1936 Assistenzarzt in Könnern/Saale; Ende 1936 bis 1937 Assistenzarzt in Rostock; ab 1937 Assistenzarzt in Magdeburg (Kruppstraße 23); Mitglied der SS, Nr. 293.745; ab Juni 1938 hauptamtlicher Arzt in der SS-Verfügungstruppe; Januar 1941 Heirat mit Rotraud Jüttemann (*9.3.1919 in Dolchau bei Salzwedel/Altmark, †21.3.1997 in Füssen/Bayern; Tochter eines Lehrers), zwei Kinder; Kriegseinsatz in der Waffen-SS, im Januar 1942 zum SS-Sturmbannführer befördert; mind. 1954 bis 1960 niedergelassener Allgemeinpraktiker in Schwangau/Bayern (Osterhalde 101, Füssener Straße 9); bis 1993 in Füssen/Bayern (Zwölferkopfweg 5); am 10.5.1993 im Alter von fast 85 Jahren in Pfronten/Bayern gestorben

Zieger, Dr. Johann Joseph Maria (Hans)
geboren am 26.5.1907 in Schwalbach am Taunus/Hessen; Sohn eines Arztes; Gymnasium in Frankfurt/Main, 1928 Abitur; Medizinstudium in Würzburg, Frankfurt/Main, Freiburg und Rostock; Mai 1936 Approbation und Juli 1936 Promotion in Rostock;[15] bis September 1936 Volontärassistent an der Medizinischen Klinik der Universität Rostock (Schröderplatz, Fritz-Reuter-Straße 28/29); September 1936 bis 1940 Assistenzarzt am Städtischen Krankenhaus in Frankfurt/Main (Gotenstraße 6); Dezember 1940 Heirat mit der Ärztin Dr. Marie Sänger (*31.5.1914 in Weißenfels/Saale, †16.3.1991 in Bad Soden am Taunus; Tochter eines Lehrers und späteren Studienrates), ein Kind; Januar 1941 bis mind. 1969 niedergelassener Allgemeinpraktiker in Schwalbach am Taunus (Schulstraße 35, Sulzbacher Straße); ab Mai 1942 Mitglied des NSDÄB; ab Mai 1943 Kriegseinsatz in der Wehrmacht, Weiterführung der Praxis durch seine dienstverpflichtete Ehefrau; bis 1993 in Schwalbach am Taunus (Bahnstraße 6); am 7.4.1993 im Alter von 85 Jahren in Hofheim am Taunus gestorben

Ziegert, Dr. Hans Joachim
geboren am 30.1.1913 in Hagenau/Elsaß-Lothringen; Sohn eines Militär-Oberveterinärs; Gymnasium, 1933 Abitur; Medizinstudium in Danzig; dort Eintritt in die NSDAP am 1.12.1936, Mitgliedsnummer 3.765.544; Promotion; Januar 1939 Approbation; anschließend Assistenzarzt am Städtischen Kran-

13) Mit der Arbeit: Über Chorea gravidarum, Weende 1936.
14) Mit der Arbeit: Über 2 Fälle von Bronzediabetes, Rostock 1936.
15) Mit der Arbeit: Über die Verwendung von Buchweizen in der Säuglingsernährung, Rostock 1936.

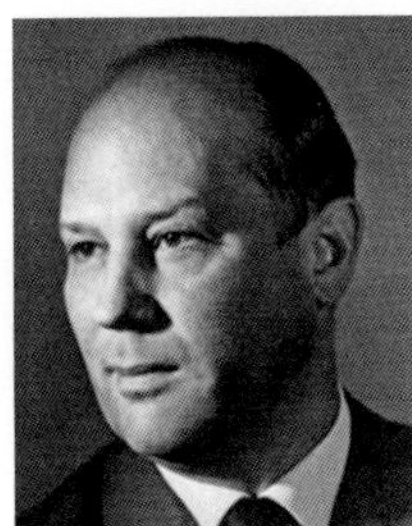

kenhaus in Danzig-Langfuhr, dann an der Frauenklinik in Danzig (Dirschauer Straße 25); Dezember 1942 Heirat mit Brigitte Wehrhan (*17.6.1918 in Nakel/Posen, †11.3.2003 in Karlsruhe), ein Kind; ab Februar 1943 Assistenzarzt am Städtischen Krankenhaus in Bromberg/Posen; ab November 1943 kommissarischer Chefarzt und Hilfskassenarzt am Diakonissen-Krankenhaus in Marienburg/Westpreußen; Mitglied des NSDÄB, Nr. 38.312; nach Flucht ab März 1945 Arzt in Rostock; als Facharzt für Innere Medizin und Röntgenologie mind. 1950 bis 1966 Oberarzt, später Chefarzt am Diakonissen-Krankenhaus in Karlsruhe-Rüppurr (Tulpenstraße 28); als Mitglied der CDU von 1963 bis 1984 auch Stadtrat in Karlsruhe (Reinhold-Schneider-Straße 94); am 20.5.1986 im Alter von 73 Jahren in Karlsruhe gestorben

Zielstorff, Dr. Hans Hermann Fritz

geboren am 2.9.1864 in Jeeser bei Greifswald/Pommern; Sohn eines Landwirts und späteren Solbad-Betriebsinspektors; Gymnasium in Greifswald, 1883 Abitur; Medizinstudium in Greifswald; dort im August 1887 Promotion;[16] April 1888 Approbation; 1888 bis 1891 Schiffsarzt auf der Hamburg-Amerika-Linie; 1892 bis 1914 niedergelassener Allgemeinpraktiker in Hamburg (Bismarckstraße 2); August 1895 Heirat mit Marie Bühring (*15.4.1872 in Hamburg; Tochter eines Privatiers), mind. zwei Kinder; Juni 1914 bis mind. 1929 niedergelassener Allgemeinpraktiker und Gutsbesitzer (146 ha) in Diedrichshagen bei Rostock (Gehöft Nr. 2);[17] mind. 1914 Kriegseinsatz als Chefarzt des Reservelazaretts Eckernförde/Schleswig-Holstein; mind. 1934 bis 1935 praktischer Arzt in Arendsee (Haus Burmeister); am 11.2.1935 im Alter von 70 Jahren in Arendsee gestorben

Zietsch, Dr. Curt Christoph Carl

geboren am 29.4.1907 in Boizenburg/Mecklenburg; Sohn eines Kaufmanns; Reformrealgymnasium, 1927 Abitur; Medizinstudium in Tübingen, Kiel, Rostock, Wien und Hamburg; Juni 1932 Approbation und Oktober 1932 Promotion in Hamburg;[18] bis 1933 Assistenzarzt am Stift Bethlehem in Ludwigslust; 1933 bis 1935 Assistenzarzt an der Landesanstalt Brandenburg-Görden (Winterfeldtallee 2); 1935 Assistenzarzt in Bremen (Ellener Dorfstraße 1); November 1935 bis April 1936 Assistenzarzt an der Heil- und Pflegeanstalt Sachsenberg in Schwerin; ab Mai 1936 Assistenzarzt an der Nervenklinik in Bernau/Brandenburg; anschließend Assistenzarzt an der Heil- und Pflegeanstalt Wuhlgarten in Berlin; Oktober 1937 bis mind. 1940 niedergelassener Facharzt für Neurologie und Psychiatrie in Frankfurt/Oder (Bischofstraße 15); April 1938 Heirat mit der Ärztin Dr. Magdalena Riedmüller (*18.7.1907 in Blitzenreute bei Ravensburg/Württemberg, †11.10.1965 in Berlin/DDR; Tochter eines Königlichen Forstwartes), mind. ein Kind; ab Juni 1940 Kriegseinsatz in der Wehrmacht; bis 1949 in Kriegsgefangenschaft; ab 1949 Arzt, bis 1961 Chefarzt an der Poliklinik in Frankfurt/Oder (Wilhelm-Pieck-Straße 292); am 29.11.1961 im Alter von 54 Jahren in Berlin/DDR gestorben

Zimmer, Dr. Karl-Gustav

geboren am 26.6.1918 in Lübeck; Sohn eines Schiffbauingenieurs und Werftbesitzers sowie späteren Rittergutsbesitzers und Landwirts; Gymnasium in Rostock, 1937 Abitur; Medizinstudium in Freiburg (Eichstetter Straße 2), München, Düsseldorf (Kaiserring 24) und Rostock (Friedrich-Franz-Straße 1); als Student in Freiburg Eintritt in die NSDAP am 1.4.1938, Mitgliedsnummer 6.986.260; Januar 1943 Approbation und Promotion in Rostock;[19] dort mind. 1943 Volontärassistent (General-Litzmann-Straße 14 und 19); ab März 1943 Kriegseinsatz als Sanitätsfeldwebel in der Wehrmacht; April 1943 Heirat mit der Säuglingsschwester Maria Jörn (*26.10.1918 in Rostock-Warnemünde, †23.3.2014 in Lübeck; Tochter eines Lehrers), mind. drei Kinder, 1975 Scheidung; als Miteigentümer des Gutes Fährhof/Rügen im Zuge der Bodenreform enteignet; mind. 1949 bis 1992 niedergelassener Allgemeinpraktiker in Lübeck (Sächsische Straße 5, Hansering 28, Gravensteinstraße 5); September 1977

16) Mit der Arbeit: Ein Fall von Unterleibscyste (Pancreascyste?), Greifswald 1887.
17) Außer der Familie lebten im Oktober 1919 in seinem Haushalt auf dem Gut: eine Hauslehrerin, eine Mamsell, ein Kutscher, vier Dienstboten, vier Arbeiter und fünf russische Kriegsgefangene.
18) Mit der Arbeit: Über gangränescierende Processe unbekannter Ätiologie, Rostock 1932.
19) Mit der Arbeit: Über die biologische Leukozytenkurve bei Scharlach (MS).

Heirat mit der Krankenschwester Regina Pries verw./gesch. Reshöft (*18.8.1949 in Dahme/Schleswig-Holstein), mind. ein weiteres Kind; am 6.4.1992 im Alter von 73 Jahren in Lübeck gestorben

Zimmermann, Dr. Luise Eleonore Henriette (Lise-Lore)
geboren am 14.9.1919 in Güstrow/Mecklenburg; Tochter eines Oberlehrers und späteren Oberstudiendirektors; Oberschule in Bützow, 1938 Abitur; April bis September 1938 Pflichtdienst beim RAD; Medizinstudium in Frankfurt/Main, Jena und Rostock; als Studentin Eintritt in die NSDAP am 1.10.1939; September 1943 Approbation in Rostock; ab September 1943 Assistenzärztin in Bad Doberan (General-Litzmann-Straße 5); Oktober 1943 Promotion in Rostock;[20] ab Februar 1944 Betriebsärztin in der Ambulanz der Leuna-Werke, ab April 1944 Assistenzärztin am Kreiskrankenhaus in Bitterfeld/Sachsen

Zingelmann, Dr. Hans Ludwig Rudolf
geboren am 11.12.1908 in Bauhof Lübz/Mecklenburg; Sohn eines Landbaumeisters und späteren Regierungsbaurates; Realgymnasien in Ludwigslust und Lübeck, 1930 Abitur; Medizinstudium in Marburg, Rostock, München und Hamburg; Januar bis Dezember 1936 Medizinalpraktikant am Stift Bethlehem in Ludwigslust; Januar 1937 Approbation und Februar 1937 Promotion in Hamburg;[21] Januar bis Dezember 1937 Assistenzarzt am Stift Bethlehem in Ludwigslust; dort Eintritt in die NSDAP am 1.5.1937, Mitgliedsnummer 6.034.985; 1937 auch nebenamtlicher HJ-Arzt in Ludwigslust; Januar bis April 1938 Arztvertretungen in Achim bei Bremen, in Gardelegen/Altmark und in Schwerin (Jungfernstieg, Karl-Leopold-Straße 5); Mai bis Dezember 1938 Assistenzarzt am Städtischen Krankenhaus in Suhl/Thüringen; November 1938 Heirat mit Charlotte Bülow (*10.5.1916 in Ludwigslust, †30.5.2003 in Bad Schwalbach/Hessen; Tochter eines Kaufmanns), ein Kind; Januar bis März 1939 Landarztassistent bei Dr. Gerhard Dittmar in Grünbach/Vogtland (Falkensteinstraße 65, Altes Forsthaus) und in Querfurt; April bis Mai 1939 Arztvertreter in Plau; nach abschlägig beschiedenen Anträgen auf Niederlassung in Teterow, Parchim, Rostock-Warnemünde, Sternberg und Graal-Müritz von Juli 1939 bis mind. 1940 niedergelassener Allgemeinpraktiker in Laage (Friedrich-Hildebrandt-Allee 2); ab Mai 1940 Kriegseinsatz als Truppenarzt, dann in verschiedenen Kriegslazaretten, zuletzt als Oberarzt; April bis November 1945 in US-amerikanischer Kriegsgefangenschaft; ab Dezember 1945 vertretungsweise Arzt in einer verwaisten Praxis in Rostock; Juni 1946 bis mind. 1952 niedergelassener Allgemeinpraktiker und Geburtshelfer in Rostock (Ulmenstraße 71, Parkstraße 9 und 58); nach Übersiedlung in die Bundesrepublik ab mind. 1965 Oberregierungsmedizinalrat in Stuttgart (Ecksteinstraße 1); zum Medizinaldirektor ernannt; bis 1996 in Bad Schwalbach (Königsberger Straße 41); am 27.6.1996 im Alter von 87 Jahren in Bad Schwalbach gestorben

Zoeltsch, Dr. Editha Bertha Marianne (geb. Lass)
geboren am 11.7.1905 in Treptow/Rega/Pommern; Gymnasium, 1925 Abitur; Medizinstudium in Berlin; November 1931 Approbation und Juli 1932 Promotion in Berlin;[22] April 1933 Heirat mit dem Geologen, Ingenieur und Geophysiker Dr. Theodor Zoeltsch (*1.3.1904 in München, †12.12.1954 in Berlin/DDR; Sohn eines Architekten und späteren Städtischen Baurates); ab mind. 1934 in Rostock (Finkenbauer 14); mind. 1935 Assistenzärztin an der Hautklinik der Universität Rostock (Schröderplatz); Oktober 1936 bis mind. 1949 niedergelassene Allgemeinpraktikerin in Rostock (St.-Georg-Platz 2, 3 und 4); dort Eintritt in die NSDAP am 1.1.1940, Mitgliedsnummer 7.919.527; Mitglied des NSDÄB; bis mind. 1954 in Berlin/DDR (Dorotheastraße 34)

Zumach, Dr. Erwin Heinz Traugott
geboren am 31.8.1908 in Stettin/Pommern; Sohn eines Strafanstaltsinspektors; Gymnasien in Insterburg, Essen, Stettin und Gollnow, 1930 Abitur; Medizinstudium in Greifswald und Rostock; Mitglied der HJ; bis August 1937 Medizinalpraktikant in Rostock (Bussebart 5); August 1937 Approbati-

---

20) Mit der Arbeit: Zur Kenntnis des metastasierenden Osteosarkoms des Sternums (MS).
21) Mit der Arbeit: Einfluß des Seeklimas auf die Reaktionsfähigkeit der Haut gegen Abkühlung und chemische Reize, Hamburg 1935.
22) Mit der Arbeit: Intrakutane Jodprobe und Grundumsatz bei Morbus Basedow, Thyreotoxikosen, vegetativ Stigmatisierten, Schilddrüsengesunden, Myxoedem und polyglandulären Insuffizienzen, Greifenhagen 1932.

on; ab August 1937 Volontärassistent in Rostock (Lange Straße 22); ab Oktober 1937 Volontärassistent am Rudolf-Virchow-Krankenhaus, ab Dezember 1937 am St.-Hedwigs-Krankenhaus in Berlin (Große Hamburger Straße 10); September 1938 Promotion in Rostock;[23)] ab Oktober 1939 Kriegseinsatz bei der Kriegsmarine; ab Dezember 1941 wieder Arzt am St.-Hedwigs-Krankenhaus in Berlin (Große Hamburger Straße 5-11); Juni 1945 Heirat mit Elisabeth Bleich (*12.10.1914 in Nakel/Posen, †Oktober 1984 in Meran/Italien), mind. ein Kind; 1946 bis 1953 Chefarzt an der Chirurgischen und Orthopädischen Abteilung des Ludwig-Hoffmann-Krankenhauses in Berlin-Buch; nach Übersiedlung in die Bundesrepublik mind. 1955 Arzt in Mannheim (Mosbacher Straße 26); ab mind. 1984 in Meran/Italien; 1989 im Alter von 80/81 Jahren in Meran gestorben

Zunk, Dr. Otto Albert Karl
geboren am 8.12.1901 in Berlin; Sohn eines Lehrers; Gymnasium, 1923 Abitur; Medizinstudium in Berlin; März 1934 Approbation und Juli 1934 Promotion in Berlin;[24)] 1934 bis Anfang 1935 Arzt am Städtischen Krankenhaus in Emden/Ostfriesland (dort auch wohnhaft); August 1934 Heirat mit der Konzertsängerin Ilse Paust (*5.10.1902 in Berlin, †3.6.1985 in Oberstdorf/Bayern; Tochter eines Lehrers sowie späteren Organisten und Chordirigenten), Scheidung; ab Anfang 1935 Arzt in Mecklenburg; Juli 1936 bis mind. 1944 praktischer Arzt in Gassen/Lausitz (Bahnhofstraße 41); ab mind. 1947 niedergelassener Allgemeinpraktiker in Blankenfelde/Brandenburg (Jühnsdorfer Weg 2, Feldstraße 3); am 4.1.1970 im Alter von 68 Jahren Suizid durch Erhängen in Blankenfelde

Zwar, Dr. Johannes Franz Martin
geboren am 12.9.1900 in Teusin bei Demmin/Pommern; Sohn eines Bauern; Gymnasium in Demmin, 1918 Notabitur; Juni bis November 1918 Kriegseinsatz, zuletzt als Pionier im Pommerschen Pionier-Bataillon 2; Medizinstudium in Greifswald und München; dort 1921 bis 1923 Mitglied im Bund Oberland; 1924 bis 1925 Medizinalpraktikant an der Universitäts-Frauenklinik Greifswald; Mai 1925 Approbation; Juni 1925 bis April 1927 zunächst Volontärassistent, dann Assistenzarzt an der Provinzial- bzw. Landesheilanstalt Stralsund; März 1926 Promotion in Greifswald;[25)] April bis Juli 1927 Assistenzarzt an der Landesheilanstalt Treptow/Rega; August 1927 bis April 1928 Assistenzarzt an der Landes- bzw. Provinzialheilanstalt Ueckermünde; September 1927 Heirat mit Irmgard Praetz (*23.9.1906 in Wieck/Rügen, †9.9.1987 in Windhuk/Namibia; Tochter eines Reedereibesitzers), drei Kinder; Mai 1928 bis Dezember 1934 niedergelassener Allgemeinpraktiker in Marlow (Lange Straße 199); dort 1928 bis 1933 Mitglied des Stahlhelm; Eintritt in die NSDAP am 1.5.1933, Mitgliedsnummer 2.823.799; ab Mai 1933 auch Mitglied der SA, als SA-Sanitäts-Obertruppführer Sturmbannarzt des II. Sturmbanns der SA-Reiterstandarte 90; Januar bis März 1935 Medizinalassessor bei der landrätlichen Verwaltung in Neustrelitz; nach staatsärztlicher Prüfung ab April 1935 kommissarischer Leiter, als Amtsarzt und Kreismedizinalrat von Februar 1936 bis Mai 1945 Leiter des Staatlichen Gesundheitsamtes des Kreises Stargard bzw. Neustrelitz (Mühlenstraße, Paradeplatz 3); dort ab 1935 auch beamteter Arzt beim Erbgesundheitsgericht Neustrelitz sowie nebenamtlicher Impfarzt; daneben auch Leiter des Amtes für Volksgesundheit in der Kreisleitung Stargard der NSDAP sowie Stellenleiter im Rassenpolitischen Amt der Gauleitung Mecklenburg der NSDAP; Mitglied des NSDÄB; als SA-Sanitäts-Obersturmführer auch Standartenarzt der SA-Standarte 60 und stellvertretender Kreisführer des DRK für den Kreis Stargard; 1938 erfolglose Bewerbung als Leiter eines „größeren Gesundheitsamtes in Österreich";[26)] wie alle Kreismedizinalräte uk gestellt; im Krieg auch Leitender Luftschutzarzt des „Luftschutzortes 2. Ordnung" Neustrelitz; Februar 1943 KVK II. Kl. o.S.; nach Flucht in den Westen 1946 im Internierungslager Neumünster/Schleswig-Holstein;[27)] bis 1955

23) Mit der Arbeit: Zur Therapie, Klinik und Ätiologie des angeborenen muskulären Schiefhalses, Bad Doberan/Kröpelin 1938.

24) Mit der Arbeit: Über einen Fall eines Nierenadenocarcinoms bei einem Jugendlichen, Berlin 1934.

25) Mit der Arbeit: Die klinische Brauchbarkeit der Mikrosedimetrie nach Linzenmaier-Raunert, Greifswald 1926.

26) Zwar begründete seine Bewerbung gegenüber dem Mecklenburgischen Staatsministerium mit dem Argument, er habe „in Mecklenburg keine Aufstiegsmöglichkeiten mehr, da ich bereits das an Umfang größte und an Einwohnerzahl das zweitgrößte [Gesundheits-]Amt des Landes leite".

27) Sollte nach einer Denunziation Lagerarzt im Konzentrationslager Ravensbrück gewesen sein; dies konnte von den Verwaltungsstellen der SBZ aber nicht bestätigt werden.

Vertrauensarzt in Elmshorn/Schleswig-Holstein (Roonstraße 16); am 16.3.1955 im Alter von 54 Jahren nach einem Herzinfarkt an Coronarsklerose, Dickdarm- und Blinddarmentzündung in Elmshorn gestorben

Zymantas, Dr. Vytautas Elizejus
geboren am 6.2.1904 in Dagiliai/Litauen; Gymnasium, 1925 Abitur; Medizinstudium in Kauen/Litauen; 1931 Heirat mit der Krankenschwester Halina Jasinskas (*29.5.1910 in Veliuona/Litauen, †3.10.1992 in Toledo/USA); April 1941 Approbation und Promotion in Kauen; nach Umsiedlung ab November 1944 notdienstverpflichteter Arzt in der Praxis von → Dr. Wilhelm Vierheller (dem die Approbation entzogen worden war) in Neustrelitz (Beguinenstraße 10); Dezember 1944 Approbation für Deutschland; nach Flucht bis 1949 im Umsiedlerlager Mittenwald/Bayern; September 1949 Auswanderung in die USA; mind. 1949 in Pewakuee/USA; ab mind. 1950 Arzt am Robinwood Hospital in Toledo/USA; am 18.3.1970 im Alter von 66 Jahren in Toledo gestorben

Ortsregister

Dieses Ortsregister enthält die Namen der 3.878 Städte und Gemeinden, in denen die von uns biographisch porträtierten Ärzte und Ärztinnen geboren sind, studiert, beruflich oder militärisch gewirkt haben sowie gestorben sind; erfaßt wurden auch die Geburts- und Sterbeorte der jeweiligen Ehepartner. Nicht aufgenommen wurden Kontinente, Länder, Regionen und Landschaften.